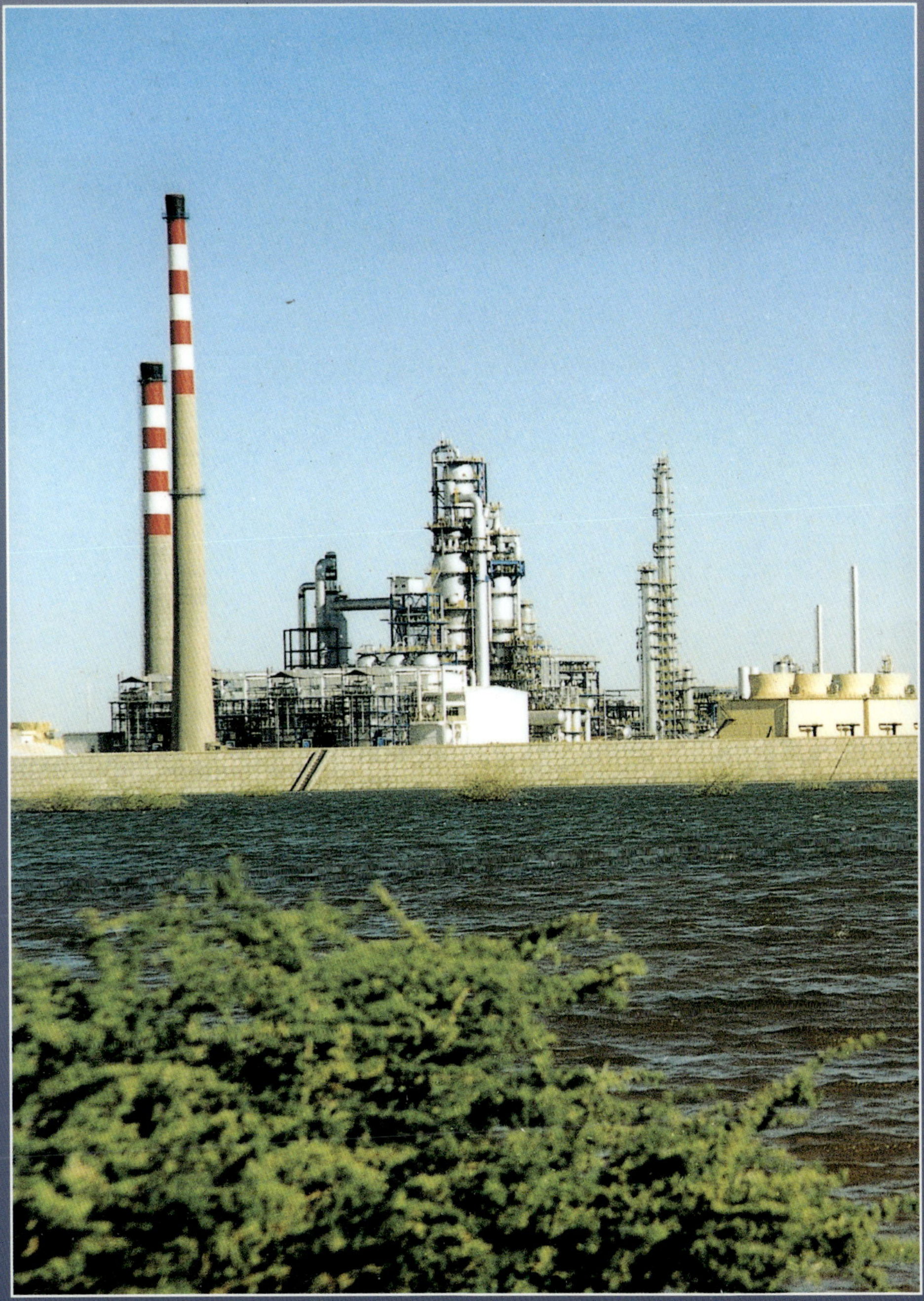

Khartoum Refinery Co. Ltd.
Add: El Gaili Town, Khartoum North, Sudan
Tel: 00249-11-350000
00249-11-350035
Fax:00249-11-350088
E-mail: KRC @ Sudanmail.net

KRC

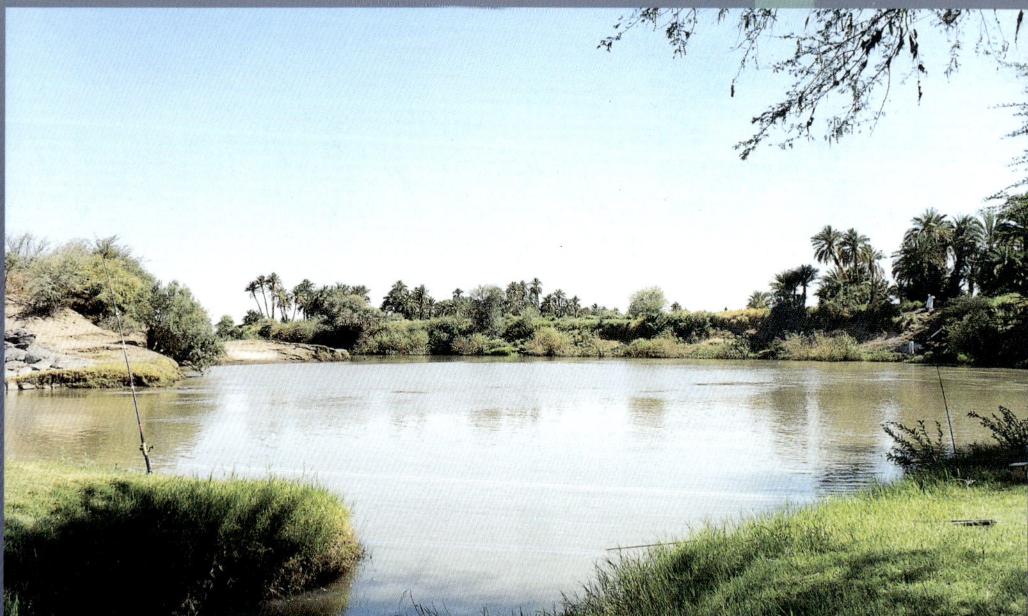

中西医结合医学

总编　张文康

中国中医药出版社

·北　　京·

图书在版编目（CIP）数据

中西医结合医学/张文康主编．—北京：中国中医药出版社，2000
ISBN 7-80156-069-8

Ⅰ．中…　Ⅱ．张…　Ⅲ．中西医结合-医疗保健事业-概况-中国-1949～1999　Ⅳ．R2-031

中国版本图书馆 CIP 数据核字（2000）第 01682 号

中国中医药出版社出版

发行者：中国中医药出版社
（北京市朝阳区东兴路 7 号　电话：64151553　邮码：100027）
印刷者：北京市外文印刷厂
经销者：新华书店总店北京发行所
开　本：850×1168 毫米　16 开
字　数：4445 千字
印　张：154
版　次：2000 年 6 月第 1 版
印　次：2000 年 6 月第 1 次印刷
册　数：1—3000
书　号：ISBN 7-80156-069-8/R·069
定　价：280.00 元

《中西医结合医学》

《中西医结合医学》编委会

《中西医结合医学》

各卷编委

第一卷　总论

主　　编：陈士奎

副 主 编：张　奇　孙由信

编　　委：陈士奎　张　奇　孙由信　陈维养　季钟朴　侯　灿　金二澄
陈　玺　李恩宽　沈庆堂　林祥慎

主要编写人员：陈士奎　张　奇　季钟朴　金二澄

第二卷　基础医学

主　　编：危北海

副 主 编：沈自尹　季钟朴　韩济生　匡调元

编　　委：沈自尹　危北海　许建中　张自强　胡翔龙　曹小定　韩济生
翁维良　吕维柏　孟庆云　季钟朴　汪　桐　匡调元　施玉华
陈小野　王　佩　庄　辉　关崇芬　徐　琦　陈文为　李凤文
柳和文

主要编写人员：沈自尹　危北海　许建中　张自强　胡翔龙　韩济生　曹小定
翁维良　吕维柏　孟庆云　季钟朴　汪　桐　匡调元　施玉华
陈小野　王　佩　庄　辉　关崇芬　徐　琦　陈文为　李凤文
柳和文

第三卷　临床医学

主　　编：陈可冀

副 主 编：吴咸中　尚天裕　唐由之　王今达

编　　委：陈可冀　许建中　王宝恩　王灵台　危北海　时振声　刘猷枋
周霭祥　李如奎　孙　怡　张家庆　史载祥　秦万章　阎田玉
张继志　余桂清　周文泉　吴咸中　史兆岐　李国栋　王今达
崔乃杰　王家泰　尚天裕　董福慧　李超荆　张志礼　吕维柏
唐由之　沈德楚　杨和钧　徐治鸿　石学敏　严隽陶　郑风胡
施　杞　姜立本　王　敏

主要编写人员：陈可冀　许建中　王宝恩　王灵台　危北海　时振声　刘猷枋
周霭祥　李如奎　孙　怡　张家庆　史载祥　秦万章　阎田玉
张继志　余桂清　周文泉　吴咸中　史兆岐　李国栋　王今达
崔乃杰　王家泰　尚天裕　董福慧　李超荆　张志礼　吕维柏
唐由之　沈德楚　杨和钧　徐治鸿　石学敏　严隽陶　郑风胡
施　杞　姜立本　王　敏

第四卷　药学

主　　　编：姜廷良

副　主　编：谢宗万　廖工铁　曹春林　李连达　王孝涛

编　　　委：肖培根　谢宗万　屠呦呦　姜廷良　刘干中　王孝涛　廖工铁　曹春林　李连达　高晓山

主要编写人员：肖培根　谢宗万　屠呦呦　姜廷良　刘干中　王孝涛　廖工铁　曹春林　李连达　高晓山　邓文龙

第五卷　附篇

主　　　编：陈贵廷

副　主　编：穆大伟

编　　　委：陈士奎　陈贵廷　穆大伟　刘成起　张　奇

主要编写人员：陈贵廷　穆大伟　张瑞贤　王　斌

前　言

在即将跨入21世纪的世纪之交的前夜，我们组织全国的中西医结合专家、学者共同编写《中西医结合医学》，意在总结40多年来在中国开展的中西医结合医疗、科研、教学、管理等方面的研究成果、进展和经验，以期承前启后，继往开来，把中国的中西医结合事业推向21世纪。

40多年前，毛泽东主席对卫生部党组“关于举办西医离职学习中医学习班”的报告作了重要批示。毛主席指出：“中国医药学是一个伟大的宝库，应当努力发掘，加以提高”。他充分肯定举办西医离职学习中医学习班，殷切希望由此“培养中西结合的高级医生”，“出几个高明的理论家”，明确提出了中西医结合的思想。毛主席的重要批示还向全党、全国指出：“这是一件大事，不可等闲视之”。毛主席这一重要批示和其他关于中医药学的一系列重要指示，为制定党的中医药政策，发展我国中医药事业指明了正确的方向。1985年6月20日，中共中央关于卫生工作的决定指出：“根据宪法‘发展现代医药和我国传统医药’的规定，要把中医和西医摆在同等重要地位。一方面，中医药学是我国医疗卫生事业所独具的特点和优势，中医不能丢，必须保存和发展；另一方面，中医必须积极利用先进的科学技术和现代化手段，促进中医药事业的发展。要坚持中西医结合的方针，中医、西医互相配合，取长补短，努力发挥各自的优势”。1997年《中共中央、国务院关于卫生改革与发展的决定》又明确提出“中西医要加强团结，互相学习，取长补短，共同提高，促进中西医结合”。党中央的决定，坚持了毛主席关于继承、发扬中医药学的思想，并相继提出“要坚持中西医结合的方针”和“促进中西医结合”。经过40多年的实践证明，这是完全符合我国国情的，因而也是今后相当长的历史时期内必须遵循的方针。实践证明，中西医结合方针对于继承发展中医药学，推动我国医学科学技术的进步，提高人民医疗保健水平，发挥了重要的作用。

在人才方面，从1958年第一批西医离职学习中医学习班结业至今，全国共培养58654名中西医结合人员。自1978年国家教委确定招收中西医结合专业研究生以来，全国相继设立28个博士点，87个硕士点，共培养中西医结合博士76名，硕士1109名，部分院校已设立了中西医结合博士后流动站和中西医结合系或专业。经国家教委批准，还在北京、上海、广州的三个中医学院招收双学位制班。

在医疗和科研基地的建设方面，目前全国有省市级中西医结合医院41所，中西医结合研究所17个。在基层，还成立了一批中西医结合专科专病医院。在一些西医院校，如北京、上海、同济、西安、中山、湖南等医科大学，都设立了中西医结合研究所。

科学研究方面，涌现出一大批中医、中西医结合研究成果，有些项目在世界上居领先地位。如针麻和针刺镇痛原理的研究，促进了神经化学和神经生理的发展；中西医结合治疗急腹症、骨折的研究取得较大突破；抗疟新药青蒿素的发明在国内外受到重视和赞誉；中西医结合治疗肿瘤、心脑血管疾病、血液病、妇科病、儿科病、皮肤病、泌尿系疾病以及针拨手术治疗白内障等，都取得了可喜的成果。

在中药的中医、中西医结合研究方面，在中药材研究，炮制加工研究，单味药有效活性成分研究，中药复方的药动学、作用原理和配伍等方面的研究，中药制剂，包括剂型改进和新剂型研究，以及中药的药性研究方面，都做了大量的工作，取得了可喜的成绩。

为促进学术交流，1981年11月中国中西医结合研究会（现为中国中西医结合学会）创建，现已发展到30多个分会，有会员3万余人，同时还创办了《中国中西医结合杂志》等6种中西医结合学术期刊。

上述中西医结合研究所取得的成绩，在《中西医结合医学》中将予以较全面、系统地介绍。

回顾我国40多年的中西医结合历程，总结我国中西医结合医学研究所取得的成功经验，使我们深刻地认识到，党的中西医结合方针及新时期提出的“促进中西医结合”远大目标的确立，是指引我国中西医结合事业不断发展的根本保障。

中西医结合方针是党的中医药政策的重要组成部分，也是我国卫生工作方针的一部分。我们必须在贯彻执行我国卫生工作方针和中医药政策之中，执行党的中西医结合方针。

一、坚持中西医团结。毛主席早在1950年为全国第一届卫生工作会议题词指出：“团结新老中西各部分医药卫生工作人员，组成巩固的统一战线，为开展伟大的人民卫生工作而奋斗”。党一贯号召中西医团结合作，在提高医学学术和医疗水平、更好地为人民服务的总目标下，互助互勉，共同学习和研究祖国的医学遗产，使它不断地发扬光大，发挥更大的作用。中西医团结，是中西医结合的根本和前提，没有团结就没有结合，就不能坚持中西医结合的方针。

二、充分认识中国医药学是一个伟大的宝库，切实把中医和西医摆在同等重要地位。毛主席指出：“中国医药学是我国人民几千年来同疾病作斗争的经验总结。它包含着中国人民同疾病作斗争的丰富经验和理论知识，它是一个伟大的宝库”。没有这个认识，就不可能真心实意、积极主动地坚持中西医结合。

三、认真贯彻对中国医药学既要努力发掘，又要加以提高的正确方针。我们党早在50年代就指出，继承和发扬这份文化遗产，认真学习和研究它的学理和实践经验，用科学方法加以整理和总结，逐步提高它的学术水平和医疗水平，使它更有效地为人民服务，这是我国医学界的一项十分光荣的艰巨任务，做好这一工作，不仅大大有助于我国人民的保健医疗事业的发展和提高。而且能使医学的内容更加丰富起来。我们既要看到“中医药学是我国医疗卫生事业所独具的特点和优势”，又必须“利用现代科学技术和现代化手段，促进中医药事业的发展”，“促进中西医结合”。提倡中西医结合不是以西代中，更不是排斥中医。

四、坚持组织西医学习中医。有效地团结中西医，共同做好发扬祖国医学遗产的工作，关键是积极号召和组织西医学习中医，要注意培养中西医结合的高级医生，出几个高明的理论家。组织西医学习中医，通过认真的学习、研究和实践，根据现代科学的理论和方法，整理中医药的学理和总结它的临床经验，以实现中医药理论和实践的现代化。

强调西医学习和研究中医的重要性，并没有减轻广大中医发扬祖国医药遗产的重大责任。中医不但要经常钻研中医学理论，掌握临床经验，并且要学习必要的基础科学知识，以便在整理和总结中医学理论和实践经验中发挥更大的作用。

我们高兴地看到，我们现在不仅有一批专门从事中西医结合医疗和科研工作的骨干，而且，广大中西医师，尤其是高水平的中西医师都在自己的医疗和科研工作中，程度不同地、分别应用西医或中医理论和经验，提高医学水平和临床疗效，并取得了可喜的成果。中医院校的学生，以学中医为主，也学一些现代科学（包括现代医学）基础知识；西医院校的学生，以学西医为主，同时也学习中医药学的基础理论和实践；广大基层卫生人员，用中西两法为广大群众服务。

五、坚持中医西医互相配合，取长补短，努力发挥各自的优势。中西医结合是在我国既有中医药、又有西医药这样特殊的历史和现实条件下所产生的，是在当今科学交叉发展态势下，相邻学科彼此相互渗透、相互促进、相互补充和相互融合的必然结果。从实践上看，中西医都是为人类健康服务，各有优势与不足，只有相互学习，取长补短，才能更好地为人类健康服务。

六、把坚持中西医结合作为“一件大事，不可等闲视之”。坚持中西医结合的意义不仅在中西医学本身，而且关系到如何正确对待祖国文化遗产的问题。毛主席在一份重要批示中指示：“将卫生部的报告转发给地方党委，请他们加以研究，遵照办理”。中共中央关于中医、中西医结合工作的决定，不仅中医药管理局要认真贯彻，各级卫生部门也要认真贯彻，乃至各级地方党委和政府也要认真贯彻执行。中医、中西医结合工作过去走过的路已经充分说明了这一点，今后我们仍然要坚持。

40多年的实践证明，中西医结合是继承和发扬中医药学的一个重要途径，认真贯彻执行党的中西医结合方针，是发展中西医结合事业的关键。因此，我们要认真总结历史经验和教训，各级卫生行政部门要加强领导，把中西医结合工作列入各级卫生主管部门的重要议事日程，积极研究和探讨中西医结合工作的管理办法，完善中西医结合工作的配套政策，保护和提高中西医结合人员的积极性，保证我国的中西医结合医学研究持续、稳定、健康发展。

回顾中西医结合工作的过去，成绩显著，令人鼓舞；展望中西医结合工作的未来，任重道远，催人奋进。既然道路已经指明，重任已经在肩，让我们团结起来，为振兴我国中医药事业，为开创中西医结合工作新局面而再接再厉，努力奋斗，迎接21世纪的到来。

中华人民共和国卫生部部长
张文康
一九九八年五月

目　录

第一卷　总　　论

第一章　中西医结合基本概念

毛泽东于20世纪40年代即指出“中西医一定要结合起来”，50年代又明确提出“把中医中药的知识和西医西药的知识结合起来，创造我国统一的新医学新药学”，据此中国政府制定了“中西医结合方针”，并强调坚持中西医结合方针。直到90年代，《中共中央、国务院关于卫生改革与发展的决定》更进一步提出“中西医并重，发展中医药”和“中西医要加强团结，互相学习，取长补短，共同提高，促进中西医结合”的方针，为中西医结合研究指出了明确方向和目标。40年来，中国的广大中医、西医和中西医结合工作者，在党中央、国务院制定的一系列中医药和中西医结合方针政策指引下，团结合作，互相学习，努力开展中西医结合研究。中西医结合不仅成为继承发扬中医药学的重要途径之一，而且成为我国医学科学一大优势，成为我国医学科学重要发展方向之一。在国际医学界，中国的中西医结合研究及其取得的成就也产生了广泛深远的影响。

然而，什么是“中西医结合”？“中西医结合”的基本概念如何界定与理解？这是开展中西医结合研究首先需回答的问题。

本章对“中西医结合”概念的内涵与外延讨论如下。

第一节　“中西医结合”的定义和内涵

如前所述，毛泽东早在1956年即指出“把中医中药的知识和西医西药的知识结合起来，创造我国统一的新医学新药学”。这是毛泽东关于交叉网络知识结构的科学思维，是对我国中、西医药学发展和中国医药学发展即“中西医结合”的定义与内涵的科学判断。

“结合”即融合、合并、合一、统一之义。所以，“中西医结合”就是“把中医中药的知识和西医西药的知识结合起来”，即把中西医药相互融合、合并、合一、统一，从而创造我国的新医药学。

中西医之所以能够结合，不仅因为中医和西医都是同一门类的科学（医学），而且具有研究对象、目的和任务等属性、范畴的同一性，构成了中西医结合的基础和前提。

“结合”指在承认不同事物之矛盾、差异的前提下，把彼此不同的事物统一于一个相互依存的和合体中，并在不同事物的和合过程中吸取各个事物的长处，克服其短处，取长补短，把不同然而相关的事物有机地合为一体，并使之达到最佳组合，融汇贯通，由此促使新事物的产生，推动事物的不断发展。正因为中国同时存在两种不同理论体系和方法的中、西医药学，才出现了从“中西医汇通”探索到中西医结合研究乃至中西医结合医学（或称“结合医学”、“综合医学”、“整合医学”、“中国的新医药学”，国外有称“第三医学”或“东方医学”者）的逐步产生。所以，中西医结合并不否认中西医之间的差异、区别和矛盾，它恰恰是建立在中西医学之不相同，但彼此又有密切联系的不可分离关系及互补关系基础上的“和而不同”或“不同而和”，即承认差异和不同，才能通过互济互补，达到统一和谐。中西医结合（融合、合并、合一、统一）过程，也就是两种医学矛盾斗争和融合统一过程，绝不是同类项的相加或简单合并。

党中央、国务院提出“促进中西医结合”，即促进中西医融合、合并、合一、统一。这一明确的中西医结合发展目标的确立，必然导致更科学、更有程序和更有条理的中西医结合研究行动，更加鼓舞我国科技工作者为“促进中西医结合”并最终实现中西医结合而努力奋斗。

然而，最终实现中西医结合的过程，是一个长期、艰巨、复杂，有时甚至是“痛苦”的过程。因为中西医学在其产生、发展、研究历程、研究方法、概念术语、理论体系等方面有着明显差异。同时，长期以来，人们把中西医学予以分割，使得中西医的结合、融合、统一、集成更加艰巨。

另外，还必须认识到，中西医结合如同任何新生事物的产生与发展一样，必然有一个由点到面，由简单到复杂，由表及里，由临床实践到系统理论，由中西医互相合作到中西医学的有机结合，由幼稚到成熟，由初级到高级的循序渐进、不断深入、逐步发展的过程。目前，我国的中西医结合尚处于幼年时期或初级发展阶段。但已经过40多年的中西医结合研究，正在继续不断深化发展。新的中西医结合增长点，新的中西医结合医学观点、医学理论，以及新的综合等不断出现，显示着中西医结合是不以人们主观意志为转移的医学客观发展规律。特别是从人类科学技术发展规律看，我们的时代，是知识高度综合、知识创新、科技创新的时代，是科学发展走向系统化、群体化、交叉化、综合化的时代，是交叉学科、边缘学科、横断学科兴起的时代。自然科学、社会科学、技术科学，以及自然科学各学科之间的互相交叉、互相渗透，已成为当今科学发展的总趋势和总规律。中西医结合医学研究，恰恰是将中医药学与现代医药学放在新的更高层次上，取两者之长处的综合过程，从而不断促进中西医结合，完全符合并顺应当今科学发展的总趋势和总规律。

中西医结合的结果（或目标），是创造中国统一的新医药学（目前称“中西医结合医学”）。40多年的中西医结合医学研究实践表明，中西医结合医学研究不仅打开了中西医结合之门，架起了中西医结合之桥梁，开辟了中西医结合之途径，而且促进了中医药学的现代化发展，同时丰富了现代医学的内容。中西医结合是建立在中医药学与现代医药学不断发展的基础上的结合，只有不断促进中医药理论与实践的现代化发展，才能不断促进中西医结合，中西医结合医学、中医药学和现代医药学三者才能相互依存，相互促进，共同发展。正像生物学与化学的不断发展并交融结合产生了生物化学新学科，生物学与物理学的不断发展并交融结合产生了生物物理学新学科一样，并没有因为产生了生物化学或生物物理学而影响了生物学、化学、物理学的不断发展。这也是现代科学技术发展的基本规律之一。

第二节　“中西医结合”的相关概念

一、中西医结合事业

这是指我国科技工作者，特别是医学科技工作者持续开展的把中医中药知识和西医西药知识结合起来的医疗、预防、康复、保健、科研、教学及管理等系统活动的总和。中国的中西医结合事业，从开始便是在国家和各级政府领导下，有组织、有计划地发展起来的。经过40多年的努力，我国已形成了以中西医结合医院为主体，又有综合医院及中医医院的中西医结合科（室）等参与的中西医结合医疗、预防、康复、保健体系，以高等医学院校及各省、自治区、直辖市的中西医结合研究所为主体的系统的中西医结合科研体系，以高等医学院校及科研机构的中西医结合研究生（包括硕士与博士）教育和本科教育（如湖南中医学院的五年制中西医结合系及河北医科大学的中西医结合学院等）为主体的中西医结合教育体系。由此构成了以“促进中西医结合”为目标的医疗、科研、教育及与其相对应的管理机构和体系，形成了一支致力于中西医结合事业的专业科技队伍。中西医结合事业已成为中国医疗卫生事业的一大优势，对中国医学科学的发展和社会发展产生了深远影响。

二、中西医结合方针

所谓“方针”即引导事业前进和发展的方向和目标。中西医结合方针，即中国政府引导卫生事业朝着中西医结合方向和目标前进和发展的方针。40多年来，中国政府基于中国既有传统的中医药学，又有现代医药学的实际，根据科学技术发展的规律及社会需求，在卫生工作方针上先后提出“团结中西医”、“坚持中西医结合方针”、“中西医并重”和“促进中西医结合”，为引导中国卫生事业发展指出了明确方向和目标，而且推动了中西医结合事业不断发展，使之达到中西医结合的目的。中国政府提出的"促进中西医结合"方针，有力地促进了我国医学科学事业的发展。

三、中西医结合方法

中西医结合是一个方法学概念，也是一种专业技术方法，是为了促进中西医结合乃至实现中西医结合，解决人类医学和健康问题所必须遵循和使用的程序、技术、途径、手段、方式、步骤、操作、规则及观点等。概括起来，中西医结合方法包括以下方面：

（一）中西医结合工作方法

在卫生工作中，中西医要加强团结，互相学习，取长补短，共同提高，共同承担保护和增进人民群众健康的任务，即中西医结合工作方法。在医疗、预防、康复、保健等工作中中西医要团结协作，互相配合，努力发挥各自的优势。

（二）中西医结合临床（医疗）方法

指临床诊断与治疗的中西医结合程序、途径、步骤、方式，以及中西医结合诊疗标准、规范的制定等。例如，目前临床已普遍应用的中西医结合"病证结合"诊断方法，即运用现代医学理论知识与技术如生化、病理、免疫、医学影像等检测，进行西医的"辨病"诊断，同时运用中医理论知识和技术如望、闻、问、切，四诊合参，综合分析判断，以及宏观辨证与微观辨证相结合，进行中医"辨证"诊断，然后把西医辨病与中医辨证结合起来，形成"病证结合"诊断。其诊断程序见图1-1。

"病证结合"诊断方法，发挥了中西医对

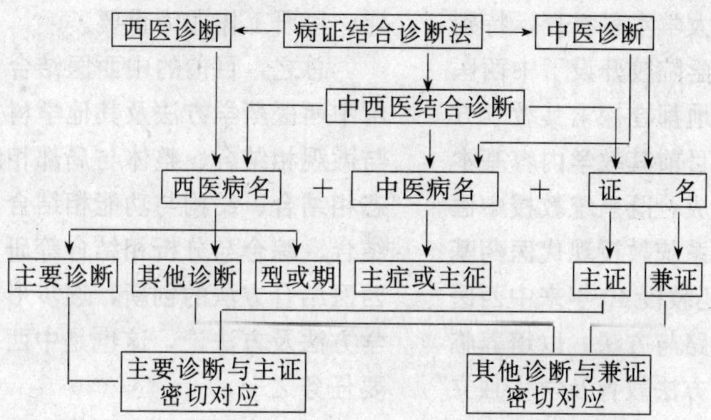

图1-1　病证结合诊断方法示意图

疾病认识和诊断的长处，即西医对疾病实体或实质的认识和诊断，如对疾病的病因（物理性、化学性、生物性、心理性等）、病理过程和病理形态、病理生理改变等的认识和诊断，这是客观存在，也是西医之长处，然而中医却没有这方面的认识和诊断；同样，中医对疾病引起的机体整体反应状态"证"的认识和诊断，也是客观存在，是中医的长处，西医则没有这方面的认识和诊断。"病证结合"诊断实现了疾病的中西医结合诊断，使对疾病的认识更趋全面和深刻，提高了临床诊断质量和水平，不仅可避免或减少误诊、漏诊，更有利于指导临床中西医结合治疗。

（三）中西医结合科研方法

中西医结合科研方法，即在围绕促进中西医结合开展的基础（理论）研究、临床应用（基础）研究和应用开发研究等科学研究活动中，所采用的程序、技术、途径、手段、方式、步骤及观点等。40多年来中西医结合科研工作经验表明，开展中西医结合研究，首先要有科学的理论指导。指导中西医结合研究的科学理论，可来自于中医药学（即运用中医药学中先进的科学理论为指导），也可来自于现代医药学、其他边缘学科、哲学及中西医结合的新理论等。其次是在从研究选题到研究设计、技术路线、观察指标的选择、实验仪器的设计、研究结果的分析、研究报告或论文的形成等程序中，都要采用中西医结合思路和方法，从而不断揭示、认识和掌握中西医结合的规律，促进中西医结合。

（四）中西医结合教学方法

中西医结合教学方法，即培养中西医结合人才所采用的教学程序、途径、步骤及方式。40多年来，由于我国培养中西医结合人才的方式不同，产生了不同的教学方法。如西医离职学习中医班（简称西学中班），是通过系统讲授中医药学全部课程，以及临床或科研实践，巩固中医药理论知识并掌握中医临床或科研方法。实践证明，西学中班是培养中西医结合人才的有效办法。另外是中西医结合研究生的培养，主要通过完成学位论文，即通过硕士学位论文的完成，培养硕士研究生从事中西医结合科研或担负中西医结合临床专科技术工作的能力；或通过博士学位论文的完成，培养博士研究生在中西医结合某一学科上掌握坚实宽广的基础理论和系统深入的专门知识，具有独立从事中西医结合科研工作的能力，能在学科或专门技术上做出创造性成果。博士论文必须具有创造性，通过中西医结合临床或实验研究，创造性地运用中医药或中西医结合理论知识，解决前人没有解决的人类医药学问题或临床实践关键性问题等。最后是中西医结合大学本科教育，特别是近年来我国一些高等医学院校开设了中西医结合专业（班）或系，各地都在探索其教学方法及培养方式。据了解，目前其教学内容基本上由3个板块（模板）构成，既系统教授中医药学理论与临床技能，又系统教授现代医药基础理论知识与临床技能，还教授40年来中西医结合研究经验、进展及思路与方法，以培养临床型人才为主，注重科研方法教育及学生独立思考和创新意识的培养。总之，中西医结合教学方法、内容、课程设置等需要在实践中不断探索和积累经验。

（五）中西医结合思维方法

思维是一定时代人们在感性认识基础上，对客观事物进行分析、综合、判断、推理等理性认识的过程。“思维方法”是指人们用以把握、描述、理解或解释世界的概念框架的组合与运作方式。在思维过程中，各种科学方法及哲学方法等，都以不同方式对思维方法起着作用。因此，产生了不同的思维方法，如“形而上学思维方法”、“辩证法的思维方法”、“逻辑的思维方法”、“直接的思维方法”、“抽象的思维方法”、“形象的思维方法”、“收敛的思维方法”、“发散的思维方法”等。中西医结合思维方法是中西医结合实践活动的要素、过程、规律、操作规范和程序等在人们头脑中升华而形成的一种辩证综合思维方式，是一种遵循客观规律和严格逻辑的科学思维方式。特别是在发展性研究中，更应努力培养这种中西医结合思维方式。如中西医结合临床医生，其临床思维方法，是综合中西医两种医药学知识，对疾病的诊断形成“病证结合”诊断思维模式，对疾病的治疗形成“辨病论治”与“辨证论治”相结合的思维方式，目前这被认为是中西医结合临床认识活动、医疗活动的内在起点。必须培养和训练中西医结合诊疗思维方法，才能更好地开展中西医结合临床工作。

但是，中西医结合研究更多的是探索性研究，所以中西医结合思维，一定要突破固有的思维方式，突破传统文化及观念对思维方式的影响，摆脱传统思维框架的束缚，避免传统逻辑推理在科学知识发展中的不良作用，鼓励和提倡创新意识和创新思维。这对中西医结合医疗、科研工作尤为重要。

总之，目前的中西医结合方法，是综合运用中西医药学方法及其他学科方法，通过宏观与微观相结合、整体与局部相结合、动态与静态相结合、结构与功能相结合、系统与环境相结合、综合与分析相结合等研究，不断实现中西医结合方法的创新，逐步形成中西医结合医学方法及方法论，这也是中西医结合研究的重要任务之一。

四、中西医结合人才

中西医结合人才即具备中西医药学两种知识，形成两种医药学知识互相交汇、互相渗透的交叉网络知识结构，并能运用这种知识结构认识和整理临床或实验等医学实践活动的感性材料，进行抽象思维的人；或者说是经过严格教育和实践训练，形成了个体的相对稳定的中西医结合交叉知识结构，具有一定的中西医结合专业知识和专门技能的劳动者。其能力和素质特征是在各种具体医学认识活动中，能够有效地进行中西医结合思维、判断及医疗、预防、康复、保健、护理、科研、教学、管理等实践。显然，中西医结合人才是一种复合型人才，必须具有扎实的中西医基础理论知识，同时要掌握临床实践、科学研究等基本方法。正如毛泽东1956年《同音乐工作者的谈话》中所讲，“中国的和外国的，两边都要学好。半瓶醋是不行的，要使两个半瓶醋变成两个一瓶醋”。

中西医结合人才包括中西医结合医疗、预

防、康复、保健、护理、医技、科研、教育、管理等专业人才，并由此构成中西医结合人才群体结构，形成各种不同人才合理配置、密切配合、相互协调的多层次、多专业的中西医结合整体队伍。经过40多年的发展，在中国已经培养造就出一支中西医结合人才队伍，成为致力于中西医结合研究，促进中西医结合的主要力量。

另外，需要说明的是，中西医结合人才不只是指中西医结合专家或中西医结合医学博士和硕士等高层次人才，应包括各个层次、各个专业的人才。既包括中级人才，也包括初级人才；既包括“西学中”人才、“中学西”人才，也包括其他学科致力于中西医结合医学研究的人才等。中西医结合人才梯队同任何学科一样，必然由初级、中级和高级人才组成。没有初级人才（或称人员），何谈中级、高级人才？中西医结合事业的发展，需要中西医结合初级人才的培养和教育体系的建立。预计21世纪我国高等医学院校的中西医结合系将有更大的发展。

五、中西医结合机构

所谓中西医结合机构，泛指从事中西医结合工作的机关、团体、单位等。在中国，随着中西医结合事业的不断发展，相应产生了中西医结合医疗、科研、教育、管理、学术团体等机构。

（一）中西医结合医疗机构　是指有一定的人才组合群体和诊疗设备设施，综合运用中西医药学理论知识和技术方法，开展以医疗和护理为主，集医疗、预防、康复、保健及科研、教学等医学活动为一体，防治疾病，保护和增进人类健康的工作单位。其最显著的特点为综合运用中西医药学理论知识和技术方法，并在临床实践中不断创造中西医结合理论知识和技术方法，开展医疗、护理等医学活动。根据国务院颁布的《医疗机构管理条例》，中西医结合医疗机构，包括中西医结合医院、中西医结合门诊部和诊所等已经成为法定的医疗机构。但是，中西医结合医疗机构又是我国首创的新型医疗机构，其建设模式尚属探索性，必然随着我国中西医结合医学的发展而发展。

（二）中西医结合科研机构　即有一定的科研人才群体组合及科研设备设施，综合运用中西医药学理论知识和技术方法，充分运用现代科学技术方法和不断创造的新技术新方法，开展医学科研活动的单位。其最显著的特点为开展中西医结合科研活动，如中西医结合思路方法研究、基础理论研究、临床应用基础研究及应用开发研究等。目前，在中国已出现了中西医结合研究院、研究所、研究室等系列中西医结合科研机构。

（三）中西医结合教学或教育机构　是培养具有中西医药学科学知识和技能，掌握一定科学研究方法，了解中西医结合医学研究思路方法及进展等，从而具有从事中西医结合临床和科研能力的人才的教学或教育单位，即培养中西医结合人才的单位。目前，在中国培养中西医结合人才的主要方式有“西医离职学习中医班”（简称“西学中班”）、“中学西班”、中西医结合医学硕士及博士研究生、中西医结合医学系或专业等。

（四）中西医结合学术机构　如中国中西医结合学会，是中国中西医结合医学科技工作者的学术性群众团体，是依法成立的社团法人，是党和政府联系中西医结合医学科学技术工作者的纽带和发展医学科技事业的助手，是中国科学技术协会的组成部分。目前，在中国除有中国中西医结合学会外，各省、自治区、直辖市、计划单列市及各地市均成立有中西医结合学会，形成了中西医结合学术交流网络。在国际上，有些国家也成立了中西医结合学会等学术团体，表明中西医结合学术交流进一步走向世界并影响着世界。

（五）中西医结合管理机构　如国务院批准成立的国家中医药管理局及内设机构中设有“中西医结合民族医处”，即为对中西医结合事业开展科学管理的专设机构，其主要职能是贯彻落实国家制定的中西医结合方针政策，调查研究和制定中西医结合事业发展战略措施及发展规划，指导中西医结合事业及各项工作的开展与改革等。

六、中西医结合学科

中西医结合作为一门学科是同一科学门类的中西医药学在互相交叉、渗透、融合过程中形成的交叉学科。1978年，国务院学位委员会确定招收培养中西医结合医学硕士及博士研究生，并确立中西医结合基础与中西医结合临床两个学科。从此，中西医结合学科，在中国开始被确定为独立的学科。同时，通过连续性招收培养中西医结合医学硕士与博士研究生，促进了中西医结合基础及临床各学科的建设和发展。

中西医结合学科概念的产生，是我国中西医结合医学研究深化发展的必然结果，更是现代科学发展的必然结果。20世纪，特别是20世纪50年代，即我国开始中西医结合研究以来，交叉学科的发展已成为一个科学发展总趋势，新的学科经常是在学科边缘内容及与相邻学科交叉并互相渗透中逐渐形成。中西医结合学科恰恰顺应了现代科学发展规律，应运而生，得以创立与发展。我们应该因势利导，把握现代科学发展趋势，认真总结40多年来中西医结合医学研究经验，力行著书立说，开展中西医结合学科建设，促进其发展与不断完善。新学科的提出往往具有超前性和预见性，中西医结合学科概念，正是建立在中西医必然结合乃至整个现代医药学必然要与各国传统医药学相结合，才能更好地发展人类医药学，解决人类健康与疾病问题的预见性认识基础上提出来的。这一预见性认识，已经或正在被中国和世界各国的医学实践证明。学科命名的提出，绝不是在其成熟后，而往往是在其成熟前。若要求其在成熟后才允许命名，是违反科学“不饱和运动律”的，新学科也将永远难以诞生和发展起来。中西医结合学科是新兴交叉学科，我们承认其幼稚性和不成熟性。但若按黑格尔笑康德“在没有学会游泳之前，千万别冒险下水”的哲理，不先冒险下水永远学不会游泳，若要求中西医结合学科成熟后再命名，中西医结合学科将永远也不会产生或成熟。所以，国务院学位委员会把中西医结合学科确定为独立的学科，是符合科学发展规律的，对促进中西医结合研究具有历史性科学意义。

另外，中西医结合学科是我国率先提出和首先创立的。因此，中西医结合学科的建设与发展，也应当由我国的医学家及医学科技工作者率先完成。目前，世界上大部分新兴交叉学科都是由西方国家的学者率先提出和创立的。但是，开拓和创立新学科，决不仅是国外学者的特权或专利。我国应珍视中西医结合学科的创立，发挥我国医学家及科技工作者的智慧，致力于中西医结合学科构建，促进中西医结合学科发展与成熟，以保持和不断发展我国中西医结合医学研究的世界领先地位。

七、中西医结合理论

中西医药学两个医学理论体系的有机结合，形成一种既包含中西医药学理论内涵，又不同于中西医药学理论（原型）的新的医药学理论，即中西医结合理论，它是对中西医药学理论的高度综合。中西医结合理论形成过程，也即是中西医药学理论的沟通综合过程。

实际上，中西医结合理论是一种过渡性理论，是从中西医药学两个密切联系的理论，过渡到另一种更加具有普遍性的医药学理论，即把中医药学的普遍原理与现代医药学的普遍原理高度有机结合、融合、统一成一个新的医药学理论的“过渡理论”。但是，没有“中西医结合理论”，就不会有中西医药学的高度有机结合及融汇贯通的新医学理论的产生。“中西医结合理论”之中蕴育着新医药理论。

中西医结合理论，应包括：①中西医结合基础医学理论，如中西医结合生理学、病理学、药理学、生物化学、免疫学等；②中西医结合临床及临床应用基础理论（技术理论），包括临床各学科门类的部门中西医结合理论，如中西医结合内科学、外科学、妇产科学、儿科学、眼科学、耳鼻咽喉科学、口腔科学、皮肤病学等，以及中西医结合心血管病学、呼吸系统疾病学、消化病学、血液病学、内分泌学、神经病学、骨科学等。

各学科（包括基础和临床学科）在对其具体对象的中西医结合认识、分析、综合研究中，总结概括出相应的中西医结合理论，共同构筑中西医结合理论体系。

任何一门科学或学科，其不断发展的重要标志是新理论、新概念不断产生。40年来的中西医结合研究，产生了一些“不见经传”的、富有中西医结合特质的新理论概念或新理论生长点，它不仅表明通过中西医结合研究可以产生全新的理论概念，而且成为中西医结合医学研究不断深化和进展的重要标志，成为中西医结合理论体系形成、构建与发展的重要基石和要素。现举例说明如下。

1. 生理性肾虚

由沈自尹等首先提出。沈氏等对中医“肾”的本质进行了深入系统的研究。中医理论认为“肾”为先天之本，主生长、发育、衰老全过程，“肾虚”中医辨证的临床标准主要是腰脊酸痛、腿软无力、双耳失聪、齿发脱落、性功能减退等表现，而这些表现，与现代生理学比较，恰恰都是老年人生理功能衰退的外象。沈氏等通过临床研究证明，用中医补肾(益寿)法，对于从神经内分泌及免疫系统等方面延缓衰老具有显著作用。还进一步从实验研究证实，老年人肾阳虚的主要发病环节为下丘脑的神经内分泌调节功能紊乱，且老年人甲状腺及性腺(男)轴的异常变化和肾阳虚证的变化也甚为类似。这些研究结果表明，老年人出现的“肾虚”即衰老现象，既符合于生理性（肾虚），也与1980年Everiff提出的“老年钟就在下丘脑”假说相一致。因此，沈氏提出：若青壮年具有“肾虚”症状，可称之为“未老先衰”（是否也可称之“病理性肾虚”——笔者按），而老年人出现的这些衰老现象则可称之为“生理性肾虚”，即认为衰老属于生理性肾虚。这一新概念，是沈氏对中医关于肾虚与衰老的传统理论，进行深入中西医结合研究的结果。它不仅对中医传统理论概念“肾虚”的本质给予深入分析和揭示，发展了中医理论，而且也丰富了现代老年医学理论和临床内容，具有临床实际意义。

2. 隐潜性证

由沈自尹等首先提出。沈氏等从60年代初就开始对中医理论关于“肾”及“证”本质进行现代科学研究，发现“肾阳虚证”存在下丘脑—垂体—肾上腺皮质轴功能紊乱，证实了中医的“证”概念具有物质基础，并首先提出“肾阳虚证”具有神经内分泌系统的“隐潜性变化”。到70年代则进一步利用一些灵敏度较高的实验方法深入开展研究，又发现“肾阳虚证”不仅具有肾上腺皮质轴的功能紊乱，并具有下丘脑—垂体—甲状腺轴及下丘脑—垂体—性腺轴，乃至多靶腺轴的不同环节、不同程度的隐潜性变化。同时在对哮喘病人的内分泌变化的临床研究中，发现哮喘患者即使无“肾虚”的临床表现，其肾上腺皮质也有类似“肾阳虚”的隐潜性变化，故其本质仍属“肾阳虚”范畴。用温阳片温补肾阳治疗5批共284例不论有无肾虚证表现而每年有季节性发作的哮喘患者，均取得明显疗效。实验研究表明：温阳片可提高抑制性T细胞（Ts）功能，以抑制血清免疫球蛋白E（IgE）。因此，沈氏提出：如果哮喘病人通过微观辨证，是属于轻微的或潜在的肾上腺皮质功能低下，用温阳片可预防其季节性发作，并纠正其内分泌和免疫功能，以药测证，可认为是“隐性肾阳虚”者。同样，如输尿管结石嵌顿性肾积水症，从微观辨证有水液积聚、肾功能损害等，用温阳利水法可排石利水，取得满意疗效（曾治疗该症100例，治愈率达71%），也可认为是属于“隐性肾阳虚”者。于是便产生了“隐性肾阳虚证”的微观辨证新概念，指的是临床上宏观辨证无“肾阳虚”证表现，而根据肾阳虚证的内分泌系统、免疫系统等变化相关特点，从实验室检测的微观发现和指标进行辨证，同时按照中医“以药测证”法予以证实。

由此，根据血瘀证、脾虚证、心气虚证等中西医结合研究进展看，实际上也存在着大量的按照中医传统宏观辨证方法“无证可辨”的，而实验室微观检测却可证实的“隐性血瘀证”、“隐性脾虚证”或“隐性心气虚证”，等等，概括之则可统称“隐性证”或“隐潜性证”。而且沈氏认为“虚证的本质多数是隐潜而散在的改变，是在采用先进而敏感的检测方法后才能反映出来”。不仅是“证”可呈现“隐潜性”，很多“病”（指现代医学病名）也常常出现“无症可辨”。如在普查中发现原发性肾小球疾病中有相当一部分病人是无症状的尿检异常者（蛋白尿、血尿），据上海报告占人群的0.79%。最典型的如“隐匿性肾小球疾病”，这一组疾病的特点是：①无明显临床症状及体征，主要表现为无症状蛋白尿及多型红细胞尿；②以往无急慢性肾炎或肾病历史；③肾功能良好；④排除肾外原因的血尿及功能性血尿。

这一新概念的产生过程，即首先通过临床和实验室观察，发现并提出“证”的“隐潜性变化”，经过分析、归纳、推理过程，提出“隐潜性证”新概念，体现了一位科学家的科学思维。

3. 急性虚证

王今达等首先提出。王氏等在观察、研究临床抢救危重病人及急性衰竭病人的长期实践过程中，把急性营养衰竭和急性免疫功能低下等，概括称为“急性虚证”。这类病人的临床表现特点为：急骤出现面色㿠白、神疲懒言、胃纳极差、舌淡脉细等，有别于中医传统理论“久病多虚”的虚证，因此命名为“急性虚证”。通过对300多例临床病例的观察分析，进一步提出“急性虚证”又分为“急性气虚”、“急性血虚”、“急性阴虚”、“急性阳虚”四大类证。按此分类使临床抢救工作更具针对性。

王氏等认为，对属于“急性虚证”的急性营养衰竭和急性免疫功能低下（也是“急性虚证”的物质变化基础——笔者按）的及时纠正，是危重病人急救成败的重要环节，如果处理不当，常导致并发严重感染或心肺功能的不稳定，甚至心跳骤停。但是，根据中医辨证，选用相应方药如独参汤等，进行扶正固本治疗，可在短时间内使急性虚证逆转，如调理素蛋白升高、白细胞吞噬功能增强、红细胞2,3-DPG含量增高、糖代谢恢复正常、血液内氨基酸谱趋向正常、病人体力恢复等，这些疗效是单用西医的营养疗法难以取得速效的。可见这一新概念的提出，对临床理论与实践均有重要意义。

4. 急瘀证

张绍英首先报道。张氏在研究潜水病的中西医结合诊治中，发现潜水病（减压病之一种）的临床表现多见：头面部发紫如茄，黝黑肿胀，口唇青紫，舌紫暗有瘀点，脉细涩等，符合中医血瘀证表现。又因该病的产生，是在短时间内气血突然瘀滞，属症急病重的急性气结血瘀，因此称之为“急瘀证”，以区别于一般血瘀证（一般血瘀常属“久病入络”“久病多瘀”的慢性过程——笔者按）。张氏采用西医给氧、强心、脱水、利尿、抗感染或气管切开等急救处理，待苏醒后，再给予黄芪、党参、川芎、桃仁、红花、赤芍、丹参等补气活血化瘀中药治疗，获得良好疗效。

“急瘀证”新概念的提出，具有非常重要的临床意义，因为临床上很多急症、危重病常常出现“急瘀证”，如急性弥漫性血管内凝血(DIC)、急性充血性心力衰竭、哮喘病人急性发作、中毒性肺炎等等。然而既往则统称为“血瘀”证，没有表明这些病症出现的“血瘀”证的特殊性。而张氏提出“急瘀证”新概念，则可以高度概括出急症、危重病出现的“血瘀”病理变化的“症急病重”的特点，有力地指导了急症、危重病症中西医结合临床抢救工作，并为进一步研究一般血瘀证和“急瘀证”的共性和不同特性等提供了新课题，同时，也是对中医“血瘀论”理论和实践的发展，应当引起中西医结合临床与基础理论研究的高度重视。

5. 高原血瘀证

张瑞祥等首先提出。张氏等观察到慢性高原缺氧症主要临床表现为：目赤颧紫、唇绀舌紫、甲床紫暗、指甲沟纹或反甲、肌肤甲错、口唇干裂、头痛、头昏、失眠、记忆力减退、疲乏无力、胸闷气短、动则气喘吁吁、时有心悸、纳谷不甘、食后腹胀等。中医辨证属于“气阴两虚、心脉瘀阻”。这些临床表现主要是血瘀证见症，因此提出了“高原血瘀证”的概念与命名。

张氏等对“高原血瘀证”的病因病机认识是：①人在高原，大气稀薄，致宗气不足；②高原寒冷，易感寒邪，寒主凝滞，血行不畅；③气候干燥，风速大，耗伤津液等。据此认识，张氏等采用复方人参高原片（按人参须3g，麦冬6g，五味子5g，丹参9g，川芎5g，甘草2g的成分和比例配制而成），益气养阴生津，活血化瘀，收到良好效果。研究表明：该方不但能改善临床症状，而且能明显改善高原缺氧患者的血液流变学指标，使红细胞电泳时间明显缩短，血球压积、全血比粘度、血浆比粘度及纤维蛋白原均明显下降，因此认为该方是防治“高原瘀血证”的有效方剂。他们还进一步通过临床和实验研究，证明运用活血化瘀法（包括益气活血化瘀和养阴活血化瘀等）治疗高原病具有一定的理论基础和实验依据。从临床上讲，“高原血瘀证”是很多高原病普遍存在的共同见证。实验研究表明，高原病人血液流变学和微循环观察，普遍存在“粘、浓、聚”等特点，反映出高原病人，由于特殊的高原缺氧环境引起的“血瘀”病理改变的共性特点，它涉及很多高原病所共同具有的病理本质。这些研究表明“高原血瘀证”从病因病机上有其特殊性，可从一般血瘀证中分化出来，进一步研究。这一新概念的提出，同样不仅发展了中医学关于"血瘀论"理论和实践，而且也丰富了"高原医学"的理论内容。

6. 血瘀证临界状态

赖世隆等首先提出。赖氏认为中医血瘀证（不包括急性创伤引起的血瘀证）的发生，是一个渐进过程，其间存在一个"临界状态"。当患者处于这种临界状态时，临床上虽不具有典型的血瘀证的宏观改变，但血液流变性已受影响，表现为一定程度的高粘、高聚、高凝状态。据此，临床诊治血瘀证，可"但见一症便是，不必悉具"。"血瘀证临界状态"概念，是经过病理生理、动物模型试验、药理效应等方面的系统研究，经过理论思维而提出来的，是"潜隐性血瘀证"研究的深化。

7. 小儿感染后脾虚综合征

孟仲法等首先提出。孟氏等在长期的儿科中西医结合临床研究中，发现某些小儿在获得一次或多次感染后，产生一组持续较长时期的"脾虚证"表现，如长期厌食、面黄、乏力、多汗、大便失常（便溏、便干或便秘）、消瘦、睡眠不良等，病程长者生长发育落后，并常有咽部慢性充血、扁桃体及颈部淋巴结增大、心脏轻度收缩期杂音等。实验室检查示：轻度贫血，白细胞和中性白细胞轻度增加，尿中淀粉酶含量偏低，细胞免疫功能低下，血中有免疫复合物形成，且高于正常值。头发微量元素检测示：锌含量明显偏低，铁、铜部分偏低。于是孟氏等便将这样一组综合征命名为"小儿感染后脾虚综合征"，提出了一个新的中西医结合病名概念，并为该综合征下定义为："小儿感染后脾虚综合征是指小儿在一次或多次急性感染或亚急性感染后不久，产生的一组与'脾虚证'相似，或以脾虚证表现为主的综合征群，且按健脾和理脾为主的治疗方法治疗，可以获得良好疗效。"本综合征持续时间较长，可达数月至数年之久，对小儿健康影响较大，发病率较高。孟氏等在进一步研究中还提出了该综合征的诊断标准：①有一次或多次的急性或亚急性感染或有发热病史，在感染症状消失或基本消失后仍存在"脾虚证"症状与体征者；②常见症状为厌食、乏力、多汗、口渴、大便失常（便溏、便干、便秘）、睡眠不良、兴奋、咬牙、异嗜、腹痛等；③常见体征为消瘦、身长体重落后于年龄，面色苍白、萎黄少华、花斑，咽部充血，扁桃体肿大，颈部淋巴结肿大，肺部病理性物理征，心脏收缩期杂音，舌质淡、光红，花剥苔，或白腻苔，或黄腻苔等；④实验室检查示：轻度贫血，白细胞轻度增加或中性白细胞百分率增高，尿淀粉酶含量偏低，细胞免疫功能偏低，部分病例血中免疫球蛋白 IgG 及 IgA 偏低，血中免疫复合物常升高，头发微量元素检测示锌含量明显偏低，铜、铁部分偏低；⑤凡存在上述第①条情况，又有②、③所述症状和体征各 3 项以上者，并获得实验室指标中有一项阳性所见者，即可诊断为本征。另运用上述诊断标准时要慎重排除其他类似疾病，如某些慢性感染和胶原疾病等。

本综合征名称的由来：是孟仲法教授受"链球菌感染后状态"（Post Streptococcus Infectious States）一名的启发而来。1944 年 Powers 氏提出链球菌病（Streptococcusis），该病易于诱发风湿热。1956 年 Jones 氏提出了"风湿热"的诊断标准。但临床上常见罹患链球菌感染后某些病例持续存在低热、关节痛、心杂音等症状，但又不够风湿热的诊断标准，后来这些病例就被称为"链球菌感染后状态"。孟氏联想在儿科临床中遇到的小儿一次或多次感染后出现的"脾虚证"，且此类病例病情迁延，应用大量抗生素治疗不但无效，有时病情更为增重，在停用抗生素后加用健脾为主的中药，常能获得良好效果，孟氏认为在感染的基础上继发的脾虚证是一种客观存在，便提出了"小儿感染后脾虚综合征"的诊断命名。该命名中"感染"是现代医学的概念，"脾虚"是中医学概念，反映了两种医学在实践中的自然结合。

8. 微观辨证

沈自尹等首先提出。属于中医辨证学或中西医结合诊断学新概念。传统中医辨证方法主要是靠宏观望、闻、问、切等手段，收集辨证素材，运用中医理论归纳分析，"司外揣内"，进行理论思维和辨证，虽然始终强调"探微求索"、"防微杜渐"等，追求辨证的精确入微，但由于中医辨证方法的产生，受到当时科学技术条件和时代的限制，终未能摆脱其宏观辨证的局限性。随着中西医结合研究，特别是对“证”本质的实验研究的深入开展，现代科学技术和医学技术方法被用于辨证研究，在积累大量研究资料基础上，提出了“微观辨证”新概念。

沈氏论“微观辨证”之定义为：在临床收集辨证素材过程中，引进现代科学，特别是现代医学的先进技术，发挥它们长于在较深入的层次上，微观地认识机体的结构、代谢和功能的特点，更完整、更准确、更本质地阐明证的物质基础，探寻各种证的微观检测指标，并用微观指标认识和辨别证，从而弥补传统宏观辨证之不足，并实行宏观辨证与微观辨证相结合，提高了辨证水平。

微观辨证方法特别是用于“无证可辨”（指有病而无证）、证候不太明显（有若干症状而未能构成证）、证候复杂以致辨证困难的情况下，以及某些疾病的发展过程中有微观变化而尚未形之于外象的所谓“隐性证”等，是实验诊断与临床诊断相结合、辨病与辨证相结合的中西医结合研究成果。

关于中西医结合微观辨证的研究，近十多年来取得了较大进展，中西医结合研究工作者对肾虚证、血瘀证、脾虚证、肝郁脾虚证、肺气虚证、心气虚证、阴虚证、阳虚证、热证、寒证等开展了大量较系统的研究，为揭示“证”的病理生理基础，寻找“证”的实验室微观定性、定量检测指标进行了不少研究和探索，并发现了一些微观辨证规律和有参考价值的客观检测指标。如王兆清等对969例胃脘痛为主证的各种慢性胃病的纤维胃镜下胃粘膜相变化与辨证分型关系进行分析，结果显示：脾胃虚弱者胃体和胃窦的粘膜苍白及红白相间以白为主，胃窦粘膜出血、幽门形状不规则及幽门舒缩不良等多见；肝胃不和者则以胆汁返流及胃体和胃窦的粘膜红白相间以红为主等多见。两者相比具有显著性差异，提示上述病变（胃粘膜相）特点可作为微观辨证的指标。其后更多报道证明上述观察结果具有一定规律性。其他方面的研究如胃镜观察（胃粘膜相）腺体萎缩、粘膜变薄等可作为“胃阴虚”辨证指征之一，D-木糖吸收排泄试验可作为“脾虚证”辨证方法之一，其吸收率降低则为“脾虚证”微观辨证指标之一等等，均已基本得到学术界公认。

对“心气虚证”的微观辨证研究，近年来不仅从左心功能各项测定及内分泌、免疫检测等获得了一些客观参数，还采用核听诊器检测射血分数（EF）高峰充盈率等指标，观察冠心病心气虚的左心功能变化，从而取得了一些对“心气虚证”定性、定量的客观指标。

随着对血瘀证中西医结合的深化研究，探索了大量关于血瘀证微观辨证检测参考指标，如微循环观测指标、血液流变学指标、血流动力学指标、免疫学指标、生化学指标、酶学指标，乃至采用电子显微镜、各种内窥镜观测的病理学、组织细胞学指标、分子生物学指标等。在此仅举一例，如肺心病患者临床常见明显血瘀证，经过对109例肺心病患者9项血液流变学指标多因素判断分析，筛选出判别其血瘀证的3项指标（全血比粘度、纤维蛋白原、红细胞电泳率），并建立了判别函数，正确率达79.8%。另外，肺心病、慢性支气管炎病人的体外血栓长度、湿重、干重3项指标均明显增加，可作为判断其血瘀证的客观指标；慢性支气管炎病人血 PCO_2 增高，PO_2 下降，可作为其血瘀证诊断参考指标等。

众所共识，在临床实践中，诸如急慢性肾炎的尿和肾功能变化、急慢性肝炎的肝功能变化、各种心脏病的心电图变化及心功能变化、高血压病的血压变化、高脂血症的血脂变化、慢性胃病的胃镜粘膜相变化、内分泌系统疾病的激素变化等客观检查以及现代医学的辨病诊断，均已介入中医辨证论治体系。如著名中医学家张镜人创立调气活血法治疗慢性萎缩性胃炎，可使胃粘膜腺体萎缩逆转［获1986年（部级）全国中医药重大科研成果甲级奖及国家级科技进步三等奖］。张氏在自创“安中汤”（柴胡6g，黄芩9g，炒白术9g，香扁豆9g，炒白芍9g，水炙甘草3g，苏梗6g，制香附9g，炙元胡9g，八月札15g，炒六曲6g，香谷芽12g）的加减运用中，就有“X线示胃及十二指肠球部溃疡加凤凰衣6g，芙蓉叶9g；胃粘膜活检病理示肠腺化生加白花蛇舌草30g；腺体萎缩加丹参”之说。这说明实验室客观检查及辨病已成为微观辨证、辨证论治及判断其疗效的重要参考指标，使宏观辨证与微观辨证相结合，辨病与辨证相结合的规律性研究不断发展，为逐步形成中西医结合诊断学奠定了基础。

9. 菌毒并治

王今达等首先提出。这是一项中西医结合治则新概念。王氏等根据现代医学关于感染性中毒性休克发病机理研究进展，总结其多年来中西医结合抢救经验，认识到西医用抗生素等杀菌抑菌的病原疗法，除多粘菌素B以外，均无拮抗内毒素作用，难以解决其内毒素中毒性损害问题。而很多清热解毒中药则具有抗毒解毒作用。因此，在中西医结合理论思想指导下，王氏早在1975年便针对革兰氏阴性菌感染导致的严重感染或败血症，提出了“菌毒并治”的中西医结合医疗新理论，即选用针对性的西药抗生素等杀菌抑菌，同时应用清热解毒中药抗毒解毒，从而达到提高疗效、降低病死率的目的，形成了“菌毒并治”理论概念和治疗方法。

这一新理论概念包涵的治疗方法，不仅具有临床实践指导意义和应用价值，明显提高了临床疗效，而且得到实验研究的证实，如王氏对以清热解毒中药为主组成的“神农33号方”进行实验研究，证明该方药具有较强拮抗内毒素作用，其抗毒能力比生理盐水对照组高4倍（$P<0.01$）。研究表明该方药有稳定线粒体呼吸酶及抑制许多内源性血管活性介质如血栓素（TXA_2）等释放，以及保护脏器细胞免受内毒素毒害的作用等。王氏还据其研究进一步提出“内毒素性多系统脏器衰竭（MSOF）发病机理的新概念”，认为它是由于机体细胞及亚细胞器水平发生了中毒性损害的结果。根据天津市急救医学研究所十多年来的临床实践及国内外有关报道，感染性MSOF的绝大多数是革兰氏阴性菌感染所致，因此认为称之为“内毒素性MSOF”较为确切。这些革兰氏阴性菌存活时不生成内毒素，一旦被杀死（如应用针对性抗生素等），菌体溃解后即可生成内毒素，被杀死的细菌越多，生成的内毒素也越多，内毒素血症也越加严重。毋庸置疑，内毒素休克的发病便是机体受内毒素攻击的结果，内毒素性MSOF的发病也是机体遭受内毒素攻击的结果。王氏还以动物实验观察在内毒素攻击后，动物机体的细胞及亚细胞器水平出现中毒性损害的病理生理变化，从而设想了在治疗严重革兰氏阴性菌感染时的“菌毒并治”法，特别是运用了清热解毒中药防治内毒素对机体的毒害作用，临床和实验研究均证实有确切疗效，成为“菌毒并治”新理论方法防治MSOF的科学依据。

近年来有很多学者对清热解毒方药的抗毒解毒作用及其机理，进行了多方面的观察研究，如陆付耳、李鸣真等经实验研究证明“热毒清”（由清热解毒中药金银花、蒲公英、大青叶、鱼腥草制成静脉注射液）具有保护线粒体呼吸功能、维持线粒体结构完整、拮抗内毒素诱导的脂质过氧化损害等作用，体外给药能拮抗内毒素对线粒体的氧化磷酸化脱耦联效应等，从而提示“热毒清”方药具有保护线粒体的功能。通过进一步研究，他们还提出该方药拮抗内毒素的机理可能是直接降解内毒素、增强巨噬细胞系统功能和稳定溶酶体膜的作用等。以上研究结果，均为“菌毒并治”新理论概念提供了科学论据。

“菌毒并治”新理论概念的产生，是随着现代医学对感染性中毒性休克发病机理研究的新进展、新认识，以及中西医结合对中医“清热解毒”治法及其方药研究不断取得新进展、新认识而形成的，这一新理论概念富有中西医结合特征。这是一种通过中西医结合研究产生新理论概念的类型。另外，还有像荣获首届诺贝尔医学奖（1901年）的德国学者贝林等，受中医“以毒攻毒”治则的启发，提出了“抗毒素血清疗法”及“抗毒免疫”新概念。这是一种完全来自中医理论的启发，根据中医理论创造出的全新的现代医学新概念的类型。这两种创新类型，对我们都很有启发，我们在中西医结合研究中，应广开思路，王今达等或贝林的研究思路都是值得很好借鉴的。

实际上在中西医结合医学研究领域中，还有很多较为成熟的新理论、新概念，如天津南开医院吴咸中教授等关于急性阑尾炎的中西医结合诊断，根据其临床发病经过、表现及病理变化，已实行“瘀滞期阑尾炎”、“蕴热期阑尾炎”、“毒热期阑尾炎”的中西医结合诊断命名，有效地指导着临床诊疗实践；中国医学科学院基础所著名生理学家张锡钧教授等，早在60年代初就提出“皮层—内脏—经络”新理论概念和假说；戴豪良教授提出的“应变、应变体”概念，以及“诊病析态的临床诊治原则”等等，都值得认真总结，深入研究。

综上所述，这些新理论概念的共同特点：①均具备了“概念”的定义条件。所谓“概念”是用特定的专用词，反映事物的特有属性（固有属性或本质属性）及反映对象的特征或本质的思维形式。前述各理论概念，如“生理性肾虚”、“隐潜性证”、“急性虚证”、“急瘀证”、“高原血瘀证”、“微观辨证”、“菌毒并治”等，其内涵均反映了人体生理、病理或诊法、疗法在某些方面的特征或本质，构成了独立的概念；②均名不见经传，是无论中医或西医传统理论中都没有的新概念；③均首先来自临床观察和研究，并充分运用中西医结合思路方法加以总结概括形成；④均运用现代科学实验研究方法加以研究证实；⑤均富有中西医结合特色，具有将中医理论方法与现代医学理论方法有机结合之特点。

现代科学方法的重要原则是：①研究者努力创造新概念，借助概念的逻辑系统描述现象领域，构建理论；②借助观察和实验来检验概念的描述，以断定其真伪，即任何理论概念必须经实验（包括观察）检验和选择；③倡导逻辑分析与经验实证（实验与观察等）有机结合的科学方法。科学实验、科学发展都离不开正确的思维方法，观察与实验获得的经验材料，需要运用科学的逻辑分析方法进行加工，才能概括出新的科学认识，形成科学概念和理论。若干世纪以来，自然科学依靠这三条基本的科学方法和原则，不断向着未知领域发展。以上例举的几个中西医结合新理论概念的产生，既运用新的概念对某些前人未发现的临床现象或病理生理变化，进行了逻辑系统描述，又通过实验（包括临床观察和实验室研究）对这些新理论概念的内涵进行了检验和科学证实，使其成为以科学分析为基础的思维和概念。因此，它们是符合现代科学方法基本原则的、经得起实践检验的中西医结合医学新概念。当然，这些新概念仍需在实践中不断加以科学论证和充实。

我们相信，随着中西医结合临床与基础理论研究的不断深化发展，必然会产生越来越多的中西医结合新理论、新概念，它是促进中西医结合理论体系形成和建设发展的要素。勇于科学地创造中西医结合新理论、新概念的人，必将成为中西医结合医学发展的推动者和最有建树者。

即将进入21世纪的中西医结合研究，正处于中西医结合医学发展的新时期和关键时期。一方面，如何进一步发挥中西医结合的优势，运用创造性思维，争取在21世纪取得一些中西医结合医学研究的突破性进展，应该成为中西医结合界认真思考与筹划的问题；另一方面，促进中西医结合学科体系及理论体系的形成与建设发展，也已成为这一时期面临的重要任务。为此，在各学科不断深入的中西医结合研究中，需要认真总结经验，系统整理分析，广开研究思路，鼓励创新思维、创新研究，鼓励不断提出新见解、新认识、新观点、新假说、新理论、新概念……，然后集各学科的新知识，逐步形成和构建中西医结合理论体系，这是发展中西医结合医学至关重要的问题。

八、中西医结合医学模式

“医学模式”是指人们认识和处理疾病和健康问题的总观念，以及对医学实践总特征和医学科学技术与卫生事业总框架的描述与勾画。中医学自《内经》时代即奠定了“整体观念”、“天人相应”、“心身合一”及“形神相合”等医学观念，把人与社会及自然看作一个密切联系的整体，形成中医学的宏观“生物—社会—心理”医学模式。西医经历了机械论医学模式、生物医学模式，自20世纪中叶以来，也进入了“生物—社会—心理”医学模式发展阶段。但是，中医学的整体医学模式是宏观的，现代医学的整体医学模式，是建立在分析基础之上的再综合。“中西医结合”概念本身就包含着“医学观念”和医学科学及卫生事业“总框架”、“总特征”等涵义。所以中西医结合医学研究，应参与新的医学模式的构建研究，吸收中西医学两个医学模式的长处，综合形成中西医结合的“生物—社会—心理—自然”医学模式，并指导中西医结合医学实践活动中的思维—行为方式。

九、中西医结合医学

根据中西医结合研究的进展，以及构成一门科学或学科概念的三要素——科学理论、研

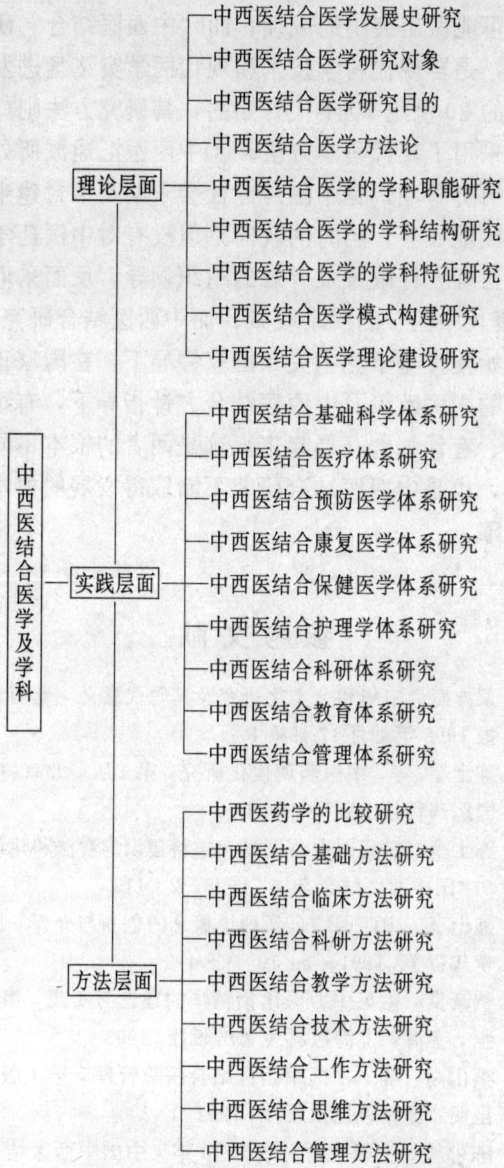

图 1-2　中西医结合医学（学科）内部结构与功能

究方法及研究对象，“中西医结合医学”的定义为：“综合运用中西医药学的理论与方法，以及中西医药学互相交叉渗透产生的新的理论与方法，研究人体结构与功能、人体与环境（自然与社会）关系等，探索并解决人类健康、疾病及生命问题的科学”。

目前，这一定义可适用于中西医结合各个学科，具有普遍性。如中西医结合生理学，即综合运用中西医学理论与方法，以及中西医学互相交叉渗透产生的新的理论与方法，研究人体生命活动规律的科学；中西医结合儿科学，则为综合运用中西医学理论与方法，以及中西医互相交叉渗透产生的新的理论与方法，研究并解决儿童健康与疾病防治问题的科学，等等。“综合就是创造”，中西医结合医学研究，要充分地综合运用中医药学和现代医药理论与方法，深入系统地开展中西医结合各基础学科、临床学科的理论研究，促进中西医结合理论的发展，这样才能为“中西医结合医学”奠定理论基础并促进其发展。

总之，中西医结合医学（学科），包括中西医结合基础学科、临床学科及其子学科形成的学科族和Ⅰ、Ⅱ、Ⅲ级学科等，其学科自身内部结构均由理论层面、实践层面及方法层面三个学术层面有机组合而成。因此，中西医结合医学及其各个学科，都应从这三个层面开展全面、系统、持续的研究（见图 1-2），以逐步促进和实现中西医结合。

第三节　“中西医结合”研究与“中西医汇通派”

如前所述，当西方医学传入中国，即产生了中西医汇通思想。随着东西方文化的不断交流，西方医学大量输入中国，在 19 世纪末 20 世纪初形成了中国医学史上的“中西医汇通派”，继而到 20 世纪 50 年代兴起了中西医结合研究。因此，中西医汇通派是中西医结合研究的先声，它开辟了中西医结合研究历史的先河，而中西医结合研究则为中西医汇通派的继承与发展。

中西医汇通派与中西医结合研究，虽然产生于不同历史时期和不同社会背景，建立在不同的科学技术发展时代，但他们有着同一的目的、同一的思想基础和理论基础：①人类医学是不分界域的。如汇通派人物唐容川讲“不存疆域异同之见”；②中医和西医虽然理论体系不同，医学术语不同，但所研究的对象、领域、目的是同一的；③中西医各有长短，可以互相补充，取长补短，如汇通派人物朱沛文讲“窃意各有是非，不能偏主，有宜从华者，有宜从洋者”，从而相辅相成；④中西医应该也能够融汇贯通，冶于一炉，归于一是。如汇通派人物恽铁樵讲“中西医化合是必然的趋势”。正是这些共同的认识，把中西医汇通派与中西医结合研究紧密联系起来，形成了中西医汇通派的连续发展和中西医结合史上不同的历史发展阶段。

中西医结合研究与中西医汇通派的区别在于：①中西医汇通派的指导思想是在中医面对西医挑战情况下，为了中医的生存，以“中体西用”、“衷中参西”及“以西证中”等实用主义观点，被动地吸收西医之长；而中西医结合研究的指导思想是在现代医药学飞速发展的情况下，认识到中国医药学是一个伟大的宝库，应当努力发掘，加以提高，以辩证唯物主义和历史唯物主义为指导，在继承发扬中医药学基础上，实行中西医结合，发展我国新医药学为目标，是一种主动的科学意识和行为；②中西医汇通派，属自发的、经验性的，学派中各代表人物虽然也有互相间的启发，但基本上是分散的，个体的，缺乏有组织的全面系统的中西医汇通研究；中西医结合研究则属现代科学性的、自觉的、实验研究性的，属有组织的群体性研究工作，而且得到国家和政府的重视和支持；③中西医汇通派医家多为中医学习西医者，但当时的科学技术（包括西医）发展水平远远低于今日的现代科学技术和现代医学，使“汇通派”医家缺乏现代科学的基本知识、研究方法及正确的思想观点，仍然摆脱不了“思辩”、“类推”等方法，因而未能寻找出汇通中西医的正确方向和科学方法，由于受到历史的局限，也不可能做出突出的成绩；而“中西医结合”研究，是自现代科学技术和现代医学突飞猛进发展的20世纪50年代开始的，其研究方法则广泛采用了现代科学方法；④中西医汇通派所处的历史时期，是中国封建社会末期及半封建半殖民地社会，当时的政府不但没有对中医药学的正确方针政策及有效的组织领导，反而采取“废止中医”的反动政策；而中西医结合研究，开始便置身于党中央和国家领导下，在国家正确的中医政策及中西医结合方针指导下，有组织、有计划地开展起来。这是两者的根本不同点，也是中西医结合研究不断取得发展的根本保障。

（陈士奎）

参考文献

1. 蔡方鹿．中华和合文化研究及其时代意义．光明日报1998年1月17日第8版
2. 陈士奎，等．中医药现代化研究．第1版．北京：中国医药科技出版社．1994
3. 陈士奎．对我国中西医结合学科建设的看法和建议．中国中西医结合杂志．1995；2：113
4. 陈士奎．中西医结合新理论概念的创新与介评．医学与哲学．1991；1：19
5. 戴豪良．融汇中西医诊治精华的理论与实践．第1版．上海：上海医科大学出版社．1993
6. 燕山高，等．中国中西医结合医院管理．第1版．昆明：云南科技出版社．1991
7. 陈可冀．中国中西医结合40年．中国中西医结合杂志．1997；12：709

第二章　中西医结合发展简史

中华民族，有史以来就依靠中国的传统医药防治疾病、保护健康。直到16世纪，中医药学在世界医学之林仍居领先地位，而且对东方各国如日本、韩国、越南等国家的医学发展产生了巨大影响，乃至形成了日本的“汉方医学”或“东洋医学”、韩国的“韩医”和越南的“东医”等。

自从17世纪中叶（明朝万历年间），西方医学传入中国，与中国传统中医药学相互接触，互为影响，在中医界便产生了中西医“汇通”思想，至19世纪中叶，西方医学更大量进入中国，在中国医学史上形成了“中西医汇通派”，20世纪中叶，中华人民共和国成立后，在国家和政府领导下，开展有计划、有组织地西医学习中医和中西医结合研究，产生了“中西医结合”新概念，并形成了中国医学界的中医、西医、中西医结合三支力量和队伍，同时产生了中国独创的“中西医结合医院”、“中西医结合研究所”等医疗科研机构等。在党中央、国务院先后提出的“坚持中西医结合方针”及“促进中西医结合”方针政策指引下，中国的医学科技工作者（特别是中西医结合工作者）努力开展中西医结合医疗、科研、教学、管理，以及学术发展、人才培养、学科建设等方面的探索，并取得举世瞩目的发展，成为中国医学科学的一大优势，博得国内外学术界赞扬和首肯。

因此，如果把中西医汇通思想产生，到“中西医汇通派”形成，看作中西医结合医学研究的先声，而中西医结合研究为“中西医汇通派”的继续发展，那么，中西医结合医学研究发展史，则已有近350年的历史。如果从中华人民共和国成立后，中国培养出第一批西医离职学习中医人员（简称“西学中”人员），并开展中西医结合研究工作（1958年）算起，则有40多年的历史。

中西医结合发展史的研究，主要是探讨中西医结合的历史渊源，运用历史唯物主义和辩证唯物主义原理，阐明中西医结合的发展过程，从而使人们了解和掌握中西医结合医学发展的历史规律，认识我国医学发展所走的中西医结合道路总体上的合理性，推动中西医结合医学研究继续不断发展。

第一节　历史悠久的中外医药交流

自古以来，中国在与外国的经济、贸易、文化交流中，总是伴随着医药交流。

一、先秦两汉时期（公元前475～公元265**年**）

西汉汉武帝时，曾两次派遣张骞出使西域，开辟了历史上著名的联系内地与边疆、汉朝与中亚一带的“丝绸之路”，促进了中外经济文化和医药交流。《神农本草经》所载胡麻、葡萄等，相传即为张骞沿丝绸之路带回且中药化应用。如《博物志》记有“汉张骞出使西域，得涂林安国石榴种以归，故名安石榴。”

东汉明帝时，又派班超等人出使西域，继续开辟丝绸之路，直到条支西海（今波斯湾）一带，进一步促进了中外经济文化医药交流。

二、西晋南北朝隋唐时期（公元265～960年）

在这一时期，尤其是公元七世纪～八世纪唐朝全盛时期，中医药学的蓬勃发展，对周围各国产生了巨大影响，吸引了亚洲一些国家的留学生到中国学习，又通过海陆交通促进了与波斯（伊朗）、韩国、日本、印度、南洋及中亚地带的文化交流及医药交流。特别是随着佛教从印度传入中国，也传入了印度医药学理论、经验和药物知识，对中医药学也产生了一定影响。《隋书·经籍志》便记载了当时翻译的印度医籍11种之多，如《龙树菩萨药方》四卷，《婆罗门诸仙药方》二十卷，《婆罗门药方》五卷、《龙树菩萨养性方》一卷等，而且隋唐时期的一些中医药书籍也吸收了印度医药理论知识，丰富了中医药学的内容。如印度医学的“地、水、火、风”四大病理理论，在孙思邈《千金要方》、《千金翼方》和王焘《外台秘要》中都有反映。《千金要方》记述的“耆婆万病丸”、《千金翼方》记载的耆婆大士治人五脏六腑内万病及补养长生不老丸、耆婆汤等，都源于印度医药；《外台秘要》记载了传自印度的金针拨内障法，并介绍了印度（《天竺论》）应用于眼科的矿物药如硫酸铜、硼砂、明矾等。此时期，我国从印度输入了阿魏、诃黎勒、郁金香、龙脑、丁香、豆蔻等，并纳入中药应用体系，丰富了中医药学的药物学。

三、宋元时期（公元 960～1369 年）

此时期由于我国造船业已很发达，指南针已应用于航海。海陆交通发达促进了对外贸易。公元 971 年，宋置市舶司于广州、泉州等地，与海外 50 多个国家通商，更加扩大了中外交流。如 1973 年 8 月，在福建晋江地区泉州湾发掘出宋代沉没的海船，发现船舱中出土文物中有大批中药。说明宋代对外医药交流已达新阶段。而宋代的《太平圣惠方》卷三十二载“大食国胡商灌顶油法，治疗眼中障翳。”《图书集成·医部全录》卷五二七记载“拂菻有善医，能开脑取虫，以愈目眚（注：“拂菻”指东罗马帝国；“眚”指眼生白翳）”。说明此时期外国的医方医术，不仅被我国吸收采用，而且被纳入我国中医药学医籍。

到了元代，疆土横跨欧亚，中外医药交流更趋广泛，特别是与阿拉伯伊斯兰医药交流更为密切。如元代设有广惠司，即用阿拉伯医生配制的回回药物治疗卫士中的患者。1292 年在元大都还设立了回回药物院，翻译了阿拉伯医学著作《回回药方》。说明当时阿拉伯医药大量传入中国。另外，元代“客卿”中也有外国医生，如尹塞亚（Frank lsaian）即是一位方言家、天文家和医生，曾在元朝廷做官，并在 1272 年在燕京开设了上都医药院。1294 年法兰西人孟德维诺·约翰（John of Montervino）在燕京传教，同时行医。这些说明这一时期，中国与西方医药接触更加密切。

据文献记载，宋元时代从其他各国输入中国的药物更加增多，如犀角、象牙、乳香、阿魏、玳瑁、龙脑、沉香、檀香、胡黄连、槟榔、蔷薇水、无名异、琥珀、硼砂、麝香、丁香、木香等，都是由当时的交趾国、占城国、安南国、真腊国、罗斛国、丹眉流国、三佛齐国、阇婆国、泾革国、大食国、勃泥国、高丽国、于阗国、龟兹等国家赠送。

四、明清时期（公元 1368～1840 年）

明朝中外交流最典型代表是 1405～1430 年派三宝太监郑和（云南人，1371～1435 年）率庞大船队 7 次下“西洋”，开辟海上“丝绸之路”，到达了南洋、印度洋、西非等 30 多个国家，最远抵达了今非洲的肯尼亚马林迪。通过海上丝绸之路，不仅扩大了中国与外国的外交、经济、贸易关系，也扩大了中外文化和医药交流。郑和下西洋，不仅带去了中医中药，也从外国带回了大量外国药物，如象牙、犀角、片脑、豆蔻、大枫子、胡椒、栀子、沉香、丁香、木香等。

16 世纪以后，欧州一些国家先后进入了资本主义社会，随着资本主义的发展与势力扩张，明代中期以后，西方不断派传教士到中国，也带来了西方的科学文化及医药。据史载，西方医药传入中国始于明代隆庆三年（1569 年）。这时一部分耶稣会教士来到中国，如卡乃罗（Melchior Carneiro）系澳门教区主教，即在澳门开办了两处医院，命名为“慈善医院”。到明代万历年间，已有大量西方医药知识和书籍传入中国。如 1580 年（明万历八年）意大利天主教传教士利玛窦（Matteo Ricci）来到我国广州传教，同时也传播了西方的天文、地理、数学、机械和医药知识等，后又到北京，直至 1610 年病逝。他为西学传入中国开辟了道路，在中外文化交流方面（包括医药知识交流）颇有贡献。1606 年熊三拔（Sebas-tianus de Ursis）来到中国，编著《药露学》一卷，成为西药制法传入中国的开始。1612 年毕方济（Francisco Sambiaso）到中国译著与神经生理有关的《灵言蠡勺》二卷。1618 年日耳曼人邓玉函（Falher Jean Terrenz）到中国，1621 年在澳门传教并用西药为人治病行医，后来在杭州译著《泰西人身说概念》二册，于 1643 年出版，这是西方人体解剖学传入中国最早的译著。之后又有龙华民、罗雅谷、邓玉函合译《人身图说》等医书出版。说明这一时期西方医药学已开始传入中国。

五、近代时期（公元 1840～1949 年）

这一时期包括晚清（1840～1911 年）和民国（1912～1949 年）两个阶段。1840 年鸦片战争后，西方列强的大炮轰开了清朝闭关锁国的大门，西方文化传入中国，古老的中国出现了“西风东渐”、“西学东渐”之势，大批西方传教士随之来华传教。他们传教的同时，在中国由开诊所到办医院，由在医院招收中国学徒，到兴办西医学校，由翻译西医书籍，到成立学术团体和出版发行医学报刊等，使西方医学在中国广泛传播和发展。特别是 19 世纪 50 年代后（1851～1874 年，清咸丰、同治之际），近代西医真正大量传入中国。据文献记载，1835 年美国传教士伯驾（Peter Rarker，1804～1888 年）在广州创办“眼科医局”，1865 年改名“博济医院”（今孙逸仙纪念医院），这是外国人在中国创办的第一所西医医院，到 19 世纪末，全国已有 13 个省市有了教会医院，约 30 所。1905 年全国教会医院达 166 所，诊所达 241 所。到 1937 年，属英美系统的基督教会办的医院达 300 所，诊所约 600 个。

在兴办医学院校方面，自 1868 年“中华医药传道会”在广州建立第一所教会医学校——博济医学校以后，1883 年又建立苏州医学校，1896 年上海圣约翰大学建立医学系。20 世纪以后，教会医学院校进一步增加。据文献记载，到 1920 年英美在中国开办的教会医学院校已达 20 多所。另外如 1908 年德国人在上海办了同济医学堂，1911 年在福州开办了大同医学堂，日本在奉天（今沈阳市）开办南满医学堂，1914 年长沙开办了湘雅医学院、上海震旦大学医学院、山东齐鲁大学医学院等，为培养国人西医发挥了历史性作用。

创办医学报刊方面，如 1880 年嘉约翰首先在广州发行了《西医新报》，1888 年“中国行医传教会”创办了《博医汇报》，1912 年嘉惠霖又在广州发行《中华医报》等，对传播西医起到很大作用。尤其这一时期翻译了大量西医书籍，从 19 世纪中叶至辛亥前，约有 150 种西医译著在中国流行，其中最早和最著名的在中国翻译西医药书籍者，当数英国传教士医师合信氏（Benjamin Hobson），他于 1839 年来华，1851 年编译了《全体新论》，1857 年编译《西医略论》，1858 年编译《内科新书》及《妇婴新说》等。另如嘉约翰翻译的西医书籍也达 20 种以上。这些中文西医著作的出现，标志着西方医学开始系统地传入中国，西医学在中国的影响更加扩大，不仅西医为越来越多的中国患者所接受，而且影响到中国医学界、文化界，乃至影响到中国的官方政府直至皇帝。如 1898 年光绪皇帝谕称“医学一门关系至重，极应另立医学堂考求中西医理，归大学堂管理，以期医学精进”。梁启超案曰：“医者……泰西大学为一科，今特许增之，实为维新之一政也”（神州国光社《戊戌变法》二册，“上谕”一九九）。

这一时期除“洋务派”李鸿章于 1881 年首先在天津创办医学馆，1893 年改名北洋医学堂，后又改为海军医学堂外，1902 年袁世凯在天津办了北洋军医学堂，1903 年京师大学堂增设医学馆，1906 年改为京师专门医学堂，1908 年在湖北武昌开办了湖北医学堂，1911 年以后在北京、杭州、江苏、江西、河北、山西等地，先后办起了医学专门学校。随着中国西医教育的兴起，西医师的产生，西医医院也陆续成立。继 1908 年由陈子兴、梁培基等西医师在广州创办了“光华医院”——中国人自办的第一所西医医院以后，据 1930 年的调查，全国已有 189 所西医医院，1933 年增至 214 所，到 1949 年，全国共有西医医师 38000 人，病床 80000 张（中华人民共和国卫生部《卫生统计》1985）。

此外，当时清政府开始派遣留学生到日、美、德、法、英等国学医。留学生回国后大部分成为医学院校教学骨干，成为传播教授西医的主要力量。

近代，由于西医医院的不断建立、西医教育的兴起、西医师的培养、国人逐渐对西医的认识和接受等，使西医在中国根植下来，并不断传播与发展，终于在中国形成了中西医两种医学并存的特殊情势。

综上所述，中外医药交流自秦汉两晋始，隋唐宋元时期得到扩大发展，元代即有西人在元大都（燕京）行医办医院，明代日盛，清代，特别是清末民初西方医学涌入中国。

回顾中外医药交流的历史，明代以前主要是中国与印度、日本、韩国、越南、阿拉伯等东亚、中亚地区和国家的交流，与欧洲的医药交流还是间接的，而且16世纪之前的中外医药交流，是以中国为中心的“东学西渐”，因为从公元五世纪至十五世纪中期，欧洲处于神权统治的最黑暗时期，科学和医学都遭到摧残，甚至把古希腊医学的精华也予以抛弃，欧洲医药学尚十分落后，相反，这时期的中国医药确在很多方面处于世界领先地位，这也是明末清初虽然曾一度出现过“西学东渐”，但对中国医药学影响不大的重要原因，从中外医药交流的形势看，此时期“东学西渐”尚未逆转。直到清代1840年鸦片战争之前，虽然随着西方医学的传入，在中国出现了一些接受西说的医家，但西方医学对中国医学的影响仍不甚大。到清末民初，大量近代西医传入中国，才出现了“西学东渐”的形势，西方医学逐渐在中国广为传播，呈现出中、西医并存的竞争局面。

由此可见，中外医药交流自古以来就不断进行着，中医药学自古以来就善于不断汲取外国医药知识，在其发展的各个历史时期，都与同时期的世界各国各民族医药的发展息息相通，医家也是不断汲取所获得的外来医药知识，以丰富发展中医药学。这是中医药学发展史上优秀传统。当今的中西医结合医学研究，正是这一优秀传统的继承与发扬。

（陈士奎）

第二节　中西医汇通派及其产生

据文献记载，早在明朝中下叶，即西方医学传入中国的最早期，当中国出现了西方医学知识的时候，面对中西医的客观存在，中国一些思想家、哲学家或中医学家开始思考和对中西医进行比较，从而产生了“中西医汇通”思想。之后，随着西方医学的不断传入，特别是鸦片战争后，近代西方医学大量传入中国，更引起中医界强烈反响，思考和探讨中西医的比较及中医如何发展等问题的人士愈增，终于在清末民初之际形成了“中西医汇通派”。

所谓“汇通”也称“会通”，乃融会贯通之简称，“中西医汇通”即“中西医融会贯通”。其本意为参合中西医两种医学之医理和方法，经全面透彻的领悟而合成一体。另外，“中西医汇通”也是一种学术思想、观点、见解和立场，或是一种思路的概念。

“中西医汇通派”则指对中西医的融会贯通持相同的思想、立场、观点和见解的一些人。“中西医汇通派”也可以说，是一些具有中西医汇通观点、立场和见解的人构成的一种思想体系。这一思想体系是中西医的客观存在反映于人的意识，经过思维活动而产生的结果。这是一个渐进过程，首先是少数人的思想认识，逐步引起更多人士的思考，从而形成一种思潮或思想体系。

但是，清末民初时期的中西医汇通派人士，由于受到当时科学技术以及文化背景的限制，又缺乏对近代科学基本知识和研究方法的掌握，特别是不具备正确的观点和思想方法的指导，更受到尊经复古思想及“中体西用”观念的束缚，致使摆脱不了臆测、推理和思辩的框架而多局限于理念上的回旋。

真正做到不断推动和促进中西医结合并逐渐朝着中西医融会贯通目标发展，当是20世纪中叶中华人民共和国成立后开展起来的中西医结合研究。

因此，中西医汇通派的产生与发展，历史上经历了“中西医汇通思想产生”——“中西医汇通派形成”——“中西医结合”的发展。

一、中西医汇通思想产生时期

17世纪中叶至19世初，意大利传教士利玛窦来华（1580年）后传播西方自然科学知识，传教士邓玉涵（Johann Terretius，1621年来华）和汤若望（Johann Afam Schall von Bell，1622年来华）等著《人身说概》、《主制群征》，这是西方医学传入的早期。这一时期传入中国的西医知识，主要是人体解剖学和“脑主记忆说”，成为当时对中医影响最早和最大的西医学说。当中医界接受这些西方医学知识影响后，便产生了“汇通”思想。此时期主要代表人物有：

1. 方从智（1611～1671年）　字密之，号浮山愚者、曼公、无可。安徽桐城人，明清之际思想家、哲学家、自然科学家和医学家（27岁学医，曾拜名医傅海峰为师），对天文、地理、历史、物理、生物、医药、文学等均有研究。著述颇丰，有《物理小识》、《医学汇通 》、《通雅》、《东西均》、《稽古堂二集》、《浮山集》等，方氏在接受明末西方传入的科学知识的同时，也接受西方医学知识，曾研读西人汤若望著《主制群征》，并在《物理小识》（1653年）中设"人身类"、"医药门"等，收集了当时有关生理、病理、药理方面中西医学知识。如《物理小识·人身类》即引用了《主制群征》有关"脑说"，介绍了脑、脊髓、脑神经和脊神经的解剖，论述"脑散动觉之气，厥用在筋"，以及"血者资养之料也。血以行脉，脉有总络。络从肝出者二，一上一下，各渐分小脉，至细微。凡内而脏腑，外而肤肉，无不贯串……。从心出者亦二大络，一上一下，分细周身，悉与肝络同。所不同者，彼行血有血，此专导引热势及生养气之路耳。心以呼吸进新气，退旧气，直合周身，脉与之应。少间不至，辄生寒热。诸症医者，必从三部趻动之势揣之，病源盖以此也。"并讲"此论以肝心脑筋之论，是灵素所未发，故存以备引触"。这里既有中医脏腑气血之基本理论，又有西医解剖学之描述，并论述了中医脉诊之理，体现了方以智中西医汇通思想。《医学会通》更为中国第一部论述中西医汇通之专著。

一般认为在中国医学史上，方以智是中西医汇通的最早倡导者，是我国产生中西医汇通思想的第一人，是首先明确提出中西医"汇通"（"会通"）者。这在其著述中有充分体现。如在其《东西均》一书中明确提出"合二而一"的命题；在其《稽古堂二集》（1638年）卷下"医学序 "中有"小子以智，……塾中诵读之余，好穷物理，故汇医一编，智未行医，且究其理，就《灵素》之条贯，详《证治》之准绳，约而记之，名曰《医学》，聊备遗忘。将来或有所引伸而会通之，固协艺济人之一助也"；在《物理小识·自序》曰："万历年间泰西学入，详于质测（《辞海》解"实验科学"）而拙于通几（《辞海》解"哲学"），然智士推之，彼之质测犹未备也，儒者守宰理而已，圣人通神明，类万物藏于易，呼吸图策端几至精，历律医占皆可引触，学者几能研极乎，智何人斯改曰通知。顾自小而如此，因虚舟师物理所随闻、随决、随时录之，以俟日后之会通耳。"以上引证表明方以智确为我国最早提出中西医"会通 "者，是中西医汇通开拓者。

2. 汪昂（1615～1695年） 字讱庵，安徽休宁人，明末清初中医学家，善于接受和吸收西方医学，是早期接受西医学说的代表人物之一。著作有《医方集解》、《汤头歌诀》、《本草备要》等。其在《本草备要》中介绍中药辛夷时写道："吾乡金正希先生尝语余曰：'人之记性，皆在脑中，小儿善忘者，脑未满也；老人健忘者，脑渐空也。凡人外见一物，必有一形影留于脑中。'昂思令人每记忆往事，必闭目上瞪而思索之，此即凝神于脑之意也。"汪昂吸收了西医"脑主记忆说"，并据观察和体验予以阐发，论述于中医药著作之中。

3. 王宏翰（约卒于1700年） 字惠源，华亭县人。王氏既明达医学，博通儒理，又致力于"格致"。王氏为天主教徒，常与传教士研讨西医。著作有《古今医史》、《医学原始》、《四诊脉鉴》、《明医指掌》、《女科机要》、《幼科机要》、《古今医籍志》等。其中1688年（清康熙27年）著成的《医学原始》，反映了他接受西说之后，力图汇通的医学思想。他的基本观点是认为中西医学原理本为一致，西人所倡水、风、气、火四元素说，与中国五行之说颇相似，与太极阴阳说相通。另外，王氏还采用西医学说，从胎生学角度阐发中医的"命门学说"等。王宏翰被认为是中西医汇通史上早期产生汇通思想的代表人物之一。

4. 王学权（约1728～1810年） 浙江海宁人，为温病学家王士雄的曾祖父。1808年著成《重庆堂随笔》两卷，书中引用了《泰西水法》、《人身说概》、《人身图说》等西医著作，赞同西医"脑主记性"说，如《重庆堂随笔》论"虚终"曰："健忘，虚劳之萌也……。然泰西邓玉涵《人身说概》谓人之记性含藏于脑，凡人追忆往事骤不可得，其手不觉搔脑后，若索物令之出者，虽儿童亦如是，以其明证也。愚按：天台齐次风先生，学问淹博，记性过人。后官礼部侍郎时，坠马破脑。蒙古医人刳生牛腹，卧公其中，并取生牛脑，剩热纳公颡。愈后尽忘所记，不能握笔。则西士之言，已有征验。"尤引《人身说概》“胰主消化”之说，补中医之不足。他还认为西医的解剖学只解决了人体“形质”问题，而回答不了中医“气化”理论。因此，王氏提出对西方医学应持以“虽有发明，足补华人所未逮，然不免穿凿之弊，信其可信，阙其可疑”。这一见解对中西医汇通思想的发展具有积极意义和影响。

5. 陈定泰（生卒年不详） 广东新会人，道光九年（1829年）因母病访医于羊城，偶见王清任著《医林改错》而受启发，遂决心弄清脏腑经络之真正形态结构和功能，乃以详图之绘，考证于王清任先生之说及古传脏腑经络图等，著成《医谈真传》二卷（1844年成书，1875年刊出），企图从解剖学角度汇通中西医之说。所以，陈氏也属于我国早期接受西医学说而产生“汇通”思想者。

二、中西医汇通派形成时期

如前所述，1840年鸦片战争后，“西学东渐”变成了“欧风东进”，西方的政治体制、哲学思想、自然科学、经济、军事、教育、社会思想、医学等大量涌入中国，引起了当时中国政治文化思想界强烈反应，“洋务派”、“改良派”、“国粹派”等代表着不同政见和思潮，展示出当时对中国改革的不同主张，使中国近代思想文化界充满了革新与守旧之争、变与不变之争、“用夷变夏”与“用夏变夷”之争，致使中国近代史一开始就处于大动荡、大变革、大转折之中，乃至汇成了中国近代史上著名的“洋务运动”、“维新变法运动”等革新运动。

在这样一个社会大变革的历史背景下，中国医学面临着大量输入的西方医学的挑战，特别是这个时期传入的西方医学作为一门科学技术，已走上了实验医学及近代医学阶段，而且在中国的传播情况也与明朝中叶刚刚传入的西方医学截然不同，西医势力和地位大增。针对中国医药学发展道路的寻求，医学界受到当时思想文化界的影响也出现了“全面西化”、“中体西用”、“中西医汇通”、“废止中医”、“保护国粹”等关系着中医药学前途命运的不同主张和中西医之争。当时，一些学西医的人，把中医看作是封建迷信的产物，当作封建文化的一部分，抱着鄙视态度加以反对，主张中国的医学发展应“全面西化”。这些主张和论点，后来成为反动统治者消灭中医的思想基础。如1914年北京政府的教育总长汪大燮即竭力主张“废止中医”，1929年国民党政府的第一次中央卫生委员会便通过了余云岫等提出的《废止旧医以扫除医事卫生之障碍案》，等等。一些受顽固保守、因循守旧、固步自封等封建思想影响的人，则认为中医药学已经是完美无缺之医学，是中国的“国粹”，必须加以原封不动的保存，以维护中医的主体地位为主要目的。与此同时，一些中医界人士，自发地学习西医知识，对中西医加以分析比较，认识到中西医各有长处，主张中西医应该互相取长补短，“以彼之长，补己之短”，或中西医互相“参合”，或“衷中参西”等，提出了一些汇通中西医的见解和认识，并著书立说。到了清末民初，即19世纪末20世纪初，形成了中国医学史的“中西医汇通派”。“中西医汇通派”的形成，是西方医学不断输入中国，中医界中西医汇通思想不断发展的必然结果，也是中国中西医两种医学并存、互相接触碰撞的必然结果。其主要代表人物如下。

1. 唐宗海（1862～1918年） 字容川，四川彭县人。清末进士，弃官行医，是中西医汇通派著名代表人物。他刻苦钻研医学，于1884年著成《血证论》，后陆续著有《中西汇通·医经精义》、《金匮要略浅注补正》、《伤寒论浅注补正》、《本草问答》等，合称《中西汇通医书五种》，是中国试图汇通中西医学的一部早期著作。唐氏较全面地引用西说的解剖生理学知识，以及西方化学和物理学知识，如氧化、摩擦生电等理论，解释中医的阴阳气化学说，力证中医理论之不谬。他认为中西医各有所长，各有所短，主张“损益乎古今”，“参酌乎中外，以求尽美尽善之医学”，并讲“盖西医初出，未尽周详，中医沿讹，率多差谬，因集《灵》、《素》诸经，录其要义，兼中西之说解之，不存疆域异同之见，但求折衷归于一是”（《中西汇通·医经精义·叙》）。他还认为中西医原理相通，如他在《中西汇通·医经精义·血气所生》中说：“西医谓心有出血管，导血出，又有回血管，导血入，西医名管，中医名脉，二而一也。”在《中西汇通·医经精义·脏腑之官》中说“西医言苦胆汁乃肝血所生，中国旧说，皆谓胆司相火，乃肝木所生之气，究之有是气，乃有是汁，二说原不相悖”，等等。唐宗海明确地提出了医学上的中西汇通之说，在中国医学史颇有影响，被认为是中西医汇通史上的一个新的里程碑。

2. 朱沛文（约生于19世纪中叶） 字少廉，广东海南县人，出身于中医世家，自幼随父学医，刻苦研读中医典籍。他生活在当时西方医学传播兴盛的广州，还懂英文，涉猎当时传入的西医书籍较多，并曾到西医院观看人体解剖。这些对他中西医汇通思想的产生都有较大影响。他在1892年撰成《华洋脏象约纂》（又名《中西脏腑图象约纂》），该书同时介绍中医《内经》、《难经》、《医林改错》等书有关人体解剖知识、脏腑图象和西医解剖生理学知识及解剖图谱，并“合而参之”系统论述，是一部充分反映朱氏中西医汇通思想的代表著作。

朱氏在中西医汇通理论和实践上，均有独到见解，他说：“夫以医治人身之道，确乎有象可据，非可空谈名理。若不察脏腑骨骸之体用，但举寒热虚实之概，谬与温凉补泻之方，而能愈人之疾者鲜矣。沛文少承庭训医学，迄今临证垂20余年。尝兼读华洋医书，并往洋医院亲验真形脏腑体用。华洋诸说不尽相同，窃意各有是非，不能偏主。有宜从华者，有宜从洋者。大约中华儒者，精于穷理而拙于格物，西洋智者，长于格物而短于穷理。华医未悉脏腑之形状，而但测脏腑之营运，故信理太过，而或涉于虚。如以五色、五声配五脏虽医门之至理，乃或泥而不化，则徒障于理，而立论转增流弊矣。洋医未尽达生人脏腑之运用，故逐物太过，而或流于固。如五脏开窍于五官，五志今属五脏，本人身之至理。乃或遗而不究，则不衷于理，而陈义未免偏枯矣。夫理非物则无所丽，穷理贵乎其实；物非理则天无宰，格物贵彻其源。”（《华洋脏象约纂·自叙》）表白了他对中西医的认识及“合采华洋之说”的见解。特别是朱氏强调“华洋诸说不尽相同”，“各有是非，不能偏主。有宜从华者，有宜从洋者”，认识到洋医有“能补中国未备”者，华医也有“洋医未之始”者，因此主张“合采华洋之说而折衷之”（《脑论》），形成了朱沛文中西医汇通思想特点。他的学术思想和学术特点，比唐容川更为深入，标志着中西医汇通的深化发展。

3. 张锡纯（1860～1933年） 字寿甫，河北盐山人。毕生致力于临床和中西医汇通，并力图在临床实践中走出一条中西医汇通的新路，是中国医学史上第一位探索在临床处方中，中西药并用的医家。其典型代表为“石膏阿斯匹林汤”（用生石膏二两，阿斯匹林一片）。还创用阿斯匹林与中药玄参、沙参等配伍治疗肺结核发热，以防耗散肺阴。对温病初起者主张用阿斯匹林解表，用石膏清里，以表里双解。他不断观察其疗效，总结经验，提倡临床实践中应沟通中西医学，取长补短，互济互用，开辟了从内科临床入手开展中西药并用互济防治疾病之先河。同时，张锡纯又是运用中药理论指导用西药的第一人。如谓“阿斯匹林，其性凉而能散，善退外感之热，初得外感风热，服之出凉汗即愈”，诚为汇通中西药理论并运用于临床之典范，是今日主张“西药中药化”之先声。从1918年至1934年张氏分期刊行《医学衷中参西录》共三十卷，总结记录了他的临床经验，并结合中、西医学理论阐述医理，力求印证中西医之相通。如《医学衷中参西录》专题“论中医之理多包括西医之理，沟通中西医非难事”中说：“年过三旬始见西人医书，颇喜其讲解新异多出中医之外。后又30年，于医学研究功深，乃知西医新异之理，原多在中医包括之中，特古籍语意浑含，有赖后人阐发耳。”又说“中医谓人之神明在心，西医谓人之神明在脑，及观《内经》，知中医之说皆涵盖其中也”，“《内经》谓血之与气，并走于上，则为大厥，……原与西人脑充血之议论句句相符合，此不可谓不同也”，以及“心力衰竭与肾不纳气之相通”、“三焦即输尿管”、“肺为五脏六腑之所终始，相当于西说小循环”、“西人脑贫血可致痿废之说，原与《内经》相符也”等论说，都反映了张氏在医学理论上衷中参西的中西医汇通思想。尤其他提出“东西文化，应互相容纳。科学得哲学以深造，哲学赖科学以证实，将来道器合一，为物不二，冶古今中外于一炉”，表明了张氏从事中西医汇通的最终目标。

以上简述，表明张锡纯通过临床实践和理论探讨，力求在中西医理论、概念、生理、病理、药理和临床医学等方面，全面汇通中西医的学术思想，实为具有代表性的中西医汇通派医家。

4. 恽铁樵（1878～1935年） 名树钰，江苏武进人。毕业于南洋公学，曾任商务印书馆编译员，主编《小说月报》历20年之久。中年后因长子亡于白喉，乃奋力钻研医学，受业于名医汪石莲。43岁始以医为业。十几年间，日为人治病，夜著书讲学，共编撰著作达25种之多，如《群经见智录》、《伤寒论研究》、《保赤新书》、《脉学发微》等，汇编统名《药庵医学丛书》。恽氏具有深厚文化素养，受过系统近代科学训练，又通晓英文，使其对中西医研究能从近代科学角度探讨中医理论和中西汇通的思路。

恽氏通过对中西医学的系统比较研究，首先认为中西医各有所长，虽然两者理论不同，但治疾病“则殊途同归”。他说：“西医之生理以解剖，《内经》之生理以气化。”又说“盖《内经》之五脏，非解剖的五脏，乃气化的五脏。……故《内经》之所谓心病，非即西医所谓心病，西医之良者，能愈重病，中医治《内经》而精者，亦能愈重病，则殊途同归也”（《群经见智录·灵素商兑之可商》）。其著作中体现了兼采中西之长的观点。如《伤寒论辑义按》曰：“全书六经关系以《内经》形能为准，全书生理关系以西国书为准，各方配合，以临床经验为准。”其次，恽氏明确提出“居今日而言医学改革，苟非与西洋医学相周旋，更无第二途径”，以及“中医而有演进之价值，必能吸收西医之长，与之化合，以产生新中医”（《伤寒论研究·总论》），并说“中国医学可贵之处在验方，而其受人指责所在，在无标准。盖无标准，则虽有千万验方，不能用之适当，用之不当，虽有千万方，等于无方，乃不成其为医学矣。标准二字，非易言者，必须学理。所谓学理，不但是病理，尤当明生理，欲明生理，则非参用西医不可”（恽铁樵：近来之感想。铁樵医学月刊1934：1)，强调中医必须学习和吸收西医之长，表明恽氏诚为开展中医药学标准化研究的首倡者。另外，恽氏还强调“今日中西医皆立于同等地位”，实为在中西医汇通中主张中西医同等地位的第一个论述者。更引人注目的是1929年他在上海国医学院一次讲演的标题：①中医是符合国情的医学；②西医自有长处；③中西医化合是必然的趋势(赵洪钧《中西医论争史》202页)，足见其对中西医客观而高水平的评价，以及对中西医汇通化合必然之势所持的鲜明立场和远见卓识。他的这些学术思想深远地影响着后世医家。因此，恽铁樵是中国近代医学史上杰出的中医理论家和坚定的中西医汇通派代表人物。

5. 蔡小香（1862～1912年） 上海人。清末妇产科学家，著名中医。家世业医，精女科。蔡氏秉承家技，对妇科疾病诊疗造诣深湛。时值“西学东渐”，他认为“由是以往，下逮于今，为西医全盛，汉医式微时代，一盛一衰，天渊相判，讵能固步自封，漠然置之耶?”（《医学报·发刊词》），主张“汲彼之长，为己所用”。1907年与周雪樵、何廉臣、丁福保等创办中国医学会，任会长并出资支持周雪樵创办的《医学报》，宣传近代医学，以“改良医学，博采东西国医理，发明新理新法，取集思广益之效”为办会宗旨，表明了蔡氏的中西医汇通学术观点。

6. 周雪樵（?～1910年） 字维翰，常州人。清末医界著名中医人士。约于1903年徙沪行医。1904年创办了当时中国唯一的中文医学报刊《医学报》，又组织医学研究会及中国医学会等研究中西医学，明确提出“以中学为体，西学为辅”，认为“中医之所以能自立，不致尽力为西医所侵夺斯灭者，亦自有道焉，寒热虚实是也。以此四者而论，不惟能自立，即西医与中医并治，中医且占优势也”（《医学报》1904：6)，主张“熔铸中外，保存国粹”。同时，周氏是清末中医界最先采用近代方式如学会、报刊等介绍西医者，又是最早运用体温计、听诊器的中医。他在《医学报》“敬告病家”写道：“仆之治病，凡治病器具，如寒暑表，听病筒等概用西法，至开方用药则用中法，有急病及中药之力不及者，则以西药济之。”因此，周氏又可谓中国最早的“中西医结合”医生。

7. 丁福保（1874～1950年） 字仲佑，江苏无锡人。1896年童子试中秀才，毕业于江阴南菁书院后，又东吴大学肄业并留学日本。26岁时因病不愈，乃潜心习医，从师赵元益。赵氏博通中西医学，丁氏遂并精中西医。1909年以考察专员身份赴日本考察医学，名声大震。毕生致力于翻译著述、出版杂志、组织医学会、创办医院和疗养院等，试图通过这些社会活动促进中西医学之沟通。丁氏对中西医汇通的贡献有四：①翻译著述医学书籍。丁氏一向认为中西医各有所长，互有长短，外国医学可补中医之不足，中国要吸取新医学的精华，积极主张“荟萃中外各科书籍，不分门户之见，不存骑墙之说，擘精覃思，冀有以得其汇通”。为此，他一生翻译和编著医学书籍达160余种（其中1910年汇编成的《中西医方汇通》最能体现丁氏的中西医汇通思想与方法），对传播近代西方医学，沟通中西医学，产生了历史性的巨大影响；②首创中西医学研究会。丁氏于1910年创办“中西医学研究会”，以开展中西医学之研究，交流中西医学，振兴中国医学为宗旨。在我国中西医汇通或中西医结合研究史上乃为首创；③创办中西汇通期刊。丁氏于1910年创办《中西医学报》，是中西医汇通的医学期刊，并持续20余年，大量地把西方医学知识介绍到中国，对中医界了解西医有重大影响；④学术思想影响深远。丁氏是一位力主中西医汇通的学者，即使在中西医之争最激烈的情况下，他仍坚持中西医汇通观点。如在其撰写的《论中西医学宜求其会通》一文中说：“自咸以来，海外之医家来吾国者，踵相接不绝，而国人习其术者，或留学东西洋，或肄业教会医院，每岁毕业者颇不乏人，及至为人治病，每与中医相遇，彼此互相非难，若水火，若冰炭，若凿枘之不相入，甚矣，夫中西会通之难言也。虽然，吾力求中西医之会通……”他曾明确提倡“吾新中医界在理论方面应接纳传染病学说、内分泌说、维他命说，在治疗方面应采取各种特殊疗法……，诚能循序演进”，并说“再40年后中西医学真有沟通之一日，则吾侪今所努力更不为虚矣”（赵洪钧《中西医论争史》193页），可见丁氏对中西医汇通的坚定信念。

8. 杨则民（1893～1948年）　字潜昌，浙江诸暨人。早年就读于浙江第一师范学校，曾执教于浙江中医专门学校。他的著名的《内经之哲学检讨》（1933年初刊于浙江中医专校校友会会刊），用现代哲学观点认识《内经》的科学价值，确立了杨氏在中国医学史上的地位。杨氏在其晚年著述中，多主张客观地分析中西医之长短，认为中西医各有长短，犹如“尺有所短，寸有所长，把彼注兹，各得其所”。杨氏最为突出的学术观点是主张“辨病与辨证”相结合，在其《医林独见》中专论“辨病与辨证”，认为“中医重辨证，西医重辨病。辨证之目的在备用药治，识病之目的在明了病所”，并说“中医非不贵求病所也……西医非不讲究辨证也，以求特效药与属味药，故不得不于病之单位上用力，遂以能识病压倒中医。故中医治病愈而仍不知所患何病，西医有明病所而无治法者”，实事求是地分析中西医辨证与辨病的长短，意在将辨病与辨证结合起来，可谓“西医辨病与中医辨证相结合”的先声。

以上选择了几位中西医汇派代表人物予以介绍，以期对中西医汇通派“闻一知十”。一批主张中西医汇通医家，在中国医学史上形成了“汇通派”。

然而，中国近代史上中西医汇通派的形式，脱离不开当时社会文化思想背景的影响，而且与其一脉相承。当时洋务派人士的“中体西用”和“道器兼备”等主张，也运用于对中西医的态度。如1898年光绪皇帝谕旨称：“医学一门关系至重，极应另立医学堂，考求中西医理，归大学堂管理，以期医学精进。”洋务派的“汇通”医学思想，当以李鸿章最具代表性。

李鸿章（1823—1901年），字少荃，安徽合肥人。清末大臣，洋务派首领人物。1881年李鸿章在天津设立医学馆（1893年改称北洋医学堂）。1890年为《万国药方》作序：“汉书艺文志列方技为四种，凡经方十一家……，迹其撰录形不桀然雄观，然以意进逻病机，凭虚构象，非实测而得其真也。泰西医学有长官、有学堂，又多世业孤学，藏真府前悉由考验，汤液酒醴更极精翔，且俞跗治疾、割皮解肉、痨浣肠胃，此法久逸。而彼方于肿疡、金疡、折伤、溃疡之石药劀杀尤得其传，且于草木金石之原则化质，一一格致微眇，务尽其实用，非仅以炮制为尽物性，则尤中土医士所未逮者，予久伟其用心之精而立法之善矣。”“是书专明用药方剂，亦如葛洪肘后、思邈千金之体以便循省。倘学者合中西之说而会其通，以造于至精极微之境，与医学岂曰小补！”由此可了解到李氏的中西医学比较观及中西医汇通观点。这是迄今发现的清末民初中西医汇通派形成时期最早的“中西医汇通”观点，对中国近代医学发展影响深远。

三、中西医结合发展时期

20世纪以来，西医发展突飞猛进，已进入现代医学发展阶段，对中医更产生了深刻影响，促进了中西医汇通学术发展。中华人民共和国成立后，国家主席毛泽东首先肯定和提出“中国医药学是一个伟大的宝库，应当努力发掘，加以提高”，并号召西医学习中医，强调“就医学来说，要以西方的近代科学来研究中国的传统医学的规律，发展中国的新医学”、“中国的和外国的要有机地结合”及“中西医一定要结合起来”等，从而中国的中西医结合研究，由中西医汇通到中西医合作，走上了有领导、有组织、有计划地运用现代科学（包括现代医药学）理论知识和技术方法，深入研究中医药学的中西医结合道路，进入了中西医汇通派深化发展的中西医结合研究新时期。这一时期大致经历了3个发展阶段。

（一）培养西学中人才和开展临床验证阶段（50年代中期至60年代中期） 1955年卫生部在北京举办了首届全国西医离职学习中医班（简称“西学中”班），1958年结业时毛泽东主席对卫生部举办“西学中”班的经验和成绩亲笔写下批语。1959年毛泽东与著名中医刘惠民先生谈话中，又强调“关键的问题在于西医学习中医”。此后全国各地相继举办了“西学中”班。全国共培养出约4000名西医离职学习中医人员（简称“西学中”人员）。他们跟随老中医临床，学习掌握中医辨证论治方法，继承整理老中医临床经验，以西医诊断为主，以西医指标为标准，观察中医治疗的疗效。西学中人员，以及当时一些著名中医，通过临床观察，证明了中医药的临床疗效，如秦伯未先生用黄芪建中汤治疗消化性胃溃疡，蒲辅周先生用苍术白虎汤治疗流行性乙型脑炎的经验，以及观察补中益气汤的临床应用、十枣汤治疗结核性胸膜炎的病例报告、中医中药治疗尿毒症的报告等。经过临床实践验证，不仅提高了西学中人员的信心，促进了中西医的团结合作，更传播了中医药学的学术思想和科学价值，也探索了开展中西医结合临床研究的思路与方法。

（二）临床系统观察和开展实验研究阶段（60年代中期至70年代） 由于有党中央和毛泽东主席的号召，以及第一批西学中人员的中西医结合实践和示范，医学界对中西医结合工作更为重视，西医学习中医更加普遍。尤其是首批西学中人员坚持结合各自的专业，深入系统地开展临床和科研，出现了以吴咸中为首的中西医结合治疗急腹症、以尚天裕为首的中西医结合治疗骨折、以唐由之为首的中西医结合针拨套出术治疗白内障、以陈可冀为首的中西医结合治疗心血管病及以邝安堃和沈自尹为首的关于中医“肾”本质的中西医结合基础理论研究等系统研究领域。1970年12月至1971年初，国务院总理周恩来亲自主持召开第一届全国中西医结合工作会议，并在北京举办全国中草药、新医疗法展览会，展览了全国中西医结合研究成果，激励了广大中西医结合工作者。1972年美国总统尼克松访华，参观考察了针刺麻醉手术，从而引起世界性“针灸热”和“中医热”；1975年7月23日在周恩来总理亲自主持下，著名中西医结合眼科专家唐由之教授等，运用针拨套出术为毛泽东主席治疗白内障，更显示了中西医结合的优势，扩大了中西医结合的影响。

这一时期中西医结合研究的进展有以下几个方面：①各临床学科进一步开展了系统研究。如中西医结合诊断学研究，经历了由疾病辨证分型规律研究，到辨病与辨证相结合研究，不仅形成了中西医结合“病证结合诊断”模式，广泛应用于各科临床，而且通过病—证相关性研究、辨证规律、辨证标准、辨证客观指标寻求研究等，促进了中医辨证规范化、标准化研究。治疗学方面则深入系统地开展了中医辨证论治、同病异治、异病同治规律及证—效关系研究，以及中医治法如活血化瘀、通里攻下等和中药现代药理学研究，初步形成了辨证论治与辨病论治相结合的治疗学思路。此外还出现了一批以临床研究为主的像中西医结合治疗骨折、中西医结合治疗急腹症、针刺麻醉等重大科研成果。②结合临床开展实验研究，探讨中医“证”的本质及其变化的病理生理学基础。如上海邝安堃教授于1963年研究用大剂量考地松，造成世界上第一个阳虚动物模型，从此开辟了中医药学动物实验研究的现代科学方法，并运用动物模型从内分泌学角度开展了中医“阴阳学说”的基础理论研究。与此同时，上海沈自尹教授等开展了中医“肾”本质的现代研究，广州侯灿教授于1964年报告了中医“八纲”辨证的病理生理探讨，等等，揭开了对中医“证”本质现代科学（包括现代医学）研究的序幕，推动了中西医结合临床和实验研究的深化发展。

（三）临床与基础理论研究不断深化与创新发展阶段（80～90年代） 1980年卫生部召开了全国中医和中西医结合工作会议，明确提出中医、西医、中西医结合三支力量都要大力发展、长期并存，说明中西医结合队伍已形成一支医学科技力量，并进一步肯定，中西医结合是发展我国医学科学技术的正确道路。1981年经卫生部和中国科协批准成立了中国中西医结合研究会（后改为中国中西医结合学会），促进了中西医结合学术交流和学术发展。1985年中共中央书记处关于卫生工作的决定再次重申，要坚持中西医结合方针，中西医要互相配合，取长补短，努力发挥各自的优势。1988年七届人大会议通过的《政府工作报告》提出卫生工作要积极贯彻预防为主、中西医结合方针……，表明这一时期党中央和国务院对中西医结合工作越来越重视。进入80年代以来，现代医学科学技术突飞猛进、日新月异地发展。中西医结合医学研究紧跟时代科技进步而开展深入研究，并取得了中西医结合理论与实践新发展：①从1978年开始招入和培养的中西医结合医学硕士及博士研究生，在80年代，已成为开展高层次中西医结合研究的新生力量；②充分运用现代科学技术方法及现代医药学技术方法，如CT、电镜、内窥镜、免疫学、内分泌学、微循环检测、血液流变学、分子生物学、分子药理学等新技术，开展大量临床、实验和基础理论研究，一方面促进了中西医结合研究水平的提高，另一方面促进中医药学进入“现代实验中医药学”新阶段；③通过宏观辨证与微观辨证相结合规律及相关实验室客观指标的寻求研究，促进了中医辨证方法学的现代化和客观化，从而推动了中西医结合临床诊断学与治疗学发展；④中西医结合新理论、新概念不断提出，如沈自尹氏提出“生理性肾虚”、“潜隐性证”、“微观辨证”等，吴咸中氏提出“瘀滞期阑尾炎”、“蕴热期阑尾炎”、“毒热期阑尾炎”等，王今达氏提出“急性虚证”、“菌毒并治”等，张绍英氏提出“急瘀证”、张瑞祥氏提出“高原血瘀证”，赖世隆氏提出“血瘀证临界状态”，孟仲法氏提出“小儿感染后脾虚综合征”，等等，表明进入80年代的中西医结合医学研究已步入理论创新时期；⑤进入90年代以来，随着中西医结合医学理论研究的不断深化，中西医结合医院建设等中西医结合事业的发展，以及对中西医结合人才培养的需求等，中西医结合学科建设及理论体系的构建提到议事日程。1994年陈士奎、陈维养主编的《中医药现代研究》（中国医药科技出版社出版）首先论述了“中西医结合医学”定义，以及中西医结合学科建设和理论体系建设问题。全国的中西医结合学者、专家不断著书立说，如陈贵廷等主编的《实用中西医结合诊断治疗学》、陈可冀主编的《实用中西医结合内科学》、尚天裕主编的《实用中西医结合骨伤科学》、张梓荆主编的《实用中西医结合儿科学》、李恩主编的《中国中西医结合临床全书》、高耀洁主编的《实用中西医结合妇产科学》、裴正学主编的《中西医结合实用内科学》、邓成珊等主编的《当代中西医结合血液病学》、孙怡等主编的《实用中西医结合神经病学》等，标志着中西医结合临床学科建设及理论体系建设的突破性进展。这些都预示着21世纪的中国医药学必将是中西医结合医学大发展的世纪。

这一时期的代表人物简介如下：

1. 中医界主张中西医结合的代表人物

（1）陆渊雷（1894～1955年） 上海川沙人。认为中医经验是有效的，西医的解剖生理学是先进的，因此主张用西医学知识和其他自然科学知识来研究中医，走“中医科学化”道路。他认为“国医所以欲科学化，并非逐潮流、趋时髦也。国医有实效，而科学是实理。……今用科学以研求其实效，解释其已知者，进而发明其未知者，然后不信国医者可以信，不知国医者可以知，然后国医之特长可以公布于世界医学界，而世界医学界可以得此而有长足之进步”（陆氏《生理补正·绪言》）。直至今日看，陆氏之言仍不无道理。陆氏在学术上以主张中西医汇通而著称，在教学中力图沟通疏证中医学概念及术语，其著《伤寒论今释》及《金匮要略今释》等，均用西医理论进行阐发。但陆氏过分否定中医之理论，这是学术上的偏见。

（2）章次公（1903～1959年） 江苏镇江人。毕业于上海中医专门学校，解放后曾任卫生部中医顾问兼北京医院中医科主任，对中西医学早年即主张“发皇古义，融合新知”，主张中西医结合。

（3）施今墨（1881～1969年） 浙江萧山人。30年代即为北京四大名医之一。1931年任中央国医馆馆长并主持学术整理委员会；1933年主持拟定中西医统一病名案；1932年在北平创办华北国医学院，开设中西医课程，中西医兼授。学术上主张以科学方法研究中医。他在《中西医及新旧矛盾如何解决》一文中讲“倘我中医也肯努力攻读现代医学，学会运用其一切技术工具，并将我古老医籍中，不合科学部分，及近于迷信唯心和深奥难明之术语，掌握去取，保存理论精华，治疗经验，编成系统书册，与西医学说完全配合。……更进而推阐古今所未能窥见人体暨医药之秘密，登峰造极，合中西医学之广博，萃中西医师之脑力，使世界上无不治之疾病，以为全人类服务”，可见其对中西医结合的坚定信念。在临床上，施氏很早即采取西医诊断手段，而用中医辨证治疗。在诊治疾病过程中采用中西医名词，参照西医检查结果。并研制主治西医疾病的中成药多种，如气管炎丸、神经衰弱丸等。其后人施小墨曾在《健康报》(1989年8月19日)撰文称其先父施今墨为“坚定走中西医结合道路的一生”。

（4）时逸人（1896～1966年） 江苏无锡人。为近代著名中医教育家。解放后任教于南京中医进修学校、江苏中医学校等。时氏主张中医科学化，中西医汇通创立新医学。他主编的《复兴中医》明显地倾向用近代科学方法整理研究中医。如他在《复兴中医》发表文章论述：“目前中医应能赶上去，改进整理，不墨守陈旧说，不盲从新说，用科学方法检讨过去的错误，采纳现在的特长，希图创造第三者之医学也。”时氏著作颇多，且皆中西兼融，博采众家之长，如《时氏生理学》、《时氏病理学》、《中国传染病学》、《时氏诊断学》等，均属中西医汇通之著作。

（5）蒲辅周（1888～1975年） 四川梓潼人。现代著名中医学家。1955年在周恩来总理直接关怀邀请下，奉调卫生部中医研究院。历任中医研究院副院长，国家科委专题委员，中华医学会常务理事等。蒲氏非常重视中西医团结，真诚地尊重西医，肯定现代医学的科学成就，虚心汲取西医之长，同时发挥中医之长。他认为中西医取长补短能提高疗效，因此积极主张中西医合作，并指出中西医结合不但是可能的，并且是必要的。蒲氏是一代名医，医术精深，医界叹服，其中西医结合学术思想，对现代中西医界均有极大影响。其传人、著名中医高辉远也主张中西医结合，曾任中国中西医结合学会常务理事。

其他现代著名中医如赵锡武（1902～1980年）、萧龙友（1864～1962年）、袁鹤侪(1879～1958年)、李斯炽（1862～1979年）、陈达夫（1905～1979年）、姜春华（1908～1992年）等等，都是主张中西医结合的著名中医。

2. 西医界主张中西医结合的代表人物

（1）俞凤宾（？～1930年） 江苏太仓人。是我国早期著名西医。1907年毕业于上海圣约翰医学校，后自费留学美国获医学博士。1920～1922年是中华医学会第三任会长，并主持《中华医学杂志》编辑工作多年。他虽然不属“中西医结合发展时期”的医家，但他在学术上反对废止中医，主张中西医应当取长补短，是西医界最早持中西医折衷论者。他曾在1916年1月《中华医学杂志》上发表“保存古医学之商榷”曰：“欲废旧医者，泰半为浅尝之西医士，……，而骤然曰中医陈腐当废除之，而将有用价值处一概抹杀焉”，并以为日本明治之策不可取，认为“去旧医之短，采西医之长，折衷至当则我国医学行将雄飞于世界矣”。

（2）傅连暲（1894～1968年） 福建长汀人。是一位医德高尚、医术精湛、主张中西医结合的著名西医，是中国人民解放军卫生工作创始人之一。曾跟随毛泽东主席40年。早在红军时期即成为当时中央根据地与李治、陈义厚、戴济民齐名的“四大名医”之一。建国后先后任解放军总后卫生部副部长、中央卫生部副部长、中华医学会会长等。1933年任中央红色医院院长时，医院即不但有西医，还有中医。其中第一个中医师便是邓颖超同志的母亲杨振德。傅连暲遇到疑难病症就与她一起会诊。可以说傅连暲是最早贯彻毛泽东中西医结合思想的医生。特别是他任中华医学会会长期间，主动地与北京名中医肖龙友、孔伯华、施今墨、蒲辅周等交往联系，成立了“中西医学术交流委员会”，促进了中西医团结合作。他特别强调西医学习中医，认为“唯有不仅中医学习西医而且特别强调西医学习中医，才能真正做到中医西医的互相贯通，最后发展为一个医。这一个医就是具有现代自然科学基础、吸收了古今中外一切医学成果的中国的新医学”(见《关键问题在于西医学习中医》，原载《人民日报》1954年10月21日)。

(3) 朱琏 (1909～1978年) 江苏溧阳人。是一位医术高明的西医。1944年在延安响应毛泽东号召学习中医，拜老中医任作田为师学习针灸，并爱上了针灸，潜心研究了一生。中华人民共和国建立后，1951年8月在朱琏倡议下成立了中央卫生部针灸疗法实验所。1955年12月卫生部中医研究院成立 (中国中医研究院的前身)，朱琏任副院长兼针灸研究所所长。她在长期的临床实践中结合现代医学知识，总结出“简易取穴法”、“安全留针法”等。在学术上她认为先有穴位后有14经脉，由点成线，并试图用现代医学解剖神经分布来解释14经脉走向，用巴甫洛夫高级神经活动学说解释针灸治病机理等。著作有《新针灸学》，反映了她的针灸学术思想。

(4) 阎德润 (1898～1984年) 辽宁海城人。著名生理学家。1923年毕业于沈阳南满医学堂，1927年赴日本东北帝国大学医学部，在巴甫洛夫的学生佐武安太郎教授指导下，对内分泌生理、血液循环生理进行了深入研究并获博士学位。回国后在“满洲医科大学”任教，解放后于中国医科大学任教授。阎德润不仅是一位生理学家，为发展我国生理学科做出了贡献，同时对中医理论也颇有造诣，他认真研读中医理论书籍，试图从生理学角度阐明和解释中医理论。1936年出版了《仲景伤寒论评释》，在中医学术界影响颇深。阎德润氏是探索中西医生理学汇通结合的开拓者之一。

(5) 侯宗濂 (1900～) 辽宁海城人。著名生理学家。1920年毕业于沈阳南满医学堂，后留学日本京都大学获博士学位。他还曾到奥地利和德国深造，研究肌肉神经生理。先后在南满医大、北平大学医学院、西北医学院等教授生理学。1978年他领导的《针麻原理——穴位针感研究》和《肌肉神经普通生理学——应激、兴奋、抑制及适应》均获全国科技大会奖励。侯氏首次对传统针刺产生的酸、麻、胀、痛针刺感觉，即“针感”概念及其产生机理，进行了系统实验研究。他首次证实：若针刺穴位的感受器主要是游离神经末梢，则产生酸麻为主的感觉；若针刺穴位的感受器主要为深部肌梭，则产生胀痛为主的感觉，从而更新了传统的针感概念，在此基础上又对针感的持续时间及镇痛机理进行系统研究。侯宗濂氏是我国开展针麻及针刺镇痛机理研究的早期学者之一。

(6) 张锡钧 (1899生) 天津市人。著名生理学家、中国科学院院士。1916年考入清华学堂，1920年赴美国芝加哥大学留学，1926年同时获哲学博士和医学博士双学位。回国后长期在中国医学科学院等从事生理学研究60多年，对我国生理学发展做出重大贡献。从50年代后期，他便开始对中医针灸、针麻原理、经络学说等进行研究，并根据实验研究提出了“经络—皮层—内脏相关”假说，此假说体现了张锡钧重视通过中西医结合研究人体内在规律的学术思想，有关论文发表后，引起国内外学者关注。

(7) 方先之 (1906～1968年) 浙江诸暨人。著名骨科专家。1925年就读于上海沪江大学医预科，1928年入北平协和医学院，1933年毕业后留校工作，并到美国进修骨科。方先之是我国老一辈骨科专家中，最早接受并认真研究和主张中西医结合治疗骨折的学者。1951年方氏对“关节骨折”提出“切开复位内固定”的观点。1958年尚天裕等西医响应党中央号召学习中医、走中西医结合道路，在天津医院骨科试行“手法整复夹板固定”的中西医结合治疗骨折。开始方先之对此持保留态度，后来他严格地提出对每个前臂、踝、股骨、胫腓骨骨折病人进行治疗结果的复查。他亲自对治疗前后X线片一张一张的对比查看，对关节功能的一个一个地测量……。原要查100个病例，但当查到70例时，方先之就说“不用查了，这种方法好，解决了一些西医难以解决的问题”，并毫不犹豫地放弃了全面推广“切开复位内固定”主张，进一步系统研究，提出“前臂中主位骨间膜最紧张”的理论，整复时重视“骨间膜”及应用“分骨手法”的见解等。在方先之带领下，中西医结合治疗骨折得以不断深入研究。1962年国家科委在天津召开“中西医结合治疗骨折成果鉴定会”，北京、上海的骨科专家孟继懋、陈景云、过邦辅、叶衍庆、屠开元、钱允庆等均出席。有的教授问：“老方，你过去极力主张切开内固定，为什么现在改口了呢?”方先之回答：“过去是没办法，现在的中西医结合方法不用开刀能取得这样好的疗效，为什么一定要去开刀呢?”在事实面前，专家们对中西医结合治疗骨折一致表示通过鉴定，并给予高度评价，从此更推动了我国中西医结合治疗骨折研究。《中西医结合治疗骨折》(与尚天裕合作)专著，是方氏中西医结合学术思想的代表作。1963年9月，在罗马召开的国际外科第20届年会上，方先之宣读了论文，提出中西医结合治疗骨折的新观点和最新成果，引起与会各国专家广泛重视。

3. 中西医结合界主要代表人物

西医离职学习中医人员，经过40多年的中西医结合临床、科研、教学等实践，不仅在中西医结合临床实践和理论研究等方面，取得了很多世界瞩目的创造性成就，而且造就了一支中西医结合科技队伍，培养出一批中西医结合高级医生。更像毛泽东当初预言“其中可能出几个高明的理论家”那样，中国已经出现了一批国内外著名的中西医结合的优秀科学家、专家和教授。如已故上海第二医科大学著名内分泌学家邝安堃教授，是我国杰出的中西医结合医学研究的先驱者，是中国医学史上中西医结合实验研究(尤其是动物模型实验研究)和中医药学实验研究的奠基人。另外，像著名药理学家周金黄教授，极力主张创建中药药理学科建设，是提倡以中药理论为指导开展中药药理现代研究的推动者；季钟朴教授，是我国著名生理学家和医学教育家，中国中西医结合研究会发起人之一和首届理事会理事长，为组织中国中西医结合研究、推动中西医结合学术发展做出了贡献。

在中西医结合界还涌现出了几位中国科学院院士或中国工程院院士。如著名心血管病和老年医学专家，中国中医研究院的陈可冀教授及上海医科大学著名中西医结合专家沈自尹教授是中国科学院院士；著名中西医结合外科专家吴咸中教授是中国工程院院士。还有一些科学院院士或工程院院士，积极从事中西医结合医学研究，如中国科学院院士、北京医科大学的韩济生教授，深入开展针刺麻醉、针刺镇痛原理的中西医结合研究；中国工程院院士、中国医学科学院药用植物研究所的肖培根教授的中药研究；中国科学院院士、上海第二医科大学瑞金医院陈竺教授，与哈尔滨医科大学著名中西医结合专家张亭栋教授合作，对中药治疗白血病的研究等等，均取得中西医结合研究重大成果，从而亦成为中西医结合研究知名学者。

1997年10月在北京召开的首届世界中西医结合大会，被来自世界各国1300多位代表称之为划时代的会议。这次会议向全世界宣告了中国40年来开展中西医结合研究所取得的伟大成就，展示了中国中西医结合研究的成功经验，标志着中国的中西医结合研究，正朝着党中央和国务院提出的“促进中西医结合”方向和远大目标，继往开来地发展着，更预示着中国的中西医结合医学将在全世界得到迅速传播与发展。

(陈士奎)

参考文献

1. 甄志亚，等．中国医学史．第1版．北京：人民卫生出版社．1991
2. 方以智．物理小识．光绪甲申孟春，月宁静堂重雕本
3. 马伯英，等．中外医学文化交流史——中外医学跨文化传通．第1版．上海：文汇出版社，1993
4. 李经纬，等．西学在浙与中国近代医学思潮．第1版．武汉：湖北科学技术出版社，1990
5. 傅维康．中国医学史．第1版．上海：上海中医学院出版社，1990
6. 燕山高，等．中国中西医结合医院管理．第1版．昆明：云南科技出版社，1991
7. 傅维康，等．傅连暲诞辰100周年纪念集．第1版．北京：人民卫生出版社，1994
8. 崔月犁，等．中国当代医学家荟萃．第1版．长

春：吉林科学技术出版社，1987

9. 陈士奎．中西医结合新理论概念的创造与介评．医学与哲学，1991；1：19

10. 陈士奎．现代著名中医与中西医结合．中西医结合杂志，1984；1：63

11. 施小墨．坚定走中西医结合道路的一生——纪念先父施今墨逝世20周年．健康报1989年8月19日第2版

第三章　中西医结合指导思想

恩格斯在《自然辩证法》中说："不管自然科学家们采取什么样的态度，他们总还是在哲学的支配之下。问题只在于他们究竟是愿意由某种坏的时髦的哲学来支配他们，还是愿意由一种建立在通晓思维历史及其成绩的基础上的理论思维形式来支配他们。"

1955 年，在中国科学院学部成立大会上，我国著名科学家钱学森先生讲到："我们要赶超国际科学先进水平，很重要的一个武器就是能自觉地运用马克思主义的哲学，运用辩证唯物主义、历史唯物主义来指导我们的科学实践，这是社会主义的优越性之一。"

中国的中西医结合工作者，从开始中西医结合研究，到不断推动中西医结合研究深化发展，一直是在马克思主义哲学、毛泽东思想及邓小平理论指引下，运用历史唯物主义和辩证唯物主义来指导中西医结合研究，开展中西医结合探索。这正是 40 年来中西医结合医学研究取得重大成果和显著进展的根本原因之一。

经过 40 年的中西医结合医学研究实践证明：第一，马克思主义哲学，作为科学的世界观和方法论，适用于一切科学实践，同样适用于中西医结合研究的实践。只有以马克思主义哲学为指导，才能在中西医结合研究实践（包括中西医结合临床医疗实践、实验研究实践等）中，树立正确的科学思想、观点和方法，保证中西医结合医学研究的持续性发展；第二，只有以马克思主义哲学为指导，在中西医结合研究中，才能正确运用科学理论思维和科学方法，开展中西医结合的科学实践活动，运用唯物辩证法，不断提高探索和解决中西医结合实践问题的能力；第三，只有以马克思主义哲学为指导，才能在开拓性的中西医结合研究中，树立解放思想、实事求是、勇于探索、勇于创新、锲而不舍、追求真理的科学精神。在这些方面，中西医结合界的一些老前辈为我们树立了榜样。如我国著名中西医结合骨科专家尚天裕教授，运用唯物辩证法的观点，认识到在骨折治疗中存在着"动与静"、"筋与骨"、"内与外"、"人与物"四对矛盾。在"对立统一规律是宇宙的根本规律"思想指导下，尚天裕教授认为：固定与运动同样重要，骨折愈合与功能恢复应相辅相成，局部与整体需要兼顾，外力只有通过病人机体的内在因素才能发挥作用。在这四对矛盾中，"固定与运动"是主要矛盾。他提出了以内因为主导的"动静结合"（固定和运动相结合）、"筋骨并重"（骨折愈合与功能恢复同时并进）、"内外兼治"（局部与整体治疗兼顾）和"医患配合"（医疗措施与病人的主观能动性密切配合）的新的骨折治疗原则，从而打破了西医"广泛固定、完全休息"的传统观念。早在 1970 年第一次全国中西医结合工作会议上，周恩来总理就说："对小夹板外固定治疗骨折，我很感兴趣。这是辩证法，它说出了真理：固定与运动，局部与整体，内因与外因，两个积极性都要发挥……"由此可见在中西医结合研究中以马克思主义哲学为指导的重要意义。

哲学的本意是智慧学，是使人聪明智慧的学问。科学工作者，必须具有良好的哲学思维（理论思维），应该是彻底的唯物主义者。尊重客观规律、坚持实事求是、追求科学真理，是科学工作者必备的科学精神和科学作风。我国的中西医结合工作者，在过去的 40 年中，在马克思主义哲学思想指导下，已取得了巨大成就。我们应继往开来，发挥科学的智慧和创造精神，发展中国的中西医结合医学，让中西医结合医学屹立于世界医学之林。

第一节　辩证唯物主义哲学的指导思想

中西医结合研究是医学的研究，医学是自然科学，自然科学家离开了思维便不能前进一步，要思维就必须有思维规定（逻辑范畴），这些逻辑范畴都来自一定的哲学体系。

中西医结合研究的实践必须自觉运用辩证唯物主义的哲学思想来作指导。辩证唯物主义是唯一正确的自然科学哲学，现代自然科学（包括医学）的一切成果都在不断丰富和发展辩证唯物主义。

中医学和现代医学各有着不同的时代背景和不同的哲学基础。中医学历史悠久，源远流长，上自春秋战国，下至明清民国，经历了不同时代的政治、经济、战争，受到各种哲学思想和古代天文学、气象学、地理学等的影响。尽管如此，我国医史学家大多认为中医学哲学思想的主流是古代朴素的唯物论和自发的辩证法思想。这与恩格斯在自然辩证法著作中关于古希腊人天才的自然哲学，天然生长的纯朴的辩证思维是基本一致的。几千年来伟大的中华民族在同疾病斗争实践中不断总结出丰富的防病治病经验，并沿着自己传统的哲学思想体系发展，形成了完整的中医药学理论，从而产生了这个中医药学宝库。西医学（现代医学）起源于古希腊、古罗马，在欧洲文艺复兴之后，经过改革形成现代西医学。它虽然历史较短，但发展很快(比中医学发展快得多)。它是在18世纪经验自然科学、机械唯物论、形而上学思想影响下发展起来的。到19世纪，产业革命及自然科学三大发现（生物进化论、细胞学说和能量守恒定律）加快了现代医学的发展，特别是实验自然科学（物理学、化学、生物学）已成为现代医学必不可少的基础。

到20世纪，自然科学的发展使旧的机械唯物论、形而上学孤立的分析难以对付了。自然科学的本身存在着各个研究部门（力学、物理学、化学、生物学等）之间的联系，使经验科学变成理论科学。尤其是分子生物学（例如分子生化学、分子病理学、分子药理学、分子免疫学）、核生物学（放射生物学）、医学电子技术的应用，以及神经生理学、内分泌学、遗传工程学的发展使现代医学面临新的革命。在这些新学科的发展中处处充满了矛盾统一的辩证思维，如机体以及机体与环境的整体观点、调节平衡的运动观点、结构与功能的统一观点等。

中西医结合研究显然也脱离不了这个唯一正确的自然科学哲学。辩证唯物主义思想就是中西医结合研究的指导思想和哲学基础。

用辩证唯物主义的思想和方法来指导中西医结合研究，首先必须实事求是地对中医学和西医学有一个全面客观的基本认识，那就是要充分肯定两者的优点，客观分析各自的缺点和不足，把两者的优点和精华在辩证唯物论思想指导下结合起来，扬弃其糟粕，吸取其精华。全面肯定或全面否定都是不符合辩证唯物论的错误态度，它也是否认中西医结合的可能性，甚至反对中西医结合的思想根源。

中医学是经过两千多年临床实践总结出来的经验，经归纳、演绎、推理而形成的医学理论，它不可避免地受历代哲学思想的影响。它的“天人相应”学说是机体整体观、机体与环境统一观的体现。阴阳五行、八纲、脏腑、经络、气血津液等学说都充满了对立统一的朴素辩证思维。此外如认为体表与内脏、脏腑与五官、脏腑与脏腑之间密切相关，互相联系的思想，病因病理的发生发展和平衡调节，诊疗工作中的辨证施治的原则……这些规律性的总结，的确有着极其丰富的科学内容。

西医学在欧洲18世纪之后受发展中的自然科学影响较多，注重分析局部组织细胞的改变，观察细致、准确，有客观的、精确的定性定量的数据。疾病发展过程都可用现代仪器测定，并用图像、曲线表示，而且可制作实验病理模型，在严格控制条件下重复观察分析。西医学由于受细胞学说机械唯物论的影响，比较注重分析局部器质与功能的病变，较少注意机体的整体性和各部之间的密切的相互联系。

中医学由于受社会历史条件限制，对疾病的认识和治疗缺乏精确的客观指标作依据，不可能进行细致的客观分析，只能以病人的主诉和医生的直观检查为依据，很难排除主观因素的影响，理论阐述也比较笼统。

中西医结合研究的基础是要明确认识中西医学各有优缺点，在辩证唯物主义思想指导下，把中西医学各自的优点和长处结合起来，发展新医药学。

系统论、信息论、控制论，对客观物质世界（包括生物有机体）的各种联系和运动规律有新的揭示，对当代科学研究发挥了很大的作用。它是系统整体性的方法，也是事物内部和事物之间辩证联系的方法。从其指导思想来说仍然是马克思主义的唯物辩证法。它又一次生动有力地证明：唯物辩证法是唯一适合于现代科学（包括现代医学）发展的思想方法。

古代的整体观点是对自然和社会等客观事物（包括生物机体）而言，是模糊的整体观。近代科学的发展对许多事物的细节已有了比较详细的了解，达到了新的整体阶段，达到了多层次系统（母系统，子系统……）形式，表现出明确而又清晰的图象。

第二节 实践是检验真理的唯一标准

无论中医学、西医学都是劳动人民和疾病长期斗争的智慧结晶，都经过无数次的临床实践检验，但决不可能尽善尽美。科学真理是不断发展的，医学也是一样。中西医结合好不好？它的研究成果该不该承认？它对防治疾病的意义和作用有多大？是否比单纯的中医办法或单纯的西医办法更高明？这些都得通过医学实践来检验。

例如1982年中医研究院鉴定的成果之一，对中西医结合益气活血注射液治疗急性心肌梗塞病人的临床和实验研究，经过654例急性心肌梗塞病人的随机分组观察，比较了对照组与用药组，发现益气活血注射液对并发心衰休克的病人治疗有一定疗效，两组病死率有较明显的差异。另有430例的分组病死率：中西医结合组为6.5%，而单纯西药组为14.9%。

再如中药提取物757，在6年多的临床研究中治疗晚期原发性肺癌200余例，结果表明：该药对肿瘤病人有明显的扶正作用，表现为改善机体一般状况，增进食欲，增加或保持体重，能明显提高免疫功能，提高晚期病人生存质量，与化疗药物配伍能提高临床效价并减轻化疗药物的副反应。

又如针刺麻醉，曾有人持否定态度，经过大量的临床实践证明，发现它虽然具有药麻所不具备的一些优点，但某些手术中也确实存在着镇痛不全、内脏牵拉反应及肌紧张等问题。通过进一步临床研究还证明，在针麻手术过程中加小量药麻，既可避免因大量药麻所引起的一些不良反应，又可克服针麻中存在的“三关”问题。现在颅脑手术、甲状腺手术、剖腹产手术、输卵管结扎术均开始应用针刺麻醉，并已通过鉴定，形成了一种新的麻醉方法。国外不但开始推广应用，而且一些发达国家还深入持续地对针麻开展研究。

某些研究成果虽然从临床疗效方面初步肯定下来，但它的各种影响因素、作用规律尚待进一步在实践中去探索，才能更好掌握，继续提高疗效，然后再通过科学实验去阐明本质。

中西医结合研究的实践不只是临床诊断和治疗的实践，也应当包括实验室的实践，特别在探索规律和原理研究方面，实验室实践是必不可少的。例如药理学（包括毒理学、药代动力学）、病理生理学、病理形态学、生物化学等都必须在严格控制的实验条件下进行研究。只有在临床研究的基础上深入进行实验室的基础理论研究才能使中西医学在理论高度上结合起来，才能用现代科学揭示阴阳、五行、脏腑、经络、八纲、气血津液等的实质，才能再进一步提高临床疗效。尽管这是一项十分艰巨的工作，却是中西医学真正结合所必不可少的。

“肯定现象、探索规律、提高疗效、阐明本质”的过程，实际上也就是实践——认识——再实践——再认识过程的体现。

第三节　中西医结合研究的基本原则

一、“古为今用”、“洋为中用”、“推陈出新”的原则

“古为今用”、“洋为中用”、和“推陈出新”是毛泽东同志对待古代优秀文化遗产和外国文化科学知识，发展我国当代科学文化的马列主义观点和原则，也是我们中西医结合研究工作必须遵循的基本原则。

科学都是在前人知识的基础上发展起来的，医学科学也是一样。中国医药学是我国人民几千年来同疾病作斗争的经验总结。它包含着中国人民同疾病作斗争的丰富经验和理论知识。它是一个伟大的宝库，必须继续努力发掘，并加以提高。

毛泽东同志说：“我们决不拒绝借鉴古人和外国人，哪怕是封建阶级和资产阶级的东西。但是继承和借鉴决不可以变成替代自己的创造。”又说：“应该学外国的近代的东西，学了以后来研究中国的东西。如果先学西医，先学了解剖学、药物学，再来研究中医中药是可以快一点把中国东西搞好的。”“我们接受外国的长处，会使我们自己的东西有一个跃进。”

二、正确处理继承与发扬的关系

继承是发扬的基础，发扬是继承的目的。中西医结合研究必须继承中医和西医的一切精华，把两者很好地结合起来发展新的医药学。对我们中国的医学科学工作者来说，认真继承中医药学这座伟大宝库尤为重要，当然也不能忽视现代科学（尤其是现代医学）的学习。没有认真的继承（包括文献继承和经验继承），发扬就缺乏基础，就是一句空话。继承只是中西医结合研究不可缺少的第一步，决不能说继承就是一切。

古人和外国人的文化遗产都应当批判地继承。继承与发扬是统一的，难以绝对分割，但是两者又不能互相代替，继承不等于发扬。继承与发扬都不可缺少，必须并重。

三、传统与现代方法相结合

中西医结合在技术方法上既要采用传统方法，更要采用现代科学（包括现代医学）的方法。

采用传统方法侧重搞继承，采用现代科学方法侧重搞发扬。这里所谓现代科学方法不能理解为单纯分析方法，尤其象分子生物学技术、免疫学技术、电子学技术、核生物学技术、遗传工程、行为科学、环境科学等现代科学技术，能说它们以分析为最终目的吗？难道就没有分析基础上更高的综合吗？更不用说系统论、信息论、控制论都是在现代科学方法范畴之内，都离不开辩证法唯物论作指导。

不用现代科学，单用传统方法也可以搞些整理提高，但毕竟进展缓慢，这是我国医学发展的事实已经证明了的。只有两种方法并用，两条腿走路，中西医团结合作，互相配合搞中西医结合研究，效果才显著。

四、团结合作，求同存异，百花齐放，百家争鸣

中西医结合研究是新生事物，虽然已经显示出它强大的生命力，但毕竟时间还短，系统经验很少。究竟中西医结合研究工作怎样才是最正确的做法，还要经过长期实践探索，因此不能强求一致，应当允许通过各种办法总结经验。中医、西医、中西医结合三支力量应当加强团结，共同努力，互相学习，取长补短，求同存异，缩小差别，而不应彼此分离、对立或视为异己力量。

中西医结合研究是处理现代医学和我国原有医学的关系问题，必须从科学发展规律出发来正确解决这类问题，应当百花齐放，百家争鸣，经过中医、西医、中西医结合研究人员之间技术上的合作交流，各展其所长，各补其所短，互相学习，互相帮助。不能用行政命令、长官意志肯定这个，排斥批判另一个。历史的教训已经很多，千万不可重犯。为此，必须解放思想，实事求是，认真贯彻落实1997年1月15日《中共中央、国务院关于卫生改革与发展的决定》提出的：“正确处理继承与创新的关系，既要认真继承中医药的特色和优势，又要勇于创新，积极利用现代科学技术，促进中医药理论和实践的发展，实现中医药现代化。坚持‘双百’方针，繁荣中医药学术”，以及“中西

医要加强团结，互相学习，取长补短，共同提高，促进中西医结合”。

（季钟朴）

参考文献

1. 恩格斯．自然辩证法．第1版，北京：人民出版社，1955
2. 中国科学技术协会宣传部，中国自然辩证法研究会．哲学思考与科学实践——学习马克思主义哲学座谈会文集．第1版，北京：中国科学技术出版社，1991
3. 中医研究院．中西医结合益气活血注射液治疗急性心梗研究．中医研究院科研成果鉴定书，1982
4. 中共中央对卫生部党组关于组织西医离职学习中医班总结报告的批示（1958年11月18日）．中医杂志，1958；12：793
5. 毛泽东．同音乐工作者的谈话（1956年8月24日）．光明日报1979年9月9日第1版
6. 中华人民共和国卫生部．建设有中国特色的社会主义卫生事业——全国卫生工作会议文件汇编．第1版，北京：人民卫生出版社，1997

第四章　中西医结合方针政策

党中央、国务院一贯重视我国传统医药的继承与发展，一贯主张我国传统医药与现代医药互相补充，共同承担保护和增进人民健康的任务，《宪法》中明确规定“发展现代医药和我国传统医药”。同时，党中央、国务院也一贯主张“中西医结合”，长时期以来明确提出“坚持中西医结合方针”，并进一步提出“中西医并重，发展中医药”和“中西医要加强团结，互相学习，取长补短，共同提高，促进中西医结合”的方针，使其发展方向和目标更加明确清晰。

“中西医结合方针”的提出和实行，引导着中国的医学科学不断朝着“促进中西医结合”方向和目标前进。同时，“坚持中西医结合方针”与“促进中西医结合”，也成为一种医学行为准则。

“中西医结合方针”的提出，以及“促进中西医结合”的方向和目标的确立，实际上是毛泽东思想的体现。因为，在中国医学发展史上，毛泽东最早提出了“中西医一定要结合起来”。这是伟大的马克思主义理论家、思想家毛泽东，从他伟大的实践经验中，提取出来的一种思想或医学观。在毛泽东时代，中国共产党的科技政策常常带有交叉科学的色彩，这与毛泽东的知识结构是一种变化着的自然科学、技术科学和社会科学互相交汇、互相渗透的交叉科学网络密切相关。从“中西医一定要结合起来”到“中西医结合”的命题，都显著带有交叉科学色彩，也反映了毛泽东的知识结构特点。

40 年中西医结合研究事业发展的实践表明：中国政府先后制定的“团结中西医”、“坚持中西医结合”和“促进中西医结合”方针，是真正从我国既有传统医药，又有现代医药的实际出发，根据社会需求而制定的实事求是的方针。在中国，从西医学习中医人才培养、中西医结合医疗机构的建设，到中西医结合医疗、科研、教育、管理等事业的持续、稳定、健康发展，都证明了党中央制定的中西医结合方针的正确性。中国的中西医结合事业的发展，一方面靠的是广大中西医结合工作者团结中西医、奋发图强、开拓进取、解放思想、勇于创新的精神，更重要的一方面则是依靠国家制定的一系列中西医结合方针政策。如果没有党中央、国务院一贯提出的“坚持中西医结合”及“促进中西医结合”方针，就不会有中西医结合事业发展的今天。因此，中西医结合方针政策与中西医结合事业发展是紧密联系着的。

另外，中国制定的中西医结合方针，对人类医学的发展亦具有普遍指导意义。中国在这一方针指引下开展的中西医结合医学研究，已引起世界各国关注，并影响到许多国家注意和开展传统医药与现代医药相结合的研究。由此可见，中国政府制定的中西医结合方针政策，以及中国的中西医结合研究实践，对世界各国医学研究产生了深远影响，而且起到了示范和带动作用。

第一节　中西医结合方针政策的理论基础

一、毛泽东在中国历史上，首先肯定和提出“中国医药学是一个伟大的宝库，应当努力发掘，加以提高”

中国医药学，包括中医药学以及中华各民族的民族医药学，是中华民族灿烂的文化遗产之一，是中华民族长期与疾病作斗争的经验总结，也是中国历史上历代医学家防治疾病的经验结晶。她不仅有系统的理论，更有丰富的经验，为中华民族乃至世界东方各民族、各国家的卫生保健、防治疾病、繁衍昌盛做出了巨大贡献。即便是在世界医学科学飞速发展的今天，中国医药学也同样引起了世界各国的关注。回顾中国近代历史，自从西方医学传入中国以来，由于未能恰当分析和处理二者间的关系，致使中西医对立，甚至西医歧视、排斥中医的风气，使中国医药学这一中华民族极宝贵的文化遗产和有益于人民健康的事业，一度处于苟延残喘的困境。正是在中国医药学不被重视、不被理解，甚至被歧视、排斥的时刻，毛泽东作为一位伟大的思想家、理论家，通过调查研究和实事求是的科学分析，高瞻远瞩地提出“中国医药学是一个伟大的宝库”的科学论断，而且明确指出“应当努力发掘，加以提高”。毛泽东提出的这一史无前例的科学论断，具有划时代的深远意义：

(一)从根本上扭转了百余年来对中医药学及其他民族医药学的非科学态度及偏见，使中国医药学彻底摆脱了受歧视、受排斥的地位，成为今天我国提出“中西医并重”卫生工作方针的理论基础和依据。

(二) 首先肯定了中西医结合的重要前提，为我国开展中西医结合研究奠定了坚实基础。

(三) 指引着众多西医学习研究中医学，去努力发掘中国医药学这一伟大的宝库。如果没有毛泽东这一科学论断，很难设想会有中医药学蓬勃发展的今天，更难设想会有中西医结合医学发展的今天。

二、毛泽东一贯主张用“中西两法治病”，并首先提出“中西医一定要结合”，为发展中国的新医学指出了方向

毛泽东早在井岗山时期，就坚持用中西医两法治病的主张，提出“草医草药要重视起来”。毛泽东患病时，不仅请西医诊治，也请中医诊治，身体力行地实行中西医两法治病。更常常借老中医给他诊治疾病的时机，与老中医讨论中国医学的发展问题等。在延安时期，毛泽东曾患风湿性关节炎，请精通中医的李鼎铭先生到杨家岭给他看病。毛泽东对李鼎铭说，现在延安西医看不起中医，你看边区的医学应如何发展。李鼎铭说，中西医各有长处，只有团结才能求得进步。毛泽东说，你这个想法好，以后中西医一定要结合起来。“中西医一定要结合起来”，是毛泽东根据中国国情、民情，以及中西医并存的实际情况，作出的又一科学论断，是毛泽东关于中西医结合的最早论述，也是中国医学史上最早的关于“中西医结合”的论述。“中西医结合”这一医学科学术语和概念即从此沿用下来。1950年8月，毛泽东在给全国第一届卫生会议题词时也指出：“团结新老中西各部分医药卫生工作人员组成巩固的统一战线，为开展伟大的人民卫生工作而奋斗。”后来，毛泽东在《同音乐工作者的谈话》(1956年8月24日) 中，更详尽而清晰地论述了“中国的和外国的要有机地结合”及如何发展中国的新医学等问题。毛泽东讲：“外国有用的东西，都要学到，用来改进和发扬中国的东西，创造中国独特的新东西。”他还进一步论述：“要把根本道理讲清楚，基本原理，西洋的也要学。解剖刀一定要用中国式的，讲不通。就医学来说，要以西方的近代科学来研究中国的传统医学的规律，发展中国的新医学。”他强调：“要把外国的好东西都学到。比如学医，细菌学、生物化学、解剖学、病理学，这些都要学。也要把中国的好东西都学到。要重视中国的东西，否则很多研究就没有对象了。……你们是西医，但是要中国化，要学到一套以后来研究中国的东西，把学到的东西中国化。……我们接受外国的长处，会使我们自己的东西有一个跃进。中国的外国的要有机地结合。”

40年来，我国的中西医结合工作者，遵循着毛泽东的这些科学论述指引的方向，充分地运用现代科学技术方法和原理（包括现代医学的科学技术方法、原理）研究中医药学的规律，努力开展中西医结合研究，为继承发扬中国医药学和发展中国的新医学——中西医结合医学而努力进行科学探索和科学实践，并取得了很大成绩与进展，突出表现在：① 通过中西医结合研究，有力地推动了中医药学术发展；② 中西医结合研究，开发了中医药学现代实验研究途径与手段，推动中医药学跨入现代实验研究新阶段，通过中西医结合，使古老的中医药学和现代科学不断接轨；③ 中西医结合研究取得了一系列重大科研成果，引起国内外医药学界瞩目。1982年世界卫生组织介绍的中国医学在世界上处领先地位的有5项（断肢再植、烧伤治疗、骨折治疗、急腹症治疗和针麻研究），其中3项属中西医结合项目，即中西医结合治疗骨折、急腹症和针麻研究。再如近年来的中西医结合急救医学，青蒿素的研制开发，可供动脉、静脉注射用的，具有双向抗癌作用的新药

——“康莱特注射液”的研制成功和临床应用，等等；④ 通过中西医结合研究使更多的西医以及其他学科科技工作者了解了中医药学的科学性，特别是架起了中西医互相沟通的桥梁；⑤ 中西医结合促进了中医药学的国际交流，促进了中医药学走向世界；⑥ 尤为突出的是40年来我国中西医结合事业的巨大发展，比如在中国诞生了“中西医结合医院”这样具有中国特色的新型医疗机构，出现了“中西医结合研究所”这样独具特色的新型医学科研机构，出现了中西医结合临床和基础学科及相应的中西医结合硕士和博士培养教育，而且在我国出现了高等中医药学院中西医结合专业，等等，显示出我国中西医结合事业的蒸蒸日上。

三、毛泽东首先肯定了我国举办西医离职学习中医班的重要意义，为培养中西医结合人才指明了方向

1955年，卫生部在北京组织举办了首届全国西医离职学习中医研究班。1958年该班结业时，毛泽东根据卫生部举办西医离职学习中医班的经验和成绩，对今后举办西医离职学习中医班亲笔写下了批语。在批语中毛泽东指出：“……我看如能在1958年每个省、市、自治区各办一个70～80人的西医离职学习班，以两年为期，则在1960年冬或1961年春，我们就大约有2000名这样的中西结合的高级医生，其中可能出几个高明的理论家，”而且更强调指出：“这是一件大事，不可等闲视之。”不仅如此，在1959年毛泽东与著名中医刘惠民先生谈话中，又强调指出“关键的问题在于西医学习中医”。

由于有了毛泽东的重要批语及其对西医学习中医重要意义的一系列精辟论述，全国相继又举办了若干西医离职学习中医班，培养出一批(共计约5000余名)西医离职学习中医人员，从而在中国医药科技人员中出现了“西学中”人员这一专用名词。这一批西学中人员，在中国医学史上开拓性地开展了中西医结合研究。经过40年的临床、科研、教学等实践，中西医结合不仅在临床实践和理论研究等方面取得了很多世界瞩目的创造性成就，而且造就了一支中西医结合医药科技队伍，培养了一批中西医结合的高级医生。正像毛泽东当年预言的那样，在我国已经出现了一批国内外著名的中西医结合的优秀科学家、专家、教授，他们为我国中西医结合事业的发展作出了杰出贡献。

实践证明，当年毛泽东关于“出几个高明理论家”的科学预言是从实际出发的。举办西医离职学习中医班，是培养中西医结合人才的有效方法，应当把它纳入国家教育体系，坚持发展下去。最近获悉，美国有的学者也已提出将举办西学中班，这是很值得我们深思的。举办西医离职学习中医班，组织西医学习中医，研究中医，是毛泽东教育思想和理论的重要组成部分之一，我们应该深入研究。

四、“中西医结合”是毛泽东（医学）科学观的重要内容之一，发展我国医药科学，要坚持中西医结合方针，促进中西医结合

从以上许多内容中可以看出，毛泽东一贯主张中西医结合发展中国新医学，“中西医结合”成为毛泽东（医学）科学观的重要内容之一。正如孔令华、李敏在《毛泽东的科学观》中说：“毛泽东的知识结构是地地道道的现代科学技术的知识结构，是一种不断变化着的自然科学、技术科学和社会科学互相交汇、互相渗透的交叉科学网络。正是这种知识结构，形成了毛泽东思想的科学基础。同时，也使中国共产党的科技政策常常带有交叉科学的色彩，使其在党性原则与科学性原则的结合上达到一定的完美程度。”从毛泽东提出“中西医一定要结合起来”，到党中央、国务院提出“坚持中西医结合方针”及“促进中西医结合”，都显著带有交叉科学色彩，这是毛泽东“交叉科学网络”的知识结构在中国医学发展中的体现。

第二节 中西医结合方针政策的发展

中华人民共和国成立（1949年）之前，在中国共产党领导下的革命根据地，就十分重视中西医团结合作及发挥中医药在防治疾病中的作用。如红军时期，1933年初在毛泽东亲自指导下建立的中央红色医院，便采用中西两法治疗疾病。医院中不但有西医，还有中医（第一个中医师是从上海来的邓颖超的母亲杨振德)。红四方面军总医院还设有中医部。在苏区的卫生学校，中西医兼学。在延安陕甘宁边区时期，明确提出中西医团结合作的方针，当时的党中央及边区政府还提出了中医要科学化，西医要中国化。1940年毛泽东主席在中国医科大学讲话中就强调要团结中医,发挥中医的作用。1944年毛泽东在陕甘宁边区文教工作大会上发表“文化工作中的统一战线”重要演说，进一步号召各级领导与中西医药卫生人员，要为改善人民健康而互相学习，共同进步。当时许多西医如鲁之俊、朱琏等，都积极响应毛泽东的号召向中医学习。1945年3月陕甘宁边区即成立了“中西医药研究会”(李鼎铭任会长)，中西医药人员团结合作，开展中西医合作研究工作。

中华人民共和国成立后，于1950年召开了“第一届全国卫生会议”，党和政府即把“团结中西医”作为我国四大卫生工作方针之一。毛泽东为这次会议题词:“团结新老中西各部分医药卫生工作人员，组成巩固的统一战线，为开展伟大的人民卫生工作而奋斗。”

1954年6月，毛泽东指示:“即时成立中医研究机构，罗致好的中医进行研究，派好的西医学习中医，共同参加研究工作。”于是，中医研究院在1955年12月19日正式成立。

1954年10月20日《人民日报》在“贯彻对待中医的正确政策”社论中提出:“发扬中医学遗产的基本问题，就是如何通过认真的学习、研究和实践，逐步使它和现代科学理论相结合的问题，就是要根据现代科学的理论用科学方法来整理中医学的学理和总结它的临床经验，吸取它的精华，去掉它的糟粕，使它逐渐和现代医学科学合流，成为现代医学科学的重要组成部分。”

1958年10月11日，毛泽东对《卫生部党组关于组织西医离职学习中医班总结报告》的批示中提出“中国医药学是一个伟大的宝库，应当努力发掘，加以提高”，并对组织西医学习中医，培养中西结合的高级医生等，做了重要批示。毛泽东同志当年批示全文为：“尚昆同志：此件很好，卫生部党组的建议在最后一段，即今后举办西医离职学习中医的学习班，由各省、市、自治区党委领导负责办理。我看如能在1958年每个省、市、自治区各办一个70～80人的西医离职学习班，以两年为期，则在1960年冬或1961年春，我们就有大约2000名这样的中西结合的高级医生，其中可能出几个高明的理论家。此事情与徐运北同志一商，替中央写一个简短的指示，将卫生部的报告转发给地方党委，请他们加以研究遵照办理。指示中要指出这是一件大事，不可等闲视之。中国医药学是一个伟大的宝库，应当努力发掘，加以提高。指示和附件发出后，可在人民日报发表。毛泽东十月十一日。”

1960年在《卫生部党组关于全国西医学习中医经验交流座谈会情况的报告》中讲到“……到处出现了中西医结合、互相尊重、互相学习的融洽景象”。这是在有关文件中第一次提出“中西医结合”概念。从此，“中西医结合”成为我国医学上一个专用术语并被广泛应用。

1976年卫生部召开了“全国中西医结合工作汇报会”。会议制定的《1976～1985年中西医结合工作十年发展规划》中则提出了中西医结合的奋斗目标:以辩证唯物主义思想作指导，团结中西医，应用现代科学的知识和方法，通过广泛实践，把中医中药的知识和西医西药的知识结合起来，逐步提出中西医结合的基本理论，在各个学科都能有所突破，主要学科能初步形成新医学新药学。

1978年中共中央在转发卫生部党组《关于认真贯彻党的中医政策，解决中医队伍后继乏人问题的报告》的批语中再次指出“坚持走中西医结合的道路……特别是要为中医创造良好的发展与提高的物质条件，抓紧解决中医队伍后继乏人的问题。要培养一支精通中医理论和有丰富临床实践经验的高水平的中医队伍，造就一支热心于中西医结合工作的西医学习中医的骨干队伍。只有这样，才能加快中西医结合的步伐，……”。

1980年卫生部召开了“全国中医和中西医结合工作会议”，重申了党的中医政策和中西医结合方针，强调30年来的经验证明，全面地、正确地贯彻执行党的中医政策和中西医结合方针，是发展中医和中西医结合事业的关键。会议明确指出，必须团结依靠中医、西医、中西医结合三支力量。这三支力量都要大力发展，长期并存，发展具有我国特点的新医药学，推动医学科学现代化。另外，会5议给党中央、国务院的《关于加强中医和中西医结合工作的报告》进一步认为："建国以来大量的临床实践和科研成果证明，中西医结合是适合我国情况，符合医学发展规律的正确方针。"

1985年6月，中央书记处作出了对卫生工作的决定："根据宪法'发展现代医药和我国传统医药'的规定，要把中医和西医摆在同等重要的地位。一方面，中医药学是我国医疗卫生事业所独具的特点和优势，中医不能丢，必须保存和发展。另一方面，中医必须积极利用先进的科学技术和现代化手段，促进中医药事业的发展。要坚持中西医结合方针，中医、西医互相配合，取长补短，努力发挥各自的优势。这一方针是指导我国卫生工作的总方针，无论中医、西医、中西医结合都应认真贯彻这一方针。"

1988年3月，李鹏在七届人大全体会议上做的《政府工作报告》中指出："卫生工作要积极贯彻预防为主，中西医结合方针。"明确地把"中西医结合方针"列为我国卫生工作基本方针之一。

1991年，在有24个国家和地区代表参加的"国际传统医药大会"上，李鹏总理代表我国政府重申："我们的政策是中医与西医并重，中医与西医相结合，传统医学与现代医学相结合。"

1996年第八届全国人大第四次会议通过的《中华人民共和国国民经济和社会发展"九五"计划和2010年远景目标纲要》提出"继续振兴中医药事业，促进中西医结合"，为经历了近40年的中西医结合医学研究，指出了远景发展目标。

1997年《中共中央、国务院关于卫生改革与发展的决定》提出："中西医要加强团结，互相学习，取长补短，共同提高，促进中西医结合。"

综上所述，①坚持中西医结合方针，是我国卫生工作方针之一，是我国整个卫生工作的一种基本准则，更成为我国医学发展的一种基本准则，决不能理解成只是中西医结合界方针和行动准则；②坚持中西医结合方针，是党中央国务院从我国国情出发，从我国中西医两种医学并存的客观实际出发，根据科学技术发展历史规律和总趋势，以及社会需求等，为我国卫生工作和医学发展制定的方针；③"坚持中西医结合"和"促进中西医结合"方针，不仅为我国中西医结合研究与发展指出了明确的方向、目标和任务，而且为我国卫生工作和医学发展指出重要的发展方向和目标。"促进中西医结合"，是我国医学科技工作者共同承担的历史性任务。实际上，建国50年来的中西医结合研究，是我国中医、西医、中西医结合工作者，团结协作、互相学习、取长补短、共同提高，共同促进中西医结合的50年；④从"团结中西医"到"坚持中西医结合方针"，到"促进中西医结合"方针的提出，充分体现了我国卫生工作方针中关于"中西医结合"方针的鲜明的连续性、一贯性和毫无摇摆性。正因为有了党中央、国务院一贯的"坚持中西医结合"和"促进中西医结合"方针指引和保障，才出现了我国持续不断的中西医结合研究与发展。

由此可见，党中央、国务院在我国医疗卫生工作中，一贯主张中西医结合，强调中西医团结合作，并先后明确指出"坚持中西医结合方针"及"促进中西医结合"。这一正确方针完全符合我国医学科学发展的客观现实和客观规律，在过去的50年，成为指导我国卫生工作和医学科学发展的一个科学的方针、一个实事求是的方针，今后必然更有力地指导我国医学的发展方向。

（陈士奎）

参考文献

1. 高钦颖．陕甘宁边区中西医团结合作史话．中西医结合杂志，1984；4（7）：445
2. 李鼎铭先生给毛主席看病．文汇报1983年1月16日第3版
3. 1985年10月11日毛泽东同志为举办西医离职学习中医学习班批示手迹．中西医结合杂志1988；8（特Ⅱ集）：封二
4. 毛泽东．同音乐工作者的谈话（1956年8月24日）．光明日报1979年9月9日第1版
5. 黄　既．记刘惠民老医生．人民日报1984年12月27日第8版
6. 孔令华，等．毛泽东的科学观．科技日报1993年7月11日第2版

7. 陈可冀，等．毛泽东与中西医结合．中国中西医结合杂志，1993；12：711
8. 中华人民共和国卫生部中医司．中医工作文件汇编（1949～1983年），内部发行
9. 袁君，等．中国中医研究院人物志（第一辑）．第1版，北京：中医古籍出版社，1995

第五章　中西医结合的基本经验

中西医结合事业经历了40多年的发展历程，取得了令世人瞩目的成就，经验也是多方面的，现将其基本经验总结如下，以资借鉴。

一、方针政策的连续性是中西医结合事业发展的重要保障

如前所述，早在50年代，“团结中西医”即成为当时我国政府明确规定的卫生工作方针之一。1956年8月，毛泽东主席又指出“就医学来说，要以西方的近代科学来研究中国传统医学的规律，发展中国的新医学”。1958年，毛泽东又进一步提出了“中国医药学是一个伟大的宝库，应当努力发掘，加以提高”的科学论断，指引着全国的西医人员努力学习和研究中医，开展中西医结合研究。

1982年，我国的宪法第21条规定了“发展现代医药和我国传统医药”；1985年，我国政府又进一步对卫生工作做出决定：“要把中医和西医摆在同等重要的地位。一方面，中医药学是我国医疗卫生事业所独具的特点和优势，中医不能丢，必须保存和发展。另一方面，中医必须积极利用先进的科学技术和现代化手段，促进中医药事业的发展。要坚持中西医结合的方针，中医、西医互相配合，取长补短，努力发挥各自的优势。”

90年代，我国政府在卫生工作方针中更明确提出要“中西医并重”。1996年初，我国政府制定的《中华人民共和国国民经济和社会发展“九五”计划和2010年远景目标纲要》中也强调要“继续振兴中医药事业，促进中西医结合”。1996年12月，全国卫生工作会议和《中共中央、国务院关于卫生改革与发展的决定》中再次提出“中西医要加强团结，互相学习，取长补短，共同提高，促进中西医结合”。

综上所述，我国政府一贯倡导在医学科学发展和卫生工作中要“坚持中西医结合方针”，把“促进中西医结合”作为我国医学科学发展的重要方面。正是由于党中央和我国政府方针政策的明确性和连续性，有力地保障了中西医结合事业的不断发展。

二、加强管理是中西医结合事业发展的基础

早在50年代，卫生部即设立中医司，管理全国的中医及中西医结合事业。为了加强对中医药的科学管理，我国政府于1986年在卫生部中医司的基础上，成立了国家中医管理局，于1988年改为国家中医药管理局，主管全国的中医药、中西医结合与民族医药工作。为了进一步加强对中西医结合工作的管理，国家中医药管理局又于1994年设立了中西医结合与民族医处，以加强中西医结合方针政策的贯彻实施，研究中西医结合发展战略与规划，制订中西医结合医疗机构建设发展的管理办法与业务技术标准、规范，协调全国中西医结合工作的开展。由于我国政府专门设立了主管中西医结合工作的机构及部门，切实加强了对中西医结合工作的管理，特别是运用有关法律、法规、方针、政策等手段，保障中医药与中西医结合工作的开展，并陆续制定中西医结合机构建设与业务建设的规范，为中西医结合事业发展做了大量基础性工作，有力地促进了中西医结合的队伍发展、机构建设、科学管理和学术繁荣。

三、学术繁荣是中西医结合事业发展的前提

在党和政府的正确方针政策的指引下，40年来，中西医结合方面的科学研究涌现出一大批成果，呈现出“百花齐放”的可喜局面。其中，有些成果在世界上居领先地位。如针麻和针刺镇痛原理的研究，促进了神经化学和神经生理学的发展；中西医结合治疗急腹症、骨折的研究取得较大突破；抗疟新药青蒿素的发明在国内外受到重视和赞誉；中西医结合治疗肿瘤、心脑血管疾病、血液病、妇科病、儿科病、皮肤病、泌尿系统疾病以及针拨白内障等，都取得了可喜的成果。

在理论研究方面，对中医的基本理论阴阳、气血、脏象、经络等学说，以及四诊八纲、治则方药等，进行了较为深入的综合研究，验证出一些有实用意义的、由定性到定量、由整体水平到分子水平的客观指标，做出了宝贵的贡献。

实验研究是中西医结合研究的重要方面。在科学研究中，中西医结合工作者从实验动物的选择、动物模型的建立、观察指标与方法的选择、实验记录的整理、对所获得数据的统计分析等方面都做了大量艰辛的努力，尤其在如何建立符合临床证型的动物模型方面进行了可贵的探索，提出应建立整体的慢性动物实验研究，并注意将临床中总结出来的有关证的标准化与客观化的指标应用到实验模型的建立之中，采取综合——分析——综合的思路与过程来开展中西医结合的实验研究。

此外，一些专家还注重了中医病证的流行病学研究，从中医病证的病因与发病、病理生理基础、辨证规律、有效方药、疗效原理等诸方面开展了研究，并经历了从病到证的实质与客观化方面的发展历程。

在中药的中西医结合研究方面，如在中药材研究、炮制加工研究、单味药有效活性成分研究，以及中药的药性研究方面，都做了大量工作，取得了可喜的成绩。

中西医结合思路与方法方面的探讨也令人鼓舞，为在相同条件下取得较快的发展速度和更大的成果做出了努力。比如，一些学者经过多年的实践，总结出中西医结合研究应遵循的思路，即做到几方面的结合：病证结合、整体与局部结合、动态与阶段结合、综合与分析结合、临床与基础结合、医药结合、研究与开发结合。另外，在中西医结合管理理论的研究方面，也进行了比较深入的、富有启发性的探索。正是上述诸多学术成果的不断出现，为中西医结合事业的发展提供了依据和前提。

四、高层次人才培养是中西医结合事业发展的关键

中西医结合事业是建立在我国中、西两种医学都很发达的基础之上的，这就要求中西医结合人员既要具备较高水平的中医知识，又要掌握系统的西医学知识，才能综合运用两种医学的理论、知识与方法，以及在中西医结合研究中不断创造的中西医结合理论与方法，来解决人类的健康、疾病与生命问题，逐步发展为新的医学体系。因此，中西医结合高级人才的培养，是中西医结合事业自身发展的需求。另一方面，从中西医结合发展的历史看，中西医结合所取得的成就，关键靠中西医结合高级人才，也正是通过“西学中”班、高级研究班、研究生教育、“双学位制”等培养的大批高层次中西医结合人才，成为了繁荣中西医结合学术与促进中西医结合事业发展的骨干。

五、基地建设是中西医结合事业发展的必备条件

历史证明，中西医结合人才培养的数量再多，但若离开了中西医结合基地，这些人才便很难发挥才干或做出成绩。这是因为，中西医结合是一项探索性、开创性的事业，需要大力扶持和一定的条件才能发展，所以对基地的需求也就更强。中西医结合 40 年所取得的成就，绝大部分都是在中医、中西医结合临床与研究机构或部门中产生的。尤其是 20 余个中西医结合研究所和 40 余所综合性中西医结合医院，以及综合医院中西医结合科的成立，其主要任务就是充分发挥中、西医药学各自优势，以中西医结合思想为指导，开展科学研究和医疗、预防、保健、康复等诊疗活动，系统总结常见病、多发病、疑难病的中西医结合诊疗常规和最佳疗法等，为人民群众的健康服务。中西医结合人员在这些基地中是技术队伍的主力军，他们的工作和科学研究得到了鼓励与支持。

六、注重学科建设是中西医结合事业发展的战略选择

学科建设既是学术发展水平的标志，又是进一步促进学术发展的必然需求。中西医结合经过 40 年的发展，在基础、临床、药学等许多领域都取得了令人瞩目的成就，形成了一些新的理论或学说，在建立新的学科的道路上迈出了重要一步。近年来，随着现代科学技术，迅猛发展，新的学科分支形成的速度也越来越快。中西医结合的显著特点正是在中、西医学发展的基础上，取两者之长来互相补充、互相渗透，形成新的交叉学科，符合新学科建立的要求。中西医结合的奋斗目标是建立并完善具有我国特点的中西医结合医学，它的这一使命就要求从事中西医结合工作的人员，要树立学科建设的意识，在人才培养与理论创新等方面不断努力，逐步构建中西医结合医学体系。

在这方面，一些学者已经做了可贵的探索，如陈士奎教授提出，中西医结合医学的定义应该是“综合运用中医药学和现代医药学的理论与方法，以及在中西医结合研究中，不断创造的中西医结合理论与方法，研究人体结构与功能、人体与环境（自然与社会）关系等，探索并解决人类健康、疾病及生命问题的一门医学”。他呼吁中西医结合各学科的建设，应当由我国医学科学家率先提出并完成，并应在我国政府的科技发展决策中给予珍惜、重视和支持。中西医结合各学科的建设应符合新学科建设的基本要求，即：①必须有学科的定义和明确的研究对象、研究目的；②有独立（非我莫有的）的研究方法、研究体系及合理的科研布局；③有本学科的学术理论及理论体系；④有较成熟的相应代表著作；⑤有足够的专门学者及研究队伍；⑥有公认的在学科建设和探索过程中形成的学科带头人（学科导师或称宗师）；⑦有基本的教学或培养人才的机构和相应的学科系统教材。

七、立足创新是中西医结合学术发展的动力

中西医结合是中国在既有历史悠久、经验丰富的传统医学，又具有较发达的现代医学的基础上创造出来的独具特色的新事物。中西医结合每前进一步都是创新的结果，这是它自身的特性所决定的。继承与创新是辩证统一体，只有创新，才能进步，而不断创新，必须建立在对中、西医学充分继承的基础之上，否则就会离宗或偏向，而不可能是真正意义上的创新。因此，创新是目标，是动力，以创新促进发展，以创新带动继承，就会产生不枯竭的动力源泉，而创新的成果本身又丰富了新的继承的内涵。

回顾40年的中西医结合研究，中西医结合工作者开拓并探索了应用现代科学知识和方法，特别是现代医学知识和方法，研究中医药学的思路与方法。比如，在中医基础理论、中药作用原理等的研究中，开拓性地研制了多种“证”的动物模型。如邝安堃教授等在1963年运用大剂量考地松造成了世界上第一个阳虚动物模型；在“血瘀证”及活血化瘀药物研究中，大量采用了微循环观测方法、血液流变学与血流动力学方法、免疫学及放射免疫方法，以及病理学、生理学、生物物理学、酶学、细胞学、同位素示踪、电子显微镜等技术，综合性地对中医血瘀证本质及活血化瘀药作用原理开展研究，取得很大进展；在经络研究中，则广泛运用了生理学、电生理学、生化学、解剖学、生物物理学、神经解剖学、神经生理学、神经化学、同位素示踪、放射免疫技术等声、光、电、磁、热、核学等现代科学方法，由此产生了许多关于经络研究的新假说和理论认识，如神经学说、神经血管说、神经-体液-内分泌说、皮层-内脏-经络相关说、第三平衡系统说、二重反射说、波导假说等等，对经络研究产生了深刻的推动作用。此外，中西医结合工作者在新的理论概念方面也开展了标志性的创新研究，如“生理性肾虚”、“隐潜性证”、“急性虚证”、“急瘀证”、“高原血瘀证”、“小儿感染后脾虚综合证”、“微观辨证”、“菌毒并治”等，为促进中西医结合理论的发展做出了可喜的贡献。有的专家预测，在有关“证”的研究方面，突破点应是：①以病带证的研究，即以流行病学调查手段研究“病”的证候规律，以现代检查手段研究“病”的不同证候的特异性，这样可能会提高中西医对疾病的病理生理学认识；②以病带证的动物模型制作及方药筛选。这些思路对我们在认真继承中医药学的基础上更好、更快地创新，是非常有启发的。

八、与国际接轨是中西医结合学术发展的重要条件

医学是一门实践性很强的应用科学，无论是诊断方法、治疗方法，还是不同的理论或原则，都要经过比较才能评定优劣或决定取舍。中西医结合作为我国独具特色的事物，其工作或学术进展想要被国外同道所承认并作出适当的评价，首先应在临床方面，对疾病的分类、病名的确定、诊断的主客观指标选择、疾病轻重程度的判别、治疗过程中动态观察指标的设立、疗效的判定方法，以及不同治疗组间的对比观察等方面都要加以规范；其次在实验研究方面，从实验动物的选择、动物模型的建立、观察指标与方法的选择、实验记录的整理、对获取的数据的统计分析等，都应符合现代医学研究的

要求。只有注意了可比性，做到与国际接轨，才能与国际医学界开展学术交流，才能走向世界，也才能获得不断的、更大的发展。当然，这并不排除将具有我国特色的一些理论、方法和药物等推向国际，即形成“双向接轨”。

九、临床研究是现阶段中西医结合研究的重点

医学是一门实践性很强的应用性科学，尤其是中医，理论的形成主要靠长期以来临床实践经验的积累与总结而得出。中医、西医虽然理论体系与诊疗方法不同，但治疗对象相同，因此临床研究比较容易开展且受理论差异的影响较小。由于动物没有述证的能力，因此成功建立中医证的动物模型还有诸多困难，也给中医基础研究带来了不利因素。临床研究的范围较广，研究点的选择比较容易。不断地总结临床研究成果，逐步上升到理论，反过来再指导临床实践，是一种正确的思路。回顾40年来中西医结合研究的历史，尽管取得了多方面的进展，但高层次、高水平的成果毕竟不多，能形成新理论，或能阐明治疗机理并被医学界认可的更少。只有临床成果积累到一定程度后，才能实现理论的飞跃、学科的建立，乃至于新的医学理论体系的形成，这将是一个长期的、艰苦的、逐步发展并充满希望的过程。

在中西医结合的临床研究中，辨病与辨证相结合是一个鲜明的特点和重要经验。“辨证论治”是中医药学临床实践的一个重要指导原则和独特优势的重要体现，而疾病的分类诊治是现代医学的临床基础。在临床中，中西医结合工作者充分发挥中、西医两者各自的优势，实现互补并逐步融合，在病证结合方面取得了许多宝贵的经验，即对现代医学对疾病的诊断、病因病机、病理分型、临床分期等与中医学的辨证分型之间的相互关系进行大量的临床观察，并与中医学正邪相争的疾病观、辨证施治和治病求本的治疗观等结合起来，对一些疾病的辨证分型规范化开展了研究，摸索了一些规律，有的还总结出了病证结合的中西医结合新诊断。在此基础上，对辨证从宏观向微观、客观化深入方面也做了大量工作（尤其在舌诊、脉诊方面），进一步加快了中医现代化与中西医结合的步伐。这些研究对提高临床诊断与治疗水平起到了积极作用。

单病种的中西医结合研究，是在临床中开展中西医结合研究工作的一个重要思路。它的内涵是定位在一个病一个病地研究，而不是搞一组病或一个系统疾病的研究，以便研究内容的深化。在单病种的选择上，要考虑那些用中、西医方法进行诊治都有部分优势的病种，而暂不考虑那些单纯应用中医或西医诊疗方法效果非常突出的病种。在单病种研究时，主要从疾病的诊断、治疗、疗效、药物、实验研究、科研成果等六个方面的中西医结合水平来评价单病种中西医结合研究的水平高低，促进单病种研究向建立系统化的中西医结合新诊断、新疗法、配套药物或新剂型方面发展，并将临床与实验研究结合起来，努力探索成功的中西医结合诊疗方法的机理所在，以提出新的观点或理论。此外，单病种研究也应在广泛开展的基础上，向疑难病种及重要理论的探索方面转化，以期取得突破性进展。当然，要成功开展这方面高层次的研究，就要转变观念，向开放型、多学科、多部门的协同攻关转变。中西医结合工作者已经形成共识：在深化中西医结合临床进程中，应在广泛开展中西医结合的基础上，努力将分散、自发的研究适当集中，优化组合，积极更新手段方法，开展多学科协作攻关，尤其在科研设计上坚持严格、周密、合理的原则，以期尽快推出高水平的科研成果。

十、医药并重是中西医结合研究的重要原则

药物研究，是中西医结合研究的又一个重要领域。离开了有效药物，中西医结合理论与诊疗方法的研究，都不能达到提高疗效这一最终目的。药物研究总的原则是高效、作用稳定、毒副反应小、使用方便。在急症用药方面，又强调了对起效速度的要求。为了达到上述目的，一方面是在与单病种的诊断治疗相适应的处方系统化方面开展了大量工作，形成不同病种、病期、病型的配套药物或处方原则，提高了疗效；另一方面，加大了中药剂型改革的力度，丰富了给药途径，向着提高疗效、应用方便、缩短疗程、降低价格、起效迅速、毒副反应小的方向迈出了可喜的一步。在药物研究中的重要思路有：①在继承发掘中医药传统古方或老中医经验的基础上，结合临床实践，加以改进而创制；②根据中医基本理论及辨病与辨证相结合的指导思想研究病证之病机，再针对主要病机而创制；③根据辨证论治原则及中药现代药理学研究进展研制；④开展有效单味药及有效成分或单体研究，研制新药；⑤剂型改革研究；⑥中西药有机结合与配伍禁忌研究。实践证明，药物方面的中西医结合研究，为发展临床治疗学，发展世界医药学做出了重大贡献。

在加强中药的现代化研究方面，中西医结合工作者们总结了几个重要的结合点，即中药临床药理学与基础药理学的结合、中药方剂药化学与单味药化学的结合、中药化学与药理学的结合、中西医学理论的结合。专家们深深地体会到，如何开展"证"的中药实验研究是今后中医药学现代化的重大课题之一，呼吁从事中药工作的化学家、药理学家、临床学家、制剂学家共同协作，开展联合攻关，并将中药研究的主导思想放在创制新药上，同时应高度重视治疗急症中药系列复方新制剂的研究。还有的专家指出，对于中药药理研究领域而言，中西医结合工作者在中药药性的现代科学解释、方剂配伍规律的认识、建立和发展中药药物动力学、发现新功效、研制新药物，及研究中药疗愈机理等方面将能做出更大的贡献。

（张　奇）

参考文献

1. 季钟朴．中西医结合 30 年的回顾与展望．中西医结合杂志，1988；8（特Ⅱ集）：1
2. 邝安堃．传统中国医学阴阳学说的研究．中西医结合杂志，1988；8（特Ⅱ集）：3
3. 王建华．脾本质研究概况．中西医结合杂志，1988；8（特Ⅱ集）：10
4. 吕维柏．辨证论治研究的进展．中西医结合杂志，1988；8（特Ⅱ集）：17
5. 张家庆．证的动物模型研究．中西医结合杂志，1988；8（特Ⅱ集）：19
6. 韩济生．针刺镇痛原理研究 30 年．中西医结合杂志，1988；8（特Ⅱ集）：21
7. 黄星垣．内科急症中西医结合成就．中西医结合杂志，1988；8（特Ⅱ集）：35
8. 林求诚，林朝晖．呼吸系疾病中西医结合研究成就．中西医结合杂志，1988；8（特Ⅱ集）：44
9. 吴咸中．中西医结合治疗急腹症 30 年的回顾与展望．中西医结合杂志，1988；8（特Ⅱ集）：49
10. 姜廷良．中药的中西医结合成就．中西医结合杂志，1988；8（特Ⅱ集）：79
11. 王今达．中西医结合危重病急救医学研究的进展．中西医结合杂志，1988；8（特Ⅱ集）：84
12. 陈士奎．我国中西医结合研究及工作进展．实用中西医结合杂志，1989；2（2）：3
13. 陈士奎．中西医结合新理论概念的创造与介评（一）．中西医结合杂志，1991；11（1）：44
14. 陈士奎．中西医结合新理论概念的创造与介评（二）．中西医结合杂志，1991；11（2）：116
15. 周玉振．中西药结合的现状及发展趋势．中级医刊，1990；25（4）：61
16. 吴咸中．中国中西医结合的发展与研究概况．实用中西医结合杂志，1992；5（1）：13
17. 李春生，陈可冀．我国衰老机理及其对策研究的若干进展．中国中西医结合杂志，1992；12（4）：241
18. 姜廷良．发展中西医结合事业，迎接 21 世纪的到来（一）．中国中西医结合杂志，1994；14（5）：263
19. 危北海．有关脾虚证及基础理论研究思路方法的探讨．中国中医药信息杂志，1995；2（6）：27
20. 陈士奎．对我国中西医结合学科建设的看法和建议．中国中西医结合杂志，1995；15（2）：113
21. 周金黄．展望新世纪中药学的前景．中国中西医结合杂志，1996；16（4）：195
22. 张声生，等．建国以来中西医结合内科发展概况．实用中西医结合杂志，1996；9（5）：307
23. 吴咸中，等．全国中西医结合现状的调查研究．中国中西医结合杂志，1996；16（9）：575
24. 雷燕，等．香山科学会议第 63 次学术讨论会——面向 21 世纪的中国传统医学纪要．中国中西医结合杂志，1996；16（12）：757
25. 吴咸中．论学科带头人的培养．天津中医，1997；14（6）：243
26. 张瑞祥．关于中医药基础理论中几个重要领域科研思路的探讨．中西医结合杂志，1997；17（5）：259

第六章　中西医结合机构建设

随着中国中西医结合事业的不断发展，从80年代初起，经全国各省、市、自治区政府批准，陆续创办了中西医结合医院、中西医结合研究所等医疗、科研机构。中西医结合医院、门诊部、诊所等，已纳入国家《医疗机构管理条例》，成为中国独特的、获得法律地位的新型医疗机构。同时，国家制定了《中西医结合医院分级管理办法》和《中西医结合医院评审标准》等，对中西医结合医院开展了标准化、规范化管理。中西医结合研究所，则是随着中西医结合科研工作的深化发展而产生的新型医学科研机构。中西医结合医院和中西医结合研究所，是我国独创的新型医疗和科研机构，成为我国中西医结合医疗、科研的重要基地和中西医结合理论与实践研究的重要场所，是沟通中、西医药学的枢纽和“酿造”中西医结合理论体系的重要环节。因此，中西医结合医院与科研机构建设研究，也是中西医结合工作的重要任务。另外，在我国还有中西医结合教育机构，目前主要分布在中医药高等院校和科研院所，如中西医结合研究生教育（包括硕士和博士研究生）、中医药学（中西医结合方向）七年制教育和西学中双学位教育等。本章主要介绍中西医结合医院和研究所建设情况。

第一节　中西医结合医疗机构

一、中西医结合医院的创建

医学史上，医院形成和发展的各个历史阶段，均与人类社会发展历史相适应，与当时的社会性质、社会制度、社会生产力和科学技术、经济、文化发展水平等有密切联系，尤其与医学发展水平更为相关。中西医结合医院，在20世纪80年代初期在中国产生，这是我国中西医结合医学研究不断发展的必然结果。

1976年制定的《1976～1985年全国中西医结合十年发展规划》首次提出创办中西医结合医院的任务，并且指出中西医结合先进医院的条件是：

1. 认真学习马列主义，毛泽东思想，坚持党的基本路线，坚持卫生革命，坚持社会主义办院方向，坚定不移地走中西医结合道路；

2. 有一个坚决执行党的路线、方针和政策，密切联系群众，团结战斗，老中青三结合的党的领导核心；

3. 大搞中西医结合群众运动，在普及中医中药知识基础上，有一支能担负医疗、预防、科研任务，又红又专的中西医结合骨干队伍；

4. 积极开展中西医结合科学研究，年年有所进展，有所创新，不断总结推广中西医结合新经验、新成果。各科都要有对常见病、多发病的中西医结合防、诊、治、护、药的常规，不断提高医疗质量；

5. 在医院管理制度上，逐步建立适应于中西医结合医院的新科室、新规章制度。

《规划》中还强调“各级卫生部门，一定要加强领导，发动群众，作为整顿和建设社会主义医院的重要任务来抓。在试点过程中，要抓重点，培养典型，为全面铺开积累经验。……每年要总结经验，检查评比，相互交流，推动中西医结合医院发展”，而且明确提出：“1980年内，每个省、市、自治区至少要把一所典型的中西医结合医院和中医医院分别办成中西医结合和中医的重点研究基地。”这是中国医院发展史上，第一次明确提出“中西医结合医院”概念，并对创办中西医结合医院提出明确要求。1980年“全国中医和西医结合工作会议”又提出，各省，市，自治区尽快确定1～2所基础较好的综合医院，作为中西医结合基地。1982年“石家庄会议”再次重申“认真解决中西医结合基地问题”，并提出有条件的综合医院、专科医院，可建立中西医结合科室或中西医结合研究所。

在1985年“合肥会议”上又重申了“石家庄会议”关于建设中西医结合基地的精神，并进一步强调:“在近一二年内，凡没有建立基地的省、自治区、直辖市，要尽快建立。对现有基地，要加以充实和提高。”会议指出“中西医结合工作难度大、任务重，要适当集中西学中人员，并且在经费、仪器设备等方面，给予必要的保证”。经过卫生部几次重大会议的部署，我国一批经各省、市、自治区政府批准的中西医结合医院，终于建立起来了。

据国家中医药管理局1997年调查统计，全国已有46所省、市级中西医结合医院。其中天津市中西医结合医院（即天津市南开医院）早在1964年即被确立为中西医结合急腹症临床研究基地，山东省青岛市中西医结合医院，在1968年被山东省定为省中西医结合基地，浙江省杭州中西医结合医院，1981年被确定为中西医结合试点医院等。其他医院则为1982年后成立。

二、中西医结合医院的建设与管理

中国的中西医结合医院，都是一些综合医院（西医医院）在具有一定数量西医学习中医人员，并积极开展中西医结合研究工作的基础上创办的。因此，创办初期，有的医院更名为中西医结合医院，但绝大多数仍然保留原来综合医院名称，又挂上一个中西医结合医院名称。这种情况，使管理体制上及医院发展方向上都受到一定的约束和影响。要把现有中西医结合医院纳入全面建设中西医结合医院轨道上来，需要国家从体制改革和管理系统上采取有力措施。有些医院原来就有较好的开展中西结合工作的基础，也有较多中西医结合学科带头人，改建为中西医结合医院后，更促进了中西医结合临床、预防、科研、教学等工作。有些医院原来只是某个或几个学科或科室开展中西医结合工作，确定为中西医结合医院后，尚没有及时引导和组织在全院普遍开展中西医结合工作。

有的医院没有明确认识中西医结合医院的性质、任务、办院方向，其医务人员组成、知识结构、科室设置、管理方向等均不适应中西医结合特点，特别是中西医结合人员数量甚少，高水平中西医结合学科带头人尤为缺乏，与开展中西医结合临床工作很不相应。

因此，如何建设中西医结合医院，特别是如何建立中西医结合医院现代管理体系，成为我国各级卫生行政、中医（药）管理部门、中西医结合医院领导者和广大中西医结合专家共同关心和努力探索研究的新课题。为了探索我国独创的中西医结合医院建设模式，1987年，卫生部中医司，组织了全国中西医结合医院调查，在调查研究的基础上制定了《全国中西医结合医院建设检查标准（试行）》，并于1989年在国家中医药管理局召开的“全国中西医结合医院工作会议”上予以颁发。该《建设检查标准》明确规定了中西医结合医院的性质、任务、办院方向，以及有关人才（尤其是西学中人员）占全院卫生技术人员的比例等、规模和管理方面的具体要求，为将由西医综合医院改成的“中西医结合医院”逐步建设为名符其实的中西医结合医院提出了建设与管理标准。

1994年，国家中医药管理局颁发实施《中西医结合医院分级管理办法（试行）》、《中西医结合医院分级管理标准（试行）》及其《实施细则》、《中西医结合病案书写规范（试行）》等行业标准，对中西医结合医院实行分级管理。这更强化了中西医结合医院办院方向，以及中西医结合的内涵建设，如人才培养、重点中西医结合临床学科建设、中西医结合单病种质量管理、中西医结合科研管理、护理管理，以及标准化、规范化建设与管理等。实行中西医结合医院分级管理，有力地促进了全国中西医结合医院建设发展。目前，全国已有各具特色的15家三级甲等中西医结合医院。如天津市中西医结合医院，在我国著名中西医结合外科专家、中国工程院院士吴咸中教授带领下，开展的中西医结合治疗急腹症研究，其临床与科研水平均居国内外领先地位。此外，浙江省杭州中西医结合医院的肾病治疗，武汉市中西医结合医院的皮肤病治疗，成都市中西医结合医院的眼科，大连市中西医结合医院的皮肤科，青岛市中西医结合医院的结石病治疗，福建省福州中西医结合医院的骨伤科，吉林省吉林市中西医结合医院的脑血管病治疗，重庆市中西医结合医院的皮肤科，上海市中西医结合医院的血管病治疗，等等，都显示出中西医结合的优势，并在全国享有一定知名度。

三、建设中西医结合医院的经验

目前，我国的中西医结合医院尚处于初期建设发展阶段，但它是我国中西医结合医学发展的必然产物。随着中西医结合事业的繁荣发展，中西医结合医院也有一个由初级到高级，从量变到质变的不断发展过程。这个过程是一个不断改革创新的过程，在此过程中，我们积累了一些经验：

1．建设现代化医院是中西医结合医院的发展方向

所谓现代化医院，是随着现代医学的发展，适应现代社会和人类现代保健、防病、治病需要的医疗卫生机构。它的特点是规模大、标准高、设备先进、分科细、技术精、医疗与预防保健康复结合、多学科专业化协作，以及医疗服务和各项管理的正规化、制度化、现代化、科学化等等。具体讲：

（1）医学科学技术要现代化；

（2）形成现代化的新型医疗技术结构；

（3）建立起医院质量保证体系；

（4）广泛应用电子计算机等现代设备；

（5）卫生设施及服务设施的现代化；

（6）实行医院的现代科学经营管理，包括科学的导向管理、信息管理、规范管理、人才管理、质量管理、科技管理、经济管理，等等。只有这样，才能真正成为与现代医学科学、社会经济和人类文明发展相适应的，以病人为中心，为病人提供较高水平和较高质量的医学服务、生活服务乃至心理服务的医院。

现代化医院必须具有现代医学技术水平、现代设备设施水平、现代经营管理水平。本世纪70年代始，在欧美等科学技术高度发达国家，医疗机构进入现代医院发展阶段。我国的医院，基本上还处于近代医院或由近代医院向现代医院发展阶段。自中国改革开放以来，我国的医院建设发展开始与国际接轨，向现代医院发展速度很快。

建设我国现代化医院，在医学科学技术方面，还必须考虑我国中医与中西医结合的特点，才能办出具有中国特色的现代医院。正如有的学者在探讨我国医院现代化标志时提出："我国医学科学技术的现代化发展，除了应积极吸收国际上的先进技术外，还应充分重视和发扬自己的一个显著特点，这就是中医、西医、中西医结合发展的特点。"珍视这个特点是符合现代医学技术发展规律的。他们还认为："我国医院应结合我国医学发展的特点，从实际出发，坚持'洋为中用'，'古为今用'和普及与提高相结合的方针。"另外，我国尚处于社会主义现代化建设的初级阶段，医院的现代化建设必须从这一实际出发，才能实事求是地建设具有中国特色的现代化医院。

40年来中西医结合研究，已经证明中西医结合防治疾病的效果优于单纯中医或单纯西医的效果，中西医结合已被公认为我国医学科学的一大优势。因此，中西医结合应该成为我国建设现代化医院的方向之一。中西医结合医院正是实施和体现这一优势的医疗卫生机构，因此，我们认为中西医结合（型）医院，应该成为，也必须成为建设我国现代医院的方向之一。

目前，我国医院的类型，从形式上分有西医医院、中医医院、中西医结合医院等。西医医院普遍设有中医科或中西医结合科，或有中医及中西医结合病房。在西医综合性医院里，既以西医为主，又有中医或西学中人员参加工作，部分医院还拥有一定数量的中西医结合人员，多年来都在不同程度地开展着中西医结合研究工作，许多重大中西医结合科研成果就出自西医医院或西医医学院校。如我国典型的现代医院中日友好医院，北京协和医院等，不仅设有中医科及病房，而且许多科室也开展中西医结合工作，不过是以现代医学为主。目前的中医医院或中医院校附属医院，也是建立在现代医院基础上，也都具备现代科学技术设备，很多临床、科研等工作也采用中西医结合方法，不过强调以中医为主，突出中医药特色。目前在我国，对待一些疑难病证，西医医院请中医专家会诊，中医医院请西医专家会诊，通过中西医合作，共同探讨和制定中西医结合或中西医各自的诊疗方案以诊治疾病，已成为我国医务人员自觉的临床思维模式。因此从宏观上讲我国的医院，都具有"中西医结合"性质。不过目前对西医医院、中医医院、中西医结合医院的要求不同，重点不同，各型医院开展中西医结合工作的广度、深度和层次也不同。中西医结合医院应办成具有中国特色的现代化综合性

中西医结合医院。

我们这一代人是创办中西医结合医院的开拓者。我们在建设这一新型医院过程中，要创造性地运用现代科学经营管理方法，使中西医结合医院沿着现代化与中西医结合道路不断发展。

2. 中西医结合医院要办成中西医结合临床、科研、教学的基地

过去，我国西学中人员，相对较集中于西医高等院校和研究机构，因此，中西医结合医、教、研工作，多在这些机构开展。中西医结合机构产生以后，则应逐步将重点转移到中西医结合机构，尤其是中西医结合医院，使其逐步发展成为我国中西医结合医、教、研重要基地之一，其主要任务有：

(1) 承担起培养训练中西医结合人才的重任，逐步发展为培养人才的基地。鉴于目前我国尚没有建立起中西医结合医学院校，虽然有少数中医院校已开办了中西医结合系或专业班，也远远不能满足需求。因此，举办西学中班仍然是培养中西医结合人才的重要途径。中西医结合医院应通过各种途径，采取有力措施，组织多种形式的“西学中”或“中学西”的离职或在职培训及继续教育工作，承担起培养中西医结合人才重任，解决中西医结合医院自身人才培养和队伍建设的问题。

中西医结合医院，还要努力成为中西医结合教学基地。为此，医院须设教学管理部门或设专人负责教学活动；应逐步从医院医务人员中培养出一批具有中西医结合教学能力的师资队伍；建立中西医结合的教学病房，等等，逐步使医院发展成为中西医结合人员进修基地、举办西医离职学习中医班的基地及培养中西医结合研究生的基地，也要成为研究学习中西医结合管理学的基地，使中西医结合医院朝着医教研相结合的方向发展。

(2) 建设临床与基础研究相结合的临床基地。中西医结合医院的临床工作，在现阶段乃至今后相当长的历史时期内，都将具有明显的研究性质和探索性质。因此，密切地与实验室的基础医学相结合，是中西医结合医院临床工作的特点。这就需要临床科室与基础科室密切配合，开展协作，临床医师应有较好的基础医学知识和实验研究操作能力，基础学科人员也应有中、西医临床知识。

中西医结合医院临床工作的重点，目前看来，首先应当是有组织、有计划地不断探讨和制定临床各学科常见病、多发病的中西医结合诊疗常规，探讨辨证论治与辨病论治的规律及其有机结合的最佳方案，探讨制定各学科中西医结合病历书写格式及规范，建立完善的中西医结合查房制度、门诊管理制度等，以满足开展中西医结合临床研究的需要。另外，应积极开设中西医结合抢救室、监护室、研究室，加强危重病人中西医结合抢救研究。对危重病人的中西医结合抢救能力和效果，直接反映中西医结合医院的医疗水平、医护人员的技术水平、现代设备水平和医疗组织管理水平等，在医院建设管理上应予以高度重视。还应重视中西医结合单病种质量管理的研究，这是提高中西医结合医疗质量和医疗水平的重要手段和措施，是医院全面质量管理的主要内容，也是对中西医结合医院医疗质量、医疗水平及标准化、规范化管理考核和评估的重要指标。开展中西医结合分级管理以来的经验表明，中西医结合医院必须抓好中西医结合单病种质量管理，以诊断标准（包括西医诊断、中医诊断及中西医结合诊断）、治疗规范、疗效评定（国际通用疗效评定标准）、中西医结合护理质量、平均住院日、平均住院费用等作为主要指标，继续开展中西医结合病种质量管理和标准化质量管理研究，从而制定中西医结合诊疗常规、中西医结合整体护理规范，以及质量控制标准等。这是提高中西医结合医疗质量和主动适应各项卫生改革与发展的需求和保障，更是把中西医结合医院建设成临床与基础研究相结合临床基地的根本保障。

另外，必须继续加强中西医结合临床学科建设。在中西医结合医院分级管理第一个评审周期（1994～1996年）中，已强调中西医结合重点专科的建设。今后，将逐渐要求加强中西医结合优势临床学科群的建设，只有这样才能逐渐形成医院整体协同的中西医结合临床优势，促进现代化综合性中西医结合医院内涵的建设发展。例如，针刺麻醉是我国中西医结合工作者继承发扬中医药学而取得的一项世界领

先的中西医结合重大科研成果。国内很多西医高等院校，对其坚持不懈地深入研究，针刺镇痛原理和应用研究不断深化。很多西医综合医院设有针麻科及针刺麻醉研究室。针刺麻醉的临床应用形式有针药复合麻醉、针刺与按摩配合、与点穴配合复合麻醉等。1972年尼克松访华，亲自参观了著名中西医结合胸外科专家辛育龄教授的针麻手术后，把针刺麻醉术引向美国、传往世界各地，其研究态势方兴未艾。针刺麻醉科及与其配套的针刺麻醉研究室，是真正体现中西医结合优势的临床学科，应引起中西医结合医院的高度重视并加强建设。

临床学科建设关系到医院长远发展，属于医院内涵建设的基本建设。现代化中西医结合医院，必须按照《医疗机构管理条例》，密切结合中西医结合临床特点和规律，根据区域卫生规划和社区卫生服务的要求，规划和规范中西医结合临床学科及优势学科群（包括医技科室）的建设，以适应医学模式和人类疾病谱的转变。突出中西医结合特点和优势，建设具有中西医结合优势的临床学科，并逐步形成中西医结合优势学科群，应作为中西医结合医院临床建设的重要任务和目标。这就要求中西医结合医院，必须抓好临床科研，系统地研究和总结中西医结合优势。中西医结合医院科技人员，包括临床、护理、医技、药剂及管理人员等，都要紧紧围绕充分体现和系统发挥中西医结合优势这一永恒的主题开展工作，并发挥创造精神，不断扩大现代化中西医结合医院的中西医结合特色优势，更好地为人民健康服务，为社会主义现代化建设服务。

我们在这里强调，中西医结合医院，决不能仅仅在某一方面，或仅在某一学科、某一病种上体现和发挥中西医结合优势，更不是仅仅让几位中西医结合专家去体现和发挥，而是要求中西医结合医院每个科室（学科）、每一位科技人员，在其全部医学活动中，包括诊断、治疗、护理、预防、康复、保健、健康咨询与教育等各个环节的医学行为，全方位、全过程地运用中西医结合医学理论知识与技术方法，发挥中西医结合医学理论与实践的优势，让中西医结合理论与实践的优势，在中西医结合医院逐步得以整体、协同、综合地系统发挥。这是中西医结合医院今后建设发展的方向和必然趋势。

(3) 继续加强中西医结合护理研究，积极开展中西医结合整体护理。这需要不断组织护理人员学习中医药学，系统地研究、发掘、整理中医护理特长，结合现代医学和护理学理论技术，以病人为中心，在临床实践中不断探索和总结中西医结合整体护理模式，制定中西医结合护理常规，并不断发展、提高。因此，中西医结合医院，要重视和加强整体护理模式病房的建设，转变护理观念，从基础护理入手，规范护理程序，以病人为中心，为病人提供系统化、整体化的中西医结合护理。中西医结合医院，必须要对护士加强教育，提高护理群体素质，树立以病人为中心的观念，不断更新知识，发挥中西医结合护理特长。同时，要加强中西医结合护理学科的科学研究，努力创建有特色的中西医结合护理理论体系，指导护理实践，指导病人进行自我保健、功能锻炼，调动病人的积极性，让病人主动参与治疗和康复，真正做到以中医学和现代医学的护理技术相结合，为病人实施整体护理。

(4) 积极开展中西医结合科研工作。中西医结合医院要加强科研管理，结合医院的实际情况（包括设备，人员，经费等），统筹安排中西医结合科研，有计划、有重点、有目标地开展中西医结合科研工作，在总结临床疗效基础上，从临床入手开展研究。要重视全国各地已产生的中西医结合科研成果的推广，认真组织交流应用和引进。此外，要注意调动医院各类科技人员积极性和创造性，发扬协作精神，组织好群体性研究。

总结近20年来中西医结合医院建设经验，必须做好以下几点：①实施科教兴院战略措施，依靠科技进步，深化中西医结合临床应用及应用基础研究，充分运用现代医药学技术方法及现代科学技术方法，深化中西医结合“病证结合”诊断研究，深化针对西医病因、病理、病期、病型和中医“证”的动态变化时相的“证因结合”治疗学研究等；②继承与创新相结合，继续开拓研究思路与方法，把中医药学、现代医药学及其他边缘学科，作为发展中西医结合临床医学的源泉，善于继承，勇于创新，使中西医结合临床科研工作更深入、更系统、更高层次，发挥科研工作的先导作用，推动中西医结合临床发展；③加强中西医结合理论研究，不断创造新的医学理论，逐步构建中西医结合临床医学理论体系，促进中西医结合理论与实践的发展，促进中西医结合。

为此，中西医结合医院必须继续加强中西医结合研究室和研究所的研究条件、设备设施、人才配备等有关中西医结合研究实验能力的建设，使之密切配合临床实践，不断开展现代化水平的中西医结合研究。

3. 设备设施、医院建筑要继续朝着与中西医结合医院特点相适应的方向发展

中西医结合医院是现代化的新型医院，必须引进国内外先进医学诊疗设备，包括脉诊仪、舌诊仪、气血诊断仪等各种中西医结合诊疗仪器等，使中西医结合医院诊疗设备不断向现代化、精密化、高效化、中西医结合化发展，保证中西医结合医院的医、教、研现代化水平。同时，中西医结合医院要加强中西医结合临床及基础研究，必须加强实验室、研究室或研究所的设备设施建设，如中药研究室、中西医结合诊疗仪器研究室等，均需配置相应的现代化设备，并吸纳有关工程技术人员、生物医学工程技术人员及其他科技人员，共同开展中西医结合医学研究。建筑设施方面，需具有能适应现代化综合性中西医结合医院业务活动、研究工作、教学活动及管理要求的功能设备，要加强医院的卫生设施、疗养设施、生活设施、服务设施、环境建设等现代化建设，保障为病人提供环境优美，就医方便，生活和疗养舒适、舒心、温馨，能够体现社会——心理因素要求的院容、院貌、院风。

4. 把中西医结合医院建设为高度文明的现代化医院

多年来，中西医结合医院以“救死扶伤、忠于职守、爱岗敬业、满腔热忱、开拓进取、精益求精、乐于奉献、文明行医”为建设目标，对精神文明建设常抓不懈、持之以恒，取得显著成绩。以病人为中心，实行救死扶伤的人道主义精神，全心全意为病人服务，讲求文明礼貌，语言文明、语调可亲、举止文雅、态度和蔼，给病人以爱心，待病人如亲人，为病人提供优质服务，包括优质的中西医结合医疗服务，等等，在中西医结合医院蔚然成风。让医院充满爱，已成为中西医结合医院文明风尚。中西医结合人员，历来具有开拓进取、精益求精、乐于奉献精神，在以病人为中心，优质服务的医院精神文明建设中，更会成为救死扶伤、文明行医、全心全意为人民服务的“健康卫士”，让中国的中西医结合医院成为充满人类的爱的“病人之家”。

5. 要不断深化医院内部配套改革，主动适应社会主义市场经济体制和各项卫生改革的要求

医院要主动进行内部改革，以适应医疗保障制度改革、卫生经济政策改革。此外还要进行适应区域卫生规划和社区卫生服务的一系列配套改革，完善与医改和药品管理办法改革相适应的医院管理运行机制，特别是人事制度与分配制度的改革，以及实施“以病人为中心”的配套改革，等等。只有紧紧围绕中西医结合医院建设发展中深层次矛盾和新问题，不断推进医院内部配套改革，促进自身建设，才能主动适应、积极参与各项卫生改革。因此，在新的历史时期，建设现代化综合性中西医结合医院，不仅是一项系统工程，一个不断创作和创新的过程，更是一个不断深化改革的过程。改革一定会进一步促进现代化综合性中西医结合医院的建设和发展。

6. 进一步实现管理上的现代化、科学化、系统化、信息化和经营化

随着中国市场经济体制和各项卫生改革的发展，中西医结合医院必须实施现代科学经营管理，包括导向管理、信息管理、人才管理、经济管理、标准化管理、规范化管理及经营管理等，使中西医结合医院的业务管理、全面质量管理、科技管理、经济管理、人才管理等，实现管理方法的现代化和科学化，管理体制的系统化和有序化，管理行为的制度化和法制化。管理人员既要具有现代科学经营管理思想，掌握现代科学经营管理方法，又要研究和把握中西医结合医院建设与管理特点，把握改革与中西医结合医院办院方向等，紧紧围绕提高中西医结合医疗质量和水平、提高服务质量和水平、提高工作效率、增强发展活力等，建立和完善富

有生机活力的、能调动医院职工积极性的管理体制和运行机制，不断提高中西医结合医院管理水平，以保障我国独创的中西医结合医院，在改革开放和现代化建设中生机勃勃地发展，保证中西医结合医院建设发展与我国市场经济体制相适应，与我国卫生改革与发展相适应，与社会经济、科学文化发展相适应，与国家现代化建设进程相适应，与我国中西医结合医学发展相适应，与社会需求相适应。

我国中西医结合医学研究的最终目标是“促进中西医结合”，即在继承发展中医药学基础上，在促进中医药学现代化与现代医学发展的过程中，充分运用现代科学的理论知识和方法，吸取中、西医两者之长，逐渐实现中西医学的融汇贯通，创立新医药学。这是一个漫长的历史过程，需几代人乃至十几代人的努力。在这漫长的历史发展过程中，中西医结合医院是培育新医药学即中西医结合医学的基地。在这里将不断产生新的中西医结合诊疗方法，制定各种疾病的中西医结合诊疗标准、规范，研制新的防病、治病、保健药物等。同时，中西医结合医院还不断推广应用中西医结合研究成果，实践中西医结合新疗法等，逐步促进中西医结合，培育和发展中西医结合医学。20 世纪我国创办中西医结合医院的历史意义即在于此。

第二节　中西医结合科研机构

一、中西医结合研究所的创建

随着我国中西医结合医学研究的深化发展,全国各地陆续创办了中西医结合研究所。简介如下：

（一）各省、直辖市中西医结合研究所

1. 天津市中西医结合急腹症研究所；

2. 天津市中西医结合骨折研究所；

3. 天津市中西医结合皮肤病研究所；

4. 天津市中西医结合急救医学研究所；

5. 黑龙江省中西医结合研究所；

6. 陕西省中西医结合研究所；

7. 福建省中西医结合肿瘤研究所；

8. 辽宁省中西医结合血栓病研究所。

(二)附设于高等医学院校的中西医结合研究所

1. 北京医科大学中西医结合研究所；

2. 武汉同济医科大学中西医结合研究所；

3. 西安医科大学中西医结合研究所；

4. 湖南医科大学中西医结合研究所；

5. 上海医科大学中西医结合研究所；

6. 上海第二医科大学传统医学研究所；

7. 中山医科大学中西医结合研究所；

8. 哈尔滨医科大学中西医结合血液病研究所；

9. 北京中医药大学中西医结合研究所；

10. 湖北中医药研究院中西医结合研究所；

11. 山西省活血化瘀研究所（设在山西医科大学)。

(三)附设于中西医结合医院的市中西医结合研究所

1. 武汉市中西医结合研究所（设在武汉市中西医结合医院)；

2. 青岛市中西医结合研究所（设在青岛市中西医结合医院)；

3. 吉林市中西医结合研究中心（设在吉林省吉林中西医结合医院)；

4. 成都市中医药研究所（设在成都市中西医结合医院)；

5. 杭州市中西医结合研究所（设在浙江省中西医结合医院)；

6. 大连市中西医结合医学科学研究中心(设在大连市中西医结合医院)；

7. 福州市骨科中西医结合研究所（设在福建省福州中西医结合医院)；

8. 南昌市中西医结合研究所（设在江西省南昌市中西医结合医院)；

9. 广西中西医结合研究所（设在广西壮族自治区中西医结合医院)。

另外，经天津市政府批准，于 1998 年正式成立了天津市中西医结合研究院，院长为中国著名中西医结合外科专家、中国工程院院士吴咸中教授。该研究院是以设有中西医结合急救医学研究所的天津市第一中心医院、设有中西医结合急腹症研究所的天津市中西医结合医院（南开医院）及设有中西医结合骨科研究所的天津总医院为基础，创办的我国第一家中西医结合研究院，成为中国的中西医结合研究向更高层次发展的里程碑。

二、中西医结合研究内容和领域

（一）中西医结合基础研究

运用现代科学（主要是现代医药学）理论知识和技术方法，以现代实验研究为主，开展中医药学基本理论与中医临床应用基础的现代研究，称为中西医结合基础研究。其主要研究内容包括：①结合现代基础医学、中医药学理论知识与方法，以及科学哲学理论等，开展中西医结合基础理论及思路与方法研究，如符合中医理论和实际的动物模型的研制，观测指标的选择与设计，经络实质的现代研究，针刺镇痛及针麻原理研究，中医藏象学说、藏象理论与现代医学人体各脏器、各系统（心血管系统、呼吸系统、消化系统、内分泌系统、神经系统、血液系统、免疫系统等）相结合的藏象-器官-神经-内分泌-免疫-心理-环境等系统综合研究，以及中药药理、中药化学、中药药效学研究等；②运用现代科学（主要是现代医药学）理论知识和方法，研究并阐明中医药基本理论及中医临床应用基础的现代科学理论基础，促进中医药学理论与实践的现代化，并在此基础上，沟通中西医药学理论基础，创造中西医结合新理论；③在中西医结合思想指导下，运用中医药学基本理论，研究和探讨现代医药学尚未认识和阐明的人体生理、病理变化的机理等，并在此基础上创造中西医结合新理论。如通过对中医“证”的临床和实验室生理、生化、病理等研究，证明了“证”是客观存在的类综合征，“证”的变化有与其相应的病理生理、生化、免疫等变化为基础，是人体整体病理生理动态变化的临床反映。只有运用中医理论指导临床实践，才能认识“证”的客观存在。由此产生了中西医结合“病证结合”诊断新理论概念，有效地指导着临床诊断及临床治疗；④把中医药学以整体宏观为主的理论优势与现代医学的以微观研究为主的理论优势结合起来，即宏观与微观相结合，综合与分析相结合，功能与结构相结合，动态与静态相结合，病理与状态相结合，临床与基础研究相结合，逐步创立中西医结合基础医学理论，形成中西医结合基础医学学科，如中西医结合生理学，中西医结合实验针灸学，中西医结合病理学，中西医结合生物化学，中西医结合分子药理学，等等。

（二）中西医结合临床研究

中西医结合临床研究，主要是运用中医辨证论治及现代医学辨病论治的理论与方法，临床研究与基础研究相结合，探索中西医临床理论与实践的异同和内在联系。其主要研究内容有：①中西医结合临床研究思路与方法；②“证”的临床变化规律、实质及其诊断客观化、指标化、标准化中西医结合研究；③中医临床辨证论治规律的中西医结合研究；④中西医结合诊断学研究，如“病证结合”诊断、“宏观辨证与微观辨证”相结合诊断研究，中医四诊的客观化、标准化、规范化研究，中西医结合医学影像学研究，各种疾病的中西医结合诊疗规范或标准研究等；⑤中西医药结合防治疾病最佳方案的探索；⑥古方今用的临床研究；⑦开发中药或复方的临床新用途研究；⑧创制新方药研究；⑨中药制剂与剂型改革研究；⑩中西医结合诊疗新仪器研究；⑪中西医结合临床应用基础（理论）研究；⑫针刺麻醉临床应用研究；⑬针灸疗法及推拿按摩临床应用研究；⑭中西医结合临床学科的创立和不断完善，实现临床学的中西医结合，乃至创立融汇贯通的中西医结合临床医学。40多年的中西医结合临床研究，不仅证明中西医学可以结合，而且证明中西医结合可以明显提高临床诊断水平和疗效，促进临床诊断学和治疗学的发展，显示了中西医结合临床优势。同时，在中西医结合临床学科建设方面，已经初步形成了中西医结合内科学、外科学、骨科学、妇产科学、儿科学，以及中西医结合血液病学、中西医结合神经病学、中西医结合消化病学、中西医结合风湿病学等学科，为中西医结合临床医学发展奠定了坚实基础。

（陈士奎）

参考文献

1. 中华人民共和国卫生部中医司．中医工作文件汇编（1949～1983年）．1985年（内部发行）

2. 马　骏．现代医院管理．第1版．上海：上海科学技术出版社，1986
3. 燕山高，等．中国中西医结合医院管理．第1版．昆明：云南科技出版社，1991
4. 中华人民共和国卫生部．建设有中国特色的社会主义卫生事业——全国卫生工作会议文件汇编．第1版．北京：人民卫生出版社，1997年
5. 陈士奎．现代化综合性中医医院内涵建设探讨(续).中国中医药信息杂志，1997；11：7

第七章　中西医结合成就与展望

党和国家一贯重视中西医结合工作，强调“要坚持中西医结合方针”。1958年毛泽东主席对卫生部党组《关于组织西医离职学习中医班总结报告》的批示，则是我国在党和国家的领导下有计划、有组织地深入开展中西医结合工作的一个明确标志。40多年的中西医结合工作在科研、医疗、教学等方面，均取得显著成绩，显示了中西医结合发展的光明前途。实践证明，党的中西医结合方针是完全正确的，是符合我国国情和医疗卫生事业的实际的。

第一节　中西医结合成就

经过40年的探索和实践，中西医结合研究已经取得了十分可喜的成绩，突出表现在：①有力地推动了中医药学术的发展，并从很多方面丰富了现代医学的内容，成为我国医疗卫生事业的一个重要组成部分，体现了具有中国特色的社会主义医疗卫生事业的特色与优势；②开发了中医药学现代实验研究的途径与手段，使更多的西医以及其他学科科技工作者了解到中医药学的科学性，架起了中西医相互沟通的桥梁；③取得了一系列重大科研成果，正在引起越来越多的国内外医药学界的关注和瞩目，促进了中医药学的国际交流，加快了中医药全面走向世界的步伐；④促进了中、西医药学从实践到理论的沟通、渗透与结合。正在逐步形成的全新的中西医结合医学理论体系，既避中西医传统观念之不足，又取双方认识方法与研究思路之特长，并且发挥了现代诊疗技术与基础实验之优势，将中西医两套医学理论体系融为一体。这些成绩的取得，不仅是我国中西医结合事业迈出的创造性的、坚实的第一步，同时，也在《中华人民共和国国民经济和社会发展“九五”计划和2010年远景目标纲要》中明确提出了“继续振兴中医药、促进中西医结合”的远景目标和《中共中央、国务院关于卫生工作改革与发展的决定》中进一步强调了“中西医并重”、“促进中西医结合”的方针这样一个良好的环境下，为我国中西医结合医学的进一步研究与发展明确了目标，照亮了方向。

一、人才队伍有了一定基础

1955年，卫生部在北京举办了首届全国西医离职学习中医班，开中西医结合人才培养之先河，并带动了全国各地“西学中”班的广泛和深入开展，陆续为我国培养了一大批既具有现代医药学知识和临床、科研能力，又系统学习了中医药学理论知识，并且有一定实践经验的中西医结合人才。目前，这些西学中人员多数已成为我国中西医结合临床、科研、教学或管理工作的学科带头人或专家，尤其是早期西学中班的人员，其中已不乏如毛泽东主席所预言的“高明的理论家”，如全国著名的中西医结合急腹症专家、中国工程院院士吴咸中教授，心血管病专家、中国科学院院士陈可冀教授，中西医结合专家、中国科学院院士沈自尹教授，骨伤科专家尚天裕教授等。

随着中西医结合事业的不断发展，一些热爱中西医结合研究的中医人员及其他学科的科技人员也不断地加入到中西医结合队伍中来。从1978年开始，国务院学位委员会批准招收中西医结合硕士和博士学位研究生，此后，全国相继设立了中西医结合博士点28个，硕士点87个，并从1995年开始设立了博士后流动站3个，北京、上海和广州中医药大学还从1992年开始开办了双学位西学中班，还有部分医学院校设立了中西医结合系或专业。

截至1995年底，全国共培养了58000多名中西医结合人员，其中，已具备中西医结合高级专业技术职务者8393名，中西医结合硕士和博士研究生1200多名。30多年来，这支队伍积极响应党的号召，与中医药专家及其他学科科技人员密切合作，为继承和发扬中医药学、促进我国医学科学的发展、促进中西医结合和创建独立的中西医结合医学体系做出了无私的奉献和显著的成绩。

二、科研成果令人瞩目

由于我国中西医结合工作者一贯重视多学科、多方法、多思路、多途径、多层次、全方位地探讨和研究中西医结合的课题，并且善于在客观地分析比较两种医学体系优势与不足的基础上取长补短，努力寻求最佳结合点，这就给中西医结合的科研工作带来了广阔的前景和勃勃生机。

40多年来，中西医结合研究取得了一系列重大成果。在1982年由WHO介绍的中国医学在世界上处于领先地位的5项成果(断肢再植、烧伤治疗、骨折治疗、急腹症治疗和针麻研究）中，就有3项（中西医结合治疗骨折、急腹症和针麻研究）属中西医结合项目。另外如抗疟新药“青蒿素”、中西医结合抢救多脏器衰竭等等，其疗效也已得到了世界公认。资料表明，1979～1982年全国卫生系统获国家发明奖项目共22项，其中中西医结合项目占7项；1984年卫生部评出的1605项甲、乙级成果奖励项目中有中西医结合项目256项，占15.95%；在1980～1990年中医及中西医结合的295个国家级获奖项目中，有一半为中西医结合项目。

经过全国中西医结合工作者40多年来的努力，中西医结合理论与中药方面的研究取得了具有开创性意义的成绩与进展，例如：①对阴阳学说与内分泌激素、环核苷酸代谢、物质能量代谢及免疫系统的密切相关性已有所阐明；②对气血学说与内脏功能、微循环、血液流变学的密切相关性已有所阐明；③阐明了藏象学说中下列内容或关系：心本质与心血管功能的关系，肺本质与肺功能的关系，脾本质与消化、吸收、分泌、运动功能以及电解质代谢、肌细胞代谢状态、植物神经功能的关系，肝本质与植物神经功能、胆汁疏泄及解毒功能的关系，肾本质与下丘脑-垂体-肾上腺皮质系统及性腺、甲状腺、骨代谢和微量元素代谢的密切相关性；④对于八纲辨证中虚实本质与神经内分泌功能、免疫功能及能量代谢的密切相关性，以及寒热本质与热量代谢不足或过盛及神经内分泌状态间的密切相关性有所阐明；⑤在中医治则治法方面，对于补肾、健脾、通里攻下、清热解毒和活血化瘀等方药的药理作用也作了部分阐明；⑥有关针灸作用、针麻原理和经络感传现象的机理均得到了较明显的阐明，有关中医体质学说、天人相应理论、四诊客观化等研究也取得了不少进展；⑦通过中西医结合工作者40多年来对临床常用的中药材广泛、深入进行的药化、药理和药性研究，从中药中提取了丰富的有效活性成分，并发现了一大批活性强、功效大的结构成分，特别是近10年来研究较集中的60多个单体，如人参多糖、枸杞多糖、灵芝多糖等，对他们的化学组成、分子量、药理作用及其与免疫活性的相关性均有所阐明；⑧为了深入揭示中药配伍与组方的奥秘以及中医理、法、方药的实质内涵，复方研究正在逐步成为当前中药研究的热点之一；⑨有关中药炮制与剂型改革的研究取得了较大进展，目前已有500多种中药的炮制技术得到了较全面系统的整理，有关工艺也正在向机械化、自动化和规范化方面发展。在继承发展传统剂型的基础上，已有40多种新剂型如气雾剂、涂膜剂、粉针剂、乳针剂等得到推广应用；⑩对于中药性味、归经、相反、相畏等理论的研究，已经从单纯的文献探讨拓展到了临床和实验研究相结合的阶段，并已作了部分阐明。

通过深入研究，中西医结合在临床诊断与治疗方面也取得了一定的进展，例如：①在深入细致地分析不同疾病和某一疾病不同阶段具体情况（包括病因学、发病学、病理学和整体观念等）的基础上，采取西医辨病与中医辨证相结合的诊断方法，不但使我们对疾病本质的认识有了进一步的深化，而且更趋全面，因此有效地提高了临床诊断水平，更好地避免了漏诊或误诊现象，较好地指导着临床诊疗工作。目前，这种诊断模式已成为我国中医和中西医结合临床实践中普遍采用的基本形式。并且在此基础上，其中某些病种已经或正在通过长期的临床实践，有所取舍，提炼升华而形成特定的中西医结合新病名，例如“小儿感染后脾虚综合征”及根据急性阑尾炎不同的临床发病经过与表现演变而来的“瘀滞期阑尾炎”、“蕴热期阑尾炎”、“毒热期阑尾炎”等等。需要注意的是，这些病名并非西医病名与中医证型的简单组合，而是长期中西医结合临床的经验总结，它有机地融合中西医各自的诊断学理论，并能更好地指导临床治疗方案的制定和把握治疗时机、选择最佳治疗方法，代表了中西医结合诊断的内涵特征和趋向。②通过有机地吸收和运用（而不是简单相加）中西医学两种不同治疗体系（包括不同的治疗手段和方法）的优点，创立了许多中西医结合型新疗法，初步形成了我国独具特色的、丰富有效的中西医结合临床治疗学，并在新理论的指导下形成了许多新的方药或新的中药剂型，使许多疾病特别是一些疑难病症的治疗获得了当前最佳的疗效，如中西医结合治疗外科急腹症、宫外孕、肿瘤、骨折、肾炎、肾功能不全、慢性粒细胞性白血病、再生障碍性贫血、冠心病、心肌梗塞、脑血管意外、烧烫伤，以及中西医结合菌毒并治抢救多脏器衰竭等等。③近几年来，通过宏观辨证与微观辨证相结合的研究，已逐步探索出一些对中医辨证有参考价值的实验室检测指标，为中医辨证诊断的客观化、指标化和标准化研究开辟了一条新路，发展了中医辨证学的内容。例如：由沈自尹等从60年代有关“肾本质”的研究开始，通过长期大量的实验研究，逐步提示了中医的“证”有其特定的病理生理基础，并率先提出了“微观辨证”的新概念，从而弥补了传统中医单纯依靠望、闻、问、切，然后“司外揣内”这一宏观辨证之不足，不仅有效地丰富了中医辨证的方法，而且为解决临床过程中常见的“无证可辨”（有病而无证）、证候不太明显（有若干症状但尚未构成证）和证候复杂以致辨证困难等问题起到了积极的作用。目前，有关学者已通过对肾虚证、血瘀证、脾虚证、肝郁脾虚证、肺气虚证、心气虚证、阴虚证、阳虚证、热证、寒证等进行大量较系统的研究，为其相应“证候”的实验室微观定性和定量检测指标找出了一些有参考价值的客观规律。如王兆清等对969例以胃脘痛为主证的各种慢性胃病的纤维胃镜下胃粘膜相变化与辨证分型关系进行分析，结果显示：脾胃虚弱者从胃体和胃窦的粘膜苍白或红白相间以白为主、胃窦粘膜出血、幽门形状不规则及幽门舒缩不良等多见；肝胃不和者则以胆汁返流及胃体和胃窦的粘膜红白相间以红为主等多见，两者相比具有显著性差异。其后更多报道证明上述观察结果具有一定规律性，提示上述病变（胃粘膜相）特点可作为微观辨证的指标。其他方面的研究如胃镜观察（胃粘膜相）腺体萎缩、粘膜变薄等可作为“胃阴虚”辨证指征之一，D-木糖吸收排泄试验，吸收率降低可作为“脾虚证”微观辨证指标之一，等等，均已基本得到学术界的公认。

三、机构建设不断巩固发展

中西医结合机构是其学术体系迅速发展的必然产物，也是全面深化中西医结合工作和建设具有中国特色的社会主义医疗卫生事业的客观需要。实践证明，我国自从1982年开始创建或改建中西医结合医院、研究所等机构以来，中西医结合工作有了更好更快的发展，这些机构成为了我国卫生资源的重要组成部分。

经过短短的十多年来的建设和发展，目前全国已有正式挂牌并纳入中医药行业统计的省市级中西医结合医院46所，一些地区特别是基层还设有中西医结合专科（或专病）医院。部分西医院校（如北京医科大学、上海医科大学、西安医科大学、武汉同济医科大学等）及多数中西医结合医院均设有中西医结合研究所，目前全国已有不同专业的各类具有独立编制的中西医结合研究所17个。中西医结合教育机构也已经在早期单纯“西学中班”的基础上有了明显的发展，一些高等医学院校或科研院所相继设立了中西医结合专业或系、中西医双学位班，及中西医结合硕士、博士研究生培养点等，且有关部门正在酝酿成立独立的高等中西医结合医学院校。这些机构的建设与发展，既为中西医结合事业本身提供了临床、科研与人才培养的重要基地，也为促进现代医学模式的进一步完善、丰富医疗技术手段、提高人民健康水平做出了贡献，正在越来越多地受到各部门和各级领导及广大群众的广泛重视与大力支持。最近几年来，尤其是开展中西医结合医院分级管理工作以来，有关部门对中西医结合医院的投入明显增多，广大患者对用中西医结合方法治病的要求也更为强烈且满意度普遍较高，说明通过广大中西医结合工作者十多年来的共同努力，中西医结合医院已经赢得了社会的普遍认可。中西医结合医疗机构已被纳入到《医疗机构管理条例》之中，成为中国法定的医疗机构。

四、学术研究不断发展

在近40年来的中西医结合研究过程中，广大中西医结合工作者本着继承与创新相结合的原则，在勇于创新和敢于突破中、西医固有的传统观念的同时，合理地汲取中西医两方面的优势，努力寻求中西医学的有机结合点，并且充分利用现代科学知识、技术与方法，为我国医学科学的研究与发展提供了独到的、别具一格的思路、方法与模式，也为中西医结合重大科研课题和成果的确立与产生开辟了丰富的源头。

1981年中国中西医结合研究会（现更名为中国中西医结合学会）的成立，标志着我国中西医结合学术研究发展到了一个新的阶段。18年来，学会坚持党的中西医结合方针，不仅有力地促进了中西医结合的学术交流，也为加强队伍建设、提高人员素质、促进专业分化与完善做了大量富有成效的工作，并必将为最终形成完整的中西医结合学术理论体系作出贡献。目前，学会已有会员41000余名，有各种工作委员会和专业委员会30个，除台湾省以外各省市均建立了地方学会，中西医结合学术研究正在按照“百家争鸣、百花齐放”的方针和科学、民主的原则，朝气蓬勃、欣欣向荣地向前发展着。

1997年10月27日～29日，由中国中西医结合学会主办的首届世界中西医结合大会在北京国际会议中心隆重召开。来自五大洲的1100多名中西医结合专家、学者欢聚一堂，紧紧围绕“继承、发扬、结合、创新”这一主题，探讨学术，交流经验，展示成果，展望未来，不仅对40多年来的中西医结合成就与经验进行了比较客观和全面的总结，更给中西医结合事业的未来带来了无限的希望。无疑，这是中西医结合学术研究与发展过程中的一件大事，必将对中西医结合的发展历史产生重要而深远的影响。

五、国际交流正在日益活跃

80年代以来，由于我国中西医结合医学研究工作进展较大，科研成果不断涌现，引起了国际医药学界更多的关注和反响。例如：1981年在美国召开的一次国际医学学术讨论会明确提出其会议中心议题为“中西医结合——寻求最佳治疗方案”；1983年意大利卫生部与教育部共同批准在意大利最著名的帕维尔大学医学院成立一个研究生院，其宗旨为“探索中西医结合途径”；1983年美国正式成立了“世界中西医结合研究会”等等。再如：近年来我国一些知名的中西医结合专家纷纷接到国外（如：日本、朝鲜、韩国、印尼、印度、菲律宾、法国、美国、英国、加拿大等十多个国家和地区）学者的访问邀请，这些专家的特别讲演受到与会学者的普遍好评，进一步扩大了中医和中西医结合医学在国际医学界的影响。同时，由国外学术团体与国内的一些中西医结合机构共同在我国举办的一些国际性中西医结合学术会议也在逐年增加，并在很多方面（如血瘀证、肾病、喘证、气功、烧伤等）引起了与会代表的浓厚兴趣。

第二节　中西医结合的发展前景

显然，通过广大中西医结合工作者40年来的共同努力，中西医结合在人才队伍与机构建设、学术研究与事业管理等各方面都具备了一定基础，因此我们完全有理由对中西医结合医学研究的前景充满更大的信心和希望，它不仅会推动我国医学的发展，使其更快地、全面地走向国际，也一定会为世界医学的发展和全人类的健康作出新的贡献。

实际上，中西医结合医学已经具备了作为一门新的学科体系的基本条件，它集中西医学两方面的理论与技术优势于一体，抛弃两种医学传统模式中的不合理部分，能够更好地发挥创造性思维在科研课题中的重大作用，因而能够在较短的时期内取得象中西医结合治疗急腹症、骨折、抗疟新药青蒿素等这样一些世界一流的科研成果。

一些资深的中西医结合专家和学者普遍认为，展望21世纪，中西医结合可望在新药开发、疑难危重病症（如肿瘤、出血性中风、冠心病、乙型及丙型肝炎、艾滋病、老年性痴呆、骨质疏松症、糖尿病及其合并症等）的防治研究、戒毒研究、复方及其配伍作用原理与药物动力学研究、针刺治疗的进一步深入研究、中医药理论研究等方面取得较为杰出的成绩，并进一步为世界医学界所接受和应用。事实也证明，这些观点并非空想，而是有一定的现实依据和科学依据的，归纳起来，主要可以体现在以下几个方面：

1. 中西医结合已被学术界公认为一支交叉学科，这一学科的形成与发展，是在我国既有中医药又有西医药这样特殊的历史和现实条件下产生的，也是符合相邻学科之间相互渗透、相互促进、相互补充和相互融合这一当代学科发展的总趋势的。因此，中西医结合必将随着中医与西医的不断发展而发展，同时，反过来又将极大地促进中、西医的发展与提高，而最终的目标，必将融合中、西医两种医学理论体系中各方面的优势，形成相对独立和自成体系的有机统一体，从而造就出一种独具优势的、全新的医学理论体系——中西医结合医学。

2. 40多年来，中西医结合在临床、科研、教育、管理等各方面的研究取得了丰富的经验，为中西医结合事业的发展奠定了坚实的基础。因此，我们相信，有党和国家“促进中西医结合”这一方针政策的保障，有广大人民对中西医结合医疗保健事业的社会需求，有全国中西医结合工作者团结奋斗和“献身、求实、创新、协作”的科学精神，我国的中西医结合事业一定会不断发展，为发展和提高医学科学的整体水平作出贡献。

3. 中西医结合学科建设与发展取得了一定成绩。40多年来，通过全国中西医结合工作者的创造性研究，特别是在对于中医药理论实质的客观化和规范化研究的基础上，中西医结合理论初步形成了自己的方法和规律。中西医结合特定概念的不断提出和成形，以及涉及生理学、病理学、药理学基础等各方面内容的多种中西医结合理论专著如《中西医结合医学丛书》及中西医结合临床各学科专著等的陆续出版，已经为中西医结合二级学科的形成与发展打下了基础。

4. 以中西医结合为基础和依托，建立和发展中国新医药学已经成为多数中西医结合工作者的共识。现在，中西医结合已经成为继承和发展中医药的一个重要途径和我国卫生工作的一大优势，广大医疗卫生工作人员，特别是中西医结合工作者正在充分利用现代科学技术手段，进一步加强对中医药的研究，努力促进中、西医学从理论体系到临床实践等各方面的有机结合。因此，21世纪中西医结合事业的发展前景必将更加美好，中国必将为人类医学科学的发展做出更大的贡献。

（金二澄）

参考文献

1. 陈士奎. 我国中西医结合研究工作进展. 实用中西医结合杂志，1989；2（2）：3
2. 陈士奎. 谈中西医结合医学发展前景. 医学与哲学，1989；12：1
3. 周金黄. 在两种医学思想下探索我国药理学的道路. 中西医结合杂志，1985；5（10）：582
4. 陈士奎. 中西医结合新理论概念的创造与介评. 中西医结合杂志，1991；11（1）：44.～11（2）：116
5. 陈士奎. 毛泽东与中西医结合. 中国中西医结合杂志，1993；13（12）：711
6. 王琦，等. 证实质近30年研究进展. 中西医结合杂志，1985；3（7）：440
7. 沈自尹. 中医药对免疫功能影响的综述与评析. 中国中西医结合杂志，1992；12（7）：443
8. 陈可冀. 中国中西医结合事业40年辉煌历程的回顾与展望. 中国中医药报 1997.10.20；3.
9. 危北海. 我国中西医结合理论及中药研究成就概况. 中国中医药报 1997.10.20；3

第八章　中西医结合方法论概述

科学方法论是人类在长期实践活动中积累总结出来的关于科学认识的、系统、深入、正确地反映事物所必须遵循的基本原则及必须采取的程序、步骤、途径、方法的总和，是完成任务或达到目标必须运用的程序、技术、途径、手段、操作规则及观点等方法。必须体现客观存在本身发展和运动规律，而且只有正确地体现客观规律的方法才是科学的、有效的。

俄国生理学家、诺贝尔生理学与医学奖获得者巴甫洛夫（IVan. P. Pavlov，1849～1936年）曾说“科学是随着研究方法所获得的成就而前进的。研究方法每前进一步，我们就更提高一步。随之，在我们面前也就开拓了一个充满着种种新鲜事物的、更辽阔的远景”。法国生理学家贝尔纳（Claude Bernard，1813～1878年）也讲“良好的方法能使我们更好地发挥运用天赋的才能，而拙劣的方法则可能阻碍才能的发挥”。中国自古就有“工欲善其事，必先利其器”之至理名言。任何一门科学的发展，都有赖于方法的先进与更新，而欲保障方法的先进与不断更新，则需要从本学科以外的更加广阔的领域吸取营养。随着科学的进步与发展，产生了以方法为对象的研究，并形成相对独立的专门学科即科学方法论或方法学（methodology）。由此可见方法对于一门科学的重要性。特别是科学研究方法，实际是科学知识的生产过程和创造过程。科学方法论即研究科学知识生产过程和创造过程的规律性，研究科学创造的方法，如科学创造的心理学问题——想象、联想、灵感、直觉等，以及科学认识的逻辑方法论问题，即概念的形成、判断、推理等。前者与人的天赋、才能有关，后者则主要取决于后天的教育、训练和培养。两者又是互相交叉，互相补充，结合得好才能提高在科学研究中敏锐的洞察力和鉴赏力。这些有关科学方法论最基本的问题，对于新兴交叉学科中西医结合医学研究来说，是必须予以高度重视和认真研究的。

中西医结合医学研究，从其开始便十分重视思路方法和方法学研究，在认识论上坚持历史唯物论与辩证唯物论，坚持认识来源于实践，实践是检验真理的唯一标准，注意临床与实验研究相结合，强调继承与创新相结合，积极利用现代科学方法，特别是现代医药学方法，借鉴、移植、改良、创新，努力在继承中发展，在发展中结合，在结合中创新。因此，40年来的中西医结合研究，思路活跃，思想解放，方法追求先进，保证了中西医结合医学研究不断取得新成果、新进展并持续发展。

1996年《中共中央、国务院关于卫生改革与发展的决定》明确提出“中西医并重，发展中医药”，“中西医要加强团结，互相学习，取长补短，共同提高，促进中西医结合”，以及“正确处理继承与创新的关系，既要认真继承中医药的特色和优势，又要勇于创新，积极利用现代科学技术，促进中医药理论和实践的发展，实现中医药现代化”。不仅提出了中医药现代化发展方向，更为中西医结合医学研究提出了“促进中西医结合”的最终目的和远大目标。中西医结合工作者必须围绕这一目的或目标，进一步加强中西医结合方法学研究。

40年来中西医结合研究方法的不断更新，不仅是我国中西医结合研究不断发展并形成优势的主要原因，对于中医药学的发展性研究也带来了新的思考和启示，尤其通过中西医结合研究，给中医药学的方法论、医学观、疾病观等带来了具有世纪意义的历史性变革。

中西医结合研究思路与方法，是一个随着人类科学技术的进步及中西医结合研究的不断深入发展，不断探索、创新和完善的过程。本章仅总结过去40年的主要思路与方法，以承前启后，继往开来。

第一节 中西医结合研究的目的

方法是为目的服务的。任何科学研究的方法，总是紧紧围绕研究目的而设计的。

中西医结合研究属于科学研究，它已经超越了中西医汇通派时期个别中医学家自发的认识过程，而表现为一种群体协作的精神生产形态，成为社会精神生产（知识经济）的一部分，是为了达到其特定的目的使用各种方法的特殊认识活动，其研究目的具有直接服务性。

中西医结合研究的目的为：在继承发展中医药学，促进中医药现代化和发展现代医药学基础上，促进中西医结合，创立和发展中西医结合医学，提高防治疾病能力，保护和增进人类健康，造福于人类。因此，中西医结合研究，对医学科学的发展及社会生活均有重要影响。

在研究和探讨中西医结合思路与方法问题时，首先要明确中西医结合研究目的。

一、明确的目的是开展中西医结合研究的内在动力

开展中西医结合研究的目的是“促进中西医结合”，这是被上百年的中西医汇通实践，特别是近40年的中西医结合研究实践认识了的主观需要、社会需求和客观可能的相统一的反映。早在80年代就有资料反映，世界上有1/3人口应用中医药防治疾病（《人民日报》1987年4月25日第3版），日本使用汉方药的医师已超过50%（《湖北日报》1987年7月15日头版），我国农村基层医务人员有70%～80%以上采用中西医结合防治疾病，我国人民群众有中医好、西医好、中西医结合更好的保健防病观念，这些反映了中医中药和中西医结合已成为一种社会需求。社会需求代表着人们追求的利益和价值，而人们的利益和价值追求，不仅对人的行为具有选择作用，而且在活动过程中具有导向作用。所以，“促进中西医结合”，发挥中西医结合优势为人类健康服务，是同人类的需要密切联系的，例如，当今社会对回归自然、天然药物、健康新概念等的追求，表现着人们对切身利益的一种追求，必然激励人们克服困难去认识、探索客观事物，构成推动中西医结合研究活动的动力。正如恩格斯曾讲“社会一旦有技术需要，则这种需要会比十所大学更能把科学推向前进”。我国的广大医学科技工作者，正是以“促进中西医结合”这一目的为动力，持续不断开展着中西医结合医学研究。

二、明确的目的是中西医结合研究活动的评价尺度

中西医结合是一个大课题。中医药学与现代医药学各具自己的形态与特征，而中西医结合研究如何进行，各个领域、各个学科的中西医结合研究如何进行，结合到什么程度，中西医结合的质与量如何，等等，应主要根据中西医结合研究的目的来确定。从方法学上讲，中西医结合研究方法，是解决中西医结合研究如何进行的首要问题。中西医结合研究方法，要以最能实现目的或目标的方法为选择，脱离目的或目标标准就无法对方法的优劣、先进或落后、有效或无效进行评价。例如中西医结合临床医疗研究，其主要目的是提高临床疗效，对一个中西医结合治疗方法的评价，最终要看其疗效水平。

三、目的具有高度整合机制和自我调节作用

中西医结合研究活动是一个连续性过程，是系统工程，其整个过程是一个系统的整体。因此，中西医结合研究，一定是各领域、各学科为达到一定的目的从不同角度、不同方面、不同层次，采用不同方法来开展研究。任何一项中西医结合研究活动，都是在确定的时空中进行和展开的，都是由一个个阶段和一个个步骤所组成的，每一个步骤又都具有许多互相联系的环节，每一个环节又都有其具体的操作技术、实验程序、技术路线等，形成一个丝丝入扣、一环扣一环的连续整体。但是，只有具有明确的目的，才能保障环节、阶段、步骤等形成一个有机联系的、系统的整体，目的越明确，各环节之间的联系程度就越高。另外，在实施中西医结合研究过程中，哪些研究是符合要求的？哪些是不符合要求的？只能靠目的来给予评价。目的明确，则可以及时发现背离目的的研究活动，予以及时调节，以免产生大的偏差。

中西医结合研究的目的是“促进中西医结合”并逐步实现中西医结合，创造中西医结合医学，发展人类医药学，为全人类健康服务。另外，中西医结合研究同我国其他科技领域一样，存在着国际竞争及研究观念、研究方法等与国际接轨的问题。所以，开展中医药现代化研究及中西医结合研究，要树立为发展人类医药学而努力的大目标。其重要意义在于：①唤醒和提高研究者的国际意识，即必须在对世界医药学和科学技术发展深入了解的基础上，把中医药学和中西医结合研究，置于世界医学和现代科学技术发展大环境中予以审视，从世界化、现代化科学技术要求和人类对医药学发展的新要求出发，开展中医药及中西医结合研究，真正使中西医结合研究（包括研究者的每一个研究课题）做到面向世界、面向现代化、面向未来。这也是强调全面系统地查阅和研究国内外文献和信息，掌握医学研究的动态与进展，才能开展好中西医结合研究的原因之一；②围绕这一大目标开展中医药及中西医结合研究，才能充分发挥研究者的聪明智慧，无论采取什么样的研究思路与方法，研究中医药的什么内容，哪怕是一方一药、点滴经验、某一理论（当然更鼓励系统研究），成果有什么样的特色，发展了中医药还是发展了西医药，等等，只要为丰富发展人类医药学做出贡献，为人类健康事业做出贡献，必然赢得世界医药学界的公认和全人类的欢迎。这方面中西医结合研究成果和实例颇多，如针刺麻醉的原理及临床应用研究，不仅博得世界公认，而且国际上对其原理和应用研究经久不衰，方兴未艾；从中药青蒿研制成功的抗疟新药——青蒿素及双氢青蒿素等，早在1981年召开的“青蒿素专题国际会议”上，就被外国专家认为是我国学者将传统医学遗产与现代科学技术相结合，以独特的科研成就造福人类的成果，被誉为医药史上的创举，对人类的重要贡献；又如从古老的中药砒霜研制成功的“癌灵1号”注射液，治疗急性早幼粒细胞白血病的临床疗效与机理研究（诱导癌细胞分化、凋亡），达到了世界领先水平，博得世界血液学界公认，等等。

总之，确立明确的目的或目标，是中西医结合研究的一个重要指导原则，它贯穿于整个中西医结合研究活动的始终。任何一项中西医结合研究工作，以及每一位中西医结合研究者，应时时刻刻注意遵循这一原则。只要我们对中西医必然结合的客观真理有明确的认识，就会像钱学森教授所讲“看破真理胆识壮”，坚持不懈地为“促进中西医结合”而开展各种中西医结合科学研究活动。

第二节　充分利用现代科学研究方法

40多年来，中西医结合研究十分重视并积极运用现代科学技术方法，特别是现代医药学技术方法，开展中医药现代研究及中西医结合研究，从而保障了中西医结合研究的科学性、先进性，并在新方法的探索中有所创见。

一、运用现代科学方法开展中西医结合研究的概况

早在1963年，邝安堃在深入研究中医理论基础上，首先用大剂量考地松造成世界上第一个阳虚动物模型，并运用动物模型从内分泌角度开展了中医的“阳虚”和“阴虚”证的研究。与此同时沈自尹等开展了中医“肾”本质的现代科学（主要是现代医学）研究，从此开辟了中医药学动物实验研究的现代科学研究方法。1964年侯灿报告了中医八纲病理生理学探讨，从此揭开了从临床入手对中医“证”本质的现代科学（包括现代医学）研究的序幕。

到了80年代，由于现代医学科学技术突飞猛进、日新月异的发展，中西医结合研究及时积极引进了大量现代科学包括现代医学技术方法，如现代生物技术方法、现代生理学方法、现代病理学及病理生理学方法、现代免疫学方法、现代内分泌学方法、生物化学方法、分子生物学方法、现代药理学方法及中药化学方法，以及内窥镜、电镜、CT、MRI、微循环检测技术、血液流变学检测技术、血流动力学检测技术等，大大促进了中西医结合临床及实验研究的水平及进展。特别是随着运用上述各种现代医学研究方法开展中医基本理论如阴阳、气血、寒热等证的研究，不断深化经络、针刺镇痛原理、中药药理，以及关于宏观辨证与微观辨证相结合规律的研究，等等，带动了中西医结合现代实验研究发展，推动了中西医结合方法学研究。采用传统中医研究方法与现代医学研究方法相结合、临床与实验研究相结合、宏观与微观方法相结合、局部与整体研究相结合、动态与静态研究相结合、功能与结构研究相结合、综合与分析相结合等研究方法，成为中西医结合研究方法学的显著特点。

二、运用现代科学方法开展中西医结合研究取得成就举例

1.20 世纪中西医结合研究中医“以毒攻毒”取得重大成果的范例

(1) 20 世界初——外国学者贝林与北里

埃米尔·冯·贝林，是德国著名细菌学家和医学家，北里柴三郎是日本著名细菌学家。当年，他们都在德国柏林柯霍卫生研究所从事细菌学研究。贝林由于研制成功破伤风和白喉抗毒素血清，对医学免疫学发展及破伤风和白喉的防治做出了不朽的贡献，在 1901 年成为世界上第一位诺贝尔医学奖荣获者。

鲜为人知的是，贝林是在中医理论的启发和指导下，然而又是充分运现代科学方法研究，才获得这一伟大发明，从而在 20 世纪之初荣获首次诺贝尔医学奖的。

20 世纪初，全世界面临着破伤风和白喉流行的威胁而束手无策。医学家们都在如何防治破伤风和白喉而思索着。一天，贝林和北里在公园里散步，谈着谈着又谈到医学问题上来。比较精通中医学的北里说：“中国古代医书上有一条医理，叫做‘以毒攻毒’，我看它之所以一直延用至今，必定是合乎科学的。我们能不能根据这条原理来预防和治疗疾病呢?”。北里讲出中医学“以毒攻毒”医学理论，对善于科学联想和科学思维的贝林，引起了强烈的反响。在北里的启发下，贝林头脑中不断思考着“以毒攻毒”，突然他兴奋地说：“对！以毒攻毒！病毒、细菌既然能产生毒素，毒害人类和动物，那么就一定会有一种能攻毒的抗毒素。”这是一种科学哲学思维和逻辑思维的反应。

作出这样的推理判断后，他便一头扎进实验室，运用细菌学和动物实验方法，开始研究和探寻“以毒攻毒”的抗毒素。经过上百次的艰苦实验，他在 1889 年德国医学会年会上，首次提出了“抗毒素免疫”新概念，并用以阐述中医“以毒攻毒”原理。后来又经过 300 多次试验研究，终于研制成功破伤风和白喉抗毒素血清，解决了当时猖獗地危害人类健康和生命的破伤风和白喉的防治难题，挽救了无数的生命，从而贝林被誉为免疫学尤其是血清疗法的创始人。“抗毒素”这个不见经传的、被当初许多权威学者认为是“怪名词”的概念，作为医学新概念永久地载入教科书和医学史册。贝林是世界上最早采用现代医学（细菌学实验研究）方法，开展中西医结合的研究者。

贝林就是这样在中医“以毒攻毒”理论的启发和指导下，研制成功抗毒血清。一方面他用现代医学细菌学理论及实验研究方法，科学地阐述“以毒攻毒”这一古老的传统医理；另一方面则通过“以毒攻毒”医理研究，寻求新的科学发现（抗毒素）、研制新的方药（抗毒素血清）、创造新的医学理论（抗毒素免疫）等。这种研究思路与方法，确实值得我们认真学习。中医理论却引发了一个外国学者的科学灵感，他继承中医理论，更发展创新中医理论，并获得造福全人类的伟大医学发明，这不是发人深省的吗！我们作为中医学产生故乡的医学科技工作者，应从贝林采用中西医结合方法继承创新中医药理论研究实践中，得到很多很多的启示。

2.20 世纪末——中国学者张亭栋与陈竺

1996 年，国际权威性学术期刊《血液》杂志、1997 年《人民日报》、《健康报》、《中国中医药报》、《中药事业报》等，连续报道了上海第二医科大学瑞金医院血液学研究所所长、中国科学院院士陈竺教授与哈尔滨医科大学附属第一医院、中西医结合血液学研究所所长张亭栋教授，合作研究“癌灵 1 号”治疗白血病——血癌的“震惊世界的研究”。这是 20 世纪末中国学者研究中医“以毒攻毒”原理和运用“以毒攻毒”中药治疗癌症成功的又一继承创新典范。

“癌灵 1 号”注射液的成分是中药砒霜。《本草纲目·卷十》载：“砒乃大热大毒之药，而砒霜之毒尤烈。”实验证明砒石煅烧后即氧化分解为三氧化砷，即为砒霜。历代中药本草均把

砒霜列为“以毒攻毒”之良药。

“癌灵1号”注射液的创制者张亭栋，与他的同事从1972年便对民间用于治疗淋巴结核、皮肤癌等的有效验方（含砒霜、轻粉、蟾酥等）进行系统研究。为了弄清验方各组成部分的作用，他们把原方分为两组进行对照实验研究，第一组由砒霜和轻粉组成，命名为“癌灵1号”；第二组由砒霜和蟾酥组成，命名为“癌灵2号”。实验研究发现，由于癌灵2号含蟾酥，强心作用突出，实验中出现血压升高、头痛、脸红等反应，故去掉蟾酥。同时发现轻粉为汞剂，经长期实验和临床观察，其对部分病人易产生肾功能损害而致蛋白尿等，故亦去掉轻粉。最后只留下砒霜一味药而疗效不减。如此经过多年的艰苦探索，临床与实验研究相结合，对原验方药物组成逐一筛选，从复方到单味药砒霜，又从砒霜到化学纯三氧化砷，终于研制成功“以毒攻毒”的“癌灵1号”注射液，并在严谨的实验研究基础上，确证对白血病的临床疗效。经临床使用20多年，对1200多例各型白血病患者进行中西医结合治疗，其中急性早幼粒细胞型总缓解率达84%，19例长期存活5年以上，其中13例达到临床治愈标准（存活10年以上），存活最长者达24年，创造了白血病临床治疗的“人间奇迹”。但是，从研究方法来看，张亭栋研究组当时只能从临床疗效观察，及进行实验室病理学和细胞水平等一般科学层次的研究来证明“癌灵1号”的治疗作用。如从细胞水平研究证明“癌灵1号”对小鼠肝癌细胞有核分裂等作用，即抑制癌细胞从G_1期进入S期，并观察到对正常组织和正常细胞无影响。他们将“癌灵1号”对癌细胞有抑制作用，而对正常细胞无影响的机理，解释为“本剂对肿瘤细胞有特异性杀伤作用”，而“特异性杀伤作用”是如何实现的？由于研究方法和手段的限制则无从得知。

当陈竺得知张亭栋等运用中药砒霜治疗白血病有效的信息后，他认为临床有效，就一定有其科学道理，应该用现代科学去揭示其机理。如果只知其然，不知其所不然，再重要的发现也得不到科学界的最终公认。于是，陈竺带领的研究小组与张亭栋带领的哈尔滨同行携手合作，全力以赴地运用分子生物学技术探索“癌灵1号”治疗白血病的机理。经过艰苦的分子生物学实验研究，终于在分子生物学水平和基因水平探索中，发现“癌灵1号”对急性早幼粒细胞有选择性诱导分化作用，并促使癌细胞死亡，即令癌细胞走上程序化死亡的“自杀”之路，并发现经三氧化二砷处理的急性早幼粒细胞白血病AML-M_3细胞株NB_4细胞呈现染色质浓缩、核碎裂以及凋亡小体形成，揭示其是通过调控凋亡的抑制基因bc1-2和AML-M_3特异分子PML-RAR_2蛋白定位而实现的，从而为张亭栋等提出的“特异性杀伤作用”作出了分子生物学和基因水平的解释。

与此同时，陈竺等又临床应用“癌灵1号”对15例复发和对维甲酸、化疗耐药的急性早幼粒细胞白血病患者进行治疗，取得14例完全缓解的明显疗效。当1996年在美国召开的“全美血液学术会议”上，陈竺代表张亭栋等合作的专家，报告《三氧化二砷诱导早幼粒细胞凋亡及其分子机制的初步研究》学术论文，阐述中国学者用三氧化二砷即中药砒霜注射液，治疗15例早幼粒细胞白血病病人，有14例完全缓解，并用分子生物学阐明其机理，博得了世界血液学界公认。这一中西医结合研究成果，被认为是中国学者在血液病研究领域内一次世界性的重大突破。通过中西医结合研究，使中医“以毒攻毒”医理研究得到再一次的理论上的飞跃与突破。

以上列举两个典范中，一个是外国学者，一个是中国学者，且都是有关中医“以毒攻毒”医理的研究，前者已荣获1901年世纪之初的首届诺贝尔医学奖，后者有人认为距通向斯德哥尔摩卡罗琳医学院只有“一步之遥”，可见中医理论和实践经验中确实蕴藏着极为丰富的科学内涵。只要充分运用现代科学技术和方法，努力研究，不仅可促进中医药理论与实践的发展，更主要的是带来更多的科学新发现和医学创造，为促进中西医结合及人类医药学发展，做出更大贡献。

2. 青蒿素的研制成功是医药史上的创举和抗疟领域继喹啉宁药物后的新突破

20世纪60年代起，由于恶性疟原虫对长期应用的喹宁类抗疟药物，产生了严重的抗药性，使全球100多个国家年发病达2亿多的疟疾患者，面临无药可治、死亡率剧增的严重威胁，因此，寻找新结构类型的抗疟药物，成为世界各国科学家、药学家冥思苦想的课题。如美国就曾经筛选了30多万个化合物，均未获得好的效果。因此，曾有专家断言："抗疟药必须含氮杂环"。难道真的就别无出路吗？

中国的科学家则得益于中医药学伟大宝库。他们根据中医运用青蒿治疗疟疾的悠久历史和文献记载，特别是公元281～340年间东晋葛洪著《肘后备急方》就有"青蒿一握，水一升渍，绞取汁尽服之，截疟"的明确记载，以此为线索开始对中药青蒿抗疟进行研究，历经千辛万苦，经过380多次的失败，终于从中药青蒿中找到化学结构全新的抗疟新药青蒿素（是一个具有过氧基团的新倍半萜内酯化合物），打破了所谓"抗疟药必须含有氮杂环"的传统观念。

青蒿素的研制成功，说明中国医药学是一个伟大的宝库，不仅成为20世纪中国被世界承认的唯一创新药物，而且被公认为是世界医药史上的创举，是抗疟药物史上继喹宁类药物的新突破，是对全人类的重大贡献，因此曾荣获1992年全国十大科技成就奖。

从方法学上讲，这一国际上许多西方国家都下大气力研究的课题，之所以能在中国获得成功，其原因正如研究者屠呦呦所讲：我们拥有中医药学伟大宝库，又有50年代以来国家培养的西学中、中西医结合人才，他们执着地追求从中医药挖掘、整理、研究，并采用药物化学、化学分析、超临界萃取、超滤、逆流色谱、X-射线衍射技术、高效液相色谱、气/液相色谱、毛细管电泳-质谱联用仪等检测方法，以及动物实验等现代科学的多学科方法，才能取得这样的结果。外国专家对我国学者继承传统医学遗产，运用现代科学技术，以独特的科研成就造福于人类，都表示由衷钦佩。

从上述开展中西医结合研究获得的重大研究成果的实例不难看出，其共同特点是：①具有明确的研究目的，其研究的始动因素，都是基于防治疾病的迫切需求（直接针对严重危害人类健康与生命的白喉、破伤风、白血病、疟疾）；②研究成果也都是直接针对疾病防治而研制成功新的有效治疗方法或药物（血清疗法、抗毒素血清、癌灵1号、青蒿素等）；③都充分运用现代科学，特别是现代医药学先进的研究方法，继承发掘中医药，具有显著的中西医结合研究特点，丰富了人类医药学；④研究者都具有科学家所共有的追求真理的科学精神，善于继承、勇于创造的知识创新精神，不怕困难挫折、持之以恒的敬业精神和急全人类之所急，想全人类之所想的直接为人类健康服务的精神。

总之，40多年的经验表明，在中医药现代化和中西医结合研究中，必须先学习和引进世界上已有的先进医学研究方法，并倾注全力消化吸收和改进运用，才能保障高水平、高层次、高效率的中西医结合医学研究活动。当今及今后的世界，随着科学技术及现代医学的发展，新知识、新技术、新方法层出不穷。中西医结合医学研究方法，必须依靠科技进步，跟上时代发展并不断创新，才能有力地促进中西医结合研究。特别是从现在起到21世纪，人类医学将借助分子生物学及基因工程等，在生命科学领域取得重大突破性成就，迎接未来医学的诞生。人类科学将进入变革传统的方法论，诞生新的科学方法论时期，如由"还原论"（分析为主）到"系统论"（综合为主）到现代系统论（综合分析）等。对于人体这样一个整体的、开放的复杂性巨系统的新认识，即"整体—动态—有机—开放"的系统科学人体观的建立，带来了对人体复杂巨系统研究方法的新探索和基本方法论的重新建立。中西医结合研究，则应逐步克服近代科学"还原论"方法论的惯性作用和深刻影响（但不是不要还原方法），努力探索和建立中西医结合的新的认识和研究人体复杂巨系统的方法论，以保证中西医结合的科学研究与现代科学技术和现代医药学的同步发展。

核技术已为中医药的研究所引用，放免分析、放射受体分析、放射层析、活化分析、放射自显影、核素器官显影、稳定核素的应用等已较广泛应用于中医药研究。正电子发射断层显像（Positron Emission Tomography，PET）是现代影像医学的一种高新核技术，它可从体外无损伤性、定量、动态地从分子水平观察代谢物质或药物等在人体内的活动及在疾病中的变化，观察这些物质进入体内后人体的生理、生化变化，在显示正常和异常功能方面，具有其他影像学手段无法替代的作用，所产生的影像被称为“活体生化显像”。因此，中国医学科学院王世真教授认为：PET是研究中药及寻找新药的优异手段，是研究中医药疗效的先进设备。

其他方面如介入疗法的开展和应用，为中药介入治疗或中西药联合介入治疗，开辟了新的研究领域；转移基因动物实验及分子生物学技术等，为中药防治癌症的机理研究，带来了崭新的研究手段；靶向给药制剂如毫微粒、毫微囊、磁性微球、脂质体、复合乳剂、红细胞载体、免疫毫微粒、受体毫微粒、药物-受体结合物、药物-大分子结合物等靶向给药系统的研究，已成为世界制剂研究的趋势，为中药制剂研究展示了广阔前景，等等。这些均提示我们，开展中医药现代化和中西医结合研究，必须充分运用现代科学技术方法包括现代医药学技术方法。

第三节　40年来中西医结合研究思路

关于各学科、各领域中西医结合研究思路与方法，本书各篇章结合实际有具体论述，在此不赘述。总体上讲，我国中西医结合研究思路有如下特点和经验。

一、注重哲学思想指导

我国的中西医结合研究，从开始便是在辩证唯物主义和历史唯物主义的认识论和辩证法指导下开展起来的，这也是40年来中西医结合研究不断取得新成绩、新发展的根本保证。马克思主义、毛泽东思想及邓小平理论的科学哲学认识论、辩证法，使中国的中西医结合研究者能够更加智慧地开展着中医药和中西医结合研究和实践工作。

二、研究思想活跃

在“百花齐放，百家争鸣”方针指引下，本着科学研究无禁区的精神，鼓励创造精神和不断拓宽思路，倡导“解放思想，实事求是”的科学态度等，保证了中西医结合研究思路比较活跃。

三、注重文献研究

中西医结合研究尤其重视中医药学文献研究，同时重视现代医药学文献研究及相关学科文献研究。40年的中西医结合研究经验表明，只有在全面、系统、深入地研究文献前提下，才能保证中西医结合研究的科学性、先进性、实用性等，甚至直接为科研工作带来关键性启示。如有关青蒿素的提取方法问题，由于青蒿素化学结构中抗疟有效基团是过氧基团，如果过氧基团被破坏则其抗疟疗效即消失。在生药青蒿的其他化学成分中就有破坏这一过氧基团的还原性物质，在与水、乙醇等溶剂共热沸时，极易破坏过氧基团而失去抗疟活性。在这个问题上，研究者屠呦呦等曾苦心钻研，反复实践。最终还是经过细心的文献研究，受古文献记载“绞汁服用”启迪，经用低沸点溶剂等改进提取方法，使青蒿素提取得以成功。由此可见在中西医结合研究中文献研究的重要性。

四、加强临床研究

中西医结合医学研究，始终本着以临床研究为基础的思路。从临床入手，展开中西医结合诊断及中西医结合治疗的研究，逐步形成中西医结合诊断治疗学。中西医结合其他领域的研究，如中西医结合理论研究、中药研究、针灸经络研究、现代实验研究等，均密切与临床实践相结合，综合运用各种科学方法，共同构建中西医结合临床学。

五、积极开展实验研究

40年来的中西医结合研究，始终坚持运用科学实验方法。如对中医“证”本质（或称物质基础）、中药药理及针刺镇痛、针麻原理等的现代生理学、神经生理学、病理学实验研究，等等。实践证明，开展实验研究不仅是中西医结合研究的重要手段和方法，而且是中医药现代化研究的重要手段和方法，对于沟通中西医药学、发现中西医药学的异同、促进中西医结合的发展等均具有重大意义。

六、注意理论研究与发展

40年来中西医结合理论研究，一方面致力于中医药基本理论或其它理论体系的现代科学研究，破译其现代科学的内涵，促进中医药理论现代化；另一方面则通过中医药基本理论的现代科学研究，创造新的医药理论概念，从而在新理论概念指导下产生具有更高疗效的新疗法，提高防治疾病、保护和增进人类健康的能力。经验证明，我国的中西医结合研究者，通过临床与基础理论相结合的研究方法、临床与实验研究相结合的研究方法等，通过观察、实验、经验、归纳、总结、分析、判断，发现真理，验证真理，创造出一些“不见经传”的新医学理论概念，如“生理性肾虚”、“隐潜性证”、“急性虚证”、“急瘀证”、“血瘀证临界状态”、“高原血瘀证”、“小儿感染后脾虚综合征”、“瘀滞期阑尾炎”、“蕴热期阑尾炎”、“毒热期阑尾炎”、以及“微观辨证”、“辨证析态”、“菌毒并治”等，均有力地指导着临床诊疗实践。这些事实不仅证明加强中西医结合理论研究，可以创造新理论概念，提示加强理论研究的重要性，而且还表明中医药理论是能够发展的，中西医结合医学理论是可以形成的。我们必须明确和坚持这一正确的研究方法和研究方向，促进中医药理论的发展，促进中西医结合。

七、认真开展中西医比较研究

中西医比较研究始终贯穿于中西医结合研究的各个领域和各个方面。经验表明，中西医比较研究是开展中西医结合研究的基础，有中西医的比较，才能有鉴别，有鉴别（科学的分判）才能识长短并互相取长补短。因此，中西医结合研究必须用比较学方法，认真研究、比较中西医理论及其理论体系，比较中西医生命观、疾病观、治疗观和方法学等方面的异同，这样才能更科学准确地开展中西医结合医学研究。

八、继承与创新研究

40年来的中西医结合研究，主要是运用现代科学技术方法（包括现代医药学技术方法），继承发扬中医药学，开展对中医药的现代科学研究。实践证明，只有同时高水平地掌握中西医两种医药学的理论与方法，并运用最先进的研究方法，才能开展高水平、高层次的中西医结合研究。因此，中西医结合研究，必须“中西医并重”，继承中西医两种医药学理论与方法，并在比较研究基础上，取长补短，突破传统观念（包括中西医两个医学的传统观念），勇于创新，不断推动中西医结合研究发展。

九、学科建设研究

学科建设研究是近年来中西医结合研究的重要方面。通过中西医结合学科建设，可以促进各学科中西医结合医学理论研究，各学科的中西医结合诊疗规范、护理技术规范、现代科学管理规范等研究，以及结合各学科专业特点开展的中西医结合方法学研究，与此同时还可以带动各学科中西医结合专业人才队伍的培养和建设等。中西医结合学科建设与发展，是中西医结合事业发展的基石。

第四节　进一步解放思想与开拓思路

虽然从总体上讲，40年来中西医结合研究思路比较活跃，但所面临的时代恰逢世界科学技术革命的伟大时代。著名科学家钱学森教授曾讲:“当今的科学技术正经历着一个翻天覆地的变化，我们生活在这样一个具有开创性，了不起的时代，使人们很高兴，但也向我们提出了挑战。如果我们仍然用老一套的观念和概念，面向这样一个新的世界，是要吃败仗的。”（中国科协调研室编《中国科技专家谈中长期科学技术发展纲要》1988：8）就医学发展来说，现代医学突飞猛进、日新月异的发展，预示着在若干领域将产生重大突破性进展，如生物医学工程、大脑奥秘的揭示、基因图谱的研究和基因疗法研究，等等。科学家们预计，21世纪初癌症的起因将最终被揭示，21世纪中叶治愈癌症的理想将变成现实；随着人体基因组的破译，胆固醇的遗传控制将最终探明，预计在21世纪前期，冠心病及脑血管病这类目前成为导致人类死亡的重大疾病将被征服；随着遗传和免疫规律的逐步掌握，影响人类健康和生命的难治性疾病如肾炎、乙型肝炎、糖尿病等一系列自身免疫性疾病，也将在21世纪实现治愈；基因疗法将在21世纪广泛应用于治疗各种遗传病、癌症、心脑血管疾病及自身免疫性疾病等；50年后人类将有一半疾病用基因疗法得到更好的治疗，而且基因疗法将对预防癌症发挥重大作用；21世纪后期，基因疗法还将成功地应用于人类自身改造和自我完善……。与此同时，随着在分析基础上的综合，控制论、系统论、信息论等最新科学方法论在医学上的应用，以及社会—心理—生物医学模式的提出，现代医学正朝着局部与整体相结合、微观与宏观相结合、结构与功能相结合、静态与动态相结合、分析与综合相结合的“整体医学”发展。

在这般宏伟的人类医学未来发展的蓝图中，中西医结合研究如何参与？如何促进中西医结合？又如何保证中西医结合医学研究可持续性发展？已成为我国医学界特别是中西医结合界集中思考的大问题。

一、必须进一步解放思想，转变观念，勇于创新

在中西医结合研究中，一定要坚持“中西医并重”。对于中西医结合研究的科学指导思想的确立，应以当代最先进、最科学的理论思想为指导，而先进、科学的理论思想，可来自于哲学及辩证唯物主义认识论，也可来自于中医药学或现代医药学，还可来自于其他自然科学如分子生物学、免疫学、化学、物理学、神经科学等，乃至其他社会科学的理论思想。对于具体的研究过程，则可能在某些环节上是以中医药理论思想为指导，而在另一些环节上则以西医药理论思想为指导，应特别强调中西医两个理论的渗透结合运用并指导临床及基础研究的实践。如果过分强调“必须以中医药理论为指导”，“必须遵循中医药理论”，“必须保持中医药特色”，“不能违背中医药理论的原旨”，甚至“不能违背《内经》原旨”等，恐怕不仅局限了研究者的思路与方法，甚至导致研究者谨小慎微，思路僵化，不敢越雷池半步乃至因循守旧，固步自封。如朱文锋等在《中医现代化问题的思考》（中国中医药报，1991年6月28日）中讲道：“理论上我们明知心不主神明，而是脑主神明，把智慧和感觉等高级神经系统的活动归之于‘心’，本是东西方各民族的先民所犯的一个共同错误。可是，当面对一系列成套的针对神明之心的治则、方药时，我们却显得无能为力，左右为难，无法将心主神明改正为脑主神明。”如果在研究工作中，坚持中西医并重，努力促进中西医结合，解放思想，尊重科学，就不会“左右为难”，而会坚持不懈地研究下去。

医学总是随着人类科学技术的发展、历史的发展以及社会文明的进步而不断发展的，医学理论也是不断发展、创新的。我们唯一需要遵循的是科学发展的客观规律，并以此规律去确立中西医结合研究的科学指导思想。

总结40年来中西医结合研究工作，可以明显地看出，凡是取得重大研究成果者，均具有创新观念，富有创新精神，特别是在理论与方法学方面的创新尤显突出。如中西医结合诊疗急腹症研究，根据中医“六腑以通为用”的理论，提出的“通里攻下”等疗法及其应用理论，形成了中西医结合诊疗急腹症的新理论和新观点，改变了现代医学治疗该类疾病的传统观念；骨折的中西医结合治疗，在深入研究中医传统小夹板固定治疗骨折的原理和特点基础上，总结出“动静结合、筋骨并治……”等治疗新观点，改变了现代医学治疗骨折的某些传统观念等。这些新理论新观点已逐步博得医学界认同。要想中西医结合研究能有更多突破性发展，必须鼓励科学创新精神，要敢于突破传统观念、传统意识、传统方法、传统理论，创造新的研究方法，综合与概括出新的医学知识。唯有在理论与方法上的不断突破与创新，中西医结合医学才会产生突破性发展。因此，我们应牢记爱因斯坦的一句名言——“为了科学的进步，我们必须反反复复批判传统的基本概念，以免我们会不自觉地受它们支配”，抵御传统观念的束缚或“使命感”的支配，在更广阔的领域和更高层次上，创造性地开展中西医结合医学研究。

二、在继续加强中医药发展性研究的基础上，努力开展探索性研究

总结40年来的中西医结合研究，主要是本着继承发扬中医药学和促进中医药现代化发展的原则，利用现代科学方法，主要是现代医药学方法，对中医药的“解释”（一种新层次上的“注释”或称现代“注释”）或“验证”（包括理论、方药、针灸、推拿、按摩、气功等）性研究，这种“解释”或“验证”性研究，属于发展性研究。作为中西医结合研究的一个重要方面，或一个层次、一个阶段，积极开展发展性研究是非常重要的，也是中西医结合研究发展过程中的必然。在对中医药进行现代科学研究，予以“科学解释”的同时，可以努力寻求新的科学发现并实现新的科学发现，做到科学解释与科学发现并举。但是，一般认为发展性研究较少创造性。因此，中西医结合研究不应局限于“解释”、“验证”等发展性研究，要在加强发展性研究的基础上，在中西医交叉渗透领域，积极开展探索性研究。探索性研究属于开拓新领域的研究，只有不断开拓中西医结合研究新领域，才能促进中西医结合创造性发展。当然，研究中医药、促进中医药现代化发展，是中西医结合研究的重要任务之一，实现中医药现代化，更有利于促进中西医结合。发展性研究与探索性研究要相辅相成，把二者结合起来才能开创中西医结合新局面。

在中西医结合研究史上，如前所述，获得造福人类的伟大成就的德国细菌学家贝林，便是开展中西医结合领域探索性研究的典范和先驱。他对待中医“以毒攻毒”理论，并不是再去用什么方法直接“验证”它的科学性或现代科学的理论基础，而是经过理性思维认定其具有科学性，并以唯物主义认识论观点，联想到“病毒菌能产生毒素，毒害人和动物，那么就一定会有一种能攻毒的抗毒素”，形成经过逻辑推理的“假说”，并沿着这一思想认识，开展实验研究去证实假说，终于研制成功抗毒素血清，并提出“抗毒素免疫”等新概念。

青蒿素的研制也是如此，因为中医药学早就明确记载了青蒿的抗疟作用，而且临床应用经验丰富，不必再重新去证明或验证它的抗疟作用。研制者屠呦呦等运用唯物主义认识论观点，认定中药青蒿中必定有一种具有“抗疟活性”的物质，便采用现代化学方法等进行研究一分析一探索，终于从青蒿中分离提取出抗疟新药青蒿素，并进一步探明其化学结构等。

我们应当认真学习以上所举的中西医结合研究思路与方法，在继承发扬中医药学的基础上，开拓思路，努力开展探索性研究。

三、总结经验，集思广益，催化高层次的中西医结合医学研究

中西医结合，需通过中医药与西医药（现代医药学）的相互作用，实现以下诸层次的渗透结合：①经验层次上的互相渗透结合；②方法论层次上的互相渗透结合；③理论层次上的互相渗透结合；④学科功能结构层次上的互相渗透结合；⑤科研组织管理层次上的互相渗透结合；⑥中西医结合人才培养层次上的结合；⑦在医学目的和价值层次上的结合；⑧一般科学层次上的中、西医药学上互相渗透结合；⑨医学模式层次上的中西医学模式互相渗透结合等。所以，要想进一步促进中西医结合，必须认真开展以上不同层次的多层次研究，尤其要努力开展高层次的中西医结合研究。

所谓高层次的中西医结合研究，应该具备以下特点：①所研究的项目或课题，具有跨学科性质；②所研究的问题的解决，可产生显著的社会经济效益；③具有应用研究特征，发现的新知识对解决与人类健康、重大疾病的防治，以及医药学发展相关的问题有用；④可开拓新的医学研究领域。40 年来的中西医结合研究，大都是在一般层次上的中西医互相渗透与结合研究，真正属于高层次的、具备重大意义的突破性研究成果，尚为数不多。只有不断开展高层次的中西医结合研究，才能更有力地促进中西医结合。

中西医结合临床诊断学的“病证结合”诊断及宏观辨证与微观辨证相结合的“宏微结合辨证”规律研究、中西医结合诊断标准研究、中西医结合临床治疗学的辨证论治与辨病论治相结合的“病证结合”治疗、围手术期中西医结合治疗、针药结合治疗、中药介入治疗、中西药配伍禁忌，以及中西医结合疗效标准和诊疗规范研究等，有关中药标准化研究，如质量控制问题、用药剂量问题、重金属含量和农药残留问题、成分中含有毒和有效成分含量标定与差异问题、剂型改革和靶向给药制剂研究问题、中药复方研究问题、有效期或失效期及“时效关系”（如常规用量后起效时间、药效持续时间等）、“量效关系”（有效剂量、极量及中毒量等）、“证效关系”（中成药也需要辨证用药）的研究，等等，均属于在一般科学层次上的中西医药渗透与结合研究。

有了以上一些基本认识，必须认真总结经验，发挥高层次中西医结合专家的智慧，集思广益，研究通向 21 世纪的中西医结合研究方向，在一般科学层次研究基础上，探讨并明确高层次中西医结合研究的方法及关键性课题，组织多学科联合攻关。力争21世纪的中西医结合研究，特别是高层次中西医结合研究，出现若干富有创造性的新成果。

诺贝尔物理学奖获得者、美籍华人科学家丁肇中教授曾说："中国有占世界1/4的人口，过去曾是世界上文化、科技领域都很领先的国家，我由衷地希望下个世纪，中国的科学家对人类的贡献能够超过1/4。"同时他还讲道："科学的进展是理论和实验互相促进的结果，只有通过实验推翻原有的理论，才能获得新东西。只为证实理论而进行的实验是没有多大意义的。"（《人民日报》海外版，1995年1月13日第3版）此言对于今后的中西医结合研究应该有所启示！

四、树立大科学观念，组织多学科大协作、大联合，协同研究

当今人类的科学研究活动，已经完全不同于过去，许多研究项目横跨多学科领域。因此，多学科协同研究，即采用多学科联合协作，综合运用多种科学方法研究某一特定对象或某一课题，成为当代科学研究的一大特点和总趋势，也是当代科学研究的方向。

中西医结合，是中、西医药学知识和人体生命科学知识等多学科的综合体，是综合性研究大课题。因此，必须树立大科学观念，采取多学科联合协同研究的形式。40年来中西医结合研究经验表明，围绕某一研究课题，组织中、西医药学家，包括临床及基础各相关学科专家，及工程技术专家等自然科学家，乃至社会科学家，开展多学科协作攻关研究，不但可以明显提高研究水平、研究效率，而且可以保证研究成果具有广泛的实用性。

根据科学研究的发展趋势，21世纪的科学技术，将是世界一体化的科学技术。随着中医药及中西医结合的走向世界，世界各国对中医药和中西医结合认识的提高，对其优势的不断发现，中西医结合研究将不断传播到世界各国。现实已经表明，开展中医药及中西医结合研究，已经不仅仅局限于我国，在我国中西医结合研究取得众多引人瞩目的医药学成果的影响、示范和带动下，已经出现了世界范围内的中医药及中西医结合研究，乃至出现了现代医学与各国传统医药相结合的研究新趋势。

面对中西医结合研究的世界化、国际化发展态势，我国的中西医结合研究者，一方面应主动欢迎世界各国开展中西医结合研究，树立国际意识，本着科学的"国际性原则"（德国科学家E·费歇说："不管你们喜欢不喜欢，科学是并且永远是国际的"），把中西医结合研究置放于国际性的群体协作化研究中，促进中西医结合研究的国际化发展；另一方面，必须具有竞争意识，促进中西医结合研究的不断向高层次研究发展，并充分发挥多学科联合攻关研究的优势，保证我国中西医结合研究的世界领先水平，主动迎接中西医结合更加开放性研究的到来。

（陈士奎）

参考文献

1. 贝弗里奇. 科学研究的艺术. 第1版. 北京：科学出版社，1979
2. 苏　驼. 社会调查研究方法. 第1版. 长春：吉林人民出版社，1989
3. 宋　健. 现代科学技术基础知识. 第1版. 北京：科学出版社、中共中央党校出版社，1994
4. 屠呦呦. 青蒿、青蒿素及双氢青蒿素等研究的回顾与展望. 庆祝中国中医研究院建院40周年专题学术报告集，1995
5. 陈士奎. 论发展中医药学几个观念的转变. 现代中医，1991；4：145
6. 陈士奎. 中西医结合研究与国际意识. 医学与哲学，1992；8：1
7. 陈可冀. 迈向21世纪的中西医结合. 第1版. 北京：中国医药科技出版社，1991
8. 季钟朴，等. 中西医结合研究思路与方法学. 第1版. 上海：上海科学技术出版社，1985
9. 陈士奎. "以毒攻毒"与中西医结合研究. 医学与哲学，1998；4：186
10. 张亭栋，等. 癌灵1号治疗急性粒细胞白血病临床分析及实验研究，中西医结合杂志，1984；1：19

第二卷　基础医学

第一章　概　论

中西医结合工作者深深感到没有中西医在理论结合上的研究，光靠临床实践、病例分析、原理研究是不能创造新医药学的。一方面，理论研究是在临床实践基础上产生，现在就有大量的临床实践有待于上升到理论；而另一方面，是直接用现代科学方法研究中医基础理论，把它提高到现代科学水平，这样可进一步用来指导临床，并可尝试把中西医在理论上结合起来，创立新的医学理论，形成新的理论学派。

虽然从50年代末期，我国已开始了采用现代科学方法研究中医基础理论，而得到较为广泛的重视，还是近十几年的事。在如何进行中医基础理论研究的思路和方法的探索过程中，也都走过不少弯路，有过深切的经验和体会，对今后继续中医基础理论研究具有很重要的指导意义。

第一节　阴阳学说研究方法与途径的探讨

阴阳是一则总纲，其涵义十分广泛。中医阴阳学说最早起源当推《内经》，认为阴阳对立而统一，但其偏重于以阴阳来区分事物的属性。儒家也认为阴阳是对立而统一的，但偏重于合，着重于阴阳互根的观点。现代对阴阳学说的研究途径也有不同侧重，有的着眼于寻找代表阴阳的对立物质，有的则注重从整体动态变化中阐明阴阳学说。邝安堃早在60年代就在高血压动物模型上模拟“阳虚”与“阴虚”，并相应用温阳与滋阴药纠正血压。70年代末期，又以血浆环磷酸腺苷（cAMP）和环磷酸鸟苷（cGMP）含量与其比值反映阴虚和阳虚患者的特点，在某些病种里，其变化有一定的规律性，但不能推广于所有的病种。80年代，以助阳药与滋阴药进一步在高血压动物模型上验证，认为二肾一夹型高血压可能属于“阴虚”模型，而肾上腺皮质再生型高血压可能属于“阳虚”模型，从阴阳对立的属性上做了大量研究工作。体内具有拮抗作用的神经递质、激素有很多，一些生物活性物质对机体的某种功能可能起协同作用，而对另一功能就可能起拮抗作用。因此，体内某一物质的升降增减毕竟不等于整体水平的阴阳，联系临床的阳虚与阴虚病人肾上腺皮质激素的检测，无论是用尿17-羟或用血皮质醇作指标都是表现为阳虚偏低，而阴虚离散度大，就是说同一个激素并未在相对立表现的阴虚证和阳虚证上出现相应的对立数值。甲状腺激素在阳虚甲状腺疾病病人，国内各地的检测都显示低值，对阴虚病人则报道不一，但在非甲状腺疾病患者中，并未见到阴虚证和阳虚证对立的结果。从对立的分子水平物质来研究阴阳的，除了cAMP与cGMP外，国内外都曾以前列腺素中相拮抗的亚成分PGE与PGF为指标，在阳虚和阴虚病人中进行检测，但也未能得到明确对立的结果。

沈自尹于60年代在研究肾阴、肾阳的本质时发现，在调节阴阳用药过偏时，冷压试验、尿17-羟皮质类固醇测定、红细胞糖酵解均有向阴阳相反方向的转变，说明阴阳可在一定条件下，在同一物质基础上转化，而当采用阴阳互根的观点用药时，就可避免转化，而趋于正常水平，并提高疗效。70年代根据肾阳虚患者的垂体-肾上腺皮质轴是处于低水平的平衡，提出了阴阳常阈调节论。80年代又在皮质激素的应用中配合滋阴泻火或温补肾阳药物，通过临床和动物实验的超微结构观察论证了阴阳转化的物质基础。这是从阴阳转化、互根、平衡这些动态概念中加以研究。从肾阳虚证患者、老年对照组、老年锻炼太极拳组相比较的资料中也可以看到，若把垂体与靶腺看作阴阳对立面，肾阳虚组低水平平衡是“阴阳两虚”的反馈模式，则老年对照组是“阴阳失调”的反馈模式，是企图通过垂体增加促激素的代偿性分泌以提高靶腺激素的水平，这只是静止的相对立激素水平的表现，而且是不完全的代偿，未能完成其代偿目的。老年太极拳组虽然仍处于“阴阳失调”的反馈模式，但由于加强垂体的代偿性分泌，已使靶腺分泌达到或接近正常水平，这是通过阴阳对立体的运动，在动态中维持机体内环境相对平衡的一种加强型反馈模式。因此，“静止的激素水平”和“加强机体潜在的代偿能力”本身又是一对新的阴阳对立体。

阴阳是对事物的高度概括，并且具有很强的哲理，其在人体内的表现是十分复杂的各种因素的综合反映。因此，研究阴阳要从对立统一的不同因素、不同环节进行研究，要避免局限于用一对矛盾、一个环节解释整体阴阳。阴阳失衡是疾病中的普遍现象，但有不同的模式。机体内由于阴阳互根，各种对立的因素也可在致病因素下处于阴阳相互转化的动态过程中，可谓瞬息万变，而机体也是不断按照反馈的原理，动员自身调节能力以求得平衡，故而由宏观控制，采用微观手段深入探讨不同模式的阴阳调节，不但加深了对阴阳属性的认识，也能了解机体的反馈调节能力，由此寻找针对机体各个方面或各个环节的偏离，以达到正常阈值的调节方法，必将使一大类功能性以至某些器质性疾病得到更有效的治疗，并或许由此引出新的具有哲理性的医学理论。

（沈自尹）

第二节 脏象学说研究方法与途径的探讨

一、辨证标准的制订

在中医基础理论研究中有从治法研究，如扶正固本、活血化瘀、通里攻下等，例如北京中医学院比较益气法、活血法、益气活血法对冠心病心绞痛具有心电图 ST-T 改变者的疗效及原理，这样就不一定需要制订辨证标准。一般临床辨证时比较灵活，也不会制订刻板机械的辨证标准。但若研究“血瘀”、“气虚”、“八纲”或是“脏象”本质势必要有辨证标准。一则是为了统一辨证，尽量避免因为主观认识水平的不同而造成选择病人的差异，二则是为了选择比较典型的病例，便于得出明确的科研结果。

上海第一医学院 1959 年对肾虚的辨证标准制订是按照传统中医理论，上海市名老中医集合在一起，面对具体的病人进行辨证，进行讨论统一认识，最后仿效 Jone's 对风湿热诊断标准的制订方法而制订了“肾虚辨证标准”。

肾虚：至少具备 3 项。①腰背酸痛、胫酸膝软足跟痛；②耳鸣耳聋、发脱枯悴；③齿摇稀疏、溺有余沥或失禁；④性机能失常（梦遗、阳痿、滑精）。

阳虚：具备主要 2 项，次要 1 项。主要：①畏寒肢冷；②面目虚浮；③舌淡胖嫩苔润。次要：①夜尿频多；②便溏溺清；③脉微弱迟。

阴虚：具备主要 2 项，次要 1 项。主要：①五心烦热；②升火烘热；③舌红干剥。次要：①咽燥口干；②便秘溺赤；③失眠或脉弦细数。

注：肾阳虚或肾阴虚即肾虚加阳虚或阴虚。

此一标准到 1978 年略加修改，1982 年在广州召开的全国中西医结合虚证与老年病防治学术会议上，为统一虚证辨证标准，即以肾虚辨证标准为基础，经过讨论，制订了全国统一的虚证辨证标准。1986 年在郑州召开的全国中西医结合基础理论研讨会议上，进行修订后沿用至今。不但便于选择典型病例而使筛选指标时容易得到明确的结果，而且在全国范围内各种虚证研究同类项目中有可比性。我国研究“证”的本质已影响及国外，1982 年底日本琦玉医科大学大岛良雄名誉教授率一个代表团专程访问华山医院脏象研究室，参照我国制订的辨证标准和异病同证研究方法，所著论文“传统中医学的证和前列腺素的相关性研究”，于 1985 年第 17 届国际内科年会上获最佳论文之一，国际内科学会如此重视我国传统医学，说明我国对“证”的研究已经促使中医药事业在国际上的地位有了很大的提高。

二、从异病同治入手找突破口

异病同治体现了对矛盾普遍性规律的运用，它辩证地告诉人们：不同的病可以采用相同的方法治疗。上海第一医学院最初并未打算进行中医基础理论的科学研究，只是在 1959 年总结 1957 年以来按中医辨证论治原则治疗的多种疾病（功能性子宫出血、支气管哮喘、妊娠中毒症、红斑性狼疮、冠状动脉粥样硬化、神经衰弱）发现，当这些疾病发展至某一阶段时，都可以用补肾、调整阴阳的方法而提高疗效。既然异病同证同治提高疗效，必然有共同的物质基础，在这一指导思想下，组织了脏象专题研究组，开始了“肾”本质的探索性研究。

异病同治不能仅仅理解为不同的病发展到某一阶段，都可以同治，问题在于必须抓住不同疾病所具有的共同的关键性特征，才能进行“同治”。如胃纳不佳、夜寐不安等症状，很少视为关键性特征，因为这些症状未具备证的要求，较少反映出疾病的本质；而“肾虚”、“脾虚”、“血瘀”等，往往成为关键性特征，因为它们已具备证的特点，较多接触到疾病的本质。即使按同证进行同治，也未必体现异病同治的规律，而必须通过临床实践反复加以鉴别，如上述的 6 种病，其中支气管哮喘、无排卵型功能性子宫出血能在以后的工作中不断重复出疗效的提高，而其余 4 种病就因疗效不稳定，而在研究工作中被淘汰了。肾虚在有些疾病里与根本的发病原因密切相关，而在有些疾病中则是原始病因所造成的后果，与根本的发病原因关系不大，并不等于凡见肾虚证者都可用补肾法来提高疗效，所以异病由于同证，才能用同一法治疗，如果疗效提高，才能承认这是“异病同治”，因为理论研究应以临床疗效为基础。目前脏象本质研究中，除了“肾”本质的研究以外，“脾”、“心”、“肝”本质的研究亦采用异病同治这一途径入手，因为这样易于找到各病在“证”中的共性。

三、指标的选择

科学研究上的突破，往往是与方法学上的突破相应。因此，指标的选择就显得特别重要。其实每个客观指标都反映一定的理论认识，由于反映的理论水平有深有浅，所以采取能反映较高理论意义的指标，就可以使研究工作上升到新的理论水平。

1. 指标的代表意义和发展前途　“肾”的研究起步早，从 1959 年开始的多学科大协作，采用十几种指标在正常人、肾阳虚及肾阴虚（按统一的辨证标准选择）病人中进行临床筛选，结果发现正常人与肾阳虚之间有明显差异的是冷压试验与尿 17-羟皮质类固醇测定（简称尿 17-羟）。冷压试验反映了血管的植物神经系统状态，更进一步的追索，在当时就较困难。临床上植物神经系统的检查是比较不稳定和不易肯定的方法，中枢神经系统的检查又缺乏确切的指标。尿 17-羟测定代表了肾上腺皮质激素在尿中的代谢产物，反映了肾上腺皮质功能，而进一步的探索可以往上找到垂体或下丘脑，故而把尿 17-羟测定选择为重点指标。60 年代初，从尿 17-羟测定研究出既能间接反映垂体功能，又能直接了解肾上腺皮质反应性的 ACTH 二日滴注试验。以后又更进一步地采用 ACTH 二日滴注试验、甲吡酮试验（Su-4885 试验）、血 11-羟昼夜节律测定，这样的全套测试方法用在正常人与肾阴虚、肾阳虚病人上，以了解下丘脑-垂体-肾上腺皮质轴的全面情况，这样的指标在 60 年代是属于世界先进的，使得肾阳虚的研究进入到可以具体确定病位的水平，如此通过探索肾阳虚与下丘脑-垂体-肾上腺皮质轴之间的关系，有利于向纵深发展，向上可进一步了解神经内分泌调节的环节，向下可更进一步了解激素受体或分子水平指标的关系，故而选择指标要考虑它的代表意义和发展前途。

2. 撒网式筛选指标　我们探寻某一未知“证”的物质基础，总希望能一举就找到有特异性有价值的客观指标。但在 50 年代刚开始用现代科学手段来研究中医基础理论时，国内外并无可供参考的经验，确是茫无头绪，需要以撒网式筛选指标。“肾”的研究最初就是靠多学科大协作，靠大量的人力物力，才筛选到关键性的尿 17-羟这一指标。时至今日，已有很多科研成果与经验可供参考，所以此后应筛选少而精的范围与目标，即经过精心考虑的几项认为获阳性结果可能性大而且价值高的指标，或者从正反两方面论证所必需的指标。因为指标愈多，所需配合的人力愈多，或抽血量愈多，容易在忙乱中出差错，从而削弱了重点指标检测的准确与可靠性。

3. 实验方法的“定型”　一个指标的具体方法学上要敏感、特异、可靠，自不待言，在专题研究上还需要实验方法的定型。目前对一些化学测定还没有统一的规范，一种指标的测定可以有几种方法。选择了某种方法，就要求自始至终一以贯之，把它“定型”。就以尿17-羟测定这一个50年代指标而言，选择了Reddy修改法，为了使这一指标稳定，不但采取专人操作，同时固定实验的各种条件，如正常人或病人入院后先休息1天，以避免情绪干扰。因为一般入院的第1天就作尿17-羟测定，其值都偏高。一个正常人或病人连续进行几天测定，并连续5年做了正常值的测定，范围和平均值基本一致，尿17-羟测定就这样“定型”下来。这“定型”的含义就是把测定方法整个操作过程规范化，当然也包括注意排除各种对实验方法的影响。

4. 指标的正常范围　目前采取的研究指标多从国外引进，这就需要我国的第一性资料。例如在采用ACTH二日滴注试验时，除了严格条件，正常人与肾阳虚病人一律住院检查，ACTH都采用同一厂同一批号（以免生物活性强度不一致），尿17-羟的标本收集与测定都是专人负责。国外的正常值标准不一，有的说ACTH滴注后的尿17-羟值升高1～2倍为正常标准，有的说需升高3～5倍，这和测定的方法有一定关系。如用Appleby法测定尿17-羟值或用Norymberski法测尿17-羟生酮值，其基数值偏高，以倍数计算还可以看出升高的程度，而采用Reddy修改法（目前一般也多用此法）基数值偏低，若尿17-羟基数值低至2mg/24hr，滴注ACTH后升高至6mg/24hr，若按3倍计算，也可算正常，但实际上只增加4mg/24hr，对ACTH反应其实很差。通过实践摸索，认为还是按照Liddle制定的以绝对值升高10mg/24hr为正常标准较为合理。按照此标准，1963年发现31例肾阳虚患者有17例表现为延迟反应，即滴注ACTH的第1天尿17-羟绝对值升高不到10mg/24hr，滴注第二天才升高10mg/24hr以上，少数甚至为低下反应，即滴注ACTH的2天内，尿17-羟绝对值升高均小于10mg/24hr。1965年在23例肾阳虚患者的ACTH二日滴注试验中仍能重复上述结果。补肾治疗后，此延迟反应或低下反应可以恢复，故而证实了ACTH二日滴注试验的正常范围是可靠的。

5. 采用动态或负荷性的指标　人体内生化指标多数是在体内各种力量调节平衡后的产物。如血糖是由多种因素调节，不致过高过低，故而要外加刺激或负荷使之成为动态指标，如各种糖耐量试验。肾虚病人特点是调节功能差，用静态性指标有时不易找到阳性证据，例如血11-羟（血浆皮质醇），尿17-羟值都是在垂体、肾上腺皮质、肝脏之间调节的最终结果，垂体又受到神经系统的调节，都属静态指标。而采用ACTH二日滴注试验、甲吡酮试验、LRH兴奋试验、TRH兴奋试验、地塞米松昼夜节律抑制试验等，使尿17-羟、血11-羟、LH、TSH得到负荷而转成动态指标，从而更有利于研究肾虚病人的适应能力。当然静态性指标对于较大系列病人中求得平均水平，以及衡量人体是否失去代偿能力方面仍有其价值。同样，脾虚病人也存在调节能力和代偿能力的问题，如广州中医学院最初观察脾虚患者唾液淀粉酶活性时是在基础状态下进行的，结果未能看到脾虚病人与正常人有何明显差异，酸对唾液腺如同食物一样，是一个有效刺激，以一小片柠檬酸纸片置于舌前半部，对比刺激前后正常人与脾虚病人的唾液淀粉酶活性，发现正常人酸刺激后酶活性多上升，而脾虚病人多下降，脾虚病人的虚象在有效负荷下表现了出来。

四、多方面的对照

“对照”在科学研究上是一个重要的方法，尤其是在医学研究上，若以两组人群进行对照，常须严格选择对象，如年龄、性别、病程、疾病的严重程度，都要有等同的条件，以加强两组的可比性。在观察药物疗效上，国际上常采用双盲对照，并用空白无药效的安慰剂作为对照药，以避免心理因素的影响，这些都是对照的最基本要求。在“脏象”和“证”的研究上则有更多的要求。

1. 与正常人对照　由于是对脏象或证的研究，选择正常人不仅是无严重器质性疾病者，还必须选择无证可辨者。

2. 同病异证的对照　目前以临床为基础进行脏象本质研究时，必然是辨病与辨证相结合，所选指标到底是主要反映证还是反映病的本质，需要用同病异证的对照方法加以区别。如肾的研究中，同是老年慢性支气管炎患者，有肾阳虚证者与无特殊见症者，其下丘脑-垂体-甲状腺轴上的异常值是完全不同的；又如脾的研究中，同是十二指肠溃疡病，脾虚者与肝郁或肝胃不和者，其唾液淀粉酶活性和体表胃电图是不同的，由此很清楚地看出这些指标的变化主要反映证而不是反映病。

3. 治疗前后的对照　从西医的研究方法来说是自身对照，对研究“脏象”或“证”来说，治疗前后的对照实质是药物验证，由于中医的辨证方法不同，对于“证”也有不同的理解。例如按照《伤寒论》的辨证论治是“有是证用是方（汤）”，如桂枝汤证、小柴胡汤证是以汤辨证，又称方剂辨证；而按照《内经》的脏腑辨证则认为“藏（脏）居于内形见于外”，从病人的外象来推论“证”，这是由于两种辨证的学术渊源不同所致。虽然辨证论治的哲学思想来源于《内经》，而张仲景把它具体结合于临床，成为实践性很强的理论，所以应该说辨证论治是张仲景奠基的。古方药味少，但配伍严谨，稍有更动其主治之证随之而异，如桂枝麻黄各半汤，其桂枝与麻黄之比为1∶1，而桂枝二麻黄一汤为2∶1，这比例随主证为虚为实而定，桂枝偏于扶正，麻黄偏于散邪，如此“证”是随方药的变动而变动。又如小承气汤为大黄4两、厚朴2两、枳实3枚，承气意在荡实，故君大黄（大黄倍于厚朴，是以泻下药为君）；而厚朴三物汤为厚朴8两、大黄4两、枳实5枚，三物意在行气，故君厚朴（厚朴倍于大黄，是以气药为君）。此二汤证药物相同，主药用量不同，其证与主治当也不同，这里显示证的存在是由药物效验而成立，有药物验证之意。故而对证的研究理应把脏腑辨证和方剂辨证结合在一起，治疗前后的对照其实就是药物验证。

4. 不同脏腑的对照　在各脏虚证研究中，对于各项反映某一脏虚证的指标应和其他脏器虚证进行对比交叉验证，以证实其脏器特异性，免得同一指标出现在不同脏器时发生矛盾。要弄清其病理生理学的变化反映的是一切虚证共性，还是某脏虚证的个性，在这方面，肾、脾、心各脏的研究中都有一些对比性资料。在肾的研究中，最早在研究肾阳虚患者有尿17-羟值低下，而脾阳虚患者则无此现象。在3组老年人中发现补肾法对老年人原已低下的肾上腺皮质功能、性腺功能、甲状腺功能均有明显提高，而健脾法则未见此等效果，从药物验证角度证明不同脏腑自有其特异性指标。同样的，在脾的研究中，亦发现有脾虚见证的患者，D-木糖排泄率多数降低，无脾虚见证的肾阳虚患者则降低不明显。

从近30年来脏象研究，摸索到通过异病同治制订统一的辨证标准、选择合适的指标、多方面的对照等正确的研究思路与方法，获得了许多卓著的成果。各脏器与机体的神经—体液调节功能都有一定联系，在这一基础上机体成为一个协调的整体。强调整体观念是中医的长处，西医学的进展也陆续发现消化道、肺、心、肾等器官除了其原有的功能外，还兼有分泌多种激素的能力，说明内分泌组织的范围比我们原来认识的要更广泛，作用更为重要，这些进展为中医脏象学说和西医神经体液调节学说的平行性研究提供了基础。现代医学认为，下丘脑是重要的神经内分泌中枢，除了神经内分泌免疫调节网络，还通过其与遍布全身的ADUP系统（包括G—E—P系统）的协调作用，对全身各系统器官实行调节控制，成为稳定机体内环境的重要组成部分。西医学的这一理论，对于今后脏象学说的研究会有很好的借鉴作用。

（沈自尹）

第三节　四诊研究方法与途径的探讨

一、舌诊研究

舌为心之苗窍，又为脾胃之外候，人体有很多经络与舌有联系，故为诊候之要地，正如《伤寒敖氏金镜录》自序中说：“诊断之道，欲知其内者，当观乎外，诊察于外者，斯知其内。盖有于内者，必形诸外，若不内外合参，而欲断其病势之逆顺，不可得也。……然古人谓：望而知之谓之神者，非只望其面色而已，凡舌苔、毛发、筋骨、齿、甲之类，俱包括于望字之中，但望色不及于验舌。”此处强调望诊中以舌诊更为重要。舌诊研究的思路与方法大致有以下几方面：

1. 舌诊的客观化研究　这是中医现代化

所必须进行的工作,现已有彩色照片、录相以及简便的“舌色板”,曾试用荧光分色原理的“舌色仪”尚不够理想。最理想的舌诊仪应能全面测定舌象的各个方面指标,包括舌色、苔色、舌苔干燥度、舌的厚度等,以达到舌诊的客观化、规范化、科学化。

2. 舌活体显微镜观察　即用微循环仪来观察舌尖蕈状乳头微循环,借此以研究各种不同舌质的形成原理,并可摄彩色照片以留下客观依据,尤其对于青紫舌的微循环障碍符合于“瘀证”表现,以及白塞氏病的蕈状乳头萎缩,微血管丛总数明显减少的诊断有显著性意义。

3. 病理切片及刮舌涂片检查　在尸体所作舌苔的病理切片可大致了解各种舌苔的丝状乳头变化,而扫描电镜检查获得三维的物体图象具有立体感,特别对厚苔、腻苔提供了超微结构的依据。刮舌涂片可反映舌上皮细胞脱落的情况,且可做细菌及霉菌培养,苔色与优势菌落的颜色有明显的相关性。

4. 各种生理、生化测定　对各型病理舌象测定其生理、生化变化,可以间接了解人体阴阳、寒热、虚实的病理生理基础,并可与脏腑、气血、治则等研究互相印证,互相补充,共同为阐明中医理论的实质作贡献。如青紫舌的血液流变性及血小板聚集性呈明显的增高,用以阐明血瘀证已是比较肯定的结果。从目前资料来看,对形成各型病理舌象的生理、生化测定内容尚不够丰富,有待今后在这方面多作舌象与机体内生理生化测定的相关性研究。

5. 胃镜与舌诊相关性研究　有人称“舌乃胃之镜子”,中医也认为“舌乃脾胃之外候”。由于纤维胃镜的广泛应用,不少报导发现舌诊对慢性胃炎、消化性溃疡、胃癌等的鉴别有一定的诊断参考价值。陈泽霖在检查的 248 例慢性胃炎中,黄厚苔占 84.3%,且胃部的炎症越严重,舌苔也越显得黄而厚,当经过适当治疗后,胃部炎症逐渐好转时,舌苔也随之逐步变为正常,胃炎由浅表性或肥厚性变为萎缩性时,舌苔也会逐渐消退而转向光剥。从舌苔也可大致区分消化性溃疡是十二指肠球部溃疡还是胃溃疡,一般十二指肠球部溃疡舌苔大多洁净如常,除非合并有胃窦炎;胃溃疡在活动时大多有黄厚苔,因为它常合并有慢性胃炎。胃癌病人有三分之一表现有花剥苔,而良性溃疡则无。虽然舌诊与纤维胃镜所见并非高度相关,但也给现代医学提出了一些新的问题,如能深一步研究,揭开其相关的奥秘,无疑对现代医学也是重要的贡献。

6. 舌下望诊　又称望舌脉,是近年逐渐发展起来的一种舌诊方法,文献中曾有过记载,但未为人所注意,如《巢氏病源・卷十二》:“身面发黄,舌下大脉起青黑色,舌噤强,不能语,名为噤黄候也。”陈自明《妇人良方》:“身重体热寒又频,舌下之脉黑复青,反舌下冷子当死,腹中须遣子归冥。”近代有张赞臣老中医提出:“如见舌下经脉粗张,色作青紫,甚则带青黑者,大都为肝郁失疏,痰热内阻,瘀血郁结之证。”华山医院观察了青紫舌和舌下脉充盈粗张,从血液流变学几项指标测定来看,二者的意义相同,均属与瘀血有关的舌象。上海第一医学院病理生理教研室 106 例青紫舌患者的舌下脉,有舌下脉充盈粗张者 71 例,无舌下脉粗张者 35 例,通过治疗后,青紫舌的消退比舌下脉粗张的改善快,因此提示青紫舌与舌下脉之间关系并不完全平行,其形成机理可能也不一样。

在望舌脉之外,又有人提出诊察舌下“瘀血丝”及瘀点以诊断血瘀证。虽然瘀血丝的出现较舌色青紫、瘀点、瘀斑等为先,但此体征的假阳性率太高,而舌下瘀点尚未在成年正常人中见假阳性,故舌下瘀点可作为血瘀征的阳性舌征,特别是对无紫舌者。但在对较多正常老年人的观察中发现,65 岁以上者有舌下脉粗张、舌下瘀点者较多,故凡老年人见此等体征宜结合全面情况考虑。

二、脉诊研究

脉诊是中医辨证论治中重要诊察方法之一,中医对脉诊的研究已有数千年历史,可以说这方面在世界传统医学中是领先的。为了确定脉象的“性”和“量”,并掌握脉象的客观规律,近 40 年来,随着中西医结合工作的开展,到多学科的渗透,国内应用仪器描绘脉象图来研究中医脉象,进行了不少工作。其实早在宋代曾用脉影图(即脉象示意图)的方法来模拟脉搏的“体位”和“性状”,这种脉象示意图可说是仪器描绘脉象图的前身。

从脉搏拾振器结构的原理来说,不外乎不换能和换能两类,国内从 1953 年起就已应用脉搏描记器研究中医脉象，而且一直用换能的脉搏描记器，如电磁式、炭粒式、电动切脉器式、应变电阻式、半导体硅应变片式、液态换能器式、血流图仪式等，有的用三探头脉象仪可以测录寸、关、尺三部以及浮、中、沉九候的脉图，体现了中医的三部九候脉法的特色，并达到了根据脉波的频率、节律、振幅、波形的特征来判断中医各种不同脉象的基本要求。也有利用不换能的超声多普勒式诊断仪，结合电子计算机进行图象分析指标的数据处理，运用近代数理的函数概念建立脉图曲线方程组，在科学性方面有明显的提高。尽管脉象图从点到面已有大量的数据与信息，但在表现脉象的立体感与动态感上还不够理想，到目前为止，国内尚未研制出一台公认的标准的脉象仪，因此最好用不同性能的敏感元件，设计多头多探点的换能器或不换能器，才能拾取各种脉象信息，经过电子计算机综合处理，建立自动辨识系统，提高脉图的精确度与速度。为实现这一目标，不仅要中西医结合，还要多学科结合，尤其与生物医学工程方面协作，才能创制出理想的使脉象客观化的仪器。

脉诊研究工作如仅限于脉象图是不够的，还需要研究这些脉象改变的机理。目前对脉象的研究，从物理因素方面来阐明考虑得较多，今后还必须通过各种病理生理指标、生化指标，同步观察血液流变学、微循环改变、心血管功能状态，以及神经体液因素，着手研究各种图象的区别。有条件的单位还可开展动物实验，制作脉象的动物模型，尽管动物的脉象与人有较大的区别，但可进行一些在人身上难以进行的比较精确但却是损伤性的检查方法，以充分研究脉象机理。

（沈自尹）

第四节 经络研究方法与途径的探讨

“经络”在我国古典医籍中，尤其是《内经》中有大量而且详细的论述，长期以来经络理论一直在指导中医各科，特别是针灸、推拿、按摩等临床实践，不但针灸、推拿要根据辨证论治原则在经穴上施术，就是应用药物治疗，也要注意药物归经等。清初医家喻嘉言说：“凡治病不明脏腑经络，开口动手便错。”实践亦说明，经络学说有丰富的科学内容，有待于发掘与发扬。

古代受历史条件和科学技术的限制，虽然古典医籍对经络概念有很多具体描述，甚至绘制出经络循行路线的模式图，制造了铜人经穴模型，但对经络现象的客观存在，以及经络的实质结构形成与内涵都还需要探索与研究。

经络现象是指人体在某种条件下出现的、循古典医籍描绘的经络循行路线而发生的现象，其中有形态肉眼可见的，如循经皮肤病，也有患者主诉的感觉，如用适当方法刺激经穴，受试者产生的循经性感觉传导现象。用低频电脉冲方法刺激井穴，约 18 万例的人群普查，发现感传出现率约为 20%左右，采用针刺手法激发，或辅以“入静”诱导，则可使感传出现率大幅度增加，说明这种经络现象在人群中是较为普遍的，国外也有人发现过这种现象。但由于感传是患者的主诉，不能直观地加以显示，而且测试时必须给予外加刺激。中医学认为经脉是气血运行的通路，它是人体本身所固有的，那么在没有任何外加因素刺激或干扰的情况下，能否把人体体表经脉循行路线自然显示出来呢?最近，福建省中医药研究院胡翔龙在红外辐射成像的基础上，提取体表强度相同的瞬时红外辐射信号，并连续加以显示。在没有外加因素刺激或干扰的情况下，成功地显示了体表自然存在的红外辐射轨迹。对 30 名自愿者进行了 49 次观察，记录到 594 条辐射轨迹。这些轨迹呈线带状，长者可通达多个体区，行程与古典十四经脉的路线基本一致或完全一致，其中约有三分之一表现得颇为典型。不但证实了古代医籍中对经络的描述，而且客观地揭示经络是人体固有的某种“组织”和功能，它在外周必然有其相应的物质基础。尽管循经红外辐射轨迹仍属一种现象，未必就是经络实质，但它已客观地自然显示了经络的存在。

现象是入门的向导，从经络现象入手去探索经络实质，显然也是重要途径之一。此外，经穴与脏腑相关的研究已有大量的工作，并以刺激某些特定经穴，观察脏腑活动变化来论证穴位的特异性，同时建立动物模型可进行在人体上不便施行的实验。从经穴与脏腑相关这一研究的角度看"经络"实质，其内容可能与现代医学所指的机体功能调节系统密切相关，充分运用现代神经—体液调节系统的知识(如神经内分泌免疫网络学说)和方法进行深入研究，必将对阐明经络实质作出重要贡献。

经穴形态学研究受到国内外学者的重视，古典医籍对经络穴位的走行、分布和定位都有较明确的描述，在人体这些体表经穴循行路线下面究竟有什么形态解剖学特点？哪些结构可能是"经络"的实体？不少研究工作者对此进行过认真的探索，将古人描述的经络穴位与相应部位下的神经、淋巴管和血管等结构的分布、走行情况作了详细的对比观察，但众说不一，还没有人能拿出令人信服的客观证据。

对经络实质的研究，有各种思路和观点，分别从多个角度去进行了探索，呈现出百家争鸣的局面。现在可以说，人们对经络实质已经有了一定的认识，开始承认经络的客观存在。几十年来的研究工作解释了经络中的不少问题，不少学者主张从已知结构(如神经、淋巴管、血管等)、已知功能(如机体的调节功能)去探讨经络实质，当然也有些学者期待发现一些已知结构的未知功能或者是未知结构，如果是后者，不但可以把"经络"概念提高到现代科学水平，而且在研究过程中，会提出一些值得现代医学重视和研究的新课题，推动人体机能和形态学的发展。

中医基础理论除了阴阳、脏象、证候、四诊、经络之外，还有针灸、气血津液、病因病机、治则治法等。

50年代通过针刺止痛、针刺麻醉这一崭新的思路，在针麻下切除肺叶取得成效，实现了针灸治疗临床方面的重大突破，并震撼了经典痛觉生理的理论。70年代，在神经生理学及神经生化学方面取得进展，发现内源性吗啡样物质在镇痛中的作用，以及纳洛酮可阻断吗啡样物质在镇痛中的作用，以这两项现代科学研究的成果作为针刺镇痛原理研究的手段，充分阐明针刺镇痛作为生理性镇痛是通过小小的银针动员或激活内源性吗啡样物质发挥镇痛作用。迄今，针刺镇痛、针刺麻醉原理已经在国际上产生了重大影响，被认为是中西医两方面高水平有机结合的成果，同时也把针灸的研究引向高层次的科学领域。

各种治法在作为中医基础理论研究中也显示了对现代医学的学术思想的挑战，如活血化瘀法临床上的广泛应用，显示它参与很多西医无法对付的疑难杂症的治疗，同时也对现代医学作出新的启示。中国医学科学院发现活血化瘀方"通脉灵"既可使结缔组织增生的瘢痕疙瘩软化，在电子显微镜下，可以看到纤维母细胞的胶原合成功能受到抑制，同时又在结缔组织萎缩的外阴硬化性萎缩性苔癣的治疗中观察到有恢复纤维母细胞的功能，表明活血化瘀法对结缔组织的代谢有调节作用。再如关于心肌的再生现象，国际上虽承认心肌具有再生能力，但没有获得确实可靠的材料，而且对所谓再生的心肌细胞是否具有正常细胞的功能也持怀疑态度，上海第一医学院电镜室将结扎冠状动脉22只狗的实验性心肌梗塞模型分两组，分别给予丹参注射液与葡萄糖液，进行梗塞区内组织的电镜下对照观察，结果丹参除了能促进心肌梗塞的修复，同时发现再生的心肌细胞，正处于生长繁殖的阶段，而且从新生心肌细胞的内部结构，认为此类心肌细胞具有正常的收缩功能。至于何种机理促使心肌细胞再生，新生的心肌细胞从何种细胞分化衍生而来，这对现代医学来说是新的课题。

中医的理论体系有很深的内涵，中西医结合工作者利用先进的科学技术和现代化手段，对中医基础理论以及治病原理作了大量的研究工作，如对脏象、血瘀证、针刺原理等的本质进行深入的了解，并作出了科学的注解，由于是用现代的科学语言来阐述，容易被国际上所接受，也就是中西医结合工作者把我国传统医学和现代科学进行"与国际接轨"，这些内容已推向美英、西欧、日本、东南亚等地，作了国际性的交流，普遍受到国际上有识之士的欢迎。这不仅是由于中西医结合有很高的疗效，也由于其中包含了新颖的学术思想。展望未来，中西医结合的研究将不断推出新观点、新学说，从点滴量的积累到质的飞跃，必然会在世界医学之林里展现出具有中国民族特色的新医药学体系。

(沈自尹)

第二章 阴阳学说研究

阴阳二字含有两种概念，一是事物的属性，一是事物的本质，这两种概念必须分别对待，不可混淆。如牝牡的阴阳是属性，而牝牡本身又各具阴阳，那就是本质。阴阳的互根互化是本质而不是属性，临床上的阴证阳证是属性，而阴虚阳虚就是本质。当然阴证阳证的属性是由它的本质表现而判别的，而阴虚阳虚是由本质而区分为属性，这两者既有区别又有联系。

中医阴阳学说最早当推《内经》。但《内经》只说到阴阳为变化之父母，生杀之本始，万物之纲纪，归结之曰神明之府。儒家提出无极而太极而两仪，穷事物原始之理，阴阳互为其根，因此后世不少医家汲取儒家之说以阐发阴阳本质。《内经》对事物属性在解剖、生理、病因、病理、诊断、治则各方面所举甚多，形成了阴阳共性的概括，为后世医家临床实用的基础。

第一节 阴阳对立与统一的研究

西医学了解到神经系统的高级中枢，如大脑皮层有兴奋与抑制的生理过程，并有相应对立的神经递质进行协调，植物神经系统也有交感与副交感神经的对立协调。内分泌激素都是处于对立统一的状态，如利尿与抗利尿，胰岛素与胰高血糖素，……有一种激素作用于靶组织，必有另一种与此拮抗，发现一个新激素往往提示另一个相拮抗的新激素有待于发现，但这些并不等于阴阳，研究阴阳还得从研究阴阳的属性着手。

一、内分泌激素方面的研究

1. 肾上腺皮质激素 50年代末沈自尹在研究肾阴肾阳的中西医结合辨证论治规律时，对11例正常人及52例肾虚患者作了尿17-羟皮质类固醇（17-OHCS）测定，结果，正常人11例尿17-OHCS平均值为7.85mg/24h，范围4.18～15.85mg/24h；肾阳虚7例尿17-OHCS均值为2.2mg/24h，范围1.3～3.6mg/24h，故肾阳虚表现为正常低限之下，以后几年重复的结果也是如此。肾阴虚45例尿17-OHCS均值为6.64mg/24h，范围0～23.2mg/24h波动较大，这是否属于阳虚与阴虚的对立表现有待探讨。1965年采用了下丘脑-垂体-肾上腺皮质轴3种功能检查，即以促肾上腺皮质激素2日静脉滴注试验（ACTH试验）观察肾上腺皮质反应，并间接了解垂体功能；甲吡酮（SU-4885）试验以反映垂体贮备功能；血11-羟昼夜节律测定以反映下丘脑功能。10例正常人进行了完整的3种功能全面观察，除有1例血11-羟昼夜节律测定呈不典型表现外，余皆为正常反应之表现。16例肾阳虚患者亦进行全套测定，其中有8例血11-羟昼夜节律曲线呈异常表现，4例SU-4885试验呈异常低下反应，7例ACTH试验呈延迟或低下反应。3种功能测定总体看来，除2例是全部正常表现外，其余14例皆有1～2项测定的异常。11例肾阴虚患者有10例作血11-羟昼夜节律测定，除2例呈不典型表现外，8例皆为正常曲线。4例作过SU-4885试验，7例作过ACTH试验，均为正常反应。这样从尿17-OHCS测定到下丘脑-垂体-肾上腺皮质轴全套测定的观察中，可见肾阳虚患者是低下值，而肾阴虚未表现对立的高值。1975年上海中医学院赵伟康对阴虚患者进行了反复观察，发现阴虚有无火旺，及不同脏腑的阴虚与火旺可能是导致阴虚者尿17-OHCS偏高、偏低及波动范围大的重要原因。研究结果发现阴虚火旺明显的患者，尿17-OHCS排量及尿儿茶酚胺(CA)排量往往明显升高，而阴虚火旺不明显的患者，此2项指标无明显改变。进一步研究发现，具有阴虚肝火旺者与具有阴虚心火旺者，这2项指标的变化是有区别的。阴虚肝火旺者尿17-OHCS排量明显升高，而尿CA排量正常；

阴虚心火旺者尿CA排量明显升高，而尿17-OHCS排量正常；阴虚同时具有心火旺和肝火旺者则上述两项指标均明显升高，提示阴虚心火旺的临床表现可能与下丘脑-交感-肾上腺髓质系统的功能活动增强有关；阴虚肝火旺的临床表现可能与下丘脑-垂体-肾上腺皮质系统的功能活动增强有关。所以虽然阳虚外寒与阴虚内热（火旺）在临床表现上是对立的，但肾阳虚与阴虚心火旺则可出现尿17-OHCS都不高，甚至低下的现象，而无对立的表现。福建省中医研究所吴瑞荣观察到慢性气管炎肾阳虚患者的尿17-OHCS白天12小时值显著下降，由此设想在一些阴虚患者是否会出现与上述患者相对立的变化。结果测得15例男性正常人夜间12小时尿17-OHCS值为5.96±1.31mg，49例男性冠心病患者为6.90±1.20mg，显著升高（$P<0.025$）；而23例阴虚（未区分火旺与否，及不同脏腑的阴虚火旺）的男性冠心病患者为7.57±2.05mg，上升更明显。阴虚患者的尿17-OHCS 24小时总值比正常组也显著升高，两者分别为16.8±2.25mg和14.4±2.55mg。男性冠心病阴虚患者尿17-OHCS值总量升高，但白天尿17-OHCS值比正常组升高不显著，而以夜间升高为主，反映了激素分泌的昼夜节律的变化，说明其功能异常不只是局限于靶腺，而与脑有关部位对下丘脑-垂体-肾上腺皮质轴调节的功能异常有关。

阳虚患者往往有下丘脑-垂体-肾上腺皮质轴功能的改变，但肾上腺糖皮质激素要产生生物效应，必须先与糖皮质激素受体（GCR）结合。第二军医大学长海医院张家庆选取正常人及阳虚患者（测定前未用过皮质激素类药物），以^{3}H-地塞米松为配体，测定周围血混合白细胞的^{3}H-地塞米松特异性结合受体，并同时测定血皮质醇浓度。结果见皮质醇尚在正常范围，22名正常成人的GCR为5154±1635位点/细胞，4例阳虚患者的GCR为8357±2993位点/细胞，显然较正常值为高（$P<0.01$），其中1例高达12046位点/细胞，可能与该例血浆皮质醇偏低（8.6μg/dl）的"降调节"有关。这一研究虽然病种、病例尚少，有待进一步深入，但阳虚病人在皮质激素的分泌、代谢以及受体水平上确有功能的变化。

2. 甲状腺激素　临床上甲状腺功能亢进者有阴虚火旺，甲状腺功能减退者有阳虚寒盛。沈自尹首先观察了非甲状腺疾病的阳虚者的甲状腺功能变化。在慢性气管炎这一病种中，选择符合典型肾阳虚证者10例（男6女4，平均年龄54岁）以及无肾虚也无其他见证者，即无特殊见证者10例（男6女4，平均年龄55岁），同时进行下丘脑-垂体-甲状腺轴的功能检查。结果肾阳虚组促甲状腺释放激素（TRH）兴奋试验有半数为延迟反应，血清总T_3值为86±30ng/dl（其中4例低于正常下限），显著低于正常值146±36ng/dl（$P<0.01$）；而无特殊见证组TRH兴奋试验仅1例为低弱反应，余均为正常反应，血清总T_3值为149±36.7ng/dl，与正常组织相比，无显著差异。肾阳虚组9例经温补肾阳药治疗6个月后，除1例失访外，8例总T_3水平上升至164±24ng/dl，其中4例低T_3值者皆恢复正常，均值为159±37ng/dl，与治前相比其升高有极显著意义（$P<0.001$）。4例TRH兴奋试验异常者经治后有2例恢复正常反应，总的来说肾阳虚者下丘脑-垂体-甲状腺轴功能低下经治疗确有一定程度的恢复。

河南省中医研究所对30名正常人、31例阳虚患者（除1例为甲减，余30例均为非内分泌疾病）及16例阴虚患者（均为非内分泌疾病）进行血清总T_3、T_4的测定。结果正常组总T_3为168±39ng/dl、总T_4为9.34±1.94μg/dl。阳虚组总T_3为84±30ng/dl、总T_4为6.40±2.64μg/dl，与正常组相比，均有极显著性差异（$P<0.001$）。阴虚组总T_3为126±25ng/dl，也比正常组为低（$P<0.001$），总T_4为8.09±2.00μg/dl，则与正常组无显著差异（$P>0.05$）。此阳虚与阴虚组在经过温阳或滋阴药（阴虚组部分病例未能坚持服药，未计在内）的治疗后总T_3均已回升至正常水平，总T_4则变化不够显著。

林求诚将肺心病67例辨证分为肾阳虚27例，肾阴虚6例，肾阴阳俱虚34例，与正常组35例作血清总T_3、T_4比较。正常组总T_3为146.44±31ng/dl，总T_4为8.48±2.04μg/dl。肾阳虚组总T_3为119.63±45ng/dl，与正常组相比差异显著（$P<0.01$），而肾阴虚与肾阴阳俱虚组分别为157.70±43.50ng/dl和163.10

±55ng/dl，均与正常组无显著差异。至于 T_4 值肾虚各组均与正常组相似。以上 2 组结果虽未显示阴虚组与阳虚组的对立，但阳虚组与上海第一医学院的结果相符合。

邝安堃对 7 例具有阳虚症状的甲减患者，7 例具有阴虚症状的甲亢患者分别作血清总 T_3、T_4、TSH 以及血浆 cAMP、cGMP 测定，并予以相应的温补肾阳药或滋阴降火药的治疗。结果甲减组虽然临床症状好转，但血中甲状腺激素水平仍低，TSH 值仍高，而 cAMP/cGMP 则趋向于正常，提示中药可能通过甲状腺激素以外的途径来改善临床症状。甲亢组在临床症状好转时，血中甲状腺激素仍较正常为高，TSH 则有所提高，cAMP/cGMP 趋向正常，从甲状腺这一内分泌疾病中似能看到阴虚与阳虚的对立表现。赵伟康以切除双侧甲状腺的大鼠造成甲减实验模型，正常组动物灌胃 2.5ml 自来水，甲减组每日灌胃 2.5ml 由仙茅、仙灵脾、肉苁蓉组成的温补肾阳药。8～9 天后进行各项测定，其结果甲减组血清总 T_4 于温补肾阳治后虽略有增加，但仍明显低于正常组（$P<0.01$），表明甲状腺切除后造成甲状腺功能不可逆的损害；另外观察到用温补肾阳药治疗后肝组织氧耗量有明显提高，能恢复到正常水平；治后血浆 cAMP 及肾上腺、尿中 CA 排量明显增加，此结果提示温补肾阳药提高甲减大鼠肝组织氧耗量的作用可能与增强交感-肾上腺髓质活动，提高体内 CA 及 cAMP 水平有关，而并非通过提高垂体-肾上腺皮质活动来补偿甲状腺激素的不足，这与临床所见相同。1982 年上海第二医学院进一步将非甲状腺疾病患者 136 例，区分为阳气虚组 86 例，阴虚组 42 例，气阴两虚组 8 例，分别测定总 T_3、总 T_4、FT_3、FT_4、rT_3、TSH。结果这 3 组虚证患者总 T_3 和 FT_3 均显著低于正常（$P<0.001$），总 T_4 则与正常人无显著差异，FT_4 和 rT_3 均显著高于正常。阳气虚组、阴虚组的 TSH 均显著高于正常，气阴两虚组则与正常组无明显差别。由于阳气虚和阴虚之间多种甲状腺激素指标的变化相仿，2 组间比较并无显著差异，提示甲状腺激素变化并非为阳虚患者所特有，在非甲状腺疾病的阴虚和阳虚患者中，其甲状腺激素水平的变化并不表现为对立的倾向。虚证患者甲状腺激素的变化与患者虚证的严重程度有密切联系，病情愈重，变化愈显著。

3. 前列腺素　cAMP 和 cGMP 含量的变化可能反映阴阳，而前列腺素与环核苷酸有着密切关系。李恩将肾性高血压患者 42 例分为肾阴虚组 25 例，肾阳虚组 4 例，阴阳两虚组 13 例，进行血浆中前列腺素（PGA_2、PGF_1、$PGF_{2\alpha}$）及环核苷酸（cAMP、cGMP）的测定，结果发现 cAMP 和 cGMP 在阴虚、阳虚之间并无明显差异，而在肾阴虚组内 $PGF_{2\alpha}$ 的升高与 cAMP 有明显的正相关，认为这或许可以解释阴病出现阳证。由于 $PGF_{2\alpha}$ 的升高与 cAMP 的升高，引起细胞内一系列的代谢变化。阴阳两虚组的 PGF_1 和 $PGF_{2\alpha}$ 与 cAMP 有明显正相关，也可能与出现的阴阳两虚症状有关。国外有人提出过 PGE 和 PGF 很可能符合中医阴阳相互制约关系，PGE 可使细胞内 cAMP 增加，PGF 能使 cGMP 增加，但河北医学院就 $PGF_{2\alpha}$ 与 cGMP 作了相关性检验，未见显著相关。

4. 内分泌腺体的形态学　在内分泌腺体形态学方面也进行了有关阴虚阳虚的研究。解放军 157 医院病理科对 10 例生前辨证为肾阳虚与 7 例没有此证的死者的内分泌腺体作了病理观察，发现肾阳虚患者的肾上腺、甲状腺、睾丸、卵巢都有功能低下的形态学改变，而 7 例无肾阳虚者的内分泌腺则无此种变化。重庆医学院对生前临床表现以虚损为主的患者进行尸检，其中辨证为阴虚或阴虚阳亢者均有肾上腺皮质或多个内分泌腺不同程度的萎缩。上海第一医学院中山医院在 18 例生前有不同程度的肝肾阴虚与湿热内蕴症状的肝炎后肝硬化病例尸检中发现，内分泌腺体的改变主要为明显的肾上腺皮质萎缩或退行性变，同时有垂体、甲状腺、性腺的萎缩或退行性变。但 93 例阴虚（火旺表现不明显）者的肾上腺双侧重量减少到 7g～12g（正常 10g～15g），说明阴虚火旺者肾上腺萎缩要比阴虚而火旺表现不明显者轻得多，这与上海中医学院所发现阴虚肝火旺者尿 17-OHCS 大多增高似相呼应。阴虚与阳虚的内分泌腺体形态学检查未见有对立的表现。

5. 应用激素作动物模型　邝安堃 1963 年首先以大剂量皮质素（0.5mg/d·只）应用于小白鼠，9～11 天后观察到动物出现明显耗竭现象，耐冻能力大为减弱，而合用助阳药的动物多不出现衰竭现象，且耐冻能力有明显的加强，因此提出这种耗竭现象可否属于“阳虚”性质。顾天爵于1965年亦以相仿剂量皮质素应用于大白鼠，31天后见肾上腺、胸腺萎缩，以肾上腺内维生素C含量为指标的对ACTH的反应下降，而合用温补肾阳药组可见胸腺萎缩更明显而肾上腺未萎缩，且对ACTH的反应未下降，说明温补肾阳药对此种垂体-肾上腺皮质受抑模型具有保护作用，而且是作用于垂体-肾上腺皮质这一内分泌轴上。1977年上海中医学院施玉华以更大剂量的醋酸氢化考的松（0.5～1.25mg/d）在小白鼠上应用，8～10天后处死，结果见肾上腺、睾丸、卵巢、垂体等重量下降，肝脾细胞核酸含量降低，肝细胞琥珀酸脱氢酶活性下降，肝糖原上升，而合用助阳药组对上述现象均有纠正作用。通过助阳药的治疗验证了皮质素耗竭动物模型的虚态属于“阳虚”性质。他们又用甲状腺素片以3mg/d·只与利血平0.02mg/d·只在小白鼠上用6天后杀死，结果见小鼠的肝、脾脱氧核糖核酸（DNA）合成率、肝核糖核酸（RNA）合成率均高于对照组，肝糖原则显著减少，而合用滋阴药组则可适当纠正上述现象。因此，认为滋阴药可印证甲状腺素造成的甲亢动物模型属于“阴虚”性质。这一动物模型如用药至8天以后，则反见肝、脾DNA及RNA合成率下降，似也说明阴虚火旺至一定程度时转化为阳虚，而造成类似阴阳两虚现象。从肝脾的核酸合成及肝糖原水平可由助阳或滋阴药加以纠正的情况来看，这2种动物模型似有对立的情况。

张家庆分别研究了附子、肉桂、肉苁蓉、仙灵脾四味中药对皮质激素耗竭的“阳虚”动物模型的肝脾DNA合成率的作用，结果证实肉苁蓉可使肝、脾DNA合成率略增高，仙灵脾可使“阳虚”动物的肝脾DNA合成率显著增高（$P<0.01$），而附子、肉桂则无明显作用。说明附子、肉桂的助阳作用是对寒而言，而仙灵脾、肉苁蓉的助阳作用是对肾精不足而言。该项工作虽未作阴虚阳虚对立的研究，但从药物验证上较确切地区分了某些助阳药之间作用的差异。上海第二医学院用甲状腺素加四氯化碳花生油制造“肝肾阴虚”的动物模型，该模型除肝脏易发生纤维结缔组织增生外，一些内分泌器官如垂体、甲状腺、肾上腺、性腺等还有不同程度的间质瘀血和皮质萎缩的表现。

中药具有“阴”和“阳”两种属性。邝安堃的实验发现，助阳药附子单味或附子加肉桂（附桂）二味均明显地增高二肾一夹Goldblat型高血压（即左肾动脉用0.2或0.25mm内径银夹造成狭窄，右肾完整）大鼠的血压，但附桂却降低肾上腺皮质再生Skelton型高血压（即一侧肾脏、肾上腺切除，另侧肾上腺挖去髓质和大部分皮质，术后饮1%食盐溶液）大鼠的血压，即助阳药对前一模型有加剧恶化作用，而对后一模型具有治疗作用。同时观察到滋阴的六味地黄方对高血压大鼠的尿醛固酮排出没有明显作用，而助阳药附子却使它的排出显著升高（$P<0.001$）。从药物验证的结果推测，二肾一夹高血压可能属于中医“阴虚”模型，而肾上腺皮质再生型高血压可能属于“阳虚”模型。在不同病因的高血压动物模型上，同一种中药取得相反的效果，这对阴阳属性的阐明是有帮助的。

二、血浆环核苷酸方面的研究

环核苷酸主要指标为环-磷酸腺苷（cAMP）和环-磷酸鸟苷（cGMP），它们在细胞内起着极为重要的调节作用，而且在许多方面表现为一对矛盾。正常情况下组织和体液中cAMP以及cGMP的含量相对稳定并保持一定比例，当它们中的一方发生含量变化，二者比例改变时，细胞功能也随之发生明显变化。

邝安堃、夏忠勤从1974年以来建立了血浆环核苷酸含量的测定方法，并作为探讨阴虚、阳虚本质及中医中药作用原理的指标。正常人的cAMP约为24pmol/ml，cGMP约为6pmol/ml，cAMP/cGMP比值为4。一种类型阳虚患者（包括内分泌病及其他病）cAMP约为19pmol/ml，低于正常；cGMP约为11pmol/ml，高于正常；cAMP/cGMP比值约为2.2，低于正常。而另一类型（包括肾病及急性心肌梗塞）则不同，血浆cAMP不仅不降低反而明显升高，但由于cGMP上升更明显；cAMP/cGMP比值仍低于正常，约为2.5。故而认为血浆cAMP/cGMP比值的降低是两大类阳虚患者的共同特点，也是他们与阴虚患者的区别所在。阴虚患者的cAMP约为31pmol/ml，较正常为高，cAMP/cGMP比值和正常人差别不明显，约为4，但比阳虚者高。阴虚合并火旺的甲亢患者，其cAMP约为31pmol/ml，cGMP约为4.07pmol/ml，cAMP/cGMP比值为7.1，明显高于正常。认为cAMP、cGMP含量的改变是阴虚、阳虚的一个非常值得注意的特征，其变化有一定的规律性，表明阴虚、阳虚的病理变化可在细胞水平上反映出来，即阴虚者其cAMP占优势，阳虚者则cGMP占优势，两者在cAMP/cGMP比值上有差别。进一步在冠心病心绞痛患者25例中观察了治疗前后环核苷酸的变化，25例中17例属阳虚或气虚，8例属气阴两虚偏阴虚，中药治后有5例心绞痛明显改善，15例好转，5例无效。阳（气）虚患者血浆cAMP/cGMP比值治前为1.87±0.25，治疗后升高显著（P<0.01）；阴虚患者cAMP/cGMP比值为4.42±0.88，明显高于阳虚患者。这组病例中8例急性心肌梗塞均辨证为阳虚，经中西药治后好转，cAMP/cGMP在心肌梗塞第1天为1.23±0.38，至第3周就上升为3.15±1.10，说明中药在冠心病中有纠正cAMP/cGMP这一共性矛盾的作用。另外在114例次的辨证与血浆环核苷酸关系的观察中，将气阳虚组（79例次）与气阴虚组（35例次）进行比较，结果气阳虚组cAMP为22.73±6.83pmol/ml，cGMP为14.93±7.63pmol/ml，cAMP/cGMP为1.81±0.69；气阴虚组cAMP为25.11±9.85pmol/ml，cGMP为7.42±4.41pmol/ml，cAMP/cGMP为3.94±1.55，可见气阳虚组cAMP/cGMP比值明显较气阴虚组为低（P<0.001），然而阳虚与气虚者cAMP/cGMP比值相比无显著差异。

上海中医学院在正常人测得cAMP为23.30±0.58pmol/ml（78例），cGMP为5.95±0.36pmol/ml（45例），cAMP/cGMP为5.20±0.64（31例）；而慢性气管炎阴虚型患者cGMP为8.47±0.95pmol/ml（22例），比正常人显著升高（P<0.05），而阳虚型cGMP为8.59±0.68（38例），升高更为明显（P<0.01）；阴虚型的cAMP为26.52±1.55pmol/ml（23例），较正常人升高，而阳虚型cAMP为20.94±1.34pmol/ml（39例），较正常人降低；至于cAMP/cGMP比值，阴虚型3.84±0.37，阳虚型2.80±0.18，两型患者均较正常值5.20±0.64为小，其中阳虚型的减少尤为显著（P<0.01），而阳虚和阴虚之间也有明显差异（P<0.05）。认为慢支病情复杂多变，且中医理论以及环核苷酸的生理功能都十分复杂，不能简单地把两种环核苷酸比成阴阳两方面。也有作者报道肾阴虚组cAMP、cGMP及cAMP/cGMP比值均低于正常值，高于阳虚组，其特点为变动幅度较大。协和医院150例正常人测得血浆cAMP为23.72±8.96pmol/ml，而11例辨证为偏阴虚者为20.45±3.86pmol/ml，4例偏阳虚者为37.45±8.42pmol/ml，25例偏气虚者为27.44±1.77pmol/ml，表明阳虚者较正常人高（P<0.05），阴虚则与正常人无明显区别，其结果似与上述二份资料相反。

广州中医学院分别对健康青年、阴虚和阳虚患者（包括支气管哮喘、慢性气管炎、溃疡病、胃窦炎、胃癌、白血病、肺癌、出血和红斑狼疮等）以及部分阴虚、阳虚患者接受外加刺激（膻中穴兔脑嗅叶埋藏）前后测定血浆和尿的cAMP。结果，健康人血、尿中cAMP含量在男女之间无明显差异；阴虚、阳虚患者血、尿cAMP含量也正常（P<0.05）。外加刺激后，阴虚患者血、尿cAMP含量均明显增加，阳虚患者则几无改变，提示阴虚和阳虚也许是在致病因子作用下机体反应性不同的结果，这种不同的反应性可能是阴虚和阳虚患者的重要区别之一。

上海市精神病院对10例情感性精神病-忧郁症病人在治疗过程中进行血浆环核苷酸含量变化的观察，发现此10例忧郁症病人cAMP为17.30±7.74pmol/ml，比22例正常人的23.61±3.33pmol/ml明显为低（P<0.01），此10例中5例偏阳虚者cAMP为14.78±2.18pmol/ml，比5例偏阴虚者的20.81±3.23pmol/ml为低（P<0.05）。由于本组阳虚和阴虚患者的cAMP均低于正常，说明可能忧郁症本身的cAMP就比正常人低，致使其中阴虚患者的cAMP也没有超出正常人。但其中阴虚患者的cAMP高于阳虚患者则与其他报道相符。

上海中医研究所对肺癌的3种虚证类型

(气虚、阴虚、气阴两虚)进行血浆环核苷酸测定，结果80例各型肺癌患者血浆cAMP为19.4±1.1pmol/ml，比正常显著为低（P<0.05)，而cGMP为7.34±0.55pmol/ml，又比正常显著为高(P<0.001)。由于在细胞增殖过程中cGMP是一个关键性的促进因子，故癌症患者cGMP总是显著高于正常者。在肺癌各辨证分型中阴虚与气阴两虚患者的cAMP显著高于气虚患者，前2型治疗效果也较好，生存期长。虽然阴虚时cGMP水平相对占优势，但总的看来，环核苷酸的变化主要是与肺癌疾病本身的发生、发展有关，而与中医证型的关系要小一些。

上海第一医学院肿瘤医院在15例脾虚型肿瘤患者测得cAMP为19.69±1.18pmol/ml,比78例正常人的23.30±0.58pmol/ml显著为低(P<0.05),19例阴虚起始期的cGMP为8.14±0.10pmol/ml,比正常人45例的5.95±0.36pmol/ml明显为高(P<0.05),而7例阴虚内热期的cGMP为10.85±2.50pmol/ml,升高更为显著(P<0.01),本组资料与以上文献报道不符。从肿瘤的角度看,cAMP水平的提高可以促进细胞的分化而抑制其分裂,在组织培养中的转化细胞经cAMP的作用,可以逆转为正常细胞。在恶性细胞中,cAMP含量较正常下降。本组资料表明,在肝癌的早中期,cAMP含量下降,而在晚期cGMP明显增加,这些变化主要是反映肿瘤患者的特点。

尹光耀在慢性胃炎或胃癌且又符合脾虚证的42例患者中进行血浆和胃粘膜病理组织中的环核苷酸含量测定。正常对照组血浆cAMP为22.58±5.72pmol/ml (39例)，cGMP为6.15±1.68pmol/ml (42例),cAMP/cGMP为3.67,此42例脾虚证者血浆cAMP为16.30±8.76pmol/ml,比正常组显著下降(P<0.001)。其中胃粘膜活检无肠化生的14例脾气虚患者的cAMP与正常组无显著差异，而脾气虚证有肠化生者的13例患者cAMP为15.20±6.94pmol/ml，比正常组明显下降（P<0.01)，脾虚气滞证而有肠化生者的cAMP下降更为显著，仅为9.54±2.64pmol/ml (P<0.001)。这一结果表明，血浆cAMP与肠化生率成反比，10例胃癌患者的血浆cAMP为11.89±4.93pmol/ml，较正常组下降十分显著（P<0.001)。他们测定了21例作胃切除的脾虚证(脾气虚证10例，脾虚气滞证11例）患者胃组织的正常部分、病灶部分以及血浆中环核苷酸含量，结果脾虚证患者的胃粘膜和血浆的环核苷酸含量的变化是一致的，均以cAMP下降为特征，而胃粘膜病灶组织中的cAMP明显比正常组织低（P<0.01)，提示cAMP与细胞代谢和病变有密切的关系。上述资料说明胃病脾虚证的肠化生、癌变与血浆cAMP降低有关，在脾虚证的发生、发展和转归中cAMP量的变化是起主导作用的，它调节消化系统代谢，细胞增殖和细胞免疫功能，因而认为环核苷酸与疾病的关系可能比与阴阳的关系更密切。

三、物质能量代谢方面的研究

阴虚生热、阳虚生寒，此种“寒”与“热”虽属病人主诉，但经中药调整阴阳后，此等症状即可消失，因此提示这些病人确有物质能量代谢的障碍。从现代生化观点看，细胞的物质代谢活动都伴随有能量转化。三磷酸腺苷(ATP)是机体储能和直接供能的物质，且与细胞的很多生理活动密切相关。红细胞合成ATP的途径主要是通过糖酵解，实验证明红细胞的能量代谢与全身代谢有很大的一致性。为探明阴虚与阳虚的寒热失调与糖代谢之间的联系，上海第一医学院生化教研室测定了正常人与肾虚患者的红细胞糖酵解率，结果发现肾阳虚者治疗前较正常人为低，肾阴虚者治疗前较正常者为高。经补肾调节阴阳治疗后，肾虚两组都趋向于正常，具体数据见下节（阴阳转化与互根的研究)。福建省慢性气管炎厦门防治点测得82例慢性气管炎患者的红细胞ATP含量平均为3016±546nmol/gHb，与13例对照组的3185±292nmol/gHb无显著差别；肺气虚组较对照组略高，但无统计学意义；脾阳虚24例为2876±619nmol/gHb，肾阳虚55例为2669±857nmol/gHb,都有较明显的降低,其中肾阳虚尤为突出,与对照组比较P<0.05。若以肾阳虚与肺肾阴虚10例的3386±425nmol/gHb相比，差异更显著（P<0.001)。他们同时还测定了无氧和有氧代谢的中间产物乳酸和柠檬酸含量的变化，可见阳虚者的乳酸明显升高，柠檬酸明显下降，提示阳虚患者红细胞ATP的降

低使糖酵解作用的限速酶活力增高，减弱了酵解过程，血浆乳酸增加可进而抑制有氧代谢，导致血浆柠檬酸水平下降，而以上诸现象在阴虚患者中表现均不明显。

70年代初有人提出，细胞中消耗能量最多的是钠泵（Na^+-K^+-ATP酶）。钠泵所消耗的能量估计占整个细胞总能量的40%～60%。阴虚内热是否与钠泵有关？上海第一医学院生化教研室顾天爵首先以滋阴泻火药知母的一个成分-知母菝葜皂甙元进行实验，结果证明该成分对组织切片的耗氧率及提纯的兔肾Na^+-K^+-ATP酶都有极为显著的抑制作用。进一步在整体动物喂以甲状腺素，使肾、肝、小肠粘膜中的Na^+-K^+-ATP酶活性升高，如同时喂知母菝葜皂甙元，则这一酶活性的升高可以被抑制。这就从药物的作用验证了阴虚内热与钠泵活性有密切关系。在临床上也发现，阴虚患儿红细胞的钠泵活性显著高于正常儿童，而肾阳虚患者则比正常人明显为低，经温补肾阳治疗后可恢复至正常水平。在成年肾阴虚患者，其Na^+-K^+-ATP酶活性与正常人无显著差异。

上海中医学院观察到各病种中阴虚火旺者的尿肌酐量明显高于单纯阴虚型，也明显高于正常人。甲亢和高血压病阴虚火旺者的尿中尿素氮量明显高于正常，也高于单纯阴虚型。由于高血压病和甲亢的阴虚火旺患者的尿儿茶酚胺量明显增高，提示患者下丘脑-交感-肾上腺髓质功能活动增强，其尿中肌酐、尿素氮及儿茶酚胺量均呈平行增高的关系。由于儿茶酚胺对人体的分解代谢、能量释放有促进作用，因此阴虚火旺患者体内的能量消耗较大。他们又在另一个疾病慢性肾炎中，剔除伴有低血浆蛋白症（企图由此说明阳虚的病理基础不是由于低血浆蛋白症而是与能量有关）的患者，以观察阴虚与阳虚的区别，结果发现阳虚患者的肌酐系数，尿中钾、磷、镁、尿素氮量均明显降低，说明阳虚有机体营养不良和能量代谢降低；而阴虚患者尿中钾、磷、镁的含量比较正常，但肌酐系数却明显增高，说明阴虚者的营养状况尚正常，而体内的能量代谢增高。看来慢性肾炎中阴虚和阳虚在能量代谢上有对立的表现。该院又对甲亢阴虚火旺者与甲亢非阴虚火旺者的尿羟脯氨酸排量进行比较，结果阴虚火旺者的尿羟脯氨酸排量显著高于正常人或非阴虚火旺者（$P<0.01$），甲亢非阴虚火旺者的尿羟脯氨酸与正常组无明显差异（$P>0.05$）。经益气养阴泻火治疗，尿羟脯氨酸排量随阴虚火旺证的改善而趋于正常。以上两组资料都是在同一病种中比较而获得的，似可认为主要反映的是阴虚、阳虚能量代谢的状况，能初步排除疾病本身对代谢的作用给予研究工作带来的影响。

四、免疫方面的研究

阴虚和阳虚在免疫功能方面是否有对立统一的表现尚未有明确的报道。上海龙华医院曾以粗制胎儿甲种球蛋白作抗原免疫家兔，发现补阳（气）药物能使抗体形成时间提前，而养阴药物能使抗体存在时间延长，从而认为虚证可能影响机体的免疫状态，而补阳药和养阴药则能纠正虚证的免疫功能缺陷。苏州医学院通过对100例各型虚证患者的多项临床免疫检测结果分析，发现虚证的免疫功能缺陷表现为两个方面：① 各种检测的绝对值下降，有时可极度降低；② 各单个免疫球蛋白值的增高与降低并存，它反映了虚证患者机体免疫功能的紊乱。上海第二医学院从多病种里选择相对典型的阴虚患者102例与阳虚患者99例，测得这两组患者的淋巴细胞转化率分别为29.8 ± 3.9（$\times10^4$）及20.1 ± 3.8（$\times10^4$），均显著低于正常组的50.9 ± 3.8（$\times10^4$），而阴虚与阳虚之间并无明显差异，说明细胞免疫功能的降低是阴虚和阳虚的共性，即虚证的共同表现。他们还观察到肝病阴虚型患者的细胞免疫功能低下，经补肾养阴法治疗后，大多数患者的免疫指标能提高，有的还很显著。硬皮病阳虚型患者也有细胞免疫功能低下，经艾灸后可从明显低于正常上升到接近正常。上海第一医学院脏象研究室沈自尹曾观察到哮喘患者在发作季节有血清IgE的升高，而温阳片（附子、生熟地、山药、仙灵脾、补骨脂、菟丝子等）可抑制IgE的季节性升高，同时使患者比正常人为低的抑制性T细胞功能提高，IgE和抑制性T细胞之间呈负相关，说明温阳片具有免疫调节作用。由于免疫学是一门新兴学科，其中有很多复杂的内容尚待研究，从目前的资料看，在阴虚、阳虚的免疫功能之间还没有观察到有对立的现象。

（沈自尹）

第二节　阴阳转化与互根的研究

一、阴阳转化与互根的临床研究

沈自尹于50年代末开始研究肾阴、肾阳的本质，观察了88例包括多种疾病并有显著肾虚阴阳失调见证者，于补肾调节阴阳治疗前后测定冷压试验、尿17-OHCS和红细胞糖酵解率。

1. 冷压试验　冷压试验能反映植物神经中枢及大脑皮层的血管调节功能。在肾虚组45例中作110例次测定。按一般情况，肾阴虚可兼肝阳亢、肾阳虚可兼脾阳虚，本组部分病例由于病久而为肾阴阳两虚，其以肾阳虚偏重者由于肾阴亦虚，故可见肝阳亢；或其以肾阴虚偏重者由于肾阳亦虚，故可见脾阳虚。从表2-1可见肾阳虚（无肝阳亢）型以双相、倒错，甚至无反应为主；肾阴虚（无脾阳虚）型以高反应为主，肾阴虚和肾阳虚确有两极分化现象。至于肾阳虚偏重型之兼肝阳亢，则掩盖了肾阳虚原有的低反应或反常反应；肾阴虚偏重型之兼脾阳虚，则掩盖了肾阴虚原有的高反应，如此，冷压试验可受肝、脾两脏阴阳更强反映的影响而变化，说明冷压试验可认为能反应整体阴阳动态倾向的指标。心、肝、肺阴虚组则和肾阴虚（无脾阳虚）型相似，以高反应为主。

表2-1　肾虚病人及正常人冷压试验的血压反应

组别		总例次	无反应	倒错	双相	升高（mmHg）			
						<10	10～19	20～29	30～39
肾虚组	肾阳虚偏重型（无肝阳亢）	18	1	4	7	4	2	0	0
	肾阴虚偏重型（无脾阳虚）	55	0	0	0	6	22	16	11
	肾阳虚偏重型（兼肝阳亢）	26	0	0	0	2	6	6	12
	肾阴虚偏重型（兼脾阳虚）	11	0	2	3	2	3	1	0
心、肝、肺阴虚组		9	0	0	0	2	3	4	0
正常人对照组		13	0	0	0	8	5	0	0

注：无反应：指冷刺激后，血压毫无波动；倒错反应：指冷刺激后，血压反而下降，很久才回复；双相反应：指冷刺激后，血压稍升高，但立即明显下降至基础压以下，很久才回复（如血压以升高为主，以后稍波动于基础压以下者则不算双相反应）

2. 尿17-OHCS测定　尿17-OHCS测定反映肾上腺皮质激素在尿中的代谢产物。在78例的补肾调节阴阳治疗中，发现肾阳虚偏重型中7例由于用温药过偏，临床症状转变为肾阴虚偏重型，出现口渴舌红、烦躁失眠、便秘尿赤等某些见症，治疗前偏低的尿17-OHCS相应升至或超过正常最高值；当改用滋阴药或略加清热药后，尿17-OHCS即降至正常或回复至原有低值（表2-2）。另有3例阴虚阳亢者，由于用泻火药而出现畏寒、失眠、乏力等阳虚偏重型的某些见症，其尿17-OHCS即降至正常最低值以下。而在按阴阳互根思想指导下改用补肾处方（如左归丸、右归丸）后，以上过偏而转化的症状均有所纠正，尿17-OHCS值也相应恢复。

3. 红细胞能量代谢　红细胞的能量几乎全部由糖酵解所供给，对正常人与肾虚患者进行红细胞糖酵解率测定的结果表明，肾阳虚者治疗前较正常人为低，肾阴虚者治疗前较正常人为高，经补肾调节阴阳治疗后，肾虚两组都趋向于正常值（见表2-3）。

从以上3项测定中可以得出如下几点：第一，整体与局部都可找到具有阴阳属性的指标以示阴阳的对立，但都不是特征性的。冷压试验可反映肾中阴阳，但在出现肝、脾二脏的兼证时，它就不再是反映肾中阴阳了，似反映了整体阴阳。尿17-OHCS与红细胞糖酵解率似反映了肾中阴阳属性，但在肾阳虚的研究中发现，不仅是肾上腺皮质，还与性腺、甲状腺、垂体、下丘脑等都有关系。由于人体是一个复杂的自控系统，整体之大是难以用某一二个物质来代表，局部各脏亦互有交错联系。从属性着手看来尚不易肯定阴阳之特征性物质基础。第二，肾中阴阳在用药过偏时会出现阴阳转化的现象，而阴阳转化是在同一物质基础上，也就是在阴阳互根的基础上。

表 2-2　治疗中肾阴虚阳虚转型病例 24 小时尿 17-羟值（mg）的变化

姓　名	治　疗　前		治　疗　中		治　疗　后	
	肾虚类型	尿 17-羟	肾虚类型	尿 17-羟	肾虚类型	尿 17-羟
杨××	肾阳虚偏重	4.30	肾阴虚偏重	13.00	恢复正常	未测
李××	肾阳虚偏重	2.70	肾阴虚偏重	14.80	恢复正常	7.9
罗××	肾阳虚偏重	0	肾阴虚偏重	14.80	肾阳虚偏重	1.7
张××	肾阳虚偏重	3.70	肾阴虚偏重	12.95	恢复正常	9.0
陆××	肾阳虚偏重	3.38	肾阴虚偏重	13.20	恢复正常	7.0
叶××	肾阳虚偏重	2.75	肾阴虚偏重	18.50	恢复正常	10.8
周××	肾阳虚偏重	3.40	肾阴虚偏重	18.30	肾阳虚偏重	5.7
王××	肾阳虚偏重	9.00	肾阴虚偏重	0	恢复正常	9.0
王××	肾阳虚偏重	8.30	肾阴虚偏重	0.86	恢复正常	未测
俞××	肾阳虚偏重	9.00	肾阴虚偏重	1.44	肾阴虚偏重	未测

表 2-3　肾虚病人及正常人红细胞糖酵解与氧化强度的变化

（1ml 比溶 50 红细胞悬液在 37℃保温 1 小时的数值）

组　别	糖　酵　解　强　度			糖　氧　化　强　度		
	例数	乳酸增加（μg）均值±标准差	耗糖（%）	例数	氧吸收（μg）均值±标准差	耗糖（%）
肾阳虚（治前）	20	375.0±92.1**	91	18	28.0±6.4	9
肾阳虚（治后）	13	551.9±156.4	91	13	40.2±12.4△	9
肾阳虚（治前）	9	727.8±211.4**	93	9	39.7±7.9*	7
肾阳虚（治后）	9	545.2±96.7	93	9	28.6±7.5	7
正常人	23	492.4±57.1	92	20	31.9±7.2	8

△与治前比 $P<0.01$

*与正常人比 $P<0.05$　　**与正常人比 $P<0.001$

急性病多为邪正相搏，元气未损，寒者热之，热者寒之，可取阴阳调和之功。慢性病之肾阴虚、肾阳虚，固可有单纯者，表现为阴虚内热，采用六味地黄，甚则知柏八味，阳虚内寒采用附桂八味。病久可以阴损及阳或阳损及阴，采用左归丸、右归丸治疗，为更具有整体观的阴阳互根指导思想。久病者或体虚者往往病情复杂，有寒有热，有虚有实，故临床治疗往往寒热并进，攻补兼施，升中有降，降中有升，开中有合，合中有开，进中有退，退中有进。总之，治疗不作绝对化，亦是含有阴阳互根的指导思想。

阴阳互根观点指出阴阳的原始，也就是阴阳的本质。从阴阳的属性研究，容易导致阴阳对立绝对化的认识，而若从阴阳的动态变化中研究，可能有利于对其本质有所发现。

上海市中医医院重点对阴虚、阳虚两组患者共 216 例作多因素分析，另以正常对照组 45 例作比较，发现阳虚证具有血液流变学指标中的红细胞压积升高、全血粘度升高、红细胞平均体积升高和红细胞平均血红蛋白浓度降低 4 项主要特征；而阴虚证具有红细胞压积降低、纤维蛋白原增多、血浆粘度升高和血沉加速 4 项主要特征。用调节阴阳治疗的慢性气管炎、支气管哮喘、支气管扩张等患者 60 例，在治疗后能促使血液流变学指标的异常值趋向正常，有效率达 94%，临床症状相应改善，这也显示了阴阳转化规律。

二、阴阳转化与互根的实验研究

肾上腺皮质激素的临床应用日趋广泛，其

中利弊已较明了，为充分发挥激素的“利”，必须尽量减少其“弊”，沈自尹采用短程（5天）地塞米松抑制试验以观察补肾调节阴阳的两组对立的中药——滋阴泻火药与温补肾阳药对于外源性激素反馈抑制的拮抗作用，亦即对下丘脑-垂体-肾上腺皮质（HPA）轴的保护作用。

1. 临床部分　按照血11-羟昼夜节律抑制试验的原理，采用短程（5天）接近于临床治疗剂量的地塞米松作抑制试验，11名正常志愿者第1天清晨8时测血浆皮质醇作为基数后，即开始连续服地塞米松5天，上午8时、下午4时各1次1.5mg，每日剂量为3mg。第3天（即连服地塞米松2天后）、第5天（即连服地塞米松4天后）、第7天（即停服地塞米松1天后）、第9天（即停服地塞米松3天后）的晨8时各测血浆皮质醇，结果见第3、5天血浆皮质醇水平显著受抑下降，第7天开始回升，第9天恢复至正常水平。对这11名正常志愿者分别用各种中药（温阳片、生地加知母、单味生地、单味知母），以观察第3、5天能否对抗地塞米松对血浆皮质醇的反馈抑制，以及第7天能否促进停药后血浆皮质醇的自然回升。结果发现：①单味知母组可在第3、5天均明显拮抗地塞米松的反馈抑制作用，故以知母的保护作用最明显。第5天虽见单味生地组及生地知母组亦有一定保护作用，但与第5天单味知母之间并无明显差异，故生地与知母同用并无相加或协同作用。生地或知母在第7天并无促进血浆皮质醇提早回升作用。② 温阳片组在第5天可明显拮抗地塞米松的反馈抑制作用，且在第7天明显促进被抑制的血浆皮质醇提早回升。

2. 动物实验部分　将Wistar系成年雄性大鼠，随机分为4个实验组：对照组（C）、激素组（D）、激素加滋肾阴中药组（DYi）和激素加温肾阳中药组（DYa）。实验分7天（大鼠48只）和30天（大鼠122只）2大组。用电子显微镜、光学显微镜以及血浆皮质酮放射免疫测定，从形态和功能两方面，着重从肾上腺皮质束状带细胞超微结构变化，来研究补肾中药对上述动物模型的作用，并探寻滋肾阴和温肾阳中药药效的时间特性。

本实验电镜资料定量分析中以D组的束状带细胞线粒体退行性变化最大，即细胞出现线粒体内管状嵴大量增加、脂滴数增加、致密螺旋膜状体等细胞功能低下的变化。而在应用地塞米松同时还给予滋肾阴或温肾阳中药的7天实验DYi组或30天实验的DYa组，这些退行性变化要显著地减少。在上述基础上对细胞内线粒体和脂滴作了定量分析，采用的指标为：细胞线粒体含嵴数、一定面积内细胞出现管状嵴线粒体数与线粒体总数之比、一定面积内细胞脂滴数与线粒体总数之比（这些都是从形态学上反映肾上腺皮质束状带细胞功能的指标）。结果表明，7天实验DYi组功能接近于C组，两组之间无显著性差异（$P>0.05$），而远比D组与DYa组功能为佳（$P<0.001$）；30天实验DYa组功能接近于C组，2组之间无显著性差异（$P>0.05$），亦远比D组与DYi组功能为佳（$P<0.001$）。线粒体的这些微细结构变化表明：7天实验的DYi组、30天实验的DYa组束状带细胞功能未受外源性地塞米松负反馈抑制的影响。联系各实验组血浆皮质酮水平：7天实验DYi组及C组均显著高于D组，30天实验C组及DYa组均显著高于DYi组与D组，说明了各实验组的不同形态结构改变和功能状态具有一致性。由此表明，补肾药对大鼠下丘脑—垂体—肾上腺皮质轴功能有保护作用，滋肾阴中药的这种保护作用在激素应用的早期（7天）为好；在后期（30天）则以温补肾阳药的保护作用较为突出。

这项研究的结果提示，在治疗剂量激素的应用过程中，姑不论其外象如何（这是使中医辩证论治发生困难所在），其内在实质，早期属于阴虚内热，后期属于阴阳两虚，阳虚为主，在皮质激素应用过程中存在阴阳转化的现象。因而，在皮质激素应用的不同阶段可采用与之相应的中药来保护HPA组，即早期以滋阴泻火药保护HPA轴免受抑制效果较好，而后期则以温补肾阳药为佳。这样通过具有阴阳属性的药物作治疗性验证，也可以证明HPA轴的功能变化是阴阳转化的环节之一。

（沈自尹）

第三节　阴阳平衡的研究

医学中的阴阳理论来源于2000年前的《内经》，其中心思想是如何对机体进行正确的阴阳调节。目前西医已把机体内如何调节控制的问题提到很重要的地位，列为世界医学尚待解决的几大问题之一，各学科正在探索正确的理论指导和有效的调控手段。

赛里1936年提出的应激学说，把机体对损伤性刺激的反应归结为警戒阶段、适应阶段、衰竭阶段这样三个过程，由垂体-肾上腺皮质轴来调节。在调节失败而不能适应时，则产生“适应性综合病征”。以后的学者们都肯定了赛里发现垂体-肾上腺皮质轴是重要的调节适应性系统这一贡献，但也指出这一学说的缺点是企图简单地用垂体-肾上腺皮质轴机能过盛来解释一切疾病的病因，而忽视了整个神经-体液调节机构的重要性，因此对临床应用缺乏指导意义。目前对垂体-肾上腺皮质轴的疾病，基本上还是采取缺少什么激素就补给什么激素，临床上在多种疾病治疗中也存在着错用、滥用激素（片面加大剂量或延长疗程）的现象，激素的不适当应用会给机体的内分泌系统造成严重后果，干扰人体自动维持稳定和平衡的能力（称为Homeostasis，有译为“稳态”或“体内环境恒定”）。其实机体本身具有很大的自我协调的潜力，在神经-体液调节的各个层次上高度的自动控制与精确的反馈系统交织在一起，维持各层次（包括分子水平）与层次间的动态平衡。恩格斯指出相对平衡是生命的根本条件，但是这种平衡可以是积极的处于健康水平的平衡（正常阈），也可以是维持在消极的处于病态水平的平衡。

沈自尹通过对肾阴、肾阳的研究，发现“肾阳虚”患者的垂体与肾上腺皮质之间的稳态常被打破，有时表面看来是平衡的，其实处于低水平的平衡，因此提出“阴阳常阈调节论”。这一论点立足于提高人体固有的调节能力。按照阴阳学说来指导人体内对立双方的调节，使之不但平衡（低水平的平衡仍属病理现象），而且达到正常阈（正常水平的平衡才属生理状态）为目的。

一、阴阳常阈调节论的由来

在“肾”的研究中，逐步发现以下事实：

1. 按照中医辨证标准，凡是符合“肾阳虚”辨证标准的患者，他们的肾上腺皮质功能（由24小时尿17-OHCS测定来反映）约80%～90%是低于正常的。按照西医对内分泌功能低下患者的治法，应该补充激素，这种患者（如支气管哮喘、慢性气管炎、红斑狼疮、类风湿关节炎等）若用上激素确也多半有效，但日常治疗这些患者时却又不敢轻易用激素，因为根据垂体与肾上腺皮质之间的反馈关系，外源性激素会抑制垂体功能（图2-1），垂体分泌减少会造成人体本身的肾上腺皮质功能更为降低，不能应付日常需要，以致人体会对外源性激素产生依赖，日久如同成瘾，这就破坏了垂体与肾上腺皮质之间的平衡。

内分泌疾病里有一种称为阿狄森氏病，这种患者的肾上腺皮质已毁坏90%以上，由于毁坏太多无法复原，因而失去对垂体的制约能力，于是垂体分泌大量的ACTH（见图2-1），这种情况下垂体和肾上腺皮质的关系是不平衡的。“肾阳虚”患者肾上腺皮质功能偏低，按理也应该由垂体分泌大量的ACTH来提高肾上腺皮质的分泌以达到新的平衡，但对“肾阳虚”患者经过多种检查（采用ACTH二日静脉滴注试验以间接观察垂体功能、SU-4885试验探测垂体储备功能、直接用放射免疫法测定血浆的ACTH浓度），发现“肾阳虚”患者的垂体并没有大量分泌ACTH，相反其功能是低下的。这就说明“肾阳虚”患者的垂体与肾上腺皮质的分泌都是低的，两者之间虽然是处于平衡，但是处于一个低水平的平衡（见图2-2）。

2. 垂体与肾上腺皮质有相互制约的反馈关系，当两者失去平衡时，若过分扶植一面，必然会影响到另一面。正如中医所说阴阳一旦有偏胜，就会“阳胜则阴病，阴胜则阳病”，“阳盛耗阴，阴盛耗阳”，“阳损及阴，阴损及阳”（见图2-2）。故而若看到“肾阳虚”，而单用温热药，就往往会因温热药太过而消耗体内原已不足之阴，从而走向另一个偏向，甚至出现阴

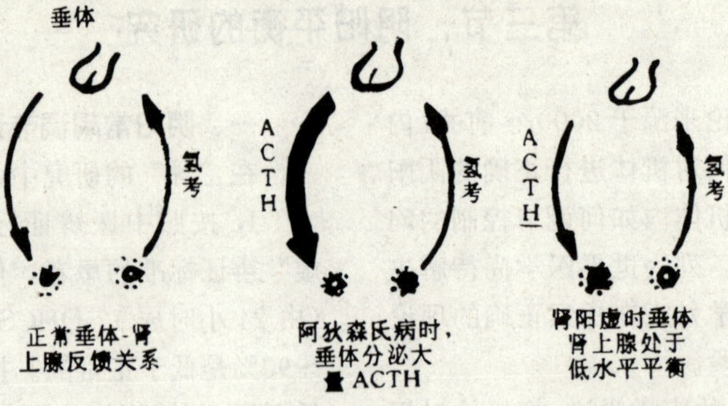

图 2-1 肾阳虚与阿狄森氏病垂体-肾上腺轴反馈关系

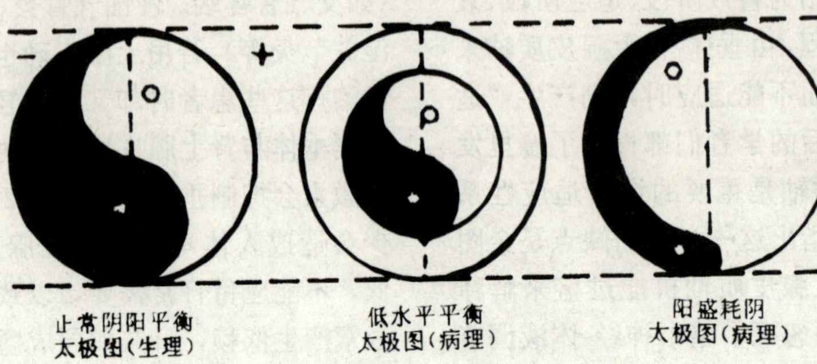

图 2-2 反映阴阳关系的太极示意图

虚火旺的现象。在研究肾阴肾阳的早期工作中就发现这种偏激用药会造成阴阳转化现象：阳虚会因过用温热药而转为阴虚；阴虚会因过用泻火药而转为阳虚。若根据“阴阳互根”的观点（因为阴中有阳、阳中有阴，故治阳要顾阴，治阴要顾阳）用药，在充分补阴的基础上温补肾阳，就能使阴阳两方面者都提高。明代张景岳创造的左归丸（育阴以涵阳）、右归丸（扶阳以配阴），就是一个最好的范例。用温补肾阳法（用扶阳以配阴的右归丸）治疗“肾阳虚”患者（ACTH 试验呈延迟反应者）17 例，结果没有出现阴阳转化现象，疾病症状也得到了缓解。治疗后复查 15 例，ACTH 兴奋试验由不正常转为正常。说明垂体与肾上腺皮质低水平的平衡只能用正确的阴阳调节治法纠正。

3. 在动物实验中，连续 1 个月给大鼠灌喂激素，可以使大鼠的胸腺萎缩（胸腺萎缩反映了激素的作用），同时也使肾上腺萎缩。以温补肾阳的中药灌喂（药物组成属于阴阳并补法）同样可使大鼠的胸腺萎缩，只是萎缩的程度稍轻些，却不影响肾上腺，说明温补肾阳药具有激素样的作用，而没有激素的抑制肾上腺的副反应。另一个实验是预先将大鼠的肾上腺切除，再灌喂温补肾阳药，就不再出现胸腺萎缩，说明温补肾阳药对胸腺的作用一定要通过动物本身的肾上腺来发挥。

总的说来，温补肾阳中药能提高动物固有的调节能力，而不象人工合成的西药激素只是外源的、替代的治疗，不但不能提高动物固有的调节能力，相反会抑制动物固有的调节能力。根据以上垂体-肾上腺皮质轴关系中所见事实，逐步形成了阴阳常阈调节论的雏形。

二、论点提出的过程

第一步，在大量中西医临床实验获得可靠疗效的基础上，采用现代科学技术和方法研究中医理论，使中医理论能运用现代科学语言来阐述。对“肾”的研究，就是在对多种疾病的较大系列的病人，在通过补肾法提高疗效的基础上，采用现代最新的检查方法，同步作血浆 ACTH 和皮质醇测定，发现这些患者两项指标均为低值（见表 2-4），从而得知“肾阳虚”患者的垂体与肾上腺皮质功能处于一个低水平的平衡，而温补肾阳法（通过 ACTH 兴奋试验等来观察）可以纠正这种低水平的平衡。

再从肾阳虚患者的垂体-甲状腺轴研究来进一步验证。9 例慢性气管炎具有肾阳虚见证者，

表 2-4　血浆 ACTH 和皮质醇相伴的放射免疫测定

组　别	ACTH (pg/ml)	皮质醇 (μg/dl)
正常人	22.3　36.7　58.0　16.9	17.3　9.0　8.0　18.0
肾阳虚	16.9　17.3　19.6　22.3	12.0　4.5　6.0
阿狄森氏病	＞952.3　571.4	6.0　3.0
柯兴氏综合征	26.7	34.0

其血清总 T_3 测定均值为 0.82ng/ml，较 9 例慢性气管炎无肾虚见证者之总 T_3 测定均值 1.55ng/ml 显著为低（$P<0.01$）。在原发性甲减患者，其总 T_3 降低必然伴有血清 TSH 升高，然而此 2 组之血清 TSH 均值分别为 2.84ng/ml 与 3.21ng/ml，肾阳虚患者并没有象甲减患者那样有 TSH 的升高，显然肾阳虚患者之垂体-甲状腺轴也处于低水平的平衡，且垂体-性腺轴的有肾阳虚见证者与无肾虚见证者的比较研究中，也获得如此的结果，这就进一步证实肾阳虚患者存在垂体及其靶腺的反馈关系的紊乱。垂体及其靶腺之间有严格的反馈调节关系，一方有病，另一方必须通过代偿加以调节，属于自动控制系统，可以说是看不见的阴阳对立面。这种阴阳的相互制约的失调在外表造成可见的阴证阳证的转化，在内部则引起耗损。明代学者多称肾中阴阳为先天之水火，此种水火既对立又互根且可转化。

第二步，从中西医理论的差异中求得新的论点。如同样是利用增加肾上腺皮质激素来治病，西医按照激素的药理性能，力求纠正病理状态，而没有顾到人体内部的对立统一规律。中医的观点则着重于调动人体内部固有的调节能力来抵御致病因素。命门学说认为肾阴能滋润全身的阴，肾阳能推动全身的阳。对肾阴肾阳的调节要遵照阴阳消长规律以避免阳盛耗阴，阴盛耗阳；遵照阴阳互根规律以避免阴阳转化，促进阴阳双方同时提高。这里反映出中西医在治病的指导思想上是不一致的，而中医的论点较符合自然辩证法的规律。中西医结合的理论研究发现人体内的矛盾对立面可以处于低水平的平衡，而这种平衡，实质上仍属病理状态，要达到生理水平的平衡，才能称为健康，由此而提出垂体-肾上腺皮质轴的阴阳常阈调节论。

第三步，新的论点经受再实践的检验。实践是检验真理的唯一标准，疗效也就是检验阴阳常阈调节论的唯一标准。现举例如下：

1. 阿狄森氏病的病理，根本原因是肾上腺皮质由于自身免疫或结核的破坏，毁损达 90% 以上，西医治疗只有补充激素，以应付每日的需要。近年对于内分泌腺体的储备功能已逐渐引起注意。发现阿狄森氏病患者在其肾上腺皮质功能衰竭以前，有很长一段时间处于勉强代偿状态。临床对这种情况往往因诊断上不够阿狄森氏病之条件而遗漏或忽视，有时误诊为神经衰弱。国外有称此种患者为肾上腺皮质储备功能低下或隐性阿狄森氏病，并认为唯有做 ACTH 二日静脉滴注试验，有时甚至须做 2 次才能早期诊断。有 7 例符合于肾上腺皮质储备功能低下者，虽有不同程度黑色素沉着、乏力、消瘦，但血清中电解质或血糖水平尚属正常，每例均于治疗前做 2 次 ACTH 二日静脉滴注试验，其中 9 例次为反应低下，5 例次为反应延迟。虽然 7 例肾阳虚症状均属轻度，但鉴于其 ACTH 兴奋试验的反应类似肾阳虚的延迟反应，故采用温补肾阳法，除 1 例无效外，余 6 例色素沉着减退，乏力好转，ACTH 兴奋试验也基本恢复正常。1 年后随访时已恢复工作或胜任一般活动，复查 ACTH 兴奋试验也保持基本正常，说明垂体-肾上腺皮质轴固有的调节能力趋向于恢复。

2. 支气管哮喘和慢性气管炎都是呼吸系统疾病，中医认为肺病久而及肾（“母病及子”），这种慢性病人临床辨证有 60%～70% 表现为肾虚，在检验中多伴有垂体-肾上腺皮质轴失调的情况，这些病人若于发病季节前 1～2 个月开始用温补肾阳法提高垂体-肾上腺皮质轴调节能力，往往可获得预防发作的效果。例如在 223 例哮喘患者分 7 批进行了温补肾阳法防治，显效以上者在 57.7%～86.9% 之间；而 90 例对照组分 3 批采用小青龙汤或安慰剂进行防治，显效以上者仅 10.6%～22.6%。经补肾防治后轻型哮喘患者哮喘发作次数明显减少；重型哮喘患者哮喘发作程度减轻、急症次数减少以及缺勤率降低。补肾防治后除能减轻哮喘发作外，患者的一般体质也有显著改善，如体力、食欲增进，精神、面色转佳，对感冒的抵抗力增强以及对气候变化的适应性增加等。同时在机理性研究中，肾阳虚哮喘患者尿17-OHCS值较正常人显著降低，后又发现占哮喘病例数较多的无肾虚患者，其尿17-OHCS值亦低下，所以初步认为哮喘患者有轻微的或潜在的肾上腺皮质功能低下，而哮喘肾阳虚组除尿17-OHCS低下，同时亦见血浆ACTH浓度低下，经过补肾调节阴阳的治疗，尿17-OHCS值与血浆ACTH浓度均恢复至正常范围。同样的，在522例慢性气管炎（慢支）患者分8批进行温补肾阳法防治，显效以上者在42.4%～72.5%，而2批62例对照组用安慰剂防治，显效以上者仅14.3%～19.2%。机理研究中发现，肾阳虚慢支患者尿17-OHCS较正常人显著降低，无特殊见证慢支患者的尿17-OHCS亦低下，结果与哮喘类似。慢支肾阳虚组除尿17-OHCS低下，同时亦见血浆ACTH浓度低下，而经过补肾调节阴阳的治疗，尿17-OHCS值与血浆ACTH浓度亦均恢复至正常范围。说明正确的补肾调节阴阳治疗可以提高垂体-肾上腺皮质轴的调节能力，不仅使垂体-肾上腺皮质轴的功能紊乱失衡的情况得以纠正，而且低水平平衡的状况也能恢复正常。

3. 提出垂体-肾上腺皮质轴常阈调节论，并不是反对激素的应用，相反，阴阳常阈调节论可促进激素的正确应用，对如何发挥激素的长处，如何克服其副反应有了进一步的要求。在前节“阴阳转化与互根的临床实验研究”中已表明对正常成人按血11-OHCS昼夜节律抑制试验的原理，观察到滋阴泻火药（生地、知母、生地加知母）对于在服用较大剂量地塞米松期间清晨皮质醇分泌高峰的抑制有一定的拮抗作用，而撤停地塞米松后应用温补肾阳药可促进被抑制的血浆皮质醇提早回升。同样的，在大鼠用地塞米松制作成肾上腺皮质轴受抑模型上，补肾中药能部分拮抗地塞米松对肾上腺皮质功能的抑制，对动物的HPA轴起一定的保护作用，并发现这种保护作用，在配合激素应用的早期（7天）以滋肾阴中药为好，在后期（30天）以温肾阳中药为突出。

联系临床对此理论的验证，上海第一医学院儿科医院在对儿童肾病综合征100例采用强的松1.5～2mg/kg·d口服与环磷酰胺联合治疗的同时，予以滋阴泻火药（含有生地、知母的处方），待尿蛋白转阴后开始激素减量，每隔4周减强的松5～10mg，当激素减至开始剂量的一半时，常出现气虚、肾虚症状，即改为温补肾阳药，直至激素停用后3～6月。结果这100例患儿在疗程结束时完全缓解90例，部分缓解4例，仅6例对激素依赖，获得满意疗效。为观察补肾中药对患儿肾上腺皮质功能的影响，进一步选择单纯性儿童肾病综合征20例，根据入院先后将患儿随机分成对照组与实验组各10例，对照组为单用激素（及环磷酰胺），剂量及撤减方法同上，实验组则在用激素（及环磷酰胺）的同时，于开始时用滋阴泻火药，在激素减至半量后改服温补肾阳药，2组儿童均于激素治疗前及给药阶段每隔2周测1次清晨8时（服激素前）血浆皮质醇，连续随访直至激素停用为止，结果可见服用大剂量强的松后，2组血浆皮质醇均迅速下降至极低水平，但至激素剂量撤减一半以后，血浆皮质醇出现回升趋势，实验组则较对照组回升速度快、幅度高，2组比较有显著差异（$P<0.01$），说明在激素应用不同阶段的阴阳失调情况下，根据阴阳常阈调节论的观点应用不同的补肾调节阴阳药物，可保护垂体-肾上腺皮质轴免受（或少受）外源性激素的反馈抑制作用，亦为临床上用中药减轻激素副反应的尝试提供理论和实验室依据。

三、阴阳常阈调节论的意义

1. 人体是一个复杂的有机体，各个脏腑器官处于经常的变化之中，由于神经体液的调节，它们又处于相对的平衡状态。研究工作中发现垂体及其靶腺（包括肾上腺皮质、性腺、甲状腺）可以处于低水平的平衡，这虽不影响生命，但也有碍健康；中医临床辨证常提到“气阴两虚”、“气血两虚”、“阴阳两虚”等，都是低水平的平衡，从中医的观点，也认为是不健康的。平衡是维持生命的手段，达到常阈才是健康的特征，因此，在治病时，要高瞻远瞩，不能以低水平的暂时平衡为满足，更不能因症状缓解

(而内部仍处于不平衡或失去了固有的调节能力）而被迷惑。

2. 人类在进化过程中，获得了固有的包括维持机体与外环境的统一、维持生命过程中自身的对立统一的调节能力。垂体-肾上腺皮质轴是其中重要的一环。阴阳常阈调节论的立足点就是尽一切力量来保护和提高这种调节能力。在有关生命活动的各个层次上都具有这种调节作用，有的具有特异性，有的是非特异的。非特异性调节会受到多方面影响。如能建立整体或脏器水平与细胞或分子水平的有机联系（也就是宏观与微观的辩证统一)，必将大大充实和发展现代医学关于内环境恒定的理论。

3. 很多疾病都表现有脏器的阴阳失调现象，但疾病并不都是脏器本身的阴阳失调，调节阴阳成功也不一定能治好病，因此要辩证地处理好治病和调节阴阳的关系（亦就是辨病和辨证之间的关系)。例如慢性气管炎，在中医也称痰饮病，治痰饮病重点应放在“温法”，《金匮要略》里说:“病痰饮者，当以温药和之。”在实践中，发现有些病人常有热性症状，从调节阴阳考虑不敢用温阳药而长期用滋阴药，结果远期疗效就不如用温阳药的那些病人。当然忽视脏器的阴阳调节所造成的弊端也是显而易见的，滥用激素就是一个最好的例子。

4. 这里所提出论点的依据，主要取自“肾”的研究中垂体-肾上腺皮质轴的方面。上海中医学院观察到阴虚肝火旺者尿 17-OHCS 排量偏高，经滋阴泻火法治疗，随着阴虚火旺症状改善，尿 17-OHCS 值趋于正常，这正与以前所观察到的肾阳虚者尿 17-OHCS 值偏低，经温补肾阳法治疗，尿 17-OHCS 值亦趋正常这一情况类似。各个脏腑器官之间也存在调节的问题，中国医学科学院发现活血化瘀药既可使结缔组织萎缩的外阴硬化萎缩性苔癣患者恢复纤维母细胞的功能，又可以在结缔组织增生的瘢痕疙瘩患者抑制纤维母细胞的胶原合成功能，实质上也是阴阳调节趋向于常阈的表现。上海第一医学院传染病教研室曾对体液免疫功能亢进、细胞免疫功能低下的急性重症肝炎，用环磷酰胺抑制体液免疫，转移因子提高细胞免疫，使 2 例患者得以存活，这也是阴阳常阈调节。现国内外都注意到某些药物如人参、刺五加、五味子、当归等具有适应原样作用，就是说，当机体处于异常状态时，不论其功能表现为过亢或不足，这些药物往往具有双向调节的作用，能使异常状态向正常状态转化。这可能与中药具有多种成分，在不同病理状况下其不同的药化成分发挥作用有关。

四、反馈调节—内环境稳态—阴阳平衡

任何一个自动控制系统都是由控制系统与控制对象所组成的，在控制信号的作用下，控制对象的运动状态就发生一定改变，控制对象将其目前的状况又通过反馈机制报告给控制系统，后者再根据新的情况调整而发出新的控制信号，如此反复进行使得整个自动控制系统能够稳定地进行工作（见图 2-3)。现代生理学已将通过整合和控制达到自稳态（Homeostasis，标准含义为“体内稳态”）与新陈代谢、应激性等并列为机体的三大基本特征，而在三大特征中无不贯穿调节控制的问题。神经-内分泌系统的调节作用是人体各器官系统进行正常活动的重要保证，其调节的基本原理就是反馈。

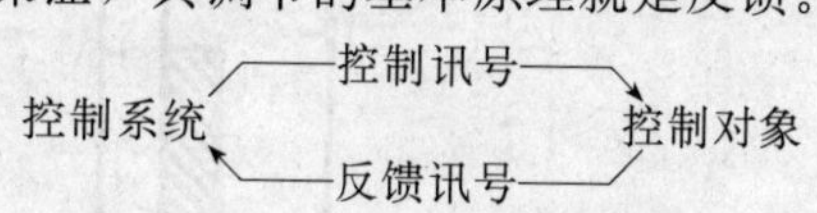

图 2-3 自动控制系统反馈调节模式图

中医是以阴阳学说来解释机体的自稳机制的，几千年前的《内经》一书就以“阴平阳秘，精神乃治”对这一机制进行了高度概括，在这总纲的指导下，将症状变量系统进行综合分析而加以辨证；在治疗上则按照“以平为期”的原则，用药物来健全机体的反馈调节能力。

1. 肾阳虚证患者反馈调节能力减退 沈自尹在“肾”本质的研究中，通过对血浆 ACTH 和皮质醇的联合测定，发现肾阳虚患者的垂体和肾上腺皮质功能均处于低下状态，其垂体激素的水平并没有因靶腺激素的降低而上升，这时往往是在较高的部位亦有功能减退，出现了调节作用点（set point）的下移。按“阴阳常阈调节论”的观点看，此时的垂体和靶腺是处于相对平衡状态，但这是建立在低水平上的平衡，这时要着重提高机体固有的调节能力，使之不但平衡（低水平的平衡仍属病理现象)，而且达到正常阈值（正常水平的平衡才属生理状态)。在对 24 例经辨证符合典型肾阳虚标准者，15

例正常成年组（均为健康男性，年龄 24～49 岁），47 例不进行任何项目体育锻炼的老年对照组（均为男性，年龄 60～81 岁，平均 66 岁）以及 51 例老年太极拳组（均为男性，年龄 60～90 岁，平均 69 岁，太极拳锻炼平均 30 年）作了垂体-甲状腺轴和垂体-性腺轴上反馈调节能力的对比观察。

从图 2-4 可以看出，肾阳虚组的 3，5，3′-三碘甲腺原氨酸（总 T_3）值明显低于正常成年组（P＜0.05），其促甲状腺激素（TSH）值不因总 T_3 之降低而呈反馈性代偿的升高，相反略低于正常成年组，远不如两组老年人，说明反馈调节能力严重减退。

从图 2-5 可见，肾阳虚组的睾酮（T）值略低于正常成年组，其促黄体生成激素（LH）值高于正常成年组（P＜0.05），说明有一定反馈调节能力，但若与 2 组老年人相比，其反馈调节能力显然很差（P＞0.05）。临床上，一些原

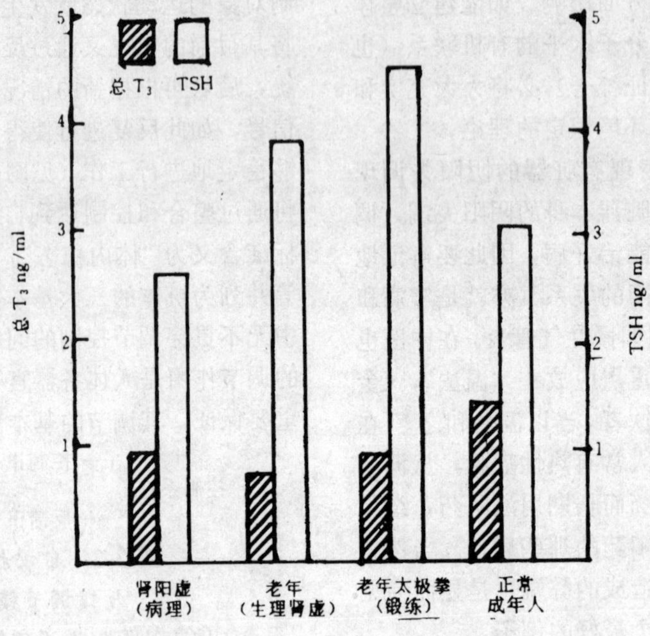

图 2-4　各组的总 T_3 与 TSH 反馈调节状况的比较

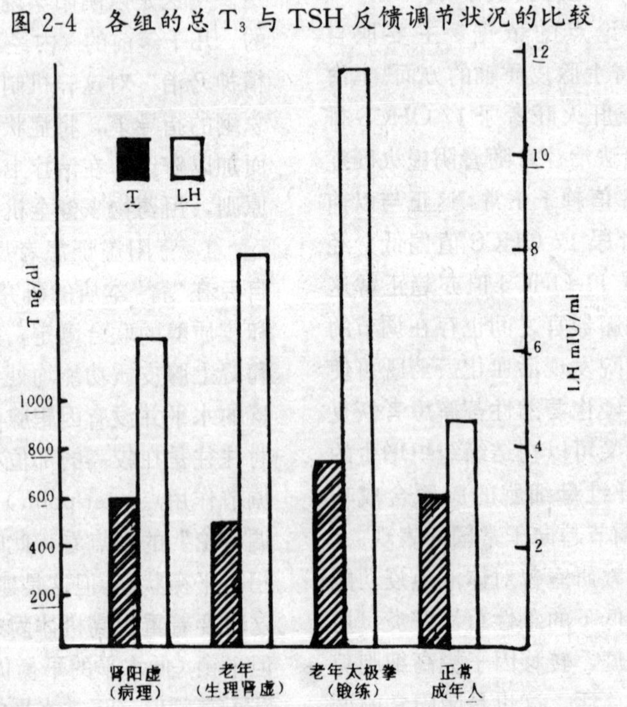

图 2-5　各组的 T 与 LH 反馈调节状况的比较

发性靶腺功能减退的内分泌疾病都有垂体激素水平的上升。如轻症甲状腺机能减退患者在其他甲状腺功能检查尚未显示异常时，TSH 就已升高，故 TSH 在甲状腺机能减退诊断中为最敏感的指标。同样，睾丸原发病变或阿狄森氏病，其 LH、FSH、或 ACTH 都高于正常几倍至十几倍，显示其垂体能敏感地对靶腺负反馈信息作出反应，且本身尚有充分的储备能力，这是机体企图通过调节系统恢复内环境平衡的典型例子。而肾阳虚患者则不同于上述一些内分泌疾患者，他们普遍存在垂体与靶腺之间反馈调节能力的减退。

2. 肾阳虚证患者用药后可改善反馈调节能力 对肾阳虚证患者 3 例，曾观察其经温补肾阳药物治疗前后，在这两个轴上反馈调节。图 2-6 显示肾阳虚证例 1 的垂体-甲状腺轴功能，治前总 T_3 与 TSH，都是低值，用温补肾阳药物治疗后，垂体和甲状腺的分泌水平都有所提高。例 2 治前甲状腺分泌不足，此时垂体尚有反馈能力而代偿性增加分泌，治后则由于甲状腺分泌水平的明显提高，使过高的垂体分泌平复下来。图 2-7 为肾阳虚证例 1 与例 3 的垂体-性腺轴激素变化，治后由于垂体代偿能力恢复，通过进一步分泌垂体激素，促使靶腺激素也增至正常水平，使两者都得到提高，但看来 LH 的升高在其中起主导作用。总之，在肾阳虚证的研究中观察到垂体与靶腺处于低水平的平衡是一普遍现象，从广义的阴阳概念看，这也是一种“阴阳两虚”状态。从肾阳虚患者个体看，多数患者的垂体激素缺乏是对靶腺功能减退的代偿反应，但其中有些患者还有一定的代偿能力，因此，温补肾阳药物治疗，是通过不同方式（有的是垂体-靶腺水平同时提高，有的是以提高垂体代偿能力为主）而使反馈调节能力得到恢复或改善，这或许与中药复方作用途径的多样性有关。

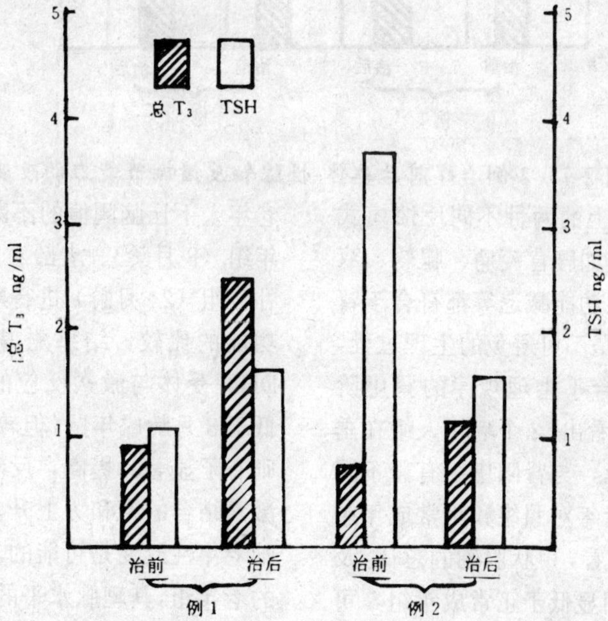

图 2-6 2 例治疗前后垂体-甲状腺轴反馈调节能力的改变

3. 老年人太极拳锻炼后的代偿能力再加强 在衰老时，往往很早就出现机体适应能力的下降，包括神经系统的反应性和内分泌的调节能力。关于老年人的分泌功能的改变，70 年代出现的有关学说提出从青年到中年、到老年，下丘脑对靶腺激素感受的阈值不断升高，与此同时，其反馈调节能力不断降低。从图 2-4 可以看出，老年对照组的总 T_3 明显低于正常成年组 ($P<0.05$)，其 TSH 值虽与正常成年组相比尚无显著差异，但明显高于肾阳虚组 ($P<0.05$)，说明尚有一定的代偿能力以进行反馈调节，而老年太极拳组总 T_3 比老年对照组有明显的升高 ($P<0.05$)，其 TSH 值比老年对照组也有明显的升高 ($P<0.05$)，这是处于加强代偿能力的状态。图 2-5 老年对照组 T 值明显低于正常成年组 ($P<0.01$)，其 LH 值与正常成年组比

则显著升高（P＜0.01），而且也明显高于肾阳虚组（P＜0.05），说明老年对照组已加强其反馈调节能力。而老年太极拳组T值与正常成年组已无明显差异，其LH值比老年对照组又有更大幅度的升高（P＜0.05），说明反馈调节能力有进一步的加强。

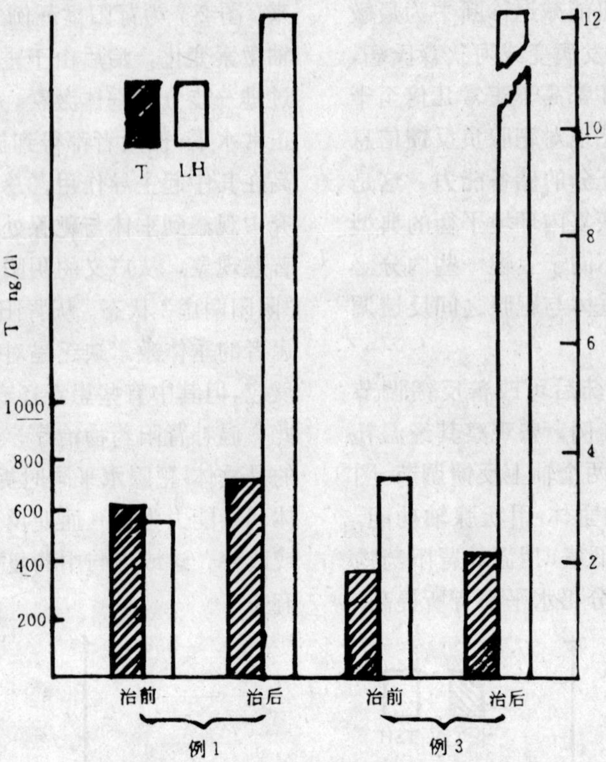

图 2-7　2例治疗前后垂体-性腺轴反馈调节能力的改变

4. 在垂体-靶腺轴上的两种不同反馈模式

衰老的一系列表现，如腰背疫痛、腿软、双耳失聪、齿落发脱、性功能减退等都符合于肾虚辨证标准，由于衰老是不可避免的生理过程，所以老年人必然进入合乎生理规律的肾虚阶段，但从上述资料可以看出，2个老年人组在垂体与靶腺之间的调节上，与肾阳虚组有着不同的反馈模式。例如将老年对照组和正常成年组比较，从靶腺这一水平看，甲状腺轴的总T_3及性腺轴的睾酮浓度都明显低于正常成年组，可见这些靶腺激素的变化，总的规律是随年老而下降。同时，垂体分泌的相应激素TSH与LH都有明显的代偿性升高，这显然是由于老年人靶腺激素水平或生物活性的下降，减弱了对垂体的负反馈抑制所致。但老年对照组即使在垂体激素增加的情况下，其靶腺激素仍低于成年组，可见这种代偿是不完全的。

随着年龄的增加，激素受体系统减少者占70%，受体丧失或功能减退可能是老年时组织对激素敏感性降低的重要原因，此可用来解释老年人下丘脑阈值的不断升高。在雄性大鼠成年组（8月龄）、老龄对照组（24月龄）、老龄补肾组（24月龄）进行双氢睾酮（DHT）受体功能的比较，结果测得老龄鼠补肾组下丘脑DHT受体与激素反应的结合常数Ka虽明显低于8月龄成年鼠，但较同为24月龄的对照鼠则有了显著的提高，反映经过补肾可使受体与激素结合的亲和力上升。由此看来，改善性腺轴老年性改变是可能的。经过多年太极拳锻炼的老年组，其靶腺水平的总T_3或睾酮都显著高于老年对照组，其中睾酮值与成年组之间已无统计学差异，说明太极拳锻炼能明显提高老年人本来正在逐步下降的靶腺激素水平，以满足长期锻炼者增强了的代谢的需要。从垂体水平看，太极拳组在总T_3与睾酮升高的同时，并未使其TSH与LH下降，反而比不锻炼的老年对照组有显著的增长，提示长期太极拳锻炼者靶腺激素水平的升高可能是继发于垂体促激素水平的提高。如果说肾阳虚组的垂体—靶腺激素水平改变是“阴阳两虚”的反馈模式，则老年对照组是“阴阳失调”的反馈模式，是企图通过垂体增加促激素的代偿性分泌以提高靶腺激素的水平，而老年太极拳组是加强机体残存的潜力以作代偿的最大努力。

5. 中医调理和内环境稳态　法国生理学家 Claude Bernard 认为生物会通过自我调节使机体在变化的外部环境中仍保持自身的稳定，他在 1878 年提出内环境稳定学说。Frederick1885 年提出生物具有修复有害作用的代偿能力。美国生理学家 Cannon WB 1929 年认为生物有自然治愈力，能使机体内环境的变化处于相对稳定状态，并维持一定水准上的动态平衡，称之为稳态（Homeostasis）。1978 年 Tortora 引进工学上的控制论及负反馈机制，认为这是稳态不可缺少的要素，关键在于体内的调制器（modulator）使各种物质在体内有个正常值的范围。以后随着科学发展，发现机体从整体水平，到系统、器官、细胞、受体，乃至分子水平都是处于自控状态，通过不断反馈调节以保持内环境稳态。其实这是生物的一种自我保护行为，当这种行为（或能力）失控，也就是出现病态的时候，应当调整或提高这种自控能力，发挥器官、腺体、细胞的潜能，使机体得以再度恢复稳态。现代医学虽然认识了这种生物在外环境多方面干扰下得以适应而生存下来的自控与潜在能力，却缺乏符合人体生理要求的调整或提高这种潜能的治疗手段。

调理者，调节整理也。众所周知，中医擅于“调理”。这种治疗方法最适用于慢性病症且属于人体自控能力紊乱或衰退以致内环境失衡者。调理是从整体宏观着眼，抓住某些关键的环节（辨证），顺应病势加以调节整合（论治），从而恢复内环境稳态。“证”之出现，多由人体之自控能力紊乱或衰退所致，不同的证其反馈调节失衡的方式也有所不同。以脏象学说中脾与肾的研究为例，脾虚证的实质可以认为是现代生理学中消化、吸收、营养代谢等调节功能的低下。即使有其他方面的改变，也往往与消化吸收功能有密切联系。如涉及内分泌，则主要关系到消化系统激素；如涉及免疫，则可能是由于不同程度蛋白质营养不良、低白蛋白血症、贫血等而影响 T、B 淋巴细胞免疫功能。肾虚证则涉及面甚广，命门学说认为肾阴肾阳能影响全身各脏的阴阳，在这一理论指导下发现肾虚证主要有下丘脑-垂体-靶腺轴以及植物神经系统和免疫功能的紊乱，故中医的肾具有对包括神经体液在内的整体调节作用。1977 年 Basedovsky 证明下丘脑存在免疫调节中枢，免疫细胞内则可产生促肾上腺皮质激素（ACTH）类的激素及内啡肽类神经递质。神经内分泌和免疫系统相互作用，构成网络，这就是“神经-内分泌-免疫调节网络学说”（简称网络学说）。这一学说认为人体内存在完整的调节环路，协调地维持内环境恒定，肾虚证既然涉及到神经内分泌和免疫，很可能与这网络中某些调节环路的失控有关。

为探究不同的调节能力失衡影响内环境稳态的实质，需要通过对比性研究和药物验证的方法，使认识不断深入与完善，沈自尹最初在观察补肾法延缓衰老的研究中，以健脾法为对照，将 90 例正常老年人随机分为 3 组（补肾、健脾、安慰剂对照）进行双盲临床观察，作内分泌和免疫两方面的检测。结果补肾（用温阳片）组与健脾（用人参蜂皇浆）组都能升高自然杀伤（NK）细胞与淋巴细胞转化率，并使循环免疫复合物（CIC）浓度下降，对照组（安慰剂）则无变化。说明补肾和健脾方药都能发挥非特异性免疫功能增强剂的作用。其实，综观国内资料，凡虚证患者都有不同程度的免疫功能降低，而补虚方药也都能使虚证患者提高其免疫功能。在内分泌方面，健脾组中促黄体生成激素（LH）有所提高，而补肾组不但 LH 升高，皮质醇也有显著提高，说明补肾组在延缓衰老的作用方面除了具有一般补益药对免疫系统的影响外，更侧重于对内分泌功能的调节。在另一项临床观察中，47 例正常男性老年人随机分为 3 组，补肾治疗（用补肾益寿片）明显提高血清睾酮并使促黄体生成释放激素（LRH）兴奋试验的延迟反应得以恢复，而健脾（用经典的四君子汤）组和对照组（安慰剂）在治疗前后均无变化。与这一项临床观察相应设计的老龄动物实验，明确地显示 18 月龄雄性大鼠在饮用补肾益寿汤 6 个月后，其下丘脑-垂体-性腺轴上的绒毛膜促性腺激素（HCG）兴奋试验，以及双氢睾酮（DHT）受体测定等各个层次上的老龄化改变与对照组相比，都有显著的改善作用。这样就进一步证实，对于健脾方药来说，补肾方药的作用更侧重于调动机体内分泌方面的潜能。

在补肾（用寿而康片）和健脾（也是用经典的四君子汤）对老龄大鼠的下丘脑、垂体功能影响的比较研究中，观察到健脾组无论是下丘脑的神经递质测定，如去甲肾上腺素（NE）、多巴胺（DA）、5-羟色胺（5-HT）、5-羟吲哚乙酸（5-HIAA）的含量及它们的比值，或是下丘脑、垂体的促甲状腺释放激素（TRH）、促甲状腺激素（TSH）、促黄体生成激素（LH）等含量与对照组相比均无明显变化，而补肾组则显示对下丘脑、垂体各层次神经递质或激素的老年性变化具有全面的改善作用，此外还能明显提高脾脏淋巴细胞的肾上腺皮质激素受体（GCR）位点数，说明补肾方药对神经内分泌（尤指下丘脑-垂体-内分泌腺轴）系统具有相对专一的作用。不同的疾病凡具肾虚证者，可用同一的补肾法治疗，以改善神经内分泌功能，这是异病同治的基础；而同一疾病可具有不同自身调节能力失衡的实质，从而在治法的选择上也有所不同，即使是同一证型，具有相似自身调节能力失衡的实质，但病变的环节有所不同，在治疗上就必须有轻重缓急之分，这就是同病异治的基础。仍以肾阳虚证和老年人的对比研究为例，对平均年龄为40～50岁的典型肾阳虚患者和65岁以上的老年人进行下丘脑—垂体及其所属三个靶腺轴全套测定的对比观察，发现肾阳虚患者和老年人在甲状腺与性腺轴上具有相似的反馈调节能力异常的表现，归结其主要发病环节都是在下丘脑，只是肾阳虚患者功能紊乱的程度较老年人为明显。老年人虽不一定具有肾虚证的外象，却具有肾阳虚证的内涵，因此可以称之为生理性肾虚，但进一步深入的研究则观察到肾阳虚患者和老年人的反馈模式是有所不同的，因此采用的治疗方式或药物也稍有不同，其最终目的是按阴阳常阈的调节使机体达到内环境稳态。

6. 阴阳学说和反馈原理、内环境稳态的结合　内环境的调理宜从中医宏观的阴阳学说着眼，“调节阴阳，以平为期”。欲达此目的，纠正机体外在的偏盛偏衰固然需要，然而更重要的是要着力于完善机体的反馈调节系统，使其发挥稳定机体内环境的作用。若患者有脾虚、肾虚、血瘀等见证，则可应用相应的方药加以纠正。但还有无证可辨，或属于“隐证”者，用传统四诊就无法采集到辨证的素材，但不等于人体其他侧面就无所反映。上述的典型肾阳虚患者和无明显肾阳虚证的老年人通过微观辨证，发现他们虽有内环境相似的一面，也有不同的一面。病理性肾虚的反馈调节能力比生理性肾虚（老年）为差，且处于低阈的平衡，按阴阳常阈调节理论及阴阳互根观点，用温补肾阳（实质是阴阳并补）法以发挥整个神经内分泌系统的潜能，使这些患者能恢复到常阈的平衡，同时靶腺激素达到正常水平。而老年人的不完善的反馈调节能力，比较适宜太极拳、气功那样持久轻缓的锻炼，增强大脑皮层保护性抑制作用，使下丘脑这个重要的调制器加强作用，促使垂体发挥潜能，从而提高靶腺激素水平，所以对于老年人的用药方式就不像对肾阳虚患者那样相对的急而重，而应像太极拳那样的缓而轻，才能达到内环境调理的目的。

以阴阳学说结合控制论的反馈原理来分析机体的病理状态，不仅能看到器官和组织局部的病变，而且能发现机体在恢复稳态的努力中，其调控系统各部分协调与否，后一现象是现代医学所忽略的，以致在治疗上过多地注意了给予机体的补偿而不重视扶持机体的自身调节能力，有时反会干扰机体的平衡。中医之重视治本，从提高固有调节能力入手（研究恢复反馈调节能力与阴阳常阈调节理论亦都是为提高人体固有调节能力），若能利用现代科学的各种检测方法进入微观层次，同时又不失其宏观控制，可以为正确地运用中西医结合的治则进行有效的机体内环境调控提供依据。

（沈自尹）

第四节　国外阴阳研究概况

国外对中医理论的阴阳学说，曾根据现代分子生物学的理论作过一些解释。自 Sutherland1956 年发现 cAMP，并于 1968 年提出第二信使学说以来，医学界对 cAMP 在生物体内的调节作用颇为重视。1963 年 Ashman 等在哺乳动物尿中发现了另一种环核苷酸 cGMP，这样，关于环核苷酸在生物调节方面的研究又前进了一大步。

美国生物化学家 Goldberg 首先研究了 cAMP 和 cGMP 对生物细胞的双向调节作用，发现在不少情况下这两种环核苷酸是一对拮抗物，它们在细胞内的浓度是相关的，浓度的变化是相反的，对细胞的调节作用也常相反，正好成对。例如，在脂质生成和脂肪分解、糖原合成和分解、心肌收缩和舒张、细胞增生和抑制等方面就是这样。1973 年 Goldberg 把这种自成系统的双向调控现象和我国中医“阴阳学说”联系起来，认为 cAMP 和 cGMP 的这种双向控制系统是统一许多不同生物调节现象的阴阳学说的基本原理所在，是作为二元论的阴阳学说的基础。

这种生物调节有两种方式，即 A 型和 B 型。A 型调节方式：由于 cAMP 水平的升高，对细胞某些功能起加强或促进作用，而 cGMP 水平的升高，则产生减弱或抑制作用。B 型调节方式：由于细胞 cGMP 水平的升高而对特殊的细胞功能起加强或促进作用，cAMP 水平的升高则对这种细胞过程起相反作用。也就是说，在一般情况下，cAMP 升高为阳，而在特殊情况下，则以 cGMP 升高为阳。但也有一些实验室指出，从外部加进 cGMP，观察到和 cAMP 有不少相似的作用，并非都是和 cAMP 处于拮抗对立的地位，cGMP 还有自己特殊的作用，例如恶性细胞的增殖常伴有 cGMP 水平的升高，而当 cAMP 水平增高时则起抑制作用，因为 cGMP 可能具有诱发细胞分裂的作用。

日本病理学者伊原信夫（1978）认为，中医学的生命观和疾病观是阴阳论，西医则是要素论或原子论，阴阳论的最大优点在于：①能同时进行分析与综合；②能体系化，可将认识论（诊断）和方法论（治疗）进行有机的结合。西医学的原子论则把生命现象与理化现象等同起来，用绝对化与断层化的观点看待生命现象。如能把中西医两方面的疾病观结合起来，互相取长补短，便可以创造出更新的医学理论体系。

西泽道允（1978）从大自然与人体相关联系的角度，对阴阳学说进行了研究。他根据日本东京天文台的资料，把太阳在当地的日照时间，按中国 24 节气所划出全年日照时间座标图进行分析，发现按 24 节气所划出的座标线和连接线以夏至和冬至为基点，正好形成典型的阴阳图形。说明春夏呈现阳气，秋冬呈现阴气的变化，是与阴阳论相符合的。同时，他认为健康人在一年中的脉象变化，是春弦、夏洪、长夏（立秋前 18 天）缓、秋浮、冬沉五种脉象，与大自然相应。如果由于病理的关系，人体适应不了大自然的变化，便出现病脉。他认为中国古代医家所论述的阴阳消长关系，与现代天文学对自然现象的认识是完全一致的。

有不少学者认为，阴阳的概念与人体植物神经系统的功能有密切关系。Giller（1975）认为，所谓“阴平阳秘，精神乃治”的精神实质，乃是交感神经系统和副交感神经系统的功能活动保持平衡状态。Lee（1978）则明确提出两种神经元的概念，他认为阴阳平衡主要取决于两种相互对立的植物性神经元在数量上的平衡。例如，由于疾病的消耗而导致阳性神经元（交感性）的数量减少时，血压便下降。

有的学者认为，不仅在功能上，而且在躯体部位上，阴阳的概念与植物神经系统的具体分布亦相符合。高岛文一（1979）指出，四肢的外侧面是交感神经占优势，四肢的内侧面则是副交感神经占优势。Ycoba（1974）则指出，躯体的阳面是交感神经占优势，躯体的阴面是副交感神经占优势，因而阴阳的规律与植物神经系统在躯体上的分布规律相符合。

生物节律现象是近年来国外学者所注意研究的生理学规律之一。日本学者星野稔（1980）报道，机体功能的太过与不及，以及阴阳之间的动态过程和反应模式，可以通过生物节律来加以研究。他们通过对指端容积脉搏波和体表微震动的频率分析，证明生物节律现象与阴阳概念之间具有一定的相关联系。

Tsuei（1978）认为，在机体内有许多与阴阳概念有关的体液因素的例子。最典型的是：阴离子和阳离子，左旋化合物和右旋化合物，酸、碱的平衡，还有下丘脑-垂体-性腺轴的调节控制和反馈作用。他认为，在女性的体内有男性激素；在男性体内含有女性激素，乃是“阴中有阳，阳中有阴”的具体说明。

Tien（1973）根据现代通讯理论、控制论、信息论以及电生理学的观点，认为可以把阴阳理解为电荷。“阴”相当于负电荷；“阳”相当于正电荷。他把阴阳论总结归纳在一个图表中。根据他的理论，“阴”还与神经纤维的动作电位、二进制编码中的“全”或“1”、信息学说中的“……OOO”等是一致的。万事万物均是阴阳的数量与排列方式之不同。

从分子生物学方面探讨，Cook（1977）认为，在万事万物中都需要保持阴阳的平衡，否则便出现异常状态。癌症的产生便是由于在细胞核中出现了阴虚阳亢的情况所造成的。在阴阳保持平衡的情况下，细胞核内DNA通过转录作用而形成RNA，但在阴虚阳亢的情况下，细胞内RNA分子的信息超过DNA，便通过逆转录酶的作用而把病毒RNA信息“逆转录”到细胞的DNA结构上，于是便可能发生癌症。

Kim（1976）认为，作用相反的两个环核苷酸cAMP与cGMP不仅符合阴阳的概念，而且可用以说明针刺作用的原理。针刺穴位后，局部组织损伤所产生的某些化学介质，如组织胺、激肽、5-HT以及前列腺素E等，是针刺作用的第一介质。第一介质通过体液和植物神经反射作用于中枢，从而提高机体的抗病能力。另一方面，通过儿茶酚胺或乙酰胆碱而改变细胞内的cAMP或cGMP的水平，从而抑制或加强免疫反应而达到治疗作用。他把cAMP与cGMP称为针刺作用的第二介质。由于这两个作用相反的环核苷酸是以“推挽”（Push-Pull）的方式相互起作用的，因而认为是符合阴阳概念的。

（沈自尹）

第五节 展望

现代医学认为，人体的内分泌调节不是由单一的激素来完成，而是通过激素间的相互作用与反馈调节而趋于平衡的。内分泌激素都处于对立统一状态：如利尿与抗利尿，胰岛素与胰高血糖素，蛋白分解与蛋白合成，促炎与抗炎……有一种激素作用于靶组织，一般都有另一种与此拮抗。从植物神经系统来看，也有交感与副交感神经在各种组织器官上作用的对立表现。国外一度曾以cAMP与cGMP生理功能的对立表现为基础来解释阴阳学说，但没有对临床中医辨证为阴虚、阳虚的病人进行具体考察。日本的学者也是从人体内成对的物质，如正电荷与负电荷、阴离子与阳离子、酸与碱来推测阴阳理论。这些可以联系起来作为中医阴阳的表现，但不等于是阴阳的本质，因为中医的阴阳有其本身的规律。

要探讨中医的阴阳本质和阴阳的物质基础，必须满足以下两个条件：①这种物质的生理作用应能解释阴阳的主要表现，包括主要的临床证候及实验室指标，该种物质的变化出现在前，虚证的症状表现在后，与中医关于阴阳对立统一的规律基本相符；②临床上出现阴证、阳证（或阴虚、阳虚）的动态变化时，这种物质也要有相应的动态变化。

国内一度开展了从cAMP与cGMP来研究阴虚和阳虚的物质基础。Goldberg把两种环核苷酸的双向调节作用作为二元论阴阳学说的基础，但Goldberg只从阴阳的对立来分析，未从阴阳的基本论点如“阴阳互根”、“阴阳转化”、“阴阳平衡”等来探讨。国内从事环核苷酸研究最早的是上海第二医学院中医虚证理论研究专题组。该组在临床辨证为阴虚、阳虚的病人中所作的大量工作，证明阴虚时cAMP明显升高，cGMP不升高或轻度升高，cAMP/cGMP比值无明显降低或有升高；阳虚时则或由于同时有cAMP降低及cGMP升高，或由于cGMP大幅度升高，导致cAMP/cGMP比值明显降低，所以认为阴虚时主要是cAMP升高，阳虚时主要是cAMP/cGMP比值降低。对部分病例的观察还表明虚证临床证候改善时血浆cAMP或cGMP含量也有相应的变化。

国内其他一些单位有的重复了上二医的结果，有的未能重复。其原因可能有三点：①由于cAMP和cGMP是细胞内的控制调节物，血浆中cAMP和cGMP的变化是否能代表组织细胞内水平尚缺乏直接证据；②cAMP以及

cGMP 生理功能复杂，两者并非在所有生理功能方面都处于对立状态；③血浆 cAMP 和 cGMP 含量受多种因素影响，不同疾病时它们含量改变的途径明显不同，例如肾脏病时可能主要由于肾脏排泄量的减少，而有血浆 cAMP 的升高，类似于阴虚；急性心肌梗塞时从组织细胞中释放出大量 cAMP 及 cGMP，后者增加更多，也使血浆 cAMP/cGMP 降低而类似于阳虚。肿瘤与环核苷酸变化关系之密切或许已超过阴虚、阳虚。脾虚病人已有证明其 cAMP 是降低的，因此就难以确立 cAMP 和 cGMP 代表阴阳之说。

在内分泌激素水平方面，肾上腺皮质激素在阳虚和阴虚患者中的检测结果表明，无论是尿中 17-OHCS 值或血中 11-羟值（血皮质醇）都是阳虚者偏低，而阴虚者离散度大。就是说同一个激素并未在相对立的阳虚证和阴虚证上出现相反的数值改变。同样，甲状腺激素在阳虚患者上各地的检测结果都显示低值，阴虚患者则与正常人无显著差异，也有的单位测出阳虚和阴虚患者的总 T_3 都是低值，说明甲状腺激素的降低也非阳虚患者所特有。在分别用温阳和滋阴药治疗后总 T_3 都能回升至正常水平，所以也未见到阳虚证和阴虚证的对立结果。在前列腺素中，虽有人提出 PGE 和 PGF 的生理功能相反，从而可能符合阴阳相互制约的关系，但从国内外临床上阳虚和阴虚患者的检测结果看，未发现有明显差异。以上是非内分泌疾病中所见的情况。在内分泌疾病中，看到甲减患者与甲亢患者在分别采用温阳和滋阴药治疗后虽然其甲状腺激素仍未达正常水平，但 cAMP/cGMP 比值却都能趋向于正常，以内分泌制剂模拟的“阳虚”和“阴虚”动物模型上可以见到 RNA、DNA 合成率和肝糖原含量的变化是相反的，用温阳药和滋阴药也能适当纠正上述现象。在内分泌疾病或内分泌制剂造成的动物模型上，采用相反性能的中药可以见到阴阳转化，这也证明阴阳对立状态的存在，但在内分泌腺体病理检查中未见阴虚与阳虚有相反的表现。

能量代谢方面，无论红细胞糖酵解率、红细胞 ATP 含量或 Na^+-K^+-ATP 酶活性，在阳虚和阴虚患者上似乎都处于对立状态，而且在同一病种里，看到阳虚和阴虚患者的肌酐系数、尿中尿素氮量、尿钾、尿磷、尿镁等的变化与能量代谢的变化趋势相反，这就排除了病种对测定指标的影响。

《内经》将阴阳看作是统一体内的对立面，这种概念较为切实可用，已成为临床上医治疾病调整阴阳的依据。如张景岳所说：“凡诊病施治，必须先审阴阳，乃为医道之纲领，阴阳无谬，治焉有差？医道虽繁，而可以一言蔽之者，曰阴阳而已，故症有阴阳，脉有阴阳，药有阴阳。”唐代孙思邈《千金方》卷首有《大医习业》一篇，提出医生要学《易》。明代张景岳著有《医易》一卷，说：“医有《内经》，何藉于《易》？”“虽阴阳已备《内经》，而变化莫大于《周易》”，因为《易经》论事物变化有辩证法精神，可以开阔医者思路。目前，全国中西医结合学者通过对“证”本质的研讨，已取得一个重要的共识：证是不能由一个“金指标”来代表的。阴阳更是对事物的高度概括，并且具有很强的哲理，难以用个别的物质来代表，明代取宋儒家阴阳学说，强调了阴阳互根的观点，看来既要从对立统一及转化互根这一根本观点着手进行研究，也要从人体以及动物的多个系统上积累资料，自觉地以自然辩证法思想为指导，用现代科学手段阐明阴阳学说的特征与本质。

（沈自尹）

参考文献

1. 沈自尹．同病异治和异病同治．科学通报 1961；（10）：51
2. 邝安堃，等．阳虚病人内分泌、免疫和环核苷酸变化的初步观察．中华内科杂志，1979；（2）：105
3. 沈自尹．从垂体—肾上腺轴讨论阴阳常阈调节论．上海中医药杂志，1979；（5）：3
4. 赵伟康．阴虚火旺与肾上腺皮质、髓质激素关系的初步探讨．上海中医药杂志，1979；（5）：8
5. 姜春华，等．肾的研究．第 2 版．上海：上海科学技术出版社 1981：81—92
6. 张家庆，等．助阳药对“阳虚”动物脱氧核糖核酸合成率的作用．中医杂志，1982；（9）：701
7. 李恩，等．肾性高血压中医分型与血浆前列腺素、肾素、血管紧张素Ⅱ、环核苷酸变化的观察．中西医结合杂志，1983；（3）：165
8. 邝安堃，等．中医阴阳的实验性研究（Ⅰ）．中西

医结合杂志，1984；（12）：742
9. 沈自尹．中医理论现代研究．江苏：江苏科学技术出版社．1988：36—37
10. 沈自尹．肾的研究（续集）．上海：上海科学技术出版社．1990：216～223

第三章　脏象学说研究

脏象学说是中医基础理论的主体。在继承和发展传统医学上，中医脏象学说的研究是我国有别于其他各国的一个突出特点，即把传统医学作为一个完整而不是零碎的、理论而不只是经验的、基础而不只是应用的体系来看待。这是我国传统医学特点在学术上的重要体现。

中西医结合的脏象学说研究主要指脏象实质的研究，其本质是脏象学说的实证化。脏象学说的两个要素是见于外的“象”和藏于内的“脏”，由于中医“比类取象”、“司外揣内”的方法特点，脏象学说的传统形式是以“象”述“脏”，而脏象实质研究则是真正还“脏”以“藏于内”的实质。

由于中医学体系的发育特点，作为生理学的脏象学说，其主要的体现形式是病理学（脏腑证候学说）。因此，除“肺主水”、“肺与大肠相表里”、“心主血脉”、“肾开窍于耳”、“肾主骨”等生理学研究外，脏象实质研究主要结合证候实质研究进行。

脏象实质研究于50年代中期开始时，以理论探讨为主，如1955年金寿山认为卫气是身体热能，营气是血浆和组织液。1956年李聪甫在《中医生理学研究》一书中提出命门类似肾上腺皮质。1959年赵继周在“中医基本理论概说”中已提出命门即交感神经节，肾阴肾阳颇似交感神经和副交感神经作用的观点等。1958年，第一批西学中班学员毕业，开始了对证候的科学研究工作。60、70年代，结合若干疾病如慢支、哮喘、冠心病、慢性非特异性溃疡性结肠炎等的辨证治疗研究，脏象实质研究基本成为一个研究方向。在80年代，脏象实质研究得到了充分的发展。目前，在研究较为成熟的领域，证候——脏象实质实际上已得到很好的阐明。在中医学理论的形成、中医基础医学的建立、中医药国际交流上，脏象实质研究发挥了重要作用。

脏象实质研究与治则、诊法研究有密切的联系，如血瘀证实质的研究是由活血化瘀治则的研究发展而来。在研究技术上与现代科学基本同步。研究工作的一个重要特点是始终保持着浓厚的文化哲学氛围，并从现代医学的重要生理学理论中汲取了丰富的营养。脏腑证候实质研究与其他证候实质研究如八纲证候实质研究、气血证候实质研究是统一的。

中医的现代发展有中医现代化、中西医结合、中医自身发展三个方面。脏象实质研究是中医现代化的代表，它使中医理论有了现代意义，并体现了方法论和研究方法的现代化，同时也是客观化、规范化的基础。中医现代化为中西医结合、中医自身发展之先行。脏象实质研究已在中西医结合生理病理学上提出许多新的概念，并在实际上使中医生理病理理论发生了加速的、符合自身内在规律的演化。

（陈小野）

第一节　肾的研究

一、肾脏学说和研究方法

（一）肾脏学说

在藏象学说心、肝、脾、肺、肾五脏之中，尤以“肾”为人体最重要的器官，称为“先天之本”。推其原始，亦与心、肝、脾、肺四脏并重，各自掌握人体若干重要功能，由于肾的作用特殊，通过临床实践，到明代，逐步形成命门学说，以致肾的地位远远超出其他脏腑，而有主宰生命的概念。肾和命门学说虽有不同议论，但概括起来一般称为肾阴肾阳。肾阴、肾阳分别代表全身的真阴、真阳，无论肾阴或肾阳衰竭，都可导致生命的灭亡。从历代文献可见肾的功能涉及面甚广，如主生长发育与衰老、主藏精、主骨生髓、主生殖、主水液代谢，并与耳、齿、发等有关。

1. 肾主人体的生长、发育和生殖能力以及衰老：中医认为人的生长发育、生殖能力及衰老 直接和“肾气”的盛衰有关。《素问·上古天真论》有如下描述：“帝曰：人年老而无子者，材力尽耶？将天数然也？岐伯曰：女子七岁，肾气盛，齿更，发长；二七而天癸至，任脉通，太冲脉盛，月事以时下，故有子；三七，肾气平均，故真牙生而长极；四七，筋骨坚，发长极，身体盛壮；五七，阳明脉衰，面始焦，发始堕；六七，三阳脉衰于上，面皆焦，发始白；七七，任脉虚，太冲脉衰少，天癸竭，地道不通，故形坏而无子也。丈夫八岁，肾气实，发长齿更；二八，肾气盛，天癸至，精气溢泻，阴阳和，故能有子；三八，肾气平均，筋骨劲强，故真牙生而长极；四八，筋骨隆盛，肌肉满壮；五八，肾气衰，发堕齿槁；六八，阳气衰竭于上，面焦，发鬓颁白；七八，肝气衰，筋不能动；八八，天癸竭，精少，肾脏衰，形体皆极，则齿发去。肾者主水，受五脏六腑之精而藏之，故五脏盛乃能泻，今五脏皆衰，筋骨解堕，天癸尽矣，故发鬓白，身体重，行步不正，而无子耳。”此段文意，认为男女到达一定年龄，由于肾气的盛实，从而导致机体产生“天癸”这种物质。“天癸”的出现，标志着男女青春期的到来，对女子能促使月经来潮及排卵而可以妊娠；对男子能促使精子成熟及排精而可以育子。女子21岁、男子24岁以后，由于肾气的进一步充盛，身体发育渐趋成熟而进入壮年期。妇女到了49岁、男子到了64岁左右，肾气虚衰，“天癸”这种物质逐渐减退，生殖能力一般亦渐消失而转入老年期。

“天癸”亦称“阴精”，是直接与身体发育和性机能及生殖功能有密切关系的一种物质。此处肾脏衰而表现的衰老似亦与性腺内分泌及生殖能力有较密切的关系。

2. 肾藏精气 肾脏所藏之精的来源，包括先天之精和后天之精两个方面，先天之精受之于父母，也就是形成胚胎的原始物质，它有促进生长和繁殖后代的能力。除上述生殖之精以外，后天之精是饮食物营养物质所化生，而且还受五脏六腑之精而藏之，具有滋养全身脏腑、组织和器官的作用。先天之精与后天之精又是密切联系不可分割的，先天之精必须有后天之精的滋养，才能得到不断的充实和壮大；后天之精又必须有先天精气蒸化才能得到产生。“藏”字的涵义，不是简单地或机械地贮藏，而是参与从而发挥其应有的作用，这可能也是指内分泌活动而言。

3. 肾主水液 肾脏有主持与调节人体水液代谢的功能，它包括两个方面：一是将饮食物中具有濡润组织功能的津液布散到周身去，发挥其应有的作用；一是将经各组织利用后的水分（糟粕）排出体外。而这两个方面都要经受肾的“气化”作用才可能完成。

人体水液代谢虽然和肺脏的宣降、脾脏的运化有关，但对其影响最大的还是肾脏。因为肾中的阳气具有“气化”作用，它能升清降浊，通过三焦把水变成津液，供养人体，并通过膀胱把无用的水液排出体外。此外，肾中阳气为一身阳气之根，脾阳的运化、肺气的通调、三焦的决渎、膀胱的开合藏泄都要依赖肾气的作用。所以，肾在维持人体水液代谢方面就居主导地位。如果肾气不足，气化失常，就会引起水液代谢的障碍而导致疾病。所以《素问·水热穴论》说：“肾者胃之关也，关门不利，故聚水而从其类也。上下溢于皮肤，故为胕肿。胕肿者，聚水而生病也。”又谈：“诸水皆生于肾”。

4. 肾主骨、生髓、通于脑，其华在发 肾主骨生髓，也是肾的精气促进生长发育的一个方面。肾藏精，精生髓，髓藏于骨中，滋养骨骼，《素问·六节脏象论》说：“肾者……其充在骨”，《素问·阴阳应象大论》说：“肾生骨髓”。因此肾精充足，则骨髓的生化有源，骨骼得到髓的滋养而坚固有力。如肾精虚少，则骨髓的化源不足，不能营养骨骼，则会出现骨质疏松、脆弱无力，甚至发育不全。小儿囟门迟闭，骨软无力，就是肾精气不足的表现。

肾既主骨生髓，而“齿为骨之余”，所以牙齿有赖于肾精的充足，肾精充足则牙齿坚固，肾精不足，则牙齿动摇，甚则脱落。

髓有骨髓和脊髓之分，脊髓上通于脑。脑为髓聚而成，所以《灵枢·海论》说：“脑为髓海”。脑的功能是主持精神意识活动，又称“脑为元神之府”。因为脑髓有赖于肾精的不断化生，所以人的精神活动，也与肾的功能有关。

精与血是互相滋生的，精足则血旺，而毛发的润养来源于血，故发有“血之余”之称。但发的生机又根源于肾气。发的生长与脱落，润泽与枯槁，与肾的精气盛衰有关，这在《素问·上古天真论》中已有确切的描述。

5. 肾上开窍于耳、下开窍于二阴　《灵枢·脉度》说：“肾在窍为耳”“肾气通于耳，肾和则耳能知五音矣”。《医林改错》解释说：“精汁之清者，化而为髓，由脊骨上行入脑，名曰脑髓……两耳通脑，所听之声归于脑。脑气虚，脑气与耳窍之气不接，故耳虚聋”。通过对耳的听觉变化，一般可推测肾气盛衰的情况，故耳鸣、耳聋（或听觉减退），多属肾虚的表现。

肾又开窍于前阴（包括尿道和精窍）和后阴。肾一方面与膀胱相为表里而主水液代谢；一方面主生殖之精。故小便的失禁或不通，遗精或阳萎，与肾气的盛衰均有密切关系，对这些方面的病理表现，往往要从治肾着手。至于大便的泄泻或秘结，与肾火虚衰或肾水不足，有时亦有相应的关系。中医对于人体病理或生理的变化，往往从治法的效果上加以认识和推理。

6. 肾为水火之脏、阴阳之宅　对于肾的功能作用，历代不断有所发展和补充，特别是对于肾阴和肾阳的解说，到明代发展到了高峰，当时医者特别阐发命门之说，认为命门为水火之脏、阴阳之宅。孙东宿以为是造化之枢纽，赵献可以为是人身真宰，张景岳以为是元气元精，其措词虽异，而重视则一。

肾阴，又称“元阴”、“真阴”、“肾水”或“真水”。所以“水气通于肾”，这里所指的“水气”，不能单纯地理解为泌尿系统的水液代谢，而是包括很多内分泌腺的活动在内，上述的“天癸”也是其中之一。《景岳全书》说：“元阴者，即无形之水，以长以立，天癸是也。”所谓“无形之水”，指与泌尿系统从膀胱排出的水相对而言。因为从膀胱排泄的尿液，肉眼所能看到，而“天癸”为一种内分泌活动，肉眼所不能见，故称为“无形之水”或“元阴”，它对机体发生重要作用，故亦称为“真阴”或“真水”，这有别于一般水液的功能。

肾阳，又称“元阳”、“真阳”、“真火”或“命门之火”。历代以《难经》最早将命门的重要性加以突出，并分左右，说：“左为肾，右为命门。命门者，精神之所舍也，男子以藏精，女子以系胞，其气与肾通。”明代赵献可《医贯》说：“两肾俱属水，但一边属阴，一边属阳，越人谓左为肾右为命门，非也。命门即两肾各一寸五分之间，当一身之中，《易经》谓一阳陷于二阴之中，《内经》曰七节之旁有小心是也。命曰命门，是为真君真主，乃一身之太极，无形可见，两肾之中是其安宅也。”他认为命门居于两肾之间，对其位置说得更为具体。对于命门的功能，张景岳《景岳全书》说：“命门为精血之海，为元气之根，五脏之阴气，非此不能滋，五脏之阳气，非此不能发”。至于《医贯》更通俗地用走马灯的转动不停，主要靠其中灯火的鼓动来比喻机体的生理活动不息，说：“余有譬焉，譬之元宵之鳌山走马灯，拜者舞者，无一不具，其中惟是一火耳。火旺则动速，火微则动缓，火熄则寂焉不动，而拜者舞者飞者走者，躯壳未尝不存也。”《内经》以心为君主，而赵氏则以命门为真君真主，凡五藏六府皆司命于命门真火，其重要乃居于心之上。命门之火是生命之源。

历代对肾与命门有三说，一以左为肾，右为命门；一以命门不是右肾，而是两肾之总名；一以两肾之中为命门，包有水火阴阳。肾和命门的学说虽未取得统一，但它们中间包括真水真火，真阴真阳，主五藏六腑，为人身最主要部分，则大体一致。所谓水火阴阳，在临床上均有表现，既有表现，即有其物质基础。自明代确定了命门真水真火，在临床上称为肾阴肾阳，清代医家相沿引用，直至今日并无变更，说明数百年来在临床上已经肯定这一学说，其所以得到肯定者，亦即临床上有是证，治疗时用此药，在行之有效的基础上肯定下来的。因此可以认为命门之火与肾阳基本相同。

（二）肾脏学说研究方法

1. 从异病同治入手，找到突破口

（1）异病同治：异病同治体现了对矛盾的普遍性规律的运用，它辩证地告诉人们：不同的病可以采用相同的方法治疗。1959 年，上海第一医学院脏象专题研究组在总结 1957 年以来按中医辨证论治原则治疗的6种疾病（功能性子宫出血、支气管哮喘、妊娠中毒症、红斑性狼疮、冠状动脉粥样硬化、神经衰弱），当发展至某一阶段时，都可以用补肾、调整阴阳的方法而提高疗效。既然异病同证同治提高疗效，必然有共同的物质基础，在这一指导思想下，开始了“肾”本质的探索性研究。

异病同治不能仅仅理解为不同的病发展到某一阶段，都可以同治，问题在于必须抓住不同疾病所具有的共同的关键性特征，才能进行“同治”，如胃口不佳，睡眠不安等症状，很少视为关键性特征，因为这些症状未具备“证”的要求，较少反映出疾病的本质；而“肾虚”、“脾虚”、“血瘀”等，往往成为关键性特征，因为它们已具备证的特点，较多接触到疾病的本质。即使按同证进行同治，也未必体现异病同治的规律，而必须通过实践反复加以鉴别，如上述的6种病，其中支气管哮喘、无排卵型功能性子宫出血仍能在以后的工作中不断重复出疗效的提高，而其余4种病就因疗效不稳定，而在研究工作中被淘汰了。因为肾虚在有些疾病里与根本的发病原因密切相关，而在另一些疾病中则是原始病因所造成的后果，与根本的发病原因关系不大。并不等于凡见肾虚证者都可用补肾法来提高疗效。所以异病由于同证，才能用同一法治疗，又由于疗效提高，才能承认这是“异病同治”。目前脏象本质研究中，除了“肾”本质的研究以外，“脾”、“心”、“肝”本质的研究亦在从异病同治这一途径入手，因为这样易于找到各病在“证”中的共性。

（2）从尿17-羟测定找到肾阳虚证物质基础的突破口：科学研究上的突破，往往是与方法学上的突破相应，因此指标的选择就显得特别重要。其实每个客观指标都反映一定的理论认识，由于反映的理论水平有深有浅，所以采取能反映较高理论意义的指标，就可以使研究工作上升到新的理论水平。“肾”的研究从1959年的大协作，采用十几种指标在正常人、肾阴虚及肾阳虚患者中进行临床筛选，结果发现正常人与肾阳虚患者之间有明显差异的是冷压试验与24小时尿17-羟皮质类固醇（简称尿17-羟）测定。冷压试验反映了血管的植物神经系统状态，更进一步的追索，在当时就较困难，临床上植物神经系统的检查是比较不稳定和不肯定，中枢神经系统的检查又缺乏确切的指标，由于其发展前途不大，故弃而不用。而尿17-羟测定代表了肾上腺皮质激素在尿中的代谢产物，反映了肾上腺皮质的功能，而进一步的探索可往上找到垂体或下丘脑，有发展前途，因此就把尿17-羟测定选择为重点指标，作为研究肾阳虚的突破口。

为使这一指标稳定，不但规定专人操作，同时固定实验的各种条件，如正常人（作正常值时）或病人入院后先休息1天，以避免情绪干扰，而且1个病人或正常人连续进行几天测定，并连续5年作了正常值测定，范围和平均值基本一致，使这个指标很稳定，国内各地以至日本都可以重复出来。

（3）由尿17-羟测定逐步深入到下丘脑-垂体-肾上腺皮质轴的研究：尿17-羟是肾上腺皮质的代谢产物，肾上腺皮质受脑垂体的管辖，为进一步了解肾阳虚患者尿17-羟值低下的原因，采用促肾上腺皮质激素二日静脉滴注试验（简称ACTH试验），发现肾阳虚患者为延迟反应，类似于席汉氏病与长期应用激素的患者，这样就提示尿17羟值的低下继发于垂体功能低下，但为了从反面排除皮质激素的代谢过程异常，对正常人和肾阳虚患者做ACTH及甲吡酮（Su-4885）试验，以尿17羟、17生酮、17羟总数为指标，观察肾上腺皮质合成代谢的动态变化，又对正常人和肾阳虚患者作了血氢化考的松半衰期测定，观察皮质激素在肝脏中分解代谢的动态变化，结果正常人与肾阳虚组之间无甚差异，说明肾上腺内及肝内17羟皮质类固醇代谢正常，至此肾阳虚的ACTH试验延迟反应可以设想为垂体-肾上腺皮质轴兴奋性低下。

到60年代初，该组进一步采用能反映下丘脑-垂体-肾上腺皮质轴各个层次功能的血11羟（血浆皮质醇）昼夜节律测定（反映下丘脑对皮质醇的调节功能）、甲吡酮试验（间接反映垂体储备功能）、ACTH试验（测试肾上腺皮质反应性），这样的全套测试方法用于正常人与肾阴虚、肾阳虚患者，以了解下丘脑-垂体-肾上腺皮质轴的全面情况，得出了肾阳虚患者有下丘脑-垂体-肾上腺皮质轴上不同环节（层次）、不同程度功能紊乱的初步结论。这样的指标在60

年代的世界水平中是属于先进的，使得肾阳虚的研究进入到可以具体确定病位的水平。如此探索肾阳虚与下丘脑-垂体-肾上腺皮质轴之间的关系，可有利于向纵深发展，向上可更进一步了解神经内分泌调节的环节，向下可更进一步了解神经内分泌与分子水平的核糖核酸或激素受体的关系。故而选择指标确要考虑它的代表意义和发展前途。

(4)发展至下丘脑-垂体及其所属3个靶腺轴的研究：肾阳虚证的肾上腺皮质轴功能紊乱在内分泌领域里未能符合疾病的诊断标准，而且肾阳虚证见于多种疾病中，所以它属于一种隐潜性变化，下丘脑-垂体所辖的靶腺不止肾上腺皮质，解放军157医院曾从尸体解剖中发现生前有肾阳虚证患者，其肾上腺皮质、甲状腺、性腺均有病理的形态学变化，而生前无肾阳虚证者则无此等变化。临床上畏寒、肢冷是肾阳虚主证之一，是否与甲状腺功能的隐潜性变化有关？阳痿、早泄也是肾阳虚主证之一，是否与性腺轴功能的隐潜性变化有关？为此，从1980年起增加了甲状腺与性腺轴的研究。又由于有些指标会受疾病的影响，检测的结果反映的不是“证”，而是“病”，为除外病种对各项指标的影响，并找出证的特异性改变，除了用正常人组作对照，还在同一病种里选择符合典型肾阳虚证患者，以及无特殊见证患者（或称同病异证组）作进一步的对照，这3组同时进行下丘脑-垂体及其所属3个靶腺轴的全套测定作对比观察，发现肾阳虚证患者下丘脑-垂体-靶腺轴的3个不同层次上，与两个对照组相比，经统计学处理均有显著性差异，可见肾阳虚证在这3个轴上都可能发生不同环节、不同程度的功能紊乱，亦即是具有隐潜性变化。又由于以下的理由：①肾阳虚证具有多靶腺功能紊乱；②通过两组肾阳虚患者分别所作的两轴间平行观察，所见均为不同环节的散在变化，未见一轴对另一轴的明显影响；③肾阳虚证患者之TRH兴奋试验与LRH兴奋试验均为延迟反应，国外很多作者都认为这种延迟反应属于下丘脑功能紊乱所致。故可推论肾阳虚证的不同靶腺轴、不同环节、不同程度的功能紊乱，其主要发病环节在下丘脑（或更高中枢）。

以上从肾本质的研究进入到肾阳虚证的研究，都是遵循现代医学对人体已知结构与已知功能，按逆向思维法，顺藤摸瓜、追本溯源而进行科研设计，从而一步一步取得进展与成果。

2. 肾本质研究中的几点经验与体会

（1）理论研究应以临床疗效为基础：①疗效的提高要能不断重复：肾本质研究最初研究的6种病中，如支气管哮喘因病的变异大，有时疗效难以确定，故采取补肾组与对照组3年随访来评定疗效，以后又用安慰剂与补肾药作双盲对照，以及公认的中药治标药小青龙汤作对照，从50年代迄至80年代，补肾而获显效以上者始终保持在60%以上。无排卵型功能性子宫出血也是在不断重复中认为疗效稳定，比单用中药或单用西药为好。②理论研究要经受临床再实践：从实践中经过反复推敲而得到的初步认识，必须再回到实践中去，从有尿17-羟值的偏低，说明有潜在的肾上腺皮质功能低下的病种，发现用温补肾阳法能提高疗效，其中防治慢性支气管炎522例，预防哮喘223例，隐性阿狄森氏病7例，哮喘撤激素18例，以及输尿管结石嵌顿性肾积水症80例，这样理论研究得到临床再实践的证明，也由此增加了新的病种。

（2）指标的选择：①撒网式筛选指标：在探寻某一未知“证”的物质基础，总希望能一举就找到有特异性有价值的客观指标。在科研的预试阶段，往往需要在正常人及病人的比较中筛选各种指标，这种指标选择的依据是根据临床所发现的线索，以及所掌握中西医理论知识上所作的假想而设立，但所供筛选的范围与目标宜少而精，即经过精心考虑的几项认为获阳性结果可能性大而且价值高的指标，或者从正反两方面论证所必需的指标。因为指标愈多，所需人力的配合愈多，或抽血量多，且要应用不同试剂，容易在忙乱中出差错，从而削弱了重点指标检测的准确与可靠性。②从肾虚患者对阴阳调节能力差的特点选用动态或给负荷的试验：人体内生化指标多数是在体内各种力量调节平衡后的产物，如血糖是由多种因素调节不致过高过低，故而要外加刺激使之成为动态指标，如各种糖耐量试验。同样的，肾虚病人的特点是对阴阳的调节能力差，用静止性指标有时就不易找到阳性证据。例如血11-羟，尿

17-羟值都是在垂体、肾上腺皮质、肝脏之间调节的最终结果，垂体又受到神经系统的调节，所以采用血11-羟昼夜节律测定，或者给以负荷，如ACTH试验、Su-4885试验、地塞米松昼夜节律抑制试验，使尿17羟、血11羟转成动态指标，从而更有利于研究肾虚病人的适应能力。当然静止指标对于较大系列病人求得平均水平，以及衡量人体是否失去代偿能力方面仍有其价值。

(3) 从“肾”本质的研究到“证”本质的研究：脏象本质的研究由于五脏病理表现在临床上属于“证”的范畴，故自然而然也会进入“证”本质的研究。“证”的本质研究方法在各脏的研究中亦必然具有共性，因此，对肾阳虚证研究过程中的经验，即可对其他证的研究提供一些借鉴。

第一，辨证标准的制订：当肾的研究开始时，鉴于中医辨证在实际运用中有较大的灵活性，进行某一证的研究必须有一个辨证标准，便于选择一组病例时能够趋于统一，尽量避免因为主观认识水平的不同而造成选择病人的差异；又由于“证”的研究有别于“病”的研究，它的诊断标准与疾病诊断标准往往不同，故订立辨证标准便于选择典型病例而使筛选指标时容易得到明确的结果。在这样的思想指导下，1959年邀请了上海市名老中医按照中医理论，结合实际病例的讨论，仿效Jone's对风湿热诊断标准，订立了肾虚（包括阴虚、阳虚）辨证标准，到1978年略加修改沿用至今。肾阳虚证的研究能不断获得科研结果，与按这项辨证标准选择典型病例进行测试是分不开的。

1982年在广州召开的全国中西医结合虚证与老年病学术会议上，为统一虚证辨证标准，便于今后进行“证”的研究时选择典型病例，亦便于国内的临床疗效评定和研究工作有可比性，发动了全体到会代表（包括到会的老中医和西学中，以及基础理论研究工作者）反复讨论，统一了制订这一辨证标准的几项原则：①以中医理论为指导思想订立各条标准，暂不加入现代科学指标。②中医辨证论治比较灵活，此标准专为科研选择具备典型“证”的病例之用，便于全国逐步得到统一，对临床诊断则仅供参考。附辨证标准如下：

心虚　①心悸心慌；②失眠多梦；③胸闷；④脉结代细弱。具备2项，第1条为必备。

脾虚　①食欲减退；②食后或下午腹胀；③大便溏薄；④面色萎黄；⑤肌瘦无力。具备3项。

肺虚　①咳嗽痰白；②气短喘促；③易患感冒。具备2项。

肾虚　①腰脊痠痛；②胫痠膝软或足跟痛；③耳鸣耳聋；④发脱齿摇；⑤尿有余沥或失禁；⑥阳痿、早泄或月经不调。具备3项。

气虚　①神疲乏力；②少气懒言；③自汗；④舌胖有齿印；⑤脉虚无力（弱、软、濡等）。具备3项。

阴虚　主证①五心烦热；②咽燥口干；③舌红或少苔、无苔。次证：①午后颧红；②大便干结而尿短赤；③盗汗；④脉细数。具备主证2项，次证1项。

阳虚　主证①畏寒肢冷；②面目虚浮；③舌淡胖苔润。次证：①夜尿频多；②大便溏薄而尿清长；③脉沉微迟。具备主证2项（其中第1项为必备），次证1项。

血虚、肝虚暂未订。

说明：①所订各条标准以虚证为前提，而虚证的前提是久病而虚损，辨证时应注意。个别标准既可作虚证，也可作实证看待时，需结合其他标准一起权衡；②选择典型病例时，应不具备其他虚证的主要条件，以免夹杂；③证以气血阴阳与五脏相结合而成，如心气虚＝心虚＋气虚；脾气虚＝脾虚＋气虚……。在五脏症状不显，也可气阴两虚＝气虚＋阴虚，阴阳两虚＝阴虚＋阳虚。

第二，证的临床研究方法：证本质的研究也是一种新的探索，中医的“证”既不同于症状，也不同于证候群，它不仅包括一定的病理生理状态，且代表疾病在发展过程中某一阶段的动态表现，也可以出现在多种疾病中。因此，需要逐步通过分析比较才能作出科学的注解或阐明。根据以往的经验，可归纳为三点：①制订典型的统一的“证”的标准，所选病人是典型而无其他夹杂的证，要有可靠的客观指标，并与正常组有明显区别；②证可出现于各种疾病中，因此除与正常组相比较，还须设立此病无证的病人加以对比观察，以排除疾病对各项检查指标的影响；③证的动态改变应有相应指标的改变，或针对证的治疗见相应指标的改善。“肾阳虚证的下丘脑-垂体-甲状腺、性腺、肾上腺皮质轴功能的对比研究”就是按这三点要求进行，从而对肾阳虚证的主要发病环节作出了推论。

第三，证的动物模型：在中医基础理论研究中动物造型如何模拟临床的“证”，确实存在着困难。1960年，为了从动物造型模拟临床的“肾虚”，最初根据中医“恐伤肾”的理论而给大鼠采用电击；根据“强力伤肾”的理论而采用游泳至没顶，其实是各种非特异的应力刺激，最后使大鼠出现拱背踡伏状，毛稀疏而竖起，怕冷而便溏，尤其当夹住大鼠尾巴使倒悬时，发现其正常的弯腰反咬动作消失，就认为与《内经》所说：“腰者肾之府，转摇不能，肾将惫矣”相符，而判断为“肾虚”或“肾阳虚”模型。后来认识到其他各种超负荷的刺激都能造成动物这种耸毛蜷状、怕冷挤卧等非特异性的一般虚弱表现，而中医的“肾”是一组功能概念，是以病人主诉为主，至于舌象脉象的观察又不适于动物，较低等的动物与人类之间最大的差别就是没有高级思维能力，不能用语言来表达，故动物造型一般是很难代表中医的“证”的。自此就放弃了能辨证的动物模型的想法，而改由从“指标模拟”与“药物反证”两方面同时着手（若单凭药物反证，由于中药常具双向调节作用以及中药的反证不如西药的针对性强，故须与指标模拟同时着手），从肾的研究发现肾阳虚者有垂体-肾上腺皮质轴功能低下表现，用温补肾阳药治疗可有显著改善，这给设计动物模型提供了依据。将考的松灌喂动物，也可人为地造成垂体-肾上腺皮质轴功能低下，这样的病态动物虽然不同于人的肾阳虚证，但作为研究补肾中药对垂体-肾上腺皮质轴功能的影响，尚属一种可用的模型。

在动物造型的初期，应用考的松的剂量大，每日10mg，结果27只大鼠2周内死亡半数，说明这是急性实验与临床上慢性状态（久病必虚）不符，而且临床上看到大剂量激素治疗的病人临床表现为阳亢症状，如面红、怕热、失眠、兴奋、头痛等，按中医理论“阳盛则耗阴”，短期大剂量激素的后果从中医理论来推理，在体内至少不应是“阳虚”，于是从中医理论与临床实际出发，改用小剂量考的松连续给药31天，恰好使得肾上腺稍有萎缩、功能减退为准，这是作为模拟临床长期应用激素的病人而设计的。以后用滋阴泻火药与温补肾阳药在观察其对肾上腺皮质超微结构改变时，证明7天模型滋阴泻火药具有对超微结构较好的保护作用，而温补肾阳药则否；31天模型用温补肾阳药具有较好保护作用，而滋阴泻火药则否。这样用同一指标观察实验动物模型的不同阶段，可以用药物反证得出7天模型（用激素的早期）属于“阴虚”，而31天模型（用激素的后期）属于“阳虚”。当然由于“阳虚”还包含着垂体-肾上腺皮质轴以外的本质，因此也不称此为“阳虚”证的模型，而称此为“垂体-肾上腺皮质轴受抑模型”似乎较为科学而贴切，这样也不妨碍对于中医证本质研究的理解。

二、肾阳虚证的研究

（一）临床疗效及其原理研究

1. 支气管哮喘　中医从明、清以来就已重视哮喘预防的理论与经验，以“发时治肺，平时治肾”的整体观念来调整阴阳改善体质，预见到补肾具有对哮喘起预防发作的作用。沈自尹自1957年～1979年分7批对223例哮喘患者进行了温补肾阳法为主辨证加减进行防治，每批病人疗效稳定，显效以上者在57.7%～86.9%之间；而对照组3批共90例，显效以上者仅10.6%～22.6%，差别极显著。自1979～1986年这7年间每年都以温补肾阳法为基础，以阴阳互根观点而固定的处方，制成温阳片（附片、生地等）观察对哮喘的预防效果，在7批共419例哮喘患者中，获显效以上者占63.4%～75.0%；而采用安慰剂或小青龙汤的对照组5批共135例，显效以上者仅14.0%～22.2%，差别极显著，完全能重复以往用温补肾阳法（用汤剂或丸剂）的疗效。

在取得疗效的基础上进行内分泌方面的研究，按中医辨证分别对肾阳虚、肾阴虚、无肾虚的哮喘患者作尿17羟测定，仅部分肾阴虚患者尿17羟值在正常范围内，其余各型哮喘患者均为低值（包括无肾虚者），而肾阳虚证哮喘患者ACTH试验，血浆皮质醇昼夜节律测定与血浆ACTH测定均有一定程度的紊乱，故哮喘患者通过分型可观察到在下丘脑-垂体-肾上腺轴上的不同改变，有意义的是发现哮喘患者即使无肾虚表现，也有潜在的肾阳虚证。温阳片调整肾上腺皮质轴的功能可减轻哮喘的发作，犹如肾上腺皮质激素的作用，但温阳片在提高靶腺功能的同时，又不像外源性激素那样有引起较高中枢受抑制的弊端。国外如 Shapiro 也发现哮喘患者（非长期用激素者）有一定程度的垂体-肾上腺轴功能异常，表现为部分患者对 ACTH 试验、甲吡酮试验呈低下反应，虽也发现此等内分泌方面的改变，但未能阐明其规律，更无法用药物纠正。

免疫方面的研究：哮喘由 I 型变态反应引起，血清免疫球蛋白 E（IgE）是引起 I 型变态反应的主要抗体，却受到抑制性 T 细胞（Ts）的调节，Marek 发现哮喘患者不但 Ts 功能降低，并且与血清 IgE 呈负相关，但迄今尚未见有效的免疫调控方法。1983 年在季节性发作的哮喘患者中选出高血清 IgE 者 43 例，随机分为温阳片组 30 例，安慰剂对照组 13 例，用药前后分别在 7 月下旬及 10 月下旬测血清 IgE 与 Ts，两组患者治前血清 IgE 水平无差异，$P>0.05$，而治后有极显著差异，$P<0.01$。显示经温阳片防治后血清 IgE 不再呈季节性升高，而对照组仍伴随哮喘发作而升高。同时进行 IgE 与 Ts 治疗前后差数的相关性检验，结果温阳片组血清 IgE 与 Ts 的 $r=-0.440$，$P<0.05$（$n=27$），对照组 $r=+0.318$，$P>0.20$（$n=13$）。表明温阳片治疗前后的血清 IgE 与 Ts 差数呈明显负相关，并伴有明显预防哮喘季节性发作的疗效，而对照组则无此现象。因而认为温阳片具有一定的免疫调节作用，系提高 Ts 功能，从而对血清 IgE 的季节性升高进行调节。

β受体功能及组胺释放能力方面：哮喘的病理生理变化，在抗原抗体特异性结合后通过影响肾上腺素能神经活动使β受体功能降低，并使细胞内 cAMP 下降，介质释放，哮喘发作加重。1984 年采用异丙基肾上腺素负荷下淋巴细胞内 cAMP 水平变化反映β受体功能的方法，对温阳片组 52 例，对照组 27 例治疗前后β受体功能进行比较，可见在温阳片获效的同时，伴有β受体功能改善。1985 年采用组胺释放试验以观察温阳片对过敏介质释放程度的影响，并将组胺释放试验与特异性 IgE 作平行相关测试，结果表明，温阳片组治后组胺释放率明显下降，而对照组未有变动，两组相比，$P<0.005$。再将特异性 IgE 与组胺释放率作相关性检验 $r=0.8487$，$P<0.05$，表明特异性 IgE 愈高，组胺释放率也越高。

由以上大量证据表明温阳片提高下丘脑-垂体-靶腺轴的功能而发挥其对内分泌的调节作用。现已知下丘脑是联结神经、内分泌、免疫三大系统的整合中枢，因此有理由推测温阳片是在较高的环节即下丘脑上发挥作用，使哮喘发作的各个环节都有改善，从而减轻并预防哮喘发作。

2. 无排卵型功能性子宫出血和多囊卵巢综合征　无排卵型功能性子宫出血采用性激素作人工月经周期治疗，虽能控制出血，但未能改善卵巢功能。中医理论里亦有认为妇女的冲脉与任脉（主管月经）不固大都由于肾虚引起的说法，李超荆对 100 例该病患者（这些患者大多数应用性激素治疗未能排卵），在人工月经周期基础上，加用补肾法调整阴阳的治疗，结果恢复排卵（以基础体温测定、阴道涂片、尿中孕激素测定为指标）的为 73%，若加上针刺促排卵，可使排卵率提高到 90%。多囊卵巢综合征也是由于下丘脑-垂体-卵巢轴的功能失调而致排卵机能障碍，临床表现有功血、月经稀少与闭经、不育，均属于肾气不足。对 133 例经阴道涂片、FSH 测定、气腹造影等确诊者，以补肾化痰 法治疗获排卵率为 82.7%，与西医促黄体生成激素释放激素（LRH）治疗的 96 例排卵率 53.1%相比，说明补肾化痰（熟地、山药、补骨脂、仙灵脾、黄精、桃仁、皂角刺、冰球子）促排卵的效果远较 LRH 为高，$P<0.001$。

俞瑾最初于 1979 年对该病患者 9 例作了下丘脑-垂体-卵巢各层次内分泌腺体功能测定，虽可见 4 例促黄体生成激素（LH）水平在 10ng 以下，但 5 例水平较高，而其中就有 4 例垂体无明显反应，说明本病致病主要环节为下丘脑的功能紊乱。1982～1983 年俞瑾又对 9 例患者进行 9 种激素动态变化的测定，进一步证实了补肾药的作用水平可能在下丘脑，促排卵作用和 LH/FSH、T/E_2 比值下降直接相关，且前者先于后者，两个比值的下降主要是血清 FSH、E_2 的上升。所以也提示补肾治疗对下丘脑、垂体、卵巢各个水平都可能起一定作用。

3. 输尿管结石嵌顿性肾积水症　历来认为输尿管结石属中医五淋中之石淋范畴，就其发病原理大致如《诸病源候论》所述："诸淋皆由肾虚而膀胱热故也。"尿石成因既为肾虚积热、热灼津液而成，按急则治其标可暂不顾受灼伤的肾阴，而先应清热，并使热从下焦而出，故引出通治尿石症之大法—清利法，此法对于输尿管结石伴肾积水症者疗效不佳。常因结石较大而嵌顿，一旦发生肾积水则导致肾功能受到不同程度损害，因此结石排出率降低，如梗阻超过3周，一般主张积极的手术治疗，以免肾功能进一步受损。

中医对水液的积聚形成一向有独到的认识，如《景岳全书·肿胀》："阳王（旺）则气化而水肿为精，阳衰则气不化而精即为水。"沈自尹根据以往报道温肾利水法治疗心包积液、脑积水、小儿鞘膜积液等局部积水的经验，说明温阳可以化饮（积水），但中医从外象上不易诊断出肾积水的形成，当用静脉肾盂造影、核素肾图确诊为肾积水的病人，发现会有面色晄白、虚浮、腰胀痛、怕冷、夜尿多、大便溏薄等肾阳虚症状，当然并非每个病人都有上述症状，而且并非都具有典型肾阳虚症状，只是在输尿管结石患者身上，在微观地测知肾积水形成之后，有半数患者由阴虚之热象转为阳虚之寒象。故在100例该病患者采用温肾利水法（附片、桂枝、续断、仙灵脾、黄精、川椒、牛膝、枳实、车前子等）治疗，按照"结石排出，积水消失"这一治愈标准，治愈率为71%。如果哮喘患者通过微观辨证是由于其轻微的或潜在的肾上腺皮质功能低下，用温阳片可预防其季节性发作并纠正其内分泌与免疫功能的紊乱，而认为是隐性的肾阳虚证；则输尿管结石嵌顿性肾积水症由于微观辨证有水液的积聚，肾功能受损，用温阳利水法可排石消水，亦可考虑属于隐性肾阳虚证。

在提高疗效的基础上进行原理研究，对狗作单侧输尿管不完全结扎造成肾积水模型，分别灌饲温肾利水药和利水药，给药前后同步测定肾动脉血流量和肾盂输尿管开口处压力及蠕动波，结果表明两组在肾血流量上无明显差异，但温肾利水组肾盂内压力与蠕动波明显升高，说明温肾利水法并非通过尿液增加起冲洗作用。继而对单侧输尿管结扎后形成肾积水的大鼠分组用自来水，利水药和温肾利水药，分别测定积水肾和健侧肾组织中的cAMP和去甲肾上腺素（NE）的含量，可见温肾利水组积水肾的肾实质中cAMP为1981±153μg/g组织，健侧肾为1055±76μg/g组织；积水肾的肾实质中NE为34.69±2.74μg/g组织，健侧肾为11.15±0.72μg/g组织。证明温肾利水药通过儿茶酚胺影响肾盂输尿管的起步点，促使肾盂输尿管的活动增强从而消水排石。亦表明温肾药除已知能改善下丘脑-垂体及其靶腺功能外，对植物神经系统及神经递质也具重要调节作用。

4. 撤除糖皮质激素（简称激素）　长期应用激素可造成垂体与肾上腺皮质功能及形态损害，而且临床上产生各种不良的并发症和副反应。顽固性哮喘常因频繁的持续性哮喘发作而不得不长期应用激素。国外学者采用多种方法为这种激素依赖而"成瘾"的患者撤除激素，但成功率仅10%左右。沈自尹按照长期应用激素患者在撤除激素时可出现阳虚畏寒症状，外源性激素可负反馈抑制患者自身垂体-肾上腺皮质轴，而温补肾阳法可提高肾上腺皮质功能这一原理，在18例持续应用激素15个月以上的顽固性哮喘患者，采用以右归饮为主的补肾法，使其中9例平安撤去激素，随访达8～38个月，成功率为50%。同时在撤除前后均作ACTH试验者，可见撤除前之ACTH试验为"延迟反应"，而于撤除激素后3个月ACTH试验接近恢复正常。说明补肾确能提高垂体-肾上腺皮质的功能。

儿童肾病综合征自应用激素后，可有77%～88%的缓解率，但停药后复发率仍有53%。由于大剂量应用激素可出现柯兴氏综合征外貌，怕热升火等类似于温补肾阳中药的作用，而长期应用激素则可使自身肾上腺皮质轴受抑。上海医科大学儿童医院对100例患儿于开始应用激素时即同时予以滋阴泻火药（生地、知母、生甘草、玄参、丹皮、泽泻、夏枯草），至激素取效后减量至一半时，改用益气温肾药（黄芪、附片、仙灵脾、补骨脂、锁阳、菟丝子），直至激素停用后3～6月，同时伴用环磷酰胺。可获完全缓解率 90%，部分缓解率 4%，对激素依赖仅 6%，经 2～6 年随访仅 22 例复发。说明激素配合滋阴泻火药与温补肾阳药，减轻了激素的副反应，提高近期缓解率与降低复发率。为此，进行临床实验研究，以观察滋阴泻火药和温补肾阳药保护自身肾上腺皮质，拮抗外源性激素反馈抑制作用，对儿童肾病综合征 20 例，随机分成对照（单用激素）和试验（激素加中药）两组，每组 10 例，完成激素疗程后，两组患儿均获近期缓解，说明中药对激素的疗效并无不良影响。重要的是试验组在激素剂量撤减一半后，血浆皮质醇为 15.29±0.99μg/dl，对照组 7.34±0.54μg/dl，P＜0.01。其皮质醇回升速度快，幅度高，说明中药可使受抑的肾上腺皮质功能提前恢复。

为分别观察滋阴泻火和温补肾阳药如何拮抗激素的反馈抑制作用，沈自尹早在 1972 年采用了地塞米松（Dex）对血 11 羟昼夜节律的抑制试验，发现此两组药均有对抗 Dex 对清晨皮质醇分泌高峰的抑制作用。在此基础上，进一步采用短程（连续 5 天）接近于临床治疗剂量的 Dex 抑制试验，对 11 名正常志愿者分别作 Dex 抑制试验以及各药物组的对抗抑制试验，可见单味知母在第三、五天可明显拮抗 Dex 的反馈抑制作用。温阳片组除第五天可明显拮抗 Dex 的反馈抑制作用，且在第七天（停 Dex 1 天后）明显促进被抑制的血浆皮质醇提早回升。这与以上临床所见与临床实验研究均相契合，说明了滋肾阴与温肾阳中药配合激素应用的不同阶段效应。

（二）原理研究

1959 年，上海第一医学院脏象专题研究组在总结 1957 年以来按中医辨证论治原则治疗的 6 种疾病（功能性子宫出血、支气管哮喘、冠心病等）时发现，当疾病发展处于肾虚阶段时，采用补肾调节阴阳的方法可以提高疗效。这符合中医学“同病异治，异病同治”的辨证论治原则。既然异病可以同治，于是推测其中必然有共同的物质基础。按照统一辨证诊断标准，自 1960～1962 年，详细观察了住院的肾虚患者 78 例，见表 2-5。可见不论何种疾病，凡辨证为肾阳虚偏重型者，在治疗前其 24 小时尿 17-羟平均值仅及正常值 1/3。这种偏低并非偶然现象，对 8 例肾阳虚患者在入院后不给任何治疗约 10 天，在此 10 天内测尿 17-羟 4～5 次，仍可明显看到尿 17-羟值偏低的现象，见表 2-6。而且这一现象在 12 年内（1960～1972 年）均能重复，见表 2-7。江西省南昌地区慢性气管炎协作组也发现肾虚喘促型中的单纯型患者，其尿 17-羟值均较其他型为低。福建省慢性气管炎协作组也发现肾阳虚患者尿 17-羟值较其他各组（肺气虚、肺阴虚、脾阳虚、肾阴虚）为低。青海省医学科学研究所检测了慢性气管炎肾阳虚 31 例，并与正常人 26 例及无肾虚者 12 例比

表 2-5　肾虚病人及正常人 24 小时尿 17 羟值的比较（$\bar{X}\pm S$）

病种（例数）	性别	肾阳虚		肾阴虚	
		例数	尿 17-羟 mg/24hr	例数	尿 17-羟 mg/24hr
支气管哮喘（37）	男	16	3.06±1.62★	8	10.38±3.90
	女	8	2.75±2.04★	5	11.40
神经衰弱（18）	男	6	2.67±1.50★	5	9.30±4.10
	女	1	2.60	6	4.00±0.37
硬皮病（6）	男	1	1.80		
	女	5	2.90±1.62		
红斑性狼疮（7）	男			1	6.25
	女			6	6.16±3.34
其他（10）	男	1	2.30	3	9.20
	女	2	0.90	4	4.30
总计		40	2.50±1.76★	38	7.91±4.51
正常人（41）	男	23	8.10±2.90		7.72±2.95
	女	18	7.33±3.06		

注：与正常人组比较★P＜0.01

较，其尿17-羟值明显低下，经温补肾阳后明显升高。内蒙古中医研究所在冠心病肾阳虚8例与非肾阳虚57例作比较中发现，前者尿17-羟值明显为低（P＜0.001）。日本京都病院江部康二对肾阳虚和肾阴虚患者作尿中17-羟和17-酮测定，也得到肾阳虚患者尿17-羟值低下的结果。因此，在若干单位、若干病种里肾阳虚患者尿17-羟值低下不断得到验证。

尿17-羟是肾上腺皮质的代谢产物，肾上腺皮质受脑下垂体的调控。为进一步了解尿17-羟值低下的原因，采用了促肾上腺皮质激素二日静脉滴注试验（简称ACTH试验）。1962

表2-6 8例肾阳虚患者治前连续5次尿17羟测定值

姓　名	尿17羟值 mg/24hr					
	第一次	第二次	第三次	第四次	第五次	平均
江××	3.70	6.10	2.50	4.60	未测	4.20
浦××	0.17	4.00	4.00	3.90	未测	3.00
涂××	0	3.30	3.40	3.70	3.80	2.84
王××	3.70	2.40	6.40	8.60	3.80	4.98
彭××	8.20	6.50	6.40	3.10	2.30	5.30
汤××	9.30	4.30	1.44	0	未测	3.76
黄××	9.20	1.32	0	0	0.89	2.28
石××	0	0	1.0	0	0	0.20

注：第一次多系入院第一天，测定值较不稳定

表2-7 1960～1972年正常人和肾虚患者24小时尿17-羟值的比较

	1960年		1961年		1962年		1963年		1964年		1965年		1972年	
	例数	均值(mg)	例数	均值(mg)	例数	均值(mg)	例数	均值(mg)	例数	均值(mg)	例数	均值(mg)	例数	均值(mg)
正　常　人	11	7.85	21	8.18	27	6.14	20	8.28	20	7.10			9	8.85
肾阴虚偏重型	45	6.64	41	7.20	41	7.76			12	8.70	15	5.36		
肾阳虚偏重型	7	2.20	28	2.50	68	2.47			40	2.91	46	3.15	15	2.03

注：1961年曾测定6例脾阳虚患者均值为7.97mg。

年以10例无肾虚亦无阴阳偏胜的健康人为正常组，测定都住院进行，以便与病人条件取得一致，所用ACTH也与病人所用的为同一厂，同一批号产品。此正常组的测定结果与文献报告一致，即滴注ACTH的第1天与第2天尿17-羟值提高3～5倍或升高10mg以上（后者以绝对值计算便于量化，即采取此为标准）。1963年及1964年各重复一批10例正常人ACTH试验，其结果与前一致，其平均值见表2-8。而在此之前，早在1961年就观察到31例肾阳虚患者中有17例表现为在第1天反应低下（即升高值＜10mg），在第2天始达正常高峰，称为延迟反应。此17例于温补肾阳治疗后，有15例复查ACTH试验第1天反应值均恢复正常。1965年又于另外的23例肾阳虚患者中发现有13例也呈延迟反应，重复了上述结果。以后浙江省宁波地区慢支协作组也采用了ACTH二日滴注试验，对肾阳虚5例与正常人15例作比较，同样表明肾阳虚者呈低下或延迟反应。陕西省慢支协作组对肾阳虚作ACTH试验，也发现其最大反应能力低于正常组，而用温补肾阳药治疗后，其反应能力明显提高。这些资料说明肾阳虚患者具有垂体-肾上腺皮质轴功能低下的表现。

鉴于尿17-羟量是肾上腺皮质激素在体内合成、分泌与分解代谢的总结果，三者中任一因素失调，都可导致尿17-羟量的变化。因此设计了两方面的旁证工作，一方面是皮质激素的生物合成过程中，有不同的酶系参加来完成，如果由于某一酶系的异常，则可使某一阶段的代谢产物增多，因此测尿P-S、17-KGS、17-OHCS总量，就因为17-KGS在结构上比P-S多了甘油支链与孕三醇，而17-OHCS总量又比17-KGS多了17-羟孕酮。再用ACTH试验以及Su-4885试验加以刺激，促进与扩大其合成与分泌，使尿P-S、17-KGS、17-OHCS总量有个

动态变化，看这三者比例的差异，从而粗略地推测在皮质激素合成过程中酶系有无改变。在10例正常人与16例肾阳虚患者的检测中，见图2-8，其结果是正常人这三者无论是基数或反应值，均呈一致性的平行关系，肾阳虚患者26例次测定中，仅2例次有失比例的表现，这种误差在内分泌检查中是允许的，因此可以认为肾阳虚患者的皮质激素合成过程是基本正常。另一方面是皮质激素的分解代谢主要在肝脏内进行，Brown氏采用一定量氢化考的松滴入，测定血皮质醇以观察氢化考的松在血内的移去速度以定其半衰期，在4例正常人与5例

表2-8 正常人和肾阳虚患者(包括治疗前后)ACTH试验比较

				例数	尿17-羟值(mg/24hr) 基数均值	ACTH试验 第一日	第二日	滴后
对照	1962～1964	正常人		30	7.17	24.10	26.70	5.66
肾虚		阴虚		10	6.40	19.80	25.10	4.30
	1961～1964	阳虚*(反应正常组)		14	2.11	22.89	25.02	3.82
		阳虚(反应延迟组)	治前	17	2.97	6.18	17.05	5.20
			治后	15	3.79	17.72	23.52	4.92
	1965～1966	阳虚*(反应正常组)		10	3.42	20.20	21.33	3.58
		阳虚*(反应延迟组)		13	2.31	8.45	15.88	4.22
长期应用激素				16	3.46	8.98	14.05	8.55

*均为治疗前的结果

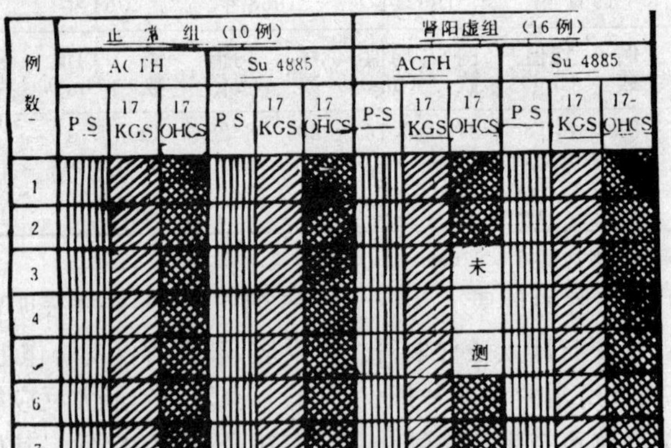

图2-8 肾阳虚病人肾上腺皮质合成代谢情况（用ACTH与Su—4885试验观察肾上腺皮质合成过程中动态变化)，竖线、斜线、格子分别代表P—S、17-KGS、17-OHCS，ACTH与Su—4885试验后仍保持正常比例，仅第15、16例有比例异常。

肾阳虚患者的检测中，见图 2-9，结果是肾阳虚患者的氢化考的松半衰期和正常人相同，而另有 2 例肝硬化患者的氢化考的松半衰期为 229 分钟，则显著延长，由此也可认为肾阳虚患者皮质激素分解代谢过程基本正常。以上结果说明肾阳虚患者中出现 ACTH 试验延迟反应，并非由于皮质激素代谢失常，而主要由于垂体-肾上腺皮质轴的功能低下。

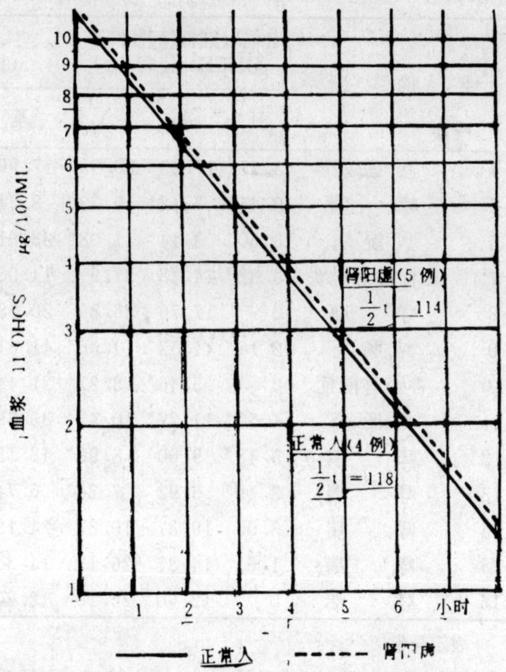

图 2-9 肾阳虚病人肾上腺皮质激素分解代谢情况（图示正常人、肾阳虚病人血氢化考的松半衰期）

由于垂体还受制于更高的中枢，故进行了能反映下丘脑功能状态的血 11 羟昼夜节律测定。结果在 24 例肾阳虚患者中，有 14 例为 M 型异常表现（正常为 V、U、或 W 型，即 5 次测血，晨间 2 次均为最高峰）。故 1965 年另对正常人和肾阳虚患者同时作可以反映下丘脑、垂体、肾上腺皮质 3 个层次的功能测定（即血 11 羟昼夜节律测定，Su-4885，ACTH 试验），结果正常人 30 例次仅 1 例次为异常，见表 2-9，而肾阳虚患者 48 例次中却有 20 例次为异常，见表 2-10。进一步说明肾阳虚证具有下丘脑-垂体-肾上腺皮质轴的功能紊乱。

表 2-9 正常人血 11 羟昼夜节律、Su-4885 及 ACTH 试验的测定

编号	ACTH（尿 17-OHCS，mg/24hr）			Su-4885（尿 17-OHCS，mg/24hr）			血 11 羟浓度（μg%）				
	基	A_1	A_2	基	S_1	S_2	8am	2pm	8pm	2am	8am
1	9.10	27.70	26.90	15.30	17.20	46.80	11.75	6.10	1.85	3.75	11.00
2	6.00	27.70	27.20	37.45	30.90	57.40	16.30	5.00	4.20	6.00	7.50
3	7.55	24.00	28.90	11.95	16.10	40.50	25.00*	16.50*	7.54*	18.30*	16.10*
4	11.35	35.20	39.10	20.80	20.70	49.50	11.25	6.00	9.83	6.25	13.50
5	5.60	29.00	26.00	11.60	19.20	39.80	15.00	12.25	7.00	10.00	15.00
6	7.25	24.50	48.50	24.30	42.10	84.00	10.00	7.50	5.00	6.25	8.75
7	6.15	33.70	20.40	50.70	69.60	79.70	14.37	8.75	3.12	6.25	18.12
8	8.00	30.20	35.70	16.10	43.00	31.60	15.62	12.50	8.12	3.75	14.37
9	4.10	21.70	21.10	21.70	26.00	86.40	8.12	8.75	2.50	12.50	14.37
10	7.05	27.30	34.00	22.00	20.10	48.20	11.25	8.12	8.46	1.25	12.50

* 表示异常

表 2-10 肾阳虚病人血 11 羟昼夜节律、Su-4885 及 ACTH 试验的测定

编号	诊断	ACTH（尿 17-OHCS，mg/24hr）			Su-4885（尿 17-OHCS，mg/24hr）			血 11 羟浓度（μg%）				
		基	A_1	A_2	基	S_1	S_2	8am	2pm	8pm	2am	8am
1	哮喘	0.50	10.56	17.02	10.01*	12.40*	16.75*	19.38	10.63	6.90	12.50	40.00
2	哮喘	2.73	20.44	21.84	11.05	17.80	34.44	11.00*	13.75*	10.00*	20.00*	12.50*
3	哮喘	7.22	29.92	29.12	13.08	18.47	39.66	6.25*	8.82*	8.50*	11.25*	8.00*

续表

编号	诊断	ACTH(尿 17-OHCS,mg/24hr)			Su-4885 (尿 17-OHCS,mg/24hr)			血 11 羟浓度($\mu g\%$)				
		基	A_1	A_2	基	S_1	S_2	8am	2pm	8pm	2am	8am
4	溃疡病	3.77	17.29	20.93	17.96	18.18	38.26	6.25	5.00	7.00	3.75	7.50
5	哮喘	0.45*	7.42*	19.78*	8.54	9.00	31.20	15.00*	7.50*	11.00*	3.75*	8.75*
6	风湿病	3.60*	3.14*	11.08*	23.01	27.12	53.76	3.75*	7.00*	2.50*	7.50*	9.35*
7	血栓性静脉炎	3.82	14.23	27.9	14.00	19.85	30.26	8.50*	12.50*	6.20*	17.50*	9.00*
8	哮喘	0	17.70	26.89	20.08*	27.00*	19.99*	16.25*	11.00*	5.56*	4.50*	9.17*
9	结肠炎	2.15*	11.52*	14.06*	41.81	33.77	65.00	6.00*	2.50*	2.25*	3.00*	1.26*
10	神经官能症	0*	5.46*	3.27*	21.44	24.59	52.04	6.75	5.65	5.00	3.75	10.00
11	结肠炎	1.50*	11.27*	10.47*	33.39	65.75	86.60	17.50	6.25	8.25	6.25	12.00
12	哮喘	5.43*	9.00*	8.96*	48.15*	43.70*	47.40*	11.00	8.38	6.88	8.13	8.75
13	哮喘	3.49*	3.92*	7.26*	6.74	23.30	16.68	34.37	25.62	10.62	15.00	27.00
14	哮喘	3.05	19.37	19.87	24.12	79.50	51.20	9.56	10.85	6.25	4.37	7.50
15	哮喘	1.61	14.87	26.19	14.35	23.30	37.60	3.75*	16.25*	9.38*	15.00*	11.25*
16	哮喘	0	12.50	20.10	12.20*	10.64*	16.30*	15.00*	11.00*	7.00*	8.00*	6.80*

*表示异常

“肾”所涉及的面很广，在内分泌方面下丘脑-垂体-肾上腺皮质轴是其中一个很重要的部分，但决不等于是全部内容，尚有性腺、甲状腺等腺体。有的单位在这方面的研究中，取得了从功能到形态相一致的结论。如中国人民解放军第157医院对10例生前辨证为肾阳虚与7例没有此证的死者的内分泌腺作病理观察，发现肾阳虚患者的肾上腺、甲状腺、睾丸、卵巢都有功能低下的形态学改变，而7例无肾阳虚者的内分泌腺则无此种变化。

沈自尹在进一步探索过程中，认为临床上畏寒肢冷是肾阳虚主证之一，是否与甲状腺功能的亚临床变化有关？阳痿、早泄也是肾阳虚主证之一，是否与性腺轴的亚临床变化有关？为此，从1980年起，增加了甲状腺与性腺轴的研究，以期探寻肾阳虚证的病理形态与功能是否有一致性变化。老年人是生理性肾虚，亦与肾阳虚证的下丘脑-垂体-靶腺功能进行比较，以期了解肾阳虚证是否在某些内分泌功能方面具有提前衰老的证据。

1. 下丘脑-垂体-甲状腺轴（简称甲状腺轴）功能对比观察　14例慢性气管炎（慢支）经辨证符合典型肾阳虚证者，计男8例，女6例，平均51岁；12例慢支无特殊见证者（经辨证既无肾虚，也无阴阳偏胜者），计男8例，女4例，平均55岁；13例正常年青人，计男6例，女7例，均作了系统的甲状腺轴功能全套测定（包括总 T_3、总 T_4、TSH、TRH 兴奋试验）。正常人总 T_3 均值为 146±36ng/dl，总 T_4 均值为 9.23±1.75μg/dl。血清 TSH 范围为 0.3～4.4ng/ml，注射 TRH 试剂 0.5mg 后，TSH 峰值应在30分钟出现，若在60分钟或以后出现为延迟反应，若 TSH 在注射后升高值低于 3mg/dl 为低弱反应。13名正常年青人注射 TRH 后30分钟均达高峰值，无低弱反应或延迟反应。慢支肾阳虚组14例中有4例总 T_3 低于 68ng/dl，为低 T_3 综合征，见表2-11，此14例的总 T_3 均值为 102±10ng/dl，与正常组 146±36ng/dl 比较，$P<0.02$，有显著差异。TRH 兴奋试验有5例呈延迟反应，2例低弱反应；慢支无特殊见证组12例的总 T_3 均值为 147±10ng/dl，与肾阳虚组比较，$P<0.01$，也有显著差异，TRH 兴奋试验有4例低弱反应而无1例延迟反应，见表2-12。该组低弱反应较多可能与年龄较高（平均55岁）有关。通过同病异证组的比较，说明肾阳虚证的甲状腺轴上有不同环节、不同程度功能紊乱，而无特殊见证组与正常人一样属于基本正常。鉴于慢支肾阳虚者在甲状腺轴上有不同环节不同程度的功能紊乱，经温补肾阳治疗5个月后，此4例 T_3 低值者全部恢复正常，14例中8例（包括4例低 T_3 综合征）完成1个疗程者复查结果，治前总 T_3

均值为 81±11ng/dl，治后均值为 164±8ng/dl，治疗前后相比 P<0.001，有非常显著意义。经复查的 4 例 TRH 延迟反应者仅 2 例恢复正常反应，说明温补肾阳治疗后甲状腺轴功能有一定程度恢复，尤以靶腺恢复较完全。

2. 下丘脑-垂体-性腺（男）轴功能对比观察 10 例男性肾阳虚者，平均 39 岁；11 例男性以阳痿早泄为主诉的性功能减退患者；10 例男性正常人，平均 39 岁。均作了系统的下丘脑-垂体-性腺（男）轴功能测定（包括血清睾酮 T、雌二醇 E_2、LH-HCG、LRH 兴奋试验）。正常人睾酮均值为 584±57ng/dl、雌二醇均值为 50.7±2.2pg/ml，E_2/T 比值为 0.009。血清 LH 值为 0.96±0.10ng/ml，注射 LRH5μg 后，LH 峰值均在 30 分钟出现。肾阳虚组 10 例中有 4 例 E_2 高于正常标准（72pg/ml），见表 2-13，此

表 2-11 14 例慢支肾阳虚组下丘脑-垂体-甲状腺轴功能观察

	年龄	总 T_3 ng/dl	总 T_4 μg/dl	TRH 兴奋试验 血清 TSH 含量（ng/ml） 注射前	注射后 30′	60′	120′	反应型式
1	38	130	9.70	2.50	7.20	8.70	4.20	延迟
2	46	55	5.80	2.50	6.80	9.30	6.70	延迟
3	57	<50	10.00	2.20	10.00	12.80	4.50	延迟
4	64	110	8.40	<0.66	4.00	6.60	4.30	延迟
5	58	<50	6.80	3.30	7.20	6.30	3.50	正常
6	50	65	5.60	2.80	11.80	6.70	5.70	正常
7	51	105	12.10	2.80	7.80	6.80	5.20	正常
8	58	85	9.90	3.00	8.70	7.00	4.30	正常
9	68	90	11.90	5.80	12.80	10.30	6.30	正常
10	48	125	6.70	1.83	2.67	4.33	3.08	低弱
11	45	155	8.50	3.08	8.50	4.00	2.42	正常
12	50	130	6.60	1.83	4.08	3.92	3.58	低弱
13	49	135	7.00	2.58	5.92	3.82	2.42	正常
14	36	140	6.30	1.75	4.92	6.67	3.75	延迟
$\overline{X}$±S	51±2.41	102±10	8.24±0.58	2.62±0.30	7.31±0.78	6.95±0.70	4.28±0.35	

表 2-12 12 例慢支无特殊见证组下丘脑-垂体-甲状腺轴功能观察

	年龄	总 T_3 ng/dl	总 T_4 μg/dl	TRH 兴奋试验 血清 TSH 含量（ng/ml） 注射前	注射后 30′	60′	120′	反应型式
1	45	145	9.5	8.70	15.30	6.00	5.00	正常
2	58	130	6.20	1.17	4.00	3.00	1.70	低弱
3	58	155	10.00	2.17	6.75	4.80	2.90	正常
4	67	165	10.50	2.70	5.30	3.70	2.17	低弱
5	55	160	12.00	1.23	8.70	6.17	3.00	正常
6	55	240	10.00	1.30	5.00	3.70	1.83	正常
7	48	130	11.00	3.00	9.30	7.70	1.00	正常
8	56	105	7.25	2.17	9.00	3.30	0.70	正常
9	59	135	8.50	4.33	7.33	4.25	4.00	正常
10	51	125	9.50	0.50	1.30	2.50	1.30	低弱
11	55	110	8.20	1.83	5.33	3.67	2.33	正常
12	47	160	10.50	2.25	3.25	3.33	2.25	低弱
$\overline{X}$±S	55±1.75	147±10	9.43±0.47	2.78±0.64	6.71±1.05	4.34±0.44	2.35±0.36	

10 例 E_2 均值为 65.1±4.2ng/dl，与正常组相比 $P<0.01$，差异非常显著。LH 均值为 1.35±0.15ng/ml，明显高于正常组 0.96±0.10ng/ml，$P<0.05$。LRH 兴奋试验有 5 例呈延迟反应。而性功能减退组与正常人一样，检测结果基本正常，见表 2-14。可见男性肾阳虚者有性腺轴不同环节、不同程度功能紊乱，而仅有阳痿、早泄症状者性腺轴功能基本正常。

表 2-13 10 例肾阳虚组患者下丘脑-垂体-性腺轴观察

	年龄（岁）	血清睾酮（T）ng/dl	血清雌二醇（E_2）pg/ml	E_2/T	LRH 兴奋试验 血清 LH 含量（ng/ml） 注射前	注射后 30′	60′	90′	反应型式
1	43	700	60	.0086	1.80	2.62	2.76	2.32	延迟
2	31	525	78	.0147	0.92	2.51	2.60	2.88	延迟
3	38	715	57	.0080	0.96	1.84	2.02	1.76	延迟
4	40	740	81	.0110	0.61	1.16	1.24	1.86	延迟
5	48	600	48	.0080	1.39	1.56	1.90	1.56	延迟
6	47	700	78	.0111	1.14	3.64	3.12	2.34	正常
7	33	560	66	.0118	1.84	4.86	4.00	3.84	正常
8	36	420	66	.0157	1.27	4.26	3.20	2.96	正常
9	35	660	75	.0114	2.09	3.96	2.94	2.98	正常
10	43	400	42	.0105	1.43	6.04	5.56	4.41	正常
$\bar{X}\pm S$	39	602±39	65.1±4.2	0.0111±0.0008	1.35±0.15	3.25±0.50	2.93±0.83	2.69±0.29	

表 2-14 11 例性功能减退组下丘脑-垂体-性腺轴观察

	年龄（岁）	血清睾酮（T）ng/dl	血清雌二醇（E_2）pg/ml	E_2/T	LRH 兴奋试验 血清 LH 含量（ng/ml） 注射前	注射后 30′	60′	90′	反应型式
1	36	640	48	0.0075	1.54	2.82	2.38	2.28	正常
2	35	660	42	0.0064	1.56	4.79	3.76	3.52	正常
3	33	650	54	0.0083	0.88	4.02	3.52	3.20	正常
4	43	780	54	0.0069	0.82	2.94	2.20	1.94	正常
5	35	760	33	0.0043	0.69	2.22	2.08	1.92	正常
6	36	780	33	0.0043	0.94	3.48	3.18	2.47	正常
7	32	505	45	0.0089	1.21	3.10	2.76	2.84	正常
8	31	800	51	0.0064	0.89	2.13	1.44	1.59	正常
9	43	600	51	0.0085	0.58	2.34	2.06	1.76	正常
10	37	710	36	0.0051	0.89	2.80	2.74	2.42	正常
11	33	920	48	0.0052	0.74	2.94	2.69	2.30	正常
$\bar{X}\pm S$	36	710±34	45.0±2.4	0.0065±0.0005	0.98±0.10	3.05±0.24	2.62±0.21	2.39±0.18	

3. 下丘脑-垂体-肾上腺皮质轴功能对比观察　1965 年曾对 16 例肾阳虚患者进行系统的下丘脑-垂体-肾上腺皮质轴功能测定，结果仅 2 例表现完全正常，其他 14 例均有 1～2 项不同环节的异常值。而正常组与肾阴虚组均无明显异常。1980 年对 9 例慢支肾阳虚证者作系统的肾上腺皮质轴功能测定（以血浆 ACTH 直接测定取代间接反映垂体储备功能的甲吡酮试验），此 9 例亦仅 2 例表现完全正常，其他 7 例均有 1～3 项不同环节的异常值，完全能重复 1965 年 16 例的结果。

从以上资料可见肾阳虚证在这 3 个轴上都可能发生不同环节、不同程度的功能紊乱。为了解肾阳虚证者在这 3 个轴上的功能紊乱表现是否为靶腺轴相互之间的影响所致，因此在 4 例男性肾阳虚证者同时作下丘脑-垂体-性腺

(男)轴与甲状腺轴系统测定的平行观察，结果显示两轴不同水平上有散在异常变化而并无平行性变化；在9例慢支肾阳虚证者同时作下丘脑-垂体-肾上腺轴与甲状腺系统测定的平行观察，亦表现此两轴各仅2例为正常值，且此正常值并无重叠现象。也就是说，当两轴平行观察时，没有1例为完全正常者，对两轴垂体水平的ACTH和TSH浓度测定值作相关性检验时（$r=0.3272$），统计学处理$P>0.4$，相关系数无显著意义。根据肾阳虚证具有多靶腺的多功能紊乱，TRH、LRH兴奋试验多呈延迟反应(国外有称此为下丘脑型反应)，轴间也无相互影响之证据，三轴异常值经温补肾阳治疗后多能恢复，据此，可认为肾阳虚证有不同靶腺轴、不同环节、不同程度的功能紊乱，已可推论其主要发病环节在下丘脑（或更高中枢）。

4. 老年人与肾阳虚证之比较 选无内分泌与心血管疾病，辨证无明显阳虚，平均年龄为69岁，男5例、女5例，共10名为老年人Ⅰ组，均作了系统的甲状腺轴功能测定，见表2-15。与慢支肾阳虚组作比较，老年人Ⅰ组总T_4明显低于正常组，$P<0.05$，此与慢支肾阳虚组以总T_3值降低为主不同。TRH兴奋试验之异常以低弱反应为主，虽老年人Ⅰ组与慢支肾阳虚组之异常值表现有所不同，但其异常值之间的比较，并无明显差异，$P>0.05$。另选男性老年人10名，平均年龄为68岁，为老年人Ⅱ组，均作了系统的性腺(男)轴功能测定，见表2-16。

表2-15 10例老年人Ⅰ组下丘脑-垂体-甲状腺轴功能观察

	年龄(岁)	总T_3 ng/dl	总T_4 μg/dl	TRH兴奋试验 血清TSH含量(ng/dl) 注射前	注射后 30′	60′	120′	反应型式
1	72	120	7.40	1.25	1.83	2.33	2.25	低弱
2	71	120	7.50	2.83	4.17	5.58	6.00	延迟
3	69	150	7.00	2.17	3.25	2.67	1.83	低弱
4	69	150	8.80	0.75	2.42	3.42	2.00	低弱
5	68	150	7.80	1.08	8.33	5.30	3.75	正常
6	69	120	8.20	3.42	3.83	3.33	3.08	低弱
7	68	95	7.00	1.58	2.75	2.17	1.58	低弱
8	67	140	9.20	1.25	2.58	2.58	2.83	低弱
9	67	175	7.50	1.67	8.17	6.00	2.33	正常
10	66	90	4.70	1.33	2.17	2.42	1.67	低弱
X̄±S	69	131±8	7.51±0.39	1.73±0.26	3.95±0.75	3.58±0.47	2.73±0.42	

表2-16 10例老年人Ⅱ组(男性)下丘脑-垂体-性腺轴功能观察

	年龄(岁)	血清睾酮(T) ng/dl	血清雌二醇(E_2) pg/ml	E_2/T	LRH兴奋试验 血清LH含量(ng/ml) 注射前	注射后 30′	60′	90′	反应型式
1	68	380	48	0.0126	2.49	4.06	4.89	4.70	延迟
2	70	620	60	0.0097	1.64	3.00	2.91	3.04	延迟
3	70	160	60	0.0375	1.52	2.25	2.20	2.37	延迟
4	70	460	66	0.0143	1.74	3.48	4.10	3.48	延迟
5 (11)	68	470 (440)	66	0.0140	2.62	4.68	5.26	4.64	延迟
6 (12)	68	775 (390)	84	0.0108	1.41	4.01	3.43	3.85	正常
7 (13)	71	790 (250)	36	0.0046	1.50	2.98	2.80	2.88	正常
8 (14)	67	620 (115)	24	0.0039	1.31	4.32	4.08	3.32	正常
9 (15)	68	620 (420)	66	0.0106	1.70	2.71	2.61	3.01	延迟
10 (16)	65	330 (175)	75	0.0227	1.74	4.48	3.58	3.36	正常
X̄±S	69	438±52	58.5±5.7	0.0141±0.0031	1.77±0.14	3.60±0.26	3.59±0.32	3.47±0.24	

与平均年龄为39岁之男性肾阳虚组作比较，老年人Ⅱ组血清睾酮值明显低于正常组，P＜0.05，此与男性肾阳虚组以E_2升高为主不同。LRH兴奋试验多呈延迟反应，此种测定结果与肾阳虚组甚为类似，而老年人Ⅱ组与男性肾阳虚组的性腺轴上异常值之间并无明显差异，P＞0.05。由于老年人（65岁以上）在甲状腺轴与性腺（男）轴与肾阳虚证患者（平均40～50岁）比较，其异常值甚为类似，因此说明肾阳虚证意味着下丘脑-垂体及其某个靶腺轴上有一定程度的早衰。

既然温补肾阳法对肾阳虚证在下丘脑-垂体及其靶腺轴上的功能紊乱具有很大程度的调整与纠正作用，则温补肾阳法是否具有延缓衰老的作用成为重要问题。1985年选择60岁以上的老年人，经检查除外心、肝、肾、神经、精神及内分泌严重疾患，计53例，随机分为2组：老年补肾组30例，男19例，女11例，平均年龄66岁；老年对照23例，男16例，女7例，平均年龄64岁。另选择40岁以下的健康成年人18例作为成年对照组，男14例，女4例，平均年龄32岁。老年补肾组服用自拟补肾方“寿而康”片剂，每次5片，每日3次，该方由附片、生地、黄芪、黄精、制首乌、仙灵脾、菟丝子等组成，连服3个月，老年对照组服用安慰剂，观察肾上腺皮质功能，采用人工合成促肾上腺皮质激素制剂Cortrosyn快速反应试验，测定静脉注入Cortrosyn 0.25mg后60分钟及120分钟唾液皮质醇浓度，见表2-17。显示老年人与成年人之间及老年人服药前后的唾液皮质醇基值浓度

表2-17 补肾对老年人唾液皮质醇浓度（nmol/L）的影响（$\overline{X}\pm S$）

	老年补肾组		老年对照组		成年对照组
	服药前	服药后	服药前	服药后	
基值	6.64±3.85	5.91±3.27	6.60±3.81	5.80±2.67	4.59±2.74
刺激后60分钟	16.67±8.50	20.57±9.84	16.38±7.30	17.96±9.06	18.71±6.63
比值△	2.84±1.42**	4.21±2.69	3.48±2.61	3.30±1.18*	5.46±3.58
刺激后120分钟	22.74±13.40	26.58±11.99	21.03±10.59	22.33±12.90	26.36±11.22
比值△△	4.01±2.14*	6.36±5.01	4.75±3.93	4.26±2.33*	7.29±4.83

△刺激后60分钟浓度与基值浓度之比；△△刺激后120分钟浓度与基值浓度之比；*与成年对照组比较P＜0.05；**与成年对照组比较P＜0.01

的水平都较接近（P均＞0.05）。老年补肾组服药前在Cortrosyn刺激60、120分钟时的唾液皮质醇浓度较基值浓度的增长倍数（比值）均明显低于成年对照组（P＜0.01、P＜0.05）。老年补肾组服药后这一增长倍数与成年对照组相比较已无明显差异，但老年对照组仍低于成年对照组。两个老年组服药前的唾液皮质醇基值浓度虽无明显降低，但在Cortrosyn刺激后，其反应能力明显减退，说明其肾上腺储备功能不足，应激能力下降。同时观察了不同月龄大鼠的血浆皮质酮浓度和体外培养的肾上腺皮质细胞分泌皮质酮的能力及其对Cortrosyn的反应性，结果见老龄鼠（24月龄）的血浆皮质酮基值虽无明显下降，但体外培养的肾上腺皮质细胞分泌皮质酮的能力则明显低于幼龄鼠，P＜0.01，见表2-18。血皮质酮水平变化不明显可能与老龄鼠体内的皮质激素降解速度同时下降有关，老年人的血皮质醇无明显下降可能也是这个原因。体外培养的老龄鼠肾上腺皮质细胞对于Cortrosyn的反应性也较差，说明动物至老龄时同样有肾上腺皮质储备能力的不足。体外实验的优点是可以摒除体内错综复杂因素的干扰，有利于搞清特定环节的变化规律。老龄补肾组喂饲“寿而康”后，从表2-18可见对Cortrosyn的反应性较老龄对照组有了明显提高，P＜0.01。这和老年人补肾组服“寿而康”后对Cortrosyn反应性比老年对照组明显提高也是一致的。另对老年人作淋巴细胞糖皮质激素受体测定，见表2-19，显示老年人两个组的淋巴细胞糖皮质激素受体明显低于成年人。服“寿而康”后，老年补肾组的受体位点数有较大幅度的增加，已与成年对照组相接近（P＞0.05）。同时观察了实验大鼠的淋巴细胞糖皮质激素受体，结果表明，老龄补肾组（8只大鼠）

在喂饲“寿而康”后，其受体位点数为6234±1335，老龄对照组（7只大鼠）为4595±664，幼龄组（9只大鼠）为5809±1229。显示老龄对照组受体位点数明显低于幼龄组（P＜0.05)，而老龄补肾组则比老龄对照组有较大幅度的提高（P＜0.05)。激素要通过与靶细胞上受体的结合才能发挥生理效应，淋巴细胞不同于一般靶细胞，它的糖皮质激素受体是神经内分泌系统向免疫系统传递信息的一个重要窗口。从老年人或老龄鼠在服用温补肾阳的“寿而康”后能明显提高原已下降的肾上腺储备能力以及加强神经内分泌系统与免疫系统的联系，补肾延缓衰老在很大程度上是因为它能延缓老年神经内分泌功能的减退，并且很可能是由于提高神经-内分泌-免疫网络的调节整合作用而体现的。

表 2-18 补肾对大鼠肾上腺皮质细胞培养液皮质酮（nmol/L）的影响（$\bar{X}\pm S$）

	动物数	刺激前	刺激后
老龄补肾组	10	117.22±77.97*	293.91±86.11△
老龄对照组	10	164.67±55.87*	169.11±85.48*
幼龄组	12	259.91±81.15	357.86±95.41

刺激物用 Cortrosyn

*与幼龄组比较 P＜0.01，△与老龄对照组比较 P＜0.01

表 2-19 补肾对老年人淋巴细胞糖皮质激素受体的影响（$\bar{X}\pm S$）

	例数	服药前（位点数/细胞）	服药后（位点数/细胞）
老年补肾组	20	3448±779**	3981±975△
老年对照组	12	3539±700**	3450±808*
成年对照组	13	4312±653	4148±730

*与成年对照组比 P＜0.05 **与成年对照组比 P＜0.01 △每例服药前后自身对照比较 P＜0.05

5. 动物实验 对大鼠连续14天皮下注射皮质酮（Corticosterone）造成大鼠下丘脑-垂体-肾上腺-胸腺轴（HPAT）抑制模型（简称皮质酮大鼠）以模拟临床上所见肾阳虚证具有肾上腺皮质功能减退以及免疫功能受抑的状况，30只雄性SD大鼠随机分为右归饮治疗组（注射皮质酮的同时以右归饮灌胃）、模型组（注射皮质酮的同时以等体积蒸馏水代替右归饮灌胃）、对照组（注射灭菌豆油与蒸馏水灌胃），结果可见模型大鼠HPAT轴从功能到形态出现明显抑制，血浆皮质酮、ACTH均降低，脾细胞减少，淋巴细胞增殖反应减弱；下丘脑的室旁核CRF神经元及正中隆起CRF神经纤维、垂体前叶ACTH细胞等免疫组化染色明显变淡，数量变少，肾上腺、胸腺萎缩，免疫功能亦明显抑制，除淋巴细胞增殖反应减弱外，NKCC活性降低，IL-2、IFN-r含量减少。表明皮质酮大鼠的HPAT轴、细胞免疫及细胞因子均处于全面抑制状态。但这种抑制并不是不可逆的。右归饮治疗组的HPAT轴形态与功能以及细胞免疫、细胞因子受抑程度都得到明显改善，与模型组相比较，所有定量检测值的统计学处理，P值均＜0.01。说明右归饮可以有效保护外源性皮质酮对HPAT轴及免疫功能的抑制。

对老龄大鼠亦进行温补肾阳药“寿而康”的药物验证以观察其对下丘脑神经递质-性腺轴、甲状腺轴的作用。45只雄性18月龄大鼠随机分为老龄补肾组、老龄健脾组、老龄对照组，另设初老对照组（12只）为12月龄大鼠，成年对照组（20只）为3月龄大鼠。老龄补肾组在饮用水中加入寿而康浓缩汤剂，任其自饮，每周给药5天，共6个月；老龄健脾组则在饮用水中加入四君子浓缩汤剂，而老龄、初老、成年3个对照组均不在饮用水中加药。结果可见老龄对照组与初老、成年对照组相比较，下丘脑NE神经元、DA神经元以及LRH、TRH含量均明显下降，垂体每mg组织中LH、TSH含量明显下降，靶腺的睾酮及T_3、T_4亦明显下降。

表明老龄大鼠下丘脑神经递质-性腺轴、甲状腺轴功能处于衰退状态。老龄补肾组除靶腺激素无明显变化，对原已下降的下丘脑神经递质、释放激素、垂体促激素均有不同程度的改善，与老龄对照组相比较，P＜0.05。老龄健脾组对神经内分泌系统也有一定作用，但其作用远不如“寿而康”那样明显和广泛。说明“寿而康”对老龄大鼠神经内分泌机能的作用具有延缓衰老的效果。

赵伟康观察补肾益精方药——固真方（由首乌、苁蓉、覆盆子、杜仲等6味补肾中药组成）对老年大鼠海马和下丘脑-垂体-肾上腺-胸腺轴的作用，20只雄性20月龄大鼠分为老龄固真组、老龄对照组。老龄固真组从20月龄开始饮用固真方饮料，每周给药5天，共4个月，而老年对照组则不给药，另有成年对照组为4月龄。结果可见老龄对照组与成年对照组相比较，下丘脑NE、DA和5-HT含量显著下降，海马胞浆皮质酮受体数与下丘脑、胸腺细胞胞浆糖皮质激素受体数均显著降低，而血浆皮质酮却显著升高，胸腺重/体重比值、胸腺胞浆蛋白、胸腺因子、核RNA和DNA以及淋转、IL-2、LAK、NKCC均显著降低，如此老龄大鼠海马和HPAT轴的不同层次，不同环节均呈现不同程度的增龄性退化。老龄固真组则能不同程度改善老龄大鼠上述各项指标，P＜0.05或P＜0.01，表明固真方既能作用于海马和HPAT轴，从而通过整体调整老年机体胸腺-神经内分泌网，又能改善胸腺依赖性免疫功能，延缓机体衰老。

三、肾阴虚证

阴阳学说包含阴阳这两个既对立又统一的方面，在生理状态时，人体阴阳消长处于相对平衡，阴阳消长失调就会出现偏胜偏衰而致病，阴虚、阳虚就是根据上述理论和临床概括出来的两类基本病理状态。阴阳是互根的，阳虚则阴盛，阴盛则寒，故肾阳虚证临床表现是以虚而有寒象为其特点；阴虚则阳亢，阳亢则热，故肾阴虚证表现是以虚而有热象为其特点。热证明显常称之为阴虚火旺，阴虚常见者为心、肝、肾之阴虚，而古人认为肝阳上亢或肝火旺的本质是“水不涵木”，此处水所指为肾阴。因此凡见心、肝火旺，即使未见肾虚症状，其原因多责之肾阴，临床上亦多采用滋补肾阴的药物以治本。

1. 阴虚肝火旺与尿17-羟皮质类固醇（17-OHCS）排量的关系　赵伟康比较了阴虚火旺明显的患者与非阴虚火旺者24小时尿17-OHCS排量，结果见表2-20。24小时尿17-OHCS正常值为18.5±5.4μmol/24hr，大于25μmol/24hr为升高。可见阴虚火旺明显的患者尿17-OHCS排量明显高于火旺不明显者。

进一步比较不同脏腑的阴虚火旺患者尿17-OHCS排量，结果见表2-21。说明阴虚肝火旺患者尿17-OHCS排量又高于其他脏腑的阴虚火旺患者。经用滋肾阴泻肝火法治疗（主要用生地、玄参、知母、黄柏、夏枯草和龙胆草等），随着阴虚肝火旺证候的改善，尿17-OHCS排量也趋正常。

表2-20　阴虚火旺与尿17-OHCS排量的关系　($\bar{x}\pm s$)

	例数	17-OHCS↑	17-OHCS 正常	17-OHCS↓	17-OHCS (μmol/24h)
阴虚火旺组	28	14	10	4	35.0±2.8*
非阴虚火旺组	15	3	5	7	22.2±2.2
合　计	43	17	15	11	30.2±14.0

*与非阴虚火旺组比较P＜0.005

表2-21　不同脏腑的阴虚火旺患者尿17-OHCS排量　($\bar{x}\pm s$)

	例数	17-OHCS↑	17-OHCS 正常	17-OHCS↓	17-OHCS (μmol/24h)
阴虚火旺组	15	11	4	0	41.0±8.1*
阴虚肺火旺	6	2	3	1	27.5±3.4（阴虚肺火旺、阴虚心火旺、其他火旺）
阴虚心火旺	5	0	3	2	
其他火旺	2	1	0	1	
合　计	28	14	10	4	12.7±1.03

*与其他火旺组比较P＜0.01

以上资料提示阴虚肝火旺证可能与垂体-肾上腺皮质功能或肝脏对糖皮质激素的灭活功能亢进有关，故同时观察了甲亢阴虚火旺患者的血清皮质醇及尿17-OHCS排量的变化，结果发现甲亢阴虚火旺患者尿17-OHCS明显高于正常，但血清皮质醇却显著低于正常，反映患者皮质醇清除率的增加大于其生成率，因此阴虚肝火旺证机理可能是肝脏对糖皮质激素的灭活功能亢进。

2. 阴虚心火旺与尿儿茶酚胺（CA）排量的关系　从表2-21可以看到28例阴虚火旺者有14例尿17-OHCS排量增加，而另有半数阴虚火旺者尿17-OHCS排量正常或低于正常，表明阴虚火旺证不能用单一指标来反映。从阴虚患者冷压试验反应明显增强，以及体温、血压、代谢率和痛刺激后指端血管搏动波的改变均明显高于阳虚患者，很可能与交感-肾上腺髓质机能亢进有关。为此同时测定了高血压、肝火恢复期、更年期综合征、甲亢和神经官能症等阴虚火旺患者尿17-OHCS和尿CA排量，并用中医辨证分型，从表2-22可见阴虚心火旺患者尿CA高于正常，阴虚肝火旺患者尿17-OHCS高于正常，阴虚心肝火旺患者2项指标均增高，提示肝火旺患者以肝灭活功能亢进为主；心火旺患者大多有交感-肾上腺髓质活动增强；心肝火旺患者则可能两者均见增强。可见阴虚火旺症与神经-体液调节功能失常或激素代谢紊乱确实存在一定联系，而患者不同脏腑辨证有其不同的物质基础。

3. 同一病种中，阴虚火旺与非阴虚火旺患者尿17-OHCS和CA排量的比较　在证的研究中，不仅要求通过多病种（即异病同证）的考核，以期找出能反映证的客观指标；而且亦应在同一病种（即同病异证）比较有此证与无此证，以除外疾病对此指标的影响。同时经中医辨证论治，随证候改善，该客观指标亦趋向正常。

（1）同病（高血压）异证的比较：原发性高血压患者存在交感神经活动亢进，副交感神经张力降低的病理现象，国内外许多学者发现大多数高血压患者尿CA在正常范围，约⅓高于正常，表2-23进行同病异证的比较，发现28例阴虚心火旺和心肝火旺患者中，20例尿CA增高；而20例非阴虚火旺患者中，尿CA仅3例增高，可见阴虚心火旺与尿CA是密切相关的。同时，阴虚肝火旺患者尿17-OHCS增高者12/15例；阴虚心肝火旺患者，尿17-OHCS增高者达11/12例之多，可见不同证型的高血压

表2-22　阴虚心火旺、肝火旺、心肝火旺的尿CA及17-OHCS比较　($\bar{x}\pm s$)

	例数	尿CA (nmol/24h)	尿17-OHCS (μmol/24h)
正常值		323.7±59.9 (30)	18.49±5.38 (42)
阴虚心火旺	25	507.9±162.4*	18.04±9.02
阴虚肝火旺	20	327.3±95.2	30.98±9.63*
阴虚心肝火旺	16	523.1±326.7*	36.81±15.95*

*与正常组比较 $P<0.01$

表2-23　阴虚火旺和非阴虚火旺的高血压患者尿17-OHCS和CA排量比较　($\bar{x}\pm s$)

		例数	尿17-OHCS (μmol/24h)	尿CA (μg/24h)
正常组		30	6.70±1.95	59.3±10.97
阴虚火旺	肝	15	10.40±2.20*	59.4±11.65
	心	16	7.40±1.40	95.7±17.70*
	心肝	12	11.50±3.30*	92.4±24.20*
	合计	43	9.59±2.90	82.1±24.60
非阴虚火旺		20	6.90±1.10	56.1±13.30

*与正常组比较 $P<0.01$

病患者，其发病原因亦自不同。文献报道 11 例伴有阴虚心火旺的高血压患者，用六味地黄丸加黄连片治疗 1～3 个月，随着阴虚心火旺症状的改善，尿 CA 均值从 584.1±109.7nmol/24h 降低到 380.5±112.5nmol/24h（P＜0.01），血压亦从 20/13.6kPa 降低到 18/10.8kPa（P＜0.005）。表明上述药物可能通过改善交感-肾上腺髓质活动，抑制 CA 的合成或释放而实现的。其中可能与六味地黄丸有关，因后者对肾动脉狭窄造成的高血压大鼠有降压作用，故对具有阴虚心火旺的高血压患者有改善血压的效果。

（2）同病（甲亢）异证的比较：关于甲亢患者血、尿 CA 的含量测定国内外不一致，从表 2-24 可见阴虚心火旺及心肝火旺的甲亢患者，多数出现尿 CA 增高，同时，阴虚肝火旺及心肝火旺的甲亢患者尿 17-OHCS 排量大多高于正常。而非阴虚火旺的甲亢患者的尿 CA 与 17-OHCS 排量均与正常组无明显差异，表明甲亢患者尿 CA 及尿 17-OHCS 的排量变化和中医辨证分型有一定相关。随机将 25 例甲亢阴虚心火旺患者分成黄连组（即用含有益气养阴药的甲亢方加黄连治疗）与无黄连组（甲亢方不加黄连）；将 17 例甲亢阴虚肝火旺患者分成龙胆草组（即用甲亢方加龙胆草治疗）与无龙胆草组（甲亢方不加龙胆草）。结果表明，心火旺患者加服黄连，肝火旺患者加服龙胆草后，上述兼证得到改善，尿 CA 或尿 17-OHCS 排量也随之分别由高于正常而趋向于正常。不随证加减组患者兼证改善不明显，尿 CA 和尿 17-OHCS 仍高于正常，再次证明黄连的泻心火作用与降低尿 CA 排量有关，而龙胆草的泻肝火作用与降低尿 17-OHCS 排量有关。

表 2-24 阴虚火旺和非阴虚火旺甲亢患者尿 17-OHCS 和 CA 排量比较 $\bar{x}\pm s$）

		例数	尿 17-OHCS（μmol/24h）	尿 CA（nmol/24h）
正常组			19.03±10.65（42）	323.7±59.9（30）
阴虚火旺	心	16	21.96±5.82	538.8±150.7*
	肝	13	37.41±8.00*	331.9±128.8
	心肝	15	40.28±15.17*	667.6±278.5*
	合计	44	32.78±13.24	522.0±240.0
非阴虚火旺		22	19.09±6.35	341.2±71.9

*与正常组比较 P＜0.01

四、肾虚与性激素、肾主生殖的研究

（一）肾虚与性激素环境的关系

冠心病、心肌梗塞、原发性高血压等心血管疾病和糖尿病等代谢疾病是危害人类健康的常见疾病。1976 年 Phillips 首先发现中青年男性冠心病患者血浆雌二醇（E_2）水平升高，睾酮（T）不变或减少，E_2/T 比值上升，因而提出在男性血雌激素增多可能是冠心病的一种危险因子，此时国外学者曾设想用降低血雌激素来防治冠心病，但未能找到合适的方法。1984 年 Phillips 观察到糖尿病患者 E_2 和 E_2/T 比值亦升高。邝安堃首先证实了 Phillips 在冠心病中的新发现，并在 1981～1983 年陆续在男性病态窦房结综合征患者、男性Ⅱ型糖尿病患者、男性心肌梗塞患者、男性原发性高血压病患者中发现血浆 E_2 和 E_2/T 比值明显升高，对上述疾病进行中医辨证，发现绝大多数患者有肾虚或肾阳虚的见证，而且肾虚见证明显者血浆 E_2 和 E_2/T 明显升高，而肾虚见证不明显者则血浆中 E_2 和 E_2/T 比值与正常对照组比较，大部分无区别，因而推想血浆性激素含量的改变与中医学的“肾”之间，可能有着内在的联系，甚至可以应用这些血浆性激素含量变化作为“肾虚”的客观指标。

对 35 例冠心病患者，根据辨证可分为肾虚组和无肾虚组，肾虚组共 31 例，占总病例数的 88.6%，经中药治疗后血浆 E_2、E_2/T 比值均明显下降，另 4 例无肾虚者，治疗前后血浆 E_2 及 E_2/T 比值与正常组无显著差别。又将肾虚组分为肾阳虚（23 例）及肾阴虚组（8 例），两组 E_2、E_2/T 均有不同程度升高，说明 E_2 的升高主要与肾虚有关。对肾阳虚为主者，主方为附子、肉桂、仙灵脾、党参、黄芪、茯苓、甘草；对肾阴虚为主者，主方为党参、麦冬、五味子、生地、白芍、枸杞子、仙灵脾。在原用西药不变的情况下用中药治疗半年～3年，临床症状改善，有效率达88.6%，其中显效20%，有效68.6%，无效11.4%，同时大多数患者肾虚证减轻或消失。

对15例急性心肌梗塞患者，中医辨证全部有肾虚见证，其E_2/T比值明显升高，但这比值的升高是由于血浆T明显下降所致。对10例男性病态窦房结综合征患者的测定，其E_2/T比值明显高于正常，亦是由于T明显下降所致，用中药治疗，主方为附子、肉桂、桂枝、仙茅、仙灵脾，气阴两虚者加党参、黄芪、麦冬、枸杞子、黄精。经治疗后患者心率增加，昏厥次数减少或消失，心律失常好转或消失，心悸、胸闷好转，可以推迟或不再需要安装起搏器。测血浆性激素E_2下降（$P<0.05$），E_2/T下降（$P<0.01$），T升高（$P<0.01$），与临床肾虚证的改善相一致。对70例男性高血压患者，属肾虚者58例（82.9%），无明显肾虚者12例（17.1%）。高血压患者血浆E_2和E_2/T明显高于正常，其中以肾虚患者E_2、E_2/T升高为显著（P均<0.01），而无肾虚患者仅E_2/T略高于正常人（$P<0.05$）。又将58例高血压肾虚患者分为肾阳虚和肾阴虚，两组都有雌激素的异常升高。上海市高血压研究所对34例肾虚高血压患者在用小量西药同时加用心静体松、动静结合为要领的高血压功法，以24例单用同量西药作为对照。1年后，气功组血压明显下降，总有效率达91.1%，肾虚证候改善率61.1%，血浆E_2、E_2/T显著下降；单用西药肾虚高血压组总有效率为62.5%，肾虚证候改善率为25.4%，E_2及E_2/T与治疗前相比无明显差别。说明气功对高血压除有明显的临床疗效外，尚能调节性激素内环境。

对99例男性糖尿病患者（胰岛素依赖型15例，胰岛素非依赖型84例）作性激素变化的研究，与55名正常人作比较，发现依赖型患者与正常对照组无显著差别，而非依赖轻型患者E_2、E_2/T均较正常人显著升高。若按血管并发症分组，糖尿病合并冠心病时，E_2及E_2/T增高，幅度最大；合并其他大血管病变者次之；单纯合并微血管病变者与无并发症的非依赖轻型糖尿病之间无差别。非依赖轻型患者中阳痿、性功能明显减退12例，与其他Ⅱ型患者相比，T变化不大，而E_2、E_2/T均增多。可以看出男性非依赖型糖尿病，雌雄激素比值的增高这一病理改变与血管并发症及阳痿的发生有某种联系。在对46例男性非依赖型糖尿病患者辨证均属肾虚，偏阳虚者28例，占60.9%，偏阴虚者18例，占39.1%。无论是偏阳虚或偏阴虚者与相应的正常对照组比E_2/T都显著升高。这些病例中有22例能坚持长期服中药，主方为党参、黄芪、仙灵脾、菟丝子、枸杞子、柏子仁、生地、玉米须、蚕蛹和桃树胶。服药2周后，所有患者均感精神明显好转，症状改善，3个月后测E_2/T及空腹血糖，都同步明显下降（P均<0.01）。

在上述研究结果的基础上，1987年邝安堃进一步探讨女性糖尿病、冠心病、高血压病患者性激素变化的规律及其与肾虚和上述3种疾病发病机理之间的联系，并观察中医辨证论治和气功疗法的效果，对正常育龄妇女31名，绝经妇女62名，女性Ⅱ型糖尿病患者93例，冠心病53例及原发性高血压病38例进行血浆及唾液的性激素测定，E_1、E_2、T、P（孕酮）、LH、FSH，观察到这3种疾病的育龄患者卵巢功能都有不同程度的减退；与正常人相比，呈现雌激素水平低，雄激素水平高，雌、雄激素比值降低的特征，恰与男性患者相反；但在女性来说，E_2/T的降低，两者的平衡失调很可能亦是心血管病变的危险因子。采用与男性相同的补肾益气药物治疗后，肾虚症状明显改善，性激素水平趋于正常，各病特殊症状改善，糖尿病患者血糖水平明显下降，冠心病患者心绞痛发作频率和严重程度明显减轻，高血压病患者血压明显下降。说明了异病同治对于补肾以纠正性激素内环境紊乱和疾病本身有其独到之处。

衰老时由于性激素内环境的急剧变动可出现一系列症状，对此国外较普遍地应用激素治疗，虽有一定疗效，但也有相当的副反应。王文健对平均年龄66岁的老年男性47例，随机分成3组并治疗4个月，补肾组服用由仙灵脾、首乌、枸杞等组成的补肾益寿片；健脾组服用四君子汤；对照组服用安慰剂。此3组LH-RH兴奋试验呈延迟反应者22例，在补肾、健脾、对照组中分别为9、7、6例，组间无显著差异，

P>0.05；而治疗后呈延迟反应者分别为3、11、9例，组间差异有显著性，P<0.05。相应的实验研究将18月龄雄性大鼠分为补肾组（补肾益寿汤），对照组（饮水），疗程6个月，可见补肾组血睾酮对HCG反应明显高于对照组，P<0.005；补肾组下丘脑DHT受体与激素的亲和力虽还不如幼龄鼠，但明显比对照组上升，P<0.01。说明补肾法对老年男性下丘脑-垂体-性腺轴的功能减退确有一定改善作用，比用激素替代治疗合理，体现了补肾改善性激素内环境的优越性。

（二）肾主生殖

中医学认为女性月经的调节是通过脑-肾气-天癸-冲任来调节，通过肝、脾、肾三脏功能的协调和冲、任、督、带脉气的调和维持女子一生的生殖生理；现代医学则认为女性月经的调节是通过中枢-下丘脑-垂体-卵巢来调节。因此肾对女子一生的各阶段，即儿童期--青春期-生育期-更年期-绝经期有着重要的调节作用，如肾虚阴阳失调，可在各个时期产生性腺的发育障碍，或过早衰退，或排卵功能与妊娠功能障碍，导致月经失调、不育、流产及更年期综合征等。

1．“肾主生殖”脏腑功能机理的研究工作　在国内主要由上海医科大学妇产科医院及江西医学院妇产科教研组进行。归纳肾虚与性腺功能的关系如下：①阴道脱落细胞涂片嗜伊红细胞指数（EI）测定：通过85例无排卵功能性子宫出血病、87例多囊卵巢综合征、26例下丘脑-垂体功能失调性闭经的研究。观察结果：肾阴虚EI指数多数为70%，体内雌激素水平偏高；肾阳虚EI指数多数<30%，体内雌激素水平偏低。②尿E_3均值测定：通过100例闭经-稀发月经病例（均经检测确诊为无排卵）观察，结果表明：肾阴虚组尿E_3均值偏高（28.24μg/24h）；肾阳虚组尿E_3均值偏低（9.9μg/24h）；无特殊见证组尿E_3均值居中（20.35μg/24h）。3组之间E_3均值有极显著差异（P<0.01）。③血E_2值测定：通过9例多囊卵巢综合征患者观察均为肾阳虚痰实型，结果表明：血E_2值测定处于早期卵泡期水平（78.65pg/ml）。以上结果提示肾阴虚者体内雌激素水平偏高；肾阳虚者体内雌激素水平偏低。

肾虚与下丘脑-垂体功能的关系如下：①尿促卵泡素（FSH）值测定：通过20例下丘脑-垂体功能失调性闭经，9例多囊卵巢综合征（均为肾阳虚型）观察，结果表明肾阳虚证尿FSH/24h以低值为主（<6.6小鼠子宫单位）。②血清黄体生成素（LH）基值测定：通过50例闭经、稀发月经观察，结果：肾阳虚组LH基值相对偏低（3.62±3.76ng/ml）；肾阴虚组LH基值则相对偏高（7.05±5.08ng/ml）。③促黄体生成释放激素（LH-RH）兴奋试验：通过50例闭经、稀发月经观察，结果：肾阳虚组、肾阴虚组多数呈低下或延迟反应，与正常对照组之间有显著差异（P<0.05）。以上结果看出，肾阳虚体内促卵泡素偏低，黄体生成素基值偏低；肾阴虚黄体生成素基值偏高。肾虚LH-RH兴奋试验多数呈低下或延迟反应。

2．“肾主生殖”的临床研究工作　肾气盛衰直接影响女子的生长发育衰老与生殖生理功能，肾虚可导致生殖生理功能的障碍。故通过下丘脑-垂体功能失调致排卵障碍性月经失调性疾病进行临床观察与实验研究。

（1）无排卵性功能性子宫出血病：对于本病历来医家多按李东垣《脾胃论》的观点用归脾汤与胶艾四物汤为主，疗效只限于暂时止血，或部分控制周期，卵巢功能是否改善，未有报导。李超荆观察到这些患者都有肾阳虚或肾阴阳俱虚的证候。1959年起在100例无排卵功能性子宫出血患者，其中大多数经性激素治疗无效者，采用补肾调节阴阳，按基础体温测定、阴道脱落细胞涂片及尿孕二醇测定3项指标的检测，能有排卵现象者占72.8%，且部分患者已怀孕。如阴阳俱虚者单补肾阴，或因兼有脾胃症状而单补脾胃，排卵率都很差，只有20%～30%左右。补肾以后，可使生育年龄的患者排卵率提高到90%，说明调节肾中阴阳与卵巢功能有极为密切的关系。

（2）多囊卵巢综合征：本病也是由于下丘脑-垂体-卵巢轴的功能失调所致的排卵功能障碍，临床表现为功血、月经稀发、闭经与不育，中医辨证为肾气不足。由于患者多有肥胖、多毛与卵巢增大及包膜增厚等体征，按中医辨证属于痰实之体，故本病可以认为是由于肾虚不能蒸腾津液，凝聚成痰所致，宜用温补肾阳、化痰软坚法。对133例经阴道涂片、FSH测定、气腹造影等确诊者，以补肾化痰法（熟地、山药、补骨脂、仙灵脾、黄精、桃仁、皂角刺、冰球子），出现排卵者110例，排卵率为82.7%；西药LH-RH治疗96例，排卵率为53.1%，两者相比，差异极其显著，P<0.001。原理研究方面，1979年对9例多囊卵巢综合征患者作了下丘脑-垂体-卵巢各级内分泌腺体功能测定，虽可见4例LH水平在10ng以下，但5例水平较高者，其中就有4例垂体无明显反应，说明本病致病主要环节在下丘脑的功能紊乱。1982年俞瑾又对9例多囊卵巢综合征患者进行9种激素动态变化的测定（尿17-K、17-OHCS，血清皮质醇、孕酮、E_2、T、催乳素、LH、FSH），观察到促排卵作用和LH/FSH，T/E_2比值下降直接相关，且前者先于后者，两个比值的下降主要是血清FSH、E_2值的上升，所以提示补肾治疗对下丘脑、垂体、卵巢各个水平都可能起一定作用，而补肾药的作用水平主要在下丘脑。实验研究方面制作大鼠多囊卵巢模型，关于多囊卵巢综合征的病因可能是肾上腺机能初现时，与肾上腺过多的分泌雄激素，影响了下丘脑-垂体功能，使卵巢产生雄激素增多有关。由于FSH相对不足，影响了卵巢内芳香化酶作用和卵泡的发育、成熟而不排卵。实验是将SD雌性大鼠出生第6、7日时皮下注射丙酸睾丸酮，造成卵巢多囊变化，40日龄时灌服补肾中药，100日龄时处死，取卵巢组织作光镜及电镜的形态学观察。结果丙睾组的大鼠卵巢呈多囊变化，无黄体，间质腺呈小梁状，小团块状；中性茶油对照组的大鼠卵巢内见黄体；丙睾加灌服补肾中药后卵巢间质腺呈大团块状，数量增多，7日龄中1只大鼠卵巢内出现黄体，丙睾加灌服蒸馏水后卵巢的变化同丙睾组。电镜下丙睾组间质腺胞浆内脂滴较丙睾加灌服补肾中药的明显增多，说明补肾药对卵巢有促进类固醇合成作用。也就是补肾药对生殖功能的调节，可能是多水平、多靶器官的调节，它在调节下丘脑-垂体-卵巢轴的同时，还可调节肾上腺雄激素分泌，使后者对性腺轴的不良影响得以去除。

(3) 不孕症：以辨病与辨证相结合的方法，将100例不孕症分为两大类，因内分泌功能失调引起不孕者辨证多以肾虚或肾虚挟痰湿为主。肾阳虚患者阴道脱落细胞涂片显示伊红指数（EI）<30%，用右归丸加减治疗；肾阴虚患者则EI偏高，用左归丸加减治疗；多囊卵巢综合征患者用补肾化痰法治疗；黄体不健患者，滤泡期补肾，排卵后期用活血补肾。因输卵管不通盆腔有粘连者，辨证多为肝郁气滞血瘀，用活血化瘀理气为主治疗，结果有93例妊娠。

(4) 下丘脑-垂体功能失调性闭经：本病在闭经中较常见和复杂，可由精神因素、双侧多囊卵巢综合征、溢乳闭经综合征、激素代谢紊乱、消耗性疾病、服避孕药后、肥胖性生殖无能征及肾上腺、甲状腺功能紊乱等引起。对26例患者长期接受不同治疗无效者，26例中无选择地作LRH兴奋试验14例，此14例中LH基值<5ng/ml者12例，经LRH兴奋试验则有11例正常反应，说明患者垂体功能尚属正常，其所以表现垂体和卵巢功能低下，可能继发于下丘脑。故在采用补肾化痰法治疗，排卵后改为益气补肾治疗，获排卵率76.9%。原理研究方面，将25例治疗前后作系统性阴道涂片，以EI平均上升10%作为有效，上升<10%或下降>10%为无变化，下降<10%者为下降。在EI低水平者18例中有14例上升，雌激素4例低水平者均上升至中等水平，并出现排卵现象，而高水平者于治疗后均降至中等水平。说明补肾法是对失调的下丘脑-垂体-卵巢轴进行有效的调整。

五、肾虚与免疫的研究

免疫学是一门新兴而发展迅速的学科，它下面有很多独立的分支学科，如免疫分子生物学、免疫药理学、免疫遗传学等等，成为一个独特的领域。但另一方面，Basedowsky提出神经内分泌免疫调节网络学说，证明在神经内分泌与免疫之间存在着一个由多种神经递质、激素和免疫活性物质构成的完整调节环路，三者相互影响，共同维持内环境的恒定。因此，在观察研究中医药和免疫的关系上，除非在严格控制条件的动物或试管内实验，否则从临床研究上来说，很难一概而论为中医药对免疫系统的直接调节作用，只能说中医药对免疫系统有影响。肾虚患者常有免疫功能的紊乱，而补肾药亦有一定的免疫调节作用。补肾法对内分泌系统的作用已很明确，从网络调节学说来看，补肾法是先通过对内分泌的作用然后再作用于免疫系统，还是直接作用于免疫系统，这是值得作为一个理论性问题来研究的，以丰富网络调节学说，并对肾的本质有更深入的了解。

临床上从支气管哮喘与肾虚关系的研究中，发现哮喘患者确有潜在的下丘脑-垂体-肾上腺皮质轴功能改变，可称之为隐性肾阳虚证，因为补肾法（温阳片）可调整肾上腺皮质轴的功能并改善哮喘的发作，犹如肾上腺皮质激素的作用，但温阳片又不同于一般的激素治疗，它避免了激素治疗对内分泌及免疫系统的内抑制，它能促进靶腺激素的分泌，而且对哮喘患者作有效的免疫调节。

上海中医学院微生物教研室观察 60 岁以上的老年慢性支气管炎（简称老慢支）患者 30 例，经辨证为肾虚型者作为治疗组，以探讨补肾法对老慢支患者 T 细胞亚群及其免疫功能的作用；另以 30 例 60 岁以下的健康者为对照组。在检测 T 细胞亚群时，从表 2-25 可见治疗组在治疗前 OKT_3、OKT_4 及 OKT_4/OKT_8 比值皆明显低于对照组（$P<0.01$），而 OKT_8 则明显高于对照组（$P<0.05$），说明老慢支肾虚型患者的 T 细胞亚群明显失调。治疗后，OKT_3、OKT_4 细胞上升，OKT_8 细胞下降，与对照组相比无显著差异（$P>0.05$），OKT_4/OKT_8 比值在治疗后亦稍有增长，表明补肾法对老慢支患者的 T 细胞亚群有一定的调节作用。同时，还观察到 30 例老慢支患者的 E-花环百分率明显低于对照组（$P<0.01$），补肾治疗后，明显高于治疗前（$P<0.01$），与对照组差异不明显。治疗前 C_3 含量亦明显低于对照组（$P<0.01$），治疗后升高，与对照组相比无显著差异。治疗前 IgG 与 IgM 含量明显高于对照组，治疗后 IgM 有明显下降。

慢性肾炎肾病型患者由于尿蛋白的大量丧

表 2-25 老慢支患者补肾治疗前后 T 细胞亚群变化（$\overline{X}\pm S$）

		例数	OKT_3（%）	OKT_4（%）	OKT_8（%）	OKT_4/OKT_8（%）
对照组		16	73.81±3.78	48.93±2.46	25.81±2.56	1.89±0.20
老慢支组	治前	30	65.30±7.03*	44.80±4.08*	28.53±3.98**	1.58±0.17*
	治后	21	70.47±5.35△	46.71±5.33△	27.52±3.66△	1.69±0.28**

与对照组比较，*$P<0.01$，**$P<0.05$，△$P>0.05$

失，以及其他原因导致细胞免疫和体液免疫的紊乱，普遍表现为功能低下。黑龙江中医学院微生物教研室对 33 例慢性肾炎肾病型患者分为 3 型，肾阳虚、肾阴虚、肾阴阳两虚，另以健康者 30 名为对照组，患者治疗前所测 Et、Ea 花环形成率、淋巴细胞转化试验、以及血清 IgG、IgM 均比对照组明显降低，P 均<0.01，经补肾治疗 4 个月后，Ea 花环形成率明显升高，与治疗前相比 $P<0.01$，Et 花环形成率虽有升高，但与疗前相比无显著意义，$P>0.05$；淋巴细胞转化率与治疗前相比亦明显升高，$P<0.01$，说明经补肾治疗后患者 T 细胞功能可恢复到正常水平，血清 IgG、IgM 经补肾治疗后含量增加，与治疗前相比 $P<0.01$，说明调节该病的体液免疫紊乱有一定疗效。又观察到肾阳虚和肾阴阳两虚患者的细胞免疫和体液免疫的变化是一致的。淋巴细胞转化刺激指数和活性玫瑰花环形成率恢复较快，而血清 IgG 恢复慢，即细胞免疫恢复在先，体液免疫恢复在后，说明细胞免疫功能降低在本病的发病和转归中可能起主导作用。

NK 细胞和 IL-2 活性可反映机体对肿瘤和感染的自然免疫监视作用，新近研究还发现 NK 细胞能产生 IL-2，并受其作用而长期维持 NK 细胞的细胞毒活性和体外生长，两者与干扰素一起组成 NK—IL-2—IFN 免疫调节网络。深圳市人民医院肾内科选择肾虚证患者 40 例，其中肾阳虚 22 例，肾阴虚 18 例，另健康对照 30 例，均作外周血 NK 细胞活性以及单核细胞产生 IL-2 和 IL-2 受体表达能力。从表 2-26 可以看出肾虚患者，不论肾阳虚或肾阴虚，其外周血 NK 活性以及单核细胞 IL-2 和 IL-2 受体表达均显著低于正常对照，$P<0.01$，尤以肾阳虚更为显著。广州中医学院免疫研究室选

择61例肾虚患者，其中肾气虚20例，肾阴虚21例，肾阳虚20例，另有60名作为健康对照组，均做外周血NK细胞活性测定及肾虚患者血浆抑制健康人外周血NK细胞活性的测定。结果各型肾虚患者的NK细胞活性都明显低于健康人（P＜0.001），而肾阳虚组低于肾阴虚和肾气虚组，P值均＜0.01。而且3型肾虚患者的血浆都能强烈抑制健康人外周血NK细胞活性，分别与健康人血浆对比，P值均＜0.001，表明肾虚患者的血浆内存在着某些能强烈抑制NK细胞活性的物质。又对平均年龄相仿的36例正常人、34例肾虚证患者、26例脾虚证患者进行IL-2活性测定，发现肾虚组IL-2活性明显下降，与正常组相比，P＜0.001，而脾虚组与正常组无显著差别。其中10例肾虚证患者经补肾治疗1个月后配对统计处理，治疗后明显升高，并与正常组无显著差别，说明肾气盛衰影响IL-2的活性，而补肾治疗则有提高人体IL-2活性的作用。在对各组作IL-2的敏感性测定结果中，正常组和患者组间无显著差异，说明肾虚证患者的淋巴细胞对IL-2的反应仍然是正常的，主要是IL-2产生能力下降。1981年Siegel认为人类红细胞除了具有呼吸功能外，还具有免疫功能，能通过其C_{3b}受体识别和储存抗原，清除免疫复合物。王培训运用红细胞C_{3b}受体花环试验和^{125}I标记BSA的方法，对67例肾虚患者及43例健康人进行了检测。结果：肾气虚组（34例）、肾阴虚组（11例）、肾阳虚组（22例）及健康人红细胞花环率（%）分别为11.21±0.92、9.23±1.97、12.71±1.51及21.37±1.12；补体CRA活性（%）分别为55.35±5.71、52.05±8.87、47.89±4.36及98.71±1.39。肾虚各组与健康人比较，P值均＜0.01，而肾虚各组间两两比较，差异无显著意义，P＞0.05，说明肾虚患者存在红细胞免疫防御和免疫调节功能障碍。

表2-26　肾虚病人与正常对照NK活性和IL-2、IL-2受体活性的比较　($\overline{X}$±S)

	例数	NK（%）	IL-2（cpm×10³）	IL-2受体（cpm×10³）
正常对照	30	46.70±12.70	3.54±1.71	23.64±10.61
肾虚患者	40	34.46±16.43*	2.18±0.56*	13.93±15.67*
肾阳虚	22	30.26±15.33**	1.96±0.52**	13.73±14.90*
肾阴虚	18	36.17±17.47*	2.40±0.58*	14.21±16.53*

*与对照组比较P＜0.01，**与肾阴虚比较P＜0.05

慢性肾功能衰竭血液透析患者多伴有严重的免疫功能缺陷，其细菌、结核感染及肿瘤发病率均高于正常人群，对此临床上常缺乏有效的治疗药物，解放军总医院肾科血液净化中心用补肾壮阳中药淫羊藿（仙灵脾）对34例透析充分的维持性血液透析患者进行治疗，结果表明，在使用促红细胞生成素的基础上服用淫羊藿4个月的患者感染发生率有下降趋势，体力、睡眠、食欲和男性患者的性功能有所改善，患者外周血淋巴细胞IL-2的活性明显增强，与用药前相比有显著性差异，P＜0.01，说明单味补肾壮阳的淫羊藿可以起到改善血液透析患者细胞免疫功能和生存质量的作用。

机体衰老过程中，细胞免疫功能减退是免疫机能减退的主要表现，沈自尹选择ConA诱导的抑制性T细胞功能测定、ConA及PHA淋巴细胞转化率为指标，观察到正常老年人此3项T细胞功能均较正常成人明显降低。进一步用以淫羊藿为主药的补肾益寿片给老年人服用2个月，服药前后的自身对照表明此原已降低的3项T细胞功能指标都获明显提高，P值分别＜0.05与0.001。说明补肾益寿片不但能提高T细胞的增殖反应能力，而且改善其抑制功能。

研究中医药对机体免疫系统的影响，和机体当时的机能状态有密切关系。机体的储备能力如此之强，除非药性极偏的大热、大寒、大毒的中药，一般中药对健康的人或动物影响不很显著，故研究中医药对免疫系统的影响，应以病态模型容易得出结果。白求恩医科大学微生物学教研室取瑞士种雄性小鼠，以醋酸强的松龙注射7天造成免疫功能低下的动物模型，在细胞免疫方面观察到温肾复方（附子、肉桂、淫羊藿、肉苁蓉）组无论ConA淋转或PHA淋转都获得显著提高，$P<0.05$与0.01。而淫羊藿总黄酮合肉苁蓉提取物组不但显著提高ConA淋转与PHA淋转，P均<0.01，而且和正常对照组已无显著性差异，比温肾复方更强一些。在体液免疫方面采用脾细胞介导红细胞溶血的分光光度计（QHS）测定，血凝抗体滴度（HT）测定为指标，在3批实验中都证明各单味药及两味、三味、四味组合中，唯有淫羊藿总黄酮对QHS及HT测定具有明显促进作用。以后仍在免疫受抑小鼠模型上观察到单用淫羊藿总黄酮时即能显著增强免疫受抑小鼠淋转，而肉苁蓉提取物则不显著，但两药同用时，对促进免疫小鼠淋转方面有相加作用。进一步还观察到这两种药物合用时增强免疫功能的效应是通过增加脾细胞内cGMP含量和降低cAMP含量，使cGMP/cAMP比值更明显上升而实现的。王天然、周金黄从淫羊藿中提取出淫羊藿多糖（EPS）和淫羊藿甙（ICA）分别对LACA纯系雌性小鼠进行腹腔内超适剂量免疫以诱导抑制性T细胞（Ts），结果显示EPS对Ts细胞的产生具有促进作用，增强对抗体生成的抑制。与EPS相反，ICA对Ts细胞的产生有减弱作用，使抗体生成升高。说明EPS和ICA对Ts细胞活性具有相反的调节作用，提示淫羊藿可能对机体免疫功能具有双向调节作用。

蔡定芳、沈自尹用雄性SD大鼠30只，按10mg/kg体重每天皮下注射皮质酮，连续14天，以造成大鼠细胞免疫抑制模型。观察温补肾阳方剂右归饮，由熟地、山茱萸、淮山药、淫羊藿（代杜仲）、枸杞子、附子、肉桂、炙甘草组成，对免疫调节网络的调节作用。结果表明：模型大鼠免疫功能明显受到抑制，淋巴细胞增殖反应减弱，NK细胞活性降低，IL-2、IFN-γ含量减少。右归饮组除皮下注射皮质酮，同时以右归饮灌胃；模型组则以等体积蒸馏水代替右归饮灌胃；对照组以等体积灭菌豆油代替皮质酮，并用蒸馏水灌胃。从右归饮与模型组、对照组的比较中，可见右归饮可以有效拮抗皮质酮对细胞免疫的抑制，体内和体外试验均可见淋巴细胞增殖反应加强，NK细胞活性提高，IL-2和IFN-γ含量也明显增加，P值均<0.01，有显著性差异。说明温补肾阳的右归饮可以拮抗皮质酮对免疫调节网络的抑制作用。

六、肾虚与能量代谢的研究

临床上常观察到阴虚生热、阳虚生寒等见证，而肾阴与肾阳亦即代表全身的真阴与真阳，因而推测肾阳虚或肾阴虚所表现的寒热偏胜的情况可能与机体内能量代谢障碍有关，而药物疗效的机制之一可能在于对能量代谢的调整。1960年上海第一医学院生化教研室即开始对肾虚患者作能量代谢方面的研究。首先从呼吸商及红细胞中糖代谢率的测定，以观察整体能量代谢的全貌及机体内部组织中能量代谢的变化。实验结果表明：肾虚患者与正常人相比，其呼吸商并无明显差异，表明肾虚患者（无论肾阴虚或肾阳虚）所有氧化供能物质仍同于正常人，而且补肾治疗后，亦无显著性变化。呼吸商仅代表体内供能物质的类别，并不能反映出代谢率的强弱，由于血液红细胞中全部能量是由糖的分解所提供，一般成熟红细胞只存在酵解及磷酸戊糖通路两条糖分解途径，但戊糖通路耗糖量极少，故红细胞的能量几乎全部是由糖酵解所供给。为探明肾虚患者的寒热失调与糖代谢率的关系，选择正常组23例，肾阳虚组20例，肾阴虚组9例，经测定正常组红细胞糖酵解率均值为492.5 ± 57.1，而肾阳虚组在治疗前为375.0 ± 92.1，明显低于正常组，$P<0.01$；肾阴虚组在治疗前为727.8 ± 211.4，明显高于正常组，$P<0.01$。表明肾阳虚患者的红细胞糖酵解作用减慢，其获得能量减少；肾阴虚患者的红细胞糖酵解作用加强，即能量产生加速，热量散发也加快，似乎与阴虚生热、阳虚生寒相应。经补肾调节阴阳的治疗一个半月后，肾阳虚组的低值明显提高，平均为551.9 ± 156.4，肾阴虚组的高值明显下降，平均为545.2 ± 96.7，两组都趋向于正常值。显然补肾调节阴阳治疗起了调整能量代谢的作用。福建省慢性气管炎厦门防治点测得82例慢性气管炎患者的红细胞的ATP含量平均为3016 ± 546nmol/gHb，与13例对照组的3185 ± 292nmol/gHb无显著差别；肺气虚组较对照组略高，但无统计学意义；脾阳虚24例为2876 ± 619nmol/gHb，肾阳虚55例为2669 ± 857nmol/gHb，都有较明显的降低，

其中肾阳虚尤为突出，与对照组比较，$P<0.05$。若以肾阳虚与肺肾阴虚10例的3386±425nmol/g Hb相比，差异更显著，$P<0.001$。同时测定了无氧和有氧代谢的中间产物乳酸和柠檬酸含量的变化，可见肾阳虚者的乳酸明显升高，柠檬酸明显下降，提示肾阳虚患者红细胞ATP的降低使糖酵解作用的限速酶活力增高，减弱了酵解过程；血浆乳酸增加可进而抑制有氧代谢，导致血浆柠檬酸水平下降，而上述现象在肾阴虚患者中表现均不明显。

70年代初，Edelman等根据实验性“甲亢”动物产热增加与细胞膜钠泵之间关系的研究，提出了细胞产热的钠泵假说，即细胞产热的增加，在很大程度上与细胞膜钠泵活性的升高有关。钠泵是一种离子泵，即Na^+-K^+-ATP酶，它在水解ATP的同时能对抗细胞膜两侧的电化学梯度，将细胞内的Na^+运到细胞外，而将细胞外的K^+运到细胞内。钠泵所消耗的能量估计占整个细胞总能量的40%～60%。陈锐群首先从经典的滋肾阴泻火药知母总皂甙中提取知母皂甙元，在正常小鼠腹腔注射甲状腺素T_4 14天，以诱导肝中Na^+-K^+-ATP酶，然后以正常小鼠为对照，并以Na^+-K^+-ATP酶的专一性抑制剂鸟本甙为阳性对照，证明知母皂甙元类似于鸟本甙对Na^+-K^+-ATP酶有专一性抑制作用，有降低内热（氧耗值）的功能，将所分离的知母皂甙元经红外光谱及薄板层析、质谱图谱检测的结果均与标准皂甙元一致，故属菝葜皂甙元。这样，知母皂甙元是Na^+-K^+-ATP酶的抑制剂。进一步作整体动物实验，以纯种大鼠18只分成3组，正常对照组、甲状腺素组及甲状腺素加知母菝葜皂甙元组，共喂药3周，从脏器检测中可见喂甲状腺素后肝、肾、小肠粘膜中Na^+-K^+-ATP酶活性显著地升高与正常对照组相比，P值均<0.01，而喂食甲状腺素加知母菝葜皂甙元组，此3种脏器酶活性均显著下降，与正常对照组数值相近，证明知母菝葜皂甙元对Na^+-K^+-ATP酶有明显的抑制效应。

临床上，时毓民对19例正常小儿与38例阴虚小儿分组（阴虚火旺组21例，阴虚火不旺组4例，气阴两虚组13例），进行红细胞钠泵测定。阴虚火旺小儿钠泵活性为0.465±0.26mmoles Rb/LRBC/h，明显高于正常小儿的0.374±0.016mmoles/LRBC/h，但气阴两虚小儿为0.328±0.018mmoles/LRBC/h，未见增高（阴虚火不旺组例数较少，其值均在正常范围内），可资鉴别。对阴虚火旺小儿采用滋阴泻火药治疗1周～2月，半数在2周内阴虚火旺症状均有改善，其中9例治疗后钠泵活性未见下降，可能与疗程较短有关。查良伦对19例正常对照组，22例肾阳虚组、8例肾阴虚组进行红细胞钠泵测定，可见肾阳虚组钠泵活性为0.246±0.009mmoles/LRBC·h，明显低于正常对照组的0.3640±0.011mmoles/LRBC·h，其中10例经温补肾阳治疗（附片、仙灵脾、菟丝子、补骨脂、锁阳、肉苁蓉等），半年后随访钠泵活性为0.3357±0.021mmoles/LRBC·h及1年后随访为0.3259±0.018mmoles/LRBC·h，与治疗前相比都有明显提高，P值均<0.01，而与正常对照组相比，已无明显差异，$P>0.05$。肾阴虚组钠泵活性为0.3575±0.015mmoles/LRBC·h，与正常对照组无明显差异，与阴虚火旺小儿所得结果不一致，可能与成人阴虚火旺程度不明显，且病例数少有关。但从知母皂甙元及滋阴泻火药能明显抑制阴虚火旺者的钠泵活性，以及温补肾阳药能明显提高肾阳虚者钠泵活性，可见补肾调节阴阳确能调整肾阴阳失调者的能量代谢。

七、肾主骨的研究

《内经》提出了“肾主骨”的理论，《素问·六节脏象论》指出：“肾者，主蛰，封藏之本，精之处也，其充在骨。”佝偻病、软骨病及肾性骨病的防治，中医往往选用“肾经”药物，西医则首先是补充钙和维生素D。但外界摄入无活性维生素D需经肝脏和肾脏的酶系统作用，使其成为具有强烈生物活性的1，25-二羟维生素D，对钙、磷吸收和转运起着重要作用。维生素D在骨的代谢上只是一个环节，垂体前叶的各种激素，如生长激素是骨和软骨生长发育所必需，性激素促进长骨骨干与骨骺愈合，甲状腺的降钙素和甲状腺素、甲状旁腺激素均协调地参与这些作用，降钙素有促生骨细胞变为成骨细胞，促进生骨作用；而甲状旁腺则促使生骨细胞变成破骨细胞，促进溶骨作用，使骨重吸收。近代研究认为“肾”包括了垂体所属各种激素的生理功能，故肾虚会有腰酸痛、肢体痛、骨软、易骨折、骨质疏松等种种骨的病证，而补肾常可取效，说明肾主骨是根本。

大连市第210医院中医科报导对184例肾虚证与非肾虚证患者尺、桡骨骨矿物含量的检测结果。184例中糖尿病110例，慢性肾炎36例，慢性再生障碍性贫血38例；45岁以内成人期84例，45～60岁老年前期70例，＞60岁老年期30例；并分为肾虚证104例与非肾虚证80例两组，另选150名健康人为对照组。结果表明：关于尺、桡骨骨矿物含量，成人期、老年前期和老年期肾虚证组明显低于非肾虚组与对照组，P值均＜0.01，而非肾虚证组与对照组相比，则无显著性差异，P＞0.05。有意义的是同病种患者中肾虚证与非肾虚证患者差异有显著差异，P均＜0.01，而非肾虚证患者与对照组相比，则无显著差异，P＞0.05，见表2-27。说明肾虚证患者尺、桡骨骨矿物含量降低有一定特异性。相同的疾病，由于证候不一(同病异证—肾虚证与非肾虚证)，其骨矿物含量有显著性差异；而同属肾虚证的不同疾病患者(异病同证—糖尿病、肾炎、再障)，骨矿物含量却有相同的改变，证明肾与骨存在着一定的联系。华西医科大学第一附属医院中医科采用骨矿分析仪对肾虚和非肾虚者，以及不同性别进行了骨矿含量的测定。检测了肾虚患者251例，男67例，女184例；其中肾阴虚者69例，肾阳虚者26例，肾虚(无阴阳偏胜)者156例。另有239例无肾虚健康者为对照。结果表明：肾虚组男性骨矿线密度及骨矿面密度与无肾虚组男性比较显著降低，P＜0.01～0.001；肾虚组女性与无肾虚组女性比较亦有明显下降，P＜0.01～0.001。两组男女之间分别比较，男性均高于女性。肾虚各型之间骨矿含量的比较，男性为肾虚组＞肾阴虚组＞肾阳虚(P＜0.05)；女性为肾阴虚组＞肾虚组＞肾阳虚组(P＜0.05)，说明骨矿含量以女性比男性为低；肾虚比非肾虚为低；肾虚各型之中又以肾阳虚组为最低。

表2-27 同病种肾虚证组与非肾虚证组骨矿物含量比较 (g/cm²) ($\overline{X}\pm SE$)

组别	证型	例数	桡骨	尺骨
糖尿病	肾虚证	62	0.651±0.083*	0.702±0.087*
	非肾虚证	48	0.792±0.013△	0.807±0.031
肾炎	肾虚证	20	0.635±0.074*	0.654±0.076*
	非肾虚证	16	0.773±0.043△	0.781±0.045△
再障	肾虚证	22	0.628±0.092*	0.640±0.056*
	非肾虚证	16	0.754±0.072△	0.764±0.010△
对照		150	0.744±0.057	0.780±0.042

与对照组及非肾虚证组比较*P＜0.01；与对照组比△P＞0.05

中医研究院西苑医院对270名离退休干部分成不同年龄组与不同年龄段用GMY-I型骨矿测定仪进行骨密度(BMC/BW)测定，结果表明：将270名的骨质疏松积分与中医肾虚衰老积分关系分析，非骨质疏松人群肾虚衰老积分均数为18.42±10.18；骨质疏松人群为30.53±10.21，两组比较有显著差异，P＜0.01，说明骨质疏松的发生与肾虚衰老症状的产生是一致的，亦即提示肾虚是骨质疏松发生的重要因素。同济医科大学附属协和医院探讨绝经期肾虚证与绝经期非肾虚证的骨矿含量，对绝经期肾虚证患者119例，平均年龄48.4岁；对照组为绝经期非肾虚证患者120例，平均年龄48.6岁，采用SD-100型单光子骨矿测量仪，作尺、桡骨骨矿含量测定。结果表明：伴有肾虚证的绝经期妇女，其骨矿含量较无肾虚证的绝经期妇女明显为低，尺、桡骨的测定P值均＜0.01。绝经虽缘于肾虚，但不一定在临床上出现肾虚的证候，然而，伴有肾虚证表现的绝经期妇女，其骨矿含量的降低必然较非肾虚的绝经期者为重，亦提示肾虚是骨质疏松发生的重要因素。

同济医科大学附属协和医院采用随机法观察了补肾健骨胶囊和钙剂治疗绝经后骨质疏松

症的疗效。34 例平均绝经时间 7.75±1.29 年，3 个月内均未使用过雌激素，降钙素类影响骨代谢的药物，随机分为 2 组，每组 17 例。治疗组服用补肾健骨胶囊，由熟地、淫羊藿、山茱萸、泽泻等药组成，对照组服用由枸橼酸钙和葡萄糖酸钙组成的钙剂，34 例中 33 例完成了 6 个月的治疗。结果表明：补肾健骨胶囊治疗 3 个月后，92.85%的患者腰背疼痛、腰膝酸软等肾虚症状缓解，而对照组临床症状缓解率为 40%，两组间有显著性差异。腰椎经双能 X 线骨密度仪(DXA)测定，治疗组 68.8%患者 $L_{2\sim4}$ 椎体骨密度与治疗前比较呈上升趋势，P＜0.05，而钙剂对照组却呈下降趋势，组间差异有显著性，P＜0.01。治疗组治疗前后比较，尿钙肌酐比值和血钙、磷浓度均呈升高趋势，其血清 AKP 值则明显上升，P＜0.01。说明采用补肾法可用于防治绝经后骨质疏松症，其机理可能与其具有使骨代谢活动增强、骨基质增多等作用有关。

八、肾开窍于耳的研究

《内经》提出了“肾开窍于耳”、“肾主耳”的理论，《灵枢、脉度》曾述及：“肾气通于耳，肾和则耳能闻五音矣。”耳同听觉从属于肾，肾气足则听觉聪敏，肾气衰则耳鸣耳聋。

临床上对肾虚引起的耳鸣、耳聋及链霉素中毒性耳聋用补肾方法进行治疗取得良好效果，如安徽中医学院附属医院耳鼻咽喉科对感音性耳聋患者采用中西医结合疗法（简称中西组）治疗 38 例，并与同时期单用西医疗法（简称对照组）治疗 35 例进行比较，两组病例均经耳科和纯音电测听检查，确诊为感音性耳聋。中西组系分型论治加西药，对照组则单用西药。结果表明中西组显效 7 例，好转 18 例，无效 13 例。25 例随访 3 年，5 例复发。对照组显效 4 例，好转 9 例，无效 22 例。13 例随访 3 年，7 例复发。两组平均治疗天数、有效率、3 年复发率分别为 30.2、36.1 天；65.7%、37.1%；20.0%、53.9%。前者较后者治疗时间短，有效率高，复发率低（P 均＜0.01）。中医分型肾虚型 19 例，例数最多，在耳聋病史超过 1 个月以上者肾虚型疗效最好（显效 7 例中有 4 例属肾虚型）。氨基糖甙类抗生素（包括庆大霉素、卡那霉素和链霉素）所致的中毒性耳聋是小儿耳聋的重要原因，目前尚无有效防治方法。天津市南开医院耳鼻喉科研究室观察 30 例平均为 6.1 岁小儿，均有氨基糖甙类抗生素用药史而后发现听力障碍。患儿治疗前听力，脑干听觉诱发电位 V 波听阈在 90dB 以上者 11 例，60～90dB 者 15 例，40～60dB 者 4 例。补肾活血通窍方用淫羊藿、骨碎补、黄精、何首乌、龟板、川芎、菖蒲、葛根、僵蚕、磁石、水蛭组成，3 个月为 1 个疗程。30 例患儿治疗 1 个疗程后，听力达显效者（听力改善 30dB 以上）11 例，有效者（听力改善 15dB 以上）8 例，总有效率 63.3%。相应的实验研究：取雄性豚鼠 50 只，卡那霉素组 20 只，每日肌注卡那霉素连续 9 天，并灌服生理盐水。中药及卡那霉素组 20 只，在注射卡那霉素前灌服补肾活血通窍方的浓缩液，服至卡那霉素停用后 3 天。对照组 10 只，肌注生理盐水及灌服生理盐水。结果表明：实验前 3 组动物耳廓反射引出率均为 100%，实验后对照组仍为 100%；卡那霉素组为 2%；中药加卡那霉素组为 80%，后两组间对比，P＜0.01。关于脑干电位阈值，实验前后 3 组脑干电位平均阈值分别为：对照组 20.0±1.6dB，18.0±5.1dB（P＞0.5）；卡那霉素组为 21.1±6.0dB，40.0±1.3dB(P＜0.01)；中药加卡那霉素组为 21.9±6.3dB，25.1±5.1dB（P＜0.05），实验前 3 组间对比，P 均＞0.5；实验后 3 组间对比，P 均＜0.01。关于耳蜗扫描电镜检查，卡那霉素组与对照组比较，可见耳蜗螺旋毛细胞损害严重，甚至听毛全部脱落，且范围较大。中药加卡那霉素组可见螺旋器的多数毛细胞听毛排列整齐，倒伏紊乱、扭曲变形现象明显减少，未见听毛全部脱落缺失现象。动物实验证明补肾为主方剂能保护内耳柯替氏器毛细胞不受卡那霉素的毒性损害，因而保护和恢复了听力。

现代医学研究发现肾脏和内耳中的某些细胞在生理功能、形态、酶含量以及药物反应方面均有相似的特性。如对内耳有毒的抗生素对肾脏亦有毒性，抑制肾功能的利尿酸同样可使人和动物耳聋，故曾兆麟设想调节肾功能的肾上腺皮质分泌的盐皮质激素-醛固酮可能在肾主耳的机理中起重要作用。1980 年的实验取对照组 18 只豚鼠注射利尿酸以观察内耳微音电位与听神经电位的改变；醛固酮组 14 只豚鼠注射醛固酮5小时后，再观察利尿酸的作用；安体舒通组10只豚鼠连续注射安体舒通(为醛固酮竞争性受体拮抗剂)1周后，再检验利尿酸的作用。结果表明：从各组比较听神经电位振幅变化曲线中看出豚鼠注射醛固酮后，利尿酸对内耳生物电的抑制作用明显减弱，而注射醛固酮受体竞争性拮抗剂安体舒通后，利尿酸对内耳生物电的抑制作用明显增强，说明醛固酮能增进内耳功能。以后，采用放射性同位素示踪技术给豚鼠注射^{3}H-醛固酮后，分别测定了^{3}H-醛固酮在豚鼠肾脏、小肠（靶组织），肝脏（降解组织），肾上腺、脾脏、大脑、肌肉（非靶组织)和耳蜗组织中的蓄积量和时相分布规律,发现耳蜗组织不同于非靶组织和降解组织，而与靶组织非常相似,尤其是耳蜗组织中的血管纹，几乎与小肠有平行的时相分布图形，初步表明血管纹是醛固酮的靶组织，进一步确定醛固酮是联系中医“肾”与耳功能的物质基础。1990年从内耳电生理及形态学角度，观察补肾方加六味地黄汤预防豚鼠卡那霉素中毒性耳聋，取11只雄性豚鼠为对照组，每天腹腔注射卡那霉素，连续14天，中药组13只豚鼠，在给卡那霉素前5天喂服六味地黄汤（加鸡血藤）至实验结束。结果表明：加味地黄汤具有保护内耳功能及部分对抗卡那霉素的耳毒作用，表现为耳廓反射阈值提高以反映听力下降程度明显低于对照组；耳蜗微音器电位及听神经动作电位下降幅度比对照组明显减小；毛细胞酸性磷酸酶活性接近正常；内耳超微结构病理变化比对照组明显减轻。

第二军医大学第一附属医院耳鼻喉科从感觉神经性聋患者血清铁变化探讨中医“肾”与耳的关系，对肾虚耳聋组190例、无肾虚耳聋组50例和对照组60例的血清铁含量测定，无论肾虚或无肾虚的耳聋组，其血清铁和对照组比较，均显著降低（P均<0.01)，肾虚耳聋组比无肾虚耳聋组下降更为明显（P<0.01)，而且肾虚耳聋组耳聋程度愈重，其血清铁含量愈低。如此某些类型的感觉神经性耳聋似与隐蔽性铁缺乏或组织铁代谢障碍密切相关，而这种铁代谢障碍可能是肾虚引起的，因此微量元素铁可能是“肾开窍于耳”的生物化学物质基础之一。

浙江中医学院附属医院从肾虚耳鸣耳聋患者钙磷代谢变化探讨“肾”与耳的关系，将肾虚患者56例分为肾虚耳鸣耳聋（简称耳鸣组）36例，肾虚无耳鸣耳聋(简称无耳鸣组)20例，结果表明：耳鸣组血清Ca^{++}均值8.53±1.20mg%明显低于无耳鸣组9.92±0.92mg%，两组间差异极显著，P<0.001；耳鸣组24小时尿Ca^{++}均值70.80±65.27mg亦明显低于无耳鸣组117.71±62.27mg，两组相比P<0.05。提示肾虚耳鸣或耳聋与血Ca^{++}之间存在密切关系，血Ca^{++}很可能是“肾”与耳之间联系的一种物质基础。

肾主耳的作用途径所涉及的内容和范围非常复杂，例如通过内分泌（尤指下丘脑-垂体及其靶腺）及酶的参与对微量元素的调节，或者还有免疫功能的影响。

九、展望

国内从1959年起，在“肾”本质的研究中，得到肾阳虚证具有下丘脑-垂体-肾上腺皮质轴功能紊乱的结论，这一结论经历了全国7个省市和日本京都病院的重复验证，初步表明证是有物质基础的。从1979年起，通过选择符合典型肾阳虚证患者与正常组、同病异证组的下丘脑-垂体及其所属3个靶腺轴功能的全套测定的对比观察，结果显示肾阳虚证不仅表现为肾上腺皮质轴功能紊乱，而且在不同靶腺轴、不同环节、不同程度上呈现隐潜性变化。采用温补肾阳法治疗后，靶腺功能明显恢复，由于是三个靶腺轴都受到累及，由此可推论肾阳虚证的主要发病环节是下丘脑（或更高中枢）的调节功能紊乱。

从肾本质的研究进入到证本质的研究，考虑到《素问·上古天真论》中阐述女子以七、男子以八为基数递进的生长、发育、壮盛、衰老曲线，是由肾精、肾气的充盈而决定的，是中医历代对衰老原因有代表性的理论，因此在观察肾阳虚证的甲状腺与性腺（男）轴的功能时各增加了相应的老年人组，结果显示，老年人组的甲状腺轴与性腺（男）轴功能的异常值与成年的肾阳虚组甚为类似，说明肾虚证是未老先衰，而衰老亦就是生理性肾虚证。

从1985年起，研究了老年人和老龄鼠的垂体-肾上腺皮质-淋巴细胞糖皮质激素受体各个水平的变化，并设计了填肾精、益肾气的药物“寿而康”，观察到对靶腺轴有改善作用，证明补肾方药“寿而康”确能增强老年机体的垂体-肾上腺皮质的储备功能。在对老龄鼠的下丘脑、垂体、靶腺、免疫细胞受体各层次的研究中，比较了补肾（寿而康汤）、健脾（四君子汤）、对照（老龄对照和成年对照）各组的神经递质、下丘脑释放激素、垂体促激素以及各靶腺激素的治疗前后变化，证明补肾对下丘脑-垂体及其所属3个靶腺的各个环节都有明显的调整作用。说明补肾能延缓衰老是因为它对神经内分泌系统有广泛的调节作用，这一作用很可能是通过调整老龄者下丘脑机能的紊乱，从而对下属外周靶腺产生积极影响，当然这并不排除补肾对老龄者下丘脑以下各环节的直接作用，尤其是淋巴细胞糖皮质激素受体（GCR）是神经内分泌系统与免疫系统在外周的联结点之一，补肾能明显提高GCR的数量，提示补肾可能对神经内分泌免疫网络进行整体的综合调节，从肾阳虚证到证明衰老是生理性肾虚证这一过程是取中医理论之长。

近百年来现代医学发展迅速，往往是基础理论与检测技术的研究先于临床，所以60年代初从国外文献得知可以用甲吡酮（SU-4885）试验间接地测定垂体储备功能，立即进行了正常人、肾阴虚、肾阳虚病人的全套下丘脑-垂体-肾上腺皮质轴功能测定，因此这项成果属于国际先进水平。70年代末，国际上开始人工合成下丘脑的促甲状腺释放激素（TRH）和促黄体释放激素（LRH），立即将其用于下丘脑-垂体的甲状腺和性腺轴的全套测定上，使肾阳虚证在下丘脑-垂体及其所属三轴的研究成果得到国内外普遍的认可。

尽管目前现代医学对人体的病理生理研究未臻尽善尽美，但对人体的已知结构大体已知其功能，所谓“已知结构、已知功能”，还有待探索的是“已知结构、未知功能”，例如下丘脑的调节功能，下丘脑是高级动物的重要器官，它是将高级神经中枢的信号转换成内分泌腺体活动进而调节控制机体各系统机能的“换能器”，有人称之为神经内分泌整合中枢，神经内分泌免疫网络中枢。自从Basedovsky 1977年提出了著名的“神经内分泌免疫网络”学说（简称网络学说），从淋巴细胞可分泌脑啡肽、ACTH等免疫递质、免疫激素的事实，淋巴细胞似一“漂移的大脑”在体内巡游，去感受不能直接被中枢感知的刺激，如细菌、肿瘤、病毒等，通过分泌免疫递质、免疫激素将信息传递给神经内分泌系统。同样，神经内分泌系统在感受情绪、化学、物理等刺激后将各种递质、激素、神经肽传递给免疫细胞，这样，神经、内分泌、免疫3个系统已不是过去认为互不相干各司其职而是构成了一个完整的网络系统。尽管这个网络系统复杂而有待于研究并逐个阐明其调节机制，但这是现代医学从局部观念到整体观念的一大发展和进步，并已成为国际上研究的热点之一，把它借鉴过来，必然有利于中医证的研究，这也就是取西医理论之长。

证的研究从肾阳虚证是下丘脑的调节功能紊乱到老年生理性肾虚证已进行了30多年，积累了大量肾和神经内分泌免疫相关的资料，并掌握了一些网络的调控方法，因此以药物验证这一中国独具的手段，研究补肾药对网络的调节作用，并涉及对下丘脑的作用研究，是可以预见其成效的。

事物总是从量变到质变，再由新的量变到新的质变，现在证的研究是处于若干个突破后的积累阶段，只要坚持逐步深入，是能攻破这个堡垒的。

（沈自尹）

第二节 脾（胃）的研究

一、脾胃学说和研究方法

脾胃学说是中医理论的一个重要组成部门，也是一个著名的学术派别，它的发生发展是随着整个医学的进程而逐步形成的，并且越来越受到历代医家的重视。总的来看，中医学认为脾胃为水谷之海，气血生化之源，脏腑经络之枢，疾病发生之由，称为后天之本，在生理、病理、诊断和治疗等各方面都有重要的作用。因此，研究脾（胃）的本质，尤其是要研究脾虚证的证候特征及其发病机制，则首先要加深对脾胃理论的认识和理解，有必要对脾胃学说的形成和发展作一概述。

（一）脾胃学说的形成和发展

脾胃学说的形成和发展经过了一个漫长的历史过程，总的来看，可以归纳为5个阶段：《内经》奠定了脾胃学说的理论基础；《伤寒论》奠定了脾胃学说临床证治的基础；唐宋金元推动了它的全面发展；李东垣创作脾胃论，独树一帜；明清使它日趋充实和完善，使其逐步成为中医学理论体系中一个完整的学说。我们知道，科学发展有3个显著的特点，就是继承性、实践性和实用性，脾胃学说的成长过程，就是符合这个科学发展的一般规律的，它是在继承《内经》、《伤寒论》等经典著作的理论基础上，经过历代医家的大量实践经验的不断提炼和总结而得出来的一种学术思想，它不仅有系统的理论观点，而且有具体的辨证论治，理、法、方、药的运用，对临床有很大的指导意义和实用价值。

1.《内经》奠定了脾胃学说的理论基础 近年来，通过系统地、逐条逐句地综合分析《内经》有关脾胃理论的论述，初步认为，早在《内经》中即已奠定了脾胃学说的理论基础。这是因为《内经》中有关脾胃解剖形态、生理功能和病理变化、脾胃疾病的诊断、治疗和预后都有基本的阐述，后世脾胃学说衍化发展的各种学术观点都可以在《内经》中找到它的雏型，所以说，《内经》奠定了脾胃学说的理论基础。

《内经》对脾胃的认识与其他脏腑一样，是通过反复的医疗实践，通过观察人体的生理病理变化的外部征象，来研究内脏活动规律及其相互联系而逐步总结出来的一种脏象学说的“概念统一体”，它不仅有解剖学的概念，也有生理学和病理学的概念，更重要的还有临床诊断学和治疗学的概念，它贯穿了整体观念和辨证论治精神。中医所谓的“脾胃”与西医的“脾胃”，既有相似处，又有不同处，这是我们在学习和研究中医理论时应具有的基本认识。不能仅用现代医学消化系统的概念去硬套，而要用现代医学的先进理论，即高度的综合分析的观点，物质代谢、功能变化和结构形态相结合的观点，宏观和微观、动和静相结合的观点来研究它，才能抓住中医的本质，才能符合中医的特色，才能取得成效。

2.《伤寒论》奠定了脾胃疾病临床证治的基础 张仲景学术思想继承了《内经》的理论基础和贯穿了脾胃学说的观点，对脾胃学说作了重要的补充和发展，主要有二方面：

（1）理论上的发挥 张仲景明确提出“四季脾旺不受邪”，认为脾不主时而分旺四季，脾胃不虚则肝心肺肾气旺，不为外邪所侮，可免生疾病，这成为后世李东垣的“脾胃内伤，百病由生”观点的理论基础。并重申了“见肝之病，知肝传脾，当先实脾”的论点，重视脾胃在肝病治疗中的预防作用。

（2）制定了脾胃病的一系列证治方药 阳明腑实证：承气汤类；阳明实热证：白虎汤类；脾胃湿热证：白头翁汤；脾胃肝胆湿热证：茵陈蒿汤；心胸寒痛、腹中痛：大建中汤；虚劳里急、悸衄，腹中痛：小建中汤；虚劳诸不足：薯蓣丸；脾胃虚寒：理中汤；痰饮证：苓桂术甘汤；脾虚下血：黄土汤；脾约证：麻子仁丸；脾肺阴虚证：麦门冬汤。

以上列举了伤寒论的十多个汤证，可谓概括了脾胃病寒热虚实的主要证治，奠定了脾胃病的证治基础。张仲景治疗其他疾病时，也处处顾护脾胃，如小柴胡汤之用人参，十枣汤之用大枣，即表明他重视脾胃在治疗中的作用。正如《古今医统》指出：“汉张仲景著《伤寒论》，专以外感为法，其中顾护脾胃元气之处，世医鲜有知之者。观其少阳证小柴胡汤用人参，则防邪气之入三阴。或恐脾胃稍虚，邪乘虚而入，必用人参、甘草固脾胃以充元气，是外伤未尝忘内因也。”此可算是“治病先顾脾胃”观点之滥觞也，后世医家遵循这些治则，治疗脾胃病和其他疾病，充实和发展了脾胃学说的证治。

3.唐宋金元推动了脾胃学说的全面发展 唐代著名医家孙思邈曾对脾胃学说有过重要的发挥，主要有以下几点：提出“五脏不足调于胃”的学术观点，认为调理脾胃是治疗五脏不足的根本；提倡饮食疗法，他在《千金要方·食治·序论》中说：“夫为医者，治病当须先晓病源，知其所犯，以食治之；食疗不愈，然后用药”；提倡脾胃病的针灸疗法，并在长期的临床实践中，总结出宝贵的经验，取得明显效果。孙思邈的这些学说观点，至今在脾胃病的治疗中仍有很大的指导意义。

宋代脾胃学说也有不少发展，首先在医疗体制上设立了脾胃专科，为脾胃病的理论和临床研究提供了大力发展的实践基础，推动了后来金元时期医家的学术争鸣。著名的补脾方剂如四君子汤和参苓白术散，即见于宋《和剂局方》方中，是通过大量临床实践总结出来的疗效卓著的方剂。宋代著名的儿科医家钱仲阳创立七味白术散，治疗小儿发热腹泻有明显效果，为脾虚发热开创了一个新治法，是李东垣“甘温除热法”的先导。易水学派的张元素著有《脏腑虚实标本用药式》，他的学术思想的一个特点就是重视“养胃气”，这对他的弟子李东垣著述脾胃论有重要的学术影响。

4．金元李东垣独树一帜，深入地阐发了脾胃学说 他在《内经》、《伤寒论》及其老师张元素的学术思想影响下，专门系统地阐述了脾胃学说，论证了脾胃在生理、病理、辨证和治疗中的重要意义，他的代表著作《脾胃论》提出了较为完整的理论观点，总结出丰富的临床诊治经验，创立了一系列治疗脾胃病的有效方药。故后世有“外感宗仲景，内伤宗东垣”的说法，并称东垣为“补土派”的创始人，为内伤病的证治确立了大法，他的论点获得了后世不少医家的赞同，连温病学家叶天士也说“内伤必取法乎东垣”，对脾胃论可谓推崇备至。

李东垣的《脾胃论》与《内外伤辨惑论》两书比较完整地代表了他的学术思想，既继承了《内经》《伤寒论》的理论观点，又提出了新的见解，认为疾病的发生以“内伤脾胃为本，惟益脾胃之药为切”。这一见解至今仍有较大的临床指导意义。但后世医家认为脾胃论也有不足之处，提出“东垣详于治脾，略于治胃，详于升脾，略于降胃，详于温补，略于清滋。”华岫云也曾说：“盖东垣之法，不过详于治脾，而略于治胃也”或“以治脾之药笼统治胃。”有人认为东垣对阴火的解释，也有些牵强之处。这些议论，反映了后世医家对《脾胃论》，既肯定了它的卓越贡献，也指出了它的不足之点，确是中肯的评论。

5．明清使脾胃学说进一步充实完善 首先明代医家李中梓在《医宗必读》中提出“脾胃为后天之本”的论述，认为“善为医者必责根本，而本有先天后天之辨，后天之本在脾，脾应中宫之土，土为万物之母。”其理论根据是“人体一有此身，必资谷气，谷入于胃，洒陈于六腑而气至，和调于五脏而血生，而人资之以为生者也，故曰后天之本在脾。”其临床实践证实：“胃气一败，百药难施。”“犹兵家之饷道也，饷道一绝，万众立散。”同时代的医家徐春甫在《古今医统》中也强调治病要先顾胃气，“凡治百病，胃气实者，攻之则去，而疾恒易愈，胃气虚者，攻之不去，盖以本虚，攻之则胃气益弱。”自李中梓提出脾为后天之本的观点以来，以致后世在补法上有补先后天之争。

张景岳对脾胃的论述更为全面，他在《景岳全书》中说：“人之始生，本乎精血之原，人之既生，由乎水谷之养，非精血无以立形体之基，非水谷无以成形体之壮，精血之司在命门，水谷之司在脾胃。”又说：“凡胃气之关乎人者，无所不至。即脏腑声色，脉候形体，无不皆有胃气。”这些看法与喻嘉言基本一致。在临床治疗上他认为“善治脾者，能调五脏即所以治脾胃也，能治脾胃而使食进胃强，即所以安五脏也。”并且他着重发挥了“治五脏以调脾胃”的观点，这与李东垣的“调脾胃以治五脏”，各有侧重，互为补充。

明代医家绮石在《理虚元鉴》中提出了“阳虚三夺统于脾”的观点，所谓“阳虚三夺”是指阳虚成劳者有夺精、夺气、夺火之分，而悉统于脾胃。绮石说：“盖阳虚之证，虽有夺精、夺火、夺气之不一，而以中气不宁为最险，故阳虚之治，虽有填精、益气、补火之各别，而以急救中气为先。而脾气又为诸火之原，安得不以脾为统哉。”他结合自己的临床实践而列举了阳虚致劳的一些见证，进一步阐述了“阳虚三夺”与脾的关系，例如痿症、痹症等病的治疗和愈后，皆从脾胃的强弱而视之，若胃不纳，脾不健，则病势难愈，若脾胃尚和，则精、气、火可相继而生，病情有恢复之望。

明代医家万密斋对脾胃学说在小儿科的应用有所发挥，他的主要论点有三：一是强调小儿脾常不足，如在《万氏育婴家秘》中指出：“儿之初生，脾薄而弱，乳食易伤，故曰脾常不足也。”二是对“脾主困”的病因病机作了阐述。“脾主困”是宋代医家钱乙提出来的，张洁古认为“脾主湿”，后被取而代之，而万密斋是坚持主张“脾主困”的理论的。三是对脾胃病进行了临床分类，归纳为3类：① 脾经主病即脾主困，实则日晡身热饮水，虚则泻吐生风；② 脾所生病，即肿病、胀病、积痛、泄泻、痢疾、疟、疳、疸等；③ 脾经兼证，即兼有心、肝、肾、肺等证。这种分类对后世医家有所启发。

清代著名医家叶天士十分重视脾胃学说，他认为《内经》理论的基本观点之一就是说明人以胃气为本。例如他说：“土王四季之末”，寒热温凉随时可用，故脾胃有心之脾胃、肺之脾胃、肝之脾胃以及肾之脾胃，而东垣仅提出肺之脾胃和肾之脾胃。在温病的治疗中，他特别强调养脾胃之阴，认为温病顾得一分阴液，便留得一分生机，他制订的养胃汤，即是从脾胃论治的，可谓对脾胃学说的重大发挥。他诊治杂病，也多半从脾胃立论，他推崇“内伤必取法乎东垣”。若说李东垣对阐发脾胃之阳（气）的作用及其证治有突出的贡献，那么也可以说叶天士对阐发脾胃之阴的作用及其证治有卓越的成就。

叶氏明确提出过“胃易燥”、“胃为阳明之土，非阴柔不肯协和”的论点，并总结出导致胃阴不足的几种因素，如：① 素体阴虚或年老津亏，复加外邪，温燥劫耗胃阴；② 禀质木火偏胜，因烦劳郁怒，五志过极，阳升火炽，燔灼胃津，或失血后阴伤生热；③ 五味偏胜，过食辛辣温热之品；④ 误治如辛散劫阴，燥热助火等。在胃阴不足的治法上，他也创用了如下几种治法：① 甘凉濡润法，药如沙参、麦冬、石斛、花粉、生地、玉竹；② 甘缓益胃法，药如扁豆、苡仁、山药、茯苓、莲肉；③ 酸甘敛阴法，药如乌梅、五味子、木瓜、白芍、生甘草；④ 清养悦胃法，药如荷叶、香豉、广皮、生麦芽。以上都是叶天士对脾胃学说的重大发挥。

其他，如清代吴澄在《不居集》中提出：“古方理脾健胃多补脾之阳，而不及脾之阴。”因而他着重论述了补脾阴的重要性，及其在临床上的应用。唐容川在《血证论》中提出：“血生于心火而下藏于肝，气生于肾水而上主于肺，其间运行上下者脾也。”因而唐氏认为脾虚失运在血证的发病中有重要的意义，并强调血证有脾不统血之证，亦有阴血受损之证，李东垣着重温补，而方皆温燥，是只知补胃阳，而不知理脾阴，因而主张在血证的治疗中应侧重运用养脾阴之法。

就脾胃学说的学术思想来看，历代很多医家虽然都作过不少的论述，但对其有主要贡献的，要推3家：一是张仲景着重阐述了脾胃学说的实证；二是李东垣着重阐述了脾胃阳（气）虚之证；三是叶天士着重阐述了脾胃阴虚之证。有人以李东垣的《脾胃论》代表整个的脾胃学说的看法是不够全面的，虽然李东垣确实作过重要的贡献，但他的学术思想并不能代表整个脾胃学说，应该说自秦汉以来，一直到清代，是脾胃学说的一个不断发展、充实和完善的过程，是在历代医家的长期医疗实践中共同总结出来的并不断发展的一种学术观点。

（二）脾胃学说的概念及内容

中医学理论中，脾（胃）的结构一般认为是指现代医学的脾和胰。但其功能范围则涉及更为广泛的内容，似与现代医学理论中机体内的很多系统有关。

1. 脾的解剖　中医学对于脾的解剖部位有多处记载，认为脾在腹腔上部，膈膜下面，在季肋部，与胃以膜相连，位于胃的背侧左上方。如《素问·太阴阳明论》说：“脾与胃，以膜相连耳。”《类经图翼》亦说：“脾……与胃同膜而附其上之左，俞当十一椎下。”《针灸大成·五脏六腑》还说：“脾……掩乎太仓，附脊十一椎。”这些论述，均较详细地描述了脾的解剖部位。

关于脾的解剖形态，尽管中医学历代医家均有记载，但是究其实质是指现代医学的何种脏器，众说不一。我们认为中医学对脾的解剖形态的描述，包括了现代医学的脾脏和胰脏。但是，对于脾的认识，不能仅从解剖知识来作为主要依据，最关键的是对其生理功能的认识，才能把握脾的实质，所以我们应当把中医学中的脾作为一个生理功能的脏器来认识，才能正确地指导临床实践。

2. 脾的生理功能　脾与胃互为表里，开窍于口，其华在唇；主四肢、肌肉。它的主要生理功能是主运化输布水谷精微，运送排泄水湿，主升清，统摄营血，充养宗气，为气血生化之源，五脏六腑，四肢百骸皆赖以所养，故古人称脾胃为“后天之本。”

(1) 主运化：脾主运化，是脾的最主要的生理功能，可包括运化食物和运化水湿两个方面。

运化食物，是指脾对于食物具有消化和吸收的功能，当食物进入胃以后，其消化和吸收，实际上是在胃和小肠内进行的，但是，必须依赖于脾的运化功能，才能将食物转化为精微，然后再依赖脾的转输和散精的功能，上输于肺，由肺贯注心脉，把水谷的精微“灌溉四旁”和布散全身，正如《素问·经脉别论》所指出的“食气入胃，散精于肝，……浊气归心，淫精于脉”和“饮入于胃，游溢精气，上输于脾，脾气散精，上归于肺”等。均说明脾的转输和散精的功能。脾的运化食物的生理功能，在《素问·厥论》中概括为“脾主为胃行其津液者也”。由于脾具有运化食物精微的功能，才能使机体的消化吸收功能健全，才能为化生精、气、血、津、液提供足够的营养物质，才能使全身脏腑组织器官得到充分的营养，从而保证身体各种生理功能的正常进行。如果脾的运化食物精微的功能减退，则机体吸收消化功能失常，以致出现便溏、腹胀、倦怠、消瘦等病变。

运化水液，亦称“运化水湿”，是指脾对于水液具有吸收、转输和布散的作用。脾在运化食物精微的同时，还能把水液转输于肺，由肺布散到周身各处，使五脏六腑，四肢百骸均得以充分濡润，并能将水谷精微中的多余水分吸收，及时的转输至肺和肾，通过肺肾的气化功能，化为汗和尿液排出体外。所以，脾的运化水液的功能健旺，既能使脏腑百骸得到水液的充分濡润，又能防止水液在体内发生不正常的停滞，避免湿、痰和饮等病理产物的生成。从而维持了体内水液的动态平衡，如果脾的运化水液的功能失调，可导致水液在体内留滞，产生湿、痰、饮等病理产物，发生水肿、泄泻等病症，故《素问·至真要大论》说：“诸湿肿满，皆属于脾。”

脾的运化食物和运化水液的功能，是密切配合的，由于脾的功能正常，才能化生气血，充养全身，保证人体水液代谢的正常，对人体生命活动的持续和气血津液化生，均有重要的生理意义，所以《医宗必读》说：“一有此身，必资谷气，谷入于胃，洒陈于六腑而气至，和调于五脏而血生，而人资之以为生者也，故曰后天之本在脾。”因而在防治疾病中要善于保护脾胃，注重调养脾胃。如果不注重保养脾胃，使其运化功能失调，则易生各种疾病，此即李东垣所说的“百病皆由脾胃衰而生也”之意。

(2) 主升清：“升”，是指脾气的运动特点，以上升为主，故又称“脾气主升”。“清”，又称“清气”、“清阳之气”，是指水谷精微等营养物质。脾的运化功能是通过“升清”这一基本活动形式来实现的。脾主升清，是指水谷等精微物质的吸收和上输心、肺、头目，通过心肺的气化作用，化生气血，以营养全身。如果脾气虚弱，升清失司，则可出现神疲乏力，头目眩晕，腹胀，泄泻等症，《灵枢·本神》说：“脾气虚则四肢不用，五脏不安。”脾气虚甚则可下陷，见久泄脱肛、内脏下垂等病症，所以《素问·阴阳应象大论》说：“清气在下，则生飧泄。”

(3) 主统血：脾主统血，是指脾具有统摄血液在经脉中流行，防止溢出脉外的功能。脾主统血，与脾藏营的功能是密切相关的，因而它包括统血和藏营两个方面。

脾藏营，首见于《素问·痹论》和《灵枢·本神》。文中指出：“营者，水谷之精气也”，“脾藏营”。说明营是指饮食物经脾胃消化、吸收所化的精微物质，由脾化生，藏于脾中。营是人体生成血液的重要组成部分，是由中焦脾胃的气化作用而生成的，如《灵枢·决气》所说：“中焦受气取汁，变化而赤，是谓血。”故有“脾为气血生化之源”的说法。如果脾的功能失常，营血之化源不足，可出现面色无华，口唇淡白，心悸少寐等营虚证。气的固摄功能减弱，可导致多种出血，如便血、尿血、崩漏、皮肤紫斑等，故尤在泾说：“脾统血，脾虚则不能摄血；脾化血，脾虚则不能运化，因而脱陷妄行”。

(4) 脾主肌肉、四肢：脾主肌肉，是指脾具有输布精微而营养全身肌肉的功用。因为脾能化生气血，通过其运化的功能，将水谷精微输送到全身肌肉，得以营养濡润，使之发达丰满，强壮有力，正如《素问·痿论》所说：“脾主身之肌肉”，张志聪亦说：“(脾) 主运化水谷之精，以生养肌肉，故主肉(《黄帝内经素问集注·五藏生成篇》)。”因此，人体肌肉的强健与否，与脾的运化功能密切相关。若脾虚失运，精微乏源，则肌肉失养，必致肌肉消瘦，软弱无力，甚至萎弱不用。故李东垣指出："脾胃俱旺，则能食而肥；脾胃俱虚，则不食而瘦（《脾胃论·脾胃脏衰论》）。"

（5）脾藏意、主思：意、思是人体精神意识思维活动的高级神经功能。《素问·宣明五气》说："脾藏意"，《灵枢·本神》亦说："脾藏营，营舍意"，《素问·阴阳应象大论》指出：脾"在志为思"。这些论述均认为意、思的高级思维活动是由脾所主。虽然人体精神思维意识活动由心所主宰，但是，这两种思维意识活动主要取决于脾的运化功能的健旺与否。因为脾所转输的水谷精微，能化生和贮藏营气，进而生成气血，成为维持正常精神思维活动的物质基础。所以，脾气健运，营气满盈，气血充沛，则思维敏捷，且记忆力亦强健，故《灵枢·平人绝谷》说："神者，水谷之精气也。"如果思虑过度，不但耗伤心气，且使脾气郁结，脾失升清，导致不思饮食、脘腹胀闷、头目眩晕，故《素问·举痛论》说："思则气结"，甚则暗耗营血，心神失养，则健忘失眠。

（6）开窍于口，其华在唇：脾开窍于口，是指人的饮食，口味与脾的运化功能密切相关。因为口味的正常与否，全赖于脾胃的运化功能，也就是取决于脾的升清与胃的降浊是否正常，脾气健旺，则饮食正常，口味鲜美，食欲增加，故《灵枢·脉度》说："脾气通于口，脾和则口能知五谷矣。"《素问·金匮真言论》亦说："开窍于口，藏精于脾。"如果脾失运化，可出现饮食减少，口淡无味，或口甜、口腻、口苦等口味异常的症状。

其华在唇，是言脾的精气健旺与否，可由口唇表现出来，《素问·五脏生成》说："脾之合肉也，其荣唇也。"由于脾为气血生化之源，所以脾的运化功能健旺，则气血旺盛，口唇红润光泽。若脾气不健，气血不足，多见唇淡白不泽或淡红无华。因此，脾与口唇的关系甚为密切。

（7）在液为涎，主舌质：脾在五液中主涎，是因为脾开窍于口，脾的经脉连舌本，散舌下。在正常情况下，脾运健旺，脾之精液上润口腔，保持口腔润泽，但不溢于口外，故《素问·宣明五气》说："脾为涎。"若脾虚湿盛，不能统摄，导致涎液分泌急剧增加，而发生口涎自出等现象，所以古人认为涎出于脾而溢于胃。

（三）脾胃学说的研究方法

1. 发扬中医特色，搞好科研设计　由于脾胃学说研究的本身就是一个中医理论的探索课题，因此必须以中医理论为基础，将临床和实验紧密结合，搞好体现中医特色的科研设计。要做到这一点，应注意以下几方面：

首先，要针对所研究的课题，尽可能系统地全面搜集、归纳和整理中医文献，对历代医家有关这方面的理论著述和临床经验加以综合分析，并写出文献综述。只有在比较全面地通晓中医理论的基础上，才能抓住所研究课题的理论实质，提出主攻方向，明确研究重点，严格实验要求。这对于选题、选证、选实验指标和选疗效标准等方面都有很大的指导意义。例如，在脾虚证的研究中，对中医脾胃学说的文献进行比较系统的复习，对《内经》、《伤寒论》一直到明清各代的主要医学著作中关于脾胃学说的论述都作了搜集整理，发现历代医家都十分重视脾胃在临床诊治中的作用，都有不少的理论阐述和临床经验。脾胃学说是一个涉及面广泛，包含内容繁多，既有系统理论又有丰富实践经验的重大理论体系。所以，要深入研究脾胃学说，应该从其整个理论体系中选择某一个方面作为突破点，确定具体的研究课题，一个一个地攻克，然后才能掌握脾胃学说的全貌。如有关脾的理论有脾主运化、脾主肌肉、脾主统血等多个观点；脾主运化又可分为脾运化水谷精微和脾运化水湿两个方面，这些不同理论观点的每一个方面都是值得深入探索的课题。例如，在脾虚证的研究中，就以脾主运化水谷精微作为主要科研课题，避免研究范围过广而致重点不突出的弊病。只有主攻方向和研究重点明确，才容易得到好的科研结果。

其次，在选证选方方面也要按照中医理论本身的涵义加以明确。例如研究脾虚证，必须分清脾虚证包含有脾气虚、脾阳虚、脾气下陷、脾虚发热、脾虚寒凝、脾不统血等不同证型，各种证型又各有其不同的辨证标准和治则方药。例如脾气虚弱治以四君子汤为主，脾虚发热治以补中益气汤为主，脾气下陷治以升陷汤为主，脾虚寒凝治以建中汤为主，脾不统血治以黄土汤为主。所以，在科研设计中首先要明确研究是哪一种证型，并确定这种证型的辨证标准是否恰当，所采用的治则方药是否相符，若能做到理法分明、药证相符，则研究的成果可能更大。

在选定疗效标准方面，亦要按照中医理论的特色来考虑。因为研究的目的，不仅是阐明中医证型的理论实质，探讨其临床证治的规律，而且要进一步提高临床疗效。中医证型的本质可能是疾病过程中机体对病邪的一种动态的生理病理反应的综合表现，它包含有中医的病因、病机、病位、病性等多个概念。因此，评定证型的疗效标准，不应该完全按照西医的疗效标准，只能将其作为参考，而要更多地考虑以反映这种生理病理变化的客观指标作为评定证型的疗效标准，这样才符合中医理论的特色，才能达到研究的目的。否则，若疗效标准制定得不恰当，就可能反映不出中药的疗效。例如，观察中医治疗癌肿的疗效，若以癌肿本身的消退作为指标，则可能看不出有什么明显的改变，若以改善病情、防止放疗化疗反应如延长病人的5年存活率作为指标，则可能更好地反映出中药的疗效。当然，在少数情况下，某些中药也有明显的抑癌作用，可与放疗化疗的效果相媲美。

2. 集思广益，广泛开拓研究思路　进行有关中医理论研究时，例如对脉象本质的研究、气血本质的研究和经络学说的研究等，应本着博采众方、勤求古训的精神，广泛征求有较高理论造诣和丰富临床经验的专家的意见，这对于开拓研究思路，严格科研设计和提高临床疗效都大有裨益。例如，在脾虚证的研究中，要考虑必须按中医理论本身的要求来复制脾气虚证的动物模型，但如何才能符合中医理论呢？经过多次组织有经验的老中医座谈，他们多数认为，根据中医苦寒伤胃和泄泻致虚的理论，采用一定剂量的大黄煎剂灌胃，是一个较好的造成类似脾气虚证动物模型的方法。后来，经过北京市中医研究所和北京师范大学生物系等单位几年来实验研究摸索，证明大黄致虚的动物模型确能反映一部分脾气虚证的表现，把它作为研究脾气虚证的有关生理病理变化和反证健脾益气方药的疗效有一定的作用，并且和临床观察脾气虚证病人的表现有不少相符之处，为研究该证提供了一个较好的实验研究手段。

选择客观指标，是探讨“脾”本质的一个重要方面。选择指标时要根据中医学的有关理论、记载，现代科学对此疾病的认识以及病人的临床表现等。例如，广州中医学院在探索脾虚的本质时，选用唾液淀粉酶作为客观指标，当时设想的根据是中医学中有“脾主涎”、“涎为脾液”的论述，脾虚病人常口泛清水，所以选用唾液作为研究标本（收集唾液病人也较易接受）；设想以唾液淀粉酶的活性作为指标的依据是“脾主运化”，脾虚病人多见胃纳差，很有可能与消化功能低下有关。

选择客观指标时还要注意以下几个问题：

(1)指标的特异性　所选指标有特异性，才能说明问题的实质，也才能为进一步深入研究提供有用的线索。例如，广州中医学院在探索脾虚的本质时选用了唾液淀粉酶作为指标，而没有选用冷压试验。因为唾液淀粉酶活性的变化在一定程度上反映了消化酶的活性变化，唾液淀粉酶的合成与分泌与支配唾液腺的植物神经功能状态有密切关系。而冷压试验的结果不能具体说明某一实质性的问题。

(2) 指标的可变性或灵敏性　所选指标应能反映临床疾病的微细变化，这样才能通过治疗前后指标的变化规律，探索问题的本质。例如，广州中医学院选用酸刺激前后唾液淀粉酶的活性差作为探索脾虚本质的指标之一，这时除了应注意这一活性差的变化规律是否为脾虚患者所特有，同时还应注意病人经健脾治疗后病情有所好转时，这一变化是否也有相应改变。广州中医学院初步发现脾虚型溃疡病及低热患者酸刺激后唾液淀粉酶活性下降（而正常人为上升）。同时还初步看到：治疗后脾虚型溃疡病患者随着临床病症的好转，酸刺激后酶活性下降的趋势有所减轻。

(3) 指标的可能性或可行性　要根据各单位的具体条件选择切实可行的研究指标，这一点是非常容易理解的。

(4) 注意负荷前后指标的变化规律　通过几年的工作，使广州中医学院认识到虽然选定了一个较好的指标，但如静态地观察，有时并不能获得规律性的结果。如广州中医学院开始选用唾液淀粉酶这一客观指标作为探索脾虚本质的手段之一时，发现脾虚病人安静时唾液淀粉酶活性高低不一，特别是扩大病种后，这一现象更为明显。后来他们改用了对比酸刺激前后唾液淀粉酶活性差作为动态指标，结果就比较有规律性。通过负荷脾虚病人比较容易表现出“虚”的现象。纵观前述的一些实验结果的不一致性，是脾虚诊断的标准不同，是疾病的影响，还是没有观察负荷后的动态反应，值得进一步探索。

诚然，“脾”是多器官系统的综合功能单位，但当我们着手研究其本质时，只能也必需从一个方面一个方面地加以探索。例如，根据上述介绍，可以从消化、吸收、运送、转化、植物神经、内分泌、免疫等方面入手，最后达到全面或较全面的认识。

从现代医学观点看，根据国内大量资料，初步认为，“脾”的实质涉及以下3个方面：① 直接的方面：主要是包括消化系统以及水盐能量代谢直接有关的一切器官系统的综合功能单位或机构；② 间接的方面：主要是指肌肉组织、血液系统和免疫功能，这三者的物质基础来源于正常的消化吸收和物质代谢，并且是后者功能活动的场所和体现；③ 调节的方面：主要是指大脑皮质-皮质下中枢-植物神经系统、丘脑-垂体-肾上腺系统及环化酶-环核苷酸系统，它们调节和保证消化吸收、能量转化的正常功能和动态平衡。脾的实质主要是指上述直接的方面而言，即从总体来说，“脾”主要是指机体能量转化和水盐代谢的总机构。

3. 加强文献理论研究，深化对脾胃理论的全面认识　科学的发展都是以继承前人正反两方面的实践经验为基础的。中医学在漫长的几千年中，形成了一个独特的理论体系。收集、学习，整理历代医学文献中对脾胃研究取得的理论上和临床上的经验资料，对于今天中西医结合进一步研究“脾”的实质具有十分重要的意义。

(1) 从历代中医学文献考证中，可以初步了解“脾”的解剖学概念。如有人查阅有关资料与进行考证分析后，认为似可得出一个结论：中医的“脾”作为解剖学单位来讲，指的就是现代解剖学中的脾和胰腺；有人不同意这个看法，而认为中医的“脾”就是现代医学的脾；也有人建议将中医之脾叫脾胰，西医之脾叫脾淋，脾胰和脾淋形成新医之脾，其功能一主消化（脾主运化），一主血液（脾统血）。从日本和罗马尼亚等国的文献中也可看出，他们均将“脾经”叫“膵经”。膵就是胰的意思。说明从解剖学的角度看，中医的“脾”是指现代医学的脾和胰腺。这一点从国内外有关文献的考证中均可得到证实。但是《内经》中关于“脾”的正常生理及病理生理学论述，从现代科学知识看来，又不能完全用脾和胰腺的功能加以解释，而包含更为广泛的内容，故从综合功能的角度看，“脾”的实质应该还有一些其他方面的含义。

(2) 从中医脏象理论分析中，可以得到探讨“脾”功能的许多线索。例如，“脾主运化”，“脾胃者仓禀之官，五味出焉”，“谷气通于脾”提示“脾”与消化功能有关；“脾主水湿”，“脾主为胃行其津液者也”，“诸湿肿满，皆属于脾”，提示“脾”与水盐代谢有关；“食气入胃散精于肝，淫精于筋。食气入胃，浊气归心，淫精于脉，脉气流经，经气归于肺，肺朝百脉。”“以营四末，内注五脏六腑”，“水精四布，五经并行”，提示“脾”与能量代谢有关；“脾统血”，“脾藏营”，“中焦受气取汁，变化而赤，是谓血”，提示“脾”与血液系统有关；“正气存内，邪不可干”，“四季脾旺不受邪”提示“脾”与机体免疫功能有关；“脾主思”，“脾藏意”，提示“脾”与神经系统有关，等等。

(3) 从中西医关于“脾”的理论的对照分析中，可初步探讨其内在联系。首先要学习中医基本理论，着重弄清脾胃学说的源流，生理病理，证治用药，各家观点和经验等方面的内容；同时学习现代医学文献中有关脾胃的基础理论和临床知识，并把中西医的相关理论进行对照分析，在相同点上协同发展，在不同点上取长补短，从而以此为线索，提出探讨“脾”新的设想和假说，明确研究论点，力求选准突破口，有的放矢，以便进行临床观察和实验研究。例如，对溃疡病的发病学进行对照分析，发现中西医的认识在大的环节上是一致的。中医认为抑郁恼怒伤肝造成肝气郁结，横逆犯脾胃，或饮食不节直伤脾胃，导致脾胃气机失常而产生胃脘痛；西医认为精神刺激损伤神经，造成大脑皮质和植物神经功能失调，或刺激性食物使胃肠受损，反射性地引起神经功能失调，进而导致胃肠功能紊乱，久之形成溃疡病。所谓“怒伤肝”即是伤了“肝主疏泄，喜条达，恶抑郁”的情志活动功能，实质上是“伤”了神经功能。“胃主受纳，主降，脾主运化，主升”说明“脾胃”的主要功能是受纳，消化，吸收食物，这恰是胃肠的功能。因而所谓“脾胃气机失常”实质上即是胃肠的功能紊乱。可见两者均认为，精神刺激和饮食不节是发病的主要外因。从而提示大脑皮质功能失调，导致植物神经功能紊乱及丘脑-垂体-肾上腺系统功能失调等一系列概念，似可用“肝气郁结”一证加以概括。为研究“肝”的实质和“肝胃不和”证的病理基础提供了线索。同时可以看出，“脾”似应包括消化吸收的功能，为探讨“脾”的实质和“脾虚”证的病理基础提供了线索。

由此可见，文献整理工作本身就是探讨“脾”实质的一个重要途径。在中医学文献的考证中和中西医相关理论的对照分析中，不仅能提供线索而且可以提出新的设想和假说，以便进行探讨“脾”的临床观察和实验研究。

40年来，对历代中医著作有关脾胃学说的理论和实践的论述，进行了比较系统、全面的整理归纳，先后出版数十部专著，并应用电子计算机进行资料输注储存，编成专题理论咨询库、知识库和方药库。

4. 以异病同治、同病异治理论为指导，以提高临床疗效为中心，探索脾胃病的辨证论治规律　实践是检验真理的唯一标准，临床研究和理论研究虽然不可分割，但从研究步骤看，应当以实践即临床观察，总结疗效为中心，因为它是理论研究的基础，临床研究不能等同于理论研究，因为临床研究不仅是应用理论而更重要的是检验和发展理论。在实践中得到的感性知识上升为理性知识的过程，是认识上质的飞跃。必须从多次大量的实际材料中，经过反复的印证、综合和分析、才能引伸出新的理论来。整个中医理论的产生和发展，就是建筑在历代医学家广泛的临床实践基础上，并为历代医家的实践检验而不断丰富和提高的。现代医学的产生和发展也是如此。只是由于历史条件不同，前者重在临床观察，后者则兼以实验研究为基础，方法和角度不同，因而形成了两种不同的理论体系。但其所研究的对象，即人的有机体及其病证是同一的，因而其内在规律和本质也必然是同一的。这就是中西医结合探讨“脾”实质的客观物质基础。

在同病异治和异病同治中，进一步探讨脾胃病证的辨证论治规律。“同病异治”如溃疡病可有脾胃虚寒，胃阴不足，肝脾不和，寒热夹杂等不同证型，各型反映“脾”的寒、热、虚、实情况不同，因而有不同的临床征象和不同的治疗方法，在各型之间和治疗前后进行对照分析，将有利于了解“脾”的寒、热、虚、实情况的演变。“异病同治”，如溃疡病，慢性气管炎，功能性子宫出血等不同疾病均可出现相同的“脾虚”见证，故可采用相同的健脾治法。“肾”的研究采用了异病同治。给研究脏腑学说提供了很好的经验。同时在临床观察中要注意脾虚的共性与个性。上述3病脾虚的共同表现是纳差，乏力，腹胀，便溏，舌淡，脉虚等。其脾虚的不同表现是：溃疡病以胃脘隐痛，空腹痛重，得食痛减，喜暖喜按为主证；慢性气管炎则主要表现为大量咯痰；功能性子宫出血则以崩漏为特点。这就要求我们在同病异治中要注意同中有异，在异病同治中要注意异中有同。对各个疾病的不同证型要有统一的诊断标准及疗效标准，要制订相对稳定的治疗方案，在疾病的整个疗程中应有一固定的主方，加减药味不宜过多，以便不断总结和提高临床疗效，进一步探讨脾胃病证的辨证论治规律，这既是研究脾胃学说的目的之一，也为实验研究提供了坚实的基础。

应用中西医理论对同一病证进行同期的临床对照观察，从辨病与辨证相同处找结合点。第一军医大学在溃疡病的研究中，通过临床对照观察发现，胃肠功能紊乱多相当于脾胃气机失常，溃疡病的基本病机是脾虚，在急性活动期表现热象较重，而愈合期则多为脾胃虚寒，据此设计健脾益胃汤基本方分型加味治疗，统计135例，经31.3天治疗，总有效率为96.29%，经胃镜鉴定溃疡愈合或明显缩小者达84.44%。

从中医基本理论结合临床实践的辨证分析中，可提供探“脾”的一些启示。如有人从中医“脾阳虚”的主证（《新编中医学概要》第96页）是：“面黄少华，胃脘或腹部胀痛、痛而喜热喜按，口泛清水，食欲不振，大便稀薄或久泻久痢，倦怠无力，四肢不温，小便清长，或尿少浮肿，肌肉消瘦，舌淡，苔白润，脉缓或弱。”对照现代病理生理学知识，认为大部分可归属于消化系统功能障碍及相应的营养代谢失调。同时统计分析十二经脉的“是动”“所生病”的症状体征，属胃肠道功能障碍（包括植物神经功能障碍所致的），以脾经居多数，胃肝经极少，其余九经缺如。从而得到启示：“脾”与消化系统及能量代谢有关。

由此可见，中西医临床对照观察，辨病与辨证结合，探索辨证论治规律，是研究“脾”实质的一个重要途径。

脾胃学说不仅阐明了机体生理活动与病理机制，而且是临床辨证施治的重要理论基础，在临床各科得到广泛应用。近40年来，广大医务人员应用脾胃学说理论和相应方药临床治愈的各种疾病，初步统计达120余种。根据异病同治的原则，很多疾病在病程的不同阶段可出现脾胃证候，或为主证，或为兼证；而只要出现脾胃证候，就可以应用调理脾胃的方法治疗而取得明显的疗效。以脾虚证为例，在消化系统疾病、能量代谢低下或免疫功能低下等疾病中，根据文献统计，60%～70%左右的病例可出现脾虚证，应用温补脾胃法治疗，不仅可使临床症状得到缓解或基本消失，而且反映脾胃虚证的相应的客观指标也能得到改善，疗效在80%以上。目前，临床应用调理脾胃方法治疗的主要病种有溃疡病、慢性胃炎、慢性腹泻、营养不良性贫血、内脏下垂（包括胃下垂、子宫脱垂）、免疫功能低下性疾病和肌肉萎缩性疾病等。

5. 应用现代科学方法进行实验研究，找出能反映脾虚证的相对敏感而特异的实验指标

建国以来，尤其是80年代后，我国医学界对脾虚证的实验研究发展迅速。我国学者在中医理论基础上，应用现代科学方法，先后从不同角度复制成功6种模拟脾虚证的动物模型，如70年代就开始应用且一直沿用至今的大黄致虚模型，以及以后陆续研制出的利血平致虚模型、饥饿致虚模型、疲劳致虚模型、泻剂致虚模型以及酒醋偏食致虚和饮食不节模型等。观察过的实验指标有70多个，涉及消化系统、植物神经、能量代谢、免疫内分泌、肌肉功能以及造血功能等各个方面。临床和实验观察的重点，有的侧重脾主运化，有的侧重脾主肌肉，对脾主统血、脾主思以及脾开窍于口等方面也都在不同程度上进行过探索。从总的研究结果来看，中医脏象学说中的脏腑概念是一个概念性统一体，它包含有代谢、形态和功能等多种综合的概念涵义。中医所谓的“脾胃”，既不等同于西医所谓的消化系统，更不等同于西医解剖学所指的胃、脾和胰腺等器官。从中医所描述的脾胃生理功能、病理变化和临床证治的表现来看，又与消化系统及其所属的器官有最密切的联系和颇多类似之处。因此，目前在脾胃实质的研究中，虽有从高级神经中枢、植物神经系统、内分泌系统、免疫系统等多方面选择客观指标进行探索，但仍以在消化系统方面做的工作最多。以对脾气虚证为例，就其所得的实验结果来看，可归纳为两种情况：一种是发现有不少阳性率较高而特异性较差只能反映一般虚证的共性指标；另一种是发现有少数特异性较好，而有一定阳性率的反映脾虚证的特异性指标。每一种指标都有一定的意义，都能说明某些问题。然而，我们研究的最好结果是找出反映某一证型本质的既敏感而又特异的客观指标，这样，不仅有助于阐明其理论本质，而且也为临床辨证论治提供可靠而实用的手段。当然，由于中医的证是一个综合性的概念，不可能以一项指标就能反映其全貌，因而指标的特异性也是相对的，或者将多个指标结合起来更能说明证的本质。其次，一个好的指标，还要求其实验方法简便和对受试者损伤轻，结果可靠，能进行定性定量的动态观察等。

目前，全国公认的可作为脾气虚证的客观指标，首推木糖吸收试验和唾液淀粉酶活性测定试验。其次，多数学者应用胃排空时间和胃排空容积试验以及^{131}碘胃肠运动试验。

在实验研究中也应注意中医特色的设计，现代实验设计的一些有关问题，如开题报告、同行评议、实验的对比性和严格性、指标的敏感性和特异性以及资料的统计学处理等，同样都适用于中医研究的课题，但必须使其适应中医

的特点。例如，为了观察脾气虚证客观指标的敏感性和特异性，就要运用齐同对比的原则，在有某种证型者与正常人之间，有不同证型者之间进行对比，如正常人与脾虚者之间、脾虚者与肾虚者之间、脾虚中的脾气虚者与脾阳虚者之间进行同一指标的对比观察，并且要有足够的例数，以及观察一个证在不同病种之间的差异，和一个病在有是证和无是证之间的差异，等等，只有这样，才能得出脾气虚证某一指标的敏感性和特异性的初步资料。又如证的辨证标准的测定，一方面要求制定一个可供全国试用的统一标准，另一方面对每一个证型的统一标准要明确说明其涵义和应用范围。目前，国内采用过的制定证的辨证标准的办法有三种：一是分主次证候法；二是累加积分法；三是浮动阈值法。在广州召开的全国虚证和老年病学术会议所制定的"虚证的统一辨证标准"，即是按照第一种办法拟订的，但看来以第三种办法比较符合中医理论的特点。事实上，不管采用哪一种办法所拟订的证的辨证标准，都只能有一定的涵义和应用范围。例如，脾气虚证中有脾不统血的脾气虚，有脾气下陷的脾气虚，还有脾失运化的脾气虚等。广州会议所制定的脾气虚证的辨证标准只适用于脾失运化的脾气虚证，若应用于脾不统血或脾气下陷的脾气虚证则不合适。

6. 探索脾胃方药的药理作用是研究脾胃理论的一个重要方法　近年来，有关文献报道的关于脾胃疾病的方药研究日益增多，涉及植化、药化、药理、制剂及药材等各个方面。脾胃病复方中研究最多的是补中益气汤、四君子汤、理中丸等。在研究中广泛利用了多学科的新技术和新方法，如同位素、电镜、生化学、免疫学和组织培养技术，从整体、器官、组织、细胞和分子水平探讨了脾胃病复方的配伍组成和作用机制。通过大量的现代科学研究，初步揭示出这些复方有改善物质代谢，促进造血功能和血液循环，增强内分泌调节能力，加强中枢神经活动，调整免疫功能和提高机体耐寒、耐缺氧、耐疲乏等能力。尤其对补中益气汤的药性理论和配伍的研究中，发现该方制剂在有升麻、柴胡的情况下，其增强肠蠕动和提高子宫肌张力的作用最强，去掉升麻、柴胡则作用减弱而不持久。单用升麻、柴胡则无作用。四君子汤能抑制新斯的明引起的肠道运动功能紊乱，提高腹腔巨噬细胞的吞噬指数和吞噬率，增强机体免疫功能。这些研究结果为阐明升阳补气药的药性提供了现代药理学依据。在对中药的研究中，发现具有显著增强并综合调节免疫功能的药物首推黄芪、灵芝、刺五加、甘草等，这几味药不仅对细胞免疫或体液免疫都有较强的促进作用，并能增强自然杀伤细胞活性，从而对病毒感染也有防治作用；尤其黄芪，还有诱生干扰素的能力。人参、黄芪是最常用的"相须"药物，广泛用于补气方剂。它们都能使正常人和虚证患者的血浆 IgG、IgM、IgE 及 cAMP 水平升高，促进 DNA、RNA 和蛋白质的生物合成，抑制血小板及前列腺素合成，抑制血小板聚集，从而改善微循环和扩张血管，两者相合、同气相求，药效益彰。甘草、柴胡二者单用均能减轻四氯化碳肝损伤动物模型的肝脏变性和坏死，肝细胞内蓄积的肝糖原和 RNA 含量趋向正常值，两者相合则疗效更佳。有报道比较四君子汤和四物汤的作用，在增强细胞免疫功能方面，四君子汤优于四物汤，在抗血小板聚集和抗贫血方面，则四物汤优于四君子汤。总的来看，40 年来，关于脾胃疾病的方药研究在整个中医方药研究中占有很大比重。这些研究贯彻了医药结合，临床和基础结合的原则，既阐明了脾胃疾病方药的药性药理和确切疗效，又推动了脾胃疾病方药的广泛应用和新的发展。

二、脾气虚证的临床研究

中医学对消化系统疾病有自已独特的理论和丰富的治疗经验。中医学对脾胃病总的认识是：脾胃虚弱、中气不足是发病的内在因素，饮食不节、情志内伤、外邪侵袭是发病的外在条件，若无脾胃虚弱之本，纵有外邪侵袭，也不一定致病。由此可见，脾胃虚弱是其病机的基础。消化系统疾病如溃疡病、慢性胃肠炎、慢性消化不良、胃肠神经官能症、胃下垂以及肝胆疾病等，中医辨证多具有脾胃虚弱的症候，治疗多从补中益气、调理脾胃着手。白求恩国际和平医院系统观察了慢性胃炎、溃疡病、胃下垂和胃粘膜脱垂等病患者共 600 例，90%的病人有脾胃虚弱的见证，应用健脾益气法治疗后都收到良好的效果。黄炳山等观察了1000例中医辨证为脾虚的患者，消化系统疾病者为276例，约占27.6%。北京中医医院小儿科以健脾益气的健脾粉（黄芪、党参、茯苓、白术、生草）治疗小肠吸收功能障碍的脾虚患儿152例，收到明显的效果，不仅患儿的临床症状基本消失，而且由于脾虚而致的佝偻病和呼吸道感染等都有明显好转；同时，还在治疗前后进行了反映小肠吸收功能的木糖吸收率试验，其结果是治疗前木糖吸收率明显降低的脾虚消化不良者，应用健脾粉治疗后木糖吸收率明显提高，两者经统计学处理有显著差异。由此可见，健脾益气药物可增强胃肠道的吸收功能。广州中医学院附属医院与157医院曾报道婴幼儿腹泻50例，其中脾虚者24例，均以参苓白术散、补中益气汤或香砂六君子汤治疗，全部治愈，平均治疗天数11.8天，住院15.9天。虞佩兰治疗35例小儿慢性腹泻，全部有脾虚症状，均以补中益气汤和四君子汤加减治疗，有效率达91.4%，平均住院天数30.7天。

在临床上，许多经现代医学诊断为性质截然不同的疾病患者，当其表现出脾虚证时，均可用健脾益气药物调理脾胃而取得满意的效果。经临床统计，一般杂病在其发展过程中出现脾虚证者可达到87.9%，30余种病可用补中益气汤治疗。

根据现有的辨病和辨证相结合的临床实践说明，一些原发病灶不在消化道的疾病，如慢性气管炎，慢性肾炎等，其患者均可出现脾虚证，而原发病灶就在消化系统的疾病，其脾虚证的表现则更为常见。

消化系统疾病中的溃疡病、慢性胃炎、胃下垂、胃粘膜脱垂、胃内植物性结石、慢性肠炎、慢性痢疾、消化不良、胰腺炎、肝炎、肝脓疡等，其患者都会出现脾气虚，或脾阳衰，或脾阴虚，或脾气下陷，或湿（湿热）困于脾等病理变化，使脾的运化功能发生障碍或紊乱，需用不同的调脾、健脾或祛湿的方法治疗，使脾的功能恢复正常。溃疡病患者，有70%～95%表现为脾胃虚弱或脾胃虚寒，用小建中汤、香砂理中汤或黄芪建中汤等治疗，均可取得较好的疗效。

慢性胃炎患者有⅓左右可表现为脾虚，其中浅表性者多为脾气虚，萎缩性者多为脾阴虚，肥厚性者多为脾虚湿阻，用香砂六君子汤、益胃汤、桂附理中汤等治疗，近期疗效满意。胃下垂及胃粘膜脱垂者，用补中益气汤加减治疗每能取效，用该方加减治疗胃下垂103例（其中伴肝下垂者38例，伴脾肝均下垂者5例，伴脾下垂者21例），治疗后脏器上升至正常者占52.4%。小儿消化不良的小儿慢性腹泻患者，多数为虚寒型，用扶脾助胃及温中固肠法治疗，痊愈者占86%。有人报告慢性腹泻患者47例，分脾虚气弱、脾阳不足、脾肾阳虚等3型治疗，有效率为63.8%。分析53例慢性痢疾患者，22.6%为炎症型，30.2%为炎症脾虚型，30.2%为脾虚型，17%为脾肾虚型，说明脾虚是慢性痢疾的一个重要的成因。肝炎患者，脾运障碍是其早期的主要症状之一，急性期的“湿热交蒸”、“肝郁脾困”，慢性期的“脾虚气郁”等，都是治疗肝炎必须重视的问题。有人提出，治疗肝炎要掌握“疏泄不可太过，补脾不可太壅，祛湿不可太燥，清热不可太寒，祛瘀不可太破，养阴不可太腻”等治疗原则，这些都说明对脾的重视。有人把慢性肝炎分为8个类型，其中有一半以上涉及脾的证治，用四君子汤加味治疗，可取得一定疗效。

钱致中曾对150例中医脾胃病人进行分析，属脾虚的59例中，功能性紊乱者34例，低张胃者15例，炎症者4例，溃疡者5例，有器质性病变的占8.5%；属实证的（脾胃湿热，寒湿困脾，气滞血瘀等）91例中，功能性紊乱者20例，低张胃者3例，炎症者11例，溃疡者30例，肿瘤者16例，有器质性病变的占50.6%。两者差异明显，说明虚证多为功能性病变，实证多为器质性病变；如低张胃常提示脾虚，胃底积气常提示气滞等。

青海省中医院通过X线胃肠钡餐检查，发现脾虚慢性腹泻患者100例中，有小肠吸收不良综合征、胃下垂、小肠炎症及肠道运动亢进者共占65.6%，并有部分患者胃肠粘膜存在不同程度的炎症、萎缩或肥厚，反映脾虚患者不但有消化系统功能障碍，大部分还有病理形态的改变。

兹将近年来脾气虚证的临床研究结果归纳如下：

（一）脾气虚证诊断标准的制订

自1982年11月在广州召开的“全国中西医结合虚证与防治老年病”学术会议上首次制订了全国脾虚证诊断参考指标以来，全国脾虚证本质及其相关的临床研究取得了很大成绩，对临床、教学、科研都起到了一定的促进作用，对于临床选择病例、观察病情、判断疗效以及分析各种西医检查所得指标与脾虚证的关系都具有重要意义。目前在国内比较常用的脾虚证的诊断标准主要有以下几种：

1.1982年11月在广州召开的“全国中西医结合虚证与防治老年病”学术会议上首先制定了一个全国脾虚证诊断参考标准。它由两大项组成：脾虚证诊断标准与气虚证诊断标准。脾虚证标准共有5项内容：① 食欲减退；② 食后或下午腹胀；③ 大便溏薄；④ 面色萎黄；⑤ 肌瘦无力。只须具备3项即可诊断。气虚证诊断标准为：① 神疲乏力；② 少气懒言；③ 自汗；④ 舌胖有齿印；⑤ 脉虚无力（弱，软，濡等）。同样也是只须具备3项即可诊断为气虚证。此标准在1986年郑州召开的“全国中西医结合虚证与老年病防治会议”上得到修订，但只是个别症状及症状排列顺序上作了调整，修改后的诊断标准将唾液淀粉酶活性比值、D-木糖排泄率引入，作为脾虚证诊断的参考指标，这是一个可喜的进步。

2.国家“七五”期间重点课题攻关组上海协作会议还制定了一个脾虚证的诊断标准，其标准的内容包括脾（阳）虚证和脾（胃）阴虚证的标准。脾（阳）虚证的标准为：① 面色萎黄，消瘦或浮肿；② 食少腹胀，喜热饮，大便失常（阳虚者便溏完谷不化）；③ 肢体倦怠、神疲乏力（阳虚者畏寒肢冷）；④ 舌苔白，舌体胖嫩，舌质淡；⑤ 脉象濡缓或细弱。必具④、⑤项和前3项中之一可诊断为脾虚证。脾（胃）阴虚证的标准为：① 面色萎黄，消瘦；② 纳呆食少，少食即饱，胀满嘈杂，口干咽燥，大便干；③ 肢体倦怠，神疲乏力；④ 舌体瘦小，舌质红少津、少苔或花剥苔；⑤ 脉象细弱或细数。必具④、⑤项和前3项中之一方可诊断为脾阴虚证。

3.1993年卫生部药政局颁布了“中药治疗脾虚证的临床研究指导原则”，在指导原则中又提出一个诊断标准，脾气虚证诊断标准所列各项与1982年脾气虚（脾虚＋气虚）诊断标准有许多差异，它由3大项组成：气虚主症、脾虚主症、次症。气虚主症4项为：① 舌质淡，舌体胖或有齿印，苔白薄；② 脉细弱；③ 体倦乏力；④ 神疲懒言。脾虚主症有3项，① 胃纳减少或食欲差；② 大便不正常（溏、烂、先硬后溏、时溏时硬）；③ 食后腹胀，或下午腹胀。并增加了21项次症。指出脾气虚证的诊断可根据：气虚主症2个加脾虚主症2个；或气虚主症舌象加脾虚主症2个；或气虚主症舌象加脾虚主症1个加次症2个。

总体而言，3种标准之间是有一定的差别的。1、3之间共同之处是都是由脾虚与气虚证两部分相结合构成脾气虚证；不同之处在于主症的取舍，后者对于舌象较重视。1、3标准对科研及药物开发研究均有普遍的意义，比较而言，标准3更具有实用性。标准2是从“七五”攻关有关萎缩性胃炎及重症肌无力等临床研究的角度出发，同时也考虑到其他的疾病来制定的，此标准将脾虚与气虚合起来，但症状多偏于气虚证，这在临床操作时不能完全体现脾虚证的特点。目前，除此3种主要的标准之外，还有一些其他的标准，这些标准之间的差别主要在于主次症取舍方面的不同。如何筛选并确立能反映不同疾病脾虚状态与特点的症状与体征，作为中医脾虚辨证标准的依据，还需要作进一步深入细致的研究工作。

（二）脾虚证是慢性消化系统疾病的主要证型

脾虚证的临床表现，大部分可归属于消化系统功能障碍及其相应的营养代谢失调，如食欲不振、脘腹部胀闷、大便稀薄和次数增多等。一些原发病灶不在消化系统的疾病，可有这些脾虚证的表现；而原发病灶在消化系统的疾病如慢性胃炎、溃疡病、慢性肠炎、胃下垂和胃粘膜脱垂症等，脾虚证更为常见。总的认为脾胃虚弱是其发病的根本，临床辨证多具有脾胃虚弱的证候，治疗多从补中益气、调理脾胃着手。根据文献报告，溃疡病患者中，有60%～70%表现为脾胃虚弱或脾胃虚寒证型，认为脾胃虚弱是其发病的根本内因，应用小建中汤、香砂理中汤和黄芪建中汤等治疗，可促进粘膜防护因子，增强屏障功能，加速上皮细胞再生，调节粘膜的血循环，从而收到良好的临床效果。慢性胃炎患者中则约有⅓左右表现为脾虚证型，其中浅表性胃炎多为脾气虚证，萎缩性胃炎多为脾胃虚寒证，肥厚性胃炎多为脾虚湿阻证，胃下垂和胃粘膜脱垂症则 80%多出现脾气虚证。钱致中曾对 59 例中医辨证为脾虚证的患者进行分析，发现其中有消化系统功能紊乱者 34 例，低张胃者 16 例，胃窦炎症者 4 例，胃溃疡者 5 例，说明有器质性病变者仅占 15.5%。北京中医研究所曾观察 78 例经胃镜检查的慢性胃炎患者，中医辨证属虚寒证者 62 例，占 29.2%。以上观察提示，慢性胃炎确以虚证多见，但从其发病机制来看，病初起时多见肝郁不舒，横逆犯胃，引起肝胃不和、气滞血瘀。病程日久，则脾虚失运，若虚从寒化，则产生脾胃虚寒；若虚从热化，则产生脾虚胃热。由此可见，慢性胃炎虽多见脾虚证，然而都是病情发展到后期的一种证型。

近年来，对有关脾虚证型的慢性胃病（慢性胃炎和溃疡病）的生理病理变化及其观察过的指标进行了探索，取得不少的进展，例如王兆清等应用电子计算机对 1000 例纤维胃镜下胃粘膜变化与辨证分型的关系作了分析，认为胃窦苍白、幽门舒缩不良、胃体粘膜出血及溃疡可作为脾胃虚弱的指标；胃体粘膜红白相间以红为主，胃窦粘膜皱襞粗乱及胆汁返流，可作为肝胃不和的指征；胃窦液体分泌增多，胃窦粘膜皱襞细薄及存在溃疡，可作为痰湿中阻的指征。第一军医大学附属医院认为脾胃虚弱以胃窦部病变为主，多见于疾病的慢性期、急性发作消退期或有明显的萎缩性改变者。肝胃不和多属疾病的早期或以胃肠功能紊乱为主要表现者。胃阴不足多属疾病之急性发作期，以胃弥漫性病变为主，胃内急性炎症如充血、水肿和溃疡均较明显。尹光耀等研究以脾虚证为主的慢性浅表性萎缩性胃炎和胃癌患者 42 例的血浆环磷酸腺苷酸（cAMP）含量和胃粘膜肠上皮化生的关系，发现脾虚证患者血浆 cAMP 较正常健康人下降极显著，并与肠上皮化生的严重程度呈负相关，即血浆中及胃内 cAMP 含量与肠化生率成反比，所得资料提示慢性胃病者的脾虚证、肠化生、癌变均与血浆中及胃内 cAMP 降低有关，在脾虚证的发生、发展和转归中，cAMP 量的变化起一定的作用。

许鑫梅研究了 126 例溃疡病的临床证型与胃病理变化的关系，发现脾胃虚寒型胃溃疡的部位多在胃前后壁，同时发现脾胃虚寒型溃疡的底部及周边的血管有明显的改变。显著多于其他证型，并认为这是溃疡病难以愈合和出血的基础，说明脾虚证确与胃溃疡病有密切关系。脾虚愈明显，则溃疡发展和植入邻近器官的可能性愈大，从而证明健脾法在溃疡病治疗上有重要意义。张万岱对 100 例溃疡病患者运用中西医理论进行临床对照分析，发现肝胃不和型大致相当于溃疡病早期或瘢痕期，以功能代谢紊乱为主要表现；寒热夹杂型相当于溃疡病活动期以充血、水肿、糜烂和溃疡为主要表现，交感神经兴奋占优势；胃阴不足型相当于溃疡病退行期及部分溃疡病活动期；脾胃虚寒型相当于溃疡病活动程度减轻、趋向愈合过程的时期，以副交感神经兴奋占优势。

华培显等观察 40 例术前经中医临床辨证因胃或十二指肠溃疡、萎缩性胃炎、胃癌、胃息肉及十二指肠憩室等做胃切除的标本，从检查结果看，中医分型与病种无明显关系，但与胃内病理改变有一定关系。脾虚证的共同病理变化是胃粘膜的广泛的慢性炎症，腺体未分化细胞增生，成熟细胞减少，以致消化液分泌减少，消化功能减弱；脾胃虚寒型与脾虚挟实型的不同是前者伴发急性炎症者只占 15%，而后者却占 85%，前者伴发萎缩性胃窦炎者占 75%，而后者只占 25%，前者伴发肠化生和细胞分化障碍的程度均显著高于后者。南京医学院对 71 例脾虚泄泻患者进行临床观察，发现半数以上有胃肠功能紊乱和器质性病变，主要表现为胃肠消化机能减退，胃平滑肌紧张度降低或松弛，胃排空时间延长，胃饥饿收缩消失；同时，由于肠粘膜炎症的刺激，肠蠕动异常亢进，钡剂通过大肠、小肠的时间较短，还有部分患者出现肠腺体增大，分泌亢进，以及粘液大便等。总的认为这些胃肠道的改变可能就是脾虚泄泻的生理病理学基础。福建省人民医院对 26 例脾虚泄泻患者进行结肠镜粘膜活检观察，发现有粘膜嗜银细胞增多，间质充血及浆细胞、淋巴细胞、嗜酸细胞的浸润，血清素（5-羟色胺）

的释放增加，最后导致肠蠕动功能增强，水分吸收减少，排便次数增多，运动传导失调，因而形成脾虚便溏和泄泻。

（三）脾虚证与多系统疾病关系密切

国内多数研究脾虚证的学者认为，脾不仅与消化系统密切相关，而且与消化系统以外的其他系统亦有明显的联系。如侯灿认为脾与能量代谢和水电平衡，包括神经、体液调节系统有关。南京医学院认为脾涉及消化、神经、代谢和免疫等综合功能系统。孟毅认为脾是指多系统多器官的功能单位，可能与消化、血液、内分泌、免疫和神经等系统均有密切联系。总的来看，一些原发病灶不在消化系统的疾病，如慢性支气管炎、功能性子宫出血、子宫脱垂、妊娠中毒症、妊娠呕吐、重症肌无力、血小板减少性紫癜、乳糜尿、白血病、肾炎、中心性视网膜炎、功能性低热等几十种全然不同的疾病患者，在病程的某一阶段都可能出现脾虚证，应用健脾方药可取得疗效。匡调元曾统计，一般杂病在其发展过程中出现脾虚证者达 87.9%，健脾法在临床各科有着广泛的应用范围。例如高墀岩等发现，脾虚证的慢性气管炎患者多数出现副交感神经功能偏亢，交感神经张力减低，甲状腺功能低下及水液代谢障碍，细胞免疫功能低下的种种表现。孙弼纲等在年龄、性别、病程相当的多种内科杂病患者中发现，脾虚证者多有不同程度的蛋白营养不良、低白蛋白血症、贫血、能量代谢不足和植物神经功能失调（以迷走神经亢进为主），并且细胞免疫功能（Et、Ea、PHA）与血浆白蛋白、血红蛋白含量之间呈正相关，因此认为纠正脾虚证患者的低白蛋白血症和贫血，有利于提高患者的免疫功能，增强抗病能力和缩短痊愈过程。

脾居中焦而主四肢肌肉，若脾气虚弱，则肢体倦怠，四肢无力甚至萎软不用，因此有关重症肌无力等肌肉疾病与脾虚证有十分密切联系。该病经临床辨证，80%以上属脾虚证，应用补中益气汤治疗每能取得明显的近期效果。累计国内文献报道将近 1000 例，并且有的经肌电图和乙酰胆碱酯酶检查，说明治疗前后对照有显著改善。肿瘤患者常有明显的消化系统机能障碍，在一些经手术切除肿瘤后或接受放疗化疗的患者更易并发脾虚证候；尤其是恶性肿瘤病人，体质消耗和癌性物质的毒性更会加重食欲不振和营养不良，加重脾胃的运化机能失调，因此临床治疗一般均重视保护后天之本，从调理脾胃入手，改善消化道的消化和吸收功能，增强机体的物质和能量代谢，对肿瘤病人的康复和延长生存期具有积极的意义。郁仁存等曾报告应用健脾益气方药治疗消化道恶性肿瘤患者 35 例，其症状有效率和延长生存期均明显优于单纯西医治疗组。

（四）健脾益气方药的临床应用研究

近年来，随着脾虚证研究的不断深入，对健脾益气药的临床应用和药理作用的研究亦取得长足的进展，特别是运用现代科学方法阐明健脾益气方药在增强消化系统功能、促进能量代谢、改善免疫功能和神经体液调节等方面进行了广泛的探索，应用的健脾益气方剂主要有四君子汤、补中益气汤、建中汤和理中汤等，药物主要有党参、人参、黄芪、白术、茯苓、灵芝、甘草、黄精等。

在消化系统疾病中，除了观察到健脾益气方药能取得明显的疗效外，临床实验研究和动物实验也说明健脾益气方药确能增强和调节消化系统的功能。四君子汤能加强胃肠道的吸收和分泌作用，提高木糖的吸收率，促进胰腺分泌功能，调节胃液分泌以及缓解胃肠道痉挛，尤其对消化道平滑肌张力及收缩幅度表现较强的抑制作用，可降低其兴奋性，并可与胆碱能药物毒扁豆碱相对抗，缓解乙酰胆碱和组织胺引起的肠痉挛，产生类似阿托品样作用。临床应用这些方药治疗腹痛、制止呕吐、缓解呃逆，均可能与其解痉作用有关，并且其作用在一定范围内随剂量增大而增强。补中益气汤则对小肠蠕动有双相调节作用，当小肠蠕动亢进时表现为抑制作用，当其张力下降时则有兴奋作用。如在补中益气汤中减去升麻、柴胡时，其作用减弱且不持久，表明升麻、柴胡与方中其他药物有协同作用。动物实验研究证明，黄芪建中汤能防止胃溃疡发生，抑制胃液分泌，减低游离酸酸度和总酸度。甘草有促进溃疡愈合、吸附胃酸、降低胃蛋白酶活性和保护胃粘膜的作用。健脾温阳的附子理中汤可改善消化道血液循环，促进粘膜的血流供给。

在能量代谢方面，通过实验研究发现，健

脾益气方药可促进机体的能量代谢，增强体力和应激能力，例如补中益气汤对荷瘤小鼠能增加红细胞数，提高血清白蛋白、球蛋白比值，延长小鼠游泳时间。人参、党参和黄芪能调节血浆和组织内环核苷酸的含量，表现为cAMP增加，cGMP下降。金黄地鼠细胞培养试验证实，黄芪能延长细胞在体外的生长寿命，存活时间较对照组长1倍左右，还可显著增加细胞的传代数，小剂量黄芪可减少线粒体的耗氧量，氧化磷酸化效率及呼吸控制系统效率亦降低。

健脾益气药中的灵芝、黄精、白术，对四氯化碳造成肝炎的小鼠有保护作用，防止肝糖原减少，能促进支气管壁细胞的修复，促进再生障碍性贫血患者的血红蛋白升高。黄芪多糖和灵芝多糖等可明显增加小鼠脾脏RNA、DNA和蛋白质含量，所以在肿瘤、休克及严重衰竭状态下的患者均可适当应用健脾益气方药。

健脾益气方药对免疫功能有明显的促进作用，包括细胞免疫、体液免疫和免疫调节等各方面。临床应用补中益气汤或四君子汤，或以黄芪为主的方剂或单味黄芪，可观察到对抗体形成细胞反应的双向调节效果；对慢性肝炎的脾虚证患者应用低剂量黄芪，可明显提高其血清免疫球蛋白IgG含量，对IgA和IgM抗体则无作用。应用黄芪膏治疗慢性肾炎，亦观察到对免疫指标有同样结果。对呼吸道易感染患者，也发现其鼻腔分泌液中的主要保护性抗体分泌型免疫球蛋白A（SIgA）含量升高，血清总补体（CH50）和补体C_3增加。应用黄芪注射液治疗慢性支气管炎患者，观察到由DNA诱导的淋转率和活性E-玫瑰花结形成率明显高于对照组。感冒病人在服用健脾益气药或黄芪后，周围血细胞对病毒诱生干扰素的能力明显提高，NK细胞的细胞毒性增强，从而加强其对病毒感染的抵抗力，临床应用补中益气汤甘温除热的理论治疗虚损内伤发热，可能与该方药能增强机体的免疫功能有关。

在神经体液调节方面，健脾益气方药中的人参、党参和黄芪等有中枢皮层兴奋作用，调节植物神经的功能平衡。临床应用时观察到，这些药物可减轻患者疲乏感，增强其耐寒力、血管收缩功能和通畅体表血液循环。人参、甘草能增强肾上腺皮质和甲状腺的功能，提高血清皮质素和T_3的含量。

三、脾气虚证的临床实验研究

近30年来，运用现代医学科学技术方法研究脾本质，取得了一些进展，深化了对中医“脾”的认识，为中医学的现代化发展增添了新的内容。在研究思路上，主要是从“证”入手，多指标合参开展工作。因为“证”是脏腑病理生理及形态变化的综合反应，从某一脏腑证候的病理生理与形态变化的研究可以推测相应脏腑机能的变化，从而认识脏腑的本质。而证指标的多指标合参，正是从不同的侧面反映证的特征。综观30年有关脾本质的实验研究工作，主要从消化系统、神经系统、内分泌系统、免疫系统以及新陈代谢、病理形态学等几个方面着手深入研究，从不同的侧面反映了脾脏的本质特征，深化了对脾脏的生理、病理的认识，为临床治疗学提供了更有力的理论根据，同时为中西医结合理论的进一步发展作出了有益的贡献。

（一）消化系统功能

胃主受纳，脾主运化，是脾胃最基本的功能，又是机体化生气血等其他重要物质的基础。近几十年来在消化系统方面的研究主要集中在以下几个方面：

1. 消化功能　研究表明，脾气虚患者从口腔到胃肠消化道各段及肝胆、胰都存在着不同程度的消化与分泌功能障碍，说明了脾主运化消化功能的内在的紧密联系。

广州中医药大学脾胃研究所首先选择唾液中与消化有关的唾液淀粉酶活性比值作为脾虚证患者的检测指标，检测了慢性低热及消化性溃疡脾虚患者的唾液淀粉酶活性比值，在酸负荷刺激下，较正常人为低这一有趣的现象，表现出脾虚病人的虚象特征，这一结果被一些兄弟单位重复验证，由于该指标能够较好地反映脾虚证的变化，在1986年于郑州召开的全国虚证研究会议上被定为脾虚证的参考指标之一，其对脾虚证诊断的意义得到国内有关专家学者的认可。郭维勤的研究通过对心气虚、脾气虚、肺气虚3组病人的检测，发现3组病人该酶活性比值小于1，分别为0.90±0.07、0.58±0.05、0.91±0.10，与正常组1.23±0.12比较，均有非常显著的差异($P<0.01$)。其中以脾气虚组下降最为明显,它与心气虚组和肺气虚组比较,也有非常显著的差异($P<0.01$)。说明该指标的低下有可能是气虚证的共性,但脾气虚证与其他脏腑气虚之间仍然有着程度的区别。同时还观察到,在脾气虚组中消化系统疾病与非消化系统疾病之间,在心气虚组中心血管系统疾病与非心血管系统疾病之间,该指标并无显著的差异,说明这一指标对脾气虚有一定的特异性,而与不同系统的疾病无关。广州中医药大学的有关研究者从临床药效学角度探讨了调理脾胃方药对消化性溃疡脾虚证患者唾液淀粉酶活性的影响。首先将脾气虚患者分为治疗组(给予健脾补气方药)和对照组(给予清热化瘀、疏肝理气方药),治疗6周进行对照。结果发现治疗组治疗前该酶活性比值为0.7439 ± 0.2631,与正常组(1.0341 ± 0.4127)比较差异显著($P<0.05$)。治疗后上升到0.9631 ± 0.3129,与正常组比较差异不显著($P>0.05$)。而治疗组前后自身对照,差异有显著性($P<0.05$)。对照组治疗前后活性比值分别为0.7883 ± 0.2512和0.7831 ± 0.2668,与正常组比较,差异均无显著性($P>0.05$)。另外,采用相同的方法,将肝胃不和患者也分为治疗组(给予疏肝理气药)和对照组(同对照组方)。结果发现,以上2组无论治疗前或治疗后,该酶活性比值均大于1,治疗前后自身对照以及与正常组比较,差异均无显著性($P>0.05$)。上述结果更充分说明,该酶活性比值与脾虚证关系密切,而与其他证型无关。健脾补气方药在对脾虚证取得临床疗效的同时,该指标也有改善,这一研究结果更充分地反映该指标为脾虚证较为敏感和特异性的指标。

成汗等对脾虚病人的腮腺分泌功能进行了研究,发现在无负荷时腮腺唾液流量、唾液淀粉酶分泌率、唾液cAMP、cGMP分泌率均高于正常人和肝肾阴虚患者,表现为功能亢进;而在酸刺激后,上述指标在2分钟内升高的百分率又低于对照组($P<0.05$),提示脾虚患者腮腺分泌功能对外源性刺激的反应性降低。这种腮腺功能的紊乱,可能与腺体内控制分泌活动的环核苷酸调节系统有关。

张万岱报告脾胃虚寒证患者唾液钠含量普遍升高而钾偏低,Na^+/K^+比值升高(内部资料)。方氏等用唾液流率、唾液粘度与唾液pH值为指标观察脾虚患者的唾液腺功能变化,发现脾虚病人唾液基础流率增高但酸刺激后差值减低,唾液粘度及pH值也降低。这种改变与以往有关唾液淀粉酶活性和腮腺功能的研究报告相一致,故认为脾虚病人唾液腺分泌功能处于功能低下的状态。

胃酸、胃蛋白酶与脾虚的关系亦得到关注。王建华等报道,胃脘痛脾虚病人的基础酸排出量及高峰酸排出量均低于正常人($P<0.05$)。但劳绍贤报告在65例十二指肠球部溃疡病人胃酸测定中未能发现脾虚型与其他证型有差异。陈泽民等对70例萎缩性胃炎胃泌酸功能与辨证论治的关系研究表明,77.1%的病例空腹胃液容量低于正常,胃液中粘液较多者,以痰浊中阻型为主;空腹游离酸偏低和咖啡因美蓝排空较差者,一般多见于痰浊中阻和脾胃虚弱型;泌酸曲线偏高者多见于脾胃阳虚和肝胃不和型;偏低者多见于脾胃虚弱、脾胃湿热和痰浊中阻型。有关脾虚患者的胃蛋白酶活性的测定结果不一致,有人认为其活性低下,亦有人认为正常。

胃泌素是由胃窦部的G细胞产生的,可以促进胃壁细胞分泌胃酸,并能促进胃蛋白酶的释放,所以,胃泌素被认为是促进损伤的因子,而与之相反,在人体主要由唾液腺和十二指肠腺分泌的胃液表皮生长因子则可以促进胃肠道粘膜的增生和加速组织损伤的修复,足量时尚可以抑制胃酸的分泌和抑制胃蛋白酶的功能,胃液中适量的表皮生长因子被认为是胃肠粘膜的保护剂。张万岱等对58例脾虚患者血清中的胃泌素含量、胃液中的表皮生长因子含量进行了检测。结果表明,脾虚患者既存在促损伤因子的升高,又存在保护因子的降低,但前者的改变量较少,而损伤与保护因子的失平衡中表皮生长因子的降低可能起重要作用,因此推测某些保护因子分泌的减少可能是慢性胃病脾虚证的生物学基础。

胰的外分泌功能是食物消化的重要条件。金敬善等测量了脾虚患者的尿淀粉酶,结果正常人为93.5 ± 40.3千U/24h,而脾虚病人为59.26 ± 44.6千U/24h,两组比较$P<0.001$。

广州军区总医院测定了血清淀粉酶活性，发现部分脾虚患者可见血清淀粉酶活性偏低。但也有报道脾虚痰湿患者的血清淀粉酶活性升高。

胰功肽试验是通过测定尿中的 PABA（对氨基苯甲酸），间接反映糜蛋白酶活性。北京中医研究所以此试验来反映脾虚患者的胰腺外分泌功能状态。在 32 例正常儿和 23 例脾虚儿的试验中，脾虚儿为 49.69±16.00%，比正常组 61.10±6.8%低下（P<0.05）。另外，对消化道疾病脾虚患者 119 例进行测定，结果胰功肽为 60.51±18.2%，与正常组的 74.6±8.8%比较，差异有非常显著意义（P<0.01）。故而认为脾虚患者的胰腺外分泌功能低下。周志超对脾虚患者的小肠吸收功能与胰腺外分泌功能进行了同步观察，重复了脾虚患者 PABA 排泄率降低的结果，但发现木糖排泄率降低与 PABA 排泄率降低呈正相关，而在小肠吸收功能良好（木糖排泄率正常）状态下，PABA 排泄率并不降低，故认为小肠吸收功能的好坏程度可直接影响到 PABA 排泄率的高低，PABA 排泄率降低并不完全意味着胰外分泌功能低下。

2. 小肠吸收功能　国内一些单位以木糖排泄率为指标，研究了脾虚病人的小肠吸收功能状态。木糖是一种单糖，口服后迅速经小肠吸收，不为机体所利用，原形随尿排出。因此在空腹情况下用一定量的木糖收集一定时间的尿液，测定其木糖的含量，在排除肾功能障碍的情况下，尿中木糖的多少即反映了小肠吸收功能状态。例如，金敬善等研究脾虚儿及有脾虚见证的佝偻病儿和呼吸道疾病易患儿的木糖排泄率，发现凡有脾虚见证者，其排泄率均较正常儿为低，经健脾治疗后，随着脾虚的好转，木糖排泄率有所提高。后来周志超等均证明成人脾虚患者木糖排泄率降低。由此可以看出，木糖排泄率是反映脾虚患者小肠吸收功能的有效指标之一。值得注意的是：从肠腔各段的吸收特点来看，D-木糖只有空肠近端被吸收，而小肠的近端（包括十二指肠远端和空肠近端）主要吸收铁、钙、水溶性维生素（叶酸、维生素 C、B 族等）、脂肪酸、甘油三酯，以及部分单糖，小肠中段吸收部分单糖和大部分氨基酸，小肠远端（回肠末端）则对胆盐和维生素 B_{12} 有选择性吸收作用。因此，D-木糖排泄率也只能反映空肠的吸收状态。如果其他部位的吸收功能异常，就不能用 D-木糖排泄率这个指标来衡量，可以用 ^{14}C-甘氨胆酸—呼气试验（反映回肠吸收功能状态）、UB_{12} 吸收试验（反映回肠下段吸收功能状态）、^{131}I-甘油三酯及 ^{131}I-甘油吸收试验（反映脂质的吸收）、类脂定量测定和脂肪吸收试验（反映脂肪吸收状态）来共同反映小肠吸收状况，这些指标与脾虚证的关系有待于进一步探讨。

3. 胃肠运动及其电活动　脾气虚与胃肠运动及其电活动的关系，近年来研究较深入，研究认为，脾虚患者餐后胃电波幅参数明显低于健康者及肝胃不和患者，经健脾方药治疗后趋于恢复正常。尚有学者发现脾阳虚患者的胃排空延缓，提示支配胃的胆碱能迷走神经兴奋能力不足。脾虚者小肠和（或）结肠胀气的出现率明显高于肝胃不和者，提示脾虚者的小肠运动异常。脾气虚便秘患者餐后常不出现收缩性复合肌电，提示推进性结肠运动减弱，肠腔内容物传送延缓。此外，部分脾虚患者胃肠内容物通过过快。

4. 肝胆功能　北京中医研究所从肝胆系统进一步研究脾虚证的生理病理机制，选择血清甘胆酸为指标，对诊断有慢性胃炎或胃溃疡的 93 例患者（其中脾虚证 56 例，脾胃湿热证 16 例，肝胃不和证 21 例）进行了血清甘胆酸含量测定，结果脾虚组血清甘胆酸含量低于正常对照组（P<0.05），肝胃不和组则升高，与正常人组比较 P<0.05。

从以上的研究资料可以看出，脾虚患者存在着不同程度的消化系统功能障碍，包括消化、分泌、运动、吸收功能等几个方面的紊乱。但是，我们应该注意的是：①上述的研究工作还是初步的，研究涉及的病种不多，多集中在消化系统的疾病方面，是否其他系统的脾虚证同样会出现这些现象，仍然有待于深入探讨。因此，只能说是发现了部分现象，对于规律、本质性的内容揭示得还很不够。②同一指标，各地的报告有时很不一致，要仔细分辨引起这些差异的原因何在，是在实验方法的控制方面存在问题，还是在脾虚证本身在不同阶段所特有的现象，值得考虑。③目前尚无一致公认的统一辨证标准，虽为脾虚证，但是影响辨证标准掌握的因素太多，这也可能是导致结果差异的原因之一。

（二）神经系统功能

“脾主思”，“脾藏意”，脾的功能活动与精神意识活动具有密切关联。近几十年来，研究者们从神经系统特别是植物神经系统功能状态探讨脾的本质特征，取得了一些可喜的成绩。

为了探讨大脑皮层功能变化在脾虚发病中的意义和作用，初步对比了脾虚患者与正常人大脑皮层体感诱发电位的差异，结果显示在脾虚患者大脑皮层体感诱发电位有一系列的改变：①波型不稳定；②各波峰潜时间长；③各波波幅减少；④可重复性差；⑤两侧的诱发电位对称性差。这提示脾虚病人的大脑皮层呈现广泛的功能减弱。

脾虚状态下植物神经系统的功能状态一直受到研究者的重视。在早期的研究中，一些单位研究发现脾虚患者的真性胆碱酯酶增高，血压偏低，脉搏减慢，同时临床植物神经功能检查（卧立、立卧试验、眼心试验等）表现为副交感神经功能偏亢现象。并且脾虚患者指尖复温时间延长。故认为植物神经性体温调节中枢或血管运动中枢功能失调，可能是脾虚四肢不温的病理生理学基础。但是，运用这些检查植物神经系统的方法探讨脾虚实质，可能存在不足，因为这些检查方法是以心血管反应为主，而脾胃病患者是以消化系统的功能障碍为主，虽然脾虚证的实质也可能包括心血管系统功能的变化，但终不能包括消化系统功能障碍的表现，所以很难说这些指标对脾虚患者的诊断能有多大的意义。为了克服上述不足，一些研究者试图从消化器官的功能变化推测脾虚病人的植物神经功能状态，同时采用一些计量指标来反映其植物神经功能状态。

1．唾液淀粉酶活性　唾液的分泌主要受植物神经系统所控制，虽然目前植物神经在唾液腺中精细分布的看法仍不一致，但比较肯定的是副交感神经兴奋时促使大量清稀唾液分泌及淀粉酶的合成和分泌。目前认为，在安静情况下，唾液的不断分泌主要是由于腺体中不断有少量乙酰胆碱分泌的结果。提示支配唾液腺的副交感神经功能偏亢。但是在酸性负荷作用下，唾液中酶活性降低，同时唾液流率的增加也不及正常人，这说明脾虚病人的副交感神经应激能力低下。值得注意的是：支配唾液腺的植物神经与支配内脏的植物神经其中枢起源有明显差异，支配唾液腺的副交感神经，其节前纤维分别起自延髓的上唾液核和下唾液核，而支配内脏的迷走神经中的副交感神经，起自延髓迷走背核和疑核，其起止点不同，目前尚不清楚支配唾液腺的副交感神经功能状态与支配内脏的副交感神经功能状态之间是否有关联，如果有关联，则可以用反映支配唾液腺的副交感神经功能状态指标来反映内脏副交感神经功能状态。如果不存在关联，那么即使支配内脏的副交感神经有异常，唾液淀粉酶的活性比值也不会变化。王建华曾用胃电波幅来反映迷走神经功能状态，结果提示，脾虚患者副交感神经功能低下，其应激力亦低下，这一结论与脾气虚患者由唾液淀粉酶活性比值下降得出的结论有差异，其活性比值下降，说明副交感神经功能偏亢，应激力低下。从这一角度去分析，两组指标的反应是不同的。这一点值得我们去深入探讨。

2．胃电　脾虚病人无论是进食前或进食后，其胃电波幅均较正常人为低，提示脾虚患者的副交感神经功能偏亢，其应激能力也低下。这一点我们在前面已经有论述，不再重复。

3．乙酰胆碱　血中真性胆碱酯酶含量　副交感神经的化学递质为乙酰胆碱，运用测定其化学递质的含量可以反映其神经功能状态。当副交感神经功能偏亢时，胆碱酯酶增高与乙酰胆碱的增多平行，测定脾虚病人血中乙酰胆碱含量，方法有待改进，血中真性胆碱酯酶活性测定，目前虽然运用较多，但能否作为反映脾虚患者副交感神经功能状态的指标，仍需做更多的工作。

4．皮肤电位　皮肤电位是反映交感神经中枢机能的一个灵敏指标，脾虚患者无论是在安静状态或受冷刺激时，其皮肤电位均低于正常人。

5．尿中VMA含量　去甲肾上腺素是体内一种重要的神经介质，最终经代谢后以苯乙醇酸（VMA）形式排出体外。测定VMA含量可以反映交感神经的兴奋水平。研究结果表明，脾虚患者尿中VMA含量明显低于正常人，提示其交感神经末梢释放的去甲肾上腺素减少，从而反映脾虚患者交感神经的兴奋水平较正常人低。此外亦有以影响多巴胺转化成去甲肾上腺素的多巴胺羟化酶为指标反映交感神经的功能状态的，脾虚患者在治疗前其活性偏低，治疗后有所上升。

6. 血中cAMP、cGMP含量　正常情况下，血浆和组织中的第二信使cAMP和cGMP含量相对稳定，并保持一定的比例，当其中一种含量变化或二者比值改变时，细胞功能也随之改变。多年的研究结果显示脾虚状态下cAMP、cGMP含量变化并不一致，初步的结论为：脾虚患者血浆中cAMP含量较正常为低，cAMP与cGMP比值亦较正常为低。

综观反映脾虚状态下植物神经功能紊乱的主要研究，可以得出这样的结论：脾虚状态下交感神经功能偏低，副交感神经功能偏亢；交感与副交感的应激力低下。

（三）内分泌系统功能

从内分泌系统功能探讨脾本质特征是一项很有意义的研究，初期的研究工作集中在肾上腺、甲状腺功能的测定方面。早在70年代后期，南京医学院等就开始采用尿17-羟皮质类固醇为指标研究脾与肾上腺皮质功能的关系，发现脾虚患者24小时尿17-羟皮质类固醇与尿17-酮皮质类固醇排出量较正常人为低，并且脾阳虚者较脾气虚证更为低下（内部资料）。近来又测定了多病种脾虚证的尿17-酮和尿17-羟排出量，发现这两项指标在脾虚状态下都有所下降。对于基础代谢率的降低及反映甲状腺功能的另一指标蛋白结合碘含量亦有下降，以此来反映脾虚证的特征，有人认为其意义不大。随着对胃肠道激素的研究逐步开展和不断深入，有关胃泌素、胰泌素、胆囊收缩素、蛙皮素、舒血管肠肽等与脾脏气虚证的研究正逐步开展，结论不一致，仍有待深入研究。

（四）代谢功能

有关代谢功能方面的研究主要集中在一些代谢过程中必须的酶以及部分微量元素的量的改变方面。

王清云等发现脾胃气虚患者血清异柠檬酸脱氢酶（ICD）活性较正常人降低（$P<0.01$），用香砂六君子汤治疗可使其上升，但仍未到达正常水平。脾虚患者血清ICD的活性降低，提示由于ICD活性降低导致体内的还原型辅酶Ⅱ来源减少，从而使脂肪酸合成下降，引起能量代谢障碍。

脾虚症状的产生也可能与体内某些微量元素的变化有关。有报道慢性肝病脾虚患者血中铜、锌含量降低，锌、铜都参与酶的生化代谢，其变化则引起各种生化反应紊乱而产生各种症候。

（五）免疫系统功能

根据中医学有关脾胃生理及病理的论述，提示脾可能与免疫有关。其研究重点主要集中在以下几个方面：

1. 脾与细胞免疫　在70年代中后期，一些单位在开展中西医结合防治慢性支气管炎工作中，通过玫瑰花环试验、外周血淋巴细胞计数、T淋巴细胞转化率、植物血凝素（PHA）皮肤试验等发现本病脾虚患者细胞免疫功能低下，经治疗后上述指标趋向正常。80年代以来，研究方法有所提高，孙弼纲等将内科住院病人分为脾虚与非脾虚2组，以外周血淋巴细胞计数、PHA皮试、总E玫瑰花结形成细胞比率及活性E玫瑰花结形成细胞比率为指标，发现脾虚病人细胞免疫功能有明显减退倾向。其降低程度与脾虚患者的贫血、低蛋白血症的严重程度呈正相关，提示脾虚患者细胞免疫功能低下与脾失健运关系密切。慢性支气管炎、消化性溃疡、慢性非特异性结肠炎、慢性肝炎的脾虚患者亦见类似的情况。

邝贺龄等以方形毛细血管式电泳方法对脾气虚证患者进行了淋巴细胞电泳观察，发现脾气虚组的淋巴细胞电泳率明显低下。淋巴细胞电泳能力的降低，说明淋巴细胞活力下降，这可能是脾气虚证患者免疫功能低下的机理之一。

2. 脾与体液免疫　孙弼纲等研究了内科住院的脾虚与非脾虚2组病人的部分血浆免疫球蛋白含量，发现2组间并无显著差异。部分研究人员还研究了消化性溃疡及慢性结肠炎脾虚患者唾液中SIgA含量，发现脾虚者含量升高，夹湿者更为明显。经治疗后，随着临床情况的好转，含量有所下降。设想脾虚者唾液中SIgA含量增高，可能是由于脾虚患者肠道屏障功能减弱，肠道中较多未消化的食物蛋白或致病因子等抗原侵入粘膜刺激淋巴组织所致。

3. 脾与人类白细胞抗原（HLA） 中医学认为证的出现与个体体质有一定的关系。HLA是人类重要的免疫遗传标志之一，与机体的免疫应答对疾病的易感性有密切关系。广州中医学院曾进行了脾虚证与HLA关联的初步研究，发现脾虚证与HLA-B_{22}有显著关联，而所观察的主要病种消化性溃疡、慢性胃炎、慢性肾炎等均未发现与HLA-B_{22}有关联。这说明脾虚的本质可能与免疫遗传因素有一定的关系。

（六）病理形态学改变

近几十年来有关脾虚证的研究主要集中在功能方面，晚近才对形态学的变化予以重视。第一军医大学研究报道：溃疡病脾胃虚寒型大致相当于炎症活动程度减轻趋向愈合过程者。广州中医学院在262例溃疡病患者胃镜检查中发现：84.3%的病人溃疡病灶都有不同程度的炎症活动，即使属脾虚证者也有50%左右病人的溃疡灶存在炎症活动。

郭庆等通过对728例脾胃虚弱和296例肝胃不和型胃脘痛病人的胃粘膜多部位活检，发现两组浅表性炎症，因有腺体萎缩、肠上皮化生及非典型性增生等在病变的部位和程度上，前者均重于后者，差异具有显著性意义。华培显等对胃切除标本进行病理切片分析，发现术前辨证为脾胃虚寒患者的胃标本存在广泛不同程度的慢性炎症，85%的病例标本有慢性萎缩性胃窦炎。对慢性脾虚泄泻患者结肠粘膜进行检查，除有慢性炎症外，还可见粘膜嗜银细胞增多，间质充血及浆细胞、淋巴细胞、肥大细胞增加，故认为本病的发生与机体的变态反应有关。

许长照等通过光镜、电镜和组织化学方法对脾虚与非脾虚患者的十二指肠标本进行了观察，发现脾虚组碱性磷酸酶和酸性磷酸酶在十二指肠绒毛部分功能增强，而顶部减弱，微绒毛稀疏，缩短，绒毛上皮细胞间隙宽，杯状细胞、内分泌细胞、隐窝处低分化细胞、上皮内淋巴细胞浸润及固有膜各种炎症细胞均增多。与非脾虚组和正常组比较 $P<0.05$。刘氏等通过扫描电镜观察表明，脾胃气虚者胃粘膜上皮细胞萎缩变平，微绒毛减少，胃小凹变形。胃粘膜壁细胞线粒体数目减少、肿胀，嵴膜明显损伤，主细胞酶原颗粒减少。上述改变在肝胃不和患者不明显。运用电镜图象立体定量分析方法，观察到脾虚患者外周淋巴细胞的改变与正常人相比，细胞明显增大，细胞核常染色体的比例增多，核仁变大，线粒体体积增大，粗面内质网增多。经六君子汤治疗后，上述改变恢复正常。

脾虚证的病理形态学研究近年来已经有了很大的进展，这是令人欣喜的。但是，有关形态变化与功能改变的同步观察仍然做得不够，如果进行同步的深入研究，可能从更深层次揭示脾虚证的本质特征。

四、脾气虚证的动物实验研究

为进一步深入研究脾气虚证的实质，阐明中医药的作用机制，中西医结合开展实验研究是很必要的。

（一）脾气虚证动物模型

借助动物实验的方法来研究中医的理论问题，有着临床研究所不能比拟的优势，那就是它可以严格控制实验条件，按照预定的设计者做各种客观的观察及定量分析。即使对机体有害的因素也可进行研究。

当然，对于“证”的动物模型的争论尚在进行，如何统一认识，目前还有困难。考虑到关于“证”的模型的探索为时尚短，这种争论是很自然的。即使是现代医学常用的各种疾病的动物模型，也和临床上人的情况有相当的距离，但这并不否定其在医学研究中的重要作用。动物模型即使复制得和临床的“证”非常近似，也还有很大的局限性。几乎所有的研究者都承认，动物和人毕竟不同。动物实验中所证实的东西必须与临床结合起来分析才有参考意义。否则，很可能要出现严重的错误。这也是现代医学研究中的基本原则之一，更何况我们将其用于中医理论的研究。

根据中医理论复制动物模型：

1.“泻剂”脾虚证动物模型 用泻下法致脾虚是脾虚证模型最常用的造模方法。其中，绝大多数均为苦寒泻下。《脾胃论》：“大忌苦寒之药伤其脾胃”。《杂病广要》引《本草经疏》：“脾虚、忌下、降泄、破气。”临床过用苦寒泻下及苦寒常致脾胃气虚阳虚。

苦寒泻下法中最常用药物为大黄、芒硝、番泻叶、大承气汤、蓖麻油、玄明粉等。

常用造模动物有昆明种小鼠、Wistar 大鼠、叙利亚种金黄地鼠、兔、驴等。大黄、芒硝等中药以水煎剂灌服，用药量 16～52g/d·kg 不等，造模时间一般为 5～40 天。

造模后的动物常表现便溏脱肛，纳呆，腹胀，消瘦，四肢不温，毛枯槁，畏寒，活动频度下降，耐寒力降低，游泳时间减少，肛门红肿，萎靡，蜷卧，体重降低。有称应用玄明粉者体重升高，体温降低，或有死亡。

双耳发光强度下降，百会穴、双耳、双腋下、双天枢穴、双足三里穴体表温度下降，上述经穴体表电阻值下降，耳部发光强度失衡。上述指标的变化与脾虚状态密切相关。

大黄脾虚模型是我国最早的脾虚模型之一，应用时间长，比较普及，并积累了较多的实验研究资料。

(1)脾虚证动物模型消化系统功能的变化：用番泻叶制造 Wistar 大鼠脾虚模型，证实了脾虚证发生时 D-木糖吸收率降低。香砂六君子汤对脾虚动物模型的治疗，使 D-木糖吸收率恢复正常。用大黄煎剂制造大鼠脾虚模型，正常组喂蒸馏水，治疗组脾虚动物喂健脾益气汤治疗，自然恢复组脾虚动物喂蒸馏水作自然恢复。实验比较了脾虚大鼠与正常大鼠的糖、蛋白质、脂类的消化吸收功能，发现脾虚动物三类主要营养物质的消化吸收速率均明显低于正常动物。经健脾益气汤治疗的脾虚动物其糖的消化吸收能力的改善和提高，显著快于自然恢复组动物，证明健脾益气汤确有疗效。

另外，还有人报导脾虚证动物血清淀粉酶、胃蛋白酶活性下降，经硝酸毛果芸香碱刺激后唾液分泌量增加等。

(2) 脾虚证动物模型消化道粘膜的组织化学观察：胃粘膜的组织化学观察：中医认为：劳倦伤脾而及于胃，饮食伤胃而及于脾。本实验从胃粘膜的组织化学方面验证了脾胃相关的论点。结果显示，脾虚后的动物胃粘膜中，主细胞、壁细胞和上皮细胞的 RNA、DNA 反应，琥珀酸脱氢酶 (SDH)、单胺氧化酶 (MAO) 及碱性磷酸酶 (AKP) 的酶活性变化有显著减弱现象，标志这些细胞内的合成代谢和能量代谢有所损坏。四君子汤适用于脾胃气虚引起的“脾虚”泻泄的恢复。结果表明，四君子汤对主细胞酶活性加强更为显著，为四君子汤对大黄致虚后复健问题提供了依据。

胃粘膜酶组织化学观察：结果表明，实验组胃底腺壁细胞中核苷酸酶 (NSE)、SDH 和碳酸酐酶 (CA) 的活性明显低于对照组。实验组壁细胞中 NSE、SDH 活性降低，说明壁细胞的代谢活动降低，CA 活性减弱，表明合成和分泌胃酸的功能低下，并可能影响到胰腺的分泌和导致了胃肠激素的失调。实验组胃壁细胞的这些变化可能是脾虚证消化功能障碍的一个重要因素。

胃粘膜内分泌细胞变化的免疫组织化学研究：结果表明，HE 染色标本中，实验组与对照组相比，未见异常变化；胃泌素细胞主要分布于胃幽门窦粘膜中，胃泌酸区未见此种细胞，实验组与对照组相比，实验组弱阳性细胞较多，强阳性细胞比对照组少，提示实验性脾虚时，胃泌素细胞分泌活动可能较弱；5-HT 细胞也多分布于胃幽门窦粘膜中，胃泌酸区很少并散在，结果表明实验组的 5-HT 弱阳性细胞比对照组多，强阳性细胞增多，提示实验性脾虚证时 5-HT 的分泌活动较活跃。

十二指肠粘膜内分泌细胞变化的免疫组织化学研究：结果表明，与对照组相比，脾虚组 5-HT 中等阳性细胞增多，强阳性细胞减少；生长抑素强阳性细胞较多，中等阳性和弱阳性细胞无显著差异；两组的胃泌素细胞无意义。这些结果提示脾虚组 5-HT 分泌显著增高，生长抑素分泌明显下降，胃泌素可能分泌略低。

小肠粘膜内分泌细胞变化的免疫组织化学研究：结果表明，与对照组比较，实验组的小肠显著充气，肠壁较薄，粘液增多，但两组的小肠粘膜结构未见明显差别。在小肠上段和中段的肠绒毛上皮和肠腺上皮中均可见少量散在的胃泌素细胞，与对照组相比，实验组小肠上段胃泌素强阳性细胞较少，但弱阳性细胞增多。小肠中段与对照组相比，实验组胃泌素强阳性细胞略少，无统计学意义。小肠下段未见阳性胃泌素细胞。5-HT 细胞的分布与胃泌素细胞基本相同，与对照组比较，小肠上段 5-HT 强阳性细胞和弱阳性细胞都增多。小肠中段与对照组相比，无统计学意义。两组的小肠下段相比略有差异，但也无统计学意义。本实验结果表明，实验性脾虚证中，胃泌素和5-HT的分泌可能有不同程度的下降。

结肠粘膜内分泌细胞变化的免疫组织化学研究：结肠粘膜内分泌细胞的分泌活性分为强阳性、中等阳性和弱阳性3种，细胞分泌活性的3级分类标准与本研究的其他各题相同。5-HT细胞较大，主要存在于肠腺细胞之间。胃泌素细胞相当少。实验组与对照组相比，5-HT细胞的数目和免疫反应物都显著减少，但无统计学的显著性差异。胃泌素细胞因数目少，未做统计学分析。本研究结果表明，实验组结肠5-HT细胞的分泌活动可能有轻度增加。

（3）脾虚证动物模型胰腺细胞代谢及功能变化的研究：本实验通过研究胰腺细胞核糖核酸、蛋白质合成功能及血清淀粉酶活力的变化，以探讨脾虚实质。RNA合成功能的变化与核固缩和核周腔变化规律有联系和统一。实验测得“脾虚”动物^{3}H-Leu掺入，胰腺活性显著降低，表明其合成消化酶的功能随致虚时间的延长而低下。当给动物四君子汤后，其胰腺合成消化酶的功能显著升高，表明由于“脾虚”，胰腺酶原细胞粗面内质网减少，肿胀和核糖核蛋白体显著减少，而四君子汤能使胰腺恢复合成消化酶的功能，达到动物复健。

血清淀粉酶活性随着“脾虚”症状的出现和发展，到一定阶段时血清淀粉酶活性显著下降，与胰腺细胞结构受到损害，其合成和分泌消化酶的功能显著降低的变化相一致。停喂大黄后，服用四君子汤可以阻止血清淀粉酶活性继续下降，且有加速其恢复正常作用，这与四君子汤能改变胰腺细胞超微结构和促进RNA蛋白质的合成是一致的。

胰腺内分泌细胞的免疫组织化学研究：本实验结果表明，实验组与对照组相比，胰岛素分泌升高，胰高血糖素和生长抑素分泌显著下降，胰岛这3种激素的变化与“脾虚”引起的消化功能障碍密切相关。

（4）脾虚证动物模型超微结构的研究：结果表明，实验组动物的十二指肠粘膜表面突起的绒毛顶端的上皮有面积大小不等的破溃，甚至脱落。未脱落部分的微绒毛，透射电镜下呈若干膨大或缩小，微绒毛表面的细胞膜结构大部消失。加味四君子汤治疗后可见脾气虚证动物十二指肠粘膜，恢复了完整绒毛的结构。微绒毛的纵断或横断面显示的结构与正常的无明显差异。自然恢复的脾气虚证动物十二指肠粘膜绒毛顶端上皮的破溃部位比造模6周形成脾气虚证时有所缩小。微绒毛结构与脾气虚时相似。已知微绒毛与吸收作用的关系很密切，因此，微绒毛的脱落和结构改变，可被认为是脾气虚证的超微结构基础之一，加味四君子汤的健脾功效可认为是与促进肠粘膜吸收上皮及其微绒毛的恢复有关。

（5）脾虚证动物模型肌肉运动功能方面的改变：肌糖元是肌肉内能源的重要贮存方式。实验结果提示，脾虚证动物出现的肌肉消瘦、四肢乏力畏寒等症状可能与肌肉能源贮备不足有关，脾虚证动物的肌糖元贮量减少的原因可能就是其运化功能失调所致。健脾益气药物对肌肉能源贮备及营养状况有恢复作用。

探讨“脾主肌肉”的超微结构基础，发现脾气虚证动物的骨骼肌，线粒体变化明显，呈肿胀，膜结构破坏，线粒体嵴部分消失，糖原颗粒显著减少，而肌原纤维的肌丝以及Z线、M线和A带、I带等结构还保持近似正常的结构。加味四君子汤复健的脾气虚证动物的骨骼肌，肌原纤维中的线粒体排列整齐已恢复正常，膜结构完整，线粒体嵴以及肌丝的结构也正常，糖原颗粒丰富。自然恢复的脾气虚证动物的骨骼肌，线粒体的结构比造模刚结束时有所恢复，但线粒体大小悬殊，糖原颗粒较正常稀少。研究结果从细胞器的微细结构变化论证了中医理论认为“脾主肌肉”以及“邪在脾肾，则病肌肉痛”的论点。

对脾虚证动物心肌的超微结构进行研究证明，脾气虚证动物左心室心肌纤维，在电镜下所见的超微结构主要改变是线粒体。部分线粒体明显肿胀，线粒体嵴断裂，基质电子密度低，部分线粒体嵴的结构呈不同程度破坏，糖原颗粒减少。用加味四君子汤复健动物的左心室心肌超微结构显示线粒体嵴的膜结构完整，线粒体大小正常，糖原颗粒的密度以及肌原纤维的肌丝等结构与正常心肌无明显差别。自然恢复的脾气虚动物的左心室心肌纤维，在电镜下线粒体的结构比脾气虚证时有明显恢复，基本上看不到明显肿胀的线粒体，但仍可见部分线粒体的嵴有缺损，基质略致密。糖原颗粒与虚证时所见无明显差别。心肌收缩活动时能量消耗大，机体机能状态发生变化时，尤其是能量代谢障碍时，会反映到心肌细胞的功能和结构的变化，说明中医“脾”的功能与机体能量吸收以及细胞内的能量代谢密切相关。

(6) 脾虚证动物模型的病理及组织形态学的研究：结果表明，造模组动物极度消瘦、皮毛枯萎、疲乏无力、反应迟钝、体重减轻；各实质脏器萎缩、重量减轻，服用四君子汤或自然恢复后，上述各实质脏器重量增加，与正常对照组动物无明显差异。镜下观察到造模组动物各实质器官细胞萎缩，尤其是胸腺皮质和髓质明显变薄，淋巴细胞排列分散稀疏；脾脏中央动脉鞘周围和淋巴滤泡中心淋巴细胞数量减少，脾索增粗；肝细胞体积缩小，肝板变薄，肝窦增宽；心肌细胞萎缩变小，间质增宽；肾上腺髓质明显增生。四君子汤组与自然恢复组动物上述改变得以恢复，与正常对照组动物无明显差别。

脾虚证动物模型血小板形态学的研究：结果表明脾虚证造模过程中由于实验动物分组不同，所处环境各异，影响了血液流变学，虚证时血液粘度有些增高，血小板本身也受到影响，在形态学上有所改变，在排列上也不同于对照组与复健组，它们略微有些聚集。但是，这些是否是脾气虚证引起的特有变化值得进一步研究。

脾虚证动物模型睾丸的形态学和组织化学研究：结果表明脾虚证动物曲细精管基膜对RNA—DNA反应呈阴性，有明显断续，示酶分布不均匀。管腔中精子数较正常组的减少。生精细胞及精子染色浅；复健动物对以上变化有所恢复；自然恢复动物的曲细精管基膜着色仍有断续，反应亦较复健动物弱。脾虚动物曲细精管的管壁基膜对碱性磷酸酶（AKP）反应有明显断续，并示酶分布不均匀，细胞质呈阳性反应，着色颗粒较正常组少。复健动物曲细精管管壁对AKP反应仍不均匀，酶反应在管壁中的分布多于脾虚动物，且着色较深。脾虚动物生精细胞质中着色颗粒减少，曲细精管管壁着色有断续，示酶分布不均匀，生精细胞不规则；复健动物对以上变化有所恢复；自然恢复动物的生精上皮与间质细胞的酶反应较复健动物弱。脾虚动物曲细精管管壁的基膜对MAO反应呈阳性，基膜有断续着色，示酶分布不均匀，生精细胞松散，各种细胞对MAO反应较弱；复健动物曲细精管基膜对MAO呈阳性反应，但有不明显断续。总之：脾虚动物睾丸曲细精管变薄，RNA—DNA反应减弱，SDH、MAO及AKP亦有减弱现象，而用四君子汤可以复健。

脾虚动物模型卵巢的形态学研究：结果表明，实验第8天，卵巢外形对照组与造模组均为肉红色，表面光滑，处于幼稚状态，但对照组的卵巢明显大于造模组。实验第16天，对照组与四君子汤组的卵巢呈白色，表面不光滑，且其体积大于另外2组。长期大黄组的卵巢仍为肉红色，表面光滑，处于幼稚状态。自然恢复组的卵巢未见明显恢复。

卵巢发育情况：脾虚组卵巢处于萎缩状态，发育不佳，未见黄体。有许多刚形成的初级卵泡，其靠近卵巢基膜。次级卵泡少而且小，未在卵巢表面形成突起。闭锁卵泡多存在于发育早期。卵巢基质中血管少。复健组的卵巢及卵泡的发育与对照组情况接近，其中有些卵泡发育得更好些。自然恢复组卵巢的发育略强于脾虚组。

(7)脾虚证动物模型免疫机能状态的观察：中医学认为“脾为后天之本”，“四季脾旺不受邪”。在中医基本理论指导下，结合免疫功能的检测方法，对脾虚证动物模型进行了造模前后及复健过程的动态研究。结果表明，造模期脾虚动物的免疫器官胸腺、脾脏、肠系膜淋巴结及外周血T淋巴细胞的分化增殖功能下降，明显低于对照组，E玫瑰花环形成率降低，中枢免疫器官胸腺较脾脏及淋巴结受抑制的作用明显，而且复健后恢复也慢。白细胞介素-2的效应随稀释度增加而下降。血清IgG含量降低，唾液中分泌型IgA含量有所增加。非特异免疫反应溶酶体酶、溶菌酶活性及免疫复合物均降低，血清及胞内的酸性磷酸酶（ACP）活性增加。健脾方剂四君子汤对脾虚证模型动物有一定的免疫调节作用。

对巨噬细胞和白细胞胞内 ACP 含量变化进行观察的结果表明，白细胞和巨噬细胞胞内 ACP 在造模期间升高，其原因可能由于致虚因素的作用而使机体细胞内 ACP 有代偿性增高。在复健后 ACP 含量降低，由于四君子汤对机体的免疫调节作用而使复健组较自然恢复组更接近对照组水平。

以 α-醋酸萘酯（ANAE）标记 T 淋巴细胞是近年来在国外发展的一种新方法，并且已经在临床和实验免疫学中起到重要作用，在国内亦已开展应用，此法简便、快速、重复性好，特异性较强。实验结果表明，脾虚证动物外周血 ANAE 标记的 T 淋巴细胞明显下降，反映出脾虚证动物的细胞免疫功能下降。应用四君子汤复健后，ANAE 标记的淋巴细胞有显著升高，说明中药四君子汤对机体的特异性免疫细胞有明显的促进作用。

（8）脾虚证动物模型内分泌系统功能状态的观察：胃泌素对胃肠道有广泛的营养及调节作用，正常情况下，空腹血浆胃泌素主要来源于十二指肠上部内分泌细胞。脾虚证动物血浆胃泌素水平降低，提示此时胃泌素对胃肠道调节功能减弱。这或许与致虚过程中小肠内分泌细胞的结构及功能受到破坏有关。上述结果说明，脾虚动物在致虚过程中，胃泌素变化相对比较敏感。

舒血管肠肽（VIP）主要存在于肠壁的肌间神经丛和粘膜下神经丛及肠壁平滑肌层，肠上皮细胞内 VIP 含量很少。大黄致虚第 9 天动物，全层结肠 VIP 含量明显增高而粘膜层未见增高，提示此时增多的 VIP 主要积蓄于肠壁神经丛内，可能是此时动物植物神经功能紊乱的一种表现。继续致虚至 18 天，粘膜层 VIP 含量才见升高，可能是积蓄于神经丛内的 VIP，进入到上皮细胞，加重脾虚的泄泻症状。

（9）脾虚证动物模型红细胞膜化学成分变化的观察：红细胞膜上存在着碳酸酐酶，它具有酯酶活性，同时能促进 CO_2 的跨膜运输。碳酸酐酶系统能调节阴离子的平衡，对维持人体内的酸碱平衡起着重要的作用。碳酸酐酶能使由细胞呼吸生成的 CO_2 分子运送到肺脏排出，因此碳酸酐酶的活性直接影响着 CO_2 的排出量。脾气虚证发生时，有少气懒言、面色苍白，出现的缺 O_2 现象不是由于碳酸酐酶活性降低，使得 CO_2 不能生成 HCO_3^- 所致，而可能是由于 HCO_3^- 离子不能跨膜转运的结果。

红细胞膜糖蛋白末端残基含有唾液酸，它参于细胞识别，粘着和接触抑制，它在清除衰老细胞过程中起着关键的作用，红细胞膜唾液酸含量的减少会促进溶血，还可改变抗原抗体的性质。通过研究脾气虚证动物红细胞膜唾液酸水平的变化，发现四组动物（对照组、模型组、四君子汤复健组和自然恢复组）之间无显著性差异。

许多生命活动与 Na^+、K^+、Ca^{++} 等离子在细胞膜上的转运有关，而负责这些离子主动转运的 Na^+-K^+-ATP 酶等离子泵在工作时，需要 ATP 供给能量。无论是 ATP 合成不足或是 ATP 消耗过多，都可使这些离子泵由于失去能源供应而不能正常工作，从而造成离子的主动运输无法完成，细胞膜通透性异常，进而还会出现细胞变形，从而引起一系列功能障碍。用生物发光的方法测定脾虚证动物的红细胞膜 ATP 的含量，结果表明模型组与正常组之间未见显著差异。正常对照组、四君子汤复健组以及自然恢复组之间亦未见显著性差异。

总之，脾虚证动物模型红细胞膜的酶和唾液酸水平与正常对照组比较，均无明显差异。

2. “饮食失常”脾虚证动物模型　这类脾虚证动物模型包括限量饮食脾虚模型、饮食失节脾虚模型、劳倦过度加饮食失节脾虚模型、劳倦过度加饥饱失常脾虚模型、饥饱失常脾虚模型、耗气破气加饥饱失常脾虚模型等多种。造模方法大同小异。根据中医《难经・八十一难》：“饮食劳倦则伤脾。”《脾胃论》：“今饮食损胃，劳倦伤脾，脾胃虚。”“此病皆由饮食劳倦损其脾胃。”李东垣：“人在围城中，饮食不节，乃劳役所伤……其朝饥暮饱，起居不时，寒温失所，动经三两月，胃气亏乏久矣。”现代有关文献也指出：“由于素体虚弱，劳倦与饮食不节等，内伤脾气，导致脾胃虚弱。”

常用造模动物有昆明种小鼠、Wistar 大鼠、SD 纯系大鼠、兔、驴等。例如：破气苦降中药加饮食失节所致大鼠脾气虚证模型，Wistar 大鼠 80 只，随机分 4 组，即对照组、造模组、四君子汤复健组和自然恢复组。中药厚朴：枳实：大黄＝3：3：2，散末混合，布包冷水浸泡30分钟，煮沸10分钟，制成100％煎剂，隔天灌胃于模型组动物，每只每天4ml，上下午各1次，喂药当日禁食，次日给足量食。对照组灌以同量蒸馏水，正常饮食，造模期42天。复健方法：炙黄芪：党参：茯苓：炒白术：炙甘草＝2：2：2：2：1，煎煮，灌胃法同上，隔天灌胃于四君子汤组动物，自然恢复组灌以同样量的蒸馏水，两组均以正常饮食，复健期21天。

模型动物造模8天出现体瘦；18天出现竖毛，毛枯不泽、懒动、耳色淡；30天见拱背、溏便粘尾，反应迟钝，尾灰白，与对照组在外观上有明显差异。类似临床脾虚患者脾失健运、精微不生，不能充养皮毛四肢等所致的便溏、疲倦懒言、乏神嗜睡、消瘦、毛发不荣、舌淡面白等现象。但便溏出现较晚，与单味大黄模型泻下致虚不同。用四君子汤复健需8天时间，而自然恢复组则需15天，其他症状体征恢复两组无明显差异。

这类脾虚动物模型，多数出现较晚，继大黄模型之后，应用也是比较广泛的。

（1）脾虚证动物模型消化系统的变化：脾虚证动物模型胃肠粘膜变化的扫描电镜观察：电镜下，造模组大鼠的胃粘膜上皮细胞形状与对照组略同，所不同者，在上皮表面可以看到粘膜上皮细胞有糜烂破溃状态出现。肠粘膜上皮所构成的绒毛表面，上皮细胞破溃脱落，破溃部位多位于绒毛的游离缘，有的绒毛顶端上皮细胞脱落较多，露出固有层的结缔组织。上皮细胞的破溃状态，由细胞表面向内糜烂而脱落，逐渐形成较大的破溃灶。经服用四君子汤复健后，该组动物的胃粘膜上皮较快恢复正常，上皮细胞表面呈半圆之丘状，向管腔面凸出，细胞间之界限十分清楚。肠粘膜绒毛上皮细胞，恢复后排列整齐。自然恢复组大鼠的胃粘膜上皮经过14天之后也已恢复常态，只是在微细结构的排列上似乎不如四君子汤组动物的上皮细胞那样明晰。该组动物的肠上皮已经恢复正常。

脾虚证动物模型肝脏的组织化学变化：肝是人体的最重要的物质代谢的大器官，又是人体最大的一个腺体，具有消化腺的外分泌功能，肝细胞分泌胆汁经胆道转入十二指肠，有助于脂肪的消化和吸收。脾气虚动物肝细胞的糖原、琥珀酸脱氢酶和肝毛细胆管的ATP酶显著降低，有的甚至消失，说明肝脏的功能发生变化，脾主运化功能损失，而且毛细胆管的ATP酶活性降低势必影响到肝细胞分泌胆汁的排泄，以及肝细胞内胆汁的合成。四君子汤能促进脾虚动物肝糖原，肝毛细胆管ATP酶，肝细胞的琥珀酸脱氢酶的恢复。

（2）脾虚证动物模型血液中某些微量元素含量的变化：中医理论认为："脾主运化水谷之精微"，微量元素正是经脾之运化，分布周身，参与体内重要的生理活动。结果表明脾气虚证动物血清锌明显降低，铜/锌比值明显升高，血清铁降低。而健脾方剂四君子汤对上述变化有调整作用，四君子汤治疗组动物的恢复程度优于自然复健组，说明脾气虚证与微量元素铜、铁、锌是密切相关的。

（3）脾虚证动物模型内分泌系统的变化：结果表明，脾气虚证动物模型血浆T_4明显降低，与组织病理学发现甲状腺滤泡萎缩相一致，更进一步证明了脾气虚证与甲状腺功能降低有密切关系。由于甲状腺萎缩，甲状腺素分泌与合成减少，影响线粒体功能，三羧酸循环不能很好进行，能量代谢降低，糖的吸收，蛋白质合成及脂类代谢障碍，使脾虚大鼠机体产热减少，体温明显降低。四君子汤反证组与对照组无显著差异，而与模型组有显著性差异，这一结果表明，四君子汤治疗脾气虚证是有效的。

脾虚大鼠睾丸曲细精管生精细胞层次减少，腔内精子稀少，提示脾气虚弱可影响到睾丸的生精过程，性激素降低，性功能减退。在雌鼠则表现为子宫内膜萎缩，卵泡素生成减少。生殖和内分泌系统的改变表明，脾气虚，肾气受损，生殖功能降低。符合中医"五脏之病，穷必及肾"的理论。

（4）脾虚证动物模型病理形态学的观察：结果表明，脾虚组动物极度消瘦，毛发枯萎，疲乏无力，反应迟钝，体重减轻。心、肝、脾、肾重量减轻，胸腺皮质变薄，细胞数减少，肾上腺皮质相对变厚，皮/髓质比例增大，束状带细胞数量增多，脾小体体积缩小，髓质淋巴细胞分布稀疏，肝细胞体积缩小，肝板变薄，肝窦增宽，心肌细胞萎缩变小，间质增宽。四君子汤组与自然恢复组动物上述改变恢复，与正常对照组动物无明显差别。上述结果提示，脾虚证动物表现为全身性功能下降，免疫功能下降。

脾虚证动物模型电镜下血小板形态学的研究：结果表明对照组动物圆形带小微突者居多，造模组动物五角形或不整形，其周长短突起粗细不等者居多。经服四君子汤后血小板略有增大的趋势，但其形式为圆形或椭圆形无突起者居多。造模后自然复健组血小板形状近似圆或椭圆形，但其周围突起较长，突起的数目不多。以上结果提示脾虚证造模过程中由于实验动物分组不同，所处环境各异，影响了血液流变学，虚证时血液粘度有些增高，血小板本身也受到影响，在形态学上有所改变。

（5）脾虚证动物模型免疫功能的研究：结果表明，造模期脾虚证动物的免疫器官胸腺、脾脏、肠系膜淋巴结及外周血T淋巴细胞的分化增殖功能下降，明显低于对照组，E玫瑰花环形成率降低，中枢免疫器官胸腺较脾脏及淋巴结受抑制的作用明显，而且复健后恢复也慢。IL-2（白细胞介素-2）的效应随稀释度增加而下降。血清IgG含量降低，唾液中分泌型IgA含量有所增加。非特异免疫反应溶酶体酶（B-葡萄糖醛酸苷酶）、溶菌酶活性及免疫复合物均降低，血清及胞内的酸性磷酸酶活性增加。健脾方剂四君子汤对脾虚证模型动物有一定程度的免疫调节作用。

脾虚证动物模型红细胞免疫粘附作用的研究表明，模型组的红细胞发生明显的溶血、萎缩以及颗粒样变化，与正常组对照有极显著差异，四君子汤治疗后则恢复较好，优于自然恢复组，与正常组比较无显著性差异。提示脾虚证动物有细胞能量代谢障碍，进而影响红细胞膜结构与功能的改变，使免疫粘附活性降低。

（6）脾虚证动物模型肌肉能量代谢等方面的研究：结果表明，脾气虚证大鼠骨骼肌超微结构的主要变化是线粒体，呈肿胀、线粒体嵴消失，甚至整个线粒体结构破坏。四君子汤复健的大鼠骨骼肌线粒体结构基本恢复，与自然恢复组相比较，有明显差别。

心肌超微结构定量计测研究结果的数据也呈类似的趋势。以结构正常的线粒体数进行比较，脾气虚组比正常组显著减少，四君子汤复健组比脾气虚组明显增加，而与正常组无显著差异。

平滑肌线粒体电子显微学研究表明：脾气虚组平滑肌，结构正常的线粒体显著减少，结构异常的线粒体显著增加，四君子汤治疗组与正常组相比较，两组数据无显著性差异。

脾气虚组动物膈肌在电镜下可见线粒体肿胀、嵴部分消失，甚至空泡化，失去规则地成对排列状态，肌丝未见明显变化。加味四君子汤复健组的脾气虚动物膈肌超微结构所示，肌原纤维中线粒体恢复了整齐的成对排列，线粒体嵴和膜结构完整，已基本恢复正常，肌丝的结构也正常。自然恢复组动物膈肌的超微结构与脾气虚组相似。

线粒体是细胞内生物氧化的主要细胞器，三羧酸循环，呼吸链电子传递和氧化磷酸化等产生能量的过程都在这里进行。细胞生命活动所需的能量，约有90%来自线粒体。线粒体能经常自我复制，以维持细胞内线粒体数量相对稳定，保证能量供应和物质代谢。

脾虚证动物存在着能源物质不足及利用异常，能量代谢途径的异常以及能量产生不足的现象，这说明“脾虚则肌肉不能生”的一系列临床表现与肌肉能量代谢异常有密切关系。

3．证病结合脾虚证动物模型　这类脾虚证动物模型包括脾虚溃疡型结肠炎动物模型，脾阳虚型腹水型肝癌模型，脾阳虚型实体型肝癌模型，脾阳虚型S_{180}肉瘤模型，脾阳虚型肝损伤模型，脾气虚型创伤愈合模型，脾气虚型胃溃疡模型，脾阳虚型胃溃疡模型，脾气虚型慢性萎缩性胃炎模型等多种。

造模方法：先用耗气破气加饥饱失常或大黄煎剂灌胃法造成脾虚模型，再用病的造模方法。例如通过埋植同种异体结肠抗原和注射异种结肠抗原两种方法制作大鼠脾虚溃疡型结肠炎模型；通过免疫损伤加饮用胆酸法（慢性萎缩性胃炎）和醋酸注射法（胃溃疡）制作大鼠脾虚型胃病模型；通过接种腹水型肝癌细胞（HAC）于腹外侧皮下接种6×10^6个细胞，或3.6×10^4个细胞，或1.2×10^5个细胞，或3.6×10^5个细胞制作小鼠脾阳虚型腹水型肝癌模型；通过腋下皮下接种一块约2立方毫米的裸鼠原发性人体肝癌癌组织，制造小鼠脾阳虚型实体型肝癌模型；通过接种S_{180}瘤种制作小鼠

脾阳虚型 S_{180} 肉瘤模型；通过皮下注射 50%四氯化碳花生油液（1.5g/kg 体重），制作大鼠脾阳虚型肝损伤模型；通过背部皮肤切去 2×2cm 皮块，深至深筋膜，形成创伤，术后观察 21 天，制作脾气虚型创伤愈合模型等等。

这类模型的特点是既有脾虚证的各种表现，又有病的体征，目前应用越来越广泛。陈小野认为有三方面意义：①使中医临床对疾病的辨证论治有相应的动物实验条件，特别是使中医辨证论治新药药理实验有相应证、病结合模型可采用；②使中医动物模型研究克服虚化倾向，特别是避免中医动物模型难以实用的缺陷；③通过证病结合研究以求对疾病研究，证候研究取得进展。

证、病结合动物模型既有脾虚证的特点，例如动物见便溏、消瘦、乏力、体重明显减轻，舌淡嫩苔少，胃粘膜面色淡，小肠功能紊乱及实质损害，营养物质吸收障碍及供给减少，而致机体物质和能量代谢障碍。营养不良可致胃壁等机体组织修复，分化功能障碍，见脾虚动物胃体粘膜上皮 DNA 含量减少等。另外，还有病的特征，例如：

脾虚型溃疡动物：溃疡修复上皮中酸性粘液明显增多，中性粘液减少，反映其分化障碍，上皮及肉芽组织生长不良，舌象呈舌根型化，可能也与营养不良有关，营养不良还会导致胃壁组织细胞防御能力下降，易损性增高。

脾阳虚型腹水型肝癌模型：免疫功能低下，表现在脾淋巴细胞转化率，无论是否去除粘附细胞，对 ConA 反应明显低下。健脾理气合剂（党参、白术、茯苓、八月扎）能减慢脾虚鼠移植性肿瘤生长，肿瘤出现的潜伏期延长。小鼠一般情况良好，食欲增加，活动正常，恶液质出现晚等。

脾阳虚型实体型肝癌模型：脾虚型肝癌肿瘤的 S 期细胞比例最高，增殖指数明显增高，血清甲胎蛋白浓度显著增高。经健脾理气合剂治疗后，以上 3 项指标均降低。

脾阳虚型 S_{180} 肉瘤模型：大黄造型后有典型的脾虚症状出现，例如溏泄、脱肛、纳差、消瘦、体重减轻，毛疏枯槁，移植性肿瘤生长快等。经健脾及滋阴药物治疗后对免疫功能有保护作用。

脾阳虚型肝损伤模型：表现肝小叶结构紊乱，淤血，炎细胞浸润；肝细胞明显肿大，浊肿、脂肪变，空泡变，坏死及肝糖原减少等。超微结构见肝细胞核中常染色质减少。线粒体基质密度下降，糖元颗粒大量减少。肝 SDH 活性，G-6-P 活性明显降低。肝细胞核酸、蛋白质合成能力下降，细胞免疫功能低下等。经和肝助脾饮治疗后，肝脏 SDH、G-6-P 活性增高，肝细胞内核酸、蛋白质、糖元和能量合成增加，提高了肝细胞膜系统的稳定性，增强其抗损伤能力，体重显著恢复。益气健脾方能改善肝组织病变，提高细胞免疫功能。

脾气虚型创伤愈合模型：表现动物在施行创伤手术时易于麻醉，创伤时出血较多，创伤愈合较迟，愈合程度较差。全血维生素 C 值明显降低，肉芽组织羟脯氨酸含量降低。术后 2 周创伤组织超微结构见成纤维细胞呈功能不活跃状态。经加味四君子汤治疗后，体重增加，便溏、毛枯不泽、粘尾等症状消失，伤口收缩较快，收缩幅度较大，创口愈合较早，愈合较好。全血维生素 C 值显著增高，肉芽组织羟脯氨酸含量显著增高。超微结构见成纤维细胞功能较活跃。

4. 借用西药制做的脾虚证动物模型　这类模型有利血平脾虚模型，新斯的明脾虚模型，环磷酰胺动物模型和胆汁氢氧化钠动物模型等。对用西药制做中医“证”的模型，学术界也有不同看法，张启元对制做中医“证”的动物模型提出如下 8 点意见，值得参考。

（1）模型设计要以中医理论为指导；

（2）要从中医临床症状出发，使动物模型呈现出类似临床的症状；

（3）由于中医注重整体，因此在制做模型时要保持机体完整，最好不经手术；

（4）动物应在正常环境中生活，勿处于应激紧张状况下；

（5）如用药物引起某种症状制做动物模型时，最好不用西药，更勿用激素类药；

（6）“证”的模型，应能用对证药物治疗复健加以反证；

（7）要选用食性与人相近的常见的动物类群；

（8）所选用的动物，应以其生活过程中亦

会产生类似所研究的疾患为最佳。

目前，借用西药制做的脾虚动物模型为数不多，现简介如下。

利血平脾虚模型：利血平可耗竭动物体内的去甲肾上腺素，降低脑内或外周神经中单胺类含量，降低交感肾上腺素能神经的功能，使副交感功能相对偏亢，故选用利血平为致虚因素来复制动物模型，并用四君子汤进行治疗，以药物反证法来验证其证型的性质。

实验动物为体重20g～25g的昆明种雌性小鼠。实验分3组：①利血平组：皮下注射利血平0.30mg/kg·d，连续14天，第8～14天灌服水0.2mg/d。②利血平加四君子汤组（简称治疗组）：利血平用量及用法同利血平组，在第8～14天连续灌服25%四君子汤煎剂0.2ml进行治疗。③对照组：每天皮下注射0.1ml生理盐水，连续14天。

利血平组动物一般在给药第5天起出现各种衰弱现象。随着给药天数的延长，这些现象更为明显。表现体重减轻，摄食量明显减少，动物消瘦、腹泻、脱肛、体温低下、耐寒力差，能量代谢低下，拱背、不好动、自由活动度明显减少，痛阈升高，眼睑下垂、毛发疏散等，与临床上的脾虚证症状相似。治疗组动物则表现出由利血平所致的上述各种症状有所改善，尤其是体温、体重、能量代谢、腹泻、脱肛以及离体回肠对乙酰胆碱反应的敏感性等指标的改善更为明显。由此看来，四君子汤有抑制由利血平所致的肠管运动增强的作用，这种作用又与乙酰胆碱反应有关。上述实验结果说明利血平化动物可作为探索中医脾虚证型的模型之一。

新斯的明脾阳虚动物模型：实验动物使用家兔。甲基硫酸新斯的明静脉注射，用药量0.05mg/kg·次。新斯的明与毒扁豆碱相似，能可逆地抑制胆碱酯酶，引起内源性乙酰胆碱积聚，使副交感神经功能偏亢，对胃肠道平滑肌有较强兴奋作用，使胃肠运动亢进，大便次数增多而致腹泻。

胆汁氢氧化钠动物模型：用SD大鼠60只，雌雄各半，体重138±13g。普通混合饲料喂饲。动物自由进食和饮水。造模方法：用胆汁氢氧化钠溶液（其比例为10：1）灌喂，连续85天，正常组喂洁净清水。分组方法：60只动物，10只作对照组，余50只灌喂胆汁氢氧化钠溶液，造型成功后，选其中出现脾虚证动物30只（成功率约60%）。随机分成模型组、治疗组（健脾养胃汤治疗）、自然恢复组，每组10只。

造型结果，脾虚动物饮食量减少，体重减轻或体重不增。脏器萎缩，重量减轻，镜下肝实质细胞体积缩小，肝糖元含量显著减少或缺失。尿D-木糖排泄量减少，胆碱酯酶活性下降，T淋巴细胞总数和分类百分率降低。脾虚动物表现蜷缩、拱背、喜扎堆、体温下降。毛杂乱、色黄、无光泽、粪便溏稀或小而干结、肛周污染严重、舌质淡、眼眯小、懒动等。病理检查发现模型组胃炎及十二指肠炎反应较重，以中重度为主，病变波及全层，并有WBC浸润，为慢性活动性炎症。而对照组胃粘膜及十二指肠基本未见炎症反应。模型组经健脾养胃汤治疗25天后，各项指标均有恢复，且优于自然恢复组。本模型有以下特点：用胆汁氢氧化钠造成大鼠胃肠道器质性病变和功能性紊乱为主的脾虚动物模型；造模时间长（85天），治疗恢复期较长（25天），为慢性造模；模型动物外观症状及各项观察指标与脾阳虚患者的临床见证和其检查结果接近和吻合。

环磷酰胺动物模型：动物用昆明种小鼠，雄性，体重20±2g；Wistar大鼠，雄性，180g～200g。动物随机分组，生理盐水组，每天每只小鼠灌服生理盐水0.4ml。环磷酰胺组，每只小鼠腹腔注射1次或2次，或小剂量14天以上。环磷酰胺加中药组，每天每只小鼠灌服中药0.4ml，同时腹腔注射环磷酰胺。

大小鼠腹腔注射环磷酰胺后，典型症状为活动减少、倦卧、拱背、嗜睡、毛无光泽而枯乱，溏便等，脾气虚表现较为明显，与临床脾气虚证病人少气懒言，倦怠无力，食少纳呆腹泄便溏相似。

血象检查显示白细胞数下降，免疫功能下降，吸收功能下降。以四君子汤为反证药物，比较环磷酰胺模型动物口服四君子汤和六味地黄汤后的变化，结果证实四君子汤能够全面纠正环磷酰胺造成的变化，而六味地黄汤则不能。认为环磷酰胺模型具有脾气虚的性质至少是气（阳）虚的模型，不支持其阴血虚的性质。

五、脾胃阴虚证的研究

脾胃阴虚证是较常见的临床证候，主要临床表现为形体消瘦，面色萎黄或焦枯，口涎减少，齿龈焮红不肿，齿缝出血，口舌干燥，不思饮食，干呕呃逆，脘痞不畅，大便干结，小便短少。舌体瘦小，质红或光剥少津，脉细数。

脾胃阴虚多因温热之邪侵袭脾胃，灼伤阴液，或情志不畅，思虑过度，气结化火，郁火灼伤脾胃阴液所致。

（一）脾阴虚与胃阴虚的鉴别

脾胃乃一膜之隔，脾胃功能互相协调，又互相影响。脾胃阴虚难分而又可分，临床鉴别时需要提纲挈领。理论上，脾阴虚不思食，胃阴虚不纳食。所以，不思食与不纳食是脾阴虚与胃阴虚的辨证根本及依据。脾阴虚多为营阴亏损，易累及其他脏器，胃阴虚是津液耗伤，常由热邪燥动所致，这是鉴别的要点。脾胃阴虚虽然可同时发生，但往往有所偏重，可从以下几个方面进行鉴别：

1. 症状方面　阴虚而偏重运化、升清功能失调，主要表现有口淡无味，饮食减少，唇口干燥，口渴，大便秘结，脘腹灼热、嘈杂感，肌肉消瘦或萎软无力，舌质红、少苔或苔心光剥，脉沉细或弦数。或见口腔糜烂，以及烦热躁扰等症象属脾阴虚；偏于受纳及和降功能失调，主要表现为口渴，多食善饥，或饥不欲食，胃纳减退，口燥干呕，呃逆，胃中热辣，或隐隐作痛，大便秘结，龈红齿衄，午后及夜寐烦燥，舌红无苔，或舌有裂纹而少津，脉细数等为胃阴虚。

2. 病因病机方面　有脾、胃阴虚见症而源于内伤杂病，多偏重脾阴虚；源于外感热病，急、重症伤津，多偏重胃阴虚。

3. 病史方面　有脾、胃阴虚见症，久病病程较长者多偏重脾阴虚，急症病程较短而出现上述见证者多为胃阴虚。

4. 治疗方面　具有纳运功能的障碍和外在表现，虚象明显，又运用补脾气、养胃阴等治疗乏效，而应用滋脾养阴方剂疗效较著者，多属脾阴虚。应用滋养胃阴、养液生津、清热和胃法治疗症状明显减轻者，属胃阴虚。

（二）脾阴虚临床研究进展

1. 脾阴虚证体液免疫机能的研究　人体正气的强弱与脾胃盛衰密切相关。近些年来不少学者从观察免疫机能着手，研究脾虚与机体防御机能之间的关系。

脾阴虚证是脾虚的重要证型。魏睦新等对28例脾阴虚患者的体液免疫机能进行了观察。同时设对照组，从环核苷酸对免疫系统的调节角度、分析了脾阴虚证免疫异常的可能原因。病种主要有：消化性溃疡、萎缩性胃炎、胃神经官能症、口角干燥症等。观察项目有血浆IgG、IgA、IgM和补体C_3的含量，血浆环磷酸腺苷（cAMP），环磷酸鸟苷（cGMP）和血浆总蛋白的含量。脾阴虚组IgG低于正常对照组，两组之间血浆IgA、IgM和C_3的含量无明显差别（表2-28）。15例脾阴虚证患者经用甘淡补脾阴法治疗后，IgG均值从916±248mg%上升到1209±205mg%（P＜0.01）。血浆cAMP含量脾阴虚组低于正常对照组，cGMP显著高于对照组（表2-29）。脾阴虚组28例，血浆总蛋白含量为6.25±0.83g%，正常对照组50例，为7.19±0.53g%。脾阴虚组显著低于正常对照组（P＜0.01）。

表2-28　血浆免疫球蛋白、补体C_3含量比较（$\bar{x}\pm s$）（mg%）

	例　数	IgG	IgA	IgM	C_3
脾阴虚组	28	916±331	181±10	104±55	102±28
正常对照组	20	1254±278	185±73	120±19	91±21
P值		＜0.05	＞0.05	＞0.05	＞0.05

表2-29　血浆cAMP、cGMP含量比较（$\bar{x}\pm s$）（pmol/ml）

	cAMP	cGMP	cAMP/cGMP
脾阴虚组	16.83±2.95（15）	12.58±4.60（11）	1.57±0.71（11）
正常对照组	21.22±6.43（10）	6.81±1.98（10）	3.69±1.56（10）
P　值	＜0.05	＜0.01	＜0.01

以上说明脾阴虚证免疫球蛋白 IgG 降低，提示本证型存在体液免疫功能低下趋势。

人体的免疫机能，受多方面因素的影响，其中环核苷酸的调节，是重要因素之一。一般认为，cAMP 有增加 B 细胞数量和促进抗体的作用；cGMP 则能抑制 cAMP 的刺激作用。脾阴虚证 IgG 降低，推测与本证 cAMP 降低、cGMP 升高、cAMP/cGMP 比值失常有关。此外，本证型血浆总蛋白降低可能也是 IgG 下降的原因之一，因血浆蛋白降低也会减少抗体形成。因此，免疫机能的变化，反映了脾阴虚本质的一个方面。

2. 脾阴虚证消化系统功能的观察　脾的主要功能是“运化”和“统血”。运化包括运化精微和运化水湿两个方面，即消化、吸收食物，产生机体所需的营养物质和水分，并输布到周身。所以，脾和人体的消化系统的关系最为密切。魏睦新等对 30 例脾阴虚证患者和 40 例正常人的消化系统的某些功能进行了观察，并取得了一定结果。病种有消化性溃疡、胃神经官能症、慢性肠炎、夏季热及白细胞减少症等。

观察的指标有：唾液淀粉酶活力比值测定（凡酸刺激后酶活力上升者，活力比值为正，反之为负），观察各组正值的阳性率；D-木糖吸收试验；红细胞胆碱酯酶（AchE）活力测定。

脾阴虚组 24 例中，唾液淀粉酶活力比值有 10 例呈正值，阳性率为 42%。正常对照组 20 例，阳性率为 90%。两组有明显差异（$P<0.01$）。15 例脾阴虚患者治疗前后自身对照，酶活力比值原为正值的 9 例仍显正值，另有 6 例由负转正，治疗前后差异有显著性（$P<0.05$）。

25 例正常对照组 D-木糖排泄率为 26.18 ± 5.10%（$\bar{x}\pm s$）、25 例脾阴虚组为 26.80 ± 5.81%，两组之间无明显差异。

30 例脾阴虚组患者 AchE 活力为 212 ± 43 单位。正常对照组 40 例，AchE 活力为 179 ± 36 单位，两者之间有极显著差异（$P<0.01$）。17 例脾阴虚患者作了治疗前后对照，AchE 活力由治疗前 210 ± 45 单位下降至 188 ± 19 单位（$P<0.05$）。

脾阴虚患者唾液淀粉酶活力比值正值阳性率下降、AchE 活力上升，表明机体消化腺的贮备机能降低，副交感神经的兴奋性增高，但应激能力低下。由此可直接影响饮食的消化、吸收，这可能是本症出现纳减、腹胀、大便不调等运化失司症状的原因。D-木糖吸收试验反映了小肠对糖的吸收功能、脾阴虚证未见异常，但据此尚不能排除是否存在蛋白质、脂肪等其他营养物质的吸收障碍。

3. 皮温测定对脾阴虚证诊断价值研究　脾阴虚证时往往会出现机体代谢的变化，皮温改变在一定程度上反映了该证“阴虚内热”的特征病机，有助于本证的诊断和与其他脾虚证的鉴别诊断。贝叔英等对 25 例脾阴虚患者观察了不同部位的皮温、及治疗后的改变。病种分别为消化性溃疡、过敏性结肠炎、舌乳头炎、口角干燥症、功能性水肿、夏季热等。

采用 ST-Ⅰ型数字式体温仪，在室温 20℃～23℃，无风及其他热辐射源条件下进行测试。测定的部位有舌下、膻中、气海、右侧颧髎、内劳宫、外劳宫、足三里、三阴交等 8 个点。受试者于上午 8～9 时之间空腹静坐半小时后平卧，将体温仪探头轻置测试部位，基本上不加压力，每点测试约 2 分钟，待读数稳定后记录结果，取 3 次测定的平均值。

脾阴虚组治疗前测定各点皮温。症状按严重程度 4 级记分。对其中“舌红少苔”、“口干唇燥”、“烦热”3 个反映阴虚内热病理的症状记分进行累加积分，以分析此积分与皮温的相关性。该组用滋脾养阴方药治疗。凡治疗 1 个疗程（30 天）的患者复查皮温，并作治疗前后的自身对照观察。

如表 2-30 所示，脾阴虚组的颧髎、内劳宫皮温显著高于正常对照组（$P<0.05$），脾阴虚组的其他 6 处皮温均在正常范围。

表 2-30　各组皮温比较（$\bar{x}\pm s$）（℃）

部　位	正常对照组（60 例）	脾阴虚组（25 例）	P 值
舌　下	36.87±0.19	37.05±0.26	<0.01
颧　髎	31.84±1.66	32.89±1.71	<0.05
内劳宫	33.32±1.61	34.16±1.33	<0.05
外劳宫	31.81±1.87	32.23±1.73	>0.05
膻　中	35.19±0.80	35.50±0.84	>0.05
气　海	35.58±0.75	35.71±0.89	>0.05
足三里	33.55±0.77	33.45±0.88	>0.05
三阴交	31.49±1.32	31.50±1.33	>0.05

正常对照组颧髎、内劳宫皮温总体均数的

95%可信限分别为 31.84±0.43℃和 33.32±0.42℃。以此上限为界，25 例脾阴虚患者有 20 例这两个穴位的皮温高于正常，阳性率为 80%。

脾阴虚组阴虚内热症状的累加积分与皮温升高的相关分析表明，积分与内劳宫皮温呈中度正相关（$r=0.76$，$P<0.01$），与颧髎皮温呈低度正相关（$r=0.53$，$P<0.01$）。

13 例脾阴虚患者，治疗后颧髎穴皮温有 11 例出现降低，治疗后皮温平均降低 1.42±0.35℃（$\bar{x}\pm s$）；内劳宫穴有 12 例低于治疗前，治疗后平均降低 1.19±0.23℃。2 穴治疗前后的皮温变化，均有显著意义（$P<0.01$）。

对 25 例脾阴虚证的临床观察发现，脾阴虚患者都有不同程度的阴虚内热之象；相反，脾气（阳）虚患者多伴有四末不温、形体畏寒之感。

脾阴虚组颧髎、劳宫穴皮温显著升高，且与阴虚内热症状的累加积分呈正相关，这与病人的自觉症状及中医理论完全吻合。颧部是阴虚内热的重要反映部位，由于脾阴不足，虚火上炎所致颧热。四肢为脾之外候，掌心属阴。所以脾阴不足，虚火内扰，在外可有掌心烦热症状。13 例脾阴虚患者，治疗后随着阴虚内热症状的改善，皮温大多趋于正常，进一步提示了皮温升高与本证"阴虚内热"在病理上的密切联系。据此推测，皮温在一定程度上反映了脾脏阴阳盛衰情况。皮温测定可作为一项参考指标，有一定的特异性和灵敏度。

在脾阳（气）虚时，机体存在副交感神经机能偏亢，交感神经机能低下的病理改变。脾阴虚证尚未见到这方面的报告。脾阴虚证可能处于植物神经机能亢进状态，副交感神经占相对优势，伴有体表血管交感神经抑制。这种由于植物神经机能紊乱，皮肤血管反应异常导致的皮温升高，可能是脾阴虚出现阴虚内热症状的病理学基础之一。

4. 脾阴虚的治疗　脾在人体生命活动中的重要生理作用的发挥，全赖脾阴和脾阳的互相协调和互相依存。脾阴不足可使脾的功能发生障碍，出现运化无能，精微不布，甚则津血亏损等症象。由于脾以健运为贵，所以，脾阴不足往往以脾失健运为主要表现；又因脾与全身很多脏器密切相关，其表现又较复杂。严格地说，脾阴虚证是一种独立的证候群。它的临床表现大致可分为下列几个方面。

（1）脾阴虚与其他四脏阴虚一样，可以产生内热。表现为不规则的低热，小腹或全身肌肤灼热，面色萎黄或焦枯等。如热迫血妄行，可出现鼻衄、齿龈出血、皮下紫斑、便血、尿血、月经过多、阴道流血等。手足心热，且手心热甚于足心。掌心肤色白而干燥，指（趾）外缘燥白，如新月样。

（2）脾阴虚可使"脾气散精"、"通调水道"，以及"为胃行其津液"的功能减弱，出现干咳、鼻干、大便秘结、小便黄少等症状。

（3）脾阴虚可见形体消瘦，涎少而口干唇燥，但却少饮。

（4）脾阴虚，营血衰少，可出现毛发脱落，视物昏花或复视等。

（5）脉细数或弦数，舌质红绛、苔薄黄或白干。

脾阴虚证，在临床上广泛地存在着。它既与所谓的消化道疾病有关，却不单纯地属于消化道疾病。一般来说，一开始就出现脾阴虚证的，以血液病较为多见，如原发性血小板减少性紫癜、贫血、全血减少等。如出现在某一证型的脾阴虚证，那范围就比较广泛，如溃疡病、增生性或萎缩性胃炎、慢性肝炎、慢性肾炎、习惯性便秘、慢性骨髓炎、慢性盆腔炎、小儿慢性脱水及慢性营养不良症等，都可出现脾阴虚。脾阴虚证不但有其特有的发病机理，独立的证型，而且有一定的治疗原则。

脾阴虚证往往较为复杂，治疗时应遵循两个原则，那就是一要治疗得法，二要坚持不懈。一般来讲，没有 2～3 个月的时间，很难得到巩固的疗效。临床治疗时应以滋补法为主。但温补既有助火劫津之弊，育阴又有助湿碍脾之虑，唯有养脾阴法能达到补而不燥，滋而不腻，最为合宜。所以，脾阴虚的治法，宜甘凉（或甘寒）滋润。常用药物如：石斛、麦冬、沙参、玉竹、花粉、葛根、甘草、五味子、黄精、山药、莲肉、扁豆、大枣、糯米等。常用方如益脾汤（太子参、茯苓、白术、山药、莲肉、薏苡仁、白扁豆、石斛、桔梗、谷芽、炙甘草）和沙参麦冬汤（沙参、玉竹、麦冬、甘草、桑叶、生扁豆、天花粉）等。

因脾阴不足时脾阳也有损伤，所以应适当配伍用人参、党参、白术、炙甘草、黄芪等补气药。

因为“脾以升为健”，所以配伍桔梗等升提助运的药物，也是有效的疗法。

根据“脾健不在补，贵在运”的原则，可配伍运脾的苍术、山楂、六曲。运脾必须健胃，可以配伍白豆蔻、藿香、陈皮、砂仁、木香等芳香醒胃的药物，但阴虚症状明显时应减去砂仁、陈皮等。

因脾有得阳始运的特性，可少量加入干姜、炮姜等辛温药以反佐之。

热象显著时可加少量黄连，为了去除潜在的水湿，可适当地加用泽泻。

总之，脾阴虚证病因病机复杂，治疗时切不可拘于一方，应严格掌握因人、因病、因时而异，遵循辨证施治的原则。

(三)急性腹部外科疾患中胃阴虚证的研究

胃阴虚证是较严重的证候，在腹部外科住院病人中时有发生。该证患者多有口渴，喜冷饮、纳食下降、大便燥结、午后烦热、舌光无苔和脉细数等表现。中医学认为，脾胃乃后天之本，气血生化之源，探讨胃阴虚患者机体内在的病理生理、病理解剖、免疫功能状态和组织结构等改变，有助于阐明脾胃学说的本质。北京市中医研究所选择了腹部外科病房中出现典型胃阴虚证的88例患者作为观察对象。患者具备以下标准：①腹部手术后或重症急腹症治疗过程中出现的胃阴虚证；②有口渴、胃纳减退、口燥干呕、大便秘结、龈红齿衄、午后及夜寐烦躁等症状；③舌红或绛、舌有裂纹而少津、舌光无苔或剥脱苔；④脉象细数或虚数；⑤未发现心肾和肝功能衰竭。对这类胃阴虚证患者做了多指标的观察。

1. 血浆内毒素及免疫功能状态的观察 胃为后天津液之化源，胃阴有濡润胃肠，充养肌体，平调阴阳等作用。导致胃阴亏损的病因很多，但概括起来不外两大类：一为外感燥热病邪，耗伤胃中津液，此种情况多见于热病后期；二为情志不舒，气郁化火，劫灼胃津，此种情况多见于内伤之重症。从腹部外科临床来看，胃阴虚证或见于炎症性急腹症的后期，或发生于手术之后，但很可能属于外感与内伤的两种特殊表现形式。他们在研究胃阴虚本质时，首先注意了与感染有关的两个现代医学指标，即血浆内毒素与免疫功能状态。

胃阴虚证患者21例，其中胃大部切除者3例，胆道术后10例，部分肠切除吻合者3例，重型胰腺炎3例，阑尾穿孔并发弥漫性腹膜炎和脾切除、门奇静脉断流者各1例。受试当日清晨取空腹静脉血，测定血浆中内毒素的含量。

胃阴虚证患者28例，对照组为30例正常人。采用酸性α-醋酸萘脂酶（ANAE）法及T淋巴转化试验（LTT）测定细胞免疫功能。用单项琼脂免疫扩散法测定IgG、IgA、IgM和补体C_3、C_4、C_5及C_9的含量。

所有21例胃阴虚患者血浆内毒素的含量都超过了正常值（>50ng/ml），平均为346±216ng/ml，最高者为正常高限值的21倍。

胃阴虚患者的ANAE和LTT比对照组明显减少，2组均值之间有极显著差别（$P<0.001$）。

胃阴虚组血中IgG、IgA的浓度比对照组明显增高（$P<0.05$和$P<0.001$）。胃阴虚组的IgM浓度比对照组明显降低（$P<0.002$）。

胃阴虚患者血中C_3的浓度比对照组降低16.4%（$P<0.001$）。胃阴虚组血中C_4、C_5的浓度比对照组明显升高（$P<0.01$）。胃阴虚患者血中的免疫循环复合物（CIC）浓度也明显升高（$P<0.001$）。详细结果见表2-31。

感染及内毒素血症可能是胃阴虚证发生一个重要的原因。内毒素血症的来源有二：一为感染性内毒素血症，内毒素来自腹腔内感染病灶。在本组的21例中，胆道手术10例、重型胰腺炎3例，阑尾穿孔并发弥漫性腹膜炎1例，皆有明确的感染病灶存在；二为肠源性内毒素血症。

胃阴虚患者的ANAE和LTT较对照组明显降低，说明机体的细胞免疫功能低下。此时出现的血中IgG、IgA和C_4，C_5浓度的升高表明机体的体液免疫和补体系统对外来的感染还存在着免疫应答反应，说明机体的体液免疫和补体系统尚无明显损害。补体系统参与内毒素的解毒过程，故在内毒素血症的状态下可造成补体的消耗，本组胃阴虚患者C_3浓度下降可能就是消耗的结果。

表 2-31 免疫功能测定结果

	胃阴虚组			对照组			
	$\overline{X}$	SD	例数	$\overline{X}$	SD	例数	P
ANAE(%)	54.61	5.92	28	60.50	13.00	30	<0.001
LTT(%)	50.04	10.41	26	70.00	10.00	30	<0.001
C_3(mg/ml)	1.02	0.25	27	1.22	0.43	30	<0.001
C_4(mg/ml)	0.79	0.31	23	0.59	0.20	30	<0.01
C_5(%)	168.70	33.80	21	137.80	42.30	30	<0.001
C_9(%)	162.60	52.20	21	149.10	43.60	30	>0.05
CIC(u)	8.43	3.51	24	4.37	2.13	30	<0.001
IgG(mg/ml)	14.92	5.64	28	11.50	4.40	30	<0.05
IgA(mg/ml)	3.36	1.25	28	2.40	1.06	30	<0.001
IgM(mg/ml)	0.90	0.44	28	1.20	0.74	30	<0.002

2. 舌血灌注率及血液流变学的观察　当胃阴不足时，胃肠失却濡润。由于津液不能上承，可见口干咽燥、舌光少津，脉多细数或虚数。测定舌温及血灌注率等指标有助于了解产生口干咽燥及舌光少津的病理基础；而观察血液流变学指标的变化则可发现在胃阴虚状态下血液成分及红细胞功能的某些变化。

舌温、血灌注率、电导指数和pH值测定：测定胃阴虚证候的患者及对照组的。

检测时受试者禁食、禁水1小时以上，取坐位，舌体自然外伸。用瑞典生产的AGA780、782热象仪及其配套的热计算机系统，将被测舌面的红外辐射经过红外扫描器光机扫描后，转化成电子视频信号，送入彩色监视器，形成被测目标的红外热图象。将记录的红外热图象送入计算机进行实时的数据处理。可存储在计算机的磁盘上，也可用数字磁带机或热象视频录相机记录下来，再进行数据处理。处理的结果可由彩色打印机打印下来。不同的颜色代表不同的温度范围，从图上就能直观地看出被测舌面温度分布。

根据每1受试者舌腹面红外热图象的录相资料，在舌面中央（中焦，脾胃区）的1.92cm ×3.15cm（6.048cm²）长方形区域内取100个点。计算每1点上的温度，可依特定公式计算出测定的舌“中焦、脾胃区”的平均温度，并计算出舌血液灌注率。

在记录完红外热图象后，用天津市中医研究所研制的电导仪测定舌腹面的电导指数，用高精密度的pH试纸测定舌面的pH值。

血液流变学观察受试对象为胃阴虚证患者31例。检测当日禁食10小时以上，清晨抽取抗凝血分别测定血浆粘度、红细胞压积、红细胞电泳及沉降率和血中纤维蛋白原含量。对照组为30例健康人。

胃阴虚组舌腹面“脾胃区”的平均温度比对照组低0.64℃（P<0.05）。胃阴虚组的舌“脾胃区”血液灌注率比对照组减少16.4%（P<0.05）。胃阴虚组舌面pH值、电导指数与对照组相比明显下降（分别为P<0.01和P<0.001）。详细结果见表2-32。

胃阴虚组患者的血浆比粘度较正常对照组明显升高(P<0.001)。血浆中纤维蛋白原含量与对照组相比明显上升(P<0.001)。红细胞沉降率及血沉方程(K值)比正常对照组增快(P<0.001)。胃阴虚患者的红细胞压积和红细胞电泳与对照组相比无明显差异，结果见表2-33。

舌是人体的一个重要器官，在一定程度上舌的变化能反映机体，特别是消化系统的健康状况。近些年来，有不少学者把注意力放在舌的循环状态及形态学的变化上，取得了有意义的进展。该所利用传热学的理论，结合红外热成象设备，测定了舌“脾胃区”的温度，计算

表 2-32　舌温、血灌注率、pH 及电导指数

	胃阴虚组			对照组			
	$\overline{X}$	SD	(例)	$\overline{X}$	SD	(例)	P 值
舌温(℃)	34.97	0.47	(8)	35.61	0.58	(8)	<0.05
灌注率(ml/cm_3/s)	0.140	0.030	(8)	0.167	0.011	(8)	<0.05
pH 值	5.8	0.6	(9)	6.5	0.3	(9)	<0.01
电导指数	7.6	1.81	(9)	13.2	3.00	(9)	<0.001

表 2-33　血液流变学指标测定结果

	胃阴虚组 (31 例)		对照组 (30 例)		
	$\overline{X}$	SD	$\overline{X}$	SD	P
血浆粘度(比)	1.95	0.16	1.65	0.18	<0.001
红细胞压积(%)	37.94	5.80	38.75	2.55	>0.05
纤维蛋白原(mg/dl)	513.8	132.3	300.0	100.0	<0.001
红细胞电泳(秒)	16.83	1.90	16.40	1.80	>0.05
红细胞沉降率(mm/h)	48.6	12.2	20.0	16.0	<0.001
血沉方程(k)	135.0	24.6	53.0	40.0	<0.001

出舌血灌流率。结果显示，胃阴虚患者舌血灌流率较对照组低 16.4%，“脾胃区”的平均温度低 0.64℃。虽然测定的例数还不够多，但这些数值可以说明胃阴虚证患者舌血流率下降。胃阴虚证患者舌平均温度的下降既是微循环障碍的表现，也可能与全身代谢水平处于低下状态有关。

舌表面 pH 值代表舌及口腔粘膜上皮的分泌状态，舌面的电导指数代表舌表面的湿润程度。它们也是反映机体内津液多少和消化系统分泌状态的客观指标。

根据胃阴虚患者舌血液灌注率、舌面 pH 值和电导指数下降的检测结果可以推测，在胃阴虚状态下，胃肠等消化器官的血液灌注亦可能减少，分泌功能减退，这可能也是津液亏损的病态之一。

国内一些学者曾通过血液流变学来研究“脾胃学说”中的不同中医证候。我们的观察结果显示，急性腹部外科中胃阴虚证患者血浆粘度明显升高，血中纤维蛋白原的浓度显著上升，红细胞沉降率明显增快。由于血沉与红细胞间聚集力密切相关，所以胃阴虚证的血沉加快反映红细胞间聚集性加大。本组患者的测定结果提示，胃阴虚患者的血液成分和红细胞的功能都发生了一定的变化。可以推测，这些变化可能与消化系统血液灌注率下降和分泌功能降低有着密切的联系。

3. 内分泌系统功能状态的观察　胃阴除具有濡润胃肠及充养肌体的功能外，还有平调阴阳的重要作用。故胃阴亏耗时，还可出现一系列阴不涵阳的征象，其临床表现往往超越消化系统，似与某些内分泌功能紊乱有关。戴豪良等用临床与病理解剖相对照的方法，对 35 例阴虚证病例进行了研究。研究结果表明，严重的阴虚病例除心、肺、肝、胃肠道等有明显的病理损害外，肾上腺和睾丸均有退行性改变。对于继发于手术或感染性疾病的胃阴虚证的内分泌功能状态，还未见到系统的报告。该所还着重观察此类患者的甲状腺、肾上腺皮质和消化道激素的变化。

甲状腺功能测定：受试者为 24 例胃阴虚证患者和 30 例健康成人。清晨空腹抽取静脉血，采用放免分析法测定 T_3、γT_3、T_4 和 RUR、TSH 含量，FT_4I 是 T_4 和 RUR 的乘积。

24 小时尿 17-KS，17-OHCS 测定：胃阴虚证患者 23 例，对照者 15 例，为腹部外科病房中无胃阴虚证的患者。收集 24 小时尿液，预先在容器中加入防腐剂。留尿前 48 小时和留尿期间

停止一切治疗，停服带色素饮料和食物。17-KS测定采用水解、提取、纯化再比色的方法。17-O-HCS采用脱色、稀释、挂珠、洗脱和显示法。

胃泌素测定胃阴虚者14例，对照组10例，均为腹部外科住院病人。清晨空腹取静脉血，作胃泌素含量的放免分析。

VIP测定胃阴虚证患者20例，清晨空腹抽取静脉血。血中加抑肽酶和乙二胺四乙酸二钠，低温离心，分离血浆，放免测定。对照组为110例健康成人。

结果：胃阴虚证患者血中T_3的浓度约为对照组的50%（$P<0.001$）。胃阴虚组血中γT_3的浓度明显高于对照组（$P<0.005$）。胃阴虚患者T_4的浓度比对照组明显降低（$P<0.001$）。胃阴虚和对照组血中TSH和RUR浓度无明显差别（$P>0.05$）。胃阴虚患者的FT_4I比对照组明显减少（$P<0.001$）。

24小时尿17-KS测定结果是，胃阴虚组比对照组明显减少（$P<0.001$）。胃阴虚证患者尿中17-OHCS的排出量低于对照者（$P<0.05$）。

胃阴虚组血中胃泌素的浓度比对照组降低360.4%之多（$P<0.002$）。胃阴虚证患者血中VIP浓度比对照者明显增高（$P<0.05$）。结果见表2-34。

表2-34 内分泌功能测定

	胃阴虚组			对照组			
	$\bar{X}$	SD	例数	$\bar{X}$	SD	例数	P
T_3(ng/dl)	70.34	22.85	24	149.85	55.35	30	<0.001
T_4(ng/dl)	7.16	0.92	24	9.65	5.15	30	<0.001
γT_3(ng/dl)	44.53	26.05	24	27.00	16.00	30	<0.005
TSH(uIu/dl)	4.72	1.89	24	5.12	1.81	30	>0.05
RUR	0.92	0.14	24	0.95	0.15	60	>0.05
FT_4I	5.61	2.28	24	9.95	6.35	30	<0.001
17-KS(mg/24h)	6.10	1.28	23	9.89	4.01	15	<0.001
17-OHCS(mg/24h)	7.30	1.71	23	9.14	3.66	15	<0.05
Gastrin(pg/ml)	44.71	19.44	14	113.00	64.82	10	<0.002
VIP(pg/ml)	63.45	21.64	20	51.73	22.31	110	<0.05

胃阴虚证患者血清T_3含量明显减少，γT_3明显增高，$T_3/\gamma T_3$比值变小，TSH正常，符合低T_3综合征。胃阴虚时低T_3综合征的出现，反映全身组织代谢率下降，可能是机体一种保护性反应，保护病变的组织和器官免受过高代谢的消耗。所以，此时T_3水平的下降所表现的甲状腺功能低下并不能作为诊断甲低的依据，只是代表当时甲状腺的功能状态。随着病情的好转，胃阴虚症状的消失，甲状腺功能将恢复正常。

17-KS为类固醇激素及其代谢产物在17碳位没有支链而仅有一个酮基者。成人男性尿中2/3的17-KS来自肾上腺皮质，1/3来自睾丸，女性主要来自肾上腺皮质。尿中17-OHSC主要包括皮质醇及其四氢代谢产物。每日尿中排出量一般相当于每日皮质醇分泌量的25%～40%。通过测定尿中17-KS和17-OHCS的含量可了解肾上腺皮质功能状态。本组胃阴虚证患者24小时尿中17-KS和17-OHCS的排出量均明显减少，反映肾上腺皮质功能明显降低征。这种变化可能是胃阴虚证病理生理变化的一个组成部分，临床可作为观察中医证候的一项客观指标。

胃泌素是一种很重要的消化道激素，主要由胃粘膜的G细胞分泌。它具有多种生理活性，包括对消化道的分泌、吸收、运动及代谢的调节。胃泌素不仅可作为衡量胃肠生理功能的一个重要指标，而且还对了解机体的神经内分泌系统的活动有一定的价值。有人在萎缩性胃炎和脾虚证的研究中就把胃泌素作为一项临床观察指标。本组胃阴虚患者的血清胃泌素水平比对照患者明显降低。对胃阴虚证胃粘膜超微结构的观察也发现，电镜下G细胞显示一定程度的变性，分泌颗粒数目减少，这是胃阴虚证时消化道激素分泌功能低下的组织学基础，两项观察的结果相吻合。胃阴虚患者血中胃泌素水平的降低，结合胰腺外分泌功能（BT-PABA试验）的下降，说明胃阴虚时消化道功能处于低下状态。这是临床所见到的食欲下降、消化不良和大便秘结等症状的原因。

VIP是由28个氨基酸组成的肽类激素。最初发现于消化道内分泌的D_1细胞。近些年来，在中枢神经系统、心、肺、肾和皮肤等处也发现了VIP。其主要生理作用有扩张血管，松弛支气管平滑肌，刺激胃肠、肝胆、胰腺分泌、升高血钙，促进糖原和脂肪分解等。有人报导，在胃肠综合征、肝病和VIP瘤时血清VIP浓度升高。我们测定了20例胃阴虚证患者血清VIP水平，结果显示，比对照组明显增高。增高的原因尚不清楚，是由于内毒素血症引起的肝脏损害影响VIP的灭活，还是胃阴虚证时胃肠血灌注减少，全身代谢率下降状态下的机体保护性反应，尚需进一步观察。

4. 胰腺外分泌功能的观察　胰腺外分泌在食物的消化与吸收上起着重要的作用。鉴于胃阴虚证患者多有纳食下降或不能饮食等症状，故通过BT-PABA试验来观察胰腺的外分泌功能。

观察胃阴虚证13例，对照组为16名正常人。受试者于试验前3天开始停服磺胺、利尿剂、胰酶制剂和复合维生素B等药物，同时停食水果。测试当日晨禁食，排空尿液，留少许尿做对照标本。然后口服BT-PABA 0.5g，碳酸氢钠0.5g，用250ml温开水服下。之后每隔1小时服温开水100ml，收集服药后6小时的全部尿液送检，试验期间禁食。按改良的Smith偶氮法测定尿中BT-PABA裂解产物对胺基苯甲酸（PABA）的回收率。

胃阴虚组尿中PABA的回收率为35.42±14.33%，对照组为64.70±10.55%，胃阴虚组明显减低，两组均值之间有显著差异（$P<0.001$）。

1972年Imondl等报告，给动物服用含有PABA基团的各种不同多肽类物质，发现胰腺分泌的糜蛋白酶对N-苯甲酰-L-酪氨酰-对氨基苯甲酸中芳香族氨基酸羟基侧肽链的裂解有高度特异性，能使BT-PABA裂解出PABA。裂解释放出的PABA经小肠吸收，在肝脏乙酰化，形成乙酰氨基苯甲酸及少量对胺基马尿酸，进入血循环后经肾脏排出。所以，测定尿中排出的PABA的含量可间接地反映胰腺的外分泌功能。

16例正常成人PABA在尿中的回收率为64.7%，同国内文献报导相一致。13例胃阴虚证患者尿中PABA的回收率为35.4±14.3%，比同年龄正常对照组下降约45.3%。提示胃阴虚患者胰腺外分泌功能明显低下。低下的原因是促胰液素及促胰酶素分泌减少，还是胰腺本身组织病理改变的结果，值得进一步研究。

5. 胃粘膜病理组织学观察：胃阴不足不能濡润胃肠，故常出现胃纳不佳或饥不欲食，有的患者还可出现干呕呃逆，甚至胃脘灼痛等症状。产生这些症状的原因，除胃肠道分泌与消化功能障碍外，是否还有一定的器质性改变是很值得注意的问题。

选择具有典型胃阴虚证表现的患者5例。2例为胆总管结石及胆管炎，行胆囊切除和胆总管切开取石术后，2例为胆囊结石及胆囊炎，行胆囊切除术后，1例为梗阻性化脓性胆管炎、曾出现中毒性休克。对照组男女各1例，分别为胃内单发息肉和胆总管囊性扩张。检查前禁食10小时以上，清晨肌注安定10mg，阿托品0.5mg，然后行胃纤维内窥镜检查，并在胃大弯和胃小弯的中点各取二块粘膜组织作为光镜和电镜的检查标本。

光镜标本经福尔马林固定，常规石腊包埋苏木素-伊红染色。透射电镜标本经戊二醛、多聚甲醛固定，锇酸后固定，逐级酒精脱水，Epon 812包埋，LKB 2088超薄切片机切片，醋酸铀、柠檬酸铅染色，用JEM—100 CX透射电镜进行观察。

胃阴虚证患者光镜下胃腺呈轻度萎缩，腺体轻度缩短变小，未见囊性扩张。柱状上皮较高，胞浆丰富，胞质内偶见细小空泡。核圆而浅染，部分组织有核深染，个别细胞固缩深染。壁细胞和主细胞存在，但壁细胞呈现明显的嗜酸性减退。间质内有淋巴细胞、浆细胞浸润。无明显纤维组织增生，未见肠型化生及假幽门腺化生，未见小肠绒毛状结构。

对照组光镜下胃粘膜上皮较高，胞浆丰富，未见空泡变性，未见个别细胞固缩、深染。壁细胞及主细胞存在，并见壁细胞嗜酸性减退。

胃阴虚证胃粘膜在电镜下表现为，粘膜表面上皮细胞腔面微绒毛失去典型排列，微绒毛变短，数目减少，排列方向紊乱。线粒体表现有严重损伤，线粒体的嵴及基质呈部分性大片崩解和破坏，有的仅剩下空泡形成的线粒体，其内外膜尚存在。部分高尔基氏复合体呈现囊性扩张及髓磷体样变性。内质网池有严重扩张，呈圆形大泡，网膜上核蛋白体颗粒大部分已脱失。有个别细胞电子密度加大，结构模糊不清，形成细胞脱落现象或渐进性坏死。

壁细胞可见到丰富的细胞内分泌小管，密集成丛，有个别小管扩大，偶见分泌小管处髓磷体样变性，较多套入小管。线粒体多圆形，有多数钙颗粒，可见自噬的次级溶酶体。

主细胞酶原颗粒较少，呈中等电子密度，部分密度降低，有溶解。粗面内质网尚发达，有多数游离柱蛋白体。线粒体变小，胞质中可见糖原小区。

在神经内分泌细胞(G 细胞)的胞质内可见小的神经分泌颗粒，其外有膜，周围有一薄晕。大部分颗粒呈充实状，大小较一致，个别颗粒有部分排空。于颗粒的核心部或边缘处呈偏心的颗粒溶解，有的神经分泌颗粒形成成团的云絮状物质。有巨大次级溶酶体及胞质内的微丝。内质网池明显扩张，线粒体变性，钙颗粒减少，游离核蛋白体数目减少。

间质微血管管腔变窄，内皮细胞电子密度加大，细胞器变小，腔内充满胞饮泡。

对照组电镜所见：胃粘膜上皮线粒体丰富，嵴内外膜发育良好，粗面内质网丰富，外部有核蛋白体，网池未见明显扩张。壁细胞、主细胞未见分泌小管及分泌颗粒改变，未发现多数溶酶体及自噬体，未发现细胞脱落及渐进坏死。

观察胃粘膜的组织学及超微结构的变化是研究消化道疾病的可靠方法。国内已有脾虚证胃和十二指肠组织学改变的报道。该所的研究发现，与对照组相比，腹部手术后和重症急腹症引起的胃阴虚证胃粘膜超微结构有不同程度的形态损伤，这些损伤在光镜下仅见胃粘膜轻度变性，或呈轻度慢性胃炎，但在电镜下改变都非常显著，归纳如下：

(1) 严重的线粒体损伤：有的线粒体内部结构几乎全部破坏，表明胃粘膜的供能系统有严重障碍；

(2) 粗面内质网池明显扩张呈大泡：这些呈大泡的粗面内质网膜上核蛋白体颗粒大都已脱失，提示至少部分的蛋白质合成功能有障碍；

(3) 壁细胞、主细胞均出现变性改变：光镜下壁细胞的嗜酸性明显下降，电镜下分泌小管变性，髓磷体形成。主细胞分泌颗粒减少，提示胃粘膜的分泌功能减退；

(4) 受损严重处粘膜上皮细胞内可见多处溶酶体，多数为自噬溶酶体，有较多自噬体；严重者显示细胞脱落或渐进性坏死；

(5) G 细胞显示一定程度的变性：神经分泌颗粒的数目减少，是胃阴虚时消化道激素分泌功能低下的病理基础。

对胃阴虚证患者胃粘膜电镜下的改变，尽管目前还不能对其特异性作出肯定，但胃阴虚证的临床表现与电镜超微结构改变之间确有一定的联系。不管它们之间是因果关系还是协同现象，都属于胃阴虚证宏观辨证中的部分微观变化，对于阐明胃阴虚证的实质有着重要的意义。

对腹部手术后和重症急腹症胃阴虚证患者进行了多指标观察，取得了如下认识：

(1) 胃阴虚证患者血浆内毒素含量明显增高；细胞免疫功能低下，出现了异常的免疫病理反应；甲状腺、肾上腺皮质和消化道激素分泌功能减退；胰腺外分泌功能不足；血液流变学出现异常，血浆粘度增加，血沉加快，纤维蛋白原含量上升。这些异常变化有的可能属于阴虚之因，有的则属于阴虚之果。这些变化之间亦有一定的联系，构成了一个错综复杂的整体反应。

(2) 胃阴虚证患者舌温、血灌注率、pH 和电导指数下降，表示舌血液循环不良，舌的湿润度下降；胃粘膜细胞线粒体、粗面内质网受损，壁细胞、主细胞、上皮细胞和 G 细胞都有较明显的形态学改变，间质血管亦有病理损害。舌与胃粘膜的异常，可在一定程度上反映消化道粘膜的改变。

(3) 在所观察的 88 例胃阴虚证患者中，其原发疾病达 10 余种，但在疾病的发展过程中，出现了具有共性的胃阴虚证候。这说明，导致胃阴虚证的原因不在于原发病本身的特异性，而在于这些不同疾病所共有的致病性损害和继发的病理生理改变。前者可包括手术损伤、严重感染、水电解质丢失及酸碱平衡紊乱和组织缺血、缺氧；后者可包括免疫功能低下、肠粘膜屏障破坏、微循环障碍及血液流变学改变等。

(4) 减轻手术损伤，有效地预防和控制感染，及时补充水和电解质，有效地纠正酸碱平衡紊乱，补充血容量，保持良好的组织血氧供应，是预防胃阴虚证的第一线治疗措施。如患者已出现胃阴虚证，则应针对免疫功能低下、内毒素血症、微循环障碍及血液流变学异常等病变，给与有效的治疗，这是治疗胃阴虚证的第二线治疗措施。

(5) 在腹部手术后和重症急腹症中发生的胃阴虚证，与中医的“燥热病邪耗伤胃阴”或在温热病后期出现的“热去津伤”有相似之处；而与慢性消耗性疾病出现的肝肾阴虚及肺肾阴虚有所不同。从现代医学的研究结果来看，前者主要器官器质性损害较轻，功能性障碍为主，经过妥善的治疗较易恢复；后者则器质性病变较严重，即使辨证得当，用药贴切，亦难使之恢复正常。

六、脾不统血证的研究

近年普遍重视对证的研究，脾虚证的研究处于突出的地位。脾虚证是临床常见证候之一。包括脾气虚、脾阳虚、脾不运化，脾不主肌肉四肢及脾不统血等各个方面，通过对脾不统血证的基础及临床研究，从而认识其内部病变及发生机理，揭示脾虚证本质是十分必要的。

(一) 脾不统血证动物模型的建立

从1979年北京师范大学建立“大黄脾气虚动物模型”至今，已有苦寒泻下、饥饱失常、饮食偏食、劳役损伤、利血平致虚、五味伤脾等类脾气虚动物模型，而脾气虚脾不统血证动物模型的研究报道较少。成都中医药大学采用数种动物，多种方法，近20批次实验，最终筛选出在酒、醋所致脾虚的基础上加阿斯匹林作为造模因素（酒醋致脾虚，阿斯匹林致出血），并以血液学、免疫学、病理形态学、超微结构改变等多学科、多系统、多层次进行研究，试图建立脾气虚脾不统血证黑便动物模型的生物学特征。

Wistar大鼠灌胃酒、醋后，逐渐出现食少、便溏、竖毛、拱背、活动减少等脾气虚证的表现，加阿斯匹林，脾气虚证症状加重，并出现黑便。

酒醋直接损伤胃肠粘膜，造成脾气虚，脾气虚则健运失职，食少便溏。运化失常，水谷精微不能敷布，血中血红蛋白含量下降，红细胞压积降低，体重减轻，体温下降，自发活动减少。脾气虚衰，免疫功能下降，红细胞 C_3b 受体花环率降低，免疫系统发生病损。“五脏之伤，穷必及肾”，脾气虚造成肾精亦虚，生殖器官发生病变，加用阿斯匹林，脾气虚进一步发展，胃肠屏障进一步破坏，血小板下降，凝血酶原减少，复 Ca^{2+} 时间延长，脾气不能统摄血液，血溢脉外，造成胃肠出血，引起黑便，以上诸种病变，以归脾丸及归脾丸加止血药复健治疗后，均得以恢复，而自然恢复组动物某些病损仍然存在。其病变符合中医临床脾不统血证候，经归脾丸及其加味方剂复合治疗能纠正模型的病变。

(二) 脾不统血证的临床及实验研究

脾不统血证可出现身体内外各处出血，如吐血、便血、咯血、紫斑等，成都中医药大学对吐血黑便（胃、十二指肠溃疡或炎症）脾不统血证及其相关免疫学、血液流变学、木糖吸收试验等临床及基础同步研究认识了一些脾不统血证、脾虚证的证候定性、定量指标并对其本质进行了探讨，接着又对紫斑脾不统血证进行了临床及实验研究，以期从不同角度探讨脾不统血证候特异性。采用相同疾病、不同证候，相同证候、不同疾病对比研究的方法，通过同为脾虚的紫斑脾不统血证和脾气虚弱证，同为出血证的紫斑脾不统血证和血热妄行证以及同属脾不统血证但病种不同的紫斑脾不统血证和吐血黑便脾不统血证的对比分析，探讨脾不统血证候的特异性。

1. 脾不统血证的临床研究　以胃、十二指肠炎、溃疡等发生吐血、便血者为观察对象，经统计脾不统血证以神疲乏力、少气懒言、食欲减退、脘痛喜按、食后痛减、大便溏、舌淡苔白，脉虚等证候较具特异性，与血热妄行证比较差异显著（$P<0.05\sim0.01$）。在紫斑脾不统血研究中，观察到同属虚证的紫斑脾不统血、脾气虚弱与属实证的血热妄行证比较，面色萎黄、神疲乏力、少气懒言、肌瘦无力、自汗、食欲减退、食后腹胀、舌淡、苔白、脉虚构成比较

(P＜0.01)，而紫斑脾不统血证与脾气虚弱证比较，前者神疲乏力、少气懒言、食欲减退更突出（P＜0.05)，并兼有烦渴、发热、尿黄等相对多的火热症状（P＜0.01)。似可说明紫斑脾不统血证以出血伴突出的脾气虚弱症状，可兼有火热（虚火）症状为特异证候，并可兼有血瘀证。

脾不统血证是临床常见出血证证候之一，可见于多种出血性疾病中，如上消化道出血、痔疮出血、支气管扩张咯血、功能性子宫出血及特发性血小板减少性紫癜、再生障碍性贫血等。除以脾气虚伴出血症状外，不少报导认为具有血瘀证的表现，如王卫中等通过对慢性特发性血小板减少性紫癜的临床观察，认为正气方虚，病程长，易复发是本病（ITP）的特点，出血后所见紫斑为络破血溢，瘀血之象。邓中炎认为《血证论》已把脾主统血理论在治疗失血及其他血证的运用，由单纯的温脾益气，扩展到祛瘀通脉，养血生津滋脾阴等方面，并在临床治疗中以补脾益气为主，结合祛瘀、养阴等法，治疗多种出血性疾病取得良效。

2. 脾不统血证的实验研究

（1）脾不统血证存在消化吸收障碍：木糖是一种五碳糖，通常在血液中不存在。口服木糖后能从小肠吸收入血，但不被体内利用，也不被肝脏分解，而由肾脏从小便中排出。故尿中D-木糖测定的排泄率基本上可以代表小肠的吸收量，是一项反映小肠吸收功能的指标。

成都中医药大学试验结果表明：脾不统血、脾气虚弱、胃中积热、血热妄行患者的木糖吸收功能均低于健康人，且具有显著性差异（P＜0.01)，说明脾胃病变、脾不主运化，可以反映在小肠吸收的机能（如木糖吸收）减退方面。脾气虚弱和脾不统血证同为虚证，胃中积热和血热妄行同为实证，虚证和实证相比二者有极显著性差异（P＜0.01)，提示可以采用尿D-木糖吸收试验作为辨别脾虚证和脾实证的一项客观指标。从实证到虚证，尿木糖排泄率呈递减趋势，提示虚证小肠吸收机能减退程度更重。同是虚证，出血与未出血比较无显著性差异（P＞0.05)。说明出血不是影响小肠机能的主要因素。

正常成人胃粘膜上皮细胞粘液是以中性粘液为主，酸性粘液很少，成都中医药大学在研究中，对129例胃镜活检中，43例脾不统血胃粘液发生了与正常相反的变化，胃粘液却以酸性粘液为主，中性粘液很少，这与血热妄行、胃中积热和脾气虚证亦有明显区别。结合该证型胃粘膜组织中性白细胞多有缺如或稀少的特点，可为脾不统血的诊断提供了有意义的形态学依据。值得注意的是，在临床上辨证诊断为脾气虚证患者中，其中不少患者胃粘膜在显微镜下发现有明显的出血，胃酸性粘液多于中性粘液，以及罕见中性白细胞浸润等改变，经体外胃粘膜细胞培养证明，对适量归脾丸处理反应敏感，最后确诊为脾不统血证。认为胃酸性粘液增多，中性粘液较少的病变特点，结合临床辨证，对提高脾不统血诊断率和有效率进行治疗很有实践意义。

通过141例病人舌上皮细胞的观察发现：脾不统血和脾气虚二证均为角化前细胞的平均数高，而角化细胞的平均数低；血热妄行及胃中积热二证则以角化细胞的平均数高，而角化前细胞的平均数低。实验结果还发现舌苔涂片背景中，中性白细胞数以脾气虚证为最多，常成片出现，而脾不统血证则明显减少，认为这可能是因为脾虚病人机体免疫功能降低（但尚有一定的免疫能力)，机体对外来病邪的抵御力差，容易引起炎症反应，故使涂片中白细胞增多，若脾虚状况进一步发展，脾统血功能失常而致出血，机体抵抗进一步减弱，对有害因子不能有效地进行反应，则白细胞数反而减少，脾不统血舌苔上皮细胞PAS阳性物明显减少，与该证胃中性粘液（PAS染色）减少相一致。

脾不统血舌苔涂片细胞以角化前细胞居多，角化细胞减少，PAS阳性物上皮细胞减少和涂片背景中性白细胞减少等变化，与该证胃粘膜上皮细胞分化障碍，不成熟细胞增多，DNA合成增多，中性粘液减少，白细胞缺如或稀少等改变相一致，提示舌苔细胞学变化能反映胃粘膜病变及功能，可为脾不统血诊断提供细胞学依据。

脾不统血证胃粘膜细胞^{3}H-TdR掺入量明显高于脾气虚证、胃中积热和血热妄行3种证型，脾不统血和血热妄行两者基本病变相似，但经归脾丸处理后两证型^{3}H-TdR掺入量却未见减少，与对照组比较无差异。认为可能是脾不统血胃粘膜长期受慢性炎症的刺激，干细胞不断分裂增殖，不成熟的上皮细胞较多，这些细胞核酸酶系活性较强，致使DNA生物合成高于其他证型。本证型另一特点是对归脾丸处理反应较敏感，表现为^{3}H-TdR掺入迅速降低，提示归脾丸可能具有促进该证型胃粘膜上皮细胞的成熟过程，使DNA合成减少，血热妄行胃粘膜细胞对归脾丸处理反应不明显，可能与该证型胃粘膜结构和功能状态，以及急性炎症病变有一定关系。

成都中医药大学在过食醋所致的脾气虚证动物模型的基础上，加用阿斯匹林以导致动物胃肠出血，服用归脾丸为主的方药，可加速病变的恢复过程。在消化系统方面造模组动物出现肝细胞、胰腺细胞、胃及空肠粘膜均明显萎缩，胃粘膜酸性粘液显著增多，中性粘液减少，SDH活性降低；肝糖原明显减少等病变，与偏食致大鼠脾气虚证模型动物所见病变一致，所不同之处是部分动物胃肠粘膜陈旧性出血，服用归脾丸为主的方药，上述病变均可恢复，未服药的自然恢复组动物，胃酸性粘液仍然比较多，胃、肠及肝细胞SDH活性仍低，与造模动物相比均无显著差异（$P>0.05$），表明自然恢复组病变的恢复较用药组慢。电镜下正常（空白对照）大鼠胃粘膜表面上皮细胞有少量微绒毛，壁细胞中有许多大而圆的线粒体，嵴连续成条状，胞质中有许多分泌小管和微管泡，细胞核大呈卵圆形，酶元细胞可见许多丰满的酶元和丰富粗面内质网。十二指肠吸收上皮细胞顶端微绒毛密集，排列整齐，形状大小一致，长约1.5μm左右，微绒毛表皮的质膜连续完整，细胞侧面连接紧密。

脾不统血证（模型组）大鼠胃酶原细胞质中有空泡，核膜间隙和内质网扩张，酶原颗粒缩小；粘液细胞粘液颗粒缩小，十二指肠吸收上皮细胞顶部微绒毛脱落、稀疏、变短，绒毛长约0.5μm，且长短不一，有些微绒毛质膜有破溃，细胞侧面连接增宽。

归脾汤复健后，大鼠胃壁细胞，粘液细胞等未见空泡水肿，粘液细胞中粘液颗粒丰满，在相同电镜倍数下与模型大鼠胃粘液细胞有明显差别。十二指肠吸收上皮细胞微绒毛恢复很好，微绒毛密集整齐，绒毛长约1.5μm，绒毛外衣完整无破损，细胞侧面连接紧密，但个别绒毛仍有肿胀。

（2）脾不统血证存在免疫功能紊乱：成都中医药大学测定128例胃、十二指肠炎或溃疡病人的红细胞C_3b空位受体花环试验结果：胃中积热＞血热妄行＞脾不统血证。脾不统血、脾气虚证与胃中积热、血液妄行之间比较有显著性差异（$P<0.05$）。在紫斑脾不统血证研究进一步证实，紫斑脾不统血证RBC-C_3b率最低（呈脾不统血＜脾气虚弱＜血热妄行＜正常）、RBC-IC最高，反映其有继发性红细胞免疫功能低下，而血小板免疫粘附补体致敏酵母凝集度弱阳性以下比率升高（与正常组比$P<0.05$），表明血小板免疫功能低下。目前研究认为，机体免疫功能的高低可以反映人体“正气”的强弱变化。实验表明紫斑脾不统血证免疫功能低，这可能因病程长，久病致虚，人体正气损伤有关。

詹文彦等报道，血小板减少性紫癜34例辨证分型，脾虚失统型者与脾肾阴亏型者及健康人比较，脾虚失统和肝肾阴亏型均有T淋巴细胞亚群的变化。脾虚失统者以OKT_3^+、OKT_4^+与OKT_8的比值降低为主，说明已影响到T淋巴细胞亚群的总数及比例，有细胞免疫减低的倾向。作为主要抗体的PAIgG值，脾肾阴亏型明显高于脾虚失统型（$P<0.01$），而两证型IgA均高于正常参考值。黄振翘将105例ITP患者分为实证（血热伤络型）和虚证（脾虚失统型、脾虚阴亏和脾肾阳虚型）。检测PAIg和T细胞亚群等指标，发现实证组各项免疫学改变较虚证组为轻，因此推论因ITP在实证阶段细胞免疫学紊乱尚不严重，用药可侧重于泻火治标以抑亢盛之邪气（自身抗体）；而虚证阶段免疫失衡显著，用药要侧重扶正固本，增强Ts功能来抑制抗体产生，符合实则泻之，虚则补之的中医原理。

成都中医药大学杨明均研究组，通过相同病种、不同病种，不同证候、相同证候，比较研究发现：

①同属虚证的脾不统血与脾气虚弱证候，其病机演变过程常是先有脾气虚弱而后发展为脾不统血，主要症状区别是出血与不出血，两

证候的3项检测指标都较正常人增高，可理解为这是两证同源的表现，然而脾不统血证PAIgG、PAIgM两项指标又明显高于脾气虚弱证，说明脾不统血是脾气虚弱的发展和加重。

②同属紫斑出血阶段的脾不统血证与血热妄行证，脾不统血证PAIgG、PAIgM2项指标检测值明显高于血热妄行证，提示属于虚证的脾不统血证病情重于属于实证的血热妄行证，这在一定程度上反映了紫斑病证中虚实证之间的差异性。

③从紫斑脾不统血证与吐血黑便脾不统血证3项指标相比较中可见前者明显高于后者，说明相同证候不同疾病、不同病位之间确实存在着检验学差异，在一定程度上为中医辨病与辨证相结合提供了实验依据。

④测定PAIgG对ITP的诊断虽有价值，但单项PAIgG仍有假阴性病例，如联合检测多项指标则可减少漏诊。该实验选择3项指标联检，结果紫斑3证候3项指标联检的阳性率较单项指标的阳性率为高，且脾不统血证3项联检阳性率明显高于脾气虚弱证。

在ITP研究中，由于分型有所不同，某些研究结果有差异：

孙伟正将45例ITP患者分为血热妄行、气不摄血、阴虚火旺3型，发现PAIgG值在阴虚火旺最高，在气不摄血组却正常。结合临床作者认为阴虚火旺组疗效最差的原因可能是PAIgG异常升高所致。

杨宇飞等将ITP分为5型，发现按照血热妄行型→气血两虚型→脾肾阳虚型→肝肾阴虚型→阴阳两虚型的顺序，T细胞亚群改变依次加重，表现为T_8逐渐升高，T_4/T_8比值顺序下降，并在后3型出现倒置，提示病及气血与病及阴阳有质的不同；在阳虚型和阴虚型，T_4、T_8和NK细胞变化有明显差异，这一现象与消长规律间存在一致性，值得深入探讨；在气血两虚型，不仅细胞免疫学改变最轻，抗GPⅡa、GPⅢa、GPⅠb自身抗体也不升高，为临床上此型疗效较好提供了理论依据；同时提出存在阴阳两虚型，此型虽然数量少，但均为对激素已产生依赖性的难治ITP，其细胞免疫学改变最重，但PAIg却在正常水平，认为此阶段发病机理可能是细胞免疫而非体液免疫起主要作用。

另外，在动物模型中发现：造模组动物的胸腺皮质萎缩，髓质PAS阳性网状上皮细胞明显减少，提示胸腺素分泌功能不足，机体细胞免疫功能降低；脾脏T淋巴细胞区和B淋巴细胞区均明显缩小，表明造模组动物的细胞免疫和体液免疫功能均有所降低。灌服以归脾丸为主的方药的动物，胸腺和脾脏改变均已恢复，其中胸腺髓质PAS阳性网状上皮细胞还有增多趋势，与此相反，自然恢复组动物胸腺髓质PAS阳性网状上皮细胞仍然比较少，与造模组动物比较无显著差异，提示其细胞免疫功能恢复较差。结果还提示：大鼠脾不统血证模型红细胞C_3b受体花环率较正常对照组低。

(3)脾不统血证血液及血液流变学指标改变：成都中医药大学在脾不统血动物模型中发现：①在血象的有关指标测定中，RBC、Hb、HCT、PLT4项，模型组与其他4组（反证1，反证2，自然恢复，空白对照组）比较有显著差异（$P>0.05$），且模型组结果低；MCV、MCH、MCHC 3项指标各组间无显著性差异（$P<0.05$），说明脾不统血证（上消化道出血），由于脾虚使大鼠消化吸收功能障碍和出血导致正色素失血性贫血。WBC的结测定显示模型组与空白对照组有显著性差异（$P<0.05$），说明模型组大鼠WBC再生能力差，免疫力相应降低，是脾虚的有力证据，模型组与另3组比较WBC指标无显著性差异（$P>0.05$）且结果皆偏低，可能与阿斯匹林的使用有关。②凝血酶原时间、血浆复钙时间两项指标显示模型组与其他4组有显著性差异（$P<0.05$）且模型组的延长，说明脾不统血证（上消化道出血）凝血因子大量消耗，这又是大鼠脾虚的一个有力证据。③红细胞和血小板电泳时间，各组间无显著性差异（$P>0.05$），说明脾不统血证对红细胞和血小板表面电荷无影响，即不影响膜表面精氨酸等带电物质的结构和分布。

在紫斑脾不统血证，血液流变学呈“清、稀、淡”的特性：血浆粘度、全血粘度、全血粘度比值、还原粘度及红细胞压积降低，血液粘滞性变化呈脾不统血<脾气虚弱<血热妄行<正常组。另外，紫斑脾不统血及脾气虚弱证红细胞聚集指数降低，而属实证的血热妄行证则正常，它也是反映脾不统血证低血液粘滞性的一

个指标。紫斑脾不统血证"瘀阻"的血液流变学特性：紫斑脾不统血证血沉升高（呈脾不统血＞脾气虚弱＞血热妄行＞正常组的改变），血沉方程K值高于正常，为高粘因素之一。另外，属虚证的紫斑脾不统血、脾气虚弱证红细胞聚集指数降低，属实证的血热妄行证则正常，而血热妄行证红细胞刚性指数及纤维蛋白原均升高，脾不统血和脾气虚弱则正常。该实验各项指标，紫斑脾不统血证与吐血黑便脾不统血证相比无显著性差异。同属脾不统血证，尽管出血部位不同，但血流变学特性是一致的，说明不同疾病的相同证候有着共同的病理基础。

（4）脾不统血证的蛋白质代谢障碍：有人对脾虚、脾不统血患者，进行了血小板功能及超微结构形态的观察研究，发现这类病人血小板数量基本正常，但由于机体能源物质不足及利用障碍，特别是蛋白质代谢障碍，使血小板的膜糖蛋白的Ⅰ、Ⅱ、Ⅲ及骨架收缩蛋白中的d-辅肌动蛋白和肌动蛋白结合蛋白生成减少，结构变异，导致血小板粘附、聚集、收缩功能下降；血小板对毛细血管的支持、营养作用降低，毛细血管脆性增加，进而出现出血症状。

分子量61000的蛋白，在体内的半衰期为1.9天，它能与甲状腺素（T_3、T_4）结合，作为T_3、T_4的载体。前蛋白减少或消失可作为以下疾病诊断的敏感指标；①肝脏合成不足或消耗过多；②出血或炎症；③营养不良。成都中医药大学的研究结果表明：紫斑脾不统血证前蛋白A_1和A_2（$PreA_1$、$PreA_2$）均消失，而脾气虚弱证、血热妄行证及吐血黑便脾不统血证$PreA_1$、$PreA_2$亦均同时消失，认为二者似可作为诊断脾不统血证的特异性参考指标之一。另外，同属虚证的脾不统血证和脾气虚弱证均出现A_2减少，但脾不统血证还出现与属实证的血热妄行证的相似的某些电泳谱型，如β-γ桥型，γ_1降低等，认为这些似可作为紫斑出血与不出血的鉴别参考指标。

3. 脾不统血与相关各证候在其发展演变过程中证候与实验指标存在联系与区别　各证候之间在临床表现方面可出现某些相同的症状，如同属虚证的脾不统血证和脾气虚弱证，规章均可出现烦渴等实象，而属实证的血热妄行证亦可出现神疲乏力等虚象。属实证的血热妄行证同样可出现RBC-C_3b率降低、血沉增高、$PreA_2$消失、PAIgG、PAIgM、PAIgA增高等表现，同属虚证的脾不统血和脾气虚证临床表现和实验指标也有许多相同之处，但经量化后，其实验指标之间的差异具有统计学意义，说明中医证候诊断客观化、标准化及定量化的重要意义，另一方面亦说明各证候之间存在着联系，证候的发展与演变并不是截然划分的，只是一个从量变到质变的过程。

4. 脾不统血证证候及实验指标在不同病种之间存在一定的差异　成都中医药大学在研究中发现：紫斑脾不统血证和吐血黑便脾不统血证除出血一在肌肤、一在胃，均具有面色萎黄、神疲乏力、少气懒言、食欲减退、食后腹胀等，但前者少气懒言、自汗的症状较后者突出（$P<0.01$），后者则大便稀溏、面黄肌瘦、食欲减退、食后腹胀、脘痛喜按等更为突出（$P<0.01$），说明前者脾气虚较甚，而有相对少的消化道症状，后者则脾不运化更甚。前者血浆蛋白电泳$PreA_1$和$PreA_2$均消失，α_2带消失，出现β-γ桥型带，后者则以γ_1、γ_2带的同时减少为特征；前者RBC-C_3b率低于后者，血小板免疫粘附补体致敏酵母菌凝集弱阳性、血小板相关抗体及血沉、RBC－IC率高于后者。认为由于紫斑脾不统血证患者病程相对较长，反复出血，气随血耗，气血两虚，正气不足，故临床表现气虚较突出，又由于紫斑患者多数为ITP，属免疫性疾病，免疫功能的异常亦更突出，而吐血黑便者脾不统血证患者为正在出血的胃及十二指肠溃疡或炎症，病程相对较短，病理损害以消化道为主，故脾不运化功能的病损表现更为突出，提示虽同是脾不统血证，由于病种不同，其临床表现和实验指标亦不尽相同，它们之间的对照研究，对相同证候不同疾病的临床诊断和治疗均具有重要意义。

（三）脾不统血证证候机理探讨

1. 脾不统血证出血机理　由上述资料分析可初步得出，脾气虚弱，统摄无权，血液溢出脉外导致出血的机理与以下几方面因素有关：①血管因素：毛细血管抵抗力减低，毛细血管的渗透性脆性增高，血液自血管溢出而出血；②血小板因素：血小板结构变异，导致血小板粘附、聚集和释放功能下降；血小板自身抗体产生过多、血小板破坏过多，生存期过短而出血；③凝血因素：血浆复钙时间缩短，凝血酶原时间延长；④其他：如蛋白质代谢障碍等。

2. 脾不统血证是脾气虚弱证的发展与加重 ①正虚更突出：脾不统血证临床表现为神疲乏力、少气懒言、食欲不振等更为突出（$P<0.05$），血浆蛋白电泳出现 $PreA_1$ 和 $PreA_2$ 同时消失，且 α_2 带消失，血液流变学表现血液粘滞性降低，其“清、稀、淡”更突出（$P<0.01$），RBC-C_3b 率低于脾气虚弱证，以上均说明正气更虚，病损更重；前述（1）脾不统血证表现相对突出的“火热”症状，脾虚出血、“火热”并见。实验指标出现血浆蛋白电泳 $PreA_1$ 和 $PreA_2$ 均消失，并出现类似脾气虚弱证的 α_2 消失和类似血的 β-γ 桥型带，说明既有脾气虚弱的正虚，又出现了与血热妄行类似的急热妄行证的 β-γ 桥型带，说明既有脾气虚弱，又出现了与血热妄行类似的急性反应，呈现这些改变，可能与脾不统血正虚与出血共见有关。血小板相关抗体（PAIgG、PAIgM）含量及 RBC-IC 率高于脾气虚弱证，提示血小板破坏更为严重，血液中免疫复合物出现更多、清除率降低。②脾不统血证血沉升高，血沉方程 K 值增大与脾气虚弱证相比差异显著（$P<0.01$），说明其存在“瘀阻”。

脾不统血属脾虚证的范畴，二者区别当在出血与不出血。研究证明，脾不统血出血及出血后存在一系列与脾气虚弱有差异的生理、生化等变化。具有突出的脾气虚弱症状，即是脾气虚弱证的发展与加重；又可兼有虚火及血瘀症状，证明了《血证论》“治血者，必治脾为主”，以大黄“大泄地道”、地黄“大滋脾燥”，参、芪“运血统血，皆是补脾”的阐述具有科学性、实用性，对指导临床治疗脾不统血证提供了新的思路。

（四）脾不统血证的研究展望

脾虚证为临床常见证，脾不统血证的研究使脾虚证的研究进一步扩大和深化，对进一步揭示脾不统血证的本质具有重要意义。

近年对脾虚证的研究主要集中在脾气虚、脾不运化方面，对脾主肌肉四肢等亦有所研究，已对脾不统血证进行了较全面的综合研究，包括证候特异性的临床及基础研究，塑造了消化道出血脾不统血模型。

脾不统血证是脾虚证的一个重要方面，在慢性出血的患者中，脾不统血证较为常见，而脾不统血证可见于多种疾病中，相同疾病、不同证候，相同证候、不同疾病的对比研究，是一条揭示证候特异性及发生机理的崭新途径。

脾不统血证的研究，将集中在上消化道出血、血小板减少性紫癜等病种上，可进一步扩大研究再生障碍性贫血、功能性子宫出血、痔疮出血等病种方面。应通过严格科研设计，采用统一标准，对多病种的综合对比研究，使脾不统血证诊断逐步定量化、标准化、客观化，为临床治疗脾不统血证提供新的思路与方法，提高脾不统血证的疗效，指导新制剂的开发研究，以产生更大的社会和经济效益。

七、脾主肌肉的研究

“脾主肌肉”是脾的重要功能之一，早在《内经》就有论述。如《素问·痿论》：“脾主身之肌肉”，《素问·五脏生成》：“脾之合肉也”。并且，“脾主肌肉”以脾主运化的功能作为生理基础。如《素问集注·五脏生成篇》：“脾主运化水谷之精，以生养肌肉，故主肉。”《太平圣惠方》曰：“脾胃者，水谷之精，化为气血，气血充盛，营卫流通，润养身形，荣于肌肉也。”这是因为脾为气血生化之源，全身的肌肉都要靠脾胃所运化的水谷精微来营养，才能使肌肉发达、丰满、健壮。脾的运化功能障碍，可出现四肢困倦乏力，不耐劳作，肌肉消瘦，甚至萎弱不用等表现。如黄元御《四圣心源》：“肌肉者，脾土之所生也，脾气盛则肌肉丰满而充实”；《灵枢·经脉》：“足太阴气绝者，则脉不荣肌肉”。

40 年来，中西医结合从实验及临床两个方面，对脾与肌肉的关系进行了研究，为“脾主肌肉”的理论提供了依据，并以此为基础进行了一些应用研究，如脾与运动性疲劳的关系等。

（一）“脾主肌肉”的实验研究

利用“脾气虚证”动物模型，从与肌肉能量物质贮存、肌肉能量生成及肌肉能量代谢有关的环节入手，探讨脾与肌肉的关系。骨骼肌收缩时，肌纤维的收缩蛋白即肌动蛋白和肌球蛋白在连接和分离的循环过程中消耗能量，其能量来自 ATP 分子的分解反应。ATP 能够直接为肌纤维利用，是肌肉收缩的直接能源物质。骨骼肌细胞内可以提供能量合成ATP，其分解代谢途径主要有3条：①磷酸肌酸（CP）分解释放能量合成ATP，由ATP和CP分解反应共同构成磷酸原供能系统；②肌糖原和葡萄糖分解生成乳酸的过程中，释放能量，合成ATP，构成不需要氧的糖酵解供能系统；③在有氧条件下，糖、脂肪和蛋白质氧化分解生成二氧化碳和水的过程中，释放能量合成ATP，构成有氧代谢供能系统。

1．“脾气虚”时骨骼肌能量生成及能源物质的改变 ATP是骨骼肌运动的直接供能物质，ATP（ADP、AMP）的浓度可表明细胞能量代谢的功能；肌糖原和脂肪是肌组织的能量贮存形式，它可反映机体能源物质的利用情况。熊海等的研究发现，脾虚大鼠肌糖原含量（4.27±0.40mg/g）显著低于正常大鼠肌糖原含量（6.34±0.20mg/g），对脾虚大鼠用健脾益气方药进行治疗7天后，其肌糖原含量（5.35±0.16mg/g）虽然仍低于正常动物，但其回升显著快于自然康复组（4.63±0.15mg/g）；李乐红、孙恩亭及杨维益等，分别运用“劳倦和饮食不节”及“劳倦与泻下”或“苦降破气中药加饥饱失常”的方法所致Wistar大鼠的“脾气虚”动物模型研究，发现“脾气虚”动物模型的ATP含量和能荷值（高效液相法）、肌糖原（采用过碘酸雪夫反应显示）和脂肪（用油红O法显示）的含量较正常对照组减少，差异显著，并且通过服用健脾益气药物其含量较自然恢复组明显增高，说明“脾气虚”大鼠骨骼肌存在着能量产生及能源物质的不足。

2．“脾气虚”时磷酸原供能系统的改变 在骨骼肌收缩时，通过肌钙蛋白及原肌球蛋白的调节作用，形成肌动球蛋白，引起粗丝与细丝间的相对滑动，肌肉收缩的全过程称为兴奋收缩耦联。在这一过程中，启动状态的肌动蛋白可激活肌球蛋白腺苷三磷酸酶（M-ATPase）的活性，释放的能量迫使细丝沿粗丝滑动，也即在骨骼肌收缩时起直接能源物质作用的是MM—ATPase催化的水解反应。由此可见，M-AT Pase含量的下降势必影响兴奋收缩耦联，使肌肉的运动能力减弱。杨维益等研究发现M-AT Pase含量在脾气虚时降低，这一结果为脾气不足时出现四肢痿软、不耐疲劳等现象提供了依据。

肌肉收缩主要是由ATP的水解直接供给能源。然而肌肉储存的ATP量很少，难以维持1分钟的肌肉收缩活动，ATP的生成和利用是处于动态平衡，在肌肉中以另一种高能物质——磷酸肌酸（CP）的形式贮存。磷酸肌酸激酶（CPK）能催化磷酸肌酸释放出高能磷酸根（-P），并移给ADP产生ATP，为肌肉应急收缩提供能量来源；同时，在肌肉中ATP含量剩余时，CPK又催化ATP转变为ADP，脱下高能磷酸根转移给肌酸，形成磷酸肌酸，以贮备供需要时使用。因此，CPK的双向调节作用是肌肉能量代谢中较为重要的环节。郑永峰、杨维益等通过对运用大黄泻下法所致NIH小鼠的脾气虚模型进行研究发现，脾气虚组动物血清及骨骼肌内CPK酶活性明显低于正常对照组，差异显著；对47例脾气虚证的胃病患者进行血清CPK及其同功酶的测定，发现脾气虚证患者治疗前的CPK及肌型磷酸肌酸激酶（CPK-MM）的活性明显低于与之对照的脾胃湿热组和肝胃不和组，并且酶活性的降低与脾气虚证的轻重程度有量的相关性。经服用1个月的扶正健脾液后，随着脾气虚证表现的消失，CPK及CPK-MM的活性升高，与动物实验基本一致。提示骨骼肌CPK酶活性降低，影响CP的分解，使能量代谢发生障碍，肌肉的能量来源减少，出现四肢乏力、不耐劳作等现象，并认为，CPK-MM可在一定程度上反映脾气的盛衰。

3．“脾气虚”时糖酵解供能系统的改变 骨骼肌Ⅱ型纤维又称白肌，含糖原较多，酵解酶活性强。当肌肉剧烈收缩时，糖原在糖酵解酶的催化下水解。因此，Ⅱ型纤维的收缩主要靠糖酵解功能。测定肌糖原的含量可以了解肌糖原的贮存情况，推测糖酵解的能力，从而判断肌肉对剧烈运动的耐受程度。杨维益等研究发现，大鼠骨骼肌Ⅰ型纤维和Ⅱ型纤维的糖原含量在脾气虚时均降低，并以Ⅱ型纤维的降低尤为显著。根据造模因素的分析，肌糖原含量的降低与营养物质的吸收障碍，肌糖原合成不足和肌细胞有氧氧化不足，使糖酵解增强，肌糖原消耗过多有关。

磷酸果糖激酶（PFK）与乳酸脱氢酶(LDH)是催化糖酵解的两个重要的酶，LDH和PFK的活性可反映细胞内无氧酵解的活跃程度。正常情况下骨骼肌主要利用有氧氧化来产生能量，只有在能量供应不足时才需要无氧酵解的参与以代偿之。李乐红及孙恩亭等研究发现，“脾气虚”动物模型的骨骼肌中LDH和PFK(硝基四氮盐法)的反应较对照组增强，尤以Ⅱ型纤维明显。相对酶活性均较对照组明显增加，差异显著。通过服用健脾益气类药物，LDH、PFK的酶反应活性较自然恢复组弱，差异显著。同时发现，骨骼肌中参加LDH的构成和激活的微量元素锌和铁（原子吸收法）的含量也相应增加。说明“脾气虚”时，骨骼肌细胞内无氧酵解活跃，从而使与无氧酵解有关酶的活性增加。王清云等通过对脾胃气虚患者及82例慢性迁延性乙型肝炎辨证为肝郁脾虚证的患者血清中LDH的测定，得出与动物实验不一致的结果，发现LDH的活性显著低于正常对照组，通过治疗后，LDH的活性随着脾气虚证表现的消失，恢复到正常水平。提示脾气虚证与能量代谢有关，并推测肌肉活动时所产生的乳酸可因LDH活性下降而积滞，这可能是脾气虚者常见肌肉酸困乏力的原因之一。

4.“脾气虚”时有氧代谢供能系统的改变

(1)线粒体的结构变化：线粒体是细胞生物氧化的主要场所。它通过一系列氧化过程，释放能量，供机体使用。骨骼肌代谢以有氧氧化为主，因此骨骼肌收缩活动所需能量与线粒体密切相关。而在这氧化过程中所需的酶，均存在于线粒体内，且按一定的顺序排列在线粒体内膜上及其质中。因此，线粒体内膜（嵴）、基质、外膜的任何部位发生异常变化，都势必会影响机体的生物氧化代谢。

李乐红、杨维益及裴媛等研究发现，“脾气虚”动物模型的骨骼肌线粒体的形态与数量发生异常改变：伴随着肌原纤维间线粒体的面数密度（NA）减少，线粒体的体密度（VV）增加；线粒体数量减少，大小不一，肿胀（可为正常线粒体的数倍），嵴部分或全部消失，基质透明，甚或溢出线粒体外，线粒体外膜结构破坏等；经健脾益气类药复健，其结构恢复接近正常对照组，自然对照有所恢复，说明“脾气虚”、“脾主肌肉”的病理机制之一为骨骼肌线粒体结构损伤，从而影响骨骼肌的有氧代谢；也显示了健脾益气类药物具有缩短脾气虚证时损伤的线粒体修复时间的作用。

(2)肌红蛋白的变化：肌红蛋白（Mb）是一种氧合含铁血红蛋白，主要在心肌和骨骼肌内生成。它接受从血红蛋白运来的氧，并将氧贮存于肌细胞内，为肌肉组织供氧。裴媛等研究发现，“脾阳虚”(运用泻下法致Wistar大鼠脾阳虚模型)动物血清Mb低于对照组，差异显著，提示脾阳虚时，肌肉组织氧的运输和贮存不足，从而可能会影响肌组织的有氧代谢。

(3)与有氧代谢有关酶的改变：琥珀酸脱氢酶（SDH)、细胞色素氧化酶（CCO′)、辅酶I-四氮唑还原酶(NADH-TR)是细胞氧化过程中重要的酶。SDH是线粒体三羧酸循环中的第一个脱氢酶，其组织化学反应能很敏感地反映氧化代谢的状况，其活性与线粒体数目平行改变，一般认为属线粒体的标志酶；CCO及NADH-TR是参与线粒体内膜的呼吸链上氧化的重要酶，可作为细胞中氧化代谢程度指标。它们存在于线粒体内膜上，任何原因引起的线粒体内膜损伤均可降低此酶的活性。

李乐红、杨维益等研究发现，“脾气虚”动物模型骨骼肌中SDH的反应颗粒细小(硝基四氮原法、Pearson法)，各型纤维的相对酶活性均较对照组低，差异显著；CCO（偶联法）相对酶活性较对照组低；两型纤维的NADH-TR(Pearson法）含量下降。通过服用健脾益气类药物SDH及CCO、MADH-TR的酶反应活性及其含量较自然恢复组明显增强。说明脾气虚证大鼠骨骼肌细胞的有氧氧化效率较低，这必然影响磷酸化效率，使ATP形成减少，肌肉收缩的能量来源不足。由于上述酶均镶嵌在线粒体内膜上，故其含量的降低与线粒体内膜结构的破坏密切相关。

5.骨骼肌形态变化　李乐红等研究发现，“脾气虚”大鼠比目鱼肌可见Z线增宽、肌浆网扩张，通过服用健脾益气类药（四君子汤）大鼠骨骼肌超微结构接近正常。杨维益等研究发现，“脾气虚”大鼠骨骼肌肌纤维明显变细。根据Ⅰ型纤维和Ⅱ型纤维骨骼肌细胞的平均截面积（A）的测量，脾气虚组大鼠两种肌纤维的A

均下降，其中Ⅰ型纤维较对照组下降了33%，Ⅱ型纤维下降了67%。通过服用健脾益气类药物复健后，肌细胞A增加。说明肌纤维的蛋白质分解以Ⅱ型纤维为著。骨骼肌蛋白质的分解增强，反映了在脾气虚状态时，机体的代谢异常不仅表现在能量代谢方面，也影响到蛋白质的物质代谢，使肌肉组织的蛋白代谢呈负平衡状态。骨骼肌的上述病理改变，是脾气虚时肌肉不耐疲劳和剧烈运动的原因之一。

通过多年的脾主肌肉的实验研究，结果表明：脾气虚时，骨骼肌存在着能量产生不足（肌球蛋白三磷酸腺苷酶及磷酸肌酸激酶的活性下降，ATP的直接生成减少）及能源物质（肌糖原及脂类、蛋白质）匮乏；由于骨骼肌细胞缺氧及有氧氧化场所线粒体结构的异常改变，骨骼肌细胞内与有氧氧化环节有关酶的活性下降，使有氧氧化能力下降，供能不足，代偿性地使无氧酵解活跃，从而使与无氧酵解有关酶的活性增加；骨骼肌纤维结构发生异常改变。同时，通过运用健脾益气类药物治疗，这些异常改变可基本得到恢复。因此，通过研究，验证了“脾主肌肉”的中医理论，并且，“脾主肌肉”是以脾主运化为基础的，为进一步阐明脾的实质奠定了一定基础。

（二）“脾主肌肉”的临床研究

中医认为，脾主肌肉是以脾主运化为基础的。由于脾主运化，可将水谷精微输布运化到全身而使肌肉强健有力。如果脾虚，运化能力不足，不能把足够的营养物质运送到身体各处，则导致肌肉失养，出现周身及四肢疲乏无力，肌肉消瘦，甚至痿软不用等表现。《素问·太阴阳明论》：“今脾病不能为胃行其津液，四肢不得禀水谷气，……筋骨肌肉，皆无气以生，故不用焉。”因此很多人认为，现代医学中许多肌肉疾患，如进行性肌营养不良、重症肌无力、药物中毒性肌萎缩、周期性麻痹和胃下垂、脱肛、子宫脱垂等内脏脱垂的病变与脾虚肌失荣养有关。这些患者在临床上所见除肌软无力、痿废不用、肌肉麻痹不仁、内脏下垂外，很多伴有面色萎黄、纳差便溏等脾虚的其他表现。许多研究表明，健脾益气治疗可增强肌肉收缩功能，由于现代医学对于大多数肌肉疾患及内脏下垂仍无特效治疗，因此，在中医脾主肌肉理论的指导下，通过西医辨病，中医辨证，中西医结合，对于此类疾患的治疗进行了探索，取得一定效果。

李庚和对重症肌无力432例的疗效进行分析，痊愈152例，显效60例，有效198例，无效22例，总有效率达94.9%。辨证分型为①脾气虚型（303例，多为单纯眼肌型），用补中益气法；②脾肾气阴两虚型（78例，多为全身型），表现为脾气虚加气阴两虚，用益气补肾法）；③脾肾阳虚型（51例，多为全身型或延髓型），用温阳益气法。李氏对另外50例重型的重症肌无力的分型为脾气虚弱21例，脾肾阳虚18例，脾肾气阴两虚11例。认为本病是一种涉及机体免疫、神经肌肉多种内分泌腺综合性紊乱的疾病。与中医“脾”所主生理病理范畴相吻合，因此，治疗上应强调以补脾为主的整体调节观点，即通过从调理脾经入手，培补脾气，以强肌健力。李任先等总结了233例重症肌无力的分型：脾气虚219例（94%），脾肾阳虚11例（4.7%）、脾肾阴虚例（0.4%），肝血不足2例（0.9%）。提出本病以脾虚为基本证型。张英华等报道，以补中益气汤为主，先后治疗眼肌型重症肌无力28例，共32只眼，结果痊愈23只，显效4只，好转3只，并提出，脾主肌肉，上睑属脾，因此，眼肌型重症肌无力的病变，主要与脾虚有关。以上研究及报道说明，重症肌无力的病变，从中医理论的角度，主要是由于脾虚，运化无力，肌失荣养所致，尤其是单纯眼肌型重症肌无力，通过运用健脾益气法为主治疗，可获得较好的效果。

根据脾主肌肉，用不同方法测定肌肉收缩力和做功量作为平衡脾虚的一项指标。有报道以握力测定慢性气管炎病人，脾虚组病人握力显著低于肺虚、肾虚组，经健脾益气治疗后握力有明显增高。第一军医大学，用超声波探测脾虚病人的肝、脾、肾位置，并以X线钡透检查胃下界，结果表明内脏下垂与脾虚程度有平行关系。同时实验证明，补中益气汤对子宫及周围组织有选择性兴奋作用，并有调整小肠蠕动和恢复肌张力的作用，对营养机能也有直接影响。脾气下陷主要由于内脏肌肉、韧带的松弛引起，通过补中益气类药物的升阳举陷，可以兴奋内脏的肌肉、韧带，提高其张力，从而使下垂内脏逐渐复位。根据脾主肌肉理论及异病同治的原则，有人推断，在慢性阻塞性肺病（COPD）患者呼吸肌疲劳的发生发展过程中，脾虚是个重要环节，故可以通过健脾益气途径对呼吸肌疲劳进行治疗。肌张力与神经营养功能、神经介质、肌糖原的代谢有关，脾主肌肉可能包括这些环节的调节。总之，通过多年的临床实践表明，脾与肌肉的病变有关，健脾益气治疗可能是一个增强肌肉收缩力的较好途径。

八、展望

如上所述，中医脾的概念不是凭空虚构的，而是从大量实践中运用黑箱理论概括推导出来，虽然其中带有臆测的成分，但它能被用来指导临床实践，并且可以取得某些预期的效果，说明它具有客观真理性。现代控制论也认为，通过黑箱理论是可以揭示复杂系统（如人体）的某些规律和特性的。因此，用现代科学方法研究中医脾胃学说，对现阶段中西医结合临床实践和新医学理论体系的创立，都将会有重要的意义。

脾的本质主要是包括消化系统以及能量代谢、转化和水代谢有关的一切器官系统（包括其神经体液调节机构）的综合功能单位或机构，其基本功能是将外界食物中潜在能量转变为机体本身所能利用的能量，并将这些能量输送给全身各器官系统以进行生命活动。如上述中医"脾"是人体这个"大黑箱"里的一个"小黑箱"，用现代科学方法知识（包括实验和现代控制论、信息论方法，现代人体学、疾病学知识，等等）将它剖开，它所呈现的细节就可能不仅仅包括上述器官系统和功能，从现有材料来看，起码还可能包括免疫、造血等系统。很多具体内容（如"脾"与胃肠粘膜cAMP、cGMP和植物神经系统的关系，与酶、胸腺的关系等）还有待进一步实践来阐明。

一些病因不甚明了，病灶主要在消化系统的疾病如胃十二指肠溃疡、慢性非特异性结肠炎可用脾胃学说指导，单独用调理脾胃方药取得疗效；一些病灶不在消化系统的疾病如慢性气管炎、功能性子宫出血、子宫脱垂、妊娠中毒症、妊娠呕吐、白带、重症肌无力、神经衰弱、冠心病、原发性血小板减少性紫癜、白细胞减少症、白血病、慢性肾炎、乳糜尿、中心性视网膜炎、功能性低热，等等，据文献报道也可用理脾方药取得一定疗效，若与西医结合治疗疗效可进一步提高，说明研究中医脾胃学说对临床实践效果的提高确有重要现实意义。

有材料初步表明，脾虚型慢性气管炎及慢性迁延性肝炎有细胞免疫功能低下现象，调理脾胃后随病情好转细胞免疫功能也有恢复趋势，提示理脾方药可通过改善细胞免疫功能而取得疗效。因此，存在一种可能性：用脾胃学说指导并采用相应的治疗措施，有可能解决或部分解决与细胞免疫有关的疑难疾病（如恶性肿瘤）以及大量所谓自身免疫性疾病的疗效问题。还有，化疗药物对恶性肿瘤确有抑制或杀灭作用，但化疗药物最突出的副反应是胃肠道反应（食欲不振及腹泻等等），而且对免疫功能也有不利的影响。因此，使用化疗同时调理脾胃是否可提高疗效，看来很值得研究。

在唯物辨证法指导下，从总结现有中西医科学实践材料（包括用脾胃学说指导临床实践和实验研究获得的材料）出发，提出疾病根本规律是致病动因与机体抗病机能对立统一的破坏，是机体生命活动中这种或那种对立统一（自急态）的破坏，是损害与抗损害对立统一的破坏。"脾为后天之本"，"本于阴阳"，研究脾的阴阳失调、脾与它脏、脾经与它经、脾与情志（"思伤脾"）、脾与外环境……对立统一的关系在疾病发生发展转归中的具体作用，必将为疾病的根本规律提供新的事实和理论根据。

现代医学认为疾病的根本原因是机体内在的缺陷，即机体在进化过程中获得的固有的维持机体与外环境对立统一，维持生命过程中这种或那种对立统一的能力的低下。"脾旺不受邪"，"正气存内，邪不可干"，研究脾与免疫适应等的关系，必将为疾病的根本原因提供新的事实与理论根据。

根据唯物辩证法观点和自然科学事实材料，整体的性质不总是各局部性质的简单总和。如上所述，中医研究人体和疾病的方法是将人体作为一个完整的"大黑箱"来观测的，因而它所揭示的整体性的规律和特性，就不一定总是西医用研究方法所揭示的局部规律特性的简单总和，其中完全可能包含后者所未揭示或未完全揭示的规律和特性。另外，恩格斯指出，自然科学的对象是运动着的实物，它的属性只有在运动中才显示出来，因此，它只有通过运动才能被认识（《自然辩证法》226 页）。医学研究的对象最终是活着的（在运动中的）整个人体（不是尸体，尸体才有局部，活体是作为一个整体存在的）。因此，脾胃学说通过在运动中整体地观测的方法揭示的有关规律和特性，未必就是现代西医用静止或局部的分析方法所部分揭示或完全揭示的规律和特性。因此，脾胃学说也可能为现代人体学、疾病学的学科发展提供新的有价值的研究线索。

在整个中医理论研究中，脾胃学说研究可以说，不论在深度和广度上都具有一定的特点。主要表现在中医脾胃学说已得到较系统的整理发掘，以脾胃理论为指导，在临床防治疾病中得到广泛应用，疗效显著。脾虚证研究应用了现代科学的技术和理论，开拓了行之有效的思路和方法，取得初步的成果，为发展现代化的脾胃论观点提出了许多新的课题。就当前的情况来看，许多研究领域尚有待于深入发掘，极需开拓新思路，采用新方法，以取得新的突破。

展望未来，以下几方面工作值得重视：

1. 脾胃学说的文献研究方面，应该编撰出一系列专题理论史书籍（如脾主运化、脾主统血等专题），如脾胃疾病史，脾胃方药史。

2. 脾胃理论在临床上的应用应走向规范化、标准化、常规化，不断总结发展并加以推广验证。

3. 脾虚证研究应总结出切实可行、疗效确切的一套辨证论治规律，找出反映脾虚证的特异而敏感的客观指标。

4. 以中医理论为基础，制定出一套脾胃疾病的辨证论治纲要。

5. 医药结合，开拓新的脾胃疾病方药学。

6. 基于脾胃学说而又发展脾胃学说，形成现代化的新脾胃学说。

（危北海　杨明均　杨维益
王天芳　劳绍贤　金敬善
齐清会　吴咸中　寇孟珂）

第三节 肺的研究

一、肺脏学说和研究方法

（一）肺脏学说与肺系疾病

“肺主气、司呼吸”是中医学对肺脏功能的基本认识，反映了肺的呼吸功能；此外中医学还认为其具有宣发肃降、主治节、朝百脉的生理特点，与机体的辅心行血、水液代谢、卫外御邪等功能均有密切联系。近三四十年来国内许多单位运用现代科技手段，采用多项指标综合观察，将临床观察、实验研究、与中医学基础理论相结合，使中医学肺脏的实质研究获得一定的进展。

从各证型的临床研究来看，肺气虚是慢支发病的首要因素，也是必要的条件，贯穿在慢支发展的全过程中。临床上还观察到肺气虚患者肺功能、免疫功能、植物神经功能、内分泌功能、细胞能量代谢及微循环系统均有一定程度异常，故总结出肺气虚证是一个由多方面症候组成的症候群，具有多脏器功能障碍。此外丰富的临床和实验材料证实了鼻腔、气管、肺组织是一个完整的统一的生理器官，从而揭示了“肺开窍于鼻”的实质。

肺阴虚是肺结核的基本病机，临床工作者还从病理学和治疗学方面予以进一步证实，肺阴虚于肺癌晚期多见，有人发现阴虚型的肺癌与西医的病理分型有一定关系，上海龙华医院以养阴法治疗阴虚型晚期肺癌获得显著疗效。谭敬书从病理生理学角度分析了肺阴虚与慢性咽炎的关系，主张只有改变慢性咽炎患者阴虚火旺状态，才能从根本上治愈该病。

肺阳虚与肾阳虚关系紧密，作者认为肺阳虚应该从更高的层次加以认识，它包括了肺系疾病中肺、肾阳虚的证候。从慢阻肺中医辨证的演变过程来看，肺阳虚贯穿在其发生发展的过程中。支气管哮喘缓解期的主要病机是肺肾阳虚，通过温补肺肾，哮喘发作明显减少。

肺阴阳两虚是慢支发展到肺心病最严重的一型，从功能到器质都发生了一定的改变，阴阳两虚的结果必然导致阴阳衰竭，临床上多出现呼吸衰竭的情况并常有多种并发症。

从各证型的实验研究来看，主要有以下几

个方面：①肺部X线；②肺功能；③免疫系统；④内分泌系统；⑤植物神经功能状态；⑥血液流变学；⑦细胞能量代谢；⑧鼻腔脱落细胞学；⑨血清微量元素；⑩环核苷酸水平；⑪临床病理学；⑫实验病理学；⑬中医辨证的动物模型研究。

肺实证的研究主要是热痰（喘）、寒痰（喘）的研究，为寒、热的研究开辟了良好的开端。

（二）肺脏学说的研究方法

国内学者认为中医的肺脏概念虽然最初是解剖学的概念，但更多的情况下是一种功能概念，是多器官、多系统的许多功能的组合，它不同于西医的“肺”解剖学概念，因此要揭示中医肺的本质是一个艰难、复杂的过程，必须从多学科、多角度进行，应用现代科学手段，采用多种指标进行观察。近几十年来中西医结合工作人员对肺脏的实质研究一般从肺脏疾病的各证型出发，将临床与实验室研究相结合，选择恰当的指标，最后将其研究结论与基础理论相结合来探讨中医肺脏的本质。而对肺的实证也进行了一定研究，首先将其分为寒痰与热痰两大类，再从病理细胞学、生物化学、细菌学、病理生理学、病理解剖学、病理学等几个方面进行综合研究，也获得了较大的成功。总之，这种将辨病与辨证相结合，宏观与微观相结合、临床和实验相结合的研究方法，使我们对中医肺的实质认识深入到细胞亚细胞（超微结构）和分子水平，对中医的整体观念有了更为客观化的认识。

二、肺脏虚证的研究

（一）肺气虚证

1. 临床研究进展

（1）肺气虚的诊断标准：1979年广州会议首次提出慢性支气管炎的肺气虚证诊断标准。主症：病发时以咳为主，咳声清朗，多为单咳或间咳，白天多于夜晚，痰量不多。次症：易汗恶风、易感冒。体征：舌质正常或稍淡，舌苔薄白，脉弦细或缓细，肺部无肺气肿征。其他检查：X线胸透正常，或纹理稍粗，无肺气肿征象，肺功能基本正常，或轻度减退，心电图正常。

1986年全国中西医结合虚证与老年病研究专业委员会在郑州对1982年广州会议制订的虚证辨证标准作了修改，肺气虚（肺虚与气虚兼见）的诊断标准为：肺虚证：①久咳、痰白；②气短喘促；③易患感冒。具备2项。气虚证：①神疲乏力；②少气或懒言；③自汗；④舌胖或有齿印。⑤脉虚无力（弱、软、濡等）。具备3项。

（2）肺气虚证与慢性支气管炎的关系：肺主气，司呼吸，通调水道，外合皮毛。其功能状态以清肃下降为顺，若肺气虚，卫外不固，则易感外邪。病邪内干于肺，肺气不宣清肃无权，则上逆咳嗽；肺通调失司，则水凝为痰，痰浊阻肺，则为咳嗽。关于慢性支气管炎，中医学认为“其标在肺，其本在脾肾”，肺气虚是其发病的首要因素，也是必要的条件，其发展过程中大体经历4个阶段，即肺气虚→脾阳虚→肾阳虚→阴阳两虚，与西医的诊断关系如图2-10。

肺气虚——→脾阳虚——→肾阳虚——→阴阳两虚

慢性支气管炎　　肺气肿　　肺心病

图2-10　中医分型与西医诊断关系

慢支于肺气虚阶段临床上主要表现为易感冒，肺部可有局限性的轻度肺气肿和/或肺纤维化变化。呼吸道防卫功能失常表现在纤毛柱状上皮细胞的损伤，纤毛脱落，运动减慢，呼吸道局部特异性和非特异性的免疫功能减低，细胞免疫功能轻度低下，微循环轻度障碍，植物神经功能失调为副交感神经功能偏亢，实验病理显示了呼吸道炎症明显。

（3）肺气虚证具有多脏器功能障碍：现代的肺功能概念包括了呼吸、代谢、防御3个方面，中医学中的肺气也同样含有上述相似的内容，其盛衰直接影响到肺“司呼吸”、“主治节”及“卫外”等作用。目前研究表明，临床上肺气虚患者的肺功能、神经内分泌、免疫功能确有一定变化。还有人从微循环角度探讨肺助心行血的实质，发现气虚证、血瘀证的微循环有明显异常改变，血瘀证重于气虚证，气虚最终导致血瘀，从而说明了中医肺的实质可能包括了现代医学循环系统的部分机能。王会仍等还对肺气虚的慢阻肺患者的部分心功能指标进行观察和分析，发现其肺毛细血管有效血流量，每次心搏出量，心脏指数均显著低于正常值，说明其心功能受到一定程度损害。目前大多数学者均认为肺气虚实际上是一个由多方面症候组成的症候群，具有多脏器功能障碍。

(4)上下呼吸道的关系与“肺开窍于鼻”的实质：早在1970年，Zkhajna就提出呼吸道粘膜是一整体，Defare及EinG认为“呼吸道内部存在互相制约反馈作用”。首先，鼻腔病变在下呼吸道疾病发病机制中占重要地位。熊正明等曾观察415例慢阻肺病人和456例正常人群，发现慢阻肺患者并发慢性鼻腔疾患明显高于一般人群，另一方面在观察281例患慢性鼻窦炎、过敏性鼻炎及萎缩性鼻炎病人中，发现32.5%患者同时有慢性支气管炎、哮喘、肺气肿等下呼吸道疾患，与天津市正常人群发病率仅4%相比有明显增高。其次，上下呼吸道疾病具有一致性，鼻病变重者合并下呼吸道病变亦较多，鼻病变可促进下呼吸道病变的发展。熊正明等对170例慢阻肺患者进行分析，其中患萎缩性鼻炎40例，这里面患肺气肿12例，肺心病20例，慢性支气管炎8例，分别占30%、50%、20%；其中患慢性鼻炎33例，这里面慢性支气管炎17例占51.5%，肺气肿4例占12.1%，肺心病3例占9.1%。Manor氏也有关于上呼吸道炎症发作引起支气管哮喘和慢性支气管炎发作的报导。第三，从鼻病变对下呼吸道治疗效果的影响来看，Corvon报告慢性支气管炎合并鼻窦炎的病人，若单纯治疗支气管炎，虽能控制支气管炎症状，但常因鼻窦炎发作而致支气管炎症状复发，如同时对鼻腔进行足够治疗，则可延长慢支的缓解期。最后，从下呼吸道疾病对鼻的影响来看，多数报告证实，当慢性阻塞性肺病发作时，鼻腔分泌物IgA下降，症状缓解或稳定时IgA上升。李浩等还发现肺气虚组53例鼻腔脱落细胞嗜中性细胞减少，纤毛细胞数显著增加，说明鼻粘膜的实态性受到一定损害。熊正明等还对慢支患者鼻粘膜进行病理组织化学观察，发现患者的辨证分型和鼻粘膜病理变化，组织化学变化有一定规律性。

总之，目前的研究表明了鼻腔、气管、肺组织是一个完整的统一的生理器官。传统中医学认为“肺开窍于鼻、鼻与喉相通而联于肺”，“鼻为肺之窍”，“喉为肺之门户”，《灵枢·脉度》曰：“肺气通于鼻，肺和则鼻能知香臭矣”。将肺、鼻、喉视为一统一的整体，中医学的这种理论与现代医学研究有不谋而合之处，现代医学对上、下呼吸道关系的研究揭示了“肺开窍于鼻”的实质。

2. 实验研究进展

(1)肺部X线研究：熊正明等对323例慢阻肺患者按辨证分型进行胸部X线研究，发现肺气虚证胸部X线无阳性表现为多，只表现肺纹理增厚紊乱者次之，符合肺气肿者极少。认为肺气虚组主要的病理改变是支气管内膜及支气管壁增厚。陈永光等探讨306例慢支中医分型X线特征及演变规律发现，肺气虚型出现肺纹理增多，增多的纹理为与正常血管纹理不易区别且走向规律的条索状阴影，异常纹理分布范围随病情发展加重而增大，心胸横径比率≥0.4，右下肺动脉横径>15mm者仅占7.77%，肺动脉圆锥隆突≥4mm者仅占5.55%，与其他组有显著差异。沈家根等分析慢支中西医结合诊断分型的X线表现，发现肺气虚患者肺纹理基本正常，或虽有增多增深，但排列仍正常，无肺气肿征象。林求诚等分析38例肺气虚慢阻肺患者X线胸片，发现71.05%无肺气肿，轻度占21.05%，中度仅占7.9%，无重度肺气肿。

(2)肺功能研究：王会仍等将慢阻肺患者分为肺气虚及肺气未虚组，分别测定肺功能，并与健康人作对照。结果肺气虚组的肺活量、肺最大通气量、第1秒时间肺活量、肺中期流速变化均比正常组低；肺活量的流速-容量曲线变化在肺气虚组全部异常，气道阻力有34%异常，而肺气未虚组则全在正常范围；残气/肺总量百分比肺气未虚组高于正常人，而肺气虚组更明显增高。肺气虚组有70%居于中、重度肺气肿范畴。综合考核肺功能上述各项指标，肺气虚组53例全部异常，而肺气未虚组53例仅10例异常，2组比较有非常显著性差异。林求诚将469例慢阻肺患者分为肺气虚组、脾气虚和肾虚3组，检查肺通气功能后发现，105例肺气虚组正常者40%，轻度减退者46.67%，中度减退者10.48%，重度减退者2.86%，3组间对比有显著性差异，肺功能随着肺→脾→肾虚证的发展而递减。郭一钦等将50例慢阻肺患者分为Ⅰ级肺气虚20例，Ⅱ级肺气虚24例，进行肺灌注扫描及肺功能检查，结果半数以上的Ⅰ级肺气虚患者其血供及肺功能正常，Ⅱ级肺气虚患者则多不正常。靖旭荔等观察肺心病202例次血气、酸碱和电解质变化表现，肺肾气虚型为轻度的缺氧和二氧化碳潴留，pH值多在正常范围。电解质紊乱及酸碱平衡程度较轻，以单纯呼吸性酸中毒为主，且代偿者居多，病程短、病情轻，预后良好。王素英等观察106例肺心病患者血气分析情况，发现肺气虚型有轻度低氧血症和高碳酸血症，但其pH值仍在正常范围内，提示病人属于呼吸性酸中毒代偿期。王会仍等将7例肺气虚型慢阻肺患者与14例正常人进行心肺功能检查比较，发现肺气虚组的肺活量、最大通气量、第1秒时间肺活量皆明显低于正常，苏梅者等观察103例慢性咳喘病人肺功能情况，发现肺气虚组64例患者表现出气道全程的通气障碍，除50%肺活量、最大呼气流速、25%肺活量、最大呼气中段流速测定值下降外，补呼气量、最大呼气1秒量、最大呼气流速测值也显著下降。赵纯必对87例肺气虚患者和77例健康成人进行的同阶段，同步多项肺功能对比检查发现，Vc、MMEF、FVc、$\dot{V}_{25}$、$\dot{V}_{50}$、$\dot{V}_{25}$、FEV_1、MVV、BR、FRV、RV/PLC、FR、T等13项指标，肺气虚者明显降低。肺功能损害代偿指数（PFI）多数为1～2度，少数为3度。熊正明等的研究指出，PEF（最大呼气流速）在各型中均有不同程度减退，治疗后肺、脾气虚组比肾阳虚及阴阳两虚者增加明显。

（3）免疫功能研究：据报道慢支辨证属肺气虚及肺肾气虚者，T淋巴细胞数及其百分率明显降低，提示其细胞免疫功能显著降低。广西中医学院对肺气虚患者的免疫功能进行了更深入的观察，发现肺气虚组E-玫瑰花结形成试验、血清IgA、补体C_3与对照组无显著性差异，但淋巴细胞转化率，血清球蛋白中的IgM、IgG均明显低于对照组，提示肺气虚组的细胞免疫功能和体液免疫功能低于健康人。林求诚对189例慢阻肺患者和120例健康人分别进行免疫功能检测，结果：①呼吸道局部免疫见痰IgA 8例肺气虚比正常值低（$P<0.05$）；②细胞免疫见E-玫瑰花PHA淋巴细胞转化率在肺气虚组均下降；③体液免疫见血清IgA、IgG、IgM比正常对照组稍见增高；④自身免疫见抗核抗体肺气虚组阳性率高于对照组。温州观察到慢支肺气虚患者痰中IgA含量减低，痰溶菌酶浓度降低，提示呼吸道局部体液免疫功能低下。李平观察40例肺气虚患者血清干扰素活性显著低于健康人。

（4）植物神经功能状态研究：对慢支病人血中真性胆碱酯酶的含量调查表明，肺气虚组显著高于正常人，提示本证存在植物神经功能紊乱，以副交感神经功能亢进为主。温州在探讨慢性支气管炎患者分型与植物神经功能之间关系时发现肺气虚与植物神经功能紊乱有关。熊正明等的研究亦表明肺气虚患者以副交感神经功能偏亢多见。

（5）内分泌系统的研究：林求诚报告检测8例肺气虚患者尿17羟、17酮类固醇含量均值低于对照组，检测40例肺气虚患者血清蛋白结合碘含量均值低于对照组，检测16例肺气虚患者血清多巴胺β羟化酶含量均值低于对照组。汪慰寒等报告42例心肺气虚患者（其中肺气虚11例）血浆心钠素含量较健康人显著降低。齐幼龄等用放射免疫法测定肺气虚患者血管紧张素Ⅱ水平高于正常对照组（$P<0.01$），肾素与醛固酮亦较对照组稍高，但$P>0.05$。

（6）血清α_1-AT含量研究：广西中医学院报告肺气虚患者血清α_1-AT显著低于对照组。陆桂祥等测定24例肺气虚患者血清α_1-AT含量的均值比健康人为低，但也发现有些肺气虚患者血清α_1-AT含量并不低于正常人水平，α_1-AT含量很低的人又不一定出现肺气虚症状。

（7）血液流变学和血流动力学研究：广西中医学院对40例肺气虚患者进行肺血流图检测，发现肺动脉容积的上升角小于对照组，波幅高度低于对照组，流入容积速度慢于对照组，提示肺血管弹性较差，肺动脉血流量减少或肺循环阻力增加。宋崇顺等观察7例肺心病气虚证血液流变学变化，发现全血粘度、血浆粘度、全血还原粘度、红细胞电泳时间、红细胞压积与同性别正常人相比有显著差异。金维岳等观察慢阻肺患者血液流变学变化，发现30例肺气虚的全血粘度、血浆粘度、红细胞电泳时间、红细胞压积和血沉等各项指标异常率为最低，随病情的发展，血液流变学的异常项目和异常阳性率相应增多、增大。北京报告20例慢性支气管炎患者红细胞电泳情况，发现肺气虚患者红细胞泳动时间较正常人延长，红细胞电泳率明显低于正常人。林求诚研究慢阻肺患者甲皱微循环，发现肺气虚组甲皱微循环异样率少于25%，低于脾肾虚组。郗增亮报告了113例慢支患者舌腹静脉变化情况，肺气虚者多数正常或轻度异常，随病情发展，异常者增加，程度也逐渐加重。

(8) 细胞能量代谢研究：廖承济等观察肺气虚患者能量代谢的若干生化指标发现，除血清蛋白结合碘（PBI）测值明显低于健康对照组外，其他生化指标如红细胞三磷酸腺苷含量、血浆乳酸含量、血浆柠檬酸含量等与健康对照组相比差异不显著。林求诚观察一组慢阻肺患者的细胞能量代谢变化，发现随着肺→脾→肾虚证的发展，红细胞ATP含量和ATP酶含量递减，血浆乳酸含量递增，而柠檬酸含量递减。

(9) 环核苷酸水平研究：熊正明等观察136例慢阻肺发作期患者，发现cAMP含量及cAMP/cGMP比值随肺气虚→脾阳虚→肾阳虚的发展递降，而cGMP含量则依次递增。据报道肺气虚患者cAMP含量低于正常人。林求诚观察51例慢阻肺患者的cAMP水平，发现肺脾肾3型均高于正常组，且有逐渐升高的趋势，各组cGMP差别不显著。林文森等还发现慢性支气管炎肺气虚型患者鼻腔分泌物中cAMP含量亦低于健康对照组。

(10) 血清微量元素研究：钱宝庆报告肺肾气虚型肺心病人头发中铁元素含量显著低于正常人。谭茹对96例反复呼吸道感染患者头发微量元素分析，发现肺气虚患儿有低锌、低铜、铜镍比值升高、低铁、铁与铜中度正相关改变、锌与镍低度负相关的特点。

(11) 病理细胞学研究：熊正明等通过鼻粘膜组织取材及呼吸道分泌物的病理学及组织化学检查，发现肺气虚组鼻部炎细胞少，PAS染色阳性物质较少；痰液中可见炎细胞较多，PAS染色阳性物质较鼻部为多，琥珀酸脱氢酶含量显示比鼻部为少，该型临床所见过敏性鼻炎、鼻窦炎比例较多，此型患者粘膜下炎症明显，腺体增生，粘多糖及碱性磷酸酶含量亦多。

(12) 实验病理学研究：熊正明等通过20g刨花烟熏大鼠3周后，制造了肺气虚模型。动物食欲减退、咳嗽、舌质淡红、体重增加稍慢等现象，于病理组织学变化方面见到鼻粘膜、气管、肺组织有炎症性变化，其余主要脏器均未见明显病变。

(13) 中医辨证的动物模型：熊正明等的动物实验观察到肺气虚气管炎动物全部有咳嗽现象，但未见气喘表现，体重平均增长16.4±3.4g，毛色枯萎易脱落只占15%，死亡率在各证型中最低，仅为25%。血中cAMP及cGMP按肺气虚→脾阳虚→肾阳虚→阴阳两虚依次递增，而cAMP/cGMP则递减。肺气虚气管炎动物的各组织^{3}H-TdR结合率与正常对照组无显著差别，病理组织学观察发现肺气虚只呈慢性炎症表现，仅影响及呼吸系统，治疗后观察到肺气虚组等5天咳嗽症状开始改善，体重平均增加19.14±10.19g，cAMP无明显变化，cAMP/cGMP有所升高，病理组织学观察显示治疗后病理变化向改善方向逆转。

（二）肺阴虚证

1. 临床研究进展

(1) 肺阴虚的诊断标准：按1986年郑州会议标准，肺阴虚（肺虚与阴虚兼见）的诊断标准中肺虚证如前所述，阴虚证为：主症：①五心烦热；②咽燥口干；③舌红或少苔无苔；④脉细数。次证：①午后升火；②便结而尿短赤；③盗汗。具备主症3项，次症1项。

(2) 肺阴虚与肺结核：肺结核即中医所称之"肺痨"，从结核病的临床表现及舌、证、脉等综合分析，基本病机是阴虚，前人曾指出"痨瘵主乎阴虚"，"阴虚者十之八九"，临床观察表明，结核病中毒症状愈重，代偿机能愈差，则阴虚征象愈显著。反之，中毒症状消失，代偿机能良好，则阴虚情况可以减轻或消失。故结核病的治疗多针对阴虚，阴虚能好转，在临床症状和局部病灶上，也绝大多数可能好转。有人观察用两种抗结核药物2月余而中毒症状不消退的肺结核病人，若加用六味地黄汤加神曲、麦芽，大都在3～5天内症状好转，其疗效为91.7%；若不加用，则中毒症状经久不退可达数月之久，甚至衰竭而死亡。

(3) 肺阴虚与肺癌：癌症中阴虚一般见于晚期表现，瞿潋芳等用临床病理学方法，对420例肺癌中医辨证分型与西医病理分型进行比较分析，发现阴虚内热型的鳞癌所占比例最高，气阴两虚型的未分化癌所占比例较高，阴虚内热型80%以上病例为Ⅱ、Ⅲ期，气阴两虚型病人多有癌性胸水，80%以上为Ⅲ、Ⅳ期。在治疗上上海龙华医院以养阴清肺消积方药治疗阴虚型晚期原发性肺癌147例（Ⅲ期70例，Ⅳ期77例），半数以上患者治后临床症状好转，舌质转正常，多项细胞免疫功能均有显著提高，补体C_3和血清唾液酸含量则较疗前有明显降低，全组病例治后1、3、5年以上生存率分别为42.86%、5.15%、1.67%。上海市中医院用扶正养阴法治疗肺癌47例（Ⅲ、Ⅳ期为37例），治后1、3、5年生存率分别为40%、6.3%及2.1%，细胞免疫功能测定较疗前有显著提高。

(4) 肺阴虚与慢性咽炎：慢性咽炎属中医所谓“阴虚喉痹”范畴，西医多从局部病理变化来解释，治疗也针对局部，故效果较差。中医学从整体辨证出发，认为肺阴虚是本病发生发展的主要环节。谭敬书等通过测定慢性咽炎和复发性口疮植物神经机能状态的研究，认为肺阴虚患者交感神经兴奋性增高使末梢血管痉挛，造成局部的血液、营养、代谢障碍，导致咽部粘膜增厚、水肿、充血、淋巴组织增生。腺体分泌量增加，分泌物的质也发生改变，故出现痰粘着感。由于分解代谢加强，产热效应加速，热量发散加快，局部水分蒸发较快，故出现咽部干燥感。由于抵抗力下降，使机体与原有咽部细菌之间的平衡被破坏，而细菌得以生长繁殖，进一步致使局部抵抗力降低，从而形成恶性循环，因此只有改善机体阴虚火旺的状态，使植物神经，能量代谢等情况恢复平衡，才能从根本上改善局部病理变化，打断恶性循环，促进疾病痊愈。

2. 实验研究进展

(1) 肺功能研究：王素英等通过心肺血流图来检测心肺功能，发现肺心病气阴两虚患者具有肺循环阻力增大和右心室功能改变，却无明显的左心功能障碍，认为这可能和阴虚患者伴有交感神经机能亢进以及尿中儿茶酚胺类物质增高使右室功能有所补偿有关。王氏等还对106例病人进行血气分析，发现气阴两虚型有轻度低氧血症和高碳酸血症，血液pH值明显下降，提示该型病人属于呼吸性酸中毒代偿期。林求诚等认为肺心病的阴虚与低氯、低钾有密切关系，肺心病患者的阴虚也存在一定程度的低血钠和低血氯，当钠、氯降至相当低程度并有低血钾时，临床上就出现阴阳两虚现象。林求诚等还观察到一些肺心病患者原来只有阳虚证候，当不恰当应用激素及（或）利尿剂之后导致电解质紊乱，即可出现阴虚证候。

(2) 免疫功能研究：陈松涛等报道肺结核、肺癌阴虚患者的^{3}H-TdR淋巴细胞转化试验均显著低于正常组（$P<0.01$），说明其细胞免疫功能低下。

(3) 植物神经功能状态研究：熊正明等的研究发现阳虚病人以副交感神经功能偏亢多见，阴阳两虚则兼见交感神经功能偏亢，说明阴虚以交感神经功能偏亢为主。

(4) 内分泌系统研究：崔玉衡等发现慢支阴虚型患者尿17-酮、尿17-羟皮质类固醇含量低于健康组，仅高于肾虚组。廖承济等观察到阴虚型肺心病患者AchE、SDβH、SMAO均低于健康组。T_3、T_4、T_3/T_4高于健康者，T_3/T_4显著高于肾阳虚组。

(5) 血液流变学和血流动力学研究：金维岳等报告慢支、肺心病患者气阴两虚型全血粘度、血浆粘度、红细胞电泳时间、血细胞压积、血沉均高于正常对照组，且各指标异常的病例数及异常率高于肺气虚组。张庆荣等的研究观察到慢阻肺阴虚病人全血粘度、全血还原粘度、红细胞压积均有显著升高，其中全血粘度、红细胞压积较阳虚组亦有显著升高，血沉较正常稍快，但无显著性差异。对甲皱微循环的检查表明阴虚组管袢清晰度比阳虚组好，且乳头下静脉丝显现率亦高，血流速度较阳虚组为快，单位面积管袢可见数目多、管袢长、口径相对较阳虚组为粗等特点。

(6) 细胞能量代谢研究：廖承济等在慢支的研究与防治过程中发现阴虚组患者血液红细胞ATP含量显著高于阳虚组，与正常对照组无显著差异，血浆乳酸高于正常组，柠檬酸低于正常组，乳酸/柠檬酸与正常组无显著差别，但显著低于阳虚组，提示阴虚组患者可能与体内能量代谢处于相对高水平有关。

(7) 环核苷酸水平研究：上海的研究资料表明慢支阴虚型患者cGMP有显著升高，

cAMP 亦有升高，与阳虚组相比有显著差别，cAMP/cGMP 较正常值为小，但却不如阳虚组下降显著。王正昌等发现阴虚型肺癌患者 cAMP 水平显著高于气虚组，接近于正常人，治疗后阴虚组血浆 cAMP 水平更接近正常，因而观察到较好疗效，从而进一步证实了阴虚时患者 cAMP 占相对优势，气虚时患者血浆 cGMP 占相对优势。

（8）血清微量元素研究：米逸颖等报道阴虚型肺癌患者血清铜、锌、铜/锌比值均有显著升高。

（9）临床病理研究：上海第一医学院在对阴虚病例的病理检查中曾发现有一定规律的变化特征，认为各重要脏器的慢性炎症、肝脏的坏死变化、内脏瘀血、内分泌退行性变化等均是阴虚的病理学基础。

（三）肺阳虚证

1. 临床研究进展

（1）诊断标准：根据 1986 年郑州会议制定的肺阳虚（肺虚兼阳虚）诊断标准如下：肺虚标准如前所述；阳虚证主症：①全身或局部畏寒或肢冷；②面足虚浮；③舌淡胖苔润；④脉沉微迟。次症：①夜尿频多；②便溏而尿清长。具备主症 3 项（其中第 1 条为必备），次症 1 项。

（2）肺阳虚与脾肾阳虚的关系：肺为五脏"华盖"，它的最基本的生理功能之一就是主气，司呼吸，肺的呼吸均匀和调是气的生成和气机调畅的根本条件；脾运化的水谷精气，是组成气的主要物质基础；肾主纳气，是指肾能摄纳肺所吸入的清气，为人体所用。肺司呼吸，但必须有脾的运化和肾的纳气作用，才能使肺吸入的清气转输全身，下达于肾，保证体内外气体的正常交换，使呼吸保持一定的深度，故有"肺为气之主"，"肾为气之根"之说，肺、脾、肾功能对于正常的呼吸是极为重要的。

脾为后天之源，肾为一身之本，肺的主气司呼吸功能有赖于脾阳的运化和肾阳的蒸腾气化，反之，脾的运化和肾的纳气功能，亦有赖于肺的宣发肃降。因此，肺阳虚，宣发肃降功能异常，必累及于脾、肾，而致脾阳虚食少、腹胀、便溏，肾阳虚肾不纳气；若脾肾阳虚蒸腾气化失职，摄纳无权，则气的转输失常，气浮于上，必致肺阳虚损，出现喘呼、咳逆喘息不得平卧。虽然肺、脾、肾阳虚关系极为紧密，但从肺的生理病理上总体把握，肺阳虚这个范畴应包括肺系疾病所有阳虚的证候，脾肾阳虚的表现只是其中的阶段，正所谓肺系疾病"不止于肺，不离乎肺"。

（3）肺（脾肾）阳虚与慢阻肺：慢性阻塞性肺病（慢阻肺）患者大多年老体弱，且以肺系阳虚居多。总体看，慢阻肺属脏腑阴阳失调的"本虚"之证，病变过程常是由肺脏阳虚到肺脾阳虚，最终发展到肺肾阳虚而逐渐加重。而慢阻肺病的发展过程也是一个渐进的过程，也有从慢性支气管炎，阻塞性肺气肿到肺原性心脏病的逐渐加重的阶段。可以说，肺（脾肾）阳虚贯穿于慢阻肺病的全过程，早期的慢阻肺的肺（脾肾）阳虚以偏向单纯的肺脏阳虚表现为主，晚期的慢阻肺的肺（脾肾）阳虚可出现一系列脾、肾阳虚的症状，肺系阳虚程度的不同可表现为不同脏器阳虚的症状。

（4）肺（脾肾）阳虚与支气管哮喘缓解期的关系：支气管哮喘的治疗以发时治标，平时治本的整体观点来调整阴阳，改善体质，以获得哮喘的远期疗效；而对支气管哮喘的预防，也主要体现在支气管哮喘的缓解期。支气管哮喘病位主要在肺、脾、肾，缓解期主要病机是肺（脾肾）阳虚。研究表明，肺（脾肾）阳虚哮喘患者尿-17 羟值较正常人为低，垂体-肾上腺皮质功能已有一定程度的紊乱，经过中药温补肺（脾肾）治疗后，尿 17 羟值显著提高，说明温补肺（脾肾）的方法能调节下丘脑-垂体-肾上腺皮质系统的功能，提高垂体-肾上腺皮质轴兴奋性，临床表现为轻型哮喘患者发作次数明显减少，重型患者表现为哮喘发作程度减轻，发作次数减少，而且对患者的一般体质也明显有改善，如体力、食欲增加，精神面色转佳，对感冒的抵抗力加强，以及对气候变化的适应性增加等。

2. 实验研究进展

（1）X 线表现研究：肺通气功能明显减退，X 线胸片提示合并肺气肿比率占 82.5%，肺动脉高压征阳性率明显增高，与肺阳虚温煦失职，鼓动无力有关。陈永光等认为阳虚病变累及范围多较广泛，肺气肿多属中度以上，所以肺纹理大多表现纤细、稀疏、走向平直，其间可掺杂间质纤维变性改变，并有横膈位置低，膈顶平，运动弱及肋间增宽，胸膜粘连征象，肺气肿，肺间质改变，肺组织纤维化，胸膜粘连等，可以导致阻塞性和限制性通气功能障碍，使肺血管阻力增加，引起肺动脉高压。所以大部分患者心外形多较正常者小，右下肺动脉横径及右前斜位肺动脉圆锥隆突度都达到早期肺心病诊断标准。沈家根等认为，此期系慢支晚期阶段，细小支气管因炎症而痉挛，管壁增厚和变狭窄，或肺纤维化，引起慢性阻塞性肺气肿，使肺内空气易进难出，过度充气膨胀。胸部X线片显示肺透亮度增高，肺纹理减少、稀疏，横膈位置明显降低、变平，活动度减小等一系列X线肺气肿表现。尤其是肺门血管管径呼气时≥吸气时，对诊断肺气肿有显著意义。有人统计阳虚患者中重度肺气肿的X线表现者占64.8%，符合肺心病X线改变者占35.2%，以重度肺气肿者居多，说明病理改变主要是由于支气管狭窄，长期慢性通气不畅以致形成重度肺气肿甚至肺心病。

（2）心电图与超声心动图变化研究：有人观察到阳虚心电图肺型P波阳性率明显增高，熊正明等人也观察到患者随病情发展，心电图改变愈明显，P波电压越高，电轴右偏越多，且由于采用卧立试验心电图，能激发肺型P波出现率，可看到卧立试验心电图肺性P波出现率显著高于常规心电图。超声心动图示右室流出道内径和右室内径均增加，RVDT/LA也增加，而左室舒张期内径和左室体积缩小，二尖瓣前叶开放幅度（CEa），二尖瓣前叶活动幅度（DEa）及二尖瓣前叶EF下降速度较肺气虚减小，左室每分搏出量与每分钟排血量，或是射血分数与左室心肌周边缩短率也较正常低，说明左室排血功能与心肌收缩功能均有不同程度降低。

（3）肺功能变化研究：王素英等通过心肺血流图来检测心肺功能，共测定HD/HS、Qb/bP_2、PEP/LVET 3项指标，示肺阳虚患者肺循环阻力增强，右心室功能障碍和左心室功能不全等改变，且PEP/LVET指标的改变显示肺阳虚患者的病情较重。有人通过肺功能测定，可见肺阳虚患者通气功能较正常人明显降低，CO弥散测定也显示肺的弥散功能显著降低。

（4）免疫系统变化研究：林求诚对肺心病阳虚组的免疫机能进行了测定，结果淋巴细胞转化率，玫瑰花结形成率和29℃时玫瑰花结形成率均明显低于正常对照组，与正常对照组相比，血清IgA、IgG明显升高，IgM显著降低。

至于呼吸道局部免疫，肺阳虚患者痰IgA明显降低，从患者血液中IgA并不减少的事实分析，痰内分泌型IgA含量降低，主要原因可能是呼吸道上皮细胞受损，合成分泌能力减弱。

在重型肺阳虚患者中，类风湿因子（Rf），抗核抗体（ANA）等各种自身抗体的阳性率都不同程度的高于正常人，免疫复合物的阳性率明显升高，血清补体含量也有相应降低的趋向，提示在重症慢性阻塞性肺部疾病和肺心病的发展过程中，可能存在着自身免疫反应，导致疾病的复杂变化，而一般患者通过大量实验和病理检查，这些指标未发现有明显变化。

补体系统对白细胞的趋化反应，吞噬、中和病毒，过敏反应及组织损伤等都有重要作用，应用50%溶血试验测定患者血清总补体活性和采用兔抗人C_3'血清，通过单向琼脂扩散法观察血清C_3'活性，结果提示肺阳虚患者血清总补体和补体C_3'活力都较同年龄对照组略低，肺心病患者显著降低。这种补体活力的下降，被认为是由于抗原-抗体-补体反应后补体被消耗的结果。

（5）植物神经功能研究：慢性阻塞性肺部疾病普通存在植物神经功能紊乱，已得到国内外许多学者从临床、药理、病理、生化及动物实验等方面的证实。

肺阳虚属中医阳虚范畴，植物神经功能失调以副交感神经功能偏亢为主。Ache和DβH可以认为是目前衡量植物神经功能状态的一对生化学指标，有人经过检测，提示其失调程度与Ache增高和DβH降低之间有着较明显规律性，呈显著负相关，Ache倾向升高。林求诚通过痰量、立卧及卧位心率试验、冷压试验、红细胞真性胆碱酯酶和24小时尿VMA等6项指标为主综合判断，也提示寒证倾向于副交感神经亢进。植物神经功能失调扩延与证型演变有一定规律性，与肺气虚型相比，除呼吸、循环、消化系统副交感神经功能偏亢外，同时大多数出现泌尿生殖系统副交感神经功能偏亢。

这一系列植物神经功能失调逐步扩延过程，与慢阻肺由肺气虚→肺阳虚的演变过程有一定的关系，即慢阻肺的植物神经功能失调是由胸腔植物神经功能失调→腹腔植物神经功能失调→盆腔植物神经功能失调演变而来。

(6) 内分泌系统研究：国内不少单位曾先后对慢性阻塞性肺部疾病患者作了24小时尿-17羟皮质类固醇和17-酮类固醇观察，并与健康人进行对照。按中医辨证分型，尤以肺阳虚降低为显著。有人还分别测了昼夜尿-17羟排泄的“基础量”(夜)和“活动量”(昼)的关系，指出阳虚患者17-羟低下部分主要在白天12小时的“活动量”的减少，相应地反映其17-羟日夜排泄量比值下降。

为了进一步探讨肾上腺皮质功能，崔玉衡对46例慢性气管炎患者作了皮质素水试验，结果阳虚型患者尿量较明显低于健康对照组，说明存在肾上腺皮质功能低下现象，17-羟的排量受垂体肾上腺皮质激素（ACTH）控制。有人等对部分慢阻肺患者作了肾上腺皮质储备功能试验（ACTH试验），发现肺阳虚患者17-羟升高时间延迟且幅度低，表明肾上腺皮质功能减退部分可能继发于下丘脑-垂体功能的减弱。

血清T_3和T_4水平直接反映机体甲状腺功能状态，T_4在外周组织特别在肝脏有80%脱碘转化为T_3和微量的rT_3（反T_3），rT_3/T_3比值决定身体产物代谢的强弱。因T_3和rT_3有固定的比例关系，所以T_3/T_4比值在一定程度上亦能反映人体耗氧和基础代谢水平。林求诚报道血清蛋白结合碘和血清多巴胺β羟化酶，肺阳虚组均明显低于健康对照组，提示甲状腺功能低下；肺阳虚患者血清T_3和T_3/T_4比值显著低下，表示病人T_4在外周组织转化为T_3的能力下降，即体内能量代谢不足为肺阳虚的生化学特征，肺阴虚患者无此明显变化征象。

(7) 血液流变学与微循环研究：张庆荣通过实验证实，肺阳虚血沉较正常明显加快，而全血粘度、红细胞压积和全血还原粘度与正常却无显著差异。林求诚报道，肺阳虚组甲皱微循环异袢率最高，指尖血管容积示波描记的波幅，肺阳虚组明显低于对照组。张庆荣观察到肺阳虚组甲皱皮温及温差明显低于阴虚组，略低于正常组，管袢清晰度与阴虚组比较有显著差异，与正常组比较有极显著差异，乳头下静脉丛阳虚组与正常组无显著差异。阳虚组管袢紧张度较正常组明显差，管袢排列明显不整齐，畸形管袢百分比明显高，袢顶瘀血程度明显加重，袢顶、袢周出血情况显著增高，血流速度与正常相比明显减慢，管袢数目及管袢长度也明显减少，动脉臂口径阳虚组较正常组为细且有非常显著差异。

指尖血管容积示波图反映了组织微循环情况，其示波振幅高低则主要反映微循环血管的紧张度及阻力。经观察，肺阳虚组振幅明显低下，α角、θ角肺阳虚组明显增高，流入容积速度h/a明显减慢。

(8) 细胞能量代谢研究：熊正明等人选用糖代谢的中间产物乳酸、柠檬酸和与此相关的红细胞的能量转化物质三磷酸腺苷含量作为测定指标，经测定，肺阳虚型ATP含量明显降低，血清蛋白结合碘（PBI）也显著降低，肺阳虚患者较对照组乳酸明显上升，柠檬酸明显下降，其比值（乳酸/柠檬酸）也明显升高，且红细胞ATP和血清PBI呈显著正相关性。慢阻肺肺阳虚患者红细胞ATP降低，使酵解作用的限速酶（如磷酸果糖激酶和内酮酸激酶）活力增高，加强酵解过程，血浆乳酸增加，进而抑制有氧代谢，导致血浆柠檬酸水平下降。同时从这些阳虚患者的PBI水平和基础代谢大多数偏低来看，也提示甲状腺功能偏于不足，组织的能量代谢水平下降。此外，也观察到这些患者均存在不同程度的微循环障碍，也有可能导致体内的慢性缺氧，促使无氧代谢水平相对增高和有氧过程相对减弱，造成细胞能量代谢水平相应降低。

(9) 血清微量元素研究：有资料报告慢阻肺阳虚患者血锌浓度明显低于正常，另有资料报告阳虚患者血清中铜、铁含量升高，锌/铜比值降低。

(10) 环核苷酸研究：有资料指出，血浆环核苷酸的含量有助于分析中医的阴虚证及阳虚证，cGMP的作用偏盛是同阳虚症状联系在一起的。林求诚观察到慢性阻塞性肺部疾病患者与对照组比较，cAMP含量下降，cGMP升高，cAMP/cGMP比值下降有显著统计学差别，从而认为慢性阻塞性肺部疾病是以肺阳虚为主的疾病，发作期cGMP增高提示患者阳虚程度加剧，肾上腺皮质和甲状腺功能低下副交感亢进状态以及电解质紊乱等，cAMP下降主要是慢性缺氧、反复感染导致肾上腺皮质功能衰退。缓解期cGMP含量下降接近正常者水平，而cAMP含量仍维持原有低水平，从中反映缓解期患者上述功能失调状态已得到一定程度调整；但cAMP含量与正常者仍存在显著性差异，从而为慢性阻塞性肺部疾病缓解期进行扶正培本治疗，以期提高cAMP水平，消除慢阻肺阳虚本质提供科学依据。

（11）酸碱、血气研究：王素英等人经血气分析研究表明肺阳虚患者表现有严重的低氧血症和高碳酸血症，血液pH值明显下降，提示患者处于呼吸性酸中毒失代偿期。

（12）临床病理研究：林文森等人通过鼻粘膜组织取材及呼吸道分泌物的病理学及组织化学检查，同时观察了一些尸体解剖病例进行分析研究，在细胞学检查方面按不同阶段分别采取痰液、鼻咽部细胞涂片，除进行一般细胞学检查外，还采用了组织化学PAS、高碘酸西夫方法和以0.1%硝基蓝四氮唑磷酸缓冲液进行琥珀酸脱氢酶染色，结果表明鼻部及痰液炎细胞肺阳虚型较肺气虚型少，PAS阳性物质显示较多，琥珀酸脱氢酶含量较少。

通过重症肺阳虚死亡患者的尸体解剖检查，结合临床病理分析，找出一定规律性的变化：

①发育营养欠佳，心率相应较快，临床发热；

②有肿瘤发生；

③病理检查见有脾脏纤维化；

④部分肾小球纤维化；

⑤胃肠道病变显著；

⑥甲状腺上皮低平，胶质变化不大。

（13）实验病理学研究：熊正明等人采用含有0.5g～1.5g大黄溶液予以大鼠灌胃，连续40天以上，动物精神萎靡，体重增长缓慢，活动较差、怕冷、食欲下降、舌质变淡、大便稀薄、次数及量均有所增加、肛门周围潮湿、甚至有脱肛现象，竖毛无光泽、皮肤弹性差，其中部分动物并加以刨花烟熏，病理组织学所见除鼻部气管及肺组织炎症较肺气虚为重外，可见胃肠粘膜呈慢性炎症，粘液分泌旺盛；肝高度浊肿，脾轻度纤维化，淋巴组织轻度萎缩，颌下腺细胞萎缩，加烟熏后则呼吸道病变尤为严重。同时还选用26只体重、日龄均相同大鼠采用醋酸氢化可的松注射液肌肉注射，每日1次，每次4mg，连续50日，动物精神萎靡，活动极差，眼睑红润，行动困难，食欲一般或欠佳，体重下降。

病理组织学观察：除呼吸道炎症更加严重外，心肌浊肿及空泡变性；肝细胞变性、萎缩、瘀血、内有色素颗粒沉着，星状细胞增生，汇管区炎细胞浸润；脾小结萎缩、瘀血、纤维化；胃粘膜慢性炎症；肾曲管上皮高度浊肿、小球大小不一、包曼氏囊腔狭窄、间质炎症；颌下腺萎缩；子宫内膜腺体萎缩，卵巢多数黄体形成，仅见少数滤泡形成；雄性睾丸曲细精管细胞变性，成熟精子减少；肾上腺皮质变薄，类脂质含量减少，烟熏后呼吸道炎症病变也更为严重。

（14）中医辨证动物模型研究：熊正明等人用同一品种大鼠共600只作为试验动物，分批进行，每批大鼠90～100只，体重210g～230g，日龄60日左右，每批雌雄各半，饲料用天津药物研究所配方，每只动物分笼每日定量饲养。实验动物称重编号后，每批随机分成两组，每组再分成两小组，即实验组和正常对照组。每批动物同时进行证型的复制。动物模型制作方法如下：喂饲大黄粉浸泡液，每日灌喂1次，每次3ml（每ml含生药1g），对照组每天灌喂生理盐水3ml，灌喂大黄浸液26天后加烟熏，每日1次，每次30分钟，刨花量10g，烟熏20天；或每日肌肉注射醋酸氢化可的松3mg，每日1次，对照组注射生理盐水，共注射31天后加烟熏，每日1次，每次半小时，刨花量10g，烟熏15～20天。实验动物每日称体重，并观察其体征变化，逐一记录。实验动物于实验停止即随机抽样其部分动物，分为治疗组及对照组，治疗组予以相应药物，对照组灌服生理盐水3ml。其余动物随机抽出一部分，^{3}H-TdR掺入作放射自显影检查，剩下模型和对照动物断头处死，取血测定cAMP、cGMP及取鼻粘膜、气管、肺、心、肝、脾、胃、肠、肾、肾上腺、唾液腺、生殖腺等，作细胞学、组织学观察。治疗与对照动物治疗 2 周后，亦同样处理，进行观察。

结果：分肺（脾）阳虚与肺（肾）阳虚。

① 一般观察：Ⅰ. 咳喘：肺（脾）阳虚气管炎动物，经实验后全部动物有咳嗽现象，60%动物有气喘表现。肺（肾）阳虚动物全部有咳嗽现象，其中 80%有气喘和呼吸困难的表现。正常对照动物无咳喘表现。Ⅱ. 体重：经实验后肺（脾）阳虚动物体重平均下降 18.9±4.1g，肺（肾）阳虚动物体重平均下降 22.4±6.5g，正常对照动物体重则上升 45.75±2.5g。Ⅲ. 毛色枯槁易脱落：肺（脾）阳虚占 63%，肺（肾）阳虚占 100%。Ⅳ. 四肢软弱，萎缩不动，行动迟缓，蜷伏怕冷：肺（脾）阳虚占 40%，肺（肾）阳虚占 60%。Ⅴ. 便溏脱肛：肺（脾）阳虚全部出现便溏，60%动物有脱肛现象，肺（肾）阳虚则有少部分动物出现便溏现象。Ⅵ. 食欲减退：肺（脾）阳虚有 85%，肺（肾）阳虚有 64%。Ⅶ. 死亡率：肺（脾）阳虚 35%，肺（胃）阳虚 45%。

② 血中 cAMP 与 cGMP 含量测定：见肺气虚节。

③ ^{3}H-TdR 掺入放射自显影测定：肺（脾）阳虚与肺（肾）阳虚各组织^{3}H-TdR 掺入结合率皆高于正常，肺（脾）阳虚明显高于正常对照组，经治疗掺入结合率皆明显下降。

④ 病理组织学观察：肺（脾）阳虚只呈慢性炎症变化，影响呼吸和消化系统；肺（肾）阳虚除慢性炎症变化外还兼有肺气肿变化，影响呼吸、循环、消化、生殖、内分泌系统。

⑤ 治疗观察：Ⅰ. 肺（脾）阳虚动物：治疗组于治疗第 2 天大便开始正常，咳嗽症状于第 5 天开始改善，第 10 天咳嗽症状基本消失；而对照组恢复较慢，第 4 天大便开始正常，咳嗽症状于第 7 天改善，处死时仍有个别动物有咳嗽症状。治疗组平均体重增加数（29.04±12.98g）明显大于对照组（12.21±6.27g）。

Ⅱ. 肺（肾）阳虚动物：治疗组于第 7 天动物一般表现及咳嗽症状明显改善；但对照组则于第 10 天才明显改善。治疗组于治疗过程中无 1 例死亡，对照组死亡 1 例。治疗组平均体重增长数（55.79±12.3g）明显大于对照组（33.33±11.3g）。

（四）阴阳两虚证

1. 临床研究进展

（1）阴阳两虚与肺心病：根据中医“阴阳消长”的理论，在阴或阳的任何一方虚损的前提下，病变发展影响及相对的一方，均可形成阴阳两虚的病机，即所谓“阴损及阳”和“阳损及阴”。慢性阻塞性肺部疾病在其发生发展过程中大体经历 4 个阶段，即由肺气虚→脾阳虚→肾阳虚→阴阳两虚，从慢支发展到肺心病基本是由阳虚到阴虚进而阴阳两虚的过程，是从功能改变发展到器质改变的过程。而阴阳两虚为慢支发展到肺心病最严重的一型，有明显的肺气肿和/或肺纤维化，肺动脉高压与右室肥大比较普遍，肺功能明显减退，血气分析常见低氧血症和高碳酸血症，微循环明显障碍，肾上腺、性腺、甲状腺等内分泌系统与细胞免疫功能较肾阳虚更为低下。血浆 cAMP 降低，cGMP 升高。病理解剖显示甲状腺上皮低平，胶质浓缩或钙化，肾上腺萎缩等改变。动物实验见多脏器病变更为严重。

（2）阴阳衰竭与呼吸衰竭：阴阳两虚的发展最终必然导致阴阳衰竭，肺心病发展至此阶段，多合并呼吸衰竭，并出现休克的情况，机体将发生组织的代谢衰竭和脏器功能的异常，其在临床的表现为呼吸困难，紫绀、昏迷及昏厥，一般有较严重的酸碱平衡失调和电解质紊乱，此外还可有面色苍白、四肢厥冷、冷汗淋漓、脉搏细速，动脉收缩压常低于12～11kPa，舒张压常低于 4kPa，甚至不能测到周围循环衰竭的表现。此时临床上常治以回阳救逆，滋阴复脉，如用参附、生脉液静脉注射或口服等，多获得一定的疗效。

2. 实验研究进展

（1）肺功能研究：熊正明等人的研究示阴阳俱虚者的最大呼气流速最低，也有人观察到慢阻肺病人 PEF25%～75%、MEFVc 中 V_{50}、V_{25}是阴阳俱虚者最低；苏梅者等人观察肺功能各项指标的实测值/预测值，发现除了 V_{50}、V_{25}、MMEF、ERV、$FEV_{1.0}$、PEF、FVC、VC、IC 明显降低，RV、RV/TLC 明显增加外，尚有 FRC 显著增加，FRC 增加表明患者不仅在努力呼气后肺内所含的气量增加，而且平静呼气后肺内所含的气量亦明显增加，呼吸中间位置上移，反映了慢性咳喘患者气道阻力进一步增大，肺的弹性回缩力进一步下降，说明此型患者的肺功能障碍更加严重。

（2）血液流变学研究：熊正明等人经查甲皱微循环，提示阴阳俱虚者管袢数3～4支/mm，管袢长度＜0.10mm，管袢形态异形率＞90%，流速多数在4秒以上，流态以断线状和虚线状为主，底色苍黄不清，多数袢顶呈膨大瘀血和血管渗血；金氏等人观察血液流变学的5项指标（全血粘度、血浆粘度、细胞电泳时间、红细胞压积、血沉），不论是平均值、单项指标异常数及多项指标异常数来看，均以阴阳虚脱（休克）型者异常指标数最高，从各型的血液流变学与渗透压测定的各项指标异常的病例数及异常率来对比，两者均以阴阳两虚型者较高，提示两种检查结果与分型观察上似有一定的相关性，初步认为血液流变学测定的异常程度，大致上是可以较客观地反映出病情变化的程度。

（3）免疫系统研究：林求诚等对肺心病阴阳两虚组的免疫机能进行了测定，在细胞免疫方面，淋巴细胞转化率，玫瑰花结形成率，29℃时玫瑰花结形成率均明显低于正常对照组，特别是有活性的T淋巴细胞阴阳两虚组明显低于阳虚组，表现在淋转率和29℃-RFC 2项指标；在体液免疫方面，血清IgG和IgA显著高于正常对照组，IgA和IgM阴阳两虚组显著高于阳虚组，提示阴阳两虚有较严重的呼吸道感染而导致过高的体液免疫反应。细胞免疫愈低下，愈容易导致较严重的感染，体液免疫反应就愈高。体液免疫的异常反应还可能由于抑制性T淋巴细胞功能的减弱，不能控制B淋巴细胞的功能活动。较严重的感染又会抑制细胞免疫，过高的体液免疫反应与过低的细胞免疫功能形成恶性循环，所以肺心病发展到阴阳两虚时，常病势缠绵，难以彻底治愈。

（4）内分泌系统研究：廖承济等人经测定阴阳两虚呈现AchE和SMAO活力明显增高，DβH反之。

（5）血气、酸碱、电解质分析：林求诚经测定阴阳两虚组29例PaO_2为65.57±16.15mmHg，$PaCO_2$为60.34±16.78mmHg，多数患者存在不同程度的缺O_2和CO_2潴留；阴阳两虚组43例血清钾为4.322±0.7065mEq/L，血清钠为130±10.60mEq/L，血清氯为89.53±9.208mEq/L，阴阳两虚组血清钾、氯明显低于阳虚组，存在低血钾症、低血钠症、低血氯症倾向，其中部分患者血清钾、氯低于正常范围的低限；阴阳两虚组29例，基本正常4例（13.8%），单纯呼吸性酸中毒2例（6.9%），呼吸性酸中毒合并代谢性碱中毒20例（69.0%），呼吸性酸中毒合并代谢性酸中毒3例（10.3%），经卡方2×C检验，与阳虚酸碱失衡类型分布有明显差异（$x^2=20.5$，$P<0.001$），最明显的就是阴阳两虚组呼吸性酸中毒并代谢性碱中毒的比例显著增加了，说明酸碱失衡较复杂而严重。

（6）环核苷酸水平研究：阴阳两虚时临床表现是既有阳虚的症状又有阴虚的症状，因此推测其血浆cAMP及cGMP含量的变化亦应是既具有阳虚的特点又具有阴虚的特点，呈一种相应的变化。熊正明等人测定136例发作期慢性阻塞性肺部疾病患者血浆环核苷酸，cGMP含量随肺气虚→脾阳虚→肾阳虚→阴阳俱虚逐渐升高，cAMP则与之相反，为肺气虚＞脾阳虚＞肾阳虚＞阴阳俱虚，阴阳俱虚的cAMP/cGMP比例则明显降低。说明阴阳两虚在中医辨证中具有独特的病理生理基础，考虑该种物质的代谢变化与临床阴虚阳虚的表现是互为因果关系的，又阴阳俱虚型为慢阻肺发展到最严重的阶段，呼吸功能、心功能及感染均为重度的住院患者，临床上往往出现电解质紊乱，当低钾时可能激活鸟苷酸环化酶转变为环磷酸鸟苷使血浆cGMP升高，同时合并酸中毒（呼酸或代酸），对心肌的直接作用是抑制其收缩，从而导致乙酰胆碱的分泌增加，则cGMP升高。

（7）临床病理研究：熊正明等人经观察示阴阳两虚患者鼻部及痰液炎细胞均较少，但组织化学PAS染色阳性物质较肾阳虚含量更多，琥珀酸脱氢酶含量减少多合并萎缩性鼻炎。此外，取材部分病例鼻粘膜，观察到阴阳两虚者炎症虽仍明显但较肾阳虚减轻，纤维组织增生，粘多糖明显增多，碱性磷酸酶含量均有减少趋势，上皮增生及化生亦有减少趋势。在阴阳两虚型患者临床及病理检查材料中，可见以下情况：①临床均不发热，而心率相应较快；②发育中等，营养稍差；③脾脏纤维化较重；④胃肠道均见有粘膜变性脱落，慢性炎症及出血；⑤胰腺病变较为明显；⑥出现局灶性肾小球肾炎及间质性炎症，尿液中出现蛋白及管型；⑦甲状腺滤泡上皮低平，胶质稀薄及钙化；⑧男女生殖腺均呈萎缩及退化现象；⑨肺支气管炎及肺心病及水肿较肾阳虚患者重。

阴阳两虚型患者其临床病史较长，年龄较大，衰老久病，器官功能、抵抗力皆下降，其病理学基础为各内脏器官功能下降及主质细胞和各种分泌腺变性萎缩、慢性炎症、纤维化等。病理解剖所见，除支气管树、肺及心肌病变较重外，其肾、肾上腺、甲状腺、生殖腺病变亦较重。临床均见感染，但无热型。多数白细胞数目较低，尿液检查多见蛋白及管型，而肝脾实质细胞均见变性、坏死等病变，胃肠病变也较严重。总之，阴阳两虚型病变范围是多系统多器官的。

（8）动物模型研究：郭合等进行阴阳两虚动物模型（肺心病）经益气养阴复方治疗后的超微结构观察及其作用机理的探讨。选用大耳的白兔30只，体重2000g～3000g，雌雄不限，共分对照组10只，肺心病模型组10只及肺心病治疗组10只。每日口服中药6g连续1个月，处死，解剖，观察各脏器变化。透射电子显微镜观察结果：肺心病模型组（阴阳两虚）可见心肌肌膜不清，肌浆溶解，糖原减少，线粒体呈空泡型及凝集型变化，间质水肿，肺泡Ⅰ型及Ⅱ型肺泡上皮细胞均见变性，尤以Ⅱ型上皮细胞为重，肺小动脉内皮细胞肿胀，弹力板变性溶解，间质胶原纤维增生变性，肺细胞变性；有多量胆红素及含铁血黄素沉积，糖原减少且部分见有脂肪滴；脾脏红细胞溶血明显，肾曲管及毛细血管内皮变性；肾上腺皮质细胞的细胞器变性，尤以线粒体明显，分泌颗粒减少、甲状腺细胞器变性，分泌颗粒减少。经益气养阴复方治疗后其病变均有明显改善，尤以心、肺最为明显，与肺心病模型有显著差别，而与空白对照组观察结果相似。

三、肺脏实证的研究

根据中医的理论，慢性阻塞性肺部疾病是一组本虚标实的疾病。标证的辨证可分为热痰（热喘）、寒痰（寒喘）两个基本证型。熊正明等人从病理细胞学、生物化学、细菌学、病理生理学、病理解剖学、病因学等几个方面对寒痰热痰的病理实质进行了多学科，多指标的综合研究。

（一）痰病理细胞学研究

痰中性粒细胞，热痰较寒痰为多，有非常显著的差异，中性粒细胞在＋＋及以上者热痰占63.02%，寒痰只有16.66%，说明热痰的炎症情况比寒痰显著。

痰嗜酸粒细胞，寒痰与热痰有显著差异，热痰在＋及以上者占19.99%，寒痰只有8.33%，说明热痰与变态反应的关系比较密切。

以镜检下纤毛柱状上皮Ⅲ级坏死细胞的多少代表气管粘膜损害的程度。二者有显著差异，热痰＋＋以上者占79.73%，寒痰占61.91%，说明热痰气管粘膜上皮损伤的程度较寒痰明显，但寒痰也有一定程度的损伤。

特殊坏死细胞在镜检下，胞浆呈溶解或不完全溶解，热痰占32%，寒痰占13.79%，有非常显著的差异，提示热痰与病毒感染的关系较大，联系临床观察到的情况，常是在病毒侵犯的基础上继发细菌感染。

（二）痰生物化学分析

痰DNA浓度与24小时总量，二者均有显著差异。无论是DNA浓度或总量的测定结果，都说明热痰的炎症程度较为严重，但寒痰也有一定数量的DNA，证明也存在炎症，只是程度较轻而已。

痰溶菌酶含量，二者无显著差异。痰白蛋白和白蛋白/溶菌酶比值（A/L），热痰显著高于寒痰，这可能是由于热痰局部炎症较重，毛细血管通透性增加，白蛋白的渗出也随之增多，溶菌酶相对较少，故A/L比值＞1；寒痰局部炎症反应较轻，白蛋白的渗出较少，溶菌酶的含量相对较多，故A/L比值＜1。

痰分泌性IgA含量，寒痰、热痰均明显低于对照组，但二者之间无显著差异。痰分泌性IgA含量的减少，可能是气管粘膜上皮细胞的损伤影响IgA的形成所致。

痰粘蛋白浓度，热痰明显高于寒痰，而24小时痰粘蛋白总量，寒痰明显多于热痰，这是由于寒痰的24小时痰量比热痰多的缘故。说明热痰炎症的改变比分泌亢进显著，而寒痰分泌亢进比炎症的改变显著。痰组织胺的浓度和12

小时总量，热痰都显著高于寒痰，提示炎症的过程中伴有变态反应，热痰比寒痰更为显著。

（三）痰细菌学的研究

痰细菌培养方法是清晨采集痰标本，病人先用温开水漱口数次以排除口腔细菌的干扰，深咳后将气管内咳出的新鲜痰吐入消毒玻璃器皿中，经液化处理后，接种于兔血琼脂、普通琼脂及沙氏培养基中。

致病菌检出率，热痰明显高于寒痰。再比较各种具体菌种的检出率：流感杆菌，热痰明显高于寒痰；霉菌热痰检出4例，寒痰均未检出，按Fisher法计算精确的单侧概率为0.04312，肺炎球菌、金黄色葡萄球菌、绿脓杆菌，热痰与寒痰之间无显著差异。

（四）炎症反应性指标的变化

血清IgA含量热痰明显高于对照组，寒痰与对照组之间，寒痰与热痰之间，差异均不显著，说明热痰比寒痰有较明显的体液免疫反应。

血清粘蛋白含量，热痰和寒痰均明显高于对照组，但热痰与寒痰之间则未见显著性差异，提示血清粘蛋白的增高是热痰和寒痰的共性，两者都有一定程度的炎症。

血四唑氮蓝（NBT）试验是检测末梢血液中性粒细胞吞噬染料的能力，一般认为阳性细胞（NBT细胞）百分率的高低与细菌感染的程度有关。热痰和寒痰都高于对照组，而热痰与寒痰则无明显差异，提示热痰与寒痰都与细菌感染有一定的关系，也是它们的共性。

（五）病理生理学研究

1. 植物神经功能状态：以痰量、立卧心率试验、卧位心率试验、冷压试验、红细胞真性胆碱脂酶活力测定和24小时尿VMA含量测定等6项为主要指标，结合体温、脉搏、血压、日夜尿量比值、瞳孔稳定性试验、阿托品试验等进行综合判断，将植物神经功能失调分为副交感神经功能亢进（副↑）、交感神经功能亢进（交↑）、副交感和交感神经功能皆亢进（副↑交↑）、副交感神经和交感神经功能皆不亢进（副-交-）等4种基本类型。

结果说明热痰与寒痰两者植物神经功能失调类型的分布有非常显著的差异。各失调类型的比例再进行率的显著性检验，副↑型寒痰的比例显著高于热痰，交↑型与副↑交↑型则是热痰的比例显著高于寒痰，副-交-型二者无显著差异。看来，热痰主要是交感神经功能的偏亢，寒痰主要是副交感神经功能的偏亢。

2. 肺功能测验：最大通气量占预计值百分数、肺活量占预计值百分数、通气储量，寒痰与热痰无显著差异。中期流速，热痰明显少于寒痰。肺残气与总量比例，热痰明显高于寒痰。总的看来，热痰的肺功能比寒痰较差一些，可能是热痰的炎症较明显，所造成的气道阻塞也就较明显。

3. X线胸片：主要分析肺纹理及有关阴影的变化情况。其中肺门阴影缩小的比例，纹理轻度增粗较清晰，纹理扭曲或呈波浪状和颗粒状与斑点状阴影等4项的比例，都是寒痰显著高于热痰；纹理增粗且紊乱模糊的比例，热痰显著多于寒痰。肺门阴影模糊增大的比例，热痰将近60%，斑片状与云絮状阴影的比例，热痰将近85%，这2项寒痰均未见1例，用Fisher精确法计算概率，有非常显著的差异，毛玻璃样改变的比例，热痰10.18%，寒痰未见1例，用Fisher精确法计算概率，P=0.0306。

总的看来，热痰的炎症性纹理和炎症性阴影比寒痰较为显著。

（六）病因学分析

从病因学的角度分析病理改变的性质，主要根据痰病理细胞学检查、痰生物化学分析及痰细菌培养等多项指标的检测结果进行综合判断，分为炎症性及非炎症性（分泌性）两类。

1. 炎症性

（1）细菌性：痰性状粘脓或脓性者；或痰内中性粒细胞在++以上者，而又无病毒感染或过敏性炎症证据者；或痰检出致病菌者。

（2）病毒性：痰内检出特殊坏死细胞者。

（3）过敏性：痰内嗜酸性粒细胞在+以上者。

2. 非炎症性：痰量明显增多而痰液显微镜下细胞稀少，两者不对称者。

按照以上标准与中医标准的辨证对照分析：热痰基本上都有细菌性炎症，部分合并病毒性及/或过敏性炎症。细菌性炎症和病毒性炎症的比例，热痰明显高于寒痰；分泌性改变的比例，寒痰明显高于热痰；过敏性炎症的比例，热痰与寒痰未见显著差异。

综合以上7个方面的实验研究结果，除了痰溶菌酶、痰IgA、血清粘蛋白、血NBT细胞百分率等少数指标，寒痰与热痰无显著差异（可以视为是共性）外，绝大多数的指标在热痰和寒痰之间都有显著的差异。

热痰，从痰中性粒细胞、痰DNA的浓度及总量、痰白蛋白含量等指标检测的结果分析，主要是一个炎症的过程。从痰纤毛柱状上皮Ⅲ级坏死的数量分析，气管粘膜的损伤相当显著。从肺功能测验的结果分析，造成的气道阻塞也较明显。痰分泌性IgA减少，而血清IgA升高和血NBT细胞增加，说明呼吸道局部免疫降低，但体液免疫和中性粒细胞的吞噬功能却因炎症的刺激而增强。血清粘蛋白的升高，说明有全身性的炎症反应。从痰粘蛋白的浓度和总量分析，也存在分泌亢进的问题，但炎症性的改变比分泌性的异常更为显著。多数指标说明，热痰的炎症程度比寒痰严重。从特殊坏死细胞检出情况分析，不少病人在此之前有过病毒感染。临床观察也常见到由病毒感染而继发细菌感染。从痰嗜酸粒细胞和痰组织胺浓度及总量等分析，变态反应在热痰的病理过程中也占有重要的地位。在同一病人身上可看到细菌性炎症、病毒性炎症及过敏性炎症的同时存在。因此，采用综合性的中药复方治疗热痰是合理的。植物神经功能失调类型以交感神经功能亢进和副交感与交感神经同时亢进为主，这种病理生理学的变化可以部分解释热痰出现的全身性症状如发热、口渴、尿黄、便干及舌质红、脉弦滑数等舌诊和脉诊的特征。

寒痰，从痰中性粒细胞、痰DNA的浓度和总量、痰白蛋白的含量、痰粘蛋白的浓度和总量、血清粘蛋白含量、血NBT细胞等指标分析，寒痰也存在炎症性的病理变化、但由于分泌亢进的异常比炎症的变化显著，所以炎症的改变有时被掩盖了，显得不突出。从痰纤毛柱状上皮Ⅲ级坏死细胞的数量分析，虽然比热痰少，但损伤也不轻；痰分泌性IgA的减少，间接证明气管上皮细胞的损伤。从肺功能测验的结果分析，虽然比热痰好些，但也有一定的损害。从痰病理细胞学、痰生化学等有关炎症的指标分析，寒痰的炎症程度相对较轻。至于炎症的性质，细菌性炎症和病毒性炎症的比例相对比热痰少，但过敏性炎症的比例则与热痰无显著差异，结合痰组织胺含量的测定，虽然比热痰少，但也有一定的数量，所以变态反应不可忽视。与热痰对比，显著不同的还在于植物神经功能的失调类型，寒痰常以副交感神经功能偏亢为主，这种病理生理学的变化，可以解释寒痰出现的全身性症状如畏寒、口不渴、尿清长、便溏及舌质淡、脉沉迟等舌诊和脉诊特征。既看到呼吸道局部的病变，又看到全身性病理生理学的变化，这正是中医诊断学的特点。

四、展望

近三四十年来，广大中西医结合工作者对中医学肺脏的实质进行了不遗余力的研究，取得了可喜的成绩，通过这些研究使我们对肺主气、司呼吸、肺主宣肃、外合皮毛、肺主治节、通调水道、肺助心行血等生理功能有了一定深度的理解，逐步认识到中医学的肺脏是一个具有多脏器、多系统病理生理学基础的功能概念。但总的来看，目前的研究尚处于探索阶段，首先是由于各地所观察的例数还不平衡，观察的指标不够细致全面；其次，由于各地对各证型的诊断还未统一标准，故选择病例标准各不相同，导致有的研究结果并不完全一致；第三，研究本证各型时选择对象还具有一定局限性，其研究对象主要是慢阻肺和哮喘等肺系疾病者，由于许多疾病均会导致呼吸系统的变化，而各证型在不同的疾病中虽有不少共性，但却各有特性，因此对肺的实质研究可能有一定的局限性；第四，目前对肺脏研究的多项指标还缺乏统筹的规划，各指标在诸种证型中的地位和重要性未能得到确认，需要进一步加以整理和综合，引进多元分析是完成此项工作的关键手段。

（林求诚　齐幼龄　邱山东　叶钦勇）

第四节　肝的研究

一、肝脏学说和研究方法

（一）肝脏学说

肝脏是人体重要的消化、营养器官，同时参与全身新陈代谢、植物神经功能及内分泌、血液调节与解毒的功能，是人体的重要脏器之一。

肝的解剖部位在右上腹部肋下（中医称胁下），肝的主要生理功能，中医学认为主藏血、主疏泄、主筋。肝开窍于目，与胆相表里。胆的主要功能是贮藏胆汁，促进食物的消化。它还参与人体精神、情绪的有关活动。

《内经》曰："肝者，将军之官，谋虑出焉。"吴鹤皋："肝气急而志怒，故为将军之官。""肝藏血"，"人卧则血归于肝，人动则血运于诸经。"，"肝藏血，血舍魂"，"肝藏血散精以养筋"。

（二）肝脏学说的研究方法

中医脏象与西医肝脏的理论与概念各不相同，但也有某些共同之处，基本生理功能是主疏泄、主藏血。

1. 注重脏象学说的基本要点：首先应注重其整体性，脏象学说以五脏为主体，形成机体内外相应的整体模式。如肝—爪—目—筋—胆—肝—东—春—风—生。整体性决定脏腑功能的统一性和协调性及病理证候的相关性和传变性。"象"是外部征象，它反映"脏"的内部活动规律。通过"四诊"及"辨证"能掌握住疾病的病理现象和它的病理生理基础。如在研究肝郁脾虚证本质时，发现它的主要病理生理基础是植物神经功能失调，血浆cAMP/cGMP比值降低、血液粘度升高、小肠吸收功能减低等相关变化。

2. 证病结合，研究肝病证候本质：以证为纲，以病为目，有利于发扬中医传统科研手段（整体性）的优势。结合现代科研方法进行本质研究。如肝气郁结、肝郁脾虚、肝胃不和、肝阳上亢、肝火上炎、肝风内动、肝胆湿热、寒凝肝脉诸证集中反映了"肝主疏泄"的论点，肝血亏损、肝肾阴虚则反映了血不归藏的学术思想。实践证明，证病结合（如肝阳上亢证结合高血压病、甲亢、更年期综合征研究）分阶段研究的规划，比较合理、可行性较强。其次，依据"证"的基本特点进行临床研究，要注意它三性的变化：即特异性，主症典型，及特性显著。主症加重或减轻、消退提示证型转变的可能性。湖南医科大学中西医结合研究所研究肝病9个证型的临床辨证标准，应用主证轻重4级定量计分方法，制定了中医肝病9个证型临床辨证标准，成果经鉴定并临床推广应用。相关性：某些症候均有相关性，如肝火上炎与肝胆湿热证、肝血虚与肝肾阴虚都有相关性。传变性也是十分明显的，如"病多发于肝，三日而之脾"，临床上是常能见到的。

3. 医药结合研究：中医学术的基础是临床。临床的中心是疗效。研究的过程应以提高疗效为关键，这就摆正了研究与临床的关系。如该所在研究各类证型时，同步研制出一种新药。如肝郁脾虚证时以疏肝健脾治则研制了"健胃愈疡片"，治疗肝阳上亢证，研究出"平肝潜阳汤"。在研究肝风内动证时，则"天龙熄风冲剂"问世。

4. 中西医结合研究：在研究肝脏象本质中，充分运用中西医学的优势，认真结合起来以中医理论为指导、搞好中医文献整理，向名老中医咨询。征求他们的意见及各种学术见解，抓住"临床辨证标准研究"，使中医诊断规范，则能定性并朝半定量化发展，同时紧紧抓住治则、方药的研究；其次，也要发挥现代医学的优势；进行现代科研设计，如分组、对照、随机等原则及统计学等处理，做到各项指标及数据可信、可靠。诊断、疗效评定标准，必须按国内统一标准或WHO的诊断及疗效评定标准。

5. 临床与实验同步研究：肝脏象设计的重点放在临床研究方面，确定肝病证候为研究对象，分阶段研究肝病证候本质；采取证病结合，通过辨证论治，探讨中医肝病治法、方药的应用规律、切实提高疗效，研制与开发新药。实验与临床紧密结合，探讨证候病理生理基础，以阐明中医肝脏象的实质。

二、肝郁脾虚证的研究

（一）临床研究

有报道自1979年至1984年6月进行了肝郁脾虚证的临床与实验研究。通过治疗346例病人并将其证候记录及通过中医文献查阅及整理，确定辨证记分法、并制定辨证标准。肝郁脾虚证主证为：烦躁（83.8%）、胁痛（68.7%），口苦咽干（76.3%），乏力（94.2%），腹胀（73.6%），纳差（69%），脉弦或小弦（88.9%）；肝郁脾虚证辨证标准：

肝郁主证：①精神抑郁、烦躁；②胁肋胀

痛或乳房、少腹胀痛；③咽部有梗阻感；④脉弦（或小弦）。

脾虚主证：①四肢倦怠、乏力；②纳差；③腹胀；④便溏。凡具有肝郁主证2项以上、脾虚主证1项以上认为符合肝郁脾虚证。

肝郁脾虚证住院病人137例，其中病毒性肝炎33例(急性黄疸性肝炎4例、急性无黄疸性肝炎10例，慢迁肝炎8例，慢活肝炎11例，其中乙型肝炎21例占63.3%)。胃肠道、胆道疾病104例(十二指肠球部溃疡67例，慢性浅表性胃炎15例，胃窦胃炎6例，慢性萎缩性胃炎4例，慢性结肠炎6例，十二指肠瘀滞1例，胃小弯复发溃疡1例，残胃粘膜糜烂1例，慢性胆囊炎3例)，按疏肝健脾法、采用复方柴芪注射液(柴胡、连翘、黄芪、党参)10ml加入10%葡萄糖液500ml。总有效率75.8%，肝炎组有效率为61.2%，胃肠道组为80.63%。对照组有效率为7.69%，无效率为92.3%。对出院后半年至2年的患者追踪观察60例，远期疗效有效率为70%，肝炎16例有效率为93.75%，胃肠道组44例有效率为62.8%。

另有潘其民等报道，105例溃疡病、慢性胃炎（肝郁脾虚型）临床观察。其中溃疡病66例（胃溃疡12例，十二指肠溃疡47例，复合型溃疡7例），慢性胃炎39例（慢性浅表性胃炎37例、慢性萎缩性胃炎2例），按统一辨证标准及全国消化系统疾病学术会议1978年制定标准判定疗效。

按入院次序随机分成治疗组与对照组（40例）：治疗组以舒肝健脾汤，其方药组成是：柴胡、郁金、香附、党参、扁豆。随症加减：痛剧加白芍、甘草或延胡索，酸多加海螵蛸、凤凰衣，热重加黄芩。对照组用胃舒平、维生素B_1。治疗后疗效：溃疡病为81.81%，对照组溃疡病组为52.17%，胃炎为35.29%。治疗组明显优于对照组，$P<0.01$。治疗组中溃疡病、慢性胃炎的疗效相近。

肝郁脾虚证40例慢性肝炎临床观察，其中慢性肝炎24例，有效率66.6%，与聚肌胞对照组16例比较，对照组好转9例占56%，治疗组优于对照组，但统计学意义不显著。随访1年肝功能仍正常。

37例痛经病人属肝郁脾虚型临床以舒肝健脾汤治疗，有效率达90%。

（二）实验研究

对300多例肝郁脾虚患者作了同步多指标的检测。发现植物神经功能失调、环核苷酸cAMP/cGMP比值降低、血液粘度升高、红细胞电泳时间延长、小肠吸收功能降低等规律性变化，可能是肝郁脾虚证的内在重要发病学环节。

1. 精神因素、植物神经机能状态与肝郁脾虚证的关系　所选9种符合肝郁脾虚型的病种有6种即溃疡病、慢性结肠炎，胃肠型神经官能症、精神分裂症、月经不调、痛经在很大程度上与精神因素有关。而慢性肝炎、慢性胆囊炎、慢性胃炎在病因学上虽与精神因素关系不大，但在疾病过程中所产生的病理性刺激对神经系统的影响也是很明显的。长期患胃炎、肠炎、慢性肝炎可导致周围神经炎、植物神经功能失调，重症肝炎甚至可引起肝昏迷的发生。

肝郁脾虚患者植物神经功能失调者占90.71%，植物神经功能改善程度与临床疗效呈正相关($\gamma=0.3448$)，这证明患肝郁脾虚时，植物神经功能状态具有十分重要的意义。尿中三氧基肾上腺素（TMN）及全血胆碱脂酶测定无明显变化。但值得注意的是高血压病符合“肝阳上亢”型患者TMN测定均值显著升高，说明中医的肝是与植物神经功能密切有关的。

2. 肝郁脾虚证的环核苷酸变化　虽因病种及阴阳虚实偏性不同而有差异，但其共同变化是cAMP/cGMP比值下降。其变化与植物神经系统机能状态有关，如精神病患者交感偏亢，血浆cAMP水平升高，肝炎、胃溃疡患者副交感偏亢者cAMP水平降低，cGMP升高，但也有交感偏亢的肝炎病人并无cAMP升高的现象，可见环核苷酸的变化，除与植物神经功能有关外，还受其他因素的影响。应用舒肝健脾汤治疗后，植物神经功能失调例数减少，血浆cAMP升高，cGMP无明显变动，cAMP/cGMP比值有所升高，但仍有未达到正常水平。由此可见，舒肝健脾药物在纠正失调方面具有一定作用。

3. 血液流变学变化　肝郁脾虚患者，约有50%～60%的血粘度升高，势必影响血液的运行，说明“气为血帅”、“气行则血行”的理论正确，同时也说明气郁与气滞血淤之间没有明显的界线划分，只有用现代医学手段才能揭示肝气郁早期即伴有一定的血液流变学变化，到晚期或气滞血瘀时期，则变化才较显著。因此，血液流变学指标也是判断病情和预后的一种好方法。至于肝郁脾虚时血粘度升高的机理，则视具体情况而有不同；如慢性肝炎时主要是由于肝脏病变引起门脉血流不畅及血浆某些因素如血浆丙种球蛋白浓度升高的影响所致。精神病时则主要由于情绪应激触发血小板聚集和血液动力学变化而引起；月经不调，痛经时的血粘度改变则与神经内分泌的变化有密切关系。

4. 脉象图变化　肝郁脾虚型患者脉象图以小弦和弦脉为特征。结合临床证候来看，弦脉的产生与疼痛和交感兴奋、外周阻力增加有关，当植物神经兴奋而体质偏虚弱时产生弦细脉。肝气郁时，还可影响到心血管系统。

5. 木糖排泄率变化　患者尿木糖排泄率降低，它反映小肠吸收功能障碍，它与植物神经机能失调，肝功能异常、血粘度变化往往同时出现，因此构成肝郁脾虚证。

6. 免疫状态　部分病人免疫状态正常，部分病人体液免疫降低，部分免疫反应亢进，尚未发现任何规律。

7. 治疗后改变　肝郁脾虚患者，经疏肝健脾方药治疗后，临床显示有效，实验室检查植物神经功能失调例数减少，植物神经功能改善程度与临床疗效呈正相关，治疗后血浆 cAMP 均值升高至正常水平，cGMP 无明显反应，cAMP/cGMP 比值回升。但未能达到正常水平，血粘度下降，小肠吸收功能改善，亢进的免疫反应也显示有不同程度的调整，这提示疏肝健脾方药的部分疗效机制所在。

三、肝阳上亢证的研究

(一) 临床研究

自 1984 年至 1987 年 7 月进行了肝阳上亢证的临床研究，查阅了肝阳上亢证的古代及近代文献及近 10 年来高血压病、甲亢等的中医文献 100 多篇进行流行病学 2079 例调查，制订了肝阳上亢证的标准。

肝阳上亢证：眩晕，头痛，面目红赤或面部烘热，烦躁易怒，口苦而渴，脉弦。以上 6 项中具有 4 项。没有或只兼有 1～2 项肝肾阴虚证者。

肝肾阴虚证：五心烦热，眩晕，腰膝酸软，耳鸣，肢麻，失眠多梦，舌质红绛，少苔或花剥无苔，脉细数。具有以上 4 项症状，没有或兼有 1～2 项肝阳上亢症状者。

阴虚阳亢证：肝阳上亢与肝肾阴虚症状均多者。记分法：症状不分主次，以“＋”多少记分，1 个“＋”号记 1 分，脉、舌质、舌苔各记 1 分。以逐步回归方程计量鉴别诊断结果，提高了诊断的规范化程度：肝阳上亢证符合率达 98%，阴虚阳亢证达 93%，而肝肾阴虚证平均符合率达 91.5%。

肝阳上亢证临床观察，高血压病 146 例，按 WHO 1978 年修订标准（血压≥160/95mmHg）病例Ⅱ期 139 例，Ⅲ期 7 例。按随机表分成 4 组：中医（药）组、西医（药）组、中西医结合组、安慰剂组。各组又按辨证标准再分肝阳上亢和阴虚阳亢 2 型。各组型病例的病期、血压均值，经统计学测验具有组间之齐同性。

治疗方案：中医（药）组 58 例，基本方：石决明、白芍、夏枯草、泽泻、大黄、玄参（或生地）、桑寄生、柴胡。颈胀加葛根，胸闷加丹参，膝软加牛膝，西医（药）组 20 例，双氢克尿噻，同时服中药安慰剂（处方同安慰剂组），中西医结合组 57 例，上述中药与西药同服；安慰剂组 11 例，藿香、神曲、矮地茶。全部病例均配合服用维生素 C。

全部病例入院后停药 1 周（个别血压持续偏高者停药 3 天），以排除入院前可能服用其他降压药物的延续作用，并淘汰自然降压者。每天上午、下午定时由专人测量患者坐位右上肢肱动脉血压各 1 次，分别计算用药前和疗程结束后 3 天收缩压、舒张压平均数，作为治疗前后的血压均值。每周记录症状变化 1～2 次。根据症状的轻重程度，分别以＋～＋＋＋标记。入院病人全部均作心电图、胸片、血脂、脑血流图、尿素氮、酚红排泄试验等项检查（详见实验研究部分）。

依据 1979 年郑州全国心血管会议标准，症状疗效则参照有关文献采用的标准判定，凡疗程结束，原有的症状消失或减轻在 70%以上者为显效，50%～70%之间者为有效，50%以下者为无效。

表 2-35 各组降压疗效比较

组别	例数	显效(%)	有效(%)	总有效(%)	P值	(χ^2 检验)
① 肝阳上亢（中医(药)组）	34	22(64.71)	7(20.58)	29(85.29)	①②<0.05	③④>0.05
② 阴虚阳亢（中医(药)组）	24	11(45.83)	4(16.67)	15(62.5)	①③>0.05	②④>0.05
③ 肝阳上亢（中西医结合组）	36	23(63.89	5(13.89)	28(77.78)	①⑤>0.05	②⑤>0.05
④ 阴虚阳亢（中西医结合组）	21	10(47.62)	6(28.57)	16(76.19)	③⑤>0.05	④⑤>0.05
⑤ 西医(药)组	20	11(58.0)	2(10.0)	13(65.0)	①⑥<0.005	②⑥<0.005
⑥ 安慰剂组	11	1(9.09)	0(0)	1(9.09)	③⑥<0.005	
					⑤⑥<0.005	④⑥<0.005

经统计学处理结果表明，①中医（药）组肝阳上亢型与阴虚阳亢型的降压疗效比较，有显著差异（P<0.05）。②各组与安慰剂组的疗效比较，均有高度显著差异（P<005）。③其他各组间的差异则不明显。

各组降压幅度比较除安慰剂组外，各组的收缩压和舒张压治疗前后均有显著性差异（P<0.0001）。各组症状疗效比较：经卡方检验显示：①中医（药）组、中西医结合组的肝阳上亢型与阴虚阳亢型之间症状疗效均有显著差异（P<0.05）。②与安慰剂组对照、中医（药）组、中西医结合组的肝阳上亢型均呈高度显著差异（P<0.005）；中西医结合组阴虚阳亢型、西医（药）组呈显著差异（P<0.05）；中医组阴虚阳亢型则无明显差异（P>0.055）。

中医（药）组的 34 例中降压有效率 85.29%，症状有效率 91.7%。

肝阳上亢与阴虚阳亢型是有区别的，前者“从阳亢开始，‘阳盛’则‘阴病’导致阴虚，初起表现为实证，后期则为虚实错杂”，后者“从阴虚开始，渐至阳亢无所制故而升动，则成为本虚标实证。”该方为偏实证者设，故疗效有别。

尽管中医（药）组肝阳上亢型与阴虚阳亢型疗效差异显著，然而中西医结合组此 2 型的降压疗效却趋一致。似能说明中西药降压的作用机制之不同，西药降压对证型并无选择性。

原先设想中西医结合组的降压、症状疗效均应高于单纯的中医（药）组和西医（药）组，但统计学处理结果表明组间并无显著差异。原因可能是多方面的，如病例积累尚少，疗效观察不够细致全面等，中西药物的配伍是否恰当。

中枢与外周交感-肾上腺髓质功能检测报告：肝阳上亢证患者中枢机能偏低、而外周机能亢进，与健康人对照，均具统计学意义。经治疗后，前者升高，后者降低，达到或接近正常人水平，与降压、症状疗效同步。中枢低外周亢的表现与肝阳上亢证本虚标实，阴虚阳亢的性质有否内在联系，尚待深入研究。

cAMP 与 cGMP，PGI（前列环素）与 TXA_2（血栓素 A_2）都是体内具有调控性的生物活性物质，它们的含量及比值的相对动态平衡，是构成机体内环境稳定的重要因素，肝阳上亢证患者治疗前后这 2 对生物活性物质含量、比值的变化，对照健康人的相应水平，大多具有统计学意义。这就从分子生物学的角度说明中医阴阳调和的稳态模型及阴阳失和的病理模型是具有一定的物质基础的。

气功治疗高血压病（肝阳上亢及阴虚阳亢型）107 例疗效观察（肝阳上亢型 23 例，阴虚阳亢型 84 例）随机分成 3 组，应用单纯气功、气功加西药、单纯西药治疗。结果显示气功加西药组降压有效率（88.1%），优于气功组（56.25%），西药组（63.64%）；症状疗效气功加西药组（90.48%），优于气功组（75%），西药组（24.2%）。肝阳上亢型疗效优于阴虚阳亢型。

107 例病人中Ⅰ期 13 例，Ⅱ期 89 例，Ⅲ期 5 例。治疗 8 周，气功组以身体放松，思想入静，呼吸匀和为原则，以站式为主，结合坐式，先静后动之动静结合为基本功法进行锻炼。西药组：双氢克尿噻、心得安观察方法与疗效判定均与高血压病相同。

表 2-36 3组治后降压疗效比较

组别	例数	显效		有效		无效		总有效率
		例	%	例	%	例	%	(%)
结合组	42	18	42.86	19	45.24	5	11.9	88.1
气功组	32	6	18.75	12	37.5	14	43.75	56.25
西药组	33	7	21.2	14	42.4	12	36.4	63.64

从表 2-36 可见降压疗效气功加西药组总有效率（88.1%）优于气功组（56.25%）、西药组（63.64%）。经卡方检验与西药组比较 $P<0.05$。而气功组与西药组比较无统计学意义。表 2-37 可见症状疗效气功加西药组（90.48%）优于气功组（75%）、西药组（24.2%），经卡方检验与西药组比较 $P<0.05$，气功组与西药组比亦有显著性差异。综上所述，说明气功确有降压作用同时显示气功改善临床症状比单纯服药好，突出了气功治疗的优点。该组病人随访追踪观察了 2 年，18 例中 10 例停用降压药，其余 8 例均减量而血压稳定，症状改善。说明气功对稳定血压、巩固疗效卓有成效。与上海观察的结果一致。中医学认为高血压病的"病理基础，主要是机体的阴阳平衡失调"、"对肝阳上亢者治宜平肝潜阳，阴虚阳亢者，治宜育阴潜阳。气功锻炼通过"放松"、"入静"、"调息"正是调整阴阳失衡。故病人练功后感觉头脑清醒、血压下降，症状改善。该组病人治后舒张压下降幅度在肝阳上亢型中，气功加西药组，单纯气功组均优于西药组；观察发现治疗阳亢症状比阴虚症状改善消失要迅速些。这说明气功的平肝潜阳作用优于育阴潜阳作用；正是通过平肝潜阳、育阴潜阳最终达到调和阴阳的目的。

表 2-37 3组治后症状疗效比较

组别	例数	显效		有效		无效		总有效率
		例	%	例	%	例	%	(%)
结合组	42	26	61.9	12	28.57	4	9.52	90.48
气功组	32	16	50	8	25	8	25	75
西药组	33	1	3.03	7	21.21	25	24.2	24.2

该组观察到高血压病人大多数表现植物神经功能异常，环核苷酸变化即cAMP、cGMP上升，cAMP/cGMP下降，微循环、尿儿茶酚胺改变。通过气功治疗后上述指标均有好转，表明气功调和阴阳的作用与现代医学调节植物神经功能，改善微循环等有一定的关系。

35 例更年期综合征（肝阳上亢型和阴虚阳亢型）临床观察。湖南医大中西医结合研究所潘其民等报道，35 例女性更年期综合征应用滋补肝肾、平肝潜阳的方药，经 1 个月的治疗后，显效 12 例。总有效率为 94.3%，其显效病人实验室指标如植物神经功能、雌激素水平也有明显改善，35 例病人中年龄最小者 40 岁，最大者 53 岁，35 例病人（包括手术切除卵巢者 6 例）均按该所制定的辨证标准及全国标准诊断选定。

治疗方药组成为生地、石决明、柴胡、白芍、郁金、桑寄生、五味子、巴戟天。肝阳上亢与阴虚阳亢 2 型均用此方，仅在剂量上略加调整，如肝阳上亢型白芍、桑寄生、巴戟天稍减。治疗后，显效 12 例（34.3%），好转 21 例（60%），无效 2 例（5.7%），总有效率 94.3%。$\chi^2=19.206$，$P<0.05$。

表 2-38 35 例更年期综合征治疗前后主要症状记分比较

比较＼症状	眩晕	头痛	发热	烦躁	耳鸣	口苦渴	失眠	五心烦热	腰酸	肢麻	颈胀	总计
治前	63	56	57	55	15	28	50	77	42	23	26	492
治后	32	28	22	23	4	9	23	21	36	5	10	212

由表 2-38 可见，治疗后症状记分较治疗前症状记分明显下降，经卡方检验，$P<0.05$。

植物神经功能检查，治疗前植物神经功能异常占 88%，健康人对照组仅有 9.9%异常，2

组有明显差异。治疗后复查植物神经功能有68.4%的病人恢复正常。

cAMP 含量及 cAMP/cGMP 比值治疗前后无明显变化，而 cGMP 含量较治疗前明显下降，$P<0.05$。

由表 2-39 可见 cAMP 含量及 cAMP/cGMP 比值治疗前后无明显变化，而 cGMP 含量较治疗前明显下降 $P<0.05$。血清 FSH 浓度测定：绝经病人血清 FSH 含量 61.38±28.9 国际单位/ml（$\bar{X}\pm SD$），明显高于健康人卵泡期与排卵期。治疗后复查为 32.41±15.65 国际单位/ml（$\bar{X}\pm SD$），与治疗前比较明显下降，$P<0.01$。雌二醇（E_2）为 31.60±8.28 微微 g/ml（$\bar{X}\pm SD$），明显低于健康人卵泡期，显效病人治疗后复查为 47.1±19.06 微微 g/ml（$\bar{X}\pm SD$），显示明显升高，$P<0.05$。阴道涂片治疗前激素水平检查有轻度降低，治疗后复查无明显变化。

表 2-39 治疗前后血浆环核苷酸浓度比较

	cAMP PS/ml $\bar{X}\pm SD$	P 值	cGMP PS/ml $\bar{X}\pm SD$	P 值	cAMP/cGMP $\bar{X}\pm SD$	P 值
治前(28 例)	19.33±4.76	>0.05	12.66±4.7	<0.05	1.77±0.57	>0.05
治后(28 例)	18.59±7.77		9.54±3.42		2.17±0.91	

中医认为：更年期综合征多由于肾精不足、母病及子，使肝阴受损，进而肝阳偏亢。该组病人辨证为肝阳上亢型或阴虚阳亢型。2 型均用平肝潜阳，滋补肝肾的方药治疗。方中石决明平肝潜阳兼补肝肾，生地滋阴养血而清热，桑寄生滋补肝肾，白芍养血柔肝，并能泻肝胆之火，柴胡疏肝解热，以其凉散而平肝之热，配郁金解郁行气凉血，五味子能敛阴、收汗、涩精。根据中医阳生阴长，阴无阳不生的理论，在滋阴的同时，加入巴戟天以助阳，在治疗过程中巴戟天用量不宜多，以 2g～3g 为宜。该方既能滋补肝肾又能平肝清热，并兼疏肝解郁、故两型均取得较好的疗效。

更年期综合征是由于卵巢功能不全，通过反馈，影响下丘脑的神经传导物质的分泌，致使植物神经不稳定，出现潮热、烦躁、失眠或抑郁等症状，该方中白芍、柴胡有镇静作用，五味子能促进兴奋和抑制过程的相互平衡，提高大脑皮层的调节作用。故通过治疗后，有 68%的病人植物神经恢复正常。显效病例除症状基本消失或明显改善外，FSH 含量较治疗前明显降低，E_2 明显升高，故中药的疗效机理可能与中药滋补肝肾，调节阴阳平衡，从而使内分泌失调得到某些调整有关。有作者发现补肾中药能增强肾上腺皮质功能，并可改善切除甲状腺、肾上腺后大鼠下丘脑-垂体-性腺轴功能，使卵巢重量增加，卵巢 HCG/LH（卵巢人绒毛膜促性腺激素/黄体生成素）受体功能提高。但中药的作用较复杂，有待进一步研究。

梁清华等报道中西医结合治疗甲亢 30 例的临床研究，病人均具有典型症状和体征。实验室检查血清 T_3、T_4 或 ^{131}I 检查超出正常范围。且在住院前半年内未用过抗甲状腺类药物治疗的患者收入院治疗。

中医辨证分型见表 2-40。

表 2-40 30 例病人辨证分型

性别	例数	肝阳上亢	阴虚阳亢	兼气虚
男	10	6	4	9
女	20	12	8	15
合计	30	18	12	24

表 2-41 总疗效与证型关系

证型	例数	近愈	显效	好转	见效	显效率	总有效率	平均有效率	χ^2 检验 P 值
肝阳上亢	18	8	5	3	2	72.2%	88.9%	86.1%	P>0.05
阴虚阳亢	12	4	4	2	2	66.6%	83.3%		

30例病人均具以肝阳上亢型为主，大多兼有气虚。

治疗方法：西药心得安，维生素C、B_1。中药：以平肝潜阳、养阴散结之法。选用：夏枯草、生牡蛎、白芍、玄参、浙贝、柴胡。便溏加淮山，失眠、心悸加生龙骨，气虚加党参。

该组观察说明中西医结合治疗甲亢30例，短期内可改善症状，减慢心率，能有效地降低血清T_3、T_4，症状缓解率为93.3%，总疗效率达86.1%。也说明甲亢症以肝阳上亢为主符合中医辨证规律。实验室检测发现甲亢病人多以交感神经功能亢进为主，肾上腺素能神经明显兴奋，$PGF_1\alpha$及TXB_2均增高更多，改变了二者之比例，此点与文献报道相符。治疗后TXB_2明显降低，$PGF_1\alpha$则升高，均具有显著性意义。这说明甲亢病人除了有肾上腺素能的β-受体兴奋性增高外，尤以α-受体兴奋突出，同时甲亢病人中TXB_2明显增高，可促进cGMP的生成。治疗后TXB_2与cGMP均有明显下降，有显著性统计学意义。提示该方药可能调节TXB_2、$PGF_1\alpha$、cAMP的变化，可对抗肾上腺素能α-受体的兴奋，心得安对抗β-受体的兴奋性。甲亢的发病机理与免疫功能失调出现兴奋甲状腺的免疫球蛋白有关，中药是否也能通过调整机体的免疫功能而发挥作用，则有待进一步阐明。

（二）实验研究

对肝阳上亢证在临床研究的基础上，进行了同步多项指标的实验研究。

1. 对象　共观察431例，阴虚阳亢231例，肝阳上亢170例，肝肾阴虚30例；高血压病288例，甲亢31例，更年期综合征38例，其他病种74例。健康人对照组为工人、职工、学生或献血员。其年龄、性别与实验组大致一致。

2. 观察方法包括

（1）植物神经功能检查用多项指标综合评定。

（2）中枢去甲肾上腺素（NE）代谢产物尿3-甲氧-4羟基苯乙二醇硫酸酯盐（MHPG-SO_4），测定用yeh和Meek法；外周儿茶酚胺（CA）、去甲肾上腺素、肾上腺素（E）及中间代谢产物尿总3-甲氧肾上腺素（TMN）用改进Von Euler法及改进Pisano法。

（3）血浆环核苷酸及6-酮-$PGF_{1\alpha}$、TXB_2测定用放射免疫法，分别由中国医学科学院基础所、301医院提供药盒。

（4）红细胞内核苷酸三磷酸腺苷（ATP）、二磷酸腺苷（ADP）、一磷酸腺苷（AMP）、三磷酸鸟苷（GTP）、辅酶Ⅰ（NAD）、辅酶Ⅱ（NADP）含量测定用刘斯奇等反相高效液相色谱法。

（5）血液流变学诸指标及微循环观测：血粘度测定用XN-3型血液粘度自动计时仪，红细胞电泳用XN-3型细胞电泳电子自动计时仪，甲皱微循环观测用WX-753型微循环显微镜。

（6）血浆P物质（SP）测定用放射免疫法，中国医学科学院基础所提供药盒。

（7）血浆心钠素测定用放射免疫法，301医院提供药盒。

（8）血浆和尿的游离皮质醇、醛固酮及血浆血管紧张素Ⅱ（AⅡ）测定用放射免疫法，分别由上海内分泌研究所、高血压研究所提供药盒。

（9）全血锌、铜、铁、镁4种元素测定用原子吸收光谱法。

3. 结果

（1）肝阳上亢证与植物神经功能状态关系见表2-42。

表2-42示肝阳上亢组测定值与健康人组（ba）或阴虚阳亢组（bc）或肝肾阴虚组（bd）比较：交感亢进百分值、尿CA、NE、TMN含量各组间差别有高度显著性；尿MHPG-SO_4肝阳上亢组与健康人组均数差别有高度显著性，但与阴虚阳亢或肝肾阴虚组间差别无显著性。

（2）肝阳上亢证与血浆环核苷酸、TXB_2、6-酮PGF_1含量关系见表2-43。

表2-43中肝阳上亢证各项指标含量与健康人组比较均数差别均有显著性，肝阳上亢组与阴虚阳亢组比较，6-K-$PGF_{1\alpha}$均数差别无显著性，其余各项指标均有显著性差异；肝阳上亢与肝肾阴虚组比较，TXB_2均数差别有显著性，其余指标均数差别均无显著性。

（3）肝阳上亢证病人红细胞内核苷酸含量见表2-44。

表 2-42　3 证型组病人与健康人植物神经功能、尿 MHPG-SO_4、CA 含量比较

	植物神经功能（%）					MHPG-SO_4 (μg/24h)	CA (μg/24h)	E (μg/24h)	NE (μg/24h)	TMN (mg/24h)
	n	正常	交感亢进	副交感亢	交、副进均亢进	n$\bar{X}\pm SD$	n$\bar{X}\pm SD$	n$\bar{X}\pm SD$	n$\bar{X}\pm SD$	n$\bar{X}\pm SD$
健康人组[a]	38	92.1	2.6	5.3	0	34 1401.28±266.84	30 28.40±7.07	26 12.59±6.09	26 16.75±6.09	30 0.69±0.30
肝阳上亢组[b]	96	11.4	69.8	4.2	14.6	86 1060.54±457.19	50 45.24±10.40	40 16.20±8.09	40 27.72+10.06	30 3.30±2.41
阴虚阳亢组[c]	90	17.8	45.5	10	26.7	104 1104.92±441.25	60 36.84±15.38	50 14.16±8.29	50 21.09±8.82	30 1.67±0.62
肝肾阴虚组[d]	20	25	5	20	50	18 1218.34±358.56	22 24.90±8.40	18 7.22±3.32	18 16.48±6.88	30 0.69±0.25
P值 ab		<0.01	<0.01	<0.01	<0.01	<0.01	<0.01	>0.05	<0.01	<0.01
P值 bc		<0.01	<0.01	>0.05	<0.05	>0.05	<0.01	>0.05	<0.01	<0.01
P值 bd		<0.01	<0.01	<0.01	<0.05	<0.05	<0.01	>0.05	<0.01	<0.01

表 2-43　3 证型组病人与健康人血浆环核苷酸、TXB_2、6-酮-$PGF_1\alpha$ 含量比较

	血浆环核苷酸 (Pmol/ml，$\bar{X}\pm SD$)				血浆 TXB_2，6-K-$PGF_{1\alpha}$ (pg/ml，$\bar{X}\pm SE$)			
	n	cAMP	cGMP	cAMP/cGMP	n	TXB_2	6-K-$PGF_{1\alpha}$	TBX_2/6-K-$PGF_{1\alpha}$
健康人组[a]	91	19.59±6.05	5.31±2.25	4.31±1.82	70	188.17±6.28	142.78±5.98	1.49±0.08
肝阳上亢组[b]	116	23.89±6.14	11.77±4.91	2.31±1.04	96	314.27±15.35	165.71±6.78	2.02±0.10
阴虚阳亢组[c]	147	22.31±5.96	10.25±4.29	2.62±1.45	101	253.71±12.59	157.00±5.37	1.71±0.07
肝肾阴虚组[d]	22	24.49±6.31	10.66±3.93	2.54±1.09	18	229.44±15.65	145.78±9.68	1.71±0.17
P值 ab		<0.01	<0.01	<0.01		<0.01	<0.05	<0.01
P值 bc		<0.05	<0.05	<0.05		<0.01	>0.05	<0.05
P值 bd		>0.05	>0.05	>0.05		<0.01	>0.05	>0.05

表 2-44　肝阳上亢、阴虚阳亢证病人及健康人红细胞内核苷酸含量（μmol/gHb，$\bar{X}\pm SD$）比较

	n	GTP	ATP	ADP	AMP	NADP	NAD
健康人组[a]	25	0.396±0.122	4.502±0.662	0.751±0.126	0.292±0.090	0.071±0.025	0.328±0.100
肝阳上亢组[b]	15	0.429±0.162	5.883±1.900	1.061±0.303	0.306±0.108	0.132±0.077	0.325±0.131
阴虚阳亢组[c]	15	0.410±0.119	4.806±1.351	0.907±0.327	0.296±0.103	0.099±0.052	0.324±0.138
P值 ba		>0.05	<0.01	<0.01	>0.05	<0.01	>0.05
P值 bc		>0.05	<0.01	<0.01	>0.05	<0.01	>0.05

表 2-44 示肝阳上亢组红细胞内 ATP、ADP、NADP 含量与健康人组或阴虚阳亢组比较，差别均有高度显著性。

（4）肝阳上亢证病人血液流变学及微循环变化。51 例男性患者测定结果：全血比粘度（高切 、低切）、全血还原粘度（高切、低切）、血沉均值均显不同程度升高，红细胞电泳时间延长；54 例女性患者测定结果：全血比粘度

(高切)、全血还原粘度(高切)红细胞压积均值升高,红细胞电泳时间延长,上述测定值,分别与健康人组(同性别)比较,均数差别有显著性($P<0.05$,$P<0.01$)。90 例肝阳上亢证病人的微循环改变:血液流态呈快速线流、慢粒流、回流各约 1/3;口径增大者占 45.6%;有白色小栓者 22.2%、渗出者 25.6%、袢顶膨大占 17.8%;上述改变百分值与健康人组或阴虚阳亢组比较,差别均有显著性($P<0.05$)。

(5)肝阳上亢组(22 例)、阴虚阳亢组(13 例)、健康人组(20 例)血浆 SP(fm/ml、$\overline{X}\pm SD$)分别为 73.86±24.94、94.31±27.19、125.35±30.06;肝阳上亢组与健康人组比较,均数差别有高度显著性($P<0.01$);肝阳上亢组与阴虚阳亢组比较,均数差别有显著性($P<0.05$)。

(6)血浆心钠素(Pg/ml,$\overline{X}\pm SE$)测定结果:肝阳上亢组(43 例),371.12±26.24;阴虚阳亢组(19 例),329.47±49.78;健康人组(30 例),524.73±39.81。肝阳上亢组与健康人组比较差别有高度显著性($P<0.01$);肝阳上亢组与阴虚阳亢组比较差别无显著性($P>0.05$)。

(7)46 例高血压病中不同证型(肝阳上亢型 26 例、阴虚阳亢型 20 例)血浆 AⅡ浓度(Pg/ml,$\overline{X}\pm SE$)示肝阳上亢组(46.86±7.72)显著高于健康人组(24.39±3.57)或阴虚阳亢组(18.27±7.71),组间差别有显著性($P<0.05$)。此外,对 40 例肝阳上亢、阴虚阳亢、肝肾阴虚病人作血浆和尿的皮质醇、醛固酮测定,结果均在正常范围内。

(8)45 例肝阳上亢证病人全血四种元素测试结果中,全血铜浓度(μmol/L,$\overline{X}\pm SD$)肝阳上亢组(14.40±2.23)低于健康人组(15.27±3.31),差别有高度显著性($P<0.01$)。

(9)分别统计高血压病、甲亢、更年期综合症(均肝阳上亢型)不同指标测定值,其中交感亢进百分率、尿 $MHPG-SO_4$、CA、NE、血浆 cAMP、cGMP、TXB_2、6-K-$PGF_{1\alpha}$、心钠素等含量与肝阳上亢组测定值改变趋势一致,病种间则均未见显著性差异($P>0.05$)。

(10)肝阳上亢证病人,单纯应用平肝潜阳为主的中药治疗;基本方:石决明(或牡蛎)、夏枯草、泽泻、大黄、玄参、桑寄生、白芍、柴胡;疗程 4~6 周;有效病例治疗前后各项指标测定值变化见表 2-45。

表 2-45 肝阳上亢证治疗前后指标测定值比较

	治疗例数	治 前	治 后	P 值
植物神经功能异常	30	86.6%	23.4%	<0.05
尿 $MHPG-SO_4$(μg/24h,$\overline{X}\pm SD$)	17	1029.65±487	1402.48	<0.01
尿 CA(μg/24h,$\overline{X}\pm SD$)	16	41.52±8.33	17.8±6.9	<0.01
尿 NE(μg/24h,$\overline{X}\pm SD$)	16	25.4±7.2	9.5±5.8	<0.01
血浆 cAMP(pmol/ml,$\overline{X}\pm SD$)	31	22.79±7.07	19.72±4.27	<0.05
血浆 cGMP(pmol/ml,$\overline{X}\pm SD$)	31	12.80±5.96	7.72±2.64	<0.01
cAMP/cGMP	31	1.97±0.81	2.92±1.28	<0.01
血浆 TXB_2(pg/ml,$\bar{x}\pm SE$)	30	311.10±23.82	226.23±10.02	<0.01
血浆 TXB_2/6-K-$PGF_{1\alpha}$	30	2.15±0.20	1.13±0.10	<0.01

肝阳上亢证经治疗后,全血比粘度、全血还原粘度、红细胞压积均值明显下降($P<0.01$);甲皱微循环改善呈流态稳定均匀细粒流,血管无畸形,袢顶无明显变异及渗出。

4. 以上研究揭示

(1)肝阳上亢证的中医病机是肝的阴阳平衡失调。中医学认为,在生理状态时,人体阴阳保持动态平衡极为重要,《内经》谓"阴平阳秘,精神乃治。"肝阳上亢则是人体肝阴肝阳平衡消长失调的结果。清代医家费伯雄谓"肝为将军之官,其体阴,其用阳,故为刚脏,一有郁结,气火俱生"。比喻肝脏具有刚毅、主升、主动的生理特征,肝藏血,有疏泄功能,如肝气郁结则产生气升阳亢、火旺征候;名医叶天士谓"肝为风脏,因精血衰耗,水不涵木,木少滋荣,故肝阳偏亢"。指出肝阴(血)不足,或肾阴(精)亏虚累及肝阳亏耗,阴不敛阳,形成肝阳偏亢。根据医家和中医学教材记述,肝阳上亢证肝阴肝阳消长失调可从阳亢开始，阳亢化火耗伤肝阴或下劫肾阴，形成阳亢（实）阴虚证；亦可始于肝肾阴虚，阴不固阳，形成本虚标实的阴虚阳亢证。依上述病机特点，在研究肝阳上亢证时，分设阴虚阳亢、肝肾阴虚对照组，目的在于较准确地探讨肝阳上亢证病人体内病理生理变化规律。

(2)肝阳上亢证与交感-肾上腺髓质系统功能的关系。本文多项实验研究结果，支持肝阳上亢证的病理生理基础可能主要由于外周交感-肾上腺髓质机能活动增强：①植物神经功能紊乱，交感神经功能亢进占69.8%（表2-42)；②反映外周交感-肾上腺髓质功能的尿CA、NE、E、TMN含量均增高（表2-42)；③中枢NE代谢产物尿MHPG-SO_4含量降低（表2-42)；④血浆cAMP、cGMP升高，其中cGMP增高突出，cAMP/cGMP比值呈降低趋势（表2-43)。目前公认，cAMP的含量受神经递质、受体、前列腺素等影响，交感神经兴奋时，NE释放增加，作用于细胞膜的β受体，激活腺苷酸环化酶，使细胞内的cAMP含量增加，血浆cAMP亦增高；儿茶酚胺亦可和α受体结合，使鸟苷酸环化酶活性提高，引起cGMP增高。⑤血浆TXB_2、6-酮-$PGF_1\alpha$含量增高及比值增加（表2-43)；已知前列腺素是通过cAMP发挥作用的，前列腺素在许多组织中都能激活腺苷酸环化酶的活性，从而增加cAMP的浓度，TXA_2—PGI_2的平衡失调，可能是影响环核苷酸代谢的重要环节。⑥红细胞内ATP、ADP、NADP含量增高（表2-44)，说明红细胞内和病人体内能量代谢增强、儿茶酚胺具有促进物质代谢、增加能量动员作用，能量代谢增强可能是交感-肾上腺髓质功能偏亢的重要表现。此外，肝阳上亢证病人血液流变学和微循环改变、血浆SP、心钠素、ATⅡ，全血铜含量改变均呈一定的规律性，这些变化是否与交感-肾上腺髓质的功能改变存在内在联系，仍有待进一步的研究。

四、肝风内动证的研究

肝风内动证临床上以动摇、眩晕、抽搐等“动”的症状为特征，多见于脑血管疾患。从1989年7月至1992年8月进行了临床研究，对其3个亚型（肝阳化风、阴虚风动、血虚生风）进行同步的观察，并对该证的病理生理基础进行深入的探讨。

（一）临床研究

本证观察494例，从1989年至1992年本院及长沙市一、二、四医院、长沙老年康复医院、益阳市人民医院的住院病人300例，门诊194例；其中肝阳化风组（型）224例，脑梗塞93例，脑出血107例，颈椎病22例。血虚生风组（型）131例，脑梗塞38例，脑出血52例，颈椎病38例，其他病种3例。阴虚风动组（型）139例，脑梗塞59例，脑出血53例，颈椎病18例，其他病种9例。健康人对照组选自工厂工人、职工、献血员共479名，均正常生活或工作，经检查无器质性疾病。

1. 平肝熄风汤治疗急性脑溢血肝阳化风证的临床观察　从1989年7月住院的急性脑溢血患者60例，经头部CT扫描确诊，中医辨证为属肝阳化风证中经络或中脏腑。病例分3组进行临床观察，各组资料详见表2-46。治疗方法：中药组治疗原则为平肝熄风，佐以滋阴潜阳，活血祛瘀。方药为平肝熄风汤：天麻、钩藤、石决明、生地、白芍、牛膝、三七、羚羊角等，浅昏迷及服用困难者给予鼻饲和适当补液。西药组按中华医学会脑血管学术会议拟定的治疗方案。中西药组采用上述2种方案治疗，疗程均为4周。

脑溢血又称出血性中风，属中医“内中

表2-46　急性脑溢血肝阳化风证临床资料

组别	例数	男/女	年龄（岁）	病程（天）	意识状态			
					神清	嗜睡	模糊	昏迷
中药组	20	12/8	60.8（31～70）	5.9	8	7	4	1
西药组	20	14/6	57.7（34～68）	4.5	9	7	3	1
中西药组	20	11/9	60.3（42～75）	5.6	8	8	3	1

表 2-47　脑溢血肝阳化风型疗效分析

例数（%）

组别	基本痊愈	显效	有效	无效	有效率
中药组 n=20	10(50)	6(30)	3(15)	1(15)	(95)
西药组 n=20	3(15)	5(15)	6(15)	6(30)	(70)
中西药组 n=20	11(55)	6(30)	2(10)	1(5)	(95)

表 2-48　CT 复查血肿吸收情况

例数(%)

组别	全部吸收	明显吸收	部分吸收	无变化
中药组 n=19	16(84.2)	3(15.8)	0	0
西药组 n=16	6(37.5)	6(26.6)	3(18.7)	1(6.3)
中西药组 n=18	16(88.9)	2(11.1)	0	0

风"、"卒中"的范畴。该病初起以肝阳化风为主，风和瘀是该病的基本病理特点。清代医家叶天士说：中风"乃身中阳气之变动，肝为风脏，因精血衰耗，水不涵木，木少滋荣，致肝阳偏亢，内风时起。"《素问·至真要大论》："诸风掉眩皆属于肝"。"诸暴强直，皆属于风"。从临床所见，本病具有发病急骤，证候多端，变化迅速，尤如风善行数变的特点。故认为早期针对"风"的治疗是关键，对挽救病人生命，阻止病情的发展，减少致残率具有重要意义。再者，本病为出血性中风，出血系离经之血，中医称之为瘀血，"瘀血不除，新血难安"。故本方在平肝熄风、滋阴潜阳的基础上，早期佐用活血止血之品，以使活血不伤新血、止血不留瘀血，疗效颇佳。中药组及中西药结合组的基本痊愈率分别为 50%及 55%，有效率均为 95%，远高于西药组（均 P<0.05)。对于颅内血肿吸收，症状改善及受损的神经功能恢复，中药组和中西药结合组也明显优于西药组（P<0.01)。在临床中还观察到中药组和中西药结合组的病人偏瘫侧肌力恢复亦较西药组快，而且恢复较完全。

现代医学认为脑出血后一般在短时间内形成血肿，出现"占位效应"，不仅局部组织被破坏并引起周围脑组织受压和脑水肿，危及生命，血肿压迫时间越长，神经机能恢复愈困难，其死亡率及病残率亦高。因此，能否尽早清除血肿与预后关系重大。西药（组）对脑出血急性期无特殊治疗，血肿靠其自然缓慢吸收。故"占位效应"持续时间长，神经机能恢复较慢，甚至难以恢复。而该方按照中医辨证施治原则，以天麻、羚羊角、钩藤为君药，以平息肝阳上扰之风；白芍、生地、石决明为臣药，以滋阴潜阳、协助君药以制阳亢，使肝阳化风得以平息；佐以三七、牛膝以活血化瘀，牛膝引血下行又为使药，从而有利于血肿消散，缓解神经受压，加速神经功能恢复。根据现代药理研究，天麻、钩藤、石决明、羚羊角具有镇静、抗惊厥、降压作用，天麻、羚羊角还有镇痛和改善脑循环的作用，牛膝、生石决明有利尿作用，三七总皂甙能明显抑制心脑组织氧自由基及脂质过氧化作用，对脑缺血/再灌注损伤具有保护作用。白芍总甙具有中枢性镇痛、镇静、抗激怒及降温作用。生地黄含有 20 余种氨基酸，对脑神经细胞具有营养作用。纵观全方，具有镇静、抗惊厥、降血压、利尿、脱水降颅压、抑制氧自由基的产生、改善脑循环、保护再灌损伤、营养脑神经等功能，从而提高临床疗效。

2. 羚羊钩藤汤治疗热极生风证 20 例临床观察　选自 1990～1991 年益阳市人民医院住院病人，中药组 10 例，其中上感 6 例，支气管肺炎 4 例。西药（组）对照 10 例，其中上感 4 例，支气管肺炎 6 例。随机分组，中药组用羚羊钩藤汤（羚羊角或水牛角、钩藤、茯神、甘草)。对照组用青霉素、链霉素（按千克体重用量折算)，疗程均为 7 天。

中药组 10 例，治疗后平均体温由 39.8±0.8℃降至 36.9±1.6℃，白细胞计数由（11.8±2.1）$\times 10^9$/L 降为（6.8±1.6）$\times 10^9$/L；对照组 10 例治疗后体温由 39.9±0.9℃降至 36.6±1.1℃，白细胞由（12±2.4）$\times 10^9$/L 降为（6.5±1.2）$\times 10^9$/L。2 组治疗前后体温及白细胞计数均有显著性差异（P<0.01)，组间无差异性（P>0.05)。

症状及体征的改变，中药组高热、抽搐于治疗后第 2 天改善，10 例均有效，治愈 4 例、显效 5 例，有效 1 例。对照组相同。2 组间无显著性差异。

热极生风是肝风内动证中热邪亢盛所致的一个危重急证。本资料表明，羚羊钩藤汤对本证疗效满意。方中羚羊角、钩藤清热平肝、熄风解痉为君药；生地、白芍、甘草凉血养肝、缓解挛急为臣药；竹茹化痰通络，茯神宁心安神为佐使。

3. 养血熄风方治疗血虚生风证 31 例观察

本组观察男 17 例，女 14 例。干部 6 例，工人 20 例，农民 5 例。病程 2 月以内者 5 例，3～6 月者 7 例，1～2 年者 10 例，3～5 年者 3 例，5 年以上者 6 例。病种：脑外伤综合征 18 例，慢性荨麻疹 4 例，缺铁性贫血 4 例，脑出血后遗症 5 例。均按全国诊断标准及全国中医诊断及辨证标准。

养血熄风方：熟地、桑椹子、白芍、当归、川芎、豨莶草、煅牡蛎。加减：脑外伤及脑出血后遗症加天麻，贫血加黄芪。5～6 周为 1 疗程。

治疗结果为显效 9 例，有效 20 例，无效 2 例，总有效率为 93.6%。

血虚生风证是肝风证的一个亚型，属内风。《通俗伤寒论》曰："血虚生风，非真风也。实因血不养筋，筋脉拘挛，伸缩不能自如，故手足瘈疭，类似风动，故曰内虚暗风，通称肝风。"血虚生风证是在肝血虚的基础上进一步发展而成。叶天士曰："血液伤极，内风掀动。"从以上病种看，病因不外乎肝血不足，失血过多，久病暗耗阴血，筋脉失养所致虚风内动之象。肝血不足，与现代医学的神经系统、血液系统疾病关系较密切。血虚生风证治则应以滋养肝血为本，熄风为标。该方以熟地、桑椹子为主，补血养阴、益精补髓生血；白芍加强君药补血养血；当归配合养血为佐药；川芎活血行气，豨莶草、煅牡蛎熄风为使药。并根据不同病种及不同特点，临床予以加减化裁，以增强熄风之效。

（二）实验研究

针对肝风内动证及其 3 个亚型（肝阳化风证、血虚生风证、阴虚风动证）进行不同层次多指标实验研究，以探讨本证 3 个亚型的病理生理基础。对象为 494 例病人，测定结果如下：

3 亚型患者有共同球结膜微循环改变，肝阳化风证积分值最高；血管形态表现为弯曲增加、粗细不匀、边缘不齐、囊状扩张及微血管瘤等；血液流态表现流速变慢、红细胞聚集及白色微小栓（血小板成分为主）；周围有渗出增多。3 亚型的颈动脉多普勒超声异常率为 85%～95%；异常表现为滑车上动脉、颈内动脉、颈总动脉的舒末差和波幅差增高，颈总动脉的血管阻力指数异常及颈内动脉与颈总动脉的波幅降低。

肝风内动证 3 亚型组脑干听觉诱发电位检测结果。肝阳化风（30 例）、血虚生风（20 例），阴虚风动（20 例）异常率分别为 93%、85%、90%；视觉诱发电位检测结果：肝阳化风（27 例）、血虚生风（15 例）、阴虚风动（11 例）异常率分别为 70%、53%、45%；2 项指标结果组间比较，差异均无显著性（P>0.05）。

表 2-49　3 亚型组与健康人组球结膜微循环加权积分值、及颈动脉多普勒异常率比较

组别	微循环积分值(分：$\overline{X}\pm S$)					多普勒超声(例数，%)		
	例数	血管形态	血液流态	周围状态	总积分	例数	正常	异常
健康对照	30	4.06±2.41	1.36±0.67	0.16±0.66	5.88±3.04			
肝阳化风	30	17.30±4.03*	8.89±5.32*	2.02±0.48*	28.24±6.81*	20	2(10)	18(90)*
血虚生风	25	15.29±4.93*	5.50±3.72*△△	1.72±0.57*△	23.25±7.04*△	20	3(15)	17(85)*
阴虚风动	20	4.29±4.02*	5.07±4.83*△	1.62±0.46*△△	21.91±5.50*△△	20	1(5)	19(95)*

注：与对照组比较 *P<0.01；与肝阳化风组比较　△P<0.05，△△P<0.01

肝风内动证组 3 亚型记忆测试成绩见表 2-50。

3 亚型组均有显著记忆障碍，阴虚风动证最重，肝阳化风证次之，血虚生风证稍轻。

肝风内动证 3 亚型组血浆儿茶酚胺含量及植物神经功能检测结果见表 2-51。

表 2-50 3 亚型组与健康人组记忆成绩比较（$\overline{X}\pm S$）

组别	例数	记忆商数	心智能力	语言记忆	操作记忆
健康对照	20	108.55±11.05	32.85+5.96	30.45±3.69	18.20±4.58＊
肝阳化风	15	61.13±13.09＊	15.13±6.63＊	18.60±5.47＊	8.87±3.87＊
血虚生风	10	83.30±10.95＊	27.10±6.41＊	23.80±4.21＊	12.20±3.44＊
阴虚风动	15	48.87±24.76＊	9.67±7.33＊	16.87±6.17＊	6.87±4.44＊

注：与对照组比较＊P＜0.01。

表 2-51 3 亚型与健康人组血浆 CA 含量和植物神经功能异常率比较

组别	CA（Pmol/L. $\overline{X}\pm S\bar{x}$）				植物神经功能（%）				
	例数	NE	E	DA	例数	正常	交感亢进	副交感亢进	双相紊乱
健康对照	55	1816±107	926±53	848±32	30	93	3.5	3.5	—
肝阳化风	36	6372±338＊＊	4223±261＊＊	966±68	42	5	71＊＊	7＊	17
血虚生风	30	4758±456＊＊	1526±139＊＊	914±46	20	10	35＊＊	15＊	40△
阴虚风动	22	3834±116＊△	1188±86＊△	862±61	20	10	25＊＊△	10＊	55△

注：与对照组比较，＊P＜0.05，＊＊P＜0.01；与肝阳化风组比较，△P＜0.01

3 亚型血浆 NE、E 水平均显著增高，植物神经功能异常，肝阳化风以交感亢进为主（71%），血虚生风、阴虚风动证以双相紊乱为多（分别占 40%、55%）。

肝风内动证 3 亚型组血浆皮质醇（F）、血清甲状腺激素（T_3、T_4）及促甲状腺（TSH）水平见表 2-52。

肝阳化风证血浆皮质醇测定值显著增高，3 亚型血清 T_3 显著降低。

肝风内动证 3 亚型与健康人组血浆及血小板 CaM 含量、红细胞 SOD 活动、血浆 MDA 含量见表 2-53。

肝阳化风证血浆、血小板 CAM 含量及红细胞 SOD 活力、血浆 MDA 测定值均增高。

肝风内动证 3 亚型组血浆 TXB_2、6-Keto-$PGF_{1\alpha}$、SP、ANP 含量见表 2-54。

表 2-52 3 亚型组与健康人组血 T_3、T_4、TSH 及 F 比较（$\overline{X}+S$）

组别	例数	F（nmol/L）	T_3（nmol/L）	T_4（nmol/L）	TSH（mu/L）
健康对照	30	323.7±76.2	2.03±0.49	107.9±22.1	7.3±4.4
肝阳化风	30	627.1±240.4＊	1.19±0.33＊＊	96.2±19.5	6.1±2.2
血虚生风	30	300.6±81.4	1.16±0.32＊＊	93.6±26.0	6.4±3.4
阴虚风动	30	307.4±159.5	1.21±0.31＊＊	96.2±24.7	6.5±3.5

注：与对照组比较，＊P＜0.05，＊＊P＜0.01

表 2-53 肝风证 3 亚型与健康人组 CaM 含量比较、SOD 及 MDA 测定值比较

组 别	*CaM*（*μg/ml* $\overline{X}\pm SD$）		SOD（μg/mgHb）（$\overline{X}\pm S$）	MDA（nmol/ml）（$\overline{X}\pm S$）
	血浆	血小板		
健康对照	0.82±0.24 (25)	3.13±0.43 (25)	2.64±0.92 (30)	3.80±1.21 (30)
肝阳化风	1.41±0.31＊ (20)	4.60±0.46＊ (20)	3.98±2.92＊ (30)	5.62±3.12＊＊ (30)
血虚生风	1.01±0.25 (8)	4.35±0.53 (8)	2.96±2.82 (30)	4.01±1.31 (30)
阴虚风动	0.85±0.20 (10)	4.05±0.48 (10)	2.11±0.94 (25)	3.24±0.85 (25)

注：（ ）内为病例数：与对照组比较 ＊P＜0.05 ＊＊P＜0.01。

表 2-54 3 亚型组与健康人组血浆 TXB_2，6-keto-$PGF_{1\alpha}$，SP，ANP 含量比较

组别	TXB_2 (pg/ml)	6-keto-$PGF_{1\alpha}$ (pg/ml)	T/6-kp (比值)	SP (fm/ml，$\overline{X}\pm S$)	ANP (ng/L)
健康对照	175.93±4.53 (92)	143.02±4.13 (92)	1.32±0.05 (92)	145.76±50.84 (50)	468.82±24.53 (51)
肝阳化风	284.73±18.21 * (64)	125.29±5.85 * (64)	2.75±0.20 * (64)	73.75±37.62 * (64)	383.03±21.26 * (49)
血虚生风	395.67±40.02 * (19)	119.52±12.62 (19)	3.93±0.56 * (19)	63.40±21.48 * (29)	401.58±28.54 (19)
阴虚风动	239.25±18.95 * (34)	137.57±8.02 (34)	1.90±0.17 * (34)	80.28±34.09 * (22)	441.07±22.29 (14)

() 内数字为例数；与对照组比较，* P＜0.01

3 亚型组 TXB_2、T/6-kp 比值升高，P 物质降低，肝阳化风证 6-keto-$PGF_{1\alpha}$和 ANP 降低。

肝风内动证 3 亚型组血清 Zn、Cu、Na、K、Ca、Mg 测定值见表 2-55。

3 亚型组血清 Zn 值降低、Cu 值升高，Zn/Cu 比值下降，血清 K、Mg 值升高。

34 例肝阳化风证血浆 CGRP 检测结果 CGRP 为 3.788±1.243pg/ml，低于健康人对照组 5.288±1.214pg/ml，2 组差异有显著性 (P＜0.01)。

表 2-55 3 亚型组与健康人组血清 Zn、Cu、Zn/Cu、Na、K、Ca、Mg 测定值比较 ($\overline{X}\pm S$)

组别	例数	Zn (μmol/L)	Cu (μmol/L)	Zn/Cu	Na (mmol/L)	K (mmol/L)	Ca (μmol/L)	Mg (μmol/L)
健康对照	30	22.32 ±3.98	18.05 ±2.43	1.26 ±0.29	138.84 ±1.67	3.88 ±0.31	3075.22 ±448.54	730.10 ±115.74
肝阳化风	30	20.16 ±6.52	20.67 * ±5.91	1.01 * ±0.36	137.50 ±8.57	4.38 * ±0.66	2906.68 ±425.96	850.07 * ±90.63
血虚生风	30	13.11 *△ ±5.72	20.25 * ±3.11	0.67 *△ ±0.29	138.72 ±2.80	4.32 * ±0.56	2897.94 ±481.88	860.32 * ±74.58
阴虚风动	30	11.40 ±7.66	22.61 * ±4.69	0.59 *△ ±0.35	138.89 ±5.28	4.43 * ±0.75	3078.86 ±618.16	837.44 * ±95.94

注：与对照组比较；* P＜0.05；与肝阳化风组比较 △P＜0.05

肝阳化风证血液流变学检测结果 ($\overline{X}\pm S$) 肝阳化风证 (30 例) 全血粘度 6.01±0.77 (高切)、9.96±2.38 (低切)，血球压积 43.07±5.49 高于健康人；对照 (30 例) 5.73±0，54、7.90±1.22、41.5±2.08，2 组差异有显著性 (P＜0.05)；其他指标 2 组差异无显著性。

分别测肝阳化风证 (7 例)、血 (阴) 虚生风证 (5 例)、非中枢损害轻症病人 (6 例作对照组) 的脑脊液中去甲肾上腺素、5-羟色胺、多巴胺代谢产物 MHPG、5-HIAA、HVA 的含量；3 组测定值相近，无统计学意义。

测定 10 例肝风内动证患者血清肌酸激酶活力，均在正常范围。

43 例肝风内动证患者 14 项指标同步检测，发现肝阳化风证同步检测异常率最高(89.5±9.7%)；血虚生风证次之 (74±8%)；阴虚风动证较低 (61.7±10.7%)，采用多因素聚类分析方法，依据指标之间相关系数，14 项指标可分为 3 类：(1) SOD、MDA：微循环、脑干听觉和视觉诱发电位； (2) NE、E、F、T_3；(3) TXB_2、6-K-$PGF_{1\alpha}$、CaM、SP，各类中两两相关的最小相关系数为 0.2753。

以上研究揭示：

1. 肝风内动证的病机属内风 《素问·至真要大论》说："诸风掉眩，皆属于肝"，本证的根本病机是由于肝阴 (血) 不足、肝肾阴液

亏耗，导致阴不制阳、肝阳升动无制。因造成肝肾阴亏的病因不同，临床表现为不同亚型：①肝阳化风：由肝阳上亢发展而来。②血虚生风：指在肝血虚基础上产生的内风。③阴虚风动：见于中风病恢复期或后遗症期和温热病后期。

2. 肝风内动证病理生理基础探讨　本文利用现代医学实验方法对肝风内动证进行不同层次多指标检测，验证3亚型与健康人组间差异显著性；并选择其中14项指标进行同步测定及多因素分析。研究发现，肝阳化风证时，机体发生了3方面严重病理变化：①脑供血障碍和脑组织损伤：能较客观反映颅内微循环状态的球结膜微循环显著异常、血粘度增加；颈动脉多普勒超声异常率90%；脑干听觉传导通路显著异常；记忆障碍；氧自由基损伤；脑组织损伤后的Zn、Cu、K、Mg含量显著异常。②机体处于应激状态：此时血浆皮质醇增高；血清T_3降低；血浆去甲肾上腺素、肾上腺素增高；植物神经交感相对亢进；表现为肾上腺皮质、外周交感-肾上腺髓质机能亢进。③调节血管平滑肌舒缩功能活性物质水平显著变化：具有收缩血管作用的血浆TXB_2、T/6-kp比值升高；血浆及血小板CaM增高；而具有舒张血管作用的血浆6-keto-$PGF_{1\alpha}$、P物质、ANP、CGRP含量下降。临床上肝阳化风证起病急、变化快、病情较重，最具“风动”特征，常见于脑梗塞、颈椎病的急性缺血和脑出血急性期而无昏迷患者。依据实验结果分析，脑缺血、出血造成葡萄糖不足，迅速引起脑功能紊乱和脑组织损伤，缺血组织在“再灌”供血氧时急骤产生大量自由基，从而加重脑组织破坏，在缺血、出血应激情况下，引起肾上腺皮质、髓质、交感神经兴奋呈机能亢进状态，循环血中缩血管物质增加和扩血管物质减少，进一步加重脑缺血时低灌流、血小板微血栓形成及脑微循环损伤。血虚生风、阴虚风动2类亚型各项实验测定值大致相近；颈动脉多普勒超声、血清T_3测定结果与肝阳化风亚型近似；其他指标结果异常程度较轻或基本正常，多指标同步异常率较低。此2类亚型临床病势相对轻浅，变化较慢，主要见于中风恢复期和后遗症期。实验指标异常程度，可能与病情有联系，其确切病理生理基础有待深入研究。

五、肝火证的研究

（一）临床研究

1. 制定肝火证辨证标准（1988年）：①目赤肿痛；②头胀头痛；③口苦口干；④烦躁易怒；⑤暴鸣暴聋或吐衄；⑥大便结、尿黄短；⑦舌质红，苔黄，脉弦数。以上7项中具有4项者。

2. 选择出现率高的病种列为证病结合研究对象　单纯疱疹性角膜炎，急性、亚急性色素层炎，高血压病等。

3. 肝火证临床疗效　以《内经》“诸逆冲上皆属于火”、王旭高“气有余，便是火”的理论，具有肝郁太过和冲逆特点，设计清肝泻火汤，选用龙胆草、黄芩、栀子、丹皮、泽泻等药治之，并以龙胆泻肝丸为对照药。疗程均为30天。

表 2-56　肝火证临床疗效　例数（%）

肝火证	例数	痊愈	显效	有效	无效	总有效率
治疗组	30	5(16.6)	18(60.0)	6(20.0)	1(3.3)	96.7%
对照组	15	0	2(13.2)	8(53.3)	5(33.3)	66%

两组疗效比较：治疗组显著高于对照组，$P<0.05$。显示以清肝泻火汤疗效满意。

（二）实验研究

肝火证临床检测70例，其中急性角膜炎34例，急性虹膜炎15例，其他8例。检测方法与仪器采用国内外学者确认的方法和仪器。对照组选自健康职工、献血员，性别、年龄构成比大致相近。实验研究的目的是寻求该证的病理变化及其病理生理基础。

研究结果揭示肝火证的病理变化是：

1. 机体处于应激状态　血浆皮质醇、醛固酮升高；血浆去甲肾上腺素、肾上腺素、多巴胺均升高；表现为肾上腺皮质、肾上腺髓质、外周交感-肾上腺髓质机能增强；应激状态下垂体和甲状腺调节起生理保护作用。

2. 炎症介质、肿瘤坏死因子显著增加，组织炎性反应，血管内皮细胞损伤。肝火证 SOD、MDA 无显著性变化，但血白三烯 C_4 增加，说明肝火证还存在过敏反应。

3. 肝火证红细胞内 ATP 降低，AMP 升高，腺苷酸池及蓄能率降低，揭示肝火证代谢旺盛，能量消耗增加，能量贮备减少。

4. 肝火证治疗前后指标变化 治后 LTC_4、TNF 降低；P 物质、TXB_2、TXB_2/6-K-$PGF_{1\alpha}$、PGF_2、PGE_2、β-内腓肽亦降低，呈可逆性改变。

5. 动物实验结果 见家兔葡萄膜炎模型，房水中白细胞计数、蛋白含量、PGE_2、PGF_2 增多；球结膜微循环障碍；病理光镜下可见虹膜充血、渗出、水肿、出血、变性及毛细血管内皮损害。用清肝泻火汤实验治疗后，房水 PGE_2、$PGF_{1\alpha}$减少，光镜下炎症反应减轻，微循环改善。重复实验，模型组呈温度上升，呼吸、心率增快，饮水量多，血清晶体渗透压增加，尿量减少，激惹增加，裂隙灯下虹膜充血，房水混浊，与激素对照组相近。血 TNF、LTC_4、房水 LTC_4 升高，清肝泻火汤治后均好转。本实验结果充实了肝火证理论的客观实验基础。

六、肝胆湿热证的研究

(一) 临床研究

在肝火证研究的同时，同步进行肝胆湿热证的研究。首先查阅古代、近代国内外文献 124 篇及完成 3 篇文献综述。其次制定肝胆湿热证辨证标准：①胁肋胀痛；②头身沉重；③口苦咽干不欲饮；④呕恶纳呆腹胀；⑤面目或周身发黄，或带下黄臭或阴囊湿疹；⑥尿黄浊；⑦苔黄腻，脉弦滑数。以上 7 项中具备 4 项者。

选择出现率高的病种列为证病结合研究对象；选择慢性胆囊炎、胆石症、慢性胰腺炎、慢性盆腔炎等病种。

按中医理论肝胆湿热证属实热证候。肝胆湿热系湿热之邪蕴结肝胆，肝失疏泄，涉及脾胃及湿热下注，设计清肝利湿汤，选用柴胡、当归、茵陈、虎杖、金钱草等药。

表 2-57 肝胆湿热证临床疗效例数（%）

肝胆湿热证	例数	痊愈	显效	有效	无效	总有效率
治疗组	30	6(20.0)	16(53.3)	6(20.0)	2(6.7)	93.3%
对照组	20	0	3(15.0)	10(50.0)	7(35.0)	65.0%

两组疗效比较，治疗组高于对照组，P 值＞0.05，说明临床疗效较满意。

(二) 实验研究

与肝火证测定相应指标，观测指标与研究方法相同，反映出两证有共同的病理变化。

主要研究结果：①机体处于应激状态。②炎症介质、肿瘤坏死因子显著增加。但肝胆湿热证炎症、缺血较重，脂质过氧化病理产物氧自由基释放增加，损伤明显。③调节血管舒缩的活性物质水平变化：肝胆湿热证 $PGF_{2\alpha}$/PGE_2 比值降低，说明血管扩张，毛细血管通透性增加。④肝胆湿热证治疗后，P 物质、TNF、6-K-$PGF_{1\alpha}$、$PGF_{2\alpha}$、β-内腓肽亦降低，呈可逆性改变。⑤复制家兔化脓性胆管炎模型，研究结果显示：模型组呈急性化脓性炎症，治疗组与龙胆泻肝丸组结果相近。粘膜内有少量淋巴细胞、中性粒细胞、嗜酸性细胞浸润，少量纤维组织增生。以上实验研究说明了肝胆湿热证的病理生理基础，并探索与验证了方药的效果。

七、肝血虚证的研究

(一) 临床研究

在查阅古代、近代文献 120 篇的基础上，进行流行病学调查 5808 人次，制定肝血虚证辨证标准：①头晕；②视物昏花或视力减退；③肢体麻木；④面、唇、甲淡白无华；⑤烦躁失眠；⑥舌质淡白、脉弦细或细；⑦妇女月经量少、色淡或闭经。以上 7 项中具有 3 项者，即可辨证为肝血虚证。采取证病结合、随机、单盲、对照方法。选慢性再障、缺铁性贫血、月经少或闭经、神经官能证等病种。中药治疗用自定益气生髓汤，方药是：党参、黄芪、当归、白芍、川芎、熟地、首乌、枸杞、枣仁、甘草。疗效欠佳者加冬虫夏草。西药组按全国内科常规治疗。

两组经统计学处理无显著性差异（P＞0.05）。追踪 2 年显示中药治疗者疗效较巩固。西药组有 12 人次又住院治疗。

表 2-58 肝血虚证临床疗效例数（%）

肝血虚证	例数	近愈	显效	有效	无效	总有效率
治疗组	60	8(13.3)	30(50.0)	20(35.0)	2(1.7)	98.3%
对照组	60	5(8.3)	24(40.0)	27(45.0)	4(6.7)	93.3%

通过临床观察，中医辨证恰当，治疗效果比较满意，而且血色素上升每月平均 1g～1.5g 并不易下降，各种症状消退较快。西药治疗组病人常有反复，不输血不易巩固。中药组基本不需输血，感染及感冒亦少，病人情绪亦佳，骨髓相改善明显。

该方组成合理，针对肝血虚证的本质，根据“阳生阴长”之理，以参芪益气，四物中当归养肝，白芍敛肝，川芎疏肝，熟地滋肝，合参芪为“圣愈汤”（徐灵胎《兰台轨范》）。柯韵伯云：“阴无骤补之法，计在存阳，血脱有生血之机，必先补气”。此方得之。又治肝有 3 法，肝欲散，急食辛以散之，川芎是也；肝欲敛，急食酸以敛之，芍药是也；肝欲缓，急食甘以缓之，甘草是也；则更有治肝机理。加首乌、枸杞乃“乙癸同源”之治，治再障必须兼治肾。加冬虫夏草是“保肺益肾”之理（《本草纲目》）。据上海、北京作者经验，补肾阴仅能促红细胞数量的增加，补肾阳才能促进红细胞质的改变。导致干细胞的生长及微循环的改善使骨髓朝成熟红细胞的转化。所以本方能提高与改善再障病人的正常生理机制。故临床疗效较佳而且巩固。

（二）实验研究

以中医脏象理论为核心，以现代医学先进科学手段的检测方法，围绕“肝藏血”、“肝主疏泄”，以及肝调节、血液的生成等因素以探索“肝血虚证”的病理生理基础，以利于揭示“肝血虚证”的本质。首先以慢性再障 30 例，健康人组 30 例测定结果：患者组血浆 cAMP 显著低于正常人组，cGMP 显著高于正常人组，cAMP/cGMP 比值显著低于正常人组。与谢仁敷等报导近似。再障病人氧耗（红细胞膜）试验明显低于健康人组。经用益气生髓汤治疗 1 疗程后，红细胞氧耗试验明显提高，接近于健康人组。

以苯照射箱制成大鼠再障动物模型，以该汤药进行实验性治疗（4 周），再障动物血色素上升 1g～3g。发现骨髓象红系增生活跃。体外培养所形成的细胞集落（CFU-C）以及小鼠多向性造血干细胞 CFU-S、粒系祖细胞 CFU-D、红系祖细胞 CFU-E 数量明显上升（$P<0.05$）。提示能促使造血干细胞数量回升，说明这是改善造血的机理之一。

八、展望

湖南医科大学中西医结合研究所从事“中医肝脏象本质研究”已 20 年。采用中医基本理论为依据，应用现代医学科学手段及多指标、多层次进行筛选，采取证病结合、以证带病、医药结合、临床与实验研究结合、中西医著名专家咨询及流行病学调查与计量诊断相结合的方法，并分阶段进行，使这一领域的研究成果不断，促进了中西医结合医学的发展。

首先，在查阅古代及近代文献 200 篇的基础上，进行了流行病学调查近万人次，以症候出现率的次数为依据，经中西医知名专家的研讨，制定了“中医肝脏象临床诊断规范化标准”。此标准经鉴定，在中南六省推广应用，使中医肝脏象证候的诊断标准化，则治疗也能规范，提高了“证”的可靠性及实用价值。

从肝郁脾虚证到肝血虚证的临床与实验研究是一个逐步深入的过程。如果说肝郁脾虚是亚细胞水平的话，到了肝风内动证则是有所突破进入到分子水平。从探索各证的病理生理学基础深入到肝脏象的实质的探讨有一定的意义，如肝阳上亢证是肾上腺髓质的亢进所致，肝风内动证则为机体处于应激状态，表现为血浆皮质醇增高，肾上腺素、肾上腺皮质增高。调节血管舒缩功能的活性物质水平显著变化，具有收缩血管作用的血浆 TXB_2、T/6-KP 比值升高，而具有舒张血管作用的血浆 6-keto-$PGF_{1\alpha}$、P 物质、ANP、CGRP 含量下降，符合“风动”特征。

以证带病，从临床观察及“动物模型”治疗实验，说明“方证效应”是好的，它揭示了辨证的准确性并提高了临床疗效。台湾某些学者认为，从“证”出发无疑会走进“死胡同”。而从该所的临床与实验研究实践证明，却是走进了广阔的领域。

（张自强）

第五节 心的研究

一、心脏学说的研究方法

（一）心脏学说的研究简史

中西医结合对心的研究，是属于中医基础理论脏象学说的中西医结合研究领域。脏象学说的中西医结合研究开始于本世纪60年代。心的研究是自70年代在肾、脾的实质研究已取得相当成就之后，迅速发展起来，并取得丰硕成果的一个新兴研究领域。

中医脏象学说对心的认识是源于古代解剖知识和对其在人体生理、病理过程作用的观察。《灵枢·经水》记载：“夫八尺之士，皮肉在此，外可度量切循而得之。其死可解剖而视之。其脏之坚脆，腹之大小，谷之多少，脉之长短，……皆有大数。”正是在这种古代解剖的实践中，《难经·四十二难》才有：“心重十二两，中有七孔三毛，盛精汁三合，主藏神”的记录。但是分析中医脏象学说的主线，主要不是解剖结构的内容，而是生理、病理的论述，后者才是脏象学说的精髓。“心者，生之本，神之变也，其华在面，其充在血脉，为阳中之太阳，通于夏气。”（《素问·六节藏象论》）“脏真通于心，心藏血脉之气也”（《素问·平人气象论》）。心主血脉，主神志，开窍于舌，又正是中医脏象学说中有关心的主要内容，也正是中西医结合研究心的主要目标。本章节主要收录了我国中西医结合工作者在临床研究和实验研究中，从不同疾病谱与有关心的阴、阳、气的辨证论治，结合现代生理、生化、免疫、内分泌和分子生物学的研究结果，揭示中医脏象学说中心的病理、生理内容，而对于脉象和舌象的丰富多采的中西医结合研究成果，将放到本卷有关四诊的章节中加以介绍。

多年来，尤其是近20多年来，我国中西医结合工作者通过将现代心脏病的不同病种、不同分期、不同分型与中医辨证的相关结合研究，获得了辨病与辨证相结合的带有客观规律性的认识：心气虚证是包括冠心病、高血压心脏病、风湿性心脏病、心肌病等心血管疾病的主要证型之一；心阳虚证多与泵衰竭及严重的缓慢性心律失常，如：病态窦房结综合征，Ⅱ、Ⅲ度房室传导阻滞等密切相关；心阴虚证则多见于病毒性心肌炎恢复期或慢性期以及合并糖尿病的冠心病患者中。这些研究成果不但明显提高了临床对上述疾病的中西医诊疗水平，同时也规范了心气虚、心阳虚、心阴虚的辨证，并对这些经典的脏象学说注入了现代医学的新鲜材料和内容。

多年来，尤其是近20多年来，我国中西医结合工作者通过对心脏的器官水平-组织水平-细胞分子水平的研究工作，已经确立了一些可以对中医脏象心进行定性、定量和定位的指标。如：左心室收缩功能指标可以作为心气虚证的辨证参考指标，并于1987年首次被全国中西医结合虚证专业委员会纳入虚证辨证标准。这一工作应该是中西医结合研究中医脏象心实质的一个突出成果。其他诸如血浆肾素、血管紧张素Ⅱ、心钠素、外周血细胞中糖原和琥珀酸脱氢酶含量、血清多巴胺-β-羟化酶等变化都在不同程度上揭示了心阳虚、心气虚、心阴虚的特异性改变，显示出了我国中西医结合工作者不断从现代基础研究角度揭示心实质的攀登过程。

（二）研究心脏学说的方法

中西医结合对心的研究同中西医结合的其他领域的研究工作一样，在研究观点、研究原则上都是历史唯物主义和辩证唯物主义观点指导下从事的自然科学研究工作。

“中国医药学是我国人民几千年来同疾病作斗争的经验和总结。他包含着中国人民同疾病作斗争的丰富经验和理论知识。他是一个伟大的宝库，必须继续努力发掘，并加以提高。”（毛泽东）“古为今用”，“洋为中用”，“推陈出新”，这些历史唯物主义的观点是我国中西医结合工作者在心的研究全过程中所始终遵循的原则。我们首先承认中医脏象学说心的核心内容的正确性，才有了研究、发展它的必要性，才有了研究的目标，才有了在几十年的工作中付出了至少老一代人的大半精力和才智的实践过程以及新一代中西医结合工作者成长、继承的现实。

中医有关于"心"的脏象学说体现了内脏与体表、内脏与五官、脏与其他脏腑之间密切相关和联系的思想，充满了朴素的辩证唯物主义的思想。但是由于中医学在特定的中国封建社会生产力条件的限制下，缺乏象现代医学注重病变局部组织乃至细胞、分子水平改变的分析观察，缺少实际测定的客观定量数据作为依据。有时采用了哲理推论和取类比象的论证方法。例如《灵枢·五十营》中记载有"漏水下百刻，以分昼夜，故人一呼，脉再动，气行三寸，一吸脉亦再动，气行三寸，呼吸定息，气行六寸。十息，气行六尺，日行二分。……一万三千五百息，气行五十营于身。"这是古代生理学家靠漏水计时测算呼吸脉搏次数，推算营气在一昼夜中循环运行50次。这些数据不是现代生理学实测数据，是一种估算数值，失之真实。因此，使得中医理论具有表达笼统（如：仅有定性结论)、玄虚（如不易与现代自然科学相沟通）和缺少定量化的特点。因此其自身又同时存在着优点和缺点，存在着要对其采取"一分为二"的辩证唯物主义观点、方法的必要性。

我国中西医结合工作者对中医脏象学说心的研究的基本思路是从证入手，围绕中医有关"心"的学说，进行临床与实验研究相结合的探索。

从证入手，即是抓住心气虚证、心阳虚证、心阴虚证等主要证型，研究在这些病证情况下关于心的脏象学说"心主血脉、心主神志"是如何具体表达的，其现代内涵是什么。例如研究心气虚证时的心主血脉内容，北京、湖南、上海等地中西医结合工作者分别采用心机图、超声心动图测定左心室舒张、收缩功能和左心室造影测定射血分数，将心主血脉与血流动力学联系起来，发现心气虚时有左心室舒张、收缩功能受损的变化。全国还有多个单位将血液流变学检测与心气虚证联系在一起研究，发现心气虚（或气虚）时血液流动性和血细胞变形性都有异常变化，心主血脉的部分实质内容是通过心气的作用影响人体的血液流变性。

从证入手，还包括有证药结合的研究思路和途径。即通过药物治疗的药效和药理作用分析、探讨心的功效。中医理法方药本是一个统一体。一药、一方都出于治则、治法，而治则、治法又根于医理，脏象学说即是中医医理的重要内容之一。以药测证、证药结合、互相反馈的研究，会更加深和推进脏象学说的研究。例如北京、上海等地中西医结合工作者通过人参、党参、黄芪的药效作用，发现这些补气药可以改善心气虚证的临床症状，明显提高左心室收缩功能，并经药理实验证实，其作用机制是：①抑制磷酸二酯酶活性、减少了cAMP的分解，使心肌细胞内钙离子浓度增加；②抑制心肌细胞膜ATP酶活性，改善了细胞膜对某些阳离子的主动运输；③可以改善缺血心肌的能量代谢。经这样的研究，心主血脉的实质除有左心室功能的内涵外，还把心气与以上调控的物质基础相关的这一层意义揭示了出来。

我国中西医结合工作者在从"证"入手的研究过程中，应用了辨病与辨证相结合以及对照研究等多种方法。

辨病与辨证相结合的研究方法是中西医结合研究普遍应用的方法，是结合了中、西医两大系统之所长，避免了各自之所短的研究方法。采用辨病与辨证相结合的方法，可以很具体地揭示出在某一疾病，甚至在不同分期、分型时，揭示出心的学说的实质。例如：我国中西医结合工作者发现：心衰Ⅰ、Ⅱ、Ⅲ度的临床表现和其临床辨证有如下关系：Ⅰ度心衰，大体相当于心、脾、肾、肺气虚，或气阴两虚，或气血双亏的范畴。Ⅱ度心衰，则相当于心、脾、肾、肺阳（气）虚或阴阳两虚，并兼痰湿、瘀血的虚实挟杂证。Ⅲ度心衰，以心、肾或肺、脾、肾阳虚为本，并有痰饮、水湿、瘀血，具有本虚标实，或仅以邪实为主、掩盖着本虚的特点。揭示出在心衰不同程度的发展中，从心气到心阳，由心联及其他脏，以及心气与心血、心气与水湿的各个关系。反映出中医脏象学说、气血学说在心衰这一疾病过程中的表现。

辨病与辨证相结合的研究，还包含有进行辨证微观化和辨病的整体化，使中西医在对待病和证的诊断上进行互补结合的意义。微观辨证是将在临床上收集的辨证素材，引入现代科学，特别是现代医学的先进技术，发挥它们长于在较深层次上，微观地认识机体结构、代谢和功能的特点，阐明证的物质基础。简言之，微观辨证是结合证的研究的现代实验研究，试用微观指标认识和辨别证。例如我国已故的著名内分泌专家、著名现代中西医结合开创者之一邝安堃教授，在进行急性心肌梗塞的中医辨证（辨病的整体化）研究时，进行了急性心肌梗塞第一天、第一个月内、第二个月内的血浆环核苷酸实验研究，结果发现：急性心肌梗塞发病第一天，许多病人为阳虚，甚至呈阳脱证，此时血浆cAMP/cGMP比值明显低于正常值；在发病后的第一个月和第二个月内，阳虚的发病数减少，程度减轻，代之以气虚，血浆cAMP/cGMP比值逐渐回升。该研究结果提示心、肾阳虚往往与血浆环核苷酸cAMP/cGMP比值下降同时存在，后者是心阳虚的一种微观表达形式。

对照的研究方法，是现代医学研究的基本方法。在进行心的研究过程中，我国中西医结合工作者广泛地应用了这一方法，开展了心的正常生理状态与某一辨证之间，以及各种不同辨证之间的比较对照研究（横向）和同一疾病辨证演变规律的对照研究（纵向）。通过比较、鉴别，除揭示出疾病状态下关于心的脏象学说的特点以外，也阐明了正常状态时的生理特征，并获得微观辨证的正常值。在生理和病理两大方面，全面揭示出关于心的脏象学说的研究内容。

二、心气虚证的研究

（一）临床研究

1. 心气虚证的诊断标准　统一的诊断标准是“证”的研究前提。1980年全国冠心病辨证论治座谈会拟订了《冠心病（心绞痛、心肌梗塞）中医辨证试行标准》，其中心气虚证的诊断标准为：气短、乏力、舌质淡胖或有齿印、脉濡或沉细结代，心悸、心慌。必备心悸及其余两项。1982年全国中西医结合虚证与老年病防治学术会议制定了虚证参考标准，其中气虚证标准为：①神疲乏力；②少气懒言；③自汗；④舌胖有齿印；⑤脉虚无力（弱、软、濡等），具备3项；心虚证：①心悸心慌；②失眠多梦；③胸闷；④脉结代细弱。具备两项，第一条必备；心气虚证＝气虚证＋心虚证。

1986年全国中西医结合虚证与老年病研究专业委员会会议，对1982年制定的《中医虚证辨证参考标准》进行了第一次修改，气虚证诊断同上，心虚证为：①心悸胸闷；②失眠多梦；③健忘；④脉结代或细弱；具备两项（其中第一项必备）。目前，绝大多数的有关心气虚证的研究均依据该项诊断标准。

2. 心气虚证辨证规律的研究　在中医理论指导下的辨证论治是中医的特色。经过数千年的临床实践，已总结出一整套行之有效的辨证论治的规律。然而，由于历史条件所限，历代医家皆是个体行医，不可能积累大量的病例，应用统计学方法进行群体分析研究。加之目前我国是中西医并存的时代，于是，中医的辨证论治和西医病种之间的关系，就成为我们研究的新课题。

廖家桢等通过对344例中医辨证为心气虚证的患者进行分析，发现其西医病谱包括19个病种，其中心血管病占293例，非心血管病占51例。在心血管疾病中以冠心病、高血压及风心病最常见，而非心血管病中以神经官能症最常见。心气虚证是器质性心脏病患者首先出现的证型，其最常见的标志是血瘀，水邪为患是心气虚证进一步恶化的征象。

该研究还发现，心气虚伴有器质性心脏病者多兼有血瘀、痰湿、水邪等兼证，其中冠心病兼血瘀者多，风湿性心脏病兼血瘀与水湿者多；而心气虚不伴有器质性心脏病者的常见症状是心神不宁，多有失眠、健忘、多梦等表现。鉴于心气虚证所呈现的这两大类不同的临床表现，研究者认为是性质不同的两大类证候或疾病，因此建议将心气不足所致的血脉运行异常者称为“心气虚证”，而将心气虚所致的心神不宁者称为“心神不宁证”，以资区别。对此观点，尚未见更多的探讨。

3. 心气虚是冠心病的主要病机　关于冠心病的基本病机，在70年代初多认为是气滞血瘀。廖家桢等根据多年的临床观察，并结合历代中医学的论述，于1976年明确提出，冠心病的基本病机是气虚血瘀，心气虚为本，血瘀为标，是因虚致瘀。

中医学中虽然没有“冠心病”这一名称，但早在2000多年前，就有关于冠心病一些主要临床表现的描述。《素问·脏气法时论》曰："心病者，胸中痛，胁支满，胁下痛，膺背肩甲间痛，两臂内痛"。《灵枢·厥病》曰："厥心痛，……心痛间，动作痛益甚"。并明确指出疼痛的性质是"痛如以锥针刺其心"。"真心痛，手足青至节，心痛甚，旦发夕死，夕发旦死"。汉代张仲景在《金匮要略》中更列《胸痹心痛短气病脉证治》篇，并指出："胸痹，不得卧，心痛彻背，背痛彻心。"这些论述基本与冠心病人的临床表现相符，因此，冠心病心绞痛可属中医学"胸痹"、"厥心痛"、"真心痛"等范畴之内。

关于冠心病的基本病机，历代医家有较多的论述。多数认为属本虚标实证。《金匮要略·胸痹心痛短气病脉证治》在论述胸痹的病机时指出，"夫脉当取太过不及，阳微阴弦，即胸痹而痛，所以然者，责其极虚也。今阳虚之在上焦，所以胸痹心痛者，以其阴弦故也。"巢元方《诸病源候论·胸痹候》亦认为：胸痹之证，"因虚而发"。

心为五脏六腑之大主，主阳气，主血脉。血液在脉管中循环不息，不瘀不滞，全赖心气之推动；若心气不足，则鼓动无力，将致血脉瘀阻，不通而痛。

（二）实验研究

1. 血流动力学研究

（1）左心室收缩功能：1981年廖家桢等采用心机图对冠心病心绞痛心气虚患者心脏收缩时间间期（STI）进行测定，发现该组病人与正常对照组比较，其QS_2、PEP、ICT、IRP、SF、RF延长，LVET缩短，PEP/LVET、a%比值增大，说明其左心室功能不全；并首次在国内提出，心气虚证的实质与不同程度的心功能不全有关。

随后，史载祥等对154例患者中医辨证包括心气虚、脾气虚、肾气虚3型，西医诊断涉及4个系统11个不同病种，以及200例正常健康人进行STI测定，结果表明，凡中医辨证为心气虚者，无论其西医诊断如何，均存在着不同程度的左心功能不全，并随心气虚的加重而恶化；根据PEP/LVET比值的增大，可将心气虚证与其他脏气虚如"脾气虚"、"肾气虚"证相区别；因此提出，STI测定可作为心气虚证的定性、定量、定位指标。

此后，任树生、陈耀青、周英等先后采用阻抗法对心气虚证患者进行了测定，结果亦证实了PEP/LVET比值增大，以及SV（每搏排血量）、CO（每分排血量）、CI（心指数）、SI（每搏排血指数）、HI（心肌收缩力指数）、EF（射血分数）等显著降低，TPR（总外周阻力）明显增高。陈振中等应用心阻抗法建立的Vmax-z等指标，与公认的"心肌收缩性"指标Vmax-p等有较好的相关性，可较敏感地反映心肌内在的收缩特性，认为可作为量化"心气"的指标。

柳文仪采用超声心动仪，观察了30例60岁以上，无器质性心脏病而中医辨证属心气虚证的老年人的心功能情况，结果其SV、CO、EF、CI、ΔD%均低于非心气虚组，$P<0.01$。张世枢、王崇行等亦应用超声心动仪分别对冠心病及高血压病心气虚证患者进行了观察，前者发现冠心病心气虚证患者左房、左室扩张，左室舒张末压上升及左室快速充盈率下降；后者检测到老年高血压心气虚证患者EF、EFV（二尖瓣舒张早期关闭速度）、Mvcf（平均周径纤维缩短率）与无心气虚者比较明显降低，TPR明显增高。

有作者应用负荷法对心气虚证患者心功能情况进行了观察，结果发现心气虚患者安静时心功能低于健康人，冷刺激后差异更为明显，冷负荷试验更清楚地显示出心气虚患者的心功能低下。说明负荷对虚证证候的暴露有一定的作用。

（2）左心室舒张功能：史载祥等在应用心机图对心气虚患者进行观察时即发现，IRP延长、a%增加，反映左心室顺应性的减低以及左室舒张末期压力的增加，因此推测心气虚时心肌的舒张过程也有改变。

贾宝善等应用核听诊器对44例冠心病心气虚患者左心室功能检测的结果表明：心气虚轻证组（心功能Ⅰ级）首先表现为左心室舒张功能减退（PFR降低，TPFR延长），而心气虚重证（心功能Ⅱ级以上），除有心舒张功能减退表现外，还有收缩功能减退，与STI相比，PFR、TPFR更能及早反映冠心病心气虚证的心功能不全，具有早期诊断意义。

李绍芝等应用M型超声心动仪对心气虚证患者的左心室舒缩功能进行了更多的研究，说明左心室舒张功能更能灵敏地反映心脏的功能状态，左室舒张功能损害程度为：心气虚证＞心脉痹阻证＞心阴虚证。

程伟等应用微机检测心机械图，结果心气虚证与正常人比较，左室舒张和收缩功能均低下，而肺、脾、肾气虚证与正常人比较，舒张功能参数无显著性差异；心气虚证患者，左室舒张性能指标舒张时间振幅指数（DATI）较收缩性能指标PEP/LVET更为敏感；DATI和PEP/LVET异常率无显著性差异，但二者正常与异常间有交叉，说明心气虚证存在单纯的左室舒张或收缩功能受损，参考DATI能提高心气虚证辨证准确性。

潘毅等选用无创性心功能检测指标PEP/LVET、HI、CO，分别以X_1、X_2、X_3表示，用Fisher判别分析法建立了心气虚证诊断的判别函数。判别心气虚证与正常人的判别1式为：$Z=11.16X_1-0.29X_2-0.0019X_3$，该式的判别临界值$Z_x=-5.3443$；判别心气虚证与非心气虚证的判别2式为：$Z=13.3X_1-0.15X_2-0.0011X_3$，该式的判别临界值$Z_x=-0.1819$，将实测的变量$X_1$、$X_2$、$X_3$分别代入1式或2式中，当$Z>Z_x$判为心气虚证，若$Z<Z_x$则判为正常人或非心气虚证。其中判别1式的判别符合率、敏感度、特异性分别是90％、86.16％、93％，判别2式的判别符合率、敏感度、特异性分别是85％、86.6％、83％。该研究对心气虚证的计量诊断进行了初步的探索。

鉴于心功能与心气虚证的密切关系，宋一亭等因此提出，心功能障碍，心输出量减少，组织的绝对或相对灌注不足，很可能是心气虚证的病理生理学的重要基础之一。

（3）心气虚证的脉图研究：李绍芝等对心气虚证患者临床脉象的观察发现，心气虚证组弱脉的发生数明显高于心阴虚、心脉痹阻组，心气虚证患者心输出量明显减少，而心气虚弱脉组心输出量亦明显低于非弱脉组，说明心输出量减少是弱脉产生的机理。

对34例心气虚证脉图参数的观测表明，心气虚证患者的AA’、BB’、CC’、DD’、SA均值较正常人明显减少，说明心气虚证患者的脉图总面积减少，波幅降低；而心阴虚组、心脉痹阻组脉图参数除心阴虚组BB’均值增大外，均与正常人组无显著性差异，与心气虚组差别显著；对不同病种引起的心气虚证，脉图参数无显著性差别。推测心输出量的减少，为脉图参数变化的重要原因。

通过对心气虚证患者脉图血流动力学参数的分析，发现心气虚证患者与正常人比较，其EWK（左室机械效率）、EPE（射流压力）、VP（左室有效泵力）、JP（左室喷血压）、VDV（左室舒张末期容量）、CF（每搏输出量）、CMO（心肌耗氧量）、CK（系统输运系数）、TPF（左室总泵力）、PPM（平均脉压）均减少，差别非常显著；心阴虚、心脉痹阻组患者的脉图血流动力学参数与正常人组无显著性差异，与心气虚组比较有明显的差别；不同病种心气虚证在脉图血液动力学的变化方面有着共同的特性。

可否将脉图参数及脉图血液动力学参数作为心气虚证诊断和鉴别诊断的一项客观指标，尚有待于进一步探讨。

2. 血液流变学研究

周宜轩等研究发现，心气虚证患者全血比粘度、全血还原粘度、纤维蛋白含量、血浆比粘度均较健康人显著升高，而脾气虚证患者各值显著低于健康人，二者比较差别显著（$P<0.05$）。

李爱忠等将心气虚分为Ⅲ级，其血液流变学改变：全血比粘度、血浆比粘度、全血还原粘度、红细胞压积增高及红细胞电泳时间延长等，随心气虚损的程度而加重。林院昌等发现冠心病心气虚证患者除血沉增快，血沉方程式K值增大外，甲皱微循环4项积分值：形态积分、袢周状态积分和总积分值亦明显增高。

韩明向等证实，心气虚症状、体征积分与血液流变学及微循环参数的变化呈负相关，与血液动力学参数的变化呈负相关。而鲍延熙及王心文则认为，单纯心气虚证的血液流变学及微循环指标多为正常，其异常率显著低于心气虚兼血瘀证者。2种不同观点有待于大组病例在诊断标准、实验方法及条件相同的情况下进一步验证。

3. 心肌能量代谢的研究

“精气夺则虚”，精气源于先天，也赖后天

水谷精微之气的充养，水谷精微之气无疑与机体的新陈代谢是密切相关的。"精气"即如现代医学所指的非常精微的物质，诸如糖、脂肪、蛋白质等基本代谢物质，以及三者代谢所产生的能量，是人体各个脏器赖以生存和运动的基本物质。

基于这种设想，廖家桢等测定了心气虚证患者血浆内核酸的含量，以间接地反映蛋白质代谢的变化，结果心气虚者血浆核酸总量及DNA、RNA 含量均低于正常对照组（$P<0.01$），提示心气虚者蛋白质的合成功能有一定的障碍。

周光耀测定了气虚证患者的外周血红细胞糖酵解活力，结果发现其活力显著低于正常人，而按脏腑辨证，心气虚证、脾气虚证和肾气虚证各组的红细胞糖酵解活力也都低于正常人。

应用组织化学的染色方法，利用先进的显微分光光度计技术，对冠心病心气虚证病人外周血细胞中的糖元及琥珀酸脱氢酶的活性进行了测定，结果表明其外周血粒细胞糖元含量及淋巴细胞琥珀酸脱氢酶活性均明显低于正常对照组。有研究证实，外周血淋巴细胞线粒体的改变与心肌细胞线粒体的改变情况是同步的，而琥珀酸脱氢酶活性的变化常与线粒体的损伤同时出现，与线粒体数目平行升降，并可反映细胞内三羧酸循环的情况。因此，淋巴细胞琥珀酸脱氢酶活性的降低，间接地说明了冠心病心气虚证患者心肌细胞内生物氧化过程的障碍和低下，以及能量产生的障碍。

4. 免疫系统的研究

中医理论将免疫功能完全融于"正气"理论之中，以正气来代表机体的免疫机能，以及自身的免疫调节机能。正气不足即为虚证，心气虚证作为虚证的一种，必有其共性的东西，因此许多学者对心气虚证与免疫功能的关系进行了大量的研究。

廖家桢等首先观察了冠心病心气虚证患者的细胞及体液免疫功能，发现其 PHA 诱导的淋巴细胞转化率、E-花环形成率均明显低于正常组，淋巴细胞 ANAE 染色测定，心气虚组 ANAE 阳性细胞亦明显低于正常，而免疫球蛋白 IgG、IgM、IgA 含量与对照组无明显差异，说明心气虚证主要表现为细胞免疫功能低下，而体液免疫功能无明显变化。赵家琪等对 41 例心气虚证患者免疫功能的研究亦证实，其淋巴细胞转化功能明显低于正常，进一步的研究还发现，心气虚证患者淋巴细胞内 cAMP 含量明显高于正常组，因此推测其可能是心气虚证患者细胞免疫功能低下的机理之一。

林谦等应用流式细胞光度计及单克隆技术，对冠心病心气虚证患者外周血 T 淋巴细胞及其亚群进行了测定。结果表明冠心病心气虚患者外周血 T 淋巴细胞及辅助型 T 淋巴细胞数量明显低于正常人，而抑制/杀伤型 T 淋巴细胞数量与正常人比较无明显差异。

有学者提出，细胞免疫功能低下可能是虚证的有关共性变化，对辨证有定性意义，而不能定位。

5. 分子生物学的研究

俞兵等测定心气虚证患者（重症组和轻症组）血浆心钠素样免疫活性物质（irANP）含量明显高于单纯心虚和非虚证组患者，而根据 NYHA 分级，心功能Ⅳ级、Ⅲ级明显高于Ⅱ级、Ⅰ级，且相应的中西医 4 组间无显著差别。推测心气虚组血浆心钠素样免疫活性物质含量增高与心气虚患者右房压和肺动脉楔压升高、心脏指数和 EF 降低、血浆 cGMP 含量增高有关。

张铁忠等研究发现，男性冠心病属心气虚及肾虚证型患者的血浆雌二醇(E_2)、E_2/T 值较男性正常人和男性冠心病属气滞血瘀、痰浊及肝肾阴虚证型患者血浆水平增高，后者有显著性差别。

廖家桢等对心气虚证和心气阴两虚证患者的肾上腺皮质激素的代谢产物的初步观察表明，两组的 24 小时尿 17-羟、17-酮皮质类固醇排出量与正常组相比，有增多的趋势，但统计学处理无显著性差异，与肾阳虚患者二者排出量明显减低有所不同。

廖家桢等还测定了心气虚证患者的尿儿茶酚胺及血胆碱酯酶的活性，以观察心气虚证患者植物神经功能状态。结果，心气虚证患者的尿肾上腺素、尿去甲肾上腺素含量均显著高于正常对照组，而血胆碱酯酶活性则无明显变化，说明心气虚证的植物神经功能的变化以交感神经功能亢进为主。

樊良卿等检测了冠心病患者血清多巴胺-

β-羟化酶（DβH）的含量，多巴胺在此酶作用下形成去甲肾上腺素，结果发现中医分型中该酶的含量变化依次为：心阴虚＞心气虚＞肾气虚＞脾气虚。

廖家桢等观察了心气虚患者血红蛋白 2，3-二磷酸甘油酸（DPG）含量的变化，结果表明心气虚者血红蛋白 2，3-DPG 含量明显高于正常，说明心气虚证患者有氧代谢的改变（缺氧）。

罗陆一等研究发现，心气虚证患者红细胞超氧化物歧化酶（SOD）活性与正常健康人比较显著降低，而血清过氧化脂质（LPO）含量明显升高，心气虚兼痰瘀证患者血清过氧化脂质含量升高更为明显。说明心气虚证与老化有关。

唾液淀粉酶活性的低下曾被认为是脾气虚证的特性。郭姣采用齐同对比的原则和方法，测定了脾气虚、心气虚、肺气虚患者的唾液淀粉酶活性，实验结果表明，在基础状态下，3 组患者的唾液淀粉酶活性均明显高于正常组；而在酸刺激后，3 组患者的唾液淀粉酶活性均明显下降，低于正常组，其中脾气虚组的唾液淀粉酶活性又明显低于心气虚组和肺气虚组（$P<0.01$）。由此说明，唾液淀粉酶的活性测定，对气虚证的诊断可能有定性、定量意义，并可对脾气虚证提供定性、定量、定位的辨证参考。

6. 心血管植物神经功能的研究

柳侃等应用“XL-1 型心率遥测仪”，对 43 例老年心气虚患者心搏间距变化和运动后心率复常时间进行了检测，二者在一定程度上反映了心血管植物神经和心脏代偿调节功能，结果发现老年心气虚者平静时心率在正常范围，呼吸差、立卧差减退较对照组更为明显，30/15 与对照组比较有极显著性差异，提示其交感神经和迷走神经敏感性及协调性紊乱显著；运动后心率复常时间较对照组亦明显延长，说明心气虚患者心脏自我调节功能亦明显减退。杨振平的研究亦证实，心气虚患者的心血管植物神经功能检测的各项指标与正常人存在着显著的差异。

牛天福等应用美国心率变异性（HRV）分析软件，用 24 小时 R-R 间距（正常窦性）的标准差测定 HRV；98 例心气虚证患者的 HRV 明显减小，与 90 例正常人比较差异显著。该研究还发现，心气虚证患者心脏收缩功能各参数与 HRV 呈正相关，尤其与 CI 和 EF 呈高度相关；心脏舒张功能各参数 E（舒张早期峰速度）、E/A、1/3ff（1/3 充盈分数）、ETVI（流速积分）及舒张早期有关参数与 HRV 呈正相关；A（心房收缩期峰速度）、ATVI（心房流速积分）与舒张晚期有关参数与 HRV 呈负相关；以上均说明心率变异性是与左室功能高度相关的。

陈耀青等对冠心病心气虚证患者心率变异功率谱的研究却发现，该组病人与健康对照组比较无明显差异，而气阴两虚组患者则低频段功率增大，L/H 比值增高，提示其交感神经兴奋性提高；是否心气虚证不同病种间存在着差异，抑或实验方法及条件有所不同，值得探讨。

7. 肺功能的研究

有学者研究认为肺功能是诊断肺气虚的客观指标之一，心肺同居上焦，中医理论认为心肺功能密切相关。因此，张立等对心气虚证患者的肺功能、心功能及肺阻抗血流图进行了检测和分析，结果表明，心气虚证患者肺通气功能亦有一定损害，表现为肺活量、第 1 秒时间肺活量、最高呼气流速均值减低，与健康对照组比较有显著性差异；回归分析表明，心气虚证肺功能的变化与心脏功能（左心收缩、泵血及右心收缩功能）有较密切的相关关系，其中与左心收缩功能关系最为密切。

肺阻抗血流图及其微分图测定，心气虚证患者 RPEP、RVET、RPEP/RVET 与正常组对比均无显著性差异，心肺气虚组则差异显著；Hb/Hs 比值增高以心气虚组最为明显，Ha/Hs 心气虚组增大亦较肺气虚组明显，说明心气虚证患者较之肺气虚证右心收缩功能正常，而主要表现为肺循环血流状态异常。

8. 动物模型的研究

孙福立等用睡眠剥夺的小站台法，模拟中医理论的“惊”和“劳”等致病因素，造成大鼠心率加快和血压降低，心率变异功率谱的低频段增大，与中医所述心气虚证的主要表现心悸及脉象“细弱”、“细数”相似；同时还可造成情绪不稳，探究反射增加，记忆障碍等情志方面改变，以模拟心气虚证动物模型。通过控制睡眠剥夺时间的方法，还可选择性造成类似心阴虚、心气阴虚或气阴两虚偏气虚证的动物模型。

鉴于文献报道心气虚证以冠心病为主，而冠心病又多有心气虚证的临床表现，故程伟等选用了狗急性心肌缺血动物模型，观察短暂心肌缺血及复灌过程中“心气虚”的表现，探讨缺血心肌的“心气”变化过程，试图从一个侧面尝试对“心气虚证”动物模型做些探索。

心气虚证动物模型的研究尚少。而符合中医理论的证的动物模型的建立确实存在着相当的难度，有待于学者的进一步探索和研究。

三、心阳虚证的研究

沈自尹等在1986年提出中医虚证参考标准，其心阳虚证标准如下：

①心悸、胸闷；②失眠或多梦；③健忘；④脉结代或细弱。具备2项（其中第一项为必备），再具备下述主证3项（其中第一项为必备），次证1项。

主证：①全身或局部畏寒或肢冷；②面目虚浮；③舌淡胖苔润；④脉沉微迟；次证：①夜尿频多；②便溏而尿清长。

心阳虚证与心气虚证在临床上较常见，心气虚是指心气不良及其功能减退，而心阳虚多为心气虚的发展。心主血脉，心血的运行有赖于心气的推动，故曰“气为血之帅”。心阳虚为阳气失于温煦，心阳不振，心胸憋闷甚则心脉痹阻。心气和心阳虚证在临床上都可见到心悸、怔忡、胸闷气短之症，因此在临床表现上两症难区分，有时不是单独存在，而是兼而有之。孙界平用B型超声分别测定左心功能的8项指标，并进行对照分析，从中观察到心气虚证与心阳虚证在其左心功能指数变化中，存在着实质性的心脏病理变化关系，心气虚和心阳虚证组病例都有左心室收缩不完全和收缩能力下降，两组心指数与正常参考值比较均有显著意义（P＜0.01），而两组之间对比也有差异（P＜0.05），心阳虚证较心气虚证在其病理改变上更为严重，心气虚证患者在其泵血功能上还能“代偿”而心气虚证患者左心泵血功能多已失去“代偿”能力。从这一结果联系中医“气虚及阳”的病机，认为这是阳虚证较气虚证更为严重的心脏病理变化的客观指标，心阳虚证是心气虚证心脏病理变化的进一步发展，它是比心气虚证更为严重的临床表现。下面将近30年来的临床研究及实验研究综述如下：

（一）临床研究

1. 心阳虚证与泵衰竭　《素问·痿论》说：“心主一身之血脉。”《素问·五脏生成》篇也说“诸血皆属于心”。脉为血府，与心相连，由于心气的推动，使血液畅行脉中，环周不休。因外邪的反复侵袭、劳累过度，以及脏腑功能失司，可致心阳不振，鼓动无力，影响血脉的运行，久之则血瘀阻滞，出现水气凌心的心悸、怔忡；水饮射肺的喘促不能平卧；脾肾阳虚的水湿泛滥，阳虚不温四末，四肢或局部厥冷，这些经典理论无一不与西医所讲心衰症状吻合，唯缺少形象、直观、有说服力的佐证，因此近几年许多人对心阳虚证的心功能状况进行了探索。

杨振平等对心系4虚证患者左心功能变化进行研究，发现心系4虚证（心血虚、心阳虚、心阴虚、心气虚）患者与正常值对比，LVET缩短、QU及PEP延长，QU/LVET、PEP/LVET比值增大（P＜0.05～0.01）。心虚证QU/LVET比值的组间比较结果为：心阳虚（0.54±0.058），心气虚（0.48±0.073），心阴虚（0.44±0.57），心血虚（0.04±0.0052），4证型间互有显著或非常显著性差异（P＜0.05～0.01），表明心系4虚证的病情轻重程度与相应的左心功能低下呈密切相关，以心阳虚为著。

杨欣用超声心动图对慢性心功能不全不同辨证分型的患者进行研究，测定左室收缩、舒张功能及左室解剖结构并进行对比观察，结果表明心血虚，气滞血瘀，心肾阳虚3组患者收缩及舒张功能均有下降，呈心肾阳虚组下降＞气滞血瘀组＞心血虚组，心肌重量及心腔内径增加呈心肾阳虚＞气滞血瘀＞心血虚。表明心肾阳虚组病人的心功能各项指标都是最差的，属心系病中最重的。

文献中散在病例报道心力衰竭的辨证多数为心阳虚证，亦常兼有脾阳虚及肾阳虚，是心脏各虚证发展至最后出现的危重证候。用温阳益气法治疗可获较好的疗效，常用方参附汤及四逆汤。

2. 心阳虚与病态窦房结综合征　病态窦房结综合征（以下简称病窦），临床以心动过缓为主要特征，中医多见为迟脉，中医学认为迟脉多是阳虚所致，如《诊家枢要》云："迟为阴盛阳亏之候，为寒为不足"《濒湖脉学》："迟来一息至惟三，阳不胜阴气血寒"。指出病窦多属阴盛阳衰之证，主要病理为心肾阳虚；而在阳虚的基础上可不同程度挟有血瘀、痰凝之标证，因此现代中医临床把病窦分成心阳虚、心气阳虚、心肾阳虚、心气阴两亏、痰浊阻滞、心阳虚挟瘀等多种证型，有的学者提出心气虚是病窦的初级阶段，而心阳虚是病窦的进一步发展。从临床资料分析，心阳虚是病窦中最主要也是最常见的证型，并且通过温阳治疗取得了较好的疗效。

对病窦的治疗以辨证论治为主，应用温阳益气，温阳补肾为法，兼阴虚、兼瘀、兼痰浊则配合养阴、祛瘀、化痰。大多以自拟方剂为主，但多以温阳补肾为法。邝安堃等对心阳虚型治以温通心阳，主药为附子、桂枝、麻黄、干姜，心肾阳虚则益心温肾，主药为附子、桂枝、仙茅、仙灵脾，治疗15例平均心率增加7.03±1.33次/分。江苏中医药研究所分析32例住院患者的治疗情况，温补肾阳用仙茅、仙灵脾、巴戟、狗脊、补骨脂、菟丝子、肉苁蓉、鹿角片(上述药物可在配方中选用，不宜过多地集中应用)；温通心阳用桂枝、干姜、细辛、麻黄；益气用红参、党参、黄芪、炙草；滋阴用黄精、玉竹、生熟地、首乌、麦冬、五味子、枸杞；活血用丹参、川芎、当归、红花。他们在比较各治法的基础心率提高率，发现益气温阳法优于益气法 ($P<0.01$)，温阳法亦优于益气法 ($P<0.05$)，温补肾阳和温补心阳二者无明显差别，在各种治疗的基础上加强活血，对心率影响不大；滋阴药对心率无影响但能改善症状。马风英等治疗病窦87例，其中心肾阳虚型35例，治疗以温阳益气为主，以桂、附、参、芪为主药，辅以活血化瘀药，疗效较好。

陈可冀等运用附子1号25mg溶解于250ml 5%葡萄糖溶液中作静脉滴注，对22例病窦患者进行观察，心率由52.7±6.7次/分，提高到66.6±8.7次/分，其中15例提高到60次/分以上。附子1号即消旋去甲乌药碱，与附子基本一致，陈可冀认为附子1号治疗病窦是通过下列几个环节发生作用的：改善窦房结的自律性，提高浦金野细胞和其他节律点的自律性，改善窦房和房室的传导性，兴奋β-肾上腺能受体。

总之，通过这些年的临床实践及研究证明，心阳虚证是病窦综合征的主要证型，但常不是独立存在，而与肾阳虚等证同时并存。通过温阳益气治疗病窦，取得了较好的临床效果。

3. 心阳虚与危重症　心阳虚证与临床许多危重病症都有密切的关系，可以说心阳虚是疾病发展到较危重程度出现的病证。按照中医病理变化规律，它可由气虚、血瘀、血虚、阴虚证转化而来，也可以一发病就是阳虚，或由肾阳虚、脾阳虚发展而来。在临床上心阳虚证常见于各种心力衰竭、心律失常、肺心病、休克、高血压病、病毒性心肌炎、风心病等。殷仆玲在总结中医治疗心力衰竭近况时称，心力衰竭的根本病因是气虚，进一步发展为阳虚、阳脱。阳虚水泛为基本病机，涉及心、肺、脾、肾4脏，温阳利水为治疗心力衰竭的大法，且在临床上取得较好疗效，成胤祖对343例心悸分析，发现有18种疾病分布于心悸分型中，辨证属心阳不足为多，西医以风心病、冠心病、窦性心动过速最多，占半数以上。118例心阳不足患者中，风心病34例，肺心病2例，梅毒性心脏病2例，窦性心动过速17例，阵发性心动过速6例，多发室早10例，房颤10例，病窦5例，心肌炎11例，占心悸总人数34.4%，认为心主血脉，气为血帅，由于心阳不足或心气郁结，心血瘀滞，则心脉鼓动无力，气郁而不能运行，因而出现心悸。唐仲伟报道，对40例病毒性心肌炎辨证论治，共分5型，第5种类型为阳气亏损，认为气阴两伤及痰湿内阻日久易致心阳亏损……阳虚水泛则见浮肿，水气射肺则见咳嗽，端坐呼吸、阳气外越而现大汗淋漓，肌肤湿冷，亡阳虚脱等危重证候。西医检查可见房室传导阻滞，奔马律，双肺湿罗音等。丁沧青等对肺源性心脏病不同临床证型进行研究，发现各种肺系慢性疾患发展到肺心病的过程是肺-脾-肾-心的转变过程，心阳虚脱或阳气外越是肺心病危象阶段。黄世进总结肺心病中西医结合辨证微观研究进展时，将肺心病心脾阳虚水泛归于心功能不全，元阳欲脱则归于休克。区显雄对风心病心衰中表现为心中惕惕而动，喘促不能平卧，少气乏力，两目足跗浮肿，小溲短少，汗出肢冷，舌质淡胖有齿痕，苔白，脉沉细而结代者，辨为心阳虚水湿不化型，予以温阳益气，且要长期治疗，以图心气恢复。孙晓生在感染性休克治疗中，分为热厥和寒厥，寒厥则以回阳救厥固脱为原则，用参附汤、四逆汤等增强心肌收缩力，升压及辅助稳定血压。还有人报道将高血压病心衰辨为心阳虚，予温阳利水而取得良效。

（二）实验研究

1. 血流动力学研究　心阳虚证与血流动力学有密切关系，近10年的研究表明，血流动力学的指标可作为判断心虚证的重要依据，张卫建等对116例陈旧性心肌梗塞（OMI）患者与147例正常成人的心血管功能状态，进行了同步观察分析，其结果说明：OMI患者的各项心血管功能指标、脉搏图参数，与正常人比较有显著差异。OMI的心血管功能受损情况，大体按照中医辨证分型的心脉痹阻、心气虚、心气阴虚及心阳虚的发展顺序渐趋加重，说明从标实证到本虚证的不同证型之间，是具有一定的心血管流动力学基础的。杨振平应用心电图、心机械图叠加测量技术对心系4虚证进行研究，发现左心功能的潜在或明显低下是其共同本质之一，且4证型间有明显差异，左心功能低下程度按心阳虚＞心气虚＞心阴虚＞心血虚的序列变化。孙界平利用B型超声仪分别测定反映左心功能正常与否的8项指标：①左心室舒张末期内径（EDD）；②左心室收缩末期内径（ESD）；③心室舒张容积（EDV）；④心室收缩容积（ESV）；⑤心脏每搏输出量（SV）；⑥每分钟排血量；⑦射血指数（EF%）；⑧左心短轴收缩率（△D%）。对心气心阳虚证146例观察，发现2组病例与正常值对照差异有显著性意义（$P<0.01$），SV、EF、△D%这3项指标心气虚证与正常值对比无差异（$P>0.05$），而心阳虚证组有显著的临床意义（$P<0.01$），认为心阳虚证是在心气虚证基础上的进一步发展，通过上述8项指标可为心阳虚与心气虚的心脏病理变化提供客观指标。周英等应用阻抗法，经双盲对照，测定98例心虚证患者的心脏血流动力学改变。通过心虚证与健康对照组、肺虚证、脾虚证、肾虚证组的对比研究，观察到只有心虚证组才有不同程度的血流动力学异常，其变化程度为：气阴两虚＞心阳虚＞心气虚＞心阴虚，当SV、CO、CI、Si、Hi、C、EF降低及TPR增加时临床可见心虚证的证候，所测参数可作为心虚证诊断的重要依据及评价心虚证的客观指标。杨欣利用超声心动对慢性心功能不全不同证型进行观察，观察指标为：射血分数（EF）；内径缩短分数（FS）；二尖瓣前叶舒张中期关闭速度（EF斜率）；二尖瓣前叶E峰与室间隔左心室面间距（EPSS）；左室解剖结构指标；左室心肌重量（LVMW）；舒张期室间隔厚度（IVSd）；舒张期左室后壁厚度（LVPWd）；左室舒张末期内径（LVDd）。各组间男女性别间差异无显著性（$P>0.05$）。通过研究表明，心血虚组、气滞血瘀组、心肾阳虚组与正常组对比左室收缩及舒张功能均有不同程度降低，组间差异显著（$P<0.001$），呈心肾阳虚组下降＞气滞血瘀组＞心血虚组的序列关系，3组间差异显著（$P<0.001$）。心肌重量及心腔内径呈心肾阳虚组增加＞气滞血瘀组＞心血虚组的序列关系，3组间差异显著（$P<0.001$）。心腔扩大则室壁张力增加，单位心肌耗氧增加，收缩功能随之下降。而室间隔及左室后壁厚度呈气滞血瘀组＞心血虚组＞心肾阳虚组，组间差异显著（$P<0.001$）。在收缩功能降低和心腔扩大时，可以EF斜率作为左室舒张功能指标，呈气滞血瘀组下降＞心血虚组下降＞心肾阳虚组，组间差异显著（$P<0.001$），这也与其他文献报道心室壁越厚舒张功能越差相一致。

从以上研究证明，心阳虚证病人的心功能，左室收缩及舒张功能下降都最显著。其室壁厚度及左室后壁厚度及心室的扩张也是最明显的。

2. 血液流变学研究　从血液流变学角度研究心阳虚的报道较少，仅见刘素蓉等对160例阳虚病人的观察。他们把阳虚病人分为心阳虚、脾阳虚和肾阳虚3组，其中心阳虚组52例（包括冠心病、动脉硬化，心肌炎等）仪器采用上海第一医学院研制的XN-3型血液粘度细胞电脉自动计数仪及SPA-3型PPP自动平衡血小板聚集仪。测定项目有全血比粘度（高切、低切），全血还原比粘度（高切、低切），血浆比粘度，红细胞电泳时间（EMT秒），红细胞压积，血沉，血沉方程K值，血小板聚集率，测定结果显示：3组阳虚证与正常人全血比粘度的次序为：心阳虚组＞肾阳虚组＞正常人组＞脾阳虚组，相互之间有显著差异（P＜0.05～0.01）；全血还原比粘度为：心阳虚组＞正常人组和脾阳虚组（P＜0.05～0.01），心阳虚组与肾阳虚组无明显差异（P＞0.05）；血浆粘度为：心阳虚组＞肾阳虚组＞正常人组和脾阳虚组（P＜0.05～0.01）；红细胞电泳为：心阳虚组＞肾阳虚组＞脾阳虚组和正常人组（P＜0.01）；细胞压积为：心阳虚组＞肾阳虚组＞正常人组＞脾阳虚组（P＜0.01）；血沉为：脾阳虚组＞正常人组＞肾阳虚组＞心阳虚组（P＜0.01）。血沉方程K值为：脾阳虚组＞正常人组、肾阳虚组和心阳虚组（P＜0.01）；血小板1分钟和5分钟聚集率为：心阳虚组＞肾阳虚组＞正常人组＞脾阳虚组（P＜0.01），即心阳虚组最低。从以上结果看出，心阳虚患者的血液粘度在同类西医病种中是较高的。

3. 生物化学研究 近几年对于血中氧自由基的研究较多。向从贵发表过2篇关于中医证型与氧自由基的报道，他对60例冠心病（CHD）患者血中过氧化脂质（LPO）含量、超氧化物歧化酶（SOD）活性进行了测定，并结合中医辨证分型，将患者分成血瘀证和心阳虚证。结果发现CHD及CHD心衰组血中LPO显著高于正常人组（P＜0.05～0.01）；血浆及红细胞SOD活性：CHD组与健康组比较无明显变化（P＞0.05），CHD心衰组显著低于健康组（P＜0.05）；血浆SOD/LP比值：CHD组及CHD心衰组均明显低于健康组（P＜0.05～0.01），中医辨证分型中心阳虚证组LPO为最高，SOD最低，提示CHD心阳虚证与自由基脂质过氧化损伤关系密切，血瘀证组血中LPO含量虽然显著增高，但SOD活力变化不大，说明体内清除氧自由基的能力处于代偿阶段，抑制了心肌细胞损伤，起到了保护作用。结果提示：血中LPO、SOD的变化水平，可作为区别CHD虚实不同证型及病情轻重的参考指标。向从贵又在“充血性心力衰竭患者血中氧自由基及清除剂与中医证型关系的探讨”一文中指出，不同证型中阴阳俱虚证、气虚阳虚证与健康组比较：LPO显著增高（P＜0.01），SOD显著降低（P＜0.01）；气阴两虚证与健康组比：LPO虽明显增高（P＜0.05），但SOD都未明显改变（P＞0.05），SOD/LPO比值的降低以阴阳俱虚证为著。气虚阳虚证次之，气阴两虚证虽有所降低，但无统计学意义。

4. 免疫系统研究 对心阳虚证免疫学方面的研究很少，只有黑龙江中医学院微生物教研室及北医大微生物和免疫学教研室联合对扩冠冲剂治疗缺血性心脏病本虚标实证患者免疫功能影响进行了研究。他们观察了17例冠心病气阳虚伴血瘀患者，均服用扩冠2号冲剂1月，测定：①外周血T细胞及亚群数量；②外周血B细胞数量；③血清循环免疫复合物（CIC）；④CIC中免疫球蛋白及补体含量与血清IgG、IgA、IgM及C_3含量。结果显示；患者外周B细胞数量及T_4/T_8比值明显升高，外周OKT_3、OKT_4及OKT_8细胞百分率显著降低，治疗后患者紊乱的免疫功能基本恢复正常。

5. 心脏电生理研究 这方面的研究亦较少。杨振平等报道采用心血管植物神经功能（ANC）机能试验法，对116例心虚证患者进行临床测试，显示4型心虚证皆有不同程度的心血管植物神经功能紊乱，ANC多项指标的组间比较互有差异（P＜0.05或P＜0.01）。其中心阳虚证组20例，包括冠心病、心肌梗塞、心肌炎、心肌病、甲状腺功能低下、肾病综合征、肺心病、肺癌、席汉氏病等，心血管植物神经功能测试采用人为改变受试者心率和血压的A-C机能试验法。ANC测定结果表明心虚证患者与正常人比较，其ANC指标均有显著或非常显著性差异（P＜0.05或P＜0.01），较严重的是心阳虚和心阴虚，皆存在有交感神经的异常兴奋和迷走神经的严重障碍，如2证的静卧HR明显快于正常人（P＜0.01），呼吸HR差，立卧HR差，30/15较正常人明显减少（P＜0.01）。不同的是心阳虚组BP差（21.7mmHg）明显高于心阴虚组（10.32mmHg），P＜0.01，提示心阳虚证有交感传出障碍，不能因体位的突然改变而反射性的进一步加快心率，收缩血管，释放儿茶酚胺和肾素等，使兴奋调节失灵。

6. 内分泌学研究 刘元章等对65例充血性心力衰竭（CHF）患者证候进行了临床研究，其方法是：CHF患者及正常人对照组均于清晨

6～7时平卧半小时后空腹静脉抽血，分离血浆，−20℃低温保存，待测ANP（心钠素）、ALD（血浆醛固酮）和AⅡ（血管紧张素Ⅱ），均采用放射免疫法。结果发现心阳虚证除PALD外（P＞0.05），PANP和PAⅡ均较对照组增高，心阳虚组PANP和PALD较心阳虚证增高（P＜0.05～0.005），PAⅡ降低（P＜0.05），随心衰加重PANP与PALD呈正相关（r＝0.48，P＜0.005），PAⅡ与PANP、PALD呈正相关（r＝−0.53，P＜0.001），且证实心阴、心阳的对立平衡与ANP、AⅡ间竞争抑制作用可能有密切关系。齐幼龄等对不同证型肺心病患者血浆肾素、血管紧张素、醛固酮（RAAS）各项激素进行观察，发现心肾阳虚组与正常组比较RAAS各激素均有增高（P＜0.01或0.001），不同证型肺心病患者之间RAAS各激素也有差异，表现为心肾阳虚与肺气虚明显增高（P＜0.05～0.01）。

孔氏等通过对不稳定型心绞痛心肾阳虚证的观察结果提示不稳定型心绞痛心肾阳虚证患者不仅雌二醇（E_2），E_2/T比值显著高于正常对照组（P＜0.005），而且睾酮（T）也呈显著变化，明显低于正常对照组（P＜0.005）。

近30年来中西医结合学者在中医心系虚证方面做了大量的工作，但对心阳虚研究较少，特别是单纯心阳虚研究更少。这可能因为一则单纯心阳虚证很少，常夹杂其他证候和兼证，另则多种不同的西医病种特别是晚期病人亦常出现心阳虚证，给研究带来诸多困难。就心阳虚而言，再继续研究需要大面积、大规模的协作，方能得出确切可信结果，同一病种的心阳虚证与其他证型之间的差异，心阳虚证不同病种之间的差异究竟是什么，还需要做大量的工作。从中找出心阳虚证特异或较为特异的客观指标，方有说服力。以上所做工作尽管还存在许多问题，但毕竟为今后研究打下一定基础。

四、心阴虚证的研究

（一）临床研究

1．心阴虚证在心血管疾病中的分布规律

心阴虚证在临床上极为常见，究其发病原因，多为劳伤太过，心阴暗耗，心神失养；或热病伤阴，心阴亏损；或情志内伤，五志化火，消灼心阴；或其他各脏器病变影响至心，耗伤心阴。在中医学中，心阴虚证常见于心悸、怔忡、虚劳、不寐等疾病中。

现代医学中，多种心血管疾病在疾病发展的不同阶段，可以表现为心阴虚证。其中最多见于冠心病、心律失常、病毒性心肌炎、心脏神经官能症等疾病中。大多在疾病发展的中后期，因邪毒化热，或五志化火，伤及心阴而表现为心阴虚的一系列症状。

2．心阴虚证与病毒性心肌炎　目前，多数学者认为病毒性心肌炎发病的关键是正气不足，热毒侵心。其中外感温热邪毒又是本病诱发或加重的主要外因，因此在病毒性心肌炎的急性期多有急性热盛的表现，而至恢复期，则多为热邪伤阴而出现心阴虚的表现。在病毒性心肌炎的治疗上，近年来多重视其热重伤阴，而复阴较难，因而在疾病的早期以清热解毒为主，佐以滋养心阴；后期则着重于滋养心阴，而清热解毒为次。

3．心阴虚证与糖尿病合并冠心病　近年来，国内外学者流行病学研究发现，糖尿病心血管病的发病率和病死率较非糖尿病者高2～3倍，并以合并冠心病最常见，且随年龄的增长而有升高的趋势。Framinghan的研究发现糖尿病患者冠心病的患病率为非糖尿病者的2.5倍，因此糖尿病合并冠心病越来越引起中外医家的重视。我国应用中医理论研究糖尿病合并冠心病屡有报道，多数学者认为糖尿病合并冠心病者以气阴两虚、痰瘀互阻为主要病机，临床上可见到心阴虚的一系列表现，但有关本病单纯心阴虚的研究尚未见报道。

4．心阴虚证与心功能　杨振平等的研究将心虚证分为心气虚、血虚、阴虚、阳虚四个基本证型，认为其基本病机是“虚不养心”，心虚证患者均有不同程度的心功能低下。他们采用左心收缩时间间期（STI）单导叠加记录法观察了25例心阴虚证患者，发现心阴虚组与正常组相比：LVET缩短，QU、PEP延长，QU/LVET、PEP/LVET比值增大，差别有显著性，提示左心功能的潜在或明显低下是其本质之一，但其在程度上轻于心阳虚组和心气虚组，重于心血虚组。此外还发现心阴虚组Q-T/Q-S异常增大，反映心肌能量代谢障碍，复极不良，机械收缩无力，并认为这可能与心阴虚证的特殊病理实质有关。李绍芝等用超声心动图测定了心气虚、心脉瘀阻和心阴虚3组病人左心室舒缩功能，发现心阴虚患者无收缩功能指标异常，仅存在部分舒张功能指标异常，且程度在3组中为最轻，认为超声心动图可作为心气虚、心阴虚、心脉痹阻证的诊断和鉴别诊断方法之一。周英等应用阻抗法，经双盲对照，测定了98例心虚证患者心脏血流动力学的变化，发现心虚证各型指标的改变以心阴虚最轻，多数指标接近正常人，认为心阴虚常见于非器质性心脏病或神经官能症，心泵功能基本正常或稍减退，而其他型（气阴两虚、心阳虚、心气虚）多见于器质性心脏病，易出现泵功能不全。陈曙霞等的研究证实陈旧性心肌梗塞患者属阳虚型者，其心脏每搏量、心排量以及心脏指数均较阴虚型者为低（$P<0.01$），表明阴虚患者心脏收缩功能减退轻于心阳虚型者。董其美等的研究也表明心脏病单纯阴虚证者，PEP/LVET比值与正常人组无明显差异（$P>0.05$），说明其与左心功能关系不明显，且与辨证时属单纯阴虚证的病例中无心衰临床表现是一致的。张晓星等用阻抗法亦观察到心阴虚及心气虚证患者均存在着不同程度心功能降低，尤以心气虚为明显。心阴虚证心功能QB/QX、SV、CO、CI、SW、SWI、HI各项指标均在正常范围内，但与本研究健康组相比，普遍降低（$P<0.05$），而外周血管阻力高于正常值，也明显高于健康组（$P<0.01$），说明心阴虚证有一定的心功能受损，但程度较轻，属于亚临床型。以上研究说明，在心脏虚证中，心阴虚证的心功能不全程度较心气虚、心阳虚证为轻，多发生在早期，无心功能不全或仅有轻度或潜在收缩或舒张功能不正常，临床上不一定出现心功能不全的征象，但在程度上重于心血虚证，这在一定程度上反映了病情的轻重，也符合中医学气血阴阳的转化规律，此类研究为临床上根据心脏病气血阴阳的不同变化判断或推测疾病的轻重、预后提供了有益的现代依据，也有助于早期发现心功能不全，指导临床在心血管疾病尚表现为心阴虚阶段即积极用药治疗以截断疾病，防止病情发展，保护心脏功能。

5. 心阴虚证与血液流变学 谭达人等观察了40例冠心病患者血液流变学的变化，发现阴虚组的全血粘度、全血还原粘度、血浆粘度及女性患者的血沉较正常人明显增高，红细胞电泳时间明显缩短（$P<0.05\sim0.01$），认为心阴虚患者的血粘度具有普遍升高的特点，增高的水平可能与阴虚发热的程度成平行关系，而阳虚组诸项指标与正常人相比无明显差异，由此推论，冠心病阴虚、阳虚患者血液流变性存在的差异现象也许是阴虚、阳虚血液理化性质异同的客观反映之一。在以后的研究中，谭达人等再次证实阴虚组全血粘度（比）较阳虚组显著增高（男、女组P值均<0.05），全血还原粘度（比）亦明显增高（$P<0.001$），并且在服用气阴方后，上述指标明显降低，认为冠心病阴虚病人血液粘度增加可能与脂质代谢紊乱有关。吴式枢等对陈旧性心肌梗塞患者进行了血液流变学检查，亦发现心阴虚患者全血比粘度高（低切速）、全血还原比粘度（低切速）、血浆比粘度和血球压积等均高于正常组和心阳虚组，认为血液流变学指标在阴虚和阳虚患者中呈现的某种结果，往往只能反映某些疾病，甚至一种疾病的某种类型的特点，而不能认为是中医阴阳辨证的本质。王心文观察了40例心阴虚患者的血流变学变化，发现心阴虚患者血沉及血沉方程K值明显高于正常对照组（$P<0.05$），其余血液流变学指标与正常人相比无显著性差异，同时心阴虚组与心气虚组间血液流变学各指标均无显著性差异（$P>0.05$），提示血粘度指标难以反映出心气虚与心阴虚的本质及二者间所有的差别。但对心阴虚证中30例诊断为冠心病的患者的分析中发现，冠心病心阴虚证者除血沉和血沉方程K值明显高于正常对照组外，血球压积也明显高于正常对照组（$P<0.05$），同时冠心病心阴虚者血球压积较冠心病心气虚者亦有明显增高（$P<0.05$），提示血球压积升高可能是冠心病阴虚型的一个特征性变化。陈曙霞等的研究证实冠心病患者血瘀型、阴虚型、阳虚型三者血粘度变化均较正常为高，其中阴虚型程度介于另二者之间。张道亮等的研究发现，心脏病心阴虚、心气虚患者全血比粘度均明显增高，同时血沉及血沉方程K值也升高，而红细胞压积、血浆粘度等与正常人之间无明显差异，认为心阴虚证血粘度增高的原因，主要在于红细胞的聚集性增强。心

脏病患者心阴虚与心气虚组在血液流变学方面无明显差异，提示血液流变学的有关指标难以作为这2种证型进行微观辨证的依据。从上不难看出，不同疾病或相同疾病的不同发展过程中，其心阴虚证表现在血液流变学方面是不同的，因此有必要开展相同疾病和相似的疾病发展过程的血液流变学的研究，这将有助于统一标准、统一评价、优选指标，从而为临床诊断和治疗提供有益的资料。

6. 心阴虚证与植物神经功能　70年代末期，浙江省中医研究所心本质研究组对54例心阴虚患者进行了心率、卧位试验、冷压试验，证明心阴虚者均较正常人高，其中心率增高与对照组相比有显著性差异（P＜0.05），应用养阴药物治疗后，心率下降，治疗前后有显著性差异。樊良卿等观察到冠心病心阴虚患者的血清多巴胺-β-羟化酶均值增高，心阳虚者降低，推测前者似与交感神经功能偏亢而后者与副交感神经功能偏亢有关。杨振平等利用心血管植物神经功能（ANC）机能实验法观察到心阴虚患者静卧HR明显快于正常人（P＜0.01），呼吸HR差、立卧HR差、30/15比值较正常人明显减少（P＜0.01），提示心阴虚患者存在有交感神经的异常兴奋和迷走神经的严重障碍。李麟仙观察发现，冠心病心阴虚患者的指尖血管容积示波在冷刺激后明显变化，但恢复也快，说明外周舒缩血管功能属于交感神经功能偏亢状态，可能与α受体兴奋性增高有关。以上研究反映了心阴虚证可能存在着大脑皮层抑制过程减弱，交感神经功能偏亢的现象，这说明心阴虚证临床上出现心悸、内热、舌红等症状是有其客观依据的。

7. 心阴虚证与脂质代谢　陈曙霞等观察了100例陈旧性心肌梗塞患者不同证型间血脂的变化，发现不论血瘀型、阴虚型和阳虚型，其高密度脂蛋白胆固醇均低于正常，低密度脂蛋白胆固醇、抗因子Ⅷ相关抗原均高于正常，且均以阴虚型者为明显，统计学上均有显著性差异（P＜0.05或0.01），提示阴虚型中动脉的内皮细胞损伤较严重，动脉粥样硬化的危险因子较活跃。吴式枢等对陈旧性心肌梗塞的观察也发现阴虚组血清胆固醇、甘油三脂和β-脂蛋白较阳虚组有增高的趋势，其中胆固醇含量经统计学处理有非常显著性差异（P＜0.01）。谭达人等的研究也观察到冠心病阴虚组甘油三脂增高较阳虚组明显（P＜0.05），β-脂蛋白和胆固醇均在正常之高值，说明冠心病阴虚者存在着脂质代谢异常率增高的趋向。

8. 心阴虚证与甲皱微循环　吴式枢等对45例陈旧性心肌梗塞患者进行了甲皱微循环的观察，其结果主要表现为管袢的异常和流速的减慢。阴虚组血流速度及流态异常的出现率较阳虚组为高，而阳虚组则以异常管袢为突出。李宗梅对50例冠心病患者的观察发现，心阴虚者甲皱微循环管袢多表现为纤细，微血流流态多表现为线流，血流速度增快，并结合临床指出冠心病阴虚者，特别是管袢极为纤细者较易发生心肌梗塞。陈曙霞等观察了20例阴虚型陈旧性心肌梗塞患者的甲皱微循环变化，可见到微血管形态、流态的异常，主要表现为微血管袢的扩张、瘀血、畸形扭曲、流速缓慢、瘀滞、血细胞聚集等，微血管扩大，微血管池的形成，甚者有微血管闭锁，血细胞流通速度减慢，甚至停止。

9. 心阴虚证与内分泌　吴瑞荣等通过观察冠心病阴虚患者尿17-羟皮质类固醇昼夜节律的变化，发现冠心病阴虚患者24小时尿17-羟皮质类固醇总量、过夜值均比正常人显著增高，但白天值升高不明显，反映了下丘脑-垂体-肾上腺皮质系统（HHACS）分泌激素的昼夜节律性变化，不是单纯的内分泌腺功能改变，而与脑有关部位对HHACS调节功能异常有关。阴虚冠心病人激素系统功能亢进和一些症状表现亢进是类似的，如五心烦热、烘热升火、心情易激动等，与中枢神经系统各有关部位抑制机能薄弱可能有关。因此设想阴虚证，至少有部分证，可能是脑中某些部位或系统抑制机能减退和有关生化过程不平衡而产生的综合征。

10. 其他　研究还发现心阴虚患者血色素、红细胞总数较低，血沉、血糖、血清丙种球蛋白较高，全血胆碱酯酶明显降低，舌面pH值偏酸，舌尖温度高，血小板聚集率增高，血清酪氨酸浓度增高等。

11. 心阴虚证与免疫系统及分子生物学研究　国内对阴虚证的研究表明，阴虚证者存在着免疫功能低下，但有关心阴虚证的研究尚未见报道。分子生物学在心血管病证方面的研究，目前主要是对环核苷酸系统的研究，许多学者把 cAMP 和 cGMP 作为中医阴阳理论的物质基础，探讨中医心的生理功能，但亦只见气阴两虚型及其他证的研究，单纯心阴虚证在此方面的研究尚未见报道。

（二）实验研究

目前大多采用甲状腺素制作“阴虚”动物模型，研究肝肾阴虚等已见报道，但尚未见到有关心阴虚证的动物模型制作及相关实验研究的报道。

五、展望

中西医结合对心的实质研究，如上所述，无论是在临床研究方面，还是在实验研究方面；无论是对各种主要心脏病的中医或西医认识及诊疗水平，还是一些实验技术及动物模型的建立，都取得了许多进展。这些研究成就具有如下特点。

临床研究中尽管以分散的小样本结论为多，但是已经有了较大样本量和具有一定研究组织规模的，有相当说服力、带有指导性和预见性的研究成果。例如：318 例冠心病中，心气虚是本虚的最多见表现型式，标实证中的血瘀最为多见（见于全国七省市 12 家医院《冠心病心绞痛 318 例辨证分型探讨》）。344 例心气虚证中，血瘀是心气虚的最常见标证，水邪为患是心气虚证进一步恶化的征象。

在微观辨证研究中，通过对心气虚的研究，建立了左心室收缩功能评价心气虚的定性、定量、定位指标，并经全国各地研究单位重复验证，获得共识。

在实验研究中，全国各地的中西医结合研究者都尽可能采用了在当时国内所能达到的最新技术用于心的研究，使实验研究具有方法学上的先进性、科学性，例如在 70 年代采用的超声心动图技术、左心室造影技术、环核苷酸测定技术等，在 80 年代采用肾素、血管紧张素、前列腺素等测定。

研究成果的取得，除有技术、设备因素外，人的因素也是相当重要的。几十年来，中西医结合对心的研究，始终有一支全国性的具有相当规模的研究队伍。北京、上海、天津、湖南、黑龙江等全国许多中西医高校、医院、研究单位集中了许多全国有名的心血管临床和实验研究专家，成为全国中西医结合研究中十分重要的一支力量。

中西医结合对心的研究已有近 30 年的历史，但这一研究相对于今后的历程，现在还仅是一个开始，其研究成果也是初步的成就，还存在有如下几方面的问题。首先，尽管我们通过辨病与辨证相结合的研究方法，在心的脏象学说中将其核心内容与现代医学研究联系在一起，有了“古为今用”、“洋为中用”的许多成果，但这些进展还属于中西医的一般的结合，甚至还有许多是属于验证的性质，还未能在理论上进行结合，达到创立新的医学理论，形成新的理论学派，当然要将中医脏象学说“心”的内容与现代医学相结合，创立新的医学理论，不是一蹴而就的，它需要有更大量的临床和实验研究实践，更多的资料积累，并将其上升到理论的高度。目前我们的研究资料仍嫌不充足、不系统和不完整，另外在微观辨证研究中，能对心的实质的表达做到灵敏度高，特异性又很强，即定性、定量、定位都具备的检测指标还是太少了。对心气虚有左心室功能检测可以与非心气虚相区别，也可以区别肺、脾、肾气虚，但对于心阳虚、心阴虚就缺少有特异性的指标了。

在微观辨证中，存在着使用的技术方法和仪器设备不统一、不规范的问题。例如对血流动力学的测定，全国有用超声心动图、心机图、心阻抗图等多种方法进行测定，其中有一些还是近年来一些单位、部门自行研制的心功能检测仪，其设计原理、仪器整机灵敏度、可靠性都远未获得国家级的认可和国际的公认，以这样的非标准设备进行心的研究，所获得的结果难以在国内外交流和被承认。

科学研究不是个体性劳动，要有团队精神和整体研究规模。在当前科研体制改革中，如何使脏象学说的基础性研究工作，相对集中人力、物力、财力，使研究结果不是三五十例的分散结果，而是具有说服力的大样本，并采用国际认可的规范化科研设计、衡量、评价（DME）标准，使基础性研究稳定、深入地进行下去，则是当前的新问题。

随着 20 世纪世界科学技术的飞速发展，以及下一世纪的更大进步，中医脏象学说的心的研究必将会在本世纪几十年经验、成果积累的基础上，在老一辈中西医结合专家、骨干核心力量的带领下，在新一代中西医结合科技人才成长壮大中，在临床研究、实验研究各个领域有新的突破，取得新的成果。分子生物学是20世纪后半叶世界科技界最重大的发展之一，我国中西医结合在以往的心的研究中，已有部分工作涉及和应用了分子生物学技术。可以预言，中医脏象学说的心的研究在今后一定会有这方面的更新发展和成就。大样本量的临床研究工作，可以有先进的实验技术相配合，也可以在具有先进设计水平的软科学研究中完成，得到宏观辨证说明心实质的规律性认识，并可产生出中西医结合的有关于心的流行病学新学科研究，这样的研究成本相对较少，但得到的结论却同样具有很强说明力，可以设想这方面的工作会在今后逐步发展、开展起来。心实质的实验研究一直以寻找定性、定量、定位指标的建立为目标，但这一工作难度大，技术性要求高，是心的研究中的重点问题，也是今后我们工作的重点问题之一。我们相信，随着全国中西医结合事业的发展，科技的进步，在不远的将来，我们一定会在这方面有新的突破和进步。

（王硕仁　林　谦　鲁伟星
李长达　郭维勤）

参考文献

1. 沈自尹．同病异治和异病同治．科学通报　1961；(10)：51
2. 上海第一医学院脏象专题研究组．对中医学“肾”本质的探讨．中华内科杂志　1976；(2)：80
3. 姜春华，等．肾的研究．第2版．上海：上海科学技术出版社．1981：65～71
4. 江部康二，肾阳虚和肾阴虚患者尿中17-羟类固醇和17-酮类固醇排泄量．日本东洋医学会志　1981；32(12)：143
5. 施赛珠，等．肾阳虚病人下丘脑、垂体、肾上腺皮质系统功能的观察．上海中医药杂志　1978；(复刊号)：21
6. 沈自尹，等．老年人与“肾阳虚”患者的甲状腺轴功能对比观察．中西医结合杂志　1982；2(1)：9
7. 沈自尹，等．支气管哮喘采用补肾法防治及其内分泌和免疫方面的观察．中医杂志　1981；(5)：341
8. 李超荆，等．肾主生殖与排卵机理的初步探讨．中医杂志　1982；(6)：469
9. 沈自尹整理．中医虚证辨证标准．中西医结合杂志　1983；3(2)：117
10. 沈自尹，等．滋肾阴、温肾阳中药拮抗短程地塞米松反馈抑制作用的临床观察．中西医结合杂志　1983；3(4)：199
11. 沈自尹，等．温阳片预防支气管哮喘季节性发作及其原理研究．中西医结合杂志　1986；6(1)：17
12. 俞瑾，等．补肾化痰治疗多囊卵巢综合征中对下丘脑-垂体-卵巢功能的调节．中西医结合杂志　1986；6(4)：218
13. 张建国，等．温肾利水法治疗输尿管结石嵌顿性肾积水症的疗愈原理探讨．中医杂志　1985；26(5)：390
14. 沈自尹，等．运用中医补肾法对顽固性哮喘患者长期服用皮质激素的撤除观察．中华内科杂志　1966；14(1)：24
15. 沈自尹，等．老年人与“肾阳虚”患者的甲状腺轴功能对比观察．中西医结合杂志　1982；2(1)：9
16. 王文健，等．补肾法对老年男性下丘脑-垂体-性腺轴作用的临床和实验研究．中医杂志　1986；27(4)：32
17. 张新民，等．补肾对神经内分泌老化调节作用研究(Ⅰ)．中医杂志　1991；32(11)：43
18. 王文健，等．补肾对神经内分泌老化调节作用研究(Ⅱ)．中医杂志　1991；32(12)：41
19. 蔡定芳，等．右归饮对皮质酮大鼠细胞免疫及细胞因子的影响．中国免疫学杂志　1995；11(4)：248
20. 上海中医学院中基教研室，等．阴虚火旺与尿17-羟类固醇排泄量的关系．上海中医药杂志　1978；(复刊号)：26
21. 上海中医学院生化教研室，等．阴虚火旺与肾上腺皮质、髓质激素关系的初步探讨．上海中医药杂志　1979；(5)：8
22. 万叔援，等．高血压病阴虚火旺证的研究．上海中医药杂志　1983；(1)：44
23. 邝安堃，等．中医治疗病态窦房结综合征的疗效和对性激素的影响．中西医结合杂志　1981；1(1)：3
24. 邝安堃，等．冠心病中血浆雌二醇、睾酮的变化及中药治疗的影响．中西医结合杂志　1982；2(1)：13
25. 邝安堃，等．男性Ⅱ型糖尿病中辨证论治与血浆性激素关系的初步观察．中西医结合杂志　1983；3(2)：79

26. 邝安堃，等．女性糖尿病、冠心病和高血压病患者性激素与虚证关系的研究．中西医结合杂志　1989；9（6）：331
27. 李超荆，等．肾主生殖与排卵机理的初步探讨．中医杂志　1982；23（6）：49
28. 俞瑾，等．补肾化痰治疗下丘脑-垂体功能失调性闭经．中西医结合杂志　1983；3（4）：203
29. 廖玎玲，等．闭经、稀发月经妇女“肾虚”与性腺功能变化的观察．中西医结合杂志　1986；6（10）：590
30. 魏美娟，等．补肾药对大鼠多囊卵巢的形态学变化观察．中西医结合杂志　1989；9（9）：70
31. 章育正，等．补肾法对老年慢性支气管炎患者T细胞亚群及其免疫功能的作用．中西医结合杂志　1988；8（11）：658
32. 王　君，等．补肾法对慢性肾炎肾病型患者免疫功能的影响．中西医结合杂志　1987；7（12）：731
33. 戴　勇，等．肾虚病人NK活性和IL-2活性及IL-2受体表达的研究．中医研究　1993；6（1）：19
34. 徐　俊，等．肾虚与红细胞免疫和补体溶解免疫复合物功能的关系．中西医结合杂志　1988；8(9)：619
35. 廖洪军，等．淫羊藿对血液透析患者生存质量及细胞免疫功能的影响．中国中西医结合杂志　1995；15（4）：202
36. 杨贵贞，等．淫羊藿合剂及其提取物对实验动物免疫活性细胞的调整作用及其机理探讨．中国免疫学杂志　1985；1（1）：25
37. 王天然，等．淫羊藿多糖和淫羊藿甙对抑制性T细胞的作用．中国免疫学杂志　1986；2（2）：74
38. 胡国让，等．ConA诱导的抑制性T细胞功能检测及对老年人的初步观察．中华老年医学杂志　1985；4（2）：65
39. 何开玲，等．肾虚病人基础代谢与红血球糖分解代谢的研究．见：姜春华，等．肾的研究．第2版，上海：上海科学技术出版社．1981：114～121
40. 陈锐群，等．知母皂甙元是Na^+、K^+-ATP酶的抑制剂．生物化学与生物物理学报　1982；14（3）：159
41. 陈锐群，等．阴虚内热证初探——知母对钠泵作用的大鼠体内实验．中西医结合杂志　1983；3(4)：235
42. 时毓民，等．阴虚小儿红细胞钠泵变化．辽宁中医杂志　1984；（1）：30
43. 查良伦，等．肾阳虚与红细胞钠泵活性．中西医结合杂志　1985；5（7）：416
44. 丁桂芝，等．补肾健骨胶囊治疗绝经期后骨质疏松症疗效分析．中国中西医结合杂志　1995；15（7）：392
45. 丁继华．“肾主骨”的探讨．中西医结合杂志　1986；6（8）：505
46. 蔡新吉，等．肾虚证患者骨矿含量改变的初步探讨．中国中西医结合杂志　1994；14（3）：154
47. 许志奇，等．肾虚证骨矿物质含量的初步研究．中西医结合杂志　1991；11（4）：222
48. 李跃华，等．老年人骨质疏松患病率与肾虚证型关系的调查．中国中西医结合杂志　1995；15（6）：366
49. 肖荣华，等．绝经期肾虚证与绝经期正常人骨矿含量的分析．中医研究　1992；5（4）：12
50. 余增福．中西医结合治疗感音性聋38例．中西医结合杂志　1988；8（1）：42
51. 林文森，等．补肾药物治疗小儿药物性耳聋的临床及实验研究．中西医结合杂志　1989；9（7）：402
52. 曾兆麟，等．中医“肾”与耳关系的实验性研究．上海中医药杂志　1980；（1）：2
53. 张美莉，等．补肾防治耳聋的实验研究．上海中医药杂志　1992；（2）：1
54. 庄剑青，等．补肾药预防实验性耳聋探讨“肾”与耳的关系．中西医结合杂志　1990；（特集）：9
55. 莫启忠，等．中医“肾”和耳联系的物质基础的探讨．中医杂志　1982；23（7）：69
56. 孙爱华，等．从感觉神经性聋患者血清铁变化探讨中医“肾”与耳的关系．中医杂志　1982；23（7）：66
57. 刘鲁明，等．试从钙磷代谢角度探讨肾虚耳鸣的物质基础．中西医结合杂志　1986；6（9）：538
58. 沈自尹，等．中医虚证辨证参考标准．中西医结合杂志　1986；6（10）：598
59. 郭娇，等．心、肺、脾气虚证的唾液淀粉酶测定．广州中医学院学报　1990，7（2）：87
60. 调理脾胃方药的临床药效学研究．见：广州中医学院博士研究生毕业论文（91级）
61. 成汗，等．脾气（阳）虚病人腮腺分泌的研究．中华医学杂志　1984；64（9）：558
62. 方永奇，等．脾虚患者唾液腺功能变化初探．广州中医学院学报　1988；5（1）：20
63. 王兆清，等．脾与胃酸分泌功能关系的初探．中西医结合杂志　1984；4（1）：36
64. 苏绍贤．吞酸证的初步探讨．新中医　1983；（11）：6
65. 陈泽民，等．胃泌酸功能与辨证论治关系的探讨．中西医结合杂志　1984；4（4）：224
66. 金敬善，等．老年人和脾虚患者消化系统功能的观

察．中西医结合杂志　1984；4（3）：64

67. 孟仲清．脾虚纳呆小儿尿淀粉酶含量的测定．云南中医杂志　1982；（2）：20

68. 广州军区总医院．慢性痢疾的病因及其治疗问题的探讨．新中医　1973；（3）：9

69. 金敬善，等．老年人和脾虚患者消化系统功能的观察．中西医结合杂志　1984；4（3）：64

70. 周孔卿．脾虚患者小肠吸收胰外分泌功能的同步观察．广州中医学院学报　1986；（4）：41

71. 金敬善，等．脾虚患者小肠吸收功能的研究．中华医学杂志　1976；（55）：588

72. 高墀岩，等．脾虚病人某些检查指标的变化．中医杂志　1980；21（9）：27

73. 周礼卿．脾虚患者小肠吸收胰外分泌功能的同步观察．广州中医学院学报　1986；（4）：41

74. 广州中医学院脾胃研究组．脾虚患者唾液淀粉酶活性的初步观察．中华医学杂志　1980；60（5）：290

75. 金敬善，等．老年人和脾虚患者消化系统功能的观察．中西医结合杂志　1984；4（3）：64

76. 王建华，等．脾胃病患者的中医辨证与胃电图检查结果关系的探讨．中医杂志　1983；24（6）：64

77. 高墀岩，等．脾虚病人某些检查指标的变化．中医杂志　1980；21（9）：27

78. 王清云，等．脾胃气虚与异柠檬酸脱氢酶和肾上腺髓质的关系．中西医结合杂志　1987；7（7）：426

79. 王建华，等．脾胃病患者的中医辨证与胃电图检查结果关系的探讨．中医杂志　1983；24（6）：64

80. 王清云，等．脾胃气虚与异柠檬酸脱氢酶和肾上腺髓质的关系．中西医结合杂志　1987；7（7）：426

81. 于冠庭，等．慢性肝病虚证血中微量元素锌铜的变化及其意义．中西医结合杂志　1982（2）：3

82. 广州中医学院脾胃研究室．脾胃学说的探讨．新中医　1980；（增刊2）：1

83. 蒋传梅，等．96例慢性肝炎某些免疫指标与中医辨证分型关系的观察．中西医结合杂志　1982；2（3）：147

84. 邝元亮，等．脾气虚证淋巴细胞电泳测定的初步研究．中西医结合杂志　1988；8（2）：90

85. 张世平，等．脾虚等五种中医证型与人类白细胞抗原关联的初步研究．中西医结合杂志　1987；7（9）：53

86. 劳绍贤，等．论清热、化瘀法在溃疡病治疗中的意义．中药药理与临床　1987；（1）：30

87. 郭庆，等．脾胃虚弱及肝胃不和型胃脘痛胃粘膜病变的比较观察．中西医结合杂志　1985；5（1）：23

88. 华培显，等．胃病中各型脾虚证的组织病理学观察．中西医结合杂志　1986；6（4）：213

89. 许长照，等．脾虚证患者十二指肠的病理形态组织化学研究．中西医结合杂志　1987；7（12）：722

90. 任宏义，等．香砂六君子汤对脾胃气虚患者外周淋巴细胞超微结构的影响．中医杂志　1986；（11）：53

91. 丁　瑞．中医脾胃学说应用研究．北京：北京出版社．1993：164

92. 陈小野．实用中医证候动物模型学．北京：北京医科大学、中国协和医科大学联合出版社．1993：145～201

93. 脾气虚机理研究协作组．国家“七五”攻关（75—64—01—01）．脾虚证候发生机理的研究论文汇编．1989；8：33～73

94. 张莅峡．中医药理论与实验研究进展．北京：中医古籍出版社　1994：74～80

95. 金敬善．脾虚证的生化研究进展．新消化病学杂志　1993；（3）：158

96. 金敬善．胃肠道激素的研究进展及其与中西医结合的关系．中国中西医结合脾胃杂志　1993；1（1）：63

97. 杨　芸，等．脾虚溃疡型结肠炎动物模型制作初探．第三届全国中医药动物模型研讨会论文汇编．1995：37

98. 毕建军，等．脾虚动物模型的研制，第三届全国中药动物模型研讨会论文汇编．1995：41

99. 王　禾，等．环磷酰胺模型中医证型属性的实验研究．第三届全国中医药动物模型研讨会论文汇编．1995：51

100. 危北海．中医脾胃学说应用研究．北京：北京出版社．19：79～98

101. 戴维正．阴虚证的研究进展．中医杂志　1983；（5）：69

102. 毛炯，等．脾阴虚的研究进展．中医杂志　1991；（5）：50

103. 贝叔英，等．脾阴虚证的诊断．浙江中医杂志　1988；（1）：1

104. 魏睦新，等．脾阴虚证体液免疫机能初探．南京医学院学报　1988；（8）：53

105. 魏睦新，等．脾阴虚证患者消化系统功能的初步观察．上海中医药杂志　1988；（2）：8

106. 贝叔英，等．皮温测定对脾阴虚证诊断价值初探．中医杂志　1987；（4）：55

107. 熊维美．脾阴虚证治浅探．陕西中医　1985；（3）：100

108. Hockstra D，et al. Release of outer membrane

fragments from normally growing Escherichia coli. Biochem Biophys Acta. 1976；455：889
109. Olofsson P.，et al. Endotoxin：Routes of transport in experimental peritonitis. Am J Surg. 1986；151：443
110. Shapiro Y，et al. Increase in rat intestinal permeability to endotoxin during hyperthermia. Eur J Appa Physiol. 1986；55：410
111. Olofsson P，et al. Endotoxin-transport routes and kinetics in intestinal ischemia. Acta Chir Scancl. 1985；151：635
112. Utili R，et al. Inhibition of Na^+. K^+-adenosine-triphosphatase by endotoxin：A possible mechanism for endotoxin-induced cholestasis. J Infect Dis. 1977；136：583
113. 周舒，等．儿童舌质与舌微循环的关系．中西医结合杂志 1986；6（1）：31
114. 朱宝宽，等．老年病人青紫舌血流变和舌尖微循环的观察．江苏中医杂志 1985；（8）：42
115. 袁肇凯．淡红、红绛、青紫舌尖显微观察的初步分析．浙江中医杂志 1982；17：520
116. Volvano JW. The simultaneous measurement of thermal conductivity. thermal diffusivity and perfusion in small volumes of tissure. Transaction of the ASME. 1984；106：192
117. 张继贤，等．舌象与胃粘膜病变的关系．辽宁中医杂志 1987；（6）：63
118. 邝元亮，等．脾气虚证血液流变性的初步研究．中医杂志 1987；（6）：63
119. 江丹．近年气虚证客观诊断指标的研究进展．北京中医学院学报 1987；10（2）：45
120. 戴豪良，等．阴虚证35例临床病理特征的分析．中西医结合杂志 1989；9（1）：7
121. Bermudez F，et al. High incidence of decreased serum triiodo thyronine concentration in patients with nonthyroidal disease. J Clin Endocrinol Metab. 1975；41：27
122. 刘新民．实用内科学．北京：人民军医出版社．1984：432～433
123. 王清云，等．脾胃气虚生物化学基础的研究．河南中医 1986；（3）：6
124. 张学庸，等．萎缩性胃炎胃窦G细胞、组织胃泌素、胃液和血清胃泌素关系的初步观察．中华消化杂志 1984；4（1）：6
125. 金敬善．等．血清中胃泌素水平与脾虚证的关系．中西医结合杂志 1982；2（1）：25
126. 辛雁，等．血管活性肠肽．国外医学（内分泌分册）．1987；（1）：8
127. Lezoche. E.，et al. Elevated plasma levels of vasoactive intestinal polypeptide in short bowl syndrome. Am J Surg. 1983；145：369
128. 辛雁，等．肝病患者血管活性肠肽测定及其临床意义的初步探讨．中华消化杂志 1987；（7）：8
129. Imondi AR，et al. Synthetic peptides in diagnosis of excerine pancreatic insufficiency in animal. Gut. 1972；13：726
130. 周志超，等．口服法胰腺外分泌功能试验．中华消化杂志 1981；1（4）：238
131. 许其垱，等．口服BT-PABA行胰外分泌功能52例临床观察．福建医药杂志 1985；7（1）：16
132. 尹光耀，等．脾虚证胃病胃粘膜超微结构与微量元素研究及其临床意义．中西医结合杂志 1988；8（9）：527
133. 许长照，等．脾虚证的十二指肠病理组织学及超微结构研究．南京中医学院学报 1986；（3）：38
134. 王卫中．慢性特发性血板减少性紫癜临床观察．中医杂志 1993；34（4）：229
135. 邓中炎．“脾主统血”在临床中的应用．广州中医学院学报 1988；5（3）：129
136. 詹文彦，等．免疫性血小板减少性紫癜辨证分型与血小板表面相关抗体及T淋巴细胞亚群的关系．中国中西医结合杂志 1992；12（5）：283
137. 周延峰．原发性血小板减少性紫癜中医治疗近况．山东中医学院学报 1993；17（4）：280
138. 孙伟正．原发性血小板减少性紫癜患者血小板相关抗体与中医辨证分型的关系．黑龙江中医药 1991；（6）：14
139. 杨宇飞，等．特发性血小板减少性紫癜中医研究进展．中国中西医结合杂志 1994；14（11）：699
140. 赵会芳．“脾统血”的现代研究进展．贵阳中医学院学报 1991；（3）：44
141. 熊海，等．健脾益气汤对脾虚大鼠肌糖原含量的影响．中西医结合杂志 1989；9（2）：96～97
142. 李乐红，等．“脾气虚”大鼠骨骼肌细胞化学研究．中国医药学报 1990；5（5）：16～18
143. 孙恩亭，等．脾气虚大鼠骨骼肌中某些元素、酶及能荷的变化．中国中西医结合杂志 1993；13（12）：736～738
144. 杨维益，等．健脾理气法对骨骼肌能量代谢影响的研究．中国运动医学杂志 1994；13（1）：28～31
145. 郑永峰，等．脾虚证与磷酸肌酸激酶的关系．北京中医学院学报 1988；11（1）：47～48
146. 杨维益，等．脾气虚证时磷酸肌酸激酶及其同功

酶活性变化的临床研究．中国医药学报 1992；7（4）：22～25
147. 王清云，等．脾胃气虚生物化学基础的研究．河南中医 1986；（3）：6
148. 杨维益，等．脾气虚证大鼠骨骼肌的形态学和形态计量研究．中国运动医学杂志 1993；12（3）：157～159
149. 裴媛，等．脾阳虚大白鼠横纹肌线粒体超微结构及血清肌红蛋白含量的实验研究．辽宁中医杂志 1991；（5）：43～46
150. 李庚和．432例重症肌无力症疗效分析．上海中医药杂志 1987；（12）：2
151. 李庚和，等．50例重症肌无力症（重型患者）的临床疗效观察．上海中医药杂志 1991；（11）：1
152. 李任先，等．中医药治疗重症肌无力的经验特色．中药新药与临床药理 1991；（2）：25
153. 张华英，等．补中益气汤化裁治疗眼型重症肌无力28例．辽宁中医杂志 1988；（5）：22
154. 张万岱．中西医结合研究脾本质的进展概况和今后设想（一），（二）．新中医 1980；（1）：34～36.（2）：37
155. 何权瀛．从中医脾虚角度探讨呼吸肌疲劳的发病和治疗．中西医结合杂志 1990；10（6）：364～365
156. 慢性支气管炎中西医结合诊断分型防治方案（1979年修订）．中华结核和呼吸系统疾病杂志 1980；3（1）：62
157. 沈自尹，等．中医虚证辨证参考标准．中西医结合杂志 1986；6（10）：589
158. 林求诚．慢性支气管炎中西医结合标本诊断分型研究的总结报告（摘要）．福建中医药．1986；6（4）：30
159. 高敏，等．中医肺助心行血的实质与微循环关系的探讨．广州中医学院学报 1993；10（4）：185
160. 王会仍，等．从心肺功能变化看肺气与心血的关系．浙江中医杂志 1987；（1）：30
161. 熊正明，等．中西医结合治疗慢性阻塞性肺部疾病．天津：天津科技出版社．1983
162. 李浩、谭敬书．肺部疾病辨证与鼻腔脱落细胞变化的初步研究．中西医结合杂志 1988；8（6）：333
163. 陈永光，等．慢性支气管炎中医分型的X线研究（附306例X线分析）．福建医药杂志 1981；3（5）：1
164. 沈家根，等．慢支的中西医结合诊断分型的X线表现．上海中医药杂志 1982；（12）：23
165. 林求诚．慢阻肺中医辨证的诊断学意义．北京中医学院学报 1984；（5）：21
166. 王会仍，等．肺气虚与肺功能变化规律的初步观察．中医杂志 1983；24（2）：62
167. 郭一钦，等．肺气虚与肺扫描、肺功能的关系：附50例临床分析．上海中医药杂志 1984；（9）：47
168. 靖旭荔，等．肺心病中西医结合辨证分型202例次血气、酸碱和电解质变化规律探讨．中西医结合杂志 1985；5（8）：466
169. 王素英．肺心病辨证分型应用血气、、心肺功能、超声心动图的意义．内蒙古中医药 1986；（3）：26
170. 苏梅者，等．慢性咳喘病中医辨证与肺功能关系的研究．中医杂志 1990；31（3）：46
171. 赵纯必．肺虚证患者肺功能定量对照研究．中西医结合杂志 1990；10（6）：368
172. 周梦圣，等．用酯酶法对肺气虚证患者末梢血淋巴细胞的观察．辽宁中医杂志 1980；（8）：17
173. 广西中医学院中医理论研究室．肺气虚的实验研究．广西中医药 1981；（6）：43
174. 温州市医药科学研究所四病研究室．慢性支气管炎肺气虚、脾阳虚、肾阳虚的实质探讨．浙江中医杂志 1980；15（3）：124
175. 李平．40例肺气虚患者血清干扰素活性观察．安徽中医学院学报 1991；10（1）：43
176. 汪慰寒，等．心素钠在心肺气虚诊断中的意义．中西医结合杂志 1988；8（6）：521
177. 齐幼龄，等．88例肺气虚病人血浆肾素、血管紧张素Ⅱ及醛固酮的测定．广西中医药 1991；14（2）：93
178. 陆桂祥，等．肺气虚病人血清 α_1-抗胰蛋白水平的初步观察、广西中医药 1981；（4）：41
179. 宋崇顺，等．气虚证血液流变学的临床观察和实验研究．中医杂志 1981；（10）：39
180. 金维岳，等．慢性支气管炎、肺源性心脏病患者血液流变学检查与中西医结合临床分型的关系．江西医药 1982；（3）：49
181. 北京市中医研究所生化室．关于气血理论探讨——对气虚的细胞电泳研究．辽宁中医杂志 1980；（4）：11
182. 郗增亮．慢性支气管炎舌腹静脉观察小结．河南中医 1981；（4）：33
183. 廖承济，等．慢支阴虚和阳虚患者能量代谢的某些生化指标观察．福建中医药 1981；（5）：8
184. 林文森，等．鼻腔分泌物环核苷酸含量与慢性支气管炎辨证分型的关系．浙江中医杂志 1982；17（11）：522

185. 钱宝庆．肺心Ⅱ号方对31例肺心病肺肾气虚型头发中某些微量元素的影响及疗效观察．浙江中医学院学报 1990，(2)：27
186. 谭茹．小儿反复呼吸道感染肺气虚证与微量元素关系的研究．辽宁中医杂志 1991；18(7)：8
187. 王启明．中西医结合治疗结核病．重庆：四川科学技术出版社．1983
188. 瞿潄芬，等．420例肺癌中医辨证分型与临床病理分型的关系．中西医结合杂志 1984；4(1)：21
189. 刘嘉湘．肺癌的中西医结合治疗及研究近况．中西医结合杂志 1985；5(2)：72
190. 谭敬书．试论耳鼻咽喉科领域的中西医结合．中西医结合杂志 1984；4(5)：303
191. 林求诚，等．肺源性心脏病阴阳虚证若干指标的观察．中医杂志 1984；(1)：74
192. 陈松涛，等．中医虚证理论的初步探讨．中西医结合杂志 1982；2(3)：140
193. 崔玉衡．关于慢性支气管炎"肾虚"的研究．河南中医 1981；(2)：25
194. 廖承济，等．肺心病中医辨证分型的生化学探讨．福建中医药 1985；(1)：19
195. 张庆荣，等．阳虚、阴虚慢性阻塞性肺疾病患者甲皱微循环和血液流变学变化的初步研究．辽宁中医杂志 1984；(2)：42
196. 陆鸿元，等．慢性支气管炎"辨虚治本"与血浆环核苷酸含量变化的关系．中医杂志 1980；(4)：18
197. 王正昌，等．肺癌患者三种虚证类型的治疗生存期与血浆环核苷酸水平的关系．中西医结合杂志 1984；4(1)：23
198. 米逸颖，等．肺癌中医辨证分型与血清铜、锌关系探讨．中西医结合杂志 1992；12(3)：154
199. 上海第一医学院中山医院中医教研室，等．临床病理讨论．中西医结合杂志 1981；1(1)：56
200. 沈自尹，等．支气管哮喘采用补肾法防治及其内分泌和免疫方面的观察．中医杂志 1981；22(5)：21
201. 郭合，等．实用中西医结合呼吸病学．北京：中国医药科技出版社 1992；256
202. 季钟朴．关于中医"证"的研究思路．中西医结合杂志 1985；5(6)：366
203. 陈国桢．肝郁脾虚证本质探讨．中西医结合杂志 1985；5(12)：732
204. 金益强，等．肝阳上亢证本质研究．中西医结合杂志 1988；(3)：136
205. 金益强，等．肝风内动证三亚型的病理生理学基础研究．中国中西医结合杂志 1993；13(7)：391
206. 陈国林．中医肝病证候临床辨证标准研究．中国医药学报 1990；5(1)：66
207. 王新德．1986年中华医学会第二次全国脑血管病学术会议修订各类脑血管疾病诊断要点．中华神经精神科杂志 1988；2(1)：60
208. 1980年全国冠心病辨证论治研究座谈会制订．冠心病（心绞痛、心肌梗塞）中医辨证试行标准．中医杂志 1980；(8)：46
209. 中西医结合研究会．中医虚证辨证参考标准．中西医结合杂志 1983；3(2)：117
210. 全国中西医结合虚证与老年病研究专业委员会．中医虚证辨证参考标准．中西医结合杂志 1986；6(10)：598
211. 林谦，等．心气虚证中医辨证规律的临床研究．中西医结合杂志 1990；10(2)：78
212. 廖家桢，等．生脉散对冠心病心绞痛患者左心室功能的影响．中医杂志 1981；(6)：24
213. 史载祥，等．"心气虚"患者左心室功能的研究．中医杂志 1982；(12)：58
214. 任树生，等．心脏功能与心气虚证的内在联系．天津中医 1985；(2)：36
215. 陈耀青，等．冠心病气虚、气阴两虚的心功能表达及生脉注射液的效应观察．中西医结合杂志 1988；8(9)：523
216. 周英，等．心虚证患者心脏血流动力学变化的初步研究．中西医结合杂志 1991；11(5)：268
217. 陈振中，等．"心气"量化的实验研究．中国医药学报 1990；(5)：7
218. 柳文仪．心气虚证超声心动图观察．中西医结合杂志 1988；8(12) 744
219. 张世枢．冠心病心气虚与心功能关系的初步探讨．辽宁中医杂志 1983；(8)：18
220. 王崇行．气功改善心气虚型高血压病患者心功能和微循环作用观察．中西医结合杂志 1991；(11)：659
221. 王建华．论负荷在虚证本质研究中的意义．中医杂志 1986；(9)：59
222. 贾宝善，等．冠心病心气虚与核听诊检测心功能关系的初步探讨．中西医结合杂志 1987；7(4)：203
223. 程伟，等．心气虚证左室舒张功能的临床及实验研究．中国中西医结合杂志 1993；13(3)：139
224. 潘毅，等．心气虚证的计量诊断初探．广州中医学院学报 1990；7(2)：78
225. 宋一亭，等．冠心病中医辨证分型的客观指标探讨．中医杂志 1981；22(7)：28

226. 周宜轩，等．心气虚、脾气虚患者血液动力学、流变学的研究．安徽中医学院学报 1990；9（3）：46

227. 李爱忠，等．144例冠心、肺心病心气虚分级的血液流变学观察．湖南中医学院学报 1992；12（3）：53

228. 林院昌，等．冠心病心气虚证甲皱微循环与血液流变学对比研究初探．辽宁中医杂志 1992；（6）：4

229. 韩明向，等．人参注射液治疗心气虚证的临床研究．中医杂志 1992；33（2）：43

230. 鲍延熙，等．对冠心病气虚和血瘀患者的实验指标观察．中医杂志 1981；22（4）：28

231. 王心文．心气虚、心阴虚证的血液流变学研究．辽宁中医杂志 1992；（1）：16

232. 李绍芝，等．心气虚证患者临床脉象的初步观察．浙江中医杂志 1988；（10）；4：60

233. 李绍芝，等．心气虚病人脉图参数的初步观测．中医杂志 1987；28（7）：57

234. 李绍芝，等．冠心病心气虚患者脉图参数和心输出量的初步观察．陕西中医 1988；（2）：90

235. 李绍芝，等．心气虚患者脉图血液动力学参数的初步分析．中国医药学报 1988；（4）：9

236. 柳侃，等．老年心气虚患者心搏间距变化和运动后心率复常时间检测的临床意义．辽宁中医杂志 1989；（6）：19

237. 杨振平．心虚证心功能及心血管植物神经功能的研究．中国医药学报 1990；（2）：12

238. 牛天福，等．心气虚证患者心率变异性与左室功能关系的研究．中国中西医结合杂志 1993；13（7）：430

239. 陈耀青，等．冠心病气虚气阴两虚证的心率变异功率谱研究．中西医结合杂志 1989；（2）：76

240. 王会仍，等．心肺气虚与肺功能变化规律的初探．中医杂志 1983；（2）：62

241. 张立，等．心气虚证患者肺功能与心脏功能变化的相关关系初探．甘肃中医学院学报 1991；8（2）：7

242. 张立，等．心气虚、心肺气虚患者肺功能及肺阻抗血流图检测及分析．陕西中医 1992；（11）：521

243. 陆卫东．85例气虚患者脑电图、脑血流图表现及其分析．浙江中医学院学报 1992；（3）：32

244. 廖家桢，等．冠心病患者免疫功能与中医辨证关系初探．中西医结合杂志 1982；2（4）：206

245. 赵家琪，等．心气虚患者的细胞免疫功能及补益中医药对淋巴细胞作用的初步研究．辽宁中医杂志 1982；（12）：47

246. 林谦，等．流式细胞术发现党参对冠心病患者外周血T淋巴细胞亚群的影响．中国中西医结合杂志 1994；14（7）：434

247. 廖家桢，等．冠心病心气虚证临床微观辨证初探．上海中医杂志 1987；（11）：2

248. 刘治全，等．急性心力衰竭患者外周淋巴细胞与心肌细胞线粒体膜磷脂定位的对比研究．中华心血管病杂志 1993；21（4）：209

249. 周光耀．中医气虚证的能量代谢研究．中医杂志 1991；32（6）：48

250. 刘治全，等．慢性心力衰竭患者外周淋巴细胞与心肌细胞线粒体膜磷脂定位的对比研究．中华心血管病杂志 1993；21（4）：209

251. 林谦，等．党参对冠心病心绞痛患者的血液细胞及对小鼠心肌作用的定量细胞化学观察．中国组织化学与细胞化学杂志 1994；3（4）：398

252. 俞兵，等．心虚证患者心钠素水平的初步观察及其临床意义探讨．中西医结合杂志 1989；9（9）：526

253. 张铁忠，等．男性冠心病患者血浆性激素水平与中医证候类型关系的研究．中西医结合杂志 1983；3（2）：82

254. 樊良卿，等．冠心病中医辨证分型的客观指标探讨．中医杂志 1981；（7）：28

255. 罗陆一，等．心气虚证患者红细胞超氧化物歧化酶活性及血清过氧化脂质含量变化．中医研究 1993；6（1）：26

256. 郭姣．心、肺、脾气虚证的唾液淀粉酶测定．广州中医学院学报 1990；7（2）：87

257. 孙福立，等．试用睡眠剥夺法建立心虚证的动物模型．中西医结合杂志 1987；7（1）：35

258. 徐承秋．病毒性心肌炎的研究．见：陈可冀，等主编．心脑血管疾病研究．上海：上海科学技术出版社．1988：160～172

259. 翁维良．病毒性心肌炎．见：陈贵廷，等主编．实用中西医结合诊断治疗学．北京：中国医药科技出版社．1991：373～379

260. 陈辽泓．中医治疗病毒性心肌炎近展．江苏中医杂志 1986；7（12）：40

261. 杨振平，等．心虚证左心功能及心血管植物神经功能的研究．中国医药学报 1990；5（2）：12

262. 李绍芝，等．心气虚证患者左心舒缩功能的初步研究．中医杂志 1988；29（2）：50

263. 周英，等．心虚证患者心脏血流动力学变化的初步研究．中西医结合杂志 1991；115：268

264. 陈曙霞，等．陈旧性心肌梗塞患者血瘀、阴虚、阳虚型的若干指标观察．中西医结合杂志 1989；9

(11) 660

265. 董其美，等．心脏病的中医虚证分型与左心功能关系的探讨．中西医结合杂志　1985；5(3)：148

266. 张晓星，等．心阴虚心气虚证患者心功能及外周血管阻力研究．湖北中医杂志　1994；16 (3)：35

267. 谭达人，等．冠心病“阳虚”、“阴虚”病人血液流变性的初步观察．中医杂志　1981；22 (8)：31

268. 谭达人，等．冠心病阴虚和阳虚患者血液流变性再探．中医杂志　1982；23 (7)：41

269. 吴式枢，等．陈旧性心肌梗塞阴虚和阳虚患者的血液流变性分析．辽宁中医杂志　1983；7 (8)：40

270. 王心文．心气虚、心阴虚证的血液流变学研究．辽宁中医杂志　1992；19 (1)：16

271. 张道亮，等．心脏病人心阴虚心气虚证血液流变学的研究．湖北中医杂志　1994；16 (1)：39

272. 浙江省中医研究所心本质研究组．心阴虚的初步探讨．浙江中医药　1979；5 (6)：183

273. 樊良卿，等．冠心病中医辨证分型的客观指标探讨．中医杂志　1981；22 (7)：28

274. 李麟仙．冠心病中医辨证分型的病理生理基础．云南中医杂志　1983；(2)：41

275. 李宗梅．冠心病心阴虚、心阳虚微循环的改变．中医药学报　1986；(5)：11

276. 吴瑞荣．阴虚冠心病人尿 17 羟皮质类固醇昼夜节律变化与脑的关系．中西医结合杂志　1982；2 (2)：100

277. 吴瑞荣，等．阴虚冠心病人血清酪氨酸含量的变化．中医杂志　1983；24 (3)：34

第四章　经络学说研究

经络是中医学的一个重要概念，围绕经络形成的中医经络理论是中医理论的核心组成部分之一。经络是经脉与络脉的总称，其中长距离的纵行干线称为经脉，从经脉斜行而出的中小分枝称为络脉。人体的经脉中有十二条纵行于四肢躯干的主要经脉，称为十二正经，手足各有六条，行于肢体内侧的为阴经，行于外侧的为阳经，它们构成互为表里的六对表里经。十二经脉与十二个脏腑相连，阴经与脏相连，阳经与腑相通；另有奇经八脉，不与脏腑相连，其中任、督二脉与十二经脉合称为十四经，在其上分布着三百多个穴位，称为经穴。在十二正经上各有别出的支脉，称为十二经别，在十二经分布的路线上还有十二经筋和十二皮部，是十二经脉的连属部分，不与脏腑相连。络脉包括较大的十五络和较小的浮络及更小的孙络，十二经脉各有一条络脉将表里经联系起来，加上任、督的两条络脉和脾之大络，构成十五络脉，浮络与孙络则以穴位为主，散布于全身。经脉、络脉和孙络组成从大到小的三级分枝结构，构成遍布全身的网络系统。

《黄帝内经》是我国第一部系统的医学理论著作，它对人体经络的分布与功能作了系统的阐述，指出经络具有运行气血，濡养组织，沟通表里、上下，联络脏腑，平衡阴阳等功能，因此具有“决死生，处百病”的重要作用。

古人所描述的这一经络系统与现代医学中已知的神经血管分布有所不同。神经系统的分布是从四肢汇集到位于人体中轴线的脊髓，再从脊髓到大脑的“土”型分布，而血管系统是以心脏为中心的辐射型分布，而经脉则是与体表和体轴基本平行的纵贯全身的分布形式，正如地球的经线，故此它的英文名为“Meridian”。在现代医学高度发展的今天，人们似乎很难接受人体中还有这样一个如此宏大的、还没有被现代医学所认识的经络系统的存在。然而几千年来，我们的祖先就是运用这一经络系统进行针灸、按摩、拔罐、中药和气功的治疗，使无数疾病得以康复。在今天，针灸疗法已经走向世界，许多国家成立了针灸学会，并接受针灸作为一种正式的辅助医疗手段。

实践是检验真理的唯一标准，对于几千年医学实践所形成的经络和经络理论，我们需要做就是用现代科学研究它，认识它，在认识的基础上修改完善我们现有的知识体系。现代经络研究就是现代人运用现代科学的手段和概念对古典中医经络理论中的经络循行路线、经络的实质结构与功能以及经络气血运行规律等内容进行的验证、探索与说明。实际上，广义的现代经络研究还应当包括对古典经络文献的挖掘整理以及经络理论的临床应用研究等内容，限于篇幅，本章主要介绍现代经络研究中的实验室研究部分及其相关的理论探讨。

一、我国现代经络研究历史概况

我国的现代经络研究开始于20世纪50年代，大致可分为3个阶段，第一个阶段是从50年代初到60年代末。建国以后，党和政府制定了正确的中医政策，中医研究得到重视。1956年，经络实质的研究被列为全国自然科学发展规划的重点项目，1957年，著名中医学家承淡安先生大力倡导经络研究，并将日本长滨善夫著的《经络的研究》翻译介绍到国内。1958年，张协和等开始对经络的皮肤电阻进行测定。1959年，在上海召开了全国中医经络针灸学术研讨会，与会者对经络实质和针灸机理提出了各种设想。60年代初，朝鲜的金凤汉宣称发现了经络的特异结构，即所谓的“凤汉管”和“凤汉小体”，我国为了调查此事，专门从各单位调集了一批学者，他们使用了当时的各种手段，也未能发现朝鲜人所说的那种结构。除了重复朝鲜人的工作，这期间有不少人都使用了组织学和组织化学的方法对经络、腧穴的形态学进行研究，目的就是想看看在古典的经脉路线和穴位的下面到底有什么样的组织结构。结果除发现经脉线部分段落与神经、血管走行重合外，并未发现任何连续循经的特异结构，经络的形态学研究是这一阶段的特色，但研究结果是“阴性的”。

客观地评价这一时期的研究，也不能说完全没有收获。第一，研究工作培养了一批对经络感兴趣、具备一定现代科学素质的经络科研队伍，这些人当中，一部分人后来转向了针刺机理的研究，另一部分人仍然坚守阵地。第二，经络的形态学研究虽然没有发现明显的循经结构，但发现穴位上的组织中某些成分特别丰富，如结缔组织、特殊感受器、神经末梢、微血管、淋巴丛等等。这些发现对进一步深入研究经络及探索针灸原理提供了有用的素材。

第二个阶段是从70年代初到80年代中期。由于没能从解剖学解决经络问题，人们的兴趣开始转向通过感觉感知经络的研究。因此，这一阶段的主要特色为循经感传现象的研究。通过全国范围的大规模普查，发现了一批“经络敏感人”，他们在穴位受到刺激时，会产生一种循经脉路线的感觉移动现象，称为（显性）循经感传现象，但这种人数量较小（Ⅰ级者仅占0.8%）。70年代后期，在显性循经感传的基础上进一步发现了隐性循经感传，其出现率较高，为95%以上，另外还有一些可见经络现象和经络客观检测方面的研究，但这一阶段的研究重点是循经感传，通过对循经感传这一主观感觉的方法和大量的统计调查，初步肯定了经络的存在。

第三个阶段是国家“七五”经络攻关的研究，在这一阶段，研究者们已经不满足于用主观感知的方法去研究和证明经络的存在，这种证明产生的一个突出疑问就是“如果没有感知到经络，是不是它就不存在了?”此问题多少涉及一点意识决定存在还是存在决定意识的哲学命题。因此，研究者们努力寻找用客观手段证明经络存在及规律的方法，故形成了以经络客观检测为特色的第三阶段研究，其中的一项主要工作就是使用γ照相机和同位素示踪剂对十二经脉进行了客观显示。

第二、三阶段的研究从主客观两个方面证实了经络的存在，为争取经络在国家“八五”攀登项目中立项奠定了基础。到了“八五”时期，经络的研究开始从各个角度广泛铺开，并采用了很多先进的手段，从神经的逆行性标记、生物弱磁测量用的超导量子干涉仪到能够直接探测体内某化学物质浓度的PEX，研究取得了一大批结果，在经络实质和经络现象机理的某些方面发现了一些有意义的苗头。但由于仓促结题，很多工作没有能够及时发表和充分交流，因此也就没能在一两个关键问题上得到明确的答案，形成统一的认识，确立主攻方向。因此，“八五”经络攀登是经络研究从现象到实质、从盲目摸索到目标明确之间的一个过渡阶段。在各方面的努力下，经络研究又被列入“九五”攀登预选课题，即将开始新的征程。

二、西方经络研究简评

与我国经络研究几乎同步开始的西方经络研究，其规模远远不及经络的发源地——中国，但它在许多方面的确领导了现代经络研究的“新潮流”。请看下述事实：第一个系统报道循经感传现象的是日本的长滨善夫（1950年）；首先使用电阻测量的物理学方法进行经络研究并发现“良导络”的是日本的中谷一雄（1950年）；第一个使用γ照相机进行经络同位素示踪显像的是法国的de Vernejoul P（1985年）；第一个使用红外热像方法进行经络研究的是法国的J. Borsarello（1970年）；第一个用二氧化碳测定仪研究经络的是匈亚利的Eory（1984）；第一个提出系统的经络假说（1952年）并发表专著（1980年）的是日本的藤田六郎，在这些方面，我们几乎是让外国人牵着鼻子走。外国在这些方面的领先主要是由于它们的现代科学技术实力比较雄厚，另一个原因可能是西方人对东方文化特殊的好奇心和科学的敏感性，许多西方研究者都是从针灸实践中接触到经络问题的。日本是研究经络仅次于中国的国家，它们目前的经络研究带有较强的实用主义色彩，比如，使用磁铁的N-S极对经络进行补泻。

由于语言的限制，西方学者对中医经络的理论与背景所知较少，而这正是我国学者的优势。我国的经络研究还有一个优势就是政府支持，在西方，这种课题是很难申请到经费的，因此绝大多数研究都是“业余的”，这就限制了西方经络研究的规模和质量。相比之下，中国的经络研究在政府和众多中医机构的支持下，其研究的深度和广度都远远超过国外，但一些重要的实验技术仍以“引进”为主，同时我们也不能忽视西方特别是日本、俄国等在经络研究上的思路和成果。当今世界已渐渐溶为一体，中国也再不象过去那样闭关锁国、贫穷落后了。我国的科学技术水平与西方国家的距离正在缩短，很多先进的技术手段已经具备，因此，我国未来的经络研究应该走自己的路，应该更加正规化和学术化，应该制定自己的长期发展战略，同时应与国外先进的科学领域接轨，这样才能保证中国的国宝不出现“墙内开花，墙外结果”的局面。

（张维波）

第一节 循经感传现象的研究

一、循经感传现象的发现

以针刺或电刺激等方法刺激人体穴位时，受试者出现一种酸、麻、胀等特殊的感觉，从被刺激穴位开始，沿着古典经脉的路线移动，这一现象称为循经感传现象，可以比较明显地出现这一现象的人称为经络敏感人（后改为循经感传显著者）。

严格地讲，循经感传现象早在《黄帝内经》中就有记载，后世的医书以及建国以来的针灸临床中也都有记载和报道，但把它作为一种新的、重要的人体现象作系统报道的应当是日本的长滨善夫和藤田六郎。1950 年，长滨善夫和丸山昌郎系统报道了一例循经感传现象，藤田六郎则在自己身上测定了循经感传的速度，发现它远比神经肌肉的传导速度慢。我国系统的循经感传研究开始于 1971 年，当时中国人民解放军 309 医院发现了一位大肠经循经感传的病人，引起了他们的注意，随后组成经络研究协作组对这一现象进行了一千人的系统调查，国内的其他单位也先后加入进来，最终形成全国范围内的循经感传普查，并建立了循经感传显著程度的分型标准，分为Ⅰ级：显著者（原称敏感型），Ⅱ级较显著型（原称较敏感者），Ⅲ级：稍敏感型（原称稍敏感者），Ⅳ级：不显著型（原称不敏感者），并定义它的英文译名为 propagated sensition along channel (PSC)．1972 年～1979 年以来，全国共调查了约 20 万例，其中按严格统一标准调查有 6 万多人。结果表明，Ⅰ级者仅为 0.35％，Ⅰ、Ⅱ、Ⅲ级的总百分比合称为感传出现率，共占调查人群的 13.3％，而绝大多数人没有循经感传，这一结果在不同性别、不同种族之间没有显著差异，与年龄和健康情况似乎有关，但结果并不统一。

二、循经感传的特征

循经感传作为与经络密切相关的现象，从某种意义上证明了古典经络的存在，因此受到经络研究者的高度重视，随后进行了更为细致的实验观察。发现循经感传有以下特征：

1．循经感传的循经性　循经感传最主要的特点就是具有循经性，循经感传即由此得名。这种循经性根据受试者的敏感性可以是全程的（1 级）或半程（多终止于肘膝），个别敏感人甚至可以出现感传在几条经之间连续地传导；对于半程的感传，还可通过接力刺激的方法（在感传的终止处再刺激）延长感传的路线。在相同的条件下，循经感传的路线在不同的实验时间可保持基本不变，具有稳定性。感传线在四肢与经典经脉线吻合较好，在头部和躯干较差。另外发现阴经全部上头，与经典路线出入较大。循经感传的路线也并非完全固定，有时会偏向于一个病灶（趋病性）或偏向于一个事先的刺激点（引徕效应）。

除了循经的感觉传导，还有不按经络路线的所谓“泛经感传”，即在非经非穴给予刺激，可出现与经脉线平行的感觉传导，最多时一条胳臂上可出现 40 条感传线，有时这些感传可逐步趋向于某一条经；泛经感传有偏身分布（一侧身体有）和截身分布（半截身体有），多与脑神经疾病有关。

2．循经感传的产生　循经感传一般是通过针刺、灸、机械压迫等刺激作用于穴位而产生，感传线通常起于刺激点，但也有人发现，刺激耳穴可诱发出全身的循经感传；有人甚至会在没有刺激的情况下自发地出现循经感传。另外，有报道截肢病人在针刺残肢后，会出现感觉沿已失去肢体的经络传导的现象，称为幻经络感传。

研究发现，感传的出现率和传导距离与环境温度有关，温度越高，感传出现率越高，感传距离越长，降温则相反，皮温如果低于20℃，则感传不易出现。某些通经活络、增强代谢的药物可增加感传的出现率。人的心理状态对感传也有影响，气功入静可显著提高感传的出现率。感传的出现率还与某些疾病有关，如甲亢、截瘫等病人的感传出现率显著高于一般人群，但有些疾病如皮肤过敏性病人，感传出现率则偏低。另外，感传显著者的直系亲属中，有循经感传的通常较多，说明循经感传可能与遗传有关。

3．循经感传的感觉性质 循经感传的感觉通常是酸、胀、麻、痛、热、凉以及电击感等，多数人则是一种综合的感觉，被形容成象气流、象水流、象蚂蚁爬等等。不同的刺激往往产生不同的感觉，如电刺激多为麻感，艾灸多为温热感，针刺多为酸胀感，但与手法有关，如烧山火产生热感，透天凉产生凉感。

4．循经感传的速度和方向 循经感传的最重要特征之一就是它的慢速性，为每秒几mm到数十cm，个体差异较大，其中mm级的可占25%，20cm以上的只有极少，因此，它与一般人在针刺时出现的快速放射性针感有所不同，后者是刺激了外周神经干的感觉。感传的这一速度比最细的C类神经纤维的传导速度0.6～2m/秒，还要慢很多，它预示着一种未知的信息传导机制的存在。

感传的速度在不同的部位可以是不同的，但并没有出现越走越慢的速度衰减现象，而是根据部位的不同表现出时快时慢的性质，通常在四肢特别是前臂和小腿较快，在躯干和面部较慢；但感传在穴位、关节的地方会减慢，甚至出现停顿，有人形容为“宛如流水注入低洼处，满溢后再继续前流”；感传遇到疤痕还可以出现绕行或从下面钻过去的现象。循经感传的出现具有一定的潜伏期，一般为几秒到十几秒。

循经感传一般为双向传导，即从被刺激的穴位点向经络的两个方向同时传导，两个方向的速度没有显著性差异，感传的速度与气血流注的方向也没有明显的关系。

5．循经感传的宽度和深度 循经感传的宽度因人而异，多数人存在感觉强的中心线（2～5mm）和弱的边缘区（2～5cm）；感传的深度一般在皮下较浅的地方，肌肉丰厚处则较深。

6．循经感传的回流与乏感传期 在停止刺激或刺激了较长时间后，感传可从前进的端点向回退缩，直到刺激点，称为感传的回流现象。如果感传是双向的，则回流也从两个方向同时进行，其速度可快于或慢于前进的速度。当感传回流到刺激点后，会有一段时间无论怎样刺激都不会再产生感传的“乏感传期”，乏感传可波及全经，但不影响其他经，乏感传现象和温度敏感提示循经感传可能有酶的参与。

7．循经感传的效应性 在循经感传的过程中，感传所到部位有时可出现皮丘带（浅部组织水肿）、红线（毛细血管扩张）、白线（毛细血管收缩）、出汗、出血和肌肉抽动等外周生理反应。当感传到达某个器官时，还会引起器官的反应，如感传到达胃引起胃的蠕动增强，到达肠引起肠鸣音，到达耳朵产生轰响等，说明除了感觉神经外，运动神经、植物神经和体液等都受到影响，循经感传是一个广泛的刺激过程。

8．循经感传的阻滞性 如果在循经感传的路线上施加机械压迫、降温或高压注射生理盐水等影响，可阻断循经感传的传导，此现象称为循经感传的可阻滞性。机械压迫是用一个弹簧压力棒（1.5cm，1.67cm²）在感传的路线上施加一个压力，当压力达到有效阻滞压力（350～680g/cm²）时，则感传可被阻滞在压迫点，其近侧端的感传线变粗，有憋胀感，当解除压迫时，感传立刻迅速前行，憋胀感消失，有如阻塞的水道霍然疏通；在双向传导中，阻断一端的传导，还会使另一端的传导加快、加长，这些现象已被许多学者反复证实，而且，早在古医书中就有“欲气前行按其后，欲气后行按其前”。可阻断性是循经感传的一个重要特征，应用机械压迫结合观察感传的效应性（如视网膜电图），还可以客观地定位出一条循经路线，它一定程度上说明了经络存在的客观性。

影响循经感传的因素较多，除了上述几种外，有报道用强磁场可使感传路线偏离，称为“磁致经变”；反复触摸感传的某一段，可使这一段的感传消失，但其他段落不变；对循经感传路线进行局部麻醉可使麻醉区的感传消失，但感传可以通过麻醉区在另一端出现，还有人发现，注射M受体阻断剂、α受体阻断剂可阻滞感传……总之，循经感传是易受多种因素影响的一个复杂过程，由于对它的判断有赖于受试者的主诉，故其研究的准确性受到一定影响，更深入的研究有待方法学的改进。

三、隐性循经感传现象

以低频电脉冲对经络的井穴进行刺激，一般人不会出现循经感传，但如果用一个叩诊锤垂直于循经路线进行等速叩击，当叩击到某一个点时，会出现一种麻串的感觉，向井穴刺激点快速传导，也有人没有传导感，但局部感觉特异。通过对循经不同水平进行叩击可检测出一条敏感线，与经典的经脉路线基本一致，故称为隐性循经感传线，而这一现象称为隐性循经感传（Latent propagated sensation along channel，LPSC），相对于隐性循经感传，上一节谈到的循经感传又称为显性循经感传。

隐性循经感传在人群中比较普通，其出现率在95%以上，与种族和性别等没有明显的关系，有人报道，几内亚的黑人其隐性循经感传的出现率高达100%；

隐性循经感传由于其定位点较小，可较精确地确定其位置，研究发现，隐性循经感传在不同日子测量，其位置基本不变，具有稳定性。其感觉线的主线（有的经脉在感觉较强的线旁边还有一条或两条，感觉稍弱的线，称为支线）与古典经脉线基本吻合，其支线有些也与古典文献描述的经脉分支相一致。

隐性循经感传线只有0.2～3.3cm宽，也具有可阻滞性和效应性。隐性循经感传现象的发现说明了经络现象的普遍性，隐性循经感传和显性循经感传之间也无绝对的界线，二者可以互相转化，说明它们是同一过程的不同表现。

四、循经感传机理的研究

自70年代循经感传发现以来，就有各式各样解释循经感传的假说出现，围绕这些假说，又进行了一些更深入的实验研究，兹简单介绍如下：

1. 中枢兴奋扩散说　这一假说认为循经感传是中枢神经系统内神经之间兴奋扩散传导的结果。倡导这一假说的有薛崇成、张经济、吴定忠、刘澄中等。薛崇成进一步指出，感传的扩延是在S2区，认识过程是在S1区。此假说的主要证据是存在幻肢感传和感传可跨越口唇两个无实体依附的感传现象。刘澄中还提出了更具体的“循行性邻近接通假说”，认为循经（行）感传是体穴刺激点的感觉上达对侧皮层后，引起兴奋点邻近的头皮区兴奋，此兴奋又投射到对侧（与刺激点同侧）皮层，故在皮层形成两个兴奋点，在胼胝体的勾通下，产生“引徕效应”（即兴奋从一个兴奋点向另一兴奋点靠拢的现象），形成在皮层内的“循经感传”。刘氏假说的证据是十二经感传全部上头和感传的趋病性等特点。中枢兴奋扩散说的最大弱点是不能解释皮层的兴奋扩散是如何从下肢和躯干皮层代表区跨越上肢这一如此大的皮层代表区而直接到达头面皮层代表区的？另外，如果认为循经感传与经络有关，这是否意味着经络就在大脑里。

2. 外周动因激发说　本假说认为形成循经感传的主因在外周组织，是外周某种循经的动因刺激了沿经的感受器和感觉神经末梢，形成了传入中枢的顺序兴奋信号，从而产生了传导的感觉。此假说的代表人物是福建中医药研究所的胡翔龙，其最有力的证据就是机械压迫、注射液体以及冷冻等可阻断循经感传的实验结果；这是由于如果这种刺激神经的动因在外周，它当然就有可能被外周的作用所阻断；相反，如果循经感传是中枢的兴奋扩散，则它很难被外周的因素所阻断。另外，使用毛刷循经刷动，模拟感传的外周刺激过程，可在大脑皮层记录到与实际循经感传相同的诱发电位。外周论的另一个有力证据为检测到循经感传经过的区域有传入神经放电。

从外周论的角度，张保真进一步提出了循经感传的轴索反射接力联动说，他认为引起循经感传的刺激首先引起刺激部位感觉神经末梢的冲动，冲动传到该神经轴索分叉处时，沿另一分枝逆向地传回皮肤（轴索反射），传回皮肤的兴奋可使末梢释放P物质和（或）ATP，P物质可刺激与之相联的肥大细胞，使之释放组织胺和糜蛋白酶，后者又可激活汗腺释放缓激肽，这些兴奋性物质称为中间物质，它们被释放到两个轴索终末之间的称为“突触样接头”的间隙中，进一步兴奋下一个神经末梢，导致新的轴索反射，这样，兴奋可沿着轴索反射和肥大细胞的分布路线接力式地传递，并在中枢上形成传导样的感觉。组织胺等扩血管物质还可引起潮红、风团（皮丘带）的三联反应。近年来，张保真等采用形态学方法发现了神经终末与肥大细胞的紧密联接，称为神经肥大细胞联接，支持了此假说。但有关数据表明，在 8mm 长、0.6mm 宽的皮肤上仅发现 12 个神经肥大细胞联接，从一个联接到另一个联接之间有一定的距离，也就是说，组织胺等中间物质需要在组织中扩散一定距离后才能作用到下一个中转站的神经末梢，引起新的轴索反射。张保真本人也承认，两个轴索终末很少有完全重合的，它们之间有的在 20nm～200nm 之间，有的在 200nm 以上，因此，中间物质的传递起着关键性的作用。但通常按浓度梯度的分子扩散都是各向同性的，它不会只兴奋沿经的神经末梢；而任何一个方向上的神经兴奋都会通过轴索反射导致更大的偏移，即使沿经络的神经末梢和肥大细胞比较丰富，所形成的接力兴奋最终仍将是发散的。因此，循经接力兴奋的条件是组织胺和 P 物质必须循经扩散。

在张保真假说的基础上，张维波进一步提出神经-体液接力传递的假说，认为轴索反射后释放的中间物质可通过组织间质中的低流阻组织液通道循经扩散，再形成下一次轴索反射。由于低流阻组织液通道的循经性、约束性和几何易变性，故能较好地解释外周感传的循经性和可阻滞性等特点。

类似的外周说还有汪桐的二重反射说和牛汉璋的长轴突和背根反射假说，引入背根反射是为了说明反射的跨节段性，牛汉璋使用 EVANS 蓝染料对刺激神经干后引起神经炎性反应导致的血浆蛋白渗出进行了标记，发现蓝点反应可以跨节段地分布，并与经脉路线大致吻合。

3. 脊髓 α 运动神经元兴奋传递说　脊髓运动神经兴奋传递说是介于中枢说和外周说之间的一个假说，它认为循经感传是脊髓中枢内 α 运动神经元之间的兴奋性传递，再通过感觉神经进入中枢。近年来，谢益宽运用神经电生理学方法发现支配循经穴位某一肌肉的 α 神经元可被同一经其他穴位处的肌肉刺激和皮肤刺激所兴奋，进而应用辣根过氧化酶逆行性标记的方法发现支配同一经肌肉的 α 神经元的树突之间有互相投射，并形成有一定严格空间定位的纵行柱状排列，支持了此假说。类似的假说还有朱兵提出的神经肌肉跨节段接续兴奋假说，认为一条肌肉的兴奋活动可以通过搭连的神经或直接的电扩散引起另一条肌肉的兴奋，从而使兴奋接续性地跨节段传播，肌肉感受器同时将感觉传入中枢形成循经感传。

脊髓运动神经兴奋传递说与中枢神经兴奋扩散说有一定的相似之处，只不过它把兴奋由皮层搬到了脊髓，从而克服了皮层扩散如何跨越上肢区的难题，但在解释循经感传的慢速性和可阻滞性上仍存在一定困难。

关于隐性循经感传的机理，有人发现循经路线上感觉神经末梢的密度较大，认为可能是造成隐性循经感传的原因，但对隐性循经感传机理的探讨远较显性循经感传为少。

循经感传是与经络密切相关的一个现象，它从一定程度上说明了中医经络的存在，为经络的进一步研究奠定了基础。对循经感传机理的探讨有利于深入认识经络的实质，它是经络实质研究的一块敲门砖。

（张维波）

第二节　经络生物物理特性及其机理的研究

经络的生物物理特性是指在循经路线上发现的与周围非经线处所不同的生物物理学特性。在经络研究的分类上，这方面的工作也称为经络的客观检测。客观检测是相对于循经感传中的主观检测而言的。但这一工作的意义不仅仅在于用客观的方法发现或找到经络。还在于它提供了经络实质的重要信息。所谓经络生物物理特性的机理就是指它的形成原因，任何的物理特性都是以物质结构特性为基础的，从物理特性出发，我们应该能够推测出经络实质的基本特征，当然，这需要一定的生物物理学基础。下面就循经电特性、循经声特性、循经光特性、循经温度特性、经络磁特性、经络力学特性和同位素循经迁移等经络特性及其机理的探讨进行介绍。

一、经络电特性的研究

1. 经络的电阻抗特性　50年代,日本的中谷一雄使用低压(12V)直流电在人体皮肤上发现了一些可连成线的良导点，称为良导络，其位置与我国古典经穴和经脉的位置相似。同时代的法国人 Niboyet 则直接用欧姆表对皮肤进行测量，得到类似结果。1957年，我国的张协和最先开始经络电阻抗的测量。1978年，北京大学的张人骥、杨威生采用四电极法证明了循经皮下具有低阻抗的性质，四电极法的特点是测量不受电极压力、湿度等因素的影响，结果比较可靠。1980年，祝总骧和刘亦鸣等研制成功高压脉冲两电极法测量体表阻抗的仪器，即57-6F30经络定位仪，此仪器为经络的客观定位特别是在动物身上研究经络提供了有力的工具。祝总骧等利用此仪器发现隐性循经感传线同时也是一条低阻抗线，他还在动物和截肢的肢体上发现了低阻抗线。80年代后期，胡翔龙等使用脉冲电和微机自动检测系统证实循经低电阻点较为密集，李志超、张维波等发现皮肤阻抗是非线性的，所谓经络的低阻抗实际上是在一定电压条件下经络处的电流首先变大（击穿）的现象，并将其命名为经络的低击穿阈值特性。除了直接的测量，还有一些特殊的测量方法，如林先哲对高频电场下良导点放电产生的电晕进行了摄影,发现具有一定的循经特性;龚启华使用电泳漆涂于皮肤，在电场作用下沉淀后可观察到70%的黑点（低阻）与经络路线吻合等等。由于测试条件的不同，不同研究者的结果不具有可比性，但它们都反映了经络的低阻抗特性。

生物电阻抗的具体含义是生物组织对组织内带电微粒运动的阻力，包括细胞内外的电阻和细胞膜的容抗，对于两电极法，皮肤的角化层具有最大的电阻，祝总骧发现循经低电阻线处的角质层较薄，张维波发现，减小角质层厚度可使击穿阈值降低，说明角质层厚度可能是造成两电极测量低电阻的原因之一。四电极法测量的是皮肤内部组织的导电性，对于较低的测量电流，主要的导电体为细胞外液，低阻抗说明其细胞外液量或离子浓度较高。

2. 经络的电位特性　70年代以来,国内外的一些学者对穴位和经络的皮肤电位进行了研究，研究并没有得到统一的结果，有些人认为经穴电位呈负直流电位，另一些人的结果则显示为正电位。但共同之处在于穴位的电位与周围的皮肤不同。80年代以来，中国科学院生物物理所在隐性循经感传线的基础上发现这条线亦具有较高的电位。在静态电位方面，法国的 G. Cantoni 发现，在正常情况下，穴位的电位比较稳定；在动态的方面，有报导发现，在循经感传和一般针刺时都可测量到一些电位的瞬时变化。在动态电位的机理方面，Nordenstrom 提出了一个“附加循环系统——脉管-间质闭合电路假说”简称为VICC假说,他认为经络是皮下组织中对离子运动具有优势的通道，它与作为电良导的血管之间构成生物闭合电子回路，一个回路可以通过毛细血管与另一个回路相连接，这种血管与组织液组成的闭合回路就叫做 VICC (Vascular-interstitial closed circuits)，它也与其他的导电系统比如神经相连接。

二、经络声学特性的研究

1. 经络的声发射现象　1980年,辽宁中医学院的王品山等发现，当用压诊头激发显性循经感传时，用声电换能器可以记录到与感传同步的声信号，有脉冲型、蠕动形和混合型，其速度甚慢，为每秒cm量级；后来发现没有循经感传时也有声发射，其出现率为83.3%。进一步的研究表明，声发射信号与人体内其他声源无直接关系，切断神经、血管和环切皮肤都不能阻断声信号，只有切断深层组织才能阻断；若在尸体上进行同样地刺激，声发射信号基本消失。

2. 经络高导声特性　辽宁的孙平生等发现，当在经穴输入一个低频振动声波，可在经线上检测到一个较经线外强的声信号，其传导速度比声发射速度快，但低于一般组织的速度，约为10米/秒，不同的经脉有各自最佳的传导频率。近年来，他们不断改进技术，已将探头缩小到3mm，由于分辨率的提高，他们对循经声传导线进行了更精细的定位，发现了一些新的分支。

3. 经络的高振动声现象　祝总骧等发现，

用叩诊锤叩击皮肤表面，当叩击到经脉线处，用听诊器可以听到一种高亢宏亮的声音，并且有“发空”的感觉，使用频谱分析发现经脉线上的声音频谱成分较丰富。进一步的比较发现，高振动声线、低阻抗线和隐性循经感传线三者的位置高度重合，用这三种方法可在人体上精确厘定出十四经脉的位置，称为“实验经脉线”。祝总骧进而对高振动声的机理进行了研究，发现它与肌肉中存在的一种结缔组织束有关。

三、经络光学特性的研究

1. 经络的高发光特性　70年代后期，中国科学院生物物理所的严志强等人发现人体经穴上能发出较强的“冷光”，其波长为3800～4200A，失血和死亡家兔的发光强度明显下降，而针刺得气可增加发光强度，有感传者强度上升更明显。他认为冷光的发光强度一定程度上反应机体生命活动能力的强弱。

2. 经络的高导光特性　前苏联的研究人员发现，当向经络的一个穴位中照射一束激光，通过一定的偏光检测系统，在十几厘米外的另一处穴位上可检测到光的信号。

四、经络热学特性的研究

1. 经络的热传递特性　日本的本山博用液晶薄膜法观察到，给予合谷穴灸刺激后，大肠经区域温度上升了1℃～2℃；张维波使用了较小的线香对经脉线上的穴位加热，用多导测温探头和红外热像仪观察到循经向心方向上的温度升高带，他认为这种温度的变化说明有热量循经传递，这种传递可能是由组织液的循经向心性流动引起的。

2. 循经感传、针刺及自然状态时经络的温度特性　1979年，蒋来等首先使用红外热像仪对循经感传路线的温度变化进行了研究，发现受试者主观的热感或凉感与热像仪中的温度变化基本一致，后来何广新等发现，即使没有循经感传，也会有一定的温度变化，其中多数人为一条低温的暗带，温度的变化与针刺的手法有关，如果采用补法呈升温，采用泻法呈降温。近年来，张栋等用红外热像仪发现在没有刺激的情况下，也有一定比例的循经高温带出现，尤其在额部的两条太阳经上较明显，表明刺激可能不是形成循经高温带的唯一原因。与温度相关的研究还包括对循经微循环血流量，循经起红线、白线的观察，这些研究说明经络活动与植物神经密切相关。

五、经络磁特性的研究

经络磁特性的研究是在我国唯一的一个零磁空间内使用超导量子干涉器进行的一项高技术研究项目，从1990年到1996年的6年里，共进行了健康人经穴经外磁特性的观察，健康人和病人经穴内外磁信号的差别，针刺前后经穴磁信号的变化，循经感传过程中脑磁图的变化等方面的实验，并进行了傅立叶分析、功率谱叠加等数据处理。结果表明：自然状态下经穴上的磁信号的低频成分较多，而经穴外的相对高频成分较多。针刺后，经穴上磁场的频谱表现为低频成分进一步增加，高频成分进一步降低，而在经穴外结果正相反。统计结果还表明，针刺引起磁频谱的变化上，男性比女性更明显；从年龄分组的情况看，高龄组比低龄组变化明显；健康人针刺变化不如病人明显。

经络磁特性测量具有不接触、无损和灵敏等特点，但目前低温（液氦）超导量子干涉仪的探头尺寸较大，不利于经上、经外的比较，所以，目前已经开始实验高温（液氮）超导干涉仪，并通过数字处理技术提高灵敏度。

六、经络物质运动特性（同位素示踪）的研究

50年代末，国内曾有人用γ-闪烁记数器进行经络研究，由于仪器水平的限制，没有得到经络循行线的客观显示。80年代以来，罗马尼亚、法国的学者使用γ照相机发现了具有类似经脉循行线的放射性同位素迁移轨迹，它实际上说明的是经络上物质运动的一种特性，后来称此现象为同位素循经迁移现象。这一发现引起国内有关方面的高度重视，故在“七五”国家经络攻关课题中被作为重点进行了系统的研究，发现同位素循经迁移有如下特性：

1. 同位素循经迁移的运动特性　在健康成年人的腕踝穴位注射$^{99m}TcO_4^-$，绝大多数人可出现向心性的同位素循经迁移轨迹，其中手足三阴经在四肢可走完全程，手三阳经在肘以下循经，至肘以上偏向阴经，足三阳则上行至股骨中段后偏入内侧，个别人可直达躯干。同位素轨迹除根部较宽外，基本为一等宽的单向条状轨迹，即同位素被约束在一定的区域内作

定向移动。这种约束性一般只在管道性结构如血管、淋巴管中才有，而王仲涛、吴淑兰等人的放射性自显影结果表明，迁移后的同位素并未在一个有形的管道之中，而是主要集中在组织间质里；实验观察到同位素循经迁移的速度为每秒 1.3～4.4mm，这一速度远比神经传导和血流的速度慢，但比循经感传的速度要快一些。十二经在四肢的迁移基本上都是向心的，有时也曾发现在向心迁移的同时，有一小段离心迁移的轨迹，其速度和长度显著小于向心迁移，在躯干部穴位注射同位素，则可出现上行或下行的迁移。直接将同位素注入穴位后，一般要过一段时间才出现迁移线，这段时间称为潜伏期，十二经的平均潜伏期为 37.28±15.63 秒。

非经非穴的部位注射同位素后，同位素的迁移多呈淤积移行，并向附近的经脉线、合穴、郄穴或络穴移动，进入经脉或穴位后即沿经脉向心迁移。

2. 压迫对同位素循经迁移的影响　孟竞璧等人的实验表明，同位素出现迁移之前，在同位素注射点的前方（向心）处用单指加压，可使迁移的潜伏期明显延长，看不到迁移线或迁移线很短；当出现迁移线后压迫，不能阻断迁移，但可使迁移速度明显减慢。去掉压力后核素迁出速度较对照区明显加快，并在时间-强度曲线上出现波峰。双指压迫的实验表明，在注射点近心端设置两个压迫点，先取消近心压迫点对迁移无影响，而先取消远心压迫点后取消近心压迫点，时间-强度曲线呈双峰型，说明有两个压迫增压和解除压迫的增速过程。高惠合等用袖带加压阻断血流的方法，分别在注射前和注射后加压，发现注射前加压可阻滞迁移，而注射后加压不能阻滞。另一种阻滞采用了局部注射普鲁卡因和生理盐水。两者的作用一样，造成的阻滞经 10 分钟左右消失。

3. 针刺、寒凝与温通对同位素循经迁移的影响　李瑞午等的实验表明，针刺后注射同位素，迁移的潜伏期缩短，行针时间-强度曲线又出现一个高峰。本实验中还发现，有四例受试者在行针时，对照侧（即另一侧的同名经脉）也出现了类似的时间-强度曲线。

高惠合等人的实验表明，在同位素迁移路线上设置不同温度的水袋改变皮温，当温度上升小于 1.4℃、下降小于 3.4℃时，同位素的迁移增加，超过这一范围则减弱。

4. 同位素经过穴位时的减慢现象　常宝琪等人的研究表明，同位素在循经迁移过程中出现淤滞点，这些点基本上是经气灌注的腧穴位置，在 63 条经 171 个淤滞点中，71.93%与穴位吻合。同位素在这些点上出现流动-灌注-再流动的现象。对迁移的距离-时间曲线分析发现，曲线出现数个平台，说明出现了停顿；对迁移路线中一块区域的时间-强度曲线分析发现，曲线呈现出波动现象，说明同位素的迁入量有时甚至小于迁出量。

5. 同位素循经迁移的波动性　吴善龄使用高灵敏的单探头闪烁计数器观察到同位素迁移时出现的波动现象，经傅立叶分析，其波动周期为 150～250 秒，他又使用不能被毛细血管吸收的 ^{198}Au 进行实验，同样发现了循经迁移，提示同位素迁移轨迹不是血管。

6. 同位素示踪与经脉脏腑相关的研究　有研究表明，大肠的显像在大肠经注射后更为清楚。孟竞璧等的研究也发现，膀胱经注射同位素后，膀胱有明显的显像，另外，在绕阴器的肝经上注入同位素后，膀胱也有明显的显像。以上现象用血液循环的全身性分配是无法解释的。

7. 同位素轨迹与淋巴和血管的关系　田嘉合等使用 ^{99m}Tc-硫化锑淋巴造影剂和 ^{99m}Tcr-bc 血管造影剂注射均未出现与 ^{99m}Tc-高锝酸钠注射相同的迁移规律，说明同位素迁移轨迹不是淋巴管和血管。李瑞午等人对灌流前后猴的同位素迁移进行了观察，发现停止股动脉灌流后，原有的同位素迁移随之消失，采集同位素迁移后的静脉血，发现其中含有同位素，某些迁移轨迹也与静脉走行相似，但迁移的很多运动特征与静脉不符，同位素迁移轨迹与血管的关系需要进一步的研究。

核医学成像技术是生物医学研究的重要手段之一，据统计，生物医学的诺贝尔奖中有 75%使用了此技术。经络研究是生物医学的一个新领域，尤其是它广泛地涉及了一种未知通道的空间分布、立体定位等问题，因此，使用医学影像技术是非常必要的，这些技术还包括功能性核磁共振技术（FMR）、超声波成象及多普勒技术和正电子发射层析摄影术（PET）等。

七、经络力学特性的研究

经络力学特性是开展最晚的一项研究，而力学特性是物质运动和声传导的基础，因此也是相对于后者的机理研究。94年以来，张维波等对经脉线的流阻、组织液压和组织液压传播性进行了研究。

1. 经络皮下组织渗透性（流阻/流导）的研究 生物组织的渗透性是指组织对液体流动的导通能力，可用流阻（压力差比流量）或流导（流量比压力差）表征。张维波首先使用了拟Levick方法对大白鼠的循经低电阻线进行了测量，发现经上的平均流阻低于经外。由于上述方法存在缺陷，故在Guyton1966年创立的流导测定法基础上，使用压差传感器代替原来的压力传感器和压力腔，建立了改进的Guyton流导测定法，并对大白鼠和小型猪的循经低电阻线皮下组织和对照区上进行了测量，结果表明经脉线上的流导率比经脉外显著升高，并具有随压力差变化的流变特性。为了连续地扫描测量流阻并寻找低流阻点，张维波又建立了连续流阻测定方法：将一定压力的生理盐水通过一个或两个压力传感器作用在WIN针头上，针头可在组织中前进和后退，传感器的压力或压力差经A/D采集进入计算机进行流阻的连续扫描观测。使用此方法对小型猪和人体进行了垂直于经脉线的扫描测量，在绝大多数扫描中，都可发现有显著降低的低流阻点出现，其位置与循经低阻线和循经高振动声线的距离一般小于2mm。

2. 经络的组织液压及其传播性 张维波使用挪威Aukland实验室建立的针中棉芯法（WIN方法）对小型猪胃经、肾经和任脉的循经低流阻点的组织液压进行了测量，发现其组织液压显著低于两侧的对照区，而任脉的压力差最大。

为了验证低流阻点的连通性，张维波建立了组织液压波传播测量法：模拟血压波的方法，将生理盐水快速注入经脉线皮下的一点，然后加一个20～100g的机械压迫，人工地造成一个组织液压波，在经脉线的另一点及经外对照点用压力传感器测量压力波的幅度，对大白鼠的胃经、任脉和小型猪循经低流阻点进行了组织液压传播性的测量，结果发现经脉及低流阻点之间其压力波的衰减幅度显著小于对照点，具有较好的组织液压传播性，这一实验说明循经低流阻点互相连通的连续低流阻通道。在某一低流阻点注射同位素Tc^{99}，拍摄到循低流阻点连线迁移的同位素轨迹，进一步证实了这一设想，同时说明同位素循经迁移的通道很可能就是低流阻通道。

流阻和组织液压即是物理特性也是生理指标，因为二者都有其生理学意义，国外有关的研究大多发表在生理方面的刊物上。实际上，几乎所有的生理学测量都是针对物理量的测量，如神经动作电位、脑电、胃电、激光多普勒血流量等等，由于其生物物理学原理、方法学和生物学意义都已研究清楚，故可以直接考虑其生物学含义而不必理会物理特性。从物理特性测量到生理学测量是一个生物学指标研究走向成熟的标志。

（张维波）

第三节 经络化学特性的研究

一、经络离子特性的研究

90年代以来，天津中医学院等单位开始对经脉线下的离子分布进行研究，他们使用特制的离子选择性电极刺入组织进行测量，发现穴位及经上非穴的Ca^{2+}较高，Na^{+}较低，K^{+}较高，针刺可使经上的Ca^{2+}上升，而经外的Ca^{2+}下降，使同经穴位的Na^{+}、K^{+}上升，而旁开处无变化，这些研究说明经络的活动中有离子的参与。

二、经络氧分压、二氧化碳释放和pH环境特性的研究

湖北中医学院等单位使用微型传感针对经脉线组织的氧分压进行了测量，结果不太一致。有报道穴位的PO_2较低，也有报道穴位组织的PO_2高于非穴位，但发现针刺后穴位的PO_2降低。

1984年，匈牙利的Eory首先对劳宫穴的CO_2释放进行了测定，张维波在Eory工作的基

础上，使用改进的高灵敏度二氧化碳测定仪对经脉循行线体表释放的微量二氧化碳（经皮二氧化碳释放量）进行了研究，发现经脉线上的平均二氧化碳释放量较高，但差异显著的地方主要表现在一些气血丰富的大穴上和经穴到合穴之间的部分水平上；针刺可使循经的二氧化碳释放进一步增加，这与针刺使 PO_2 降低的结果一致，说明组织的耗氧和二氧化碳生成增加。

湖北中医学院还用 pH 传感针对若干穴位进行了检测，发现穴位的 pH 值较低，可能是二氧化碳较多，引起 H^+ 增多所致。由于氧和二氧化碳都与生物体中的能量代谢有关，以上研究说明了经脉线上的代谢活动比较旺盛，针刺可进一步激发经络的能量代谢。

三、经络的液晶特性研究

液晶状态是生物组织中广泛存在的一种形式，上海有人曾报道在穴位上提取的组织液上发现光的干涉条纹；“八五”期间，武汉大学曹连欣等发现针灸后提取的组织液中存在液晶颗粒。与液晶相关的是生物的自组织与经络的研究。自组织是在一定条件下形成的结构，具有高度可变性，自组织形成的孤子波具有传播性和弱衰减性，李福利、林先哲等人在这方面进行了一些理论探讨。

（张维波）

第四节 可见经络现象与循经感觉异常现象的研究

可见经络现象是与循经感传几乎同时发现的另一类经络现象，包括循经皮丘带，循经起红线、白线，皮下出血、出汗，皮肤色素沉着等。这些现象多半是在检查循经感传时通过针刺或电刺激等诱发出来的，一部分则是在某些皮肤病人身上发现的。由于可见经络现象是可以被客观观察到的，故它对说明经络的客观存在具有重要的意义。

一、循经皮丘带

浅部组织的水肿可形成高出皮肤表面几个 mm 的皮丘，也称为风团，而深部组织的水肿，由于其硬度高于周围组织，可通过触诊感知为皮下索状物（也称为潜在性丘疹点）。藤田六郎早期曾对丘疹与经络的关系进行过研究，发现丘疹的出现与相应脏腑的疾病有关。70 年代以来，我国学者在循经感传研究中，发现一些人在针刺或灸治过后可出现循经皮丘带，宽度为 0.5～1.0cm，具有可重复性。

二、循经红线、白线与出血带

一些经络敏感人在接收刺激后，可出现循经的红线，有时是在先出现皮丘带后转成红线，这种红线一般都是微血管扩张的结果，严重时可导致皮下出血，形成出血带。有些人在接受刺激后，可循经出现“飞行云”状的白线，有些人在红线之后转为白线，这些现象被认为与植物神经活动有关。

三、循经皮肤病

李定忠在临床皮肤病治疗中，发现了二十几种循经出现的皮肤病，如循经排列的疣状痣、色素痣、扁平苔藓等等，这些循经皮肤病可通过对相应经络进行针刺、穴位贴磁等方法得以治疗，有效率较高。

四、循经感觉异常现象

在针灸临床和循经感传调查中，发现一些人的经脉循行线上存在感觉的异常，可表现为感觉迟钝，即循经麻木带，有些则为感觉过敏，痛阈降低，表现为触痛，严重的则发展为显著的循经性疼痛。感觉异常带的宽度通常在0.3～3cm 左右，其分布基本循经，与西医中的 Head 氏带不相同。这种循经的感觉异常通常在病人身上出现，说明是一种病理现象，这些现象早在《黄帝内经》中就有记载，可能是发现经络的重要途径之一。

（张维波）

第五节 经脉-脏腑相关与经脉-经脉相关的研究

一、经脉-脏腑相关

经脉-脏腑相关是证明经络调节功能的研究，包括对“两头”即刺激点和脏腑之间相关的研究和“中间”即联系途径的研究。一般认为联系途径就是经络本身，因此，前者是验证经络联络脏腑的功能，后者实际上就是对经络实质或实质之一的研究。经脉-脏腑相关开始于经穴-脏腑相关，也就是穴位治疗的特异性。穴位治疗的特异性早在古代就已总结出来，成为指导针灸的理论基础，在临床上得到反复验证。现代研究主要集中在用一些客观的指标验证针刺对脏腑的影响，并主要以心包经（穴）-心脏和胃经（穴）-胃的对象进行研究，结果表明，针刺胃经足三里对胃电等有显著影响，而针刺内关对心电等有显著影响，进一步的研究使用了动物模型，如心肌缺血，心律失常等，并通过对生理、病理指标的严格检验，证明了穴位的特异性，并发现针刺调整具有双向性，其特异性则是相对的。然而，穴位特异性并不等于经脉-脏腑相关，古典经络理论中脏腑是与整条经相联系而不是某个穴，因此，研究工作进一步扩展到其他经穴和经上非穴，但这一步的研究结果不太明朗，有待进一步总结。

研究经脉-脏腑相关的另一个途径就是观察脏腑病变后的经脉反应，早期研究集中在压痛、阻抗等指标上，并主要观察耳廓的反应，研究结果表明内脏-耳穴反应有一定的特异性。近年来，天津中医学院使用离子选择电极发现脏腑病变可导致经脉组织 Ca^{2+}、K^+、Na^+、H^+的特异性变化。

经脉（穴）-脏腑相关联系途径的研究主要集中在两个方面：一是神经的联系，二是体液的联系。一些研究表明，存在接受体表和内脏双投射的神经细胞，切断支配内脏的植物神经对针效有显著影响，提示联系途径与神经特别是植物神经有关。另外，一些低位中枢对其也有影响，其作用比较复杂。然而，另一些研究表明，针刺形成循经感传到达脏腑产生的效应可被循经路线上的机械压迫所阻断；用 EDTA 在心包经上络合 Ca^{2+}后，针刺对心律失常的影响消失；这些作用对神经系统无影响，说明针刺调整内脏的途径中存在非神经的循经理化信息活动。孟竞璧、成柏华等使用同位素技术，发现经穴注射同位素后，对应脏腑的 γ 计数相对增高，提示经脉-脏腑之间可能有通过体液的直接物质传递。

二、经脉（穴）-经脉（穴）相关

同经穴位相关、表里经相关和同名经相关是古典经络理论中的重要内容，验证它们之间的相关性是现代经络研究的任务之一。有人曾发现凡属表里经关系的各经其皮肤电位呈现昼夜周期性同步变化，近年来，张维波使用穴位二氧化碳释放量为指标，运用 SAS 统计软件对十二经二十四原穴进行了相关聚类分析，发现左右同名原穴的相关系数达到 0.814，表里经原穴为 0.65，手足同名经原穴之间为 0.514，都远远大于 0.379 的平均值，由于原穴对本经具有代表性，故本实验初步证实了经脉系统的相关性。张维波还对心包经上不同点的二氧化碳释放量进行了聚类分析，发现经脉上各点的相关性大于经脉端点（中府）以外的点，而经脉上穴位之间的相关性更强，而相同水平的旁开对照点却没有此规律，说明经脉上的穴位是一群相关性较强的特异点群，因此具有同功治疗和相同的脏腑-体表反应。

（张维波）

第六节 经络气血实质的假说与相关实验

经络气血实质的假说不同于经络现象机理的假说，前者直接回答经络是什么，气血是什么，后者则侧重解释经络现象发生的原因，一个是“What（什么）”问题，一个是“Why（为什么）”问题，但回答 Why 很难回避 What，回答了 What 后也应进一步回答 Why。然而，现代经络研究常常把它们作为两个独立的问题来处理，本节将着重介绍几个直接涉及经络实质的假说。

一、经络的神经说和血管说

一部分人认为，经络就是已知的神经或血管，过去没有把西方的神经翻译成经络是个错误。认为经络是神经的主要理由是中医经络具有调节的功能，而神经恰恰是人体最主要的调节系统。然而，传统的神经调节其速度和联系部位与经络有较大差异，故不被多数人所接受。一种变通的想法是经络可能是神经系统中一种未知的连接（在外周或中枢）方式。经络的血脉论源于经脉“行血气、十二经皆有动脉”等经典描述。的确，若仅从这些描述上看，经络的内涵中显然包括了血管，但血管从分布和调节功能上又显然与经络不同，如没有一根血管从食指一直到达鼻对侧，也不可能存在“面口合谷收”调节效果。由于经脉路线在《黄帝内经》前就已形成，因此，经络的内涵可能在《黄帝内经》中有所扩充，即便血管确实是古典经络的一部分，而我们需要研究的主要是另外一部分，即气的通道。“八五”期间经络文献研究的一个结论就是经络主要是气的通道。

二、经络的脉管外体液通路——疏松结缔组织说

本假说是最早提出的经络实质假说之一，认为经络是由组织间隙中的疏松结缔组织构成的脉管外体液（组织液）通路。1952年，日本的藤田六郎首先提出了这一思路，并认为引起组织液流动的动力来自肌肉的收缩，称为 Kinodynamic hypothesis（肌动力假说）。后来我国的瞿养刚、谢浩然、吴善龄和张声闳等分别从不同的角度阐述了此观点，日本的高野千石和我国的张维波对假说的流体动力学分别进行了补充和完善；高野千石指出经脉线上组织的渗透性好是体液循经流动的基础，张维波进一步假定，经脉线上除了渗透性好外，部分地方还存在较丰富的吸收体液的结构，根据脉管外体液流动所服从的达希定律和连续性方程，应存在向经脉的组织液流动和沿经脉的组织液流动，前者根据 Fick 定律，可对物质扩散构成一种流体性的约束，后者对物质的运动构成帮助。“八五”期间，张维波通过对经络流阻和组织液压波传播的测定初步验证了此假说。

三、经络的细胞缝隙连接假说

此假说认为经络是细胞之间由缝隙连接(gap junction)联系在一起的连续信息通道，持此假说的有樊景禹、冯杰、郭义和福建中医药研究所等。樊景禹等使用电镜观察到循经低阻线处的表皮具有较多的缝隙连接，陈道亮等发现细胞内注射荧光素后出现沿经络方向的移动。与脉管外体液和细胞连接都有关的一个假说是张人骥提出的经络低阻并置膜假说，认为经络是由细胞和充满体液的细胞间隙构成的“低阻并置膜”连通结构，神经信号可沿此结构在外周传递。

四、经络的有序态毛细血管网假说

穆祥认为，经络是由密度较大的、多与经脉方向排列一致的微血管组成，针刺后微血管可产生同步收缩，其收缩波可沿经脉长距离传递。穆祥通过大量的形态学观察，发现了小型猪循经低阻线下真皮层内微血管较为丰富，其排列有循经倾向；张维波等使用激光多普勒血流仪发现，针刺后循经出现较大的微循环血流波动，同经之间血流变化有较强的相关性。认为经络实质与微循环高度相关的还有丁向东等。

五、经络的电磁波导管假说

1959年，张秉武提出了经络的波导管假说，认为经络是一种能使电磁波按波导方式传播的波导管，气的主要成分是电磁波，它在传递过程中与化学物质作用产生电化学反应，引起效应。张秉武曾经将一个电磁波(cm 波长)发生器放到猪的胃里，在胃经上检测到了较强的信号。类似的观点还有张维波1985年提出的经络电子激发能共振转移假说，认为气是电子处于激发态时具有的激发能，经络是一种可使其共振转移的结构。林先哲提出在一定的条件下，可出现电子的集体激发，形成孤子波，以胶原为介质进行传播，张长琳则提出一种驻波的思路。

六、经络的多层次、多功能立体结构假说及其他

本观点严格讲不能算是一种假说，它是根据一些实验结果作出的综合判断。祝总骧在对经络生物物理机理的研究中，发现低阻抗与经络的角质层较薄有关，高振动声与肌层存在的一种结缔组织束有关，结缔组织束中有神经和血管，循经的真皮中，神经末梢和肥大细胞较多，藉此提出经络可能是一种多层次、多功能的立体结构。刘里远在研究中发现，大白鼠环切形成水肿后出现5～7条相对于水肿高起的凹陷带，宽度为0.3～3mm，对环肢切片进行高碘酸雪夫法(PAS)染色，可出现与凹陷带对应的 PAS 阳性带，针刺后毛囊 PAS 阳性物分泌增多，拔除毛囊对经络信息的传导有影响，藉此认为经络及信息的传导可能与毛囊分泌蛋白多糖有关，并结合中医文献，提出了经络脉和经络带的概念。

关于经络实质的假说还有很多，但经过实

验验证或可被实验验证的假说相对较少，这反应出经络研究在方法学上具有较大难度，技术方法上的突破比提出新假说显得更为重要。

（张维波）

第七节 展 望

经络理论是中医学的理论核心之一，经络、穴位、气血等概念构成了中医概念体系的最基本部分，搞清这些古典概念与规律的现代科学内涵无疑对认识中医、发展中医具有重大的意义。中医和西医研究的都是同一个人体，它们之间应该有相通之处，如何建立两种医学体系之间的联系，发挥两者的优势，在新的层次上提高整个医学的水平，经络应该是一个突破口。现代生命科学正在飞速发展，观念在不断更新，古典经络理论和针灸临床实践所揭示的人体调节规律对现代生命科学是一个挑战，这里可能孕育着生命科学的新大陆，它将迎接各方人士的淘金，中华民族要在自然科学方面对人类有较大贡献，也许这是唯一的机会。

应该看到，几十年来，经络研究投入的人力、物力在中医基础研究和中西医结合研究中都是名列前茅的，取得的成绩也不少。但应该看到，在目前经济为主导的社会体制下，基础研究往往不被重视，而民族医学的基础研究受西方正统观念的影响，更是困难重重；经络研究在研究经费、研究队伍和研究水平等各个方面仍然远远不如其他学科，并常常面临各方面的压力，经络研究不进则退，不进则亡。但我们又欣慰地看到，经络研究已经形成了广泛的群众基础和市场基础。近年来，我国大地上掀起了广泛的气功保健医疗活动，其理论基础之一就是中医经络。虽然气功活动鱼龙混杂，但在国家的正确领导下，气功医疗保健正逐步走向正轨，成为当代医疗的一个组成部分。另一个与经络密切相关的就是中医保健品的兴起，目前中医保健品的品种和市场分额正在急剧扩大，而几乎所有中医保健产品的广告中都有“疏通经络”或类似的字样。如果我们对经络问题没有深入的研究和正确的把握，科学界在滚滚的市场洪流面前将束手无策，丧失其权威的指导地位；弄虚作假、医疗事故、社会争端将层出不穷，这是我们都不愿看到的。

由于公费医疗体制的改革，低收入阶层更倾向于主动的保健，包括气功锻炼和使用保健品，因此这一市场将越来越大；包括美国在内的西方国家，同样存在着繁重的医疗负担，他们也在寻求着东方医学的帮助。因此，经络研究不仅仅是一个重大的理论课题，也是关系到国民经济和人类健康的重大应用基础研究课题，对经络研究的投入将具有潜在而巨大的经济效益，应该引起政府和社会各界的高度重视。相信在各方面的支持下，经络研究将越搞越好，早日攀上科学高峰，造福人类，为中华民族争光。

（张维波）

参考文献

1. 经络研究协作组等．经络敏感人——循经感传现象资料集．北京：人民卫生出版社．1979.
2. 陈克勤．现代经络研究文献综述．西安：陕西人民出版社．1980.
3. 藤田六郎．经络学入门——基础篇．Sogen-sha，Osaka．1980.
4. 王本显．国外对经络问题的研究．北京：人民卫生出版社．1984.
5. 谢浩然．经络结构探索．河北省中医研究所．1984.
6. 祝总骧．针灸经络生物物理学．北京：北京出版社．1988.
7. 胡翔龙．中医经络现代研究．北京：人民卫生出版社．1990.
8. 张保真．经脉线的构造和机能．西安：陕西省科学技术出版社．1992.
9. 刘澄中．临床经络现象学．大连：大连出版社．1994.
10. 刘里远．古典经络学与现代经络学．北京：北京医科大学中国协和医科大学联合出版社．1997.
11. 张维波．经络是什么．北京：中国科学技术出版社．1997.
12. 胡翔龙等．金针之魂一经络的研究．长沙：湖南科学技术出版社．1997.
13. 孟竞璧、田嘉禾．十四经脉客观显像探秘．北京：中国科学技术出版社．1998.

第五章 针刺镇痛学说研究

疼痛是许多疾病的临床常见症状，自古以来人类就尝试应用各种方法来缓解疼痛。20世纪以来，随着人口的老化，人们生活、工作环境的改变，痛症的发病率在世界范围内有逐年增高的趋势。据报道，单在美国，就有3000万～4000万人忍受着无法用普通止痛药物控制的疼痛。目前，常用的止痛方法主要有3类：药物止痛、外科手术止痛和刺激止痛。各种麻醉止痛药物虽然能够达到完全的镇痛效果，但是常伴有副反应及过敏、过量之虑，并且多数止痛药物具有依赖性，容易成瘾；各种外科手术疗法，诸如切断外周神经、定位损毁中枢神经系统痛通路的一定部位等，尽管也能有效的缓解疼痛，却因其对人体有较大的损伤性，加上手术本身技术要求较高，故适应症极为有限，难以推广应用；刺激止痛法是利用各种方法刺激体表某些特定部位来达到镇痛目的，如现代的直流电刺激神经止痛法、中国传统的针灸术等，其止痛的最大特点是安全简便，与手术相比，不会破坏身体的组织，与麻醉止痛药物相比，不致引起身体其他功能的紊乱，虽然其镇痛效果往往不够完全，却可谓是一种生理性的止痛疗法。

针灸疗法，系将毫针刺入体表的特定穴位，或在穴位上施加温热刺激，通过经络来调整相应的脏腑及其五官九窍的功能，达到祛病止痛的目的。疼痛是针灸的主要适应症之一。本世纪50年代末，针灸首次被尝试用于外科手术止痛并取得成功，使人们对这种古老的止痛疗法有了新的认识，此后，有关针刺镇痛的临床与机理的研究在国、内外得以广泛、深入的开展起来，并取得了极大的成就，主要表现在：① 针刺镇痛的临床疗效大大提高；② 初步揭示了针刺镇痛的机理；③ 丰富了针刺镇痛的手段和方法。

针刺治疗痛症已有数千年的历史。长沙马王堆汉墓出土的《帛书·经脉篇》就有用灸法治疗各种痛症的记载，例如用灸法治疗心痛、腹痛、齿痛、腰痛、头痛、背痛、关节痛等，可达到“灸既息，则病已矣”的效果，这是最早的有关痛与镇痛的针灸文献记载；到了春秋战国时期，针灸疗法和针刺镇痛已经有了系统的理论和方法，成书于这一时期中医典籍《内经》中有大量的篇幅记载了用针法和灸法治疗多种疼痛性病症，例如《灵枢·经脉》记载了十二经脉的循行及其虚实所引起的各种痛症及其针灸治疗；《灵枢·经筋》则是专门论述用针灸治疗痛症的篇章，该文明确地提出了针刺镇痛的取穴原则“以痛为俞”；另外，在《内经》中还首次提到了针刺治疗外伤性疼痛，比如“头痛不可取于腧者，有所击堕，恶血在于内，若肉伤痛未已，则可刺，不可远取也”(《灵枢·厥病》)，意思是说，因击堕而致的外伤性头痛，疼痛不止时，可在局部针刺止痛；《难经》在《内经》的基础上进一步丰富了针刺镇痛的经典理论，记载了当奇经八脉逆乱阻滞而出现的一些疼痛病症，如：“督脉之腰脊强痛；任脉之疝气、阴中痛；冲脉之胸腹痛；阴维之心痛、胃痛、胸腹痛”，还首创了井、荥、俞、经、合“五腧穴”，提出俞穴主治“体重节痛”的观点；晋代的《针灸甲乙经》总结了自《内经》以来针刺镇痛的临床应用，载述有各种疼痛的症状和刺法，比如：“病无形而痛者，阴之类，其阳完而阴伤，急治其阴，无攻其阳”，“病在骨……骨髓酸痛……深者，刺无伤脉肉为故，……病在肌肤尽痛，刺大分小分多发针而深之……”，该书还设有专门著述痛症部位和刺穴的篇章，并首载了郄穴的名称和位置，后世在此基础上发现了阳经郄穴均善治急性疼痛，如胃脘痛取梁丘等。至此，中医针刺镇痛疗法，从理论依据到临床实践已趋完善。后世又在此基础上不断补充，如金元时期窦汉卿《针经指南》中所载的“八脉交汇穴”就是对《难经》提出的八脉而增设的，“八脉交汇穴”对相应的痛症有奇效，如公孙通于冲脉，主治心胃痛、脐腹痛；明代杨继洲所著的《针灸大成》广收博集前贤手法论述并记载了杨氏家传的许多针刺手法，从而进一步丰富和发展了针刺手法理论，该书还对各种疼痛列出了针刺处方，如：腹痛取内关、三里、中脘、行间等；心痛取曲泽、间使、内关、通谷，为后世针刺镇痛的手法和针刺时间、选穴等提供了重要参考依据。

回顾我国针刺镇痛发展的历史进程，曾有过辉煌的业绩。到了近代，由于历史的原因，针灸研究在一个较长的时期内进展缓慢，甚至濒临消亡。新中国成立以后，针灸学有了新的崛起，针法灸法被广泛应用于临床治疗各种病症，尤其是针刺麻醉的出现，极大地推动了针刺止痛的临床应用研究，促使针灸治疗痛症的病种不断扩大，疗效不断提高。

（王　佩　武晓冬）

第一节　针灸治疗痛症的临床观察

一、头痛

头痛是临床上最常见的疼痛综合征之一。引起头痛的疾病很多，原因也相当复杂，对于临床上常见的血管性头痛和肌肉收缩性头痛，针灸有较好的止痛作用。刘傲霜等采用“头三针”治疗偏头痛30例，并与口服盐酸氟桂嗪34例作对照，治疗2周后针刺组疼痛得到控制的有29例，占96.67%，对照组疼痛得到控制的有27例，占79.41%。Heydenreich A采用经皮神经电刺激治疗偏头痛311例、血管神经性头痛145例，取得明显的疗效，治疗后患者镇痛药物的用量减少了87%，劳动能力恢复了71%，一个疗程的远期疗效平均约10个月。

二、颈项痛

方红等采用颈三针，即针刺大椎穴和增生颈椎两侧的夹脊穴的方法治疗颈椎骨质增生54例，总有效率90%以上，该文作者认为此法可改善椎动脉供血状况，消除局部瘀滞和组织粘连，达到解痉镇痛作用。王军等报道采用银质针治疗42例重症肩背软组织疼痛患者，结果疗效显著者36例，有效4例，无效2例，显效以上者86%，表明银质针治疗重症软组织疼痛具有显著疗效，不仅可以松解肌肉痉挛，可能还有激活中枢及外周镇痛物质活性的作用。Umeh B对17例急性斜颈患者进行耳穴埋针的耳针疗法，全部病例在24小时内疼痛及强直症状均明显减轻，根据直观模拟标度尺（VAS）测定，疼痛（剩余疼痛）下降25%。王文远报道以中平穴（位于足三里下一寸）缪刺治疗肩周炎患者300余例，治愈率达70%，此法具有取穴少、针感强、见效快的特点。

三、腰背痛

朱美美等报道电针治疗腰腿痛270例，针后患肢直腿抬高度数有提高者249例，不变者20例，减低者1例，升高者占92.2%。郭剑华采用针刺配合神灯照射、手法推拿及理疗综合治疗腰椎间盘突出症78例，结果显示痊愈56例，显效15例，好转5例，无效2例，显效以上91%。

四、四肢关节痛及运动系统软组织损伤

四肢关节痛是常见病之一，它包括风湿性关节炎、类风湿性关节炎、骨关节炎、痛风等，在中医学中属痹症范畴，运动系统软组织损伤是骨伤科最常见的疾病，属于中医学的“伤筋”。孙作露等运用整体取穴和局部取穴相结合的针刺方法治疗31例类风湿性关节炎，结果显效8例，占25.8%，有效18例，占58.1%，无效5例，占16.1%，总有效率为83.9%。詹军报道用缪刺法治疗肘膝关节疼痛186例，取得良好疗效，其中显效114例，好转59例，无效13例，总有效率为93%。焦焰采用针刺阿是穴配合循经取穴治疗肘、膝以下的软组织损伤患者200例，第一次针刺后和针刺三个疗程后的镇痛显效率分别为32%和84%，而对照组（采用BLG-2型超短波治疗机照射）第一次照射后无显效，照射三个疗程后显效率为18%。何玲等选取软组织损伤敏感点，采用皮三针疗法，治疗软组织损伤100例，总有效率95%。动物实验也证明，电针、激光穴位照射、耳针和艾灸等对佐剂性关节炎大鼠有明显的镇痛、消炎和消肿作用，为针灸治疗该病提供了理论依据。

五、神经痛

针灸临床常见的神经痛有三叉神经痛、坐骨神经痛、肋间神经痛等。袁三衡采用低频电

磁穴位治疗特发性三叉神经痛150例，控制率53.3%，控制显效率82%。柳国良等报道使用激光针灸仪治疗坐骨神经痛80例，结果显示治愈64例，显效10例，好转3例，无效3例，显效以上92%。时培凤报道电针治疗根性坐骨神经痛20例，结果显示基本治愈4例，显著进步10例，进步4例，无效2例，总有效率为90%。欧阳群等采用深刺夹脊穴配合阳陵泉穴的方法，治疗带状疱疹43例，全部痊愈，并且所有患者治疗1～3次疼痛即消失，首次治疗镇痛显效率90%，8～12天疹消痂落，无残留痛。

六、胃痛

付胜峰等以胃电为指标，观察了针刺足三里穴、公孙穴和尺泽穴对提高胃平滑肌正常兴奋性的作用，结果表明针刺足三里、公孙穴有明显地降低胃平滑肌的异常兴奋性及抗胃电节律紊乱的作用，而肺经的尺泽穴则不具备这种作用。澳大利亚 Maglicy J. 取中脘、神阙、天枢、少府、上巨虚、承浆治疗100例胃酸缺乏性胃溃疡，有效率达95%。

七、胆石症

针灸对胆石症有较好的疗效。赵士铎等采用电针加服硫酸镁治疗胆管结石522例，总排石率为78.4%，排石时间1～5天者360例，占69%。陶氏用针灸足三里、中脘、阳陵泉加服中药治疗慢性胆囊炎、胆石症167例，有效率97%。蒋氏用X线胆道造影的方法，对40例健康人和10例病人进行了研究，证实针刺足三里、心俞、胆俞可以引起胆囊收缩，其中以针刺足三里的效应最大。邓氏应用耳针肝、胆、胰、交感、神门、皮质下、十二指肠等主穴治疗肝胆管结石120例，经B超显象，发现全部排除结石者占13.3%，好转者占74.2%，作者认为耳针（耳穴压豆）治疗肝胆结石具有简便易行等优点，虽然排尽率不高，但可有效的缓解症状。

八、冠心病心绞痛

临床工作者经过细致观察，认为针刺对缓解冠心病患者的临床症状及消除心绞痛是有效的。曾有人报道用针刺治疗冠心病心绞痛621例，有效率为89.2%，显效率为47.8%，其中578例的心电图显示有效率为53.2%。杨氏等观察了针刺对实验性急性心肌梗塞的作用，认为针刺可使心肌缺血性损伤的程度与范围有所减轻或减小，并对其心肌坏死程度也有一定的缓解。孙继卿等采用中西医结合治疗急性心肌梗塞19例，观察组在用西医治疗同时配合中药、针灸，对照组18例，单用西医治疗，结果显示两组临床治愈分别为15例和7例，好转分别为3例和8例，死亡分别为1例和3例，疗效比较有显著差异 $P<0.05$。

九、泌尿系结石

泌尿系结石包括肾、输尿管结石、膀胱、尿道结石、属中医“砂淋”、“石淋”、“血淋”、“腰痛”等范畴。泌尿系结石活动期常有腰腹酸痛、血尿等症状，针灸对缓解因结石引起的疼痛症状和排石方面具有比较确切的疗效。区向阳取患侧肾俞、双三阴交和足三里治疗85例泌尿系结石患者，71例疼痛彻底消失，9例起针2小时后复发，但程度减轻，5例留针期间缓解，起针后复发。贺普仁等取中封、蠡沟、天枢、水道、三阴交治疗肾与输尿管结石86例，排出结石者21例，无效者5例。赵玉美据结石部位选穴配合中药，治疗29例，治愈15例，有效5例，无效9例，排出最大结石1.2cm×0.7cm。

十、分娩痛

电针无痛分娩被认为是一种良好的辅助方法，美国 Nili Yanai 对17例产妇进行电针止痛效应观察，穴位均取双侧合谷与耳穴神门，结果产妇自报的止痛有效率为56.25%，术者认为电针的肌肉松弛作用达81.2%，有71.4%的产妇在电针刺激开始后的45分钟为止痛效果最佳时间。金有慧等分别采用针药结合、针刺、镇痛药及磁疗法对462例正常足月临产妇予以分娩镇痛，结果针药复合镇痛法有效率高达97.5%，母婴安全，无并发症，证明针药结合能缓解子宫高张状态，协调子宫收缩，提高痛阈，提高对宫缩疼痛的耐受性。

十一、术后镇痛

Janes 应用针刺合谷穴来控制面部手术后的疼痛，经针灸治疗的10例病人，7例无疼痛，3例疼痛有不同程度的缓解，而且10例病人均无化学镇痛药物所带来的副反应，该文作者认为针刺可以代替镇痛剂来控制术后疼痛，尤其在对镇痛药物有过敏反应或有并发症时使用更好。张广清等通过对440例混合痔外节内扎术后患者分别采用口服止痛剂、针刺、耳穴压豆、针刺配合耳穴压豆 4 种方法进行镇痛效果的比较，结果显示针刺配合耳穴压豆的镇痛效果明显优于其他组。邹学超等对 28 例胸内手术后疼痛患者进行针刺穴位治疗，治疗结果显示所有病例均有一定程度的镇痛效果，针刺后 11 例由甚痛转为较痛，1 例转为微痛；16 例由较痛转为微痛。田道法报道观察扁桃体摘除术后针刺合谷穴的止痛效果，治疗组共 31 例，对照组 30 例不用针刺，结果显示，治疗组术后疼痛的程度及持续的时间较对照组有明显的减轻或减短，术后第一日白细胞总数、伤口白膜开始生长的时间均优于对照组，术后 7 小时体温则差异不显著，$P<0.05$，作者认为扁桃体摘除术后早期针刺合谷具有镇痛、消炎和加速伤口愈合的作用。

十二、针刺的抗炎止痛作用

针灸具有良好的消炎止痛作用。在实验性佐剂关节炎模型上，观察到针刺可明显减轻急性关节炎的红肿热痛症状。在临床上，针灸被应用于多种炎症和痛证的治疗。有人用针刺治疗妇产科有菌手术和感染炎症患者 366 例，单用针刺不加抗炎药物，全组病例针前的体温均在摄氏 38 度以上，白细胞总数在 1 万～3 万/mm^3 之间，针刺后体温下降较快，一般 2～3 天可恢复正常；目痛、牙痛、咽喉痛等是常见的五官科炎性疼痛病症，发病多较急，严重影响患者的休息和工作，使用针灸治疗，既能消炎，又能止痛。赵云生报道，用针灸治疗和预防流行性结膜炎 2000 例取得满意疗效；吴家淑采用大椎刺络拔罐治疗牙痛 204 例，咽喉肿痛 87 例，目赤肿痛 43 例及头痛 206 例，治疗后痊愈者 498 例，占 92.2%，总有效率为 97.6%，其中一次治愈者 398 例，占 73.7%；意大利 Muccioli M. 等用针灸结合中药治疗 60 例急性复发性或慢性咽炎病人，优良率达 90%。

近年来有关针刺治疗癌性疼痛的报道也较多。有人对 72 例晚期肿瘤恶痛病人采用针刺镇痛疗法，针刺前病人均使用了各种镇痛方法，但收效甚微，针刺治疗后总有效率为 58%，作者认为针刺镇痛是改善癌症患者晚期生存质量的方法之一。

另外，在针刺镇痛机理研究成果的基础上，应用针刺开展戒毒已获得初步成果，预示在戒毒工作中，针刺可能发挥更大的作用。

据国内针灸门诊统计，痛症在临床的就诊率仅次于各类麻痹症（主要是脑血管后遗症），而针灸在国外则主要用于治疗痛症，1996 年世界卫生组织提出针灸治疗的 63 种病症中，痛症占 50%以上，这些都预示着针刺镇痛在临床应用上有广阔的前景。

（王 佩 武晓冬）

第二节 针刺麻醉的研究

一、针刺用于手术止痛的观察

应用针灸之法可消除或减轻各类痛症，古今文献记载很多，但将其用于手术止痛，在古代医学文献中却几乎没有查到，仅见于唐代《集异论》记载的唐代政治家兼医家狄仁杰用针刺止痛为一患儿取鼻部肿瘤一事："狄梁公性闲医药、尤妙针术，……有富室儿，年可十四五，鼻端生赘，大如拳石，根蒂缀鼻，触之酸痛刻骨，……痛楚危极，倾刻将绝……公令扶起，即于脑后下针寸许，乃询病者曰：'针气'已至病处乎？病人颔之，公遽递出针，而疣赘应手而落，双目瞪如初，似曾无病痛"。意思是说在脑后的穴位进针，使之出现针感，并气至病所，然后去除鼻部肿物。这一记载虽属针刺用于手术止痛，但非正式医案记录。针刺止痛因其镇痛效果不能达到服用麻醉药物后"即如熟睡，任人刀割不痛不痒"（《石室秘录》）的境界，而在古代始终没能成为麻醉方法之一。新中国成立后，我国医务人员最初受到扁桃体局麻手术后咽喉伤口疼痛，用针刺穴位使疼痛减轻的启发，尝试在针刺下进行扁桃体摘除手术，上海市第一人民医院和西安市第四人民医院均在 1958 年首先取得了手术的成功，这种在针刺穴位止痛的基础上创造出来的、以针刺穴位为主的手术止痛方法，就称之为"针刺麻醉"。此后，涉及外科、麻醉、针灸和基础医学等在内的多学科工作者对针刺麻醉进行了深入、广泛的研究，使针麻逐步由小手术推广到大手术，从简单的手术推广到难度较大的手术，在临床200多种手术的200余万病例中得到应用，取得的主要成绩有：

1. 针麻在10种以上手术取得稳定的镇痛效果

(1)甲状腺手术：13314例，优良率85.3%。某优点有① 病人清醒，避免误伤喉返神经；② 进食早；③ 减少了麻醉药物的副反应和并发症。1982年通过鉴定。

(2)开颅手术：10635例。优良率90%。其优点有：① 十分安全，从未因针麻引起死亡；② 麻醉效果比较理想，镇痛效果比胸、腹部好，不存在内脏牵拉及肌肉紧张反应，针麻能达到颅脑手术常规麻醉要求；③ 对生理功能干扰少。全麻、针麻各50例垂体瘤切除，① 术中血压波动大于20mmHg者全麻32例占64%，针麻1例占2%；② 脉率：每分钟超过20次者，全麻29例占58%，针麻9例占18%；③ 进食：全麻二三天才能进少量饮食，针麻半数当天能进食；④ 手术过程动脉压平稳，能保持良好的颅内压血流灌注。④ 能及时检验面神经保留率，最大限度地减少手术引起的损伤，3cm以上听神经瘤切除，面神经保留率，全麻22例，面神经保留率53.3%；针麻137例面神经保留率80%；⑤ 病人清醒，易早期发现颅内出血，脑水肿等并发症，1986年通过鉴定。

(3)剖腹产：17000余例，优良率76.1%。其优点有：① 术中血压平稳。北京妇产医院针麻剖腹产644例，硬膜外273例，比较：针麻术中收缩压波动<20mmHg者针麻为71%，硬膜外麻醉为51%；② 术中出血量：针麻平均出血量为278ml(5.19%)，硬膜外390(37.19%)ml，出血量<300ml者针麻占67.6%，硬膜外占32.9%；③ 术后需用止痛药者，针麻占50%，硬膜外占62%；④ 安全。产后出血，针麻占10.8%，硬膜外占29.9%；针麻无意外死亡，硬膜外1例。

(4)肺叶切除术：8000例，优良率为80%。优点为：① 术中病人血压波动小，针麻、全麻各500例，全麻后，收缩压降至90mmHg以下者73例，占14%；针麻12例，占2.4%；② 针麻对免疫功能干扰少：白细胞吞噬功能、吞噬指数、淋巴细胞转化率、玫瑰花环形成率等，各项免疫指标，针麻均优于全麻。1984年通过成果鉴定。

(5)颈椎前路手术：600例，优良率为91%。优点为：① 病人可主动反映感觉或肢体抽动；② 安全，并发症少。针麻600例，并发症声音嘶哑0.3%，呕吐3.5%，尿潴留2.7%；全麻50例，并发症声音嘶哑6%，呕吐20%，尿潴留34%；③ 血压、脉搏及呼吸平衡；④ 手术当天进食者65.3%，术后第一天进食者97%。1983年通过成果鉴定。

(6) 股骨颈骨折三翼钉固定术：优良率92%。优点：① 患者多为老年人，不适于全麻、椎管内麻醉和局麻；② 针麻可避免药物麻醉引起的血压波动；③ 针麻无药麻术后并发症。

(7)输卵管结扎术：23554例。优良率85%。优点① 安全、简便、效果好、术后恢复快；② 渗血少，解剖层次清楚，腹壁肌松弛好；③ 针麻效果优于局麻；④ 手术过程心率、血压、脉搏平稳。1984年通过成果鉴定。

(8) 斜视矫正术：800例。优良率76%～89%。优点为：① 解剖层次清楚，便于手术操作；② 保持眼肌功能，术中即可准确观察眼位，测量斜视度，决定眼肌后徙，切除量较准确；③ 术后反应小，恢复快。

(9) 青光眼手术：5000余例。优良率为86.89%。优点为：① 安全、简便；② 避免了药物麻醉的并发症；③ 解剖层次清晰有利于观察和操作；④ 术后反应小，术后恢复快。

(10)针麻牙齿拔除术：4723例。优良率为90%。优点为：① 适应症广；② 安全、生理干扰少；③ 方便。

归纳起来，针麻能应用于人体各部位手术，其中以颅脑、眼、耳鼻喉、口腔、甲状腺、肺、剖腹产、脊椎、四肢等部位的手术效果较稳定。腹部手术因镇痛不全而产生牵拉反应和腹壁肌肉紧张，手术效果受影响。总而言之，针刺麻醉的出现，极大地拓展了针灸在镇痛方面的应用，取得的成就是巨大的。

2. 对针刺麻醉效果的评价

目前我们对针麻的适用范围和临床规律已初步有所了解，归纳起来，针麻具有以下优点：

(1) 使用安全：针刺麻醉避免了药物麻醉逾量中毒死亡事故，药物过敏以及麻醉药物对身体重要器官生理功能的抑制作用。自1985年全国开展针麻以来，累计200余万针麻手术病例无一例因针麻而造成意外死亡的报告。对麻醉药物过敏的，心、肺、肝、肾等器官功能不良的，病重，体衰、休克而不宜接受药物麻醉的病人，应用针麻有利于保证病人术中和术后的安全。

（2）生理干扰少：几乎所有的麻醉药物都不同程度的干扰正常生理功能，尤其是全身麻醉。针刺除具有一定的镇痛作用外，对神经、心血管、消化、内分泌、免疫等系统有适应性地调整作用。在临床表现为：术中病人血压、脉搏、呼吸平稳，出血少，术后有持续止痛作用，排尿早、排气早、早进食、早下床、抗感染、康复快。针麻扩大了手术的适应症；

（3）提高手术精确度：由于针麻能在术中保持病人神志清醒，对某些手术便于病人同医生配合，因而可减少手术误伤；

（4）简便易行：针麻不需要复杂的麻醉器械，操作简便易行，在城乡基层医疗机构均能开展。

针麻的主要缺陷：

（1）镇痛不全：即使针麻成功的病人在切皮和缝合皮肤时，也有轻微的疼痛，对病情复杂，需要手术时间较长的病人，影响更为突出；

（2）不能完全控制内脏反应，肌肉松弛还不够满意 如手术涉及敏感部位，比如咽喉、腹膜、胸膜等易产生呕吐、咳嗽、牵拉和腹肌紧张反应，影响手术进行。

（3）个体差异较大，不同的病人镇痛效果有差别；

（4）手术过程要求稳、准、轻、快，因而对手术医生的技术水平要求较高。

3. 针麻的临床规律的探讨

针刺作为一种生理性的外周刺激，不可能象药物那样将生理反应完全阻断，镇痛不全是客观存在的。那么，如何使针刺最大限度的发挥作用，是提高针麻效果首要考虑的问题，为此，许多研究者从针麻临床和实验研究的多方面进行了探索，经过反复论证，找到了一些规律，大体上可以归纳为以下几方面：

（1）寻找有效镇痛穴位：针麻初期，主要就是根据中医学理论关于“经络所过，主治所及”即通常称为“循经取穴”、“辨证取穴”的原则选取针麻穴位。按照这种选穴原则，可以对病人的个体机能状态、病灶情况、手术部位和穴位的特点等进行全面的辨证的分析，然后制定最适宜该病人的穴位处方。实践证明采用这种取穴方法是合理的，必要的，是应当首要考虑选用的方法。以后随着临床经验的积累，发现在疼痛局部或邻近穴位电针，有明显的镇痛效果，施行针麻胃大部切除术仅取单侧或双侧的足三里和上巨虚两穴，就可以取得稳定的针麻效果。从现代神经生理学的角度考虑，穴位和病源部位多为同神经节段或近神经节段，所谓“以痛为俞”，实际上就是同神经取穴。鉴于针麻临床病人情况的复杂性，事实上临床选穴配方多采用循经取穴、辨证取穴、同神经节段或近神经节段等多种取穴原则相结合的方法。探索针麻下有效镇痛穴位，可以达到精减穴位，提高疗效的目的，裘德懋探索在针麻下进行肺叶切除的有效穴位，最初按照循经取穴，穴位多达56对，经过不断总结临床经验，并结合神经节段分布的原则和人体生理实验资料，穴位精简到6对后，做手术42例，成功率达88%。

（2）选择最优针刺操作方法和电针参数：采用人工手法针刺、针刺手法仪针刺、电针针刺和电刺激等穴位刺激方法都可以产生镇痛作用，并且各有其优点，如头皮针麻醉对于大面积深度烧伤手术就具有独到的优点。针灸临床和实验研究中普遍采用电针代替手法捻针，可以节省人力，比较方便。实验研究表明，电针的刺激参数（包括波形、波宽、频率、强度、刺激时程）对针刺效果都有一定的影响，特别是频率和强度不同，所引起的针刺镇痛效应的性质、机理（包括对中枢不同种类、不同部位的介质、内源性镇痛物质的释放以及痛敏细胞的疼痛放电等的作用）是不完全相同的。例如“适宜电针”刺激所引起的镇痛效应与内啡肽系统关系密切，而“超强电针”刺激所引起的镇痛效应则可能是一个“应激反应”过程；2Hz的电针可引起脑啡肽的释放，100Hz引起强啡肽的释放，而15Hz的电针可使两种内啡肽同时释放，这些为古代医家采用不同的针刺手法可取得不同的疗效提供了科学的解释。另外，关于针刺的疗程问题，已证明多次电针的镇痛效果可能有累加作用；电针的镇痛在多次反复电针以后，可以产生耐受，这种耐受大约经过24小时能完全恢复。

（3）术前预测：在针刺麻醉的临床和实验研究中已充分证明：针刺下做手术，可因个体机能状态的不同，镇痛效果有显著的差异，也就是说，在采用同一穴位和基本一致的手法刺激时，可因个体差别而表现出不同的临床作用。解决由于个体差异问题影响针刺镇痛效果的有效手段之一，是进行术前预测，选择经预测后针刺镇痛效果好的病例进行针麻手术。一般说来，凡是个体差异中基础痛阈、耐痛阈较高，针刺穴位诱导后其阈值提高显著，交感神经系统功能比较稳定的，针麻效果就好。研究证实，采用痛阈、耐痛阈和反应交感神经活动状态的皮肤电反射、血管容积脉搏波等指标体系。可以对针麻手术病例或手术适应症进行预选，其镇痛效果稳定的符合率可达70%～80%左右；另外，由北京、上海等17个单位组成的全国针刺麻醉术前预测研究协作组应用电子计算机，通过对六种针麻手术（颅面胸腹部）344例的163项指标进行分析，研制成的专家预测系统，平均预报准确率可达93%。也有认为个体差异与中医辨证分型的类型有关，对胃大部切除术来说，有工作表明，阳虚或脾胃虚寒型的针刺麻醉效果好，而阴虚或肝气犯胃型则较差。

（4）辅助用药：由于针刺麻醉在绝大多数情况下，并不能完全消除因创伤而引起的疼痛，所以必须采用适当的辅助用药，包括术前使用适量安眠药与镇静药以及术中与术后配以少量止痛剂。根据不同病人，不同手术种类，不同手术步骤的需要，合理选用辅助药物，可以有效的提高针麻效果。针麻早期选用的辅助药物多数是中枢镇静剂、镇痛剂，如吗啡或度冷丁，以及在手术切口或手术的敏感部位注射低浓度的普鲁卡因等，以后在针刺镇痛机理研究成果的基础上，研制成功的各种影响中枢神经递质及受体活性的药物，在针麻中合理搭配使用，经证明可显著增强和延长针刺镇痛效果。

（5）针刺复合麻醉：经过长期实践摸索，针刺配合使用小剂量麻醉剂可以提高针麻效果，这就是针刺复合麻醉。目前常用的针刺复合麻醉方法有针麻-硬膜外复合麻醉、针麻-气体复合麻醉、针麻-局部复合麻醉、针麻-氯胺酮复合麻醉、小儿外科针麻的基础麻醉等。对术前预报针麻镇痛效果不好或手术刺激较大的病人，应用针刺复合麻醉，既可保持针刺下手术的优越性，又使被手术者真正无痛。例如，针药复合分娩镇痛，因镇痛剂用量小，从而减少了镇痛药对产妇和胎儿的副反应，增加了分娩的安全性，并由于较单纯电针提高了无痛率，也缩短了产程。有报道，同种手术条件，与药麻下相比，加用针麻复合后，麻醉效果仍能保持满意的水平，而麻醉药物使用量可减少50%～80%；将临床常用的药物按其对针刺镇痛效果影响的不同，分为针麻增效药（如灭吐灵、强痛定、颅痛定等）、针麻减效药（如氯丙嗪、安定等）及无效药三类，可以更有效的指导临床用药。

总的来说，针药复合麻醉在一定程度上扩大了针麻的适应症，丰富了麻醉方法，可能成为今后针麻研究与临床应用的发展方向。

二、针刺镇痛机理的研究

随着针灸疗法的普及应用和针刺麻醉的广泛开展，在全国范围内，由多学科的专家组成协作组，对针麻原理进行了多层次（从细胞水平进入分子和基因水平）、多角度（神经、体液、经络）的探索，一系列的研究成果证实，针刺麻醉是一个生理调整过程，神经、体液因素在这个过程中发挥了重要的作用，这一过程现在可以大致概括为：针刺刺激激活了神经-体液这一中心环节，从而改变了机体的原有机能状态，一方面提高了痛阈和耐痛阈，减弱了痛反应，另一方面增强了循环、消化、免疫等重要生命系统的适应调节和防御能力，从而在外科手术中表现为具有一定限度的镇痛、抗内脏牵拉反应、抗创伤性休克、抗感染和促进手术后恢复等重要作用。

针麻理论的中心环节是针刺镇痛的机理，其实质是痛与镇痛的调制过程。张香桐教授早就提出："针刺镇痛是痛觉传入信号和从穴位传入的信号在中枢神经系统内相互作用的结果"。这一过程，现已初步阐明，简要介绍如下：

1. 神经、体液因素是针刺镇痛的主要物质基础

（1）神经系统是针刺镇痛的物质基础

① 穴位处有丰富的神经分布。我国和国外一些解剖工作者采用对穴位的组织结构进行大体解剖和连续切片组织学观察的方法，发现在穴区内有着丰富的神经分布。上海第一医学院等10个医学院和研究机构的工作者观察了2444个穴位，发现在针刺点附近有神经干或神经分支通过者占所观察穴位的90%以上。

②针感的产生与神经密切相关。研究采用的方法：在准备截肢的患肢上和癌症晚期病人的肢体上，进行活体针感定位标记，在截肢后或患者死后，取出针刺部位的组织进行连续组织切片观察。发现在针感产生的部位有丰富的神经分布，无针感的部位则神经出现的频率很低或神经受到损伤。潘朝宠等观察了33条肢体14个穴位的43个针感点，结果发现其穴位处神经干及其分支出现率100%，游离神经末梢出现率70%；林文注等观察了42条肢体29个穴位的66个针感点，结果针感点神经出现率82%，无针感点神经出现率23%。

③ 神经系统结构和功能的完整，是产生针刺效应的必要条件。大量动物实验证明，针刺能够调节内脏功能活动、增强机体免疫功能、抑制针麻手术中的内脏牵拉反应和腹肌紧张，这些效应在用普鲁卡因封闭或切断支配穴区的神经支后，明显减弱或消失；临床也观察到下半身失去知觉的截瘫病人，针刺足三里时，病人没有针感，大脑皮层诱发电位无变化，痛阈不提高，而针刺上肢的合谷穴，病人针感明显，痛阈显著提高。这些实验结果说明，针感和针刺效应的产生有赖于神经系统的结构和功能的完整和正常。

④ 直接刺激神经干对某些病症有治疗作用。采用直接刺激神经干可获得更为明显的疗效。有人对18只猫以1000Hz以上频率用针刺激隐神经，对痛刺激有明显的抑制作用；另有人用毫针点刺坐骨神经干，治疗坐骨神经痛31例，有效率90.32%。

上述事实证明，神经系统是实现针灸疗效的主要物质基础

(2) 体液因素参与针刺镇痛作用

在临床上观察到，针刺效应出现的时间比较缓慢，一般需要诱导一段时间（以20～30分钟为佳）；针刺后疗效持续时间较长，往往有后效应；另外，针刺作用表现出对全身广泛地调整作用，针刺作用的这些特点恰好与现代医学中体液调节的特点相符合，提示针刺效应不仅仅通过神经的途径，可能还有体液的因素，一系列的动物实验证实了这一推测。

① 动物交叉循环实验表明，针灸穴位后在体内产生了某种生物活性物质。陈孟勤、郑永芳等采用动物交叉循环的方法，观察到电针刺激供血动物（猫）的穴位时，不仅可使供血动物因痛刺激所引起的皮层诱发电位受到抑制，而且还可以使受血猫的皮层诱发电位也受到抑止，其抑制率为71%～73%；朱元根等采用同样的方法，观察到电针刺激供血动物心脏后，供血动物和受血动物（未刺激心脏者）的耳穴平均导电量均显著增加，表明当电针供血动物穴位时，使其释放某种体液因素，通过交叉循环作用于受血动物。

② 体液因素参与内脏-耳廓低电阻反应。在实验性胃溃疡耳廓皮肤低电阻点的研究中观察到，当全部切除支配耳廓皮肤的各种神经后，胃溃疡期间，切除侧耳廓皮肤低电阻点只是减少了一半，剩余的另一半仍循正常频率曲线起伏。低电阻点的减少，是由于肾上腺素能神经纤维的消失，但保留了一半低电阻点的事实，提示体液因素可能是去神经后的内脏-耳廓低电阻反应的原因之一。

③ 针刺可激活下丘脑、垂体前叶、肾上腺系统在针刺镇痛中的作用。a. 针刺大鼠“足三里”、“曲池”等穴位可引起肾上腺肥大，重量增加，皮质增厚和抗坏血酸含量下降，如预先摘除大鼠的垂体，针刺后则不能出现上述反应，但如果保留垂体而摘除双侧肾上腺髓质，则仍能引起抗坏血酸含量的减少。b. 在针刺家兔足三里穴后，将其肾上腺静脉血液引入家兔离体肠管运动的灌流液中，发现针刺后的肾上腺静脉血液对离体肠管的蠕动有抑制作用，如预先摘除双侧交感神经链或切断内脏大神经后再针刺，则针刺后的肾上腺静脉血不能引起上述反应。c. 在针刺镇痛有效的基础上，摘除大鼠的脑垂体，电针镇痛效果明显减弱，同时测定激素表明，摘除垂体组在电针前后均测不出血浆皮质酮，而正常对照组和假手术组的血浆皮质酮含量在电针后比针前增加约30%，对摘除垂

体动物注射促肾上腺皮质激素释放激素之后，电针镇痛效应得到恢复。

上述实验结果说明，体液因素参与针刺镇痛效应，其作用途径可能是针刺信号传入中枢后，激活了下丘脑-垂体-靶腺系统而发挥的调整作用。

2. 针刺镇痛的机制

（1）穴位感受器及其传入纤维的作用机制

① 穴位感受器：多数学者认为，针感的形成，可能是多种感受器受到刺激后产生的综合感觉效应，并且与穴位感受器能将针刺刺激转换为相应的神经冲动有关，如局部封闭或阻断支配穴位的肌神经，针感及镇痛作用即被取消。据统计，在所有穴位中，神经干、神经支和血管出现的频率几乎是100%，其次是自由神经终末肌梭在肌肉丰厚的穴位中，其数量仅次于游离神经终末肌梭。一般刺激神经、神经干、肌肉和肌腱、骨膜可分别引起麻感、电击感和酸胀感，刺激血管，则多引起痛感；典型的针感90%出现在深层组织，分布于深层的感受器主要有肌梭、腱器官、环层小体、关节感受器以及游离神经末稍和血管等。耳穴针感的产生同样也源于在耳廓上大量分布有上述感受器。另外，血管和结缔组织在针感的形成和传递上可能起着一定作用。

② 外周传入途径：穴位针刺效应的主要传入通路是支配有关穴位的躯体感觉神经，例如，合谷穴针刺镇痛效应的传入路径是深部的桡神经；足三里穴的传入通路是腓神经；针刺内关穴所致的镇痛和升压效应在切断正中神经后消失；人中穴的抗休克或升压效应在切断相应的眶下神经后不再出现。全身穴位的针感传入情况基本为，头（后头）颈、躯干和四肢穴位主要是通过脊神经的感觉纤维，而面部穴位则是由脑神经的三叉神经感觉纤维传入的。此外，交感神经和血管也可能参与针感的传入。

③ 外周传入纤维：关于针刺镇痛信息传入神经纤维类别的问题存在三种观点：以最粗的Ⅰ类纤维为主；以细的Ⅲ、Ⅳ类纤维为主；以中等粗细的Ⅱ、Ⅲ类纤维为主，迄今仍有争议。从已积累的资料看，针刺可兴奋各类传入纤维，各类纤维都有程度不同的镇痛效应，较多动物实验和临床资料支持主要由Ⅱ、Ⅲ类纤维传入的观点。张香桐认为当穴位电针刺激的强度达到Ⅲ类纤维兴奋时，镇痛效果最好；唐敬师等提出纤维越细镇痛效应越强，各类纤维兴奋时镇痛作用的优良率为Ⅰ＋Ⅱ＜Ⅲ＜Ⅳ＜Ⅲ＋Ⅳ；但也有人认为，过强的刺激引起Ⅳ类纤维的兴奋时，该刺激本身就会引起难以忍受的疼痛和明显的痛反应。关于传入纤维的类别还存在以下看法：从针感上区别，Ⅱ、Ⅲ、Ⅳ类纤维分别与麻感、重胀感和酸感密切相关；从刺激手法上区别，手针针感主要是由细纤维传入，电针的针感主要是由Ⅱ类纤维传入；从电针参数上区别，高频电针可以明显减弱细纤维的传入活动，使Ⅲ类纤维镇痛作用减弱或消失。

（2）针刺镇痛的中枢机理

实验证明，中枢神经系统各级水平，例如脊髓、脑干、丘脑、尾核和皮层都参与针刺镇痛过程。针刺镇痛是一种多通路、多水平的综合过程。

脊髓是针刺信号和伤害信号的初级整合中枢。针刺信号进入脊髓后，一部分针刺信号使脊髓背角内发生突触后抑制，从而影响痛觉信号进一步向上传递，大部分针刺信号则沿着脊髓外侧索（如切断脊髓腹外侧索后，则针刺镇痛效应消失）上行到延脑，激活内侧网状结构，引起脊髓较细的传入末梢去极化而发生突触前抑制，部分地阻断细纤维的传入冲动。

脊髓背角是痛觉通路中一个重要的基本环节。痛觉调制系统对脊髓背角的作用途径主要是下行性“闸门控制”和“下行控制”

闸门控制学说认为（由Melzack和Wallx于1965年提出），由粗纤维传入脊髓的信息可在同一节段阻止由细纤维传入的伤害性信息向高级中枢传递。这一机制在针刺镇痛中可能起一定作用，例如，在大鼠的针刺镇痛过程中，高位切断脊髓，发现在同节段（尾根部）施加电刺激仍可使伤害性刺激引起的甩尾阈值升高，但电针足三里（邻近节段）则甩尾阈不再升高，或只有极微弱的结果。这表明，如果针刺刺激和伤害刺激不是关系到同一节段，则针刺信息必须由脊髓上传到脑，再返回脊髓，才能充分发挥镇痛效应。

镇痛机制的下行控制学说认为，针刺镇痛效应主要就是通过激活了从大脑皮层到脊髓背角的下行控制系统产生的。脊髓以上的许多结构可以对脊髓背角产生抑制性影响，中缝大核是其中的关键部位之一，脑内与镇痛有关的大多数核团都有纤维直接或间接（通过中脑导水管周围灰质和蓝斑）投射到中缝大核，再通过中缝大核终止于脊髓背角，其神经纤维主要的是5-羟色胺能纤维和NE能纤维。

脑干各部分结构在针刺镇痛过程均有重要的作用。针刺中缝大核可以明显地增强针刺镇痛效应；而蓝斑的作用可能正好相反，如损毁蓝斑可以使原先无明确镇痛效应的动物镇痛效应显著提高；电针穴位或是直接电刺激中脑导水管周围灰质均能使动物痛阈显著提高；上述针刺效应当在延髓中断横切脑干后，几乎完全消失。已经证明中脑的许多结构在接受针刺信号后都可以发出冲动，下行抑制脊髓背角中传递痛觉信号神经元的活动，而这些脑干结构本身又受边缘系统等高位结构的控制。

丘脑被认为是痛冲动的主要接受中枢和整合部位，痛觉可能在丘脑水平就能产生。束旁核和中央中核的作用似乎尤为重要，刺激信号可以通过高位结构，如尾核、皮层，低位结构，如中缝核对其产生抑制性影响。

关于大脑皮层参与针刺镇痛的机理，已经有了较为肯定性的资料。大脑皮层除对痛觉具有感知和定性作用外，还以两种方式参与疼痛的调整过程：一方面传入大脑皮层的针刺信息和疼痛信息发生相互作用，影响痛知觉和痛反应；另一方面，通过皮层的下行控制机制来控制疼痛信息在中枢神经系统的传导过程。进一步研究证明皮层的下行控制是通过与边缘中脑系统关系密切的伏核、缰核对中缝大核进行调控，并通过脊髓背侧束下行在脊髓水平发挥镇痛作用。

大脑边缘系统被公认与情绪活动有关。正常人体的实验研究证实，针刺可抑制痛的情绪成分，提示边缘系统在针刺镇痛中可能起着重要作用。边缘系统一些核团的活动最后都集中到中脑导水管周围灰质，这一研究结果提示，在中脑导水管周围灰质、伏核、杏仁核和缰核之间可能存在一个“中脑边缘镇痛回路”，这个回路以5-羟色胺和脑啡肽作为神经递质，针刺镇痛的后效应可能也与此回路的反馈机能有关。

(3) 中枢神经递质在针刺镇痛中的作用

从针刺镇痛的家兔脑内引出的脑脊液注入另一兔的脑内，可使后者产生明显的镇痛效应，提示其中含有机体自身产生的具有镇痛作用的物质。现已证明，在针刺镇痛过程中，针刺信号可以到达许多脑区，激发多种中枢递质的释放。这些递质中，有些是加强针刺镇痛的，如5-羟色胺、吗啡类物质、乙酰胆碱等，而有些是对抗针刺镇痛的，如儿茶酚胺类（包括多巴胺和去甲肾上腺素）、γ-氨基丁酸、胆囊收缩素（CCK-8）等。

脑内阿片样物质的发现，对针刺镇痛机理的研究起了很大的促进作用。1971年，Goldstein等发现脑内存在阿片受体。Pert和Snyder（1973年）用同样的方法证实了这种受体的存在，表明脑内必然存在某种物质与之相结合；1975年，Aughes首先从猪脑内分离出具有阿片样活性的多肽，称为内源性阿片样物质（内源性吗啡样物质，MLF），同年，Mayer证明针刺效应能被阿片受体阻断剂纳络酮所阻断，1977年Siolund发现针刺后人脑脊液中MLF含量增加。上述实验结果肯定了内源性阿片样物质在针刺镇痛中的作用，这一结果得到全世界的公认，从而基本解决了长期以来针刺是否有镇痛作用，或者只是起安慰剂作用的疑问。

针刺刺激激活了机体自身的阿片系统，阿片样物质可能在中枢和外周均参与发挥镇痛效应。针刺镇痛时，脑内内啡肽含量明显增加，阻断针刺冲动，或注射拮抗剂可影响针效；在炎症局部，注射少量的纳络酮（20μg）就可以阻断针刺镇痛效应，提示针刺可能促使炎症区内释放阿片肽，作用在被炎症致敏的阿片受体，导致炎症区产生更强的针刺镇痛效应。

其他神经递质，如5-羟色胺是实现针刺镇痛的重要环节，脑内5-羟色胺含量增加或减少可以相应地增强或减弱针刺的镇痛效果；儿茶酚胺类的作用则具有明显的部位特异性，在中枢起加强针刺镇痛效应的作用，在脊髓则可能是抑制针效的；电针可增加脑内乙酰胆碱的释放，阻断脑内乙酰胆碱的合成则针效显著减弱，并且乙酰胆碱的作用可能部分是通过5-羟色胺传递而实现的，因为阻断脑内乙酰胆碱的合成，针刺镇痛效应减弱的同时，伴有5-羟色胺含量的下降，如再次恢复其合成，针效恢复的同时，5-羟色胺的水平也随之升高。

当然，神经系统和神经递质的作用并不是各自孤立的，而是相互配合的，例如，针刺信号使脑内吗啡样物质增多，而它又可以作用于中脑导水管周围灰质，再转而兴奋中缝核，通过下行纤维释放5-羟色胺抑制脊髓背角等。

综上所述，针刺镇痛的作用机理可以初步阐述为：在针的刺激下，在机体内发生的一个从外周到中枢各级水平，涉及神经、体液许多因素，包括致痛与抗痛这个对立而又统一的两个方面的、复杂的动态过程。

（4）其他因素在针刺镇痛中的作用

① 心理因素：古代医家十分重视精神情绪活动同疾病形成的关系，并注意到“心寂则痛微，心躁则痛甚”（《素问·至真要大论》）。在针麻临床上，用伴针、语言暗示或视觉、听觉性暗示造成受试者针刺的心理效应，可以使痛阈和耐痛阈提高，反过来，“痛”的语言暗示则使痛阈降低。说明心理因素对于针刺镇痛是有作用的，应当予以重视；另一方面，针麻并不是暗示，安慰剂，对于针前、针后的痛阈和耐痛阈没有影响，对皮肤感觉暗示感受性的高低以及手术医生和对针麻的信任程度，与实际针麻效果也并无显著的相关性，此外，兽医外科中应用针刺麻醉手术取得成功的例子都说明，心理因素在针麻中有一定作用，但不是决定性的因素。

② 时间因素的影响：中医学对疾病的治疗历来主张“因时制宜”，强调时间因素在治疗疾病中的意义。近年来，随着现代时间生物学和时间医学的兴起和迅速发展，时间因素对电针镇痛效应的影响也越来越引起人们的重视。胡素萍运用灵龟八法治疗血管神经性头痛64例，取得了满意疗效，效果优于普通针刺组；宋开源等人观察了卯、午、酉、子4个时辰，即7：00、13：00、19：00和1：00时电针大鼠涌泉穴，对痛阈和脑内5-羟色胺和去甲肾上腺素含量的影响，结果卯时电针痛阈上升最高，间脑内5-羟色胺增长率最大，子时电针痛阈下降，5-羟色胺增长率最低，间脑内去甲肾上腺素含量降低最明显，提示不同时辰电针对痛阈和部分脑区内神经递质的含量有不同影响。

遗传因素的作用　无论实验动物、正常人或病人，当给予针刺或电针时大多数出现镇痛效果，小部分则无效；对出现镇痛效果的大鼠，电针后发现脊髓液中阿片肽含量增多，无效者则不增多。由此推测，遗传因素可能是影响针刺镇痛效果的因素之一。

影响针刺镇痛的因素很多，除上述外，机体的功能状态、电针的时机、疗程长短等都可能影响效果。

3. 经络理论的研究

经络是针灸疗法的理论基础，在针麻原理的研究中都涉及到经络理论的问题。

（1）循经感传现象的研究：经穴受到刺激，产生酸、麻、胀、热等感觉沿着经络循行路线传导的现象，称之为循经感传现象。

在经络学说的研究中，循经感传现象成为一个重大的研究课题。几十年来，通过对不同民族、不同年龄、不同性别和不同健康状况人群进行调察的结果分析表明，循经感传的出现率在12%～24%之间，循经路线与古典经络基本一致，双向传导，速度一般较慢，可被轻度加压阻断，感传到达相应脏器时，引起该脏器功能变化，循经线上痛阈有时发生改变等等。

鉴于循经感传现象的测定缺乏客观指标，易于受心理及暗示的影响，有关循经感传现象的本质，还有待进一步探索。

（2）得气的实质：针刺要求“得气”，针刺得气是获得针效的前提。得气，即出现针感，针刺时出现何种针感主要与受到刺激的感受器和运针手法有关，一般肌肉丰富处以肌梭为主（如合谷、内关、足三里），针刺多出现酸、胀等多种针感；肌腱接头处以腱器官为中心，周围多肌梭（如承山），针感以酸痛为主；肌腱或其附近多环层小体（如昆仑、曲泽），以酸胀为主；关节囊处以慢适应感受器较多（如内、外膝眼），针感以酸胀为主；头皮，任脉、督脉多为游离神经末梢（如印堂、百会），针感以胀痛为主。在同一穴位行提插捻转手法所产生的机械刺激比较容易产生酸胀感，而电针刺激则多为麻感。针感可产生于不同的组织结构，但以深层组织为主，并且是针体和针尖共同作用的结果。另外，当施术者手下有得气感时，大多数可以从针刺处引导出肌电活动电位。

针感与疗效关系密切，是检验施针效果的一个重要指标，但也不是绝对的，近年来在临床上应用的激光针、电磁针、电热针等新型针具，虽不产生传统的“得气”感，却对某些疾病有一定的疗效。

(3) 关于穴位特异性问题：穴位功能特异性，主要指穴位与非穴位或某些穴位与它穴位的针刺效应和主治功能方面的不同特点，即穴位对其相应内脏器官，组织的机能所具有的某种独特的影响。如“人中”在吸气启动效应上、内关在升压方面、足三里、公孙穴在降低胃平滑肌的异常兴奋性方面等，均有相对特异性。

临床实践证明，针刺不同穴位（包括不同的穴位配方）对身体某一部位或某一种手术来说，其镇痛效果是不同的。例如，在针麻下行输卵管结扎术，人中、承浆穴位组在切皮时的镇痛效果最佳，但在抗内脏牵拉反应方面却较差；又如头针--中焦透下焦，体针--改良次髎穴和五枢穴透维道组成的处方对子宫切除手术具有相对特异性，优良率可达80%。这些都说明，在针刺穴位提高痛阈中，穴位具有其相对特异性。

从现代神经生理学角度考虑，穴位的特异性可以从经穴具有全身效应和局部效应来理解。前者如十宣、十二井穴等，使用强刺激手法，针刺信号经相应神经节段传入中枢，经整合后通过神经体液传出途径，对痛症、热症、颠痫和免疫功能等发挥全身性的调整作用；后者，如躯干部的穴位，属于不同经络的穴位由于出自相同神经节段，主治病症基本相同，即所谓“异经同治”，而在四肢部位，由于每条经脉的穴位基本出于相同的神经节段，所以其主治也基本相同。由此认为具有局部效应的穴位其主治特异性是由神经节段所决定的。局部效应一般产生于比较弱的手法刺激，针刺冲动传入脊髓后，通过脊髓节段反射机制，对与穴位处于相同节段的脏腑发挥调整作用。

(4) 内脏与体表相关的研究：我国古代医家早在二千多年前就指出了人体内脏和体表之间存在着功能联系。“夫十二经脉者，内属于腑脏，外络于肢节”，现代解剖学和胚胎学证明，体表-内脏之间的神经联系，在胚胎发育时期就已形成，由神经节段分别向躯体部和内脏部发出神经纤维，以神经为中介，使二者建立起双向联系。通过神经节段反射，内脏的病变可以反应到体表，例如牵射痛、感觉过敏、皮下结节、索状物、皮下血管扩张以及体穴，耳穴电阻或导电量的改变等，反之，刺激体表可以调整内脏功能。例如，在妊娠妇女，随孕期增长可以出现耳壳低电阻点数量增多的变化，从而反映出妊娠生理的变化过程；在人和动物也均有胃部病变或受刺激后，耳廓上低电阻点的增加。交感神经和迷走神经是内脏与体表的联系-经络联系的部分物质基础。

（王　佩　武晓冬）

第三节 新型技术与针具的应用

一、电针疗法

电针疗法是在针灸学的基础上发展起来的，它是通过针刺穴位和电刺激的综合作用产生治疗效应的。由于电针定量精确，各种参数（频率、波宽、强度、波形等）便于调控和研究，因而在针刺临床和针刺原理研究中常常代替手法捻针，通过改变电针的各种参数来模拟不同的针刺手法。经过对比观察得到，针刺与电刺激在提高痛阈方面其效果是相似的。大量研究证明，电针参数特别是频率与强度是影响针刺镇痛效果的重要因素，例如治疗脊髓损伤引起的肌痉挛，100Hz有效，而2Hz无效。进一步研究证实，不同参数的电针刺激所产生的镇痛可能有不同的神经生理和神经生物化学机制。

二、激光针疗法

氦氖激光穴位照射，由于激光束对生物体能产生热、光、机械压力和电磁场等各种效应，生物体的各种机能得到调节，进而激活了生物体内的抗痛物质，提高了机体的抗痛机能，达到镇痛的效果。有人对76例不同病因引起的疼痛患者采用激光治疗，经过对疗效分析，认为激光对带状疱疹和口腔溃疡的镇痛效果较好。关于激光针和电针的镇痛效果比较，临床报道尚不一致，有的认为，激光穴位刺激的镇痛效应，似乎优于脉冲电针；但也有认为，二者的临床镇痛作用相仿。由于激光针无须进针，照射时无损伤，简便安全，对儿童和年老体弱者较为适用。

三、磁针疗法

对磁针疗法与普通不锈钢针在疗效上的比较，吴耀持等报道磁针比传统不锈钢针在镇痛效应方面有更为确切的疗效，将224例类风湿痹痛患者、软组织扭挫伤患者、癌性痛证患者随机分为磁针组和普通针组，经治疗后，两组疗效比较，磁针组3类患者的有效率分别为94%、93%和82%，普通针组分别为86%、80%和64%，两者有显著性差异。但王颖等用普通不锈钢毫针或磁极针刺激大白鼠"环跳"和"足三里"穴，在针刺期间，动物的甩尾时间阈都有明显升高，说明这两种针具均有显著的镇痛作用，而两种针具对大白鼠提高甩尾阈的作用，虽然磁极针组略优，但组间还没有达到有显著统计学意义的程度。

四、跨皮肤电刺激

位于肢体上的穴位（如合谷、内关）可在穴位两侧皮肤表面贴上电极，使电流通过穴位深部，这种刺激方法，可以免去扎针，因而适用于晕针等不宜接受针刺治疗的患者，病人可将刺激器带回家自行治疗。有人用动物实验证明，在同样的电刺激条件下，经皮电刺激的镇痛效果不亚于电针，或较电针更强。

五、灸法

灸法具有温经止痛、温阳通脉的作用。目前临床上研制使用各种具有温热效应的灸器。有人比较在穴位施灸的4种方法（艾灸、JWD-901型仿灸仪、微波、激光）的镇痛效应，认为4种方法的镇痛效应无明显不同，但仿灸仪无灼伤、无空气污染、省时省力，初步展示其临床应用前景；另有人报导，针刺与微波复合镇痛，可见显著的镇痛作用，单用微波束照射穴位，不加针刺，效果不佳。

（王　佩　武晓冬）

第四节　中西医结合针刺镇痛研究的意义

半个世纪以来，我国针刺镇痛的研究取得了前所未有的巨大成就，这一研究对整个针灸学的发展有着深远的意义。

一、提高和发展了针刺镇痛的医疗水平

目前针刺镇痛应用范围非常广泛，急性痛、慢性痛、老年性腰腿痛、手术后痛、分娩痛等，都是针刺的适应证。一些国家设立疼痛门诊，其治疗手段主要是针刺，国内外一些医疗单位目前仍在继续研究针药结合的手术麻醉方法，用于某些不适于药麻的特殊病例的手术止痛。

二、促进了针刺作用机理的研究

在针刺作用机理方面，经多学科不同水平的研究，从形态和机能两个方面，肯定了神经-体液因素是实现针刺作用的物质基础。

三、针麻推动了针灸学术在国外传播

早在公元6世纪针灸就传入日本，16世纪传入欧洲，但针灸学真正在世界各国引起重视是自针刺麻醉研究成功以来的近20多年的事。目前已有120多个国家和地区不同程度地开展了针灸疗法，许多国家如瑞典、美国（一些州）等已把针灸列为正式的医疗手段，承认了针灸的有效性；世界卫生组织把推广普及针灸作为传统医学处的一项任务，迄今中国已为世界各国、地区培训了3000多位针灸医师。

四、新技术、新方法被不断采纳应用

在针刺镇痛机理的研究过程中，生理学、免疫学、神经内分泌学、分子生化学等学科的新技术和方法不断被采纳应用，根据针刺镇痛研究成果筛选出的最佳刺激参数设计成的新型多用治疗仪，如电针仪、电热针仪、激光针仪、低频电疗仪、电热灸疗仪、永磁针等也不断被应用于针灸临床和实验研究，这些新技术、新方法的应用使建筑在经验基础上的中国传统针灸医术走上现代实验科学发展的道路，从而形成了一门崭新的学科——实验针灸学。

（王　佩　武晓冬）

第五节 展 望

一、针刺对慢性疼痛的防治将有较大发展

随着疼痛医学的研究，尤其是慢性痛的防治问题在世界范围内的兴起，针灸作为一种有效的疗法，在用于治疗慢性痛、非手术痛方面必将发挥更大的作用，今后，针灸疗法在国际上的交流也必将更广泛。

二、针麻的镇痛效果得到更广泛的科学的认可

针麻在临床上大规模的实验应用阶段已经过去，但是，承认针刺镇痛不全，并不是意味着否认针麻的存在价值，针麻作为一种有特点、可供选择的麻醉方法，在特殊病例中显示出的独特镇痛效果有其无法取代的地位。

三、针刺镇痛机理的进一步研究，对我们阐明经络实质乃至整个中医基础理论研究中的有关问题，将有着深远的意义。

四、在提高针麻效果方面，采用针药复合麻醉，既保持了针麻下手术的优点，又提高了镇痛效果，是一条有前途的发展道路。

纵观半个世纪来，中西医结合在针刺镇痛研究方面取得的进展，超过了以往任何时代、任何时期对针灸的贡献，其巨大的理论价值在于有效的指导了针灸临床实践，从而创造了传统医学和现代医学结合的典范。

（王 佩 武晓冬）

参考文献

1. 翁恩琪．痛与镇痛．上海：上海科学技术出版社．1987：182.
2. 吴鎏桢．针刺镇痛的历史回顾．陕西中医学院学报 1994；17（4）：40～42.
3. 刘傲霜，等．“头三针”治疗偏头痛 30 例．新中医 1997；29（4）：25～26.
4. Heydenreich A. 类针刺经皮神经电刺激治疗头痛与偏头痛．针灸理论与实践 1989；17（4）：209～231.
5. 方红，等．针刺颈三针治疗颈椎骨质增生 54 例．陕西中医 1995；16（9）：413.
6. 王军，等．银质针治疗重症颈肩背软组织疼痛-附 42 例临床病例报告．针刺研究 1997；22（4）：267～270.
7. Umeh B. 耳穴埋针在尼日利亚的可接受性，展望及问题．美洲中国医学杂志 1988；XVI(1～2) 67～70.
8. 朱美美．针刺治疗腰腿痛 383 例．上海针灸杂志 1990；9（3）：26.
9. 郭剑华．五步法综合治疗腰突症 78 例疗效观察．江苏中医 1993；14（4）：168～170.
10. 孙作露，等．针刺治疗类风湿性关节炎的疗效观察．上海针灸杂志 1991；10(1)：3～5.
11. 詹军．肘膝关节疼痛 186 例的针刺止痛疗效观察．针刺研究 1989；14（1～2）：271～212.
12. 何玲，等．皮三针治疗软组织损伤 100 例．陕西中医 1994；15（6）：277.
13. 袁三衡，等．低频电磁穴位治疗特发性三叉神经痛 150 例．中华理疗杂志 1992；15(2)：83～84.
14. 柳国良，等．内灸式激光针灸仪治疗坐骨神经痛 80 例．河北中医 1990；12（3）：44.
15. 时培凤．电针对根性坐骨神经痛镇痛效果的观察．上海针灸杂志 1992；11（3）：18.
16. 欧阳群，等．深刺夹脊穴镇痛效应的临床观察．上海针灸杂志 1996；15（4）：7～8.
17. 武和平，等．针刺在外科临床上的应用．上海针灸杂志 1988；（2）：42～44.
18. 孙继卿，等．中西医结合治疗急性心肌梗塞 37 例疗效观察．中医药学报 1992；（2）：34～36.
19. 张永臣，等．十四年来针灸治疗泌尿系结石近况．中国针灸 1994；（5）：49～51.
20. 金有慧，等．针药结合分娩镇痛的临床研究．针刺研究 1996；21（3）：9～17.
21. 张广清，等．针刺配合耳穴压豆对肛门术后镇痛的临床观察．广州中医药大学学报 1997；14（1）：42～44.
22. 邹学超，等．应用针刺穴位手法治疗胸内手术后疼痛的观察．针刺研究 1989；14（1～2）：263～264.
23. 田道法．扁桃体摘除术后针刺合谷的止痛效果观察．湖南中医学院学报 1991；11（3）：45～47.
24. 吴家淑．大椎穴镇痛疗效观察．针刺研究 1989；14（1～2）：258～259.
25. 胡光志．激光治疗疼痛 76 例．中医杂志（英文版）．1989；9（4）：256～258.
26. 张仁著，王翘楚审．中国针刺麻醉发展史．上海：上海科学技术文献出版社．1989.

27. 钱信忠主编．中国针刺麻醉．第一分册太原：山西科学教育出版社．1987.
28. 钱信忠主编．中国针刺麻醉．第二分册太原：山西科学教育出版社．1987.
29. 朱丽霞，等．针刺镇痛选穴原则的探讨．中国针灸 1985；(1)：24～27.
30. 吴群，等．电针不同穴位对佐剂性关节炎大鼠痛反应相对特异性的观察．针刺研究 1988；增刊(3)：151.
31. 张吉．近十年来针刺效应的实验研究．山西中医 1987；3(3)：36～38.
32. 王友京．影响电针镇痛因素的实验研究概况．针刺研究 1993；18(4)：247～251.
33. 韩济生．影响针刺镇痛效果的若干因素．针刺研究 1991；(3～4)：1～3.
34. 王友京，等．不同强度和频率电针的镇痛效应．针刺研究 1993；(1)：44～47.
35. 许绍芬．药物加强针刺镇痛的研究．针刺研究．1991；(3～4)：8～10.
36. 王凤英，等．针药复合应用在分娩镇痛的临床研究．中国实用妇科与产科杂志 1996；12(4)：225～226.
37. 张香桐．针刺镇痛机制研究的过去与将来．上海针灸杂志 1989；(3)：2～3.
38. 朱兵，等．疼痛研究的回顾．针刺研究 1988；增刊(3)：1～6.
39. 韩济生．从阿片与抗阿片的矛盾中研究针刺镇痛原理．北京医科大学学报 1992；24(4)：257～260.
40. 韩济生．针刺镇痛原理研究20年．中西医结合杂志 1985；5(8)：506～508.
41. 韩济生．针刺机理研究的最新进展．针刺研究 1988；(1)：36～38.
42. 唐敬师，等．针刺镇痛传入纤维的研究．针刺研究 1989；(1～2)：135.
43. 江苏省江苏医院针麻研究小组．针麻镇痛外周传入途径的进一步探讨．中华医学杂志 1974；54(6)：360.
44. 陈隆顺，等．针刺镇痛传入纤维的分析．科学通报 1980；25(6)：763.
45. 吕国蔚，等．“足三里”针刺镇痛效应外周传入神经纤维的分析．中国科学 1979；(5)：495.
46. 韩济生．针刺镇痛及其有关的神经通路和神经解质．生理科学进展 1984；15(4)：294.
47. 王克模，等．穴位感受器及针感性质与传入纤维类别和单位放电特征间关系的研究．中国科学(B辑)1984；(12)：1119.
48. 曹小定．针刺激活脑内镇痛机能系统而实验针刺镇痛．针刺研究 1989；(1～2)：199～200.
49. 韩济生，等．中枢神经介质概论．北京：科学出版社．1980.
50. 何广新，曲延华编著．疼痛针灸治疗学．北京：中国中医药出版社．1994.
51. 韩济生主编．高等医药院校教材．神经科学纲要．北京：北京医科大学中国协和医院大学联合出版社．1993.
52. 朱丽霞，等．阿片系统在针刺镇痛外周机制中的作用．针刺研究 1993；18(3)：214～218.
53. 徐广银，等．中枢乙酰胆碱在痛觉调制和镇痛中的作用．针刺研究 1993；(1)：1～5.
54. 宋开源，等．不同时辰针刺大鼠“涌泉”穴对痛阈和脑5-羟色胺、去甲肾上腺素的影响．四川中医 1986；(8)：36.
55. 吴耀持，等．磁钢针镇痛效应的临床与实验观察．上海针灸杂志 1995；14(4)：177～178.
56. 王颖，等．磁极针与不锈钢毫针对大白鼠痛阈影响的对比观察．中国针灸 1994；(增刊)：449～450.
57. 白耀辉，等．不同灸法镇痛效应比较．针刺研究 1991；(3～4)：237～238.
58. 白耀辉，等．四种针灸仪器镇痛作用比较．上海针灸杂志 1990；(3)：32～34.
59. 马廷芳，等．第二届世界针灸学术大会论文综述．中国针灸 1992；(2)：49～53.
60. 王友良．对针刺麻醉临床研究的几点看法．针刺研究 1988；增刊(3)：198～199.

第六章　气血学说研究

气血是构成人体和维持人体生命活动最基本的物质。中西医结合对气血的研究，以“气血”的这一特点和概念为指导，结合中医学对气血的生成、分类、功能等方面的认识，对中医学“气血”所包含的人体许多重要生命物质和重要功能系统的生理机能方面，进行了多系统、多层次的深入研究。

（翁维良　苏庆民）

第一节　气虚证的研究

一、气虚证本质的研究

1. 气虚与能量代谢　现代分子生物学研究认为，人体各种生命活动的能量来源是以三磷酸腺苷（ATP）的高能磷酸键水解为主要方式提供的。人体吸入之氧与饮食营养等一系列代谢过程，在线粒体通过三羧酸循环和氧化磷酸化作用而生成高能化合物（ATP），维持机体各种生命活动所需要的能量。ATP这种合成代谢方式和它所发挥的特殊的生理作用与中医“气”的生成、利用和功能具有一定的相通性。因此，从人体能量代谢角度开展中西医结合“气”的研究，是一个重要途径。研究表明：气虚与机体细胞的能荷值（ATP的生成与利用状态）具有一定关系。通过益气中药复方、单味药和某些单体对动物心、肝组织细胞和线粒体结构与功能的影响的研究，为阐明“气”实质提供了科学依据，证实益气中药具有4种生物作用：①调节线粒体膜结构与功能的完整性；②维持细胞内能荷水平；③调整膜的流动性、改进物质的交换；④通过药物抗氧化成分抑制自由基损伤膜脂的效应。这在一定程度上说明了“气”与“生物能”之间的共性联系。实验研究发现，用黄芪、人参等单味中药水煎剂观察益气中药对小鼠肝线粒体耗氧量ADP/O比值和呼吸控制率的影响，结果发现小剂量黄芪、当归、人参煎剂均表现有不同程度地降低耗氧量作用，并随剂量的增加，对S_3的降低作用也加强，而S_4则有不同程度的增加，以人参作用最明显，当归、黄芪次之。剂量对ADP/O比值的影响与S_3耗氧量相似。小剂量的人参、当归煎剂与对照组相比较其ADP/O比值稍有增加趋势，然而增加药量其ADP/O比值逐渐降低，以人参作用最显著，在50ul时，几乎可将其完全抑制。氧化磷酸化效率随药量增大而缩小。RCI（呼吸控制系数）值的大小反映线粒体结构完整和氧化磷酸化偶联程度，也是检查线粒体功能状态的指标，RCI的大小取决于S_3与S_4的比值，由于不同剂量的人参和当归的S_3都低于对照组，因而其RCI明显下降，表明此两药可能有较强的解偶联作用。而黄芪的S_3、S_4均低于对照组，但RCI值在低剂量时均高于对照组，随着剂量的增加RCI均下降，反映其解偶联作用随药量的增加而增强。在完整线粒体中，ADP和无机磷的提供是氧化磷酸化顺利进行的基本条件之一，但线粒体结构的完整性或功能状态在病理状态或受到药物作用时常发生改变，RCI和ADP/O比值有不同程度的变化，即使线粒体功能状态发生变化，上述研究结果表明，补气药具有调节线粒体膜结构与功能的完整性、维持细胞内能荷水平的作用，这在一定程度上揭示了中医“气”在能量代谢方面的本质特征；另一方面，由于人参等单味药随着剂量的增大都有不同程度促进解偶联的作用，解偶联使得ATP生成受到影响，而使能量以热的形式发出，该作用可有调节体温和改善微循环的作用，这也对应和揭示了中医“气”的部分功能特征。研究还发现，气虚患者血液红细胞糖酵解活力显著低于正常人，心气虚、脾气虚等各组红细胞糖酵解力也都低于正常人，经补气中药治疗后，患者的红细胞糖酵解活力均明显增强。

2. 气虚与免疫系统功能　中医认为，气具有防御功能，因此从机体的免疫功能研究“气”是一个重要方面，大量实验均证明，中药益气药可使人体IgA、IgG含量增加，而在气虚尤其是脾气虚时，细胞免疫功能，无论是T细胞总数、T细胞活性，或是B细胞数，都较正常为低；在对消化系统各类疾病的气虚证检测发现，气虚组外周血淋巴细胞酸性酯酶(ANAE)阳性率为38.60±4.83%，明显低于正常健康人对照组（54.32±6.50%），也反映了气虚可能与机体免疫功能，尤其是细胞免疫功能下降有关。

3. 气虚与神经系统　中医“气”的运动及其功能的作用途径、方式，与神经活动特别是植物神经功能活动具有密切关系，现代神经生理学已阐明消化道的分泌功能和运动功能主要受植物神经的支配和调节，一般认为多巴胺β羟化酶（DβH)、乙酰胆碱酯酶（AchE）在一定程度上可反映植物神经功能活动状态，DβH是促使多巴胺在β位羟化而形成去甲肾上腺素的必需酶，与交感神经活动的关系十分密切，当交感神经兴奋时，DβH和去甲肾上腺素成比例地同时释放，因此，通过测定血浆DβH活性，可以了解交感神经的功能状态，而作为交感神经活动的指标。乙酰胆碱（Ach）在体内合成、贮存及释放等过程，在一定程度上反映着胆碱能神经（副交感神经）的机能状态，而Ach的代谢又与AchE密切相关，一般认为胆碱能神经活跃时，Ach合成、释放及分泌均增加，与此同时，神经组织内合成Ach的胆碱乙酰化酶以及分解Ach的AchE活力也相应平行地增加。因此测定血浆中的AchE活性，也有可能了解副交感神经功能状态。通过对消化系统疾病的脾气虚患者研究发现，在治疗前反映交感神经功能的DβH均值偏低，即交感神经功能处于低下状态，经治疗后气虚证候好转，同时DβH较治疗前有明显升高；对气虚患者的心血管植物神经系功能变化特点的研究，发现气虚患者的呼吸差为62.5%<15次/分，低于正常人组(80%≥15次/分)，提示迷走神经功能紊乱对心率的影响，正常人卧位迅速起立10～20秒内心率升至高峰，以后缓慢下降，80%正常人立卧差≥15次，有植物神经功能紊乱者站立后心率上升缓慢，立卧差常<15次，气虚患者65%<15次，反映气虚者站立时压力感受传入神经及交感神经兴奋性均不敏感。经测定立位时心电图第30次与第15次心搏R—R间期时间的比值(30/15）和卧立位血压差，与正常人相比较均具有极显著差异，表明气虚患者的心血管交感和副交感神经均有不同程度受累。上述研究提示，“气虚”与植物神经功能状态具有密切的内在联系。

4. 气虚与微循环、血液流变学　气具有推动作用，从循环系统研究“气”的本质发现，气的这种推动功能，一方面体现出心脏的功能活动（见心气虚），另一方面则与机体循环、血液流变性具有密切关系。对甲皱微循环的研究发现：气虚者管袢数目减少，长度缩短，张力差，流态多呈虚线，经益气中药治疗后再进行微循环观察，结果可见其有明显的扩张微血管作用，并具有对抗去甲肾上腺素引起的微循环障碍、改善微循环的作用。中医学认为气能行血，血液的循行，有赖于气的推动，“气为血之帅”；实验研究发现，气虚劳损模型组，其血液流变学指标全部或多数出现异常变化，与正常对照组相比较，表现为全血比粘度、血浆比粘度和全血还原比粘度增高，红细胞电泳时间延长，红细胞压积增高，经用补气中药治疗后，各项血液流变学指标均有明显改善作用，揭示了“气虚”与微循环、血液流变学之间的相关联系。

二、气虚证诊断标准的研究

制订全国统一的诊断标准，是开展“气虚证”基础与临床研究的前提，中国中西医结合学会虚证与老年病研究专业委员会于1986年召开全国学术会议，在既往多年研究的基础上制订了全国统一标准。

气虚证　①神疲乏力；②少气或懒言；③自汗；④舌胖或有齿印；⑤脉虚无力（弱、软、濡等)。具备3项。

心虚证　①心悸、胸闷；②失眠或多梦；③健忘；④脉结代或细弱。具备2项，其中第一条为必备。⑤常有PEP/LVET比值增大。

肺虚证　①久咳、痰白；②气短喘促；③易患感冒。具备2项。

脾虚证　①大便溏泄；②食后腹胀，喜按；③面色萎黄；④食欲减退；⑤肌瘦无力。具备3项。⑥常有尿中木糖排泄量(尿定量法)减少，并常有唾液淀粉酶活性酸负荷试验反而下降。

气虚证及心、脾、肺虚证诊断标准的制订，规范了中西医结合对“气虚”的研究工作，也促进了全国各科研医疗单位对“气虚”研究工作的开展，并取得了大量研究成果。

三、心气虚证的研究

心气虚是“气虚”的重要方面，也是临床常见的气虚证之一。中医认为，气具有推动作用，这一作用更集中地体现在心气的功能。现代研究认为，心气，在很大程度上反映了心脏的功能状态，尤其是左心室功能，更能体现出气的“推动”功能，因此，中西医结合对“心气虚”的研究，较多地集中在对心功能的检测方面。

1. 心功能检测 史载祥等以心机图检测心气虚患者的左心室功能状态，证实心气虚者具有不同程度的左心室功能不全，主要表现在左室射血时间（LVET）缩短，射血前间期(PEP)、等容收缩时间（ICT）、等容舒张时间（IRP）延长，以及LVET/ICT减小、PEP/LVET、a%的增大。PEP、ICT延长，反映等容收缩阶段左心室内压上升速率减慢；LVET缩短，提示左心室射血时心肌纤维缩短速率及缩短程度减少，以及相应的每搏量的减少。IRP延长、a%增加，反映左心室顺应性的减低以及左室舒张末期压力的增加，说明“心气虚”时心肌的舒张过程也有改变。并且依据PEP延长、PEP/LVET比值增大可与其他脏气虚进行区别。程伟对心气虚证左室舒张功能采用微机检测心机图，总结发现，左室舒张和收缩功能均低下，在心气虚证患者的各项参数中，左室舒张性能指标舒张时间振幅指数（DATI）较收缩性能指标左室射血前期/左室射血期（PEP/LVET）更为敏感，DATI和PEP/LVET异常率无显著差异，但两者正常、异常间有交叉，说明心气虚证有单纯心收缩或舒张功能异常，参考DATI能提高心气虚证辨证准确性。上述研究表明，心机图测定可为心气虚提供定性、定量、定位的辨证参考。有人研究认为心功能障碍、心搏血量减少、组织绝对或相对灌注不足是产生心气虚证的病理基础。应用M超声心动图对心气虚者的左心室功能研究发现：左心室舒张功能指标更能灵敏地反映心脏的功能状态，同时发现心气虚者的心输出量明显减少，与正常人和心阴虚、心脉痹阻者比较有高度显著性差别。应用核听诊器检测心气虚与心功能的关系发现，气虚轻证组左室射血分数（EF）值无明显异常，PEP明显降低，TPFR明显延长，气虚重证组的EF值则显著低于轻证组和正常组，其PEP降低、TPFR延长也较正常组有显著差异，说明心气虚患者心舒张功能异常改变在先，心收缩功能异常改变发生在后，并与心气虚证候表现的轻重程度相一致，研究认为PEP/LVET比值，可作为反映左室泵功能受损程度及心气虚证轻重分级的客观指标，这种按气虚程度分组检测的方法，对研究心气虚证比STI测定更敏感更具有优越性。

2. 生理生化检测 心气虚是一个综合性病理概念，除表现为心功能的异常外，还反映在机体的代谢与生理生化指征的异常，综合研究认为：心气虚者在细胞免疫方面表现为淋巴细胞转化功能、E玫瑰花结、ANAE均低于正常；全血粘度、血浆粘度均高于正常；血浆E_2及E_2/T比值均增高；血浆核酸总量、DNA、RNA均低于正常；红细胞2，3—DPG含量明显高于正常；血浆和血小板内cAMP/cGMP比值下降；血浆皮质醇及尿17-羟、17-酮含量均高于正常；24小时尿内肾上腺素、去甲肾上腺素含量高于正常，反映交感神经偏亢，血胆碱酯酶活性正常，与脾气虚迷走神经偏亢有所不同。并且应用心搏间距的变化及卧立位血压差作为植物神经功能测试方法亦证实，有78.9%的心气虚患者的呼吸差<15次/min，78.9%的患者30/15比值<1.03，与健康人差异具有显著性，同时还有47.4%的患者立卧差<15次/min，卧立血压差也有增大趋势，均值约2倍于健康人，24小时尿儿茶酚胺测定显示明显高于健康人，也表明心气虚者植物神经功能紊乱的特点为交感肾上腺系统的兴奋性增高、交感神经的敏感性下降，且迷走神经功能受损。上述研究反映了心气虚证除局部脏器功能异常外，尚表现有全身功能的改变。

3. 心钠素改变 心钠素是心脏产生和分泌的多肽类激素，具有强大的排钠利尿、血管舒扩生物活性，在调节心血管系统和内环境稳定等方面起着重要作用。俞兵等采用放射免疫法测定心气虚（重证组和轻证组）、单纯心虚和非虚证4组患者的血浆心钠素样免疫活性物质（irANP），发现其含量在上述各组和西医心功能Ⅰ-Ⅳ级组中均呈递减现象，且在相应的中西医4组间无显著差异，irANP与左室射血分数明显相关，认为irANP可作为心气虚患者的客观指标之一，并能反映病证的严重程度。

4. 脉图改变　心主血脉，心气虚尚表现有脉图参数的改变，李绍芩研究发现：心气虚证者脉图参数AA′、BB′、CC′、SA′、DD′均值较正常人组成小，而心阴虚和心脉痹阻者的脉图参数与正常人组相比差别较小，说明心气虚者脉图参数的变化有一定特异性，主要是脉图总面积减小和波幅降低。对脉图血液动力学参数检测发现，心气虚证的参数与正常人比较，EWK、EPE、VP、JP、VDV、CF、CMO、CK、TPF、PPM均值均减小，并与心阴虚、心脉痹阻者差异有显著性，不同病种的心气虚证脉图血液动力学参数无显著性差异，提示心气虚者脉图血液动力学参数的改变有一定的特异性。

5. 心血虚证的计量诊断　心气虚证的计量诊断，是对心气虚证的主要证候、功能指数的量化过程，从而建立心气虚证的客观化计量标准，是心气虚证客观化研究的方法之一。潘毅等用Fisher判别分析法建立了心气虚证诊断的判别函数。心气虚证与正常人的判别式(简称Ⅰ式)为：$Z=11.6x_1-0.29x_2-0.0019x_3$；心气虚证与非心气虚证的判别式（简称Ⅱ式）为：$ZZ=13.3x_1-0.15x_2-0.0011x_3$；（$x_1$为射血前期与左室射血时间比值：PEP/LVET；$x_2$为心脏收缩力指数（HI）；$x_3$为每分钟心输出量。）其中Ⅰ式的判别符合率、敏感度、特异度分别是90%、86.16%、93%，Ⅱ式的判别符合率、敏感度、特异度分别是85%、86.6%、83%。陈振中等以心阻抗法获取“心肌收缩性”指标，并以之量化“心气”水平的变化。16例正常人吸入阳性变力性药物后、“心气”水平均有不同程度的提高，以463例各年龄组正常人“心气”水平估计正常值证明，“心气”水平与年龄有关，指标间的相关分析证明，自创的“心血环”、“心气环”及其获取的各项指标，可以评价“心气”水平的变化。对226例病人检测发现，“心气虚”病人与同年龄组正常人比较差异显著，临床诊断“心气虚”与仪器诊断“心气虚”无显著差异，其重复率为68.84%～82.36%，仪器诊断结果更为可靠。心气虚证的计量诊断研究，为心气虚证的辨证方法和诊断标准的研究，开辟了新途径、建立了新方法。

6. 心气虚证中医辨证规律的研究　是对心气虚临床应用的深化，具有指导意义。心主血脉、主神明，心气虚可导致心主血脉与主神明两方面的改变，而这些改变又相应的表现在不同的临床病种。研究表明，心气虚证既可见于心血管病，也可见于非心血管病，两类病种的心气虚证各有不同的表现特征：在伴有心血管病的心气虚证中单纯心气虚者仅占18.77%，而81.23%的病人皆有一种或一种以上的兼证，而不伴心血管病者的心气虚证有其他兼证者仅占49.02%，半数以上为单纯心气虚证。在统计344例心气虚证所涉及的19个西医病种发现，心血管病占293例，非心血管病占51例。在心血管疾病中以冠心病、高血压及风心病最常见，这类病主要与心主血脉，心气推动血脉运行的功能异常有关，是心气虚证最常见的病种。在非心血管病中以神经官能症最常见，提示这类心气虚证的发生与“心主神明”的功能异常密切相关。研究发现，心气虚证在不同的病种中，临床表现既有共性又有差异，共性均表现有心悸、气短、疲乏、脉细等，差异表现在心血管病中66.55%的病人伴有血瘀表现，21.5%～34.13%的患者表现有气虚失运，水湿中阻的表现，其中冠心病兼血瘀者多，风湿性心脏病兼水湿者多。心气虚不伴有心脏病者最常见症状是心神不宁，有失眠、健忘、多梦等表现，占90.20%，上述研究反映了心气虚在心主血脉、主神明功能的病理改变和表现特点方面的差异特征，为指导临床对心气虚证的治疗提供了科学依据。

7. 心气虚证动物模型的研究　这是开展心气虚证实验研究的重要条件。孙福文以睡眠剥夺的小站台法，模拟中医理论的“惊”和“劳”等病因，建立了大鼠心虚证的实验模型，为近年来开展心气虚的实验研究做了有价值的工作。该方法通过睡眠剥夺造成心血管系统的反应，随着睡眠剥夺时间的增加而呈现出不同趋势的变化，体现了“证”的动态性质，反应出心虚证的产生、发展和转归的规律。在睡眠剥夺的最初阶段，心率逐渐加快而血压则逐渐下降，构成了“细数”的脉象，当剥夺96小时，心率转而下降到剥夺前的波动范围，不再有“数”脉的体征，但此时血压则进一步下降到剥夺前水平的60%，出现了“细弱”脉象，心率变异功率谱的低频段也增加到最大值，调节品质进一步恶化。这样，通过控制睡眠剥夺时间的方法，来选择性地制造所需的“心气虚”、“心阴虚”等实验模型。程伟根据短暂心肌缺血，使心泵受损，心主血脉功能减退异常出现“心气虚”的表现特点，选用狗急性心肌缺血及复灌损伤的方法，探讨了新的“心气虚”动物模型；观察认为急性短暂心肌缺血及复灌中“心气虚”的表现，同临床结果一致。从而为研究“心气虚”的实验动物模型总结了新的思路和方法。

四、脾气虚证的研究

脾气虚，是“气虚”的又一重要方面，中医认为，脾主运化、主肌肉、统血，为“后天之本”，现代研究认为，脾气虚证是以消化系统、免疫功能和神经内分泌系统功能失调为主要特点的疾病反应状态。中西医结合对脾气虚的研究，从消化系统的分泌、吸收、运动机能和组织结构的改变以及代谢、免疫、内分泌激素等方面，对脾气虚进行了大量研究。

1. 消化系统　脾主运化，脾气虚以消化系统的分泌、吸收和运动机能障碍为主。脾气虚者口腔唾液淀粉酶活性和小肠木糖吸收水平均下降，其特异性已得到重复验证，具有较好的临床应用价值。在消化系统组织的病理改变方面，应用光镜、电镜和组织化学方法等现代病理组织学方法和技术对脾虚证患者十二指肠进行超微结构变化及酶活性的组织化学研究表明，脾虚组的十二指肠炎较多，碱性磷酸酶和酸性磷酸酶在十二指肠绒毛功能部增强，顶部减弱；微绒毛稀疏、缩短；绒毛上皮细胞间隙增宽，杯状细胞、内分泌细胞、隐窝处低分化细胞、上皮内淋巴细胞浸润及固有膜各种炎性细胞均增多，细胞器也增多等病理改变。对脾气虚证胃粘膜活检标本的组织学及扫描电镜及透射电镜观察发现，脾气虚以胃粘膜各类细胞线粒体的退行性病变为主，由于线粒体退行性变，能量生成减少而供能不足，细胞功能降低，细胞体萎缩变小乃致坏死，使胃粘膜变薄，胃的消化功能减弱，机体供养能力不足，导致脾失健运、运化无力等脾气虚症状出现。上述研究表明，脾气虚患者的消化系统功能改变有其病理形态学基础。

2. 脾气虚与免疫功能　应用电泳方法对脾气虚证进行淋巴细胞电泳观察发现，脾气虚患者的淋巴细胞电泳率、慢泳细胞电泳率明显低于肝郁脾虚、肝胃不和及健康对照组，快泳细胞百分数也低于健康人，慢泳细胞百分数则升高，提示淋巴细胞电泳能力的低下，可能是脾气虚免疫功能低下的机理之一。在对脾气虚者的部分细胞免疫和局部免疫功能指标的检测研究发现：脾气虚者的末梢血OKT系统T细胞亚群分类、淋巴细胞体外白细胞介素$_2$（IL_2）的分泌功能及局部免疫功能—唾液中分泌型免疫球蛋白辅助性T细胞（T_H）明显减少，抑制性T细胞（Ts）相对增多，T_H与T_S比值异常，单位淋巴细胞体外分泌IL_2功能无明显改变；唾液SIg水平在酸刺激前明显高于正常人，负荷实验储备力降低，反映了脾虚证患者细胞免疫功能降低、免疫调节机制紊乱、免疫抑制占优势、消化道局部免疫功能低下等免疫系统功能的病理改变。对脾虚者的人类白细胞表面抗原（HLA）的关联分析，也初步揭示脾虚者具有一定免疫遗传学基础。

3. 脾气虚证与代谢、神经内分泌功能关系

脾气虚者副交感神经处于亢奋状态，血清胃泌素水平明显降低，胰腺分泌胰淀粉酶的功能也呈低下状态。对脾气虚患者的血清异柠檬酸脱氢酶（ICD）活性及24小时尿中3-甲氧基-4-羟基苦杏仁酸（VMA）含量检测研究表明，脾胃气虚者的血清ICD活性比正常人低约两倍，而24小时尿中VMA的含量比正常人约高1.9倍，提示：脾胃气虚者由于ICD活性降低导致机体内的还原型辅酶Ⅱ来源减少，导致脂肪酶合成降低，并引起能量代谢障碍，成为机体气血生化失常、脾气虚表现肢体倦怠、神疲乏力、懒言、脉缓无力等症状的病理基础；VMA增高，反映了肾上腺素和去甲肾上腺素的升高，可导致一系列脂肪酸活性增加，使脂肪酸从脂肪组织中释放并促进脂肪酸氧化，结果使机体

脂肪组织中的脂肪分解加强，并促使了肝糖原分解和肌肉中糖原酵解及蛋白质的分解，说明脾胃气虚的实质与脂肪代谢和能量代谢均有密切关系。

4. 脾气虚证发生机理的实验研究　通过对大鼠及马属动物驴造模后脾气虚证系统研究，取得了如下结果。

对脾主肌肉的研究：脾气虚证临床表现为神疲懒言，短气怠惰，纳呆腹胀，便溏或便难无力，脉细舌胖。而模型动物呈明显消瘦，体重降低，肌力下降。重要内脏如心、肝、脾、肾和胸腺重量明显减轻。骨骼肌肌纤维变窄萎缩，Z线增宽，肌浆网扩张。眼肌肌纤维变小，空隙增大。肌与肌腱接头处的腱组织疏松，接头周围可见轻度水肿，可见多根肌纤维变性坏死。心肌、胃、十二指肠平滑肌、血管平滑肌的线粒体肿胀，膜结构破坏，嵴消失等的异常结构明显多于对照组。肌糖原和脂肪含量减少，ATP含量和ATP酶、CCO（细胞色素氧化酶）反应减弱，而LDH反应增强，SDH反应明显增强但后期减弱，心肌、骨骼肌、平滑肌中与酵解相关酶（SDH、LDH）有关的微量元素变化，表现为锌和铁含量增加，与肌肉收缩有关的钙增多而钾减少。上述结果表明：肌纤维萎缩，能源物质储存减少，能量代谢机制的紊乱，氧化磷酸化作用下降，酵解代谢代偿性亢进。线粒体的异常可能与肌纤维缺氧有关。对创伤负荷及其修复过程的观察发现，模型大鼠的伤口出血多，伤口扩张，收缩缓慢，愈合迟缓，肉芽生长差和羟脯氨酸含量明显低于对照组。对脾气虚动物的观察发现：血小板粘附力和聚集力下降。电镜所见血小板形态不规则，有的血小板肿胀，结构破坏，形成一些不规则伪足及血小板碎片。根据以上观察，脾主肌肉，包括了四肢骨骼肌、胃肠平滑肌、心肌和血管平滑肌，以及血小板那样具有肌球蛋白结构和肌力收缩功能的组织。

对脾主运化的研究：模型动物红细胞膜谱带Ⅲ蛋白发生变构，影响正常的阴离子交换，导致二氧化碳不能正常转运，而影响红细胞的携氧能力。红细胞膜上唾液酸含量增多，ATP含量和ATP酶活性明显降低。肝细胞的肝糖原含量、ATP酶、SDH活性显著降低，肝细胞线粒体的磷/氧比值降低。红细胞的携氧能力下降、广泛分布的线粒体破坏，导致能量转化利用降低；模型组小肠微绒毛的破坏和肝糖原、肌糖原及脂肪等能源物质的吸收和储存不足，氧化磷酸化作用下降和酵解途径活跃等，构成了脾气虚中脾主运化功能改变在物质能量代谢方面最基本的内容。

对脾统血的研究：脾统血的功能，包括生血、行血、摄血等内容。生血是运化水谷精微以化生气血，即脾主运化的内容。行血摄血涉及心血管系统和血小板功能。模型组所见心肌和血管平滑肌线粒体的改变，以及心肌糖原、脂类、酯酶活性的降低，血小板收缩功能，粘附聚集力下降，毛细血管脆性增加等变化，是脾气虚证、脾不统血的主要内容。

对脾旺不受邪的研究：模型组的胸腺、脾及淋巴结重量下降，这些脏器及外周T淋巴细胞激活试验，表明分化增殖功能下降，E-玫瑰花环形成率降低，IL-2（白细胞介素-2）的效应下降，血清IgG含量降低，唾液中SIgA含量代偿性增加，非特异免疫的溶酶体酶中的β-葡萄糖醛酸核苷酸降低，而其中酸性磷酸酶代偿性增高，模型组胃肠粘膜上皮糜烂破溃意味粘膜屏障的破坏，以及细胞膜唾液酸的变化，意味着脾旺不受邪包含免疫调节和屏障功能。

对脾为胃行其津液的研究：模型组动物全血5-HT含量，十二指肠和回肠嗜银细胞密度明显增加。5-HT可抑制胃肌的收缩和基础胃酸分泌，减少小肠吸收和促进小肠运动。这既是能量物质代谢障碍所致，又反过来影响于消化吸收功能。脾病胃亦病，互为因果而构成病理循环。

5. 脾气虚动物模型的研究　经过近10年反复探索实验，分别研制成功马属动物驴的“脾气虚”动物模型和大白鼠的“脾气虚”动物模型。根据“脾主肌肉”、“脾主运化”、“劳倦伤脾”、“饥饱伤脾”等中医理论原则进行“脾气虚”动物模型的复制，复制完成后以健脾益气的加味四君子汤进行复健验证。造模方法为：①实验动物驴，以耗气破气、限量营养方法，使其气血生化乏源，复制脾气虚动物模型。耗气破气以厚朴、枳实、大黄散剂，按3：3：2比例混合，以每kg体重1.5g的剂量，用2.6L的水灌胃，隔日1次，灌胃每日限量摄入，使成饥饿状态，共6周，根据中兽医对脾气虚的辨证标准评分判定实验。②实验动物Wistar大白鼠，用机械水平振荡方法使动物产生劳倦，每天振荡10.2小时，共33天，在此期间隔日给食，给食时保证足量，形成饥饱失常。

振荡致动物劳倦有如下途径：其一，动物为固定身体而耗力；其二，大鼠习性昼伏夜动，造模选择昼间振荡，夜间吃食，故影响其睡眠；其三，根据巴甫洛夫学说，振荡为单调长时间的条件刺激，可使动物大脑皮层产生抑制而致疲劳。另外，采用间歇振荡可防止动物产生适应性。在造模方法中，过饥是由于得不到食物，过饱体现在造模动物1夜的吃食量相当于正常动物全天吃食量的140%，长期如此可致动物运化失调而脾虚。饥饱失常可致动物肠道正常菌群失调而影响及体内维生素的合成、营养物质的代谢及免疫防御功能。由于该造模方法没有使用寒凉药物或过食生冷食物，模型动物的体温无明显降低，不用温脾阳药而单用四君子汤即能复健，因此该方法所造模型符合了中医理论和临床对“脾气虚”的认识。这种方法所复制的“脾气虚”模型所具有的优点：在目前的药物、甘肥、饥饿等方法之外另辟一脾虚造模新途径；双因素综合造模较接近临床；慢性模型，包括造模期较长（28天），复健期较长（14天）；操作简便，在一定程度上还能定量和自动控制；效果确切，该模型经多学科研究表明，宏观与微观指标取得较为一致的结果。

近10年来，对“脾气虚”相类似的动物模型复制方法尚有：大黄煎剂小白鼠模型、利血平模型（小鼠）、新斯的明家兔模型、饥饿大鼠模型、大鼠泻剂模型等等，这些模型的研制均为“脾虚”某些病理生理特征做了有价值的工作。

五、肺气虚证的研究

肺气虚是以呼吸系统和免疫系统功能障碍为主要病理特征的一组证候群。中西医结合对“肺气虚”的研究，从呼吸系统的组织器官、功能状态、免疫功能等方面开展了深入研究，初步揭示了“肺气虚”的基本病理特征。

1. 肺气虚与肺组织病理　肺气虚证患者的X线胸片表明，71.05%的患者无明显肺气肿，轻度者约21.05%，中度者仅占7.9%，无重度肺气肿，肺纹理基本正常。慢阻肺患者Ⅰ级肺气虚（有肺气虚表现，软弱无力，但未具备气虚全部指标）和Ⅱ级肺气虚（具备肺气虚证和气虚证指标），经肺灌注扫描及肺功能检查，结果发现半数以上的Ⅰ级肺气虚患者其血供及肺功能正常，Ⅱ级肺气虚者则多不正常。肺血流图检测观察肺动脉容积的变化，发现肺气虚者其上升角变小、波幅降低、流入容积速度减慢，提示肺血管弹性较差、肺动脉血流量减少或肺循环阻力增加。

2. 肺气虚证的肺功能变化特征　肺气虚组肺通气功能正常者为40%，轻度减退者46.67%，中度减退者10.48%，重度减退者2.86%，差异具有显著性。肺气虚患者的肺活量、肺最大通气量、第1秒时间肺活量、肺中期流速变化均比正常人低，肺活量的流速-容量曲线变化在肺气虚组全部异常，气道阻力有34%表现异常。肺气虚患者表现出气道全部的通气障碍，除50%肺活量最大呼气流速、25%肺活量最大呼气流速、最大呼气中段流速测值下降外，补呼气量、最大呼气1秒量、最大呼气流速测值也显著下降。上述研究结果表明在肺气虚证中均存在不同程度的肺通气功能的损害。

3. 肺气虚与免疫功能　肺气虚患者的E-玫瑰花结形成试验，血清IgA及补体C_3与对照组无显著差异，而淋巴细胞转化率及血清IgM、IgG则明显低于正常人，血清总补体CH_{50}和血清补体C_3均低于正常对照组，提示肺气虚患者的细胞免疫和体液免疫功能均较健康人低下。研究还发现肺气虚患者的血清干扰素活性也显著低于健康人。

4. 肺气虚与内分泌功能　肺气虚者血清α_1-抗胰蛋白酶（α_1-AT）、尿17-羟、17-酮类固醇含量、血清蛋白结合碘含量、血清多巴胺β羟化酶含量等均明显低于正常人。肺气虚证的血浆心钠素含量低于健康人，而血管紧张素Ⅱ水平、肾素与醛固酮均高于对照组。上述研究结果表明，肺气虚者除了肺组织及功能本身的异常改变外，机体的许多内分泌物质也表现有不同程度的紊乱。

5. 肺气虚与血液流变学　根据肺主气、司呼吸及气血相关理论，肺气虚者将在一定程度上影响血液成分的改变和功能的障碍。肺气虚者甲皱微循环异袢率少于25%，全血粘度、血浆粘度、全血还原粘度、红细胞电泳时间、红细胞压积与同性别正常人相比均有显著差异。

6. 其他　肺气虚患者的细胞能量代谢障碍，红细胞ATP含量和ATP酶含量降低；微量元素含量异常，出现低锌、低铜、铜镍比值升高、低铁、铁铜中度正相关改变、锌与镍低度负相关变化的特点；检测还发现肺气虚者血中真性胆碱酯酶含量明显高于健康人，提示肺气虚者表现有一定程度的植物神经失调状态，而以副交感神经功能亢进为主；对呼吸道鼻腔脱落细胞检查还发现，肺气虚者鼻腔脱落细胞嗜中性细胞减少、纤毛细胞数显著增加，鼻腔的这种具有机械性防御机能的柱状纤毛细胞的脱落增加和具有非特异性免疫功能的嗜中性细胞减少，将降低呼吸道的抗病能力，成为肺虚鼻窍失养而易于外感的病理基础。

六、展　望

1. 气是维持人体生命活动的基础，对气的本质研究虽然做了大量的工作，但对阐明气的实质，提供定量、可信的客观指标尚有待进一步研究。

2. 气的研究中在心气虚方面有较大的进展，主要用心功能来反映心主血脉，作为心气的客观、定量指标，在临床上普遍应用于诊断与评价疗效，但由于心功能测定方法颇多，哪种方法更能反映中医气的本质，如何实现标准化及分级尚待进一步研究。

3. 气的研究中，脾气虚研究工作做得最多，指标也多，尤其在脾虚动物模型上作了大量的探索，取得突出的成就，因此气的研究中，脾气虚的研究有望取得突破。

4. 虚证诊断标准应进一步的修订，并加以定量化，尽可能的采用客观指标。

5. 虚证动物模型的研究已取得很大成绩，但真正符合中医传统理论与虚证的病因病机、系列的研究虚证动物模型尚待加强。

（翁维良　苏庆民）

第二节　气滞证的研究

气滞，中医认为属气的运动功能异常，是气机运动失常的一个重要方面。气滞发生的主要原因多为恼怒、忧思、精神紧张等情志异常；从症候表现看，多与神经系统、内分泌、免疫、心脑血管循环、消化等功能系统具有密切关系；中医认为气的运动依赖肝疏泄功能，肝属木，性喜条达，主疏泄，若情志异常则可引起肝气郁结、肝失疏泄而发生气滞，一般又称肝郁气滞。肝郁是气滞的基本病机，气滞是肝郁的病理表现。中西医结合对气滞的研究，主要集中在以肝郁为核心的病理变化方面，采用现代医学的技术方法，开展了多层次、多系统的全面研究。

一、气滞证本质的研究

1. 气滞与高级神经活动　人的情志异常如恼怒、忧思、精神紧张等属高级神经系统的活动范畴，且每易引起后者的功能紊乱。人体血液中重要的神经介质之一：5-羟色胺的变化，反映了中枢神经活动状态，并与人的精神活动有一定关系。研究发现，在肝郁证患者中血液5-羟色胺含量明显升高，提示患者长期恼怒、忧思、精神紧张等造成了高级神经活动的紊乱。由于高级神经活动的紊乱、分泌5-羟色胺增多，又可直接引起交感中枢一系列情绪应激反应，并将影响及交感特异性通路所支配的血管和心脏系统及垂体-交感-肾上腺系统等重要生理功能的改变。对前者的研究发现，“肝郁”动物的交感节后皮肤缩血管神经元特异性通路的调节性紧张度明显升高；对于机体对内外环境刺激的适应性反应功能作进一步研究表明，对各种内外环境的刺激出现明显的异常的应激反应，如寒冷刺激时皮肤血管呈收缩后的扩张反应，对内脏膀胱刺激也呈抑制性反应等，这些应激反应与正常动物比较几乎呈反向的反应模式。可见，“肝郁气滞”在交感特异性通路上，主要是受其支配的阻力血管、血管吻合枝和容量血管处于持续收缩状态，血管运动功能紊乱，这将直接导致血压的升高和全身血量的重新分布，并将促进血瘀过程的发展；另外也表现在肝郁证机体对内外环境变化的适应性明显下降，减弱了对风、寒等外邪入侵的抵御能力。

垂体-交感-肾上腺系统是交感中枢直接支配并通过神经体液反馈调节，维持机体内环境稳态的重要调控系统，也是情绪应激的主要反应系统之一。对“肝郁”动物的病理观察发现，肾球旁细胞内肾素颗粒明显增加，激怒刺激后8天的病理检查发现肾上腺皮质束状带、网状带细胞的数量明显增多，可能是肝郁引起交感肾上腺环路激活的一种应激反应。“肝郁”动物神经体液调节系统的异常状态，最明显的表现为体内儿茶酚胺分泌异常，检测发现血内多巴胺、肾上腺素和去甲肾上腺素的含量均明显增高，而且这种增高的幅度比直接给以夹尾刺激的动物所测值还要高，说明这种异常不是由于疼痛刺激引起的短暂的应激反应，而是由较长时间的情绪应激引起的。“肝郁”儿茶酚胺分泌水平的增高，将直接引起血液流变学的改变，尤其是促使血小板形态、代谢与收缩功能的改变，从而使血小板本身继发性释放肾上腺素，加之交感特异性通路调节异常而引起的血管运动功能紊乱，血管紧张性升高，这两种因素直接造成了微循环的严重障碍，从而成为“气滞”易“血瘀”的病理机制之一。

2. 气滞与心肌代谢和心功能的关系　由于肝郁动物的交感系统调节功能和交感内分泌功能的异常，将对心肌代谢和泵功能产生明显的影响。研究发现“肝郁”动物的心肌电位的有效不应期和复极化时间明显延长；用低浓度的肾上腺素缓慢注射，来模拟应激状态下的心肌反应作对比，结果提示，肝郁动物心肌电活动的异常与该动物体内儿茶酚胺水平的提高有一定关系，这是交感系统参与情绪应激反应的过程。研究还发现“肝郁”动物心肌细胞电兴奋性明显下降。上述研究表明，心肌电活动的异常应激反应和兴奋性的明显下降，是“气滞”证的重要病理改变之一。

气为血之帅，血为气之母，气行则血行，气滞则血凝。因此，气滞的病理改变往往又是血瘀发生的重要病理基础。现代研究表明，血液的正常运行，不仅与血管壁的完整有关，而且与血管内皮的结构、代谢和功能有着密切关系。研究表明，微循环障碍是“气滞”病理变化的基础环节，血管运动功能紊乱只是血瘀发生的中间环节，对肝郁证患者的甲皱微循环观察发现，多有管袢畸形，血流速度减慢多呈线状断流，血管管径变小，管袢数少而模糊，经用疏肝理气药治疗后，微循环状态明显改善。

气滞则血瘀：气滞与血瘀有着内在共同的病理基础。微循环状态与血管变化密切相关，而血管的损伤、恢复和生长又与血管内皮有关，因此，气滞的本质与血管内皮细胞有内在关系，研究表明，血管内皮细胞及其功能代谢是气滞的最后环节。研究者通过用高脂血清复制“气滞血瘀动物血管内皮细胞模型”的方法，模拟整体状态下气滞血瘀时内皮细胞的变化，结果表明，单纯高脂血清组（HPS气滞组）的内皮细胞生长缓慢，测定其过氧化脂质（LPO）含量明显升高，分泌前列环素（PGI_2）量明显降低，内皮形态变形，胞质颗粒与空泡增多；当损伤程度超过正常调节限度时，内皮细胞产生严重代谢障碍，LPO增高，PGI_2分泌减少，血栓素A_2（TXA_2）增多，从而导致血管痉挛加重，血栓形成加速；后者又继发性激活血小板，催化释放肾上腺素，反馈加速血小板凝集和血栓形成，继而引起血小板与内皮细胞内cAMP减少和cGMP增加，致使PGI_2-TXA_2和cAMP-cGMP两对调节系统的失衡，此可能是气滞而血瘀的重要环节和病理基础。

3. 气滞与免疫系统的关系　气滞的发生可累及各个脏腑和各系统的生理功能。对肝郁证研究发现其细胞免疫功能明显降低；对“肝郁”动物的特异性T淋巴细胞与非特异性巨噬细胞免疫功能观察发现，其细胞免疫功能也呈显著降低。临床和动物实验都表明肝郁证的机体免疫功能呈降低趋势，可能与情绪应激引起垂体-肾上腺系统的功能异常有关，由于内分泌激素皮质类固醇的升高，可降低巨噬细胞的活动能力，进而抑制了机体免疫系统，因此情志异常可造成免疫系统失调。

根据上述结果，现代研究者认为，“气滞”为情志异常引起机体调控功能失常而致内环境稳态失衡的生理病理过程。其病理过程表现为3个层次：①气滞病理变化的最高层次为交感中枢的调节失常（紧张性调节和适应性反应异常）。②由此连锁引起气滞病理变化的中间层次是：一方面交感肾上腺系统调控异常（肾上腺皮质结构的变化），继而神经体液异常（儿茶酚胺升高)，由此引起血液系统高粘凝倾向和血小板功能与形态异常；另一方面外周各交感特异性通路调节功能紊乱引起心血管功能的改变(心肌电活动的异常)，尤其是外周阻力血管运动功能的紊乱引起微循环的严重障碍。③气滞引起的基础层次的病理变化发生在细胞水平和分子水平上。由于血小板、血流及血管功能的改变，加之上述各综合因素直接或间接引起血管内皮细胞的改变(形态损伤、PGI_2分泌减少、LPO增多)，继发产生血管活性物质PGI_2-TXA_2及cAMP-cGMP的平衡失调，构成气滞病理变化过程的最后环节。此外，由交感肾上腺系统分泌水平的异常等引起免疫调节紊乱(细胞免疫功能紊乱)，也可能成为气滞病理变化过程的强化因素。

二、气滞证的临床研究

1. 气滞辨证标准及临床规律的研究　应用现代流行病学方法和计算机统计、对肝气郁结的辨证标准确立为：脉弦，胸胁、乳房、少腹胀痛，烦躁易怒，抑郁太息，巅顶头痛或咽有梗阻感等，5项中具备3项即可确诊，经回顾性检验、前瞻性检验符合率较高，从年龄分布看，以30～39岁年龄组为多，占39.34%，男性占26.23%，女性73.77%，以整体抽样法对肝郁气滞研究也表明，肝郁证以中女性年多见；从病种分布看，肝郁证多见于内分泌、消化、神经、心血管等系统的病症中，而且以复合病证者多见；从兼症看，肝郁多兼有脾虚、血瘀、化热等。总结认为，临床辨证宜将胸胁腹部胀闷疼痛、病势波动性大(占73.29%)、脉弦(占72.6%)列为肝郁证的简化指标。

2. 气滞病证病理特点的研究　高血压病肝郁证的患者，其微量元素Zn/Cu比值、全血5-HT含量均明显高于健康人，对血小板超微结构、血小板凝聚率和甲皱微循环观察发现，肝郁证存在不同程度的血瘀证变化。肝郁易及脾，肝郁气滞往往多伴有脾虚表现，现代神经生理学研究证实，大脑与消化道、胃肠胰之间有相同的肽类激素达17种之多。研究表明：肝郁-神经系统-体液内分泌系统，是肝郁气滞各种症候表现的重要病理环节，肝郁脾虚的病理改变为：①植物神经功能失调；②环核苷酸cAMP/cGMP比值降低；③血粘度升高，红细胞电泳时间延长；④小肠吸收功能降低。而且四项重要指标变化的同步出现率达65%，认为肝郁脾虚证主要是神经体液失调与气血运行及消化机能障碍的综合表现。肝气郁结时机体呈现出植物神经功能失调，细胞免疫功能低下，体液免疫功能紊乱，胃肠激素SP(肠管P物质)和血管活性肠肽(VIP)含量均增高。SP和VIP是两种重要的非循环激素，SP刺激肠蠕动，VIP刺激肠液分泌，它们对胃肠粘膜和平滑肌具有广泛的调节作用，是胃肠运动和肠分泌的重要调节肽。其含量增多，肠平滑肌兴奋性增高，收缩加强，平滑肌痉挛，肠蠕动加快，肠分泌增多而导致腹痛、腹泻、便溏，组织缺血缺氧，毛细血管通透性增加而形成肠粘膜病理改变而出现脓血粘液便、里急后重等，研究表明肝气郁结与溃疡性结肠炎(UC)的发病学有关。

三、气滞证动物模型研究

对“气滞”的现代研究，是随着“气滞”动物模型复制研究的发展而深入开展起来的，“气滞”动物模型的建立，为“气滞”的研究提供了重要条件。目前对“气滞”模型的复制主要进行的是“肝郁证”的“气滞血瘀”动物模型的研究。其复制方法主要有2种，一种是家兔电针疼痛刺激法：采用电针疼痛刺激家兔引起恐、惊、怒，并采用中药作实验治疗，方法是：于家兔双耳皮下分别刺入针灸针，然后用导线连接G-6805型电针仪上，采用断续波，使家兔疼痛(嘶叫、蹬足、扰动、奔跑)，每天电针6小时，选10天组为造模标准组，并分别于电针前(正常对照组)，电针1小时及第5天、10天、15天、20天分别检测各项生理生化指标。第2种造模方法为大白鼠激怒刺激法：利用性情暴躁而易于激怒的大白鼠；采用低强度刺激法引发大鼠间剧烈打斗激怒动物进行模型复制。方法为：雄性Wistar大鼠，每3～7天置于同笼，用纱布包裹尖端的止血钳夹鼠尾巴，令其与其他大鼠撕打会很快激怒全笼大鼠。每次刺激30分钟，每隔3小时刺激1次，每天刺激4次。激怒刺激2天后进行各项实验指标的观察，并设给药组以复健反证实验结果。

四、展望

中西医结合对“气滞”的研究取得了阶段性成果，揭示了气滞的基本病理特征。随着研究工作的深入，尚需进一步加强对“气滞”诊断标准的研究和动物模型的复制研究，制订客观性强的全国性统一标准。

（翁维良 苏庆民）

第三节 血瘀证的研究

血瘀学说与活血化瘀治法在中医学宝库中具有重要地位和意义。“瘀”由“淤”字转化而来，指水积滞之意。血瘀学说始于《内经》。《内经》中虽无“血瘀”的名词，但对血的生理、血瘀形成原因、证候与治疗原则作了阐述。汉代张仲景是血瘀学说与应用活血化瘀方剂的奠基人，对瘀血名称、临床症候作了详述。他提出的桃核承气汤、下瘀血汤、大黄䗪虫丸、桂枝茯苓丸至今仍有深刻的影响。经过历代的不断充实至清代为血瘀证与活血化瘀治法的重要发展时期，叶天士重视“久病入络”，善用虫类活血。王清任《医林改错》对血瘀学说形成与活血化瘀治法有十分重要的贡献。重视气与血的关系，主张辨证治瘀，创制和应用活血化瘀作用的方剂22个。新中国成立以来，随着中西医结合工作的发展，对血瘀及活血化瘀的认识不断深化，应用范围逐渐扩大，对血瘀证诊断，形成机理等研究十分深入，成绩十分突出。

一、血瘀证诊断标准的研究

1．血瘀证诊断标准　中国中西医结合学会活血化瘀专业委员会1986年在全国第二届活血化瘀研究学术会议上修订的血瘀证诊断标准为：

（1）主要依据：①舌质紫暗或舌体瘀斑、瘀点，舌下静脉曲张瘀血；②固定性疼痛，或绞痛，或腹痛拒按；③病理性肿块，包括内脏肿大，新生物，炎性或非炎性包块，组织增生；④血管异常，人体各部位的静脉曲张，毛细血管扩张，血管痉挛，唇及肢端紫绀，血栓形成，血管阻塞；⑤血不循经而停滞及出血后引起的瘀血、黑粪、皮下瘀斑等，或血性腹水；⑥月经紊乱、经期腹痛、色黑有血块、少腹急结等；⑦面部、唇、齿龈及眼周紫黑者；⑧脉涩，或结、代，或无脉。

（2）其他依据：①肌肤甲错（皮肤粗糙、肥厚、鳞屑增多）；②肢体麻木或偏瘫；③精神狂躁；④腭粘膜征阳性（血管曲张、色调紫暗）。

（3）实验室依据：①微循环障碍；②血液流变性异常；③血液凝固性增高或纤溶活性降低；④血小板聚集性增高或释放功能亢进；⑤血流动力学障碍；⑥病理切片示有瘀血表现等；⑦特异性新技术显示血管阻塞。

（4）判断标准：凡符合以下条件者可诊断为血瘀证：①具有主要依据2项以上；②具有主要依据1项，加实验室依据2项或其他依据2项；③具有其他依据2项以上，加实验室依据1项。

说明：临床血瘀证常有兼证，如气虚血瘀、气滞血瘀、痰阻血瘀或寒凝血瘀等，临床可根据中医理论及其他有关标准进行辨证，作出兼证诊断。

血瘀诊断标准应用最为广泛。其特点为：内容比较全面，包括血瘀的重要表现，且反映现代医学的检测诊断方法，适应面广。据781例研究提示与其他5种标准比较，在诊断阳性率、灵敏度、特异性、假阳性率、假阴性率和综合积分值等方面均优于其他标准。

2．定量血瘀证诊断标准　中国中医研究院西苑医院采用电子计算机和多元线性逐步回归方法，对202例血瘀证的临床症状、体征和血液流变学检查指标的变化作了定量分析。结果表明症状体征中的舌质紫暗贡献率最大，依次为少腹部抵抗压痛、皮下瘀血斑、脉涩、病理性肿块、黑便等。血液流变学检查中以全血粘度、体外血栓形成、血小板聚集、血栓弹力图等对血瘀诊断的贡献率大。根据回归结果，及国内外资料，提出了血瘀证诊断记分标准，见表2-59，称为定量血瘀诊断标准，供临床参考试用。由于采集样本量不够大，病种有限，尚待进一步的充实。

3．血瘀腹诊　在对152例血瘀证患者腹诊22项血瘀证指标与腹诊相随出现率的调查中，结果显示固定性疼痛69%，舌质紫暗70%，舌下静脉曲张66%，精神异常68%，口唇齿龈暗红60%。实验指标中以全血粘度、红细胞变形性、血小板聚集、粘附、体外血栓形成及肌电异常最有显著意义。腹部表浅血流量测定、红外热图像测定能在一定程度上为血瘀证的诊断、疗效及反映病情轻重提供参考。

4. 血瘀目诊　通过球结膜及视网膜观察微

表 2-59　定量血瘀证诊断标准记分方法

项目	记分	项目	记分
舌质紫暗	（轻）8	手术史	5
	（重）10	腭粘膜征阳性	（轻）4
少腹部抵抗压痛	（轻）8		（重）5
	（重）10	肢体偏瘫	（轻）5
脉涩	10		（重）7
黑便	10	精神异常	（烦躁）4
病理性肿块	10		（狂躁）8
舌下静脉曲张	（轻）8	皮肤粗糙	（轻）4
	（重）10		（重）5
脉结代	8	全血粘度升高	10
无脉	10	血浆粘度升高	5
腹壁静脉曲张	10	体外血栓干重增加	10
皮下瘀血斑	（轻）8	体外血栓湿重增加	8
	（重）10	血小板聚集性增高	10
月经色黑有块	（轻）8	血栓弹力图异常	8
	（重）10	微循环障碍	10
持续心绞痛	10	血液动力学障碍	10
一般固定性疼痛	8	纤溶活性降低	10
口唇齿龈暗红	6	血小板释放功能亢进	10
丝状脉络	5	病理切片示血瘀	10
手足麻木	5	新技术显示血管阻塞	10

注：判断标准以 19 分以下为非血瘀证；20～49 分为轻度血瘀证；50 分以上为重度血瘀证

与日本寺泽氏瘀血诊断标准相比，有下列特点：①项目增加，日本的标准为 17 项，本标准为 31 项。②症状、体征和理化检查指标同时纳入诊断标准，日本的诊断标准，对症状体征作了定量赋值，但未加入理化检查内容，本标准的全血粘度等指标均按回归结果赋值，其他检查指标也按其性能和作用赋值，最后纳入诊断标准。与我国血瘀证诊断标准（1986 年）相比特点为：①经过电子计算机和多因素统计处理，症状、体征和理化检查都以定量形式出现。②血液流变学检查指标得以具体化。③对判断标准，亦从量上作了补充，较原标准为细。④原标准只有血瘀和非血瘀的区别，本标准通过得分的累计，可以明确诊断有否血瘀及轻重程度

血管血色、渗出、出血来判断血瘀证。据 781 例观察表明，有较高血瘀诊断阳性率、敏感度及特异性，但假阳性率也较高。

5. 血瘀舌诊　对血瘀证 224 例患者的舌诊肉眼观察，舌质暗红、紫红、紫暗 181 例，占 80.8%。采用中医舌诊自动识别系统诊断准确率达 91.25%，采用 Munsell 色标，用彩色视觉理论、数字图像处理技术，将舌色分解为红(R)、绿(G)、兰(B) 3 基色，从 3 基色的变化可定量判断色的属性，作为血瘀诊断的客观指标，舌血流量、红外热图、血液流变学检测、微循环、舌分光定量等均对血瘀舌诊诊断有意义。

6. 血瘀舌脉　舌脉又称舌下脉、舌下络脉，其变化与血瘀证有关。血瘀证的舌脉改变主要为粗张，呈囊核状或小结节状，色青紫或淡紫。据 1001 例血瘀证病人分析，舌脉异常率为 733/1001，而正常人异常率仅为 68/590，说明舌脉可作为血瘀证诊断的一项指标。

舌下瘀血丝为舌底丝状脉络瘀血，可作为血瘀证的指标，瘀血丝的多少似与血瘀轻重有关。瘀血丝出现早于舌面改变。据临床 687 例分析，舌下丝状脉络扩张充血 206 例，其中伴有紫暗 96 例，瘀点 57 例。经治疗后病情好转而消失的 145 例。

7. 腭粘膜征　腭粘膜上皮具有丰富的血供，当发生小静脉曲张、小动脉扩张、出血及粘膜色泽暗紫、青紫、瘀点、瘀斑等统称为腭粘膜征异常，为血瘀证的一个体征。

8. 其他　血瘀耳征表现为：耳垂出现屏间切迹向耳垂边缘斜行走向的皮肤皱折为耳垂皱折阳性；耳前皮肤皱折纹 2 条以上者为耳前皱折阳性；外耳道有粗黑毛 1 根以上为耳毛阳性征。50 例血瘀证者，耳征阳性 3 项 5 例，2 项 17 例，1 项 16 例。

二、血瘀证病因病机研究

1. 气滞血瘀　中医传统理论认为“气行血行，气滞血瘀”，对气滞血瘀辨证标准进行了研究，辨证标准：疼痛、胀闷、性情烦躁或抑郁、面色黑、病理肿块、口唇青紫、纳呆、舌紫暗、舌瘀点瘀斑、舌下脉络怒张、脉弦或涩，其中有3项或3项以上即可诊断。据417例气滞血瘀证分析出现率50%以上有12个，如紫舌、嗳气、指甲青紫、舌瘀点瘀斑、纳呆。

2. 气虚血瘀　气虚时无力帅血，能导致血脉瘀滞，称为气虚血瘀。多见于虚证者，据报告有一组214例心血管病人气虚证中，气虚血瘀163例，占76.2%。其他有脾气虚血瘀占40.5%，肾气虚血瘀占22.2%，肺气虚血瘀占27.3%。统计表明，心气虚血瘀所占比例明显高于肾、脾、肺气虚血瘀。

3. 外伤致血瘀　外伤或手术出血在组织内存留是形成血瘀的常见原因之一，这种血瘀形成与免疫反应及局部循环障碍有关。据5000例门诊患者统计，外伤性血瘀226例，占4.5%。1756例输精管、输卵管结扎手术后血瘀证的发生率达76.88%，主要表现为阴囊结节、瘀血腹诊痛有定处、不喜按、月经异常、情志改变、循环及血液流变性改变等。一般多能消退，在14天时血瘀证为46.13%，180天时仅为3.06%。

4. 外邪致瘀　感染可致瘀血，据对80例弥漫性腹膜炎的研究表明，感染时细菌内毒素激活网状内皮系统细胞，释放出细胞因子。如急性腹膜炎时单核细胞产生TNF、IL-1及IL-6的能力增强，并诱导其他介质产生引起机体损伤，形成瘀血，它与预后、脓肿及粘连形成有密切关系。活血化瘀药通过增强机体网状内皮系统功能，清除细菌与毒素而改善瘀血状态。

5. 七情致瘀　喜、怒、忧、思、悲、恐、惊七情是人的精神意识对外界客观事物的反应。当情志刺激突然、强烈或持久，超过人体生理调节极限，就会导致气血失和，经脉瘀阻，称为情志应激致瘀，据182例冠心病人调查血瘀证103例中74.8%有社会心理应激，中风114例中有情志应激110例，占96.49%，表明七情致瘀对心脑血管病影响明显，尤其中老年人更为突出。

6. 其他　气候因素如寒冷可以致瘀，热极可以致瘀，饮食不当高脂、高盐可以致瘀，久病可以致瘀等。

三、血瘀证客观指标研究

1. 微循环障碍　血瘀证甲皱、舌、唇、球结膜均可发生微循环障碍，主要表现为微血管血流缓慢或停滞，呈紫暗或暗红色，出血、渗出、管径异形或模糊不清，有时血管内可见红细胞聚集或微栓子。

2. 血液粘度增高　血瘀证时血液粘度常增高，尤以心脑血管病血瘀证时为明显。在各种切速测定血液粘度均可增高，但以低切速增高更为明显，部分病例血浆粘度亦有升高。

3. 血小板粘附、聚集性增高　血瘀证者血小板粘附常增高，血小板聚集性亦增高，亦有人认为应同步观察聚集与释放功能，脑卒中急性期血瘀证主要表现为聚集后β-TG（β-血栓球蛋白）以及血浆β-TG含量明显增高。

4. 红细胞电泳率降低　红细胞带有负电荷，采用电泳的方法可以从电泳率推定红细胞带电荷多少，心脑血管病血瘀证者红细胞电泳率降低，表明细胞表面电荷减少，则红细胞解聚功能会有所下降。

5. 红细胞变形性降低　红细胞膜有很好的弹性，能发生变形以通过比红细胞直径小的毛细血管，给组织器官提供足够的氧分。但当血瘀证时红细胞变形能力则会降低。

6. 红细胞免疫功能发生改变　红细胞具有清除血中免疫复合物作用。血瘀证者红细胞C^3b受体粘附功能增强，表现为红细胞C^3b受体花环率（RBC-C^3bRR）高于非血瘀证与健康人。当红细胞C^3b受体活性增强的同时，常伴随或继发复杂的免疫反应，如红细胞的被溶解，血小板C^3b受体活化继而产生聚集，释放致凝物质等。

7. 血凝动力学改变　血凝动力学是纤维蛋白原到纤维层的聚合作用所显示的动态图像。研究表明血瘀证者Q-TT（超凝血酶时间）及Q-PT（超凝血酶原时间）均增高，表明可作为血瘀证诊断的一个指标。

8. 血栓形成能力增加　血瘀证者体外血栓形成法显示在血栓长度、湿重、干重方面均比健康人增长，冠心病血瘀证增长率在86%～

89%，血栓弹力度测定血瘀证者反应时间及凝固时间有所延长。

9. 冠状循环指数、心输出量 冠心病血瘀证采用阻抗法、同位素法、心机图法、超声法，观察到冠状循环指数、心输出量均有降低，尤以气虚血瘀为明显。

10. 其他 血瘀证者常显示红细胞压积增高，红细胞聚集性增高，红细胞膜流动性降低、红细胞内二磷酸甘油酸浓度增高，红细胞表面形态异常性增高、血脂增高、血浆血栓素 TXB_2 增高等。

四、血瘀证动物模型的研究

1. 外伤血瘀动物模型 以杠杆压力器在家兔后肢大腿内侧肌肉处 7cm×7cm 上加压 75kg，持续 1.5h，造成局部红肿、压痛、肢体舒缩功能障碍，血流减少，肌肉水肿、缺血、坏死，动脉狭窄、静脉瘀血，血液粘度升高，凝血酶原时间、凝血时间降低，纤维蛋白原增高，红细胞内 SOD 下降。采用击伤器打击，也可造成外伤致瘀大白鼠模型。

2. 热毒血瘀动物模型 家兔静注绿脓杆菌 1 亿个/kg。24～72h 持续 40℃高热，白细胞总数先下降（5h），24h 后增加，中性白细胞百分比上升，肺出血、肝瘀血、肝细胞肿胀、脾瘀血、脑灰质中较多颗粒细胞中毒变性。血浆粘度升高，血沉增快，红细胞变形能力下降，球结膜微循环障碍。

3. 寒凝血瘀动物模型 兔两侧后腿去毛，上、下、左、右各置－20℃冰袋 1.5h，局部冻伤，紫绀、水肿等 3～5 天，病理改变明显，无明显凝血障碍，肢体血流量明显降低。

4. 气滞血瘀动物模型 兔双耳刺入针灸针，每天电针 6h，使之疼痛，5 天后开始取血，动物表现为惊叫、奔跑、心跳加快，血液 NE 和 5-HT 含量剧增，1/3～2/5 动物脑小血管瘀血，脑膜水肿。

5. 血虚血瘀动物模型 兔右股动脉放血，放血量为家兔体重的 3%。使红细胞、血红蛋白减少，网织红细胞增多，血液粘度降低，红细胞粘度升高，血凝系统活跃。球结膜微循环障碍、心输出量增加，血流加快。去甲肾上腺素下降，SOD（超氧化物歧化酶）活力下降，TXB_2 升高。

6. 肝郁血瘀动物模型 在大白鼠颈部带一模具，影响鼠理毛、挠痒等，而使大鼠激怒造成肝郁气滞血瘀，大鼠躁动不安，血粘度增高。亦可用钳夹尾部造模，诱发同笼鼠间格斗，交感系统兴奋，出现血压升高，血糖升高，心跳加快，血管收缩等改变。暴怒大鼠心室腔出现瘀血块，血小板粘附、聚集性增高。

7. 老龄血瘀动物模型 大鼠随增龄血液发生粘、聚、凝改变，尤以雄性鼠为甚，易于形成血栓，红细胞压积增高、变形能力降低，血浆纤维蛋白原及血浆胆固醇增高，说明老龄易形成血瘀。

五、血瘀证的新概念

1. 老年多瘀 据天津对 2251 例健康人调查，60 岁以上年龄组中，血瘀证检出率达 65.74%，而 50～59 岁组为 37.76%，40～49 岁组为 27.97%，差别十分显著。而血瘀征以紫舌最多见，依次为瘀斑、瘀点，小血管异常扩张，固定疼痛，持久麻木，舌脉粗张曲延，肿块，唇龈暗红，眶周青黑。因此，运用活血化瘀抗衰老具有良好的前景。

2. 半健康人血瘀证 健康人到开始确诊为疾病（病人）是一个动态状态，这个动态状态下称为半健康人。因此，早期发现、检测半健康人血瘀证，以达到早期防治目的，避免进一步发生各种疾病（如高血压、中风、冠心病、心肌梗塞、心律失常、周围血管病、肺心病、肺气肿、肿瘤、胃炎、糖尿病、肥胖病、关节炎、老年痴呆、震颤麻痹等）。

3. 糖尿病瘀血 中医称糖尿病为消渴，传统认为由肺、脾、肾阴虚火旺所致。但糖尿病人常合并冠心病、神经炎、中风等疾病，且紫舌占一半病例以上。临床上血瘀表现明显，全血粘度增高，红细胞电泳率减慢，甲皱微循环亦有异常，应用活血化瘀治疗能取得效果。

4. 癌症血瘀 肿瘤是严重危害人类健康的疾病之一。肿瘤病人血瘀证主要表现为病理性包块、固定性疼痛、青紫舌、舌下脉瘀胀、高凝低纤溶状态等。肿瘤血瘀证的研究为肿瘤临床治疗提供了新的依据、新的方法，取得了新的进展。

5. 脑出血血瘀 脑出血为脑内大小不等的出血灶，属离经之血。出血区周围尚有水肿、小血管瘀滞、点状脑组织软化、坏死等，形成与正常脑组织间的移形过渡区，从病理及临床表现均表明出血性中风为血瘀证。临床实践证明，水蛭制剂对治疗出血性中风有效率达91.3%，具有加速血肿吸收，促进神经功能恢复，改善全身症状，防止再出血等作用。

六、展望

1. 加强血瘀证诊断标准研究　制定临床实用且能被国际接受的血瘀证诊断标准，对促进血瘀证研究国际化具有重要意义。目前，中日两国已经对以我国血瘀证诊断标准为基础的国际血瘀诊断标准作了深入的探讨，存在的分歧主要是对瘀血腹证的评价问题。

2. 血瘀证诊断的定量化研究　传统中医血瘀证诊断以定性为基础，虽然近年来在血瘀证诊断指标定量化方面作了大量工作，但由于例数较少，指标选择等方面尚待进一步的研究。

3. 血瘀形成的病因病机研究　只有弄清楚血瘀形成的原因与病机才能为预防及治疗血瘀证提供线索。为此，在模拟各种因素形成血瘀证的动物模型上作了大量工作，取得了可喜的进展，还应进一步加强研究。

4. 加强血瘀证的临床研究　血瘀证诊断明确，指标定量日益加强。因此，在临床研究方面发展十分迅速，且应用活血化瘀治法有良好的疗效，从而引起国内外的重视。但对临床各种疾病的血瘀表现与活血化瘀治法的恰当应用尚待加强，对百病皆瘀的观点尚有争论，应展开充分的讨论，有计划的研究临床血瘀证。

5. 深入探讨血瘀证与活血化瘀研究方向　血瘀证与活血化瘀研究近40年来进展十分迅速，应用范围广，疗效明显，指标明确，机理研究深入，成果多，新药多，已经经历了多个发展阶段，对中医现代化、科学化的发展及促进中西医结合等方面具有不可估量的影响。在此基础上，应进一步加强对今后发展方向的重视与探讨。

（翁维良　苏庆民）

第四节　血虚证的研究

血是濡养全身的必需物质。心主血，肝藏血，脾生血。临床上血虚时多涉及心、肝、脾脏。且血是由气所化生，气与血互相依存，气运血，血载气，在病理条件下互为影响，常见气血两虚证。血虚证患病率据对广东农村18岁以上成人2821人调查，符合虚证者216例，其中血虚证11例占0.39%。

一、血虚证病机

再生障碍性贫血，由于造血功能衰竭，以全血细胞减少为主要特征，尤其慢性再障属虚劳血虚范畴，临床主要表现为面色苍白、头晕、心慌、恶心、食欲不振等。长期贫血导致心、脑、肾等脏器损伤，血小板减少导致出血。因此治疗上宜“补气养血”、“补肾养血”为主。大菟丝子饮临床总有效率达88%，对马利兰造成小鼠骨髓抑制，本方具有使多向性造血干细胞、粒系祖细胞、红系祖细胞的数量皆有明显的增加的作用。

二、血虚证与血液流变性、微循环

血虚者红细胞压积，红细胞数、血色素均降低，全血粘度降低为临床及实验室主要指标，与病情变化关系密切，血虚亦可造成微循环障碍，组织灌注不足，实验证明骨髓微循环障碍是造成再障的机理之一。贫血病人血液流变性参数也明显降低。

三、血虚的实验研究

1. 乙酰苯肼造成大鼠溶血性血虚动物模型　全血比粘度明显降低。动物行动迟缓、嗜睡、喘促、心率加快等，眼、耳、尾部苍白而发凉，毛蓬竖而少光泽，黄芪、当归具有使其回升作用。盐酸苯肼50mg/kg腹腔注射也可造成血虚模型。补血药有促进骨髓粒、红祖细胞生成的作用。

2. 小鼠经6.5GY $^{60}Co\gamma$ 射线全身亚致死量辐射造模　采用脾集落测定技术，表明补血药当归多糖能激活造血微循环中的巨噬细胞、淋巴细胞等。促进其分泌造血生长因子，进而促进多能造血干细胞增殖分化。

3. 大鼠灌服酒、醋、阿斯匹林造成上消化道出血（脾不统血）　使血液有形成分减少，免疫功能降低，而加味归脾丸有治疗作用。

4. 环磷酰胺造成小鼠血虚模型　环磷酰

胺 80mg/kg 腹腔注射，每天 1 次，连续 3 天，能抑制网织红细胞，使粒系、红系、单核细胞再生、增殖、成熟功能呈现不同程度的抑制。补血膏（猪血、党参、黄芪）有增加红系和粒系作用。

5. 大鼠营养不良性贫血　大鼠放血 2 天，仅喂玉米、淀粉混合饲料，造成贫血血虚模型，补血膏有明显疗效。

6. 慢性肾功能不全性贫血模型　大鼠饲喂含有 0.55%腺嘌呤饲料 40 天，即可造成肾功不全血虚贫血模型。补肾生血方（人参、黄芪、当归、大黄、仙灵脾、生地、枸杞等）具有治疗作用。血清中肌酐、尿素氮降低，并通过促进红细胞生成素（EPO）基因表达来改善动物的贫血。

7. 氢化考的松可引起小鼠淋巴组织退化及免疫功能低下，补血药阿胶能对抗可的松所致脾脏萎缩，增强单核细胞吞噬功能和脾脏 NK 细胞功能，提高机体免疫力。

四、血虚证的临床研究

1. 化疗反应　骨髓造血功能抑制是化疗的主要毒副反应，中药能使化疗后白细胞维持在 4×10^9/L 以上者为 180 例中的 156 例，而对照组为 146 例中的 94 例，分别为 87%及 64%（P＞0.01），血小板亦较高。E-玫瑰花细胞数及自然杀伤细胞的活性在中药治疗后增加。

2. 再生障碍性贫血治疗　补血与补肾药配合应用，尤其与温肾阳合用效果较为明显。慢性再障总有效率为 75.4%，加用丹参对改善骨髓微循环，促进恢复有一定作用。

3. 慢性粒细胞白血病　用靛玉红、青黄散治疗，缓解率在 70%以上，疗效与西药马利兰相近，但骨髓抑制、血小板减少等副反应较小。

4. 溶血性贫血　对新生儿 ABO 型溶血性贫血，当归、益母草等具有预防作用。

5. 缺铁性贫血　当归补血汤、养血汤、补血片等疗效较好，而且副反应比硫酸亚铁轻。

五、展望

1. 血虚证研究指标明确，在动物模型上进行了大量工作，对阐明血虚病因病机上成绩明显。但模型多为单一性、而临床上血虚证常与其他证候兼挟，因此符合中医特点的血虚动物模型尚有待进一步的探索。

2. 临床研究血虚证工作多集中在血液系统疾病中，取得了较好的疗效，缺铁性贫血发病率高，中医治疗效果明显如何进一步提高疗效并能予以推广，有十分重要意义。

3. 肿瘤病人化疗所致贫血，应用中医治疗在改善血虚症状，提高机体抗病能力，增强化疗效果方面取得了一定进展。但临床与基础研究配合疗效确切的比较少。

血虚证研究今后重点应放在提高科研水平，加强协作，基础与临床结合，多学科合作，提高研究水平，研制出具有确切疗效而副反应小的治疗药物。

（翁维良　苏庆民）

参考文献

1. 郭仁，等．分子细胞生物学．北京：北京医科大学、协和医科大学联合出版社．1993：326．
2. 陈文为，等．从生化药理学和生物膜学探讨中医“气”的实质．北京中医药大学学报　1993；16（2）：69．
3. 邱洪法，等．气血实质的探讨。中西医结合杂志　1981；（1）：32．
4. 周光耀，等．中医气虚证的能量代谢研究．中医杂志　1991；（6）：48．
5. 王冠庭．虚证患者外周血淋巴细胞酸性脂酶．中西医结合杂志　1984；（11）：660．
6. 沈自尹．中医理论现代研究．南京：江苏科技出版社．1988：66．
7. 王明辉．关于“气”与神经功能概念的汇通．辽宁中医杂志　1981；（11）：27．
8. 张镜人，等．气虚患者心血管植物神经系统功能的变化．中西医结合杂志　1986；6（6）：351．
9. 孙世道，等．甲皱微循环的变化与气血关系．上海中医药杂志　1981；（2）：44．
10. 宋崇顺，等．气虚证血液流变学的临床观察和实验研究．见：北京中医学院 30 年论文集．北京：中医古籍出版社，1986：583．
11. 史载祥，等．“心气虚”患者左心室功能的研究．中医杂志　1982；（12）：58．
12. 程伟，等．心气虚证左室舒张功能的临床及实验研究．中国中西医结合杂志　1993；13（3）：139．
13. 李绍芝，等．心气虚证患者左心室舒缩功能的初步研究．中医杂志　1988；（2）：50．
14. 贾宝善，等．冠心病心气虚与核听诊器检测心功能关系的初步探讨．中西医结合杂志　1987；7（4）：203．

15. 廖家桢，等．心气虚证现代研究的讨论．中西医结合杂志　1986；6（11）：688.
16. 张道亮，等．心脏病患者心阴虚、心气虚证植物神经功能的研究．中国中西医结合杂志　1995；15（10）：586.
17. 俞兵，等．心虚证患者心钠素水平的初步观察及其临床意义探讨．中西医结合杂志　1989；9（9）：526.
18. 李绍芝．心气虚患者脉图血液动力学参数的初步分析．中国医药学报　1988；（4）：9.
19. 陈振中，等．“心气”量化的临床研究．中国医药学报　1990；（4）：21.
20. 林谦，等．心气虚证中医辨证规律的临床研究．中西医结合杂志　1990；10（2）：78.
21. 孙福立，等．试用睡眠剥夺方法建立心虚证的动物模型．中西医结合杂志　1987；7（1）：35.
22. 王建华，等．关于脾虚证现代研究的讨论．中西医结合杂志　1986；6（11）：688.
23. 许长照，等．脾虚证患者十二指肠的病理形态及组织化学．中西医结合杂志　1987；7（12）：722.
24. 邝元亮，等．脾气虚证淋巴细胞电泳测定的初步研究．中西医结合杂志　1988；8（2）：90.
25. 丁洁，等．脾虚证患者部分细胞和局部免疫功能指标的测定．中国中西医结合杂志　1992；12（2）：77.
26. 张世平，等．脾虚等五种中医证型与人类白细胞抗原关联的初步研究．中西医结合杂志　1987；7（9）：523.
27. 王清云，等．脾胃气虚与异柠檬酸脱氢酶和肾上腺髓质激素的关系．中西医结合杂志　1987；7（7）：426.
28. 中国中医研究院基础所．脾气虚证发生机理的实验研究．中医杂志　1993；（12）：744.
29. 林求诚．慢阻肺中医辨证的诊断学意义．北京中医学院学报　1984；（5）：21.
30. 郭一钦，等．肺气虚与肺扫描、肺功能的关系．上海中医药杂志　1984；（9）：47.
31. 广西中医学院．肺气虚的实质研究．广西中医药　1981；（4）：33.
32. 王会仍，等．肺气虚与肺功能变化规律的初步探讨．中医杂志　1983；（2）：62.
33. 苏梅者，等．慢性咳喘病中医辨证与肺功能关系的研究．中医杂志　1990；31（3）：49.
34. 李廷谦，等．中西医结合治疗对肺心病缓解期患者提高补体的作用观察．中西医结合杂志　1984；4（5）：270.
35. 李平．40 例肺气虚患者血清干扰素活性观察．安徽中医学院学报　1991；10（1）：43.
36. 汪慰寒，等．心钠素在心肺气虚诊断中的意义．中西医结合杂志　1988；8（6）：521.
37. 齐幼龄，等．88 例肺气虚病人血浆肾素、血管紧张素Ⅱ及醛固酮的测定．广西中医药　1991；14（2）：93.
38. 宋崇顺，等．气虚证血液流变学的临床观察和实验研究．中医杂志　1981；（10）：39.
39. 谭茹．小儿反复呼吸道感染肺气虚证与微量元素关系的研究．辽宁中医杂志　1991；18（7）：8.
40. 李浩，等．肺部疾病辨证与鼻腔脱落细胞变化的初步研究．中西医结合杂志　1988；8（6）：333.
41. 李凤文，等．肝郁气滞血瘀的临床和实验研究．中医杂志　1991；32（10）：46.
42. 赵玉秋，等．流行病学在中医肝证临床辨证标准研究中的应用．中医杂志　1991；（3）：49.
43. 郑吉民．试探肝郁证的临床规律．中医杂志　1989；（10）：39.
44. 张问渠，等．高血压病肝郁证的临床研究．中西医结合杂志　1987；7（7）：396.
45. 陈国桢．肝郁脾虚证的本质探讨．中西医结合杂志　1985；5（12）：732.
46. 严清明，等．柔肝法治疗肝气郁结证溃疡性结肠炎的研究．中国中西医结合杂志　1995；15（10）：579.
47. 翁维良，等．活血化瘀治疗疑难病．北京：学苑出版社．1993：1～16.
48. 李国贤，等．血瘀证目证与血瘀证诊断的比较研究．中国中西医结合杂志　1995；15（8）：472.
49. 翁维良．中日血瘀证诊断标准探讨．中国中西医结合杂志　1995；15（8）：5.
50. 王阶，等．瘀血腹诊的临床和实验研究．中国中西医结合杂志　1995；15（8）：9.
51. 史载祥．血瘀证诊断体征的量化研究．见：海峡两岸活血化瘀与喘证方药研究．北京：中国医药科技出版社　1994：35～43.
52. 翁维良，等．血瘀舌诊研究．见：海峡两岸活血化瘀与喘证方药研究．北京：中国医药科技出版社　1994：25～28.
53. 陈健民．420 例舌下脉的临床观察及研究．上海中医药杂志　1987；（5）：46.
54. 彭清华．舌下诊法的研究进展．江苏中医杂志。1988；（3）：40.
55. 李蔚生．舌下血管异常对血瘀证诊断意义．中西医结合杂志　1984；（5）：305.
56. 范继宝．舌下“瘀血丝”与瘀血证关系．新医药杂志　1987；（4）：37.

57. 龙晋祥，等．舌底面丝状脉络瘀血与血瘀的关系．见：第一届中日血瘀证综合研究论文集．北京：学苑出版社．1992：89.
58. 谷野．气滞血瘀证辨证标准探讨．见：活血化瘀研究．第1版．北京：中国医药科技出版社．1995：94～96.
59. 徐西，等．310例血瘀证患者血小板功能与中医辨证关系的临床研究．见：活血化瘀研究与临床．北京：北京医科大学．中国协和医科大学联合出版社．1992：38～44.
60. 张存志，等．结扎宁防治绝育术后血瘀证临床及实验研究．同12.66～68.
61. 王文俊，等．活血化瘀法治疗腹膜炎的临床研究．同13.17～20.
62. 翁维良，等．冠心病血瘀证与A型性格、心理应激的探讨．同上．14～15.
63. 高蔚泉，等．情志应激对中风发病的影响及防治对策．同上．126～127.
64. 翁维良．冠心病血瘀证的研究进展．中医杂志 1987；(6)：64.
65. 朴新民，等．血瘀证心脑血管疾病血小板聚集与释放功能的同步观察及其临床意义．中西医结合杂志 1988；11(6)：334.
66. 翁维良，等．脑血栓血瘀证患者红细胞变性等客观分析检测指标的探讨．中西医结合杂志 1988；8(7)：424.
67. 温泽维，等．血瘀证患者红细胞免疫功能改变的初步探讨．中国中西医结合杂志 1992；12(3)：157.
68. 王敬武，等．108例血瘀证患者的血流动力学观察．中国中西医结合杂志 1992；12(6)：367.
69. 顾亚夫，等．五种血瘀证动物模型的研制．同13.169～215.
70. 廖福龙．外伤致血瘀的大鼠模型．中西医结合杂志．1988；8(10)：632.
71. 李凤文，等．肝郁血瘀的临床和实验研究．同13.121～166.
72. 毛滕敏，等．血瘀模型探索．同11.171～175.
73. 张伯礼，等．2251例健康中老年人血瘀证调查．同11.76～79.
74. 翁维良．半健康人血瘀证诊断与防治．中国中医药信息杂志 1995；(1)：11.
75. 翁维良，等．对糖尿病人瘀血的研究．中医杂志 1982；(1)：46.
76. 李萍萍．肿瘤的活血化瘀治疗及研究进展．中西医结合杂志 1992；12(10)：634.
77. 翁维良，等．活血化瘀研究的成就．中西医结合杂志 1988；8(11)：26.
78. 罗仁，等．广东农村虚证流行病学调查报告．中医杂志 1993；33(10)：619.
79. 梁冰．治疗再生障碍性贫血的思路．中医杂志 1995；36(12)：739.
80. 谢仁敷，等．中药大菟丝子饮与十四味建中汤对骨髓造血干细胞作用的初步观察．中华血液学杂志 1980；1(2)：92.
81. 彭登慧，等．补肾中药对注射环磷酰胺小鼠骨髓微循环的影响．中西医结合杂志 1983；3(5)：292.
82. 翁维良，等．血液流变学研究方法及其应用．北京：北京科学出版社．1989；166～167.
83. 吴建新，等．黄芪、当归及其配伍对正常和血虚模型大鼠全血比粘度的影响．中药药理与临床 1993；(6)：22.
84. 王镜，等．具血饮对小鼠粒系祖细胞、红系祖细胞生成的影响．中国中西医结合杂志 1993；(基础理论研究特集)：115.
85. 王亚平，等．当归多糖对小鼠多能造血干细胞增殖分化的影响．同上．119.
86. 罗光宇，等．大鼠脾不统血证模型研究．同上．301～306.
87. 刘常之，等．强身补血膏抗贫血的实验研究．中药药理与临床 1994；(1)：24.
88. 屈宁，等．补肾生血方药对慢性肾功能不全性贫血大鼠红细胞生成素基因表达的影响．中国中西医结合杂志 1995；15(4)：222.
89. 路承彪，等．中药阿胶对正常小鼠细胞免疫功能的影响．中药药理与临床 1991，7(4)：25.
90. 王镜，等．中药为主治疗再生障碍性贫血78例．中西医结合杂志 1990；10(1)：44.
91. 周霭祥，等．血液病中西医结合研究成就．中西医结合杂志 1988；(特Ⅱ集)：41.

第七章 诊法学说研究

诊法是中医诊断疾病方法的简称，是指望、闻、问、切四诊和其他诊断技术。为中医传统的临床诊断疾病、指导治疗的方法。是中医基础理论与临床学科间的桥梁，它为中医辨证、辨病，提供第一手的基本资料。因此，从四诊所搜集的信息力求全面、系统、客观、真实，使之能够反映人体疾病的客观规律，才能具有较高的临床价值。中医历来十分重视诊法研究，古人有“望而知之谓之神，闻而知之谓之圣，问而知之谓之工，切而知之谓之巧”的说法，内经中“五生色”“五死色”的说法，以表明望诊的重要性，扁鹊对尸厥的诊断与急救至今仍令人敬佩。

中医诊法源远流长，内容十分丰富。历代有关诊断学的专论专著也很多，尤其重视脉诊与舌诊的研究。由于五脏六腑的生理病理均与寸口脉有关联，切脉方法简便、实用，因而中医将切脉作为诊断疾病的主要方法之一而受到高度重视。但由于受到客观条件的限制，古代诊脉主要凭医师的手指感知活动，来分析切脉获得的信息。由于受经验、心理、感觉和个体差异等多种因素的影响，不同医师对同一病人可能作出不同的判断。其他诊法也存在类似问题。

自50年代以来，我国在中医诊法客观化方面作了大量的研究工作，尤其是脉诊与舌诊的研究，采用现代科学与西方医学的新技术、中西医结合，使诊法研究有了迅速的发展，取得了许多科研成果，相继出版了脉诊、舌诊、耳诊、手诊、足诊、腹诊、望诊等专著及数千篇研究论文。许多成果在临床应用，提高了临床诊断水平。本章诊法研究由于篇幅所限，所介绍的内容仅为中医诊法中的一部分。

（翁维良　苏庆民）

第一节 舌诊研究

舌诊在中医诊断学中具有特殊重要的地位。早在殷墟甲骨文中就有“疾舌”的记载。《内经》中更具体的描述了舌的形态有“舌强”、“舌纵”、“舌卷”、“舌萎”等，对舌苔则有“黄”、“干”、“焦”的描述，且认为烂舌在热病的预后判断中有意义，《灵枢·热病》谓：“六日，舌本烂，热不已者死。”但将舌诊作为诊治的重要方法，当推仲景。在《伤寒论》中首创“舌苔”一词，全面地观察了舌质、舌苔、舌觉与舌的运动。认为与疾病诊断、指导治疗、判断预后有密切关系。其后《千金要方》中有《舌论》、《舌病》专章。宋代舌诊已作为辨证察病的重要手段。元代《敖氏伤寒论》为我国最早的舌诊专著，并附有舌图说明。其后有《伤寒观舌心法》、《观舌心法》、《舌鉴总论》、《舌鉴辨证》、《舌鉴》等。1920年曹炳章《辨舌指南》博采古今文献，附彩图119幅，每舌有辨舌证治要方。

建国以后应用现代科学技术，多学科、多方法进行舌诊研究，在舌诊定量化、客观化及实验研究方面取得重大进展，舌诊研究进入了一个新阶段。

一、舌诊研究方法

（一）舌诊客观化研究

传统舌诊观察多用肉眼，只能定性，不能定量，且受许多因素影响，误差较大，为使舌诊客观化，40年来，研究人员做了大量工作。

1．舌活体显微镜研究　为分辨舌象的细微变化，开始用放大镜观察，发展到眼科裂隙灯观察（放大15～47倍）可清晰地看到形态、血流及管周的渗出、出血情况。采用微循环显微镜不仅检查更方便，而且能放大60～100倍，且可作摄影及显微电视、计算机系统测定血流速度。舌微循环比甲皱微循环更直观、更清晰，舌微循环变化与舌质颜色有密切关系，而舌蕈状乳头数目增减、形态（肿胀与萎缩）对协助中医辨证指导用药有很大意义。

2. 舌脱落细胞学研究　用牙签或玻片刮取舌苔，均匀涂于载玻片上，置95%酒精内固定，用苏木素-伊红染色，在400倍显微镜下计数角化的上皮细胞、渗出细胞。印片法为将玻片横向贴于舌背面按印一下，随即向上移开，置于95%酒精中固定、染色。此法与刮舌苔法比较能防止细胞变形、撕裂，避免失真。脱落细胞检查方法简便，对观察舌上皮细胞更新速率及细胞变性、坏死等情况有意义。

3. 舌血流量测定　根据温差电动势与流量之间的对应关系，将探头置于舌表面可测出舌表浅流量（ml/s）。

4. 舌色研究

（1）较简单方法用标准色系列比色法，即采用各种色系列舌色比色版，将舌色与之比较得出相应颜色与标号。

（2）荧光法：用紫外光照射舌面，产生荧光，不同的舌质色泽产生不同的荧光光谱，分析荧光的波长来反应舌色，能分辨淡白舌、淡红舌、绛红舌及青紫舌。

（3）光谱反射法：用红、绿、兰3种光谱反射的能量来测定各种舌色。

5. 舌面pH值及唾液分析研究　健康人舌面pH值接近中性，疾病时人体内环境的变化，使唾液成分改变而影响舌pH值。如阴虚证pH值可偏酸性。厚腻苔、黄苔pH值也可偏酸性。

6. 电子显微镜研究　通过观察舌基底细胞增殖速度，膜粒的多少，桥粒存在和自溶速度等影响舌上皮代谢中的各个环节，来表明舌苔的变化过程。舌粘膜上皮代谢过程一般为3～7天。表现为细胞的分裂增殖、分化、迁移和剥脱。这是一个动态平衡的过程。病态时粘合力增加和剥脱减慢有关。

通过扫描电镜能获得轮廓分明的舌丝状、蕈状乳头三维图象。

7. 舌诊真彩色图象识别系统的研究　将传统的中医察舌方法与现代色度学、计算机图象处理技术、真彩色模式识别技术相结合，具有舌象采集、图像贮存、舌图分析、颜色数据、舌体割取、反光点消除、舌苔面积、厚度计算、齿痕程度估计等功能，能表示舌质、舌苔的RGB数量特征，可作为血瘀诊断的定量化、客观化的依据，具有良好的前景。

8. 红外热图　采用红外热像仪探头与舌成水平线，距离1m。测试灵敏度为0.2℃，健康人（12名）舌尖平均温度为33.0±0.9℃，而舌中为33.9±0.8℃，阴虚病人（10名）分别为34.2±0.8℃，及34.98±0.6℃，明显增高。

（二）舌诊实验研究

1. 血液流变性研究　各类病理舌血液流变性有所不同。如青紫舌全血粘度、红细胞压积升高；红细胞电泳时间减慢，血小板聚集性增高。淡白舌全血粘度降低，血浆粘度降低，血浆渗透压降低。绛红舌血浆粘度增高，纤维蛋白原增高，但全血粘度不增高。

2. 生理生化研究　正常舌象唾液分泌量5分钟约3～5ml，而红绛舌（阴虚）则在1ml以下。厚苔及燥苔者舌温增高，红绛舌者血清钾、钠偏低，红绛舌对B族维生素吸收、利用能力下降。薄苔者唾液中Zn、Cu、Fe的含量高于厚苔者，而厚苔者唾液中Ca含量高于薄苔者。

3. 病理学研究　舌边齿印又称齿痕，是一种常见的病理现象，从病理学检查发现，主要的变化为上皮层变薄，粗面内质网改变，张力微弱减少，细胞、组织水肿，弹力纤维与胶原纤维减少等。

4. 胃镜研究　500例胃镜检测表明慢性浅表性胃炎出血糜烂型及胃、十二指肠球部溃疡活动期舌质以红、暗多见，苔白腻或黄腻居多；而浅表胃炎单纯型及球部静止期舌质多淡红或以淡为主，苔为少苔花剥为多；胃癌舌质多属暗红，苔白腻或黄腻。

5. 肠镜研究　235例纤维肠镜检查显示下消化道疾病以黄苔为多。炎症组高达79%。舌质暗红、青紫比例较高。恶性肿瘤组以舌质青紫为特点。

6. 荧光舌象研究　薄白苔（健康人）、黄苔和白苔的红色荧光舌象发生率分别为73.7%、45.5%和53.6%。白色荧光舌象分别为26.3%、54.6%和46.4%。

7. 阴道脱落细胞研究　对49例崩漏患者治疗前后舌苔脱落细胞变化观察，同时计算阴道脱落细胞的成熟指数。结果表明舌苔脱落细胞与阴道脱落细胞均受雌激素的调节而显示周期性的变化，且变化规律相近。

8. 舌体测算仪　从测量舌的宽窄与厚薄即可在测量器上测算出舌体大小。由于舌体大小与身材及年龄有关，因此导入舌体指数（S）。S＝（K＋H）/Mt，K为舌宽，H为舌厚，Mt为体表面积（由身高、体重用Stevensen公式或查表求出）。健康人21～30岁（120例）为3.42～3.51，31～40岁（155例）3.40～3.55，测定1733例患者，胖大者占19.91%为健康组3.73倍。

二、病理舌象研究

1. 青紫舌　青紫色的色泽主要与粘膜下层的血液成分与微血管状态有关。如微血管扩张，瘀血、微血管周围渗出或出血，红细胞压积增高，血液粘度增高，血氧含量降低，血小板聚集增高等，青紫舌又可分为全舌青紫与局部青紫（瘀斑、瘀点）。

2. 暗红舌　暗红舌是指舌色红而晦暗无光泽的一种舌象，是瘀血轻症的一种表现，也可见于血虚证中，暗红舌各项血液流变性指标异于正常，但较青紫舌变化为轻。微循环异常也较青紫舌为轻。

3. 红绛舌　绛为深红之意，红绛舌多由红舌发展而来，与舌上皮萎缩变薄，血管扩张充血，尤其是毛细血管扩张有关。红绛舌多见于感染、发热、糖尿病、甲状腺机能亢进、结核、肿瘤、低钾等病人中。

4. 淡白舌　舌的丝状分枝增加，角化树呈菜花样，满布于舌背，有时甚至遮盖舌质基底而使红色舌质不易见到，蕈状乳头萎缩，微循环内血液充盈减少，多见于贫血病、慢性肾炎、营养不良等。

5. 镜面舌　舌上无苔，光滑如镜，又称光舌。舌丝状乳头缺少，蕈状乳头很少，脱落细胞很多，且有不同程度的坏死，并有核破裂，胞浆内空泡等现象。镜面舌形成与蛋白质缺乏，维生素B缺乏，恶性贫血，舌粘膜萎缩有关，属津液亏耗已极之虚证。

6. 裂舌　又称裂纹舌，舌面出现多少不等裂纹，可深可浅深裂可在1mm以上，前部称前裂，后部称后裂，仅见1条称中裂，纵横交叉多形称龟裂。健康人裂纹舌发生率在10%以下，为先天性。裂纹舌年龄愈大愈多见。

7. 舌尖红点　又称苔刺，为丝状乳头部分萎缩，蕈状乳头数目增多，充血、肿胀、突起，与心经有关，心火上炎，上焦风火有关。亦可见于肝郁化热。

8. 齿痕　又称齿印，为牙齿压迫舌边，出现齿痕，健康人出现率为14.75%，而病人组达33.7%，齿印舌在胖舌中最多见，占59.71%，中等舌形为24.82%，而瘦舌仅占12.35%。齿印舌多见于气虚证，亦见于阴虚、阳虚、血虚等证。齿印舌形成与舌体胖大，舌肌张力低，B族维生素缺少等因素有关，常见于贫血、水肿、低蛋白血症等。

9. 黄苔　多见于舌面中央或舌根部有黄色苔，可有厚、薄、燥、腻之分，薄黄苔丝状乳头的角质突起较正常分支为多，呈黄色。厚黄苔之丝状乳头角质突起，高度增长，可达5～10mm，呈黄色毛状面倾向一方。黄腻苔，丝状乳头增生明显，且致密，与混浊唾液粘合呈油腻状，盖住舌基质。黄燥苔之丝状乳头分枝则较稀疏，唾液少，有时可见到红色之基底，黄苔蕈状乳头一般在舌背难于见到，黄苔多为病理性，仅薄黄苔在健康人中亦可见到，约占27%，黄苔形成与炎症感染，非致病性微生物繁殖有关。黄苔与热及湿浊密切相关，薄黄主微热，厚黄热甚，黄腻为湿热，黄燥为热盛伤津。

10. 白苔　可分为薄白苔与厚白苔两种，薄白苔多见于正常人及病邪初起之际，舌面上有一层匀净而薄白的舌苔。厚白苔丝状乳头突起，分枝增多，可有多种形状。其形成与舌自洁作用降低有关。见于水湿、痰饮、慢性炎症。

11. 灰白苔　灰苔多由白苔发展而成，黑苔由黄苔发展而来。少数为灰苔转化而成。此时丝状乳头基底增宽，呈锥形，色淡灰而半透明，顶尖部有细丝状灰或黑色毛状分枝。长毛黑苔为丝状乳头角质突起，自基底部即开始分枝，成簇直立。黑苔形成与霉菌与细菌繁殖有关，口腔pH减低不仅易使细菌繁殖，且能增加细胞间粘着力，使丝状乳头延长。多见于热病，发热2周以上，表明病情严重，但也可见于慢性病。如低热、慢性炎症、胃肠功能紊乱之病人。

12. 舌下脉　又称舌脉，为舌腹面之静脉。诊察时令舌伸出口外，向上举起，舌尖轻抵上腭或门齿内侧，可见两条舌静脉，健康人多色泽淡紫，隐现舌下。单支干占 83.8%，双及多支干占 16.2%，主干管径 20～29 岁 1.91±0.34mm，30～39 岁 1.88±0.39mm，40 岁以上 2.00±0.37mm。主干长度以超舌尖至舌系带连线之 3/5 为异常。有采用评分判断者，标准为：① 舌脉主干曲张状态：单、双、多支干，不曲张为 0 分；局限性曲张为 2 分；弥漫性曲张为 4 分。② 舌脉主干长度：不超过舌系带与舌尖 3/5 为 0 分；超过为 2 分。③ 舌脉主干充盈度：下端略隆起，上端平坦为 0 分；饱满隆起，轻度弯曲为 4 分。④ 舌脉色泽：淡红、浅蓝、紫红、淡紫色为 0 分；青紫色为 1 分；紫黑色为 2 分。⑤ 舌脉直径：＜2mm 为 0 分；2～2.6mm 为 2 分；≥2.7mm 为 4 分。⑥ 舌脉外带：无致密网状小血管为 0 分；有者为 2 分；囊柱状、粗支状、囊状突起似葡萄串为 4 分。根据 6 类 17 项打分相加即为该患者舌脉评分。

据 530 例癌症患者以此标准判断异常为 93.96%，中重度达 73.58%，老年舌下脉变化与病种有关，重度变化肝硬化 62.5%，脑血管意外 54.5%，肿瘤与冠心病 50%，溃疡病 17%。且可作为瘀血证的诊断标准，老年人有时在舌腹面粘膜下可见到紫色小粒（称为鱼子酱舌），与血管周围弹性纤维退化，支持作用减弱有关。

三、舌诊临床研究

1. 健康人舌象　据 5403 例调查，舌质淡红占 81.82%，青紫舌 11.85%，红舌 5.65%。薄白苔 75.88%，异常舌苔占 24.12%。舌体正常占 68.20%，舌体胖或伴有裂纹占 31.80%。舌脉正常者 93.65%。舌象异常随年龄而增加。女性中淡白舌、剥苔高于男性，男性中黄腻苔，红舌发生率高于女性。

2. 胃、十二指肠溃疡病　舌质以淡红、淡青为多，舌苔以薄白、白腻苔、黄苔为多见。而胃穿孔舌象变化特征表现为舌前红赤、光滑明亮、无刺状物，苔白垢腻，且可反映病情程度，如单纯性穿孔多为舌质红、白苔或白腻苔，而肿瘤引起多为舌质紫、黄腻苔。舌质颜色对判断腹腔炎症有意义。舌质淡红者腹腔炎症轻，舌质青紫者腹腔炎症重。

3. 胃炎　轻者以淡舌为多占 69.6%，薄白苔占 60.9%，久病者红舌占 37.5%，紫舌占 40%，腻苔达 28.6%。慢性浅表性胃炎，鲜红舌占 32.88%，黄苔占 73.97%。慢性萎缩性胃炎舌质有褐色点占 43.03%。

4. 肿瘤　胃癌者多紫舌占 70.8%，包括红紫、淡青紫、青紫。瘀点瘀斑出现率为 29.2%，晚期胃癌淡白舌者，瘀点瘀斑多且面积大。胃癌组厚苔占 61.9%，剥苔占 8.9%，灰黑苔和光剥苔占 7.7%，裂纹舌占 20.8%。肝癌舌边多瘀斑，且呈青紫、紫绛色。肺癌中、晚期多舌质紫暗伴瘀点、瘀斑。痰湿内盛时舌苔厚腻，晚期肺阴耗伤，常出现花剥舌。肿瘤病人舌脉粗张比例高。

5. 肝炎　急性肝炎舌苔多黄厚腻苔，舌边尖充血、蕈状乳头充血胀大。慢性肝炎多舌色晦暗、舌边尖瘀斑、舌下脉粗胀，晚期常现光剥红绛或光滑如镜。亦有裂纹舌或色红芒刺者。急性肝炎，如果舌苔白厚腻不退表明病人可能会转入迁移性肝炎。

6. 急性心肌梗死　舌上多瘀点瘀斑，色暗紫，舌青紫，舌苔是白腻或黄腻，舌质舌苔变化与病情轻重，预后有关。薄白苔多见于早期或恢复期。病程中始终为白苔者，病情一般较轻预后好，而为黄腻苔持续不退者，病情可能恶化。

7. 脑血管病　急性中风属于脑出血者，出血量小，舌体大小正常，舌质红、苔薄黄、预后好。而出血量大，舌卷缩，僵硬，舌质暗红、苔黄厚渐变黄黑结痂预后多差。脑梗塞灶小者，舌质淡红，苔薄白预后好，梗塞灶大者舌体瘦小或胖大，舌卷缩、僵硬、舌质淡白或暗红，苔白厚或花剥，舌面多津或流涎不止，预后不佳。

8. 肺心病　急性发作早期多红舌，晚期多青紫、红绛、镜面舌。舌苔多为黄腻、厚腻为主。舌质变化与血气有关，当血 CO_2 分压升高时舌质由红变紫，而血 O_2 分压升高时则舌质由紫转红。心功能不良者青紫舌为多。肺心病人舌脉曲张达 94%，且多为囊状或囊核状。

9. 糖尿病　舌质为红舌者占 63.6%，后期肾阴虚舌多淡胖占 13.6%。有血管合并症者舌质青紫，舌苔以薄苔为多占 68.1%，显干燥津液不足，有 13.6%为无苔。

10. 其他　急性肾炎多淡红舌，合并高血压者可偏红或有红刺，苔多薄腻。慢性肾炎水肿者舌体胖大多齿印，舌淡无华，肾功能衰竭者舌苔厚腻，危重者黄褐黑苔，有时有尿素结晶之白霜。甲状腺机能亢进舌质以红为多，少苔或光剥。白塞氏病舌质偏淡、舌尖蕈状乳头萎缩。恶性贫血多光滑萎缩舌，舌色红绛如牛肉。猩红热病人多见草莓舌。流行性出血热发热期舌象以薄白或薄黄、舌边尖红，发展成苔黄、舌质红或稍绛，苔黄少津。

11. 小儿舌诊　健康新生儿出生 48 小时内以淡红舌、薄白苔为主，舌红无苔仅占 2%，健康儿童舌色正常占 98.7%，舌体正常 99.2%，苔色正常 95%，苔形正常 81.5%。

四、展望

舌诊是中医在长期临床经验中形成的极具特色的诊断方法，应用十分广泛。新中国成立以来，运用现代化中西医结合的方法进行了大量的工作，在舌诊研究中取得了突出的成绩。在舌诊研究方法、仪器设备、舌象形成机理、舌诊在临床的意义与地位等方面均有很大的进展。但由于舌象研究是一项系统工程，涉及中医、生理、生化、病理、生物医学工程、生物物理、光学、电子学、计算机科学等许多学科，且舌象本质、客观化、定量化方面难度比较大。因此尚有大量的工作要做，要更深刻的揭示其规律及本质，难度比较大，因此舌诊研究应考虑：

1. 加强临床研究　总结各种疾病的舌诊特征与临床变化规律，以便更好地用于中医诊断，辨证与指导治疗。

2. 健康人舌诊研究　我国地域、生活条件、经济、气候、地理均有很大的差异，有计划地进行抽样调查得出我国健康舌诊规律与分布是一项十分必要的工作。

3. 多学科研究　舌诊研究涉及学科相当多，因此有必要协调、同步地运用现代生理、生化、病理、生物医学工程各学科，运用最新科技成就从宏观与微观方面进行舌诊研究。

4. 舌诊客观化研究　由于彩色图像、计算机技术的进展，因此可以将舌象资料输入计算机分析，贮存再现。

5. 建立舌诊研究动物模型　用猪或猴建立更接近人类的符合中医舌诊理论的动物模型，以探讨舌苔形成机理与规律。

（翁维良）

第二节　脉诊研究

脉诊是中医重要的诊断方法之一，早在公元前西汉时期，《史记》中就记载扁鹊以三部九候法诊病。当时已有大、小、浮、沉、滑、涩、数、弦、紧、散、实、长、坚、弱、代、躁、鼓、静、平等 19 种脉象。《黄帝内经》是我国最早的医学专著，有关脉诊的论述有《脉要精微论》、《三部九候论》、《论疾诊尺》、《平人气象论》、《玉机真藏论》等，对脉象形成、临床意义、影响因素等有详细的描述。《难经》提出了独取寸口的诊脉方法。张仲景将脉诊作为辨证施治的一个重要依据。西晋王叔和（公元 201～280 年）的《脉经》是我国现存最古老的脉学专著，对浮、芤、洪、滑、数、促、弦、紧、沉、伏、革、实、微、涩、细、软、弱、虚、散、缓、迟、结、代、动 24 种脉象作了较为详细明确的描述，提出了“肝心出左，脾肺出右，肾与命门俱出尺部”的脉与脏腑的关系。以后宋代的《脉诀》、《四言脉诀》，唐代《玉函经》，元代《脉诀刊误》、《诊家枢要》等对脉诊发展有一定的促进作用，但影响大的当推明代李时珍所著的《濒湖脉学》。在总结历代脉学经验的基础上，将脉象分为 27 种，并作了明确的描述成为中医入门的主要书籍之一。解放后中医学院统编教材《中医诊断学》增加疾脉，编成平脉加 28 个病脉。

中医传统脉诊依靠医师手指感觉，以经验来判别分析。因此差异很大。自本世纪 50 年代以来，中西医结合运用现代科学技术，对脉诊方法、脉学诊断、脉象实验等方面作了大量研究，在脉诊的客观化、规范化、定量化等方面取得了显著进展，尤其是以中医脉图形式，将中医传统脉学理论、临床切脉经验、现代测试方法与计算机图象与分析技术结合起来，多途径、多方法、多学科结合的脉诊研究，将中医传统脉诊推向了一个新的阶段。

一、脉诊研究方法

(一) 仪器

中医脉诊特点是在于用手对桡动脉施加浮、中、沉不同压力条件下采集脉搏信息。此点为与西医脉搏信号采集的不同点。随着现代电子技术、数学、计算机、生物力学、生物医学工程学的发展，中西医结合脉诊研究技术发展很迅速，脉象换能装置是脉象仪的重要部分。早在50年代中国中医研究院就研究出酒石酸钾钠、锆钛酸铅等压电晶体式脉象换能器。其他如电感式、容积-电阻抗式、电磁悬脉式、液态换能式、超声多普勒效应式、半导体应变片式等均在不同的仪器上试用。自70～80年代以来，我国研制了不少中医脉象仪，应用较多的有：

1. ZM-1型脉象仪（上海中医药大学） 采用单头测力式脉象换能器，脉象仪包括高输入阻抗电桥放大器、脉搏波放大器、取脉压力指示器、脉图微分电路、心电放大器、脉幅指示器、模拟量输出电路等组成。

2. BYS-14型脉象仪（北京医疗器械总厂） 采用半导体应变片式压力传感器、四笔式热笔记录仪，可同步描记心电、斜率、时差、脉象，并能指示浮、中、沉取法。

3. MTY-A型三导脉图仪（天津医疗器械研究所） 第一导换能器检测脉管粗图象。第二导用液压技术：浮沉自动加压电路及描记自动控制电路作出浮沉趋势图。第三导以传统脉象图来确定脉的至数、节律、脉形等。

4. HMX-3型脉象仪（上海医疗器械研究所） 采用双曲线型刚性触头悬臂梁应变换能器。可对脉管施加轻、中、重不同压力，并用定量描记，从脉波频率、节律、幅度、波形特征来判断脉象。

5. MX-811型脉图仪（南昌无线电仪器厂） 采用液态（水银或水）传感器，以乳胶膜作为感受面，紧贴动脉搏动，精确地拾取动脉内压力和体积的瞬间变化，取得体积变量、压力波-轴向波和扭转波等参数。

6. 其他 清华大学的电感式压力换能器脉象仪能将脉管的张力与压力变化转换为相应的电信号输出。山东海洋学院实时脉象仪用有机压电薄膜，制成有指感的传感器。浙江大学用面阵式PVDF薄膜换能器检测脉象信号，用计算机作综合分析。

(二) 方法

由脉象传感器与脉象仪所得的脉搏波图又称脉图，系反映血管内压力、血管壁张力及血管整体位移运动的综合力学变化及其时相变化的轨迹。由于使用仪器不同，对脉图图形、分析法有所不同。

脉图的基本结构由升支和降支组成。降支上有一切迹降中峡，主波与降中峡之间常有重搏前波，紧接降中峡出现的为重搏波。

脉图的判别分析基本上可分为以下几种：

1. 时域分析法 对脉管内流体参数与时间和空间的函数关系进行分析。如从脉图上量取脉波的时间、波幅、角度、面积等参数，并计算出各波幅值、各时值进行分析。可了解频率、节律、虚实、形态特征等。

2. 频谱分析法 即将复杂的脉波分解为不同强度的简谐分量。如同期性的复杂振动，可分解为一系列频率为原有基本振动频率的整数倍的简谐振动，从而构成原有周期性振动的分立谱，用以分析该振动的频域特征。华有德等运用信息离散谱的理论与方法，对脉图压力波与容量波数据作了频谱分析，表明对分析弦脉的病理生理状态有意义。

3. 速率图分析法 又称脉象微分图，为动脉管壁的位移曲线。反映脉图曲线中任意一点的变化率，能更灵敏的反映脉图的生理特征。

4. 时差图分析法 将心电Ⅱ导R波叠加于前一个心动周期脉图的降支上。能反映脉搏传导速度，以表明血管壁顺应性的高低。

5. 多因素脉图分析法 从血管粗细图、脉象趋势图、传统脉象图中综合分析，判断脉象性质。

(三) 实验研究与理论分析

1. 弹性腔理论 将主动脉比拟为空气腔来分析血液循环的理论。柳兆荣等在弹性腔理论的基础上，考虑动脉管壁的非线性特点，导得动脉中血液流动的基本方程式。进一步得到联系心血管动力学参数与动脉压力脉搏波波图的基本关系式。因此可以桡动脉脉图推算各种脉象的心血管动力学参数。如滑、平、弦及涩、结、代脉，在心输出量上依次呈递减趋势，在外周阻力上呈递增趋势，在动脉顺应性上呈递减趋势。

2. 脉搏波线化理论　脉搏波的线化理论讨论心血管生理参数如心脏射血时间、臂动脉的弹性模量、端点阻力、臂动脉的脉波传播速度等因素对桡动脉压力脉搏波形态的影响，而且提出了区分脉图形态的两个无量纲参数 M 和 N，凡可影响 M 和 N 参量的生理参数，可影响脉图形态的改变，其中 M 主要反映了与脉波传导速度相关的动脉管壁弹性性质，而 N 主要反映臂动脉端点阻抗，是与外周阻力有关的参量。

陈德奎等对麻醉狗用缩血管药去甲肾上腺素和扩血管药桑寄生提取物，发现脉图随周围血管的收缩，管壁弹性模量增加，终端阻抗增加而逐渐由平脉向弦Ⅰ→弦Ⅱ→弦Ⅲ型脉过渡。而随周围血管扩张，管壁弹性模量减小，终端阻抗降低，则由平脉过渡到滑脉。

3. 脉搏波传导速度　熊鉴然报告狗的实验性弦、滑脉组脉波传导速度均高于正常对照组，与血压有非常显著关系。滑脉为主组的脉波传导速度还与心率、心输出量关系密切。

家兔动脉粥样硬化模型实验表明，从脉搏波传导速度可推测动脉硬化的程度。

4. 芤脉模型　北京中医学院将狗急性大量放血制成芤脉模型。芤脉的出现与失血量有关，开始出现芤脉的最小失血量为 17.8±8.4%，开始呈现芤脉稳态的失血量为 46.1±25.1%，心血管功能指标和脉图特征，与人基本相同。

5. 滑脉模型　实验表明饮酒后 2 小时，脉图参数表明出现滑脉化，心血管功能指标显示末梢血管扩张，心输出量减少。

二、脉诊的临床研究

（一）脉诊的影响因素

1. 年龄　人体脉象幼儿期以细脉为主，兼有部分弦脉，到青年期以平脉、滑脉为主，40 岁以后带有弦象，且渐渐明显。老年人多见弦脉，不同年龄组心血管动力学研究参数表明，随年龄增大，动脉血管弹性模量增大，血管顺应性下降，外周阻力上升，脉压增大，每搏输出量减少，尤以 60 岁以上为显。老年人以弦、弦滑和细弦为主。对老人脉图 5 年随访观察表明，脉象弦变主要因素为动脉硬化。

2. 运动　运动可出现滑脉，长期坚持运动的老年人中平、滑脉出现率增高，而沉、细、弦脉则降低。表明适度运动有益于心血管功能的改善。进餐，尤其饱食能使促、结、代脉病情加重，止歇出现频繁。

3. 呼吸　呼吸时血压及心动周期都能出现周期性变化，主要表现为脉图重搏前波逐渐下降，脉形趋向滑脉化，尤以腹式运动时为明显。

4. 月经与妊娠　在月经周期中，初期多平脉，中期多滑脉，末期多细脉。妊娠中早孕期以滑脉、弦滑脉为主，妊娠 5～6 月以弦滑、滑数为多，而 7～9 月时脉多滑数有力。分娩时脉图变弦可能与疼痛有关。而第Ⅳ产程变为细滑脉与气血耗虚有关。

5. 季节与时间　平脉四季脉图具有春弦、夏洪、秋浮、冬沉的特征。张伯讷等对 1956 人次 1 年 3 个月的连续测试表明，正常男青年脉图形态基本保持一致，呈滑脉图。但冬季脉偏沉，夏季偏浮，主波幅亦高，春秋两季为过渡阶段 1 月之内各月相对脉图变化有一定的影响，脉图昼夜变化主要为日中阻力小，脉图向滑脉方向变化，夜间阻力较大，脉图向弦脉方向变化。

（二）常见临床脉象

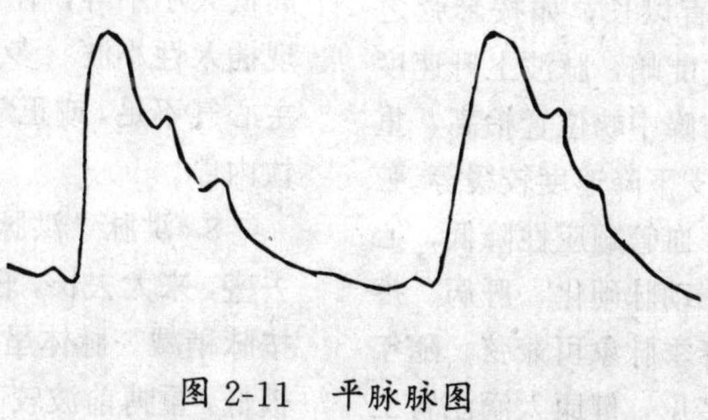

图 2-11　平脉脉图

1. 平脉　又称“常脉”，来去从容，和缓有力，一息四至。平脉图呈3峰波、主波、重搏前波、重搏波依次递降，波幅及节律均匀。据对172例大学生分析，平脉为56例。其他兼有弦、滑脉。

2. 浮脉与沉脉　判断沉浮的压力定标25～75g为浮取，100～175g为中取，200～250g为沉取。浮脉脉图出现后比正常脉小。当浮取（压力小时），波幅最高，中、沉取时波幅依次降低，脉势减弱。反之则为沉脉。北京中医药大学报告用多传感器施加压力，外感表证恶寒发热时73.87%脉图为浮紧或浮数，降中峡位置与恶寒发热程度有关，热甚者降中峡降低，甚至低于基线，恶寒甚时降中峡偏高。浮脉可能与血管扩张、充盈相对不足，血管内压降低等有关。

沉脉多见于虚证、心虚证，脉象以沉细弦为多见，休克时脉弱或消失，滴注高浓度缩血管药，可使脉象变为沉细，用解痉药和补充足够的液体后，脉象渐渐充盈有力。滴注异丙肾上腺素后则弦而有力。

3. 迟脉与数脉　迟脉是脉来迟缓，每分钟50次以下（亦有人主张每分钟60次以下），多见于窦性心动过缓、频发室性早搏二联律、Ⅱ度房室传导阻滞、病态窦房结综合征等心律失常。

数脉是一息六至，去来急促，每分钟90～120次，脉象形态和大小不拘。可见于健康人劳动、运动、情绪激动时。亦见于外感热病、内热、痈毒等。

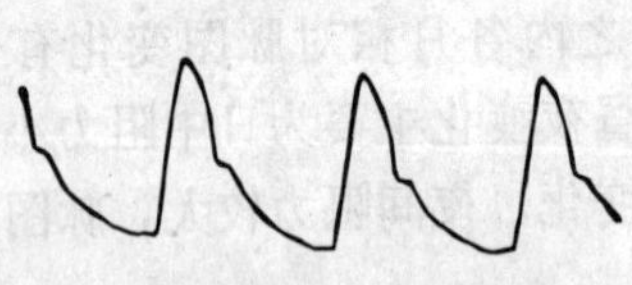

图2-12　弦脉脉图

4. 弦脉　弦脉是端直以长，如按琴弦之脉。脉图主波幅高，升支陡峭，脉波上升速度快，斜率大，重搏前波与降中峡位置抬高，重搏波减低或消失，脉波降支下降速度较缓等。弦脉时血管外周阻力升高，血管顺应性降低，心输出量减少。高血压病、动脉硬化、肝病、疼痛多见弦脉。但健康人春季脉象可兼弦，随年龄增长弦脉在老年人中多见，健康人滴注肾上腺素时可出现弦脉。

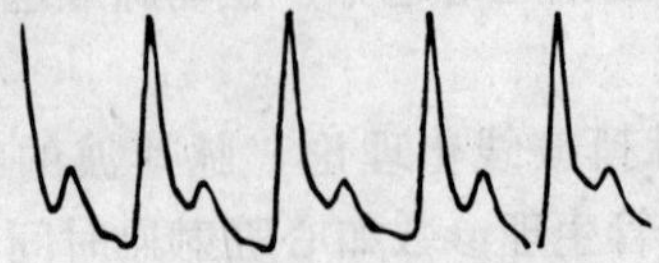

图2-13　滑脉脉图

5. 滑脉　滑脉应指流利。如盘中走珠。脉图主波幅较高，升支陡，升支斜率较大，重搏前波不显著或无重搏前波。重搏波明显，降中峡位置较低，切迹明显，降支速度快。

滑脉主痰饮、食滞、湿热。妊娠妇女多见滑脉，健康人中部分有滑脉，但与病理滑脉不同，滑脉的特点为大、长及促弦的特点。冠心病人滑脉研究认为血液动力学特点是心输出量增加不显，动脉血液充盈丰富和血管壁舒缩功能比较好，表明动脉硬化程度轻。

6. 涩脉　涩脉指感不流利，虚细而动。脉图主波幅低平，升支和顶峰持续时间延长，升支与降支的平均斜率减慢。主波与重搏前波融合，降中峡界限不清，重搏波不明显等。有时出现节律不整、脉缓、强弱不均等，多见于津亏伤血、血虚痹痛、胸痹、血瘀等。

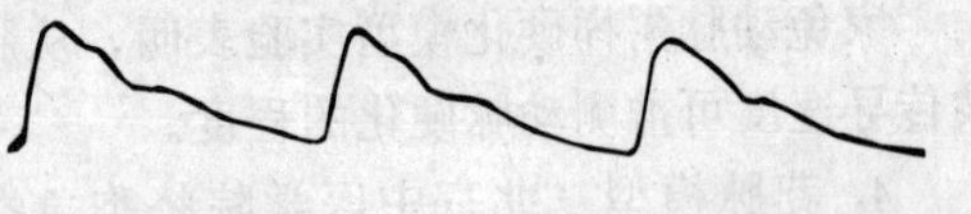

图2-14　涩脉脉图

7. 促、结、代脉　促脉数而止无定数，结脉缓而止无定数，代脉止有定数，脉力较弱。脉图脉率迟缓，有规律间歇，波幅大小交替。多见于早搏呈二联律、三联律、四联律或Ⅱ度Ⅰ度房室传导阻滞等。结脉脉图，脉率缓慢，节律不齐，波幅大小、高低不等，伴不规则间歇。时有一定插入性小波出现。多见于各种不规则的早搏。促脉脉图脉率急促，节律不齐，波幅高低大小不等，伴有不规则间歇，及无规律出现插入性小波。多见于心房纤颤。促、结代脉主心气不足，或正气危亡，也可见于血凝滞，痰饮内停。

8. 洪脉　洪脉脉体宽大，搏指有力，来盛去盛，来大去长，轻按便得，中按宽大有力，重按脉稍减。脉体呈双峰波，主波幅高。降中峡极低，重搏前波较高大。主热盛，阳热亢盛，虚热。洪应夏时，夏令部分健康人亦可见到有洪脉，也有报告认为肺心病慢性呼吸衰竭患者常有洪大脉象。脉图可分为主波高尖型（Ⅰ型）与主波宽圆型（Ⅱ型）两类。Ⅰ型 PO_2＜60mmHg，PCO_2＞60mmHg；而Ⅱ型 PO_2＞60mmHg，PCO_2＜60mmHg。

9. 细脉与濡脉　细脉指脉体如线，又称小脉，脉图呈波幅低，总面积减小。主诸虚。濡脉为浮细动，亦称软脉。脉图呈三峰波或双峰波形。升支和降支斜率低，主波幅低，脉位浮取（100g 以下）。多见于气血不足、贫血病人，与脉管张力低、充盈不足有关。

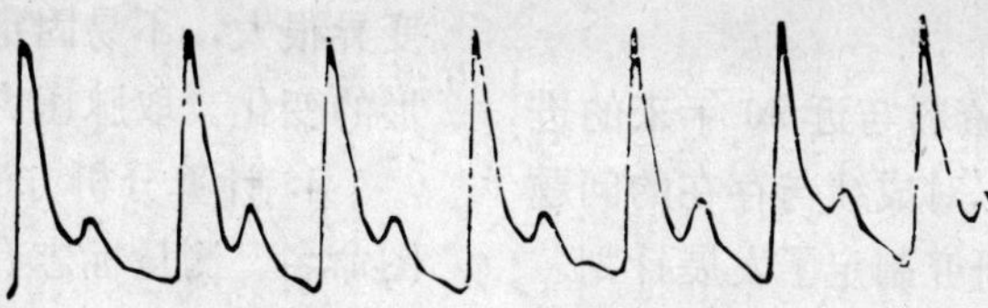

图 2-15　洪脉脉图

（三）脉象的临床意义

1. 表证　外感恶寒发热时 78%以上脉图呈滑数或弦数，且多为浮脉，轻取（50g 压力）即可显示。脉图主波 H_1 与取法压力 P 的趋势曲线峰值左移，脉率增快，脉形呈双峰波，降中峡位置与发热程度相关，反映血管张力变化。

2. 气虚证　脾胃气虚证脉图之主波幅较低与左心功能不足有关。潮波低表明血管张力小，降中峡高度较低表明心搏量与血流速度小。而绝对脉波较大，说明其弹性功能尚好。心气虚证于脾胃实证脉对照，主要为主波、潮波、降中峡、脉图面积均低于实脉。

3. 阴虚证　阴虚证脉位浮中沉均有，但以沉为多，脉动主数增快，阴虚火旺组弦脉出现率达 66.7%，并多见弦滑，失去正常人昼夜脉图变化规律，脉图形态日夜均维持弦亢状态。

4. 温病气分证　脉图特征为主波高、峡高、重搏波高、重搏波全波比增高，与临床温病气分证正邪相争，应激能力尚佳，循环加速，外周阻力下降等因素有关。

5. 中风　急性期脉象多为弦式弦滑，脉图主波幅增高，潮波和降中峡降低，与血流速度加快，血管内充盈增加有关。随着病情发展，第 15 天时，出现了弦细脉和沉细脉，脉图也呈相应的变化。

6. 肝病　肝炎急性期多为滑数脉，慢性肝炎以弦为主，晚期肝硬化以沉细、弱涩为主，与病情从脾胃湿热→肝郁气滞血瘀→肝肾两虚演变有关。肝癌病人脉图升支时间随病情恶化而延长。

7. 冠心病　其脉象以弦脉及其兼脉最多（占 56.9%），其次是沉脉（19.6%）、滑脉（15.7%）和细脉（7.8%）。脉图主要为重搏波/主波幅减少，总面积减少，主波上 1/3 处宽度增宽，尤其以心气虚者变化显著，其机理与心输出量降低，血管弹性降低有关。

8. 高血压病　多见为弦脉。弦紧程度一般与血管紧张度和病情成正比，随血压升高和张力增强的程度在弦脉图形的基础上，可见不同程度的重搏波切迹的抬高和重搏前波的抬高。病程早期、中期多见单纯弦脉和平顶、双峰等图形，病程较长者斜宽、宽腰型较多。

9. 慢性胃炎　脉图变化与辨证分型有关，肝郁气滞型脉象多弦数或细弦，湿热内阻型多滑脉或兼弦，阴虚内热型多细数脉，可兼有数，虚实夹杂多见细、细弦脉。

10. 心律失常　从脉图与心电图分析显示室性心动过缓，病态窦房结综合征、频发早搏常示迟脉。室性心动过速，室上性心动过速示数脉。心房纤颤多示促脉。室性早搏二联律、三联律、四联律多示代脉。频发早搏多为结脉。

11. 休克　先是寸脉减弱，然后依次为关、尺脉减弱和消失。休克治疗中血压回升时脉图参数 H_1、H_2、H_3、H_4 和 T_1、T_2、T_3、T_4 及升支斜率的变化与血压呈正相关。以平均动脉压和脉图面积的比值 MP/A 作为判断外周阻力的指标，在休克期脉图变化中较为灵敏。取脉压力和休克程度呈正相关。故这些指标可作为休克改善或恶化的判断指标。

三、展望

（一）进展

综上所述中西医结合脉诊研究取得了十分重要的进展，主要可归纳为以下几个方面：

1. 建立一支脉诊研究的队伍，有中医、中西医结合、基础研究、生物医学工程、电子、计算机、医疗器械、数学、工程力学等多学科人士参加进行综合协作研究，提高了脉诊研究水平，加快了研究进度。

2. 对历代脉诊文献资料与近50年来的进展作了系统回顾与分析，对成绩与存在的问题作了分析，为今后脉诊研究制定了发展计划。

3. 脉诊检测仪器从简单的仪器到多功能的换能器，到制成多种配套的专用脉诊仪，逐渐的发展与完善。

4. 分析方法多样，逐步的走向规范化，广泛的利用数学、力学、计算机技术，使繁复的计算能在短时间内得出结果。

5. 建立了脉象动物模型和模拟方法，利用流体力学、血流动力学、数学与实验医学、生物医学工程学相结合的方法，成功的模拟出多种脉象图。

6. 实验研究与临床结合，在临床诊断、鉴别诊断、辨证分型、指导治疗、判断预后上已经得到大量应用与验证。

（二）存在问题

脉诊研究是一项技术复杂、难度大的研究工作。虽然取得了很大的进展，但也存在许多问题有待解决，主要有：

1. 中医诊脉凭指感收集信息，加以综合判断分析，是一个立体的，三维感觉，而当前的换能器还不能检测到与指感类似的立体的信息，距离测出中医脉象的要求有相当的距离，故能称之为脉图，仅反映脉象的一部分内容。

2. 换能器种类繁多，且各种换能器受各种因素的作用会影响脉图的稳定性，因此得出的图形有差异。

3. 目前多取寸口脉，而寸口脉因人而异，变异很大，不易固定，稍有偏移就会影响到图形的变化。取脉压力难于一致。

4. 计算分析方法简繁不一，有所不同，脉图命名、测量标志有待统一与完善。

5. 脉诊理论研究、脉图实验研究等，尚需进一步的加强与完善。

（三）展望

1. 研制符合中医传统脉诊方法的仪器与设备，北京中医药大学用彩色多普勒血管成象技术，研究了桡动脉的三维运动，表明存在着经向、轴向、轴心位移3种运动形式，显示对中医脉象研究将会很有意义。

2. 采用数学、力学、计算机技术研究脉象机理及其影响因素，多学科协作，模拟中医各种脉象在理论研究上应有所突破。

3. 对多种换能器、脉诊仪进行综合评价，并在可能的条件下对测试、分析方法予以相对统一。

4. 平脉的含义、分布规律、地区差异、影响因素等尚有待进一步的研究与探讨。

5. 脉图的临床意义在中医诊断、辨证、疗效判断、预后预测等方面尚待积累更多的资料。

（翁维良）

第三节 其他诊法研究

一、小儿指纹研究

（一）方法

指纹诊病为儿科常用方法，又称脉纹与手纹。诊察时左手握小儿食指，用右手拇指侧面轻轻从桡侧远端向近端方向推，亦有上下推动观察。多用于3岁以内的小儿。因年龄增长，皮肤增厚，指纹会模糊不清。

（二）观察指标

1. 颜色　3岁以内正常小儿指纹多呈紫色，或淡紫色、红色。体质较虚弱者呈淡红色。指纹颜色深浅变化与血内含氧量多少，血红蛋白量和微循环状态有关。当小儿体内氧合血红蛋白减少，还原血红蛋白增加时，血液呈暗紫色，指纹为青紫色。如先天性心脏病、心力衰竭时指纹多呈青紫。而当血液中血红蛋白量减少，红细胞降低时，指纹色变淡，如贫血时。在热证时静脉充盈指纹多青紫色；寒证时微循环收缩、纹色淡。煤气中毒时指纹呈鲜红色。指纹颜色改变与病情轻重、预后有关。

2. 三关　三关指食指三指节。食指第三指节（近端）为风关，第二指节为气关，第一指节（远端末节）为命关。健康儿指纹三关均可出现，但多在风关、气关，达命关较少。据统计早期到风关为62%左右，而气关为21%左右，达命关在6.5%左右。重病组病儿则主要在气关占58.2%，命关31.1%，危病组主要在命关占66.2%。称为“透关射甲”示病情凶险、预后不佳。指纹延长的原因主要有：

（1）静脉流速减慢、压力升高：正常指静脉流速约4cm/s，若低于2cm/s者为迟缓，会使血液瘀滞，使平时不能见到的远端细小静脉扩张而显现出来。据实验指纹达风关时平均静脉压为1～15cm，气关时为7～20cm，命关时为16～35cm。因此先天性心脏病小儿指纹达命关者约60%。

（2）微循环影响：当急性感染性休克、脱水血容量不足等均可使皮肤微循环灌注不足，指纹缩短或不显。当体温升高、血管扩张，微血流增加，指纹亦随之充盈伸长。

（3）消瘦、皮肤色白、皮下脂肪薄，患儿指纹易显现，故达命关之可能性会增高。

3. 形态　中医历代均很重视指纹形态，分类不一，主要有长珠形、流珠形、纹形、方形、斜形、针形、透关射甲形、乙形、钩形、环形等。纹形改变与静脉压、外周微循环充盈度、血流速度有关。因此与病情轻重有一定关系，对预后判断也有一定意义。如营养不良儿指纹混乱明显者多，贫血儿指纹变细，分支及弯曲较少，体温升高者指纹分支、弯曲增多。

4. 浮沉与深浅　脉络浮露，不用推就能看到者为浮；沉隐需轻推后方显露的为沉；推后指纹仍不显者为指纹不显。浮者在表层表证约占62.9%，沉者里证约占65.2%。表明与表里有一定关系。年龄、体质、营养、皮色、皮下脂肪厚度均可影响到浮沉，因此浮沉的观察应密切结合临床。

深浅与病情有关，深者色浓主病重，如为深而滞者，推之涩滞，流动不畅，滞者常为瘀血、痰浊、湿滞、邪热、气郁等。浅者色淡病轻，且淡者多为虚证。

（三）临床评价与展望

指纹望诊法主要为儿科诊断的重要内容之一，为历代医家所重视，积累了丰富的经验。应用中西医结合方法从理论和实践上进行了研究和探讨，表明指纹诊法对判断3岁以内儿童病情深浅程度，指导辨证、论治，判断预后中有重要意义，且方法简便，容易观察。易于在临床应用。因此至今仍有重要的地位，但由于历代各家对指诊的观点不同，方法有差别，因此在观察方法、指标适用范围上尚有待统一。在理论、机理上有待研究，对指诊与病证的确切关系也有待进一步的临床验证肯定。

二、血瘀目诊研究

眼部望诊又称目诊，为中医传统诊法之一。早在《内经》中就有“五脏六腑之精气，皆上注于目”的论述。常从望眼神、色泽、形态上来诊察疾病。近10年来由于血瘀证研究的发展，对血瘀诊断进行了较为深入的探讨，提出了血瘀目诊可作为血瘀证诊断的一项指标。

（一）观察指标

1. 血瘀眼部体征可有10种指标

（1）血管反光增强：眼底镜下视网膜动脉呈现一条反光带，超过血柱宽度1/4为反光增强。

（2）血管粗细不均：视网膜或球结膜血管粗细不均，动脉血管表现为阶段性收缩，静脉多呈动静脉压迹。

（3）血管蛇形弯曲：视网膜或球结膜静脉弯曲；动脉呈不规则螺旋状弯曲。

（4）血管白鞘：视网膜静脉旁有白色条状物伴随，称为白鞘，系静脉阻塞后渗出物机化而成。

（5）血管瘤：可见于视网膜及球结膜血管。

（6）新生血管：可见于角膜、虹膜、玻璃体、视网膜等。

（7）暗红血斑：可见于眼睑、结膜、前房、视网膜等。

（8）视盘颜色苍白：为视神经缺血。

（9）结膜微血管：淋巴扩张为结膜乳头。

（10）眼肌麻痹：上睑下垂、眼球运动障碍。

2. 目证积分法

（1）目周围皮肤色暗红记5分，青紫10分。

（2）球结膜微血管扭曲呈波浪状畸形3条以上血管记5分，6条以上记10分。

（3）球结膜微血管怒张，粗细不一或瘤状3条以上记5分，6条以上10分。

(4) 球结膜微血管网状畸形超过 1/8 球结膜区记 5 分，超过 1/4 记 10 分。

(5) 球结膜微血管色暗红记 5 分，青紫 10 分。

(6)球结膜有出血点记 5 分，出血斑 10 分。

(7) 球结膜有损伤点（微血管末梢瘀血点）1～2 个记 5 分。

以上积分值＜19 分为阴性目证，＞20 分～39 分为轻度阳性，40 分以上为重度。

（二）临床应用

1. 目证诊断血瘀证灵敏度高，与暗紫舌基本一致，并可判断血瘀证之轻重度。

2. 视网膜血管变化与血瘀证有关。据 45 例血瘀证观察，其中有血管形态和颜色异常者占 80%～88%，动、静脉比例改变，压痕明显 80%，视网膜血管点片状出血 28%，线状和火焰状出血 60%。

3. 血瘀目证在 781 例患者诊断中，提示诊断血瘀证有较高的诊断阳性率、敏感度、特异性。但假阳性率也较高（19/160），可能与眼部反复感染有关。

（三）展望

眼部望诊为中医传统诊断方法，眼与脏腑密切相关，中西医结合有关眼部望诊的研究有待加强。血瘀目诊研究方法简便，便于使用，准确性高，但假阳性率也高，尚有待进一步的改进方法，扩大临床观察与验证。

三、腹诊研究

腹诊是运用望、闻、问、切方法来诊察患者胸腹部的病变，其所诊得的胸腹部病变征象称为腹证。腹证在中医诊断中有悠久的历史，《内经》、《伤寒论》、《金匮要略》中有丰富的腹诊内容。《灵枢·邪气藏府病形》说："大肠病者，肠中切痛而鸣濯濯。"在腹诊方法及腹诊辨证已有所记载。仲景的功绩在于将腹诊理论用于辨证论治中，而且应用十分广泛，如《金匮要略·黄疸病脉证并治》说："膀胱急，少腹满，身尽黄，额上黑，足下热，因作黑疸。其腹胀如水状，大便必黑，时溏。此女劳之病，非水也。腹满者难治。"等。据统计《金匮要略》22 篇中记载有腹诊内容的有 10 篇之多，内容涉及方法、病因病机、诊断与鉴别诊断、确定病位、指导治疗、判断预后等。隋代巢元方《诸病源候论》将腹诊广泛用于临床各科，但宋代以后由于受封建意识的影响，腹诊发展受到一定程度的限制，在临床上未能得到普及应用。近十几年来，我国在腹诊研究上作了大量工作。取得了突出的成绩。

（一）方法

腹诊时患者平躺床上，两腿自然伸直，两臂平放，腹部放松。检查者应立于患者右侧，以右手检查，用手掌由胸至腹轻按，依次为心区、胁下、心下、脐部、小腹、少腹部腹诊。结合望、闻、问诊全面判断。

（二）观察指标

1. 腹诊指标尚有待规范化与客观化　常用的分类为：胸胁苦满，心下痞，心下痞满，心下痞硬，心下痛，心下悸，脐上悸，腹胀满，腹实痛，腹虚痛，少腹急结，少腹拘急，少腹硬满等。

2. 脐诊　从脐的形状上大体可分为 3 类：

(1) 脐小而浅：多体质弱，慢性虚损病多，性格多内向。

(2) 脐大而深：多大圆形或椭圆形，少数三角形，体多壮实，易兴奋，多患高血压，溃疡病和睡眠不良等。

(3) 三角形脐：分为向上型和向下型，多见慢性肠胃炎、胆囊炎和肝炎等。

3. 腹部六位诊　按压胸腹部的特定经穴（主要为募穴）所出现的阳性反应（如凹陷、疼痛、结节、条索、肌张力变化等）来判断相应脏腑的病变，指导治疗。

4. 中医腹诊仪　清华大学精密仪器系研制的 Q2-2 型中医腹诊参数检测仪能检测腹部皮温、穴温、深温及腹部皮肤压力、变形与参数等。对寒证病人 300 例测定膻中穴温为 33.83±0.80℃，正常对照为 34.95±0.88℃（P＜0.01）。关元为 33.93±0.93℃，对照为 35.42±0.93℃（P＜0.01）。寒证病人经治疗后穴温会有所升高。

腹胀检测方法为将压力探头平放在腹部中脘处，由轻（600g）、中（1200g）、重（2000g）施加垂直压力，5 秒钟，测定腹壁位移量，轻压时，实胀组为 5.72±0.93mm，6.33±1.30mm（P＜0.05）。

5. 表浅血流量用于腹诊研究　采用

DM80-6型表浅血流量仪（采用温差电动势原理制成）。受试者平躺，室温控制在22℃～23℃，将415cm圆形探头置于腹壁关元穴及左、右水道穴（髂部），记录放置后1分30秒至1分50秒，每5秒1次的温差电动势变化，取5次均值并用产生相同温差电动势变化的模型水流量（ml/s）表示血流量，结果表明31例瘀血腹诊为312±17，（正常人组25例为573±33），左髂部310±22（365±20），右髂部310±12（394±22）ml×105/s，均有十分显著差别。

6．红外热象图用于腹诊研究　采用日本Sam-eiT66型红外热象图仪，试测腹部温度，室温22℃～23℃，腹部放松，暴露15～20min，在距离0.5m处摄腹部热象图，中心温度31.5℃，测低温区并定点。正常人12例腹部最低温度31.14±0.26℃，血瘀证组15例为29.82±0.21℃，（P＜0.01）。血瘀组最低温多出现在下腹部，正常人则多为右髂部。

7．胃电图用于腹诊研究　采用EGEG2B2型胃肠电图仪，记录电极放置于胃体和胃窦部在腹壁体表的投影部位，即分别置左乳与脐连线中点，右乳与脐连线中点，参考电极置右前臂，接地置右踝。记录胃电图，量程150μV，纸速1mm/sec，记安静10分钟后空腹胃电图，进食面包50g后记胃电图，分别累加胃体、胃窦部胃电图的3分钟频率、波幅幅值，取均值作比较，观察心下痞、心下痞满、心下痛、心下悸4型。结果4型胃电频率均较正常人为低。胃电幅值心下悸组比正常人高，心下痛和心下痞满比正常人低（P＜0.001）。

（三）腹诊的临床意义

1．血瘀诊断　瘀血腹证出现与其他血瘀表现（舌暗、疼痛、舌下脉曲张等）相关，因此可列为血瘀诊断的重要内容。

2．辨证体质　腹部膨隆，饱满松软，体肥气弱者，多见于阳虚痰湿之体，类似于《内经》中土型之人，血脂常高于正常腹形的人。腹证可作为辨析血脂增高的指标之一。

3．胃病诊断　腹证心下痞满以慢性胃炎多见，其次为十二指肠球炎，十二指肠球部溃疡。心下悸型则均为十二指肠球部溃疡。

4．妇科病腹诊　宫外孕腹诊特点为小腹痛突发，拒按，局限于少腹一侧，甚则小腹硬满，皮温略低于正常，子宫内膜异位腹诊为小腹疼痛，拘急，部位左右不一，硬结与月经周期有关。

5．辅助前列腺炎诊断　慢性前列腺炎腹诊能进一步提高确诊率，对辨证分型也有意义，如湿热流注型可在左右维道区出现阳性反应，瘀血型可在左右天枢穴出现阳性反应等。

（四）展望

1．腹诊检测方法规范化　腹诊诊法、部位、分区，诊断表应加以规范化。

2．腹诊研究客观化、定量化　应用现代科学技术，多学科研究使腹诊研究更具科学性。

3．扩大临床验证观察　对腹诊临床价值、应用范围、运用病种等应有计划的扩大研究。

4．加强国际交流　日本腹诊研究中作了大量工作，今后应加强学术交流，制定双方比较接近的腹诊诊断标准。

（翁维良）

参考文献

1．陈泽霖，等．243例健康人舌状乳头计数和舌尖微循环观察．天津中医　1984；（1）：31．

2．邱曾秀，等．镜面舌30例临床分析与舌印片脱落细胞观察．中西医结合杂志　1984；4（12）：735．

3．史载祥，等．紫暗舌的舌分光定量及舌表浅血流量观察．见：血瘀证与活血化瘀研究．北京：学苑出版社．1990：27～29．

4．陈连超．舌苔微量元素与荧光舌象关系的观察．中医杂志　1993；34（3）：172．

5．张珊琴，等．正常与阴虚舌质红外热图的观察．中西医结合杂志　1990；10（12）：732．

6．陈松鹤，等．青紫舌与血小板高聚集性的初步探讨．中西医结合杂志　1984；4（2）：101．

7．钱心如，等．齿印舌的病理形态学研究．中西医结合杂志　1990；10（6）：227．

8．戴维正，等．中医舌诊与肠镜对照在下消化道疾病诊断中的意义．中医杂志　1994；35（1）：43．

9．尚瑞梅，等．智能仪图体（形）测算仪的研制及应用．中国中西医结合杂志　1994；14（8）：497．

10．金惠铭．68例青紫舌患者的舌尖微循环观察．中医杂志　1981；（6）：21．

11．贾钰华，等．暗红舌的临床与实验研究．中医杂志　1992；33（5）：46．

12．崔景尧．红绛舌50例临床观察．辽宁中医杂志

1983；（4）：21.
13. 陈文．裂舌100例分析．福建中医药 1982；（5）：35.
14. 刘大荣．舌蕈状乳头计数与中医辨证关系——114例临床分析．中医杂志 1982；（8）：31.
15. 钱心如，等．齿印舌患者临床调查分析．中医杂志 1991；32（1）：33.
16. 徐鸿达．81例黄苔分析及脱落细胞观察．新医药学杂志 1974；（10）：449.
17. 王榕平，等．1463例正常人舌下静脉观察分析．福建中医药 1986；（5）：39.
18. 陈健民，等．530例癌症患者舌脉异常有关因素分析．中西医结合杂志 1988；8（10）：590.
19. 陈泽霖．舌诊研究进展．中西医结合杂志 1988；8（5）：13.
20. 张永平，等．255例胃十二指肠穿孔患者舌象分析．中医杂志 1992；33（12）：42.
21. 杨春波，等．中医对慢性病的诊断意义——644例纤维胃镜资料分析．中西医结合杂志 1982；2（2）：103.
22. 范德荣，等．胃癌患者舌象与病机分析．中医杂志 1991；（10）：34.
23. 李乃民．130例原发性肝癌患者舌象的临床分析．中西医结合杂志 1986；6（3）：143.
24. 何光荣，等．211例病毒性肝炎舌象变化的初步观察．吉林中医药 1982；（1）：25.
25. 陈可冀，等．60例急性心肌梗塞舌象分析．中西医结合杂志 1984；4（4）：212.
26. 李素华，等．对120例急性脑血管病患者的舌诊分析．中国中西医结合杂志 1995；15（8）：511.
27. 魏辉．194例肺心病舌诊分析．中医药学报 1987；（1）：25.
28. 刘大荣．舌诊研究进展．见：中医基础理论研究进展．广州：华南理工大学出版社．1990：173～174.
29. 费兆馥．中国脉诊研究．上海：上海中医学院出版社．1991：87～93.
30. 李景唐，等．HMX-3C型脉象换能器．医疗器械 1979；（5）：4.
31. 柳兆荣，等．弹性腔理论及其在心血管系统分析中的应用．上海：上海科学出版社．1987：38～41.
32. 陈德奎，等．弦滑脉的血液动力学分析．中西医结合杂志 1983；3（4）：232.
33. 熊鉴然．弦脉与血液动力学关系的实验研究．中西医结合杂志 1982；2（3）：172.
34. 陈德奎．健康老年人的血液动力学分析．中华老年医学杂志 1984；3（1）：1.
35. 张镜人，等．老年患者的脉象和血液动力学改变．中西医结合杂志 1986；6（2）：84.
36. 赵承筠．妊娠滑脉400例分析．上海中医药杂志 1981；（11）：47.
37. 张伯讷．正常人脉象四季变化规律的初步探讨．上海中医药杂志 1984；（10）：42.
38. 殷文治．从脉象的昼夜变化探讨“天人相应”学说．中西医结合杂志 1984；4（4）：240.
39. 程绒，等．用BYS-14型四导脉象心电仪描记正常人平脉的讨论．新中医 1981；（8）：44.
40. 傅聪运．脉诊浮、沉、虚、实客观指标探讨．中西医结合杂志 1990；10（10）：603.
41. 费兆馥．外感发热患者的脉图观察．上海中医药杂志 1984；（10）：42.
42. 陈德奎，等．弦滑脉的血液动力学分析．中西医结合杂志 1983；（4）：232.
43. 熊鉴然，等．弦脉与血液动力学关系的实验研究．中西医结合杂志 1982；（3）：172.
44. 张卫建，等．涩脉的脉搏图特征与心血管功能状态．中国医药学报 1988；3（2）：19.
45. 孙正明，等．20例慢性阻塞性肺病患者的脉图分析．中西医结合杂志 1990；10（10）：355.
46. 费兆馥．脉诊的实验研究进展．见：国内外中医药科技进展．上海：上海科学技术出版社．1989：132～137.
47. 程绒，等．脉诊研究．见：中医基础理论研究进展．广州：华南理工大学出版社．1990：205～227.
48. 张涛，等．急性中风患者寸口脉象、脉搏图和前臂血流图的观察．中国中西医结合杂志 1994；14（2）：77.
49. 张镜人，等．慢性胃炎脉象初探．浙江中医杂志 1984；19（4）：171.
50. 牛欣，等．桡动脉的三维运动与脉诊位数形势．中国中西医结合杂志 1994；14（7）：435.
51. 王长荣．小儿指纹研究进展．中医杂志 1982；（4）：313.
52. 肖正安．小儿指纹诊法的起源及临床应用．山东中医学院学报 1988；（1）：10.
53. 李速达，等．指纹临床意义的初步探讨．中华儿科杂志 1959；（1）：27.
54. 林日锐，等．626例小儿指纹的观察研究．福建中医药 1992；（4）：1.
55. 王幼芳．小儿指纹研究．见：中医基础理论研究进展．广州：华南理工大学出版社．1990：198～204.
56. 庄振西．小儿指纹络脉诊病法．见：手形手纹手诊．北京：华令出版社．1993：56～65.

57. 汝兰州．小儿指纹的诊按方法及对1376例的临床观察．山东医刊 1965；(11)：22.
58. 高晓山．小儿指纹的研究．中医杂志 1960；(6)：43.
59. 李国贤，等．血瘀目证的研究．中西医结合杂志 1988；8(10)：63.
60. 秦大军．血瘀证的眼部体征．中西医结合杂志 1988；8(10)：63.
61. 李国贤，等．血瘀目证与血瘀诊断标准的比较研究．中国中西医结合杂志 1995；15(8)：472.
62. 钟辉．视网膜血管的变化对血瘀诊断的意义．中西医结合杂志 1988；8(10)：632.
63. 王琦，等．中国腹诊．北京：学苑出版社．1994：81～98.
64. 靳士英．胸腹切诊．见：实用中医诊断学．上海：上海科学技术出版社．1988：23～33.
65. 曹希和．试论脐诊法．中医杂志 1988；(9)：9.
66. 史载祥．瘀血腹证与表浅血流量及表浅温度关系的探讨．见：中国腹诊．北京：学苑出版社 1994：229～233.
67. 王阶，等．瘀血腹证的探讨．北京：北京医科大学、中国协和医科大学出版社．1993：21～24.
68. 刘智壶．中医腹诊基本理论及临床意义的初步探讨．湖南中医学院学报 1982；(3)：48.

第八章　证候学说研究

中医学是中国人民几千年来和疾病作斗争的经验结晶。它的可贵之处在于它有着大量丰富的医疗实践，充分运用了当时可以获得的一切天然资源，主要是草药，也包括动物药和矿物药，在不断试验（实践）→错误认识→再试验（再实践）→正确认识，由感性认识（实践经验）提高为理性认识（理论概括），再回到实践中去检验，不断实践，不断总结，形成理论体系，中医理论体系就是这样发展起来的。

在以前，由于历史条件的限制，中国没有发展基础动物实验，没有在此基础上形成实验医学，而主要是临床医学。通过治病，通过细致的临床观察，总结出来的临床治疗规律，反复验证，千锤百炼而形成的。这是其长处，也是其优点。而辨证论治就是临床体系的概括，也是中医临床体系的精华。在辨证论治体系中，辨证则是论治的基础，辨证正确与否，决定治疗效果的好坏。而辨证中的证或证候，尤如"画龙点睛"的"睛"，是重中之重。

证候来自症状，高于症状。它形式上类似症候群，实质上抓住一组症状间深层次的联系，所以，辨识证候是认识上的一次飞跃。

第一节　中医临床诊治体系——辨证论治的研究

中医治疗疾病，有几千年的历史，其经验异常丰富。这种经验，最初纯属经验性质，在认识论上属于感性认识阶段，以后上升为理论，即辨证论治的理论。

一、对症治疗、辨病论治与辨证论治

1. 证、病、症界限的划分　中医临床诊治的对象是病人，是病人的临床表现，最直接的是症状体征；其次是证候；再次是疾病。除症状体征如发热、乏力、咳嗽等古今中外都相同的以外，对疾病，这一更高层次概念的认识，表述就不尽相同，如糖尿病和消渴，其主要诊断依据都是多饮、多食、多尿、消瘦、尿甜（尿糖血糖增加）。这些固定的症状体征构成了一个固定不变的病理概念，中医称之为消渴，西医称之为糖尿病。西医的糖尿病概念不易变动，其指标建立得比较明确，即血糖或尿糖必须增高，三多一少症状可以有，也可以没有。但中医则不然，根据临床表现不同，又可以分为上、中、下三消。还可以根据其病机的不同，而进一步分为肝肾阴虚、胃阴虚、脾胃气虚、肺胃燥热等证候。所以，中医在症状（症）和疾病之间，还有一个证候层次。

2. 从认识论来看，对症治疗、辨病论治与辨证论治是一个发展过程　现代医学认识疾病分为两个层次，症状层次和疾病层次，症状层次是直观的，可以看得见摸得着的，但它从感性认识一下子就飞跃到理性认识，从症状体征直接上升为疾病，因此其疾病诊断指标就规定得比较固定，比较明确，容易掌握，不易误诊。例如糖尿病，主要的是血糖升高（成人高于120mg/100ml），尿糖阳性。血糖尿糖是主要的，三多一少症状是次要的。所以不容易误诊，也不容易漏诊。这是其疾病诊断法的最大优点和特点。

中医诊断疾病则有所不同。它认识疾病分为3个层次：症状层次、证候层次和疾病层次，它比现代医学多了一个中间层次即证候层次。这个层次正是中医理论精华所在，也是其特点所在。这个层次的特点，就是其抽象性和不固定性。它脱离了症状层次的直观性，包含了事物的内在联系，但又灵活多变。

中医的证候，主要是反映了疾病的病因病机病势。现代医学的病因是测定出来的，其中很大一部分是实有其物的病原体，如细菌、病毒等；而中医的病因（外感六淫和内伤七情）是通过审证求因的办法得出来的，它也是抽象的，概念性的，如风、寒、火等。风寒等虽为实际事物，但疾病中的风寒则是模拟自然现象的某

些特性，如抽搐动摇属风，这是认识的进一步抽象。另一方面，证候又主要由病机构成，病机，就是疾病变化发展的机理，也就是病理。现代医学的病理，指的是病理形态的变化，是非常具体的东西，是看得见摸得着的；而中医的病机，仍然是不具体的，高度抽象的东西。如《黄帝内经》的病机十九条："诸风掉眩，皆属于肝"，这种眩晕的病机-肝风，其基础仍然是建立在症状和证候上。

3. 对症治疗、辨病论治与辨证论治认识层次不同，但仍各有其应用价值　那么，联系到治疗方针的确立，治疗措施（方药）的选择，这和诊断的确立完全分不开。对症治疗是最初步的，虽然在临床上离不开，但层次不高，谁都可以掌握，解决的问题也很局限，头痛医头，脚痛医脚，丝毫不难。

但是，谁都知道，人是一个整体，局部病痛，常常不是由局部病变引起，而是由远端的病变，通过神经体液引起远离该部位的各种表现。这时候，单纯症状层次的认识就很不够了，运用更深层次的认识方法，例如辨别证候（辨证）治疗，或者辨别疾病（辨病）治疗，就有可能找到真正病变的部位，治疗就能直达病所就能有效地治疗，甚至治愈。

二、辨证论治源流探讨

1. 张仲景的《伤寒杂病论》确立了辨证论治的原则，并在临床上具体应用"辨证论治"有人称之为"中医临床体系中的精华"，有的称为"中医临床上不可缺少的基本知识"，也有人认为是"中医普遍应用的一个诊疗规律"，还有的认为是"内科临床理论的基础"。它的内涵十分丰富，从认识证候到给予适当治疗，包含着完整的极其丰富的知识和经验。其核心，即为对证候的认识、评价和重视。

中医界普遍认为，辨证论治体系是由张仲景在《伤寒杂病论》里首先提出并具体应用于临床的。因为伤寒论中每一篇都冠以"辨病脉证并治"或"病脉证治"，他首先提出"太阳病、阳明病、少阳病、太阴病、少阴病和厥阴病"这6个证候。后世称为"六经辨证"，并制定了相应的正治，反治，顺治，逆治等各种治法。这在中医学认识论上是一次大飞跃。

2. 历代医家对辨证论治体系的发展　宋元以后，经过对《伤寒论》和《金匮要略》的校刊，医家们对其初步确立的辨证论治的临床体系不断完善和发展。如金代张元素、李东垣对脏腑病机辨证的发挥，清代叶天士提出卫气营血辨证，吴鞠通的三焦辨证等，都是对仲景辨证论治理论不同侧面的延伸、充实和发展。

3. 现代的发展　1949年新中国成立后，中医学从被歧视被排斥、日趋萎缩的情况下，受到政府和人民的高度重视，因而获得空前的大发展，出现了欣欣向荣的局面。许多机构如中医医院、中医学院、中医研究院、以及中药厂等从无到有，由小变大，由弱变强，中医药人员也大大增加，中医科研成果层出不穷，中医医疗覆盖面约占整个医疗事业的40%左右。但就在这种大好形势下，有人认为，在中医理论上没有新的发展，因而表示十分遗憾。这是一个很大的矛盾，也确实令人费解。很难想象，一个巨大的、涉及几十万人的群众性学术活动，会没有任何理论指导，或者说，都是古老的、前人的理论在指导，后人没有添加一点新的东西。

真的这样吗？在历史上，金元时期被认为是中医理论大发展的时期，金元四大家的代表性理论按照"滋阴"，"降火"，"补土"，"攻下"四个不同的方向发展着。这4大派，立论虽宗《内经》、《难经》及仲景，但各有新意，发前人之未发。所用方剂如李东垣的补中益气汤等，疗效都很好。再加上这4派都有其拥护者或追随者，后世用之也有相当疗效。因而，一般都承认他们是独立的学派。

建国以来的中医学大发展在政治上有党和政府的坚强领导，没有这个，大发展是不可想象的。但在学术上，什么是指导的理论？

我们认为，当时起着指导作用的，是辨证论治理论。如前所述，辨证论治的类似提法和指导思想在张仲景的《伤寒论》、《金匮要略》中已有表述，但是，从来没有如此精炼地提出过"辨证论治"的提法。这4个字，最精辟地表达了以证候层次为中心的临床诊治体系，这是以前从来没有过的。

1955年4月，任应秋首先提出"辨证论治"的提法，认为是中医临床上不可缺少的基本知识，并提出中医的证候，完全是施治用药的标准。在发表此文之前，著名老中医朱颜在

1954年9月号曾发表文章，谈中国古典医学症（证）候治疗的一般性规律。这是第一次正式提出"证候治疗"，为次年提出"辨证论治"打下了基础。

当时正值党中央批判民族虚无主义，全国迅速掀起学习中医的高潮。"辨证论治"的提出，得到了全国中医学界的认同，著名老中医秦伯未先生在1957年12的《江苏中医》上发表了"中医辨证论治概说"，从辨证的方法，四诊的配合，如何论治，处方与用药等系统阐述了这一辨证论治体系。这种体系化的论述，逻辑性强，科学性强，说服力也更大，更由于秦伯未是当时的有名老中医，北京中医学院教授，在全国中医界的学术地位很高，对南方和北方影响都很大，引起全国性的广泛注意。他还于1960年5月再在《江苏中医》上撰文"论中医的辨证论治"。接着，出版了专著《辨证论治纲要》。著名老中医岳美中也在1962年发表"辨证论治实质的探讨"，正是由于秦伯未、岳美中等名老中医不遗余力地推广，才对全国中医界产生很大影响。孙弼纲、刘振邦、林乾良、马龙伯等纷纷发表文章，探讨辨证论治的内容和地位。特别是由卫生部委托南京中医学院编写的、发行量很大的《中医学概论》中也多处采纳了"辨证论治"的提法，就更在全国范围奠定了"辨证论治"在中医学的地位。以后几十年这一地位一直没有动摇过，被认为是中医学的优势和特色之一。

由此可见，辨证论治不是无源之水，无本之木。它植根于张仲景的《伤寒》、《金匮》，这是毫无问题的。但是，其正式命名，应该说是始于任应秋；其系统阐述和推广应用，秦伯未功不可没；其学术地位的正式确立，则由于其后的广大中医界的广泛认可，撰文著书立说阐发的结果；纳入中医统编教材，更肯定了这一体系的地位和作用。

一个新的理论或学派的成立，要有几个主要的标志：

①有一个或几个代表人物倡导；

②理论的提法是新的，在以前的文献中没有见过，或者虽然见过，但重点不同；

③有新的内涵或含义；

④有良好的疗效，说明这一理论经过临床实践检验，获得了证实；

⑤获得广大群众，包括广大医务人员的欢迎。

我们认为，由任、秦二位老中医倡导的"辨证论治"理论，在内容上虽不完全是新的，这说明是有一定继承性，是在继承的基础上的发扬。但辨证论治的提法是新的，以前从来没有人提过。其内容上有很多新发展，特别是围绕着证候，证候治疗在理论上发仲景之未发，使仲景理论的科学内涵得到更好的阐明。因而建国后中医事业迅速成长，其来势异常迅猛，其前景更是十分光明。而中医学在近40年来最大的发展，就是辨证论治理论在全国范围内的牢牢确立，和在辨证论治理论指导下，中医临床工作的大普及，大推广。中医科研工作的大丰收，使中医学在科学的基础上迅速提高，为更好地走向世界创造良好的条件。

三、中医辨证论治和现代西医学鉴别诊断的比较研究

辨证论治与鉴别诊断的差别，最根本的是对证候和疾病基本认识的不同，对于两者分类法的不同。证候分类法的基本认识范畴是证候，它的认识层次是介于症状和疾病之间，它主要反映了中医的病机，同时也包括了病因，病位，病势，病性等，它是一个非特异性概念，可以泛指多种疾病之具有相同病机病位者，可以反映一种疾病的不同病期，也可以反映由于体质不同而呈现的不同表现，所以，证候主要反映出病人的个性来，而疾病则不同，疾病概念要求特异性强，有病名定义，界限明确，重叠面小，把误诊的可能性减少到最低限度，所以，疾病主要反映出病人的共性。

1. 辨证论治的独特性和优越性　辨识证候，然后据以实行治疗。这一临床诊疗体系，充分考虑到了病人当时的表现情况，及其进一步反映出来的中医病因、病机、病位、病情、病势等。根据这些进行治疗，可以更充分地反映出病人的整体性、个体性、灵活性和时相性四大特点。

（1）整体性：即反映病人整体的、全身的情况，不仅仅反映局部的情况。局部症状有时反映局部的病变，如肝区痛常常反映肝脏病变，但也反映出全身各脏器的病。前者诊断起来不

难，后者则要困难得多。

(2) 个体性：主要涉及病人的体质。中医有火体、寒体之别，还有太阳之人，少阴之人等阴阳二十五人的论述。现代医学中每个人有不同的神经类型，有的交感神经偏胜，有的副交感神经功能占优势，也注意到了个体差异性问题，但往往在一般的临床诊治中未能顾及，因而发展为“一药治一病”的简单化的治疗思想和方法。同病同治是其指导规律，而中医则认为由于病人千差万别，“同病异治”，才是更切合实际的治疗战略。

(3) 灵活性：这和个体化处理密切相关。就在一个病人身上，也要因人因时因地不同而灵活治疗。当然，也不能灵活无边，随心所欲，要灵活有度，这个度就是辨别证候的准确性、规范性。

(4) 时相性：同一病种，同一个病人，由于时相不同，可以出现不同证候，急性期和慢性期的症状体征是不同的。因为疾病是会发展变化的，掌握了变化的规律，就掌握了治病的主动权，有了预见性，如“见肝之病，可以实脾”，即为一例。

2. 辨证论治的局限性　辨证论治是古代中医从长期临床实践中概括出来的经验结晶，在当时并不发达的自然科学的条件下，是非常了不起的成就。但是，由于历史条件所限，它也不是完美无缺的，是有一定限度的。例如，辨证论治的基础是证候，证候的辨识有赖于症状体征，有赖于通过四诊收集望闻问切材料。其局限性即在：

(1) 有的病人属于亚临床型，如肝炎、艾滋病都有这种类型，而且相当常见，这就使得辨证相当困难，甚至不可能；有的早期癌症病人也可以没有任何症状体征，如果等到出现症状，则往往已经转移，到了晚期，就会丧失治疗时机，贻误病人；有的带菌或带毒者，本身常常是无任何症状，且能照常工作生活运动者，如果认为正常，放松管理，就会引起传染病扩散。

(2) 原始材料不够客观，如脉诊，有赖于经验积累和师承，见仁见智，有一定的主观随意性，有时相差不大，有时相差悬殊，甚至完全相反，舌诊也是如此。

(3) 对证候认识不规范，不统一，因而对同一个病人就可以辩出不同的证候来，论治自然就不可能整齐划一，疗效就大相径庭。

四、中医辨证论治体系的研究

1. 辨证论治名称的研究　现在关于这一体系在中医学上的地位，已经没有多少争论了。但具体提法却有两种：“辨证论治”和“辨证施治”，值得提出来探讨一番。据考证，“辨证施治”一词最早见于明代周之干《慎斋遗书》，而“辨证论治”一词，则见于数百年后的清代章虚谷《医门棒喝》，两者之间没有什么联系。提出后也未像现代那样引起人们注意和响应。就这两个词而言，虽然指的是同一个东西，但“施治”和“论治”稍有差别，“施治”指的是辨证以后，即据以实施治疗之意。这强调了辨证的重要性，却忽视了对同一证候，可以在多种遣方用药的可能性中，进行选择的意思；而“论治”则意味着在辨证后，在选用方药方面进行讨论比较以后才确定的意思。显然，后者似更合适。总之，要保持辨证和论治的前后一致性，也要体现其每一步骤都有灵活变动的余地。因为辨证论治体系的生命力即在其灵活性，任何限制的办法和措施都是与辨证论治的精神背道而驰的。

2. 辨证论治的分类学研究　中医证候是十分丰富多样、错综复杂的。如何根据其结构、地位、作用，按分类学原则，而进一步分类，是认识论发展的需要，也是深入细致地识别证候和运用证候时的必需。

(1) 根据证候的纲目组成，有人认为无论怎样错综复杂的证候，均由外感、内伤、杂病3个方面的提纲证候相互交错所组成。依层次分：①提纲证是第一层次；②具体提纲证是第二层次；③目证是第三层次。

(2) 根据证候的类型，可以分为：①基本证；②复合证；③多极复合证。或者：①类证；②疑似证。

(3) 根据证候的地位和作用，可以分为：①核心证候；②基础证候；③定位证候；④具体证候。或者：①全身证；②局部脏器证；③外因所致证。

(4) 根据证候的发生发展过程，可以分为：①潜证（外无任何症状体征而内已出现病理改变)；②前证态（有一定临床表现，但尚不足以构成证)；③显证（有明显特异症征)；④前沿证（有一定临床表现，但尚不足以确认为某种证)；⑤临界证（符合证候最低诊断标准的证候状态)；⑥典型证（具有明显特异临床表现)。

(5）根据证的转变情况，又可分为：①原发证；②偏原发证（原发证向它证过渡，以原发证为主)；③间位证（原发证向继发证转化，处于证与证过渡的中间状态，共同具备两种证的临床特点)；④偏继发证（原发证向继发证过渡，继发证明显处于两证中的重要地位；⑤继发证。

3. 辨证论治内容的研究　如前所述，中医证候的内涵包括了病因、病位、病性、病机、病势5个方面。其中，病机的内容又包括了其他4个方面，所以，也可以说，证候的内容主要是指病机，辨证也主要应指病机的辨识（包括其他4个方面的辨识)：

(1）病机是指疾病变化发展的机理，也就是中医病理《黄帝内经》中著名的病机十九条，其内容包括了病因（风火燥湿)、病位（脏腑)、病性（虚实寒热)、病势（邪正消长，升降失常)等，不同的病证各有其不同的病理变化，在这些具体的不同的病理变化中，存在着邪正斗争、阴阳失调和升降失常等共同的病理。这些共同的病理即是疾病的基本病机。掌握这些理论，有助于认识疾病证候的本质，更好地指导临床实践。

(2）病因是指疾病发生的原因中医学的病因观念，体现了以审证求因为主，直接审因为辅的辨证统一独特体系。直接审因是产生疾病的直接根源。根据这些原因引起的病变的不同征象，可分为风寒暑湿燥火外感六淫，和喜怒忧思悲恐惊七情内伤，还有饮食劳倦，兽虫外伤等不内外因。直接审因的因果联系简明而易掌握。但是，疾病是复杂多变的。往往是一种原因产生多种结果（表现)，而一种结果（表现）又可由多种原因引起。这就要求必须要局部与整体，静态与动态综合归纳，推导疾病发生发展的原因，这就是审证求因。这种病因观念和病机融为一体的，能够综合归纳出病因的推论，这反映了疾病的复杂性、多样性和辩证性，更能够卓越地指导临床。

(3）病位是指疾病发生在人体的一定部位中医学的病位概念反映了结构定位和功能定位相结合的特点。不同类别的辨证方法进行病位确定各具特点如《伤寒论》的六经辨证是以阴阳为纲，病位由浅入深。温病中卫气营血和三焦辨证是以气血津液的受损程度表达定位层次的浅深。八纲的表里是对各类定位的总概括。脏腑辨证是建立在脏象学说脏腑系统定位基础之上的、既独立又相互协调的5大生理病理系统，是结构和功能定位的有机统一。对疑难和尚难查明的病变实质的功能性疾病，辩证是很好的辨识病位方法之一。

(4）病性是指疾病的性质虚实寒热之间的纵横联系，反映了中医学的病性观念。在疾病发展的过程中，邪正斗争力量对比是决定病性的因素之一。从邪正不同角度可把疾病的任何阶段归纳为虚实两类。正如《素问·通评虚实论》云："邪气盛则实，精气夺则虚"。虚实是一组重要的辨证纲领，在疾病过程中往往呈现出虚实错杂的状况。没有纯虚或纯实的绝对现象，仅在某一阶段是哪一方面占主导地位而概括出其主要病性。寒热是两种相反的物理属性。在病机分析中反映了人体阴阳失调呈现偏盛偏衰时的属性。《素问·阴阳应象大论》云："阳胜则热，阴胜则寒"，就是用阴阳偏胜来反映疾病的性质。寒热的辨证主要反映五脏功能活动在病理状态下，脏腑机能衰退或兴奋而出现的各类证候，分别称为寒证和热证。只有辨明寒热，才能在论治中正确运用温清大法以平调阴阳。一个完整的病性观念是虚实和寒热从邪正阴阳两个方面的体现，二者互相渗透，交叉纵横，只有对病情明确，临床上论治才不至于犯虚虚实实之戒，才不至于寒热误投而祸变旋踵。

(5）病势是指疾病的发展变化趋势，一般是指疾病的传变和转归在疾病的发展变化中，由前一阶段变化为现症的过程为传变，从现证推测其转变和归宿称为转归。能够掌握传变和转归的规律，治疗起来就有预见性。疾病处于不断运动变化之中。随着病情的变化，病机也在变，而病势也是病机组成的重要内容。传变常由体质、病因、气候、环境、情绪、生活规律和治疗当否等复杂因素决定。往往是多向性的，转归趋势不一，有由表入里，由腑入脏，自上而下，自气而血，五脏之间相互传变。病势可趋向于轻或重。所以分析病理，确定病机，正确估计疾病的传变趋势，以便采取措施，防患未然。

4. 辨证论治分类的研究　辨证论治按证候性质不同可加以分类，其所起的作用各不相同，临床上往往结合应用。

(1) 八纲辨证：即指根据表里寒热虚实阴阳八类证候来辨识之，它可以概括一切疾病证候，是辨证论治的总纲，其中表、里、寒、热、虚、实有普遍的应用意义，这六纲可以反映出疾病所在的病位深浅、病证性质、邪正盛衰，而阴阳又可以概括归纳以上情况，故阴阳为纲中之纲，是“总纲”。

疾病的病理是极其复杂的，但用八纲辨证就可把千变万化的病证归纳到八类证候之中起到了执简驭繁，提纲挈领的作用。八纲辨证并不孤立，彼此之间互相关联，不可分割，因为疾病的变化，往往不是单纯的，它所代表的证候的出现，常是互相交织在一起，如表里同病、虚实夹杂，在不同的疾病阶段、证候之间还会相互转化，出现寒证化热、由虚致实等，当疾病发展到严重时期，还可表现为真假寒热，真假虚实等证，所以八纲的运用要掌握各个证候的特点，注重证候之间的相兼、夹杂、转化、真假等众多情况，才能为治疗提供可靠依据。

八纲辨证是从各种辨证方法中演绎出用以概括病情的一个共同性纲领。因此可以结合病因、脏腑、气血等方面加以分析，如内寒、正虚、血瘀（实）、心阳不足、肾阴亏损、外（表）感六淫、内（里）伤饮食等等。所以八纲既是认识与判断疾病利弊法则，又是综合辨证的纲领，在临床各科中均有很重要的指导意义。

(2) 脏腑辨证：中医学的辨证方法有很多种，各有其辨证特点，但各种辨证都可具体落实到脏腑病变上，脏腑辨证是以脏象学说及阴阳五行为基本理论对疾病所出现的症状体征进行分析，以辨明病机、病性、病位和邪正衰盛的一种辨证方法。

脏腑辨证与八纲和气血辨证密切相关，八纲辨证中，阴虚可落实到心、肝、肾等脏，气血辨证之中的气虚，就有脾肺等不同，脏腑辨证是其他辨证的基础，也是临床上应用最广泛的，理解了脏腑辨证的规律，就有助于其他辨证方法的掌握。

脏腑辨证，包括脏证和腑证的辨证，其中五脏证的辨证是其主要内容。由于脏腑的表里关系在病理上是相互影响，单纯的腑证一般多指其实证，而虚证则多半归属到脏证之中。脏腑病变极为复杂，其证候表现多种多样，但每一脏证腑证皆有其典型的证候，掌握其要领，知常达变，灵活运用，对确定疾病诊断和治疗原则、处方用药都至关重要。

(3) 六经辨证：是东汉张仲景在《伤寒论》一书中，在《素问·热论》六经分证的基础上，结合伤寒病的证候与病变特点，进一步发展起来的，对外感热病的一种分类方法。它以阴阳为纲，分为三阳经（太阳、阳明、少阳）和三阴经（太阴、少阴、厥阴）六个证型，以此来概括伤寒病变发展过程中的六个不同阶段，并以此作为指导治疗的根据。

六经证候在三阳经多为病人抗病能力强，正盛邪实，病情属表、热、实证，治疗多重在祛邪。在三阴经多为病人抵抗能力弱，病情属里寒虚证，治疗当以扶正为主。六经辨证是脏腑、经络病理变化的反映，其中三阳病证以六腑病变为基础，三阴病证以五脏病变为基础，所以实际上六经辨证基本上概括了脏腑和十二经的病变，但是其重点在分析外感内伤所致的一系列病理变化及其传变规律。今日和温病的各种辨证方法，在用于急性外感疾病的辨证上，其意义似更大。

(4) 三焦辨证：三焦是历来争论最多的脏器。它本身不是具体的脏腑，是其他脏腑的代名词或综合。如上焦心肺（胸腔），中焦脾胃（腹腔），下焦肝肾（盆腔）。清代吴鞠通据此概念，又在《伤寒论》和《温热论》辨证的基础上，结合温病传变规律总结出来的一种辨证方法。在实践中三焦辨证可阐述三焦所属脏腑在温热病过程中的病理变化、证候特点及传变规律。其临床意义：一是概括了温热病的病期（初、中、末期），一是标明了温热病的病位（上焦，中焦，下焦病证），目前很少单独使用。

(5) 卫气营血辨证：卫气营血辨证为清代叶天士创立，它表示温热病发展过程中四个不同阶段的病理变化和四类不同证候的概括，显示了湿热病病情的轻重、病位的深浅、邪正的盛衰，作为论治的依据，标明了温热病发展变化的一般规律。这种辨证常和三焦辨证结合在一起运用。

(6) 气血辨证：气血是构成、维持人体生命活动的基本物质，有赖脏腑功能活动，才能正常摄纳、生化和排泄。脏腑失常必然会引起气血异常（气虚、气滞、血虚、血瘀），所以，这种辨证通常和脏腑辨证结合运用。

(7) 经络辨证：脏腑以及运行在经络中的气血津液，维持机体的正常功能。经络辨证常用于针灸治疗，往往是辨证于脏腑，而施治于经穴。

另外还有一种汤证，以一个著名汤剂的脉症命名如小柴胡汤证等，对于研究该汤剂适应的病情，有独特的意义，日本学者对此研究较多。

5. 辨证论治的临床应用研究　辨证论治用于临床，其优点即在其整体观点和个体化治疗。它特别适合于调理慢性功能紊乱性疾病，也可治急性病。只要病人有证可辨，就可据以治疗。如果本身没有症状改变，辨证论治就失去依据，疗效就不会很好。

疾病、证候和症状是既有联系又有区别的3个医学概念。它们的产生都是致病因素作用于人体引起人体自身阴阳相对平衡失调的结果。

症状是在病人机体上反映出来的病态，是由四诊察知疾病的具体表现。症状分主观和客观两个方面。症状作为疾病的个别现象，是表露于外的，有真有假。所以在辨明证候、诊断疾病时必须从整体全面着眼，不可局限于症状的个别表现，否则会得出错误的诊断结论。病、证、症三者之间既有联系，又有严格的界限。每种病都有特有的症状，疾病是一个全过程，证候是这个全过程的某一阶段，而证候又是由症状所组成的。

疾病的病名通常是从总的方面反映了人体机能或形体异常变化或病理状态的诊断学概念。疾病在中医学体系中占的地位是重要的，对疾病的认识是在辨证以前，疾病多数是以一种突出的症状或由几个具有特殊意义的症状所确定，亦有的是由于一般性的若干症状综合而成，简言之，病的根据是症，症是病的基础，证是其中间环节，是综合分析了各种症状，体征对疾病处于一定阶段的病因、病位、病变性质以及邪正关系等各方面情况的病机概括。它不同于疾病在发展变化过程中所出现的个别的表面的外在现象——而是整个外观性病象的总和，因而可以揭示疾病的本质变化，可以说证也是疾病每个发展阶段本质变化的反映，也是按照八纲进行归纳后给整个机体疾病状态所做的一个总的评定，即是辨证过程，强调病证结合的诊断模式，显示了中医学辨证的独到之处。临床治疗过程中确定正确的病名，无论西医还是中医，都可以帮助医生从总的方面了解疾病运动变化的全过程，有利于考虑总的治疗策略。

6. 辨证论治的规范化研究　中医学是建立在广泛的治疗经验基础上的。对疾病等问题的认识并未经事先商议和统一，因此，广泛的临床应用必然带来概念不统一，定义不规范的弊病，有必要进行规范化研究，如辨证内容、方法，证候命名、分类的规范研究，加强科学化研究。

在诸种规范化研究中，最混乱最迫切需要的是证候命名的规范化研究。有人主张证候要：①揭示疾病阶段性的主要矛盾。②揭示不同疾病的共同矛盾。③重视实践性。④重视准确性。⑤重视继承性。应包括证候的病位、病因等主要内容，可以主证在前、次证居后，用字通常以4～8个字为宜，如“风寒束肺”，“肝肾阴虚”等。

7. 辨证论治方法步骤的研究　临床上如何进行辨证论治，方法的问题十分重要，它决定证候的辨识是否正确和论治是否恰如其分。许多医家结合自己多年的临床经验总结出各种不同的认识和方法，见仁见智，各有千秋，如秦伯未三步、方药中七步，郭振球七步，任应秋十步，欧阳琦三段十步，肖德馨三段十二步等。以任应秋十步为例，他认为可归纳为：“诊察，议病，辨性，定位，求因，明本，立法，选方，遣药，医嘱”。前六者属“辨证”范畴，后四者则属“论治”。他也指出，不必拘泥于此，应灵活运用。不过，辨证应该建立在周密思考的基础上，这些方法的实际运用，对于正确掌握辨证论治是十分有好处的。

8. 各种辨证方案的比较研究 中医各种辨证方法很多，集各种辨证方法之长，建立统一规范的辨证论治体系是主要目的。

(1) 八纲辨证：分阴阳总纲，和表里、寒热、虚实证六纲。这种辨证能很好地体现中医病因、病位、病性、病机、病势，所以最为常用。但在实践应用时，由于病位常用脏腑，表里太简单，故常和脏腑辨证结合运用。

(2) 脏腑辨证：这不仅具体说明病位在何脏何腑，而且由于脏腑的性状功能，也能更好地说明病性、病势，再加药物的归经，脏腑辨证有十分现实的意义。

以上两种辨证方法是临床上最实际而常用的方案，结合运用，可以适用于外感内伤的一切情况。再辅以六经辨证、三焦辨证、卫气营血辨证用于外感疾病，气血辨证用于内伤疾病，这样就形成了一个统一的中医辨证论治体系。

总之在辨证论治过程中判断病机的准确与否，是体现在对病因、病位、病情、病势的分析和归纳，要想做到定位准确，定性无误，审证求因，随证度势，就要博采各种辨证方法，熟悉各种辨证的特点，领会各种不同的辨证方法的内在联系，或是以八纲和脏腑辨证为主配合其他辨证综合运用，这样在临床中思路清晰，灵活遵法，才能卓有成效地指导临床实践，提高疗效。

9. 辨证论治的方法学研究 辨证论治的临床治疗工作和科学研究工作有所不同。临床上，要求正确地辨证和论治，以治好具体的病人；而科研工作则要求弄清楚每一个环节起什么作用，是如何起作用的。为要弄清楚其作用机理，必须把研究对象范围缩小，把灵活性减至最低限度。如一次最好研究一个证候，研究一种方剂等。要解决：(1) 灵活与固定的矛盾；(2) 综合与分析的矛盾。临床工作要求运用已知的知识，要求广度；而研究辨证论治则要求探索未知，要求深度，一个问题一个问题各个击破。要求不同，方法自然也应随之而不同。临床上必须灵活，不灵活就失去辨证论治的优势；研究时则必须固定，不固定就无法说明问题，而这种固定又不能绝对固定，丝毫不变，以致失去辨证论治的精神，疗效不好，这种固定是完全要不得的。

10. 辨证论治的研究方法 经过几十年的摸索，对于辨证论治的科学研究，已经搞出一整套研究方法，那就是：辨证分型、确定主方。随症加减是辨证论治的发展，也是研究辨证论治的有效方法，这是取中西医学两家之长的方法，可以基本上满足研究工作的需要，但不能完全适应临床医疗的要求。

11. 传统宏观辨证和微观辨证 时至今日，辨证论治的优点已十分明显，其局限性也非常清楚。最主要的就是对“无证可辨”的病人。这是因为，通过四诊，通过眼耳口手，所收集到的临床材料有限，现代有很多仪器设备，实际上是人类感官的延长。运用这些仪器设备如X光、显微镜等。运用这些能看到肉眼所看不到的景象，能辨肉眼所无法辨认的征象。这种辨证，称为微观辨证，是传统辨证的进一步发展。

（吕维柏 赵晓梅 王 健）

第二节 证候实质研究

一、证候实质研究的必要性

证候既然是一个和症状、疾病完全不同的概念，证候层次是一个介于症状层次和疾病层次之间认识上的一个非常重要的层次，是辨证论治体系的核心。那么，它的实质究竟是什么？存在这样一个层次有什么必要性，有什么好处和优越性？这是一个关系着证候是否科学的至关重要的问题，辨证论治能否走向世界，被国际学术界所承认，就在于它是否是单独存在的概念实体？如果确实存在着客观的实体，用哪些科学指标可以证明它的存在。证明证候实质的客观存在是一个关键性的问题。如果存在该证候，必须有某些指标存在特异性变化，作为标准。为了正确辨证，就十分有必要通过测定指标，证实该证候的存在。再据之立法，组方，选药，要正确做到这一点，唯一的办法就是做到辨证客观化。

二、证候实质研究的方法学

为了做到这样一点，证明证候的客观存在，就有必要做到下述各点：

1. 该证候应该规范化，即具备哪些症状体征才能被普遍承认的确是该证。虽然临床上很少存在单独的证候，但研究观察时，最好选择单纯的证候，以便观察和判断。

2. 临床测定，选择临床上具备该证候的病种，设证候与非证候对照组。

3. 创制模拟该证的动物模型。

4. 运用各种客观指标测定病人或动物模型，获得测定的数据，以确定该证候的诊断指标。

5. 由于临床情况较复杂，故可采用：辨证分型，确定主方，必要时随证加减的方法。

6. 运用对抗该证候的方药治疗这些病人或模拟动物，即用“药物反证法”，用药物治疗的效果来反证该证候的存在。

7. 在这些病人和动物身上做实验，观察其病理生理变化和病理形态改变，研究其疗效机理。

8. 用统计学方法处理上述数据。

在这个基础上，就有必要和可能进一步探讨和阐明证候的实质，回答证候的实质究竟是什么的问题。

三、主要证候的实质研究

在中医学中，有无数证候，其中较为重要而常用的首先是虚证，尤其是肺虚、脾虚、肾虚、阴虚、阳虚、气虚、血虚，虚寒证、虚热证；其次还有寒证、热证、瘀血证、湿热证、寒湿证等。

1. 虚证的现代研究　虚证是中医临床上最常见的证候，但很少单独出现，它常和其他病因病机同时存在，和阴阳结合，如阴虚阳虚，和气血结合，如气虚血虚，和肺脾肾结合，如肺虚脾虚肾虚，以及和寒热结合，如虚热、虚寒，等等。

虚证的现代研究，主要可概括为对机体抗病能力（即免疫功能），代谢调节功能（物质代谢和能量代谢）活动的研究。

（1）虚证与细胞免疫功能低下：虚证患者的一个共同特点是机体的细胞免疫功能低下，这是通过玫瑰花环形成，淋巴细胞转化，淋巴细胞酸性α-萘乙酸酯酶（ANAE）染色阳性细胞，植物凝集素刺激试验，T细胞亚群检查中，T辅助细胞数减少，TH/TS比值降低。但反映体液免疫的IgG、IgM、IgA的正常范围较大，影响因素较多因而与中医辨证之间尚看不出明显的规律性。

（2）虚证与植物神经功能的关系：在虚证阴阳失调时，因涉及阴阳和寒热，这些和植物神经功能密切相关，其变化就不是一味降低，而是交感神经与副交感神经系统的功能紊乱，表现为一升一降，是相对的，双向的。如阴虚证常表现为阴虚阳亢（或阴虚火旺），出现热象，其交感神经系统功能偏亢。反之，阳虚时则相反，患者可表现为阳虚外寒，出现寒象，其副交感神经功能偏亢，或其兴奋性增强甚于交感神经。

（3）虚证与内分泌系统功能紊乱：这主要表现在下丘脑-垂体-肾上腺皮质轴，下丘脑-垂体-甲状腺轴，下丘脑-垂体-性腺轴3个方面，具有阳虚特别是肾阳虚的患者，有下丘脑-垂体-肾上腺皮质轴功能的潜在不足，表现在肾阳虚患者24小时尿中17-羟皮质类固醇（17-OHCS）排量减少。肾阳虚患者肾上腺皮质对ACTH的反应迟缓，利用Su-4885刺激试验显示垂体功能，表明垂体反应也迟缓。中医认为肾藏精，主生长发育，生殖功能，故肾虚多见性腺功能的异常。通过对某些疾病的研究发现，伴有肾虚见证者血浆雌二醇（E_2）含量或E_2/T（睾酮）比值明显升高，提示肾虚与性激素变化之间有内在联系。老年人有生理性肾虚，他们容易患高血压，动脉粥样硬化，冠心病等心血管疾病，其E_2常升高。有人提出E_2和E_2/T升高可能是冠心病发生的危险因素，因此老年人-肾虚-易患心血管病这三者有密切联系，心气虚者心功能障碍，心输出量减少，组织灌注不足。

（4）虚证与物质代谢和能量代谢异常：甲状腺的功能状态与阴阳调节有密切关系。由于甲状腺系统的功能异常导致的能量代谢紊乱与病人的虚热、虚寒临床表现有直接联系，临床上甲减病人体内的代谢活动普遍减慢，基础代谢率降低，多属脾肾阳虚生寒见证；而甲亢病人则相反，体内代谢活动亢进，基础代谢率增高，多表现为阴虚火旺见证。肾虚有肾阴虚和肾阳虚之分，两者在能量代谢上是否有差异，根据糖是人体的主要功能物质，观察基础代谢情况下红细胞中糖代谢率，肾阴虚组比正常组红细胞糖酵解率高48%，而肾阳虚组要比正常组低24%，也根据细胞膜上Na^+-K^+-ATP酶（钠泵）的功能活动是体内产热耗能的重要机制，测得具有阴虚内热见证的小儿血液红细胞钠泵活性明显高于正常小儿，而肾阳虚患者红细胞钠泵活性明显低于正常对照组。表明肾阴虚时体内能量代谢活动亢进；而肾阳虚时则减弱。

（5）虚证与第二信使系统的关系：研究表明：阴虚病人血浆cAMP占优势，阳虚病人血浆cGMP占优势；认为血浆cAMP、cGMP含量及比值的变化与阴虚、阳虚有关。

（6）虚证与微量元素：阴虚和阳虚患者血清中铜明显升高，阴虚与阳虚病人锌/铜比值均明显降低，阴虚病人铁含量明显升高，而阳虚者溴含量明显下降；肾虚患者表现为锌、锰的含量降低；脾气虚患者血清锌降低，铜和锰的含量增高，铜/锌比值失常；气阴两虚患者血清铜升高，血清锌明显降低，铜/锌比值也增高，血清铁降低。还有学者发现锌的降低符合五脏虚损的情况：即血清锌依次为正常人＞脾阳虚型＞肾阳虚型＞脾肾阳虚型。

总之，虚证的共性特点是细胞免疫功能降低，基础代谢率降低，血清锌降低，血浆cGMP占优势，PGE和PGE/PGF比值增高。

（7）此外，还有用观察脑电图中的α波β波，尿儿茶酚胺（CA）排量，唾液SIgA含量，口腔液pH值，口腔唾液淀粉酶活性测定，胃酸分泌测定，胃泌素测定，尿木糖排泄率，体表胃电图，胃肠道排空运动，皮肤电位试验，尿VMA含量测定，血DβH测定，前列腺素测定等等，均被用于观察虚证的指标，视证候的脏腑辨证而定。

2. 实证的现代研究

（1）实证时的免疫系统功能状态：章育正等对比了虚证与实证病人的免疫状态，发现实证病人（病种包括急性菌痢，急性阑尾炎，急性胆囊炎，大叶性肺炎等）E-花环形成率，血清补体C_3、IgG、IgM含量明显高于正常人，说明了中医学中的“邪气盛则实”的理论是有一定根据的。此时正气未衰，有相当程度的抗病能力，免疫功能无明显损害，对病理刺激具有较好的应答反应。只要对病原体有一定抑制，机体的免疫力即足以驱邪外出，实现疾病的缓解。

（2）实证时的机体代谢活动及其调节：实证时，机体的代谢特点是处于亢奋状态。在急性热病时机体的体温往往升高，体内的代谢活动增强，基础代谢率升高，交感神经功能增强。有利于动员机体各种防御机能，对抗致病因素。

3. 寒热证的现代研究　寒热证的现代研究，主要是从神经功能，包括中枢神经，尤其是与植物神经功能，处于偏亢盛或偏抑制的状态密切相关。热证时，中枢神经过度兴奋，交感神经-肾上腺髓质机能活动增强，基础代谢率升高，尿儿茶酚胺排出量明显增多。这种交感神经-肾上腺髓质机能活动的增强可能是热证的共性。而病理形态改变可见急性炎症或充血性血液循环障碍；而寒证的病理基础可能是中枢神经受抑制，交感神经-肾上腺髓质机能活动减弱，副交感神经活动增强，基础代谢率低下。而病理形态改变则为慢性炎症或贫血性血液循环障碍。

4. 气虚证和血瘀证的现代研究

（1）气的本质研究发现，气的含义是多方面的气在脏腑中，主要是其功能方面，如心气、脾气、肺气、肾气等。可以用各种功能检查来反映，如可以用心脏动力学指标如左心室射血时间（LVET）缩短，左心室射血前时间（PEP），等容收缩时间（ICT），等容舒张时间（IRP）延长，以及LVET/ICT减少，PEP/LVET的增大等都可以反映心功能不全。也可以用胃泌素、胰淀粉酶分泌功能明显降低，消化道吸收功能明显下降来反映脾气虚。肺气虚时肺功能低下，肾气虚则表现为生殖功能低下或有内分泌功能改变。但是，气又是一种物质，其物质性可从气功“外气”的研究中得到证明，“外气”能发射具有信息的红外电磁波和微粒流，生物电变化非常明显。总之，气本质的研究表明，气与免疫功能，神经活动，血浆cAMP，cGMP含量都有关。

（2）血瘀证的现代研究：主要从血液流变学改变、血液动力学、血小板与微循环等方面进行。通过对各类血瘀证病人的检测，认为血瘀是血液及其微循环系统形态与功能异常的综合表现。可归纳为下列 3 个方面：一是血液性的，即血液流变性异常，包括血液粘度、浓度、聚集性、凝固性的增高等；二是血管性的，如血管硬化、内腔狭窄、粗糙、破裂、毛细血管脆性增加、扩张等；三是心源性的，即心脏泵作用力的下降。由于上述种种原因，导致全身或局部循环障碍，特别是微循环功能紊乱。其表现是微血管扭曲变形，管壁扩张，微血流缓慢或瘀滞，血细胞聚集，红细胞变形能力降低，微血管袢周围渗出，出血，微血管缩窄或血栓性栓塞等。由于血流不畅，瘀滞或渗出，出血，还将累及组织细胞水肿、变性、溃疡、坏死、硬化、增生等继发性病变。运用活血化瘀药物对心血管、血液、免疫、和代谢系统疾病都有一定疗效。

5. 卫气营血的现代研究　近年来，从多方面揭示了卫气营血证候不同阶段机体所发生的相应变化，在探明其实质方面作了不少工作。

有研究表明，邪在卫分气分时，以组织器官的机能和代谢改变为主，细胞免疫功能亢进。病理形态方面以充血水肿和实质细胞变性为主。而在营分血分时，则以某些实质脏器或组织的变性坏死为主，也伴有相应的机能紊乱与失调。镜检显示视野底色绛红，毛细血管管襻不清，有明显“毛边”，“渗血”，管襻区显示不规则“云片”，亦说明营血分证的微循环瘀滞，毛细血管脆性破裂更为严重。血液流变学改变属于“高粘综合征”，细胞免疫反应低下。

目前已初步阐明温病卫气营血证候与现代医学中把疾病过程分为前驱期，明显期，极盛期和衰弱期 4 个时期相一致。卫气证为感染性疾病的初期阶段，机体对致病因子处于防御反应状态，尚未发生机能或代谢的明显障碍；气分证为感染性疾病的中期或极期阶段，机体对致病因子呈亢进性反应，造成机体和代谢发生较为明显的障碍；邪入营血为感染性疾病之危重阶段，不仅机体代偿不足，抗损伤作用衰退，而且多系统如心、肝、肾、肺等脏器功能严重障碍，尤其是神经系统和微循环系统的障碍更为突出。

四、证候的实验动物模型研究

中西医结合的证候研究，除了从临床上进行外，还必须在模拟证候的动物病理模型中进行，才能使研究更加深入细致。因为临床研究受到许多限制，例如研究条件不容易控制，研究周期长，无法进行一些创伤性检查，尤其是组织形态学观察，特别是需要给药前后多次重复检查者。也很难进行带试验性质的检查或治疗。

应用实验动物模型的优越性是：条件可控，可进行创伤检查，可观察病理形态变化，可重复检查，无道德问题，价格低廉。

其局限性则为：动物和人类之间的种属关系，中医证候本身不规范，其构成多半为一些非特异性症状，而动物最大的缺点就是没有主诉。依据症状制成的模型比之模拟疾病的模型，特异性更差，与所模拟证候的距离更大。目前所制作的动物模型多半是给药造模，是急性模型，而临床上，所需模拟的却为慢性的情况。而且，所用的多半是小动物，观察脉舌有困难。应用马牛等大动物，价格昂贵，灌药不便，且种系不纯，个体差异大。用灵长类动物如猴，主要缺点是太昂贵，难饲养。

因此，对模拟中医证候的模型不可要求太苛刻，只要达到模拟主要的方面就可以了，不可能要求完全符合，十全十美。

目前较常用的动物模型主要有：大黄、番泻叶、玄明粉、利血平模拟脾虚模型；饥饿、小剂量放射线照射、不停游泳使极度疲劳、小剂量大黄和少量泼尼松，以模拟气虚模型；长期少量放血造成贫血以模拟血虚模型；用甲状腺素口服或注射，过量温热药（附子、肉桂），短期大量注射氢化考的松，造小肠瘘使体液丢失致阴虚模型；大量口服寒凉中药，大剂量应用肾上腺皮质激素，烧灼肾上腺造成阳虚模型，等等。还有利用特殊疾病来进行证候研究如甲亢、甲减、高血压病和贫血等模型来进行阴虚火旺、阳虚证、阴虚证的研究。

将来发展方向有三：①发展辨病与辨证相结合的模型；②创制离体组织细胞培养的中医证候模型；③创制具有先天遗传性的中医证候动物株。把各种动物模型进行对比，优化各种条件，创制出最合适的动物模型来。

五、用模型动物研究中医证候存在的问题

1. 由于模型动物不是很满意，所以很多证候实质研究就必须在患者身上来观察，而人体

是极为复杂的。要以一个指标如微量元素来代表一个证候的实质，是很不现实的。

2．在临床上，中医辨证很少单纯一个证候。例如：一般要结合脏腑来辨别阴虚或阳虚等证候，对测定得出的结果，要考虑究竟是与阴虚或阳虚有关，还是反映脏腑的特性。

3．测定结果很少完全一致，有时降低为多，增高为少，或反之。有时需多家重复作，方才可靠。

4．最好是多中心、多指标、综合判断得出结论。

（吕维柏 赵晓梅 王 健）

第三节 病证结合的研究

中西医结合在诊断方面的主要内容，就是西医辨病与中医辨证相结合。这是在当前临床上普遍应用着的方法。西医辨病就是通过诊断和鉴别诊断方法，得到西医疾病的诊断，这是有严格定义的诊断标准，特异性强，不易和其他疾病混淆，但缺乏个体化是其主要的不足之处。中医辨证论治体系的目标是证候，是要通过四诊手段辨识出疾病的证候来。证候的特异性差，一病多证和一证多病是常事。证候的准确性也不如运用现代科学仪器的现代西医学强。但是，其个体化程度高于现代西医临床体系。两者结合，两条线（两个体系）相交的结合点—西医辨病和中医辨证的病人，这种定位方法的准确程度，就远远高于两个单独体系所产生的。中医学中也有疾病诊断，但是，中医辨病和中医辨证属于一个认识过程的不同阶段，两条线实际上是一条线，互相不交叉，所以没有进一步定位的意义，一般临床上也不用它。

现在临床上实际操作的方法是：先进行西医辨病，然后中医辨证。因为西医辨病的方法固定，较为简单。而中医辨证就不统一，要复杂些。在一个病中，可以分出多个证型来。例如乙型肝炎，分的证型数就不一样。60年代曾经分过5型或6型：湿热蕴结型，肝郁脾虚型，气滞血瘀型，肝肾阴虚型，脾肾阳虚型，寒湿阻遏型。最多者曾经分为多达21个证型来。经过临床实践，认识逐渐趋于执简驭繁，分为两型，气滞血瘀型和肝肾阴虚型。有的单位强调瘀血型，更将其分为解毒瘀血型，益气瘀血型，助阳瘀血型，软坚瘀血型，理气瘀血型，利水瘀血型。有的确定主证，以一个兼容性广泛的主方来主治之，有的注重去湿，有的重在解肝郁，在制定主方方面有所侧重，然后再灵活随证加减来治疗之。

除辨病与辨证相结合以外，也有的在辨别中医证候中加入微观辨证的指标如对瘀血证的辨证中加入了血液流变学、微循环的内容。或将中医辨证与西医尖端指标联系起来。如有的把中医辨证与肝活体组织检查结合，发现中医辨证分型和肝活检之间有一定的相关性。

在实验动物模型方面，也存在着病证结合的问题，其方法也是先制造辨病模型如先用四氧嘧啶制作糖尿病模型，再在此基础上注射右旋糖酐进行血瘀证的造模，这样，此模型就兼具糖尿病和血瘀证两种特点。可用于兼治该病和证的方药。

进行这样的临床和实验研究，再进行分组对比观察，南京中医学院和北京市中医医院均报道辨证论治组疗效优于单一给药组。

除乙肝外，各系统各病种均进行了类似的临床观察和实验研究，类似的报道是大量的，且各自有其特点，可参见其他各章。

（吕维柏 赵晓梅 王 健）

第四节 辨证论治电子计算机专家系统的研究

在中医辨证论治的现代化研究中，最突出的要算是中医学电脑专家系统的研究，最古老的中医学居然和最新最现代化的电脑相结合，用它来武装发展自己，这在国际上来说，完全是不可思议的。在国际上，传统医学总是和“落后”，“非科学”或“前科学”联系在一起的，而只有现代医学才有资格和先进科学技术联系在一起。在中国，1978北京中医医院与中国科学院计算机研究所合作，研究成功"关幼波肝炎辨证论治系统"，其后，上海、长沙、武汉、南京、吉林、福建、广东、四川、贵州等地相继发表了各自的科研成果。目前全国有27个省市开展此项工作，获研究成果近300项，得到省市以上的科研成果奖50余项，两次参加世界医学信息大会及筑波科技博览会，引起国际同行的广泛兴趣和注目。

这些专家系统有如下特点：①研究内容是以名老中医个人的活经验为主。②取得了较高的符合率，大多在95%以上，从终末效果来看，是十分成功的。③20余位优秀的中医专家的软件系统已在国内广泛转让，有的专家系统诊治病例已达万例以上，这在世界上是仅有的。④在科研上，运用了数学模型、时间逻辑、汉字处理等，已自成模式；在世界上独树一帜，在某些方面已达国际水平。

其最大的收获就是及时保存了大批老中医活的经验，系统整理了其经验。对于有关症状的辨证思维方法，方药选择处理原则，以及复诊对策等方面，实现了系统化，条理化，规范化。而且具有学习，记忆功能，有自我解释功能。老中医最可贵的，也是最难继承的是其活的经验，和古人有所不同的、发展了古人的点滴看病辨证论治的经验，在临床上遇到难诊难治病例灵活地辨证论治的经验。以往在著书立说时，往往要十分谨慎，处处必须引经据典，对古人著作只敢注解阐发，不敢越雷池一步。有时在文字上词不达意，很难充分表达作者的意愿。而电脑专家系统则通过积累实际临床病例，在较从容的情况下，老中医主动提供出自己经过深思熟虑的病例，这比之个案总结来，相差不可以道里计。老中医经验得到最有效的继承和发扬，这是最为可贵的。用先进的科学技术—电脑技术，解决了中医学中最困难的难题—继承老中医的经验，使中医教学和科研工作获得了最可贵的教材和临床教学经验。

在医疗方面，电脑提供了高质量的、系统整理过的老中医的临床经验，使更多人能够受益，特别是边远地区，有了这一类的软件即可以部分解决缺医少药问题，而且是用高水平的老中医经验。因而产生了良好的社会效益，也弘扬了中医学。

当然，中医专家系统并不是十全十美的，它并没有解决所有问题，尽管有95%的符合率，但毕竟不是100%，有时电脑还是不如人脑，能够那么灵活地应付临床上千变万化的情况。不过，计算机技术也是发展很快的，相信在其不断发展和改进过程中，在广大中医、中西医结合医生和电脑工作者的共同努力下，这些问题一定会解决得更好。

（吕维柏　赵晓梅　王　健）

第五节　展　　望

一、注意舌诊脉诊客观化的研究，包括客观描记仪器的研制及其实际运用，名词的规范化，等等。它是中医辨证的重要组成部分。

二、注意研究辨证论治微观化和微观辨证，以及指标的特异性和灵敏度问题，在观测方法和技术上完善和发展辨证论治体系。

三、注重发展辨证论治研究的方法学，包括中医实验动物学和电脑技术等。

四、西医辨病和中医辨证结合研究的进一步发展。

（吕维柏　赵晓梅　王　健）

参考文献

1. 朱颜．中国古典医学症候治疗的一般性规律．中华医学杂志　1954；(9)：734，(11)：865.
2. 任应秋．中医的辨证论治体系．中医杂志　1955；(4)：19.
3. 秦伯未．中医辨证论治概说．江苏中医　1957；(1)：2.
4. 孙弼纲．辨证论治的基本精神与法则．上海中医药杂志　1959；(12)：5.
5. 刘振邦．对中医辨证论治的一般规律的初步体会．中医杂志　1959；(9)：636.
6. 何绍奇．论辨证论治体系的形成和发展．北京中医学院学报　1984；(6)：2.
7. 岳美中．辨证论治实质的探讨．福建中医药　1962；(1)：1.
8. 林乾良．论中医的辨证论治．江苏中医　1960；

(5) ：59.

9. 马龙伯．八纲管窥．上海中医药杂志 1962；(4) ：40.

10. 秦伯未，等．辨证论治纲要．中医杂志 1961；(1) ：5.

11. 南京中医学院．中医学概论．北京：人民卫生出版社．1958；152.

12. 欧阳琦．中医临症思维．北京：光明日报出版社．1986.

13. 张震．中医辨证论治应当规范化．云南中医杂志 1985；(4) ：1.

14. 徐木林．中医内科证治精要．武汉：湖北科学技术出版社．1987.

15. 杨健武，等．病、证、症的规范化研究．云南中医杂志 1987；(1) ：7.

16. 赵金铎，等．中医证候鉴别诊断学．北京：人民卫生出版社．1987.

17. 罗金才．“潜证”新探．北京中医学院学报 1987；10 (6) ：6.

18. 徐迪华，等．论中医证的“临界状态”．北京中医学院学报 1985；(2) ：2.

19. 曹洪欣．证候动态变化之探讨．云南中医杂志 1987；(3) ：4.

20. 方药中．辨证论治研究七讲．上海：人民卫生出版社．1987.

21. 任应秋，等．实用中医内科学．上海：上海科学技术出版社．1985.

22. 肖德馨．辨证论治步骤的探讨．北京中医学院学报 1984；(1) ：5.

23. 程丑夫．有关命名的几点看法．北京中医学院学报 1985；(3) ：4.

24. 沈自尹．中医虚证辨证参考标准．中西医结合杂志 1983；(2) ：117.

25. 夏宗勤，等．中医“虚证”理论的初步探讨．中医杂志 1986；(11) ：2.

26. 上海第一医学院脏象专题研究组．中医学肾的研究进展与体会．中华内科杂志 1976；(2) ：80.

27. 郭振球．中医辨证学与微量元素分析．辽宁中医杂志 1986；(9) ：13.

28. 钱英．肝胆病的临床研究．见：国家中医药管理局．建国 40 年中医药科技成就．北京：中医古籍出版社．1989：143～152.

29. 鲍亦万，等．中医电脑专家系统的研究．见：建国 40 年中医药科技成就．北京：中医古籍出版社．1989；8：125～129.

30. 沈自尹．中医理论现代研究．南京：江苏科学技术出版社．1988：46～56.

31. 夏宗勤，等．四种“虚证”模型的建立及其与环核苷酸系统的关系．中西医结合杂志 1984；(9) ：543.

32. 陈汉平．对甲亢阴虚证的细胞免疫学观察．上海中医药杂志 1984；(10) ：46.

33. 沈自尹，等．肾阳虚证的下丘脑-垂体-甲状腺，性腺，肾上腺皮质轴功能的对比观察．医学研究通讯 1983；(10) ：21.

34. 陈锐群，等．阴虚内热证初探—知母对钠泵作用的大鼠体内实验．中西医结合杂志 1983；(4) ：235.

35. 朱政，等．阴虚阳虚病人血清中某些微量元素变化的初步观察．中医杂志 1981；22 (8) ：235.

36. 罗陆一，等．血清中微量元素与气虚证关系的探讨．辽宁中医杂志 1986；(6) ：19.

37. 刘锐，等．81 例阳虚病人血清锌值测定及其意义．陕西中医 1984；4 (6) ：8.

38. 姜春华，等．活血化瘀研究新编．上海：上海医科大学出版社．1990：558.

39. 匡调元．中医病理研究．上海：上海科技出版社．1980：127.

40. 马健，等．卫气营血证候实质的研究概况．上海中医药杂志 1988；(4) ：32.

第九章　治则与治法学说研究

治则和治法是中医学理论和用药的桥梁。

治则，是治疗疾病时必须遵循的基本原则。治法，是指在治则指导下治疗疾病的基本方法。

治则是从长期临床实践中，在认识疾病发生发展的普遍规律的基础上，逐步总结出来的治疗规律。“则”是刻或铸在刑鼎上规范之意。《诗经·大雅·庶民》曰：“天生庶民，有物有则。”后世又引发为把握或认识事物的规律，如明代方以智《物理小识·天类·气论》：“物有则，空亦有则。”古代医学家遵循他们的医学观念和对疾病特征的认识，总结某些疾病治疗的实践，归纳出治疗疾病的总原则和对某类、某种疾病的原则。故治则通常分为2类。一类是概括治病总原则或治一类病总原则的，例如“治病必求于本”、“扶正祛邪”等，是治疗任何疾病都要遵从的总原则。又有“间者并行，甚者独行”、“缓则疗病，急则顾命”两句分别指出对轻重缓急各类病治疗的方法和用药原则。这些总原则，又可称为通用治则。另一类便是专论各不同病证的治疗原则，例如肝郁气滞证应以疏肝理气为治则，血虚证应以养血补血为原则，此类治则有时又和治法一事同名，如“活血化瘀”既是治瘀血证的治则，也是治法。《内经》对治则的基本内容已有精辟的论述并有治则之名，如《素问·移精变气论》说：“治之要极，无失色脉，用之不惑，治之大则。”

《内经》提出了治病求本，调整阴阳，标本缓急，扶正祛邪，三因制宜，既病防变，上工治未病等通病治则。明代李中梓辑注《内经知要》首先把治则列为专目，后世许多医学家继此把治则作为中医治疗学的重要组成部分加以研究和发挥。

治法，是治病的具体措施与方法。通过四诊合参，辨证求因，审察病机，确定治则以后，提出治疗方案，方案中首先明确选择哪种方法用于该病的治疗，然后再根据治法选方、议药。对于一个病证，可以从不同角度入手论治，因此在同一治则下可选用不同的治法。故治法的运用，应是在治则指导下的基本方法。又在治法确立后而选方，故治法乃是立方之法。治法也有总法与专法之别。总法如内治法、外治法等。专法系隶属于总法下的具体治法，如汗法、下法、清法、吐法、和法、温法、补法、消法等八法，又有化痰法、燥湿法等具体方法，还有视具体病证而用各专法叠加组合的治法，如益气活血法、理气健脾法等。治法导源于《神农本草经》和《内经》。《神农本草经》记载了“疗热以寒药，疗寒以热药”。《素问·至真要大论》有“风淫于内，治以辛凉，佐以苦甘”等均属治法。《伤寒论》将治法与辨证统一起来，指导立方遣药，条文中有“可汗”、“可吐”、“可下”、“急下之”、“急温之”等均以清晰立法指导用方。宋代《和剂局方》善用芳香化浊、避秽除瘟、开窍醒脑法。金元以后，医家以立法之长而分为各家学派，如刘河间对寒凉治法别有发挥，张子和广用汗、吐、下三法，李东垣对补气健脾法、甘温除热法、升阳举陷法有所独创，朱丹溪以养阴法为代表，等等。关于治法的分类，清代程国彭在《医学心悟》一书中归纳“医门八法”，言简意赅，有代表性，但尚遗漏固涩、熄风、止血、驱虫等法，更有诸多的专病专法，以其实用而丰富了中医的治法。

治则与治法比较。治则为抽象的范式，是对治病规律性的认识；治法为具体的途径，有可操作性。一个病证，有一定之理，无一定之法。从思维方式而论，治则为决定论。取决于病机，一种病证只有一个对应病机的治则；而治法是选择论，取决于治病的实际条件，医生的主观能动性及处方用药习惯，一个病证可以有几种治法，具有在“法随证立”、“方以法出”前提下的丰富性。治则以其原则性、规范性的医学理论体现了治病决策中的战略；而治法，是具多样性、灵活性的具体治疗手段，是决策中的战术。在辨证论治时，确立治则必须是“循经守数”，而运用治法却可以“法无定法”。治则治法的“一以贯之”，正体现了原则性与灵活性的统一，战略与战术的配合。可见，辨证论治的程序与全过程是：辨证→治则→治法→选方→议药。

第一节　研究思路与方法

中西医结合治则治法的研究始于60年代，因中医治则多属于医学思维和哲学方面的内容，而治法直接涉及到方药的运用，故中西医结合治则治法的研究主要侧重于治法的研究。

中西医结合治法的研究是从临床开始而后转入实验研究的。60年代中期中西医结合治疗急腹症取得了初步成果。天津南开医院研究中西医结合治疗急性阑尾炎、溃疡病急性穿孔，山西医学院研究用中药非手术疗法治疗异位妊娠，大连医学院研究中西医结合治疗胆道感染与胆石病、胆道蛔虫病、急性胰腺炎等取得了较好的疗效。当时已经总结出通里攻下法、清热解毒法、活血化瘀法及行气散结法的重要作用。继后，中医研究院西苑医院、中医研究院广安门医院，用活血化瘀、宽胸理气、化瘀散结、扶正培本、补气和血法等即“三通两补”法治疗冠心病也取得进展。同时，在骨伤科方面，以活血化瘀法配合手法整复，在治疗骨折上也取得了突破。这些临床成就引发了学者们对治法研究的重视，并以治法的研究，从临床转入实验研究，希求通过动物实验，揭示诸治法的机理。

治法研究总的思路是首先造成某一病证的动物模型。例如，家兔人工胃穿孔动物模型，家兔人工肠粘连动物模型等，然后施以表达某种治法的方剂加以治疗，治疗前后观察有关指征及剖腹探查，通过对照和实验资料分析阐明机理。用这种思路和方法来研究中医治法一方面是使中医理论研究具有可操作性，把看不见、摸不着的中医抽象理论和实验联系起来；另一方面又通过研究，揭示了各种治法治病的机理，并清楚地认识到各种治法的内蕴；更为重要的是，治法机理的揭示，成为发展临床治疗学的动力，显示了基础指导临床的超前价值。例如活血化瘀法的研究，认识到活血化瘀具有扩张血管，改善微循环，增加血流量，对抗血小板凝集，减少血液粘度等功效后，除用于治疗心脑血管病、硬皮病、肝硬化、慢性肝炎等病外，因其机理明确，现已用于治疗外科、妇科、儿科、五官科以及精神神经系统疾病百余种病症。

治法实验研究的特征是“以方名法”，以具体的方剂的功用来说明治法，其受试对象在临床是有适应证的病人，在动物实验中则是各相应的动物模型，以致治法研究和证的研究有密切的联系，其发展的结果，治法研究便和临床研究结合起来，促使中西医结合实验研究发展成为理-法-方-药统一的研究体系。

治法研究自60年代纳入实验体系以来，经30余年的研究正向两个方向发展。一是用以说明临床治疗学的机理，临床医生从临床运用入手，探讨治法的适应症及疗效。二是成为中药理论研究的一部分，以治法来说明方剂配伍的功能。这二者虽然发展方向不同，但往往是结合的。因为，有的临床医院已有实验室，用动物实验深入研究治法机理；而基础研究部门，在治法研究的选题时，就选择那些临床已经报道有效有研究价值的治法来开始实验研究。30余年来，治法研究已经很广泛，使治法研究已成为一门专学，而且还在不断创立新的治法。

（孟庆云）

第二节　治法的研究

近年来，主要对清热解毒、活血化瘀、通里攻下、健脾益气等治法进行了较系统的研究，取得了很大的进展。

一、清热解毒法之研究

清热解毒法属于清法的范畴，主要适宜于弥漫于气分的温邪疫毒及内脏郁热化火。即瘟疫、温毒及火热毒盛之证。证见热盛躁狂、吐衄发斑、头面红肿、痈肿、疔毒走黄等。相当于现代医学的①急性传染病（白喉、麻疹、痢疾等）；②感染性高热；③外科感染（痈、丹毒等）；④恶性肿瘤及白血病的高热等。《素问·至真要大论》“热者寒之”，《神农本草经》之“疗热以寒药”是清热解毒立法的依据。清热解毒法常用药物有黄连、黄芩、黄柏、栀子、银花、连翘、板蓝根、败酱草、蒲公英、紫花地丁、野菊花等。运用此法时，热在气分宜着重清气；热在血分宜着重凉血；疔疮痈肿初起则应适当选用活血通络之品，若已成脓肿，应配伍活血、凉血、行气通络排脓等药物。以黄连解毒汤（《外台秘要》）、普济消毒饮（《医方集解》）、仙方活命饮（《外科发挥》）、五味消毒饮（《医宗金鉴》）等为其代表方。

中西医结合研究清热解毒法首先是用诸于临床治疗急重症并扩大其治疗范围。用清热解毒法防治流行性乙型脑炎、流行性脑脊髓膜炎、白喉、钩端螺旋体病、疟疾、传染性肝炎、麻疹、流感、流行性腮腺炎、急性肺炎、肺脓肿、胆道感染、泌尿系统感染中收到了显著效果。在一些变态反应性疾病如急性风湿热、急性肾炎、过敏性皮炎、系统性红斑狼疮等也有一定效果，对心血管疾病（高血压、冠心病、血栓闭塞性脉管炎）、内分泌性疾病（甲状腺机能亢进）、代谢性疾病（糖尿病）、肿瘤（如急慢性白血病）、烧伤、放射性疾病的治疗中，也得到了广泛应用，发现了不少新的苗头。

运用西医实验研究方法，对清热解毒药的单方及复方进行了单味药和复方进行了药理学研究，发现运用清热解毒法不但有抑杀细菌、病毒、钩端螺旋体、原虫、真菌等作用，还有中和毒素、增强机体免疫力的功能（包括非特异性免疫和特异性免疫），又有解热、消炎等作用，还能通过对神经系统的保护性抑制作用，调整植物垂体-肾上腺皮质系统功能及代谢紊乱而改善机体反应性。其主要作用有以下几个方面：

1．抗病原微生物作用

病原微生物是引起传染、感染以及感染变态反应的条件。实验研究发现许多清热药对多种病毒、细菌、真菌、螺旋体及病原虫等有不同程度的抗生作用，配伍或组成复方抗生范围可以互补、扩大并显示协同增效。但一般而言其抗生作用均较弱，在常用剂量下口服难以达到体内抗生水平，因而对全身感染而言鲜能起效，但对于一些局部感染，如肠道感染、皮肤感染等仍可达抗生浓度。此外，其在亚抑菌剂量下仍可通过对细菌超微结构及生化代谢的影响而减弱其附着、侵袭和毒力，从而有助于对感染的控制。

2．抗细菌毒素作用

病原微生物毒素是其致病力的重要组成部分，而内毒素则是革兰氏阴性细菌的主要致病因子。一些清热药有抗病原微生物毒素作用，如抑制金葡菌凝固酶和溶血毒素的生成、拮抗白喉毒素所致死亡、抗内毒素毒性等。清热药抗内毒素作用主要在于拮抗内毒素的生物学毒性作用和对内毒素的直接解毒。也可能通过对网状内皮系统（RES）的激活以加强内毒素于体内的清除及消除肠道内毒素等途径起效。

3．解热作用

发热是热证的最重要临床表现之一。许多清热药都具有明显的解热效果，其解热机理还不明晰，已知可能与抑制花生四烯酸代谢、抑制内生致热原生成及抑制下丘脑热敏神经元等有关。

4．抗炎作用

急性炎症是热证的主要表现和病理过程之一，许多清热药具有显著的抗炎作用。炎症可概分为早、中、晚 3 期，即血管反应、细胞反应及组织增生 3 个阶段。清热药抗炎作用的主要特点是以抑制炎症早期的毛细血管通透性亢进、渗出、水肿为较强，对炎症中期白细胞集聚及晚期的纤维组织增生作用较弱或无，而与激素、非甾体抗炎药以抑制晚中期炎症为强不同，这与它们的临床应用是相符合的。

5．对免疫功能的影响

机体免疫功能状态对感染过程有重要影响。炎症反应是最原始的免疫反应，并作为免疫反应的起始和效应阶段，免疫反应还是感染变态反应的病理学基础。许多研究表明清热药能增强抗感染免疫能力，抑制变态反应。如增强白细胞及单核巨噬细胞对病原体的吞噬和消化能力，诱生干扰素，增强溶菌酶活力，促进特异性体液及细胞免疫以及抑制Ⅳ、Ⅲ、Ⅰ型变态反应等，这些作用有助于里热证候的解除。但由于上述研究中许多都存在着方法学问题，因此对其结论的引述宜慎重，并值得进一步考证和深入研究。

6. 其他作用

临床上重症感染，往往见热瘀互结，实验表明一些清热药特别是清热凉血药具有抑制血小板功能、抑制血凝、抗DIC及改善血液流变性作用。高血压可见肝阳上亢，一些清热药有降压作用。白血病、肿瘤患者可见热毒炽盛，一些清热药有抗癌作用。急性肝炎多系湿热为患，一些清热药有保肝、利胆作用。此外，部分清热药还可增强垂体-肾上腺皮质功能。

二、活血化瘀法之研究

自1960年中国医学科学院运用活血化瘀治疗硬皮病，并进行了原理研究之后，受到了广泛的瞩目。活血化瘀法又称祛瘀生新，为理血法之一。是运用活血化瘀药物治疗瘀血病证的治法。活血化瘀具有通畅血脉、消散瘀滞、调经止痛的作用。因血液运行于周身，全身各脏腑器官组织都可因瘀血而发生病变，所以活血化瘀法的适应证很广泛。如血瘀于心所致的胸闷心痛，口唇青紫；瘀阻于肺所致的心痛咳血；瘀血于肝所致的胁痛痞块；瘀血乘心所致发狂；瘀阻胞宫所致少腹疼痛、月经不调、痛经、经色紫黑有块、或见崩漏；瘀阻经脉所致的脉痹、出血、半身不遂；受外伤瘀阻则局部肿痛青紫或瘀斑。常用药物有川芎、红花、赤芍、桃仁、丹参、蒲黄、乳香、没药、三七之类。常用方剂如血府逐瘀汤（《医林改错》）、桃仁承气汤（《伤寒论》）、复元活血汤（《医学发明》）、温经汤（《金匮要略》）等。

活血化瘀法常与补气、养血、温经散寒、行气、攻下等法配合使用。气有推动血行的功用，气虚推动无力，血行瘀阻，需配合补气法如补阳还五汤；瘀血兼血虚时，配合养血法，如桃红四物汤；寒客血脉，血行凝滞，需配温经散寒法，方如温经汤；血热互结、血行瘀积，需配合清热法，方如四妙勇安汤；血热互结于肠胃，需配合下法，方如桃仁承气汤；气滞可导致瘀血，血瘀则行气不畅，故活血化瘀常与行气法配合使用，方如血府逐瘀汤。

现代药理研究，活血化瘀药的基本药理作用可归纳为以下几方面

1. 改善血流动力学　活血化瘀药一般都有扩张外周血管，增加器官血流量的作用。它们均能不同程度地增加股动脉血流量和降低血管阻力。许多活血化瘀药对不同部位的血管，如心、脑、肢体、肠系膜、肾等血管均有扩张作用。对不同的血管（如动脉、静脉和毛细血管）也有作用。

各种活血化瘀药扩张血管的主要部位有所不同。以22种活血化瘀药对股动脉的扩张作用为例，其中以穿山甲、水蛭、益母草、莪术、桃仁的作用较突出，除益母草外，其他均属破血散结药，说明在活血化瘀药中，对于股动脉，以破血散结类药作用最强；而川芎、红花、当归、赤芍、丹参、延胡索等对冠状动脉的扩张作用最为突出，具有增加冠脉流量及心肌营养血流量的作用。可见，活血养血类药对治疗冠心病心绞痛具有良好的疗效，是因为这些药能改善心脏本身的机能代谢，改善冠脉循环、增加心肌营养性血流量，降低心肌耗氧量，使心率减慢、舒张期延长、排血时间充分，心脏得以充分休息所致。

当今治疗冠心病的药物多从扩张冠脉、降低心肌耗氧量这两方面入手，而多数活血化瘀药兼有这两方面的作用。近年来还建立了心外膜心电图及心肌代谢等多项指标，可以从不同角度进一步阐明活血化瘀药对心脏的影响，为这类药物治疗冠心病等提供现代科学理论的依据。

2. 改善血液流变学和抗血栓形成

(1) 改善血液流变学：中医学的“血瘀”和血液生理、生化、形态的改变有密切关系。血液凝固，血小板粘附、聚集是形成血栓的直接原因。此外，血管壁损伤，血液粘度增加，血流缓慢等因素也能促进血栓形成。静脉血栓主要由于血液凝固，而动脉血栓主要由于血小板聚集，因此防止血液凝固与抑制血小板聚集的药物可分别预防静脉及动脉血栓的形成。川芎、丹参、红花等多种活血化瘀药物，均可降低血小板表面活性，抑制血小板聚集，提高纤维蛋白溶解酶活性，调节血液流变性，改善血液的“浓、粘、凝、聚”的倾向等作用。体内血液凝固系统和纤维蛋白溶解系统，在正常情况下处于动态平衡。血瘀证患者这种平衡多为失调，血液处于高凝状态，纤溶酶活性降低，易形成血栓。

血小板聚集功能与环核苷酸系统、前列腺

素系统均有密切关系。前列腺环素（PGI_2）和血栓素 A_2（TXA_2）在调节血小板聚集中是一对矛盾。TXA_2/PGI_2 的平衡维持着血液的正常状态。血小板易趋向聚集，易导致血栓形成，PGI_2 增高则抑制血小板聚集，抗血栓形成。其间环磷酸腺苷（cAMP）的浓度起着关键性的作用，它的浓度增高可使 TXA_2 合成减少，抑制血栓形成。已发现不少活血化瘀药是通过提高 cAMP 的浓度而起到抗血小板聚集作用的，如丹参、川芎、益母草等。

钙离子与调钙素(cal modulin)对血小板功能亦有较重要的调节作用。钙离子拮抗剂也能抑制血小板聚集，钙与血小板功能有密切关系。因此探讨活血化瘀药对血小板、钙离子、调钙素的影响也很重要。实验研究表明具有活血化瘀作用的 150 种药，有 68 种中药具有不同程度的钙拮抗作用。其中有川芎、当归、桃仁、红花、丹参、赤芍、三棱等均有较强的钙拮抗作用。

（2）抗血栓形成：血瘀证常表现为血栓闭塞性疾病，如心肌梗塞、脑血栓形成、血栓闭塞性脉管炎、视网膜血管阻塞等。研究表明，许多活血化瘀药都有抗血栓形成的作用，如益母草、赤芍、当归、三棱、莪术等抗血栓形成的作用较明显，因此对上述疾病均有良好疗效。

血栓形成过程，首先是血小板聚集形成血小板血栓，随后启动凝血机制，在各种凝血因子参与下，形成纤维蛋白，最终导致血栓形成。其主要步骤如图 2-16。

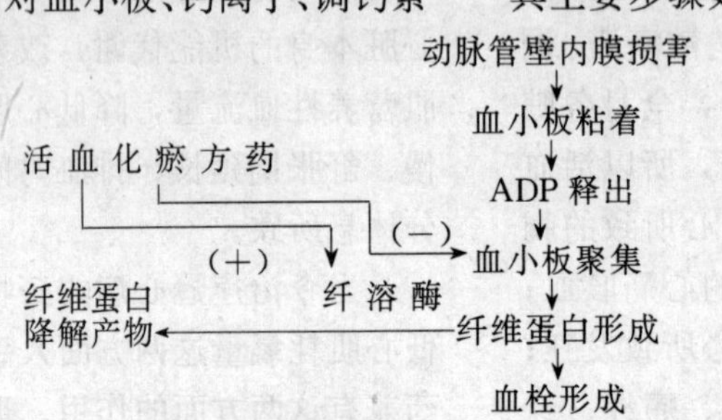

图 2-16　血栓形成过程和活血化瘀药作用主要环节示意图

（＋）促进　（－）抑制

活血化瘀药改善血液流变学特性，减少血小板的粘着和聚集，还可降低血小板的表面活性。如赤芍、鸡血藤、当归（体外试验）均可显著抑制由 ADP 诱导的血小板聚集，且与浓度呈正相关。其他如川芎、红花、益母草、水蛭、三棱、莪术、虻虫、土鳖虫、延胡索、五灵脂等也有这种作用。另外有些活血化瘀药还可以增加纤溶酶活性，促进已形成的纤维蛋白溶解而发挥其抗血栓作用。如益母草、红花有效成分红花黄素等都有这种作用。

此外，参与血液凝固的第 XIII 因子又称纤维蛋白稳定因子（FSF），能催化纤维蛋白单体之间的交联反应，从而增加纤维蛋白的稳定性，不易被纤溶水解。冠心病患者血液中的 FSF 常处于高水平，血栓和粥样斑块不易被溶解，导致冠状动脉阻塞，心肌梗塞。由此可见血液凝固性与 FSF 水平、血小板聚集性、血液粘滞度、血液流速和红细胞压积、电泳等均有密切关系。

（3）改善微循环：临床上血瘀证常表现有微循环障碍，如冠心病、脉管炎、子宫内膜异位症、慢性肝炎、肝硬化、硬皮病等，都普遍存在微循环障碍。实验研究证明，许多活血化瘀方药都具有改善微循环的作用，如川芎、丹参、蒲黄、姜黄、红花、当归、益母草、冠心 II 号方、通脉灵、补阳还五汤等均有类似作用。

活血化瘀药改善微循环表现在以下几个方面：①改善微血流：表现为流动缓慢的血流加速，这可能是由于改善了血液流变学特性（如浓、粘、凝、聚）而产生间接的影响。②改善微血管形态：表现为解除微血管痉挛，减轻微循环内红细胞的瘀滞和汇集，使微血管襻顶瘀血减少或消失，微血管轮廓清晰、形态趋向正常。③毛细血管通透性降低，微血管周围渗血减少或消失。

以上是活血化瘀药的基本药理作用，其结果是改善器官的血液循环，使血流通达。在上述基本作用的基础上，可使体内许多病理过程获得改善。除血管栓塞性疾病外，还可涉及其他多种病理过程：①减缓动脉粥样硬化的发生和发展。在动脉粥样硬化形成过程中，血小板聚集性增高起着重要作用，活血化瘀药抗血小板聚集，有助于保护动脉壁，从而抑制动脉粥样硬化的发展。②抗炎作用：通过活血化瘀可降低炎症区毛细血管通透性，减少炎性渗出，改善局部组织血液循环，促进炎性渗出物的吸收，有助于炎症康复。③镇痛作用：疼痛是血瘀证的重要症状，中医认为："瘀则不通，不通则痛"，《医林改错》曰："凡肚腹疼痛总不移动是血瘀"。活血药中元胡、乳香、没药镇痛作用较强，与活血化瘀改善局部组织供血氧有关，同时元胡对中枢神经系统有较强的抑制作用。④活血调经：益母草、红花、蒲黄等能加强子宫收缩，用于产后调理，治疗产后血瘀、子宫出血、复旧不全、恶露不净、痛经、闭经等妇产科疾病。⑤治疗胶元病：有些活血化瘀药通过改善局部循环，影响结缔组织代谢使胶元组织疏松化，重现正常胶元结构，用于治疗烧伤疤痕、组织粘连、硬皮病等。⑥对肿瘤的影响：有些活血化瘀药具有抗肿瘤作用，同时其可促进病变组织血液循环，增强抵抗能力，与化疗药物合用时，可增加肿瘤组织中抗癌药物的浓度，有助于抑杀肿瘤细胞。但另一方面活血化瘀是否促进癌细胞血运转移扩散，这一问题目前尚在研究中。

三、通里攻下法之研究

通里攻下属于通下法的范畴。根据中医学六腑"以通为用"的理论，应用通里攻下的治则，以《伤寒论》承气汤类方为基础方，特别是大承气汤、小承气汤、调胃承气汤及后世所化裁之方剂。通里攻下的中医临床应用，概括为以下 3 方面：①毒随便解。热病祛毒撤热，使腑气通畅，使邪气有排出之道，方能毒随便解。②下可存阴。可下之症，及早通腑泄热，即可存阴。③通达气机。肺与大肠相表里，腑气不通，下塞而上闭，通达气机，以利肺气肃降。中西医结合则用以治疗肠梗阻、胆囊炎、胆石症等，获得一定疗效，如对单纯性肠梗阻、部分麻痹性肠梗阻，可免除手术之虞，并能对胆道结石症有排石之效。对蛔虫性肠梗阻，加入乌梅等药，有治愈之功。通里攻下主要用生大黄、芒硝等攻下药配合枳实、厚朴、莱菔子、槟榔等行气药共收荡涤肠道、行气除胀、润燥泻下之功。此外大肠还有泄血分毒热的作用，故也用于阑尾炎、急性胰腺炎、腹膜炎等症。运用通里攻下治法治疗急腹症，除有避免手术副反应的优点外，还在理论上改变了传统西医对肠梗阻等急腹症采取"绝对静止"的观念，以辩证的观念对待急腹症时"动"与"静"的观念。

通里攻下法自 1958 年在北京、天津、武汉、大连、青岛等地开展临床治疗急腹症以后，便开始通过实验研究对作用机理的探讨。据天津南开医院报道，其主要作用有以下几方面：

1. 直接作用于肠壁平滑肌，促进胃肠道的输送速度，推动肠道蠕动，产生明显的泻下作用，而恢复肠道的生理功能。并使肠管内水分增加，通里攻下方剂对小鼠套叠性肠梗阻的作用，能提高肠道张力，具有还纳作用。其机制可能与对肠道平滑肌 Ca^{2+} 的影响降低了组织内毛细血管的通透性有关。

2. 通过通里攻下方剂对大鼠缺血性肠梗阻病态动物模型的作用实验，提示通过活血、破瘀改善微循环等作用，改善肠壁的血液循环，防止或减少肠坏死，治疗缺血性肠梗阻的机理。

3. 通过大承气汤对大鼠细菌感染性肠粘连的抑制作用实验，发现对肠粘连、肠脓肿有明显的抑制作用。孙爱贞等采用 ^{125}I-白蛋白放射活性，测定多种炎症病理性动物模型腹部血管的通透性，提示大承气汤抑制渗出过程有利于减轻粘连和水肿，促进炎症吸收和廓清，机理与大承气汤对血管的多种调节作用有关。实验还表明，动物麻醉后，大承气汤的调节效应丧失，表明，这种双向调节作用有赖于中枢神经系统的参与。

4. 通过大承气汤对肠梗阻家兔血管活性肠肽影响的实验，观察对病理过程中血管活性肠肽（VIP）含量在肠梗阻时下降而用大承气汤后升高。说明通过 VIP 而促进了消化道分泌运动的提高。

四、健脾益气法之研究

健脾益气法属于补法的范畴，主要适用于久病脾气虚之证。证见疲乏无力，少气懒言，食欲不振，消瘦无神等。临床用于各种慢性疾病，如肺结核、慢性肺原性心脏病、慢性胃肠道疾患、各种贫血及肿瘤等。主要应用药物有黄芪、人参、党参、太子参、黄精、茯苓、冬虫夏草等。主要方剂如四君子汤、补中益气汤、黄芪建中汤等。

自70年代以后开始用动物实验探讨健脾益气特别是治癌的机理。主要有以下几方面：

1. 重新建立体内环境，提高消化机能改善代谢紊乱。如运用健脾益气方剂治疗慢性脾气虚小鼠动物模型，可提高食欲、使体重上升。

2. 提高机体的免疫功能。对脾气虚营养不良小鼠，可增加胸腹重量、组织内核酸含量增加，以及外周血T淋巴细胞含量增加，增加巨噬细胞的吞噬功能。以及提高肿瘤病人E玫瑰花结形成率及淋巴细胞转化率和促进网状内皮系统功能等。

3. 血液流变学试验，发现用健脾益气方剂可降低脾虚荷瘤鼠血液粘度升高现象。

4. 对癌细胞杀伤和解毒功能。以黄芪进行试验，具有消除TS细胞的活性，促进病毒诱生干扰素的产量的作用。四君子汤对胃癌细胞具有杀伤作用等。

（孟庆云）

参考文献

1. 邓文龙．清热解毒药药理作用研究进展．中草药通讯 1979；(8)：42.
2. 邓文龙，等．清热药主要药理作用．见：陈奇主编：中药药理研究方法学．北京：人民卫生出版社．1993：258.
3. 朱宝贵，等．活血化瘀治则的实验研究．见：中医年鉴．北京：人民卫生出版社．1983：282.
4. 陈奇，等．活血化瘀主要药理作用．陈奇主编：中药药理研究方法学．北京：人民卫生出版社．1993：493.
5. 孙爱贞，等．从大承气汤对血管通透性的影响看祛邪类药物的双向调节作用．中西医结合杂志 1984：689.
6. 赵雅灵，等．应用中医治则研究大承气汤的药理作用．中药药理与临床 1988；4 (3)：1.
7. 陈奇．中药药理实验．贵阳：贵州人民出版社．1988：76.
8. 宫斌，等．人参对细胞免疫功能的影响．中草药 1984；(1)：23.
9. 高慧明．中医治疗滋养细胞肿瘤近况．山东中医杂志 1983；(4)：31.
10. 孙燕．扶正中药的免疫调节作用．中西医结合杂志 1984；(6)：386.
11. 于尔辛，等．脾虚模型小鼠移植性肿瘤生长的特点及对临床的启示．上海中医药杂志 1984；(1)：46.

第十章　中西医结合生理学

中西医结合工作，尤其是在基础理论上的中西医结合，目前尚处在探索尝试的阶段。应采取广开思路、采取多途径多方法探索尝试的方针。同时不必等待，可以做些为结合铺路、架桥的工作。对中西医在生理学方面的结合，“架桥”自然也是很重要的一部份，可以促进中西医在生理学领域中的结合。

首先以辩证唯物主义为思想武器对中西医生理学进行比较分析。那就需要正确处理以下各方面的关系：

1. 正确处理古今中外的关系　对古今中外的生理学（中医生理学与现代生理学）要历史地实事求是地进行分析，采取“一分为二，古为今用，洋为中用，推陈出新”的方针。要继承中西医生理学中一切好的学术思想和科学内容，扬弃各种非科学的糟粕。丰富中西医结合生理学的内容。

2. 要坚持实践第一、理论结合实际的原则　生理学的实践 包括临床应用生理学知识的实践，和实验室的实践。

3. 坚持功能与结构相统一的原则　这是生物学的重要原则，同样适用于一切有生命的生物，包括像人类这样的高等动物在内。在生物体上结构与功能是密切结合相铺相成的。某种生物的功能，一定有它的物质结构作基础。反之某种生物的结构都有它的功能作用。这是在生物学中被反复证明了的。

4. 坚持生命机体的整体功能与局部作用相互协调统一的原则　要防止孤立地强调局部的变化，而忽视整体的作用；也要防止只注意宏观的粗略状态而忽视微观的深刻变化。总之以辩证唯物主义进行比较分析要防止片面性。

陈云同志曾指出：“不唯上，不唯书，只唯实。交换、比较、反复。”反复比较的方法是最唯实的方法。俗语说“不怕不识货，就怕货比货”，通过比较发现各自优缺点。

对中医生理学与现代生理学进行比较分析。比较两者的异与同，而不是对号入座，牵强比附。从比较中发现中医生理学与现代生理学各有它的特性，也有它们的共性。中医生理学与现代生理学都是以人体生理为研究对象，都是探索生命活动的客观规律，都为了防病治病保持身体健康。中西医生理学的研究对象、研究目的、研究任务三者是共同的，这个共性也就是中西医生理学结合的基石。中医生理学对人体的脏腑较多地注意它们的生理功能，而较少地注意脏腑的结构基础。所以中医生理学的功能与结构两者有时是统一的，有时是不统一的。这点与现代生理学比较就有同也有异。中医生理学的思路与方法与现代生理学完全不同，前者重宏观、整体的考察，“以外揣内”的方法研究机体的生命活动。现代生理学重微观分析，实验的方法研究机体的生命活动。两者研究的角度与层次是不同的。中医生理学的名词、概念、理论体系如“阴阳五行”、“气化化生”、“寒热虚实”……等等与现代生理学的细胞、细菌、大脑、小脑、神经、体液…等等完全不同，成为两者之间“不可通约的硬核”。这个不同特点是由各自历史条件所决定的，东西方文化的不同背景以及社会生产力的不同发展程度决定了的。也是当时哲学思想影响不同；观察事物的方法不同所造成的。

对于中医生理学的传统名词、概念、理论体系要采取一分为二的办法。要发扬它科学性的精华，扬弃它不合理的糟粕。要用现代科学（包括现代医学）的技术与方法去粗取精、去伪存真加以阐述。而不是一古脑儿加以清除。通过临床和实验室的科学实践加以检验和鉴别。生命机体是物质的，它是可以用现代物理、化学、生物科学以及其他现代科学技术加以认识的。主观的认识，可以用现代科学技术客观化；宏观而粗糙的认识，可以用现代科技微观化，精确化。学术名词概念、理论体系经过现代科学实践检验之后，就能显示它的科学内涵，也容易翻译成现代科学的语言了。“汇通”与“结合”也就有了可能。现代生理学偏重微观分析，它的缺点是整体水平的研究比较少，细胞水平、分子水平的研究比较多。局部分析性研究非常仔细、精确，而对机体整体功能常被忽略。人类机体的生理活动是机体各部份互相联系息息相关的，全身性的整体调控常常是很关键的。所以宏观中医生理学与偏重微观的现代生理学各有它自己的优缺点；这些优缺点正好可以互补结合。传统中医的临床实践为生理学提出了许多重要研究课题都是根据“机体的整体性”、“机体功能的对立统一性”、“机体与环境的统一性”的指导思想体系提出来的。例如“体表—内脏相关”、“内脏与五官开窍关系”、“正邪斗争”、“天人相应”等。

人类机体的生命活动的客观规律是客观存在的。无论是中医生理学还是现代生理学不可能研究出不同的生命活动规律来。宏观与微观、整体与局部、结构与功能都应当是统一的、结合的。中西医生理学由于研究的视角不同，层次不同，以及历史条件不同，产生了不同的生理学名词、概念、理论体系。这就需要比较分析，不能采取简单的全盘肯定或全盘否定的方针。要应用辩证唯物主义的思想武器和现代科学技术与方法加以研究处理。要去伪存真、去粗取精，应用现代科学技术与方法加以检验，使名词、概念，规范化；使机制、理论都可用现代科学得到融汇贯通；使宏观与微观、整体与局部、结构与功能都得以统一与结合。

比较分析是为了求结合。在中医生理学与现代生理学共性的基础上吸取对方的优点，克服各自的缺点。宏观的中医生理学要从微观化、客观化入手，打开宏观整体的黑箱进行微观研究，克服笼统而又不够精确的缺点，实现客观化的定性定量分析。为经络、气血、脏腑、证型客观化研究找到了一些客观指标，取得不小成绩。偏重微观研究的现代生理学对人类生命活动的整体考察不足，常易产生某种片面性，需要进行整体化研究；实现更全面的、有机联系的动态分析。采用多学科、多层次、多指标的合参，以便掌握机体整体情况。微观化的指标在某种程度上反映了客观实际，但由于机体的复杂多变因素，它仅具有相对特异性，所以需要多指标合参。来自末稍血、尿等体液，或来自局部细胞形态、功能、代谢变化，如不联系机体的神经体液、递质、激素以及免疫调节等因素很难探索机体的整体活动规律。因此宏观生理学的微观化与微观指标的整体化两者结合起来，可能找到新的理论上的中西医学的结合点。辨证的微观化与辨病的整体化使临床疗效与理论机理都得到提高与发展，这就是一个很好的互补性结合的范例。也同样可以说它是从比较求结合的范例。

（季钟朴）

第一节　中西医结合生理学总论

一、生理学概说

（一）现代生理学概说

1. 生理学的研究对象和范围　人体生理学就是研究人体生命活动规律的科学。换言之，人体生理学就是研究人类机体各种机能（功能）的科学。例如消化、吸收、营养、血液循环、呼吸、排泄、生殖等机能。动物（或植物）生理学则是研究动物（或植物）机体各种功能的科学。

生理学是生物科学的一大分支。生物科学除了研究生物机能的生理学外，还有研究生物结构形态的大体解剖学和显微解剖学（即组织学）。机能与结构是密切相关的。形态结构是生理功能的物质基础。形态结构是随着生理功能的发展而改变的。所以生物的功能与结构是统一的。这在生物进化中可以得到明显的证明。人类是从低等生物经过亿万年的进化发展而来的。人类是属于脊椎动物的哺乳类。人体的生命活动规律保存着许多祖先的痕迹；尤其是哺乳类动物、在基本生理活动方面与人类极为相似。研究哺乳类的生理活动对人类生理学研究是不可缺少的。这不仅是研究方法上的需要，而且它的生命活动的规律对认识人体生命活动规律会有十分重要的启示和宝贵的参考。但从动物机体研究获得的资料仍须经过在人体上进一步再验证后才能得到承认。人类生命活动除与哺乳动物具有共同的活动规律外，还有人类所特有的生理活动。例如高度发达的语言活动。

人类的基本生理活动虽然可以大体分为主要对内的植物性功能，例如消化、吸收、排泄、生殖、血液循环等，和主要对外的动物性功能，例如感官的接受外界刺激，肌肉的收缩运动，汗腺的分泌等两方面；但是整个机体活动是难以机械划分的，无论对内对外都由神经系统加以调节和配合的。

人体生命活动的现象，健康和患病时候是不同的。研究健康时的生理活动规律的科学叫做正常生理学，或简称生理学（physiology）。研究患病机体生命活动规律的科学叫做病理生理学（pathological physiology）。本书虽然是讨论正常生理学的，但正常与异常是有联系的，在一定条件下两者能相互转化。有时为了认识正常生理活动需要以异常情况相比较，因而就会联系到患病时的情况。这点对医学生来说尤为重要。

2. 研究生理学的目的与任务 研究生理学的目的与任务就是研究机体生理功能产生的原理、条件，以及机体内外环境变化对生理功能的影响，从而了解机体各部份活动的规律。认识与掌握了机体整体和机体各部份活动的规律之后，就能应用这种生理学知识为预防疾病、增进健康服务，也为救死扶伤的医疗实践服务。

生理学是医学的基础科学。只有对人体正常的生理功能以及这种功能产生的机理，产生的条件，影响功能变化的各种因素认识之后，才能了解疾病的发生和发展，掌握疾病的诊断和治疗。增进健康，预防疾病更离不开生理学知识。所以医学生学习病理学、药理学、诊断治疗学和各科临床医学，都必须首先学好生理学这门重要的医学基础科学。

3. 生理学与其他学科的关系 生理学一方面是临床医学的基础学科之一，另一方面临床医学的长期实践又为生理学发展提供许多宝贵资料，促进生理学发展。中医学的临床实践就是这样，针灸治疗学也是这样。所以也可以说生理学是来源于临床医学。

既然生理学是生物科学的一大分支，学习生理学必须首先学习普通生物学。了解生物界的全面发展、进化的一般情况，也要了解种系发生、发展以及个体发生、演变的情况。既要了解结构的演变，也要了解机能的演变。所以胚胎学，比较解剖学，组织学等知识对学习生理学也是十分重要的。

生理活动现象归根结底也是物质运动的现象。没有物质运动就没有生命。每一个生理活动的过程都是以一定的物理学和化学过程做基础的。所以要深入地研究生理活动的规律就必须具有数学、物理学、化学等普通基础学科知识。这些基础学科与生物学科的结合，又产生了生物化学，生物物理学，生物数学等边缘学科。同时也就促进了生理学的发展。

生理学的高级神经活动（大脑功能）的研究，对人类的学习、记忆、情绪以及人类的行为、意识等心理活动提供了生理学基础。这是心理学与生理学的边缘，因此产生了心理生理学这一新的边缘学科。

（二）中医生理学概说

中医生理学是中医基础理论的重要内容，是指导中医临床的基础理论之一。

中医生理学虽无专著，但散在于《黄帝内经》许多篇章中，广泛地论述了人体生理学的各个方面。从这些内容来看，中医生理学与现代生理学都是以人体生理为研究对象，都是探索生命活动的客观规律。研究的目的与任务都是为了防病治病、保持身体健康。但是它们研究的思路和方法不同，所用的学术名词、语言概念也不相同。

中医生理学的基本内容是以阴阳五行思想为指导，阐述人体脏腑、经络、气血……等的功能结构及活动规律。它是整体的宏观的朴素的生理学。对脏腑、经络、气血等功能与结构的认识，部分是统一的、结合的。这可以说是我们祖先在人体生理认识上的最早发现，对人类生理学的伟大贡献。对功能与结构的阐述，也有部分是不统一的，不结合的。这就妨碍了中医生理学的发展。这当然是由于它的历史条件所造成的。

中医学的脏腑是对人体内脏的总称。包括：五脏，即心、肝、脾、肺、肾；六腑，即胆、胃、大肠、小肠、膀胱、三焦；奇恒之腑，即脑、髓、骨、脉、胆、女子胞。五脏的生理功能主要是生化和贮藏精、气、血、津液、神。六脏的生理功能主要是受纳和消化饮食，泌别清浊，排泄废物。脏腑之间，脏腑与皮肤、肉、筋、骨、脉，以及眼、耳、口、鼻、舌、前后阴等器官之间在功能上互相联系，平衡协调，维持人体正常生命活动。

中医学的“心主血脉”，早在《素问·痿论》中就指出：“心主身之血脉”。《素问·脉要精微论》又说：“夫脉者血之府也”。但《素问·灵兰秘典论》又说：“心者，君主之官也，神明出焉”。可见血脉之心与神明之心在结构与功能上前者是结合的，后者是不结合的。后者是属于脑的功能而不是心的功能。肺主气，《素问·六节藏象论》说：“肺者，气之本”。这在结构与功能上是结合的，统一的。但“肺藏魄”又是不结合，不统一的。同样“肝藏血”与“肝藏魂”也在功能与结构上前者是结合的、统一的，后者是不结合的、不统一的。“肾主水”与肾的结构功能是一致的，但“肾藏精”则包括内分泌腺：肾上腺、甲状腺、甲状旁腺、脑垂体、性腺以及睾丸、卵巢的功能在内。所以中医学“肾”是一个宏观的生理概念，包括现代生理学的泌尿系统，内分泌系统和生殖系统的结构功能。“脾主运化”，所说的“脾”与现代生理学概念根本不同。“运化”是指食物的消化、吸收、运送营养物质的功能活动，这正是消化系统中消化道运动与消化腺的功能活动。“脾胃”在中医学已经习惯地结合一起，归之于消化器官。《素问·灵兰秘典论》说“脾胃者，仓廪之官，五味出焉”。张介宾在《类经·十二官》注释中说：“脾主运化、胃司受纳，通主水谷”。李东垣的《脾胃论》已经成为一部世人皆知的消化系统的基础理论与临床实践的专著。这就使现代生物学的结构与功能统一的原则难以实现，“脾胃”一词只能当作习惯性的传统名称在中医学中使用了。《素问·宣明五气》说：“肾主骨”。《素问·阴阳应象大论》说：“肾生骨髓”。《灵枢·海论》说：“脑为髓之海”。《素问·五脏生成》说：“诸髓者，皆属于脑”。从这里可以看出中医学由于历史条件限制误把骨髓与脑髓看作是同一的结构，这是完全可以理解的。尽管在功能与结构的统一原则上尚有某些错误，但在脏腑间以及机体各部分间互相联系的整体性思想迄今仍是具有现实意义的。对于生命活动规律的研究，对于指导临床实践都是非常重要的。

中医生理学把人体看作一个统一的有机整体。各脏腑间以及脏腑与各组织器官间都通过经络系统密切联系。经络的生理功能是通调气血，协调阴阳。《灵枢·本脏》说：“经脉者，所以行气血而营阴阳”。联系机体表里上下。《灵枢·海论》说：“夫十二经脉者，内属于腑脏，外络于肢节”。经络在通调气血，联系机体各部的同时有调节平衡的功能。

中医生理学把气和血当作构成机体的基本物质。《素问·调经论》说：“人之所有者，血与气耳”。古人朴素的认为，气是构成人体的基本物质。并以气的运动变化来说明生命活动。《素问·宝命全形论》说：“人以天地之气生”，“天地合气，命之曰人”。中医生理学所说的“气化”是指机体内精微物质的“化生”及“转化”。气的机能活动则称“气机”。气机的升降出入正常则机体功能正常。

中医学的血是指经脉中流动的赤色液体。《灵枢·决气》说：“中焦受气取汁，变化而赤是谓血”。《灵枢·本脏》说：“血和则经脉流行，营复阴阳，筋骨劲强，关节清利矣”。

中医生理学的基本内容将在本书有关篇章中加以讨论。

（三）中医生理学的指导思想与方法

这里对中医生理学的指导思想着重谈4个问题：

①阴平阳秘——对立统一观；

②五行生克乘侮——联系整体观；

③天人相应——机体与环境的统一观；

④司外揣内——宏观生理学的方法论。

这些思想观点贯穿于全部中医生理学内容之中。古人这些天才思想直到现在还是闪耀着真理的光芒。这些思想和方法与中医学的临床医疗实践密切相关，它与中医生理学的气血学说（包括气化运动调节）、藏象学说、经络学说……等共同指导着中医临床实践。

1. 阴平阳秘——对立统一观　阴阳学说是我国古代的哲学思想。任继愈在《中国哲学史简编》中指出：“我国商周时代易经的哲学思想认为自然界也与人和动物一样由阴阳两性产生的”。后来易系辞解释为“近取诸身，远取诸物”，所谓近取诸身，即指男女两性的差别，远取诸物，即指昼夜、寒暑、牝牡、生死等等自然现象和社会现象。《易经》从复杂的自然现象和社会现象中抽象出阴、阳两个基本范畴，它对后来的哲学、科学的发展，有深远的影响。阳代表积极、进取、刚强等阳性特性和具有这些特性的事物。阴代表消极、退守、柔弱等阴性特性和具有这些特性的事物。世界就是在两种对抗性的物质势力（阴阳）运动推移之下孳生着，发展着。

《易经》作者把千变万化复杂纷纭的事物抽象概括为阴阳一对基本原则，并认为任何事物都不能不受阴阳总规律制约。

《易经》作者还认为万物在阴阳两势力的推动矛盾中产生变化，发展的过程是通过交感。《易经》占卜问吉凶祸福（占卜本身是迷信的），认为有交感之象的卦是吉卦，有前途的，因为它符合了事物发展的原则（见《中国哲学史简编》41页）。

春秋时期的天文学家经常用阴阳来说明日月运行和四时变化的过程……人们把这种规律性的自然变化叫作“阴阳有序”，而把一些自然界反常现象叫做“阴阳失调”（见《中国哲学史简编》52页）。

我国古代的医学不可避免受这些哲学思想的影响。《素问·生气通天论》：“自古通天者，生之本，本于阴阳。天地之间，六合之内，其气九州九窍、五脏、十二节，皆通乎天气”。《素问·阴阳应象大论》：“阴阳者，大地之道也，万物之纲纪，变化之父母，生杀之本始，神明之府也，治病必求于本”。“故积阳为天，积阴为地，阴静阳躁，阳生阴长，阳杀阴藏”。又说“水为阴，火为阳。阳为气，阴为味”。……这些都说明阴阳对立统一是宇宙间事物的总规律。一切事物的发生、发展、变化无不受这一总规律制约。宇宙间生命的起源，以及人类的一切生命活动也受阴阳对立统一法则支配。《灵枢·本神》说：“男女媾精，万物化生”。“故生之来谓之精，两精相搏谓之神”。也就是这个意思。

阴阳中可再分为阴阳。《素问·阴阳离合论》说：“阴阳者数之可十，推之可百，数之可千，推之可万，万之大不可胜数，然其要一也”。《阴阳应象大论》说：“阴胜则阳病，阳胜则阴病。阳胜则热，阴胜则寒”。这就是指出阴阳应是对立统一平衡的。平衡失调就产生病变，又说“善诊者，察色按脉，先别阴阳；审清浊，而知部分；视喘息，听声音，而知所苦；观权衡规矩，而知病所主”。阴阳互相滋生、协调、维持动态平衡。《素问·生气通天论》说：“凡阴阳之要，阳密乃固，两者不和，若春无秋，若冬无夏，因而和之，是为圣度。故阳强不能密，阴气乃绝，阴平阳秘，精神乃治，阴阳离决，精气乃绝”。

为了保持动态平衡、阴平阳秘就必须调整阴阳。《素问·至真要大论》就说：“谨察阴阳所在而调之，以平为期，正者正治，反者反治”。在人体本身阴阳消长情况通过内部（五脏、六腑）整体联系不断进行自控调节。

现代生理学中在各个生理系统、器官，甚至细胞水平、分子水平都离不开对立统一平衡规律的作用。例如神经系统的兴奋作用和抑制作用的对立统一，交感神经作用和副交感神经作用的对立统一，乙酰胆碱和肾上腺素的对立统一，内分泌系统的雌激素和睾丸酮的对立统一。各种消化腺的分泌和抑制分泌，消化道的蠕动和抑制蠕动。肾脏利尿和抗利尿，肾小管的分泌和重吸收。各种肌肉的收缩与舒张。体温调节（皮肤、肺）的保温与散热。血液的凝固与抗凝。感觉系统的光亮与黑暗，颜色感觉的红绿与黄蓝，痛与抗痛。营养系统的消化、吸收、排泄、新陈代谢。呼吸系统中气体交换。心血管系统中心缩与心舒。全身体液的各种因素的对立统一调节平衡、酸碱平衡、离子平衡。还有免疫系统的抗原与抗体等等。这些生理规律将在有关各篇章中讨论。

尽管对立统一、动态平衡的规律在生命活动中无所不在，可以说它是生命现象中的普遍规律，但现代生理学并没有像中医学那样把阴阳作为整个医学的总纲，并没有把阴阳对立统一学说作为生理学的指导思想。现代生理学更多地偏重研究某一生命活动的特殊规律。

2. 五行生克乘侮——联系整体观　中医学中的五行学说比阴阳学说的争议还多些。我们仅就五行生克乘侮联系整体思想来讨论。

范文澜《中国通史简编》：“《周易》讲阴阳，《洪范》讲五行，原来是解释宇宙的两种不同的哲学思想。阴阳是朴素的辩证法，五行是朴素的唯物论。至齐人邹衍混合两种思想，并且改造成唯心论，大大加强它们的神秘性，创立起阴阳五行家”。又说：“把阴阳消长与五行相胜配合起来，造出五德终始（水德克火德，火德克金德等）的循环论与命定论”（《中国通史简编》，266、267页）。

到了汉代董仲舒“五行统一于阴阳，阴阳统一于天。人受天命而生，同天一样，也有阴阳五行。人是天之副，与天合而为一。这叫做人副天”。“易经的阴阳学与战国以来盛行的阴阳五行学，融合成为董仲舒的春秋公羊学”（《中国通史简编·第二篇》，112、113页）。

用“五行”这五种为当时人们所常见而不可缺少的物质形态来概括世界的种种复杂现象，这是通过当时的生产斗争，在当时农牧业、手工业生产技术知识及其对金木水火土五种物质性质比较深入观察和了解的基础上，对客观物质世界的概括（《中国哲学史简编》，46页）。

宋代唯物主义者王安石认为一切事物都是由金木水火土五种物质元素构成。五行的基本属性就是有耦。即是说五行本身就是包含着矛盾的对立面（《中国哲学史简编》，326～330页）。

以五行配五时（四时及长夏），即春木、夏火、长夏土、秋金、冬水；再以五行五时配五脏（肝木、心火、长夏脾、秋肺、冬肾）来说明脏腑活动及其相互关系。这就将五行学说与医学生理学结合起来了（图2-17）。

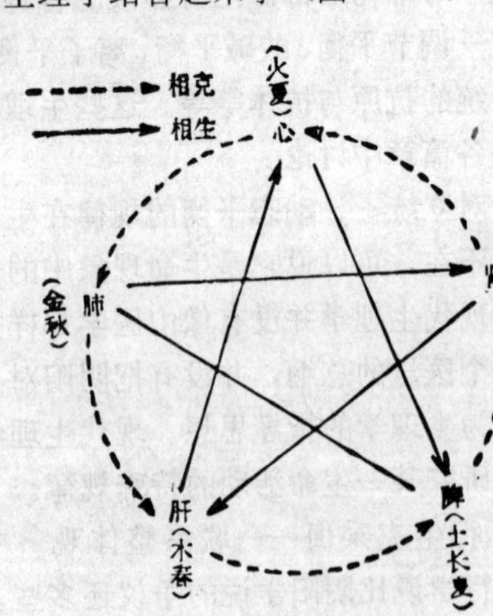

图 2-17 五行五时配五脏

《素问·金匮真言论》：“东风生于春，病在肝……南风生于夏，病在心……西风生于秋，病在肺……北风生于冬，病在肾……中央为土，病在脾……”。以五行生克乘侮关系来说明机体各脏腑间互相联系，互相制约的密切关系。“所谓得四时之胜者，春胜长夏，长夏胜冬，冬胜夏，夏胜秋，秋胜春，所谓四时之胜也”（这是指相克关系而言）。五行相生为：水生木、木生火、火生土、土生金、金生水（相生关系即“母子关系”）。相生相克互相制约维持整体协调平衡关系。这是指机体在正常生理状态下的活动规律。如果五脏中任何一脏发生病理性功能变化（太过或不及）则引起平衡失调，就会出现相乘相侮的变态。例如金不克木，木必乘土（肝火亢盛引起脾虚）。金不足，木偏亢，反侮金（肝火引起肺虚）。

这些生克乘侮的关系应用到医学上，其根据见《素问·宝命全形》：“岐伯曰：木得金而伐，火得水而灭，土得木而达，金得水而缺，水得土而绝，万物尽然，不可胜竭”。这是由表面现象的观察，取类比象推演而来的。

再由五行五脏生克关系预测各脏器得病季节，预后，生死情况。《素问·藏气法时论》：“病在心，愈在长夏，长夏不愈，甚于冬，冬不死，持于春，起于夏，禁温食热衣。……病在脾，愈在秋，秋不愈，甚于春，春不死，持于夏，起于长夏，禁温食，饱食湿地濡衣，……”。“夫邪气之客于身也，以胜相加，至其所生而愈，至其所不胜而甚，至其所生而持，自得其位而起。必先定五脏之脉，乃可言间甚之时，死生之期也”。

再由五行五脏生克关系推测疾病在各脏器间传变。《素问·玉机真藏论》：“五脏受气于其所生（如肝生心），传之于其所胜（如肝克脾），气舍于其所生（肾生肝），死于其所不胜（肺克肝）。病之且死，必先传行，至其所不胜，病乃死”。《素问·标本病传论》：“夫病传者，心病先心痛，一日而咳（咳为肺之证，是心病传之于肺，火克金也）。三日胁支痛（肝之经脉布于胁肋，为肺传之于肝，金克木）。五日闭塞不通，身体重（脾司运化，又主肌肉，是肝传之脾，水克土也）”。“三日不已死（病传于脾，仍未止，再传于肾，肾为心之所不胜之脏，而五脏皆已传遍，因而死矣）”。

中医根据临床经验总结的若干治法：像

“培土生金”，“益火生土”，“滋水涵木”，“培土制水”等，尽管五行学说解释尚有若干争议之处，但只要临床有效，就应当继续使用，而且应用现代科学深入加以研究；研究它们实际存在但尚未被揭示的联系。不能轻率予以肯定或否定。

机体脏腑间的联系整体观，在现代生理学中虽然没有像中医学五行学说那样对整个医学影响那么深远，那么广泛，但也是处处可见。而联系机理相当明确，联系途径也十分具体。例如心脏与肺脏关系十分密切。肺气肿常引起肺心病。心力衰竭引起呼吸困难。心衰引起肾机能障碍。肾炎引起浮肿和高血压。尿毒症产生陈施呼吸。肝病引起黄疸，肝病严重，失去解毒作用，引起脑症状（肝昏迷）。肝的代谢机能障碍或引起许多代谢性疾病，像糖尿病等。营养生理（包括消化、吸收、排泄、新陈代谢）对各生理系统联系更为密切。例如各种营养素：蛋白质、脂肪、碳水化合物、维生素等缺乏或不足引起的各器官系统的功能障碍。这些联系是通过神经、体液（包括血液）来实现的，并把机体组成一个完整的整体。

中医五行学说中脏器的生克乘侮，有的是临床实践的总结，有的是当时哲学思想消极面的影响。这也要一分为二。例如《灵枢·通天论》：“天地之间，六合之内，不离于五，人亦应之”。把“不离于五”配属五行到一切方面，客观依据很少，难以使人理解。例如五行、五脏、五方、五季、五气、五味、五色、五窍、五志、五音、五谷、五药、五并、五恶、五液、五劳、五走、五节、五发、五邪、五主、五畜、五虫、五禁、五夺、五过、五宜、五逆等。

郭沫若在《十批判书》中指出：“像这样凡是五项为一系统的东西都整整齐齐地配列起来，自然不足五项的要益它一下，譬如四季外添一中气（即长夏——作者）。在四方之内添一中央。超过五项的要损它一下，如数减去一二三四。六牲省去马。没有的，当然可以依照这个公式重新造出，如五帝、五神之类都是新编的系统”（《十批判书》，356 页）。

但中医学五行生克乘侮联系整体观对于现代生理学还是非常有用的指导思想。它能促进现代生物医学的发展。最近一位台湾大学的学者林建苏（音译）教授以现代内分泌学研究五行生克乘侮调节激素系统发表文章认为：五行学说作为一种普通规律，使用它说明有关各类事物联系协调平衡。其中某一成分变弱或变强，全系统就失去平衡。要恢复平衡，就要进行能量再分配，下丘脑-垂体-肾上腺皮质轴的激素调节可用五行生克乘侮的调制系统加以说明（见图 2-18）。

将复杂事物加以简化，这是科研目的之一。

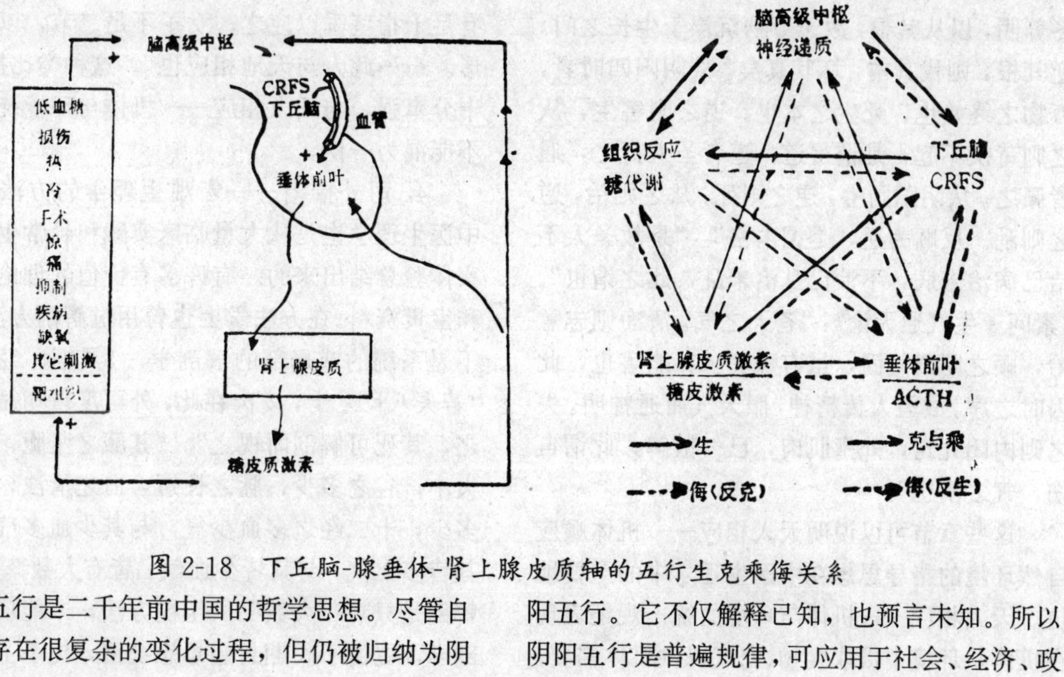

图 2-18 下丘脑-腺垂体-肾上腺皮质轴的五行生克乘侮关系

阴阳五行是二千年前中国的哲学思想。尽管自然界存在很复杂的变化过程，但仍被归纳为阴阳五行。它不仅解释已知，也预言未知。所以阴阳五行是普遍规律，可应用于社会、经济、政治、生态科学，甚至医学。不了解这些中医学概念，就不懂得中医学的精神。火土金水木是五个类型，而不是火土金水木本身。五行、五类事物为中国的传统思想。激动（生）、抑制（克）；同化（anabolic）或异化（catabolic）……由这些相互关系，才能保持自然协调平衡。如只生不灭，将耗竭一切。如过弱不生，则将消灭一切（《国际中医学杂志》1985 年 3 月 2 卷 1 期）。

当然上述对比未必完全确当，但可以肯定机体各部分相互影响和联系的整体观点是极有实用价值和理论意义的。这种观点已越来越被现代生理学所证实。现代生理学中反馈调节控制系统不仅在神经体液调节研究中日益受到重视，而且在免疫系统和分子生物学以及遗传信息，基因调控研究领域也成为重要的指导思想。因此五行生克乘侮作为一种未经证实的万能理论公式（或叫理论工具），由于它有很大的随意性，很难理解。但五行生克乘侮联系整体观，作为生理学研究的指导思想，研究机体的反馈调控机制，机体整体各个水平的自控系统调节规律，确有巨大的指导意义。

3. 天人相应——机体与环境的统一观

人类机体应与自然环境（天时气候、地理条件）的变化相顺应，以调养精神意志，从而达到保健目的。《素问・四气调神大论》："夫四时阴阳者万物之根本也。所以圣人春夏养阳，秋冬养阴，以从其根，故于万物沉浮于生长之门。逆其根，则伐其本，坏其真矣。故阴阳四时者，万物之终始也，死生之本也。逆之则害生，从之则苛疾不起，是谓得道。道者圣人行之，遇者佩之。从阴阳则生，逆之则死，从之则治，逆之则乱。反顺为逆，是谓内格"。"是故圣人不治已病治未病，不治已乱治未乱，此之谓也"。《素问・生气通天论》："苍天之气，清净则志意治，顺之则阳气固，虽有贼邪，弗能害也，此因时之序。故圣人传精神，服天气而通神明。失之则内闭九窍，外壅肌肉，已气散解，此谓自伤，气之削也"。

这些章节可以说明天人相应——机体顺应自然环境的指导思想在中医生理学中的重要地位。天人相应——机体与环境的统一观还表现在机体从环境中摄取食物、空气以供机体需要。《素问・阴阳应象大论》："水为阴，火为阳。阳为气、阴为味。味归形，形归气；气归精，精归化"。张隐庵解释道："天食人以五气，地食人以五味，气味化生此精气，以生养此形也"。所谓"气化生精"就是机体摄取环境营养素后在体内进行新陈代谢的意思。

中医学与古代天文气象学结合产生了运气学说。天之六气（风寒暑燥湿火）下降，地之六气（五行和君火）上升，两气相交为气交。动植物和人生活于气交之中。六气升降出入失常，出现盛衰之变则产生邪风，使万物和人体受到危害。"至而至者和"，平气之年，疫病少而轻。"至而未至来气不及"，不及之年，"寒气流行肾病"，"水不足土妄行脾病"。"未至而至，来气有余"，太过之年，如君火，相火，火运太过，炎暑心病，热病。火克金肺病。火反侮水肾病。这里所说一年四季气候变化是"天气"、"地气"升降运行产生，不是日、月、地球等天体运转产生。这种认识的产生由于历史条件的限制，但气候异常影响身体健康的思想还是相当重要的天人相应的思想。

《灵枢・客邪》："天圆地方，人头圆足方以应之；天有日月，人有两目；地有九州，人有九窍；天有风雨，人有喜怒；天有雷电，人有声音；天有四时，人有四肢；天有五音，人有五脏；天有六律，人有六腑；天有冬夏，人有寒热；天有十日，人有手十指；辰有十二，人有足十指茎垂以应之；女子不足二节，以抱人形。……此人与天地相应也"。这种类比推测，十分牵强，与天人相应——机体与环境统一观不能混为一谈。

4. 司外揣内——宏观生理学的方法论

中医生理学也是从大量临床实践和日常生活观察体验总结出来的。有许多有价值的理论概念和宝贵资料。在方法学上也曾用过解剖方法，但不是系统的或局部的解剖学。《灵枢・经水》："若夫八尺之士，皮肉在此，外可度量切循而得之，其死可解剖而视之"。"其藏之坚脆，腑之大小，谷之多少，脉之长短，血之清浊，气之多少，十二经之多血少气，与其少血多气，与其皆多血气，与其皆少血气，皆有大数"。这种解剖是只求"大数"的粗糙方法，未能形成解剖学。更由于长期封建思想统治，扼杀了解剖学的发展。现代生理学引进解剖学组织学方法、物理、化学方法、细胞学方法以及动物实验方法使生理学获得蓬勃发展的条件，中医生理学是没有的。中医生理学方法主要是“司外揣内”、“以象察藏”的宏观方法。《灵枢·外揣》、《灵枢·本藏》等都明确谈到这种方法。“日与月焉，水与镜焉，鼓与响焉。夫日月之明，不失其影，水镜之察，不失其形，鼓响之应，不后其声，动摇则应和，尽得其情”。“故远者司外揣内，近者司内揣外”。张景岳注解“揣者推测也。司、主也。远者主外，近者主内。察其远，能知其近；察其内，能知其外”。《灵枢·本藏》：“耳高者肾高，耳后陷者，肾下。耳坚者肾坚，耳萡不坚者，肾脆。耳好前居牙车者，肾端正，耳偏高者，肾偏倾也”。“赤色（指肤色）小理者心小，粗理者心大”。“白色小理者肺小，粗理者肺大”。“青色小理者肝小，粗理者肝大”。“唇坚者脾坚，唇大而不坚者脾脆”。“肺应皮，皮厚者大肠厚，皮萡者大肠萡”。“心应脉，皮厚者脉厚，脉厚者小肠厚，皮萡者脉萡，脉萡者小肠萡。……”“视其外应，以知其内脏。则知所病矣”。

这种以外揣内的方法是比较粗糙，有许多情况下揣测也不符合实际。

用援物比象，以此类推的方法，其结果常常是错误的或者是牵强附会的。《灵枢·经水篇》把十二经脉与当时十二条河流相比：“足太阳外合于清水……足少阳外合于渭水，……足阳明外合于海水……足太阴外合于汝水……足厥阴外合于渑水……手太阳外合于淮水……手少阳外合于漯水……手阳明外合于江水……手太阴外合于河水……手少阴外合于济水……手心主外合于漳水……所以人-天地相参也”。

中医生理学的“司外揣内”方法从体表内脏的相关研究中证明它是有一定的科学基础的。在临床实践中也非常实用。只是不能以此类推，无限扩大罢了。

（四）现代生理学的研究方法

现代生理学的研究当然不能停留在先辈的朴素唯物论和自发的辩证法思想上。应当自觉地以辩证唯物论作为研究的指导思想。必须以现代科学技术方法进行客观化的临床研究和实验研究。采用客观化的动物实验。尽可能排除研究者主观因素，在实验室的严格控制条件下进行实验观察。并把实验研究与临床研究结合起来。宏观观察与微观分析结合起来。形态观察与功能实验结合起来。应用精确的定量、定性的数据阐明问题。在研究手段上要应用现代科学仪器和现代物理、化学、生物学的先进技术。

机体的正常生命活动，首先是机体本身作为一个完整的统一体而存在的。机体各器官、系统的活动保持着密切联系，机体内部才能保持相对稳定状态。同时机体与周围环境也是密切联系的，环境的变化势必影响机体，机体各部分活动必须适应这种变化而调节自身的功能。因此生理学研究必须从整体观点出发研究各器官、系统的生理功能。既要进行整体水平的研究，例如在完整机体条件下的慢性实验，以阐明生理活动规律。又要进行离体单一器官的研究，例如离体心、肺、肾、脾、肝、胃肠等器官本身的生理活动规律。前者称为整体水平的生理学研究，后者称为器官及系统水平的生理学研究。机体的整体功能活动是以机体各器官、系统活动为基础的。因此器官、系统的生理学在了解机体整体活动中是不可缺少的。不仅如此，机体各器官、系统的活动，在很大程度上决定于各器官的细胞和组织结构的理化特性和生理特性。因此细胞和亚细胞生理特性及其规律又是各器官生理功能的基础。例如离子浓度与心肌细胞活动关系十分密切，它的规律是属于细胞和分子水平的生理学研究。器官水平、细胞水平研究属于分析性较多的研究。对机体整体功能认识需要在分析基础上进行综合。没有对局部分析的研究不可能更深刻认识机体生命活动的规律。但是局部的生理功能的相加并不等于整体的生理功能。两者既有联系又有区别。分析方法与综合方法，局部研究与整体研究的辩证关系将在以后各有关篇章中讨论阐明。

在人工控制的实验室条件下，对生命活动进行客观观察和科学实验是现代生理学研究最常用的方法。这种实验方法可分为急性实验和慢性实验。

1. 急性实验法　由于研究目的不同，又可分为离体组织、器官实验法，和活体解剖实验法。

（1）离体组织、器官实验法：把要研究的某一组织或器官从动物活体或从刚处死的动物体内取出，置于人工环境中，设法在短时间内仍能保持它一定的生理功能，进行观察和实验研究。例如对离体心肌、离体平滑肌、离体神经等的生理功能研究。

（2）活体解剖实验法：使动物处于麻醉或破坏它大脑的条件下进行活体解剖，暴露所要研究的器官，进行实验研究。例如对肾脏泌尿活动、心脏活动、脾脏活动怎样受神经调节的影响的研究。

离体组织、器官实验和活体解剖实验过程时间较短，实验后动物死亡，故称急性实验法。它的优点就在于人工控制条件作用因素比较简单，便于观察与分析。它的缺点就在于动物脱离整体或受解剖或麻醉的影响下进行的，所得结果常有一定的局限性。

2. 慢性实验法　在完整的正常动物机体上对某种生命现象进行观察和实验研究。进行这种研究，要尽量保持动物体内外环境条件相对稳定，以研究一定条件下的某一生理功能。为了便于实验观察，事先要对动物进行无菌手术。待动物的手术创伤恢复后才能进行实验。例如唾液分泌反射的研究，高级神经活动的研究等。这种方法所得资料比较接近正常生理情况，能了解机体在清醒时对环境因素作用下的反应。

所有这些实验方法，各有特殊意义，也都有它的局限性。生理学的研究必须根据研究目的和对象选择适宜的实验方法，并对实验结果实事求是地作出评价与分析。

二、细胞的基本功能

（一）细胞兴奋性与生物电现象

地球上几乎没有一种变化不同时显示出电现象。细胞活动所产生的电现象称为生物电现象。心电图、脑电图、肌电图就是心脏、大脑、骨骼肌细胞活动时记录到的生物电变化。研究生物体内电现象及其发生机制的科学称为电生理学。为了把微弱而快速的生物电精确地记录下来，通常须要用阴极射线示波器等电子仪器设备，根据荧光屏上电子束光点移动轨迹，测量生物电的强度与时间变化。在测量时，把电极放在神经干或整块肌肉组织上，为细胞外记录，它只能是许多神经纤维或肌肉细胞电变化的复合反映。为了研究单一神经纤维或单一细胞的电变化，需要使用微电极。微电极是用一个金属或细玻璃管制成的充有导电液体，其尖端只有 1.0μm 或更细的微型测量电极，它只有尖端导电，可以插入细胞内作细胞内记录。研究生物电现象常需用刺激，在刺激的作用下，引起兴奋性的改变从而出现反应。因此，首先要明确刺激，兴奋以及兴奋性等基本概念。

1. 刺激与反应

（1）兴奋与兴奋性：生物体所生存的环境是不断变化的，能引起生物体出现反应的各种环境变化称为刺激。组织细胞在刺激的作用下，能迅速地产生生物电变化。生理学将组织细胞受刺激后产生生物电反应的过程及其表现称为兴奋。受刺激后产生兴奋的能力称为兴奋性。几乎所有的活组织细胞都具有一定程度的对刺激发生反应的能力，只是反应的灵敏程度和表现形式有所不同。在动物的各种组织中，以神经、肌肉以及一些腺体细胞表现出较高的兴奋性，只需较小的刺激就能引起一定形式的反应。故通常将这些细胞称之为可兴奋细胞。不同的可兴奋细胞兴奋时，反应形式各不相同，肌肉细胞表现为舒缩活动，腺体细胞表现为分泌活动。

（2）刺激引起兴奋的条件：生理学使用的刺激可分为化学、机械、温度以及声、光、电等，其中以电刺激最为常用。这是因为由刺激仪器取得电刺激很方便。电刺激的强度、持续时间以及强度-时间变化率比较容易控制，并在一般情况下，引起组织兴奋的电刺激不会造成组织损伤，可以重复使用。

实验证明，并不是任何刺激都能引起组织兴奋。引起组织兴奋的刺激必须在刺激强度、刺激持续时间以及刺激强度对时间的变化率三个方面达到某个最小值。刺激的这三个参数并不是一个固定值，它们可相互影响。其中一个值变了，其余两个值也会发生相应的改变。

为了研究刺激各参数之间的相互关系，可将其中一个参数值固定，观察另外两个参数的相互影响。例如，使用方波电刺激时，不同大小和持续时间的方波升支斜率都是一致的，因而可以认为方波的强度-时间变化率是固定的。于是就可以分析刺激强度与作用时间两个参数的相互关系。用神经肌肉组织进行的实验表明，在强度-时间变化率固定的情况下，引起组织兴奋所需的最小刺激强度和刺激持续时间呈反比关系。当刺激较强时，作用时间较短就可引起组织兴奋；反之，刺激较弱时，要作用时间较长才能引起组织兴奋。如把引起兴奋的各种刺激强度和相应的作用时间在座标图上绘出一条曲线，称为强度-时间曲线。它类似双曲线，基本上可分为三段：曲线中段表示，任何一个刺激强度作用点，其持续时间都必须达到该点在横座标上所显示的时间，才能引起组织兴奋；反之，任何一个刺激作用时间，其强度也必需达到所对应的值，才能引起组织兴奋。说明在一定范围内刺激强度与作用时间的反变关系。曲线的右段表明，当刺激强度低于纵座标所表示的值时，无论作用时间怎样延长，也不能引起组织兴奋。因此，不论刺激时间如何延长，引起组织兴奋所需的最低强度，称之为基强度(图 2-19)，表现为曲线与横座标平行。曲线左段表明，即使大为增加刺激强度，也需要有一个最短作用时间，否则不能引起组织兴奋，表现为曲线与纵座标平行。

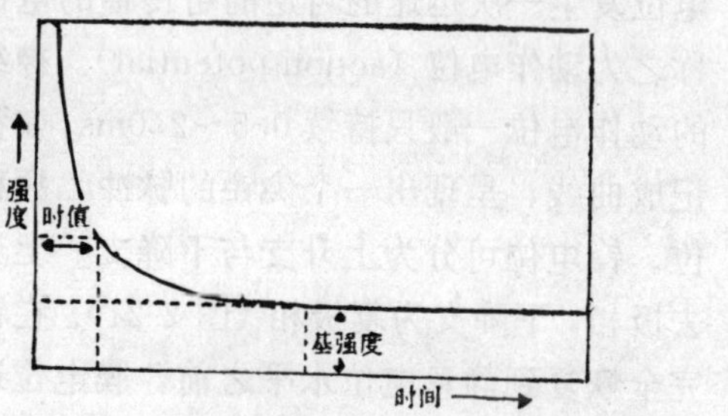

图 2-19 可兴奋组织的强度-时间曲线

可以用基强度对不同组织的兴奋性作比较。但基强度位于曲线右段，不能反映整个曲线的位置。因此有人主张用时值作为兴奋性的客观指标。时值是指用基强度 2 倍的强度刺激时，引起组织兴奋的最短作用时间。时值的位置可能正在曲线中段曲度最明显的部位，可以较好地反映组织兴奋性。但时值的测定较为复杂，不便日常应用。通常在刺激作用时间和强度-时间变化率固定不变的情况下，用引起组织兴奋所需的最小强度反映组织兴奋性。这个最小强度称为阈强度，或简称阈值(threshold)。强度小于阈值的刺激称为阈下刺激。阈值的大小可以近似反映组织兴奋性的高低。阈强度愈大，说明兴奋性愈低。

(3) 细胞兴奋及其恢复过程中兴奋性的变化：可兴奋细胞或组织在接受一次刺激出现兴奋的即时和以后的一个短时间内，其兴奋性将经历一系列有规律的变化，然后才恢复正常。这是细胞兴奋性的一个重要特征。为了检测这一特征需要两次刺激。第一个阈上刺激引起细胞兴奋，并在此兴奋及其恢复过程中的不同时间内给予第二次刺激，以观察细胞对第二次刺激的反应。结果发现，在细胞兴奋的当时，如给予第二次刺激，不论刺激多么强大，都不能产生第二次兴奋，即第二次刺激无效。故这段时间称为绝对不应期(absolute refractory period)。表明其兴奋性下降到零。在绝对不应期之后，第二次刺激，只有超过该细胞通常的阈强度，才能引起新的兴奋。这个时期称为相对不应期(relative refractory period)，表明兴奋性逐渐恢复，但仍低于正常。在相对不应期结束时，兴奋性才恢复正常。在此期之后，兴奋性先是轻度增高，继而又低于正常，这一过程比较缓慢，分别称为超常期(supranormal period)和低常期(subnormal period)。至于各期的持续时间，不同的细胞差异很大，就神经纤维或骨骼肌细胞来说，绝对不应期只有 0.5～2.0ms，而在心肌则可达 200～400ms。

2. 细胞生物电现象及其机制

(1) 细胞的静息电位：①静息电位现象：静息电位是指细胞未受刺激时，存在于细胞膜内外两侧的电位差。由于这一电位差存在于安静细胞膜的两侧，故又称跨膜静息电位 (trans-membrane resting potential)，简称静息电位(resting potential)。静息电位的测量，如图 2-20 所示，膜外为参考电极，将微电极插入膜内，

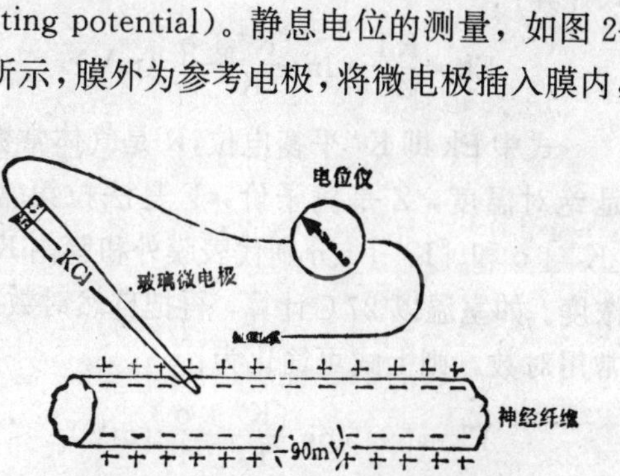

图 2-20 用微电极测量单个神经纤维的膜电位示意

并将两电极联在电位仪上。当微电极插入膜内时，即可发现膜内电位比膜外电位低。如以膜外电位为零，则膜内电位为负。即膜内带负电，膜外带正电。这种内负外正的状态，称为极化状态。大多数细胞的静息电位是一种稳定的直流电位。各种细胞的静息电位数值不同，哺乳动物神经和肌肉细胞为－70～－90mV，而人的红细胞只有－10mV。

②静息电位机制：静息电位的产生有两个基本条件，一是细胞膜内外离子分布的不均衡性，二是细胞膜的选择通透性。正常时细胞内的K^+浓度和有机负离子A^-浓度比膜外高，而Na^+和Cl^-的浓度则膜外比膜内高。于是K^+和A^-必然有向膜外扩散的趋势，而Na^+和Cl^-必然有向膜内扩散趋势。但细胞膜在安静时，对K^+的通透性高，对A^-无通透性。因此，K^+顺浓度梯度，从膜内经开放的K^+通道扩散到膜外，随着K^+扩散，使膜外具有较多的正电荷。同时由于A^-不能透过膜而留在膜内，造成膜外变正，膜内变负，出现了电位差。这种电位差，反过来又成为阻止K^+外移的力量。随着K^+外移的增加，阻止K^+外移的电位差也增加。当促进K^+外移的浓度差和阻止K^+外移的电位差这两种相反力量达到平衡时，K^+的净通量为零，K^+的内流和外流量相等，这时膜两侧的电位差趋于稳定。这种电位差即K^+的平衡电位，也就是静息电位。由此可见，细胞内高K^+和安静时膜主要对K^+有通透性是静息电位产生的主要原因。

K^+平衡电位的具体数值可根据 Nernst 公式计算：

$$Ek=\frac{RT}{ZF}\cdot\ln\frac{[K^+]\,o}{[K^+]_i}\ (mV)$$

式中Ek即K^+平衡电位，R是气体常数，T是绝对温度，Z是离子价，F是法拉第常数，$[K^+]\,o$和$[K^+]\,i$分别代表膜外和膜内K^+的浓度。如室温以27℃计算，再把自然对数换成常用对数，则上式可简化为：

$$Ek=59.5\log\frac{[K^+]\,o}{[K^+]\,i}\ (mV)$$

通过计算所得K^+平衡电位数值与实际测得的静息电位数值非常接近。提示静息电位主要是K^+向膜外扩散所造成。

一系列实验也证实了K^+平衡电位的理论。例如，人为地改变细胞膜外K^+的浓度的实验发现：当降低膜外K^+浓度时，静息电位值增大；当提高膜外K^+浓度时，静息电位值变小。这一结果与根据 Nernst 公式计算所得的预期值基本一致。

(2) 细胞的动作电位：可兴奋细胞在接受刺激产生兴奋时，最先出现的反应是动作电位。由动作电位再进一步触发肌肉收缩和腺体分泌等活动。动作电位是细胞兴奋的标志。兴奋性可以理解为细胞受刺激时产生动作电位的能力。

①动作电位现象：当神经或肌肉在安静情况下，受到一次短促的阈刺激或阈上刺激时，膜内的负电位（－90mV）将迅速消失，而变为正电位（＋20～＋40mV）。即由静息时的内负外正变成内正外负，电位变化的幅度为90～130mV。这一过程称为去极化。膜内电位由零变为正值的部分称反极化或超射。去极化的过程很短暂，继而膜电位很快恢复到静息时的水平。这一过程称为复极化。在刺激的作用下，膜电位发生一次迅速的可逆的可传播的电位倒转称之为动作电位（action potential）。神经纤维的动作电位一般只持续0.5～2.0ms，如将其描记成曲线，呈现出一个尖锐的脉冲，故称锋电位。锋电位可分为上升支与下降支。上升支为去极相，下降支为复极相（图2-21）。在锋电位完全恢复到静息电位水平之前，膜电位还要经历一次微小而缓慢的波动，称之为后电位。后电位先是负后电位继而是正后电位。

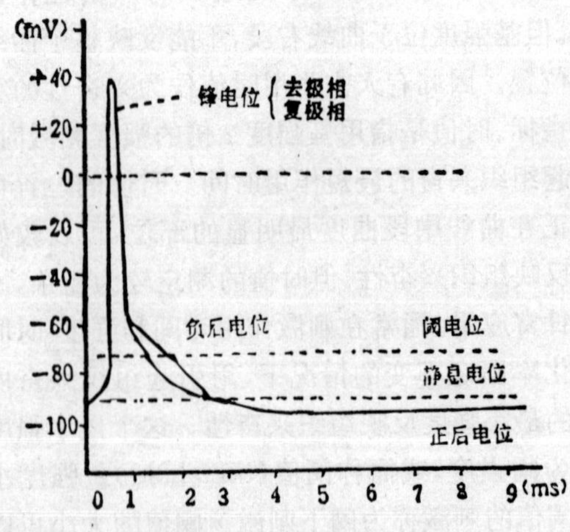

图 2-21 动作电位曲线

动作电位有三个特点：①“全或无”(all or none）现象。在其他条件不变时，单个阈下刺激不能引起动作电位。刺激一旦达到阈值以上，不论强度如何，均引起同样大小的动作电位，不随刺激强度增大而增大。②动作电位是可传播的，在传播中具有不衰减性。如果细胞膜各部分极化状态均匀，则动作电位的幅度和传导速度会毫不衰减地传遍整个细胞膜。这也是全或无现象。③相继产生的多个动作电位不发生重合或总和。这是因为，动作电位产生的当时正是细胞的绝对不应期，其兴奋性下降到零，不能接受新刺激，产生新的动作电位。从而不会发生重合。可见绝对不应期决定着两次相继动作电位之间的最小间隔时间。每一可兴奋细胞，根据其绝对不应期的长短，在单位时间内只能发生一定数量的动作电位。

②动作电位机制：用直流电刺激神经纤维的实验发现，通电时负极下方的膜产生去极化，出现动作电位。这是因为通电时，负极下膜有外向电流通过，由于膜有一定的电阻值，在膜两侧产生一个内正外负的电压差。这种电压差与膜的静息电位外正内负的方向相反，从而使得静息电位数值减少，出现一定程度的去极化。当静息电位减少到一定的临界值，就会触发一个动作电位。这个临界值称为阈电位，阈电位的值大约比静息电位（-90mV）小 10～20mV。

在细胞膜上存在着 Na^+ 通道。Na^+通道只有当静息电位减少到阈电位水平时，才能大量被激活开放，Na^+的通透性才能突然增大，并可暂时超过膜对 K^+的通透性。由于细胞外 Na^+浓度高，于是 Na^+在浓度差与膜两侧电位差的推动下，大量地迅速内流，使膜进一步去极化，以致产生极化的倒转，形成锋电位的上升相。上升相包括去极化和反极化两部份，是膜内负电位随着正电荷的进入而迅速消失，进而出现正电位的结果。这种极化的倒转，膜内正电位的增大反过来足以对抗由于浓度差推动的 Na^+内流，使之达到一个新的平衡点。这个平衡点就是 Na^+的平衡电位，也可以根据 Nernst 公式进行计算。

锋电位的去极相很短暂，很快出现复极相。这是因为 Na^+通道是一种快通道，很快被激活，又很快失活，使得 Na^+通透性的增大时间很短，继而出现膜对 K^+通透性增大，并很快超过对 Na^+的通透性。于是 K^+在浓度差和电位差推动下向膜外扩散，使膜内电位又由正值转变为负值，直到原静息电位的水平，接近于 K^+平衡电位。可见锋电位复极相主要是由于 K^+通透性增大，引起 K^+外流的结果(图 2-22)。继而膜对 K^+的通透性恢复正常，Na^+通道的失活状态解除，恢复了可激活的状态，于是细胞又可以接受新刺激。但每次动作电位之后，可使细胞内 Na^+浓度增加，细胞外 K^+浓度增加。虽然这种变化很微小，却可激活膜上的钠泵，将细胞内多余的 Na^+运出细胞，将细胞外多余的 K^+运入细胞，以恢复膜内外的离子分布。

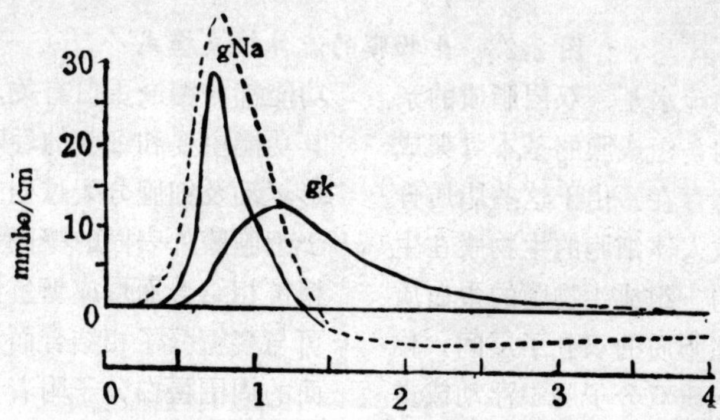

图 2-22 膜对 Na^+、K^+通透性的变化与动作电位

(虚线代表动作电位；gNa、gK 分别为钠、钾电导，代表膜对 Na^+、K^+的通透性)

直流电通电时，正极下膜却相反，有内向电流通过。在膜的两侧产生外正内负的电压变化，其方向与静息电位一致，使静息电位负值变大，由原来的-90mV，发展到-100mV 左右，这种现象称为超极化。膜的超极化使得静息电位距阈电位水平更远，因而不易产生动作

电位，也就是兴奋性下降，处在抑制状态。

（3）细胞的局部电位　作为刺激引起兴奋的一个条件，要求刺激要达到阈值，才能使膜去极化达到阈电位的水平，从而引起动作电位，产生兴奋。阈下刺激虽不能引起动作电位，但并不是毫无影响，阈下刺激可使局部发生微弱的反应，使细胞膜有少量的 Na^+ 通道开放，膜对 Na^+ 的通透性轻度增高，有少量 Na^+ 内流，使静息电位变小，局部去极化，但尚达不到阈电位的水平。这种电变化，称为局部电位或局部兴奋。

局部兴奋有 3 个特征：

①没有“全或无”现象：它可随刺激强度的增强而增强。

②有一种电紧张性的扩布：局部兴奋向周围扩布时，只能使邻近的膜静息电位稍有降低，而且随着扩布距离的增加而迅速衰减到消失，这种扩布称为电紧张性扩布。电紧张性扩布，只能影响邻近膜的兴奋性，不能远距离地传递信息。

③局部兴奋可以总和：局部兴奋没有不应期。两个以上的局部兴奋可总和叠加起来。如在同一处先后给予两个以上的阈下刺激所发生的总和，称为时间总和。如在膜邻近的两点同时受到阈下刺激所发生的总和，称为空间总和。局部电位通过总和叠加，使膜静息电位减少，而达到阈电位的水平，从而产生动作电位，引起可传导的兴奋（冲动）。

（二）细胞膜的运输功能

细胞膜外的物质究竟怎样通过膜运进细胞，以及细胞膜内的物质又怎样通过膜运出细胞外，要解答这些问题，首先要了解细胞膜的结构。从 60 年代到 70 年代生物学家们逐渐承认：生物膜的流体镶嵌模型（fluid mosiac model）。生物膜（包括细胞膜及其他核膜）厚度约 7.5nm。主要由蛋白质和脂质组成（见图 2-23）。

构成细胞膜的脂质主要是磷脂。磷脂有极

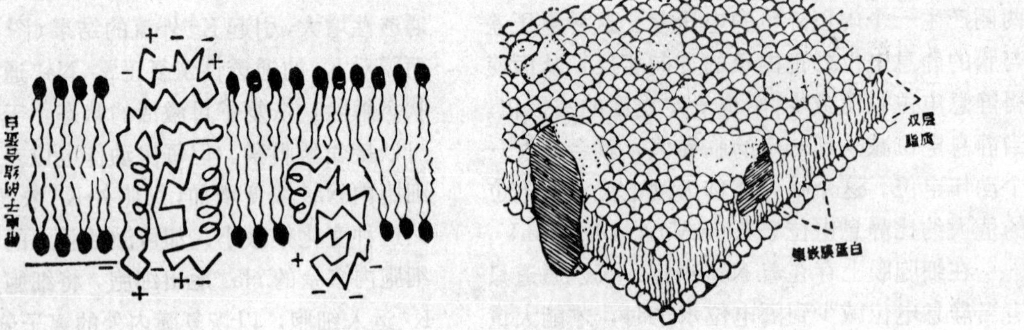

图 2-23　生物膜的流体镶嵌模式

性的亲水基和非极性的疏水基。双层脂质的亲水基向外，疏水基向内，组成膜的基本骨架成分，以液态或液晶状态存在。由于这些脂质分子在 37℃下呈液态，故人体细胞的生物膜在生活情况下是液态流动的。组成生物膜的蛋白质分子分两类：有的嵌在脂质的双分子层间，称为镶嵌蛋白质，它在脂质双分子层中浮动或贯穿其全层；有的粘附在膜的内表面，称为周围蛋白。镶嵌蛋白含量约占膜蛋白总量的 70%～80%，这些蛋白质分子具有许多重要的功能：有的是转运膜内外物质的载体；有的是具有个体特异性的抗原；有的是能量转换器；有的是一些药物或激素的受体。所以细胞膜的许多重要功能都与镶嵌蛋白有关。而周围蛋白含量较少，其功能主要和细胞的吞噬作用、吞饮作用、变形运动及细胞分裂过程中膜的分隔有关。暴露于细胞膜外表面的镶嵌蛋白分子可与分枝的多糖链相结合而形成糖蛋白，脂质分子也有部分可与多糖分子相结合而形成糖脂。细胞膜内表面的周围蛋白分子附着于膜的内表面上，而膜内胞质中的微丝微管又和周围蛋白相连，微丝、微管通过微梁网格系统从而形成了膜的各种运动。细胞膜介于细胞内液与细胞外液之间，并造成内外液间物质成分及浓度的显著差异。存在细胞内的液体称为细胞内液；而浸浴着细胞的液体称为细胞外液，它包括组织间液与血浆。

细胞外液是细胞与体外沟通的桥梁。

从表2-60就可以看出细胞内外液的差异是相当大的。内液中含有大量K^+，而外液中则含有大量的Na^+。这种差异对细胞膜的转运功能，特别是被动转运功能极为重要。

表 2-60　哺乳动物细胞内液与细胞外液离子成分比较

单位：mMl^{-1}

	阳离子					阴离子					
	K^+	Na^+	Mg^{2+}	Ca^{2+}	合计	Cl^-	HCO_3^-	protein⁻	PO_4^{2-}	其他	合计
细胞内液	155	12	15	2	184	4	8	64	90	18	184
细胞外液	5	145	2	2	154	110	27	15	2		154

1. 溶解扩散　溶解扩散为一种被动转运，它遵循物理学上有关扩散的原理，物质经半透膜顺浓度差梯度而进行转运，是不需要耗能的过程。溶解扩散的难易与速度，与物质的离解度，分子的大小以及分子的极性有关。因为细胞膜是由脂质分子组成，故脂溶性较强的分子，也就是极性较弱的分子，通过膜的速度就比较快。由于它是一种单纯的物理过程，故又称单纯扩散。

氧、二氧化碳、醇以及脂肪酸，它们既可溶于水又可溶于脂质。这些物质一旦与膜接触，便溶解于脂质膜内并进一步扩散至膜的另一侧的水介质中。

2. 易化扩散　某种难溶于脂质的物质，通过膜时必须依靠一个中间物质即载体的携带，这种形式的扩散称为易化扩散。

葡萄糖的转运主要依靠这种方式进入细胞。在载体充分有效的情况下，扩散率取决于膜两侧物质的浓度梯度。已知葡萄糖载体是膜蛋白质。

3. 经膜通道与闸门转运　这是一种以"通道"为中介的易化扩散。"通道"是一种细胞膜镶嵌蛋白，它能帮助一些离子通过细胞膜，形成特异性离子通道。随着蛋白质分子构象或构型的改变，离子通道可处于不同的功能状态，开放或关闭。离子通道的启闭是受闸门控制的。所谓闸门就是带电的蛋白质分子及其极性基因(如羧基和磷酸基)。一般可将通道区分为电压依从式通道和化学依从式通道两大类，前者的启闭决定于膜两侧的电位差，后者的启闭决定于膜的环境中是否存在特定的化学性信号。以神经纤维为材料的大量实验研究表明，神经纤维膜上存在着这种电压依从式的离子通道，钠和钾离子流经这些通道时可迅速发生神经冲动。实验也记录到了闸门电流的存在。离子通道的概念随着研究工作的进展正在不断深化。

4. 主动转运　这种转运是逆浓度梯度而产生的跨膜转运。例如细胞内K^+浓度高于细胞外，而细胞外Na^+高于细胞内，但有时仍需将细胞外的K^+逆浓度梯度转运至细胞内；而将细胞内的Na^+逆浓度梯度转运至细胞外。此外某些物质如糖、氨基酸、HPO_4^{2-}、Cl^-甚而某些递质如儿茶酚胺等均能逆梯度进行跨膜转运，但都依赖于某种泵的作用。因为它是一种耗能的转运，故称为主动转运。

完成Na^+、K^+主动转运的载体称为钠—钾泵。它几乎存在于所有细胞，是膜镶嵌蛋白的一种。此载体能从细胞内向细胞外转运钠离子，从细胞外向细胞内转运钾离子，并能分解ATP分子以利用其能量完成主动转运。因此又称此载体为Na^+-K^+-ATP酶。此载体在膜内侧面由于ATP酶的活化，使ATP变为ADP并释放能量而与Na^+结合，当至膜外侧面时在释放能量的同时失去与Na^+的亲和性而变成与K^+有亲和性的载体而携带K^+。当再次至膜内时由于ATP的供能而又重新变成Na^+的载体(图2-24)。

除钠—钾泵外，还有一种仅转运钠的载体，称为钠泵，也广泛存在于各种细胞膜。它防止细胞水肿或参与协同转运。一般细胞内均含有不能渗过膜而带有负电荷的物质，如蛋白、磷肌酸、三磷酸腺苷等。使带正电荷的Na^+进入细胞内，并同时带进大量的水分子，造成细胞水肿。钠泵则可防止此种水肿。

5. 协同转运　就是伴随Na^+转运的同时转运其他物质并共用同一载体。如Na^+/糖、Na^+/氨基酸、Na^+/Cl^-、$2Na^+$/HPO_4^{2-}、Na^+/

儿茶酚胺等，这种形式多见于小肠与肾小管。如图 2-25 所示。

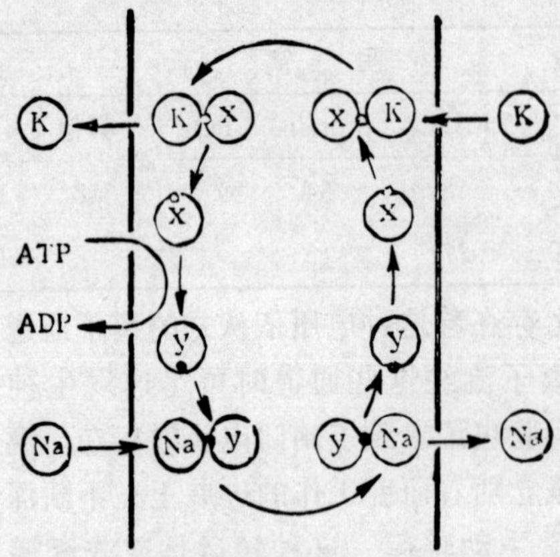

图 2-24 钠—钾泵转运 Na^{+}、K^{+}过程

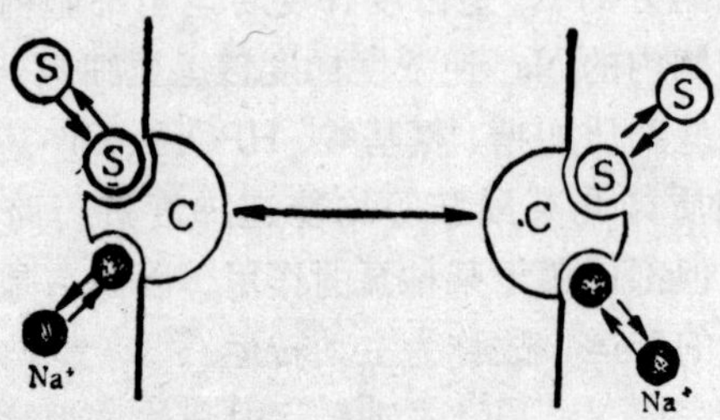

图 2-25 协同转运

C 示载体，S 示被转运的物质

6. 胞饮胞吐 指的是细胞膜通过自身的运动，进行细胞内外的物质交换，又称膜动运输。

大分子如蛋白质、脂肪及异物入胞出胞，须依靠细胞膜的特殊运动作用（胞饮、胞吐），如吞噬细胞的吞噬作用（胞饮），和腺细胞的分泌作用（胞吐），或神经突触的分泌作用。

（三）细胞膜的感受功能

细胞膜表面有一类镶嵌蛋白分子能接受体液中激素、神经递质、抗原、药物等信息，调节细胞的生理功能，这种蛋白分子就是细胞感受信息的受体。膜受体犹如细胞的识别器，细胞依赖它去识别周围环境中相应的信号（配体），并与之结合而产生种种生物效应，依赖它鉴别“自我”和“非我”，从而实现免疫功能。依赖它实现细胞间的通讯，决定细胞的生长、分裂、分化。

细胞膜是一种流动的结构，表面受体可以在其间运动，为细胞识别和生长控制的调节提供了可能。所谓细胞表面的调节控制，就是指膜受体结构模式和动态等的改变。

细胞表面的专一性的糖蛋白在调节控制中起着重要作用，例如抗体和抗原的结合。细胞表面的调节控制机构由三部分组成：①一组贯穿全层的镶嵌蛋白受体，这是一些专一性的受体蛋白。②膜内面和受体蛋白相结合的微丝和微管。③膜受体外表面的多糖链。

当处于游离状态的受体与配体发生交联时，微丝、微管和受体间的平衡被打破，诱发了微管运动力的传播，并籍微丝来固定受体蛋白，其结果受体呈抛锚状态。当受体连接配体形成交联时，许多受体间相互连接成簇状，再连片成帽子状，所谓细胞的戴帽现象。用免疫荧光的方法观察经免疫诱导的淋巴细胞，可以看到这种现象。

三、机体机能的调节

人类机体的结构十分复杂，是以数以百亿计的不同细胞，组成不同组织、器官、系统，并各有它的独特功能。各个组成部分并不是孤立的各自独立活动的，而是在结构和功能上都互相联系、严密组织，在时间和空间上都密切配合的协调活动。整个机体作为一个统一的整体存在活动的。机体只有具有这样的有组织的协调配合活动，才能更好地适应环境的复杂变化，才能更好地在进化中生存、发展。

机体各个部分的协调活动是在进化过程中逐渐形成的。它必须使机体各个部分互相联系，适当分工，才能有适应环境的整合（integration）活动（图 2-26）。

由此可知，机体之所以能以统一整体进行各种生命活动，乃是由于机体机能都是受神经和体液因素的联系和调节的。机体各部分不联系就无法调节，联系乃是调节的先决条件。联系与调节是无法分开的。

（一）神经调节

神经调节问题对理解机体的一切生理过程是十分重要的。神经调节是指机体各部分在神经元（Neuron）的联系下通过神经中枢的活动进行调节。神经元有传送感受器传入神经冲动的感觉神经元，和通过神经中枢传出神经冲动的运动神经元。神经中枢是指位于脑和脊髓的那些与反射活动有关的神经细胞群。神经调节的基本方式就是反射(reflex)。反射活动的结构基础就是反射弧。反射弧由五部分所组成：即感受器、传入神经、神经中枢、传出神经和效应器（图 2-27）。

感受器（receptor）接受外部或机体内部的

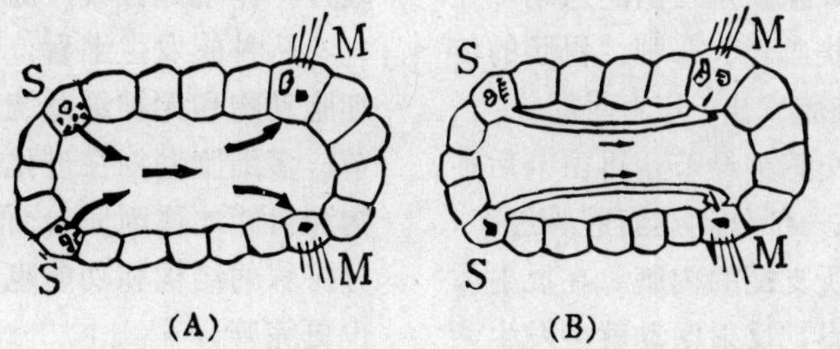

图 2-26　假设多细胞机体的联系整合图解

（A）多细胞有机体的感受细胞 S，释放化学物质或激素至公共体液，主宰运动细胞 M，（B）感受细胞 S 和运动细胞 M 通过神经直接联系。联系较快而专门，但仍释放化学物质

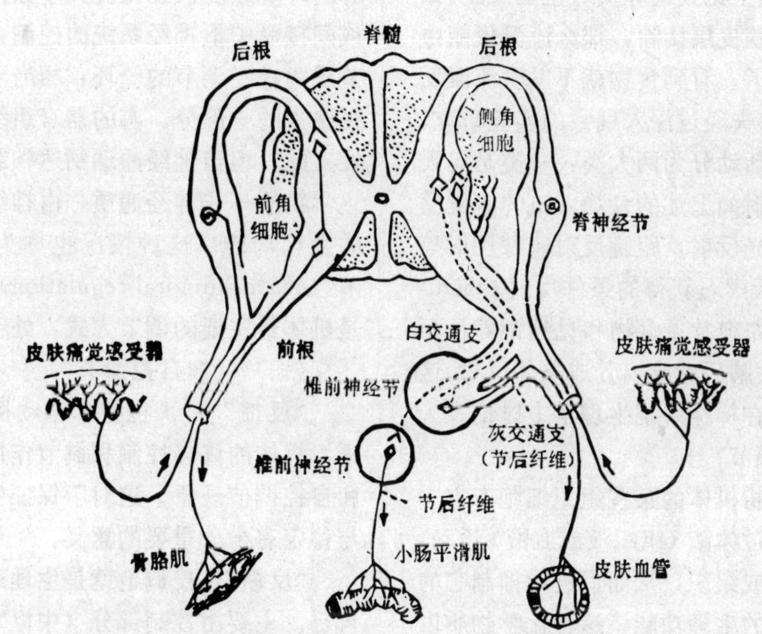

图 2-27　躯体反射（左侧）和内脏反射（右侧）的传出神经比较

刺激而发生兴奋。感受器的兴奋经由感觉神经传导到脊髓或脑的一定部位，引起有关中枢部位的分析和综合活动；然后由中枢部位发出神经冲动沿着运动神经而作用于支配的效应器。或者发动和促进效应器活动，或者制止和减弱效应器活动。这种以反射形式来调节机体各部分活动的机制称为反射性调节。例如刺激角膜感受器引起的眨眼，光线作用于网膜引起的瞳孔缩小，食物刺激软颚引起吞咽动作，膀胱壁扩张引起膀胱收缩，味觉刺激引起唾液分泌等都是反射的例子。凡是涉及内脏活动的反射都由植物性神经支配，称内脏反射（visceral reflex）。凡是涉及躯体肌肉活动的反射都由脑脊系神经支配，称为躯体反射（somatic reflex)。但实际生活中反射常常是很复杂的，躯体活动与内脏活动很少孤立地各自活动，而多数是有联系配合协调进行的。例如一个较强的痛刺激，除了引起肢体屈肌收缩（躯体反射）外还会引起某些内脏活动，如皮肤血管收缩、心跳频率加快、胃肠运动被抑制等。

产生各种反射的神经结构：从感受器将刺激引起的神经冲动传入神经中枢，再由神经中枢发出冲动传出到达反应器官（肌肉收缩或腺体分泌）产生反射效应，这就叫做反射弧(reflex arc)。内脏反射的反射弧结构同躯体反射比较有同也有异。传入神经冲动可以从皮肤（例如痛刺激）感受器沿脊髓后根传入脊髓及其他高级部位，传出神经由脊髓前角发出的运动神经到达肌肉。而支配皮肤血管、心脏、胃肠的传出神经，由脊髓侧角细胞发出，分为两部分：一部分到达脊椎两旁的交感神经节，再由节后神经元支配皮肤血管；另一部分到达腹腔神经节，再由节后神经元到达所支配的内脏。在反射弧上任何环节如发生障碍，反射活动就会发生紊乱，那么神经调节也就发生障碍。

俄国生理学家巴甫洛夫在研究狗的流涎反射时发现，流涎不仅食物入口可以引起，而且在它看到食物，甚至见到饲养员时也能流涎。如果事前将狗的大脑皮层摘除，那么流涎仅能由食物入口所引起了。看到食物就不发生流涎反射了。后来巴甫洛夫经过深入细致的实验研究，明确提出了反射活动分为两大类：一类是先天遗传的非条件反射如上述的食物入口的流涎反射，角膜反射，光反射，跟腱反射，膝反射等等。另一类是后天学习获得的条件反射（conditioned reflex），如狗看见食物和见到饲养员而引起流涎。切除大脑后就难以养成条件反射。这方面有关问题将在神经系统生理学中讨论。

（二）体液调节

体液调节是指机体的某些组织细胞产生一定的化学物质经过体液（组织液或血液）运动，作用于某些器官或组织，从而促进或抑制它的活动，调节它们的生理功能。这种化学物质以内分泌腺体分泌的激素为最重要。激素随血液循环运到全身，对特定器官起调节作用。有的激素并不是典型的内分泌腺所分泌，而是由散在的某种内分泌细胞所产生，也对某些器官产生一定的调节作用。近年来研究较多的如心肺调节肽心钠素（atriopeptin），胃肠激素及其他APUD类细胞，这类细胞大多能分泌肽类激素，且多具有旁分泌作用，调节近旁的器官功能（详见脏腑相关的现代生理学概念）。

此外组织细胞的一些代谢产物如CO_2酸性或碱性物质，以及组织胺等，能引起局部血管舒张，使局部血流增加，以利于积蓄的代谢产物迅速地被运走。这可以称为局部体液因素调节。

神经调节和体液调节，各具有其重要特点：神经调节的特点是迅速而精确，作用部位比较局限，持续时间较短；体液调节的特点是作用缓慢，作用部位较广泛，持续时间较长。

从种族发生上看，体液调节出现较早。单细胞动物和无神经系统的低等动物只有体液调节。多细胞动物在进化过程中，神经系统的结构和机能才逐渐完善而发挥调节作用。同时内分泌腺的结构和功能也更加复杂，使体液调节也更完善。

高等动物和人类具有神经调节和体液调节两种调节机制，两者相互配合协调，共同完成机体整体联系，各部功能调节以适应外部与内部的环境改变。在人类大多数内分泌腺也直接或间接受中枢神经系统的控制，从而使体液调节成为神经调节的一环，相当于反射弧上传出径路上的一部分。有的器官组织虽然直接受神经支配，但当神经冲动到达神经末稍时释放出化学物质——神经递质，由神经递质调节组织的生理功能。这种情况也称为“神经体液调节”(neuro-humoral regulation)。但是神经调节是机体最主要的调节方式，处于主导地位。

（三）反馈自控调节

“反馈”是工程技术自动控制理论上的术语。机体的许多控制和调节作用也都表现反馈和自控调节现象。这对于保证生理功能的精确与稳定有十分重要的意义。

“反馈”自控调节就是生理过程中自己调节自己。主要由控制部分（中枢）发出信息改变受控部分（效应器）的活动状态，而受控部分反过来又发出信息，把接受控制的活动状态结果不断地“反馈”(feedback）报告给控制中枢，使控制中枢得以参照实际情况不断纠正和调整发出的信息，以达到对受控部分精确的调节。

自控系统在人体各种功能调节中都起作用。它的构成是个闭合回路，基本组成如图2-28。可分为：①接收装置相当于机体感受器接受环境信息；②控制中枢根据接收信息进行处理，从而决定受控部分应如何动作发出“指令”(控制信息)。相当于反射中枢；③执行装置按控制中枢的“指令”作出反应。此时其所处状态称为输出变量。它相当于效应器；④联结线路联结各装置进行信息传递，它相当于传入和传出神经。⑤监示装置将执行情况不断地汇报（反馈信息）给控制中枢。为控制中枢进一步发出指令作参考。它相当于在效应器或其他部位的内感受器。它与控制中枢的联系称为反馈联系。它发出的信息称为反馈信息。控制中枢按照反馈信息与预期目标进行比较，如有偏差立即修正受控量的偏离，从而达到精确的调节作用。如果反馈信息可使控制中枢的原始信息减弱，称为负反馈；如果可使控制中枢的原始信息加强，则称为正反馈。在机体机能调节中负反馈作用较多见。负反馈作用是机体维持稳态的重要调节途径。由于这两种反馈作用，从而使机体各器官、系统的功能经常处于动态平衡状态中。

（四）内环境稳态

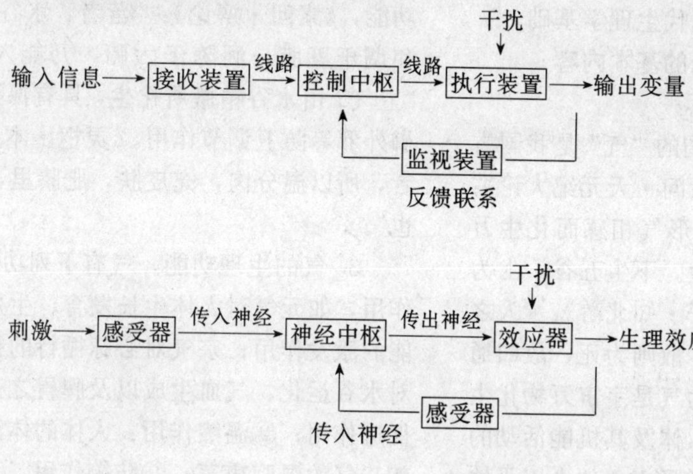

图 2-28 反馈联系模式

内环境稳定是法国生理学家 Claude Bernard 在他晚年时提出来的。他认为，机体生存在两个环境中，一个是不断变化的外部环境，另一个是比较稳定的内部环境。内环境是指围绕在多细胞动物细胞周围的体液，包括血液、淋巴和组织液等，处于机体内部，为机体的细胞提供了一个适宜的生活环境。

内环境本身的一个很大特点就是它的理化性质变动很小。即使机体外环境在不断变化，但机体内环境相对稳定，仍能适应生存。例如体温保持在37℃左右。血液 pH 保持在 7.4 左右。假如变动超过一定限度，就成为病理状态，机体就难以生存了。在 Bernard 之后 50 年代美国生理学家坎农（CannonWB）对此深入研究时指出，机体内环境的变化属于相对稳定的动态平衡状态。内环境是在不断变化但仍维持一定点上的平衡。这种动态平衡坎农称为稳态（homeostasis）。

由于控制论的创立与发展，生物机体的稳态已经不仅指血液，组织液等内环境的恒定了。已扩展到有机体内许多保持协调、稳定的生理过程。例如维持正常姿势，直立或行走等。在机体整体水平或组织、器官、系统水平，以及细胞水平都有它们的动态平衡的稳态。生物机体处于环境条件不断干扰下经过调节机制不断调节保持稳态。如稳态遭到破坏，机体就会导致死亡。

动物愈高等维持稳态能力愈强。成年者比未成年者为强。维持稳态是以神经系统为主导牵涉到神经—体液以及整个机体调节机制。是一个极端复杂的自控反馈调节问题。将在以后各有关篇章中予以讨论。

（季钟朴 汪 桐）

第二节 中医“气血”理论的生理学基础

中医学认为“气血”是构成机体及其功能活动的基本物质。《素问·调经论》：“人之所有者，血与气耳。”气血为水谷精微所化，气属阳，血属阴，气为动力，血为基础，两者密不可分，故中医有“气为血帅，血为气母”、“气行血行，气滞血瘀”的理论。气血学说是中医学重要的基础理论，是辨证施治、祛病养生的理论依据。

现代生理学在呼吸生理、血液及免疫生理方面的研究，均涉及中医气血理论中“肺主气，司呼吸”、“卫气”、“营血”的相应内容。因此，结合中医“气血”理论，介绍现代生理学的呼吸、血液、免疫生理相关内容，作为比较，以探讨中医“气血”理论的现代生理学基础。

一、中医“气血”理论的基本内容

（一）气的基本理论

1. 气的概念　中医所谓的“气”是我国古代朴素唯物主义的概念，《素问·天元纪大论》：“故在天为气，在地成形，形气相感而化生万物。”“凡物之精，此则为生。下生五谷，上为列星……是故名气。”《庄子·知北游》：“人之生，气之聚也，聚则为生，散则为死，故曰通天下一气耳。”故中医学认为气是宇宙万物化生之源。此外，气又是构成人体及其机能活动的最基本物质。《素问·宝命全形论》：“人以天地之气生，四时之法成。”《灵枢·决气》：“余闻有精、气、津、液、血、脉，余意以为一气耳。”《素问·六节脏象论》：“天食人以五气，地食人以五味……五味入口，存于胃肠，味有所存，以养五气。气和而生，津液相成，神乃自主。”故认为人是“天地之气”所生，人的生命活动也要从“大地之气”中摄取营养物质，以养五脏之气，维持生理功能。

中医学把脏腑功能也称为脏腑之气。如“脾气”、“肾气”、“肺气”分别代表脾、肾、肺的部分功能。人体抗病能力称为正气；各种致病因素称为邪气，故有“正气存内，邪不可干”之说。

2. 气的生成与分类　气的来源有三：一称元气，即先天之精气，亦有原气、真气之称。《灵枢·刺节真邪》：“真气者所受于天，与谷气并而充身也”。所以元气是先天形成，秉受于父母，秘存于肾精之中。二为水谷之气，《灵枢·营卫生会》：“人受气于谷，谷入于胃，以传于肺，五脏六腑，皆以受气”。水谷之气是由脾胃消化、吸收饮食之精微而得。三为自然之清气，《素问·阴阳应象大论》：“天气通于肺”，此天气即指自然界的大气通过肺的呼吸输布全身。

按照气的组成、分布和功能不同，中医对气有不同名称。如“元气”即上述先天之气，秘存于肾精之中，亦有肾气、真气之称。故肾气是脏腑功能活动的动力。“宗气”为由肺所吸入的清气与脾胃水谷之气结合而成，与机体的呼吸、言语、气血循行、肢体筋骨活动有密切关系。“中气”指中焦脾胃之气，是脾胃功能活动的总称。“营气”实质上是血液中的营养物质和功能，《素问·痹论》：“营者，水谷之精气也，和调于五脏，洒陈于六腑，乃能入于脉也”。“卫气”由水谷精微所化生，具有保卫肌表，抗御外邪等防卫调节作用。《灵枢·本脏》：“卫气者，所以温分肉，充皮肤，肥腠里，司开合者也”。

3. 气的生理功能　气有下列功能：①推动作用，如元气对人体生长发育、生殖及脏腑功能的激发作用；宗气对心脉循行的推动；中气对水谷运化、气血生成以及脾胃之升清降浊的促进作用；②温煦作用：人体的体温维持，有赖于气的温煦熏蒸；③防御作用：正气、真气亦称阳气，均有卫外固内的防御作用；④固摄作用：即统摄血液运行，控制汗液、尿溺、涎液的排出，以及固摄精液，升举脏腑等功能；⑤气化作用：体内精微物质的化生及转化、谓之气化。《素问·阴阳应象大论》：“气为精、精归化、精食气、形食味、化生精、气生形……精化为气。”指出精、气、血、津液的化生及相互转化均属于气化作用。

（二）“血”的基本理论

血是红色液体，运行于脉管之中。《灵枢·决气》：“中焦受气取汁，变化而赤，是谓血。”《素问·脉要精微论》：“脉者，血之府也。”《灵枢·血络论》：“血气俱盛而阴气多者，其血清，刺之即射；阳气蓄积，久留而不泻者，其血黑以浊，故不能射。”故中医学所述的“血”与现代医学的概念略同。

1. 血的生成与功能　《灵枢·邪客》：“营气者，泌其津液，注之于脉，化以为血。”《素问·痹论》：“营者，水谷之精气也。”《读医随笔·气血精神论》：“夫血者，水谷之精微，得命门真火蒸化……”说明血来源于水谷精微，营养物质的转化，与心、肝、脾、肾、肺五脏协同作用有关。其功能是濡养滋润全身组织器官。

《素问·五脏生成》："肝受血而能视，足受血而能步，掌受血而能握，指受血而能摄。"《景岳全书·血证》："凡为七窍之灵，为四肢之用，为筋骨之和，为肌肉之丰隆，以至滋养脏腑，安神，润颜色，充营卫，津液得以通行，二阴得以调畅，凡形质所在，无非血之用也。"人体神志活动亦赖充沛的血液，《素问·八正神明论》："血气者，人之神。"《灵枢·平人绝谷》："血脉和利，精神乃居。"

2. 血的循行　《素问·举痛论》："经脉流行不止，环周不休。"但血液的正常循行，与全身脏器功能有关：心主血脉，为血液循环的基本动力；肺贯心脉而行气血；肺朝百脉，血液得以敷布全身；脾统血，摄血液于脉，使不妄行等等。

（三）"气"与"血"的关系

气血关系密切，《难经本义》："气与血不可须臾相离，乃阴阳互根，自然之理也。"《不居集》："人之一身，气血不能相离，气中有血，血中有气，气血相依，循环不息。"

1. 气生血　营气是生血之源，《读医随笔·气能生血，血能藏气》："生血之气，荣气也。荣盛则血盛，荣衰则血衰。"故病理上，气虚可致血虚，治当补气以生血。《质疑录·论中风半身不遂在左属血在右属气》："果属血虚，亦当补气，以气有生血之功。"

2. 气行血　血液循行，有赖于气的推动。《直指方·血荣气上论》："盖气者，血之帅也。气行则血行，气止则血止，气温则血滑，气寒则血凝，气有一息之不运，则血有一息之不行。"

3. 气摄血　气有固摄作用，则血循脉内而不妄行。统摄血液之气，主要指脾气，即"脾统血"。《名医汇粹》："脾统诸经之血。"故脾气虚者，可导致慢性出血病证，临床治疗常以补气止血。

4. 血载气　《血证论》："载气者，血也。"故称血为气的载体，亦称"血藏气。"

5. 血生气　《王九峰医案》："气赖血补。"《医学真传》："气非血不和。"所以血足则气盛，血少则气衰，血虚者可导致气虚。

二、现代生理学有关"气血"的论述

（一）现代呼吸生理学

机体在新陈代谢过程中，不断与外界环境进行气体交换，摄取氧气及排出二氧化碳，这种气体交换称为呼吸。呼吸的全过程涵三个连续的环节：一为外呼吸，包括肺通气和肺换气（即肺泡与周围毛细血管网的气体交换）；二为气体在血液中的运输；三为内呼吸，指组织细胞与血液的气体交换。故人体呼吸功能不单靠呼吸系统来完成，还要血液循环系统的协调配合，这同中医学"肺主气，司呼吸"、"天气通于肺"、"血载气"、"肺朝百脉"等说法相同。本节主要介绍肺通气和气体交换与运输的生理。

1. 肺通气　外界环境与肺泡间的气体交换称肺通气。肺泡是实现肺通气的功能单位，而胸廓的舒缩变化（即呼吸运动）是肺通气的动力。①肺泡。肺泡大小不一，数量甚多，总面积可达 50～100m²。肺泡与周围毛细血管血液间气体交换所通过的组织结构，称为呼吸膜。它是肺换气的重要场所，有很强的通透性。当呼吸膜发生病变，如肺气肿、肺水肿、肺充血等，使呼吸膜面积减少或变厚，均会严重影响气体交换。肺泡的内表面有由Ⅱ型上皮细胞分泌的肺泡表面活性物质，能降低肺泡表面张力，起到防止肺萎陷、减少吸气阻力、维持肺泡容积相对恒定等作用。②呼吸运动。由呼吸肌舒缩所引起胸廓的扩大和缩小，称为呼吸运动，它是肺通气的动力。当吸气肌收缩时，胸廓扩大，肺随之扩张，肺内压下降。当肺内压低于大气压时，则空气经呼吸道进入肺泡，称为吸气；反之，胸廓缩小，肺也随之缩小，肺内压升高，高于大气压时，肺内气体顺着压差排出体外，称为呼气。参与呼吸运动的呼吸肌有：肋间内肌和腹部肌肉等。随着呼吸运动，由脏胸膜与壁胸膜形成的密闭胸膜腔内力也发生周期性变化。一般胸膜腔内压力比大气压低，称胸内负压。吸气时负压值更大，呼气时负压值较小。胸内负压的存在可使肺和小气道维持扩张状态，肺不致萎陷，同时有助于静脉血和淋巴的回流。位于胸腔内的腔静脉、胸导管等由于管壁薄，胸内负压可使其被动扩张，管内压下降，有利于血液及淋巴回流。③肺容量与肺通气量，肺容纳的气量称肺容量。它包括下列不同的成分：平静呼吸时每次吸入或呼出的气量称潮气量；平静吸气末，再尽力吸入的气量称为补吸气量；平静呼气末，再尽力呼出的气量称为补呼气量。以上三者之和称肺活量。正常成年男性肺活量约有3.5L，女性2.5L，可作为测定肺通气功能的指标。为了更充分反映肺的通气功能，可用时间肺活量为指标，其方法是在最大吸气后，以最快速度呼气，分别记录第1，2，3S末所呼气体量占肺活量的百分数。正常成人第1，2，3S分别为83%、96%、99%。时间肺活量不仅反映一次呼吸的最大通气量，且反映呼吸所遇阻力的变化，是评价肺通气功能的较好指标。最大呼气末存留于肺内的气量称残气量。平静呼气末肺内存留的气量，称功能残气量，即补呼气量与残气量之和。以上肺活量加上残气量，称为肺总量，正常成年男性平均约5.0L，女性约3.5L。肺的通气量包括每分通气量及肺泡通气量。每分钟吸入或呼出的气量称每分通气量，可用公式表示为：每分通气量＝潮气量×呼吸频率。从上呼吸道至呼吸性细支气管以前的呼吸通道，因无换气功能，称为解剖无效腔。从气体交换的角度考虑，真正有效的通气量是肺泡通气量，它指每分钟吸入至肺泡或由肺泡呼出的气量。用公式表示为：肺泡通气量＝（潮气量－无效腔气量）×呼吸频率。从气体交换的效果看，浅而快呼吸对机体不利，深而慢的呼吸，则肺泡通气量加大，有利于气体交换。

2. 呼吸气体的交换与运输　①呼吸气体与环境的交换在2个部位进行：一是肺泡与肺毛细血管间的气体交换（肺换气）；一是组织细胞与体循环毛细血管间的气体交换（即内呼吸）也称组织换气。气体交换是以扩散形式进行的。根据物理学扩散原理，气体分子从分压高的一侧向分压低的一侧扩散，因此气体分压差是气体交换的动力。空气是混合气体，它主要由O_2、CO_2、N_2等气体组成，各种气体在大气压中所具有的压力，称为该气体的分压，以该气体占总气体容积的百分比来计算。肺泡气、血液及组织细胞内平均O_2分压（PO_2）、及CO_2分压（PCO_2）值存在分压差，这就构成气体在肺泡与组织细胞两处进行扩散交换的动力。单位时间内气体扩散的容量称扩散速率，受很多因素影响，一般与气体溶解度、分压差及扩散面积呈正比，与气体分压量的平方根呈反比。经计算，CO_2扩散速率比O_2大21倍。②气体在血液中的运输主要指O_2和CO_2的运输，O_2运输除极少量（1.50%）由物理溶解外，主要靠O_2和红细胞中红蛋白（Hb）结合而运输。在肺部PO_2高时，Hb迅速与O_2结合，形成氧合血红蛋白（HbO_2）。在组织细胞PO_2低时，HbO_2迅速解离而放出O_2，形成去氧血红蛋白。这种O_2的结合与释放是以PO_2高低为条件的可逆反应。许多因素能影响氧从HbO_2释放：如pH降低、PCO_2升高、内外环境温度升高、红细胞内2，3-二磷酸甘油酸（2，3-DPG）增多等均能促进HbO_2解离释放更多的O_2。CO_2的运输靠物理溶解的形式仅占总量6%，绝大部分仍以化学结合的形式。结合方式有两种：一是形成碳酸氢盐（$NaHCO_3$，$KHCO_3$），约占结合总量的87%。一是形成氨基甲酸血红蛋白（HbNHCOOH），约占7%。O_2与CO_2的运输不是孤立进行，而是互相影响的。血中CO_2浓度能影响O_2与Hb的结合和释放，而O_2与Hb结合程度也能影响CO_2结合与释放。

3. 肺的非呼吸功能　中医学早已认为肺除“主气，司呼吸”，“肺朝百脉”之外，还有主治节、主皮毛、宣发肃降、通调水道等功能。这些非呼吸功能，随着现代生理学研究的深入而有精细的阐述，例如，呼吸系统的防御功能，肺对于肺泡表面活性物质、缓激肽、组胺、5-羟色胺、前列腺素、血管紧张素等生物活性物质的合成、激活、释放和分解功能，以及调节水液代谢等都有不少实验研究资料，为中医学气血、脏腑等理论，提供更多的结合点。

（二）现代血液生理学

血液是人体心血管中流动着的液体组织，在心脏的推动下，不断循环流动。存活于内环境中的组织细胞，均依赖于血液的支持，血液遍布于全身。

1. 血液的组成及功能　人的血液总量占体重的6%～8%，可以看成是由3种成分组成，基本成分是一种晶体物质溶液，溶解了多种电解质、小分子有机化合物（如营养物质代谢产物和少量激素等）及一些气体，此部分物质浓度与组织液几乎相等，构成血浆晶体渗透压；另一组成成分是血浆蛋白质，包括白蛋白、球蛋白和纤维蛋白原3大类，其中球蛋白又分为α_1、α_2、β和γ4种，它们构成血浆胶体渗透压。血浆蛋白质除具有运输、缓冲功能外，还参与机体免疫和生理止血功能（见本节第二、三部分）；血液的第3组成成分是悬浮于血浆中的血细胞，为血液中的固体成分，占全血的45%左右。血细胞可分为红细胞、白细胞和血小板3类，其中白细胞数量最少，正常成人平均约7.0×10^{9}/L，它可分为中性粒细胞（约占40%～75%）、淋巴细胞（约占20%～40%）、单核细胞（约占2%～8%）、嗜酸性粒细胞（约占1%～6%），嗜碱性粒细胞（少于1%），白细胞在机体免疫功能中起重要作用（见本节第二部分）；血小板是最小的一种血细胞，正常成人约$1.0\sim3.0\times10^{11}$/L，在生理性止血过程中起重要作用（见本节第三部分）；红细胞是血液中数量最多的一种血细胞，正常成年男性平均约5.0×10^{12}/L，女性平均4.2×10^{12}/L，其正常形态为双凹圆盘形，与同体积球形相比表面积较大，有利于气体交换、可塑变形和减少渗透脆性；红细胞中含有丰富的血红蛋白，一方面使血液呈红色，另一方面运输O_2和CO_2，并与钾盐组成缓冲对，和其他无机盐缓冲对（主要是$NaHCO_3/H_2CO_3$）一起，缓冲血浆中可能发生的酸碱变化。基上所述，血液具有如下基本功能：①运输功能；②维持机体内环境稳态；③免疫防御功能；④生理止血功能。

2. 血液与免疫功能　血液中参与机体免疫功能的成分主要是白细胞和血浆蛋白中的补体和免疫球蛋白，其他如激肽释放酶-激肽系统也有重要作用。①免疫球蛋白系浆细胞所产生的特异性抗体，按其结构分为IgG、IgA、IgM、IgD、IgE五类，其中IgG在血浆中含量最多，约12.5g/L是主要抗异物抗体，能与补体结合，由于分子量小而可以穿过胎盘；IgA在血浆中含量约2.5g/L，分血清型和分泌型两种，主要作用是抑制细菌粘附和抗病毒；IgM只存在于血浆中，含量约为1.2g/L，对于抵制首次入侵的异物有重要作用；IgD与IgE在血浆中极少，分别为3×10^{-2}g/L和3×10^{-4}g/L，IgD几乎全部作为受体结合于淋巴细胞膜中，IgE主要与肥大细胞表面受体结合，当它们再与特异性抗原结合后，可激活这些细胞释放组织胺。②补体是广泛参与非特异性免疫与特异性免疫反应的一类血浆蛋白质，目前发现的补体因子有11种，分别为G1q、C1r、C1s、C_2、C_3、C_4、C_5、C_6、C_7、C_8、C_9。补体在血浆中含量很少，但生物学作用广泛，如$C_{5\sim9}$成分能结合到细胞膜上，引起细菌和细胞溶解，C_{3b}通过免疫粘附将异物形成较大聚合物，易被吞噬和清除，其他如调理作用、中和及溶解病毒作用、趋化作用等。③吞噬细胞包括中性粒细胞与单核细胞，当异物入侵时吞噬细胞聚集于入侵异物所在部位，识别异物与“自身物质”，并粘着异物，最后吞入或通过溶菌酶消灭异物；④嗜碱性粒细胞是第1型变态反应中的效应细胞，胞浆内粗大的嗜碱性颗粒内含有多种生物活性物质，如组胺、5-HT、慢反应物质及嗜酸性粒细胞趋化因子，一方面引起哮喘、荨麻疹、食物过敏等各种过敏反应的症状；同时又将嗜酸性粒细胞吸引过去并聚集于这一局部，嗜酸性粒细胞由于不含溶菌酶，因而没有杀菌能力，但胞浆中粗大的嗜酸性颗粒中所含的过氧化酶和碱性蛋白能限制嗜碱性粒细胞和肥大细胞在速发性过敏反应中的作用，并参与对蠕虫的免疫反应；⑤免疫细胞主要指的是T淋巴细胞和B淋巴细胞2大类，当异物入侵，被巨噬细胞吞噬处理后，决定异物异性的抗原物质激活T淋巴细胞，使之转化为具有特异性的“母细胞”，一方面T淋巴母细胞继续增殖形成具有同样特异性的T淋巴细胞株，直接破坏含有特异性抗原的细胞和参与延迟型过敏反应，另一方面特异性的T淋巴细胞再与特异性抗原一道作用于B淋巴细胞，使之转变为具有抗原特异性的B淋巴母细胞，后者继续增殖、分化、成熟成为具有同样特异性的浆细胞，从而产生大量具有同样抗原特性的免疫球蛋白，在补体的参与下，经“溶解”而消灭这种异物。

3. 生理止血机制　生理止血过程包括3部分功能活动。首先是小血管于受伤后立即收缩，使血流显著减慢甚至几乎阻断血流，从而限制出血；其次，更重要的是在受损血管处迅速出现血小板粘附与聚集，形成血小板栓子，标志着初步止血；在发生血小板栓子的基础上继之发生血液凝固，即血浆中可溶性纤维蛋白原转变为不溶的纤维蛋白分子多聚体，形成牢固的止血栓，有效地制止出血。与此同时血浆中也出现生理性抗凝血活动与纤维蛋白溶解活性，以防止血凝块不断增大和凝血过程蔓延到这一局部以外。①初期止血：初期止血中血管收缩持续时间很短，主要是血小板栓子形成。内皮损伤后暴露出内皮下纤维，血中 von willebrand 因子吸附到微纤维表面后结构发生改变，与循环血中正常血小板糖蛋白Ⅰb结合，从而促进未活化血小板发生粘附，粘附后的血小板由正常的扁盘形态变形，伸出伪足，在纤维蛋白原的联结下通过膜表面糖蛋白Ⅱb/Ⅲa，与邻近血小板聚集，同时血小板分泌释放 ADP、TXA_2、粘附蛋白等进一步促进血小板聚集及聚集物的稳定性。血小板在粘附基础上，迅速聚集成团，从而机械地堵塞血管破损处，这是初步止血的基本内容。②Ⅱ期止血：血液凝固导致纤维蛋白凝块形成的过程是一系列依次的酶反应，这些反应不断放大，促进了最后的关键酶（凝血酶）的形成。传统上将凝血反应分为两条途径：内源性途径和外源性途径。体内凝血过程最初反应是组织因子与血液接触，与因子Ⅶ结合，使血浆凝血因子X活化，活化的因子X（Xa）与因子Va、Ca^{2+}和血小板第三因子（PF_3）一起使凝血酶原转变为凝血酶；内源性凝血途径是由于凝血因子Ⅻ活化而启动，随后因子Ⅺ、Ⅸ相继激活，活化的因子Ⅸ在因子Ⅷa、Ca^{2+}、PF_3作用下使X转变为Xa，随后的途径与外源途径一样，形成凝血酶。凝血酶使纤维蛋白原转变为纤维蛋白，纤维蛋白束彼此交织成网，红细胞也被网罗其中，这就是通常所见的血凝块。③血液凝固的控制：血液凝固并非无限制的进行，事实上，血浆中多余的活化因子在循环至肝脏时大半被清除，血液内的抗凝血酶Ⅲ、肝素辅因子Ⅱ与肝素一起能灭活凝血酶，蛋白质C在血栓调节素和凝血酶存在时被活化，可分解活化的因子Ⅴ和Ⅷ，外源性凝血途径抑制物能与因子Ⅶa-组织因子复合物结合从而抑制外源性凝血途径。止血栓在完成止血任务后，大部分被溶解吸收，这一过程通过纤溶系统来实现的。因为局部出血和纤维蛋白沉着均可引起血管内皮细胞释放纤溶酶原活化素，后者能将纤溶酶原激活而成为纤溶酶，纤溶酶使纤维蛋白水解，这一过程也受抗纤溶系统控制。一般地说，绝大多数微血管血栓通常不久即被纤溶酶溶解，而大血管的止血栓往往被机化，而后再有血管重建。

三、气血理论的现代研究

气血理论是中药及中医临床各科的重要理论基础，也是辨证施治，祛病养生的理论依据。故研究气血理论，阐明其实质，对于发展中医学，指导临床实践有积极意义。

中医学对血的概念同现代生理学所述基本一致；但气的概念则甚为浩泛。近年来，国内外运用分子生物学、生物物理学、量子力学、辐射场理论等多学科知识和技术，探讨气血实质，取得不少进展，兹分述如下。

（一）气的物质性研究

物质的存在形式多种多样。中医学的“气”除非常具体的大气外，不少学者应用物理、化学、生物学等现代技术和理论探讨气的其他存在形式。

1．气的生物能学研究　有的学者从生物能力学的角度观察“气”的物质性，认为“气”是人体活动的能量，以功的形式表现出来。例如中医“阳气”的温煦作用，“卫气”司汗液分泌，“脾气”主四肢运动，“胃气”司腐熟水谷等等，实质上都是能量转化为功的形式。因此认为，中医“气”的实质似与活性能的产生、迁移、传递和利用的生物能学过程相吻合。中医学的“气滞”可能是一种能量利用障碍导致能量过度积聚，组织活性能降低而影响正常活动。行气、理气的中药可能通过其烯链上的π-电子吸收一些能量，从而消除能量积聚，降低过高的能障。当这一耗能作用达到临界电位时，组织的活性得以恢复，故该类中药能产生“行滞、解郁、疏通气机”的作用。机体能量来源于糖的酵解和氧化磷酸化，以后者为主，并在细胞的线粒体内进行。黄芪、人参、生脉散液等补气、益气药物可影响小鼠肝细胞内线粒体的代谢活动，表现为降低氧化磷酸化效率和解偶联作用，使能量以热的形式发放，这一机制可以解释生脉液和补益气药物在临床上有改善微循环和温煦四肢的疗效，从气药效果上阐明了气与能量代谢的关系。

2．气的生物物理学研究　现代研究发现，多种生命体都能发射超微弱光。正常人体表及不同病理状态者，发光量有特征性变化规律。气功师在练功过程中，手指发光量有明显变化；经络感传研究表明，当“气”感沿经络线传布时，手指“得气”部位的发光量骤增。通过辐射场摄影（亦称 Kirlian 摄影）发现，在高频高压电场下，可观察到被摄对象周围有电晕放电的发光图象。所摄的人体光点与 741 个穴位的位置相符。有人提出辐射场摄影可以拍摄经络中运行的“气”。对人的鼻尖、肘尖进行拍摄，结合针刺，这些部位的电晕图象于针刺前后有明显变化。中医学认为人的上述部位是气的会聚点，因此，Kirlian 摄影可以反映“气”的变化和转移。电晕辉光是体内“气”存在的表现，辐射场摄影显示的是“生命之光”。这里将物理学的“场”概念引入“气”的概念之中，用以解释“气”作为物质而存在。

此外，现代还对气功师的“外气”作理化、生物学特点之报道，但学者争议颇多，仍有待深入研究。

（二）脏腑功能之气的研究

探讨脏腑功能之气的本质，是研究气血理论的重要途径。

1. 心气的研究 中医学称“心主身之血脉”。全身血脉要靠心气的推动才能环流不息，滋润脏腑。心气的推动作用与现代生理学的心脏、血管功能属同一范畴。无创性心功能检测表明：“心气虚”患者心脏收缩与舒张功能各指标均有下降，老年“心气虚”患者的心泵功能，亦有类同的结果。而且与非“心气虚”对比，有明显的差异。故心功能不全可以反映“心气虚”证的本质。应用“当归补血汤”与“独参汤”等补气益气药可以改善冠心病“心气虚”患者的临床症状和左心功能，从药效侧面证实了“心气”的功能性本质。

“气”是人体生命活动的动力，脏腑机能活动有赖于气血的运行，气虚（气滞）会导致血瘀，因此，气与微循环变化有密切关系。研究证实，阳气虚时有明显的微循环血流速度、管袢、流态等异常，益气、活血药治疗可使之获得改善。

2. 肺气的研究 中医学论述肺功能，范围甚广。其中探讨肺主气，司呼吸的功能，有助于了解肺气的实质。临床上肺气虚患者常表现为气短懒言，语言低微，身倦乏力等症状。文献报道一组慢阻肺患者，经辨证分为肺气已虚与肺气未虚二类型，测定肺功能发现，肺气已虚患者的肺活量、最大通气量、时间肺活量等多项指标均比肺气未虚型明显低下。另一组肺气虚哮喘患者，大多数都有小气道功能障碍。因此，通过肺的呼吸功能检测，可窥视肺气与肺功能的密切关系。

3. 脾气的研究 脾主运化的功能包括营养物质的运输、消化和吸收等功能。脾气虚患者可出现食欲不振、食后胀满、肠鸣、泄泻，伴有倦怠、眩晕、面色萎黄等症状。近年来对脾气虚患者进行了大量研究发现，他们血清促胃泌素水平下降，胃粘膜有不同程度的病理组织改变，伴有泌酸能力异常和胃蛋白酶活性降低；尿中木糖排泄率降低，提示小肠的吸收能力下降；尿淀粉酶含量降低，提示胰腺外分泌功能低下。此外还有唾液淀粉酶活性降低以及胃肠排空、运动功能异常。说明消化系统的功能是“脾气”的重要内涵。此外，临床上对肾气、肝气、经气等的研究，均说明脏腑之气是脏腑功能活动的一种表现。

（三）气血功能关系的研究

1. 气行血的研究 中医学有“气行血行，气止血止，气滞血瘀”等论述。现代医学研究已经阐明，血小板的聚集、释放功能在止血、凝血和血栓形成中起重要作用。实验表明，益气、补气中药党参、黄芪有对抗血小板聚集的作用，参芪注射液有抑制 ADP 诱导血小板聚集，降低血小板表面活性的作用，故对聚集的血小板有一定的解聚作用。电镜下观察到，参芪液可使血小板内 α 颗粒和致密颗粒的释放受抑制以及伪足形成数目减少。参芪液还能抑制磷酸二脂酶（PDG）的活性，提高血小板内 cAMP 的含量，从而抑制血小板的聚集。以上实验说明补益气药是通过抑制血小板聚集或使血小板解聚而实现行血、活血与祛瘀。因此设想，血小板机制是气行血的重要环节。

2. 气生血的研究 以 2% 乙酰苯肼造成鼠和家兔急性溶血性贫血。动物的红细胞数及血红蛋白含量明显下降，呈血虚证候。用人参注射液及当归补血注射液（黄芪与当归量比为5∶1）治疗后，贫血动物的红细胞数及血红蛋白含量均明显上升，说明补气药具有生血作用。实验还观察到补气药能使骨髓的造血细胞增生；脾红髓内 RNA 含量增多，酸性磷酸酶、葡萄糖

-6-磷酸酶，非特异性脂酶的活性增强，进一步提高了补气药物的生血作用。

3．血载气的研究　在气血关系中，中医学有“血瘀而气滞，血虚而气少，血脱则气去”的论述。现代研究表明，血液的输氧功能受各种因素调节，其中红细胞内 2，3-二磷酸甘油酸（2，3-DPG）有促进氧的解离，加速组织获氧的能力。研究证实，中药灵芝和当归等补益气血药能增加红细胞 2，3-DPG 含量。将大鼠置于人工模拟的低氧环境，观察到当归有提高缺氧大鼠红细胞 2，3-DPG 含量的作用。因此认为，中医调理气血治法可能与增强红细胞输氧功能有关，部分阐明了“血以载气”的机理。

（四）气血的其他研究

1．气与免疫功能的关系　中医学称人体抗病的能力为“正气”，有“正气存内，邪不可干”的论述。所以中医学“气”的实质与机体的免疫功能有关。实验证明益气中药可增加血浆 IgA、IgG 含量。助阳（气）药有促进免疫机能的作用。研究表明脾气虚患者的细胞免疫功能低下，经健脾中药治疗后多数患者均有改善。有的作者对中医辨证为气虚、阴虚的消化系统疾病患者进行外周血淋巴细胞酸性脂酶（ANAE）检查，发现气虚患者 ANAE 阳性率降低，亦提示免疫功能低下。

2．活血化瘀的研究　活血化瘀法是中医的重要治法。我国研究活血化瘀在不少方面取得进展：①血瘀本质的研究。中医学对血瘀和血瘀证多指“血行失度”或“血脉不通”，它与现代医学的血液、血管和血液循环的因素有关。研究发现有血瘀见证的疾病（如冠心病、肺气肿、肺心病、肝硬化等）多见甲皱和球结膜微循环障碍，器官血流量减少。有的患者血小板表面活性增强，聚集性增高，抗凝及纤溶活性降低，导致血栓形成。此外，血管因素如口径、弹性、管壁平滑度，紧张性和收缩性等也有异常，影响血液流动，进而影响血液粘度。研究还发现，“血瘀”证还与某些结缔组织代谢障碍，免疫性疾病有关。用活血化瘀治法可使病情获得缓解或治愈。因此中医学的“血瘀”本质已涉及现代医学的血液、代谢、内分泌、免疫学等多学科的范畴。②血液微观流变学研究。观察血液成分和结构等微观因素变化，研究它对宏观粘度的影响，称为血液微观流变学。实验证明，影响血液宏观粘度的因素主要有血液的有形成分（包括红细胞压积、形状，它们的聚集性和分散性，表面结构，易变性和柔顺性、在血流中的分布特点等）和无形成分（如血浆及其组成成分蛋白质、脂质等）。某些瘀血证患者血液粘度增高主要原因是红细胞，血小板表面电荷减少，引起红细胞，血小板聚集或凝结；有些瘀血证的血粘度高是由于血细胞成分（如红细胞数量）和血浆化学成分改变所致。此外，某些出血性疾病，贫血等，则因血细胞数减少，血粘度降低，血液渗流于血管之外，与中医学所称“离经之血为血瘀”相类似。但一些慢性消耗性疾病如慢性肾盂肾炎、尿毒症、肝硬化腹水等亦呈血粘度降低，有血瘀见证，但无血液外溢，该类血瘀证应属于“血虚夹血瘀”。通过微观血流变学研究，探讨血瘀原因，便于审因施治，指导临床实践。③活血化瘀药物研究。根据上述血瘀证的理论研究，从不同的角度和机制提出不同治疗组方，起到扩张血管或解除血管痉挛、提高血小板解聚作用、提高机体耐缺氧能力或降低组织耗氧量、改变血管通透性、提高红细胞表面电荷，使之不易聚集，增强血液纤溶活性或降低纤维蛋白稳定因子（即血凝因子）活性和降低血脂含量等，从而收到消滞化瘀的共同效果。上述的研究成果将为中医气血理论研究作出更大贡献。

（王大仁　贺石林　葛金文）

第三节　中医“心脉”理论的生理学基础

“心”为五脏六腑之主，其性恶热，属火。它的主要功能是主血脉和主神志。其联属功能包括在液为汗；开窍于舌；其华在面；与小肠相表里等。血脉是血液运行的管道，通布全身，血液在其内环周不休，以濡养五脏六腑。完整的心脉系统是血液循环输布的基础。

现代生理学认为，循环系统是由心脏和血管构成的一个密闭系统。心脏活动有如一个泵，为血液循环的动力器官。血管分动脉、毛细血管和静脉，为血液流通的管道。血液在相互连接的体循环和肺循环中循行不止，实现血液与组织细胞之间的物质交换，以保证生命活动正常进行。

可见，中医所指的“心脉”与现代医学所指的循环系统，在解剖结构和生理功能上，均有许多共同和相对应之处。因此，在整体上对其理论内容进行比较、对照，相互沟通、渗透，对于发展中、西医学术都是有意义的。

一、“心脉”的基本理论

早在秦汉时期，古代医家对“心”的解剖、功能已有一定认识，并形成比较系统的理论。明代万历年间，欧洲医学传入中国，中西医理论有所汇通，对“心”的生理功能亦作了中西汇通的尝试。张锡纯有“神明之体藏于脑，神明之用发于心”的说法，把脑与“心”的功能联系起来。

（一）“心”的概念和特征

《素问·灵兰秘典论》:“心者，君主之官也，神明出焉”。《灵枢·口问》:“心者，五藏六腑之主也”。清代陈梦雷提出，“心”包括血肉之心和神明之心。概言之，“心”是五脏六腑之主，生命的根本。它的功能不只是现代解剖学所指心脏的功能，而是系列功能的概括，包括心脏泵血功能；器官血液循环；调节心血管活动的神经、体液因素，以及脑的高级神经活动等一系列功能活动。

中医认为“心”是阳脏，心阳有温煦作用，又有阳热的特性，故“心”在五行中属火。在四时中，夏属火，故说“心”通于夏气。心本属火，过热常可引起病变，故谓“心”恶热 。

（二）“心”的生理功能

“心”主要有两大功能：① 主血脉。《素问·五藏生成》:“心之合脉也。”“诸血者，皆归于心。”《素问·脉要精微论》:“夫脉者，血之府也”。表明心、脉、血三者密切关联，其间有特殊的功能联系。心气推动血液，使血液充盈于脉管，并在脉管中循行不止，从而把水谷精微运送到全身，起营养组织的作用；同时不断将组织活动过程产生的代谢产物运走，以保证生命活动正常进行。《素问·痿论》:“心主身之血脉”。表明心在血脉运行中的主导作用。心气旺盛则血脉畅通，气血运行正常。心气虚则推动血行的动力不足，往往出现心悸、气促、脉虚等。② 主神志。中医有谓“心”藏神，“心主神明”、“心为君主之官”，均表明心与意识、思维、情志等精神活动有密切关系，且能主宰五脏六腑。古人有“血者神气也”、“血脉和利，精神乃居”之说，表明心主神明是在血的濡养下才能实现。心气充足旺盛，则脏腑活动协调，四肢百骸灵活，神志清晰，思维敏捷，精力充沛，即所谓“主明则下安”。反之，心气虚弱，则五脏六腑功能紊乱，常出现失眠、健忘、神志不清，精神萎靡，严重者，危及生命，即所谓“主不明，则十二官危。”

人体作为一个整体，各部分紧密联系。人体每一部分的状态，隐藏着其他部分的信息。心与舌、汗、面也表现这种关系。① 在窍为舌。《灵枢·脉度》:“心气通于舌，心和则舌能知五味矣。”唐代王冰谓“心别是非，舌以言事”。均表明心与舌有密切关系。此种关系表现在两个方面：其一为心的气血上通于舌，舌得其养，故色红而润泽；其二为心通过语言表达其意识思维活动。因此，临床上通过诊察舌色、形态和语言功能，以了解心的功能是否正常。② 在液为汗。张景岳谓：“心主血，汗则血之余也。”表明汗化生于血，即所谓汗血同源，汗为心液也。心气旺盛时，心阳蒸发津液出于皮肤腠理，则汗出正常。反之，则汗出异常。③ 其华在面。面部是人之荣华色泽表现部位。心气旺盛，脉络满盈，则表现面色红润，显示健康的神彩光泽。心气不足，心血亏少，则面色苍白，或灰暗无华。

（三）“心”与“小肠”相表里

“心”与“小肠”之间，通过经脉相互络属，构成表里关系。心为脏，主里；小肠为腑，主表。它们的关系在生理上表现为心阳对小肠有温煦作用，使其能分别清浊，将清者（水谷精微）吸收，助心血化生；将浊者（糟粕）排出。

（四）“脉道”完整和通畅是血液循行的基础

“心主血”、“心合脉”，表明心、血、脉在血液循行中的密切关系。有谓“脉为血之府”，为血液循行的管道。脉道经常保持畅通是血行能环周不休的重要保证。若脉不通，则血不流，血不流为瘀血，有害于人体。

（五）“气”与血液循行

“气为血帅”、“血随气行”。表明血在脉管中循行有赖于气的推动。在诸气中尤以元气、心肺之气与血液循行关系最为密切。元气为生命活动的原动力，有赖三焦通达全身，以激发和推动脏腑的功能。若元气不足，可导致脏腑之气虚弱，进而影响血行和敷布。肺主气、朝百脉，是形成宗气的场所。宗气有贯心脉、行呼吸的作用。若宗气虚，可导致血脉凝滞，影响血液循行、敷布，故心气与肺气乃共同推动血行的动力。

（六）“肝”、“脾”与血液循行

肝有调畅气机的功能，与血液循行有密切关系。肝气平和，则气机调达，血脉流畅，血海宁静，周身之血随之而安。表明古代医家早已认识到肝的贮血和调节血量分布的功能。脾有统摄和控制血液循行的作用。当脾气健旺时，气血生化之源充足。气能摄血，故能统摄血液于脉道中，不致溢出脉道之外。若脾气虚弱，气血化生障碍时，则血无所统摄，以致血不循经而出现种种出血病证。

综上所述，血液循行是多个脏腑协同作用的结果。心主血脉，为血行的动力来源；完整通畅的脉道系统使血行有道可循；肺形成宗气，贯心脉、行呼吸，协助心推动血行；肝保证气机调畅，气血平和，加之脾的统摄功能，使血液得以在血道内正常循行，流布全身，起濡养脏腑的作用。

二、现代心脏生理学

心脏是血液循环的动力器官。它有节律地进行收缩舒张，昼夜不停，推动血液不断循环流动。心脏主要由心肌构成。心肌细胞有两种：一种是普通心肌细胞，包括心房肌和心室肌，具有收缩、舒张功能，故又称工作细胞；另一种是特殊心肌细胞，它具有较高的产生和传导兴奋的能力，这些细胞组成了心脏内的特殊传导系统，包括窦房结、房室交界、房室束及其左、右束支和浦肯野纤维等部分（图 2-29）。

特殊传导系统中，除房室交界内的结区外，都能自动产生节律性活动，故称自律细胞。

（一）心肌的生理特性

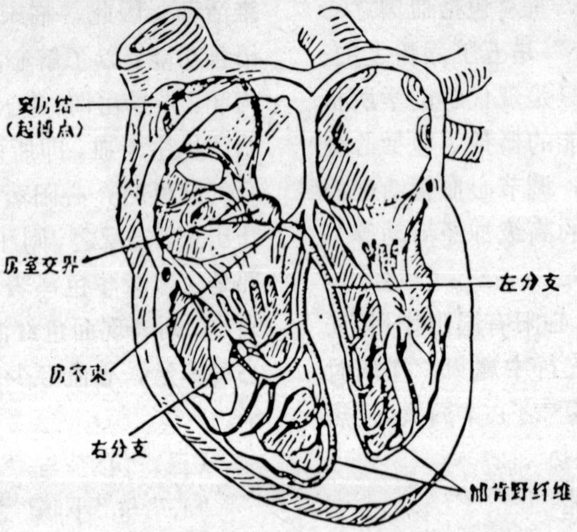

图 2-29 心脏的传导系统

心肌的生理特性包括自动节律性、传导性、兴奋性和收缩性四个方面。

1. 心肌的自动节律性和心脏起搏点 心肌自动节律性简称自律性，指心肌具有自动产生节律性兴奋和收缩的特性。这种特性的产生是因为心脏特殊传导系统（除结区）中含有能自动产生节律性兴奋的自律细胞。

心脏各部分的自律性有高低不同，正常情况下，窦房结的自律性最高，房室交界次之，浦肯野纤维最低。由于窦房结的自律性最高，故正常心脏活动节律由其控制，它自动产生的节律兴奋向外传播，依次激动心房肌、房室交界、房室束、浦肯野纤维以至心室肌，引起整个心脏兴奋。因此，窦房结是正常心脏的起搏点，由它所控制的心律称窦性心律。心脏起搏点受交感神经和迷走神经双重支配。在安静状态下，迷走神经的作用强于交感神经，故人在安静时的心率大约是每分钟 75 次。

2. 心肌的传导性和传导速度　传导性是指心肌细胞具有传导兴奋的特性。由于心脏特殊传导系统的传导速度比普通心肌快，所以正常心脏从窦房结发出的节律兴奋，主要是通过特殊传导系统传到整个心脏。其传导途径归纳如图 2-30：

窦房结→房室交界→房室束及左、右束支——→浦肯野纤维
↓（窦房结）左、右心房肌　　↓（浦肯野纤维）左、右心室肌

图 2-30　心肌节律兴奋传导途径

正常心脏的兴奋，在心房内和心室内的传导速度都比较快，而在房室交界处传导速度缓慢，形成一段房—室延搁时间。它的生理意义是使心室收缩不会重叠于心房收缩，从而保证心房中血液顺利充盈进入心室。

3. 心肌的兴奋性和不应期　心肌细胞具有对刺激发生反应的特性，称兴奋性。心肌每兴奋一次便产生 1 个动作电位，包括 1 次迅速的去极化过程和 1 次缓慢的复极化过程。在心肌细胞每 1 次兴奋过程中，它的兴奋性会发生一系列有规律的变化，必须经历绝对不应期、相对不应期、超常期，然后才恢复到原来的兴奋性水平。在绝对不应期内，无论给予任何强大刺激，都不能使心肌产生第 2 次兴奋，表示此期心肌细胞的兴奋性显著下降，几乎等于零。在相对不应期，由于心肌细胞的兴奋性逐渐恢复，如果给予 1 个比原来强度大的刺激，就可能使心肌细胞产生第 2 次兴奋，进而出现第 2 次收缩。这就是临床上所谓期外收缩（早搏）产生的病理生理学基础。

4. 心肌的收缩性　心肌受到刺激发生兴奋（产生动作电位）后，随即引起肌丝向中心滑行，从而使肌纤维缩短（收缩）。心肌从兴奋到收缩的过程中，需要钙离子起媒介作用。由于心肌的绝对不应期很长，相当于心肌整个收缩期和舒张初期，因此，它不会出现强直收缩，从而保持心脏收缩和舒张交替进行。

（二）心脏射血和心输出量

心脏的功能像一个泵，收缩时把血液泵入动脉，舒张时把血液从静脉抽吸回心脏。

1. 心动周期　心脏每收缩、舒张一次，称为一个心动周期。每一心动周期中，首先是心房收缩，继而心房舒张，当心房开始舒张时，心室同时开始收缩，然后是心室舒张。到心室舒张末，心房又开始收缩，进入下一个心动周期。如心率每分钟 75 次计算，每个心动周期的时间平均为 0.8 秒。其中心房收缩时间占 0.1 秒；心室收缩时间占 0.3 秒；心房、心室共同处于舒张时间占 0.4 秒。

2. 心脏射血过程　在一个心动周期中，由于心房和心室有顺序地收缩、舒张，使心脏内压力有规律地变化，从而使心脏瓣膜循一定方向开放或关闭，血液得以朝一定方向流动，从静脉→心房→心室→动脉，不断进出心脏，实现心脏的射血和充盈活动（左、右心基本同步）。当心室收缩时，由于其内压迅速升高，先是使房室瓣关闭，有效地防止心室内血液倒流回心房；随后心室内压继续升高，冲开动脉瓣，血液便从心室射入大动脉。当心室从收缩转为舒张时，由于心室内压回降，首先是动脉瓣关闭，防止动脉血返流入心室；随后是房室瓣开放，从静脉回流入心房的血液得以充盈进入心室。可见，心室的良好收缩舒张功能是保证射血的关键因素。如果心室收缩无力，不但会使心室射血量减少，同时还会因为心内压升高而造成静脉血回流受阻。心脏瓣膜的正常开关也是保证心脏正常射血的重要因素。

3. 心输出量　每分钟由左心室射入主动脉的血量，称心输出量。它是心室每搏输出量和心率的乘积。正常人安静时每搏输出量为 60～80ml，心率每分钟为 75 次，则每分输出量为 4.5～6.0L。心输出量是评价心脏功能的重要指标。在不同生理情况下，如进食、情绪激动、体育运动时，心输出量都会明显增多。影响心输出量的因素主要是每搏输出量和心率。而每搏输出量则直接决定于心室的收缩力，心室收缩越强，则心输出量越多。

（三）心音和心电图

通过检查心音和心电图，可以了解心脏的活动情况，对临床有重要的诊断价值。

1. 心音　每1个心动周期中，可以产生4个心音。多数情况下，只能听到第1和第2心音，在某些健康青年人可以听到第3心音，40岁以上的健康人，也有可能出现第4心音。心音的产生主要来自心脏瓣膜关闭和血液撞击心室壁及大动脉壁而引起的振动，这些振动传到胸壁表面，用听诊器在胸壁各听诊区可以听取心音。用换能器将声音转换为电信号并记录下来，可以获得心音图。第1心音发生在心室收缩早期，它的出现标志心室收缩开始，其形成主要与心室肌收缩和房室瓣关闭有关，故第1心音能反映心室收缩的强弱和房室瓣的功能状态。第2心音发生在心室舒张期，标志心室舒张开始，其形成主要与心室舒张时动脉瓣关闭有关。故第2心音能反映动脉瓣的功能状态和动脉压的高低。

2. 心电图　心脏由许多心肌细胞构成。在正常情况下，它的兴奋总是从窦房结开始，然后有顺序地传到心房和心室，其间各部分兴奋的发生、传播和恢复有先有后，电位变化非常复杂。用测量电极在体表一定部位可以把心脏这些电变化引导出来，并用仪器记录成为心电图曲线。临床上检查心电图时一般要用12种导联方法，以综合反映心脏兴奋产生、传导和恢复过程中的电位变化。

用不同导联记录的心电图形基本上都包括1个P波；1个QRS波和一个T波（图2-31）。P波反映左、右心房兴奋过程所产生的电位变化。QRS波群反映左、右心室兴奋和传导过程产生的电位变化。T波反映心室各部分兴奋恢复过程所产生的电位变化。通过心电图各波幅值、时程和节律的分析可以协助诊断心脏疾患。当心脏发生异位节律；传导阻滞；心房、心室肥大；心肌缺血或心肌梗塞时，心电图都会出现异常变化。

（四）“心”的现代研究

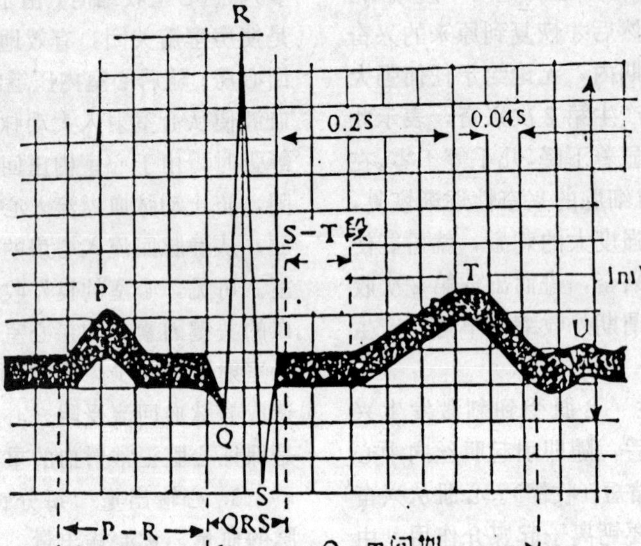

图2-31　正常人心电模式图

“心”的中西医结合研究大多从临床入手，通过对不同证型患者的研究进行探讨。

采用无创性方法检测左心功能的实验结果表明，具有心气虚证的冠心、肺心、原发性心肌病等患者的左心射血时间（LVET）缩短，射血前时间（PEP）延长；PEP/LVET比值明显增大，且心输出量明显减少。表明心气虚患者左心功能明显减退。应用生脉散注射液1小时后，大部分患者的左心功能可获改善。对照的脾气虚和肾气虚患者则未发现左心功能异常。一些血瘀型的冠心病人并未发现左心功能明显改变，但血液流变学的多项指标却表现异常改变。因而有人认为，气虚型主要表现为血流动力学方面的改变，而血瘀型主要表现为血液流变学的改变。一些属阴虚火旺的高血压病人，则见其尿中儿茶酚胺明显增高，表明其交感-肾上腺髓质活动增强。

此外，用现代科学技术和方法对治疗常见

心血管病中医方药的疗效和作用机制进行深入研究也是一个重要方面。临床观察表明，70%冠心病患者有气虚血瘀的症状，由人参、黄芪、当归组方的益气活血注射液对治疗心绞痛有确切的疗效，其作用机制主要是增强左心收缩功能，提高心输出量和射血分数；降低血粘度和增加冠脉流量等。益气养阴的生脉散，其强心作用机制与其抑制心肌细胞的 Na^+-K^+-ATP 酶活性有关。复方丹参的活血化瘀作用对急性心梗有相当高的疗效，它既能抑制血栓形成，又能促进动脉壁合成前列环素，从而增加冠脉流量。可见，中医方药防治心血管疾患确有其优势，有着广阔的研究前景。

三、现代血管生理学

（一）各类血管的结构和功能特点

血管分动脉、静脉和毛细血管。各类血管均有其结构和功能特点，在血液循环中发挥着不同的作用。主动脉和大动脉管壁厚而坚韧，富于弹性，称弹性血管。它对缓冲收缩压，维持舒张压，保证血液在血管中连续流动发挥重要作用。小动脉有发达的平滑肌层，收缩性强，平滑肌的舒缩可以改变血管的口径，从而改变血流阻力，称阻力血管。毛细血管数量多，管腔细小，其中血流速度极慢。毛细血管管壁很薄，通透性大，是血液与组织细胞进行物质交换的场所，称交换血管。静脉汇集来自毛细血管的血液再回流到心脏。与相应的动脉比较，静脉管腔较大，管壁较薄，因而易扩张，容纳大量血液，称容量血管。

（二）血流动力学的基本规律

血液在心血管系统中流动的力学规律，称血流动力学，它主要研究血流、阻力、血压及其相互关系问题。血液能在血管中流动主要是由于血流动力和血流阻力互相作用，而且动力总是超过阻力的结果。

血流包括流量、流速和流态等问题。血流是指单位时间内流经某器官或某段血管的血量。它与血压成正比，与血流阻力成反比（$Q=\frac{\Delta P}{R}$）。血流速度指血液在血管内流动的线速度。血液在主动脉中流速最快；在毛细血管中流速最慢，有利于进行物质交换。正常人血液在血管中流动呈层流形式，血流过快时会出现湍流。

（三）动脉血压

血压指血液对单位面积血管壁的侧压力，其高低乃对大气压比较而言。动脉管内的血压即为动脉血压，它是反映循环功能的重要指标。在一个心动周期中，动脉血压随心室收缩舒张而呈现周期性变化。心室收缩射血时，动脉血压急速上升所达的最高值，称收缩压。心室舒张时，动脉血压回降所达最低值，称舒张压。收缩压与舒张压之差，称脉搏压。人体动脉血压通常测量肱动脉血压为标准。正常成年人安静状态下的收缩压力 12～17.3kPa（90～130mmHg）；舒张压为 8～12kPa（60～90mmHg）；脉搏压为 4～5.3kPa（30～40mmHg）。在不同的生理状态下，动脉血压会在小范围内发生暂时性的波动。如果动脉血压在安静时持续超出正常范围，即为病态。

动脉血压的形成与下列几方面因素有关：① 血管内有足够的血量充盈，使之保持在轻度扩张状态是形成血压的前提；② 心室收缩向动脉射血是血压形成的动力来源；③ 由小动脉为主形成的外周阻力使心室射出的血液不会迅速流向外周血管，从而使动脉管内保持一定的血压；④ 大动脉管壁具有良好弹性，使动脉血压不会因心室射血而突然升得太高，同时又通过管壁回缩作用使舒张压维持在一定的水平。上述 4 方面因素都是动脉血压形成与维持不可缺少的。因此，凡是这些因素发生变化，都将影响动脉血压。例如心脏收缩无力，心输出量减少，动脉血压将会下降，尤其收缩压下降明显。如果因外周阻力增加而引起血压增高时，则以舒张压升高为明显。

（四）微循环

毛细血管数目多，管壁薄，相互交织成网，广泛分布于组织细胞之间，形成一片网络。由微动脉流来的血液，通过这些毛细血管网后，再汇合于微静脉，从而构成微循环。在毛细血管，血浆中的水分和溶于水中的小分子物质不断滤出，生成组织液，组织液又不断回流入血液，与此，同时实现血液与组织液之间的物质交换。

微循环的结构形式多种多样，其通路一般有 3 种：一种称迂回通路，穿行于细胞间隙，因其中血流缓慢，使血流与组织细胞得以充分进行物质交换；另一种称直捷通路，是微动脉与微静脉贯通的一条直路，其间不必经过真毛细血管，且血流迅速，从而保证一部分血液及时流回心脏；再有一种称动—静脉短路，在此完全没有物质交换作用，只是与皮肤散热过程有一定关系。微循环血流量受神经、体液因素的调节。当器官或组织的代谢活动增强时，因为局部的代谢产物，尤其CO_2增多，可以使直接控制真毛细管的毛细血管前括约肌舒张，从而增加微循环的灌流量，以适应代谢增加的需要。

（五）静脉血压和血流

因为心脏收缩射血产生的能量在克服血流阻力，推动血液流动中逐渐被消耗，故血压从大动脉、小动脉、毛细血管依次逐渐降低，到大静脉靠近右心房时已接近于零，即与大气压相等。

静脉的管壁较薄，易受外力挤压、牵拉的影响，且管腔内有瓣膜，它们均朝心脏方向开放，从而保证静脉血不断回流入心脏。因此，促使静脉回流的力量，一方面是心脏舒张时对静脉血的抽吸作用；另方面则来自肢体骨骼肌有节律收缩对外周静脉产生的挤压作用。

四、心血管活动的调节

心脏和血管活动是整体功能的重要组成部分，它们与体内各器官系统的代谢和活动密切配合协调，并适应内外环境的变化，以保证生命活动正常进行。这一系列活动必须在神经和体液调节下才能完成。

（一）神经调节

调节心血管活动的神经中枢分布在脑的各级部位，其中延髓是基本中枢所在部位。由延髓传出支配心脏的神经有心交感神经和心迷走神经。当心交感神经兴奋时，心脏活动加快加强；心迷走神经兴奋时，心脏活动减慢减弱。支配血管的神经主要有缩血管神经，当它兴奋时能使血管发生收缩，外周阻力增加；抑制时则使血管舒张，外周阻力下降。体内外的某些变化作用于相应感受器，通过传入神经把信息传到延髓心血管中枢，经神经中枢调整处理后，再将信息由传出神经传给效应器官，引起心血管活动效应，这就是心血管反射。体内比较重要的心血管反射有压力感受器反射、容量感受器反射和化学感受器反射等。它们分别由体内动脉血压变化、血容量变化和血液中O_2及CO_2含量改变等刺激所引起。这些反射对于保持人体动脉血压相对稳定，血容量相对稳定和循环发生障碍时，提高或维持动脉血压水平等方面均有重要意义。

（二）体液调节

对心血管活动直接发挥调节作用的体液因素包括有全身性和局部性两类。全身性体液调节因素指某些器官分泌的激素，通过血液循环到达全身，影响心血管活动。如肾上腺素对心脏活动的加强（强心）作用；去甲肾上腺素对血管的收缩（升压）作用；肾素—血管紧张素对血压的升高作用等。局部性体液调节因素指某些器官或组织分泌的激素或活性物质，直接作用于局部血管，影响局部血液循环。如心房分泌的心房钠尿肽（又称心钠素）有强大利尿、利钠和扩张血管，降低血压的作用。激肽类物质如缓激肽等对局部血管有强大舒张作用，它也是一种冠状动脉舒张剂。一些组织代谢产物，如CO_2、腺苷、乳酸等，如果堆积在局部组织中，也可以使局部血管舒张。

五、脉象的生理学基础

（一）中医脉学的基本理论

中医脉学内容极其丰富，其论述源于《内经》，成于《脉经》，发扬普及于《濒湖脉学》。著名医家扁鹊编著的《八十一难经》，其中发挥经脉的内容特多，尤以脉法最有成就，为后世所称颂。

名医王叔和以其丰富的实践经验，集汉代以前诊断之成就，完成了10卷《脉经》专著，对世界医学有广泛的影响。《濒湖脉学》根据脉数、脉律、脉态、脉势和流畅程度等方面的不同，总结提出28脉，其中常见的有浮、沉、迟、数、虚、实、结、代、滑、涩、弦、紧等12种。脉诊对察气血，审脏腑，辨疾病的表里、寒热、虚实有重要的作用。

1. 脉象形成的基础　“心主血，其充在脉”，心的搏动能推动血液在脉管中运行，使脉管发生起伏搏动，即为脉搏，简称“脉”。宗气对脉搏的形成有极其重要作用，宗气充足，则脉搏正常，和缓有力。故心、脉、气、血乃脉象形成的基础。该理论与现代生理学对脉搏形成的认识是完全吻合的。中医认为，脉搏正常还需要五脏功能的协调。“肺朝百脉”，全身血脉均汇集于肺；“肝藏血”，参与调节循环血量；“脾统血”，保证血液循行于脉管内；“肾藏精”，化生、补充血液。正由于五脏的共同配合，才使心搏正常，血运通畅，脉和缓有力。故脉象与气血、脏腑关系十分密切，机体气血盛衰、脏腑强弱、阴阳顺逆等功能变化，均能反映于脉象。

2. 正常脉象　正常脉象称平脉，指健康人的脉象。平脉表现于脉位不浮不沉；脉形不大不小；脉势从容和缓、柔和有力和脉律均匀整齐，1 息 4～5 至等。

平脉主要有 3 个特征：一是“有胃”（胃气），表现为脉势和缓，往来从容，不快不慢，节律整齐；二是“有神”，表现为脉象柔和有力；三是“有根”，即寸、关、尺三部相应，尺脉沉取应指有一定的力量。中医诊脉十分注意脉的胃气，所谓有胃气之脉为平脉；胃气少的脉为病脉；无胃气之脉为死脉。概言之，“脉以胃气为本”也，临床实践证明，通过察脉候胃气，对于了解疾病的邪正、进退和判断预后吉凶，确有很大价值。

年龄、性别、体质及精神状态不同，脉象亦有不同。年龄越小，脉搏频率越快；年青体壮者脉搏有力；年老体弱者脉来虚弱。成年妇女脉跳较成年男子濡弱。四时脉象有春弦、夏洪、秋浮、冬沉的相应变化。夜间脉象比白昼缓慢、细弱等，均为生理性改变，属正常脉象范围。

3. 常见病脉脉象及其主病　除了平脉和正常生理变化范围的脉象外，都属病脉。病脉是疾病反应表现于脉象的变化。浮脉轻取即得，反映病邪在经络、肌表部位，病主表证。沉脉重取始得，反映邪郁在里，脏腑有病，病主里证。迟脉脉来迟慢，反映寒邪抑制气机，气血运行缓慢，故病主寒证。数脉脉来加快，乃由于邪热鼓动，血液加速运行，故病主热证。虚脉脉力虚弱，反映气血两虚，脉来无力，病主虚证。实脉强劲有力，反映邪气盛而正气不虚，邪正剧争，病主实证。滑脉往来流利，反映气实血涌，病主痰饮、食滞等（孕妇常见的滑脉和健康人所见的滑脉不属病脉）。涩脉往来搏动迟滞、艰涩，反映血流不畅通，病主气滞、血瘀、血少等证。洪脉来势充盛而去势缓减，反映邪热亢盛，脉道扩张，血流势急，病主邪热亢盛。细脉如线，软弱无力，病主气血两虚，诸虚劳损。弦脉脉来长而直，切之如按琴弦，反映诸邪滞于肝，以致肝气不柔，病主肝胆、痛证。紧脉指下有左右旋绞绷急之势，反映寒邪与正气激烈相搏，使脉道紧张，病主寒证、痛证和宿食等。代、促、结脉均为脉律不整和歇止的现象。代脉缓弱，歇止规则且时间较长，病主脏气衰微；促脉急数而不规则歇止，病主阳热亢盛、气滞血瘀等病证；结脉则为脉来迟缓而又不规则歇止者，病主阴盛气结，寒痰血瘀等证。

（二）动脉脉搏波

现代生理学认为，脉搏是随心脏收缩舒张活动出现在身体浅表动脉的一种周期性起伏搏动。它主要由心脏舒缩、动脉管壁弹性和血流外周阻力 3 方面因素综合形成。脉搏搏动起始于主动脉，并沿动脉管壁向外周动脉呈波浪式传播开去。在传播过程中，由于动脉壁的阻力，使搏动越来越小，一般到毛细血管时，脉搏搏动已不复存在，故所谓脉搏，实际上是指动脉脉搏。

1. 动脉脉搏波的组成和意义　用压电换能器或各种脉搏描记仪器放在浅表动脉所在部位的皮肤上，可以引导和记录到脉搏搏动的曲线，称脉搏波。脉搏波由升支和降支组成。升支和降支构成主波，降支上还出现两个波和一个切迹，即潮波、降中波和降中峡（图 2-32）。

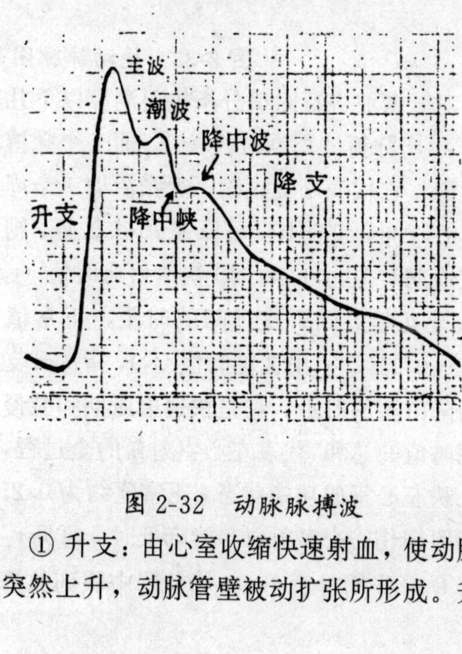

图 2-32　动脉脉搏波

① 升支：由心室收缩快速射血，使动脉内压突然上升，动脉管壁被动扩张所形成。升支

较陡，其上升速度及其参与构成的主波幅高度受心室射血速度、心搏出量、血流阻力和动脉管壁弹性的影响。② 降支：降支下降缓慢，其间出现的切迹将降支分为上、下两段。上段由于心室收缩后期，射血减慢，动脉内压力回降，动脉管壁弹性回位所形成。随后心室转入舒张状态，动脉内压继续回降，动脉管壁继续回位，遂形成降支下段。降支的形状可以反映外周阻力的高低。③ 主波（血流波）：是脉搏波的主体波幅，由升支上升至顶峰所形成的一个向上波。波顶圆滑，其顶点是脉搏波的最高峰，反映动脉内压力和容积的最大值。④ 潮波（压力波）：是在主波之后出现的一个顶部稍圆滑的向上波，此乃脉搏波向外周传播时产生的反射波。在健康青少年，潮波低于主波。随着年龄增长，由于血管壁弹性差，潮波可提前出现，位置抬高，甚至高于主波。⑤ 降中峡：指降支下降过程中出现的小切迹。它是由于心室舒张开始，左心室内压急骤下降，主动脉内血液向左心室方向倒流，使主动脉内压力下降所形成。外周阻力增高时，切迹位置上移。⑥ 降中波（重搏波）：由于心室舒张，主动脉瓣突然关闭，动脉内血液返流撞击关闭的主动脉瓣引起一个反冲击作用，使动脉内压又轻度升高，因而在切迹后出现一个向上的小波，因其一般位于降支的中段，故名降中波。当血管壁弹性良好，血流畅通时，降中波明显；反之，血管壁弹性差，血流阻力增大时，降中波减弱或消失。降中波在降支上的位置可用降中峡的高度与主波高度的比值表示。比值在 30%～70%间者为正常。血管紧张度增高，外周阻力增大时，降中波位置偏高；血管紧张度低，外周阻力小时，降中波位置则下移。

2. 动脉脉搏波分析　分析脉搏波各段的时程、波幅、升支和降支斜率、主波夹角等各项参数及脉搏波的形态，是客观判断各种脉象的重要依据（图 2-33）。

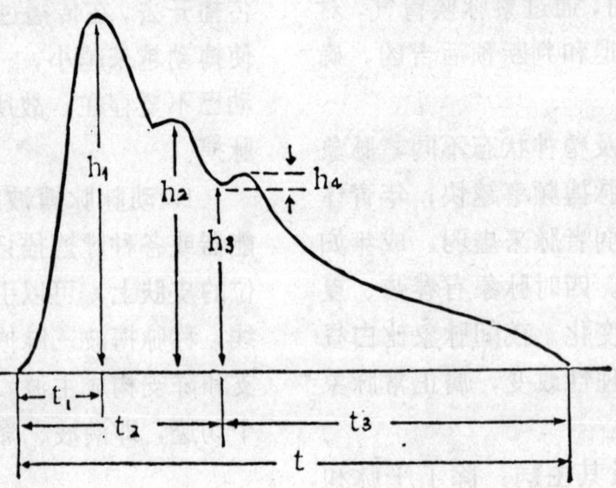

图 2-33　桡动脉脉图的主要测算参数（说明见正文）

对脉搏波进行时值分析主要测算以下几项参数：① 脉搏波周期时值（t），即 1 个脉搏波的全程，它代表心脏收缩、舒张活动 1 个周期经历的时间。如心率以每分钟 75 次计算，则脉搏波周期时值为 0.8s。② 快速射血时值（t_1），指从升支起点到升支顶峰的时距，正常值为 0.07～0.11s。③ 射血期时值（t_2），指从升支起点到降中峡的时距，它是快速射血期和减慢射血期时值的总和，代表左心室射血的全过程，可以反映左心室的功能状态，正常值约为 0.25s。当心肌损伤，心室射血功能降低时，可见 t_2 缩短。④ 舒张期时值（t_3），指从降中峡到脉搏波降支回到基线水平的时距。它代表心室舒张全程，正常值约为 0.5s。

对脉搏波的幅值分析主要测算下列几项参数：① 主波幅（h_1），指由主波顶峰到基线的垂直高度，直接反映左心室的射血量。② 潮波幅（h_2），指由潮波波峰到基线的垂直高度。正常情况下，主波幅总是高于潮波幅。③ 降中峡幅（h_3），指由降中峡至基线的垂直高度。它直接反映血流的外周阻力。④ 降中峡幅/主波幅比值，正常时此比值一般在 50%左右，小于 1/3 或大于 2/3 的比值都是不正常的。⑤ 降中波幅（h_4），指降中波顶峰到降中峡的垂直高度，主要反映动脉管壁弹性。当动脉管壁弹性减退时，降中波幅度变得平坦。

对脉搏波的斜率分析主要是分析升支的上升速率和降支的下降速率。升支斜率直接反映左心室快速射血速度。降支斜率主要反映动脉管壁弹性和外周阻力。

此外，脉搏波型的变化也有一定意义。

（三）几种常见脉象的生理学基础

正常心脏以每分钟75次左右的频率有节律地进行收缩舒张活动，其节律活动来源于窦房结。心室每次收缩向动脉射出的血液约有60～80ml，故每分钟心输出量约为5L。且正常情况下，机体循环血量充足；外周阻力正常；动脉壁弹性良好。故正常脉象具有往来从容，不快不慢，脉位适中，不浮不沉以及脉势和缓，应指有力等特征。此时所见的脉搏波节律均匀；每个波的时值和幅值基本相等；各波形态正常，主波、潮波和降中波的波幅依次递减。如有脉率失常；脉波幅值大小不等；脉波形状变异或各波位置不正常者均会出现异常脉象。

1. 数脉和迟脉　正常人心率随年龄、性别和机体活动情况不同而异，故脉率会出现生理性变化。如果成年人安静时心率每分钟超过100次称为心动过速；少于60次称为心动过缓，此时就会出现数脉或迟脉。心率受神经和体液因素的调节，也受体内温度、酸碱度及各种离子浓度等理化因素的影响。

当交感神经兴奋增高，肾上腺分泌增多，使心率加快时，可出现来去快速，脉律基本规整，1息5到7至的脉象，是谓数脉。外感发热、各种感染性疾病、甲亢、缺氧等均会出现数脉，最常见的直接原因是窦性心动过速。此时脉率加快，每分钟可在100～139次之间；脉波周期时值明显缩短。

当迷走神经紧张性增高，体温降低，血中钾离子浓度过高，或心脏本身兴奋传导阻滞时，可出现脉搏来去缓慢，1息3至，脉形丰满，脉力较大，且脉律基本规整的脉象，是谓迟脉。生理性迟脉可见于久经锻炼的运动员和体力劳动者。健康老年人的迟脉也是一种生理性反应。颅内压升高、冠心病、急性心梗时，常出现病理性迟脉。迟脉脉搏波最大特征是频率慢，脉波周期时值延长。各波形态基本正常，有时可见主波稍高于正常。

2. 结脉和代脉　正常人心律很规则，收缩力也均匀，此乃心脏特殊传导系统和心肌的正常兴奋性和传导性所决定。病理情况下，心脏传导系统或心肌的兴奋、传导过程发生异常，则可出现心律失常。临床上最常见的心律失常是发生期外收缩（早搏），包括室性、结性或房性早搏，它们都会使脉搏出现间歇的特征。当房室传导发生部分阻滞时，也会使心室漏跳而致有间歇。

脉来迟缓而时有歇止，但歇止不规则者为结脉，其直接原因可能是窦性心率减慢兼有不规则期外收缩。结脉有偶发性、多发性，还有频发性之分，临床上可见于多种疾病，包括功能性和器质性疾病。结脉的脉波主要特征是在正常脉波间时有插入小波，脉波波形有改变。如脉数或疾而兼有不规则歇止的称促脉，亦属结脉类，常见于窦性心动过速伴有期前收缩或部分房室传导阻滞等。促脉的脉波兼有数脉和结脉的特征。

脉搏节律呈一定比例的歇止称代脉，代脉是一种联律型脉象，可呈二联脉律、三联脉律和五联脉律等。它的产生可能是固定比例发生的期前收缩，或固定比例的房室传导阻滞，或固定比例的窦性节律。代脉脉波的主要特征是常态波与代脉波按固定比例交替出现。

3. 浮脉和沉脉　由于动脉管壁有弹性纤维，管壁平滑肌又有一定张力，故体内血管系统常处于轻度扩张状态，且血管内保持一定容积和压力。某些神经或体液因素；冷或热刺激，可使血管发生收缩或舒张，从而使切脉时产生有脉位深浅不同的感觉。

浮脉的脉位表浅。外界气温高，人体外周血管扩张，使脉管浅露时所得浮脉为生理性因素引起，不属病脉。感冒、急性炎症或某些传染性疾病初期可出现浮脉，它是由于病人发热，使心率加快，心输出量增加，并反射性引起外周血管扩张，血流阻力下降所致。浮脉脉波的主要特征是轻取时主波幅较高，各波清晰；升支陡直，降支下降速度变快和降中波位置较低等。沉取时则见主波幅明显减小。

沉脉脉位较深，重按才能摸清脉搏形象。肥胖人因皮脂厚和天气寒冷反射性引起血管收缩时所出现的沉脉是生理性的。当心脏射血功能低下，心输出量减少，血压降低，血管充盈不足，血流缓慢时会出现病理性沉脉，其脉波的主要特征是沉取时脉象各波清楚，主波幅较高，波峰较圆钝，而浮取时主波幅小，各波形态模糊。

4. 洪脉和细脉　左心室有很厚的肌肉层，收缩时产生的动力能使动脉内压突然升高，形成收缩压。心室舒张时，由于外周阻力的作用，使动脉内保持一定的压力水平，为舒张压。收缩压与舒张压之差称为脉搏压。脉搏压大小与脉搏搏动强弱有直接关系。正常人脉搏压约为5.3kPa，脉搏显得强弱适中，来去自如，脉象柔和有力，往来从容。某些病理情况下，心室收缩力过强、过弱或外周阻力过大、过小，致使脉搏压增大或缩小时，脉象就会变得洪大或细小。

洪脉有如波涛洪水，急起骤落。当心室收缩增强射血时，动脉内压急骤升高，使脉搏急骤升起。但由于外周血管扩张而致舒张压降低，使脉搏在急起后骤然回落，因而脉搏明显起伏，且触诊时显得脉体阔大。实热证者高热不退时，心缩增强，心搏出量增加，血流速度加快，同时反射性引起体表血管舒张，故出现洪脉。反之，心收缩无力，搏出量减少或血容量减少，均可使血管充盈不足，此时通过神经、体液调节使血管收缩，脉道变窄，脉搏压变小，从而形成细脉。洪脉脉搏波的主波幅明显增高，升支陡直，降支下降速度也快，降中波位置偏低。细脉的主波幅降低，降中波幅亦降低或不明显。

5. 滑脉和涩脉　在循环系统中，动脉内血液流速最快。血流速度一方面决定于心脏泵血动力的大小，同时又受血流阻力的影响。血流阻力与血管长度、血管口径和血液粘度等因素有密切关系。正常人的血液粘度是水的4～5倍，与血流阻力成正比。红细胞数量是决定血液粘度的重要因素之一。

滑脉来去流利通畅，起落快速，其形成可能与血液粘度降低，血流速度加快有关。各种原因引起的贫血，红细胞数目低于3×10^{10}个/L时，常会出现滑脉。贫血改善时，滑脉即见减轻或消失。滑脉脉波升支上升迅速，潮波明显，降中波波幅大，且多位于降支的中、下位。涩脉往来艰难，起伏迟缓，其形成主要是血粘度增高。临床上真性红细胞增多症患者红细胞增多，血粘度随之增高，血液流速减慢而呈涩脉。涩脉脉波升支上升缓慢，降支下降亦缓慢，潮波和降中波常不明显或消失。

6. 弦脉和紧脉　大动脉管壁有良好的弹性，对保持动脉血压正常有重要作用。如果大动脉弹性减退，主要表现为收缩压升高，脉压增大。当硬化发生在小动脉时，则主要表现为舒张压升高，脉压减小。脉搏传导速度也与血管壁弹性密切相关，当动脉硬化时，由于脉搏传播速度增快，使指下血管段几乎同时搏动，故切脉时产生指按琴弦之感。弦脉形成机理复杂，交感神经兴奋或某些体液因素使血管壁紧张度升高时可能形成弦脉。动脉壁弹性减退，外周阻力升高时亦可形成弦脉。临床上弦脉较多见，尤其高血压、动脉硬化病者常见。弦脉脉波主波顶常较平坦，可呈平顶状、切迹状或弓背状；潮波大多在较高位置；降中峡位置亦高，与主波高度的比值大于50%；降中波位置亦高抬，有时几乎接近主波峰高度，致使主波、潮波、降中波平行构成三波形的脉波。紧脉与弦脉类似，形成机理与弦脉基本相同。

以上关于12种病脉形成机理的分析仅就其直接有关病理生理因素而言。如脉位浮沉主要与血管舒缩直接有关；脉力虚实主要与心缩力强弱直接有关；脉的洪细主要与脉压大小直接有关，脉态的滑涩、弦紧主要与血流速度和血管壁的弹性及紧张度直接有关；而脉之结代则主要与心脏传导系统功能异常直接有关等。但一种脉象往往是多种因素综合反映，临床上所见脉象又常以兼脉出现，故其病理生理学变化更为复杂。

（四）脉诊研究进展

从本世纪50年代开始，我国中医、西医与数、理、工程等多学科结合，对脉诊做了大量研究工作，取得较大成绩。首先是解决脉诊客观化问题，相继研制成功的多种脉象仪，利用压力换能装置把脉搏搏动转变为电信息，然后经放大、滤波等装置，显示于示波器和直接记录，从而模拟中医切脉浮、中、沉取，分别记录得图形比较稳定和重复性良好的脉搏图，计有平脉和浮、沉、迟、数、洪、细、弦、紧、滑、涩、促、结、代等10多种脉象的脉搏图，并对其多项参数进行了定量分析，初步制定了某些特征性脉图的参数值范围。脉象形成机理是一项重要的研究内容，不少学者通过分析心率、心收缩力、心舒张功能、心输出量、心电图和外周阻力等变化研究脉象与心血管功能的关系，特别对弦脉、滑脉、细脉、结代脉等研究较多。最早有人从高血压病人身上描出典型的弦脉图，后来又在健康志愿者静脉滴注去甲肾上腺素后测得弦脉图。许多实验表明弦脉形成主要与血管总外周阻力升高、心输出量减少和血管顺应性降低三方面因素有关。有人用静脉一次输入右旋糖酐200ml可复制实验性滑脉，在动物实验中采用先放血后补液的方法使血液稀释，亦可出现滑脉。实验表明心输出量增加和总外周阻力降低是形成滑脉的基本因素，而血容量增多，血粘度降低，末梢血管扩张与形成滑脉有直接关系。此外，脉象的年龄、性别差异、昼夜规律、体位改变、季节变化以及月经、妊娠对脉象的影响亦有不少报道。在临床上，对不同证病患者，如表证、气虚证、阴虚火旺证和冠心病、高血压、心肌梗塞、肝炎、肾炎等患者的脉搏图的特征作系列的观察、分析，从中找寻规律性变化，对于辅助辨证分型，诊断疾病，以致预后判断等都有一定价值。

六、舌象的生理学基础

（一）中医舌诊的基本理论

中医有所谓看舌八法：即看苔色、看舌质、看舌尖、看舌心、看燥润、看舌边、看舌根、看变换。还认为舌质可验病证之阴、阳、虚、实，审苔垢即知病邪之寒、热、浅、深。

舌诊对诊治疾病有重要作用。中医古藉记载有谓舌为五脏六腑之总使，若人体有病变，如脏腑虚实、气血盛衰、津液盈亏及病位的深浅等皆不同程度反映于舌。中医认为，舌质由脏腑气血所充养，故舌质的变化常可反映脏腑精气的盛衰。舌苔为胃气所生，或说胃气挟邪气上蒸而成，故舌苔可以反映胃气的存亡及邪气的轻重性质，即所谓舌苔主六腑，舌质主五脏。

舌诊对疾病的病因、病机及病程转归预后均有重要参考价值。就八纲而论，寒证者舌质多淡白，舌苔多津液而光滑；热证者其舌质必赤，舌苔干涩色黄厚腻；虚证者舌质浮肿娇嫩，舌色淡白；表证者苔多薄白不干，邪气由表传里，可见苔由白而黄，由薄而厚，由润而干等。此外，内有湿邪者，可见舌苔滑腻，痰浊凝聚则见舌苔粘腻。伤阴之舌则见形萎色绛，舌平如镜面。有瘀者舌则紫暗少苔，可见瘀斑或瘀点。

（二）舌的形态和结构

舌是人体消化系统的一个器官，位于口腔底，是一肌性器官，表面被有粘膜，舌背粘膜是形成舌苔的主要部位。舌的血管、神经十分丰富，能十分灵敏地反映人体内多种功能的变化。舌还具有感受味觉，搅拌食物，协助吞咽和辅助发音等作用。

舌肌属横纹肌，可随意运动。舌由来自颈外动脉的舌动脉供给血液，舌动脉进入舌后分支营养舌肌及舌粘膜各处。舌质的变化与舌的血液循环，特别是舌微循环的改变有直接关系。舌有4对脑神经分布：舌下神经支配舌肌运动；舌咽神经管理舌后$\frac{1}{3}$的一般感觉和味觉；面神经分布于舌前$\frac{2}{3}$粘膜上的乳头，管理味觉；三叉神经分布于舌前$\frac{2}{3}$的粘膜，管理一般感觉。

舌表面有粘膜，由上皮和结缔组织构成。舌背面粘膜粗糙，形成许多舌乳头。舌粘膜上皮的新陈代谢活跃，大约3天左右，上皮细胞就能更新1次。舌乳头主要分有丝状乳头和菌状乳头。丝状乳头数目很多，分布于舌尖、舌中和舌边，其浅层角化细胞经常脱落，附在粘膜表面，是形成舌苔的主要成分。菌状乳头数目很少，多见于舌尖，散在丝状乳头之间，其内血管丰富，故显红色，肉眼观呈红色小点状。

（三）正常舌象的解剖生理学基础

正常舌质显示淡红、润泽，这是因为舌粘膜和舌肌肉的血管都十分丰富，血色通过白色半透明的粘膜而显现淡红色。实验资料表明，舌粘膜上皮的厚度、血液中血红蛋白的含量和氧分压是决定舌质颜色的3个主要因素，而舌微血管的扩张程度和舌血流的多少，对舌色变化有很大影响。可见，舌乳头内良好的微循环状态是构成淡红色舌象的主要因素，故它与身体的健康状况，尤其是循环功能正常有密切关系。

舌苔包括苔质和苔色。正常时苔质薄而湿润，苔色白，敷布均匀，干湿适中。现代医学认为，薄白苔是舌丝状乳头表层的角化细胞和唾液、细菌、食物碎屑和渗出的白细胞等共同组成。可见，舌苔形成是舌粘膜上皮不断进行新陈代谢，不断更新的动态过程，凡影响舌上皮新陈代谢的因素，均可使舌苔出现变化。

随着年龄增长，舌质、舌苔异常的比例不断增多，据统计，在40岁以上人群中，能严格符合正常舌象指标者仅占10%左右。小儿舌象异常以舌苔异常为主，而老年人则以舌质和舌下静脉异常为多见。

（四）几种病理舌象的病理生理学基础

病理舌象包括有舌质的异常和舌苔的异常，如寒证者可见淡舌、白苔；热证者易见红舌、黄苔等。

1. 淡白舌　淡白舌之舌色淡白，舌体一般较肥大，舌面湿润，为虚、寒见证，常见于营养不良和贫血患者。舌微循环检查中可见舌乳头内微血管口径细小，管袢数目减少，提示其微循环充盈不足，舌的血流量减少。淡白舌者常有蛋白质合成障碍，故血浆蛋白含量偏低，使舌的局部出现组织水肿，以致舌体浮肿娇嫩，有的可见齿印。

2. 红绛舌　红绛舌的舌质红赤，甚者带绛色，见于中医热证和虚证，反映火旺和阴虚津亏的征象。一般认为红绛舌的成因主要是由于炎症使舌粘膜的血管扩张、充血，舌的血流量增加，舌的菌状乳头增多，其内微血管袢增多，血流速度增快。有资料显示，血钾增高时，可见舌色偏红；血红蛋白含量增高、血氧饱和度增高、血浆纤维蛋白原含量增高及血浆比粘度增高，均可出现红绛舌。

3. 青紫舌　青紫舌的舌质紫暗，还有瘀点、瘀斑和舌下静脉曲张等情况，证见气血瘀滞和热极、寒盛者。临床上心脏病、肝胆病和肿瘤病者可见青紫舌。青紫舌形成原理较为复杂，当腔静脉或门静脉瘀血时，由于微循环严重障碍，使组织的气体交换速度减慢，血液中氧合血红蛋白减少，以致血色变暗，反映于舌，即显青紫舌象。动物实验证明，舌的青紫色程度与缺氧程度大致平衡。还有资料表明，紫舌者血小板聚集增强；血液粘度明显增高和毛细血管脆性提高。这些可能也是青紫舌形成的病理因素。

4. 异常舌苔　异常舌苔包括有厚白苔和黄苔。白苔多见于虚证、寒证，以消化系统疾病患者最多。厚白苔形成主要是舌丝状乳头的角质层突起和分支增多，以致混杂食物残渣、脱落细胞、细菌和唾液成分等所成。它的出现与患者发热、失水，口腔自洁作用减弱等因素有关。黄苔是实证热证的见证之一。炎症发热和严重消化不良者多见。除丝状乳头突起分支增多外，舌上皮间炎症渗出、炎症细胞堆积、口腔内某些细菌族增殖以及消化道返流物沉着是黄苔形成的有关因素。黄苔程度往往与消化道的壅滞程度成正比。

（五）舌诊的实验研究

舌诊研究方法有多种多样：利用荧光分色测定舌色，创制舌色仪；利用舌印方法观察舌乳头研究各类舌苔；利用病理切片和刮舌涂片检查，用电镜观察研究；作舌活体显微镜观察；应用血液流变学研究舌诊；应用放射自显影技术研究舌上皮代谢情况；应用同位素标记方法测定舌上皮更新率；利用X射线技术显示舌乳头微血管；应用微量元素检测方法研究舌苔；应用氨基酸测定仪分析舌上皮细胞蛋白质中各种氨基酸含量；还有舌血流测量仪、舌尖微循环检测和舌面pH值测量等研究，均对舌诊提供了不少有价值的科学资料。

使用微循环显微镜直接观察舌乳头，可以清晰地显示乳头内微血管的状态和血流情况，有助于阐明各类病理舌象的形成。病人舌尖局部微循环的变化与甲皱微循环十分相似，且更为清晰，从这里所获得的血流、血色和血管构形等信息往往可以表达全身多部位的微循环情况。

舌象的生化研究也有不少发现，如黄厚苔、白厚苔、光剥苔者，其唾液偏酸性，pH值低于正常人。肿瘤患者则偏碱性，其pH值从7.46～7.53。此外，还发现红绛舌患者唾液中微量元素有低Zn高Cu，Cu/Zn比值升高的情况，与淡白舌患者比较有显著的不同。

（陈洁文）

第四节 中医“脾胃”、“肝胆”理论的生理学基础

“脾胃”在中医脏腑学说中占有特殊重要的地位。“脾胃”学说是中医理论体系的重要组成部分。“脾胃”生理功能一体化，同为气血生化之源，脏腑经络之根，人体赖以生存的仓廪，故“为后天之本”。“脾胃”并不是指解剖学上的脾，专指中医生理学上的“脾胃”(Splenicogaster)，属于消化、吸收、营养代谢系统。而现代医学的脾与“脾”根本不同，脾属于血液与免疫系统，脾胃在生理功能上并无直接的紧密联系。

“肝胆”以疏泄功能助“脾运化”；且与现代医学的肝胆在外形、结构与在体内的解剖位置上，是基本相同的。

一、中医“脾胃”、“肝胆”生理的基本内容

“脾胃”一脏一腑，一阴一阳，由足太阴脾经与足阳明胃经相互络属而为表里，组合成一个小整体。“脾胃”在五脏六腑中处于中心地位，与各脏腑关系密切，相互配合，共同完成运化水谷精微，化生气血津液，以维持机体的生命活动。《素问·灵兰秘典论》：“脾胃者，仓禀之官，五味出焉。大肠者，传道之官，变化出焉。小肠者，受盛之官，化物出焉。”《素问·六节藏象论》：“脾、胃、大肠、小肠、三焦、膀胱者，仓廪之本，营之居也，名曰器，能化糟粕，转味而入出者也。”《素问·玉机真藏论》：“五藏者，皆禀气于胃，胃者五藏之本也。”《素问·六节藏象论》：“五味入口，藏于肠胃，味有所藏，以养五气，气和而生，津液相成，神乃自生。”《灵枢·本输》：“脾合胃，胃者五谷之腑。”《素问·平人气象论》：“平人之常气禀于胃，胃者平人之常气也。人无胃气曰逆，逆者死。”

“肝”位于腹腔，横膈之下，右胁之内；“胆”在“肝”之短叶间，“肝胆”直接相连，一脏一腑，一阴一阳，由足厥阴肝经与足少阳胆经相互络属而为表里。“肝胆”的疏泄功能可助“脾胃”运化。《血证论·脏腑病机论》：“食气入胃，全赖肝木之气以疏泄之，而水谷乃化。”

(一)“脾胃”的生理特征

“脾胃”的生理特性和运动规律是：“脾”主化，“胃”主纳，“脾”主升，“胃”主降；“脾”性湿，“胃”性燥。纳化、升降和燥湿协调统一，“脾胃”才能产生和发挥正常的生理功能。

1. 纳与化 《素问·五脏别论》：“胃者，水谷之海，六腑之大源也。五味入口，藏于胃以养五藏气……是以五脏六腑之气味，皆出于胃。”《灵枢·玉版》：“人之所受气者，谷也。谷之所注者，胃也。胃者，水谷气血之海也。”《素问·厥论》：“脾主为胃行其津液者也。”《类经·十二官》：“脾主运化，胃司受纳，通主水谷。”《素问·太阴阳明论》：“脾脏者常著胃之精也，土者生万物而法天地，故上下至头足，不得主时也。”《类经·脾不主时》：“脾胃相为表里，脾常依附于胃，……而为之行其津液；……脾胃皆属乎上……为脏腑之本。”

“脾胃”各有所司，无受纳，也就无运化。纳与化是对立统一的运动过程。

2. 升与降 《素问·阴阳应象大论》：“清气在下，则生飧泄；浊气在上，则生䐜胀。”《灵枢·阴阳清浊》：“受谷者浊，受气者清。清者注阴，浊者注阳。”《素问·五脏别论》：“夫胃、大肠、小肠、三焦、膀胱，此五者……泻而不藏。此受五脏浊气，名曰传化之府，此不能久留输泻者也。魄门亦为五脏使，水谷不得久藏。”“水谷入口，则胃实而肠虚；食下，则肠实而胃虚。故曰实而不满，满而不实也。”《灵枢·平人绝谷》：“胃满则肠虚，肠满则胃虚，更虚更满，故气得上下，五藏安定，血脉和利，精神乃居，故神者水谷之精气也。”《类经·十二官》：“小肠居胃之下，受承胃中水谷而分清浊，水液由此而渗于前，糟粕由此而归于后。脾气化而上升，小肠化而下降，故曰化物出焉。”“大肠居小肠之下，主出糟粕，故为肠胃变化之传道。”《类经·奇恒藏府藏泻不同》：“肛门失守则气陷而神去，故曰魄门。不独是也，虽诸府糟粕固由其泻，而藏气升降亦赖以调，故亦为脏使。”《临证指南医案·脾胃》：“脾宜升则健，胃宜降则和。”《医学衷中参西录》：“脾主

升清，所以运津液上达；胃主降浊，所以运糟粕下行。”《四圣心源》：“脾不得胃气之阳则多下陷，胃不得脾气之阴则无转阴。”

由此可见，中医学早就明确“胃肠”通降是消化道生理运动的规律；“脾升胃降”宏观地概括了整个消化、吸收和营养代谢的功能现象。

3. 燥与湿 《四圣心源》：“脾喜刚燥，胃喜柔润，而燥湿调停，在乎中气，中气旺则阴阳和平，燥润相得。”《临证指南医案·脾胃》：“太阴湿土，得阳始运，阳明燥上，得阴自安，以脾喜刚燥，胃喜柔润也。”《血证论·脏腑病机论》：“胃土以燥纳物，脾土以湿化气。”《医学读书记》：“土贝冲和之德，而为生物之本。冲和者，不燥不湿，不冷不热，乃能化生万物，是以湿土宜燥，燥土宜润，便归于平。”

燥湿是脾胃的生理特性。燥湿相济，“脾胃”才能发挥正常的生理功能。

（二）“脾胃”的生理功能

“脾胃”在“肝胆”、“大肠”和“小肠”等多脏腑共同参与下，完成现代医学中的消化、吸收和营养代谢，从而维持个体的生存。“脾胃”的主要生理功能是主运化、气血生化、统摄血液和合肌肉主四肢。“脾胃”与精神意识、躯体五官的关系，表现为“在志为思”，“在液为涎”，“在窍为口”，“其华在唇”。

1. 运化功能 “脾胃”具有把饮食物转化为精微转输至全身的生理功能，此即为运化功能，包含着消化、吸收和代谢的过程。运化功能可分为运化水谷和运化水液两个方面。这两个方面的作用是相互联系不可分割的。《素问·经脉别论》：“食气入胃，散精于肝，淫气于筋。食气入胃，浊气归心，淫精于脉。脉气流经，经气归于肺，肺朝百肺，输精于皮毛。毛脉合精，行气于府。府精神明，留于四脏，气归于权衡。……饮入于胃，游溢精气，上输于脾，脾气散精，上归于肺，通调水道，下输膀胱，水精四布，五经并行。”

“脾胃”运化功能正常，则脏腑、经络、四肢百骸以至筋肉皮毛，都能得到充分的营养，进行正常的生理活动，以维持机体的健康。《素问·太阴阳明论》：“四支皆禀气于胃而不得至经，必因于脾，乃得禀也。”《素问·奇病论》：“夫五味入口，藏于胃，脾为之行其精气。”强调了“脾胃”功能一体化。《医宗必读·肾为先天本脾为后天本论》：“脾何以为后天之本？盖婴儿既生，一日不食则饥，七日不食，则肠胃涸绝而死。经云：安谷则昌，绝谷则亡……胃气一败，百药难施。一有此身，必资谷气。谷入于胃，洒陈于六腑而气至，和调于五脏而血生。而人资之以为生者也，故曰后天之本在脾。”强调了“脾胃”运化功能的重要性，人出生即以消化吸收营养为后天之本。

2. 气血生化功能 气血生化的物质基础是“脾胃”升降运化产生的水谷精微。因而，气血生化是运化功能的延伸。消化吸收营养代谢障碍会产生气血生化不足，体内营养素减少，免疫物质的产生也就不足，机体的防卫力量减弱。

《灵枢·五味》：“谷始入于胃，其精微者，先出于胃之两焦，以溉五藏，别出两行营卫之道。”《灵枢·决气》：“谷入气满……中焦受气，取汁变化而赤，是谓血。”《灵枢·营卫生会》：“人受气于谷，谷入于胃，以传于肺，五脏六腑皆以受气。其清者为营，浊者为卫，营在脉中，卫在脉外。营周不休……如环无端。”《素问·痹论》：“营者，水谷之精气也，和调于五脏，洒陈于六腑，乃能入于脉也，故能循脉上下，贯五脏络六腑也。卫者，水谷之悍气也，其气慓疾滑利，不能入于脉也，故循皮肤之中，分肉之间，薰于肓膜，散于胸腹。”《灵枢·邪客》：“营气者，泌其津液，注之于脉，化以为血，以营四末，内注五脏六腑。卫气者，出其悍气之慓疾，而先行于四末分肉皮肤之间，而不休者也。”《脾胃论·脾胃虚实传变论》：“元气之充足，皆由脾胃之气无所伤，而后能滋养元气。”《脾胃论·脾胃虚九窍不通论》：“五脏之气上通九窍，五脏禀受于六腑，六腑受气于胃。”《景岳全书·传忠录·脏象别论》：“血者，水谷之精也，源源而来，而实生化于脾。”《张氏医通·诸血门》：“经言血之与气，异名同类，虽有阴阳清浊之分，总由水谷精微所化。”《医门法律·虚劳门》：“盖饮食多自能生血，饮食少则血不生。血不生则阴不足以配阳，势必五脏齐损。”《素问·刺法论》：“正气存内，邪不可干。”《金匮要略》：“四季脾旺不受邪。”《脾胃论》：“百病皆由脾胃衰而生也。”

3. 统血功能 “脾胃”通过其运化功能，从食物中摄取水谷精微，化生气血及推动气血运行的物质与能量，气血并行，则血液循行于经脉之内而不外溢。故这种统血功能实质上也渊源于运化功能。《赤水玄珠·调经门》："夫血者，水谷之精气也，和调五脏，洒陈六腑，男子化而为精，女子上为乳汁，下为经水。故虽心主血，肝藏血，亦皆统摄于脾。补脾和胃，血自生矣。"《血证论·脏腑病机论》："血之运行上下，全赖于脾。脾阳虚则不能统血；脾阴虚又不能滋生血脉。"《寿世保元》："盖气者血之帅也，气行则血行，气止则血止，气温则血滑，气寒则血凝，气有一息之不运，则血有一息之不行。"《金匮翼·诸血》："脾统血，脾虚则不能摄血；脾化血，脾虚则不能运化，因而脘陷妄行。"

4. 合肌肉主四肢　肌肉的生长与四肢的活动，皆需接受水谷精微的充养，故与"脾胃"的运化功能直接相关。"肉为墙"有保护脏腑和抵御外邪侵袭的作用。

《素问·五藏生成》："脾之合肉也，其荣唇也。"《素问集注·五藏生成》："脾主运化水谷之精，以生养肌肉，故主肌。"《读医随笔·气血精神论》："夫血者，水谷之精微，……以生长肌肉皮毛者也。"《灵枢·寿夭刚柔》："若形充而大，肉䐃坚而有分者肉坚，肉坚则寿矣。"《中藏经》："脾者肉之本。脾气已失，则肉不荣；肌肤不泽，则纹理疏，凡风寒暑湿之邪易为入。"《灵枢·本神》："脾气虚则四肢不用。"《素问·太阴阳明论》："四支不得禀水谷气，气日以衰，脉道不利，筋骨肌肉皆无气以生，故不用焉。"

5. 在窍为口、其华在唇　"脾胃"运化功能正常与否，可以从食欲、口味和唇色上得到反映。

《灵枢·师传》："脾者，主为卫，使之迎粮，视唇舌好恶，以知吉凶。"《素问·金匮真言论》："脾，开窍于口，藏精于脾。"《素问集注》："脾开窍于口，故荣在唇。"《灵枢·五阅五使》："口唇者，脾之官也。"《灵枢·脉度》："脾气通于口，脾和则口能知五谷矣。"《素问·宣明五气》："五脏化液，……脾为涎。"

6. 在志为思　"脾胃"功能与情志功能活动相关，互为影响。

《灵枢·本神》："脾藏营，营舍意。""所以任物者谓之心，心有所忆谓之意，意之所存谓之志，因志而存变谓之思。"《素问·阴阳应象大论》："脾……在志为思；思伤脾。"

中医"脾胃"生理从宏观上阐述消化、吸收和营养代谢的概念；在认识上强调了"脾胃"功能对维持机体生命活动的重要性。

（三）"肝胆"的生理功能

"肝胆"同源，组成一个小系统。"肝胆"功能有同有异，相辅相成；"肝胆"疏泄功能有助于"脾胃"完成"主运化"的机能活动。

1. "肝"的生理功能　"肝"的主要生理功能是："疏泄"、"藏血"、"合筋"，"其华在爪"；"肝"与精神意识、躯体五官的关系，表现为"在志为怒"、"在液为泪"、"在窍为目"。

(1) 疏泄功能："肝"的疏泄功能包括调畅气机、调适情志、泌泄胆汁、助"脾胃"运化和促进血津液运行输布5个方面。"肝主疏泄"宏观地概括了现代肝脏生理功能及其代谢产物，对全身各系统、器官和组织的影响。"肝主疏泄"能保障"脾升胃降"消化运动的正常进行；而调节胆汁的泌泄则有助于"小肠泌别清浊"的作用。

《格致余论·阳有余阴不足论》："司疏泄者，肝也。"《类证治裁·肝气肝火肝风》："肝木性升散，不受遏抑。""肝为刚脏，职司疏泄。"《血证论·脏腑病机论》："木之性主于疏泄，食气入胃，全赖肝木之气以疏泄之，而水谷乃化。设肝之清阳不升，则不能疏泄水谷，渗泄中满之证，在所难免。"

(2) 藏血功能："肝"既有藏血功能又有调节血量功能。

《灵枢·本输》："肝藏血。"《医贯·内经十二官》："肝……为血之海。"《素问·五脏生成》："人卧血归于肝，肝受血而能视，足受血而能步，掌受血而能握，指受血而能摄。"王冰注《素问》："肝藏血，心行之，人动则血运于诸经，人静则血归于肝脏。"《辨证录》："肝中有血，则肝润而气舒；肝中无血，则肝燥而气郁。"

(3) 在体合筋，其华在爪："肝"血充盈，则筋得其所养，四肢运动才有力灵活，爪甲坚韧明亮。《素问·五脏生成》："肝主合筋也，其荣爪也。"《素问·上古天真论》："肝气衰，筋不能动。"《素问·脉要精微论》:"膝者筋之府。"

(4) 在窍为目，在液为泪："肝气"之疏泄，"肝血"之营养，可以反映到目。《素问·金匮真言论》："肝开窍于目。"《灵枢·脉度》："肝气通于目，肝和则目能辨五色矣。"《素问·宣明五气》："五藏化液……肝为泪。"

2. "胆"的生理功能 "胆"的主要生理功能是与"肝"同主疏泄；主决断勇怯；主升发。

(1) "肝合胆"主疏泄：《千金方·胆腑脉论》："胆腑者，主肝也。肝合气于胆。"《脉诀刊误》："胆之精气，则因肝之余气溢入于胆。""肝胆同源"疏泄以助"脾胃"运化水谷。

(2) 主决断勇怯："胆"主决断勇怯，是属于思维、精神和情绪的范围。

(3) 主升发：《素问·六节脏象论》："凡十一脏取决于胆也。"《杂病源流犀烛·胆病源流》："故十一经皆借胆气以为和，经曰：少火生气。以少阳即嫩阳，为生气之首也。"

二、消化生理

人体在新陈代谢的过程中，必须不断地从外界摄取氧气和各种营养物质，以供生命活动所需的能源，合成为完成生长、生殖及修补不断破坏着的组织所需的原料。食物中的营养物质如蛋白质、脂肪和糖类，必须在消化道内被分解成为结构简单的小分子物质，才能透过消化道粘膜进入血液循环，被机体所利用。食物在消化道内被分解的过程称消化；小分子物质透过消化道粘膜进入血液循环的过程称吸收。消化与吸收是相辅相成紧密联系的过程。中医学"脾胃"的功能宏观地概括了现代消化生理学和部分营养生理学的内容。

(一) 消化生理概述

消化器官包括消化道及相连的消化腺，其主要的生理功能是消化吸收功能，此外，尚有内分泌功能及免疫功能。

1. 消化方式 食物在消化道内被两种方式所消化：一是由消化道肌肉收缩活动将食物磨碎，与消化液充分混合，并不断向消化道下方推送，这即为机械性消化；二是由消化腺分泌的消化液将蛋白质、脂肪和糖类等物质进行化学分解，这即为化学性消化。这两种消化方式通常是同时进行互相配合的。

2. 消化腺分泌机制 腺细胞分泌消化液是主动活动过程，需要消耗能量、营养物质和氧。整个分泌过程包括从血液内摄取原料，在细胞内合成分泌物（酶原颗粒，即消化酶的前身），以及将分泌物由细胞中排出的一连串复杂过程。合成和排出过程的协调，保证了消化腺长期大量的分泌。

3. 消化道平滑肌的一般特性 消化道的运动机能是由其平滑肌的舒缩活动来完成的。消化道平滑肌富有伸展性；兴奋性较低、收缩缓慢；舒缩有自动节律性；对化学、温度和机械牵张刺激较为敏感。

4. 胃肠道的神经支配 消化道的口腔、食管上端及肛门外括约肌，是受躯体神经支配的；消化道的其余部分，都是受交感与副交感神经双重支配的；内在神经丛（又称壁内神经丛）分布在食管中段至结肠这一区域的消化道壁层。

交感与副交感神经对消化道的作用是相反相成对立统一的。副交感神经兴奋时，促使胃肠蠕动及张力增强、消化腺分泌多量稀薄消化液、胆囊收缩和括约肌舒张；交感神经兴奋时，促使胃肠蠕动及张力减弱、消化腺分泌少量粘稠消化液、胆囊舒张和括约肌收缩。在正常情况下，消化道活动主要是在副交感神经控制下进行的。食物对消化管壁的机械性和化学性刺激可通过壁内神经丛引起消化道运动和分泌。

5. 胃肠激素 在胃肠道粘膜层存在多种外分泌腺和多种内分泌细胞。这些内分泌细胞具有摄取胺前体进行脱羧、产生肽类或活性胺的能力，属于 APUD (amine precursor uptake and decarboxylation) 细胞系统，其分泌物统称胃肠激素 (gastrointestinal hormone 或 gut hormone)。胃肠激素与神经系统共同调节消化器官的机能活动；同时，对体内其他器官的机能活动也有广泛的影响。因而，消化道也是人体最大最复杂的内分泌器官。

胃肠激素在化学结构上属于肽类，分子量大多数在 2000～5000 左右。胃肠激素根据其氨基酸的组成可划分为 2 类，即促胃液素族和促胰液素族。前者包括促胃液素和缩胆囊素；后者包括促胰液素、肠抑胃肽、胰高血糖素和血管活性肠肽等。同族激素可能由同一前体演变而来，其生理功能十分近似。

(1) 胃肠内分泌细胞：从胃到结肠的粘膜内有 20 多种内分泌细胞。主要的几种胃肠激素的内分泌细胞类型及分布，见表 2-61。

表 2-61 胃肠内分泌细胞的命名及分布

激素名称	细胞命名	分布部位
促胃液素	G 细胞	胃窦和十二指肠
缩胆囊素	I	十二指肠和空肠
促胰液素	S	十二指肠和空肠
肠抑胃肽	K	十二指肠和空肠
肠高血糖素	L	小肠为主，大肠次之
胰多肽	PP	胰
血管活性多肽	D_2	胃肠及胰
雨蛙素	P	胃窦及十二指肠
神经降压素肽	N	小肠下段
胰岛素	B	胰
胰高血糖素	A	胰
生长抑素	D	胃、十二指肠、胰
胃动素	Mo	胃肠上段

(2) 胃肠激素作用方式：胃肠激素发挥作用是通过下列 3 种方式来实现的：

①经血液循环传递至靶器官而发挥作用，如胃泌素、促胰液素等。

②经细胞间液弥散至邻近靶细胞而发挥作用，如生长抑素等。

③分泌进入胃肠腔内发挥作用。

还有如血管活性肠肽、P 物质可作为肽能神经的递质而发挥作用。

(3) 胃肠激素的生理作用：①调节消化腺的分泌和消化道的运动。见表 2-62。

②调节其他激素的释放。如抑胃肽、胃泌素能促使胰岛素的分泌。

③营养作用。有一些胃肠激素能够刺激消化道组织的代谢与生长，这就是营养作用(trophic action)。

(4) 胃肠激素的相互作用：当多种胃肠激素共同作用于某个器官时，它们的作用表现为不是互相加强，便是互相抑制。其机制可能为：①化学结构相似的激素（如促胃液素与缩胆囊素等），其关系对于同一靶细胞同一受体而言是竞争性的。②化学结构不同的激素（如促胃液素与促胰液素等），其关系对于同一靶细胞不同受体而言是非竞争性的。

6. 消化道的免疫功能 胃肠道（包括肝脏）还是全身免疫系统的重要组成部分，具有重要的免疫功能。中医学有关胃肠免疫功能早有文献记载，《金匮要略》："四季脾旺不受邪。"《脾胃论》："百病皆由脾胃衰而生也。"

表 2-62 胃肠激素对消化腺和消化管活动的作用

	胃酸	胰 HCO-	胰酶	肝胆汁	小肠液	食管—胃括约肌	胃运动	小肠运动	胆囊收缩
促胃液素	＋＋	＋	＋＋	＋	＋	＋	＋	＋	＋
促胰液素	－	＋＋	＋	＋	＋	－	－	－	＋
缩胆囊素	＋	＋	＋＋	＋	＋	－	＋	＋	＋＋
胰高血糖素	－	－	－	＋	＋	－	－	－	－

＋：兴奋，＋＋：强兴奋，－：抑制

(1) 肠道淋巴样组织：肠道壁内有大量的淋巴样组织、如肠粘膜上皮细胞、上皮内淋巴细胞、浆细胞和集合淋巴小结等，它们构成肠道免疫的第一道防线。

(2)免疫球蛋白的分泌及局部免疫反应：胃肠道淋巴组织是周围淋巴器官的一部分，能对抗原产生免疫反应。胃肠道内经常存在着各种抗原刺激，如食物中的蛋白质、自溶组织、细菌及其崩解物等。在抗原刺激后，胃肠道淋巴组织中的免疫活性细胞分化成为浆细胞而产生抗体——免疫球蛋白 (Ig)。主要是 IgA，其次是 IgM。

分泌性 IgA 的作用：①防止细菌粘附到上皮细胞表面定居繁殖；②防止病毒侵犯粘膜；③防止抗原从肠道吸收。

(3) 肝脏在免疫反应中的作用：突破肠道免疫第 1 道防线的小分子抗原，经门静脉系微血管至肝脏，被单核巨噬细胞处理后，可刺激机体的免疫反应。

(二) 口腔内消化

消化过程从口腔开始，食物经咀嚼被唾液湿润成为食团便于吞咽。由于唾液的作用，食物中某些成分在口腔内可发生化学变化。

1. 唾液分泌 口腔内有 3 对大的唾液腺：

腮腺、颌下腺和舌下腺；还有无数散在的唾液腺。唾液是由这些唾液腺分泌的混合液。

（1）唾液的性质和成分：唾液是无色无味近于中性（pH6.6～7.1）的低渗液体，其中水分约占99%；有机物主要为粘蛋白，还有球蛋白、氨基酸、尿素、尿酸、唾液淀粉酶和溶菌酶等，此外，还有无机物。正常成人每日分泌唾液约1～1.5L。

（2）唾液的作用：唾液的主要作用为：(1)湿润并清洗口腔；(2)滑润食物便于吞咽；(3)溶解食物使之作用于味蕾，引起味觉；(4)唾液淀粉酶可使食物中的淀粉分解为麦芽糖；(5)唾液中的溶菌酶能杀菌。

（3）唾液分泌的调节：唾液分泌受神经反射性调节，包括条件与非条件反射，其初级中枢在延髓，高级中枢分布于下丘脑和大脑皮质。

支配唾液腺的传出神经以副交感神经为主，刺激这些神经可引起量多而固体少的唾液。刺激颈交感神经，只引起颌下腺分泌，却并不引起腮腺分泌。

2. 咀嚼　咀嚼是由咀嚼肌顺序收缩所组成的复杂的反射性动作。它的作用是配合牙齿将大块的食物切割、磨碎，并使食物与唾液充分混合形成食团，便于吞咽。

3. 吞咽　吞咽是一种复杂的反射动作。吞咽动作的产生首先是在大脑皮质影响下随意开始的。食团从咽进入食管，引起由食管肌肉产生一种顺序收缩并向前推行的波形运动，即蠕动，在食团的下端为一舒张波，上端为一收缩波，于是食团就很自然地被向前推送而进入胃内。

从吞咽开始至食物到达贲门所需的时间与食物的形态有关，流体食物约需3～4S，糊状食物约需5S，固体食物约需6～8S，一般不超过15S。

4. 食管的功能　食管最主要的功能是运送食物入胃；其次，在食管上端和下端各存在一个类似括约肌的特殊区域，上端称咽食管括约肌，其关闭时可阻止因吸气将空气吸进食管；下端称食管胃括约肌，其关闭时可阻止胃内容物逆流入食管。

（三）胃内消化

食物从食管进入胃后，受到胃壁肌肉的机械性消化和胃液的化学性消化，形成食糜。食糜借助于胃的运动被逐次地推入小肠内。

1. 胃的分泌　胃的内表面覆盖着一层粘膜组织，含有多种不同的管状腺，分泌胃液。因而，胃粘膜是一个复杂的分泌器官。

（1）胃的结构：胃通常分为胃底、胃体和胃窦3部分。胃底与胃体统称泌酸腺区；胃窦或幽门部又称幽门腺区。

根据胃腺体结构与分泌功能的特征　可分为3类：一为贲门腺，分布于贲门附近的粘膜内，属于粘液腺。二为胃底腺，主要由壁细胞、主细胞和粘液细胞组成。三为幽门腺，主要由粘液细胞组成，其中含有一种内分泌细胞，称为G细胞。

（2）胃液的性质、成分和作用：胃腺内多种细胞分泌的混合液，称胃液。其无色而呈酸性，pH为0.9～1.5。成分包含无机物如盐酸、钠和钾，有机物如粘蛋白、消化酶等。正常成人每日分泌胃液量约为1.5～2.5L。

①盐酸：由壁细胞分泌的盐酸，又称胃酸。盐酸的主要作用为：第一、激活无活性的胃蛋白酶原为有活性的胃蛋白酶；第二、使食物中的蛋白质变性水解；第三、杀灭胃内细菌；第四、盐酸进入小肠后，可促进胰液、肠液和胆汁分泌，它所造成的酸性环境，有助小肠对铁与钙的吸收。

②胃蛋白酶。先由主细胞合成与分泌胃蛋白酶原，再在胃酸与已激活的胃蛋白酶作用下，转变为有活性的胃蛋白酶。它有水解蛋白质的作用，最适pH值为2。

③粘液：由胃粘膜表面上皮细胞、胃腺中的粘液细胞以及贲门腺和幽门腺所分泌的粘液，含有蛋白质、糖蛋白和粘多糖等大分子物质，其中糖蛋白是粘液的主要组成成分。

由胃粘膜表面上皮细胞经常持续性地分泌一种呈胶冻状、粘稠度很大的不溶性粘液，覆盖在胃粘膜表面，组成胃粘液屏障，具有中和胃酸、滑润食物以及保护胃粘膜免受机械性损伤等作用。

在胃粘液层和胃粘膜细胞之间，还有一道生理屏障，称为胃粘膜屏障。它是由胃粘膜上皮细胞顶端的细胞膜和邻近细胞的紧密连接构成的一种脂蛋白层。脂溶性物质很容易透过它，而离子化物质较难透过它。因而，胃粘膜屏障既能防止H^+迅速由胃腔侵入粘膜，又能防止Na^+由粘膜迅速进入胃腔。由于其存在，胃粘膜内与胃腔间维持着很大的离子浓度梯度。高浓度盐酸、乙酸、胆酸、酒精和阿司匹林会损伤胃粘膜屏障。

④内因子：由壁细胞分泌的一种糖蛋白，分子量约为60000，称内因子。缺乏内因子，维生素B_{12}就难于吸收。

(3) 胃液分泌的调节：食物是引起胃液分泌的自然刺激物。在正常情况下，进食可通过神经和体液两种途径引起胃酸和胃蛋白酶原的不等量分泌。通常将胃液分泌分为基础分泌（又称非消化期分泌）和消化期分泌。

(4) 影响胃液分泌的其他因素：不同的食物对胃液分泌的影响也不相同。刺激胃液分泌的作用，以蛋白质为强，糖类次之，而脂肪则有抑制作用。

促进胃液分泌的药物有：乙酰胆碱、毛果芸香碱、胰岛素、促胃液素、组织胺、鸡内金、山楂果、白豆蔻等。抑制胃液分泌、减低胃液酸度的药物有：阿托品、乌贼骨、甘草等。

2. 胃的运动 胃运动所起的作用有：①受纳食物；②使食物与胃液充分混合，腐熟成食糜；③将食糜向小肠通降。

根据胃的运动机能，在胃的中部将胃分为头区和尾区两区域。头区包括胃底和胃体的前一部分，其主要机能是暂时贮存食物，因而其显著的活动是在进食时发生容受性舒张，进食后产生微弱的紧张性收缩；尾区包括胃体的远端和胃窦，其主要机能是使食物充分地与胃液混合并逐步地将食糜排至十二指肠，因而其有明显的节律性收缩活动，称蠕动。人的胃蠕动每分钟约3次。

(1) 胃运动的调节：胃运动与胃肌本身电活动有密切的关系，并受神经和体液因素的调节。

①胃的基本电节律：胃的去极化波起源于胃大弯的上部，沿纵行肌向幽门方向传播，安静状态下，波幅在5～15mV之间，持续1～4s，每分钟3次，称为胃的基本电节律，又称慢波。在基本电节律基础上产生动作电位，并常伴有胃蠕动。慢波的发生可能是肌源性的，并可能与细胞膜生电性钠泵活动的周期性变化有关。

②神经对胃运动的控制：中枢神经系统支配胃的传出神经有迷走神经和交感神经两种。胃在多数情况下处于迷走神经兴奋的影响下；交感神经对胃运动似仅有很小的影响。刺激迷走神经可使基本电节律传布加快，胃肌收缩加强。切断双侧迷走神经，可使胃容受性舒张消失，胃蠕动减弱，胃排空减慢。

食物对消化管壁的机械性或化学性刺激，可通过壁内神经丛引起胃的紧张性收缩加强，蠕动加快。

大脑皮质的精神情志活动对消化吸收功能有肯定的影响。

③体液因素对胃运动的控制：许多胃肠激素能影响胃收缩和电活动。促胃液素使胃的基本电节律及动作电位的频率增加，胃收缩频率和强度增加。促胰液素和抑胃肽则相反，能抑制胃的收缩。

(2) 胃的排空及其控制：食物由胃排入十二指肠的过程称胃的排空。一般在食物入胃后5分钟就开始有部分排入十二指肠。稀的流体食物比稠的或固体的食物排空快；切碎的、颗粒小的食物比大块的食物排空快；等渗溶液比非等渗溶液排空快；糖类比蛋白质更比脂肪排空快；混合食物完全排空通常需要4～6小时。

胃排空主要决定于幽门两侧的压力差。当胃内压力大于十二指肠内压力时，食物由胃排入十二指肠。在消化期，胃内食物引起的胃运动，是产生胃内压力的来源，也是促进胃排空的动力。而十二指肠内容物能抑制胃运动，减慢胃排空，成为调节胃排空的一个重要因素。

(3) 呕吐：呕吐是胃及肠内容物从口腔强力驱出的动作。机械性与化学性刺激作用于舌根、咽、胃、大小肠、总胆管和泌尿生殖器官的感受器，都可引起呕吐；视听的位置感觉发生改变时，也可引起呕吐。

呕吐是一种保护性防御反射，把有害物质从胃内排出。但长期剧烈的呕吐会影响进食和正常的消化活动，并使消化液大量丢失，造成机体水电解质和酸碱平衡紊乱。

（四）小肠内消化

食糜进入十二指肠便开始了小肠消化。食糜在小肠内受胰液、胆汁和小肠液的化学性消化，也受小肠运动的机械性消化，分解成许多小分子营养物质，在这里被机体所吸收。因而，食物经过小肠后，消化过程即基本完成，只留下未经消化的食物残渣送进大肠。

食物在小肠内停留的时间，随食物性质而不同，一般为3～8小时。

1. 胰液的分泌　中医学“脾”和胰混为一谈，《难经·四十二难》：“脾重二斤三两，扁广三寸，长五寸，有散膏半斤”，散膏即为胰腺。胰是兼具内分泌与外分泌功能的腺体。其内分泌功能与糖代谢有关，外分泌物为胰液，是由腺泡细胞和小导管管壁细胞所分泌，具有很强的消化力。

（1）胰液的性质、成分和作用：胰液是无色无臭的碱性液体，pH约为7.8～8.4，渗透压约与血浆相等，正常成人每日分泌量约为1～2L。胰液中含有：①碳酸氢盐和水，决定胰液量及其性质；②胰酶，决定胰液的消化能力，对胰液量影响不大。

胰腺内的小导管细胞分泌碳酸氢盐，其主要作用是中和进入十二指肠的胃酸，使肠粘膜免受强酸的侵蚀，同时也提供了小肠内多种消化酶活动的最适pH环境（pH7～8）。

胰液中的消化酶主要有：

①胰淀粉酶：不需激活就具有活性，可分解淀粉为麦芽糖。

②胰脂肪酶：可以分解脂肪为甘油和脂肪酸。

③胰蛋白酶和糜蛋白酶：这两种酶都是以不具活性的酶原形式存在于胰液中。肠激酶可激活胰蛋白酶原，使之变为具有活性的胰蛋白酶。此外，酸、胰蛋白酶本身，以及组织液也能使胰蛋白酶原活化。在胰蛋白酶作用下糜蛋白酶原转化为有活性的糜蛋白酶。这两种酶都能分解蛋白质为脲和胨，当两者一同作用于蛋白质时，则可使蛋白质消化为多肽和氨基酸。糜蛋白酶还有较强的凝乳作用。

④核糖核酸酶和脱氧核糖核酸酶　这两种酸可使相应的核酸水解为单核苷酸。

⑤羧基肽酶　作用于多肽末端的肽键，释放出具有自由羧基的氨基酸。

（2）胰液分泌的调节

进食才促使胰液分泌，非消化期几乎无胰液分泌。胰液分泌与胃液相同，也是由神经-体液双重调节，详见图2-34。

2. 胆汁的分泌和排出　胆汁是由肝细胞不

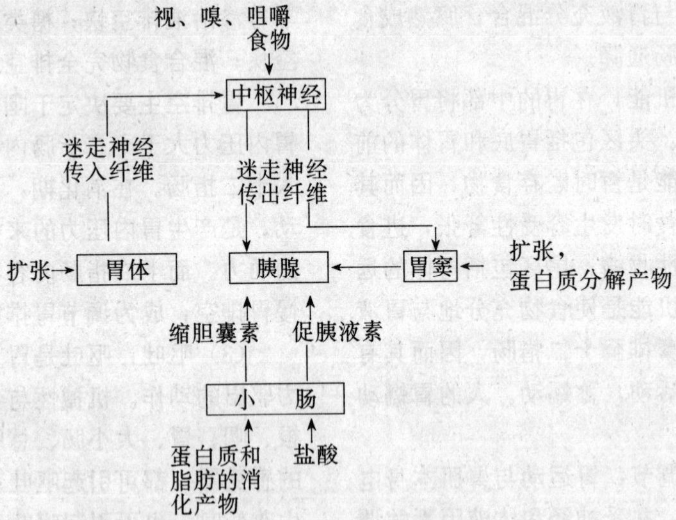

图2-34　胰液分泌的神经体液调节

断生成的，由肝管流出经胆总管至十二指肠；或由肝管转入胆囊管而存贮于胆囊，当消化食物时再由胆囊排出至十二指肠。胆汁和胰液、肠液密切配合，对小肠内的食糜进行化学消化。胆汁的分泌和排泄以助食物的消化，是“脾胃”运化功能得以正常进行的重要条件。

（1）胆汁的性质、成分和作用：胆汁是浓稠而有苦味的液体。肝胆汁即由肝脏分泌进入胆囊前的胆汁，呈金黄色或桔棕色，弱碱性（pH7.4）；胆囊胆汁因被浓缩和碳酸氢钠被吸收，而颜色变深，呈弱酸性（pH6.8）。胆汁的主要成分有胆盐、胆色素、胆固醇、脂肪酸以及无机盐，但不含消化酶。正常成人每日分泌胆汁约 800～1000ml。高蛋白饮食可使胆汁分泌量增加。

胆盐对脂肪的消化吸收与脂溶性维生素 A、D、E、K 的吸收具有重要作用。

（2）胆囊的功能：胆囊是一个有弹性的囊，和胆管系统相连。胆囊具有贮存浓缩胆汁和调节胆管内压力的作用。

（3）胆汁分泌和排出的调节：胆汁分泌和排出受神经-体液因素的控制。

①神经因素的作用：进食动作或食物对胃、小肠的刺激，均可通过神经反射（传出神经是迷走神经），引起胆汁分泌和胆囊收缩。

②体液因素的作用：胆囊收缩素通过血液循环兴奋胆囊平滑肌，引起胆囊收缩和奥迪氏括约肌舒张，胆汁排出。促胰液素有刺激肝胆汁分泌的作用。胃泌素可通过血液循环直接作用于肝细胞分泌胆汁。胆盐有刺激肝胆汁分泌的作用。

3．小肠液的分泌　小肠液由十二指肠腺（勃氏腺 Brunner's gland）和肠腺（李氏腺 leiberkuhn）分泌。

（1）小肠液的性质，成分和作用：小肠液是一种弱碱性液体，pH 约为 7.6，渗透压与血浆相等。正常成人每日分泌量约为 1～3L。大量的小肠液可以稀释消化产物，使其渗透压下降，有利于吸收。小肠液含有肠激酶，可以激活胰蛋白酶原。还有淀粉酶、肽酶、脂肪酶、蔗糖酶、麦芽糖酶和乳糖酶等，对于把各种营养成分进一步分解为最终可吸收的产物具有重要作用。

（2）小肠液分泌的调节：食物及其消化产物对肠粘膜局部的机械性和化学性刺激，通过壁内神经丛引起小肠液分泌。刺激迷走神经只引起十二指肠腺的分泌。胃泌素、胆囊收缩素和舒血管活性肠肽等胃肠激素，均有促使小肠液分泌的作用。

4．小肠的运动　小肠运动是靠肠壁两层平滑肌来完成的。肠壁外层是纵行肌，内层是环行肌。

（1）小肠的运动形式：小肠的运动形式包括紧张性收缩、分节运动和蠕动 3 种。

紧张性收缩是另外两种运动形式有效进行的基础。分节运动是以环行肌为主的节律性舒缩活动，其作用在于：①使食糜与消化液充分混合，利于化学性消化；②使食糜与肠壁紧密接触，利于吸收营养物质；③挤压肠壁有助于血液和淋巴回流。蠕动把食糜往大肠方向推送。

（2）小肠运动的调节：当机械性和化学性刺激作用于肠壁感受器时，可通过肌间神经丛局部反射引起平滑肌舒缩，产生蠕动。副交感神经兴奋促进小肠运动；交感神经兴奋抑制小肠运动。5-羟色胺、P 物质、促胃液素和缩胆囊素可促进小肠运动；促胰液素、胰高血糖素和肾上腺素可抑制小肠运动。

（3）回盲括约肌的机能：回盲括约肌的活瓣样作用，可以阻止大肠内容物逆流入回肠。

（五）大肠内消化

大肠承受经小肠泌别清浊后所剩下的食物残渣，吸收其中多余的水液，形成粪便，由肛门排出。因而，大肠为“传导之官，变化出焉”。

1．大肠液的分泌　大肠液呈碱性（pH 8.3～8.4），富有粘液性，有保护肠粘膜和润滑粪便作用。食物残渣对肠壁有机械性刺激引起大肠液分泌。副交感神经兴奋可促进其分泌，而交感神经兴奋则抑制其分泌。体液因素对其分泌并无影响。

2．大肠内细菌的活动　大肠内的 pH 对一般细菌的繁殖极为适宜，因而，来自口腔的细菌在大肠内能大量繁殖。细菌利用肠内的一些简单物质合成维生素 K 和 B 的复合物，由肠壁吸收。细菌中的酶对食物残渣有发酵和腐败作用。

3．大肠的运动和排便　大肠的运动形式与小肠相似，只是运动少而缓慢，对刺激的反应也较迟缓，有利于粪便暂时贮存。粪便向体外排出是一种反射活动，也受意识控制。

（六）吸收　水谷食物经胃肠消化成为各种营养素、水和无机盐，由肠粘膜上皮细胞吸收，进入血液和淋巴液，被机体生命活动所利用。

1．吸收的部位　在口腔和食管内，物质不被吸收。在胃内，只吸收酒精和少量水分。在小肠内，被吸收的营养物质种类最多，量也最大。在大肠内，主要吸收水分和盐类。

小肠具有极其有利于吸收的条件：①小肠

粘膜有很多环形皱褶、绒毛和微绒毛，使粘膜表面积达到约 200m²；②食物在小肠内已被消化成为适宜于吸收的小分子物质；③食物在小肠内停留的时间长。

2. 吸收的机理　营养物质吸收的机理，尚未完全了解。但大致可分为被动转运和主动转运两种过程。主要靠后者。主动转运的实现借助于细胞膜上存在的一种具有"泵"样作用的转运蛋白质，亦称载体蛋白质，它们有高度的特异性，在耗能的情况下，能逆着电化学梯度，转运某些特定的物质。

3. 各种主要营养物质的吸收　小肠的不同部位吸收的营养物质也不同，见图 2-35。大部分的营养物质在十二指肠和空肠被吸收，到达回肠时已基本吸收完毕。因而，后半部分小肠是吸收功能的储备。回肠具有主动吸收胆盐和维生素 B_{12}的机能。

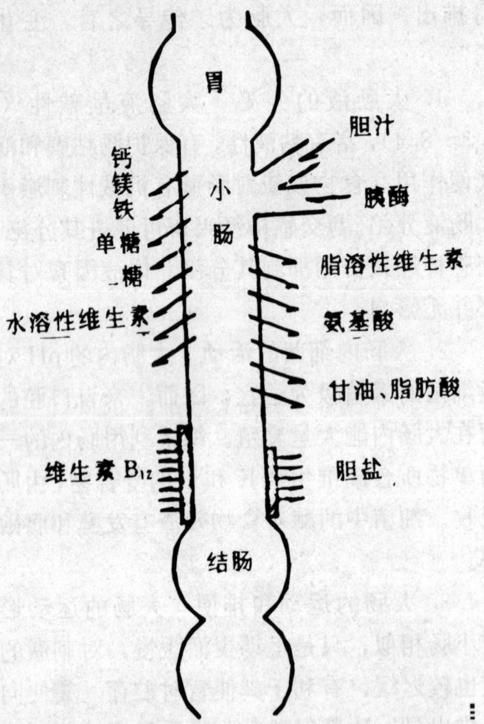

图 2-35　各种主要营养物质在小肠的吸收部位

（七）肝脏生理

肝脏是人体内最大的、功能很多的腺体器官，它参与体内消化、代谢、排泄、解毒和免疫的过程。

1. 肝脏的血液循环特点　肝脏的血液由门静脉和肝动脉供给。门静脉血液来自腹腔内脏（如胃肠道），内含丰富的营养物质，肝动脉血液含有丰富的氧。肝脏内的血液，最终由肝静脉进入下腔静脉。

肝内静脉窦是由门静脉终支扩大而形成的。它是肝小叶内血液流通的管道。正常情况下，可以贮存一定量血液；机体失血时，可将贮备血液排至周围循环中去，以补偿血量。

2. 肝脏的主要功能

（1）肝脏分泌胆汁：肝细胞每日分泌胆汁酸约 0.5g。在非消化期胆汁流入胆囊内暂时贮存；在消化期，胆汁沿胆总管直接进入十二指肠。

（2）肝脏的物质代谢：几乎所有的营养物质都有肝脏参与其代谢。

①肝脏与糖代谢：单糖在肝脏内的代谢过程包括：第一、氧化供能；第二、合成肝糖原贮存，对调节血糖浓度成稳态具有重要意义；第三、转化为脂肪与葡萄糖醛酸。

②肝脏与蛋白质代谢：氨基酸的大部分是在肝脏内进行脱氨、转氨与蛋白质合成。肝脏除合成本身的蛋白质外，还合成血浆蛋白质，如白蛋白、纤维蛋白原和凝血酶原等。对维持机体的蛋白平衡和血液凝固功能具有重要意义。

肝脏也是体内能合成尿素以解除氨毒的唯一器官。

③肝脏与脂质代谢：肝脏是脂肪的运输枢纽。脂肪经消化吸收后先进肝脏，然后转变为体脂贮存。饥饿时，体脂被运输入肝脏分解后被利用。

④肝脏与维生素 A 代谢：由于胆盐的作用，维生素 A 和胡萝卜素被吸收，后转入肝脏内转化为前者。维生素 A 与暗视力有关。

（3）肝脏的解毒作用：肝脏是体内主要的解毒器官。外源性与内源性毒物经肝脏处理，使毒物转变为无毒、或毒性较小、或溶解度大的物质，随胆汁或尿液排出。

肝脏的主要解毒方式有：①化学的氧化、还原、结合与脱氨解毒；②重金属 Hg 和由肠道来的细菌，可经胆汁分泌排出；③吗啡和士的宁先蓄积于肝脏、然后小量释放，以减轻中毒程度；④肝血窦内皮层的巨噬细胞能吞噬血中异物、细菌、染料及其他颗粒物质。

（4）肝脏在激素代谢中的作用：肝脏能通

过化学还原与结合的方式，使类固醇激素、性激素、醛固酮和抗利尿激素灭活。

(5) 肝脏的储备功能与再生：肝脏功能有巨大的储备潜力。当切除其70%～80%后，并无明显生理紊乱。残余肝脏可在3～8周内生长至原来大小，至此不再生长。这称为肝脏的再生功能。

三、“脾胃”、“肝胆”生理现代研究概况

30多年来，中西医结合研究工作者，通过采用现代科学技术手段与方法，对中医“脾气虚”、“肝阳上亢”各证型进行临床与实验研究，终于逐渐把“脾胃”、“肝胆”与现代医学间的相融性联系揭开：“脾胃”功能基本上是属于现代医学消化系统的生理范畴，“脾胃”运化功能即消化吸收营养代谢，影响着机体其他系统的生理活动，如免疫、造血、肌肉运动等，故为“气血生化之源”、“后天之本”；“肝胆”功能一部分是属于现代消化系统的生理范畴，另一部分则是属于现代神经精神系统的生理范畴。

(一)“脾胃”生理的现代研究

“脾气虚证”比较集中地反映“脾胃”功能的不足，也是反证法研究“脾胃”生理的理想对象。现代“脾胃”研究从“脾气虚证”着手，围绕三个主要方面开展工作：①与消化系统的关系；②与神经-体液调节系统的关系；③与免疫系统的关系，选择了与之相应的50多项客观指标，积累了丰富的科学资料。

1. 与消化系统的关系 “脾胃”在“肝胆”、“小肠”、“大肠”等多脏腑协同参与下，完成其运化功能。

(1) 口：“脾开窍于口”，涎为“脾液”。唾液由口腔内的唾液腺所分泌，其清稀者为涎。正常人口腔接受酸刺激后，唾液淀粉酶活性即升高；“脾虚证”患者接受酸刺激后，唾液淀粉酶活性却降低，这可能是由于其唾液腺对酸刺激反应迟钝的缘故；酸刺激前唾液腺功能处于代偿期，酸刺激后唾液腺进入超限抑制期，于是唾液淀粉酶活性呈“先高后低”现象。

(2) 胃：“脾虚证”患者血清胃泌素水平、胃泌酸功能和胃蛋白酶活性均有所降低，这是与胃窦粘膜G细胞与胃腺壁细胞数量减少或分泌功能抑制相平行的。胃粘膜D细胞及其分泌的生长抑素减少，对胃平滑肌内胆碱能神经传递抑制作用减弱，产生副交感神经相对占优势的表现。有些个别病例胃酸增高，则可能是G细胞和壁细胞分泌功能处于代偿期的缘故。

“脾虚证”患者餐后，胃电波幅与高幅时积都明显低于正常人；胃张力降低，胃蠕动波减少，胃排空时间延长；血浆和胃粘膜组织中cAMP含量下降，均提示植物神经功能紊乱，交感神经兴奋性降低，副交感神经兴奋性偏亢。

(3) 肠胰：同位素示踪法和木糖排泄率测定，证实“脾虚证”患者消化道排空运动增快，小肠吸收功能降低。健“脾”方药能改善胃壁与肠系膜微循环，改善小肠吸收功能。

“脾虚证”患者的胰功肽试验、尿与血清淀粉酶活性测定，均显示胰腺外分泌功能偏低；患者粪便中未消化的淀粉酶颗粒与脂类物质较多，反映糖与脂肪的吸收及代谢受到了影响。

(4) 肝胆：“脾虚证”患者的肝功能试验通常是正常的，但实际上其肝脏和胰腺的贮备能力应激能力是不足的。血清异柠檬酸脱氢酶和乳酸脱氢酶活性均较正常人低，空腹血糖也偏低；血清甘胆酸水平下降；有低蛋白血症和贫血现象。这反映出机体的消化、吸收和代谢功能的欠佳，尤其是蛋白质合成代谢的不足。

2. 与神经-体液调节系统的关系 “脾胃”作为一个小整体，为发挥其正常的生理功能，必定有其自控系统的调节。“脾胃”的自控系统，实际上就是现代生理学中的神经-体液调节系统。

(1) 植物性神经系统：“脾虚证”患者经临床植物性神经功能检查（如卧立、立卧试验、冷压试验、眼心试验等）发现其功能紊乱，应激反应迟钝。通常表现为交感神经兴奋性偏低，副交感神经兴奋性偏亢：①唾液淀粉酶活性在酸刺激前增高，酸刺激后下降；②皮肤电位安静时或受冷刺激时，均明显低于正常人；③尿中VMA含量明显低于正常人，其含量与皮肤电活动呈平行关系；④多巴胺β羟化酶活性也较低；⑤乙酰胆碱酯酶、5-羟色胺和组织胺水平偏高；⑥血浆cAMP水平偏低；⑦大脑皮质体感性诱发电位有一系列改变，呈广泛性功能减弱；⑧胃电波幅小，胃张力低，肠道排空快。

(2) 内分泌系统：“脾虚证”患者血清T_3、T_4水平和基础代谢率偏低，24小时尿17-KS、

17-OHCS 排出量减少，血清胃泌素水平偏低。

3. 与免疫系统的关系 "卫气"有抵御病邪侵袭、卫护机体健康的作用。"卫气"产生于由"脾胃"运化而成的水谷精微。无丰富的水谷精微，也就无充足的"卫气"。"脾胃"与免疫系统的关系，也就是营养代谢与免疫系统的关系。免疫系统不归属于"脾胃"系统，而是容易受到"脾胃"运化功能影响的系统。营养不良则能加重原发性免疫缺陷病的病情。

"脾虚证"患者的免疫功能偏低：①外周淋巴细胞计数，PHA 皮试，总 E 玫瑰花环形成细胞率及活性 E 玫瑰花形成细胞比率均偏低；②淋巴细胞电泳率，NK 细胞杀伤和结合活性均偏低；③细胞免疫功能的减退，与消化不良、贫血和低蛋白血症呈正相关；④胸腺与脾脏的 T 细胞系统受营养因素的影响显著，而 B 细胞系统所受的影响相对要轻一些。

综合现代研究资料，显然"脾胃"是以消化吸收营养代谢功能为主，并包括最易受此影响的器官系统（如造血、免疫、肌肉等）的功能，在神经-体液系统的调节下，协调活动，组合成一个"综合功能的系统层次"，它的机能活动状态决定着出生后个体的生存发展，故为"后天之本"。

（二）"肝胆"生理的现代研究

中医"肝"的现代研究，主要环绕着 4 个方面开展工作：①与消化系统的关系；②与血液循环系统的关系；③与植物性神经系统的关系；④与解毒功能的关系。

1. 与消化系统的关系 胆汁是"肝之余气，泄于胆，聚而成。""肝"疏泄胆汁，藉此以助消化、吸收和代谢。因而有"食气入胃，全赖肝木之气以疏泄之，而水谷乃化"的论述。"肝气调达"就意味着肝脏物质代谢的功能是正常的。

2. 与血液循环系统的关系 "肝藏血"，有调节血量的功能，"人动则血运于诸经，人静则血归于肝脏。""肝受血而能视，足受血而能步，掌受血而能握，指受血而能摄。"现代医学研究证实，肝脏为体内重要的贮血器官之一，人静卧时肝脏可增加血流 25%，整个肝脏系统包括静脉系统，可贮存全身血容量的 55%；正常人一旦急需时，肝脏至少可提供 1000～2000ml 血液，以保证足够的心排出量。

肝脏血流量受神经、激素的控制。肝脏血管上有 α 与 β 受体。α 受体兴奋使 cAMP/cGMP 比值下降，而 β 受体兴奋使 cAMP/cGMP 比值上升，所以，肝脏调节血量的功能也受 cAMP、cGMP 水平的影响。肝脏还有调节血液凝固的功能，肝细胞可合成凝血因子Ⅱ、Ⅲ、Ⅳ、Ⅶ和纤维蛋白原。这些物质能使血液循行于脉内而不外溢。如果肝脏的解毒功能削弱，也会影响肝脏的藏血功能，这是因为此时去甲肾上腺素被假性介质所取代，皮肤粘膜小血管舒张，出现"肝不藏血"现象，如蜘蛛痣、肝掌等。

3. 与植物性神经系统的关系 "肝阳上亢"的患者有头痛、头晕、面赤、口干和多汗，通过冷压、立卧和血管容积反射试验，均证实植物性神经功能失调的存在，表现为以交感神经功能偏亢为主：代表外周交感-肾上腺髓质功能的尿儿茶酚胺、去甲肾上腺素、3-甲氧肾上腺素含量的增高；中枢去甲肾上腺素代谢产物 3-甲氧-4-羟基苯乙二醇硫酸酯盐含量的降低；血浆 cAMP、cGMP 含量的升高；血浆 TXB_2、6-K-PGF_{1a} 含量的增高；红细胞内 ATP、ADP、NADP 含量的增高。故交感与副交感神经功能协调时，"肝主疏泄"才正常。

4. 与解毒功能的关系 "肝主疏泄"也包含着排泄解毒维持机体平衡稳健的作用。现代医学研究证实，正常机体肝脏可分泌毒素至胆汁，经胆道及肠道排泄出体外。给动物注入适量的酚、苯甲酸或四氯酚酞，只产生很小的反应；但去除肝脏后，再给予以上同量物质，则可以致死。肝脏的解毒作用，是通过氧化、还原、结合、分解等方式进行的。肝脏中的枯否氏细胞有吞噬异物的作用，使异物从血流中消去。枯否氏细胞也能制造部分抗体。肝脏还能合成参与解毒过程的各种酶。

综合现代研究资料，可以认为中医学的"肝藏血"、"藏精于肝"和"肝主疏泄"，实际上就是现代消化系统中肝脏生理功能的宏观概括。如果，"肝主疏泄"的作用有障碍，就可影响整个消化系统各器官的生理功能，以至于影响循环系统和神经系统生理功能。但是，"肝胆"与神经系统间存在互为影响的相关联系，并不能认为“肝”与“胆”就代表神经系统的功能，如“谋虑”、“决断”，都是受高级神经中枢所支配的，而不是肝脏的功能。

总之，中医脏象学说的各个脏腑，实际上都是以“综合功能”为基础，辅以某些解剖结构而组合成的“系统层次”。因而鲜明地体现出中医脏腑在机体中整体联系的特点。机体在罹患各种疾病时，由于机体整体性调节和个体遗传素质的影响，疾病对以“五脏”为系统层次的各“综合功能单位”的影响不同，机体整体性、阶段性、局部性、结构态、代谢态、功能态反应的主次和水平也不同，因而产生“异病同证”、“同病异证”和“证相演化”的临床现象。

（尹光耀）

第五节　中医“肾”理论的生理学基础

“肾”为先天之本，具有重要的生理功能。从临床实践和现代研究来看，“肾”的功能涉及现代生理学中肾的泌尿排泄功能、内分泌功能与生殖功能。此外，“肾”与其他脏腑功能也有密切关系。

一、“肾”的基本理论

古人称“肾”为水火之脏，阴阳之宅。肾阴肾阳又称真阴真阳、元阴元阳、真水真火。它是生命之根，各脏腑阴阳之本。肾阴肾阳是肾中精气生理效应的两个方面。阴者以宁静、抑制、凝聚而形成，是为阴中之水，对各脏腑起滋润、濡养作用。它是人体生殖、生长发育，构成人体精血形质，维持生命活动的物质基础。肾阳以鼓动、兴奋、蒸腾化气，对机体各脏腑器官起温煦、推动作用，是为水中之火，人非此火，不能有生。阴阳是矛盾的对立统一体，因此在探讨“肾”的近代生理学基础时，应当运用对立统一法则，从多种生理功能的相互联系进行综合的分析。

“肾”具有多方面的重要生理功能：

（一）“肾”藏精，主人体的生长发育和生殖

《素问·六节脏象论》：“肾者主蛰，封藏之本，精之处也”。“肾”所藏之精，来源于先天和后天两个方面。先天之精禀受于父母，可称为“生殖之精”。后天之精是通过脾胃消化吸收而来的水谷之精气以及脏腑之精气，故又称“脏腑之精”。两者相互依存，相互为用，是实现“肾”的生理功能的物质基础。

“肾”中精气的主要生理作用是促进机体的新陈代谢、生长发育和生殖功能。机体这方面的功能与“肾”气的盛衰有密切关系。其现代生理学基础则涉及内分泌与生殖系统的功能。

（二）“肾”主水液

《素问·逆调论》：“肾者水藏，主津液”。人体水液代谢调节有赖于肺、脾、肾、三焦、膀胱的功能协调配合。其中“肾”中精气的蒸腾气化起着主要作用，特别是尿液的生成与排泄，在维持体液代谢平衡中起着关键作用。如若“肾”中精气蒸腾气化失常，则可引起关门不利，水液代谢障碍而出现尿少、水肿等症。

（三）“肾”主骨、生髓、通于脑，其华在发

骨与髓的生长发育及脑的功能，都和“肾”有关。“肾”主骨生髓，精髓可以化生为血。齿为骨之余，发为血之余，故齿发的生长状况与“肾”气的盛衰有关，也是机体生长发育和衰老的标志。脑为髓之海，“肾”气的盛衰，关系到脑力的强弱。

（四）“肾”主纳气

“肾”能摄纳肺所吸入的清气，为人体所用。肺为气之主，“肾”为气之根，肺主出气，“肾”主纳气。“肾”的纳气功能正常，则呼吸均匀和调。如肾不纳气，则呼吸表浅，动辄气喘，呼多吸少。

（五）“肾”与其他器官的关系

“肾”为精血之海，五脏六腑之精亦藏于“肾”。“肾”中阴阳为元气之根，脏腑之本，具有推动各脏腑功能，调节其正常生理活动的作用。若“肾”中精气不足而致肾阳虚或肾阴虚时，可导致其他脏腑的阴阳失调。

“肾”开窍于耳。肾精充沛，上濡耳窍，则听力聪敏。如肾精亏损，髓海不足，则出现耳鸣、耳聋等。

"肾"又开窍于前阴（指男女外生殖器及尿道的总称）和后阴（指肛门）。二阴的生理功能主要由肾主持。

"肾"与"膀胱"互为表里。在"肾"的气化作用下生成尿液，输入膀胱。《素问·灵兰秘典论》说："膀胱者，州都之官，津液藏焉，气化则能出矣"。膀胱的贮尿和排尿功能，全赖于肾的气化功能。

二、肾的泌尿排泄功能

（一）肾脏的生理功能

现代对肾脏生理的研究，表明其功能是多方面的：①作为泌尿排泄器官，排除对机体有害的代谢废物；②通过控制尿的浓缩与稀释，调节人体水和无机盐代谢，以及影响体液的分布；③排除体内产生的氢离子，调节机体的酸碱平衡；④产生一些具有生理活性的物质（激素），如肾素、促红细胞生成素、前列腺素和活性维生素 D_3，从而影响血压、红细胞生成及骨骼的生长发育。这些生理功能是中医"肾"的现代基础的重要部分。

（二）尿的生成

尿的生成是通过肾单位和集合管完成的，包括 3 个相互联系的步骤。即：肾小球的滤过作用、肾小管和集合管的重吸收作以及肾小管和集合管的分泌排泄作用。

1. 肾小球的滤过作用　当血液流经肾小球毛细血管时，除血细胞和大分子血浆蛋白质外，水分和小分子物质可以通过滤过膜滤出到肾小囊内，生成原尿。每分钟从两侧肾脏滤过的原尿量，称肾小球滤过率，正常成年人平均约为 125ml/分。每日共有 180L 之多。正常成年人两肾每分钟的血浆流量约为 650ml。原尿滤过量与肾血浆流量之比称为滤过分数，即 125/650＝0.19 左右。

滤过膜由肾小球毛细血管内皮层、肾小囊脏层以及两层之间的基膜组成。滤过膜有一定的通透性。在正常情况下，血浆白蛋白（分子量为 69,000）在滤液中的含量不超过血浆中浓度的 0.2%，分子量小于白蛋白的物质如葡萄糖、菊粉可以不受阻碍的滤出，分子量大于 69,000 的球蛋白、纤维蛋白原等则不能通过滤过膜。决定滤过膜通透性大小除了它的孔径大小机械屏障作用外，还由于滤过膜中含有一种带负电荷的唾液蛋白，对带负电荷的物质（如白蛋白）产生同性相斥作用而难以通过，此称为电学屏障作用。

能推动肾小球滤过的有效净压力称为有效滤过压。它的大小取决于 3 种力量的对比，肾小球毛细血管血压为推动滤过的力量，而血浆胶体渗透压和肾小囊内压力则对抗滤过作用。故：

$$\text{有效滤过压}=\begin{array}{c}\text{肾小球}\\\text{毛细血管血压}\end{array}-\left(\frac{\text{血浆}}{\text{胶渗压}}+\text{囊内压}\right)$$

肾小球滤过作用受 3 方面因素的影响。一是滤过膜的变化，其通透性或滤过面积的变化都可影响滤过。其次是有效滤过压的变化，凡影响肾小球毛细血管血压、血浆胶体渗透压或囊内压的因素，均可影响有效滤过压从而影响尿的生成。第三是肾血流量的变化，如肾血流量显著减少，可致少尿或无尿。

2. 肾小管集合管的重吸收作用　原尿在流经肾小管和集合管的过程中，绝大部分的水份和对人体有用的物质，又重新被吸收入体内。肾小管和集合管对各种物质的重吸收作用是有选择性的。一类如葡萄糖，在正常情况下滤过的葡萄糖能完全被重吸收。但是当血糖浓度升高超过一定限度时（8.9～10.02mmol/L），肾小管对葡萄糖就不能完全吸收了，尿中开始出现糖，此临界值是尿中开始出现糖时的最低血糖浓度，称为肾糖阈。水和电解质大部分可被重吸收，一般从尿中排出的水和 NaCl、KCl 等仅为滤过量的 1%。而尿素和肌酐等代谢废物则仅有小部分被重吸收或完全不被重吸收。

许多物质的重吸收（如葡萄糖、氨基酸、钠与钾）是肾小管上皮细胞的生物学功能，能逆浓度差或电位差转运该物质至体内，这一过程需要消耗能量，称为主动重吸收。而水份或某些负离子（如 Cl^-、HCO_3^-），可依赖于浓度差或渗透压差或电位差进行扩散或渗透，而重新吸收入体内，此种方式称为被动重吸收。

小管液中溶质的浓度将影响重吸收作用。如果小管内溶质浓度增加，将使渗透压升高，从而阻碍水的重吸收，产生利尿作用，称为渗透性利尿。肾小管和集合管上皮细胞的功能状态也将对重吸收作用产生影响，如某些利尿剂即是通过抑制钠的重吸收而起利尿作用。

近端小管的重吸收率与肾小球的滤过率之间密切相关。肾小球滤过率增加，近端小管的重吸收率也增加，反之，肾小球滤过率减少，则近端小管的重吸收率也减少。这一现象称为球-管平衡。

3. 肾小管和集合管的分泌和排泄功能

(1) H^+的分泌与H^+-Na^+交换：体内物质代谢过程中经常产生一些酸类，但肾小管上皮细胞能将H^+分泌到管腔中随尿排出。H^+的分泌是通过肾小管上皮细胞的生化反应，在碳酸酐酶的作用下，CO_2与H_2O结合生成H_2CO_3，后者又立即离解为H^+与HCO_3^-，H^+分泌入管腔，而HCO_3^-则保留在小管上皮细胞内。在H^+分泌入管腔的同时，Na^+扩散入细胞内，形成H^+-Na^+交换。Na^+与HCO_3^-进入体内，成为机体的碱贮备力，而H^+分泌入尿液中则使尿液酸化，故H^+的分泌和H^+-Na^+交换具有排酸保碱作用。故肾功能障碍将导致酸中毒。

(2) K^+的分泌与K^+-Na^+交换：肾小球滤过的K^+几乎全部在近球小管被重吸收。尿中每日排出约2～4g K^+是由远曲小管和集合管所分泌的。K^+的分泌是被动转运过程，由于小管细胞内K^+的浓度高于小管内液中的浓度，同时由于远曲小管和集合管对Na^+的主动重吸收而使小管内电位梯度下降。故K^+的分泌也是伴随着Na^+的重吸收同时进行的，称为K^+-Na^+交换。

(3) NH_3的分泌：NH_3是体内氨基酸代谢产物，以谷氨酰胺的形式运至肾脏，由远端肾小管分泌入尿中，也可由小管上皮细胞内氨基酸脱氨基作用而生成NH_3，分泌到管腔内，NH_3分泌入管腔后，与H^+及Cl^-形成NH_4Cl（铵盐）而随尿排出。

(4) 其他物质的分泌：肌酐、对氨基马尿酸、以及进入体内的药物如青霉素、酚红等，可由肾小管排泄到管腔内。

在肾小管和集合管分泌过程中，H^+的分泌是关键环节。H^+的分泌是通过肾小管上皮细胞的代谢活动而完成的，碳酸酐酶是这一反应的限速酶。若使用碳酸酐酶抑制剂抑制此反应，H^+的分泌将受抑制。H^+和K^+的分泌都和Na^+的主动重吸收有关，即H^+-Na^+交换和K^+-Na^+交换。二者之间存在竞争作用，即H^+-Na^+交换增多时，K^+-Na^+交换减少，反之亦然。

（三）肾脏泌尿功能的调节

1. 抗利尿激素　抗利尿激素是下丘脑神经细胞所产生的一种神经多肽激素，通过垂体后叶释放进入血液，其主要作用是提高远曲小管和集合管上皮细胞对水的通透性，从而促进水的重吸收，发挥抗利尿效应。

当体内水负荷状态发生变化时，可通过血浆晶体渗透压的改变和循环血量的改变，调节抗利尿激素的分泌。如体内缺水时，血浆晶体渗透压（主要由NaCl所形成的晶体渗透压）升高，刺激渗透压感受器，引起抗利尿激素的合成和分泌增加，使肾小管和集合管对水的重吸收增多，尿量减少，以保留体内水分。反之，则抗利尿激素分泌减少，尿量增多，以排出体内多余的水分。此为渗透压感受性调节。另一调节途径是，如体内水负荷多，循环血量增加时，将刺激左心房及胸腔大静脉壁内的容量感受器，通过神经反射，抑制抗利尿激素分泌，使尿量增加，以排出过多的水分。反之，当血容量减少时，则抗利尿激素分泌增多，以加强肾小管和集合管对水的重吸收。此为容量感受性调节。

2. 醛固酮　醛固酮是肾上腺皮质球状带所分泌的一种类固醇激素，其作用是促进远曲小管和集合管对Na^+的主动重吸收及K^+的排出，即促进K^+-Na^+交换。与此同时也促进水的重吸收。故醛固酮分泌过多，将造成体内Na^+和水潴留，发生水肿。若醛固酮分泌减少，则Na^+与水丢失，血量减少，血压下降，并可出现高血K^+。

醛固酮的分泌主要受肾素-血管紧张素的调节，形成肾素-血管紧张素-醛固酮系统。当肾动脉血压下降和肾血流量减少时，将引起肾小球旁器的近球细胞分泌肾素。肾素是一种蛋白水解酶，能使血浆中的血管紧张素原（一种α_2球蛋白）水解，生成血管紧张素Ⅰ（10肽），再经血液和组织中（特别是肺组织）转换酶的作用，生成血管紧张素Ⅱ（8肽）。血管紧张素Ⅱ有较强的缩血管作用，并可刺激醛固酮分泌。血管紧张素Ⅱ可进一步被氨基肽酶水解为血管紧张素Ⅲ（7肽），它主要刺激醛固酮分泌。醛固酮分泌多，促进肾小管对钠与水的重吸收，于是细胞外液及循环血量回升，血压升高，增加了肾的血液供应。通过这一机制，以保持体液平衡。此外，远曲小管液中钠离子减少，可刺激致密斑引起肾素的释放，交感神经兴奋及肾上腺素和去甲肾上腺素增加，也可引起肾素释放。

肾素-血管紧张素-醛固酮是一个在功能上相连接的系统，在临床某些疾病的发生和发展上有重要意义。肾脏疾患（如肾炎、肾结石）常引起高血压。而高血压病肾动脉硬化使肾脏血液供应不足又导致肾素释放增多，通过血管紧张素使醛固酮分泌增加，进一步加剧了血压上升，形成恶性循环。高血压病人常表现有阴虚阳亢的证候，可能与此有关。肾属水，肝属木，肾水不足，则水不涵木，肝阳上亢，治宜滋水涵木。研究证明，滋补肾阴的方药如六味地黄汤，能扩张肾血管，增加肾血流量，从而抑制肾素的释放，减少血管紧张素的生成与醛固酮的分泌。

当血钠浓度降低和血钾浓度升高时，能刺激醛固酮分泌，使 Na^+ 的重吸收增加和促进 K^+ 的排出。反之，则醛固酮分泌减少，尿中排 Na^+ 多而排 K^+ 少，以调节机体水盐代谢平衡。血钠和血钾浓度的影响可能是直接作用于肾上腺皮质球状带细胞。

3．心钠素　当体内细胞外液容量增加及血钠增多时，回心血量增加，刺激心房感受器，使心钠素生成和释放增加，通过血液循环作用于肾小管，抑制钠和水的重吸收，有强大的排钠利尿作用。由此看来，心脏可作为调节水盐代谢平衡的一个重要的内分泌器官，心与肾二者有密切联系。

（四）膀胱的功能与排尿

膀胱的主要功能是贮存尿液和进行排尿。“膀胱者，州都之官，津液藏焉，气化则能出矣”。（《素问·灵兰秘典论》）。排尿是一个神经反射过程，基本中枢在腰骶部脊髓。

三、内分泌生理

（一）概述

1．内分泌与激素的基本概念　内分泌系统包括内分泌腺及分散存在于机体各处的内分泌细胞。其分泌物直接透入血液或体液，在体内发挥作用。内分泌细胞所产生的具有高生物学效应的化学物质，称为激素。

2．激素的生理作用及其作用特点　激素的生理作用很广泛、很重要。包括：①调节机体的新陈代谢；②促进机体生长发育与影响衰老过程；③调节机体生殖功能；④影响神经系统的发育和活动；⑤影响和调节机体其他内脏器官的功能。可见，内分泌系统的功能与中医“肾”的功能有密切关系。

激素作为生物信息的载体，起着传递信息的信使作用（第一信使）。其作用具有高效性和高度特异性，各种激素之间又有相互联系与相互影响，或相互协调，相互增强，或相互制约、相互拮抗。机体正常生理功能的调节是多种激素相互平衡、协调的结果。

3．激素作用的原理　激素需作用于生物细胞，才能发挥其作用。

含氮类激素首先与细胞膜受体发生特异性结合，再通过一系列生化反应，生成某些物质（如cAMP、cGMP、Ca^{2+}等），在细胞内传递信息，引起生物学效应，这些在细胞内传递信息的化学物质称为第二信使。

类固醇激素能透过细胞膜，进入细胞内，与特异性胞浆受体结合形成复合物，此复合物再进入细胞核内，与核受体结合，通过调节基因的作用而实现激素的生物学功能。

（二）垂体

1．腺垂体激素及其生理作用

（1）生长激素：生长激素是一种由191个氨基酸构成的单链蛋白质。其作用是：①促进蛋白质合成，促进骨骼、肌肉与纤维母细胞的生长，但对脑的发育生长无影响；②对代谢的影响：促进蛋白质合成。促进脂肪分解，游离脂肪酸进入肝脏，经氧化提供能量。生理剂量促进糖的利用，过量则抑制葡萄糖的利用，升高血糖。

（2）催乳素：是由199个氨基酸组成的蛋白质。其主要生理作用是促进乳腺生长发育，引起并维持泌乳。可能影响卵巢功能，小剂量对孕酮合成起促进作用，大剂量则抑制黄体功能。

（3）促激素：①促甲状腺激素（STH）。为一种糖蛋白激素，其作用是促进与维持甲状腺的功能。②促肾上腺皮质激素（ACTH）。由39

个氨基酸组成的直链多肽。其生理作用是促进与维持肾上腺皮质束状带分泌糖皮质激素。③促性腺激素。包括促卵泡素（FSH）和黄体生成素（LH）。FSH 主要促进卵泡的发育与成熟，在男性促进睾丸精子的生成。LH 促进排卵、黄体生成与分泌，在男性促进睾丸间隙细胞分泌雄激素。

（4）促黑激素：为一种多肽激素。其主要作用是促进色素颗粒在细胞内散开，使肤色加深。

2. 腺垂体功能的调节　腺垂体的功能受下丘脑神经激素的调节。下丘脑基底部“促垂体区”能产生多种神经多肽激素，通过垂体门脉系统到达腺垂体，以调节腺垂体各种激素的分泌，故又统称下丘脑调节性多肽。它们是促甲状腺激素释放激素（TRH），促性腺激素释放激素（GnRH），促肾上腺皮质激素释放激素（CRH）、生长素释放激素（GHRH）、生长激素释放抑制激素（GHRIH）、催乳素释放因子（PRF）、催乳素释放抑制因子（PRIF），促黑激素释放因子（MRF）、促黑激素释放抑制因子（MIF）。下丘脑这些调节性多肽的合成和释放，又受外周血液中靶腺激素水平的反馈性调节。当血中甲状腺激素、性激素、皮质激素等水平升高时，可反馈性地抑制下丘脑神经调节性多肽及腺垂体激素的分泌，称为长环反馈。垂体促激素的反馈作用称为短环反馈。下丘脑调节性多肽的自身反馈性调节，则称为超短环反馈。

3. 神经垂体　神经垂体属于下丘脑神经组织的延伸部。其所产生的激素来自下丘脑神经内分泌，由视上核合成抗利尿素（又称加压素）和室旁核合成催产素，通过神经垂体释放入血。

（三）甲状腺

1. 甲状腺激素及其生理作用　甲状腺激素为含碘的酪氨酸衍生物，主要有四碘甲腺原氨酸（甲状腺素，T_4）和三碘甲腺原氨酸（T_3）。主要生理作用：

（1）促进能量代谢，使基础代谢升高，耗氧量和产热量增加。大剂量促进肠道吸收糖增加与肝糖元分解，血糖升高。促进脂肪分解，加速胆固醇的合成与胆固醇转化为胆酸。生理情况下促进蛋白质合成，分泌过多则使蛋白质大量分解。

（2）促进机体生长发育和组织的分化发育，特别对脑、骨骼和性腺的发育与生长尤为重要。

（3）维持神经系统的兴奋性，使心率加快，心肌收缩力加强。

2. 甲状腺机能的调节　主要受腺垂体分泌的促甲状腺素的调节。血中 T_3、T_4 水平升高对下丘脑-垂体呈负反馈调节作用。

（四）甲状旁腺激素、降钙素及维生素 D_3

甲状旁腺激素为单链多肽。其主要生理作用是调节钙磷代谢。作用于骨使破骨细胞增殖，加强溶骨作用。作用于肾脏促进肾小管对钙的重吸收和抑制磷酸盐的重吸收。结果使血钙升高，血磷降低。

降钙素为甲状腺旁细胞（C 细胞）所分泌，由 32 个氨基酸组成的多肽。其作用与甲状旁腺激素相反，使血钙降低。

维生素 D_3 对钙磷代谢的调节也很重要。维生素 D_3 必须先由肝脏转化为 25-OH-D_3，再经肾脏进一步转化为 1，25-二羟-D_3，然后释放入血发挥作用。它能促进小肠上皮细胞对钙的重吸收，也加强肾小管对钙的重吸收，升高血钙水平，促进骨的钙化。

（五）胰岛

现已知胰岛分泌多种激素。

1. 胰岛素　为 β 细胞所分泌，为 51 个氨基酸组成的蛋白质。主要调节糖代谢，促进组织细胞对糖的利用，促进糖原合成、抑制糖原分解，抑制糖的异生，因而使血糖降低。促进脂肪合成，抑制脂肪分解。促进蛋白质合成与 DNA 和 RNA 的生成，抑制蛋白质分解。故被认为是机体内能量贮存激素。

2. 胰高血糖素　为胰岛 α 细胞所分泌的 29 肽单链。其对糖、脂肪和蛋白质的代谢作用与胰岛素相反。

（六）肾上腺皮质

肾上腺皮质能分泌糖皮质激素（以皮质醇为代表）、盐皮质激素（以醛固酮为代表）和少量性激素。均为类固醇化合物。

糖皮质激素是人体内重要激素，增强机体对有害刺激的耐受力，对维持生命很重要，参与机体“应激”反应。当机体受到伤害刺激时，糖皮质激素大量分泌，以提高机体的耐受力。临床应用药理剂量的糖皮质激素有抗炎、抗过敏、抗毒和抗休克效应。糖皮质激素明显影响机体的物质代谢。促进蛋白质分解，抑制蛋白质合成。促进糖的异生，抑制糖的利用，使血糖升高。使体脂分布改变，形成向心性肥胖。此外，糖皮质激素还能增强造血功能，使红细胞、血小板和中性粒细胞增加，但使淋巴细胞和嗜酸细胞减少。对心血管系统有“允许作用”，增强血管平滑肌对去甲肾上腺素的敏感性。促进胃酸和胃蛋白酶生成。

糖皮质激素的分泌主要受腺垂体 ACTH 的调节。血中皮质激素的水平升高对下丘脑-垂体呈负反馈抑制。

四、生殖生理

（一）男性生殖生理

1. 睾丸　男性的主要性器官是睾丸。其功能是生成精子和分泌雄性激素。睾丸的曲精细管是生成精子的场所，间质细胞能合成与分泌雄激素。

2. 雄激素的生理作用　雄激素包括睾丸酮、雄烯二酮、去氢异雄酮。以睾丸酮的生物活性最强。雄激素的生理作用是促进精子的生成；刺激雄性附性器官的发育并维持其功能；刺激并维持雄性副性特征；维持性欲。此外还能刺激食欲，促进蛋白质合成。

3. 睾丸功能的调节　睾丸的功能主要受腺垂体促性腺激素的调节。FSH 促进精子生成，LH 刺激间隙细胞分泌雄激素。睾丸支柱细胞产生的抑制素反馈性抑制 FSH 分泌，血中雄激素水平升高则反馈抑制 LH 分泌。

（二）女性生殖生理

1. 卵巢的功能

（1）卵巢的生卵作用：卵子是由卵巢产生的。从青春期以后，每个月经周期一般仅有一个卵泡发育并排卵。排卵发生在月经周期第 14 天左右。排卵后，残留的卵泡壁颗粒细胞转变为黄体，具有重要的内分泌功能。如未受孕，则黄体维持约两周后退化为白体。

（2）卵巢的内分泌功能：①雌激素：雌激素为 C_{18}类固醇，主要是雌二醇，还有雌酮及少量雌三醇。排卵前雌激素由成熟卵泡所分泌，排卵后则来自黄体。雌激素的生理作用是：促进女性生殖器官的发育，使子宫肌增厚，子宫内膜增生，乳腺发育；增强输卵管和子宫平滑肌的活动；增加宫颈粘液分泌并呈稀薄水样；促进和维持女性副性特征。此外，还有促进体内水和钠潴留的作用。②孕激素：孕激素是一类含 21 碳原子的甾体激素。卵巢产生的主要是孕酮，来自黄体所分泌，也有少量 17-羟-孕酮。孕酮的生理作用是：在雌激素的基础上，使子宫内膜进一步增长，呈分泌期变化；抑制子宫和输卵管平滑肌的活动；抑制母体对胚胎的免疫排斥反应；刺激乳腺腺泡的发育；减少宫颈粘液分泌量，使之变为粘稠。

（3）卵巢功能的调节：①卵巢的功能受下丘脑-垂体促性腺激素的调控。下丘脑通过产生促性腺激素释放激素（GnRH），调节腺垂体 FSH 和 LH 分泌。FSH 促进卵泡的发育成熟，并在 LH 参与下促进卵泡分泌雌激素。LH 刺激卵泡分泌雌激素，促进排卵，促进黄体生成和分泌孕酮。②血中性激素水平对下丘脑-垂体有反馈调节作用。当血中雌激素水平升高时，对垂体 FSH 的分泌呈抑制作用。但对 LH 的分泌为正反馈效应，促进其分泌，引起排卵前 LH 高峰。血中孕酮水平升高，对下丘脑-垂体主要呈负反馈作用，抑制 FSH 及 LH 分泌。③卵巢内可产生某些非甾体性因子，参与卵巢功能的调节。这些因子主要呈抑制作用，如抑制素、卵母细胞成熟抑制物、FSH 结合抑制物、黄体化抑制物等。称为卵巢内局部调节因子。卵巢具有合成前列腺素的能力，并随月经周期而呈生理波动，参与排卵、黄体的生成与退化过程的调节。

2. 月经周期　月经周期的产生，是在下丘脑-垂体神经内分泌的调节下，女性生殖器官形态和功能呈周期性变化，表现为每月 1 次的阴道流血现象，故称为月经周期。这种变化，可分为 3 期：

（1）月经期：约 3～4 天。此时子宫内膜崩溃、脱落、出血。

（2）卵泡期（增殖期）：行经后，腺垂体又开始分泌 FSH。在 FSH 作用下，卵巢内新的卵泡开始发育，逐渐成熟并分泌雌激素。由于雌激素的作用，使子宫内膜增生。到此期末，由于雌激素的正反馈作用，导致 LH 分泌高峰出现，引起排卵。此期约 10 天左右。

(3) 黄体期（分泌期）：排卵后生成黄体。黄体分泌雌激素和孕酮，使子宫内膜进一步增长，呈分泌期变化，为受孕后胚泡的着床作准备。如若排卵未受孕，由于孕酮的负反馈作用，FSH 及 LH 的分泌都受到抑制，卵巢黄体功能失去促性腺激素的支持而退化为白体。白体无内分泌功能，雌激素和孕酮分泌下降，子宫内膜不能维持，而发生崩溃脱落流血，即月经来潮。黄体期约 14 天。

女性月经初潮年龄约在 12～14 岁。到 45 岁以后，卵巢功能逐渐衰退，卵泡停止发育，月经变为不规则，以至停经，称为更年期。进入老年后为绝经期。

3. 胎盘的内分泌功能　受孕后，胚胎在子宫内发育生长。在妊娠过程中，母体与胎儿之间建立了密切的相互关系。由胚胎组织与母体组织共同组成的胎盘，是实现母体与胎儿之间物质交换的器官，也是一个复合的内分泌器官，同时还是母体与胎儿之间的免疫学屏障。

胎盘作为一个复合的内分泌器官，能产生多种内分泌激素，对维持妊娠具有重要的生理作用。

(1) 人绒毛膜促性腺激素（hCG）：是由胎盘滋养层合胞体所分泌的一种糖蛋白激素。其主要生理作用是维持妊娠时黄体功能，促进黄体分泌孕酮，这对维持早期妊娠是关键。hCG 可抑制母体对胎儿的排异反应。此外，hCG 还可刺激卵泡的发育与引起排卵。在雄性可促进睾丸的内分泌功能与精子生成。在排卵受孕后 7～10 天，外周血中即可检出 hCG 的存在，可作为早妊诊断的依据。如果妊娠早期 hCG 水平过低，则预后有流产的可能。患滋养细胞肿瘤，则血中 hCG 水平升高。

(2) 人胎盘生乳素（HPL）或称人绒毛促生长素(HCS)：为滋养细胞产生的一种多肽。具有生乳素作用，同时具有生长激素活性，也可能有营养黄体的作用。HCS 在妊娠 5～6 周方可测出，此后呈进行性增长。围产期测定 HCS，有助于监护胎儿的健康。

(3) 甾体激素：妊娠 3 个月后，胎盘能合成大量雌激素与孕酮，因而可以完全代替卵巢黄体功能，以维持正常妊娠。

(4) 其他蛋白质与多肽激素：胎盘还能产生一种特异的妊娠 β_1-糖蛋白（SP_1）。它可与甾体激素相结合，作为激素的运输工具，还表现对淋巴细胞免疫活性有抑制作用。此外，胎盘还可以产生促肾上腺皮质激素、促黑激素及促甲状腺激素，可能对促进母体的新陈代谢调节营养有一定意义。

五、“肾”的现代研究

中医理论是在临床实践中发展起来的，关于“肾”的概念也是根据临床见证而形成的。“肾”是宏观的功能上的概念，不能等同于现代解剖学上的肾脏或某一个内分泌腺。根据“肾”的功能及临床表现，涉及人体水液代谢、泌尿、生殖、生长发育、骨的生长、机体对不利环境的抵抗力、皮肤色素、耳的功能等，这些功能与现代内分泌学有密切关系，涉其人体许多重要的基本生命活动。以下将从几个具体方面介绍有关“肾”的现代研究。

(一) 肾阴、肾阳的生理学基础

“肾”有阴阳，为水火之脏。肾阴肾阳被称为人体的元阴元阳、或真阴真阳，为生命之本。临床辨证首先要辨阴阳。肾阳虚的临床表现主要为阳气不足，全身机能衰退，面色㿠白，形寒肢冷，四肢不温，腰膝酸痛，发白易脱，头眩耳鸣，周身浮肿，阳萎早泄，月经稀少甚或闭经等。肾阴虚主要表现为阴虚火旺，如面颊潮红，五心烦热，咽干口燥，皮肤干燥，失眠多梦，眩晕耳鸣，腰膝酸痛而不冷等。关于肾阴肾阳的生理学机制，主要有以下研究。

1. 肾阴肾阳与下丘脑-垂体-内分泌腺轴的功能　从“肾”的功能及其临床表现来看，包含了现代内分泌系统的功能。人体内分泌系统是一个广泛的功能系统，各种内分泌激素在体内各有其生理作用，但又不是孤立的。各激素之间在作用上互相依存、互相协调，有的又互相拮抗，互相制约。因此，可以将人体内分泌系统视为一个阴阳对立的矛盾统一体。在人体内分泌系统中，下丘脑-垂体-内分泌腺之间的相互调节关系是内分泌功能重要组成部分，形成了下丘脑-垂体-肾上腺皮质（或甲状腺、性腺）三大内分泌轴。其与“肾”的关系有关研究如下：

(1) 肾阴肾阳与下丘脑-垂体-肾上腺皮质轴：研究发现，在肾阳虚患者，尿中 17-羟皮质类固醇的排出量降低，表明有不同程度的肾上腺皮质功能减退。对ACTH的反应延迟。应用助阳药治疗，可使之恢复正常。当使用大量外源性皮质激素，可致实验动物发生肾上腺皮质功能衰竭现象，类似于临床上所见肾阳虚，使用助阳药（附子、肉桂、肉苁蓉、仙灵脾等）可对抗之。而在肾阴虚患者，可见尿中17-羟皮质类固醇有不正常的升高，应用某些滋阴药可调整之。在临床上，滋阴药还可减少由应用皮质激素所产生的副反应。实验还表明，应用大量激素使肾上腺皮质耗竭而出现高血压时，用助阳药可矫治，而实验性肾性高血压则助阳药无效，但六味地黄汤可使之降低。

（2）肾阴、肾阳与下丘脑-垂体-甲状腺轴：在肾阳虚患者，血中T_3水平降低，对促甲状腺激素释放激素（TRH）兴奋试验延迟。应用助阳药治疗，可使之恢复正常。在动物实验，应用他巴唑造成甲状腺功能减退，动物出现类似于肾阳虚表现，并引起腺垂体和甲状腺形态学改变。使用助阳药物治疗，可使之恢复正常。而在甲状腺功能亢进患者，表现一派阴虚火旺证候，可用滋阴药治疗。在实验动物应用甲状腺素造成“甲亢”，类似阴虚症，采用滋阴药有效。

（3）肾阴、肾阳与下丘脑-垂体-性腺轴：性有男女之别。从阴阳来分，雄属阳，雌属阴。故体内睾酮属阳，雌激素属阴。而在同一轴中，下丘脑-垂体促性腺功能属阳，而性激素功能属阴。研究发现，在男性肾阳虚患者，测定血中激素水平，雌二醇（E_2）黄体生成素偏高，睾酮偏低，E_2/T比值偏高。LRH兴奋试验反应延迟。温补肾阳治疗可调整这种功能紊乱。在动物实验，给雄性大鼠注射雌二醇，可导致类似肾阳虚见证，用助阳药可矫治之。在女性，若由于下丘脑-垂体功能减退，常表现为阳虚见证，应以温补肾阳施治。若由于卵巢功能减退，雌激素水平低下，而垂体促性腺激素水平高，常表现阴虚见证，例如在某些更年期综合征所见。在动物实验，切除甲状腺、肾上腺，造成卵巢功能减退，应用补肾药如附子、肉桂、巴戟天、菟丝子、肉苁蓉可矫治，而滋阴药无效。

2. 肾阴、肾阳与植物性神经系统的功能　交感神经系统的活动与肾上腺髓质紧密相关，而迷走神经则支配胰岛素的分泌，形成两个相互对立又统一的调节系统。这也体现了阴阳对立统一规律。研究发现，在肾阳虚患者，常表现交感神经活动减弱，如对冷加压试验可无反应，或呈双向反应，甚或出现倒错反应。而阴虚则常表现交感神经活动亢进，冷加压反应比正常明显增强，对眼-心反射可无反应，甚或反而心率加快。以红细胞糖酵解与氧化强度为指标，阴虚患者明显高于正常人，而阳虚患者低于正常。这些功能障碍经调补肾阴肾阳均可矫正。

3. 肾阴、肾阳的分子生物学基础　肾阴肾阳有其具体的功能表现，但从整体上来说，肾阳虚表现为机体功能衰退，而阴虚火旺则表现为某些功能亢进，都是机体功能失去正常生理平衡，必有其共同的分子生物学机制。

机体组织细胞对环境刺激的反应性，是生命活力的表现。组织细胞的这种反应性又与其受体功能有关。研究发现，当切除甲状腺或肾上腺引起卵巢功能减退时，卵巢组织的促性腺激素受体数目和亲和力均降低，此时给予补肾药物如菟丝子、巴戟天等，可使其受体数目和亲和力有所恢复。还有研究表明，肾阳虚时，糖皮质激素受体功能下降。又观察到在肾阳虚模型大鼠，大脑皮质、海马内的α肾上腺素能受体明显减少。cAMP与cGMP作为一对相互拮抗的第二信使，在细胞功能的调控上可能有重要作用，这也体现了阴阳对立统一规律。有人测定，在甲亢阴虚患者，cAMP/cGMP比值明显低于正常，cGMP占优势，经治疗后恢复正常。在甲状腺功能减退的阳虚患者，cAMP/cGMP比值高于正常，经治疗后也恢复正常。当然，阴与阳是对立统一的相对概念，不能机械地把某物质视为阴，把某物质视为阳。

（二）肾主生殖的生理学基础

关于肾主生殖的理论，已从临床及基础研究做了不少工作，取得许多有意义的结果。上海医科大学妇产科医院从50年代末开始，对肾主生殖开展了临床及机理研究。首先开展以补肾治疗青春期功能性子宫出血，效果很好。在调整周期和促排卵方面有效率在92.3%以上。以补肾化痰法治疗多囊卵巢综合征142例，排卵率83.1%，妊娠率50.6%。以补肾治疗下丘脑-垂体功能失调性闭经，排卵率达76.9%。在研究中观察到，85 例无排卵性功能性子宫出血患者，肾阴虚 56 例，阴道细胞涂片显示雌激素水平高者占 81.8%；肾阳虚者 31 例，其中雌激素水平低者占 40.7%。但在绝经后或无反应卵巢综合征，体内雌激素水平极低，临床表现以阴虚火旺为主。对 9 例多囊卵巢综合征在补肾治疗过程中，测定了血中 FSH、LH、E_2、睾酮等激素水平，提示补肾治疗可调整 GnRH 分泌，使 FSH 分泌正常，诱导卵巢芳香化酶作用，使 E_2 水平升高，反馈兴奋 LH 分泌而促进排卵。江西妇产医院等以补肾为主，提出中药人工周期疗法，通过 30 多年来的临床实践，行之有效。研究证实补肾药物可促进卵泡发育和黄体功能。

在动物实验研究方面，也取得许多有意义的结果。上海医科大学妇产科医院曾研究，给去卵巢的成年小鼠灌服补肾药，显示出阴道上皮角化（雌激素效应）。雌兔灌服补肾药，卵泡高度活跃，大卵泡明显增多，血中 E_2 水平升高。以丙酸睾丸酮造成大鼠无排卵模型，补肾药可抵消丙酸睾丸酮的影响，使卵巢增重，卵巢内激素生成增加。给假孕家兔服补肾药，其垂体重量增加，外周血液中孕酮水平升高，给 hCG 后黄体分泌孕酮也增加。这些实验提示，补肾药在下丘脑-垂体-性腺轴许多环节上都有作用。

江西中医学院生理教研室研究了补肾中药对下丘脑-垂体-性腺轴功能的影响。给成年雌性大鼠服用补肾壮阳药物，使其垂体前叶、卵巢和子宫重量明显增加，血中 LH 基础水平无改变，但卵巢 hCG/LH 受体功能增强，增加了卵巢对促性腺激素的反应性，而滋阴药无此作用。在去卵巢大鼠，发现补肾壮阳药物能提高垂体对注射 GnRH 后 LH 的分泌反应。切除大鼠的甲状腺或肾上腺，造成卵巢功能减退，卵巢重量减轻，卵巢 hCG/LH 受体功能下降，服用补肾中药可补偿治疗这种卵巢功能的减退，但补脾中药无此作用。

以上的临床和实验研究说明，肾主生殖的功能是与下丘脑-垂体-性腺轴的调节相关的。

（三）肾主骨生髓的研究

“肾”主骨。骨的生长发育、修复均有赖肾气的推动与滋养。临床上运用温肾、补肾法对小儿囟门迟闭，骨软无力，骨质增生和肾精不足骨髓空虚出现的四肢痿弱不能动作、或腰脊颈椎疾病，都有很好疗效。现代生理学研究得知，骨的生长发育除有赖于物质原料的补充外，受甲状旁腺、甲状腺旁细胞及垂体生长激素的调节，还受维生素 D_3 的调节。这些激素的作用又与肾功能有关。都是中医“肾”主骨的生理学基础。

“肾”主骨，骨生髓，精髓可以化生为血。骨髓为造血器官。临床可见慢性肾病常有贫血，表现为一派阳虚见证，可用补肾之法治疗。对于再生障碍性贫血，采用调补肾阴肾阳药物治疗，也取得有意义的效果。血的生成与肾上腺皮质、甲状腺等内分泌功能有关，也与肾脏的内分泌有关。已知肾脏能产生一种促红细胞生成素，作用于骨髓，刺激红细胞生成。

（四）有关“肾”的其他方面的近代研究

“肾”气通于耳，有“肾”开窍于耳的说法。肾虚者常见有头眩耳鸣。近代研究发现，内耳与肾脏在组织形态与生理特性方面有许多相似之处。对某些药物有相似的反应。在抗原特性方面也有相关性。肾功能衰竭、肾透析与肾移植病人出现听力下降。遗传性肾炎，伴有进行性耳聋。说明肾与耳确有某种联系。研究发现，肾上腺皮质所产生的醛固酮对内耳功能有影响。已知肾病可引起肾素-血管紧张素-醛固酮系统分泌增加。醛固酮可调节远端肾小管对 Na^+ 的重吸收和 K^+ 的排出增加，从而影响水盐代谢。而现又发现醛固酮可影响内耳功能。可能这就是肾与耳之间联系的物质基础。应用滋阴补肾治疗耳聋与内耳性眩晕可获得疗效。

“肾”病常可见皮肤色素沉着、变黑，故有“肾”主黑之说。临床上见有皮肤色素沉着变黑等病，从“肾”治疗，常有很好疗效。爱狄森氏病为肾上腺皮质功能减退，可见皮肤呈古铜色。已知腺垂体所分泌的促肾上腺皮质激素（ACTH）具有促黑激素活性，可刺激皮肤色素细胞导致皮肤色素加深。当“肾”阳虚时，肾上腺皮质激素分泌不足，对腺垂体反馈抑制作用减弱，ACTH 分泌增加，导致皮肤变黑。这可能部分说明“肾”主黑的机制。在妇科内分泌疾病中，黄褐斑是发生于面部的色素沉着性皮肤病，这是内分泌功能失调的表现。根据

"肾"主黑理论，以补肾为主治疗，取得很好疗效。

"肾"是一个作用广泛的宏观概念，不能局限于指某一个解剖学器官。从以上所引证资料，说明"肾"与内分泌系统、泌尿生殖系统、植物性神经功能，都有密切相关。这些研究成果，将促进中医生理学之发展。

（余运初）

第六节　中医整体论的生理学基础

中医的整体医学理论，是中医学的基本观点，也是中医的一大特色。中医认为人体是以五脏六腑为中心，以心为主导，通过经络的联属关系而实现的统一整体。在脏腑与脏腑之间，脏腑与形体之间存在着阴平阳秘的动态平衡与五行生克乘侮的整体联系。中医把人体与环境也看成是一个统一的整体，提出天人相应的观点。《素问》中说："人以天地之气生，四时之法成。"人生活在大自然中，自然界的运动变化必然会影响人体，使人体产生相应的生理与病理反应。疾病的发生，实质上是阴阳平衡失调，五行生克紊乱，人体对自然适应性调节失常所致。因此，中医的整体医学理论，不论在生理，病理的认识上，还是在诊断、治疗的处理上都有着深刻的理论与实践意义。

西方医学由于受细胞学与细胞病理学的影响，将生命活动定位于细胞与分子水平上。分子生物学成为新兴学科，但近年来，西方的有识之士逐渐领悟到。万物细分并不能反映整体的真面目，因此，相继出现控制论，信息论，争先论及耗散结构理论。从还原论向系统论回归，从局部向整体回归。医学模式也从生物医学模式向生物-心理-社会医学模式转化。出现了由局部定位论向整体制约论螺旋式上升的总趋势。这种总趋势与中医整体论逐渐靠近，有了许多共同性。现代整体医学应从中医整体论中吸取宝贵财富，以振兴现代医学，促进中西医结合事业的发展。

一、中医整体论的基本内容

经络学说，脏腑相关以及天人相应是中医整体医学的基本内容。中医生理学是宏观生理学，从宏观的角度，可以看出这些基本内容中人作为一个整体的思想，朴素的唯物辨证法的思想。

（一）经络学说

1. 经络系统　经络是人体内经脉与络脉的总称。"经"为主干，"络"为分支与网络，分布周身。《灵枢》说："十二脉者，内属于脏腑，外络于肢节。"经络是人体气血，津液运行的通道。由于经络的沟通与联系，人体的各种器官与组织才能紧密地联结成统一的整体。

经络系统主要包括十二经脉，奇经八脉，十五络脉。十二正经是手三阴（手太阴肺经，手少阴心经，手厥阴心包经）；手三阳（手太阳小肠经，手少阳三焦经，手阳明大肠经）；足三阴（足太阴脾经，足少阴肾经，足厥阴肝经）；足三阳（足太阳膀胱经，足少阳胆经，足阳明胃经）。奇经八脉指的是：督脉、任脉、冲脉，带脉，阴维脉，阳维脉，阴跷脉与阳跷脉。此外，还有十五络脉，十二经别以及十二经筋。十五络是所有络脉的主体，从十五络分出的统称络脉，从络脉再分的细支称孙络，络脉浮现于体表者为浮络。

经络内属于五脏六腑，经气源于脏腑之气，故脏腑之气的盛衰，决定着经气的虚实。经络就是以经脉，络脉为内容的气血运行散布的径路。在体内与脏腑相连属，在体表与筋肉，皮肤相联系，内外贯通，纵横交叉，把内脏与肢体组成一个统一整体。病邪侵袭人体，一般先由皮到络，由络到经，最后侵入内脏。由不同经脉侵入的邪气，可引起不同脏腑的疾病。

2. 十二经脉循行规律　在头部，有六条阳经循行，"头为诸阳之会"。另有两条阴经（心经、肝经）的分支也上循至头部。

在四肢，阴经循行于手足的内侧，因为下肢的内侧属阴，手臂内侧按解剖学姿势为掌侧前面，亦属阴。阳经与六腑属阳，循行于手足的外侧，手足外侧属阳。手三阴位于横膈以上均循行于上肢；足三阴位于横膈以下均循行于下肢。

在躯干，腹部为阴，故阴经均循行于腹部。背部为阳，故阳经（足阳明胃经除外）均循行于背部。

经脉相互交接也有一定规律(图2-36)。手三阴从胸走手交手三阳；手三阳从手走头交足三阳；足三阳从头走足交足三阴；足三阴从足走胸交手三阴。如环无端，周而复始。奇经八脉中的任脉循行于胸腹正中，总任一身之阴经，故称“阴脉之海”。督脉行于背正中，总督一身之阳经，故称“阳脉之海”。任，督两脉与十二经一起称十四经脉。

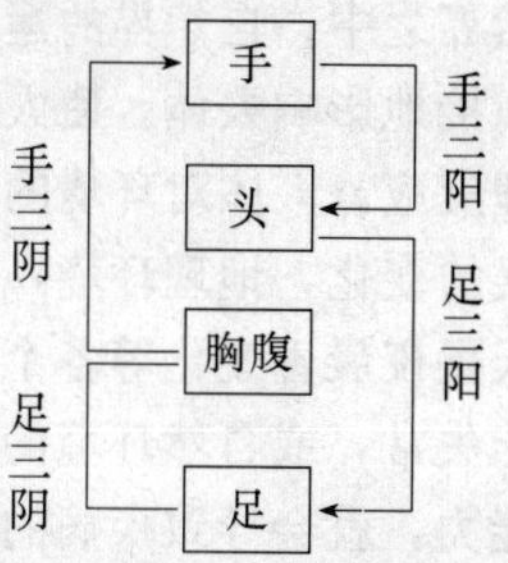

图2-36 十二经循行示意图

3. 经络的作用 经络的生理作用为：运行气血，濡养全身，从而保证各组织器官的给养，以发挥其正常生理功能；保持人体各部互相协调，使人体统一为完整的整体；抗御外邪，保卫机体。

在病理作用方面：如经气不足，气滞血瘀，经络正常功能失调，易受外邪的侵袭而发病；病邪侵袭时，可通过经络而传入内脏；内脏疾患也可通过经络反映在相应的体表。

在诊断作用方面，可从体表的异常反应推断经络所属脏器的病变，可依据十二经病候诊断疾病，进行脏腑辨证。

在治疗作用方面，有“凡治病，不明脏腑经络，开口动手便错”之说。经络学说广泛应用于临床，特别是在用药与针灸方面，药物归经，循经取穴是治疗的原则。

《灵枢·经脉》明确指出：“经脉者，所以能决死生，处百病，调虚实，不可不通，”这是经络作用的重要总结。

(二) 脏腑相关

中医整体论突出地体现的脏象学说中，脏象学说以五脏六腑为中心，以心为主导，通过经络联属关系，把人体各部分组成一个既分工又合作，且与外环境统一的有机整体。中医借助于阴阳五行来说明脏腑之间，脏腑与躯体之间以及机体与环境之间的对立统一与相互联系(表2-63)

表2-63 自然界与人体的五行分类

自然界				五行	人体				
五味	五色	五气	五季		五脏	六腑	五官	形体	情志
酸	青	风	春	木	肝	胆	目	筋	怒
苦	赤	暑	夏	火	心	小肠三焦	舌	脉	喜
甘	黄	湿	长夏	土	脾	胃	口	肉	思
辛	白	燥	秋	金	肺	大肠	鼻	皮毛	悲
咸	黑	寒	冬	水	肾	膀胱	耳	骨	恐

1. 脏与脏相关

(1) 脾与肺：肺主气，脾主运化。肺气有赖于脾运化水谷以充养，脾运化的水谷精微则需肺气的宣发而输布全身，故有“脾为生气之源，肺为主气之枢”一说。如脾气虚弱日久，可导致肺气亦衰，在治疗上应“培土生金”。

(2) 肝与脾：脾主运化，肝主疏泄。脾的运化须在肝脏疏泄作用协助下才能实现。当“肝脾不调”时，肝失疏泄，必侵犯脾胃。另一方面，肝藏血，肝血有赖脾的资生，脾虚化源不充，肝失血养，称为“肝脾两虚”。

(3) 肝与肺：肝的经脉上行，贯膈而注入肺。肝主升发，肺主肃降，升发与肃降相互制约，相互协调，人体气机升降才能正常，如肝火上炎，灼伤肺阴，就会“木火刑金”。反之，若肺失肃降，肝之升发太过，也会“金不制木”。

(4) 脾与肾：肾为先天之根，脾为后天之本，脾的运化功能，必须得到肾阳的温煦蒸化才能完成。反之，肾藏先天之精，但肾精需后天脾胃水谷之精不断生化和充养。另外，肾主水，司水的开阖，这一作用有赖脾气加以制约，若脾气虚衰，就会出现水液代谢紊乱。

(5) 肝与肾：肝经与肾经有多处交会。肝藏血，肾藏精。肝与肾主要是精与血的关系。肾精通过气化可化生为血，血也能转化为精。肝主疏泄，肾主封藏，两者有制约与协调关系。肝疏泄正常，才能使肝血藏于肾，有助肾阴的再生。但，肝又有赖于肾阴的涵养。

(6) 心与肾：心肾关系表现在3方面：心阳与肾阴的关系。心居上焦，其性主动。肾居下焦，其性主静，故以阴为主。正常时心火下降于肾，以资肾阳，共同温煦肾阴，使肾水不寒。肾水上济于心，以资心阴，共同濡养心阳，使其不亢，"水火既济"，"心肾相交"；肾阳（命门火）与心阳（心火）的关系，命门火是机体能源根基，命门火充足，则心火亦充，血流畅旺，而血流畅旺又可充实命门火；心藏神与肾藏精的关系，神是精的外在表现，精气充沛，神机才能旺盛，是使精气再生的保证。

（7）心与肺：心主血，肺主气，心与肺主要是气血关系，血的运行，靠气的推动。气也只有贯注血脉中，才能通行全身。故有"气为血之帅""血为气之母"，"气行则血行"，"气滞则血瘀"之说。

（8）心与脾：心主血，脾生血，若脾运健旺，血液化生充足，则心血充盈，若脾虚运化不健血化生不足，则心失血养而功能受损。另一方面，心虚无力，脾失营血，也会致使脾气虚弱。

（9）心与肝：心主血，肝藏血，可调节血量。另一方面，心主神明，肝主疏泄。疏泄正常，肝气调达，血气和顺，心情也能舒畅。

（10）肾与肺：肺主气，但肾能帮助肺吸气，"肾主纳气"。肾精充足，吸入之气，经过肺的肃降，才能下纳于肾。所以有"肺为气之主，肾为气之根"之说。另一方面，肺阴充足，金能生水，则肾阴亦充。肺肾合作才能完成水液输布与排泄的任务。

2. 脏与腑相关

（1）脾与胃：胃经与脾经构成表里关系。脾与胃共司食物的消化，吸收和转输。胃主纳，脾主化；胃主降，脾主升；胃喜润恶燥，脾喜燥恶湿，如此相反相成，维持对立统一。

（2）肺与大肠：肺经与大肠经构成表里关系。大肠的传导功能，有赖于肺气的肃降。肺气下降，大肠才能传递糟粕，大便得以通畅。

（3）肝与胆：肝胆相连，构成表里关系。胆汁的排泄，有赖于肝的疏泄。反之，胆的功能失常，可引起肝气郁结或肝络瘀阻。

（4）心与小肠：心经与小肠经构成表里关系。心火旺可移热于小肠，而小肠有热亦可循经上熏于心。

（5）肾与膀胱：肾与膀胱经构成表里关系。膀胱主贮尿与排尿，其功能必须依赖肾阳的气化。肾阳充足，膀胱开合有度，尿液才能排泄正常。

3. 腑与腑相关　胆，胃，小肠，大肠，膀胱，三焦，虽各有不同功能，但它们共同参与饮食的消化与吸收，津液的输布，废物的排泄等一系列过程。

（三）人与自然

自然界存在着人类赖以生存的必要条件。人生活于自然界之中，自然界的运动变化，必然会直接或间接地影响人体。使人体生产相应的生理与病理反应。人体对环境的适应，表现在对四季气候的变化，地理环境，居住条件的变化以及一天昼夜晨昏变化等各个方面。如因人体适应机能失常，或自然环境的变化，超越了人体适应能力，就会导致疾病的产生。另一方面，人类在逐渐认识与掌握自然界变化的规律之后，可能动地改造自然，有效地防治疾病。

（四）中医关于感觉器官的论述

在宏观上，中医对感觉器官的论述具有3大特点：

1. 按五行归纳分类　与木火土金水五行相应，分目舌口鼻耳五官。目可视青，赤，黄，白，黑五色。口舌能分酸，苦，甘，辛，咸五味。耳能辨角，征，宫，商，羽五音，说明古人已认识到五种感觉器官，分别感受色，味，气，音等刺激。

2. 与五脏的开窍关系　《素问》指示："心开窍于舌"，"肺开窍于鼻"，"肝开窍于目"，"脾开窍于口"，"肾开窍于耳。"五脏的开窍是联系外环境的窗口。五脏通过相应的开窍反映出生理、病理变化。外环境的变化也可通过相应开窍影响五脏的活动。心血不足则舌质呈现淡白色，心火上炎则舌质赤红，有"舌为心之苗"之称。"肺气通于鼻，肺和则鼻能知香臭矣。""肝受血而能视。""肝气通于目。""脾气通于口，脾和则口能知五谷矣。"肾的精气充足，听力才能灵敏，如肾精不足，则会出现耳鸣，听力减退。

3. 与经络有功能联系　中医认为五脏与其相应的开窍通过经络沟通与联系。例如，心经的别络上行与舌体相联，心的气血与舌相通，以保持舌体的生理功能。肝开窍于目，也是因为肝的经络联于目系的缘故。

(五) 中医有关神经系统的论述

在中医基础理论中并没有神经系统一词，但有关神经系统的宏观知识，早有论述，主要涉及以下4个方面。

1. 脑髓 在颅腔与椎管中的中枢神经系统，中医称之为脑髓，认为“脑为髓之海”，“诸髓者皆属于脑。”《素问》说得很明确：“头者精明之府”。李时珍则进一步认识到：“脑为元神之府”。已初步涉及到脑的功能。至于髓的功能，则认为髓生骨骼，“髓者骨之充也。”这可能是将脑脊髓与长骨骨腔中的骨髓混为一谈所致。

《千金方》指出，“头者诸阳之会也，”《针灸大成》进一步明确，“首为诸阳之会，百脉之宗。”“百脉皆归于头。”所以诸脉应有外周神经之内涵。诸脉皆通于脑可认为蕴藏着中枢神经系统与外周神经系统相互联系的萌芽。

2. 脏腑 中医把人的精神活动和某些神经系统的功能直接寄寓于内脏本身。《素问》说：“人有五脏化五气，以生喜，怒，悲，忧，恐。”

心藏神，心主神明，神是人的思维活动，明是意识状态。即心脏具有思维，意识功能，“精神之所舍也。”心功能健全，则神识清晰，思考敏捷，精神充沛。

“肝者将军之官，谋虑出焉。”即肝主谋虑。肝气疏泄是否正常直接影响精神状态。肝病可导致情志的异常。肝气过亢，可表现为急躁易怒，失眠多梦，头晕目眩的症状。怒伤肝。

“胆者，中正之官，决断出焉。”即胆主决断。不偏不倚，准确判断。“大胆”说明有勇气，有胆有识说明智勇双全。

“肾为作强之官，伎巧出焉”。作强是指精力充沛，劳动轻松有力之意，伎巧是指意识思维精巧的意思。

另有“心藏神，肺藏魄，肝藏魂，脾藏意，肾藏志。”以及“心在志为喜，肺在志为忧，肝在志为怒，脾在志为思，肾在志为恐。”的说法。

3. 精气神 中医“神”一词，狭义说，是指人的思维意识活动，为心所主。广义说，即精气神之神，是人体生命活动的总称。包括精神活动以及脏腑、精、气、血、津液之活动。

4. 经络 近代的研究，以无可争辨的事实表明，经络与神经的关系密切。中医通过长期临床实践，认识到人体作为一个整体，必然存在着物质运输系统，信息传递系统与功能调节系统。因此，经络的概念与神经系统是相应的，特别是具有外周神经系统的内涵。《素问》中说：“夫邪客大络者，左注右，右注左，上下左右与经相干，而布于四末。”这与外周神经的分布也是相应的概念。

二、现代生理学的整体理论

中医经络学说从本质上看，是人体的物质运输系统，信息传递系统以及机能调节系统。根据比较结合的观点，在现代生理学中，与之相应的有血液循环系统，免疫功能系统，内分泌系统以及神经系统。其中最本质的内容是神经体液调节。正是由于神经体液调节，才保证了人体是一个整体。本节的重点只进行神经系统与经络的比较。

(一) 神经元活动的一般规律

神经系统如何完成信息传递功能与机能调节功能，这要从神经系统的结构与功能单位神经元谈起。神经元分胞体与胞突，胞突又分树突与轴突，一个神经元可有许多树突，但只有一个轴突，轴突和包围其外表的神经膜构成神经纤维。神经元有接受、整合、传递信息的功能。一般长轴突神经元，其树突和胞体接受其他神经元传来的信息。轴突则将信息传递给其他神经元或效应器。根据神经元的机能特征，可分为感觉（传入）神经元，中间（联络）神经元及运动（传出）神经元。

1. 神经纤维兴奋传导 神经与经络都有信息传递功能。在神经纤维上表现为兴奋的传导。传导的本质是一种生物电现象。是在静息电位的基础上所产生的动作电位沿神经纤维的扩布（冲动）。传导的机理是通过局部电流的作用。兴奋区膜外带负电，未兴奋区膜外带正电，从而出现电位差，又由于膜内外溶液是导电的，即引起局部电流。结果使邻近未兴奋区去极化，达到阈电位水平，便出现动作电位。如此连续进行下去就是兴奋的传导。因此，在神经纤维上任何一点受刺激，冲动是同时向两端传导，称双向传导。另外，在一条神经干中的许多神经纤维冲动的传导是互不干扰，称传导的绝缘性。至于传导的速度与纤维直径，有无髓鞘，温度高低有关。一般地说，直径越大，传导越快。神经纤维在组织学上分4类（表2-64），Ⅰ类纤维传导最快，Ⅳ类纤维最慢。有髓鞘的纤维为在朗飞氏结间作跳跃或传导，故传导大大加快。温度降低可使传导减慢。

2. 神经元之间信息传递　在中枢神经系统内信息传递是许多神经元完成的。因此，要研究神经元之间的信息传递。现已察明，神经元之间有突触传递，缝隙连接与非突触性化学传递3种形式。

表2-64　神经纤维的分类

纤维类别	来　源	直径 (μm)	传导速度 (m/s)	电生理学上的分类
Ⅰ	肌梭及腱器官的传入纤维	12～22	70～120	Aα
Ⅱ	皮肤的机械感受器传入纤维（触、压、振动感受器传入纤维）	5～12	25～70	Aβ
Ⅲ	皮肤痛温觉传入纤维，肌肉的深部压觉传入纤维	2～5	10～25	Aδ
Ⅳ	无髓的痛觉纤维，痛温、机械感受器传入纤维	0.1～1.3	1	C

在神经元之间具有功能接触的部位称突触。根据接触部位的不同，突触可分为：轴突-树突触型，轴突-体突触型，轴-轴突触型等。突触由突触前膜，突触间隙和突触后膜3部分组成。突触前膜神经末梢轴浆内含有大量囊泡，其内含神经递质。突触后膜上有递质的受体和离子通道。突触前，后膜之间的突触间隙宽约20～50mm，其间为细胞外液。

突触传递的基本过程是：突触前神经末梢的动作电位，使Ca^{2+}进入末梢内，促使囊泡释放递质到突触间隙。递质与突触后膜受体结合，后膜的离子通透性发生改变。继而有2种结果：如为兴奋性递质，可提高后膜Na^+，K^+，Cl^-的通透性，尤其是Na^+，引起突触后膜去极化，产生兴奋性突触后电位(EPSP)，最后使突触后神经元兴奋。如为抑制性递质，则提高K^+，Cl^-的通透性，尤其是Cl^-，引起突触后膜超极化，产生抑制性突触后电位（IPSP)，最后使突触后神经元抑制。因此，在这种化学性突触传递过程中，只能是单向传递，而且有一定的时间延搁，称突触延搁。突触部位对内环境的变化敏感，对药物亦敏感。

缝隙连接是指神经元膜紧密接触的部位，两层膜的间隙只有2～3mm，无前膜与后膜的功能差异，无囊泡，连接处电阻较低，为电性突触，动作电位可双向传递。在大脑，小脑皮层都有，它的功能可能是促进不同神经元的同步放电。

非突触性化学传递是指，神经末梢的分枝上有大量曲张体，但与效应器不形成经典的突触联系，无前膜与后膜的特化结构。曲张体释放的递质通过弥散而至效应器细胞，一个曲张体能支配较多的效应细胞。曲张体距效应细胞较远（>20nm)，因此时间延搁也较长（>1秒)。

3. 神经递质　在化学性突触传递中必须依赖化学递质，递质可分外周与中枢两类。

外周神经递质中最先发现的是乙酰胆碱，凡末梢能释放乙酰胆碱的纤维称为胆碱能纤维。继而发现大部分交感节后纤维末梢释放去甲肾上腺素。凡末梢能释放去甲肾上腺素的纤维称肾上腺素能纤维。近年来证明，还存在第3种成分，肽能神经纤维。

中枢递质种类繁多，主要有① 乙酰胆碱，主要分布在脊髓前角运动细胞和纹状体等脑区；② 去甲肾上腺素及肾上腺素，存在于低位脑干的一些核团，特别是蓝斑核；③ 多巴胺，主要由黑质神经元分泌；④ 5-羟色胺，主要集中于低位脑干中缝核群；⑤ 氨基酸类，这是近年来发现的，例如1-氨基丁酸能发挥抑制作用。谷氨酸是兴奋性递质；⑥ 肽类，如P物质可能是传导痛觉的初级传入纤维末梢的递质，脑啡肽与镇痛有关。

长期以来，认为一个神经元仅能分泌一种递质，但近年来发现同一神经元可同时共存和释放两种或多种递质。在中枢神经系统内，神经细胞还可产生另一种特殊物质，它可以影响细胞间信息传递的效率，增强或削弱递质的效应，故称调质。

4. 受体学说　受体是指对递质有较高亲和力，首先与递质结合而发挥作用的细胞成分，多数受体是细胞膜上的蛋白质。可以兴奋受体的物质称受体激动剂，抑制受体的药物称受体的阻断剂。

乙酰胆碱有2种受体。一类受体能与毒蕈碱结合，故称毒蕈碱性受体，又称M型受体；另一类能与烟碱结合，称烟碱性受体，又称N型受体。N型受体又可分N_1与$N_2$2个亚型。筒箭毒能阻断N_1和N_2受体的功能，六烃季胺主要阻断N_1受体，十烃季胺则可阻断N_2受体。

肾上腺素能受体也有2类，α型与β型，α又分α_1与α_2两型，β又分β_1与β_2两型。酚妥拉明能阻断α_1与α_2受体，苯苄胺可阻断α_1受体，育亨宾可阻断α_2受体。心得安能阻断β_1和β_2，心得宁阻断β_1的作用强于β_2，心得乐相反。

（二）反射活动的一般规律

1. 反射与反射弧　反射是中枢神经系统活动的基本方式。反射是机体在受到内外环境的刺激时，通过中枢神经系统发生的一种有规律的应答活动。反射的结构基础是反射弧。反射弧包括感受器，传入神经，反射中枢，传出神经以及效应器5个组成部分。任何反射活动都有一个有效刺激，作用于感受器，兴奋沿传入神经传入中枢，通过中枢的分析与结合，兴奋经传出神经到效应器，出现相应的活动。一个最简单的反射，传入神经元直接与传出神经元形成突触，称单突触反射，大多数反射是多突触反射。中枢神经系统各神经元之间联系非常复杂。一个神经元可以通过其轴突末梢的分支与许多神经元建立突触联系，将信息传给许多细胞。另一方面，许多来自不同部位的神经元都可以通过其轴突末梢，与一个神经元建立突触联系，将信息聚合在一个神经元，除此之外，还有各种环路联系，实现反馈联系。因此，反射活动能在范围、方向、力量等方面很好协调。

2. 中枢抑制　中枢神经既有兴奋过程，又有抑制过程。在任何反射活动中，兴奋与抑制并存，以保证反射的协调性与准确性。例如，屈肌中枢兴奋时，伸肌中枢受抑制；吞咽中枢兴奋时，呼吸中枢抑制。中枢抑制是一种主动的生理过程，十分复杂。根据抑制产生的部位与机理，抑制可分为突触前抑制与突触后机制，根据抑制回路的组构型式，抑制又可分为返回抑制、交互抑制和侧抑制。

（三）神经系统的基本功能

概括地说，神经系统有感觉功能，对躯体运动的调节功能，对内脏活动的调节功能以及脑的高级神经活动。

1. 感觉功能　感觉是客观世界在脑内的主观反映。神经系统是人体认识世界的结构基础。内外环境的刺激作用于人体感觉器，一般经过三级神经元传至大脑的特定的区域而产生特定的感觉。

机体皮肤痛觉，温度觉和轻触觉为浅感觉，传入脊髓，在后角更换二级神经元，交叉至对侧，经脊髓丘脑末上行抵达丘脑。肌肉本体感觉和深部压觉为深感觉，传入脊髓经同侧后索上行，在延髓更换二级神经元，交叉到对侧经内侧丘系至丘脑。丘脑向大脑的投射可分两大系统：在丘脑感觉接替核更换为三级神经元后投射至皮层特定区域，称特异投射系统，能引起特定的感觉。各种感觉传导纤维上行至脑干时，发出侧支在脑干网状结构中多次换元，然后才到达丘脑板内核群。向皮层广泛性投射，故称非特异投射系统，由于多次换元，已经失去了严格的定位关系。它的功能是维持或改变大脑皮层的兴奋状态，维持觉醒的功能。各种特定的感觉正是在觉醒的基础上产生的。

2. 对躯体运动的调节　人类具有高度发达的动物性功能。人体的任何运动都是在神经系统调控下完成的。

人体运动总体上可分为反射活动与随意运动。反射活动包括屈肌反射，牵张反射以及姿势反射等等。其中紧张性牵张反射（肌紧张）有利于维持身体的姿势。是进行运动的基础。肌紧张在脊髓内即可完成。但它受高级中枢的调节。延脑网状结构的腹内侧的尾部是紧张的阻抑区。延脑网状结构的背外侧部分，脑桥被盖，中脑的中央灰质及被盖，丘脑底部等较广泛的区域是肌紧张的易化区。阻抑区与易化区都是通过网状脊髓束下传，以加强或抑制肌紧张。此外，纹状体，小脑前叶正中部，大脑皮层抑制区可抑制肌紧张，新小脑和前庭核则可加强肌紧张。正常时，易化与抑制作用保持相对平衡。

随意运动是大脑皮层的功能，皮层控制随意运动是通过锥体系与锥体外系完成的。锥体系是最直捷的路径，有上下两级神经元。上运动神经元由皮层运动区发出，经延脑锥体交叉至对侧，约有10%～20%的纤维直接与下运动神经元发生突触联系，控制肢体远端的精细运动。锥体外系是由较广泛的皮层发生，经皮层下核团接替，通过多种下引途径控制运动。锥体外系的功能一方面调节肌紧张，维持运动的姿势，另一方面控制随意运动的协调性与稳定性。

3. 对内脏活动的调节　调节内脏活动的植物性神经分交感与副交感两大系统，对一般脏器是双重支配并相互拮抗。交感-肾上腺系统与迷走-胰岛系统是一种对立统一的关系。

交感和部分副交感神经发源于脊髓。说明脊髓内有调节内脏活动的初级中枢。在延髓网状结构内集中着许多调节内脏活动的中枢，主要有心血管运动中枢，呼吸中枢和消化活动的中枢，故延脑有生命中枢之称。下丘脑是皮层下调节内脏机能的高级中枢，控制着交感与副交感神经的活动。下丘脑分泌的神经肽控制着垂体的内分泌功能。此外，下丘脑有体温调节中枢，摄食中枢，平衡中枢以及与情绪，与性行为有关的中枢。大脑皮层除新皮层外，边缘系统是内脏脑，并对觉醒与睡眠，学习和记忆都有影响。

4. 脑的高级功能　条件反射是高级神经活动最简单的形式。条件反射是一种信号活动，信号活动是独立生存的基本条件。是机体对其生存环境取得精确适应的不可缺少的神经机制。通过条件反射实现人的整体性及与环境的统一性。

巴甫洛夫提出，条件刺激的具体信号为第一信号，对第一信号发生反应的皮层机能系统，称第一信号系统。为人和动物所共有。把客观事物抽象化，形成语文与文字，称第二信号，对第二信号发生反应的皮层机能系统，称第二信号系统，为人类所特有。第二信号系统是语言活动的生理基础，因此，也是人类思维活动的生理基础。大脑皮层有语言中枢的存在。并有一侧优势的现象。一般右利手的成人，左侧是优势半球，语言文字中枢在左侧。在两种信号活动的基础上，发展了人脑的学习与记忆的功能。

通过对现代生理学调节系统的阐述，以无可争辩的事实说明了神经系统是机体信息传递与功能调节的主导系统。它与经络学说并不对立，现代生理学的研究，丰富了经络学说的内含。

三、中医整体论的现代研究

近年来，以中医理论为指导，以现代科技为手段，与现代生物医学的认识相比较，进行了中医整体论的中西医结合研究。有关经络与神经关系研究主要涉及以下几方面

（一）关于内脏开窍的研究

以“肾开窍于耳”为例。近代研究发现，肾脏和内耳中的一些细胞在生理，形态和酶的含量与分布方面都有相似的特点，一些对内耳有毒性的抗生素（如新霉素，卡那霉素）对肾脏也有毒性反应，抑制肾功能的利尿剂（利尿酸，速尿）同样可致耳聋与抑制内耳生物电的产生。先天性肾功能不全常伴有先天性耳聋。晚期肾功能不全患者常出现听力下降。现已确知肾病时可引起肾素-血管紧张素-醛固酮系统分泌增加。醛固酮不仅作用于肾，亦能增强耳蜗功能，以对抗利尿酸所致的内耳功能抑制。醛固酮把肾与耳之间联系起来。在临床上肾阴虚者常见有头眩耳鸣。应用滋阴补肾法治疗耳聋与内耳性眩晕可获疗效。说明肾和则耳能闻五音确有道理。

（二）脏腑相关的研究

1. 以中医理论为指导的现代研究　在脏腑相关中以肺与大肠相表里的研究比较深入。在临床上，许多有严重肠道功能异常的病人，常伴有急性呼吸衰竭及呼吸窘迫综合症。实验证明，钳夹肠系膜上动脉的家兔可出现严重的肺损害，而其他脏器却无异常。若钳夹肾动脉，股动脉造成肾脏或肢体缺血，则并不能导致肺脏损害。说明缺血性肠道功能异常，与肺损害有特异性内在联系。有人通过半结扎直肠的方法，导致大肠胀气，粪食燥结和食糜郁滞，同时可使肺泡巨噬细胞死亡率增加，使肺组织抵抗力，免疫力下降，甚至可发生肺泡换气功能障碍。半结扎小肠则可引起心脏间质瘀血与心肌变性以及灶性坏死，说明，肺与大肠，心与小肠存在着特异性脏腑相关。

2. 现代生理学脏腑相关的整体理论　现代生理学用实验证明，人体是个整体，为中医

整体医学理论奠定了科学实验基础。人体的整体性体现在以新陈代谢为核心，以神经体液调节为机理，通过血液循环的运输，以及各组织器官的正常活动而组织起来的协调的整体，消化系统负责食物的消化与吸收。呼吸系统吸进氧气排出 CO_2。以肾为主的排泄系统排出代谢的终产物，其间必须通过心血管活动进行运输与联系，使新陈代谢得以正常进行。不仅如此，机体通过神经体液调节以及组织器官的自身调节，对内外环境的变化发生整体性反应，包括躯体运动与内脏活动，以实现机体的自稳态。

现代生理学中消化过程的完整性也非常明显。消化活动的早期，可反射性的引起胃液、胰液以及胆汁的分泌与排放。食物入胃，可反射性引起小肠及结肠运动增强（胃及十二指肠-结肠反射）。胃酸入肠，可引起胰液，胆汁，小肠液的分泌及胆囊收缩，由此可见，消化道上部对下部的功能联系。同样的，消化道下部对上部的影响也很明显，牵拉直肠可反射性抑制唾液分泌。十二指肠内过度酸化能抑制胃的运动与分泌。扩张回肠或结肠都可减弱胃及运动。胃肠消化过程中释放胃肠激素，通过胃泌素可引起胰岛素的释放，与消化吸收之后代谢过程联系起来。生动地体现了脏与脏（肝与胰），腑与腑（胃与肠），脏与腑（肝与胃）的密切相关。

有人研究《脾胃论》时发现，所谓脾胃失调几乎包括全身各系统疾病，说明脾胃与全身脏腑都有功能联系。有人就"胃主降"的观点，结合现代医学的胃-肠-胰内分泌系统作了探讨，认为中医脾胃功能似乎与胃-肠-胰的神经内分泌功能有一定相似之处。例如，胃泌素存在于胃窦，能反映中医的胃主腐熟水谷。胃泌素能提高食道下端括约肌的张力，松弛幽门，胆道回盲部括约肌，有助于胃的排空，这可能是"胃主降"的原因。

近年来肽类激素增添了脏腑相关的新内容—脑-肠肽，既存在于脑也存在于肠，把脑与肠联系了起来。APUD 细胞是具有摄取胺的前身，脱去其羧基而转变为胺的能力的细胞总称。这种细胞已知有 40 余种，存在于神经系统，腺垂体，胃肠激素分泌细胞，胰岛细胞以及甲状腺泡旁细胞，把人体具有不同功能的组织联系起来，成为一个整体。肾素-血管紧张素-醛固酮系统形成了肾-心血管-肾调节血压与泌尿的模式。心钠素的发现又增加了心-脑-肾相关的模式。

（三）体表经穴-脏腑相关的研究

经穴与脏腑相关是中医整体医学理论的重要内容。它体现出体表（躯体）与内脏的整体性。

1. 经穴对脏腑功能的影响　通过针灸能够显现出经穴对脏腑的作用。首先针灸具有调整作用，使异常机能朝恢复正常的方向转化，阴阳失衡转化为阴阳平衡，对功能亢进或功能低下均可使之趋于正常，对各组织器官均能发挥不同方面的、不同水平的调整作用；实验与临床观察证明：针灸能发汗，又能止汗。能通便，又能止泻。能升高血压，又能降低血压。充分体现了这种调整作用。其次针灸经穴有防卫免疫作用，增强机体抗病能力，提高巨噬细胞的功能，增强嗜中性粒细胞的吞噬能力、提高免疫血清滴度的效价。因此，具有抑菌消炎退热，促进免疫反应的作用。最后，针灸经穴还有镇痛作用。针灸经穴的上述作用有相对特异性。例如，针刺内关，可使冠心病心绞痛患者的症状减轻的作用优于其他穴位，说明内关对心脏的相对特异性。有人将示踪剂（^{125}I）注入穴位，发现内关-心脏，足三里-胃，孔最-肺，太溪-肾有相对特异性。以胃电为指标，亦发现电针足三里对胃电的影响较其他穴位明显。至于经穴脏腑相关的联系途径，近年来以神经体液观点开展实验研究的资料较多，研究比较深入，说服力较强。

半个世纪以来，形态学的研究未能证实穴位部位存在有别于已知结构的"经络"组织，但发现穴位下已知结构神经组织具有一定特点。用药物封闭穴位，针灸则失去作用，说明穴位与神经关系密切。经蓝点法证明，90％的穴位针感出现在深层组织。穴位深部的感受器主要有肌梭、腱器官、环层小体、游离神经末梢等，此外，针刺直接刺中神经干、支、血管壁的神经装置的几率也较高。针刺作用的传入途径，有人认为主要是Ⅱ、Ⅲ类纤维，也有人主张是Ⅳ类纤维，新近用辣根过氧化物酶标法证明，针感冲动主要是Ⅲ、Ⅳ类细纤维传入。切断相应的传入神经，针刺效应随之消失。针刺作用都有其相应的中枢，在深麻醉下，针刺“足三里”所引起的胃机能改变则基本消失。针刺的升压效应在切断脊髓与延髓的联系后消失。针刺“人中”可在三叉神经脊束核及其邻近的网状结构中记录到最大诱发电位。直接刺激这些部位，可引起血压上升。这些实验研究均说明中枢参与了针刺的调整作用。针刺信息经各级中枢整合调制后，通过传出途径对内脏活动进行调节与控制。实验证明，传出途径主要是植物性神经或神经体液过程。既可特异性地引起某一特定内脏的功能改变，也可表现出非特异性广泛的整体作用。

2. 内脏活动在经穴上的反应　这是经穴-脏腑相关的另一方面。经穴上的反应形式是多种多样的，可以是感觉异常，如穴位压痛，穴位知热感的变化。对热的敏感度，在生病时，某些穴位左右不对称，失去平衡。有的是经穴皮下出现各种反应物，如结节，条索状反应物，有时还可能出现穴位下组织松弛，凹陷，隆起或坚硬等反应。有的经穴温度有变化，如肝实热证的肝俞、太冲穴温比正常高，也可出现左右失衡。有的出现经穴皮肤电变化。在国外，有体表运动点，触发点，皮电点，差电点，皮肤活动点以及海氏（Head）带的发现，而且与经穴有一定关系，从不同方面揭示了体表与内脏相关。有人在耳穴建立了病理反应的动物模型，人工胃溃疡在兔耳廓出现大量新低电阻点。继而研究其传入与传出途径。证明其内脏传入主要是迷走神经，传出的重要成分是交感神经的活动。说明内脏活动在经穴上的反应同样是以神经联系为基础的。在现代生理学中，对体表与内脏相关的研究相对较少，在生理学教科书中也没有体表内脏相关一章。近年来中医经穴脏腑相关的研究大为充实了现代生理学的内容。

（四）针刺镇痛机理的研究

针刺可以镇痛不论是古典医籍，还是现代医疗实践，不论是动物实验还是人体观察都得到充分的证实。有人观察到，给正常人针刺合谷穴，可使皮肤痛阈提高80%～100%。各种动物用不同的测痛方法，以神经细胞放电，甩头，甩尾等防御反射以及复杂的操作式条件反射作为观察指标，都能证明针刺有一定的镇痛作用。从50年代末期开始，针刺镇痛发展为针刺麻醉。目前对一部分手术仍是常用麻醉方法之一。

针刺之所以镇痛，是因为针刺信息与疼痛信息在外周及各级中枢相互作用的结果。

1. 外周的相互作用　近年来发现，交感神经分布在感觉纤维的末梢上，电针足三里对伤害性刺激诱发的背根冲动有抑制作用。切断交感神经后可显著减弱这一抑制效应，并证明是交感神经对伤害性感受器直接控制的结果。有人用电刺激双侧第一交感神经节，能成功地实施上颌窦手术与治疗三叉神经痛，也是一个有力的佐证。

2. 脊髓内的相互作用　根据闸门控制学说可以解释同节段取穴或阿是穴的镇痛作用。如针刺不施于同节段，针刺信息由脊髓腹外侧索上行，传至延脑网状结构，再经脊髓背外侧索下行，引起突触前抑制而阻断细纤维伤害性传入信息的活动。因此，脊髓一方面进行直接调制，另一方面通过下行抑制系统进行整合，在脊髓内的镇痛递质有：5-HT，NE以及脑啡肽。

3. 低位脑干的作用　主要发源于中缝大核的下行纤维，沿脊髓背外侧索下达，末梢释放5-HT，可抑制伤害性信息的感受。源于中缝背核的上行纤维，可抑制束旁核对伤害性信息的感受。脑干NE核团的下行纤维由背外侧索到达脊髓，通过α受体加强镇痛。上行纤维到下丘脑亦有加强镇痛的作用，但也有一些NE核团不利于镇痛。中脑导水管周围灰质既接受伤害性信息也接受针刺信息。许多核团的纤维都集中在此。既可激活上行5-HT通路，也可激活下行5-HT通路，在内源性镇痛系统中，它处在中心的地位，其递质有单胺类与肽类。

4. 间脑核团的作用　刺激缰核可抗针刺镇痛，损毁缰核则加强镇痛。下丘脑弓状核在电针时，引起大鼠β-内啡肽和甲啡肽含量的升高与电针镇痛效果呈平行关系。新近的研究显示弓状核是低频电针镇痛的重要整合中枢。丘脑的中央中核与束旁核相距很近，束旁核是感受疼痛的较高中枢，而中央中核对束旁核具有经常性抑制作用。

5. 端脑的作用　与针刺镇痛有关的主要核团有伏核，隔区，杏仁核以及尾核。并有根据设想在中脑导水管周围灰质→伏核→杏仁核

→缰核→中脑导水管周围灰质之间有一个“中脑一边缘镇痛环路。”此外，大脑皮层也参于针刺镇痛。

总之，针刺镇痛在于激活了人体内原有的痛觉调制系统，或称内源性镇痛系统，在各级中枢内对伤害性信息的感受和传递进行调控，以减轻或消除疼痛。针刺镇痛的研究不仅丰富了中医理论，而且对现代生理学的痛觉生理作出了巨大的贡献。

（五）关于经络实质的研究

从总体上看，经络既然是人体的调节系统，运输系统以及信息传递系统，无疑与现代生理学中的神经系统、循环系统是相应的。但用现代生理学已知的知识，难以解释循经感传与一些可见的经络现象，因此70年代以来，经络研究进入了一个以探讨经络现象为中心的时期。循经感传的研究已成为探讨经络实质的一个重要方面。循经感传的机理有中枢兴奋扩散与外周动因激发两种观点。

中枢兴奋扩散的观点认为，循行在外周，实则在中枢，特别是大脑皮层内定向扩散所引起。截肢病人残肢断端出现幻肢感传的现象，支持这一观点，日本学者用红毛猴实验结果表明，其体感Ⅰ区与Ⅱ区体表投射点的空间构型与经络路线非常一致。说明经络与大脑皮层有关。

外周动因激活的观点认为，感传时体表存在某种实质性过程循经行进。即“传在体表，感在中枢”。有人以机械压迫法可将感传阻断，但皮层诱发电位却无明显改变。在外科手术后，循经感传路线可缩短或消失。有人在感传中可以记录到神经的生物电变化。这些事实均支持外周观点。至于这一外周实质性过程是什么？目前正在积极探索中。经络研究现已列入国家攀登计划，可望在近期内有新的研究成果。

中医生理学是宏观生理学，主要是宏观整体观察人体。通过2000多年的临床实践与生活中观察，对人体有许多正确的描述，但较粗放、主观因素较多，缺少客观的定性定量分析。现代生理学注重实验研究与微观分析，已经进入分子生物学的领域。但还原论的思维模式往往把握不到人体整体的实际状态。因此中西医结合的生理学要求把古朴的宏观生理学与现代的微观生理学结合起来。宏观生理学微观化、客观化；微观生理学整体化。取长补短、优势互补，两者结合起来，使生理学提高到一个新水平。

（汪 桐）

参考文献

1. 张隐庵，马元台合注．素问灵枢．上海：上海锦章图书局，910.
2. 中国中医研究院研究生班．黄帝内经评注（上、下册）1980.
3. 季钟朴．十论中医生理学与中西医结合．北京：中国医药科技出版社，1989.
4. Wrlght S. Applied physiology. Bth Edition. New york，Oxford Univer sity Press，1982.
5. Carpenter RHS，Neurophysiology. London，Edward Arnold Ltd，1984.
6. 侯宗濂．中国医学百科全书．生理学．上海：上海科学技术出版社，1985.
7. 刘国隆．生理学．上海：上海科学技术出版社，1986.
8. 施雪筠，等．生理学．上海：科学技术出版社，1995.
9. 张光明，等．生理学．北京：中国中医药出版社，1993.
10. 林雅谷，等．人体体表超微弱辐射现象的实验研究．生物化学与生物物理进展 1982；（5）：37.
11. 郑荣容，等．人体体表超微弱光辐射现象的实验研究．生物化学与生物物理进展 1983；（5）：44.
12. 毛礼郭．中医基础理论的现代解释．上海中医药杂志 1979；（1）：46.
13. 宋知行．从生物能力学看“气”的本质．湖北中医杂志 1980；（5）：44.
14. 邱洪法，等．气血实质的探讨．中西医结合杂志 1981；（1）：32.
15. 史载祥，等．“心气虚”患者左室功能的研究．中医杂志 1982；（12）：58.
16. 孙世道，等．甲皱微循环的变化与气血关系．上海中医药杂志 1981；（2）：44.
17. 王会仍，等．肺气虚与肺功能变化规律的初步探讨．中医杂志 1983；24（2）：62.
18. 王大仁，等．最大呼气低段流速对肺气虚哮喘患者的检测意义．福建中医药 1987；18（6）：17.
19. 张育轩，等．脾气虚本质的初步探讨．中医杂志 1983；（8）：72.
20. 陈可冀，等．活血化瘀研究方向．中西医结合杂志 1983；3（3）：134.
21. 汪钟，等．血小板研究方法在活血化瘀研究中的应用．中西医结合杂志　1984；4（8）：501.
22. 南京中医学院．黄帝内经素问译释．第二版．上海：上海科学技术出版社，1981.
23. 邓铁涛．中医基础理论．广州：广东科技出版社，1982.
24. 任应秋．中医各家学说．上海：上海科学技术出版社，1980.
25. 周衍椒，等．生理学．第三版．北京：人民卫生出版社，1989.
26. 刘国隆．生理学．上海：上海科学技术出版社，1986.
27. 吴襄编．生理学大纲．第五版．北京：高等教育出版社，1987.
28. 吉川寿人，等编著（李维新，等译）．医用生理学．北京：北京科学出版社，1986.
29. Ganong W F. Review of medical physiology. 12th edition. Lange，Los Altos，1985.
30. Guyton AC. Text book of medical physiology. 17yh edition. Saunders：philadelphia，1986.
31. Little RC. Phsiology of the heart and circulation. 3th edition. year book medical publishers Inc，1985.
32. 汤　健，等．循环系统的内分泌功能．北京：北京医科大学、中国协和医科大学联合出版社，1989.
33. 季钟朴，等．中西医结合研究思路与方法学．上海：上海科学技术出版社，1985.
34. 阮长耿．血栓与止血—现代理论与临床实践．南京：江苏科学技术出版社，1994：304～309.
35. 中西医结合杂志（中西医结合30年）．第8卷，特Ⅱ集，1988.
36. 国家中医药管理局科技司等．国内外中医药科技进展．上海：上海科学技术出版社，1989.
37. 沈自尹．中医理论现代研究。南京：江苏科技出版社，1988.
38. 黄世林，等．中医脉象研究．北京：人民卫生出版社，1986.
39. 陈泽霖，等．舌诊研究．第二版．上海：上海科学技术出版社，1982.
40. 广州中医学院．脾胃研究组脾虚患者唾液淀粉酶活性初步观察．中华医学杂志　1980；60（5）：290.
41. 董素心，等．脾虚患者唾液淀粉酶活力改变．浙江中医杂志　1982；（8）：354.
42. 孟　毅．通过脾阳虚对"脾"实质初步探索．陕西新医学　1979；8（11）：2.
43. 成　汙，等．脾虚病人腮腺分泌的研究．全国中西医结合虚证研究与防治老年病会议资料选编　1982：237.
44. 金敬善，等．血清中胃泌素水平与脾虚证的关系．中西医结合杂志　1982；2（1）：25.
45. 王兆清，等．"脾"与胃酸分泌功能关系的初探．中西医结合杂志　1984；4（1）：36.
46. 张万岱．中西医结合研究"脾"本质的进展概况和今后设想．新中医　1980；（1）：34.
47. 虞佩兰，等．35例小儿慢性腹泻的疗效分析．中医杂志　1963；（2）：1.
48. 张育轩，等．脾气虚本质的初步探讨．中医杂志　1983；24（8）：72.
59. 冯庚玮，等．脾阳虚患者胃形态和运动功能的观察分析．中医杂志　1980；21（4）：32.
50. 钱致中，等．中医脾胃病X线钡餐检查150例分析．陕西新医药　1979；（5）：22.
51. 郁仁存，等．肿瘤脾虚患者运化功能的初步研究．中西医结合杂志　1984；（4）（1）：13.
52. 王建华，等．脾胃病患者的中医辨证与胃电图检查结果关系的探讨．中医杂志　1983；24（6）：64.
53. 尹光耀，等．脾虚证慢性胃病患者胃粘膜与血浆cAMP和cGMP测定及其临床意义．中西医结合杂志　1985；5（1）：30.
56. 牟德峻，等．消化性溃疡中医辨证分型与胃酸、胃泌素、环核苷酸关系的探讨．中西医结合杂志　1988；8（9）：531.
55. 齐清会，等．胃阴虚证内分泌系统功能状态的观察．中西医结合杂志　1990；10（6）：341.
56. 广州中医学院脾胃研究组．脾胃学说的研究．中华消化杂志　1981；1（4）：298.
57. 尹光耀，等．脾虚证胃病中血浆环核苷酸与胃粘膜肠上皮化生改变的关系．中西医结合杂志　1983；3（2）：104.
68. 赵荣来，等．慢性胃十二指肠病中医辨证分型及消化功能、环核苷酸变化的初步观察．中西医结合全国消化系统疾病及肝炎学术会议资料汇编　1983：7.
59. 张文高，等．29例健康老年人木糖排泄率与脾虚证的关系．中西医结合杂志　1983；3（4）：231.
60. 杨净治，等．健脾理气煎剂对大白鼠胃肠微循环影响的观察．中西医结合杂志　1989；9（10）：613.
61. 张治水，等．健脾灵片治疗脾虚腹泻的临床与实验研究．中西医结合杂志　1989；9（6）：345.
62. 金敬善，等．脾虚患者胰分泌淀粉酶功能的观察．中西医结合杂志　1981；1（1）：28.
63. 广州军区总医院．慢性痢疾的病因及其治疗问题的探讨．新中医　1973；（3）：9.
64. 金敬善，等．老年人和脾虚患者消化系统功能的观察．中西医结合杂志 1984；4（3）：164.
65. 李振华，等．125 例脾胃虚证胃脘痛的临床疗效观察．河南中医 1986；（3）：1.
66. 南京医学院，等．对中医脾本质的研究探讨．新医药学杂志 1979；（3）：1.
67. 危北海，等．健脾益气方药的临床疗效观察和实验研究．中西医结合杂志 1989；9（9）：537.
68. 尹光耀，等．脾气虚的研究．辽宁中医杂志 1982；（7）：5.
69. 陈洁文，等．脾虚病人的皮肤电位和指血管容积的初步观察．新中医 1981；（10）：46.
70. 白求恩国际和平医院．脾胃病辨证分型机理的初步探讨．浙江中医杂志 1979；（1）：21.
71. 北京中医医院．健脾粉治疗小儿小肠吸收功能障碍的研究．中华医学杂志 1978；（4）：199.
72. 尹光耀，等．慢性胃病脾虚证转归中血浆环核苷酸、3H-TdR 淋巴细胞转化的量变和作用．中西医结合杂志 1985；5（11）：671.
73. 孙弼纲，等．中医“脾虚”证本质的临床探讨．安徽中医学院学报 1983；（3）：3.
74. 广州中医学院脾胃研究室．脾胃学说的探讨．新中医．1980；（增刊 2）：1.
75. 邝元亮，等．脾气虚证淋巴细胞电泳测定的初步研究．中西医结合杂志 1988；8（2）：90.
76. 郁仁存，等．脾虚肿瘤患者免疫功能的研究．中西医结合杂志 1990；10（9）：535.
77. 刘正才．肺、脾、肾与免疫．浙江中医药杂志 1979；1：21.
78. 宋芳吉，等．党参白术茯苓的免疫刺激作用研究．新医药学杂志 1979；6：60.
79. 金益强，等．肝阳上亢证本质研究．中西医结合杂志 1989；8（3）：136.
80. 翁伟强，等．肝阳上亢证的临床研究．中西医结合杂志 1989；9（5）：266.
81. 刘国隆．生理学．第 1 版．上海：上海科学技术出版社 1986.
82. 沈自尹，等．中医学肾的研究．上海：上海科技出版社 1964.
83. 顾天爵，等．肾虚病人尿中 17-羟类固醇排泄量的观察．中华内科杂志，1964；12（4）：307.
84. 上海第一医学院脏象主题研究组．对中医学“肾”本质的探讨．中华内科杂志，1976；1（2）：80.
85. 何开玲，等．肾虚疾病中能量代谢的研究．中华内科杂志 1964；12（4）：310.
86. 王 鸿．肾虚患者甲皱微循环改变的观察与探讨．中医杂志 1980；21（9）：31.
87. 曾兆麟．中医“肾”与耳关系的实验性研究．上海中医药杂志 1981；（1）：2.
88. 沈自尹，等．老年人与“肾阳虚”患者的甲状腺轴功能对比观察．中西医结合杂志 1982；2（1）：9.
89. 王文健，等．肾阳虚患者和老年人（男性）的下丘脑-垂体-性腺轴功能的初步观察．中西医结合杂志 1982；2（3）：149.
90. 李超荆．肾主生殖与排卵机理的初步探讨．中医杂志 1982；23（6）：69.
91. 张风山，等．肾虚与血浆睾丸酮含量的关系．中医杂志 1982；23（8）：60.
92. 李炳如，等．补肾中药对下丘脑-垂体-性腺轴功能的影响．中医杂志 1984；24（7）：63.
93. 李炳如，等．补肾补脾中药对大鼠甲状腺、肾上腺切除后卵巢功能减退的补偿治疗作用．中西医结合杂志 1984；4（4）：227.
94. 余增福．中医“肾”与耳关系的现代医学研究进展．中西医结合杂志 1985；5（9）：574.
95. 邝安堃，等．甲减造型动物大脑 NE、部分组织雌激素受体和形态学的改变及温补肾阳中药的影响。中国中西医结合研究会《论文汇编》1985.1.
96. 周霭祥，等．人菟丝子饮为主治疗急性再生障碍性贫血 169 例疗效观察．同上 16 页．
97. 王 奎，等．大菟丝子饮对造血干细胞影响的实验研究。同上 17 页．
98. 李 震，等．雌激素诱发大鼠肾虚模型．中西医结合杂志 1988；8（特集）：74.
99. 叶 平，等．补肾助阳药对甲减大鼠垂体组织学、组织化学和亚微结构变化的影响．中西医结合杂志 1988；8（特集 1）：76.
100. 魏美娟，等．补肾药对大鼠多囊卵巢的形态学变化观察．中西医结合杂志 1989；9（特集 1）：70.
101. 林至君，等．中药人工周期疗法治疗多囊卵巢综合征临床探讨．中医杂志 1989；25（6）：28.
102. 河北医学院．中医学．北京：人民卫生出版社，1980.
103. 韩济生．针刺镇痛及其有关的神经通路和神经介质．生理科学进展 1984；15（4）：249.
104. 胡翔龙，等．中医经络现代研究．北京：人民卫生出版社，1990.

第十一章　中西医结合病理学

自然科学发展史告诉我们，随着人们对客观世界认识的不断深化和科学技术的不断提高，学科的发展将产生两种趋势：一是不断的分化，二是不断的综合而形成边缘学科，其结果是形成新学科，新专业。医学的发展也不例外。中西医结合病理学即是从中西医理论体系中逐步发展起来的一门既有分化意义，又有综合意义的新学科。它具有中医学的鲜明特色，同时掺进了西医学病理学的知识与研究方法，故在中西医结合学的理论体系中占有比较特殊的地位，随着研究工作的进展，其重要性将越来越明显。

在此，拟扼要地探讨 4 个与建立中西医结合病理学有关的原则问题。

一、中西医结合病理学的特色

传统中医病理学的特色表现在很多方面，最根本的是其理论体系具有浓厚的中国古代自然哲学的色彩，及形成其理论体系的基础是具有独特的、经得起考验的临床实践经验。从今天的目光看，这个特征使它的理论与实践之间出现了深刻的矛盾。产生这种矛盾的主要根源在于中医病理学的实践经验主要来源于对人体病理过程 的直觉领悟与描述。中医学历史悠久，经历代医家反复验证与发展，其经验丰富，观察细致入微，因此，中医病理学从临床观察获得的感性认识比较深刻，这是西方医学所无法比拟的。由于历史条件的限制，其观察手段是比较原始的，直接依靠人的感觉器官，因此，只能是直觉的，宏观的、整体的、体表的和定性的。当然，这是认识客观世界的必经阶段，是十分重要的层次。问题在于这些感性认识是在中国古代哲学思想的影响下上升为理性认识的。这样，就使中医理论不能不具有自然哲学的色彩，“用理想的、幻想的联系来代替尚未知道的现实的联系，用臆想来补充缺少的事实，用纯粹的想象来填补现实的空白。它在这样做的时候提出了一些天才的思想，预测得一些后来的发现，但是也说出了十分荒唐的见解。”这在当时是难以避免的。从传统中医病理学理论中可以发现：①由于中医学的临床观察极为深入、细致、可靠，因此，它提出的天才的思想不是“一些”，而是很多；②由于中医学所运用的中国古代哲学思想具有朴素的唯物辨证法的性质，因此，它预测到后来的发现不是“一些”，也是很多；③十分荒唐的见解，应该承认其有，否则，既不符合实际，也不符合历史唯物主义的观点，而且将会使中医理论固步自封而停滞不前。要保持和发扬中医学的特色，必须承认中医临床直觉领悟的重要性、实践经验的可靠性及其理论体系中存在着合理的内核。有人曾指出：“在人类面前展现的不可能都是现实的联系，总有那么一部分尚未知道的非现实的联系。在这种情况下，人们总需要用幻想、想象、猜测来填补现实的空白，建立科学的假说。因此，也可以认为自然哲学所采用过的这种直觉的想象、猜测和假说的方法，在现代科学对自然哲学的扬弃中被保留了下来，并以科学直觉思维的新形态获得了新生”，这是很深刻的见解。当前，自然科学飞速地发展，宏观世界已远抵宇宙，微观世界已深及极微粒子，所有这些为我们从人类疾病的自然联系进行考察创造了思维条件与技术条件。所以当今中西医结合病理学工作者的主要任务是：遵循辨证唯物主义原理，继续发扬中医临床直觉领悟的特色，并采用现代科学，包括现代医学行之有效的病理学方法对传统中医学理论体系中有关疾病发生发展规律的认识进行系统整理，作出严格的逻辑论证，发现新规律，创立新学派。这是中西医结合病理学的特色，优势与任务所在。

二、中西医结合病理学的主要内容

病理学是医学的一个重要分支，其主要内容包括以下几个主要方面：

1. 病因学　这是研究疾病发生的原因和条件的学说。中医病因学有 2 个主要特点：一是审证求因的方法，从临床证候特点推断病因，而不是先确立病因而后作出疾病诊断；二是多病因学说，认为多种多样的病因往往同时作用于人体，这样就增加了病因诊断和病因治疗的复杂性。

2. 发病学　这是研究病因作用于人体后开始产生疾病的机理和病证演变与转归方式的学说。它研究正邪相争、阴阳失衡、新感与伏邪、染易、传变与转归以及复发的最一般的规律。深入研究疾病早期的发病机理有利于防患于“未发”、“未传”和“未复”。

3. 病机学　这是探讨疾病发生发展和结局的基本规律的学说，它着重研究既病之后人体内产生反应的全过程及其规律。中医病机学说的特点之一是它的多病机学说。任何致病原因，只要作用于人体，几乎牵动全部病机内容，也就是说，脏腑、气血、津液、经络、心神等等全都产生反应，受到扰乱，只是轻重不等、主次不同而已。只要恰当地切断任何一组主要病机环节就能获效。因此，临床上见仁见智的现象比较普遍。

以上3项为传统中医病因病机学所固有的内容。我们认为宜增加病证病理学和治疗病理学（包括治则病理学和中药与方剂病理学），至此，中西医结合病理学内容的总框架才日趋完善。

1. 中西医结合病证病理学　这是研究人类各种具体病证发生、发展和转归过程的规律的学说，主要由3个部分组成：①症状病理学。它研究各种症状与体征产生的病因病机理论。症状与体征是构成证型和病型的最基本的表现形式。②证型病理学。它是研究中医学特有的各种“证”的发生、发展和转归的规律的学说。可以八纲辨证为代表。③病型病理学。它是研究人类各种疾病单元（包括中医学的与西医学的）发生、发展和转归过程的规律的学说。伤寒六经病，各类温病及《金匮要略》各章所论的中风、历节、奔豚气、消渴等都是疾病单元。运用现代科学技术与方法去研究多种病证的物质基础及其演化规律是中西医结合病证病理学的任务。

2. 中西医结合治疗病理学　这是一门研究疾病治疗学与病因病机学的相互关系的边缘学科，包括研究治疗原则、病理基础、非药物疗法的疗效原理、方剂组成原理及中药治疗效果的病理学。它主要包括治则病理学及中药与方剂病理学两大分支。

三、中西医结合病理学的主要研究方法

在此只对3种主要方法略加讨论。

1. 文献整理　中医历代各家学说中关于病因病机学的资料十分丰富和精采，其中争论也不少，急需加以整理。中医理论中有些概念与术语不确切，含义不明确，用法不统一，每易产生混淆。朱丹溪的“阳常有余”和张景岳的“阳非有余”之争就是由于概念不统一引起的。中西医结合病理学要想走向世界，澄清概念是完全必要的。

2. 临床观察　细致的临床观察是中医学的特点与优点所在，是中医学理论的实践基础和取之不竭的源泉。这种宏观的整体层次的观察方法到目前为止还没有别的方法可以取代它。即使将来“证”的动物模型问题完全解决了，动物与人毕竟还不是一回事。医学实践必须立足于人。近些年来，有忽视和轻视临床观察的倾向。这种倾向急需扭转，希望能尽快得到纠正。

3. 实验研究　中西医结合病理学的实验室研究应是对病人的无损伤性实验室测试，死亡后的病理解剖学检查及“证”的动物模型研制。一切现代科学研究的成功经验都应借鉴。现代科学的基础学科，如天、地、生、数、理、化等研究方法均应尽可能采用。诸如系统论、控制论、信息论等亦应引进到研究工作中来。实验室研究可以解决中医诊断和治疗的定量化问题。

四、中西医结合病理学研究的远期目标

如果把中医病因病机学和西医病理学作一对比，就不难发现前者中有很多精辟的理论是后者所没有的，这些内容正是中西医结合病理学的特色和优势所在。如果按现代科学的要求对其进行整理、研究和提高，那么，创立新学派并不是高不可攀的和遥遥无期的。我们通过自已的实践而掌握新资料，提出新概念，形成新理论，更通过反复验证证明其真理性，最后终将被公认而形成新学派。这些新学派是以马克思主义哲学为指导的，以现代科学严格的、客观的实验技术及结果为基础的。创立几个新的、既突出中医学理论特色，又富有现代科学特征

的病理学学派以贡献于全人类是我们的远期目标。

（匡调元）

第一节 病机理论

一、概况

中西医结合病机研究，主要是按照中医病机的概念和对各种具体病证的病机理论，根据西医学有关认识和实验研究手段，予以解释、证实，并在证实过程中开拓理论视野。因这项研究工作多是与病因研究和实验研究交合在一起，目前尚需系统整理，有待进一步分化为中西医结合病机学。

病机之论，来自《素问・至真要大论》中“审察病机，无失气宜，此之谓也”和“谨守病机，各司其属”之论，即著名的“病机十九条”。当然并不限于十九条之论，《内经》各论篇都涉及到病机，如“风寒湿三气杂至合而为痹”、“饮食劳倦伤脾”、“肺病者喘息鼻张”等。病机包含两个意义，一是人体发生疾病的机变，即疾病本身的变化；一是观察疾病变化的机要，即通过综合、归纳、分析找出其中关键所在，从而在临床上能正确地诊断和治疗。病机是据证求因的范例，审病论治的准则，故能引起学者们的重视，但也常与病因共同论述而通称病因病机。各种病虽有不同的、具体病机，但其共性不外是阴阳不调、正邪相争、升降失常三端，三种因素引起脏腑、气血、津液、经络的变化而为病。中西医结合的病机研究也多是针对这些内容而展开 。

二、研究方法

因病机指的是病证发生、发展、变化的机理，如明代医学家张景岳所说的“机者，要也，变也，病变所由出也。”故中医所论之病机，与西医学的病理有很大程度的一致性。对于病机的中西医结合研究，除根据临床提供的症状资料外，主要是通过病理学等方法研究病机。具体研究方法有临床病机分析、临床实验医学和实验研究 3 种方法。

（一）临床病机分析法

这种方法即解释学的方法，根据症状学和西医学各方面基础知识，对中医所论进行解释。因中西医学研究对象是一致的，中西医在认识上有共性的一面，是人类共同的智慧，尽可以用西医的某些基础知识来解释中医的论述。能解释通者，又能被临床治疗实践证实者，当具有真理性。在基础学科的层次上，国际性是客观的、绝对的，无所谓中西之分，这种方法应予肯定，而不应视为中西医盲目“对号入座”。例如对于荨麻疹一病的病机，中医主要认为与“风”（内风和外风）有关，与脏联系，据病机十九条“诸风掉眩，皆属于肝”又归之于肝。具体而论包括风侵肌肤、胃肠积热、血热动风和气血虚弱 4 方面。据中西医理论的综合认识，风善行数变，来去匆忽，荨麻疹的突发性属风。在病理上小血管的通透性改变，产生的血管震荡现象，虽属微观病理，这与“风性振摇”的中医特性也一致。以膏粱厚味嗜酒，或食鱼虾蟹等为诱因，中医认为是湿热内蕴胃肠，肺受熏蒸，内不得疏泄，外不得透发，怫郁于皮毛腠理。此胃肠积热也可入血，引起血热动风，《疡医大全・斑疹》所谓的“热极生风而发”，发为瘾疹。从西医而论，因胃肠消化不佳，食物中之蛋白质未能充分吸收消化，其中的蛋白质大分子代谢物遂成为过敏原致病。至于所谓气血虚弱者，致营卫失和致病，现代医学认为是免疫机能低下表现为气血虚弱。按此病机，中医从风，从肝论治而有效。如协和医院在 70 年代创过敏汤（乌梅 15g，防风 10g，蝉蜕 10g，五味子 10g，甘草 10g，加 45g 蜂蜜水煎），以辛散（散风用防风，蝉蜕）、酸收（收敛用乌梅、五味子）、甘缓（甘草、蜂蜜）即有助消化除胃肠积热，也有改变血管通透性的作用而显示了良好的治疗效果。说明中西医结合关于病机的解释是合理的。

（二）临床实验医学方法

临床实验医学方法以病人为研究对象，在确定西医的病和中医的证以后，为了深入认识病机，对病人通过化验和有关的病理检查以提取生化、免疫、病理活体组织检查、血液流变学、尿便等检查资料，再通过前后对比，而认识病的进展与演变。近年中医临床发展了微观辨证和影像辨证。通过检查指标和症候学相结合，进一步认识病证的病机。

例如湖南医科大学中医基础室在1981年曾报道了137例肝郁脾虚的临床实验研究，其中病毒性肝炎33例（急性黄疸性肝炎4例，急性无黄疸性肝炎10例，慢性迁延性肝炎8例，慢性活动性肝炎11例，其中乙型21例占63.3%）。胃肠道、胆道疾病104例（十二指肠球部溃疡67例，慢性浅表性胃炎15例，胃窦胃炎6例，慢性萎缩性胃炎4例，慢性结肠炎6例，十二指肠瘀滞1例，残胃小弯复发溃疡1例，残胃粘膜糜烂1例，慢性胆囊炎3例）。患者男性109例，女28例。年龄最小15岁，最大60岁，14～29岁38例，39～49岁81例，50岁以上18例。病程最短9天，最长30年。平均住院天数49.5天。肝郁脾虚的辨证标准：主证为：①胁肋胀痛；②烦躁或抑郁；③脉弦（或小弦），舌质红（或暗红），苔薄黄。次证为：①口苦咽干；②乏力、纳差、腹胀；③大便时结时溏。凡具有3项主证，或2项主证加2项次证者，符合肝郁脾虚证型。治疗按疏肝健脾法，采用复方柴芪注射液（含生药柴胡、连翘各12g，黄芪、党参各15g）10ml加10%葡萄糖液500ml静脉滴注，每日1次。按入院次序，采用双盲法，分为治疗组与对照组（静滴10%葡萄糖液500ml）。20天为1疗程，共1～2疗程。总有效率为75.8%，肝炎组有效率为61.20%，胃肠道病组为80.63%。对照组有效率为7.69%。

在临床实验医学检测方面，重点做了如下4方面指标：

1.94例血流变学指标测定 除血球压积和全血还原粘度在正常范围外，全血比粘度、血浆比粘度均增高，红细胞电泳时间延长，血沉降率加速，P<0.05～0.001，提示血液粘滞度增加，血液流变障碍。

2. 环-磷酸腺苷（cAMP）、环-磷酸鸟苷（cGMP）测定 135例用蛋白竞争结合法测定血浆cAMP为19.76±7.17pmol/ml，显著低于正常人对照组（23.50±3.23pmol/ml），P<0.001。89例用放射免疫分析法测定血浆cAMP为18.72±4.75pmol/ml，比正常人对照组偏低（20.10±5.65pmol/ml），P>0.1。血浆cGMP为13.18±6.09pmol/ml，显著高于正常人对照组（5.41±2.70pmol/ml），P<0.001。cAMP/cGMP比值明显降低（肝郁脾虚组比值2.66±1.29，正常人对照组比值4.40±1.67），P<0.001。说明肝郁脾虚病人环核苷酸平衡失调。

3.105例作植物神经功能测定（包括卧立，立卧，冷压，太阳神经丛试验） 植物神经功能紊乱者90例（85.7%），其中交感副交感均亢进者占57.7%，与正常人对照组30例比较植物神经功能紊乱10例（33.3%），P<0.001，说明肝郁脾虚病人有植物神经功能紊乱。

4.102例作D-木糖吸收功能试验 均值为20.46±4.05%，低于正常人对照组（27.08±2.97%），P<0.05，提示小肠吸收功能低下。此外，其他实验仅肝炎组有11例治疗前IgG高于正常值，治疗后恢复正常（P<0.05），其余蛋白电泳，体液免疫，细胞免疫及补体CH_{50}、C_3测定，均在正常范围。

通过上述实验研究，认识到肝郁脾虚是一个复杂的症候群，通过一系列综合指标，可以作为肝郁脾虚辨证的客观依据；如血液流变障碍与植物神经功能紊乱可能主要与肝郁有关，木糖吸收功能低下与脾虚有关，而环核苷酸平衡失调与肝郁脾虚的整体失调关系密切。此外，通过对肝郁脾虚证指标的探索，也认识到肝郁脾虚证与人体某些系统机能代谢有关，如与肝脏、胃肠道的机能代谢有关，与血液流变机能及神经系统（中枢神经、植物神经）机能关系密切；而由于环核苷酸在机体机能代谢方面有广泛作用，上述各种机能代谢均通过环核苷酸平衡调节控制。

（三）实验研究法

实验研究方法，主要是运用动物模型方法。其程序大致是：第一步确定命题，先据中医理论，特别是某一经典著作中关于病机的论述为主题；第二步则按题意和有关病因的论述研制动物模型，即造模；第三步在造模之后对模型动物进行病理、生化、免疫等方面的检测，记述指标，以了解此病机致病的病理、生化、免疫等方面的特点。并有对照组加以比较；第四步是对动物模型的复健，即以相应的治疗药物喂养动物，动物得康复，反证病机。可以说，经过中西医结合实验研究的每项课题，其研究都有病机学研究内容，有待从病机角度系统整理。

三、课题举例

现主要介绍通过建立动物模型方法机制研究的课题。60年代以来开展中西医结合动物实验研究已30余年的历史，现已研制了160余种动物模型，现将有关病机研究者举例如下。

例1：苦寒伤脾胃的病机研究

研制单位：北京中医研究所

研制者：危北海、金敬善

报告时间：1989年9月

从苦寒伐胃、损伤脾胃、过量和长期服用苦寒药可伤元气的道理，选用苦寒药大黄做致虚因素，并选用影响植物神经系统及其介质的药物利血平作为致虚因素，在实验动物上均能较满意地"复制"出一系列类似临床脾虚证的症状，对上述症状用相应的中药方剂进行反证，亦可得到一定的效果。北京市中医研究所用100%大黄煎剂，每日0.6ml口服给予小鼠，发现动物可产生一系列虚弱现象，如食欲不振，腹胀，便溏，活动减少，耐寒力降低等，经用25%四君子汤治疗后，可使动物耐寒力增强，腹胀减轻，死亡率下降，肝细胞合成RNA的机能明显恢复。利血平耗竭动物体内去甲肾上腺素，降低脑内或外周神经单胺类含量，从而使副交感功能相对偏亢，选用利血平做致虚因子，并用四君子汤进行反证来验证其证型的性质，结果显示，小鼠慢性给予利血平后，可出现各种虚弱现象，随着给药时间的延长，虚弱现象逐渐明显，使用四君子汤治疗后，上述病理状态得到不同程度的缓解，同时发现，四君子汤对维持慢性利血平化小鼠脑内单胺类介质的水平有一定的作用。脾虚大鼠肌糖原的含量亦明显低于正常动物，健脾益气汤可以使其肌糖原显著回升，但仍低于正常动物。大黄煎剂可致消化道组织化学的变化。大鼠服用大黄后，壁细胞代谢活动下降，CA活性增加，表明胃酸的合成及分泌功能下降；对胃粘膜内分泌细胞的检查发现，胃泌素细胞及5—羟色胺分泌活动较为活跃；十二指肠5—羟色胺细胞中等阳性细胞增多，强阳性细胞减少，生长抑素强阳性细胞较多，表明5—羟色胺分泌增多，生长抑素分泌显著减少；对胰腺B细胞、胰高血糖素细胞（A细胞）和生长抑素细胞（D细胞）的观察发现，与正常比较胰岛素分泌升高，胰高血糖素和生长抑素分泌显著降低；在对小肠粘膜内分泌细胞的观察发现，与正常动物比较，服用大黄后，小肠显著充气，肠壁较薄，粘液增多，但小肠粘膜结构未见明显差异，而胃泌素及5—羟色胺的分泌过程有不同程度的降低。

以实验动物模拟"证"，对研究证的实质，发生过程及发展规律，为临床推荐较为客观的观察指标是有一定参考意义的。目前对于模拟"证"的方法多有不同，如选用中药大黄，番泻叶，低蛋白饮食，饥饱失常，过劳或使用某些药物如利血平造成中枢促动物质（Brgotropic part）及促营养物质（Trophotropie part）的耗竭，均可造成脾胃功能失调，出现一系列脾虚的证候，其作用机理似与临床脾虚证的机理基本相同。鉴于实验动物与人并不尽完全一致，例如使用大黄做致虚因素，虽能模拟出类似人类脾虚的症状，但由于动物种属差异，给药途径，剂量，观察日期长短不等，对确认标准不易统一，根据现代药理学，用大黄做致虚过程，应为大黄素刺激大肠，使肠蠕动增加，同时由于K^+-Na^+—ATP酶被抑制后，减弱了Na^+自腹腔转运至细胞内的过程，使水分滞留于肠腔，增加了容积，反射性地促进了排便，而此作用在不同个体并不易定量地控制是其不足之处。此实验证实了苦寒伤脾胃致脾气虚的病因病机。

例2：内伤脾胃可致脾肾阳虚的病机

研制单位：北京师范大学生物系

研制者：王燕、魏开元

报告时间：1989年9月

选用小肠食糜中的一种成分，逆向注入大鼠胰腺导管中微量作为造型组；注入相应量的生理盐水作为对照组。各组动物数为6～8只。在实验期内动物无一自然死亡。实验结果如下：①胃纳差。逐日记录食量。以第6天为例，造型组日进食量为10.6±0.18g/100gbw，对照组为11.26±0.14g/100gbw。②胃排空快。在第15天，以"利多精全蛋白奶粉"的5%乳状液与20粒琥珀色树酯小球灌胃。4小时后，胃内小球数在造型组为0.33±0.36粒，对照组为6.83±1.7粒。③便溏。造型组动物自第3～5

天全出现便溏。粪便色灰白，粪内总脂含量以10g粪含量计：造型组为4.24%，对照组为2.46%，P<0.05。④体重减轻。实验之始两组体重无差异，都在159.67～161.67g之间，实验过程中体重差异日益显著，至第16天，造型组为145.67g，对照组为238.83g，P<0.01。⑤四肢倦怠乏力。以第9天为例，在18℃水中游泳的持续时间，造型组为2'25"30±0.21，对照组为5'45"54±0.34，P<0.01。⑥动物畏寒和体温偏低。室温为18℃时，造型组动物扎堆取暖。置3℃环境中，起初造型组动物活动频繁，但12min后便扎堆取暖；对照组动物30min后仍活动频繁。动物的肛温，第10天造型组为36.25±0.2℃，对照组为36.7±0.1℃。⑦免疫器官重量下降。在第15天，造型组和对照组的胸腺分别为62.78±21.7mg和306.9±21.7mg，P<0.001；脾分别为190.18±21mg和289.75±16mg，P<0.01。⑧性腺萎缩。以睾丸为例，造型组为688.2±80mg，对照组为1068.7±98mg，P<0.01。另外，病理解剖所见，造型组动物的胰腺大部分变得薄而透明。近回盲部小肠显著膨大，盲肠更甚。由上可见造型组动物应属脾虚证，并为脾肾阳虚型。

例3　耗气破气加饥饱失常致脾气虚证的病机

研制单位：中国中医研究院基础所

研制者：王淑兰、陈小野、王左原、于友华

报告时间：1989年9月

本模型在国内原有各脾虚模型基础上，对动物选择、造模思路、实验时间等方面进行了改进，根据中医中兽医同源理论，选用马属动物驴作为受试动物；避开苦寒泻下方法，系用耗气破气加饥饱失常综合造模；按照“久病致虚”的观点，延长造模和复健时间。在1987和1988年共进行了2批实验，基本达到预期目的。

动物选内蒙古驴，雄性，第1批，1～3岁，体重85±21kg，20头；第2批，2～4岁，体重95±21kg，16头。先分对照组和模型组，造模后模型组除解剖外又分为药物复健组和自然恢复组。

造模中药：厚朴：枳实：大黄=3：3：2。

复健中药：炙黄芪：党参：茯苓：炒白术：炙甘草=2：2：2：2：1，混和散剂，每kg体重1.5g。隔日灌胃。

饮食不节：隔日喂食。

造模方法：交替灌服造模中药和喂食，42天，对照组灌水，正常饮食。

复健方法：灌服复健中药，正常饮食，42天。自然恢复组灌水，正常饮食。

宏观观察指标：粪便、口色、肚腹、毛色、四肢力、尾力、脉象、挽力。按0～2三级评分，分越高越接近脾虚。

造模结果：脾虚总分造模后模型组显著升高，对照组呈下降趋势，差异显著；评分各指标绝大多数与总分有相同倾向。体重造模后模型组显著降低，对照组不变或增加，差异显著。复健结果：脾虚总分四君组和自恢组均下降，但四君组下降更为明显，二组差异显著。评分各指标均下降。体重2组均上升但无显著差异。据此实验认识到二点：

①《难经·四十九难》：“饮食劳倦则伤脾。”《内经》：“饮食自倍，肠胃乃伤。”厚朴、枳实过用均能耗气破气伤中，大黄比例较少，取其苦寒降逆“脾主升清”之用。造模中动物无急性泄泻，仅见便溏。说明本造模方法符合中医理论和实践。

②造模及复健效果均与临床相符，说明本造模方法是成功的。

例4：肝郁气滞致血瘀的病机实验研究

研制单位：中国中医研究院基础所

研制者：李凤文、须惠仁、张问渠

报告时间：1990年12月

《景岳全书·郁证》曰：“凡病之起，多由于郁，郁者滞而不通之义。”《内经》称气郁为肝郁，情志所伤，肝气郁滞始于气，继必及血。这些中医理论已为中医临床所证实。为了深入揭示肝郁导致血瘀的实质，有必要制造复现与临床现象尽可能接近的“肝郁动物”。以往国内外多造成中毒性肝炎后（如四氯化碳、橄榄油等注射），进行肝郁证的机理研究，我们认为把肝郁证的病因简单归结为西医所说的肝病，与中医阐述的理论含义不符，与中医临床也相差甚远，如上所述肝郁证的主要病因为情志异常，失其疏泄功能而致血瘀。因此我们根据肝郁证的病因和主要病症这两个关键，在中医理论指导下复制了与临床较为接近的“怒伤肝致血瘀”的动物模型，“慢性恼怒致血瘀”的动物模型，以及“微循环气滞血瘀”动物和“气滞血瘀血管内皮细胞”模型的复制。

对2天暴怒刺激后的大鼠，进行血液流变学10项指标的测定，结果表明，全血粘度、血浆粘度、血浆比粘度、热沉淀蛋白含量显著增高，扩大型血小板数量明显增多，血小板的聚集率增高，血液存在着明显的高粘、浓、凝、聚的倾向。

从给大鼠带枷装置1周，制造自身恼怒致肝郁的动物模型身上，也观察到血液流变学中的血液粘度有明显的增高。

对肝郁动物的血小板电镜超微结构的进一步观察表明，血小板的形态不再是光滑的流线状态，也少有正常的分离状态，而呈明显的“粘性变态”，变为锥体状、卷曲状或树枝状，同时发生粘附聚集。该结果与我们在肝郁证病人观察的血小板聚集增高，血小板超微结构呈聚集形态异常，几乎完全一致。

上述肝郁证病人及动物的研究结果提示，情志异常，即肝郁是能导致血瘀证的。

例5：恐伤肾的病机研究

研制单位：成都中医药大学

研制者：王米渠、段光周

报告时间：1997年5月

根据中医“恐则气下”伤肾之论述而来。属急病及肾的肾虚证，与临床机体受强烈刺激后改变相似。国内目前有：

①猫吓鼠法；②小鼠慢性吊应激法；③人吓猫法；④爆竹吓狗法。以上几种方法所造模型，病变以垂体-性腺轴改变为主，可见垂体、肾上腺、睾丸等病变，补肾药可改善动物的病态。

王米渠、段光周等利用猫恐吓鼠制作“恐伤肾”动物模型，观察了经恐吓的孕鼠所生子代小鼠的卵巢、肾上腺、大脑的病理变化及自然杀伤细胞活性，结果恐吓组子代小鼠的卵巢、肾上腺、大脑皮层在形态上有显著改变，卵泡数目、大脑皮层及皮层分子层厚度、神经元数目均较对照组显著减少，认为恐吓孕鼠确能伤及子代“肾”系，为《内经》“胎病”及后世的胎教理论提供了部分依据；恐吓组子代成鼠自然杀伤细胞活性明显升高，肾气丸能使之趋于正常，而据文献，自然杀伤细胞活性降低是多病种肾虚的共同表现之一，提出“恐伤肾”似应广义地理解为惊恐造成的中医肾功能的异常或紊乱，而并非狭义地指肾虚或功能低下。

四、展望

中西医结合病机研究，除以中医病机概念研究对象，采用西医学各种研究手段以外，也需要组织多学科的协同攻关。一般自然科学最常用的方法，起码要包括逻辑学、数学、观察和实验方法。而实验乃是在严格控制条件下，通过变革实验对象而进行准确观察，因此就更可能搜集变革过程中的全部事实，而且可以暴露自然现象的本质和规律性，所以实验法被视为现代科学研究中最主要最常用的方法，而成为奠定科学理论的重要源泉。所以，研究中医病机也是一样，除了文献整理外，还应该使用实验。在医学研究中，当然可选用临床实验研究，但是由于各方面条件不易严格控制，影响因素很多，很不容易符合一般实验原则；而动物实验就可以补充上述这方面的缺陷，就完全可以在严格控制下进行实验，因此，就有可能对研究的现象，进行周密观察、分析、比较和综合，从而就有可能精确揭示表象间的一些内在联系，搞清自然规律，认识事物本质。然而，在完整动物身上进行实验的替代办法，毕竟有限。实验动物科学的诞生仅有30年左右，并且实验动物，即便是灵长类，也绝不可能完全等同于人。可是如今动物实验已被视为生命科学领域中一项必不可缺的重要条件。尤其对现代医学的发展上，已显示出它的优越性，并且已起到很大的促进作用。而对中医的动物实验研究，早在60年代初，就由邝安堃教授等在研究中医“证”上开创了先例，30多年来，取得了良好的开端。尤其是80年代以来，仅中医动物模型创制，就已有100余种。计有“肾阳虚”、“阴虚”、“脾虚”、“血虚”、“血瘀”、“寒证”、“热证”、“肝郁”等等。多数选择造成与临床“证”型相仿的致病因素，如用醋酸氢化可地松致使动物发生虚状态，模拟阳虚。用大黄创制脾虚。按饮食不节，饥饱无度损伤脾胃，用甘兰加猪脂喂饲动物造成脾虚模型等等。有些则选用对证的治则方药加以反证。

当然，这一新领域的开发之始，会出现这样那样的不完善，以致很难百分之百的满意，这是难免的。有人指出具体的不足点，也是当然的。这些都有待于逐步改善和发展。

（孟庆云）

第二节 七情为病的现代病理

一、七情为病的理论

中医所指的七情是喜、怒、忧、思、悲、恐、惊七种情感。七情在一般情况下属于正常生理现象，故常言道："喜怒哀乐，乃人之常情。"但是如果情感波动超越了常度或过于剧烈，或过于持久，则将引起机体多种功能紊乱而导致疾病。此时，七情便成为致病因子。故《素问·玉机真脏论》说："忧、恐、悲、喜、怒，令不得以其次，故令人有大病矣。"《素问·举痛论》说："余知百病生于气也。怒则气上，喜则气缓，悲则气消，恐则气下，惊则气乱，思则气结。"不同的情绪刺激将伤及不同的脏腑，产生不同的病理变化。同时，情志致病与脏腑功能有不可分割的关系，生理状态及病理状态都是如此。如《素问·宣明五气》说："精气并于心则喜，并于肺则悲，并于肝则忧，并于脾则畏，并于肾则恐，是谓五并，虚而相并者也。"另外，气血异常亦可以影响情感活动。正如《素问·调经论》说："血有余则怒，不足则恐。""血并于上，气并于下，心烦惋喜怒。血并于下，气并于上，乱而喜忘。"

二、七情为病的现代病理

旷惠桃认为七情具有下列特点：①两重性：喜、怒、忧、思、悲、恐、惊七情，是人们对客观事物喜恶态度的反映，一般说来，人的情志在正常活动的情况下，不会引起疾病。但在特殊情况下，如情志波动过于激烈或持续过久，则会伤人致病。说明情志活动具有两重性。②不等性：七情间有质的差别，因而各具特性，其致病程度亦并非一律相等。喜悦致病较少，有人认为，七情之中有六情属恶性刺激，唯独喜属良性刺激，适度而有节制的喜，能使人心情舒畅，精神振奋，气血调和，消除紧张，因而喜悦致病比较少见。惊恐致病难治，惊恐多伤心肾，其致病较为难治。志怒为病较甚，过怒一般多伤于肝，怒从中起，肝受其伤而不能疏泄，气机升降逆乱，进而导致他脏功能失常，故表现出证较重。③无序性：因情志所致的脏腑病，一般没有一定的传变规律。是随触即发，扰乱气机，伤人五脏，既可伤神，又可及形。④诱发性：情志伤人，可使脏腑气血阴阳失调，以致机体抵抗力下降，故可因之而诱发外邪及体内故邪，使之伤人致病，促使病情复杂化。⑤广泛性：七情致病的范围相当广泛。不仅有精神、机能性疾病，亦有器质性疾病。⑥易郁性：情志致病首先是扰乱气机，导致机体气机郁滞，形成具有"郁结"特征的病理现象。情志致"郁"的主要病变机制一方面反映为气机的运行失畅，另一方面反映为气机的升降失调，出入不利。⑦互通性：七情不局限于只伤所属五脏，而且可伤及多脏。如过怒伤肝，又可及胆，及心，及肾等。⑧可制性：情志过激可以致病，有时甚至可以致大病、重病。但是对于人来说，情志是可以制约和调节的。迟华基等撰文道，现代医学认为：精神状态是一个综合空间-时间-质量-能量的多元结合体，是一个复杂的系统。人的情绪、情感、思维等心理变化的本身是物质运动的结果。人脑的机能产生心理活动和过程是脑内各种代谢物质错综复杂变化的结果，是化学物质的化合和分解。业已证实与人的精神活动有密切关系的腺苷酸环化酶在脑组织中含量最多，它的激动可受多种因素影响，长期处于兴奋或抑制状态就会引起脑内环核苷酸类神经介质的代谢紊乱，以致出现与精神、情绪等心理活动异常有关的病变。精神活动尚与神经内分泌密切相关。目前研究最多的是神经肽。神经肽是一种神经激素，被释放后通过全身血循环，可能到达较远的效应细胞，已经发现20多个神经肽。它们是神经元活动的调节物质，起放大和缩小乙酰胆碱能和肾上腺素能神经活动的作用，因此它们起信息的调节和控制作用。这些神经肽可调节特定的靶神经元群的活动，从而成为一系列行为和情绪变化的物质基础。现代医学亦已确定许多疾病的发生发展都与情绪急剧变化有关。估计在人类的疾病中有50%～80%是心身疾病（由心理冲突所引起的躯体疾病）。精神因素的致病机理及其物质基础，是中枢神经系统、内分泌系统和免疫系统的作用改变，它们彼此又是相互联系影响的。环境刺激引起的情绪会通过大脑、边缘系统、下丘脑、垂体及靶器官引起一系列神经生理、生物电、生物化学、内分泌、免疫等活动的变化而导致疾病。具体地说，大脑边缘系统是与情绪有关的神经中枢，具有调节心血管、胃肠系统等作用；下丘脑在神经系统和内分泌之间的主要交接处接受由大脑边缘系统来的刺激后，产生促垂体因子的一系列激素，从而控制前叶激素的合成和分泌，进而影响周围器官，激素分泌的过多或过少会使整个身体的代谢发生变化。激素分泌特别是皮质类固醇的升高会降低巨噬细胞的活动能力，从而抑制了免疫系统。

匡调元在《中医病理研究》一书中关于情感与生理病理的关系作了较为详尽的论述，认为情感与人体生理病理变化的关系是明确和肯定的，有8个主要环节（见图2-37）。

三、七情为病的动物模型

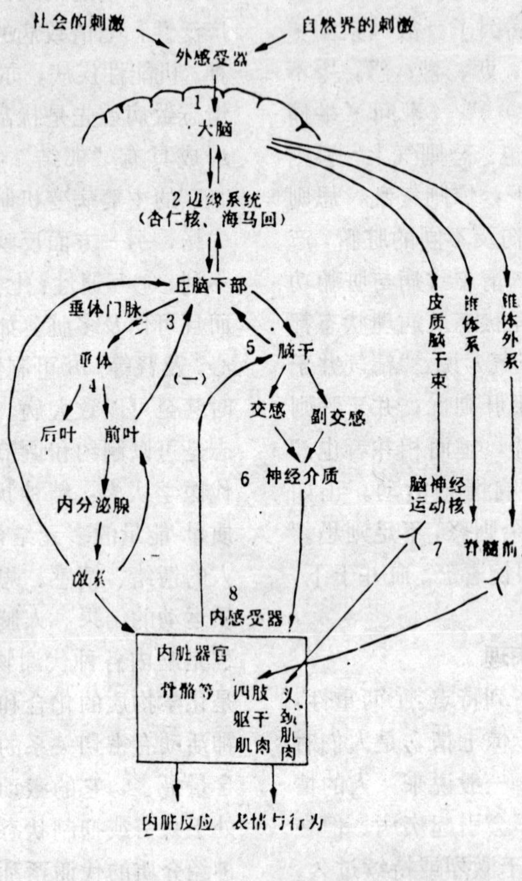

图2-37　情感与生理病理关系示意图

恐伤肾模型　有3种模型。

1．猫吓鼠致恐伤肾模型

（1）动物：昆明种雄性小鼠，体重35±5g。成年猫1只，将小鼠随机分成2组，猫吓鼠组和正常对照组。再将上述2组动物各分为1周和3周组，共4组。

（2）方法：将实验组小鼠（1周组和3周组）同猫关在同一大套笼里，小白鼠被关在小套笼里与猫仅一网之隔，使猫与鼠相对而视。1周组小鼠每天上、下午各放2小时。1周组小鼠于实验第7周用颈椎脱位法处死。3周组小白鼠亦用上述方法将猫与鼠24小时共处，以加强刺激强度。另外，在实验期间，每天上、下午各拿1只活鼠喂猫示众。3周组和对照组小鼠于实验后3周用上法处死。

（3）结果：大体观察发现：当小鼠与猫同处时，由于猫时时有抓鼠的企图，所以小鼠总是表现为惊慌失措，上窜下跳或争相躲藏，约

10分钟之后才稍平静，但神态紧张，大喘粗气。当用活鼠喂猫时，每当小鼠被猫抓到时，常发出临死的尖叫声，致使实验组的小鼠惊恐万分，相互挤做一团，全身颤抖。

①平均体重的变化：实验前小鼠的平均体重为37.72g，实验后小鼠的平均体重为35.02g，平均下降2.7g。而对照组的小鼠的体重均无下降。

②大体检查：实验组小鼠的睾丸包膜完整，呈灰白色，体积比对照组略小，质地韧，切面均质细。其余脏器组织均无明显肉眼病变。

③光镜检查：1周组小鼠5例睾丸切片中，仅见1例精曲小管上皮细胞有空泡变性，其余与对照组比较无明显病变。3周组8例睾丸切片中除一般早期病变如精曲小管上皮腐脱，结构紊乱及细胞空泡变性，还可见其中2例有巨细胞形成，2例有伊红小滴，某些病例睾丸间质有水肿及纤维化形成的中期病变，但生精上皮层次减少不明显。

④电镜观察：1周组睾丸电镜下见生精上皮细胞空泡形成，以精母细胞尤甚，胞浆内线粒体肿胀变性，睾丸间质细胞胞浆内线粒体大片肿胀变性。对照组睾丸无明显异常。另外，脑垂体，肾上腺与对照组比较均无明显异常。3周组睾丸电镜下显示睾丸生精上皮细胞结构松散，细胞内空泡变性，以精子细胞更甚。睾丸间质细胞胞浆内线粒体变性，类脂质减少。脑垂体促性腺激素细胞等细胞的胞质内由于内质网高度扩张而充满大小不等空泡，线粒体肿胀变性，出现细胞核分叶及核溶等坏死改变。部分激素细胞内颗粒比对照组明显减少，并见有部分区域出血等表现。肾上腺实验组与对照组相比无明显差异。

2. 人吓猫致恐伤肾模型

（1）动物：成年健康的雄性猫

（2）方法：动物中心有2只猫对某饲养员尤为恐惧，所以请该饲养员对此2只猫进行人吓猫的实验。每天上、下午各恐吓一次，每次半小时左右。连续30天后处死。

（3）结果：大体观察发现，最初20天2只猫每次见到此饲养员后立即惊恐万分，上窜下跳，大喘粗气，不得安宁，直到饲养员离开现场为止。到实验结束前10天时，该2只猫见饲养员后即从原兴奋状态转为抑制的木僵状态，甚至饲养员用木板抽打，亦毫不动弹，最后1周基本拒水、拒食，已奄奄一息。

①大体检查：实验组猫的睾丸包膜完整，呈灰白色，体积略小。肺有部分陈旧性出血斑块及部分气肿和肺不张。其余脏器组织无明显肉眼病变。

②光镜检查：2例猫睾丸切片显示精曲小管上皮腐脱及结构紊乱严重，上皮层次减少，管腔内成熟精子数量减少，并有1例见巨细胞形成，上皮细胞内有较多空泡形成及细胞脱失，间质细胞PAS阳性物质减少。部分精曲小管由上述中期病变进入晚期表现，即精曲小管管腔缩小，生精上皮层次明显减少，sertoli细胞相对增生等表现。同时在1只实验猫的睾丸中发现了一新的现象，即睾丸精曲小管腔内见有生精细胞组成的腺管状结构。另1例猫除睾丸病变外，心肌有退行性变化，PAS阳性物质明显减少。其余肝脏线粒体及肾上腺维生素C特殊染色无明显改变。对照组的睾丸切片无明显异常。

3. 爆竹吓狗致恐伤肾模型

（1）动物：成年健康草狗3只，体重9±1kg。随机分成对照组1只和实验组2只。

（2）方法：将2只实验狗放在只能伸头转身的木圈里，前后左右四周木板上均钉上长锐钉，锐钉间距为10cm，每天下午2时在木圈上方放300响鞭炮。连续30天后将实验组和对照组狗用颈动脉割断法处死。

（3）结果：大体观察发现2只狗对每次放爆竹时反应情况有所不同。1号狗拼命吼叫，而2号狗则拼命躲藏，四处碰钉子。3天后，2只狗的摄水，食量开始下降。2号狗于放完爆竹后开始流泪，而1号狗每次只要有响声就狂叫不停。在连续2周后饮水，摄食量有所恢复。

①大体检查：实验组狗的睾丸切面质地比对照组硬。2号狗胃内积有50ml左右咖啡色液体。其余脏器组织无明显肉眼病变。

②光镜检查：实验组的睾丸切片均显示睾丸精曲小管上皮腐脱、结构紊乱，成熟精子数量减少，生精细胞内见空泡形成，间质轻度水肿等早、中期病变表现。2号狗在外检时发现胃内陈旧性渗血，但光镜观察胃粘膜层，固有层及肌层等均未见出血灶或溃疡。组织化学

DNA、RNA、ATP、AKP 等染色与对照组比较未发现明显差异。

（匡调元）

第三节 中医体质病理学

一、体质病理学概念

（一）体质（Constitution）与人体体质学(Human Constitutionology）的概念

西方医学和中国医学都曾对体质进行过研究。很久以前人们便注意到人的个体体质特征，在《圣经》和中国的一些古籍中有从人体的外部表现窥见个体特征的记载。如《灵枢》中即有“阴阳廿五人”的专章。Celsus 也观察到：“有些人瘦小，有些人肥胖；有些人热，有些人冷；有些人湿，有些人干；有些人便秘（肠紧）；有些人腹泻（肠宽）”等不同，并指出“在躯体中没有某些弱点的人是极少的。”此后，在漫长的历史进程中，虽然人们并没有完全放弃对体质的研究，但由于人体的高度复杂性，由于以往的研究在思路与方法上受到了历史局限性的制约，因此，到目前为止，在东西方医学中还没有一个关于体质的比较全面而确切的定义，但学说很多，意见不一。在此，仅介绍几种有代表性的概念，以及我们对体质与体质学的认识。

体质（Constitution）一词来自构成、组成(Constitute)，它的原始定义是：某一个体的一切生物学特征的总和。这个总体概念过于笼统，并不能表达体质的具体内涵，也不能指导临床实践。

Pende 用症状学分析法（Semiological Analysis）指出：体质似同立于一个基底上的三面锥体，其尖顶为总的发展及个体的整体性特性，三个面分别代表形态学的、体液动力学的(Dynamic-humoral)、神经化学的(neuro-chemical)及心理学的内容，其基底为遗传学的基础。这是对体质比较深刻的理解，强调了遗传的重要性，包括了心理学的内容。Pearl 及 Ciocco 等的观点与此相似，他们认为研究体质就是研究个体内的不同特征之间的整体生物学关系，这种关系应包括形态学的，生理学的和心理学的。这个概念强调了不同特征之间的整体生物学关系是可取的。

Tudker 在总结了 1940 年以前的体质研究史后将体质的定义确定为：“体质是个体在形态学上、生理学上及心理学上一切特征的总和，加之以种族、性别及年龄的各种差异；这些特征大部分取决于遗传，但在不同程度上受周围环境因素的影响，所有这一切，都作为一个完整的生物单元表现出来；体质具有一个宽大的正常波动范围，有时可越过边界而进入异常，即病理状态。”在这个定义中有以下几点值得注意：①在强调遗传因素的同时肯定了环境因素对体质的影响；②注意到了种族、性别与年龄对体质的影响；③强调了体质是作为一个完整的生物单元表现出来的，克服了局部观点；④已接触到了病理学的边缘，但未能再跨前一步。

1970 年，Damon 指出：“体质一词对不同的研究者有不同的意义：对临床医生而言，它意味着病人的生物学个体特征；对流行病学家而言，它是疾病过程中的宿主因素；对免疫学家而言，它是组织特性；对血清学家而言，它代表输血反应；对体型人类学家（Physical Anthropogist)、心理学家、行为学家而言，体质意味着体型（Physique）与环境适应力、疾病、行为的相互关系。因此，体质是对于人类结构——功能相互关系的实际应用。这是体型人类学家集中考虑的问题。”这个定义比 Tucker 的更为具体一些，却增加了体质概念的不确定性。与此同时，Damon 提出了“体质医学”(Constitutional Medicine）的新命题，但对此命题仅作了一般性的讨论及展望，没有进行深入的研究。

现代运动生理学从体育训练的具体要求出发，将人体在运动中所表现出来的力量、速度、耐力、灵敏及柔性等机能能力称为“身体素质”。《运动生理学》认为：“一个人身体素质的水平不仅决定于肌肉本身的解剖生理特点，而且与肌肉工作时的供能情况，内脏器官的配合以及神经调节的能力有关。所以，人体素质是人体机能在肌肉工作中的反映”。《运动生理学》还规定了一套特定的素质概念，如力量素质（指在肌肉紧张或收缩时所表现出来的一种能力）、速度素质（人体进行快速运动的能力）、速度耐力素质（人体保持较长时间内快速运动的能力）、耐力素质（对抗疲劳的能力）、灵敏素质（运动技能和各种素质在运动活动过程中的综合表现）。从上述概念可见“身体素质”是纯属生理范围的概念，并不涉及与疾病发生发展的关系问题。

综上所述，虽然体质是一个古老的、人类学和医学中极为重要的命题，但由于人类对自身的研究不够深入，因此，迄今为止尚未能给体质作出一个一致公认的定义。

我们根据自己的实践经验将体质定义为：人类体质是人群及人群中的个体在遗传的基础上，在环境的影响下，在生长、发育和衰老的过程中形成的结构、机能和代谢上相对稳定的特殊状态。这种特殊状态往往决定着他的生理反应的特异性及其对某种致病因子的易感性和所产生病变类型的倾向性。人体体质学是研究人类群体和个体的这种特殊性的起源、发展和变异的一门综合性学科。对此，我们拟进一步阐明以下一些问题：

1. 此定义强调的是人群及人群中的个体所具有的特殊状态，重点在个体上，在特殊状态上。当然，带有共性的普通性意义的群体体质特征是在个体体质特征的基础上形成的，但群体体质特征当是人种学和传统的体质人类学（Physical Anthropology）所侧重研究的内容。

2. 上述定义强调了群体和个体特殊状态形成的机理，它涉及遗传的物质基础及环境因素两个基本方面。一般而言，在体质形成过程中，先天遗传因素更为深刻。

3. 定义强调了这种特殊状态同步地体现在结构、机能与代谢等三个主要方面。这一概括表明我们的定义使体质超出了传统体质人类学侧重于形态学研究的范围。

4. 定义中没有过于强调个体心理上的特殊性。因为根据现代科学分化的现状，心理特征属于心理学的范畴，属于气质的问题。我们理解：虽然体质与气质密切相关，但二者属于两个不同的概念。我们赞成肉体与精神辩证统一的学说，赞成体质与气质统一的观点，反对任何形式的二元论；但是也不同意说肉体就是精神，不同意用体质概括气质的庸俗一元论。鉴于这种认识，我们将研究二者关系的学问，作为一门边缘科学，即“气质体质学（Tempero Constitutionology）”加以论述。

5. 定义强调了体质是在从受精卵开始的个体的生长发育和衰老过程中形成的。这表明体质学重在研究今人、活人、个体生命活动的全过程。这一点与传统的体质人类学研究人类起源及早期人类演化的古人类学有所区别。

6. 此定义表明不仅要研究正常人的体质，而且还应研究人患病以后的体质，以及体质与疾病的关系。虽然国外不少体质类型学说也曾经研究过体质与疾病的关系问题，但其基本观点、方法与结论与我们的认识颇不相同。因此，人体体质学成为一门医学与人类学的边缘学科，可以说是医学人类学中一个新的分支学科。

7. 我们在给体质下定义时加了“人类”二字，这表明除人类以外的其他生物同样有体质问题，因为任何生物物种内个体之间都存在着差异。生物体质学（Biological constitutionology）是更为广义的体质学。严格地说，体质学可分成人体体质学与非人体体质学两大类，后者不是我们研究的重点。为了简化与方便，在本书中有时将人体体质学简称为体质学。

通过东西方文化交流，尤其是近卅年来中西医结合的具体实践，笔者认识到在传统中医学的理论体系与实践经验中有很多关于体质的精辟研究与论述，正是从这里受到了极大的启发，使笔者能在体质学研究方面开辟了一个新领域。我们的体质学吸取了现代科学哲学的精华，使生物学、体质人类学、心理学与中西医学等相互渗透，从而形成了一门既有分化意义又有综合意义的新学科。

（二）人体体质学与人类学和医学的关系

人类学（Anthropology）一词来源于希腊文，是“人（Anthropo-）”加“科学（-ology）”的意思，是“研究人的科学”。但人类学不可能是包罗万象地研究一切与人有关的科学，因此，它有自己的范畴。它是研究包括人类自身的起源和发展以及人类所创造的物质文化和精神文化的起源和发展的规律的科学，并在此基础上研究人种、种族、民族以及人们共同体之间的体质及文化的关系，以所运用人类学的理论和方法去研究和解决现代人类社会有关的实际问题。《辞海》称："人类学是研究人类的体质特征、类型及其变化规律的科学，包括从猿到人的演变过程，人体发育中的体质发展和增进，世界各地人种的形成过程，地理分布及其相互关系。人类学不仅是自然科学的一部分，而且与社会科学有密切的关系。主要分科有人体形态学、古人类学和人种学等。"人类学的两个最大的分科是研究人类自身的起源和发展的体质人类学或人体学；研究人类文化的起源和发展的文化人类学或社会人类学，前者研究人类的自然属性，后者研究人类的社会属性。这是比较公认的分支方法。体质人类学是"根据对人体的骨骼、皮肤、毛发、肤纹、血型等的实测数据和观察论断，用形态学和统计学的方法来研究人类体质的共性和多人群间的变异特点与亲疏关系"的。以上论述表明体质人类学的研究重点一直是侧重在群体体质及其共性上的。让我们先纵观目前人类学的分科体系，然后探讨体质学在此分科体系中的地位与意义。见图2-37所示。分析此表可见在体质人类学（自然人类学或人体学）中除去古人类学、化石人类学外，大部分学科与体质学研究内容直接相关；在应用人类学中，医学人类学、营养人类学、老年人类学、分子人类学、人口人类学、人类工效学等也与体质学的研究内容密切相关。应用人类学是把人类学的理论渗透到各个相关学科的领域，各种生产部门、各种社会的各个角落，冲破自然科学与社会科学的界限以后形成的多种新学科的科学群。人体体质学就是这个相互渗透的边缘学科群中与医学等相交而自成体系的一门新学科。体质学与医学的关系可以概括成二点：①整个医学的各个分支学科都与体质学有关，因为它们都要研究人与病人；②因为体质学是一门新学科，必然有其新的认识，我们将从体质学的新原理去重新认识现有中、西医学中的某些基本理论。这一交叉过程将促进人类学与医学的发展，深化人类对自身的认识。

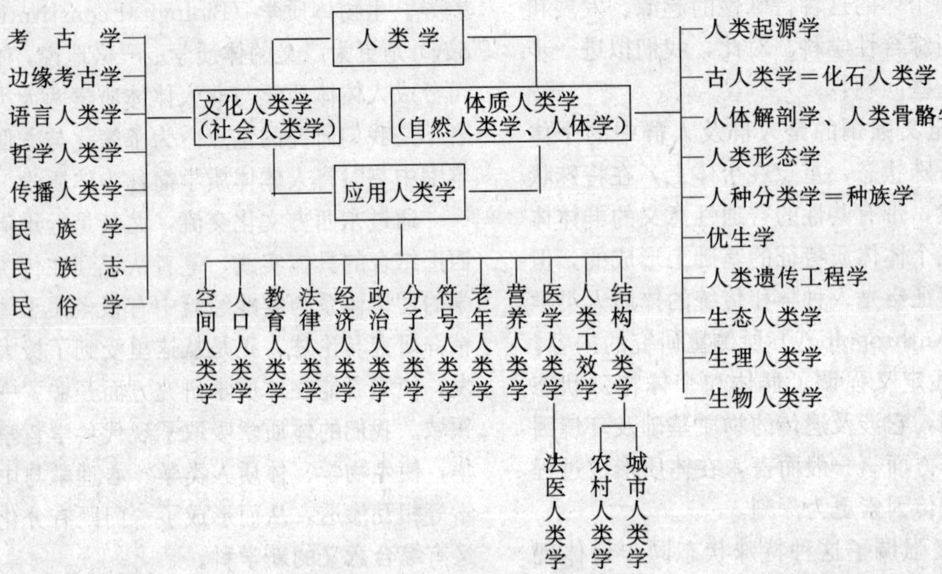

图2-38 人体学分科体系图

（三）人体体质学理论体系及其分支学科

在自然科学体系中，生命科学是一个庞大的科学群。在这个科学群中，体质学是综合了生物学、人类学、医学和心理学等四门学科的主要成就而形成的。这是人体体质学赖以建立的基础学科。生物学是研究生命现象的一门基础学科，而人类学则是研究作为生物的人的科学，其中体质人类学更是研究人类的体质特征、类型及其变化规律的科学。医学是一门与解决人类生老病死问题有关的应用科学，人体体质学应该成为它的基础学科之一。人类心理学是研究人类心理现象的科学，它的基本任务是在心理活动的发展过程中去研究心理活动的规律。因为诸如行为、性格与气质等心理、生理现象和体质状态密切相关，因此研究体质时必然会涉及到心理问题。虽然在生命科学体系中，这四门分支学科与体质学密切相关，但又不能取代体质学本身的研究任务和内容。本书目前规定的人体体质学理论体系及其应研究的具体内容如图 2-39。

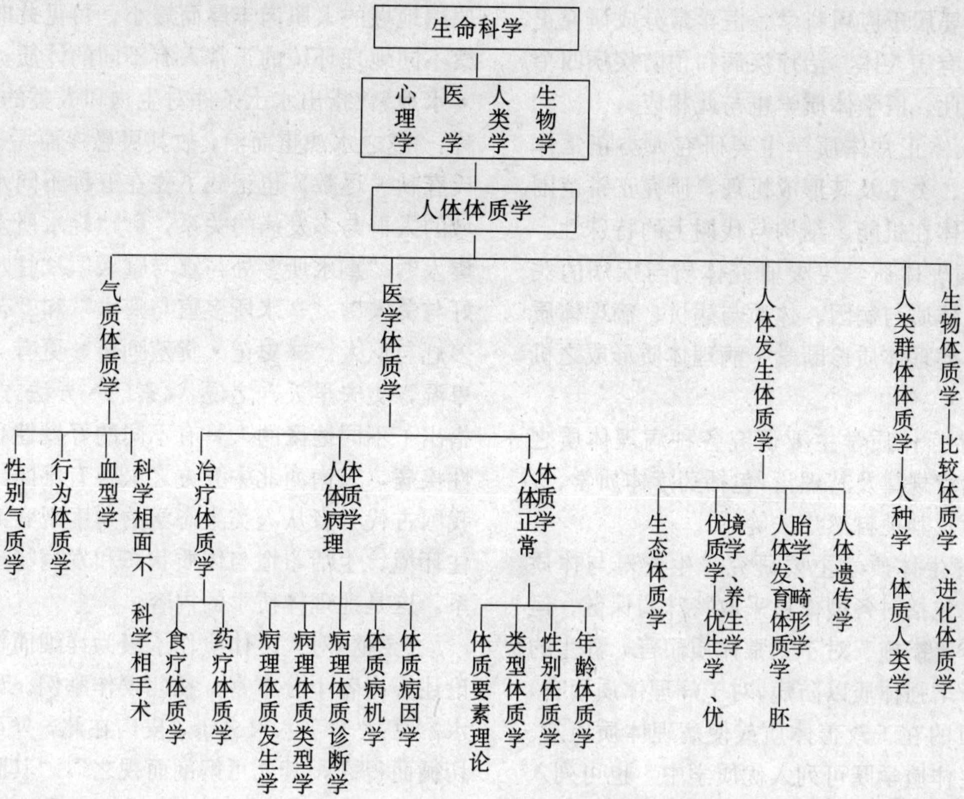

图 2-39 人体体质学理论体系示意图

人体体质学有 5 个分支学科。生物体质学研究各种生物之间及在同一物种之内每个成员之个体体质形成的机理。因为今日世界上一切物种都是生物进化的结果，因此生物体质学理应研究生物体质形成与进化的关系，即生物进化体质学(Evolutional Constitutionology of Biology）或生物比较体质学（Comparative Constitutionology of Biology)。通过生物进化体质学的研究可以使我们历史地理解各物种之间，尤其是同一物种内个体差异形成的机理。人种学在某种意义上讲是群体体质学，它是把人作为一种“物种”加以研究的，它没有把研究重点放在同一人种之内个体之间的差异性上，而这一点则是个体体质学将重点进行研究的内容。人类发生体质学研究每个个体体质特征形成的机理。人类遗传体质学用现代遗传学的知识与技术研究群体与个体体质特征，用以阐明体质的遗传学基础。同样，胚胎学与畸形学也是针对人类的受精条件与胚胎发育过程进行体质研究的。生物界自从分化成雌性和雄性以后，两性间的体质差异就随着物种的进化而日益显著。到了人类，则两性在体质上的差别更为突出，随之而来产生了一系列值得进行比较研究的问题。性别体质学将研究同一人群中男女两性在体质上的异同及其机理与后果。优生学是“对于在社会控制下的能从体力方面或智力方面改善或损害后代的种族素质的各种动因的研究”，“优生……主要是提高出生婴儿的体质水平，为优育优教打下基础。”由此可见，优生学在实质上是“体质学”的一个组成部分，换言之，“优质学”将提高每个人的体质水平，而优生学的重点在于“出生婴儿”这个阶段。由于人的体质在一生中是不断变化着的，而且每个人的变化过程都有其特殊性，因此，年龄体质学就显示了它的重要性，它将研究一个人从胎儿期、婴幼儿期、青春期、中年期、更年期到老年期的体质变化规律。生态体质学研究各种环境因素对体质形成的影响机理，进而研究如何控制环境有利于改善人类体质的问题。因此，“优境学”也应列为体质学研究的内容。

如果说人类发生体质学侧重于基础理论研究，则医学体质学将侧重于应用方面的研究，如同医学主要属于应用科学。医学常分成研究正常人体、有病人体、治疗疾病和预防疾病四个方面。因此，医学体质学也与此相应。

1. 人体正常体质学主要研究人类正常体质的特征、类型及其形成机理，研究正常范围内每个个体在机能、结构与代谢上的特殊性。

2. 病理体质学主要研究体质与疾病的关系，研究体质与病因、体质与病机、病理体质类型学、病理体质诊断学、病理体质形成之机理等。

3. 治疗体质学主要研究各种病理体质之个体化治疗规律及其理论，包括药疗体质学、食疗体质学及其他自然疗法等。

4. 养生体质学主要研究养生长寿与体质的关系，包括对各型体质采取特殊的保健、运动、营养等措施。对于正常体质而言，养生的目的在于增强体质以防病，对于病理体质而言，养生的目的在于改善体质或使病理体质康复。因此养生体质学既可列入优质学中，也可列入医学体质学的预防医学范畴之中。

5. 由于现代心理学已在医学之外独立存在，因此，作为研究人类心理上的个体差异的气质体质学也应相应地独立存在。

二 体质病理学研究简史

人类学作为一门独立的学科是近二百年内逐渐形成和发展起来的，但有关人类体质的知识，无论是东方还是西方都可以追溯到几千年以前。

(一) 中国体质学研究简史

在中国古代文献中早已记载了不少关于人类体质的描述，这些描述对今后研究工作仍有重要的参考价值。

《荀子·非相》说过："今夫狌狌形笑亦二足而无毛"，"人之所以为人者，非特以其二足而无毛也，以其有辩也。"这是对人类的形体和语言与狌狌的异同所作的精辟论述。这是属于进化体质学的内容。

《周礼·地官·司徒》说："一曰山林，其民毛而方；二曰川泽，其民黑而津；三曰丘陵，其民专而长；四曰坟衍，其民皙而瘠；五曰原隰，其民肉丰而痹。"意思是说山林地域的人体壮而多毛，川泽地域的人体黑而润泽，丘陵地域的人身圆而长高，坟衍地域的人体白而瘦弱，原隰地域的人肌肉丰厚而矮小。可见此时已观察不同地理环境的正常人有不同的体质。《管子·水地》曾指出水土条件对生物和人类的影响，称："越之水浊重而洎，故其民愚疾而垢。"《吕氏春秋·尽数》也记载了住在五种不同水土地域的人群与多发病的关系，称"轻水所多秃与瘿人"，"重水所多尰与躄人"，"甘水所多好与美人"，"辛水所多疽与痤人"和"苦水所多尪与伛人。"《史记·货殖列传》更有"江南卑湿，丈夫早夭"之说。《素问·异法方宜论》指出了不同地区的人具有不同的好发性和易感性疾病，东南西北中五方之人各有不同。这是我国古代学者从人类生态学的角度观察人类居住环境、生活习惯与体质状态和发病特点的关系。这是地理体质学的内容。

《灵枢》对人之体质作了极为详细而精辟的论述，内容十分丰富，在此仅作举例。如《经水》说："若乎八尺之士，皮肉在此，外可度量切循而得之，其死可解剖而视之"，"其脏之坚脆，腑之大小，谷之多少，脉之长短，血之精浊，气之多少，皆有大数。"《骨度》对人体骨骼作了具体的测量；《肠胃》对人体消化道作了测量；与近代体质人类学测量基本一致。《阴阳廿五人》按人体肤色、体形、禀性、态度以及对自然界变化之反应特征将人分成廿五种类型；《逆顺肥瘦》又将众人分成肥人、瘦人、肥瘦适中之人，以及壮士与婴儿之不同体质；《卫气失常》将肥壮之人又分为膏、脂、肉三型。《寿夭刚柔》按人体之形气、阴阳、柔刚将众人分类；《论勇》将人分成勇怯两类，但都与内脏之结构功能有关；《通天》按人的性格特征分成五型，所谓五态之人，同时也描述了他们的形态特征。《素问·血气形志》又按形志苦乐分为五型，这是"五形"分类法。这些乃属于气质体质学的内容。由此可见，《内经》，特别是《灵枢》是中国古代体质学研究的主要专著。后世医家多将《灵枢》视为"针经"，笔者在1981年曾指出："细细分析《灵枢》，全书的重心在于论述脏腑经络形气的个体体质特征与治疗之关系。"在此值得指出的是《周礼》和《内经》关于人群体质形态特征的描述主要是根据肤色和头、面、肩、背、腹和足等各部位的形态、大小，而这些观察指标也都是现代人类学家用来描述人类体质形态特征的重要根据。自汉以来，后世医家禀承《内经》思想对医学体质学的论述更为具体而切用于临床。现略举其要以示梗概：

就发生体质学而论，中医一向强调禀赋的重要性，如《巢氏病源·漆疮候》说："漆有毒，人有禀性畏漆，但见漆便中其毒，亦有自性耐者，终日浇煮竟不为害也。"这是对过敏体质具有遗传倾向的较早论述。张景岳在《类经》中指出："夫禀赋为胎元之本，精气受于父母者是也。凡少年之子多羸弱者，欲勤而精薄也。老年之子反强壮者，欲少而精全也。""多欲者多不育，以孕后不节则盗泄母阴，夺养胎之气也。"这对优生学与优质学研究具有指导意义。

在年龄体质学方面也有不少论述，对小儿体质特征的论述尤多，在《灵枢·逆顺肥瘦》："婴儿者，其肉脆，血少气弱"的启示下，《巢氏病源》称："小儿脏腑之气软弱易虚。"钱乙论小儿："五脏六腑，成而未全，全而未壮，脏腑柔弱，易虚易实，易寒易热。"《温病条辨·解儿难》提出了小儿为"稚阴稚阳"之体的学术见解。

对性别体质学的研究，除《内经》论男女生长发育衰老过程各有不同年限特征外，后世妇科著作中亦颇多论述。《金匮要略》对妇人产后体质曾有论述。《证治准绳》指出："妇人童幼，天癸未行之间，皆属少阴，天癸既行，皆属厥阴；天癸既绝，乃属太阴经也。"《丹溪心法》论及孕妇之体质时说："产前当清热养血。"从此兴"产前宜凉，产后宜温"之说。《医学入门》说："产后百病，皆血虚火盛，瘀血妄行而已"，"难产气衰，瘀血停留，非药不行。"

在病理体质学方面，《内经》之后，《伤寒杂病论》说："凡人禀气各有盛衰，宿病各有寒热，因伤寒蒸起宿疾，更不在感异气而变者，假令素有寒者，多变阳虚阴盛之疾，或变阴毒也；素有热者，多变阳盛阴虚之疾，或变阳毒也。"《医宗金鉴》说："人感受邪气虽一，因其形脏不同，或从寒化，或从热化，或从虚化，或从实化，故多端不齐也。"《医门棒喝》说："六气之邪，有阴阳不同，其伤人也，又随人身之阴阳强弱变化而为病。"华岫云论及湿病之辨证论治时提出："治法总宜辨体质阴阳，斯可知寒热虚实之治。"

在治疗体质学方面，《素问·三部九候论》最早提出了辨质论治的思想，说："必先度其形之肥瘦，以调其气之虚实，实则泻之，虚则补之，无问其病，以平为期。"《格致余论》也说："形色既殊，脏腑亦异，外证虽同，治法迥别也。"《医学源流论》对此也有发挥，认为病同人异，理应异治，如"病情虽中而于人之体质迥乎相反，则利害亦相反矣。"《外感温热篇》对此亦有生动而具体的论述。

综上所述，可得出以下两点初步结论：

1. 早在二千年前，《内经》已注意到人类的体质问题，并对体质形成的机理及其与疾病诊疗之关系作过探讨，后世医家亦有所发挥。

2. 但是，我们也应清楚地看到，传统中医学对体质的论述不够系统，而且至今仍缺乏明确的科学的关于体质的概念；对体质与疾病诊疗关系的论述也是分散的，不系统的。就体质分型而言，虽然《内经》作过尝试，但后世医家很少用之于临床，临床上多按"阴虚"、"阳虚"和"痰湿"等证分型而治。由此可见，在传统中医学中并未形成一个完整的关于体质学说的理论体系。

近几十年来国内学者曾有过零星文章对《灵枢》中的体质与气质理论进行过介绍，但当时并未给予足够的重视。如曾昭耆的中国古代"气质学说"与"体型学说"，曾一般性地分析了阴阳廿五人与五态之人的意义，并结合巴甫洛夫学说进行了对比研究。1951 年劳如玉的"小儿体质初探"一文曾讨论了"纯阳"与"稚阴稚阳"论的源流和理论形成过程，并认为"稚阴稚阳"能指导儿科学的理论与实践。而后的数十年间很少有人深入研究过中医的体质理论。1975 年，匡调元在"中西医结合途径之探索中"明确地提出了中医辨质论治的观点，并开始离开阴阳廿五人的体质分型传统，指出："从按体质论治来看，重视体质的观察也是中医临床的重要内容之一，如见阳虚患者常有自汗、畏寒现象，则发表之剂如麻黄之类宜慎用；阴虚患者常有内热少津趋向，故燥热之药如附桂之类应当注意；痰湿之性粘滞难移，故滋腻之品恐有留湿之虞，如熟地之类对痰湿偏盛者自当少用。中医学的这种体质学说是以直觉的、宏观的体态反应特征为基础的，不是以微观的结构特征为基础的。”而且在该文“探异”一节中明确指出：中医学“体质学说是西医理论中没有的，正是中医学的精华所在，也是我们创立新医理论的主要着眼点”。1977 年笔者又以临床实践经验结合传统中医理论对中医体质学说进行了深入研究，发表了“体质病理学研究”，较全面而系统地论证了体质学说中的几个重要问题：①明确地提出了体质的新概念，认为：人类体质是人群中的个体在遗传的基础上，在环境的影响下，在其生长发育的过程中形成的，在机能、结构和代谢上相对稳定的特殊状态。这种特殊状态往往决定着他对某些致病因子的易感性及其所产生病变类型的倾向性。文中体质的概念既区别于气质，又区别于病证；既点明了群体体质，又突出了个体体质；既概括了体质的生理状态，又概括了体质的病理状态；既包含了病因学理论，又包含了病机学理论；在体质形成机理方面，既强调了先天遗传性的影响，又没有忽视后天环境因素的意义；②对体质形成的主要机理及其物质基础进行了探讨，强调了遗传物质 DNA 的重要性；③根据体质的临床表现提出了新的体质类型学说。根据中医生理学与病理学中关于阴阳、寒热、虚实、气血、燥湿等基本理论将体质分成六型，即正常质、燥红质、迟冷质、腻滞质、倦㿠质和晦涩质。这种分型既不同于阴阳廿五人，也不同于西方的各种体质分型学说，是一种独特的功能性生物类型学分型（Functional Biotypology）；④对体质与病因，体质与发病的关系进行了原则性的病理学的论述；⑤从体质学说出发对中医辨质论治原理及药物的体质宜忌作了论证。

此外从医学史的高度来看，该文至少有以下意义：①它使中医学中关于体质问题的分散论述明朗化、系统化、理论化，从而确立了中医体质学说与体质病理学的新框架；②它将传统的生理学意义上的体质学说引入到病理学中来，成为人体病理学中一个新理论，如同当年 Virchow 将细胞学说引进病理学一样；③提出了能够密切指导临床诊疗工作的新的体质类型学说；④它标志着深入研究人类自身的体质问题的转折点，为国内外学者研究东西方传统体质学说提供了新的思路与方向。近 10 年来国内中医界的研究动向已经证明了上述评价。1980 年笔者发表了“气象病理与体质病理”，进一步论证了体质概念中关于“这种特殊状态往往决定着他对某些致病因素的易感性”的观点，对“同气相求”原理作了阐发，并具体地讨论了体质类型与外感六淫易感性的一般规律。1981 年笔者在“论证演生”中论证了体质概念中关于“这种特殊状态往往决定着他所产生病变类型的倾向性”的原理，提出了“势（Tendency）”、“病势（Morbld tendency）”、“质势（Constitutional tendency）”及“质化（Constitutionization）”等新概念，并以临床习见的病理现象为例论证了“质化”的病机学意义。笔者于 1984～1985 年间在美国研究了白种人和黑种人的体质类型，结果表明，于 1977 年以中国黄种人为观察对象时提出的体质分型学说同样适用于白种人和黑种人。1986 年笔者在“关于体质学研究若干问题”一文中再次强调了“证”与“质”和“气质”及“体质”的区别与关系；同年 7 月在“路漫漫其修远兮，吾将上下而求索”中提出了创立“人体体质学（Human Constitutionology）的新建议。至此，已有可能将东西方原有的体质学说从理论和实践上结合起来，并使之建立在现代科学，尤其是现代生命科学的坚实基础之上。

自 1977 年初，“体质病理学研究”发表后引起了国内中医界的兴趣，中国中医研究院第一届研究生班的学员们首先响应，有人于 1978 年发表了“略论中医学的体质学说”，1982 年出版了《中医体质学说》。在此时期内，不少学者相继发表了廿余篇探讨中医体质学说的论文，其中大多数是对中医经典古籍的分析与综述，例如对《内经》理论的探讨，有毋国成的“中医体质学说及其异化”，杨嘉进的“《内经》体质类型学说初探”等；还有对《伤寒论》体质学说的探讨，如张笑平的“《伤寒论》中的体质学说”，路振平的“试论《伤寒论》的体质学说”等，其中较有价值的是 1983 年郑让元提出的“伤寒六经人”的概念，他认为“六经人”是张仲景根据六经所概括的脏腑功能在常态下偏盛偏衰以及由此而造成的整体阴阳之气的多少来划分的，而“六经病”则属病态。并由此论出发分析了“六经人”的体质状态及其在疾病发生、传变和治疗过程中的规律。这是对《伤寒论》的新理解。此论既没有将体质的生理状态与病理状态绝然分开，在概念上也没有将两者混淆起来。此外，黄煌的“叶天士体质辨证探讨”一文从《临证指南医案》的实例出发，对叶氏的体质分型、辨体方法与临床意义进行了探讨，有据有理，也是颇有参考价值的。苏树蓉对小儿体质的诊断依据作了重要的工作。对中国人的体质普查工作应以何裕民及周国雄的工作为代表。何裕民等通过对东南义乌、西北延安和华东上海的1257例对象的体型与体质的调查发现：肥胖人群中阳虚和痰湿体质比例偏高，瘦削人群中阴血虚或阴虚火热者偏多。周国雄等研究了82例广东汉族健康人的中医体质类型与人类白细胞抗原（HLA）基因频率分布的关系，他们用主因子分析法和HLA组织相容性试验研究了阴少阳多型，阳少阴多型和阴阳和平型及男女体质差异的遗传基础，结果发现阳多阴少型者B_5频率升高，女性的B_{12}频率升高，男性的D_{R3}频率升高，论证了上述体质类型的客观的遗传学基础。此外，值得一提的是潘卫星在首届全国青年中医学术研讨会上发表的“体质医学纲要”。“体质医学（Constitutional Medicine)”一词是Damon A. 于1970年在美国指出的，Damon的文章虽然提出了体质医学的思想，但论述泛泛，而且是从西方体质人类学与医学的观点讨论的。潘卫星在没有读到此文的情况下，自发地提出建立“体质医学”的倡议并作了初步论证是难能可贵的，尤其是潘文对体质治疗问题提出了“体质治疗度”等新概念与新指标也是可取的。

由此可见，自1976年迄今，国内对中医体质理论的探讨出现了可喜的局面。我们应以中医古籍整理为启发，突破西方体质人类学的旧框架，运用现代科学技术探索人类体质之本质，从而创立崭新的人体体质学。

（二）西方体质学说研究简史

在国外医学史上，自公元前400年Hippocrates开始到1935年巴甫洛夫为止，体质学说已不下30余种。二千多年来西方医学家们也一直在探索着，但直到今日对体质的本质尚知之甚少。国外学者对体质的主要认识在前节中已经提及。人们一开始是从人体外形特征分型的，如古印度医学按此把人分成羚羊型、象样牛型和牝鹿型。Hippocrates则按体形及体力分成弱型、强型、肥胖型及润湿型。这是西方医学较早的体质分型学说。自19世纪后半期Pasteur发现了细菌及Koch关于结核病的实验研究结果发表以后，很多人把热情倾注于疾病外因的研究上。同时，德国病理学家Virchow将细胞学说引进了病理解剖学，创立了以局部定位论为主导思想的“细胞病理学”学说。从此，内因性的整体性的体质研究长期以来被忽视了。1940年Tucker在回顾体质学说研究史时写道：“在欧洲，特别是在德国、奥地利、意大利及法国，在那些年老的医生及科学家中对内因——体质因素仍然坚持着，虽然对新的外因研究也感兴趣，但从未完全取代对体质的兴趣。在美国，现代医学院校仅仅是在Pasteur时代以后发展起来的，所以缺少老的体质的传统，因此，在医学中几乎完全没有考虑体质问题，这种情况一直持续到最近。”面对西方医学的这种倾向，当时有一位聪明的观察家曾指出：“医学家们面对几个世纪以来十分喧闹的结构与功能相关的问题已经转向，已被细菌、药理、公共卫生以及除去人本身以外的一切所占据。人们研究疾病，研究外因，唯独不研究人本身。”惜这种见解未能纠正当时的潮流。

但是近几十年来由于生物科学在基因遗传学说方面获得了突破，免疫学说提出了令人信服的新论据，这些已成为一代人的时髦。因此，对疾病的内因——体质的研究在西方医学中出现了重新引起兴趣的苗头。1959年Roney提出了所谓“医学体质人类学（Medical Anthropology)”的观点。1975年Hertzberg认为目前作为“人类因素工程学（Human Factors Enging ering)”的一个分支“工程人类学（Engineering Anthropology)”专业已经形成。1983年Wienker在第52届美国体质人类学协会年会上指出：目前已逐步形成一个新的学科“生物医学体质人类学（Biomedical Anthropology)”，这一趋向值得我们重视。对于西方具体的体质分型学说将在类型体质学章节中详细介绍。

三、体质的分型及其临床特征

根据上述中医理论以及临床观察结果，将

体质分为六大类型，见表2-65。①正常质：阴阳无明显的偏盛偏衰，对致病刺激之反应无过亢与不及，此型禀赋特厚，体壮力强，面色润泽，胃纳佳，能耐寒暑，口微干，二便调，脉有力，舌象正。平素少病，一旦得病则多属外感，暴病则多见阳明腑实等实热之证，多见于劳动人民，亦可见于青春期前后发育正常之健康男女。②晦涩质：常见肤色晦滞，口唇色紫，眼眶暗黑，爪甲枯槁，肌肤甲错，丝缕癍痕，脉沉涩弦紧，舌质瘀。发病后多见痞闷作胀，痛有定处，或时有出血，或癥瘕结聚，或午后潮热。中医临床所见气血易阻者常属此种体质类型。③腻滞质：常见体形肥胖，口甜而粘，身重如裹，口干不饮，大便不实，脉或濡或滑。舌苔多腻。可见于好饮酒者。发病后常见中脘痞满，胸满头眩，肢节疼痛，滞浊淋沥，往往延绵难清。中医临床所见痰湿易盛者常属此种体质类型。④燥红质：常见形弱消瘦，面颊潮红，口燥咽干，内热便秘，阳兴遗精，尿黄短少，喜凉饮而饮不解渴，少眠心烦，五心烦热，耳鸣耳聋，脉细弦数，舌红少苔或无苔。发病后常见内热炽盛，易入里化热，伤津液。中医临床所见阴易亏者常属此种体质类型。⑤迟冷质：常见形体白胖，形寒怕冷，唇淡口和，四肢倦怠，肌冷自汗，面色不华，大便稀溏，毛发易落，夜尿频频而清长，喜热饮，脉沉迟无力，舌淡胖嫩呈齿痕。发病后常见外寒较甚，易从寒化而伤阳气。中医临床所见阳易衰者常属此种体质类型。⑥倦㿠质：常见面色㿠白，气短懒言，乏力眩晕，心悸健忘，动辄汗出，子宫下坠感，脱肛感，手易麻，月经淡少，舌淡，脉细弱无力。发病后抗病能力往往较差，常易虚脱，非扶正不足以御外邪。中医临床所见气血易虚者常属此种体质类型。

表2-65　体质病理学分型及其临床特征

体质类型	临床特征												
正常质	体壮力强	面色润泽	胃纳佳	耐寒暑	口微干	二便调	脉有力	舌象正					
晦涩质	肤色晦滞	口唇色暗	眼眶暗黑	肌肤甲错	丝缕癍痕	痞闷作胀	脉沉涩缓	舌质青紫					
腻滞质	体形肥胖	中脘痞满	口甜粘	身重如裹	大便不实	口干不饮	胸满昏眩	脉濡或滑	舌苔多腻				
燥红质	形弱消瘦	口燥咽干	内热便秘	尿黄短少	饮不解渴	少眠心烦	五心烦热	喜凉饮	耳鸣聋	脉细弦数	舌红少苔或无苔		
迟冷质	形体白胖	面色不华	形寒怕冷	唇淡口和	四肢冷	肌冷自汗	大便稀溏	夜尿清长	毛发易落	耳鸣聋	喜热饮	脉沉无力	舌淡胖嫩齿印
倦㿠质	面色㿠白	气短懒言	乏力晕眩	心悸健忘	脱肛感	动辄汗出	子宫下坠感	手易麻	月经淡少	脉细弱无力	舌淡		

对上述分型须作以下几点说明：

1. 这个分类法与医学史上所有分类法都不同，它不是按单个指标作为分型依据的，而是综合性的，是参照中医临床辨证论治的实践经验分型的。中医辨证一向强调审阴阳，察脏气，详参形证脉色，辨而治之。上述体质的分型是以临床所见宏观的形证脉色之特征为依据的，是以临床机能变化为主，结合体形结构与代谢特征进行分型的。在生理情况下，应用这种分型可以及早采取措施，纠正某些不良倾向性，以增强体质，预防疾病。在病理情况下，应用这种分型进行辨证，就能够在错综复杂的病情中辨别出患者的体质特征，如能参照体质之宜忌用药就能获得更全面的诊断和更恰当的治疗。因此，我们提出这种体质辨证是与八纲辨证、六经辨证、脏腑辨证、卫气营血辨证、三焦辨证等密切相关而又有区别的辨证纲领，它丰富了中医临床辨证之内容，是来自临床实践，又能为临床实践所验证的。这是本体质分型的优点与特点。

2.《内经》说："阴阳者，天地之道也，万物之纲纪，变化之父母，生杀之本始，神明之府也。治病必求于本。"张景岳说："凡诊病施治，必须先审阴阳，乃为医道之总纲，阴阳无谬，治焉有差，医道虽繁，而可以一言蔽之者，曰阴阳而已。"所以体质亦有阴阳之别，燥红质属阴易亏，迟冷质属阳易衰，倦㿠质乃阴阳两虚。

3. 中医八纲辨证中有虚实一项，体质亦有偏盛偏衰之倾向，有余者偏盛，如晦涩质，腻滞质；不足者偏衰，如燥红质，迟冷质，倦㿠质。这种分型与发病以后正邪相争的类型及论治原则是相应的；偏盛者易实常宜泻，偏衰者易虚常宜补。

4. 中医理论认为气和血是人体生命活动的动力和源泉，它既是脏腑功能的反映，又是脏腑活动的产物，人体生理活动与病理变化无不涉及气血。因此人类体质必将在气血上反映出来。中医理论又认为"气为血帅，血为气母"，二者是相互依存的，所以体质类型亦在二者之相互关系中反映出来。晦涩质与倦㿠质即与气血功能失常有关。

痰与湿（内湿）是脏腑病理变化的产物，也是脏腑疾病的临床表现，但它的产生与形成和肺、脾、肾三脏之功能有密切关系。腻滞质的形成与痰湿有关，是一种比较特殊的类型；发病后多为虚实夹杂，以实为主的见证，临床上并不少见。

5. 在以上论述中，我们的提法是"易亏"、"易衰"、"易阻"、"易虚"和"易盛"，这是表明在生理情况下的体质类型，并未进入病理状态。"易"，表示这种体质在发病前是一种潜在的倾向性，如大便易秘或易溏，人易倦，舌苔易腻等。此等表现一般并不算病态，当一旦得病后，则上述表现加剧，同时兼见其他特征，此时，即转为"已亏"、"已阻"、"已衰"、"已虚"和"已盛"了。生理与病理过程之间没有不可逾越的鸿沟，二者是可以转化的，量的变化到一定程度即可引起质的变化。正常生理情况下的体质可以视为一种潜在因素，一旦生病，这种潜在倾向性即将结合着病理变化而显现出来。

6. 必须指出，任何分型都是带有模式性的，临床所见往往不是单一的类型，而有交错与夹杂，但总的说来当不出上述六大类型。

7. 上述体质类型必定具有微观的代谢、机能和结构上的特殊根据，是有规律可循的。这将是体质病理学今后必须深入研究的任务。

四、体质与治疗

理、法、方、药是中医临床辨证论治的四个主要环节和具体步骤。上述体质与病因，体质与发病，体质分型与诊断密切相关等理论，必将在治疗方药上反映出来并受到检验。按体质论治是中医治疗的一大特色，如《灵枢·卫气失常第五十九》说："必先别其三形，血之多少，气之清浊，而后调之，治无失常经"。不明体质，势必将治失常经，而导致不良后果。

徐灵胎在《医学源流论》中说得很明确："天下有同此一病，而治此则效，治彼则不惟无效，反而有大害者，何也？则以病同而人异也。夫七情六淫之感不殊，而受感之人各殊，或气体有强弱，质性有阴阳，生长有南北，性情有刚柔，筋骨有坚脆，肢体有劳逸，年龄有老少，奉养有膏粱藜藿之殊，心境有忧劳和乐之别，更加天时有寒暖之不同，受病有深浅之各异，一概施治，则病情虽中，而于人之气体迥乎相反，则利害亦相反矣"。体质在诊疗中的重要性，由此可见。

体质与治疗的关系，拟分两个方面讨论。

（一）体质与方药宜忌

如果将所有中药按病因、症状与体质进行分析，则主要为三大类：一类为驱除病因的，如攻下、祛风、消导、驱虫之药；一类为改善消除症状的，如镇咳、安神、止痛、熄风之剂；一类为针对体质特征的，如补气、养血、壮阳、滋阴之品。

而用药之宜忌有相当一部分是体质之宜忌，如倦㿠质忌破气药，腻滞质忌养阴药，燥红质忌辛燥药，迟冷质忌苦寒药，晦涩质忌凉血涩血药等等（表 2-66）。在方剂的运用上同样存在着体质宜忌的类似情况（表 2-67）。这里必须说明一点，因为中药很少用单味药治病，而且讲究用药物配伍，因此上述宜忌具有相对的意义，但是并不能因此而否定体质类型与药物宜忌之间客观存在的相互关系，如果方药的药性与体质相忌，用后将引起不良反应，这是不能不注意的。再以某些急性外感热病为例。

表 2-66 常用中药之体质宜忌举例

药物 宜忌 体质类型	宜	忌
晦涩质	川芎、乳香、没药、三棱、莪术、丹参、桃仁、红花、蒲黄、五灵脂等	地榆、棕榈等
腻滞质	藿香、苍术、砂仁、茯苓、车前草、滑石、木通、厚朴等	熟地、玄参、麦冬、甘草、肉苁蓉等
燥红质	沙参、麦冬、天冬、熟地、生地、石斛、玉竹、龟板、百合等	桂枝、苍术、羌活、独活、肉桂、鹿茸、巴戟天、白芥子等
迟冷质	鹿茸、仙茅、淫羊藿、菟丝子、巴戟天、肉桂、附子等	黄芩、女贞子、鳖甲、葶苈子、滑石等
倦㿠质	熟地、首乌、白芍、当归、人参、黄芪、山药、大枣、阿胶等	羌活、枳实、莱菔子、苏子、乌梢蛇、全蝎等

表 2-67 常用方剂之体质宜忌举例

方剂 宜忌 体质类型	宜	忌
晦涩质	血府逐瘀汤、通窍活血汤、越鞠丸等	虚寒血证及初起挟有血瘀者忌地榆丸等
腻滞质	二陈汤、苓桂术甘汤、五苓散、藿香正气散、四妙散等	温病入营而夹湿者忌清营汤，暑而夹湿者不宜用王孟英清暑益气汤等
燥红质	六味地黄丸、叶氏养胃汤、一贯煎、补心丹、清燥救肺汤等	热伤阴液，舌质绛红不宜用黄连解毒汤，疮疡阴虚有热忌阳和汤等
迟冷质	金匮肾气丸、理中汤、参附汤、补肺汤等	脾虚便溏者忌用百合固金汤，肺痿属于虚寒者忌用麦门冬汤等
倦㿠质	人参养荣丸、圣愈汤、当归补血汤、补中益气汤、归脾汤等	气虚阴亏者忌用大承气汤，气血虚弱者不宜用麻黄汤，阳虚失血者不宜用犀角地黄汤等

一般正常质患者，外感风邪，在表属卫时，辛温解表可选用麻黄汤、桂枝汤；辛凉解表，可选用银翘散、桑菊饮等治之，常可取效。

某些迟冷质患者，因素体阳虚，当外感风寒时，往往症见初起无汗，恶寒较甚，发热或微热，脉不浮而反沉。感受外邪，理应从汗而解，但因患者体素阳虚，不能鼓邪外出，必须助其阳气才能汗解，同时又应注意到不能攻邪伤正，扶正碍邪。此时可选麻黄附子细辛汤治之，方中麻黄散寒解表，针对外感风寒而用，附子温经助阳，扶正驱邪，针对体质而用。

某些倦㿠质患者，因素体气虚，卫外不固，易感外邪，风寒湿邪客于肌表，表阳被遏，邪不得外泄，宜用益气解表，散风祛湿之剂，可选人参败毒散治之，方中用人参益气健脾，扶助正气，使邪从汗而解。至于病后阴血亏虚，或失血后血虚之体而感受外邪者，因体素血虚，单用发汗药，则不能蒸化津液而汗出，若使勉强汗之，很可能导致亡阴之弊，故仲景有“亡血忌汗”之戒。既然有表邪，不汗则邪终不解，当此两难之际，须用养血解表法。此时可选用葱白七味散，方用葱、豉、姜、葛以解表，冬、地以养血滋阴。

某些腻滞质之患者，常有痰湿水饮两停，如遇风寒客表，则可见恶寒发热，无汗，咳嗽，喘息，痰多而稀，不欲饮，苔滑润等症，此时我们常选用小青龙汤治之，方中麻、桂发汗解表，兼能宣肺平喘；白芍配桂枝以调和营卫，细辛与干姜，内以温化水饮，外以辛散风寒，半夏燥湿化痰，蠲饮降浊，五味子敛肺止咳，甘草缓急调中，诸药配伍可温散水饮而解表散寒、平喘止咳。

不仅治则与方剂应视体质而异，就是同一方剂在掌握剂量与治疗进程上亦应视体质而有所不同。

《伤寒广要》中曾引述《温疫论》，对气血阴阳不足与发病及治疗的关系作过扼要的论述，说："盖正气不胜者，气不足以息，言不足以听，或欲言而不能，感邪虽重，反无胀满痞塞之证，误用承气，不剧即死，以正气愈损，邪气愈伏也。若真血不足者，面色萎黄，唇口刮白，或因吐血崩漏，或因产后出血过多，或因肠风脏毒所致，感邪虽重，面目反无阳色，误用承气速死，以营血愈消，邪气益加沉匿也。若真阳不足者，或四肢厥逆，或下利清谷，肌体恶寒，恒多泄泻，至夜益甚，或口鼻冷气，感邪虽重，反无发热燥渴胎刺等证，误用承气，阳气愈消，阴凝不化，邪气留而不行，轻则渐加萎顿，重则下咽立毙。若真阴不足者，自然五液干枯，肌肤甲错，感邪虽重，应汗无汗，应厥不厥，误用承气，病益加重，以津液枯涸，邪气涩滞，无能输泄也。凡遇此等，不可以常法正治，当从其损而调之。"

叶天士在《外感温热篇》中所论尤为透彻，他说："吾吴湿邪害人最广，如面色白者，须要顾其阳气，湿胜则阳微也，法应清凉，然到十分之六七，即不可过于寒凉，恐成功反弃，何以故耶？湿热一去，阳亦衰微也；面色苍者，须要顾其津液，清凉到十分之六七，往往热减身寒者，不可就云虚寒，而投补剂，恐炉烟虽息，灰中有火也，须细察精详，方少少与之，慎不可直率而往也。又有酒客里湿素盛，外邪入里，里湿为合。在阳旺之躯，胃湿恒多，在阴盛之体，脾湿亦不少，然其化热则一"。这说明临床治疗应考虑到患者之体质特征，它对掌握治疗分寸极为重要。

（二）体质特征将在治疗过程中反映出来

《内经》认为人的体质不同，对药物与针灸的耐受性是不同的。《灵枢·论痛》说："人之骨强，筋弱，肉缓，皮肤厚者，耐痛，其于针石之痛，火焫亦然"，"胃厚，色黑，大骨及肥者，皆胜毒；故其瘦而薄胃者，皆不胜毒也"。得病后之恢复难易也与体质有关，如又说："同时而伤，其身多热者，易已；多寒者，难已"。

体质与针刺得气的关系尤为明显。由于病员之体质不同，针下得气的反应也不一致。一般说来，年少力壮者，得气速而针感强，迟冷质、倦㿠质患者往往得气迟而针感弱。如《灵枢·行针第六十七》说："余闻九针于夫子，而行之于百姓，百姓之气血各不同形，或神动而气先针行；或气与针相逢，或针已出，气独行；或数刺乃知；或发针而气逆，或数刺而益剧。凡此六者，各不同形"。气血阴阳在体质上的特征为什么能在针刺过程中得到反映，也是值得研究的课题。

五、研究体质病理学的意义

对生命本质的研究是自然科学中相当有意义的课题之一。《生物学与人类的未来》认为在生命科学中"只有两个真正重要的仍然隐藏神秘莫测的问题：①生命起源；②心—身问题，即构成自己知觉和个性的物质基础"。从体质学的角度而言，这二个问题涉及到：①除生命来自何处外，还关系到体质类型是如何遗传的问题；②生命物质是如何感知外部与内部世界的，而且形成如此庞大的物种，在同种之间又形成了如此千变万化的，没有两个彼此完全相同的个体。这正好是体质学需要探讨的全世界亿万人的个体化及共原理。此外，研究人体体质学至少还有以下几方面的重大意义：

1. 在生物学、人类学与医药学之间又架起了一座桥梁，可以使人类学原理直接为解决与人类切身利益——生老病死攸关的医药问题服务　例如，从人类学中分化出来的医药人类学就是人体体质学的一个组成部分。这是生命科学中的新问题。爱因斯坦曾指出："提出一个问题往往比解决一个问题更重要，因为解决一个问题也许仅是一个数学上或实验上的技能而已。而提出新的问题，新的可能性，从新的角度去看旧的问题，却需要有创造性的想象力，而且标志着科学的真正进步。"体质学的提出在一定程度上体现了这种意义。

2. 能为探明群体遗传学和个体遗传学的相互关系提供科学根据　群体遗传学研究生物群体的遗传规律，其目的在于阐明生物进化的机制；个体遗传学则研究亲代如何将其性状遗传给子代的规律，其目的在于阐明个体发生的机制。群体遗传与个体遗传的物质基础都是基因本质及其与环境的相互作用过程在生命现象中的反映。二者是不等同的，彼此不能取代的。深入研究体质学将有助于阐明二者之间的确切关系。

3. 有利于探明体质与气质、性格的相互关系　现代心理学认为“气质是表现在心理活动的强度、速度和灵活性方面典型的、稳定的心理特征”，“性格是表现在人对现实的态度和行为方式中比较稳定的独特的心理特征的总和”。气质和性格都应该具有其相应的生理学基础。这些都是心理学研究的主要任务。

我们理解体质与气质，生理与心理是不同的概念，如同物质与运动、物质与精神、意识的关系一样。列宁曾在《唯物主义与经验批判主义》一书中针对马赫主义认为物是感觉的复合的观点进行过严肃的批判，列宁强调要把感觉从物分开来，说明感觉同物不是一个东西，感觉是物的反映，但不等于物本身。可是尽管物质和意识、和精神是对立的，精神不能简单地等同于物质，但它们之间是有联系的，是可以相互作用的。因此，研究气质与体质的相互关系具有重大的哲学意义。

4. 能体现传统中国医学的现代化　中医学是中国文化遗产的一个组成部分，如何继承和发扬这份遗产并使之与现代科学同步发展是当前一项极为重要的任务。已如前述，体质学是笔者在中医理论的启示下，在总结了大量的中医临床实践经验的基础上，又参阅了人类学与现代医学的大量资料后创建的。无疑地，我们需要运用现代科学知识和技术对人体体质学作深入的研究。因此，中医现代化的进程将促进体质学的研究，同样，体质学的验证和发展过程又体现了中医理论与实践的现代化的总趋向。

5. 推动临床诊疗工作的个性化　长期以来，现代医学在外因论和机械论的影响下忽视了对人体内因的研究，忽视了对个体体质的研究，因此，在治疗疾病时常难贯彻个性化原则，大多是根据细菌的敏感性试验选择抗菌素；疼痛用止痛药，失眠用安眠药，内脏坏了换一个。这样做有它合理的、有效的一面，但也不能不承认还有不足和失效的一面。传统中医学却一贯强调治病必须治人的原则，应因时、因地、因人而治。体质学研究的核心任务之一就在于探索个体在体质上的特殊性。其研究结果将为临床诊疗个体化提供理论根据和治疗措施，直接为提高临床诊疗水平服务。另一方面，也体现了我们可以运用传统中医学中科学的临床思维与宝贵经验去改进现代医学的研究思路和方法，并推动其发展。

6. 增强人的体质以保证人类社会的健康发展　增强人民体质是我国的重要国策之一，开展体质学的研究将有利于国家民族的兴旺发达。虽然解放后随着国民经济的发展人民生活已有很大的改善，近年来对全国青少年进行的体质普查结果也证明了这一点，但相应地研究体质的工作却落后于客观形势。例如，什么是体质？在概念上还有争议；如何才能增强人民的体质？除去营养与锻炼外，在措施上也不具体；为什么这些措施能增强体质？更缺乏有力的科学论证。如果对这些原则问题不了解、不研究，增强人民体质，优生、优育、延年益寿将带有极大的盲目性。体质学的研究将填补这个空白。说到底，让人类更好地研究自己、认识自己和改善自己就是开展体质学研究的根本意义和目的。

六、寒体与热体的研究

(一)本研究之思路与体质分型方法　迄今为止，中外30余种体质学说对人类体质的分型尚未统一。《灵枢·阴阳廿五人》分型比较复杂，历代中医在临床上也很少采用。但《灵枢·卫气失常》篇曰：“身之寒温如何？岐伯曰：膏者其肉淖，而粗理者身寒，细理者身热，脂者其肉坚，细理者热，粗理者寒”，“膏者多气，多气者热，热者耐寒”。“众人皮肉脂膏不能相加也，血与气不能相多，故其形不大不小，各自称其身，命曰众人”。可见，《内经》基本的体质类型分为众人、寒体与热体3型。《伤寒杂病论》说：“凡人禀气各有盛衰，宿病各有寒热，……假令素有寒者，多变阳虚阴盛之疾……素有热者，多变阳盛阴虚之疾”。《医宗金鉴》说：“人感受邪气虽一，因其形态不同，或从寒化，或从热化”。因此，我们认为先分常体、寒体与热体3型作为实验研究的入门是符合中医理论的，且匡调元所分6型中，正常质为常体，燥红质为热体，迟冷质与倦㿠质为寒体，腻滞质与晦涩质则有寒有热，可寒可热，故亦可由此入门。

此外，生物体质学认为：一切生物都具有体质差异，因此，我们设想大鼠的体质也至少应存在常体、寒体与热体 3 个基本类型。实验结果证实了这个设想。

再者，“体质病理学研究”曾指出：“各种体质类型都应该，也能够在代谢上，机能上及结构上指出客观的相应的物质基础”。根据上述思路，我们选用 Wistar 大鼠为实验动物，以双后掌心温度为筛选动物及其分型依据的理由为：《素问・阴阳应象大论》曰：“阳盛则外热，阴盛则内寒”，《类经附翼・求正录》说：“凡通体之温者，阳气也”，《景岳全书・传忠录》曰：“寒热者，阴阳之化也”。因此，我们认为体表温度之高低可以反映阴阳盛衰之实际水平，阴阳平衡者当属常体，阳多阴少者体热，阴多阳少者体寒。且有文献报导以测定指端温度诊断阴虚内热者，有测定大鼠尾巴中部温度以确定阳虚者。

（二）实验方法

1. 寒体与热体大鼠的筛选方法　用 WMR01 型数字温度计（上海医用仪表厂出品）测量 Wistar 大鼠两后脚掌表面温度，每日 1 次，每只大鼠的掌温测量至少在 3 次以上。计算群体的平均掌温，并区分高掌温组为热体和低掌温组为寒体。测量均在上午 9～11 时之间。测量条件尽量保持恒定的室温和干湿度。筛选的标准为：以群体掌温均值为标准，均值±0.2℃为常体，均值±1℃为热体或寒体。两组体温相差在 2℃以上。每个个体多次测量的结果其变动幅度应在±2℃以内。测温结果发现：群体 Wistar 大鼠在自然状态下，后脚掌体表温度曲线呈正态分布。

2. 食物对体质形成影响的实验方法　取 Wistar 雄性大鼠，体重 400±20g，经体质筛选方法筛选后，全部用常体动物。随机分成对照组、喂五香粉组和喂冰淇淋组。方法：对照组大鼠饲喂常规饲料，并每日用水灌胃 1 次，每次 3ml/只。五香粉组大鼠每日喂五香粉 0.5g/只（五香粉按比例配在饲料中）。冰淇淋组大鼠每日用冰淇淋灌胃 1 次，每次 3ml/只。造型时间为 1 个半月。

3. 食物对体质调整作用的实验方法　取 Wistar 雄性大鼠，体重 250±50g，按体质筛选方法筛出常体、热体和寒体。调整方法：常体组大鼠为正常对照组，饲喂常规混合饲料；寒体组大鼠饲喂五香粉饲料作为寒体调整组，每日喂五香粉 0.5g/只（五香粉按比例配在饲料中）。热体组大鼠用冰淇淋灌胃作为热体调整组，每次用冰淇淋灌胃 3ml/只。调整时间为 1 个半月。

实验动物在轻度的乙醚麻醉下抽血取样作生化代谢、微量元素及免疫指标等测定，处死后进行形态学观察。在同一群体中筛选出来的动物随机取部分进行生理机能的测定。

本课题重点观察了自然状态下纯种 Wistar 大鼠群体中寒体、热体和常体在物质代谢、生理机能与形态结构、修复功能、免疫功能及微量元素等方面的特殊性，同时观察不同性味的食物对体质形成及调整体质的作用。

（三）实验结果

1. 对自然群体中常体、寒体与热体的研究

（1）生化测定：寒体组大鼠腺苷激酶（ADK）活性、细胞能荷及肝脏 Na^+-K^+-ATP 酶活性比热体大鼠低，另外 T_3、T_4、孕酮和睾酮含量方面也比热体大鼠低。

（2）形态学观察：肝脏组织化学反应，HE 染色 3 组均为阴性；PAS 染色寒体组＋，热体组＋＋＋；琥珀酸脱氢酶（SDH）常体、热体组为＋＋，寒体组为＋＋＋；ATP 酶常体组、寒体组为＋＋，热体组为＋＋＋。甲状腺组织化学反应，HE、PAS 染色 3 组均为阴性，SDH、ATP 酶常体、寒体组为＋＋，热体组为＋。

电子显微镜观察：常体组肝组织的超微结构正常；热体组肝细胞内线粒体密集，粗面内质网与核糖体轻度减少；寒体组肝细胞内电子密度减低，线粒体轻度变形，核糖体与内质网显著减少，细胞内脂滴增加。睾丸超微结构变化显示：常体组曲精细管内各级精细胞与支持细胞及间质细胞结构正常；热体组示支持细胞有变性变化，细胞核电子密度减低，有致密染色质缩块，间质细胞内又见溶酶体增加；寒体组精细胞及支持细胞内线粒体变性，嵴缺少，溶酶体数量增加，支持细胞内核仁呈浓缩块，间质细胞内线粒体显著变性，细胞核不规则，染色质浓缩。

（3）生理机能测定：寒体组生理功能比热体组低，寒体组反应缓慢，对冷水刺激后复温时间延长，热体组则相反。热体组活动频繁，易咬人，游泳试验耐力大，大便干结，在测定脑电图时常被咀嚼肌肌电干扰，解剖时动脉血呈鲜红色，流速快。寒体组活动迟缓，少咬人，游泳试验耐力差，大便溏稀，在测脑电图时未见咀嚼肌肌电干扰，解剖时动脉血呈暗红色，流速慢。

（4）淋巴细胞体外增殖及DNA损伤后修复能力观察：热体大鼠比寒体大鼠具有更高的水平，而常体大鼠居于两者之间。

（5）微量元素测定：在肾脏组织中，寒体大鼠的K、Ca、Co含量均较常体为高，Br则低，均有统计学差异（$P<0.05$）；热体大鼠肾组织中的K、Ca、Co、Fe、Cu、Zn、Ge、Se均较常体为低，亦有统计学差异（$P<0.05$）；在热体肾组织中的K、Fe、Cu、Zn含量均较寒体为低，Br则高，均有统计学差异（$P<0.05$）。

（6）免疫功能测定结果表明：总补体（CH_{50}）、白细胞介素Ⅱ及脾脏淋巴细胞转化率测定结果显示，寒体组和热体组的免疫反应均高于常体组，经统计学处理均显示有显著性差异（$P<0.05$）。

2. 食物对体质形成之影响的研究

（1）生化测定结果：五香粉组的Na^{+}-K^{+}-ATP酶活性，血清T_3、T_4含量都是最高，冰淇淋组的这些指标都最低，经方差分析呈显著性差异。另外，血清T含量对照组最高，冰淇淋组最低，方差分析有显著差异（$P<0.05$）。

（2）形态学观察：电子显微镜观察显示：常体组肝细胞与寒体组的超微结构正常；五香粉组的肝细胞胞质密度减低，线粒体轻度变性，粗面内质网与核糖体稍减少，细胞内有少量脂滴，睾丸曲细精管内各级精细胞与支持细胞均有变性；支持细胞内线粒体肿胀变性，脂褐素数量增加，各种精细胞亦有程度不等的变性，间质细胞接近正常；冰淇淋组的肝细胞变性较五香粉组显著，线粒体轻度肿胀，粗面内质网减少，脂质增加；睾丸显示曲细精管内各级精细胞及支持细胞均有变性，线粒体肿胀，嵴断裂与缺失，高尔基体减少，细胞质电子密度减低，细胞核内染色质稀疏，电子密度减低。

（3）淋巴细胞体外增殖及DNA损伤后修复能力观察：常体大鼠分别喂五香粉或冰淇淋所测得的脾淋巴细胞增殖指数（SLPI）及其DNA修复合成指数（PLDRI）都与自然状态之常体不同。其中，喂五香粉组1天、3天SLPI值提高了0.27和0.55；冰淇淋组也提高了0.23和0.48；外周淋巴细胞经低、中、高剂量紫外线损伤后，喂五香粉大鼠的PLDRI值提高了0.35、0.18、0.01，喂冰淇淋的只有在低剂量紫外线损伤下才有提高。

（4）免疫功能测定：总补体（CH_{50}）测定，白细胞介素Ⅱ测定及脾脏淋巴细胞转化率测定结果表明：在实验条件下对补体影响不大，对细胞免疫有明显影响，冰淇淋使补体趋于升高，但非常明显地降低了细胞免疫功能。五香粉使补体与细胞免疫反应都降低，但幅度小于冰淇淋。

生理机能测定，肝与甲状腺组织化学研究及微量元素测定均未见明显差异。

3. 食物对体质调整作用的研究

（1）生化测定：寒体调整组大鼠的肝细胞能荷值明显上升，肝Na^{+}-K^{+}-ATP酶活性，血清P、T_3、T_4含量升到正常对照组水平（$P>0.05$）。热体调整组大鼠的肝Na^{+}-K^{+}-ATP酶活性、血清T_3、T_4含量则降到正常对照组水平（$P>0.05$）。

（2）形态学观察：电子显微镜下肝细胞超微结构在寒体调整组为胞质电子密度减低，粗面内质网与光面内质网均显著减少，线粒体轻度肿胀，基质电子密度增加。热体调整组为内细胞器丰富，线粒体嵴清晰，粗面内质网、核糖体、高尔基体结构均清晰可见，近似于常体组。

（3）免疫功能测定：总补体（CH_{50}）、白细胞介素Ⅱ及淋巴细胞转化率测定结果表明：热性食物五香粉可使寒体动物的免疫反应性增强，寒性食物冰淇淋对热体动物的免疫反应性作用微弱，在本实验条件下差异不明显。

生理机能测定、肝与甲状腺组织化学研究、DNA修复功能及微量元素测定均未见明显差异。

综上所述，本实验结果表明纯种实验动物Wistar大鼠自然群体中存在着体质差异，寒体、热体与常体，寒性食物冰淇淋及热性食物五香粉可以影响体质之形成及调整体质。

4．食用五香粉的成分分析及其对体质的影响 本研究所用五香粉为上海调味品厂生产的食用五香粉，主要由桂皮、陈皮、花椒、茴香及芫荽子等组成。按《中华人民共和国药典》之要求提取其中挥发油作气相色谱测定，结果显示其成分为：Geraniol（花椒）、柠檬烯（陈皮）、柠檬烯（芫荽）、茴香醚（茴香）、桂皮醛（桂皮）；其保留时间分别为0.88分钟，1.30分钟，1.46分钟，3.36分钟及5.95分钟。

按传统中药理论分析，五香粉属大热药，具有温中祛寒、理气和胃、活血化瘀之功效。现代药理学研究证明它们有促进心脏功能、扩张血管，促进血液循环，促进胃液分泌和促进新陈代谢等作用。综上所述，五香粉具有较强的温热作用，久食、嗜食确能对体质产生相应的影响。

（四）若干自然人群中寒体、热体和常体的调研情况

我们普查了新疆、陕西、四川、贵州、湖北、浙江、福建、江苏、黑龙江及上海等10个省市、17个点，其中自然村落11个，厂矿车间14个，学校19所，部队4个，机关单位4个，共10723份问卷，有效问卷8896份，可信问卷8544份。结果：常体5612人（65.68%），寒体572人（6.69%），介于常体与寒体间563人（6.59%），热体394人（4.61%），介于常体与热体间者274（3.2%），偏虚寒者618人（7.23%），偏虚热者511人（5.98%）。

随着年龄的增长，40岁以后常体组人数下降，偏虚热与偏虚寒者的比例明显上升。

居住区域和体质类型有明显的相关性，似乎纬度越高，寒体和偏虚寒的明显趋高，热体与偏虚热的却呈下降趋势。

（五）讨论

1．本研究为中医体质学说与体质病理学研究开辟了一个实验研究的新领域 用现代实验手段论证并发展了中医体质理论，进一步证明体质差异的客观性及中医体质病理学理论的科学性。因为本研究测得了常体、热体和寒体大鼠在机能、结构与代谢上存在着个体差异的物质基础，并且具有规律性的变化，为进一步研究体质学说的其他原理奠定了基础。

2．本研究发现了实验动物亦有体质差异的事实 现代生物科学所以要求用纯种动物进行科学实验的根本目的在于希望减少个体差异。事实上，本实验结果表明：在纯种Wistar大鼠的自然群体中仍存在着常体、寒体与热体的差别，且3型间的若干差异非常明显。因此，过去对此等实验动物在不分体质类型的前提下所测得的生理常数可能是不确切的，离散度较大，应予修正。换言之，如果能将纯种实验动物按常体、寒体与热体分型测定统计，其结果将更为确切。作中医病理模型时更应区别其体质类型，这是本研究的一个重大发现与一个重要结论，因为这个发现将更新对纯种实验动物的传统认识及改进生命科学的实验方法。

3．本课题研究了常用食物对体质形成的影响及调整体质的作用 实验结果证明了常用食物之性味能影响体质之形成，《素问·五脏生成》篇曰："久而增气，物化之常也，气增而久，夭之由也"是符合实际的。当然，在实际生活中体质的改变是一个长期的渐变的过程，在此只是实验性模拟。同时证明了体质是可变的，当然还有除食物以外的多种因素可以影响体质的变化，这是今后研究的课题。本研究结果还表明病理性体质可用食物加以调整，由此我们认为每个人的饮食习惯及其食物结构应根据其体质类型进行调整，这对于防病治疗、延年益寿具有十分重要的意义。

4．本课题还进行了寒体、热体和常体的普查 结果表明：常体最多，寒体与热体各占15%左右，且发现病理体质随年龄增长而增加。此外还发现，不同地区的体质类型分布也有规律性，北方寒体多而南方热体多。

七、燥体与湿体的研究

内燥与内湿之病机都以脾胃为枢纽。"民以食为天"，"脾胃为后天之本"，故我们从食物入手，并根据国人饮食习惯，在饲料中加辛辣的"五三粉"为致燥之品，加肥甘的猪油与蜂蜜为留湿之物。《内经》说："久而增气，物化之常也。气增而久，夭之由也"。因此，我们持续喂养达83天。

（一）复制内燥与内湿动物模型之方法与肉眼观察结果

1. 方法　以雄性Sprague-Dawley大鼠为实验动物，体重为170±20g，由本院实验动物中心供应。首先从自然群体中筛选出常体8只，热体16只，寒体16只，然后将其中8只热体动物每日喂含1%“五三粉”（每500g“五三粉”含五香粉250g，辣椒粉150g，胡椒粉50g，花椒粉50g）的普通饲料，共喂83天，此为内燥组；8只寒体动物每日喂普通饲料外，加饮10%蜂蜜水，并每周灌喂3次猪油，每次3ml，共喂83天，此为内湿组。共观察5组动物，每组8只，于第83天时处死，各分题研究组同时采取标本进行相关项目的测试。

2. 实验动物的肉眼观察

(1)内燥组动物在饲喂“五三粉”饲料后，逐渐出现反应敏捷，大便干燥及色浅，皮毛略松，舌质红等症状。取血时见血色鲜红，流速快。

(2) 内湿组动物在饲喂蜂蜜和猪油后，逐渐出现反应迟钝，大便溏稀，皮毛疏松，畏寒，舌质胖，舌苔白，部分动物舌根部出现腻苔。取血时血液粘滞度增高，流速较慢。

(3) 常体组动物无异常。热体组动物大便略干。寒体组动物大便略稀。

(二) 各分题组实验方法与结果

1. 若干生物化学指标的观察　测定方法：①血浆醛固酮(Aldosterone,A)，血清三碘甲状腺原氨酸(T_3)和甲状腺素(T_4)含量测定采用放射免疫法。②肝脏Na^+-K^+-ATP酶活性测定采用Beigi法。③蛋白质含量测定采用Lowry法。实验结果采用统计学t检验处理。

结果：5个实验组，4项指标测试结果见表2-68：

由上表可知：

表2-68　各组动物的血浆A，血清T_3、T_4含量和肝脏Na^+-K^+-ATP酶活性 ($\overline{X}\pm S$)

组　别	A (ng/dl)	T_3 (ng/dl)	T_4 (μg/dl)	Na^+－K^+－ATP酶 (μmol pi/mg proh)
常体组	34.89±2.98 (8)	48.73±32.63 (8)	4.42±0.71 (6)	0.070±0.021 (6)
热体组	29.81±5.16 (8)	53.50±15.10 (8)	4.89±1.05 (8)	0.089±0.060 (6)
内燥组	41.05±3.68 (8)	46.17±18.13 (6)	5.46±0.96 (8)	0.101±0.029 (7)
寒体组	24.87±2.32 (8)	45.00±13.93 (6)	5.02±0.74 (6)	0.066±0.030 (7)
内湿组	30.07±4.53 (8)	42.00±10.14 (6)	4.47±0.58 (6)	0.096±0.040 (5)

注：括号内为样本数

①内燥组之血浆醛固酮含量高于热体组和常体组，血清T_4含量高于热体组和常体组，肝脏Na^+-K^+-ATP酶活性高于热体组和常体组。

②内湿组之血浆醛固酮含量高于寒体组且低于常体组，血清T_4含量低于寒体组，肝脏Na^+-K^+-ATP酶活性高于寒体组。

2. 病理形态学观察

(1) 病理切片制作方法　实验动物处死后立即剖取心、肝、脾、肺、肾、肾上腺、胃、小肠、直肠、甲状腺、睾丸及舌固定于10%福尔马林溶液中，按常规作石腊包埋，切片及HE染色。此外，再取下列组织作组织化学染色：舌组织作Pasini氏法角蛋白染色，—SH基染色；肾组织作PAS染色，三磷酸腺苷酶染色，肾小球旁体细胞染色；肝组织作琥珀酸脱氢酶，细胞色素氧化酶，葡萄糖-6-磷酸酶染色；胃、小肠、直肠作肥大细胞染色，PAS染色；甲状腺作PAS染色。

(2) 光学显微镜观察结果　舌：常体组舌粘膜无异常发现；热体组见丝状乳头角化物质增多，呈高峰状；燥体组除丝状乳头角化层更增厚外，颗粒层也见增厚，细胞内颗粒变粗，在有些地方融合成块，粘膜下层毛细血管充血，间质内小圆细胞均热体组略多。寒体组未见特殊变化；湿体组见丝状乳头角质层较薄，透明层略增厚，且致密成带状，棘细胞层细胞呈“岛状”增生，角蛋白染色较其他各组明显浅染。

肾上腺皮质：常体组无异常发现；燥体组见球状带细胞胞浆少而染色深，细胞成团，湿体组见球状带细胞体积增大，胞浆丰富，染色浅，球状结构不明显，不少地区靠近索状带一侧的球状带细胞与原索状细胞相似，我们称此现象为“球状带细胞索状化”，其他组无异常。

直肠粘膜：常体组无异常发现；热体组粘膜片杯状细胞内 PAS 染色阳性物质略有增多；燥体组增多更为明显；寒体组略有减少；湿体组明显减少。

肾组织 ATP 酶染色显示湿体组肾单元中含量较其他组为少，包括近曲管、远曲管与集合管在内。

肝组织：SDH 染色显示寒体组与湿体组肝小叶各部位的肝细胞中 SDH 含量较少。ATP 酶染色可见寒体组动物肝小叶靠近中央静脉周围的肝细胞中 ATP 酶含量较少；G-6-P 染色显示在热体组、燥体组及湿体组肝细胞中略有增多趋势。

甲状腺及睾丸组织在各组中未见明显差异。

3. 肾、肝及直肠的超微结构观察

(1) 电镜标本制作法：以上 5 组动物快速处死后，取肝、肾和直肠组织放入二甲砷酸钠缓冲液配制的 2%戊二醛固定液，按常规方法进行固定，冲洗，脱水，包埋。LKB-Ⅴ型超薄切片机切片，切片厚度为 500—700Å，用醋酸铀、柠檬酸铅进行双染色，日立 H-600-Ⅳ型透射电镜观察与照相。

(2) 观察结果：见内湿组肝细胞的细胞质电子密度减低，线粒体轻度变性，嵴缺失或断裂。细胞核外膜不规则，异染色质凝集。内湿组肾小球超微结构显示内皮细胞与足细胞均呈轻度变性状，细胞基质密度减低，细胞器减少并有变性。足突融合。其余组织在其他各组中未见明显异常。

4. 淋巴细胞 DNA 损伤后修复能力的比较观察

(1) 观察方法：分别将以上 5 组动物的外周淋巴细胞 DNA 经 160erg/mm^2 和 720erg/mm^2 2 种剂量紫外线损伤，再经 3 天培养后，用常规方法进行细胞收集、液闪 (CPM) 测定。数据进行 t 测验。

(2) 结果：①两种剂量紫外线损伤下的外周淋巴细胞 DNA 的复制后合成指数热体组高于常体组，差异显著 ($P<0.001$)；热体组也高于寒体组，但低剂量紫外线损伤下的差异不显著，而中等剂量下 2 组差异显著 ($P<0.001$)。②内燥组大鼠的外因淋巴细胞 DNA 在两种剂量紫外线损伤下，其^{3}H-TdR 掺入量都明显低于热体组，差异显著 ($P<0.001$)。③内湿组大鼠外周淋巴细胞在 2 种剂量紫外线损伤后，其 DNA 的^{3}H-TdR 掺入量也明显低于寒体组，差异也都显著 ($P<0.001$)。具体数据见表 2-69。

表 2-69 经不同剂量 UV (erg/mm^2) 损伤后大鼠^{3}H-TdR 掺入指数比较

组别	h	^{3}H-TdR 掺入指数	
		160erg/mm^2	720erg/mm^2
常体组	8	0.68±0.38	0.42±0.36
热体组	8	0.98±0.44	0.94±1.22
内燥组	8	0.55±0.47△	0.32±0.32△
寒体组	8	0.92±0.39	0.53±0.46
内湿组	8	0.87±0.19*	0.35±0.18*

△内燥组与热体组比较 $P<0.001$
*内湿组与寒体组比较 $P<0.001$

5. 肝、肾组织微量元素谱的观察

(1) 样品处理：脏器用去离子水冲洗后，于 80℃烘干至恒重，粉碎，精确称取 100～200mg，于 DH-2 型等离子体灰化炉中灰化约 60 小时，用 3N HCl 稀释定容，待测。

(2) 测试方法：采用质子激发 X 荧光分析法(PIXE)，以 SSDH 型串列式静电加速器产生质子，能量为 2.0MeV，束流约 10nA，质子束轰击样靶产生的特征 X 射线由 S_1 (Li) 探测器接收，送入多道脉冲分析器，由 PDP-11/23 计算机进行在线分析。

数据定量采用单标准测定法，以钇 (Y) 作内标元素。

(3) 质量监控及标准参考物：为检测系统的测试精度，乘用标准参考物桃叶进行测试，测量结果与标准参考物相应参考值比较，均在测量误差范围内。同时，将实验所用的去离子水、试剂等进行测试，所得数据均作为样品本底，予以扣除，以消除实验过程中杂质元素引入的影响。

(4) 实验结果：肾脏微量元素含量变化与常体相比，内燥组的铬含量升高，内湿组锰含量升高。内湿组钾、钛、锗、铷等元素明显高于内燥组，溴则低于内燥组见表 2-70。

肝脏微量元素变化与常体组相比，内燥组铅下降，砷增加；内湿组 18 种元素均无明显变化。内湿组与内燥组相比，铁、镍、铅 3 元素内湿组明显高于内燥组（见表 2-71）。

表 2-70 动物肾脏微量元素含量（mg/kg、$\overline{X}\pm S$）

元素	常体	内燥	内湿
K	6810±1556	4734±731	11667±2200△
Ca	369.60±103.98	232.80±35.28	536.40±99.90
Ti	15.81±9.87	0.66±0.30	2.58±0.78△
V	0.93±0.75	0	0.02±0.01
Cr	0.26±0.18	1.32±0.57*	0.42±0.12
Mn	1.74±0.48	1.47±0.33	3.12±0.42*
Fe	172.38±40.53	100.77±14.34	278.52±58.44
Co	1.80±0.72	1.17±0.33	3.84±1.38
Ni	0.14±0.10	0	0
Cu	16.74±4.29	13.02±2.73	29.28±4.98
Zn	71.37±22.05	45.57±7.47	103.62±27.54
Ge	0.16±0.15	0.30±0.12	0.96±0.24△
Se	0.04±0.02	0.07±0.03	0.14±0.06
Br	0.05±0.03	0.66±0.18	0△
Pb	8.19±3.03	0.54±0.26	0.16±0.11
As	1.80±0.81	1.02±0.27	2.52±1.08
Rb	25.80±5.91	16.33±2.79	40.08±9.48△
Sr	4.53±1.80	4.98±1.86	12.00±7.32

注：每组动物数为 8。*同常体比 P＜0.05，△同内燥比 P＜0.05

表 2-71 动物肝脏微量元素含量（mg/kg、$\overline{X}\pm S$）

元素	常体	内燥	内湿
K	9548±1224	11739±1023	10505±726
Ca	261.50±45.65	289.52±18.39	308.20±44.00
Ti	1.30±0.35	0.20±0.18	2.53±0.53
V	0.04±0.03	0.03±0.02	0.64±0.50
Cr	0.80±0.25	0.77±0.42	0.36±0.15
Mn	4.10±1.20	6.79±0.84	5.22±0.86
Fe	381.10±59.10	268.94±28.00	422.60±40.57△
Co	1.20±0.35	1.61±0.42	2.36±0.75
Ni	0	0	0.17±0.06△
Cu	9.90±1.80	11.69±0.70	10.87±1.43
Zn	85.25±14.65	87.57±7.42	75.80±7.29
Ge	0.05±0.03	0.70±0.28	0.21±0.10
Se	0	0.06±0.04	0
Br	0.90±0.20	0.84±0.28	0.57±0.32
Pb	2.45±1.05	0*	4.24±0.98△
As	0.80±0.45	2.59±0.63*	1.17±0.66
Rb	43.30±4.25	46.34±5.25	39.16±3.38
Sr	7.95±5.10	0.64±0.43	3.30±1.92

注：每组动物数为 8，*同常体比 P＜0.05，△同内燥比 P＜0.05

6. 若干免疫学指标的观察

（1）免疫学测定方法：①淋巴细胞转化率测定方法：^{3}H-TdR（胸腺嘧啶同位素）渗入法；②IL-2 测定方法：CTLL-2 依赖细胞株测定法；③巨噬细胞吞噬试验：系白色念珠菌吞噬试验。

（2）免疫学指标测定结果见表 2-72。

7. 若干自然人群中湿体、燥体和常体的调

表 2-72　动物免疫学指标变化　($\overline{X}\pm S$)

分　组	淋巴细胞转化率 (cpm)	IL-2 (Iu/ml)	巨噬细胞吞噬试验 (cmp)
内燥组	43361±5443*△	21±6.52*	64±7.80△
热体组	37349±4776*△	18±5.73*	75±9.70△
内湿组	27472±4473	81±2.80	81±7.30*
寒体组	33136±5362	14±3.95	61±9.30

*表示与常体组比较 $P<0.05$。

△表示内燥组与热体组比较 $P<0.05$。

研报告　我们在全国范围内调查了自然村落11个，厂矿或相对独立的车间14个，学校（或有关班级）19个，部队团体4个，机关单位4个。共发出问卷14700份，其中有效问卷为8544份。其中124例归入湿体，占总样本的1.45%；89例归入燥体，占总数的1.04%；5612例归入常体，占65.68%，其余属其他病理体质类型。测定结果发现单纯的燥体或湿体很少见，多与寒、热相兼夹。此外，年龄与燥、湿之体呈明显的线性关系，20岁以下者没有典型的燥体，只有2例湿体；燥体主要见于40岁以上的人群中；湿体在20岁以上者有逐步递增的趋势。湿体似乎更多见于东方，特别是东南（华东）和江汉平原（华中），而西部明显偏少。燥体的分布似乎没有明确的规律性。

8. 食用五香粉的成分分析及“五三粉”对内燥形成的影响　本实验对五香粉的成分做了植化成分分析，已见于“寒体与热体的研究”中。这次又对胡椒、花椒、辣椒的成分作了一些文献综述。从本实验结果看，五三粉的致燥作用是十分明显的。

综上所述，我们用“五三粉”形成内燥，用猪油和蜂蜜形成内湿，发现内燥组动物的血浆醛固酮，血清 T_4，肝脏 Na^+-K^+-ATP酶均增高；内湿组的血浆醛固酮含量介于寒体组与常体组之间，血清 T_4 低于寒体组，肝脏 Na^+-K^+-ATP酶高于寒体组。内燥组舌苔丝状乳头角化过度，直肠粘膜杯状细胞内PAS阳性物质明显增多，肾上腺皮质球状带细胞浆较少，密集成堆，内湿组则见舌苔腻，直肠粘膜中杯状细胞内PAS阳性物质明显减少，肾上腺皮质“球状带细胞索状化”。超微结构观察见内湿组肾小球上皮细胞足突变性融合。外周淋巴细胞修复能力内燥组与内湿组比较均有不同程度的降低。此外，内燥组与内湿组在免疫功能与肝肾微量元素谱方面都与常体组有所不同。

（三）讨论

1. 内燥、内湿与食物性味的关系　形成内燥的主要病机是阴精津液亏损而使整个机体阴液不足，干枯不润而化热化燥。凡可引起阴亏、精衰、津枯、液少的原因都可能形成内燥。在日常生活起居过程中，房劳伤精，肾水不足而精竭阴虚是常见原因。历代医案所载过服壮阳药石“以欲竭其精”而致内燥者也屡有报导。至于“食味辛热太过”而成燥尚未引起人们足够重视，因此，嗜辣成僻者不乏其人，如属寒体，当然辛辣有益于人；如属常体或热体者则反而成燥，有害无益。《备急千金要方·食治篇》说：“多食辛则肉胝唇褰”，肉胝宫褰就是内燥的表现。故我们用过食辛燥的“五三粉”复制内燥模型。

至于内湿，可因过食厚味所致，《素问·奇病论》说：“肥者令人内热，甘者令人中满。”王孟英《潜斋医话》说：“肥甘过度，每发痈疽，酒肉充肠，必滋秽浊，熏蒸为火，凝聚成痰，汩没性灵，变生疾病”。此时形成的湿浊内滞以湿热为多见。如果由于脾阳不振，无权运化水湿，食而不化，积滞体内则多形成寒湿。故我们采用寒体动物过食猪油与蜂蜜的方法复制内湿模型。

2. 实验结果与临床病理联系

（1）关于生化指标的讨论：血浆醛固酮含量以内燥组最高，表示机体需要保钠保水以救燥，内湿组高于寒体组则表示猪油蜂蜜能刺激血浆醛固酮升高而使钠水滞留而成湿。两者的病理学意义是不全相同的。血清 T_4 含量也以内燥组为最高，表明内燥组的代谢最高，“五三粉”有升高血清 T_4 含量的作用。肝脏 Na^+-K^+-ATP酶也以内燥组最高，提示“五三粉”有提高此酶活性的作用。内湿组肝脏 Na^+-K^+-ATP

酶活性高于寒体组表明猪油和蜂蜜等食物也能提高此酶的活性。

（2）关于病理形态学指标的讨论：临床上多见内燥者口干舌燥，舌红少苔或苔见芒刺，本实验发现内燥组舌丝状乳头角化层增厚，有芒刺状结构，且见颗粒细胞内角质颗粒增多增粗融合成块。内燥者每多大便干结，发现直肠粘膜内杯状细胞内PAS染色阳性物质增多，其程度为内燥＞热体＞常体，这是杯状细胞为润便而产生的代偿性反应。内燥组肾上腺皮质球状带细胞浆少而密集成团可能是醛固酮泌出较多所致。

内湿者临床上多见腻苔，本实验见内湿组动物舌丝状乳头角化物质减少，透明层增厚而致密，棘细胞多而角蛋白染色明显变浅，这些变化表明舌面复鳞上皮细胞的角化过程受阻，与人类临床所见腻苔的病理变化是一致的。临床上内湿者多见大便不实，实验见直肠粘膜中杯状细胞内PAS阳性物质减少可能表明粘液已分泌入肠道致使大便稀薄。至于肾上腺皮质“球状带细胞索状化”，我们认为这提示球状带细胞的功能有改变，可能是钠滞留后醛固酮类激素在细胞内积滞的表现。这是值得进一步研究的问题。内湿组肾脏内肾小管系统上皮细胞内ATP酶活性较其他组明显降低，这表明其功能是低下的，这应是“湿浊内留”的部分形态学基础。内湿组肝细胞内SDH染色较浅，G-6-P染色中央静脉周围肝细胞含量较少也显示肝细胞的能量代谢是降低的。

（3）关于超微结构变化的讨论：寒体组与内湿组的肝肾超微结构观察显示变性，尤其是从肾小球上皮细胞足突与基底膜的病损看，肾小球过滤功能是受损的，将会影响体内新陈代谢产物的排泄。我们认为中医病机学所称的“阳不化湿”与“湿浊滞留”的病机环节就在于此。这一发现是迄今为止中西医学文献中从未记载过的，对今后进一步研究中医学的“湿”将有较大的参考价值。

（4）关于外周淋巴细胞DNA修复能力的讨论：实验结果表明内燥组的修复能力明显低于热体组，提示“五三粉”能损伤淋巴细胞DNA的修复能力而使机体抗病能力低下。内湿组的淋巴细胞DNA修复功能低于寒体组，提示过食猪油与蜂蜜同样能损伤机体，使其抗病能力下降。临床上常见内湿者抗病能力低下的事实，病程绵延拖拉，“如油入面”，上述结果或许可为此现象作出部分解释。一般认为猪油与蜂蜜纯属补品，本实验结果还证明中医学的“误补”理论是确实存在的。

（5）关于肝肾组织内微量元素的讨论：我们设想中医学关于燥湿的理论都涉及“津、液”代谢异常，而津液与水、电解质代谢密切相关，因此，我们比较重视内燥与内湿动物的微量元素变化。实验结果表明内湿组动物肾脏中钾、钛、锗、铅等元素含量明显高于内燥组，溴含量则低于内燥组，虽然这些变化的机理不明，但本实验结果毕竟是内燥与内湿实验研究关于肝肾内微量元素谱的首创性发现，可供日后研究之参考。

（6）关于免疫功能变化的讨论：上述实验结果表明淋巴细胞转化率及IL-2测定在寒体组与热体组都高于常体组。这与上一课题“寒体与热体的研究”用Wistar大鼠所得的结果相一致。寒体组为什么高于常体组的机理尚待进一步探究。本实验又见内燥组IL-2高于热体组，或许表明“五三粉”有刺激免疫功能的作用。

关于巨噬细胞吞噬功能试验，则显示内燥组的吞噬功能却低于热体组，或许表明“五三粉”对巨噬细胞有毒理作用。但内湿组的吞噬功能却为于五组之冠，这与由于外湿或其他原因引起的“湿证缠绵难愈”的临床病理过程不一样，这或许是猪油与蜂蜜具有特殊营养功能有关。由此可见，长期偏嗜某种食物可以引起机体的整体性反应，但各项微观反应则是各具特色。

（7）关于体质普查结果的讨论：体质普查是一项十分重要的工作，它不仅能了解多民族，各地区、各年龄组等等体质类型分布的比例与实况，更重要的可以论证传统中医学一贯主张的因地因人制宜的治疗原则的科学性，并从普查发现新规律。本系列由于人群样本还不够大，一些规律虽已被揭示，但还有更大量的工作有待我们继续进行。

八、展望

世界上一切都在变：宇宙在变迁，生物在

进化，疾病亦在变。另外，社会在变革，观念在更新，认识在深化。有人认为世界科学发展的中心将由西东移，其重心在人体科学，或许其突破口将是中医理论、气功与特异功能。也有人认为到廿一世纪，人们的注意力将从宏观和微观两个方向发展。前者是人类走向宇宙和征服宇宙的问题，后者包括人类认识自己和改造自己的问题。从未来学家们的预测中可以看到今后人类将把注意力逐渐集中到自己身上来。从当前生物学、遗传学与免疫学来看，这个趋向已日益明显。于 1953 年 Crick 和 Watson 建立的 DNA 双螺旋结构模型被誉为廿世纪生物学中最伟大的发现，是分子生物学诞生的标志。分子遗传学也随之而诞生。随着传染病的逐渐被控制，心血管系统疾病和恶性肿瘤逐渐成为威胁人类生命的主要疾病。当这两类疾病被控制后，或许遗传性疾病与免疫性疾病将成为人们研究的焦点。而后二类疾病恰恰是典型的体质性疾病。因此，我们预言到 21 世纪体质学将成为生物学、遗传学、人类学和医学协同研究的重点或主题。这是体质学研究的第一个展望。

在生物学发展史中，细胞学说、进化论和遗传学说对后世产生了极大的影响，其中有些发现起到了划时代的作用。例如 1665 年 Robert Hooke 用放大镜观察软木质后提出“细胞 (Cell)”的概念。这是有关生物显微构造的一切知识的起点。在此基础上，1838 年 Schleiden 指出了一切植物组织由细胞组成的事实，1839 年 Schwann 对动物组织进行了研究，并且还研究了细胞的发育，首次提出“细胞理论”这一名称，说“细胞是有机体，动植物都是这些有机体的集合物，它们按一定法则而排列在动植物体内。” Schwann 的研究成果使细胞理论能以确定的形式建立起来。1865 年 Mendel 在研究豌豆杂交时发现了控制遗传传递机制的定律。1883 年 Weissman 提出了生殖细胞连续性理论来解释遗传性状的传递。Morgon 及其合作者为遗传的染色体学说最后奠定实验基础，他们把基因或遗传单位落实到染色体内一定的基因点上。细胞学与遗传学的相互接近的结果产生了细胞遗传学。直到 1953 年 Crick 及 Watson 发现了 DNA 双螺旋结构极大地促进了分子生物学的发展。

上一世纪在生物学领域中的重大事件之一是达尔文的进化论。1859 年，达尔文在《物种起源》中第一次从联系中证明从最低等的生物到最高级的人类无不是少数原始单细胞胚胎的长期发育的产物，而这些胚胎又是由那些通过化学途径产生的原生质或蛋白质形成的。他揭示了有机界的多样性和统一性的原因及对各种生存条件的适应性。

在 19 世纪，生物学实验的新方法为基础医学和临床医学指明过方向。法国学者 Claude Bernard 以创立联合生理学、病理学和治疗学的实验医学为己任，提出了“内环境稳态”概念，认为“生命之所以能存在是因为它不管外界条件怎样变化，自身总有一个稳定的内部环境，内环境与外界环境的统一就是生命生存的根据。”这是符合生物整体论思想的。19 世纪中叶到 20 世纪初，巴甫洛夫从消化生理入手开展了生理学的实验研究，而后提出了神经系统营养学说、条件反射学说、高级神经活动类型学说和第二信号系统学说等，他创立的关于动物神经系统类型学说及其分类法为研究人类的气质、个性与性格提供了生理学和心理学的论证。

就病理学而言，1841～1846 年间 Rocktansky 出版了《病理解剖学指南》，发展了体液病理学思想。1858 年 Virchow 出版了《细胞病理学》，将疾病落实到细胞上，他声称：“一切病理都是细胞的病理”。他认定疾病完全是局部病变过程，是机体细胞的局部变化，他不了解机体的整体性、个体性及其与周围环境不可分割的统一性。虽然他对不少基本病理过程如变性、炎症及肿瘤等作过精辟而细致的形态学描述，促进了病理解剖学与临床医学的发展，但是他的局部定位论思想阻碍了后世医学在整体水平上的发展，直到今天基础医学及临床医学中的机械论思想比比皆是。对此，人们不能不追溯到 19 世纪中叶的机械唯物论与 Virchow 的“局部定位论”的影响。

Pasteur 是 Virchow 的同代人，由他确定了微生物对发酵与传染病的作用，因而奠定了微生物学的基础，同时确定了特异性病源的概念及其在疾病发生过程中的意义。在此基础上产生了免疫的科学概念，为而后的免疫研究开辟了新的领域。曾有人指责Pasteur，认为他总是先入为主地过于重视微生物而忽视机体的重要性，将人们的注意力引向对外因的研究。实际上，他亦曾说过："微生物没有什么，一切都是机体（The microbe is nothing，the soil is everything）"。于1936～1955年间，Hans Selye创立了"应激学说"，提出了应激、全身适应性综合征及适应性疾病等新概念，概括了疾病发生和发展的一般规律。在1955年《应激》第5本年刊中，Selye说："Pasteur，Koch和他们同时代的人介绍特异性的概念到医学中来了，这个概念直到今天为止仍有巨大价值，任何个别的疾病均有其特异原因"。而他对自己的应激学说作了如下概括："全身适应综合征在含义上代表着这个概念的对应部分或反映，是指许多疾病没有单一的原因，没有特异的病源，而主要是由于非特异应激和由于对这些非特异应激不适当反应的结果而产生的发病状态。"应激学说使"对于疾病的发生与处理当中相当模糊的然而有着时代荣誉的'反应性'、'体质与抵抗力'或'非特异性治疗'等概念有了进行客观分析的基础。"由此，医学界根据他的"应激通路蓝图"，在临床上广泛地采用了ACTH及Cortisone类药物以治疗多种应激性疾病，并把注意力由研究特异性病原转向非特异性抵抗力。

从以上生物学与医学的简要发展史中可见近200年来科学家们从各自的领域阐明了一些原理，取得了辉煌的成果。同时，从这些研究内容中也可以发现他们对人类自身体质的研究却始终是一个十分薄弱的环节。或许由于人们受常规思路的束缚，误认为对人类体质的研究历来是属于人类学家的事，似乎与生物学和医学无关紧要，因此，长期以来，不论在理论上还是在临床应用上都很少发展。1975年以来，匡调元根据自己多年来的临床观察与实际诊疗经验，运用直观领悟与逻辑论证相结合的方法实现了由实践到理论的第一个飞跃。1985年以来致力于跨学科的研究，结合国内外有关研究资料提出应创立一门"体质学"。同时希望生物学与医学能重新定向，将研究的重点从外因转向内因，从局部转向整体，从以还原论分析方法为主转向以系统论综合方法为主，总之，体质学研究应采用新的思路与方法。

应该指出，人体体质学目前尚处于"唯象论"阶段，虽然构画了理论框架，并引用了不少现代科学研究的材料作为论证，但大部分认识来源于临床宏观的直觉思维，甚至还有些灵感思维的色彩，在体质诊断学中尤为明显。因此，今后必须结合现代科学的微观方法进行全面研究。况且，今天的科学技术还远不是万能的，体质学也不可避免地带有历史的局限性，如就气质体质学而言，惯用的解剖刀是无能为力的。美与快感仍无法获得精确的定量数据。在人类特异功能面前，我们只能惊叹而已。整个人体科学，包括体质学在内，面临着许多难题，其中有些则是当代科学技术水平尚难解决的。各科科学方法正在探索之中。体质学将随着全方位多层次的科学体系的发展而发展。

由于我们在现实世界中看到人类体质和气质上的缺陷，使我们感到人类虽然已经历了千百万年的进化而成为万物之灵，但又不能不承认人到如今仍然是不完善的，确有很多明显的弱点，想必这些弱点将在不断的进化中日益被克服，将在全人类的社会实践过程中获得改造。我们十分乐观地预言：在将来定会出现更为理想的新的人类。希望人体体质学的研究能为此发挥应有的作用。因此，在这里可能孕育着一场生物科学与人类学的革命。今天，我们只想能历史地、郑重地和扼要地将我们对人的体质的认识奉献给科学而已。我们确信，当多数人真正"悟"到了人体体质学的全部意义时，它将成为新时代的宠儿。这就是我们的第二个展望。

（匡调元）

第四节　八纲的现代病理

八纲是中医辨证论治的总纲。有人认为它源于《内经》，发展于仲景，初步规范于宋代，独立完善于明，推广普及于清，而有关它的现代研究，大体可归纳如下。

一、八纲的现代理解

近年一些文献对八纲的理解和解释，大都不是用现代意义上的科学术语，因而难以被现代科学所理解和接受。后来有人提出八纲辨证的“证”是“症候群”(Syndrome)。按“症候群”是现代西医有特定含义的术语，一般指构成某种病理情况但原因不明或原因多种多样的症状体征的集合，而其病理情况的特征尚未完全确定，但按传统中医的理解，八纲证是病因、病机已确定的症状体征（证候）的集合，因此用症候群来套用八纲的“证”似欠妥。1983年美国卡普楚克(Kaptchuk)氏不赞成这种套用，认为它会歪曲中医的特点和潜在有效性(validity)，认为中医不需要在现象背后寻找原因，只需要外形（conformation），只需要通过症状体征认识身体失衡状态来鉴别类型，因此他将八纲证译为八种“类型”(pattern)。

有人把八纲证理解为疾病的“病理过程”。按“病理过程”也是西医有特定含义的术语，一般指构成疾病的各种相对持久、进行性的、由致病动因引起的系统、器官、组织的机能、代谢和形态变化，如炎症、发热等。而按中医传统认识，“证”不是构成疾病的上述变化过程。

有人用“病理状态”来理解八纲证。按“病理状态”是病理生理学专门术语，指身体或器官一部分结构的变化，实际上不再发展或发展极慢不易觉察，是过程的终结，如心瓣膜缺损，幽门狭窄等，这显然和“证”不是一回事。

有人把“证”看作一种“病理生理过程”。这个术语在病理生理学中一般是用来定义诸如心力衰竭、肾功能衰竭、播散性血管内凝血等一些功能性病理过程。这些过程是组成疾病的成分，而且本身按中医八纲辨证又往往可辨出不同“证型”，因此“证”固然有它的病理生理改变，但与上述这些病理生理过程似不能等同。

西德满晰驳（M. Porkert）将八纲看作是鉴别疾病症状体征的八个主要标准或准则(criteria)，看来也未能突出八纲辨证的特点和有效性。

1962年侯灿采用现代系统论关于系统状态（state）的概括表述八纲证，提出八纲证是中医关于机体作为一个系统对致病动因作出反应所处八种（实际是六种）典型“状态”（简称“机体典型反应状态”）的概括。理由是：①八纲辨证的对象是整体的病人，可以看作是一个“系统”。②从现代系统分析法看，八纲辨证要通过望、闻、问、切，医生通过这四诊搜集到的感性材料都是病人这个系统的“输出”（证候），是该系统（病人）对致病动因作出“反应”的外部表现。③在中医学形成的初始阶段使用试错法以各种不同的治疗措施作为该系统的“输入”，观察哪种“输入”，能改变（治愈或改善）症状体征等“输出”。控制论将科研问题分为4类，其中一类叫“识别系统状态问题”，即给定“输入”、“输出”及系统的“规律”，要求识别系统所处“状态”。八纲辨证论治问题看来正好是这类问题。因此八纲证是病人机体系统所处8种（或实际是6种）“状态”。若把“证”看作是一种诊断结论，那么“寒证”就是患病机体（系统）处于“寒”的状态的诊断结论，余此类推。

现代控制论方法主要是针对多输入-多输出的复杂系统并建立在状态概念上的方法，如状态变量法。一般认为只有采用此法才能完全表达系统的动力学性质。八纲辨证论治看来正是为了解决患病机体这种多输入-多输出复杂而又具有动力学性质系统的问题。而确定系统状态的最小一组变量，如寒证的证候，就是描述和确定该系统所处“寒”的状态的“状态变量”。

关于用系统论状态概念表述八纲或八纲证的观点，实际上已被近几年一些学者所接受。如钱学森1986年在航天医学工程研究所中医现代化讨论会上说：“很主要的一个问题，是用系统科学的观点来研究中医的‘证’……我说中医的‘证’从系统论的观点看是人体功能态。”1988年梁腓也认为寒证、热证是两种“异常机能状态”。按机能状态或功能态是正常生理学术语，如果说“证”是“异常机能状态”，那么这种“异常”乃是机体对致病动因作出“反应”而产生，而且八纲辨证所辨别出来的状态是以一组症状体征（状态变量）为依据，而症状体征也是对致病动因作出“反应”的结果，因此定义“证”看来还是采用“机体整体对致病动因作出反应所处的状态”（简称“机体反应状态”）为好。

八纲证可见于全然不同的疾病，如有人发现6种不同疾病随着病程发展，均可出现肾虚证，有人统计56个病种的450例中，可辨出阳虚96例，阴虚115例，阴阳两虚114例，气阴两虚11例，据此1962年侯灿参照苏联及东欧国家病理生理学关于“典型病理过程”(типические патологическ Йедроцессые)，即可见诸于不同疾病的有代表性的病理过程，如炎症、发热、休克等的论述，给上述“机体反应状态”加上“典型”二字，以表示八纲证是有代表性的、可见于不同疾病或同一疾病不同阶段的机体反应状态。

八纲的典型性不仅表现在不同疾病可出现相同证型（反映疾病的某些共性，即“异病同证”），而且可表现在同一疾病发展的不同阶段或同一疾病发生在不同个体可出现不同的证型(反映疾病的某些个性，即“同病异证”)，这已为近年大量临床实践所证实。特别对一些难治病如红斑狼疮、硬皮病、白塞氏病，以及中晚期肝癌疼痛、慢性肺心病、精神分裂症、慢性胃炎、癫痫、病毒性心肌炎、哮喘、风湿类疾病、肺心病急性发作期等等，都可在同一种病中辨出不同八纲证型来。

辨证辨病相结合是现阶段中西医结合的重要方式。有人认为“证”是“以整体的机能变化为主的定型反应形式”，“病”是“以局部结构变化为主的定型反应形式”。指出证的整体性无疑符合证本身的特点，但证的产生不一定仅限于机能变化，还可以是代谢或形态结构的变化。病也不一定是局部结构变化，如高血压病乃是全身性疾病，一般主要是功能的变化。还有一些可能由某种功能、代谢、情绪或毒物所致的死亡，用目前的方法找不到可觉察的解剖、生化或其他障碍。“定型”是“事物的特点逐渐形成并固定下来”。“病”或“疾病实体”(diseaseentity)可用“定型”一词，但根据以上所述证具有可见诸于各种不同疾病的特点，似不用“定型”而用“典型”更好。“形式”是“事物的形状、结构等”，如前所述，证是机体反应状态的概括，状态是一种系统行为特性，不是形状或结构，故用“反应状态”似比用“反应形式”合适些。

有人提出八纲是中医病理学中划分机体反应性特征的基本纲领。机体反应性(реактивность органИЗма)是苏联病理生理学的术语，如果说八纲证是机体反应状态，那么反应必然与反应性有联系。但八纲是机体在其反应性（或兴奋性）的基础上对致病动因作出反应所处的状态，而不是反应性本身。在大多数情况下，它与机体反应性状态相一致，例如强应型肺炎时机能亢进，机体反应性增高，相当于八纲中的实证，弱应型肺炎及无应型肺炎机体反应性降低，机能衰退，相当于八纲中的虚证。但如免疫机体对某些致病动因几乎完全没有反应（无反应性），则又不能算是“虚”。因此，机体反应性状态与八纲之间的关系还有待进一步探讨，目前将这两者完全等同起来也许太简单化了。

二、八纲证的科学基础

1986年钱学森提出，中医要从古代的自然哲学式的、思辩式的论述解脱出来，要换装，变成“用现代科学语言表达的唯象理论”，就是说“完全从现象来总结、概括，得出系统的理论”，根据实践的经验，“说明是这么回事，把它讲得有条有理。”按“证”实质近30年的研究，正是沿着这条道路前进的。60年代初一批中西医结合的先驱，如顾天爵、沈自尹、何开玲、徐上林等等，以及广州中医学院与157医院一批西学中的同志，也正是这样走出路子来的。

为了用现代科学语言表述中医八纲辨证的理论，1960年侯灿等与广州中医学院和157医院同道对一批慢性痢疾经中医八纲等辨证分型的患者做了血管非条件反射、疲劳试验、植物神经系统功能状态、基础代射、神经型、十二经原穴导电度等指标的测定，初步观察到若干类型差异。1961年徐氏在广东省中医院也对以慢性肝炎和风湿病为重点的102例住院患者进行“寒、热、虚、实”分型，然后检测神经类型、植物神经敏感度、臂容积血管收缩反应、基础代谢及化验等10余项指标，也获得若干证型差异。以上材料为侯灿提出八纲是中医关于机体对致病动因典型反应状态的概括这一理论见解，提供了启示和实验依据。

1962年侯灿遵照“任何事物的本质都要通过一定的现象表现出来；任何现象又都是从某一特定的方面表现出事物的本质”的原理，“完全从现象”，即从八纲辨证的临床依据症状体征出发，再用现代病理生理学对这些症状体征产生机制的认识，来探求在这些症状体征中存在的共同的发病学环节或原因，从而给八纲以现代科学语言的初步说明，为尔后的实验研究提供参考。例如寒证的临床依据（证候）是面色灰白、身寒、手足冷、踡卧、喜热饮、口不渴、唾液多、小便清长、大便溏泄、舌苔白滑湿润、脉迟缓或沉细无力、静而少言等等，从现代病理生理学已有认识看，全部可以用机体热量不足来解释，因此可以认为“寒”的共同发病学环节或发病学原因（如何产生这些症状体征的原因）是机体热量不足，“寒证”就是以热量不足为共同发病学原因的一种机体典型反应状态。至于引起这种状态的病因学原因（为何产生这些症状体征的原因）可能多种多样，要具体分析研究。例如西医已经知道，引起机体热量不足体温过低的病因可以是甲状腺机能低下的粘液水肿、出血性休克、慢性结核性腹膜炎、脑溢血昏迷、慢性心内膜炎、慢性心力衰竭……等40多种疾病。每种疾病都可以有它自己产生热量不足的具体过程和机制。如果治疗寒证的“热性药”有效，则其最终效用是改善机体热量不足的状态，但中间通过什么环节还要具体分析研究，否则容易把问题简单化。

对八纲证的各种实验室指标的检测（有人称之为“微观辨证”），就是要揭示各种反应状态的科学基础，包括病理生理学和生化学基础（按中医病理学主要是病理生理学）。

（一）阴证、阳证

八纲是中医辨证论治的总纲，在临床实践中往往要结合脏腑气血等进行辨证，因此对八纲证的实验研究也只能结合临床脏腑气血辨证来进行。王琦等对这方面临床及实验研究材料做了很好的综述，搜集文献自1961年10月至1983年3月共130篇。肾阴虚与肾阳虚方面的研究结果提示，肾阴虚患者大脑有关部位抑制下丘脑-垂体-肾上腺皮质系统的机能减退；肾阳虚在不同靶腺（肾上腺、甲状腺、性腺）轴上有不同环节、不同程度的功能障碍，其病理“发源地”似在下丘脑或更高中枢。肾阳虚多呈副交感神经功能亢进，肾阴虚多呈交感神经功能亢进。肾阳虚红细胞糖酵解减慢，肾阴虚加速，两者红细胞ATP含量降低，表明均有能量代谢障碍，但机制不同。肾阳虚还有细胞免疫及体液免疫低下。阴虚与阳虚方面，邝安堃等曾发现阴虚血浆环磷酸腺苷（cAMP）占优势，阳虚环磷酸鸟苷（cGMP）占优势，植物神经功能、能量代谢和细胞免疫功能研究结果与肾阴虚、肾阳虚有点相似。

1984～1986年邝安堃、顾德官等对阴阳二纲做了一系列的动物实验研究：①附子、肉桂（助阳药）和六味地黄丸（滋阴药）对实验性高血压大鼠血压的影响。结果表明二肾一夹型高血压动物可能属于中医“阴虚”模型，肾上腺皮质再生型高血压动物可能属于“阳虚”模型。②两类药对两型高血压大鼠尿醛固酮的影响。结果表明二肾一夹型高血压大鼠可能为中医“阴虚”模型。③两类药对两型高血压大鼠脑组织脑啡肽的影响。结果再次提示二肾一夹型可能属于“阴虚”模型。④两类药对肾血管性高血压大鼠心肌的作用。结果再次提示二肾一夹型为中医“阴虚”模型。⑤两类药对肾上腺再生高血压大鼠的作用。结果支持该模型可能属于中医“阴虚”模型的观点。

1984年时毓民观测阴虚小儿红细胞钠泵活性变化，发现阴虚火旺小儿红细胞钠泵活性高于正常儿。唐树德观测阴虚火旺型原发性高血压患者血浆肾素活性及血管紧张素Ⅱ均高于正常人。

1986年有关阴阳二纲的研究主要集中在探讨用助阳药和滋阴药对细胞水平和分子水平调节机制的影响，都取得了一定阳性结果。1987年的有关研究仍围绕着助阳药及养阴药对实验性低甲及高甲大鼠血清促甲状腺释放激素及T_3、T_4的影响进行。1988年邝安堃等继续在两型高血压大鼠中观察两种助阳药附子与肉桂的相互作用。同年邝安堃等还观察中医辨证论治对原发性甲状腺功能减退症疗效及其与淋巴细胞核T_3受体的关系，发现助阳温肾补气药的治疗可使甲减患者症状改善，血清T_3、游离T_3、T_4、γT_3（三碘甲腺原氨酸）受体浓度增高，促甲状腺激素TSH浓度降低，淋巴细胞核T_3受体（T_3R）最大结合容量（MBC）降低，提示中药奏效机理主要改善残存甲状腺细胞功能，促进激素分泌，而核T_3受体MBC下降可能是病情好转在细胞水平的标志之一。

1989年上海医科大学儿科测定40例早熟女童血清促卵巢激素（FSH）、黄体素（LH）及雌二醇（E_2）发现均升高，该批女童均有阴虚火旺证候，故认为下丘脑一垂体一卵巢轴提前发动的功能亢进可能就是肾阴虚相火旺的物质基础。上海中医学院观察益气养阴泻火药“甲亢方”加黄连对甲亢大鼠脑神经递质的影响以寻找阴虚火旺证的物质基础，发现该方可提高大鼠下丘脑及垂体的去甲肾上腺素，也可提高已下降的下丘脑、垂体和纹状体的多巴胺水平，提示该方药的养阴泻火是通过对下丘脑、垂体功能及多巴胺神经元的不同程度的保护作用。上海市第一医院对83例红斑狼疮患者做了血液流变学和甲皱微循环观察，认为阴虚与阳虚证患者各项指标的改变有所不同，有助于分型参考和治疗评价。王鸿观察肾阳虚患者发现其微循环障碍特点是底色浅黄透明，管袢数目减少，某些情况下血流速度也明显减慢。谭达人等观察冠心病阳虚、阴虚、阴虚火旺3型患者，发现全血粘度比均值随证型改变有依次递增的趋势，认为可作为冠心病八纲辨证的基础。杨卓寅等用脉图分析数学模型和血液动力学参数式进行单因素分析和逐步判别分析，发现阴虚阳亢组患者比正常对照组患者其反映心肌收缩功能与负荷关系的心肌功能指数（VMF）和心室收缩完全性比值（VPR）两参数明显降低，认为这是阴虚阳亢证本虚的表现；此外，大循环容量显著降低，左房最大充盈压也显著下降，说明全心血或心房血均不足，即阴虚（心血不足）是形成阴虚阳亢细脉的基本原因。该文还建立了脉图法诊断“阴虚阳亢证”的判别方程。张氏发现“肝阳上亢”组患者血钙低于健康对照组（$P<0.01$），认为“平肝”药龙骨、牡蛎、石决明、玳瑁等含钙较多，滋阴潜阳法的实质是调节钙的代谢。

（二）寒证、热证

1960年广州中医学院等观察慢性痢疾八纲辨证分型的患者，发现：①血管自由运动波在未施加刺激前的幅度变化有明显的类型特征：偏热的脾虚湿热型最高，偏寒的脾肾两虚型最低；对热冷针灸刺激的反应性湿热型最高，脾虚型其次，最低的是偏寒的脾肾两虚型。②将疲劳试验后再描记的曲线顶端连线分3种类型：犬齿型、中间型和平滑型。湿热型多见犬齿型曲线提示大脑皮层功能状态较佳，尚能发出神经冲动指挥肌肉运动；脾肾两虚偏寒型多平滑曲线，提示大脑皮层功能状态较差，不能有效地指挥肌肉运动。③植物神经系统功能状态测定，53例中有72%为副交感神经兴奋性增高，但未见类型特征，可能所有病例均为慢性痢疾，均有脾虚见证。④基础代谢71%为负值，湿热型18例正值，占37%，脾肾两虚偏寒10例正值，仅占10%。经治疗后上述指标有一定程度的改善，如血管运动波的振幅湿热型有所下降，脾肾两虚偏寒型有所上升。尔后徐氏在慢性肝炎为主的患者中重复上述指标也得到类似的结果。

如前所述，根据寒证热证诊断依据一系列症状体征的病理生理学分析，寒证、热证可理解为共同具有热量不足或热量过剩发病学原因的两种机体反应状态，而热量是机体能量代谢产物，能量代谢受植物神经系统通过肾上腺轴等的调控，交感神经系统可增强、副交感神经系统可减弱能量代谢，因此，从理论上可推测寒证患者副交感神经机能增强，热证患者交感神经机能增强。1979年梁月华等证明，寒证患者口温偏低，心率呼吸缓慢，血压偏低，植物神经平衡指数为负值，尿内儿茶酚胺排出量减少，说明交感神经-肾上腺系统的机能活动降低；热证患者心率快，口温升高，呼吸快，胃液量减少，尿内儿茶酚胺排出量增多，说明交感神经-肾上腺系统的机能活动增强。1975年北京中医研究所证明，虚寒证患者皮肤电位减弱，认为是交感神经活动减弱的表现。1984年叶雪青证明月经失调热证者交感神经机能偏亢；虚寒者交感神经机能减弱或副交感神经机能亢进。1986年谢竹藩观测热证患者尿内儿茶酚胺及cAMP均增多；寒证患者则减少，cAMP/cGMP值降低。

1987年梁月华等用寒药及热药复方喂大鼠造成“寒证”及“热证”动物模型，前者表现心率减慢，尿内儿茶酚胺减少；后者心率加快，饮水量增多，尿儿茶酚胺排出量增多，与临床病人检查结果相仿。梁月华还进一步证明热证患者血液、肾上腺及部分脑区中多巴胺-β-羟化酶活性增强；寒证患者血液、肾上腺及全部脑区该酶活性降低，说明该酶活性改变是直接或间接通过中枢改变交感神经系统机能的重要因素。1988年庞宁海在脾胃虚寒证和热证患者测得前者尿儿茶酚胺排出量减少，后者增多，经治疗后前者升高，后者降低；又在另174例患者中测得类似的结果，说明虚证时交感神经-肾上腺系统的功能活动与证的寒热有密切关系。

交感神经系统通过肾上腺及甲状腺调控代谢机能，广州中医学院等及徐上林均于1962年先后报道了脾肾两虚偏寒型慢性痢疾及慢性肝炎寒证患者均有基础代谢值的降低。1963年严守正等观测到虚热证患者基础代谢值偏高者占30%。梁月华还证明，"寒证"鼠耗氧量降低，"热证"鼠耗氧量增多。

关于寒热证时肾上腺皮质机能的变化，顾天爵等早在60年代初即发现有虚寒表现的肾阳虚患者其尿17-羟排出量减少。1981年郭永惠等、李树毅均报道有虚寒表现的脾阳虚患者尿17-羟排出量降低。梁月华等1979年也在寒热证患者和大鼠中得到类似的结果。

寒热证时生殖系统功能也受影响。

中枢神经系统机能方面，徐氏1962年报道认为寒证患者神经类型多为抑制型，热证偏于兴奋型。广州中医学院等则未见有类型差异。张万岱1980年认为脾胃虚寒患者中枢神经抑制过程加强。梁月华1982年报道寒证鼠痛阈比对照组高1倍，同时脑内5-羟色胺含量增多。

病理解剖学方面，匡调元1975年报道寒证多有慢性炎症，血管充血不明显；热证多有急性炎症，血管充血明显。

1986年王建华等强调在虚证研究中负荷试验的重要意义。这一观点同样适用于寒、热证。如1962年广州中医学院等报道，脾虚湿热患者对热灸刺激出现反常血管反应（收缩反应）。1963年林果为报道虚寒证患者受冷刺激后血压不升高反降低。1985年梁月华等对寒、热证大鼠做了刺激与反应的实验观察，发现肾上腺皮质、卵巢、体温调节及消化系统功能都出现一定类型特征反应。

1988年有北京医科大学报道虚寒证白细胞糖皮质激素受体含量显著减少，认为比皮质更为重要。上海第二军医大学长海医院报告单核及多核白细胞皮质激素受体随年龄增长而降低，阳虚患者也降低。北医大还报告虚寒、虚热证患者尿中前列腺素PGE_2及$PGF_{2}\alpha$的排出量观测材料，认为这一指标可从一个侧面来反映中医的寒热本质。

（三）虚证、实证

60年代初侯灿从现代病理生理学对症状体征产生机制的认识出发，分析《内经》"五虚"、"五实"的症状体征及程钟龄的论述，认为虚、实证是机体对致病动因作用的主要表现为机能减退或亢进的反应状态。还认为阳虚、阴虚主要是植物神经系统功能障碍的一种表现；肺气虚主要是慢性缺氧症呼吸中枢代偿机能减退加上大脑皮层兴奋机能减退所致；中气虚主要是消化系统机能减退所致；肺气实主要是急性缺氧呼吸机能代偿性增强；胃气实主要是胃酸分泌机能及胃运动机能异常加强，引起幽门痉挛，食物在胃内过度发酵所致；血虚主要是造血系统机能减弱（贫血）、脑血氧含量不足所致。还对五脏虚实的症状体征作了现代病理生理学解释。

1982年全国中西医结合虚证与老年病防治学术会议以中医理论为指导，订立虚证辨证参考标准，在虚证这一"母证"之下列出若干"子证"，包括心虚、脾虚、肺虚、肾虚、气虚、阴虚及阳虚（血虚及肝虚暂未订）。其中每个"子证"所列的标准症状体征，也大都可用这种或那种机能减退或亢进来解释。例如心虚证的"心悸心慌"、"脉结代细弱"、"胸闷"等均可用副交感神经系统机能亢进（迷走张力型，vagotonia）来解释，"失眠多梦"可用大脑内抑制机能减弱及/或交感神经系统机能亢进(交感张力型，sympathicotonia）来解释。又如脾虚证的"食欲减退"、"食后或下午腹胀"、"大便溏薄"、"面色萎黄"和"肌瘦无力"等均可用消化系统机能减退及其所致营养不良来解释；阳虚的"五心烦热"可用手足皮肤血管舒张（可能由腺苷酸化合物增多所致）解释；"咽燥口干"可用交感神经系统机能亢进，"舌红少苔"可用交感神经兴奋代谢增强血管增生来解释；"盗汗"可用大脑皮层或皮层下中枢抑制机能减弱性多汗来解释；"脉细数"可用交感神经兴奋，儿茶酚胺增多，心率加快，末梢动脉收缩来解释。

一般认为，临床所见具体证候多半以复合的形式出现，故有关虚证和实证的实验或临床研究，大都结合阴阳脏腑气血。

有关阴虚、阳虚的研究已如前述。结合寒热的虚证（虚寒与虚热）研究，已证明虚寒者的皮肤电位减弱（交感神经活动减弱的表现）；月经失调的虚寒证者交感神经机能减弱或副交感神经机能偏亢者占 70%～80%；虚热证患者基础代谢偏高占 30%；有虚寒表现肾阳虚患者、脾阳虚患者以及甲亢患者，其尿 17-羟排出量均降低，说明肾上腺皮质机能均有所抑制。有虚寒证表现的肾阳虚患者，其月经周期错后的例数比虚热证者多一倍。虚寒证患者冷刺激后血压不升高反降低，恢复也慢；虚热证患者血压迅速升高，恢复较快。

60 年代初广州中医学院等结合脾肾对慢性痢疾虚、实证的实验研究表明：血管自由运动波虚证（脾肾两虚）多数为隋性型，实证（脾虚湿热）多数为易变型；植物神经系统交感占优势者多见于实证，副交感占优势者多见于虚证；基础代谢负值多见于虚证，正值多见于实证；神经类型未见证型显著差异。尔后徐氏报道在慢性肝炎和风湿病为重点的病例中观测到基本相似的结果，不同的是后者神经类型虚证多见抑制型，实证多见兴奋型。

结合脾的虚证研究材料，1985 年王琦已做了综述，计有消化、血液、肌肉、免疫、神经及内分泌等系统方面的变化，支持了侯灿 1977 年提出的中医脾实际上是一个“概念单元”(conceptual unity)，是一个包括多器官系统的综合功能单位的见解。

王琦综述后从消化系统探讨脾虚证本质的还有：1985 年周夕林等首次观察到胃病虚寒型患者空腹及餐后胃电幅值比正常人降低较多，实热型比正常人升高较大，血瘀型比正常人略升高，气滞型改变不规则。1989 年陶航等在胃病患者观测胃电图，认为虚实之间确有一定差异；如虚证餐后幅值明显下降者 38/41 例（占 93%），而实证气滞、湿热、实热及血瘀降低者分别为 39/59（占 99%）、26/39（占 67%）、3/3（100%）及 1/3（33%），但认为胃电图作为辨别虚实证的指标尚有待进一步探讨。1986 年无锡市第三医院报道测定血浆和胃粘膜中 cAMP 含量鉴定胃粘膜化生的分型可作为脾虚证的客观指标。同年北京中医研究所报道对 1196 例病人及两种动物实验观察结果，认为木糖吸收试验、消化道运动排空实验、血清胃泌素水平测定及唾液淀粉酶测定（按此指标王建华等曾最先报告）等 4 项指标可作为脾虚诊断指标。1987 年吴家驹等报道胰外分泌及小肠吸收功能（木糖吸收试验）在 118 例脾虚患者中测定结果也认为木糖吸收试验加上胰功肽试验可作为判断脾虚证的客观指标之一。1988 年牟德峻等报道，脾胃虚寒型血清及组织胃泌素、血浆 cGMP、组织 cAMP 均降低；寒热夹杂型胃酸、血清和组织胃泌素、血浆 cAMP 增高；胃阴不足型基础胃酸及最大排酸量介于两型之间，组织胃泌素及血浆、组织 cGMP 明显增高，治疗后趋于正常。同年尹光耀等应用扫描电镜及能谱仪检测 30 例脾虚证胃病患者，发现 Zn 及 Ca 在胃粘膜中的含量随脾气虚和脾虚气滞证顺序递减，认为微量元素测定可作为脾虚证客观指标之一。

从植物神经系统探讨的还有 1988 年魏睦新等报道，认为脾气虚证的胆碱酯酶活性、血浆 cAMP 含量及唾液淀粉酶活力差改变，与脾阴虚证一致，但皮温相反，提示副交感神经亢进（但应激能力降低）是两证的共性，而皮肤血管反应处于相反状态。上述材料是对 1979 年吴俊之等关于脾胃虚寒证胃肠道机能 X 线研究结果（副交感神经兴奋所致胃肠道机能紊乱征象）的支持。

从免疫系统探讨的还有 1988 年邝元亮等关于脾气虚证淋巴细胞电泳测定的报道：脾气虚组电泳率低于肝郁脾虚证组、肝胃不和组和健康对照组，其慢泳细胞电泳率也低于其他三组，提示脾气虚患者免疫功能低下。

结合肾阴肾阳探讨虚证本质的材料，1985 年王琦也作了综述，计有神经内分泌、植物神经与能量代谢、免疫、甲皱微循环和血清锌、镁、钙、铁等方面的材料。尔后从微量元素继续探讨的还有冯菡芳关于慢性肾小球疾病患者血清锌、铜变化；邱保国等关于虚证病人头发五种微量元素分析；刘福春等关于气虚病人微量元素与免疫功能关系；汪珅等关于肾阳虚微量元素的测定；梁国荣等关于冠心病肾虚患者头发微量元素检测等。

结合气、血及心探讨虚证本质。1981年樊良卿等观察到冠心病气虚型患者副交感兴奋性增高，阴虚型交感兴奋性增高，气阴两虚型血清多巴胺-β羟化酶异常。1986年张镜人等对40例气（血）虚患者（原发疾病包括慢性肾炎，结缔组织病等多种不同系统疾病）作心搏间距变化及卧立位血压差、呼吸差等检测，观察到气（血）虚患者与正常对照组差异有显著性，提示气（血）虚证有心血管植物神经系统功能紊乱。同年江西医学院附一院报告气阴两虚冠心病患者下丘脑-垂体-甲状腺功能及心肺功能均有不同程度的降低。1988年柳氏从心动图研究心气虚。同年陈耀青等用心阻抗微分图和心收缩间期检测冠心病气虚及气阴两虚型患者心功能及生脉散作用，证明证型的不同与心功能减退程度有一定关系。同年汪慰寒等观察到心肺气虚患者血浆心钠素（心房肽）较健康人显著降低，阴虚患者则较健康人增高，生脉饮治疗后心肺气虚患者血浆心钠素上升，认为该指标可作为心肺气虚诊断和评价疗效参考标准之一。1989年朱瑞芳等报道气虚患者甲皱微循环管袢数增多，血流减慢，红细胞聚集，管袢顶瘀血。同年王飞荣等检测100例异病同证（肾虚）血流变学与甲皱微循环，发现与正常对照组差异有显著性。同年湖南医大附二院报告心气虚的一个共性表现是外周血T集落形成细胞减少。同年何维等根据近年关于动脉粥样硬化发病机制免疫学说，检测了冠心病心绞痛本虚标实患者的免疫功能状态，认为本虚与细胞免疫功能低下尤其是T抑制细胞（T_S）与T辅助细胞（T_H）失衡关系密切，标实则与体液免疫功能亢进有关，认为治疗应扶正固本以增强细胞免疫，恢复T_S与T_H平衡，兼顾祛邪以抑制体液免疫亢进，抑制病理性自身抗体的产生和免疫复合物形成并加速其清除。同年张立对心气虚患者作了肺功能与心功能变化的相关分析，结果左心功能均异常，肺功能三个指标的变化均可与心功能建立线性回归方程，与左心收缩功能的关系最密切。左心功能异常与1988年李绍芝观察结果一致。1989年杨振平等用单笔心电图机测试左心室收缩时相的新方法观察38例心血虚患者静息及负荷刺激后两种状态下左心功能变化，结果表明有潜在的左心功能不全，认为是该证患者症状体征的主要病理基础。

80年代有不少文献报道虚证状态时免疫功能的变化。1986年郑金福等曾探讨了血虚证的免疫功能；吴凌涛等曾探讨肾虚外周血红细胞花结的变化。1987年许继平等观测肿瘤气虚、阴虚患者免疫功能，结果B淋巴细胞及T淋巴细胞转化率、补体3（C_3）及循环免疫复合物（CIC）等指标两型均与健康人有非常显著的差异。同年徐俊等观测肾虚与红细胞免疫及补体溶解免疫复合物活性（CRA）的关系，用红细胞C_{3b}受体花环试验和^{125}碘标记牛血清白蛋白体外制备抗原抗体复合物等方法显示，肾虚各组（肾气虚、肾阴虚、肾阳虚）与健康人花环试验及CRA差异均有非常显著性，认为肾虚患者存在免疫防御和免疫调节功能障碍。1989年金实等观察了慢性乙型肝炎中医辨证分型与生化免疫指标变化的关系。同年上海中医学院报告脾胃阳虚阴虚患者T淋巴细胞亚型OKT_3、OKT_4、OKT_8均低于正常人，阳虚组又低于阴虚组。1985年周勇等“以药探理”，以补气助阳方药作用于小鼠，表明有调整免疫功能的效应。1987年王君等用补肾法治疗慢性肾炎肾病型患者，也表明对体液、细胞免疫有调整作用。

由于老年人多虚证，而一般认为衰老与自由基关系密切，故近年虚证研究中自由基开始受到重视。1987年罗陆一等测定26例慢性肾炎肾气虚患者红细胞中消除自由基作用的超氧化物歧化酶（SOD）的活性，发现其水平低于健康对照组。1988年李承年等进行了老年虚证自由基代谢研究，观察到自由基及过氧化脂质（LPO，细胞膜不饱和脂肪酸被自由基所致过氧化作用加强所产生，可看作自由基损伤的指标之一）增多，SOD降低。1987年黄元伟等观察到冠心病患者服用珍珠层粉后血清过氧化脂质比用前降低，安慰剂组无显著改变。1988年吕亚彬等观察到扩冠1号用于血瘀兼心气虚型、扩冠Ⅱ号用于血瘀兼心阴虚型冠心病患者均有较显著抗脂质过氧化作用（治后LPO降低）。同年郭肇铮等观察到白首乌有抗自由基损伤的作用。1989年张文彰等观察到老年肾虚者血浆过氧化脂质增多。同年上海中医学院报告补肾固真方及葆贞方能提高老年大鼠组织 SOD 活性并降低 LPO。

由于虚、实与“禀之厚薄”有关（程钟龄：《医学心悟》），虚或实作为机体对致病动因的反应状态，与病前患者原有的机体反应性状态或遗传性也可能存在密切关系。因此八纲与体质关系也开始受到重视。作为一种基础研究，1985 年何氏等调查分析 1257 例体征与体质材料，探讨肥人多阳虚、瘦人多阴虚的问题；1987 年周国雄等报道广东汉族健康人中医体质类型与人类白细胞抗原（HLA）基因频率分布关系的调查研究材料，发现其总体基因频率分布符合中国人 HLA 分布趋势，但在中医体质类型中阳多阴少型的 $HLA\text{-}B_5$ 的频率较高，与阴多阳少型相比差异有显著性（$P<0.05$）。同年张世平等报道了脾虚证型与 HLA 的关系：脾虚证的 $HLA\text{-}B_{22}$、肝胃不和证的 $HLA\text{-}B_{15}$ 的抗原频率均比正常对照组增高；关联分析表明脾虚证与 $HLA\text{-}B_{22}$ 有显著关联（$P<0.015$），肝胃不和证与 $HLA\text{-}B_{15}$ 有显著关联（$P<0.05$），提示脾虚等证可能有一定的遗传基础。同年徐氏提出利用染色体检查将有助于了解中医“证”的遗传学基础，如不育症、习惯性流产、白血病的不同证型等均值得研究，另外还可用以研究和证明中医药对基因的修复作用。1989 年冯栋平等对阳虚证患者也作了 HLA 及体型的遗传学特征的探讨。

1973 年匡调元等首次报道虚损病人死后尸解可发现垂体前叶、甲状腺、肾上腺、肾上腺皮质、睾丸及卵巢的退行性变。1975 年该学者等又首次报道生前有中医辨证病例的病理解剖材料，根据所见的病理解剖材料，认为虚证的病理解剖学基础是内分泌腺变性或萎缩、严重的慢性炎症及各器官细胞的变性；实证的病理解剖学基础是急性炎症、肿瘤及/或瘀血。陈泽霖 1982 年及 1986 年报道认为阴虚的病理解剖学基础主要是肾上腺皮质和性腺萎缩，但沈氏认为该萎缩是药源性，非阴虚证原来的病理学改变。1987 年张长熙等报道，脾虚组十二指肠炎症较多；碱性磷酸酶和酸性磷酸酶在十二指肠绒毛功能部增强，顶部减弱；微绒毛稀疏缩短；绒毛上皮细胞间隙增宽，杯状细胞、内分泌细胞、隐窝处低分化细胞均增多；细胞器一般也增多，与非脾虚及正常对照组差异有显著性。1988 年李氏等报道肺部疾病中医辨证与鼻腔脱落细胞形态学的关系。1989 年瞿淑芳等报道胃癌辨证分型的病理解剖学基础。同年戴豪良等报道 35 例阴虚证患者的临床病理学特征。同年广州中医学院报告，用扫描电子显微镜和透射电子显微镜观察到，脾胃气虚患者的临床病理学特征：脾胃气虚患者胃小弯明显变形，胃粘膜上皮细胞萎缩变平，微绒毛减少，壁细胞单位面积内线粒体数目减少，并有肿胀、嵴断裂、膜缺损等改变。

关于应用新技术探讨虚证本质，1987 年贾宝善等用核听诊器几项指标测冠心病气虚患者左心功能，结果轻症心气虚组高峰充盈率（PFR）降低，高峰充盈时间（TPFR）延长，反映心舒张功能降低；重症心气虚组除上述指标变化外，还有心泵血功能（由心射血分数反映）降低，认为该法比过去用心脏收缩时间间期（STI）法能更早发现心气虚的心功能降低。同年孙福立等用心率变异功率谱分析法检测睡眠剥夺法所建立的心虚证动物模型与临床心虚证患者的相似性。1989 年陈耀青等用该法检测 30 例气虚证、27 例气阴两虚证冠心病患者的心脏植物神经系统功能状态，并与 30 例健康人对照，结果气阴两虚组低频段功率谱增大，低频段功率与高频段功率比值（L/H）增高，反映心脏交感神经系统兴奋性增高。同年鲍氏等用心导管冠脉及左心室造影术检测气虚气滞为主的冠心病患者及血瘀为主的患者，结果前者有冠脉狭窄者占 32%，而后者则达 94%之多。

1965 年侯灿提出可从中医药性探讨虚实证的病理生理学基础，认为“适宜用补药来治疗的虚证，可以是这种或那种机能减退的病证，它反映机体处于机能低下的反应状态，补药就是能最终改善这种状态的药物”。1981 年邱洪法等观察四种补性中药人参、当归、黄芪及五味子对大鼠肝线粒体的作用，结果表明对为生命活动提供主要能量的氧化磷酸化过程均有一定影响。1986 年冯国平等观察补阴药生地、龟板及补阳药附子、肉桂对大鼠 β-肾上腺素能受体最大结合容量的影响，结果生地、龟板可使注射 T_3 后升高的受体结合容量下降，附子、肉桂则不使其进一步升高。如前述虚证大都有免疫功能降低，不少实验研究证明补药黄芪有提高免疫功能的作用。1984 年汪建英等观察到糖皮质激素所致耗竭大鼠胃粘膜 ATP 酶活性降低，伴有对实验性胃溃疡易伤性的提高。1987 年李红等观察到补气药党参有抗大鼠实验性胃溃疡的作用，认为是通过影响胃多种机能而产生抗溃疡效应，但未观察对胃粘膜 ATP 酶的影响。同年邝安堃等观察到补阳补阴中药对实验性大鼠低甲及高甲的影响，结果表明对 TRH 及影响细胞代谢机能的 T_3、T_4 水平有作用。同年屈氏等观察到阴阳双补的肾气丸可提高受抑制的小鼠淋巴细胞转化能力。1988 年张家俊等观察到补气药党参、黄芪、人参、白术能不同程度提高大鼠肝细胞能荷(energy charge，反映细胞能量状态的指标之一，取决于 ATP、ADP 及 AMP 三者的相对含量)。同年杨贵贞等观察到人参皂甙可使降低的小鼠手术应激介导的细胞免疫机能恢复，并可部分拮抗应激小鼠自然杀伤细胞(NK 细胞)和抗体依赖细胞介导细胞活性的抑制，完全拮抗巨噬细胞吞噬功能受抑制状态。同年赵瑾综述了抗肿瘤补益中药对免疫功能影响的研究。同年章育正等报道补肾药能明显提高肾虚患者降低了的 T 细胞亚群 OKT_3 及 OKT_4，其他免疫指标也趋于正常。查良伦等于 1988 年报道生地与地塞米松合用 2、4、6 周时家兔血浆皮质酮水平与单用地塞米松组比较有明显升高，支持 1984 年陈氏等动物实验结论：滋阴中药能拮抗短程糖皮质激素的反馈抑制作用。1988 年张善澂等报道温补肾阳药对切除甲状腺兔血清免疫活性胰岛素含量的降低有防止作用。1989 年上海中医学院报告补肾方赞育丹对垂体、性腺及生殖功能均有改善作用。北京中医学院报告参芪液能调节小鼠肝、心组织中的 ATP 水平；北京医科大学报告六味地黄丸、八味地黄丸对小鼠免疫功能的老化有改善作用。以上材料均支持虚证是这种或那种机能减退的一种机体反应状态，机能减退均有其物质基础。

(四) 表证、里证

一般认为“表”、“里”是鉴别疾病病位内外及病势深浅的两个纲领，而且以“皮毛经络为外”，“外有病属表”，以“脏腑骨髓为内”，“内有病属里”，或以“六淫外邪”和“七情内因”来区分表里。也有人认为可以体腔和脑脊髓膜腔的内外组织来划分表里，如以出现内脏器官和中枢神经系统的症状为里证，以出现皮肤、皮下组织、肌肉及这些组织间之神经、血管等的症状为表证。

看来仅用这样一些解剖学和中医病因学概念给表里下定义是有困难的，特别对“表证”更是如此。例如表证的发热、恶寒、身疼、脉浮，实际上都是全身性的过程。

比较表证里证特定的症状体征可以看出：表证之有别于里证，主要在于恶寒(或恶风)和脉浮；其次在于没有象里证那样具有各器官系统机能或代谢的比较严重或深刻的障碍。如里证时的神昏、烦躁、恶心、烦热扰乱、懒言、谵语、发狂等，都是中枢神经系统机能代谢比较深刻或严重障碍的表现；又如里证时的壮热或潮热、呕吐、腹痛泄泻、大便实、腹满、气弱、气粗及脉沉迟弱等，则分别是温度调节中枢、消化、呼吸及循环等系统机能代谢比较深刻或严重障碍的表现。由于表证的发热、恶寒、头痛、身痛、脉浮……也包括有神经系统、体温调节系统、循环系统等等机能代谢的变化或障碍，只是不够“严重”，以致不出现里证的症状体征，因此不把各器官系统而把“严重”或“深刻”作为划分表里的标准，似乎更为合适。当然，严重或深刻是相对来说的。另外，孤立看待某一症状体征也不能解决问题，如表证头痛，既可属于诸如伤风感冒一类较不严重的疾患，也可属于诸如脑膜炎一类较严重的疾患，因此需要联系其他症状体征具体分析。

划分表里的另一标准——恶寒是体表小动脉痉挛使皮肤动脉血减少刺激神经末梢引起的感觉，可以是热性传染病初期传染因子(或感染性疾病的感染因子)及/或其毒素所引起；也可以是某些传染病后期或其他非感染性疾病出现并发症时潜在的新的致病动因所引起，例如肠伤寒后期并发肠穿孔时，慢性肾盂肾炎急性发作时，或猩红热发展成败血症时，均可出现恶寒。恶寒是机体对热原刺激物作用的一种防御性反射活动。因此，“表”可以理解为机体对致病动因的一种反应状态，以体表小动脉防御性反射性收缩或痉挛为最主要特征或共同的发病学环节。由于它可出现于很多不同病因引起的疾病（如不同细菌引起的热性传染病），因此这种机体状态具有典型性。“里”，如上所述，则是机体对致病动因作用所处的以器官系统机能代谢较严重或深刻障碍为其主要特征的反应状态。由于它也可见诸很多不同病因引起的疾病（如肺结核、麻疹、肠伤寒……），因此这种机体状态也具有典型性。

以上是1965年侯灿从表、里证辨证依据——症状体征，对表里证所作的病理生理学的分析。“虚损”属于里证，如前所述匡调元等报道虚损病人死后尸解发现垂体前叶、甲状腺、肾上腺、肾上腺皮质、睾丸、卵巢有退行性变化，1976年匡调元等又报道虚证患者尸解见到内分泌腺变性或萎缩以及更严重的慢性炎症和各器官细胞变性。同年解放军157医院病理科报道肾阳虚患者内分泌腺及性腺类似的形态改变。脾虚一般也属里证，1987年张氏等报道脾虚证十二指肠病变，1989年广州中医学院报告脾胃气虚患者胃小弯明显变形、上皮细胞萎缩变平、微绒毛减少等。同年瞿氏等报告胃癌证型临床病理材料，戴氏等报告阴虚证形态学改变。以上科研资料为上述里证病理生理学分析提供病理解剖学基础。

有关表证的实验研究尚未见文献报道。

三、研究八纲的意义和展望

众所周知，八纲是中医辨证论治的核心。从以上理论分析和实验检测资料可以认为，八纲是中医关于机体（个体）对致病动因8种（实际是6种）典型的整体反应状态的概括。按这些整体反应状态做出诊断（加上具体脏腑气血等）并制订相应的治疗措施，由于不是按现代科学意义上的病因及/或疾病实体诊断和治疗，故是中医一大特色。从理论上看，这些状态是患者所患疾病实体在该具体个体特性（个体差异性）的基础上加上构成该疾病的病理过程在疾病发展具体阶段的变化而组成的整体规律的反映。由于整体规律不总是局部规律的简单总和，因此只了解疾病实体的各个局部过程（病理过程）的规律性而不了解或不重视整个病人的整体规律性，就不能全面正确认识和治疗该患者及其疾病。

随着现代医学分析性（还原性）研究向更低层次发展，人们很容易忘记或忽视这样一句格言：“医生的对象不是病而是病人。”而与“病人”关系非常密切的一个病理生理学理论范畴是“个体性”（individuality），或“临床个体性”（clinical individuality）。看来八纲辨证论治理论正是临床个体性的绝妙体现。

50年代以来个体性逐渐重新受到西医学的重视。1956年William氏在其专著《生物化学个体性》序言中指出，过去人们虽早已注重到个体差异性可作为疾病易感性的因素，但从生理、化学角度进行确切的研究相对太少，发表的文章也太少。因此，该书从生物化学角度搜集有关人体生物化学差异、生化个体性的遗传学基础、生化变异的解剖学基础、人体组成成分的个体性、酶活性的个体类型、内分泌活动和泌尿排泄功能的个体性、药物效应及营养需要的个体性等事实材料，论证人类群体存在着差异性和个体性，并设想了生化个体性在生物科学、医学和牙科学研究中以及精神病学发展中的应用。

个体性受到现代医学重视的标志之一是美国《医学索引》从1975年开始把“个体性”列入专门主题目录（subject headings）。

近年科研材料越来越表明临床个体性是不容否定或忽视的客观存在。1976年Ciaridg氏报道不同个体对药物的效应存在个体差异性。1982年Israel氏探讨了肿瘤免疫疗法的个体化问题。1983年Mahr氏阐述药物敏感性的个体差异，为临床用药个体化提供了药理遗传学的基础。同年Wartak氏撰写专著《临床药物代谢动力学》，专门探讨和介绍药物治疗个体化的现代方法。1985年Ludwick-Rosenthal氏等报道心跳内感受（心悸、心慌）的个体差异。1989年Groth氏等报道肺功能检测的个体本身的差异性（intraindividual variation）。Mac-Dougall氏等报道心血管应激的个体差异。1987年Levis氏等报道自主神经系统反应性的个体差异。1988年Misselwitz氏等报道动脉硬化患者个体化阿司匹林长疗程的比较研究。Schmidt-matthiesen氏等报道妇科肿瘤治疗的个体化。Garcia氏等报告癫痫患者卡巴咪嗪治疗的个体化比较研究。Kurtz氏报道红细胞血红蛋白钾离子通道数目的个体差异。Iwasaki氏报道暴露于溴甲烷后血红蛋白加合物（ad duct）形成的个体差异。Menard 氏等报道抗高血压治疗的个体化。

以上西医学通过科研发现个体性，与我国50年代以来中西医结合通过同一疾病实体不同患病个体（不同证型患者）发现个体性有某些不谋而合之处。但两者也有不同之处。首先，前者多少还有理想主义色彩，因为实际上目前西医诊疗主要对象仍然是疾病实体而不是病人的个体性。1979年苏联军事医学杂志在重要位置发表利索夫斯基氏等文章《人的个体性应是临床医学的对象》，就是针对西医存在的弊病而作的。而后者，由于中医沿用构成论方法（compositionistic approach）以一个活着的个别病人的整体为其认识和改造的对象，因此它很自然会更多地发现和认识人体包括病人的个体性，通过试错法（trial and error）会更多地认识个体性在实际诊疗中的重要意义，因此个体性在中医理论实践中不是什么理想主义的东西，而是十分具体、十分现实的东西。

其次，西医发现有临床个体性的病种如上所述远比较有限，而中西医结合研究发现有其临床个体性（同一疾病不同证型）的病种几乎包括所有现存的常见多发病，这就为近年开始重视临床个体性的西医学提供丰富的关于临床个体性的研究线索。

再次，西医临床个体性主要依靠反映疾病及病理过程局部规律为主的生理、生化等观测指标以及不同个体对药物效应的差异性；中医及中西医结合的临床个体性主要靠反映个体对致病动因整体反应状态从而反映疾病及病理过程整体规律为主的证候——临床表现或特定的症状体征的集合，也包括不同个体或同一个体在疾病不同发展阶段机体不同状态下对药物的不同效应。这就可能为对病人整体规律与局部规律相结合的认识提供丰富的研究线索。

第四，西医针对临床个体性的具体有效治疗手段还不多；中医除八纲辨证论治、辨证施治外，还有脏腑、气血……等辨证施治，加上“西医辨病，中医辨证”的中西医结合诊疗，从而针对临床个体性的具体有效的治疗手段相对多得多。这将为诊疗个体化以提高治疗效果和质量作出大的贡献。

针对病人临床个体性的中西医结合诊疗可取得西医无法取得的疗效，已为近年不少临床实践所支持。如1979年杜氏报道按八纲辨证治脓肿10余例获得较好疗效，1980年钱岳年等以八纲结合脏腑气血辨证治疗溃疡病，1986年辨证治疗慢性萎缩性胃炎，均取得优于西医的疗效。1988年丁培林等以寒热辨别血瘀证中西医结合治疗肺心病急性发作期患者，中西医结合治疗组疗效优于单纯西药组。杨春波等单用中医中药八纲脏腑辨证治疗慢性萎缩性胃炎取得比西医西药组优良的疗效。熊氏等单用中医中药八纲辨证结合脏腑气血辨证治疗50例慢性肾功能衰竭，梁氏等按寒热虚实辨证中西医结合治疗急性再障，也认为取得优于西药对照组的疗效。1989年罗致强等按虚实辨证对58例风证无黄疸型肝炎施治，虚证用参芪五物汤、实证用龙胆酸枣汤，均能提高、治疗降低的白细胞介素-2（IL-2）及其受体的活性。同年曹维娜等中西医结合辨证治疗160例冠心病也认为获得良效。

八纲作为机体典型反应状态除反映疾病的个体性外，还反映疾病的共性，和不同疾病实体可出现相同的炎症、发热等病理过程一样。1989年翁伟强等选择97例高血压、更年期综合征和甲亢中医辨证肝阳上亢证患者进行异病同治临床研究，治疗前后检测植物神经功能、尿3-甲氧-4羟基苯乙醇硫酸盐（MHPG-SO_4，中枢去甲肾上腺素代谢产物）、儿茶酚胺、血浆环核苷酸、血栓素（TXB_2）及6-酮-前列腺素$F_{1\alpha}$（6-keto-$PGF_{1\alpha}$），发现异病同证有类似变化。这个结果为八纲反映疾病共性提供了一些实验依据。

通过疾病或病理过程的共性治病，西医早已有之，如用皮质激素治疗很多不同的疾病可获效。针对不同疾病的寒热虚实采用相应的温清补泻治疗，就是一种针对疾病时个体反应状态共性的治疗。通过八纲科学基础的阐明，然后与西医有关发病及治愈机制研究材料的比较，有可能找到中西医在现代意义上的科学上的异同，从而可以在理论和实践上实现结合和互补。

通过八纲共性治疗难治疾病是八纲研究的一大方向。1985年日本松本克彦报道按八纲辨证施治硬皮病、类风湿关节炎、系统性红斑狼疮和重症肌无力认为均获得相当效果；1988 年余娟、陈可冀等报道中医药辨证治疗爱滋病取得一定疗效，都是可喜的苗头。

八纲辨证的临床依据症状体征很大部分是病人主诉和医生主观感觉，而且比较笼统，有时发生交叉重叠，因此应该规范化、客观化和定量化，这方面已有一定进展。1985 年陈维养对此已做综述及评论。1988 年马翠玉等报道，在中医八纲辨证治疗慢性迁延性病毒性乙型肝炎中发现若干病例疗效不佳，但按该病例植物神经功能状态检测结果修正原来虚实辨证施治后，疗效明显提高，表明传统八纲辨证与客观生理生化指标检测相结合有利于八纲辨证进一步科学化并提高疗效。

关于八纲辨证规范化问题，1986 年林求诚提出应制订辨证的“金标准”(gold standard)。无疑这是正确的意见。匡调元等报道的八纲病理解剖学基础有望作为这种金标准之一。但要符合真正金标准的要求，还要做很多严格科学的比较研究，因为现代医学用病理解剖学诊断可作为若干疾病诊断的金标准（如肿瘤以活检细胞学阳性诊断为金标准)，但如前述，还有不少疾病甚至死后也找不到病理解剖学变化的“金标准”，而罹患这些致死疾病的患者死前总会有这种或那种证候可辨。相反，符合金标准的疾病如活检确诊的肺癌早期，却可能是“无证可辨”。

通过检测八纲证型患者这种或那种生理、生化指标变量给八纲赋以现代科学基础看来还不够，还应该用多元统计分析法将各变量之间的相关性，特别是整体状态与各局部生理、生化变化之间的相关性找出来，以阐明整体规律与局部规律的相互关系。如果仅仅检测各证型患者的指标变量的差异，就有可能重复了 William 氏等关于生化个体性的做法，而丢掉了中医的特色。1988 年何氏在脑急性血栓形成虚实证血液流变学诸因素相关分析中对此作了一些有益尝试。

八纲研究的最终目的是提高疗效。如何严格科学地评价疗效是当前八纲研究亟需重视的问题。按八纲辨证施治疗效确实优于不按八纲辨证施治的疗效，是八纲科学性和优越性的最有说服力的论据，可惜这方面的报道还少见。临床学家掌握现代临床流行病学（或临床科研设计、衡量和评价，简称 DME）方法学，相信在这方面是可以大有作为的。

采用动物模型开展实验研究，也是八纲辨证论治科研不可缺少的重要环节。这方面 1985 年杜玉竹和 1987 年立氏等已作了详细综述，兹不赘述。

西医也不是完全没有中医意义上的“证型”，如肺结核有渗出型、增殖型等等；胃癌有早期、晚期之分，等等。由于这些分型或分期的相应病理生理学、病理解剖学等基础已经或比较清楚，将八纲证型与这些分期分型相比较，如已有人将不孕症的中医辨证分型与西医的无排卵型、黄体功能不健型、子宫发育不全型、输卵管不通型、子宫内膜异位型、闭经溢乳综合征、多囊卵巢综合征等进行了比较。看来这也是研究八纲的一条途径。

（侯　灿）

第五节　中医“肾”理论的现代病理

中医关于“肾”的学说是中医理论的重要内容，在历代中医经典著作中，均有“肾为先天之本”、“肾为藏精之府”、“肾主骨生髓”、“肾主生长”、“肾主生殖”与“肾主水液”等论述。中医药学是伟大的宝库，与现代医学理论虽有不同的思想体系，但均能治病救人，对象都是人，肯定有其结合点，应有其共同的形态学基础。

复制与“肾”的理论研究有关的动物模型进行研究，是开展中医“肾”理论现代病理研究的重要手段，如氢考小鼠模型（醋酸氢化考的松)、甲减成体大鼠模型（甲状腺机能减退)、甲减幼大鼠模型、垂体功能低下大鼠模型、LRH-A 大鼠模型、老龄大鼠、老龄小鼠模型、腺嘌呤大鼠模型、类痴呆大鼠模型、γ-^{60}Co 照射模型等 10 种。造模同时以温肾助阳益精中药进行实验性治疗，并作药物反证，有效者即称为某证型的模型，亦以某些致病因子造成某些病的模型。实验结束后，观察有关器官系统与组织细胞的组织学、组织化学与超微结构等的变化。在总结大量研究资料的基础上，可能阐明中医药理论的物质基础和规律，有利于继承发扬中医药学，使中医理论建立在可靠的结构基础上，有利于中西医结合，有非常重要的理论意义和实践意义。

一、“肾主生长”理论的形态学

现代科学认为除遗传、疾病、营养与环境影响机体的生长发育外，至少有 4 种激素加速机体的生长发育：生长激素、甲状腺素、雌激素以及来自睾丸与肾上腺的雄激素。这些激素刺激蛋白质与核酸的合成代谢，加速机体的生长发育。以他巴唑与谷氨酸钠分别建立甲减幼鼠、成鼠模型与垂体功能低下模型，以温肾益精中药（主要为龟龄集与右归丸）进行实验性治疗，研究垂体、甲状腺、肝与长骨的形态学变化。

（一）温肾益精药对甲减成鼠模型肝、甲状腺及垂体的组织学、组织化学和超微结构的影响

甲减成鼠出现类似临床甲减症状，体温、氧耗明显下降；光镜与电镜观察，肝细胞变性肿胀透亮，嗜碱性物质减少，RER（粗面内质网池）扩张、脱颗粒，颗粒减少，SER（滑面内质网）增生，RNA（核糖核酸）含量减少，5′ Nase（5′-核苷酸酶）、G-6-PD（葡萄糖-6-磷酸脱氢酶）和 CCO（细胞色素氧化酶）等酶活性明显降低，SDH（琥珀酸脱氢酶）活性明显增高。而同时服用温肾益精药甲减大鼠活动较频，体温与氧耗量提高，肝细胞变性范围较小，程度减轻，RER 排列整齐，数量增多，SER 增生减少，RNA 含量、5′-Nase、G-6-PD、CCO 和 SDH 等酶活性趋向正常。

甲减成鼠甲状腺与垂体的结构与功能明显受到损害，甲状腺滤泡极度增生，滤泡腔缩小，滤泡细胞呈高柱状，微绒毛增多增高，RER 池扩张，甚至融合成大的囊泡，线粒体增多，间质毛细血管扩张，胶质 PAS（过碘酸雪夫）反应减弱；滤泡上皮 G-6-P（葡萄糖-6-磷酸酶）、G-6-PD 酶活性下降，TPO（过氧化物酶）、SDH、5′-Nase、TPP（硫胺素焦磷酸酶）等酶活性明显上升；血总 T_4、T_3 水平明显下降。垂体前叶很少能见到正常形态的 TSH 细胞，去甲状腺细胞十分明显，其 RER 扩张；STH 细胞明显脱颗粒，数量减少；多种细胞线粒体髓鞘样变性；垂体后叶神经分泌物减少。温肾益精中药组甲状腺仍增生，部分滤泡腔增大，部分动物滤泡细胞接近正常，其 G-6-P、G-6-PD、SDH、TPO 等酶活性趋向正常；血总 T_4、T_3 水平上升；垂体 TSH、STH 细胞增加，去甲状腺细胞明显减少，血 TSH 水平下降；后叶神经分泌物增加。

（二）温肾益精中药对甲减幼大鼠长骨、肝、甲状腺和垂体组织学、组织化学和超微结构的影响

甲减幼大鼠长骨重量减轻，骨小梁细，骺板无机焦磷酸酶反应显著降低，含无机焦磷酸酶和 AKP（碱性磷酸酶）及 PAS 反应的骺板软骨细胞层数显著减少；甲状腺及肝的结构受到影响，甲状腺 ACP（酸性磷酸酶）及肝的 RNA、CCO 反应降低，RER 减少；垂体 STH 细胞脱颗粒，去甲状腺细胞明显；血 Ca^{2+}、P^{3-}、Na^{+} 显著下降。龟龄集组长骨重量较甲减组增加，骺板无机焦磷酸酶反应显著上升，含无机焦磷酸酶、AKP 反应的骺板软骨细胞层数显著增多；甲状腺、肝和垂体的结构改善，甲状腺 ACP 及肝 RNA 和 CCO 上升，RER 增加，垂体 STH 细胞颗粒多，去甲状腺细胞较少；血 Ca^{2+}、P^{3-}、Na^{+} 有上升趋势。所以龟龄集有促进长骨生长发育、钙化及改善甲状腺、肝及垂体结构和组化成分的作用。

（三）温肾益精中药对垂体功能低下大鼠模型垂体、甲状腺及肝的组织学与组织化学的影响

垂体功能低下大鼠的垂体和甲状腺重量明显减轻；垂体前叶 TSH 细胞、STH 细胞及 FSH 细胞百分比明显减少；甲状腺滤泡数量减少，滤泡细胞 TPO、SDH、ICDH（异柠檬酸脱氢酶和 5′-Nase 等酶活性降低；肝 CCO、5′-Nase 酶活性下降，糖元含量减少，ICDH 和 SDH 酶活性增加。龟龄集可使垂体功能低下大鼠的垂体和甲状腺重量增加，垂体前叶的 STH、TSH 和 FSH 细胞的百分比趋向正常。龟龄集并能改善弓状核损伤的作用，弓状核能产生 TRH，是调节 TSH 的重要因素。

综上所述，温肾益精中药能使下丘脑-垂体-甲状腺轴的结构和功能得到改善、促进靶器官（肝、长骨是重要的靶器官）的核酸及蛋白质合成，进而调节细胞及机体的生长发育和代谢。本实验从形态学方面揭示“肾主生长”理论有物质基础，证明“肾主生长”与下丘脑-垂体-甲状腺轴-靶器官有密切的内在联系。

二、“肾主生殖”理论的形态学

应用老龄雌、雄大鼠与小鼠，腺嘌呤雄性大鼠，LRH-A 雌性大鼠与“急病及肾”大鼠模型等动物进行实验，采用填精补肾中药对之实验性治疗，观察补肾中药对大鼠生殖器官形态学变化的影响，并作药物反证论证“肾”与生殖器官的内在联系。

（一）老龄动物的研究

老龄大鼠下丘脑视上核、旁室核的神经内分泌细胞数量及百分比发生明显的变化，视上核、旁室核甲细胞明显增加，乙细胞明显减少。固真及葆贞组甲细胞数量及百分比都较老年组明显降低，而乙细胞则明显增加。老龄组垂体前叶的促性腺激素细胞 LH 和 FSH 细胞数量减少，部分胞核固缩，胞质内有空泡。STH 细胞数亦减少，染色减弱，嫌色细胞数增多。固真组 STH 细胞和嫌色细胞数趋向正常。

老龄组雄性动物的睾丸曲细精管出现萎缩退化现象，曲细精管缩小，生殖上皮变薄，曲细精管间结缔组织增生、间质细胞变小，其 3β-HSD（3β-羟基类固醇脱氢酶）反应显著降低，精母细胞及间质细胞的 SDH 反应亦明显减低，固真组大鼠的睾丸曲细精管的萎缩退化现象较老龄组轻，间质细胞的 3β-HSD 和 SDH 反应亦较老龄组强。老龄组凝结腺上皮细胞的山梨醇脱氢酶反应显著降低，固真组的酶反应则比老龄组增强。

老龄组雌性大鼠卵巢内卵泡数量显著减少，黄体数量亦减少，髓质中血管稀少，结缔组织增生较明显，间质腺较多。卵巢内 3β-HSD 反应很弱，黄体细胞 20α-HSD 反应多数为阴性。葆贞组卵巢内卵泡数量、黄体数量均较老龄组为多，髓质血管较丰富，卵泡及黄体的 3β-HSD 反应，20α-HSD 及卵巢 G-6-PD 反应均比老龄组增强。

老龄组大鼠子宫内膜上皮退化，固有膜内细胞密度和腺体数量明显较少，内膜上皮的 PAS 反应阴性。葆真组的子宫内膜基质及细胞数量、腺体的数量均比老龄组增多，子宫内膜上皮的 PAS 反应有一定程度的提高。

老龄雄性大鼠肾上腺皮质 3β-HSD 含量下降，尤以网带和近髓带为显著，固真组肾上腺皮质 3β-HSD 反应显著增高，此与网状带产生雄激素的功能相符。

老龄小鼠子宫萎缩变细，各层组织均萎缩，子宫变薄，子宫腺变细，肌层薄，血管少，子宫上皮及腺上皮 AKP 阴性反应；还精煎组子宫肥大变粗，数倍于老年子宫，腔大，各层组织均肥厚，固有层结缔组织疏松，细胞大，子宫腺粗而长，血管丰富，子宫上皮、子宫腺及肌层 AKP 阳性反应。老年小鼠卵巢皮质中主要有纤维化白体，无卵泡。还精煎组卵巢有不同发育阶段卵泡、黄体及间质细胞。老年小鼠睾丸大部分曲细精管萎缩，生精细胞退化，精子消失，还精煎组睾丸大多数较正常。

（二）腺嘌呤诱发成年雄性大鼠肾损害模型睾丸结构的变化

模型组睾丸萎缩，曲细精管退化变性，生殖上皮变薄、变性，结缔组织增多，间质细胞减少，3β-HSD 反应明显减弱。右归丸组的睾丸退化程度与数量较模型组轻，间质细胞数量较多，3β-HSD 反应有改善。模型组睾酮显著下降，右归丸组则较模型组显著上升。

（三）LRH-A 诱发幼龄大鼠生殖功能紊乱模型研究

模型组阴道涂片周期紊乱，周期长，动情期极短，甚至不出现。卵巢、子宫的重量显著减轻。子宫颈的切面积亦显著变小。卵巢皮质内卵泡数量减少，而黄体数量增加，但体积明显缩小，黄体细胞质内有空泡出现，黄体的平均面积、周长和最大直径均有显著差异。卵巢的 G-6-PD 和 3β-HSD 反应均增强。20α-HSD 阳性反应的黄体百分率也升高。模型组子宫缩小，子宫腺体小，子宫颈部上皮细胞膨大，嗜酸性增强，电镜观察内膜腺上皮微绒毛变短、数量减少，内质网扩张和线粒体轻度肿胀。模型组垂体前叶的促性腺激素细胞数量、体积、着染程度和超微结构均无明显的改变。中药组的阴道涂片动情周期较模型组的略有规律。卵巢黄体的数量少于模型组。卵巢的G-6-PD与3β-HSD反应与模型组相似，20α-HSD阳性反应的黄体百分率比模型组下降。黄体的平均面积、周长和最大直径没有显著性差异。子宫的重量和切面积比模型组增加。子宫内膜上皮细胞的变化没有模型组的明显，腺上皮细胞的微绒毛的数量和长度均比模型组多和长。垂体前叶的促性腺激素细胞内的颗粒对阿利新蓝着色反应有的减弱或甚至消失，因而细胞内的颗粒主要呈现PAS阳性反应。

综上所述，上述动物模型的下丘脑-垂体-肾上腺-性腺轴的形态学发生变化，填精补肾中药则对该轴具有多层次、多器官、多环节与多水平的调节作用；并证明“肾主生殖”与该轴有密切的内在联系。

（四）“急病及肾”的研究

应用“猫抓鼠”、“爆竹吓狗”、“人鞭打猫”、骨折及烧伤等方法制造急性损伤的动物模型。实验结果显示睾丸曲细精管生精上皮脱落、细胞空泡变性、生精上皮层次与精子量减少，间质细胞变性及间质水肿和纤维化；垂体促性腺激素细胞线粒体等细胞器变性、核溶、固缩和组织出血坏死。孕鼠则见流产与胚胎发育不良。烧伤大鼠T、E_2明显下降，LH含量增加，说明烧伤大鼠睾丸有严重损伤，内分泌机能显著减退，而垂体有代偿性分泌增加。血清Cortlsone含量测定表明，实验组与对照组相比无明显差异。提示烧伤时垂体-肾上腺皮质功能无明显改变，主要变化在垂体-性腺轴，尤以睾丸损伤为重。骨折、雄性烧伤小鼠及孕鼠的实验组与对照组均作大体观察及心、肝、脾、肺、肾及一侧肾上腺和垂体光镜观察、特殊染色及组织化学染色，两组均无明显差异。

以上实验说明“急病及肾”与睾丸等生殖系统及垂体有密切的关系，并能阐释“肾主生殖”的理论。

三、“肾主骨生髓”理论的形态学

（一）大鼠前脑基底核的研究

应用电刺激损伤大鼠前脑基底核制作“类痴呆”模型，以乙酰胆碱酯酶（AchE）方法观察苍白球大神经原的反应强度，结果证明模型组基底核的核团面积小，神经原数量、突起分枝数量显著减少，AchE酶活性反应显著降低；调理心肾中药使核团面积、神经原数量、突起分枝数量与AchE反应强度均得到增加和改善，证明调理心肾中药对大脑基底核大细胞的AchE活性具有扶正调节作用。胆碱能递质系统对纹状体神经元起易化作用，可促进学习和记忆，证明调理心肾中药对老年性痴呆可有较好的治疗作用。

（二）下丘脑的研究

氢考大鼠模型下丘脑视上核及旁室核甲细胞分泌颗粒及百分比减少，乙细胞百分比上升。补肾中药治疗后，视上核、旁室核的甲细胞、乙细胞的百分比接近正常。提示补肾中药对视上核、旁室核的神经分泌有一定的调整保护作用。

（三）免疫系统的研究

脾脏淋巴细胞的变化：氢考小鼠脾及其脾小体不同程度地缩小，淋巴细胞显著减少，电镜观察，注射氢考3天时，淋巴细胞核内异染色质减少，只有一二个圆形、卵圆形电子密度高的小体，注射氢考5～10天时核溶解消失。应用补肾药治疗后，淋巴细胞数量比较多，其超微结构基本正常。

老年小鼠淋巴结与结肠PNA+细胞（落花生凝集素阳性细胞，为T细胞）有不同程度减少，服用还精煎小鼠的淋巴结和降结肠内PNA+细胞数量有不同程度增加。

老年组大鼠胸腺显著萎缩，只残留少量胸腺组织，其中淋巴细胞也显著减少，且有大量浆细胞和巨噬细胞，Feulgen（孚尔根）反应减弱。固真组与葆贞组胸腺同样萎缩，但残留的胸腺组织较多，其中淋巴细胞数量也较多，Feulgen反应增强。

含IgG浆细胞的变化：氢考小鼠小肠固有膜中含IgG的浆细胞减少，中药组小肠含IgG浆细胞增多，接近正常。

腹膜细胞的变化：氢考小鼠腹膜细胞显著减少，Ⅰ型（小淋巴细胞）、Ⅱ型（单核细胞）细胞百分比及Ⅲ型细胞（巨噬细胞）绝对值下降。补肾中药使腹膜细胞总数和Ⅰ、Ⅱ型细胞百分比及Ⅲ型细胞绝对值均显著上升。

（四）肥大细胞的变化

氢考小鼠舌尖及腹膜肥大细胞减少，且使腹膜肥大细胞的未成熟型（小型）百分率显著下降，释放型（大型）细胞、破裂和脱颗粒细胞则显著增加。补肾中药使肥大细胞数上升，未成熟型比例上升，释放型、脱颗粒型比例下降。说明补肾药对肥大细胞有调整保护作用。甲减大鼠甲状腺肥大细胞的变化结果相似。

总结以上研究的结果以及前述甲减垂体的研究，证明补肾中药对大鼠前脑基底核、下丘脑视上核、旁室核及垂体均有一定的调整保护作用。中医认为肾主骨生髓，充于脑，主作强；《灵枢·海论篇》云："脑为髓海"。说明脑由髓汇合而成，肾主髓则脑为肾所生，以上研究器官均属脑，所以调理心肾中药对之有调节作用。补肾药并对淋巴细胞、含 IgG 浆细胞、腹膜细胞和肥大细胞等均有保护作用，这些细胞均来自骨髓，补肾中药可增强其机能，说明肾与骨髓有密切的内在联系。补肾药还可促进长骨的生长发育与钙化作用。以上结果均能说明"肾主骨生髓"的理论。

四、"肾主水液"理论的形态学研究

腺嘌呤诱发大鼠模型体重减轻，出现多尿，低渗尿，排泄代谢废物功能低下；肾脏体积肥大，呈"大白色肾"；组织学观察肾实质呈萎缩倾向，肾小体数量明显减少，肾小管腔内和间质中有棕黑色腺嘌呤结晶沉积，有结晶沉积的近曲小管上皮变薄，结缔组织增生；肾小管的组织化学观察，其PAS、AKP、G-6-P、G-6-PD、ICDH（异柠檬酸脱氢酶）、LMOH（苹果酸脱氢酶）、NSE（非特异性酯酶）反应明显减弱。右归丸组大鼠尿量、尿渗透压、尿素和肌酐的排泄量均有所改善，ICDH、LMDH 及 NSE 等酶反应趋向正常。

甲减大鼠垂体后叶神经分泌物含量减少，染色反应强度降低；补肾药使神经分泌物含量和染色反应趋向正常。

以上结果说明"肾主水液"司二阴的理论与下丘脑-垂体后叶激素的释放-肾轴有密切的内在联系。

五、"肾为先天之本"与"肾藏精"理论的形态学研究

中医学认为"肾为先天之本"，是生命之根，"肾藏精"，精气包括"先天之精"与"后天之精"，精气是构成人体的基本物质，也是人体生长发育及各种功能活动的物质基础，"夫精者，生之本也"，机体的生、长、壮、老、已的自然规律与肾中精气的盛衰密切相关。

综上所述，对"肾"的理论进行了深入系统的形态学研究，对很多种系统器官及组织细胞进行了组织学、组织化学与超微结构研究：

1. 前脑基底核、下丘脑、垂体、肾上腺、甲状腺、性腺、肾轴；

2. 中心代谢器官——肝（中医认为"肝肾同源"）；

3. 免疫系统；

4. 长骨；

5. 肥大细胞。

补肾中药使上述模型动物的以上器官的形态学变化趋向正常，说明补肾中药对机体的组织细胞和基本结构成分有普遍的增强保护作用。提高机体神经体液的调节机能（下丘脑-垂体-肾上腺、甲状腺、性腺、肾轴-靶器官（包括肝及长骨等）），促进机体核酸、蛋白质代谢、糖代谢及能量代谢，促进机体生长发育、繁殖，提高机体的免疫力，以消除各种虚弱证候，增强机体素质，以延缓衰老。

综合以上大量科学研究的结果，结合中医与现代医学理论和现代细胞生物学理论，提示中医的"肾"与机体广泛的器官系统、组织细胞及基本结构成分有密切的关系。中医认为"肾藏精"，主生长、发育、生殖和水液代谢，需要全身器官系统、组织细胞来完成，可以认为全身广泛的器官系统与组织细胞是"肾"的结构成分。

小鼠经 γ-^{60}Co 射线辐射后，骨髓细胞的 SCE（姐妹染色单体交换率）与微核率明显上升，右归丸预防后 SCE 与微核率明显下降（尤其是 SCE）。提示补肾中药能保护骨髓细胞的 DNA 复制机制。这一结果与"肾为先天之本"与"肾藏精"有一致之处。

补肾药固真方可提高老龄人与大鼠外周血淋巴细胞 DNA 切除修复水平及大鼠复制后的 DNA 合成水平，可认为肾精多功能的物质基础是遗传结构 DNA。

细胞是生物形态结构和生命活动的基本单位。细胞核的主要功能是控制细胞的代谢、生长、分化和繁殖等活动，核内的 DNA 是基因在染色体中的化学物质基础，是遗传的物质基础，核持久不息地通过遗传密码的转录、翻译，决

定着所合成的每一蛋白质分子的性质，DNA分子通过自身复制把遗传信息一代代地传下去。核的DNA的作用，可用表2-40来说明。

根据上述大量的研究结果是符合这一法则

DNA $\xrightarrow{\text{复制}}$ DNA $\xrightarrow{\text{转录}}$ RNA $\xrightarrow{\text{翻译}}$ 蛋白质 $\xrightarrow{\text{代谢作用}}$ 生理生化特征、形态特征。

图 2-40　DNA 的作用

的，所以可认为“细胞核”（主要是DNA）是“肾精”的物质基础，它决定着机体的代谢生长、发育、繁殖与衰老。据此可以科学地阐释“肾为先天之本”与“肾藏精”等理论。

总之，从形态学角度以动物模型研究中医药理论，可以应用先进的现代科学技术进行研究。形态学研究能直接观察到所研究的各种细胞、组织器官的细胞水平、组织化学及超微结构水平等的变化。使中医理论建立在可靠的结构基础上，科学性强，为临床提供确切的形态学证据。本文是我们近20年来对中医“肾”的理论进行深入系统的形态学研究，积累了大量的科学资料后，对之作出的简单的科学总结，提出了一定的观点、解释与结论，但存在的问题尚很多，需进一步深入研究与探讨。

中医药理论研究是非常复杂的问题，需要临床与基础相结合，中医与现代科学相结合，应用先进的现代科学技术，多学科、多层次、多指标地进行系统深入的研究，积累大量的科学资料，进行高度的综合分析，始能提出科学的理论。

（施玉华　马正立　汪丽亚）

第六节　中医脾胃理论的现代病理

中医脾胃理论的现代病理研究，主要根据中医学对“脾胃”功能的论述，如脾主运化，主肌肉，“脾旺四时不受邪”，统血等，开展中医脾胃证候和脾胃病等病理形态学研究。在临床研究方面，则充分运用内窥镜检技术，病理技术等，通过对胃、十二指肠、结肠等粘膜的观察及活检，探讨病理改变与中医辨证临床证候的相关性，证候变化与病理改变的相关性及规律性等。如1987年，刘友章研究脾胃气虚、肝胃不和型胃脘痛病人各24例的胃粘膜扫描电镜象和超微结构改变，探讨脾胃气虚和肝胃不和证病理改变特点；许长照等曾观察报告54例脾虚患者及张镜人等报道29例慢性胃炎脾虚证患者胃及十二指肠粘膜病理变化特点；珧清等报道胃脘痛患者胃粘膜病变程度，脾胃虚弱重于肝胃不和型；华培显认为脾虚型胃病时，胃粘膜上皮细胞再生加强，向成熟细胞分化障碍。1980年南京医学院对脾虚泄泻病人89例直肠粘膜活检观察；1986年陈治水观察了115例脾虚消化道疾病患者的胃肠粘膜病理改变等等。研究表明，脾胃虚证如脾气虚证和脾阳虚证的病理形态多表现为慢性炎症、粘膜萎缩，退行性变，胃肠上皮性和非典型增生等，而脾胃实证如脾胃实热证和脾胃湿热证则多见急性活动性炎症（急性充血、水肿、粘膜糜烂和溃疡等）。

动物实验研究方面，在建立脾虚证等动物模型基础上，也开展了脾主肌肉，脾与免疫系统关系等研究，如有学者运用电镜观察脾虚证动物模型的骨骼肌、心肌等超微结构，研究“脾主肌肉”理论，发现脾虚动物模型肌细胞线粒体等细胞器的超微结构出现膜结构损坏、嵴断裂和空泡化等改变；还有学者观察报告脾虚证动物模型（大鼠或马属动物驴）的免疫器官如胸腺、脾、肠系膜淋巴结等，体积变小，有萎缩现象等。

尹光耀采用扫描电镜等方法对中医辨证脾气虚证和脾虚气滞证的慢性胃病患者的胃粘膜病理形态超微结构的变化以及环核苷酸、微量元素及氧化物等进行了观察、揭示出胃粘膜上皮的核黄比，染色质和线粒体等在两个中医脾胃证型之间有一些不同的改变，从一个侧面反映了脾胃的病理变化。

一、方法

脾虚证比较集中地反映了脾胃功能的不足，临床的早期表现部分归属于消化系统功能障碍及相应的营养代谢失调和免疫紊乱。原发病灶在消化系统的疾病如慢性胃炎、溃疡病、胃癌、胃下垂和胃粘膜脱垂等，脾虚证更为常见。尹光耀等采用扫描电镜、透射电镜、能量色散X射线分析仪、显微分光光度仪数字处理系统、生物化学、组织化学、酶学和放射免疫学等现代科学技术手段，对中医辨证属脾气虚证和脾虚气滞证的慢性浅表性胃炎（22例）、慢性萎缩性胃炎（35例）、胃溃疡（12例）、十二指肠球部溃疡（8例）（良性胃病）和胃癌（31例）患者手术切下或活检所得胃粘膜，以及12例健康志愿者活检所得胃粘膜，进行胃粘膜形态超微结构、肠化生分型、环核苷酸（cAMP、cGMP）、超氧化物歧化酶（SOD）、微量元素及其氧化物的观察和测定；胃粘膜上皮细胞亚细胞（organelles）超微结构、细胞核超微结构及其脱氧核糖核酸（DNA）和微量元素；线粒体超微结构及其微量元素的观察和测定；血液氚胸腺嘧啶核苷掺入法淋巴细胞转化试验（^{3}H-TdR LCT）和血清过氧化脂质（LPO）的测定。从机体的整体-组织-细胞-亚细胞-分子水平，在结构-代谢-功能的系统层次，研究了脾虚证与慢性胃病病理联系的机制。

二、结果

1. 扫描电镜　观察到胃粘膜非病灶区存在的“背景病变”如慢性浅表性炎变、慢性萎缩性炎变、灶性肠上皮化生和微小溃疡，在脾气虚证（n=31）胃窦处为（%）：100，61.3，38.8，58.1；胃体处为（%）：100，38.7，41.9，29.0；脾虚气滞证（n=36）胃窦处为（%）：100，88.9，69.4，47.2；胃体处为（%）：100，80.6，88.3，77.8；胃粘膜完全性结肠型肠化生、不完全性结肠型肠化生，脾气虚证（n=31）为（%）：6.45，6.15；脾虚气滞证（n=36）为（%）：19.44，47.22；胃粘膜cAMP（pmol/g）、Zn（WT%）、ZnO（WT%）、Cu（WT%）、CuO（WT%）和SOD（u/g），脾气虚证为：10.48±1.98（n=28），2.40±0.18（n=16），1.14±0.14（n=16），3.67±0.37（n=16），CuO 1.94±0.28（n=16），158.36±14.86（n=42）；脾虚气滞证为：5.88±1.94（n=29），1.82±0.93（n=25），0.73±0.43（n=25），2.92±1.31（n=25），1.41±0.46，135.79±20.15。证间有显著性差异，P＜0.05～0.001。

2. 透射电镜　观察到胃粘膜上皮细胞核的核质比＞1、核分叶、染色质边集或均匀化、染色质周间颗粒密集、核仁肥大或边集、核仁圈状，在脾气虚证（n=42）为（%）：11.90、9.52、64.29、11.90、16.67、21.43；脾虚气滞证（n=46）为（%）：63.04、56.52、13.04、54.35、56.52、2.17；线粒体数目（个）和线粒体嵴数目（个），在脾气虚证（n=42）为65.07±30.00，9.72±3.96；脾虚气滞证（n=46）为：35.09±29.40，6.08±3.78；线粒体肿胀肥大、线粒体基质变淡、线粒体空泡变性、线粒体固缩、线粒体嵴断裂与排列紊乱，在脾气虚证（n=42）为（%）：6.97±6.07、9.17±6.68、6.89±6.62、1.81±1.67、6.08±3.78；脾虚气滞证（n=46）为（%）：12.41±9.94、13.22±10.84、13.01±9.84、4.52±2.96、12.15±9.89；细胞核DNA（IOD）、Zn（AT%）、Cu（AT%）、线粒体Zn（AT%）、Cu（AT%）、血清LPO（nmol/ml）、^{3}H-TdR・LCT（cpm/0.2ml全血），在脾气虚证（n=42）为：18.42±6.92、7.785±0.815、58.510±1.058、5.708±1.331、55.028±3.159、2.96±0.43、28578±15101（n=27）；脾虚气滞证（n=46）为：24.46±7.93、8.323±0.756、59.169±1.164、3.839±0.906、53.176±3.873、3.56±0.46、7093±6887.73（n=24）。证间有显著性差异，P＜0.05～0.001。

3. 胃粘膜　上皮细胞核DNA（IOD）、Zn（AT%）、Cu（AT%）、线粒体Zn（AT%）、Cu（AT%），在完全性小肠型肠化生（n=15）为：13.07±4.17、5.769±0.654、56.163±2.105、5.344±0.781、54.895±2.101；完全性结肠型肠化生（n=13）为：21.65±8.12、6.591±0.837、58.132±2.179、3.859±0.662、53.229±2.02；不完全性小肠型肠化生（n=8）为：16.63±4.75、6.653±0.734、58.197±2.057、4.541±0.755、53.779±2.249；不完全性结肠型肠化生（n=24）为：31.94±11.16、7.351±0.542、60.562±3.101、3.327±0.522、51.360±2.878；胃癌（n=31）为：30.31±11.84、8.546±0.691、59.522±0.483、3.641±0.462、50.429±0.974。不完全性结肠型肠化生细胞与胃癌细胞间无显著性差异，P＞0.05；而与其他3型肠化生间有显著差异，P＜

0.05～0.001。

4. 胃窦部慢性浅表性胃炎与慢性浅表萎缩性胃炎的肠化生患者143例，辨证分为脾胃虚寒、肝胃不和、脾胃阴虚与脾虚气滞四型。治疗组75例，按型分别给予健脾理气活血化瘀的脾胃平胶囊Ⅰ、Ⅱ、Ⅲ、Ⅳ号治疗；对照组68例，4型均给三九胃泰治疗。经3～6个月治疗后，胃粘膜cAMP、DNA与^{3}H-TdR LCT的改善，治疗组显著优于对照组，P＜0.05～0.001；症状疗效的治愈率、总有效率，病理疗效的肠化生治愈率、总有效率，治疗组为49.3%、92.0%、45.3%和62.7%；对照组为29.4%、67.6%，10.3%和29.4%。组间有显著性差异，P＜0.001。总之，胃粘膜内"背景病变"的发生率、不完全性结肠型肠化生的发生率、细胞核增大畸变的发生率、线粒体退行性改变的发生率、以及细胞核DNA、Zn和Cu的含量，脾虚气滞证患者明显高于脾气虚证患者，P＜0.05～0.001；胃粘膜cAMP、SOD、Zn、Cu、ZnO、CuO和线粒体Zn、Cu含量，则脾虚气滞证患者又明显低于脾气虚证患者，P＜0.05～0.001；胃粘膜肠上皮化生可以通过纠正胃粘膜cAMP、DNA和细胞免疫功能等脾虚证病理生理指标的偏差而得到治愈。

三、结论

①脾虚证的共性表现是：血浆cAMP和细胞免疫水平降低，胃粘膜上皮细胞线粒体数量减少和退变率增加，其Zn、Cu含量降低，胃粘膜组织内Zn、ZnO、Cu、CuO、SOD、cAMP水平降低，而血清LPO增高；脾虚气滞证胃粘膜上皮细胞的细胞核蛋白合成代谢旺盛，线粒体能量代谢衰微，细胞分裂增殖超过细胞分化成熟；脾气虚证胃粘膜上皮细胞的细胞核蛋白合成代谢与线粒体能量代谢同步衰微，细胞早衰老化。这为中医脾虚证的辨证分型提供了科学的理论依据。②脾虚气滞证胃粘膜伴有不完全性结肠型肠化生，cAMP、SOD、Zn、Cu、ZnO和CuO含量降低，而细胞核增大畸变率与DNA含量增高，线粒体数量减少而退变率增高，是胃的癌变信号，临床上应高度重视，有助于发现早期癌变。③纠正脾虚证病理生理指标的综合偏差，是治疗脾虚证与胃粘膜癌前病变的基础。④脾虚证胃粘膜内由于"背景病变"的存在，手术治疗并非能全部清除掉，因而对非癌变或无癌变倾向的良性胃病，如无严重的并发症，原则上应避免手术治疗，手术也应严格选择术式，掌握切除范围，术后仍需中西医结合内科治疗，以预防残胃疾病的发生。

（尹光耀）

第七节 辨证论治原理探讨——整体制约论

一、辨证论治概述

辨证论治是中医理、法、方、药在临床上的具体运用，它既是指导中医临床工作的理论原则，又是解决诊断治疗等实际问题的具体方法。它主要运用四诊（望、闻、问、切）对病人进行仔细的临床观察，将人体在致病因素作用下反映出来的一系列症状和体征按八纲（阴阳、表里、寒热、虚实）进行辨证，在此基础上结合六经辨证、三焦辨证、卫气营血辨证及脏腑经络辨证等类别确定病证类型，根据证候特征进行"审证求因"的推理，判断其发病原因，再结合地方、时令气候，及病人的体质、年龄、性别、职业等情况进行具体分析，从而找出疾病的本质，得出辨证结论，最后确定治疗法则，选方遣药进行治疗。这是中医临床辨证论治的基本过程。将其概括为"辨证病理学"。

二、关于"证"的概念

"证"是中医学术思想中特有的概念。"证"是辨证论治的主要临床根据，也是"辨证病理学"的物质基础。我们认为"证"是机体在致病原因和条件的作用下，整体体质反应特征和整体与周围环境（包括自然界与社会）之间、脏腑经络与脏腑经络之间，细胞与细胞之间，细胞与体液之间相互关系紊乱的综合表现；"证"是生命物质在疾病过程中具有时相性的本质性的反映；是一种以临床机能变化为主的整体定型反应形式。传统中医临床实践常用"理法方药"来代表辨证论治的几个环节。分析其实质，"证"是客观反映；"法、方、药"是针对客观反映去改造它的手段与方法。"辨证"是认识疾病的过程，“论治”是改造疾病的过程。虽然二者是密切联系的，彼此一致的，但二者是有区别的，不能混同的。

（一）证的整体性

对于人体疾病是以整体论原则去认识还是以“局部定位论”观点去认识，在医学史上是有争论的。人是一个整体，但又可将人体内各部分按其解剖生理特征分成多个系，如脏腑、经络、器官、组织、细胞等局部性的东西。这些局部不是、也不能是孤立存在的，而是局部与局部之间彼此相互依存、相互制约的。局部是受整体制约的。任何局部决不能凌驾于整体之上，只有在整体中才具有局部的意义。恩格斯在《自然辩证法》中引过黑格尔的话：“不应当把动物的四肢和各种器官只看作动物的各个部分，因为四肢和各种器官只有在它们的统一体中才是四肢和各种器官，它们绝不是和它们的统一体毫无关系的。四肢和各种器官只有经过了解剖学家的手才变成单纯的部分，但这个解剖学家这时所碰到的已不是活的躯体，而是死尸。”恩格斯针对这段话指出：“部分和全体逐渐变成在有机自然界中有缺陷的一种范畴。种子的萌芽——胚胎和生出来的动物，不能看作和‘全体’分开的‘部分’，如果看作这样，那便是错误的解释。只是在尸体中才有部分。”因此，如果把疾病仅仅看作是局部器官或细胞的疾病，那便是片面的、错误的。但是不是因此就可以否定局部病变的意义呢？不能。疾病的整体性与整体疾病在局部的反映，二者应该是统一的。例如肺结核病，中医称为“肺痨”，认为是由正气不足，“痨虫”侵入肺脏而引起的。其病理演变开始为肺阴亏耗，继而发展至阴虚火旺，或气阴两虚。有人将其临床表现归纳为三种类型：①肺阴不足型，证见干咳痰少，质粘色白或偶夹血丝，或午后潮热，胸闷隐痛，疲倦乏力，食少，口干，苔薄，舌边尖质红，脉细数；②阴虚火旺型，证见咳呛气急，痰少起沫或吐黄痰，声音嘶哑，有时咳吐鲜血，潮热骨蒸，手足心热，盗汗，胸痛，心烦失眠，消瘦明显，男子遗精，女子月经不调，舌质红绛，脉数；③气阴两虚型：证见咳嗽气短，痰吐稀白或夹少量血液，骨蒸潮热，恶风，自汗，盗汗，腹胀食少，便溏，面色晄白或有浮肿，舌质光剥少津，脉细数无力。三种类型可以相互转化演变。分析上述中医临床所见，即发现归纳和组合这些症状与体征的依据是以整体的机能变化为主的，而且这种组合类型的出现是有规律的，相对定型的。称此为“整体功能性定型反应形式”。这就是中医临床所辨的“证”。西方医学对肺结核也有广泛而深入的研究，认为是由结核杆菌在一定条件下感染人肺而引起的一种传染病。业已证明，结核菌进入肺部而引起病变，首先表现为炎症反应，最初的病变以渗出为主，主要改变为充血，浆液、纤维蛋白及炎性细胞渗出。开始时主要为中性白细胞，以后逐渐由巨噬细胞和淋巴细胞所代替。如果机体抵抗力增强，可形成增殖性病变，即结核结节。一个典型的结核结节中央常有1～2个多核巨细胞，周围为许多稍呈放射状排列的上皮样细胞，最外层为淋巴细胞及成纤维细胞。如果患者抵抗力差，或机体对结核菌的敏感性增高时，病变可以恶化而发生坏死，可呈干酪样。甚至可以液化，一旦与支气管相通可形成空洞。当病变好转吸收时，则可形成纤维化或钙化灶。上述病变也可以互相转化演变。肺结核病之这种结构性病变有它客观存在的组织发生（Histogenesis）或形态发生（Morphogenesis）过程，同样是有规律的相对定型的。因此，这类病变在病理形态学中具有诊断价值。称此为“局部结构性定型反应形式”。虽上述病变的形成与整体反应状态有一定的关系，但是确诊肺结核病的主要根据仍然是上述病原菌与结构上的特征性病变。Florey 曾指出：“Morgani 将解剖学概念引进了医学实践，这个概念是现代诊断的主要构成部分。一个现代医生，当他遇到一个病人时，所反映到思想中去的，首先考虑他能否去表明那些病变所引起的症状”。这就是所谓的“结构性原则”。当然近代西医诊病亦同时考虑机能与代谢的变化，但结构性原则仍占相当重要地位。

整体机能性定型反应形式与局部结构性定型反应形式是统一的，因为它们同时在一个人身上表现出来，而且它们都是以生命物质的新陈代谢为基础的，而人体的新陈代谢恰恰是整体性的。所谓结构上的定位性病变是特定疾病在局部结构上的本质性的反应；而所谓整体机能性的病变则是此时机体内部系与系之间相互关系紊乱的机能性表现，同样是以一定规律组成的属于特定疾病的本质性的反应。病变不论是机能方面的，或是结构方面的，都是疾病过程中生命物质的反常运动的表现。机能、结构与代谢是统一的。生理与病理过程中一切都是以代谢为基础的。不论西药或中药，都是通过化学物质的形式干预机体内部的新陈代谢过程，从而纠正反映在机能上及形态结构上的病理过程。如果在临床上能将针对局部结构的定位性病变的治疗措施与针对整体机能性病变的治疗措施合理地结合起来，将进一步提高临床疗效。这是中西医结合的有效途径之一，也是中西医结合的认识论基础。

人类疾病的整体性还在体质上反映出来。

体质是人群中的个体在遗传的基础上，在环境的影响下，在其生长、发育和衰老的过程中形成的代谢、机能与结构上相对稳定的特殊状态。这种特殊状态往往决定着他对某种致病因子的易感性及其所产生的病变类型的倾向性。体质是中医临床诊疗学的物质基础之一。因此，研究和掌握各种体质的特征与类型，对诊疗疾病具有十分重要的意义。

几千年来的中医临床观察及现代医学大量的实验研究都已确认，疾病发生和发展的情况，在各个不同的人总是有差别的。虽然其致病原因是相同的，但其临床类型与病理过程常常可以不同。现代医学认为："这种差别是同年龄、性别、从前患过的疾病、生活和营养条件、神经系统活动的特点、个体和部分地自遗传获得的机体的特性及特点有关。"并把"决定着对刺激物和生活条件、作用的应答性反应性质的一切特性的总和，通常称为机体反应性"，同时认为"机体反应性的改变是疾病经过不同性质的原因和结果"。应当强调，上述体质概念中也包含着个体免疫状态的特异性，因为这一因素可以影响机体对相同致病因子产生不同的反应形式。例如所谓"胸腺淋巴体质（Thymiolymphaticus）"及其他某些免疫缺陷病，其反应形式与一般人显然不同。中医学对于异病同证和同病异证，在很大程度上是以中医学中特有的体质学说为基础的。证与体质有密切关系。《金匮要略》说："夫中寒家，喜欠，其人清涕出，发热色和者，善嚏。""中寒，其人下利，以里虚也，欲嚏不能，此人肚中寒。"这里指出同样感受寒邪，由于体质和受邪深浅不同而所反映的症状也不同。前条是说中气虚寒的人，由于阳气不振故常哈欠。假使其人鼻流清涕，发热而面色如常人，这是新感外邪现象。由于受邪较轻，正气有驱邪外出之势，故常嚏。后条是说体质虚弱的人，中寒以后，多伤脾胃，故云"肚中寒"，因而发生下利，下利更损正气不能逐邪外出，故"欲嚏不能"。同一时期，同一地区流行性感冒，各类患者的临床表现很不相同：体质素为阳虚者常从寒化，啬啬恶寒较为显著；而素体阴虚内热者则常从热化，口干便秘，尿黄短少等内热见证较为突出；酒客则往往多见挟湿者。同一时期流行性感冒概属同一病原，为什么不同的人却显示那么不同的临床类型呢？就局部病变而言都是呼吸道的炎症，但从整体体质反应类型来看却显然不同。中医治疗也强调应随体质不同而异。叶天士在《外感温热篇》中论体质与辨证治疗之关系尤为透彻。章虚谷注云："六气之邪，有阴阳不同，其伤人也，又随人身之阴阳强弱变化而为病。"由此可见致病原因相同，由于体质上的差异可以呈现不同的证候。徐灵胎说得更明确："天下有同此一病，而治此则效，治彼则不效，且不惟无效，反而有大害者，何也？则以病同而人异也。"我们认为体质是决定人对病原刺激产生何种反应形式——"证"的重要因素，这是我们将进一步研究的课题。

人是生活在社会之中的，人与社会也是统一的、不可分割的，社会的政治、经济、思想、文化等无疑对人也是有影响的，因此，中医学很重视精神意识活动对人的作用。中医学关于内伤七情与疾病的关系很早就有许多精辟的论述。《素问・举痛论》说："怒则气上，喜则气缓，悲则气消，恐则气下，……惊则气乱……思则气结"。《阴阳应象大论》有"喜伤心"、"怒伤肝"、"思伤脾"、"忧伤肺"、"恐伤肾"等论述。中医学又认为，七情虽然能使五脏生病，但必归之于心，因为心藏神，心为"君主之官"，为五脏六腑之大主，七情所动，必然影响到心。《灵枢・口问》说："悲哀忧愁则心动，心动则五脏六腑皆摇"，充分说明了精神因素对人体生理与病理活动的主宰作用及与其他脏腑之间的相互关系。这涉及到人的主观能动性与疾病发生发展的关系问题，也是值得今后作进一步探讨的重要课题。

另外，整个自然界又是一个整体。人作为生物界的一员是不能脱离自然界而存在的。人的生理和病理过程必然要受到自然界各种因素的影响。中医学对此有比较全面而系统的论述。《素问·宝命全形论》说："天覆地载，万物悉备，莫贵于人。人以天地之气生，四时之法成"。《素问·四气调神大论》说："夫四时阴阳者，万物之根本也。""故阴阳四时者，万物之始终也，死生之本也"。春夏秋冬四季时序对生理病理有很大的影响。《素问·六节脏象论》说："苍天之气，不得无常也，气之不袭，是谓非常，非常则变矣。……变至则病……"。这扼要地指出了反常气候变化与疾病发生的关系。春温、暑温、秋燥、冬温都是直接与时气有关的急性传染病。外感风、寒、暑、湿、燥、火六淫之邪所引起的疾病，各有其特殊证候，并有一整套辨证论治的原则与措施。现代医学研究已证明气象因素可通过人体各种神经感受器发生效应。但必须指出，人体对自然因素的影响决不是被动的适应，而是主动的斗争与改造的过程。

以上从整体与局部的辩证关系、体质在发病学中的意义、社会因素、自然因素与人类疾病之关系等四个方面讨论了疾病的整体性原则。

（二）证的定型性

八纲是中医学辨证论治的总纲领，是确定"证"的基本原则，也是探讨"证"的定型性的代表。

《素问·阴阳应象大论》说："阴阳者，天地之道也。万物之纲纪，变化之父母，生杀之本始，神明之府也。治病必求于本。"中医学所称的阴阳，是用以表明一切疾病过程中矛盾着的两个对立面的代名词。因此，任何"证"都可以分成两大类型，即阴证和阳证。凡患者精神萎靡，语言低微，面色晦暗，目光无神，动作迟缓，身冷畏寒，近衣喜温，口中和，不渴，尿淡白，便溏，苔白滑，脉沉迟无力等列为阴证；凡精神兴奋，甚或烦躁，谵语，语声粗壮，面赤，发热口渴，气粗，去衣喜凉，便结溲赤，苔黄燥，脉大有力等列为阳证。实际上，阴阳两证，即是对一切病理过程中整体所呈现的兴奋与抑制、亢进与减退，有余与不足等种种矛盾现象的高度概括。

寒热是中医辨证时用以鉴别疾病属性的两个纲领，任何疾病所表现的证又可按此分寒证与热证两类。《素问·阴阳应象大论》称"阳胜则热，阴胜则寒"、"阳虚则外寒，阴虚则内热"。寒证的表现为口不渴，喜热饮，手足逆冷，身寒，面色苍白，气冷息微，溺清长，大便溏，舌苔白滑，脉迟；热证为面色赤红，发热，气热息粗，手足躁扰，唇焦干或红肿，喜冷饮，口渴，尿短赤，便秘，舌苔糙而干黄，脉数或浮洪有力。

虚实是中医鉴别病体正邪盛衰的两个纲领。《素问》说："邪气盛则实，精气夺则虚"。任何疾病所表现的"证"又可按此分为虚证和实证。虚证的表现为：凡生理机能减退，体虚之病，如饮食不佳，语声低，气短，一身无力，精神萎靡，消瘦，听视力减退，舌净无苔，舌体胖嫩，脉细弱无力等。实证则为：凡病邪过盛，生理机能亢进，体壮腹满拒按，小便不利，大便干结，精神兴奋，语声高。气粗，恶寒无汗，舌苔厚，舌质坚敛，脉洪大有力等。

表里是中医鉴别疾病病位及病势深浅的两个纲领。这种病位是宏观的，比较笼统的。《素问》说："皮毛经络为外"，"外有病属表"，"脏腑骨髓为内"，"内有病属里"。任何疾病所表现的证又按此分为表证和里证。表证概括为：从病邪看是外感六淫所致的疾病早期，从人体看其病变发生于浅表的部位。凡病人具有恶寒、恶风、发热、有汗或无汗，头痛，脉浮，舌苔薄白者为表证；凡是人体内各脏腑的病理变化所表现的症状，均属里证。温病时，邪在卫属表，邪入气、营、血属里；在伤寒证中，邪在太阳属表，邪在少阳属半表半里；邪入阳明、太阴、少阴、厥阴属里。我们曾结合现代医学知识对八纲进行过一些初步探讨，并与现代病理学中所描述的基本病理过程如血液循环障碍、物质代谢障碍、炎症、修补、肿瘤等进行过对照观察，认为八纲是机体在病理过程中表现出来的具有形态学基础的八种整体机能性定型反应形式。这种反应形式有三个显著的特点：一是它的整体性，八纲并不是定位于某一个器官或细胞之上，而是概括着整体的反应状态；二是它的定型性，八纲是四对，八种相对固定的、有一定组合内容的反应状态；三是它的普遍性，它不是某一种或某一个疾病所独有的，而是存在于各种疾病过程中的共同规律，具有普遍意义。即使是表里同病，虚实夹杂等情况，在中医辨证时也是井然不乱的。八纲辨证在机能上、形态上及代谢上是具有客观物质基础的，有规律可循的。

此外，用来标志和识别温病病理传变规律的卫、气、营、血辨证也是定型性的。如邪在卫分，多见发热微恶风寒，兼见头痛咳嗽，有汗或无汗，口渴或微渴，四肢酸痛，舌苔薄白，脉浮数等；邪在气分则以形寒怕风消失，身热转炽而恶热，渴欲冷饮，舌苔黄，脉洪大为特征；邪在营分多呈舌绛，心烦不寐，其特征为神昏谵语，斑疹隐隐，口反不渴，有时可见舌蹇肢厥；邪在血分，其症状更为严重，热深动血，多呈舌色深绛或紫晦，或出血，或发斑，或蓄血，热动肝风则为痉厥；热伤其阴则齿黑唇焦，此时脉见细数微弱，体虚者更见神倦、瘈疭。卫气营血辨证并不是某个温病所特有的症状与体征，而是从所有温病过程中概括起来的共同的整体性表现，也是机体在各种不同生物性致病因子作用下引起的一整套（四大组）定型反应形式。

按同样原理分析《伤寒论》的六经辨证，也是根据人体抗病能力的强弱、病势的进退缓急等各方面的因素，将外感疾病演变过程中所表现的各种证候进行了综合，归纳其证候特点，病变部位，损及何脏何腑，寒热趋向，邪正盛衰等，作为辨证论治依据的。实际上这是又一套（六大组）定型反应形式。

必须说明，找出证的定型性规律是为了有利于人们分析疾病与掌握疾病，而在临床实际应用时，这种定型性是相对的，它往往随人随时而增减一些症候，不是千篇一律的。因此，临床诊疗也不能千篇一律，必须因人因时选方遣药，加减施治。

（三）证的定系性

中医学将整个人体以脏腑经络为中心分成若干系。这种系的概念与西方医学划分的“系统”不同，它主要是根据功能联系来划定的，对其相应的结构的概念比较笼统。例如关于心的概念，中医学认为心主神明、主血、主脉、开窍于舌等等，它并不全部固定在心的结构上；再如关于脾的概念，认为脾主运化，主统血，主肌肉，主思虑等等，目前要将脾定在某一个具体的结构上还有困难；关于经络的实质目前尚在研究中，而十四经络在临床上的功能联系是比较明确的。因此，我们不提证的“定位性”，而提证的“定系性”，以便与西方医学的结构性定位原则相区别，因为中医辨证是将证定在这类特定的功能结构单位之上的。脏象经络学说具体地论述了各系及其相互关系，成为中医学理论体系之核心。

中医学辨证论治的内容是丰富多彩的。八纲辨证是一个总体的最基本的辨证纲领。六经辨证、卫气营血辨证与三焦辨证等实质上已经深入到具体的系上去了，脏腑辨证更深入到五脏六腑各别的功能结构单位之中。八纲辨证须分别与上述几组辨证类型相结合，才能最后将“证”定下来。例如阳虚证，必须辨明何脏阳虚，或为脾阳虚，或为肾阳虚，或为脾肾阳虚等等，否则无法治疗；里实证，必须确定是肺气实、阳明腑实或小肠实热等等，否则也无法治疗。就病因而论，当整体的病因辨证确定以后，亦必须与脏腑分系联系起来。如“湿”引起的病，必须确定其在上焦、中焦、下焦或肌肤经络，常称“治湿不分三焦，亦非其治也”；甚至更进一步确定在中焦胃，还是中焦脾；在下焦肝经，还是大肠经等等。因为病变所处部位不同，其相互关系紊乱的具体内容也就不同，随之而选方用药也迥然不同。但是在中医理论体系指导下，不论采用何种辨证方法，各个具体证的内容总是相对定型的，同时也总是具有定系的特征。

（四）证的制约性

如上所述，“证”首先是从整体水平上对患者当时反应状态作出的综合评定。显然，对“证”的认识不能仅仅停留在整体的宏观的水平上，还必须作具体的，包括微观水平的剖析。我们认为“证”，除上述整体与周围环境之间相互关系紊乱外，同时也是体内脏腑经络与脏腑经络之间，细胞与细胞之间，细胞与体液之间相互关系紊乱的综合表现。它们之间是相互依存、相互制约的。

中医理论认为脏腑经络学说是研究人体各脏腑、经络的生理活动、病理变化及其相互关系的学说，是中医学理论体系的核心。因此，从认识论的高度并结合现代医学知识对此进行一些探讨对于研究辨证论治的原理是极为重要的一环。

脏腑学说包括的内容极为丰富，这里仅就其相互制约的关系作一扼要论述。

脏腑是化生精、气、血、津、液，促进新陈代谢，维持生命活动的主要分系单位。脏与腑主要是根据它们功能上的不同特点而区别的。脏是贮藏精血津液的，腑是主食物的受纳、消化、吸收、传导和排泄的。虽然脏与腑有上述划分，但不等于脏腑是互不相关的，恰恰相反，脏腑学说认为各脏各腑之间无论在生理活动方面，还是在病理变化方面，彼此之间都是密切相关且辩证统一的。这种关系可以表现在以下几个方面：

脏与脏之间有互相资生的关系。《素问·阴阳应象大论》说："肝生筋，筋生心……心生血，血生脾……脾生肉，肉生肺……肺生皮毛，皮毛生肾……肾生骨髓，髓生肝"。脏与脏之间又有相互制约的关系。如《素问·五脏生成》说："肾为心之主，心为肺之主，肺为肝之主，肝为脾之主，脾为肾之主。"脏与脏之间就依靠这种既互相资生，又互相制约的辩证统一关系维持着机体的相对平衡状态。

腑与腑之间有相互传化的关系。《素问·六节藏象论》说："脾胃、大肠、小肠、三焦、膀胱者，仓廪之本，营之居也，名曰器，能化糟粕，转味而出入者也。"《灵枢·平人绝谷》说："胃满则肠虚，肠满则胃虚，更虚更满，故气得上下。"六腑司受纳，生化输布，变化传导的功能，时入时出，时虚时实，它是出纳、消化、转输的系统，靠彼此协作而完成。

脏与腑之间有互为表里的关系。《素问·血气形志》说："足太阳与少阴为表里；少阳与厥阴为表里；阳明与太阴为表里，是为足之阴阳也。手太阳与少阴为表里，少阳与心主为表里，阳明与太阴为表里，是为手之阴阳也。"这种脏与腑之间互为表里的学说，几千年来一直指导着临床实践，并反复被临床实践所证实。例如肺之经脉下络大肠，故肺受邪可及于大肠，引起便秘或泄泻。现代医学业已证实，肺与大肠之间存在着气体交换的关系。我们在小儿肺炎之病理解剖学资料中，亦见到肠道粘膜有气泡形成之实例。再如心与小肠亦有经络连属，如心热可下移于小肠而为尿血，小肠有热可上逆于心而为口舌生疮，我们在临床上用导赤散治此等病证，常收到良好的疗效。

此外，还有"五脏相关""气血同源""阴阳互根"等理论，它们在病理上往往互相影响，彼此传变。如脾病可以及肺，肺病可以及肾；气虚不能生血，血虚无以载气；阴损可以及阳，阳损可以及阴，等等。这类理论应用于治疗，则有"土旺则生金，勿拘拘于保肺；水旺则火熄，勿汲汲于清心"、"补脾须不碍肺，滋肾须不妨脾"等等学说。

内脏与四肢的关系，主要表现在"八虚"方面，《灵枢·邪客篇》说："肺心有邪，其气留于两肘；肝有邪，其气留于两腋；脾有邪，其气留于两髀；肾有邪，其气留于两腘。凡此八虚者，皆机关之室，真气之所过，血络之所游"。

五脏与五体之关系，《素问·五脏生成》中指出："心之合脉也，其荣色也，……肺之合皮也，其荣毛也，……肝之合筋也，其荣爪也，……脾之合肉也，其荣唇也，……肾之合骨也，其荣发也。"《灵枢·五阅五使》说："鼻者，肺之官也；目者，肝之官也；口唇者，脾之官也；舌者，心之官也；耳者，肾之官也。"内脏与四肢、五体、五官之关系，在诊断学上具有特殊重要的价值，往往作为中医临诊的重要依据之一。

脏腑学说与经络学说虽然有它们的独立性，但更有它们的相关性。经络学说的内容反映了脏腑的功能与联系，它的形成不能脱离人们对脏腑的认识；反之，亦然。经络是担任人体内外各部分联系任务的纵横交叉的联络网。维持生命的"气"和"血"就是沿着经络运行散布到全身的。在病理情况下，经络又能反映疾病的证候。如足太阳膀胱经经脉病候可表现为癫疾、目黄、见风流泪、鼻塞多涕、鼻衄、头痛、项背腰臀以及下肢后侧经脉所过部位疼痛等证；足厥阴肝经经脉病候可表现为腰痛、胸痛、呕逆、遗尿、小便不通、疝气、少腹肿等症。而这些病证分别针灸足太阳膀胱经或足厥阴肝经之有关俞穴可以获得疗效。日人运用经络学说进行知热感测定的研究，发现有病时可出现双侧经络知热感明显差异。这又充分说明了疾病的发生决不是局部几个细胞的问题，而是整体性的反应。

为了更具体地论证上述原理，现举两种例证来说明：中医学是以脏腑经络与脏腑经络之间相互关系协调与紊乱，来阐明机体内部的生理活动与病理过程的，而且临床辨证论治就是在这个理论体系指导下进行的。以心悸不寐为例。脏腑学说认为五脏之间相互关系紊乱，就能在临床上出现多种不同类型的“证”。必须对“证”下药才能获效。如因心火旺盛，心血不足，则可见夜寐不安，神烦怔忡，大便不利，口舌生疮，脉细而数，舌红少苔等表现，此乃心阴不足，心火上炎之证，治宜泻心火，养心阴，补心血，方选朱砂安神丸。如因脾虚而累及心，则见饮食减少，倦怠无力，心悸不寐，怔忡健忘等表现，此乃心脾两虚，涉及心脾两脏，单用养心安神不足以纠正其紊乱，治宜以补脾为主，兼养心神，才能使脾气复健，心血充足而下交于肾，心肾相交，不寐之证才得获愈，方选归脾汤。此外，如临床上常见的虚劳之证，一般可见肾阴不足，虚火上炎的表现，如潮热盗汗、咳嗽、吐血等，同时常伴不寐。此系肾水不足，真阴不升，而心火独亢所致，此时治宜壮水之主以制阳光，肾水得充，虚火才能下降，上述种种表现才可平息。方选知柏地黄丸。

再以肾病遗精为例。有些由于平时戕伐太过，肾脏真元亏损，可见腰痛、耳鸣，头晕及梦遗滑精，这是肾虚精关不固，治宜补肾固精，方选金锁固精丸。有些为想入非非，所愿不遂，梦遗滑泄，此为心火不宁引起肾水不安，治宜清心宁水，心火宁而肾水安，遗精自能痊愈，此时若继用补肾固精之法，不仅不能获效，而且固涩愈甚，遗精亦甚，因为心火未宁，心肾之间的相互关系紊乱未能纠正，故病不得愈。另一种情况，其病机与此相反，是体素虚弱之人，原发于肾水下虚，由此而致心火不宁，水火不相既济，所以出现盗汗和梦遗，此时治宜互交心肾，滋水以济火，使心肾互交则遗精自止。再一种情况是肝与肾的关系紊乱，原发于悲愤抑郁，肝火偏盛，以致遗精不止的。脏腑学说认为肾主闭藏，肝司疏泄，肝火盛则疏泄太过，影响肾之闭藏，治宜清泄肝火以治本，肝火得平，疏泄不过，肾乃闭藏有权，遗泄自止，方选龙胆泻肝汤。

此外，《素问·六微旨大论》还指出：“亢则害，承乃制，制则生化，外列盛衰，害则败乱，生化大病”的理论。对此，张景岳说：“造化之机，不可无生，亦不可无制。无生则发育无由，无制则亢而为害。必须生中有制，制中有生，才能运行不息，相反相成。”

五脏之间亦存在着制化规律，所谓制化即制约与生化的意思，这是把五脏之间相生相克联系在一起而言的。具体来说，就是肝木克脾土，脾土生肺金，肺金克肝木；心火克肺金，肺金生肾水，肾水克心火；脾土克肾水，肾水生肝木，肝木克脾土；肺金克肝木，肝木生心火，心火克肺金；肾水克心火，心火生脾土，脾土克肾水。临床上可根据这种相互关系分析脉证表现，用特定的方剂进行治疗，往往能获得预期的效果。例如益肝木养心火法，即能用于心阳不足一类病证，如养心汤中当归、枣仁等补肝之品，就是根据补肝即所以补心的理论组成的；补命火生脾土法，古人所谓“脾如釜，命如薪”的理论，脾土腐熟水谷之力来自命门之火，四神丸即为实例；培脾土生肺金法，即用于肺脏受损，补脾土以保肺金，有时即可用参苓白术散、益胃汤等，清燥救肺汤即含有养胃以保肺的作用；实肺金滋肾水法适用于肾虚水亏之由于上源不充者，方如沙参麦冬汤、补肺阿胶汤等；再如滋肾水涵肝木法，用于肝木之过亢乃由于肾水之不足者，方如杞菊地黄丸等。此外，还有根据五脏制约关系立法的，如常称的“壮水之主以制阳光，益火之源以消阴翳”等亦是实例。

综上所述，足以说明“证”的产生是由于脏腑经络与脏腑经络之间的相互关系紊乱所致，故辨证论治亦应从“证”入手，具体地分析其紊乱所在，有的放矢，才能药到病除。如果按照 Virchow《细胞病理学》“局部定位论”将一种症状固定在一种细胞病变上，认为“细胞就是一个完整的独立的个体”，生理过程与病理过程“无需邻近细胞的参与”，那么上述病例的病理与治则就成为不可思议的东西，亦就无法理解，无法治疗。如果根据整体论的脏腑学说，从辨证论治入手，上述病例便凿凿可据，言之有理，治之有效，是完全可以论证的东西了。

现代医学的发展甚为迅速，越来越多的事实证明体液与细胞、细胞与细胞、组织与组织、器官与器官、系统与系统之间的相互关系的失常或破坏是疾病发生发展的根本病理所在。人体内部各种复杂的生理代谢过程都处于一个整体同步相关状态。这种状态的超越常度的改变即意味着“证”或“病”的产生。例如在正常生理情况下，孕妇之乳腺处于肥大准备状态，产后，即开始分泌乳汁。这个过程只有在神经、内分泌的控制与调节下与全身其他生理代谢过程处于同步相关状态才能实现。如果乳腺的发育、准备、分泌与全身某些同步相关失常，则可见产后无乳。如经过及时的适当的医疗，使之再建同步关系，则可泌乳。如果由于某种原因，在非妊娠情况下，乳腺过度增生，甚至泌乳则反映了另一种方式的整体同步关系失调，而显示另一种病理过程。再如月经的生理与病理，卵巢与子宫内膜的周期性变化是女子性周期的主要表现，其中子宫内膜的变化是直接受卵巢的周期变化所控制的。但后者又是直接受脑垂体前叶所分泌的促性腺激素所控制的。脑垂体前叶激素的释放又是在大脑皮层的统一领导下，通过丘脑下部所分泌的激素刺激而实现的。另一方面卵巢的激素又可以反作用于丘脑下部和垂体，以左右刺激垂体前叶激素的释放。因此，大脑皮层、丘脑下部、脑垂体前叶和卵巢之间存在着密切的联系，它们之间既有相互促进作用，又有相互制约作用，矛盾的双方又斗争、又依存、又统一，从而推动了性周期的发展和变化。如果它们之间相互关系紊乱，不论引起紊乱的原始动因是什么，都可能在月经方面反映出来，或为闭经，或为崩漏，或为月经前后无定期等等。因此可见疾病不能视为单个细胞或单种细胞的病变，而是多种细胞、组织、器官、系统之间的综合病变。现代内分泌学[9]的研究日益深入，证明内分泌腺机能的相互关系构成不可分割的内分泌系统，每一内分泌腺的正常机能依靠着这一系统的完整。几乎任何一个内分泌腺机能的缺乏、不足或过高都将导致内分泌系统的失调。在内分泌系统调节过程中所谓的反馈机制（Feed-back Mechanism）与鸟枪作用（Shotgun Action）是重要的一环。

由此可见，脏腑之间的相互关系是普遍的、肯定的，也是必然的。细胞与体液之间、细胞与细胞之间、脏腑与脏腑之间、整体与外界环境之间的相互关系应是协调的，相对平衡的，这是“承乃制，制则生化”的生理状态；如果这些相互关系发生了紊乱，或太过，或不及，即导致病理状态，“病”及“证”就是“亢则害”，“害则败乱，生化大病”的具体体现。一切治病的目的都在于变“亢”为“承”，都在于调整上述种种相互关系使其重致协调，所以《内经》反复强调“阴平阳秘，精神乃治”，“和于阴阳，调于四时”。

必须指出，“亢”与“承”不是静止的、孤立的、绝对的，而是动态的、辩证的、相对的，是不断破坏平衡又不断取得新的平衡的矛盾发展过程。而且疾病的康复并不是健康状态的简单地复原，而是经过代偿、适应和斗争以后机体在新的生理水平上，维持着新的平衡状态。

恩格斯关于“相互作用”的论述指出：“相互作用——这是我们从近代自然科学的观点考察整个运动着的物质时第一个遇到的东西。……自然科学证实了黑格尔曾经说过的话：相互作用是事物真正的 Causa Finalis 终极原因。我们不能追溯到比这个相互作用的认识更远的地方，正是因为在它背后恰好再没有什么要去认识的东西了。”产生疾病的原因只能从导致这些相互关系紊乱的因素中去寻找。在中医脏腑学说中特别强调相互制约的观点对我们认识疾病和治疗疾病是具有理论意义和实践意义的。

（五）证的时相性

“证”在整个病程中具有时相性的特征。“证”不是固定不变的，它随着病情的进退而时刻变化着。变化的主要形式有两种。一是转化，二是传变。转化是指两种原是矛盾的反应形式之间的互相转变。例如阴阳可以转化，阴损可以及阳，阳损可以及阴，阴衰可以导致阳盛，阳衰可以导致阴盛；寒热可以转化，重寒则热，重热则寒；虚实可以转化，由实致虚，由虚转实；表里可以转化，由表入里，由里出表等等。至于传变，一般认为“传”是指病情循着一定的趋向发展，“变”是指病情在某些特殊条件下起着性质的转变，我们曾以现代病理学观点探讨过温病传变的规律性，论证了叶天士提出的“温邪上受，首先犯肺，逆传心包”、“卫之后方言气，营之后方言血”等理论的科学性。以现代病理学观点探讨六经传变的规律，见到伤寒六经的传变由三阳传三阴，由太阳，而阳明，而少阳，而太阴，而厥阴，而少阴的时相性变化规律。它们与现代传染病学的前驱期、症状明显期、极盛期、衰竭期的发展过程是一致的。在杂病中也具有时相性变化。脏腑受病后均可互传，但最后结局多累及脾肾。以痰饮（老年性慢性支气管炎）为例，业已证明，在其发展过程中，以肺、脾、肾三脏的阳虚证候较为多见，这些见证的消长与病情的变化有相应的平行关系，早期为肺虚见证，中期可见脾虚见证，晚期患者常为肾虚见证。

传变是疾病本身发展过程中固有的某些阶段性的表现，也是上述种种关系紊乱依次递传的表现。中医学着眼于“证”的变化，“证”的传变不仅都具有现代生理病理学基础，而且就其发展过程来看都存在着一定的规律性。匡调元观察了这些变化规律之后提出了关于“证的演生”(Zyndrome-evolutio-genesis) 概念。“证的演生”就是上述整体机能性定型反应形式在疾病过程中所显示的有规律的传变与转化过程，是证的时相性的具体表现，是疾病本质的一种反映形式。

（六）临床方剂学的佐证

证的整体性、制约性、定型性、定系性与时相性特征，都可以从中医方剂组成及其临床治验得到佐证。中医治疗疾病是从整体出发，从调整和恢复脏腑与脏腑之间，机体与环境之间相互关系为前提的，首先从改善整体的病变着手，从而改善局部的病变。其施治原则有“寒者热之，热者寒之，虚则补之，实则泻之”，“微者逆之，甚者从之”，“逆者正治，从者反治”，“急则治其标，缓则治其本”等等。其治疗的最后目的在于疏通其气血，使之协调畅达，从而恢复阴阳平衡。在其治疗过程中，运用多种药物组成复方，重点在于针对主要发病环节调整其具体紊乱，不在于，或不局限于局部的病原因子。这是中医治病的特点之一。

现以《和剂局方》逍遥散为例。此方由柴胡、当归、白芍、白术、茯苓、炙甘草、煨生姜、薄荷组成。其功能为疏肝解郁，健脾养血。常用于肝郁血虚所致的两胁作痛，头痛，目眩，口燥咽干，疲乏食少，或见寒热往来，或月经不调，乳房作胀，舌淡红，脉弦而虚者。这些症状都是肝、脾、气、血之间相互关系紊乱所引起的。中医理论认为肝藏血，血虚则见头目眩晕，舌淡红等症；肝之性喜条达，肝郁则胁痛，寒热等症随之而起；肝郁不能疏脾土，以致脾失健运，故见疲乏食少等症；同时脾虚失运，又不能生化营血以养肝，以致肝血愈虚。本方先解肝郁，并养营血以健脾土，达到养肝补脾的目的。方中柴胡疏肝解郁为主药；当归、白芍补血和营以养肝，为辅药；茯苓、白术、甘草健脾补中，为佐药；煨姜和中，与当归、芍药同用，能调和气血，助薄荷少许以增强柴胡疏肝解郁的作用，两药均为使药。各药合用成为疏肝理脾，和营养血的常用方剂。所谓疏肝理脾就是纠正肝气不舒，脾运失健，以调和肝与脾之功能；所谓和营养血，就是补血养肝调整肝与血之间相互关系。由于肝藏血，脾统血，肝郁脾虚，营血不足，容易导致月经不调，故本方又为调经的常用方。根据临床观察，本方治疗肝郁血虚型之月经不调确有良好效果。

再以《济生方》归脾汤为例，此方由白术、茯神、黄芪、龙眼肉、酸枣仁、党参、木香、炙甘草、当归、远志、生姜、大枣组成，其功能为健脾养心，益气补血。常用于心脾两虚，气血不足所致的心悸、健忘、失眠、食少、体倦、面色萎黄、舌淡、脉弱及脾不摄血所致的月经不调、崩漏带下、皮下出血等症。这些症状都是由心、脾、气、血的相互关系紊乱所引起的。中医理论认为脾胃为气血生化之源，脾虚则食少体倦，营血亦少，血少则心失所养，故易出现心悸、健忘、失眠等症；脾统血，脾虚则不能统摄，以致崩漏失血、月经不调及皮下出血等症。方中以参、术、苓、草补气健脾，使脾胃强健，则气血自生，气能统血，为主药；当归补血汤补气生血，使气固血充，为辅药；龙眼肉、酸枣仁、远志养心安神，木香理气醒脾，使补而不滞，为佐药；生姜、大枣调和营卫为使药。诸药合用，有益气健脾，补血养心的功效。本方主要在鼓舞和调整脾、心、气、血的功能，以治心脾两虚。所谓补血养心则在于调整心与血的相互关系。临诊用于心脾两虚型的月经不调，也获得了比较良好的效果。此型临床主诉虽亦为月经不调，但其全身表现，与用逍遥散治疗者不同，因此从理论上可以判定其全身其他部分相互关系失调的基础亦不同，宜用归脾汤治疗，调整了心、脾、气、血之关系，月经亦得到调整而恢复正常。

临床上对月经不调按其不同的临床表现，分成九种主要类型，同病异证，异证异治。因为“证”及其病机不同，则体内脏腑之间相互关系紊乱的具体内容与形式即不同，因此，就必须各定方剂，进行异治，否则不切病机，难能取效。因为“证”是脏腑之间相互关系紊乱的反应形式，所以必须用适当的药物针对其紊乱合理配伍组成复方进行治疗；因为“证”是相对定型的，所以方也可以相对定型；因为机体有体质差异，所以处方应随人选方；因为证具有时相性变化，所以应随证之转变而选方遣药，不能一方到底。这是中西医在治疗疾病时不同的地方，也是中医临诊立方遣药的精神所在。秦伯未在论及运用中医理论治疗西医诊断的疾病时说过：“不少实例证明，中医治疗不少西医诊断的疾病，谁依据中医理论运用辨证施治的效果就好，谁不从中医理论运用辨证施治的效果就差。”其中道理就在于所谓辨证，也就是辨其机体内部相互关系紊乱的类型及其病机所在，所谓“论治”就是针对所见的“证”，损其有余，补其不足，调整其阴阳平衡。秦伯未又说：“假如因为已经西医诊断，就根据西医办事，不再探讨中医理法，或者只想找到些有效中药，都会对继承和发扬中医学带来损失。说得严重一点，会走向废医存药的道路，这与党的中医政策是格格不入的。”这与疾病发生发展的物质基础及其客观规律也是不相符合的。因为离开了证的概念，就无法去辨，更无法去治了。当然，并不否定西医的治疗方法，在某些情况下，可以从改善局部病变入手，从而改善其全身病变。应以辩证唯物主义的整体与局部辩证统一观点作为认识疾病和治疗疾病的主导思想，将中西医两套理论体系与治疗措施尽可能合理地结合起来，才能更好地提高疗效。

三、整体制约论

整个医学经过了几千年的发展史，人们不断实践，不断总结，对疾病的认识正在不断深入。但是，限于人们的认识水平，在目前要给疾病下一个完善的、确切的定义，仍然是困难的。在此只是根据中医学关于人体生理病理的认识，特别通过对临床辨证论治的基本原理的初步分析，提出有关疾病发生发展的观点——“整体制约论”。

“整体制约论”认为：疾病是人体因致病原因和条件的作用而发生的一个复杂的“正”“邪”相争的矛盾过程，这时机体内部及其与环境之间的相互关系发生了紊乱，一方面导致维持健康所必须的生理活动紊乱，另一方面又引起了人体抵抗致病原因和条件的一系列防御性反应。

1. 人与周围环境，包括自然界与社会，处在一个共同的统一体中　自然界的各种气象因素可以作用于人体从而影响人体的生理病理活动。社会因素、人的精神意识对人体的生理病理活动也有很大的影响。另一方面人体亦能发挥其主观能动作用，不断地适应和改造着周围环境。二者处在又矛盾又统一的斗争过程中，而人则处于主导地位。二者之间的相互关系如果发生紊乱即能导致疾病。

2. 人是一个整体　任何疾病都是整体性疾病，不能仅仅理解为局部细胞的疾病。但可将人体内各部分按其解剖生理特点分成多个系，如脏腑、经络、组织、细胞等等。系与系之间，同系内各部分之间是相互依存，相互制约的。各系是受整体制约的。整体功能不等于各系的简单相加。在整体内，中枢神经系统，特别是思想意识，在生理活动及病理过程中处于主要地位，尽管如此，它仍从属于整体。任何系决不能凌驾于整体之上，只有在整体中才具有系的意义。这一原则理应适用于整体与细胞之间的相互关系。

3. 在人体内，体液与细胞、细胞与细胞、脏腑经络与脏腑经络之间是相互依存，相互制约的　这种整体同步相关状态如果紊乱即意味着疾病的发生。产生疾病的原因只能从导致上述相互关系紊乱的因素中去寻找。

4. 中医体质学说在发病学中具有重要意义　体质是人群中的个体在代谢、机能、结构上的特殊性。这种特殊性往往决定着人体对某种致病因子的易感性及其所产生病变类型的倾向性。体质学说是中医临床治疗个体化的重要理论基础之一。

5. 在疾病过程中可以产生各种各样的“证”“证”是中医学中特有的概念。“证”是整体体质反应特征和上述相互关系紊乱的综合表现，是生命物质在疾病过程中具有时相性的本质性的反映，是一种以临床机能变化为主的“整体定型反应形式”。八纲辨证可为代表。

各种证不仅具有八纲归属的特征，而且具有脏腑经络各级分系水平的病理特征。也就是说，八纲辨证必须与六经辨证、卫气营血辨证、三焦辨证及脏腑辨证等结合起来才能具体地诊断疾病，并确定其治疗原则。这种既重视整体又不忽视局部因素的辨证原则是符合辩证法原理的。

6. 疾病是一个新的矛盾过程，有它的开始阶段、中间阶段及终末阶段，显示着发展的连贯性和相对的阶段性　疾病处于不同的阶段具有不同的矛盾特征，各部分之间相互关系紊乱即具有特定的内容。这是“证”的时相性。温病的卫气营血传变与伤寒的六经传变可为代表。这种有规律的传变称为“证的演生”。中医辨证论治的关键就在于采用不同的方法去处理不同的证。因为中医论治是建立在辨证的基础上的，因此，异病同证，即可同治，同病异证，即须异治。相同的证常表示相同的机能紊乱形式，即具有相同的病理基础，因此，可以用相同的法则予以治疗而获效。认识这一点则可以既有原则性又有灵活性地把握疾病和治疗疾病。

7. 疾病过程中一切病理变化，必然要在代谢上，机能上及结构上反映出来，而且三者是辩证统一的，相互制约的　疾病同时反映着整体机能性定型反应形式与局部结构性定型反应形式，它们都取决于其共同的物质基础，即生命物质的病理性新陈代谢过程。实质上，中医是从“证”入手，通过针药来纠正其病理性代谢过程的，最后不仅调整了机能的紊乱，同时也促进了结构上的修复。同时，应以辩证唯物主义关于整体与局部辩证统一观作为认识疾病和治疗疾病的主导思想，更好地将针对整体机能性定型反应形式与针对局部结构性定型反应形式的治疗措施合理地结合起来，从而使中医学有关理、法、方、药的理论与实践和现代医学知识更好地结合起来，为创造我国独特的新医病理学与新医治疗学提供理论基础。

8. 在人体内存在着一种由人体生命物质所特有的矛盾性决定的、从进化过程中获得的自动控制能力，这是一种维持机体相对平衡的自限和自愈能力　辨证论治就是因人、因时、因地制宜地针对个体患者调整其各系统之间的具体紊乱，促进其自限与自愈机制，使之在新的水平上重新恢复相对平衡。

以上，根据近几年来对中医基础理论研究的初步结果与临床辨证论治的实践，探讨了中医学辨证论治的某些原理，并借此评论了统治西方医学界已近一百多年的“局部定位论”。1858 年，德国病理学家 R・Virchow 最大的功绩在于将细胞学说引进了病理学，将疾病定位在细胞上，为疾病找到了结构方面的物质基础，从而战胜了当时医学中形形色色的神秘观点；其主要的错误是在细胞病理学学说提出了“局部定位论”思想。总结这一医学史上的经验与教训，试为中医辨证论治原理寻找其结构、机能、代谢上的物质基础，坚持唯物辩证法的思想方法，故提出了以“整体制约论”为主导思想的发病学说。

当然，任何假说或理论性的探讨只能从某一个方面，阐明某一类问题，它不可能包罗万象。对于辨证论治原理的探讨刚刚开始，提出“整体制约论”的论据也极为肤浅，还有待于深化；其是否正确还有待于今后科学实践的检验。今后，对每一种“证”还须各有关专业共同协作，运用现代科学技术进行研究，以确定其在机能上、结构上及代谢上的具体内容。

（匡调元）

第八节　电子显微学在中西医结合研究中的应用

一、电子显微学的发展

第1台电子显微镜（electron microscope，简称电镜，EM）是30年代德国学者Ruska设计制造。问世半个多世纪以来，它的理论、结构、性能以及样品制备等应用技术都取得了很大进展。电镜已成为科学工作者探索微观世界奥秘的重要工具。现在已能看到在轻元素托膜上的单个重原子及反映某些特殊晶体中原子排列的结构像。在观察样品微观形貌的同时进行微区化学成分、结构等综合分析，已广泛应用于医学、生物、物理、化学、冶金、半导体等各个领域。目前，人们通常把研究电子光学的理论、结构以及将电镜运用于生命科学、非生命科学的理论和应用技术均包括在电子显微学（electron microscopy）的范畴。电子显微学如同其他新创立的学科，学科之间是互相交叉的。我国于1959年自行设计、研制了第1台电镜。目前，已能生产高分辨率透射电镜和多用途的扫描电镜，为我国电子显微学的发展提供了物质基础。

电镜主要可分为两类，透射电镜（transmission electron microscope，简称TEM，即通常所称的电镜）和扫描电镜（scanning electron microscope，简称SEM）。在透射电镜上安装X射线能谱仪（energy dispersive spectrometer，简称EDX）和电子能量损失谱仪（electron energy loss spectrometer，简称EELS）等元素分析附件，使其既能作形貌观察，又可对样品作在位的元素定性、定量分析，称作分析电镜（analytical electron microscope 简称AEM）。加速电压超过500kV的称作高压电镜（high voltage electron microscope，简称HVEM）。

结构的研究是生命科学的重要基础。电镜突破了光学显微镜只能分辨200nm的极限。目前生物医学用商品电镜的晶格分辨率为0.14nm。电镜问世以来，建立和发展了生物医学方面的应用技术，如超薄切片术、冷冻蚀刻术、冷冻割断术、免疫电镜技术、细胞化学技术、X射线微区分析以及电镜图像定量计测、图像分析、立体电子显微术、三维重构等。使人们看到了在光学显微镜下未能见到的细胞内更微细的超微结构（ultrastructure），如核蛋白体、内质网、线粒体等内部结构。科学不断地发展，人们总是希望寻求新的技术来揭示更高层次的客观规律。这样，电镜为光学显微镜所看到的组织、细胞构造与生物化学和生物物理技术所显示的分子构造之间，填补了空缺。

50年代初我国医学院校尚未设置电镜，细胞超微结构内容也未列入组织学教材。60年代逐渐在医学院校建立设有电镜的教研室，发展了生物医学的电子显微学技术。为促进中医学的现代科学研究，70年代在中医研究单位建立了设有电镜的超微结构研究室，将电子显微学引入中医基础理论的研究。电子显微学和电子显微技术，对于现代医学（通常称作西医）和中医都是一个新的领域。中西医结合基础理论研究实际上已不仅是中医与西医结合，而是当代各种先进科学技术的理论和方法为中医研究所用。俗话说："百闻不如一见"，可见人们对视觉重要性的认识。当机体功能有变化时，结构有相应的变化。但实际上，以脾气虚证为例，当宏观观察发现功能开始有变化时，肌细胞在光学显微镜下没有见到明显改变，而在电镜下才看到线粒体等细胞器的超微结构出现膜结构损坏、嵴断裂和空泡化等结构改变。提示发现功能与结构变化在时间上的差异，是由于观察条件不同所致。现代化的微观和超微观研究手段，在这方面为我们提高了灵敏程度。由宏观到微观甚至超微观的研究，能观察到微细、更微细的结构变化，但观察到的范围就更小、更局限了。因此，宏观与微观的研究方法应紧密结合，使其起到互相补充的效果。

二、电子显微学在中西医结合研究的应用

虽然运用电子显微学进行中医学超微结构研究的历史不长，以中医和超微结构作为主题词发表在电子显微学或中西医结合杂志等刊物的学术论文为数不多，一般散在各有关专业的学术刊物，但为阐明中医的基本理论、中药的作用机理起到了应有的作用。

在中药疗效方面，如中药"甲瘤丸"治疗

甲状腺肿的临床观察和实验研究，在超微结构水平显示成分中以昆布为主，并配以软坚散结的夏枯草、牡蛎、珍珠母及活血化瘀的丹参、当归的“甲瘤丸”对甲状腺肿确有疗效。在研究开发中药新药方面，运用电子显微学技术观察了青蒿素对体外培养的红内期恶性疟超微结构的影响，并以氯喹作对照比较。发现青蒿素的作用是以膜系结构的损伤为特点并有自噬泡的形成，而氯喹则是引起疟原虫形成大自噬泡并有食泡样结构出现。因此，这两种抗疟药的作用部位及其作用方式不同。中西医结合的超微结构一般采取这种方式，即作为临床或实验研究观察中的一个指标。有部分研究工作是以中医和超微结构作为主题词发表的学术论文。如“脾主肌肉的超微结构研究”，是运用电子显微学技术探讨关于中医“脾主肌肉”这一功能含义的超微结构基础。补充了历来多采用生理、生化等测定功能的研究方法。本着传统科学方法与现代科学技术方法相结合进行中医基础理论研究的原则，按中医理论复制脾气虚证动物模型。研究结果表明，在已被中医专家确认为脾气虚证模型的驴和大鼠，观察其骨骼肌和心肌的超微结构，发现脾气虚证时骨骼肌和心肌的线粒体膜结构和线粒体的嵴有明显变化；四君子汤组与自然恢复组相比较，前者对脾气虚证动物骨骼肌和心肌超微结构的恢复有明显促进作用。超微结构定量计测研究结果的数据显示：骨骼肌中以结构正常的线粒体数进行比较，脾气虚组比正常组显著减少（P＜0.001)，四君子汤复健组比脾气虚组明显增加（P＜0.001)，而与正常组无明显差异（P＞0.6)；又以结构异常的线粒体数进行比较，脾气虚组比正常组显著增加（P＜0.001)，四君子汤复健组比脾气虚组以及自然恢复组均显著减少（P＜0.001)，而与正常组无显著差异（P＞0.7)。此外还对线粒体的超微结构作图像分析研究，由此可获得有关线粒体超薄切片在电镜下二维投影的面积、周长、长度、宽度等参数以及可计算获得体积、表面积等参数，并可获得有统计学意义的数据。脾气虚时线粒体肿胀，表面积增大（P＜0.001)，四君子汤治疗后恢复到与正常组无显著差异（P＞0.7)。心肌、十二指肠平滑肌和血管平滑肌的线粒体数据也呈类似的趋势。联系脾主运化和脾主肌肉两方面的超微结构研究结果，脾气虚证时观察到小肠的微绒毛和骨骼肌、心肌、平滑肌的线粒体均有变化。这些结构或与机体对营养物质能量吸收有关或与细胞内的能量代谢有关。另外，从分子生物学角度研究脾气虚证发生机理的研究结果，认为脾气虚证的发生机理是由于脾气不足，则受纳与健运功能异常，从而导致气血生化不足，造成红细胞膜蛋白在分子水平上异常变化。因此，可以认为脾的主要功能之一是与能量代谢密切有关。虽然引起脾气虚证的原因很多，但脾气受损，运化受阻，谷不化精，精微不布才是其本质所在。脾为后天之本，能运化水谷，化生精微，生气生血，奉养周身，内则洒陈五脏六腑，外则充养四肢肌腠。可见脾气虚实盛衰的重要性。《素问·五脏生成》：“脾之合肉也。”《灵枢·本神》进一步阐明：“脾气虚则四肢不用。”肌原纤维中线粒体结构破坏以及超微结构定量计测和图像分析研究结果进一步论证了上述中医理论的精辟论述。

以上是电子显微学在中西医结合研究的应用举例。

三、建议

现代医学运用电子显微学对机体的各个系统、脏器、细胞进行了超微结构水平的观察研究，已有专门论著。并对病理状态下的超微结构作深入研究，形成超微病理学。对基础医学的发展及临床疾病的诊断和治疗起到了应有的作用。运用电子显微学于中西医结合研究尚属起始阶段。多为对某一专题的研究，缺乏系统性，未形成完整的体系。建议从以下几个方面加强工作。

（一）中医的整体观

中医学认为一切事物都有共同的物质根源，不是一成不变，各个事物不是孤立存在，而是相互联系、制约的。中医学强调人是自然界的一个组成部分，并与自然界有密切的联系。人体各组织器官共同处于一个统一体中，即整体观念。构成人体各个组成部分之间，在结构上是不可分割，在功能上是互相协调，在病理上是相互影响。这种联系是以五脏为中心，通过经络的联络作用而实现的。由于各脏腑、组织、器官在生理、病理上的相互联系与影响，因此在探讨某一疾病时就应全面观察各脏器的功能与结构变化，运用电子显微学从超微结构水平进行观察，发现其微细的变化，从而归纳、总结其变化规律，逐渐积累信息可形成中西医结合超微病理或称中西医结合电子显微学。

（二）临床研究与实验研究相结合

为深入探讨中医学的临床及有关机理，发展了中医基础理论的实验研究。通过中医基础理论研究工作实践，动物模型发挥了应有的作用。能被中医专家认可的中医证的模型，是证的实验研究关键。以脾气虚证为例，与中兽医专家共同研究、反复论证，采用马属动物驴作为实验动物，复制脾气虚证获得成功。在此基础又复制了大鼠脾气虚证模型。

（三）研究设计、方法学上要加强科学性

1. 对照组　研究设计时，不论是临床研究还是实验研究都要设对照组。设有对照的实验才有科学意义。正常对照不应被忽略，这是与其他组研究对比的基础。正常对照还是检验样品制备技术等方法学是否合格的一个指标，以此来排除研究对象的超微结构改变不是由于技术操作中形成的人工损伤。因此，正常对照组必不可少，没有正常对照的研究工作是没有价值的，研究论文也不会被学术刊物接受。另一方面，在作疗效研究时，治疗组固然重要，如果没有不治疗对照组，就不能排除是疗程期间机体自然恢复的可能性。这两种对照看起来其道理是显而易见的，但未被重视的情况在审理学术稿件时并不少见。

2. 可对比性　取材、样品制备、观察研究各个环节均需考虑可对比性。运用电子显微学作超微结构研究，由于倍率高，可观察到的范围相对较小，一定要以对应的部位、对应的细胞、对应的细胞器、相同的倍率进行对比研究。研究工作完成时，要能提供可对比的电子显微照片，并要求图像清晰、反差良好。单纯用文字描述不符合要求。专业学术刊物要求放大倍率在照片右下用标尺表示(仪器给出的图号、加速电压、倍率等一律删除)，正文和照片说明不必写倍率。按文中出现的顺序编照片号，照片号在每张照片的左下。这些工作虽属后期整理、分析、归纳和总结的工作，在研究工作一开始就重视，会起到事半功倍的效果。反之，有时会造成难以弥补的损失。

3. 实验结果的获得　按照研究设计的要求，将各个组的扫描电镜样品或透射电镜样品准备好。如果电镜照相用的胶卷或透射电镜底片是新购的，在正式照相之前，要测定其实际感光度。要清洗电镜的光阑等易污染部件，对电子光学系统做好合轴调整，使电镜处于最佳工作状态。有计划地安排好每个组、每个载网要拍摄的底片张数。各个组要对比的底片，放大倍率要一致。作定量计测和图像分析的照相，要符合随机原则。照相聚焦过程的动作要迅速，尽量减少辐射的量，以免损坏样品。冲洗底片的温度和时间，要严格按操作规程进行。用底片放大照片时的光学放大倍率要精确标定。如果各项准备工作充分，样品质量好，在电镜观察和照相所需时间，比前期工作所费时间要少。因此，超微结构研究的主要工作量是在实验研究、样品制备等步骤，研究工作者必须亲自参与，以获得第一手的信息。

4. 要有统计学意义的数据　为了避免在实验研究观察中主观判断可能导致的误差，人们不仅要有定性的结果，更希望有量化的实验数据和有统计学意义的科学判断。近年来，计算机图像分析技术已引入电子显微学超微结果研究领域。有的还与电镜联机，直接从影像获得所需的各项参数。使得原来用手工进行繁复测定和计算还不一定能很好完成的工作，可以实现对研究所获得的信息进行自动快速分析。进一步提高了实验研究数据的精度和研究工作的水平。

运用电子显微学的理论和技术在中西医结合领域进行超微结构研究需要很大的投入，并要有宏观的组织协调。在主管部门领导下，由中医专家、中西医结合专家与电子显微学工作者共同制订完整的课题指南，采用招标的方式，有计划地进行工作，若干年后逐渐形成完整体系。

（柳和培）

第九节 展 望

自1959年国家发出西医学习中医的号召迄今已有40个春秋，在此期间广大中西医结合工作者积极地、全面地从临床到基础开展了研究，已取得了举世瞩目的成就，中西医结合医学应为人类保健事业作出较大的贡献。面临即将来到的21世纪，中西医结合病理学应如何正确地、更有成效地发展是一个关系到中西医结合的全局性的战略问题。我们愿提出一些意见供同道们参考。

一、必须坚持中医药学的特色

中西医结合病理学是以宏观的中国传统医药学为根本立足点，同时运用现代科学技术进行研究，从而将两个医学体系科学地、有机地结合起来，兼容两者之长而创立的一种崭新的病理学，它将使人类医学科学推进到一个新的高度。我们认为中西医结合病理学必然禀有中国传统医药学的主要特征。如果抛弃了这些特征即不成其为中西医结合的病理学了。为了不使它偏离这个根本方向，应注意以下几个方面：

1. 深入研究与领悟《周易》 曾有人称："《易经》堪称中华智慧之源头"。《内经》的主导思想源自《周易》。例如《内经》所论藏象之象源于周易卦象之说。藏象之象为脏腑功能表现于外而可阅之象，是整体之象、动态之象、变易之象、功能之象、模式之象及可以比类之象。"证"即病理之象。"藏象"与"脏腑"是分属于二个不同层次的概念。由于人们忽视了上述"象"的特征及其理论意义，故普遍采用了以还原论分析法为主的方法去研究具有系统观点整体层次的、定型的、动态的"证（象）"的理论，结果走了一段相当长的弯路。《内经》的阴阳学说则源于《周易》的"一阴一阳谓之道"。春生、夏长、秋收、冬藏与生长壮老已之自然过程与汉代易学家所归纳的十二消息卦息息相通。因此，想研究中医病理学而不研究《周易》，实为舍本逐末。

2. 深入研究和领悟"元气论" "元气论"在中国传统文化的自然观中一直占主导地位。近代有哲学家指出"气是一个多形式、多层次的概念，我们应该区别常识的气概念与哲学的气概念。《内经》所述的气则两者都有，而且常相互渗透，如《灵枢·决气》所说："人有精气、津液、血脉，余意以为一气耳。"其中精气之气与津液并提，当为医学层次的，一气之气则上升为哲学层次了。迄今为止，对"元气论"与精气神学说的实验性研究尚未获得突破性进展，今后必须加以研究。

3. 深入研究和领悟《内经》的生命观 《内经》实为一部生命哲学与生命科学相结合的十分深奥的古典，从生命的起源、生命过程的最一般规律，天人相应、养生之道到生老病死的具体规律等无所不包的大百科全书。人们远远没有领悟到其中的奥秘。这是中西医结合病理学工作必须努力学习的经典。

二、从认识和方法上解决好几个结合的问题

下列问题虽属老生常谈，但仔细分析，问题并未获得妥善解决，以致影响了中西医结合病理学的研究进展，兹题列如下：①继承与发扬相结合；②直觉领悟与逻辑论证相结合；③系统论与还原论相结合；④定性观察与定量观察相结合；⑤临床观察与实验测试相结合；⑥人体研究与动物实验相结合；⑦生命过程中的机能、结构与代谢相结合；⑧传统中医学理论与现代科学技术相结合。

"结合"是手段，"推陈出新"才是目的。

三、争取创立几个新医学派

一切医学理论都源于医学家们通过医学实践总结了规律性的资料而形成的，都是时代的产物，都有其历史的局限性。判断一切已有理论正确与否的标准只能是人们的再实践，我们称此为"新实践"。医学科学新实践主要包括临床观察及实验室研究两个方面。在此，我们要强调中医临床观察的重要性，因为自古迄今中医各家学说都是从临床观察中得来的。因此，必须首先从临床实践中去检验那些理论是否正确。其次，人的整体的、宏观的活动规律远远没有被人们所完全认识，必须从临床实践中去证实、去伪、发展。目前有些忽视或轻视临床观察的倾向是错误的，不利于中医学术的发展。

实验研究当然是必须的，但它仅是发展中医药理论的手段之一。

能否形成新概念是能否形成新学派的关键。概念是感性认识向理性认识飞跃的产物，它已经不是事物的现象，不是它们的外部联系，不是几个具体的数据，而是事物的本质、事物的内部联系了。全部科学史表明：旧概念的被不断修正、补充或否定，概念内涵的转化，新概念的不断形成是科学发展的主要标志和必须攀登的阶梯。没有第一手材料，不行；但仅仅就事论事而不形成概念，也不行。众所周知，巴甫洛夫的“条件反射”；Hans Seley 的“应激”，张景岳的“非风”，吴又可的“戾气”等等，都是新概念。

新学说是科学家用其独特的方法对某种现象进行了研究，获得了前所未有的新材料，从中发现了新规律，提出了一系列新概念，然后创立了新理论。当这种新理论经过人们实践证实并得到公认而加以推广之后就形成新学派。在中医学史上，温病学派的形成与发展是极好的例证。今天，我们在如此良好的历史条件下，通过我们的新实践，获得新材料，总结新规律，提出新概念，持之以恒，反复验证，由量变到质变，经过飞跃，必然能形成新学派，而且新学派很可能不止一个，而是几个。任何科学研究都是如此，古今中外，概莫能外。这就是中西医结合病理学所追求的前景。

（匡调元）

参考文献

1. 恩格斯．路德维希·费尔巴哈和德国古典哲学的终结．见：马克思恩格斯选集（第4卷）．北京：人民出版社．1972.
2. 周义澄．科学创造与直觉．北京：人民出版社．1986.
3. 匡调元．中医病理研究．第2版，上海：上海科学技术出版社．1989.
4. 匡调元主编．中医病理研究丛书．上海：上海科学普及出版社．1996.
5. 匡调元．中医病理学的哲学思考．上海：上海科学普及出版社．1997.
6. 恩格斯．自然辩证法．北京：人民出版社．1959.
7. Florey, S. H. General Pathology. 3rd ed. London, 1962：5.
8. 费奥特洛夫，и. и. 张曙昌等译．病理生理学讲义（上卷）．北京：人民卫生出版社．1956.
9. 重庆医学院新医病理研究小组．八纲之病理解剖学基础初探．新医药学杂志 1975；（3）：8.（4）：16.
10. 上海第一医学院内科学编辑委员会．症状与鉴别诊断学．北京：人民卫生出版社．1956.
11. 重庆医学院新医病理学研究小组，等．从小儿肺炎探讨风温犯肺之病理学基础．重庆医学科学技术情报所等《中西医结合经验交流会资料选编》，1976.
12. 赤羽幸兵卫著．刘芸卿等译．知热感度测定法·针灸治疗学．上海：上海卫生出版社．1956.
13. Virchow, R. 著．林丛等译．细胞病理学．北京：人民卫生出版社．1963.
14. 刘桂馨．内分泌腺机能的相互关系与调节．上海：上海科学技术出版社．1964.
15. 重庆医学院新医病理学研究小组．以近代病理学观点探讨温病传变之规律性．新医药学杂志 1974；（6）：16.
16. 黄星垣，等．脏腑辨证论治规律初步探讨．重庆市《医学科学论文选集》（上册）．1963.
17. 中国人民解放军第一军医大学．防治慢性支气管炎工作经验汇编．北京：人民卫生出版社．1976.
18. 秦伯未．谦斋医学讲稿．上海：上海科学技术出版社．1978.
19. 方药中，等．实用中医内科学．上海：上海科学技术出版社．1986：585～591.
20. 吴咸中，等．脾虚证的现代研究．天津：天津科技翻译出版公司．1992：183～257.
21. 陈小野．中医药学实验研究中最佳实验动物模型的选择．实验动物科学与管理 1996；13（增刊）：80
22. 陈璧琉，等．灵枢经白话解．北京：人民卫生出版社．1962.
23. Celsus, AC. On Medicine. London (E. Cox) Vol. 1, 1931.
24. Pende, N. Constitutional Inadequancies. Trans, into English from Italian by S. Naccarati, Philadelphia, 1928.
25. Pearl, R. Ciocco, A.: Studies on Constitution. Ⅱ, Somatological differences associated with diseases of the heart in white males. Human Biol. 6：650, 1934.
26. Tucker, WB. et al. Man: A constitutional investigation The Quart. Rev. Biol. 15：265, 1940.
27. Damon, A.: Constitutional Medicine. In Anthro-

pology and the Behavioral and Health Sciences. Ed. by Otto von Meriug et al. University of Pittsburgh Press. 1970.
28. 中国体育科学学会体质研究会.《体质测定》. 人民体育出版社.1984版.
29. 中国人类学学会编.《人类学研究》. 北京：中国社会科学出版社.1984版.
30.《辞海》. 上海：上海辞书出版社，1979版.
31. 吕荣芳. 略谈人类学的分科及其效用. 载《人类学研究》. 中国科学出版社.1984版.
32. 严仁英.《实用优生学》. 人民卫生出版社.1986版.
33. 荀子.《荀子集解·非相篇》卷三. 中华书局.1954版.
34. 汪子春. 我国古代早期文献有关人群体质形态特征的描述. 载《人类学研究》. 中国社会科学出版社.1984版.
35. 管子.《诸子集成·管子·水地》卷14. 中华书局.1954版.
36.《吕氏春秋校释·尽数》. 卷三. 学林出版社.1984版.
37.《史记·货殖列传》. 中华书局.1959版.
38. 周凤梧等.《黄帝内经素问白话解》. 人民卫生出版社.1962版.
39. 匡调元. 中医基础理论研究思路与方法学探讨. 重庆市医学科技情报站等编.《中医内科急诊》. 1981版.
40. 南京中医学院.《诸病源候论校释》下册. 人民卫生出版社.1985版.
41. 张介宾.《类经》上册. 人民卫生出版社.1980版.
42. 钱仲阳.《小儿药证直诀》. 上海卫生出版社.1958版.
43. 吴瑭.《温病条辨》卷六. 上海大文书局印行.1941版.
44. 张仲景.《金匮要略》. 线装本.
45. 王肯堂.《证治准绳·女科》. 上海科学技术出版社.1965版.
46. 朱震亨.《丹溪心法》. 上海科学技术出版社.1959版.
47. 李梴.《医学入门》卷六. 上海锦章图书局印行.1941版.
48. 庞安时.《伤寒总病论》. 木刻线装本.
49. 吴谦等.《医宗金鉴》. 人民卫生出版社.1965版.
50. 章虚谷.《医门棒喝》. 上海古籍出版社.1987版.
51. 叶天士.《临证指南医案》. 人民卫生出版社.1965版.
52. 朱震亨.《格致余论》. 人民卫生出版社.1965版.
53. 徐灵胎.《医学源流论》. 上海大东书局印行.1941版.
54. 曾昭耆. 中国古代的"气质学说"和"体型学说". 中华医学杂志 1957；(7)：547.
55. 劳如玉. 小儿体质初探. 上海中医药杂志 1965；(1)：10.
56. 匡调元. 中西医结合途径之探索. 重庆医药 1957；2 (3)：57.
57. 匡调元. 体质病理学研究. 成都中医学院学报 1978；(2)：1.
58. 匡调元. 气象病理与体质病理. 上海中医药杂志 1981；6：33.
59. 匡调元. 论"证的演生". 中医内科急证.1981.
60. Kuang, D. Y. et. al.: Tongues of TCM Censtitutional types in Otolaryngology Outpatients J. TCM 1987；7：251.
61. 匡调元. 关于"体质学"研究的若干问题. 北京中医学院学报 1986；4：2.
62. 匡调元. 路漫漫其修远兮，吾将上下而求索. 中西医药结合杂志专辑 1986；6：157.
63. 盛曾秀，等. 略论中医学体质学说. 新医药学杂志 1978；7：11.
64. 王琦等.《中医体质学说》. 江苏科学技术出版社. 1982版.
65. 毋国成. 中医体质学说及其异化. 新中医 1982；9：1.
66. 杨嘉进.《内经》"体质类型"学说初探.《北京中医学院首届研究生论文汇编》.1981：8.
67. 张笑平.《伤寒论》中的体质学说. 江苏中医杂志 1981；5：7.
68. 路振平. 试论《伤寒论》的体质学说. 成都中医学院学报 1980；5：10.
69. 郑让元. 伤寒六经人的假说. 新中医 1983；2：55.
70. 黄煌. 叶天士体质辨证探讨. 江苏中医杂志 1980；3：4.
71. 苏树蓉. 小儿体质初探. 成都中医学院硕士学位论文集.1978—9：282.
72. 何裕民. 论肥人多阳虚痰湿，瘦人多阴虚火旺. 中西医结合杂志 1985；5：674.
73. 周国雄. 广东汉族健康人的中医体质类型与HLA基因频率分布的关系. 中西医结合杂志 1987；9：519.
74. 潘卫星. 体质医学纲要. 首届全国青年中医学术研讨会资料.1985.
75. Sheldon, WH. et al.: Atlas of Men, Harper & Brothers, New York, 1954.

76. 费奥德洛夫．《病理生理学讲义》．张曙昌等译．人民卫生出版社．1956版．
77. Comas, J. Manual of Physical Anthropology. Charles C Thomas Springfield. Illinois U. S. A. 1960.
78. Roney, JG. Medical Anthropology: A synthetic discipline. The New Physician 1959; 8: 32.
79. Hertzberg, HTE: Albert Damon's constitutions to engineering anthropology Am. J. phys. Anthrop. 1975; 42: 455.
80. Wienker, CW: The emergence of biomedical anthropology and its implications for the future. Am. J. Phys. Anthropology 1983; 60: 270.
81. 爱因斯坦，引自申先甲等．《中国兴起的潜科学》．光明日报出版社．1986版．
82. 陈仲庚．《人格心理学》．辽宁人民出版社．1987版．
83. 列宁．《唯物主义与经验批判主义》．人民出版社．1957版．
84. Bernard, C.．《实验医学研究导论》．傅愫和等译．知识出版社．1985版．
85. Virchow, R.《细胞病理学》．林丛等译．人民卫生出版社．1963版．
86. 刘士豪．《塞里应激学说概要》．上海科学技术出版社．1963版．
87. Selye, H.．《The Stress of Life》MoGmw-Hill Rook Go Ion New York 1956.
88. 匡调元．中西医结合途径之探索．重庆医药 1975; (2、3): 57.
89. 匡调元．体质病理学研究．成都中医学院学报 1978; (2): 1.
90. 匡调元．体质食疗学．上海：上海科学技术出版社. 1989.
91. 匡调元．人体体质学．上海：上海中医学院出版社．1989.
92. 庞安时．伤寒总病论．木刻线装本．
93. 归绥琪，等．更年期综合征患者轰热的手指皮温观察及治疗．中西医结合杂志 1989; 9 (5): 285.
94. 刘福春，等．羟基脲所致小鼠"阳虚"及补阳药作用的初步研究．中医杂志 1985; (2): 65.
95. 上海第二医学院广慈医院舌象研究小组．舌象之研究．上海中医药杂志 1964; (5): 1, (7): 1, 1965; (7): 23.
96. 郭金龙，等．湿阻证病理造型的实验研究．中医杂志 1988; (8): 59.
97. 周凤梧，等．黄帝内经素问的话解．北京：人民卫生出版社．1963.
98. 石孝棠．医原．南京：江苏科学技术出版社．1983.
99. 张伟荣，等．塞体与热体的实验研究（Ⅰ）．中西医结合杂志 1991; 11 (8): 477.
100. 孙思邈．备急千金要方．北京：人民卫生出版社．1955.
101. 王孟英．潜斋医话．线装本．
102. 匡调元．中医病理研究．第2版．上海：上海科学技术出版社．1989.
103. 匡调元．体质食部学．上海：上海科学技术出版社．1989.
104. 匡调元．调元、体质、食养．上海：上海科学技术文献出版社．1994.
105. 匡调元．人体体质学．上海：上海中医学院出版社．1991.
106. 胡　欣．八纲辨证源流论．陕西中医 1986; 7 (11): 485.
107. 王成荣．试论八纲．成都中医学院学报 1959; (2): 17.
108. 杨蓉修．八纲基本内容的探讨．江西中医药 1960; (6): 13.
109. 马龙伯．八纲管窥．上海中医药杂志 1962; (4): 40.
110. 广州中医学院．中医学新编．上海人民出版社．1971: 56.
111. 中村谦介．《伤寒论》的寒热与阴阳．汉方の临床（日文）1986; 33 (5): 6.
112. 北京外国语学院英语系．汉英词典．北京：商务印书馆．1978: 9.
113. 帅学忠，等．汉英双解常用中医名词术语．长沙：湖南科技出版社．1981: 297.
114. 欧明主编．汉英中医辞典．广州：广东科技出版社．1986: 211.
115. Landan SI (ed). International Dictionary of Medicine and Biology. New York: John Wiley & Sons. 1986; 2782.
116. Kaptchuk TJ. The Web that has no Weaver. New York; Congdon & Weed. 1983; 178—180.
117. 吴　轰．全国中医理论现代化研究讨论会纪实（一），中西医结合杂志 1986; 6 (9): 519.
118. феДоров ИИ. Основы ПатоЛогической физиоЛогии. Киев: Госмедиздат 1962: 19.
119. 沈自尹．"肾阳虚"证的下丘脑—垂体—甲状腺轴初步观察．上海中医药杂志 1982; (2): 42.
120. 沈自尹．"证"的实质及其探索．医学与哲学 1983; 4 (8): 1.

121. 形井秀一，等．东方医学　1987；3（1）：1.
122. 同［11］．19 页．
123. 季钟朴．关于中医"证"的研究思路．中西结合杂志　1985；5（6）：366.
124. Porkert M. Lehrbuch der chinesischen Diagnostik. Heidelberg：Verlag fur Medizin. 1976：34.
125. 侯灿．八纲作为机体典型反应状态学说对现代医学的理论实践意义．广东中医　1962；（6）：1.
126. 侯灿．见：季钟朴等主编．中西医结合研究思路与方法学．上海：上海科技出版社．1985：10.
127. 侯灿．医学科学研究入门．上海：上海科技出版社．1981：171.
128. 耿立中．对新编中医书籍中基本理论方面几个问题的看法．辽宁中医　1978；（2）：7.
129. 同〔22〕120～123 页．
130. 侯灿．对中医"脾"本质的初步探讨．新医药学杂志　1977；（10）：5.
131. 梁月华．寒热本质研究的进展．中医杂志　1988；（2）：143.
132. 上海第一医学院．对中医学"肾"本质的探讨．中华内科杂志　1976；（2）：80.
133. 黄松章，等．从血液流变学探讨阴阳转化的某些原理．上海中医药学杂志　1982；（10）：46.
134. Гордиенко АН. руководство по Патологической физиологии. Киев：Госмедиздат. 1955：306.
135. 边夫羽，等．转引自袁兆庄整理．皮肤病中西医结合研究新进展．中西医结合杂志　1988；8（1）：61.
136. 刘鲁明．中晚期肝癌疼痛的辨证论治．中医杂志　1989；（1）：35.
137. 柯新桥．慢性肺心病的中医辨治思路与法则．辽宁中医杂志　1989；13（2）：8.
138. 张良栋，等．精神分裂症的中医分型的临床研究．中西医结合杂志　1987；7（9）：526.
139. 赵冠英．慢性胃炎的辨证施治简介．中西医结合杂志　1987；7（9）：566.
140. 徐迪三，等．癫痫证治．中医杂志　1988；（2）：84.
141. 路志正，等．病毒性心肌炎证治．中医杂志　1988；（8）：564.
142. 楼百层，等．哮喘证治．中医杂志　1988；（1）：5.
143. 郭晓庄，等．风湿类疾病的中西医结合研究进展．中西医结合杂志　1988；8（11）：700.
144. 丁培琳，等．肺心病急性发作期中西医结合治疗的疗效分析．中西医结合杂志　1988；8(1)：18.
145. 匡调元．全国中医理论现代化研究讨论会纪实（一）．中西医结合杂志　1986；6（9）：518.
146. Manhold JH et al. Handbook of Pathology. Littleton：PGG. 1987：2.
147. 中国科学院语言所．现代汉语词典．北京：商务印书馆．1973：230.
148. 孙世奎．辨证论治和机体反应性问题．中医杂志　1962；（1）：2.
149. 王琦，等．证实质近 30 年研究进展．中西医结合杂志　1985；5（7）：440.
150. 顾天爵，等．肾虚病人尿 17 羟类固醇排泄量改变的观察．中华内科杂志　1964：12（4）：307.
151. 沈自尹，等．同病异治和异病同治．科学通报．1961；（10）：51.
152. 何开玲，等．肾虚疾病中能量代谢的研究．中华内科杂志　1964；12（4）：310.
153. 徐上林．对寒热虚实实质的初步探讨．广东中医　1962；（5）：3.
154. 魏成瑞，等．慢性痢疾的中医分型及其病理生理学基础．中华内科杂志　1964；12（11）：1049.
155. 广州中医学院、157 医院．慢性菌痢辨证治疗机制初步探讨．广东中医　1962；（2）：5.
156. 侯灿．"八纲"病理生理学基础初步探讨．中医杂志　1964；（12）：460.
157. Yater WM. Symptom Diagnosis. 4th ed. 1947：828.
158. 万叔援，等．阴虚火旺与尿 17 羟皮质类固醇、儿茶酚胺排泄量关系的观察．中华医学杂志　1979；59（12）：722.
159. 上海中医学院生化教研组．阴虚火旺与肾上腺皮质、髓质激素关系的初步探讨．上海中医药杂志　1979；（5）：8.
160. 吴瑞荣．阴虚冠心病人尿 17 羟皮质类固醇昼夜节律变化与脑的关系．中西医结合杂志　1982；2（2）：100.
161. 沈自尹，等．老年人与"肾阳虚"患者的甲状腺轴功能对比观察．中西医结合杂志　1982；2（1）：9.
162. 沈自尹，等．"肾阳虚"证的下丘脑—垂体—甲状腺轴初步观察．上海中医药杂志　1982；（2）：42.
163. 王文健，等．肾阳虚患者和老年人（男性）的下丘脑—垂体—性腺轴功能初步观察．中西医结合杂志　1982；2（3）：149.
164. 戴　岐．虚证研究近况及我见．山东中医杂志　1981；（2）：80.
165. 广州医学院．肾虚型慢性支气管炎与免疫．新医药学杂志　1974；（12）：12.

166. 广州医学院．肾虚型慢性支气管炎与免疫—痰液中IgA的变化与中医分型的关系．新医药学杂志 1975；（11）：12.
167. 余清萍．补肾疗法的临床效果及对IgG的影响．湖北中医杂志 1932；（1）：20.
168. 邝安堃，等．阳虚（甲状腺功能减退）和阴虚（甲状腺功能亢进）病人环核苷酸的对比．中医杂志 1979；20（7）：21.
169. 邝安堃，等．中医阴阳的实验性研究（Ⅰ）．中西医结合杂志 1984；4（12）：742.
170. 顾德官，等．中医阴阳的实验性研究（Ⅱ）．中西医结合杂志 1985；5（1）：48.
171. 顾德官，等．中医阴阳的实验性研究（Ⅲ）．中西医结合杂志 1985；5（2）：105.
172. 邝安堃，等．中医阴阳的实验性研究（Ⅵ）．中西医结合杂志 1985；5（3）：167.
173. 邝安堃，等．中医阴阳的实验性研究（Ⅴ）．中西医结合杂志 1986；6（6）：353.
174. 时毓民．阴虚小儿红细胞钠泵活性的变化．辽宁中医杂志 1984；（1）：41.
175. 唐树德，等．阴虚火旺与肾素、血管紧张素系统关系的初步探讨．陕西中医 1984；（2）：43.
176. 转引自庄勃，等．不孕症中医治疗研究进展．江苏中医 1989；（5）：45.
177. 邝安堃，等．助阳清热养阴中药对实验性低甲及高甲大鼠血清TRH、T_3、T_4的影响．中西医结合杂志 1987；7（11）：671.
178. 邝安堃，等．中医阴阳的实验性研究（Ⅳ）．中西医结合杂志 1988；8（31）：1641.
179. 邝安堃，等．中医辨证论治对原发性甲状腺功能减退症的疗效与淋巴细胞核T_3受体的关系．中西医结合杂志 1988，8（11）：650.
180. 王飞荣，等．老年人肾虚证的血液流变学与甲皱微循环的观察．实用中西医结合杂志 1989；2（2）：115.
181. 转引自王文健，等．第三届全国中西医结合虚证与老年医学学术会议论文述要．中西医结合杂志 1989；9（2）：119.
182. 王 鸿．肾虚患者甲皱微循环改变的观察与探讨．中医杂志 1980；（9）：31.
183. 谭达人，等．冠心病“阳虚”、“阴虚”病人血液流变性的初步观察．中医杂志 1981；（8）：31.
184. 杨卓寅，等．“阴虚阳亢”病机的初步探讨．江西中医药 1981；（4）：45.
185. 张学增，等．“肝阳上亢”与血钙关系初探．山东中医杂志 1988；（4）：18.
186. 梁月华，等．植物神经平衡的综合指标测定法．北京医学院学报 1979；（4）：239.
187. 梁月华，等．中医寒热本质的初步研究．中华医学杂志 1979；59（12）：705.
188. 北京中医研究所．里虚寒证患者皮肤电位活动的初步观察．新医药学杂志 1979；（5）：25.
189. 叶雪青，等．月经失调的八纲辨证与植物神经系统功能关系的研究．中西医结合杂志 1984；4（4）：98.
190. 谢竹藩，等．从尿中儿茶酚胺及cAMP、cGMP的排出量探讨中医寒证、热证的本质．中西医结合杂志 1986；6（11）：651.
191. 梁月华，等．寒冷药与温热药对交感神经肾上腺及代谢机能的影响．北京医科大学学报 1987；19（1）：54.
192. 严守正，等．虚热．福建中医药 1963；8（2）：71.
193. 郭永惠，等．脾实证初探—附“脾虚”泄泻100例报告．福建中医药 1981；（2）：18.
194. 李树毅．慢支与肾虚．福建中医药 1981；(5)：7.
195. 庞宁海，等．脾胃病寒证和热证本质的探讨．中医杂志 1988；（9）：696.
196. 谢竹藩，等．从虚证患者尿中儿茶酚胺量探讨病证的寒热．中西医结合杂志 1988；8(11)：647.
197. 刘旦光，等．补肾与调整卵巢功能的探讨—56例分析．中西医结合杂志 1984；4（8）：476.
198. 张万岱．中西医结合研究“脾”本质的进展和今后设想（二）．新中医 1980；（2）：37.
199. 梁月华，等．寒凉和温热药对中枢递质的影响．中西医结合杂志 1985；5（2）：82.
200. 重庆医学院．“八纲”之病理解剖学基础初探．新医药学杂志 1975；（3）：114.
201. 王建华，等．论负荷在虚证本质研究中的意义．中医杂志 1986；（9）：59.
202. 林果为，等．冷压试验在肾虚机制研究中的意义．上海中医药杂志 1963；（10）：4.
203. 梁月华，等．寒热本质动态研究—虚寒虚热状态大鼠对有关刺激反应特征的观察．中西医结合杂志 1989；8（6）：349.
204. 翁伟强，等．肝阳上亢证的临床研究．中西医结合杂志 1989；9（5）：266.
205. 邱祖萍．从“无证可辨”谈中医面临的挑战与对策．实用中西医结合杂志 1989；2（2）：106.
206. 罗致强，等．58例风证无黄疸型肝炎辨证施治提高白细胞介素-2受体活性研究——“风”实质探讨（3）．实用中西医结合杂志 1989；2（2）：96.

207. 侯 灿.“八纲”病理生理学基础初步探讨.中医杂志 1965;(1):31.
208. 沈自尹.中医虚证辨证参考标准.中西医结合杂志 1983;3(2):117.
209. Sachs W. The Vegetative Nervous Syste—A Clinical Study. London:Cassell,1936:49.
210. Appenzeller O. The Autonomic Nervous System. 3rd ed. Amsterdam:Elsevier、1982:237
211. 陈泽霖,等.舌诊研究.第二版.上海科技出版社.1982:202.
212. 张震.见:赵金铎等.中医证候鉴别诊断学.北京:人民卫生出版社.1987:3.
213. 曹维娜,等.中西医结合对冠心病分型辨治体会.实用中西医结合杂志 1989;2(2):94.
214. 侯 灿.对中医“脾”本质的初步探讨.新医药学杂志 1977;(10):5.
215. 周夕林,等.胃病辨证分型与胃电图变化的规律初探.中医杂志 1985;(3):63.
216. 陶 航,等.162例胃病患者的胃电图检查分析.江苏中医 1989;(2):34.
217. 转引自陈维养.中国中西医结合研究会第二届学术讨论会论文述要(三).中西医结合杂志 1986(5):311.
218. 吴家驹,等.脾虚患者胰腺外分泌功能及小肠吸收功能的观察.中西医结合杂志 1987;7(5):316.
219. 牟德峻,等.消化性溃疡中医辨证分型与胃酸、胃泌素、环核苷酸关系的探讨.中西医结合杂志 1988;8(9):531.
220. 尹光耀,等.脾虚证胃粘膜超微胃结构与微量元素研究及其临床意义.中西医结合杂志 1988;8(9):527.
221. 魏睦新,等.脾阴虚证植物神经机能状态初探.中西医结合杂志 1988;8(4):202.
222. 吴俊之,等.中医学“脾胃虚寒证”胃肠道机能的X线研究.辽宁中医 1979;(4):3.
223. 邝元亮,等.肾气虚证淋巴细胞电泳测定的初步研究.中西医结合杂志 1988;8(2):90.
224. 冯菡芳,等.慢性肾小球疾病的虚证患者中血清锌及铜的变化.上海中医药杂志 1985;(8):4.
225. 邱保国,等.虚证病人头发五种微量元素分析中医杂志 1985;(1):58.
226. 刘福春,等.气虚病人微量元素与免疫功能关系初探.中医杂志 1985;(11):856.
227. 汪 珅.肾阳虚患者头发微量元素锌、铜变化.中西医结合杂志 1986;6(2):96.
228. 梁国荣,等.老年男性冠心病肾虚患者头发中微量元素的初步观察.中西医结合杂志 1986;6(9):543.
229. 樊良卿,等.冠心病中医辨证分型的客观指标探讨.中医杂志 1981;22(7):28.
230. 张镜人,等.气虚患者心血管植物神经系功能的变化.中西医结合杂志 1986;6(6):351.
231. 江西医学院附一院.转引自〔114〕
232. 柳文仪.心气虚证超声心动图观察.中西医结合杂志 1988;8(12):744.
233. 陈耀青,等.冠心病气虚、气阴两虚证的心功能特点及生脉注射液的效应观察.中西医结合杂志 1988;8(9):523.
234. 汪慰寒,等.心钠素在心肺气虚诊断中的意义.中西医结合杂志 1988;8(9):521.
235. 朱瑞芬,等.104例甲皱微循环的中医辨证分析.山东中医学院学报 1989;13(1):20.
236. 何 维,等.冠心病心绞痛本虚标实证患者免疫功能状态的研究.中医杂志 1989;(2):23.
237. 张立,等.心气虚证患者肺功能与心功能变化的相互关系初探.天津中医 1989;(1):7.
238. 李绍芝,等.心气虚证患者左心室舒缩功能的初步研究.中医杂志 1988;(2):50.
239. 杨振平,等.心血虚患者左心功能变化的初步观察.中医杂志 1989;(1):45.
240. 罗季安,等.虚证状态时的免疫功能观察.湖南医学院学报 1980;(2):137.
241. 陈松涛.中医虚证理论的初步探讨.中西医结合杂志 1982;(3):140.
242. 卢君健.100例虚证分型与免疫关系的探讨.中西医结合杂志 1982;(3):142.
243. 郑金福,等.51例血液病血虚患者的免疫功能观察.中西医结合杂志 1986;6(3):166.
244. 吴凌涛,等.肾虚患者外周血总E花环水平测定.中西医结合杂志 1986;6(4):233.
245. 许继平,等.恶性肿瘤气虚、阴虚证患者免疫功能观察.中西医结合杂志 1987;7(12):744.
246. 徐 俊,等.肾虚与红细胞免疫和补体溶解免疫复合物功能的关系.中西医结合杂志 1988;8(9):519.
247. 金 实,等.慢性乙型肝炎中医辨证分型与生化免疫指标关系的探讨.中医杂志 1989;30(2):30.
248. 周 勇,等.补气助阳方药对小鼠免疫功能调整作用的研究.中医杂志 1985;(6):467.
249. 王 君,等.补肾法对慢性肾病型患者免疫功能的影响.中西医结合杂志 1987;7(12):731.
250. 陈文为.老年性气虚证与自由基反应.中西医结

合杂志　1987；7（5）：302.
251. 罗陆一，等．慢性肾炎肾气虚证患者红细胞超氧化物歧化酶变化．中西医结合杂志　1987；7（10）：587.
252. 李承年，等．老年虚证自由基代谢机理的研究．中医杂志　1988；（12）：936.
253. 黄元伟，等．珍珠层粉对冠心病患者血清过氧化脂质与血脂的影响．中西医结合杂志　1987；7（10）：596.
254. 吕亚彬，等．扩冠Ⅰ、Ⅱ号对冠心病患者过氧化脂质的影响．中西医结合杂志　1988；8（9）：560.
255. 郭肇铮，等．白首乌抗自由基损伤的研究．中西医结合杂志　1988；8（5）：232.
256. 张文彰，等．老年肾虚证血浆过氧化脂质，高密度脂蛋白，胆固醇及其亚组分水平变化．中医杂志　1989；30（2）：43.
257. 张世平，等．脾虚等五种中医证型与人类白细胞抗原关联的初步研究．中西医结合杂志　1987；7（9）：523.
258. 徐　莉，等．染色体检查及其在中西医结合研究中的应用．中西医结合杂志　1988；8（5）：310.
259. 冯栋年，等．阳虚证患者遗传学特征探讨．中西医结合杂志　1989；9（1）：24.
260. 重庆医学院新医病理学研究小组．虚损之病机探讨．新医药学杂志　1973；（11）：34.
261. 重庆医学院新医病理学研究小组．"八纲"之病理解剖学基础初探．新医药学杂志　1975；（3）：18.
262. 陈泽霖．从病理形态学角度研究中医基础理论的初步探讨．安徽中医学院学报　1982；（2）：8.
263. 陈泽霖，等．转引自陈贵廷．全国中医理论现代化研究讨论会纪实（二）．中西医结合杂志　1986；6（10）：624.
264. 张长熙，等．脾虚证患者十二指肠的病理形态及组织化学研究．中西医结合杂志　1987；7（12）：722.
265. 李　浩，等．肺部疾病辨证与鼻腔脱皮细胞变化的初步研究．中西医结合杂志　1988；8（6）：333.
266. 瞿淑芳，等．102例胃癌中医辨证分型与临床病理分型的关系探讨．中西医结合杂志　1989；9（1）：14.
267. 戴豪良，等．阴虚证35例临床病理学特征的分析．中西医结合杂志　1989；9（1）：7.
268. 何裕民，等．论肥人多阳虚痰湿、瘦人多阴虚火热．中西医结合杂志　1985；5（11）：674.
269. 贾宝善，等．冠心病心气虚与核听诊器检测心功能关系的初步探讨．中西医结合杂志　1987；7（4）：203.
270. 孙福立，等．试用睡眠剥夺方法建立心虚证的动物模型．中西医结合杂志　1987；7（1）：35.
271. 陈耀青，等．冠心病气虚，气阴两虚证的心率变异功率谱研究．中西医结合杂志　1989；9（2）：76.
272. 鲍延熙，等．冠心病中医辨证分型与冠状动脉及左室造影所见的联系．中西医结合杂志　1989；9（2）：74.
273. 邱洪法，等．气血实质的探讨：四种中药和生脉液对鼠肝线粒体（体外）氧化磷酸化的影响．中西医结合杂志　1981；1（1）：32.
274. 冯国平，等．生地、龟板和附子、肉桂对"甲亢"大鼠β-肾上腺素能受体的影响．中西医结合杂志　1986；6（10）：606.
275. 耿长山．黄芪的免疫药理研究进展．中西医结合杂志　1986；6（1）：62.
276. 汪建英，等．皮质激素所致大鼠胃粘膜易损性及其与ATP酶等的关系．中华医学杂志　1984；（2）：112.
277. 李　红，等．补气药党参抗大鼠实验性胃溃疡作用的研究．中西医结合杂志　1987；7（3）：163.
278. 邝安堃，等．助阳、清热养阴中药对实验性低甲及高甲大鼠血清TRH、T_3、T_4的影响．中西医结合杂志　1987；7（11）：674.
279. 张家俊，等．补气、理气中药对大鼠肝细胞能荷的影响．中西医结合杂志　1983；8（8）：477.
280. 杨贵贞，等．人参皂甙抗小鼠手术应激的细胞免疫调节效应．中西医结合杂志　1988；8（8）：479.
281. 赵　瑾．抗肿瘤补益中药对免疫功能影响的研究近况．中西医结合杂志　1988；8（12）：754.
282. 章育正，等．补肾法对老年慢性支气管炎患者T细胞亚群及其免疫功能的作用．中西医结合杂志　1988；8（11）：658.
283. 查良伦，等．生地对家兔糖皮质激素受抑模型的实验研究．中西医结合杂志　1988；8（2）：95.
284. 陈锐群，等．滋阴泻火药粗提物对糖皮质激素作用的影响．上海中医药杂志　1984；（7）：46.
285. 张善溦，等．温补肾阳对甲状腺机能低下阳虚模型胰岛功能的影响．中医杂志　1988；（11）：863.
286. 广州中医学院．中医诊断学．北京：人民卫生出版社．1860：84.
287. 侯　灿．"八纲"病理生理学基础初步探讨．中医杂志　1965；（2）：35.
288. 侯　灿．从现代医学发展特点和医学方法论看中西医结合．医学和哲学 1980；（2）：24.

289. 侯 灿．浅论中西医结合、中医现代化与创立统一的世界新医学．中西医结合杂志 1982；(1)：6.

290. 侯 灿．再论中医现代化和中西医结合．中西医结合杂志 1988；8（1）：46.

291. William RJ. Biochemical Individuality. New York：John Wiley & Sons. 1956：ix.

292. Claridg G. Individual differences in drug response. J Psychosom Res 1976；20（4）：351.

293. Israel L. Toward Individualization of lmmunotherapy. In；Haskill H (ed). Tumor Immunity in Prognosis. New York：Dekker. 1982：375.

294. Mahr H. Pharmacogenetics——individual differences in sensitivity to drug. Herz/Kreislauf 1983；15（3）：145.

295. Wartak J. Clinical Pharmacokinetics—A Modern Approach to Individualized Drug Therapy. New York：Praeger. 1983.

296. Ludwick—Rosenthal R et al. Heart beat interoception：a study of individual diffe rences. Int J Psychophysiol 1985；2（1）：57.

297. Groth S et al. Intraindividual variation and effect of learning in lung function examination. Bull Eur Physiopathol Respir 1988；22（1）：35.

298. MacDougall JM et al. Individual differences in cardiovascular reactions to stress and cigarette smoking. Health Psychol 1986；（6）：531.

299. Levis DJ et al. Getting individual differences in autonomic reactivity to work for instead of against you；determining the dominant "psychological" stress channel on the basis of a "biological" stress test. Psychophysiology 1987；24(3)：346.

300. Misselwitz Fet al. Individually controlled acetylsalicylic acid in the long-term treatment of patients with arteriosclerosis. Biomed Biochim Acta 1988；47（10—11)：S303.

301. Schmidtmatthiesen H et al. Individualized systemic therapy of gynecologic tumor in gynecology. Der Gynakologe 1988；21（4）：319.

302. Garcia MF et al. Comparison of me thod of carbamazepine dosage，individuali—zation in epileptic patients. J Clin Pharm Ther 1988；13 (6)：375.

303. Kurtz I. Ca-activated K^+ anne Ib A and Hb S red cells ，Individual differences in the number of channels. J Membrane Biology 1988；106（3）：243.

304. Iwasaki K. Individual difference in the formation of hemoglobin adducts fotlowing fxposure to methyl bromide. Industrial Health 1983；26（4）：257.

305. Menard J et al. Individualization of antihypertensive therapy. Hypertension 1988；12（5）：526.

306. Анcовcкий вА ет ы. ЧеАовеческая идйвйдуаАъность как оσъект кАйнической медицйны. военр-Мсд Ж. ж 1979；（9）：10.

307. 钱岳年，等．中西医结合治疗溃疡病202例观察分析．江苏中医杂志 1980；（3）：23.

308. 钱岳年，等．中药及胃泌素治疗萎缩性胃炎的疗效对比观察．中华消化杂志 1986；6（1）：41.

309. 丁培林，等．肺心病急性发作期中西医结合治疗的疗效分析．中西医结合杂志 1988；8(1)：18.

310. 杨春波，等．中医辨证分型治疗慢性萎缩性胃炎疗效总结．中医杂志 1988；（10）：754.

311. Xiong Ningning et al. Effects of TCM therapy on the progression of chronic renal failure caused by primary glome rulonephritis. J TCM 1988；8（2）：170.

312. Liang Bing et al. Treatment of acute aplastic anemia by TCM combined with western drugs. J TCM 1988；8（1）：25.

313. 松本克彦．汉方の研究 1985；（6）：182.

314. 余娟，等．中医药治疗爱滋病的临床观察．中西医结合杂志 1988；8（2）：71.

315. 陈维养．见：季钟朴等主编．中西医结合研究思路与方法学．上海科技出版社．1985：39.

316. 马翠玉，等．对提高慢性活动性病毒性肝炎辨证论治效果的体会．中西医结合杂志 1988；8（12）：720.

317. 林求诚．转引自陈贵廷：全国中医理论现代化研究讨论会纪实（一）．中西医结合杂志 1986；6（9）：518.

318. 杜如竹．中医"证"的动物模型研制的思路与方法初探．辽宁中医杂志 1985；（3）：41.

319. 楚 立，等．关于中药药理研究中"证"的动物模型的复制．中草药 1987；18（10）：468.

320. 陈安珍，等．肾虚与超氧化物歧化酶关系初探．中医杂志 1989；（4）：42.

321. 上海中医学院正常人体学教研组．阳虚、阴虚造型以及某些助阳药和滋阴药作用的初步研究．新医药学杂志 1977；（9）：33.

322. 施玉华，等．某些助阳药对阳虚动物模型的作用——肝细胞亚微结构变化的初步研究．上海中医药杂志 1980；（2）：6.

323. 施玉华，等．阳虚模型的舌尖及颌下腺和某些助阳药作用的研究．上海中医药杂志 1980;(5)：45.

324. 施玉华，等．助阳药和滋阴药对于“阳虚”动物模型的作用．上海中医药杂志 1981;(12)：39.

325. 施玉华，等．某些助阳药对小白鼠氢化考的松模型的作用——脾脏淋巴细胞亚微结构的变化．中医杂志 1982;(2)：71.

326. 施玉华，等．小白鼠氢化考的松模型肝组织的组织学与组织化学研究——右归丸及补中益气丸等的研究．中医杂志 1983;(5)：62.

327. 施玉华，等．右归丸对小白鼠氢考模型肝细胞亚微结构的影响．上海中医药杂志 1983;(11)：47.

328. 施玉华，等．中药对小鼠氢化考的松模型小肠IgG浆细胞及腹膜肥大细胞的影响．中西医结合杂志 1984;4(2)：104.

329. 马正立，等．补骨脂注射剂对小白鼠氢化考的松肝组织的组织学与组织化学研究．解剖学通报 1984;7(1)：24.

330. 汪丽亚，等．中药对小白鼠氢化考的松模型的腹膜细胞的作用．上海中医药杂志 1984;(3)：48.

331. 施玉华，等．中药对大白鼠氢考模型丘脑下部神经分泌核团的影响．解剖学杂志 1986;9(1)：10.

332. 施玉华，等．还精煎抗衰老的实验研究（四）．上海中医药杂志 1986;(3)：46.

333. 叶平，等．补肾助阳药对甲减大鼠肝细胞结构和组织化学变化的影响．解剖学杂志 1987;10(3)：182.

334. 叶平，等．补肾助阳药对甲减大鼠甲状腺组织学、组织化学及亚微结构的变化．上海中医学院、上海中医药研究院学报 1991;5(1)：43.

335. 叶平，等．补肾助阳药对甲减大鼠垂体组织学、组织化学和亚微结构的变化．中西医结合杂志 1988;(特Ⅰ集)：76.

336. 叶平，等．龟龄集对垂体功能低下模型垂体、甲状腺、肝的组织学与组织化学的影响．上海中医药大学、上海中医药研究院学报 1994;8(2)：45.

337. 施玉华，等．龟龄集对甲状腺机能减退幼鼠长骨、甲状腺、肝及垂体形态学影响．中西医结合杂志 1993;(基础理论研究特集)：265.

338. 马正立，等．填精补肾中药对老年大鼠下丘脑—垂体—性腺—胸腺轴的形态学研究．中医杂志 1989;(8)：45.

339. 马正立，等．益肾补精药对老龄小鼠T淋巴细胞亚群数量的影响．上海中医药杂志 1989;(11)：38.

340. 郑平东，等．腺嘌呤诱发“肾阳虚”动物模型的研究．中国医药学报 1990;5(3)：68.

341. 施玉华，等．填精补肾中药对老年大鼠下丘脑与胸腺影响的形态学影响．上海中医学院、上海中医药研究院学报 1989;3(2)：35.

342. 汪丽亚，等．补肾益精中药对老年大鼠肝组织学和组织化学的影响．老年学杂志 1989;9(6)：365.

343. 马正立，等．右归丸对腺嘌呤所致肾损害模型的组织学与组织化学的影响．中西医结合杂志 1990;(10)：146.

344. 马正立，等．填精补肾中药对老年生殖器官的影响．上海中医学院、上海中医药研究院学报 1992;6(1)：59.

345. 马正立，等．填精补肾中药对老年大鼠肾上腺皮质、睾丸的一些脱氢酶作用．上海中医药杂志 1995;(3)：43.

346. 马正立，等．调理心肾中药对类痴呆动物模型作用的组织化学影响——对大鼠基底核损伤所致乙酰胆碱酯酶(Ache)的变化．老年学杂志 1993;13(5)：301.

347. 马正立，等．补肾益精中药对老年大鼠肾上腺皮质和睾丸3β-HSD和G-6-PD的定量分析．上海中医学院、上海市中医药研究院学报 1990;4(1)：37.

348. 施玉华，等．动物模型在中医理论形态学研究中的作用．北京实验动物科学与管理 1994,11(3)：10.

349. 匡调元，等．“急病及肾”的病理研究．中国危重急救医学 1992;4(4)：198.

350. 丁镛发，等．固真方对大鼠外周血淋巴细胞UDS水平影响的观察．上海中医学院、上海中医药研究院学报 1990;4(1)：49.

351. 丁镛发，等．补肾益精方对外周淋巴细胞DNA损伤修复能力的影响．上海中医药大学、上海中医药研究院学报 1994;8(2)：56.

352. 柳和培，等．脾主肌肉的超微结构研究．电子显微学报 1990;9(2)：7.

353. Liu HP, et al. Quantitative electron microscopy applied to traditional Chinese medicine. J Electron Microscopy Technique. 1987;7：127.

354. 张隐庵．黄帝内经素问集注．上海：上海科技出版社．1980：43.

第十二章　中西医结合动物实验学

中西医结合动物实验学是指运用动物实验方法进行中西医结合医学研究的学科。

“中西医结合”的含义，是从医学内容和动物模型两方面界定的。从医学内容角度是指：①内容本身是中西医结合，如证病结合，中西医结合，中药西用，西药中用等，而采用动物实验方法，这是医学内容的中西医结合。②内容是中医，但采用了动物实验方法，这是研究方法的中西医结合。从动物模型角度是指：①动物模型是正常动物或疾病模型动物，在实验的其他诸多因素中有一个以上是中医的，如采用中药。②动物模型是中医证候模型，其他因素可以是中医或西医或中西医结合的。③动物模型是证病结合模型，其他因素也可以是中医或西医或中西医结合的。

用正常动物（生理模型）进行实验是一次创造，用病理模型进行实验是二次创造。

中西医结合动物实验学以中西医结合证候动物模型学为核心，中西医结合证候动物模型学为中西医结合基础生理学，中西医结合基础病理学，中西医结合基础治疗学提供服务，中西医结合实验动物学，中西医结合动物实验方法学为其支持学科。特别需要强调的是中西医结合证候动物模型评价学：研究如何评价证候动物模型与临床证候的相似关系，为其辅助学科。中西医结合证候动物模型学与上述各相关学科一起组成中西医结合动物实验学。

中西医结合动物实验学作为一个整体从临床角度与中医及中西医结合临床实验学，进而与中医及中西医结合临床学相关。从动物实验角度与西医动物实验学相关。从兽医学角度与中兽医学及中西医结合兽医学，进而与西兽医学相关。

一、研究任务和内容及研究内容的特点

1. 研究任务　结合中西医结合临床实验学，为中西医结合医学实验研究提供完善的方法体系。

2. 研究内容　从传统中医临床研究到中西医结合动物实验研究，要经历3个转变：①临床思维的科学化预处理，包括实证化，客观化，规范化3个方面，用于排除传统中西医结合临床思维中的虚幻性、主观性和多歧性。②在此基础上，研究方法实验化，如设对照组，条件控制等。③在此基础上，研究对象（如证候）的载体动物化。完成第1个转变，在思维上类似现代医学；完成第2个转变，则成为中医临床实验；再完成第3个转变，则成为中西医结合动物实验。或者形象地说，单纯第3个转变，就成了传统中兽医学；再加上第1、第2个转变，就成了中兽医临床实验，也即中西医结合动物实验。

在每个具体实验中的工作都是围绕这3个转变进行的。如：临床诊断标准的确立和规范（第1转变），在此基础上依据动物特点确定在动物上的诊断标准、选择动物等（第3转变），实验设计（第2转变）。

这3个转变的一般和具体规律就是中西医结合动物实验学的研究内容。

3. 研究内容的特点　与西医动物实验比较，中西医结合动物实验学具有如下特点：

（1）中医学及中西医结合医学内容的相对独立性。如证候对病的相对独立性，中医方药、针灸及舌诊、脉诊方法的独特性，辨证与辨病相结合等；

（2）在中医学体系中引入实证观念，理性生物观和实验方法所带来的理论问题；

（3）中西医结合动物实验与西医动物实验共有但西医未曾探讨的问题。

二、原理和研究方法

1. 生物学原理和方法　人类属于生物界，如以1天作为整个生物界发生的时间尺度，人类只是在最后几秒钟才出现。因此，人类遵循生物学规律；人类的生物学特性源于并与其他生物相联系；尽管人类比起其他生物来说社会学特征更明显，生物学特性却仍是其基础。因此，有关人类医学的研究可以并应该在生物界

领域中进行。生物学研究方法是中西医结合动物实验学的方法基础。

2．模型思维原理和方法　模型思维是普遍的思维形式，因为模型方法是推理思维的唯一基础。就中医传统而言，临床经验的总结实际上即是运用了"以此例彼，以一人例众人"的模型思维方法（以此人为彼人的模型）；"人身为一小天地。""故一人之身，一国之象"则是视人、自然界、国家互为模型；阴阳、五行是普适性的理论模型。"比类取象"方法道出了中医脏象学说形成的模型思维方法。

中西医结合动物模型是中医现代形式的比类现象，它与古代中医形成理论所用的比类取象方法一样，都是用人体以外的事物来类比人体。不同的是动物模型的比类取象的目的是求实而不只是一种解释的工具；运用上受形式逻辑原理的严格约束以保证可比性；类比对象的内容则由"象"扩展至"脏"。模型思维的方法如相似性、简约性、可比性等也是中西医结合动物实验学的方法基础。

3．实验原理和方法　相对于经验研究方法来说，实验是逻辑归纳法原理的完美体现，它使研究结果有更高的可信度。实验科学常用的方法如干预、条件控制、对照、概率统计、分析与综合、比较等也为中西医结合动物实验学所遵循。

4．中医与中西医结合原理和方法　中西医结合动物实验学应相对地遵循中医与中西医结合的内容、规律和方法等方面的特殊规律。如证候研究、证病结合、中药辨病治疗、中药四气五味研究、复方研究、针灸针麻原理研究等。

三、发展历史和背景

中医动物实验研究的古代史：范行准认为中国古代与世界各国古代医学一样，人体解剖知识最初是从生物身上获得的，然后才从人体认识自身。这几乎是中外解剖生理学史的发展规律。《韩诗外传》有"其肢体之具，与禽兽同节。"最初获取解剖知识的人是庖丁；从动物种类来看最初多是从水族身上得到的，中国现存最早的训诂书如《尔雅》、《方言》、《说文解字》诸书中，尚留下一些这方面的历史遗迹。《尔雅·释鱼》说："鱼枕谓之丁，鱼肠谓之乙，鱼尾谓之丙。"郭沫若认为：甲、乙、丙、丁四字为一系统，均为鱼身之物。由渔猎畜牧生活进入农耕生活后，许多生理解剖学上的名词，也源于动物。如禽兽之骨曰"骼"，鸟兽之残骨曰"骴"。其后，"骼"，"骴"之名反多用于人类。此外，王清任在其《医林改错》中也以动物解剖补充人体解剖之不足。

古代中医动物实验有2类，一类是对动物治病本能的观察应用，如《吴普本草》载巨虚食庵成神仙，遂以之为长寿药。《抱朴子》载：张相国庄内有鼠狼穴，养四子为蛇所吞。鼠狼雌雄情切，将蛇当腰咬断而劈腹，衔出四子，尚有气，以大豆叶嚼而敷之，皆活。后人本于此而以豆汁治蛇咬。一类是对动物施加某种人为因素后的观察。如《论衡·道虚》载："致生息之物密器之中，覆盖其口，漆涂其隙，中外气绝，息不得泄，有倾死也。"《异苑》云："青州刘烬，宋元嘉中射一獐，剖五脏，以其草（无名精）塞之，蹶然而起，烬怪而拔草，便倒，如是三度。烬密录此草种之，主伤折多愈。"《本草拾遗》载：赤铜屑主折伤，能悍人骨，及六畜有损者。细研酒服，直入骨损处，六畜死后，取骨视之，犹有焊痕，可验。

古代中医动物实验与西医古代动物实验比较有如下特征：①在对人与动物关系的认识上，中西医均有朴素性，但相比之下中医更缺乏科学分析。在人与动物之间以非理性生物观形成一道鸿沟，使人类孤立于生物界，并使中医的发展缺乏生物学基础；②实验的受控性较差；③在实验目的和内容上带有强烈的实用性；④在研究精神上，多是为了证明已知。这是古代中医的非构造性自然观所决定的，也是其发展缓慢的原因。

现代中西医结合动物实验的发展首先开始于中药药理研究。我国早期从事中药现代研究的，主要是一些自欧美和日本留学回国的留学生，如陈克恢、赵燏黄等。研究内容，先是化学，其后是药理学，再后是生药学，再后是临床，与当时国外研究情况基本相似。从本世纪初至新中国成立前约40年间，中药药理、化学研究大致可分为3个时期：①初始期（1909～1927年），1923年陈克恢与Schmidt、Read等着手研究中药当归和麻黄，次年，他们3人联名发表论文，报导用国产当归粗制浸膏作动物实验的结果，证明对（子宫、小肠、动脉血管等）平滑肌有兴奋作用。1924年，陈克恢与Schmidt联名发表关于麻黄研究的文章，文中指出，麻黄的有效成分麻黄素（麻黄碱）的生理作用与肾上腺素类似而持久，其效能完全与交感神经兴奋剂相同。引起国际上研究中药（麻黄和麻黄素）的一次高潮。②继长期（1927～1937），北平研究院下设药物研究所和生理研究所，都从事中药的研究，中央卫生实验处下设化学药物系，该系下有药物研究室。研究防己、贝母、延胡索等药理。③艰难挣扎期（1937～1949），研究常山、鸦胆子等的药理。

在针灸经络上的运用则是现代中西医结合动物实验的继起者，动物经络在唐代的《司牧安骥集》中已有记载，但很不完整。家畜的经脉循行部位仅在《元亨疗马集·伯乐明堂论》中有六阴、六阳名称及其主穴的记载，“胸堂少阴心之经，尾本太阳膀胱经……”等，而缺乏详尽的资料。1951年7月，卫生部直属针灸疗法实验所成立，1955年卫生部将针灸疗法实验所、北京中医进修学校和华北中医门诊部合并为针灸研究所，有针灸基础理论研究室，动物房等，同年归属中国中医研究院领导。针灸研究所开展针灸基础理论研究。1956年经络研究列入全国自然科学发展规划重点项目，经络研究进入一个以临床观察和实验研究为主要内容的新时期。在50年代前期，主要是整理针灸学基础知识，50年代后期至60年代，专题总结古代针灸文献，比较广泛地进行一种病一种病的临床治疗经验总结，推广针麻、并开展实验研究。1959～1965年为实验针灸学的奠基阶段，已有大量临床观察和动物实验研究报道。1964年正式成立经络研究所。1970年原人员与广安门医院的针灸研究所合并为针灸经络研究所，70年代，在针麻研究工作推动下，经络研究又进入一个以探讨经络现象为中心的新阶段。1972年李肇特等以家兔耳壳皮肤电阻变化为指标，证明了体表内脏存在相关性。近年来成立国家中医药管理局所属经络研究中心。

当代中西医结合动物实验的核心是中医证候动物模型研究，因为他在受试动物上体现了中医理论、证候特点。其发展有以下几个阶段：①散在发生期（1960～1976），此期特点是研究模型种类少，没有形成趋势或集约力量；研究者均为西医机构，中医机构没有参加；研究工作在中医界未产生影响。②方法尝试期（1977～1984），此期特点是中医界认识到动物模型实验方法在中医研究中的重要性，因而此项工作得到迅猛发展，但在方法论上有较大分歧，因此，许多模型创立后难以投诸应用，而用于探索如何在造模上体现中医特点。③初步总结期（1984～1988），此期特点是：由于中医动物模型研究的不断增加，学术上的日趋成熟，中西医结合界要求从组织、理论上加以把握，促使它从前学科走向常规学科；④实用期（1988～），此期特点是：在方法论争论逐渐减少的同时，造模为实用服务的目标得到确立，造模方法和技术也趋于实用、细致，这表明中西医结合证候动物模型这一新学科已步入稳定发展的轨道。

近20年来，中医证候动物模型研究成为中医现代研究中发展最快的领域之一，国家自然科学基金和国家中医药管理局科研基金一直鼓励中医动物模型研究，中药新药审批指导原则也鼓励中医药动物模型研制；1982年在广州召开的全国中西医结合虚证研究与防治老年病学术会议上，虚证动物模型研究报告第一次占有重要地位。1988年、1993年和1995年中国病理生理学会中医病理生理专业委员会和中国中医研究院基础理论研究所分别召开三届全国中医药动物模型研讨会；1992年全国中西医结合整体医学学术研讨会设“动物模型在中西医结合研究中的作用与评价”专题；1996年中国中西医结合学会活血化瘀专业委员会召开“全国活血化瘀基础及血瘀证动物模型研究学术讨论会”。国家“六五”、“七五”期间，中医动物模型主要应用于中医基础理论研究领域，近年来在中药药理研究方面也有较多应用。《实用中医证候动物模型学》已编著出版；陈奇《中药药理研究方法学》和李仪奎《中药药理实验方法学》均有中医证候动物模型专篇。江西芜州中医学校开创了运用中医动物模型开展中医基础理论教学新途径，福建中医学院采用温病动物模型进行温病学实验教学。北京市科委软科学课题《国家级、部、市级医学、医药项目用最佳实验动物选择准则》中列入中医药动物模型选择准则部分。

四、意义

中西医结合动物实验具有如下几方面的意义：

1. 固有意义　这是医学动物实验所共有的。①动物实验是人体实验的人道化。任何实验都有损伤性或潜在损伤性，从人道主义角度考虑不宜直接在人体上进行。古代中医学由于动物实验不发达，各种研究只能在人体上进行。如“令二人同走，一含人参，一空口，度走三五里许，其不含者必大喘之。”故人体中毒时有发生，“神农尝百草，一日而遇七十毒。”1971年美国用实验小鼠3000万只；1975年英国用实验动物700万只；北京市每年使用23种实验动物计140万只；30年代人们就注意到下丘脑对内分泌系统的调控作用，但花了40年找不到相应物质。直到70年代两组科学家分别用10多万头羊和猪的下丘脑提取出几毫克释放激素，才确定这一概念。这从数量角度看用人进行实验是难以做到的。中药十八反研究是一类潜在损伤性较高的实验，其所用模型有寒证，热证，虚证，实证，暑热伤气证，气阴两虚证，脾虚证，CCl_4肝损伤，实验性腹水，心率失常，炎症模型，急性腹膜炎，高血钙等，以及大量中兽医的临床研究。在脾虚证模型研究中，研究报告约45%的篇幅是病理学内容；施玉华以10种肾虚证进行系统的病理形态研究。②由于指标任意选取和条件充分可控，动物实验比人体实验更能充分体现实验原则。巴甫洛夫说：“整个医学，只有经过实验，才能成为它所应当成为的东西”。而“人类作为实验对象而言，是一种不满意的动物”(《人类疾病动物模型·序》)。如人的寿命长，一个科学家很难有幸观察三代以上，而用动物观察几十代是很容易的，用微生物可达几百代，辐射的长期遗传至今只有动物的材料。

中医动物实验与人体疾病相似关系的“减法和加法”：从动物与人的关系而言，动物毕竟不是人，所以疾病模型毕竟不会等同于人体疾病，这是中医动物实验的“减法”；但另一方面，任何临床疾病都是一个经过抽象的概念，而在自然的病人上存在多种干扰因素，难以纯粹地看到疾病的原貌，但在动物模型实验中由于实验方法的应用，则能高度地实现这一抽象。从这一点来说，疾病模型比临床自然疾病更象其想模拟的疾病，正如卓别林演自己反而不如别人演他更象一样。这是中医动物实验的“加法”，也体现了实验研究的价值。

2. 对中医学的意义　对中医而言，中西医结合动物实验还有如下几方面的意义：①建立中医基础医学学科，中医学传统上只有临床学科，这也是其发展缓慢的重要原因；而动物实验学是医学基础学科的重要支柱；②在中医学领域引进实证方法论和理性生物观。③在中医学领域引进实验方法学。

3. 对现代医学动物实验学的意义　中西医结合动物实验学对现代医学动物实验学的各方面均可有完善作用。如通过证病结合模型及虚证模型的建立完善现代医学动物模型学，通过中西医结合实验动物学完善现代医学实验动物学等。

4. 局限性　临床医学是实验研究的起点和目的所在，中西医结合动物实验学不能代替临床实验学，而应与之紧密结合。

五、分支学科概论

1. 中西医结合实验动物学　从中医、中西医结合角度探讨实验动物饲养管理，遗传及微生物质量控制，评价，选择标准的学科。如从舌象角度判别实验动物的体质，用中医方药提高实验动物质量等。

2. 中西医结合动物实验方法学　从中医、中西医结合角度研究动物实验方法的学科。如郭谦亨在建立温病模型过程中先后建立了暑风证人工气候室，湿温动物造模箱，舌面湿度测定仪，及在经络研究中使用实验动物用经络检测仪等。

3. 针灸经络动物实验学　用动物实验方法研究针灸经络原理的学科。包括经络脏腑相关研究，针灸治病治证疗效及机理研究，针法研究，针麻及其机理研究，经穴探测及经穴特异性研究，动物经穴模型研究等。如穆祥等对小型猪循经（大肠经、三焦经、小肠经、肺经、心包经、心经）低阻线的观察；文深等对大鼠皮肤的神经网络与经络网络关系的探讨等。在针灸动物实验中，正常动物和经穴模型使用较多，也有使用证候动物模型者，如倪锦芳研究艾灸命门穴对阳虚小鼠DNA合成率的影响；葛子研究针刺对肾虚动物下丘脑的影响等。

4. 中药药理动物实验学 用动物实验方法研究中药药理的学科。其中，证候模型与复方研究关系更为密切。如危北海、孙孝洪等均认为中药复方研究是针对证候而言的，用证候模型进行实验研究更适当。

岳凤先、陈传楚等探讨中药药理学与西药药理学之异同，认为相同之处是研究目的相同，研究范畴相同，研究途径相同，研究手段相同；相异之处是起源不一，系统不一，药物组成情况不一，研究指标不一。中药药理学的特点和长处是临床结果的可靠性，体内作用的合理性，病理状态的针对性强，复方作用的整体性；西药药理学的特点与长处是实验研究的计划性强，实验条件易于控制，药物作用机理和规律从微观上了解得深入和准确等。

5. 证候动物模型学：研究如何在动物体上复制中医证候的学科。这里的动物包括整体动物，动物的某一部分：器官，组织，细胞。证候包括中医的其他状态性病象：症，病（如胃脘痛，乳痞），及中西医结合的证病统一体。从中医角度看无证候的动物实验上是生理模型，但习惯上的动物模型均指病理模型。

（陈小野）

第一节 证候动物模型制备方法总论

一、证候和证型的确定

1. 证候模型建立的基本步骤 ①对证候通过从中医理论，临床实验，历史演革，实质研究，相关证候，相关病种，客观化、规范化、实证化、多态性研究，病因、诊断、治疗等多角度的研究，形成一个清楚的概念；②将这一证候概念在思维上映射于动物；③围绕这一映射的实现对有关因素进行实验设计。

2. 证候是中医所认识的人体病理状态 它与现代医学所认识的病理状态（病）之间，存在着不同、相关、相同（异名同实）3种类型的关系。大多数证候没有对应或完全对应的病，这从证候与病之间广泛存在的组合关系上可反映出来。形成证候与病之间不同之处的原因，可能只是技术性的，也可能源于认识方法的差异。从临床实践看，证候所反映的病理是重要的，在一定情况下比病更接近于疾病的本质。因此，在病的动物模型之外，复制证候模型是必要的。

3. 证候和病的本质是一致的，都是反映疾病本质的概念 其差别只是技术性的，病与证的区别是这类病与那类病的区别，或这类证与那类证的区别，不是两种并列的病理概念的区别。所以，证候动物模型和病的动物模型并非两类截然不同的事物。长期以来认为证不是病，也不是症候群的看法难以成立。

证候与中医体质的关系是量的关系，证候模型与体质模型无本质区别。

4. 模型证候的选择，原则上要求与所研究的证型完全一致 如暂无合适的模型，则可从两个方向选择替代模型，一是对拟研究证型内涵的扩大，如用气虚模型代替肺气虚模型；一是对拟研究模型内涵的限制，如以肝血瘀模型代替血瘀模型。证病结合模型则可用单纯证候和病的模型代替。

模型证型的选择还需考虑证型名称外的实际生物学特点的吻合。中医临床证候往往是多态的，同一证型可能有多种不同的病理状态；同一证型模型也有多种。如血瘀模型有约75种造模方法，不同方法的模型其病理有明显差别。从中医角度看有寒凝，有（阴虚）火旺，有多食咸，有血虚，有肝郁气滞，有跌仆损伤，有气虚，有热毒，有污血，有衰老气阴两虚，有胎不长，有脾肾阳虚等，从现代医学角度看也有微循环性，有血液流变学性，有血凝功能性，有纤维组织增生性等的不同。故血瘀证模型的选择还需进一步考虑其具体病理。模型的选择不是要与概念上的证对应，而且是要与对这一证造模者特定需要的病理对应。如对阴虚模型来说，实验者实际上需要的可能是肿瘤化疗阴虚模型，而不是久咳阴虚模型。

5. 证候模型实验还需与其他形式的动物实验结合形成一个有机的实验体系 如与正常动物实验，离体实验，细胞学实验，模型病理的极端情形实验，模型病理的某一方面实验，从复合因素模型中抽象出某一单一因素模型实验等结合研究，以完善模型研究。如健脾益气药的动物实验除以脾气虚模型为主体外，还可配合正常动物实验，游泳实验，常压与低压耐缺氧实验。消化道平滑肌实验，蝌蚪变形实验，抗衰老实验等。补肾药的动物实验除以肾虚模型为主体外，可配合正常动物实验，小鼠胸腺萎缩实验，生殖实验，游泳实验，能量代谢实验，常压与低压耐缺氧实验，抗衰老实验等。

同一证候不同造模方法形成的多个模型在反映证候病理上同中有异，所以，在一个研究中有时可将其构成一个体系研究，以便多角度对同一证候进行探讨。如卞慧敏以大黄、阿托品、新斯的明 3 种脾虚证模型同时进行理中汤对动物离体小肠运动功能的影响。赵子厚以利血平和大黄两种脾虚证模型同时做对康胃冲剂的实验研究。

二、动物的选择

1. 国家有关医学实验动物管理的法规是证候模型研究中动物选择的基本依据　现代医学动物实验学有关从动物生理特性、研究指标、实验技术操作、自然发病等方面选择动物的原理也为证候模型研究中动物的选择所遵循。

实验动物在遗传、微生物控制质量方面存在着单纯性与代表性的基本矛盾，即动物的品质越高，实验结果就越均一，其代表性也就越弱。

2. 与中医学相适应的、实证的实验动物评价和管理体系正有待建立　证候模型研究的动物选择应从中医角度考虑体质因素。体质因素有两类，一类是与证候本质相同而只有量的差异，如大鼠的寒体和热体。一类是与证候本质不同但有发病学上的相关性，如有人称小龄动物易致脾虚等。蒋渝研究表明，不同品系的小鼠对大黄脾虚造模的敏感性不同。

证候模型研究的动物选择还应从中医角度考虑技术因素，如猪的皮肤结构与人相似，适合制作温病模型观察汗出；其舌象与人相似适合于舌象模型观察；体形较大的动物适合于做按摩治疗研究；豚鼠耳蜗较为敏感，常用于“肾主耳”的研究。

3. 证候模型研究应尽量选择在其日常生活中就能出现相应证候的动物　遗传性证候模型（如日本的多种肾虚，脾虚模型）由于具有生物学特性恒定，重复性好的特点，应更多地建立。

4. 虚证是中医认识人体病理的一个特点　虚证的产生可能与生物的进化有密切关系。即：在生理上，高等生物较之低等生物其衰老期在生活史中占有更大的比例；在病理上，进化程度越高的生物越容易出现虚证。这一观点可供虚证模型研究参考。

5. 中兽医的经验可为证候模型的动物选择提供良好的借鉴　但中兽医在家畜等大动物上总结经验较多，在实验动物上较少。中兽医界在证候模型研究和家畜证候实质研究上正在取得进展。如北京农业大学与中国中医研究院基础理论研究所合作建立马属动物脾虚证模型；中国农业科学院中兽医所对山羊脾虚模型，黄牛寒证、热证，虚证、实证的研究，对家畜经络电阻特性测量的探讨；四川农业大学兽医系、甘肃农业大学兽医系对中药十八反配伍的兽医临床及实验研究；对绵羊胃、脾两经经络传感现象的研究等。

三、造模因素的确定

1. 证候模型造模因素　有两类，一类相同于临床病因，一类是能导致证候病理的非自然因素。前者如用饥饱失常复制脾虚模型，后者如用利血平复制脾虚模型。二者在病理上无本质的区别，但前者可用于发病学研究。

2. 对传统的证候病因认识应作实证性理解　为数不少的病因认识来源于表象观察，或审证求因式的假设，或先验性的理论演绎。这些认识可能包含着错误，不能按其字面意思去理解，而应根据临床实验解释其实际内涵。如有的病因只是诱因（痹证的风寒湿因素），有的病因不具备可操作性（疠气），有的病因不具备临床基础（以五行理论为基础的情志相胜）等。反之，有些中医未认识到的因素却是证候的真正病因（如变态反应之于痹证，微生物感染之于温病）。苏红曾调查 1973～1983 年华南沿海四城市部分医院温病发病情况和相应年份气象资料，认为温邪包含有气象因素和生物性致病因子两内容。

对证候病因的实证性理解还有另一重要方面，即以发展变化的观点去看待。古今气殊，人文异轨，古代病因认识可能不适合于现代。如现代感染性疾病的减少，生活水平的提高，生活方式改变迅速，药物滥用与医源性疾病等，无不意味着证候病因体系的转变，如农村基层滥用激素已成为肾阳虚证的一个新病因。必要时，可用现代临床科研方法重新确定证候病因，如河南中医学院对脾虚病因的流行病学调查。

3. 用现代某一疾病模型作为某一证候的模型，应注意病与证的具体区别与联系，不宜把二者简单等同 如病与证是同一、从属、还是交叉关系，是证候的某一态与病相同，还是病的某一阶段、某一部分病理与证候相同等。

4. 许多中医证候有心理、情绪的原因，而进化论的产生导致了现代的动物心理学，使人们明白人的心灵与动物类似于心灵的东西之间具有连续不断的关系 比较心理学、行为科学、社会学、动物人类学的研究已证明动物也有较基本的心理、情绪活动，如喜怒忧思悲恐惊七情。因此，心理、情绪因素也可复制于动物体，如已有的惊伤心、怒伤肝所致的心气虚证、肝郁证模型。王米渠已进行通过“恐伤肾”肾虚证大鼠子代动物行为的研究，试图从心理遗传角度探讨“肾为先天之本”理论。

5. 证候的形成往往是多因素的，复合因素造模也就成了对许多证候模型的要求 如为了模拟临床脾虚证的多病因性特点，创建年份越晚的脾虚模型，其造模要素数量越多，这一规律具有统计学意义。如徐复霖1990年用劳倦、寒凉、噪音、生化乏源四要素综合致虚。但对此概念应做具体分析。其一，群体多因素与个体单因素。对一个证候来说，多种病因均可造成，但对具体某一个人或某一群体来说，病因则很可能是单一的。如对司机来说，脾虚的病因可能主要是饥饱不均；对热病后患者来说，脾虚的病因可能只是过服寒凉；对饥馑时代患者来说，脾虚的主要病因是营养不良。其二，多因素与单因素的等价性。有时多因素并不能带来与单因素的本质不同，而只是相当于加大单因素的作用量。因此，上述证候的单因素造模是可能和可行的。其三，复合因素造模应有各单因素单独造模做对照，以确认各因素的作用。

6. 对慢性证候应采用慢性造模方法，慢性造模所需的时间据经验而定 缓慢恢复则是易为慢性证候模型实验所忽略的另一重要方面。目前多数证候在造模因素不再作用后迅速恢复，自然恢复期甚短，反映造模因素未真正伤及机体元气。统计130个国内报告的脾虚模型实验中有明确自然恢复时间记载的17个，以宏观指标（体重，体温，外观症状）为标准，其自然恢复时间为2天～14天，平均6.6天，明显少于上述模型的平均造模时间（12.5天）。17个模型中，自恢时间长于造模时间的仅3个，二者相等1个，自恢时间短于造模时间的有13个。

7. 理想的造模因素应符合如下双向特异性条件 ①造模因素是证候的主要病因；②证候是造模因素所致的主要证候。例如，据流行病学调查，脾胃气虚的病因依次为：饥饱失宜—郁怒—过食生冷感受外邪—劳疫—感受外湿—误食不洁等。按照条件一，我们应选择饥饱失宜，或郁怒，或过食生冷作为脾胃气虚证动物模型的造模因素，这样能使模型与临床更为接近而增强其代表性。进一步，我们按照条件之二考虑，发现郁怒、过食生冷虽然是脾胃气虚证的主要病因，但根据中医理论，它们所致病变的很大部分还有肝郁证和脾胃虚寒证。所以，为了避免造出的模型中夹有其他证候，我们只能选择饥饱失宜作为脾胃气虚证动物模型的造模因素。

8. 有认为用药物造模的证候模型并非真正的模型，而只是药物中毒 但实际上，毒物有特异性（如砷剂，汞剂）和非特异性（正常食物、药物过用而成）两类，非特异性中毒正是药物造模所必需的，否则则是治病而非造模，只要中毒表现与病证一致就无可非议。西医疾病模型也是如此，如用阿斯匹林建立胃粘膜损伤模型正是利用了其副反应。广义而言，物理性因素的造模也属此类“中毒”。

四、模型的诊断与评价

1. 证候模型的诊断依据 与临床一样，有5个方面：症状、病因、治疗、相关因素（年龄、性别、气候、风土等）、客观指标。症状（含体征）在证候临床诊断上起着最重要的作用。病因与证候之间存在相互的特异性，《十问歌》有“九问旧病十问因”，同样的症状，如果病因不同，可诊断为不同的证候。中西医结合学会

1986年修订的“中医虚证辨证参考标准”中指出：久病为虚证诊断之重要前提。“证同治亦同，证异治亦异”，证候与治疗之间也存在着相互的特异性。治疗效果成为检验证候诊断是否正确的一个重要参数。在证候模型上，由于症状观察受一定限制，故治疗反证重要性有所提高。有为数不少的模型甚至把治疗反证作为主要诊断方法。如吴轰以粗制的同种抗肝特异性脂蛋白抗原及粗制的异种特异性脂蛋白抗原分别免疫 C_{57}/B_6 小鼠，复制自身免疫性慢性活动性肝炎模型，前者仅保元汤有效，后者仅龙胆泻肝汤有效，据此认为前者是肝郁血虚证，后者是肝胆湿热证。相关因素上，如方药中认为：证候要“结合地方风土，季节，气候及病人年龄、性别、职业等情况来判定疾病的本质。”动物的体质、性别、年龄、季节等因素在证候模型上的意义仍有待更多的研究。客观指标是指证候除传统症征外的各种宏观和微观指标。它可用于证候的辅助诊断，证候的进一步分型及重新组合。如现代多种虚证和血瘀证临床诊断标准均已纳入多个客观指标。证候模型上，绝大多数血瘀证模型均是依据血液流变学、微循环等改变而诊断。

2．临床诊断依据各方面用于证候模型应作适当变换　变换的原因和依据有两个方面：一是动物各种生物学特性与人的非本质差别及其规律；一是实验要求与临床观察要求不同。如人之脉诊部位在寸口，马之脉诊部位在胸臮；兽医以草料消耗减少代替纳呆，以起卧代替腹痛；孔繁智以呼吸道粘膜细胞粘附数代表肺卫不固之体弱易感。各种变换有一定规律如抽象变换则，分析变换则，求果变换则等。

3．证候模型的诊断存在着模糊性　即由于对模型证候的诊断标准不统一，使模型与证候的对应关系变得不确定。这一问题的根本原因在于临床证候诊断标准的不统一。如脾气虚诊断依据即有中国中西医结合学会标准，各脾虚证研究机构标准，药政局标准，儿科标准，各脾胃学说研究专家标准，各证候规范化研究专家标准，个人标准等多种；各标准本身又因为采取主次症法，积分法，浮动阈值法诊断而成为事实上的多个标准；而上述标准之外，绝大多数临床医家均有各自的经验性标准。各标准间均存在显著的差异。因此，脾气虚证模型的诊断标准必然难以统一。

证候诊断标准的不统一有两种类型。一是量的差异，即一般所称的模糊；一是质的差异，即证候的多态性和同态性。证候的多态性是指在目前所认为的某一最基本证型中，包含着若干可分辨的，有意义的不同病理状态。证候的同态性是指在目前所认为的两个或多个无关证型中，包含着共同的病理状态。证候的多态性和同态性是由中医学的传统方法论特点所决定的。

证候模型诊断的模糊性的解决有赖于临床证候规范化工作在客观地认识证候的多态性和同态性的基础上取得进展。而证候模型研究由于其有前瞻性研究，病因病理比较明确，客观指标可充分运用等优点，可为证候多态性和同态性的揭示做出重要贡献。

同一证候模型往往有不同造模方法形成的多个模型，于是在诊断上人们常会提出“哪个象？”的问题，即“哪个（模型）象（该证候）？”但这一题也常应转化为“象哪个”，即“（哪个模型）象（该证候的）哪个（态）？”因为如上述，证候往往具有多态性。

证候由于存在着模糊性，多态性及同态性，模型及临床的特异性诊断指标是难以得到的。但客观地认识及揭示证候的模糊性，多态性及同态性可为特异性诊断指标的发现创造条件。

从证候多态性的理论看，研究者个人对某一证候的诊断标准如与规范性诊断标准不同，在明确其诊断标准及必要时阐述其理由之后，可在这一证候名下使用其个人的诊断标准。

4．同一动物模型由于诊断角度的不同可有不同的证候命名　如放射性骨髓损伤模型，从肾主骨生髓来说是肾虚模型，从血象来说是血虚模型，从骨髓微循环改变来说是血瘀模型。临床的同样情况也是常见的。但要注意在同一动物体上各种证候病理不会是相互孤立的，而是相互影响的，如实际上伴有肾虚证的血瘀模型和伴有肝郁证的血瘀证模型，其病理改变可能会有所差别。

另一方面，对模型病理本质的理解应从实舍名。如上述放射性骨髓损伤模型，可能只是作为肾虚模型建立的，但应知道其同时也是血虚模型及血瘀模型。同时，这一血虚模型与这一肾虚模型之间，较之与乙酰基苯肼溶血性贫血血虚模型之间，其病理本质可能更为接近。

5. 利用治疗反证作对某一模型的证候诊断，不宜简单化理解 应考虑临床上治疗方药与证候的双向特异性程度，以及特异性的表现内容，据此在模型上进行多角度的比较研究。

6. 证候模型的诊断一方面用传统诊断指征，一方面用以微观指标为代表的各种现代客观指标 后者对于前者在信息上既有再现的一面，也有不同的一面，因此，使用现代客观指标进行诊断不仅是对传统症征的重复及补充，更重要的是超越。超越的途径包括赋以证候新的含义，揭示证候的多态性及同态性，建立新的证型等。

7. 临床和模型证候的诊断，有时应注意局部证候与全身证候的不一致性 如骨折血瘀模型在初期局部与全身凝血状态可能呈相反趋势；又如某些萎缩性胃炎患者胃粘膜的衰老（虚证）可能明显快于整个机体的衰老，因而其局部辨证与全身辨证可能存在差异。

8. 证候模型与临床证候之间应做比较 同一证候不同模型之间，不同证候模型之间应作比较医学研究，并应客观地包含相似方面和不相似方面。

五、实验指标的选择

1. 证候模型研究的实验指标选择一般从如下几对范畴中进行设计 模型诊断和利用模型的研究内容：前者用较为公认的指标确认模型的成立，后者则根据研究的性质和目的（病理、药理或模型）而确定。前者是后者的基础。

传统指标与现代客观指标：二者不可互相代替。传统宏观指标的重要性往往大于一些先进的微观指标，这是从说明问题的角度看的。不论采用何种先进水平的指标，宏观指标是必备的。正如临床每一病人均需检查体温，脉搏，血压，呼吸一样。

从证候角度设计的指标和现代病理角度设计的指标：二者要有机的结合成一个有机的体系。

舌、脉象是中医临床辨证的重要指标，在动物模型上应尽量应用。舌象研究已较多，从初步研究结果及中兽医知识可以看出：①动物即使小如小鼠也可作舌象观察；②动物的舌象生理、病理变化规律与人类相似；③动物舌象组织病理研究是中医舌象研究的发展；④猪的舌组织结构与人最为相似，进行舌象观察最理想。脉象已有专门模型，除用脉象仪外，脉象在较大动物如驴、狗才可观察到。

2. 中医证候实质研究中，发现其实验指标的变化往往处于现代医学正常值的范围之内 王琦据此认为应该设立中医自己的正常值范围。解决这一问题的方法之一就是使证候模型增强其典型性。如临床研究上中西医结合学会设立的“中医虚证辨证参考标准”即以此为重要原则。对虚证来说，大量的实践表明负荷实验可使患者或模型由代偿状态转为失代偿状态而充分暴露其病理改变。王建华、沈自尹等对此有专论提倡。

六、证、病结合模型的设计

1. 证病结合模型模拟临床辨证辨病相结合的情况，是在同一动物体上同时复制具有相互联系的现代医学的病及中医证候。其实质是一类中西医结合模型，证病结合模型促进了对病、对证、对完整疾病（证病同一体）的认识及相应模型的发展，促进了证候模型与临床的紧密结合及应用。

证病结合模型增加了模型的变量，使研究的复杂性及提供的信息量均大幅度增长。

2. 证病结合模型有几种可能的造模途径，其一，病即是证。如甲状腺机能亢进与阴虚，慢性溃疡性结肠炎与脾虚。其二，对一个病不同的造模方法使之有不同的证，如广州中医学院发现不同方法造成的消化性溃疡病模型对不同的辨证施治方药反应不同，认为其属于不同的证候。又如用二肾一夹法形成的高血压模型属肾阴虚型，用肾上腺再生法形成的高血压模型属于肾阳虚型。其三，由病致证，如感染性休克在其演变过程中分别发生了热厥证，热厥气脱证，元气外脱证。其四，由证致病。如体虚，痰湿，血瘀等可导致多种病。其五，病与证分别发生而有时间上的同时性。如在建立脾虚模型基础上对动物接种肿瘤细胞而形成脾虚型肿瘤模型。

3. 利用上述途径建立证病结合模型应注意：①参考证与病的具体组合和相关性质、相关程度的临床依据。临床证病的相关性已积累了较多的研究结果可资借鉴。②证和病的造模方法和病理从现代医学上看能建立有机联系。③病与证有一定的同时性和历时性，以使其充分相互作用。

4. 证病结合模型造模阶段的完整分组是：正常动物、证病结合模型动物、同病不同证动物、同证不同病动物、单纯证动物、单纯病动物。治疗阶段的分组是：自然恢复、中药辨病治疗、中药辨证治疗、中药辨病辨证治疗、西药对病治疗。模型阶段的主要研究目的是同病异证，或同证异病的病理比较；治疗阶段的主要研究目的是同病异治或同证异治的机理研究。

5. 证病结合研究本质之一是病理状态的不同组合而使病理（病或证的）发生质的改变。因此，病和病的结合模型，证和证的结合模型同样是可研究的。

（陈小野）

第二节 证候动物模型制备方法各论

一、肾虚证动物模型

1. 发展简史 1960年，易宁育从复方中药治疗结果区分出实验性肾上腺再生型高血压和肾血管型高血压分属阳虚证和阴虚证；1963年邝安堃发现过用肾上腺皮质激素小鼠有肾虚表现，用助阳药可以纠正；1977年上海中医学院正常人体教研组重新用肾上腺皮质激素复制肾阳虚模型，并建立用甲状腺和利血平所致肾阴虚模型；1979年曹济民建立肾阳虚、肾阴虚型S_{180}肉瘤模型；同年陈锐群建立地塞米松应用肾上腺皮质功能反馈抑制肾阳虚模型；1981年刘福春建立羟基脲抑制DNA合成肾阳虚模型；同年沃兴德建立肾上腺切除肾阳虚模型；1982年夏宗勤建立他巴唑所致甲状腺机能减退肾阳虚模型；1983年任宏义报道甲状腺切除肾阳虚模型；1986年郑月琴建立CCl_4损伤肾虚模型；同年日本狄田善一报导用遗传方法建立老化加速肾虚证模型；及八味地黄方证模型；同年邝安堃报导用甲基硫氧嘧啶致甲状腺损伤肾阳虚模型；1987年赵伟康报导用老年动物作为自然肾阳虚模型；同年邝安堃建立氨基导眠能抑制皮质激素合成肾阳虚模型；同年孙爱华建立缺铁肾虚证模型；1988年李震报导雄性大鼠使用雌激素肾阳虚模型；1989年王家冲建立肾脏切除肾功能衰竭肾阳虚模型；同年郑平东建立腺嘌呤所致睾丸、肾脏损害肾阳虚模型；同年邝安堃报导用自发性高血压大鼠作为肾阴阳两虚模型；同年庄剑青建立卡那霉素肾脏损伤肾虚证模型；1990年刘光珍建立小鼠胚胎发育迟缓肾精虚模型；同年吴志奎报导用环磷酰胺和辐射骨髓损伤、O_3促老化等肾虚证模型；同年叶南章建立促肾上腺皮质激素所致肾阴虚模型；1991年沈雁建立恐伤肾肾虚证模型；1993年延自强建立锁阳应用肾阳虚模型；同年施玉华报导谷胺酸钠致下丘脑损伤肾虚证模型；1994年李震建立房事不节加劳倦过度法肾阳虚模型。1995年程志清建立Regitine应用法膀胱排尿无力肾虚证模型；同年宋建平建立高盐饮食法阴虚阳亢高血压模型；同年陈小野建立甲基硫氧嘧啶法肾虚型慢性萎缩性胃炎模型；1996年沈霖建立卵巢、睾丸切除法肾虚骨质疏松证模型；同年杨耀芳建立甲状腺加利血平法阴虚型慢性萎缩性胃炎模型；1997年蒋红时建立甲状腺素加东莨菪碱法阴虚型记忆获得性障碍模型；甲状腺素加亚硝酸钠法阴虚型记忆巩固性障碍模型。

2. 人类证候 有肾阳虚、肾阴虚、肾气虚、肾精虚。

3. 动物模型 动物肾上腺、甲状腺、性腺功能改变，DNA合成抑制，衰老，肾脏功能损害，恐伤肾，缺铁，胎儿发育迟缓，骨髓造血机能障碍等的各种肾虚证。

4. 造模原理 肾虚证是中医主要证型种类之一，为素体亏虚，年高肾亏，房劳过度，久病及肾，或服药过当，情志内伤等所致。表现在肾之藏精、主水、生髓、主骨、开窍于耳等功能方面的障碍。肾虚证的现代研究发现其与多个内分泌轴之机能低下或代偿性亢进，DNA合成障碍，肾脏功能损害等有关。

造模上依据传统中医理论和经验，以及现

代研究成果，模拟临床病因或非自然因素复制肾虚证的主要病理，部分病理或病理的某一态。要注意一些非传统临床病因因素（如激素）在现代已成为肾虚证的临床病因。

5. 动物选择 小鼠，已用品系有昆明种，CFM 纯系，瑞士种纯系，C_{57}BL 纯系，ICR 纯系，NIH 纯系，JCR 纯系等；大鼠，已用品系有 Wistar 种，SD 纯系等；家兔，已用品系有短毛家兔，新西兰纯系，长耳白兔等；豚鼠，已用品系有英国顿金德莱短毛豚鼠，白色豚鼠等；猫、狗等。进行与听力研究有关的“肾主耳”实验则用豚鼠，或听力正常的大鼠。日本曾培育出老化加速的 SAM-P 系小鼠作为肾虚模型，及对八味地黄丸有高应答性的 HR-A，HR-B 系小鼠作为肾阳虚模型。自发性高血压大鼠有用作肾阴阳两虚高血压模型。

6. 造模方法 ①下丘脑损伤肾虚证模型（谷氨酸单钠法、金硫葡萄糖法、汞硫葡萄糖法）；②肾上腺皮质功能改变肾虚证模型（肾上腺皮质激素应用及停药法、肾上腺切除法、氨基导眠能法、促肾上腺皮质激素应用法）；③甲状腺功能改变肾虚证模型（甲状腺激素应用法；甲状腺切除法、硫脲类药物法）；④性腺功能改变肾虚证模型（腺嘌呤应用法、雌性动物雄性激素应用法、雄性动物雌性激素应用法、房事不节加劳倦过度法、去势法）；⑤DNA 合成抑制肾虚证模型（羟基脲应用法）；⑥衰老肾虚证模型（老龄法、O_3 促衰老法、遗传性衰老加速法）；⑦肾脏功能损害肾虚证模型（腺嘌呤应用法、卡那霉素应用法、肾切除法、肾病法）；⑧恐伤肾肾虚证模型（惊吓法）；⑨膀胱排尿无力肾虚证模型（Regitine 应用法）；⑩胎儿发育迟缓肾虚证模型（饥饿法）；⑪骨髓造血机能障碍肾虚证模型（环磷酰胺法；^{60}Co 照射法、马利兰法）；⑫钙缺乏性肾虚证模型；⑬外伤及肾虚证模型；⑭锁阳应用法肾虚证模型；⑮缺铁性肾虚证模型；⑯肾虚骨质疏松证模型（卵巢或睾丸切除法）；⑰证病结合肾虚证模型（皮质激素法肾阳虚 S_{180} 肉瘤模型、甲状腺素加利血平法肾阴虚 S_{180} 肉瘤模型、肾血管狭窄法肾阴虚高血压模型、肾上腺皮质再生法肾阳虚高血压模型、遗传性高血压肾阴阳两虚高血压模型、高盐饮食法阴虚阳亢高血压模型、甲状腺素法阴虚型记忆获得性障碍模型、甲状腺素法阴虚型记忆巩固性障碍模型、甲基硫氧嘧啶法肾虚型慢性萎缩性胃炎模型、甲状腺加利血平法阴虚型慢性萎缩性胃炎模型）。

肾上腺皮质激素应用及停药法肾虚证模型要注意肾阴虚证与肾阳虚证属性的判别，一般从用药时间长短、用药与停药等因素进行考虑。下丘脑损伤、肾上腺皮质功能改变、甲状腺功能改变等造模方法易见动物死亡。各模型应注意适当延长造模期，并使其自然恢复期延长。

7. 生物学特征 同一证候动物模型因造模方法的不同其生物学特征有较大差异。内分泌方法造模者以各内分泌腺轴变化及免疫功能降低为主；皮质激素造模有免疫功能降低；羟基脲造模者以 DNA 合成抑制为主；化疗药物及放射线损伤者以骨髓抑制为主；腺嘌呤应用者有肾脏、睾丸等多脏器的实质性损害；老年肾虚动物其内分泌变化与激素造模者有差异；恐伤肾肾虚模型病理改变以垂体—性腺轴改变为主；环磷酰胺、硫唑嘌呤骨髓抑制肾虚模型伴体液或细胞免疫功能抑制；卡那霉素、甲状腺素致豚鼠肾虚模型有听力改变。不同皮质激素造模在吸收、效用强度、半衰期等方面各有特点，如强的松龙效用为氢化可的松的 4 倍，而半衰期仅长 1 倍多；醋酸可的松和醋酸氢化可的松均为混悬剂，局部注射后吸收缓慢，作用时间也长，而氢化可的松琥珀酸钠和地塞米松磷酸钠均为水溶性制剂，注射后吸收较快，血浆半衰期也较短。甲状腺激素 T_3、T_4 均有左旋、右旋之分，左旋比右旋作用大 8 至 10 倍。皮质激素造模在肾阴虚或肾阳虚的属性上有不同意见。甲状腺激素应用模型属肾阴虚证，有认为属气阴两虚。老年肾虚动物各内分泌腺及其他多种器官及退行性变见功能低下表现；老年肾虚动物属肾精、肾气虚。

附子、肉桂、仙灵脾、肉苁蓉、右归丸等温阳方药和生地、玄参、知母、黄柏、六味地黄丸等滋阴降火方药对皮质激素所致肾虚模型有改善作用；温阳方药对肾上腺切除、氨基导眠能所致肾虚模型有改善作用；滋阴降火方药对促肾上腺皮质激素所致肾虚模型有改善作用；益气养阴方药对甲亢动物有治疗作用；温阳方药对甲减动物、羟基脲肾虚模型有治疗作用；右归丸对腺嘌呤所致肾虚模型有治疗作用；温阳、滋阴方药对雌激素应用致肾虚模型有治疗作用；补肾益精方药对老年肾虚动物有治疗作用；高血压肾虚模型对温阳、滋肾方药有相应的不同反应；八味地黄丸对老化加速肾虚模型有治疗作用。

各模型在目前而言仍缺乏重复及不同造模方法模型间的比较。生物学特征确定性较弱，研究不充分，因而生物学特征未能充分展示。

8. 比较医学及用途　各模型均缺乏与人的比较医学研究。上述模型即使同属肾阳虚证，肾阴虚证等也不能认为其病理变化是等价的。其中一些反映了肾虚证共性较强的病理，一些反映了肾虚证病理变化的某一类型（态），一些反映了肾虚证病理变化的某一侧面。各模型均可用于相应证候的病理及药理研究，肾虚模型的使用应根据使用目的有鉴别地选择。模型可用于肾虚证病理及药理研究，包括病理的比较、分析研究。

二、脾虚证动物模型

1. 发展简史　1977 年，北京中医学院建立限量饮食脾气虚模型；1979 年北京师范大学生物系消化生理科研组、北京中医研究所病理生理研究室创立大黄苦寒泻下脾虚模型；1980 年南京医学院中西医结合研究组建立番泻叶、玄明粉（芒硝）泻下脾虚证模型，并与大黄模型做了比较；同年刘嘉湘建立大黄脾虚型 S_{180}肉瘤模型；1981 年胡隐恒报导大黄芒硝（玄明粉）合剂所致脾虚模型；同年胡彩钦建立利血平化动物脾虚模型；1982 年倪乃乐建立 CCl_4 损伤脾虚模型；1983 年于尔辛建立大黄芒硝合剂脾虚型腹水型肝癌模型；同年黄柄山建立饮食失节脾虚模型；1984 年危北海引述有新斯的明脾虚模型、蓖麻油泻下脾虚模型、元胡粉泻下脾虚模型；1986 年中国中医研究院基础理论研究所建立大承气汤泻下驴脾虚证模型；同年谢仰洲建立劳倦过度加饮食失节脾虚证模型；1987 年杨云建立劳倦过度加饥饱失常脾虚证模型，此模型获 1988 年度国家中医药管理局科研进步二等奖；同年陈红宾建立饥饱失常脾虚证模型，同年姚梅龄建立青皮耗气破气脾虚证模型；同年中国中医研究院基础理论研究所建立耗气破气加饥饱失常驴脾虚证模型；1989 年陈治水建立人结肠粘膜免疫法溃疡性结肠炎脾虚证模型；同年王燕建立内伤脾胃脾虚证模型；同年许文忠建立脾虚型 CCl_4 肝损伤模型；同年李方洁建立大黄加饥饱失常脾虚证模型；1990 年康玉春建立脾虚型创伤模型；同年陈小野建立脾虚型慢性萎缩性胃炎、脾虚型胃溃疡病模型。同年阚甸加建立厚朴三物汤耗气破气脾虚证模型；同年徐复霖建立综合致虚法脾虚证模型；1991 年杨维益建立大黄芒硝合剂加劳倦过度脾虚证模型；同年王晓明建立饮食失节加劳倦过度加苦寒泻下脾阳虚模型，饮食失节加劳倦过度加甲状腺素和利血平脾阴虚模型。1992 年孟静岩建立苦寒泻下加劳倦过度加饮食失节法脾虚证模型。同年袁红霞建立苦寒泻下加饮食失节加劳倦过度法脾虚证模型。同年张斌等建立劳倦过度加饥饱失常法脾气虚慢性萎缩性胃炎模型；1993 年厉兰娜建立苦寒泻下法脾虚型胃粘膜 Hp 感染模型；同年王玉良建立番泻叶加冰醋酸灌肠法溃疡性结肠炎脾虚证模型；1995 年杨芸建立胎鼠结肠埋殖法和猪结肠粘膜蛋白注射法溃疡性结肠炎脾虚证模型；同年毕建军建立胆汁氢氧化钠溶液应用法脾虚证模型。同年赵劲风建立熟地应用法食滞脾虚证模型；同年林兴舜建立苦寒药物法脾胃虚寒证模型。同年张建华建立环磷酰胺应用法脾虚证模型；同年王昕建立气候法伤湿致脾阳虚模型；同年赵敏建立饥饱失常法脾虚型慢性萎缩性胃炎模型；同年陈德珍建立番泻叶加甲状腺片应用法脾阴虚证模型；同年宋开源建立限量营养加酒精加醋加大黄法脾虚证模型；同年刘士敬建立秋水仙碱应用脾气虚证模型；1997 年李月华建立大黄加劳倦过度脾虚证模型；同年易崇勤建立小承气汤加限量营养脾气虚证模型。

2. 人类证候　脾气虚、脾阳虚、脾阴虚、脾不统血。

3. 动物模型　动物因饮食、劳倦、用药不当、疾病，或植物神经功能改变而致脾气、脾阳、脾阴损耗各证。

4. 造模原理　脾为后天之本，脾脏病变以虚证为主，故有“虚则太阴”之说。由饮食失调，劳倦损伤，吐泻太过，肝气乘脾，过服寒凉食物，久病体弱，禀赋不足等可损伤脾气脾阳，表现为脾主运化，升清，主肌肉四肢，主统血，开窍于口，其华在唇等功能的障碍。现代研究表明脾虚证与植物神经功能紊乱（副交感神经功能亢进为主），细胞免疫功能下降，消化机能障碍，营养不良等病理有关。虚证形成有慢性的特点，李振华等经流行病学调查表明，脾胃气虚证病程范围为2个月至41年，平均10.68年。每疗程1个月，治疗2～3个疗程者比1个疗程者效果好。然奏效颇快，1～2周起效者占88%。

目前在造模上主要采用模拟临床病因，复合因素方法造模。要注意排除强制性营养不良因素，延长模型的自然恢复期，对复合因素要明确其各组成部分的作用。对造模因素要实证性理解，如现有脾虚模型无"限量营养"之名的各造模要素中，除溃疡性结肠炎、寒冷、青皮、噪音、劳倦、厚朴三物汤外，大黄、大承气汤、番泻叶、芒硝、利血平、新斯的明、限量营养、饮食失节、饥饱失常、内伤脾胃等均在本质上有明显的强制性限制营养物质摄入、增强营养物质排出及降低机体消化功能等强制性营养不良作用。目前以寒凉药物建立的虚寒证模型应也是脾阳虚模型。

苦寒泻下是脾虚证模型的重要造模因素。罗天益《卫生宝鉴·泻火伤胃》言："苦寒泻土，土，脾胃也。脾胃，人之所以为本者。今火病而泻其土，火固未尝除，而土已病矣。"利血平和耗气破气法也是脾虚证模型的重要造模方法。吕士选等曾研究利血平的中药样基本特性，发现其对高血压病中与肝有关的证型有效，而对痰浊内阻和脾肾阳虚型无效。分析前者有交感神经-肾上腺髓质，垂体-肾上腺皮质系统功能亢进，后者相反。权觉武报道治疗外感咳嗽患者，加旋覆花、冬花、苏叶降肺气之品，患者服药后有头晕肢沉，视物模糊等一派中气不足之象。

5. 动物选择　小鼠，已用品系有昆明种、NIH封闭群、BALB/C纯系、BALB/C纯裸鼠（nu/nu）等；大鼠，已用品系有Wistar种、安徽和县种、SD纯系等；家兔；金黄地鼠，已用品系有叙利亚种等；豚鼠，已用品系有杂色短毛豚鼠等；树鼩，驴，已用品系有内蒙古种；山羊等。选择大型动物是为了能借助中兽医辨证经验，以及观察舌象、脉象等指标。

6. 造模方法　①苦寒或（苦寒）泻下脾虚证模型（苦寒药物法、大黄法、番泻叶法、玄明粉法、大黄加玄明粉法、大承气汤法）；②限量营养脾虚证模型；③副交感神经功能亢进脾虚证模型（利血平法、新斯的明法、利血平加更生霉素法）；④饮食失节脾虚证模型（甘兰加猪脂法）；⑤耗气破气法脾虚证模型（青皮法、厚朴三物汤法）；⑥味过于酸脾虚证模型（食醋法）；⑦溃疡性结肠炎脾虚证模型（人结肠粘膜免疫法、胎鼠结肠埋殖法、猪结肠粘膜蛋白注射法、番泻叶加冰醋酸灌肠法）；⑧胆汁氢氧化钠溶液应用脾虚证模型；⑨环磷酰胺应用脾虚证模型；⑩熟地应用法食滞脾虚证模型；⑪气候法伤湿致脾虚证模型；⑫秋水仙碱应用脾虚证模型；⑬复合因素脾虚证模型（苦寒泻下加饥饱失常法、苦寒泻下加劳倦过度法、小承气汤加限量营养法、劳倦过度加饮食失节法、劳倦过度加饥饱失常法、耗气破气加饥饱失常法、劳倦过度加饮食失节加苦寒泻下法、劳倦过度加饮食失节加甲状腺和植物神经功能改变法、劳倦过度加寒冷加噪音干扰加限量营养法、苦寒泻下加劳倦过度加饮食失节法、苦寒泻下加饮食失节加劳倦过度法、限量营养加酒精加醋加大黄法）；⑭证病结合脾虚证模型（大黄加芒硝法脾阳虚腹水型肝癌模型、大黄加芒硝法脾阳虚实体型肝癌模型、大黄法脾阳虚S_{180}肉瘤模型、大黄法脾阳虚肝损伤模型、耗气破气加饥饱失常法脾气虚创伤愈合模型、耗气破气加饥饱失常法脾气虚胃溃疡模型、耗气破气加饥饱失常法脾气虚慢性萎缩型胃炎模型、劳倦过度加饥饱失常法脾气虚慢性萎缩型胃炎模型、饥饱失常法脾气虚慢性萎缩型胃炎模型、劳倦过度加饥饱失常法脾气虚胃粘膜损伤模型、苦寒泻下法脾虚证胃粘膜Hp感染模型）。

应注意脾虚证与肾虚证、肺虚证、脾气虚证与脾阳虚证的鉴别和联系。各复合造模方法应阐明其中各因素的作用。目前特别需要的是建立难以自然恢复的"精气夺则虚"的脾虚证模型。

7. 生物学特征　大多数脾虚动物模型的生物学特征特异性均比较弱。大多数有全身性营养不良的表现。研究指标上以生化研究、胃肠道功能、免疫功能研究、衰老、脂质过氧化为主。

(苦寒)泻下法脾阳虚模型病理变化见全身性衰弱表现,在胃肠道病理形态改变及消化酶、胃肠道激素、免疫功能上研究较多，有研究睾丸、卵巢病变，认为是“脾虚及肾”表现；限量营养脾虚模型以营养不良改变为主；苦寒泻下加饥饱失常法脾虚模型有心脏功能改变；苦寒泻下加劳倦过度法、劳倦过度加饥饱失常法、耗气破气加饥饱失常法脾虚模型在各种肌肉病理改变方面研究较多；四氯化碳损伤致肝、肾、胰、肠等器官的病理变化模型；环磷酰胺应用脾虚证模型有明显免疫功能抑制；(苦寒)泻下法、利血平模型以脾阳虚为主；限量营养、饮食失节、耗气破气、溃疡性结肠炎模型属脾气虚模型。

四君子汤、补中益气汤、清宫八仙糕、附子理中丸、理中汤、绞股蓝、黄芪等益气（温阳）健脾方药对（苦寒）泻下脾虚证模型有治疗作用；有报导补中益气汤对（苦寒）泻下脾虚证模型治疗作用优于肾气丸；益气健脾方药对限量营养、饮食失节、厚朴三物汤、劳倦过度加饥饱失常法、耗气破气加饥饱失常法脾虚证模型、脾气虚创伤愈合模型；脾气虚胃溃疡模型、脾阳虚肝损伤模型、脾阳虚腹水型肝癌模型有治疗作用；理中汤对利血平脾虚模型有治疗作用；痰饮丸对 CCl_4 损伤有关模型有治疗作用；保和丸对熟地应用法食滞脾虚证模型有效。

8. 比较医学和用途　脾虚各证的模糊性和多态性是比较典型的。从证候鉴别上脾虚证往往处于从肺气虚证过渡到肾虚证的中间阶段，对其具有敏感性的病理变化相对于肺虚证及肾虚证而言常缺乏较高的特异性。如林求诚等报导“慢阻肺”的X线征、超声心动图、肺通气功能、微循环、消化道X线、木糖排泄试验、细胞能量代谢、尿17-羟、酮、血清蛋白结合碘、血清多巴胺β羟化酶、呼吸道局部免疫、细胞免疫、体液免疫、环核苷酸等的异常均依肺—脾—肾虚的顺序加重。苏梅者等报导慢性咳喘病中医辨证基本有一个由实证（脾气未虚）逐渐发展到一脏虚（肺气虚)、二脏虚（肺脾两虚)、三脏虚（肺脾肾俱虚）的过程。因此，脾虚模型的诊断如能有若干排除其他虚证的指标则更完善。同时，脾虚模型的多样化也是合理的。对不同脾虚模型间病理差异的比较研究已成新的趋势。如陈小野对溃疡病与耗气破气加饥饱失常法和利血平脾虚证证病结合模型的溃疡病理比较研究；徐复霖对利血平和大黄脾虚证模型肠液分泌的比较研究；高梅对大黄和甘兰加猪脂两种脾虚证模型免疫功能的比较研究等。目前多数脾虚模型适用于探讨各种非特异性因素对机体的损伤，机体的应激反应，代偿及失代偿机制，以及这一机制的重要性。

三、肝脏证候动物模型

1. 发展简史　1971年日本有地滋建立局部药物及针刺应用胸胁苦满模型；1979年湖南医学院用艾叶注射建立肝郁证模型；同年湖南医学院第一附属医院建立 CCl_4 急性、慢性损伤肝郁脾虚模型；1983年韩康玲建立 CCl_4 损伤加甲状腺素、利血平应用肝肾阴虚模型；1991年李凤文等报告用激怒方法建立肝郁气滞血瘀急性模型；同年杨云用模具法建立情志改变肝郁证模型；同年陈小野建立激怒加肾上腺素慢性肝郁证动物模型以及肝郁型胃溃疡、肝郁型慢性萎缩性胃炎模型；1992年潘从清建立电击刺激法犬肝郁脾虚模型；同年吴轰建立同种小鼠特异性肝脂蛋白免疫损伤法肝郁血虚型慢性活动性肝炎模型；和人特异性肝脂蛋白免疫损伤法肝胆湿热型慢性活动性肝炎模型；1994年乔明琦建立束缚法肝郁证模型；1995年岳文浩建立电刺激猫“怒吼中枢”和破坏大白鼠膈区法怒伤肝模型；同年任小巧建立 CCl_4 损伤加甲状腺素、利血平应用肝肾阴虚模型；1996年张海男建立内毒素诱发肝火证模型。

2. 人类证候　肝郁、肝郁气滞血瘀、肝郁脾虚、肝郁血虚、肝胆湿热、胸胁苦满、肝肾阴虚、肝火、怒伤肝。

3. 动物模型　动物因药物、情绪应激、免疫损伤、神经中枢损伤而致情绪改变，或伴有肝脏损害。内毒素引起急性虹膜与睫状体炎症。

4. 造模原理　肝主疏泄，喜条达而恶抑郁，暴怒伤肝。如因情绪抑郁或激怒，或肝脏损害可致肝失疏泄，气机郁滞。表现为情志、消化、肝经循行部位的异常；气为血帅，肝郁乘脾，故易兼见血瘀及脾虚证。现代研究认为肝郁证与精神情绪相关激素及神经递质改变有关。张震认为肝郁症病人以交感神经功能亢进为主。

造模途径主要以药物或物理手段改变精神活动，或通过肝脏损害而改变情绪，或模拟肝郁证主要征象。

“怒伤肝”是目前肝郁证模型的造模方法之一。《素问·阴阳应象大论》：“东方生风……，在志为怒。怒伤肝。”《灵枢·本神篇》：“肝气虚则恐，实则怒。”李德新等认为中医学主要把怒分为郁怒和暴怒两种。《景岳全书·卷十九·郁证》：“若情志之郁，……辨其三证，庶可无误。盖一曰怒郁，二曰思郁，三曰忧郁。如怒郁者，方其大怒气逆之时，则实邪在肝，多见气满腹胀，所当平也。”叶天士认为：“恼怒肝郁”。雌性动物使用雌激素是肝郁证的造模方法之一。王霞灵等报导肝郁患者男、女血清 E_2 浓度均高于对照组。但男性无统计学意义。在月经后期、排卵期、月经前期、绝经、闭经均一样。雌激素增高引起的临床表现，与肝郁见症大致相符。

5. 动物选择 小鼠，已用品系有 NIH 系等；大鼠，已用品系有 Wistar 种等；家兔，已用品系有大耳白种。

6. 造模方法 ①艾叶注射法肝郁证模型；②埋针法胸胁苦满模型；③四氯化碳法肝郁脾虚，胸胁苦满模型；④急性激怒法肝郁气滞血瘀模型（夹尾法，模具法）；⑤慢性激怒肝郁证模型（夹尾加肾上腺素法）；⑥慢性激怒肝郁型胃溃疡模型；⑦CCl_4 损伤加甲状腺素、利血平应用肝肾阴虚模型；⑧电击刺激法肝郁脾虚模型；⑨束缚法肝郁证模型；⑩大肠杆菌内毒素注射法肝火证模型；⑪电刺激“怒吼中枢”法怒伤肝模型；⑫破坏膈区法怒伤肝模型；⑬证病结合肝脏证候模型（慢性激怒肝郁型胃溃疡模型、同种小鼠特异性肝脂蛋白免疫损伤法肝郁血虚型慢性活动性肝炎模型、人特异性肝脂蛋白免疫损伤法肝胆湿热型慢性活动性肝炎模型）。

造模上要注意肝脏损害与肝郁证之联系与区别。加强模型在行为学方面的研究。

7. 生物学特征 激怒肝郁模型以植物神经功能改变及中枢神经递质研究为主，电击刺激法犬肝郁脾虚模型表现以忧郁症为主，二者均有血液流变学改变；艾叶注射肝郁模型以中毒性肝炎改变为主；胸胁苦满模型以他觉症状为主，见局部炎症。

证候模型应与人类证候作比较医学研究，并应客观地包含相似方面和不相似方面。保元汤对肝郁血虚型慢性活动性肝炎模型有效，龙胆泻肝汤对肝胆湿热型慢性活动性肝炎模型有效。

8. 比较医学和用途 肝郁证病理改变中，怒的一面较易模拟，抑郁的一面较难模拟及衡量。肝郁证是实证的一类代表，肝郁证模型常用于与虚证模型作对照。

四、心虚证动物模型

1. 发展简史 1987 年孙福立建立睡眠剥夺法心虚证模型；1989 年金雁建立高胆固醇加免疫损伤加慢性放血心虚证模型。

2. 人类证候 心气虚，心阳虚，心阴虚。

3. 动物模型 动物心功能降低心虚证。

4. 造模原理 心主血脉，藏神。因久病，暴病伤阳耗气，年高脏气衰弱，或血之化源不足，失血，热病伤阴等，可致心之气阴亏虚，表现为心脉功能及心神方面的改变。现代研究主要从心功能角度理解心虚证实质。

造模方法采用全身或局部因素影响心功能。

5. 动物选择 大鼠、家兔、狗等。

6. 造模方法 ①睡眠剥夺法心虚证模型；②高脂性免疫损伤加慢性放血法心虚证模型；③心肌缺血法心虚证模型。

注意从行为学方面评价造模结果。

7. 生物学特征 以心功能不足改变为主。黄芪生脉液对高脂血症加免疫损伤加慢性放血法心虚证模型有治疗作用。

8. 比较医学和用途 目前的模型尚不能表现心神方面之心气虚、心阳虚、心阴虚证，也不一定就能完全符合心脉方面的心虚证，以心功能作为衡量心虚证的主要指征应理解为对心虚证传统认识的一定程度发展。心虚证模型视其造模方法可用于中医心理性病因及证候体系研究，或与心脏疾病相关的研究。

五、肺脏证候动物模型

1. 发展简史 1976 年山西中医研究所内科呼吸组建立甲状腺功能低下或肾上腺皮质功

能低下 SO_2 熏法肺虚寒证模型；及甲状腺功能亢进加 SO_2 熏法肺阴证模型；1981 年天津市和平医院病理科建立刨花烟熏法肺气虚证模型；及氢化可的松、利血平和甲状腺素应用加刨花烟熏法肺阴阳两虚证模型；同年王今达建立肠系膜上动脉结扎肺失与大肠相表里模型；1984 年王德山建立扩肺法肺失通调水道模型；1988 年王德山建立缩肺法肺失通调水道模型；同年冯学瑞建立直肠下端结扎法肺失与大肠相表里模型；同年王元勋建立油酸应用实验性休克肺肺气虚证模型；1989 年王元勋建立烟熏法肺气虚证模型；同年韩国栋建立直肠下端可逆性结扎法肺失与大肠相表里模型；1990 年孙繁智建立 SO_2 熏法慢支肺气虚证模型；1993 年天津市南开医院建立次碳酸铋法肺失与大肠相表里模型；1994 年韩国栋建立内毒素法肺失与大肠相表里模型；同年陈克进建立气候法风寒犯肺证模型；同年陈振发建立人工气候加冰水法“形寒寒饮则伤肺”证候模型；同年徐锡鸿建立风寒加 SO_2 熏法肺气虚证模型；同年区永欣建立麻黄汤发汗加风寒刺激卫气虚模型；高温发汗加风寒刺激卫气虚模型；急性风寒刺激卫气虚模型；1995 年朱升朝建立禀赋不足或/加后天失调法肺脾两虚易感模型；1996 年王九林建立 SO_2 熏法和氨水刺激法肺虚痰阻模型；同年杨牧祥建立刨花，锯末，烟叶，雄黄混合熏法肺气虚证模型；同年王鹏建立刨花烟熏加寒冷法肺阳虚证模型；同年杨玉萍建立寒冷，致敏，寒冷加致敏，寒冷加致敏加诱发哮证“痰瘀伏肺”模型。

2. 人类证候　肺气虚、肺虚寒、肺阴虚、肺阴阳两虚、卫气虚、风寒犯肺、肺失与大肠相表里、肺失通调水道、肺虚痰阻、哮证痰瘀伏肺。

3. 动物模型　动物呼吸道功能改变为主的肺虚证。

4. 造模原理　肺主气，司呼吸，外合皮毛。感受外邪，久喘久咳伤肺，劳损所伤，气之化生不足等皆可损伤肺之气阴。表现为通气及卫外功能的改变。现代研究主要从肺通气功能及免疫功能改变理解肺虚证。

造模途径以各种方法形成呼吸道炎症，或休克肺，或全身及局部免疫机能障碍。或加用激素形成阴阳虚证。

烟熏是形成呼吸道炎症而导致肺气虚的主要造模方法。临床上，陆桂祥等报导肺气虚病人有 60%以上有长期（约 10 年以上）的吸烟史。“形寒寒饮则伤肺”是肺虚证造模方法之一。《灵枢・邪气脏腑病形》“形寒寒饮则伤肺。”《灵枢・百病始生》“重寒伤肺。”《素问・咳论》“其寒饮食入胃，从肺脉上至于肺则肺寒，肺寒则外内合邪，因而客之，则为肺咳。”

5. 动物选择　小鼠，已用品系有 NIA 种、ICR 种、昆明种等；大鼠，已用品系有 Wistar 种、SD 种等；家兔；豚鼠；猪。

6. 造模方法　①慢性支气管炎性肺虚（痰阻）证模型（锯末、刨花、香烟烟熏法，SO_2 熏法，氨水刺激法，刨花、锯末、烟叶、雄黄混合熏法）；②急性呼吸窘迫综合征性肺虚证（油酸法）；③内分泌功能改变加慢性支气管炎性肺虚证（SO_2 加无载体 ^{131} 碘法，SO_2 加强的松法，SO_2 加甲状腺粉和利血平法，烟熏加氢化可的松、利血平和甲状腺素法）；④禀赋不足或/加后天失调法肺脾两虚易感模型；⑤气候因素加慢性支气管炎改变肺虚证模型（风寒加 SO_2 熏法）；⑥风寒犯肺证模型（气候法）；⑦“形寒寒饮则伤肺”证候模型（人工气候加冰水法）；⑧肺失通调水道模型（扩肺法和缩肺法）；⑨肺失与大肠相表里模型（肠系膜上动脉结扎法、直肠结扎法、次碳酸铋法、内毒素法）；⑩卫气虚证模型（麻黄汤发汗加风寒刺激法、高温发汗加风寒刺激法、急性风寒刺激法）；⑪风寒犯肺模型（气候法）；⑫卫气虚证模型（麻黄汤发汗加风寒刺激法、高温发汗加风寒刺激法、急性风寒刺激法）；⑫肺阳虚证模型（刨花烟熏加寒冷法）；⑬哮喘“痰瘀伏肺”模型（寒冷，致敏，寒冷加致敏，寒冷加致敏加诱发法）。

造模上应注意全身性气虚指征的观察，及其与脾虚证的区别与联系。以慢性支气管炎法建立肺虚证模型应有足够造模时间以使炎证转为慢性。

7. 生物学特征　烟熏法、SO_2 熏法肺虚证模型以慢性支气管炎、肺功能不足及上呼吸道防御功能减弱为主；“形寒寒饮则伤肺”证候模型以肺的局部免疫功能降低及部分全身免疫功能降低为主，有气管，支气管组织损害；扩肺法肺失通调水道模型属“实肺”，缩肺法肺失通调水道模型属“虚肺”，二者以尿量增减为主要指标；肺失与大肠相表里模型以大、小肠与肺损伤的相关性研究为主。

卫气虚证模型的单一方法造模不可能模拟卫气虚的全部病理过程，卫气虚证模型用玉屏风散治疗有效。

8. 比较医学和用途 慢性气管和支气管炎症是目前肺气虚证的主要造模方法。大量研究表明慢性咳喘病中医辨证基本有一个由实证逐渐发展到肺气虚、脾气虚、肾气虚的过程。因此，此类模型要注意这3种虚证的鉴别诊断。肺通气功能障碍、一般之气短和声音低弱、卫外不固这三者均为肺虚证，但其病理本质有较大区别。模型可用于上述3类肺虚证病理的比较研究。

六、气虚证动物模型

1. 发展简史 1989年李雪梅建立吗啡成瘾法气虚证模型；1990年张早华建立高原缺氧法气虚证模型。

2. 人类证候 气虚。

3. 动物模型 动物全身性机能减退气虚证。

4. 造模原理 气是构成人体的精微物质和脏腑的生理功能。有原气，宗气，营气，卫气之分。因久病，年老体弱，饮食失调，用药不当等可耗损机体之气。表现为推动、温煦、防御、固摄、气化等机能之障碍。现代研究认为气虚证与生理机能减退，或处于代偿状态有关。

造模主要以各种途径耗损整体功能。脾为气血生化之源，血为气母，故气虚证模型与脾虚证，血虚证模型密切相关。

5. 动物选择 小鼠；大鼠，已用品系有SD纯系等；兔。

6. 造模方法 ①慢性失血法气虚证模型；②吗啡法气虚证模型；③低压缺氧法气虚证模型；④过劳法气虚证模型。

造模上应注意不同造模方法的气虚证模型间的比较研究，以及与各脏气虚证模型的鉴别和联系。

7. 生物学特征 以全身性机能减退表现为主。慢性失血法气虚证模型有血象低表现；低压缺氧法气虚证模型有心、肺心钠素含量下降，生脉饮有改善作用。

8. 比较医学和用途 与其他虚证模型一样，延长自然恢复期是模型发展的主要方向。模型可用于探讨中医“百病皆生于气也”的部分发病学理论。

七、血虚证动物模型

1. 发展简史 1977年上海中医研究所建立失血加限量营养血虚证模型；1981年贲长恩、叶百宽建立乙酰基苯肼溶血性贫血血虚证模型；1985年王奎建立马利兰骨髓损伤血虚证模型；1987年黄广平建立失血性贫血血虚证模型；1988年迟永春建立X线照射骨髓损伤血虚证模型；1990年雷历建立苯中毒再生障碍性贫血血虚证模型；同年高洪波建立环磷酰胺、丝裂霉素C骨髓损伤血虚证模型。

2. 人类证候 血虚、气血两虚。

3. 动物模型 动物以血液红细胞和血红蛋白减少为主的血虚证。

4. 造模原理 血为脾胃水谷精微所化生，有营养和滋润作用，是神志活动的物质基础。因失血过多，或脾胃虚弱，生化不足，或七情过度，暗耗阴血，或用药不当，可致血之不足。表现为机体各脏器失于濡养之症状及神志改变。现代研究目前主要从红细胞，血红蛋白减少理解血虚证。袁兴石研究认为，血象白细胞降低为气虚，血红蛋白降低为血虚，血小板低为(肾)阴虚。

造模途径以各种方法抑制红细胞生成，或破坏红细胞，或失血。血为气母，血虚常兼见气虚。

5. 动物选择 小鼠；大鼠，已用品系有Wistar种等。

6. 造模方法 ①溶血性贫血血虚证模型(乙酰基苯肼法)；②失血性贫血血虚证模型；③失血性贫血加营养不良血虚证模型；④再生障碍性贫血血虚证模型(马利兰法、苯中毒法、环磷酰胺法、放射线损伤法、丝裂霉素法)。

观察指标除血象外，应着重于机体各脏器失于濡养之表现及历时性改变。

7. 生物学特征 以血细胞成分减少为主，并有机能减弱表现。

溶血性贫血、血虚证模型以红细胞和血红蛋白减少及肝、脾病变为主，四物汤，八珍汤，十全大补汤、当归补血汤等益气补血方药对其有治疗作用；失血性贫血血虚证模型以红细胞和血红蛋白减少为主，益气补血方药对其有治疗作用；失血性贫血加营养不良血虚证模型以红细胞和血红蛋白减少为主；马利兰法、苯中毒法再生障碍性贫血血虚证模型以骨髓抑制及红细胞和血红蛋白减少为主，生脉注射液对其有治疗作用；环磷酰胺法、放射线损伤法再生障碍性贫血血虚证模型有外周白细胞的减少，益气补血方药对其有治疗作用。

8. 比较医学和用途　部分血虚证与红细胞减少不等同。模型可用于"血为气母"的机理，以及血虚致气虚和血脱致气脱的关系。

八、血瘀证动物模型

1. 发展简史　1974 年山西医学院建立家兔腹腔内自身血凝块血瘀模型；陈振中报导同年建立的血瘀模型有高胆固醇饲养法造成的家兔动脉粥样硬化；垂体后叶素静注造成冠状动脉痉挛；去甲肾上腺素静注造成小动脉收缩；1975 年山西省中医研究所报导异丙肾上腺素所致心肌梗塞血瘀模型；同年上海第一医学院病理生理教研室建立高分子右旋醣酐静注微循环障碍血瘀模型；同年上海中山医院用结扎狗冠脉方法制成心梗血瘀模型；同年北京中医学院建成体外血栓形成血瘀模型；同年北京西苑医院建成冰水应激诱发心肌小血管内血小板凝集血瘀模型；同年北京广安门医院以橄榄油静注致肺脂肪栓塞休克血瘀模型；陈振中报导同年建立的血瘀模型有异丙肾上腺素增加麻醉心脏负荷，戊巴比妥钠造成动物处于睡眠状态；1976 年中国医学科学院分院建立粘膜滴加盐酸使微循环障碍血瘀模型；同年建立的还有 SO_2 吸入使气管软骨微循环改变血瘀模型；1977 年陈振中报导有 ADP 诱发血小板聚集血瘀模型；同年山西中医研究所建立 CCl_4 肝硬化血瘀模型；同年山西省中医研究所首次将慢性 CCl_4 肝损伤模型作为血瘀证模型；1979 年史荫绵以肠系膜滴加盐酸肾上腺素致血管痉挛作为血瘀模型；1982 年的朱洪荫报导以肾移植排斥反应作为血瘀模型；1984 年上海科技大学报导动物骨折愈合血瘀模型；同年日本廖忠人建立肾上腺皮质激素血瘀模型；1985 年毛腾敏建立冰浴刺激加肾上腺素血瘀模型；同年李麟仙报导可以颈总动脉血栓形成、颈总动脉血小板血栓形成、脑动脉血栓形成、冠状动脉血栓形成、下腔静脉血栓形成、凝血酶加六氨基己酸致 DIC、大肠杆菌内毒素致 DIC、脑低压低灌流脑缺血、脑血管自身血凝块栓塞、实验性肺栓塞等作为血瘀模型；同年日本松田秀秋建立高脂血症加内毒素致 DIC 血瘀模型；1986 年王雪圃报导心脏移植排斥反应血瘀模型；同年中国中医研究基础理论研究所建立家兔皮管激光损伤血瘀模型；同年鲍军建立用含兔脑粉的高分子葡聚糖建立急性血瘀模型；同年李景德介绍日本创立肾上腺皮质激素（倍他米松）致血瘀模型；同年翁维良报导腹腔注射肾上腺素致微循环障碍血瘀模型；同年韩新民建立冰浴应激血瘀模型；同年张陈福报导沸水烫伤致血小板聚集活性增高血瘀模型；同年戴豪良建立低硒气虚血瘀模型；1987 年聂松青报导老年动物自然血瘀模型；同年金惠铭报导胎儿羊水致 DIC 血瘀模型；同年王刚建立弹性酶致肺气虚血瘀模型；1988 年唐凯建立地塞米松致血瘀模型；同年刘尊尧建立正加速度惯性力致血瘀模型；同年李玉玲建立不匀称型胎儿宫内发育迟缓血瘀模型；同年廖福龙建立外伤血瘀模型；同年饶金才建立局部肠粘膜超敏反应血瘀模型；同年蔡晓莉建立高脂血清培养血管内皮细胞血瘀模型；同年任世光建立腺病毒加去甲肾上腺素血瘀模型；同年山根兴建立放射线骨髓损伤血瘀模型；1990 年邓国刚建立高脂血症血瘀模型；同年屈宁建立腺嘌呤致肾功能不全血瘀模型；同年李金鹏报导肾血管性高血压血瘀模型；同年陆志强建立高血压性脑内出血血瘀模型；同年刘杰文建立肺局部 ^{60}Co 照射、全身或气管内注射博莱霉素、静脉内注射可溶性免疫复合物等致肺血瘀模型；同年赖世隆建立去甲肾上腺素加牛血清白蛋白血瘀模型；同年冀向东建立激光颅脑损伤血瘀模型；1991 年李凤文建立激怒肝郁气滞血瘀模型；同年马治中建立氢化可的松加肾上腺素慢性血瘀模型；同年卢振初建立电针法疼痛致血瘀证模型；1992 年郑小伟建立全身冷冻法阳虚血瘀模型；同年张珊珊建立肢体冷冻法寒凝血瘀模型；1993 年任宏义建立 CCl_4 损伤加营养不良加酒精气滞血瘀证模型；1994 年宋建平、秦俊莲建立高盐饮食血瘀证模型；同年胡利明建立衰老加饥饿加疲劳加寒凉气虚血瘀证模型；同年肖相如建立免疫损伤法肾病气阴两虚血瘀模型；1995 年卞慧敏建立金黄色葡萄球菌法热毒血瘀证模型；及肾上腺皮质激素加大肠杆菌内毒素法热毒血瘀证模型；同年杨芸建立实体淋巴肉瘤血瘀模型；1995 年鲁耀邦建立大黄加肾上腺素法气虚血瘀模型；同年申锦林建立马桑内脂法癫痫血瘀模型。1996 年中国中西医结合学会活血化瘀专业委员会召开“全国活血化瘀基础及血瘀证动物模型研究学术讨论会”；同年杨士友建立人工气候法寒凝血瘀模型；同年许文学建立电脉冲刺激血瘀证模型；同年戴春福建立大肠杆菌内毒素温病气分血瘀证模型；同年李树清建立光化学反应局部血栓形成血瘀证模型；同年翟玉祥建立肾上腺皮质激素加大肠杆菌内毒素加速尿法热毒血瘀证模型；1997 年王耀光建立肾皮质损伤慢性肾功能衰竭血瘀模型。

2. 人类证候 血瘀。

3. 动物模型 动物以血液循环障碍为主血瘀证。

4. 造模原理 血的运行有赖于心的推动，肺之辅助，脾的统摄，肝之贮藏和疏泄。气为血帅，是血的运行动力。凡各种原因使离开经脉的血液，不能及时排出消散而瘀滞于某一处，或血液运行受阻，瘀积于经脉或器官之内，均属瘀血，现代研究主要从血液流变学，微循环，血栓等理解血瘀证。

影响血液循环的因素很多，因此，血瘀证的造模方法是广泛的。

5. 动物选择 小鼠，已用品系有昆明种，ICR 等；大鼠，已用品系有 Wistar 种，SD 纯系，Lewis 纯系等；兔，已用品系有白色短毛，新西兰种，日本大耳白种，青紫蓝种等；猪；狗；金黄地鼠；豚鼠等。

6. 造模方法 ①全身性血液循环系统改变血瘀证模型（高分子右旋醣酐法，肾上腺素法，冰浴应激法，低硒饮食法，肾上腺皮质激素法，高分子右旋醣酐加兔脑粉法，肾上腺皮质激素加肾上腺素法，冰浴应激加肾上腺素法，去甲肾上腺素加牛血清白蛋白法，凝血酶法，兔脑粉浸出液法，凝血酶加六氨基己酸法，胎儿羊水法，大肠杆菌内毒素法，金黄色葡萄球菌法，实验性癫痫法，实验性湿热型肾病法，高盐饮食法，寒凝血瘀法，阳虚血瘀法，肾上腺皮质激素法加大肠杆菌内毒素法，肾上腺皮质激素加大肠杆菌内毒素加速尿法，大黄加肾上腺素法，电针疼痛法，癫痫法，电脉冲刺激法）；②腹腔血凝块血瘀模型；③血栓形成血瘀证模型（体外血栓形成法，颈总动脉血栓形成法，颈总动脉血小板血栓形成法，下腔静脉血栓形成法，光化学反应法）；④局部血液循环障碍血瘀证模型（粘膜盐酸滴加法，气管 SO_2 损伤法，肠系膜、粘膜肾上腺素、去甲肾上腺素滴加法，肠系膜超敏反应法，家兔皮管激光损伤法）；⑤高脂性疾病血瘀证模型（高脂血清培养血管内皮细胞法，高脂血症法，动脉粥样硬化症法，高脂血症加内毒素应用致 DIC 法）；⑥骨折及外伤血瘀证模型（骨折法，外伤法，正加速度（+Gz）惯性力损伤法）；⑦心脏移植血瘀证模型；⑧衰老血瘀证模型（自然衰老法，臭氧致自由基损伤衰老法，衰老加饥饿加疲劳加寒凉法）；⑨胎儿宫内发育迟缓血瘀证模型（烟熏法）；⑩辐射骨髓损伤血瘀证模型；⑪心肌缺血性改变血瘀证模型（冠状动脉结扎法，异丙基肾上腺素应用法，冰水应激法，垂体后叶素应用法，高分子右旋醣酐颈静脉注射法，冠状动脉血栓形成法）；⑫脑血管疾病血瘀证模型（脑血管自身血凝块栓塞法，脑动脉血栓形成法，高血压脑出血法，激光颅脑损伤法，脑内血肿法，低压低灌流法）；⑬肺脏疾病血瘀证模型（肺栓塞法，弹性蛋白酶应用法，腺病毒肺炎加去甲肾上腺素法，^{60}Co 照射、或博莱霉素、或可溶性免疫复合物法，实验性肺纤维化法）；⑭肾脏疾病血瘀证模型（腺嘌呤法，免疫损伤法）；⑮肾血管性高血压血瘀证模型（二肾一夹法）；⑯肠粘连血瘀模型；⑰肝硬变性血瘀证模型（CCl_4 应用法，CCl_4 损伤加营养不良加酒精应用法）；⑱盆腔静脉系瘀血血瘀证模型（输卵管结扎法）；⑲慢性肾功能衰竭血瘀证模型（肾皮质电灼法）；⑳病证结合血瘀证模型（实体淋巴肉瘤法）。

应比较不同方法建立的血瘀证模型的不同点，并在血液循环系统之外加强对整体性病理变化的研究。

7. 生物学特征 有全身或局部血液流变

学改变、微循环改变、凝血功能改变、血凝块、血肿、血栓、栓塞、DIC、血管再生、高血脂、器官移植排斥反应、自身免疫、组织变性坏死、心功能衰竭、炎证等多种不同或复合改变。从中医角度看有寒，热，脾虚，阴虚等的区别。血液流变学改变有粘、浓、凝、聚各特性的不同。如有认为大肠杆菌内毒素法血瘀证模型为低凝高粘模型，金黄色葡萄球菌法血瘀证模型为高凝高粘模型，地塞米松加大肠杆菌内毒素法血瘀证模型为高凝模型。

多种活血化瘀方药对血瘀模型有治疗作用。与其他证候相关者用相应辨证治疗方药有效。

8. 比较医学和用途　不同血瘀证模型其血瘀表现及病理本质有明显差别。江苏省中医药研究所顾亚夫、王殿俊等在国家"七五"攻关项目中，系统复制了外伤、热毒、寒凝、气滞、血虚等五种血瘀证动物模型，探讨不同证型血瘀证模型的各自特征性改变及发病机理。传统血瘀证观念与现代血瘀证主流也有不一致之处。血瘀证模型可用于多种疾病"异病同治"的研究。

九、痰证动物模型

1. 发展简史　1985年宫田健建立SO_2熏吸痰证模型。1993年宋剑南建立高脂血症法痰瘀证模型；1994年周亚伟建立地塞米松应用法痰浊型高脂血症模型；

2. 人类证候　痰证。

3. 动物模型　动物以急性支气管炎法、高脂血症改变为主痰证。

4. 造模原理　痰为机体津液失常而贮留形成的病理产物。

5. 动物选择　家兔，已用品种有日本大耳白种等。

6. 造模方法　①急性支气管炎痰证模型（SO_2熏法）；②高脂血症痰证模型（高脂饮食法；地塞米松应用法）。

7. 生物学特征　以急性支气管炎、肺病理改变或高脂血症为主。

8. 比较医学和用途　目前研究的以有形之痰为主，应重视无形之痰的研究。

十、寒证热证动物模型

1. 发展简史　1979年北京中医研究所用热性中药喂饲动物建立阴虚模型；1982年梁月华用寒凉药、温热药建立寒证、热证动物模型；并在以后对造型方药作不断简化、改进；1986年李凤文建立温度控制体外培养肝细胞寒证、热证模型；1991年张伟荣报导以体表温度为标准筛选自然寒体和热体动物；同年北京医科大学基础医学院建立补气法实热证动物模型；1994年匡调元建立热体加五三粉法内燥模型；寒体加蜂蜜猪油法内湿模型；1995年何晓晖建立辛温燥热食物法幼鼠虚热证模型；先天性阴虚模型；

2. 人类证候　虚寒证、虚热证、寒证、热证、实热证、先天性阴虚证。

3. 动物模型　动物寒证、热证证候和体质。

4. 造模原理　寒热，是辨证疾病性质的两个纲领。辨证之寒热，实际上是辨阴阳之盛衰。寒证多由外感阴寒之邪，或内伤久病，阳气耗伤，阴邪内盛所致，表现为阳气温煦不足之象。热证多由外感火热之邪，或七情化火，或饮食不节，积蓄为热，或阴虚阳亢所致，表现为热盛津伤之象。现代研究认为寒证热证与机体交感—肾上腺髓质系统功能，甲状腺功能，能量代谢等之改变有关。

造模途径以中药改变体质为主，或从动物群体中做体质筛选。

黄柏和知母是建立寒证模型的主要药物。中医传统临床上，自朱丹溪提倡"滋阴降火"学说，后人有片面理解者，造成黄柏和知母的滥用。《本草纲目》："近时虚损及纵欲求嗣之人，用补阴药往往以此二味（作者注：指黄柏，知母）为君，日日服饵，降令太过，脾胃受伤，真阳暗损，精气不暖，致生他病。"《内科摘要》："辄用黄柏、知母之类，反伤胃中生气，害人多矣。"其弊至明末尚未止息。寒凉气候和寒凉饮食是寒证模型的重要造模方法。《伤寒来苏集》："寒之伤人亦有三：雾露风雨，冬春霜雪，此天之寒气也；幽居旷室，砖地石阶，大江深泽，邃谷高山，此地之寒气也；日食寒物藏冰瓜果，此人之寒气也。"王好古《海藏治验录》载有"饮食积寒"、"内伤冷"、"平日饮食嗜冷"、"好食诸冷物"、"平昔好冷物凉药"而致阴证等多个病例。补气是实热证模型的造模方法。朱丹溪认为“气有余便是火”。

5. 动物选择　小鼠，已用品系有昆明种；大鼠，已用品系有 Wistar，SD 种等；小鼠肝细胞等。

6. 造模方法　①寒性和热性方药法寒证、热证模型；②温度控制肝细胞培养法寒证、热证模型；③自然体质法寒证、热证模型；④补气法热证模型；⑤气候法寒证、热证模型；⑥辛温燥热食物法热证、先天性阴虚模型；⑦热体加五三粉法内燥模型；寒体加蜂蜜猪油法内湿模型。

造模上应注意虚寒证模型，虚热证模型与阳虚证模型，阴虚证模型的联系，以及实热证模型与虚热证模型的鉴别。宋辉等实验发现以石膏：知母按 3：4 比例，100%煎剂灌喂大鼠，4ml/日/只，连续 3 周，停药后虚寒状态可持续 7 日以上。

7. 生物学特征　动物模型以植物神经功能改变、中枢神经递质改变及能量代谢和甲状腺功能改变为主。有认为补气法为实热证模型，以交感神经系统和垂体-肾上腺的反应为主；而热性方药热证模型属虚热证模型，以影响垂体-甲状腺系统为主。

温热药（附子、干姜、肉桂等）及寒凉药（龙胆草、黄连、黄柏、银花、连翘、石膏等）对相应证候模型有效。

8. 比较医学和用途　实热证与虚热证，实寒证与虚寒证的区别尚需进一步研究。谢竹藩等认为交感-肾上腺系统活动的变化不是病证虚实的反映，而仅与病证的寒热有密切关系。模型可用于八纲辨证的研究。

十一、温病动物模型

1. 发展简史　1983 年熊启逵建立大肠杆菌注射复制温病卫气营血证候模型；1985 年卫生部科教司报导有用 20%啤酒酵母混悬液复制表证模型；用百日咳和大肠杆菌内毒素混合液建立温病邪陷心包模型；1986 年陈泽霖建立病毒感染湿热下注模型；1988 年侯宇轩建立人工高温暑风模型；同年郭金龙建立气候因素湿阻证模型；1988 年王宇华建立大肠杆菌内毒素温病发热模型；1989 年南京中医学院周群用兔瘟病毒建立温疫高热模型；同年汪先恩建立大肠杆菌内毒素两次注射温病血分证模型；1990 年曹一鸣建立大肠杆菌内毒素一次注射温病血分证模型；同年张剑勇建立肺炎双球菌气管接种法温病邪热壅肺模型；同年田金洲建立伤寒三联菌苗温病发热模型；1991 年马健建立巴氏杆菌温病气营传变模型；同年王光瑞建立大肠杆菌加禁水加利尿法热病伤阴模型；同年熊宁宁建立牛血清白蛋白注射系膜增殖性肾炎湿热证模型；1988～1992 年郭谦亨、刘国强、孙守才等建立肺炎双球菌鼻腔接种法卫分证模型；肺炎双球菌静脉注射气分阳明热盛证模型；次碳酸铋加肺炎双球菌皮下注射气分阳明热结证模型；人工气候加甘肥饮食加鼠伤寒杆菌法湿热气分证模型；人工气候加甘肥饮食法湿困中焦证模型；人工气候加甘肥饮食加 CCl_4 损伤法湿蕴中焦证模型；人工气候加苦寒泻下加鼠伤寒沙门氏菌法湿温病湿热中阻证模型；大肠杆菌静脉及皮下注射法热灼营阴证模型；盐酸 D-氨基半乳糖腹腔注射气血两燔证模型。1993 年宋崇顺建立伤寒三联疫苗气分证模型；1995 年龚婕宁建立仙台病毒法肺热证模型；同年杨进建立仙台病毒法表证模型；同年王秋建立大肠杆菌内毒素加速尿法阴伤热盛证模型。

2. 人类证候　温病，卫、气、营、血分证，营分先兆证，邪热壅肺证，温疫（高热），温病发热证，阳明热盛证，阳明热结证，暑热动风证，湿热气分证，湿热中阻证，湿热下注证，气血两燔证，表证。

3. 动物模型　动物以感染性疾病为主温病各证。

4. 造模原理　温病是由温热病邪引起的热象偏重、易化燥伤阴的一类外感疾病。卫气营血辨证和三焦辨证是由清代叶天士、吴鞠通分别创立的温病两种辨证体系。传统认识上以护津、攻下不嫌早等为治疗要点；近年研究表明，解毒、活血化瘀、截断为温病治疗之要点。

温病主要与现代医学的传染病和感染性疾病相关，但不限于此。郑新曾总结属热病范围者，共 93 个病种，2391 个病例，传染病仅占少数，其中 1896 例按卫气营血辨证而获良效。田令群等总结现代温病范围有：传染病，如流行性出血热；感染性疾病，如肺炎；免疫性疾病，如风湿热；肿瘤，如急性白血病；物理性疾病，如中暑。病原微生物与温病的传变和病性有关。

造模途径主要以病原微生物及其毒素感染动物使其发病，并通过不同病原微生物、时相、菌量、感染途径、气候因素等形成具体证型。刘铜华认为“温邪上受，首先犯肺。”“肺主气属卫”，故卫分证以菌液于鼻腔接种较好。胡国栋曾报导病原微生物与温病卫气营血传变的关系，认为病毒所致者，卫气营血过程最短，麻疹、乙脑主要在气、营，肝炎、脊髓灰质炎以气分为主；细菌所致者，肠伤寒由卫气同病到入气分为主，流脑普通型为卫气同病，暴发型为气营同病等。

气候因素是温病造模的重要方面。刘平发现湿阻病人均为发病于梅雨季节的患者，即是以感受外邪为主。激素及利尿剂是温病模型伤阴的重要手段。林求诚等临床研究发现，一些肺心病患者原来只有阳虚证候，当不恰当地应用激素及或利尿剂后，导致电解质紊乱即可出现阴虚证候。由阳虚发展为阴阳两虚，提示激素、利尿剂有“劫阴”之弊。

5. 动物选择　兔，已用品系有日本大耳白纯种，新西兰大耳白种等，兔瘟病毒应用法使用未经兔瘟疫苗免疫的非疫区西德纯种成年长毛白兔；小鼠，已用品系有BALB/c纯系，ICR分离群等；大鼠；豚鼠；狗；仔猪等。动物对病原体的敏感性，温病辨证的体征特点是动物选择的重要依据。小儿“纯阳”之体，易发生高热惊厥，故暑风模型选用幼龄大鼠造模。南京中医药大学经摸索用家兔、大鼠、小鼠等建立热毒血瘀模型，最后认为家兔比较理想，因为其发热比较稳定。

6. 造模方法　①大肠杆菌注射法温病模型（静脉或皮下注射）；②大肠杆菌内毒素注射法温病模型（一次和二次注射法）；③巴氏杆菌注射法温病模型；④肺炎双球菌接种法温病模型（鼻腔和气管接种）；⑤肺炎双球菌注射加次碳酸铋温病模型；⑥兔瘟病毒注射温病模型；⑦伤寒三联菌苗、疫苗感染温病模型；⑧暑热温病模型；⑨湿热加饮食失节温病模型；⑩湿热、饮食失节加CCl_4应用温病模型；⑪湿热、饮食失节加鼠伤寒杆菌温病模型；⑫湿热加鼠伤寒沙门氏菌温病模型；⑬盐酸D-氨基半乳糖注射温病模型；⑭仙台病毒接种温病模型；⑮热病伤阴红舌证模型（大肠杆菌腹腔注射加禁水，速尿应用，或高渗葡萄糖应用法）；⑯猪流行性腹泻华株病毒口服法温病模型；⑰牛血清白蛋白注射系膜增殖性肾炎温病模型；⑱大肠杆菌内毒素加速尿法温病模型。

感染性休克的厥脱证模型与某些温病模型有病理联系。温病各具体证候的鉴别和证型持续时间是温病模型需进一步研究的内容。

7. 生物学特征　大肠杆菌及其内毒素、巴氏杆菌温病模型以败血症、感染性休克改变为主，犀角地黄汤、黄连解毒汤、白虎汤等温病治疗方药对相应辨证模型有效；肺炎双球菌温病模型以肺炎改变为主；肺炎双球菌鼻腔接种法卫分证模型持续时间可达20小时，用银翘散治疗有效；肺炎双球菌气分阳明热盛证模型持续时间可达36小时，白虎汤、大承气汤及其合方对此证有治疗作用；次碳酸铋加肺炎双球菌皮下注射气分阳明热结证模型持续时间可达40小时，大承气汤对此证有治疗作用；盐酸D-氨基半乳糖注射气血两燔证模型主要表现为急性肝功能衰竭病变，加味茵陈蒿汤、加味犀角地黄汤及其合方对其有治疗作用；大肠杆菌静脉及皮下注射法热灼营阴证模型持续时间可达26小时，清营汤对其有治疗作用。

主要症征有发热、出血、斑疹、神志异常、舌绛等。大肠杆菌静脉注射法温病模型卫气营血各证候辨别标准：以恶寒与寒颤、发热渴饮、神志改变、斑疹出血四大症征特点辨卫气营血，此模型往往有痉、厥、闭、脱证候特征。兔邪热壅肺证模型辨证要点为发热、气喘、鼻翼扇动、舌红、肺部湿罗音。暑风模型有热厥表现。郭谦亨制订温病辨证标准有：卫分——发热重于恶寒，口微渴；气分——高热，口大渴；营、血分——灼热，夜甚，渴不多饮，或漱水不欲饮。

8. 比较医学和用途　温病模型各证候持续期经不断研究已有较大延长，但仍较短，影响治疗反证的观察。戴春福认为内毒素DIC模型大部分应属于温病营分证模型，因为出血不显著。马必生等临床研究发现热病伤阴红舌证与低钾、水电解质紊乱有关。温病模型可用于多种温病学新理论如截断扭转疗法、温病先兆证、解表泄热法、化瘀法治疗温病营分证等的研究，对中医温病及现代医学感染性疾病和传染性疾病的病因和发病学研究亦是有用手段。

十二、痹证动物模型

1．发展简史　1986年王绪辉建立气候因素肢体痹证模型；1988年吕爱平建立气候因素与免疫因素结合痹证模型；1990年王绪辉建立具有自身IgG抗体的类风湿性关节炎痹证模型；1994～1995年吕爱平建立免疫损伤加氨基导眠能法；免疫损伤加性腺功能异常法；免疫损伤加低钙法肾虚痹证模型；关节软骨机械损伤法痹证模型；1996年肖长虹建立人工气候加胶原诱导加葡萄球菌肠毒素B外涂类风湿性关节炎风寒湿痹与风湿热痹模型；同年金祝秋建立弗氏完全佐剂加人工气候法痹证模型。

2．人类证候　痹证、骨痹、风湿寒性关节痛、风寒湿痹、风湿热痹、肾虚痹证。

3．动物模型　动物以气候因素、免疫损伤因素等所致以关节病变为主要病理改变。

4．造模原理　凡人体肌表经络遭受风寒湿邪侵袭后，使气血运行不畅引起筋骨、肌肉、关节等处的疼痛、酸楚、重着、麻木和关节肿大、屈伸不利等症，统称为痹证。现代医学之某些骨关节疾病与之相关。中医认为，虚体不与风寒湿合不为痹。

造模途径主要以免疫损伤、气候因素、内分泌因素形成关节病变。

5．动物选择　兔；小鼠，已用品系有DBA等，类风湿关节炎性痹证模型用新西兰小黑鼠与昆明小白鼠第5代杂交小灰鼠；大鼠，已用品系有Wistar种、SD种等。

6．造模方法　①风寒湿损伤法痹证模型；②免疫损伤加气候因素痹证模型；③类风湿性关节炎性痹证模型；④肾虚痹证模型（免疫损伤加氨基导眠能法；免疫损伤加性腺功能异常法；免疫损伤加低钙法）；⑤关节软骨机械损伤法痹证模型；⑥类风湿性关节炎风寒湿痹与风湿热痹模型（人工气候加胶原诱导加葡萄球菌肠毒素B外涂）；⑦弗氏完全佐剂加人工气候法痹证模型。

类风湿性关节炎性痹证模型仍较少见。痹证模型制作应考虑气候及体质因素。

7．生物学特征　以关节炎症、屈伸不利及全身性改变为主。

风寒湿损伤法痹证模型以关节滑膜炎症及局部神经——肌肉电生理改变，血管舒缩改变为主；免疫损伤加气候因素痹证模型关节病理变化可分为滑膜受损期和关节损伤期2个阶段，益肾蠲痹丸有治疗作用；类风湿性关节炎性痹证模型具有自身IgG抗体，除关节病变外，尚有心、肺、肝、肾、脾、骨骼肌、骨髓等的病理变化；肾虚痹证模型（免疫损伤加氨基导眠能法；免疫损伤加性腺功能异常法）有相应内分泌改变。

8．比较医学和用途　痹证模型之难点在于如何理解气候因素在其发病及病理中的意义，以及痹证各具体分型的复制及确认。痹证模型的建立对骨关节疾病的发病及治疗研究有较大意义。

十三、厥脱证模型

1．发展简史　1980年北京市中医研究所生化室建立失血性休克气血暴脱模型；1988年仝小林建立感染性休克热厥气脱证模型。

2．人类证候　厥证、脱证、热厥、热厥气脱、元气外脱、亡阳虚脱、气血暴脱、阴脱。

3．动物模型　动物各种原因所致休克之厥脱证。

4．造模原理　厥证是由阴阳失调、气血逆乱所引起的，以突然昏倒，不省人事，或伴四肢逆冷为主要表现的病证。脱证为阴阳气血严重耗损的综合表现，症见汗出如珠，四肢厥冷，口开目合，手撒尿遗，脉微细欲绝等。厥脱证主要与现代医学之休克，诸脏器功能衰竭相关。

造模途径主要以各种方法形成休克。

5．动物选择　狗；兔，已用品系有日本大耳白种等；猫；大鼠；小型猪等。

6．造模方法　①感染性休克法厥脱证模型（大肠杆菌内毒素法）；②失血性休克法厥脱证模型；③心源性休克法厥脱证模型。

应注意厥脱证模型每一证型之诊断和时相控制。

7．生物学特征　以休克、DIC改变为主。感染性休克法厥脱证模型以温差、血压、心率、尿量变化程度对热厥、热厥气脱、元气外脱证的诊断及鉴别诊断具重要意义。

8．比较医学和用途　休克过程之厥脱证辨证是动态的，其演变规律在失血性休克、心源性休克需进一步明确。模型可用于中医药抗休克的研究。

十四、脉象动物模型

1．发展简史　1982年左箴建立戊巴比妥钠应用脉微欲绝模型；1983年陈德奎建立去甲肾上腺素应用弦脉模型；及桑寄生应用滑脉模型；1985年黄世林建立去甲肾上腺素应用鬼祟脉模型；并通过改变心率，改变心脏、血管功能，改变血液粘度，改变血容量等方法建立了浮、迟、数、滑、涩、弦、紧、细、弱、伏、芤、结、代、釜沸、虾游、交替脉等模型；1990年郑小伟建立冷冻法迟脉模型。

2．人类证候　脉微欲绝、弦脉、滑脉、浮脉、迟脉、数脉、涩脉、紧脉、细脉、弱脉、伏脉、芤脉、结脉、代脉、鬼祟脉、釜沸脉、虾游脉、交替脉。

3．动物模型　动物心血管功能改变脉象模型。

4．造模原理　中医在脉诊上有其独特方法。心主血脉，而全身脏腑气血经脉情况都可以从脉象上反映出来。脉象所直接反映的是心血管功能情况。

造模途径直接以药物为主改变心血管功能而形成各种脉象。

5．动物选择　狗；猫；大鼠，已用品系有SD种等。

6．造模方法　①脉微欲绝模型（戊巴比妥纳法）；②鬼祟脉模型（即交替脉模型，去甲肾上腺素法）；③弦脉模型（去甲肾上腺素法）；④滑脉模型（桑寄生提取物法）；⑤迟脉模型（冷冻法）。

应注意将脉象模型与证候模型结合起来。

7．生物学特征　主要通过心功能改变研究致脉象改变。附子对脉微欲绝模型有治疗作用；附子、党参、丹参、红花所制注射液对迟脉模型有治疗作用。

8．比较医学和用途　其他一些证候模型也有相关脉象研究。直接改变心血管功能形成的脉象可用于脉象形成机理的研究，但缺乏与证候的联系。脉象模型在脉象诊断原理研究，各证候诊断研究上均有用途。

十五、其他证候动物模型

1．里实证（便秘）模型　自身粪便应用法实热型便秘、禁水法燥结型便秘、活性碳和冰水短时应用法寒结型便秘、活性碳和冰水三天应用法脾胃虚寒型便秘；

2．里实热证　化脓性阑尾炎法。

3．阴症、阳症动物模型　利血平法阴症、阿托品法阳症。

4．阴虚证模型　高位小肠侧瘘法。

5．气阴两虚证模型　甲状腺片加劳倦过度法。

6．乳痞症模型　雌性大鼠雌二醇法。

7．食积、食滞模型　高蛋白高热量饲料法、膏梁厚味法、熟地应用法。

8．疳证模型　限食加偏饮汽水法、高热量饲料法、饥饱失常加过食肥腻法。王小平引钱乙《小儿药证直诀》：“小儿疳病，皆愚医之所坏病也。”细究医误，虽有种种不同，总之克伐无过，损伤脾胃。

9．模拟湿邪模型　人工气候法。

10．小蘖碱证模型　遗传培育法。

11．外科手术气滞血瘀、心神受扰、胃气上逆模型。

12．肩凝（肩周炎）模型　持续劳损加冰敷法。

13．湿证（湿证，寒湿证，湿热证）模型　气候法。

14．五味偏嗜模型　高盐饮食法。

15．风寒表证模型　人工气候法。

16．小便清长模型　低温法。

17．太阴病模型　大承气汤加冰水法。

18．筋伤模型　运动损伤法。

19．胎萎不长模型　被动吸烟，饮酒，吸烟加饮酒法。

20．胎怯模型　低体重新生动物法。

21．蛊胀病模型　血吸虫尾蚴感染法。

（陈小野）

第三节　展　望

一、成就及目前基础

中西医结合动物实验研究经现代约70余年的发展，已形成较为完整的学科，成为中医和中西医结合研究体系中不可分割的一部分，为建立中医基础医学、以及在中医基础学科中引入生物科学奠定了坚实基础，若干分支学科也基本建立。在证候动物模型研究上经近38年的发展，建立了覆盖面较广的证候模型，探讨了多种与现代医学动物模型研究不同的方法，解决了许多过去认为不可能的问题，在模型理论上有较大进展，在中医研究领域有较大的应用，对现代医学动物实验科学作出贡献。中西医结合动物实验研究的发展速度明显快于同期中医学及中西医结合医学发展的总体速度。

二、相对独立体系完善

中西医结合动物实验学由于其特殊情况，是依附于临床医学发展而来。但任何一个学科本身均有其相对的独立性，中西医结合动物实验学还应着重强调以学科本身独立完善、发展为首要目标的工作，从学科内部寻找发展的依据和目标。单纯以动物实验对临床内容的解释、证实并不能发展临床，只有在其真正成为独立的学科之后，才能以其独立的研究成果去验证、修改、补充、完善、发展临床医学。

三、开展证候模型的比较医学研究

以往证候动物模型的发展特点是不断寻找可行的造模方法，建立了覆盖面广的多种模型，但对模型的生物学特点的研究则往往是概念化的，在模型与临床之间，同一证候多种不同模型之间，不同证候模型之间缺乏“反向”的比较，使模型的生物学特性陷于模糊之中。故应以实证性方法论为指导，开展比较医学研究，在此基础上明确各模型的生物学特性，并据此提出其适用范围。

四、进行证病结合动物模型研究

辨证与辨病相结合是中医临床诊疗特点，这一特点在中医模型上的体现就是证病结合动物模型，这种模型是证候模型也是病的模型的发展，可借此从病研究证或从证研究病，更主要的是此类模型贴近中医临床实际，为中药复方新药基础药理研究提供了合适的手段。证病结合动物模型研究目前发展较为迅速，在可见的将来仍为一个主要的发展方向。

五、使生物科学成为中医和中西医结合医学发展的基础

以中西医结合医学动物实验学为中心，使中医、中西医结合医学与生物科学互相渗透，形成与中医有多种形式联系的生物科学体系，成为中医和中西医结合医学发展的新的基础。

（陈小野）

参考文献

1. 郭　鹞．人类疾病的动物模型(第一辑)．北京：人民卫生出版社．1982.
2. 郭　鹞．人类疾病的动物模型(第二辑)．北京：人民卫生出版社．1990.
3. 美·TC. Jones．程鸿，等译．人类疾病动物模型．上海：上海医科大学出版社．1989.
4. 高齐瑜．比较医学．北京：北京农业大学出版社．1994.
5. 朱　愉，等．实验动物的疾病模型．天津：天津科技翻译出版公司．1997.
6. 陈小野．实用中医证候动物模型学．北京：北京医科大学中国协和医科大学联合出版社．1993.
7. 刘国强．温病卫气营血证候动物实验研究．西安：陕西人民教育出版社．1992.
8. 吴咸中，等．脾虚证的现代研究．天津：天津科技翻译出版公司．1992.
9. 卫生部科教司，等．医学实验动物模型及细胞系研制与应用．1984.
10. 成都中医学院中医实验研究组．中医证候动物模型实验方法．1987.
11. 陈小野．中医药学实验研究中最佳实验动物模型的选择．实验动物科学与管理(医药卫生学实验研究中最佳实验动物模型选择准则专辑)．1996；13(增刊)：80.
12. 中国病理生理学会中医病理生理专业委员会．全国中医病症动物模型复制经验交流学术研讨会论文摘要汇编．1988.10.
13. 中国中医研究院基础理论研究所．第二届全国中医药动物模型研讨会论文汇编．1993.10.
14. 中国中医研究院基础理论研究所，等．第三届全国中医药动物模型研讨会论文汇编．1995.10.
15. 中国中西医结合学会基础理论专业委员会．全国中西医结合整体医学学术研讨会论文汇编．香港：黄河文化出版社．1992.
16. 中华人民共和国卫生部．新药审批办法(有关中药部分的修订和补充规定)．1992.9.
17. 卫生部药政局．中药新药药效学研究指南（修改稿）．1993.2.
18. 岳凤先，等．中药的现代研究．北京：中医古籍出版社．1988.
19. 陈　奇．中药药理研究方法学（下篇）．北京．人民卫生出版社．1993.

20. 李仪奎．中药药理实验方法学．上海：上海科技出版社．1991.
21. 刘 源，等．中药十八反研究．北京：中医古籍出版社．1991.
22. 陈新谦，等．中国近代药学史．北京：人民卫生出版社．1992.
23. 汤德安．实验针灸学入门．天津：天津科技出版社．1986.
24. 王雪苔．中国针灸大全．郑州：河南科技出版社．1988.
25. 中国针灸学会．针灸论文摘要汇编．1987.
26. 邹乃俐，等．难忘的40年．北京：中医古籍出版社．1995.
27. 钟品仁．哺乳类实验动物．北京：人民卫生出版社．1983.
28. 范行准著．尹广谦校．中医病史新义．北京：中医古籍出版社．1989.
29. 邝安堃，等．某些助阳药对于大剂量皮质激素所致耗竭现象的影响．中华内科杂志 1963；(2)：113.
30. 上海中医学院正常人体学教研组．阳虚、阴虚造型以及某些助阳药和滋阴药作用的初步研究．新医药学杂志 1977；(9)：33.
31. 北京师范大学生物系．中医脾虚证动物模型的造型．中华医学杂志 1980；(2)：83.
32. 王淑兰，等．马属动物驴"脾气虚"证的实验研究．中医杂志 1990；(3)：49.
33. 山西医学院中西医结合治疗宫外孕研究室．中药宫外孕Ⅱ号方对家兔腹腔内自身血凝块分解吸收作用的病理形态观察．山西医药杂志 1974；(12)：61.
34. 上海第一医学院病理生理教研室．丹参治疗微循环障碍的实验研究．中华内科杂志 1977；(4)：207.
35. 李凤文，等．肝郁气滞血瘀的临床和实验研究．中医杂志 1991；(10)：46.
36. 熊启逵，等．实验性温病卫、气、营、血证候动物模型复制的研究．四川医学 1983；4 (2)：65.
37. 马 健，等．解毒凉营护阴法阻断温病气营传变的实验研究．中国医药学报 1991；6 (1)：17.
38. 梁月华，等．电刺激对寒证、热证动物痛阀及惊厥阈值的影响．中医杂志 1982；(1)：68.
39. 张伟荣，等．寒体和热体的实验研究（Ⅰ）．中西医结合杂志 1991；11 (8)：477.
40. 王绪辉，等．痹证一类风湿性关节炎的实验动物模型研究．中西医结合杂志 1990；(特辑)：149.
41. 赍长恩，等．血虚动物模型初探．上海中医药杂志 1981；(6)：38.
42. 仝小林，等．热厥气脱证动物模型的建立及其动态观察．中国医药学报 1990；5 (2)：66.
43. 孙福立，等．试用睡眠剥夺方法建立心虚证的动物模型．中西医结合杂志 1987；7 (1)：35.
44. 韩康玲，等．益气健脾方治疗慢性肝损伤的实验研究．中医杂志 1982；(7)：77.
45. 王今达，等．中医学"肺与大肠相表里"学说的临床意义及其本质探讨——临床病例分析与实验研究．中西医结合杂志 1982；2 (2)：77.
46. 王德山，等．肺主"通调水道"的实验研究．辽宁中医杂志 1984；(5)：37.
47. 左 箴，等．中药附子的研究Ⅴ附子对"脉微欲绝"病理模型的影响．第二军医大学学报 1982；(1)：19.
48. 有地滋著，史载祥节译．胸胁苦满的现代医学探讨——间叶系统炎症现象．国外医学(中医中药分册) 1981；(4)：7.

第十三章　中西医结合实验针灸学

针灸学是中医学的重要组成部分，她以独特的理论和丰富多彩的刺灸施术方法著称于世，针灸的明确疗效经受了长期的临床实践的检验，为中华民族的繁衍昌盛作出了不可磨灭的贡献。近些年来，针灸在全世界许多国家和地区被广泛应用，受到世界卫生组织和各有关方面的关注，逐渐成为世界医学的重要组成部分。

针灸学是一门已有几千年历史的学科，虽然早在2000多年前，我国就有关于人体解剖、生理等方面的观察记载，在清代和民国时期也有一些关于针灸的临床和实验研究工作，但是，由于种种原因，在一个相当长的历史时期内，针灸学的研究进展相当缓慢，针灸学的学术地位低下，特别是从上个世纪末到本世纪初开始，随着西方文化的涌入，西方现代医学在中国受到重视和发展，中医受到排挤，针灸几乎面临被取缔的悲惨境地。

1949年新中国建国后，经历了长达百年战乱痛苦的中华大地百废待兴，新成立的人民政府及其领导者高瞻远瞩，充分认识到抢救和继承中华民族优秀民族遗产的价值和迫切性，开始把如何振兴中华、振兴中医事业提到了议事日程。1951年春，中国共产党机关报——《人民日报》发表了针灸治病的消息，引起人们对针灸的兴趣和关注，要求用针灸治疗的患者显著增多。1951年8月2日，中华人民共和国政务院决定在卫生部下建立一个专门研究针灸的专业研究机构，即针灸疗法实验所。针灸疗法实验所的成立，标志作为针灸发源地的中国，针灸学的学术地位再次得到重视和确认，针灸学开始有了自己的现代化的研究队伍和基地。1954年冬，为了全面继承和发扬中医学遗产，党中央和中央政府决定筹建中医研究院，把针灸疗法实验所划归中医研究院筹备处领导，并与原北京中医进修学校的基础部分及原华北中医实验所的针灸科合并。1955年12月19日，中医研究院正式宣告成立，原针灸疗法实验所改名为中医研究院针灸研究所，调入了许多业务骨干，针灸研究队伍不断扩大。接着，为了培养新一代的高级针灸人才，全国相继建立了许多中国高等中医学校，并设有针灸学系，针灸学成为一门国家正式承认的学科，标志着针灸研究步入了正规阶段。另外，在上海、安徽、广西等地也先后成立了一些专业针灸研究机构，并创建了一些有关针灸方面的学术刊物，出版了一系列针灸书籍，针灸研究逐渐形成规模。此后，在党和政府的关怀号召下，许多有志于祖国传统医学研究的生物医学科学工作者，相继投入了针灸研究工作，他们对此倾注了大量心血，进行了大量临床和基础实验研究工作。1958年在针灸镇痛基础上发展起来的针刺麻醉方法用于外科手术获得成功，这是我国针灸医学与现代医学相结合的产物，是我国中西医结合的一项重要的研究成果，与之相关的研究工作也得到重视和发展，于是形成了我国针灸研究的一个高潮。1959至1961年国家卫生部先后召开过数次有关针灸经络研究的全国性的学术讨论会，对建国以来的针灸研究成果进行检阅和学术交流，实验针灸学已现雏形。1972年以世界公布针刺麻醉进行外科手术获得成功并引起世界上各方关注为契机，我国的针灸针麻临床和实验研究在卫生部的领导下，大规模地开展了工作。从本世纪50年代到70年末，有关针灸的研究工作，已积累发表了数万篇论文、报告，取得了一系列重要的研究成果。1979年在北京召开第一届全国针灸针麻学术讨论会，全国有数百名从事针灸研究的学者出席大会，并宣读论文，这次大会吸引了数以百计的外国学者与会，参与交流和讨论。在这次大规模的学术会议上，我国学者的研究论文不仅在数量上占有绝对优势，而且在质量上也令外国同行惊叹不已。这次大会不仅确定了我国针灸现代科学研究在世界上的领先地位，而且标志一门崭新的学科——实验针灸学的诞生。会后，以我国学者在这次上大会宣读的论文为主要内容而编辑出版的《针灸针麻研究》和《针灸研究进展》等著作，是对新中国20多年来的研究进展进行的一次较全面、系统的总结。1982年以后，天津中医学院、上海中医学院和辽宁中医学院等中医高等院校率先开设《实验针灸学》课程，从而开创了中医实验教学的新纪元，后来国家教委正式承认了实验针灸学的学科地位。1986年，在中国针灸学会下成立了实验针灸学研究会，进一步推动了实验针灸学的学科建设和发展。可以毫不夸张地说，正是因为实验针灸学的出现和诞生，才使针灸这门古老的学科步入了现代科学的殿堂，从而焕发了青春。

广大的实验针灸研究工作者在系统学习中医基本理论的基础上，认识到针灸是医学的一个组成部分，因此在研究工作中除了必须充分注意和突出中医学的学术特色，体现出中医学理论体系的核心科学结构外，还应考虑到针灸学本身的学术特点。

针灸学在经络、脏象、气血等理论的指导下(其中更为突出的是经络理论)，以辨证辨经、扶正祛邪、疏通经络、和谐脏腑、纠正阴阳失衡为诊断治疗原则，以补虚泻实、温寒清热、标本同治、同病异治、异病同治为治疗特色，并有丰富多彩的施术方法，其中最主要的特色是对立统一的、动态平衡的整体观。因此，用现代科学方法研究针灸，首先必须对针灸学的这些特色有深入的理解，并应掌握针灸丰富多采的施术方法。

研究工作者还认识到，针灸学虽然是一门古老的传统医学学科，但在现代科学条件下，实验研究结果要得想到学术界的认同，必须应用现代科学研究方法和手段，使之符合现代科学研究规范。因此，在具体的研究工作中，应重视实验研究的科学设计和方法学以及对所获数据的统计学处理。

40年来，我国在各种学术刊物和学术会议上发表的实验针灸的论文已有几万篇，从方法学角度来看，有相当数量的论文是按照上述思路和要求进行工作的，但也存在一些不容忽视的问题。如在临床研究中，一般都能注意到针灸学的理、法、方、穴、术的特色，许多论文能做到有明确的诊断和判断疗效的标准，有一定的客观检查指标，病例数量达到统计学样本要求，并对所获数据进行统计学处理，但在如何正确设立对照组，对病例的选择如何体现出随机的原则等方面，不少工作还有许多值得商榷的地方。例如，有些临床研究报告，根据门诊病例简单的记录和"统计"，就说针灸治疗某种疾病的疗效，能达到百分之八十、九十甚至百分之百。对这类公开发表的，但与临床实际情况相距甚远的、显然不能使人信服的报道，但却有人相信，并广为宣传，以致以讹传讹，其结果是把针灸的真实疗效掩盖起来，给针灸蒙上一层不必要的面纱，反倒使严肃的医学家对针灸的疗效产生怀疑。因此，对这类问题必须给予高度重视，应设法妥善解决。在实验研究中，一般都能根据针灸研究的需要建立病理动物模型，在研究工作中设立较严格的对照组，采用的实验研究方法比较先进，资料的统计学处理也比较完善，因此工作的可信度和科学性较强，但有些工作在如何正确选用动物模型上，也有值得商榷之处，如有些研究报告用正常动物观察针灸对机体产生的反应，而不是在病理模型上进行工作，如此得到的研究结果，能否正确反映针灸的效应及其作用的规律和机理，显然是值得考虑的；有些工作没有充分注意针灸学的特色，也值得改进。

第一节 穴 位

穴位是人体经络脏腑之气输注并散发于体表之处，也是针灸施术的部位。因此在针灸实验研究中，首当其冲的是研究穴位的解剖和功能。

40年来，我国的研究工作者运用形态解剖学、生理病理学和物理化学等多种手段，对穴位的解剖学特征、穴位的功能以及针刺穴位"得气"的机制等，进行了较系统的研究，取得了大量的实验研究资料，观察到穴位的解剖和功能间具有相对的特异性，并开展了用物理、化学等手段对穴位的生物物理学特征等的探索工作。

一、穴位的形态解剖学特点

从50年代后期开始，我国很多单位应用大体解剖学和组织学、组织化学等研究方法，对穴位的组织结构，进行了形态解剖学研究工作。

有些研究工作者，按照传统的穴位定位方法，用不锈钢毫针刺入成年人或儿童尸体的全部穴位，进针的深度也完全按传统标准确定，然后从皮肤开始向皮下深处逐层进行局部解剖直到针尖所在部位，观察结果表明，以针刺点为中心、半径为5mm的穴区内，有神经干或其分支通过者占90%以上；穴区下还可见到有较丰富的血管分布，他们把每一个穴位下有什么神经干、大小血管及其分支分布等，都进行了描述。还有人将穴位处的组织取下来，切片、染色，然后在显微镜下进行组织学、组织化学研究，观察结果指出，穴区内的皮肤、皮下、肌层等组织内有丰富的特异感受器、游离神经末梢和神经丛等结构的分布，较非穴位处的分布密度要大得多，在血管壁上还可见到丰富的植物神经纤维，包括肾上腺素能、胆碱能等纤维。这些研究结果表明，穴位与神经血管的关系密切。

除了对穴位下的结构进行上述观察外，还有一些研究工作者注意到，在病理情况下，患者某些穴位深处，通过触诊可以往往可以发现有较硬的结节或条索状物和压痛敏感点。对这种穴位触诊的阳性反应点进行的形态解剖学研究结果认为，这种阳性反应点的局部肌肉呈现痉挛与紧张度亢进状态，有的肌肉组织还有局部变性结构，通过显微镜可观察到肌纤维破坏、肌纹消失和由于肌纤维皱缩，结节中有纤维组织或脂肪组织浸润而出现的肌细胞核积聚等，另外，还发现这些部位的血液循环处于不良状态。

与体穴的情况相似，在耳穴上也可发现阳性反应点或阳性敏感点，除了压痛点外，经常还能见到诸如隆起、丘疹等肉眼可见的阳性反应物，有些阳性反应点还可对染料着色，用染料显示出来。在耳针临床上这些阳性点已被用来作为辅助诊断的参考依据，或作为治疗施术之处。耳穴上出现的这类阳性点也可在动物病理模型上复制出来，研究结果指出，耳廓阳性反应点下的表现出的生发层和棘层异常增厚，可能是产生阳性反应点的形态学基础。

应当指出，迄今为止所有的研究报告，均未发现人体和动物的体穴、耳穴的穴区内有已知结构之外的其他“特殊结构”。

二、“得气”针感及其实质的研究

针刺临床运针过程中，历代医家均非常重视“得气”现象，针灸临床医生往往把“得气”作为衡量针灸施术是否达到要求的指标。因此，我国的针灸研究工作者通过临床观察，在确认“得气”现象有明确临床意义的基础上，开展了一系列有关“得气”的研究工作，成为穴位研究中的一个重要组成部分。

根据古代医籍的论述，以及在对针灸临床医生施针过程中“得气”现象的观察，把“得气”现象分为受针者的针感和施术者的手下感两种成分，研究工作也从这两方面进行。

1. 受针者“得气”针感的研究　针具刺入人体并进行运针过程中，受针者出现的“得气”感发生于皮下深部，常见的针感包括酸、麻、胀、重和触电感等，受针者主诉的针感有时比较单一，有时则为由几种不同感觉组成的混合性感觉，有时还能出现蚁走感、抽动感和凉热感等。针感的性质可因穴位不同和运针手法而异，如针刺印堂穴以胀感为主，针刺外膝眼穴以酸胀感为主，刺激合谷、内关穴则出现多种感觉组成的混合针感，用烧山火、透天凉手法运针可出现热凉感，电针刺激穴位的针感则多为麻感；若刺激过强，还可出现痛感。同一个穴位用不同的刺激方式也会有不同的针感，如针刺内关穴多为酸胀感，用电针时则多为麻感。同一手法运针，在不同穴位产生的针感也会出现差别，如提插捻转手法在内关穴麻感的出现率较直刺时明显增加，而在合谷穴进行提插捻转，麻感可能反而减少，而酸的感觉却明显增加，等等。

关于针灸过程中“得气”现象产生的生理解剖学机制，有些研究工作者利用外科手术的机会，直接刺激各种组织，对不同方法刺激各种组织产生的感觉进行了较系统的研究。观察结果指出，刺激神经干或神经干的分支，多引起麻感，刺激肌肉、肌腱或骨膜多引起酸胀感，而刺激血管则多引起痛感，等等。观察结果还指出，同一组织所形成的感觉，也可因刺激方法不同而出现差别，如同一神经干，用小镊子去触动它时，产生麻感，用手术刀分离神经干上的鞘膜，也可产生麻感，用手去搓它时则会有重的感觉出现，而用针刺时又会产生酸感，等等。还有些研究工作者在外科手术截肢前，用针体绝缘但针尖裸露的特制毫针刺入待截肢体上的穴位，并用常规手法运针，待受针者主诉出现“得气”感时，不再移动毫针的位置，并通以直流电，使毫针尖端外的铁离子沉积于穴位深处，截肢后，再用1%亚铁氰化钾溶液灌流截下来的肢体，使铁离子与亚铁氰化钾形成普鲁氏蓝，针尖所在部位被染成蓝色，用这种方法可将产生“得气”感的部位显示出来，然后将有关组织取下来，进行切片、染色，在显微镜下观察产生“得气”部位的组织结构。组织学的观察结果表明，穴位下产生“得气”针感的部位，分布于穴区下的各层组织之中，包括皮下结缔组织、肌肉、肌腱、腱周结缔组织、神经干及其分支、血管壁和骨膜等，一般多在皮下深部，但也有少数在皮下结缔组织，肌肉浅薄处的穴位产生“得气”感的部位较浅，肌肉丰厚处的穴位，产生“得气”感的部位则较深。观察结果还指出，几乎所有产生“得气”感的部位均有一定的神经血管分布，而针刺不产生“得气”感的对照点，即针刺不出现“得气”感时针尖所在部位，则多仅有血管分布而无神经供给；在产生“得气”感的部位中所见到的神经结构有神经干或其分支、小神经束、游离神经末梢、环层小体、肌梭以及血管壁上的神经装置等。由于在多种组织的针感点中普遍存在小神经束和游离神经末梢，其出现率显著高于其他结构，因此有人认为，小神经束和游离神经末梢是多数穴位产生“得气”感的主要感受装置；也有人指出，肌肉丰厚处的肌梭为穴位针感的重要感受装置。

以上观察结果提示，穴位下多种组织的有关感受装置皆可参与“得气”针感的形成。刺激不同穴位产生的针感不同，是因为不同穴位下有关组织的感受装置的构筑有一定差异，同一穴位以及不同针刺方法出现不同针感，可能与刺激了不同深度、不同感受装置有关；针刺不同穴位可以出现同样的针感，则可能是刺激了不同部位的同一种感受装置的缘故。

进一步的研究结果说明，针刺可以兴奋外周神经干中的各种神经纤维，其中以Ⅱ、Ⅲ类纤维为主，表明针刺的信号主要是沿着躯体感觉神经中的Ⅱ、Ⅲ类纤维传入中枢的。研究工作者还注意到，“得气”感的产生还有赖于外周和中枢神经系统结构和功能的完整，如椎管内麻醉或脊髓全部横断的患者，在麻醉区内或横断水平以下部位如果没有感觉，针刺这些部位的穴位，受针者不能出现“得气”针感，施术者也不能获得手下感，说明产生“得气”感的过程。针刺的信号是经脊髓向上传导至中枢高级部位的。进一步的研究工作结果表明，针刺信号在中枢内的传导途径与痛温觉的传导途径关系密切。如患有脊髓空洞症出现节段性痛温觉障碍的患者，其病损部位累及脊髓前联合，侵犯经前联合交叉的痛温觉通路，在其患区进行针刺穴位，可观察到“得气”感明显减弱，减弱的程度与病变的严重程度相平行；针刺痛温觉完全消失区内的穴位，不能出现针感，但只要残留有较轻微的痛觉，就能出现较迟钝的针感；患有脊髓肿瘤引起脊髓-丘脑束损害的布郎塞卡氏患者，其病变水平以下与病灶同侧的躯体，可出现痛温觉障碍，针刺患者的痛温觉减退区内的穴位，针感远比锥体束受累和深部感觉减退区的穴位针感迟钝。这些观察结果均说明，针刺信号在中枢内的传导途径与痛温觉的传导途径关系密切。

2. 施术者手下感的研究　研究工作者认为，施术者在针刺运针过程中的“得气”手下感，其实质是因为受针者的穴区内出现了肌肉的局部收缩。由于肌电可以作为反映肌肉活动生理指标，所以可从穴位处引导肌电活动，将肌电作为观察指标研究施术者手下感。研究工作指出，针刺时，施术者如果感到手下“松空”，在穴位处一般记录不到肌电发放，而手下若感到“沉紧”，则可记录到肌电发放；一般情况下，肌电发放的频率和幅度与施术者手下感的程度密切相关，施术者手下感增强时，肌电发放增多、幅度加大，手下感减弱时，肌电发放则减少，幅度也较小。“得气”过程中，这种肌电发放的持续时间可长达数十秒钟至数分钟，肌电的幅值一般为80～300μV，频谱范围为在1000Hz以下，一般多集中在低频端，不同人或同一人不同穴位之间，引导出穴位肌电的幅值、频率等，可有较大的差异。

关于伴随施术者手下感出现的穴位下的肌电活动的来源，研究工作确认，这种穴区内的肌电发放，并不是由于受针者肌肉的主动收缩所引起，而是由穴位下肌肉纤维的轻微紧张性收缩所致。研究工作者还发现，椎管内麻醉可以阻断穴位肌电的出现，因此，说明针刺“得气”时出现的穴位肌电是有中枢神经参与的反射性活动。有些学者认为，这种反射活动的感受器可能是小神经束和游离神经末梢等结构，其效应器可能是由细纤维支配的肌梭内的梭内肌。

三、穴位的功能及其相对特异性

中医理论认为，穴位是经气输注、散发之处，在针灸治疗过程中，穴位是施术的地方，进行穴位触诊等也能进行辅助诊断。几十年来，对穴位的这些功能进行了较为系统的研究，通过大量工作，业已证明，穴位的功能主要包括反应病证和感受刺激两个方面。

1. 穴位反应病证的功能　脏腑器官发生疾患时，体表相应穴位可出现阳性反应点或阳性反应物，这些阳性反应点或物的出现，反映了穴位反应病证的功能。

阳性反应点是指在病理状况下，某些穴位出现感觉异常，痛觉过敏是最常见的表现，如胃肠道疾患往往在胃经的足三里附近出现压痛敏感点就是一个最为常见的例子；另外，用知热感方法测定，可发现机体某一脏腑出现病证时，其相应经脉的井穴或原穴对热的敏感度出现升高或降低，且左右同名经的穴位的知热感有左右失衡现象。阳性反应物则为对体穴或耳穴进行触诊或望诊时，可触及或观察到某些穴区发生的形态学变化，如皮下硬结、条索状物、皮肤色泽变化或出现隆起、瘀点、脱屑、丘疹等。很多研究工作者还认为，穴位，特别是耳穴的导电量，在病理情况下也可呈增高趋势，且左右同名穴的导电量出现失衡，因此，有人把这种导电量增高的检测点也认为是穴位的阳性反应点。

为了进一步说明临床观察到的上述阳性反应点或阳性反应物的出现规律和作用机制，一些研究工作者在人体和实验动物身上进行了一系列的研究工作。如有人系统跟踪观察妇女的月经周期或从围产期至产后过程中的耳穴导电量的变化，发现耳穴的导电量的演变情况与妇女的生理变化间有密切相关联系；还有人在实验动物身上造成某个内脏的人工病变模型，如用冰醋酸注入家兔胃壁组织，造成实验性胃溃疡模型，或用松节油注入动物腹腔造成实验性腹膜炎模型，或用结扎动物心脏冠状动脉的分支，造成人工实验性急性心肌缺血模型等，在实验性胃溃疡、腹膜炎等病变的形成和发展以及逐渐痊愈的过程，或在心肌缺血的产生和发展的过程中，观察模型动物耳廓上阳性反应点的数量，结果表明，耳廓上阳性反应点的数量变化与实验性病变的衍变过程呈平行关系。由此可见，这些阳性反应点或阳性反应物的出现，是机体内部脏腑病证在体表特定部位的外在表现。

由于穴区出现的阳性反应点或阳性反应物与内脏疾患间有密切的相关联系，在临床上将穴位的阳性反应用于进行辅助诊断或选取针灸施术部位，已经逐渐成为针灸临床常用的方法，特别在耳针领域，这种工作开展得更为活跃。

2. 穴位感受刺激的功能　针灸施术是在穴位上进行的，穴位接受针灸的刺激，调动体内的相应机制，起到防病治病的作用。因此，穴位的感受刺激的功能，是针灸治疗作用的始动机制，有人将穴位称之为针灸治病的“激发点”，就是反映穴位的感受刺激功能。

40 年来，我国临床和基础理论研究工作者，对穴位感受刺激的作用进行了多方面、大量的研究。研究结果证明，金属针机械性按压或刺入、艾灸的温热、电针的电脉冲、穴位注射的液体张力性因素和药物的化学成分、激光针的激光能量、微波针的微波以及穴位磁疗的磁场等多种因素，均可对穴位构成有效的刺激，产生治疗作用。用多种方法刺激穴位进行针灸治疗，可以取得明确的疗效，已是不争的事实，关于针灸疗效的临床研究已有大量报道。

有人利用穴位的感受刺激并能影响相应内脏功能活动的作用，对某些临床上一时难以确诊的疾病进行鉴别诊断。如为了鉴别诊断胃窦部狭窄变形、蠕动消失的患者是良性或恶性病变，有人在 X 射线下进行针刺，观察针刺足三里穴对患者胃窦部运动功能的影响。结果表明，针刺足三里穴后，如果胃窦变形部位重新出现蠕动，而且轮廓、宽度也发生变化，说明胃壁是柔软的，且正常运动功能依然存在，因而属良性病变；如果针刺后胃壁仍无扩张和收缩，说明胃壁增厚变得僵硬，则是癌细胞沿胃壁生长的结果。他们报道说，采用这种方法可使X射线对这类疾病的诊断准确率明显提高，常规连续摄片法的诊断准确率为80.4%，应用这种方法后诊断准确率则能提高到90.7%。

3. 穴位功能的相对特异性　临床和实验研究结果证明，穴位受到刺激能调整相应内脏的功能活动，产生积极的治疗作用。表明穴位和内脏间有密切的相关联系，且这种联系基本符合经络理论，如刺激足阳明胃经的足三里穴可调整消化道的功能活动，刺激手厥阴心包经的内关穴可调整心血管系统的功能活动，等等，表明穴位的治疗作用有其特异性。但是，穴位的功能特异性仅仅是相对的，即穴位功能具有相对的特异性。穴位功能相对特异性的表现为，不同穴位的主要主治功能虽然不同，穴位与非穴位在针灸治疗作用上也有区别，但这些差异并不是绝对的，临床上经常可以见到，对同一种疾病，可以选用不同的穴位进行治疗，在同一个穴位进行针灸，可以治疗不同的疾病。这是因为，同一个穴位的主治功能并不单一，不同穴位的主治功能也有相互交叉的情况，如刺激足三里穴主要影响消化道的功能活动，但对循环系统以及其他内脏系统也有影响，刺激内关穴除了影响心血管系统的功能活动外，也能影响其他内脏系统的功能活动，等等。特别是在同一经脉上的穴位，其主治功能的共同处更为明显。这种穴位和内脏的相关联系的相对特异性，说明针灸临床常用的“同病异治”和“异病同治”的治疗经验是有科学根据的。研究工作还表明，在穴位旁开的非穴位处进行针灸，虽然其治疗作用低于在穴位上施术，但也有一定的作用，这也是穴位功能相对特异性的表现形式。关于穴位功能的特异性和相对特异性的产生机制，也有人进行了不少工作。以足三里穴与胃的功能联系为例，用辣根过氧化物酶标记足三里穴和胃壁的神经支配的神经原细胞体所在位置，结果发现，足三里穴区内的神经感受装置的传入神经纤维，可通过相应的神经传导途径传至脊髓的胸10～12节段、腰1～7节段和骶部1～3节段，胃壁上的交感神经传入纤维，在胸10～12、腰1～7节段与足三里穴的传入节段相重叠，表明针灸刺激足三里穴的传入神经冲动与支配胃的交感神经在脊髓的这些节段相汇聚，用神经电生理学的方法，也证明了这个结果。同样的研究在很多穴位和相应内脏间的神经节段联系方面还有很多类似的工作，获得相似的结论。还有一些研究结果指出，穴位与非穴位下均有感受器、游离神经末梢、血管壁上的植物性神经纤维以及肌肉等已知结构的分布，即皆存在可兴奋组织的结构，穴区内的可兴奋组织可以接受刺激发生反应，这是刺激穴位产生治疗作用的形态、生理学基础，由于非穴位处也有这种可兴奋组织的存在，因此在非穴位处针灸也会起一定的治疗作用，但因为穴位下的可兴奋组织的分布密度大于非穴位处，所以刺激穴位的治疗作用就更为明显，这就是临床上为什么要强调穴位定位一定要务求准确和要求“得气”的基本原因。有人认为，本经穴位与异经穴位的主治功能不同可能是因为穴位下的可兴奋组织装置隶属于不同的神经节段，穴位处施术比在其旁开处施术的治疗作用明显，可能与穴区下的可兴奋组织分布较其旁开的非穴位处的分布更为丰富有关。但是，应当指出，用神经节段理论对穴位功能作出的这种解释，尚不能对穴位功能的全部问题作出满意的回答，特别是在解释用传统经络理论指导选穴，刺激同一条经脉处于跨神经节段的的不同穴位，仍能有某种相同的治疗作用，或解释刺激不同经脉的穴位，而这些穴位的神经支配亦处于不同的神经节段可以取得较好的治疗效果等问题时，用神经节段理论解释就会发生一定的困难。对这些符合经络理论但目前尚不能用神经节段理论进行解释，却被临床实践和动物实验研究证明是客观存在的事实，其产生机理为何，尚有待进一步研究。

四、穴位的探测和显示研究

几十年来，我国许多研究工作者应用某些物理学和化学等方法，对穴位的特性进行探测，有人还在试图把穴位客观显示出来。在日本、法国等国家，也有不少类似的工作。在穴位的探测和显示研究方面，所用的方法很多，其中最有代表性的工作为电学测定和穴位染色。

1. 穴位电阻抗特性的检测 从50年代后期开始，在日本学者中谷义雄等所开展的“良导点”和“良导络”检测工作的启发下，我国的许多研究工作者也相继进行了穴位电阻抗特性的检测工作。最初工作是参照日本学者所应用的直流电阻测定法，检测人体穴位皮肤的直流电导电量，检测对象包括正常人和不同疾病的患者，也有人在尸体上进行工作。有报道说，人体穴位皮肤上检测到的“高电导点”与中医理论中的穴位有关，认为人体很多穴位具有“高电导”的特性。由于电导和电阻抗成倒数关系，这种点也被称为“低电阻点”。

进一步的工作发现，用直流电阻测量法进行穴位电特性检测，外加检测电流作用于人体，能对人体造成电解性影响，从而会干扰检测结果，使检测结果发生误差，所获结果的可信度较差。于是，一些研究者为了提高穴位电特性检测工作的准确性，又逐渐改为采用交流电阻测量法，后来，又发展为采用脉冲电阻测量法。

穴位电特性的检测方法，从外加检测电流的性质，可分为直流、交流和脉冲电等种类；外加交流、脉冲电流的频率有低频、中频和高频之别；电阻抗检测的原理有直接测定法和间接测定法两类；根据电阻检测时应用的不同原理和采用的电极数目，可分为两电极法、四电极法等；根据电极与穴位皮肤间是否涂以导电溶液，检测方法又可分为干式和湿式两种。不同的实验研究工作者，在进行穴位的电特性检测工作中，往往根据自己对方法学的理解，形成自己的特点，实际上是将上述方法进行不同的组合。应当指出，目前所应用的方法，尚不理想，许多研究工作者，仍然在探索、寻求比较完善的的穴位电特性的检测方法。

在穴位电阻抗特性的检测工作中，人们发现，影响检测结果准确性的因素较多。除了上述外加电流的性质、强度和检测原理等因素可影响检测结果外，在实际检测中，还可发现，电极对穴位处皮肤的压力，电极与皮肤的接触时间，电极与皮肤间的界面情况，如是否在电极下涂抹导电液，被测部位皮肤的状况，包括皮肤的清洁、干湿程度、皮肤角质层的完整程度等，均会影响检测的准确性；另外，被测人的情绪等因素，也会干扰检测结果。

关于穴位电阻抗特性的检测结果，尽管至今还有人仍然认为穴位具有“高电导”或“低电阻”特性，但由于存在上述影响检测准确性的各种因素，不同工作者所用的检测方法也不相同，所以直到现在也未能对这种结论达成共识，仍然存在较大的争议。甚至连穴位电阻抗的正常参考值是多少，到现在也没有形成统一的意见。

还有一些研究工作者开展了穴位阻抗电特性的“伏特—安培曲线”研究工作。他们所用的方法与以往检测穴位电阻抗的方法有所不同，是将外加电压从零开始，然后逐渐呈线性递增，将外加递增电压过程中在被测部位通过的电流量的动态数值变化记录下来，最后获得外加电压伏特值与被测部位导电量安培值的关系曲线，即“伏特—安培曲线”。有报道认为，人体穴位的导电量，在外加电压逐渐增加的初期也随之增大，呈缓慢上升的趋势；当外加电压达到某种程度时，被测部位的导电量上升趋势停止，曲线呈水平状态，或出现起伏，“伏特—安培曲线”多数为类抛物线型或类马鞍形型，有些患者的曲线甚至会出现几个弯曲；当外加电压大于某个水平时，被测部位的导电量会突然急剧增加，出现类“击穿”现象。这个结果表明，人体皮肤被测部位“伏特—安培曲线”多数呈现非线性的特征，呈线性特征的很少，提示人体被测部位导电量的数值与外加电压数值的比值多数并不固定。因此，这些研究工作者认为，以往大量采用的检测电阻抗值的方法，把检测电压固定于某个数值，读取导电量后再换算成电阻抗值，这实际只能反映穴位电特性“伏特—安培曲线”中的一个点。他们指出，这是由穴位电特性的非线性特征所决定的，以往检测穴位电阻抗的工作，不同工作者使用了不同的外加电压值，这样即使是对同一个检测对象进行检测，也会得出不同的结果，这很可能就是造成以往各家报告检测结果互相不一致的根本原因。因此，他们提出，为了全面反映穴位的电阻抗特性，应当进行“伏特—安培曲线”的检测工作。

关于产生体表低电阻点的形态学基础，有

些研究工作者通过实验认为，这种低电阻点的出现，与被测部位的角质层的完整情况、汗腺分布的特征等密切相关。

综上所述，关于穴位电特性的研究，虽然进行了大量工作，但至今仍处在探索阶段，尚未有确切的结论。但是，应当指出，尽管目前学术界对穴位电阻抗特性的检测结果的可靠性和准确性并未达成共识，而一些生产厂家却利用某些初步研究的工作结果，生产了各种检测穴位电阻抗的仪器，进行临床辅助“诊断”，并大量投放市场，对这种作法的后果，应抱警惕的态度。

2. 穴位电位特性的研究　在进行穴位电阻抗特性研究的同时，还有人从事穴位电位特性的研究。虽然有报道认为，人体穴位具有高电位的特征，但同样因为检测条件和人体其他因素的影响，这种结论亦未被科学界认同。

3. 穴位染色显示的研究　有些研究工作者在研究穴位“高电导”特性的基础上，尝试用电解原理把某些化学物质导入人体，使“穴位”显色。已经应用的化学试剂有碘化银、P-K试剂（由酚酞、氯化钾、淀粉等成分组成）、电泳漆等，在一定条件下可把皮肤上的“高电导点”染成黄棕色、棕黑色或红色等。但是，这种方法显示的部位是否就是“穴位”，还有不同的看法，如果说用这种方法染出的部位是“高电导点”，可能不会有什么争议，但把“高电导点”和“穴位”等同起来，恐怕就值得商榷了。因为用这种方法染出来的着色“点”的数量有时很多，其中有的“点”与传统方法确定的“穴位”部位一致，有的则与“穴位”并不一致，即有些着色“点”并不在“穴位”处，有的“穴位”并不着色。

还有人使用美兰溶液或龙胆紫—依来铬黑T溶液涂抹在体穴或耳穴的皮肤上，然后进行清洗，将多余的染料去掉，从而可把某些穴位表现出现损伤的“阳性反应点”显示出来。对于这种显示结果，显示的是否就是“穴位”，也存在一些不同的看法。

尽管这类尝试仅仅是初步的，所获结果尚有待进一步验证，但这种工作反映了人们渴望显示穴位的客观存在的良好愿望。

第二节　针灸的镇痛作用

疼痛是最常见的临床症状，针灸治疗疼痛疾患已有几千年的历史，经过大量的科学验证，确认针灸具有明确的镇痛作用。我国的针灸工作者除了将针灸应用于临床治疗各种疼痛疾患外，还与西医外科工作者进行合作，将针灸引入外科手术，通过不断探索，于1958年成功地创造出针刺麻醉方法，扩大了针灸的应用范围。在党和政府的关心、支持和指导下，针刺麻醉广泛地应用于外科各科手术，进行了大量的临床实践，并不断总结规律和经验。1972年我国针刺麻醉获得成功的消息向世界公布，引起了各方面的关注，此后，我国生物医学研究工作者逐步有计划地用现代科学方法，大规模地开展了针刺麻醉的临床和基础研究工作，这些研究大大地推动了我国的针灸学、疼痛生物学和麻醉学的发展。

一、针刺麻醉的临床研究

近40年来，全国用针刺麻醉进行各科手术的病例约有二百万例左右，尽管在70年代中期曾一度出现用行政命令手段干预、强制推行针麻手术的不正常情况，随即引起针麻手术发生大滑坡的后果，对针刺麻醉的临床应用造成一定程度的干扰，但也有不少临床和基础研究工作者通过实践，认识到针刺麻醉的优越性，一直坚持下来，对针刺麻醉的应用规律进行了深入的研究工作，还有人将针刺麻醉和药物麻醉相结合，发展为针药结合的麻醉方法，取得了良好的临床效果。

1. 针刺麻醉临床应用的范围和效果　针刺麻醉的适用范围很广，颅脑、颜面、五官、颈部、胸部、腹部、四肢等部位的各科手术，都有成功应用的病例，但并不是所有手术的针刺麻醉效果均好，不同手术的应用效果有一定差别。一般来说，针麻的效果可分为以下3类：

(1) 针麻效果稳定，针刺麻醉效果的优良率占手术病例的80%以上，这类手术包括甲状腺手术、前颅凹手术、颈椎前路手术、剖腹产手术、输卵管结扎术、肺叶切除术、喉部肿瘤切除和新喉再造术和拔牙术等，有的已经通过省市或部级成果鉴定，具有明确的推广应用价值。

(2)针麻效果较好，但还存在某些问题，这类手术有上颌窦根治术、阑尾切除术、胃大部切除术、子宫切除术、斜视矫正术等，其中有的已经接近可进行成果鉴定的程度，亦有一定的推广应用价值。

(3) 针麻效果较差，如四肢骨科手术、会阴部手术等，这类手术目前不宜推广应用针刺麻醉。

2. 针刺麻醉的基本特点　用针刺麻醉进行外科手术，除了在麻醉诱导期和手术过程中给予针刺，发挥针刺的镇痛等作用外，还因为患者神志保持清醒，且辅助麻醉药物用量较少，要求手术医生的操作“稳、准、轻、快”，尽量减轻手术操作对患者造成的剧烈刺激，因此，针刺麻醉实际上是由针刺和手术操作两方面配合完成的。临床研究结果表明，针刺麻醉不仅可以有效地减轻手术过程中的疼痛和因疼痛引起的生理功能紊乱，体现出针刺的镇痛、抗内脏牵拉反应、抗休克等作用，而且还因针刺具有抗感染和促进损伤组织修复等作用，所以针麻术后患者的机能状态和伤口恢复较快，尤其是对需要及时查看患者的感觉或运动功能状况，以尽量减少手术操作引起的意外损伤等某些手术，针刺麻醉更显示出其突出的优越性。如甲状腺切除术、喉头肿瘤切除新喉再造术等，由于针刺麻醉使用辅助用药较少，患者神志保持清醒，手术医生在分离神经过程中，可以和患者自由对话，所以能有效地避免误伤喉返神经，最大限度地保持患者的正常语言功能；听神经瘤摘除术基于同样的原因，面神经保留率可达80%，而在全麻下进行手术，面神经的保留率仅为53%左右；剖腹产手术应用针刺麻醉，由于用辅助麻醉药物量减少，不仅产妇术后恢复较快，而且对胎儿的影响更小。由于针刺麻醉具有这些独特的优点，因而受到许多医生和患者的欢迎，目前，在一些著名的医院里，有些手术使用针刺麻醉已被列为常规。

应当指出，在针刺麻醉的临床应用实践过程中，尚存在一些需要进一步解决的问题，如患者在手术中仍存在不同程度的疼痛感，即存在镇痛不全现象；患者腹壁肌紧张亢进，松弛度较差，不利于医生的手术操作；患者在手术过程牵拉内脏时有较强的不适感等。这些问题只靠单纯针刺可能是不能完全解决的，以针刺镇痛为例，针刺尽管可以使患者的痛阈和耐痛阈有一定程度提高，但终归有一定限度，而且存在个体差异，因此，只靠针刺就能让患者在接受手术的过程中完全没有疼痛等感觉，可能是一种不符合实际的想法，另外，由于疼痛是一种保护性的感觉，有它的积极的生物学意义，要求针刺能达到痛觉丧失，也不符合生物学规律。有些临床和基础科研工作者为了进一步解决这些问题，经过不断探索，将针刺麻醉逐步发展为针药结合麻醉，既充分利用针刺的镇痛等作用的优势，保持针刺麻醉的特点，又利用少于常规用量的现代麻醉药物解决单纯针麻存在的某些不足，实践结果证明，这种针药结合的麻醉方法是针刺麻醉的发展，有广阔的应用前景。

3. 针刺镇痛作用的机理研究　针刺镇痛的机理研究一直被列为国家重点研究课题，从70年代中期，在周恩来总理的关怀下，就组织了大量单位有计划地进行工作，在“七五”和“八五”期间，针刺镇痛机理还被列入国家“攻关”项目，包括张香桐、张锡均、侯宗濂、李肇特、韩济生等许多蜚声中外的著名科学家都相继投入了这项研究，在这些科学家的带领下，通过许多生物医学科学工作者的辛勤劳动，在针刺镇痛的作用机理研究方面，取得了丰硕的科研成果。

针刺镇痛机理研究的过程中，应用了现代疼痛生物学的知识和方法，对针刺镇痛作用的神经生物学基础进行了广泛深入的研究，研究手段包括神经生理学和神经药理学、神经化学和分子生物学、组织化学和神经解剖学等，以及内容涉及针刺信息在机体内的传递，在外周和各级中枢的整合，中枢的下行性抑制，以及各种神经递质在针刺过程中的作用等。研究工作者通过大量工作，根据获得的资料，提出了一些对针刺镇痛作用解释的学说，如张香桐教授在1973年提出针刺和疼痛两种信号在中枢内相互作用的学说，指出针刺镇痛基本上是中枢神经系统的一种功能，其实质是从穴位来的和从痛源来的传入冲动在脑内，特别是在丘脑内相互抑制的结果；韩济生教授关于脑内制痛和制痛神经递质相互关系的学说，认为脑内存在与痛感有关的神经递质，也有与镇痛有关的神经递质，针刺可以促进脑内与镇痛有关神经递质的释放，因而可产生镇痛作用，等等。现在可以认为，通过这些研究，目前对针刺镇痛作用的外周和中枢机理，已基本阐明。

（1）针刺镇痛作用的外周机制研究：对针刺镇痛的针感感受装置与外周传入途径的研究结果认为，刺激穴位的针感可兴奋穴位深处的某些感受装置，其中以小神经束和游离神经末梢为主，这些感受装置发出的传入冲动，经相应的外周传入神经传至中枢。实验资料说明，用手术镊子强力捏夹动物脚趾或用热源灼烤动物皮肤等方法，给动物以伤害性“疼痛”刺激，可以引起脊髓背角或丘脑内侧核群内对伤害性疼痛刺激敏感的神经元放电，有人把这种放电称之为“痛”放电，利用这种动物模型进行实验的结果指出，用电脉冲刺激穴位下的神经装置，如果刺激强度较低仅能使躯体神经中最粗的Ⅰ类纤维发生兴奋，并不能抑制中枢有关核团内对伤寒性刺激敏感的神经元放电；当刺激穴位的电脉冲强度加大到也可以兴奋中等粗细的Ⅱ、Ⅲ类神经纤维时，则可明显抑制中枢这些核团内的“痛”放电；但当刺激穴位的强度增加到能引起最细的Ⅳ类纤维发生兴奋时，有时不但不能抑制中枢内对伤害性刺激敏感神经元的放电，反而可使“痛”放电增加。基于以上事实，目前一般认为，外周躯体神经中与针刺镇痛效应有关的传入神经纤维的类别主要为Ⅱ、Ⅲ类纤维，但也有人强调Ⅳ类纤维在针刺镇痛过程中的作用。

针刺镇痛的外周机制研究过程中，有人提出，在与引起疼痛的伤害性刺激的躯体神经传入途径相同的神经干所支配的外周部位进行针刺，能够出现明确的镇痛作用，这种镇痛方法，被称为“同神经电针镇痛”。针麻临床观察证实，电脉冲刺激支配手术切口部位的皮神经，能够产生较好的皮肤和浅层组织的镇痛作用，在手术切皮和缝合过程中应用这种方法，可以取得较好的镇痛效果。关于“同神经电针镇痛”的作用机理，研究结果指出，外周神经干中含有粗细不同的神经纤维，其中较细的有髓鞘纤维和无髓鞘纤维参与痛觉信号的传递，而较粗的有髓鞘纤维虽然传导与疼痛无关的其他刺激的神经冲动，但却能抑制同一神经干中较细纤维的电活动，即电针刺激较粗的纤维，可在一定程度上阻遏细纤维的疼痛信号传入，电针刺激量越大，这种同神经干的镇痛效果越明显，如用高频、高强度和较长时间的电针参数对神经干进行刺激，可使神经干内的有关神经纤维出现动作电位的幅度下降、上升时间延长、传导速度减慢、不应期延长等一系列兴奋性降低的反应，甚至可出现对痛觉信号的传导阻滞，从而产生同神经的镇痛作用。进一步的研究确认，这种作用不受中枢神经系统机能状态的影响，“同神经电针镇痛”主要机制是外周的作用。

（2）针刺镇痛作用的中枢机理研究：现代疼痛生物学发现，在人体和动物的中枢神经系统中，存在有痛觉和引起痛反应的多水平多部位的结构和功能系统，同时也存在对痛觉和痛反应起调制作用的镇痛功能结构系统，痛觉痛反应和镇痛系统二者之间有复杂的神经环路和神经递质间相互作用。针刺穴位可以调动和加强镇痛系统的功能，抑制痛觉和痛反应，从而起到镇痛作用。

①脊髓在针刺镇痛中的作用：伤害性刺激作用于躯体或内脏，相应的感受装置产生的痛觉神经冲动经传入途径到达脊髓灰质后角，可引起后角灰质内对伤害性刺激敏感的中间神经元放电，如脊髓后角灰质第Ⅰ层细胞中有只对躯体痛刺激产生反应的神经元，在第Ⅳ层中有一种神经元对躯体触、压、温度和伤害性等多种刺激都可产生反应，但对伤害性刺激的反应的表现形式为独特的持续性高频放电；刺激内脏大神经引起的痛觉神经冲动，也可引起脊髓背角灰质内多层细胞的放电。实验结果表明，这种由于伤害性刺激引起的细胞放电，可被电针刺激穴位或用电脉冲直接刺激神经干所抑制；还观察到给穴位单个电脉冲刺激，可以引起脊髓后角第Ⅴ层细胞在发生兴奋性突触后电位之后，出现抑制性突触后电位，而且这种抑制性突触后电位呈现出幅度大、持续时间长的特点，如果进行持续电针刺激，则可使该细胞的膜电位向更深的超极化方向发展，这种超极化状态

可以抑制该神经元对伤害性刺激引起的放电反应，从而能有效地阻抑痛觉信号向高级中枢的传递。也有人认为，针刺在脊髓水平的镇痛作用，还可通过突触前抑制的机制实现。研究结果还指出，在脊髓水平的针刺镇痛作用，具有明显的神经节段性特性，但却无显著的后效应，也就是说，针刺部位与痛源部位若处于相同的或相邻的神经节段时，可同步出现明显的针刺镇痛作用，当停止针刺刺激时，针刺的镇痛作用很快消失，脊髓内对伤害性刺激敏感的神经元又恢复了放电。脊髓水平的镇痛作用表现的神经节段性特征，为针灸临床常用的“以痛为输”取穴、局部取穴、邻近取穴和用背腧穴治疗相应脏腑痛等取穴原则，作出了科学的解释。

②脑干在针刺镇痛中的作用：脑干包括延脑、脑桥和中脑三个部分，有丰富的网状结构分布。各种感觉的神经传入冲动经过脊髓水平的初步整合作用后，通过前联合交叉到对侧，沿着脊髓的外侧索，主要是腹外侧索向上传导到脑干，首先到达延脑。研究结果证实，针刺的信号和痛觉信号均可到达延脑网状结构以及脑干的其他有关结构，如果将脑横断，保留中脑及其以下的脑髓结构，即切断脑干与高位中枢的联系，动物仍能基本保留针刺镇痛作用，因此认为，脑干是产生针刺镇痛效应的基本中枢。

延脑内有许多神经核团分布。有实验资料指出，延脑中的网状巨细胞核有能对来自躯体皮肤、肌肉以及内脏的痛觉信号发生反应的细胞，针刺兴奋外周有关装置产生的神经冲动也能投射到这个区域的神经元，即针刺引起的冲动和痛觉冲动均可在这个区域甚至同一个细胞内出现，当这两种冲动在这个区域甚至同一个神经元内汇聚时，针刺冲动可使痛觉冲动受到抑制，出现明确的镇痛作用。进一步研究结果认为，针刺引起延脑网状巨细胞核神经元的活动，还能沿脊髓背索下行，作用于脊髓前角，抑制痛反应，另外针刺冲动又能向上传递，经中央被盖束进入丘脑中央中核和内侧核，产生镇痛作用。

大量研究资料说明，脑干的中缝核群在针刺镇痛作用的机制中占有重要地位。脑干中缝核群是5-羟色胺神经元汇集之处，可发出上行或下行的5-羟色胺能神经纤维，针刺可激活中缝背核，发源于中缝背核的上行5-羟色胺能纤维沿前脑内侧束腹内侧上行，到达间脑、基底神经节和边缘系统，抑制丘脑束旁核对痛觉信号的反应，还可作用于中缝大核、蓝斑核、中脑导水管周围灰质、缰核、杏仁核、和伏核等脑内与痛觉调制有关的结构，在这些核内释放神经递质5-羟色胺，增强针刺镇痛作用。脑干中缝大核发出的5-羟色胺能神经纤维可下行沿脊髓背外侧索到达脊髓灰质的后角、侧角和前角，在这些部位释放5-羟色胺，以突触前抑制的方式抑制痛觉信号在脊髓水平的传递。值得提出的是，由脑干中缝大核下行到达脊髓后角第Ⅰ～Ⅳ层细胞的5-羟色胺能纤维，具有节段性特征，即中缝大核头侧发出的纤维投射到脊髓颈段，靠近中缝大核尾侧发出的纤维投射到脊髓腰段，这种节段性支配特点，也是针刺镇痛作用节段性表现的机制之一。动物实验证明，刺激延脑中缝大核及其邻近的腹内侧网状结构、中脑中央被盖束区、中央灰质外侧部等脑干结构，可以不同程度地抑制内脏和躯体的痛觉反应，其中以延脑中缝大核及其邻近的腹内侧网状结构的镇痛作用最为明显；如损毁中缝大核等结构，这种针刺的镇痛作用则大为减弱或基本消失。还有资料指出，中缝大核发出的纤维，也可到达三叉神经脊束核尾侧亚核、网状巨细胞核、脑干网状结构以及中缝核群的其他一些核团，对这些与疼痛有关的结构产生调制作用。

研究结果还指出，蓝斑核团和中缝核群在针刺镇痛过程中有拮抗作用。蓝斑核团发出的去甲肾上腺素能纤维分布于中脑和前脑的广泛区域，包括导水管周围灰质、中缝背核、下丘脑前区、海马、缰核、杏仁核以及大脑皮层等，损毁动物的蓝斑、前脑内侧束背束时，可明显加强针刺的镇痛作用，如果再把中缝大核损毁，破坏蓝斑的效应则不再出现，由此可见，蓝斑核团发出的去甲肾上腺素能纤维释放去甲肾上腺素可部分抑制针刺镇痛的作用，很可能是通过中缝大核的下行性通路实现的。关于蓝斑核团在针刺镇痛中的作用，也有些研究报告认为，蓝斑核团的兴奋还可能有一定的镇痛效应，对电针镇痛作用并无明显的拮抗作用。

中脑导水管周围灰质也参与针刺镇痛过

程。神经解剖学的研究业已证明，中脑导水管周围灰质与大脑皮层、间脑、脑干和脊髓内的某些核团有广泛的直接联系，尤其是与中缝背核、蓝斑核以及黑质之间有双向的神经纤维联系，来自大脑皮层、间脑等中枢高级部位的下行性神经冲动可到达中脑导水管周围灰质，并通过中脑导水管周围灰质与脑干和脊髓的广泛纤维联系，作用于这些部位。针刺镇痛的电生理研究结果证明，针刺信号和痛觉信号亦均能到达中脑导水管周围灰质，使这里的神经元发生兴奋，两种信号可在这个部位发生汇聚，针刺信号抑制了痛觉信号，产生镇痛作用。对中脑导水管周围灰质内有关的神经递质的研究结果指出，中脑导水管周围灰质中有多种神经递质参与针刺镇痛过程，其中脑啡肽、脑新肽、β-内啡肽、5-羟色胺以及P物质等对针刺镇痛起加强作用，而去甲肾上腺素、多巴胺、γ-氨基丁酸等则对针刺镇痛产生拮抗作用。

黑质位于中脑，它是脑内多巴胺神经元的重要集中部位之一。实验资料表明，黑质的兴奋可对抗针刺的镇痛作用，这是由于黑质发出的多巴胺神经能纤维投射到中脑导水管周围灰质，释放出的多巴胺作用于该部位的多巴胺受体，再通过抑制导水管周围灰质-中缝大核系统而产生的作用。

综上所述，脑干，特别是脑干网状结构是人体及动物多种感觉传入信号汇集的部位，包括延脑网状巨细胞核、中缝大核、中脑中央灰质等许多核团，都可记录到对伤害性疼痛刺激发生长潜伏期和长后放电反应的神经元；电针躯体或面部的有关穴位，其针刺传入冲动也可到达这些核团的神经元，与疼痛信号发生汇聚，抑制这些神经元对痛觉刺激的反应，并经脑干内这些结构发出的上行和下行性纤维，与中枢神经系统内其他与痛觉、痛反应和镇痛结构发生联系，通过不同的神经递质产生镇痛效果。

③间脑在针刺镇痛中的作用：间脑包括丘脑、下丘脑等结构。痛觉传入冲动最终到达大脑，被人感知，必须先经过丘脑的整合处理，丘脑是感觉在大脑皮层上升到意识前的皮层下最后的整合中枢。丘脑中与传递痛觉信号有关的神经元，主要分布于内髓板核群，特别是束旁核、中央外侧核等部位。

我国著名的神经生理学家张香桐教授，在70年代就率领一些生理科学工作者，对丘脑在针刺镇痛中的作用进行了深入、系统的研究。张香桐教授指出，痛觉反射动作的抑制主要发生在脊髓，而疼痛感觉的抑制以及自主功能和感情行为的调节，则主要发生在高级中枢。疼痛感觉是一种意识过程，在这种过程里，传入的信息必须于最后到达大脑皮层以前，先在丘脑里进行处理，因此，丘脑是有关针刺镇痛机理的一个重要结构。他认为，丘脑内的束旁核和中央中核是两个互不相同的实体，在脊髓丘脑通路中大量无髓鞘纤维直接投射到束旁核，但不终止于中央中核，另一方面，中央中核却接受来自延脑网状结构的上行纤维，而束旁核则很少或不接受。张香桐教授设想，束旁核基本是一个接受痛觉冲动的中枢，而中央中核则主要是一个调节痛觉的中枢，来自穴位的传入冲动很可能是通过中央中核而发挥其抑制疼痛的作用的。张香桐教授为了验证上述假说是否正确，进行了一系列严密的研究工作。通过实验，确认束旁核神经元的确具有一定特征的放电，可以作为一个可靠的“痛”指标来研究疼痛生理学，并证明束旁核神经元放电可以被针刺或用弱电流刺激一条感觉神经所抑制，来自穴位的传入冲动，通过中央中核的活动，直接地或经过一个丘脑回路，以抑制到达束旁核的痛觉信息，从而达到镇痛的效果。张香桐教授据此提出的针刺信号和痛觉信号在丘脑产生汇聚，针刺信号可抑制痛觉信号的学说，受到了学术界的高度评价，为针刺镇痛机理研究作出了重大贡献。在这个工作的基础上，我国许多研究工作者对中枢各级结构在针刺镇痛中的作用，进行了更为广泛的研究工作，并丰富和发展了这个学说，获得了丰硕的研究成果，如确认尾核内的阿片肽和胆碱能系统参与了这个过程，等等。目前认为，中央中核和束旁核的解剖位置紧靠在一起，身体所有部位受到刺激的信息都能到达中央中核，来自身体各部的穴位以及身体各部受到伤害性刺激的冲动都可以在这里汇聚并发生相互作用，产生针刺镇痛效果，因此可以解释远道取穴为什么也能有针刺镇痛作用。

缰核是前脑边缘系统与脑干之间的一个极

为重要的神经转换站，既可接受来自海马、视前区、隔区、伏隔核等边缘系统有关结构的传出冲动，又能通过释放γ-氨基丁酸抑制脑干中缝大核和通过乙酰胆碱兴奋蓝斑核，进而可抑制或兴奋脊髓和三叉神经脊束核的活动。研究结果指出，针刺传入冲动激活前脑的上述有关核团神经元，可以抑制缰核的兴奋，从而能解除缰核对中缝核群的抑制作用，产生镇痛作用。

研究结果还说明，作为植物性神经高级调整中枢和对内分泌系统有重要调控作用的下丘脑，也参与了针刺镇痛的调制过程。研究资料指出，下丘脑外侧区、视上核、视前区等部位，都有针刺镇痛作用，针刺信号和伤害性疼痛刺激都能到达这些部位，用电脉冲刺激这些结构可以产生镇痛作用，损毁这些部位则能削弱针刺镇痛效应。研究结果指出，视前区神经元内含有丰富的阿片肽、阿片受体和儿茶酚胺，儿茶酚胺则以去甲肾上腺素为主。视前区的去甲肾上腺素虽然通过α受体对抗电针的镇痛作用，但电针穴位的针刺传入信息到达视前区时，能激活其阿片肽系统以抑制去甲肾上腺素的释放，从而产生镇痛效果。视前区与中脑导水管周围灰质和蓝斑核有功能上的联系，刺激视前核内侧区或外侧区可分别对中脑导水管周围灰质起激活或抑制作用，刺激视前区还可抑制腹侧蓝斑核、激活背侧蓝斑核和蓝斑下核神经元的活动，表明电针传入冲动引起视前区兴奋，在内啡肽和5-羟色胺等多种神经递质的参与下，能对脑干一些核团神经元对痛觉的反应活动进行下行性调控。

另外，下丘脑弓状核已被确认为β-内啡肽能神经元的集中所在，与脑干的中缝背核、蓝斑核等结构具有交互的神经纤维支配，弓状核内有一些神经元能对伤害性痛觉刺激发生反应，这种反应可被电针刺激穴位所抑制。进一步的研究结果说明，电针激活弓状核内的β-内啡肽能神经元可以兴奋中脑导水管周围灰质-中缝大核系统，通过中缝背核的5-羟色胺系统影响束旁核的活动，并能抑制蓝斑核的活动，还可参与中脑导水管周围灰质至伏核的上行镇痛系统的活动。实验结果还指出，弓状核参与针刺镇痛的过程，是通过抑制脑内的去甲肾上腺素能活动和加强脑内的5-羟色胺的活动而实现的。

下丘脑-垂体-肾上腺皮质系统也参与了针刺镇痛过程。有资料表明，电针能使垂体内的阿片样物质含量减少、释放入脑脊液内的垂体加压素量增加，如果将促肾上腺皮质激素、垂体后叶素或加压素、催产素等激素注射入机体，能加强机体的针刺镇痛作用，若将垂体摘除，则可使针刺镇痛效应减弱，因此说明下丘脑-垂体-肾上腺皮质系统也是实现针刺镇痛作用机理的重要环节之一。但也有作者指出，注射氢化考的松或摘除动物的双侧肾上腺，实际并不影响其针刺镇痛作用，在临床上也没有发现针刺镇痛作用优良患者血液中的17-羟皮质酮的含量出现什么明显的变化，因而认为丘脑-垂体-肾上腺皮质系统并不参与针刺镇痛过程。究竟丘脑-垂体-肾上腺皮质系统在针刺镇痛过程中起什么作用，只有在进一步深入研究后才能得出确切的结论。

④边缘系统和基底神经节在针刺镇痛中的作用：众所周知，人体在受到强烈的伤害性刺激产生疼痛的过程中，还伴有明显的植物性神经功能和情绪变化。针麻临床观察结果表明，针刺穴位不但能够起镇痛作用，而且可以减轻患者的植物性神经功能和情绪变化。由边缘叶（包括扣带回、海马旁回、海马和齿状回）、杏仁核、隔区和隔核、下丘脑以及丘脑的前核群等结构组成的边缘系统，在进化上属于脑的古老部分，对维持个体生存和延续后代起重要作用的内脏活动、情绪反应以及性的活动等都有调节作用。丘脑和下丘脑在针刺镇痛中的作用前文已经提及，对边缘系统其他有关部分的针刺镇痛研究结果已经证明，由疼痛性伤害性刺激引起的痛觉冲动和针刺穴位产生的针刺信号都能到达边缘系统的海马、隔区、杏仁核、尾核和扣带回等部位，针刺信号能在这些部位对痛觉信号产生抑制作用，用电脉冲刺激这些部位可以加强针刺镇痛作用，将这些部位损毁则能减弱针刺的镇痛效果，说明边缘系统的这些有关部位，的确参与了针刺镇痛作用。

研究资料指出，电针可激活中脑导水管周围灰质有关神经元的活动，释放内吗啡样物质，从而兴奋上行5-羟色胺通路，在伏核内释放5-羟色胺，进而使其内啡肽神经元发生兴奋，产生镇痛效果；另外，从伏核到中脑导水管周围灰质还存在以缰核为中继站的下行镇痛通路，有多种神经递质参与了这个过程，包括脑啡肽和γ-氨基丁酸等，其中甲啡肽是与镇痛有关的神经递质，γ-氨基丁酸的作用则与针刺镇痛相对抗。这两种上行和下行的与疼痛和镇痛有关的通路，在针刺镇痛过程中具有重要的作用，被称为“中脑-边缘系统镇痛回路”。伏核还可通过中脑导水管周围灰质内的神经元释放吗啡样物质兴奋中缝大核，再经其下行性抑制机制产生镇痛作用。另外还了解到，P物质在伏核参与针刺镇痛过程中也有重要作用。

边缘系统的隔区的针刺镇痛作用主要是通过缰核实现的，现已查明，刺激隔区和缰核可经中缝背核对中缝大核内对伤害性刺激敏感的神经元产生抑制作用，隔区内的去甲肾上腺素的α、β受体、乙酰胆碱的M受体以及阿片受体都参与了电针镇痛过程。

边缘系统内的杏仁核是脑内阿片受体分布密度最高的部位之一，电针和用电脉冲直接刺激中脑中缝核群都可激活杏仁核，通过5-羟色胺和阿片肽等神经递质作用于外侧缰核，产生镇痛作用。

对海马在针刺镇痛过程中所起的作用，研究结果认为，电脉冲刺激海马，可提高电针镇痛的效果，这个过程有阿片肽参与，另外在5-羟色胺等神经递质的参与下，电针穴位以及直接刺激中缝大核能够抑制海马对痛觉刺激的反应，而中缝背核和蓝斑核通过5-羟色胺和内阿片肽等神经递质的作用，对海马中一些痛敏神经元起一定的抑制作用。

边缘叶的扣带回也能通过释放内阿片肽来抑制外侧缰核的活动，发挥镇痛作用；直接刺激扣带回前部对丘脑腹后外侧核痛敏神经元有抑制作用，这个结果说明扣带回可通过其下行性抑制通路来影响伤害性痛觉在丘脑水平的传递。

尾状核是端脑基底神经节核群中的重要结构之一，它与豆状核组成纹状体。在尾状核内存在多种神经递质，如乙酰胆碱、5-羟色胺、多巴胺和阿片肽等，现已确认，尾状核不但与躯体运动有关，而且还参与对痛觉的调制，如用立体定位法将电极插入癌症患者的头部，刺激其脑内的尾状核，可以明显减轻患者的恶性疼痛。在针刺镇痛的研究工作中发现，针刺穴位可以兴奋尾状核，说明电针的信息也能够到达基底节的这个部位；电脉冲刺激尾核头侧部的背侧，能加强针刺的镇痛效应，而将尾核损毁则能明显削弱针刺的镇痛作用。有资料指出，刺激尾核使其发生兴奋所产生的增强针刺镇痛效应，是通过内阿片肽能系统和胆碱能系统抑制了丘脑腹外侧核、中央中核、束旁核和后核群对伤害性刺激的反应，影响了中脑导水管周围灰质和中缝大核有关神经元的活动，以及对缰核产生的抑制作用而实现的。

⑤大脑皮层在针刺镇痛过程中的作用：大脑皮层是人体生命活动最高级的调控中枢，也是形成各种感知的部位，作为伤害性刺激的疼痛感觉以及针刺穴位时出现的感觉，最终都是在大脑皮层完成的。针刺信号和疼痛传入信号在皮层下各级中枢内均有复杂的相互作用，最终传导到大脑皮层的信号实际是皮层下各级中枢对这两种传入冲动调制的结果。

人体和动物的实验研究资料表明，针刺穴位和伤害性刺激都可以在大脑皮层体感Ⅰ区和体感Ⅱ区引出诱发电位和神经元放电，电针对这些部位的疼痛性诱发电活动有明显的抑制作用。例如，伤害性刺激猫后肢腓肠神经引起对侧皮层体感Ⅱ区神经元放电，在电针“足三里”穴后，可见放电明显减弱，而且这种抑制效应与机体痛阈升高有一定的平行关系。但是，这种抑制性效应究竟是发生在皮层下，还是发生在大脑皮层，即针刺引起皮层痛觉诱发电位减弱效应的现象，大脑皮层的作用仅仅是反映皮层下各级中枢对痛觉信号调制的结果，还是大脑皮层在低级中枢产生针刺镇痛作用的基础上，本身也有一定的针刺镇痛作用，这显然是一个值得讨论的问题。为了阐明这个问题，有些研究工作者采用了多种方法进行了研究。结果表明，用电脉冲直接刺激大脑皮层体感区，可影响丘脑后核群、腹后外侧核、束旁核、中央中核、海马、杏仁核、中脑网状结构等部位神经元对伤害性刺激的反应；人工损毁动物大脑皮层体感Ⅱ区，能明显减弱针刺对丘脑束旁核、中央中核、中央外侧核、中脑导水管周围灰质以及脊髓等皮层下结构内的痛敏神经元的镇痛作用；直接给以某些工具药物，人为地改变躯体某些穴位皮层代表区的机能状态，可使电针对疼痛刺激引起的皮层诱发电位产生的抑制效应加强或减弱，如，用局麻药或γ-氨基丁酸作用于皮层体感Ⅱ区，能使针刺对皮层下一些与疼痛有关的结构的镇痛效应减弱，而用谷氨酸钠作用于皮层体感Ⅱ区，则可增强针刺对束旁核放电的抑制作用；用反应大脑高级活动的防御性操作反射和条件反射的方法，在猕猴身上进行观察的结果也发现，直接刺激大脑皮层体感区，可引起动物防御性操作反射和条件反射发生变化，说明皮层具有针刺镇痛抑制作用；另外，在神经科临床上还发现，一侧感觉皮层受损或一侧皮层部分被切除的患者，电针其健侧躯体穴位的镇痛效果比电针其患侧穴位的镇痛效果明显优越；还有资料证实，大脑皮层体感区、额叶等部位均可发出下行纤维直接到达尾核、丘脑髓板内核群、中脑导水管周围灰质以及延脑的中缝核群等与疼痛调制机能关系密切的结构，这方面的工作为大脑皮层的下行性调节通路提供了明确的形态学基础。以上这些研究结果有力地证明，大脑皮层可在皮层下产生针刺镇痛作用的基础上，进一步通过下行性通路作用参与了针刺的镇痛过程。目前认为，大脑皮层以两种方式参与针刺疼痛过程：一是传入到大脑皮层的疼痛信号和针刺信息在皮层内进行相互作用，影响痛知觉和痛反应，再一个是通过皮层下行调节机制，控制疼痛信息向意识领域进行传导。另外，大脑皮层也是心理活动的中枢，在针刺镇痛的研究工作中，有资料说明，心理活动也参与了针刺镇痛作用。

大脑皮层作为中枢神经系统的最高的中枢，对痛觉和镇痛的影响是一种包括与皮层下有关结构进行反馈联系的复杂调整过程，而不是一种简单的兴奋或抑制作用。大脑皮层体感区的神经元与其他皮层区域的神经元一样，都有经常性的紧张活动，通过下行性通路可使皮层下与痛觉和镇痛有关结构的活动也处于一定的紧张水平，而皮层下有关结构也能通过其上行纤维影响到皮层神经元活动的紧张性，这样，在大脑皮层和皮层下就形成了环路式反馈联系，构成一整套痛觉和痛反应的感知和调制系统。当机体受到伤害性刺激，疼痛信号经外周神经传入途径，进入到各级对伤害性刺激敏感的中枢，通过上述系统产生痛觉和痛反应。针刺穴位，穴区下的感受装置受到刺激产生的传入冲动，也能通过相应的神经通路进入到这个反馈联系系统，针刺和伤害性刺激的信息在这个系统中相互作用，并在这个疼痛调制系统，或称为内源性镇痛系统的参与下，产生镇痛作用，有多种神经递质参与了针刺镇痛过程。

综上所述，针刺镇痛的机理是针刺激活了人体内固有的痛觉调制系统，或称内源性镇痛系统，针刺信号从外周到各级中枢，在相应的神经递质参与下，对伤害性刺激传入冲动进行多层次的感受和传递方面的控制，从而达到镇痛效果。这表明，针刺能调动机体本身的镇痛能力，将机体的抗痛能力动员起来，达到减轻或消除疼痛的目的。对针刺镇痛机理的上述解释，符合中医学理论的特点，为中医针灸治疗原则“激发经气，调整气血”、“扶正祛邪”等理论，提供了实验依据。

第三节 针灸的调整作用

中医理论认为，人体健康状况正常时，机体的经络、脏腑器官功能活动处于正常平衡状态；如果由于各种原因使人体某些经络脏腑的平衡状态遭受破坏，出现失衡，就会产生相应症状，发生疾病。针灸治疗疾病是在辨证施治的原则指导下，通过在穴位处施术，激发经气、疏通经络、调整气血，纠正某些经络脏腑的失衡，使其恢复到正常“阴平阳秘”的机能状态，从而达到治疗疾病的目的。因此，针灸从本质上来说，是一种调整疗法，而不是对抗性疗法。

几十年来，通过大量工作，确认针灸对机体各个系统所发生的功能性疾病，具有明确的调整作用。这些研究工作有的是在临床上进行的，也有许多是在动物身上进行的实验研究。临床研究是以患者为观察对象，发表的论文报告涉及的疾病种类很多，几乎覆盖了所有的疾病分类系统。实验研究则多数应用人工制造实验性病理动物模型，如实验性急性心肌缺血动物模型、心律失常模型，然后在这些病理模型上对动物的某些“穴位”进行针刺，研究针刺对缺血心肌或失常心律恢复过程的影响。这些研究工作多数符合科学研究工作的规范，设有对照组，应用了现代观察指标，有丰富的数据和统计学资料的支持，因而有较强的科学性和说服力。

一、针灸调整作用的基本特点

1. 良性、双向性调整作用　大量研究资料表明，针刺穴位对正常人和正常动物各个内脏系统的功能活动，并没有明显的影响，即针刺并不干扰处于正常状态的脏腑器官功能活动。但是，对不同疾患的患者或不同类型病理性模型动物进行针刺，则可观察到针刺呈现出一定的调整作用，且这种调整作用的表现具有良性、双向性的特点。

针刺调整作用良性效应，一方面是指针刺不干扰处于正常状态的脏腑器官功能活动，另一方面是指针刺对出现病理改变的脏腑器官或系统的机能活动的影响，即所引起的变化，一般总是朝着对机体有利的方向发展。譬如，高血压患者接受针刺，可以产生降压疗效，而不会使其血压变得更高；对实验性心肌缺血动物进行针刺，能使其缺血心肌加速恢复，反映心肌功能结构的有关观察指标获得改善，而不会使其心肌缺血状态更趋恶化，等等。

针灸双向性调整作用的表现非常明确，针灸对机体各个系统功能活动的影响，均表现有同样的规律。如针刺低血压患者，能产生升压效应，而针刺同样的穴位，对高血压患者却能产生降压效果；实验研究结果证实，用颈动脉放血的方法造成动物血压下降，甚至引起失血性休克，针刺穴位可以使其血压加速恢复，即产生升压效应，而针刺用注射某些药物造成动物血压升高的动物模型，则能出现降压的疗效。针刺消化道运动功能失调表现为便秘或腹泻的患者，针刺既可通便，亦可止泻，动物实验也表明，针刺能够引起胃肠道平滑肌基本电节律发生改变，使亢进者减慢，令低下者升高。另外，针刺穴位既可治疗尿失禁，也能治疗尿潴留；针刺对排尿机制进行的调节，能使紧张性膀胱内压下降，使松弛性膀胱内压升高，并能影响括约肌的活动，等等。由此可见，这种双向性调整作用，实际也是良性作用的一种表现形式。

针灸的这种良性、双向性调整作用，是针灸作用的重要特征之一，具有一定的普遍性。它说明针灸作用并不是一种对机体起单纯的兴奋或抑制作用的过程，而是通过复杂的机制，使机体不同系统的脏腑器官功能活动由异常状态朝向正常状态转化，纠正患者脏腑器官系统的功能失衡，使其恢复正常，而对机体内的机能正常部分没有干扰。提示针灸作用过程和最终效果，与机体的具体功能状况背景有关。针灸正是由于具有这种普遍性的良性、双向性调整作用，所以它的适应症很广，其疗效范围几乎覆盖了所有的功能性疾患病种，并且不会对患者造成什么毒副作用。

2. 综合性调整作用　临床所见到的患者，往往可同时出现多种症状，表明机体某一系统的脏腑器官发生病理变化，除了该脏腑器官直接受累外，还能影响其他脏器甚至全身的功能活动，也可能是由于机体内有多个脏器同时发生病理变化。临床和实验研究结果指出，针灸的调整作用可同时在多种脏器表现出来，能同时纠正不同脏器发生的不同的失衡状态。机体受内外环境多种因素的影响，出现的病症可能是相当复杂的，往往并不单纯表现为功能低下或亢进，而可能同时有几种表现，在同一个患者身上，有的脏器功能表现亢进，而另外某个脏器则可能功能低下，因此可以出现多种症状。针灸治疗这类患者，能使功能低下的脏器和处于亢进状态的脏器的功能同时获得改善，这表明针灸能对患者全身各个部位出现的病理性改变，起综合性的调整作用。针灸对某个脏器功能活动的调整，实际上也是对该脏器所属的整个系统乃至全身多个系统功能进行调整的结果。针刺麻醉临床观察结果说明，在腹部进行外科手术时，除了手术对躯体感受装置进行的刺激外，手术过程中对内脏的牵拉，也会刺激腹腔的感受装置，因而会引起痛觉和复杂的痛反应，如烦躁不安、出汗、屏气、恶心呕吐、腹直肌肌紧张亢进甚至内脏膨出，以及血压、心率和呼吸节律的变化等，针刺穴位对手术过程中出现的疼痛和这些全身反应，均有一定的抑制作用，从而表明针灸的确具有综合性调整作用。

针灸作用机理的大量实验研究工作结果指出，临床常见到的上述综合性功能调整作用，在动物实验上能够得到证实。如在实验性心肌缺血性损伤的动物模型上，观察到结扎心脏的冠状动脉左室支，造成心肌局部急性缺血，心脏的收缩能力下降，影响到心脏的每搏输出量和每分输出量，从而影响到全身的血液供给，这时要求心脏通过增加心率等方式提高心输出量，并通过机体的代偿机制，改变全身小动脉的口径改变外周阻力，以维持血压的相对稳定。从心脏的角度分析，增加心输出量无疑是给心脏增加负担，会使处于病理状况下的心脏的功能状况更趋恶化，进入恶性循环，能加速缺血心肌的坏死，如不及时进行治疗，将会产生严重后果。针刺动物“内关”穴的研究结果表明，针刺的作用可以促进心肌缺血区的侧支循环，增加对缺血区的血液供给，改善心肌的酶系统状况、改善氧代谢、能量代谢和心肌细胞的电稳定性，同时还能降低血脂和血液粘度以及改善全身的微循环，降低心脏的负荷，等等，从而保护了缺血心肌，缩小梗死范围，减小坏死区的重量和面积。

有学者认为，经临床和实验研究确认的这种针灸对全身出现的综合性调整作用，是针灸有广泛适应症的基本原因。

3. 功能性调整作用　大量实践结果和研究结果指出，针灸的适应症很广，但是能有效进行治疗的范围，以功能性的疾病为主，虽然针灸也能在炎症、心肌梗塞、脑血管意外、胆石症等器质性病变方面具有一定的疗效，但对一些不可逆的器质性病变，针灸的作用则受到一定限制。因为针灸实质上是一种功能调整作用，它的作用是通过调动机体本身的防病、抗病能力实现的，即使对某些器质性病变产生疗效，也可能是通过功能调整的代偿性作用实现的。因为针灸的治疗机理主要是功能调整作用，因此，在临床上可以发现，针灸疗效与患者器质性病变的程度呈反比例关系，在患者内脏功能失调属于早期，尚未引起器质性病变时，疗效最好，如果在功能失调基础上继发出器质性病变，则能影响到针灸疗效的发挥。如针灸治疗脑血栓形成后遗症，患者病程在3个月以内者的疗效，显著高于病程在3个月以上者；针刺治疗周围性面神经麻痹，疗效与神经的功能保持程度密切相关，仅有神经兴奋性降低情况的患者，疗效最好，出现部分失神经支配的患者，疗效较差，如果患者的病情处于完全性失神经状态，则疗效最低。

针灸功能性调整作用还表现在针灸具有预防疾病和健身的作用。

二、针灸对机体的功能调整作用及其作用机理的研究

从50年代后期起，我国的生物医学科学工作者就开始对针灸调整作用及其作用机理进行了研究。几十年来，发表了大量论文，较系统地阐述针灸对各个器官系统的调整作用及其作用机制。研究范围涉及机体各个功能系统，尤其对消化、循环和神经系统等的研究更为深入。

1. 针灸对消化系统的功能调整作用　大量临床研究报道表明，针灸对消化系统功能失调性疾病有明确的疗效。针灸不但可以治疗胃肠道运动功能失调的疾患，亦可治疗胃肠道分泌功能失常的疾患，对某些消化系统的器质性病变，如胃和十二指肠球部溃疡、溃疡病急性穿孔、胆石症等，也有明确的疗效。另外，对消化系统由于细菌、病毒感染或寄生虫所致的疾病，亦可产生显著的效果，如针灸可以治疗细菌性痢疾、病毒性肝炎、胆道蛔虫等。针灸为什么能治疗这些疾病，各种不同类型的疾病的治疗作用机理为何，多年来，我国有许多研究工作者从各种不同角度，对这些问题进行了较系统的研究。

(1)针灸对消化道运动功能的调整作用：研究工作者在研究针灸对人体消化道运动功能的调整作用时，所采用观察胃肠道运动的方法，在50至60年代，主要应用X射线钡餐造影，后来随着医学技术的发展，70年代以后，又相继应用纤维胃镜、B型超声波以及胃肠电图等技术。以动物为研究对象的实验研究中，有些工作者进行急性实验，在麻醉条件下开腹，并直接描记动物胃肠道的运动曲线，或在胃肠道肌层或浆膜上埋藏电极，记录胃肠道的电活动，也有人将应力传感器植入胃肠道浆膜，通过电桥描记胃肠道的运动曲线，还有人应用将带有颜色的制剂通过口腔灌入动物胃部，经过一定时间

后，处死动物并进行解剖，直接观察动物胃的排空或肠道的推进功能，等等；还有一些研究工作采用慢性实验方法，进行生理外科无菌手术，将电极或传感器埋入胃肠道，待动物手术伤口愈合后，在其清醒状态下对其消化道运动功能进行研究。针灸对胃肠道运动功能影响的实验研究，有很多是在人工造成的病理性模型上进行的。制造病理模型的方法很多，如给动物某种可影响胃肠道运动的工具药，人为地改变动物胃肠道运动的功能状态，例如给动物静脉注入依色林可使动物的胃呈现紧张状态；有的采用长时间对动物进行强制束缚并进行低温处理或水浸的方法，使动物出现应激性胃溃疡，等等。

用光纤维胃镜或造影技术直接对胃肠道运动的观察结果表明，针刺足三里等穴位，用平补平泻手法运针，能使胃和十二指肠疾病患者的胃蠕动受到明显抑制，幽门痉挛缓解；针刺足三里、胃俞、中脘等穴，可使胃痉挛患者的胃运动趋于弛缓，使胃蠕动亢进者的胃运动减弱，使胃蠕动过缓者的胃蠕动增强。以胃电图为指标的研究结果指出，针刺溃疡病、浅表性胃炎、萎缩性胃炎以及胃癌患者的足三里穴，可使其胃平滑肌基本电节律的频率和波幅恢复至正常人水平。用动物病理模型进行的实验研究也获得相同的结论，如通过静脉给动物注入依色林，造成胃紧张性增高，针刺“足三里”穴，可使动物的胃紧张度和收缩波明显缓解；用五肽胃泌素造成动物幽门部电活动亢进，针刺“足三里”可使其胃的基本电节律减慢。

应当指出，在动物身上进行研究的结果，各家报道似乎并不一致。如有人报道针刺“足三里”对胃肠道运动功能的影响是兴奋性的，有人却报道相反的结果，认为针刺“足三里”对胃肠道运动的影响，主要表现为抑制作用。出现这种不同结果的原因，很可能是这些作者的实验条件不同所致。因为有些作者在研究针刺对胃肠道运动功能的影响时，没有采用病理模型，即没有造成明确的运动功能低下或亢进，而是用正常动物进行实验，这些作者在实验过程中也没有注意当时动物胃肠道运动功能的具体背景情况，如果该作者在开腹手术所致动物胃肠道运动功能低下时进行针刺，可能出现兴奋效应，如果针刺时动物的胃肠道运动处于活跃状态，则会表现出抑制效应。这种不同的研究结果给我们一个重要启示，这就是研究针刺调整作用，在实验设计时，应该以临床观察到的治疗规律为指导，必须充分注意到针刺的效应与针刺前的机能状态背景情况直接相关，因此，在实际研究工作中，应该尽量采用病理模型。

除了对胃肠道运动功能调整作用的研究工作外，还有许多作者报道针灸对胆道系统运动功能影响的观察结果，如利用胆道造影或B型超声波图象诊断仪等观察手段，确认针刺期门、日月等穴位，能够影响胆石症患者胆道系统运动功能，表现为胆总管括约肌收缩、胆囊涨大、胆内压升高等变化，有助于胆石松动，起针后，胆总管括约肌松弛、胆囊收缩、胆道内压突然降低，因而会促使胆石下移，这些变化对胆石的排出有一定的帮助；通过筛洗大便找出结石，可以认定，针灸在排石方面有一定的疗效。另外，对胆囊术后病人通过插管直接观察胆道内压，以及在动物身上观察胆道内压、胆总管括约肌的机械收缩和电活动，结果也说明，针刺期门、日月等穴位，的确可以引起胆道系统的运动功能，对胆道系统的运动功能产生调整作用。

(2) 针灸对消化液分泌的调整作用：有不少研究报道指出，针刺对消化液的分泌功能也有调整作用。以胃液分泌为例，用针刺、电针或艾灸等方法治疗十二指肠溃疡，刺激患者的中脘、足三里等穴，经过一个疗程，可使患者的基础胃酸排出量明显下降，说明针灸能够对溃疡病患者的胃酸分泌具有一定的抑制作用；另外，对胃酸分泌过多或不足的患者进行针灸治疗，能使其胃酸分泌量逐渐恢复正常。动物实验也表明，用静脉滴注五肽胃泌素的方法，造成胃酸分泌亢进，针刺“足三里”等穴，可以产生抑制效应。

(3) 针灸对消化道粘膜的保护作用：临床研究报道表明，针灸治疗胃和十二指肠溃疡具有明确的疗效。一般认为，消化道溃疡的形成与胃酸和胃蛋白酶的消化作用有关，胃、十二指肠粘膜的保护因素与损害因素的关系失调是胃和十二指肠溃疡发病的基础。针灸可以保护消化道粘膜，可能是针灸治疗溃疡病的治疗作用的重要环节。实验研究结果证明，电针大鼠的“足三里”、“上巨虚”等穴，对应激性胃溃疡和某些药物造成的胃粘膜损伤模型，呈现明显的胃粘膜保护作用。用20%高浓度的氯化钠溶液灌胃，可以使小鼠胃粘膜产生急性损伤，成为急性胃粘膜损伤动物模型，如果在造模前连续3天，对小鼠“足三里”穴进行刺激，每天一次，再用高浓度的氯化钠溶液灌胃，结果发现电针可使小鼠的胃粘膜损伤指数降低、胃粘膜损伤范围和程度减轻，表明针灸可以预防胃粘膜损伤，具有保护胃粘膜的作用。

(4) 针灸对消化道功能调整作用的神经生理学机理研究：以上资料充分说明，针灸对消化道功能调整作用是客观存在的。针刺通过什么样的神经机制实现这种调整功能，也有大量的研究工作。现以针刺足三里穴调整胃的运动功能为例，对这些研究结果进行扼要介绍。

对针刺穴位产生针刺信息的传入途径的研究结果指出，针刺足三里穴可以兴奋穴区下的感受装置，通过坐骨神经、股神经等躯体传入途径，将针刺信息传入脊髓换神经元后继续上传，直到中枢的高级部位，在大脑皮层最终形成“得气”针感。多数作者发表的实验报告表明，用局麻药物阻滞穴区下的神经装置，或切断与针刺信息传入有关的神经干，不仅可以消除“得气”针感，而且还能阻滞针刺足三里穴对内脏功能的调整作用。然而，也有人认为，切断动物的坐骨神经和股神经或切断坐骨神经和隐神经后，并不能完全阻断针刺足三里穴对小肠运动功能的调整作用，只有把股动脉壁上的神经丛也同时破坏掉，才能完全阻断针刺足三里穴产生的效应。

胃肠道受植物性神经的支配。交感神经和迷走神经的纤维都可到达胃肠，参与调节胃肠道运动功能活动。现已查明，支配胃肠的迷走神经传入纤维终止于延脑孤束核尾端的联合核，再由该核发出纤维投射到脑桥的结合臂旁核以及下丘脑、端脑等中枢高级部位，胃肠道功能所处状态的背景信息经由这个途径传至中枢，针刺穴位的传入信号也可经躯体传入通路到达中枢的这些部位，两种信号在中枢多个部位进行整合，发出的传出冲动，通过下行性通路到达经脊髓侧角，再经交感神经的传出纤维，在交感神经神经节换元发出节后纤维到达胃肠，最后通过壁内神经丛及有关神经递质，对胃肠的运动功能进行调节。有实验研究报告指出，以交感神经节后纤维胃支传出放电为指标，观察针刺穴位对交感神经传出放电的影响，结果发现，针刺穴位确可引起交感神经胃支放电活动的改变，进而能影响胃的蠕动，而且刺激不同穴位所产生的效应有相对特异性；还有资料说明，刺激迷走神经中枢端可以影响胃肠蠕动，切断两侧迷走神经，刺激穴位对胃肠运动的调整效应会受到一定的影响；电针足三里穴时，胃壁神经丛的单胺氧化酶活性明显增加。这些资料均证实“胃肠-迷走神经-中枢-交感神经-壁内神经丛-胃肠”的神经反馈性联系通路的各个环节，都参与了针刺对胃肠运动功能调整作用。关于针刺调整消化道运动功能的中枢机制，也有大量工作报道，研究内容涉及脊髓，延脑的孤束核、迷走神经运动背核和联合核、网状结构的中央背核、三叉神经脊束核等，以及延脑以上水平的上丘、被盖腹外侧区、纵束周围、脑桥的网状结构和蓝斑核团与中缝核团、下丘脑、尾核等，说明这些部位均能参与针刺的调整作用，并有复杂的神经递质系统功能活动的基础。另外，还有资料指出，通过慢性实验的观察，看到针刺家犬的足三里穴，能使血浆中的儿茶酚胺含量明显升高，说明交感-肾上腺系统的功能活动加强，血浆中的儿茶酚胺对胃运动有明显的抑制作用，这些结果提示，针刺穴位对胃肠道运动功能产生效应，交感-肾上腺系统也参与了这个过程。

2. 针灸对心血管系统的功能调整作用 针灸对心血管系统疾病具有确切的疗效，已为大量临床研究报道所证实，研究的范围包括冠心病、风湿性心脏病、心肌梗塞、心律失常、高血压、低血压、失血性休克、微循环障碍等许多心脏和血管系统的疾病。在针灸取得疗效的基础上，科研工作者还进行一系列针灸对心血管系统功能调整作用及其作用机理的实验研究。其中以冠心病、心律失常、高血压和失血性休克的研究最为充分。研究工作者在这些研究中，多数是利用可逆性病理动物模型开展工作。

临床观察结果表明，针刺内关等穴位，可

使冠心病患者的冠状动脉供血情况得到改善，心电图和心功能朝向正常方向衍变，左心功能增强，症状缓解等。这种针刺疗效在动物病理模型上可以得到证实。如用结扎心脏冠状动脉分支的方法，造成家犬急性心肌缺血，多点同步记录心外膜心电图，以出现ST段上升超过2mm的导联数（N－ST）和ST段电位总值（Σ－ST）为指标，判断缺血心肌的衍变情况，并比较针刺组和不予针刺的对照组之间出现的差别。结果发现，针刺“内关”穴后，针刺组动物的N－ST值和Σ－ST值均明显小于对照组，组间差异有显著的统计学意义，说明针刺针刺组动物的心肌损伤范围和程度都低于对照组，生理实验结束后，将心脏迅速取出，进行组织学检查，证实针刺组动物心脏梗死的面积和程度以及梗死区组织的重量等，均较对照组明显降低。进一步的实验研究结果指出，针刺“内关”穴，可使急性心肌缺血模型动物的冠状动脉血流量增加、冠脉阻力下降、心肌血氧供给量增加、心肌耗氧量下降，从而使冠脉系统的动脉与静脉间血氧含量的差值减小，心肌对氧的供求失衡状态得到改善；另外，直接测定心肌耗氧量的实验研究结果指出，针刺组动物由结扎造成的心肌梗死区的心肌耗氧量，与没有发生梗死的正常区之间，出现明显差异，而不予针刺的对照组，心脏的梗死区与正常区间却没有呈现这种差别。另外，研究结果还指出，针刺对急性缺血性心肌具有调节细胞能量代谢的作用，可加速心肌细胞由缺血造成的糖原和磷酸化酶以及线粒体嵴病理性改变的恢复，保证了心肌的能量供应；针刺“内关”还可抑制心肌单相动作电位波幅的衰减和平台期的缩短，保持其复极过程的相对稳定，改善缺血性心肌的兴奋状态，易化兴奋在缺血区的传导，中断兴奋折返途径，减少心律失常的发生，对预防猝死有一定的作用。这些实验结果有力地说明，针刺穴位对心脏功能的确具有明确的调整作用。

针刺对心血管系统调整作用的机制，也进行了很多工作。研究资料指出，针刺内关穴的传入信息，主要是通过正中神经的Ⅱ、Ⅲ类纤维传至脊髓，并通过脊髓向上传导到延脑以及更高的部位，针刺信号可以到达延脑的孤束核、下丘脑的前区和后区以及端脑的杏仁核等结构，对心肌缺血敏感神经元的放电产生抑制作用。研究结果还表明，肾上腺素能β受体和α受体和胆碱能M受体等神经递质，以及垂体-肾上腺皮质系统均参与了针刺内关穴对心肌缺血的调整过程。

针刺对高血压病的治疗也有明确的疗效。针刺穴位能使高血压病患者左心室收缩功能得到调整，外周阻力和血液粘滞性降低，外周微循环改善，从而产生血压下降的效应。关于这种治疗作用的机理，有人认为，针刺足三里穴出现的降压效应，并不是由于心输出量减少所致，用低频低强度电脉冲直接刺激坐骨神经也能产生降压结果，提示坐骨神经是针刺足三里穴传入信息的传入途径。切除家犬双侧颈静脉窦和主动脉弓缓冲神经，针刺效应受到阻抑，说明针刺足三里穴的降压效应的机制是抑制了压力感受性和化学感受性升压反射，使缩血管中枢紧张性降低，调整交感神经系统的紧张性传出发放，导致小动脉扩张，外周阻力变小，因而促使血压下降。

3. 针灸对呼吸系统的功能调整作用　针灸对呼吸系统疾病也有一定的的疗效，临床观察结果表明，针刺治疗支气管哮喘的疗效具有见效快、无副反应、无禁忌症等特点；针灸能使肺功能改善，使呼吸道阻力下降，解除支气管平滑肌的痉挛，患者的症状因而可迅速得到缓解。研究结果还指出，针灸具有调整支气管哮喘患者免疫功能的作用。针刺1个疗程后，患者的白细胞移动指数能出现显著改善。隔姜灸治疗哮喘，可使患者的淋巴细胞转化率提高，血清中的免疫球蛋白IgE、IgG和IgM等的浓度由高于正常值向正常值转化；化脓灸也能明显升高支气管哮喘患者的淋巴细胞转化率，改善E花环形成率，并使血清中的免疫球蛋白IgA、IgG和IgM的浓度下降，补体C_3趋于正常。另外，还可观察到针刺和艾灸刺激穴位都能使哮喘患者血浆皮质醇和cAMP、cGMP的含量以及cAMP与cGMP的比值获得改善，提示针灸能使患者的交感神经兴奋性升高、抑制了副交感神经的亢进、增强肾上腺皮质的功能。

4. 针灸对神经系统的功能调整作用　针灸可以治疗脑血管意外及其后遗症，以及癫痫等神经系统的疾患，已有大量临床研究报道。

有资料说明，针刺能使缺血性中风患者的脑电图和脑缺血部位的血流图得到改善，并能增加脑的血液供给，调整血脂的代谢，降低血清总胆固醇和β脂蛋白的含量，使全血比粘度、血小板聚集率和红细胞的压积降低。针灸对缺血性脑血管病患者异常血脂和血液流变性的这种调整作用，对增加脑组织的血液量、缓解缺血区脑细胞的缺血、缺氧状态，是非常有利的。动物实验结果也证实了临床观察研究的结果，并指出血浆中的儿茶酚胺、亮-脑啡肽、肾上腺素、去甲肾上腺素和5-羟色胺等神经递质和调质，都参与了针刺对缺血性脑病的效应过程。

针刺治疗癫痫的实验研究结果指出，电针风府等穴位能够抑制用青霉素引起家兔皮层出现的癫痫样放电，说明电针穴位对癫痫有一定的控制作用，实验结果还表明，如果先用青霉素处理家兔皮层，待出现癫痫样放电以后再进行针刺，可使癫痫样放电的频率降低、波幅下降；但是，如果先进行电针，然后再用青霉素处理皮层，家兔的癫痫样放电则会延缓出现。这个观察结果提示，用脉冲电刺激穴位，对癫痫样放电不但具有治疗作用，而且还有一定的预防作用。动物实验的研究结果证实了临床上的所见。进一步的研究结果表明，脑内的一些神经递质参与了针灸治疗癫痫的效应过程。尾核头部、苍白球和黑质是脑内γ-氨基丁酸富集的区域，当γ-氨基丁酸含量下降时，可出现不同程度的癫痫。实验证明，用脉冲电直接刺激γ-氨基丁酸富集区之一的黑质，可以抑制癫痫样放电，即出现与电针相类似的结果；将谷氨酸脱氢酶的抑制剂注射入动物体内，电针抑制癫痫样放电的效应也随之减弱；将这种抑制剂直接微量注入脑内γ-氨基丁酸富集的部位，更可使电针的效应消失。这个结果说明，电针对癫痫样放电抑制作用的机制，与γ-氨基丁酸富集部位有密切关系。同样的类似实验还证明，脑内单胺类递质、(如多巴胺、5-羟色胺、去甲肾上腺素等)、内阿片肽（如脑啡肽、亮啡肽、β-内啡肽等)和乙酰胆碱等多种递质富集的区域，包括多个结构，均参与癫痫的形成和电针的作用。另外，也有人提出，脑内的回返抑制机制的恢复，也是电针产生疗效的重要神经生理学基础。

5. 针灸对内分泌系统的功能调整作用 针灸对内分泌系统功能失调的疾患也有积极的治疗作用。临床报道说明，针灸对糖尿病、甲状腺功能亢进或低下，甚至对甲状腺肿瘤等内分泌系统的疾病，都有一定的疗效。许多研究工作者对针灸调整内分泌系统的效应，进行了深入的研究。

以针灸治疗糖尿病为例，研究结果确认，针灸可以降低糖尿病患者的血糖，如和药物配合进行综合治疗，能取得良好的疗效，他们同时还指出，针灸对病情轻、病程短的Ⅱ型（非胰岛素依赖型）的糖尿病患者，疗效较好，但对Ⅰ型（胰岛素依赖型）糖尿病患者的疗效则较差，这可能是因为针灸的降低血糖的作用有一定的限度，还可能由于针灸产生疗效是通过调整作用，调动机体本身胰岛的潜在功能实现的，如果患者本身的胰岛已经失去了分泌胰岛素的功能，针灸就很难奏效。

研究资料还表明，针灸对胰岛素分泌有一定的调整作用。对高血糖患者进行针灸，可以降低血糖含量，针灸低血糖的患者，则能出现升血糖的效应；在用四氧嘧啶所致的糖尿病病理模型动物身上进行的研究结果，也获得同样的结论。针刺可使多数动物的血糖和尿糖量显著降低、胰岛β细胞损伤程度较轻，胰岛的亚显微结构几乎正常；而不进行针刺治疗的对照组，多数动物的血糖和尿糖始终维持在较高水平，且胰岛β细胞损伤严重，甚至溶解消失，细胞膜性结构改变，分泌颗粒明显减少。

有些研究工作者观察神经系统在针刺治疗糖尿病过程中的作用，他们发现，切断迷走神经或用普鲁卡因阻滞针刺信号向中枢的传入，再对糖尿病模型动物进行针刺，针灸促进胰岛素分泌的效应就不再出现。因此，他们指出，针刺降低血糖效应的作用途径，首先是周围神经的传入，在中枢神经系统完整的条件下，对针刺的传入信息进行整合，再通过迷走神经-胰岛素系统作用于胰岛，促进β细胞的分泌。神经、体液、受体、激素和酶系统都参与了这个过程。

6. 针灸对其他系统的功能调整作用 针灸具有广泛的适应症，对机体内多个系统均能产生调整作用，对这些调整作用的研究，已有许多研究报道，研究内容几乎涉及到机体的各个功能系统。除了上面介绍的有关内容外，针灸还可治疗泌尿生殖系统、感官及其他功能系统的疾病或对这些系统出现的功能性障碍进行调整，如治疗尿失禁、尿潴留、小儿遗尿、尿石症、不孕症、性功能障碍、痛经、月经不调、外阴白斑、胎位不正、皮肤病、关节炎、颈椎病、中心性视网膜炎、视力或听力减退、失血性休克、中毒性休克等，乃至减肥、戒烟和戒毒。我国的临床和基础研究工作者，对上述各个系统的疾病及其作用机制，都有相应的研究工作，获得许多有价值的资料。由于篇幅的限制，在此不能一一列举。

第四节　针灸的防卫免疫作用

针灸能够治疗许多过敏性和感染性疾病，如哮喘、肝炎、细菌性痢疾等，也能治疗多种炎症乃至肿瘤，说明针灸具有防卫免疫作用。针灸的防卫免疫作用与功能调整作用的实质有共同之处，都是调动人体本身的内在抗病防病能力，产生治疗效果。针灸防卫免疫作用的本质，实际上也是一种功能调整作用。几十年来，我国的医学生物学科学工作者，对针灸的防卫免疫作用也进行了较为系统的研究。在这个研究领域，研究人员通过临床观察和基础实验研究，在病人身上和病理模型上，进行了大量工作。

一、针灸对免疫功能的影响

免疫作用是指人体和动物能够识别和清除来自体外的抗原物质（如细菌等）或来自体内的自身变性物质（如死亡的细胞等）的保护性反应，具有维持体内外环境相对稳定、防御感染等重要作用。机体的免疫功能系统，可分为特异性和非特异性两个系统，特异性和非特异性免疫又都有细胞免疫和体液免疫两个部分。人体的免疫反应受神经-体液控制和调节，当免疫功能失调时，经不住抗原物质的侵袭，就会发生某种疾病，如果人体的免疫功能系统遭受破坏，则能产生严重后果，艾滋病是其中最突出的例子。大量研究报告指出，针灸可对特异性和非特异性免疫系统产生影响，使免疫功能增强，从而对过敏性和感染性疾病、无菌炎症和肿瘤产生明确的疗效。

1. 针灸对非特异性免疫功能的影响　非特异性免疫在人体抗感染过程中，具有重要作用，是人体防卫功能的基础。非特异性细胞免疫作用，是指体内具有免疫功能的细胞，对抗原物质发生的非特异性免疫反应。这些细胞包括血液中的白细胞、单核细胞，结缔组织中的吞噬细胞，淋巴结和脾脏中的巨噬细胞，中枢神经中的小胶质细胞，肺脏中的尘细胞，肝脏中的 Kupffer 细胞等。非特异性体液免疫，是指体液内的非特异性免疫物质，如补体、备解素、调理素、干扰素、溶菌酶等，对抗原物质发生的免疫反应。研究工作结果说明，针灸可以影响机体非特异性免疫功能。例如，阑尾炎患者在发病的急性期，血液中的白细胞数量急剧增加，针刺足三里等穴位，不仅能够缓解疼痛，也能减轻炎症，用显微镜观察血象，可以看到针后白细胞的数量显著下降，而且能明显提高白细胞的吞噬能力；用免疫抑制剂造成动物免疫功能低下的模型进行观察，发现针灸穴位可使白细胞的数量和吞噬能力回升；针刺大鼠的大椎和命门等穴，肝脏 Kupffer 细胞的吞噬能力可明显增强，而且不同的刺激手法，产生疗效的程度也不相同，如用补法运针，刺激强度较弱，能使肝脏 Kupffer 细胞的吞噬能力增强，而泻法运针，刺激过强，则会使这种细胞的吞噬能力下降；给小鼠施灸，可提高细胞的吞噬指数和腹腔渗出细胞溶菌酶的活性，还可以激活肝脏中的 Kupffer 细胞、脾脏和腹腔中的巨噬细胞，增强吞噬能力；在穴位处施加针或灸的刺激，还可引起血清中的非特异性细胞免疫因子总补体含量升高，等等。另外，有研究报道指出，正常人接受针灸，白细胞的数量和吞噬能力也能升高和增强，提示针灸穴位也能有一定的增加免疫功能的作用，对预防疾病有积极意义。

2. 针灸对特异性免疫功能的影响　特异性体液细胞免疫，是指机体接受抗原物质刺激后，产生具有特异性免疫反应的细胞（共有 4 种类型：胸腺依赖性淋巴细胞又称 T 淋巴细胞，骨髓依赖性淋巴细胞又称B淋巴细胞，杀伤性淋巴细胞又称K淋巴细胞和自然杀伤性淋巴细胞又称NK淋巴细胞）对相应的抗原发生的特异性免疫反应。特异性体液免疫反应，是指在抗原的刺激下，B淋巴细胞分化为浆细胞，产生抗体（免疫球蛋白，Ig）并通过抗体与相应的抗原发生特异性免疫反应。实验研究证明，针刺家兔足三里穴，可以提高淋巴细胞转化率和玫瑰花结形成率；在穴位上施灸，可使免疫功能低下的小鼠的ANAE阳性淋巴细胞百分率显著升高；化脓灸能促使哮喘患者NK细胞免疫活性增加。这些结果说明，针灸对特异性免疫功能也具有调节作用。

另外，有资料表明，针灸还能提高肿瘤患者的免疫能力。如艾灸肿瘤患者的关元穴，能使接种腹水型肝癌株瘤细胞的小鼠的存活期明显延长，并发现针灸可使具有杀伤肿瘤细胞能力的NK细胞的数量显著增加。

二、针灸的抗炎退热作用

1. 针灸的抗炎作用　临床观察结果确认，针灸对各种炎症也能产生疗效。实验研究的结果指出，针或灸大鼠“足三里”穴，动物背部的人工化学性炎症灶的渗液量明显低于不治疗的对照组，表明针灸可抑制炎症灶的血管通透性，减少组织液的渗出过程；电针胸膜炎大鼠的“足三里”，可明显抑制动物血中的白细胞的趋化性和白细胞的游出过程；针刺还能改善炎症灶区的微循环和淋巴循环，使血液和淋巴的淤积减轻，有助于消除炎性水肿。另有实验证实，针灸足三里穴可减少炎症灶的坏死面积，并能延缓和防止坏死的发生，说明针灸对炎症灶变质过程，也能产生疗效。针灸还可促进炎症灶和溃疡灶的愈合，控制肉芽组织的增生。

2. 针灸的退热作用　针灸对细菌性和非细菌性发热都有一定的退热作用，临床上对发热病人的观察，以及利用发热模型进行的动物实验研究，都证实了这种效应。研究工作者发现，针刺可预防扁桃体炎患者的炎症复发，防止体温升高，也能控制手术后患者产生的发热。在家兔背侧皮下注射伤寒三联疫苗，可使其体温升高，针刺穴位能够使体温回落，若将金黄葡萄球菌注射入家兔腹腔，引起动物体温升高，针刺则能使体温回落或使体温加速恢复。还有人指出，针灸的退热作用有一定的局限性和特有规律，因为针灸的作用并不单纯是可以退热，有时还能表现出促进发热的效应；另外，在一段时间里，如果连续多次使用针灸治疗，随着时间的推移，针灸的疗效有可能下降，这可能是患者对反复受到针灸刺激所产生耐受性适应的结果。

三、针灸防卫免疫作用的作用途径研究

针灸的免疫防卫作用是客观存在的，我国的研究工作者通过大量实验证实，针灸的这种作用，只有在神经、内分泌和免疫系统健全的条件下才能实现。

实验资料指出，将动物的传入神经切断或用麻醉药物封闭，针灸穴位对机体免疫功能的调整作用则会消失，即针刺不能使动物的单核巨噬细胞和血液中的白细胞的数量和吞噬能力升高或增强；切断支配炎症灶区的交感神经，针刺后并不能减轻炎症性肿胀；摘除腰部的交感神经链或颈上交感神经节，或用药物麻醉中枢神经系统，同样会取消针灸对动物防卫免疫功能的效应。这些研究资料提示，包括传入、传出和中枢在内的神经系统的完整，是产生针灸这种效应的基本条件。进一步的研究结果表明，许多神经递质，如去甲肾上腺素，多巴胺、内源性阿片样物质等，均参与了针灸调整免疫功能的过程。

还有资料表明，切除动物双侧肾上腺，再行针灸，结果指出，针灸的防卫免疫作用即不再出现。其他实验还观察到，针刺还能引起尿17-羟皮质酮的排泄量增加、血液肾上腺皮质激素的活性增高、肾上腺合成皮质类固醇的活动加强、肾上腺抗坏血酸含量减少、肾上腺静脉中肾上腺类物质含量升高等。这些实验结果说明，实现针灸对免疫功能的调整，内分泌系统的完整也是一个不可缺少的必要条件；针灸不但能使下丘脑-垂体-肾上腺皮质轴趋于活跃，而且还能加强肾上腺髓质的活动，使交感神经-肾上腺髓质系统的功能增强。

根据上述实验结果，我国的科学工作者经过科学推理和对研究资料的概括，认为针灸穴位出现对免疫功能的调节性效应，是通过神经-内分泌-免疫系统这个环路的调控产生作用的。

参考文献

1. 张香桐，等．针灸针麻研究．北京：科学出版社．1986．
2. 季钟朴．现代中医生理学基础．北京：学苑出版社．1991．
3. 林文注．实验针灸学．上海：上海中医学院出版社．1989．
4. 祝总镶．穴位功能特异性的研究．见中医研究院，针灸研究进展．北京：人民卫生出版社．1981：59页．
5. 陈巩荪．关于耳穴特异性的研究．见：中医研究院编，针灸研究进展．北京：人民卫生出版社．1981：59页．
6. 北京医学院基础医学系针麻原理形态组．家兔耳廓皮肤电阻变化与内脏疾病的关系．见：中医研究，针灸研究进展．北京：人民卫生出版社．1981：79页．
7. 潘朝宠．穴位形态学的研究．见：中医研究院，针灸研究进展．北京：人民卫生出版社．1981：92页．
8. 吕国蔚．穴位针刺效应的神经传导通路．见；中医研究院，针灸研究进展．北京：人民卫生出版社．1981：114页．
9. 陈隆顺，等．体针穴针感感受器及其传入纤维类别．见：中医研究院，针灸研究进展．北京：人民卫生出版社．1981：126页．
10. 任民峰．针刺镇痛作用的实验研究．见：中医研究院．针灸研究进展．北京：人民卫生出版社．1981：133页．
11. 沈锷．针刺镇痛的中枢原理．见：中医研究院，针灸研究进展．北京：人民卫生出版社．1981：141页．
12. 徐维，等．大脑皮层在针刺效应中的作用．见：中医研究院，针灸研究进展．北京：人民卫生出版社．1981：150页．
13. 周仲福．中枢神经介质和生活物质与针刺镇痛．见：中医研究院，针灸研究进展．北京：人民卫生出版社．1981：158页．
14. 卢振初，等．针灸对体液免疫物质含量的影响．见：中医研究，针灸研究进展．北京：人民卫生出版社．1981：184页．
15. 马如纯．针刺的抗休克作用及其原理的实验研究．见：中医研究院，针灸研究进展．北京：人民卫生出版社．1981：189页．
16. 毕　涉，针刺抗炎与扶正袪邪的病理生理学依据．见：中医研究，针灸研究进展．北京：人民卫生出版社．1981：196页．
17. 董承统．针刺补泻手法的实验研究．见：中医研究院，针灸研究进展．北京：人民卫生出版社．1981：201页．
18. 李　鼎，等．针灸工具和仪器的研制．见：中医研究院，针灸研究进展．北京：人民卫生出版社．1981：208页．
19. 张　缙．传统针法、灸法的研究．见：中医研究院，针灸研究进展．北京：人民卫生出版社．1981：212页．
20. 吴秀锦．穴位的病理性反应．见：中医研究院，针灸研究进展．北京：人民卫生出版社．1981：220页．
21. 张发初．针刺在X线诊断上的应用．见：中医研究院，针灸研究进展．北京：人民卫生出版社．1981：234页．
22. 裴廷辅．关于电针刺激的研究．见：中医研究院，针灸研究进展．北京：人民卫生出版社．1981：237页．
23. 会议学术处．全国针灸针麻学术讨论会论文摘要（一）．北京．1979．
24. 会议学术处．全国针灸针麻学术讨论会论文摘要（二）．北京．1979．
25. 中国针灸学会．第二届全国针灸针麻学术讨论会论文摘要．北京．1984．
26. 大会学术处．世界针灸学会联合会第一届世界针灸学术大会论文摘要汇编．北京．1987．
27. 中国针灸学会．针灸论文摘要汇编——献给世界针灸学会联合会成立暨第一届世界针灸学会学术大会．北京．1987．
28. 大会学术部．世界针灸学会联合会成立十周年学术大会论文摘要汇编．北京．1997．

（庄　鼎）

第十四章　中西医结合免疫学

几千年来，我国人民在与疾病的斗争中，创造和积累了许多宝贵的经验，建立了一整套理论体系，经过不断地总结提高，形成了我国的中医药学。源远流长的中医药学，对人类做出过巨大贡献，对免疫学的发展，也有极其重要的作用。我们应该用现代科学的理论和实验方法，开展中西医结合研究，继承和发扬中医学遗产，为形成和发展中西医结合免疫学做出应有的贡献。

中医学中“免疫”一词，最早见于18世纪《免疫类方》一书。而免疫预防思想在2000年前的医学巨著《黄帝内经·素问·刺热》中就有记载：“病虽未发，见赤色者刺之，名曰治未病”。《素问·血气调神大论》：“不治已病，治未病。”也记载了预防为主的思想。《素问·刺法论》：“五疫之至，皆相染易，无问大小，病状相似”。中医学对“疫”的记载与现代医学中的传染免疫概念是近似的。

中医学对自动免疫现象很早就已发现，16世纪，明代万全所著《痘疹世医心得》指出：“麻疹彼此传染，但发过不再作耳。”《家传痘疹心法》中记载：痘疹“终身但一度，后有其气不复传染焉”。对染疾的免疫论述在《景岳全书·瘴气》中论述：“北人入南必一病，但有轻重之异，若久而与之俱化则免矣。”从中看出中医学对传染免疫中自动免疫现象的认识和概括。

中医学对人工获得性免疫方法，早在公元3世纪东晋，葛洪《肘后备急方》中已提到“疗猘犬咬人方，乃杀所咬犬，取脑傅之，后不复发。”说明要防治狂犬病，可用狂犬病狗的脑组织外敷伤口，可避免发病。

中医学对免疫学发展贡献最大的应该是预防天花的人痘接种法。这一创造性发明为人类预防医学成功地开辟了新纪元。目前认为现代免疫学是从1798年詹纳氏（Jenner）的牛痘接种法开始的，实际上，我国人痘接种法的发明有确切记载的是明代隆庆年间（16世纪）。清代俞茂鲲在《痘科金镜赋集解》中记载：“闻种痘法起于明朝隆庆年间，宁国府太平县……”由此可见，我国预防天花的人痘接种法比詹纳氏使用牛痘接种法至少要早一个世纪。其采用的方法在张璐《医通》中具体介绍了有痘浆法，痘痂法及痘衣法等。这是现代减毒疫苗的开端。并相继传播至英国、日本、朝鲜、土耳其等国。对人类预防疾病及免疫学的发展做出了伟大的贡献。

回顾中医学对免疫学发展贡献的历史，可以看出，现代免疫学的一些基本理论和方法早在我国古代就已在实践中应用，并逐步总结提高到理论。因此，应用免疫学理论和方法，开展中西医结合的研究，继承和发扬中医药学，一定能为人类防治疾病做出应有的贡献。

（关崇芬）

第一节　中医基础理论与免疫学

一、中医阴阳理论与免疫的关系

阴阳学说是中国古代的一种宇宙观和方法论，它是建立在唯物论的基石上，内涵丰富的辩证法思想。阴阳学说在中医学领域中，推动了中医学术的发展，成为中医学理论体系的重要组成部分。中医阴阳学说认为客观存在的万物都可分为阴阳两大类，阴阳中又可分阴阳，肯定了物质可以不断地再分割。阴阳代表一切事物对立统一的两方面，阴阳之间存在着相互对立、相互依存、相互制约和相互转化的辩证关系。阴阳双方处于不断运动变化之中，这种运动变化具有量变和质变过程，这些基本法则广泛运用于中医的生理、病理、诊断、药物、治法各个方面，指导辨证论治的整个理论体系如表里、寒热、虚实、药物四气五味、治法的温清补泻等等，都可以阴阳来概括，所以阴阳学说是中医学的理论核心。

从免疫学的基本理论看，机体免疫系统及其功能也包含对立统一的两方面，如非特异性免疫和特异性免疫、细胞免疫和体液免疫，免疫增强和免疫抑制，生理性免疫和病理性免疫、T淋巴细胞和B淋巴细胞等诸对矛盾的相互依赖，制约和转化的关系，与中医阴阳法则很相近似。

中医阴阳调节有整体调节，即在“天人合一”的思想指导下，旨在调节机体内环境及内外环境之间的协调平衡。根据阴阳资生、互根的理论“阳化气、阴成形”，提出了物质是功能调节的基础，功能则能调节物质生命的发展。此外《内经》中的“阳杀阴藏”、“亢则害，承乃制，制则生化”的论述指出通过阴阳互相对立，相互制约，以维持阴阳平衡的调节机制。现代免疫学研究证明，免疫调节包括神经系统、内分泌对免疫系统的整体调节，也包括免疫系统本身从整体、器官、细胞、因子、分子水平多层次的相互依存，相互制约的免疫调节网络，与中医阴阳调节理论相似。因此，通过现代医学的研究能逐步阐明阴阳调节理论的机理。

中医阴阳相互依存，相互制约的法则，具体体现在免疫系统及其功能的各个方面，如非特异性免疫和特异性免疫反应，细胞免疫和体液免疫之间，既各有特殊功能，又紧密配合，相辅相成。非特异性免疫是特异性免疫的基础，特异性免疫过程中形成的各种免疫活性物质（如抗体和淋巴因子）又可增强非特异性免疫（如吞噬、杀菌作用）功能，在协同作用下才能有效地消灭一些致病力较强的病原微生物。在某些情况下，不同免疫机能之间还相互制约，如动物实验性肿瘤研究中，由于体液中7S IgG抗体存在，阻断了致敏性T细胞对肿瘤细胞的破坏，反而增进肿瘤细胞的生长，这体现了体液免疫对细胞免疫的拮抗作用。又如免疫系统的T淋巴细胞与B淋巴细胞，分别承担着细胞免疫和体液免疫功能，T、B细胞既有分工，又密切合作，如T细胞不同功能的亚群对B细胞产生抗体起调节作用，其中抑制性T细胞能抑制B细胞产生抗体，是自身稳定性的重要因素，而辅助性T细胞则可辅助B细胞产生抗体，从而提高机体的免疫反应功能。

阴阳双方相互转化的法则也体现在免疫学的基本理论中。免疫学认为生理性免疫反应和病理性免疫反应间的相互转化是决定机体发病、疾病传变和转归的关键问题。治疗的目的，是促使病理性免疫反应向生理性免疫反应转化，促进机体免疫系统调节至自稳状态。中医认为是通过平衡阴阳而使之康复的。《素问·至真要大论》曰：“谨守病机，各司其属；有者求之，无者求之，盛者责之，虚者责之，必先五胜，疏其血气，令其调达，而致和平。”说明平衡阴阳之前，应该谨慎地掌握病机，找出致病原因，如五气中何气偏盛，五脏中何脏偏盛，辨明盛衰、虚实，了解气血情况而治之。故《素问·生气通天论》又曰：“阴平阳秘，精神乃治”。从而调节阴阳平衡，达到“以平为期”的治疗目的。免疫学理论认为免疫功能失调的疾病，除应针对病因用药外，还应重视免疫调节的治疗途径，使异常的免疫反应恢复正常，缺陷的免疫反应得到调节，而使疾病治愈，这与中医学中辨证论治，从而使阴阳平衡的治则治法是极其近似的。

中医重视人体内部的关联，强调作为整体对外界的综合反应，总则应该是阴阳的平衡，这与现代医学神经-内分泌-免疫调节网络理论是十分近似的。1970年代瑞典学者Besedovsky，首先提出了神经内分泌-免疫调节网络学说，证明了神经-内分泌-免疫调节网络是机体内环境稳定的基础。80年代的研究进一步发现，免疫系统不仅受神经内分泌系统的调控，而且免疫系统也能调节神经内分泌系统的功能。目前研究已证实三者之间的联系是通过分子递质相互作用而实现的。实验证明，内啡肽、脑啡肽、促肾上腺皮质激素、促甲状腺激素、生长激素、P物质等神经内分泌肽激素对免疫细胞的增殖、发育、功能表达均有影响。而免疫系统的产物也具有激素样活性，如干扰素、白细胞介素、胸腺素α、β等细胞因子对神经内分泌系统的功能也有调节作用。有学者发现，淋巴细胞在合成α-干扰素的同时，还有表达具有肾上腺皮质激素活性的肽类物质，并证明这种肽与垂体分泌的促肾上腺皮质激素具有许多相同的理化性质和生物活性。从而产生了免疫活性细胞产生肽激素（称免疫反应性激素，ir 激素）的新观点。最近研究进一步证实，免疫细胞上有神经肽激素受体的存在，而免疫细胞本身也可以分泌神经肽，由此可见，免疫系统和神经内分泌系统具有一系列相同的激素和激素受体，它们在系统内和系统间相互作用，构成一个严密而又完整的调节环路，维护机体内环境的稳定性。实验证实脑垂体通过肾上腺皮质激素促使肾上腺皮质分泌皮质类固醇对免疫反应起到抑制作用，脑垂体通过分泌生长激素可以增强免疫反应。因此，神经内分泌免疫调节网络理论与中医的整体观，阴阳调节及脏腑相关学说等理论有密切联系。

近年来分子生物学发展迅速，并已用来研究阴阳学说的实质。自 1973 年美国生物学家 Goldsezg 根据环磷酸腺苷（cAMP)、环磷酸鸟苷（cGMP）这一对环核苷酸对细胞功能的不同作用，提出了生物控制的阴阳学说，认为这是中医阴阳学说的物质基础，之后，国内学者作了大量研究。cAMP 和 cGMP 对维持正常生命活动有密切关系，所以一些疾病的阴阳失调表明 cAMP、cGMP 绝对值或比值失调。有学者通过实验研究指出阴虚时 cAMP 含量明显增高，cAMP/cGMP 比值无明显变化，而阳虚时 cGMP 含量明显增高，cAMP/cGMP 比值明显降低。北京市中医研究所报道，阳虚时都有 cAMP/cGMP 比值降低，但有时主要由于 cAMP 降低，但有时主要是 cGMP 升高所致。此即阴有余或阳不足皆可表现为阳虚的道理。有学者从甲亢阴虚患者中测定 cAMP 增高，cGMP 降低，cAMP/cGMP 比值升高，此即阳过盛或阴不足皆可表现为阴虚的道理。人们研究发现免疫反应与环核苷酸 cAMP 及 cGMP 的比例变化有相关关系。一般认为 cAMP 对免疫反应呈现抑制作用，而 cGMP 对免疫反应呈现促进作用。总之，阴阳学说与环核苷酸的关系尚有待进一步研究，以期阐明其内在联系。

现代分子生物学认为，核酸（DNA，RNA）的传递复制调节是细胞能量代谢的重要基础，近年来研究发现阴阳学说与核酸代谢有内在联系。有学者用氢化考的松造成阴虚小鼠模型，结果表明动物肝脾的 DNA 合成率显著降低；给予助阳药后可使动物肝脾中 DNA 合成率明显提高。有学者对小鼠阳虚模型以助阳药进行实验性治疗，测定肝细胞 RNA 的变化，结果表明造模动物肝细胞中 RNA 含量下降，同时给予助阳药治疗组的 RNA 含量均较造模组动物高。说明药物的阴阳调节与核酸代谢有相关关系。特别是近年来有学者从现代医学关于体内阴阳离子的相互关系论证阴阳学说的科学性的研究也引起人们的兴趣。有学者通过阴离子隙（Aruon Gap 简称 AG）的概念及 100 人次 AG 的统计分析来探讨阴阳理论的实质。认为人体阴阳离子之间也是相互依存、相互制约的。一方不足，就可引起另一方相对过亢；一方过亢，另一方就会受到克制。统计 100 人次 AG 中代谢性酸或碱中毒表明：AG 方程式中阴离子（HCO_3^-）常不足，阳离子（Na^+）常有余。另有学者研究碱中毒和酸中毒的临床表现分析，其分别与中医阳虚证和阴虚证的证候表现相似，从而提出 HCO_3^- 与阴，而 H_2CO_3 与阳有着内在联系，并提出 HCO_3^- 与 H_2CO_3 的比值维持在 20：1 则能保持机体内环境的稳定——酸碱平衡。可将其比值改变作为临床上阴虚证和阳虚证的客观指标之一加以研究，从而探索阴阳学说的实质。

综上所述，将中医阴阳对立统一法则与免疫学基本理论结合起来研究，不仅是中西医结合理论研究的重要课题之一，而且也必将促进免疫学的发展。

二、中医正邪学说与免疫的关系

中医学从朴素的唯物辩证法观点出发，在病因发病学上，强调内因的作用，提出了正气学说，正气是针对邪气而言，正气与邪气是一对矛盾的两个方面。正邪之间的斗争贯穿着疾病发生、发展的始终，决定着疾病的转归。正气概括机体一切抗病能力，包括脏腑、经络、营卫气血的正常生理功能。邪气是一切致病因素的总称，既指外界“六淫之邪”，又指机体内阴阳失调所产生的病理改变。中医学在致病诸因素中特别重视起决定性因素的内因——正气。《素问·刺法论》指出：“正气存内，邪不可干”。可见只要正气充实，邪气则不能为害，人体就免于生病。如果机体因种种原因致正气虚衰，一则外邪易乘虚入侵，二则内邪叠起，便导致疾病发生，即《素问·评热病论》所谓："邪之所凑，其气必虚"。可见，感邪致病与否，与机体正气强弱有关，如《素问·上古天真论》所述："虚邪贼风，避之有时，恬淡虚无，真气从之，精神内守，病安从来"？又说："法于阴阳，和于术数，食饮有节，起居有常，不妄作劳，故能形与神俱。"说明正气有抵御和消祛外邪的作用，同时可调节和稳定机体内在的阴阳平衡，使"精神内守"，从而消除内邪，保持机体正常的生理功能，因此，正气具有祛除邪气，调节阴阳，保护机体的作用。

现代免疫的基本概念是机体识别"非己"物质及排除"非己"物质的能力。这与中医学所说的正气的作用基本一致。免疫学认为免疫系统有防御感染，自身稳定、免疫监视功能。防御功能，就是抵抗各种病原微生物的感染，即正气防御外邪的作用；自身稳定，就是清除自身抗原，排除外源性因素干扰，稳定内环境，维持免疫平衡。与正气消除内邪，维持机体阴阳平衡作用一致；免疫监视是防止机体细胞突变，通过机体免疫排斥反应及吞噬作用防止肿瘤的发生。中医学认为正气充盈，脏腑协调，经络畅达，气血通畅，则不致形成痰积血瘀，以免"积聚"发生。积聚包括肿瘤。有所谓"积之成者，正气不足，而后邪气踞之"，所以"养正积自消"（《医宗必读·积聚篇》）。说明正气有防止和消除积聚的作用。由此可见正气具有免疫系统的正常功能，而免疫系统的器官、组织、细胞及其产物组成的一个完整而复杂的网络体系则是正气的重要物质基础。从免疫学角度看，一切外来的致病因子及自身抗原等"非己"物质，都可称为邪气。因此，免疫系统功能正常即可防止疾病的发生，免疫系统功能异常，出现过高或过低的免疫反应，会引起机体发生病理改变而导致免疫性疾病。这与中医认为正邪相争，正气战胜邪气就不致为病；正不胜邪，或邪正剧争，都可发生疾病的观点是一致的。

在中医基本理论指导下，通过长期积累的丰富的临床实践经验，总结出中医治疗疾病的扶正、祛邪的治则治法。《素问·通评虚实论》指出"邪气盛则实，精气夺则虚"。《素问·三部九候论》提出了"实则泻之，虚则补之"的扶正祛邪治法。扶正就是提高抗病能力，即提高机体的免疫功能，使正胜邪却，又可发挥机体识辨病邪，祛除病邪的作用。祛邪既能消除破坏机体平衡稳定的致病因素，又能抵御病邪的进一步侵袭感染。扶正可提高机体免疫功能，即中医认为"扶正以祛邪"之意。祛邪可调节免疫功能使之达到内环境平衡，即中医认为"邪去正自安"之理。中医临床独特之处，就是辨证论治，正虚者以扶正为主要治法，邪实者以祛邪为先，正虚邪实并存者，扶正祛邪并用。总之根据正邪双方力量对比，并根据患者自身的具体情况辨证施治，这与免疫学的重视个体差异，强调免疫调节的理论和治法是极为近似的。

临床实践及动物实验的大量资料表明：应用扶正固本的中药能增强机体免疫功能，如益气药黄芪、党参、人参、灵芝等均可提高非特异性免疫反应，增加巨噬细胞及白细胞吞噬活性，提高淋巴细胞转化率等，黄芪能促进机体诱生干扰素，增加抗体形成细胞数目。人参能调节机体代谢，促进宿主蛋白质及脂质代谢等。人参皂甙能促进天然杀伤细胞-干扰素-白细胞介素α的调节网络。补阳药肉桂、仙茅、菟丝子、锁阳、黄精等能使动物抗体生成时间提前；养阴药鳖甲、玄参、麦冬、天冬等能使抗体存在时间延长。变态反应所致的多种免疫性疾病，如肾小球肾炎、类风湿关节炎、红斑狼疮、乙肝等，机理比较复杂，在致病机理上多属自身免疫性疾病，在发病初期表现为实证类型，用活血化瘀、清热解毒类中药能使过高的免疫反应趋向正常水平，有一定疗效。临床与实验研究表明有些中药既有扶正作用又有祛邪作用。如甘草既有促进细胞免疫功能，又能有抗多种病毒效应，如水疱性口炎病毒、仙台病毒、单纯疱疹病毒等。而金银花、大青叶、白花蛇舌草等清热解毒药既可直接抑制病原性微生物，又可明显促进白细胞的吞噬功能及溶菌酶活性。又如天冬能养阴生津又能抗癌，苡仁、蘑菇等也具有扶正和抗癌两方面作用。

总之，中医扶正祛邪治法与机体免疫调节机理和治法十分相似，而且实践证明中医治则治法具有明显的优越性。这主要是中医理论指导下的辨证论治，整体调节，及中药的配伍组方，多种组成成分的协同作用，致使扶正祛邪治法，袪邪不伤正，扶正不留邪，能发挥其调节作用，使机体整体，包括免疫系统，得以恢复平衡协调，达到“阴平阳秘，精神乃治”的正常稳定状态。因此，中医正邪学说理论及扶正袪邪治则治法中蕴含丰富的免疫学理论和方法，不仅对中医免疫学形成和发展，而且对现代免疫学的研究和进展，均起着积极的促进作用。

三、中医脏腑理论与免疫的关系

中医脏腑与现代医学脏器名称相同，但生理功能和病理改变内涵均不相同，属于两种医学理论体系的不同概念。但通过多年来的研究表明中医脏腑与免疫系统功能，两者有着极为密切的关系。这种认识，始于对中医学脏腑学说理论的探讨，而后被现代免疫学方法的临床和实验研究所证实。中医理论认为代表机体正气的主要物质如气、血、精、津等的生成和输布全在于脏腑功能活动及它们之间的平衡协调。鉴于精来源于先天，藏于肾，又得到后天水谷精微之不断充养，气为肺所主，气血又来源于脾的生化，因此，肺、脾、肾与免疫功能的关系尤为密切。

中医学认为肺主气，合皮毛，司开合，输布津液于全身，维持各脏腑的正常生理功能。“肺主一身之气”，“诸气者，皆属于肺”（《素问·五脏生成篇》）。皮毛位于体表，是人体抗御外邪的屏障，肺气充沛则腠理固密，开合正常，外邪就不易入侵。肺的主防卫机能在外感疾病中所起的作用尤为明显。中医学对防御外邪入侵的正气称为“卫气”《灵枢·本脏》说：“卫气者，所以温分肉，充皮肤，肥腠理，司开合者也”。又说：“卫气和，则分肉解利，皮肤调柔，腠理致密。”可见卫气确保了皮肤粘膜的屏障作用。因此，中医肺卫功能与现代医学的皮肤粘膜等非特异性免疫反应的屏障作用是极为近似的。肺吸清吐浊，主宣发，肃降，是气出入的要冲，升降正常，出入有序，就可维持脏腑间的各种正常生理功能。另外，卫气的作用不只在于皮肤肌表，对机体内的脏腑，卫气也起着温煦保护作用，如《素问·痹论》指出：“卫者，水谷之悍气也，其气慓疾滑利，不能入于脉也，故循皮肤之中，分肉之间，熏于肓膜，散于胸腹，逆其气则病，从其气则愈”。说明体内肓膜、胸腹、各脏腑都有卫气循行，遇病邪则与之相争，正气充实，邪气不能入侵。卫气强，邪气盛，斗争激烈，机体反映出一些病理现象。一旦卫气虚弱，邪气则可乘虚而入而致病。说明卫气泛指机体内的很多抗病物质，不仅能固表袪除外邪，也能清除内邪。因此，中医肺的功能具有现代医学中单核巨噬细胞系统的免疫功能。

现代医学认为，当抗原物质刺激免疫系统，产生免疫反应时，首先是中性白细胞、单核细胞及巨噬细胞等参与产生的非特异性免疫反应，白细胞及巨噬细胞趋向抗原物质，包围和吞噬抗原，通过溶酶体和溶酶体酶，消化和杀灭抗原，同时巨噬细胞能加工处理抗原，并把信息传递给淋巴细胞，激发T淋巴细胞释放多种淋巴因子，激发B淋巴细胞分泌产生抗体，形成细胞免疫和体液免疫，进一步消灭抗原物质。实验研究表明肺虚时白细胞吞噬功能、T细胞比值、痰中S IgA及血清IgG均较正常对照组偏低。临床观察也证明，卫气虚的患者通过补益肺气，可提高非特异免疫功能，达到充实卫气抗邪的治疗目的。

中医学认为“脾胃者，仓廪之官，五味出焉”（《素问·灵兰秘典论》），并指出“夫脾者，受水谷之精气，化气血以荣华，周养身形，灌溉藏府者也”（《太平圣惠方》），故脾被称为“后天之本”，“气血生化之源”。中医脾脏功能为脾主运化，主肌肉，脾统血等。因此，正气盈衰赖脾的滋养，脾运化正常是机体维持正常生理功能的重要保障。《灵枢·五癃津液别》提出“脾为之卫”，《金匮要略》提出“四季脾旺不受邪”以及“内伤脾胃，百病由生”等论点，说明脾脏有防御功能，借鉴现代医学免疫学观点，脾胃功能与机体免疫系统的自身稳定性调节有密切关系，应该采用免疫学方法进行中医脾功能的探讨。

在临床实践中研究脾虚证患者，细胞免疫功能降低，T细胞百分比、淋巴细胞转化率、免疫球蛋白含量均低于正常水平。有人报道慢性气管炎患者测定血清补体，以脾虚痰湿型患者最低。E玫瑰花结试验T细胞数量以脾虚型最低。检查脾虚型的慢性肝炎、重症肌无力以及泄泻疾病的免疫学观察，均发现细胞免疫功能低下。通过调理脾胃功能治疗后，随着病情好转，细胞免疫功能也有恢复趋势。表明健脾益气方药可以通过改善细胞免疫功能而取得疗效。说明了中医脾参与了免疫细胞的产生过程和功能调节作用。即便是现代医学所说的脾脏也是属于免疫器官，是B细胞的聚集场所，抗体产生的主要器官，与中医脾脏的功能有相似的作用。因此，中医治疗脾胃疾患提出了“治脾胃即所以安五脏”，“善治病者，惟在调和脾胃”的重要理论，与现代医学对机体免疫系统的自身稳定性调节的理论是一致的。

采用实验动物模型模拟中医的某种证型所出现的一些病理改变，并通过中药反证对病理生理过程的影响，是中医“证”机理研究的一个重要方面，近年来对中医各种“证”均研究了不少的实验动物模型。对脾虚证动物模型的研究也逐步深入，造模方法有十余种，各有利弊。采用苦寒药大黄作为致虚因素对大鼠造成类似临床脾虚证模型，并经用红参治疗进行反证验证其证型性质，结果表明模型动物有临床虚证表现，免疫学检查，淋巴结淋巴细胞及脾细胞的^{3}H-TdR淋巴细胞增殖试验，在PHA及ConA作用后，虚证动物的epm值较正常对照组明显低下，说明虚证造模动物T淋巴细胞功能受到抑制，而补气药红参能提高虚证模型动物的细胞免疫功能。采用过劳和饮食失节方法制成大鼠模型，发现脾虚模型组T细胞数目下降，血象及血色素较对照组低。进一步研究脾虚证发生机理，在中医基本理论指导下，根据中医学和中兽医同源理论，选用马属动物驴和大白鼠为受试动物平行实验，采用耗气破气中药加饮食失节综合方法造模，按照久病致虚的论点，延长造模和复健时间，建立了驴和大白鼠的脾虚证模型，并以健脾方剂四君子汤复健。观察了细胞免疫、体液免疫及非特异免疫反应。结果表明，造模组与对照组比较，免疫器官体积小，有萎缩现象，免疫器官胸腺及脾系数明显降低。胸腺、脾、肠系膜淋巴结及外周血T淋巴细胞分化增殖功能低下，E玫瑰花结形成率低，淋巴因子IL-2效应降低，均说明脾虚动物细胞免疫明显受抑制。在体液免疫检查中血清IgG含量下降，而代表粘膜局部免疫的分泌型IgA含量增加。说明脾虚证动物体液免疫中主力抗体水平下降，而局部免疫有代偿性增加。非特异免疫反应中溶酶体酶β葡萄糖醛酸苷酶，溶菌酶活性降低，说明脾虚动物细胞受损，吞噬活性、溶菌功能等天然屏障作用降低。采用健脾方剂四君子汤复健，对造模动物有免疫调节作用，使免疫功能恢复接近正常水平。

采用利血平脾虚小鼠，以四君子汤治疗组作为复健组，进行细胞信使研究。以荧光探针标记方法测定小鼠脾细胞群体血浆钙离子浓度及用激光扫描共聚焦显微镜检测单细胞钙离子方法，观察脾虚小鼠与对照组的胞浆钙离子变化。结果表明：脾虚动物脾细胞群体及单个细胞胞浆钙离子均较对照组明显降低，四君子汤组能明显提高脾细胞胞浆钙离子浓度达到正常水平，这一结果与T细胞增殖水平符合，说明脾虚小鼠在细胞信息传递水平上受到抑制，从而影响了免疫细胞的正常功能，造成免疫功能紊乱，而健脾方药能促进免疫调节达到稳态。这方面的研究尚待进一步深入探索。

文献报道不同方法造成的脾虚模型中均能见到免疫器官体积变小，淋巴细胞减少，淋巴细胞转化实验低下等细胞免疫功能受损所见。上述实验结果从各个角度提示了机体屏障作用降低，细胞免疫功能受抑制，体液免疫功能失调，这与脾失健运，正气不足，生化乏源的机制相关。因此，通过中医脾与免疫调节关系的研究，必将有助于对“证”本质的深入探索。

中医学认为肾为先天之本，藏精、主水、纳气，肾主骨生髓，为元气之根。因此，肾是维持人体生长发育、生殖功能及生命的重要脏器。中医认为“肾主骨”（《素问·宣明五气》），“肾生骨髓”（《素问·阴阳应象大论》），“脑为髓之海”（《灵枢·海论》），把肾同骨、髓联为一体，发挥调节各个脏腑的作用，使其保持自稳状态。现代医学认为机体受外界及自身抗原的刺激，在机体内因抗原负荷过重，免疫稳定功能失调，引起过高或过低的免疫反应，导致病理损伤，发生自身免疫病、免疫缺陷病及恶性肿瘤等疾患。而维持机体免疫功能稳定，一方面需要免疫系统的免疫调节网络的自身调节，更重要的是神经、内分泌对免疫系统的整体调节。目前研究证明神经系统的兴奋与抑制是通过下丘脑、脑下垂体、肾上腺皮质系统和甲状腺及性腺来维持的。脑下垂体是调节免疫的主要环节，它通过分泌肾上腺皮质激素，促使肾上腺皮质分泌皮质类固醇可抑制过高的免疫反应,同时脑下垂体通过生长激素的作用,以增强过低的免疫反应。从而起到调节机体免疫平衡。中医学的肾，经研究证明具有“下丘脑-垂体-肾上腺轴和下丘脑-垂体-甲状腺轴”的功能。所以肾在调整和维持免疫平衡上起着重要作用。另外肾主骨生髓，而免疫学认为，参与免疫反应的主要免疫细胞是淋巴细胞，分为T、B细胞及其亚群，为细胞免疫及体液免疫的主要免疫反应的物质基础。这些细胞均来源于胸腺及骨髓中的多能干细胞。所以，这些免疫细胞的生成盈亏与中医肾有密切关系。此外,研究表明细胞内的调节与“肾”亦有关系。近年来，认识到许多神经递质、激素及一些生物活性物质对靶细胞发挥生物效应，是通过细胞内介质—— 环核苷酸而实现的。环核苷酸(cAMP、cGMP)又称第二信使，对生物细胞具有双向调节作用。1973年Golaberg把这种调节现象和中医的“阴阳学说”联系起来，认为是阴阳学说的物质基础。环核苷酸对免疫细胞的影响，研究表明cGMP促进T、B细胞的DNA合成，而cAMP作用相反。一般来说，cAMP增高时，对免疫起抑制作用；cGMP增高时，则能增强免疫反应。但对某个具体人来说，cAMP及cGMP的调节作用要根据具体机体状态而不同，这种个体差异与中医辨证有相似之处。临床观察证实阳虚患者cAMP低于正常，而cGMP高于正常值，cAMP/cGMP比值较正常值低。而阴虚患者其结果与之相反。说明体内阴阳消长可反映cAMP及cGMP的相应变化。而肾在调节机体阴阳中又起着主要作用，临床实践报道温补肾阳的药物能使低下的DNA合成率增高，滋肾阴的药物可使亢进的DNA合成率降低。可见调节肾之阴阳能调整核酸代谢。因此，可从神经、内分泌及免疫功能，从整体、细胞、分子水平上阐明中医肾与免疫调节的相关关系。

综上所述，中医肺、脾、肾对免疫系统均可发挥调节作用。中医脏腑学说提示：脏与脏、脏与腑之间存在相互依存、相互制约的关系，依靠这种关系维持机体的协调稳定。免疫学的自身稳定性调节，也是清除非己、稳定内环境，维持机体免疫平衡的。《内经》记载：“亢则害，承乃制，制则生化”。这种脏腑相互依存和相互制约的论点，是机体功能的自稳调节，与现代医学的神经体液免疫调节网络的作用是一致的。

从上述肺、脾、肾与免疫关系的研究，可以看出，肺、脾、肾之气健旺，则内环境稳定，机体免疫功能正常。如因种种原因致任何一脏亏损，都可影响免疫功能失调而致病。因此，可以根据免疫学变化，结合中医辨证，对机体失调的免疫反应，针对性地选用有关的治则治法，调节免疫平衡，改善机体免疫状态，达到“阴平阳秘”“以平为期”的防治疾病的目的。

四、中医体质学说与免疫

中医基本理论体质学说在中医经典著作中对先天禀赋及体质特征早有记载。《灵枢·阴阳二十五人》就论述了木形、火形、土形、水形等二十五种人的体质特征。如“土形之人，比于上宫，似于上古黄帝，其为人黄色，圆面，大头，美肩背，大腹，美股胫，小手足，多肉。上下相称，行安地，举足浮，安心，好利人，……能冬秋不能春夏，春夏感而病生，足太阴敦敦然”。《内经》记载对二十五种人依据其特征探索气血情况，“其肥而泽者，瘦而无泽者，气有余，血不足，瘦而无津者，血气俱不足。”阐明了体质与气血之间的相关关系。中医又以体内阴阳的多少将人分成太阴、少阴、太阳、少阳、阴阳和平之人，说明不同的体质，阴阳盛衰也有所差异。从中看出中医的先天禀赋与现代医学中的某些遗传因素有一定关联。此外，先天禀赋与体质的气血阴阳状态有密切关系。所谓“阴虚木火”与“阳虚痰湿”的体质类型的不同，从现代医学的生理性体质与先天遗传因素之间的关系进行研究，从而观察其内在联系，是很有意义的探索。肾为先天之本，肾阴肾阳与免疫有关，其盈亏消长与现代医学中先天遗传免疫缺陷所引发的多种免疫性疾病与中医肾有关，以补肾为主的治法进行调节在临床治疗上获效。另外，获得性免疫缺陷病如艾滋病。从临床与实验研究证明，从扶正祛邪治则可以调整机体免疫状态，改善症状，提高免疫功能，取得疗效。

中医的体质学说与现代免疫学所重视的机

体反应性的个体差异的论点近似。研究体质的不同对机体对疾病的易感性及用药规律问题是十分有意义的，这正是中医辨证论治及整体调节理论的精髓，对研究发病机理和提高临床疗效均有裨益，应重视这一领域的深入探索。关于有人提出体质学说与组织相容性复合体MHC之间的关系问题，限于两种医学体系间的差异及目前的研究手段，尚有待进一步探索。

（关崇芬）

第二节 中药免疫学研究思路与基础理论实践

中药应用于临床已有几千年历史，可以说是药物的排头兵，也是中医学中一个丰富宝库。解放后，中药研究工作得到迅速发展，亦获得很大成果。特别是中药的栽培、炮制、资源开发、制剂，以及化学结物、药理等方面都有令人瞩目的成绩。有些制剂已打入国际市场，这些都是令人振奋的。

在销售中药制剂宣传中，常听到这样一个十分响亮的口号，即提高人体“免疫力”，不应该怀疑这些结论，但严格讲，什么指标代表着免疫力？又通过什么环节影响着免疫系统？正确完整的回答这一问题是很不容易的。一为中药本身结构、剂型、实验体系的复杂性与药效的多样性；二为免疫学理论和技术发展的快速度、高水平与药物机理探讨的深入性和多面性。

多年来，我国对中药进行了免疫学研究，常以免疫功能变化作为该药物的免疫学效应。在这方面已积累了大量数据和资料。但是，不应只停留在这样的研究水平上，对于如何走向世界，并与国际接轨尚有很大差距。如何缩短这个差距，这就必须要具备一个先进的思路，即由单一免疫学科走向横向联系多种交叉学科；由宏观整体走向分子、基因水平，确切讲是宏观与微观的融合。

一、中药本身结构、剂型、实验体系的复杂性与药效的多面性

中药结构复杂，药效各异。剂型不同，用药方式亦有别。产地不同，质亦随之而异。肯定说，临床应用中药治疗各种疾病已有千年历史，积累了丰富经验。但实验研究却在探索中。下面结合我们的科研工作实际谈谈对几个问题的看法。

1. 方剂、单味药及单体 在方剂方面，曾进行过20多种单味药组成的大药方“祕灵王”，亦研究了由4种单味药（附子、肉桂、淫羊藿、肉苁蓉）组成的温阳方剂。前者以综合研究为主，后者则以分析组合为主。

现剖析一下“温阳方剂”的研究过程及关键性结果，以阐述对方剂的看法。首先采用此方剂的全药及各单味药煎剂，对比观察了各组动物的各种反应，包括对模型动物（“阳虚”模型）的生存状态及主要免疫功能的指标变化。在证实这些药物对免疫受抑模型鼠低下的体液和细胞免疫功能具有增强作用的基础上，将4味药分别提取了有效成分，并进行交叉配伍。实验结果表明，该4味中药相互之间并非皆呈相加作用，淫羊藿总黄酮及肉苁蓉提取物是发挥主要作用的药物；而附子总生物碱及肉桂挥发油则相对无效。4种单味药恢复阳虚小鼠体液免疫功能的强度依次为：淫羊藿总黄酮＞肉苁蓉提取物＞肉桂挥发油＞附子总生物碱。由此我们得出这样一个结论，方剂虽由单味药组成，但方剂的作用并非为单味药作用的简单相加。而是在中医辨证论治理论指导下，根据药物特性及配伍原则组成的药物组别。可以说，研究方剂是综合过程，而研究单味药则是分析过程。

在研究单味药——甘草的过程中，又得到另一启示，由于提取甘草的有效成分不同，其免疫学效应亦有不同。甘草酸具有抗过敏性休克，使过敏性休克模型鼠的存活率提高至70%～90%，对照组存活率仅为20%。甘草多糖抗过敏作用不明显，经过系列研究发现它是小鼠一种B细胞分裂原，其效应是巨噬细胞依赖，而T细胞非依赖的。由此看来，单味药亦是一个“小复方。”

单体药效明确，专一性强，亦是改建中药结构的基础，但由于产量小，价格昂贵，多在体外进行免疫细胞生物学及细胞水平上的调控作用。

2. 药物剂型与实验体系 目前中药的剂

型有多种多样，片剂、丸剂、粉剂、口服液、针剂等。实质上是两大类型，一为原药水煎或干粉；二为有效成分提取物。我们对免疫功能未卜的中药，总是先以水煎粗制品经口灌服入动物体内，这也是中药用于临床的主要方式。体外实验，切忌用水煎剂。

作为中药的实验性药效和药物机制的研究，有体内和体外实验体系之分。从中医临床来看，体内观察体系较为可靠，近乎人体实际。人体是多系统的集合体，免疫系统则是人体多系统中的一个。中药制剂进入体内所引起的功能变化，不能看作只是与免疫系统作用的结果，可能是通过其他有关系统表现出来的总效应，这是研究中药免疫药理学时应重视的环节。体内实验类似"黑箱方法"，给予动物体内的药物为输入部分，所测得免疫系统变化为输出部分，目前对这一黑箱中究竟发生了什么变化，为何不同的药品产生不同的效应等问题，至今所知甚少。但随着边缘学科的出现，分子生物学技术的应用，其机制将被探明。因此，必需配以体外实验，可以在更高层次上，即细胞生物学、分子生物学上进行研讨。如某种中药的有效成分是增强细胞免疫功能的，进一步则应对免疫细胞的类型、亚群分别进行研究，同时对其免疫分子产物—细胞因子等亦应进一步观察，更深一层考虑则是关于其信息传递及基因调控机制等。

体内、体外体系用药的差别在于，前者可用原药水煎剂或有效提取物；而后者最好用较单一的有效成分，水煎剂在体外实验中干扰因素很多，难以得到准确结论。上述两种体系相比，体外实验需时短，条件易控制。若只有体外实验，而无体内实验，其结果是难以让人信服的。此乃由于脱离体内环境，无法反映机体各系统与免疫系统之间相互制约，相互协同的复杂关系。因此，两个实验体系必须同时进行。在通常情况下，两者的结果是比较一致的，换句话说，宏观结果与微观结果只是"综合"与"分析"两种不同方式。但亦有例外，如进行蚕蛹多肽对免疫细胞的功能影响时，发现蚕蛹多肽在体内实验体系抑制分裂原的反应性，体外则有增强作用。其原因可能由于某些中药的药效并非直接作用于免疫系统，而有可能是通过神经内分泌系统，间接影响免疫功能；或许由于这些药物在体发生代谢改变，可能是其产物所发挥的免疫效应，因此与体外结果不一致。

3. 药物的质与量及模型动物　在探讨药效时，药的"质"与"量"是个十分重要的问题，如产地、药用部位、采集时间、加工炮制等的不同，皆会影响中药的"质"。此外，中药的量也是一个很重要的问题，"细辛不过钱"正说明此理。无论体内或体外实验体系中都存在着一个药物的剂量的问题，体外实验体系显得敏感又明确。如人参皂甙（GS）在体外实验中发现，0.01μg/ml 时，GS 即有促进小鼠淋巴细胞对 ConA 的增殖效应，此效应随 GS 剂量增加而增加，在 1μg/ml 时达峰值，若继续增加药量，反而呈递减性下降。体内实验亦见到类似情况，500μg/只/天共 3 天，可增强小鼠 NK 细胞活性，当剂量达 5mg 时却呈抑制趋势。同时该药具有明显的双相作用，特别表现于一次与二次免疫应答，同一剂量的 GS 对一次免疫应答有明显增强作用，而对二次免疫应答则作用较差。另一作用可谓之"正常化"，可使受抑动物的免疫功能得到恢复，亢进的免疫功能得到抑制，如 GS 可使带瘤动物受抑的 NK 活性和升高的 ADCC 活性趋于正常。

在考察药效时，除注意质与量，又要注意"时效"，即动态观察。此乃由于机体作为一个有机联系的整体，另一方面药效亦有发生、发展和削弱过程。故此，必须运用辩证思维，在动态中进行观察。

药物的质与量又与动物品系、生理状态等有着密切关系。而模型动物的筛选和建立可能是研究中药的一个难题。中医研究八纲辨证，能否依此寻找天然合适模型，如 NZB/N 与 NZW 交叉的 F_1 代鼠，可出现与系统性红斑狼疮（SLE）类似的自身免疫病；NZB/BINJ 鼠高频率出现自身溶血性贫血及狼疮样肾炎；SWR（SWR/J）具有发展成为严重自身免疫病的倾向；C_{57}L/J 鼠易建立起实验性自身免疫脑脊髓炎；AKR/J、C_{58}/J 易发生白血病；DBA/IN·C_3H/HCJ 易患乳癌；NOD（nonolere dialetic）小鼠作为Ⅰ型糖尿病的模型等。另一方面则根据现代医学成就制备合理模型，如辐射损伤模型（以 BALB/Cj 最好）、去胸腺早衰动物模型、化学药物（环磷酰胺、地塞米松、氢化考的松造成的免疫功能受抑模型、D-半乳糖造成的衰老模型等）。正常动物作为实验动物模型是不恰当的，并且难以得到理想结果。例如，用人参根渣水提物调整LAK细胞的功能，正常对照组无作用，截肢应激动物得到了阳性结果。

二、免疫学理论和技术发展的快速度、高水平与药物机制研究的深入性和多面性

当代免疫学发展是以广度的多交叉性、深度的多层次性，以及发展上的高速度为其特点。这就给中药免疫学研究提出了深入性和多面性的要求。其核心问题为高起点的技术方法与先进的科学理论相结合。

研究中药的免疫学效应，无疑要用免疫学技术，技术种类繁多，概括起来有：血清学技术包括凝集、沉淀，后者包括各种免疫扩散及电泳；免疫标记技术（免疫荧光技术、酶免疫测定、放射免疫测定、发光免疫测定等）；细胞免疫功能测定（T、B、巨噬细胞，以及细胞毒细胞功能测定）；免疫分子生物学技术（免疫印迹、免疫PCR、免疫沉淀）、分子杂交技术（斑点杂交、Southern印迹杂交、原位杂交、Northern印迹杂交等）。最常测定材料有两大类，一为测定体液中免疫物质，包括免疫球蛋白、补体系统各类分子、细胞因子、免疫复合物、体液中抑制因子，以及可溶性受体等。另一类则为测定体液或器官组织中免疫功能，如血液或器官中的T、B、巨噬细胞、其他白细胞、骨髓中干细胞和基质细胞，以及各类细胞的表面标志及亚群，包括粘附分子等。近年来，分子生物学技术、基因及细胞工程技术已迅猛地渗入到免疫学各个方面，开创了免疫学技术的新时代。因此，中药的研究也必然走向细胞、分子，甚至基因水平。

选择方法时，除应注意它们的敏感性、客观性、可重复性外，最重要还在于所选指标是否准确地表达出该研究的目的和要求。切勿出现“驴唇和马嘴”的笑话。因此，并非所有的高起点技术方法都是恰当可取的。后者的可行性必需在先进的科学理论指导下进行。现以人参皂甙的研究为例说明之。

1．人参皂甙（GS）的神经内分泌效应：应激本身与神经内分泌系统的活动有着密切关系，而人参皂甙具有调整应激造成的免疫受抑状态。但其确切的神经—内分泌效应尚需通过实验研究。

下丘脑-垂体-肾上腺轴（HPAA）和交感神经的激活是应激造成免疫抑制最重要的两条途径。海马是机体神经内分泌系统的高级整合中枢，它与机体的情绪变化，应激的调整都有十分密切的关系。神经肽Y（NPY）是目前发现在中枢神经系统含量最高的一种神经肽，与HPAA活动有着密切关系。在外周交感神经系统与去甲肾上腺素共存，协同发挥生理功能。根据以上各种先进理论，探讨人参皂甙抗应激所致免疫抑制时，HPA轴、海马-HPA轴、NPY-HPA轴及NPY-交感神经通路所起的作用。

（1）下丘脑-垂体-肾上腺轴（HPAA）：HPAA不仅为神经内分泌系统的功能轴，也是与免疫系统最密切的一个功能轴。因此首先从HPAA着手，研究GS的神经内分泌免疫调节网络机制，在体内：①GS通过垂体-肾上腺轴参予应激期的免疫效应，结果表明GS能明显抑制应激期动物外周血中促肾上腺皮质激素（ACTH）及皮质酮（CN）的升高，同时尚能减低应激期脾细胞ACTH受体的表达。因此，明显对抗应激期内源ACTH所引起抑制免疫细胞的功能。②GS抑制促肾上腺皮质激素释放因子（CRF），减弱其对垂体—肾上腺轴的激活。CRF是调控HPAA的关键神经肽，承担着HPAA的启动作用。动物手术应激后5′即可激活下丘脑CRF分泌增加，随后激活垂体ACTH分泌，最后导致肾上腺皮质酮上升。皮下注射GS后，首先抑制应激期中枢CRF分泌，进而抑制ACTH、皮质酮分泌，同时可见免疫细胞功能增强。在体外GS对HPAA的活动，采用体外培养的下丘脑、垂体、肾上腺细胞，观察了GS对下丘脑、垂体、肾上腺细胞分泌功能的影响。实验结果显示，GS可明显抑制NPY、CRF分泌，亦能明显抑制激活的垂体细胞分泌ACTH，但不能抑制ACTH促皮质酮的产生。

（2）海马-HPA轴：海马区内含有高亲和力的CRF、CN结合位点，对HPAA具有重要的调控作用，采用核团导管埋植和微量注射技术，将微量GS直接注入到大鼠双侧海马区。实验结果表明，在产生免疫增强效应的同时，外周ACTH、CN含量亦明显降低。提示这一结果与海马介导作用有关。由于海马具有高亲和力的CN结合位点，且GS骨架结构与CN十分相似，推测GS注射到海马后，可以直接与CN受体结合，启动HPAA长反馈负调节通路，抑制HPAA活动，产生免疫增强效应。进一步又将GS与^{3}H-CN同时注入小鼠静脉，使海马区结合^{3}H-CN的量明显增多，CRF结合位点表达明显增高，支持GS可通过促进CRF、CN对HPAA负反馈调节作用而抑制HPAA活性。

(3) NPY-HPA轴：NPY以下丘脑含量最为丰富，免疫生化显示NPY神经末梢可与CRF、ACTH神经元突触密切联系，表明NPY在HPAA活动调节中起重要作用。用侧脑室微量注射技术给大鼠注射外源性NPY后，血浆ACTH、CN水平显著增高。同时脾细胞、NK细胞活性以及细胞因子的产生均有明显地抑制作用。在侧脑室注射NPY前，预先给予肾上腺素能α受体阻断剂，则部分阻断NPY上述活性。结果表明，NPY以中枢激活HPAA而发挥其免疫抑制作用，此结果在体外实验体系中亦得到证实。在应用截肢应激造成的模型中，也得到类似的结果，即GS可明显抑制截肢应激造成的下丘脑NPY的升高，同时抑制下丘脑CRF的分泌和外周血ACTH、CN的升高，对截肢应激造成降低的免疫指标亦有显著改善。

(4)NPY-交感神经系统途径：NPY不但在中枢神经系统含量丰富，而且在外周交感神经系统含量亦很高，它常与去甲肾上腺素(NE)共存，协同发挥生理功能。形态学上早已证实免疫细胞可直接接受交感神经的支配，并且交感神经的兴奋是应激反应另一重要特征之一。因此在证明了NPY可以通过HPAA介导GS抗应激的基础上，进一步探讨NPY通过交感神经系统介导GS的抗应激效应。在体外实验体系中，其结果证实NPY与去甲肾上腺素可协同抑制小鼠脾细胞对ConA的反应性及NK细胞毒活性。可见当交感神经兴奋时，释放NPY和NE，二者可协同产生免疫抑制效应。并进一步证明小鼠脾脏存在特异的NPY结合位点，NPY可直接与脾免疫细胞发生作用。

2. 采用分子生物学技术以阐述人参皂甙三醇组（PTGS）具有分子生物学效应（促IL-2 mPNA转译） 证明了PTGS具有调整骨髓受抑模型鼠的免疫功能，提高骨髓细胞数及其活性，特别是对其细胞因子亦有调整作用，其增强机理采用了分子生物学技术进行探讨。

(1) PTGS对大分子(DNA、RNA、蛋白质)合成及其对合成抑制剂(放线菌素、放线菌酮)的拮抗效应：首先通过^{3}HTdR、^{3}HUR、^{3}H-亮氨酸掺入法证明，PTGS对PHA活化淋巴细胞的DNA、RNA合成无明显促进效应，而促进蛋白质合成较明显(增加60%)，且高峰期提前50h。同时取上述淋巴细胞的培养上清，检查其IL-2活性。结果表明，PTGS可明显促PHA诱生淋巴细胞产生IL-2，且在此过程与DNA和RNA合成关系不明显，但与蛋白质合成无论在强度和时间上均密切相关。进一步用PTGS与RNA合成抑制剂(放线菌素D，AMD)及蛋白质合成抑制剂(放线菌酮，CHX)相互作用。将培养24小时的PHA组蛋白质和RNA合成定为100%。此时PHA＋PTGS组的RNA、蛋白质及IL-2合成皆有增加。若单纯为PHA＋AMD则上述3种水平皆明显降低。若加入放线菌酮，则蛋白质受到明显抑制，IL-2合成受抑亦十分明显。此时若加入PTGS，则蛋白质合成明显恢复，IL-2合成亦恢复，而RNA合成受抑无变化。上述结果提示PTGS可拮抗放线菌酮对蛋白质合成的抑制，表明PTGS对翻译过程有促进作用。

(2) PTGS在细胞内、外体系中，对IL-2 mRNA促转译效应：以IL-2诱生、表达为手段，观察了PTGS促诱生及mRNA体外翻译的效应。PTGS对IL-2促诱生能力表现在：①与单独PHA组相比，各个时期均有促诱生效应；②高峰时相延长，下降至本底水平时间推迟。从而证实PTGS具有较强的促诱生效应。

IL-2是淋巴细胞基因活化合成的一种糖蛋白，因此观察细胞内DNA、RNA和蛋白质的生物合成与IL-2分泌时间及数量的关系，有助于分析该药对促诱生效应的主要环节。如前述，PTGS主要促进了蛋白质合成，对RNA及DNA无明显作用，从而提示PTGS主要是调控IL-2基因表达的翻译水平。由于超诱生被认为是基因调控中选择性活化基因的范例，结果表明 PTGS 和各种超诱生法均可引起 IL-2 合成增加，但细胞内 RNA 合成状态是不同的，PTGS 不引起 RNA 增加，但其他超诱生法均可使 RNA 合成增加，这从另一个角度表明 PTGS 作用于翻译水平。为了证明 PTGS 在细胞内和细胞外检测体系均可促进 IL-2 mRNA 翻译其产物，试用了兔网织红细胞溶细胞体系、腹水癌溶细胞体系、蟾蜍卵母细胞体系，以及麦胚无细胞翻译体系，并通过 PTGS 和 TPA、BudR、CHX 对翻译体系的影响。结果再一次表明 PTGS 可直接促进 IL-2 mRNA 的翻译而增加 IL-2 的合成。

本理论尚涉及一点中药免疫学研究中有关免疫功能与形态相结合的问题。中药免疫学功能变化是研究免疫效应最主要的内容，这是无可非议的，但常常忽略形态学的旁证。例如在温阳方剂的研究中，不但观察到它能调整免疫受抑动物的免疫功能；而且在形态学上通过组织切片亦可见到用药组模型鼠脾组织中淋巴细胞数量增多，其中包括动脉周围淋巴鞘的 T 淋巴细胞及淋巴小结中的 B 淋巴细胞，淋巴鞘厚度增加，生发中心变大，红、白髓中巨噬细胞增多。

最近，又用免疫酶组化和免疫荧光技术检测了人参皂甙模型大鼠 HPAA-免疫靶器官中 CRF、ACTH、NPY 分布，后者并与其 mRNA 表达进行了比较。以 NPY 为例，在应激初期（30′内）HPAA 轴 NPY 阳性细胞数与正常相比减少，随后逐渐增多，3～6 小时达高峰，又逐渐恢复正常。脾组织中 NPY 阳性细胞数在应激后 60′多于正常动物，12 小时达高峰，24 小时接近正常；而人参皂甙处理的动物，脾组织中 NPY 阳性细胞数下降。与此同时进行的原位杂交试验中亦显示应激大鼠 HPAA-脾靶器官中 NPY mRNA 所表达量的变化趋势与阴性细胞数基本是一致的。

（杨贵贞）

第三节 中西医结合治疗免疫性疾病

免疫性疾病主要是指免疫系统稳定功能失调，对自身组织产生免疫排斥反应，造成组织损伤而形成的自身免疫性疾病，包括过去很多原因不明的疾病如系统性红斑狼疮、肾小球性肾炎、类风湿病等。随着免疫学的研究进展，发现越来越多的疾病均与免疫有关，如慢性支气管炎、乙型肝炎、慢性萎缩性胃炎、重症肌无力症等。此外，由于先天性或后天获得性免疫系统、免疫功能缺陷而致的免疫缺陷性疾患如艾滋病等，也包括在免疫性疾病的范畴。

免疫性疾病的治疗是一个复杂的问题。尽管现代免疫学发展迅速，在诊断方法及机理探讨方面均有长足的进展，在病因学及发病学方面已深入到分子生物学及基因水平的研究，取得了可喜的成果。但对免疫性疾病的治疗，至今还缺乏理想的措施和可靠有效的药物。西医主要采用免疫抑制剂和免疫增强剂疗法。免疫抑制剂常用者如肾上腺皮质激素，细胞毒性药物（如环磷酰胺，6-MP 等），抗淋巴细胞血清，及放射性物质等。而免疫增强剂主要采用胸腺素、干扰素、白细胞介素、转换因子等促进细胞免疫反应的生物反应调节剂。这些疗法在临床上虽然都有一定的疗效，但副反应大，对正常的免疫反应也呈现异常影响。长期使用往往导致继发性感染，恶性肿瘤的发生等。就是具有促进免疫作用的左旋咪唑，长期使用也能引起患者白细胞减少等副反应。因此单纯采用西药治疗免疫性疾病其疗效尚不理想。中医药有其独特的理论体系和丰富的治疗各种疾病的临床实践经验，副反应少，价格低廉。如果采用中西医结合对免疫性疾病进行治疗研究，可以扬长避短，提高疗效，并对其诊断和疗愈机理均能进一步深入探索，对防治免疫性疾病是具有理论意义和实际意义的。目前应用中西医结合方法治疗免疫性疾病成功的经验很多。下面仅就中西医结合治疗几种常见的免疫性疾病的研究进展作一介绍。

一、红斑狼疮〔盘状红斑狼疮（DLE），系统性红斑狼疮（SLE）〕

红斑狼疮（DLE、SLE）是自身免疫病的代表性疾患，病情复杂，反复发作，病因及发病机制尚不完全清楚，一般认为与遗传素质与免疫系统功能紊乱有关。目前对该疾患的诊治上尚存在不少问题，特别是系统性红斑狼疮(SLE)侵犯多种器官，病情严重，病程变化迅速，对其早期发现、确诊和治疗均较为困难，死亡率极高。

中医学早在清代陈士铎氏的《外科秘录》一书中就有用中医药治疗“日晒疮”(盘状红斑狼疮）的记载。对系统性红斑狼疮中医辨证认为本病系脾肾两虚及先天禀赋不足，肾精亏损而致阴阳不调、气血失和、五脏六腑受损等一系列证候发生。临床上将盘状红斑狼疮分为血热、血瘀、湿热及阴虚血热4型；系统性红斑狼疮分为热毒炽盛、肝肾阴虚、肝郁血瘀、气阴两虚、心阴内耗及阳虚水泛6型。有学者采取辨病的不同时期与辨证相结合提出，急性型或急性发作型多属毒热炽盛型，亚急性型关节痛者多属痹症型，慢性型多属气阴两伤，脉络瘀阻型，缓解型则属邪气已去，正气渐复型。治疗上多采用分型治疗或配合激素疗法。结果表明：急性型宜使用较大剂量激素，同时配伍用清热解毒类中药，当出现激素副反应有阴虚火旺症状时，使用玄参、生地、百合、知母等中药以调整阴阳，病情稳定后激素减量，逐步用中药调理。其近期控制率可达80%左右。有学者指出亚急性病例可单用中药。中西医结合治疗中证实中药可加强激素的效果而减少其不良反应。有人报道单用青蒿制剂及雷公藤制剂治疗盘状红斑狼疮，也取得一定治疗效果。

对危害人类健康严重的系统性红斑狼疮的研究已引起人们的关注。诊断标准在国际上有统一的规定，我国根据具体情况也制订了我国诊断标准，并在不断完善修正其诊断标准。除症状体征的临床表现外，对免疫学指征也在不断地深入研究。SLE患者可检测出多种自身抗体，这是SLE的免疫学特征。如针对可提取性核抗原的抗体，由于其生化特性不同，可分为抗核糖核蛋白抗原抗体（RNP）及不含核酸的酸性糖蛋白抗原的抗体（Sm抗体)，研究表明Sm抗体对SLE的诊断和疗效观察有重要参考价值。具有较高的特异性。另外，对SLE的回顾性诊断也有意义。抗双股DNA抗体在SLE的诊治方面也起到一定的意义，其特异性高于抗核抗体。目前对不同自身免疫病的不同的抗核抗体谱的研究工作正在进行中。对狼疮带试验（Lupus Band test LBT）的检测也进行了不少工作，研究结果表明：患者在有皮肤损伤处检测LBT阳性率在90%以上；DLE患者的正常皮肤检测为阴性；SLE患者的正常皮肤（非皮损区）可检出LBT阳性，曝光区阳性率为70%，非曝光区皮肤阳性率为50%，该方法可做有SLE的诊断方法之一，而且是SLE和其他结节性红斑等皮肤病的有效鉴别诊断方法。抗淋巴细胞抗体：该抗体可有补体参与，也可在补体不参与的情况下杀伤自身的淋巴细胞，该抗体与脑组织抗原有交叉反应，具有抗抑制性T细胞的作用。有学者认为SLE患者中自然杀伤细胞减少可能与该抗体有关。因此，抗淋巴细胞抗体的检测与疾病的活动性及血象中白细胞的减低程度有密切相关性。SLE患者检测T细胞亚群分布显示T抑制细胞数量减少，T细胞功能降低，但T辅助细胞功能基本在正常水平。经观察T抑制细胞减少与疾病活动性平行。SLE患者的B淋巴细胞活化，表现为空斑形成细胞增加，经特异性或非特异性刺激后，B细胞培养产生较正常水平高的免疫球蛋白，呈现出B细胞功能亢进。此外，经研究发现SLE有一定的遗传背景，SLE患者检查与$HLAB_8$及$HLADR_3$有密切相关，SLE患者亦发现有雌二醇代谢物增加，与雌激素受体结合，产生雌激素过盛状态。当然在SLE患者狼疮细胞的出现、补体的消长以及免疫复合物的增加等在临床诊断及疗效观察上均有一定的意义。根据疾病病程选择针对性强，特异性高的免疫学检测手段是十分重要的。

因此，既要吸取中医传统理论的精髓，又要结合现代免疫学知识，既要根据患者的中医证候学辨证，又要参考免疫学指标以了解患者的免疫状态，辨证与辨病相结合，应用中西医结合治疗免疫性疾病，一定能提高治疗效果。

二、肿瘤

（一）传统中医学的认识

传统中医学中既无肿瘤的系统概念，更无肿瘤免疫的认识。只是今人认为中医学理论中整体观念和正邪相互关系的记述与现代医学的免疫监视理论“相符”。

（二）现代医学的认识

简单地说，肿瘤免疫就是具有抗肿瘤作用的免疫活性细胞对肿瘤细胞的识别和反应的过程。肿瘤特异性抗原的研究经过长期的沉闷之后，由于新的分子生物学研究手段的采用，再度成为研究的热点。NK 细胞的来源及识别、杀伤机制也由于分子生物学技术的采用而得到证实和阐明。免疫治疗，包括基因工程抗体、细胞因子的使用和基因治疗，包括将细胞因子基因导入淋巴细胞或肿瘤细胞，无一不是分子生物学技术对免疫学的渗透和改造。在今天可以这样说：没有分子生物学就没有肿瘤免疫学。

（三）中西医结合的认识

中西医结合的肿瘤治疗是综合治疗，即：中医药是处于辅助治疗的地位。中医药可从以下几方面在肿瘤的综合治疗中起作用：①减轻放、化疗毒副反应；②增强放、化疗的抗肿瘤效果；③晚期病人以中药为主治疗，达到延长生存期、改善生存质量的目的；④预防和减少转移，如手术后的转移。在这几方面都包含有中医药调节或增强抗肿瘤免疫的作用。从文献看，对临床肿瘤病人放、化疗时免疫功能的保护研究较多。放、化疗的免疫抑制作用，包括对抗体生成、吞噬功能、淋巴细胞增殖如 NK 杀伤功能的抑制，多可以被中医药不同程度地逆转。另一些文献报道在保护免疫功能和提高疗效、延长生存期上存在正相关的关系。生存质量的改善中不仅包括体力活动能力的增强，也包括了抗感染能力的提高，这虽不属抗肿瘤免疫，但往往是与抗肿瘤免疫的改善同时出现的。最后，转移过程中的免疫因素和中医药可能的调节作用正逐渐被重视，近期可能有较多的研究结果产生。

肿瘤免疫进展的一个突出特点是临床上免疫治疗的广泛应用。在这种新的形势下如何发挥中医药的作用是一个新的课题。一般认为，中医药有调节免疫系统功能的作用，但这种作用往往是微妙的，与白细胞介素 2（IL-2）和 γ 干扰素（IFN_γ）不同。中医药和化疗、放疗、手术三大经典疗法都有过成功的结合，但与新兴的生物疗法的结合还没有成功的模式。尽管中医药也被认为是生物反应调节剂（BRM），但与其他生物反应调节剂比，从研究的深度和作用的肯定、机制的阐明上都有较大的差距。至今没有像 OK432、PSK 那样的产品。中医药包括单味药和复方与 IL-2 等细胞因子合用减少 IL-2 等细胞因子的用量和毒副反应也是一个有兴趣的课题。体外研究已表明多种中药可以增加 IL-2、IL-4、IL-12、IFN_γ、IFN_γ、TNF 的产生，这些中药在体内的作用以及在荷瘤机体中的作用仍待证实。可以预见，随着免疫学特别是分子生物学方法的普及，中医药调节肿瘤免疫的研究会进入一个新的纪元。

三、类风湿性关节炎

类风湿性关节炎是以慢性多发性关节炎为主要临床表现的一种全身性免疫疾病。

（一）传统中医学的认识

一般认为类风湿关节炎包括在中医痹证的范畴内。传统中医认为痹证是由于风、寒、湿、热等外邪侵袭机体，闭阻经络，导致气血运行不畅，肌肉、筋骨、关节发生酸痛、麻木、重着、屈伸不利，甚至关节肿大灼热为主要临床表现的病证。

痹证的病因病机主要是由于正气不足，感受风、寒、湿或热邪所致。引起痹证的内在因素是素体虚弱，正气不足，腠理不密，卫外不固，因而易受外邪侵袭，且在感受外邪之后，易使肌肉、关节、经络痹阻而形成痹证。痹证日久，或因气血运行不畅日甚，痰浊血瘀阻络，而出现皮肤瘀斑、关节周围结节、关节肿大、屈伸不利等症；或使气伤血耗，而致气虚血亏之症；或复感于邪，邪由经络而主脏腑，出现脏腑痹之证。

痹证的辨证：应先辨风、寒、湿痹与热痹之不同。热痹特征为关节红肿热痛，风寒湿痹有痛而无红肿热表现。其有关节酸痛游走不定者为行痹；痛有定处，程度剧烈者为痛痹；肢体酸重，肌肤不仁者为着痹。

治则以祛风、散寒、除湿、清热及舒经通络为本，后期配以补益正气之剂。

风寒湿痹中的行痹治以祛风通络、散寒除湿，用防风汤加减。方中以防风、麻黄祛风散寒，以当归、秦艽、肉桂、葛根活血通络，解肌止痛，有治风先治血，血行风自灭之意。常加以其他祛风、祛湿、通络之药，或酌加补肾气之品。若邪有化热之象，则寒热并用，以桂枝芍药知母汤加减。

痛痹治以温经散寒，祛风除湿，用乌头汤加减。方中以乌头、麻黄温经散寒，除湿止痛，芍药、甘草缓急止痛，黄芪益气固表。亦常加以其他祛风、祛湿通络之品，或加附子、干姜、细辛、桂枝以增散寒之力。

着痹治以除湿通络，祛风散寒，以薏苡仁汤加减。方中以苡仁、苍术健脾除湿，羌活、独活、防风祛风胜湿，川乌、麻黄、桂枝温经散寒除湿，当归、川芎养血活血，生姜、甘草健脾和中。

以上可见虽行痹、痛痹、着痹治则和方药分别偏重风、寒、湿，总的原则是一致的，用的药味也相近似。临床上时有风寒湿参见，偏胜不明显者，可用蠲痹汤作为基础方随证加减治疗。方中以羌活、独活、海风藤、秦艽、桂枝祛风除湿散寒，当归、川芎、木香、乳香、桑枝活血通络止痛。风胜则加防风、白芷，寒重则加附子、川乌、细辛，湿重则加防己、萆薢、苡仁。

风湿热痹的治则为清热通络，祛风除湿，以白虎汤为基础方。可加银藤、连翘、黄柏以清热解毒，海桐皮、姜黄、威灵仙、防己、桑枝以活血通络、祛风除湿。血热者加丹皮、生地、地肤子、赤芍凉血散风。或选宣痹汤为主方。方中以防己、苡仁、赤小豆、蚕砂祛风除湿、通利经络，连翘、栀子、滑石清热利湿。热痹化火伤津，症见关节红肿，疼痛剧烈，入夜尤甚，壮热烦渴，舌红少津，脉弦数者，治以清热解毒，凉血止痛，可用犀角散加减。然此等表现在类风湿性关节炎中似不多见，恐怕更象是风湿热的关节炎症状了。

痹证日久迁延不愈，关节肿大变形，屈伸不利者，治宜化痰祛瘀，搜风通络，用桃红饮加穿山甲、地龙、地鳖虫养血活血，化瘀通络，加白芥子、胆南星祛痰散结，加全蝎、乌梢蛇搜风通络。长期不愈而有气血不足及肝肾亏虚之证，则应攻补相济，于祛风、散寒、除湿的同时，辅以益气养血，滋补肝肾药。可选用独活寄生汤祛邪扶正。

总之，痹证是传统中医学认识较早，治疗经验较多的病证。早在《素问·痹论》中就有了痹的病名，有了“所谓痹者，各以其时，重感于风寒湿之气也”的病机的论述和行痹、痛痹、着痹的分类。这些理论千百年来至今一直指导着痹证和类风湿性关节炎的辨证论治。

（二）现代医学的认识

类风湿性关节炎的病因不明，一般认为是感染后引起的自身免疫反应，导致以滑膜炎为基础的关节病变。常见的症状是关节肿痛，晚期可引起关节的强直、畸形和功能严重受损。

类风湿性关节炎的基本病变滑膜炎是由机体对抗原刺激的免疫反应的结果。抗原的来源和性质迄今未明，有认为是病毒和细菌感染，通过分子模拟机制引起的对滑膜等结构的交叉反应。抗原可被滑膜细胞吞噬。早期滑膜炎症包括滑膜细胞水肿增生，小血管新生，大量炎症细胞浸润和局部大量免疫球蛋白包括类风湿因子产生。

参与局部免疫-炎症反应的既有淋巴细胞，又有单核-巨噬细胞、中性粒细胞、肥大细胞、滑膜细胞及成纤维细胞。前者是免疫抑制药作用的靶点，而后者是阿斯匹林和非甾体抗炎药的靶点。体液免疫的作用在发病中是显而易见的，免疫荧光法显示病变部位滑膜组织产生大量免疫球蛋白，其中包括类风湿因子。类风湿因子是针对 IgG Fc 段的抗体，主要为 IgM 型，亦有 IgG 型。后者可自身聚合形成中等大小的免疫复合物，具有重要的致病意义。本病属免疫复合物疾病，补体的活化和参与也起重要作用。细胞免疫在发病中的作用随着研究的进展逐渐被重视。有报告抑制性 T 细胞功能低下。最还更主张辅助性 T 细胞中 T_{H1} 和 T_{H2} 之间的平衡被破坏。T 细胞在发病中作用的肯定为临床上使用环孢菌素等药物提供了理论根据。

在免疫-炎症病理过程中，多种介质在不同阶段不同程度地发挥作用。除了补体片断、激肽、花生四烯酸代谢产物（前列腺素，白三烯）外，细胞因子的作用越来越受重视并成为治疗的新的靶点。被研究的细胞因子中包括白细胞介素集落刺激因子（CSF），化学趋化因子（chemokine）及其他生长因子。

典型的病例根据发病多在青壮年，关节炎呈对称性，最易侵及四肢小关节，特别是掌指及近端指间关节，晨僵，有类风湿结节，血中类风湿因子阳性，以及典型的 X 线表现，诊断并不影响病的活动性和进展。包括金制剂、青霉胺、雷公藤、免疫抑制剂等。近年主张第二类药早用。此外，环孢菌素、FK-506和抗CD_3抗体等免疫抑制剂已在临床使用，效果在观察中。手术疗法主要矫正畸形和改善关节功能，包括关节成型术和人工关节置换术。

（三）中西医结合的考虑

主要采取的形式有如下几种：

1. 西医辨病，中医辨证　即在西医类风湿性关节炎的病名和诊断下，辨证论治，以传统中医治疗痹证的治则和方药治之。这种形式的报道最多，病机仍突出风寒湿外因和脏腑气血失养的内因，采用经典方加减或用自拟经验方。治则中的活血化瘀和虫类药尤其是蚂蚁制剂的应用具有特色，报道的疗效较好。由于中医的痹证和西医的类风湿性关节炎并不是同一个疾病，许多关于中药或中西医结合治疗痹证的报道的病例不一定都是按诊断标准确诊的类风湿性关节炎，因而有效率甚至"治愈率"的数字较高。

一般认为中医的特色是辨证论治，而疗效好的原因也是辨证论治。在西医辨病，中西辨证的形式下应首先弄清类风湿性关节炎有多少中医证型，各占多少比例，与病程早晚、病情轻重的关系是什么，各证型之间的联系，转化有无规律，这方面的研究迄今不多。加之很多报道的方剂组成上风、寒、湿邪兼顾，祛风、胜湿、散寒药兼用，使人考虑需要加强中医辨证论治的研究。

2. 中西药合用　有些报道对比单用西药和中西药合用的疗效，发现合用中药的疗效优于西药，这是符合中西医结合的初衷的。也有个别报道发现单用中药的效果优于中西药合用。这至少提出这样的问题：单纯中药用于什么情况，中西药合用用于什么情况。由于类风湿性关节炎是临床治疗上相当困难的一个病种，大部分病例长期反复，少部分病例持续进展恶化。西药治疗本身就有金字塔升级法和降级法（stepdomn bridge）孰优孰劣之争。美国风湿学会1987年推荐的分类标准是国内普遍采用的标准，有下述7项中之4项者，可以诊为类风湿关节炎：①晨僵至少1小时，≥6周；②3个或3个以上关节肿大，≥6周；③腕、掌指、近端指间关节肿，≥6周；④对称性关节肿，≥6周；⑤皮下结节；⑥手X线象改变；⑦类风湿因子阳性。鉴别诊断中应注意风湿性关节炎、骨关节炎及强直性脊柱炎，后者目前认为是有别于类风湿性关节炎的一种独立的疾病。其他较少见的脊柱关节病包括Reiter综合征、银屑病关节炎、炎性肠病关节炎、少年性强直性脊柱炎及反应性关节炎。因此，对该病的中西医结合治疗研究，首先要统一诊断疗效标准。

本病的治疗包括一般疗法、药物疗法和手术疗法。一般疗法包括适当休息，适当活动和治疗性锻炼。药物疗法包括两大类药物。第一类是非特异的对症治疗药包括糖皮质激素和非甾体抗炎药如阿斯匹林、消炎痛等。第二类是改变病情或慢作用药。中药可通过免疫机理对这两种已成定势的经典疗法有什么影响，如"升级法"是否会因加用中药而延长每级升至上一级的时间？"降级法"是否会因加用中药而加速激素和免疫抑制剂的撤除？能否因加用中药而减少甚至不用联合用药中的激素和免疫抑制剂？以上问题都有待周密设计的研究。

3. 中药及方剂的药理研究　从现代药理学角度看，治疗类风湿性关节炎的中药单味药和复方可分为抗炎药和免疫抑制药两类。有的中药兼有抗炎和免疫抑制两种作用。从研究结果看，具有抗炎作用的中药单味药不下几十种，有些并提取出具有抗炎作用的单体成分，但多数研究没有与已知有效的典型西药对照，因而难以判断其作用强度。复方的药理研究目前尚属难题，真正有价值的研究结果不多。除雷公藤外，中药单味药的免疫抑制作用一般较弱，抑制细胞免疫的中药发现得更少。

四、支气管哮喘

国外有报道人群中有5%～10%的人患有支气管哮喘。国内报道的数字约为1%～2%，但近年来发病率有增高的趋势，可能与经济发展及生活方式改变有关。

（一）传统中医学的认识

传统中医学中没有支气管哮喘这一病名，有关的论述见于上气、喘促、喘鸣、哮证、咳喘、短气、喘证、支饮等，目前认为哮证包括支气管哮喘而喘证包括一部分症状表现不典型的支气管哮喘。

哮证是一种发作性的痰鸣气喘疾患。发作

时喉中哮喘有声，呼吸气促困难，甚则喘息不能平卧。其病因病机主要为宿痰内伏于肺，复加外感、饮食、情志、劳倦，以致痰阻气道，肺气上逆所致。辨证总属邪实正虚，发作时以邪实为主，辨为寒哮、热哮；发作间期以正虚为主，辨为肺虚、脾虚、肾虚。

寒哮治以温肺散寒、化痰平喘，方用射干麻黄汤。表寒里饮、寒象较甚者，可用小青龙汤。哮证剧者，可用紫金丹以祛痰定喘。若病久，当标本同治，用苏子降气汤加减。

热哮治以清热宣肺、化痰定喘。方用定喘汤加减。久病伤阴可用麦门冬汤加减。若以痰气壅实为主，可用三子养亲汤、皂荚丸或控涎丹。

缓解期的治疗根据体质和脏器虚衰表现的不同，治以补肺、补脾、补肾。肺虚治以补肺固卫，方用玉屏风散。若气阴两虚，可用生脉饮。脾虚治以健脾化痰，方用六君子加减。肾虚治以补肾摄纳，方用金匮肾气丸或七味都气丸。肾虚不能纳气者，可予参蛤散。

喘证是以呼吸困难，甚至张口抬肩，鼻翼煽动，不能平卧为特征。病因或为外感六淫，或因内伤饮食、情志，或因劳欲、久病所致。辨证首审虚实。有邪者为实喘，无邪者为虚喘。

实喘治则为祛邪利肺气，需区别邪之为寒、热、痰的不同。若为风寒袭肺，治宜宣肺散寒，方以麻黄汤加减。若得汗而喘不平，可用桂枝加厚朴杏子汤。支饮复感外寒，可用小青龙汤。若寒邪束表、内有肺热，为表寒里热，治以宣肺泄热，方以麻杏石甘汤。若痰热之邪郁肺，治以清泄痰热，方以桑白皮汤加减。若痰浊阻肺，则用二陈汤合三子养亲汤加减治以化痰降气。若遇情志刺激诱发肺气郁闭，治以开郁降气平喘，方用五磨饮子加减。

虚喘治在肺、肾，尤以肾为主。若为肺虚，治以补肺益气养阴，用生脉散合补肺汤加减。若为肾虚，治以补肾纳气，用金匮肾气丸、参蛤散加减，肾阴虚可用七味都气丸合生脉散。如本虚兼以标实，痰浊壅肺，为“上实下虚”证候，用苏子降气汤化痰降气，温肾纳气。阳虚饮停，上凌心肺可用真武汤加减。

以上可见，哮证和喘证在病因病机的辨证施治方面既有区别又有联系。外因有寒邪或热邪侵袭，内因有肺、脾，尤其肾脏的亏虚，病机中有痰、气的因素。治法、方药上也有不少一致之处。总之，传统中医对哮证、喘证等与支气管哮喘有关的病证在理论上的阐述和在临床治疗中积累的经验为该病的中西医结合治疗提供了丰富的素材。

（二）现代医学的认识

现代医学认为支气管哮喘是机体对抗原性或非抗原性刺激引起的一种气管-支气管反应性过度增高的疾病。其临床特征为发作性伴有哮鸣音的呼气性呼吸困难，持续数分钟至数小时或更长，可自行或经治疗后缓解。

本病的病因和发病机理虽然尚未明了，近年的研究进展使人们对本病的病理生理过程有新的发现，从而提供了新的潜在的治疗上的可能性和中西医结合的新的途径。

临床上按病因和发病机理，哮喘可大致分为外源性和内源性两大类，两类哮喘在发病过程中可相互影响而混合存在。外源性哮喘常于幼年发病，具有明显的对多种过敏原的变态反应史。特异抗原使抗原特异性浆细胞产生 IgE 抗体而使肥大细胞致敏，再次接触抗原时肥大细胞和嗜酸性粒细胞释放多种生物活性物质，引起支气管平滑肌收缩、粘膜充血、分泌增加、广泛小气管狭窄，发生哮喘。内源性哮喘常见于成人，多由呼吸道感染、寒冷空气、刺激性气体及其他生物、物理、化学或运动、精神神经等非抗原性因素刺激引起。发病机理中除了与外源性哮喘相似的多种活性物质外，尚有副交感神经系统反应性的异常。哮喘时迷走神经感受器的阈值降低，粘膜分泌亢进和痰液增多。

和哮喘发病机理有关的介质一直是注重的焦点。近年来细胞因子的作用倍受重视。白细胞介素 1（IL-1）、白细胞介素 6（IL-6）和肿瘤坏死因子（TNF）在炎症中起重要的调节作用。白细胞介素 4（IL-4）、白细胞介素 5（IL-5）和白细胞介素 3（IL-3）对肥大细胞、嗜碱性粒细胞和嗜酸性粒细胞的生成和调节有关。最近发现多种趋化因子（chemokine）在支气管哮喘发病中起作用。另一类介质包括花生四烯酸经过不同代谢酶产生的代谢产物。除了熟知的前列腺素（PG）、血栓素（TX）和白三烯（LT）外，一些原来没被重视的代谢产物，如 5-OXO-

ETE，被发现起着更重要的作用。

根据临床表现和实验室检查，支气管哮喘的诊断不难，诊断的分期对疗效的判定是重要的。

本病分为：①发作期（季节性发作，常年性发作）；②缓解期。

按病情轻重对决定治疗方案和判定疗效也是重要的，本病分为：

（1）轻度：①去除变应原或其他激发因素后，喘息可以缓解。②可为一般支气管舒张剂所控制。③可进行日常的活动。

（2）中度：①去除变应原或其他激发因素后，哮喘部分缓解。②一般支气管舒张剂仅能取得部分缓解，有时需用皮质类固醇药物以改善症状。③日常生活受限制。

（3）重度：①哮喘持续发作，用一般支气管舒张剂无效。②严重影响日常生活。

（4）危重：①在支气管哮喘发作时，哮鸣音明显减弱或消失。②心电图电轴右偏，P波高尖。③血压低，奇脉。④呼吸性酸中毒及/或代谢性酸中毒。⑤意识模糊。

哮喘的防治原则是消除病因、控制急性发作、巩固疗效、防止复发。

发作期的治疗主要是以下几类支气管舒张剂单用或联用，病情在中度以上的常合用皮质激素。支气管舒张剂包括：①β_2受体激动剂使用最多，新药中的长效β_2受体激动剂对控制夜间发作有效。②茶碱类药物。③抗胆碱类药物。④钙拮抗剂。⑤抗组胺类。⑥新药包括白三烯拮抗剂和血小板活化因子拮抗剂等。皮质激素除了口服和静脉注射制剂外，副反应小的短效合成激素气雾吸入和长效合成激素肌注使用渐多。

缓解期的治疗包括病因治疗的脱敏疗法、哮喘菌苗等非特异免疫疗法和体育锻炼等改变体质的措施。

（三）中西医结合的认识

中西医结合防治支气管哮喘大致可以分为两类理论和实践：一是西医辨病，中医辨证，在西医病的范围内辨证论治。二是结合现代药理学考虑中药方剂和单味药的使用。两者之间没有明显的界限，常是一并考虑和使用的。

1. 西医辨病，中医辨证　是使用现代医学支气管哮喘的定义、诊断，甚至分期、分型（轻、中、重度及辨证哮喘持续状态），中医辨证基本依据传统中医辨证分型。这类报道很多，包括急性期和缓解期的治疗。在正虚邪实关系的处理上，有时急性发作也从肾而治，这多少是受中药药理研究中某些补肾药有调节体内激素水平作用的影响。一般地说，这类治疗常有较好的效果，从临床研究的文献报道看，单用中药治疗的总有效率从80%到98%不等。但应指出的是不少研究没有说明所研究的对象的诊断标准和病情轻重分型标准，使得疗效判定的可信性受到影响，也很难对单用中药辨证治疗支气管哮喘的可行性做出肯定的回答。

2. 结合现代药理学研究结果　由于中药药理学的发展，很多传统中药和民间草药的舒张支气管药理作用不断被阐明，反映在临床上的是经验方中这一类药物的使用，往往不与传统的哮证、喘证辨证用药相同。经药理研究，洋金花、秦皮、淫羊藿、芸香草、枇杷叶、牡荆、青兰、白毛夏枯草等均有平喘作用，有效成分认为是抗胆碱类的生物碱和挥发油。经验方中活血化瘀药的使用反映这类药中可能存在新的有效成分和新的药理作用。中药具抗炎、调节PG、TX、LT、白介素和其他与支气管哮喘发病有关介质的有效成分的研究是有前途的方向。

3. 中药、西药联合使用　从文献的反映，这种作法有的是简单地并用，有的是考虑了中西药各自不同的特点取长补短，如：使用中药同时减停激素，防治激素副反应，以及缓解期中药治疗以期减少和减轻发作。后者是有意义的工作但迄今有目的有计划的研究不多。

五、艾滋病（Acquired Immunodeficiency Syndrome AIDS）

艾滋病是80年代初发现的人类免疫缺陷病毒(Human Immunodeficiency Virus HIV)为传染源的病毒性传染病，疾病流行广泛迅速，病死率极高。目前全世界HIV带毒者达1800万人，艾滋病患者为100余万人。艾滋病对人类健康的严重危害，迫使世界各国投入大量人力、物力和财力进行疫苗预防，药物治疗及发病机理的研究，在病因、流行病学、诊断、临床和基础医学等方面取得了不少进展，但至今在疫苗预防和治愈药物方面仍未取得突破性进展。中医药学有着悠久的历史，积累了丰富的临床实践经验，中草药资源富饶，毒副反应少，价格低廉。近年来中医药防治艾滋病的临床和实验研究，不断取得新进展，已为世界所瞩目。在中医基本理论指导下，中西医结合，临床和基础相结合，必将为防治艾滋病的研究做出应有的贡献。

艾滋病病程较长，从艾滋病毒侵犯机体，造成免疫细胞进行性损伤，以至免疫系统功能紊乱，免疫缺陷，进而并发多种机会性感染而危及生命，病情十分复杂多变。中医理论认为艾滋病从感染艾滋病毒到病情传变和转归是邪正抗争的动态变化过程。中医认为：实则邪气实，虚则正气虚。艾滋病病毒——外邪与宿主机体的抗病能力——正气之间的斗争是决定发病、病程及转归的关键。因此，根据中医辨证论治的基本理论在艾滋病的不同病期(如窗口期，潜伏期、相关综合症期和完全艾滋病期）和中医证型相结合，辨明正邪虚实对比情况，采取扶正祛邪治则治法和施治方药，进行整体调节，即可达到“阴平阳秘”，“以平为期”的治疗目的。

艾滋病是获得性免疫缺陷病，近年来对艾滋病病原体 HIV 的结构和特性，免疫学发病机理等的研究，取得了很大进展。根据中医对艾滋病正虚邪实的病机分析和临床实践和实验研究，从扶正祛邪治则入手，选用扶正及祛邪的有效中药，配伍组方再反馈到临床治疗，以提高治疗效果，取得了不少有意义的结果。关于中医治疗艾滋病的实验研究工作，也在不断深入，并逐步积累科学依据。

在中医方药对宿主机体免疫调节作用方面进行了研究，以中医基本理论为指导：通过辨证论治，配伍组方或单味中药，从调节宿主机体的免疫功能方面进行实验研究，是具有理论和实际意义的。

日本松田重三采用 T 细胞集落形成试验研究小柴胡汤对 HIV 的作用，结果表明：实验组的集落形成能力明显高于对照组，说明小柴胡汤能诱导白细胞介素 1 和白细胞介素 2 的产生，从而调节免疫功能而起到治疗艾滋病的作用。美国 Watanake 等实验发现小柴胡汤有促进单核细胞-CD_4^+ 细胞-B 细胞网络系统的作用。日本伊藤正彦等证明甘草甜素能诱生干扰素，增强 NK 细胞活性等机体免疫功能。我国白求恩医科大学实验证明人参总皂甙能增强 T、B 淋巴细胞及巨噬细胞功能和血清溶菌酶的水平，并能促进 NK 细胞-干扰素-白细胞介素 2 的调节网络作用，并有抗肿瘤作用。北京医科大学对刺五加多糖的研究证明，该药物能明显增强小鼠细胞免疫和体液免疫功能，促进异基因骨髓移植小鼠免疫缺陷状态的恢复和幅射损伤的恢复。对当归补血汤、四君子汤、玉屏风散等中药复方的实验研究也均显示有不同程度的免疫调节作用。中国中医研究院基础理论研究所与坦桑尼亚合作研究中医治疗艾滋病，对临床治疗有效的中药复方 802，806，809 及 89111 等方进行了免疫学实验研究，采用环磷酰胺及环孢菌素 A 造成免疫受抑制的小鼠模型，应用已经实验确定的最适给药剂量，每日灌胃给药，采用空斑形成细胞测定法（plagul Forming cell. PFC)、特异性玫瑰花结形成试验（Speciqic Rorette Forming cell SRFC)、迟发型超敏试验（Delaged Tyre Hypersenriticty DTH)、混合淋巴细胞培养试验（Mixed lymphoeyte reaction MLR)、白细胞介素 1 和白细胞介素 2 以及 T 淋巴细胞亚群 CD_4、CD_8 及 CD_4/CD_8 的分析试验方法进行不同层次的免疫功能测定，结果表明，上述方药对宿主机体的免疫功能均显示出不同程度的免疫调节作用，其结果如下：

1. 802 是以中医扶正药物为主制成的口服液，该药物在体内外均能协同刀豆素 A 刺激小鼠 T 细胞增殖，诱生小鼠 T 辅助细胞产生 IL-2，能增强小鼠 B 细胞分泌抗体的功能，并对 T 特异性玫瑰花形成细胞有明显的免疫增强作用。

2. 806 是一种以中医扶正药物为主制成的中药注射剂，实验结果提示：该制剂对小鼠胸腺及脾细胞有促进增殖作用，能提高 PFC 及 SRFE 数量，促进 DTH 反应，能调节免疫抑制小鼠 CD_4 细胞，增加 CD_4/CD_8 比值。

3. 809 为中药提取物制成的口服片剂，该药物在体内外均能激活 B 细胞增殖，诱导抗体产生，增强 DTH 反应，在 MLR 试验中显示增强作用，说明对同种异型抗原诱发的免疫反应有促进作用，能促进IL-1和IL-2的生物活性，该制剂对SIV有明显的抑制作用。

4.89111方　是按中医攻补兼施治法组成的中药水煎剂，实验结果表明能提高小鼠空斑形成细胞数目，提高IL-1和IL-2生物活性，增加免疫受抑制小鼠的T细胞数，对机体免疫功能有促进作用。

通过上述临床治疗有效中药的实验研究，结果表明：这些方药对机体的细胞免疫和体液免疫均显示不同程度的免疫调节功能，其中有的方药尚有抑制病毒的作用。因此，通过中药对宿主机体免疫调节的实验研究，为中医扶正祛邪治疗艾滋病的临床研究提供了客观的实验数据。

体外抗艾滋病毒的实验研究是筛选有效药物的重要研究领域。试管中筛选抗病毒药物的实验，选择适宜的艾滋病毒培养的细胞系非常重要。现在用于培养人类艾滋病毒及猴免疫缺陷病毒的细胞系，一般都是人肿瘤变异细胞系。在不同的细胞系中，病毒的复制动力学和药物在细胞内代谢情况有所不同，例如一种药物、同一种病毒在不同细胞系组成的系统中，药物有效剂量不尽相同。用肿瘤变异细胞系做实验，有利于大规模的药物筛选，但不能反映药物在人体外周血淋巴细胞中的实际反应及对人体内环境的影响和代谢情况。有学者采用猴外周血淋巴细胞与SIV组成的系统中进行实验，能较准确地反映药物的实际作用，目前已研究出不少可供药物筛选用的细胞系。如HIV可采用相应的H_9、MOLT-4及MT-4细胞系，而SIV与HUT-78组成的系统亦可供筛选药物。中国中医研究院基础理论研究所免疫室曾对中医治疗艾滋病患者临床应用的40种中药进行SIV-HUT78系统筛选实验，结果显示有五种中药对SIV阳性细胞抑制率大于50%，抑制率在30%～50%的有4种，国外报道对HIV有较好抑制作用的紫花地丁、天花粉、甘草甜素、也表现出明显地抑制SIV的作用，并发现一些迄今尚未见报道的具有不同程度的抑制SIV作用的中药，目前仍在进行基础和临床实验。由于中药品种繁多，HIV实验需要P_3级实验室，因此，给大量筛选抗病毒中药带来困难，而用SIV作为中药的HIV筛选的一个初筛实验是可行的，也是有意义的。

除体外实验进行艾滋病的实验研究以外，采用实验动物模型的体内实验，以便开展疫苗研制，药物筛选及疗愈机制等研究是极为重要的。进行体内实验，什么是最理想的艾滋病的动物模型呢？世界卫生组织曾提出了几点艾滋病动物模型应具有的特征；①实验病毒应是HIV；②宿主应是小动物，价格低廉，易于繁殖；③宿主免疫学背景已建立，免疫试剂尤其是鉴别淋巴细胞亚群的试剂是经过标准化的销售产品；④传播途径与感染后的病状体征等临床表现与人类艾滋病类似。但目前研究表明，全部满足上述要求的动物模型至今尚未建成。

目前，对HIV敏感的动物只有大猩猩及类人猿。他们感染HIV-1型后，体内可出现高浓度的相应抗体，但没有类似人类艾滋病的症状体征出现。而且，这两种动物非常稀少，价格昂贵，作为动物模型是不适宜的。HIV-2型在实验室中能感染非洲和亚洲猴，但也均不表现艾滋病的症状体征，因此也不可能成为理想的动物模型。众所周知，引起人类艾滋病的病毒是逆转录病毒HIV，这自然使人们联想到其他亚科的病毒，事实上，人们已用牛、羊、马、猫感染病毒作为动物模型，但效果均不够理想。关于鼠类模型，主要应用于病毒血症及HIV诱发的疾病模型。其中严重联合免疫缺陷症的Scid小鼠模型的研究受到重视。这是一种基因突变的小鼠，淋巴器官缺陷T、B淋巴细胞，因此细胞免疫和体液免疫功能缺陷。应用人类细胞及器官重建的Scid小鼠模型在艾滋病的研究中已被应用，但由于其价格昂贵，需要严格饲养条件，而且模型尚不完善，因此尚难于推广使用。1984年猴免疫缺陷病毒（Simian Immunodeqicreincy Virus SIV）首先由新英格兰灵长类动物中心成功地分离，各国研究人员运用SIV诱发猕猴，恒河猴，食蟹猴等猴艾滋病模型均获成功。由于SIV和HIV均属逆转录病毒，在基因结构上极为近似，而且猴艾滋病模型在临床表现、病原学、免疫学、病理学及发病机理等方面与人类艾滋病甚为近似。因此，1989年世界卫生组织的艾滋病全球规划艾滋病动物模型专家小组推荐SIV诱发的猴艾滋病模型为疫苗，抗艾滋病药物治疗和免疫调节剂筛选的动物模型，被誉为“黄金标准”。目前已广泛应用于对艾滋病的发病机理，药效评价，疫苗研制，病毒变异和毒力等方面的实验研究工作。

为了筛选有效的抗艾滋病的新药，人们在SIV猴模型上做了大量的试验性治疗研究。药物治疗的观察常常集中在对血浆中抗原，抗体滴度的检测及免疫细胞，特别是CD_4、CD_8，测定CD_4/CD_8比值观察，以及细胞因子消长情况的研究。国外多采用预防性治疗，在SIV感染猴模型前或感染同时给治疗药物，观察其存活期，发病期及药物对SIV的抑制作用。预防性治疗和感染性治疗间存在一定差距，但预防性治疗可以节省时间。对病毒作用易于观察，故被各实验室广泛采用。有学者用AST在感染SIV前1小时治疗，结果发现经过预防性治疗的1/3猴未出现常引起的致死性疾病，经过预防性治疗的猴模型，在病毒复制高峰期，AST能延缓血浆中抗原的检出，并使其浓度降低。并观察到药物有明显的抑制病毒作用。有学者报道猴模型在AST治疗中发现对SIV逆转录酶活性的抑制作用，从而可能抑制了SIV在细胞内的复制过程。

中国中医研究院基础理论研究所免疫室采用SIVmac感染中国恒河猴。造模后成功后给予扶正祛邪配伍组成的中研Ⅰ号复方治疗两个疗程共4个月，每日经胃管给药1次，同时设AST药物对照组及生理盐水对照组，对比观察。实验中进行临床症状体征，病原学检查（血浆及外国血单检细胞病毒分离，多聚酶链反应），免疫学检测（包括抗体，T、B淋巴细胞增殖实验，T淋巴细胞亚群，诱生干扰素试验及HIV逆转录酶测定等）以及实验结束后的病理解剖及病理学检查，并进行了激光扫描共聚焦显微镜观察细胞核的形态学等。

实验结果表明：中研Ⅰ号复方能降低机体血浆及外周血单核细胞的病毒滴度，能抑制艾滋病毒及其逆转录酶活性，而且能提高CD_4^+细胞数量至接近正常水平，提高CD_4/CD_8比值，并促进淋巴细胞增殖，诱生干扰素的产生等免疫功能，特别是病理学检查发现中研Ⅰ号复方能使淋巴结淋巴滤泡、生发中心、副皮质区和髓索的细胞激活增生。实验结果均优于AST治疗组及生理盐水对照组，为中医治疗艾滋病的临床研究提供了实验研究依据。

中西医结合治疗艾滋病的研究，尚处于起步阶段，有待逐步深入探索，相信继承和发扬中医药学宝库，与现代医学结合，取长补短，一定能为防治艾滋病做出应有的贡献。

（关崇芬 张建华）

第四节 中西医结合免疫学实验及其应用

一、非特异性免疫实验研究

参与非特异性免疫的因素有多种，如单核吞噬细胞系统，补体系统，以及存在于正常体液中的诸如干扰素、溶菌酶等多种抗微生物物质，目前中医领域内已建立了多种试验方法，用于检测机体的非特异性免疫功能，兹分述如下。

（一）吞噬功能测定

单核巨噬细胞对颗粒性抗原有很强的吞噬功能，因此常用鸡红细胞、炭粒、白色念珠菌、酵母等作为抗原，检测其体内外吞噬功能，常用方法有：

1. 炭粒廓清率测试

（1）原理：经尾静脉进入血液循环中的炭粒，作为异物抗原可为血液中的单核细胞、组织中的巨噬细胞所吞噬清除，其清除速率与上述细胞吞噬功能正向相关。

（2）方法：鼠尾静脉注射适量印度墨汁，注射后2和8分钟，先后从眶后静脉丛采血，加入适量0.1%Na_2CO_3溶液摇匀，于680nm比色，测定OD值，计算廓清指数。

2. 吞噬鸡红细胞试验 方法：大鼠或小鼠腹腔注射适量鸡红细胞悬液，半小时后拉颈处死，取腹腔液制片染色油镜下观察计数，计算吞噬百分率（100个巨噬细胞吞噬的鸡红细胞数）和吞噬指数（平均每个巨噬细胞吞噬的鸡红细胞数）。

3. 体外吞噬杀菌试验

（1）生物学方法：分离外周血或组织中单核巨噬细胞，于玻片制成的小室内与细菌（通常选用金黄色葡萄球菌）或真菌（如白色念珠菌）37℃下作用40分钟左右，经洗涤、固定、染血，油镜下观察计数，计算吞噬百分率和吞噬指数。

（2）化学发光法：氧化性杀菌是中性粒细胞杀灭微生物的主要方式，在杀菌过程中产生的活性氧化基团（H_2O_2、O_2^- 等）能与细胞内可激发物质起反应，产生化学发光现象，鲁米诺对其有增强作用，依此原理建立的化学发光测试法，主要用于中性粒细胞吞噬功能测示，此外因单核巨噬细胞也可产生杀菌因子—H_2O_2等，因此也可用于单核巨噬细胞的吞噬杀菌功能测定。

方法：在特制发光测定管内加入待测细胞、RPMI1640、鲁米诺，37℃孵育10分钟，用发光光度计测本底，而后加入调理酵母多糖启动发光系统，立即测定吞噬发光强度，每间隔3～5分钟测6或10秒的化学发光1次，直至测出发光峰值。峰值反映细胞氧化杀菌功能，全程发光强度累计积分值反映细胞吞噬功能。

上述几种方法均是常用的吞噬功能检测方法，主要用于反映中药成分及制剂对非特异免疫系统的免疫药理作用，中医证候模型的免疫病理基础，且是抗瘤中药的一个疗效指标。不同的测定方法适用于测定不同来源的吞噬细胞，如碳粒廓清试验反映整个单核吞噬细胞系统的吞噬功能；吞噬鸡红细胞试验适用于腹腔巨噬细胞吞噬功能测定；体外吞噬杀菌的生物学方法适于组织巨噬细胞；化学发光法适用于中性粒细胞等等。实验者根据各自需要选用相应方法，以取得满意可信的实验结果。如严清明用吞噬鸡红细胞法测定了胃肠宁对腹腔巨噬细胞功能的影响；农光民用生物学方法研究了养阴清肺汤对豚鼠肺吞噬细胞吞噬功能的影响；陈萍应用碳粒廓清试验研究了红毛五加多糖在抗肿瘤免疫中的作用机理。

（二）巨噬细胞内酸性磷酸酶（ACP）测定

1. 原理　巨噬细胞内的ACP在酸性条件下能水解β甘油磷酸钠形成磷酸盐，后者与硝酸铅反应生成磷酸铅，磷酸铅再与硫化铵反应最后形成黑色硫化铅，沉积在细胞内ACP所在处，呈棕黑色颗粒。

2. 方法　制备巨噬细胞涂片，经固定后，与底物溶液（含β甘油磷酸钠、醋酸缓冲液及硝酸铅）37℃温育1～2小时，洗涤后，用1%硫化铵处理1分钟，再经流水洗涤，甲基绿复染，最后或通过镜下定性观察巨噬细胞内颗粒的多少和粗细反映ACP活性强弱；或利用显微分光光度计在相应波长处测定OD值，定量反映ACP活力的大小。

3. 应用　巨噬细胞内含有多种酶，其中ACP为胞内主要消化酶，其活性反映巨噬细胞杀菌能力，而前述的吞噬功能测定，主要反映巨噬细胞的吞噬功能。故此实际工作中常常将二者结合起来，协同使用，以全面反映巨噬细胞功能，如李磊在研究黄芪对烧伤小鼠腹腔巨噬细胞功能的影响中，陈萍在研究红毛五加多糖对巨噬细胞作用的过程中均将两者结合运用，取得满意的实验结果。

（三）血清溶菌酶活性测定

1. 原理　溶菌酶可作用于革兰氏阳性菌细胞壁的粘肽成分，使之失去细胞壁而溶解。用琼脂平板打孔法可测定血清溶菌酶活性。在长满细菌的琼脂平板上打孔，加入待测血清，血清中溶菌酶向四周扩散，与细菌作用，经一段时间可形成肉眼可见的溶菌环。溶菌环直径与酶活性相关。利用一系列不同稀释度的溶菌酶标准品，测定半对数标准曲线，根据标准曲线可查得待测血清中溶菌酶含量以表示其活性。

2. 应用　主要用于研究中药制剂在抗感染免疫中的作用。如叶琦莉用该方法研究了复方三姐妹片的免疫药理作用。

（四）外周血白细胞计数和分类

根据形态学特征计数外周血白细胞总数及各类粒细胞、单核细胞、淋巴细胞百分数，是评价机体免疫系统功能状态的基本资料。

五、补体测定

1. 总补体活性测定（CH_{50}）　方法：选用新鲜血清与溶血素致敏的羊红细胞37℃温育一段时间，血清中的补体被致敏羊红细胞激活，引起溶血，以发生50%溶血时所属最小补体量代表补体总活性，以CH_{50}单位/ml表示。

2. 补体成分测定　补体成分C_1～C_9均可测定，其方法主要有：

（1）免疫化学法：可以测定补体各个成分，它是利用抗补体各组分的特异性抗体测定抗原。可先用单扩散或火箭电泳法测定相应补体标准品，绘制标准曲线，再测血清中补体的含量，根据沉淀环或沉淀峰的大小，高低对照标准曲线，即可测知补体含量。

(2) 溶血法：是用化学方法先除去豚鼠血清中的某一补体成分，而后加入羊红细胞、溶血素以及待测血清共同反应。由于待检血清中含有豚鼠血清中缺如的补体成分，从而恢复补体连锁反应引发溶血。其溶血程度与补体活性相关。

此外，由于自动免疫化学分析仪的问世，尚可以用免疫比浊法自动测定补体成分含量，给研究带来便利，但因条件限制尚难推广。

CH_{50}测定和补体成分测定是反映补体系统功能的主要方法，因此在中医实验研究中常被采用，尤其补体成分 C_3 和 C_4 因其在补体激活过程中的重要作用及自身在免疫调节中多种生物学活性而常常成为测定对象。

二、特异性免疫实验研究

(一) 细胞免疫功能测定

1. T 细胞数测定

(1) E 花结试验：

①原理：T 细胞表面有羊红细胞受体 (SRBC-R)，可与羊红细胞 (SRBC) 结合，使 SRBC 粘附于 T 细胞周围，形成花结，称为 E 玫瑰花结。

②基本方法：将淋巴细胞与 SRBC 按一定比例混合，经温育、固定、制片、染色，计数形成玫瑰花结的淋巴细胞的百分率。因淋巴细胞与 SRBC 作用的条件以及结合有羊红细胞的数目和层次的不同，分别称为总 E 玫瑰花形成细胞 (total E rosette-forming cells，Et-RFC)、活性 E 玫瑰花形成细胞 (activated E-RFC，Ea-RFC)、特异性玫瑰花形成细胞 (specific RFC，SRFC)，以及巨大玫瑰花形成细胞，它们分别代表具有不同活性的 T 细胞群体。

(2) $ANAE^+$淋巴细胞计数：

①原理：α-醋酸萘酯 (ANAE) 反应能特异地标记 T 淋巴细胞，从而反映 T 细胞总数。

②方法：取外周血涂片，迅速干燥，经固定洗涤、晾干后，用 ANAE 染色、甲基绿复染，镜下计数 $ANAE^+$ 细胞百分率。

(3) 免疫荧光技术测定 T 细胞亚群：有直接法和间接法之分

①直接法：直接用荧光染料（异硫氰酸荧光素 FITC 或藻红蛋白 PE）标记的抗小鼠的 Lytz 抗 Thy1、2 和抗 L_3T_4 的单克隆抗体分别标记小鼠淋巴细胞，经洗涤后，或利用荧光显微镜镜下观察结果，或利用流式细胞计 (FCM)，经微机处理，直接测得相应代表 T_8、$T_{总}$、T_4 亚群的相对百分含量，并可由此计算出 T_4、T_8 比值。

②间接法：以抗人 CD_3、抗人 CD_4、抗人 CD_8 的单克隆抗体作为一抗标记淋巴细胞，经洗涤后再用荧光标记的抗小鼠 IgG 作为二抗进行间接免疫荧光染色，洗涤后同上法测定各亚群相对百分含量，计算 T_4、T_8 比值。

E 花结试验是经典的 T 细胞数测定方法，在以往的中医实验研究中较为常用。近年来随着简便、灵敏、特异性强的 ANAE 标记法和 FCM 的问世，E 花结试验有被淘汰的趋势，如今借助高特异的单克隆抗体和先进的 FCM，人们可以方便的测定 T 细胞各亚群的百分含量以及 T_4、T_8 比值，从而为研究中医药的细胞免疫调节作用以及中医证候的细胞免疫病理基础，提供了有利的研究手段，如关崇芬等应用该方法研究了中药制剂克艾可对细胞免疫缺陷小鼠的免疫调节作用。ANAE 标记法虽不能区分各 T 细胞亚群，但因其简便易解，特异性较强，重复性好又不需要贵重仪器，目前应用也较多。如李氏用其研究了玉屏风口服液对免疫抑制小鼠的细胞免疫调节作用，谢氏用之研究了驴脾气虚证模型的细胞免疫功能等。

2. T 淋巴细胞增殖实验　体外培养的 T 淋巴细胞在非特异性有丝分裂原 PHA、ConA 等或特异性抗原刺激下能活化转化为淋巴母细胞，表现为细胞体积增大、胞浆丰富、胞内代谢旺盛，蛋白质、RNA、DNA 合成增加，进而发生细胞分裂增殖。T 细胞增殖的测定方法有：

(1) 淋巴细胞转化试验 (lymphocyte transformation test，LTT)：以 ConA 或 PHA 为刺激物体外培养淋巴细胞 48～72 小时，之后除片染色，镜下观察计数 200 个淋巴细胞转化的淋巴细胞百分率。

(2) 氚标记胸腺嘧啶 (^{3}H-TdR) 掺入法：同 (1) 方法培养细胞，在培养结束前 8～16 小时加入 ^{3}H-TdR，因 TdR 为 DNA 合成所必需，所以可为增殖活跃的T细胞摄入，培养结束后收集细胞用液闪仪测定^{3}H掺入量，反映细胞增殖能力。

（3）MTT法：

①原理：MTT为一种甲氮唑盐，呈黄色，MTT在活细胞线粒体脱氢酶的作用下变成紫色的甲臜产物，有色产物的浓度与活细胞数量成正比因而能反映细胞的存活力和增殖力。

②方法：同（1）法培养细胞，在培养结束前4小时加入MTT，培养结束后加入酸性异丙醇终止反应，用酶标仪在570nm处比色，测定OD值计算增殖率。

（4）FCM测定细胞周期：用DNA特异性荧光染料如碘化丙啶（PI）等染色细胞，利用FCM，细胞流经测量区时在激光照射后发出特异荧光，在一定条件下荧光强度与细胞内DNA含量成正比，由于在细胞周期内不同时相的DNA含量不同，可形成DNA直方图，经电脑分析可测算出不同时期细胞所占的百分比，从而反映细胞的DNA合成和细胞增殖能力。

应用：LTT法判定结果影响因素较多，不够准确，但因其不需要特殊仪器，目前仍有人采用，^{3}H-TdR掺入法是最常用的实验方法，它特异性强灵敏度高，结果判定客观。鉴于其有同位素污染，80年代初Mosman又发明了MTT法，虽该方法灵敏度不如^{3}H-TdR，但因其避免了使用同位素且有较好的特异性，已普遍为人们所接受。利用FCM测定细胞增殖周期，不仅可反映细胞增殖能力，更能了解核内DNA合成情况，因此较前几种方法更为先进，目前已有人将细胞周期研究引入中医，如朱立平等用其研究了雷公藤总甙对T细胞增殖的抑制作用，葛氏等也研究了脾虚证小鼠胸腺细胞周期，均得到了用其他几种方法难以获得的研究成果，但因仪器条件限制，细胞周期测定方法尚难推广。

3．白细胞介素的体外测定 IL-1主要为巨噬细胞产生，IL-2主要为活化T细胞产生，其他IL除活化T细胞外，尚可由多种细胞产生，上述细胞因子通过与靶细胞表面相应受体特异结合，能发挥多种生物效应，其中包括促进靶细胞的增殖和分化，利用IL的这一特性，设计了它的生物学测定方法。

待测细胞在体外相应刺激物的作用下培养48～72小时，取上清液加入相应白细胞介素依赖细胞中再培养24小时，在培养结束前几小时加入MTT或^{3}H-TdR，而后分别用MTT法或^{3}H-TdR掺入法测定细胞增殖能力，以反映相应白细胞介素活性，同时还可用重组白细胞介素作为标准品，与待测IL同时进行倍比稀释，用半对数法作出标准曲线，根据标准曲线计算出待检标本的IL含量。

应用：白细胞介素是细胞免疫中的主要效应分子，具有重要的免疫调节作用。利用上述的方法不仅可以测定IL含量，更能直接反映其生物学功能，因而在中医领域内应用较广，如中井祥二测定了人参养荣汤对免疫异常小鼠的IL-1、-3、-5、-6活性的改善作用，钱玉昆测定了枸杞防衰剂对青年鼠IL-2活性的调节作用等。除上述方法外，随着单克隆抗体技术的问世，国外已有检测IL的ELISA试剂盒出售，然因价格昂贵少有人用。

4．移动抑制试验

（1）原理：致敏淋巴细胞在相应抗原刺激下可释放移动抑制因子，抑制巨噬细胞和白细胞移动，在一定条件下其移动面积与移动抑制因子活性反向相关，根据指示细胞不同可分为白细胞移动抑制试验（leukocyte migration inhibition test，LMIT）和巨噬细胞移动抑制试验（MMIT），其中的LMIT较为常用。

（2）方法：将待测致敏细胞、指示细胞以及特异性Ag一起培养于一端封闭的短毛细管内，将玻管粘附于含培养基的平皿底部，培养18～24小时，观察并描绘细胞游走图象，并计算移动指数。

（3）应用：移动抑制试验是反映机体特异性细胞免疫功能的一项指标，但因移动抑制因子在免疫调节中的意义不大，所以目前在中医实验研究中的应用较少，仅有散在报导。

5．IL-2受体测定

（1）原理：IL-2受体（IL-2R）的单克隆抗体Tac或BI49.9等可特异地与待测细胞表面的IL-2R结合，利用直接或间接免疫荧光标记法，标记IL-2R$^+$细胞，在荧光显微镜下或流式细胞计（FACS）下观察分析，可测得IL-2R$^+$细胞百分含量。

(2) 应用：IL-2R 表达于活化 T 细胞、B 细胞、NK 细胞、巨噬细胞及 LAK 细胞表面，IL-2R$^+$细胞代表免疫活性细胞，因此 IL-2R 测定作为淋巴细胞活化增殖的指征，已成为近代免疫学研究的重要方面，目前在中医领域内 IL-2R 研究也已起步，从而将中医药的实验免疫研究引向深入。

6. 混合淋巴细胞培养（mixed lymphocyte culture，MLC）

(1) 原理：将同种异体的淋巴细胞混合培养，由于彼此主要组织相容性抗原不同而相互刺激引起淋巴细胞的活化、增殖，形态上出现母细胞化的转变。

(2) 应用：MLR 在移植免疫中最为常见，在中医领域内主要作为检测细胞免疫功能的一个指标，用于研究中医药对于细胞免疫的调节作用了解中医病症对细胞免疫功能的影响。

7. T 细胞介导的细胞毒试验

(1)原理：T 细胞在体内外接受抗原刺激后部分可转化为细胞毒性 T 细胞（cytotoxic T lymphocyte，CTL），CTL 再次与靶抗原接触时可表现出对靶细胞的溶解和破坏作用。

(2) 方法：CTL 的测定方法有多种，这里介绍^{51}Cr 释放法。一般选用传代的肿瘤细胞系作为靶细胞，预先使 $Na^{51}CrO_4$ 与靶细胞在室温作用 30～90 分钟，标记靶细胞。充分洗涤后，将标记靶细胞、待测效应细胞各 0.1ml 按一定比例加入微孔板中，37℃培养数小时后，收集上清液，测定 cpm 值，计算^{51}Cr 的特异释放率以反映 CTL 活性。

$$\text{特异释放率}=\frac{\text{实验组上清 cpm 均值}-\text{对照组上清 cpm 均值}}{\text{最大释放组 cpm 均值}-\text{对照组上清 cpm 均值}}\times 100\%$$

(3) 应用：CTL 的细胞毒作用在抗感染免疫、抗肿瘤免疫中有重要意义，是评价抗瘤中药作用的一项常用实验指标，宾氏等曾用该方法研究了三七皂甙对小鼠脾细胞抗瘤活性的影响。

8. NK 细胞活性测定

(1)原理：将肿瘤靶细胞中掺入^{51}Cr，当 NK 细胞杀伤^{51}Cr 标记的瘤细胞时，靶细胞内的^{51}Cr 被释放出来，此释放的同位素几乎不再被活细胞利用，利用闪烁仪测定 cpm 值，计算特异释放率，以表示 NK 细胞活性。

(2) 应用：NK 细胞作为天然杀伤细胞具有广泛的靶细胞，尤其是对肿瘤细胞有很强的杀伤力，因此目前多用于研究中药的抗瘤活性。

9. DTH 试验

(1) 原理：迟发型变态反应（Delayed-type hypersensitivity，DTH）是以 T 细胞介导为主的局部炎症反应，皮内注射天然抗原或皮肤表面涂以二硝基氯苯（DNCB）、二硝基氟苯（DNFB）等化学类抗原致敏，间隔一段时间后再用相同抗原攻击可诱发 DTH，24～48 小时后受刺激局部可出现红肿、硬结，乃至水泡或溃疡，通过观测局部炎症反应程度可反映 DTH 强弱。

(2) 应用：由于 DTH 是体内试验，较体外实验更有说服力，且又简便易行，因此成为常用的机体细胞免疫功能测定方法，尤其在研究中药的细胞免疫增强作用时更为常用，如应用该方法关崇芬研究了中药对艾滋病的治疗作用，巩氏发现抗衰神方对放射损伤小鼠的 DTH 有恢复作用。

10. 胸腺系数测定　胸腺作为中枢免疫器官是 T 细胞分化成熟的场所，胸腺系数是反映细胞免疫功能的一项基本指标。

11. 红细胞免疫功能测定　红细胞表面具有补体受体 CRI，可使红细胞粘附于循环中结合有抗原-抗体-补体的免疫复合物（immune complex，IC）上，并通过血液循环将 IC 运送至网状内皮系统加以清除，从而防止 IC 在血管、组织等处沉积引起疾病。

检测红细胞免疫功能的方法主要有 RBC-C_3bR 花环率测定和 RBC-ICR 花环率测定。

(1) RBC-C_3bR 花环率测定

①原理：补体致敏酵母菌结合有补体成分 C_3b，可与 RBC 上的 CRI 结合，形成酵母花环，花环形成率与 CRI 活性正相关。

②方法：使豚鼠血清与酵母菌于 37℃水浴中作用 30 分钟，经洗涤后制得补体致敏酵母菌，后者与待测红细胞 37℃水浴 30 分钟后，固定制片瑞氏染色，湿片高倍镜下观察，计数 200 个红细胞，凡结合有 2 个或 2 个以上酵母菌者为 1 个花环，计数花环百分率。

(2) RBC-ICR 花环率测定

①原理：RBC通过其CRI与循环中的IC结合形成RBC-IC，而酵母菌又能结合RBC-IC上的补体，形成酵母花环，其花环形成率反映红细胞结合有IC的多少。

②方法：类似（1），只是酵母菌不用补体致敏余均相同。

③应用：随着对红细胞免疫功能认识的深入，中医领域内对红细胞免疫的研究也日趋活跃，其中以RBC-C_3bR花环率和RBC-ICR花环率测定最为普及，广泛应用于研究中药对红细胞免疫功能的影响以及中医证候的红细胞免疫功能变化等方面。

（二）体液免疫测定

1. 免疫球蛋白的测定　免疫球蛋白的测定方法有多种，这里介绍常用的几种方法。

（1）单向琼脂扩散法：原理：将抗免疫球蛋白血清均匀地混合于琼脂或琼脂糖凝胶上，待凝胶凝固后于其上打孔，孔内加入待测免疫球蛋白，待测免疫球蛋白放射状向孔周围含抗免疫球蛋白血清的凝胶中扩散，至抗原与抗体的量达到一定比例时，出现肉眼可见的沉淀环，沉淀环的直径与抗原浓度成正比，以一系列稀释度的免疫球蛋白标准品为抗原，同法测得标准曲线，根据标准曲线可查得待测免疫球蛋白含量。

（2）火箭电泳：原理：是将单向琼脂扩散与电泳技术相结合的一种方法，将待测免疫球蛋白加入含抗体的琼脂板小孔内进行电泳，待测免疫球蛋白向阳极移动，短时间内与抗体形成火箭状沉淀峰，其峰高与免疫球蛋白含量成正比，利用标准曲线可以测算出其含量。

（3）免疫比浊法

①原理：被测血清中的免疫球蛋白与加入的相应抗体发生反应，在抗体过量的情况下形成可溶性免疫复合物，后者在含聚乙二醇等亲水剂的液相中析出，使反应液浊度发生改变，当抗体量固定时，形成的免疫复合物的量与抗原的量呈正比，溶液中待测免疫球蛋白的含量可直接由免疫复合物的量反映，利用多种比浊法测定溶液浊度，可算出相应免疫球蛋白的含量。

②应用：免疫球蛋白含量测定是反映体液免疫功能的重要指标，单向琼脂扩散法因其简便易行较为常用，火箭电泳灵敏度与单扩散相同且因其耗时短而优于单扩散，目前在中医实验研究中也较为普及，免疫比浊法借助现代免疫化学分析仪（ICS）可自动测得免疫球蛋白含量，提高了检测的准确性、敏感性、操作简捷，因而优于其他方法，但因仪器及试剂的价格较高，普及受限，张莅峡等应用比浊法测定了红毛五加多糖对小鼠IgM、IgG、IgA含量的影响，取得满意的结果。

2. 溶血素测定

（1）原理：用SRBC免疫动物，诱导生成抗SRBC抗体，即溶血素，令SRBC与溶血素作用，形成抗原抗体复合物，加入补体后，发生溶血，利用显色反应测定OD值，在一定范围内溶血素含量与溶血程度呈正比。

（2）方法：用SRBC免疫动物，数日后摘眼球取血，分离血清，将稀释血清，SRBC以及豚鼠血清于37℃温浴后，加Drabkin试剂显色，根据公式求出半数溶血值（HC_{50}），反应溶血素生成能力。

（3）应用：溶血素本质为IgM，其生成测定是反应机体体液免疫功能的又一主要指标，多用于研究中医药对体液免疫系统的免疫药理作用和中医病症的免疫病理基础等。

3. 抗体形成细胞测定—空斑形成细胞测定（plaque forming cell assay，PFC）

（1）原理：用SRBC免疫动物，制备脾细胞悬液，将脾细胞（抗体生成细胞）、SRBC、豚鼠血清共同孵育，抗体生成细胞受SRBC刺激产生抗SRBC抗体，并与SRBC结合，形成抗原-抗体复合物，后者结合补体，引发溶血，从而在抗体生成细胞周围形成空斑。

（2）方法：经典的PFC是在琼脂等凝胶介质中进行的，近年来发展了小室法和比色法，而不用凝胶介质，使操作更为简捷。

①小室法：将脾细胞、SRBC、补体按一定比例混匀后加入由两层玻片构成的小室中，最后用石蜡密封小室，注意不能产生气泡、37℃孵育1小时后计数空斑数，以1×10^6或1×10^7个脾细胞中的空斑数表示。

②比色法：将脾细胞、SRBC、豚鼠血清于试管内37℃孵育1小时，离心、吸出上清液，用分光光度计在540nm处比色，测定OD值，以1×10^7个脾细胞的OD值表示抗体生成细胞的

溶血能力。

(3) 应用：PFC 是反映抗体生成细胞分泌抗体能力，代表 B 细胞功能的重要指标，它具有特异性高，筛检力强，不需特殊仪器设备等优点，在中医实验免疫研究中应用较多，如刘健研究脾虚小鼠的体液免疫状态，陈氏研究定喘汤的免疫药理作用等均应用了此方法。小室法和比色法平行，各实验室可根据各自的条件和习惯选择相应的方法。

4. B 细胞数测定　用荧光标记的 B 细胞特异的单克隆抗体直接标记 B 细胞，借助 FACS 或荧光显微镜可测得 B 细胞含量，反应体液免疫状态。

目前中医领域内有关体液免疫的研究不如细胞免疫深入，因此 B 细胞数测定与其他有关体液免疫的测定方法比较应用较少。

5. B 细胞体外增殖试验

(1) 原理：B 细胞表面有 LPS 受体，后者在体外能特异地刺激小鼠 B 细胞增殖，分离小鼠脾细胞，在 LPS 刺激下体外培养 48～72 小时，用 MTT 法或 ^{3}H-TdR 掺入法测定 B 细胞增殖率，反映 B 细胞功能。

(2) 应用：用于检测中医中药对 B 细胞增殖的作用，阐明中药对免疫系统的作用机理。

6. 脾重、脾系数测定　脾脏是免疫系统的二级免疫器官，是产生免疫应答的场所，脾脏中 B 细胞和浆细胞占优势，在抗体生成中有重要作用，测定脾重，脾系数可以反映机体基本免疫状态，是中医实验免疫研究中的一项基本指标。

（关崇芬　沈　华）

第五节　展　望

中医药学与免疫学在基本理论和临床实践中都有共同的基础，二者有结合的可能性和必要性。随着科学研究的不断进展，现代免疫学正成为一门“多边缘学科”。在免疫基础理论方面已形成多分支学科，如免疫生物学、免疫化学、分子免疫学、免疫遗传学等。在临床免疫方面也形成了血液免疫学、肿瘤免疫学、移植免疫学等。就其发展水平而言，免疫学已从整体水平，迅速向细胞、因子、分子水平发展。但重要的在于整体、细胞、分子多层次的研究是不可分割的，现代免疫学正朝着分析性的综合研究前进。因此，现代免疫学的发展，为中医药的免疫学研究，为中医免疫学的形成和发展提供了极为有利的条件。目前，在中医基本理论的研究，中药免疫调节的研究，中医辨证论治对各种疑难病包括艾滋病的防治，以及针灸免疫，替代疗法与免疫的关系等各个领域均显示出不少可喜的苗头，应该坚持深入探索，将会进一步加速中医免疫学的形成过程。

关于开展中医药的免疫学研究，应该从临床实践和基础实验两个方面入手，将现代科学技术运用到中医基本理论如辨证论治、脏腑理论、同病异治、异病同治等的研究。使研究不只停留在验证中医药对免疫指标的影响上，应该深入剖析影响免疫调节的具体环节，相互作用，相互制约的机体稳态调节机制。通过实验研究不断加深认识，应该重视机体在长期与外界入侵的各种致病因子相互斗争中逐渐形成的非特异免疫反应，如皮肤粘膜的屏障作用，其较特异性免疫反应稳定，发挥作用快，作用范围广泛，是特异性免疫反应的基础，是机体抗病的第一道防线。在机体内环境中也存在着多层次的组织和细胞间的膜屏障作用，同样发挥着机体稳态的调节作用和细胞信息传递作用，这也是现代医学正在开拓的一个新领域。当然对专一性致病因子的特异性免疫反应在中医药研究中的作用也不容忽视。如中医药对细胞免疫及体液免疫反应的影响和调节作用也应该进行多层次地深入研究。此外，由于机体是一个完整的统一体，免疫系统与其他系统如神经系统，内分泌系统等的整体调节也是当前研究的重要领域。这和中医基本理论强调的整体恒动观可以结合起来研究，探索其内在联系。总之，中医药学与免疫学结合的研究，应该从基本理论、防治疾病、实验方法、疗愈机制等多方面进行探索，寻找结合点，以便深入研究，触及本质问题。

中医体质学说内容丰富，《内经》早有体质

类型的记载，体质是决定个体对致病因子易感性和抵抗力的主要内在因素，即中医学中强调的“本”。现代免疫学十分重视个体差异，不同的个体对疾病的易感性及对药物的反应性均有差异。随着科学的进展揭示免疫遗传基因可能具有重要意义。因此，通过免疫遗传的基因表达研究中医的体质学说，结合个体差异的体质特征，进一步探讨发病机理和用药规律的研究，是十分有意义的研究课题。

免疫学在基本理论方面有较大进展，揭示了许多病因不明的免疫性疾病，但在免疫治疗上缺少既安全又有效的制剂。中药资源丰富，药理作用复杂，通过大量的实验研究，发现中药对机体的免疫调节作用，结合中医整体观的基本理论，调节阴阳以平为期的治法，努力发掘中药的免疫调节制剂，为临床治疗提供更为有效的方药，并从中探讨疗愈机制。

运用现代科学技术和手段，深入开展中医药的免疫学研究，中西医紧密结合，不仅将为现代免疫学提供极其丰富的内容，而且将为建立具有中医学特色的中医免疫学，为世界医学的发展做出贡献。

（关崇芬）

参考文献

1. 李金庸．中医学辩证法简论．太原：山西人民出版社．1983：28.
2. 陆干甫．中医学辩证法原理．北京：中医古籍出版社．1986：22.
3. 龙振州．医学免疫学．北京：北京医科大学出版社．1991：2-11.
4. 江建．阴阳学说的分子基础．中医药学报．1984；(3)：6.
5. 邝安堃．阳虚病人内分泌、免疫、环核苷酸的初步观察．中华内科杂志　1979；18（2）：105。
6. 张家庆．“阳虚”动物脱氧核糖核酸合成率和助阳药作用的研究．中医杂志　1982；(3)：64.
7. 陈永光．略谈中医学阴阳与免疫及平衡阴阳的临床应用．新中医　1989；(9)：48.
8. 王庆其．阴阳学说的研究进展．中国医药学报　1988；3（6）：59.
9. 张崇泉．从中医阴阳法则看免疫学基本理论．湖南医药杂志　1983；(5)：28.
10. 张友会．用对立统一的法则看机体的免疫功能．新医药学杂志　1978；(12)：4.
11. 朱方石．《内经》免疫学思想探析．山西中医　1992；8（2）：1.
12. 孙淑敏．浅谈中医药学与现代免疫学的关系．中医药研究　1990；(6)：6.
13. 龙振州．医学免疫学．北京：北京医科大学出版社　1991：130～147.
14. 刘志一．黄芪药理作用的研究．中西医结合杂志　1991；11（5）：132.
15. 杨贵贞．人参皂甙对杀伤细胞—干扰素—白细胞介素-2调节网络的影响及其抑瘤效应．中医杂志（英文版）　1988；8（2）：135.
16. 黄铭新．系统性红斑狼疮患者免疫学变化及其临床意义．中华内科杂志　1982；(6)：323.
17. 关崇芬，等．狼疮带试验对红斑狼疮患者实验研究的应用．中国免疫学杂志　1987；(3)：180.
18. 安江隆．日皮会志　1980；90（10）：901.
19. Jerence J. Harrist. Arthritis & Rkeu. 1980；23（4）：479.
20. 吴向辉，等．SLE皮肤表皮抗核抗体的探讨．上海免疫学　1996；16（10）：29.
21. 刘嘉湘，等．滋阴生津益气温阳法治疗晚期原发性肺腺癌的临床研究．中医杂志　1995；36（3）：155.
22. 王桂锦，等．益气健脾口服液合并化疗治疗胃癌临床及实验研究．中国中西医结合杂志　1994；14（11）：661.
23. 郁仁存，等．固本祛瘀Ⅰ号配合化疗治疗恶性肿瘤的临床及实验研究．中国中西医结合杂志　1994；14（7）：392.
24. 刘鲁明，等．参麦注射液对肺癌化疗增效减毒作用的临床观察．中医杂志　1994；35（5）：280.
25. 饶燮卿．升血汤配合化疗治疗中晚期胃癌的远期疗效观察．中国中西医结合杂志　1994；14（6）：366.
26. 李萍．益气消症方治疗晚期肿瘤临床研究．中医杂志　1994；35（4）：217.
27. 王敏玉，等．当归补血汤对癌症淋巴细胞的影响：附21例分析．辽宁中医杂志　1993；20（11）：22.
28. 郭勇，等．肠瘤平治疗大肠癌的临床与实验研究．中医杂志　1993；34（8）：481.
29. 聂克伟，等．蚂蚁制剂治疗类风湿关节炎的疗效对比观察．辽宁中医杂志　1995；22（7）：304.
30. 张欣，等．毛青藤治疗类风湿性关节炎1524例．陕西中医　1995；16（5）：209.
31. 魏中海，等．消痛擦剂治疗风湿痹痛的临床疗效观察．中医药研究　1995；(3)：26.
32. 魏巧林，等．类风Ⅱ号丸治疗类风湿性关节炎50

例临床小结．江苏中医 1995，16（3）：5.

33. 卢承毅，等．中西医结合治疗类风湿关节炎．中国农村医生 1995；（4）：28.

34. 黄维，等．东方木工蚁治疗类风湿关节炎．时珍国药研究 1995；6（1）：10.

35. 叶璧珍，等．正清风痛宁治疗风湿、类风湿性关节炎62例临床观察．湖南中医杂志 1995；11(1)：15.

36. 冯纯礼，等．乌归关节丸治疗风湿性关节炎993例．陕西中医 1994；5（11）：490.

37. 张玉义，等．加味己椒苈黄汤治疗支气管哮喘急性发作50例．山东中医学院学报 1995；19（4）：235.

38. 张月珍，等．紫蛤散，白龙汤治哮喘．云南中医中药杂志 1995；16（4）：20.

39. 张永涛，等．温阳补肾法治疗激素依赖性慢喘支28例．江苏中医 1995；16（8）：6.

40. 喻平瀛，等．麻黄地龙汤治疗支气管哮喘53例疗效观察．甘肃中医 1995；5（3）：13.

41. 黄禾生，等．大青龙汤控制哮喘发作46例疗效观察．云南中医中药杂志 1995；16（3）：29.

42. 周明君，等．加哮定喘汤治疗儿童哮喘106例．新中医 1995；27（5）：25.

43. 王延章，等．治喘汤治疗哮喘374例．四川中医 195；13（4）：21.

44. 杜立峰，等．半夏定喘汤治疗支气管哮喘85例．陕西中医 1995；16（4）：145.

45. 褚东宁，等．清热定喘汤治疗支气管哮喘70例临床观察．中西医结合杂志 1995；15（4）：240.

46. 高安莉，等．三子养亲汤雾化治疗支气管哮喘53例．陕西中医 1995；16（4）：148.

47. 袁启福，等．祛风平喘汤治疗儿童哮喘发作50例．湖南中医学院学报 1995；15（1）：24.

48. 刘振宇，等．疏风解痉汤祛痰塞闭法治小儿哮喘68例疗效观察．江西中医药 1995；26（2）：31.

49. 王丽，等．小儿哮喘22例疗效观察．云南中医杂志 1995；16（1）：26.

50. 包建秀，等．小儿咳喘平治疗小儿热性哮喘88例．浙江中医杂志 1995；30（1）：11.

51. 伯运宽，等．定喘合剂治疗重型支气管哮喘疗效分析．中国中医急症 1994；3（4）：257.

52. 张旭，等．稚鸡七子汤治顽固性哮喘17例．国医论坛 1994；9（6）：21.

53. 高锦团，等．雷公藤多甙治疗激素依赖型阿斯匹林哮喘36例．中国中西医结合杂志 1994；14(2)：127.

54. 王秀琴，等．干喘汤治疗小儿哮喘50例．陕西中医 1994；15（12）：537.

55. 余军．参蛤三七散治疗顽固性支气管哮喘．山西中医 1994；10（5）：19.

56. 上海卢湾区医院．肺心病缓解期中医辨证分型和实验观察．上海中医药杂志 1979；（4）：21.

57. 关崇芬，等．驴和大白鼠脾虚动物模型免疫功能的研究．中国兽医杂志 1990；16（3）：38.

58. 王乃琪，等．驴和大白鼠脾虚证模型体液免疫功能的研究．中国兽医杂志 1990；16（12）：37.

59. 谢仰洲，等．驴和大白鼠脾虚证模型血清溶酶体酶含量变化．中国兽医杂志 1990；16（9）：43.

60. 郁仁有，等．脾虚证肿瘤患者免疫功能的研究．中国中西医结合杂志 1990；9（10）：535.

61. 宋萍，等．脾细胞CT技术在脾虚证研究中的应用．中国中医基础医学杂志 1995；1（2）：38.

62. 北京中医研究所．中医辨证与环-磷酸腺苷关系的探讨．北京中医 1983；（2）：24.

63. 邝安堃．阳虚与阴虚病人血浆环核苷酸的对比．中医杂志 1979；（7）：21.

64. 杨贵贞，等．甘草 L_x 对小鼠过敏性休克的保护效应．中国免疫学杂志 1986；2（1）：4.

65. 杨贵贞，等．甘草多糖的体内外免疫效应．中西医结合杂志 1988；(基础理论研究特集）：107.

66. 田志刚，等．人参三醇型皂甙促细胞因子诱生及其特点．中国药理学通报 1990；6（1）：37.

67. 柳宗辉，等．人参皂甙通过垂体-肾上腺轴调整应激期NK细胞的受抑作用．中国免疫学杂志 1991；7（1）：45.

68. 田志刚，等．人参三醇皂甙促进人白细胞介素3的基因表达．中国药理学通报 1991；7（6）：470.

69. 吴瑞琼，等．人参皂甙通过海马介导的细胞免疫增强效应及可能机制．中国免疫学杂志 1991；7（4）：251.

70. 杨青隆，等．西洋参茎叶总皂甙在小鼠体内外的免疫效应．中国免疫学杂志 1992；8（2）：188.

71. 杨竞平，等．神经肽Y介导人参皂甙抗应激效应的研究．中华微生物学和免疫学杂志 1992；12（5）：280.

72. 杨竞平，等．人参皂甙对应激免疫抑制小鼠模型中枢神经肽Y和儿茶酚胺类递质的影响．中国免疫学杂志 1993；9（1）：36.

73. Michacls Wyand. The use of SIV infected rhesus monkeys for the clinical evaluation of AIDS drugs and Vaceines. AIDS Research and human retroviruses. 1992；8（3）：349.

74. 吕维柏，等．中医治疗研究艾滋病实践论文汇编．北京：人民卫生出版社 1992；161～167；136～

139.

75. 关崇芬，等．猴艾滋病动物模型的研究概况．北京实验动物科学与管理 1994；11（3）：44.

76. Bjorn Lundgren. Antiviral effect of 3-Fluorothymidine and 3-Azidothy-midine in cynomolyus monkeys infected with SIV. J of AIDS. 1994；4（5）：489.

77. 关崇芬，等．运用猴免疫缺陷病毒筛选抗AIDS中药的实验研究．中国中西医结合杂志 1993；13（3）：162.

78. 吕维柏，等．艾滋病中西医防治学．北京：人民卫生出版社 1994；68～80.

79. 严清明．胃肠宁免疫活性作用的初步研究．实用中西医结合杂志 1991；（8）：498.

80. 农光民．养阴清肺汤对部分免疫功能的影响．中草药 1991；（9）：409.

81. 陈萍，等．红毛五加多糖的抗肿瘤作用及免疫作用．中国药学杂志 1993；28（6）：351.

82. 李磊．烧伤小鼠腹腔巨噬细胞吞噬活性与ACP变化与黄芪调理作用研究．中国实验临床免疫学杂志 1991；3（1）：34.

83. 张莅峡，等．红毛五加多糖对腹腔巨噬细胞作用的定量细胞化学研究．中国组织化学与细胞化学杂志 1993；2（3）：192.

84. 叶琦莉．复方三姐妹片对免疫功能、流感病毒及细菌的影响．广西中医药 1992；（4）：39.

85. 关崇芬．克艾可治疗艾滋病的实验研究．中医杂志 1993；34（6）：365.

86. 朱立平．雷公藤总甙在细胞周期多个阶段抑制T增殖．中国免疫学杂志 1992；8（6）：379.

87. 钱玉昆．枸杞防衰剂的免疫调节效应．北京医科大学学报 1989；（1）：31.

88. 刘健，等．脾虚泄泻患者红细胞免疫功能的临床研究．中西医结合杂志 1994；14（9）：531.

第十五章　中西医结合分子生物学

分子生物学是研究生命内在物质基础的科学，是从分子水平来阐明生命现象的一门基础学科。分子生物学一词是在 1945 年由 W. Astbury 首先提出的，当时他所指的是生物大分子的化学和物理结构的研究。20 世纪 50 年代，J. D. Watson 和 F. Crick 关于 DNA 双螺旋结构的发现，60 年代 J. Monod 和 F. Jacob 有关基因调控的操纵子学说的提出，以及 70 年代初期 DNA 限制性内切酶的问世和 DNA 体外重组技术的形成，推动了分子生物学的飞速发展，使得研究者的目光从生命的本质——蛋白质转向决定它的最本质的物质——基因的结构和功能的分析。若从狭义理解，只有在基因水平研究的内容方可包含在分子生物学范畴内；但从广义而言，应包括许多应用分子水平技术（如单克隆抗体等）研究生物体结构与功能的工作。由于分子生物学是研究所有生物学现象的分子基础，因而从这个意义上可以说分子生物学包括了所有的生物学。

随着科学的不断发展，生物学与医学互相渗透越来越深入，可谓开创了生物学和医学发展的新纪元。分子生物学近几十年来的蓬勃发展，给医学注入了新的生命力，并成为当今生物医学最前沿的学科。现在，无论是基础理论医学、临床病因探讨，还是具体的诊断技术、治疗策略等处处都可感到分子生物学带来的巨大影响。分子生物学理论和技术使我们认识到许多生物学现象的最后因果机理依赖于发挥作用的细胞内外的特异性分子，而最重要的当然是带有遗传信息的 DNA。可以说，分子生物学的发展使医学面貌发生了根本的改观，标志着生物医学已进入分子研究水平，并引起了一场从理论上到技术上的革命，从而极大地影响着近十年来生命科学各个分支的发展，中医药学也不例外。

现代中医药分子生物学的特点是在基因和分子水平研究中医中药学现象，因此，可以说中医药学的分子生物学研究是中医药系统研究的一个层次。分子生物学技术在中医药研究方面的广泛应用，为阐释中医中药理论，加深对疾病本质的认识和中药作用的分子机制等，提供了一种新的研究工具和手段，同时还将启迪新的思想和发展新的诊治技术。虽然目前有关的研究工作才刚刚起步，但已显示了诱人的应用前景，相信这些新技术的应用必将对中医药学的变革和进步起到巨大的推动作用，并将开创中西医结合研究领域的新局面。

分子生物学和细胞生物学的内容是很难分开的。分子生物学描述活体的分子及其结构、组成和功能，而细胞生物学则阐明这些分子作为一个有机整体的一部分是怎样协同作用，完成和调节细胞的功能。细胞和分子生物学技术的迅猛发展，不仅使构建代表人类基因组的大部分基因文库，分离和测定人类基因的结构与序列，以及研究基因在试管内、在培养的细胞上或在整体动物上的功能等得以实现，而且也为从基因和分子水平研究中医药学开辟了新途径。

总之，当前分子生物学技术已逐渐融入生物医学研究的主潮流，成为现代高科技的主要内容和标志，也为中医药学研究带来了新的机遇，必将对推动中医药学术发展、实现中医药现代化、以及促进中西医在更深层面上的结合产生深远的影响。

（雷　燕）

第一节　分子生物学的主要研究技术及其工作原理

分子生物学是近年来发展最快的新兴学科，其中几种新的生物技术已被引进中医药研究领域，这就是核酸探针和分子杂交技术、聚合酶链反应(PCR)、杂交瘤和单克隆抗体技术、基因工程和转基因动、植物技术等等。仅简述如下。

1. 核酸、基因和蛋白质　核酸是一类高分子化合物，包括核糖核酸（RNA，ribonucleic acid）及脱氧核糖核酸（DNA，deoxyribo-nucleic acid）两大类。RNA 及 DNA 全是由核苷酸聚合而成的多核苷酸长链，大多数的 RNA 分子是单链的，即一条多核苷酸链，而多数的 DNA 分子则是双股链的。基因（gene）是细胞内 DNA 双链上编码蛋白质的区域，系指一个有用的遗传信息完整单位。基因的碱基序列决定着所编码的遗传信息，每条 DNA 链上都有许多个不同的基因，它们决定着不同蛋白质的合成。每个基因首先转录成信息 RNA（mRNA，messenger RNA），再翻译成蛋白质，遵循着分子遗传学的中心法则（图 2-41）。通过遗传密码表，我们可以按基因的核苷酸顺序来推导其所编码的蛋白质氨基酸序列；反之，也可通过某一蛋白质的氨基酸序列来推测基因的大概序列。这种翻译过程对于重组 DNA 技术的设计和应用是很重要的。

2. 杂交的含义　DNA 链是由腺嘌呤（A）、鸟嘌呤（G）、胞嘧啶（C）和胸腺嘧啶（T）4 种碱基分子靠糖-磷酸骨架相连接所构成。细胞内的 DNA 是一个高度有序的双链螺旋结构，两条单链之间靠互补的碱基之间特异的氢键而维持双链结构，一条链上的 A 总是与另一条链上的 T 配对，C 则与 G 配对。A 和 T，C 和 G 称为互补碱基，在双链 DNA 中四种碱基的组合形式是无限变化的，而配对碱基总是以同等数量存在。两条 DNA 单链之间，如果有一段序列可以完全配对，那么这两条单链的这一段序列可以形成双链结构。从单链到形成双链的这一过程常常称为杂交。从组织或细胞中抽提或分离出来的 DNA，通常是以双链形式或天然的形式存在。但是，当把 DNA 溶液加热或是把 DNA 置于一个碱性环境时，DNA 双链的碱基对之间的氢键就会被破坏，从而将两条链分离开来得到变性的即单链的 DNA。变性后 DNA 单链具有很大的伸展能力，可使其能够以正确的方式和准确的配对与其互补链杂交，将变性的 DNA 溶液缓慢冷却，互补的两条单链又将重新配对得到与原有天然 DNA 形式完全相同的双链螺旋 DNA。这就是杂交的基本原理和过程。分子生物学技术中，杂交是一项相当普遍和常用的技术。

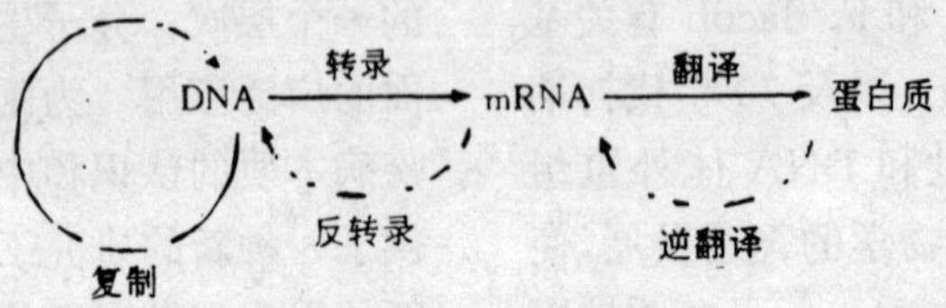

图 2-41　核酸和蛋白质关系

3. 核酸探针　然而，如何从众多的基因中找出目的基因呢？此时就需要一个探寻目的基因所在的指示物，也就是使参与杂交过程的 DNA 或 RNA 序列带上一定的标记，通常是用同位素或非同位素进行标记，这种被标记的序列就称为核酸探针。探针就是具有与目的基因的部分序列互补的核苷酸片断，利用核苷酸序列互补性的原理，此探针可特异性地与目的基因结合。藉此就能够相当准确地测定出在 DNA 制备物中是否存在着某个基因（目的基因），或者是在 RNA 制备物甚至是某个细胞中是否存在着特异的 mRNA。也就是说，标记的探针可以是 DNA，也可以是 RNA，被测定的可以是 DNA，也可以是 RNA，只要核酸探针与被检测物之间能够形成双链结构，杂交分析就可完成。

4. 基因表达　核酸杂交的特异性很强，临床上常用来做基因分析。一般可以根据试验材料和目的选用不同的杂交方法。例如，可以直接对固定后的组织或细胞，用核酸探针进行杂交分析；也可以把提取出来的核酸样品点到硝酸纤维素膜上，经变性、固定以后用核酸探针进行杂交；还可以先将核酸用限制性内切酶消化，经过电泳分析再转移到硝酸纤维素膜上进行杂交分析。这些方法都属于固相原位杂交，杂交阳性的部位，也就是被检核酸原来的位置。一般可用来做初步的定量与定性分析。常用的杂交技术有：

（1）Southern DNA 印迹杂交：这项技术的

步骤是：从组织或细胞中抽提分离出纯的DNA，然后将其用特异性限制性酶消化，消化以后的限制性DNA片段在琼脂糖凝胶中电泳，使这些片段按照大小进行分离。一旦片段彼此分离开以后将凝胶用碱处理，使凝胶中的DNA片段变性，用一张大小相同于凝胶的硝酸纤维素膜压到凝胶上，将凝胶中的DNA片段转移到硝酸纤维素膜上，这个过程称为Southern印迹，其发明者是Southern E. M. 教授，故以之命名。

(2) Northern RNA印迹杂交：分子杂交技术也可用来鉴定细胞或组织中存在的DNA转录产物和特异的RNA。从培养的细胞、新鲜或冰冻组织分离抽提出细胞总RNA，然后经过电泳将不同大小和种类的RNA分开，再经印迹转移到硝酸纤维素滤膜上。这种按照DNA印迹原理进行RNA印迹转移的技术，称为"Northern"印迹。由于RNA是单链，因此RNA印迹技术不需对RNA进行限制性酶消化和变性处理，这一点与Southern印迹不同。同位素标记杂交以后，基因探针的位置可在放射自显影的X光底片上显示出来，非同位素标记杂交则需用相应的染色方法显示；被鉴定的基因片段的大小，则可通过与平行电泳的分子量大小标志物（称为Marker）相对位置的比较而测定出来。Northern印迹或称RNA印迹可用来测定某种或某些mRNA存在与否，也可用来测定正常及病理状态下这些mRNA的相对含量。但是，Northern印迹并不能指明是组织中哪一种细胞里的基因表达了所需测定的mRNA。要解决这一问题，需要一种类似于细胞免疫化学的技术，称为原位杂交。

(3) 原位杂交：它是将冰冻或石蜡包埋的组织块作成切片，用同位素、地高辛或生物素标记的基因探针与切片进行杂交。杂交后把切片浸入显影剂中显影（非同位素标记不需显影）和染色，切片的细胞上如果存在有银颗粒（或紫蓝色、或棕褐色）就表明这种细胞里的mRNA与探针呈杂交阳性反应，也就是说，这种细胞表达了所研究的那个基因。通过光密度扫描能相对地对mRNA表达进行半定量分析。原位杂交技术是一项直接观察基因表达的技术，大大促进和丰富了组织学、病理学的试验手段。

5. 重组DNA技术 重组DNA技术（recombinant DNA technique），又称基因克隆（gene cloning）或基因工程（genetic engineering），是指由于不同DNA链的断裂和连接，产生了DNA片段的交换和重新组合，从而形成新的DNA分子的过程。新的DNA分子含有不同亲本的DNA片段（即杂种分子），并能持续稳定的表达。可见，基因克隆有两个重要特征，首先是能将一种生物的核酸分子转移到另一种生物体中；其次是体外插入的DNA小片段在新的宿主细胞中能够进行扩增。这表明，利用基因克隆的第一个特征，就可以按照人们的主观愿望，创造出自然界中原先并不存在的新的生物类型；而利用第二个特征，就能够制备到大量纯化的DNA片段，从而拓宽分子生物学的研究领域，包括核苷酸的序列测定、定点突变的形成、扩增基因和核酸探针的制备以及基因治疗等。

限制性核酸内切酶（又称限制酶）的发现为人们提供了一种分子剪刀，导致了重组DNA技术的产生，使直接从基因入手研究基因的结构和功能成为可能。限制酶是一类特异性的水解双链DNA的二酯酶，它们的价值在于各个酶识别DNA分子的碱基序列都具有特异性，即不同的限制性酶在双链DNA上有不同的识别和切割序列，因此对某一特定的DNA制品而言，不同的限制性酶可切出长度各异，数目不同的特征性片断。DNA经切割后形成的片段可以通过电泳，按照不同的长短一一分开，这样，某个基因在DNA片段上的位置就可以通过探针杂交的方法来确定。

6. 单克隆抗体（单抗）技术 克隆（clone）是指细胞纯系。抗体是动物对抗原刺激所产生的免疫球蛋白，单克隆抗体乃单一细胞（杂交瘤细胞）克隆所产生的抗体。单抗是由杂交瘤技术产生的。与多克隆抗体（常规血清抗体）相比，单抗有纯度高、专一性强、重复性好、抗原易获得以及可大批量生产等优点，由于单抗与相应的抗原可以高度特异性结合，故可以将单抗连接上放射性同位素、毒素或药物，对癌症、心血管疾病及其他许多疾病进行导向诊断和治疗，后者也叫生物导弹药。同时，还可制作出针对中药不同成分的单克隆抗体，然后再用来鉴定中药的成分或测定其含量的多少，是一种简便而又灵敏度高、重复性好的测定方法。

7. 聚合酶链反应（PCR） 又称基因体外扩增技术，是80年代中期发展起来的分子生物学新技术。PCR实际上是一个在模板DNA、引物（模板片段两端的已知序列）和四种脱氧核苷酸等存在的情况下，DNA聚合酶依赖的酶促合成反应，扩增的特异性取决于引物与模板DNA的特异结合。扩增过程经过模板变性、引物复性及引物延伸三步反应的多次循环，可使特定DNA片段呈指数增加，即使待测品只有微量DNA分子，也可充分扩增至数百个分子供鉴别和测定。所以PCR已广泛应用于病原诊断、亲子鉴定及古生物学中。

8. 逆转录聚合酶链反应（RT-PCR） 由mRNA逆转录反应产生的DNA链用作PCR反应模板，即为RT-PCR。高灵敏度的RT-PCR，可以成功地检出较弱的mRNA表达，尤其通过新颖的化学发光法，使得定量结果准确可靠，可用于PCR测序或制备探针等。

9. 动物转基因技术 是指借助基因工程手段将特定的外源基因导入动物细胞的染色体内，使其发生整合并遗传的过程，由此培养成功携带外源基因的动物个体或品系，即转基因动物。将外源基因导入细胞，并使之成为该细胞基因组永久组成部分的方法主要有3种：显微注射法、逆转录病毒介导法及胚胎干细胞介导法。

10. 转基因药用植物技术 转基因药用植物是以DNA体外重组技术为主，将外源基因导入药用植物，并使这种外源基因在转化植物细胞内能稳定地表达，从而创造出具有某种优良特性的新品种，例如抗寒或抗病虫害品种等。

11. 反义技术 是根据碱基配对原理，用人工或生物体合成与基因组DNA/RNA互补的反义核苷酸片段，以定向地阻断或抑制该基因复制、转录或翻译，从而封闭该基因的表达。反义技术近年来研究进展迅速，为疾病的治疗提供了一种新的手段，也是一种较为敏感的检测手段。

12. 基因治疗 所谓的基因治疗是应用基因工程和细胞生物学技术，将功能正常的基因转移到体内病变细胞或体细胞中，以期通过导入基因的表达，补充缺失的或失去正常功能的蛋白质，或抑制体内某些基因的过盛表达，而达到治疗目的一种方法。而将目的基因高效导入靶细胞内是基因治疗的重要步骤。随着分子克隆和基因重组技术的发展，基因治疗这一通过改变基因结构与功能来达到治疗目的的医疗手段，已开辟了临床治疗学的新时代。

（雷 燕）

第二节 分子生物学技术在中医药研究方面的应用实例

分子生物学技术在中医药研究方面的广泛应用，对扩大临床研究领域，开拓研究思路，揭示中医“证”的本质，提高中药药理研究水平和促进新药研制开发等均具有重要意义。

一、从分子水平阐释中医理论

从基因分子水平探讨中医理论，有助于启迪思维，深化认识，阐明真知。近几年应用分子遗传学技术对肾（气）的实质、活血化瘀理论和衰老与基因调控的关系等研究，初步揭示了这些理论的分子基础，为进一步研究、探讨中医理论开辟了新的视野和领域。例如张晓文从中医“肾主生长发育”和现代生物学关于基因的调控决定着人的生长、发育和衰老的不同认识，推论出“肾主生长发育”的实质就是基因调控，从而为从基因表达与调控角度阐述补肾中药延缓衰老的机制提供了理论依据和启示。沈自尹等应用RT-PCR技术发现肾阳虚证的下丘脑室旁核促肾上腺皮质激素释放激素（CRF）的mRNA表达受抑，由此将肾阳虚证定位在下丘脑。又如刘福春等通过体外细胞培养和测定^{3}H-TdR掺入细胞核DNA的方法，发现“阳虚”动物骨髓细胞DNA合成率下降，因而认为中医肾主骨生髓理论与促进核酸蛋白质代谢有关。活血化瘀理论是中医病因病机学说的一个重要内容，近年来活血化瘀类中药干预基因调控的研究揭示了此类中药药理作用的分子机制。唐利龙等应用Northern杂交法观察了川芎嗪对培养的血管平滑机细胞前胶原α_1（Ⅰ）、α_1（Ⅲ）基因转录的影响，发现川芎嗪可明显抑制α_1（Ⅰ）、α_1（Ⅲ）基因转录，通过抑制Ⅰ、Ⅲ型胶原而抑制血小板的粘附、聚集和激活是川芎嗪具有活血化瘀作用的可能机制之一，表明活血化瘀药能在细胞和基因水平发挥干预作用。

二、中医“证”的分子基础研究

中医“证”的本质的研究一直是我国中西医结合研究领域的重大课题，用现代医学理论阐明中医“证”的本质是实现中西医结合的关键，也是阐明中草药和中药复方制剂确切药理作用的前提。由于“证”本质的复杂性，我国虽经40余年的研究，但至今未能确切阐明中医“证”的现代科学内涵。申维玺等运用分子生物学和现代免疫学研究方法，根据公认的“证”本质的判断标准和机体内神经体液调节机制的规律等，提出中医“虚”证的本质是诱生性表达的细胞因子。即机体在不同致病因素反复和持续作用下，体内某些靶组织细胞内的基因表达调控失常，因而产生一类具有特殊生物活性的细胞因子——蛋白质和多肽分子，正是这些细胞因子的生物活性相对或绝对升高，使机体出现了各种“证”的临床表现。钟历勇等通过比较补肾、健脾、活血三类复方对皮质酮大鼠下丘脑-垂体-肾上腺-胸腺（HPAT）轴及下丘脑CRF mRNA表达的影响，发现唯补肾药能提高下丘脑CRF mRNA表达量与HPAT轴功能，提示补肾药右归饮对皮质酮大鼠是直接作用于下丘脑，使受抑制的CRF mRNA表达水平在一定程度上得以恢复，从而调节了HPAT轴的受抑制状态。进一步从药物验证的角度在分子水平上阐明了肾阳虚证的主要调节点定位在下丘脑。

三、中药作用的分子机理—基因调控

基因表达的调控研究是当代分子生物学研究最活跃的一个领域。国内已经有不少单位对中草药开展了分子药理学的研究，包括中药在基因转录水平上调控作用的研究。这些研究证明中药作用原理与其生物活性成分调控基因表达有关，从而不仅在理论上有助于我们从更深层次了解中药的作用原理，而且为研制抗肿瘤、抗损伤等中药新药提供了新思路。目前探讨中药对基因表达调控作用的研究正方兴未艾，涉及到临床上多种病变。

1．心脑血管疾病方面 一氧化氮(NO)和内皮素（ET-1）是新近发现的一对效应相反的血管活性物质，NO是血管舒张因子，而ET为血管收缩因子，二者的平衡失调参与了心肌缺血性损伤的发生和发展过程。雷燕等采用原位杂交技术检测了缺血心肌中内皮素转换酶(ECE)和一氧化氮合酶(NOS)mRNA的表达，结果表明在缺血心肌组织中，ECE mRNA呈高表达，NOS mRNA呈低表达，益气活血复方愈心痛可提高缺血心肌中NOS mRNA表达水平，削弱ECE mRNA的异常表达，从而保护缺血心肌。王伟等应用血清药理学、RT-PCR和Northern杂交等方法比较研究了血府逐瘀汤和精减血府逐瘀汤两方药对体外培养的缺氧缺糖心肌细胞NOS mRNA表达的影响，实验表明两组药物均可显著提高缺氧缺糖心肌细胞NOS mRNA的表达，提示两方的心肌保护作用与其促进NOS mRNA的表达有关。近年发现NO尚具有神经毒性作用，与脑缺血性损伤关系密切。李振洲和吴卫平等采用线栓法制成大鼠大脑中动脉缺血模型，以原位杂交的方法观察到脑缺血可诱导脑组织NOS和ET-1的mRNA异常表达，从而进一步加重缺血和再灌注引起的脑损伤，丹参能部分下调缺血所致的NOS和ET-1基因的异常表达，故推测这可能是丹参防治缺血性脑血管病的分子机制。

经皮冠脉腔内血管成形术(PTCA)已经广泛应用于冠心病的临床治疗，但其术后3～6个月仍有30%～40%发生再狭窄，研究表明，血管平滑肌细胞(VSMC)过度增殖在再狭窄中起着重要作用，而原癌基因活化与血小板衍化生长因子（PDGF）的明显增加是其中心环节之一。陈星等的研究发现经雷公藤红素作用后大鼠VSMC的c-myc和PDGF的mRNA表达较对照组明显降低，并呈现一定的药物剂量依赖性关系。表明雷公藤红素可能是通过抑制VSMC的c-myc和PDGF的基因表达，从而抑制VSMC的过度增殖。血管平滑肌细胞的过度增殖也是形成动脉粥样硬化(AS)的重要因素。李静等的研究发现，化瘀类中药血管通可有效地抑制血管壁 PDGF-A 的 mRNA 过度表达，并可使血管壁原癌基因 c-myc 的 mRNA 表达水平下降，从而抑制 VSMC 增殖，阻止 AS 形成。

2. 肿瘤的基因治疗　肿瘤的基因治疗正成为肿瘤治疗新模式，为人类最终征服肿瘤带来了曙光。所谓肿瘤基因治疗，就是运用分子生物学技术，对已有缺陷的肿瘤基因进行替代、补足、关闭或改变其表达状态，纠正其异常功能，补充其失去功能；或加入某种产物可直接或间接有利于杀伤肿瘤细胞的基因，并强化其表达。常用的有重组 DNA 技术、生物导弹药、反义核酸治疗以及对基因表达进行特异的调控等。谭宇蕙等认为中医药与肿瘤分子生物学结合的切入点主要在对特异的基因表达进行调控。事实上，抗肿瘤中药对基因表达的特异调控方面已有一些研究工作。如中药对免疫因子基因表达的调节，王长征等用雷公藤甲素给予体外培养人外周血淋巴细胞，浓度达 50mg/L 时开始显著抑制 ConA 刺激的 IL-5mRNA 的表达，表明中药成分可通过调节免疫因子的基因表达而影响免疫功能。李惠等发现六味地黄汤能够显著降低氨基甲酸乙酯所致小鼠肺腺瘤的诱发率，并能明显增强抑癌基因 P53 mRNA 的表达，这种抑癌作用在甲状腺素“阴虚”小鼠中表现得更为明显。提示中药可特异性地通过调控抑癌基因的表达而达到抑癌效应。肿瘤的发生与细胞凋亡关系密切，诱导或促进细胞凋亡是当前肿瘤研究的热点。王福安等发现天花粉毒蛋白与胃癌单抗交联物可使低表达 ras 的胃癌实体瘤细胞凋亡。值得关注的是日本神代正道的研究，他把小柴胡汤的 11 种水可溶性单体成分如柴胡皂甙、人参皂甙等水溶性全成分分别处理体外培养的肝癌细胞系、发现各单体成分对两个癌细胞系的凋亡诱导效果较低甚至没有作用，而全成分的作用非常显著且有浓度依赖性。所用实验药对两种正常细胞均没有诱导凋亡作用，对照药十全大补汤也没有此作用。该实验说明中药复方可特异调节某些癌细胞凋亡，而且各药效成分的效果有相加或相乘关系。BCL-2 原癌基因是与细胞凋亡关系密切的基因之一。计磊等用自拟的益元健中汤对晚期非小细胞肺癌进行治疗，并对治疗前后肺癌组织中 BCL-2 基因产物进行了观察，结果表明中药组 BCL-2 阳性细胞强度变弱的例数多于单纯化疗组，治疗后患者肿瘤组织中 BCL-2 基因产物的表达较单纯化疗患者降低，提示中药治疗肺癌除了提高机体免疫功能之外，还具有抑制 BCL-2 表达，诱导或促进肿瘤细胞凋亡的作用。

3. 抗衰老研究方面　由于基因对衰老的决定作用同中医关于肾气盛衰对衰老的决定作用有一定的相似性，因而为从基因表达与调控角度阐述补肾中药延缓衰老的机制提供了依据和启示。更年期综合征源于性腺轴功能紊乱及衰退，二十余年研究证明，下丘脑促性腺激素释放激素（GnRH）在调节雌、雄两性脊椎动物生殖功能中起着最关键的作用。二仙汤具有补肾益精，延缓衰老的功能。方肇勤等研究发现 24 月龄雌、雄老年大鼠下丘脑 CnRH 基因转录与表达水平下降，二仙汤及其拆方可显著提高雌、雄老年大鼠下丘脑 GnRH mRNA 的表达水平，提高垂体 GnRH 的单位含量，提示二仙汤治疗更年期综合征取效的机制与该方延缓下丘脑衰老，提高其 GnRH mRNA 表达水平有关。更年期综合征患者常有不同程度的神经内分泌功能紊乱，雌激素分泌减少，中枢 P 物质（SP）升高，β-内啡肽（β-EP）下降等。步世忠氏用 Northern blot 分析技术表明，老年雌性大鼠性减退期下丘脑雌激素受体 ER 和 ER mRNA 水平随血中雌二醇（E_2）水平的下降较性成熟期显著下降，而中药复方更年健则使下降了的 ER 和 ER mRNA 水平明显提高，并通过上调下丘脑 ER mRNA 使 SP 明显下降，而 β-EP 则显著提高，与提高体内雌激素水平具有同样效果，表明更年健可通过增加 ER 基因在下丘脑的表达而增强雌激素的生物学效应。沈少珩等研究发现老年大鼠肝组织超氧化物歧化酶（SOD）、过氧化物酶（CAT）的活性降低与其酶蛋白的 mRNA 表达水平减弱相关，经中药二仙汤及其拆方治疗后，SOD 和 CAT 活性升高，其 mRNA 表达水平也增强；提示衰老与抗氧化酶活性降低及其基因表达下降有关。而中药抗衰老的机理之一在于通过基因调控，增强编码抗氧化酶的 mRNA 表达水平而增强抗氧化酶活性，减少自由基产物的生成，从而达到延缓衰老的效应。

4. 肾病研究方面　肾小球系膜细胞（MC）是肾小球中功能最活跃的细胞，可分泌多种细胞因子，白介素-6（IL-6）可刺激系膜细胞增生，转化生长因子β（TGF-β）对细胞外基质的增殖呈促进作用，在肾小球肾炎的发病过程中起着重要作用。王谦等在体外培养的第2代MC模型上，应用Northern blot杂交和放射自显影方法观察了灵芝多糖、川芎嗪、大黄素对细菌脂多糖（LPS）诱导的MC增殖及其IL-6、TGF-β mRNA表达的影响。结果显示，大黄素可明显抑制IL-6 mRNA的表达，川芎嗪或明显抑制TGF-β mRNA的表达，而灵芝多糖作用不明显。据此推测，川芎嗪和大黄素可通过减轻肾小球疾病时系膜细胞和系膜基质的增殖而产生治疗作用。刘志红等也观察到大黄素（25mg.L^{-1}）可明显抑制由LPS诱导的MC生长及其c-myc mRNA的高表达，大黄素对MC c-myc mRNA表达的抑制效应与其抑制MC的生长相关。陈香美等采用MTT掺入法及Northern杂交技术探讨了慢性肾衰大鼠脾细胞IL-2水平及其mRNA的表达，以及中药淫洋藿对其影响。结果显示，慢性肾衰大鼠IL-2 mRNA表达量及脾细胞培养上清中IL-2的水平均低于正常对照组（$P<0.05$），经中药淫洋藿调节后二者水平均恢复至正常，表明淫洋藿可以在细胞和分子水平发挥调节作用。

5. 肝炎及肝硬化研究方面　目前对慢性乙型肝炎病毒（HBV）感染尚无有效的治疗药物，寻找和研制高效低毒的抗HBV药物是十分迫切的问题。张耀新等用斑点杂交方法在2·2·15细胞株上进行了4种新疆中草药对HBV基因表达的抑制试验研究。结果表明雪莲注射液、骆驼蓬水溶液有抑制2·2·15细胞表达HBsAg、HBeAg和HBV DNA的作用，其抑制作用呈剂量效应，显示了较好的临床应用前景，为开发和利用新疆丰富的中草药资源提供了一定的实验依据。杨永平等利用四氯化碳损伤性肝纤维化模型，观察莪术、鳖甲、三七、黄芪等中药组成的软肝片对贮脂细胞增殖及Ⅰ、Ⅲ型胶原mRNA高效表达与胶原蛋白合成的影响。利用异硫氰酸胍方法提取总RNA，经斑点和Northern-blot杂交及光经密度扫描，证明软肝片（50mg、100mg）能抑制贮脂细胞增殖α_2(1) mRNA高效表达，减少胶原蛋白的合成，降低胶原蛋白在Disse腔隙过量沉淀，从而阻止肝硬化的形成。

四、针刺镇痛和针刺治痫的分子机制

针刺镇痛机制已取得重大进展，但从基因水平研究针刺镇痛机理尚少涉及。现已知多种刺激均可诱导即刻早期基因c-fos、c-jun在特定区域的表达，而c-fos在脑内的表达被作为特定刺激下神经元功能活性的标志物。纪如荣等观察了电针刺激下c-fos基因的表达以及作为Fos-Jun复合物作用的靶基因——阿片肽基因的表达。正常情况下Fos和Jun在脑内的表达都较低，但电针刺激后都有大量的表达，且表达部位较一致。研究表明中枢阿片肽在电针镇痛中起重要作用，纪氏还应用原位杂交技术观察到低频（2Hz）电针刺激即可促进前脑啡肽原（PPE）mRNA在脊髓背角和延髓腹内侧网状结构的表达。王学瑞以手法针刺大鼠“风府”（天门）穴，用Northern Blot方法对针刺不同时限的生理状态大鼠脑内神经肽胆囊收缩素（CCK）的基因在转录水平的表达情况进行研究。结果发现针刺即刻CCK mRNA表达开始增加，3小时其浓度急剧升高，6小时已回落，提示针刺后3～6小时是CCK基因表达的高峰时间。杨茹的研究提示，电针对青霉素致痫在脑电和行为上表现出来的抑制作用可能与其在海马不同区域调控CCK基因的表达有关。

五、中药基因工程

国内已经有不少单位对中（草）药开展了分子生物学的研究，PCR和定量PCR法、限制性片断长度多态性（RFLP）和随机扩增多态性（RAPD）标记、核酸杂交以及DNA测序等新技术的出现，为中药规范化研究带来了新的曙光，在中药资源开发、药材鉴别、有效成分的鉴定和提取等方面日益显示其广阔的应用前景。

1. 分子生物学技术在中药鉴定和质量研究中的应用　分子遗传学的不断发展和基因工程的广泛应用，为中药鉴定学开创了一个新的鉴定方法。过去，中药鉴定主要是依靠肉眼或显微镜的形态学观察或通过测定含有成分（理化分析）来进行鉴定，远不能满足现代要求。特

别是在动物类中药质量研究方面，由于长期受到植物化学分析思路影响，加之许多动物药又缺乏专属性指标，导致研究进展缓慢，水平不高。这种状况严重制约了中药新药的开发，以及造成市场质量管理的困难和混乱。现代分子分类学的空前发展为中药鉴定和质量研究带来了新的机遇，使得当今中药鉴定的基本手段——分类学已从传统的性状鉴别发展到分子细胞生物学水平，把生物性状从形态表征，扩展到生物信息大分子，其中DNA为初级，RNA为次级，而蛋白质为三级信息物质，反映了遗传密码传递顺序，他们是物种特征根本所在，也是最有价值的分类指标。目前应用电泳法和免疫化学法进行蛋白质分析与中药品种鉴别已较普遍。然而，由于物种的差异归根结底是由于它们DNA之间的核酸序列不同，因此核酸分析对品种鉴别更具决定性意义。核酸分析就是对中药品种基因组直接分析，即中药的DNA指纹图鉴定，不仅有助于品种鉴别，澄清混乱，而且对于建立我国一些地道名贵中药材的基因库，了解这些品种的遗传变迁状况及代用品间血缘关系远近，都有重大意义。由于DNA指纹图谱具有高度的特异性，每个个体或种属之间（动、植物）的DNA指纹图都不一样，遵循孟德尔遗传方式并具有体细胞稳定性，为目前最为先进的遗传标记系统，所以它在中药分类学等领域里有着极为广泛的应用价值。目前最常用的DNA指纹图构建方法有两种，一种叫限制性片断长度多态性（RFLP，restriction fragments length polymorphisms）技术，其作法是利用限制性内切酶处理不同生物个体的DNA样品，由酶切所产生的不同长度的DNA片断（即多态性），经凝胶电泳后用溴化乙锭（EB）染色，在紫外灯光下直接观察、区分它们的差异，或用DNA探针进行Southern杂交，再根据杂交区带的不同来区分，从而揭示DNA序列水平上的多态性，这种多态性可以是个体、种属或变异等引起的。利用RFLP技术，为研究药用植物类群，特别是属间、种间，甚至品种间的亲缘关系、系统发育与进化提供了稳定可靠的依据；另一种叫随机扩增多态性DNA（RAPD，random amplified polymorphic DNA）标记，其作法是以待测植（动）物的DNA为模板，以一组人工合成的随机序列的寡核苷酸为引物进行体外扩增（PCR）。由于不同的DNA模板与随机引物结合位点不同，PCR扩增后就会得到若干长度不等的DNA分子片段，经凝胶电泳和EB染色后可在紫外灯下直接观察电泳图谱来检测DNA的多态性，从而根据基因组DNA片断将植物不同基因组予以区别。应用RAPD技术，可以进行物种识别、变异观察和种群间分析等，可以在不知道物种特异DNA序列的情况下，进行基因组指纹图谱的构建，为物种进化和分类提供DNA分子水平的证据。丁士友等利用PCR扩增技术和RFLP分析手段，对黄芪亚族7属9种和甘草亚族1属1种的亲缘关系进行了研究，认为利用PCR扩增出的DNA进行RFLP分析对研究植物的系统进化大有潜力，其方法简便易行，结果可信。王培训等运用RAPD技术开展了西洋参的DNA指纹图的构建工作；肖小河等运用DNA指纹图谱对附子类栽培品种类型及麦冬类药材的居群分类学地位进行评价与划分，均获得了较满意的结果。王建云等利用DNA序列分析技术，进行鸡内金和常见伪品鸭内金的鉴定，结果证明鸡内金的DNA序列与鸭内金的DNA序列有明显的差异，以此能准确地区分鸡内金和鸭内金，开创了将分子遗传学技术引入动物药材鉴定的先例。可见通过DNA指纹图的分析，可以准确地将物种或品种区分，且不受环境条件、发育阶段等随机因素的影响；能客观地评价药用植物或动物药材的质量，阐明药用植物（中药材）的道地性与居群间的实质关系，以及揭示物种个体和种群的变异与进化等，表明DNA指纹技术对中药鉴定和质量研究具有重要意义。

2. 分子生物学技术在改良中药品质中的应用　由于野生药材资源日益减少，栽培品种品质退化，有效成分含量不足以及农药残留量超标等一系列问题，给中药材质量控制和临床应用带来困扰。借助基因工程技术，可以对天然有效活性成分进行基因结构研究，可以对药理作用显著而天然药材中含量很少的成分进行扩增，由此在遗传性状上提高有效成分含量，改良药材品质，优化结构，提高药品质量，有利于中药资源开发和规模生产，以挽救和保存珍稀药材资源、繁殖濒危物种，对传统中药材生产和加工也将带来革命性的变化。利用转基因药用植物技术还可以创造出具有某种优良特性的新品种，例如耐病性品种、抗虫害品种等，或利用异种生物，大规模生产中药罕有的特异成分，有效地开发药用植物资源，因而在药用植物的育种方面大有作为。总之，将基因工程技术应用于药用植物育种研究中，对提高药用植物有效成分含量、创造高质优产、抗病虫害的新品种，减少环境污染及提高产量具有重要意义。可以相信，分子生物学技术在药用植物育种中和进行基因扩增或转基因动植物大量生产中，具有广阔的应用前景和显著的经济效应，将是今后药品开发的极有价值的途径。

综上所述，运用先进的生物工程技术，从基因和分子水平研究疾病本质和中药作用原理，正在阐明或已经部分阐明了中医药理论研究中的一些问题，对促进中医药学的发展具有重要意义，其成果必将使中医基础理论研究水平跨入新的境界。今后应加强探讨中药如何特异性调节基因活动，抑制体内基因异常表达以及如何调动机体自身的 DNA 修复机能，并从中筛选出疗效确切，针对性强，有应用前景的中药，势必大大提高我国中药新药研制水平和临床治疗水平，这对于我国新药研制工作和疑难病症的治疗将是十分必要的。此外，目前虽然在中医药的分子生物学研究方面作了不少工作，但也存在着研究不系统、不平衡等问题，今后应加强中医“证”的基因动物造模和中医辨证分型的分子基础研究，以期全面阐释中医理论，加速中医现代化的实现，同时对合理组方、提高药效及发掘新的药理活性等也具有重要的指导意义。

（雷　燕）

第三节　展　望

半个多世纪以来，分子生物学取得的巨大进展，深化了对生命领域中超微结构的认识，也促进了生命科学各个分科的一体化和整体化的趋势。分子生物学已渗入了医学生命科学的每一分支，把医学阵地大大向前推进了一步。

当前医学研究的一个重要动向是向分子或基因水平深入，细胞生物学和分子生物学的理论和技术已经渗透到现代医学和中国传统医药学的许多领域，它使得传统的研究方法和诊治手段有了质的更新，经典科学概念得以延伸和升华，为从更深层次更本质地认识生命现象内在的基本规律开辟了新途径。当然，应该客观地看到，中医药在应用分子生物学技术方面还是刚刚起步，研究工作尚有待深入，研究领域也有待拓展，但总算是迈出了第一步，相信随着分子生物学和基因工程技术的不断进展和普及，越来越多的有识之士会逐步接受和掌握分子生物学的理论和技术，并应用它来研究中医中药，从而促进中医药研究再上新台阶。

21 世纪，将是分子生物学飞速发展的时代。必须指出，任何一种新技术，新基本理论的出现，必然会带来人们眼界的开阔和观念上的更新。因此，任何有用的技术，只要是为说明问题所必需，都应被应用。分子生物学方法技术作为深入研究的必备手段，在中医药研究领域中被广泛应用正是为了解决中医药研究中的具体问题。然而，我们也要重申，分子生物学并不是万能的，它仅是众多研究方法中的一种，自身尚有待进一步的完善和提高，而且新技术方法如果没有新思路作向导，也不会作出重大成果。因此，要正确的认识分子生物学的理论意义和实用价值，即不要片面的夸大它的作用，更不要因为应用了分子生物学技术而害怕失去中医特色。时代在进步，科学在发展，中医药学身处如此大环境下，也要走综合发展的道路，吸纳当今最先进的研究手段，来发展自己，不断扬弃，才能不断进步，才会更具生命力。

中医理论与分子生物学是不同时代，不同思想体系的产物，但两种科学研究生命活动的物质基础是一致的。因此从基因分子水平研究中医中药，旨在加快步伐，缩短距离，对推动中西医结合，促进中医药学的发展和防病治病是很有意义的。应用分子生物学技术研究中医药的工作才刚刚开始，目前多数研究仅限于实验阶段，与临床应用进行治疗还有距离，相信随着分子生物学技术的不断发展和完善，分子生物学技术在中医药研究领域中的应用也会更加广泛，这些新技术的应用最终必然会极大地推动中医理论和临床实践向前发展，迎来我国中医药学和中西医结合研究发展史上的又一个春天。

（雷　燕）

参考文献

1. 郜金荣，等．分子生物学．南宁：广西科学技术出版社．1991；1～2.
2. 夏明辉，等．医学前沿．北京：人民卫生出版社．1993：14～31.
3. 翟朝阳，等．医学分子细胞生物学基础．北京：北京医科大学中国协和医科大学联合出版社．1991：8～17.
4. 姜泊，等．分子生物学常用实验方法．北京：人民军医出版社．1996：103～125.
5. 王会玲．浅谈分子生物学技术在中医药学上的应用．中国中医药信息杂志　1997；4(11)：37～38.
6. 张晓文，等．从基因角度探讨"肾主生长发育"的本质．中医药研究　1996；(3)：12～14.
7. 沈自尹．肾阳虚证定位研究．中国中西医结合杂志　1997；17（1）：50～52.
8. 刘福春，等．淫洋藿多糖对羟基脲所致"阳虚"动物骨髓细胞 DNA 合成率的影响．中国中药杂志　1991；16（10）：620～622.
9. 唐利龙，等．川芎嗪对原代培养血管平滑肌细胞胶原基因表达的影响．中国中西医结合杂志　1995；15（11）：666～668.
10. 申维玺．用分子生物学方法研究"证"——申维玺阐释中医虚证本质．健康报 1998 年 3 月 13 日第 1 版．
11. 申维玺．中西医结合医学理论研究的新发现——中医证的本质的研究．医学研究通讯　1998；27（3）：34～35.
12. 钟历勇，等．补肾健脾活血三类复方对下丘脑-垂体-肾上腺-胸腺轴及 CRF 基因表达的影响．中国中西医结合杂志　1997；17（1）：39～41.
13. 雷燕，等．愈心痛对犬急性缺血心肌 ECE、NOS 基因表达的影响及铜锌-SOD 免疫组织化学研究．中国中西医结合杂志　1997；17(10)：607～608.
14. 王伟，等．精制血府胶囊对缺氧缺糖心肌细胞一氧化氮合酶基因表达的影响．中国中西医结合杂志　1996；16（11）：670～672.
15. 李振洲，等．脑缺血后脑组织一氧化氮合成酶基因表达及丹参影响的初步研究．卒中与神经疾病杂志　1997；4（1）：1～3.
16. 吴卫平，等．脑缺血和再灌注后脑组织内皮素-1 基因表达及丹参的影响．中国神经免疫学和神经病学杂志　1996；3（3）：137～141.
17. 陈星，等．雷公藤红素对大鼠血管平滑肌细胞 c-myc 和血小板源性生长因子的 mRNA 的影响．中国中西医结合杂志　1998；18（3）：156～158.
18. 李静，等．血管通对实验性动脉粥样硬化家兔血管壁血小板衍化生长因子 A、B 及 c-myc 基因表达的影响．中国中西医结合杂志　1995；15（1）：33～35.
19. 谭宇蕙，等．分子生物学对中医药抗肿瘤研究思路的启发．广州中医药大学学报　1997；14（4）：284～287.
20. 王长征，等．雷公藤甲素对淋巴细胞表达 IL-5mRNA 的作用．免疫学杂志　1996；14（16）：162～164.
21. 李惠，等．六味地黄汤对小鼠诱发肺腺瘤 P53 基因表达的影响．中国实验方剂学杂志　1997;3(3)：17～19.
22. 王福安，等．天花粉毒蛋白免疫毒素对靶细胞凋亡的作用．中华微生物学和免疫学杂志　1995，15（2）：131～133.
23. 神代正道．小柴胡汤による肝癌增殖抑制效果．现代东洋医学　1995；16（1）：134～138.
24. 计磊，等．BCL-2 基因产物在晚期非小细胞肺癌中药治疗前后的表达．山东中医药大学学报　1997；21（1）：44～45.
25. 方肇勤，等．二仙汤及其拆方对老龄大鼠下丘脑 CnRH 基因转录与表达的调节作用．中国中医基础医学杂志　1998；4（1）：23～25.
26. 步世忠，等．更年健上调雌性大鼠下丘脑雌激素受体 mRNA 表达对 P 物质和β-内啡肽的影响．中国中西医结合杂志　1998；18（1）：28～31.
27. 沈小珩，等．二仙汤及其拆方对老年大鼠部分抗氧化酶活性及其基因表达水平的影响．中国中西医结合杂志　1995；15（11）：672～674.
28. 刘志红，等．大黄素对肾小球系膜细胞 c-myc 基因表达的影响．中国药理学报　1996；17（1）：61～63.
29. 陈香美，等．慢性肾衰大鼠 IL-1 基因表达的改变及淫羊藿的调节作用。解放军医学杂志　1995；20（5）：353～354.
30. 张耀新，等．4 种新疆中草药对乙型肝炎病毒基因表达的抑制作用．中西医结合肝病杂志　1996；6（4）：23～24.

31. 杨永平，等．软肝片对贮脂细胞增殖及Ⅰ、Ⅲ型胶原 mRNA 表达的影响．中西医结合肝病杂志 1995；5（3）：26～28.
32. 纪如荣．电针刺激引起中枢原癌基因和阿片肽基因的表达及其定位．生理科学进展　1993；24（4）：341～343.
33. 王学瑞，等．针刺“风府”对大鼠脑内神经肽胆囊收缩素基因表达的影响．中国针灸　1997；17（11）：663～665.
34. 杨茹，等．实验性癫痫及电针抗痫时大鼠海马内胆囊收缩素基因表达的变化．针刺研究　1996；21（2）：62～66.
35. 李隆云：中药材的分子生物学研究．中国中医药科技　1997；4（3）：169～171.
36. 吴谦．应当重视分子生物学在中药新药质量研究中的应用．中药新药与临床药理　1995；6（4）：9～11.
37. 李杰芬．分子生物学技术在中药研究中的应用．广州中医药大学学报 1996；13（3，4）：97～109.
38. 王培训．DNA 指纹图技术在中药鉴别中的应用．中药新药与临床药理 1995；6（3）：45～47.
39. 丁士友，等．PCR 产物的 RLFP 分析在黄芪亚族（豆科）系统学研究中的应用初探．植物学报 1995；37（2）：97～102.
40. 肖小河，等．中国地道药材研究概论．中国中药杂志 1995；20（26）：323～326.
41. 王建云，等．DNA 序列分析技术鉴定鸡内金的方法学研究．中国药科大学学报 1996；27（8）：471～475.

第三卷　临床医学

第一章　内　科　学

第一节　心血管系统疾病

流行病学

自50年代以来，世界不少国家心血管疾病发病率和死亡率都有不同程度的上升，在工业发达国家尤为明显。从我国长沙马王堆汉墓出土的女尸作为目前经病理证实的世界第一例心肌梗塞所知，心血管疾病这一古老而又威胁人类生命的疾病已越来越得到人们的关注。尤其近20年来，随着社会的发展和大众生活水平的提高，我国及其他一些发展中国家的疾病谱及死亡顺序也随之发生了变化。世界卫生组织于1979～1981年间制定了《多国家心血管病人群发病趋势及其决定因素的监测》的国际协作研究，简称莫尼卡（WHO-MONICA）方案，27国家39个中心参加了这个大规模的为期十年的前瞻性流行病学研究。我国自1982年参加了此次协作，研究资料表明，1985～1989年5年间，从死亡原因构成看，心脑血管病（脑卒中＋心脏病）死亡占总死亡的44%～46%，居各种死亡原因的首位；另据统计，我国城市居民1994年总死亡率为534.16/10万，其中心血管死亡率为87.94/10万，比1957年增加了近一倍；心脑血管病死亡是总死亡人数的40.72%，比1957年增加两倍多。我国成人中高血压患者约8500多万人，每年新发高血压病人300多万人。研究表明，我国脑卒中发病与高血压呈正相关，冠心病与胆固醇及体重指数呈正相关，我国防治冠心病的方向之一是控制体重指数（预防超重发胖），保持合理膳食，控制血胆固醇上升；预防脑卒中的方向在于控制高血压。我国有些学者曾作过冠心病中西医易患因素的743例临床流行病学调查，经多元分析表明：高血压、糖尿病、总胆固醇、吸烟、超重、舒张压、皮质醇及中医衰老指征、气滞、血瘀、气虚、心虚为冠心病的主要易患因素，认为冠心病的发病既有西医易患因素又有中医易患因素。另据报道，病毒性心肌炎的发病率在不断上升，成为近年来心血管疾病的常见病之一。又有统计表明，其病死率仅次于急性心肌梗塞、肺心病、风湿性心脏病的病死率，而若干慢性心肌病又是早期心肌炎的后果，我国学者研究认为心肌炎与外邪侵袭及心肺虚损有直接关系。我国传统医学在类似心血管疾病如“心悸”、“怔忡”、“胸痹”、“厥脱”、“水肿”等方面的古典描述很多，在防治上也积累了可供借鉴的经验。40年来，中西医结合在防治心血管病及阐明其机理方面，不仅在理论上，如证候学及治法研究，而且在中药药理，药物代谢动力学及中药复方及化学成分研究方面取得了令人瞩目的进展。

辨证、诊断及疗效标准的制定

自1974年以来，在全国范围制定了高脂血症、高血压病、冠心病、心肌炎、病态窦房结综合征（病窦）等心血管疾病的诊断、中医辨证及疗效评定标准，使心血病在诊断、辨证、疗效方面有了客观而统一的标准，对后来中西医结合研究起了重要作用。其中冠心病这一威胁人类健康的流行病，尤其得到了重视。1979年9月全国中西医结合防治冠心病、心绞痛、心律失常研究座谈会上修订了冠心病的诊断参考标准，同时制定了疗效评定标准。翌年5月，又制定了冠心病中医辨证试行标准，并于1990年进行了修订。该标准根据中医基本理论分析了冠心病的临床表现，表明冠心病的基本病机为本虚标实、气虚血瘀。多数患者表现为气阴两虚，它们与心肾脾之虚损关系密切；标实包括血瘀、痰湿和气滞，其中以血瘀、痰湿为常见。这一标准有利于统一中医辨证及指导临床治疗和中西医结合研究工作。

证候学的研究

40年来，心血管系统疾病中医辨证归纳并结合现代科学开展了证候学的研究。病态窦房结综合征属“迟脉证”、“心悸”等范畴，多以心肝脾肾虚损为根本，特别是心肾阳虚、气滞血瘀在本病中占重要地位；高血压病属中医学“头痛”、“眩晕”等范畴，常因情志失常，精神紧张，肝气郁结，郁久化火，上扰清窍而致，中医辨证也多归为肝阳上亢、痰浊中阻、肝肾阴虚等；在对心力衰竭的分析研究中，总结归纳其发病机理主要是心气（阳）不足，脾肾阳虚为本，水湿、痰饮、瘀血为标；而对病毒性心肌炎的分析，其病机为心经气阴两虚，同时又与肺脾肾三脏机能失调有关，此为病之本，而热毒、痰湿、瘀血为其标。此外，对风湿性心脏病，肺原性心脏病，心肌病及大动脉炎、低血压等也进行了中医病机辨证的分析研究。

舌诊在心血管病辨证中的作用受到了重视，临床上既可作为辨证的参考，又可作为判断病情转归的指征。现代研究认为舌质颜色与缺氧程度明显相关，当缺氧时较易出现青紫舌，而青紫舌的形成机制是瘀血和郁血，主要表现为上腔静脉郁血和门静脉郁血，患者甲襞、舌尖微循环明显异常，血液流变学检查示血液呈高度浓粘聚状态，而心脏功能下降更是紫舌的重要原因。西苑医院曾就脉象与心血的功能指标的联系对91例进行了观察，结果为平、弦、滑、细及弱几种脉象的每分输出量由大到小的变化呈顺序排列，说明脉象趋向细弱方向发展，心血管功能似也较差；高血压弦脉及其机制研究表明，不同程度弦脉的形成与血浆儿茶酚胺水平及血管的反应有关。高血压经治疗后，血压及证候改善的同时，弦脉程度也相应改善，与心冲击图相比较，弦脉图形也似更能早期反映周围血管功能的状态。

中医辨证通过整体表现出来的症状和证候把众多的西医疾病联系起来，一个或一组症状或一个证候，可见于西医的多种疾病中，所以在不少心血管病中可见共同的证候特征。血瘀证是冠心病、高血压病、高血脂症等心血管病中常见的重要证候。许多学者从血液动力学、微循环、分子医学、免疫学等方面进行了探讨。西苑医院采用改良的schtaz方法对冠心病中医临床诊断为血瘀证的患者血小板表面活性和聚集性进行了测定，发现血瘀证患者的血小板表面活性和聚集性明显高于正常人。另有一组报道揭示冠心病患者的血清β-血栓球蛋白（β-TC）和血小板第4因子（PF_4）高于健康人，而以急性心肌梗塞患者最为明显。有的学者研究提示血小板膜糖蛋白（GPIb）异常增高是冠心病血瘀证发生的病机之一，并认为血小板GPIb的增高是冠心病血瘀证较为特异的中医辨证指标。上海第二医科大学附属仁济医院通过对陈旧性心肌梗塞患者血瘀、阴虚、阳虚型的若干指标观察认为在心肌梗塞患者中，不论血瘀型、阴虚型和阳虚型其高密度脂蛋白均低于正常，低密度脂蛋白和血小板聚集率均高于正常，根据微循环变化认为除血瘀型有“瘀”外，阳虚和阴虚型亦有“瘀”。有学者对冠心病血瘀证逐步回归分析认为血脂、血液粘度、血栓形成是冠心病血瘀证的重要因素，三者相互关联，相互影响。有的学者观察到冠心病患者血浆血栓素B_2（TXB_2）水平和TXB_2/6-keto-$PGF_{1\alpha}$（6-酮-前列环素）比值在中医证型间的变化规律按虚证、实证、虚实相兼的顺序递增，血浆6-keto-$PGF_{1\alpha}$水平按实证、虚证、虚实相兼的顺序递减。邝安堃教授观察到急性心肌梗塞发病第一天大多患者表现为阳虚，甚至出现阳脱，此时血浆cAMP/cGMP比值明显低于正常，至2～3周和4～8周，阳虚的发病数减少，程度减轻，代之以气虚，此时血浆cAMP/cGMP比值逐渐回升，且发现cAMP/cGMP比值的下降主要是由于cGMP水平的显著提高，而cAMP水平基本接近正常。

许多学者还在心血管病的中医虚证分型与左心功能关系上进行了探讨研究。江苏省中医研究院通过分析135例不同心脏病病人的心脏收缩时间间期（STI）三项主要参数（PEP、LVET、PEP/LVET值）发现各虚证证型间PEP/LVET值在统计处理时差异最明显，认为STI检测可以作为辨证心血管病患者心（肾）气虚与阳虚的客观指标之一。心气（阳）虚证已被广大医务工作者认为是心衰的主要发病机理，而上海医科大学用放射免疫法测定了24例心气虚等四组心虚证患者的血浆心钠素样免疫活性物质（irANP），认为irANP可作为心气虚患者的客观指标之一，在生化水平上提供了心气虚与心功能不全相关的依据。痰浊与高脂血症的密切联系得到了越来越多学者的认可，董汉良等甚至指出“高血脂为血中之痰浊”，认为痰浊留滞是引起高脂血症的一个重要因素。李泓等研究高血压指出阳亢型组肾素（PRA）血管紧张素Ⅱ（ATⅡ）明显高于对照组和阴虚阳亢阴阳两虚组，认为可以把PRA及ATⅡ作为高血压中医分型的客观指标之一，并对高血压病严重心脑并发症的预后判断有一定意义。随着证候学研究的不断深入，中西医结合在防治心血管疾病方面的进展也体现了其独特的优势。

治疗方法的研究

40年来对中西医结合药物与非药物方法治疗心血管系统疾病作了很多探索。上海市高血压研究所的15年观察表明，服用降压药的同时辅以气功疗法的高血压病患者，其逐年疗效稳定在86.7%～95.6%，而单纯服用降压药的患者，其逐年疗效只有70.7%～76.6%，气功组在随访期间累计死亡率为17.31%，而对照组则达32%，气功不仅可以降压同时还可降低血脂和血糖，升高高密度脂蛋白，使中老年紊乱的性激素水平趋向正常。气功综合治疗高血压对稳定血压，预防高血压性脑卒中，改善预后的作用得到了大众的肯定，气功疗法也成为中老年高血压病非药物疗法中最重要的一种。

全国针刺治疗冠心病协作组介绍，针刺治疗631例冠心病，其中心绞痛总有效率可达90%以上，针刺后心电图有效率为66.8%，并认为其缓解心绞痛与改善左室功能有一定关系。有的学者报告针刺巨阙、心平、膻中、内关、三阴交、足三里等穴位，交替使用，留针20分钟，每日1次，能降低急性心肌梗塞患者的血液粘度，增加心肌氧的供应，减少心肌耗氧量，改善侧枝循环，调节cAMP与cGMP的关系。

在药物治疗及方药研究方面，成效尤多。对平肝熄风的复方天麻钩藤饮的研究表明，该方对头晕、耳鸣、肢麻、头重足轻等肝风型高血压病人有效，临床常用。对其降压机理的研究，中国医科院药研所观察到本方对肾型高血压狗和原发性高血压狗均有明显的降压作用，并发现此方可改善高血压狗的高级神经活动障碍，使已减弱的阳性条件反射加强，破坏了的力的关系有所恢复，分化抑制反射亦有改善。拆方研究证明，本方中杜仲、牛膝、桑寄生三味药合煎剂能明显降低动脉血压。

补气温阳的保元汤出自明代魏桂岩《博爱心鉴》，由人参、黄芪、甘草、肉桂四味药物组成，实验研究保元汤对大鼠内毒素性休克的作用观察到其对内毒素损害心肌有保护作用。对该方中黄芪的研究，近几年也有了很大进展，有的学者研究黄芪对柯萨奇病毒感染培养大鼠心肌细胞的影响，认为黄芪具有钙拮抗作用，可减少病毒感染引起的心肌Ca^{2+}内流量，且对细胞中病毒RNA的复制具有抑制作用，即通过保护心肌及增强患者免疫功能治疗病毒性心肌炎。

益气养阴方生脉散是中医学中著名古方之一，由人参、麦冬及五味子三味中药组成，该方抗休克、抗心力衰竭及抗心肌缺血的作用尤为显著，成为近年来中医急症用方。实验研究表明生脉散具有扩冠状动脉痉挛的作用，并抑制冠心病患者血小板聚集力，减少血栓素的产生。在其强心作用机制研究方面认为，可抑制心肌细胞膜Na^{+}-K^{+}-ATP酶的活性。促进细胞的合成代谢，以抵抗缺血、缺氧等因素对心肌组织的损害，提高组织内糖元、ATP的含量，促进DNA、RNA的合成等，而人参、五味子的增加心肌收缩力的作用与该方抗心衰作用有关。

活血化瘀协定处方冠心Ⅱ号，具有严格的配伍原则，由具有代表性的活血药丹参、川芎、红花、赤芍和降香组成，具有活血而不破血，行气而不破气，通阳而不补阳的特点。其改善冠脉循环，增加血氧供应，是治疗心绞痛的主要作用机理，同时具有抑制平滑肌细胞增殖，保护血管内皮细胞，抑制及消退动脉粥样硬化斑块作用，在临床上应用广泛并取得了很好的疗效。除了对一些活血化瘀植物药的研究外，在活血虫类药的研究方面也进行了探讨，水蛭是破血消瘀作用峻猛者，水蛭素是从中提出的一种有效成分，现代研究表明，其与凝血酶的亲和力极强，从而抑制凝血酶与血小板结合，产生抗凝作用，由它制成的药物在治疗冠心病等心脑血管疾病上取得了一定的疗效。

由麝香、苏合香酯、冰片、蟾酥、人工牛黄、肉桂和人参组成的麝香保心丸是一种新颖的治疗冠心病的芳香温通开窍良方，具有见效迅速，疗效确切及副反应小等优点，临床研究表明该方有较强的正性肌力作用和抗心肌缺血作用，在与救心丸作双盲对照研究中结果无明显差异。

中医药学的广博，使其理论及方药的研究仍需不断的拓宽和深入，而改进药物剂型，以及进一步的研究提高疗效，也将是众多中西医结合工作者们未来面临的一个重要任务。

（于　蓓）

一、冠心病心绞痛

冠心病（CHD）是冠状动脉粥样硬化性心脏病的简称，以心绞痛症状较为常见，与《金匮要略》中“胸痹心痛”相近似。冠心病是我国的常见病多发病。我国北方居民冠心病的发生率高于南方。近年来，我国冠心病患病率有上升趋势。

冠心病的易患因素很多，主要与年龄、性别、体重、吸烟、糖尿病、高血压等因素关系密切。

中医学认为冠心病病位在心，但其整个病变过程与肝、脾、肾诸脏密切相关。冠心病心绞痛的病机主要在于心脉不通，如《灵枢·经脉篇》中有“手少阴气绝则脉不通，脉不通则血不流”的记载。现代医学则认为本病是由于冠状动脉因发生粥样硬化，而致动脉腔闭塞或痉挛，引起心肌短暂的缺血、缺氧所致。中医学认为，心脉不通的原因，是由于瘀血、痰浊、气滞等，是长期以来脏腑功能失调的结果。脏腑虚衰损为本，瘀血、痰浊、气滞为标，是因虚而致实，对冠心病为本虚标实证的认识已成共识。瘀血为冠心病发病的重要环节，贯穿本病发生、发展的全过程。

近40年来，中医药在治疗冠心病方面取得了一定发展，特别采用中西医结合方法，开辟了冠心病治疗的新境界，成为冠心病综合治疗的手段之一。

（一）冠心病中医辨证的研究

冠状动脉粥样硬化性心脏病（CHD）是严重危害人类身体健康的常见病、多发病。对CHD的防治研究是现代医学领域中普通关注的课题。CHD和中医文献所描述的“心痛”、“真心痛”、“胸痹”等病较为相似，中医药防治本病，在辨证的客观化、规范化和治则、治法的研究方面取得了一定的进展。现将近10年来对冠心病中医证型的研究情况综述如下：

1. 中医辨证分型研究

关于CHD的中医辨证分型，目前看法尚未统一。有的以阴阳为纲来辨证分型；有的结合脏腑虚实进行分型；有的根据本病“本虚标实”的特点，结合脏脏的阴阳虚损和病邪的性质来分型。

沈仲圭据临床不同脉证，将CHD分为五型：（1）阴虚络阻，（2）瘀阻心络，（3）痰阻心络，（4）肝火扰心，（5）心阳痹阻。

孟百三临床将CHD分为阳虚型、阴虚型、气阴两虚型和痰湿型4种。

陈湘君等将CHD分为痰瘀交阻，胸阳失展，阴亏血瘀，阳虚血瘀4型。

原明忠根据CHD的临床特点，将CHD辨证分为3型：①胸阳不振、心脉瘀滞型；②阴虚阳亢、心脉瘀滞型；③心气阴虚、心脉瘀滞；郭维琴根据心痛发生的病理阶段的不同，分为5种证候：①气虚血瘀候；②胸阳痹阻候；③气滞血瘀候；④阴虚血阻候；⑤湿热阻遏候。总之，虚证多为气血两虚，但又有偏于气虚、血虚、阳虚、阴虚之不同。除见心痛主证外，一般兼见身体羸弱、气怯神疲、倦怠乏力、语少声低、心痛绵绵、时发时愈、痛处喜按敷、心慌心悸、面色苍白、舌质偏淡、舌苔薄白、脉象沉细或虚软。气虚证：除一般虚证的表现外，还有明显的气短、乏力、倦息、说话先重后轻、渐渐少气无力、纳少、舌质淡胖、脉虚弱；阳虚证：气虚证严重时，则可出现阳虚。在气虚证的基础上，兼见喜暖畏冷、胸背部发冷、喜着厚衣、心胸痛处经热敷可减轻、手足不温、饮食喜热、舌苔薄白或白滑、脉虚而迟缓；血虚证：除一般虚证状外，兼见面色苍白、唇舌色淡、悸动、月经少、皮肤干燥、头晕目花、脉细；阴虚证：血虚进一步加重，则可出现阴虚证。如午后病情加重、手足心发热、心烦躁、夜间口渴，重者下午颧红、夜间盗汗，舌质红、苔薄白或无苔、脉象细数；实证者形体多壮实，心胸剧烈绞痛、胸中窒塞、喜捶拍、疼痛难解、言语声音宏亮、脉象弦滑或沉紧。此多为邪气乘心、心脉痹阻之证。寒盛证：除实证一般症状外，兼见喜暖畏寒、胸中冷痛、痛处喜热敷、喜热饮食、遇寒病情加重、甚则手足发冷、舌质白、脉沉迟或弦紧；痰盛证：除实证一般症状外，同时兼见痰涎壅盛、胸闷呕恶，或有头部昏晕、不喜欢水、形体肥胖、舌苔厚腻、脉滑或兼弦；气滞证：除实证一般症状外，兼见忧郁善怒、嗳气太息、长吁后舒适、胸胁痛、胁下气逆抢心而痛、怒则加重、舌苔白、脉弦；血瘀证：痛处固定、痛如锥刺、大便发黑、夜间加重、舌质紫暗，或有瘀斑、脉涩；食滞证：兼见脘腹胀满、恶心欲呕、恶闻食臭、胃部痞满、嗳腐吞酸、舌苔厚、脉象右弦滑、左沉滑；热盛证：同时兼见烦热口渴、目赤面红、大便干结、数日不下，或有发热，舌苔黄厚、脉滑数有力。

尽管对冠心病中医辨证分型各地报道不一，但目前对冠心病病机的认识基本上趋向一致。1980 年 5 月，在广东全国冠心病辨证论治研究座谈会上制订的冠心病中医辨证试行标准，从标实和本虚两方面进行了具体的分型。各经两次修订，使中医 CHD 辨证规律的认识初步趋向一致，见表 3-1。

表 3-1

冠心病中医辨证标准

（中国中西医结合学会心血管学会 1990 年 10 月修订，青岛）

标实证

（1）痰浊：胸脘痞满、苔厚腻、脉滑。

①偏寒：苔白厚腻。

②偏热：苔黄厚腻、脉滑数。

（2）血瘀：胸痛、痛有定处、舌质紫黯，或有瘀点、瘀斑。

本虚证

（1）气虚：其共性的表现为疲乏、气短、舌质淡胖嫩，或有齿痕、脉沉细。

①心气虚：气虚兼有心悸。

②脾气虚：气虚兼有腹胀、食少。

③肾气虚：气虚兼有头晕目眩、健忘耳鸣、腰膝酸软。

（2）阳虚：其共性的表现为疲乏、气短、身寒、肢凉、舌淡胖，或有齿痕、脉沉细或迟。

①心阳虚：阳虚兼有心悸。

②肾阳虚：阳虚兼有腰膝酸软、肿胀、夜尿频数。

（3）阴虚：其共性表现为舌红少苔或无苔、或五心烦热、口干、脉细数。

①心阴虚：阴虚兼有心悸。

②肝肾阴虚：阴虚兼有头晕、目眩、耳鸣、腰膝酸软、健忘。

（4）阳脱：四肢厥冷、大汗出、脉微欲绝、表情淡漠、面色㿠白或暗淡、舌质黯淡。

说明：（1）上述各证候皆可见结、代、促脉；（2）气滞证原则上应是无明显疲乏、气短等气虚表现；（3）寒凝证原则上应是经常遇冷而发作收绞痛。胸痛甚是指心绞痛发作有肢冷、汗出者；（4）病程中病情如有变化，应按照演变情况进一步作出辨证诊断，并在病程记录中注明，应反映辨证的动态变化。（5）如患者病情用本辨证标准未能概括者，可另行辨证诊断。

2．中医辨证客观化研究

随着中西医结合研究的广泛开展，近年来利用现代科学技术，从血脂、左心室功能、血浆性激素及 cAMP、cGMP 改变等方面进行血流动力学及血液流变学与 CHD 中医辨证客观化的研究，为 CHD 的中医辨证提供了客观依据，具有一定的参考意义。但某些指标的敏感性、特异性等问题尚需进一步验证。

张卫健对冠心病的脉象（脉搏图）研究发现，CHD 患者多见弦、细弦、微、细、涩、滑和结代等多种脉象。有人检测分析了 CHD 患者滑、弦、微等脉象与心脏血流动力学变化的关系。结果提示，滑脉为主的 CHD 病人，心脏功能多无障碍；弦脉为主的病人，多有心指数

(CI)降低、血管弹性下降和外周血管阻力增加，但心脏收缩力指数（HI）和射血前期(PEP)/左心室射血时间（LVET）多未出现有意义的变化；微脉为主的CHD病人，主要改变是心泵功能障碍，CI和HI明显降低，PEP/LVET和总外周阻力增高。CHD患者出现弦脉时，外周阻力最大，其动脉顺应性较细脉和细弦脉差。有人测量了97例CHD病人的脉象图，其中左寸弦脉占56.7%、右寸弦脉占71.13%、细脉次之、滑脉更少。并发现CHD病人弦的脉象恰是脉图重搏前波突出与主波相等的特征，而且测得这类病人的心脏每搏量均低于正常。

鲍逊熙等比较研究了43例CHD患者中医辨证分型与冠状动脉造影、EF（左室射血分数)、血小板聚集试验（PAg）、超声心动图(UCG)检查结果的关系。证明冠状动脉狭窄>50%的患者，血证组明显多于气证组；而冠状动脉正常或痉挛者，气证组明显多于血证组，P均<0.001。气虚、气滞型为主的CHD患者，多数病人无明显冠状动脉粥样斑块阻塞，少数患者可发现冠脉痉挛；EF异常者，在血证组明显少于气证组，P<0.002。CHD类型与辨证分型的关系：陈旧性心肌梗死、劳累性心绞痛患者在血证组中分别占50%和66%，明显多于气证组；自发性心绞痛、不典型心绞痛患者在气证中均占36%，明显多于血证组，P<0.001。

何维等研究发现CHD患者的本虚与细胞免疫低下尤其是T_S与T_H细胞失衡关系密切；标实则与体液免疫亢进有关。前者可能是CHD免疫发现机制的核心。因而在治疗中须着重扶正固本以增强细胞免疫，恢复T_S与T_H的平衡；后者可能是CHD免疫发病机制中的继发环节，在治疗中也须兼顾祛邪以抑制体液免疫的亢进，抑制病理性自身抗体的产生和免疫复合物的形成并加速它们的清除。

贾宝善等研究发现，CHD患者血小板抗人血小板膜糖蛋白（GPIb）水平增高，其中以急性心肌梗塞（AMI）组最明显（P<0.01)，其次为不稳定型心绞痛（uA）组。稳定型心绞痛(sA）组，患者血小板粘附性（PAdT)、血小板聚集性（PAgT）水平也显著高于对照组（P<0.005，P<0.05)。血小板GPIb，PAgT水平血瘀证组显著高于非血瘀证组及对照组（P<0.001)。由此可见，血小板GPIb异常增高是冠心病血瘀证发生的病机之一。

龚康敏等研究发现，痰浊型CHD血清总胆固醇（TC)、甘油三酯（TG）增高明显，认为血脂增高是产生CHD患者痰浊的主要生化指标。高密度脂蛋白胆固醇（HDL-C）有抗动脉粥样硬化作用，与CHD的发生呈负相关。脂质代谢的紊乱、心功能和血液流变学的异常，在心气虚、阳虚夹痰浊患者比单纯心气虚、阳虚患者更为明显。CHD本虚标实证可认为是在心气虚、阳虚这一本虚基础上的病理发展。

丘瑞杰等研究气虚血瘀型CHD患者，微循环障碍多是以形态学改变为主要表现，特点是管袢细长而欠清晰，异型血管呈树枝状或鹿角状。红细胞呈轻至中度聚集，血流以线粒流或粒流状为主，血色暗红，并可有出血倾向；气滞血瘀型之微循环障碍是以局部微血管内流态改变为主要表现，特点是管短粗，弯曲迂回，大小不一，输出支及攀顶弛张，瘀血明显，输入输出支管径比例失调，畸形血管较多，呈囊网状或莱花样，流速减慢，以粒流至粒缓为主。红细胞中度至重度聚集，血色偏暗红或暗紫。由于气病的概念及其致病机理不同，气虚多为功能的低下，血液运动力不足；气滞多为功能紊乱，血液循环调节失常。所以气虚与气滞在血瘀证的形成和发展过程中所起的作用也不同。

过鑫昌等对68例CHD心绞痛患者检测前列腺素、血小板功能和血浆抗凝蛋白C、蛋白S后发现，患者血栓素B_2（TXB_2)、β-血小板球蛋白（β-TG)、血小板第4因子（PF_4）显著增高，6-酮前列环素（6-keto-$PGF_{1\alpha}$）降低。血瘀证与气证（气虚、气滞为主）比较，30例血瘀证以TXB_2增高为主，β-TG、PF_4值高，蛋白C抗原（PC：Ag）降低。38例证以6-keto-$PGF_{1\alpha}$降低为主，β-TG、PF_4增高没有血瘀证患者明显，PC：Ag代偿性增高。这些结果有助于阐明CHD心绞痛中医辨证分型的内在本质。

史载祥等研究表明CHD患者较正常人舌分光中紫光值增大，红光值减少，舌表浅血流量减少；采用活血化瘀方药治疗后，患者舌分光紫光值减少，红光值增大，舌表浅血流量增加。舌分光定量及舌表浅血流量测定，可为

CHD 血瘀证诊断辨证以及疗效评价提供一定的定量指标。

吴凯等研究 CHD 痰证病人的左室总泵力(TPF)、左室有效泵力（VP)、心脏总功率(CWT)、左室有效功率（LWE)、动脉平均压力(PM)、左室喷血阻抗(CR)、每搏心输出血(CF)、系统输运系统（SK)、动脉输运系数(DK)等指标都较正常人明显增高。这些指标的升高，反映了痰证病人的心肌收缩力、功率、外周阻力的增大，心搏血量的增加以及血流速度的加快。表明 CHD 痰证病人交感神经功能明显亢进，具有“功能亢进”为主的标实特征。与中医所谓“痰阻血瘀、上扰于心”有关。痰证病人的心室动脉机械效率比值(QR)、有效循环血量(OCV)较正常人明显低下，反映 CHD 痰证病人心肌受损、心肌功能低下，不能满足负荷的需要。表明 CHD 痰证病人有本虚存在，但不突出。

杨水祥等研究认为，CHD 瘀血证患者的血小板脂质过氧化损伤可能是血瘀证的原发性损伤之一，血栓素 B_2 (TXB_2)、LPO（血浆脂质过氧化物）可能属于血的范畴；前列环素(PGI)、血浆超氧化物歧化酶（SOD)、硒谷胱甘肽过氧化物酶（SeGSHPx）可能属于气的范畴。两者失调则构成本虚标实的病理研究。

有人研究 CHD 各证型与血清脂蛋白动态变化的关系，结果表明，CHD 患者血清脂蛋白谱(SLPG)显示的血清脂蛋白各组分相的含量异常与痰瘀辨证分型密切相关。在以 TC 含量(＜5.2mmol/L 和＞6.24mmol/L)水平划分的病例中，痰瘀辨证各型分布规律一致。痰瘀型＞血瘀型＞气滞血型、痰浊型和无痰瘀型。

近年来，有人应用同位素方法测定冠状动脉循环指数，属于血瘀证的 CHD 患者冠状动脉流量比正常人低。上海华山医院对 CHD 心绞痛患者进行统计，发现绝大多数冠状动脉循环低的 CHD 患者都有典型血瘀的临床表现，如固定的心前区或胸骨后的剧痛，胸闷憋气，脉涩，舌质暗红，舌上瘀斑或瘀点。

陈可冀教授临床研究发现，CHD 患者四诊检查尤以舌诊较为重要，并指出老年人 CHD 紫暗与红绛舌占有一定比例，说明有瘀血和阴虚证的存在。老年舌苔变化以白腻苔最多，与气虚痰浊有关。血气分析亦证明紫舌患者的确存在血氧含量明显下降，其血氧饱和度(PaO_2）明显低于淡红舌组。

冠心病的中医证型研究如何与冠心病的诊断、分型及客观性的理化指标结合，使冠心病中医辨证客观化、标准化，仍是目前摆在冠心病中医临床面前亟待解决的问题。深入进行这方面的研究探索，使冠心病的中医整体辨证和现代科学技术方法有机结合，使中医辨证有一定的量化标准可据，将有助于提高中医对 CHD 的诊疗水平。

（二）治疗研究

近年来，冠心病的防治研究发展迅速，新的药物和技术不断涌现。如钙离子拮抗剂、新型β-受体阻滞剂、血管紧张素转换酶抑制剂等；经皮冠状动脉腔内成形术为代表的冠心病介入性治疗方法，因无需开胸而获冠状动脉血运重建之效，给冠心病的治疗提供了新的技术方法，成为 80 年代以来冠心病防治研究的重大突破。但由于西药自身的毒副作用、耐药性等，长期应用受到一定的制约。介入性治疗后的再狭窄形成，亦是现代医学防治领域普遍关注的难题。中医药防治冠心病取得长足的进展，特别是应用辨证论治方法治疗冠心病，疗效确切，成为冠心病综合治疗有效方法之一。

(1）活血化瘀方药治冠心病的研究

冠心病心绞痛主要表现为胸骨后或心前区固定性疼痛，历代医家多从血瘀论治，特别近 40 年来，对活血化瘀法从临床到实验都进行了广泛深入研究，引起了国内外学者的重视。

①活血化瘀复方的研究

北京地区冠心Ⅱ号（丹参、川芎、红花、赤芍、降香）治疗冠心病心绞痛 600 例，有效率达 83%。以后进一步研究，并将冠心Ⅱ号改进剂型为精制冠心片，对 112 例患者采取随机双盲法分组，分阶段对照临床观察，总有效率达 84.4%，心电图有效率为 40.9%；而安慰剂和对照组分别为 16.1%和 9.7%，差异十分显著。上海用复方丹参（丹参、降香）治疗冠心病 134 例，症状有效率为 82.2%，心电图有效率为 48.6%。

姚永年用活血化瘀方（丹参、葛根、景天、三七各 20g，桃仁、郁金、川芎、赤芍各 15g，红花 12g）治疗冠心病 80 例，结果临床症状显效 20 例（35%），好转 46 例（57.5%），无效 6 例（7.5%），总有效率为 92.5%。心电图检查，显效 9 例、好转 27 例、无效 44 例，有效率为 45%。血压、血脂均有一定程度下降。其中 20 例曾服冠参片作自身对照（党参、丹参、沙参），活血化瘀法症状有效率占明显优势，两者比较，差异高度显著（P＜0.005）。血脂变化也较明显，冠参片治疗前血清甘油三酯（TG）高于正常 27 例，平均值为 7.28mmol/L；治疗后均有不同程度的下降，18 例恢复正常，平均降至 5.77mmol/L，治疗前后差异非常显著（P＜0.001）。活血化瘀方治疗前血清胆固醇（TC）高于正常 17 例，平均值为 2.19mmol/L（±0.006），治疗后平均值为 1.15mmol/L（±0.09），变化显著（P＜0.01）。

张华等用补阳还五汤（黄芪、红花、川芎、地龙、赤芍、当归）治疗冠心病 102 例，血清脂质过氧化物（LPO）、载脂蛋白 B100（apoB100）、水平及 LPO 氧化物歧化酶（SOD）、apoB100/apoA 比值明显降低，而血清 SOD、apoA 水平明显升高，对照组只用西药（硝苯吡啶 10m、肌苷 0.2g）两组缓解心绞痛的疗效，补阳还五汤组显效 42 例（60.0%）、改善 22 例（33.4%）、基本无效 4 例（5.7%）、加重 2 例（2.9%），总有效率 91.4%；对照组依次为 20 例（62.5%）、7 例（21.9）、3 例（9.4%）及 2 例（6.2%），总有效率 84.4%，两组比较无显著差异（P＞0.05）。两组治疗前后心电图改变比较：补阳还五汤组显效 24 例（34.3%）、改善 36 例（51.4%）、基本无效 8 例（11.4%）、加重 2 例（2.9%），总有效率 85.7%；对照组依次为 4 例（12.5%）、8 例（25.0%）、17 例（53.1%）及 3 例（9.4%），总有效率 37.5%。心电图显效率及改善率两组比较均有显著性差异（P＜0.05）。

陆乾人等用血府逐瘀汤加味（当归、生地、川芎、赤芍、桃仁、红花、柴胡、枳壳、甘草、桔梗、牛膝）治疗冠心病 84 例，对胸痛痛有定处、舌紫暗、舌有瘀斑、舌底脉络瘀滞、血瘀甚者，加丹参、三七粉（吞服）。结果表明，中药治疗组心电图疗效优于对照组（心痛定片 10mg，潘生丁片 50mg），其中对心电图 ST-T 的改善与对照组比较差异有显著性意义（P＜0.05）。中药治疗组对胸痛、憋气、胸闷、乏力、心悸症状的疗效均优于对照组。血府逐瘀汤是王清任诸活血化瘀方中应用最广泛的方剂，冠心病见有胸痛、疼痛固定、舌有瘀斑、瘀点、脉象沉涩，即可应用。袁今奇等用人参三七琥珀末（人参、三七、琥珀比例为 2∶2∶1）治疗冠心病心绞痛，对照组用复方丹参片，心绞痛及心电图疗效比较：人参三七琥珀末组心绞痛显效率为 45.7%、总有效率 94.0%，对照组分别为 27%6%和 72.4%；人参三七琥珀末组心电图显效率为 18.1%、总有效率为 60.3%；对照组分别为 9.5%和 31.1%。两组心绞痛与心电图疗效有非常显著性差异（P 值均＜0.01）。

陈可冀等应用活血Ⅱ号注射液（由丹参、川芎、红花、赤芍等组成，由西苑医院制剂室生产）5ml 加入生理盐水 250ml 静脉滴注治疗老年和老年前期冠心病。实验结果：老年和老年前期冠心病患者的血浆 β-TG 水平较同年龄组的正常人显著增高（P 值分别＜0.05 及 0.01），表明冠心病心绞痛患者的血小板释放反应增强、血小板功能处于亢进状态。男性正常人 60 岁以上老年组较老年前期组血浆 β-TG 值有升高，但统计学上无显著差异；老年及老年前期冠心病患者女性的血浆 β-TG 值略高于男性，统计学上亦无显著差异。冠心病患者绝大多数均有舌质黯或有瘀斑、心前区有固定性疼痛等血瘀证候，其 β-TG 水平增高，提示老年瘀证与血小板释放反应增强有一定关系，静脉滴注活血Ⅱ号的冠心病患者血浆 β-TG 水平皆有明显下降（P＜0.05），静脉滴注对照液组则无明显改变，提示活血Ⅱ号可能具有抑制血小板释放反应的作用，抑制血小板释放反应可能是该药活血化瘀机理之一。

李以议等以血脉通（海藻、贝母、黄芩、肉桂、地龙和元胡组成）治疗 74 例 CHD 患者并与 31 例复方丹参片对照组比较。结果表明，血脉通组有效率为 85.13%（63 例）、显效率为 59.46%（44 例）；对照组有效率 58.06%（18 例）、显效率为 16.13%（5 例）。两组有效率比较，P＜0.05；显效率比较 P＜0.01。心电图疗效血脉通组 74 例中，显效 30 例（40.54%）、好转 19 例（25.68%）、无变化 25 例（33.78%）、对照组31例中，显效5例（16.13%）、好转11例（35.48%）、无变化13例（41.94%）、加重2例（6.45%），两组显效率比较，P<0.01。血脉通组心绞痛与病情的关系：心绞痛显效中以劳力型为最佳，占67.57%（50例）。其中以劳力型Ⅲ级为最佳，占52%（26例），无1例心绞痛加重者。血脉通组治疗后，患者血小板圆树型增多、扩大型减少、血栓长度变短、湿重减轻，与治疗前比较，P<0.01或<0.05。对照组治疗后血小板圆树型减少、扩大型增多、血栓变长、湿重增加，治疗前后比较，P>0.05。证明血脉通有抑制血小板聚集及血栓形成的作用。

关金莲等以冠心冲剂（白糖参、元参、丹参、三七参、草决明、茵陈、泽泻、生山楂、川芎、红花、瓜蒌）治疗冠心病心绞痛，92例病人，显效68例，占73.91%；改善22例，占23.91%；基本无效2例，占2.17%。总有效率为97.82%。60例服用硝酸甘油片患者，服药后停用32例，占53.33%；减量24例，占40%；无效3例，占5%；加重1例，占1.67%。91例心电图异常者，显效42例，占46.15%；改善17例，占18.68%；基本无效32例，占35.16%。血脂不正常者服药前后变化：治疗前胆固醇平均值为6.19mmol/L，治疗后平均值为5.16mmol/L，P<0.01；治疗前甘油三酯平均值为2.12mmol/L，治疗后为1.50mmol/L；治疗前β-脂蛋白均值为5.99g/L，治疗后为4.93g/L，两项P<0.05。60例微循环异常者中，轻度异常35例、中度异常25例。治疗后显效20例，占33.33%；改善15例，占25%；基本无效25例，占41.67%。总有效率58.33%。动物实验：镜下主动脉内阻肠块厚度、泡沫细胞量、胆固醇结晶、钙盐沉积、弹性纤维、胶原纤维、平滑肌细胞增生等分为0～Ⅳ级。冠状动脉增厚程度，以所占面积25%以下，25%～50%，51%～75%、75%以上分为0～Ⅳ级，结果表明，冠心冲剂可明显减轻或消退主动脉状斑块效果，优于药物对照组（P<0.01）。

中国中医研究院西苑医院心血管科在陈可冀研究员带领导下，选择经皮冠状动脉腔内成形术（PTCA）成功的冠心病患者73例，观察血府逐瘀浓缩丸对冠心病病人PTCA后再狭窄的预防作用。结果表明：西药常规治疗组复发心绞痛15例（15/38），其中12例重复冠状动脉造影证实有11例再狭窄形成，另3例心电图活动平板复查示相关导联阳性，治疗前后血瘀证候积分值无明显变化（P>0.05）；血府逐瘀浓缩丸组6例复发心绞痛（6/35），心绞痛复发显著低于西药常规治疗组（P<0.01）。其中5例重复冠状动脉造影复查证实有4例再狭窄形成，4例无心绞痛复发者重复冠状动脉造影证实无再狭窄形成。治疗后血瘀证候积分值比治疗前明显下降（P<0.01）。PTCA后心绞痛复发与“血瘀证”关系的分析发现：复发心绞痛患者血瘀证候积分值显著高于未复发心绞痛患者。表明血府逐瘀浓缩丸可改善PTCA患者的血瘀症状，对预防PTCA后再狭窄有一定的作用。

（2）活血化瘀单味中药治疗CHD的作用研究

①丹参的研究

紫花丹参和白花丹参注射液能使鼠及家兔的离体心脏冠状动脉扩张，冠状动脉流量增加。对实验性高脂血症和动脉粥样硬化家兔的离体心脏冠状动脉流量也证明有同样作用。甚至在电刺激引起心室颤动时，白花丹参亦可使冠状动脉流量显著增加，提示白花丹参可能有直接的扩冠作用。丹参注射液（相当于生药16g～32g）加入5%葡萄糖液500ml静脉滴注，每日1次，14～30日为一疗程。治疗冠心病56例，临床症状改善总有效率为88.6%，心电图改善占66.6%。肌注丹参素治疗22例心绞痛患者，症状有效率为82%，心电图有效率为66%。陈锡铭等研究丹参素具有抑制细胞内源性胆固醇合成的作用，并可抗脂蛋白氧化。提示丹参素可以降低血清固醇并保护血管屏障、防止脂质沉积及动脉粥样硬化斑块的形成。杨学义等研究丹参注射液可改善冠心病患者血液流变学方面的异常。静滴丹参1个月后，患者红血球压积、红细胞电泳速度、全血粘度、血浆粘度的改善率分别为90%、90%、75%和72%，均有统计学意义。上海华山医院研究表明，丹参注射液可改变冠心病患者包括运动试验阳性和陈旧性心肌梗塞病人的冠脉流量，使冠脉流量指数明显增加。用丹参酮II-A磺酸钠注射液静滴治疗131例冠心病患者(包括无症状者8例、轻度心绞痛者38例、中度心绞痛者12例、重度心绞痛者14例及不详者36例，伴心肌梗死23例)，14天为1疗程，大部分为2个疗程，个别患者为4个疗程。结果显示该药对缓解心绞痛及胸闷症状效果显著。有7例胸痛症状消失在用药后1天～3天，3例症状减轻，2例症状改善不明显。

②川芎的研究

中国中医研究院西苑医院研究证实，川芎及其提取物均具有扩张冠状动脉、增加冠状动脉流量、降低心肌耗氧等作用。川芎对大鼠离体心脏，给药后15～30分钟冠状动脉流量增加、呈线性量效关系；对离体大鼠心肌缺血模型，给药后可显著抑制冠状动脉痉挛、增加冠状动脉流量。川芎总生物碱注射液，每日10ml加入5%～10%葡萄糖25ml中静滴，治疗冠心病心绞痛30例，显效率为62.9%、总有效率为92.5%，心电图好转率为40%，其他症状亦有改善。川芎嗪，其作用与川芎总生物碱相类似，静注川芎嗪（7.5ml/kg～30ml/kg)，能明显增加狗的冠状动脉血流量、降低动脉压及冠状动脉阻力。川芎嗪每天口服50mg/kg，连续6周，能明显抑制食饵性动脉粥样硬化（AS）兔主动脉内膜AS斑块形成。AS造型加川芎嗪组主动脉内膜病比造型组显著减轻。同时，川芎嗪对家兔血小板聚集和5-HT释放有明显的抑制作用，且能降低血清低密度脂蛋白（LDL）的含量，升高高密度脂蛋白（HDL）及其亚组分HDL_2的含量。单味川芎制成片剂，对冠心病心绞痛的显效率为3.16%、改善率42.1%、总有效率73.7%，心电图ST-T改变的好转率为35.2%。

③赤芍的研究

赤芍煎汤内服，每次用量相当生药40g，每日3次，治疗冠心病125例，取得较好效果。赤芍甙的扩张冠脉动脉作用为罂粟总生物碱的1/20，为硝酸甘油的1/250。对麻醉犬的心脏血流动力学实验研究证实，赤芍注射液既可增加冠状动脉流量、心搏出量、心输出量、心搏指数，又能降低冠状动脉阻力、总外周阻力，减少心脏作功、降低心肌耗氧量，因而有利于冠心病治疗，缩小心肌梗死面积。赤芍有扩张血管、增加冠脉血流量、改善心肌氧供应的作用。

④红花的研究

红花有轻度兴奋心脏、增加冠状动脉流量和心肌营养性血流量的作用。红花注射液（山西省人民医院生产，每ml相当于红花原材料0.5g)，15ml加入5%葡萄糖液200ml中，日1次静注，半个月为一疗程，疗程间隔5日，共治2个疗程。治疗冠心病62例，结果心绞痛总有效率为76.7%，心电图总有效率为65%。血沉、血沉方程K值、红细胞电泳、红细胞压积、全血还原粘度、血浆粘度、体外形成血栓长度和重量均显著下降。其中血小板粘附率和纤维蛋白下降尤为显著（$P<0.01$)。红花水提取液10ml/kg(相当原生药0.01g/kg)对麻醉犬的冠状动脉流量有显著的增加作用，能改善冠状动脉循环，心肌代谢亦相应受益。以50%红花液为主，辅以维生素治疗冠心病100例，心电图及临床症状均有一定改善。全部病例在使用红花注射液后，血沉、血沉方程K值、红细胞电泳、红细胞压积、全血粘度、全血还原粘度、血浆粘度、体外形成血栓长度重量均下降（$P<0.05$)，有显著性差异，且以血小板粘附率、纤维蛋白下降非常明显（$P<0.01$)。红花水提取液静脉注射或冠脉注射后，使麻醉犬冠脉流量显著或中等程度的增加；红花醇提取物仅略增加；而红花黄素Ⅲ能立即增加兔离体心脏冠脉流量，但作用短暂，对麻醉犬在体心脏冠状动脉流量的影响不明显。

⑤血竭的研究

血竭既有扩张血管、增加供血的作用，又有抗减压缺氧、减少耗氧量的作用，有利于调整血氧供需平衡失调，达到防治冠心病的目的。用恒温恒压离体心脏灌流法，测定给药前后离体兔心冠状动脉流量及心率。结果发现血竭能非常显著地增加冠状动脉流量。

⑥蒲黄的研究

单味蒲黄治疗66例冠心病，观察两个月，结果心绞痛缓解者占89%，心电图改善者占48%，血压改善者占58%，血清总胆固醇降低者占60%，甘油三酯降低者占94%。蒲黄治疗实验性家兔冠状动脉粥样硬化的形成观察发现，实验组兔心的小动脉扩张，血流增加，代谢旺盛，心肌营养改善，斑块形成较少；电镜下可见多数兔主动脉内皮完整、光滑，内膜下层正常，仅偶见少量的细胞浸润和脂质沉积。

⑦当归的研究

当归浸膏有显著扩张离体豚鼠冠状动脉的作用，可增加冠状动脉血流量。当归对急性实验性心肌缺血有明显保护作用。结扎麻醉犬冠状动脉前降支造成的心肌缺血，静注当归2g/kg，有改善心外膜心电图，缩小梗死范围的作用。对垂体后叶素所致心肌缺血也有一定缓解作用。

⑧益母草的研究

给麻醉犬静脉注射益母草(1ml/kg)，有增加冠状动脉流量、降低冠状动脉阻力、减慢心率及减少心输出量和左室作功的作用。有人用益母草针剂(每支含量相当生药4g)6支～8支加入5%葡萄糖液500ml中，静脉滴注，每日1次，14日为1疗程。治疗冠心病心绞痛40例，结果心电图显效7例，有效15例，总有效率57.5%，临床总有效率77.9%。另有人采用同样方法治疗冠心病心绞痛100例，治疗结果，临床显效45例，有效39例，总有效率84%。缺血性心电图改变显效28例，有效33例，总有效率61%。

⑨三七的研究

将三七制成血栓通针剂，治疗时取6ml血栓通，加入10%葡萄糖500ml中稀释后静脉点滴，每日1次，4周为1疗程。治疗19例冠心病患者，症状显效8例，占44.4%，有效33.3%，总有效率达77.9%；心电图恢复正常4例，缺血性S-T段改善者5例。口服三七粉0.45g，重症加倍，每日3次，用于治疗冠心病心绞痛。16例以心绞痛为主诉的冠心病患者，经治疗后，除1例心绞痛合并急性心肌梗死患者用药数天无效而换药外，其余15例均收到满意的临床效果。其中4例原需长期用硝酸甘油片者，服三七后即可停服；5例合并高血压者，服药后血压缓慢下降；3例服药后心率转缓；4例心电图好转。昆明医学院附属一院等28家医院用三七绒根中的提取物——三七冠心宁治疗冠心病853例，平均有效率可达70.2%。

⑩延胡索的研究

天津市药物研究所用可达灵片(针)剂，即延胡索醇提取物，治疗冠心病心绞痛30例，药后患者主观症状如胸闷、乏力和心绞痛减轻，其中16例心电图改善。

⑪水蛭的研究

有人用水蛭(0.75g生药/片)治疗冠心病心绞痛100例，患者服药20天～60天，每日3次，每次2片～4片，总有效率达90%。尤其对气滞血瘀型、痰浊型及气阴两虚型，疗效为佳。

综上可知，用活血化瘀方药治疗冠心病，临床和实验研究皆证明有一定效果。近年来，人们开展活血化瘀方药防治冠心病心肌缺血再灌注损伤及冠状动脉介人性治疗后再狭窄的研究，亦显示有应用的前景。由于受科研条件和技术方法的限制，中医活血化瘀方药防治冠心病的研究仍较普遍的存在低水平重复的现象，如疗效的判定目前仍多使用心电图、临床症状、硝酸酯类药物停减率等指标，妨碍了中医药防治冠心病的疗效提高和推广普及应用。随着介入性心脏病学的开展普及，冠状动脉内超声、冠状动脉内造影、超速冠状动脉CT等的临床应用，人们已能较清楚地了解冠状动脉病变情况和心肌缺血的程度。如何利用现代科学技术方法进行中医活血化瘀方药防治冠心病的研究是关系到中医防治冠心病疗效和研究水平提高的关键问题。

(马晓昌)

二、急性心肌梗死

急性心肌梗死(Acute Myocardial Infarction AMI)，为在冠状动脉病变的基础上，发生冠状动脉血供急剧减少或中断，持续而严重的缺血所致的急性心肌坏死。临床表现为胸骨后持续而剧烈的疼痛、汗出、不被硝酸甘油缓解，伴发热、白细胞增多、血沉增快、血清心肌酶含量升高以及心肌急性损伤、缺血和坏死的一系列特征性的心电图演变，常伴有心律失常、心力衰竭或心源性休克。AMI按其病变分布范围可分为透壁性心肌梗死和心内膜下心肌梗死。透壁性心肌梗死，又称为Q波心肌梗死，坏死自心内膜下心肌向心室游离壁或室间隔延伸至少一半厚度以上，甚至可累及整个室壁厚度；心内膜下心肌梗死则局限于心内膜下心肌薄层或散在的坏死灶，心电图上表现为无Q波，又称为非Q波心肌梗死。按其病变发展过程，心肌梗死可分为急性和陈旧性，急性期一般是指发病4周以内。临床不典型的心肌梗死，尤其是老年及糖尿病患者，可只表现为轻微的胸痛、胸闷、呼吸困难、恶心呕吐或上腹部疼痛等，亦有部分患者发病即表现为心律失常、心力衰竭或心源性休克，临床应考虑到AMI的可能。

心肌梗死多发生在40岁以上的中老年人，女性则以更年期后为发病高峰。中医文献中没有“心肌梗死”这一病名，但以其临床症状本病当属于中医的“真心痛”、“心痛”、“脱证”等病的范畴。早在《内经》中就有“真心痛，手足青至节，心痛甚，旦发夕死，夕发旦死”的记载；汉·张仲景《金匮要略》对本病的症状描述为“胸背痛，心痛彻背，背痛彻心”；《诸病源候论·心痛病诸候》曰：“心为五脏主而藏神，其正经不可伤，伤之而痛，为真心痛，朝发夕死，夕发朝死，不暇展治”。中医认为本病病位在心，其发病机理有虚实两方面：虚主为气虚、阳虚，不能鼓动血脉。阴血亏损，血脉不充而运行艰涩，亦可为本病发病原因；实为寒凝、气滞、痰瘀阻脉。正虚邪滞、血脉瘀阻、气机郁闭、不通则痛，故突发心痛彻背，背痛彻心的真心痛。若正虚较甚，阴邪过盛，可致手足青至节、冷汗出等的心阳虚脱之变。若寒饮之邪上乘阳位，迫心凌肺，则可出现胸闷喘息不得卧，咳粉红色痰等危重症。中医治疗本病，疼痛剧烈时，多以祛邪为主，采用芳香温通、活血祛瘀之法；疼痛缓解后，则多以益气活血治之，或佐以祛瘀化痰，或辅以温阳、滋阴等。

现代医学治疗AMI，自80年代以来，取得了许多重大进展。目前治疗的目的已不仅限于减少并发症，降低患者病死率，而在于改变AMI的基本病理过程，尽可能地挽救严重缺血濒死的心肌，减轻心肌损伤，维护患者的心脏功能，提高患者的生存质量。80年代明确了血栓形成是冠状动脉急性闭塞的主要成因，并证明溶栓疗法在降低死亡率和并发症发生率中的作用，是AMI治疗学中一个里程碑式的进展。90年代人们致力于找出某种药物或现有药物的联合应用以提高血管再通率，降低并发症和再闭塞率，并确定了能迅速反应血管再通成败的无创伤检查的可靠检测指标。此外，人们还在研究尽量减少心肌再灌注损伤，以及延长挽救心肌梗死时限的方法。

80年代以来，心脏介入性治疗方法的出现，使溶栓治疗可以局限于冠状动脉血栓形成的局部，减少了溶栓治疗时全身的副反应，如出血（包括脑出血）。而且在溶栓治疗失败后，可以立即行经皮冠状动脉腔内成形术（PTCA），达到使冠状动脉再通的目的。钙拮抗剂，新型β受体阻滞剂，低分子肝素等药物的出现，亦为改善AMI血流动力学障碍，提高心肌的耐缺氧能力，减少血栓形成等提供了有效的药物。近年来，AMI的介入性治疗发展迅速，球囊的改进、双腔球囊的应用和动脉腔内支架（stents）的植入等，对冠脉再通发挥了积极的作用。

中药现代药理研究证明，中医扶正方药如生脉散、黄芪、党参、人参等，具有增加心肌收缩力、改善心肌缺血等作用；活血化瘀方药如冠心Ⅱ号、血府逐瘀汤、丹参、山楂、红花、赤芍、川芎等，具有抑制血栓形成，降低血小板粘附、聚集等作用。用于AMI的治疗，取得了降低并发症、缩小心梗面积的效果。近年来，蛇毒、蚓激酶、水蛭素等的开发，用于AMI的溶栓或抗凝治疗，亦取得了一定的效果。中西医结合治疗本病，显示有一定的优势。

（一）临床研究

AMI急性心肌缺血初期，疼痛剧烈时，病机以寒凝气滞、血脉闭阻为主，或兼痰浊，腑气不通；疼痛缓解后，病人虚象渐露，虚多为气虚、阳虚，亦可为阴虚、血脉不充。病机以气虚血瘀为主。但血脉瘀滞贯穿于AMI发病过程的始终。由于急性心肌梗死病情危重，易致气衰阳脱之变，所以阳气的盛衰是中医治疗成败的关键。近年来，中西医结合治疗急性心肌梗死，在防治心衰、休克、心律失常等并发症方面，显示有优于单纯西医治疗的效果。

中国中医研究院广安门医院以益气活血为主治疗215例急性心肌梗死患者，并与西医治疗215例相对照，全部病例均按WHO诊断标准明确诊断。两组病人在一般情况、主要并发症、心梗部位等方面经统计学处理，无显著性差异。结果病死率中药组为6.5%，对照组为14.9%。中药组死于三大并发症（心源性休克、心力衰竭、心律失常）者为9.5%，西药对照组为27.6%（P<0.001）；心力衰竭的纠正率中药组为90.8%，对照组为49%；心律失常的纠正率，中药组为83.5%，对照组为21.6%，中药组临床疗效显著优于单纯西医治疗组。

李兰周等用益气通痹汤（党参、麦冬、丹参、赤芍、葛根、瓜蒌皮、益母草、生山楂各30g，五味子、当归、枳壳、郁金、川芎各15g，红花10g）为主加减治疗43例AMI患者，并用抗栓酶-3（常规皮试）0.5u～0.75u，加生理盐水250ml，静滴，15日为1疗程。快速心房纤颤合并重度心衰或休克者，用洋地黄、多巴胺或阿拉明，一经纠正，立即停药。结果治愈、显效各17例，有效3例，无效4例，死亡2例，总有效率86%。

何训昌等治疗AMI48例，基本方为党参（或人参10g）、丹参各20g，麦冬12g，五味子8g，法半夏、竹茹、枳实各10g，橘红5g，茯苓15g，随证加减。并用复方丹参注射液20ml，参麦注射液40ml，加10%葡萄糖液250ml，静滴，日1次，10日为1疗程。阳虚或心动过缓，用参附注射液5ml～10ml，加50%葡萄糖液20ml静注；或参附注射液10ml～15ml，加10%葡萄糖液静滴。结果：显效（症状消失，心电图正常或仅有坏死Q波存在）38例，好转4例，死亡6例（12.5%）。治疗前后心电图ST段比较有显著性差异，P<0.01。

邵念方对31例AMI患者进行辨证治疗：①心阳欲脱，治以回阳救逆、敛阴固脱，用参附救逆汤（自拟方）；②气虚血瘀，治以益气活血、养心安神，用补阳还五汤加减；③气阴两虚，治以益气养阴，用保元汤合生脉散加减；④阴虚火旺，治以滋水清火、通脉安神，用自拟滋水清火汤；⑤胸阳痹阻，治以宣痹通阳、化痰醒神，用瓜蒌薤白半夏汤加减；⑥气滞血瘀，治以疏肝理气、活血止痛，用柴胡疏肝散加减；⑦胃腑瘀积，治以通腑和胃，化瘀通络，用小陷胸汤合丹参饮加减。结果痊愈4例，显效23例，有效2例，无效1例，死亡1例。

高肇基等将60例AMI患者分为五型：①单纯虚型：用四君子汤加减，治疗6例均有效。②气阴两虚型：以生脉散加减，治疗27例，有效24例。③气虚阳衰型：以参附汤加味，治疗11例，6例有效。④阴虚火旺型：以天麻钩藤饮加减，治疗8例，7例有效。⑤痰浊内阻型：以瓜蒌薤白半夏汤加减，治疗8例均有效。他指出，对AMI的治疗应将祛邪与扶正有机配合，能否有效地鼓舞心阳，对挽救生命将起决定作用。

洪秀芳等采用中西医结合治疗的89例AMI患者，与同期住院单纯用西药治疗的50例进行了比较，结果中西医结合组治愈率为88.5%，病死率为11.2%，较单纯西药组的病死率24.0%明显降低（P<0.05）；并且中西医结合组并发休克者12例，发生率为13.5%，与休克有关死亡3例，病死率25.0%；而单纯西药组并发休克9例，发生率18.0%，与休克有关死亡4例，病死率44.4%。中西医结合组与休克有关的病死率较单纯西药组明显降低（P<0.05）。

陈可冀等用益气活血注射液治疗AMI 224例，结果入院后1周内早期病死率显著低于对照组（P<0.001）；该组发生于治疗中的并发症（低血压、休克）例数及发生率均低于对照组（P<0.01）；心力衰竭的患者明显低于对照组（P<0.001）。

赵冠英的研究认为，影响AMI远期疗效最主要的因素是心力衰竭，它是心梗后远期死亡的第一位原因。中西医结合治疗，特别是应用益气活血中药对降低AMI远期死亡率也有一定的作用。他对64例AMI出院后患者进行了以中药为主的随诊治疗，采用辨病与辨证相结合的方法，以益气强心、活血通脉为主。结果患者的绝对生存率达93.8%，相对生存率达96.9%，5年累积病死率为1.6%，心电图总有效率、心绞痛、胸闷和气短等症状的显效率分别为88.3%、76.9%、50.9%。

其他许多报道，也观察到中西医结合治疗可以降低AMI的并发症，尤其是在降低心源性休克、心力衰竭的发生及稳定血压、减少甚或不用升压药物方面比较显著，因而降低了AMI的死亡率。

但是，寇文熔等对268例患者按入院时先后顺序，随机分为中西医结合组与单纯西药组。中西医结合组应用益气活血注射剂静点1周后，改服中药煎剂4～5周，单纯西药组8周内不用任何中药。结果中西医结合组133例中死亡17例，占12.8%；西药组135例中死亡13例，占9.6%，两组无显著差异（P>0.05）。研究中同时还发现，中西医结合治疗心前壁梗死的病死率较西药组为低，治疗后4种并发症（低血压、休克、心衰及严重心律失常）中，低血压和心衰两种并发症的发生率亦较西药组为低。国外有资料认为，心前壁梗死与心下壁梗死相比，梗死范围较大，左室射血分数较低，心力衰竭发生率较高，死亡率也较高。

翁心植等对893例AMI预后因素的分析表明，前壁梗死死因的危险是发生于其他部位的1.47倍，是下壁的2.22倍；死于心脏原因的危险是其他部位的1.60倍，是下壁的2.21倍。而寇氏的研究中发现，中药组的前壁死亡率低，并且低血压、心衰发生率也低，虽无统计学意义，但也表现出一种趋势，即中西医结合治疗对纠正低血压状态、改善心功能、防治心衰有一定的作用。

关于中医药防治AMI机理，现代研究证明和其抗血小板粘聚，扩张冠状动脉，防止血栓形成，改善心肌收缩扩张功能等有关。吕宝经等从抗脂质过氧化方面研究观察了生脉散防治AMI的作用机理，AMI患者由于心肌坏死、缺血损伤严重，体内氧自由基进一步增加，血清谷胱甘肽过氧化酶下降和丙二醛升高较心绞痛患者更为明显。AMI患者服用生脉散后，不仅能降低血中丙二醛的含量，也能明显升高血中超氧化物歧化酶、谷胱甘肽过氧化物酶的活性，其机制可能与其提高心肌耐缺氧能力、抑制ATP分解，减少氧自由基生成有关。

樊氏将59例陈旧性心肌梗塞患者随机分为治疗组31例，对照组28例。治疗组每天静脉滴注川芎嗪160mg，疗程10天；测定治疗组川芎嗪静脉滴注前后血脂质过氧化物（LPO）、超氧化物歧化酶（SOD）、血巯基总量，与对照组比较。结果表明：川芎嗪有降低血LPO（P<0.01）、提高血SOD活性（P<0.05）、增加血巯基总量（P<0.01）的作用；心绞痛症状和发作明显改善。与对照组比较，差异有显著性意义（P<0.05）。川芎嗪降低LPO含量、提高血SOD活性的机理可能与抗血小板聚集及改善心肌缺血、保护心肌细胞膜有关。

陈氏采用黄芪口服液治疗初次发病，且发病后36小时内收住冠心病监护室的43例AMI患者，研究表明，黄芪（60g/日）可使AMI患者药后射血前期/左室射血时间（PEP/LVET）比值显著下降，优于基础治疗组；同时提高AMI患者红细胞SOD活性，降低LPO含量，作用均优于基础治疗组；并证明了PEP/LVET比值与SOD活性、LPO含量的相关性。表明黄芪抗氧自由基的作用可能是其强心作用机制之一。

总之，中西医结合治疗AMI，降低死亡率的关键恰好是降低了目前AMI治疗中较为棘手的两大主要并发症，即心源性休克和心力衰竭的发生率。中西医结合治疗对AMI心律失常也有一定的作用，但有关报道较少。

（二）实验研究

AMI的梗死面积与心衰、休克并发症的发生率及患者的预后有密切的联系，因此中医药防治AMI的研究亦多从缩小心梗面积方面入手，且对其缩小心梗面积的机理，从抑制血小板功能、防止血栓形成、扩张冠状动脉、增加心肌血供、提高心肌耐缺血缺氧能力方面进行探索。

心肌缺血的关键是氧供需的平衡失调。因此，增加冠脉流量、降低心肌氧耗，对缩小梗死面积就显得十分重要。80年代初期，国内研究人员已证实当归注射液、附子注射液、野菊花提取物等具有增加冠脉流量、降低心肌氧耗、缩小实验性心肌梗死面积的作用。最近几年，有关研究取得了较多进展。

巫氏等研究了茜草的提取物茜Ⅱ对心肌梗死的影响。用茜Ⅱ0.02g/kg给心肌梗死模型犬静脉注射，发现其能明显提高冠状动脉流量，注射1分钟，冠状动脉血流量即明显升高，2分钟升高最明显，平均为给药前的285%，以后逐渐下降，于6分钟时恢复正常。同时与丹参注射液进行比较，发现丹参注射液对冠状动脉血流量也有轻度升高作用，但不明显。实验结果表明，茜Ⅱ组心梗面积较对照组明显缩小（P<0.01），而丹参组虽也能使心梗面积缩小，但与对照组相比差别不明显。

魏道武等用50%红花黄色素水溶液给实验性心肌梗死的家兔静脉注射1.1ml/kg，能明显缩小结扎左冠状动脉前降支后的心肌梗死范围，认为扩冠、增加冠脉血流量、抑制血栓形成、增加心肌耐缺氧能力是其缩小心肌梗死面积的主要机制。

吕忠智等发现西洋参茎叶皂甙(75mg/kg，梗死后静注）对家兔实验性心肌梗死有明显的保护作用,能够抑制梗死后高凝状态的发展、缩小心肌梗死面积。并用在体心脏冠状动脉血流量测定法证实，西洋参茎叶总皂甙可以明显增加心肌血流量、降低冠脉阻力，减少心肌耗氧量及心肌耗氧指数。

罗氏等用兰科植物天麻的干燥块茎提取加工制成的天麻注射液。观察了该药对结扎家兔冠状动脉左束支所致心肌梗死的影响。龙胆紫灌注后，氧化三苯基四氮唑（TTC）染色的双染色法观察表明，天麻注射液可使心肌缺血区面积较对照组缩小 23.5%（$P<0.05$)，心梗面积缩小 34.5%（$P<0.01$)，认为该作用与药物扩张血管、增加冠状动脉血流量、增加心肌血流量及抗氧化作用有关。

经实验研究证实有增加心脏冠脉血流量和心肌营养血流量、促使心肌梗死组织恢复、缩小梗死面积的还有麦冬注射液、生脉注射液、山楂叶提取物等。

（三）再灌注损伤

心肌缺血一定时间恢复灌注后，组织损伤反而进行性加重，心肌细胞从可逆性损伤转变为不可逆性损伤。随着80年代介入性心脏学的开展，经皮冠状动脉腔内成形术（PTCA)、溶栓疗法和冠状动脉激光成形术等冠脉再通术的广泛应用,缺血-再灌注损伤越来越引起学术界的重视。

再灌注损伤目前认为与氧自由基(Oxygen free radicals，OFR)、细胞内钙离子、钠离子超负荷有关。研究表明，抑制OFR产生或加速其代谢的物质均可减轻缺血组织的损伤，SOD等OFR清除剂已被证明可降低再灌注时心肌细胞酶的释放和缩小梗死面积。

近年来，中医药抗心肌缺血再灌注损伤的研究日益增多。李杏等的研究发现，三七总皂甙(PNS)呈剂量依赖性地缩小在体大鼠冠状动脉结扎-再通后心肌梗死范围，减轻离体灌注大鼠低灌-复灌引起的心肌CPR释放和钙聚集，显著保护SOD活力，减少过氧化脂质的代谢产物丙二醛（MDA）的生成，提示三七皂甙的抗脂质过氧化作用是其保护心肌缺血-再灌注损伤的一个重要方面。黄聪等的研究也证实了三七总皂甙通过阻断 Ca^{++} 内流抑制自由基的生成，从而缩小心肌缺血区面积，保护心肌缺血-再灌注损伤。

熊维生等采用在体兔和大鼠冠状动脉结扎法造成心肌梗死动物模型，发现绞股蓝总皂甙(GP)能缩小兔心肌梗死范围，抑制梗死后游离脂肪酸升高，降低大鼠心梗后MDA含量，保护心肌SOD活性，证明GP对实验性心肌梗死的保护作用与其抗心肌脂质过氧化和改善心肌游离脂肪酸代谢紊乱有关。

李冬辉的研究发现，瓜蒌能抑制血小板聚集、血栓形成和再灌注性损伤，能够缩小再灌注后心肌梗死范围，提示其对AMI再灌注损伤有保护作用。

张晶等的研究证实了人参皂甙对心梗后再灌注损伤的保护作用，结扎实验犬LAD2小时后再灌注，于缺血45分钟时给予人参皂甙(10mg/kg）静脉注射，后以小剂量（80μg/kg）继续静脉滴注，证实人参提取液能降低心肌缺血和缺血-再灌注所致的LVEDP增高、降低血压、减慢心率，使心肌氧耗量减少，心肌缺血和再灌注损伤明显减轻。相应时间取材，可见心肌组织结构较对照组相对完整。24小时，心梗范围明显缩小。提示即使在缺血45分钟后用药，人参提取液仍能保护缺血心肌组织，减轻再灌注损伤，降低再灌注心律失常的发生率和死亡率。

（四）展望

AMI患者的存活率与心肌梗死面积大小及梗死相关的冠状动脉再灌注与否密切相关，虽然降低心肌耗氧量可延缓AMI的进展，但若要挽救严重缺血或濒死的心肌，则必须尽早地使闭塞的冠状动脉再通。再通的方法，目前有溶栓、紧急PTCA和冠状动脉搭桥等。新的β受体阻滞剂和钙拮抗剂的合理应用及冠脉再通方法技术的临床推广，使AMI的病死率由70年代的30%降低到10%以下，基因抗血栓治疗在实验动物模型上也显示有良好的作用。因此，中西医结合治疗将AMI病死率降低到10%或

7%以下的引以骄傲的优势已不复存在。中医中西医结合治疗AMI，如何进一步提高临床疗效、减少AMI的并发症、提高患者生存质量、减少或改变AMI患者冠状动脉的基本病理改变，成为中医、中西医结合防治AMI亟待发展研究的问题。国家“八五”期间，用蛇毒去纤酶（0.05～0.07u/kg）30分钟～60分钟静脉滴入治疗AMI，冠状动脉再通率为40.8%，虽效果不及尿激酶，但亦显示有一定的溶栓作用。近年来，蚓激酶、水蛭素的临床应用，为中医药溶栓治疗AMI提供了新的药物。研究证明，中医活血化瘀具有抑制血小板粘附、聚集、防止血栓形成、扩张冠状动脉、改善血流动力学障碍、减少心肌细胞耗氧等作用，溶解血栓亦显示有一定的应用前景。结合现代医学先进技术方法进行冠状动脉再通、改善血流动力学障碍方面的研究，有希望取得满意的临床效果。

中医方药成分复杂，许多临床证明防治AMI有效的药物，其机理目前尚不完全清楚。中医药的优势在于从多途径、多方面改变疾病的病理过程，不少扶正方药如生脉饮、黄芪注射液、麦冬注射液等，在改善心肌收缩功能的同时，还可降低心肌耗氧量、提高心肌细胞耐缺氧能力；许多活血化瘀方药，不仅可扩张冠状动脉、增加心肌血供，还可抑制血小板粘附、聚集、防止血栓形成，甚至可起到一定的溶栓效果。如何使中医药的这种复杂作用，综合产生防治AMI的最佳效果，或许是中医药防治AMI，提高临床疗效的关键所在。最新研究表明，中医活血化瘀方药在防治经皮血管腔内成形术后再狭窄、消退或减轻动脉粥样斑块和调节AS形成及其心肌缺血相关基因表达等方面，显示有较好的效果，证明中医药在防治AMI及冠状动脉扩张成形术后并发症，改变其基本病理过程方面，有进一步研究的价值。

（史大卓）

三、病态窦房结综合征

病态窦房结综合征（简称病窦综合征，病窦，Sick Sinus Syndrome，SSS）是由于窦房结及其周围组织的器质性改变，导致其冲动的形成及传导机能渐进性衰减，引起的一系列心律失常和不同程度的血流动力学障碍的综合征。1967年～1968年Lown，Ferrer将此症候群命名为病态窦房结综合征。其临床表现是由于主要器官（尤其是脑、心、肾）的灌流低下所致，多有心慌、气短乏力、时有眩晕、心动过缓，严重者出现晕厥。该病症从无症状到症状严重可长达5年～10年或更长。

关于其确切病因，仍不十分清楚。国内外不少作者认为冠心病是病窦的常见病因，在不同报告中，冠心病最低占20%，最高占63.6%，国内有人累积病例987例，冠心病占41%。但也有不少资料说明冠心病不是病窦最多见的病因。有报道造影证实窦房结动脉病变的冠心病患者，窦房结功能正常；而有病窦的冠心病患者，窦房结动脉却无病变。所以有人认为冠心病并非病窦的主要病因。而其不少为特发性，即窦房结起搏细胞变性减少。此外还有心肌病、心肌炎等。许多学者结合对病窦窦房结及其近区组织的观察，认为病窦的基本病变主要是退行性纤维化性改变。

对于病窦的诊断，目前主要用间接的方法。诊断病窦以心律失常为主，结合临床表现及窦房结功能试验等综合动态分析。其心电图表现为严重的窦性心动过缓、窦房阻滞、窦性静止、逸搏性心律或阵发性异位心动过速等等。上述可单独或联合出现。对难以确诊者需经窦房结功能试验等辅助诊断。（1）运动负荷试验：此为一种新的辅助诊断方法。运动负荷后心率不能增快到预期心率。有报道以二倍二级梯运动后心率增加不超过原心率的30%为阳性或用二级梯运动试验运动后心率小于90次/分为阳性，同时发现运动后心率很快下降，以及极量蹬车试验以运动后心率不达到最大心率的85%为阳性标准。我们运用活动平板试验，采用HDR运动方案，运动后79.29%的病窦患者未达到次极量。（2）阿托品试验：目前已成为诊断病窦的常规检查，国内报告156例本试验，阳性率94%，给2mg/次可以减少假阳性。（3）动态心电图（DCG）观察：心电监护仪及Holter的出现可以连续长期的观察心电图变化。能提供更多有关窦房结功能的资料。（4）电生理学检查（主要是调搏术）：这是目前研究较多，临床实用价值较大的一种方法。许多学者认为食道心房调搏与直接心房内调搏结果相似。食道心房调搏可为窦房结功能提供较好的客观指标。(5) 左心室功能测定：病窦患者有不同程度的血流动力学改变，但有关这方面的研究报道较少。国内有报道用染料稀释法测定病窦患者的心排血量，结果CO，CI明显低于正常对照组。我们用UCG及MCG对109例患者进行测定，结果CO正常，CI下降，PEP、PEP/LVET及ICT均明显增大。活动平板测定：心脏容量减低。

关于病窦的治疗，目前国外不少人认为药物疗效不佳，主张唯一的办法是按装人工心脏起搏器。而内科治疗主要是对症处理。中医学中没有病窦的病名记载，但通过观察脉象的变化，认识病窦患者的心律或心率的异常改变。如迟脉、涩脉、结脉、代脉可见于窦缓、窦静止、窦房阻滞、各种早搏及逸搏。极脉和脱脉可见于阵发性心动过速、房扑、房颤等。目前中医药治疗病窦已取得可喜的疗效。

(一) 临床研究

1. 单一治法　是指针对病窦的主要病理改变，采用单一温补的治疗方法。

阜外医院以附子Ⅰ号注射液（一种合成的附子活性成分——消旋去甲乌药碱）2ml加入5%～10%葡萄糖液100ml～150ml内静脉滴注，44例病人平均心率由用药前的49.8次增至77.4次；鲍氏以附子Ⅰ号注射液5ml加入10%葡萄糖液250ml中静脉滴注，治疗14例病窦，结果显效23.3%，总有效率77%；朱氏等用附子注射液4ml～6ml（每ml含生药2g）加入5%葡萄糖液500ml内静脉滴注，治疗病窦16例，用药14天后，胸闷（13/14）、胸痛（5/6）、心悸（11/13）、气急（6/6）、头昏（12/15）等临床症状均获不同程度改善，平均心率及活动后心率均较治疗前明显增加（$P<0.05$）。以上提示，单纯温阳散寒药附子或其合成的活性成分，确有提高患者心率、改善临床症状的功效。

上海用健心片（党参、附子、桂枝、川芎、干姜、炙甘草）治疗病窦及窦性心动过缓246例，计获显效（心率增加10次以上或维持在60次以上，症状明显好转）88例（35.5%），有效（心率增加5次～9次，症状好转）77例（31.3%），无效81例（32.9%），总有效率67.1%，其中144例的心电图改善率为51.4%。60例长期服用健心片及丹参片等，平均随访3年10个月，临床症状改善30例，不变12例，加重10例，死亡5例，失访3例。麻黄附子细辛甘草汤有温经扶阳、祛逐阴寒之功效，故杨氏用此方治疗病窦5例，服药4周后，获得显效2例，有效、好转各1例，无效1例；李氏以此方为基础，加用黄芪、党参、桂枝，治疗14例病窦，心率在35次～55次间，均有头昏、胸闷、心悸、乏力等症状表现，服药最短49天，最长5个月，心率增加6次～10次的11例，无效3例，有效病例自觉症状消失或减轻。朱氏针对病窦时阳不胜阴、气血虚寒的病机，采用益火之源以消阴翳的阳和汤为主，中西医结合治疗病窦17例，疗效满意，其中1例患者服药21剂后，心率由36次上升至70次。根据这些临床报告资料，说明采用温阳益气散寒药物组成的复方，确可改善病窦时以阳虚为突出的主要病理变化，而获得临床疗效。

2. 综合疗法　是指针对病窦时的基本病理变化，同时采用两种以上的治疗方法。

(1) 温阳益气活血法：适用于病窦患者表现阳虚、气虚而挟有瘀血者。朱氏用附子、党参、丹参注射液（内含附子4g～8g，党参、丹参各16g～32g）加入5%葡萄糖液500ml中静脉滴注，每日1次，2周～4周为一疗程，治疗病窦30例，大多数患者症状有不同程度改善，其中13例治疗前后作过阿托品试验，治疗后心率平均增加6.9次（$P>0.05$）。林氏以党参、黄芪、丹参、补骨脂、附子、川芎、桂枝、甘草治疗20例老年性心律失常，其中含6例病窦，经益气温阳和血法治疗，共获显效、有效各9例，无效2例。北京友谊医院选用党参、黄芪、黄精、甘草以补气，肉桂、附子、仙茅、仙灵脾、巴戟天以温阳，三棱、莪术、丹参、红花以活血，细辛、柴胡温经升阳，治疗20例病窦，除外死亡、中断治疗各1例及观察时间较短的7例，其余11例均有不同程度好转。侯氏用补益心气、温通心阳、活血化瘀之丹参、茯神、柏子仁、麦冬、附片、桂枝、甘草、五味子，另煎小红参，治疗1例病窦，服药2周后心率增至60次。徐氏用复方参附散（红参、干姜、吴萸各11%，附子32%，麦冬35%，共研细末）每次9g，每日3次，配合丹参注射液静脉滴注，治疗12例病窦，平均心率增加10次以上者7例，5次～7次者4例，5次以下者1例。中日友好医院用参仙升脉液(主要药物为红人参、仙灵脾、丹参等)治疗病态窦房结综合征109例，每日服两次，每次20ml，一个月为一疗程，总有效率为92.66%，其中显效以上为42.20%，平均提高心率10次～15次/分钟，远期疗效追访两年47例，疗效稳定者为80%以上。

(2) 温阳益气养阴法：适用于病窦患者表现阴阳气阴两虚。邝氏用附子、桂枝、肉桂、麻黄、干姜温通心阳，以党参、黄芪、麦冬、玉竹、桑寄生、枸杞子、黄精益气养阴，予附子、桂枝、仙茅、仙灵脾益气温肾，分别治疗病窦心阳虚型12例，气阴两虚型9例，心肾阳虚型6例，计27例病窦，平均心率由治疗前的50.04±1.7次/分，上升到治疗后的57.07±1.31次/分，其中14/15例昏厥未发，1/15例昏厥发作减少。广西以温阳益气养阴药物(党参、黄芪、附子、菟丝子、桂枝、麦冬、玉竹、五味子)治疗5例病窦，服药1～3月后，1例好转，2例持续心动过缓心率由40～50次/分上升到58～62次/分，2例心动过缓——过速综合征心率稳定在60次/分左右，随访3个月未发。吴氏等用生脉注射液40ml～50ml加入5%葡萄糖液250ml中静脉滴注，治疗病窦15人21例次，用药2周～4周后，近期有效率为85.7%。赵氏用调和阴阳、平衡升降法治疗10例病窦，疗效堪称满意。

(3) 温阳益气养阴活血法：治疗病窦表现为阴阳、气阴两虚兼有血瘀者。江苏中医药研究所以仙灵脾、补骨脂、鹿角胶、附子、肉桂、锁阳、巴戟天温补肾阳，用桂枝、干姜、细辛、麻黄温通心阳，以丹参、当归、川芎、红花、赤芍活血祛瘀，以黄精、玉竹、生地、熟地、首乌、麦冬、五味子、枸杞子滋阴，以黄芪、党参、炙甘草，或用小红参以益气，辨证用药治疗病窦32例，平均基础心率由44.1±0.93次/分上升到48.3±1.12次/分 (P<0.01)。鲍氏用党参、甘草、茯苓、玄参益气养阴，重用苦参、瓜蒌燥湿化痰，配合丹参、红花、远志活血化瘀，佐以异搏定治疗1例心动过缓—过速综合征，疗效满意；用附块、桂枝、细辛、党参温阳益气，以麦冬、黄精、五味子养阴，予当归、川芎、益母草、苍术、半夏、石菖蒲祛瘀化痰，治疗7例以心率缓慢为主要表现的病窦，结果显效4例，好转1例，无效2例。屠氏治疗15例病窦，以心率缓慢为主要表现，其中9例表现为心肾阳虚，用炙甘草汤加附片温阳益气、养心定悸，6例表现为心脾肾阳虚，用红花桂枝注射液温阳化瘀，治疗结果，13/15例临床症状改善，12/15例心率增加到55次/分以上，7例心律不齐消失。高氏治疗病窦11例，以重用、先煎附子为特点，一般用附子12g～30g，先煎2小时～3小时，再煎炙甘草汤加减(炙甘草、枸杞子各12g～30g，麦冬、丹参各30g，红枣15枚～30枚，沉香5g～9g后下)，平均服药45天，显效4例，有效7例。西苑医院以温补肾阳为主，随证加用活血、养阴药物，治疗病窦17例，治疗前心率最慢28次/分，最快64次/分，平均心率46.65±10.06次/分，治疗后除2例无变化外，心率最慢42次，最快84次，平均心率58.18±21.13次/分，并发现热服生脉散合四逆汤煎剂，或用肉桂末内服，可预防阿-斯氏综合征发作，对5例经常有发作性室上性快速型心律失常患者也有一定的治疗作用。赵氏用心脑活血汤(生黄芪30g～60g，鸡血藤20g，丹参、玉竹各30g，瓜蒌、茯神、桃仁各15g，川芎、麦冬各15g～30g，红花15g～20g，赤芍12g～15g，生蒲黄10g～12g，桑寄生24g，加麝香0.15g～0.3g，分3次冲服)治疗20例病窦，痊愈2例，显效15例，好转3例。此外，梁氏报告用归脾汤加减，奚氏以黄芪建中汤治疗病窦，亦均获效。

以上临床资料表明，综合治法以温阳方药改善或纠正病窦时以阳虚为突出表现的主要病理变化，用益气养阴、活血化瘀、化痰燥湿方药兼顾气虚、阴虚、血瘀、痰浊等病窦时的基本病理改变，通过综合治疗措施，不仅可以改善或纠正病窦时的心律异常，还有助于减轻临床症状，改善一般情况。

3. 特殊治法　是指根据病窦诊断而采用辨病的治疗方法，因为不同于上述辨证施治的中医一般治疗方法，故称特殊治法。刘氏等用苏州雷允上制药厂试制的护心丹(含麝香、人参、三七、蟾酥等)，每次2粒～3粒，每日口服3次，服药1月～3月，治疗21例病窦，平均心率增加6次～8次，阿托品试验心率增加12次以上，临床症状明显改善；经静脉或食道心房调搏测定，封闭植物神经后，窦房结恢复时间及校正窦房结恢复时间等指标，均有不同程度改善，其中4例完全恢复正常。高氏用山莨菪碱治疗31例病窦，每日用量0.5mg/kg～1mg/kg体重，分3次口服；若心率在45次/分以下者，用山莨菪碱20mg加入50%葡萄糖液40ml内静脉注射，同时加用生脉散及/或丹参注射液2ml肌肉注射，每日1次，15～20天为一疗程，结果27例好转，有效率87%，平均心率增加4次/分～16次/分，患者心率增至平均65次/分。

临床上用辨病施治的特殊治法治疗病窦已取得成效，表明这类疗法可以作用辨证施治的重要辅助手段，也为中医药治疗病窦开拓了又一途径。

（二）实验研究

1. 动物模型　目前对实验性病窦模型的系统研究尚不多见。方法多采用冷冻、压碎、钳夹、福尔马林注射等方法，还有窦房结动脉结扎法等。但这些方法往往因实验技术难度较大，重复性也不理想，采用实验动物大，价格昂贵而难以引用至大量实用性研究，然而甲醛（福尔马林）外敷窦房结区法简便实用，易于掌握，所憾以往用此法研制的模型与临床尚有一定距离，且重复性较差，为此，我们进行了改进探索，通过研制金属小圈（环），用来选择及固定窦房结区，使损伤每次固定在一定范围，提高了模型的重复性。同时改用小纱布外敷法为擦镜纸外敷，并限定纸片大小，这样就便于控制损伤程度。用此法造成的模型，其心电图异常表现与临床病窦患者基本相似，测定的窦房结功能参数与临床结果基本相符，病理检查结果与王炳银等报告的病窦病理变化相似。故此改进模型相对可靠，稳定性也有所提高，具有一定实用价值。

2. 增率作用　中医药治疗病窦的主要临床效应表现为明显的增率作用。江苏省中医药研究所报告，病窦虽然多有气虚，但单纯补气药增率作用并不显著，益气温阳药或单纯温阳药的增率作用大于单一益气药；益气温阳药加麻黄与加活血药，两者作用相似，增率作用均为显著；益气温阳药加滋阴药无增效作用；温肾阳药与温心阳药的增率作用强度相似。浙江中医研究所的动物实验证明，温阳方以四逆汤的增率作用最为显著。广东省中医院的研究表明，活血药中以当归的增率作用显著，尤其对缺血性心脏病引起的病窦患者，增率作用具有统计学意义，丹参、红花虽然也能增加心率，但无统计学意义。浙江省中医研究所综述40篇有关病窦的文献，提炼出党参、桂枝、熟附片、炙甘草、麦冬、丹参、麻黄、五味子、当归、黄芪、细辛、川芎、仙灵脾、干姜等为治疗病窦的常用药物，并认为益气药中以人参的增率作用最为显著。中日友好医院的研究提示，参仙升脉液治疗病窦不仅具有增率作用，且能控制心律失常，改善胸闷、胸痛、心悸、气急、头昏、晕厥等症状。

3. 增率机理　许多研究表明，附子Ⅰ号的增率作用机理与异丙肾上腺素相似，但却具有优于后者的一些特点。中国医学科学院药物研究所的实验证明，附子Ⅰ号与异丙肾上腺素的作用性质与强度相似，它能激动β-受体效应而提高心率，恢复受甲醛损害的窦房结功能，增加心脏传导作用，缩短希氏束电图的A-H间期，改善窦房结传导。高氏等将小鼠静脉注射尿酯而引起心动过缓，用附子Ⅰ号后心率立即恢复正常，该药还可使静脉注射异搏定引起心动过缓或房室传导阻滞的小鼠心脏恢复正常，而对照组无效。鲍氏等在5条狗的实验中证明，附子Ⅰ号能显著缩短希氏束电图A-H间期，而H-V间期无明显改变，故其增率作用机理在于改善房室传导，而不会引起室性期前收缩。陈氏等通过观察附子Ⅰ号对病窦患者的临床电生理影响，认为能增加窦房结的自律性、改善窦房结传导，从而增加心率。韩氏等在实验研究中观察到，附子Ⅰ号对培养的乳鼠心肌细胞β-受体有激动作用，能明显增加搏动频率，但对搏动幅度影响较小。

一般温阳益气药治疗病窦的增率作用机理尚待进一步研究，目前倾向认为，可能是通过影响代谢及内分泌水平而起到治疗作用。上海健心片协作组认为，该药的药理作用为提高机体的抗缺氧能力而增加心率。也有认为，温阳益气药可能通过调节细胞核的亚微结构而促进核的DNA复制和RNA及蛋白质的合成功能，或通过调节线粒体的亚微结构而改善能量代谢，故临床上不仅表现增率效应，还能改善心功能而减轻患者的临床症状。邝氏等还测试了温阳药治疗前后病窦患者的性激素变化，10例病人治疗前的雌二醇（E_2）大于正常，E_2/T（睾酮）比值增高，治疗后随着临床症状的好转，E_2及E_2/T的比值也随之下降。中日友好医院参仙升脉液组的研究表明：该药可以改善窦房结的自律性，增强窦房传导机能，抑制次级节律点的兴奋性，改善窦房结的供血。

（三）展望

在中医治疗病窦方面，无论是基本理论、临床治疗、药理研究，都取得了一定成效，为病窦的药物治疗开拓了一个重要领域。甚至对需要安置起搏器的患者，也能长期控制。在调整心律、改善症状方面尤具特色。但是还存在临床疗效必须进一步提高，临床用药必须进一步筛选，药物剂型也需改进等问题，尤其是要加强药物机理的研究。目前在治疗病窦的药理研究上，仅局限在对增率作用及其机理的研究，对中医药治疗心动过缓-过速综合征的调整心律作用，中医改善病窦患者心功能及全身症状等重要方面还很少研究；即使对增率作用的研究，也只限于附子及一些温阳益气药，而对治疗病窦常用的养阴、活血、化痰、燥湿等方药的研究尚未深入开展。随着今后对治疗病窦的药理深入、广泛的研究，可望使中医治疗病窦推进到一个新的水平。

（史载祥　许叔强）

四、病毒性心肌炎

病毒性心肌炎是指病毒侵犯心脏引起的以心脏肌层局灶性或弥漫性炎性改变为主要表现的疾病，有时可累及心包及心内膜。病因主要为病毒感染，最常见的病毒有柯萨奇B或A、埃可、腺病毒、流感、风疹、脊髓灰质炎等病毒，亦称嗜心性病毒。此外，腮腺炎、麻疹、副流感、肝炎、水痘、带状疱疹等病毒亦可引起心肌炎。其发病机理尚未完全阐明，一般认为细胞免疫起主要作用，而病毒本身所致的溶细胞作用是导致心肌炎发病的主要因素，其病理发现特异性不高，开始心肌细胞变性坏死，间质内有淋巴细胞和中性粒细胞等浸润，以后淋巴和单核细胞增多，纤维细胞增生，最终病灶为纤维组织所取代。临床表现与病变程度和部位有关，病情轻重变异很大，重者猝死，轻者几无症状。常见临床表现为心悸、胸闷、发热、乏力、气急、心前区隐痛，甚至昏厥、猝死等。

病毒性心肌炎中医无特定病名与其相对应，临床上仍以病位、结合病情或以主症而确立中医诊断，相当于中医学的“心悸”、“胸痹”、“怔忡”、“虚劳”等范畴。《素问·痹论篇》说：“脉痹不已，复感于邪，内舍于心。”清·叶天士说：“温邪上受，首先犯肺，逆传心包。”此均与病毒性心肌炎病因病机相似，其正气不足，邪毒侵心是本病发生的关键。外感温热毒邪，由鼻咽或卫表而入，袭肺损心；或从口而入，损伤脾胃，蕴湿郁热，上犯于心。而温热毒邪，最易耗气伤阴，致使心阴亏虚，虚火妄动及气阴两虚；心气虚衰，不能帅血贯脉周行于身，则致气虚血瘀，络脉瘀阻；久病阴损及阳，出现阴阳两虚或心阳暴脱，或变生痰浊水饮，内犯于心而形成虚实夹杂之各种不同证候。概括而言，病毒性心肌炎为本虚标实之病，虚主为心，气阴两虚，同时又与肺、脾、肾三脏机能失调有关，此为病之本；热毒、痰湿、瘀血为其标。治疗上多采用急则治其标，缓则治其本及虚者补之、实者泻之、表者解之、痰者祛之、瘀血者活血化瘀等治疗法则。一般急性期以邪毒内侵为特点，清热解毒是常法，但温热毒邪最易耗气伤阴，故祛邪解毒的同时应兼顾护阴益气；在慢性及迁延期，病邪进一步累及其他脏腑，尤以肺、脾、肾三脏受累多见，病理变化以气阴两虚，兼有余邪留恋为主，并可出现阴阳两虚及挟痰、挟瘀证，故此期以益气养阴扶正为主，兼以祛除余邪及化痰、活血，在恢复期则主要以多脏同治，益气固表，扶助正气为主。

现代医学治疗病毒性心肌炎多采用对症和支持疗法，尚无有效的抗病毒药物。调节细胞免疫功能的药物如干扰素、胸腺素、免疫核糖核酸、转移因子等可能有帮助，而肾上腺糖皮质激素的应用则尚有争论。中药的抗病毒及调节细胞免疫功能等作用在治疗病毒性心肌炎方面有明显优势，已成为本病主要的综合治疗手段之一，为中西医结合防治本病的研究开辟了新的途径。

（一）临床研究

1. 证的实质研究

病毒性心肌炎患者自然杀伤细胞（NK细胞）活性和T淋巴细胞功能均有显著下降，说明本病与细胞免疫力减退有关，辨证分型研究发现，NK细胞活性以气阴两虚型下降最为显著，而T细胞亚群的改变则以气虚型最为明显。提示本病不同证型中细胞免疫功能的改变各有侧重，NK细胞更能反映正气之盛衰，而T细胞亚群特别是辅助T细胞/抑制T细胞则有助于判断阴阳之消长。而在病毒性心肌炎急性期的热毒淫心及余热未清证型中，病毒滴度则明显高于其他证型，提示本病初期以病毒感染为主，以后则主要为免疫功能异常。对病毒性心肌炎患者的心功能研究发现，有收缩时间间期、心阻抗/或心尖搏动异常者均为气阴两虚型及阴阳两虚型，说明病毒性心肌炎患者的血流动力学异常与气虚有关。

2. 复方研究

陈宝义等以益气养阴、活血化瘀为主对病毒性心肌炎患者辨证施治，概括分为如下几个类型：(1) 疫毒型：用清心解毒汤清心解毒为主，兼以养阴益气，方由银花、连翘、大青叶、川连、赤芍、生地、玄参、甘草等组成；(2) 气阴虚损型：用心复康口服液益气养阴为主，兼以养阴通脉，方由炙甘草、玉竹、五味子、山楂、丹参、大青叶等组成；(3) 心脉瘀阻型：用通脉口服液活血化瘀通脉为主，兼以养血，方由当归、赤芍、丹参、山楂、降香、川芎、姜黄、三七等组成。共治疗病毒性心肌炎275例，痊愈率42.55%，总有效率94.9%，明显优于单纯西药组的痊愈率18.9%，总有效率66.22%。

陈曙霞等对22味补益中药进行体外药物筛选，能明显提高NK细胞活性的中药主要为黄芪、白术、防风、北沙参、麦冬、五味子，以此为主组方治疗病毒性心肌炎60例，效果显著，治疗后NK细胞活性明显提高，认为该方符合玉屏风散及生脉散的药物组成，说明玉屏风散和生脉散能提高免疫功能。陈曙霞等又用此方加用肾上腺皮质激素治疗重症病毒性心肌炎18例与肾上腺皮质激素加干扰素对照治疗，两组在临床症状及心电图改善方面效果相同，治疗后OKT_3、OKT_4、OKT_4/OKT_8以及NK细胞活性均较治疗前显著升高，发现中药治疗效果与价格昂贵的干扰素相似，且无副反应。

胡婉英等用清心莲子饮治疗病毒性心肌炎30例，结果不仅细胞免疫和体液免疫明显改善，心功能指标和早搏总数均有好转。

阎会君等用康尔心Ⅰ号治疗病毒性心肌炎26例，分甲乙两组，进行交叉试验，第一疗程甲组用康尔心Ⅰ号（由银花、黄芪、麦冬、虎杖用水提醇沉法制成10%口服液）20g，一日三次；乙组用肌注辅酶Q_{10} 10mg，日一次。第二疗程两组交换用药，两组均常规用维生素C、肌苷片口服，酌情加用抗心律失常及免疫调节剂，结果显示STI值及临床症状、心功能改善程度，康尔心Ⅰ号组均明显优于辅酶Q_{10}组。

张新基用中西医结合疗法治疗病毒性心肌炎30例，西药采用对症与保护心肌药物，中医辨证治疗分为三型，一是心脾两亏型，用归脾汤加减；二是胸阳不振型，用瓜蒌薤白白酒汤加减；三是血瘀痰阻型，用冠心Ⅱ号方加减，痊愈率56.7%，总有效率83.3%。

王雨润等对65例病毒性心肌炎患者检测发现，病毒性心肌炎患者血清镁、锰低于健康人，血清铜高于健康人，并通过对57种活血化瘀、补气、清热解毒中草药进行元素含量测定，选用含镁、锰较高，铜相对较低的中药青蒿、藿香、大青叶、太子参、刺五加浸膏共五味药研末制成心宁丸，并加用能量合剂和川芎嗪治疗病毒性心肌炎33例，与单纯能量合剂、川芎嗪对照，临床症状、心电图改善等明显优于对照组，治疗后镁、锰明显提高，铜无明显差异。

孙界平等将病毒性心肌炎辨证分为热毒淫心、气阴两虚、阴虚火旺、心血瘀阻、痰火上扰五个证型，均以中药基本方（黄芪、生地、麦冬、大青叶、苦参、甘草）为主辨证加减用药，并配合西药营养心肌及抗心律失常，治疗病毒性心肌炎82例，有效率达97.6%，明显优于纯西药组及纯中药组。

刘兴运报道病毒性心肌炎急性期用心肌炎Ⅰ号（银花、益母草、苦参、当归、党参、甘草），慢性期用心肌炎Ⅱ号（银花、益母草、当归、苦参、麦冬、炙甘草），共治疗79例，总有效率94.3%，明显高于对照组。

周龙妹将24例病人分为邪热偏盛型、气阴两虚型、心阳不振型、阴血亏损型，全部以炙甘草汤原方原量治疗，显效13例，有效8例，认为益气养阴法无论在急性期或慢性期运用，均可获良效。

庞黎等采用中医辨证，将病毒性心肌炎分为邪毒攻心、气阴不足和气阳不足三型，自拟心肌炎Ⅰ～Ⅲ号方，Ⅰ号：板蓝根、银花、连翘、麦冬、沙参、赤芍、莲子心、生地、炙甘草，清热解毒，养阴护心；Ⅱ号：太子参、川芎、五味子、阿胶、麦冬、生地、白芍、枣仁、炙甘草，补益气阴，养阴安神；Ⅲ号：桂枝、炙甘草、川芎、白术、五味子、党参、茯苓、黄芪、附子，益气温阳，安神定悸。并加用青霉素、极化液等治疗，总有效率96.2%，优于单纯西药组的88.3%。

张宗如报道用导赤散加减治疗病毒性心肌炎64例，55例痊愈，9例好转，认为本病是热入心经，心火亢盛所致，用导赤散清心泻火。

朱世才用淫羊藿浸膏片（每片含生药2.7g），每次7片～10片，每日三次，并加用维生素C 3.0g口服治疗病毒性心肌炎36例，显效率69.44%，较单用维生素C的对照为优，推测淫羊藿对心肌炎的治疗作用与增加冠脉流量，提高免疫功能，改善细胞代谢有关。

阎艳丽等用心肌康治疗病毒性心肌炎气阴两虚证67例，治疗组均用心肌康1袋，一日三次，方由人参、生地、麦冬、郁金、丹参等组成，益气养阴，强心复脉，酌加抗心律失常药及强心药，对照组52例用能量合剂、辅酶Q_{10}治疗，有效率分别为97.01%，80.76%，心肌康组明显优于对照组。此外，人参败毒散、一贯煎、甘麦大枣汤、小柴胡汤、小半夏加茯苓汤等，也取得了满意的疗效。

在心律失常治疗方面，中医中药虽没有速效，但由于副反应少，仍被临床广泛应用，以辨证施治为根本，重在补益心气，滋养心阴，配以苦参、蚤休、茶树根、功劳叶、万年青、青龙齿、桑寄生、甘松、琥珀粉等具有抗心律失常作用的药物。如马云龙在辨证论治的基础上，若为快速心律失常，心率＞100次/分者，加北五加皮、苦参、远志、琥珀、万年青等；若为慢速心率失常，心率＜60次/分者，加人参、附子、甘松、细辛等，均收到良好效果。

张戬用益气养心汤治疗病毒性心肌炎合并室早36例，且均为西药治疗无效者，方由黄芪、党参、生地、丹参、川芎、连翘、紫石英、紫贝齿、桂枝、苦参、黄连、炙甘草组成，益气养阴、清心降火、活血化瘀，结果显效39例，总有效率96%。

叶平胜等用生脉散加味治疗病毒性心肌炎后早搏21例，方由党参、丹参、麦冬、五味子、琥珀组成，益气养阴补心，显效12例。

顾梦飚等用益气养心，熄风镇惊方药：党参、黄芪、丹参、桂枝、僵蚕、蝉衣、防风、白附子、青龙齿、炙甘草等治疗病毒性心肌炎室性早搏32例，疗效显著，认为窦房结以外的异位冲动可理解为风胜的表现，风胜则动，肝阴肝血不足，形成虚风内动，以致心脉不宁而心悸、怔忡，用益气养血法充养脏腑之本气以扶正，气血充盛的基础上使血脉通顺，传导得司，为心律失常的治疗开辟了新的思路与方法。

3. 注射剂的研究

中药注射剂给药方便，见效迅速，特别对小儿患者和危重病人尤为适宜，为研究人员所普遍关注。顾健霞等用独参注射液（每支2ml，含小红参300mg）治疗病毒性心肌炎31例，其临床症状、心电图、血流动力学、血液流变学等指标均明显改善，显效率35.5%，总有效率96.8%。吴楚绥用参麦注射液养阴生津，补心复脉，治疗病毒性心肌炎100例与能量合剂西药组24例对照，总有效率89.5%，高于对照组的79.2%，并观察到该药对气血两虚型疗效最好。

王万春用复方丹参注射液治疗112例小儿病毒性心肌炎患者，与对照组（用激素及抗心律失常药）相比，分别治愈96及5例；显效11及7例；好转4及8例。孟祥春以丹参注射液加维生素C、ATP、CO-A治疗30例小儿患者，与单纯西药组对照，疗效显著。

杨英珍等用黄芪注射液（每支2ml，含生药4g）治疗病毒性心肌炎10例，治疗后患者NK细胞活力，α、γ干扰素效价均明显提高，左心功能改善，与一般治疗组（极化液、维生素C等）有显著差异。任伟等对36种病毒性心肌炎心功能不全者用黄芪注射液 20ml/天（含生药 20g）加入 500ml 液体静点治疗，对照组给能量合剂，有心律失常者加用抗心律失常药物，不用其他强心药，均疗程 20 天，结果治疗组左室内径明显缩小，EF 增加 70%，CO 增加 86.2%，心功能提高 1～2 个等级，对照组除心率明显改变外，无其他任何变化。

尚士义等对心肌炎心室晚电位（VLP）阳性的患者用中药刺五加多甙进行治疗，刺五加液 40ml 加入 5%葡萄糖 300ml，对照组用极化液 500ml，均每日一次静滴，15 次为一疗程，结果 VLP 转阴率分别为 71.4%和 25%，认为刺五加多甙使 VLP 转阴的机理可能与具人参样生理活性，对中枢神经系统双向平衡调节等作用有关。

4. 单味药的研究

黄芪的有效成分有抗病毒及调节免疫功能，对干扰素系统有激活作用，还有改善内皮细胞生长及正性肌力作用，改善心功能。在抗病毒、抗感染的研究方面，许多清热解毒中草药经各地观察及实验研究，均有此作用，如银花、连翘、板蓝根、大青叶、蒲公英、地丁、穿心莲、黄芩、黄连、苦参、贯众、青黛、紫草、虎杖、牛蒡子、知母、生地等。而一些补气滋阴、壮阳以及清热解毒中草药对免疫功能亦有一定影响，如人参、黄芪、党参、白术、灵芝、黄芩、淫羊藿、白花蛇舌草、广豆根等可提高网状内皮系统的吞噬功能；人参、黄芪、淫羊藿、生地、五味子、太子参、防风、麦冬、地丁、蒲公英、黄连、银花、补骨脂等可促进淋巴细胞转化；肉桂、仙茅、菟丝子、黄精、锁阳等可促进抗体生成；天麦冬、玄参、沙参、鳖甲等可使抗体的存在时间延长；而昆明山海棠、氧化苦参碱、黄芩、甘草等则有免疫抑制作用。

（二）实验研究

1. 病毒性心肌炎动物模型制备方法

多采用柯萨奇 $B_{1\sim5}$病毒（简称 $CVB_{1\sim5}$），国内主要以大鼠小鼠，国外尚用田鼠、豚鼠、黑猩猩、恒河猴、猪、狒狒等制备病毒性心肌炎模型，根据观察目的的不同，在动物选择、病毒类型及剂量、采集标本时间上各有区别。

杨英珍等取新生 Sprague-Damley 大鼠心脏置于无钙、镁离子的 Hauk 扁平器内，切成 1～2mm 碎片，移入内置磁性搅动棒的 50ml 烧瓶中，加 0.1%胰蛋白酶 10～15ml，共消化 6～7 次，将消化后的细胞悬液离心，所得细胞再悬于 5～10ml 生长液中，用 200 个 50%组织感染率的 CVB_2 病毒先置于细胞悬液内，37℃孵育 1 小时后，分装培养；或分装心肌细胞，待 37℃培养 18 小时～24 小时细胞搏动后，再用上述病毒感染每瓶细胞，接种病毒的心肌细胞培养 1 天～7 天后即出现心肌细胞炎性改变。也有用培养的胎儿搏动心肌细胞感染 CVB 病毒作为体外病毒性心肌炎模型。杨英珍等另用 4 周～5 周龄的纯种 BALB/C 小鼠腹腔注射 0.5ml10TCID50 的 CVB_3 病毒（Nancy 株）的 MEM Eagle 液，3 日后再按上述剂量注射 1 次，1 周后即成小鼠急性 CVB_3 病毒性心肌炎模型。也有用心肌炎病毒腹腔感染成年 DBA/C 或 BALB/C 小鼠作为病毒性心肌炎模型。

2. 实验研究成果

对中医益气养阴、清热解毒、活血化瘀等各种治法的药物、组方，从抗病毒，保护心肌细胞，提高细胞免疫功能，抑制 CVB_3-RNA 的复制等方面进行了深入的实验研究，初步揭示了中医药治疗病毒性心肌炎的作用机理，为中医、中西医结合治疗病毒性心肌炎提供了理论依据。

天津中医学院一附院儿科心肌炎课题组观察了中药心复康分解剂型对 CVB_3 病毒感染 BALB/C 乳鼠心肌细胞的作用，心复康依益气养阴及活血化瘀的侧重功效分解组合为Ⅰ号方（淫羊藿、大青叶等），Ⅱ号方（生地、太子参等），Ⅲ号方（川芎、丹参等）三种粗提针剂，分别与正常心肌细胞组、病毒感染心肌细胞组进行实验观察，发现三种剂型对病毒感染心肌细胞均有明显保护心肌细胞活力、减少病毒对心肌细胞的致损作用，而以Ⅲ号方的活血化瘀法效果最好。

阎会君等进行了康尔心Ⅰ号（药物组成同前）直接灭活 CVB_3 病毒的研究，发现康尔心Ⅰ号能直接灭活 CVB_3 病毒，使其 TCID50 降低。并且观察到康尔心Ⅰ号可促进病毒性心肌炎模型小鼠体内干扰素的诱生，提高 NK 细胞活性，使免疫功能恢复，有效地保护培养小鼠心肌细胞免受 CVB_3 的攻击。

刘晶星等进行了苦参抗 CVB 组病毒的初步研究。在体外，1∶4 稀释度向上，苦参粗提液对 Hela 细胞的毒性作用已丧失，在 1∶32 稀释度时，苦参仍能对抗 CVB 病毒对细胞的致病变作用；在体内，BALB/C 小鼠经腹腔感染 CVB_3 病毒后，12 只对照组小鼠平均存活时间为 126 小时，而经苦参治疗的实验组 12 只小鼠，2 只完全康复，其余 10 只平均存活时间为 161 小时，两者有明显差异，说明苦参粗提液在体外及体内均有相当显著的抗 CVB 组病毒的作用。

杨英珍等研究了黄芪对培养的大鼠搏动心肌细胞感染 CVB_2 病毒的影响，发现黄芪对 CVB_2 病毒感染培养大鼠搏动心肌细胞的亲心肌酶谱、细胞病变、细胞毒性和超微结构等均有明显保护作用，并观察了黄芪对实验性小鼠病毒性心肌炎的疗效，经组织病理学及超微结构观察发现，生理盐水组心脏镜检 100%出现病变，光镜及电镜下心肌细胞病变严重；黄芪组则心脏镜检约 40%有病变，且病灶较小，光镜及电镜下心肌病变无或明显较感染加生理盐水组为轻，心肌病毒分离，病毒滴度亦明显低于生理盐水组。用抗原特异性细胞毒技术检测小鼠感染 CVB_3 病毒并腹腔注射黄芪一周，在 5 天～28 天内脾脏外周及心脏中 T 淋巴细胞亚群的分布情况显示，中药黄芪对急性病毒性心肌炎小鼠 T 细胞免疫具有明显调节作用，且主要是通过调节总 T 细胞和诱导或辅助 T 淋巴细胞亚群而起到治疗目的。

袁卫龙等应用常规细胞内微电极技术记录原代单层培养大鼠搏动心肌细胞感染 CVB_2 病毒后不同时间的电生理参数变化和同时期在倒置相差显微镜下观察的心肌细胞搏动频率、节律、搏动百分比及细胞病变，在此基础上研究黄芪对 CVB_2 病毒感染体外培养大鼠搏动心肌细胞电活动的影响，结果显示从病毒感染后 24～96 小时，黄芪对心肌细胞搏动频率、节律、搏动百分比、细胞病变和各项电生理参数等均有明显保护作用，心肌细胞的结构和功能均维持在大致正常状态，提示黄芪实验组心肌细胞虽经受病毒损伤，细胞的结构与功能尚能保持在较正常状态，各项指标显著高于病毒实验组，可能与黄芪具有干扰素诱生剂作用或干扰素样作用有关。芮涛等还研究了不同时期使用黄芪对急性实验性小鼠 CVB_3 病毒性心肌炎模型心肌细胞异常电活动的影响，结果发现在感染病毒同时和感染病毒 3 天开始每天给小鼠腹腔注射黄芪（每支 0.8g/0.4ml）一周，能使心肌炎小鼠心肌细胞异常电活动得到部分改善；而感染病毒前一天一次性腹腔注射黄芪（每支 0.8g/0.4ml）对心肌炎小鼠心肌细胞异常电活动没有影响，提示早期使用黄芪对急性 CVB_3 病毒性心肌炎有一定防治作用，单剂量黄芪对急性 CVB_3 病毒性心肌炎没有预防作用。推测可能与单剂量黄芪的直接抗病毒作用弱，同时又不具备足够的免疫调节作用有关。彭天庆等以体外转录合成、同位素^{32}S 标记的肠道病毒特异负股 RNA 为探针，对急性 CVB_3B 病毒性心肌炎中的 CVB_3-RNA 进行 RNA-RNAY 原位杂交检测，利用图像分析仪对阳性杂交信号进行图像处理与定量分析；观察黄芪对 CVB_3-RNA 含量的影响；同时对黄芪的抗病毒机理及其与 β-干扰素的关系进行了初步探讨。结果发现在病毒感染的心肌组织中，黄芪组心肌坏死面积明显小于生理盐水组，对 CVB_3-RNA 的复制有良好的抑制作用，其机制与 β-干扰素无关。在培养大鼠心肌细胞中接种 CVB 前、后加黄芪注射液，其结果截然不同：接种 CVB 后加黄芪有保护作用，接种前加黄芪无作用，可见黄芪的抗病毒作用与宿主细胞膜上的病毒受体无关，而使用 α-干扰素、β-干扰素在接种 CVB 以前、后均有保护作用，而 γ-干扰素的诱生并不是其病毒作用的主要机制。众多研究报道证实，黄芪具有抗病毒、调节免疫功能、改善心功能、对干扰素系统（γ-干扰素、α-干扰素）有激活等作用，在淋巴细胞中可诱生 γ-干扰素，并对 CVB_3 病毒 RNA 复制有很好的抑制作用和减轻心肌病理改变，为黄芪治疗病毒性心肌炎提供了理论依据。

（三）展望

1. 目前，病毒性心肌炎的西药治疗多采用对症和支持疗法，尚无针对本病的有效药物。中医、中西医结合治疗病毒性心肌炎的临床与实验研究已取得一定进展，临床显示有一定优势，实验研究已深入到细胞分子的水平。中医药治疗病毒性心肌炎不但能够抗病毒，抑制病毒

DNA 复制，减轻心脏病损，而且还可以调节免疫失调，使患者不易反复遭受病毒感染，并具有延长心肌细胞生存时间及改善心功能等作用，已成为治疗本病有效的主要治疗手段之一，值得深入研究。

2. 充分发挥中医药特长，对恢复期及迁延期以及免疫功能低下的病人，通过扶助正气，提高机体防御能力，从而减少病情反复恶化及预防复发。

（徐凤芹）

五、高血压病

高血压病（HYPERTENSION）是我国最常见的心血管疾病之一，它不仅患病率高，且常引起严重的心、脑、肾并发症。因此，如何防治高血压病是国内外医学界非常重视的课题。血压的判别标准目前多采用 1978 年世界卫生组织的建议，(1) 正常成人的收缩压（SBP）≤18.6KPa（140mmHg），舒张压（DBP）≤12KPa（90mmHg），(2) 成人高血压为 SBP≥21.3KPa（160nnHg）及/或 DBP≥12.6KPa（95mmHg），(3) 临界高血压，指血压值在上述两者之间。原发性高血压的发病机理未完全阐明，目前认为是在各种因素的影响下，致使血压的调节功能失调引起。正常血压的调节主要取决于心排出量和外周阻力。心排出量主要受细胞外液容量（钠摄入、肾功能、盐皮质激素分泌状况等）、心率和心肌收缩性等因素的影响，总外周阻力主要受交感神经系统的 α-受体（血管收缩）和 β-受体（血管扩张）；血管紧张素、儿茶酚胺（使血管收缩）；前列腺素、缓激肽（使血管扩张）等因素影响。原发性高血压起病缓慢，早期多无症状，有时可有头晕、头痛、眼花、耳鸣、失眠、乏力等症状，随病情进展，有心、脑、肾等靶器官受损的表现。

中医依其临床见症将高血压病归属于“眩晕”、“头痛”等病范畴。病之本为阴阳失调，病之标为内生之风、痰、瘀。就脏腑理论而言，病变主要在心、肝、肾。肝肾阴阳失调贯穿始终。“眩晕总不离肝肾，其病在肝，其本在肾”，以虚为本，阳常有余，阴常不足，本虚标实为其基本病理特点。治法多从阴阳学说出发，主要是纠正阴虚阳亢、肝阳化热和阴阳两虚，或针对肝、肾、心三脏进行辨证论治，使阴阳趋于平衡，临床症状平复。

现代医学的发展使降压药物也取得了很大进展，降压效果也在不断提高，现有的降压药物可归纳为五类：利尿剂、β-受体阻滞剂、钙拮抗剂、转换酶抑制剂和血管扩张剂。这些药物在显示了其良好的降压效果的同时，也带来了诸如影响脂质及糖代谢，影响心血管、神经、血液等系统功能的副反应。而医学的发展使人们越来越认识到，不能单纯以降压作为治疗高血压的指标，而忽视了血压升高是机体为了克服血流供需不平衡所产生的一种主动的调节过程。一味降压，只能激起体内升压机制的反跳，加重了高血压的恶性循环。而中医通过辨证论治，针对病变主要矛盾，予以调理阴阳气血，协调脏腑功能之法，在恢复机体自稳功能方面示其优势，降压效果缓慢但持久。中西医结合疗法近几年的发展显示其优于单纯西医或中医疗法，为高血压病的治疗开辟了一条新的途径。

（一）临床研究

对高血压进行辨证分型或个体化施治，是中医治疗本病的主要方法。关于辨证分型的方法各家说法不一，上海市高血压研究所认为，高血压病发病机理是阴阳动态平衡失调，主张以阴阳为纲进行辨证分型，他们把本病分为阳亢、阴虚阳亢、阴阳两虚及阳虚四型进行辨证论治。而上海中医学院则把本病分为两类四型，即阴虚阳亢型（又可分阴虚偏重型和阳亢偏重型）及阴阳两虚型（又可分阴虚偏重型和阳虚偏重型）。中国中医研究院西苑医院结合病因、病机、脏腑所属及阴阳偏胜等进行辨证分型，将本病分为肝热上冲型，阴虚阳亢型、怔忡型、胸痹型、肝风型、肝肾两虚型、冲任不调及中风型。另有将高血压病依脏脏阴阳为纲进行辨证论治，分为阴虚阳亢型、阴亏阳扰型、心肾阳虚型及风痰阻络型等。还有以虚实为纲将本病分为虚症（阴虚、肾阴虚偏重）及实型（又分为风偏重、火偏重、痰偏重及肝阳偏重）。有些学者认为，高血压的发生和五脏六腑皆有关系，非独肝也，从而应用六经辨证立法诊治，分别施以解肌缓急法、清泻阳明法、疏泄少阳法、协调脾胃法、滋补少阴法及平肝熄风法，亦收到较好疗效。

对于本病的辨证虽然由于各家临床实验实

践经验不同，辨证分型方法亦不一，综合各家学说，较一致的主张为肝火亢盛型治以泄热平肝法，主要以龙胆泄肝汤为主方随症化裁；阴虚阳亢型治以潜阳育阴法，多以天麻钩藤汤为主，随症加减；肝肾阴虚型治以补肝益肾法，多以杞菊地黄汤为基本方；阴阳两虚型治以滋阴助阳法，多以地黄饮子为基本方；阳虚型则以肾气丸加减。兼内风者加入潜降熄风药物，兼血瘀者加入活血化瘀之品，兼痰阻者加入豁痰利气之属。

黎杏群等检测了173例高血压患者血浆中与调节血管平滑肌舒缩作用有关的血管活性物质，其中Ⅱ期164例，Ⅲ期9例，中医辨证分型肝阳上亢型91例，阴虚阳亢型82例，随机分为中药治疗组（40例）用平肝降压汤（石决明30g，夏枯草15g，柴胡10g，生地15g，白芍15g，泽泻15g，大黄6g），西药组（40例）用双氢克尿噻25mg，每日1次～2次，或加心得安10mg，每日2次～3次，中西医结合组（80例），用平肝降压汤加上述西药，安慰剂组（13例），用藿香10g，神曲15g，中药每日一剂，疗程均为4周，结果发现高血压病肝阳上亢及阴虚阳亢型呈环-磷酸腺苷（CAMP），环-磷酸鸟苷（CGMP）升高，CAMP/CGMP比值降低，血栓素B_2（TXB_2）升高，心钠素（ANF）、P物质（SP）降低，用直线回归相关分析，舒张压和心钠素，舒张压和P物质均呈负相关，用平肝降压汤为主中西医结合治疗后，CAMP、CGMP、TXB_2呈降低，6-keto-$PGF_1\alpha$、ANF SP升高，呈可逆性变化，显示了中西医结合治疗较中药组、西药组及安慰剂组的疗效为好，其疗效可能是通过调节血管平滑肌舒张因素而起作用。

何世银等用自制的威乐降压片（山楂、葛根各24g，红藤、虎杖、桑寄生各15g），加西药可乐宁0.075mg，利血平0.25mg，异丙嗪、双氢克尿噻各12.5mg组成（1日量），治疗高血压病215例，以随机双盲法观察结果。显示中西药合用组比单用西药或中药组在改善症状及降低血压方面具有较明显的优势，P均小于0.01，且唯有中西药结合组显效者中有10例患者心电图由原左室肥大（或伴心肌劳损）恢复到正常心电图。

王达平等将水蛭、土元按1∶1比例混合粉碎后装入胶囊，每粒含生药0.25g，治疗轻中型高血压32例，同时设开搏通组为对照组，其降压总有效率与对照组无显著性差异（$P>0.05$），服用该药后心率无明显影响，本组患者经血浆肾素活性（PRA），血管紧张素Ⅱ（AngⅡ），醛固酮（ALD）测定后，未发现高肾素患者，无论是正常肾素还是低肾素患者，治疗前后血压下降非常显著（$P<0.01$），并使低肾素患者治疗后PRA明显上升，ALD明显下降，说明水蛭、土元具有抑制血管紧张素Ⅰ转换酶（AICE）的生化作用。且水蛭、土元合方有较好的降脂作用，扩张毛细血管，解除小动脉痉挛，对改善动脉粥样硬化有很大帮助。

陈飞南等对中西医结合阶梯系统疗法组、西医阶梯系统疗法组各22名患者进行对照观察，西医阶梯系统疗法组选用利尿剂、β受体阻滞剂、钙拮抗剂或转换酶抑制剂，其中任何一种药物作为第一阶梯药均自小剂量开始，直至出现副反应或剂量增加到超出剂量反应曲线，转入第二阶梯药包括中枢性和外周性交感神经阻滞剂，若疗效不满意时，追加第三阶梯药包括利尿剂及肼苯哒嗪或第四阶梯药为共用哌乙啶、长压定等，使血压稳定后，可逐渐下阶梯，直至选出一种药物能维持血压在稳定状态，使用维持量；中西医结合阶梯系统疗法组在采用西医阶梯系统治疗的同时加服丹参或复方丹参片，观察指标有全血比粘度、血浆比粘度、全血还原粘度、红细胞电泳时间、血沉、血沉方程K值、红细胞压积、纤维蛋白原等，结果显示，治疗前两组差别无显著性意义，治疗后中西医结合治疗组明显优于西药组，不仅使血压得到控制，还能逆转高血压特征性血液流变学改变，改善血液循环的浓、粘、凝、聚，维持脏器适度的血流量。

徐贵成等用平肝益肾法治疗Ⅱ期高血压病采用辨证与辨病相结合分期与分型双重诊断的方法，治疗组分为肝阳上亢、肝肾阴虚、肝风痰浊三个证型，施以相应方剂，对照组用复方降压片，疗程前后进行心电图、心功能、血脂、血液流变学、血淋巴细胞、β肾上腺受体等项指标检测，疗程8周，结果显示症状疗效总有效率治疗组88.89%，明显高于对照组57.14%。

孙伯扬等用醒脑清眩片（生黄芪、川芎、龟板、首乌、半夏、橘红、钩藤、菊花、菖蒲，配制成糖衣片剂，每片含生药0.3g），对照组服用复方降压片，结果治疗组症状改善总有效率91.56%，明显优于对照组，降压疗效无显著性差异。卫明等用长生降压液（枸杞子、杜仲、生地、肉苁蓉、牛膝等药物组成，每支10ml，相当于生药10g）。治疗中老年肾虚型高血压病65例，结果显示该药可使中老年肾虚型高血压患者的卧位收缩压、舒张压及平均动脉压明显下降，并能明显缓解高血压病及肾虚症状。同时，该药可使治疗组的左室质量指数由治疗前的114.75±42.40g/米^2，减少为治疗12周后的100.39±30.08g/米^2。而对照组罗布麻叶口服液亦有降压效果，但未能发现有逆转高血压性左室肥厚的效应。

（二）理论及实验研究

1. 病因病机研究

运用现代科学方法探讨中医诊治本病的机理是近年来理论研究的显著特点，一些学者认为，中医学所指的“肝、肾、心”的功能，实际上包括有高级神经系统、植物神经系统及内分泌等方面的功能，中医学中所谓的内风、瘀血、痰阻等，实际上都是现代医学所指的心、脑、肾病理改变的具体反映，因此也认为高血压病的中医辨证分型的病理生理变化，是有一定的物质基础的。唐树德等在辨证分型的基础上，测定病人的“肾素值”，结果发现，阴虚阳亢型卧位和立位的肾素值明显高于气阴两虚型，提示肾素值对本病的辨证分型有一定的临床意义。还有作者发现，高血压病人偏实类型者，其高级神经兴奋和抑制两种神经过程的均衡性和灵活性方面，系抑制过程减弱占优势；而偏虚类型者，则以兴奋过程减弱占优势；植物神经系统的兴奋性在偏实者也是增高的，以上结果显示，交感神经功能亢进在某些原发性高血压病人的发病过程中起一定作用，而肾素-血管紧张素系统水平偏高可能是高血压病人肝阳上亢发病原理之一。静文英等用放射免疫法测定原发性高血压病人的血浆肾素活性，血管紧张素浓度发现，其血浆PRA及AⅡ值都明显高于正常人，其中本病虚证又低于实证，说明两个指标偏低是本病虚证的特征。另有学者对126例病人辨证分型，同时测定血清β_2微球蛋白（β_2m）含量发现，中医证型与β_2m水平有内在联系，肝阳上亢、痰湿中阻相当于本病Ⅰ期，肝肾阴虚相当于Ⅱ期，阴阳两虚相当于Ⅲ期。认为此含量对证型、分期有重要参考意义。

瘀血在高血压病发病中的作用亦受到关注，有研究发现，高血压病人有血瘀证者，不仅有微循环障碍，血液流变学指标亦有不同程度的升高。同时，高血压病具有血瘀证患者的舒张压与微循环积分和全血粘度均成正相关关系。也有资料表明，高血压病具有血瘀证者的血三酸甘油酯较无血瘀证者明显升高，甲襞微循环毛细血管袢扭曲发生率高于无血瘀者，而毛细血管内血流速度则较无血瘀者为缓慢。

高血压辨证分型与血清微量元素之间亦有关系。宁选等对老年高血压病人采用中医辨证分型治疗，前后测血清微量元素，结果表明治疗前血锌、锰元素肾虚型组低于非肾虚组和对照组，可作为判断肾虚的客观指标之一。治疗后肾虚组血锌、锰比值明显升高（$P<0.01$）；而非肾虚组差异不明显，可作为判断补肾中药作用机理的客观指标之一。

顾文聪等对39例高血压病人进行辨证分型，观察自由基代谢的情况，结果显示，高血压病患者红细胞SOD虽较正常组升高，但经辨证分型后分析阴虚火旺组红细胞SOD明显低于阴虚火旺不明显组，说明高血压阴虚火旺证患者清除自由基能力并不增加以致LPO明显升高，提示火旺可能使生物氧化代谢过程增强，以致氧化过程中生成的自由基增加，可作为判断阴虚火旺的指标。

上述的研究成果虽然只是初步表明了中医对高血压病的辨证分型和现代医学的病理生理、生化有一定关系，但它们对中医辨证分型的客观化、规范化的探讨，提供了理论资料。

2. 高血压动物模型的制备

实验性高血压动物模型是通过各种外科、化学或遗传学方法使动物产生异常而持久的动脉压升高。实验性高血压分为两类，第一类是通过影响动脉压调节而诱发的高血压，即肾性、内分泌性及神经原性高血压。第二类是遗传性高血压。

肾性高血压动物可用大鼠、猫、狗和猴等

动物，通过使肾动脉狭窄的办法造成高血压，使一侧肾动脉狭窄的称双肾一狭型(2K1C)，使双侧肾动脉狭窄的称双肾二狭型(2K2C)，先切除一侧肾脏，再狭窄保留肾的肾动脉，称单肾一狭型(1K1C)。亦可造成肾实质损伤，如肾盂肾炎、肾小球肾炎、肾乳头坏死，或对动物使用镉或X光照射，均可得到肾单位减少性高血压动物模型。实验性内分泌性高血压大鼠，是给动物摄入过量的醋酸脱氧皮质酮(DOCA)或醛固酮可诱发高血压，若同时减少肾单位可加速其发生。神经原性高血压，通常是造成动脉压力反射弧损伤，采用破坏孤束核或持久性电刺激星状神经节的方法，亦可在大鼠下丘脑外侧缘保护区电刺激引起心血管系统及全身适应性变化，反复刺激可诱发持久性高血压。

遗传性高血压大鼠主要是自发性高血压大鼠及其亚型，将血压为19.3～23.3kPa的雄性Wister大鼠与血压为17.3～18.6kPa的同种雌性大鼠交配，其子代选血压高者作近亲交配，三代后，多数鼠血压超过24kPa，称之为自发性高血压大鼠(SHR)，通过不断选种，到1969年获得了近交系SHR，1986年该系已传到第80代。SHR的后代100%发生高血压，一般在出生后血压随鼠龄而逐渐升高，三月龄后会逐渐出现心、脑、肾等器质性损害。SHR和肾性高血压动物都能产生长期稳定的高血压。

中国科学院上海生理研究所采用硅胶管皮下埋入法制成COCA-SAIT高血压大鼠模型。用外径4mm内径2.5mm的硅胶管制成长25mm，管内添入DoCA 100mg，管壁钻有10个～14个直径约300微孔的药管，埋入雄性SD大鼠(140±9g)右下腹皮下，摘除一侧肾脏，术后喂1%的盐水，埋管后3周即可形成高血压，埋管后8周大鼠的收缩压达23.3±0.37kPa。

张荣伟等采用延髓血管压迫致高血压动物模型，取普通家猫用噻胺酮麻醉，取2cm右侧股静脉，一端固定于直径1.5mm的硅胺管上，另一端结扎，管内注盐水并与动脉插管相连，制成动脉血管，在动物枕部开颅，咬骨成窗暴露Ⅸ、Ⅹ颅神经根腹侧脑干处，缝合肌肉及皮肤。

杨国雄等用狗制成两肾一狭型高血压模型，将动物按30mg/kg体重戊巴比妥钠全身麻醉，在无菌的条件下，分离一侧颈总动脉并移至颈部皮下，作成颈动脉皮鞘，供测定动脉血压用。仍以戊巴比妥钠麻醉动物，在无菌条件下，从右侧肋脊角区与脊柱平行方向作一长约6cm～8cm切口，取出右肾分离右肾动脉，然后，选择适当粗细的硬质塑料管，同肾动脉并列，用丝线将肾动脉和塑料管一起结扎，结扎后再取出塑料管，造成右肾动脉2/3狭窄，手术后第二天血压即明显上升，第六天后则逐渐下降，但直到第43天仍维持在比正常血压高的水平。

3. 治疗研究

上海有人观察到二仙汤对肾型、神经型、睾丸切除型高血压动物模型均有降压作用。还有作者观察到，六味地黄汤对大白鼠双侧肾脏“8”字形结扎或一侧肾脏切除，另一侧“8”字型结扎的高血压大白鼠肾功能的影响，用^{131}I标记醋碘苯酸钠测定肾功能，发现本方能降低血压和改善肾功能，推测本方是通过改善肾功能而降低血压。有动物实验标明，钩藤具有中枢镇静及降压作用，间接或直接抑制了血管运动中枢，引起了周围血管扩张，外周阻力降低，从而使血压下降。动物实验还表明，长春花具有急性降压作用，但对神经节无阻断作用，其降压机理推测是作用于中枢神经系统或通过心脏内感受器，反射性地影响中枢而使内脏血管扩张，血压下降。有的药物降压机理是直接的反射性的扩张血管，抑制血管运动中枢或交感神经系统而实现的，如汉防己甲素。研究海南萝芙木根碱的结果表明，其对丘脑下部及延髓血管运动中枢的抑制作用较明显，周围作用则为一定程度的抗交感作用，而中国萝芙木碱的降压作用机理与神经节阻滞作用及抗肾上腺素作用有关。有的作者用现代生物分析法对150种常用中药进行了系统生物活性测定，发现其中具有不同程度钙通道阻滞作用者67种，如川芎、藁本、海金沙、当归、桃仁、红花、丹参、赤芍、丹皮、八厘麻毒素等。还有资料表明，葛根、地黄等具有α-肾上腺素能受体阻断作用，地黄、野菊花、白芍、何首乌、旱莲草、牛膝等具有血管紧张素Ⅱ受体抑制作用，因此认为上述中药的钙通道阻滞及受体效应对于高血压的防治可能起一定作用。

王玉芬等发现更年安（熟地、何首乌、泽泻、茯苓、五味子、珍珠母、夜交藤、元参、浮小麦等）对卒中型自发性高血压大鼠有明显的降压作用，能够显著降低高血压大鼠血清中甘油三酯、胆固醇及低密度脂蛋白胆固醇的含量，同时提高高密度脂蛋白胆固醇的含量，提示该药除本身有降压作用外，改善脂质代谢也是其降压的作用机理之一。

西苑医院药理研究室的研究结果表明，长生降压液（前述）对由去甲肾上腺素诱发的家兔主动脉血管平滑肌的收缩具有明显的松弛作用，对一肾一狭型高血压大鼠具有明显的降压作用，并有使肾性高血压大鼠血浆血管紧张素Ⅱ浓度下降的趋势，这些结果表明了该方的药理学基础。

郑兴中等用降压茶（钩藤、夏枯草、茺蔚子、黄芩等）对清醒正常兔及麻醉大鼠给药，发现其不仅对正常及高血压模型动物有降压作用，而且发现有降脂作用，可使总胆固醇、甘油三酯下降，提高高密度脂蛋白胆固醇（HDL-C）和甘油三酯（TG）比值，对外源性快速形成高脂血症同样有降脂作用。

（三）方药研究

高血压病辨证论治常用药物可归纳为以下10类：①滋阴药：地黄、白芍、石斛、玉竹、百合、沙参、元参、天冬、麦冬、天花粉、知母。②潜阳药：石决明、牡蛎、龙骨、龙齿、珍珠母、磁石、紫石英、代赭石、生铁落、朱砂、琥珀。③清热药：龙胆草、夏枯草、黄连、黄芩、黄柏、栀子、大黄、芒硝、草决明、生石膏。④补肝益肾药：首乌、熟地黄、女贞子、枸杞子、山萸肉、龟板、阿胶、旱莲草、桑寄生。⑤平肝熄风药：天麻、钩藤、白蒺藜、菊花、僵蚕、全蝎、蜈蚣、羚羊角。⑥祛风通络药：地龙、桑枝、丝瓜络、威灵仙、桂枝、细辛、木通、牛膝、秦艽、防风、独活。⑦养心安神药：茯神、远志、菖蒲、酸枣仁、柏子仁、龙眼肉、夜交藤、秫米、炙甘草。⑧豁痰药：半夏、胆南星、竹茹、竹沥、天竺黄、橘红、白附子、贝母、礞石、蛤粉。⑨化瘀药：当归、桃仁、赤芍、红花、川芎、丹参、益母草、山楂、鸡血藤。⑩温阳药：仙茅、仙灵脾、续断、杜仲、菟丝子、巴戟天。

1. 单味药的研究

中国医学科学院阜外医院及药物研究所对葛根及葛根黄酮治疗高血压作用进行了系统的研究，认为对高血压病人的颈项不适及头痛、耳鸣症状有效，可改善脑血流量，对椎基底动脉循环也有改善作用。钩藤具有平肝熄风、清热镇痛作用，武汉第六医院及天津等地，经临床证明其有降压作用，有效率达74%，对耳鸣、失眠、心悸等症状有效。中国中医研究院西苑医院则观察到长春花对Ⅱ期以上高血压总有效率为56%，且能改善头晕、头胀、肢麻等症状。地龙具有清热解痉、通络等作用，用40%地龙酊治疗高血压病患者，总有效率为75.9%。中国萝芙木产于两广、云南、海南岛等地，药用部位为根，但其叶的粗制剂、叶碱、茎碱、根碱都有降压作用。根碱中含有利血平，但提取利血平后的生物碱仍有显著的降压作用，对利血平不能耐受者可改服此药，常可继续收到降压效果，临床有效率为68.8%，显效率29%，商品名降压灵。八厘麻毒素是从杜鹃花科羊踯躅的干燥成熟的果实中提取的，有人在129例高血压病人中观察到，用本药2mg静脉输入或1mg静脉推入，可使血压平均下降70.5/35.0mmHg，有效率为98.5%，具有速效、强效的效果，其降压强度和硝普钠相似，但有较重的反应，主要是心率明显减弱。亦有用莱菔子煎、滤、打片治疗高血压120例，疗效83.1%。有人对汉防己甲素的光学异构体，从十大功劳叶提取出的异汉防己甲素进行研究发现，其对轻、中度及各期高血压病降压疗效肯定，与尼莫地平相比总有效率无显著性差异，异汉防己甲素轻度减慢心率，不影响糖、脂代谢，明显改善心功能，降压作用可能与阻滞血管平滑肌细胞膜钙通道有关。钩藤煎治疗高血压病175例，平均收缩压下降30mmHg～24mmHg。用鬼针草、羊洪膻等也获得了可喜的疗效。

2. 复方的研究

在复方治疗高血压病中发现，天麻钩藤饮对头晕、肢麻、头重足轻等肝风型病人有效。对冲任不调型及阴虚阳亢型高血压病人，二仙合剂（仙茅、仙灵脾、巴戟天、黄柏、当归、知母）降压作用明显，有效率达73%～80%，且改善作用明显，对腰酸腿软、足跟痛、耳鸣等阴虚型高血压病者，六味地黄汤有效。而桂附地黄汤则适用于肾阳不足的高血压病人。安徽医学院研究发现，臭梧桐丹皮夏枯草合剂降压作用为76%，并可不同程度改善患者临床症状，主要适用于阴虚阳亢型病人。有人用以活血化瘀药为主组方的“快心颗粒”治疗高血压病，降压效果有效率为87.1%，显著优于对照组，且能降低全血粘度、血浆粘度、血小板粘附率及血球容积，增加了组织器官的血液灌注，临床疗效显著。

有人以复方丹皮片（丹皮、萹蓄、丹皮酚、珍珠层粉）治疗原发性高血压总有效率93.33%，明显优于复降片组。以复方黄瓜藤片（黄瓜藤、海带藤）治疗高血压241例，通过临床及实验观察发现，降压总有效率90.9%，与复降片组无显著性差异，但该方尚具有降低血脂、利尿、无毒副反应的特点，且远期疗效优于对照组。以益气化瘀汤（丹参、黄芪各30g，当归、黄精各15g，炒枣仁、生山楂各20g，生蒲黄12g），治疗高血压30例，降压总有效率90%，且具有良好的降血脂、抗血小板聚集的作用，对防止并发症的产生有益。

以清降散（辛夷、马兜铃、紫荆、钩藤、降真香、黄连、半边莲、防己、威灵仙、玄参、地龙、杜仲、菊花、夏枯草、蔓荆子、豆豉等）治疗高血压100例，总有效率96%，且通过长期动物实验及临床应用，除降压外尚具有软化血管，解除细小动脉的痉挛，降低胆固醇，改善血液粘稠度等作用。以桑仲汤（桑寄生、杜仲、夜交藤、白芍、代赭石、钩藤、枣仁、淫羊藿、牛膝）治疗高血压70例，症状疗效91.4%，降压疗效90%，疗效稳定而持久。

以速溶珍珠粉胶囊治疗高血压21例，有效率71%，且眩晕、头疼等症状明显改善。采用补阳还五汤治疗气虚血瘀型高血压50例，证明其有理想的降压效果，有效率94%，对舒张压高者疗效更为显著。用血压平汤治疗高血压40例（野菊花、夏枯草、草决明、制首乌、地龙、丹参），降压有效率为95%，且有良好的降血脂的作用。临床亦多见以补中益气汤治疗中气大虚，清阳不升而见血压升高者，亦见良效。

还有许多方剂，如降压片（生石决明、罗布麻叶、豨莶草、白芍、益母草、汉防己、桑寄生、丹参），复方槐花降压汤（槐花、桑寄生、夏枯草、菊花、草决明、川芎、地龙），槐花茶饮（槐花、菊花、甘草），滋潜利复方降压片（醇提生地干浸膏、泽泻干浸膏、钩藤总碱），压得平（田三七，钩藤、茯苓、萝芙木总碱），磁石五草汤（磁石、豨莶草、车前草、小蓟草、夏枯草、益母草），远菊二天散（生远志、菊花、天麻、天竺黄、川芎、柴胡、石菖蒲、僵蚕），葛根槐茺汤（葛根、槐米、茺蔚子），降压汤（生石决明、丹参、刺蒺藜、夏枯草、车前子），豨莶草合剂（豨莶草、地骨皮），降压膏（夏枯草、茺蔚子、草决明、生石膏、黄芩、桑叶、槐角、钩藤），三石汤（生石决明、代赭石、灵磁石），汉野菊复方（汉野菊、草决明、夏枯草、茺蔚子、豨莶草、钩藤、黄精），延尔寿（苦丁茶、巴戟天），桑椹合剂（桑椹、牡蛎、钩藤），降压糖浆（夏枯草、青葙子），侯氏黑散（菊花、白术、细辛、牡蛎、防风、桔梗、党参、矾石、干姜、川芎、桂枝、茯苓、黄芩），益气镇肝降压汤（黄芪、紫丹参、夏枯草、代赭石、龙胆草、钩藤、天麻、石决明等），养血柔肝熄风汤（当归、白芍、全蝎、天麻、枸杞子、地龙、钩藤、菊花等）等被各地广泛采用，据报道均有一定疗效。

（四）展望

中医、中西医结合治疗高血压病已取得了很大的成绩，对中医中药机理的研究已深入到了细胞、分子水平，现代科学的发展为中医、中西医结合治疗高血压，诊断及判定疗效提供了先进的实验手段，但也存在着许多问题，如目前公认的疗效判定标准不一问题，本病的复发问题，Ⅲ期高血压的治疗效果欠佳等，均是尚待攻克的难关。另外，应用现代医学手段对高血压辨证分型机制，及中医中药治疗高血压的作用机理仍需作更深入的研究和探讨，使之能够更好地在控制血压和防治并发症方面，发挥中西医结合的特长。相信其在高血压病的诊断方面具有广阔的发展前景。

（刘惠文　张铁忠）

第二节 呼吸系统疾病

我国中西医结合防治呼吸病严格的说起于70年代初期，光阴荏苒，转瞬之间已有20多年之久，在此领域中采用中西医结合方法吸取中西医两法之长，使之相得益彰，取此之长，补彼之短，根据近20年来文献刊物所载及本单位临床实践，中西医结合在防治呼吸病顽疾中如慢性支气管炎、肺气肿、支气管哮喘、肺原性心脏病、肺结核、支气管扩张症以及各种肺间质性疾病（如特发性肺间质纤维化、肺结节病等），都取得较好的疗效和科研成果。其疗效优于单用西药或中药。由于近年来各省市先后成立了中医研究院，中医研究所，各医院建立呼吸组、呼吸科以及中西医结合医院的创建，不少地区与单位程度不同地充实了先进设备，建立了相应的实验指标，通过临床及实验室指标观察及实验研究，逐步地阐明疗效机理。改革开放18年来，由于国家中医药管理局的重视，特别是中国中西医结合学会的成立，对呼吸病中西医结合防治专业队伍的补充，科研的方面的关怀和支持，从而取得引人注目的科研成果，从临床、药理药效学、毒理学、质量控制、制剂工艺、推出了不少疗效较好的新药，这些新制剂成批生产供应临床后深受群众信赖，如牡荆挥发油丸、固本咳喘片、温阳片、新碧桃仙片、川贝枇杷膏、双黄连口服液、川贝枇杷露、急支糖浆、射麻口服液、消咳喘、清开灵注射液、生脉饮口服液、消喘膏（贴敷穴位，三伏天用，冬病夏治），等不胜枚举。

关于“证”的研究

用宏观辨证与微观辩病相结合的方法，通过慢性阻塞性肺疾病（Chronic Obstructive Pulmonary Disease，COPD）的分型研究经各大区省市医院协作，应用多学科、多指标、细胞分子生物学等先进技术分析，在1979年全国防治慢支专业交流大会上制定了全国统一分型方案，虽然各地区省市代表对此方案仍存在不少争论，方案仍有待修改，但多数代表对慢阻肺（COPD）的证型的认识上趋向统一，为进一步对COPD深入研究起到了一定的推动作用，各单位通过“慢性支气管炎”、“肺动脉高压”等模型的建立，止咳、祛痰、平喘等药物动物药理学的研究，临床上经分子生物学CAMP及CGMP及其比值，各种免疫功能（细胞及体液免疫）的检测，内分泌功能（甲状腺、肾上腺皮质、性腺、胰腺、前列腺）、消化腺排泌功能、代谢功能（糖、脂肪、蛋白质）以及自由基、各种酶等测定，理化测定如肺功能、血液气体分析、X线观察肺、膈及胃肠运动、胃底部位、红细胞变形性、血液流变学、以及血液循环动力学等测定，通过这一系列检测结果分析，从辨病与辨证的结果制定出一套可行方案，即①标证：寒痰证、热喘证、寒喘证；从中对寒与热的本质得到了初步数据（临床表现与体征，各种体液检测、痰的性状等）。②本证：肺气虚证、脾阳虚证、肾阳虚证、阴阳俱虚证、肺肾阴虚证。初步阐明COPD的急性期、迁延期、缓解期的发生发展及其转归的规律及其物质基础，为临床提供了依据和借鉴，初步揭示呼吸病与其病机相关的肺、脾、肾及其本质的一个侧面，丰富了中医的脏象学说，是“证”研究过程中的一个值得注目的进展。

通过“慢阻肺”及支气管哮喘的临床观察及实验室多指标的探索，认识到一些指标与肾虚、脾虚的相关性，支气管哮喘与慢性喘息性支气管炎其气短、气喘、动则尤甚，为肾虚不能纳气的表现，脾虚痰湿阻肺咳嗽是肺气上逆的表现，实验证明哮喘患者多有或潜在着肾上腺皮质功能不全，免疫功能失调，通过扶正固本法，温补肾阳临床上可取得疗效。有的单位用益气固表，健脾利湿，结合补肾扶正也能取得长期疗效，并对素有激素依赖的哮喘患者有助于撤除其依赖性。补肾纳气法能使IgE及特异IgE含量下降，与受抑制的T细胞（Ts）呈明显负相关，可预防哮的季节性发作。COPD所导致肺心病呼吸衰竭患者，呼吸肌尤其是膈肌麻痹与脾虚密切相关（脾主肌肉），研究者发现呼吸衰竭者胃肠蠕动加快，胃底位置低下，胃无力，中气不足，红细胞内ATP含量降低，植物神经系统失调，血内真性胆碱酯酶升高，肾上腺皮质功能低下，甲状腺功能测定血浆蛋白结合碘低于正常人。

在证型的实验研究中，一些单位建立了符合中医辨证的动物模型，如利用肾上腺皮质激素注射形成肾阴虚模型，然后再用二氧化硫熏喷，形成肾阴虚证动物的支气管炎模型。用200%大黄水煎剂按1ml/100g（体重）连续灌胃5天，造成大鼠脾虚模型，然后再用SO_2喷熏，造成脾虚大鼠食少、毛松、消瘦、少动等脾虚证支气管炎动物模型，这样建立的兼有中医辨证特点的支气管炎模型的方法虽然难度大，争论多，但这是个中医“证”研究的方向。

慢性阻塞性肺疾患（COPD）的研究

这是慢性阻塞性肺疾患的症候群，研究者必须统一明确定义，即慢性肺疾患具有末梢小气道不可逆狭窄病变者，如慢性喘息性支气管炎，肺气肿，部分病程长的支气管哮喘，较广泛的支气管扩张症者属之。在临床上根据辨证确定证型，如寒痰证，取温肺化痰，宣肺止嗽平喘；兼有瘀血证者兼用活血化瘀方药；兼有津液丢失阴分不足者加用养阴润燥方药，诸如此类具有兼证者加减化裁。近年来的临床验证治疗中，多设立了对照组，临床上取得的有效的方剂，必须通过动物药效学实验，才能确定其疗效，在临床用药前后实验组及对照组都建立相关的实验指标的验测。从实验结果发现，脾虚证患者唾液淀粉酶分泌功能障碍，植物神经紊乱，交感神经功能低下，副交感神经功能亢进，免疫功能低下（包括体液免疫及细胞免疫，如淋巴细胞转化率下降、玫瑰花结形成率下降、分泌型IgA含量下降等）以及非特异性免疫功能降低，肠蠕动减弱，张力下降，有氧代谢降低，无氧代谢水平增高，红细胞内三磷酸腺苷合成量减少，而通过服用健脾补气，宣肺止嗽方药后可见上述指标，明确得到调节或恢复正常，与对照组比较，经统计学处理，实验组治疗前后有显著差异，实验组与对照组相比也有明显差异。而有明显肾虚的肾阳虚患者，治疗前血皮质醇较正常人低下，免疫功能降低，性腺功能不足，甲状腺功能低下，而补肾纳气，宣肺平喘方剂服用后，以上指标均见调整和恢复，经统计学处理有明显差异。在近15年的大量分型研究工作中，从各种指标在各不同证型的反映中，皆见：肺气虚→脾阳虚→肾阳虚→阴阳俱虚，依次递减，进一步确立COPD的发生发展及其转归，即“慢支”早期至后期肺气肿、肺心病，这是COPD研究中的一个重要进展。

支气管哮喘的防治研究

近年来国内17个城市普查“支哮”发病率为0.19%～5.29%，全国范围内发病率大约1%～2%约1200万～2000万人，因此防治任务甚为艰巨，当前西药治疗本病主要采取激素，支气管扩张剂（β_2受体激动剂、茶碱类），由于激素的长期使用的副反应，久用的依赖性，β_2受体激动剂长期使用引起的β_2受体功能下调而失效或肌肉颤动等不良反应，很多患者不能耐受，从而近年不少患者涌向中医医院或中西医结合医院，用中西医结合治疗使疗效提高，减少了西药使用，摆脱了激素的依赖，体现出中西医结合防治本病的优越性。临床上取得的疗效，从肺功能、血气分析得到了证实，在其疗效机理上我们必须与西医近年来关于支气管哮喘发病机理的研究相接轨，吸取西医基础医学新成就。近年来现代研究认为“支哮”的发病并非单纯起于支气管痉挛，而是多种炎症细胞、炎性介质和细胞因子参与其炎症过程，这便是“支哮”的主因——气道变应性炎症（Airway Allergic Inflammation，AAI）这种炎症引起气道反应性增强（BHR）。近年来国内也对此机理新概念作了大量中医药研究筛选，目前国内中医研究中发现麻黄、黄芩、辛夷、细辛、桂枝、牛膝、麻杏石甘汤等单味或复方有抑制气道肥大细胞脱颗粒功能，阻止炎症细胞中介质的释放；柴胡、生地、小青龙汤、温阳片（上海）、固本冲剂（北京）可降低血中IgE，调节T细胞亚群，并发现其他抗变态反应炎症的中药有黄芪、黄芩、甘草、枳实、厚朴、山茱萸、芍药、陈皮、当归、桃仁、防己、龙胆草等。引起哮喘发作的介质很多，血小板激活因子（PAF）是其中最重要的之一，近来国内有人研究从银杏中提取银杏甘内酯，包括BN52021、BN52022、BN52061、BN52063等是血小板激活因子的拮抗剂，这些单体对哮喘有效。此外有人用雷公藤协助病人摆脱激素的依赖，这就是吸取西医的研究成就为我们中医研究所用。

肺心病防治研究

近年来国内进行了大量的中西医结合防治

本病研究，1987年在四川成都全国中西医结合防治肺心病会议上报告，全国部分地区（天津胸科医院、西苑医院、福建中医研究所等单位）用统一方案共观察485例，肺心病急性发作期患者，随机分为两组，中西医结合组244例有效率90%，单用西药组241例，有效率72.0%，两组相比，中西医结合组优于单用西药组（$P<0.05$）。有单位采用Wistar大鼠建立“慢支”模型，然后向气道喷雾大肠杆菌、金葡球菌，然后设中药组、西药组、中西医结合组分别给药，治后病情都见改善，但从形态学上比较以中西医结合组病理改变最佳。有些单位建立肺动脉高压动物模型，证明赤芍、川芎、丹参及一些中药复方有明显的降低肺动脉压作用。

特发性肺间质纤维化的治疗

中西医结合治疗本病报道甚少，但根据少数文献报道，采用中西医结合方法，激素加用益气活血化瘀软坚方药，较单用西药为佳，有待深入探讨。

对策

鉴于当前中西医结合防治呼吸病及其他系统疾病研究中，取得喜人的成果，但从全国范围讲一些基层单位仍存在着一些值得注意的问题，也是影响研究工作进展的障碍，提出以下几点对策供参考。

1. 为了便于国内患者使用方便及向国际销售，保证疗效，要大力推行剂型改革，在辨证施治的基础上，将天然草药单味药或复方制成注射液（静脉、肌肉注射液）、片剂、胶囊、雾化吸入剂、口服液等，在制作中注意粗提和细提的标准，该粗提取的粗提，要进行质量控制，以便提高和稳定血中浓度，有利急诊用药，节省药源，有利于走向世界。

2. 呼吸病研究选题，必须慎重从事，立题前要详细查阅国内外有关文献，弄清哪些问题已搞清，哪些问题正在探索尚无进展，选题后请几位专家来论证其课题研究价值和可行性后，作出前瞻性科研方案，避免低水平的重复，要实施双盲法，以便杜绝主观因素。

3. 必须随机设立有效药物对照组，动物实验中应设高、中、低剂量组、正常、空白及西药对照。临床实验组及对照组对年龄、性别、病情、病程、并发症及伴发病，作好统计处理，确定其可比性，缺乏对照组的疗效结果无可比性，亦无法说明其自愈的可能性，亦就无法确诊此实验方药较一般治疗的优越性。对个别的病种如肺心病急性发作期，尤其是老年人无法单用中药，必须与西药配合使用者，中西医结合组与西药对照组，两组使用的西药必须根据病情轻、中、重不同，确定完全相同的药物种类、剂量、给药途经、给药方式（静脉、肌内或口服）以及气道的管理，使用呼吸机与否或输氧方式，如果两组不完全相同，那么其结果是不能确认的。

4. 使用的中药必须注意药材品种、产地、采收季节、炮制、贮藏。因为不注意药材的优劣就无法保证疗效。

5. 一定要在防治中大力宣传戒烟，因为吸烟与呼吸病的发生发展密切相关。

6. 在建立呼吸病的各种模型中，要注意动物模型的中医辨证特点，才能真正反映疾病的本质。

7. 应加强学术交流（包括国内外学术交流）对已有苗头的课题可以组织小规模自愿协作，有利于出成果，争取在迈向21世纪之前作出新的贡献。

一、急性上呼吸道感染

急性上呼吸道感染(Acute Upper Respiratory Tract Infection)是细菌或病毒感染局限于鼻腔和或咽喉时的统称。临床表现为以急性发热为突出，初起常有鼻塞、恶寒，继则以头痛、咽喉干或痛、口渴为主要症状。呼吸道症状轻微或不明显。本病约占急性呼吸道疾病的半数以上，属于常见病和多发病。

急性上呼吸道感染的病因，绝大部分由病毒感染引起，约占70%～80%。细菌感染多继发于病毒感染之后。目前被证明可引起急性上呼吸道感染的常见病毒有：鼻病毒、流感病毒、副流感病毒、腺病毒、呼吸道合胞病毒、柯萨奇病毒、埃柯病毒等，常见的细菌有：溶血性链球菌、肺炎球菌、葡萄球菌、流感嗜血杆菌等。其中病毒感染者常诊断为“感冒”、“流行性感冒”或“疱疹性咽炎”，细菌感染者常诊断为“急性咽炎”或“扁桃体炎”。近年来从临床观察到，病毒、细菌混合感染似有增加趋势。在治疗方面，现代医学对呼吸道病毒感染无特异的病原疗法，只作一般疗法和对症处理；在继发细菌感染时，依据临床情况，给予抗生素或合成抗菌药物。预防急性上呼吸道感染虽有不少方法，但均无确切效果。

急性上呼吸道感染，中医学将它称为“感冒”、“时行”、“伤寒”、“伤风”等。明代张景岳说：“感冒虚风不正之气，随感随发，凡禀弱而不慎，起居多劳倦者，多犯之。”清代徐大椿在《医学源流论》中也指出：“凡人偶感风寒，头痛发热，咳嗽涕出，俗谓之伤风，……乃时行之杂感也。”临床上观察到，本病初起，常发热重而恶寒轻，午后热甚，头痛、口渴者居多，或有咳嗽，舌脉以黄苔和动数脉为最常见。以上特点，符合《黄帝内经素问·刺热篇第三十二》之肺热病、清代吴鞠通《温病条辨》卷一第三条“温病”的双重诊断标准，故其病证当属肺热病和温病的范畴。本病的病变部位在皮毛、腠理，内合于肺，治疗大法当宣肺解表。证属风寒者，治宜辛温发汗；风热者，当辛凉清解，挟暑、挟湿、化燥、体虚者，又当随证加减。若邪热壅盛，卫分未罢而已入气营，舌黄、神烦高热者，又当卫气营同治，常疗效显著。

（一）临床研究

1. 口服药物

刘征利等采用香石清解袋泡剂（由香薷、金银花、连翘、薄荷、荆芥、生石膏、知母、射干、板蓝根、藿香、滑石、熟大黄、甘草）治疗病毒性上呼吸道感染高热239例，对照组80例以青霉素肌注、感冒清热冲剂或板蓝根冲剂内服。结果：两组分别显效179例、0例，有效60例、6例，无效0例、74例，有效率100%、7.5%。平均退热时间18.68±9.64小时、83.10±19.07小时、症状消失时间24.00±10.70小时、81.23±19.68小时。治疗组疗效明显优于对照组（P<0.001）。

林叔能用中西医结合治疗上呼吸道感染高热67例。主方用银花、连翘、青蒿、地骨皮、白薇、牛蒡子、桔梗、薄荷、荆芥、威灵仙等。中西医结合组39例，体温39℃以上加扑热息痛，因合并感染加抗生素者7例；对照组28例，用扑热息痛、病毒灵或复方金刚烷胺，因合并感染加用抗生素者9例。结果：中西医结合组平均退热时间38.2±11.56小时，对照组为91.14±28.70小时，两组间统计学差异非常显著（P<0.01）表明中西医结合治疗上呼吸道感染高热疗效优于单纯西药。

冯怀新等采用咽炎合剂（连翘40g，紫草30g，玄参、山豆根、桔梗各15g，甘草5g，牛蒡子、薄荷、土贝母各10g，配制成1：1.5浓度合剂）成人每次20ml～30ml，一日3次，治疗急性上呼吸道感染114例。对照组32例，用健民咽喉片4片～6片，一日3次，或加服板蓝根冲剂15g，一日3次。结果：两组分别显效69例、3例，有效36例、17例，无效9例、12例。总有效率92.1%、62.5%。提示该合剂具有较好的清热解毒、利咽止痛作用。

周礼卿等用上感灵（鸭脚木皮、岗梅根各15g，五指柑根、野菊花、金盏银盘各12g）水煎浓缩，取液200ml，每服100ml，日2次，第1次加1倍。治疗上呼吸道感染54例。对照组53例，用盐酸环丙沙星片2片/次，每日2次口服，高热者配用复方阿斯匹林。结果：两组分别显效38、28例，有效13、18例，无效3、11例，总有效率94.5%、82%，认为本方疗效满意，无毒副反应。

李相中等用清解合剂（柴胡、生石膏、金银花、连翘、芦根、元参等，80ml/次，每日3次口服）治疗急性上呼吸道感染风热证248例，并与双黄连口服液治疗120例（对照A组）、正柴胡饮冲剂加清热解毒口服液治疗116例（对照B组）分别进行临床疗效比较。结果治疗组治愈显效率（85.1%）明显高于对照A组（74.1%，P<0.05）和对照B组（68.1%，P<0.01）；治疗第1日治疗组体温降至正常者（71.2%）明显高于对照A组（48.9%，P<0.01）和对照B组（51.5%，P<0.01）。提示本方是治疗急性上呼吸道感染风热证疗效高、退热快、无毒副反应的复方中药制剂。

2. 静脉给药

李春生等为探讨地坛牌清开灵注射液（由牛黄、水牛角、珍珠母、黄芩、栀子、银花、板蓝根等组成）对急性发热的疗效，及其时效，量效关系，采用每日120ml、160ml、200ml三个剂量，并以洁霉素1.8g/日作对照，观察急性上呼吸道感染患者400例。结果表明，清开灵注射液显效率84.14%，洁霉素显效率75.83%，前者疗效优于后者。清开灵注射液降低体温一次性常规剂量，平均起效时间12.6小时，较洁霉素17.6小时为短；清开灵注射液对病程一天以内患者，疗效优于病程三天者。但三个剂量组之间，疗效无显著差异（P>0.05）。清开灵注射液各剂量组及总体降低白细胞总数的效果，均与洁霉素相仿。清开灵注射液对咽拭子培养有致病菌生长者，体内抗菌作用较好。清开灵注射液治疗心肺热盛型显效率84.14%，洁霉素显效率75.83%，前者疗效优于后者（P<0.01）。清开灵注射液改善发热，咽喉干或痛，使能黄苔向白苔转化，使数脉向缓脉转化，其效果均优于洁霉素。但在使绛、红舌向淡红舌转化方面，效果较洁霉素为差。清开灵注射液的不良反应有：寒战高热、荨麻疹、血管神经性水肿、血管疼痛，似与给药剂量相关。提示地坛牌清开灵是治疗急性上呼吸道感染的高效、速效药品，对心肺热盛型及舌黄，脉数者较好，每日投药的最佳剂量为120ml。

北医大人民医院等单位采用双黄连粉针剂（由双花、黄芩、连翘组成，按60mg/kg/d，加5%葡萄糖150ml～500ml稀释，静脉滴注），治疗急性上呼吸道感染、急性支气管炎、急性扁桃腺炎、轻型肺炎具有风温邪在肺卫或风热闭肺见证者536例，并以抗生素组（青霉素等）500例做对照。其中各选150例做病毒监测。治疗组给药后41例流感甲感染者33例消失，36例流感乙感染者27例消失，26例合胞病毒感染者24例消失，抗病毒有效率81.6%。对照组检出的流感甲感染者40例疗后10例消失，43例流感乙感染者疗后24例消失，27例合胞病毒感染者15例消失，有效率42.6%，两组比较，双黄连组对病毒的作用大大优于抗生素（P<0.01）。

周黎仁等为观察双黄连粉针剂配伍青霉素与病毒唑配伍青霉素治疗急性上呼吸道感染的临床疗效，治疗组123例，用双黄连粉针剂（$60mg \cdot kg^{-1}/d$）；对照组127例，用病毒唑（$10mg \cdot kg^{-1}/d \sim 15mg \cdot kg^{-1}/d$）。两组均用青霉素，加入5%葡萄糖250ml～500ml静滴，日1次，5日为一疗程。结果两组分别显效49例、66例，有效23例、49例，无效1例、12例，总有效率99.62%、90.6%。结论：双黄连粉针剂配伍青霉素治疗急性上呼吸道感染疗效快而确切，值得临床推广使用。

陈绍宏等为观察鱼腥草注射液对急性感染性疾病的临床疗效。将500例患者分为鱼腥草注射液高（100ml）、中（80ml）、低（40ml）三个剂量组，加入100ml糖水中静滴，每分钟40滴，日2次。结果治疗急性上呼吸道感染总有效率各剂量组依次为87.5%、84.2%、82.5%，对肺炎和泌尿系感染疗效亦较好。

李艳青等以莪术注射液治疗病毒性疾病400例，其中上呼吸道感染202例，疗效满意。

3. 雾化吸入

冯德勋等以双黄连粉针剂超声雾化吸入治疗急性呼吸道感染（包括上呼吸道感染、急性扁桃体炎、急性支气管炎、慢性支气管炎并感染），治愈率47%，总有效率98%，明显优于青霉素对照组（P<0.05）。双黄连粉针剂组无论是退热时间还是局部症状改善方面，与对照组相比，差异均非常显著（P<0.01）。说明该药具有抗病毒与抗菌双重作用。徐占兴等[13]采用双黄连雾化吸入治疗上呼吸道感染210例，亦取得较好效果。

4. 针刺拔罐

刘安微等用针刺手少阳三焦经液门穴（位于手背侧第4、5指掌关节前方，当指缝间赤白肉际处，微握拳取之），留针30分钟，其间每10分钟捻转提插运针1次。治疗急性上呼吸道感染83例，结果显效74例（占89.2%），有效9例（占10.8%），总有效率100%。提示针刺液门穴能控制呼吸道感染症状，防止并发症。

熊大武等在中脘、肾俞穴拔火罐，治疗确诊的反复上呼吸道感染100例，结果表明，拔罐疗法对反复上呼吸道感染具有疗效好，简便易行、复发率低等优点。认为拔罐治疗反复上呼吸道感染与刺激腧穴，提高机体免疫力有关。

5. 穴位注射

张生理以注射用水注入穴位治疗急性上呼吸道感染592例。其中普通感冒取大椎、合谷穴，发热加曲池，穴位局部常规消毒后，用4.5号～5号皮试针头刺入大椎1cm，注入1ml～2ml，合谷穴注入0.5ml～1ml。急性咽喉炎或细菌性扁桃体炎咽喉部症状重者加扁桃穴

（颈部舌骨的两侧末端稍外处），针深约 0.5～0.8cm，注入0.3ml～0.5ml。每日 1 次～2 次。注射毕让患者平卧，指切人中穴 1 分钟～2 分钟。治疗 2 日～8 日。结果治愈 508 例，好转 57 例，无效 27 例，有效率 95.44%。

尹红君以风池穴位注射药物治疗上呼吸道感染。方法：将上呼吸道感染患者 100 例，分为风池穴组，一般用药组各 50 例。风池穴组以鱼腥草、板蓝根注射液 1ml～2ml 双穴位注射，一般用药组以青霉素、链霉素注射液或鱼腥草、板蓝根肌肉注射。结果表明，二者疗效无大差别，但头痛疗效风池穴组优于一般用药组。

6. 气功防治

胡松昌等对气功防治老年人上呼吸道感染进行了配对研究。气功组 30 名，主要练老子功、空劲功、养气功等已 3 年～20 年（平均 7.6 年）；对照组为 30 名健康老人。练功前两组上感发病情况大致相似，无显著性差异（P＞0.05）。练功后气功组常患上感者（每年患＞3 次）与最近 3 年内未患上感者明显少于对照组，两组比较有非常显著差异（P＜0.01）。练功后，本组常患上感者由练功前的 26.66%下降到零，最近 3 年内未患上感者由练功前的 46.66%上升到 90%，练功前后比较有非常显著差异（P＜0.01）；对照组老人 3 年前与近 3 年来上感发病情况则无显著差异。

（二）实验研究

1. 清开灵注射液　北京中医药大学实验药厂所做的实验研究证实，清开灵注射液对家兔由三联疫苗引起的发热有解热作用；对细菌内毒素引起的家兔发热也有解热作用。其机理可能是直接作用于体温调节中枢，通过某种途径抑制视前区-前丘脑下部（POAH）神经原环磷酸腺苷（cAMP）的生成或释放，使体温调节中枢的调定点升高或受到抑制，从而达到解热效果。朱陵群等的研究还证实，清开灵注射液能明显抑制肝细胞过氧化脂质（LPO）的生成，并呈药物剂量的依赖关系。提示清开灵注射液具有抗脂质过氧化损伤的作用，从而维持细胞膜的稳定性，抵抗内毒素对肝细胞的损伤，有效地保护肝细胞。

2. 双黄连粉针剂　哈尔滨中药二厂的实验研究表明，本品 100mg/ml 浓度可完全抑制流行性感冒病毒京/甲 A 株、MEV（流行性腮腺炎病毒）在细胞内的复制，细胞不产生病变；50mg/ml 浓度可完全抑制 RSV（呼吸道合胞病毒）、AdV_3（腺病毒 3 型）、$CoxB_3$（柯萨奇病毒 B 组 3 例）、$ECHO_8$（艾可病毒 8 型）。对流感病毒（A_3）有较强抑制作用，而且作用随药物浓度增加及病毒稀释倍数增大而增强。注射用双黄连粉针剂具有较广的抗菌作用，对革兰氏阳性球菌、格兰氏阳性杆菌和格兰氏阴性杆菌均有不同程度的抑制作用。刺激试验结果表明，注射用双黄连对家兔注射部位有一定的刺激作用，但局部刺激试验符合规定（2 只家兔 4 块股四头肌反应级之和小于 10）；静脉注射双黄连，解剖动物血管作病理切片，未观察到血管组织变性或坏死等显著刺激性反应。过敏性试验结果表明，注射用双黄连无致敏作用。对家兔、狗的长期毒性试验结果表明，注射用双黄连给家兔每日静脉注射 200mg/kg、400mg/kg、600mg/kg，给狗每日静脉注射 240mg/kg、480mg/kg，连续给药 6 周后，动物体征、行为活动、饮食均正常，体重、血常规、尿素氮、转氨酶等指标检查与对照组相比均无明显差异。肉眼观察心、肝、脾、肺、肾、性腺（睾丸或卵巢和子宫），肾上腺、脑、胃肠、胰腺、甲状腺、胸腺、淋巴结等重要组织器官未见异常，病理切片进行镜下组织学检查亦未见病理性瘤变化，说明静脉注射上述剂量的注射用双黄连无毒性反应。

3. 上感清口服液　刘敏等的实验结果表明，该药（北柴胡、葛根、桔梗等 6 味中药组成）在鸡胚内和胚外（试管内）均有显著的抗甲型流感病毒 A/京科 I/68（HBN_2）的作用。急性毒性、长期毒性试验均未见明显毒性反应。

4. 风寒感冒冲剂　丛玉斌等报道，该药（由桂枝、白芷等数种药物组成，配成蔗糖溶液使用）是一种防治感冒和上呼吸道感染的中药复方制剂。实验表明，LD_{50}为 99.8g/kg，相当于人用量的 249 倍，对大鼠、家兔的血常规及肝、肾功能均无明显不良影响，故毒性很低，该药不仅对上呼吸道大多数致病菌都有一定抑菌作用，又有较好的镇痛、镇咳作用，还能提高机体免疫功能。

5. 玉屏风散　何敏综述报道，该药药理研究表明，有抗细菌感染、抗流感病毒及调节体温和免疫功能等作用。

（三）展望

急性上呼吸感染是一种以病毒或细菌感染为主的疾病，其发病率高、涉及地域广，患病者治疗不当，常继发多种疾病，不少老人因感冒的继发疾病导致死亡，因此，对人民健康长寿和劳动力出勤危害很大。中华人民共和国建国之后，在防治本病方面投入了大量人力物力，尤其发挥中医、中西医结合治疗病毒性疾病简、便、廉、验的优势，取得很好的疗效。特别是80年代国家中医药管理局医政司狠抓了高热急症的治疗药物，研制出一批治疗急性上呼吸道感染疗效显著的中药注射剂，受到国内中、西医疗单位的欢迎和支持，初步改变了本病在医院内靠西药对症处理的局面。但本病在药物研制和基础研究方面，投资力度不够，研究水平较为肤浅，注射剂新药品种单一。以上现状，相信跨入21世纪将会有所改观。

（李春生 侯荣先）

二、慢性阻塞性肺疾病

慢性阻塞性肺疾病（Chronic Obstructive Pulmonary Diseases，以下简称慢阻肺病，COPD），是呼吸系统疾病中最常见的多发病。慢阻肺病是一组疾病的总称，其中主要包括慢性支气管炎、肺气肿、部分支气管哮喘及部分支气管扩张症。它们的共同的病理生理学特点是其末梢小气道已具有不可逆病变，从而形成阻塞性肺功能障碍，疾病早期便可检测出小气道通气功能障碍，本组病多发生在50岁以上的老年人。其中慢性支气管炎（或兼有肺气肿者），据华东7000万人普查，发病率约3%～5%，平均3.83%，老人发病率约15%～20%，其中有2%左右发展成肺原性心脏致残。在中医文献中，此组病隶属于“咳嗽”、“咯痰”、“哮证”、“喘证”范畴。它的病因由于历史条件的限制，作了高度的概括，分为外因——风、寒、暑、湿、燥、火即六淫，反映的是外界对人体的一切不利因素，实际包括着气象因素、大气污染、吸烟、花粉、化学物理因素、微生物因素等；内因——七情（喜、怒、忧、思、悲、恐、惊）等情志的激动刺激、饮食、劳倦等，实际包括过敏体质、免疫功能低下等，其中少数人血中缺乏抗 β_1 胰球蛋白酶等先天遗传因素。

慢阻肺病由于长期的吸烟或大气污染（工业废气）等内外病因致使支气管粘膜充血、水肿、粘膜下层杯状细胞及支气管粘液腺增殖，腺导管扩张，粘液分泌增加，刺激支气管遂引起咳嗽、咯痰或哮喘等症状，当炎症波及小气道或肺泡时，分泌物堵塞气道，使呼气不能充分排出而滞留于肺泡，肺泡腔内压力增大，久之肺泡毛细管受压，血流阻力增大，肺泡破坏形成肺气肿，肺动脉压继发性升高，逐渐导致右心室肥厚继而扩张，遂形成肺原性心脏病。

按照中医理论，结合多年临床工作实践，急性发作期分为热痰证及寒痰证，属于标证；缓解期，属于本证。与现代医学的慢性支气管炎、肺气肿和肺心病的病程发展相对应，辨证为肺气虚、脾阳虚和阴阳两虚等证型。

近年来，国内外西医疗法多偏重于对症治疗，采取抗生素，支气管扩张剂，祛痰剂，至今尚无理想的药物问世。而采用中西医结合疗法对本组病的防治，中西药相辅相成，取长补短，取得不少经验，急则治其标，缓则治其本，急性期中医辨证施治，辅佐以西药，而缓解期用中药扶正固本法，按其证的特点，益气固表，健脾补肾等，根据大量文献报告，中西医结合方法较单用中药或西药为佳。

（一）临床研究

临床上慢阻肺病在辨证的基础上分为标症：咳嗽、咯痰、哮喘处于急性发作期；本证：表现为表虚肺气失宣、脾虚失运痰湿阻肺、肾阳不足。70年代卫生部曾号召防治四病（感冒、慢性支气管炎、肺气肿、肺心病），从民间挖掘出300多种治疗慢性支气管炎的有效中草药，对85种疗效好、副反应少，有推广价值的药物组织了鉴定，其中牡荆、阴阳莲、紫花杜鹃、芸香草气雾剂、矮地茶、热参、猫眼草等十余种进行了大量药理、药化、植物资源、剂型、生产工艺等研究。从中草药提出并经鉴定化学结构的单体有141个，这些有效成分大部分属于黄酮类、香豆精类、挥发油类及莨菪类生物碱。这10余种中草药治疗慢性支气管炎止咳、平喘疗效甚为显著，有效率约在80%～90%左右，显效率约在50%～60%左右，这些药价廉，就地取材甚受广大群众的欢迎，在80年代由普遍采用的单方单药过渡到辨证复方。缓解期进行中药的扶正固本治疗，如用灵芝、黄芪、痰饮丸、固本咳喘片、消喘膏穴位贴敷等，均有一定疗效，延长缓解期或起到冬病夏治作用。

1. 急性发作期

天津福建等九省市慢性支气管炎协作组观察慢支寒痰证患者498例，治以温化寒痰，佐以活血化瘀（半夏、制南星、白芥子、赤芍、当归、细辛、干姜、石菖蒲）；热痰证患者983例，治以清热化痰，佐以活血化瘀（双花、连翘、蒲公英、黄芩、鱼腥草、瓜蒌、沙参、麦冬、桔梗、当归、赤芍），兼喘息者加麻黄、杏仁、生石膏。7年共累计816例，观察组446例，对照组（牡荆油丸）370例，总有效率前者93.58%，后者83.79%，复方优于单方，$P<0.01$。

中国中医研究院气管炎协作组及江西上饶地区卫生局气管炎防治办公室共同观察慢支急发期及迁延期患者1019例，有效率90%左右，与对照组相比，牡荆油丸明显优于对照组（一般对症治疗）($P<0.05$)。经动物药理、病理以及人体体液检测确认牡荆是具有止咳、祛痰、平喘的有效药物，并对肾上腺皮质功能及免疫力有调整和改善作用，说明牡荆油既有治标作用又有扶正固本作用，牡荆药物化学经中国中医研究院中药研究所研究，确认其主要成分β-丁香烯(β-Caryophyllene)于自然条件下较长时间放置或氧化，均可部分渐变为其氧化物；其低沸点部分由α-蒎烯、柠檬烯、对-聚缴花素、1,8-桉叶素等组成（该课题曾获1977年全国科学大会奖）。

王庆民等用清热益气活血汤（银花、连翘、马鞭草、黄芪、茯苓、当归、党参、白术、赤芍、丹参、陈皮、杏仁、甘草）治疗慢性支气管炎患者急性期68例，有效率97.1%；对照组（麦迪霉素、庆大霉素）有效率84.1%，前者优于后者$P<0.05$。

中国中医研究院西苑医院靖旭荔、许建中等用清肺痰喘丸（麻黄、地龙、黄芩、马兜铃等）治疗慢支炎迁延期303例，总有效率94.4%，控显率64.0%，对照组（橘红丸）有效率53.1%，控显率13.3%，前者优于后者，有效率$X^2=95.5$，$P<0.005$；显控率$X^2=76.4$，$P<0.005$。

一些研究单位对热痰证多用清肺利痰、活血化瘀及合用麻杏石甘汤化裁加减，寒痰证多用小青龙汤加减化裁，见表3-2。

以上1153例慢阻肺病急性发作期，其疗效说明中西医结合组明显优于单用西药组。

2. 缓解期

熊正明等采用固本治疗慢支炎患者470例，肺气虚证患者用补肺益气佐以活血化瘀方（麦冬、黄芪、百合、党参、五味子、当归、知母、赤芍）；脾阳虚证患者健脾燥湿佐以活血化瘀方（白术、茯苓、陈皮、川朴、半夏、当归、赤芍、桂枝）；肾阳虚证患者用温阳补肾佐以活血化瘀方（附子、五味子、枸杞子、首乌、地黄、补骨脂、川芎、菟丝子、丹参、赤芍、当归、黄柏、肉桂）；阴阳俱虚证患者用养阴益气佐以活血化瘀方（黄芪、沙参、麦冬、生地、元参、玉竹、当归、丹参、赤芍、知母）共观察7年总有效率85.74%。

表3-2 中西医结合组与单用西药组COPD急发期疗效对比

单位	例数	总有效率 中西结合组 例数（%）	西药组 例数（%）	P
连云港市第一人民医院	90	60（100）	30（79.9）	<0.05
张家口医学院附院	60	30（93.8）	30（80）	<0.05
天津市中医研究所	564	286（89.41）	278（74）	<0.01
中国中医研究院	76	38（92.1）	38（71.1）	<0.05
四川永荣矿务局医院	100	40（95）	60（70）	<0.01
河南新邵县医院	56	28（100）	28（78.6）	<0.01
济宁医学院附院	100	58（96.6）	32（84）	<0.01
吉林龙井市中医院	107	62（96.8）	45（77.8）	<0.01

邵长荣等对慢支炎合并肺气肿患者用补益肺肾方（孩儿参、元参、沙参组成三参养肺汤及桑椹、桑寄生、五味子、黄精、补骨脂、桑白皮、鹅管石、苏梗、平地木、昆布组成三桑肾气汤）进行扶正固本治疗临床上收到满意疗效，且通过实验证明，扶正治疗能抑制血中弹性蛋白溶解酶，提示能防止肺气肿的发生。

许建中、史庆敦等应用固本咳喘片（黄芪、防风、白术、党参、茯苓、炙甘草、补骨脂、紫河车等）对慢性支气管炎并发肺气肿患者140例，连续观察3～5年总有效率89.3%，3年疗程者77例，稳定及基本稳定率占67.5%；4年疗程者16例，占56.3%；5年疗程者76.6%。在同一地区另一防治点48例慢支合并肺气肿患者，随机设观察组24例（固本片组），对照组24例（一般对症治疗组），经4年连续观察，每周随访1次，每年2次体检，照胸片、作化验、查心电图、测肺功能，结果固本片组24例稳定及基本稳定者13例（54.2%）、好转者10例（41.6%）；对照组24例稳定及基本稳定者1例（4.2%）、好转者8例（33.3%），两组比较$X^2=15.370$，$P<0.001$（此课题1981年曾获中央卫生部乙级科研成果奖）。

此外对慢阻肺病缓解期采用中医扶正固本法并取得较好疗效，而且实验工作较深入的还有陕西省中医研究所的痰饮丸、北京市防治慢支协作组的灵芝酊、中国中医研究院中药研究所的五味子醚提取物、北京市结核病研究所的灵芝、党参、黄芪组成的灵芝合剂、中国中医研究院广安门医院的消喘膏冬病夏治的夏三伏穴位贴敷、中国医学科学院药物研究所的五仁醇（五味子果仁酒精提取物）、上海中医学院的附子、肉桂、肉苁蓉及仙灵脾合剂及生地、麦冬、元参、龟板合剂、中国医科院流研所及病毒所玉屏风散糖衣片、吉林中医药研究所的刺五加（刺人参）、华西医大附属医院的益气活血扶正固本方药、上海第二医学院玉屏风散等。

慢阻肺病缓解期国内很多单位都探索了用中药扶正固本方药进行了大量的临床及实验研究、采用多学科多指标的方法，大致归纳这些方药有如下作用：①对机体代谢、免疫功能、内分泌系统及神经体液系统的调节作用；②改善机体对内外环境的适应能力及造血功能；③增强机体解毒功能等。

3. 慢阻肺病中西医结合诊断分型

九省市慢性支气管炎协作组经临床研究制定的方案见图3-1：

慢性阻塞性肺疾病（单纯型、喘息型）
- 标证（急性发作期）
  - 热痰（热喘）
  - 寒痰（寒喘）
- 本证（缓解期）
  - 肺气虚→脾阳虚→肾阳虚→阴阳双虚
  - 慢性支气管炎→肺气肿→肺心病

图3-1 慢性阻塞性肺疾病中西医结合诊断分型

中国人民解放军广东第173部队防治慢支炎临床研究组将慢支炎分为肺虚寒痰型、脾虚痰湿型及肾虚咳喘型，缓解期按不同分型施用补益药。南昌地区防治慢支协作组将慢支分型为肺寒型、痰热型、脾虚痰湿型及肾虚喘促型。兰州部队病理协作组分为肺虚寒型、脾虚型及肾虚型。兰州医学院第二附属医院分为寒咳型、痰滞型、喘促型。中国中医研究院及江西上饶地区协作组将标证分为寒痰型、热痰型、燥痰型、寒喘型及热喘型，本证分为肺虚咳痰型、脾虚痰湿型、肾虚痰喘型及肺肾阴虚型。除此之外，全国各地对慢性支气管炎各自制定的分型很多，不再一一枚举，直至1979年11月广州全国慢支专业会议上，多数省市代表确认以九省市协作组方案为基础制定出防治方案。

（1）标证

①热痰　主症：咳嗽咯痰，痰性状如脓，粘液脓性或粘浊痰，常不易咯出。次症：发热，脓涕，咽痛，口渴，尿黄，便干。体征：舌质红、苔黄。脉弦滑数，肺部可闻及干湿啰音。其他检查：X线胸透或胸片纹理增粗，或有片状炎性阴影；周围血象，白细胞计数增加，中性粒细胞百分比增高；痰液中中性粒细胞、脱氧核酸浓度及白蛋白/溶菌酶比值明显增高，治法及参考方药（略）。

②寒痰　主症：咳嗽，咯痰，痰性状白色

泡沫或粘稀，痰常易咯出。次症：恶寒发热，流清涕，口不渴，尿清长。体征：舌苔薄白或白腻，脉弦紧，肺部可闻及干湿啰音。其他检查：X线胸透或胸片纹理增粗；周围血象，白细胞计数正常或略增加；痰中性粒细胞、脱氧核酸浓度增加不明显。治法及方药（略）。

③热喘　主症：咳喘胸闷，喉中痰鸣，咯脓痰、粘脓痰或粘浊痰。次症：或兼头痛，身热汗出，口渴，便干，尿黄。体征：舌质红、苔黄，脉弦滑数。肺部呼吸音粗糙，有哮鸣音，或可闻及干湿啰音。其他检查：X线胸透或胸片，肺纹理增粗，或有炎性片状阴影或有肺气肿征象；周围血象，白细胞计数增多，中性粒细胞及嗜酸性细胞百分比增高；痰中白细胞及嗜酸性细胞增加。治法及方药（略）。

④寒喘　主症：咳喘胸闷，喉中痰鸣，咯白色泡沫痰或粘稀痰。次症：或兼头痛，寒热无汗，口不渴。体征：X线胸透或胸片，肺纹理增粗，或有肺气肿征；周围血象，白细胞计数正常或略增加，嗜酸细胞百分比增高；痰液嗜酸细胞增加。治法及方药（略）

（2）本证

①肺气虚　主症：病发时常以咳为主，咳声清朗，多为单咳或间歇咳，白天多于夜晚，痰不多。次症：易汗，恶风，易感冒。体征：舌质正常或稍淡，舌苔薄白，脉弦细或缓细，肺部无肺气肿征。其他检查：X线或胸片正常或纹理增粗，无肺气肿征；肺功能基本正常或轻度减损；心电图正常。治法及方药（略）。

②脾阳虚　主症：病发时咳声重浊，多为连声咳，夜重日轻，咯粘痰或浆液痰，痰量常在（++）以上（50ml以上）。次症：食欲不振饭后腹胀，面容虚肿，大便溏软。体征：舌质淡或胖，有齿痕，舌苔白或白腻，脉濡缓或滑，胸部有轻度肺气肿征。其他检查：X线胸透或胸片，肺纹理增粗或粗乱，部分出现颗粒或斑点状阴影，可有轻度或中度肺气肿征象；肺功能有轻度或中度减损；心电图正常或有尖峰P波，或有顺钟向转位等变化。治法及方药（略）。

③肾阳虚　主症：以动则气短为特征。病发时咳声嘎涩，多为阵咳，夜多于日，痰量+～卅不等。次症：腰酸肢软，咳则遗尿，头昏耳鸣，身寒肢冷，气短语怯。体征：舌质淡胖或有瘀象，舌苔白润滑。脉多细（沉细、弦细、细数），胸部有明显的肺气肿征象。其他检查：X线胸透或胸片，肺纹理稀疏扭曲，重者呈垂柳状，有较明显的肺气肿征象，或有肺动脉高压征象；肺功能明显减退；心电图示峰状P波或顺钟向转位等变化；肾上腺皮质，甲状腺及细胞免疫功能可有低下。可有微循环障碍。治法及方药（略）。

④阴阳俱虚　主症：在肾阳虚的基础上兼有口干咽燥，五心烦热，潮热盗汗等阴虚症状。体征：舌体胖，色紫，少苔或无苔，常有瘀象，脉细数，有明显的肺气肿征或肺纤维化征象。其他检查：X线胸透或胸片常有肺动脉高压及右室肥大的征象；肺功能明显减退；血气分析，可见低氧血症或二氧化碳潴留；心电图常符合肺心病变化；肾上腺皮质、甲状腺及细胞免疫功能低下。常有微循环障碍。治法及方药（略）。

⑤肺肾阴虚　主症：干咳无痰或少痰，痰粘稠似盐粒，不易咯出，常气短动则愈甚。次症：口干咽燥，五心烦热，潮热盗汗，头晕目眩，腰酸肢软。体征：舌苔光剥或少苔，舌质红，脉细数。胸部可有肺气肿征。其他检查：X线胸透或胸片，肺纹理增粗或正常，或有不同程度的肺气肿征象；肺功能可有不同程度的损害；心电图可有尖峰P波，顺钟向转位等变化。治法及方药（略）。

关于慢阻肺病中西医结合诊断分型的几点说明：

1. 原则上，处在各期的病人，都要从八纲和脏腑两个不同角度辨证分型，但急性发作期主要是辨标证，缓解期主要是辨本证，只有在迁延期既辨标证兼辨主证，治以标本兼治。

2. 考虑本分型方案是在西医辨病基础上进行中医辨证，故呼吸系统本身的症状特征在辨证上有较大的重要性，所以辨证分型中一般应以主症为主，参考次症、体征及其他检查，但主症不明显的病例，应强调综合判断。

3. 治疗原则应是“急则治其标，缓则治其本”，在标证控制前，不要过早的采取扶正固本治疗以免恋邪。

（二）实验研究

1. 临床实验

（1）血浆环核苷酸含量变化的观察：天津福建九省市慢支协作组观察慢支炎患者136例，天津市慢支协作组熊正明等观察89例及温州市科学研究所观察63例，结果表明慢阻肺病患者各证型，寒痰型、热痰型以及缓解期本证脾阳虚型及肾阳虚型血中的环磷酸腺苷（cAMP）较正常人（对照组）为低，$P<0.05$；环磷酸鸟苷（cGMP）较对照组偏高（$P<0.05$）；cAMP/cGMP比值随病情加重低次递减。经中西医结合治疗后cAMP及cGMP调整到接近正常值，说明治疗后的生物学效应。

（2）血流变学观察：张诚笃等观察慢阻肺病患者100例（中西结合组及西药组各50例），体外血栓检测，证明中西医结合治法（活血化瘀清痰方药加用抗生素），血栓长度与血栓湿重均明显优于单用西药对照组P均<0.05。提示治疗后可降低血粘稠度，改善组织缺氧，调整微循环。天津市慢阻肺病协作组用中医固本治疗慢支炎患者41例，治疗后血浆中低切变率下降，全血粘度、血浆粘度均见好转，血沉及红血球压缩容积均见明显好转，$P<0.05$，同时治疗后用组织血流图测定仪检测，血流量亦见好转。郑志学用洋金花治疗慢支炎、肺气肿及肺心病后均可见全血粘稠度及红细胞压积均见明显好转，治疗前后比较$P<0.05$。

（3）免疫功能的观察：林求诚等用中药固本治疗慢支炎30例，治后细胞免疫水平提高，与治前相比$P<0.01$，免疫抗核抗体阳性率降低（$P<0.01$），T细胞酯酶染色率升高（$P<0.01$）。

（4）内分泌腺功能的观察：黑龙江中医学院附院王刚等及天津胸科医院熊正明等对慢支炎患者进行测定，甲状腺功能低于正常对照组，认为结果可能与下丘脑-垂体-甲状腺轴的功能紊乱有关。张智奎等及张志尧等共同观察慢阻肺病患者94例，（肾阳虚及阴阳俱虚证）血浆激素的改变，雌二醇（E_2）升高，睾丸酮(T)下降，E_2/T比值升高，认为可能与下丘脑—垂体—性腺轴功能衰退有关，其结果与实验病理（动物）相吻合，经中西医结合固本治疗后内分泌功能均见不同程度的改善($P\nless 0.05$)。天津福建慢支协作组用固本方治疗后患者尿24小时17-羟皮质类固醇明显好转（$P<0.01$），血清蛋白结合碘也见明显提高（$P<0.01$）。以上实验室血液检测提示，慢阻肺患者确实存在内分泌紊乱问题，亦通过治疗证明中西医结合固本治疗有调整内分泌作用。

（5）消化系统功能的观察：天津福建九省市慢支炎协作组对284例（脾阳虚证104例及肾阳虚证180例）慢支炎患者及45例健康对照组分别测定血木糖吸收率，结果证实脾阳虚及肾阳虚慢支炎患者木糖吸收率明显低于对照组（$P<0.01$），说明这两型慢支患者消化吸收功能低下。

（6）血流气体分析：天津市慢阻肺协作组观察慢支炎标证，中西医结合组156例，西药组154例，分别给予治疗，治疗前后两组动脉血二氧化碳分压（$PaCO_2$）及氧分压均见改善，但中西医结合组优于西药对照组$P<0.05$。天津福建九省市协作组报导慢阻肺病在早期肺气虚阶段，换气功能影响少，血气分析无明显影响，随病情加重向脾阳虚、肾阳虚或阴阳俱虚发展，血气分析各项将逐渐明显或加重。靖旭荔报道，在研究慢支分型工作中对224例患者进行了血气分析，并与健康对照组78人比较，结果慢支炎患者血气大多处于正常范围，少数患者PaO_2轻度降低，PaO_2检测结果健康组（78人）、肺虚咳痰证型（74例）、脾虚痰湿证型（88例）、肾虚痰喘证型（62例），其数值依次递减，而且肺虚、脾虚、肾虚三种证型之间有显著差异，$P<0.01$。$PaO_2<9.33kPa$（70mmHg）者大多是肾虚型者，脾虚型次之；PaO_2绝大多数正常，仅有极少数CO_2潴留者也以肾虚为主，脾虚者次之，血气分析基本反映出慢支炎病变的发展过程。

（7）肺通气功能测定：慢阻肺病患者对肺气虚组及肺气未虚组分测肺功能，并与健康人作对照，结果肺气虚组肺活量、肺最大通气量、第一秒时间肺活量、肺最大中期流速均比正常组低，$P<0.05$，其流速-容量曲线在肺气虚组全部异常。福建省中医药研究所林求诚对慢阻肺病469例患者分为肺气虚组、脾虚组和肾虚三个组，105例肺虚组肺通气功能正常者40%，轻度减退者46.67%，中度减退者10.48%，重度减退者2.86%，3组比较有显著差异，肺功能随肺虚→脾虚→肾虚患者的发展而递减。苏梅

者等观察慢阻肺病人103例，发现肺气虚证者64例，除50%肺活量最大流速，25%肺活量呼气最大流速，以及最大呼气中期流速下降外，补呼气量、最大呼气一秒量，最大呼气流速也显著下降。

2. 动物实验（慢阻肺模型的建立）

（1）靖旭荔等采用SO_2熏喷小鼠6周建立了慢支模型，然后用清肺痰喘汤（麻黄、黄芩、地龙、马兜铃等）灌注小鼠体内观察镇咳、祛痰及平喘的作用，收到显著疗效，并用氨水喷雾法对小白鼠止咳，酚红法观察祛痰、离体气管观察平喘作用皆见用药无其明显疗效。天津中医研究所张智奎等用细菌喷注建立大白鼠慢支模型后采用清热解毒活血化痰方（双花、连翘、蒲公英、鱼腥草、黄芩、当归、赤芍、川芎、陈皮、川贝、麦冬、桔梗、甘草等）并随机设西药（庆大霉素及麦迪霉素）对照组，治后该中药方药可提高血中巨噬细胞吞噬功能，提高胸腺功能、延缓胸腺萎缩并对其有保护作用。西药对照组炎症减轻，但对胸腺病变未见改善。

（2）史庆敦等将该科所研制的固本1、2号方，分别进行了①动物胸腺萎缩实验：用固本1、2号方醇沉煎剂0.4ml分别灌注小幼鼠，同时用等量自来水对照组灌注，固本1、2号组分别对胸腺萎缩皆优于自来水对照组，$P<0.05$及0.01；②抗疲劳实验：用固本1、2号分别在游泳前给小鼠灌注3天后，然后在容器内游泳，结果表明1、2号固本方灌注的小鼠游泳后存活率皆优于自来水对照组，高出24.5%（参考国外研究，超过15%即有意义）；③小鼠密闭缺氧耐力实验：固本1、2号的灌注组优于对照组，$P<0.001$；④小鼠减压耐力实验：固本1、2号灌注小鼠减压耐力优于对照组，$P<0.001$；⑤SO_2喷灌建立的慢支模型的防治作用：正常对照组11只，SO_2刺激组11只，用固本1、2号大小剂量各12只，醇沉煎剂每天SO_2刺激前30分钟先灌注0.4ml，然后SO_2喷灌，6周后剖检取大鼠气管连肺组织切片比较病变改变，从正常大鼠支气管粘液腺占腺泡15.74%±4.16%，而单用SO_2刺激大鼠为23.%±5.07%，可见粘液腺数明显增加，而两种固本1、2号组比值都接近正常未用SO_2刺激者，如固本1号大剂量组为14.2%±1.78%，小剂量组比值为16.1%±1.64%，与单纯SO_2刺激组有别，$P\leqslant0.05$。除支气管粘液腺与腺泡比值外，其他粘膜病变，如上皮鳞状化生、粘膜细胞及纤毛脱落、粘膜炎性细胞浸润等，固本1、2号组皆比单用SO_2刺激者明显减轻，$P<0.05$及0.01。实验结果显示中药固本方药对大鼠支气管肺有保护作用。

（3）林文森等用松木刨花烟熏大白鼠，每日熏两次，21日建成肺气虚型支气管炎模型；用大黄浸泡液每日给大鼠灌胃3ml（每ml含生药1g），26天后加刨花烟熏，20天后造成脾阳虚支气管模型；给大鼠肌注醋酸氢化考地松每天3mg（每只）31日后加用刨花烟熏15天后造成肾阳虚支气管模型。

（4）王刚等取豚鼠22只，随机分成两组，一组用超声雾化器面罩扣住豚鼠口鼻喷入0.85%NaCl1.0ml，另一组同种方式用0.85%NaCl稀释3mg/ml弹性酶液1.0ml，每日喷一次，21天后造成肺气肿模型，两组对比。天津慢阻肺病协作组用松木刨花烟熏雄性大鼠17只，每日2次，每次30分钟，两周后改为每日熏一次，1周后对雄性大鼠喉头用喷雾器喷雾大肠杆菌和金黄色葡萄球菌（5×10^8/40ml浓度），每日1次，1周后造成热痰型支气管炎模型。天津南开医院熊正明等用^{3}H-TdR（氚标记胸腺嘧啶核苷）掺入法治疗慢阻肺各证型大鼠模型（肺气虚、脾阳虚及肾阳虚等证型），投以相应固本方药，观察其对机体内药物作用的特点及核酸代谢的影响，结果表明各证型模型与正常动物的有关脏器中DNA的合成有明显差异，病理模型的标记率明显高于正常对照组，说明固本方药有调整核酸代谢作用。此外还以^{3}H-中药补肺益气方药及益气养阴药对正常大鼠进行体内吸收，分布和排泄的研究，发现该方在血中放射性强，停留时间长，药物在各组织中的放射量分布亦不同，其中脾内放射量最大，显示该方药有提高免疫作用，并对各证型固本方药进行了急性及慢性毒理实验，证明各固本方无毒副反应。天津胸科医院张志尧等用大白鼠造型后，经光镜及电镜观察，肺气虚型动物，显示气道炎症改变；脾阳虚型除呼吸道病变改变外，有消化系统和网状内皮系统病变；肾阳虚型有多脏器改变（呼吸、消化、内分泌、心血管及神经等系统），其基本病理变化与尸检所见相同；阴阳俱虚型实验病理呈多脏器病变较其他型更为严重，经固本治疗病变均见不同程度的好转。黑龙江中医学院王刚等用豚鼠38只随机分成4组：①组用弹性酶溶液经气管喷入豚鼠气道内1.0ml，后立即喷入正常人血清0.5ml；②组喷入弹性酶溶液1.0ml后立即喷入川芎嗪3ml；③组喷入弹性酶溶液1.0ml后10分钟喷入川芎嗪3ml；④组喷入川芎嗪3ml后10分钟喷入弹性酶溶液1.0ml。以上各组21天后将动物全部处死，经透射电镜观察用弹性酶复制成的肺气肿模型与人类全小叶型肺气肿病变类似，而用川芎嗪共同喷入者使肺气肿模型不能建成。

（三）展望

中医、中西医结合治疗COPD临床已取得优异疗效，中医药和中西医结合治疗所设立的实验研究，已经深入到分子生物学，超微结构及微观辨证的水平。中西医结合治疗COPD的作用机理，不完全限于呼吸系统，而且直接间接影响着心血管系统、消化系统、内分泌系统及神经系统、免疫系统等多学科多领域。因此终止COPD始动原因和保护肺功能的健全，使肺循环维持在正常水平，是阻断COPD恶性循环的关键，从固本方药的吸收分布及^{3}H-TdR掺入COPD各类模型组的观察，似将为药物的归经及疗效的机理奠定了物质基础，从而可能解释中西医结合治疗COPD各型疗效的机制和原理，如此深入研究对防治COPD将会产生新的疗法和新的理论。另外COPD固本治疗的各型方案，似可应用到整个呼吸系统疾病。

三、支气管哮喘

现代医学认为支气管哮喘（Bronchial Asthma）是一种气道慢性变态反应性炎症（Chronic Airway Allergic Inflammation，CAAI）疾病，由多种炎症细胞、炎性介质和细胞因子参与其炎症过程，其病因和发病机制甚为复杂。上述炎症细胞（肥大细胞、嗜碱细胞、嗜酸细胞、淋巴细胞、巨噬细胞以及中性粒细胞等），其介质如白三烯（LTs）、血小板活性因子（PAF）、组织胺（H）、前列腺素（PGs）等引起气道炎症、上皮细胞损伤、微血管渗漏及植物神经功能紊乱。近年来研究表明嗜酸性粒细胞可能起主要作用。由于炎症反应引起气道反应性增强，支气管粘膜水肿、痉挛从而引起发作性呼吸困难、胸闷、咳嗽等。

中医认为本病属“气喘”、“哮喘”、“喘咳”、“喘急”、“咳逆”、“喘逆”等不同病名，认为是一种反复发作的痰鸣气喘疾患。清·林佩琴《类证治裁》中叙述“哮者，气为痰阻，呼吸有声，喉若拽锯，甚则喘咳不能卧息……”。明·张景岳《景岳全书》中说“哮有宿根，遇寒即发，或劳累即发者亦名哮喘”。张氏所说的宿根，即所谓宿痰内伏——“伏饮”。这是反复发病的基础，每逢外界一切不利因素影响外邪引动伏饮，内外合邪，哮喘复发。伏痰是由于脾虚失运，水谷不能化津，久之宿痰内伏。外邪指六淫之邪，指一切外界不利因素，如气象因素、微生物（病毒细菌、螨等）、花粉、以及饮食劳倦。久病不愈并发肺胀（肺气肿）甚至肺痿（肺心病）而致残。

近年来现代医学治疗本病强调抗变态反应性炎症（AAI）为主，主要采用皮质激素及色甘酸钠类药物，多采用吸入方法（气雾或细颗粒），虽取得一定疗效，使哮喘控制，但多见停药后复发，而且此类药物副反应甚多，国内外文献报道近年来医治哮喘的药物增多和使用方法有所改进，但哮喘的死亡率却有增无减，中医药对急性发作期虽然控制来的慢些，但疗效较为持久，特别在缓解期采取扶正固本的方法，经临床研究证明扶正可改善患者体质，调整免疫系统，提高抗病能力减少复发，并可降低西药引起的副反应，可以说安全、价廉、疗效高，体现了中医治疗哮喘的优势。中西医药结合起来取长补短疗效明显提高，使哮喘的根治提供了可能性。

（一）临床研究

中医治病的精髓是从整体认识人和疾病的关系，采取辨证施治。就哮喘而言，中医认为“肺为气之主，肾为气之根”，“肺不虚不咳，脾不虚不久咳，肾不虚不喘”，因此认为哮喘其标在肺，其本在脾肾，因此中医治疗哮喘强调发作时治肺，不发时治脾肾。

中西医结合治疗本病是取中西医之所长，辨证与辨病结合，宏观与微观相结合，具体说就是尊重传统中医的精华并吸取现代西医的新的科研成果。把二者结合起来已取得高于中医药又高于西医药的临床疗效，近年来中西医结合防治哮喘已取得显著进展。

1. 哮喘急性发作期中西医结合防治研究

(1) 一般急性发作的治疗

近10年来，西药发展较快，除各种激素及β_2激动剂外，抗胆碱类的溴化异丙托品，抗过敏药奈多罗米（nedocromil）、曲尼斯特以及钙通道阻滞剂和钾通道激活剂如克洛吗卡林(cromakalin)等均对本病有良好作用，但国外文献报道（美国、英国、澳大利亚、新西兰等国），哮喘死亡率却有增无减，这是因为激素等各种制剂给患者带来的副反应大；β_2受体激动剂使用虽然在缓解哮喘方面发挥重要作用，但其负面作用如长期应用β_2激动剂能使β受体功能降低而使气道反应性增高，或使用后副反应较多如服药后使肌肉颤动，对下呼吸道防御体系的影响使肥大细胞膜稳定性增高，肝素释放减少，因而纤维组织代替了正常粘膜组织，影响粘膜的正常修复。这些都与药物品种增多，而哮喘死亡率反而增高有关。中药为自然界动植物，多无毒副反应，通过辨证施治取得良好效果，疗效起效时间较慢，但药效时间持久些，而采取中西医结合治疗哮喘，两者取长补短，因此文献报道中西医结合的疗效优于单用中药或单用药的疗效，这就是中西医结合治疗本病的优势所在。

梁广怀等用龙胆截喘汤（地龙、胆星、杏仁、瓜蒌、枇杷叶、桔梗、川贝、防风、甘草等）治疗哮喘96例，随诊一年效果优良，临床治愈率29.2%，显效率29.2%，总有效率97.9%，对照组显效率及总有效率分别为6%及26%，$P<0.01$。观察治后半年、1年PEF（呼气峰值）与治前有明显增加，$P<0.01$，与对照组比较$P<0.01$。药理研究表明龙胆截喘汤中地龙直接舒张支气管平滑肌，且能对抗组织胺引起的动物支气管痉挛，其作用缓慢而持久；胆星具有中枢镇咳和舒张支气管平滑肌作用，对呼吸道各种细菌有较好的抑制作用；枇杷叶有抑菌、平喘和祛痰作用；北杏仁对中枢有镇咳平喘和镇静作用；川贝有明显镇咳和松弛支气管平滑肌作用；防风能抑制发作期变态反应，清除过敏原刺激；甘草有类激素和抗变态反应作用。

许建中等用固本冲剂（补肾健脾宣肺平喘法）101例，总有效率90%，显效率60.1%，对照组30例（橘红丸）。前者优于后者，$P<0.05$，同步测定血浆T细胞亚群（OKT_3、OKT_4、OKT_8），治后皆见明显调整，一年后停药随访总有效率及显效率，分别为60%及30%，而对照组用于治疗前，两组比较，$P<0.05$。

邵长荣等用川芎平喘合剂进行豚鼠过敏性哮喘模型的实验研究，证明有明显拮抗由组胺和乙酰胆碱所介导的支气管平滑肌痉挛，降低哮喘的发生率及死亡率。临床观察发现川芎平喘合剂治疗后TXB_2（血栓素）明显降低，优于对照组，$P<0.05$，FEV_1%明显提高，VCMBCV V75显著改善，优于对照组，治前或治后的TXB_2值与FEV_1%值之间存在负相关线性关系，且发现寒哮患者TXB_2下降较热哮患者更为显著。邵氏等还用川芎嗪针剂3支（每支含生药50mg）加入5%葡萄糖液500ml静脉滴注治疗轻中度哮喘发作者30例，有效率83.3%、PEF提高，TXB_2下降。

何氏等用“珍麻汤”（珍珠母、麻黄、地龙、钩藤、蝉蜕、威灵仙、黄芩、甘草等）治哮喘发作者，总有效率86.7%。药理证明，珍珠母有抗过敏作用，麻黄有扩张气管作用，黄芩甙与黄芩素有抗变态反应作用和抗菌作用，钩藤有抗组胺作用，威灵仙有抗组胺和抗炎作用，地龙有抗组胺和松弛气道的作用，蝉蜕与甘草有肾上腺皮质激素样作用，故上述药物组方可以起到抗过敏、消炎、松弛气管的作用。陶氏等用麻黄、杏仁、半夏等组成的喘息平糖浆治疗哮喘发作，总有效率为87.8%，西药组为89.7%，二组相比无显著性差异。但中药组治疗后OKT_3^+、OKT_4^+、OKT_8^+均有升高，淋转率上升，OKT_4^+/OKT_8^+比值以及血清总IgE水平较治疗前显著下降，而西药组上述各参数均无显著变化。也有作者用小青龙汤加减配合少量西药治疗“寒喘”，用麻杏石甘汤（麻黄、杏仁、石膏、甘草）加少量西药治疗“热喘”，总有效率93.75%，而西药对照组是55%。崔氏等把哮喘分为肺气虚型（神经功能紊乱型），用西药喘定加中药补肺汤治疗；肾虚型（垂体-肾上腺皮质功能减低型）用皮质类固醇加七味都气丸、参蛤散；脾寒脾虚型（过敏反应型）用西药麻黄素、苯海拉明和皮质激素加中药六君子汤；肺热型（肺部感染型）用抗生素加麻杏石甘汤，显效率77%，总有效率97.9%。毛氏等用止喘灵注射剂（三拗汤加洋金花、连翘）12ml肌注，每日2次，心痛定10mg舌下含服，每日3次，治疗哮喘发作，总有效率96.93%。董竞成等用大剂量二丙酸倍氯米松气雾吸入（800～1500μg/日）加补肾中药寿而康（附子、生地、黄芪、首乌、黄精、仙灵脾、菟丝子、枸杞子）治疗哮喘发作，总有效率92.2%，而单用大剂量二丙酸倍氯米松吸入的对照组，总有效率为81.8%。

海珠喘息定由胡颓子、海珠粉、防风、蝉蜕、甘草、盐酸氯喘、去氯羟嗪等组成，经临床观察表明疗效可靠，一般反应这种制剂较单用西药或单用中药疗效更好。具有明显的平喘、镇咳、安神等功能，与阳性平喘药同期对照，效果满意。用于支气管哮喘，慢性支气管炎和哮喘性支气管炎有较好的疗效，并标本兼顾。药理实验证明具有非常明显的祛痰，镇咳和平喘作用，其急性毒性实验LD_{50}为28.75g/kg，相当于成人一次最大用量（4片）的700倍以上。曾选择病情较重，终年发作的20例慢性哮喘病患者，以德国JAECER公司的体容积描绘仪测定7项肺功能，5项指标均有不同程度的好转，其中气道阻力（Raw）平均下降24.3%（$P<0.01$），有一部分病例服用2周后，完全恢复正常，气导率（Gaw）平均增加29.9%，亦明显好转（$P<0.05$）。

卡虎素复方制剂由死卡介苗与虎耳草素组成，死卡介苗有抗过敏，抗理化刺激的作用，通过增强机体的细胞免疫，体液免疫和单核—巨噬细胞系统起免疫调节作用。虎耳草素由落新妇科属的落新妇中分离出，用于治疗急性和慢性呼吸道感染。林氏对此复方进行了动物实验研究，发现对豚鼠气管炎模型有促进肺巨噬细胞与T细胞的分化、增殖，并能增强肺巨噬细胞的吞噬功能而显著提高细胞免疫功能。临床观察治疗组301例支气管哮喘应用卡虎素片（死卡介苗50mg，虎耳草素50mg），对照组应用死卡介苗（50mg），以三个月为一疗程，近期有效率两组分别为81.4%与80%，远期有效率分别为44.83%与42.31%，无统计学意义。卡虎素组治后淋巴细胞绝对值、IgG、IgA升高，植物血凝素（PHA）与OT试验增强，而C_3明显下降，提示卡虎素可提高机体的细胞免疫与体液免疫。卡虎素中死卡介苗不是皮上划痕而是口服剂型，可以避免长期划痕疗法的弊端，而且卡虎素中死卡介苗含量仅为单用死卡介苗的一半，可是临床效果并不减低，且发现卡虎素对热痰证效果不低于寒痰证，内源型（感染性）与外源性（吸入性）的效果相近，这说明卡虎素对伴有肺部感染的哮喘病的功效，似乎可以解决并有肺部感染患者单用死卡介苗，感染难以控制的问题，经过二年来临床应用与动物实验研究结果均未发现不良反应。

（2）哮喘持续状态的中西医结合治疗

哮喘持续状态是常见急症治疗中棘手的疾患，严重者可引起呼吸衰竭危及生命。张氏等应用补肾益肺法（方用参蛤散或人参胡桃肉汤）配合西医西药，于哮喘持续状态患者的抢救中，取得了显著的疗效。所治皆为临床确诊的支气管哮喘和喘息型支气管炎病例，此次发作剧烈而持续，曾经多种治疗12小时仍不能控制，均表现有严重的呼吸困难，加用中药前除吸氧、输液外，均已用过中等剂量激素，多种支气管解痉药及抗生素治疗，部分用了氢化考的松、地塞米松、促肾上腺皮质激素、滴注碳酸氢钠纠正酸中毒，治疗持续一段时期仍不能缓解。中医辨证分寒喘（冷哮）和热喘（热哮），12例患者均有不同程度的肾阳虚表现，主方用参蛤散（野山参、蛤蚧），偏肾阳虚者用人参胡桃肉汤（野山参、胡桃肉），随症加减，结果临床控制19例次，显效3例次，好转3例次，无缓解1例次，总有效率94%。临床控制和显著好转病例，都在服药后哮喘减轻同时能安然入睡，醒后精神渐振，胃气好转，皮肤色泽恢复（与皮肤血管收缩、竖毛反射恢复正常有关），肌力有所增进，支气管平滑肌、胸肋间肌功能改善使咳痰较易，心率减慢，两肺哮鸣音减少等。在两药治疗基础上加用参蛤散或人参胡桃肉汤为主的补肾益肺方，能减少原来西药量，并在短时间内促使哮喘持续状态缓解。本法疗效显著，可作为中西医结合治疗哮喘持续状态的一个有效措施。

张氏总结了82例哮喘持续状态，其中26例单用中药治疗，时而加用少量消炎止喘药，但未用激素治疗，另外56例患者为中西医结合治疗，加用了激素，中药治标方选麻杏石甘汤、小青龙汤、清肺化痰汤等，治本方选六味地黄汤、二仙汤、养阴清肺汤、固本Ⅰ号、Ⅱ号汤等，在治疗上分为一日二方标本兼治法，一日一方标本兼治法及一日一方治标法三种，结果中药治疗组总有效率92.3%，中西医结合治疗组总有效率91.07%，两组效果相当。少数患者治前肺功能检查表明哮喘状态的PEFR仅及正常人的1/4左右，VC仅及正常人的1/2，VC%仅及正常人的1/2～1/3，说明哮喘持续状态患者均有气道阻力增加，经治后PFR均有好转，有的可以达到或接近正常水平，FVC、VC%均有好转或接近健康人水平。从好转组来看，用激素好转比较迅速，而中药组好转比较缓慢，但激素副反应较大，长时间使用后，机体对激素的反应就不再敏感，治疗效果下降，使用中药收效虽慢，但疗效稳定而持久，且无副反应，其中服中药者日服2剂较日服1剂疗效高、效果好，运用一日二方标本兼治法，疗效可达90%，说明哮喘持续状态是可用中药完全控制的。

2. 哮喘缓解期的中西医结合治疗

支气管哮喘缓解期是中西医结合治疗哮喘的关键时期，将现代医学的各种缓解期预防用药和中医的治本措施有机地结合起来，已取得比单用西医或中医更高的疗效。

沈自尹等根据中医发时治肺、平时治肾的观点，从1957年开始用温阳片（附子、生地、补骨脂、菟丝子、仙灵脾等）预防哮喘季节性发作，显效率为63.4%～75%，患者血清总IgE和特异性IgE较治疗前明显下降，且与组胺释放试验呈明显相关，组胺吸入激发试验提示PC_{20}值上升，Ts细胞功能和淋巴细胞β-受体功能改善。并发现哮喘患者有潜在性的下丘脑－垂体－肾上腺轴（HPA轴）功能改变，而补肾治疗能作用于HPA轴使其功能改善，表现为尿17羟基值、ACTH试验、Su-4885等实验指标恢复正常。上述结果表明温阳片既能提高哮喘患者HPA轴功能，又能对免疫系统进行调节。目前认为下丘脑是神经、内分泌、免疫三大系统的整合中枢，据此推论温阳片可能是作用于下丘脑，调节下丘脑的神经、内分泌、免疫整合网，提高机体抗病能力，使哮喘患者的季节性发作得到预防，体质得以改善。邵长荣等用验方“保肺片”（补骨脂、胡桃肉、菟丝子、杜仲、川断等）配合保肺功（一种以气功结合呼吸操的吐纳运动），动静结合治疗哮喘缓解期合并肺气肿者，3个月后除气急症状显著好转外，呼吸频率、潮气量均趋向正常，气道阻塞情况改善，残气量占肺总量百分比降低，2例横膈波动幅度均有显著增加。沈自尹等发现哮喘中医发病机制中的“伏痰”的主要原因是肺、脾、肾三脏俱虚，故缓解期中除祛痰外，加用补脾、补肾之品和有减轻气道变应性炎症作用的中药，并坚持长期维持治疗，效果良好。刘氏等用卡介苗皮肤接种配合中药加味麻杏石甘汤（炙甘草、麻黄、杏仁、石膏、地龙、防风、黄芩等）治疗哮喘，远期疗效较好，病愈率达44%，好转率55%，总有效率95%。这种结合能增强患者呼吸道抵抗力，防止呼吸道感染，减轻气道高反应性。董竞成等根据中医“久病及肾”理论和现代医学关于哮喘发病的气道变应性炎症学说，用补肾中药配合大剂量二丙酸倍氯米松治疗哮喘，且坚持缓解期用药，3个月一个疗程，并且以单纯吸入大剂量二丙酸倍氯米松的病人作为对照组，发现观察组的总有效率达92.4%，对照组81.8%，观察组FEV_1百分比和PEFR较对照组有明显改善，观察组治疗后的HPA轴功能不但没有受到抑制，反而有所改善，对照组HPA轴则受到了轻度抑制。观察组停药后症状复发率为26.9%，对照组则达40%。此外，观察组患者一般状况和机体反应性较对照组有改善。

3. 中药结合激素治疗与激素依赖型哮喘撤除激素问题的研究

朱氏治疗小儿支气管哮喘40例，治疗组与对照组均采用综合治疗措施，包括应用抗生素（青霉素、氨苄青霉素）、平喘药（氨茶碱）及肾上腺皮质激素（氢化可的松或地塞米松），治疗组从入院时即加用中药治疗。中药治疗分为发作期和缓解稳定期治疗，发作期治疗以住院期间配合西药治疗为主，缓解稳定期以出院后单用中药治疗为主。发作期中药采用活血化瘀、清肺平喘法（常用麻黄、川芎、杏仁、地龙、南星、瓜蒌、露蜂房、僵蚕、射干、黄芩、苏子、石膏、甘草），缓解稳定期采用活血化瘀、补肾纳气之法（当归、黄芪、川芎、侧柏叶、桔梗、莱菔子、五味子、女贞子、薏苡仁、瓜蒌、枸杞、山药）。结果：治疗组有效36例，无效4例，有效率为90.0%，对照组有效23例，无效7例，有效率为76.7%，在喘息消失天数、肺部啰音消失天数、咳嗽天数和住院天数方面，治疗组明显优于对照组。

如何使激素依赖型哮喘患者撤减激素，至今是一个难题。由于缺乏替代药物以及缺少能恢复患者下丘脑-垂体-肾上腺皮质（HPA）轴功能的方法，致使撤减成功率很低，早期均为12%，采用大剂量皮质类固醇，诸如二丙酸倍氯米松（BDP）吸入则可使成功率达到27%～44%。另外，运用补肾中药，曾使成功率达到50%。为了进一步提高成功率，董竞成等进行了寿而康（主要含附子、生地、黄芪、首乌、黄精、仙灵脾、菟丝子、枸杞子等）和大剂量二丙酸倍氯米松及单用二丙酸倍氯米松治疗支气管哮喘和喘息型支气管炎的临床研究，结果如下：对照组和观察组中哮喘患者的临床疗效基本相同，分别为100%和96.9%，喘支观察组的总有效率为85.7%，显著高于对照组的52.4%；观察组中的哮喘患者FEV_1%和PEFR虽然仍显著低于正常人，但与对照组相比则已有了明显改善。一年多的随访表明，虽然大剂量BDP对控制哮喘急性发作和治疗慢性顽固性哮喘极为有效，但停药以后症状的复发率依然很高，单用BDP的对照组症状复发率为40%，而加用补肾中药寿而康的观察组症状复发率是26.9%，两组相比有显著差异。因此，取中西医之所长，把BDP吸入与补肾中药相结合，用于代替口服皮质类固醇，兼用了BDP的局部抗慢性气道过敏性炎症（AAI）的作用和补肾中药的保护HPA轴和全身调节作用。这种结合疗法在取得全身用皮质类固醇所具有的疗效的同时也克服了全身激素疗法所带来的副反应，为激素依赖型哮喘患者提供了一种疗效可靠、成功率高、副反应少的替代方法。

长期服用皮质激素的哮喘患者容易产生对皮质激素的依赖，稍一停药或减量即可引起哮喘严重发作，甚至导致死亡。长期口服皮质激素治疗不仅会引起下丘脑-垂体-肾上腺皮质轴抑制进而导致其形态呈萎缩性改变，还会产生其他并发症和副反应。因此，如何使长期应用激素的患者撤减激素始终是一个亟待解决的问题。因为缺乏可以替换的药物和能够刺激并提高垂体—肾上腺皮质功能的方法，撤减成功率一直很低，早期国外报道大约在12%左右，死亡率6%～8%。施氏等用温补肾阳法撤减激素，所用中药方来自右归丸方，包括附子、生地、熟地、山药、山萸肉、肉苁蓉、仙灵脾、补骨脂、菟丝子等，疗程3～4个月，成功率达50%，因外源性皮质激素引起的ACTH试验异常也得以恢复。也有的学者发现中草药雷公藤使用对撤除激素有明显作用。自大量二丙酸倍氯米松吸入应用于临床控制哮喘以来，激素依赖型哮喘患者撤减口服皮质激素的成功率有所提高，达到40%～50%。

4. 单味中草药治疗哮喘的研究

银杏：又名白果，中医认为有定喘、止带浊之效，用于治疗咳嗽、气喘以及妇女白带、白浊和小便频等。古代中医籍《摄生众妙方》以此味中药加麻黄、甘草、款冬花、杏仁、苏子、桑白皮、半夏、黄芩等构成“定喘汤”，用以治疗哮喘中的热喘、热哮证临床疗效甚好。此外近年来研究显示：参与哮喘发作的众多化学介质中以血小板活化因子（PAF）最为重要，它是参与多种细胞合成和释放的一种磷脂类物质，因其能引起血小板聚集和活化而得名，它能引起支气管收缩、微血管渗漏、气道过敏性炎症、粘液分泌、气道高反应性和平滑肌细胞增生。由于PAF在哮喘发病中可能起中心作用，近年来PAF受体及PAF拮抗剂的研究成为国内外哮喘研究的热点之一，各种类型的PAF拮抗剂不断被推出，其中作用较强的是银杏苦内酯（Ginkgo Bilobe）系列，包括BN52021、BN52022、BN52061和BN52063等，这当中又以BN52021作用最强。根据上述理论，董竞成等把BN52021制成气雾剂治疗哮喘轻、中度发作病人和哮喘缓解期病人，取得了良好疗效，患者表现为发作减轻或停止，长期应用则复发率降低，肺功能改善。可以肯定，银杏苦内酯系列（包括天然的和人工合成的）将成为治疗哮喘的有力武器。另外，研究表明，针灸、气功等对哮喘也有一定的疗效。针灸可用于各期哮喘，且无副反应，其主要机理是调整植物神经功能，改善微循环，减轻肺动脉压力，某些穴位可促进内啡肽分泌增加，缓解气道痉挛，改善呼吸困难的状态。

丹参：许德金等以丹参防治哮喘，通过防治观察证实，其作用程度相当于西药酮替芬，可使血清 IgE 浓度显著下降，体液免疫功能得以改善，并能改善患者的微循环障碍。动物实验显示，丹参对小白鼠被动皮肤过敏和肥大细胞脱颗粒有较显著的抑制作用，对整体豚鼠喘息有显著的保护作用，并不亚于酮替芬。

地龙：从广地龙中分离到的止喘有效成分琥珀酸有宽胸、化痰、平喘和镇静作用。傅洁等对地龙液进行了即刻平喘的临床和动物实验研究，共治疗 70 例，其中临床缓解 28 例，显效 8 例，且用药前与用药后 5 分钟、10 分钟、15 分钟之间的 PEFR 均值的改变均有非常显著性意义。对豚鼠过敏性哮喘试验明显抑制作用，PCA 试验显示地龙液可抑制介质的释放，也可能是有对抗介质作用。整体豚鼠引喘试验表明，地龙液对组织胺所致的豚鼠支气管痉挛有部分保护作用，而对乙酰胆碱所致的豚鼠支气管痉挛则无此作用；离体实验结果也证明地龙液能解除因组织胺而致的离体支气管痉挛。傅氏推测，地龙液平喘作用的途径之一可能是通过与组织胺竞争 H 受体，从而阻止了组织胺使气管痉挛及毛细血管通透性增强的作用，起到即刻平喘的疗效。

椒目：有报道用椒目粉、椒目油、椒目的提取中性及酸性成分治疗 39 例哮喘患者，收到较满意的疗效。豚鼠实验证明，具有平喘作用。陈氏用椒目制剂治疗 958 例，其即刻疗效组 172 例，总有效率为 78.5%，显效以上率为 59.3%，近期疗效组分别为 84.1%与 57.9%。从对椒目劫喘的 786 例与复方氯喘片 232 例进行回顾性对比，二者有效率相接近，分别为 84.4%与 85.78%，显效以上率前者为 57.9%、后者为 41.81%，起效时间前者为 5 分钟～60 分钟，后者为 1 小时～2 小时；对 38 例过敏性哮喘患者观察了治疗前后伊红细胞的分类和绝对计数的改变，发现治疗后二者均呈大幅度下降，有非常显著差异；对 12 例哮喘患者作了治疗前后的肺功能时间、肺活量测定，治疗前第 1 秒钟时间肺活量均低于 60%，其中 2 例低于 30%，治疗后有 8 例时间肺活量有不同程度的提高，个别病例对时间肺活量几乎增加一倍，说明椒目有解除支气管痉挛和增强肺功能作用。

薤白：奚氏等以薤白煎剂治疗 20 例支气管哮喘患者，发现止喘起效时间最短 5 分钟，5 分钟左右起效者有 118 例，占 55%，有效持续时间为 30 分钟～120 分钟，随喘息症状的改善，哮鸣音程度亦减轻，即时平喘的有效率为 57.78%，显效率达 21.4%～45%，用力肺活量(FVC)、第 1 秒用力呼气量、最大呼气中期流速及等容量 MMEF 四项通气功能绝对值都有不同程度的递增，说明薤白有解痉平喘作用，推测可能与薤白挥发油遇热挥发后在口服时迅速由鼻腔粘膜吸收有关，并在鼻腔粘膜发生局部消炎、杀菌作用，使异常高的鼻腔阻力缓解，通过鼻反射降低了呼吸道阻力而达到解痉平喘作用；其水煎剂对痢疾杆菌、金黄色葡萄球菌有抑制作用，从而改善呼吸道通气性，有人在薤白对家兔前列腺素 E_1 (PGE_1) 的影响研究中发现，血浆和动脉组织内 cAMP 含量明显升高，cGMP 明显降低，cAMP/cGMP 比值亦明显升高，则能升高 PGI_2 的含量，亦能达到解痉平喘作用。

苦参：通过哮喘豚鼠实验证明，苦参煎剂、总碱和结晶均有明显的平喘作用，作用强度与氨茶碱相似，平喘率都在 90%以上，维持时间比较长，临床验证对支气管哮喘和喘息性支气管炎患者，总有效率为 86.6%。

苦甘草：动物实验证明有兴奋支气管平滑肌的 β 受体作用，能对抗乙酰胆碱对支气管平滑肌的收缩，可能抑制致敏肺组织肥大细胞内慢反应物质的形成和释放，临床用氢溴酸苦甘草黄片及针剂治疗喘息性慢性支气管炎，有效率在 90%以上。

雷公藤：陈良良用雷公藤煎剂治疗 14 例获得良好效果，并观察到治疗总 IgE 和 B_1 值有明显降低，动物实验表明，雷公藤煎剂对豚鼠卵蛋白过敏性哮喘有明显的抑制作用，具有拮抗组织胺和乙酰胆碱对支气管平滑肌的收缩作用，其作用略强于氨茶碱。

黄芩：黄芩甙及其甙元对主动、被动过敏反应有显著的抑制作用，其作用原理在于阻滞肥大细胞酶激活过程中的巯基酶，从而抑制化学递质的释放，对实验性哮喘有明显抑制作用。

蛇床子：陈志春等用蛇床总香豆素治疗哮喘118例，结果表明具有肯定的平喘作用，能使哮喘患者肺部哮鸣音明显减少或消失，并能显著提高呼气高峰流速值，改善肺部通气功能，其平喘起效时间为5分钟～15分钟（平均10分钟），对组胺等生物活性物质所致的豚鼠气管平滑肌收缩的拮抗作用可被β-受体阻断剂心得安所阻断，由此推测，蛇床子总香豆素可能具有β-受体兴奋剂的作用。

艾叶油胶囊：能直接松弛豚鼠气管平滑肌，也能对抗乙酰胆碱、氯化钡和组织胺引起的气管收缩现象，对致敏豚鼠肺组织释放组织胺、慢反应物质等过敏介质有明显拮抗作用，临床验证有平喘、镇咳、祛痰作用。

洋金花：含有东莨菪碱及阿托品，主要对抗乙酰胆碱，减少气管分泌，松弛气管痉挛，对喘息性支气管炎，经洋金花治疗后可迅速使喘息缓解，哮鸣音消失，系统给药常有口干、视物不清、排尿困难，以及中枢神经系统障碍等副反应。

冬虫夏草：中国医学科学院药物研究所对冬虫夏草纯化分离而来的有效物质金水宝研究证实：金水宝具有抗炎、镇痛、祛痰、平喘、镇静作用，能使组胺致痉的离体豚鼠气管平滑肌收缩。

红旱莲：从水煎剂和酒精浸膏中分出3种黄酮单体，其中的木槲皮至少和金丝桃甙具有明显的扩张支气管、镇咳、祛痰和抗过敏的作用，并有一定的抗炎作用。

少年红：含少年红甙，经动物实验证实，不论口服或气雾法，均能显示有较好的平喘作用，对肥大细胞，有一定的保护作用，有增强肾上腺皮质功能的作用，临床应用时，平喘起效快，作用强。

牡荆丸：有提高机体反应和促进肾上腺皮质功能，并有一定的抗组织胺和明显的镇静作用，临床证实对咳、痰、喘和哮鸣音均有较好的疗效。刘氏用牡荆末脂素对豚鼠的试验表明，能使引喘潜伏期延长，对组织胺所致肺活量增加有明显拮抗作用。

热参：主要含东莨菪碱、山莨菪碱、莨菪碱，有抗组织胺、扩张支气管及抑制唾液分泌的作用，临床验证，平喘作用起效快，近期疗效好。

蛤蟆草：从中分离出的结晶Ⅱ号（即原儿茶酸），命名喘支宁，并进行人工合成，药理实验证明，喘支宁有明显的平喘作用，临床上用蛤蟆草单方、复方、粗提取物验证，表明有明显的平喘、消炎作用，长期服用，未出现明显副反应。

山苍子油：由樟科植物毛叶木姜子果实提取的挥发油，对豚鼠试验表明，有对抗乙酰胆碱或组织胺所引起的支气管平滑肌收缩、增加肺灌流量以及抗过敏等药理作用。

芸香油胶丸：含有胡椒桐，有明显扩张支气管平滑肌的作用，临床验证，有较好的平喘作用。

樟叶油胶丸：本品治疗喘息性慢性支气管炎及支气管哮喘患者，平喘效果好，起效快，副作用小。

全叶青兰：主要有效成分为黄酮甙，有较好的解痉和平喘作用，临床观察其平喘作用起效较快，具有较好的镇咳、祛痰、镇静作用。

5. 哮喘其他治法的研究

(1) 敷贴法：为目前比较盛行的防治方法。如董征用消喘膏、许得盛用麝香定喘膏于“三伏”天时进行穴位敷贴，发现治疗前后嗜酸性粒细胞计数、肺功能、免疫球蛋白等项均有显著性差异，同时还观察到贴药年限愈长，次数愈多，效果愈好。董氏认为其巩固疗效的原因可能是药物的刺激，在大脑皮层形成一个新的兴奋灶，遗留了痕迹反射，长期的后抑制作用改变了下丘脑－垂体－肾上腺皮质轴的功能状态。药物吸收后使免疫系统发生变化，同时使肺内有关感受器也发生相应改变，进一步使表面活性物质得到调整。王孔勤等将Ⅱ号和Ⅴ号方敷贴豚鼠哮喘动物模型颈背部，结果发现，二方均能延长哮喘发作潜伏期，减轻哮喘程度，对由组胺和乙酰胆碱致痉的豚鼠平滑肌有显著松弛作用；对肥大细胞膜有保护作用；对腹腔淋巴细胞环核苷酸水平有一定调节作用；能提高肺β受体Rt值，降低bd值，使β受体功能增强；使支气管狭窄，肺气肿和肺不张程度减轻。马淑惠用中药敷贴穴位治疗本病325例，发现治疗后细胞免疫明显提高，IgA、IgG亦有不同程度提高，尿17-酮均有所改善，嗜酸性粒细胞下降，从皮泡液检查结果来看，对诊断有辅助作用，如过敏型所见是以肥大细胞和嗜酸性细胞为主，感染型则以小淋巴细胞为主，皮泡液出现的时间和多少也可以帮助诊断。还有人用敷贴—脉冲疗法治疗184例支气管哮喘患者，结果治疗组的气道反应性明显改善，经治后血中嗜酸性粒、嗜碱性粒细胞亦较治前显著降低，此结果与广安门医院报道一致。朱瑞群等人以中药Ⅱ号方（白芥子、元胡、甘遂、生姜）和Ⅴ号方（以麻黄、甘草、苍耳子、白芍、夏枯草为主）穴位敷贴治疗1128例哮喘患者，疗效可靠。陈氏等用"寒哮膏"穴位贴敷治疗寒哮证患者600例，痊愈率占36.5%，临控率占26%，显效率18.33%，有效率10.5%，无效率8.67%，总有效率91.33%。

（2）针灸：上海针灸经络研究所报道用针灸治疗支哮取得较好的平喘效果，有效率90%痊愈率为18%，同时在治疗后使唾液IgA含量分别由144.11±79.12ng/ml与153.35±82.90ng/ml降至111.09±65.72ng/ml与120.22±71.34ng/ml，鼻分泌物（IgA）治疗后亦明显下降，P均<0.05。还有人报道针刺后患者皮质醇含量上升，提示针刺可特异性地调节脑垂体-肾上腺皮质功能，此外还发现针刺后肺功能明显改善，尤以哮喘变化显著，可即刻缓解支气管平滑肌痉挛，降低气道阻力。严华报告在夏季7～8月间，化脓灸大椎、肺俞（双）穴发现血清IgE、嗜碱性粒细胞的量较前下降，且有显著差异。林宏用隔姜灸治疗肺气虚哮喘，能明显提高肺通气功能，血浆cGMP明显下降，cAMP增多，提示本法对肺气虚哮喘有温补效应。王友仁用疤痕灸治疗哮喘56例，显效19例，改善32例。藏氏用针刺（电针）对192例哮喘患者进行即刻平喘效果观察，留针30min～60min，临控率40%，总有效率98.7%，还用电针孔最穴治疗60例，显效40%，最快起效时间30sec，长者15min，平喘作用维持2h～4h。有人用梅花针弹刺治疗小儿哮喘46例，发作时取胸、腰及前肋间，1日2次～3次，结果痊愈8.7%，显效39.1%，有效47.8%。上海曙光医院报告单刺鱼际穴数分钟后可减轻哮喘发作，此法即时疗效达70%，在针刺过程中可闻及肺部哮鸣音逐渐减少或消失，但易反复，维持时间较短。张氏用腕踝针治疗15例，进针15min后症状改善，半小时后哮喘缓解，取得即时平喘的良好效果。有人以离子穴位透入治疗哮喘选用百劳、膏肓、肺俞等穴，总有效率达75.90%，患者治疗后即刻肺活量和第1秒最大呼气量均有显著变化。陈抗美用腧穴刺激对197例哮喘病人进行冬病夏治（选定喘、肺俞、脾俞、肾俞等穴位，用电流输导刺激），至冬季195例未再发病，总有效率96.4%。

（3）穴位注射：高正今用异搏定穴位注射治疗哮喘107例，发现该法的近期疗效明显优于静脉滴注法或使用茶碱、激素类药物（P<0.01）而且肺通气功能的改善亦极其显著，作者认为该药可以降低细胞浆中的钙离子浓度，使气道平滑肌细胞的兴奋-收缩脱偶联，防止特异性和非特异性刺激引起的支气管平滑肌收缩和肥大细胞释放组织胺等介质，也能提高细胞内的cAMP浓度，从而产生支气管舒张效应，穴位注射可刺激局部组织的修复过程，能够改善下丘脑-垂体-肾上腺皮质系统的功能，增强患者免疫力，有利于减轻气道的高反应性。因此该法可以起到药物和穴位刺激二者效应相加的协同作用。周荣林用变应原浸液穴位皮下注射治疗117例变态反应性哮喘患者，一个疗程后，再用相应变应原作皮试，红晕、肿胀范围比治前缩小，P<0.01，通过2～3年以上随访，哮喘基本控制24.79%，显效19.66%，好转46.15%，总有效率达90.6%，周氏还观察到本法治后嗜酸性细胞较治前显著下降，E-玫瑰花结形成率、免疫球蛋白IgG较治前显著升高，从而增强患者细胞和体液免疫功能，防止肥大细胞脱颗粒，防止释放组织胺、过敏性慢反应物质等活性介质，避免哮喘的发作，上背部穴位注射能直接扩张支气管，解除支气管的痉挛，达到平喘的效果。陈提用穴位水针注射（寒证用核酪注射液、虚证用胎盘组织液）加中药辨证治疗50例，总有效率为94%。刘氏等用敏感区注射疗法（药用四联针）治疗哮喘持续状态14例，刘氏认为敏感区的反应是由于体表一内

脏反射的结果，敏感区内有多俞穴及经外奇穴，本法可通过反射使内脏起相应作用，故此法作用迅速，用药量少，效果显著，安全方便。

（4）其他：有人以针刺除拇指外四指的中缝指关节部位至骨为止，拔针后挤出少量黄白色粘液，每隔3～7天治疗1次，一般经2次～3次治疗后，即能控制哮喘发作。湛氏用兔脑组织穴位埋藏治疗哮喘58例，总有效率为65.6%，认为本品含有多种激素和异种蛋白质，对穴位有长期刺激作用，可提高机体的应激能力和免疫功能。有人在膻中、鱼际处（男左女右，只取单侧）割开真皮，切除少许皮下脂肪，埋入白胡椒后封贴，对哮喘发作期和静止期均有效。有人报导用小功率激光照射能使组织细胞线粒体过氧化酶活性增高，促进蛋白质合成，使组织胺、5-羟色胺减少，抑制各种过敏介质释放及组织细胞浸润，具有脱敏、消炎、解痉、平喘效果。程氏用氦氖激光系统照射和核酪治疗小儿支气管哮喘，总有效率为96.48%，并发现治疗后IgA、IgM、IgG显著升高。此外还有穴位埋线、耳压祛痰、红外线灸、膻中穴埋指甲、俞穴拔罐等多种疗法，但由于所治病例较少，缺少可靠的客观指标，尚难下结论，有待进一步的验证和推广应用。

（二）实验研究

陈氏等进行了清肺补肾汤抗过敏性哮喘的研究，灌服清肺补肾汤（药物组成见方剂研究）为中药组，灌服生理盐水为对照组，观察大白鼠卵蛋白被动皮肤过敏试验及胸腺的影响，结果中药组皮肤反应蓝斑直径和蓝斑浸出液OD值均明显小于对照组，提示清肺补肾汤对大白鼠卵蛋白被动皮肤过敏试验有明显的抑制作用，用药组胸腺小叶数目较对照组增加，淋巴细胞也有增多增大现象，胸腺重量明显大于对照组，表明清肺补肾汤具有抑制大白鼠胸腺的自然萎缩，促进其增殖的作用。

对豚鼠卵蛋白过敏性哮喘影响的观察中，两组均出现呼吸困难，但中药组哮喘潜伏期显著较对照组延长，跌倒动物数也以对照组为多，提示清肺补肾汤对豚鼠卵蛋白过敏性哮喘有较好的保护性抑制作用。在观察对豚鼠过敏介质性哮喘的影响中，增加腹腔注射氨茶碱的氨茶碱组，结果与对照组比较，两组药检的引喘潜伏期均明显延长，尤以中药组更甚；跌倒动物数氨茶碱组与生理盐水组接近，中药仅1只，表明清肺补肾汤能明显拮抗组织胺和乙酰胆碱的作用，松弛支气管平滑肌的作用强于所用剂量的氨茶碱。

钱氏报告由黄芩、丹皮、桂枝、甘草的乙醇及水提取物组成的哮喘宁，对Ⅲ型变态反应模型家兔主动Arthus反应和大鼠被动Arthus反应有明显抑制作用，并能降低卵蛋白和福氏完全佐剂多次免疫家兔的血清免疫复合物含量，对Ⅳ型变态反应模型小鼠DNCB接触性皮炎和小鼠SRBC足垫反应亦有显著性抑制作用。

王氏等用生理盐水与小儿治哮灵（方药组成：地龙、麻黄、苏子、射干、侧柏叶、黄芩、白鲜皮、刘寄奴、甘草、苦参、细辛、平贝母、僵蚕、橘红、冰片）对照进行实验。结果：对组织胺和乙酰胆碱所致豚鼠哮喘作用的影响证明，对照组哮喘发生率为100%，给药组哮喘发生率为0%，两组差异显著，说明治哮灵具有十分明显的止哮平喘作用。其次对二氧化硫致小鼠咳嗽作用的影响，对小鼠酚红排泄作用的影响，对小鼠自发活动的影响，对小鼠细菌致热作用的影响实验，均取得明显的镇咳、祛痰、镇静、解热作用，动物的急性和亚急性毒理实验结果证明给药组和对照组比较无明显差异。

有人采用Schwartz等法进行大白鼠腹腔肥大细胞脱颗粒试验，并用麻杏石甘汤进行保护，结果证明麻杏石甘汤具有抑制肥大细胞脱颗粒的作用，其效果与色甘酸二钠近似；张氏报道定喘汤中的黄芩除有解热作用外，亦能抗变态反应，实验证明对豚鼠离体气管过敏性收缩及整体动物过敏性哮喘均有缓解作用，其机理主要是由于破坏了肥大细胞酶激活系统，从而减少组胺的释放。

李氏等对标本兼治复方益肺平喘丸（由人参、鹿茸、蛤蚧、珍珠、地龙、僵蚕、细辛、麻黄等组成）进行药理研究，结果表明益气平喘丸对豚鼠实验性哮喘和小鼠实验性咳嗽均有明显的保护作用，并能增加小鼠呼吸道酚红排出量，增强家鸽气管纤毛活动，显著增加由环磷酰胺所致免疫功能低下小鼠的免疫器官重量及血清碳粒廓清率，使正常大鼠血清皮质醇浓度明显升高，肾上腺内维生素C含量明显降低。提示益气平喘丸不但具有良好的平喘止嗽祛痰作用，而且能提高机体免疫功能，对垂体、肾上腺皮质系统有一定兴奋作用。

沈自尹等对肾阳虚、肾阴虚、无肾虚者及长期服用皮质激素的哮喘患者作尿17-OHCS测定，发现大部分肾阴虚哮喘患者的尿17-OHCS值在正常范围，而肾阳虚、无肾虚及长期服用激素的哮喘患者尿17-OHCS值均降低。沈氏等对上述辨证分型的哮喘患者分别作了ACTH试验，结果表明31例肾阳虚患者中有16例其ACTH试验为正常反应（即ACTH反应每日尿17-OHCS值比基数值升高10mg/24小时以上），7例无肾虚及5例肾阴虚患者的ACTH试验则全部为正常反应，余15例肾阳虚患者的ACTH试验在受刺激的第1天其尿17-OHCS值仍低下，于第2天刺激后方有明显上升。长期服用皮质激素的哮喘患者，其ACTH试验呈低下反应。对ACTH试验呈延迟反应的9例肾阳虚患者，于补肾3个月后进行了复查，ACTH试验全部恢复正常；6例长期服用皮质激素的患者于撤除激素后进行了复查，ACTH试验亦恢复正常。1979年沈氏等对40例哮喘防治组的患者，在防治前后进行了血浆皮质醇的测定，除6例患者血浆皮质醇值低下（3.12μg～7.5μg）及7例血浆皮质醇偏高外，余在正常范围（正常值为13.77μg～22.9μg），血浆皮质醇偏低者6例皆属肾阳虚患者，而7例血浆皮质醇偏高者与中医辨证间无明显关系。另外对肾阳虚和无肾阳虚哮喘患者作了血浆皮质醇昼夜节律测定，在13例肾阳虚患者中，有9例血浆皮质醇昼夜节律呈M型或L型的异常表现。5例肾虚患者皆为两头高中间低的U、V或W型之正常节律。4例肾阳虚患者作了ACTH浓度测定，其中2例为低下值，相应血浆皮质醇亦为低下值，补肾治疗3个月后血浆ACTH浓度恢复正常。对患者进行下丘脑-垂体-肾上腺皮质功能的测定发现肾阳虚组与无肾虚组其尿17-OHCS值虽皆呈低下，但两者对ACTH试验的结果却不一样，无肾虚组对ACTH试验呈正常反应，肾阴虚组亦呈正常反应，说明哮喘肾阳虚组垂体-肾上腺皮质功能已有了一定程度的紊乱，而后两者仅表现为潜在性的功能紊乱。肾阳虚组部分患者血浆ACTH浓度低下和血浆皮质醇昼夜节律的异常表现，进一步提示垂体和下丘脑功能亦可能有改变，而5例无肾虚患者血浆皮质醇昼夜节律的测定均表现为正常。在中医理论的启发下，通过对中医不同分型患者的下丘脑、垂体、肾上腺系统的功能检查，发现患者即使无肾虚见证时，肾上腺皮质的代谢或分泌也已受到潜在的影响，而发展到肾阳虚时，则下丘脑-垂体-肾上腺功能已有不同程度，不同环节的改变。进一步的研究表明补肾法能作用并调节下丘脑-垂体-肾上腺皮质系统的功能，也能提高受外源性激素抑制的垂体-肾上腺轴兴奋性，因而可能由此获得哮喘的远期疗效，并防止其季节性发作，其研究表明补肾法能够通过提高Ts功能对血清IgE的季节性升高进行调节。邵长荣等研究表明川芎嗪能降低哮喘动物血栓素含量（TXB_2），从而减轻其哮喘发作程度和气道炎症反应。董竞成等研究证明，银杏苦内酯（BN52021）能拮抗血小板活化因子引起的动物气道痉挛，以降低哮喘动物血清中TXB_2水平以及减轻哮喘动物的气道炎症。

经过几十年的努力，有关中药抗喘的作用机制研究已走到了临床评价的前面，例如对传统方剂小青龙汤的研究表明，其水煎剂及醇提取液对豚鼠离体气管平滑肌均有不同程度的松弛作用，并有拮抗组胺和乙酰胆碱的作用，而且证明细辛、五味子和桂枝的组合煎液对离体气管的解痉作用比麻黄、半夏等强。董竞成等对新组方剂气道稳定剂的研究表明，其水煎剂对豚鼠离体气管有松弛作用，有抗PAF作用和影响组胺受体的作用，也有抗气道过敏性炎症的作用。研究发现除了麻黄抗痉挛外，半夏、枳壳、地龙等中药也有抗气道平滑肌痉挛作用。研究还发现，柴胡、蝉蜕和甘草等中药有肾上腺皮质激素样作用。许建中等的研究表明，固本咳喘片可增强小鼠密封缺氧耐力及减压耐力，能减少支气管分泌物和改善肺功能，还可使幼鼠肾上腺皮质功能增强，胸腺萎缩，提示其有补肾和加强肾上腺皮质功能与调节免疫功能的作用。进一步的研究表明，具有抗气道炎症性质的中药因作用途径的不同可分为3类：

抑制炎性细胞脱颗粒：已知可以抑制肥大

细胞脱颗粒的单味中药有黄芩（主要与黄芩甙和黄芩素有关）、麻黄、桂枝、辛夷、细辛、牛膝等，成方有麻杏石甘汤、辛芩冲剂、生脉注射液等。但是，它们可否抑制嗜酸粒细胞和巨噬细胞脱颗粒尚不清楚，应进一步观察中药对这些炎性细胞的胞内酶系列、钙流入、表面受体和释放能力的影响，搞清其药理作用，同时应结合临床评价这些中药的抗气道炎症的效应。

拮抗炎性介质的作用：给动物吸入某种炎性介质诱发气道炎症，然后观测给中药前后的气道炎症的改变，再确定其拮抗炎性介质的效应。从银杏树叶中提取的银杏苦内酯A、B、C、M、J均有较强的拮抗血小板活化因子的效应，其中作用最强的是银杏苦内酯BN52021，它可以有效地抑制迟发相哮喘反应，抑制血小板活化因子诱发的嗜酸粒细胞、中性粒细胞的趋化活性。目前已知具有拮抗组胺等介质的单味中药有莪术、苍术、细辛、生姜等，以及小青龙汤和哮喘宁（抗敏合剂）。

降低血清免疫球蛋白E：气道炎症的发生与免疫球蛋白E密切相关，而免疫球蛋白E的合成和灭活与淋巴细胞的功能有关，因此观察中药对淋巴细胞，特别是OKT_3、OKT_4、OKT_8等淋巴细胞亚群的功能的改变具有重要的意义。目前已知可降低血清免疫球蛋白E的中药有甘草、柴胡、生地等，小青龙汤、哮喘宁、温阳片也有类似作用，但其作用机制尚需进一步研究。

（三）展望

支气管哮喘是一种顽疾，中西医结合在防治方面取得了可喜的进展。如较系统地研究了缓解期内服温阳片和补肾扶正药物，外敷消喘膏等化饮逐邪药物的临床疗效及作用机理；对哮喘的发病和治疗特点，哮喘的中西药物疗法及非药物疗法，进行了广泛的探索，打破了“已发治肺、未发治肾”、“急则治标、缓则治本”的旧观念，为哮喘的防治，阻断和干扰气道变应性炎症的发病环节，提供了新的手段。

但从目前全国研究的现状来看，尚未取得突破性进展，对本病的病因病机认识到临床治疗，可以说还处于深入探索阶段，尚未形成完整的理论；另外，在科研的设计，对照组的设立、总结评价等方面都还有待于提高。

（林求诚 董竞成 许建中）

四、慢性肺源性心脏病

慢性肺原性心脏病（Chronic Cor Pulmonale）简称肺心病，系由支气管、肺、胸廓或肺血管慢性病变所致的肺循环阻力增加，肺动脉高压，右心室负荷增加，进而引起右心室肥厚，最后引起右心功能不全，晚期出现右心衰竭的心脏病。经调查我国肺心病的肺部基础疾病80%以上为慢性支气管炎和阻塞性肺气肿，多因呼吸道感染诱发急性发作致肺心功能逐渐恶化，往往表现为急性发作期和缓解期反复交替，心肺功能亦随之恶化或缓解。

经国内近20年的研究，对肺心病从中西医不同的角度进行临床及实验的探讨，从病因病机以及防治都提高了认识，使其住院病死率明显下降。尤其是广大医务工作者运用中西医结合方法，在基础理论、辨证分型、治则以及中西医结合防治肺心病的规律方面都取得了明显的进展，为肺心病的综合防治开辟了一条新的途径。

中医依其临床咳嗽、咯痰、喘息、气促、心悸、紫绀、浮肿等见症归属“肺胀”、“咳喘”、“痰饮”、“水肿”等范畴。从《内经》至明清历代医家对其见症分别予以较详细描述，对其病因病机及防治亦有阐述。其见症为“肺胀者，虚满而喘咳”、“喘而两胠满”（《内经》），“其人喘，目如脱状”，“咳而上气，烦躁而满”，“咳逆倚息，短气不得卧，其形如肿”（张仲景），“喘息，促促气急，喝喝喘息，甚至张口抬肩，摇身撷肚”（王肯堂），“其人喘满，心下坚痞，面色黧黑”（朱丹溪）。其病因有外感和内伤、邪实和正虚的不同。如“邪乘于肺，则肺胀，胀则肺管不利，不利则气逆塞，故气上喘逆”（巢元方），“心累肺作喘之证，亦即肾不纳之证也”（张锡纯），“实喘者有邪，邪气实也；虚喘者无邪，元气虚也”，归结为“实喘责在肺；虚喘责在肾”（张景岳），并有“肺虚为微寒所伤”及“肺虚为邪热所客”不同邪气的寒热属性。对其病机提出了由肺及肾。“肺病者，喘咳逆气；……虚则少气不能极息；……肾病者，腹大胫肿，喘咳身重”（《内经》），“脾为生痰之源，肺为贮痰之器”、“气为血帅，气行则血行，气止则血止，气滑则血滑，气寒则血凝，气有一息之不通，则有一息之不行”。“肺胀满，即痰与瘀血碍气，所以动作喘息，或左或右眠一边不得者是”（李梴），阐明了气虚气滞导致瘀血痰阻，而血瘀痰饮又反过来影响气机不利。

治则上提出了“喘由外感则治肺，由内伤者治肾”。“急则治标，缓则治本”及“标本同治”原则及“气散而胀则宜补肺”、“气逆而胀宜降气。”“痰瘀阻碍肺气者”可用四物汤加桃红以化痰活血“气为血帅，血为气母，气行血行”等治法。

总之本病的急性发作期由于外邪侵入，在人体虚的基础上，证必反映为本虚标实，因此在治则上用清热解毒，清化痰热，健脾豁痰，宣肺定喘，活血化瘀，涤痰开窍等。在缓解期，证反映出的主要矛盾为肺气虚、脾阳虚、肾阳虚及阴阳双虚，其治则则根据证的特点，采取益气固表，健脾补肾，益气活血等。由于“痰”“瘀”贯穿于肺心病的全过程，因此化痰与活血祛瘀应贯穿治疗的全过程。

现代医学将肺心病分为缓解期（心肺功能代偿期）和急性发作期（心肺功能失代偿期）。缓解期治疗的目的是改善患者的营养状态，提高免疫力，防治肺部原发疾病，纠正或改善缺氧和二氧化碳潴留，早期发现急性呼吸道感染及时予以治疗，促进心肺功能恢复，防止或减轻急性发作次数和程度，延缓病情的进一步发展，改善患者生活质量，延长寿命。

肺心病急性发作期由于其低氧和高碳酸血症，常引起全身多系统、多器官的功能衰竭，甚至导致死亡。因此治疗原则上应积极控制感染；保持呼吸道通畅；改善呼吸，纠正酸碱失衡和电解质紊乱；降低肺动脉压，控制心力衰竭，以改善心肺功能。同时必须维护各系统器官的功能，采取积极措施予以救治。尽可能使其恢复到急性发作前的状态。但由于患者年龄大，病程长，病情复杂，影响多器官功能衰竭，因而病死率高。中西医结合治疗，中药在对提高患者免疫力，增强抗病能力，改善血循环，降低肺动脉压，控制呼吸道感染，改善患者全身状况，促进康复，降低病死率，提高治愈率起到重要的作用。

（一）临床研究

1. 中西医结合辨证分型的研究

中西医结合分型的目的是为了治疗，分型应能正确反映疾病的本质及疾病不同发展阶段的不同表现，既要体现中医辨证施治的特征，又要具备现代医学的内容，利用多学科多种实验指标。分型与治则既能反映中医的病因病机，又能在一定程度上反应各证型的免疫状态、血气分析、血流变学、肺功能及各种其他生化指标，反映证的实质，还能被西医用于临床。若分型过于简单，不能说明其损及多器官的变化及其规律，分型复杂又不能将大多数病例包括在内。由于肺心病临床表现除原有肺、胸疾病的各种症状和体征外，主要是逐步出现肺心功能不全，及其他多器官受累的征象，且往往表现急性期与缓解期交替出现。因此肺心病的中西医结合辨证分型是在中西医结合防治肺心病 20 多年来长期临床研究实践中不断总结归纳完善的，因而反应在 1973、1977 及 1981 年第 1、2、3 次全国肺心病专业会议上研究资料较多，并通过反复讨论进行分型的标准制定和修改。

1973 年第一次全国肺心病专业会议最初提出的分型方案。

【1973 年分型方案】

（1）缓解期

（2）急性发作期

①肺肾气虚型；

②水气凌心型；

③痰迷心窍型：分为昏睡型与躁动型；

④元阳欲绝型：分为亡阴与亡阳型；

【1977 年分型方案】

（1）缓解期

肺肾气（阳）虚型（以肺功能不全为主），治则：益气补肾，佐以活血化瘀。

包括三个兼证

①兼脾虚夹湿型，佐以健脾化痰。

②偏阴虚型，佐以养阴清热。

③兼心气虚型，佐以益气养心。

（2）急性发作期

①肺肾气虚外感型（肺功能不全合并呼吸道感染）：又分为：

i. 偏寒型（早期呼吸道感染）：治以宣肺散寒，祛痰平喘。

ii. 偏热型（呼吸道感染）：治以清热化痰，

佐以平喘。

②心脾肾阳虚水泛型（以心功能不全为主）：治以温肾健脾利水、益气宁心、佐以活血化瘀。

③痰浊蔽窍型(肺性脑病)：治以清热化痰、开窍醒神。兼肝风内动者佐以平肝熄风。

④元阳欲绝型（休克）：治以回阳救逆、益气复脉。

⑤热瘀伤络型(伴有出血倾向)：治以清热凉血、活血化瘀。

此方案促进了全国各地对肺心病中西医结合辨证分型及治疗工作的深入研究，取得了较好的疗效，但是通过实践也发现一些不足之处和遇到一些实际问题，如各证型反映肺心病的本质、特点、标本之间的联系，及发展规律不够。未能反映血瘀、痰饮对肺心病发病、病机及治疗的影响。在此基础上，通过临床实践，各地纷纷提出自己的分型方案，其中华西医科大学、兰州医学院、黑龙江中医学院、哈尔滨医科大学、成都中医学院、福建中医研究所等单位提出了各自的分型方案，近年来虽然有关肺心病分型的论文不多，但在所报道的治则治法，已反映出通过长期实践，认识已渐趋统一。

根据肺心病各阶段的临床表现及发展规律，一致认为肺心病系因外邪入侵或脏腑功能失调，致肺失宣降，反复咳嗽，以致肺气虚(慢性支气管炎为主)，积年不愈，由上损下，累及心、脾、肾，肺肾气虚（肺气肿、肺动脉高压），发展成为肺心病的基础，兼痰饮、血瘀、气滞。本病以肺（脾、心）肾气虚为本，痰饮、血瘀为标，正虚邪实，互为因果，病情缠绵难愈。故本病的基本证型是肺肾气虚兼痰饮瘀血(肺心病缓解期)；一旦感染外邪，引动伏痰，致痰热壅肺，血脉瘀阻，五脏更虚，则为肺肾气虚痰热（或痰湿）血瘀型（肺心病急性发作期）。随着病情发展，痰浊阻窍，水饮内停，血脉瘀阻，伤津耗液，损及多脏。可兼出现痰浊蒙窍，血脉瘀阻，水气凌心，元阳欲绝，肝风内动等各种变证，随着病情加重或好转，各证型之间是可以相互转化，在一个病人身上可单一证型也可多个证型同时出现，大致归纳如下：

(1)缓解期：肺肾气虚兼脾虚痰湿和瘀血。

治则：扶正固本、益气活血、健脾化痰。

(2）急性发作期：肺肾气虚痰热兼气滞血瘀。

治则：清肺化痰（清热解毒）为主，兼以益气活血。

①兼水气凌心（右心功能不全）

治则：温阳利水兼泻肺涤痰

②兼痰浊蒙窍（肺性脑病）

治则：清热化痰、豁痰开窍。

③兼肝风内动（代谢性碱中毒、水电解质紊乱）

治则：滋阴平肝、潜阳熄风。

④血瘀伤络（DIC，消化道出血）

治则：活血化瘀，兼行气通络。

⑤元阳欲绝（循环衰竭、休克）

治则：益气救逆、回阳固脱。

本分型突出了肺心病“气虚”和“血瘀”本虚标实的基本特点。因此缓解期治当扶正固本，补益肺肾，活血化瘀。肺心病急性发作期多因呼吸道感染导致心肺功能失代偿，即在肺肾气虚的基础上，以痰热和瘀血为主的标实本虚的基本特点。按急则治标的原则，当治以清热解毒和活血化瘀，兼益气。随着病情发展兼出现各种变证时则应分别予以不同治法。

本病的辨证要点，应注意肺心病的本质即本虚、标实、虚实夹杂的特点。

(1)本虚的辨证：注意辨脏腑有肺、脾、心、肾气虚之别，及患者有阴虚、阳虚体质的不同亦有脾肾阳虚和肺、肝、肾阴虚之异，晚期可发展为肾阴阳两虚。

(2）邪实的辨证：应注意辨痰的寒热、血瘀的程度、部位、以及水湿内停及气滞的有无。

2.治则治法的研究

肺心病为本虚标实、寒热错杂的病证。按“急则治标”、“缓则治本”及“标本同治”的治则，缓解期采用扶正固本、益气活血治法为主。急性期则以清热解毒、益气活血治法为主。并注意扶正不留邪、祛邪不伤正。主要研究及应用的治法如下：

(1）急性发作期

①清热解毒法

锦州医学院应用“炎平注射液”（艾叶油、黄芩甙、大蒜新素）静脉滴注，配合黄连素肌注，其抗感染有效率为92.2%。华西医科大学采用清热解毒注射液（青蒿、鱼腥草、银花藤、板蓝根、蒲公英、芦根）对89例肺心病急性呼吸道感染患者进行治疗，结果其抗感染的有效率为78.6%，与青霉素对照组有效率82.9%疗效相当（P>0.05）。如将二者联合使用，其有效率可达93.5%（P<0.05）。药理实验研究表明其具有明显镇咳、祛痰、平喘和利尿作用，并有促进炎性细胞吞噬的能力及降低毛细血管通透性和增强机体防御机制的功效。中国中医研究院西苑医院使用清肺注射液（黄连、黄芩、黄柏、栀子、大黄）静滴治疗肺心病及肺部感染患者15例，有效率为86.7%。黑龙江中医研究院与哈尔滨中药二厂研制的中药粉针剂“双黄连粉针”（由金银花、连翘、黄芩组成）是我国唯一的干粉型用于静脉点滴的中药制剂。用于治疗肺心病急性期患者，有效率达95%以上。为中药剂型改革拓开了一条新路。四川达县地区医院采用复方鱼腥草注射液（鱼腥草、银花、丹参）治疗急性期患者77例，有效率93.5%，其抗感染疗效优于青霉素对照组。北京房山医院用清活液（鱼腥草、败酱草、大蒜、卫茅、黄芩、丹参）静滴以青霉素为对照治疗肺心病急性期患者总有效率分别为91.9%及79.4%。

②益气活血法

河南洛阳市医院和湖北省协作组采用益气活血滋阴法共治疗肺心病急性期患者1160例，总有效率达87.8%，病死率7.38%。而单纯西药对照组分别为30.49%及10.62%。成都中西医结合医院在中西医结合治疗的基础上，加丹参注射液及参附注射液静脉滴注，治疗肺心病急性期患者107例，其有效率及显效率分别为90.65%及60.75%，明显优于不加益气活血药物组，其有效率及显效率分别为80.77%及38.46%。华西医科大学对肺心病急性发作期患者采用益气活血注射液（黄芪、川芎）治疗共153例，分别与转移因子24例、一般治疗组19例以及硝酸戊四醇脂21例及硝苯吡啶对照。临床应用证明，该制剂具有改善血循环、降低肺动脉压、提高免疫力的作用。a. 肺阻抗血流图各项参数明显改善，降低肺动脉平均压；b. 使血浆血栓素A的代谢产物TXB_2水平明显降低；c. 提高免疫功能，包括细胞免疫IgM及补体C_3含量明显提高；d. 改善血液流变学；e. 舌腹面静脉及甲皱微循环各参数明显改善；f. 心电图P波各项指标如P波电压明显下降，IPI-V_1及TPI-V_1亦明显好转。g. 提高PaO_2，均与阳性对照组相当或优于对照组。中国中医研究院西苑医院对肺心病急性发作期患者160例随机分为益气活血组及对照组，益气活血方采用黄芪桃红四物汤（太子参或红参、黄芪、桃仁、红花、当归、川芎、赤芍、生熟地）或静脉滴注川芎嗪。结果益气活血组与对照组的有效率分别为90.7%及83.2%；显效率分别为44.6%及32.6%，益气活血组明显优于对照组（P<0.05），实验室测定指标中血气分析、血液流变学、凝血现象检查及免疫量测定，前者均优于后者河南省医科所临床观察自制益气活血汤，可纠正肺心病患者自由基的代谢紊乱，使过氧化脂质（LPO）含量明显下降。

③清热解毒加益气活血法

湖北省肺心病协作组在中西医结合分型的基础上加活血化瘀方剂，对362例患者进行治疗，有效率为86.1%，病死率下降至12.1%。黑龙江中医学院按中医辨证，对热痰兼血瘀者20例治以清热化痰、活血化瘀，其有效率达95.0%。华西医科大学采用清热解毒注射液加益气活血注射液静滴治疗39例肺心病急性期患者与同期仅用清解注射液治疗的36例患者进行比较，前者有效率为92.3%，后者为75%，前者具有改善血循环及提高免疫功能的作用。西苑医院在分型治疗的基础上，着重采用益气活血、清热解毒药物对50例患者进行治疗，以清热化痰和健脾利湿法作为对照进行比较，总有效率前者为95.0%，明显优于后者75.0%。

以上资料提示，肺心病急性发作期患者应用清热解毒加益气活血法治疗，其疗效显著优于单纯清热解毒法，表明辨证分型肺心病急性发作期患者属肺肾气虚、痰热血瘀型，治以清热解毒、益气活血是有根据及合理的。其取得较好疗效的原因可能是：a. 清热药物具有抑菌、解毒、镇咳和祛痰，促进炎性细胞吞噬功能及降低毛细血管通透性，增加机体防御机能；b. 益气药物具有提高患者免疫功能，提高机体抗病能力，提高对缺氧的耐受性；c. 活血化瘀药物具有扩张血管、改善循环、降低血液粘滞度降低毛细血管通透性、减轻水肿，从而取得较好的疗效。

④清热通便加活血化瘀法

根据“肺与大肠相表里”的理论，有单位采用清热通便加活血化瘀治法，天津南开医院应用清热通便、泻下通便使肠内毒素排出体外，有利于对肺部感染的控制，对120例肺心病患者（重者加西药）治疗，结果中西医结合组病死率为14.2%，对照组（西药组）病死率为27.5%（$P<0.05$）。华东地区协作组、福建省立医院采用清热通便加活血化瘀法治疗300例肺心病急性期患者，结果有效率为86.2%，显效率56.2%，病死率13.8%。经治疗后红细胞压积、全血和血浆粘度及$PaCO_2$下降，PaO_2上升。

⑤温下逐水法

浙江省中医院对22例肺心病患者采用温下逐水法治疗，有效率为90.9%，中国中医研究院西苑医院对91例急性期患者，辨证为脾肾阳虚水泛型，治以温阳利水法，方选苓桂术甘汤（或五苓散）合真武汤加减治疗，总有效率达89.65%，治疗后PaO_2明显上升，$PaCO_2$明显下降，酸碱失衡病例明显好转。

⑥豁痰开窍法

华东地区协作组应用石菖蒲注射液配合其他西药治疗肺心病276例，有效率达74.6%，其对患者神志淡漠、恍惚、嗜睡、反应迟钝等症状有一定程度改善，明显优于对照组。福建省石菖蒲协作组应用石菖蒲注射液治疗肺脑亦取得较好效果。其有效成分为α、β、βα细辛醚等单体，实验证明其单体可以提高机体对缺氧的耐受性与印防己毒素有轻度协同作用，兴奋呼吸中枢，α细辛醚还有扩张支气管平滑肌作用，从而可改善肺功能。张家口医院使用醒脑注射液Ⅰ号（牛胆酸、猪胆酸、水牛角、海珠母、黄芩素、银花、栀子、板蓝根）和醒脑注射液Ⅱ号（麝香皮、郁金、藿香、石菖蒲、冰片、薄荷脑）静滴或肌注治疗肺性脑病有效率为81.3%，病死率24.3%，明显低于对照组病死率37.44%。

(2) 缓解期

扶正固本益气活血法

缓解期辨证分型为肺肾气虚兼痰饮瘀血，按“缓则治其本”的治则，多以扶正固本治法为主，兼以活血化瘀，由于虚损包括肺、心、脾、肾及阴虚或阳虚的不同，因此在组方中各单位有重在补肺、补肾、健脾、滋阴的不同，多以补气为主，均取得较好的疗效。

如辽宁省中医院使用扶正固本丸（党参、山药、茯苓、麦冬、桑白皮、五味子、丹参）；固本汤（党参、山药、茯苓、红花、熟地、麦冬、赤芍、附子）及固肺丸（百合、知母、桔梗、杏仁、桑皮、甘草）；安徽医学院用四君子汤加四物汤加减；华西医科大学用益气活血汤（黄芪、白术、防风、茯苓、法夏、桃仁、川芎、丹参）；解放军202医院采用固本片（党参、白术、补骨脂、五味子、霜打茄秧）；黑龙江中医院用黄芪、益母草；兰州医学院使用贞芪扶正冲剂（女贞、黄芪）；福建用银密片（银耳芽孢、天麻密环菌）治疗缓解期患者，有效率均在85%以上。厦门市中医院与福建中医研究所对115例肺心病患者进行10年治疗随访，其中59例每年根据辨证分别给予温补肾阳与气阴双补的药丸4～6月/年，均佐以活血化瘀药物，固本组持续10年服药配合戒烟及耐寒锻炼，10年后59例患者中显效43.8%，好转33.3%，无效者22.9%，而对照组显效、好转、无效者分别为11.8%、20.6%及69.0%。结果表明，通过扶正固本、活血化瘀治疗，确能提高疗效，稳定病情，减少急性发作及感冒次数，改善劳动力，提高机体的免疫能力，改善微循环，提高皮质功能，从而增强了患者机体的抗病能力。杭州市第一医院以益气、健脾、补肾加活血药配合适当体育锻炼，对症治疗，缓解期患者35例，通过5年治疗，患者劳动力明显提高，急性发作次数减少，程度减轻。西苑医院采用肺心片（太子参、黄芪、补骨脂、丹参、赤芍、制附片、玉竹、仙灵脾、红花）对31例缓解期患者治疗，有效率达90.23%，优于对照组。不少单位在治疗中配合针灸、呼吸锻炼、提高免疫功能等结合治疗，不仅降低病死率，且能减少急性发作，恢复一定劳动力，提高了患者的生活质量。

3. 单方单药

同济医院采用中药穿心莲提取物对肺心病患者治疗结果表明，中药穿心莲提取物（APN）能降低患者血浆粘度和全血粘度。使6-keto-$PGF_{1\alpha}$含量提高，提示APN可作为肺心病急性发作期治疗的辅助用药。广西壮族自治区肺心病协作组用马兜铃治疗肺心病急性发作期患者101例，总有效率为94.1%，优于对照组，具有提高免疫水平的作用。哈尔滨医科大学在综合治疗基础上，加上中药治疗84例肺心病患者，结果表明其具有提高疗效，加速心衰恢复，缩短疗程的作用。具有扩张冠状动脉及肾、脑、皮肤血管等作用。因而具有提高肾小球过滤率，增加利尿、改善心功能的作用。

（二）肺心病舌诊的研究

肺心病患者的临床变化是复杂的，从而影响舌象变化的因素较多，常常是多种因素的综合作用。其研究方法包括舌象与PaO_2、$PaCO_2$、电解质、血液流变学、周围血象、肺功能、甲襞微循环等关系，以及通过细菌培养、动物模型等进行研究，并对舌下瘀筋（舌腹面静脉）进行观察，初步摸索并归纳了肺心病舌象变化的规律。

1. 临床观察

全国不少单位观察发现，舌象变化随着肺心病病情加重和病程的延长，舌质以淡红舌逐渐减少，青紫舌逐渐增多；舌苔则逐渐增厚，厚腻苔（尤黄厚腻苔）为主。急性发作期以青紫舌为主，红绛舌次之。厦门市中医院对肺心病早期患者15例和晚期患者67例观察发现，早期肺心病以红绛舌为主占80%，淡红舌仅占20%，晚期肺心病则以青紫、光红、镜面舌为主占49.2%；早期肺心病以薄白苔为主占53.3%，晚期则以厚腻苔为主占69.8%。随着病情好转，红绛舌和青紫舌明显下降，淡红舌明显增加；厚腻苔明显下降，薄白苔明显增加。华西医科大学对231例缓解期和729例急性发作期患者（入院第二天）观察，在231例缓解期患者中，淡红舌占26.7%，红舌及青紫舌分别为37.8%和26.6%；729例急性期患者以青紫舌最多，占55.8%。在青紫舌中尤以暗红舌255例及紫暗舌108例占青紫舌的86.7%。红舌及绛舌共229例占31.5%。其急性发作期的各组舌象分布与西苑医院、辽宁中医学院、哈尔滨医大的结果基本一致。729例肺心病急性发作期患者舌苔以厚腻苔为主，共518例占71.1%(其中黄腻苔29例占40.2%，多于白厚腻苔225例占30.9%)。且出现7例灰黑苔占1.0%，而薄白苔仅70例占9.6%，尚有47例为光剥苔占6.4%。不少单位还注意到肺心病危重阶段及临终前的舌象变化多以紫暗舌为主，亦有出现红绛舌、紫蓝舌、镜面舌，甚至出现巨大溃疡。舌苔多为黄厚苔，甚至灰黑、光剥苔。

根据以上结果舌象变化总的趋势是：舌质由淡红→红→绛→紫暗舌；舌苔由薄白→薄黄→白厚腻→黄厚腻是肺心病病情由轻而重的发展趋势。反之，舌质由紫暗→绛→红→淡红；舌苔由黄厚腻→白厚腻→黄→薄白是病情由重而轻的好转倾向。根据中医辨证，肺心病以肺肾气虚为主，兼有不同程度痰饮和瘀血。一旦急性发作，由于感受外邪，痰湿化热，痰浊壅肺，脉络受阻，百脉不通，瘀血和痰湿加重，且以痰热为主。与急性发作期患者均有不同程度肺部感染，中医分型多属肺肾气虚、痰热壅肺，加重气滞血瘀相一致。根据舌红主热，青紫为瘀，苔厚腻主痰主湿，苔黄主里热。故青紫舌、厚腻苔在一定程度上能反映肺心病“气虚痰热兼瘀血”的辨证规律。

2. 舌质变化与酸碱平衡的关系

pH值是肺心病各类酸碱失衡及机体代偿功能的反应。各地报告均认为舌质的变化与酸碱失衡类型有着密切的关系。西苑医院对134例次住院的肺心病患者进行了舌象与pH值的关系观察，结果淡红舌组pH平均为7.37，红舌组平均为7.38，红绛舌组为7.37，紫绛舌和暗紫舌平均为7.33。华西医科大学对729例住院的肺心病舌象观察发现，淡红舌组属正常或代偿性呼吸性酸中毒（呼酸）者占63.1%。而失代偿性呼吸性酸中毒则以青紫舌最多，占64.3%，其中pH低于7.25者，其舌质均为绛紫和紫暗舌。哈尔滨医科大学发现其暗紫舌组全部患者都有酸中毒，淡紫舌组及绛紫舌组分别有87.5%和80%酸中毒。说明青紫舌与呼吸性酸中毒有密切的关系。其中以失代偿性呼吸性酸中毒及呼酸合并代谢性酸中毒者其青紫舌的发生率最高。各类碱中毒则以红绛舌及暗红舌为主。其中呼酸并代谢性碱中毒（代碱）占87.0%、代碱占77.8%、呼碱占75%。说明舌质的变化与酸碱类型有密切关系。

舌苔与pH的关系，pH的均值以黄腻苔及

薄黄苔数低，其中pH值低于7.35者以黄腻苔最多，pH值高于7.45者以光剥苔及灰黑苔最多，与呼吸性酸中毒多属痰热阻肺而代谢性碱中毒多与伤阴证型有关。

3. 舌象变化与$PaCO_2$、PaO_2的关系

华西医科大学对729例、西苑医院对134例肺心病观察发现随$PaCO_2$上升，舌质逐渐由淡红→红绛→紫暗，其相互关系依次为紫暗舌组$PaCO_2$平均值和标准差为8.23±1.87kPa和8.30kPa，暗红舌组平均为7.70±1.85kPa和7.42kPa，红绛舌组平均为7.42±1.52kPa和6.36kPa，淡红舌组最低平均为6.50±1.79kPa和5.79kPa，当$PaCO_2$超过8.66kPa，紫暗舌占34.2%。

西苑医院观察PaO_2的结果则相反，紫暗舌组PaO_2平均为5.44kPa，暗紫舌组平均为6.33kPa，红绛舌组平均为7.01kPa，红舌组平均为8.19kPa，淡红舌组平均为8.78kPa，即随PaO_2下降紫暗舌增加（$P<0.05$）。华西医大报告基本一致，但无统计学意义。

4. 动物实验观察

天津张久山等用氯胺酮加羟基丁酸钠对10只犬进行麻醉，暴露其舌，使之不受压，进行低氧和二氧化碳潴留实验，结果如下：

(1) 舌质与氧分压的关系：舌质与缺氧大致平行，随PaO_2下降由13.6kPa→9.01kPa→6.13kPa→4.99kPa→3.07kPa→1.70kPa，舌质由淡红→淡暗→暗红→青紫→紫蓝舌，进行急性缺氧实验，血管收缩则舌变淡暗。

(2) 舌质与二氧化碳潴留的关系：维持氧分压正常，当单纯$PaCO_2$增高时，则舌质由淡红变红，舌边缘血管扩张。如使二氧化碳潴留合并缺氧时，则舌色由淡红→暗红→紫蓝，较单纯缺氧变化略明显。

(3) 舌质与酸碱度及缺氧和二氧化碳潴留的关系：碱中毒时舌质由淡红→绛而有光泽，合并缺O_2及CO_2潴留舌质由绛紫→蓝。单纯酸中毒时舌色由淡红→红，当伴缺O_2及CO_2潴留时舌质则由淡红→紫，即酸中毒合并缺O_2及CO_2潴留较单纯缺氧易显紫色。

(4) 舌质与红细胞浓度的关系：放血400ml，血红蛋白下降则舌由淡红→淡白。如合并缺氧、CO_2潴留则舌质由淡红→淡紫。经输血后舌质则由淡红→红。当出现脱水、血液浓缩及碱中毒则舌变绛红。

(5) 舌质与血管舒缩及静脉瘀血的关系：静脉给犬注射血管收缩剂则舌由淡红→淡白，舌腹面血管不清；注射血管扩张剂则舌由淡白→红，舌腹面静脉扩张；结扎颈总静脉，则舌腹面静脉怒张。

以上动物实验结果与临床观察一致。

5. 舌质变化与血液流变学的关系

慢性肺心病患者由于长期缺氧，红细胞继发增多，因此一般红细胞压积均明显增高，全血粘滞度增加，两者呈正相关。

华西医大对住院的272例肺心病急性期患者进行了舌象变化与血液流变学的同步观察，所测定的血液流变学各项参数的均值和标准差（包括SR、红细胞压积（Ht）、全血比粘度和血浆比粘度），在正常人及肺心病患者各舌质组之间均存在显著性差异，方差检验均$P<0.01$。说明舌质的颜色变化与血液流变学各参数的均值变化有关。其中红细胞压积及全血（比）粘度的均值及标准差随舌质的颜色由淡白→淡红→红绛→暗淡→暗红→暗紫而逐渐增加。以暗紫舌最高。相反，SR的均值则随舌质的颜色由淡白→淡红→红绛→暗紫而逐渐减慢。以暗紫舌组最慢，男女患者的均值分别为6.795±11.362mm/h及4.500±10.697mm/h，显著低于正常人（$P<0.05$）。至于血浆（比）粘度除暗淡舌组中男性患者无明显变化外，其余各舌质组均极显著地高于正常组，但各组之间的变化无规律性。

北京西苑医院对住院的134例次肺心病中1/3的患者检查结果，以全血比粘度与舌质的变化最显著，其均值依次为：紫绛舌组9.33，暗紫舌组8.25，红绛舌组7.88，红舌组7.40，淡红淡暗组6.52。（正常值男性6.14±0.85，女性5.62±0.44）。

肺心病患者由于长期缺氧，红细胞继发增加。一旦急性发作，由于肺部急性感染，而使患者的心肺功能进一步衰竭，进一步加重微循环障碍，缺氧瘀血更加严重。本组患者经血液流变学测定的结果表明，其Ht及全血（比）粘度均较正常人明显增高，呈正相关，且随舌色的加深，由淡→红→青紫，即随淡→淡红→红

绛→暗淡→暗紫的变化，其 Ht 及全血（比）粘度随之增高。相反，由于 Ht 增高，全血（比）粘度增加，则 SR 的均值随之下降。本组各舌质组中，以暗紫舌的血液流变性变化最严重，其各项参数异常者均在 50.0%以上，其中 Ht＞50%者占 94.4%，全血比粘度＞5.5 者占 74.07%。暗红舌组次之。说明肺心病患者由于瘀血、血液流变性的异常，是导致青紫舌增多的主要因素之一。因此提示在肺心病急性发作期时，采用活血化瘀，改善患者的血液循环的治疗方法是必要的。且肺心病患者青紫舌的增减，亦可作为观察其病情转归的辅助条件之一。

血浆粘度与舌象变化的关系无明显规律性，可能与肺心病患者影响其血浆（比）粘度的原因较多，包括年老患者多有一定程度的动脉硬化，血脂质增加，加之急性发作期感染所致纤维蛋白原增多，免疫球蛋白增高等多种因素所致，故与舌苔的变化无一定规律性，说明“观舌以查脏腑的虚实、气血的盛衰、津液的盈亏，望舌以辨邪之性质和浅深”是有其临床意义的。

6. 舌质变化与电解质的关系

华西医大通过 671 例肺心病急性期患者舌象变化与电解质同步测定结果，电解质异常的类型在青紫舌以高钾、低氯者最多，分别占 53.6%和 86.3%，多系与呼吸性酸中毒所致的低氯、高钾有关，而红绛舌组以低血钾和低氯者多，北京朝阳医院认为在各舌组中血钾、钠、氯均出现紊乱现象，与舌质无直接关系。

7. 舌质变化与周围血象、甲襞微循环和肺功能的关系

北京朝阳医院对 70 例肺心病患者观察结果，绛舌组、暗红舌组、紫蓝舌组 12 例呈高血红蛋白症，而淡红舌组无一例血红蛋白超过 150g/L。华西医大在观察急性发作期的 68 例患者中，发现暗紫舌和暗红舌组中血红蛋白超过 140g/L 者占 50%，其中暗紫舌组一例患者血红蛋白为 21.8g/dL，而淡白舌组血红蛋白最低平均为 9.35±2.1g/dL。其他各组均在正常范围。北京西苑医院发现多数患者白细胞及中性粒细胞均有不同程度升高。但暗紫舌组的检查结果反较其他各组为低，可能是由于机体抵抗力差所致。

上海第一医学院观察了 106 例青紫舌患者及甲襞循环的关系发现，1/3 左右患者有明显的甲襞微循环异常，其主要表现为畸形微血管襻比例超过 30%，襻顶瘀血微血管袢比例超过 30%，微血管血流速度慢，流态不匀，毛细血管脆性阳性等。37.75%患者具有二项以上微循环异常表现。

西苑医院对肺心病患者测肺功能 100 例次，均有严重损害，其中以暗紫舌组、绛舌组最差。

8. 舌苔变化与优势菌类等的关系

广州医学院对肺心病 88 例次、慢性支气管炎 89 例次、正常人 26 例进行了刮舌涂片培养等观察。结果提示各种舌苔的 pH 无明显差异。腻苔中黄腻苔占 84%，其白细胞及上皮细胞（多为扁平上皮细胞）均较正常人明显增高，多系来自崩解的白细胞。而无苔组 K^+ 则较正常人明显降低，其中 77.7%伴有血清 K^+ 降低和 pH 超过 7.45，说明无苔可能是全身低 K^+ 碱中毒的一个外在表现的反映。

各类型舌苔的优势菌种如下：正常人 73%为卡他双球菌，其次为白色葡萄球菌。白苔组卡他双球菌与白色葡萄球菌各占 41.3%。黄苔组中 59%为链球菌，其中 80%以上为甲型链球菌。光而无苔组中 62%均伴有酵母丝真菌。2 例黑苔组均为酵母丝真菌。

9. 舌腹面静脉的变化

苏州医学院首先观察到“舌下瘀筋”的变化在肺心病患者中阳性率较高。1977 年昆明延安医院报告了 167 例肺心病患者中舌腹面静脉曲张的阳性率高达 94%，并详细介绍了检查方法，引起了全国重视。全国相继报告了肺心病舌腹面静脉曲张的阳性率为 53.3%～96.4%。

不少单位对肺心病与慢性支气管炎、肺气肿的舌腹面静脉变化进行了对照观察，结果发现从慢支、肺气肿、早期肺心病到肺心病急性发作期，随着病情的发展，其舌腹面静脉曲张的阳性率亦随之增加，各组之间有显著的差异。福建厦门防治点观察了 104 例舌腹面静脉阳性者，其阳性率依次为：慢性支气管炎组为 14.8%，肺气肿组为 25.6%，早期肺心病为 52.5%，肺心病组为 53.3%。

泸州医学院进行了 70 例各种心脏病舌腹

面静脉的对比观察，28例肺心病患者中阳性率为67.1%，而42例其他心脏病仅占16.0%，说明肺心病的舌腹面静脉阳性率较其他各种心脏病高。一些单位在健康人、其他非呼吸系统疾病、慢支以及其他心脏病中均可出现6.2%～31%的阳性。故其对诊断肺心病的特异性不高，有很大交叉重叠现象。但因其在肺心病阳性率高，且随肺心病病情变化，可作为肺心病筛选与辅助诊断方法之一。

一些单位对舌腹面静脉曲张的机制进行探讨，认为其变化主要与肺气肿、胸腔压上升、舌下静脉回流受阻，以及与肺动脉高压及右心功能不全有密切关系。

（三）降低肺动脉高压的中药研究

肺动脉高压（PAH）是指肺动脉平均压（mPAP）在静息时高于2.66kPa（20mmHg），或运动时高于3.99kPa（30mmHg）而言。目前普遍认为肺动脉高压是慢性阻塞性肺疾患和高山缺氧反应发展成肺心病的主要环节。因此研究肺动脉高压的发病机制探讨其发生发展规律及与右心功能障碍的关系，寻找防止肺动脉高压发生的措施，并阻断其向肺心病演变，是预防阻断其向肺心病演变及病情缓解的重要环节。在肺心病急性发作期，肺动脉压更增高，增加了右心室负荷，导致右心功能失代偿。降低肺动脉压有利于改善右心功能，是肺心病治疗中的重要环节之一。

近10年来实验及临床研究结果表明，许多中药如川芎嗪、丹参、当归、赤芍、前胡、汉防已甲素、青心酮、黄芪等均有降低肺动脉压的作用。

1. 单味中药及其有效成分

(1) 川芎嗪

川芎嗪是中药川芎的有效成分之一，代学结构为四甲基吡嗪（tetramethylpyrazine）。60年代初，Kosuqe等曾从枯草杆菌培养液中分离出该药，继之北京制药工业研究所从川芎提取物中析出单体川芎嗪，经结构鉴定为tetramethylpyrazine。研究表明，川芎嗪具有强心、降低血压、抑制血小板聚集等作用。近年该药被用于治疗肺动脉高压进行了实验和临床研究。魏敏杰等以离体大鼠肺动脉环为材料，观察到川芎嗪能显著降低肺动脉环对去甲肾上腺素的反应性；舒张肺动脉呈剂量依赖关系；促进肺动脉合成释放PGI_2。曹伟标等观察到川芎嗪右心房注射能够降低狗急性缺氧性肺动脉高压及肺血管阻力。袁小剑通过川芎嗪对大鼠急、慢性缺氧性肺动脉高压的作用的观察，发现川芎嗪能够显著抑制急、慢性缺氧性肺动脉升压反应，对右心室1±dp/dt maxl无显著影响。孙仁宇等观察当归、丹参及川芎对低氧所致肺动脉压（PAP）变化的影响，结果表明当归和川芎嗪均可缓解低氧所致的PAP升高。川芎嗪的作用似存在着一定的剂量相关关系。蔡英年等以雪貂活体右下肺灌流实验结果表明无论从肺动脉灌注或静脉注射川芎嗪，其对肺动脉的舒张作用均明显大于体动脉。表明其无一般扩血管药物降低体动脉血压的副反应。且发现川芎嗪对缺氧、almitvine所致的肺血管收缩的舒张作用基本相同。提示川芎嗪对缺氧的肺血管收缩的舒张作用可能是通过部分阻断钙通道而防止钙的内流所致。王琅等研究亦认为川芎嗪是一种新的钙离子拮抗剂。协和医科大学实验研究表明川芎嗪能降低急性缺氧性肺动脉高压及肺血管阻力，且能增加心输出量作用，在注射川芎嗪10～15min达高峰，16min完全消失。注射美兰可阻断其降低肺动脉压的作用，提示川芎嗪可能通过内皮细胞释放内皮依赖性血管舒张因子（EDRF）而发挥扩血管作用。此外同济医科大学实验研究结果提示，慢性缺氧大鼠肺组织NO合成酶(NOS)基因mRNA表达及NOS含量降低，可能为实验大鼠慢性缺氧性肺动脉高压发病的重要机制。而川芎嗪部分增强了慢性缺氧大鼠肺组织NOS基因mRNA表达及NOS活性，从而防止慢性肺动脉高压的发生。即由于缺氧可能通过抑制实验大鼠血管内皮细胞NOS活性引起肺动脉高压，而川芎嗪则可能通过增强缺氧大鼠肺血管内皮细胞NOS活性而防止肺动脉高压的发生。

汤泰秦等采用给COPD和/或慢性肺心病患者肺动脉内注射川芎嗪观察到川芎嗪对mPAP正常或增高的患者均有肯定的降压作用，对体循环血压、心率、心肌耗氧量等均有降低作用。同济医院、阜外医院、山西医学院附院分别对慢性阻塞性肺疾患及肺血管病引起的肺动脉高压患者，采用静滴或通过导管进行肺动脉注射川芎嗪注射液治疗均收到降低 mPAP 的作用。同时还能降低肺血管阻力（PVR）、降低右心室压、增加心输出量（CO）、减轻右心后负荷。且无支气管及血管扩张引起的体动脉血压下降及动脉氧分压下降的副反应。同济医院采用静滴川芎嗪（300mg）同时右心 Swan-Ganz 导管测量平均肺动脉压（mPAP），采血测血药浓度与扩血管效应。结果表明，川芎嗪通过扩血管尤其扩张肺血管降低肺动脉压最低有效浓度为 $0.932\pm0.171\mu g$/ml，起效时间为用药后 2min，随着血药浓度增高其降压作用增强，但二者并非等比升高。同济医院观察肺心病急性期患者口服川芎嗪缓释胶囊后，可降低全血和血浆粘度及红细胞压积，减少血浆纤维蛋白原的产生，从而改善肺心病患者异常的血液流变学，增加心输出量。所有治疗肺动脉高压的扩血管药物均有降低动脉氧分压（PaO_2）、氧饱和度（SaO_2）及低血压状态的副反应。主要因为其扩张了缺氧肺泡处肺血管，使肺泡灌流量增加，而通气功能未能相应改善之故。川芎嗪除扩张肺血管外，还对支气管平滑肌有解痉作用，从而改善患者的有效肺泡通气量，故无一般扩血管药物的上述副反应，且能减低心肌耗氧量。

综上资料，川芎嗪治疗 PAH 的可能机理包括：① 通过对 α 肾上腺素受体和电位依赖性钙通道的抑制来控制细胞外钙的进入，并抑制细胞内钙的释放，具有典型的钙离子拮抗剂的药理和电生理作用，直接扩张血管、抑制房室传导、选择性松弛平滑肌；② 调节血栓烷 A_2（TXA_2）/前列环素（PGI_2）平衡失调；③ 促使内皮细胞释放内皮依赖性血管舒张因子而发挥扩血管作用；④ 降低血液粘滞性、抑制血小板聚集和释放，减轻右心负荷；⑤ 增强肺血管内皮细胞 NOS 的活性。

（2）当归

目前多采用当归注射液，尚未见到有关其有效成分的提纯应用。孙仁宇等观察到给予慢性缺氧的大鼠每天注射当归提取液可使肺动脉高压及右心肥厚明显减轻，肺循环阻力下降，心输出量增加；心得安则阻止了上述作用，提示当归可能通过兴奋β-肾上腺素能受体而发挥对低氧性肺动脉高压的缓解作用，且对心脏有一定的保护作用。郑凌、段生福等观察到大鼠急性低氧前、COPD 伴肺动脉高压患者在输注当归注射液后肺动脉高压明显降低。郑凌等以后的临床实验表明静脉滴注当归注射液 250ml/d，共 5 天，COPD 伴肺动脉高压患者平均肺动脉压明显降低，全血粘度、TXB_2 也下降，动脉血气及体循环血压没有变化。许军阳等观察到当归对肺心病肺动脉高压的降低有量效关系，对体循环无明显影响。且能改善心功能、血液流变学及呼吸功能。湖北黄石第三医院采用当归加硝苯吡啶合用对 COPD 和 PAH 患者治疗，结果联合用药组 mPAP 下降，心排血量、PaO_2 增加，疗效优于单用其中一种药物，克服了硝苯吡啶对 PaO_2 的不良影响。

（3）汉防己甲素（tetrandrine Tet）

汉防己甲素是从中药粉防己中提出的植物碱，早在 1931 年就发现粉防已能降低血压，其主要降压成分即 Tet。临床上曾用于治疗高血压病，能直接松弛血管平滑肌。近年研究证明其具有钙通道阻滞作用，并抑制血管平滑肌突触后膜 α_2 受体激动而引起的升压反应。中国医科大学动物实验证明，其可有效舒张血管平滑肌，明显抑制离体兔肺动脉收缩，降低缺氧性 PAH 犬的肺血管总阻力（TPVR）和 PAH，增加 CO。华西医科大学研究发现汉防已甲素能明显降低缺氧性 PAH 大鼠的 mPAP 及肺血管阻力（PVR），并减少肺组织 Ca^{++} 含量，且两者呈直线相关，表明 Tet 降低 PAH 的作用与血管平滑肌细胞内 Ca^{++} 浓度降低有关。缺氧性 PAH 大鼠腹腔内注射 Tet 后，肺组织 CaM 活性明显受抑制，但与 mPAP 及 PVR 的降低无明显相关，说明 Tet 对 CaM 的抑制作用不是其降低缺氧性 PAH 的唯一分子机制。中国医科大学和华西医科大学分别进行汉防已甲素逆转或降低野百合碱引起的大鼠肺、肺血管损伤（MCT）的作用及降低 PAH 的作用研究，结果表明，其可明显逆转野百合碱所引起的 PAH，明显逆转肺组织和肺血管损伤，对体循环压力无影响。华西医科大学发现汉防已甲素可使肺动脉收缩压、右心室收缩压及右心房收缩压分别降低 28.1%、28.3%及 31.0%。并使肺泡内血管（IAPA）内皮细胞空泡减少、内皮下腔减少、中膜原纤维和平滑肌细胞减少，使其管壁变薄。中国医科大学以9名慢性阻塞性肺疾病继发肺动脉高压患者为对象，采用右心漂浮导管法，观察了口服200mg汉防己甲素对血流动力学、血气及其他指标的影响。服药30min时肺总阻力和平均肺动脉压已开始下降，60min时下降幅度最大，分别为23%、15%，对体循环影响较小。用药前后动脉血气及氧运输量（TO_2）、氧耗量（VO_2）等指标的变化均无统计学意义。

（4）丹参

丹参性味苦而微寒，近代多用于冠心病的防治。经研究证明丹参对冠状动脉有扩张作用；可增强豚鼠离体心脏的收缩力；显著延长或提高小鼠或大鼠在常压缺氧下的存活时间或存活率；改善外周循环障碍，有抗凝和促纤溶作用，能降低血压等。目前多采用丹参注射液或复方丹参注射液静脉给药。赵彦芬等报告，对14名肺血管性肺动脉高压患者肺动脉注射复方丹参注射液后10min肺动脉收缩压、平均压、肺动脉楔嵌压、全肺阻力、肺小动脉阻力均下降，心排出量、心脏指数均上升，用药后20min作用加强。白玉茹等报告了给20名心功能在正常范围的心脏病患者静脉注射复方丹参注射液4ml 15min后肺毛细血管楔嵌压、肺动脉平均压下降，心排血量和心排血指数均上升，45min后变化最大。温州医学院蔡纪长等报告，对28例患者通过漂浮导管在肺动脉内注射复方丹参注射液6g，注射后肺动脉收缩压（PAPS）、肺动脉舒张压（PAPd）和mPAP均有较明显下降。肺血管阻力（PVR）明显降低，血管顺应性（PVC）明显升高，血流量增加。并认为丹参降低PAP的机理与：①丹参具有钙内流阻滞作用，能直接扩张小动脉、降低肺循环阻力、增加排血量、改善肺血管顺应性；②对微循环障碍有改善作用，使肺内毛细血管网开放数目增多，降低肺血管阻力；③能改善血液流变学，降低PAP有关。

（5）赤芍

河南医学科学研究所的研究表明：赤芍对$FeCl_3$实验性家兔肺动脉高压和肺心病模型有肯定的预防和治疗作用，能扩张血管、改善血运、抑制血小板凝集及血栓形成，增加心排血量、改善心肺功能。另外他们对30名代偿期肺心病患者用赤芍片剂（每片含生药0.5g）每天6片，分3次服用，1个疗程（3个月）后，经心电图、肺阻抗血流图、血液流变学以及^{113}铟—MAA肺灌注γ照相观察肺血运状态等综合分析，认为赤芍能够扩张肺血管，改善微循环，降低血管阻力，降低肺动脉压，增加心肌收缩力，提高心搏量，改善心功能。孙培宗等对18例慢性肺心病患者肌肉注射赤芍注射液，采用右心导管法测肺动脉压，同时监测肺动脉及周围动脉血气，结果表明用药后肺动脉压降低，肺动脉及周围动脉血PO_2上升，PCO_2下降，对心率及体循环血压没有影响。其作用机理可能为：①通过抑制TXA_2合成酶而抑制TXA_2的合成；②抗血小板聚集，改善微循环，提高PaO_2，可能其既松弛肺血管平滑肌，又松弛支气管平滑肌，使通气/血流正常。

（6）白花前胡

前胡为中药白花前胡之根，具有祛痰、镇咳及平喘等功能。中国医科大学对其进行了一系列研究。白花前胡水煎剂可降低慢阻肺继发性肺动脉高压患者的肺血管阻力和肺动脉平均压，对心输出量及体动脉平均压影响不大，未见降低PaO_2，SaO_2等副反应。揭示前胡扩张肺动脉同时也扩张支气管，改善了局部的$\dot{V}/Q$关系。进一步对白花前胡的7种提取成分进行人和动物离体肺动脉环实验，发现石油醚提取物具有舒张肺动脉及降低肺动脉环对去甲肾上腺素和氯化钾所致的收缩反应性。该提取物用于低氧性肺动脉高压犬，证实能较大幅度地降低肺血管阻力（32%）和肺动脉平均压（20%），并能提高心输出量和氧运输量。进一步对白花前胡中分离出的四种化合物，即白花前胡甲素（±pracruptorin A，pd a）；白花前胡丙素（±pracruptorin A，+A）；pteryxin；peucedanocumorin Ⅱ（P-Ⅱ）对PAP和气管平滑肌的作用进行比较。实验结果表示，白花前胡甲素、白花前胡丙素与pteryxin为白花前胡舒张平滑肌的重要有效成分，同时也有舒张肺动脉的作用，其作用机理可能都是Ca^{++}拮抗作用。它们可能在防治PAH中与8-MDP发挥同样的作用。

（7）黄芪

豆科紫云荚膜荚黄芪（astragalus membronceus）。早已认识黄芪具有降压作用。近年研究不仅证实这一作用，并对其降压机理及降压的有效成分进行较深入研究。阜外医院实验研究表明黄芪对缺氧性PAH和腺泡内肺动脉（IAPA）的构型重组有明显的阻抑作用，能减轻IAPA内皮细胞损伤、抑制血管中膜平滑肌细胞（SMC）增生肥大及细胞外基质的形成增多，减弱血管壁外膜纤维母细胞增生和胶原纤维的合成，从而减轻IAPA中膜增厚程度，扩张肺动脉，降低肺动脉压，同时增加心肌细胞对缺氧的耐受性。临床采用单味中药黄芪治疗PAH尚未见报道。

（8）青心酮

中药秃毛冬青叶具有活血化瘀作用。青心酮是从该药提取的一种有效成分，3，4-二羟基苯乙酮（DHAP）。林春龙等报告了COPD患者静脉注射青心酮后，肺动脉平均压及肺循环阻力、体循环阻力均下降，体动脉压及动脉血气指标无明显变化，心输出量在正常范围内增加，血浆心钠素、环磷酸鸟苷水平下降。表明青心酮可能通过调节环磷酸腺苷、环磷酸鸟苷比值而达到扩血管目的，降低肺循环阻力及体循环阻力，降低肺动脉压，不影响体动脉压及PaO_2，可能与降低心肌耗氧量，改善心肌功能有关。

2. 复方中药制剂

长期的临床实践证明，中药复方具有提高疗效的作用。针对肺心病肺肾气虚，血瘀的基本病机，采用益气活血等方剂收到较好效果。

（1）益气活血注射液

李廷谦等自行组方和研制了益气活血注射液（由黄芪、川芎组成），并对其进行了系统的研究。临床前的药理实验结果表明，该制剂具有舒张支气管平滑肌，提高小鼠对缺氧的耐力，改善家兔和大鼠血液高粘滞性，增加豚鼠心肌收缩力，降低心肌兴奋性，延长心肌不应期。并有降低血压和心率的作用。临床采用益气活血注射液治疗肺心病急性发作期患者33例，以硝苯吡啶作对照，结果表明其降低肺动脉压及对血循环改善的作用优于硝苯吡啶对照组。

① 肺阻抗血流图各项参数明显改善，肺动脉平均压降低；② 血浆血栓烷A的代谢产物TXB_2水平明显降低；③ 血液流变学各项指标如红细胞压积、血浆粘度等获得了显著的好转；舌腹面静脉和甲襞微循环各项指标参数，如管袢动静脉直径数目、舌腹面静脉主干宽度、充盈度及长度等，均得到明显地改善；④ 心电图P波各项指标，如P波电压明显下降，IPI-V_1和TPI-V_1亦明显地恢复。

（2）气血注射液

中国医学科学院，采用中药气血注射液（由人参、黄芪、当归组成），进行防止缺氧性PAH的实验研究，以异搏定（VP）为对照，结果表明气血注射液防止缺氧性PAP异常升高的效果优于异搏定，可能与其改善心功能作用有关。提示心代偿缺氧能力增强有可能延滞缺氧性PAH的发展进程，甚至推迟严重的PAH发生。

（3）冠元颗粒（乐脉颗粒）

冠元颗粒由丹参、赤芍、红花、川芎、香附及木香6味中药组成。药理研究表明其具有扩张血管，抑制血小板聚集，改善血液流变学，降低耗氧量，改善血液循环等作用。李廷谦等对冠元颗粒进行了治疗慢性肺心病急性发作期及缓解期的临床研究。结果表明对于急性发作期肺心病患者，该药具有明显改善血循环，降低肺动脉压，改善右心功能，并能降低血浆TXB_2水平。该药对缓解期患者通过随访还可减少急性发作次数。

（4）复方肺压宁口服液

刘升明、汤泰秦采用益气活血复方组成的肺压宁口服液（红参10g，生黄芪15g，当归20g，川芎15g，赤芍30g）进行治疗慢性肺心病临床观察，以及防治急性低氧性肺动脉高压的实验研究，并同川芎嗪进行对比。结果表明：肺压宁和川芎嗪均能扩张肺血管，降低肺动脉压和肺血管阻力，增加心输出量，改善心功能和血液流变学，抑制低氧性肺血管收缩，且肺压宁的效果优于川芎嗪。

（5）参麦注射液

参麦注射液（红参、麦冬）已经证明可以增强心肌与膈肌收缩力。金先桥观察了该药对慢性缺氧大鼠血气分析和血流动力学的影响，发现该药可以显著地降低慢性缺氧大鼠的肺循环阻力和体循环阻力，增加心输出量；与扩张血管药物川芎嗪配伍应用的效果较其他配伍要好。表明参麦注射液及其和川芎嗪的配伍应用，在治疗肺动脉高压合并膈肌疲劳中有一定应用价值。

（四）基础理论和临床实验的研究

1. 中医辨证的研究

通过中西医结合防治肺心病20年研究，有关中西医结合基础理论和临床基础研究有了很大突破。九省市协作组对慢阻肺标证、本证进行理论上实验研究，结果为本虚标实；寒痰、热痰都属不同程度的感染。但寒痰以副交感神经功能亢进为主，热痰则交感、副交感神经都亢进，所以寒痰多伴有气管痉挛，分泌亢进。为中西医结合辨证分型及治疗提供了依据。

根据各脏腑本虚的临床证候，进行了相关的病理生理及脏器损害方面研究。如肺气虚、脾阳虚、肾阳虚、阴阳俱虚，通过实验研究用现代医学阐明了其病变的程度及发展的一些规律。

2. 免疫功能方面的研究

气虚是肺心病主证，近年来通过免疫功能的研究表明，老年人细胞免疫功能低于青年人，而慢支炎、肺气肿、肺心病患者更低于同龄患者，且随其病程发展，细胞免疫功能有下降的趋势，而体液免疫则升降不一，尚无一定规律。华西医科大学同时测定53例肺心病缓解期患者血清总补体（CH_{50}）和C_3含量均显著低于正常人，提示免疫功能降低是引起肺心病缓解期抗病能力低下、反复呼吸道感染从而导致肺心病经常急性发作进而加重心肺功能损害的主要原因之一。采用中药以“扶正固本”、“益气活血”治疗为主，配合针灸及死卡介苗划痕治疗。通过半年治疗其有效率达96.2%。随着治后病情好转、气虚证候改善，血清CH_{50}和C_3均较治前显著提高，恢复到正常水平。

3. 降低血液粘滞度、改善血循环

血瘀证是肺心病各阶段的主证之一。近年来研究表明，肺心病由于低氧、高碳酸血症、红细胞生成增多，血液粘滞度多增高，血流减慢，纤维蛋白原增多，红细胞表面电荷密度减少，进而加重肺动脉高压。缺氧、感染可增加前列腺素（PG）自肺内释放并增加组织对PG的反应。血栓烷A_2（TXA_2）具有使血管及支气管收缩以及血小板凝集的作用，是导致血液粘滞度增加的主要原因。近年来研究已发现血管收缩、肺动脉高压可能与TXA_2及前列腺素（PGI_2）的平衡失调有关。TXB_2和6-keto-$PGF_{1\alpha}$分别为TXA_2和PGI_2的代谢产物，同济医科大学、华西医科大学、第三军医大学等单位研究结果表明，肺心病患者主要以TXB_2明显高于同龄健康人，且急性发作期患者高于缓解期患者，因而造成TXA_2/PGI_2平衡失调，尤其TXA_2增高可能是高凝状态的主要原因。不少单位采用益气活血中药，尤其活血化瘀中药对降低TXB_2，提高6-keto-$PGF_{1\alpha}$从而改变其平衡失调具有显著的作用。华西医科大学采用益气活血注射液（黄芪、川芎）及冠元颗粒（丹参、赤芍、红花、桃仁、木香、香附）前者对肺心病急性期，后者对肺心病急性期和缓解期患者均具有明显降低TXB_2的作用，而对6-keto-$PGF_{1\alpha}$作用不明显。同济医科大学采用穿心莲提取物（APN）治疗慢性肺心病结果表明，穿心莲提取物可使血浆6-keto-$PGF_{1\alpha}$浓度升高，但不影响TXB_2浓度，表明不同中药可从不同角度调整TXA_2/PGI_2平衡失调。

我国学者在10年前已经积累了许多资料表明肺心病患者血液生物物理性能存在着浓、粘、聚的特点，通过大量血液流变学指标、观察各种流变学参数与低氧血症、酸碱失衡等因素的关系。

不少单位运用丹参、川芎、赤芍、当归、红花、桃仁、泽兰、益母草等活血化瘀药物组方，或单味药物，或提取单体对肺心病进行治疗，结果表明此类药物具有降低血液粘滞度、扩张血管、改善微循环、抗血小板聚集，从而改善血液循环，其中部分药物通过实验及临床研究表明具有治疗及/或预防肺动脉高压的作用（详见降低肺动脉压部分）。

此外，中国医学科学院基础医学研究所实验观察结果表明，丹参注射液、川芎嗪注射液及氢化可的松琥珀酸钠对平阳霉素所致肺纤维化有明显抑制作用，且丹参、川芎嗪的效果似优于皮质激素，丹参、川芎嗪对炎症有明显抑制作用，同时对中性粒细胞释放溶酶体酶功能及趋化性有明显抑制作用。

此外黑龙江中医学院附属医院通过对豚鼠的实验研究表明，巴戟对弹性酶引起的肺组织损伤起到保护作用。巴戟可保护肺弹性蛋白免受弹性酶破坏，可预防弹性酶肺气肿的发生。

天津中医学院采用中西医结合防治肺心病心功能不全的实验研究，结果表明中药强心利尿剂具有抑菌、强心、提高机体免疫功能和改善血液流变学的作用。

（五）展望

通过20多年来采用中西医结合治疗，已使肺心病的疗效明显提高，住院病死率明显下降且优于单纯西医、中医治疗效果。在临床治疗方法中，通过实践，已探索了一整套中西医结合的治疗方法和规律。首先，中西医结合辨证分型是治疗肺心病的根本。通过全国各协作组和各单位研究、讨论及交流，目前分型工作已趋于统一，认为本病以脏腑虚损为本，痰热（痰湿）、血瘀为标。急则治肺，以清肺化痰为主，兼以益气活血。缓则治本，调治肺肾，以扶正固本，补益肺肾为主，兼以活血化瘀。且缓解期采用中西医结合及合理整体综合治疗，能达到减少急性发作，防止呼吸衰竭的发展，增强机体代偿功能的目的，是防治本病进展的重要环节。尤其中药对肺动脉高压预防和治疗的研究已取得较大进展。迄今所有治疗肺动脉高压的扩血管西药均有降低动脉氧分压、氧饱和度及降低血压的副反应。而目前中药无一般扩血管药物的上述副反应，且能减低心肌耗氧量和心排出量。目前降低肺动脉压中药及有效成分提取已深入到到细胞和分子水平，为今后对肺心病的防治作用定能起到重要的作用。进一步研究中西医结合对早期防治肺心病的发生及发展开展深入的实验及临床研究。

（李廷谦　安其光　许建中）

五、矽肺

矽肺是由于长期吸入大量含有游离二氧化硅（SiO_2）的粉尘，所引起的以肺部广泛结节性纤维化改变为主的一种职业病，主要发生于从事采矿、采石、开凿隧道以及玻璃、陶瓷等工种的工人。矽肺的基本病变是形成矽肺结节和肺间质纤维化，游离SiO_2粉尘吸入肺内后，被肺泡巨噬细胞吞噬，含尘的巨噬细胞因SiO_2毒性作用而坏死和裂解，释放各种生物活性物质，如致纤维化因子，激活成纤维细胞，产生更多的胶原纤维，形成胶原矽结节及纤维化。临床表现为气短、咳嗽、咯痰、偶有血痰、胸痛、胸闷，严重时肺功能受损则呼吸困难、心悸、乏力至丧失劳动能力。易罹患呼吸道感染，易并发肺结核。

中医学虽无“矽肺”病名，据临床见症乃属于“肺痿”、“胸痹”、“虚劳”范畴。《金匮·胸痹》载：“胸痹之病，喘息咳唾，胸背痛，短气。”《诸病源候论》云：“虚劳伤于肺……，喘满逆上……，气血微弱。”以上论述与矽肺病症有诸多相似之处。宋代孔平仲在《孔氏谈苑·卷三》载：“贾谷山采石人，石末伤肺，肺焦多死。”明确指出了矽肺的病因、病机、病位及预后。粉尘日久由口鼻吸入，沉积于肺，阻塞肺络，气机不畅，胸阳痹阻，气滞血瘀，肺失清肃，出现咳嗽、气短、胸痛。粉尘性燥，化热伤阴，热伤肺络，痰中带血；气耗阴伤，阴虚肺燥，日久累及脾肾，则口干、纳呆、消瘦乏力、喘息、心悸。矽肺乃属正虚邪实之证。

现代医学治疗矽肺，主要用克矽平、哌喹类和铝制剂等药物，虽可缓解病情进展，但疗效尚不满意。中医多采用辨证施治、中药复方及单味药治疗本病，积累了丰富的临床经验，实践证明中医药、中西医结合对延缓病变进展，改善临床症状，延长寿命起到一定作用，在实验研究方面也取得一些进展，为今后中西医结合防治矽肺的研究打下了良好的基础。

（一）临床研究

由于矽肺多属阴虚肺燥、血瘀痰结、气阴两亏、脾肾两虚等证，治法多以清燥润肺，祛瘀化痰、益气养阴和补益脾肾为主。

1. 辨证论治

范展仁对矽肺进行了辨证分型：①肺阴虚型：养阴清热、润肺化痰，月华丸加减；②胸痹型：温阳益气、活血祛痰，瓜蒌薤白半夏汤合生脉散、四物汤；③肺肾两虚型：潜纳肾气，补气除痰，桂附八味丸加减；④脾肺两虚型：补脾益肺、燥湿化痰，参苓白术散、六君子汤加减；⑤活血化瘀型：软坚散结，用于症状不明显者，二陈汤加赤芍、丹参、昆布、牡蛎等。经一年治疗52例中，好转27例，稳定7例，无变化9例，加重9例。曾立昆分为①肺郁咳嗽：宣肺止咳，清热软坚；②阴虚肺燥：养阴润肺；③气虚喘息：健脾化痰，固气平喘；④热迫血行：泻热凉血。共治疗1229例，有效率94%。晏建立治疗矽肺104例分为四型：①石燥伤肺：

润燥养阴排尘；②肺失清肃：润肺化痰止咳，桑杏汤、沙参麦冬汤；③痰瘀凝滞：祛瘀通络、化痰软坚；④气阴两亏：益气养阴，清燥润肺。结果显效 63.3%，好转 32.7%。

中西医结合辨证分型：李霖中医辨证与西药结合治疗矽肺 23 例。第一阶段以中药益气扶正、健脾润肺佐以活血为主。第二阶段以中药活血化瘀、利湿排矽，佐以益气为主，配合西药“抗矽 14”，治疗 6 个月易感性下降，胸片好转 4 例，稳定 17 例，进展 2 例。其他各地分型不一，江西分为火燥型、虚热型、寒湿型和虚寒型。天津分为实热型、虚热型和虚弱型。广东张氏分为肺气虚、肺肾两虚、肺脾两虚、阴虚肺热四型。疗效各地报道有效率为 50%～100%不等。

2. 复方、成药

翁振天用中药养肺活血方（沙参、麦冬、黄精、百合、黄芪、党参、紫菀、冬花、瓜蒌、当归、红花、赤芍、川芎、桂枝、郁金）治疗 35 例，有效率为 94.3%。福州陈国瑞用参牡汤（党参、牡蛎、乌梅、瓜蒌、薤白、马齿苋、茯苓、杏仁、桔梗、枳壳）治疗 18 例，取得较好疗效。福建游祖生从胸痹论治矽肺 15 例，用瓜蒌薤白半夏汤加味，取得显著效果，胸片、阴影缩小者 11 例，无改变者 4 例。靖远矿务局万自安用参芪补肺汤治疗 40 例（黄芪、党参、丹参、苏子、海藻等），好转率 72.5%。赵成学用中药养阴润肺为主和克矽平合用治疗矽肺 34 例，有效率为 84.1%。朱良春用“止咳化矽糖浆”配合“抗矽 14”治疗矽肺 14 例，结果症状普遍改善，血清铜蓝蛋白明显下降，表明中西医结合比单用中药或西药效果好。成药复方防己丸（防己、青木香、黄芪）：毕常康报道治疗煤矽肺 69 例，症状好转率 55%～90%，胸片无 1 例加重，血清铜蓝蛋白、γ-球蛋白、粘蛋白、补体 C_3 有明显下降；复方马尾连片（马尾连、青藤香、当归、黄芪）：毕常康治疗矽肺 20 例，好转率为 53%～83%；八珍蓝肺片（马尾连、小青藤香、黄芪、黄精、桔梗、白及、山药、糯米藤）：毕常康治疗矽肺等 85 例，症状好转率为 53.3%～88%，胸片好转与稳定占 95.3%；矽复康（莨菪类药为主加活血化瘀、扶正固本、滋阴润肺等药）：叶毓奇等治疗矽肺 53 例，临床症状和肺功能均明显改善 P＜0.01。对恢复劳动力效果明显。

3. 单味药

近年来发现一些单味药有较好的矽肺防治作用。卤碱：广东用该药治疗矽肺 448 例，症状、体力改善，胸片多数处于稳定。啤酒花：北京、宣化等地用该药治疗矽肺及合并肺结核者，症状明显改善，尿矽增加一倍多，胸片改善和稳定者占绝大多数，三年间病情进展者仅占 7.4%。汉防己甲素（简称汉甲素）：上海李全路等和四川徐天才等分别报道用汉甲素治疗矽肺 33 例和 18 例，大多数患者症状改善，胸片吸收好转者分别为 51%和 26.7%。血清铜蓝蛋白和尿羟脯氨酸均较治疗前下降，并观察到疾病早期和病变进展较快者效果好，服药中见皮肤色素沉着和部分肝功异常者，停药或加保肝药后可恢复。黄根片：广西医学院等治疗矽肺 410 例，症状好转率 40%～60%，血铜蓝蛋白、尿羟脯氨酸、IgG 向正常方向转化。胸片进展率仅 5.6%，对照组则高达 70%。治疗组存活率明显高于对照组（P＜0.001）。千金藤素：贵州陈嗣良用该药治疗煤工尘肺 35 例，连续二年，症状有效率 88.5%，胸片好转与稳定占 91.4%，而对照组仅为 45.7%（P＜0.001）。十大功劳提取物异汉防己甲素：贵州彭代茹用该药治疗矽肺、炭黑尘肺 106 例，主要症状改善，胸片好转率 12.1%，稳定率 77.1%。青蒿浸膏片：党庆先治疗矽肺 23 例，症状改善率为 86%～95%，胸片稳定，肺血流图流入容积速度提高，血清铜蓝蛋白及羟脯氨酸明显下降。山东张维德等应用黄花蒿素治疗矽肺也取得较好效果。

（二）临床实验研究

上海邵长荣通过冷压测验及甲襞微循环观察补肾法对 34 例矽肺患者疗效，结果满意，治疗后血压波动幅度有下降趋势，多数患者甲襞微循环好转，认为补肾对植物神经功能和全身血液循环有调整作用。广东张东辉对矽肺中医分型与免疫的关系进行实验研究，结果患者细胞免疫功能降低和以 IgG 为主的体液免疫升高，认为是肺脾肾三脏受损，正气虚弱和阴阳不平衡的结果，寻找中草药体液免疫抑制剂和细胞免疫增强剂是治疗矽肺的新途径。安徽曹敬银通过血液流变学观察蝮蛇抗栓酶对矽肺的作用，结果患者有明显高粘血症，治后血流变学明显改善，表明矽肺存在血瘀证，蝮蛇抗栓酶治疗矽肺有较好疗效。

1. 矽肺动物模型的实验研究

(1) 矽肺的动物制备方法

多采用气管内注入石英粉尘法，用大鼠、狗和猴等制备动物模型，依观察目的不同而染尘后时间各异，制成不同分期的动物模型。

中国预防医学科学院刘秉慈、何玉先等制备大鼠矽肺模型，采用非暴露气管内一次性注入法染尘，大鼠在乙醚麻醉下左右肺分别注入 50mg/ml 石英粉尘悬液 0.5ml，染尘后 34 天矽肺模型建立。中国预防医学中心程玉海用狗制备矽肺动物模型，硫喷妥钠静脉注射麻醉下，用间接喉镜暴露声门，气管镜插至气管分叉部，分左右肺注入灭菌石英尘混悬液（游离 $SiO_2$99%，分散度 5am 以下者占 99%，含青、链霉素各 10 万和 5 万单位），17kg 重的狗染尘 4g，分两次染尘间隔两周，染尘后 1 个月形成矽肺模型。福建尹汝泉等用猴制作矽肺动物模型，采用气管内注入染尘，游离 SiO_2 含量 94%，5am 以下粉尘占 90%，每次 1.5g，一年染尘 4 次，染尘一年后胸片为Ⅱ期矽肺影象。

(2) 实验研究成果

对中药复方、单味药及中西医结合等进行了较广泛深入的实验研究，为中西医结合治疗矽肺提供了实验依据。

① 复方的实验研究。热毒清：姜志尧以溶酶体和线粒体的标志酶为指标，对中药“热毒清”防治矽肺效应进行实验，结果证明该药可对抗 SiO_2 对巨噬细胞的毒性，在保护线粒体和稳定溶酶体膜方面起重要作用，在抗 SiO_2 毒性的远期疗效优于克矽平。蚂蚁合剂：王淑媛等通过蚂蚁合剂（小黄蚂蚁、黄芪、丹参、虎杖等）防治大鼠实验性矽肺的病理学研究表明，矽肺纤维化进展程度以预防组最轻，治疗组次之，对照组最重。肺组织纤维化级和量预防组和治疗组与对照组比较均有显著性差异（$P<0.01\sim0.05$）。此外翁振天和毕常康分别报道了中药养肺活血方和复方马尾连片对大鼠实验性矽肺的实验研究，结果表明以上二药均可抑制矽肺纤维化，对矽肺有防治作用。

② 单味药的实验研究。黄根片：广西王力珩和沙静姝分别报道，通过中药黄根对 SiO_2 细胞毒作用的体外研究和对大鼠、猴实验性矽肺的实验研究表明，黄根能保护巨噬细胞、有抗 SiO_2 细胞毒作用，其作用在于保护巨噬细胞质膜和溶酶体膜，有效成分为含铝物质。电镜：对照组病变为Ⅱ～Ⅲ级，黄根治疗 1 个月后病变为Ⅰ～Ⅱ级。黄花蒿素：徐德忻和张维德分别报道，该药对大鼠实验性矽肺有较好疗效，可抑制病理性肺湿重和胶原增生，降低肺组织矽，病理分级有下降趋势。对 9 例矽肺患者治疗 6 个月，病情稳定，症状改善。丹参：吴超伟通过实验表明丹参可抑制石英对肺巨噬细胞的损伤，保护细胞膜的稳定性，在早期可抑制石英造成的脂蛋白沉着症，从而抑制了矽肺病变的进展。刘保连观察了丹参对肺泡巨噬细胞氧化和抗氧化系统在实验性大鼠矽肺发生中的影响，结果认为丹参阻抑肺纤维化与其抑制肺泡巨噬细胞脂质过氧化反应有关。汉防己甲素：近年来研究较深入，实验证明该药对实验性矽肺有明显防治效果。胡大锡实验结果，汉甲素治疗组肺干、湿重及胶原和类脂质含量均较矽肺组明显降低，病理改变也减轻，对矽肺胶原纤维有逆转作用，但停药后病变可复发，认为治疗取得病变逆转后可改用克矽平控制矽肺毒性。中国预防医学中心刘秉慈实验证明矽肺大鼠肺中糖胺多糖（GAG）、蛋白多糖（PG）增高，二者参与矽肺纤维化的形成，汉甲素治疗后 GAG 和 PG 含量明显下降，因而肺纤维化的程度减轻。实验还证明矽肺大鼠肺中Ⅰ、Ⅱ型胶原含量增加，并参与矽肺纤维化，是矽结节胶原纤维的主要成分，汉甲素治疗后矽结节中大细胞吞噬降解Ⅰ、Ⅱ型胶原，促进胶原分解代谢而抑制肺纤维化。何玉先、刘秉慈实验结果表明，矽肺组织中Ⅰ、Ⅱ型胶原 mRNA 的含量较正常肺明显增加（$P<0.05$），汉甲素治疗组Ⅰ、Ⅱ型 mRNA 含量较矽肺组明显减少（$P<0.05$），原位杂交显示，杂交颗粒正常肺组织主要分布于肺泡间隔的成纤维细胞中，矽肺病变组织则分布于细胞性结节及增厚间质的成纤维细胞中，由此认为矽肺组织胶原积聚是由石英粉尘引起胶原基因的表达增强所致，汉甲素能直接或间接地抑制胶原基因的转录，从而

减少病变组织中胶原蛋白的合成。蝮蛇抗栓酶：广西黎达平等实验结果表明，矽肺大鼠肺组织中脂质过氧化物水平高于正常组（$P<0.01$），治疗组则较矽肺组明显降低（$P<0.01$），提示蝮蛇抗栓酶具有体内抗氧化作用，提高体内SOD水平，促进抗脂质过氧化作用，抑制和减慢了肺组织胶原纤维化过程。

③ 中西医结合实验研究：徐德忻应用中药矽肺丸（活血化瘀）和克矽平合治实验性矽肺，结果中西药合治疗效优于克矽平，早期治疗可提高30％，病理低Ⅱ级，晚期治疗提高7.5％～12％。福建尹汝泉用汉防己甲素和氮氧喹哌联合治疗猴实验性矽肺，根据X线、血清铜蓝蛋白、病理变化、肺胶原、总脂、类脂、乙糖的比较，联合用药组明显优于单独用药组，毒副反应也少。冒淇等实验结果表明，汉防己甲素与克矽平联合治疗可以提高对大鼠实验性矽肺的治疗效果。

（三）展望

中医、中西医结合治疗矽肺近20多年来临床已广泛展开，抗矽药的广泛筛选和大协作，从中医辨证分型及复方制剂以至单味药的研究已取得较好疗效。中医药和中西医结合实验研究取得了较好进展，从组织学、生物化学、细胞学已深入到分子医学水平，中医药治疗矽肺的作用原理已有进一步认识，通过免疫调节、微循环调节、保护巨噬细胞抵抗SiO_2细胞毒作用、促进胶原分解代谢、改变病变组织中的纤维化进程以及排矽作用等，因而中医药对不同分期阶段的矽肺均可有疗效。在现有的研究成果基础上随着医学相关科学的发展，将有助于促进矽肺防治的新疗法和新理论的产生和完善。

（靖旭荔 孙晓春 许建中）

第三节 消化系统疾病

中西医结合防治消化系疾病的成就

近15年来，中西医结合防治消化系疾病已取得了明显的进展，不仅在研究思路、方法上有了新的开拓，而且在科研设计、观察指标及统计分析上其科学性、先进性和客观性也有了显著的提高，达到一个新的水平。其主要成就归纳起来有以下几个方面：

1. 中西医共同探讨病因病机，提高了对疾病的理论认识　例如肝胃不和与幽门括约肌舒缩功能障碍和胆汁返流之间的关系，脾胃虚弱与胃肠功能减弱及胃粘膜屏障功能降低之间的关系，均已找到了某些共同的病因病机和病理形态学的理论认识，也为临床提供了更多的治疗途径，显示了新的中西医结合的闪光点。

2. 辨病辨证相结合，加深了对疾病的诊断认识　中西医结合的辨病和辨证的诊断模式体现了中西医结合的特色，它把西医侧重病因和病理形态的诊断与中医侧重全身生理病理的整体疾病反应的诊断结合起来，对病情有了更全面的认识，增强了诊断的深度和广度。例如在慢性胃炎中把胃镜下的肉眼所见、病理活检、胃电图、超声学图像和胃功能试验等客观指标充实到中医的四诊所见中去，体现了宏观和微观辨证的结合，反映了对病因、病机、病位和病性的综合概念，把诊断提高到一个崭新的水平。

3. 中西医结合丰富了治疗途径，显著地提高了疗效　应用中药或中西药结合治疗胃肠道疾病，不仅可使临床症状很快恢复，而且疗效稳定、副反应少、不易复发。例如对于慢性萎缩性胃炎的胃粘膜萎缩，肠上皮化生和非典型增生等病，可取得优于西药的疗效，对于消化性溃疡的疗效与H_2受体阻滞剂的疗效相近，但副反应少，远期疗效更巩固。对于慢性溃疡性结肠炎，应用中药口服加局部保留灌肠或与柳氮磺胺吡啶类（SASP）结合较单纯西药的基本缓解率明显提高。

4. 以临床疗效为基础，深入进行实验研究，已证实是行之有效的中西医结合的基本途径　对于临床验证有确切疗效的中医方药，进行疗效机制的研究，是进一步提高的关键。例如在慢性胃病虚证的研究中，我们观察健脾益气法及其方药四君子汤等确有增强和调节胃肠道的消化、吸收、分泌和运动功能，促进胆汁和胰液的排泄，加强机体的能量代谢，改善胃肠道的病理变化等。这不仅阐明了其疗效机制，而且为进一步开发这类方药的新用途提供了可靠的实验依据。

5. 把脾胃理论的研究和胃肠疾病的防治结合起来，是发展我国消化病学的一大特点和优势 在中医基本理论体系中，脾胃学说是一个极其灿烂的明珠，比之其他脏腑学说，不论在理论或实践上，均有过之而无不及，而胃肠疾病又是临床上常见的多发病之一，现代消化病学进展也迅猛异常，这都为我们从事胃肠道疾病防治研究的中西医结合医务工作者提供了广阔的发展基础，只要我们坚持不懈，努力奋斗，实践、提高、再实践、再提高就会取得突破性进展。

中西医结合防治消化系统疾病展望

中西医结合防治消化系统疾病虽取得了不少的进展，但距离人们的要求，仍然相差很远。总结过去，展望未来，前途光明，任务艰巨，真是任重而道远。所以，我认为今后要搞好中西医结合工作，首先要抓住重点，认准突破口，狠下功夫，才能取得更大的成绩。

1. 在“疑难病”治疗中发挥中西医结合的优势，例如中医或中西医结合治疗慢性萎缩性胃炎虽有一定疗效，但其确切效果仍需进一步扩大验证，其重点应放在癌前病变防治上。消化性溃疡病的近期愈合，各种抗酸、解痉、抑菌药物（抑制 HP）与 H_2 受体阻滞剂的疗效大致相似，但复发率很高。因此巩固疗效，防止复发是中西医结合治疗消化性溃疡病的发展方向，如能总结出一套控制复发的简便高效的措施，则具有很大的理论意义和实用价值。加强对胃肠道的癌前病变、出血性坏死性肠炎和伪膜性肠炎等疑难疾病的防治，应为我们主攻的方向之一。

2. 加强对慢性非感染性胃肠道疾病和胃肠道功能性疾病的防治，千方百计提高疗效，创建新理论，取得突破。目前认为慢性非感染性，尤其是胃肠道功能性疾病，大多数病因及发病机理尚未彻底阐明，但临床上发病率很高，症状繁多，反复迁延，给病人带来痛苦，而且一般西药治疗效果并不满意，从中医和中西医结合治疗中可能通过发挥辨证论治的长处，也就是结合患者的社会、'心理、体质、生物和环境等诸多影响因素，加强“针对性”、“个体化”和“综合性”治疗，可取得突出的效果，这正反映了中医辨证论治的优势和特色，是很值得进一步深入研究的课题，也较容易收到明显的效果。

3. 以高标准、严要求进行临床和实验相结合的研究，拿出过硬的实验结果。目前在整个中医研究中，同样在消化系统方面也存在临床科研设计不够严谨，缺乏严格的分组对照观察，结论分析不够中肯等问题。因此，今后要以高标准、严要求、踏踏实实、一丝不苟的精神进行临床和实验研究，得出经得起重复的结论。

4. 开拓进取，开发出治疗常见胃肠道疾病的高效、速效而简便的系列药物。目前国内治疗胃肠道疾病的中药剂型很多，甚至是充斥市场，但真正具有高效、速效而又简便的药物可以说是凤毛麟角，尤其尚未形成治疗系列药物。因此，开发确有良效的新药，不仅符合人民健康的需要，而且是科研和生产结合的最好形式，也是当前形势发展的必然趋势。此项综合性开发研究工作，应尽可能组织全国大协作，发挥优势，抓住关键，重点突破。

新胃肠病学的标志

近年来，在现代医学方面随着胃肠内窥镜检查的广泛应用，胃肠道免疫学、胃肠道动力学、胃肠道激素、胃肠道屏障以及胃肠道微循环和血液流变学等理论研究的日益深入，使胃肠道疾病的诊断和治疗提高到了一个新的水平。在祖国医药方面从《内经》至明清历代著名医家对胃肠疾病多有系统而全面的阐述和极其丰富的临床诊治经验，形成了一个系统的理论联系实践的完整的理论学说—脾胃学说。因此，历史发展到今天，作为现阶段从事消化系统疾病研究防治工作的医务工作人员，应当义不容辞，责无旁贷地把现代医学与中医学的理论知识和诊治经验有机的结合起来，各取所长，融汇贯通，逐步发展成为一门中西医结合的新的胃肠病学。

这种新胃肠病学的标志是：

（1）在理论研究中有众多的闪光的新结合点，能融合中西医理论于一炉，有新的论点、新的发现，既不同于中医，也不同于西医。

（2）在临床诊断中，辨病和辨证相结合，宏观和微观相结合，定因、定位、定性和定量相结合，建立一个新的中西医结合的诊断模式。

（3）在临床疗效上，能取得更高的、确切

的和经得起重复验证的疗效，既高于西医，也高于中医，并在此基础上逐步阐明其疗效机制。

(4) 医、理、药、护的系统结合，形成新的胃肠病学的完整体系。

一、食管炎

食管炎是指食管粘膜发生炎症而引起的临床症候。如食管不适、疼痛或胸骨后烧灼痛，反胃、吐酸、恶心、呕吐、吞咽障碍甚至吐血等。本病经常和慢性胃炎、消化性溃疡或食管裂孔疝等病并存，但也可单独存在。其病因可由于胃或十二指肠内容物返流到食管或由化学药品或毒物对食管粘膜的腐蚀破坏作用而形成粘膜炎症。长期反复不愈的食管炎可致食管疤痕形成，食管狭窄，或裂孔疝，甚至发生慢性局限性穿透性溃疡。反之，食管裂孔疝也可导致反流性食管炎之发病。中医无食管炎病名，可以根据其临床表现而将其归属于“吞酸”、“吐酸”、“胸痹”、“噎食”、“噎膈”甚至“吐血”等病证。

中医认为食管属于胃的范畴，食管是胃腑受纳饮食之关，胃腑是食管吞咽食糜存留之处，两者相互连接，彼此影响，不可分割。在生理功能和病理变化上有不同之处，共同完成受纳、消化、吸收和输布的功能。中医认为脾主升、司受纳，脾气健升，胃气和降，此属生理之常。脾失健运、胃失和降，此属病理之变。由此可见，食管疾病之病位在食管，而病理机理在脾胃，病因有三。一是由于情志不畅，忧郁恼怒、气郁伤肝、肝失疏泄、横逆犯胃，以致胃气上逆；二是由于肝郁化火，火灼胃阴、胃火上炎，以致胃气不降；三是由于饮食不节，嗜食辛辣酸性刺激食物，过度吸烟饮酒或服用腐蚀破坏的毒品或药物，损伤脾胃，气机阻滞、胃失和降，因而胃气上逆。不论是哪种病因均可导致胃气上逆、升降失司的共同病机，从而产生反胃烧心、泛酸呃逆、胸膈阻闷之证候。

脾胃升降功能失常，中焦气机阻滞不畅，是食管炎发病机制的关键。若气机阻逆，郁结日久，则可发生噎食（即饮食噎阻不下、停于食管）和嗝症（即食到膈间不得下行、心下膈阻)，正如《证治汇补》所云：“吞酸虽小疾，然可暂可久，久而不愈，为噎嗝反胃之渐”。说明吞酸反胃之病食管胃反流时间日久，可以引起噎食和嗝症。

（一）临床研究

随着食管镜、食管钡餐等检查的日益普及，各种原因引起的食管炎的检出率已明显提高。河南医学科学研究所对食管癌高发区和低发区的居民进行群体配对调查，内窥镜下慢性食管炎的检出率分别为70.7%和63.7%，可见本病的发生率已很高。近十多年来，中医和中西医结合治疗本病的报告逐渐增多，已取得良好的效果。沈才栋报道用《外科正宗》中的少阴甘桔汤加减治疗食管炎126例，治疗结果：治愈103例，显效15例，无效8例，总有效率93.6%，主要药物有桔梗、甘草、黄芩、陈皮、蒌皮、薤白、银花、元胡、乳香和没药。全部病例除症状典型外，均经食道钡餐检查确诊。炎症部位在食管上段者41例，中段者52例，下段者23例，上中段者3例，全食管者1例。本方药有清热解毒、理气活血之功，而食管炎与热蕴、气滞、血瘀有关。本方药能使食管之热毒得清，气血运行如常，故能取效。宋氏报告以栀子陷胸汤治疗25例食管炎，结果痊愈23例，好转2例。主药有生山栀、豆豉、半夏、川连、瓜蒌。胸痛者加枳实；恶心呕吐者加竹茹；病程短者加丹皮、郁金、银花；病程长者加黄药子、丹参。倪宗瓒等报告经过内窥镜及病理确诊的慢性食管炎213例。应用岩参片（大岩白茶的制剂)，每日口服5g，疗程3个月，治愈率为68.6%。设对照组52例服安慰剂，其治愈率为4.1%，证实该药确有治疗效果。经动物实验表明，岩参片对食管上皮增生有抑制作用。张新凤用四味中药（清半夏、桃仁、栀子、黄连)加蜂蜜制成治噎丸，共治31例、痊愈24例、好转6例、无效1例。有效率96.8%，疗程最长2个月，最短10天。广州中医药大学李茹柳报告42例返流性食管炎的中医辨证分型，其中肝胃不和型30例，占71.4%，肝郁脾虚型12例，占28.6%，认为该病与中医的“肝气不舒、横逆犯胃、胃气上逆”的病机有关。中医证型以肝胃不和为主，与中医对返流症状的病机认识相符。食管pH监测检出胃食管反流可能是中医“肝气犯胃、胃气上逆”的客观指标之一。

返流性食管炎为一种较为长期的易于反复发作的慢性病，有时单纯用西药抗酸、消炎和抑制返流虽一对症状都可以缓解，但一旦停药则又可复发。食管疼痛或胸骨后烧灼感、反酸、呕吐等重又再现。为此采用中西医综合治疗，将辨病和辨证结合，整体与局部兼治，往往收到较好疗效。

返流性食管炎虽然病变部位在食管，但其病因病机多和胃部病变结合在一起。因此治疗必须兼顾脾胃和肝胆。一般发病早中期，病情较轻，食管括约肌调节紊乱不重，食管排空能力尚存，应用中医辨证施治，可以使病情缓解，甚至获得临床痊愈。若返流性食管炎出现恶性循环，或并发食管裂孔疝，或炎症侵及食管壁肌层时，导致食管运动严重障碍，返流机制损害更为明显，炎症长期持续存在，则单用中药可能效果较差，宜采用中西医结合疗法。一方面应用中医中药以舒肝理气、健脾和胃，改善食管括约肌功能，抑制胃内容物返流。另一方面可配伍应用西药，以消除炎症和 H_2 受体阻滞，如甲氰咪胍之类。在病情较重，内科治疗无效时，亦应考虑手术治疗。

从中医的观点来看，反流性食管炎的主要病机是肝郁气滞、脾胃虚寒，因此临床治疗上必须抓住病机关键，在辨证基础上着重调理脾胃、疏肝解郁，改善食管括约肌功能。在抑制胃内容物反流方面，着重应用旋覆花、代赭石，后者剂量可用到30～40g，并配以生姜、竹茹、清半夏、干姜，抑制胃酸方面，可重用煅瓦楞、海螵蛸、白及等；消炎止痛方面可用大青叶、金银花、威灵仙、延胡索、川楝子等；脾胃气虚方面可用党参、白术，黄芪可用到30～40g；肝气郁滞方面可用柴胡、郁金、白芍、枳壳等。诸药合用能起到改善食管括约肌功能，抑制胃气上逆和减少胃酸返流等作用。若同时伴用西药制酸剂及胃复安等，则疗效更佳。

（二）药物研究

近年来对一些舒肝理气、降逆和胃之药进行了较多的药化和药理学方面的研究。

旋覆花：散结气、降痰涎、利气下行，是理气降逆之要药，使胃气下行。该药含绿原酸(Chlorogenic acid)，能显著增加大鼠、小鼠的小肠蠕动，故有“利气下行”之功。

半夏：化痰和胃、止呕降逆，内含生物碱，对阿扑吗啡和硫酸铜引起的动物呕吐，均有制止呕吐作用。

元胡：止痛镇吐。其中含有去氢紫堇碱(Dehydro Corydaline，DHC)，对胃分泌有抑制作用。它和所含的多种其他生物碱均有抗溃疡作用。

煅瓦楞、乌贼骨：止酸收涩，其中均含有碳酸钙等。瓦楞煅后产生氧化钙，能中和胃酸，后者并有除湿疗疮之作用。与黄连配伍，有解毒生肌的作用。

甘草：和中解痉，含有能降低胃酸及胃蛋白酶活性的成分，并有抗溃疡作用。

白及：止血。因其具有高度粘性，可防护粘膜受损，和煅瓦楞及乌贼骨配合并用甘草，可使药液形成粘滞易起沫的碱性液体。复附于粘膜，增强屏障作用。

（三）展望：

1. 目前中医或中西医结合治疗食管炎确有良好的治疗作用，但多限于症状的观察，对于烧心、反酸、嗳气和恶心等症状，应用中药治疗后，多半能消退。但对于食管病理性改变，如炎症浸润、溃疡糜烂的消退则缺乏长期随访的观察。对于食管运动功能、pH 数值和压力变化也未进行治疗前后的严格对比检测。因此目前所得出的疗效结果，多半是以症状恢复为标准，科学性和严谨性不够。今后宜加强临床研究的前瞻性设计，做好有关临床选例、诊断疗效标准、观察指标和分组对比的处理，得出确切可靠的疗效结果。

2. 深入临床和基础相结合的实验研究：食管炎的主要病因病机是食管下端括约肌功能失调或关闭不全和食管粘膜的防御功能破坏不能防止胃、十二指肠内容物返流到食管，以致引起食管损伤，而初步的药理学研究说明，中医的舒肝解郁和健脾和胃药物确有改善食管下端括约肌功能失调或关闭不全。因此抓住这一主要病机，从临床病例和动物实验上相互结合，彼此印证，深入阐明这一疗效机制，必将取得突破性进展。

（危北海）

二、胃潴留

胃潴留或称胃排空延迟是指胃内容物滞存而未及时排空。凡呕吐出 4～6 小时以前摄入的食物，或空腹 8 小时以上，测得胃残留量>

200ml 者，均提示有胃潴留存在。本病是个常见的多发病，无年龄及区域差别，女性似较男性为多。其发病机理与胃动力学有关。

中医虽无胃潴留之病名，但其临床表现在中医之“呕吐”、“胃脘痛”、“腹胀”、“呃逆”等证中可见。认为本病的病因病机主要是外因六淫客于脾胃，脾胃功能受阻，导致运化受纳功能紊乱；或由于以脾、胃、肝为主的脏腑功能失调，以致胃腑受纳无权，脾脏运化失司；脾主肌肉，脾气不足，胃肌无力，传化不利；肝主疏泄及情志，肝气不舒，情志抑郁，必致气机不和。此外过食肥甘，劳累耗气亦可引发本病。本病虽病位在胃，但与脾、肝两脏关系相当密切。在转机方面，具有表邪传里；由实转虚，或虚实夹杂；寒热转化，或寒化遏阳，或热化伤阴；气血不和，气虚血瘀，或气滞血瘀等特点。临床治疗多以疏邪解表，理中和胃，活血化瘀等法为主。

胃潴留分器质性与功能性两种，前者为继发性，包括消化性溃疡引起的幽门梗阻，以及胃窦部及其邻近器官的原发或转移的肿瘤压迫、阻塞所致的幽门梗阻等。本章节仅讨论功能性胃潴留。

近年来无论对本病病因病机的认识方面，还是诊治技术方面都作了大量的工作，积累了一定的资料，尤其是中西医结合对胃动力学的认识和运用，已日益受到临床医学科学家的关注，提倡辨证辨病相结合，治本治标相结合。

（一）临床研究

1. 病因病机研究进展

现代医学认为胃潴留的发病机理主要由于胃动力学障碍。胃由三个肌肉单位组成，即胃底、胃窦和幽门。它们互相协调，与十二指肠运动相联系，完成胃的主要功能：对摄入食物的受纳、腐熟和排空。胃是一个具有多功能的最初消化器官，根据胃运动的功能特点不同，又把胃分为近端胃（胃底和胃体近端的⅓）、远端胃（胃体远端的⅔和胃窦区）两部分。近端胃经常保持紧张性收缩，以调节胃内压力和适应接纳摄入的食物，有 80％的胃内容物贮存于胃体和胃底部。远端胃则有机械泵样特性，具有明显的收缩活动，可产生规律的向幽门方向的蠕动波，这种规律蠕动可能与胃肌电活动有关。通过蠕动对食物进行研磨、搅拌、混合，形成食糜后推向十二指肠。此时十二指肠的压力相应地低于胃内压力，否则就不会完成胃排空的目的。反之，胃内压力低下，幽门阻力增大，十二指肠压力升高时，就会发生胃潴留。

研究证明，大脑中枢同样也参与胃排空调节。行为研究表明，焦虑或恐惧能使胃排空延缓。由此可以认为中枢作用也是胃潴留的重要致病因素。以往就曾有人提出中枢作用是精神性胃麻痹和神经性呕吐的主要原因。

在正常情况下，胃肠激素和肽类对胃肠运动功能有着重要的调节作用，已有研究发现，胃十二指肠运动不协调所致的胃排空障碍者血中胃动素的水平以及与消化间期Ⅲ相运动有关的胃动素高峰水平明显降低。此外，迷走神经切除、抗胆碱能药物亦能诱发胃排空时间延缓。

总之，胃排空由几种调节作用控制：电生理机制，神经激素反馈和大脑调节，其中任何一种环节紊乱均可导致胃内容物的潴留。

近年来临床医学科学家将一组以胃排空延缓为特征的临床证候群称为“胃轻瘫综合征”，说明胃轻瘫与胃排空延缓相伴而行，因此可以认为胃轻瘫导致胃潴留。也有人发现，伴有幽门螺杆菌的胃轻瘫病人很少有胃排空的异常，因此二者是否为因果关系似乎又有争议。但大量的资料证明相当一部分胃轻瘫病人胃窦压力明显降低，尤其是餐后胃窦压力降低更为明显。是否可以认为胃窦压力降低也是造成胃潴留的重要因素之一，有待商榷。

中医认为，外淫之邪、情志变化、饮食不节、过度劳累等均可作为致病因素引起脾胃气机升降紊乱。外淫之邪客于脾胃，胃失和降；或肝失疏泄，横犯脾胃，气机不畅；或饮食不节，过食肥甘，中焦气机受阻；或过劳耗气，气机运行无力，致使胃之传化功能障碍；或素体脾胃虚弱，受纳腐熟、运化输布功能不足。脾主升，胃主降，该升不升，该降不降，必然导致受纳无权，运化失司，因而导致纳入之水谷传化缓慢或滞留于胃中；又因脾主肌肉，脾气不足，必影响胃肌，这与现代医学胃肌无力相吻合。因此，中医之脾胃气机升降与西医之胃排空之间得到了共同语言。

2. 诊断学研究进展

急性胃潴留之诊断并不困难，病人呕吐物为4～6小时以前的食物，胃肠钡餐检查，4小时后钡剂仍存留50%，或6小时仍未排空即可诊断。

慢性胃潴留之诊断由于病程长，临床症状不剧烈，往往不进行更深入检查而漏诊。目前用于胃潴留的检查手段较多，常用胃镜下或X线钡餐检查及B型超声波检测显示胃内有大量胃潴留物。此外，胃电图、胃肠压力测定、核素胃排空检查等都是深入了解胃潴留原因的有价值的检测手段。值得提醒的是在诊断功能性胃潴留时，应首先进行有关检查，排除了上消化道、肝、胆、胰腺等器质性疾病后方可下此结论。

由于个体体质差异及病因病机、病情轻重、病程长短之不同，所以中医对其辨证分型比较复杂。但分型过细过杂，临床上反而繁琐不清，难于掌握。按本病的临床特点多数主张分为外邪客中，食滞中焦，痰饮内阻，脾胃虚弱，肝郁气滞，胃阴不足等六型，有时胃寒、血瘀、胃热可兼见于上述各型之中。从中西医结合的角度来看，既重视辨证又不能忽视辨病，应侧重于辨病辨证的结合上。

一般情况下，急性胃潴留多在外邪客中、食滞中焦及痰饮内阻证型中可见。慢性胃潴留多在脾胃虚弱、肝郁气滞、胃阴不足证型中多见。慢性或反复发作的多有血瘀或阴虚或虚热。中医之分型与胃内压力、胃电活动、胃肠激素水平等影响胃排空功能因素的关系目前尚未见报道。有人认为胃液分泌，胃运动的紊乱及胃内容物潴留可能相当于脾胃气机失调，胃肠蠕动无力可能相当中医之脾气不足。

3. 治疗学研究进展

由于胃肠动力障碍被认为是功能性胃潴留的主要因素，所以除一般对症治疗，如少渣饮食，补充维生素和微量元素及纠正水电酸碱失衡外，根据中医辨证结合促动力药物的酌情使用已成为治疗本病的常用方法，尤其对慢性胃潴留更为适宜。此外针灸、推拿及气功等也已被人们接受。

（1）中医辨证施治

外邪客中证治以驱邪和中，方选藿香正气散加减。举例：藿香、大腹皮、苏叶、甘草、桔梗、陈皮、白术、茯苓、厚朴、半夏、佩兰叶、荷叶。

脾胃虚弱证治以补益脾胃，调和气机。方选香砂六君子汤合补中益气汤加减。举例：木香、砂仁、陈皮、半夏、党参、白术、茯苓、甘草、当归、白芍、黄芪、川楝子、竹茹、柴胡、升麻。

食滞中焦证治以消食化滞，和胃降逆，方选保和丸加减。举例：山楂、神曲、茯苓、陈皮、连翘、莱菔子、枳壳、竹茹、大黄、柴胡。

肝郁气滞证治以疏肝理气，方选逍遥散加减。举例：柴胡、当归、白芍、茯苓、白术、薄荷、枳壳、甘草、旋覆花、代赭石。

痰湿内阻证治以祛痰化湿，理气和胃，方选半夏泻心汤合苓桂术甘汤加减。举例：半夏、黄连、黄芩、厚朴、茯苓、桂枝、甘草、陈皮。

胃阴不足证治以滋养胃阴，方选麦门冬汤加减。举例：麦冬、沙参、半夏、党参、粳米、玉竹、竹茹、川楝子。

由于病人症状错杂，临床上主张应抓主症，兼次症，随证拟方，不必拘泥于一方一法。如肝郁气滞证常兼有血瘀，故需加用活血化瘀药；脾胃虚弱证常兼有胃寒或湿停，故需加用温胃或运湿药；胃阴不足证常兼有虚热，故需加用清热药；痰湿内阻必伤脾胃，故在祛痰化湿的基础上需加健脾益气药；外邪又有寒热之分，故在祛邪时注意温凉药的选用。此外，无论哪一证型均以胃之排空功能障碍为主证，故多数认为在辨证论治的基础上选加理气和胃药很有必要。

（2）中西医结合治疗

① 促胃动力西药

胃复安、吗丁啉属多巴胺受体阻断剂，可促进胃排空，吗丁啉比胃复安作用强17倍，副反应较胃复安小，但有一定的耐受性，长时间服药，其作用减弱。

西沙必利（普瑞博思）属甲苯酰胺的衍生物，具有良好的促进全胃运动的作用。使延缓的胃排空加速，同时能协调胃-十二指肠的运动。本药作用强，副反应小，是目前促动力药中比较理想的药物。

红霉素和红霉素类似物是胃动素受体激动剂，对胃、十二指肠具有强烈的促动力作用，能有效地使餐后胃窦的收缩幅度明显增强，协调胃-十二指肠运动从而达到治疗目的。本药可引起腹痛，菌群失调及肝损害，临床多使用乙基琥珀酸红霉素以避免这一副反应。

② 中医主要治则及方药

解表和胃法：常用藿香正气散、越鞠保和丸等；

疏肝健脾法：常用四逆散、逍遥散、旋覆代赭汤等；

温中健脾法：附子理中汤、补中益气汤等；

养阴清热法：麦门冬汤、青蒿鳖甲汤、养胃汤等；

活血化瘀法：免疫1号、桃红四物汤、血府逐瘀汤等；

祛湿调胃法：防己黄芪汤、苓桂术甘汤、平胃散、柴平散；

综上所述，依照中医辨证原则，采用中药治疗胃潴留临床疗效较为满意。如若酌情加用促动力药物远期疗效会更为理想。临床医家认为以中医辨证论治求本，选择促动力药物辨病治标，见效迅速，同时可能是根治本病的可行方案。目前在应用辨证施治方面，多采用在前人获效方药的基础上结合各家临床经验拟定基础方为主，再根据主证加减，同时结合现代药理研究选择最有效的单味药物的使用更有临床意义。

针灸、推拿、按摩也广泛应用于临床，多数认为循脾、胃、大肠、肺经取穴施法较为有宜。

（二）展望

胃潴留是临床常见疾病，近年来常作为胃轻瘫综合征的一个症状提出，也许随着胃轻瘫的深入研究，本病不再作为独立疾病出现，但对人体健康的影响是不容忽视的。因此，对胃潴留诊治的研究会不断的进行下去。而中西医结合则为最有前途。

目前看来，有关本病的中西医结合研究应从以下两个方面入手：

1. 加强对胃潴留的辨证和辨病的深入研究，探清其本质的内在联系，总结出真正能反应疾病发展过程和病理生理基础的证候特征性变化，逐步形成中西医结合的新的诊治模式。

2. 促动力药物的问世为解决胃排空障碍带来了希望，但还不是根治疾病的最理想药物，因此加强对中药成方和单味药的研究，重点解决中药与西药的联合应用是否有协同作用及能否达到根治目的，乃为今后的努力方向。

（徐慧媛　张孟仁）

三、急性胃扩张

急性胃扩张是胃和十二指肠上段极度扩张，胃腔内有大量的气体、液体或食物滞留。通常作为某些内外科疾病或麻醉手术的严重并发症出现，或暴饮暴食后发生。本病可发生于任何年龄，无性别和地区差别。以往文献报告过度饱食引起的急性胃扩张死亡率很高，可达70%左右。近年来由于手术前准备和手术后处理技术的提高，如常规采用胃肠减压等，手术后的发病率和死亡率越来越低；过度饱食所致的急性胃扩张也较以往明显减少，尤其是城市发病率甚低，可能与卫生宣教和人群卫生素质的提高有关。

急性胃扩张属中医之“胃脘痛”、“呕吐”、“痞满”等范畴。中医认为本病的病因病机主要有脾胃功能失调、饮食劳倦及情志不和等方面。脾胃虚弱，受纳运化无力；脾主肌肉，脾气不足，胃肌无力而致胃肌松弛；过食过劳，伤胃耗气，传化不及，运化迟滞；肝郁气滞，横犯肝脾，气机运行无序，均可导致本病发生。本病病位在胃，与肝脾关系最为密切。在病机转化方面，主要以脾胃气机失调、肝之疏泄功能障碍，导致胃内气血水湿瘀滞为特点。具有本虚标实，或虚实夹杂及瘀而化热，热伤阴液，阴伤阳脱而寒的虚实寒热互化的特点。临床上多以调理脾胃（健脾和胃、养阴益胃、温中理气等）疏肝和胃，消食化滞，活血化瘀，护阴固阳等法为主。

近年来，由于急性胃扩张发病率明显降低，对本病的深入研究报告不多，根据以往临床经验证实，中西医结合即辨证辨病相结合，治病求本相结合的诊治原则，对本病的诊治仍有着重要的现实义。所谓辨证，是将急性胃扩张的临床表现辨证分型，一般分为脾胃虚弱（包括脾气不足、脾胃虚寒）、饮食内停、肝气犯胃、胃阴不足（包括亡阴亡阳）、胃热上涌等五型。所谓辨病，包括发病原因、病理变化、临床症状及实验检查等方面；所谓治病求本是指针对疾病的症状治疗和病因的治疗。实践说明，以此为治则，疗程短，治愈率高，具有广阔前景。

（一）临床研究

1. 病因病机学研究进展

现代医学认为急性胃扩张的发病机理主要是内外科疾病，或麻醉手术，或暴饮暴食，或长期卧床等各种原因导致胃壁肌肉麻痹而形成。发生于腹部手术者，可能与麻醉时有过多的空气或氧气吸入胃内及手术时组织创伤及胃肠牵拉，或直接刺激躯体或内脏神经而引起胃的自主神经调节失调、胃壁麻痹导致胃平滑肌驰缓形成胃扩张；发生于暴饮暴食者，由于胃腔短时间内接受大量的食物而迅速扩张，胃壁肌肉突然受到过度牵伸而使神经反射性抑制，形成急性胃扩张；长期卧床而发病者，可能与体位和胃肠功能紊乱及抵抗能力下降有关。

中医认为，急性胃扩张的病因病机主要由各种原因导致的脾胃不和，或肝气郁滞，气机不畅，导致消化系统的功能紊乱。脾主运化，主输布，以升为常，胃主受纳，主腐熟和降，以降为顺。脾胃升降有序，为消化系统之总枢。脾胃功能失调，水湿内停，血气不畅，久郁化热，或热邪直中脾胃，热灼阴液，重则阴耗阳脱，亡阴亡阳，此时相当于急性胃扩张的休克阶段。脾主肌肉，脾气虚则肌无力，胃肌无力则松弛。此外暴饮暴食或肝郁气滞，影响中焦气机，导致食、气积于胃腔，胃肌过度牵伸而扩张。气滞血瘀，血运障碍而致胃壁坏死和穿孔，也是目前中西医结合认识急性胃扩张的统一点。以此观点指导临床，对于研究疾病的发生、发展和估计预后有着相当重要的意义。

各证型之间可互相转化，如饮食停滞证，可因滞化热，热灼胃阴，转为胃阴不足证；如胃阴耗竭，又可导致阴亡阳脱而表现为休克状态；此外热又能迫血妄行，还可导致扩张之胃出血坏死。又如肝气郁滞，横逆脾胃，影响脾胃功能，若长期不得缓解则可发展为脾胃虚弱证；由于气为血帅，所以肝郁气滞也可转为气滞血瘀证，此时胃壁血管可能扩张充血或血栓形成。

2. 诊断学研究进展

急性胃扩张由于各人的病因病机及体质之不同，病情轻重及病程长短之不同，所以中医分型尚不能一致，然分型过多过细反而抓不住主症而影响治疗。目前认为，按其主要症状可分为脾胃虚弱、饮食停滞、肝气犯胃、热邪犯胃、胃阴不足、阴竭阳脱等六型；脾胃虚弱证型中又可以脾气不足和脾胃虚寒分别论证而分为七型；也可认为胃阴不足是热邪犯胃伤阴或肝郁化热灼阴的结果而不需单独划为一型；肝郁气滞能导致血瘀，况且气滞血瘀证常伴血液流变学的改变，故认为气滞血瘀应为急性胃扩张的独立证型，但由于气滞血瘀常以某证的结果出现，所以仍可附于其他证属，需提醒的是应辨清主次，当本证为主证时，将其设为单独一型，对指导临床治疗很有必要。

一般认为由于创伤、麻醉和外科手术引起的急性胃扩张多相当于肝气犯胃型或热邪犯胃型；长期卧床而发病者多相当于脾胃虚弱型或胃阴不足型；暴饮暴食致病者多相当于饮食停滞型；如治疗不当或病势凶猛，并发胃壁出血、坏死、穿孔而急剧进入休克状态，此时属于中医阴亡阳脱之危症。热邪客于中焦，水谷与热邪相搏，故而呕吐频繁，阴液外泄，此时易出现脱水、电解质紊乱及酸碱失衡。肝郁气滞证常有血液流变学的改变而出现胃壁血管扩张、充血。

3. 治疗学研究进展

急性胃扩张的治疗目标是解除症状，防止并发症的发生，使胃腔复原并恢复正常的消化功能。近年来由手术前后之准备和处理的进步，手术后急性胃扩张已很少发生。一旦发生，由于诊断的及时和治疗条件的优越，预后大多良好。暴饮暴食所致的急性胃扩张，由于病情发展变化急剧，过去死亡率较高，随着医疗技术的提高和监测条件的现代化，死亡率已大大降低。

急性胃扩张的治疗多采用综合性措施，以一般治疗为基础，如输液、禁食和胃肠减压；如病情控制不理想，应进行特殊的辅助治疗，如静脉高营养，中、西药物，针灸、推拿和气功等。

（1）中医辨证施治

脾胃虚弱型治以补益脾胃，方用六君子汤合橘皮竹茹汤加减。举例：人参、白术、茯苓、甘草、陈皮、半夏、黄芪、苏梗、莱菔子、竹茹等。

饮食停滞型治以消食化滞，和胃降逆，方用保和丸合大柴胡汤。举例：神曲、莱菔子、山楂、半夏、茯苓、陈皮、柴胡、黄芩、生大黄、枳实、白芍、连翘等。

肝气犯胃型治以疏肝和胃，方用大柴胡汤合金铃子散。举例：柴胡、枳壳、芍药、甘草、香附、陈皮、川芎、元胡、川楝子、竹茹等。

伴有气滞血瘀时合用桃红四物汤或血府逐瘀汤。

热邪犯胃型治以清热和胃，方用玉女煎加减。举例：生石膏、麦冬、生地、知母、熟地、玄参等。

伴有大便不通者，可加用大承气汤。

胃阴不足型治以滋阴养胃，方用麦门汤或益胃汤加减。举例：麦冬、半夏、玉竹、黄连、乌梅、沙参、石斛。

阴竭阳脱型治以护阴固阳，方用大补元煎合参附汤。举例：人参、山药、熟地、枸杞、当归、黄柏、甘草、附子。

由于病人症状错杂，临床治疗上主张抓主症，兼顾次症，随症拟方，灵活用药，不必拘泥于一方一法。

(2) 中西医结合治疗

①急性胃扩张以禁食、胃肠减压及全身支持疗法为主。如上述治疗病情控制不理想反而恶化时，应采取积极有效的中西医结合综合治疗。即在全身支持疗法的基础上，可给予静脉高营养，增强胃肠营养，促进胃肠复原；补充液体纠正脱水状态，调整水和电解质及酸碱平衡；结合中医辨证采用中药水煎剂胃内保留等。

②中药治疗一般用于恢复期，必要时急性期也可胃管饲入根据临床症状所拟的中药方剂的水煎剂。中医治疗急性胃扩张的主要治疗原则及方药如下：

健脾法：包括健脾益气、温中健脾，常用四君子汤、理中汤、黄芪健中汤及补中益气汤等。

和胃法：包括疏肝和胃、健脾和胃、和胃降逆，常用四逆散、加味逍遥散、异功散、旋覆代赭石汤等。

清胃法：常用玉女煎、清胃散等。

活血化瘀法：常用血府逐瘀汤、桃红四物汤、免疫Ⅰ号等。

滋阴养胃法：常用养胃汤、麦门冬汤等。

通里攻下法：常用大柴胡汤、调胃承气汤等。

护阴固阳法：常用大补元煎、参附汤等。

以上治法根据临床症状可单独使用，也可联合使用。给药方法：胃管饲入方剂水煎剂，保留 30～60 分钟，根据病情，可重复多次使用。

针灸、推拿也广泛应用于临床，多数认为循脾、大肠、肺经取穴施法疗效更好。

如果经过上述内科治疗症状仍不缓解者，应考虑外科手术治疗。

（二）展望

近年来虽然急性胃扩张的发病率很低，但依然存在着对人体健康的危害性，因此对本病的研究会不断的深入，而中西医结合则最有前途，尤其对病情偏重的患者采用中西医结合的治疗方法更为重要。

目前看来，有关本病的中西医结合研究应从以下几个方面着手：

1. 加强对急性胃扩张的证和病的关系研究，探清其本质的内在联系。总结出真正能反映疾病发展过程中中医证型变化和病理生理基础的关系。逐步形成中西医结合新的诊治模式。

2. 加强对单味中药现代药理作用的研究。重点研究全身支持疗法与中药联合应用是否有协同作用。同时有利于辨证论治基本方的组拟和加减。

3. 提高对以预防为主——“治未病”的认识，发探中药既扶正又祛邪——调节机体免疫功能的整体观念，以取得更好的疗效。

（徐慧媛 张孟仁）

四、胃粘膜脱垂症

胃粘膜脱垂症多由于胃粘膜慢性炎症、溃疡病、粘膜水肿等，使胃窦部粘膜迂曲冗长、肥大松弛，使粘膜易在肌层上滑动，而形成胃粘膜脱入十二指肠所引起的一种病症。本病可单独发生（原发性），亦可继发于其他疾病（继发性），好发年龄为 30～60 岁，男性约为女性的 2 倍，本病国外报告发病率为 1.3%～14%，国内报告约为 1.05%～2.03%。患者临床表现不一，胃痛或有或无。往往被所伴随的其他疾病症状所掩盖，如十二指肠溃疡、十二指肠球炎、胃窦炎、胃溃疡等。如果脱垂的粘膜阻塞幽门，可引起梗阻，出血及坏死，故需积极治疗，防止并发症。

胃粘膜脱垂属于中医学胃脘痛范畴，常见的病因多由于饮食不节，饥饱失常，或外感时邪，劳伤过度，忧愁思虑，引起肝气郁结，肝胃不和，脾胃虚弱，其主要病机是脾胃气机阻滞，气血生化不足。脾胃虚弱是其病之本，湿热、气滞、血瘀为其病之标。脾虚血亏无以自养，则粘膜松弛，气虚无力升提，则粘膜滑脱，临床所见本病多为本虚标实之证，治宜标本兼顾，主要以养血益气为大法，兼以和胃降逆，清利湿热，化痰蠲饮和活血化瘀。西医并无特殊药物可供使用，一般治疗包括少量多餐饮食，戒掉烟酒，或给予胆碱能类药物等，如有幽门梗阻或消化道出血时，则应采用中西医结合治疗，或配以外科手术治疗。

(一) 临床研究

胃粘膜脱垂症的中西医结合临床研究主要是关于辨病和辨证相结合的探讨，中医主要将本病归属为“胃脘痛”、“痞满”和“反胃”等范畴内，一般是先经西医胃肠X线钡餐或胃镜检查，然后根据四诊所见，进行中医辨证分型论治。轻者无症状，则无证可辨。若患者诉有不规则的上腹痛，常伴有脘腹胀满、嗳气、恶心、呕吐等症状，易在进食后诱发或加重，呕吐后缓解，右侧卧位疼痛加剧，左侧卧位疼痛缓解，服抗酸药无效，此为本病症状的主要特征。但是患者的症状表现可以轻重不一，个体差异较大。有不少医家借鉴西医对粘膜脱垂症的纤维胃镜的诊断方法，根据胃粘膜的病理表现，结合中医临床观察，对本病进行辨证分型治疗，取得良好疗效，周维骥根据纤维胃镜的诊断，将本病分为三型进行辨证论治：①脾胃虚寒型：纤维镜下见幽门前胃粘膜水肿呈粗大皱折，脱出幽门外，幽门不圆不规则，但未见明显充血。治以温中散寒，健脾化饮。用芪蔻平胃散（自拟方）。其药物组成为黄芪、肉蔻、苍术、川朴、陈皮、桂枝、吴萸、茯苓、甘草。现代药理研究证实，温里药有改善局部胃粘膜血液循环，增强胃肠蠕动，有助于提高食欲和促进消化吸收，健脾化湿药能温和地刺激胃肠道，促进消化液分泌和排除肠内积气，有助于消化，这些药物可以缓解胃粘膜脱垂症患者胃脘疼痛、腹胀、嗳气等症状；黄芪能降低胃液与胃酸的分泌量，具有抗消化性溃疡的作用，对于胃粘膜脱垂合并胃溃疡的患者有效。②脾胃湿热型：胃粘膜明显充血、水肿、粗大皱折脱出幽门外，或见糜烂、溃疡、出血。治以清热祛湿、和胃降逆。用自拟二黄茵胆汤：川连、大黄、茵陈、胆星、竹茹、肉蔻、石斛、建曲、甘草。清热祛湿药具有抗消化道感染的作用；和胃止呕药具有促进消化液分泌，增进胃肠蠕动机能。现代研究证实，本类药多含有各种消化酶及多种维生素，对促进营养物质的分解消化和维持正常的消化机能有一定作用。③寒热虚实挟杂型：胃粘膜苍白、幽前区粘膜充血水肿，或见胃粘膜张力低、皱襞紊乱。治以辛开苦降，平调寒热，用半夏泻心而合左金丸加味。此型用药多为上二型之和，药理作用也类似。其中人参具有抑制胃酸分泌亢进，拮抗胃粘膜血流障碍的作用，因而对合并有溃疡的患者效果更佳。经过4年多临床实践107例患者观察证明，(经胃镜复查核实) 可使84%以上患者获得痊愈。

应用单方验方治疗本病亦取得了很好疗效。张素英用乌鸡白凤丸治疗本病10例。结果：10例全部治愈。其中8例在服药后诸症消失；7例愈后接受钡餐检查证实粘膜复位良好，溃疡及胃窦部炎症明显减轻或消失。半年后随访，2例复发，再用上法治疗而获愈，愈后病未复发。现代药理研究证实，本方具有抗寒、耐疲劳、耐缺氧和性激素样作用，还能显著增强小白鼠网状内皮系统的吞噬功能，以及增加细胞免疫的功能，同时具有降低血粘度的作用，用于本症具有保护胃粘膜，抗感染，促使粘膜水肿吸收的作用。周念兴用自拟升陷降逆汤（黄芪、枳实、乌梅、党参、白术、升麻、柴胡、佛手、炙甘草）治疗本病。呕逆严重加半夏、藿香；腹痛明显者加木香，元胡；食欲呆滞者加谷芽、麦芽；幽门梗阻者重用黄芪、枳实、乌梅。合并出血者加荷叶炭、仙鹤草等，取得了良好疗效。乌梅含有机酸，与胃粘膜接触后，能沉淀或凝固局部的蛋白质，使在表面形成较为致密的保护层，有助于局部创面愈合或保护局部免受刺激，因而具有收敛作用。此外，乌梅对细菌及其代谢产物具有吸着作用。这些粉末附着局部而起保护作用，从而减轻各种因素对胃肠道粘膜或创面的刺激。这是乌梅对胃粘膜的吸着，保护作用。黄芪有抗溃疡作用。枳实对胃肠道平滑肌呈双向调节作用。姚保泰认为本病病机属虚实寒热夹杂，采用半夏泻心汤加减治疗本病60例。基本方为：姜半夏、黄芩各12g，干姜、炙甘草各6g，党参18g，黄连9g，大枣6枚。泛酸加吴茱萸、煅瓦楞子；痛甚加元胡、白芍；腹胀加佛手、木香；恶心呕吐加苏叶；吐血黑便加花蕊石、桑白皮。日1剂水煎服，2周为1疗程。治疗2～3疗程。结果：显效（胃脘部疼痛，灼热感、嗳气缓解，随访半年未见复发；X线钡餐检查表现胃张力、蠕动正常，无胃粘膜皱襞通过幽门进入十二指肠，原有十二指肠呈"香蕈状"变形，恢复正常）36例，有效18例，无效6例。姚保泰认为半夏泻心汤有调节胃肠运动的功效，用于本症具有缓解痉挛，解除梗阻，促使局部粘膜炎症吸收的作用。马山等自拟升提活血汤（黄芪30g，党参10g，升麻10g，柴胡10g，细辛5g，蒲公英10g，枳实10g，肉桂10g，红花12g，蒲黄10g，川芎15g，丹参30g，三棱10g，莪术10g，丹皮10g，甘草10g）治疗本病77例。结果：75例经胃镜、X线钡餐复查病变消失，服药最少30剂，最多120剂。认为该方具有补气升提，温中化瘀之作用，适用于虚寒性上腹疼痛，对饭后疼痛加重，尤以右侧卧位痛剧，左侧卧位痛减，伴腹胀，嗳气，不泛酸，怕冷，喜暖，时有恶心者疗效较好。本方使用活血化瘀药的作用在于改善胃粘膜的血液循环，减少炎性渗出，促进炎性渗出物的吸收，有助于炎症康复。其次具有镇痛作用，这与活血化瘀改善局部组织供血供氧有关。此外，马哲河曾用仙方活命饮治疗胃粘膜脱垂并胃小弯溃疡13例，证属热毒内结，蕴郁成痈。药用：金银花15g，防风、白芷、赤芍、川贝母、花粉、乳香、炙甲珠、皂角刺、郁金、生大黄各10g，陈皮、没药各8g，生甘草4g。3剂后发热口渴愈。7剂后胃脘疼痛减半，反跳痛消失，血常规正常，大便日行1次，舌红、口苦、脉弦数。上方中去大黄、皂角刺、炙甲珠加川楝子、白头翁清肝解毒，继服10剂后诸症消失出院。再以疏肝理气、健脾养胃法调治年余，胃痛消失，形体复故。胃镜复检未见溃疡及粘膜脱垂。本方使用大剂量清热解毒药的作用机理在于抗菌、抗炎、解热镇痛。史祥法用补中益气汤加味治疗胃粘膜脱垂症。基本方为：黄芪、蒲公英、麦芽、谷芽各30g，党参、白术、当归、延胡索各15g，炙甘草5g，陈皮6g，升麻、柴胡各12g。5剂后胃脘疼痛明显改善，食欲好转。原方为主治疗20天，诸症悉除。一月后钡餐复查除尚有胃窦炎外，胃粘膜脱垂症痊愈。认为蒲公英具有止痛、解痉、消炎、保护胃粘膜等功效，配合补中益气汤，用治胃粘膜脱垂症确有显效。杨慧茹用生脉饮加味治疗本病。药物为：人参10g（另煎），麦冬15g，五味子6g，炙黄芪15g，炒白术10g，升麻6g，每日1剂，水煎服。服药20剂，精神转佳，胃脘疼痛明显好转，已能进食，舌尖发麻消失，气短、口干已消，舌质淡红，边略有齿痕，薄白苔裂纹变浅，脉沉细。再服10剂后改服人参生脉饮（成药），每日两次，早晚服，巩固疗效。一年后随访病人自述胃脘痛未复发，面色红润，体重增加6.5kg，胃肠钡餐造影显示胃粘膜已无脱垂。李少华应用补中益气汤加庆大霉素治疗本病亦取得明显效果。

（二）展望

目前对胃粘膜脱垂症的研究较少，还处于初步探索阶段，多限于临床辨病和辨证结合的疗效观察。本病在临床上虽不很少见，但缺乏特异性症状和体征，主要靠X线钡餐和胃镜检查，胃镜检查的价值有时亦受到限制，确诊主要靠X线钡餐检查。而有关X线钡餐检查的诊断标准并不统一，各地掌握的程度有别，因此，所得出的观察结果可能对比性较差。今后，应统一诊断标准和观察方法，加强科研设计，提高科学性和可靠性。

由于西医治疗本病缺乏有效的药物，应用中医或中西医结合的治疗方法，其疗效确优于单纯的西药治疗，尤其对症状的改善更具有优越性。轻型的胃粘膜脱垂症应用中西医结合治疗，可使脱垂的粘膜恢复或消退，中重型的患者，若坚持采用中药或中西药不断调治，逐步使胃粘膜的慢性炎症消退，充血水肿减轻，则可阻断胃粘膜脱垂进一步发展，减少复发次数，防止发生并发症，这是今后研究的重点。

（陆晓冬 危北海）

五、慢性胃炎

慢性胃炎是一种常见的多发病，其发病率居各种胃病之首，年龄越大，发病率越高，特别是50岁以上的更为多见，男性高于女性。慢性胃炎主要是胃粘膜上皮遇到各种致病因子如药物、微生物、毒素和胆汁返流等的经常反复的侵袭，发生慢性持续性炎症性病变，虽然病因不明，而病理过程基本相似，由轻到重，由浅表到萎缩，呈进行性发展，炎症性变化包括充血水肿、糜烂出血，病变范围主要在腺窝层，由于胃粘膜的再生改造，腺窝层的剥脱变性和坏死，最后导致固有的腺体萎缩，形成萎缩病变为主的慢性胃炎。同时，可伴有肠上皮化生和非典型增生的癌前组织学变化。

慢性胃炎缺乏特异性症状，甚至在静止期无任何症状表现，但在临床上，患者经常以胃脘胀闷、胃痛、嗳气、吞酸、嘈杂或食欲不振的症状求治，临床诊断，主要靠纤维胃镜肉眼和病理活检来确定。

中医根据慢性胃炎的临床表现，将其归属于中医学“胃痞”、“胃脘痛”范畴，若兼“泛酸”和“嘈杂”等症，则可参照相应病证辨证。

中医认为慢性胃炎的病因病机，多由于机体的脾胃素虚，加之内外之邪乘而袭之，主要有饮食所伤，七情失和、痰湿中阻，则蕴湿生热，湿热内聚，既使气机阻滞，又为痰浊之源，脾虚日久，则成脾胃寒湿。故病邪有寒热之辨，病机有虚实之分，实痞以邪实为主，虚痞以正虚为主。临床实际所见，以寒热夹杂，虚实兼见者为多。这是由于一方面，本病之生乃由胃及脾，脾胃一阴一阳，喜恶相反，脾胃同病，易见本虚标实，寒热错杂；另一方面，则因脾胃乃易虚易实之脏腑，每为饮食所伤，或为六淫所感，亦可为情志所累，故气滞、血瘀、热蕴、湿阻、痰凝等邪实之证常与脾胃气虚，胃阴不足，脾肾虚寒等正虚之证兼见。

慢性胃炎是以慢性炎症为基本病理变化的慢性疾病。由于慢性胃炎的发病率很高，是内科临床上极为常见的多发病，对人民健康影响较大，且西医缺乏特殊的有效疗法，尤其慢性胃炎呈进行性发展，慢性萎缩性胃炎伴有重度的肠上皮化生和非典型性增生更被认为属于胃癌前病变，因此，备受医务界的重视，近年来，中西医结合对该病也进行了不少深入的研究，取得了长足的发展。

总的来看，其主要的成就表现在以下几个方面：

1. 中西医共同探讨病因病机，提高了对疾病的理论认识；

2. 西医辨病和中医辨证相结合，加深了对疾病的诊断认识；

3. 中医和中西医结合治疗慢性胃炎，提供了丰富的途径和方法，也明显地提高了临床疗效；

4. 以临床疗效为基础，充分利用现代科学方法，深入进行临床和实验研究，是行之有效的研究途径。

(一) 临床研究

1. 病因病机学的研究进展

中医历代著作中有关胃痞和胃脘痛有大量丰富的文献记载，若加以系统的整理和发掘，便可以发现在病因病机的认识上，中医与现代医学有很多相似的学术观点，虽然两者所用的医学词汇不同，但由于都是在临床上观察同一疾病，都是经过长期科学实践而总结出来的理论，因此，在两者之间便可以找到不少的共同语言。

近年来我们把中医和现代医学对慢性胃炎的病因病机作了对比分析，找到了一些共同的学术观点和理论见解。例如中医认为肝气横逆或肝气郁结可以克伐脾土，形成肝胃不和或肝郁脾虚等证，现代医学则认为植物神经功能失调和幽门括约肌舒缩功能障碍可引起胆汁返流和胃肠功能紊乱，从而发生慢性胃炎。其次如脾胃虚弱与胃肠功能减弱及胃粘膜屏障功能降低之间的关系；脾胃虚弱与胃肠的吸收，分泌和运动功能失调或低下之间的关系；血瘀与胃肠局部血循环和微循环障碍之间的关系均值得进一步深入探讨，都可能找到某些共同的理论认识。

中医理论认为肝木可以克土，而现代医学提出胆汁返流可以损伤粘膜屏障能力。肝胃不和与胆汁返流和植物神经失调所致的胃肠功能障碍的表现相似。因此，可以认为脾胃不和与胆汁返流的关系密切，而舒肝和胃和健脾益气的药物可以调节胆汁的排泄，幽门括约肌的舒缩和改善胃肠道的功能失调也说明了此点。

2. 诊断学研究进展

近年来在慢性胃肠道疾病中，中西医结合的辨病和辨证的诊断模式体现了中西医诊断的特点，已摸索出一些对中医辨证有参考意义的客观指标，正在逐步形成一种新的诊断模式。辨病和辨证结合，它把西医侧重病因和病理形态的诊断与中医侧重全身生理病理的疾病反应的诊断结合起来，对整个病情有了较全面的了解，增强了诊断的深度和广度。临床上对待一个病人，一方面要系统地深入地明确西医的诊断，不仅要诊断出是什么病，而且要尽量辨明这种病的发病因素，病理形态变化，生理紊乱状态，临床表现特点和病情发展归转等。另外一方面，要正确地客观的进行中医的辨病和辨证，通过四诊合参，以了解病人的全面情况，再将所获得的材料进行分析归纳，得出辨证结论，定出病因、病机、病位和病性等，然后将中西医两方面得来的资料相互对照，求同探异找出中西医之间在病情的各个方面，究竟有哪些本质的异同，有哪些内在的联系，有哪些一致的规律，其中必然能够发现某些固有的联系，找到一些可以结合的地方。

从目前的情况来看，不论是为了一般的提高医疗质量，还是为了加强中西医结合研究的深度，中西医都要各自进一步提高其本身的诊断水平，只有在这个基础上，才能找到更多更深的结合之点，才能更好地揭示疾病的发生发展及其临床表现的客观规律。

在慢性胃炎的辨病和辨证的结合上，目前有两种做法，一种是西医辨病，中医根据四诊所见进行辨证分型。另一种则是结合四诊所见，参照有关现代科学（包括现代医学）的客观指标，以探索一些有规律性的结合点，共同进行辨病和辨证。

关于前一种，各地提出了不同的分型方案，但从总体来看，仍是大同小异，大致上也不外乎分一至四型，个别的多至八型，徐州医学院附院将本病分为肝胃气滞和胃阴不足两型，北京中医研究所、湖北中医学院分为肝胃气滞、脾胃湿热、脾胃虚寒、脾胃阴虚四型；武汉医学院分为胃阴不足、脾气虚弱、气滞血瘀等三型。

关于后一种，一般认为慢性胃炎多虚实兼见。寒热交错，分为①气滞湿阻者，多见于浅表性胃炎、胃酸过多和肥厚性胃炎；②气滞热郁者，多见于浅表性胃炎、低酸者，多见于轻度萎缩性胃炎或慢性胃炎活动期；③血瘀湿阻者，多见于萎缩性胃炎，胃酸正常或高者，或部分肥厚性、浅表性胃炎；④血瘀热郁者，多见于萎缩性胃炎低酸者或无酸者，或浅表性胃炎低酸者。一军大附院提出肝胃不和型大致相当于病的早期，或以胃肠功能的紊乱为主要表现者，胃阴不足型相当于病的急性发作期，充血，水肿，溃疡较为明显，脾胃虚寒型相当于病的慢性期或急性发作消退期或有明显的萎缩性病变。寒热夹杂型则相当于病的急性活动期或急性炎症病变较明显者。张镜人等根据122例慢性胃炎的胃镜及病理活检分析，认为肝胆郁热者常见胃粘膜充血，糜烂较重，伴出血点，或见胆汁返流，脾胃虚弱者，常见浅表性胃炎伴局限萎缩或属萎缩性胃炎。瘀热交阻者常见炎症较重，有肠腺化生或间变上皮细胞等。北京军区总院报告将本病分为肝胃不和、脾胃虚弱、胃阴不足三型，前二型以胃窦部病变为主，病情较轻，后一型胃内多有弥漫性病变，病情较重。陈氏报告阴虚型者从胃镜下肉眼观察多有粘膜干燥而粗糙。胃热型者多有胃粘膜慢性炎症、肠腺化生及不典型增生，临床上一般认为气滞型者以肥厚性、浅表性和吻合口炎症为多，血瘀型以糜烂性胃炎为多。热郁型者以浅表性胃炎伴有溃疡为多。虚寒型则各种胃炎均可见到，但病情多较长。有人观察到脾胃虚弱型一般胃镜所见多属胃窦苍白，幽门舒缩不良，胃体粘膜出血及溃疡。肝胃不和型多见胃体红白相间以红为主，胃窦粘膜皱起粗糙，常伴有胆汁返流，痰湿中阻型多见胃窦分泌物多，局限性隆起、溃疡、粘膜皱襞细薄和胃体溃疡。有人认为局部病灶静止，趋向愈合者多表现为脾虚，而局部病灶活动，炎症明显的多表现为肝郁或胃热。陈泽民根据分析300例慢性萎缩性胃炎的中医辨证和胃镜所见，提出以胃粘膜红白相同，以白为主，可见丝状血管网作为脾胃虚弱证的基本病理变化，亦是慢性萎缩性胃炎的主要病变。若在此基本病变上兼见胆汁返流，则中医临床辨证多属肝胃不和证，若在此基本病变上兼见明显的充血肿胀和局部糜烂，则多属脾胃湿热证，若兼见胃粘液分泌物增多而稀薄，则多属痰浊中阻证，若兼见弥漫充血浸润和出血点，则多属瘀血内阻证；若兼见胃粘膜分泌减少，粘膜呈龟裂样改变，则多属胃阴不足证；以上结果提示慢性胃炎的中医辨证与胃粘膜的病理改变确有相应的规律性变化，并且值得指出，在临床治疗上，若见一般症状好转后，还应进一步继续治疗，直至达到胃镜下的病理变化基本恢复为目的。

总的看来，在慢性胃炎中，中医辨证属于热盛者（包括湿热、虚热）胃镜观察多见粘膜充血、糜烂、溃疡、隆起和胆汁返流，虚寒证者胃镜观察多见粘膜苍白水肿、红白相间，以白为主和血管纹理可见，两者相比，其发生率经统计学处理，有显著性差异。从病理活检来看，可以急性炎症，活动性炎症，中度以上炎症作为热盛的表现。以非典型增生，上皮肠化生和粘膜萎缩作为虚寒的表现，两者相比，其发生率经统计学处理有显著性差异。

以上所列举的各家看法，都是根据自己的临床学实践而总结出来的宝贵经验，见仁见智，各有特点，都有一定的实验依据。但均有待于在临床实践上进行深入认真而严格的验证，根据大多数作者的意见，可以初步得出各证型的基本临床特点：

气滞（肝胃不和）证：

病型：多见于浅表性胃炎、肥厚性胃炎、吻合口炎症。

病程：多见于发病的早期。

机能学：多出现胃肠功能紊乱，胃酸较高，胆汁返流。

病理学：以胃窦部病变为主，胃窦粘膜皱起粗乱伴有胆汁返流，胃体红白相间，以红为主，胃窦分泌物多，可见局限性隆起和胃体溃疡。

虚热（阴虚热郁）证：

病型：多见于浅表性、浅表萎缩性胃炎。

病程：多见于急性活动期或急性发作期。

机能学：有明显的胃肠功能紊乱表现，胃酸偏低，亦可见胆汁返流。

病理学：急性炎症明显、充血、水肿、溃疡、出血点，胃内弥漫性病变伴局部萎缩，粘膜干燥而粗糙，有肠腺化生及不典型增生。

血瘀（胃络瘀阻）证：

病型：萎缩性胃炎、糜烂性胃炎。

病程：发病的中期或晚期血瘀表现明显。

机能学：血液流变学及微循环紊乱，粘液分泌减少。

病理学：胃粘膜充血、糜烂较重伴出血点胃粘膜红白相间，多见暗红或以白为主，胃粘膜局部微循环障碍，可见肠腺化生、非典型增生和局部胃粘膜萎缩。

虚寒（脾胃虚寒、脾肾阳虚）证：

病型：萎缩性胃炎或并发胃粘膜脱垂或胃下垂。

病程：发病的中晚期或缓解消退期、慢性期。

机能学：胃肠功能减弱，胃酸减弱。

病理学：胃窦部病变为主，胃窦苍白，胃粘膜萎缩，胃粘膜有出血点。有肠上皮化生和非典型增生。

有关慢性胃炎中医辨证与一些生化指标的相关性分析也进行了探索，主要有以下几方面：

(1) 胃泌酸功能测定：江俊林对 50 例慢性萎缩性胃炎进行胃酸测定结果：脾胃湿热的基础排酸量最高，胃阴不足证为最低，脾胃虚寒证亦低。为临床用药提供了依据。

(2) 胃蛋白酶原活性测定：祁振生等分别测定正常人和胃炎病人的日、夜及 24 小时尿胃蛋白酶原活力，发现实证病人与正常组差异不大，脾虚组比正常组略低，脾肾虚组其日及 24 小时尿胃蛋白酶原活力均较正常组低。

(3) 环核苷酸测定：尹光耀等对 21 例慢性胃病患者的胃粘膜和血浆进行 cAMP 与 cGMP 测定结果：病灶胃组织的 cAMP 和 cGMP 比正常胃组织低；脾气虚证血浆 cAMP 低于正常，而脾虚气滞证又较脾气虚证为低。治疗后脾虚症候缓解而 cAMP 亦上升。这表明脾虚证与交感和副交感神经功能失调有关。

(4) 尿中儿茶酚胺测定：庞宁海等对 45 例慢性胃炎，作了尿中儿茶酚胺测定，结果发现热证组病例的排泄量增高，寒证组病例降低。该检查可考虑为寒、热证的重要标准之一。

(5) 胃组织微量元素测定：尹光耀等对溃疡病的脾虚证 30 例进行了检测，结果：无论正常细胞区或病变细胞区的 Zn（锌）、Cu（铜），均以脾虚气滞证为低。

(6) 尿蛋白酶和 17-OHCS 测定：祁建生等

对75例慢性胃炎病人进行了含量测定，结果：脾虚证的尿蛋白酶和17-羟皮质类固醇（17-OHCS)这两个指标接近正常，而脾肾虚证的这两个指标显著低于正常。这说明脾肾虚等在脾虚的基础上，机体进一步亏损。中医“久病伤肾”的理论是有物质基础的。

（7）血液流变学检测：潘秀珍等对125例慢性胃病进行了血液流变学的研究。结果：全血粘度、血浆粘度、还原粘度和红细胞间凝集性增加，血流速度缓慢。这间接反映了胃粘膜病变，可能与微循环障碍有关。

（8）综合多指标：危北海等对慢性胃炎病人测定小肠吸收功能及胰功肽。发现本病小肠吸收功能和胰腺外分泌功能均低下，还发现cAMP比正常组低，cGMP比正常组高，cAMP/cGMP比值比正常组低。血中乙酰胆碱含量增高，胆碱酯酶含量降低，表明慢性胃炎时有副交感神经偏亢状态，连至诚等用餐后胃电波幅和皮肤电反应幅度作为迷走、交感功能张力的指标，联合观察包括本病在内的脾胃病，发现患者有迷走神经偏亢和交感神经兴奋能力不足等表现。

3. 治疗学研究进展

我们近年来对300余例慢性胃炎进行了中医和中西医结合的治疗观察，并综合部分文献报导的1000例左右的资料，可将慢性胃炎的治法归纳有以下几种：

（1）辨证分型法：即根据中医理论，临床上四诊所见，将慢性胃炎分为三个或四个临床类型，每型采用相应的方药随证加减进行治疗。曹平将54例萎缩性胃炎分为中虚气滞、肝胃不和、胃阴不足、肝胃郁热和气滞血瘀五型，分别用黄芪建中汤加减健中理气，柴胡疏肝散加减疏肝和胃，沙参麦冬汤加减养阴和胃，化肝煎合左金丸清中泻热，桃仁四物汤合失笑散理血化瘀，治后显效23例（42.6%），总有效率79.6%。显效者部分萎缩病变逆转为浅表性胃炎，个别胃粘膜复常，肠上皮化生消失。

陈泽民报告60例萎缩性胃炎，脾胃虚弱用香砂六君子加黄芪建中汤运脾健胃，肝胃阴虚用沙参麦冬汤养胃益阴，肝胃不和仿叶天士治“肝厥胃痛”方疏肝和胃；脾胃湿热用藿朴夏苓汤，半夏泻心汤加减，泄热化湿，和胃消痞，痰浊中阻用导痰汤，三子养亲汤加减，温化痰浊。

（2）分型专方法：辨证分型后，在整个治疗中始终用一相应固定方剂治疗，徐州医学院附院中西医结合组用胃安丸Ⅰ号、Ⅱ号治萎缩性胃炎110例，Ⅰ号50例，有效率80%，Ⅱ号60例，有效率93.3%，对照50例，有效率36%，Ⅰ号丸（金铃子、元胡、山楂、佛手、砂仁、黄连、维生素C）治疗肝胃气滞。Ⅱ号丸（白芍、甘草、石斛、北沙参、黄精、山楂、枳壳、黄连）治胃阴不足，胃镜检查好转率Ⅰ号组11/26，Ⅱ号组13/14，对照组2/30，说明胃安丸疗效优于对照组，Ⅱ号较Ⅰ号为好。

潘秀珍等对气滞湿阻或血瘀湿阻者用胃炎Ⅰ号（党参、黄芪、茯苓、谷芽、当归、白术、砂仁、炙草、神曲、佛手、枳实、补骨脂、黄连、枣），健脾益肾，理气行血，散寒化湿，胃炎Ⅱ号（党参、桑椹、山药、玉竹、黄芪、麦冬、山楂、内金、佛手、紫草、黄连、五味子、炙草、黄精）清脾益肾，理气活血，清热止痛，治疗气滞热郁或血瘀热郁者。1981年治134例，1984年治54例，显效为55例和29例，进步分别为73例和22例，两组疗效接近。

（3）固定方药法：不进行辨证分型，以一个固定方药治疗，这方面有高树俊的健胃茶，陈泽民的胃乐益合剂，陈泽霖的胃炎冲剂，高寿征的胃宝等，也分别取得一定的疗效。

（4）中西药结合法：即应用中西药物，互相结合，取长补短共同进行治疗。钱岳年报告两批萎缩性胃炎60例和106例，用中西医结合治疗，与西药胃泌素或常规西药作对照，中西医结合组有效率为75%，西药组为83.3%，猴头菌片组为60%，对消除上腹胀及胃痛，中西医结合组分别为74.7%及65.9%，五肽胃泌素组分别为29.6%及44.4%。陈泰庆等报告中西医结合治疗萎缩性胃炎140例，中医分脾胃虚寒、脾胃虚弱、胃阴不足、肝胃不和四型，辨证施治，肌注胃炎Ⅰ号（白花蛇舌草、半枝莲、鱼腥草、败酱草提取制成针剂），西药加维生素B_1、B_2、C。胆汁返流加胃复安。显效54例（38.6%），有效率87.1%。有肠化生60例，19例消失，6例减轻，幽门腺化生24例，7例消失。不典型增生10例，4例消失。与未经治疗或自行其他无规律治疗的24例对照，后者15

例萎缩程度加重，只3例略有减轻，14例肠化无1例减轻，2例不典型增生均加重。

根据以上四种方式治疗慢性胃炎，其治疗效果可归纳如下：

①中医治疗慢性胃炎确有较好的治疗效果，不仅可使临床症状很快恢复，而且疗效稳定，副反应少，不易复发，尤其通过一些初步的X线、胃镜和病理活检的复查和治疗前后对比资料分析，证实慢性胃炎的活动性炎症、萎缩性退化、肠上皮化生和非典型增生等均可得到不同程度的恢复或消退。

②中药治疗的效果等于或优于西药。中药治疗慢性胃炎的疗效，不论在症状和病理的改善上，中药均较现有的一些西药的疗效为好，而且病人易于接受，可较长期间断服药，以巩固疗效和防止复发，并有其他全身性的综合的调整和强壮作用，增强了病人的体质。

③在中药治疗中，以辨证分型，采用相应的固定（协定）方药或以固定方药为主，随证稍有加减的文献，其疗效优于单纯只应用一个固定方药而不分型论治的疗效，同时似乎也优于完全不固定方药的辨证论治的疗效。由此可见，正确运用辨证分型拟定适当的治则和方药，可以达到提高临床疗效的目的。

④中西药有机结合，配合得当，可以提高疗效。例如应用中草药白花蛇舌草、半枝莲等配合胃复安治疗慢性胃炎，应用黄芪建中汤或204片（玄胡索、海螵蛸、枯矾）配合痢特灵治疗溃疡病，应用锡类散或云南白药保留灌肠，配合内服偶氮、磺胺吡啶治疗慢性非特异性溃疡性结肠炎。均较单一药物的疗效为优。

(5) 针对慢性胃炎病理损伤，探索有效的治疗途径

①对胃粘膜急性炎症的治疗

慢性胃炎常急性发作，伴有活动性炎症改变如充血、水肿、浸润、出血和溃疡等，此时，临床上辨证多属于实热证或虚热证，治宜清热解毒，亦可治以活血凉血，实践证明此法较其他治疗法则常能取得更为良好的效果。常用药物有银花、连翘、白花蛇舌草、野菊花、虎杖、半枝莲、丹皮、赤芍、乳香、没药等，若热毒更甚，化腐成痈，则宜解毒消痈，加公英、败酱、鱼腥草、龙葵等，这些药物可加速炎症吸收和消退，促使溃疡愈合，制止出血，增加胃粘膜血流量，改善微循环，使急性炎症消退或基本恢复。

②对胃粘膜的肠上皮化生非典型增生和粘膜萎缩的治疗。近年来，不少作者报告应用中药治疗慢性胃炎，常可见肠上皮化生消退，非典型增生和粘膜萎缩逆转，此虽有待于进一步确切验证，解决活检定位等问题，但临床实践证明这些病理改变是可以逐步恢复的。萎缩性胃炎，或后者进而转变为浅表性胃炎，在中医的各种治疗中以健脾益气和活血化瘀法结合应用效果最好，例如孙成茂用益中活血汤（生芪、肉桂、吴萸、丹参、生蒲黄、乳香、没药、莪术、川芎、乌药）治疗肠化生15例，治疗后10例消失，4例好转，治疗前胃粘膜变薄，腺体消失，有颗粒结节者，治后粘膜增厚，腺体增生，血管增多，颗粒结节消失。陈泽民应用胃乐益合剂治疗萎缩性胃炎伴肠化生35例，病理有效率为66.7%。张文尧报告慢性胃炎伴胃腺异型增生70例，伴肠腺化生41例，对此在一般治疗基础上加入九香虫、地鳖虫、丹参、赤芍、乳香等，治疗获显效59例（84.3%），有效3例（4.3%）。许自诚报告辨证治疗肠腺化生42例，消失11例，减轻14例，总有效率59.5%。辨证治疗不典型增生27例，消失17例，减轻1例，总有效率66.7%。

③对胆汁返流性胃炎的治疗

临床上对胆汁返流性胃炎，西医常感治疗束手，效果不佳，近年来应用中药治疗却取得了较好的效果，是一个很值得探讨的问题。周大业报告明确诊断为胆汁返流性胃炎者113例，治疗上采取疏利和降为主，治疗后获得症状缓解60例，复查胃镜21例，其中16例胆汁返流消失或减轻，10例胃炎好转。孙威芪用加味四逆散治疗胆汁返流性胃炎71例，并与西药治疗的21例作对照，结果中药组治愈48例，显效14例，西药组治愈48例，显效14例，西药组治愈4例，显效5例。

④对胃酸缺乏的治疗

慢性胃炎初起多为浅表性胃炎，胃酸常无明显改变，随着病变发展，粘膜萎缩，肠腺化生或炎症损伤均可使泌酸功能降低，胃酸缺乏或消失，甚或发生癌变，故在慢性胃炎的治疗

中，调节和改善泌酸功能，促进胃酸水平正常化是治疗慢性胃炎的基本治法之一。

中医治疗胃酸缺乏，可采取温补法和清补法，温补法主要应用健脾益气，清补法可用酸甘化阴和甘寒生津法，酸甘化阴以芍药甘草汤为主，对胃粘膜有修复作用，芍药、乌梅能提高胃液酸度，促进泌酸功能，甘寒生津，以养胃汤为主，沙参、麦冬、枸杞子、玉竹、石斛、生地、山楂、黄连、佛手、甘草等使胃酸增加，有人认为解毒祛腐药有改善胃泌酸功能，增强胃粘膜屏障功能，并有恢复其正常组织结构的作用。

（二）理论与实验研究

目前对慢性胃炎的疗效评定，主要是从临床症状、胃镜和病理活检等方面判断，一般认为临床症状的改善较为明显，既快而巩固，病理形态的好转则需时较久，有时症状的好转与病理形态的改善并不一致，但多数病例则随着症状的恢复，病理改变亦趋向消退，疗程需3～6个月。在临床观察和动物实验中对其疗愈机制亦取得了不少进展，其主要结果有：健脾益气法常用的药物如黄芪、党参、白术、茯苓、山药、甘草等，常用的方剂如加味四君子汤、黄芪健中汤和补中益气汤等，其主要药理作用为调节胃泌素的分泌功能和胃蛋白酶的活力水平，增强胃粘膜的修复再生能力和屏障作用，改善cAMP/cGMP的调节机制。脾胃主一身之气，慢性胃炎的脘痞腹胀多由脾胃不和，气机失调引起，故调理气机为本病的基本治法之一，常用的药物如：郁金、陈皮、香附、木香、枳壳、苏梗等，理气法可调节胃肠蠕动及幽门括约肌的舒缩功能，减轻胆汁返流和缓解粘膜下血管痉挛。活血化瘀法常用的药物有：丹参、川芎、当归、赤芍、莪术、元胡、蒲黄、三七、红花、乳香和没药等，该法可增加胃粘膜血流量，改善微循环，加速炎症吸收和溃疡愈合，促进固有腺体再生，增强细胞免疫，调节体液免疫，为临床治疗慢性胃炎的基本治则之一，可贯穿运用于该病的整个治疗过程之中，尤其中医认为“久病必瘀”、“久病入络”对于治疗慢性萎缩性胃炎之晚期病人，在辨证论治的基本方药上加上活血化瘀药物，将有利于提高临床疗效。清热利湿法多用于慢性胃炎之急性发作期和幽门螺旋菌相关性胃炎，常用方剂有黄连温胆汤和藿朴夏苓汤等，药物有黄连、黄芩、大黄、连翘、虎杖、蒲公英、红藤和白花蛇舌草等，该法可减轻和消退胃粘膜的充血水肿及糜烂性出血，抑制和杀灭幽门螺旋菌，抑制胃液分泌和调节免疫功能。

（三）展望

1. 近十多年来，随着现代医学对慢性胃炎的理论认识不断深入，国内中医和中西医结合学者经过不懈努力，做了大量的临床观察和实验研究的工作，在慢性胃炎的辨病和辨证相结合的研究方面，已总结出一定的规律，为探索多种常见证型的病理生理学基础提供了初步的实验依据，在中医和中西医结合的治疗方面，突破了以往认为胃粘膜腺体萎缩、重度肠化生和不典型增生不可逆转的束缚，已摸索出一些中医辨证论治的规律，总结出许多行之有效的经验，显露出可喜的苗头，目前对该病的治疗，由于缺乏疗效可靠的西药，普遍趋向于接受中医或中西医结合治疗，不仅临床症状改善较快，而且病理形态的消退，也较西医治疗更为明显，充分显示了中医和中西医结合治疗的优越性。

2. 当前中西医结合研究慢性胃炎仅仅是起步，不少资料还多限于临床观察，今后应进行深入的研究，任重而道远。这是因为慢性胃炎是一种病因复杂的多因素的慢性疾病，病情易反复发作，缠绵难愈，但每呈进行性过程，由浅表性变为萎缩性，由炎症增生可演变为癌性突变，与胃癌有密切的相关性，因此中西医结合对待这样一种疑难疾病的研究，首先应在病因病机方面，将中医的传统理论观点与现代医学的新进展，如胃粘膜的平衡学说和幽门螺旋菌联系起来，寻找更多的共同语言。其次，在辨病和辨证方面，要真正在高水平上总结出能反映疾病本质的辨证规律，最后所有的研究成就都要落实在提高临床疗效上，只有真正疗效的提高，才是最关重要的，而要提要疗效要依靠艰苦细致的临床观察和实验研究，真正验证出几个经得起重复，有推广使用价值的高效、速效而又经济简便的方药。

3. 目前存在的问题主要是临床疗效的报道虽不少，例如对胃粘膜萎缩、重度肠化生和非典型增生均认为可能使其消退或逆转，但是由于疗效标准尚未统一和确切验证，病理改变的检查方法还未解决，因此其确切的疗效有待进一步确认，从现有的文献资料来看，真正有对照组的报告并不多，双盲对比的研究几乎还没有，因此要使慢性萎缩性胃炎的临床研究提高到一个新水平，更客观的评价中药对该病的疗效，设立对照组及单、双盲验证研究是很有必要的。其次，就是要统一辨证和疗效评定标准，完善病理活检取材的方法和病理形态改变的确切判定。

4. 近年来，现代医学认为幽门螺旋菌与慢性胃炎，甚至胃癌关系密切，因此加强中西医结合对防治幽门螺旋菌的研究，具有很大的理论意义和实用价值，值得深入研究。

5. 总的来看，中西医结合防治慢性胃炎和胃癌前病变具有广阔的发展远景，虽然目前还有不少问题，但只要坚持下去，努力发掘，不断提高，就能取得新的进展。

（危北海）

六、消化性溃疡病

消化性溃疡是一种胃和十二指肠的局限性组织缺失，累及粘膜、粘膜下层和肌层，其形成原因不明，但与胃酸和胃蛋白酶密切相关。近年来发现幽门螺旋菌亦是重要的致病因素之一。由于溃疡主要发生在胃和十二指肠，故又称胃、十二指肠溃疡。

本病是一个常见的多发病，可以发生于任何年龄，但以青壮年为多，男性较女性为多，在临床上十二指肠溃疡较胃溃疡为多见。溃疡病如防治不当，可引起严重的并发症，如出血、穿孔或幽门梗阻等，有研究发现，本病属于多基因的遗传异质性疾病。

消化性溃疡属中医“胃脘痛”、“胃痞”、“吞酸”证治范畴。中医认为本病的病因病机主要有情志所伤，饮食劳倦等方面。忧思恼怒、七情刺激、肝气失疏、横逆犯胃；或肝气郁结、纳化失常，饮食失节，损伤脾胃；或湿热蕴结中焦，胃膜受损，均可致溃疡发生。长期体力或脑力劳动过度，伤脾耗气，运化迟滞，气血失调，胃膜不生，而易发本病。本病病位在胃，与肝脾关系最为密切。在病机转化方面，具有由气及血，由实转虚，寒热转化，或寒化伤阳，化热伤阴之特点。临床治疗，多以疏肝和胃，温中健脾，养阴益胃，化瘀活血，调理寒热等法为主。

近年来，中医、中西医结合防治消化性溃疡进行了深入的研究，不论在病因病机，辨病和辨证结合，提高临床疗效和疗愈机制等各方面均做了大量的工作，积累了丰富的资料。在临床上，不论是采用辨证论治，专病专方，近期疗效大致相似，中西医结合的疗效略胜一筹，而且有的报道是以甲氰咪胍、雷尼替丁等西医为对照，具有说服力。同时，近年来将纤维胃镜的检查，视为中医望诊的延伸而加以拓展，使宏观辨证和微观辨证相结合，充实了辨证的客观性和科学性。在实验研究方面，对各种证型的发病机制和病理生理学基础，在动物实验、免疫、内分泌、微量元素和药理等方面，都做了不少工作，取得了显著的进展。

当前，消化性溃疡的主要问题并不是近期疗效的问题，而是巩固疗效，防止复发，西药的近期疗效可能高于中药，但其复发率更高，一般1年内达60%～80%，中西医结合治疗不仅改善症状显著，而且副反应小，复发率较低，但远期疗效尚需进一步系统观察。如何采取有效措施预防本病复发，是今后中西医结合防治本病的一个重要课题。因此，极需有大宗病例进行预防复发的前瞻性研究。

对于难治性溃疡，以及某些特别类型的消化性溃疡，如幽门管溃疡、球后溃疡、复合溃疡、高位胃溃疡，以及溃疡病合并肠上皮化生，非典型增生等，则中医和中西医结合治疗的报道尚为数不多。

由于中医、中西医结合治疗本病，不仅重视局部病变，更重视全身脏腑功能及气血阴阳的调理，因此，中西医结合治疗难治性溃疡以及预防复发方面，具有广阔的前景，今后宜进一步采用现代科技理论和方法，从生理、病理、生化、微循环、亚细胞结构等不同角度着手，综合研究，才能得出较全面可靠，重复性强的治疗方药。

（一）临床研究

1. 病因病机学研究进展

现代医学认为溃疡病的发病机理主要是胃肠道在神经体液的调节下出现的攻击因子和防护因子的相互失调。在精神情绪、应激状态、药物和饮食等致溃疡病诱因的作用下，通过神经体液机制的调节紊乱，促使攻击因子增强，防护因素减弱，因而粘膜屏障功能降低或有胆汁返流，造成H^+离子逆流，胃酸或胃蛋白酶加强对粘膜的损害，而粘膜本身的抵抗力减弱，粘液成分减少，上皮细胞再生不足如血循环障碍，最后便可以产生溃疡和炎性改变。

中医认为溃疡的病因病机是精神刺激，过度劳累，饮食不节和外感六淫等致病因素的作用引起肝郁脾虚，气滞血瘀，阴阳失调，这与现代医学所提出的攻击和防护因子失调有相似之处。因此，在两者之中似可找到一些共同的语言和互相结合点。

中医认为脾气虚弱是消化系统疾病的根本内因，而现代医学认为防护因子的减弱是溃疡病发病的主要因素，脾气虚弱是溃疡病的主要证型。健脾益气药可以促进防护因子的增强，加强上皮细胞再生，调节粘膜的血循环，因此可以认为在溃疡病中脾气虚弱与粘膜屏障功能的减弱有相似之处。

根据180例溃疡病的临床和病理分析，探讨中西医理论对胃脘痛发病机制的共同认识，提出大脑、丘脑-垂体-肾上腺和植物神经系统的功能似可与中医学的"肝"相当，消化系统的功能似可与中医学的"脾"、"胃"相当。因此，在溃疡病的发病机制中大脑皮层及皮层下功能紊乱和胃泌素的分泌增多可能相当于肝气郁结或肝气横逆。胃液分泌和胃运动的功能紊乱，胃内容物潴留和胆汁返流等可能相当脾胃气机失常。

通过对180例溃疡的活体组织病理形态变化，发现胃溃疡必然伴有炎症。中医学对此认为是中气虚弱，虚中夹实。在治法上有健脾益气，清热疏肝，和胃降逆等法，而现代医学治疗溃疡病亦有痢特灵、腐植酸等消炎药，两者在治疗上有相似之点。其次溃疡病之所以成为一种慢性迁延难以治疗的病理过程，这与溃疡底部及其周围的形态、机能改变有关。在180例中有151例(占84%)，在溃疡底部及周围的血管可见血管内膜炎，血管壁纤维性增厚或有透明性改变，管腔狭窄，局部血循障碍和病理损伤，这也证实了中医学认为久病入络，久病必瘀的理论，应用活血化瘀能取得较好的效果。中西医在理论和临床实践上的结合，不仅有助于在病因病机学形成新的理论，找出新的结合点，而且可以为临床治疗提供更多的治疗途径。

2. 诊断学研究进展

溃疡病由于各人的病因病机及体质不同，病情轻重和病程久暂，也有差异，所以其辨证分型，目前各地报导尚不一致，有的分为3型，有的分为4型，有的则多至7～8型，然而，多数报导认为，按其临床特点分为脾胃虚弱，肝胃不和（或中虚气滞、脾虚肝郁），胃阴不足，血液瘀滞等3～4型即具有代表性，中虚者多见胃寒，阴虚者常夹胃热，有的脾虚，湿阻、血瘀可兼见于上述各型，若辨证分型过多，临床上反而繁琐，不易掌握，从中西医结合的要求来看，则多侧重在辨病与辨证的结合上，探索其内在的联系规律和寻求具有代表性的客观指标。

例如第一军医大学附院报告对确诊为溃疡病的患者280例，采用纤维胃镜、X线、脑电图、及生化检查包括血清胆碱酯酶、17酮和17羟、唾液钾、钠测定等，探讨中医辨证分型的病理生理基础，发现肝胃不和型大致相当于溃疡病早期或疤痕期，以功能紊乱为主要表现；寒热夹杂型相当于急性活动期溃疡，同时伴有在大脑皮层兴奋过程增强，交感神经活动占优势；胃阴不足型相当于慢性退行期或部分急性活动期溃疡病；脾胃虚寒型相当于急性活动程度减弱，趋向愈合过程的溃疡病，同时伴有大脑皮层抑制过程较强，副交感神经活动占优势。北京东直门医院报告消化性溃疡病101例的胃镜所见，活动性溃疡多有胃热，陈旧性溃疡多为脾胃气虚或脾胃虚寒。

广州医学院分析了西医确诊为胃、十二指肠溃疡病126例，同时根据所制定的统一标准进行辨证，结果发现，从溃疡病的主症来看，以脾虚证候多见，本组中具有不同程度脾虚症状者为117例，占92.2%，采用四君子汤为主方适当加减治疗4～8周，近期治愈率为57.9%，有效率达97.6%。通过动物实验，发现四君子汤对动物机体小肠有明显的对抗乙酰胆碱、组织胺和一定程度的抗肾上腺素样作用，通过临床和生化指标的检查，说明健脾益气法对患者的植物神经功能紊乱，唾液淀粉酶活性及乙酰胆碱含量具有调整作用。因而认为脾胃虚弱是溃疡病的根本。同时分析溃疡病的病理变化，发现脾胃虚寒型胃溃疡的部位多在胃小弯部，而肝胃不和或肝郁脾虚型多在胃前后壁，同时，脾胃虚寒型底部及周边的血管有明显的炎性改变，显著多于其他各型，并认为这是溃疡病难以愈合和出血的基础，说明了脾虚与溃疡的密切关系，脾虚愈明显，则溃疡龛影发展和植入邻近器官的可能性愈大，从而也证明了健脾和胃法在溃疡治疗上的重要意义。

溃疡病的活动期中医多辨证为肝胃不和（或肝郁气滞），或肝郁化火，属热证、实证，往往提示有炎症存在，应加强清肝泄热的治疗，脾虚肝郁型其溃疡灶亦以活动期较多，治疗上可以先清热疏滞，后健脾理气。对于迁延难愈，经常发作的溃疡病，宜配合活血化瘀治疗。北京军区总医院将临床验证有效的方药六味煎进行溃疡病模型的动物试验，说明中药确有促进溃疡愈合的明显作用。中医研究院西苑医院消化组亦在动物实验中验证了黄芪建中汤（黄芪、桂枝、白芍、甘草）的疗效作用，与临床观察基本一致。

黄贤樟报告对35例活动期十二指肠溃疡者分为脾虚型、肝郁气滞型、脾虚肝郁Ⅰ、Ⅱ、Ⅲ型，同时进行细胞乙酰胆碱酯酶（ACHE）活力测定，血清胰多肽（PP）测定，血清胃泌素，皮质醇，体表胃电幅值和冷刺激后皮肤电位等指标检查，确定作为反映某一证型的客观指标，其测定结果的水平必须与正常组及相反证型组有统计学意义的差别，当证型好转或恶化，或转化为其他证型，必须伴随该客观指标的相应变化。结果表示肝郁气滞患者的餐后PP、PP差值、胃泌素差值与餐后胃电幅值，和脾虚证型患者的餐后胃电幅值在治疗前后的变化基本符合上述要求，提示肝郁气滞证有试餐后的迷走神经功能亢进，胃泌素分泌上升与胃运动功能亢进等病理生理改变，脾虚证有试餐后胃运动功能减弱的病理生理变化，从而认为肝郁气滞的某些症状如上腹作痛和拒按，打呃返酸是由于迷走神经兴奋，同时由于其可以抑制心跳，收缩冠状动脉则可见胸闷不舒，善叹息等，脾虚证的腹胀，脘闷纳呆等，则可能与其餐后胃运动功能减弱有关。

尹光耀报告67例符合中医“脾虚证”的溃疡病和胃癌患者的胃粘膜，其中脾气虚证31例，脾虚气滞证36例，十二指肠溃疡18例，胃溃疡21例，胃癌28例，胃粘膜肠化生48例。结果表示：①肠化生率，结肠性肠化生率和胃癌发生率，脾虚气滞证明显高于脾气虚证组，有显著性差异，$P<0.001$（胃癌发生率55.56%：20/31，25.81%：8/31）总肠化生率47.22%（17/36）：6.65（2/31）。

②非病灶处胃粘膜内通常存在程度不同的局灶性浅表性炎症、萎缩性病变、肠化生细胞群和微小溃疡的病理改变称之为“背景病变”，说明十二指肠溃疡病、胃溃疡和胃癌是特征性病灶和背景病变共同组成的全胃性疾病，所以应强调综合治疗，不宜手术治疗。

③胃粘膜cAMP、Zn、Cu水平，随着脾气虚证至脾虚气滞证，正常粘膜至病变粘膜，良性胃病至胃癌，完全性至不完全性的小肠型至结肠型肠化生的顺序递减，胃粘膜细胞核DNA含量则随以上顺序递增，而肠化生发生率，尤其是不完全性结肠型肠化生发生率，以及非病灶处胃窦和胃体粘膜中的微小溃疡灶性萎缩性病变的发病率，是随脾气虚证至脾虚气滞证，良性胃病至胃癌的顺序递增，机体细胞免疫功能指标3H-TdR、LCT（淋）则随此顺序递减，由此提示胃粘膜cAMP、DNA、Zn和Cu的量变是脾虚证与胃病演化过程中病理组织改变和病理生理反应的物质基础。

3. 治疗学研究进展

消化性溃疡的治病目标为解除症状，促进溃疡愈合，防止并发症的发生以及预防复发。溃疡病的治疗措施应采取综合性的方法，以一般治疗为基础，如避免体力过劳和精神刺激，饮食适度和生活规律，以特殊治疗为辅助，如中、西药物、针灸、推拿和气功等。

（1）中医辨证施治

肝胃不和证治以疏肝和胃，方用四逆散加减，举例：柴胡、枳实、白芍、陈皮、制半夏、元胡、金铃子、乌贼骨、生甘草。

脾胃湿热证治以清热化湿，方用小陷胸汤加减，举例：黄连（或黄芩）、姜半夏、土茯苓、白术、陈皮、木香、佩兰、桃仁。

气滞血瘀证治以祛瘀止痛，方用失笑散加

减。举例：蒲黄、赤芍、元胡、川楝子、乌贼骨、侧柏叶、三七（分2次冲服）、阿胶、灶心土、生甘草。

脾胃虚寒证治以温胃健脾，方用黄芪建中汤加减，举例：炙黄芪、桂枝、白芍、干姜、炙甘草、大枣、元胡、金铃子、吴茱萸、白术、茯苓。

中医治则归纳起来有如下方法：

健脾法：包括健脾益气和温中健脾，常用方为四君子汤、理中汤、黄芪建中汤等；

疏肝和胃法常用方为四逆散、逍遥散等；

清肝泄热法：常用方为左金丸、半夏泻心汤等；

活血化瘀法：常用方为血府逐瘀汤、膈下逐瘀汤；

滋益胃阴法：常用方为养胃汤、六味地黄汤；

收敛制酸法：常用方为乌贝散、锡类散及其改进方785。常用的单味药有甘草、川贝、白及、田三七、大黄等。

配合中药应用的西药有生胃酮、痢特灵、利眠灵、普鲁苯辛、安他乐、扑尔敏、双氢克尿噻，以及一般的制酸解痉剂等，其他尚有气功、经络疗法等，就近年来现有的资料来看，中医和中西医结合溃疡病的疗法可归纳如下几点：

①应用中药治疗溃疡病，确有良好的近期效果。溃疡愈合率自50%～90%不等(55.8%～96%)，总的有效率则达90%～100%。对一些病情迁延、顽固难治疗的溃疡病，亦能取得较好的效果，溃疡愈合率为36%。中药治疗的特点是，临床症状改善快，且较稳定，周兰氏等曾对比临床疗效与电镜观察治疗后溃疡病的愈合过程，经分析发现临床症状的疗效结果虽与病理愈合大致相似，但提出电镜观察能更精确反映中药的疗效。

②在中药治疗中，以辨证分型，按型固定方药并随症适当加减的方法，其疗效较不分型或单方单药为好，例如武汉军区总院于戴潮氏报告统一应用陈香白露片等固定方治疗溃疡病126例，并对所治病例进行辨证分型，治疗后进行疗效与证型的相关分析，结果发现，证药不符的虚寒型疗效最差，由此可见，正确运用辨证分型，拟定恰当的治则和方药可以达到提高疗效的目的。

③中药治疗的效果，较一般制酸解痛剂的效果好。但与痢特灵和甲氰咪胍的疗效相似，于良瑞报告以黄芪建中汤治疗溃疡病的近期愈合率为75.29%（28～45天），而对照组仅为42.11%（42～50天），两组比较$P<0.01$，有显著差异，但与郑芝田、潘秀珍等报告大剂量痢特灵治疗溃疡病的愈合率86.6%相似，赵迁弼报告锡类散等治疗十二指肠溃疡病83例，郑芝田等报告痢特灵治疗75例，愈合率为74.7%，好转率22.7%，但经2～4年随访，复发率为7.95%，显著小于对照组（胃舒平）33.33%。与甲氰咪胍、吡氮平治疗溃疡病的愈合率75%至85%亦相差无几。

朱兆华报告应用珍珠层粉治疗溃疡病组20例，并与对照20例（抗酸剂）进行对比，结果治疗组溃疡愈合率50%，总有效率85%，而对照组溃疡愈合率仅15%，有效率4%，两组对比$P<0.05$。在动物实验上同样证明珍珠层粉明显地促进乙酸法大白鼠早期胃溃疡的愈合，并显著优于甲氰咪胍、生胃酮和碳酸钙，在1980年曾用英国提供的Cimetidine (Tragamet)进行双盲对照临床试验，20例十二指肠溃疡病患者治疗6周后，溃疡愈合率为45%，总有效率为90%，溃疡面缩小70%，与珍珠层粉疗效相似，但中药具有副反应小，易得价廉等优点。哈尔滨医科大学附二院曾用锡类散治疗溃疡病86例，治疗前后用纤维胃镜检查，经过15～60天口服该药每次4分，日2次，结果痊愈77例（89.5%），好转5例（5.8%），无效4例（4.6%），总有效率达95.4%，说明中药治疗效果是明显的。

④中西药结合组成复方治疗溃疡病具有综合协同的作用，经多种途径达到制酸、解痉、消炎、促进溃疡愈合的效果。例如刘子彬报告应用204片（204片：元胡、海螵蛸、枯矾）和痢特灵治疗溃疡病180例，临床治愈162例，占90%，好转18例，占10%，有效率为100%。解放军85医院用痢特灵加黄芪建中汤治疗溃疡病251例，并与西药常规抗酸疗法进行对比，经胃镜证实，中西药结合治愈率72.29%，西药组42.1%，两组有显著差异。其他各地应用了很多有效的方剂，例如陈香露片、溃疡安、溃

疡静等，都是中西药共同组成的剂型。

⑤不论中药或西药，溃疡病的近期疗效都是满意的，主要的问题是经常反复发作，疗效不易巩固，例如甲氰咪呱治疗后半年至一年的复发率达 30%～50%，长期应用西药副反应又很大，因此，由于西药缺乏有效地防止复发的办法，中药对巩固疗效便显示出独到的优越性。例如张万岱的报告应用溃疡安、溃疡静二种方剂以巩固疗效取得了很好的效果，从中医辨证论治的精神来看治疗脾胃虚寒的溃疡病，有时溃疡龛影已愈合，但虚寒证的症状可能尚未完全消失，或者舌象或脉象无明显改善，这说明溃疡病尚未完全痊愈，若仅以溃疡愈合为标准，而中断治疗，则仍存在溃疡病复发的潜在因素。因此，在溃疡急性发作期治愈后或龛影消失后。仍需给予一段时间以健脾益气法为主巩固治疗，从调理脾胃，提高机体抵抗力入手，以期达到“脾旺不受邪”的状态，而提高机体抗溃疡病复发的能力。近年来通过现代药理学的研究，初步说明健脾益气的一些主要药物如黄芪、人参、白术、甘草等具有调理脾胃、促进消化吸收，增进细胞生长，促进溃疡愈合的作用。如黄芪有促进细胞代谢，增进机体免疫力的作用，人参有调节大脑皮层和植物神经系统的功能，以及具有抗疲乏，耐缺氧和增强体力的效果。白术有促进肠胃功能，甘草有解痉、改善血循环及协调诸药的作用，这些不仅有利于防止溃疡病复发，而且对强化整个机体也有好处。

综上所述，中医药治疗溃疡病的疗效肯定，无副反应，值得推广和进一步研究，以往中医治疗溃疡病多注重辨证论治，而目前多采用在前人获效方药的基础上，结合各家临床经验，拟定基础方为主随症加减治疗已成为近年来和今后一段时期的发展趋势。中西药并用见效快，治愈率高，有相得益彰之效。单验方的应用具有药源广，疗效满意，而且服用方便，容易推广之优点。针灸、推拿及气功的应用更展现了中医药治疗溃疡病的广阔前景。若进一步在获效较好方药的基础上，运用现代药理研究手段，筛选最有效的方药，探索证治规律，中医药治疗溃疡病将会取得更大的进展。

（二）评估和展望

消化性溃疡是个内科极为常见的疾病，却也是一个既传统古老而又现代化的疾病。自古以来，在历代各种经典医著中，都有关于该病的丰富记载，但可以说，直至目前，有关该病的病因病机仍未完全彻底阐明。因此，在这个问题未解决之前，中西医结合始终可以有所作为。

目前来看，有关该病的中西医结合研究主要有以下几个方面：

1. 加强对消化性溃疡辨病和辨证的深入研究，摸清其内在的本质联系，总结出真正能反映疾病发展过程和病理生理基础的证候特征性变化，逐步形成一个中西医结合的新的诊断模式。

2. 不论应用中药、西药，该病的近期疗效都较满意，主要问题是巩固疗效和防止复发，解决这个问题的希望之一就是寄托于吸取中西医各自的精华，融合两者的长处，把中西医的疗法有机的结合起来，寻找出能防止复发的新方法。

3. 溃疡病的治疗仍然是一个长期的复杂问题，我们已看到有巨大的进展和曙光，时至今日，该病有二大主要观点，一是“无酸不生溃疡”，另一是“无幽门螺旋菌不成溃疡”，今后中西医结合应抓住这二个主要关键，有针对性地进行深入的研究，尤其对幽门螺旋菌，可发挥中药既祛邪——杀菌又扶正——增强免疫力的整体观念，能取得更好的疗效，对于抗酸则可充分利用中药的双相调节作用，对于高酸者抑制之，对于低酸者提高之的优势，较西药单相的治疗作用更胜一筹。

（危北海）

七、十二指肠炎

十二指肠炎是一种常见病，自上消化道纤维内镜问世后才对此病有所认识，其诊断有赖于纤维内镜的检查。主要病理改变为十二指肠球部粘膜的浅表性、间质性或萎缩性变。患者可毫无症状，若有症状，主要表现为消化不良，食后上腹饱胀、嗳气、泛酸、恶心、呕吐等。也有临床表现似十二指肠溃疡者。少许病例可以呕血和（或）黑便为首发症状。本病常因饮食不当、嗜烟酒、生活不规律引起。本病在中医属胃痛、胃痞等范畴，如《灵枢·邪气脏腑病形篇》指出：“胃病者，腹䐜胀，胃脘当心而痛。”

又如《伤寒论》："心下但满而不痛者，此为痞，柴胡不中与之，宜半夏泻心汤。"其病因病机主要有脾胃虚寒、肝郁气滞、火郁伤阴、血瘀等。

（一）临床研究

近年来，国内的中西医结合学者借鉴了西医对十二指肠炎的认识和分期，引用了西医用内窥镜诊断、用抗 HP（幽门弯曲菌）药物治疗的手段，再加上中医以胃脘痛为主证的辨证施治，筛选并使用不同方药诊治本病，确实发挥了中西医两家各自之长，避免各自之短，提高了疗效，减少了副反应。充分表明中西医结合治疗十二指肠炎的方法安全有效，宜于推广。

近年来发现本病与 HP 感染有密切关系，并且感染程度与中医辨证分型有关，从而采用抗 HP 的药物来治疗本病是中西医结合诊治本病的一大进步。现代检验表明，本病 HP 的检出率与中医证型之关系为：脾胃虚弱型 48.00%，肝胃不和型 76.67%，脾胃湿热型 89.65%。霍锡坚报道脾胃湿热型 8 例，检出 HP 7 例（占 87.50%），刘永革实验发现本病轻中重三度 HP 检出率分别为 7.6%、43.75%、78.1%，各组间比较有明显差异，证明 HP 感染与炎症程度密切相关；吴恒中认为胃脘痛各证型中均能检出 HP，而实证检出率较虚证高，提示适当运用清热利湿、疏肝理气的药物，有利于抑制或杀灭 HP，对增强疗效有积极作用。陆和屏报道 66 例非溃疡病的胃痛证型与 HP 关系，HP 阳性 57 例（占 86.36%），各证型（脾胃虚寒、脾胃虚弱、肝气犯胃）HP 阳性率无明显不同。并认为 HP 感染只是浅表性胃炎或十二指肠炎的一个原因，当其作用尚未达到足以影响干扰改变机体内环境时，与证型之间不会呈直接关系；当病变发展，HP 产生大量高活力尿素酶水解尿素生成 NH_3，NH_3 在 HP 菌体周围形成"氨云"，抑制胃酸杀菌作用；NH_3 又可破坏"胃粘膜屏障"，足以破坏"胃粘膜屏障"时，浅表性炎症可继发糜烂甚至溃疡，此时机体内环境发生变化，证型也会随之改变。

本病之中医辨证分型与西医病理形态类型有一定联系。余永分析了 109 例十二指肠炎患者，肝胃不和型 66 例中浅表性炎变 63 例，占 95.45%，并以充血改变为主；萎缩性和增殖性 3 例，占 4.55%。而脾胃虚弱型 23 例中浅表性 16 例，仅占 60.5%，并以糜烂型为主；相反萎缩性和增殖性 7 例，占 30.43%。因此肝胃不和中浅表性炎症的检出率明显高于脾胃虚弱型，两者呈显著差异（$P<0.05$）；而肝胃不和型中萎缩性和增殖性改变检出率又明显低于脾胃虚弱型（$P<0.05$）。认为肝胃不和型中肝气郁结，横逆犯胃，邪实犯土，多为实证，病变较浅，浅表性炎症检出率较高；而脾胃虚弱型中正虚邪实，病变部位较深，故萎缩性和增殖性多见。因此，病理改变为中医辨证分型的物质基础。王长洪发现本病气虚型球粘膜炎症较重，气滞型球粘膜炎症较轻，与上面看法一致。

临证发现本病与舌象有一定关系。王长洪研究得出本病患者多为淡红舌（77.7%）、薄白苔（56.3%），与十二指肠溃疡的舌象一致，而与胃溃疡、慢性浅表性胃炎多出现红舌、黄苔有显著差异。还提出气虚型舌苔多白，气滞型舌苔多黄的结论。

有关 HP 感染治疗的研究报道很多，但根除 HP 比较困难，中止治疗后 HP 的复发率很高，再次出现的 HP 经限制内切酶 DNA 证实系复发，而不是重新感染，目前常用的治疗 HP 感染的西药主要是抗菌药物和铋盐，但长期大量使用会产生副反应。如长期使用抗生素可引起肠道菌群失调和难辨梭菌的繁殖。使用铋剂少数病人出现便秘、恶心、一过性 ALT 增高等，而用中草药治疗 HP 感染已显示了良好的苗头。目前尽管关于 HP 的中草药药敏试验的文献报道不多，各家报道亦有不一致之处，但已经发现了一些有望杀菌的药物，张琳对常用于脾胃病的 53 种中药进行了药敏试验，药物为黄连、大黄、丹参、厚朴、苦参、蒲公英、黄芪、沙参、乌药、乌梅、肉桂、半夏、生地、生地榆、三七、麦冬、银花、百合、党参、赤芍、杏仁、乳香、白芍、公丁香、杞子、黄芩、苏梗、木香、元胡、当归、川芎、山药、柴胡、莱菔子、川楝子、连翘、桂枝、佛手、没药、鸡内金、莪术、人参、桃仁、吴茱萸、瓜蒌、郁金、香橼、草豆蔻、砂仁、石斛、土茯苓、三棱、朱砂，发现 HP 对三七、厚朴、党参较敏感，对乌梅、玄胡中度敏感，对黄连、大黄、桂枝高度敏感。可惜张氏的药敏试验未做甘草，而临床常用的蒲公英、连翘、银花却未得到有抑杀HP作用的证实。许自诚的实验则显示大黄、虎杖对HP高度敏感。各家报道不一致是否与药物的品种、煎制方法等有关，需进一步证实。张琳还将不同药物组成复方进行体外HP药敏试验，发现清热活血方及养阴清热活血方在体外对HP有抑菌作用。

有关中药治疗本病的作用机理也有报道，余永观察了香连丸加味治疗本病的情况。结果痊愈30.95％，显效47.61％，有效16.67％，无效11.90％，总有效率88.10％，肝胃不和、脾胃湿热、气滞血瘀三型，有效率高达97.05％，而脾胃虚弱型仅为50％。研究证明木香可松弛肠肌，抑制部分细菌，故对肠胃功能失调，肠管紧张力上升致痛有缓解作用。黄连为广谱抗菌药，并能加强白细胞吞噬功能，可抑制HP。刘喜新用自拟方治疗胃及十二指肠球炎45例，方含黄芪、厚朴、白芍、蒲公英各20～30g，元胡、丹参各10～20g，枳壳、炙甘草各10g，瓦楞子20g，肉桂6～10g，显效62.22％，有效31.11％，无效6.67％，总有效率93.33％。研究证明黄芪、蒲公英、白芍、厚朴有抗菌作用，可抗HP；元胡、丹参能活血化瘀、改善微循环，肉桂能刺激血管扩张，共奏疏通气血功能，既有利炎症恢复，又符合中医“通则不痛”病机，故可获效。李孝斌分肝胃气滞、肝胃气虚、气阴两虚三型治慢性十二指肠炎36例，2月后显效率55.6％，总有效率80.6％。他借鉴了西医的内窥镜检查手段，提高了疗效。肝胃气滞型用柴胡、炒枳壳、芍药、半夏、陈皮、制香附、茯苓、甘草，肝胃气虚型用广木香、砂仁、太子参、炒白术、茯苓、半夏、陈皮、炙甘草，气阴两虚型用太子参、茯苓、淮山、白芍、麦冬、石斛、山楂、陈皮、甘草。三型中如无明显热象，但内窥镜检查十二指肠粘膜充血水肿明显或有点状糜烂者加丹参、败酱草。研究表明活血化瘀药能改善微循环和组织营养，促进病变恢复，也能降低毛细血管通透性，减少炎症渗出，促进炎症吸收。

在中医辨证与内窥镜下粘膜观察相结合治疗方面，一些学者作了有益的探索。王晞星将108例本病患者随机分二组，单纯分型证治组57例，分型证治加粘膜相用药51例。其用药为：脾虚气滞型用香砂六君子汤加佛手、山药；肝胃不和型用柴胡疏肝散加苏梗、半夏、木香；脾虚湿阻型用平胃散合二陈汤加蔻仁、菖蒲、苡仁；瘀血内阻型用五灵脂、炒蒲黄、元胡、川楝子、白芍、甘草、红花、三七参。粘膜相用药为：以上各型中，凡内窥镜下见有充血水肿者(热郁湿阻)，加蒲公英、败酱草、泽泻；有糜烂者(湿热并重)，加土茯苓、晚蚕砂、儿茶；粘膜粗糙，有颗粒感或有增生的小结节者(瘀阻)，加三棱、莪术、连翘；有出血者，加云南白药冲服。结果两组总有效率分别为：脾虚气滞型前者为64.3％，后者为90.9％；肝胃不和型前者为73.3％，后者为100％；脾虚湿阻型前者为55％，后者为91.7％；瘀血内阻型前者为53.3％，后者为91.7％，各型总有效率经X^2检验有显著差异(P＜0.01)。

(二) 展望

虽然在中西医结合研究本病的方面已取得不少成果，但不难看出，还有许多不够之处。实验研究尤其缺乏。中西药结合与单用中、西药疗效的对比资料较为少见，有待于作进一步深入的研究。

(杨荣德)

八、急性肠炎

急性肠炎是一个以腹泻、腹痛为主要表现的多种肠道炎性疾病的统称。其主要致病因素为多类致病细菌和病毒。病变部位多在结肠，其他肠道部位如十二指肠、空肠、回肠、直肠亦可累及。

本病为常见多发病，可发生于任何年龄，但细菌性肠炎多见于成人，病毒性肠炎多见于婴幼儿。本病如防治不力，常可转化为慢性肠炎。

中医无急性肠炎这一病名，但从其主要临床表现看，本病当属中医“泄泻”“腹痛”证治范畴。中医认为，本病病因病机主要为外邪内侵、饮食所伤、脾胃虚弱、湿邪内盛。外邪寒、湿暑热等均可引起泄泻，尤以湿邪为甚，湿盛伤脾，寒或暑热之邪亦可损伤脾胃；饮食不节，或误食不洁食物，均可损伤脾胃；或脾胃素虚，不能健运。在以上致病因素作用下，脾胃升降失司，清浊不分，湿热内盛，脾失运化，致使泄泻发生。在病机转化方面，具有由实转虚、实中杂虚、寒热转化、湿停化热、湿热互结之特点。临床治疗，多以清热燥湿、清热利湿、芳香化浊、调理寒热、辛开苦降、健脾和胃等法为主。

(一) 临床研究

多年来，中医和中西医结合诊治本病取得了不少成果。研究重点是小儿病毒性腹泻，在病因病机、辨证和辨病相结合，提高临床疗效和探讨治愈机制方面作了很多工作。临床治疗有辨证施治，有基本方随症加减，有固定专方、单方、单味药以及针灸等；给药方式也多种多样，除中药煎剂口服外，还有静脉注射和滴注，穴位注射，保留灌肠，外敷神阙穴位，外用洗剂等，增加了疗效。很多临床观察报道都是以现行有效的抗生素或助消化药作为对照，多数结果显示，中医或中西医结合治疗本病往往效果较优，因而颇具说服力。

当前，中医和中西医结合治疗急性肠炎还存在进一步提高治愈率的问题，尤其是无辨证的一些临床治疗观察的专方专药（包括单方单药在内）此问题较明显；同时还有本病的预防工作，尤其是婴幼儿病毒性肠炎的预防，是今后中西医结合防治急性肠炎的一个重要课题。目前结合急性肠炎的临床治疗观察研究所进行的实验室有关研究尚不多，也有待加强。

1. 病因病机学研究进展

现代医学认为急性肠炎的发生主要是多种细菌和病毒对肠道侵袭的结果，同时也存在胃肠机能特别是肠粘膜防御机能减弱的因素。病毒性肠炎一般见于小儿且发病率较高，对其进行研究的资料亦较多。据对37例患者资料的分析，引起本病以轮状病毒感染最多见，占76.7%，其次为小圆病毒、肠腺病毒等。其发病机理可能与肠上皮细胞损害、电解质运送紊乱及吸收不良有关。对64例轮状病毒肠炎的临床观察研究表明，本病主要病变局限在小肠，乳糖酶是病毒的靶酶，此种酶位于小肠绒毛的最表面，病毒颗粒吸附并感染小肠绒毛已分化的上皮细胞，使成熟的小肠细胞受到破坏，并被未成熟的小肠腺细胞所代替，导致小肠有效吸收面减少及肠功能改变；十二指肠上皮细胞双糖酶水平降低，不能转化双糖为葡萄糖，停留在肠中引起粘膜渗透梯度改变，发生渗透性腹泻。另外，本病发病可能还与肠道SIgA有某种程度的降低有关。细菌性肠炎的发病可由细菌直接侵袭肠壁而引起炎症，产生腹泻、脓血便；或细菌本身不侵袭肠壁，而是以其产生的各种肠毒素与肠壁上皮细胞受体结合后活化腺苷环化酶，致使细胞不断产生大量的环磷酸腺苷，引起钠、氯、碳酸、氢等离子和水分大量分泌，以致超过结肠的吸收能力而发生水样腹泻。如产肠毒素大肠杆菌、致病性大肠杆菌、金葡菌、蜡样芽胞杆菌等。细菌性肠炎成人多见，但亦侵袭小儿，对224例婴幼儿急性腹泻的病因研究表明，在细菌培养阳性的病例中，以致病性大肠杆菌为主，在病毒检查阳性的病例中，仍以轮状病毒居多。

中医认为急性肠炎的病因病机是外感六淫尤以湿热、寒湿之邪为主，饮食不节或误食不洁食物等致病因素损伤脾胃，致使脾胃虚弱、运化失司、湿盛困脾、滞而化热、湿热又可阻滞气机，导致气滞血瘀，进而脾胃功能进一步受损，升降失司，清气不升，合污而下，引起泄泻，如胃气上逆，则有恶心呕吐。总之是湿盛伤脾，脾虚又可致湿盛，两者密切联系，相互影响。以上认识与现代医学有关细菌、病毒等致病因素作用使胃肠功能减退的论述有相似之处，两者可在此找到结合点和一些共同语言。有报道通过对91例急性腹泻患者的观察发现，本病患者有血瘀改变，采用活血化瘀治疗也收到了较好效果，这与西医所提出的本病患者肠壁水肿、血运不佳、有一定程度的循环障碍是大致相同的。通过临床实践，在病因病机方面找出中西医两者共同或相似之处，有助于开创更多的中西医结合的治疗途径。

2. 诊断学研究进展

急性肠炎由于病因繁杂不一、多种多样，且患者有年龄大小、体质强弱、病情轻重、病程长短的不同，故本病的中医辨证分型各地报告亦不一致。有的报告仅有一型，有的却多至四型以上，根据多数报道，可将本病分为湿热、寒湿、寒热错杂三型。其中脾虚、血瘀常兼见于以上各型。在小儿，脾虚更多见，并常并有食积。故小儿病毒性肠炎常以脾胃虚弱为主，病邪反居其次，成人急性肠炎则正好与之相反。以上辨证分型的研究对治疗有指导作用，如对小儿的治疗常常以温补脾胃为主，处处注意固护胃气，忌用大量寒凉攻伐之品，酌情并用燥湿、利湿、清热、涩肠止泻等法。很多报告证实这样处理效果较好。辨证分型研究表明，湿热型常有发烧，或有脱水，大便多粘液或脓血；寒湿型体温正常或低热，有时可有恶寒发热的表证，大便多清稀或水样便。寒湿型常可见于婴幼儿病毒性肠炎，实验室检查证实，此型患儿大便内含糖量平均值高于正常儿，疗后症状好转，复查大便内糖含量降低，说明肠道吸收功能恢复。据研究，此种吸收功能障碍开始是在小肠远端，重症者可涉及整个小肠。静脉滴注丹参注射液治疗 67 例（成人）感染性腹泻（致病大肠杆菌、变形杆菌等）、莪术油葡萄糖注射液治疗婴幼儿秋季腹泻 42 例等观察资料显示疗效均优于对照组，说明本病多有血瘀兼证，而治疗效果的获得除了由于一些活血药如莪术具有抗病毒作用外，还由于改善了肠道的微循环，促进了小肠粘膜被损害的上皮细胞的再生，加快了肠粘膜的修复，起到了止泻作用。

3. 治疗学研究进展

中医或中西医结合治疗急性肠炎，其目的是更有效的去除致病因素以及促进肠道病变的恢复，更快的消除症状并防止本病的慢性化及复发。本病的治疗多采用综合性的措施。如充分的休息（包括卧床）、腹泻脱水重者短暂时间（6～12 小时）禁食并可饮用含电解质和糖的口服液，一般患者适量进食清淡易消化而富营养的软食或半流食等一般治疗，同时用中、西药物（包括静脉补液）并配合针灸等作特殊治疗。

(1) 中医辨证施治

湿热证治以清热利湿、燥湿，方用葛根芩连汤加减，举例：葛根、黄芩、黄连、连翘、车前子（或车前草）、银花、马齿苋、炙甘草。腹痛明显、大便不畅加木香、厚朴。

寒湿证治以散寒化湿、理气和中。方用藿香正气散加减，举例：藿香、苏叶、白芷、白术、厚朴、半夏、大腹皮、茯苓、陈皮、苍术、甘草。腹泻重加扁豆、炒苡仁，小便短少加泽泻、车前子。

寒热错杂证治以辛开苦降、健脾和胃，方用半夏泻心汤加减。举例：半夏、黄芩、黄连、党参、干姜、白术、陈皮、炙甘草。体质壮实、寒象不重去党参、干姜，腹泻重加茯苓、炒苡仁，腹痛重加木香、白芍。

中医治则归纳起来有以下各种方法：

①清热法：包括清热燥湿、清热利湿，常用方为葛根芩连汤、黄连汤、芍药汤、止泻合剂（葛根、黄芩、黄柏、白芍、槟榔、秦皮、木香、白头翁、马齿苋）、暑泻汤（藿香、地锦草、炒黄芩、木香、车前子、焦山楂、炙甘草）、速效止泻散（马齿苋、青蒿烘干研碎）、葛连散（葛根、黄连）等。

②清热健脾法：常用方为病毒腹泻汤（葛根、藿香、板蓝根、大青叶、茯苓、白术、白豆蔻、乌梅）、肠炎散（黄芩、银花、葛根、藿香、泽泻、车前子、木香、厚朴、炒扁豆、苍术、茯苓、苡仁、鸡内金、山楂、肉豆蔻、赤石脂）等。此类方剂常用少许收涩药。

③健脾利湿法：常用方为五苓散、参苓白术散、苓桂术甘汤等。

④温里法：常用方为胡椒加味汤（胡椒、肉桂、干姜、丁香）、暖脐散（胡椒、花椒、吴茱萸）、车香散（车前子、小茴香、肉桂、丁香、吴茱萸）等。此类方常作敷脐用。

⑤固涩法、活血化瘀法等，常与其他法结合应用，或在上类方剂中加固涩、活血化瘀药。

(2) 中西医结合治疗

配合中药较常用的西药有抗生素（氨苄青霉素、庆大霉素、吡哌酸、氟哌酸、痢特灵、黄连素等）、病毒唑、林格氏液、葡萄糖生理盐水注射液、山莨菪碱及阿托品、氯丙嗪、维生素 B_1 和维生素 K_3（此 5 种药常作穴位注射用）、激素、多酶片、乳酶生、次碳酸铋、鞣酸蛋白、苏打、复合维生素 B、维生素 C 等，其他还有针灸、经络疗法、捏脊疗法等。从近些年来的研究资料看，中医和中西医结合治疗急性肠炎可归纳为以下几点。

①中医和中西医结合治疗急性肠炎确实具有治愈率提高，症状消失快、病程缩短的优越性。如有报道以黄芪、胡萝卜配合干扰素治疗婴幼儿秋季腹泻 69 例，用黄芪 10～15g，胡萝卜 50g 加水至 200ml，煎至 100ml，每日分 3 次口服，连服 3～5 天，干扰素每次 1.5×10^4u，肌肉注射；对照组单用干扰素治疗 60 例，两组补液同。结果两组治愈率分别为 80.9%、70.6%，$P<0.01$；发热平均退热天数分别为 2.43 ± 0.31、3.42 ± 0.35，$P<0.01$；治愈平均天数分

别为4.36±1.5、5.25±1.2，P＜0.01。认为黄芪为干扰素诱导剂，能促使人体白细胞诱生干扰素，胡萝卜素能促使肠道正常菌群的恢复，维持肠道正常生理功能，三种药有协同作用。还有报道以实热汤治疗42例轮状病毒肠炎，组方：藿香9g，地榆9g，寒水石9g，丁香1g，伏龙肝9g，赤石脂9g，煎剂浓缩成45ml，3～6个月者每次服10ml，6个月～1岁者每次服15ml，均每日3次，连服5日；对照组用病毒灵10mg/（kg·d），分4次服，连用5日，治疗24例；补液两组同。结果两组治愈率分别为52.38%、12.5%，总有效率分别为95.24%、70.83%，平均止泻天数分别为2.1天、3.17天，以治疗后3天大便乳糖含量比较，均有显著差异。对于中医辨证虚寒型秋季腹泻，有报道用苓桂术甘汤加味（茯苓9g，炒白术5g，桂枝3g，甘草2g，肉桂1～2g，车前子3g，泽泻4g，神曲3g，呕吐者加半夏4g）日1剂分2～3次口服，治疗30例；对照组30例用庆大霉素、氨苄青霉素及胃蛋白酶合剂；两组禁食、补液及对症处理相同，3天1个疗程。结果两组治愈率分别为100%、86.7%，平均止泻天数分别为2.2天、4.4天；均P＜0.01。对于以湿热型为主的急性肠炎有报道用止泻合剂治疗224例，结果24小时即停止腹泻呕吐或明显减轻者150例，48小时吐泻停止者65例；实验研究显示，该方剂有灭菌、抑菌作用。

②中西医结合治疗急性肠炎的研究丰富了治疗内容，中西药合用组方、中西药多途径的应用增加了药效，提高了疗效。有报道以乌梅、苏打合用组方治疗婴幼儿腹泻67例，＜1岁者用乌梅粉1.0g，苏打0.25g，＞1岁者各用1.5g、2.5g，每日分3次口服；对照组60例服用吡哌酸30mg/kg，每日分3次服；两组重症者禁食8～12小时，补液相同。结果两组治愈率分别为97.0%、83.3%，总有效率分别为97%、83%，两组比较P＜0.01。乌梅对肠道细菌有抑制作用、抗过敏、收敛止渴涩肠止泻，苏打能改善肠道酸碱度使其趋于碱性，抑制肠道致病菌生长，两药有协同作用。在中西医结合治疗急性肠炎的临床研究工作中，中药制成了多种制剂，应用于多种途径。除煎剂口服外，还常以散剂外敷，其中以贴神阙穴为多，或研末煎后外洗特效止泻穴，均收到较好效果。如有报告以车香散（吴茱萸、肉桂各5g，车前子、小茴香各7.5g，丁香3g，研细末醋调成糊状）外敷神阙穴治疗婴幼儿夏秋季腹泻90例，对照组90例用小诺霉素3～4mg/（kg·日），两组均用多酶片、次碳酸泌，补液相同；结果两组显效分别为78例、34例，有显著差异。敷脐可刺激毛细血管网改善微循环，吴茱萸挥发油具有芳香健脾胃作用，促进排气，丁香、肉桂、小茴香浸出液及挥发油增加胃酸排出和胃蛋白酶活力，促进排出积气，车前子有抑制肠痉挛作用，配合西药促进消化吸收。又如以洗泻停（柞树皮、鬼针草、穿山龙、白头翁、猪苓）粉剂煎液用特制擦拭器蘸液反复擦洗足外踝垂线至足蹠底皮肤相交处的特效止泻穴，效果优于对照组Ⅰ（用庆大霉素为主）和对照组Ⅱ（用葛根芩连汤为主）。中药还制成注射剂作穴位注射和静脉滴注用，中药煎剂还可保留灌肠，西药穴位注射在治疗急性肠炎临床研究中亦较多应用。有报告用复方丹参注射剂穴位注射治疗婴幼儿秋季腹泻30例（双侧足三里穴，每例注1ml，日1次），对照组30例为氨苄青霉素和庆大霉素治疗，两组支持治疗相同，结果均全部治愈，但平均治愈天数两组分别为2.35天、4.08天，P＜0.01。还有报告用清开灵注射液静脉滴注治疗小儿重症秋季腹泻60例，对照组30例用病毒唑、氨苄青霉素（过敏者用丁胺卡那霉素）肌注，两组补液纠正脱水和电解质紊乱以及对症处理措施相同；结果两组治愈率分别为68.33%、13.35%，总有效率分别为93.33%、36.67%，两组比较均有显著差异。用多种不同的西药作穴位注射治疗均有良效，用激光穴位照射亦获较好效果，显示了中医经络治疗和中西医结合治疗的优越性。例如以山莨菪碱注射公孙穴（两侧交替，一日1次）治疗婴幼儿腹泻44例，对照组常规治疗42例；结果两组治愈率分别为93.25%、71.4%；有显著差异。

综上所述，中医药和中西医结合治疗急性肠炎不但提高了疗效，而且还可缩短病程，且无副反应，有些方法还具有方便、实用、经济等特点，值得大力推广和进一步研究。

（二）展望

中医和中西医结合诊治急性肠炎研究已取得很大成绩，大量临床报告（其中又以婴幼儿病毒性肠炎为主）都是西医支持治疗的基础上应用中药或中西药合用，观察例数较多，大都设有对照，有较强的科学性和可信性。但还存在一些问题，如有些报道没有辨证，而有的方药治愈率不高（总有效率尚高）可能就与此有关。辨证施治是中医的基本原则和特点，故在今后的研究中应充分注意这一问题，用中药(或单方、单味药)治病还是应有虚实寒热之分，在严格辨证的基础上选择用药可能会进一步提高疗效和治愈率，也将会进一步丰富中西医结合治疗学的内容。如局部贴敷神阙穴为主的治疗，用药绝大部分是温中散寒的中药（少数所用车前子主要起分利作用)，对寒湿型适用，但对其他证型尤其是湿热型如何？能否辨证用药增选些清热利湿、燥湿之药敷脐或其他部位，值得考虑和研究。另外，结合临床治疗的有关实验室研究较少，诸如辨证分型与病理、生化、微循环亚细胞结构等方面的联系、穴位注射所用药的治疗机理及其与疗效的关系等等，还有对疗效较好的药物的药理学的实验研究和进一步的筛选工作等，都应大力开展并深入进行。

（王庆民　史济招）

九、肠结核

肠结核是一种由结核杆菌侵犯肠道引起的慢性特异性感染的疾病。通常继发于肠外结核灶，特别是排菌性肺结核，少数原发于肠道，称为原发性肠结核。本病可发生于任何年龄，但以中青年居多，一般男与女之比为1：2～3。其好发部位依次为回盲部、升结肠、回肠、空肠、阑尾、横结肠、降结肠、十二指肠、乙状结肠和直肠，其中侵犯回盲部者占80%～90%。

根据其临床表现，肠结核可归属于中医“腹痛”、“泄泻”等证治范畴。中医认为其病因病机主要有感受外邪，饮食劳倦，情志失调，脾肾虚衰等方面。湿邪侵袭，困阻脾阳，脾失健远；或饮食不节，损伤脾胃，传导失职，升降失调；或忧思恼怒，精神紧张，致肝气郁结，横逆犯脾；或劳倦内伤，久病体衰，致脾肾衰弱，运化失常，均可导致腹痛泄泻，发为本病。本病的主要病变在于脾胃与大小肠，又与肝肾关系密切。脾虚湿盛是导致本病发生的重要因素。在病机转化方面，具有由气及血，由实转虚，寒热转化等特点。临床治疗，多以清化湿热，抑肝扶脾，健脾益气，温肾健脾，理气活血等法为主。

目前，中医、中西医结合防治肠结核的研究不够深入。有少量的临床报道，但缺乏严格的对照及疗效判定标准，故说服力不强。更缺乏中医病因病机，辨病与辨证结合及治疗机制的探讨。因此，今后中西医结合研究应以探讨病因病机的科学依据，揭示辨病与辨证相结合的客观规律，阐明治疗机制等为主要方向，使中西医结合更具客观性和科学性。

（一）临床研究

1．病因病机学研究进展

现代医学认为肠结核的发病机理主要有：肠源性——排菌的肺结核患者吞咽含有结核杆菌的痰液使肠道感染结核菌；血源性——肠外结核病变经血行播散侵犯肠道；直接蔓延——邻近器官有结核病，如盆腔结核或腹膜结核，可直接蔓延至肠道。但结核杆菌到达肠道是否引起发病还取决于机体免疫力及结核杆菌的数量和毒力。

中医认为本病的病因病机是感受外邪、饮食劳倦、七情不和等致病因素导致脾肾虚衰、湿浊内蕴、气滞血瘀。外因与湿邪关系最大，湿邪侵入，损伤脾胃，运化失常；内因则与脾虚关系最为密切，脾虚失运，水谷不化精微，湿浊内生，肝郁肾虚所致者也多在脾虚的基础上发生。因此本病是否发生与脾胃的虚衰和湿邪的强弱有密切关系，正所谓“正气存内，邪不可干”及“邪之所凑，其气必虚。”

由此可以看出，现代医学与中医学对本病病因病机的认识有相似之处，都认为是否发生本病取决了正气——免疫力和邪气——细菌两个方面。

究竟正气和免疫力、邪气和细菌之间有什么内在的本质联系，目前还不清楚，今后可从多方面进行研究，寻找客观规律，使中西医结合有新的发展，为中西医结合防治肠结核提供理论依据。

2．诊断学研究进展

肠结核的诊断比较困难，但随着科学的发展，手段越来越多。粪便找结核杆菌或粪便结核菌培养，因阳性率不高现已基本不用。旧结核菌素因效价底，近年已被纯结核菌素试验（PPD 试验）所代替。聚合酶链反应（PCR）是一种体外基因扩增技术，可检出极微量的微生物核酸，为结核病原学的快速、敏感、特异诊断开辟了新的途径，但因污染可产生假阳性。结核硬脂酸检测敏感性高，假阳性少，但开展不多。X 线钡餐造影和钡灌肠检查对肠结核的诊断有很高价值。近年来结肠镜、腹腔镜检查应用广泛，对肠结核的诊断及鉴别诊断极有意义。内镜下可见肠粘膜充血，水肿，环形溃疡，溃疡边缘呈鼠咬状，炎性息肉，肠腔可狭窄，如果活检找到干酪坏死性肉芽肿或结核菌，则可确诊。欧阳钦等报道了 12 例大肠结核内镜诊断结果，认为肠结核内镜表现主要为盲肠增生性改变及不规则溃疡，尤以回盲瓣的僵硬变形为突出，其次为息肉样变及肠腔狭窄等，少有节段性损害。同时病理检查只有 4 例肉芽肿性炎症，2 例结核杆菌阳性。因此病理活检未检出干酪坏死性肉芽肿或结核杆菌，不能排除肠结核的诊断。刘长义等的观察发现远离回盲部大肠结核的内镜表现以肠壁瘢痕和粘膜萎缩带为特征；可见环行狭窄，或大片状的粘膜变薄变平，多数局部光滑，其周边有皱襞集中现象，同时存在条带状粘膜萎缩。

肠结核由于各人的病因病机及体质不同，病情轻重和病程久暂也有差异，所以辨证分型也不同。目前无统一的分型标准，大致可分为湿热内蕴、肝气乘脾、脾胃虚弱、肾阳虚衰、气滞血瘀等型。

由于病人机体免疫力和结核菌侵入的数量与毒力不同，肠结核的病理改变也不同。机体免疫力高、菌量少又致病力低，则表现为增殖型，相当于气滞血瘀、湿热内蕴等实证；机体免疫力低、菌量多又致病力高，则表现为溃疡型，可能相当于脾胃虚弱、肾阳虚衰等虚证；混合型则可能相当于如肝郁脾虚的正虚邪实之证。

具体到中医辨证分型与病理改变及实验室指标的关系研究，未见报道。今后应深入研究，寻找其内在规律，使中西医辨病与辨证有机的结合起来，赋予中医辨证新的内容，使其更具客观性和科学性，开创一个新的中西医结合诊断模式。

3. 治疗学研究进展

结核病的休息和营养十分重要，不可忽视。抗结核治疗对于肠结核的治疗更是非常重要和必不可少的，须全程足量。中药辨证论治方药在减轻症状、增强体质方面有很好的效果。二者有机的结合起来，才是最佳方案。当发生严重并发症时，应及时手术治疗。

（1）中医辨证施治

湿热内蕴证治以清化湿热，方用葛根芩连汤加味，举例：黄芩、黄连、葛根、银花、茯苓、木通、车前子、厚朴、苍术。

肝气乘脾证治以抑肝扶脾，以痛泻要方为主方，举例：白术、白芍、陈皮、防风、柴胡、黄芩、苡仁。

脾胃虚弱证治以健脾益气，方用参苓白术散加减，举例：党参、茯苓、白术、苡仁、砂仁、怀山药、扁豆、陈皮、甘草。

肾阳虚衰证治以温肾健脾、固涩止泻，方用四神丸加味，举例：附子、炮姜、补骨脂、吴萸、肉豆蔻、五味子。

气滞血瘀证治以理气活血，方用少腹逐瘀汤加减，举例：当归、川芎、赤芍、生蒲黄、五灵脂、没药、肉桂、五味子、白术。

中医治则归纳起来有如下方法：

清化湿热法：常用方为葛根芩连汤、白头翁汤等。

健脾法：包括健脾益气和温中健脾，常用方为参苓白术散、附子理中汤、黄芪建中汤等。

抑肝扶脾法：常用方为痛泻要方，逍遥散等。

温肾健脾法：常用方为四神丸。

理气活血法：常用方为少腹逐瘀汤、血府逐瘀汤等。

（2）抗结核治疗

用药量要充足，疗程相对较长，开始阶段可用 3 种药物联合治疗。常用异烟肼 30mg/日，利福平 450～600mg/日，链霉素肌注 0.75g/日，或用乙胺丁醇 750mg/日。近年有人主张用吡嗪酰胺。

（3）中西医结合治疗

周安卓报道 1 例抗痨治疗 1 年余无显效的肠结核病人，中医辨证属脾肾虚寒，予真人养脏汤加减（人参、甘草、附片、白术、肉桂、当归、木香、白芍、大黄）治疗，服药20剂后诸症悉退，随访半年未复发。谭定全用加味少腹逐瘀汤（小茴香、干姜、玄胡、五灵脂、没药、川芎、当归、蒲黄、官桂、赤芍、鳖甲、龟板，每日1剂）治疗增生型肠结核76例，痊愈70例，好转5例，无效1例，总有效率高达98.7%。任贞女报道用紫皮蒜10～25g/次，每日3次，与饭同服，治疗肠结核30例，有效率达100%；认为可能与大蒜中含有的硫酸成分具有抑制和杀灭结核杆菌作用有关。

（二）展望

自从抗生素问世后，结核病的治疗效果有了很大的提高。但治疗时间较长，复发率高。西医抗结核药物抗菌力强，但症状改善不如中医；中药虽抗菌力弱，却重视整体，提高机体免疫力及改善症状效优。因此中西医有机的结合起来，既重视局部，又强调整体；既对抗结核杆菌，又提高自身免疫力，才能使临床疗效有较大提高，降低复发率，从而形成一个更完善的中西医结合治疗方法。

同时应深入研究辨证规律，探讨其内在的本质联系，发现真正能反映疾病发展过程和病理生理基础的证候特征性变化，以及不同中医证型的客观指标反应，使辨病和辨证结合在客观依据之上，逐步形成一个新的中西医结合诊断模式。

（王庆民）

十、伪膜性肠炎

伪膜性肠炎是侵袭小肠、结肠的一种纤维素渗出性炎症。本病的主要原因是由于肠道难辨梭状芽孢杆菌过度增殖并产生毒素而致病。本病来势凶猛，几乎都与使用抗生素有关，多发生于长期使用广谱抗生素的危重病人或手术后的患者，有医院内感染的特征。发病年龄多在40～60岁，女性略较男性多。本病以急性腹泻为主要临床表现，严重病例可出现毒血症、脱水、休克等，若处理不当则病死率颇高。

中医学中无伪膜性肠炎这一病名，根据其临床表现属中医学的“暴泄”范畴。中医学认为因素体虚弱，或久病之后脾胃亏虚加之外邪侵袭，或饮食不慎，致湿热中阻，升降失司，以致暴泄无度。如调治失宜，可致热毒炽盛，耗损脾阴，阴竭而阳无所附，而形成阴竭阳脱之危象。如素体脾虚，过用寒凉，以致损伤脾阳，脾损及肾，关门不固，而泄泻不止。

（一）临床研究

1. 病因病机学研究进展

伪膜性肠炎的大体病理改变是小肠和结肠粘膜表面伪膜的斑片。在未使用抗生素以前，本病是罕见的疾病。最早的报告见于1893年Finney报告一例妇女在胃窦部肿瘤手术后发生腹泻，术后15天死亡。尸检发现小肠有“白喉样膜”。在50年代以后使用抗生素治疗，特别是手术后的患者，其发生率达到14%～27%。1956年Bennett在观察伪膜性肠炎的病理时，在显微镜下发现肠壁内有无数的革兰氏阳性球菌存在，而将该病与葡萄球菌感染联系起来，曾认为本病是抗生素所造成的肠道菌群失调，致使金黄色葡萄球菌过度生长而引起，从此有了金黄色葡萄球菌肠炎这个诊断。国内也曾有过报告。目前认为，伪膜性肠炎和金黄色葡萄球菌肠道感染是两种不同的疾病。在伪膜性肠炎中，金黄色葡萄球菌只是一种伴随菌，并不起主要致病作用。1974年Tedesco报告200例氯林可霉素治疗的患者中42例（21%）发生腹泻，20例（10%）内镜检查有伪膜性肠炎，但是这些病人中并未发现金黄色葡萄球菌。5年以后从8份保留下来的大便标本全部查出难辨梭状芽孢杆菌及其毒素，并证实其能与产生一种可使肠粘膜坏死的外毒素有交叉反应，故能被它的抗毒素所中和。在广谱抗生素中特别是洁霉素、氯洁霉素以及庆大霉素等的应用，抑制了正常的肠道菌群，有利于梭状芽孢杆菌的繁殖而发病；另应用万古霉素（Vancomycin）和不吸收的磺胺类药物能有效地抑制梭状芽孢杆菌。从动物实验也证实了万古霉素能预防或治疗洁霉素和氯洁霉素所致的伪膜性肠炎，故一致认为这种细菌毒素可能是本病的直接致病因素。根据观察与推测，这种细菌毒素在肠粘膜局部性的Schwartzmen反应，造成小血管内凝血，血栓形成，血管壁坏死致肠粘膜发生缺血性损害。这种外毒素还刺激了粘膜上皮细胞的cAMP系统致使水、钠分泌增加，增剧了腹泻。毒素的刺激，使粘液分泌增加，混同炎性细胞、粘蛋白及纤维素等形成了伪膜。本病常见于手术后，尤其多见于胃肠道癌肿术后，以及有其他严重疾病如肠梗阻、尿毒症、恶性肿瘤、充血性心力衰竭、糖尿病、再生障碍性贫血、败血症等患者，这些患者因病情需要而接受抗生素，或因机体免疫功能低下，肠道瘀血或缺血，肠道菌群失调等原因有利于细菌繁殖，并由细菌毒素而致病，但这些病变只起间接的致病作用。

伪膜性肠炎多发生于结肠，而部分发生在小肠或二者具有。偶有报道在胃和食管见有伪膜性病变者。病损主要累及粘膜及粘膜下层。伪膜呈灰黄、灰褐或绿色，内含纤维素、中性白细胞、单核细胞、粘蛋白、坏死的细胞碎片及细菌。粘膜固有层有中性白细胞，浆细胞及淋巴细胞的浸润，甚至腺体断裂、细胞坏死；粘膜下层小血管和毛细血管扩张、充血，并具有小血栓形成。坏死一般限于粘膜层，但也可累及肠壁全层，导致穿孔。Price 及 Davies 将本病的粘膜病变分为 3 类：①早期轻度病变，包括固有层多形核浸润和嗜酸性白细胞渗出的局灶性坏死；②较重疾病显示腺体破坏，局灶多形核细胞浸润，顶端覆盖典型的伪膜，此两种病变中间的粘膜正常，炎症浸润通常限于固有层的浅表部分；③严重病变显示完全的结构性坏死，固有层广泛的受损，覆盖厚的融合的伪膜。

2. 诊断学研究进展

临床医生对本病缺乏认识和警惕时，容易漏诊。对于重病患者，曾大量使用抗生素的患者及手术后的患者，如有腹泻时，应考虑本病的可能。

伪膜性肠炎突出的临床表现是腹泻，也有些尸检证实的伪膜性肠炎生前没有腹泻。90%～95%患者大便为糊状，粘液状，黄绿色稀便及水样便，重者可呈海蓝色（海水样）或略呈暗红色。严重病例有时呈血性便或水样便中漂浮膜样物，大小从数毫米至数厘米不等。腹泻次数 4～20 次/日，肉眼血便及有伪膜排出者占 5%～10%，发病急骤者，可在使用抗生素后数小时内发生，一般在 10～30 天内左右，部分病者在停用抗生素数日内起病。多伴有腹胀，半数病人感觉腹部钝痛，也有出现剧烈腹痛，类似“急腹症”而误诊。由于本病易发生于肿瘤、慢性消耗性疾病、大手术后，原有疾病重笃，加上细菌外毒素的吸收，大部分病人伴有中毒症状：发热、心动过速、全身软弱等。严重失水，细菌毒素、坏死组织毒素及代谢性酸中毒可造成休克、少尿、肾功能不全等。

本病无特异性体征，大量水泻者多出现口干、皮肤干燥及弹性减弱等脱水征象，腹部大多有触痛，甚至有肌卫，肠鸣音可能活跃。

大便化验没有特异性。大便通常有白细胞，但缺乏灵敏性及特异性。大便带血少见。粪便涂片革兰氏染色也无用。

内镜检查是诊断伪膜性肠炎最好的方法。镜下可见粘膜上典型的斑片。多数病人病变侵犯远端结肠，用乙状结肠镜可以看到，但⅓病人病变局限在右侧结肠，要用纤维结肠镜才能看到。结肠的准备要特别小心。清除表面大量的粘液才能看见斑片，又要小心将斑片附着的蒂分离。取活检时也要注意标本完整，伪膜附着的蒂部又狭又脆，容易脱落。

抗生素引起的伪膜性肠炎，90%以上病例经大便培养可发现难辨梭状芽孢杆菌。培养出难辨梭状芽孢杆菌后还要进行毒素鉴定，因为不产毒的难辨梭状芽孢杆菌并不致病。健康人粪便中也有 2%～3%可分离出难辨梭状芽孢杆菌。毒素鉴定是难辨梭状芽孢杆菌诊断的黄金标准。难辨梭状芽孢杆菌同时产生两种毒素：毒素 A（又称肠毒素）可造成肠粘膜血管通透性增加与炎症，和临床有关；毒素 B（又称细胞毒素）对细胞培养特别敏感。毒素的诊断方法：如为水样大便不用稀释，固体大便 1：4 稀释，通过 0.45μm 过滤器。观察滤液对培养细胞的毒性作用。如污泥梭状芽孢杆菌（素氏梭状芽孢杆菌）抗毒素或难辨梭状芽孢杆菌抗毒素可以中和此种毒性作用，即为阳性的结果。此种方法在临床上实施比较困难，多数医院的检验室不能进行组织培养，24 小时内不能得出结果。

用粪便 1：4 稀释的上清液，酶联免疫法(ELISA）可识别毒素 A 及毒素 B。初步试验灵敏性和特异性和组织培养法接近。国外有商品试剂供应。优点是容易操作，在 2～3 小时内可得到结果。

X 线诊断价值不大。CT 可能显示结肠壁增厚，提示特发性炎症性肠病。

伪膜性肠炎主症是泄泻。脾胃为“仓廪之官”，主运化，且“脾属中宫”，主一身之升降，运化失职，升降失司则清浊不分，泄泻由生。《素问·阴阳应象大论》指出：“清气在下，则生飧泄。”泄泻之病因有感受外邪、内伤饮食、七情、劳倦等。本病之泄泻，多为湿热蕴结，或脾胃虚弱所致。

伪膜性肠炎多为暴泄不止，《素问·至真要大论》谓：“暴注下迫，皆属于热。”《素问·六元正纪大论》又谓：“湿盛则濡泄”，湿热夹杂，蕴结中焦，运化失职，不分清浊而倾泻无度。亦可因久病、顽疾、手术创伤等耗伤正气，加之使用寒凉药物，脾阳受伐，脾病及肾，肾火不能助脾阳运化水湿，则湿浊不分，水走肠间而泄。升降失调，气机不畅则腹痛；气滞则血瘀，肠络受损，可见便血。如湿热蕴结于中，或暴泻伤阴，可见发热之症。

3. 治疗学研究进展

伪膜性肠炎属中医泄泻范畴，因其基础疾病的不同而有不同程度的气血、阴阳及脏腑功能失调，继之腹泻更使邪毒内陷，或倾泻无度伤津亡阴；或气随泄去，气去而阴衰。故临床辨证不能只从大便性质去辨证，更需四诊合参以辨虚实，阴阳。根据临床不同表现，可行辨证论治及针灸、灌肠等。

(1) 中医辨证论治

湿热内蕴证治以清热解毒，分利清浊，方用葛根芩连汤加减：葛根、黄连、黄芩、蒲公英、败酱草、连翘、银花、丹皮、天花粉、滑石、生甘草。

热盛伤阴证治以清热养阴，益气升清。方用青蒿鳖甲汤加减：青蒿、生地、丹参、鳖甲、知母、西洋参、葛根、连翘、银花、栀子、败酱草、黄芩、甘草。

脾虚湿盛证治以益气健脾，利湿止泻。方用参苓白术散加减：党参、茯苓、白术、薏米、白扁豆、莲子肉、淮山药、桔梗、砂仁、葛根、车前子、甘草。

脾肾阳虚证治以温补脾肾，涩肠止泻。方用真人养脏汤加减：人参、白术、肉蔻、肉桂、白芍、木香、诃子、罂粟壳、吴萸。

针灸：腹泻不止，取百会、足三里等穴；休克取人中、少商、合谷、涌泉、百会等穴。

灌肠：白头翁汤浓煎200ml，灭滴灵0.6g，研末加入汤剂内，每晚保留灌肠1次，14天1疗程，用药1～2疗程。

(2) 西医治疗

①一般治疗

停用引起伪膜的抗生素。有一部分病人停用抗生素后即可好转。如病情需用抗生素治疗，可换用其他抗生素或万古霉素同用。

支持治疗：静脉输液维持水电解质平衡，有时需用全肠道外营养。严重患者可考虑加用肾上腺皮质激素治疗以改善毒血症状。

避免使用抗蠕动药物，如复方苯乙哌啶及易蒙停等。

②抗生素治疗

只限于严重的持续不愈者。

万古霉素：口服125mg，每日4次，7～14天。有效率达95%以上。一般在24～48小时内退烧，腹泻在1～3天内缓解，平均4.5天。万古霉素对难辨梭状芽孢杆菌的有效浓度为16μg/ml。万古霉素口服后吸收甚少，使用125mg剂量时，粪便平均浓度达350～500μg/g。

灭滴灵（甲硝唑）：口服250mg，每日4次，7～14天。对于轻中等重的患者效果与万古霉素相同。缺点是吸收完全，肠道的浓度很低。也有甲硝唑引起伪膜性肠炎的报告。

杆菌肽：25000u，每日4次，7～14天。

③其他治疗

消胆胺：每包4g，口服1日3次，5～14天。此种树脂可能吸附难辨梭状芽孢杆菌素素。各家报告的效果差别很大。

改变肠道菌群：使用健康人粪便灌肠可能传播病毒感染，现已不主张使用。可服乳酶生，双歧杆菌制剂（丽珠肠乐）或地衣芽孢杆菌制剂（整肠生）。

（二）展望

目前中医对本病的研究还不深入，治疗本病的经验尚不多。中医辨证治疗本病的规律，具体方法及其疗效评价尚待进一步研究，今后可以从以下几个方面进行。

1. 在中医理论指导下结合现代医学对本病的认识，辨病与辨证相结合，探索本病中医证候的特点及演变规律，优选疗效最佳的相应治则与方药。

2. 通过临床与实验研究，筛选具有抑制难辨梭状芽孢杆菌及其毒素作用的中药，用以替代万古霉素或抗毒素。

3. 通过多层次的临床研究，总结中医药治疗本病标本兼治的综合疗法（包括内吸、灌肠、针灸等）。

4. 运用中医理论与辨证论治方法，对使用抗生素者采用中药配伍治疗，预防本病的发生。

（齐贺彬 王庆民）

十一、肠道激惹综合征

肠道激惹综合征（irrtable bowel syndrome IBS）是胃肠道最常见的功能性疾病，多见于壮年，男性略多于女性。50 岁以后首次发病者较少。常表现为腹痛、腹泻、大便急迫不尽、便秘，或便秘与腹泻交替，腹胀、肠鸣及矢气等，有的粪便中有较多粘液。过去常用结肠功能紊乱、结肠痉挛、结肠过敏、痉挛性结肠炎及粘液性结肠炎等命名。实际上本病没有炎症表现，功能紊乱以结肠较多见，亦可影响小肠。

根据其临床表现，本病主要归属于中医的“泄泻”或“便秘”范畴。古代医家对本病的论述甚多，在诊断、治疗上积累了丰富经验。本病主要由于情志不调，肝脾不和，而致大肠气机不利，传导失司。此外，饮食、劳倦、寒湿等亦可使病情加重。在治疗上应以舒肝健脾为主，参考其兼证给予对证治疗。

现代医学治疗 IBS 常用镇静剂、解痉、止泻剂，虽有一定疗效，但副反应较大，并且复发率较高。中医中药对于本病的治疗有较大优势，无论是古代传统方剂还是现代复方对本病的治疗均有效果，虽然疗效较慢，但无明显副反应，所以中西医结合治疗本病的效果肯定会优于单一治疗方法。

（一）临床研究

由于 IBS 的确切原因尚不明了，因此诊断 IBS 的关键是有结肠运动的动力学紊乱而无器质性疾病，一般是采用排除法。

目前还无“权威性”的 IBS 诊断标准，但通常需符合下列特点：

1. 具备下述中的 3 个症状：①腹痛；②胀气；③腹鸣；④便秘为主，或与腹泻交替出现；⑤腹泻为主，或与便秘交替出现。

2. 没有可以解释上述症状之器质性疾病的证据。1986 年在成都召开的全国慢性腹泻学术讨论会上制订了适合我国国情的 IBS 临床诊断参考标准和科研病例选择标准。临床诊断参考标准为：①以腹痛、腹胀、腹泻及便秘等为主症，伴有全身性神经官能症状；②一般情况良好，无消瘦及发热，系统体检仅发现腹部痛；③多次粪常规及培养（至少 3 次）均阴性。粪潜血试验阴性；④X 线钡剂灌肠检查无阳性发现，或结肠有激惹征象；⑤纤维结肠镜示部分患者运动亢进，无明显粘膜异常，组织学检查基本正常；⑥血、尿常规正常；⑦无痢疾、血吸虫等寄生虫病史，试验性治疗无效。

科研病例选择标准为：①病程：一般超过 2 年。②临床表现（具备一种基本症状及两种以上有关症状）；基本症状包括腹痛、腹泻（一般少于 5 次），便秘或腹泻交替；有关症状包括经常腹胀、排便或排气后腹痛缓解、晨起或餐后便意窘迫、粪便带有粘液，便后不爽感，体格检查可及乙状结肠曲并有压痛、结肠区广泛痛、肛门压痛、肛门指检查示括约肌张力增高有痛感；③下列实验室检查均正常：血、尿常规；粪常规及培养（至少 3 次），潜血试验；甲状腺功能测定；肝、胆、胰腺功能及 B 超检查；血沉。④其他检查（符合 2 项以上）：X 线钡剂灌肠无阳性发现，或示结肠充盈迅速，或袋形增多、加深；纤维结肠镜无明显异常，或示肠腔痉挛、粘液增多，粘膜活检基本正常；结肠动力学检查示结肠压力波形及肠肌电波异常；⑤试验性治疗：甲硝唑 0.2g，每天 3～4 次，共 1 周，无效；停用乳制品、麦胶类食品或食物调味品后，症状仍不消失。

一般认为，即使已经确认为 IBS 的患者也不能保证不发生炎症性肠病或结肠癌的可能，因此对于那些高度疑似病例应想方设法予以排除。临床证实，血清 C 反应蛋白和血沉的联合检测有助于炎症肠症与 IBS 的鉴别。同时，在全面检查中可能发现一些不太重要的异常，如小的裂孔疝、胆石症或结肠憩室；然而在解释 IBS 患者的症状时，不能过分强调或满足这些发现，以免误诊或误治。

在 IBS 最早的分类中，Chaudhary 和 Truelovw 描述了二种不同的类型，即无痛性腹泻和腹痛伴腹泻、便秘交替出现。但是，最近多数人倾向将IBS分为三种类型：第一种为腹痛型，腹痛可为大便或排气所缓解，但进餐后又能诱发，此型所占比例最高。第二种为腹泻型，腹痛不明显，又称无痛性腹泻。腹泻常以早晨明显，白天减轻；粪便呈糊状，伴粘液；若每次粪便含水量达250g以上，应考虑有肠道器质性疾病的可能，设法予以明确。第三种系餐后腹痛型，其特点是腹痛不能为大便排气所缓解，可能与小肠的功能紊乱有关。

这种分类与中医辨证论治有一定的相关性，例如罗国均曾对39例肠道易激综合征作了中医证型分析，提出了以下观点：

脾胃虚型：本证多见于腹泻型。治以补益脾胃，和中止泻。方用参苓白术散或补中益气汤加减：党参、白术、茯苓、山药、陈皮、砂仁、广木香、薏苡仁、白芍、甘草等。

肝旺乘脾型：本证多见于腹泻型。治以泻肝补脾，行气止泻。方用痛泻要方加味：白术、白芍、陈皮、防风、柴胡、半夏、广木香、香附、茯苓、甘草、枳壳、川楝子等。

脾胃阴虚型：本证多见于便秘型。治以养阴润肠。方用益胃汤合润肠丸加减：生地、沙参、麦冬、枳实、白芍、麻仁、当归、瓜蒌仁等。

肝脾不和型：本证多见于IBS混合型（腹泻与便秘交替）。治以调和肝脾。方用逍遥散加味：白芍、当归、茯苓、白术、柴胡、枳壳、木香、麦芽、乌梅、甘草等。

脾肾阳虚型：本证多见于腹泻型。治以温肾健脾。方用四神丸合附子理中汤加味：制附子、白术、茯苓、白芍、肉豆蔻、吴萸、补骨脂、五味子、炮姜、山药、炙甘草。

有的作者对于腹泻为主要症状的患者，中医以健脾益气和肝脾不和型的“泄泻”为主给予治疗，多以痛泻要方为主加减进行治疗。例如王冠庭等用参苓白术散治疗30例，治愈5例，显效11例，有效14例。郑翔用七味白术散加味治疗22例，总有效率为95.3%，平均疗程30天。刘汉冒用补中益气汤与痛泻要方中七味中药为基本方（黄芪15g，升麻5g，炒白术9g，陈皮6g，炒防风9g，白芍12g，辣蓼30g）治疗34例，治愈20例（58.8%），有效8例（23.6%），无效6例（17.6%）。

对于以便秘为主要症状的患者要分清虚实，虚证者多为阴虚，实证者多为气机壅滞，故实证者宜用理气通降导滞法，代表方为木香顺气散，而虚证者多以增液汤加味。胡团敏应用三黄汤（大黄30g，黄芩30g，黄柏30g）水煎150ml，保留灌肠，每晚1次，治疗32例，总有效31例，占96.9%。

有关IBS的西医分类与中医辨证论治的相关性研究，目前还只是作了一些初步的探索，有待于今后进一步探讨。

近年来，应用中药或中西医结合治疗IBS的疗效报道日渐增多，我们曾统计了自1991年以来到1995年底为止的20篇文献中，共计1261例，总有效率为85%～92%。其治疗的目的一是缓解腹痛，二是调整大便次数及便形至正常范围。例如，潘山龙等报道应用辨证分型治疗该病108例，①脾肾阳虚型，治拟温补脾肾的理中汤合四神丸加减；②肝木侮土型，治拟抑肝扶中的痛泻要方加味；③阴寒凝结型，治拟温通开秘的半硫丸加味，重症用温脾汤、腑通停服；④湿邪中阻型，治拟湿从寒化，苦辛燥湿的胃苓汤加减，湿从热化，清化湿热的甘露消毒丹加减。治疗结果：1个月为一疗程，最长为6个月，最短为一个月，平均2.5月，治愈率38.9%，总有效率约90%。陈丽君报道曾对该病100例随机分组对比西药和中西药结合的疗效，西药组主要应用安定、654-2、止泻宁或石蜡油等，中西医结合组是在西药的基础上加用自拟中药方剂：黄芪30g，党参20g，补骨脂15g，白术15g，茯苓15g，炮姜10g，砂仁20g，玄胡20g，甘草10g；另外据辨证分型加服中药，气滞血瘀者加柴胡12g，郁金20g，内金15g，川芎15g，白芍15g，枳实15g，半夏15g，脾胃虚弱加吴萸15g，肉桂10g，焦三仙各15g，肝气郁结加炒白芍15g，陈皮15g，夜交藤15g，枣仁30g，百合15g，合欢皮15g，每日1剂，水煎顿服，28天为一个疗程，一个疗程后评定疗效。

疗效标准：治愈：治疗后症状消失，大便成形，一日1次，随访4个月无反复；显效：患者头痛、腹痛、失眠等症状消失，大便次数明显减少，便秘者大便时基本正常；有效：腹泻次数减少3～4次，但伴随症状减轻不明显；无效：腹泻次数无减少，伴随症状不减轻。按上述标准，治疗组治愈42例，显效5例，有效2例，无效1例，总有效率98%，西药组治愈1例，显效16例，无效14例，总有效率72%，组间治愈率比较有显著差异（$P<0.05$）。

（二）实验研究

IBS主要是有结肠动力学紊乱，而且也有一定程度的其他消化道运动的功能异常，临床表现复杂而无特异性。近年来，有关IBS的实验研究工作主要有二方面，一是关于中药对肠道动力学的药理作用研究，二是关于肠道运动功能的检测方法研究。关于调整肠管运动和制止腹痛方面，研究得较多的主要有活血药、理气药和温补药，实验已证实：一些活血药如桃仁、红花、三棱、莪术、牛膝、郁金、玄胡索能比较规律性地引起肠管兴奋，加强收缩，提高张力。桃仁、红花合用的作用比单用为好，三棱提高肠管张力比莪术强，但能减小收缩幅度。莪术低浓度可使肠管收缩，高浓度反使之舒张，有类似理气药的作用。三棱、莪术合用既能提高肠管张力，又能保持一定的收缩幅度，具有二者的优点。

一些理气药如枳实、枳壳、木香、乌药等对肠道运动有双相调节作用，既能抑制肠道运动，又能兴奋肠道运动，呈现出解痉止痛、止泻通便的治疗效果。

活血药与理气药同用，如三棱与枳实、桃仁与枳实同用，实验结果提示既有活血药之提高张力的作用，又能保持有效收缩的作用。

理气药大多具有降低肠管张力作用，活血药大多具有提高肠管张力的作用，因为对于那些胃肠运动功能亢进的气滞作痛，用理气药为宜；而对于另一些胃肠运动功能减低的气血瘀滞作痛，宜用行气化瘀的方法，使能提高胃肠运动的张力，恢复有效收缩，从而解除气血瘀滞之腹痛。

健脾益气药如黄芪、党参、白术等对实验动物离体或在体肠管均有抑制作用，对家兔在体肠管紧张度明显增加，振幅增大，对离体肠管表现紧张度降低，对离体豚鼠肠增大其收缩幅度，这些药理作用可以解释其对IBS的治疗效应。

关于结肠运动功能的检测方法，主要有以下几个方面的实验研究：

1. 结肠动力学检查

乙状结肠静止期，腹泻患者压力下降，腹痛或便秘患者压力增加，餐后或使用胆碱能药物后，乙状结肠压力超过正常反应。

2. 结肠肌电反应

测定结肠平滑肌电活动时发现有两种慢波经常存在，频率分别为6c/min和3c/分钟，正常人6c/分钟慢波占90%，3c/分钟慢波占10%，而肠道激惹综合征患者3c/分钟慢波增至40%。餐后注射五肽胃泌素后，正常人肌电活动无变化，而IBS患者慢波节律虽无改变，但由于肌肉收缩反应增强，致波幅增大。

3. 乳糖耐量试验和氢气呼吸实验可排除乳糖酶缺乏

（1）乳糖耐量试验的方法和意义

用乳糖或蔗糖（也可用其他双糖类）50～100g溶于400ml水中，于口服前和口服后15、30、60、90、120分钟取血，测血糖。服糖后，正常人血糖升高25mg/100ml，或更高，糖尿病升高更高。如只升高20mg/100ml，为可疑，升高不至20mg/100ml则表示乳糖酶缺乏，但应排除乳糖吸收不良，必要时可作葡萄糖-半乳糖耐量实验以行鉴别。

（2）氢气呼吸实验

用气相色谱仪检测呼出气体中所含的氢气量，用以诊断乳糖酶缺乏。中国汉族人乳糖酶缺乏者占80%以上。

4. 木糖吸收试验

北京市中医研究所分别在正常人和消化系统疾病（消化道肿瘤及腹泻）的患者中进行了此项试验，其结果如下：45例正常人木糖排泄率平均值为26.37±3.196%，而43例脾虚患者平均值为21.42±5.23%，经统计学处理，有非常显著性差异（$P<0.01$），表明脾虚患者消化道吸收功能明显下降。

（三）展望

肠道易激综合征是一种功能性肠道疾病，为消化道运动功能、精神因素和肠腔局部内环境三者相互作用所致的症候群，近年来，应用中医和中西医结合治疗IBS，主要是在其辨证论治的规律和疗效上进行了一些研究，还只是初步的探索，由于IBS本身的诊断标准还未统一，尤其要在排除器质性肠道疾病的基础上才能确诊为本病，因此，是单独的IBS，还是其他疾病伴有IBS的症状，在一般诊疗工作上，难于确切地作出判断。所以，目前文献报导的科学性有待于进一步提高，但有一点是可以明确提出的，就是对于IBS的主要临床症状，如与排便有关的腹痛、腹胀、腹泻和便秘、里急后重等，目前西药治疗的效果并不理想，副反应较大，病人服药的依从性也较低，多数趋向于服用中药治疗，虽然近年来西医有一些新的胃肠动力药出现，但效果还未确定，价格也较贵。大量的临床实践也证明，对于这样一些表现症状，采用中药或中西药结合的办法，确比西药的疗效更高，因此，从中西医结合方面，确有深入研究的必要。

（王 立 危北海）

十二、功能性消化不良

功能性消化不良（简称FD）包括一组常见症状群，上腹不适或疼痛、饱胀感、早饱、恶心、嗳气、呕吐、烧心，1984年Thompson提出称非溃疡性消化不良（简称NVD），1991年荷兰会议改称为FD。1994年杨森科学委员会组织的胃肠动力学学术研讨会议上也用FD这个命名。

关于本综合征的发病机理尚未全明了，可能与以下因素有关，①胃炎、十二指肠炎；②胃运动功能失调；③幽门螺杆菌感染（HP感染）；④情绪、心理因素；⑤NAID等药物对胃粘膜的损伤。

中医对本综合征的研究起步较晚，对其病因病机尚无统一认识，但根据本综合征的主要表现胃痛，上腹不适，饱胀，烧心，似可归属为“胃脘痛”、“痞满”、“嘈杂”的范畴。

FD的发病率相当高，约占门诊总数的20%，消化门诊的30%～55%。

（一）临床研究

1. 目前国际上通用的诊断标准是：①有慢性上腹痛、饱胀、烧心、反酸、嗳气、恶心、呕吐，至少持续4周以上，②内镜检查正常，排除糜烂、溃疡及肿瘤，③实验、B超、X线除外肝胆胰的器质性病变，国内张氏又加④无糖尿病，结缔组织病和精神病等，⑤无腹部手术史，⑥追踪2～5年，2次以上胃镜，未发现新的器质性病变。

2. 临床分型

1989年芝加哥召开的国际专题会议上将NVD分为返流样，运动障碍样，溃疡样，吞气症和特异性5种类型，1995年荷兰举行的专题讨论会分为返流样，运动障碍样，溃疡样及复合型4类。

1991年Tally N. J. 分为溃疡样、动力障碍样和非特异性3型。

3. 中医对病因病机、辨证论治已进行很多工作，有人认为肝郁犯胃是FD的病理基础，早期以肝郁气滞为主，继则肝郁胃热，肝郁湿阻，均属实证，病久耗伤气阴，出现肝郁脾虚、肝郁阴虚。另有人则认为系脾胃运化失常，中焦气机壅滞，胃失通降所致，可分为肝胃不和，脾胃虚弱，脾胃湿热，胃阴不足等型，有人将FD分为实证（气滞、湿阻、血瘀、热郁）和虚证（气虚、阴虚、脾虚、肾虚）两大类。实证中有人认为食积停滞致痞亦颇常见。总之，脾胃运化失职，中焦气机壅滞，胃失通降是主要病机。治疗上，肝郁气滞者疏肝和胃，兼热郁者，疏肝清胃；兼湿阻者，清肝化湿；兼气虚者，疏肝健脾；兼阴虚者，疏肝养胃；湿热互见，清化湿热；气滞中阻，理气化湿；或健脾，或养胃，据现有资料，中医辨证施治的临床有效率为90%～96.77%。

由于胃动力障碍型在我国占30%～80%，因此国内学者对胃肠动力障碍的中医药治疗进行探索。笔者在1993年提出以脾胃升降理论为指导，探讨开发胃肠动力中药的设想。周学文、张客宝等认为胃肠动力中药的单味药和复方，主要涉及泻下药、理气活血化瘀药类。有关胃肠动力西药，主要是对多巴胺受体在胃肠运动调节中所起作用，产生了胃动力药胃复安和吗丁啉，随着对5HT的了解以及肠肌间神经丛生理的认识，能促进和协调全胃肠运动，增进胃肠排空，防止食物滞留与反流的西沙比利已广泛用于临床。1984年pilot发现红霉素对胃肠道具有胃动素样作用，能促进胃肠运动。

（二）实验研究

正常人固体食物从胃近端到远端需3小时，每小时排空25%左右，胃窦余25%，近端食物渐减。本病患者固体食物排空延缓，每小时排10%左右，排空延长，或远端食物少，近端多，用同位素标记的排空试验为金标准，但需有广视野γ相机和同位素条件，现用放射线ROM（radio opaque marker）制成胶囊，或钡条10个为标志物吞下，若6小时不排空，为排空延长。如徐家裕等用西安杨森公司提供的小钡条对40例正常志愿者的胃排空，发现80%人群小钡条在6小时从胃内排出，98%的小钡条在7小时从胃内排出。因此认为国人的胃排空略长于外国人。可能是所用标准试餐中脂肪、蛋白质含量高于国人平时早餐有关。

胃压力测定可反映平滑肌张力及蠕动功能，用8个孔的导管接传感器，4个孔放胃窦部，4个孔放十二指肠水平部，计算机计算波幅、记下消化间期压力，分析其胃内压力，如波幅不超过5mm为肌原性，Rees等对不明原因上腹沉重感和嗳气多年的男性病人测压，发现病人进食固体、液体餐后，胃窦部收缩较正常人呈现振幅较低的时相收缩浓压力改变，该类型压力波与胃对固体食物排空明显延缓有关。用放射性同位素测定胃排空，显示50%NVD胃排空延迟，特别是固体排空，女性排空延长多于男性。冯英明等对11例NVD进行胃内各部位（球部、幽门、胃窦、胃体胃底、贲门）基础压力和总压力测定，与10名正常人比较，各项指标均低于正常组，并有胃蠕动功能紊乱，可能是上腹胞胀隐痛的病理生理基础。

（三）展望

FD的发病机理尚未完全明了，PH感染在FD症状产生中起何作用，本病对胃粘膜的分泌功能和胃运动功能及神经功能（植物神经和肠肌间神经丝）对发病的影响，FD的分型中是否应包括返流样型，返流型与GERD的关系如何，是同一疾病的不同阶段，还是不同的两个病，均有待澄清，FD的中医病因病机值得研究，对HP阳性的FD是否有必要根除HP，抑酸剂、促胃动剂、胃粘膜保护剂在治疗上的作用有待评估。由于“胃痛”的中医治疗已有较多经验，今后重点应在治疗“痞满”证方面多作工作，开发研制出消痞除满的有效新药。

（赵荣莱）

十三、吸收不良综合征

各种原因所致食物营养素在小肠内不能被正常消化和吸收而引起的临床症候群称为吸收不良综合征。通常涉及多种营养素的吸收不良，但也可以是单一营养素吸收不良，如乳糖酶缺乏症等。临床上主要表现为消瘦、腹泻或脂肪泻及各种营养素缺乏表现如贫血、出血倾向、舌炎、搐搦及腱反射消失等。本病在中医属泄泻、虚劳等范畴，如《临证指南医案·泄泻》：“泄泻，注下症也。经云：湿多成五泄，曰飧，曰溏，曰鹜，曰濡，曰滑，飧濡之完谷不化，湿兼风也；溏泄之肠垢污积，湿兼热也；鹜溏之澄清溺白，湿兼寒也；濡泄之身重软弱，湿自胜也；滑泄之久下不能禁固，湿胜气脱也。”又如《难经·十四难》：“一损损于皮毛，皮聚而毛落；二损损于血脉，血脉虚少，不能荣于五脏六腑也；三损损于肌肉，肌肉消瘦，饮食不能为肌肤；四损损于筋，筋缓不能自收持；五损损于骨，骨痿不能起于床。”

（一）临床研究

从西医方面来看本病的病因可分为肠腔内消化障碍、肠粘膜吸收障碍、淋巴或血流障碍、内分泌功能紊乱和药物的作用等。里程针对老年人的病因作了探讨。消化能力可分为机械消化能力与化学消化能力二种，老年人常因牙齿脱落，咀嚼发生困难，且由于味觉迟钝，喜食厚味之品，因而容易发生消化不良症状。加之胃肠道肌纤维萎缩，弹力减弱，故老年人胃肠蠕动缓慢无力。以上原因致使老年人机械消化能力低下。食糜在肠内停留时间延长，易被细菌发酵，从而产生较多气体，所以老年人经常自觉有腹部胀闷，频频呃逆，肠鸣音亢进等不适，并有消化不良大便或稀便。资料报道，50岁以后唾液淀粉酶、胃酸、胃蛋白酶、胰脂肪酶及淀粉酶等消化液分泌相应减少，即化学消化能力亦有所下降。老年人小肠绒毛亦逐渐萎缩，以致形成吸收不良。危北海发现食糜排空过快是本病一个原因。他对肿瘤病人的继发性吸收不良综合征进行研究发现，脾虚证患者消化道排空比非脾虚证患者和正常人都快，服胶囊后10小时胶囊通过回盲部例数与后二者比较差异明显（$P<0.025$与$P<0.001$），因食糜排空时间过短可引起吸收不良。对于本病的病机危北海认为有五方面：脾气虚弱、脾阳不足、

脾不统血、脾阴不足和脾虚胃热。里程认为老年病人中脾虚胃热最常见。老年人因生理性脏腑功能衰退，脾虚后水谷不化，精微反为湿浊，郁久必然化生湿热，加之老年人口淡无味，喜食油炸炙煿、辛辣甜腻之品，易成胃热。李素亭认为小儿消化吸收不良综合征所致腹泻，其本质为脾虚及肾，肾虚命门火衰，无力温煦脾阳，脾失健运，失其腐熟水谷、输布精微之能，又致肠道失却辨别清浊、水谷之功，并走肠间为腹泻。

张锦坤较为简明地总结了本病的诊断与治疗：诊断分四步。①疑似诊断：根据临床表现及粪便性状疑似本病。②初步诊断：通过类脂定量测定确定存在脂肪泻。③病因诊断：右旋一木糖试验异常多为小肠性疾病，正常则大致可排除小肠性病变；然后再选择性地对胰、肝、胆及胃肠等器官进行功能、影像及形态学检查。④确定诊断：通过治疗，如症状明显好转或临床治愈，则诊断确立。治疗途径有三：①治疗原发病；②逆转病理生理改变；③营养物质的补充。

近年来文献上有不少作者提出本病与脾胃虚弱证有十分类似的关系，并就两者的病理生理变化、临床表现证候及客观检查指标等方面，进行了对应关系的探讨，兹列表说明见表 3-3。

表 3-3

中医辨证	西医辨病	临床症候	病理生理变化	客观检查指标
脾气虚弱	相当于吸收不良综合征的早期表现	腹泻便溏，食欲不振，胀气肠鸣，四肢无力，精神不振，倦怠不适	小肠分泌水电解质增多，而吸收减少，脂肪、糖、蛋白质消化吸收轻度下降	木糖吸收试验下降，大便内脂肪含量增多，小肠 X 线有胀气（出现腊横征）
脾阳不足	相当于该综合征伴有血清蛋白下降，低钾和轻度贫血的表现为主	脾气虚弱症状外，还有夜尿增多、面色苍白，清瘦怕冷，下肢浮肿，脉弱舌淡	脂肪、糖、蛋白质吸收不良而致能量代谢下降，低钾，血清蛋白下降，维生素 B_{12} 和叶酸缺乏而致轻度贫血	血清白蛋白含量下降，维生素 B_{12} 和叶酸吸收试验下降，血清钾测定下降，血清铁测定下降
脾不统血	相当于该综合征伴有维生素 K 下降	脾气虚弱症状外，还有皮肤出血所致瘀点瘀斑、齿衄等	胆盐吸收障碍，分解过多，脂溶性维生素 K 吸收不足而致低凝血酶原血症	凝血酶原时间延长
脾阴不足	相当于该综合征伴有维生素 A 下降和水、电解质紊乱	食欲不振，腹部不适，大便干结，皮肤干燥，口干唇燥，全身无力	肠道吸收不良和淋巴循环障碍，将β-胡萝卜素转变为维生素 A 的形成和吸收过程障碍，致使维生素 A 缺乏	血清胡萝卜素、维生素 A 含量下降
脾虚胃热	相当于该综合征伴有维生素 B 族下降	脾虚症状外，还有舌红而干、口角发炎、口腔溃疡	水溶性维生素 B 族吸收不良而出现口腔炎、舌炎、口腔溃疡等	血清维生素 B 族含量降低

温振美、郁仁存等对本病三类患者进行了临床疗效观察：

(1) 29 例消化道术后的继发性吸收不良综合征患者分 2 组，观察组 18 例服健脾益气汤（生芪 30g，党参、茯苓、白术各 15g，陈皮 10g)，对照组 11 例服维生素 B、C。结果治疗前后木糖吸收试验、胰功肽试验二组均有明显差异 ($P<0.05$)，且观察组疗效优于对照组。

(2) 89 例小儿继发性吸收不良综合征患者（脾虚儿 23 例，佝偻病儿 54 例，呼吸道疾病易患儿 12 例，）给以益气健脾的健脾粉（黄芪、党参、茯苓、白术各等份，甘草 1/4 量，研成粉剂）口服治疗，木糖排泄率治疗前后 1 个月比较结果显著好转：脾虚儿 $P<0.01$，佝偻病儿 $P<0.001$，呼吸道病易患者 $P<0.05$，而未经中药治疗的患者 16 例 1 月后木糖排泄率反而下降 ($P<0.05$)，说明健脾粉疗效显著。

(3) 肿瘤病人的继发性吸收不良综合征经健脾益气中药治疗后，可改善脾虚病人的消化道排空功能，从而纠正吸收不良症状。

里程认为老年患者如以腹部胀闷，肠鸣腹泻为主症，当属中医痞证中之寒热交结痞。采用半夏泻心汤治脾虚胃热型患者有效。

李素亭治疗小儿消化吸收不良综合征3例，其一为4岁男孩，辨证为脾胃虚寒，损及肾阳，治以温中扶脾，固肠止泻。药用官桂3g，肉豆蔻6g，丁香1.5g，赤石脂、莲肉、云苓各9g。共加减服21剂后痊愈。其二为6月男孩，证属脾胃虚寒兼感外邪，治以扶脾固肠止泻为主，兼以解表祛邪。药用肉豆蔻6g，丁香1.5g，赤石脂、伏龙肝、寒水石、藿香各9g，共加减服16剂后好转出院。其三为12岁男孩，证属脾肾阳虚，治以温肾扶脾，固肠止泻。方为官桂4g，肉豆蔻6g，赤石脂、莲肉、焦楂、建曲、黄精各9g。共加减服药5周后好转出院。

小肠部分切除后造成的继发性吸收不良综合征（即短肠综合征）在临床较为多见，报道相对较多。刘丽芳用归脾汤加减治愈短肠综合征1例。患者为37岁男性，中医诊断为心悸、泄泻、腹痛、虚劳，治以健脾养心、补气生血，佐以宽肠理气，用归脾汤加减，并在治疗初期配合静脉输血。共服药四月余后痊愈出院。程运文报道51岁男性短肠综合征1例，证属肾阳亏损，火不生土，封闭失职，治以温补肾阳为主，收敛止泻为辅。药用红参片（另煎兑服）、乌梅、五味子各5g，熟附片、干姜、巴戟天、仙灵脾、山萸肉、白术、山药、白芍各10g。22剂后诸症消失。他认为本病属洞泄范畴，熟附片、干姜温肾助阳，散寒祛湿；巴戟天、仙灵脾温而不燥，补肾阳而不伤肾阴；山萸肉性温补阳，生津滋阴，且能收敛固涩，红参、白术、山药三味同用，大补脾气。补后天之气，以助先天之阳；白芍苦、酸、微寒，养血敛阴，以防姜附辛温太过而伤阴血，起反佐之作用；五味子、乌梅收敛固涩，以止洞泻。诸药合用，共奏温补肾阳，收敛止泻之功。使肾阳得补，命门火旺，火能生土，封藏之职正常，则短肠综合征可愈。陈城报道短肠综合征治验2例，其一为30岁男性，证属脾胃气虚，清阳不升，浊阴不降，清浊混淆，试投升阳益胃汤以益气化湿，升清降浊：炙黄芪30g，党参15g，炒白术、杭芍、泽泻各12g，姜半夏、防风、陈皮、羌活、独活、茯苓各10g，黄连6g，柴胡8g，干姜、甘草各5g，大枣5枚。共加减服35剂后出院。其二为38岁男性，证系气阴两伤，兼毒热未清，乃虚中挟实之候。治宜清热解毒化湿，益气养阴：西洋参（另煎）、败酱草、生苡仁、冬瓜子各15g，金银花20g，葛根、赤白芍、大腹皮各12g，黄连6g，广木香、生甘草各5g。共加减服药一月余出院。姚铭齐报道应用温脾法治疗短肠综合征1例，患者为64岁男性，治以温阳健脾：生晒参（另煎汁）、白术、白芍、佛手、升麻各9g，黄芪、淮山、茯苓各12g，熟附块（先煎）、小茴香各6g，五味子3g，大枣5枚，20天后出院。他认为关键在于抓住脾阳不振、寒气内盛之证，用人参附子理中与补中益气之意，温运中焦，补益脾胃而使诸症自愈。

（二）展望

在临床实际工作中，面对慢性腹泻患者，往往考虑吸收不良综合征可能，但由于本征的诊断要靠临床、实验室、影像及病理学诊断的综合运用，特殊检查项目较多，需要一定设备条件，所以真正确诊的病例较少，中西医结合研究本病的报道较少，但是中医或中西医结合治疗本病具有广阔的前景，能取得较西药更好的疗效，因此十分值得作进一步深入的研究。

（杨荣德）

十四、腹泻

腹泻分急性与慢性两种，病程在2个月以上的腹泻，或间歇期在2～4周内的复发性腹泻称慢性腹泻，中医将急性腹泻称为暴泻，慢性腹泻称为久泻。

腹泻的发病机理是胃肠道的分泌、消化、吸收和运动等机能障碍，如分泌量增加、消化不完全、吸收量减少和（或）胃肠运动加速，而引起粪便含水量增多而稀薄、次数增加而形成腹泻。从病理生理角度分为渗出性腹泻、分泌性腹泻、渗透性腹泻、吸收不良性腹泻、胃肠动力加速性腹泻五种。

中医学认为泄泻与脏腑功能失调有关，与脾的关系更为密切，而湿邪作为本病发病的主因。在中医学中，对泄泻的病因、病机、辨证论治的论述已相当完备。

（一）临床研究

溃疡性结肠炎的发病率，自纤维结肠镜的广泛应用以来有增加趋势。1993年全国慢性非感染性肠道疾病学术研讨会（太原会议）报道本病3065例，而在此前40年报道的溃疡性结肠炎不足1000例，但确切的发病率尚无报道。慢性腹泻以往统称慢性结肠炎。慢性结肠炎是结肠镜、X线及组织学命名。对慢性腹泻，仔细查找，80%可找到原因，故只有原因不明的腹泻，结肠镜、组织学有慢性炎症者，方可诊断为慢性结肠炎，其中部分为溃疡性结肠炎。本病的治疗，近年来已由5′氨基水杨酸取代偶氮水杨酰磺胺嘧啶（SAPA）。1992年第四届全国消化系统疾病学术交流会上制定本病有湿热内蕴、脾胃虚弱、脾肾阳虚、肝郁脾虚、阴血亏虚、气滞血瘀六个证型。治疗上采用辨证施治、专方验方、药物灌肠、中西药合用等法，内服治则多为益气健脾、清热利湿、理气和中，保留灌肠中药多以清热解毒、凉血生肌药。中药内服有效率80%～100%（平均95%），中西药合用有效率88%～100%（平均95.5%）。

对急慢性腹泻的中成药很多。卫生部药政管理局发布1985～1995年的止泻新药10种，其中胃肠安丸、小儿泻速停冲剂、克泻胶囊3种为三类药。

（二）实验研究

溃疡性结肠炎（简称CUC）为炎症性肠病，其病因迄今未明。目前的研究认为与免疫障碍、感染、遗传、过敏、溶菌酶分泌过多、肠道防御机能障碍、精神因素等有关。近年又认为前列腺素、白三烯、血小板激活因子、细胞活化因子、氧自由基都参与CUC的炎性反应。CUC的动物造型方面，用药物（醋酸、鹿角菜及非鹿角菜硫酸化合物）方法、CUC病人结肠粘膜匀浆的冷冻高速离心后上清液及免疫学方法均可在结肠出现溃疡。因此在发病机制方面，免疫学说仍受到人们重视。用保元肠疡灵胶囊（党参、黄芪、三七、诃子等）对免疫法复制的大鼠CUC治疗实验发现能降低抗大肠抗体，升高E-RFC，改善血液循环，修复结肠粘膜作用。用三七、马齿苋等制成的结肠栓对E大肠杆菌O_{55}为主要抗原致敏家兔制成的CUC模型有改善和修复粘膜、缓解充血水肿、减少细胞浸润、促进溃疡愈合作用。

（三）展望

引起腹泻原因很多，但从中医角度，急慢性腹泻均与湿有关。湿蕴的前提是脾失健运，因此应对脾虚湿蕴进行探索。临床仍以CUC为重点，开展前瞻性研究，在建立动物模型的同时，对CUC的发病机理，从免疫学、细菌学、粘膜超微结构、细胞因子、炎症介质、粘附分子、神经肽、肠道的运动功能、分泌功能等方面进行研究。

（赵荣莱）

十五、便秘

便秘指大便排出困难，或排便时间间隔延长。引起便秘的疾病有肠道病变，全身性病变和神经系统病变，其中肠易激综合征（IBS）是很常见的便秘原因，但为数不少的为特发性便秘。经常服用某些药物易引起便秘，如止痛剂、麻醉剂、肌肉松弛剂、抗惊厥、抗抑郁剂、抗帕金森氏病药、抗胆碱能药、阿片制剂、神经节阻滞剂、某些降压药、含钙、铝、铋的制剂、利尿剂等。中医对便秘早有论述，依无火、有火而分为阳结、阴结，病位在大肠、系大肠传导功能失常所致，与肺、肝、脾、肾关系密切。中医病因为热盛伤津、气机郁滞、气血亏虚、阴寒凝结，分虚实两端辨证施治。

（一）临床研究

近年对便秘的分类有机械梗阻性便秘（如结肠癌梗阻）、动力性便秘两种。动力性便秘可为肌原性，也可为神经原性，可区分为慢通过便秘、排出道阻滞性便秘和通过正常便秘。排出道阻滞为肛门直肠或盆底肌功能异常引起、有时通过正常、但到达直肠、可因直肠膨出等原因，使大便不能排出。近年对结肠、直肠、肛门及盆底肌肉动力研究的深入，对便秘的发病机理有进一步的认识。便秘是肠道通过便意产生排液动作过程中任何一个环节发生故障而引起的、涉及神经系统、肠道平滑肌、肛门（内、外）括约肌、盆底肌功能。

肠易激综合征（IBS）为肠道常见的功能性疾病，约占胃肠道疾病的30%～50%，以腹痛、腹胀、腹泻、便秘单独或综合出现为其特征。常有情志失调，因肝失疏泄、气机闭阻、升降失调、大肠传导涩滞而引起便秘。近年中医药治疗取得90%左右疗效，在辨证论治、专方验方方面均有进展，对肝郁肠涩而以腹胀便秘为主证者，一般用滋水涵木法，方用清肝饮或一贯煎。麦麸中含戊糖的多糖比胡萝卜、卷心菜或苹果为多，含戊糖的多糖有很大的控制水分能力，可使粪便成形。情绪紧张可影响正常人尤其是IBS病人的肠道动力，因此要以适当方式进行心理治疗。

卫生部药政局发布1985～1995年治疗便秘的新药7种，即麻仁胶囊、番泻叶冲剂、大黄通便冲剂、苁蓉通便口服液、便秘通、通便宁片、麻仁软胶囊。其中苁蓉通便口服液由肉苁蓉、何首乌、枳实、蜂蜜等组成，滋阴补肾、润肠通便，主治中老年便秘、产后虚秘及虚型习惯性便秘。

（二）实验研究

对胃肠通过时间的测定，可用口服不透X线的标志物（ROM）定期摄片、测定各段结肠通过时间，可以判断慢通过性便秘或排出道阻滞性便秘。

用灌注法或气囊法测直肠肛门压力，观测肛门内括约肌和肛门外括约功能，直肠壁顺应性等资料。

肠内容物的运动方向和速度，由所在肠段的慢波频率控制，健康人结肠慢波频率为6～8周/分，乙状结肠上段、降结肠及横结肠为10周/分，与正常人比，IBS患者出现3周/分的慢波较多见，在IBS中，餐后3周/分慢波增多，可能导致肠腔节段的收缩、腹痛及便秘。

（三）展望

由于中医对便秘的病因病机、辨证论治方面有较完备的论述，对诸如习惯性便秘、IBS等有较好疗效，但对便秘病理生理学及近年的实验室进展，尚未给予足够的重视，因此进展不大。今后似应将重点放在常见症（IBS）上。IBS临床诊断标准及科研病例选择标准，已在1986年成都会议上制定，可以参考，并积极创造条件，开展肠运动功能及肠电图的检测，统一IBS的辨证分型，开展对肝郁肠滞便秘的有效方药的研制，并应结合便秘的病理生理，从中医学角度，对慢通过便秘，排出道阻滞性便秘、正常通过性便秘，加强研究，提出相应方药和处理办法。

（赵荣莱）

十六、溃疡性结肠炎

溃疡性结肠炎（Ulcerative Colitis）或慢性非特异性溃疡性结肠炎是一种原因不明的慢性结肠炎，病变主要发生于结肠的粘膜，且以溃疡为主，多累及直肠和远端结肠，也可遍及整个结肠。主要症状有腹泻、脓血便、腹痛和里急后重，病程迁延，病情轻重不一，常反复发作。近年来本病似有增加趋势，可能与临床上提高了对本病的诊断水平有关。本病可见于任何年龄，但青壮年最多见，男稍多于女。本病的病因尚未完全阐明。其发病可能与免疫、遗传、感染、精神神经紊乱、溶菌酶、过敏等因素有关。目前大多数学者倾向于认为本病的发病既有自身免疫机制的参与，也有遗传因素作为背景。至于感染和精神因素只是诱发因素而已，其他因素多被排除。

中医一般认为本病属于“久泻”、“痢疾”、“肠风”和“脏毒”等范畴，病因多由于感受暑热寒湿，或内伤饮食生冷，脾胃内伤，运化失常，湿浊下注大肠，蕴结不解，引起胃肠腑气壅阻、气血凝滞，或挟湿热，或挟寒湿，若是伤及肠络出血，蕴而为脓，是为实病，多表现为腹痛、下痢、粘液脓血、里急后重之症，故被认为属于痢疾。若由于脾虚湿胜、肝强脾弱、脾失运化、湿从内生、滞留大肠，是为虚病。多表现为大便溏薄，次数增多，腹部隐痛，坠胀不适，故被认为属于“泄泻”。若久病迁延，反复发作，脾病及肾、肾阳虚衰，则湿从寒化，排便滞下不爽，夹下粘液，则认为属于“久泻”。若晨起必泻，泄利不收，则认为属于“五更泄泻”。亦有从“内痈观”出发，“以痈论治”，在治疗上借鉴痈疡治疗中的“消、托、补”三法。

（一）临床研究：大多数医家认为本病多属于本虚标实之证，正虚为本，邪实为标，有时表现虚实相兼，气血同病，互为因果，以致病情缠绵，反复发作。西医认为本病与免疫障碍、遗传、感染、精神因素有关，属于一种自身免疫性疾病。通过动物模型和血中存在非特异性抗结肠抗体，证实免疫发病学说是主要机制之一。但其形成因素比较复杂，是多种渠道、多个环节互相影响，交叉作用的结果。临床以腹痛、腹泻、粘液脓血便、里急后重、易反复发作和常有多种合并症为特点。一般认为，疾病初起，多由于暑热寒湿迫注大肠，若邪实湿热炽盛，则多符合西医的急性发作活动期。结肠镜检可见一派急性结肠炎症的病理表现，因而中医辩证总以湿热为主。若疾病久治未愈，病理炎症持续，但其急性程度减轻，却进入慢性相持阶段，中医则认为寒湿错杂，辨证多属于肝强脾弱之证。临床除了可见急性结肠炎现象外，并可伴有不同程度的胃肠功能失调和免疫功能低下或障碍等引起的症状。若疾病进入慢性缓解期，急性炎症的病理变化虽然不明显，但由于结肠内慢性炎症终久不能完全消退，机体免疫功能日益低下，整个机体的抵抗能力营养代谢和胃肠功能更加衰退。此时病人的临床表现，中医辨证多属脾肾两虚之证。由于本病的病程迁延，反复发作，故易发生多项证候同时存在，宜分别轻重主次进行复合证型或兼证的诊断。临床上辨病与辨证结合，一方面要以结肠镜检的病理诊断为基础作出"溃疡性结肠炎"的辨病诊断；另一方面也要以四诊所见，作出中医的证型分析。1978年杭州全国消化会议首次在国内制定了本病的诊断标准，1987年中华全国中医学会肠病学会也制定了本病的诊断、辨证分型及疗效标准，1993年全国慢性非感染肠道疾病学术研讨会制定了新的UC诊断及疗效标准，同年，中国中西医结合学会第四届消化系统疾病学术会议也制定了UC中西医结合诊断、辨证和疗效标准。因此，目前国内对本病有西医、中医、中西医结合三个诊断标准，所以临床诊断此病应参照这些标准执行。诊断内容包括临床表现、结肠镜所见、粘膜活检和钡剂灌肠所见等。

溃疡性结肠炎的治疗近年来有所提高，西药治疗方面主要有偶氮磺胺嘧啶、氨基水杨酸、甲硝唑、皮质类固醇、免疫抑制剂等。中药治疗方面主要有口服药物（包括辨证用药、中药验方、中西药联用等），药物灌肠和塞肛、针灸等。但是所有这些治疗方法并非根治性的和特效的，疗效也不稳定，个体差异性较大。药物副反应明显。因此，不少学者试图通过中西医结合的途径和方法，取得更为满意的效果，确也获得不少的发展，为本病的治疗提供了许多可喜的思路与方法。

1. 辨证施治　是临床门诊和住院的常用方法。一般将溃疡性结肠炎多分为湿热蕴结、气滞血瘀、寒热兼挟、脾胃阳虚、脾肾两虚等，分别投以白头翁汤、葛根芩连汤、枳实导滞汤、膈下逐瘀汤合四逆散、温脾汤、四神四君养脏汤等，并临证加减，以符合理法相应的原则。

2. 基本方加减治疗　在辨证或验方专方的基础上适当加减而组成治疗方药，因此，所组成的方药包括作者对本病发病机制的认识和临床用药的经验，较为注意调整机体机能和免疫反应。如腹泻停（葛根、黄连、地榆、秦皮、诃子、五倍子、儿茶、白芍、木香、神曲）、归芪地榆苦参汤（黄芪、当归、赤芍、苦参、地榆、椿根皮、薏苡仁、茯苓、木香、大黄）及三草汤（败酱草、鱼腥草、仙鹤草等）。陈治水报告应用健脾灵（含黄芪、党参、白芍、乌梅、儿茶、当归、白术、甘草等）治疗溃疡性结肠炎300例，按照病人入院次序随机分为3组，性别、年龄、病程、临床类型及病情轻度均无明显差别，并与西药偶氮磺胺吡啶（SASP组）和补脾益肠丸（广州陈李济制药厂生产）进行疗效对比，并进行了该方的药效学实验。结果说明健脾灵的疗效明显优于补脾益肠丸和西药偶氮磺胺嘧啶，疗效明显，复发率低，服用方便，其治疗机理主要是通过健脾益气而达到调节免疫和促进溃疡愈合的作用。其缓急止痛作用与对抗乙酰胆碱M-受体激活机制和直接缓解平滑肌痉挛有关；其涩肠止泻与抑制肠管推进功能有关。

3. 肠道给药法　为避免胃肠消化液及肝脏对药物的影响，提高疗效，采用肠道给药的方法，是治疗溃疡性结肠炎目前公认的有效方法。肠道给药主要有：①煎剂保留灌肠。②粉（散）剂稀释保留灌肠。③栓剂塞肛。④胶囊剂在肠镜下送入结肠患处。⑤中西药合用保留灌肠，如灭滴灵、氢考、锡类散、痢特灵等，肠道给药常以清热解毒、除湿化瘀、祛腐生肌等祛邪治标为目的的药物为主。

通常以方剂煎汤后保留灌肠或直肠点滴为主。因药物可直接作用于肠道粘膜，保留时间长，浓度高，有利于药物吸收和发挥作用。尤其有些中药具有收敛生肌之效，甚为适合于溃结的治疗，故颇多医家推崇此法。以乌梅、五味子、赤石脂、黄柏等清热解毒、凉血去腐、收敛生肌之药煎汤灌肠，收效良好。亦有用紫草、白芍等熬汁后直肠滴入，每分钟30～60滴，每次 200ml，其疗效优于口服 SASP，强的松、甲硝唑的西药联用组（$P<0.01$）。李氏则根据活动期与缓解期分别为湿热内阻和脾肾虚弱之理，先用清肠汤（白头翁、黄连等）灌肠 10 天后，继用固肠汤（补骨脂、石榴皮等）灌肠 5 天，其治法颇具特色。谷氏等用公英、苦参等煎汤保留灌肠，其疗效优于黄连素、庆大霉素的口服治疗（$P<0.01$）。

4. 中药内服加灌肠　由于溃疡性结肠炎病变部位多在肠之远端，故若仅仅辨证内服治疗恐药力难集中于病所。另一方面，仅用灌肠之法，虽有利于局部作用，却难以达到全身整体调控的效能。所以采用药物内服与灌肠同时并施，能取得更佳效果。如王氏用党参、白术、白头翁等煎汤内服的同时，以炮姜、地榆等煎汤灌肠，上治其本，下治其标，效果得到提高。许锦铨等报告应用消溃灵粉（黄芪、党参、白术、茯苓、白芍、木香、乌梅、肉豆蔻、甘草）配合苦参、槐花、大黄合剂灌肠治疗本病 154 例，采用随机双盲法观察，与安慰剂对比，结果说明，其总有效率 92.1%，明显优于安慰剂组。

5. 中西药结合应用　由于溃疡性结肠炎病情的复杂性，治疗效果的缓慢性以及药物的副反应，因此采用中西药结合应用，互相配合，扬长避短，发挥各自之长，达到最佳的治疗效果。例如对重症病例用锡类散或云南白药灌肠的同时，短期内服用大量的激素，使之暂时缓解病情，然后再慢慢调治；SASP 口服加中药灌肠亦有用中药内服加用甲硝唑灌肠。在灌肠液方面可以中西药结合应用。如中药灌肠液加痢特灵灌肠，大黄、地榆等灌液加柳氮磺胺吡啶混匀灌肠，锡类散调配 0.25%奴夫卡因 100ml 灌肠，十大功劳、地榆等煎汤加 654-2 灌肠，白罗卜汁加庆大霉素灌肠等。

总的来看，应用中药或中西药结合治疗溃疡性结肠炎，临床疗效大有提高。经过分析国内主要杂志上发表的有关文献，在以中药内服治疗的 11 篇文献中，共治疗 510 例溃疡性结肠炎，其中治愈和显效达 350 例，好转 130 例，无效 30 例，有效率最低为 84%，最高为 100%，平均 94%。在以中药煎汤保留灌肠或直肠滴入的 66 篇文献中，共治疗 2560 例。其中治愈和显效为 1960 例，好转 505 例，无效 95 例，总有效率从 80%～100%不等，平均 95%。在中西药结合治疗的 15 篇文献中，共治疗 1100 例病人，痊愈和显效达 750 例，好转 306 例，无效 44 例，总有效率在 88%～100%之间，平均 95.5%。中医或中西医结合治疗本病，显示疗效有所提高而无明显副反应。

（二）实验研究

近十多年来，为了探讨临床上已取得明显疗效的方剂的疗效可靠性及其作用机理，曾进行过一些实验性动物疾病模型和药理作用的实验研究。例如陈治水等以异种结肠粘膜抗原复制成功的大鼠溃疡性结肠炎实验模型上，对比观察了健脾灵（黄芪、党参、白芍、乌梅、儿茶、当归、白术、甘草等）和补脾益肠丸的作用机制。结果说明健脾灵可以提高非特异性细胞免疫功能，降低血清 IgG 水平和抗大肠抗体滴度，使免疫功能得以恢复正常，从根本上消除了本病的内在发病因素。

郭琪等对具有益气温阳、健脾利湿、祛瘀生肌、敛气涩肠的保元肠疡灵胶囊（党参、黄芪、三七、诃子等组成）进行了以免疫法复制的大鼠溃疡性结肠炎动物模型治疗的实验研究。结果显示对实验模型具有降低大肠抗体，升高 E 玫瑰花结形成率（E-RFC），改善血液循环，修复结肠粘膜的作用。李国栋等对具有良好疗效的清肠栓（三七、马齿苋等）实验结果表明：对 E 大肠杆菌 O_{55} 为主要抗原致敏家兔制作的溃结模型具有改善和修复粘膜，缓解充血水肿、减少细胞浸润、促进溃疡愈合的作用。赵氏等对益气活血主方研究结果显示：能降低免疫性溃结大鼠模型大便乳酸含量、降低血小板粘附率及对抗血栓形成等。葛氏等对固肠胶囊（赤石脂、黄连等）的研究表明：具有促进免肠管吸收功能，对抗二甲苯所致的鼠耳炎症，缓解肠肌痉挛，抑制小肠推进运动以及改善免疫性溃结大鼠模型的粘膜损伤等功用。朱氏等用扫描电镜观察健脾灵治疗的溃结患者结肠粘膜，显示淋巴细胞浸润减少，粘膜得到修复改善。

近年来，有关溃疡性结肠炎（以下称 UC）的实验动物造模方面，研究进展较快，主要有药物刺激法和免疫法二大类。兹分别叙述如下：

1. 醋酸致病造模法

动物可选择SD雄性大白鼠或豚鼠，禁食16～24小时，实验时可以2%苯戊巴比妥钠溶液作腹腔麻醉（30mg/kg）并做肠腔清粪。用导管经肛门插入结肠内8mm，注入6%～10%浓度的乙酸2ml，20s后立即注入生理盐水冲洗，动物可在1、3、5周处死。本模型病变可持续8周。

2. 鹿角菜及非鹿角菜硫酸化产物致病造模法

鹿角菜对豚鼠、家兔、小鼠、大鼠和灵长类都可引起UC，5%水溶液3周内可使豚鼠出现UC表现；木质磺酸钠、硫酸支链淀粉等高分子硫酸化产物可引起豚鼠、兔实验性UC。

3. 结肠粘膜免疫致病造模法

（1）将UC病人结肠粘膜匀浆，冷冻后以30000转/分速度离心30分钟，取上清液提纯，测定蛋白质含量冰箱保存备用，使用前加入完全福氏佐剂，于动物足跖、背部、腹股沟处每次注射抗原4mg，一般5周左右结肠出现典型溃疡，病程可持续1年之久。

（2）①将狗结肠粘膜匀浆加FA福氏佐剂行大鼠足跖注射，10日后，随着血清抗结肠抗体浓度增高，出现UC样表现，30日后病变减轻，7个仍有溃疡；②提供抗体的被动免疫，将狗结肠粘膜匀浆给家兔腹腔注射，2周后分离血浆给狗注射，数小时至1日内出现UC表现；③免疫复合物法：2%结晶结卵蛋白（CEA）加FA作抗原，腹腔静脉多次注射使致敏，再将0.5%CEA 0.2ml开腹后注射于结肠浆膜，出现Arthus反应引起溃疡。

（3）用二硝基氯苯（DNCB）反复刺激豚鼠皮肤，连续15日，动物致敏后再加DNCB灌肠，1日后DNCB接触的结肠粘膜出现以溃疡为主的炎性反应，猪和家兔用DNCB也可引起相似的病变，家兔的UC至少可延续2周以上。

（4）取Wistar大鼠的大肠粘膜用生理盐水制成匀浆，与Freund佐剂混合成乳剂，给体重3kg左右的家兔注射免疫，15日后加强免疫1次，致兔抗大鼠结肠粘膜血清达一定效价，颈动脉取血制成抗血清，然后用兔抗血清加Freund佐剂免疫大鼠2次后，再用30mmol/L的酸化牛胆酸钠1ml对左半结肠局部刺激，可造成典型实验性UC。

（三）展望

一般认为溃疡性结肠炎属中医学的“肠澼”、“痢疾”、“肠痛”等范畴，其病理机制以脾虚气弱、湿热内阻、气滞血瘀为主，后期可致脾肾两虚，治疗多以益气健脾，清热利湿，理气和中，而以活血化瘀为主者少，保留灌肠的中药则以清热解毒，凉血生肌为常用。中药或中西医结合治疗UC效果明显，患者也容易接受，许多医家将多年积累的经验方整理推广，为进一步筛选和开发确实有效的方药奠定可喜的基础，但目前仍然缺乏统一的辨证分型标准，没有一个公认的治疗方案，这是有待解决的重要问题。

在临床研究上，主要采取辨证与辨病相结合，内治与外治相结合，整体与局部相结合，内服与灌服相结合，中西药相结合，对于提高疗效，防止复发，具有重要的临床意义。此外，以统一的诊疗标准规范临床，随机对照对溃疡性结肠炎进行前瞻性研究，显得非常必要。

在研究方法上，现已开始进行前瞻性的研究，设立了对照，建立了多种实验动物模型并检测了一些有针对性的客观指标，使中西医结合治疗UC有了很大的提高，并且展露了可喜的成绩。但仍存在许多不足的现象，如没有严格的诊疗标准，没有设立合理的对照，没有选择很具有说服力和特异性的客观指标，没有进行必要的药效学实验研究等等。因此今后应根据本病发病机制及病理表现的特点，在建立实验动物模型的同时，对被筛选的中药或验方，在临床上和动物实验方面，按严格的科研方法，进行遗传学、细菌学、免疫学及与之相关的粘膜超微结构、细胞因子、炎症介质、粘附分子、神经肽、肠道运动与分泌功能等方面进行综合研究。

基础研究有待加强，借助利用现代科学方法，应用更多的科学实验手段，复制出本病的病证结合的动物模型，及流行病学调研。从神经、内分泌、免疫调节等多方面着手验证和阐明中药及其他疗法的有效性，可重复性及作用机制，将有利于发挥优势，走向世界。

（危北海　陈治水）

十七、上消化道出血

上消化道出血是指食道、胃、十二指肠、胰腺和胆道的出血。其与下消化道出血的主要分界线，一般以屈氏韧带为界限。是临床常见的急症之一，占内科住院病人数的2.43%，死亡率仍在5%～10%，而且误诊率较高，应予重视，确定出血部位，明确出血病因和及时正确的处理，对出血患者的预后有重要的意义。

上消化道出血的原因很多，最常见的原因是胃及十二指肠溃疡，其次是肝硬化并发食管或胃底静脉曲张破裂出血，再次为慢性胃炎，胃癌和胃粘膜脱垂等。少数病例是因胆道疾病和全身性疾病所致的急性上消化道出血等。

上消化道出血的主要临床表现为呕血与黑便，以及由于大量失血而引起的一系列全身性症状，一般幽门以上出血多表现为呕血，幽门以下出血表现为黑便，少量出血只能用隐血试验测知，按出血的快慢，又可分为急性及慢性两类。以呕血为主要表现的中医命名为“吐血”，便血者则称为“便血”。《内经》对血证的发生有深刻的认识。《素问·六元正纪大论》曰：“火郁之发，民病血溢流注”。《素问·举痛论》载：“怒则气逆，甚则呕血”。但此时尚无方药的记载。《伤寒论》、《金匮要略》较详细的记载了血证的辨证治疗规律，首次提出泻心汤、黄土汤、柏叶汤等治疗吐血与便血的方药，其理论与方药对后世有深远的影响，一直延用至今。《备急千金要方》创制生地黄汤、犀角地黄汤治疗胃热吐血，以达凉血止血的目的。朱丹溪认为“吐血，火病也”。李东垣则认为“内伤脾胃，百病由生”，补脾益气、摄血止血是其治法。张景岳则明确提出：“血动之由，唯火唯气耳”。认为凡治血应察其有火无火，当辨其气虚气实。这种治疗血症见解，对后世也有深远影响。唐容川在《血证论》中对血证的病因病机、辨证治疗都作了精辟的论述，所提出的止血、消瘀、宁血、补血四法，是对治疗血证的较全面总结。

(一) 临床研究

临床上，上消化道出血主要应早期识别，有时大量出血可能出现出血性休克的征象，但可能缺乏出血的客观依据，如呕血、便血等，因此，早期诊断可能有困难，此时就必须与各种其他原因引起的休克相区别，及出血性坏死性胰腺炎、异位妊娠破裂，自发性脾破裂，动脉瘤等引起的内出血相鉴别，及时行肛门指诊，可以较早地发现尚未排出的血便，有助于诊断。其次就是作出出血的数量、部位、程度、及可能的原因的分析。

中医辨证治疗有时在急性出血时不适于立即应用，主要是出血、吐血时服用汤药较为困难，但在只有黑便和吐血的患者已初步被控制的患者，服用汤药对消除病因，稳定止血和改善症状有所帮助。目前认为急诊纤维内镜检查是判断出血原因及部位的最好方法，且安全可靠，其诊断阳性率较X线检查为高，且可在胃镜下应用中药或西药做出紧急的止血治疗。

由于上消化道出血是因多种原因而引起的一种出血证候，中医治疗该病，虽然总的应该贯彻辨证论治精神，但因病种不同，实际治疗应该有所不同，也就是要把辨证和辨病相结合，标本兼顾，才能取得更好的临床效果。

总的来看，目前国内一般均主张应用中西两法止血，中药止血，或按中医辨症分型用药或以协定处方用药。

1. 辨证分型　建国以来，中医中药治疗上消化道出血的报道日渐增多，如陶志达等提出胃热壅盛型用泻心汤或犀角地黄汤或用紫珠草、地榆、降香、大黄为基础上加减，肝火盛者用龙胆草、夏枯草、白芍；脾胃虚寒型偏气虚者用四君子汤或归脾汤，偏阳虚者用黄土汤加减，兼肝郁加柴胡、佛手、郁金或四逆散；阴虚型用玉女煎、茜根散或益胃汤加减、兼气虚选加党参、太子参或生脉散；气衰血脱型，独参汤或参附汤加减。其他作者有分虚寒、肝郁、湿热、血瘀四型。也有分热伤血络，脾胃虚寒、寒热夹杂三型的，有分脾型、肝郁、血瘀三型的，实际上大同小异，有的血热出血，而用三黄泻心汤加味，便胃气下降，心火消导，气顺不逆，达到止血目的。其他有用验方、合剂、止血粉治疗，均取得较好疗效。

2. 协定处方或止血成药　如云南白药1g，3次/日；三七粉3g，3次/日；十灰散10g，3次/日；大黄醇提片（粉）3g，3次/日；紫地合剂（紫珠草、地稔草等）50ml，4次/日；乌及散6克，2～3次/日，并可加入云南白药0.5g，吞服。针剂中有大黄注射液、参三七注射液、牛膝注射液、血宁注射液等；此外，金不换注射液也可用于静脉给药，20ml 加 5%葡萄糖 40ml 缓慢静脉注射，1～2 次/日，或 40ml 加入 10%葡萄糖 500ml 中静脉滴注。

胃溃疡有大出血者可应用止血Ⅱ号，系白及 15g 及小苏打 1.0g 加水 400ml，加热溶化如胶浆，冷后置冰箱中备用。每次服冰止血Ⅱ号 100～200ml，轻症每日二次，重症 2～6 小时服一次，出血情况严重可于每剂加入三七粉五分、云南白药 0.5g。对出血量大者还加用去甲基肾上腺素冰盐水溶液口服，每次 100ml 中含去甲肾上腺素 8mg，每次服 200ml，每日 2～4 次，可与止血Ⅱ号交替服用。

全国许多单位都曾发表过一些配方治疗胃溃疡出血，报告证明有效，如地榆黄连汤（长沙第一医院），紫珠草和地榆炭（南京市第一医院），生大黄粉（上海卢湾区中心医院），儿茶、白及、阿胶、云南白药（北京同仁医院）。

对食道静脉曲张出血可应用止血Ⅰ号，其配方为白及 1g，大黄 0.15g，煎煮后成 200ml 稀胶样液体，置冰箱中备用。应用时以每次 100ml 自三腔管的胃管注入胃内，每日可注入 2～4 次并与去甲基肾上腺素冰盐水溶液交替使用。白及有良好的局部止血作用，机理可能是使血细胞凝集形成人工血栓。大黄性味苦寒，可凉血止血，活血行瘀；其中所含蒽醌衍生物对细菌有明显抑制作用；且又能通里攻下，清除胃肠积滞。在应用止血Ⅰ号之前，肝硬化大出血后肝昏迷病死率为 16.9%，而在应用止血Ⅰ之后降到 3.3%。加之于其他肝昏迷患者应用大黄的经验，我们初步体会大黄有减轻肝昏迷或防止肝昏迷发生的作用。

对于不需要输血之轻度、中度出血病例，以及输血后维持恢复和输血间歇期之病例，可使用西药或中药进行静脉推注或静脉滴注，中药可用养阴增液注射液（生地、麦冬、玄参等）20mg，或用参麦注射液（人参、麦冬）以 100ml 加入 500ml，5%葡萄糖盐水中静脉滴注，以输液救阴。对于气血衰脱，阳气暴脱之病例，使用参附汤（红参、附子、青皮等）注射液 100ml 加入 500ml，5%葡萄糖盐水中快速静脉滴注，也可用枳实注射液 5～10ml 加入 25%葡萄糖液 20ml 中先进行缓缓静脉注射，以回阳固脱。

一般轻度出血，不论应用中药或西药，均能取得明显止血效果，而对中度出血患者，在补充血容量后，亦可应用中药止血。胃中积热者可用泻心汤合十灰散加减，前方用大黄、黄连、黄柏，苦寒泻火；后方用茜草、侧柏叶、大小蓟等凉血止血，肝火犯胃者，宜用龙胆泻肝汤加茅根、藕节等。还有用儿茶、白及、阿胶、云南白药等治疗。对重度大出血，尤其在有休克情况下，首先要抢救休克和迅速补充血容量，在休克恢复后若仍有少量渗血，或防止进一步出血，可用中药巩固疗效。

胃镜下病灶局部喷药止血的方法，针对性强，止血效果好。常用的药物有 5%孟氏液、五倍子液、凝血酶等。这种方法对局限性病变止血效果好，对弥漫性大面积出血效果较差。遇有小动脉破裂喷血，内科止血不易成功，应及时手术治疗，电凝或激光止血虽也可应用，但安全性不如药物止血。

内窥镜下止血在临床现已广泛应用：纤维内窥镜下激光止血效果达 90%；高频电凝止血成功率为 90%；食管静脉曲张硬化止血效果达 85%～95%；内窥镜下用纯酒精局部注射，止血达 97%；王慧中报道内窥镜下注入复方五倍子液治疗上消化道出血 240 例临床分析，局部止血效果达 99.6%，一次止血成功率达 98.7%；在内窥镜对病灶喷洒 10%孟氏液，疗效达 96.7%；复方马勃液对局部有即刻止血功效，有效率达 100%，止血成功率达 93%。其他尚有紫地汤、苎麻根汤、明矾液等。由于食管胃底静脉曲张破裂出血量大，故插入三腔管压迫仍不失为一种有效方法，用中西药从三腔管内注入止血剂可明显提高疗效。

由于外科学的进展，动脉造影及动脉栓塞法，亦用于临床诊断和治疗，采用各种栓塞剂栓塞止血，动脉插管滴注加压素、垂体后叶素止血都有明显的效果。

临床应用β-受体阻滞剂心得安、生长抑素，减少内脏血流量和降低门脉压，止血效果达 87%，胃、食管气囊填塞亦广泛用，国外用四腔二囊管止血效果达 80%。

（二）实验研究

中医中药治疗消化道出血的研究有很多报道，并取得一定进展，如陶志达等分析 171 例上消化道急性出血，属脾虚 104 例，占 60.8%，应用四君子汤或归脾汤加减进行治疗，并对不同病种的脾虚患者，进行毛细血管脆性试验。结果脾虚组的阳性率明显高于正常对照组（P＜0.01）。而经补脾益气的方药治疗后，随着脾虚的改善，有63%的患者毛细血管脆性试验阳性转为阴性，说明补脾亦有增强毛细血管抵抗力及改善凝血障碍的作用，此外，并观察到四君子汤对动物离体小肠有明显对抗乙酰胆碱及组织胺的作用，以四君子汤为基础的方药对脾虚患者的唾液淀粉酶以及血液乙酰胆碱含量也有调整作用。因此，设想以补脾方药为主治疗上消化道出血，可能是通过对抗组织胺和乙酰胆碱，以及调整植物神经系统功能紊乱而起治疗作用。

（三）展望

1983年，全国中医急症工作座谈会提出了关于加强中医急症工作的意见，血证作为急症之一，对上消化道出血制订了“吐血”、“黑便”的诊疗规范，其中包括诊断标准，出血分级标准及治疗方案，提出了急救处理和辨证治疗方法。将本病分为胃中积热，肝火犯胃，脾虚不摄，气虚血脱四个证型，分别采用清胃泻火降逆，清肝泻火降逆，健脾益气温中及益气摄血，回阳固脱法治疗。急救用中药提出大黄醇提片，血宁冲剂，紫地合剂。最近几年全国中西医结合学会消化专业委员会和全国中医内科学会脾胃病专业委员会召开的学术会议上，进行了多次的专题讨论，提高了学术水平，展示出中西医结合治疗上消化道出血有广阔的前景。但过去的疗效报导中，有的缺乏严格的病例选入标准和疗效评定方法，分组对比的严谨性也不够，影响疗效因素不易排除等原因，真正得到广泛公认和重复性好的高效止血药物仍不多，因此，今后在止血药的研究中应考虑以下问题：

1. 加强科研设计 由于上消化道出血的出血数量、部位和急慢程度有很大不同。因此选例应考虑两组病人的可比性。观察方法应遵循随机双盲的原则，疗效评定应采取综合指标，单凭大便潜血一项不可靠，有人提出疗效应以内镜下出血止住为准。

2. 深入疗愈机制研究 临床上不仅要确定药物确切疗效，还要在基础研究上，阐明其治疗的作用机制，只有真正了解了药物有效成分和止血环节，才能进一步提高疗效。

3. 根据文献报道 目前在上消化道出血的病种中，溃疡病出血的止血率，据一组372例洛赛克治疗的止血成功率为95%左右，其疗效已大为提高，因此，今后应以食管静脉曲张破裂出血为研究重点，该病的死亡率仍可高达30%左右，研制出高效的止血药物是一个很有价值的课题。

（危北海）

十八、黄疸

黄疸（jaundice）是指高胆红素血症，临床表现即血中胆红素增高而使巩膜、皮肤、粘膜以及其他组织和体液出现黄染。正常血中胆红素不超过1mg/dl，到达2mg/dl以上才出现黄疸。血中胆红素在1～2mg/dl时，临床上并不出现黄疸，可名为隐性或亚临床黄疸。

黄疸不是一个独立疾病，而是多种疾病的一种症状和体征。尤其多见于肝脏、胆系和胰腺的疾病，亦可见于其他引起胆红素代谢异常的疾病。

黄疸是一个临床常见的多发的症候，男女老少均可发生，但以青壮年较多，男性较女性为多，黄疸如防治不当，可使黄疸加深，伴有高热、出血、或肝昏迷，肝性脑病和肝肾功能衰竭等。

黄疸证是中医内科常见病之一，临床以身目俱黄，小便黄赤为特征，临床分为阴黄、阳黄两大类，但二者病因病机均与湿热有直接相关。其中以湿热熏蒸最为多见，又可分为热重于湿和湿重于热，治以清热而利湿为主，其次热毒炽盛者，治宜清热解毒，凉血清营为主，再有寒湿阻遏，治宜温阳利水，瘀血发黄，治宜活血化瘀。黄疸证涉及的脏腑有肝胆，脾胃、肾等。治以疏肝泄热，健脾利湿，温运脾阳，健脾疏肝等法。

中医、中西医结合防治黄疸进行了深入的研究和探讨，无论在病因病机、辨病和辨证相结合方面，利用西医的先进科学技术，明确诊断、定性、定位、丰富中医的辨证依据内容，从而提高中西医的辨病和辨证水平，在临床疗效和病因病机以及诊断等方面均做了大量工作，积累了丰富的资料。在临床上，采用中西医结合治疗黄疸，优于单纯西药和单纯中药，有的报告用α受体拮抗剂酚妥拉明与中药丹参、大黄治疗重型黄疸性肝炎，与对照组对比疗效好，很有说服力。在实验研究方面，对黄疸的发病机制和病理生理学基础；在动物实验、免疫、和药理等方面，都做了大量研究工作，取得了很大的进展。

由于中医、西药、中西医结合治疗本症，西医重视局部病变，中医重视全身脏腑功能及阴阳气血的调理，中西医结合不仅重视局部病变，同时又重视全身脏腑、阴阳气血的调理，因此，中西医结合治疗重症黄疸，（中医称为急黄）在病死率方面，今后需进一步采用现代科学技术理论和方法，从生理、病理、生化、微循环等方面，从不同角度着手，综合研究，进一步探讨，才能取得全面有效可靠的方药。

（一）临床研究

1. 病因病机学研究进展

现代医学认为黄疸的病因病机主要是：①由于红细胞破坏增加，胆红素生成过多而引起的溶血性黄疸；②肝细胞病变以致胆红素代谢失常而引起的肝细胞性黄疸；③肝内或肝外胆管系统发生机械性梗阻影响胆红素的排泄，导致梗阻性（或阻塞性）黄疸；④肝细胞有某些先天性缺陷，不能完成胆红素的正常代谢而发生的先天性非溶血性黄疸。

再有肝内胆汁郁积性黄疸是从肝内梗阻性黄疸中区分出来的一类黄疸。这类黄疸病人病理检查中没有肝内肝外胆管扩张等机械性梗阻黄疸中所见到的典型病变。目前认为这类胆汁郁积的形成是胆汁分泌过程中各个环节发生障碍所致。主要病理生理改变有三个方面：①Na^+-K^+-ATP酶功能失调；②细胞内结合胆红素运转受到抑制；③肝细胞膜和连结体的通透性有了改变。

中医认为黄疸的病因病机有内外两个方面，外因多由感受外邪，饮食所致，内因多与肝胆湿热，脾胃虚寒，内伤不足有关，内外二因又互有关联，黄疸的病机关键是湿。正如《金匮要略·黄疸病》指出：“黄家所得，从湿得之。”由于湿阻中焦，脾胃升降功能失常，影响肝胆的疏泄，肝胆产生湿热，以致胆液不循常道，渗入血液，溢于肌肤，发生黄疸。临床上分为阴黄和阳黄两大类，阳黄多因湿热蕴蒸，胆汁外溢肌肤而发黄；阴黄多因寒湿阻遏，脾阳不振，胆汁外溢所致。如湿热夹毒，热毒炽盛，迫使胆汁外溢而迅速发黄者，称为急黄。

血瘀引起黄疸的病机，见于病毒性肝炎，黄疸是慢性疾病，久痛入络，常导致血瘀和瘀血发黄。正如《张氏医通》所说：“诸黄多湿热，然经脉久病，不无瘀血阻滞也”。慢性活动型肝炎高胆红素血症，梗阻性黄疸都有不同程度的血瘀见症，血瘀又可加重病情，甚至是黄疸加深的主要病机。血瘀发黄的主要特点是小便自利。《普济方》中载：“血瘀之黄，小便自利耳。”这些病例虽然有重度黄疸，都小便自利。在血瘀较重的高度黄疸病例中，常瘀热互结，邪毒深伏，有明显的里热征，此即所谓“瘀热在里，身必发黄”是也。有的病例有严重的出血倾向，如鼻衄、齿衄、发斑等，黄疸合并出血系“由脾胃大热，热伤心，心主血脉，热气盛，故发黄而动血。”历代医家对瘀热交结发黄的治疗，多有主张用犀角地黄汤等凉血活血之剂治疗者，但近代医家报道不多，近年来用凉血活血重用赤芍治疗黄疸，收到较好效果。

中医认为黄疸的发生主要是湿邪为患，从脏腑来看，不外脾胃肝胆，且往往由脾胃涉及肝胆。而现代医学认为黄疸主要见于肝胆系统和胰腺疾病，亦可见于其他引起胆红素代谢异常的疾病。中医认为湿热是黄疸的根本原因，从现代医学认为“湿热”常是机体对某一些器官炎症反应的全身性表现，多见于感染性疾病，特别在急性期和慢性活动期明显，一般在慢性期，常因炎症变得缓和或被代偿功能掩盖，仅留湿热未尽的表现。多数学者认为湿热重的病人，肝功多明显损害、血清丙种球蛋白升高，黄疸伴发热。病理检查：常见肝内瘀胆，肝细胞变性，坏死及炎性细胞浸润等。

2. 诊断学研究进展

现代医学认为黄疸是一个临床常见的症候，黄疸不是一个独立的疾病，而是多种疾病常见症状。由于各人的病因病机及体质的不同，病情轻重和病程久暂，都有很大的差异，因此，辨证分型，目前各地尚不统一，有的分4型，有的多则9型，多数学者认为，按照临床特征分为阴黄、阳黄和急黄，阳黄又分为热重于湿，湿重于热，阴黄又分为寒湿阻遏，脾虚血亏等都具有代表性，有的血瘀，胆热淤结可见于阳黄和阴黄之中。从临床实践出发，对黄疸的分型，多主张舍繁从简，从元代以后将黄疸分为“阳黄”与“阴黄”两大类，是中医临床的一大进展，因此，如何运用现代医学的进展来研究探讨中医“阳黄和阴黄的病因病机、症状、诊断、治疗临床效果，是中西医结合的一个重大课题。

虞佩兰报告对新生儿黄疸采用西医辨病和中医辨证中西医结合治疗新生儿病理性黄疸，多为新生儿肝炎综合征，败血症，胆汁栓塞综合征或先天性胆道畸形。中医辨证分型：①湿热胎黄、由湿热所致，因而此型占绝大多数，起病急骤，黄疸枯黄或金黄色，伴发热。此型37例新生儿病理性黄疸，多数包括西医的新生儿溶血症、败血症、肝炎综合征等。西医诊断多为胆汁粘稠症状；②寒湿胎黄，多见于黄疸持续较久或病情危重者。

李秋贵等报告92例胆红素增高症，通过西医辨病和中医辨证，现代医学临床诊断为急性肝炎18例，慢性迁延性肝炎54例，慢性活动性肝炎5例，单项胆红素增高症15例，中医辨证为气滞血瘀证27例，肝脾不和22例，脾虚湿邪18例，肝胆湿热17例，肝肾阴虚8例。

裴学义等报告150例婴儿黄疸，中医辨证分为阳黄与阴黄两大类，全部病儿作了血清总胆红素，直接胆红素，谷丙转氨酶检查，总胆红素3～6mg/dl 64例（42.67%），6～10mg/dl 65例（43.33%），大于10mg/dl 21例（14%）；这些病儿是由于胆汁粘稠，淤积胆管造成的一时性胆道阻塞，或由病毒感染等原因造成。采用中药按阳黄和阴黄两大类治疗，对于绝大多数病儿是能够促进胆汁排泄，加快退黄。

胆汁郁积性黄疸从肝内梗阻性黄疸分出以后，引起了临床学者的重视。因而肝内胆汁郁积性黄疸与梗阻性黄疸的鉴别方法近年来发展迅速。目前非创伤性的“B”型超声显象及计算机X线体层断层（CT）、再辅以经皮经肝胆管造影术(PTC)和十二指肠镜逆行胰胆管造影术(ERCP)的应用，目前对出现黄疸症状后二周因病因及病变部位的确诊率可高达95%。

3. 治疗学研究进展

黄疸证的治疗目标是黄疸消退，解除症状、肝胆等器官功能恢复正常，预防黄疸逐渐加深，黄疸加深，提示病势加重，颜色晦滞，烦躁不宁，为逆证，病危重。黄疸的治疗措施应采取中西医结合的方法，黄疸除服药外，饮食护理很重要，饮食宜新鲜清淡，不宜过食肥腻甘甜，忌饮酒和辛辣刺激食物，注意休息，不能劳累，保持乐观情绪。如中、西药，针灸，气功等。

(1) 中医辨证施治

阳黄

热重于湿证治以清热利湿，方用茵陈蒿汤加减，举例：茵陈、栀子、大黄、茯苓、猪苓、滑石、柴胡。

湿重于热证治以利湿清热，方用茵陈五苓散加减，举例：茵陈、猪苓、茯苓、泽泻、白术、藿香、黄芩、黄连、黄柏。

阴黄

寒湿阻遏证治以温阳利水，方用茵陈术附汤加减，举例：茵陈、附子、白术、茯苓、郁金、川朴、泽泻、甘草。

急黄

热毒炽盛证治以清热解毒，方用茵陈蒿汤、黄连解毒汤合五味消毒饮加减，举例：茵陈、栀子、大黄、黄芩、黄连、黄柏、银花、菊花、公英、地丁。

中医治则归纳及常用方如下：

①健脾温中法：小建中汤加茵陈。

②活血化瘀法：抵当汤，膈下逐瘀汤，血府逐瘀汤等。

③清暑利湿法：茵陈四苓汤。

④疏肝泻热法：龙胆泻肝汤。

⑤健脾利湿法：四君子汤合五苓散。

⑥温运脾阳法：理中汤、温脾汤等。

⑦健脾疏肝法：归芍六君子汤。

⑧滋阴利水法：六味地黄汤、知柏地黄汤。

⑨宣散外邪法：麻黄连翘赤小豆汤。

(2) 中西医结合治疗

近年来应用中医和中西医结合治疗黄疸方面资料可归纳以下几点：

①应用中药治疗黄疸确有良好的退黄作用，效果显著，退黄率自87.9%～96%不等。中药治疗黄疸型肝炎，无论在黄疸消退，症状、体征改善或是肝功能恢复等方面，均明显优于一般的西药保肝治疗组。如解放军空军总医院罗

远氏报告应用赤虎汤治疗病毒性肝炎高胆红素血症 33 例疗效观察，退黄总有效率为 87.9%，程建军报告应用“白金丸”速退黄疸 105 例，黄疸治愈率达 96%。

②应用中药治疗中，按中医辨证分型，或者固定方药随证加减，疗效较不分型或单方效果好，肖新华报告治疗急性黄疸型肝炎三个中药方案临床观察通过辨证分型，使症状减轻，加速黄疸消退。观察 232 例，总有效率为 98.7%，裴学义氏报告治疗婴儿黄疸 150 例，按中医阳黄和阴黄辨证论治，对绝大多数病儿，是能够促进胆汁排泄，加速退黄，通过辨证分型，达到了提高治疗效果。

③中药活血化瘀治疗黄疸，退黄效果非常显著，疗效肯定。汪承柏氏报告以赤芍、大黄增大用量治疗重度黄疸型肝炎经其他疗法（包括使用激素、胰高血糖素—胰岛素、清热解毒中药等）治疗无效者。用本法治疗效果非常显著，汪氏观察研究各型肝炎病人血浆血栓素 B_2（TXB_2）和前列环素（PGI_2）的代谢产物 6 酮（PGF_1a）变化时，发现 TXB_2、PGF_1a 与黄疸有正相关关系，而且 TXB_2、PGF_1a 可能是黄疸加深或持续不退的原因。重用赤芍对退黄、降低 TXB_2 有同步作用。张桂芝、陈兴才氏报告应用活血化瘀药治疗黄疸型肝炎 100 例。黄疸指数恢复正常者 98 例，黄疸指数恢复时间平均 11.5 天，总有效率为 98%。

焦东海报告应用精制大黄片治疗急性病毒性肝炎的研究。1988 年元月上海市发生甲型肝炎暴发流行，采用精制大黄片治疗急性病毒性肝炎 208 例，其中 100 例与用复方西药治疗的 100 例进行了随机对照观察。证明精制大黄片对改善症状，体征及消退黄疸速度方面均较复方西药快。通过大量对酒精（或半乳糖胺）所致小鼠肝病中毒治疗作用的实验研究及大黄对己基硫氨酸所致大鼠肝病变影响的实验后，从组织学，细胞水平到超微结构上都证实了大黄治疗后肝组织病变得到明显好转，病灶消失，大黄作用于体内，尤其在肝组织中起着类似库氏细胞的吞噬 功能，因而使肝组织炎症迅速消失。上述实验结果与临床观察基本一致，证明大黄对黄疸型肝炎治疗有科学依据。

④应用针刺治疗黄疸，针刺治疗急性黄疸型肝炎，是近年来国内较广泛使用的一种治疗方法，临床症状改善比较快，针刺是通过利胆作用，使黄疸迅速下降。据有关单位报道，对于轻型、中型患者，可以单独使用针刺治疗，不必配合应用中西药物，按辨证取合谷、太冲、阳陵泉、内庭，足三里，章门等穴用泻法，每日针刺一次，一般均在 5～7 天内退黄，临床症状消失，肝功能恢复正常。巩膜黄染消退时间成人为 12.95 天，儿童为 6.9 天，黄疸指数恢复正常时间成人为 14.2 天，儿童为 8.1 天。例如湖北中医学院附属医院肝病科研究组报告应用针刺治疗急性黄疸型病毒性肝炎 212 例临床观察，退黄治愈率为 94.2%。疗效肯定，设备简单，操作方便，费用低廉，容易推广之优点，与中药治疗相差无几。关于针刺治疗黄疸需作进一步研究与探讨。

⑤应用中西药治疗黄疸，通过辨病与辨证相结合，互相有协同作用。经过多种途径给药，达到互补的作用，加速黄疸消退效果。例如陈治水报告应用中药茵陈平胃汤治疗急性黄疸型肝炎 10000 例，加服西药维生素 B_1、维生素 C、酶母片等。总有效率为 99%。又如虞佩兰氏报告应用中西医结合治疗新生儿黄疸，大多数新生儿黄疸采用中西医结合治疗可以治愈。采用中西药合用治疗黄疸，优于单纯用中药和单纯用西药。是中西结合的优势，今后需更进一步研究与探讨。

（二）实验研究

在实验研究方面，对治疗黄疸病具有肯定疗效的名方茵陈蒿汤，不少单位对其开展了实验研究工作。证明该方中的茵陈蒿及其所含的羟苯乙酮具有显著的利胆作用，在增加胆汁分泌的同时，也增加胆汁胆酸和胆红质的排泄量因此有退黄作用。栀子具有利胆作用能抑制胆红素的生成，故有降低血中胆红素的作用。有促进胆汁分泌作用，有保护肝脏的功能，有助于肝功能恢复；大黄有利胆、消炎和杀菌等作用，并有增加胆汁分泌的功能，还可能使 HBsAg 转阴的作用。动物实验证明，茵陈蒿汤及其组成药物，具有减轻肝细胞变性坏死的作用，最突出的是使肝细胞肿胀明显减轻，肝窦暴露，这样就减轻了微循环的障碍；在组织化学方面，肝细胞内糖原含量明显增多，核糖核酸含量近于正常，同时伴有显著降低血清转氨酶活力的作用。近年来现代药理学的研究，初步认为还有一些清利湿热的主要药物如龙胆草有利胆作用，能促进肝脏胆汁的分泌，可使胆囊收缩，黄芩也有保肝利胆功能，这些药物不仅有保肝利胆的作用，也能增加胆汁分泌和胆红素的排泄量，对整个机体调节也有好处。

综上所述，中医中药治疗黄疸证效果是肯定的，副作用小，值得推广与应用，中医治疗黄疸从古到今往往重视辨证论治，目前治疗黄疸多采用古方的基础上加减灵活运用。结合近代医家的临床经验，近代有效方药主要是凉血活血作为主方加减治疗，已成为今后一段时期的研究发展与探讨，中西药合用治疗黄疸见效快，治愈率比较显著，有待于今后研究与发展。

（三）展望

黄疸是临床常见的多发的证候，可出现于内、外科多种疾病，是一个传统古老而又现代化的疾病，黄疸之名，首见于《素问·平人气象论》："溺黄赤、安卧者，黄疸；……目黄者曰黄疸。"古往今来，在历代经典医书中，有关黄疸病因病机，症状以及治疗都有详尽的记载。黄疸在多种疾病中不仅是一个证候，而且是一个主症。所以西医辨病和中医辨证相结合，是今后研究的关键性课题。

目前有关中西结合研究黄疸主要有以下几个问题。

1. 加强对黄疸辨病和辨证的研究，黄疸的病因病机相当复杂，由于现代医学对胆红素的来源和代谢的认识已达到分子医学水平，因此，对黄疸的机制和病理生理分类在基本统一的基础上应逐渐深入研究。

2. 如何运用现代医学的理论来研究中医"阳黄"、"阴黄"的病因病机，是中西医结合的一个重大课题。

3. 中医关于"阳黄"、"阴黄"的论述不同于现代医学之处，在于对黄疸的论述不仅涉及脏腑学说中的肝胆，而且详尽地记载了黄疸对其他脏腑和全身代谢相互关联的丰富经验，概括来说，正确地来看"黄疸"是中医的特征之一，因此，对于中医的"阳黄"、"阴黄"的研究，又能成为现代医学对黄疸的研究和中西医防治黄疸提供新的思路。

（陈兴才　张桂芝）

十九、急性胆囊炎

急性胆囊炎是由细菌感染、浓缩的胆汁或流入胆囊的胰液的化学刺激所引起的胆囊炎症性疾病。其病因主要为胆囊管梗阻及细菌感染。根据其临床表现和病理特点，可分为急性水肿型与急性化脓型胆囊炎两型。

急性胆囊炎为常见病、多发病，可发生于任何年龄，尤其多见于中年肥胖者，本病女性比男性多2～3倍，90%以上的患者伴有胆石症。

本病为急性病，起病急，病程短，如治疗及时合理，一般预后良好。急性胆囊炎总死亡率为5%，大多数为60岁以上的老年人，若治疗不当，并发急性化脓性胆囊炎、胆囊坏疽、胆囊穿孔、急性胆管炎、败血症、肝脓肿者则死亡率明显升高。

中医虽没有急性胆囊炎的病名，但根据其临床特点可归属于"胁痛"、"黄疸"、"胆胀"等门类中。中医认为本病的病因主要是情志不遂和饮食不节两个方面。情志抑郁，暴怒伤肝，致肝胆气滞，疏泄不利，气阻络痹；或过食肥甘，暴饮暴食，以致湿热之邪蕴结于肝胆，使肝胆失于疏泄条达，导致本病，引起胁痛。湿热阻滞中焦，胃失和降则恶心呕吐。本病病位在胆，因肝胆互为表里，故肝胆同病；脾胃功能依赖于肝的疏泄及胆汁的消化，所以又与脾胃关系密切。临床多为实证、热证，如气滞血瘀、肝胆湿热、热毒蕴盛等。胆为中清之腑，以通为用，治疗多用疏肝理气、活血化瘀、清利湿热等法，使邪祛正安，胆利肝平，疏泄条达。

近年来，中医、中西医结合对防治急性胆囊炎做了大量研究，在病因病机、辨病和辨证相结合，提高临床疗效以及阐明治疗机制等方面积累了丰富的资料，取得了一定的成绩。虽然胆囊切除术是急性胆囊炎的根本治疗，但毕竟是创伤性治疗，在没有合并严重并发症时，还应积极进行保守治疗，避免手术。因此，中西医应当有机的结合起来，开创一个治愈率高、复发率低、安全可靠的中西医结合治疗急性胆囊炎的新方法。

（一）临床研究

1. 病因病机学研究进展

现代医学认为急性胆囊炎的病因病机主要是胆囊结石、寄生虫等梗阻于胆囊管或胆囊颈部，造成胆囊出口阻塞，使胆汁淤积和浓缩，或其他神经及精神因素，导致胆囊排空障碍，胆汁郁积，胆盐刺激胆囊壁的粘膜上皮，引起非细菌感染的化学性炎症。随着病程的进展，由于胆囊的缺血、损伤、抵抗力降低，发病一周后50%以上的病人可继发细菌感染，加重急性胆囊炎的进程，常见的细菌为大肠杆菌、克雷白菌、梭状芽胞杆菌等。若胆囊管梗阻不缓解，可使胆囊腔内压力增高，加重胆囊缺血继发细菌感染，并发胆囊坏疽或穿孔等严重并发症。

中医认为情志不遂、饮食不节均可导致肝胆气滞、湿热壅阻。胆为中清之腑，以通为用。湿热之邪侵袭肝胆，使肝脏疏泄和胆腑通降功能失权，气血阻滞，发为本病。

急性胆囊炎早期多为胆囊管梗阻或胆囊排空障碍，导致胆汁郁积浓缩，相当于中医肝胆气滞，疏泄不利，因此中医治疗用疏肝利胆解郁之法，同时现代药理学也证实疏肝理气药有利胆作用，可改善胆囊舒缩功能及胆汁郁积；中医认为“气为血帅”、“气行则血行”、“气滞则血瘀”，因此肝胆气滞可致血瘀，现代病理也发现急性胆囊炎时胆囊壁粘膜层有小血管血栓，为中医活血化瘀治法提供了客观依据；脾的运化功能有赖于肝的疏泄和胆汁的消化，随着病程的进展，肝胆郁滞，疏泄失权，则脾的运化失司，导致停湿蕴热，此时相当于急性胆囊炎继发细菌感染，现代药理学也证明了许多清利湿热中药具有抗菌消炎之功效，所以用清利湿热法治疗急性胆囊炎才会取得显著疗效。湿热蕴盛，日久酿成热毒，热入营血，上扰心神，出现神昏谵语、四肢厥冷，则相当于西医的各种严重并发症引起的败血症及中毒性休克。

中医与西医在急性胆囊炎病因病机方面的理论，虽各不相同，但可能存在着目前还没被认识的内在联系，需要做深入细致的研究，发现中西医在基础理论和临床实践上新的结合点，不仅有助于形成新的病因病机学理论，而且可以为临床治疗提供更多的指导和依据。

2. 诊断学研究进展

急性胆囊炎由于各人的病因病机及体质不同，病情轻重和病程长短，也有差异，所以各地报道其辨证分型也不完全相同。但目前比较公认的辨证分型方法将急性胆囊炎分为气滞证、血瘀证、湿热证、脓毒证四型。气滞型和血瘀型大致相当于发病早期的非细菌感染阶段；继发细菌感染后，临床表现为湿热型；当发生败血症及中毒性休克时，则相当于中医脓毒证。这种分型方法基本体现了急性胆囊炎的不同分期及疾病演变过程，反映了辨病与辨证相结合的内容，有利于指导中西医结合治疗急性胆囊炎。

B型超声波检查对急性胆囊炎的诊断很有价值，除可了解胆囊的大小，囊壁厚度和光滑度，尤其对有无胆石快速准确，还可显示胆囊舒缩功能；静脉胆囊造影及放射性核素胆系扫描对急性胆囊炎的诊断有较大帮助。

关于急性胆囊炎不同辨证分型与西医分期的探讨还不够深入，更缺乏辨证分型与实验室指标之间的关系研究，需要进行大宗病例的调查分析、探讨研究，发现其内在联系及客观规律，赋于中医辨证分型新的内容，并为其提供科学依据，使中西医辨病与辨证相结合提高到一个新的高度。

3. 治疗学研究进展

急性胆囊炎一旦确诊，应给予禁食、胃肠减压、输液及休息等一般治疗。抗菌治疗的目的是预防菌血症和化脓性并发症，常选用氨苄青霉素和氨基糖甙类联合应用，或选用第二代头孢菌素如头孢羟唑和头孢呋肟治疗，若需要更换时，应根据血、胆汁细菌培养及药物敏感试验而定。胆囊切除术是急性胆囊炎的根本治疗，当合并严重并发症时应及早手术。

经过多年的研究，中西医结合治疗急性胆囊炎走过了探索、成熟直至提高的不同阶段。60年代以小柴胡汤为基本方，辨证加减，配合针灸、补液、抗感染；70年代多根据自己的经验辨证分型，自拟协定处方，创制了许多利胆排石的方剂，配合西医抗感染及支持疗法；80年代后结合现代药理实验研究的成果，在分型论治的基础上加用利胆退黄、消石溶石、抗菌消炎和改善胆囊舒缩功能的药物，使治疗方法更加完善合理。

(1) 中医辨证施治

气滞证治以疏肝解郁、理气止痛，方用柴

胡疏肝散加味，举例：柴胡、陈皮、枳壳、川芎、香附、白芍、茵陈、甘草。

血瘀证治以活血祛瘀、行气止痛，方用膈下逐瘀汤加减，举例：五灵脂、当归、川芎、桃仁、红花、香附、元胡、乌药、枳壳、丹皮、赤芍、甘草。

湿热证治以疏肝利胆、清热利湿，方用大柴胡汤合茵陈蒿汤加减，举例：柴胡、茵陈、栀子、黄芩、大黄、枳实、半夏、芍药。

脓毒证治以清热解毒，方用清营汤加减，举例：犀角（可用水牛角代替，但用量宜大）、生地、元参、麦冬、银花、连翘、黄连、竹叶、茵陈、枳实。

临床常见证型为上述四种，但又可相互交织、互相演变。治疗上应注重清、利、疏、通，因湿热不清，邪毒不除，不利胆疏肝则湿热难消，不通腑泻下邪毒从何而去。对胆绞痛剧烈者，通腑泻下为其首要，泻而痛减。体质佳者可重用大黄。在此基础上融汇变通，随证施治，乃可取得良效。且清利湿热宜早宜尽，若清利不及时彻底，恐湿热壅盛，酿成脓毒证的危重证候。

中医治则及常用方法：

①疏肝理气法：柴胡疏肝散。

②活血祛瘀法：膈下逐瘀汤、失笑散等。

③清利湿热法：大柴胡汤、茵陈蒿汤、龙胆泻肝汤等。

④清热解毒法：清营汤、犀角地黄汤、安宫牛黄丸等。

（2）中药验方治疗

辨证分型治疗急性胆囊炎取得较好的临床疗效，在此基础上，许多医家根据自已的经验，创制了治疗急性胆囊炎的验方，收到比较满意的疗效。

许广仁等用自拟的“胆囊消炎方”（金钱草、黄芩、槟榔、大黄、青皮、陈皮、枳壳、木香、苏梗、川芎、郁金、川楝、元胡、炒苡仁、罂粟壳、炒白芍、炙甘草）疏肝行气、活瘀止痛、清热利湿，治疗急性胆囊炎100例，治愈率（症状体征消失，B超检查正常，1年内未复发）75%，好转率25%，伴结石者31例中排石19例；刘凤树等用大剂小柴胡汤（柴胡15g，黄芩15g，党参9g，半夏9g，生姜三片，大枣7枚，甘草3g）治疗急性胆囊炎61例，治愈60例（98.4%），好转1例（1.6%），总有效率高达100%；刘家磊用自创的“二金公英胆汁汤”（茵陈、金银花、公英、连翘、赤芍、柴胡、内金、黄芩、姜半夏、大黄、生甘草、猪胆汁）治疗急性胆囊炎163例，治愈103例，显效29例，好转20例，无效11例总有效率93.3%；毕庆丰等用自拟方（柴胡、黄芩、半夏、郁金、木香、枳壳、大黄、元明粉、茵陈、败酱草、元胡、山栀、甘草）治疗急性胆囊炎54例，有效率为88%；周庆端则用桃仁承气汤加减（大黄、桃仁、桂枝、黄连、黄芩、枳实、甘草）治疗本病100例，痊愈23例，临床治愈64例，好转7例，无效6例，总有效率为94%。

（3）针灸耳针治疗

近年针灸耳针也被广泛应用于急性胆囊炎的治疗，收到一定的效果，但较少单独使用，多与其他方法，如中药、西药等合用。

针灸：气滞型多选取期门、内关、太冲、阳陵泉，平补平泻；血瘀证选取大包、支沟、太冲、膈俞、三阴交，用泻法；湿热证取期门、日月、支沟、阳陵泉、阴陵泉，针刺泻法。

耳针可取肝、胆、大肠、三焦、交感等穴埋线或压籽。

对急性胆绞痛可用灸法。如喻峰等对西医解痉、消炎、镇痛无效的胆绞痛患者21例，使用灸神阙穴的方法，使疼痛多在3～5分钟内缓解消失。

（4）中西医结合治疗

急性胆囊炎的中西医结合治疗，目前主要是中药治疗的同时加用抗生素、补液及对症治疗，缺乏有机的结合，临床疗效也同其他方法大致相同。

中西医结合治疗的原则一般认为：急性胆囊的发病早期属非细菌感染阶段，中医辨证为气滞证和血瘀证，此时治疗多以中药为主，辅以抗生素预防感染，当继发细菌感染后，临床表现为湿热证，治疗即应积极抗感染，配合中药清利湿热；许多利胆中药具有促进胆汁分泌、松弛奥狄括约肌的作用，如大黄不但利胆力强，且抗菌谱广，被推荐为胆囊炎的首选药物。当发生化脓性胆囊炎时，相当于中医脓毒证，治疗应以西医为主，积极抗感染、抗休克及手术治疗。

（二）展望

急性胆囊炎是肝胆系统中的一个常见病、多发病，起病急，变化快，若治疗不当则影响预后，产生严重并发症。因此，应深入研究。将中、西医两种医学体系有机地结合在一起，创造一个新的医学模式，提高临床疗效。

1. 深入研究急性胆囊炎辨病与辨证之间的本质联系，阐明西医不同病理变化时期与中医证型之间的对应关系，探讨能反映不同中医证型特点的客观指标变化，开创一个新的中西医结合诊断模式。

2. 中医、西医治疗急性胆囊炎都有较好的疗效，但也有部分病人并发严重的并发病，影响预后。因此，如何将中、西医两种方法有机的结合起来，开创一个新的方法，使临床疗效进一步提高，同时防止严重并发症的发生，是中西医结合的努力方向。

（张孟仁　徐慧媛）

二十、胆石症

胆石症是指胆道系统（包括胆管、胆囊）内自发性结石形成的疾病。根据其化学成分分为胆固醇结石和胆色素结石两大类。因结石所在的部位不同又分为胆囊结石、胆囊管结石、胆总管结石及肝内胆管结石等。

本病是一个常见病、多发病，可发生于任何年龄，以中老年多见，欧美发病率较高，亚洲次之，非洲人最少。我国胆石症发病率约为7%，且随年龄而增长。因结石的大小、性质、动态及所在部位的不同，临床表现也不同。若胆石症防治不当，可引起严重的并发症，如急性胰腺炎、急性化脓性胆管炎、胆囊穿孔、胆道出血等。

中医虽无“胆石症”之名，但可归属于“胁痛”、“胆胀”等证治范畴。中医认为本病的病因病机主要有情志所伤、饮食不节两方面。情志不遂，肝失调达，疏泄不利，气机阻滞；或饮食不节，湿热内停；肝郁气滞，湿热壅阻，影响肝的疏泄和胆腑的通降功能，胆汁郁结则湿热内生，湿热互蒸，久经煎熬而成结石，发为本病。本病病位在胆，而与肝和脾胃关系密切。临床多见实证、热证，如肝胆湿热、肝郁气滞；静止期可因肝气横逆，乘脾犯胃，引起肝郁脾虚之证。治疗多以疏肝理气、清利湿热、健脾和胃等法为主。

近年来，中医、中西医结合对防治胆石症做了较为深入的研究，无论在病因病机、辨病和辨证相结合、提高临床疗效以及阐明治疗机制等多方面都做了大量工作，积累了丰富的资料，取得了较好的效果。临床上无论是辨证分型治疗、协定方药、针灸、耳针、磁疗等都有相似的疗效，中西医结合的综合治疗效果可能更佳。虽然有效率、排石率较高，但结石排净率不高，且容易复发。同时临床研究缺乏严格的对照、诊断及疗效判定标准不统一，很难说明某个方药或某种方法最好。西医手术治疗完全彻底，但有创伤，病人不愿接受，因此中西医结合防治本病仍是今后的一个重要课题。

（一）临床研究

病因病机学研究进展

现代医学对胆石形成的机理尚不十分清楚，而胆固醇结石与胆色素结石的发病机理又各不相同。

胆固醇结石的主要成因是类脂质代谢障碍，胆汁中的胆固醇因过饱和而析出结晶。有研究发现：高胆固醇和脂肪饮食可增加胆石症的发病率；胆结石患者存在脂质代谢紊乱，低密度脂蛋白、胆固醇、甘油三酯和载脂蛋白 B_{100} 升高，高密度脂蛋白及载脂蛋白 A_1 下降。同时胆汁浓缩、胆汁淤积、胆囊排空不全等均有利于胆石的形成。雌激素可使胆汁中钙离子浓度增加，促使粘膜分泌粘蛋白，并可使胆汁浓缩及排空障碍，促进结石形成。

胆汁中的胆红素约99%是结合型胆红素，只有1%的为不溶于水的非结合胆红素。当胆道感染时，胆汁中及细菌的β葡萄糖醛酸酶可将结合胆红素水解为非结合胆红素，另外胆道感染时胆道粘膜下有增生的酸性腺体，可分泌硫酸粘多糖，促使胆红素结石的形成。另有实验表明：胆道梗阻可诱发氧自由基反应增强，提高胆色素结石的成石率。

胆汁内有成核因子，包括促成核和抗成核因子两类。促成核因子可能是糖蛋白、钙离子；抗成核因子为载脂蛋白 A_1 和 A_2。结石成核可能与这两类因子的比值有关。

中医学认为胆石症的病因病机是情志不

遂，饮食不节，外邪内侵等致病因素导致肝郁气滞，湿热内蕴，脾胃虚弱，肝阴不足等。中医历来认为“正气存内，邪不可干”，“邪之所凑，其所必虚”，似乎与现代医学提出的促成核和抗成核因子比值失调有相似之处。

中医认为胆的升降功能正常，则胆气疏泄宣发，升腾布化，气机调畅，脏腑功能协调，阴阳调和，健康无病。若各种病因作用于胆，使胆腑升降失司，一则影响疏泄升清，阳气升腾布化，助脾健运及升清降浊之能，一则使胆气郁结，影响胆汁的分泌排泄，胆腑“中浊不清”，胆汁郁滞，日久沉积为石。

中医认为：胆石症的病位虽然主要在胆，因“气血湿热郁积胆腑”，但与肝密切相关。尹光耀等人用扫描电镜和能谱仪同步检测了胆囊粘膜，胆石的超微结构，金属元素及其氧化物，观察了胆石核儿的细菌及胆囊收缩后对异形胆囊的收缩效应，探讨肝胆功能、肝胆疾病和胆石的关系。结果提示胆石形成的启动因素是肝胆系统的感染与炎症，胆石形成的基本条件是肝胆系统整合与自稳生理调节的紊乱，从而为中医“肝胆同治”提供了理论依据。

具体到中西医结合，肝胆郁结、疏泄失司是否表现为胆汁郁积、胆囊排空障碍，湿热内蕴是否就是胆系感染，脾虚痰湿内阻是否可用脂代谢紊乱解释等，目前未见报道，今后可加强这方面的研究，探讨中西医结合新的理论，更好地指导临床治疗。

2. 诊断学研究进展

胆石症由于每个人的病因、病机、病程、病情、体质等的不同，所以辨证分型也不完全一样。据报道有肝郁气滞、肝胆湿热、肝郁脾虚、气滞血瘀、脾虚湿聚、肝阴不足、肝胆阳虚等不同证型。但多数学者认为分为气滞型、湿热型和脓毒型三型为宜。气滞型最常见，相当于胆石症静止期或缓解期；其次为湿热型，相当于胆石症的发作期或合并胆系感染期；脓毒型则多见于结石嵌顿、化脓性胆管炎等引起的脓毒血症及中毒性休克期。上述三型基本可以反映胆石症的演变过程及不同分期，也符合中西医结石侧重辨病与辨证相结合的要求，具有代表性。

随着科学的发展，胆石症的诊断手段不断增多，水平不断提高。B型超声波检查既无创，又能很好显示肝内外胆管、胆囊有无扩大、扩张及有无结石，因此被广泛用于胆石症的诊断。与X线检查配合使用，提高胆石症的诊断率。核素扫描可显示肝、胆囊和胆道，提示胆囊管和肝外胆管的阻塞，以及胆囊的收缩功能。齐桂英等人用^{99m}Tc-EHIDA肝胆动态显像对照结石病人的胆囊运动功能进行了研究，结果83例胆结石病人中仅40例胆囊显像，而且仅有3例可见胆囊内有充盈缺损，因此认为该技术不宜做为诊断胆结石的首选方法；另外通常认为胆汁郁积或排空不全是结石形成的重要因素之一，但40例病人中仍有13例胆囊排胆分数（GBEF）正常，说明胆结石病人并非都存在胆囊运动功能障碍，所以若GBEF值正常可采用保留胆囊的非手术治疗方法，以保留胆囊的生理功能。当胆道有梗阻，而肝内胆管未扩张时，可选用经内镜逆行胰胆管造影术（ERCP），以显示肝内胆管，确定梗阻的部位和原因。当胆道梗阻并发肝内胆管扩张或经其他检查未能明确病因时，可选用经皮肝穿刺胆道造影(PTC)。另外胆石症需与其他原因引起的胆道梗阻作鉴别时，还可选用CT及MRI。

通过对108例胆石症患者耳穴的观察，发现83.33%患者耳穴“胆区”有皮肤色泽及形态的改变，其中白点占90.74%，白块片状增生占9.26%，明显高于健康对照组，视诊与耳穴染色诊断符合率为76.32%，且耳穴皮肤改变处的中心阻值小于周围正常皮肤。另外对33%例胆石症患者与67例胃、十二指肠病患者耳穴染色对比分析，结果胆石症患者的胰胆穴染色着色率（66.2%）明显高于胃、十二指肠病患者（11.9%）；胃穴着色率（19.95）明显低于胃、十二指肠病患者（52.2%）。因此，为胆石症的耳诊提供了客观依据。

目前缺乏有关胆石症不同分型、不同分期及客观实验指标与辨证分型之间的关系探讨，亟需进行大宗病例的观察分析，寻找其内在规律，为中医辨证分型提供客观依据，为中西医结合辨证与辨病结合提供新的内容。

3. 治疗学研究进展

胆石症的治疗，目的是解除症状，去除结石，防止并发症的发生及预防复发。一般单一治疗效果局限，故多采用中西医结合综合治疗的方法。首先应控制饮食，少食富含胆固醇的食物，如动物内脏、蛋黄等；避免精神刺激和过度劳累；西医碎石、溶石、取石、抗感染；中医清利湿热，利胆排石，预防复发，同时配合针灸、推拿、气功等。

(1) 中医辨证施治

气滞证治以疏肝理气，方用柴胡疏肝散加减，举例：柴胡、香附、枳壳、金钱草、海金砂、川芎、芍药、甘草。

湿热证治以利湿清热，方用茵陈蒿汤加味，举例：茵陈、栀子、大黄、柴胡、郁金、金钱草、海金砂、石韦。

脓毒证治以清热凉血解毒，方用犀角散加味，举例：犀角（可用水牛角代替，但用量宜大）、黄连、栀子、生地、丹皮、赤芍、金钱草、茵陈、柴胡、郁金。

中医治则及常用方法：

①疏肝理气法：柴胡疏肝散。

②利湿清热法：茵陈蒿汤、龙胆泻肝丸等。

③凉血解毒法：犀角散、犀角地黄汤、安宫牛黄丸等。

④疏肝健脾法：逍遥散、四逆散等。

⑤滋补肝阴法：一贯煎、六味地黄丸等。

⑥活血化瘀法：失笑散、血府逐瘀汤等。

(2) 中药验方排石

近年来单方验方治疗胆石症的报导很多，总有效率和排石率有所提高，但排净率仍不很高，而且设计不严格、缺乏对照，因此说服力不强。

徐大龙等用金石散（鸡内金、鱼脑石、广郁金、生大黄，按 6：1.5：2：1 研究，装入胶囊，0.4g/粒）治疗胆石症 114 例，治愈 45 例，显效 54 例，有效 12 例，无效 3 例，总有效率达 97.37%；王志英等用消石散（金钱草、柴胡、大黄、郁金、鸡内金、山楂、芒硝、火硝等研成细末，装入胶囊，5～15g，每日三次）治疗经胆囊造影、B 超及部分 CT 确诊的老年人胆石症 235 例，其中胆囊结石 166 例，胆管结石 51 例，多部位结石 18 例，一个月后痊愈 45 例，好转 113 例，无效 77 例，总有效率为 68.9%；冯占海等用舒胆冲剂（柴胡、白芍、大黄、海浮石、芦根、金钱草等 15 味药，6g，每日三次）治疗胆石症 100 例，其中胆囊结石 71 例，肝内胆管结石 20 例，总胆管结石 2 例，肝管结石 7 例，多发结石 36 例，单发结石 64 例，结石最大者 2.9cm×2.7cm，最小者直径 0.2cm，结果痊愈 31 例，有效 50 例，无效 19 例，总有效率 81%，排出的最大结石达 2.1cm×1.5cm；刘炳午等用复方胆宁片（川楝子、白术、茯苓、茵陈、栀子 4.5g，每日三次）治疗胆石症 242 例，临床症状显效 198 例，有效 14 例，无效 3 例，总有效率达 98.74%。前后有 B 超对照的 106 例，结石溶石排净 21 例（19.81%），部分溶石排石 64 例（60.38%），总溶石排石率为 80.19%；吴盛东等用溶石灵胶囊（人参皂甙、绿矾、内金、山楂、大黄、姜黄、元胡、陈皮、虎杖、月见草花，9～12g，每日三次）治疗胆系结石 164 例，痊愈 39 例，有效 50 例，无效 75 例，总有效率为 54.3%。同时观察了溶石灵对豚鼠成石模型成石率的影响，结果模型组成石率达 70.6%～86.7%，溶石灵组的成石率仅为 25%，说明中药溶石灵确有防止结石形成的作用，且血清 T_3 水平显著增高，其防止结石形成的机理可能与提高甲状腺素水平，促进胆固醇转化为胆石，保护肝胆功能有关，最终导致胆汁中总胆酸明显升高，而胆酸是游离胆红素的重要助溶剂，与胆色素结石形成或溶解有密切关系；于占德用大剂量单味金钱草 50～60g/日，水煎服，每日三次，治疗胆石症，并与利胆醇胶丸（0.2，每日三次）作对照，结果治疗组总有效率 38/50 例（76%），结石消除率 30/50 例（60%），而对照组总有效率 11/25 例（44%），结石消除率 4/25 例（16%），说明金钱草作用优于利胆醇胶丸。

(3) 针灸耳针排石

文登中心医院报告针刺治疗胆石症 219 例，排石 185 例（84.5%），尚未排石但症状和体征达到临床痊愈者 30 例（13.%）；陈松申等用耳压法，取肝、胆、神门、交感、内分泌等穴，治疗胆结石 521 例，痊愈 66 例，显效 413 例，无效 42 例，总有效率 91.94%。针灸耳针治疗胆石症取得一定效果，但近年多与其他方法合用，进一步提高疗效。

(4) 综合疗法排石

目前治疗胆石症多趋向于采用综合治疗方

法，以取得更好的排石效果。综合疗法即选择中医、西药、针灸耳针、仪器等多种方法进行治疗。李代全采用综合疗法：①服自拟中药“利胆排石汤”；②阿托品 0.3mg，Tid 或阿托品 0.5mg，i. m.，qd；③50％硫酸镁 40ml，qd，饭后服；④高脂餐：煮猪蹄或猪油炸鸡蛋；⑤DTS-IA 型胆结石治疗仪；⑥心理疗法；⑦辅助疗法：磁珠按压耳穴，空腹按摩胆囊区；结果治愈 477 例（71.1％），显效 194（28.8％），无效 1 例（0.1％），总有效率高达 99.9％。王建久等中医辨证施治、胆囊区磁疗及耳压法的综合疗法，治疗胆系结石 162 例，治愈 18 例，显效 52 例，有效 84 例，无效 8 例，总有效率 95.06％，排出结石最多者 170 枚，最大者为 1.6cm×1.4cm×0.3cm。温高等用综合康复疗法，包括耳穴自动治疗仪、推按运经仪、中药排石溶石散，治疗胆石症（159 例），总有效率 93.08％，近期临床治愈率 64.78％；单用耳穴自动治疗仪（36 例），总有效率 88.89％，近期临床治愈率 52.87％；推按运经仪疗法（123 例）总有效率 89.43％，近期临床治愈率 57.72％。因此综合康复疗法明显优于单一治疗方法。

综上所述，中医药治疗胆石症疗效肯定，且无副反应，值得推广和进一步研究。每种疗法都有一定疗效，若综合多种疗法，必将相得益彰，取得更好的疗效。

（二）展望

胆石症是消化系统中的常见病、多发病，虽预后良好，但病程迁延，又无简单无伤的根治方法，给患者的精神和生活带来痛苦，因此广大医务人员仍需努力研究胆石症的新的方法或方药，提高临床疗效，解除胆石症患者的病痛。

目前胆石症的形成机理尚不明确，中西医结合治疗仍有深入研究的必要，主要有以下几个方面：

1. 深入研究胆石症辨证与辨病的内在的联系，阐明西医不同病理变化时期与中医证型之间的本质关系，找出能真正反映不同中医证型特点的客观指标，开创一个新的中西医结合诊断模式。

2. 无论中医、西医治疗胆石症，都有一定的近期疗效，但均不彻底，结石排净率及复发率仍不能令人满意。因此，将中西医各种疗法有机的结合起来，创造出一个发挥各自优势，疗效好、复发率低的新方法，是今后研究的主要方向。

（张孟仁　徐慧媛）

二十一、急性胰腺炎

急性胰腺炎是一种由激活的胰酶对胰腺组织自身消化所致的急性化学性炎症。本病病因甚多，可因地区、生活水平和习惯的不同而有差异，但主要与胆道疾病和酒精有关。我国胰腺炎的病因主要为胆道疾病。

本病为临床常见的急腹症之一，可在任何年龄发病，但据国内有关报道，本病多见于青壮年，女性多于男性，男女之比为 1∶2；而在国外以酒精为主要病因的地区则男性多于女性。临床一般将急性胰腺炎分为单纯水肿型和出血坏死型两大类。前者较多见，病情一般较轻，预后良好；后者较少见，病情一般较重，并发症多，可见休克、胰假性囊肿和脓肿、腹膜炎、麻痹性肠梗阻等，预后较差，死亡率高。近年来国际会议提倡轻、中、重三型的临床分类。

急性胰腺炎属中医“腹痛”“呕吐”“腹满”“结胸”等症治范畴。中医认为本病的病因病机主要为饮食不节、蛔虫上扰、情志所伤和外邪六淫侵袭几方面。据研究胰属于脾，有津管与胆、肠相通。过食生冷油腻、醇酒肥甘，损伤脾胃；蛔虫上扰、胆胰石积以及情志不畅、肝郁气滞，均可致肝胆郁滞、横逆脾胃；外邪侵袭尤其热邪、热毒和湿热之邪亦多可伤及脾胃；终致脾胃功能紊乱，气机升降失司，清不能升，浊不得降，气滞湿阻，血行瘀滞；郁久化热，湿热相结，瘀热相结，热结于里，腑气不通。本病病位在脾胃肝胆大肠。在病机转化方面，具有由气及血，湿停化热，热盛伤阴，灼伤血络、气血耗伤，由实转虚，热极生寒，变证迭起等特点。临床治疗，多数以疏肝开郁，行气和胃，活血化瘀，通里攻下泻热，清热解毒祛湿等治法为主。

近些年来，中医、中西医结合诊治急性胰腺炎进行了很多临床观察和实验研究工作。在病因病机研究、辨病和辨证相结合、提高临床疗效和研究中药疗效机制等方面取得很大进展，积累了丰富的资料。如临床观察不论是辨证论治还是专病专方，基本方加减，中西医结合的疗效均较突出，而大部分报道都以普遍实行的有效的西医治疗作为对照，因而使中西医结合可提高疗效更具有说服力。

对于水肿型胰腺炎，不论是用中药或中西医结合治疗，还是西医治疗，都可获得大致相似的较好疗效，但中西医结合治疗常常在改善症状、缩短病程等方面略胜一筹，如腹痛和腹部压痛消失天数以及禁食天数、降体温、降白细胞和淀粉酶天数都比对照组短。当前主要问题是对重症胰腺炎（一般为出血坏死型）的治疗。虽然近年来已有多种抑制胰酶的药物应用于临床（如抑肽酶、降钙素、生长抑素等），给予禁食、胃肠减压、输液、胃肠外营养、抗感染、纠正酸中毒、抗休克、扩容、穿刺引流和腹腔灌洗以及多器官衰竭的各种抢救措施，但其治愈率低、死亡率高的问题仍未能很好解决。据有关资料重症胰腺炎病死率为34%～58%，而全胰坏死者死亡率高达90%以上。中西医结合治疗重症胰腺炎的研究，为重症胰腺炎的治疗开创出一条新途径，治愈率有所提高，死亡率有所降低。如何采取更有效的方法和方案进一步提高疗效和降低死亡率，是今后中西医结合防治本病的一个重要课题。为此，还需要作更大数量的前瞻性临床治疗观察研究，并应进一步密切结合病机、病理、药效机制等方面的研究，以冀对本病的治疗能有新的进展或突破。

（一）临床研究

1. 病因病机学研究进展

众多研究资料显示，胆道疾病（胆结石、胆道炎症、胆道蛔虫等）是我国急性胰腺炎的主要病因，约占50%以上。有的认为，很多原因不明的急性胰腺炎即所谓特发性胰腺炎由细小结石所引起，只不过细小结石未被查出。这些急性胰腺炎的发病年龄、男女比例和死亡率类似于胆结石伴发性胰腺炎。酒精在国外是急性胰腺炎较多见的病因。其他还有很多病因，如创伤、手术、穿透至胰的胃和十二指肠溃疡、感染、内分泌和代谢性疾病、血管疾病、药物及家族遗传性胰腺炎等，虽临床少见但均经研究证实。国内有实验证明，病毒对胰腺的侵袭是发生出血型胰腺炎的因素之一；还有实验证实，胰腺供血障碍是急性胰腺炎发生发展的关键因素。

现代医学认为，急性胰腺炎的发病机理主要为含有多种被激活胰酶的十二指肠内容物和胆汁返流入胰管，产生对胰腺的自身消化和直接损害。实验证明，胰蛋白酶、糜蛋白酶、弹力蛋白酶、胰舒血管素、磷脂酶A、脂酶等具有水解蛋白和消化其他酶原、分解弹力蛋白、释放激肽、使卵磷脂形成溶血卵磷脂、分解甘油三酯等作用，从而导致胰腺的水肿、出血和坏死（包括胰实质坏死和脂肪坏死）。

中医认为，急性胰腺炎的病机主要是嗜食油腻肥甘、酗酒、虫扰石积、情志刺激、外邪侵袭等引起脾胃损伤，肝胆郁滞，气滞血瘀，中医的“脾胃”与现代医学的消化系统功能相当，胰属“脾胃”，现代医学认为胰腺被激活的胰酶消化及破坏是急性胰腺炎的基本病机，这与中医的致病因素引起脾胃损伤、功能紊乱有相似之处。急性胰腺炎时的胆石梗阻，黄疸相似于肝气郁结，横逆脾土及肝胆郁滞，湿热内盛，而胃肠运动功能紊乱如恶心、呕吐、腹胀、大便秘结等，则相当于脾胃气机失常，胃气上逆、腑气不通等。

急性胰腺炎本质上为化学性炎症，但又常伴有感染性炎症变化；无论是水肿型还是出血坏死型，除了水肿、出血和坏死的基本病理变化外，还都可见到炎症细胞浸润，临床亦常见合并感染的征象，同时还常见到充血、动脉血栓形成引起梗塞等；中医对此认识是本病以实证为主，实热、湿热、气滞血瘀。西医在治疗上常用抗生素，中医则常用清胰法即清热解毒、清热燥湿等，两者有相似之处，中医治疗还常用活血化瘀法，收效较好，西医亦重视改善微循环和胰的血供，常用扩容、血管活性药物等，亦常奏效，中西医在此点亦较一致。以上中西医的病机理论和治疗实践的结合，不仅验证了理论的正确性和中西医两者的一致性或相似性，而且还指导临床实践探索更多更好的治疗措施。

2. 诊断学研究进展

急性胰腺炎的临床辨证分型目前尚未一致。有的认为，从六经辨证看，本病属少阳、阳明合病，有报告通过对36例急性胰腺炎患者分析，结合气血辨证，把本病分为：①少阳、阳明兼病，气血瘀滞证，②少阳、阳明兼病，腑实证，③少阳腑病证，为较轻型，④瘀湿（热）搏结证，相当于合并胰假性囊肿者，⑤少阳经热邪循经移络证，病毒性腮腺炎继发急性胰腺炎者多属此证，⑥火邪伤络，血热妄行证，多为出血坏死型。病情较重。有的提出可将本病分为郁结、热瘀、厥三型。但多数报道是根据脏腑辨证和病因辨证，按本病临床证候特点将其分为四个证型，即：①肝郁气滞（包括肝胃不和），②脾胃实热，③肝脾湿热，④蛔扰胆胰；血瘀常可兼见于以上各证型。从大量观察资料看，①型病情一般较轻，属病情较轻的急性水肿型胰腺炎，预后较好；②型病情一般较重，属病情较重的水肿型，或出血坏死型，此证型常出现多种合并症，预后较差；③型多合并有胆结石、胆道（或）胆囊炎症，即胆源型胰腺，常可见到黄疸，水肿型（较多）或出血坏死型（较少）均可见于此型，④型属于胆道蛔虫或胰管蛔虫所致的急性胰腺炎，多为水肿型。

关于急性胰腺炎两个类型的诊断，有的认为从发病起就是水肿和出血坏死两个类型，但多数认为这两个类型的胰腺炎是一个病理过程的不同阶段，前者如处理不当可转变为后者，后者如治疗及时有力亦可逆转而治愈。胰腺炎的发病是其自体消化的结果，而病情的发展和恶化则与先被激活的胰酶在消化胰腺的同时又激活其他酶等一系列连锁反应有关。如胰蛋白酶可激活磷脂酶，释放溶血卵磷脂使组织坏死，弹性硬蛋白酶可损害血管壁引起出血；同时，胰腺的坏死组织分解溶化可产生血管活性物质，使血压降低，循环功能紊乱；胰腺及其周围组织的坏死产物还包含有心脏抑制因子、休克肺因子等毒性物质，可引起心、肺功能损害直至包括肾脏在内的全身多器官的功能衰竭。

有不少资料专门对重症胰腺炎的辨证分型进行了研究。由于患者体质不同，病程长短不一，合并症的多少有别，故其辨证分型亦不一致。有报告将重症胰腺炎分为两型，即：腑实型：主要表现为热盛于里，大便秘结；厥逆型：主要表现为循环功能障碍及某种程度的肺、肾功能损害及合并感染。另还有些报告认为宜对重症胰腺炎进行分期辨证。遵义医学院将重症胰腺炎分为气血厥脱期、热盛肠结期、消散期。姚铬炳报告45例重症胰腺炎的三期辨证为：初期为气血败乱期：中焦热邪炽盛，热极伤阴，热伤血络，此期患者主要表现为腹膜炎、休克，历时约1～2天；中期为热结阳明期：阳明腑实证，此期患者主要表现为腹膜炎、肠麻痹，历时约2～4天；恢复期为气滞血瘀期：脾胃不和，脾失健运或脾为湿困，此期患者主要表现为消化功能较差。总起来说，对重症胰腺炎的辨证多数报告仍以脾胃实热为主，两型辨证和分期辨证则较全面的反映出本病患者临床表现以休克、腹膜炎、麻痹性肠梗阻等合并症为主时的证候，也反映出以实证、热证为主的重症胰腺炎也可出现虚证、寒证的病情变化，因而有助于临床诊治。

3. 治疗学研究进展

对急性胰腺炎的治疗主要包括消除症状，使血、尿淀粉酶恢复正常，防治合并症等几方面。现国内一般都采用中西医结合的方法，综合治疗，对重症胰腺炎来说更是如此。通常，以禁食（一般轻症患者可不禁），胃肠减压输液（必要时给予胃肠外营养）等一般治疗，配合解痉、止痛、抗感染、抑制胰酶活性和分泌的药物以及中药、针灸等进行治疗。

（1）中医辨证施治

①肝郁气滞、肝胃不和证　治以疏肝理气、活胃通里，方用清胰汤1号合柴胡疏肝散加减。举例：柴胡、黄芩、黄连（或胡黄连）、木香、元胡、生大黄（后下）、枳实、香附、白芍、川芎、郁金、甘草。如恶心呕吐重加半夏、陈皮，或并用生姜汁滴舌，大便秘结明显加芒硝。

②脾胃实热证　治以清热解毒，通里攻下，方用大承气汤加味合清胰汤Ⅰ号。举例：大黄、芒硝、枳实、厚朴、银花、连翘、蒲公英、紫花地丁、柴胡、黄芩、白芍、黄连、延胡索、木香。本证常并有血瘀，可加用丹参、丹皮等，口渴重加花粉、芦根、生石膏。

③肝脾湿热证　治以清利肝脾湿热，泻热通里。方用大柴胡汤加减。举例：柴胡、黄芩、茵陈、栀子、虎杖、蒲公英、白芍、元胡、大黄、枳实、厚朴、半夏、生姜。如血瘀征象明显加丹参、郁金、赤芍；脾虚征象明显加茯苓、白术；腹胀重加木香、陈皮。

④蛔扰胆胰证　治以清胰驱蛔、理气通里。方用清胰汤Ⅱ号加味。举例：柴胡、白芍、木香、黄芩、黄连、槟榔、使君子、苦楝根皮、芒硝。如黄疸明显加茵陈、虎杖、郁金；脘胁痛重加元胡、川楝子。

另外，对较少见的气血败乱、阳气欲脱的厥逆证首先治以益气固脱、回阳救逆，方用生脉饮合参附汤加减，待脉微欲绝、阳脱危证稍缓后再辅以通里泻热的治疗，方用增液承气汤加减，选用药物：人参、附子、生龙骨、生牡蛎、白芍、麦冬、元参、生地、元胡、生大黄、芒硝等。

中药治则和常用方归纳如下：

①疏肝和胃法：常用方为柴胡疏肝散、四逆散、逍遥散等。

②清胰法（清利肝胆湿热、清脾胃实热）：常用方为：清胰汤Ⅰ号，清胰Ⅰ号（龙胆草、木香、元胡各15g，赤芍、大黄各24g）、清胰Ⅱ号（栀子、丹皮各15～25g，赤芍、大黄各24g，木香、厚朴、元胡各15g，芒硝9g）、清胰合剂（柴胡、黄芩、木香、元胡、益母草、川连、川楝子、玄明粉），黄连解毒汤。

③清胰化瘀法：常用方为：清胰化瘀汤（柴胡25～50g，大黄30～50g，虎杖50g，黄芩25g，厚朴、元胡各20g，赤芍、丹皮各15g）、逐瘀清胰汤（柴胡、枳实、生大黄、当归、桃仁、元胡、生蒲黄各15g，银花20g，连翘25g，龙胆草、赤芍、芒硝各10g，甘草5g）、清胰汤（常用Ⅰ号）加活血化瘀药（一般选用丹参、赤芍、丹皮、红花、桃仁、郁金、当归、红花等）。

④清胰驱蛔法：常用方为：清胰汤2号（柴胡15g，黄芩、胡黄连、木香、芒硝各9g，槟榔、使君子、苦楝根皮各30g，细辛3g）、清胰Ⅲ号（栀子、木香、槟榔、元胡、芒硝各15g，苦楝根皮15～30g，白芍、使君子各24g）。

⑤通里攻下法：常用方为大承气、小承气汤、大陷胸汤、复方大柴胡汤或大柴胡汤加减、增液承气汤、清胰陷胸汤（柴胡、黄芩、木香、元胡、大黄、芒硝、甘遂末）、泻热汤（生大黄30g，芒硝10g，元参30g，甘草6g）、硝菔汤（鲜莱菔、芒硝按20：1比例煎汤）、复方大承气汤（大承气汤加莱菔子、桃仁、赤芍）等。

⑥调理脾胃法：包括益气健脾、健脾利湿、补中益气，常用方为六君子汤、参苓白术散、补中益气汤等。恢复期多用或体质弱者辅助用。

⑦益气固脱法：常用方为参附汤、生脉散、参附汤加生龙骨、生牡蛎、白芍、炙甘草等。此类治法和方剂仅在有休克表现时应用。

临床应用以上治则和方剂时，常常是二种或多种治则及方剂并用或配合应用，如清热通腑祛瘀等。

（2）中西医结合治疗

治疗急性胰腺炎配合中药应用的西药有阿托品、度冷丁、甲硝唑、庆大霉素、氨苄青霉素、头孢菌素、抑肽酶、胰高糖素、5-氟尿嘧啶、降钙素、生长抑素、甲氰咪胍、FDY、Miraclid、安定、多种维生素、钙剂，5%～10%葡萄糖液、5%葡萄糖生理盐水液、林格氏液、硫酸镁静脉滴注液及口服液、胃肠外营养液、血浆、利尿剂、多巴胺等。从近些年来的有关资料看，中医和中西医结合治疗急性胰腺炎可规纳为以下几点：

①中医和中西医结合治疗急性胰腺炎，改进了过去单纯西医治疗的“饥饿疗法”，除少数重症患者外，一般不用禁食（或仅短暂禁食）和胃肠减压，可进低脂流食，不用或少用抗生素和解痉剂，而以服中药为主，调理脏腑，清利肝胆，疏通气血，充分调动患者机体内部抗病能力，促使病变尽快向正向转化。这样既减轻患者因禁食和胃肠减压带来的痛苦和不适，又较快地改善了症状，缩短了病程。如1978年全国中西医结合治疗急性胰腺炎会议汇总按此原则治疗急性胰腺炎5675例，其中出血坏死型503例，结果平均有效率为94.4%，死亡率为1.4%。天津南开医院报道以清胰汤为主方治疗100例急性胰腺炎，其中重症患者108例，结果除门诊治疗的41例结果不明外，临床治愈720例，基本治愈215例，手术23例（死亡8例）、死亡1例。吴胜东报道用化瘀通腑法治疗本病273例，辨证为脾胃实热型者112例；主方：元胡、赤芍、丹皮、大黄（后下）各15g，柴胡10g，姜黄25g。气滞重者加枳壳、木香、莱菔子，实热重者加银花、栀子、连翘，湿热重者加龙胆草、茵陈、黄芩等。少数腹胀重、呕吐频繁者给予禁食、补液，短时间应用抗生素和镇痛药。

结果除1例中转手术外（肝胆湿热型），272例均治愈。吴风林等报道治疗184例急性胰腺炎，其中重症患者50例。轻度患者以清胰Ⅰ号、Ⅲ号辨证加减，中度患者用清胰Ⅱ号加减并加用抗生素，重度患者用中西医结合综合治疗，必要时手术。结果治愈135例（63.4%），好转40例（21.7%），有效率为95.1%，19例手术者死亡5例（均为重症患者）。

②中西医结合治疗急性胰腺炎取得较好效果，多是以中医辨证分型治疗为主。如很多临床观察报告都强调，脾胃实热、腑实证即需治以通里攻下泻热；肝郁气滞证应治以疏肝理气开郁为主，辅以通里；而厥逆证出现则以益气固脱治之；假性囊肿早期属瘀热相结，治疗强调清热解毒与活血化瘀并用，后期则为血瘀之证，以活血化瘀为主。我们在临床还观察到一些胰腺炎属肝郁气滞但兼有脾虚者治以疏肝理气通里（用清胰汤Ⅰ号）但未辅以健脾时出现腹泻不止，虚象更重而血淀粉酶并未降低的情况。

③中西药合用以及中西药多途径应用，可增加疗效。陆承涵等报道以生大黄与硫酸镁合用治疗39例水肿型胰腺炎，并以抑肽酶治疗的41例，生大黄治疗的42例作对照，结果三组平均腹痛缓解时间为2.0、4.3、3.5天，生大黄与硫酸镁合用组比其他二组明显缩短（$P<0.01$），生大黄与硫酸镁的结合应用还可使两药剂量减少，所致胃肠道反应轻微。刘涛等用生大黄粉25g、芒硝、硫酸镁各15g组成峻泻合剂攻下通腑，如患者呕吐重即下胃管，肌注冬眠灵Ⅰ号后再将峻泻合剂从胃管注入，效果较好。中药煎剂不仅口服，还可胃管注入，保留灌肠，并可改变剂型后静脉给药、外用等。西药亦可穴位注射。中西药多途径应用也有助提高临床疗效。

④对重症胰腺炎的治疗近些年来很受重视并取得较大成果。姚开炳报道治疗45例重症胰腺炎，患者均有不同程度腹膜炎、肠麻痹及血性腹水。西医治疗以抗休克抗感染为主，中医采用分期辨证施治：气血败乱期益气固脱兼以通下，方药为人参20g，麦冬、元参、生地、栀子、元胡、大黄（后下）各15g，芒硝10g（冲），口服或胃管注入至病情好转。热结阳明期清热通里攻下兼以理气活血，方药为大陷胸汤合大柴胡汤加减，如攻下效果不明显可用大承气汤加莱菔子、桃仁、赤芍灌肠。气滞血瘀期脾胃不和、脾虚湿困治以健脾和胃、理气开郁、健脾利湿。结果均治愈（其中手术8例）。黄力言等报道治疗重症胰腺炎37例，在西医常规治疗的基础上并用小承气合黄连解毒汤加减：生大黄15～20g，枳实、厚朴、黄芩、银花、赤芍、丹皮各15g，栀子12g，公英30g，黄连、桃仁各10g，日1～2剂，水煎，胃管注入后闭管1小时；腹胀甚配合复方大承气汤（生大黄20g，芒硝、桃仁各12g，川朴、枳实各15g，莱菔子30g）水煎保留灌肠，日1～2次，大便通、腹胀减轻后上方减大黄、枳实、川朴量。结果治愈36例，好转1例。王宝恩等报道中西医结合治疗急性出血坏死型胰腺炎29例，均属重症。西医常规治疗（有4例并用胰酶抑制剂5-氟尿嘧啶），中医辨证属里实证，以通腑法为主，辅以清湿热、理气活血化瘀；方药：①大承气或大柴胡汤加减，以生大黄为主药；②泻热汤；③单味生大黄30g水煎；④硝菔汤；⑤肠通灵：猪胆汁制剂12g溶于150～200ml水中，灌肠用；通腑原则是不固定方和剂量，以达通腑为目的；可多途径给药，可结合穴位注射新斯的明、口服硫酸镁等，并酌情配合用腹腔插管灌洗等治疗。结果治愈27例（93.1%），死亡2例（6.9%）。认为本病常伴有微循环障碍及多脏器多系统功能衰竭，所以临床早期发现并纠正之实为治疗成功的关键。魏化等报告治疗25例急性出血坏死型胰腺炎，其中非手术治疗22例，西医常规治疗，中药用大承气合逍遥散：柴胡、黄芩、黄连、木香、枳壳、延胡索、芒硝、大黄（后下）各10g，白芍15g，水煎服或保留灌肠，金黄散酒调外敷患处，用3～5日；针刺足三里，加配穴，留针15～20分，日1～2次，B超引导下穿刺引流及腹腔冲洗，手术3例。结果治愈22例，死亡3例（其中手术1例）。刘涛等报告中西医结合治疗20例出血坏死型胰腺炎，中医辨证属实热燥结胃肠，腑气不通，治宜峻下热结、宣通腑气、急下存阴为主，先予峻泻合剂1～2剂，5小时后如无大便可再给1～2剂。腹泻后再给清胰化瘀汤。结果19例治愈，1例死亡。杭州第五医院治疗19例重症胰

腺炎，其中腹膜炎型8例，休克型11例。中医辨证胆胃实热型10例、热厥复杂型9例，基本方：生大黄（后下）、玄明粉、黄芩各10～20g，厚朴、柴胡各15～30g，枳壳、木香、丹皮各10g，蒲公英30g，酌情选用银花、连翘、龙胆草、人造牛黄、番泻叶、赤芍、丹参、红花、元胡、青皮、陈皮等。胆胃实热型用基本方，热厥复杂型泻热为主，用基本方随证加减，配合针刺。西医常规治疗，选用抑制胰酶药物、强心药和血管活性药物，短期用皮质激素等。结果治愈16例（84.2%），遗留后遗症者1例，死亡2例（10.5%）。谢敏等报道用复方丹参液治疗手术后的重症胰腺炎28例，对照组13例西医常规治疗。术后12小时，静脉滴注复方丹参液每日12ml，稀释在500ml葡萄糖液中，疗程7～14天。结果两组并发症发生率无明显差异，病死率分别为3.6%、30.8%，有显著差异（$P<0.05$）。认为复方丹参液（每支2ml，含丹参、降香生药各2g）可改进微循环，促进胰腺恢复，重症胰腺炎术后不应使用促凝药。齐清会等对不同时期的84例重症胰腺炎的治疗进行分析。近期39例分三期辨证：第一期腑实期，相当于急性发作期或术后第3～5天，通里攻下为主，大承气汤：大黄、芒硝各10g，厚朴、枳实各15g，随症加减，对中药呕吐反应重者可用中药煎剂保留灌肠。第二期热盛期，相当于感染阶段，清热解毒为主，主方银花15g，连翘10g，蒲公英10g，紫花地丁10g，黄连15g，黄芩10g，大黄10g。第三期脾胃不和期，相当于本病后期，健脾和胃佐以舒肝理气、补阴，四君子汤为主。针刺辅助用于一、二期：体针取穴足三里、下巨虚、内关（主穴），中脘、梁门、阳陵泉、脾俞、胃俞、中脘等（配穴），耳针和穴位注射。西医：禁食减压输液及抗生素常规治疗，给予抑制胰腺分泌和抑制胰酶活性药物，胰腺被膜切开减压，腐败组织清除，坏死胰腺切除，腹腔灌洗等。中期患者33例应用西医治疗同上。早期患者22例西医治疗禁食、减压、输液和抗生素常规治疗，手术引流。早、中、近期患者病死率分别为72.7%、34.8%、25.6%。中西医结合综合治疗明显降低了重症胰腺炎的死亡率。

（二）实验研究

对中药治疗急性胰腺炎作用机理的研究。

1. 清胰汤类方剂的研究　以清胰汤Ⅰ号为代表，实验研究证明，本方剂可减轻胰腺的病变，总体能抑制酶活力，其中多数药味亦有抑制酶活力，对胰蛋白酶的抑制强度顺序为大黄＞黄芩＞胡黄连＞白芍，对胰淀粉酶的抑制强度顺序为大黄＞胡黄连＞黄芩＞白芍。另外，本方剂还可能通过影响胰腺消化酶的分泌而发挥对急性胰腺炎的治疗作用。

2. 其他方剂的研究　大承气汤有明显增强胃肠道推进功能，还能增加血流量，方中的大黄、厚朴有明显抑菌作用。复方大柴胡汤有解痉作用。化瘀通腑方（元胡、川楝子、大黄、芒硝、赤芍、柴胡、枳实、姜黄、黄芩、银花各20g）有降低血清胰淀粉酶作用和抗炎作用，还可能提高非特异性免疫作用。复方丹参液可使血细胞压积改变，改善微循环，促进胰腺恢复。

3. 单味药研究　以生大黄为代表研究最多。生大黄煎剂对胰蛋白酶、脂肪酶和淀粉酶的活力均有明显抑制作用：单味生大黄有抗胰腺炎作用，可使早期的坏死病变缓解，多种大黄制剂有利胆作用，大黄还可松弛Oddis括约肌，从而可能有助于壶嵌顿结石早期排出，对胆源型胰腺炎的疗效可能与此也有关。总结大黄治疗急性胰腺炎机理为：①大黄抑制胰酶的分泌与活性。②利胆、促进胆汁分泌，同时降低Oddis括约肌的张力，增强肠蠕动推进能力，故有利于及时把已被激活的胰酶和被其消化的坏死组织所产生的毒性物质尽快排出体外；③重症胰腺炎并发厌氧菌感染，而大黄有抗厌氧菌作用，尤其对常见脆弱类杆菌作用更显著。

综上所述，中医药和中西医结合治疗急性胰腺炎疗效肯定，且病人遭受痛苦小，易接受和配合治疗，值得推广和进一步研究。

（三）展望

1. 急性胰腺炎的病因病机学中仍有不少问题至今仍未彻底弄清，如1994年全国第二届中西医结合治疗急性胰腺炎学术会议上所提出的，胰腺坏死的部位问题仍有待进一步明确。因此还需要加强病因病机学的研究，并寻求中西医在此方面的相似之点，为中西医结合治疗服务。

2. 应一步提高中西医结合治疗重症胰腺

炎的疗效。现在的问题是，重症胰腺炎的标准尚不统一，不同观察资料中患者病情严重程度也不尽相似，这就给评价、比较疗效带来一定困难。全国第二届中西医结合治疗急性胰腺炎学术会议上所介绍的重症胰腺炎11项临床指标及影象学检查，应给予统一认识，尽快制定出重症胰腺炎的统一标准。

3. 辨证分型研究中存在两个问题，一是无一致的辨证分型方案，二是中医辨证中尚缺乏西医的生化、病理等客观指标。为了更好的探索证治规律，有必要制定统一的辨证分型方案，同时还应加强辨证分型研究与西医的生化、病理相结合，也可考虑在辨证标准中加一些西医的物理和生化的客观指标。

4. 加强临床研究和实验研究的配合。应更大量的进行有严格对照的临床观察，同时尽量把观察结果与实验研究相结合，以便在观察得到的众多疗效较好的方药基础上，运用现代药理学研究方法，筛选出疗效最好的方药。

（王庆民 齐贺彬）

二十二、药物性肝病

药物性肝病是指在药物治疗过程中，由于药物对肝脏的毒性，或机体对药物的反应，而引起的肝脏损害。属于医源性疾病之一，中西药物均可引起，但西药远较中药常见。近些年来，随着西药种类的不断增多，药物性肝病的发病率似亦相应增高。

药物性肝病可分为急性药物性肝损害（包括肝炎型和脂肪肝型的肝细胞毒损害，肝内淤胆及混合型）、慢性药物性肝损害（包括慢性肝炎型、慢性肝内淤胆型、脂肪肝、肝硬化）以及少见的肝磷脂蓄积症、肝内血管病变等。其中以急性药物性肝损害较常见，并且较集中发生在癌症的化疗、抗结核药物治疗及抗精神病药物治疗的过程中。

从药物性肝病的临床症候看，急性者与急性黄疸型或无黄疸型病毒性肝炎极相类似，慢性者则与一般的慢性病毒性肝炎、脂肪肝或肝硬化大致相同。中医根据辨证论治的原则，对药物性肝病的治疗，也与治疗其他肝病的治法和方药基本一致，主要从“黄疸”、“胁痛”、“郁证”、“湿病”等病证论治。但由于本病大宗病例的观察较少，因而中医药治疗本病也缺乏深入的研究，多数只停留在恢复血清转氨酶、胆红素的疗效观察，对有关药物性肝病中医辨证分型等方面的研究，尚属空缺。

（一）临床研究

药物性肝病的治疗，首先应停用肯定或可能导致本病的药物；采取适当休息、加强营养（高热量、高蛋白质、富含维生素和低脂肪饮食）及补充维生素（B、C、E）等综合措施；根据病情按中医辨证论治原则采取不同的治法，或以固定成方或单方治疗。

1. 扶正祛瘀法　恶性肿瘤患者化疗过程中，每易发生药物性肝病。其辨证，常在原有气血虚弱的基础上，更加化疗药物损伤肝脏，导致肝失疏泄，气机郁滞，血脉不通，气滞血瘀，临床表现为正虚邪实证。周菊英等采用益气健脾、活血祛瘀兼解毒为法，治疗肿瘤化疗所致急性肝损害30例，基本方：炙黄芪20g，丹参、土茯苓各30g，党参、山药各12g，炒白术、茯苓、当归、赤芍、郁金各9g，川芎、陈皮各5g，随症加减。疗程2～8周。结果显效23例（76.7%），有效3例（10.0%），无效4例（13.3%）。血清谷丙转氨酶均值较治疗前有明显下降，$P<0.01$。

2. 疏肝健脾法　应用异烟肼合用利福平等药的短程化疗方法治疗结核病的过程中，也较易发生药物性肝病。此时患者每出现肝脾不和或少阳证的症候，如食欲不振、心烦喜呕、胸胁苦满、神疲乏力、口苦目黄等，治法应以疏肝健脾为主。李凫坚等以疏肝健脾加清热药组成护肝汤（广郁金、枳壳、白术各10g，柴胡5g，黄芪15～30g，垂盆草30g，黄芩15g，凤尾草10g）随证加减，治疗雷米封片、利福平胶囊、乙胺丁醇三化联合抗痨法所致血清ALT异常的肺结核患者41例（治疗组），与应用垂盆草糖浆、辅酶A及三磷酸腺苷等药治疗的对照组20例相比较，疗程6周。结果治疗组显效24例（58.5%），有效8例（19.5%），无效9例（22.0%），而对照组分别为4例（20.0%）、2例（10.0%）、14例（70.0%），两组显效率及总有效率相比较，P均<0.01。治疗组ALT由治疗前的101.24 ± 39.88单位，下降至37.22 ± 15.26单位（$P<0.01$），对照组ALT由治疗前的81.00 ± 26.45单位，降至治疗后的70.25

±25.42 单位。表明中药护肝汤加减治疗抗结核药物肝损伤，有较好的疗效。张永华等应用小柴胡汤（柴胡 6g，党参 12g，黄芩、制半夏各 10g，大枣 15g，生姜、甘草各 5g）治疗由于抗结核药物（异烟肼＋利福平＋乙胺丁醇）治疗肺结核致肝功异常患者 21 例（治疗组），对照组（21 例）采用肝泰乐等一般保肝药物治疗。疗程 15 天，均未停止抗结核药物，结果治疗组肝功能（SGPT、AKP）恢复正常者 16 例（76.2％），总有效率 95.2％，而对照组仅分别为 6 例（28.6％）及 66.6％，P 均＜0.05。认为其疗效机理，可能与小柴胡汤能促进肝脏蛋白的合成，增加肝糖原含量，促进肝细胞再生有关，并可能与柴胡甙能抑制利福平诱导肝药代谢酶的生物效应，减慢异烟肼乙酰化的进程，及小柴胡汤能稳定细胞膜，保护肝细胞免受损害因子的侵害有关。

3. 清热解毒法　尹登采应用以清热解毒药垂盆草为主的复方垂盆草糖浆（垂盆草加少量矮地茶）治疗利福平引起的 ALT 增高 40 例，疗程 30 天，在不停利福平的情况下，取得了较好的降酶疗效，ALT 降至正常者 28 例（70.0％），停药后随诊 45 天，仅 1 例 ALT 回升，肝泰乐对照组 38 例中，仅 3 例（7.9％）ALT 恢复正常，有显著性差异。胡祖光等应用清热解毒合滋补肝肾中药治疗雷公藤所致肝肾损害患者 8 例，药用半枝莲、虎杖、白花蛇舌草、黄柏、茵陈、生地、熟地、枸杞子、首乌、白芍。用药后肝肾功能均恢复正常。林雄报告中西医结合治疗分别由异烟肼（10 例）、红霉素（13 例）、灰黄霉素（10 例）、布洛芬（8 例）、呋喃坦啶（5 例）所致药物性肝病共 46 例，其中肝炎型 18 例，胆汁淤积型 28 例。西药采用静滴能量合剂，口服维生素 B_6、三磷酸腺苷、多酶片。中药用清热解毒、利湿退黄组成的复方（垂盆草、茵陈各 20g，金钱草 15g，虎杖 12g，黄芩、公英各 10g），水煎服。对照组 32 例，单用上述西药。疗程 6 周。结果中西医结合组治愈率 91.3％，明显较对照组的 68.8％为优（P＜0.01）。比较两组不同类型患者的疗效，肝炎型的治愈率，中西医结合组为 83.3％，对照组为 69.2％，P＞0.05；胆汁淤积型的治愈率，中西医结合组为 96.4％，对照组为 68.3％，P＜0.01，中西医结合组对胆汁淤积型的疗效之所以比较突出，可能与该中药方具有较好的利胆退黄作用有关。

4. 单方　谷植林等应用五味子蜜丸（每丸含五味子及蜜各 5g，每日 3 次，每次 1 丸）治疗抗精神病药物（氯丙嗪等）引起的 ALT 升高患者 100 例，结果 ALT 均在用药 1～6 周内降至正常，在治疗期间未停用或减用抗精神病药物，从而保证了原发疾病用药的连续性。于惠钦等报告应用类似五味子丙素结构的联苯双酯（片剂每日 75～150mg，滴丸每日 20.1～40.2mg，3 次分服）治疗绒癌患者因化疗药物（5-FU、KSM、MTX、AT1258 等）所致的 ALT 升高 23 例，与一般保肝药物治疗的对照组（23 例）相比较。疗程 1～1.5 月。结果 10 天内 ALT 恢复正常者，联苯双酯组为 82.6％，对照组为 3961％，有显著性差异；联苯双酯组 20 天内 ALT 全部恢复正常，而对照组尚有 6 例未恢复正常。观察结果还表明，联苯双酯能有效地预防化疗药物引起 ALT 升高，在两组（各 22 例）同时作预防用药 3 个月的观察中，ALT 升高者，联苯双酯组仅 3 例（13.6％），一般保肝药物对照组 13 例（59.1％），P＜0.05。由于 ALT 不正常，对照组延长化疗间歇时间者 11 例（50.0％），减少化疗用药天数者 5 例（22.7％），更换化疗药物或减少化疗药物剂量者 8 例（36.4％），联苯双酯组无上述情况，为该病患者继续化疗创造了有利的条件。林咸熙等报告应用联苯双酯预防抗结核药物肝损害，也收到了较好的效果，在 152 例患者中，ALT 升高者仅 3.2％，而对照组（100 例）为 20.0％，有显著性差异。

（二）实验研究

动物实验结果表明，联苯双酯和五味子具有以下几方面的作用：①增强肝脏的解毒功能：该两药对肝微粒体药酶有诱导作用，明显促进肝细胞滑面内质网增生，使细胞色素 P-450（是存在于肝细胞微粒体参与肝脏解毒起关键作用的酶，它的主要功用系使许多脂溶性化合物经还原氧化作用后生成水溶性较大的代谢产物，易于排出体外，减轻对机体的毒性）等酶的活性显著增加。五味子醇预先 24 小时给药，能显著降低大剂量扑热息痛肝中毒所致的小鼠死亡率，防止肝内谷胱甘肽的耗竭，增强肝微粒体代谢扑热息痛的速度，使血中扑热息痛含量下降。②对抗化学毒物引起的肝损伤：该两药除能显著降低四氯化碳等肝损伤所致 ALT 升高外，并能减轻肝脏组织的病理损害，包括肝小叶损伤区域缩小，肝细胞内线粒体肿胀减轻，胞质内 RNA、糖原含量增加，各种组织化学酶（LDH、G-6-P、ATP 酶等）活性增强等，而脂肪滴减少，提示对肝损伤有明显的修复作用。③抗脂质过氧化作用：活性氧自由基和脂质过氧化反应对组织细胞的损伤，是炎症和（或）多种疾病的生化基础。该两药对四氯化碳及 $FeSO_4$/半胱氨酸所引起的原代培养大鼠肝细胞膜脂质过氧化损伤，有明显的保护作用，使肝细胞丙二醛的生成及 LDH 和 ALT 酶释放减少，细胞膜的形态保持完整，从而提高了肝细胞的存活率。五味子酚有较强的消除活性氧自由基的能力，其作用较维生素 E 为强。以上可能是联苯双酯和五味子治疗和预防药物性肝病的疗效机理。

（三）展望

急性药物性肝病，在及时停止损肝药物并适当加以治疗后，通常 1～3 个月内可逐渐恢复，因而在观察其疗效时，若不设同期对照组加以比较，结论的说服力不强。从本文资料看，大多数均设有对照组，表明中医药治疗药物性肝病，确有较好的疗效，尤其在加速肝功能的恢复及针对肝病症状的治疗方面，效果尤为明显。为进一步肯定中医药对药物性肝病的疗效及探讨其疗效机理，如能进行治疗前后的肝穿刺活检比较，则有更大的价值。

中医药治疗急性药物性肝病，症状明显者，宜以辨证论治为主，可在应用扶正祛瘀法，疏肝健脾法、清热解毒法的基础上，根据症候加减用药。黄疸明显者，应以清热利湿退黄为主。对于症状较少或以 ALT 升高为主表现的患者，应用单方五味子蜜丸或联苯双酯滴丸即可，必要时也可辨证论治与单方同时使用。

急性药物性肝病的治疗原则之一是及时停用损肝药物。但本文资料表明，对于肝病病情较轻，而又需要继续采用化疗或抗结核药物治疗的患者，仍可在积极治疗肝病，并在严密的观察下，继续维持治疗原发病的药物。这对保证原发病用药疗程的顺利完成，具有重要的意义。

（张育轩　贯　力）

二十三、肝硬化

肝硬化是一种常见的慢性肝病，由一种或多种病因的长期或反复作用，引起肝细胞弥漫性变性、坏死、再生和再生结节以及纤维组织增生、纤维隔形成等改变，终至正常肝小叶结构破坏、血管改建和假小叶形成，使肝脏逐渐变形、变硬而形成肝硬化。病理分为小结节性、大结节性、混合性和不完全分隔性或多小叶性 4 种。其病理生理的后果为：有效肝血流降低，肝内外门脉分流和有功能的肝细胞总数减少。早期（代偿期）可无明显症状，或表现为肝区痛、食纳差、便溏、腹胀、乏力等一般慢性肝病的症状，晚期（失代偿期）则以肝功能损害及门脉高压（脾脏明显增大，脾功能亢进，腹水，食管下端及胃底静脉曲张等）为主要表现，并常出现严重并发症。分属于中医的“胁痛”、“黄疸”、“癥积”（或“痞块”）、“臌胀”（或“水臌”或“蜘蛛蛊”）等病证范畴。

肝硬化的病因病机比较复杂，目前尚无满意的治疗方法，尤其是针对肝纤维化的治疗，仍处于探索阶段。但随着中医和中西医结合疗法的广泛开展，肝硬化的疗效及预后已有较明显的改观。例如，应用中药强肝软坚汤治疗失代偿性肝硬化 105 例，5 年存活率达 87.0%；甘肃省 12 家医院对西医（269 例）和中西医结合（248 例）治疗肝硬化的疗效统计表明，在降低无腹水组的 SGPT 值，升高有腹水组血清总蛋白和白蛋白，纠正肝性脑病方面，中西医结合组明显优于西医组（$P<0.01$），有腹水者的好转率达 82.7%，病死率为 14.3%，而西医组分别为 66.1%及 25.8%，均有显著性差异。显示了中医及中西医结合治疗的优越性。

（一）临床研究

1. 病因病机学研究进展

引起肝硬化的病因很多，其中以慢性乙型及丙型病毒性肝炎、慢性中毒性肝炎（酒精、化学毒物及药物）、慢性血吸虫病、慢性循环障碍（慢性心功能不全、缩窄性心包炎、下腔静脉阻塞）、长期胆汁淤积等较为常见。长期的营养失调是否可以作为肝硬化的病因，尚有争议。极少数肝硬化的病因难以确定（隐原性肝硬化）。统计资料表明，在我国的肝硬化患者中，以慢性乙型病毒性肝炎所引起的肝炎后肝硬化最为常见，其次为酒精性肝硬化及丙型肝炎后肝硬化等。据地处东北的中国医科大学第一临床学院消化内科与覆盖地区多家医院联合调查的粗略统计资料，在诊断明确的693例肝硬化患者中，与HBV感染相关者534例（77.1%），与长期饮酒相关者117例（16.9%），与HCV感染相关者42例（6.0%）。随着我国血吸虫病防治的收效，血吸虫性肝硬化（现称血吸虫病肝纤维化）的患者已明显减少。据调查，我国血吸虫病流行区HBsAg携带率，正常人群为8%，慢性血吸虫病患者为15%，晚期血吸虫病患者为55%，表明血吸虫病肝纤维化在发病学上，与慢性乙肝病毒感染或慢性乙型肝炎似有一定的联系。

肝硬化代偿期患者，临床多以脾大为其主要特点之一，相当于中医的“癥积”范畴；失代偿期患者则往往以腹水作为一个显著的特点，相当于中医的“臌胀”范畴。此外，中医的“酒疸”与酒精性肝硬化有某些相似之处。故中医对肝硬化病因、病机的认识，大多源于“癥积”、“臌胀”、“黄疸”等病证，并对纵酒无节，湿热内蕴肝脾。情志郁结及感受水毒之邪等致病因素，作了较多的探讨。在病机方面，大致有如下的认识：

（1）病位：代偿期主要在肝、脾两脏，失代偿期主要在肝、脾、肾三脏。

（2）病性：大多数患者在整个病程中均以虚实相兼为主，但因病期，病情及个人体质的差异而有所侧重，或偏实证，或偏虚证，或虚实并重。虚证主要表现为肝阴虚、肝血虚，脾气虚、脾阳虚，肾阴虚、肾阳虚；实证或实邪主要表现为气滞、血瘀、水湿或湿热。可单独一脏一证，或多脏多证相兼，临床所见以后者为主。

（3）演变：在上述病因作用下，肝失疏泄，导致肝郁气滞，气滞日久则血瘀，引起癥积（脾大）；肝气横犯脾胃，或原有湿热内蕴，损伤肝脾，引起肝脾失调或肝胃不和诸症；肝脾病久，一则可损伤肝阴，导致肝阴虚或肝血不足，而肝肾同源，可致肝肾阴虚，二则脾虚日甚，脾失健运，而致水湿内停，初则仅下肢水肿，久则脾病及肾，肾气或肾阳亦虚而无以化水，三焦阻塞，决渎无权，水湿内停更甚，终致形成水臌(腹水)。湿郁化热或原有湿热病邪，湿热交蒸，发为阳黄或使原有黄疸加重，日久可转为阴黄。脾气虚弱，统血无权，或瘀热或阴虚火旺，灼伤血络或血热妄行，均可导致各种出血。病久肝肾阴虚日甚，阴不制阳或血虚生风，肝风内动，则可见扑翼样震颤等症。脾肾阳虚日重，湿浊之邪阻遏三焦，上蒙清窍，或肝郁化火或阴虚生热或湿郁化热，火热煎熬津液成痰，痰热扰心或邪入心包，均可致谵语、神昏等症（肝性脑病）。

2. 诊断学（中医辨证）研究进展

（1）辨证分型

据文献报道，各家对肝硬化的中医辨证分型，极不一致，从分为2～8型不等，以分为3～6型者居多。属于实证或偏实证者有肝郁气滞、气滞血瘀、气滞湿阻或气水搏结、血瘀水停、瘀血阻滞或肝脾血瘀或瘀血症积、肝瘀热蕴、湿热蕴结血瘀、湿热内蕴或水湿化热等型；属于虚证者有肝肾阴虚、脾肾阳虚、阴阳两虚、气血两虚或脾虚血虚等型；属于虚实相兼证者有脾虚湿盛或气虚湿盛、脾肾阳虚血瘀、阴伤水积或阴虚水臌、肝肾阴虚血瘀、肝郁脾虚血瘀等型。朱方等对20篇文献的肝硬化中医辨证分型进行了统计，代偿期521例中，肝郁脾虚型占63.0%，湿热蕴结型占14.4%，气滞血瘀型占6.3%，水湿内停及肝肾阴虚型各占1.5%，其他多种证型共占13.3%；失代偿期969例中，气滞血瘀型占27.4%，肝郁脾虚型占13.5%，肝肾阴虚型占13.0%，湿热蕴结型占12.9%，水湿内停型占11.7%，脾肾阳虚型占10.7%，其他多种证型共占10.8%。

中国中西医结合学会消化系统疾病专业委员会于1993年第五届全国消化系统疾病学术会议上，通过了“肝硬化临床诊断、中医辨证和疗效评定标准（试行方案）”，中医辨证标准如下：

A. 肝气郁结证（含肝胃不和、肝脾不调）主症：①胁肋胀痛或窜痛。②急躁易怒，喜太息。③口干口苦，或咽部有异物感。次症：①纳差或食后胃脘胀满。②便溏。③腹胀。④嗳气。⑤乳房胀痛或结块。脉弦，舌质淡红，苔薄白或薄黄。凡具备主症2项（其中第1项必备），加次症2项，脉舌基本符合，可定为本证。

B. 脾虚湿盛证　主症：①纳差，食后胃脘胀满。②便溏或粘滞不畅。③腹胀。④气短，乏力。⑤舌质淡，舌体胖或齿痕多，苔薄白或腻。次症：①恶心或呕吐。②自汗。③口淡不欲饮。④面色萎黄。脉沉细或细弱。凡具备主症3项，或主症2项加次症2项，脉象基本符合，可定为本证。

C. 湿热内蕴证　主症：①皮目黄染，黄色鲜明。②恶心或呕吐。③口干苦或口臭。④舌苔黄腻。次症：①脘闷，纳呆，腹胀。②小便黄赤。③大便秘结或粘滞不畅。④胁肋灼痛。脉弦滑或滑数。凡具备主症之①，或其余主症中2项加次症1项，脉象基本符合，可定为本证。

D. 肝肾阴虚证　主症：①腰痛或腰酸腿软。②眼干涩。③五心烦热或低烧。④舌红少苔。次症：①耳鸣、耳聋。②头晕、眼花。③大便干结。④小便短赤。⑤胁肋隐痛，劳累加重。⑥口干咽燥。脉细或细数。凡具备主症3项，或主症2项加次症2项，脉象基本符合，可定为本证。

E. 脾肾阳虚证　主症：①脾虚湿盛证部分证候或五更泻。②肾虚证分证候（腰痛或腰酸腿软，阳痿，早泄，耳鸣，耳聋等）。③形寒肢冷。次症：①尿清长或夜尿频数。②下肢水肿。③舌质淡胖，苔润。脉沉细或迟。凡具备主症3项，或主症①、②加次症2项，脉象基本符合，可定为本证。

F. 血瘀证　主症：①胁痛如刺，痛处不移。②朱砂掌，或蜘蛛痣色黯，或毛细血管扩张，或腹壁青筋暴露。③胁下积块（肝或脾肿大）。④舌质紫暗，或瘀斑瘀点。⑤理化检查具有血液、循环瘀滞表现，或门脉增宽，食管静脉曲张。次症：①胁肋久痛。②脸色晦黯。凡具备主症中任一项或次症2项，可定为本证。

说明：①以上各证可以相兼，加脾虚湿盛证兼血瘀证，肝肾阴虚证兼湿热内蕴证，等等。②肝硬化腹水的辨证，原则上在上述证型基础上加水湿内停即可。中医病名：水臌。

(2) 证型的中西医结合研究

近些年来，应用现代医学的客观指标来探讨肝硬化证型的特点，取得了某些进展。韩康玲等对222例慢性肝病患者进行了中医辨证分型的生化与免疫学指标的观察，并对其中62例进行肝穿刺病理学检查，发现肝肾阴虚型的病理特点为慢活肝及慢活肝合并早期肝硬化，肝郁血瘀型为典型肝硬化。徐列明等观察了61例血吸虫病肝纤维化患者的免疫功能，发现虚证组与血瘀组患者淋转率、T细胞分类(CD_3、CD_4、CD_4/CD_8)均低于正常人，其中以虚证组更为明显；两组的IgG、IgM、CIC均高于正常人；C_4在血瘀组正常，虚证组下降。提示患者免疫功能的紊乱以虚证者更为明显。刘成等对42例肝炎后肝硬化和43例血吸虫病肝纤维化患者的微量元素锌、铜、铁含量进行了测定，发现虚证组的血锌明显低于血瘀组和正常人，而血瘀组与正常人无差异。血锌的降低与白蛋白减少相平行。并发现同属虚证，肝炎后肝硬化患者的血锌明显低于血吸虫病肝纤维化患者。表明不同疾病由于病理过程不同，体内微量元素的变化反映在虚实辨证上的特点也不尽相同，提出了中医辨证客观化研究中一个值得重视的问题。杨鉴英等报告慢性肝病患者血清T_3、T_4降低者，多属于肝肾阴虚型。刘成等对43例肝炎后肝硬化患者测定了血浆连合蛋白，发现单纯血瘀证组(11例)及血瘀兼虚证组(32例)均降低，而以后者更为明显。于惠明等对肝炎后肝硬化100例虚实辨证的临床研究发现，虚证组患者在血清蛋白降低，免疫功能紊乱及血锌下降方面，均较实证组明显。邓银泉等测定了74例肝硬化患者的血清腺苷脱氨酶(ADA)，发现其含量显著高于正常人，并按肝郁脾虚型、热郁血瘀型、阴虚络阻型的顺序依次递增，各证型间有非常显著的差异。血液粘度升高和微循环的异常，是血瘀辨证的一项参考指标，在肝硬化血瘀证的研究中也常被采用。但受检测方法本身及检测对象其他病情因素的影响，结论往往不够可靠。

值得注意的是，由于临床辨证受诸多主客观因素的影响，很难做到完全准确，临床症候典型且系单一证型的病例也较少，如果不按照严格的辨证标准来选择病例，则证型与指标的对照观察结果及其结论，难有充分的说服力。严格辨证标准，显然十分重要。

3. 治疗学研究进展

肝硬化是许多肝脏疾病的晚期阶段，治疗的难度较大，尤其是发展到失代偿阶段出现腹水时，已属难治重症。近些年来，通过中医及中西医结合治疗，积累了较多的实践经验，疗效有较明显的提高。治疗方法大致有中医辨证施治，定法定方、随证（或症状）加减，固定成方（或经验方），单方单药，中西医结合治疗等。其中，症状较多，尤其是腹水患者，多采取前二种方法，病情较重者则需采用中西医结合治疗。

由于肝硬化的病程较长，病机复杂，基本证型较多，兼证又复不少，因而根据不同的证型及其兼证而采取相应的治法、选方用药及适当进行加减的辨证施治，必然是多种多样。以疏肝健脾法、健脾益气法、清利湿热法、滋养肝肾法、温补脾肾法、活血化瘀法的应用最多，但肝硬化患者的血瘀证候比较突出，而单纯血瘀证者又较少，故在其他治法基础上配合活血化瘀法或配伍活血化瘀药者，更是十分普遍。所用的方剂也很多，如逍遥散，柴胡疏肝饮，香砂六君子汤、补中益气汤、茵陈蒿汤、茵陈五苓散、甘露消毒丹、一贯煎、金匮肾气丸方、膈下逐瘀汤、桃红四物汤等等。

中医治疗肝硬化的针对性或重点，主要是3个方面：一是针对患者的主要症候及全身状况来进行治疗，以减轻或消除患者的痛苦，增强体质，达到治疗肝病之目的，其中以针对腹水的治疗，尤为重要。二是针对患者的肝功能异常来治疗，其中以改善白、球蛋白异常，降低血清转氨酶及胆红素升高，为其重点。三是针对肝纤维化的治疗，以防止肝硬化的进展促使其逆转，在这方面，尚处于广泛的实验研究及少数临床探索阶段。

(1) 肝硬化腹水的治疗

应用中医药治疗肝硬化腹水，积累了大量的实践经验，文献报道很多，大都有较好的疗效。在治则方面，根据历代中医对水臌传统的主攻、主补和攻补兼施三派的主张，有认为应以攻为主者，有认为应以补为主者，但多数主张应以攻补兼施为主。惟在攻邪方法上，峻下逐水法已越来越少应用，因此法只能减轻腹胀一时，而逐水药毒性较大，副反应较多，易于伤正，其恶心、呕吐反应有导致食管和胃底曲张的静脉破裂发生大出血的危险，故多改用其他较稳妥的攻邪方法，如用生大黄 30g，煎200ml 作保留灌肠以泻水；加大祛湿药的剂量或加用西药利尿剂等。有人主张腹水初期以消法为主，着重治肝，包括疏肝、行气、活血、利水、消胀等；中期以攻法为主，包括逐水、攻下、破瘀、消坚；晚期以补法为主，着重补脾肾，包括健脾益气、温补脾肾、滋养肝肾等。多数医家认为，腹水属于肝硬化后期，既有正虚（或肝或脾或肾、或气或血或阴或阳之虚）的一面，又有实邪（水湿、瘀血）较甚的一面，需虚实兼顾用药，才能取得较好的疗效，但扶正与祛邪的比重，需根据患者不同的辨证及正邪的主次而有所侧重，大体上是腹水时以利湿为主，兼益气，补肾，并佐以理气活血；腹水基本消退后则以扶正为主，兼活血化瘀。有人认为肝硬化腹水患者多为肝、脾、肾俱病，气、血、水交结为患，应气血水同治，肝脾肾兼顾，主张根据病情发展的不同阶段，实出治肝、治脾、治肾的重点，分别采用补肝和血、补脾运中、补肾化气等法，佐以分消、行气、化瘀之品。

应用固定方药或经验方治疗肝硬化腹水，也积累了较多的实践经验。例如：苍牛防己汤（方药中）：苍术、白术、川牛膝、怀牛膝、汉防己、大腹皮各 30g。腹水汤（程润泉）：益母草 60g，茅根、苍术、白术、川牛膝、陈葫芦瓢各 30g，汉防己 45g，山药 15g。活血五苓汤（甘聚珊等）：丹参、茯苓、车前子、白茅根各30g，猪苓、大腹皮、玄参各 15g，赤芍 12g，泽泻、白术、桂枝、白芍、当归各 10g，甘草 5g。活肝汤（江苏睢宁县人民医院）：金钱草、车前子、茯苓皮各 30g，大腹皮、丹参、泽泻、山药、黄芪各 15g，炮山甲、泽兰各 10g。软肝利水汤（四川奉节县医院）：丹参、白茅根各 60g，猪苓、茯苓各 20g，木通、大腹皮、陈皮、莱菔子各 10g，茵陈 15g，木香 6g，甘草 3g。利疸消臌汤（江尔逊）：茵陈、金钱草各 30g，海金砂 20g，厚朴、大腹皮各 20～30g，猪苓 10～15g，鸡内金、白通草、柴胡各 10g，黄芩 6g。健脾分消汤（河南夏邑县中医院）：黄芪、山药、丹参各 20g，苡仁、车前子、大腹皮各 30g，党参、茯苓、白术、仙灵脾、鳖甲各 15g，泽泻、郁金、青陈皮各 12g，熟附子、甘草各 8g。桂枝茯苓鳖甲汤（武明钦等）：桂枝、桃仁、红花、柴胡、当归、麦芽、六曲、山楂、青皮、陈皮各10g，茯苓、鳖甲、香附、大腹皮、白术各15g，丹参30g，白芍25g。臌胀消水方（王文彦）：蓼实、茯苓皮、荔枝核、茅根各30g，黄芪50g，当归、大腹皮、泽兰叶、桑皮、蒲黄炭各20g，苍术、防己、槟榔、陈皮、砂仁各15g。水胀万应加味方（李述文）：大腹皮30g，香橼、莱菔子、神曲各20g，川朴、鸡内金各15g，砂仁10g，益母草100g，干蝼蛄10个（焙研冲服）。益气活血利水汤（张育轩）：黄芪、丹参、坤草、车前草各30g，茯苓20g，猪苓、泽泻、泽兰各15g，党参、白术、防己、川椒目、大腹皮各10g，甘草3g。柔肝汤（张友）：生黄芪、女贞子、生牡蛎各30g，沙参、半边莲各20g，枸杞子、丹参各15g，丹皮、桃仁、水红花子、炒山甲、川朴各10g。化瘀消水汤（李年春等）：泽兰30g，益母草20g，丹参、黄芪、葶苈子各15g，白术、青皮各10g，防己12g，黑丑8g。等等。以上方药治疗肝硬化腹水（部分方药系随证加减应用），均有较好或一定的疗效。

肝硬化腹水的中西医结合治疗，已有令人瞩目的进展。如天津市传染病医院用血府逐瘀汤为主加硝酸甘油、硝苯吡啶和对症西药，治疗肝炎后肝硬化门脉高压患者33例，腹水全部在40天内消退，而单用西药的23例对照组中，在90天内腹水消退者只有50%。张清的采用丹参、多巴胺、通脉液及“654-2”静滴等方法治疗顽固性腹水20例，总有效率95.0%，明显高于对照组的55.0%，P<0.01。林宗广将肝炎后肝硬化腹水患者40例分为脾虚水湿、肝肾阴虚湿热、气阴两虚水湿、脾肾阳虚水湿、气滞水湿、湿热蕴结6个证型，进行相应的辨证论治，并配伍赤芍、丹参、桃仁、泽兰、地鳖虫、莪术、三棱等活血化瘀药2～4味，加西药对症治疗，结果显效90.0%，明显高于西药对照组（24例）的33.5%。孙景振以益气健脾、行气利水为治则，采用太子参、茯苓皮、苍白术、炙甘草、茵陈、当归、赤白芍、丹参、泽泻、车前子、大腹皮、冬瓜皮、炒三仙、鸡内金、青陈皮组成基本方，静滴丹参，辅以利尿剂、白蛋白、氨基酸等西药，治疗肝硬化腹水122例，结果临床治愈8.2%，显效54.1%，好转32.9%，无效4.7%，而西药对照组（80例）的疗效分别为2.5%，20.0%、32.5%、45.0%，两组以显效以上病例相比较，差异非常显著。以上资料表明，中西医结合治疗肝硬化腹水，确有较好的疗效。

（2）肝功能异常的治疗

肝硬化患者血清白蛋白降低和球蛋白升高，是反映病情严重程度的重要标志之一，治疗难度较大，中医药治疗有一定或较好的疗效。如高荣慧等应用黄芪莪术汤（黄芪、莪术、红花、柴胡、地鳖虫、生甘草）为主方，治疗早期肝硬化78例，结果A/G比值由1.47升高至1.62（$P<0.05$），γ球蛋白（%）由30.19降至25.48（$P<0.001$），而28例对照组的A/G比值及γ球蛋白均无明显改变。刘成等以桃仁提取物合虫草菌丝治疗肝炎后肝硬化65例，与静滴葡萄糖液治疗的对照组20例作比较，结果观察组白蛋白均值增加0.27±0.09g/dl（$P<0.001$），对照组仅增加0.18±0.14g/dl（$P>0.05$）。曹立森等在常规综合治疗肝硬化22例的基础上，加用冬虫夏草菌丝制剂心肝宝治疗，发现在提高白蛋白水平、纠正A/G比值倒置的有效率达86.4%，而未加用心肝宝的对照组22例，有效率为63.6%。胡义扬等应用由虫草菌丝、桃仁、丹参等药制成的扶正化瘀胶囊，治疗肝硬化23例，与一般保肝西药治疗的20例对照组作比较，结果观察组白蛋白值提高了0.485±0.454g/dl，明显高于对照组，对降低γ球蛋白的疗效，观察组下降的幅度虽大于对照组，但差别不够显著。翟明义应用肝复康口服液（党参、黄芪、大枣、蜂蜜）治疗血清蛋白比例失调的慢性肝病62例，与用肌苷、聚肌胞、胸腺肽等药治疗的37例对照组作比较，结果观察组A/G比值恢复正常者为93.5%，明显高于对照组的54.1%。动物实验结果表明，肝复康对肝硬化的发生有一定的预防作用，该肝硬化的动物模型，经肝复康治疗后，A/G异常的改变也较对照组为轻。沈伟生采用归芍六君子汤随证加味，治疗早期肝硬化100例，其中A/G倒置者74例，结果全部恢复正常。

对慢性肝病（包括肝硬化及慢性肝炎）血清蛋白异常有较好疗效的方药尚有：大黄䗪虫丸、鳖甲煎丸、乌鸡白凤丸、复方树舌片（含平盖灵芝、乌鸡、人参皂甙等）、克奥灵膏（黄芪、太子参、茯苓、甘草、当归、白芍、首乌、冬虫夏草、板蓝根、白花蛇舌草、草河车、茵陈、丹参、鳖甲、白蜜)、蜂芪乙肝片(蜂房、黄芪、贯众、七叶一枝花等)、疏肝健脾片(柴胡、枳实、白芍、党参、白术、茯苓、茜草、白茅根、鳖甲、地龙等)、五灵丸(五味子、灵芝、丹参、柴胡)、人参三七琥珀末(按2:2:1量)、参乳皮三七散(按2:1:1量)、珠鳖散(炮山甲珠、醋炙鳖甲,按1:1.5量)以及健肝汤(党参、生芪、白术、山楂、丹参、鸡血藤、枸杞子、菟丝子、当归、白芍、郁金、茵陈、黄芩)随证加减、调肝降球合剂(柴胡、郁金、白术、黄芪、黄精、茯苓、焦楂、焦曲、青皮、陈皮、茵陈、秦艽、甘草)、活血补气养血方(丹参、鳖甲、红花、赤芍、黄芪、生地、枳壳、郁金、茵陈、败酱草)、益气活血方(黄芪、丹参、虎杖、马鞭各15～30g,茯苓、生山楂、草河车各15g,王不留行12g,白术、泽兰各10g,甘草5g)随证加减、丹参注射液等。

对血清转氨酶升高的治疗，一般主张，转氨酶升高时间短者,可选用清热解毒药如虎杖、马鞭草、板蓝根、夏枯草、白花蛇舌草、公英、连翘、败酱草、草河车、垂盆草等药来治疗；转氨酶升高持续时间较长者，可用五味子蜜丸或联苯双酯滴丸来治疗，其降酶作用较快，不宜过早停药，否则易于“反跳”。

(3) 肝纤维化的治疗

肝脏纤维组织增生,纤维隔形成等改变,是肝硬化的主要病理特征之一。晚期肝纤维化虽难以逆转，但早期胶原纤维仍有降解、重吸收的可能，也有可能通过药物治疗，使肝内胶原的合成受到抑制。因此，寻找有效的抗肝纤维化方药,对肝硬化的治疗具有十分重要的意义。

据报道，在实验研究中具有较明显抗肝纤维化作用的方药,以活血化瘀和补益类为主,其治法及其方药大致有以下几种：

① 活血化瘀:王祯苓等及马学惠等的研究结果表明,丹参不但可以预防实验性肝硬化的发生,而且还可以促进已形成的胶原纤维降解和肝纤维的重吸收。对复合病因作用形成肝硬化的大白鼠,停止病因刺激,经丹参注射液治疗3周后,发现肝内无或仅有轻度纤维增生,而对照组动物则仍呈明显肝硬化或过度纤维增生。红花对肝纤维增生也有较明显的抑制作用,但其作用次于丹参。查良镒的实验研究发现,中药活血化瘀片(桃仁、红花、当归、川芎、赤芍、丹参、香附、海藻、败酱草、车前子等)对减轻实验性肝损伤所致肝硬化的形成,有一定的保护作用,并可使正常大白鼠肝脏蛋白结合羟脯氨酸减少,认为可能与该方抑制肝内纤维素的合成或增加其降解速度有关。邱培伦等以CCl_4及乙醇综合法造成大白鼠肝损伤,用大黄䗪虫丸治疗后,肝胶原明显减少,肝羟脯氨酸含量明显较对照组为低。

② 益气活血:王宝恩等观察到,以丹参、鸡血藤、黄芪等药组成的复方提取液,对白蛋白皮下注射致实验性肝纤维化动物有较好的防治作用,对照组肝硬化发生率为100%,而治疗组仅为22.0%($P<0.01$)。湖北中医学院附属医院其黎等的实验研究结果表明,益气活血剂(黄芪、川芎、赤芍等)对CCl_4中毒大鼠的肝胶原蛋白含量明显较对照组为低,并且较单纯的活血药川芎嗪更为显著。方步武等报告,益气活血合剂(黄芪15g,党参、当归、川芎、玄参各10g,白花蛇舌草20g等)对牛血清白蛋白免疫性肝纤维化大白鼠模型,具有较明显降低肝胶原蛋白含量及减轻肝纤维化病变程度的作用,病理组大鼠肝纤维化发生率为88.8%,益气活血组仅为33.3%。李延福等亦观察到由黄芪、丹参等药组成的益气活血软肝冲剂,对CCl_4中毒的大白鼠,可明显阻断肝纤维化的形成,肝硬化形成率,给药组为0,中毒对照组为71.4%。

③ 益气健脾:王本祥等报告,人参茎叶皂甙口服,可明显降低CCl_4或硫代乙酰胺中毒小鼠肝中羟脯氨酸的含量,病理所见结缔组织增生较对照组明显减轻。郭湘云等报告,肝复康(党参、黄芪、大枣)能明显抑制复合因素造成的肝硬化大鼠的肝纤维组织增生及假小叶形成。尹镭等报告CCl_4等复合病因制成肝硬化动物模型,经茯苓醇治疗3周,其病变明显较对照组为轻,肝内脏原蛋白含量明显低于对照组,尿羟脯氨酸排出量则较对照组为高,表明茯苓可促进其胶原蛋白降解,使肝内纤维组织重吸收。赵敏崎等报告,甘草甜素与甘草次酸可抑制大白鼠肝纤维的增生,从而降低肝硬化的发生率。

④ 补养肝肾:韩康玲等以一贯煎加味的慢肝3号方（生地、熟地、沙参、麦冬、枸杞子、当归、首乌、川楝子、丹参、党参、郁金、垂

盆草、鸡骨草）治疗 CCl_4 慢性肝损伤动物，发现其病理变化明显减轻，肝细胞再生现象较显著，胶原纤维明显减少，纤维组织增生较轻。范宗滂等以补肾方（熟地、巴戟天、仙灵脾）、养阴方（沙参、麦冬、黄精）分别治疗二甲亚硝胺造成的大鼠肝硬化模型，用免疫荧光检测其胶原，发现两组肝组织中Ⅰ、Ⅱ型胶原均明显少于对照组。马学惠等报告，由女贞子等中草药提取的齐墩果酸，也具有较明显抑制实验肝损伤所致纤维组织增生的作用，肝损伤对照组中全部均有不同程度的胶原纤维增生，其中中、重度增生者占 66.7%，而齐墩果酸组除⅙只动物有轻度增生外，余均无胶原纤维增生。

⑤ 调和肝脾及其他：马学惠等报告，逍遥散冲剂对实验性肝硬化有较好的防治作用。对照组大鼠 9/10 只形成肝硬化，给药组无一只形成肝硬化，其中 7 只无或仅轻度纤维组织增生，肝组织学观察结构几乎恢复正常，肝内胶原蛋白含量亦明显较对照组为低。日本学者报告，小柴胡汤对实验动物肝纤维化形成，有一定的抑制作用。王要军等报告，汉防己甲素对实验性大鼠肝损伤模型，能减轻肝细胞变性坏死，减少结缔组织形成，防止肝硬化的发生。此外，甜瓜蒂提取物葫芦素 B 对防止大鼠实验性肝硬化的发生，亦有一定的作用。给药组发生肝硬化者 6/18 只（33.3%），而对照组 11/17 只（64.7%）发生了肝硬化。

临床应用中医药治疗肝纤维化疗效观察，为数尚少，其血清学指标有透明质酸（HA）、Ⅲ型前胶原（PCⅢ）、Ⅲ型前胶原肽（PⅢP）、Ⅳ型胶原、腺苷脱氨酶（ADA）、板层素（LN）等。

（二）展望

肝硬化是一个难治的疾病，目前尚无十分有效的治疗方法，中医药及中西医结合治疗，在减轻患者症状、消退腹水，恢复肝功能以及改善一般健康状况方面，有较好或一定的疗效。代偿期症状不明显，或仅有脾大或其他血瘀证体征，或轻度肝功能异常的患者，可单用中药固定成方或丸药（如大黄䗪虫丸等）治疗；对症状较明显而病情较轻者，需辨证施治；对腹水患者，中西医结合治疗明显优于纯中或纯西医药，是治疗失代偿期患者较理想的方案。

临床对肝硬化的疗效观察，做了大量的工作，文献报道很多，似亦取得了较好的疗效。但肝硬化的疗效及其预后，根据病因、病变类型、肝功能代偿程度、病程长短以及并发症情况而有所不同，血吸虫病肝纤维化、酒精性肝硬化、循环障碍性肝硬化、胆汁性肝硬化等，如未发展至失代偿期，在消除病因或积极处理原发疾病后，肝脏病变可趋静止，相对地较肝炎性肝硬化的预后为好。因此，在观察中医药临床疗效时，应选择同一类型的肝硬化患者作为研究对象，并且一定要设随机分组对照，结论才有较强的说服力。

针对肝纤维化的治疗，是防治肝硬化的关键。目前尚处于实验研究阶段，发现了不少对实验性肝纤维化有抑制或促使其降解的中药及复方，其中某些活血化瘀及补益方药，尤其引人注目。但临床报道尚少，有待今后继续深入开展这项工作，有关肝纤维化血清学指标的检测，也应积极开展。

肝硬化辨证分型客观化的研究，取得了一些进展，但难度亦较大，主要是临床较少单一证型的典型病例，辨证不易准确，因而其客观指标往往只是反映病情的轻重，而不足以说明某个证型的特点，未必能反映证的本质，有待今后进一步探讨。

（张育轩　刘晋河）

第四节　泌尿系统疾病

泌尿系统疾病主要是指肾脏及输尿管、膀胱、尿道的疾病，其中尤以肾脏病的发病率较高，根据全国泌尿系统疾病普查协作组 1981 年对 13 省市、自治区的“健康人群”调查的结果，泌尿系统疾病发病率占 2.25%，而泌尿系统疾病中肾小球肾炎的发病率又占 21.63%。北京市统计每年死于肾脏病者约 96 人/百万人口。可见肾脏病的问题不容忽视。近年来中西医结合治疗泌尿系统疾病中比较有成就者有肾小球疾病、肾功能衰竭、尿路感染、尿路结石。今就上述疾病的中西医结合研究进展分述之。

一、肾小球疾病

(一) 急性肾小球肾炎

急性肾小球肾炎 (Acute Glomerulonephritis, AGN) 简称急性肾炎，主要是溶血性链球菌感染后，有的发生于其他细菌或病毒感染之后，引起机体自身免疫反应的一种免疫复合物性疾病。该病可发生于任何年龄，但以学龄儿童多见，以后随年龄增长，发病率逐渐减少。急性肾炎多发生于感染后1～3周，常见的前驱感染是溶血性链球菌所致的上呼吸道感染、猩红热、脓皮病及淋巴结炎等。很多资料表明该病系免疫复合物性疾病，其病理改变是弥漫增殖性肾小球炎症；肾小球内皮细胞增生、肿胀、系膜细胞增生，致使毛细血管腔狭窄，甚至闭塞；肾小球系膜、毛细血管及囊腔均有的中性白细胞及单核细胞浸润，严重时毛细血管内发生凝血现象。由于肾小球毛细血管狭窄，滤过功能明显减退，肾小球损害较轻而吸水保钠功能正常，球-管平衡失调；肾小球毛细血管受损，通透性增高；内皮细胞和基底膜破坏，致基膜断裂或裂孔等。故临床上出现血尿、水肿及高血压三大主要症状，严重者可导致急性心力衰竭、高血压脑病、氮质血症、尿毒症等。

急性肾炎属于中医“水肿”、“风水”、“肾风”、“尿血”等范畴。对于急性肾炎水肿的认识，《内经》中称之为肾风，“有病肾风者，面胕痝然壅”，指出主要的临床表现是面部及足跗浮肿，目下壅起如卧蚕。《金匮要略》中的风水，表现为“其脉自浮，外证骨节疼痛，恶风”。病机为外邪内侵，风寒、风热、湿（热）、疮毒瘀血内阻，病位在肾，可涉及肺脾。治法上，《金匮要略》提出腰以上肿，当发汗，腰以下肿，当利小便，沿用至今。病之后期则往往出现肾虚肺虚，气不化水，瘀血阻络之候，故急性肾炎的治疗，水肿期以宣肺利水为主，恢复期清利湿热并兼顾滋阴是其大法，但活血化瘀则贯穿于整个急性肾炎治疗的始终。

现代医学对急性肾炎的治疗主要是抗感染，清除感染病灶，减少过敏原及对症处理，如利尿、降压等，对肾炎本身没有特效治疗。中医药标本兼治，通过不同的作用机理，作用于不同环节，适用于急性肾炎的各期，能迅速消除症状，提高临床治愈率，故在治疗急性肾炎方面有较强的优势。

1. 临床研究

关于急性肾炎的中医证型及治法，一般都根据本病的主要临床表现：起病急、浮肿始见于头面部、或兼表证，多诊为风水。其证型可有风寒型、风热型、湿热（毒）型，根据报道以湿热（毒）最为多见。其治疗方法：风寒型及风热型宜宣肺利水为主，湿热（毒）型以清热利湿或清热解毒为主。亦有单纯用固定成方治疗者，组方原则或以宣肺祛风为主，或以清热利湿为主，或以活血化瘀为主，均取得一定疗效。

(1) 宣肺祛风利水法

本法为中医治疗风水的传统方法，适用于急性肾炎风水相搏、肺失通调的阳水证。据临床研究表明，本法能调整机体的免疫功能，具有抗过敏作用，可减弱或抑制感染后变态反应性损害。贵阳中医学院主张在急性期要配合芳香化湿法，因芳香化湿有助于宣肺发表，又可醒脾，有利于水湿的运化。并观察到急性肾炎患者通过宣肺发表及芳香化湿后，患者面色由白转红，遍身汗出，汗出后全身松快，胸闷气喘减轻，血压下降，利尿较快，认为这种治法对解除小血管痉挛，减轻组织水肿，消除水肿症及高血容量状态，防止急性心力衰竭及高血压脑病的发生可能起一定的作用。

(2) 清热解毒利湿法

清热解毒利湿法具有清除感染病灶，抑制免疫反应或提高免疫功能的双重调节作用。湖北中医学院通过450例小儿急性肾炎的总结，比较了清热解毒、利水、宣肺利水、凉血止血四法的疗效，认为清热解毒法的疗效明显优于其他三法 ($P<0.01$)。

(3) 活血化瘀利水法

活血化瘀法治疗急性肾炎为近十余年来临床所重视的一种方法。肾炎水肿严重，血尿长期不消等，往往出现瘀血之象。活血化瘀法的主要作用是减轻肾脏局部的炎症反应，改善全身的血液流变性及肾小球毛细血管微循环，有助于肾脏病变的恢复。有以丹参、川芎、赤芍、红花、益母草、白茅根为主方加减治疗急性肾炎78例，平均治疗32天，显效76例，有效及无效各1例。有人治疗小儿急性肾炎45例，在西药一般治疗基础上，用复方丹参注射液8～

10ml 加入 200ml 液体内静滴，连续 7～10 天为 1 疗程，结果平均消肿时间 4.5 天，血压正常时间平均 4.1 天，尿蛋白转阴时间平均 8.6 天，镜下血尿消失时间平均 9.4 天，且 25 例患儿全部在 3 周内尿常规正常，均优于西药对照组（$P<0.05$）。

（4）恢复期治法

急性肾炎恢复期合理应用扶正祛邪能缩短病程，提高疗效。应用不当，则有碍病情恢复。贵阳中医学院观察到急性肾炎水肿消退后常有湿热未尽，部分患者于湿热消退过程中逐渐出现肾阴虚，湿热留恋的时间较长，可达数月至一年以上，这一段的治法仍应祛邪为主，芳香化湿、清热利尿是主要治法。同时指出恢复期湿热未尽所引起的自汗、盗汗、夜热、腰痛、面白、夜尿、便溏等症状与气虚、阳虚、阴虚、脾虚、肾虚等的鉴别及治疗经验。并观察到不少恢复期患者，因服补药以致病情加重迁延不愈，肾功能变坏。特别是补气、补阳可以助长热邪，常引起水肿、尿少、腰痛、高血压、尿改变加重、非蛋白氮增高、促使咽部病灶活动。有的改用芳化清利后可见好转。有人观察到全身小血管痉挛出现面色苍白、四肢冷、少气懒言、食少倦怠、舌淡、脉沉细等，用温阳药利尿较快，但血尿、高血压加重；清利湿热则利尿较慢，但各方面好转，认为这是一种"热证似寒"的现象。也说明温阳与清利治法的不同效果，因而急性肾炎的治疗应以清热利湿法为主，方有利于恢复。对急性肾炎恢复期治疗的认识，有助于提高临床疗效。

急性肾小球肾炎的中医临床疗效，近期痊愈率一般在 51.7%～67.3%，远期疗效则小儿较成人为佳，靖氏报导小儿急性肾炎 203 例中，获远期随访者 61 例，其中随访 1～5 年者 15 例，5^{+}～10 年者 13 例，10^{+}～15 年者 18 例，15^{+}～21 年者 15 例，随访结果 61 例均健康良好，无复发，尿检正常，但其中有 3 例分别在病后 7.8 年和 16 年发现血压时有波动。61 例有 52 例复查了肾功能，结果均在正常范围之内。王永钧报导 162 例急性肾炎，对临床治愈的 37 例随访观察 2～10 年，除症状、体征及尿常规外，并测定血 β_2-微球蛋白、同位素肾图及 24 小时内生肌酐清除值，发现 8 例患者虽自我感觉良好，但肾小球功能减损，证实有慢性病理改变，占全部随访病人的 21.6%。主张急性肾炎的治愈标准有必要从严掌握，即使临床痊愈，仍应定期随访。

2. 实验研究

王永钧经动物实验证实复方益肾合剂（黄芪、半枝莲、半边莲、茜草、蒲黄、丹参等）对输注灭活伤寒菌液导致的急性鼠肾微循环障碍，有较持久的扩血管、消除红细胞聚集、改善微循环，提高动物存活率的作用。认为肾炎的发病除免疫机制参与外，肾小动脉及毛细血管痉挛，血液凝固机制的紊乱，如凝血亢进、纤溶活性低下、血小板代谢异常，以及聚集功能、释放反应亢进等，均与肾炎发病有关。

3. 展望

急性肾炎一般呈良性临床经过，预后较好，尤其是在儿童病例，大多能完全恢复，治疗效果也较好。然有少数病例，特别是在成人病例，虽已达到临床缓解，但肾脏病变仍在隐袭进展，若干年后导致肾功能衰竭。因此，仍有必要加强对急性肾炎的防治。中医药在急性肾炎水肿、尿血治疗方面有较好效果，中西医结合疗法治疗急性肾炎已为临床所肯定。如何防止急性病理变化向慢性化转化方面，仍需加强研究，以期消除急性肾炎对肾功能的不良远期影响。

（刘宏伟　王国栋）

（二）慢性肾小球肾炎

慢性肾小球肾炎（Chronic Glomerulonephritis）简称慢性肾炎，是由多种病因引起、通过不同的发病机理、具有不同病理改变、原发于肾小球的一组疾病。其临床特点为病程长（超过 1 年），多为缓慢进行性。尿常规检查、沉渣检查常可见红细胞，除蛋白外，大多数患者有不同程度的高血压及肾功能损害。本病以青壮年为多见。虽然急性肾炎可以发展成慢性肾炎，但大多数慢性肾炎并非由急性肾炎转变而来，而是一开始就是慢性肾炎的过程。本病临床表现多种多样，有的毫无症状，有的则有明显水肿、尿检异常（蛋白尿、血尿、管型尿）和高血压等症状，有的可伴有肾病综合征或肾炎急性发作，有的甚至直到出现尿毒症时才被发现。

中医和中西医结合工作者经过四十余年对

慢性肾炎的系统观察和总结规律，无论是在理论上还是在实践上均有了一定的提高，特别是随着人们对慢性肾炎认识的日趋深化，中医依其临床见证及病理变化，认为慢性肾炎应归属于中医“水肿”、“虚劳”、“腰痛”、“尿血”等范畴。治疗方法也从单纯强调温补脾肾扩展到养阴、益气、清热解毒、活血化瘀、祛风胜湿诸法以及诸法合用的趋势，从而使临床疗效不断提高。

尽管近年来免疫学、免疫病理学以及细胞分子生物学等的发展使肾脏病的发展取得了长足的进步，但是迄今为止，现代医学除了对微小病变型肾病的治疗有肯定的疗效外，虽然许多国内外学者对慢性肾炎进行了各种临床和实验研究，但临床疗效并未取得突破性进展。大部分学者认为激素和免疫抑制剂对慢性肾炎无益。部分学者认为这类药物的副反应严重，反使治疗后的死亡率比未治疗组增加。因此，人们寄希望于中医中药。虽然中医药治疗慢性肾炎仍有许多值得改进和提高的方面，但就目前而言，中医药可以试用于慢性肾炎的各种根底性疾病的治疗。因此，中医药疗法正在广泛地用于慢性肾炎的中西医结合防治之中，并为中西医结合防治本病的研究开辟了一条新途径。

1. 临床研究

自50年代开始，慢性肾炎已广泛采用中医药治疗，但因缺乏理论上的深入研究，在治疗上多采用温补脾肾之法，选方不外实脾饮、济生肾气丸之类，效果不甚理想。60年代中期，在重庆召开了全国性的慢性肾炎中医治疗座谈会，对本病的治疗规律进行了探讨和总结。70年代各地普遍开展了中医中药诊治本病的理论和实践研究，并在临床上做了大量的探索，拓宽了古方在本病中的运用，并筛选出了一批临床行之有效的方药。八九十年代，随着对慢性肾炎认识的日趋深化，本病多属本虚标实、虚实夹杂之证已成为学术界的共识，并开展了客观指标的系列研究，临床疗效不断提高。

慢性肾炎多属本虚标实，虚实夹杂之证。本虚主要是肺、脾、肾亏虚，其中尤以肾虚为主，同时可以影响心、肝；其标实则多为兼夹邪实，邪实包括许多诱发因素及病理产物，诸如风、寒、湿热、瘀血、疮毒、水毒等。这些病邪往往是慢性肾炎急性发作和病情反复的诱因。故辨证应掌握正虚与邪实的标本缓急、主次轻重。1986年南京第二次全国中医肾病学术讨论会将本病分为正虚四型：即肺肾气虚、脾肾阳虚、肝肾阴虚、气阴两虚；标实有外感（风寒或风热）、水湿、湿热、血瘀、湿浊等。辨证时要求标本结合，这一分型方案，目前已被全国各地普遍采用。中国中医研究院研究生部辨证治疗慢性肾炎肾虚证90例，气阴两虚型用益气养阴的参芪地黄汤加减；肾阴虚型用滋阴益肾的知柏地黄汤加减；肾气（阳）虚型用温阳益肾的肾气丸加减。标证突出者，根据缓急情况，标本兼顾，或独治其标，标证缓解后即转为治本。个别兼有高血压的病人加用西药降压剂。疗程2～6个月。结果完全缓解14例（15.56%），基本缓解27例，好转37例，无效12例，总有效率为86.87%。北京中医药大学附属东直门医院运用肾炎液辨证治疗慢性肾炎98例，其中肝肾阴虚型，予养阴肾炎液（黄精、生地、女贞子、旱莲草、丹参、益母草、地龙等）；脾肾阳虚型，给予益气肾炎液（生芪、党参、白术、芡实、金樱子、山楂等）；阴阳两虚型，给予益气固肾液。结果临床缓解5例（5.1%），显效24例（24.4%），有效34例（34.69%），总有效率为64.28%。刘宝厚等以自拟方辨证治疗慢性肾炎130例，其中肺脾气虚54例，脾肾阳虚41例，肝肾阴虚35例。结果显效率为71.6%，总有效率为87.69%，并有62.3%的患者肾功能得到不同程度的改善。章永红等对540例慢性肾炎，根据辨证分别采用健脾渗湿法、补气养阴法、培补脾肾法、补肾平肝法、清化解毒法、养阴通络法、补气活血法治疗。结果临床显效率为46.04%，总有效率达80%。

现代研究认为，免疫效应引起的肾小球毛细血管内凝血是肾炎发病的重要环节之一，因而提出活血化瘀治法。山西中医研究所在治疗慢性肾炎过程中认为肾炎发病机理有血凝障碍的出现，首先创用活血化瘀配合清热解毒法组成益肾汤（当归、赤芍、川芎、红花、丹参、桃仁、益母草、银花、白茅根、板蓝根、地丁）为主治疗慢性肾炎取得一定疗效。由于凝血机制障碍是肾炎发生发展中的一个环节，而且瘀血也常与中医正虚或其他邪实兼夹为患，所以目前活血化瘀常与其他治法合用，诸如益气活血化瘀、益气清热活血、养阴活血法等。洪淑云等采用活血化瘀法为主，结合辨证加减治疗慢性肾炎43例，主要药物为：丹参20～30g，益母草30～60g，赤芍、当归、川芎各15～20g。本组中有6例最初曾予强的松治疗，因疗效不明显，后加用活血化瘀中药治疗。结果：治疗前25例血尿素氮升高者，治疗后有15例恢复正常；16例血肌酐升高者，治疗后10例恢复到正常；21例内生肌酐清除率降低者，治疗后均值由36.5ml/min上升到70.5ml/min；18例酚红排泄率低于正常者，治疗后有9例恢复正常。广州南方医院中医科运用活血益肾法(以丹参、益母草、附子、北芪、生地、泽泻、茯苓、车前子为基本方）辨证加减，治疗慢性肾小球疾病89例，结果缓解41例（46.6%），显效33例（37.1%），无效13例（14.6%），死亡2例（2.2%），总有效率为83.1%。

随着人们对慢性肾炎认识的不断深入，加之慢性肾炎病情的复杂性，可知临床绝非单纯一法一方就能奏效。为此，引人注目的是许多医家结合慢性肾炎的病因病机以及临床证候特点，融数法于一体组成中药复方进行临床观察，取得了一定效果。如章永红等采用补气活血益肾利湿诸法，以补阳还五汤为基础方，药用党参、黄芪、菟丝子、丹参、当归、桃仁、红花、益母草、六月雪、薏苡仁、地龙，部分患者结合辨证治疗慢性肾炎40例，结果显效14例（35%），有效18例（45%），无效8例（20%），总有效率为80%；而常规辨证治疗组40例，治疗后显效8例（20%），有效15例（37.5%），无效17例（42.5%），总有效率为57.5%。而补气活血益肾利湿组总有效率明显优于常规治疗组。刘宏伟等以滋阴益肾活血清利法（以知母、黄柏、生地、山萸肉、丹皮、茯苓、泽泻、女贞子、旱莲草、丹参、益母草、白茅根等为基本方）加减治疗经肾穿刺活检确诊的53例系膜增生性肾小球肾炎，并以西医常规治疗为对照组（21例），结果治疗组获完全缓解15例（28.3%），基本缓解16例（30.19%），好转12例（22.64%），无效10例（18.87%），总有效率为81.13%；而对照组分别为2例（9.52%）、3例（14.29%）、8例（38.1%）、8例（38.1%），总有效率为61.9%。治疗组明显优于对照组。

专方专药亦为目前治疗慢性肾炎的一条有效途径。近年较受重视并引起国际肾脏病学界关注的是雷公藤和昆明山海棠。1981年黎磊石报道运用雷公藤生药及其提取物治疗各种类型的肾小球肾炎76例，总有效率为63.1%。认为雷公藤对慢性肾炎的治疗作用与糖皮质激素有相似之处，具有抗炎及免疫抑制效应。此后，其临床运用不断推广，研究也日渐深入。据统计雷公藤治疗肾脏病的总有效率为62%～97.6%，昆明山海棠的有效率为46%～70%。总之，以上两药的近期疗效较好，其不足之处是易于复发。为此，不少专家学者进一步发展成复方制剂，以求提高疗效，并减轻其毒副反应。如陈思源等加甘草制成复方雷公藤片治疗慢性肾炎41例，总有效率达90.2%。王永钧等加甘草、丹参制成参藤合剂治疗慢性肾炎30例，治疗后尿蛋白均有不同程度降低，且发现疗效与临床类型及中医证型无明显关系，提出此合剂可以作为降低蛋白尿的一般治疗措施。

此外，为了探索慢性肾炎的微观辨证指标，促使中医辨治慢性肾炎逐步实现规范化、客观化、标准化，近年来全国许多学者开展了慢性肾炎中医辨证分型与客观指标的相关性研究，取得了很多可喜的成果，主要表现在以下几个方面：

(1) 中医分型与病理的关系

随着肾穿刺活检在我国的广泛开展，许多研究者发现，慢性肾炎的中医分型与组织形态学改变有一定的内在联系。施赛珠等对慢性肾炎肾活检病理分析发现：肾阳虚型以膜性、膜增殖性和系膜硬化性为多；肝肾阴虚型以系膜增殖性肾炎为多。刘宏伟等一系列研究结果提示：阴虚型和气阴两虚型患者病理改变多为系膜增殖性肾炎、IgA肾病等。如在56例阴虚者中有33例为系膜增殖性肾炎，占58.9%；49例系膜增殖性肾炎中，属于阴虚者33例，气阴两虚者13例，占93.88%；而气虚型患者多为轻微病变型肾炎。陈以平等也认为系膜增殖性肾炎中阴虚、湿热和气阴两虚挟湿型占多数。刘宏伟等还发现随着肾间质损伤的加重，中医分型有从阴虚→气阴两虚→阳气虚转化的趋势，特别是由阴虚向气阴两虚的转化更为突出。以上研究资料提示慢性肾炎中医分型确有其一定的病理学基础。

(2) 中医分型与免疫学的关系

随着免疫学的发展，大量研究资料表明：肾小球肾炎产生与免疫反应密切相关，因此中医分型与免疫学指标的相关性研究也受到人们的广泛关注。既往研究普遍认为慢性肾炎体液免疫中虚证患者 IgG 含量明显降低，且以阳虚型最为显著。刘宝厚等发现肺脾气虚、脾肾阳虚、肝肾阴虚之型 IgG 和 IgA 值除肝肾阴虚型 IgA 值与健康人无差异外，余均降低；IgM 值除肝肾阴虚型偏低外，余均增高。三型间 IgG 和 IgA 低下，肺脾气虚和脾肾阳虚间无明显差异，但此二型与肝肾阴虚型间有显著性差异；IgM 之型间均有明显差异，而以阳虚和阴虚间更为显著。补体 C_3 下降以脾肾阳虚型最多、肝肾阴虚型次之，肺肾气虚型最少，型间差异显著。罗仁等采用 α-醋酸萘酯酶（ANAE）标记淋巴细胞的方法发现气虚组、阴虚组、阳虚组、兼证组的 T 淋巴细胞及其亚群功能均处于低水平状态，且各有特点，其低下程度与中医分型有一定的平行关系，符合气虚较轻，阴虚较重，阳虚最重的认识。吴正治等运用细胞化学方法结合显微光度术研究发现慢性肾炎患者淋巴细胞 ANAE 阳性率、点状型和弥散型的百分率及其单核细胞 ANAE 含量的阳性率，以及点状型百分率显著低于肾阴虚组，弥散型百分率高于肾阴虚组，其单核细胞 ANAE 含量亦显著低于肾阴虚组，从而提示细胞免疫功能低下是肾虚的共性，但肾阳虚与肾阴虚又各有特点。刘宏伟等探讨了原发性肾小球疾病肾小球内补体成分沉积与中医辨证的相关性，结果表明：肾小球内补体 C_3 沉积与中医阴虚和气阴两虚密切相关；同时肾小球内沉积 C_3 和 C_1q 与中医的湿热密切相关，经统计学处理，湿热组与无明显湿热组有非常显著的差异，从而提示 C_3 和 C_1q 在肾小球内的沉积可以作为湿热的一项客观指标。而且还从病理学角度反映了中医阴虚易兼夹湿热的理论。

(3) 中医分型与血凝障碍指标的关系

血凝障碍是肾小球肾炎发病的又一重要因素，国内外一系列研究证实各种不同类型的肾小球疾病患者体内存在着不同程度的高凝状态，其程度往往与肾脏病变的严重性和活动性相一致。这一认识符合中医的瘀血概念。如占永力等通过对 220 例慢性肾炎患者血纤维蛋白原、血尿 FDP 含量测定，发现临床各中医证型血纤维蛋白原均高于正常值。在本虚证中以肺肾气虚、脾肾阳虚、气阴两虚型血尿纤维蛋白的含量均高于正常。在标实四型中以外感、湿热、血瘀三型血浆纤维蛋白原明显高于正常值。朱辟疆等对 60 例慢性肾炎患者进行了血尿 TXB_2、6-keto-$PGF_{1\alpha}$测定，结果提示阴虚型血浆 TXB_2 含量最高，然后依次为阳虚型＞气虚型＞对照组；阴虚型血浆 TXB_2/6-keto-$PGF_{1\alpha}$ 比值增加；尿 TXB_2 和 6-keto-$PGF_{1\alpha}$与对照组无明显差异。认为通过血、尿 TXB_2、6-keto-$PGF_{1\alpha}$检查，可以反映慢性肾炎患者体内是否有高凝和血瘀存在。刘宏伟等探讨了 108 例原发性肾小球疾病患者肾小球内纤维蛋白沉积与中医分型的关系，结果表明肾小球内纤维蛋白 FRA 的沉积与中医阴虚和气阴两虚密切相关；同时肾小球内 FRA 沉积与中医的瘀血密切相关，从而提示肾小球内沉积的 FRA 应作为瘀血的一项客观指标，而且从病理学角度进一步证实了中医阴虚患者易兼夹瘀血。

(4) 中医分型与氧自由基的关系

近年来许多研究证实氧自由基损伤参与了肾小球疾病的发生与发展。因此，有些学者开展了中医分型与氧自由基的相关性研究。如程晓霞等报道中医辨证属虚证的慢性肾炎患者，不论肾功能有无损害，SOD 均较正常值下降；而 MDA 均较正常值升高，其中以脾肾阳虚为最高，然后依次是肺肾气虚＞气阴两虚＞肝肾阴虚，说明阳（气）虚型较阴虚型为高。胡仲仪等测定了 41 例慢性肾炎患者的血氧自由基含量，结果显示慢性肾炎肝肾阴虚型较脾肾阳虚型的 LPO 显著升高，而两组间红细胞 SOD 无显著性差异。朱俏萍等测定了慢性肾炎血瘀证患者 SOD、巯基含量及中分子等，发现慢性肾炎血瘀证患者的 SOD、巯基均明显低于健康对照组，而中分子物质却显著增加，提示慢性肾炎血瘀证患者的细胞抗氧化能力下降。以上结果均提示测定氧自由基对于判断慢性肾炎的病情轻重以及预后转归和中医辨证施治具有重要的指导价值。

(5) 中医分型与血尿渗透压的关系

现代研究认为检测尿渗及渗比不仅是诊断肾小管—间质疾病的敏感指标，也是原发性肾小球疾病发生慢性肾功能不全时最早出现的特征性变化，而且往往在血尿素氮和肌酐增高之前，尿渗已发生异常。如张史昭等通过对428例原发性肾小球疾病等患者的观察发现尿渗透压、尿血渗比的改变与肾疾病时的中医虚实辨证有关，凡不累及肾的气化功能者，虽有疾病，尿渗和渗比多属正常；凡累及肾的气化功能，不论气虚（气阴两虚）、阳虚、阴虚，其尿渗及渗比均较健康组低，而以阳虚更为明显。他们认为这一研究可以为肾气衰惫、摄纳无权、下元不固、夜尿增多提供定量的客观指标。王莉珍等通过对40例肾脏病患者尿血渗透压测定发现，凡属虚证及虚实夹杂者，肾脏浓缩及稀释功能均有明显下降。而属实证者，肾脏浓缩与稀释功能大多在正常范围，两者有极显著的差异。刘宏伟等对75例经肾穿确诊的原发性肾小球疾病患者的血、尿渗透压进行了测定，结果正虚各型之间血渗透压无明显差异，但尿渗透压以阳虚型最低，与其他正虚各型之间有显著性差异；而且阳虚型尿血渗比也最低，反映了阳虚患者肾小管功能受损较重，尿浓缩功能较差。

(6) 中医分型与其他检测指标的关系

杨世兴等测定了85例肾炎病人血清维生素A、E、D_3含量及其与中医分型的关系，结果提示脾肾阳虚患者维生素E、D_3含量明显高于正常人，而肝肾阴虚、气阴两虚、湿热型与正常人相比无明显差异，说明本病存在着维生素代谢障碍，且各型间存在差异。聂莉芳等对80例肾脏病患者的胰高血糖素进行了测定，结果表明肾脏病患者胰高血糖素均值明显高于正常，而肝肾阴虚型又明显高于气阴两虚型、脾肾气虚和脾肾阳虚，从而提示胰高血糖素测定对肝肾阴虚型的辨证及与其他证型的鉴别有一定意义。郭大庆等分析了132例原发性肾小球疾病载脂蛋白水平与中医分型的关系，发现脾肾气虚、气阴两虚、肝阴虚证载脂蛋白B(apoB)、apoB/载脂蛋白A-Ⅰ(apoA-Ⅰ)均高于正常值，而以脾肾气虚组升高最为明显，且明显高于气阴两虚和肝阴虚组；兼有湿热证者apoB、apoB/apoA-I显著高于不兼湿证者，故认为apoB和apoB/apoA-I可作为脾肾气虚及湿证辨证的客观指标。有人发现慢性肾炎患者尿中NAG酶活性明显高于健康人，其中以脾肾阳虚型最高，依次为肝肾阴虚>气阴两虚>肺肾气虚。卿玉玲等采用放免法对53例慢性肾炎患者的血尿β_2-M进行了测定，结果表明脾肾阳虚和脾肺气虚患者的血、尿β_2-M都发生了改变，脾肾阳虚组血β_2-M高于正常组和肺脾气虚组，肺脾气虚组血β_2-M也高于正常组；而尿β_2-M升高则无统计学意义。

2. 实验研究

中医、中西医结合治疗慢性肾小球肾炎取得了大量临床经验，为了证实其疗效和揭示其作用机制，许多学者开展了中医药治疗实验性肾炎方面的研究，从而为临床提供了客观依据。

(1) 慢性肾炎的动物模型

1985年以前，大部分实验采用马杉氏肾炎模型及其改进方法，该模型与人类的抗肾小球基底膜抗体性肾炎相似，病理改变较重，病程较长。但抗肾抗体肾炎只占人类肾炎的少数。所以北京医科大学等单位又研制出一系列新的肾炎模型。包括用阳离子化牛血清白蛋白制作的原位免疫复合物性肾炎（相当于人类的膜性肾病）、用慢性血清病方法所致的系膜增生性肾炎、用阿霉素或嘌呤霉素制作的氨基核苷性肾病（相当于人类的微小病变型肾病）等模型。最近又研制出了IgA肾病、Heymann肾炎、抗胸腺抗血清所致系膜增生性肾炎模型以及利用体外细胞培养技术和离体灌注肾技术进行实验等。1986年以后，继北京医科大学开展中药治疗膜性肾病、系膜增殖性肾炎、微小病变型肾病的实验之后，中山医大、上海中医药大学、南京中医药大学、中国中医研究院、北京中医药大学等单位陆续开展了中医药治疗膜性肾炎等研究。分析所用中药，1985年以前一般应用益气温阳利湿、益气活血、活血化瘀等方药；1986年以后在继续进行上述方药的实验基础上，又出现滋阴清热方剂，并有益气、活血、利湿合方乃至益气、养阴、活血、清利合方的倾向。这也可以反映出临床上对慢性肾炎的认识在不断深化。

(2) 实验研究成果

① 有关单味药实验研究：其中尤以对雷公藤及冬虫夏草的研究最为深入。北京、上海、南京等地的一系列动物实验研究提示雷公藤对微小病变型肾病、系膜增殖性肾炎、膜性肾炎、抗肾抗体型肾炎等均有不同程度的治疗作用。其作用机理与 a. 抑制免疫复合物在肾小球内沉积；b. 抗炎作用；c. 恢复肾小球滤过膜的电荷屏障功能；d. 改善肾小球的滤过膜通透性；e. 清除氧自由基和（或）阻断脂质过氧化反应；f. 抑制肾小球系膜细胞增殖等有关。北京、上海、南京等单位分别从细胞培养、离体器官灌注和整体动物实验等不同层次、不同水平证实了冬虫夏草对肾炎、肾衰、肾缺血、药物的肾毒性以及移植肾等肾脏病均具有一定的防治作用，从而展现了冬虫夏草在肾脏病防治方面具有良好的前景。其他如黄芪、当归、川芎、丹参、灵芝、水蛭、山萸肉、红花等也取得了一定的成果。

② 有关益气、益气活血等方药的实验观察：陈梅芳等观察了玉屏风散（黄芪、白术、防风）对马杉氏肾炎家兔的病理修复有明显作用，治疗组病理好转率为 83.33%，对照组为 33.33%，两组相比有显著差异。同时治疗组肾功能恢复较快。但各期淋巴细胞转化率和各期尿盘状蛋白电泳比较无统计学意义。

郎振为等观察了气血注射液（人参、黄芪、当归）对马杉氏肾炎家兔的治疗作用，并设立了环磷酰胺作对照。尿蛋白情况，在第 7～9 天除环磷酰胺组不出现蛋白外，病理组和中药组再度出现较严重蛋白尿，并持续较长时间。病理变化中药组不及病理组突出，环磷酰胺组肾小球形态几乎接近正常。中药组纤维蛋白沉积率和肾小球机化率显著低于病理组，环磷酰胺组两项指标均较中药组更加降低，免疫荧光抗体检查各组无明显差异。

陈以平等用益气活血化湿中药（党参、益母草、苡仁）治疗膜性肾病，第 3～7 周治疗组尿蛋白较对照组稍低，第 8 周活检时发现治疗组肾小球基底膜增厚及电子致密物沉积程度较对照组轻。停止免疫 1 周（第 8 周）后治疗组尿蛋白定量较对照组明显下降，肌酐亦较对照组低，血浆蛋白提高。第 10 周治疗组免疫荧光 IgG 较前减弱，光镜下未见新月体形成，肾小球血管壁增厚较对照组轻，电镜见上皮下致密物沉积已部分吸收，可见吸收空晕，并显示部分毛细血管袢足突恢复。

有关益气养阴方药的实验研究：章永红等用补气益肾活血利湿中药（黄芪、丹参、菟丝子、六月雪）治疗家兔膜性肾炎，结果肾小球毛细血管渗出明显较对照组轻，且持续时间短，白细胞浸润及血管内的微血栓形成减少，肾小球直径及细胞数均少于对照组；电镜对照组毛细血管基膜明显增厚，上皮下免疫复合物成堆沉积，系膜区胶原纤维增多，而治疗组上皮下免疫复合物色淡稀疏，毛细血管丛高度扩张，系膜细胞高尔基氏器发达。免疫荧光强度较对照组弱。

王钢等用益气养阴、和络渗湿中药（太子参、生黄芪、山药、旱莲草、紫河车、枸杞子、车前子、生苡仁、益母草等）治疗家兔膜性肾炎，体重明显增加，尿蛋白定量、BUN、Scr 均较对照组明显降低，病理改变明显轻于对照组，免疫荧光强度较对照组弱，电镜上皮侧致密沉积物有溶解透亮区，有些肾小球血管壁已恢复到正常厚度，足突融合仍存在，与对照组相比病变正在恢复。

有关滋阴清热方药的实验研究：王淑琴等用肾炎灵（旱莲草、生地、狗脊、当归、赤芍、山药、茯苓、地榆、生茜草、马齿苋、大小蓟）治疗家兔马杉氏肾炎，发现在肾小球病变中的毛细血管袢坏死、纤维蛋白沉积、新月体形成、肾小球细胞增生病变率及平均小球细胞数等五项病理学检查中，前三项治疗组明显低于对照组，有统计学意义。

刘宏伟等采用滋阴益肾活血清利法（主药生地、山萸肉、知母、黄柏、丹参、益母草、白茅根、白花蛇舌草等）治疗家兔系膜增生性肾炎，结果表明该方可以明显降低蛋白尿、改善肾功能。其作用机理可能与其提高红细胞免疫粘附功能，促进循环免疫复合物的转运和清除，抑制免疫复合物在肾小球内沉积以及减轻肾小球的病理改变，调节细胞免疫功能，改善血液流变学等有关。

有关利水药的实验研究：陈曙霞等用温肾方（熟附块、仙茅、仙灵脾、胡芦巴、巴戟天）、利水方（茯苓、猪苓、泽泻、木通、车前子、葫芦瓢）、温肾利水复方（即上两方合方）分别用于治疗家兔马杉氏肾炎，结果复方对消蛋白尿有效，而温肾组和利水组则较差；但对蛋白代谢紊乱的恢复似乎均无明显作用；温肾组对有效肾血浆流量及肾小球滤过率有增强作用，复方的增强更明显，利水组无增强；病理治疗组造型3月后大部分肾组织已痊愈，而对照组均于1个月内死亡。日本的阿部博子等用柴苓汤（柴胡、猪苓、泽泻、茯苓、人参、半夏、桂枝、大枣、生姜）治疗微小病变型肾病大鼠，能降低尿蛋白排泄量，抑制血清胆固醇的上升和血清总蛋白的下降。电镜观察肾小球上皮细胞的肿大和融合较对照组为轻。

有关活血化瘀方药的实验研究：汪琼玲等用脉络通（由川芎、赤芍、当归、地黄、桃仁、红花、黄芪、牛膝、枳壳、桔梗组成）治疗家兔膜性肾炎，结果治疗组尿蛋白较对照组明显减少，其组织病变也较对照组轻，肾小球毛细血管内未见微血栓和红细胞、血小板聚集及白细胞嵌塞，系膜细胞增生及中性白细胞浸润明显减少，肾小球无明显纤维化。提示脉络通的治疗作用可能与其抑制血小板聚集、调节血栓素 A_2/前列环素系统平衡失调，促进免疫复合物吸收以及抑制肾小球纤维化有关。

3. 展望

40年来，慢性肾炎的中医、中西医结合研究已从单纯的临床观察进入到实验研究阶段，取得了一系列令人瞩目的进展。但是仍存在着不少问题，有待于我们今后进一步的深入研究。

在临床研究方面，临床诊断、辨证分型、疗效评定标准仍不统一，尽管全国性中医、中西医结合肾病学术会议召开了十多次，并制定了一系列的标准，但目前有的资料仍未能被采纳，这样势必影响经验的交流，阻碍研究的进展。而且，临床研究还是以回顾性的总结文章为多，具有创见性、新颖性、前瞻性的论文较少。因此在科研设计上不够严密，缺乏对照，得出的结论难以重复。因此，今后要进一步加强提高中医、中西医结合人员的科研素质，通过严密的科研设计，进行系统的对比观察，总结治疗规律。此外，在微观辨证方面已取得了一些可喜的苗头，今后仍需要进一步加强这方面的研究工作，促使中医辨治慢性肾炎尽快实现规范化、客观化、标准化。

在实验研究方面，虽然有关慢性肾炎的动物实验研究起步较晚，但是进展却很快，目前已深入到细胞生物学、分子生物学水平。今后若能在肾炎模型的基础上模拟出符合中医证型的动物模型则更为理想，也就更具有说服力。此外，今后还需进一步充分利用细胞培养、离体器官灌注等先进技术开展对中医药复方的研究，争取从不同层次、不同水平、不同环节阐明中医药防治慢性肾炎的作用机理，并为临床治疗慢性肾炎提供更多、更有说服力的理论和实验依据。

（刘宏伟）

（三）肾病综合征

肾病综合征（Nephrotic Syndrome，NS）是一组由多种原因引起，常以大量蛋白尿（在成人>3.5g/d，在儿童>50mg/kg·d或40mg/hr·m²）、低蛋白血症（血清白蛋白<30g/L，儿童<25g/L）、高脂血症及不同程度水肿等为特征的临床症候群。最常见的病因有原发性肾小球疾病、系统性红斑狼疮、过敏性紫癜、糖尿病肾病、多发性骨髓瘤、何杰金氏病等。其组织病理改变以微小病变最为常见，儿童占总发病率的70%～80%，成人约占15%～25%，不同的病理类型决定其不同的自然病程及其预后。有些可以完全恢复，有些则经过长短不等的病程而逐渐恶化，其中以微小病变预后最好。学龄前儿童的NS有效率达80%～90%，而成人NS病理类型多以膜性肾病、膜增生性肾炎和局灶节段性肾小球硬化为多见，治疗反应不佳，预后也较差。

根据其临床表现，本病属于中医“水肿”、“虚劳”等病证的范畴。由于本病多属于“阴水”的范畴，因而历代医家多认为脾肾失调是其主要内因。因而中医在本病的初期多以温阳利水为治疗大法，在激素类药物应用与撤减过程中，中医的调治则重在消减其毒副反应上，后期则以健脾固肾为大法。

自1950年肾上腺糖皮质激素（简称激素）用于本病的治疗以来，不仅使本病的缓解率有了明显的提高，而且现已公认激素是治疗NS的首选药物。但在临床应用过程中有部分病人对激素不敏感，而相当多的病人又易发生严重的副反应，并且在减停激素时还易复发和出现反跳现象。随着医学科学的不断发展，人们对NS的病因性疾病及发病机理有了新的系统的认识，为防治方法提供了新的理论依据。特别是运用中西医结合的方法，对NS的治疗着眼于整体，重视内因，针对不同的矛盾，采取不同的治疗手段，减轻激素治疗的不良反应，提高和巩固治疗效果，取得了一定的成绩，从而开创了独具特色的治疗NS的中西医结合新途径。

1. 理论研究

(1) 使用激素对治疗前后中医“证”的影响

辨证论治是中医的精华，而证是反映疾病发生发展过程中某一阶段的病理变化的本质。激素的运用对中医证的转化及影响，与肾病综合征的临床疗效密切相关。有对本病激素治疗前后的证型变化研究表明：48例患者常规服用强的松，患者未用激素治疗前表现为脾肾阳虚型为主者占60%，当用至大剂量后，多表现为肝肾阴虚型者占48%，逐渐减量后又以脾肾阳虚及瘀血阻滞型多见；而本病应用激素半月之内，证型变化不大，当应用1个月后患者多表现肝肾阴虚型和湿热蕴结型，随着逐渐减量至3月以后多为瘀血阻滞、肝肾阴虚及脾肾阳虚型。也有发现，患者就诊时已停用激素1个月以上者，肾阴虚者占44.7%，肾阳虚者占55.3%；而正在使用激素者肾阴虚者占71.4%，肾阳虚者占28.6%，二者统计学处理差异显著($P<0.01$)。在治疗本病的过程中，服用激素会引起显著的舌脉变化。一般服用2周左右，原来舌苔薄白、白腻即演变为厚腻或黄腻，而舌质的变化较舌苔为迟，一般服用激素1～2个月以后，即出现了一定程度的柯兴氏征之后，舌质才由淡而红，由红而绛；而脉象变化常出现于服激素后1个月左右，随着浮肿消退与症状改善，脉象应由阴变阳，从沉细、细弦演变为滑数、弦滑。

自70年代开始，随着激素被广泛应用于本病的治疗，诸如阴虚、湿热、热毒等“药源性证”便接踵而至，致使一部分脾肾气虚、脾肾阳虚证向阴虚证转化，并构成了一种新的证型——气阴两虚证，湿热、热毒等邪实亦常夹杂其间。80年代以来，由于使用激素及湿热蕴结等多种因素，本病中因耗伤阴液，导致阴虚火旺、阴虚夹湿热或气阴两虚夹湿热之证候群增多。90年代的资料表明，阳（气）虚型在肾病综合征中并非多见，仅占17.1%；而阴虚证者占55.6%，气阴两虚证者占29.6%，显著多于未用过激素类药的患者，表明本病证型的改变与使用激素密切相关。由于使用激素不仅导致了中医认证的复杂化，而且还导致了证型的转化，因此受到临床学者的普遍重视。充分认识使用激素造成“证”的演化及发生发展规律，则可有效地指导运用于临床。

(2) 激素副反应的中医认识

激素副反应的产生，主要是因为激素的阳热之性及外源性激素反馈地抑制垂体—肾上腺皮质的功能，以至下丘脑-垂体-肾上腺皮质轴(HPA)系统的功能紊乱，引起皮质结构的退化和体积萎缩及功能减退。目前在证本质的实验研究中，曾给动物（如大鼠）应用大量激素经过一段时间造成肾上腺的萎缩，作为“肾阳虚”动物模型供研究之用，如果病人出现这种情况，证明是激素长期应用的一种副反应。也有认为，激素可以制成为“纯阳”之药，此“纯阳”之品极易“阳胜耗阴”和“阳强不能密”，影响阴精不能内敛而发挥其滋养作用造成肾阴虚。有研究表明：激素对于临床辨证为阳虚型者有效率高达92.9%，而阴阳两虚及阴虚型者效果较差，与阳虚型组相比，有显著性差异($P<0.05～0.01$)。这亦可反证出激素乃为阳刚燥热之品。其不仅为助阳、生热之药，且久用有燥热、亢阳伤阴之弊；感染亢阳都属壮火，壮火食气，其气必衰，肾阴灼伤于先，肾阳渐损于后，故激素一旦减少，外源之阳热衰退，而体内肾阳不足却显露于表。这与临床研究结果相同，即激素使用极易造成肾阴虚，而当激素减停时，又易造成机体的肾阳虚。故此，在使用激素过程中体内的阴阳由于激素“纯阳”之品的影响而发生消长、转化，即由肾阴虚——肾阳虚——肾阴阳俱虚的变化过程。

(3) 激素与中药配伍应用规律

激素与中药合理伍用治疗肾病综合征历来受到重视，且目前已有许多的实验研究和大量的临床观察，但其真正的机理还不十分清楚，但有两点目前较为肯定。其一，中药可拮抗激素的副反应、并发症以及撤减激素后的反跳现象，为激素遵循“首始量足、减量要慢、维持要长”的治疗原则而打下了坚实的基础。其二，辨证地使用中药，能调节机体免疫功能，抑制免疫损伤，改善微循环，具有抗凝和促进组织修复及消炎利尿等多种作用，使一些易反复发作、对激素不敏感、激素依赖、难治性肾病综合征的近远期疗效都有了进一步的提高。

① 关于配合中药以拮抗激素的副反应及其并发症

国外学者 Salassa 曾有解剖学研究证明，大剂量激素用药 5 天可引起肾上腺皮质的萎缩。国内也有人报道，外源性皮质激素易造成动物肾上腺皮质功能的“耗竭”。这种“耗竭”状态，不论是外象如何（这是使辨证论治发生困难所在），其内在实质属于阴虚内热，而滋阴泻火药（如知母等）和大剂量的激素同时用，则可以减少或避免类柯兴氏综合征的外象，以及激素戒断综合征等不良后果。

由于激素类似中药“纯阳”之品，故临床也应辨证地选用。如临床辨证为阳虚证的患者，治疗有效率显著优于阴虚及阴阳两虚组（$P<0.05\sim0.01$）。如果临床本病不是阳虚证者，设想用中药诱导患者产生阳虚证后再使用激素，显然不仅提高了患者对激素的敏感度，也可进一步提高临床有效率，使部分难治性肾病综合征的预后也得到了改观。

长期使用激素者，病人会出现阴虚火旺的情况，这是因为长期激素“纯阳”之品的运用，出现了“阳盛耗阴”的现象，而配伍应用滋阴泻火药，以及辨证地选择运用滋阴泻火药，则能改善患者“阴虚火旺”状态，或避免出现“阳盛耗阴”的现象。

长期使用中、小剂量激素者，大多不可避免地出现类柯兴氏综合征，中医辨证多属湿热型，或他证与湿热夹杂出现，故辨证治疗的同时，应注意配合使用清热利湿类药物。

本病多有脾肾不足之证，元气不足推动血行无力而使其瘀阻，实验检查有高凝状态、血液粘滞增高趋势，而使用激素又能形成“激素性瘀血证”，临床表现为特有的“血液粘滞性过高综合征”。因此，注意在激素使用的全过程中应用活血化瘀类药物，不仅能消除其瘀血证，还可拮抗激素所致的 HPA 功能的紊乱。

激素的过度使用，有继发感染的可能，中医辨证多属湿热或热毒型。本感染的发生，是由于过度使用激素抑制了机体的免疫力，而现代研究认为免疫力是中医“正气”的主要部分，之所以“邪气（感染）所凑”是因为“正气已虚”（免疫力下降）所引起的；所以这里就不单只是控制感染的问题，还有一个如何调整机体“正气”的问题，西药抗生素虽能“祛邪”，但不能“扶正”，而中药治疗却有自己的特色，能达到“扶正祛邪”之目的，故选用清热利湿解毒类中药进行治疗、预防和控制感染是较为理想的。

② 关于配合中药以防止激素撤减后的反跳现象

激素如何在取得疗效后撤减，是临床用药的一个很重要的问题。因为此时的反跳现象较多见，许多实验研究与临床观察都提示在撤减激素时配合温补肾阳药，可明显地减少这种反跳现象。

长期使用激素产生反馈性抑制 HPA 系统的功能，甚至造成垂体或肾上腺皮质形态学上的损害，停药以后，体内皮质激素含量降低，而表现出“阳虚”的证候。而温补肾阳药可作用于 HPA 系统，并提高其兴奋性，减少外源性激素的负反馈作用，当激素撤减时，配合使用温补肾阳药则可促使 HPA 系统功能的恢复，并有大量的实验研究与临床观察均证明了这一点。服用助阳中药的时间宜在早晨，不仅是中医传统理论的指导，且动物试验也表明助阳药的服用最佳时间亦在早晨。

撤减激素在遵循“减量慢、维持长”的原则下，中药的应用要坚持“因人而异，稳而有序，调理阴阳，以平为期，适可而止”的原则。亦可根据“冬至一阳生，夏至一阴长”的自然与人同步的理论，停用激素的最佳时间应是冬至前后。停用激素以后，健脾益肾的善后调治，对于巩固疗效、避免反复有着重要的意义。而停用激素以后，或已经产生了激素的副反应，除注意辨证地选用温补肾阳药外，还应结合肾病综合征的不同时期的病理阶段、个体差异、病程等因素予以综合考虑，以达到扶正祛邪之目的。

2. 临床研究

（1）激素配伍治疗中的分期论治

① 激素治疗的初期：由于激素的疗效尚未显示，故应以辨证论治为主，如采用健脾利水或温阳利水等诸法。在使用激素前先辨证地选用相应的中药，不但可以改善症状，为激素的有效作用发挥创造良好的条件，还可大大提高其临床缓解有效率。对于复发型激素敏感性肾病综合征患者，早期（约2周左右）患者未出现激素副反应时的辨证论治，对于减少反复、顺利应用激素更重要。对于激素抵抗性肾病综合征患者，除撤除激素治疗外，有结合中医辨证治疗，采用增液凉血汤（生地、玄参、石苇、怀牛膝、白茅根、金银花、丹皮、知母、赤白芍、泽泻）可达到其治疗目的。对于那些难治性肾病综合征患者，有采取按程序给药法，即先服加味桂苓汤（桂枝、茯苓、赤芍、桃仁、丹皮、生地、黄柏、柴胡、雷公藤、黄芪、丹参、薏苡仁）1周～3周后，再加用大剂量激素往往可使"抗激素类"者变为敏感。

② 激素治疗的中后期：经大剂量激素（如强的松1mg～2mg/kg·d）治疗约2周～4周后，由于外源性激素在体内大量增加，病人往往产生肾上腺皮质功能亢进的表现，临床出现阴虚火旺的症状。如阴虚阳亢为主者，一般用地骨皮、龟板、全虫、旱莲草、女贞子、生地、知母等，阳亢明显者加钩藤、茵陈、石决明；或用滋阴清热之法，方用知柏地黄汤加甘草；六味地黄丸加味而治；而阴精不足者，也可用养阴方（熟地、菟丝子、山药、泽泻、丹皮、玄参、益母草、麦冬），以及生地、知母、甘草等组成的滋阴清热、泻火保阴的方药。多可消减激素所引起的肾阴亏虚、相火妄动证。

在服用大量激素时不仅助阳生热，且往往阳热之邪与水湿之邪互结郁于机体形成湿热证，治宜清热利湿解毒，方用五味消毒饮加味而治；湿热壅滞者，可分别选用革薢分清饮、八正散等，若阴虚夹湿热者，选用滋肾汤（生地、丹皮、川芎、赤芍、女贞子、旱莲草、苍术、黄柏、苡仁、金樱子、芡实、益母草、白茅根）。

肾病综合征患者多伴有血液高凝状态，这不仅与其脾肾不足，元气失其温煦，推动血液运行无力致血液凝滞而为瘀阻有关外，激素的应用更加重了其血瘀程度，形成了所谓的"激素性瘀血证，"临床可出现特有的血液"粘滞性过高综合征"表现。因此活血化瘀法在本病治疗中的应用颇受临床重视。

③ 激素撤减阶段：撤减激素过程中运用中药的关键目的在于防止"反跳"和巩固已取得的疗效。在大量地应用激素的过程中，常反馈地抑制了HPA系统，甚至造成肾上腺皮质萎缩；中药益气温阳补肾之品大多具有改善HPA系统的功能。因此，在撤减过程中常加用益气温阳补肾药，如黄芪、党参、仙茅、仙灵脾、补骨脂、五味子、菟丝子等。激素减到半量时，气阴两虚为主者，药用太子参、黄芪、枸杞子、桑寄生、生地、玄参、山药、旱莲草、全虫、女贞子；激素维持期间，脾肾阴阳俱虚者，可用十全大补汤加减调治。此期阳虚证渐增，阴虚证渐减，宜用右归丸加减调治。在激素减量后可用扶正固精法（黄芪、茯苓、益智仁、芡实、山药、金樱子、山萸肉、菟丝子）。亦有在撤减激素阶段，用温肾壮阳、填补精髓法（方用龟鹿二仙胶、右归丸，药用紫河车、鹿角胶、龟板、猪、牛、羊骨髓等）。有在激素减量阶段，重用益气补肾法（黄芪、菟丝子、党参、仙灵脾、仙茅、巴戟 、锁阳）。而有人专门为撤减激素而使用的强肾汤（党参、黄精、川萸肉、山药、炙甘草），在撤减激素过程中，方中温阳之品宜逐渐加量，由3g～5g渐增至15g～70g，给药方法是，激素隔日上午8时顿服，中药煎剂与之交替服用，临床应用效果尚属满意。

激素依赖型肾病，一般认为多为脾肾阳虚型，可选用五味异功散开胃健脾，脾胃功能恢复后，用十全大补汤合龟鹿二仙汤，气血双补，温阳补肾，或可改变激素依赖型患者脱离激素治疗。培补脾肾是治疗激素依赖型肾病的基本治法，升发少阳、祛风解毒两法对使其撤减激素亦有重要的临床治疗意义。

④ 停用激素以后：病人虽然已临床缓解，但也不应放松其善后调治，因此时忽视易致病情反复。这时患者多有脾肾亏虚症状，在健脾益肾（熟地、黄芪、山药、山萸肉、丹皮、白术、茯苓、益母草、半边莲、甘草）的基础上加固涩之品，坚持服药一段时间；即使无症状，

各项化验指标都正常，仍要坚持服中药3～6个月以巩固疗效。有人为防止肾病复发，应用健肾丸（熟地、黄芪、山萸肉、金樱子、山药、菟丝子、覆盆子、怀牛膝、枸杞、党参、白术、黄精、楮实子、木香，研粉，水泛为丸，6g～10g/次，日2次～3次），随防3年，本组复发率明显低于单用激素对照组（P＜0.05）。

⑤ 柯兴氏综合征的治疗：肾病综合征长期服用激素无效或经常复发者，常出现柯兴氏综合征。此症系长期服用激素，致人体升降出入功能紊乱，气血痰湿郁滞经隧，阻于络脉腠理所致；治宜疏滞泄浊、化瘀通络，常用越鞠丸加味而治。有人治疗柯兴氏体态24例，阴虚火旺型用知柏地黄丸合二至丸化裁，阴虚湿热型用滋水清肝饮加减，湿热蕴毒型用小柴胡汤合胃苓汤加减，结果有效17例，无效7例。而已产生柯兴氏综合征除撤减激素用量外，还可用中药生地（30g～60g/日），或服用养阴合剂（生地、知母、山药、鳖甲、玄参、黄柏、麦冬、石斛、白芍、大枣、茯苓）以消除其症状。有人用强心清热利湿益肾汤（太子参、麦冬、五味子、车前子、泽泻、菟丝子、栀子、丹皮、生地、萆薢、旱莲草、连翘），用来治疗激素引起的心悸失眠大汗出30例，服用中药1周后，所有病例的症状均得以控制或消失，经治3月余，95%的原发性肾病趋于痊愈。

(2) 专方治疗

① 益气活血法：有以蛇莲合剂（蛇莓、半枝莲、地黄、黄芪、丹参、川芎、红花、当归、牛膝、三棱、白术、陈皮、甘草）与激素互用治疗45例，临床总有效率达84.4%，且疗效优于单纯西药对照组（P＜0.05）。有应用益气活血法为主（黄芪、党参、白术、茯苓、丹参、益母草、车前子、当归、赤芍、川芎）与激素伍用治疗41例，其中8例用强的松小于30mg/日，结果总有效率为92.68%。有用复方丹参注射液稀释后静滴，治疗33例，20天为1疗程，结果总有效率为94%，显著优于单用激素组（P＜0.005）。

② 健脾益肾法：有治疗本病17例，采用自拟基本方（黄芪、党参、白术、苦参、熟地、山药、桑寄生、益母草、丹参、山萸肉、杜仲）加减与激素伍用，结果完全缓解15例，显著和部分缓解各1例。

③调理气机法：有治疗激素依赖性肾病综合征21例，应用柴苓汤（柴胡、甘草、泽泻、桂枝、黄芩、白术、党参、猪苓、茯苓、制半夏）随证加减，同时常规服用激素结果完全缓解16例，基本缓解2例，有效3例，与补肾中药组疗效相同。有治疗26例，亦应用柴苓汤加激素，虽然单纯柴苓汤组与激素加柴苓汤的有效率大致相同，但完全缓解率前者为16.3%，后者为30%；说明柴苓汤加激素组更为有效，且显著优于单纯中药组。

(3) 系列配伍法：一般认为，以肾虚为理论基础与激素伍用，可达到相辅相成、取长补短的作用，临床运用系列方药：激素1号（生地、知母、女贞子、枸杞子等）与激素同步应用，适用于肾阴虚证；激素2号（附子、肉桂、仙灵脾、肉苁蓉等）在撤减或停激素时用，适用于肾阳虚证；激素3号（何首乌、秦艽、金果榄、汉防己、人参、五味子、穿山龙、青风藤等）在停用激素后结合辨证加减用，经多年临床观察消减激素副反应较为满意。有认为：在激素治疗量阶段，配合滋阴清热利尿，抑其内热；撤减激素阶段，配合补肾益气，助其撤减；停用激素以后，填精补肾，巩固疗效；出现继发感染，治宜清热利湿解毒以控制感染；这对于发挥激素的临床治疗作用，防止、减轻或消除其副反应，提高使用激素的成功率，减少复发率，有较好的协同作用。有人曾统计了6家报道，均为辨证论治与激素伍用治疗本病共312例，有效率（包括部分缓解及有效者以上）达97.4%，无效者8例。有治疗难治性肾病综合征40例，辨证分为肝肾阴虚、湿热阻滞型，脾胃气虚、固摄无权型，痰湿互结、气机阻滞型，久病入络、瘀血交结型，同时常规服用激素，结果总有效率为90%。有治疗60例，在益气补肾为主的基础上，结合辨证分型及不同时期运用激素特点加减化裁，结果总有效率为95%。

(4) 远期疗效评价：有对48例肾病综合征患者10年随访观察表明，中量激素（强的松40mg/日）与辨证分型中药治疗，治疗组38例中完全缓解35例（占92%），复发者3例（占8%）；对照组10例完全缓解者6例（占60%），复发者4例(占40%),表明激素加中药组远期疗效优于单用激素组(P<0.01);通过分析发现,其复发者病例多属于肝肾阴虚与阴阳两虚型,尤以肝肾阴虚型复发率较高,而脾肾阳虚型者未见复发病例,这与激素类似中药"纯阳"之品,及临床辨证为阳虚型患者应用激素有效率高的结果一致。从多数的对比观察来看,激素加中药组的近远期疗效均优于单用中药或激素组,有力地证明了中药与激素合理伍用治疗肾病综合征的优越性。

3. 实验研究

(1) 单味研究:有研究表明,滋阴泻火药知母与激素同用,在一定程度上可拮抗激素对肾上腺皮质的抑制作用,使皮质的萎缩程度明显减轻。也有研究表明,长期使用激素的同时加用生地,可防止激素单独使用时出现垂体—肾上腺皮质轴功能及形态学的变化,使垂体—肾上腺皮质轴的调节处于相对的动态平衡。结果还提示,短程大剂量激素使用者以配合知母为好,而长期使用激素的同时加用生地为佳。

(2) 复方研究:动物实验表明,滋阴药(生地、知母、甘草)和温阳药(附子、肉桂、肉苁蓉、补骨脂、仙灵脾),则在一定程度上可对抗激素对肾上腺皮质的抑制作用,使皮质的萎缩程度明显减轻。温阳片(附子、生熟地、山药、补骨脂、仙灵脾、菟丝子、陈皮)和滋阴泻火药(生地、知母),均有一定程度拮抗激素皮质醇分泌高峰的抑制作用。长期应用激素,脑垂体和肾上腺皮质的功能受到抑制,可发生形态学改变,表现为肾上腺皮质萎缩,脑垂体嗜碱性细胞肿胀,胞浆发生玻璃样变性,形成所谓的Crook氏细胞。研究表明,豚鼠灌注地塞米松10周后,6只动物中有5只符合早期Crook氏细胞的形态变化;滋阴药(生地、知母、甘草)与温阳药(附子、肉桂、菟丝子、仙灵脾)组则未见到此种病理改变,提示补肾中药与激素合用可减少或消除长期应用激素所致的脑垂体前叶的形态学变化;而服用地塞米松的6只豚鼠中5只肾上腺皮质发生不同程度的萎缩,束状带细胞层次和细胞内类脂含量减少,提示较长期应用激素可引起肾上腺皮质萎缩,但滋阴药与激素同用则可避免萎缩,而温阳药有类似激素样的作用,但无激素的副反应。近些年来拮抗激素副反应的研究多从肾虚着手,也有研究发现,活血化瘀代表方—血府逐瘀汤,可使人体尿17羟含量增加,而且呈明显的双向调节作用,进一步推论活血化瘀可提高人体HPA功能,同时使之趋于正常化。

以上研究结果均提示,补肾药及活血化瘀药均有良好的拮抗激素副反应的效果,能改善其HPA系统的功能,使其功能及形态学变化趋于正常。若短程大剂量或长期大剂量应用激素者,以滋阴泻火药与激素同用为好,而长期中小剂量激素者以及当激素减量时以温阳中药为好,且应用滋阴中药于激素应用早期(7天)为好,而在后期(30天)以温阳中药为主,若在补肾中药运用的同时加用活血化瘀药,则可进一步提高治疗效果。

4. 展望

肾病综合征治疗中激素与中药合理伍用,就目前来看,已取得了实用性较高的临床价值,其近远期疗效均显著优于二者的单纯治疗组。辨证论治使用中药配合激素,不仅为激素的正规、足量、有效作用的发挥创造了良好的条件,还为激素的撤减提供了保障,并使一些激素不敏感、激素依赖及难治性肾病综合征的治疗得到了改观。在整个激素的使用过程中,体内的阴阳由于外来激素"纯阳"之品的影响,也发生由肾阴虚—肾阳虚—肾阴阳俱虚的变化过程。因此,激素与中药合理配伍治疗本病,应坚持补肾这个治疗根本,同时应重视清利湿热及活血化瘀法的应用,因湿热之邪不仅与免疫功能紊乱有关,更是机体感染并促使肾病综合征难愈的因素;活血化瘀疗法不仅能改善高凝状态,还可提高治疗效果而促使HPA系统的功能恢复。

因此,在激素使用过程中,抓住肾虚的关键,在此基础上随激素使用的不同时期与剂量,重视湿热、热毒、瘀血、水毒、肿胀、气化失常等夹杂症的治疗,就能维持机体的内环境与阴阳的平衡,改善和恢复激素所造成的HPA系统的形态学改变和功能紊乱,并达到治愈肾病综合征之目的。

(刘宏伟)

二、肾功能衰竭

肾功能衰竭有急性和慢性的不同,急性肾

功能衰竭的病因很多，临床上有肾前性、肾后性及肾性之分，肾前性是肾脏本身无器质性病变，由于各种休克、严重脱水、失血，使肾血灌注量急剧减少，肾小球滤过率降低引起；肾后性是肾以下尿路梗阻，引起肾盂积水，肾间质压力升高，肾实质因挤压而损伤，梗阻时间长也可引起反射性血管收缩，使肾发生缺血性损害；肾性是肾脏的器质性损害，为肾小球疾病、肾小管疾病、肾血管疾病、肾间质疾病、肾移植的急性排斥反应以及慢性肾脏疾病过程中某些诱因（感染、大出血、电解质紊乱）作用下使肾功能急剧恶化等。慢性肾功能衰竭则是各种慢性肾脏疾病晚期，肾功能恶化的结果。

肾功能衰竭的中医病名，可以在癃闭、关格、肾风等门中探讨。癃闭可因汗、吐、下后伤津引起（肾前性），或败精、瘀血、石淋阻塞水道引起（肾后性），或肺中伏热、下焦湿热、热居肝肾、真阳下竭等引起（肾性）。当然，癃闭还包括一些其他疾病引起的尿贮留。癃闭的进一步发展，则可以出现关格，因此癃闭与关格还是有一定内在联系的。关格是“小便不通”与“呕吐”并见，在急性肾功能衰竭与慢性肾功能衰竭都可以见到此类似症状。肾风则可有“不能食，善惊，惊已，心气痿者死”的症状，也类似肾功能衰竭的晚期表现。以下分述急性肾功能衰竭与慢性肾功能衰竭。

（一）急性肾功能衰竭

1. 临床研究

现代医学对急性肾衰的治疗，一般在少尿期应控制入液量，控制高血钾及利尿、降压、预防感染、防止心衰等对症处理，严重者可做血液透析。成都中医学院曾开展“中药结肠灌注液”治疗急性肾衰97例，用常规西药治疗76例对照，前者治愈率90.72%，病死率9.48%，后者治愈率69.74%，病死率30.26%，统计学处理有显著差异。又与血透19例对照，前者治愈率为90%，后者为88.9%，各项指标恢复正常时间相似，说明“中药结肠灌注液”治疗急性肾衰与血液透析的疗效相似，效果是肯定的。

流行性出血热常合并急性肾功能衰竭，属中医的伤寒与温病范畴，宗伤寒者认为是太阳表邪未解，邪热传里所致，循经入腑，影响膀胱气化功能，水蓄于内为太阳蓄水证；出现少尿、尿闭，如水气上冲则发生肺水肿，肾功能损害，高氮质血症及广泛性小血管损伤、促凝血机制障碍，可导致弥漫性血管内凝血（DIC），为太阳蓄血证；血热相搏可出现肺出血，水热互结为高血容量综合征，甚至导致脑水肿、呼吸窘迫综合征等严重合并症发生，则为大结胸证。宗温病者认为是温疫热毒传入营血，热毒与血搏结，以致血热、血瘀交错为患，血蓄下焦，气化不利，瘀热相搏，以致水停及阴伤，故见尿少、尿闭；血蓄中焦，肠胃气机升降失调，浊气上逆，故见呕恶频繁；血不利则为水，水毒潴留，既可外溢肌肤，又可凌心犯肺，故见喘脱；蓄血上焦，瘀热壅肺，胸满咳喘，瘀热蒙心，出现神识恍惚或昏糊。虽然立论不同，但实质是一致的。按照伤寒六经辨治治疗流行性出血热30例与单纯西药组30例相对照，其中合并急性肾衰观察组有12例，对照组有10例，观察组有桃核承气汤，少尿末期用大陷胸汤，在体温恢复及症状、体征消失天数方面，观察组优于对照组（$P<0.001$），在BUN恢复正常及尿常规恢复正常天数，也以观察组为快（$P<0.05$），观察组无死亡，对照组死亡1例。南京中医学院用泻下通瘀合剂治疗流行性出血热合并急性肾功能衰竭150例与西药利尿导泻组50例对照，在症状、体征消失时间、尿常规及肾功能改善方面，治疗组均优于对照组。治疗组死亡率降至4%，对照组为36%。

2. 实验研究

（1）急性肾衰动物模型制备方法

急性肾衰的病理类型，一般可分为中毒性及缺血性两大类，但有时两类损害常同时存在。用氯化汞、庆大霉素、卡那霉素等所引起者为中毒性肾损害，用甘油皮下或肌肉注射、肾动脉结扎或钳夹60分钟后引起者为缺血性肾损害。一般用庆大霉素140mg/kg大鼠腹腔注射或用50%甘油液5～10mg/kg肌肉注射，造型后24小时即可获得急性肾衰模型。亦有用肾缺血再灌注的方法以形成急性肾衰模型。成都中医学院对“中药结肠灌注液1号”的实验研究用50%甘油液肌注大鼠，氯化汞10mg/kg皮下注射大鼠，藏红花30mg/kg静注家兔进行观察，南京中医学院对泻下通瘀合剂的实验研究是以大鼠麻醉后，切开腹壁，右侧肾脏切除，左肾动脉用非创伤性血管钳夹住肾动脉 60 分钟后开夹，再灌注，造成肾缺血再灌注的急性肾衰模型进行观察。

(2) 急性肾衰实验研究成果

成都中医学院“中药结肠灌注液 1 号”对氯化汞、甘油及藏红花所致小鼠、大鼠及家兔的中毒性及缺血性急性肾衰均有显著的防治效果，使急性肾衰动物血清尿素氮、肌酐明显降低、尿量增加、尿内尿素氮及钾排出量显著增加，并能明显延迟急性肾衰动物的死亡时间，降低其死亡率。实验结果表明：结肠灌注液 I 号能明显增加肾血流量，改善肾微循环，明显减轻肾间质水肿，有利于肾小球滤过及肾小管功能的恢复，另外药液还可促进纤维蛋白溶解和促进纤维蛋白（原）降解，均有利于急性肾衰的治疗。另外，药液还可促进胃肠道推进功能，增加小肠及结肠分泌，提示可促进体内水分及代谢废物从肠道排出，对缓解高血容量水中毒等也是有利的。

泻下通瘀合剂的实验研究证明：该方能明显降低大鼠缺血性急性肾衰模型的血清尿素氮、肌酐及主要脏器的脂质过氧化物的含量，并能减轻大鼠肾组织缺血程度，减少肾小管内管型数目。其作用可能与清除自由基或使组织耐受自由基损伤的能力增强，保护肾组织、细胞结构完整性，减轻肾间质水肿，改善微循环，增加肾血流量有关。大陷胸汤对二氯化汞所致的家兔急性肾衰有明显的保护作用，能减轻病损程度，抑制尿素氮的明显升高和胸、腹水形成，保持尿量。实验动物先出现稀便，后出现利尿，与临床一致。该方对正常大鼠和小鼠也有明显的利尿作用，并能提高小鼠腹腔巨噬细胞的吞噬功能。

其他还有一些单味药如丹参、川芎、当归、益母草、当归、莪术、水蛭、毛冬青、红花、田七等对改善动物缺血肾或甘油所致急性肾衰均有治疗作用。人参皂甙的预防庆大霉素的肾毒性，黄芩加川芎嗪能减轻庆大霉素所致的肾毒性损害，冬虫夏草减轻庆大霉素和卡那霉素所致的急性肾小管损伤均有一定作用。

3. 展望

中西医结合是治疗急性肾衰的有效方法，虽然有些原因所致的急性肾衰有一定的自限性，但中西医结合治疗对缩短病程，加速肾功能恢复及防治并发症方面有重要作用。不同原因所致的急性肾衰，有其特殊规律，目前对流行性出血热所致急性肾衰的认识比较深入，对于其他原因的急性肾衰，还有待在大量临床实践的基础上总结治疗规律。

（二）慢性肾功能衰竭

1. 临床研究

慢性肾功能衰竭发生于多种原发性和继发性肾脏疾病晚期，是严重危害人民健康的常见病，治疗慢性肾衰的关键是早期治疗，以减缓肾功能的进行性减退。中医药的治疗无论在辨证论治的规律探讨或是针对某一环节上的研究，都有可喜的苗头，使患者生存期延长，延缓了病程的进展，以血清肌酐浓度的倒数（1/Scr）比时间的座标图作直线回归分析的方法，可以判断肾衰的进展速度。南京中医学院曾以辨证论治治疗慢性肾衰 22 例，治疗后斜率 b 值大于观察期，回归直线下降的斜度小于观察期或略呈上升，说明延缓了病理的进展。中国中医研究院以益气养阴为主的益肾化浊方治疗慢性肾衰 60 例取得了较好疗效，其中 21 例以血肌酐例数回归直线斜率 b 值来判断其进展速度，治疗后斜率 b 值与治疗前有显著差异（$P<0.001$），根据直线回归方程分别推测五年后终末期肾衰的发生率，治疗前为 71.4%，治疗后为 14.3%，表明益肾化浊方可明显延缓慢性肾衰的进展速度。上海中医学院曙光医院以扶正降浊法治疗慢性肾衰 50 例，扶正以益气养阴为主，降浊则以大黄为主，治疗后 BUN 下降 20%，Cr 下降 20%，Hb 升高 39%，Ca 上升 16%，P 下降 18%，均有统计学意义，长期疗效用血肌酐例数回归直线斜率 b 值来判断，20 例中有 14 例肾功能得到改善，使慢性肾衰进展速度得到延缓。杭州市中医院用尿毒净治疗 48 例，并与 38 例传统的加减温脾汤对照，发现治疗组在降低血尿素氮、血尿酸及改善症状方面优于对照组（$P<0.01$），治疗组患者以自身观察期和治疗期的血肌酐例数回归直线斜率 b 值变化分析，表明尿毒净能明显延缓慢性肾衰病程的进展。尿毒净的中医辨证是用于气阴两虚伴瘀血者为好。关于慢性肾衰的中医辨证，以往强调脾肾阳虚湿浊内停，通过中国中医研究

院的临床研究，发现慢性肾衰的正虚以气阴两虚为主，通过301例慢性肾衰的调查发现气阴两虚占58.81%，其他依次为脾肾气虚(17.6%)、肝肾阴虚（13.62%)、阴阳两虚(6.65%)、脾肾阳虚（5.3%）；南京中医学院的统计亦表明慢性肾功能不全气阴两虚证占44.34%，说明重视气阴两虚证的辨证，可能有助于延缓慢性肾衰的进程。南方医院用尿毒清治疗慢性肾衰200例，并与氧化淀粉40例对照，服药后BUN、Cr下降较对照组为优。金陵医院以大黄提取物制成的保肾丸观察慢性肾衰的疗效，并与西药巯甲丙脯酸组、中西药联合用此两种药物组及饮食治疗对照组共49例进行临床治疗研究，肾衰的进展速度各治疗组均明显优于对照组，其作用中西药组＞中药组＞西药组。长期口服保肾丸，完全不同于大黄治疗慢性肾衰的传统用法短期灌肠，治疗中没有腹泻现象，其治疗机理显然不是“泻下”作用。大黄灌肠法对慢性肾衰的治疗已应用十余年，对氮质血症有明显的改善作用。其他如丹参、冬虫夏草及虫草菌丝制剂、川芎嗪、毛冬青甲素、人参皂甙、月见草油、刺五加等也对慢性肾衰有一定作用。

2. 实验研究

(1) 慢性肾衰动物模型制备方法

一般慢性肾衰的动物模型有以下5种：

①大鼠冷冻引起的慢性肾衰：取体重200～300g的雄性大鼠，以异戊巴比妥钠30mg/kg麻醉后，常规消毒皮肤，腹部左侧切口，暴露左肾，剥离肾筋膜，将预先浸入液氮内的冷刀(1.2cm×0.8cm×15cm)，依次在肾脏的上下极和外侧前后，共4个部位，每处冷冻40秒，然后复位肾脏，结束手术。2周后再行手术切除右肾，术后放置代谢笼中饲养，6～16周呈现稳定的慢性肾衰病变，第8周起可供实验。

②大鼠5/6或7/8肾切除引起的慢性肾衰：取体重200g左右的雄性大鼠，以异戊巴比妥钠30mg/kg麻醉后，常规消毒皮肤，于腹正中切口，暴露右肾，剥离肾筋膜，结扎肾门，切除右肾，保留肾上腺。一周后再用同一方法切除左肾5/6或7/8，术后放置代谢笼中饲养，14～16周呈现稳定的慢性肾衰病变，第14周起可供实验。

③大鼠电灼引起慢性肾衰：选用出生后13～14天的雄性大鼠，实验前2周，放置代谢笼中饲养（要求电灼术前饮食中蛋白含量占24%，术后占15%，用增加碳水化合物，使术前及术后供给的能量相等)。用异戊巴比妥钠25mg/kg麻醉，手术剥离一侧肾脂肪囊，切勿损伤肾上腺，用16号针（长1mm，粗0.9mm)，由导线与电灼器相连，在肾表面以间隔1.2mm的间距反复烧灼，应避免组织炭化。1周后切除健侧肾脏。4～10周呈现稳定的慢性肾衰病变，第6周起可供实验。

④大鼠摄入腺嘌呤引起的慢性肾衰：选用体重200g左右6周龄的雄性大鼠，普通饲料预备饲养3天，给予0.75%或0.54%腺嘌呤饲料或溶液（腺嘌呤摄入量约300～400mg/kg),24～30天，14～30天呈现稳定的慢性肾衰病变，第14天起可供实验。

⑤家兔用阳离子化牛血清白蛋白引起的慢性肾衰：选用体重2.0～2.5kg的新西兰白兔，先作预免疫，每只兔耳静脉给予阳离子化牛血清白蛋白(C-BSA)1mg，大肠杆菌内毒素1μg，正式免疫于1周后进行，每日从耳静脉注射C-BSA25mg/只，第4～8周时剂量加倍。6～10周呈现稳定的慢性肾衰病变，第8周起可供实验。

(2) 慢性肾衰实验研究成果

如中国中医研究院以益肾化浊方用于腺嘌呤所致大鼠的慢性肾衰，结果表明在改善大鼠肾功能、营养状况、调整脂质代谢及降低血清肌酐水平方面均优于包醛氧化淀粉的对照组，病理形态学表明能促进肾脏排毒，减轻肾小管的损伤和扩张，防止肾小球硬化及小管萎缩。益肾化浊方还具有较强的抑制自由基的作用。上海中医学院曙光医院的扶正降浊方用于腺嘌呤所致大鼠的慢性肾衰，结果表明有降低氮质血症、降低血清中中分子物质及胍类化合物作用，增加肾血流量，改善肾功能，改善高磷血症。杭州市中医院的尿毒净对5/6肾切除的慢性肾衰的实验研究，可见能延长造模大鼠的存活时间，降低血肌酐、尿素氮、血磷及尿蛋白的排出量，改善肾小球滤过功能及肾小管脓缩功能，减轻肾小球及肾小管的病理损害。尿毒清的实验研究对腺嘌呤所致的慢性肾衰，可使氮质血症降低，病理形态也得到改善。金陵医院的保肾丸研究表明：大黄能够抑制肾小球系膜细胞的增生，降低5/6肾切除大鼠全肾的氧耗量，延缓动物慢性肾衰的进展。

3. 展望

慢性肾衰的中西医结合治疗取得了一定成绩，治疗目标明确，除改善或消除临床症状外，更重要的是保护残存肾单位，减慢肾功能的进行性减退，这也是评价治疗效果的基本依据。治疗手段的多样化，也是中西医结合的特点，不仅有中医辨证论治，还有静脉滴注、复方灌肠及外敷药浴等，但是如何发挥中西两法的优势，使疗效进一步提高，延缓病程进展，仍是亟待解决的问题。

三、尿路感染

尿路感染（Urinary Tract Infection，UTI）通常指尿路非特异性感染，由致病细菌引起。尿路感染是最常见的泌尿系疾病，发病率较高，据我国普查统计，尿路感染的发生率占人口的0.91%。尿路感染在男女老幼均可见到，以女性最常见，发病率为2.05%。约30%的妇女在一生中曾发生过一次以上的尿路感染。

尿路感染按感染部位可分上尿路感染和下尿路感染，前者主要为肾盂肾炎，后者为膀胱炎。肾盂肾炎又可分为急性肾盂肾炎和慢性肾盂肾炎。急性尿路感染的常见表现为膀胱刺激征（尿频、尿急、尿痛），或有腰痛、寒战、高热、恶心呕吐等；尿检见白细胞尿、脓尿，或血尿；尿细菌培养阳性。慢性尿路感染（尤其是慢性肾盂肾炎）的表现常不典型，如表现为腰酸、腰痛、乏力等，尿培养可为阴性。

尿中路感染属中医的“淋证”、“劳淋”、“腰痛”范畴。早在《内经》中即有“淋”之记载，《金匮要略》将“淋”的病因归于“热在下焦”，至《诸病源候论》则较全面地提出淋证的病因为“肾虚而膀胱热”。淋证的治疗以清热利湿及补肾为两大方法。

现代医学治疗尿路感染，目前有种类多、疗效好的抗生素可供选择，所以对急性尿路感染的治疗，使菌尿转阴，有较好疗效。但尿路感染的复发率（或再感染率）较高，复杂性尿路感染较难根除。慢性肾盂肾炎的治疗也是临床颇感棘手的问题。单纯的中医药疗法或在西药抗生素基础上加用中药，对迅速消除尿路感染的症状，促使菌尿阴转均有明显作用。中医药在减少复发及慢性肾盂肾炎的治疗上更有优势。中西医结合能使尿路感染的治疗更迅速和彻底，远期疗效也有所提高。

（一）临床研究

1. 清热利湿解毒

急性膀胱炎和急性肾盂肾炎多属实证，为湿热毒邪蕴结肾与膀胱所致，清热利湿解毒为主要治疗方法。慢性肾盂肾炎急性发作时，亦与急性肾盂肾炎的治法相同。部分病人有寒战高烧者，可按少阳热郁或三焦湿热进行辨治。

杨仁信等用玉米须合剂（玉米须、石韦、蒲公英、马齿苋、柴胡、黄柏、苦参）治疗泌尿系感染120例（急性肾盂肾炎72例，急性膀胱炎12例，尿道炎7例，慢性肾盂肾炎急性发作29例），治愈106例（88.3%），总效率99%，高于呋喃坦丁及庆大霉素对照组，治愈的106例，经3年随访，未见复发。

金庆丰等用复方猪鬃草煎剂（猪鬃草、金钱草、海金砂、滑石、牡丹皮根）治疗尿路感染105例，其中结石合并感染18例，前列腺增生合并膀胱炎13例，膀胱肿瘤术后合并感染1例，慢性肾盂肾炎6例，急、慢性膀胱炎52例，细菌培养为大肠杆菌、变形杆菌、葡萄球菌、肠球菌等，效果优良76例，良好23例，较差6例，总有效率94.3%。而同期西药治疗组100例的总有效率85%，低于前者。

王淑琴等用复肾宁治疗湿热淋321例，总有效率为94%，优于呋喃坦丁，与复方新诺明无差异。

郭兆安用清利汤（蒲公英、石韦、白花蛇舌草、车前草、黄柏、马齿苋等）治疗急性尿路感染40例，治愈33例（82.%%），总有效率97.5%。菌尿转阴率及临床疗效与吡哌酸无差异，而临床症状改善优于吡哌酸。

庚及弟用单味熟大黄糖衣片，0.3g/片，每次服1.5g，用药4天，治疗急、慢性尿路感染24例，显效66.7%，总有效率87.5%。服药后尿液中蒽醌生物浓度在3小时与6小时两次达到高峰。一次口服1.5g熟大黄糖衣片，仅大黄酸在尿中最高浓度可达39μg/ml，超过大黄酸体外对多种细菌的最低抑菌浓度。

双黄连粉针剂（由双花、黄芩、连翘制成）3.6g 加入10%葡萄糖液中静滴，为期两周，治疗急性肾盂肾炎30例，治愈18例（60%），好转9例，总有效率90%，疗效优于呋喃坦丁。

2. 滋肾清热利湿

肾虚是淋证发病、发展和预后的关键。肾虚证患者免疫功能低下，抗病能力减弱，泌尿道对细菌的清除能力下降，细菌侵入后，易发生尿路感染。传统观点认为，淋无补法，尤其是急性尿路感染更少用补。但有的研究发现急性尿路感染配合滋肾也有利于本病的治疗。王锦荣用益肾清利汤（生地、旱莲草、川断、怀牛膝、瞿麦、石韦、车前草、土茯苓、白花蛇舌草、黄柏）治疗急性尿路感染62例，显效45例（72.6%），总有效率90.3%；以清热利湿通淋的八正散加减治疗急性尿路感染62例作为对照，显效39例（63.9%），总有效率91.9%。两组总的疗效相当，但在症状的改善和尿检转阴上，益肾清利汤组明显优于后者，使病程大大缩短。

慢性肾盂肾炎或急性肾盂肾炎尿路症状缓解以后，但菌尿未转阴，为正气已伤、湿热未尽的虚实夹杂证，临床上可见肝肾阴虚或气阴两虚为多，气虚或阳虚者较少，可以辨证施治。也有以解毒化瘀为主，配合扶正补虚治疗慢性肾盂肾炎，认为本病的病理如增生、纤维化、血管变狭窄等，可以认为是“热郁血滞”，解毒化瘀结合扶正补虚可流通血脉，改善局部营养，加强免疫功能，抗菌抑菌，促进组织代谢与恢复。顾连方等报告治疗慢性肾盂肾炎72例，湿热基本消除后加入益气、养血、补肾药，治愈47例（64%），无效25例（30%）。治疗前测尿β_2-微球蛋白52例，尿溶菌酶40例，均高于正常值，治疗后下降例数分别为80.6%和84%，说明中药对肾小管功能有一定的改善作用。

丁培植等用补肾通淋法（黄芪、金钱草、党参、茯苓、菟丝子、金樱子、萹蓄、牛膝、栀子）治疗L型细菌尿路感染10例，2周为一个疗程，一般3～5个疗程，结果痊愈7例，好转3例。好转的3例中仅1例培养出L型大肠杆菌。

对老年尿路感染的治疗，因老年常合并其他全身性慢性疾病，其阴阳气血虚损各有不同，痰湿热瘀也不少见，治疗要根据具体病情，着重扶正祛邪。女性病人因绝经后生殖泌尿道粘膜萎缩，感染不易控制，可从养肝肾、补精血入手，常用当归、熟地、女贞子、枸杞子、桑寄生、胡麻仁、淫羊藿等，男性前列腺肥大或并慢性炎症者，可根据具体病情选用三才封髓丹、滋肾通关丸或金匮肾气丸等加减。

老年人既有肾功能减退，也有中医所述的肾虚表现，老年人尿路感染的治疗，抗生素与补药同用，既可起协同作用，增加疗效，补肾药又可减轻抗生素的肾毒性。

朱正太等在抗生素基础上加用六味地黄丸6粒，日3次，疗程3个月，治疗老年人慢性肾盂肾炎34例，近期治愈30例（88%），完全治愈28例（82%），总有效率94%，近期治愈率及完全治疗率高于单纯西药组（青霉素、红霉素、庆大霉素、磺胺、丁胺卡那霉素正规治疗后，每晚用复方新诺明、强力霉素、氟哌酸预防治疗3个月）。

孙建实等用益肾康冲剂（黄芪、党参、生地、山萸肉、何首乌、杜仲、栀子、肉桂、女贞子、土茯苓、当归、枸杞子等）每次10g，每日3次，30天为一疗程，观察治疗反复发作性尿路感染缓解期，病程2年以上，每年发作5次以上的女性患者35例，与正常女性27例对比，患者T淋巴细胞亚群，血清抗体，尿分泌型免疫球蛋白等指标，均显示有全身及尿路局部免疫机能低下。治疗后无1例复发，尿菌均阴性，其中28例全身症状消失，有效率80%，停药随访12个月，24例未复发，治愈率达68.6%。经检测各项免疫指标均恢复至正常水平，抗感染的免疫机能增强，从而有效地控制了本病的反复发作。

（二）方药研究

在辨证的基础上适当加用2～3味清热解毒药如忍冬藤、连翘、紫花地丁、蒲公英、野菊花、败酱草、黄芩、黄柏、栀子、黄连、苦参、土茯苓、半枝莲、金钱草、白茅根、马齿苋等，用量为30g，持续1～3个月，对菌尿转阴、脓尿消失似有较好效果。清热解毒中草药有抗菌作用，如穿心莲、四季青、大黄、金银花、鸭跖草、马齿苋、曲莲、夏枯草、苦参、柴胡、黄芩、黄连、车前子、黄精、知母、杜仲、乌柏及桉叶等对大肠杆菌都有抑制作用。柴胡对大肠杆菌有抑制作用，对尿路感染发热有较好的退热作用。黄芩对大肠杆菌、绿脓杆菌有抑制作用。泽泻对大肠杆菌、金黄色葡萄球菌有抑制作用。紫花地丁对大肠杆菌、绿脓杆菌均有抑制作用。

有人观察59例慢性肾盂肾炎中有37例过去曾经用过一种或多种抗生素治疗无效，另5例过去曾用抗生素治疗无效，但经一阶段中药治疗后再用西药均获效果。有的对多种抗生素耐药疗效不佳，用中药治疗也可获效。认为中医中药对抗生素治疗无效的耐药菌株所致的肾盂肾炎有一定疗效。

对特殊细菌感染的治疗经验，如绿脓杆菌感染，有报导内服通淋2号方（防风、木香、木通、萹蓄、秦皮、川芎、苦参、白头翁、当归、红花）、萹蓄粉和鸭跖草煎剂，并用4%木香（或白头翁）蒸馏液冲洗膀胱，配合电针等辅助排尿，治疗截瘫合并尿路绿脓杆菌感染11例，平均治疗10天，全部治愈。对霉菌感染，慢性肾盂肾炎因长期用抗生素引起尿路霉菌生长，应立即停用抗生素，并给以生地、木通、甘草、一枝黄花、野蔷薇根、炒车前子等加减获效。也有用红参、黄芪、白术、桂枝、熟地、菟丝子、金樱子、锁阳、狗脊、煨姜、白蔹、瞿麦、萹蓄等为方，并服克念菌素，治疗三月而愈。

谷氨酰转肽酶（γ-GT）、亮氨酸氨基肽酶（LAP）活性在肾脏内含量最高，泌尿系感染或肾脏损伤时尿中γ-GT、LAP可升高。测定肾盂肾炎患者40例中γ-GT升高者38例，LAP升高者22例，经中药治疗尿中白细胞下降较慢，但γ-GT、LAP下降较明显，提示抗炎作用肯定，对肾脏无毒副反应，而对照组使用抗生素（如庆大霉素）治疗者，尿中白细胞转阴较快，但γ-GT、LAP升高明显，说明抗生素虽有消炎作用，但对肾脏损伤显著。

郑丰等研究发现冬虫夏草对氨基糖甙（庆大霉素、丁胺卡那霉素）所致肾毒性损伤具有良好的保护作用。应用氨基甙（AG）的同时投予冬虫夏草可以延缓NAG酶升高幅度，在老年人更为明显。冬虫夏草治疗可以减少尿β_2-微球蛋白排出。在青年组，虫草治疗者β_2-微球蛋白超过1mg者始终较单用庆大霉素者少。虫草组的老年人（用丁胺卡那）β_2-微蛋白，虽在第一天就有60%大于1mg，但以后则明显减少。而对照组却随时间延长而有所增加；AG早期在没有明显肾小管损伤的情况下，可通过直接影响肾小球超滤面积等机理而轻度降低肾小球滤过率。本组用药1天后，CCr处于正常低限，可能是该效应的反映。但后期CCr降低主要是肾小管损伤后管球反应的表现，虫草组第6天CCr显著回升，说明肾小管损伤轻。在用AG的病人，尤其是老年人用虫草预防其肾毒性有较大的临床意义。

（三）实验研究

于福年等用试管法观察泌炎康冲剂（黄芪、党参、麦冬、地骨皮、车前子、石莲子、益母草、柴胡、白茅根、白花蛇舌草、甘草）及其组成成分抗菌作用，表明复方、白花蛇草、甘草、白茅根、党参对大肠杆菌、普通变形杆菌、绿脓杆菌、产气杆菌有较好的抗菌作用；车前子、益母草和麦冬对普通变形杆菌有一定的抗菌作用；柴胡、地骨皮、石莲子、黄芪、茯苓对4种细菌均无抗菌作用；各药对白色念珠菌均无抗菌作用。迟继铭等的研究还表明，本方抑制致病性大肠杆菌的粘附性，减去有抗菌作用的药物后，仍有抑制粘附的作用，说明本方抑制粘附的有效成分主要在于益气养阴药物的作用，此部分药物可直接抑制细菌对尿道上皮细胞的粘附。用本方体外处理过的致病性大肠杆菌，血凝作用消失，粘附作用明显减弱。

孙大锡等报导在100%浓度的八正散溶液中细菌还能生长，说明并不是通过直接杀菌作用而起效的，可能是通过尿道中有足够的八正散药物浓度，和足够的作用时间，使尿道致病性大肠杆菌的P菌毛的血凝和粘附作用消失，经尿液冲洗及尿道上皮细胞更新而达到目的的。

陈锦英等选择两株临床分离多重耐药的致肾盂肾炎大肠杆菌（uropathogenic E. coli，UPEC），探讨中药大黄和黄柏对UPEC的抗菌作用及抑制粘附作用。结果表明，二药无抗菌作用，但利用血凝试验检测这两种药物对UPEC粘附性的抑制作用，表明二药对其均有抑制作用，大黄稍强于黄柏，提示中草药抗菌作用的机制可能与其抑制粘附有关。

徐立然等将SD雄性大鼠禁水18小时，乙醚麻醉后，无菌条件下腹部正中切口，暴露左侧后腹壁，辨认清左侧输尿管，用4号黑缝合线从输尿管中段两边分别向后腹壁外侧穿针，而后向膀胱内缓慢注入0.5ml菌液（大肠杆菌$O_{111}B_4$标准菌株），结扎输尿管，缝合切口。用复方蛇舌草冲剂（白花蛇舌草、黄芩、黄柏、苡仁、石韦、白茅根、川楝子等）灌胃，5ml/只。结果表明，本方有退热，迅速改善肾脏炎性病理状态，抑制体内细菌生长，肾组织L菌培养阴性。

用膀胱内注射大肠杆菌$O_{111}B_4$标准菌株，一侧输尿管部分暂时性阻塞方法，建立大鼠急性逆行性肾盂肾炎动物模型，观察"复肾宁"的治疗作用。结果表明，复肾宁对本模型的效果优于复方新诺明及呋喃坦丁。

（四）展望

尿路感染是常见病、多发病，积极开展尿路感染的防治对减少肾功能衰竭的发生率有重要意义。治疗用药方面，尽管新的抗生素不断问世，为尿路感染的防治提供了有力的支持。但有些抗生素毒性较大，有些药物引起的急性肾衰、急性间质性肾炎已为临床工作者重视，抗生素对L型细菌，慢性复发性感染的疗效也较差。单纯中药或中西医结合对急性尿路感染和慢性尿路感染都有较好效果，中药治疗在增加机体抵抗力，减少复发，减轻抗生素的肾毒性方面有独到之处，所以中西医结合防治尿路感染是较为理想实用的方法。

（王国栋　时振声）

四、尿路结石

尿路结石是指尿路内存在由晶体和有机质组成的石状物。结石多原发于肾和膀胱，尿路结石绝大多数是在肾脏形成的，除非膀胱内有异物，形成于膀胱的结石是罕见的。肾内结石多位于肾盏或肾盂，随着结石下移，可停留在输尿管和膀胱。尿路结石是一较为常见的疾病，发病率有逐渐上升的趋势，我国有些地区为尿路结石高发区。据国外文献报道，其发病率为0.1%～1%，且肾结石患者复发率为50%～80%。尿路结石如不能自行排出或给予正确的治疗，易造成尿路梗阻与感染，致使肾功能受损，亦可形成肾功能衰竭。由于本病能对肾功能带来不良影响，积极防治本病对减少终末性肾功能衰竭的发病率有重要意义。肾结石依其化学成分大致分为含钙结石和为不含钙结石。含钙结石由尿酸、胱氨酸、磷酸镁及罕见的黄嘌呤组成。

根据本病不同的临床表现，可分属于中医"砂石淋"、"腰痛"、"尿血"、"虚损"及"关格"等证范畴。本病大多属于中医学淋证中的砂石淋；上尿路结石引起的痛则属腰痛范畴；结石引起的血尿则为尿血；结石梗阻引起的肾功能损害属虚损及关格范畴。早在《内经》中就有关于"淋证"的记载。《金匮要略》明确指出："淋之为病，小便如粟状，小腹弦急，痛引脐中。"所谓"小便如粟"，即有尿中出结石，状如粟粒之意。至《外台秘要》的描述更为详尽："石淋者，淋而出石也。肾主水，水结则化为石，故肾客砂石，肾虚为热所乘，热则成淋。其病之状，小便则茎里痛，溺不能卒出，痛引少腹，膀胱里急，砂石从小便道出，甚则塞痛、令闷绝。"

尿路结石有一定的自然排出率，一般结石横径>0.6cm时，自行排出的可能性很小，横径>0.8cm，西医多主张手术摘除及体外震波碎石术。近年来中西医结合治疗尿路结石，在提高排石率，缩短疗程，降低手术率方面效果肯定；在溶解结石方面也有一定苗头，对解除梗阻，治疗感染，改善肾功能也有一定作用；治愈者复发率较低。目前中药排石率为44%～80%，有些在90%以上，平均为72.36%，较过去有所提高。

（一）临床研究

1. 清热利湿

淋证的主要病因病机是湿热蕴结，石淋也不例外。平素多食辛热肥甘之品，或嗜酒太过，酿成湿热，注于下焦，尿液受其煎熬，时日既久，尿中杂质结为砂石，则为石淋。结石诱发的感染、局部炎症大都表现为湿热。故清热利湿法为治疗尿路结石最常用的治法。据报道100例尿路结石病人中，湿热蕴结型92例，肝肾阴虚型6例，脾肾气虚型2例。对于输尿管结石、膀胱结石应重利尿、通淋、排石。一般以清热利湿与软坚化瘀、温肾益气等法结合应用可提高疗效。

王承训用金龙排石汤（鸡内金、金钱草、火硝、硼砂、皮硝、白芍、怀牛膝、广地龙、茯苓、泽泻、车前子、滑石、生甘草梢）为主，进行辨证加减，治疗尿路结石504例，其中肾结石154例，输尿管结石349例，仅1例为膀胱结石，结果肾结石排出率为55.8%，输尿管结石排出率为79.9%，尿道结石1例亦排出。张志发等用半枝莲化瘀汤（半枝莲、金钱草、海金砂、鸡内金、郁金、石韦、三棱、滑石、瞿麦、怀牛膝、木通、茅根、甘草）治疗泌尿系结石174例，治愈127例（72.98%），溶石率23.5%，总有效率86.6%，效果优于结石通片及小剂量白茅根煎剂。

佟海清等在体外震波碎石患者加服"抗炎排石汤"（车前子、海金沙、金钱草、木通、萹蓄、瞿麦、栀子、鸡内金、灯心草、大黄、银花、蒲公英、滑石、甘草）煎剂，于手术碎石当日开始服，每日1剂，1个月为一疗程，治疗251例，结果表明碎石排净率、碎石排净时间均优于不加中药者。

单味药应用：有用大剂量金钱草（300g）煎剂治疗泌尿系结石44例，治愈38例（86.4%），总效率97.7%。有用番泻叶50g，煎30分钟，顿服，日煎服2次，治疗泌尿系结石34例，对中小结石有一定排石效果。用此剂量时，有腹痛腹泻现象，排便次数一般为5～6次，无脱水现象。

2. 理气活血，软坚散结

石淋之形成除与湿热煎熬有关外，气滞血瘀无疑也是重要因素。若机体气血运行通畅，气血水运行不息，动而不居，有形之物也不能聚而为患。一旦某些因素引起气滞血瘀，即会促使结石发生。结石乃有形之物，反过来又阻碍气机运行，不通则痛，故常见剧痛难当。另外，结石每易损伤血络，引起尿血，久则产生瘀血阻滞。故无论是结石产生前或结石产生后，气滞血瘀在石淋的发病中具有重要意义。对于大的结石及久不移动的结石，须配合软坚散结，消石化积的方法。刘猷枋认为上尿路结石多属气滞血瘀，以化瘀软坚破气为主，辅以渗湿组成尿石合剂（三棱、莪术、山甲、皂刺、川牛膝、生苡仁、青皮、枳壳），共治疗173例，排石114例，结石下移32例，无变化27例。其中尿石横径0.6～0.8cm，治疗98例，排石68例；横径0.8～1.1cm，治疗53例，排石31例。结石形状不规整，表面粗糙者132例，排石90例；形状规整，表面光滑者41例，排石25例。一般结石滞留肾、输尿管时间在四周以上者，由于局部组织水肿、炎症、粘连，纤维瘢痕化，输尿管腔变窄，蠕动减弱消失，结石难能再行移动，多须手术治疗。结石合剂治疗组病例，结石停留6月～1年者30例，排石25例（83.3%），1～12年41例，排石22例（54.1%），效果是满意的。使一些有绝对手术指征的患者排石治愈，肾积水消失，并观察到一部分草酸钙结石有溶解现象。以后又组成化瘀尿石汤（三棱、莪术、赤芍、车前子、山甲、皂角刺、桃仁、川牛膝、青皮、白芷、枳壳、厚朴、乳香、没药、生苡仁、金钱草）治疗输尿管结石45例（结石52块），39块结石排出，7块结石下降。在45例中，经腹部X线平片动态观察示结石有裂解现象者16例，均属大石、中石，最大为2.3cm×1.1cm，表面粗糙，这些结石在输尿管内停滞时间长（1～9个月），与服中药后的尿液接触时间也长，从而有利于结石的裂解。结石结构的松散、脱落、破坏是结石裂解的前提，认为以草酸钙为主要成分的混合结石中，出现裂解现象的速度与磷灰石的含量多少有关，磷灰石含量越多，结石裂解现象就越早出现。中国中医研究院广安门医院还以活血软坚、温阳益气、清热利湿，组成溶石汤（制鳖甲、夏枯草、白芷、苍术、生苡仁、金钱草、海金砂、滑石）为基础方随证加减，对草酸钙、磷酸镁胺结石用黄牛角粉、黄酒、米醋送服；尿酸结石则用防己黄芪汤加青皮、陈皮、王不留行、川牛膝等，在部分病人中观察到结石溶解或部分溶解现象。亦有用少腹逐瘀汤治疗尿路结石，使87%的病人有排石和促进结石下移的作用，对47.5%的剧烈腰腹部绞痛患者有良好的止痛作用，对94%的血尿患者有止血作用，排石65例中有9例结石排出呈粉末状或碎石颗粒，提示少腹逐瘀汤可能具有排石、溶石作用。

3. 补肾排石

肾藏精，内寓真阴真阳，肾阳虚无以蒸化，肾气虚无以推动，结石久留，水道不通；湿热留恋，久病伤耗肾阴，肾精遂虚。肾虚是结石发生、发展及转归的内在因素。有报告的106例中多见肾虚的表现，其中肝肾阴虚31例，脾肾气虚47例，湿热瘀阻、肾虚血瘀28例。补肾法是治疗无症状性尿路结石及防止尿路结石复发的重要方法。对于肾结石应着重强肾、利尿、化石。合并肾盂积水者，也多配合补肾的方法。

(1) 温肾排石　本法用于有肾阳虚表现的患者。有以温阳补肾排石汤（附子、肉桂、仙灵脾、补骨脂、牛膝、金钱草、海金沙、车前子、滑石、甘草）治疗尿路结石68例，治愈43例（63.24%），总有效率100%。

(2) 滋肾排石　本法用于有肾阴虚或肝肾阴虚表现的患者。有用益肾利水化石法（基本方：熟地、山药、牛膝、海金沙、石韦、泽泻、山萸肉、瞿麦、炙鸡内金、金钱草、车前子、生山楂、威灵仙、枳壳、炒地龙）治疗泌尿系结石274例，治愈171例（62.41%），总有效率77.74%。

4. 益气排石　气是脏腑功能活动的体现，有推动血液和水液运行的作用。气虚也是尿路结石发病的内在因素之一。补气的治疗方法有助于调动自身的驱邪能力，增强输尿管蠕动，促使结石排出。常用药物为党参、黄芪、白术、甘草等。有用固肾利湿化石汤（滑石、金钱草、穿破石、瞿麦、王不留行、乌药、怀牛膝、鸡内金、海金砂、冬葵子、白茯苓、桑椹子、海浮石、生大黄、地龙、郁金、炮山甲、升麻、甘草梢、黄芪、鱼脑石）治疗泌尿系结石203例，治愈121例（59.61%），总有效率79%。

5. 总攻疗法

70年代初，遵义医学院急腹症研究小组提出了尿石的总攻疗法，提高了排石率，据该院一组输尿管结石400例的疗效统计，排石率由31%提高到60%，疗程由平均38天缩短为19.2天。总攻的作用在于：大量饮水与中西药的利尿作用，2小时内尿路猛增至2500～3500ml，可以冲洗结石使其下移；电针与某些中西药可增强输尿管蠕动，促使结石排出；某些中西药可以松弛输尿管平滑肌，针刺、热敷和拍打肾区、跳跃运动等措施，有利于结石下降。近年该院又报导综合排石疗法治疗输尿管结石649例，其治疗方法为：中药按辨证分型分气结型、湿热型、肾虚型分别用不同中药，可以根据病人具体情况采用小攻、总攻、强攻的不同方法，经治疗后排出结石354例，结石下移141例，无效154例，排石率为54.6%。李希元等报道用总攻疗法治疗尿路结石126例，治愈73%，总有效率90.4%，优于速尿、黄体酮对照组。

总攻方案如下：

8：30　饮水500ml，口服双氢克尿噻50mg。

8：45　口服中药排石汤300ml。

9：00　饮水500ml，阿托品1mg肌注，速尿10mg肌注。

9：30　电针肾俞（－），膀胱俞（＋），用于输尿管上、中段结石；电针肾俞（－），水道穴或临近阿是穴（＋），用于输尿管下段结石。留针25分钟，中至强刺激。

10：30　起床活动。

总攻疗法主要用于结石初发，体质壮实者，每周一次，2～3次为一疗程。肾功能不良者禁用。

6. 理疗排石

有用中药（金钱草、石韦、天花粉、生鸡内金、赤芍、川牛膝、生甘草等）配合推按运经仪治疗尿路结石92例，治愈79例（85.87%），总有效率93.48%。推按运经仪能促进输尿管蠕动，加快推运结石下排的速度，消除局部炎症，与中药合用，能加强溶石、碎石、排石的作用。但有重要脏器病变，输尿管有病理性狭窄，肾功能不良，结石直径大于1.2cm者不宜应用。对横径较大的结石，或经其他疗法排石失败者，可采用中药辨证施治，配合磁化水、超声波、电磁板、体位拍打、按摩、跳板跑步等综合措施来提高排石率。

7. 并发症的治疗

(1) 肾盂积水：输尿管结石嵌顿性肾积水是经常可以见到的，常因结石较大，病程久而导致肾功能损害，如果梗阻超过3周，一般主张手术治疗，但术后复发率也很高，有发现用补肾法治疗本症更接近于治本，单纯结石阶段患者多见热象，而病程迁延发展肾积水，并损及肾功能时则较多见寒象。孙品瑛等用附子、桂枝、川断、仙灵脾、黄精、川椒、牛膝、枳实、车前子等治疗100例，疗程3个月，结果治愈71例，有效17例，无效12例，排石率71%。肾盂积水的治疗也常配合活血化瘀药物，对局部水肿、炎症、粘连有抑制和松解作用，增强输尿管的蠕动，有利于缓解梗阻，结石排出。

（2）肾绞痛：肾绞痛发作时腰腹剧痛，并向少腹、会阴部放射，可伴有面色苍白，冷汗出，手足不温，嗜卧，及恶心呕吐等症状，属广义的寒疝范畴，为阳虚寒盛，气机阻滞所致。治疗上急则治标，以缓急止痛为主。黄忠诚等用肾痛冲剂（甘草、芍药、青黛），每次冲服5g，治疗肾、输尿管绞痛101例，显效69.31%，总有效率87.53%。部分病例经治疗前后肾图对比项目检查，表明肾痛冲剂止痛作用主要在于能解除肾盂和输尿管的痉挛状态。肾痛冲剂的止痛效果与杜冷丁加阿托品无明显差异。但肾痛冲剂起效时间为16.68±4.85分钟（$\bar{X}\pm s$），慢于杜冷丁加阿托品，可能与给药途径不同有关。

8. 预防复发

对于尿路结石的预防，中国中医研究院广安门医院在病人痊愈后，连续服益气活血清利之剂（苍术、黄芪、黄柏、王不留行、滑石、川牛膝、车前子、金钱草），隔1～2日一剂，共服14剂，并定期随访，对259例治愈病人（包括溶石、排石、手术取石）进行了2～11年的随访，复发率降至2%以下。温肾利水药也有预防成石作用，经治疗后5个月随访，结石复发率亦仅2%。康力升等发现石康冲剂（广金钱草、茯苓、猪苓、核桃仁、玫瑰花等）有预防尿路结石复发的作用。草酸钙结石病人用体外碎石术后，服石康冲剂12g，每日2次，共28天。服石康冲剂后尿磷酸、尿草酸较服药前略有降低，降低幅度分别为0.5%和1.7%，而服用石康冲剂前后尿快速蒸发试验显示，结晶总数、聚集结晶数、钙、草酸均与服药前有显著差异，其中结晶总数降低了36.76%，聚集结晶数减少42.61%，尿钙含量减少40.32%，尿草酸量减少了42.50%。说明石康冲剂有防止草酸盐结石形成的作用。

临床观察表明，排石率与结石大小、形态、结石所在部位、肾功能状态、输尿管有无病理性狭窄等因素有关。有肾绞痛合并血尿、输尿管结石、结石直径小于1cm、无输尿管病理狭窄或有结石移动既往史者，疗效较好。肾功能严重受损或积水者、病程在半年以上者、结石>1.2cm并表面呈棘状者、并有严重感染者，均不宜保守治疗。有报告指出，服药后10天内结石排出者占33%，11～15天内排石占40%，16～60天排石占27%，认为无限制的长期服药是不可取的。邪实（湿热、气滞）排石率较高，正虚（肾虚）型排石率低。排石法对移动性结石（剧烈酸痛发作时）疗效较佳，对静止性结石（无酸痛症状）多难奏效，溶石适应于结石大于0.8cm或静止性结石。

（二）方药研究

1. 五淋化石丹　五淋化石丹（海金沙、车前子、琥珀、鸡内金、石韦、泽泻、黄芪、元胡、甘草）功效利尿通淋，化石止痛，每服5粒（1.25g），日服3次，28天一疗程，治疗尿路结石124例，显效46例，有效62例，总效率87.1%。

2. 三金排石汤　单纯服用三金排石汤（金钱草、海金沙、鸡内金、大黄、芒硝、川楝子、元胡、车前草、石韦）治疗尿路结石52例，总有效率91.39%；口服三金排石汤及用黄体酮20mg肌注，每日1次，治疗49例总有效率93.88%；口服三金排石汤及用王不留行籽贴耳穴，治疗42例，总有效率96.16%。三组疗效无明显差异，说明内服三金排石汤起主要治疗作用，其他二者仅起辅助作用，但第二组肾痛缓解较快而彻底。

3. 消石散　消石散由金钱草、芒硝、琥珀、海金砂、南硼砂、黄芩、双氢克尿噻、氯化钾、山莨菪碱、PPA等组成，为细末，装入胶囊口服，有止痛、利尿、解痉、消炎作用，治疗尿石症476例，治愈299例（62.8%），总有效率84%。

4. 泌石通　用泌石通900mg，口服，日3次，治疗尿路结石141例，治愈76例（53.90%），总有效率90.07%，疗效与日产优克隆相当。

5. 鸭脚通冲剂　鸭脚通为银杏科植物白果树的根或根皮提取物。鸭脚通冲剂每服10g（相当于生药60g），日2次，治疗尿石病176例，排石率73.86%，总有效率82.39%。实验表明鸭脚通冲剂对家兔有扩张输尿管平滑肌，促进输尿管蠕动作用。

6. 结石通 1 号　结石通 1 号由金钱草、海金砂、鸡内金、火硝、穿山甲、胡桃肉组成，制成浸膏剂，每次服 20ml，日服 2 次。治疗泌尿系结石 80 例，治愈率 61.25%，总有效率 88.75%。

（三）实验研究

1. 排石中药对尿路功能的影响

（1）复方　用三金排石汤（金钱草、海金砂、鸡内金、滑石、车前子、萹蓄、木通、白茅根）灌胃后自身对照法，观察对狗的输尿管动作电位频率和尿流量的影响。结果表明，三金排石汤对狗输尿管动作电位频率和尿流量均有明显增加作用，灌药后 10 分钟即有明显作用，灌药后 45 分钟尿流量才明显增加。表明对动作电位频率增加效应在先，对尿流量增加效应影响在后。提示三金排石汤的排石效应既具有加强动作电位频率从而增强输尿管蠕动作用，又有利尿冲击和推挤作用。化瘀尿石汤可增加狗输尿管蠕动的频率和强度，具有抗炎、抗粘连的作用，可减少鼠肾草酸钙结石及肾积水的发生，防治鼠肾小管萎缩和肾间质纤维化等作用。半枝莲化瘀汤增加家兔离体回肠平滑肌的兴奋性，对小鼠胃肠平滑肌有明显的推进效应，家兔用排石汤后 10～50 分钟尿流量明显增加，给家兔排石汤 2.3g/kg，药后 4 分钟肾动脉血流量逐渐增加，70 分钟后增至药前 3 倍，170 分钟后基本恢复至用药前水平。

温肾利水方在减少肾内结石数及改善肾小管扩张程度方面优于清热利湿的单纯利水方；对改善肾小管扩张程度的能力也明显高于利水方；温肾利水方并不增加肾血流量，但能使肾盂内压力显著升高，输尿管蠕动频率明显加快，因此其作用并非通过尿液的增加而对管腔牵张刺激来产生，而是药物对肾盂、输尿管直接的作用，因而有助于推动结石下移，又有助于排除积水；温肾利水药可使大鼠积水肾 cAMP 显著升高，双侧肾脏去甲肾上腺素的含量也显著升高，前者使输尿管平滑肌松弛，后者使肾盂内压及输尿管蠕动增加，两者协同作用，以促使结石的下移、积水的排除；而利水组则使大鼠积水肾的多巴胺含量增多，肾小管排钠作用增强引起利尿，输尿管的尿流量增多及近侧的流体静压上升，间接地引起输尿管蠕动增强，从而促使尿石的排出。

（2）单味药　动物实验发现清热利湿药有增加尿流量及增强输尿管蠕动的作用，促进肾小管排钠，因此在治疗尿石症时可提高自然排石率。川牛膝能使狗的输尿管蠕动波幅增强，尿流量增加；大黄亦能使输尿管的蠕动波增加，但对尿流量无明显影响；金钱草能使输尿管蠕动及尿流量均有显著增强效应；瞿麦有利尿作用，对输尿管蠕动无影响。

2. 排石中药抗结石形成作用

（1）复方　口服尿路通 5g/kg、10g/kg 可明显抑制大鼠实验性草酰胺尿路结石的形成和因植入异物而致动物膀胱结石的生长，尿路通还有明显的利尿、抗炎及镇痛作用。苏云明等研究表明，排石散（金钱草、车前子、芒硝等）高剂量组（2.70g/kg）和低剂量组（1.35g/kg）均具有明显的抑制结石形成即溶石作用。高剂量组 15 只大鼠中 4 只自尿中有异物排出。2 个剂量的排石散均有显著的作用。结石通 1 号减轻结石局部病变，增加输尿管蠕动的力量和频率，还降低尿饱和度，增加尿结晶抑制因子活性，减轻肾脏病理损害，防止尿液中颗粒滞留，抑制晶体沉淀。

金钱草冲剂（金钱草、车前草等）高剂量组（30g/kg）和低剂量组（15g/kg）对乙二醇所致的大鼠泌尿系结石有预防及治疗作用，对肾结石的疗效优于膀胱结石。金钱草冲剂有一定的镇痛作用，但效果不及颅痛定和杜冷丁。金钱草冲剂有一定的抑菌作用，除对肺炎双球菌外，对金葡菌、奈氏球菌、溶血性链球菌、白喉杆菌、绿脓杆菌、大肠杆菌、伤寒杆菌、痢疾杆菌的抗菌效果不及黄芩。

（2）单味药　广金钱草和川金钱草能抑制一水草酸钙结晶的生长，其有效部分是醇沉淀物，而醇沉淀物的主要成分是多糖类。广(川)金钱草的多糖部分可能延缓一水草酸钙的成核，即延长结晶的诱导期。有类似结石抑制剂的作用。金钱草醇溶部分对结晶的抑制作用很低。从广金钱草的水煎液、醇溶部分、醇沉部分和精品多糖对一水草酸钙结晶生长的抑制百分率看，精品多糖的抑制百分率最高。单味金钱草能使动物肾脏内含钙量降低，而肾脏内钙的沉淀减少，对防治实验性尿石有明显作用。车前子有一定的降低草酸浓度及尿石形成危险性的作用，使肾钙含量显著下降，说明车前子有较强的抑制肾脏草酸钙结晶沉积作用，其作用机理尚有待研究。冬葵子有一定的利尿和降低肾钙作用，其降低尿钙作用比利尿作用更明显。茜根提取液能明显提高尿液稳定性，降低尿石形成的危险性，且有一定的降尿钙作用，其排石作用弱于车前子。这些药物能从不同角度抑制肾草酸结石的形成，肾剖面结晶减少，且多位于髓质，仅少数肾盂存在游离结石。车前子组结石形成量更少，与肾钙测定结果一致。而对照组大鼠肾剖面有较多结晶沉淀物，肾乳突周围有泥沙状结石形成，部分肾剖面有钙化斑。

（四）展望

尿路结石的现代治疗尽管有手术取石及体外震波碎石等，但存在着设备贵、操作技术要求高、适应症选择严格、术后并发症等诸多不利因素。尿路结石的中西医结合治疗已显示出其明显的优势，进一步深入研究，对尿路结石的治疗和防止复发必将起到应有的作用。

（王国栋 时振声）

第五节 血液系统疾病

一、再生障碍性贫血

再生障碍性贫血（aplastic anemia）简称再障（AA），是由多种原因引起的骨髓造血干细胞、造血微环境损伤，以及免疫机制改变，导致骨髓造血功能衰竭，出现以全血细胞减少为主要表现的疾病。病理变化主要为红髓的脂肪化。根据起病缓急、病情轻重、骨髓损伤程度和转归等，国内分为急性和慢性两种。国外从再障中分出一种重型再障。国内的调查，年发病率为 0.74/10 万人口。急性再障为 0.40/10 万人口，多见于儿童及青壮年，慢性再障为 0.60/10 万人口，各年龄组均可发病，男性多于女性。

在中医学里，再障属于虚劳、虚损、血虚、血证范畴。《金匮要略》记载：“男子面色薄，主渴及亡血，脉浮者，里虚也”。又说：“面色白，时瞑兼衄，少腹满，此为劳使之然。”这些描述与再障相似，并认证为“虚”为“劳”。考其病因为六淫、七情、饮食、劳倦、邪毒等伤及气血脏腑，尤其影响到心、肝、脾、肾及骨髓，致使血液化生障碍，因而出现上述诸证。

西医治疗再障，目前主要有雄性激素、免疫抑制剂、造血刺激因子、骨髓移植等。有的副反应大，病人不能坚持；有的价格昂贵，经济不能承受；况且疗效不够理想。因而要求中医中药治疗者甚多。经过近 40 年来中西医结合对再障的研究，在中医分型、治疗、实验等方面，都取得一定成绩。

（一）临床研究

1. 中医分型：80 年代以前的中医分型很不统一，有的过多，有的过少，无法比较疗效，80 年代以后，经过全国中西医结合血液病学术会议的讨论，将再障分为阴虚型、阳虚型及阴阳两虚型。急性再障多属阴虚型，慢性再障三型均见。但有一部分病人，并无明显症状，转归入阴阳两虚型内。因此，目前的分型尚有不完善之处，有待改进。

2. 辨证论治

（1）急性再障：临床上常以热毒偏盛和血热妄行为主要表现，梁冰等对表现为温热者，宜凉血解毒，用凉血解毒汤（羚羊角粉、丹皮、生地、麦冬、败酱草、板蓝根、黄芩、贯众、苍耳子、三七粉、琥珀、地肤子）。表现为虚寒者，宜温补脾肾，填精益髓，用加味参芪仙补汤（人参、生黄芪、补骨脂、仙鹤草、当归、鸡血藤、仙灵脾、黄精、肉苁蓉、肉桂、附片、熟地）。孙伟正等用清热解毒法为主，药用银花、连翘、蒲公英、地丁、板蓝根、黄连、黄芩、黄柏、白茅根、茜草等，结合辨证施治用药。焦中华等重用清热解毒药，伍以益气养阴，温肾助阳药。以上均配合西药肾上腺皮质激素、雄性激素、免疫抑制剂等。

（2）慢性再障：经历过一个较长的治疗探索过程，50～60 年代以补养气血及补益心脾为主，70 年代逐渐转向补肾或补脾肾的治法。80 年代以来，则以补肾为主，或兼补气血，或兼健脾，或兼活血，或兼解毒，近 20 年来主要治法如下：

①补肾法：阴虚型：周霭祥等用滋阴补肾的大菟丝子饮（菟丝子、女贞子、枸杞子、何首乌、熟地、山萸肉、桑椹、补骨脂、肉苁蓉）加减治疗；孙伟正等用滋阴补肾、生髓补血的补髓生血Ⅰ号方（生地、熟地、山萸肉、桑椹、阿胶、栀子、枸杞子、五味子、黄芪等）治疗；王镜等用左归饮加丹参等治疗。肾阳虚型：周霭祥等用补肾助阳方（仙茅、仙灵脾、葫芦巴、肉苁蓉、补骨脂、菟丝子、女贞子）加减治疗；孙伟正等用补髓生血Ⅱ号方（补骨脂、巴戟天、仙灵脾、附子、女贞子等）治疗；王镜等用右归饮加丹参等治疗。阴阳两虚型，则用上述大菟丝子饮合补肾助阳方；补骨生血Ⅰ号及Ⅱ号方；左归饮合右归饮加丹参等治疗。

②脾肾双补法：西苑医院用十四味建中汤，林玲等用二仙温肾汤（仙茅、仙灵脾、黄芪、巴戟天、人参、五味子、当归、赤小豆、甘草）与归脾汤或补中益气汤交替治疗，李琰等用健脾补肾中药（生地、熟地、黄芪、党参、白术、茯苓、当归、何首乌、女贞子、菟丝子、阿胶、炙甘草），并根据肾阴虚、肾阳虚加味治疗，也有用四君子汤合右归饮加味及左归饮或右归饮与补中益气汤治疗者。

③活血化瘀法：根据“瘀血不去，新血不生”的理论，李琰等对再障久治无效时，在补肾药中加入活血药，如丹参、赤芍、玫瑰花、三七等。也有作者以活血化瘀为基本方（川芎、丹参、红花、当归、鸡血藤）结合辨证加用补肾中药治疗慢性再障。

2. 治疗效果

(1) 急性再障：有关急性再障疗效的报道，一组 31 例，有效 22 例，有效率 71.6%；一组 48 例，有效率 47.9%；一组 25 例，有效率 56%；也有报告急性再障 13 例，有效 2 例，死亡 7 例。以上皆为中西医结合治疗者。疗效相差较大的原因除与治疗有关外，对诊断标准掌握不一，取材标准不一，也有密切关系。急性再障的生存率，有报道半年为 29.23±8.66%，一年为 9.74±6.56%，而二年仅为 4.87±4.76%。远期疗效，一组出院时存活的 18 例，一年后随访有 2 例痊愈，5 例进步，2 例无效，9 例死亡。

(2) 慢性再障：笔者根据 1980～1995 年 6 月以慢性再障为主，病例数在 20 例以上有统一疗效标准并公开发表的 26 篇文章的报道，共 1389 例，有效率在 53.3%～95.5%之间，平均 75.43%，这反映了近 15 年来中西医结合治疗慢性再障的水平。本病的基本治愈率平均为 22.65%，说明治愈的难度大。远期疗效，一组慢性再障 170 例的随访结果，远期总有效率 62.94%，1 年、2 年、5 年、10 年的生存率分别为 90.3%、88.99%、88.01%、79.45%，有逐年递减的趋势，但统计学处理无明显差异 ($P>0.05$)。由于再障的治疗难度大，多采用中西医结合治疗，究竟能否说明中医中药的疗效问题，从文献报道中有下列几点可以肯定其疗效：西苑医院曾报道单用中医中药治疗 32 例，其中基本治愈及明显进步共 21 例，占 65.6%；另一组单用中医中药治疗的 36 例，有效率 55.6%，治疗缓解率 13.88%，关于中西医结合治疗的优越性，有作者观察到联合用丙酸睾丸酮和中药治疗，以及单用丙酸睾丸酮或中药给造模小鼠用药后，均能促进骨髓粒单系祖细胞 (CFU-GH) 生长，但以联合用药为优。

在临床治疗中，笔者曾对西苑医院 1963～1993 年及 1974～1982 年两阶段的再障疗效进行了比较，前一阶段主要摸索治疗方法，使用的治法较多，中西医结合治疗 84 例，有效率为 70.4%，后一阶段重点补肾，治疗 55 例，总有效率 89.1%。说明补肾法疗效较好。关于再障中医各型的疗效，王镜等观察 78 例中，肾阴虚型 37 例，有效 20 例，占 54.1%，肾阳虚型 41 例，有效 31 例，占 75.6%，说明阳虚型比阴虚型疗效好，两者有显著性差异 ($P<0.05$)。有作者比较了慢性再障的远期疗效，肾阴虚型 57.2%，肾阳虚型 71.64%，也以阳虚型疗效为优 ($P<0.05$)。近、远期疗效均证实了中医“阳虚易治，阴虚难愈”的理论。

3. 单方单药的研究

治疗再障的单方单药有：辽源市中心医院的再障生血片，吉林省人民医院的血宝，西苑医院的益肾生血片等。

（二）实验研究

1. 分型实质的研究

有不少作者对再障中医分型与现代医学客观指标之间的关系作了研究，以探讨各型的实质，也为中医分型找出客观依据。最早有储榆林比较了再障中医各型的客观指标，发现阴虚型的再障，网织红细胞、中性粒细胞、血小板、骨髓增生程度、非造血细胞数量，均与其他各型有区别；阳虚型 HbF 显著增加，两虚型明显增加，阴虚型轻度增加；cAMP 在阳虚型轻度减低，两虚型明显减低，阴虚型重度减低；疗效以阳虚型为好，阴虚型差。罗秀素等研究了再障中医辨证分型与体外骨髓造血祖细胞类型间的关系，发现阳虚型的 CFU-GM、CFU-E、BFU-E 值均显著高于其他两型（$P<0.01$ 及 <0.05），对雄性激素反应性，也显著高于其他两型（$P<0.005$ 及 <0.05）。而阴虚型组的免疫抑制患者数远远多于其他两型（$P<0.005$）。麻柔等用 MCAB 和 ABC 法测定了 38 例慢性再障患者外周血 T 淋巴细胞亚群改变与中医分型的关系，发现按气血两虚、肾阳虚、肾阴虚、肾阴阳两虚的顺序，患者 T_h 逐渐降低，Ts 逐渐升高，T_h/Ts 明显降低，后两型比前两型 T_h/Ts 下降更显著（$P<0.01$），提示阳损及阴时机体免疫机能发生更大变化，从 T 细胞亚群水平揭示了中医证型，特别是肾阳虚、肾阴虚的内涵。刘宝文等发现阴虚型 T_h/Ts 比值降低是由于 T_h 的下降和 Ts 升高所致；阴阳两虚型与阴虚型相似，但较阴虚型轻；阳虚型 T_h/Ts 比值的降低单纯是由于 Ts 升高所致。王继亮等研究了再障中医各型微量元素的含量，肾阳虚型患者头发中锌、锂、锶、钙、镁、钡含量明显下降（$P<0.05$），肾阴虚型为锂、钙、锶、铬显著减少（$P<0.05$）；而肾阴阳两虚型铜、锌、锂、铁、钙、镁、锰、锶、钡、铬、镍、钴等 12 种元素均明显减少。从以上中医分型与实验指标间的关系上看，再障的中医分型有客观物质基础，对指导治疗、判断预后均有重要参考价值，并为中医“阳虚易治，阴虚难愈”的理论找到了实验依据。

2. 药效的研究

周霭祥等研究了有效方剂大菟丝子饮的疗效机理，观察到该方能显著提高马利兰引起造血损伤小鼠 CFU-S、CFU-D 及 CFU-E 的数量（$P<0.05$ 或 <0.001），能提高小鼠腹腔巨噬细胞吞噬率及吞噬指数（$P<0.001$），能提高小鼠耐缺氧能力，使存活时间延长 82.6%（$P<0.001$）。麻柔等发现首乌、熟地、桑椹、麦冬、补骨脂、巴戟天、菟丝子、锁阳、熟地 9 味中药能使造模小鼠 CFU-D 产率明显提高。戴锡孟等对自拟的补肾阳方或滋肾阴方进行实验研究，发现均能使环磷酰胺引起的造血功能抑制的骨髓细胞生长，对 GM-CFU-D 的生长有刺激作用，同时发现补肾阳药灌胃法较注射法对 GM-CFU-D 作用为强，说明了口服仍是给药的重要途径。展昭明等的实验表明补肾阴、补肾阳和肾阴阳两补 3 个中药复方对慢性再障患者骨髓造血祖细胞增殖均有明显促进作用，说明补肾中药治疗再障是在造血干细胞水平上。谢仁敷等研究了活血化瘀药在体内能改善骨髓造血微环境，从而促进造血，还发现补肾与活血药合用，对造血祖细胞和骨髓基质的作用，均显著高于单用补肾药或单用活血药。

刘大同研制的由鹿茸、紫河车、人参、刺五加等 30 多种中药提取精制而成的药片“血宝”，实验提示不仅具有刺激造血干细胞生长的作用，还具有促进造血干细胞 DNA 合成的作用，有人研究补气养血方剂可提高小鼠多能造血干细胞（CFU-S）、粒系造血祖细胞（CFU-C）的水平，且在给药短期内，提高了小鼠血清中造血调节因子水平。笔者等对具有益气养血的保元汤为主的治疗中发现，再障患者 CFU-C 存活率与疗效有密切关系，存活率高者见效快，疗效好。对不同发病机制的再障，体液免疫异常型、细胞免疫异常型及 CFU-C 存活率较高的干细胞损伤型疗效较好，对微环境损伤型疗效亦可，但治疗时间较长，对重度干细胞损伤型治疗较困难，动物实验中，保元汤组 CFU-D 产率明显高于对照组（$P<0.05$），说明保元汤有促进造血干细胞增殖的作用。

人参是治疗再障的常用药物，周霭祥等对其造血机理进行了研究，应用人骨髓细胞 CFU-F 和 CFU-C 的培养方法，观察人参对人类造血功能的影响，结果表明，不同浓度的人参液对 CFU-F 有不同的影响，1/2000 人参液可显著提高 CFU-F 的产率（$P<0.02$），浓度过高时反而抑制 CFU-F 的生长。提示临床应用人参治疗血虚症时，应严格掌握剂量，以防发

生副反应，高瑞兰等为了解人参对造血祖细胞的作用，应用红系祖细胞（BFU-E、CFU-E）和粒单祖细胞（CFU-GM）培养技术，观察人参总皂甙（TSPG）对正常人和29例再障患者的祖细胞有刺激增殖作用，并与甲基睾丸素相比较，TSPG在20μg/ml浓度时，可使正常BFU-E、CFU-E和CFU-GH产率提高。去除红细胞生成素，TSPG亦具有直接刺激红系祖细胞增殖作用，而甲基睾丸素仅作用于红系祖细胞，对粒单祖细胞无作用。提示TSPG的作用机制，可能是通过增强红细胞生成素等造血因子的活性，间接地促进骨髓造血。关于当归的补血机理，马兰芳等的实验结果表明，当归多糖可明显促进小鼠CFU-S、CFU-D和CFU-E的生成，并提示当归是通过其多糖促进造血干、祖细胞的增殖和分化而起补血作用。

（三）展望

近40年来中西医结合治疗研究再生障碍性贫血，取得显著成绩，体现在再障的中医分型已初步统一，并进行了分型客观指标的研究；治疗方法从多种中医治法中，研究出补肾法治疗再障较其他方法为优，并得到公认；在急、慢性再障中，慢性再障有不少患者可以单用中医中药治疗，中西医结合的疗效优于单用中药或西药的疗效，而且疗效在不断提高；实验研究在逐步开展，对中医分型的实质进行了研究，对补肾药、活血药、补气药、补血药及一些有效方式的疗效机理研究较多，而且使用了不少先进技术；有的科研成果已取得部级成果，并获得社会和经济两个效益。今后还应对再障的中医分型作进一步研讨，使之更加完善；临床研究要设对照组，提高科学性；在对慢性再障深入研究的同时，注意对急性再障的研究；在提高有效率的同时，要注意提高治愈率和缓解率；再障的血小板恢复最为困难，要着眼对提升血小板的研究；在近期有效的病例中，尚有一部分病例复发，要研究复发的原因，提出预防措施，以提高远期疗效；在研究辨证论治汤药的同时，对有效方剂要定药味、定剂量、定剂型，使之向开发型发展，以利推广使用，并获得社会和经济两个效益；实验研究要加强，在研究疗效机理的同时，要注意筛选有效药物为临床使用。展望未来，再障的研究会有广阔的前景。

（麻　柔）

二、急性白血病

急性白血病（Acute Leukemia. 简称AL）是造血系统恶性肿瘤性疾病之一，由于白血病细胞（形态学属原始和早期幼稚细胞）的恶性增生，骨髓及其他造血组织的正常造血组织被破坏排挤并浸润全身各组织器官，引起贫血、出血、感染高热、肝脾淋巴结肿大。本病起病多急骤，进展迅速，若不治疗短期内可致死亡。患病以青壮年为多，是35岁以下发病率及死亡率最高的恶性肿瘤。

中医依其临床见证把急性白血病归属于"虚劳"、"血证"、"温病"、"癥积"、"痰核"等范畴。其证候与历代医家描述的"急劳"、"热劳"、"百日劳"、"温病"相似。从《黄帝内经》《金匮要略》及此后的历代医籍中有关急性白血病的证候都有散见记述。目前多数学者认为急性白血病发病是由正气虚弱，邪毒内侵，深至骨髓，内耗真气精血，阴阳失调，正气衰败，易受外邪侵袭。临床常表现为气阴两虚瘀血痰阻及热毒炽盛等正虚邪实证候。

（一）临床研究

急性白血病的中医治疗研究大致可分为成方单药、辨证分型治疗和分期治疗。

1. 成方单药

国内治疗急性早幼粒细胞白血病（M_3）处于世界领先水平，王振义等在世界上首先应用全反式维甲酸治疗M_3取得成功；周霭详等应用纯中药制剂"青黄散"治疗$M_3$3例均获完全缓解（CR）并至今仍存活，其中有2例已健康存活并工作达15年；孙鸿德等用癌灵1号结合中医辨证治疗急性早幼粒细胞白血病32例，CR65.6%，PR12.5%，总缓解率78.1%，存活5年以上者16例（占治疗病人总数的50%），存活10年以上者6例（占治疗病人总数的18.8%）。近期又报道治疗152例，CR124例（81.6%）。黄世林等用纯中药制剂"复方青黛片"治疗$M_3$70例，60天内CR率98.6%，PR率1.4%，总有效率100%。这些治疗M_3有效的中药制剂的主要成分是砒石、雄黄，进一步验证临床疗效，说明疗效机理，研制出疗效高、毒性低的我国独特治疗M_3抗白血病新药是摆在我们面前的任务。

单纯中药治疗其他类型白血病也有一定疗效。有用蟾蜍酒治疗各类急性白血病32例，CR25%，ALL疗效较好，CR33.3%；有用六神丸治疗各类急性白血病6例，CR3例，三例均为急性髓细胞性白血病。有人用六神丸抗白血病复发，成人30～180粒/日，共观察275例，第1、2、3年生存率分别为80%以上、60%～75%、27.3%～66%。有用苦参注射液治疗老年急非淋56例，CR4例（15.4%），PR8例（30.8%）。

2. 辨证分型治疗

中西医结合治疗急性白血病常以中医辨证分型治疗配合西药化疗。

急性白血病的中医分型，有以脏腑辨证，有的按气血营卫分型，所分证型有气阴两虚、气血双亏、热毒炽盛、痰核、癥积、邪毒内蕴、痰血瘀毒、肝肾阴虚、痰湿瘀阻等。国内近年的中医分型已基本趋于一致，多以气阴两虚、气血双亏、热毒炽盛、痰瘀互结等为基本证型。以下列出常见典型分型及治疗：

（1）气虚血亏，肝肾阴虚证

证见头晕乏力，心悸气短，动则尤甚，面色不华，纳差，低热、盗汗或自汗，可有五心烦热或衄血，舌淡胖，苔少或薄腻，脉细数或虚大。

治法：益气养血，滋阴健脾。

方药：三才汤合八珍汤加味。

人参10g，白术12g，茯苓12g，炙甘草12g，黄芪20g，当归12g，山萸肉12g，生熟地各15g，枸杞子15g，女贞子12g，天门冬12g。

出血重者加仙鹤草30g，茜草20g；鼻衄去黄芪，加白茅根20g，侧柏叶15g；尿血加大小蓟各15g；便血加大黄粉15g吞服，白及粉20g吞服。

（2）热毒炽盛，气血两虚证

证见身热口渴，汗出热不解，溲短赤。伴面色不华，可兼有口舌生疮，咽痛咯黄痰，疖肿，肛门肿痛或有衄血、尿血及便血，甚则神昏谵语等，舌淡红少津，苔黄燥，脉虚大而数。

治法：清热解毒，凉血救阴。

方药：清瘟败毒饮加减。

银花30g，连翘12g，板蓝根20g，栀子12g，生石膏45g，淡竹叶10g，知母12g，水牛角30g，生地12g，丹皮12g。

出血重者加茜草20g，白茅根20g；口腔糜烂局部涂锡类散或养阴生肌散；咽红肿痛加山豆根12g，射干9g；皮肤疖肿加蒲公英30g，野菊花15g，紫花地丁20g，并外涂如意金黄膏；肛门肿痛外涂九华膏；咳嗽黄痰加鱼腥草30g，瓜蒌30g；神昏谵语加安宫牛黄丸。

（3）癥瘕痰核证

证见胁下肿块，固定不移，瘰疬痰核，可伴有发热，面色不华，舌暗淡或有瘀点及瘀斑，脉弦细。

治法：活血化瘀，软坚散结。

方药：膈下逐瘀汤合消瘰丸加减。

桃仁12g，红花6g，赤芍12g，当归12g，柴胡12g，元胡12g，玄参15g，牡蛎20g，贝母12g，夏枯草15g，山慈菇20g。

腹部肿块明显及胀满者加三棱15g，莪术15g；心悸气短加黄芪30g，党参15g。

这些证型在病程中并不是一成不变的，往往互相转变。山东中医学院分析了200例急性白血病中医分型与客观指标的关系，发现中医分型不但与有关体征、症状有较密切的关系，而且与骨髓增生程度、血沉、血钾、IgG、铁蛋白、淋转试验等密切相关，证型之间常相互转变。

一般认为，中西医结合治疗急性白血病无论在提高缓解率及延长生存期等方面都较单纯化疗更好。1983年王镜报道中西医结合治疗急性白血病90例，设化疗对照组50例，结果中西医结合治疗组和化疗对照组总缓解率分别为78.9%、50%；生存期大于1年者分别为37.8%、3.4%，中西医结合治疗组明显优于化疗对照组。但近年缺乏严格的对照研究。山东中医学院中西医结合治疗急性白血病190例，完全缓解（CR）61.58%，总缓解率69.74%。西苑医院中西医结合治疗急性白血病33例，CR87.9%，ALL12例CR100%，AML21例CR81%。

3. 辨病分期治疗

在中西医结合治疗急性白血病中，除了辨证分型治疗外，不少学者已注意到结合辨病分期治疗，疗效更好。如：疾病早期（未获完全缓解时）更注重清热解毒，用清热解毒类抗肿瘤药物（白花蛇舌草、蒲公英、小蓟等）；化疗期多针对化疗毒副反应，有胃肠道反应者治以芳香化浊、和胃降逆等；疾病后期（已获完全缓解时）多以本虚为主，治疗以益气养阴为主。

近年来中医药治疗微小残留白血病(MRL)的研究已经起步，西苑医院认为急性白血病CR后进入MRL阶段，主要表现有乏力、头晕、腰膝酸软，易汗出，或舌红，或舌体胖，有齿痕，脉细数等，为“邪去正衰”、“气阴两虚”之证。根据“形虚病盛先扶正，形证俱实去病疾，大积大聚衰其半，须知养正积自除”和“气复反则生，不反则死”的治疗原则，总结扶正培本、调整阴阳气血达到“正气存内，邪不可干”的目的，以重建及恢复MRL病人免疫功能，消灭或根除微小残留白血病细胞为治疗MRL的大法。近年来按照以上对MRL的初步认识和治疗观点，针对MRL的中医病因病机及临床证候，研制了扶正抗白方。扶正抗白方益气补元、滋阴养血、补肾填精，针对MRL病人“邪去正衰”“气阴两虚”的特点，以黄芪、首乌等益气养阴十余味中药组成。他们系统观察了MRL病人的免疫功能状况，包括细胞免疫和体液免疫（T_3、T_4、T_8、NK、B细胞，IgG、IgA、IgM、C_3等），及应用扶正抗白方对其免疫功能的调节作用及对MRL的治疗作用，初步结果发现扶正抗白方可明显改善MRL病人的免疫功能缺陷状况，用药后MRL病人紊乱的T淋巴细胞亚群可逐渐纠正，T_4上升，T_8下降，NK细胞数量先增高后逐渐降至正常。到目前为止观测MRL病人30余例，长期存活病人明显增多，迈出了可喜的一步。

（二）理论与实验研究

1. 对本病病因病机的认识

(1) 以虚为主：有认为本病的病因病机是肾脏虚衰，精髓内亏，复感疫毒之邪所致，正气虚是发病的重要因素。

(2) 以实为主：有人认为本病来势凶猛，一起病即见高热、出血，是温毒内侵，伤及骨髓，窜入营血所致。有认为本病与中医的伏邪温病相类似，是邪气早伏于里，发病后按血→营→气→卫的层次传变。

(3) 虚实夹杂：有认为本病的发生有外邪（温热或温毒）侵入的外因，亦有气血亏耗，脏腑虚衰，元气不足的内因。

虽有以上以“虚”“实”为主的分歧，但对本病的病因病机基本一致的是：①本病的发生有“邪”与“虚”同时存在，同时起作用；②病机为邪毒内侵，入血伤髓，内耗真气精血，阴阳失调，正气衰败。

2. 实验研究

国内白血病的实验研究开始于60年代的抗白血病单味中草药的筛选，医科院血研所用L_{615}白血病小鼠模型筛选101种中药，发现肿见消、黄药子有明显抗白血病的作用；西苑医院筛选95种中药，发现狼毒、蜈蚣有明显抗白血病作用；其他单位还发现莪术油、白花蛇舌草、千金子等有抗白血病作用。

单验方研究：西苑医院研究证明青黄散对L_{615}、S_{180}细胞DNA、RNA有不同程度抑制，对正常小鼠CFU-S、CFU-CM、CFU-E无抑制，说明青黄散治疗白血病的机理可能是抑制白血病细胞DNA、RNA合成。哈尔滨医科大学一院证实癌灵1号可破坏白血病细胞膜，抑制白血病细胞DNA、RNA合成而对骨髓无抑制。山西省中医研究所发现苏木煎液对白血病小鼠P_{388}、L_{1210}有明显的治疗作用，生命延长率均大于100%。

传统抗癌中成药研究：山东中医学院和山东省中医药研究所还研究了传统抗癌中成药“六神丸”、“紫金锭”、“犀黄丸”及其加味抗急性白血病的作用。用以上三种中成药配以活血化瘀、养阴解毒、补气养血方药治疗L_{7212}、L_{1210}白血病小鼠，从血象、骨髓象、肝脾病理、骨髓细胞增殖动力学、生存期等方面研究，结果显示：三种中成药有明显抑制和杀灭白血病细胞作用，可缓解和减轻白血细胞对肝脾的浸润，明显延长白血病小鼠生存期，生命延长率分别为37.1%、36.3%、24.8%；此外，紫金锭有明显的减缓白血病小鼠腹水形成作用，六神丸具有明显的促进骨髓巨核细胞增殖作用。和活血化瘀、养阴解毒、补气养血方药共用有明显的协同作用；六神丸加用活血化瘀、养阴解毒、补气养血方可降低骨髓白血病细胞绝对值；加用补气养血方可加强杀伤白血病细胞作用，还可促进正常白细胞增高；加用养阴解毒方可减轻白血病细胞对肝脾浸润。紫金锭加用益气养阴，补气养血方可促进正常白细胞的生成；加用活血化瘀、养阴解毒方可加强对白血病细胞的杀伤作用。天津中医学院研究了梅花点舌丹和六神丸对 L_{7217} 白血病小鼠的治疗作用，发现梅花点舌丹和六神丸可延长 L_{7217} 白血病小鼠存活，生命延长率为12.7%和12.5%，可抑制白血病细胞生长，可促进 L_{7217} 白血病小鼠和正常昆明种小鼠CFU-GM的生长，六神丸还可减低白血病小鼠的染色体畸变。

中药提取物研究：河南省医学科学研究所发现冬凌草甲素对 L_{1210} 白血病细胞有明显的杀伤作用，经细胞周期分析，提示冬凌草甲素可能是一种细胞周期非特异性药物。天津医药科学研究所用显微分光光度术研究藤黄Ⅱ号对 L_{1210} 白血病细胞的影响，发现该药可使S期细胞明显减少，G_1 期细胞明显增多。中国医学科学院药物所发现葛根有效成分 S_{86091} 能抑制早幼粒白血病细胞HL-60增殖，促使其分化成熟，经流式细胞术测定表明，该药使HL-60细胞周期移行呈 G_1 期阻断作用，使 G_1 期细胞增加、S期细胞减少，是一种分化诱导剂。白求恩医科大学发现人参总皂甙对人急非淋白血病细胞有不同程度的分化诱导作用。

（三）方药研究

80年代抗白血病复方的研究相继兴起。山东中医学院研究了复方补益中药抗白血病的作用，选用临床上常用的益气养阴方（黄芪、太子参、半枝莲、白花蛇舌草、公英、小蓟各30g，生地、黄精、女贞子各24g，旱莲草18g，天冬、麦冬各15g，白术、茯苓各12g）和补气养血方（黄芪、党参、白花蛇舌草、小蓟各30g，党归、补骨脂、何首乌各24g，枸杞子18g，白术、茯苓、阿胶各12g，甘草6g）的200%水煎液治疗 L_{7212} 白血病小鼠，发现两方有不同程度的抗白血病作用：两方可明显延长白血病小鼠 L_{7212} 的生存期，显著降低白血病小鼠 L_{7212} 外周血、骨髓中的白血病细胞的百分比和绝对值，两方还可对抗环磷酰胺对肝、脾的损伤和对骨髓的抑制，提高白血病小鼠 L_{7212} 的CFU-GM及白细胞的吞噬率和吞噬指数及T淋巴细胞数，说明两方可对抗化疗的毒副反应提高白血病宿主的免疫功能。上海医科大学研究了清热解毒（金银花、草河车、七叶一枝花、冰球子、黄药子、生甘草）、清热凉血（公英、天登子、水牛角、生地、丹皮、赤芍）、清热化痰（夏枯草、海藻、象贝母、青皮）、清热活血（草河车、半枝莲、桃仁、红花、丹参）、清热凉血益气补肾方药（金银花、草河车、冰球子、水牛角、生地、六神丸、人参、肉苁蓉、仙灵脾、菟丝子、天冬）对移植性小鼠淋巴细胞白血病的影响，发现5个给药组荷瘤动物平均瘤重均低于对照组，其中清热凉血益气补肾组平均瘤重最轻，其次为清热活血组，抑瘤率均大于30%，与对照组有显著差异。

（四）展望

综上所述，中医药治疗急性白血病确有疗效，中西医结合治疗急性白血病无论在临床疗效、还是延长生存期方面都有其优越性。中药不仅能够杀灭白血病细胞，还具有调节全身机能、保护正常细胞和身体各器官功能、减少并发症、对化疗具有增效减毒作用。但目前的临床研究大多还是临床观察、回顾性总结，缺乏对照组，客观指标较少，今后应加强前瞻性研究。中医药治疗急性白血病的实验研究仍不够深入，应从临床疗效入手，应用高技术（如流式细胞技术、细胞凋亡等），从诱导分化、细胞毒等方面进一步深入研究，发挥中医药优势，研制出疗效高、毒性低的我国独特的治疗急性白血病新药。这是摆在我们面前的任务。

（麻　柔）

三、慢性粒细胞白血病

慢性粒细胞白血病，简称慢粒（chronic granulocytic leukemia，CGL），是累及多能干细胞水平，伴有获得性染色体异常的一种骨髓增生性疾病，临床特点为脾脏肿大、白细胞显著增多，骨髓和血液中粒系各期幼稚和成熟粒细胞明显增多，在细胞遗传学上有特异的染色体。自骨髓出现第一个ph′染色体的粒细胞直至出现临床症状，约需8年。慢粒在我国约占白血病病例数的15%～25%，各年龄组均可发病，但以25～50岁的发病率最高。

本病的临床表现为乏力、多汗、消瘦、肝脾肿大等，属于中医“虚劳”、“癥”、“积”的范畴。《内经》云：“积聚者，由阴阳不和，脏腑虚弱，受于风邪，搏于脏腑气血所为也。”朱丹溪云：“积在左为血块……块乃有形之物也，痰与食积死血而成也。”并提出用活血化瘀散结药治之。以上说明本病因虚得病，邪与气血搏结而成。为慢粒的中西医结合治疗指出了方向。

现代医学对慢粒的治疗有：①化疗：以马利兰、羟基脲为多用；②放射治疗：对脾脏肿大明显，化疗不能使之缩小者，可用脾区照射；③干扰素：国内正在使用；④骨髓移植：国内慢粒骨髓移植开展尚不普遍。由于放、化疗尚不能防止慢粒急性变，且易产生骨髓抑制，所以病人要求中西医结合治疗者甚多。近40年来中西医结合治疗研究慢粒，取得一些成绩，小结于下：

（一）临床研究

1. 当归芦荟丸　中国医学科学院血液学研究所（以下简称医科院血研所）及成都中医学院从泻肝经实火立法，用当归芦荟丸治疗慢粒22例，完全缓解4例，部分缓解5例，进步7例，无效6例，有效率72.7%，服药6～65天出现疗效，达完全缓解时间平均3.4个月。

2. 青黛　医科院血研所等单位在当归芦荟丸治疗慢粒有效的基础上，进行了拆方，由单味青黛组成的8号丸治疗慢性15例，完全缓解1例，部分缓解4例，进步10例，发现青黛是其中起主要作用的药物。成都中医学院附属医院用青黛治疗慢粒17例，完全缓解3例，部分缓解6例，进步6例，全部有效，最好发生疗效时间平均3个月。姚邪垣等对青黛治疗的病例进行了远期随访，其中数生存期35～46个月，没有马利兰治疗时出现的骨髓抑制、闭经和色素沉着等副反应。

3. 靛玉红　医科院血研所与四川省中药所协作从青黛中分离出靛玉红治疗慢粒，效果更为显著，但青黛中靛玉红的含量极少，以后以大青叶为原料半合成靛玉红成功，并进而全合成靛玉红，提高了产量，经协作组50余个医疗单位试用共治疗初、复治慢粒314例，计半合成靛玉红治疗61例，全合成靛玉红治疗253例，全日剂量一般为150～200mg，分3～4次口服，结果：完全缓解及部分缓解病例，半合成组为60.65%，全合成组为59.28%，两组的治疗效果基本相似。初治者的疗效比复治者为高。在全合成组中，绝大部分患者用药1周左右自觉症状好转，多数患者于用药后半至1月血象改善，肝脾缩小。最佳疗效平均需77.65天（24～210天），最佳疗效所需剂量平均25.48g，主要副反应有纳差、恶心、呕吐、腹痛、腹泻、便血等。为药物对胃肠道粘膜直接刺激引起。约29.51%患者无副反应。靛玉红与当归芦荟丸、青黛比较有疗效高、起效快、剂量小、副反应轻、价格低等特点，与马利兰相比，有效率基本相近，但完全缓解率不及马利兰，与靛玉红在血液中有效浓度不及马利兰高有关。钱林生等长期观察单用靛玉红治疗的慢粒57例，中数生存期31.5个月，靛玉红治疗缓解后宜长期维持，靛玉红不能控制或延缓急性变的发生。

4. 异靛甲　由医科院药物所合成的靛玉红类似物——异靛甲(meisoindigo)，由全国24个医疗单位组成协作组，用异靛甲治疗慢粒134例，每片25mg，每日75～150mg，分2～3次饭后口服，连续服药60天以上统计疗效，结果：完全缓解43例，占32.09%，部分缓解65例，占48.51%，进步18例，占13.43%，无效8例，占5.97%，总有效率94.03%，缓解率达80.60%，疗效高于靛玉红，有效率与马利兰相似，但缓解率不及马利兰，缩脾程度较马利兰为好。主要副反应为骨、关节等部位的疼痛，消化道副反应明显轻于靛玉红，急变率与马利兰相似。

5. 青黄散　周霭祥等报道，用青黛、雄黄按9：1配药，研末混匀装胶囊，或做成片剂，每片0.3g，每日6～15g分3次饭后服，从小剂量开始，配合辨证论治汤药治疗慢粒25例，完全缓解18例，占70.1%，部分缓解7例，占28%，总缓解率为100%。见效时间，用药后平均11.4天（3～29天）自觉症状明显好转或消失，平均10.1天（3～33天）脾脏开始缩小，缩至最小平均需79.9天（16～241天）；白细胞在治疗后平均5.3天（2～12天）开始下降，平均39.4天（6～74天）降至1万以下。随着白细胞数的下降，幼稚细胞也随之减少或消失。原有贫血、血小板增多或减少者，也逐渐接近或恢复正常。骨髓恢复的时间与血象的恢复基本一致。副反应有恶心、胃脘不适、腹泻、便血、皮肤色素沉着、手脚掌皮肤增厚和疼痛等。因雄黄为三硫化二砷(As_2S_3)，为防治砷中毒，每用青黄散1～2个月，可用二巯基丁二钠1.0g加入5%葡萄糖40ml缓慢静脉注射，每日1

次，连用3天。

6. 传统中成药　治疗慢粒的中成药还有六神丸、梅花点舌丹、牛黄解毒片等，疗效虽有，但不如靛玉红、异靛甲及青黄散。

（二）实验研究

1. 青黛　青黛治疗慢粒的疗效原理，医科院分院作了如下的研究：①对细胞免疫功能的影响。慢粒患者在青黛治疗期间，链激酶-链道酶（SK-SD）皮试，E-玫瑰花结（E-RFC%）及巨噬细胞吞噬功能试验，均证明没有机体免疫功能的抑制，且用药期间免疫功能逐渐恢复，而马利兰则产生免疫抑制现象；②青黛治疗慢粒患者，其尿酸及β-氨基异丁酸（β-AIB）的排泄量与白细胞数呈一致性改变，说明青黛的作用不是直接破坏核酸大分子，也不是在嘌呤形成之后，它是否抑制了前体形成嘌呤环的过程或是其他代谢环节，尚需进一步研究；③超微结构改变。青黛治疗后，相应阶段粒细胞内质网明显减少，粗糙型内质网的扩张是蛋白质合成旺盛的表现，这可能与白血病细胞无限制的增殖分裂有关；④染色体检查。青黛治疗前，慢粒ph′阳性率平均为48.3%，治疗后平均为16%左右，而马利兰治疗的9例慢粒病人，治疗后ph′阳性率平均为34.0%，差别非常显著（$P<0.01$）。

2. 靛玉红　甘午君等通过测定慢粒患者用靛玉红治疗前后外周血白细胞中ch/pl比值（胆固醇/磷脂克分子比），发现靛玉红治疗后，患者白细胞中ch/pl比值增大，相应增高ch水平，可影响慢粒细胞中DNA合成，因而抑制恶性细胞的生长和繁殖。又观察慢粒患者靛玉红治疗前后外周血白细胞中5′-核苷酸酶（简称5′-N）活性变化，发现治疗前10例患者5′-N活性明显增高。白血病细胞中此酶活性减少的原因有可能由于它的生物合成来源减少，在细胞中存在某些抑制因子，或由于恶性细胞质膜改变所致，而靛玉红则在这些方面发挥了作用。用电镜对靛玉红治疗前后慢粒骨髓进行对比观察，发现靛玉红治疗后有大量幼稚细胞变性坏死，故认为靛玉红有破坏白血病细胞的作用。其方式以核和整个细胞的肿胀、染色质解聚、核仁解离、最后核呈均匀一致的颗粒，此变化符合核溶现象。此外，靛玉红对DNA聚酶A活性产生抑制作用，使^{3}H-TdR标记指数降低，降低DNA合成，使白血病细胞核溶而产生疗效。

3. 青黄散　周霭祥等对青黄散治疗慢粒的疗效原理进行了研究，实验表明青黄散对L_{615}和S_{180}小鼠细胞的DNA和RNA合成均有不同程度抑制作用，且抑制作用快，在药物作用30分钟时即达高峰。青黄散对正常小鼠血象、骨髓CFU-S、CFU-D、CFU-E、骨髓有核细胞计数及^{3}H-TdR掺入无明显不良影响，而对照药马利兰则有明显抑制作用，可见青黄散比马利兰安全。此外，对单用青黄散治疗的10例慢粒，在治疗前、中、后的骨髓细胞进行了超微结构的观察，结果发现在白细胞骤降时期幼稚细胞发生大量变性坏死，主要以核溶解、核固缩、核破碎及混合性为特征的变性坏死，最终导致白血病细胞死亡。

4. 传统中成药　唐由君等对六神丸、紫金锭、犀黄丸的实验研究表明，三种药物有明显杀伤L_{7212}小鼠白血病细胞作用（$P<0.05$或<0.001），主要作用于S期，并有缓解白血病细胞对肝脾浸润的作用。梅花点舌丹则能明显抑制白血病细胞，提高对L_{7212}小鼠白血病细胞的抑制率。

（三）展望

中医、中西医结合治疗研究慢粒，取得了可喜的成就，找到了疗效可靠的单味中药及复方成药。有的已化学合成，如异靛甲，已广为临床应用，不仅疗效高，而且副反应轻，比马利兰安全。实验研究，对有效药物进行了疗效原理的研究，提高了临床研究的水平。事实证明在伟大的中医学宝库里，蕴藏着不少治疗慢粒的药物，今后要继续发掘，对已知有效的中成药，要进一步深入研究，找出有效成分。在科研方法上，从当归芦荟丸中找到有效部分青黛，又从青黛中提取出有效成分靛玉红，最后由人工合成靛玉红的类似物异靛甲，不仅提高了疗效，减轻了副反应，而且节约了药材，这一科研模式值得学习和推广。

（周霭祥）

四、特发性血小板减少性紫癜

特发性血小板减少性紫癜（Idiopathic Thrombocytopenic Purpura），是以各种皮肤，粘膜，甚至内脏出血为主要临床表现，以外周血小板计数减少，骨髓巨核细胞正常或增多并伴有成熟障碍为主要临床特征的常见出血性疾病。其发病原理未完全阐明，已知本病患者体内存在抗血小板抗体，致使血小板寿命缩短，破坏过多，数量减少，从而引起各种出血表现。本病有急、慢性之分，儿童80%为急进型，有自愈倾向。多数有病毒感染史。而成人95%以上为慢性型，好发于生育年龄妇女，男女之比约1∶3，迁延难愈，属自身免疫性疾病的一种。

本病临床表现为多部位的出血，属于中医“血证”范畴。内经云：“阳络伤则血外溢，血外溢则衄血”；“阴络伤则血内溢，血内溢则后血”。“孙络外溢则有留血”。又云：“气为血帅”，“血随气行”。而“气血以并，阴阳相倾，气乱于卫，血逆于经，血气离居，一实一虚”，“气并则无血，血并则无气，今血与气相失，故为虚焉；络之与孙络俱输于经，血与气并则为实焉。”这种气血盛衰则血脉逆乱，血并为实，无气为虚，血气相失的理论似阐明了本病发病机理。在治法上，历代医家各有所长，但有《血证论》提出治血四法：“止血，消淤，宁血，补虚”最为实用。

现代医学治疗ITP，仍以激素、脾切除、免疫抑制剂为主要治疗手段，但复发率高，副反应多。近年来，大剂量静脉滴注免疫球蛋白，血浆置换，及各种新型免疫抑制剂已开始应用于临床，但这些疗法均未能使ITP的疗效出现根本性改观。中医药治疗ITP有疗效稳定持久，无副作用等特点，中西医结合为本病的治疗开辟了新的途径。

(一) 临床研究

因为ITP是一种多因素“杂源性”综合征，其患者体内自身抗血小板抗体具有多样性，其作用部位也为异质性，临床上尚无一种中药或西药可治疗全部ITP，故在ITP治疗时，首先应明确不同分期的临床特点，明确辨证分型。近年来大量工作围绕此命题展开，取得一些进展。已公认ITP急性型或慢性型急性发作期，多因外感热毒或热伏营血，以至火盛动血，灼伤脉络而迫血妄行，临床以实证为主。部分实证病例随病情发展，火热之邪伤气耗阴可转为慢性。多数病例开始发病即为慢性型，五脏虚损为其发病基础，本虚标实为其临床特点。应用现代免疫学指标进行中医辨证分型，也证实了以上推断的正确。孙伟正将45例ITP患者分为血热妄行、气不摄血、阴虚火旺三型，发现PAIgG值在血热妄行型上升最高，在气不摄血型升高幅度最小，PAIgM值阴虚火旺型最高，而在气不摄血型却正常。结合临床认为阴虚火旺型疗效最差的原因可能是PAIgM异常增高所致。黄振翘将105例ITP患者分为实证（血热伤络型）和虚证（脾虚失统型，脾虚阴亏型和脾肾阳虚型），检测PAIg和T亚群等指标，发现实证组各项免疫学改变较虚证组为轻，因此推论ITP在实证阶段因细胞免疫学紊乱尚不严重，用药可侧重泻火治标以抑亢盛之邪气（自身抗体）；而虚证阶段免疫失衡显著，用药要侧重扶正固本，增强Ts功能来抑制抗体产生，符合实则泻之，虚则补之中医原理。杨宇飞等将ITP分为5型，发现按照血热妄行型→气血两虚型→脾肾阳虚型→肝肾阴虚型→阴阳两虚型的顺序，T亚群改变依次加重，表现为Ts逐渐升高，Th/Ts比值顺序下降，并在后三型出现倒置，提示病及气血与病及阴阳有质的不同。在阳虚型和阴虚型，Th、$T4^{+}8^{+}$和NK细胞变化有明显差异，这一现象与阴阳消长规律间存在一致性，值得深入探讨。在气血两虚型，不仅细胞免疫学改变最轻，抗GPⅡb，GPⅢa，GP-Ⅰb自身抗体也不升高，为临床上此型疗效好提供理论依据。同时首次提出存在阴阳两虚型，此型虽数量少，但均为对激素已产生依赖性的难治ITP，其细胞免疫学改变最重，但PAIg却在正常水平，提示此阶段发病机理可能是细胞免疫而非体液免疫起主导作用。辛随成等采用流式细胞仪检测63例ITP患者，探讨中医分型与骨髓巨核细胞数量（MR）及DNA含量值的关系，发现血热妄行型各项指标均增高，与气不摄血型、阴虚火旺型、瘀血内阻型差异显著（$P<0.01$），气不摄血型MR的数量及DNA含量值最低（$P<0.01$），阴虚火旺型产板MR最低（$P<0.01$），与临床疗效一致。以上研究报告反证了中医辨证论治确有其客观物质基础，因此免疫学改变可以作为ITP中医辨证分型客观指标。

总结近十多年来对ITP的治疗，多数采用辨证分型论治，急性ITP属血分实热，用清热凉血止血法治疗为主，传统上喜用犀角地黄汤加减。慢性型常分为三种证型：阴虚内热型多用滋阴凉血止血法，传统上喜用知柏地黄汤或三甲复脉汤加减；脾气虚弱型，用益气健脾止血法，归脾汤加减最常用；瘀血型用活血化瘀止血法，桃红四物汤加减治之。也有从肝脾论治，甚至从肺论治者。中药治疗特点，见效慢，副反应小或无副反应，临床上先减症，后升血小板，有效者首先出血症状消失，停药复发不如激素明显。中药治疗 ITP 一般总有效率均在 80%以上，但显效率鲜有超过 40%者，而且针对阴虚内热型方剂较少，此型占全部 ITP 近 40%，治疗难度大，为中药治疗 ITP 的堡垒，一旦攻破，将大大提高整个中医治疗 ITP 的疗效水平。从总体研究水平来看，能单纯用中药治疗，同时又有严格的诊断，疗效及辨证分型标准，设立阳性药物对照组，将急、慢性 ITP 分开研究的研究报告仍占很少数，影响了对整体水平的估计。

已研制出的成方单药有从江南卷柏中提取并制成的“紫癜清”，还有昆明山海棠片，血宁胶囊（三七根），绞股蓝冲剂等，但有效率似不如中药汤剂。

阎丰书等治疗儿童急性 ITP 32 例，药用大青叶、黄连、大黄、栀子、丹皮、紫草、侧柏叶、仙鹤草、地榆、三七粉、生地、鳖甲、补骨脂、菟丝子、生甘草，同时设立泼尼松对照组 20 例，用药 2 月后，治愈率和总有效率分别为 34.38%、90.63%和 25%、80%，显示了纯中药治疗儿童 ITP 的优越性。但该研究缺乏免疫学指标佐证，为不足之处。李南夷等应用复方锁阳冲剂治疗激素依赖性 ITP28 例，中医辨证为脾肾阳虚，脾虚气弱和阴阳两虚，其中 7 例正在服用泼尼松的患者服用本方后在一个月内撤除了激素，显效率 46.43%，总有效率 85.71%。作者认为，温热药与激素具有相同性质，要解除患者对激素的依赖，应温阳益气，补肾健脾。药效学研究也证实，复方锁阳冲剂具有促进肾上腺皮质分泌作用，有利于激素撤除时，受抑的肾上腺皮质功能的恢复，防止出现戒断综合征及病变复发。王卫中等应用凉血止血，活血化瘀中药基本方加减（仙鹤草、紫珠草、荔枝草、当归、鸡血藤、丹参、桃仁、红花、大黄）治疗慢性 ITP32 例，并用泼尼松 32 例做对照，选择了 PAIgG、甲皱微循环、血小板聚集率等指标佐证，中药组显效率(40.6%)，明显高于西药组（15.6%)，各项指标恢复也以中药组为优。杨宇飞、周霭祥等报道应用益气血，补肝肾之养血清癜汤（炙黄芪、全当归、炒白芍、女贞子、旱莲草、何首乌、补骨脂、巴戟天、炙甘草、山萸肉、生地、熟地、丹参、仙鹤草）治疗慢性 ITP55 例，并设立氨肽素对照组 22 例，应用 PAIg、抗 GP 自身抗体、T 亚群、血小板粘附聚集功能等 20 余项免疫学指标佐证，取得显效率 32.7%，总有效率 98.73%的疗效，优于氨肽素对照组（4.5%，45.5%)。

（二）实验研究

近年来杨宇飞、周霭祥等用免疫法建立了 BALB/C 小鼠急、慢性 ITP 模型获得成功。改变了过去习用化疗药和放射线造成动物骨髓损伤而致的血小板减少动物模型，后者产生血小板减少的机理与 ITP 有本质上的区别。新的 ITP 的动物模型已逐渐被引用于对 ITP 的研究。

模型制备方法：用经过分离处理的 BALB/C 小鼠血小板分次皮下免疫豚鼠，取豚鼠血清即得豚鼠抗 BALB/C 小鼠血小板抗血清，将抗血清稀释后腹腔注入 BALB/C 小鼠体内，1 小时左右小鼠体内血小板开始下降，12～24 小时可降至最低点，为原水平 5%以下，并伴有骨髓巨核细胞增多，产板巨核细胞减少，T 淋巴细胞免疫功能异常，与 ITP 临床表现一致，24～48 小时后模型血小板逐渐恢复。若间断给予抗血清，可使模型维持在低血小板状态 8～10 天，造成慢性 ITP 模型。

应用以上模型，杨宇飞等进行了养血清癜汤的药效学实验，齐鸣等对陕西省高德法的黑龙增红片进行药效学研究，柯薇君对升板丸和养血糖浆进行了药效学实验，陈广垠等对“理血片”进行了药效学研究，均获得可靠结果。

上模型已通过国家中医药管理局科研鉴定，并获得中国中医研究院 1993 年度科技进步奖。在自然科学基金资助下，目前已研制出“病证结合 ITP 动物模型”，为中西医结合防治 ITP 研究提供了方法学基础。

（三）方药研究

为阐述中药治疗ITP的临床疗效，一些免疫学指标如血小板相关抗体PAIgG、A、M、自身抗GP Ⅱb、Ⅲa、Ⅰb抗体、血小板粘附和聚集功能、淋巴细胞亚群、甲皱微循环、骨髓巨核细胞电镜观察、及骨髓巨核细胞体外培养等均有应用报道。有作者对活血化瘀药治疗ITP的机理作了横向比较研究，认为这类中药具有抗变态反应，抑制抗体形成，调节抑制性T细胞和辅助性T细胞平衡，特别是加强抑制性T细胞的作用。此外活血化瘀中药还具有降低毛细血管脆性与通透性,加强其抵抗力的作用。还有人认为补肾药物可作用于垂体-肾上腺系统，增强肾上腺皮质功能，有肾上腺皮质激素样作用而无激素副反应，从而抑制了血小板抗体的产生。药效学研究也证实补肾中药具有促进肾上腺皮质分泌作用。有人认为甘草中含有的甘草甜素、甘草次酸等成分，有免疫抑制作用，能抑制脾脏中巨噬细胞对血小板的吞噬作用，同时抑制皮质激素在体内的破坏，减少其与蛋白质的结合，从而增强激素活性。陈道明等报道用人工培养虫草菌丝治疗慢性ITP30例，取得较好疗效。实验结果推测虫草制剂可能具有对巨核系祖细胞趋向分化成熟作用，通过其雄性激素样作用增加EPO的产生，参与CFU-MK增殖与分化的调控而发挥作用。

（四）展望

中医、中西医结合治疗ITP临床与实验研究已取得可喜进展，体现在分型客观指标的研究有望统一辨证分型;随着治疗方法的改进,治疗经验的增多，疗效在逐步提高；注意到研究工作的科学性,近年来临床研究设立对照组,开展疗效机理的研究，将急、慢性ITP分开研究的高质量文章不断出现，实验研究增多，在中医系统首先建立了用免疫学方法制造的ITP动物模型，填补了国内空白。中医药治疗ITP的实验研究已经深入到细胞水平，中医药治疗ITP的作用原理并非仅作用在体液免疫系统之中，而且有可能作用在细胞免疫、血小板功能及骨髓巨核系统增殖与分化的调控上。随着今后研究不断深入，病证结合ITP动物模型的出现和应用,必将会促进临床疗效的进一步提高。

因为ITP治疗上存在难点，故应强调多学科协作攻关，尽快统一中医辨证分型，加强药物筛选研究，进行剂型改革，加强基础研究，将实验研究深入到分子水平，使中医药和中西医结合治疗实验研究再上一个台阶。

五、过敏性紫癜

过敏性紫癜（Allergic Purpura，Anaphylactoid Purpura）是血管性紫癜中最常见的一种出血性疾病，是一种变态反应性毛细血管炎。其发病为机体受某些物质的影响导致免疫功能失调，发生广泛性无菌性毛细血管炎，进而引起毛细血管脆性及通透性增加。临床主要表现为以皮肤紫癜为主，常伴有关节炎、腹痛及肾炎等症状，少数患者还伴有血管神经性水肿。本病多发于儿童及青少年。

中医依据其临床见证归属于“斑疹”范畴，本病以反复发作性紫癜为主要临床表现，初起时皮疹较小，且高出皮肤表面，触之碍手，近乎于“疹”，尔后变成大而平坦的“斑”，具有“疹”和“斑”的双重特点。因此，就其皮肤表现来说，与斑疹的皮肤形态极为相似，正如《丹溪心法》中云：“斑有色点而无头粒者是也；疹浮小有头粒者，随出即收，收则又出是也”。部分患者除出血性皮疹外，还兼有呕血、便血及尿血等，又隶属于“血证”范畴。本病常发病突然，半数以上在发病前及发病初期有不同程度的发热、咽红肿痛、舌红苔黄、脉数等热象，类似阳斑，并象《丹溪心法》中所描述的“阴证发斑，亦出胸背，又出手足，亦虚少而微红”的虚寒证罕见。本病又与“葡萄疫”、“肌衄”相似。《外科正宗》中云：“葡萄疫，其患多见于小儿，感受四时不正之气，郁于皮肤不散，结成大小青紫斑点，色若葡萄，发在遍身头面”。《张氏医通》中有“血从毛孔出者为肌衄”。在治疗上，《丹溪心法》中有“衄血，凉血、行血为主”。《先醒斋医学笔记》中云：“宜行血不宜止血”的论述。“行血则血行经络，不止自至”。《血证论》中记载“故凡血症，总以祛瘀为要，且既有瘀血之证，医者按证治之”。《景岳全书》中有“医风先医血，血行风自灭”的描述。

现代医学治疗过敏性紫癜尚无理想方法。主要为对症治疗，包括去除病因，改善毛细血管通透性，抗过敏及使用肾上腺糖皮质激素等药物。皮质激素对软组织肿胀、关节疼痛及腹痛的症状的改善，以及对肾病型及镜下血尿较好。但一般认为它不能缩短病程和预防皮疹复发，亦不能促使皮疹消退，对肾脏受累的发生率及其病程乃至防止慢性肾炎发生率等方面似无裨益。中医药治疗本病，50年代以前仅有少数病例报道，近20年来采用以中药为主的治疗方法受到了广泛重视。多集中在清热解毒祛风、凉血活血治法上，取得了较好的疗效。

（一）临床研究

1. 以祛风解毒为主治法

过敏性紫癜患病前或发病时常伴有发热和咽喉肿痛等热毒之象，皮肤紫癜此起彼伏，变化莫测，关节肿痛发无定处，时有皮肤瘙痒，符合“风者，善行而数变”及“无风不作痒”的风性特点。而且外感常使病情加重或导致疾病复发，说明风热毒邪与本病的发生和发展有着密切的关系。因此，有些作者常采用该法治疗本病。中国中医研究院西苑医院用银花、蒲公英、紫花地丁各15g，土茯苓30g，白鲜皮、地肤子、萆薢各12g，蝉蜕、防风、泽泻、赤芍、丹参各9g，白芷、生甘草各6g组成“抗紫癜方”，治疗9例成年患者，临床症征消退者8例。成瑞华用自拟消癜汤：血见愁、黄连、生地、侧柏叶、使君子、栀子、苍术、孩儿茶、蝉蜕。共治疗36例过敏性紫癜，结果34例痊愈。姚永芳用防风15g，乌梅、生甘草各9g，大枣15g组成基本方，随症加减，治疗儿童20例，结果17例治愈，3例好转。

2. 以解毒凉血为主治法

本病是由风热毒邪侵营入血，燔灼营阴；或素体血分伏热，复感风热，风热与血热相搏，壅盛成毒，迫血妄行所致，宜解毒凉血法治疗。沈国健等用紫草、地肤子、侧柏叶、野菊花各30g组成清营凉血汤。治疗儿童50例，其中6例并用了西药止血剂和激素等，结果47例近期治愈，紫癜消失快。杨广连用自拟消斑汤：生地、地丁、槐花、银花各15g，赤芍、白芍、紫草、连翘、黄芩、仙鹤草、丹皮、白茅根、甘草各10g，随症加味。共总结32例患者，结果治愈24例，好转6例。雷在彪用犀角地黄汤加味治疗儿童及成人兼有的本病患者21例，处方：犀角3～8g（或水牛角50～120g）制片先煎，生地黄25g，丹参15g，茜草、银花各12g，赤芍药、牡丹皮、紫草各10g，随症加减。结果14例治愈，5例好转，2例无效者为合并肾脏损害者，随访1年者12例均无复发。赵学东等采用《景岳全书》中的茜根散：茜草根、白茅根、野侧柏叶各30g，生地18g，丹皮12g，赤芍、白芍各10g，黄芩、阿胶（烊化）、生甘草各6g。共治疗26例患者，结果：3～5剂治愈者7例；6～9剂治愈者19例，总有效率为100%。梅运秀用犀角地黄汤加味：广角、连翘、生石膏各10g，白茅根20g，双花、旱莲草各15g，丹皮、赤芍、紫草各9g。结果：服药10剂症征消失者18例；用药10天以上无新鲜紫癜出现，伴随症状减轻或痊愈者7例。阎喜久用槐花30g，生地、侧柏叶各20g，小蓟25g，丹皮、枳壳各15g为主方，并随症加减。治疗过敏性紫癜15例。结果：临床治愈12例，显效2例。平均服药16剂。刘继东以犀角地黄汤加减为主治疗儿童过敏性紫癜32例，处方：生地、丹皮、赤芍、水牛角、紫草、仙鹤草、槐花、连翘、甘草。结果：治愈27例，好转3例，无效2例。

3. 以活血化瘀为主治法

瘀血阻滞脉络，则血不循经。热毒可致瘀，正如《圣济总录》中所云：“热毒内瘀，则变为瘀血”，脉外，离经之血不能及时消散，亦可形成瘀血。凡有瘀血存在多经久不愈，正像唐容川在《血证论》中所云：“凡物有根者，逢时必发，失血何根，瘀血即其根也，故复发者，其中多伏瘀血”。因此，活血化瘀治法多半用于病程较长和反复发作的病例。于毅用桃红四物汤治疗10例曾使用过激素和抗过敏西药，或服用过凉血止血中药治疗后复发者，症状消失快，未再复发。王钦山等也用桃红四物汤加减治疗12例成年患者，结果痊愈9例，显效2例，一般服用2～4剂紫癜可停止再发，平均服18剂痊愈。孔昭遐等用五灵脂、蒲黄25g，丹参20g，桃红、红花、茜草、香附各15g，大枣15枚组方，治疗12例曾用激素等药物治疗疗效不佳的成年患者，皮肤紫癜均在2周内消退，11例随访半年无复发。谢新剑用活血化瘀汤治疗过敏性紫癜17例，病程9月～4年，均曾用西药治疗效果不佳者。处方：紫草、白茅根各30g，益母草、茜草、丹参、生地、赤芍、鸡血藤、丹皮各15g，制香附、制五灵脂各10g，生甘草6g。

经服药7～45剂，一般在15～20天内痊愈，疗效与病程长短和是否接受过皮质激素治疗有关。

4. 凉血活血并用法

本病是血热妄行，溢于脉外形成瘀血，血热及血瘀两者并存，在治疗上应凉血止血并举。诸惜勤选用干生地、丹皮、赤芍、紫草各10g，大青叶、丹参15g组方，并随症加药，治疗病程较长的15例患儿，在4周内临床症状消失者9例，改善者4例，一般7～14天见效。初航用紫草50g，丹皮25g，生地30g，赤芍、茜草、丹参、甘草各20g组方，随症加药，腹痛剧者加用氢化可的松静点。共治疗30例，其中18例为曾用激素无效者。结果症状全部消退，2周内无复发者27例，一般3～7天见效，多在10～20天内痊愈。李维学总结50例儿童患者，采用丹皮、生地、赤芍、黄芩、栀子、当归、茜草、槐花配方，并随症增药，全部病例均治愈，平均住院10天。朱光斗用扦活、茜草、益母草各15～30g，赤芍15g，丹皮6～9g，大黄9g，鲜生地15～30g，生甘草4.5～9g构方，观察成人及儿童患者35例，治愈26例，多数于7天左右见效，一般在20～25天内治愈。刘锋等以清热解毒祛风为基本治法，处方：蒲公英、紫草、大枣、生甘草各30g，黄芩15g，蝉蜕、地肤子各6g。血热壅盛证加犀角地黄汤；瘀血阻络证加桃红四物汤。辨证分型时参照甲皱微循环变化。共观察23例。结果：临床痊愈22例，好转1例。治疗后毛细血管脆性得到明显改善，甲皱微循环也较治疗前有了显著改变。

5. 辨证分型论治

由于本病患者体质存在着差异，致病因素不尽一致，因而临床表现复杂多样。用单一证型而采用某一固定方药难以概括疾病的全貌。因此，部分作者采用辨证分型论治。毕士佐以活血化瘀法为主分三型论治，①热毒蕴结型(34例)，处方：白茅根30g，板蓝根24g，生地18g，红花、丹参各15g，元参、银花各12g，丹皮、赤芍、白芍、当归各9g，凌霄花、参三七(冲服)各3g；②寒凝经脉型(4例)，处方：黄芪15g，红花12g，当归尾、赤芍、桃仁各9g，桂枝、木通各6g，参三七(冲服)、川芎各3g，细辛1.5g；③脾虚血泛型(2例)，处方：党参、黄芪、熟地各15g，茯苓12g，白术、赤芍、当归、桃仁、红花各9g，川芎、甘草、参三七(冲服)各3g。共治疗40例，皮疹广泛者酌情加激素，治愈33例，好转5例。韦俊把本病分为四型：①温毒发斑型，清营汤加减；②阴虚内热，知柏地黄汤加减，亦可用大补阴丸加减；③脾不统血型，归脾汤加减；④下焦湿热型(紫癜肾)，小蓟饮子加减。共治疗102例儿童患者均痊愈。13例并用了激素及止血西药，紫癜肾16例为紫癜消失后尿异常改变仍在，平均2个月恢复正常。该作者认为中药能控制紫癜发作，降低肾炎发生率。张邦福辨证治疗32例过敏性紫癜，①风湿郁血型治以疏风除湿、解毒消斑，方用麻黄连翘赤小豆汤加味。②热迫血行型治以凉血解毒，方用黄连解毒汤。③血络瘀阻型治以活血通滞，去瘀宁络，方用桃红四物汤加味。④气不摄血型治以补养心脾，益气摄血，方用归脾汤加减。7剂为1疗程，一般1～3个疗程。结果：痊愈30例，无效2例，痊愈患者平均服药11剂。

6. 单味药及验方治疗

红枣煎服或食用；紫草根煎服或擦洗，内服和外洗联合使用见效快。还有用连翘煎服治疗过敏性紫癜有效的报道。

（二）实验研究

1. 过敏性紫癜动物模型制备方法

采用豚鼠主动脉内膜提取内皮细胞作为抗原，静脉注入兔体内制备抗体，然后再注回豚鼠体内，结果出现了广泛的出血性紫癜，以皮肤、胃肠道、肠系膜、肺及横膈膜最为明显。也有用狗腹主动脉及腔静脉内膜制成兔抗血清，再回注到狗皮下，出现轻度发热，全身显著的出血性紫癜，胃肠道也见到瘀斑。

2. 实验研究成果

刘锋等用自拟犀基汤和桃基汤治疗过敏性紫癜取得良好效果的基础上，进行了药效学研究。犀基汤的组成方：基本方(蒲公英、紫草、生甘草、大枣各30g，连翘20g，黄芩15g，蝉蜕、地肤子各6g)加犀角地黄汤(水牛角片、生地、赤芍各15g，丹皮12g)；桃基汤的组成为：基本方加桃红四物汤(桃仁、当归、生地、赤芍各15g，红花、川芎各6g)。实验结果表明：①犀基汤及桃基汤对小鼠脾脏抗体形成细胞及血清溶血素含量均有明显抑制作用，两给药组之间的作用强度无显著性差异。②此两方剂对小鼠腹腔巨噬细胞功能无不良影响。③两个给药组能明显地拮抗醋酸所致的炎性渗出的作用，使腹腔内渗出的伊文氏蓝含量显著降低，两给药组之间无显著性差异。④毒理实验结果表明，此两方剂毒性低微，临床用药安全。综合上述实验结果结合文献中对方中所用药物的研究结果，推测该两方剂的作用机理可能是：①通过清热解毒的抗感染的作用以减少免疫原的刺激；②抑制巨噬细胞对免疫信息的传递；③阻止免疫记忆细胞的产生；④通过对T细胞的调节，进而导致体液免疫抑制效应；⑤此两方剂抑制毛血血管通透性的效应，能改善本病出血症状的作用。该实验结果为临床使用清热解毒、凉血、活血法治疗过敏性紫癜提供了有力的实验依据，同时也说明了应用本治疗方法的正确性。

（三）展望

中医药治疗过敏性紫癜的疗效是肯定的，具有见效快、疗程短、远期疗效好及能减低肾炎发生率的作用。临床上属于实证、热证者占绝大多数，而属于虚证者极少。多采用凉血、活血及解毒祛风等祛邪法论治。尽管有将本病分为虚寒证和虚证论治者，但观其方药大多加有活血凉血或祛风之品。病程短、单纯型及儿童患者见效快；反复发作、混合型及成年患者服药时间较长。笔者统计了以中药为主治疗过敏性紫癜1120例，治愈率为87%，有效率为98%。多数在5天左右见效，皮肤紫癜一般在2～3周消退，关节肿痛约在3～5天消失。这说明中医药治疗过敏性紫癜具有一定的优势，而且毒副反应低，值得广泛应用和进一步研究。存在的问题是疗效标准各异，无法进行疗效比较，希望能参照《血液病诊断与疗效标准》进行疗效评价。

（刘　锋）

六、白细胞减少症

当外周血液中的白细胞计数持续低于 $4.0\times10^9/L$ 以下时，称为白细胞减少症（leucopenia）。由于白细胞中的成分主要是粒细胞及淋巴细胞，尤以粒细胞为主，故大多数情况下，白细胞减少是粒细胞减少所致。当粒细胞计数成人低于 $1.8\times10^9/L$ 或儿童低于 $1.5\times10^9/L$ 时，称为中性粒细胞减少症（neutropenia）；当中性粒细胞极度减少，其计数少于 $0.5\times10^9/L$ 时，称为粒细胞缺乏症（agranulocytosis）。近些年来，由于化学药物治疗的发展及肿瘤放、化疗治疗技术的普及，白细胞减少症的发病率不断增高。

引起白细胞减少的病因很多，常见的是感染、药物因素、免疫性疾病、放射性损伤、恶性肿瘤等。其病因病理按细胞动力学可分为以下3个方面：①白细胞生成障碍：包括各种原因所致的造血干细胞的损伤及白细胞增殖、分化、成熟障碍。②白细胞破坏过多：感染、药物过敏、变态反应、自身免疫性疾病所致大量粒细胞破坏、消耗。③粒细胞分布异常，由于各种原因而使边缘池中白细胞增多，循环池中白细胞减少。白细胞减少症虽然其原因有所不同，但其临床症状相似。由于中性粒细胞减少程度不同，在症状的严重性上有所差别。白细胞减少呈慢性病程者，症状以乏力、头晕、心悸、四肢酸软多；粒细胞缺乏症多突然发病，可有高热寒战，常伴有急性口腔、咽喉、肛门、直肠感染，肺炎、败血症，处理不当易致感染中毒性休克而死亡。中医依其临床见症，多将白细胞减少症归属“气血虚”、“虚损”，将粒细胞缺乏症归属“温病”等范畴。

现代医学治疗白细胞减少症除治疗病因外，多选用促进白细胞生长药物，如维生素 B_4、核苷酸片、脱氧核糖核酸单核苷酸钠混合注射液、白血生、利血生、鲨肝醇、碳酸锂、肌苷、三磷酸腺苷、辅酶A、胱氨酸等药物，通过促进蛋白质、核蛋白的合成，改进骨髓的造血功能。此类药物虽多，但疗效多不理想。近些年来，我国在中医药治疗白细胞减少症的研究方面取得了较大进展，许多中药具有安全、简便、高效的特点，为中西医结合防治本症的研究开辟了新的途径。

（一）临床研究

1. 辨证分型治疗

白细胞减少症多属于“虚劳”、“血虚”等症，与脾、肾亏虚关系最为密切。脾为后天之本、水谷生化之源；肾为先天之本，是生命之根，主藏精生髓。故治疗上多用益气血、补脾肾法治疗。

辨证分型治疗报道很多，但多不离脾肾。周霭祥等将本病分为气阴两虚、心脾两虚、肝肾阴虚三型。气阴两虚型药用太子参、麦冬、五味子、黄芪、当归、鸡血藤、丹参、龟板胶、黄精、炙甘草；心脾两虚型药用黄芪、远志、石韦、白芍、熟地、茯苓、山萸肉、泽泻、丹皮、山药、枸杞子、知母、黄柏、虎杖、甘草；肝肾阴虚者用：当归、白芍、熟地、茯苓、山萸肉、泽泻、丹皮、山药、枸杞子、知母、黄柏、虎杖、甘草。且可在各型中适当加用具有升提白细胞的单味药，如丹参、鸡血藤、补骨脂、石韦、红枣、抽葫芦、紫河车等。对虚中挟实，出现血瘀或郁热情况时，亦可采用活血化瘀或清热解毒之法。

2. 验方治疗

邵静用补肾填精，益气建脾“生白宝口服液”（由太子参、黄芪、枸杞子、淫羊藿、菟丝子、补骨脂、当归、茜草、麦冬、甘草组成）治疗白细胞减少症 40 例，6 天内白细胞回升到正常者达 77.5%，总有效率 90%；对照组 40 例服用西药鲨肝醇及利血生，有效率 35.5%；两组疗效差异显著（$P<0.01$）。

周东枝等用“扶正升白胶囊”（由补骨脂、淫羊藿、女贞子、山萸肉、鸡血藤、黄芪、大枣组成），治疗苯中毒白细胞减少症 35 例，总有效率 86.5%，安慰剂对照组总有效率 19.35%。两组疗效差异显著（$P<0.01$）。

王桂绵等用“益气健脾口服液”（生黄芪、党参、白术、何首乌、拳参、藤梨根、茯苓）合并化疗治疗胃癌 61 例，与单纯化疗对照组 40 例对比观察治疗。结果表明，中西医结治疗组出现白细胞减少症仅为 4.9%，对照组为 45%；且中西医结合治疗组患者 5 年存活率有所提高。陈建中将 31 例胃癌化疗患者分别合用健脾益肾中药（扶正组）、西药升白药（西药组）、行气破血散结中药（攻消组）分为三组进行对比观察。化疗后，三组白细胞均值分别为 $4.4\times10^9/L$、$3.47\times10^9/L$、$2.4\times10^9/L$（$P<0.05$），显示在阻止化疗引起白细胞减少的作用上，健脾益肾中药明显优于西药升白药和行气破血散结中药。

乐蓓蓓等用自身对照方法观察了 30 例恶性血液病联合化疗时应用大剂量华蟾素静脉点滴防治感染及粒细胞减少的效果。结果表明，大剂量华蟾素能明显减少化疗时感染的发生率和持续时间，预防或减轻化疗引起的粒细胞减少，且无明显的副反应。

叶任高等将环磷酰胺治疗狼疮性肾炎引起的白细胞减少症患者 48 例分为 3 组，分别用滋阴养肾、活血养血中药旱莲草、益母草、女贞子、地骨皮、丹皮、乌梢蛇、白花蛇舌草、丹参、鸡血藤、当归、桑椹、首乌（中药组），西药维生素 B_4、利血生、鲨肝醇、肌苷（西药组），及不治疗组（对照组）。结果表明，中药组可明显地促进白细胞恢复，其治疗有效率优于西药组和对照组；而西药组与对照组之间无显著差异。

中国辐射防护研究院附院，用升白丸（丹参、太子参、鸡血藤、黄芪、熟地、制黄精、山药）治疗白细胞减少症 192 例，用法为每日 3 丸（每丸重 7g），1 个月为一疗程，疗效为 89.6%。

西安医学院附属一院中医科用升白汤（补骨脂、黄芪、虎杖、大枣、女贞子、鸡血藤、淫羊藿、胎盘粉、山茱萸、当归、丹参、三七粉）治疗白细胞减少症 33 例，显效 19 例，有效率 84.9%。

唐述平等用“三克冲剂”（由人参、黄芪、香菇、牡蛎等 10 味中药组成）治疗肿瘤患者放、化疗所致白细胞下降、脱发、口腔溃疡，有效率 94.6%。

魏克民等用中药蚕砂提取物“叶绿铜纳片”治疗放射线引起的白细胞减少症，疗效显著，总有效率达 94.55%；无明显副反应，且可使血小板数量增加。

3. 单味中草药治疗

有关升提白细胞的单味中草药的研究较多。王浴生报道用三颗针、山豆根、女贞子、龙葵、白术、肉桂、苦参、莪术、鹿茸、蟾酥有升高白细胞的作用。第一军医大学附属南方医院用茜草双酯治疗白细胞减少症，有明显的疗效，且无毒副反应。第二军医大用淫羊藿冲剂治疗白细胞减少症，以单味淫羊藿制成冲剂，每包 15g。第一周 3 包/日，第二周改为 2 包/日，30～45 天为一疗程。疗效较好，且可改善血清中微量元素的含量。翁晓生用“黄芪口服液”

（纯黄芪制剂）治疗白细胞减少症115例，其中58例用浓制剂，57例用淡制剂。结果表明，二组经治疗后，白细胞数都有显著升高，且浓制剂组比淡制剂组效果更明显。提示黄芪是治疗白细胞减少症的有效药物，且适当增加剂量，能提高疗效。

4. 针灸治疗

陈惠玲等用ATP、654-2等西药足三里穴位注射治疗白细胞减少症61例，其疗效优于常用口服升白西药。王焕新等用针灸治疗放疗引起的白细胞缺少症，取得较好疗效，主穴选大椎、合谷、足三里穴，且有止吐、缓解头痛、促进食欲等功效。

5. 中药防治放化疗引起的继发性白细胞减少症

近些年来，中医药对放化疗增敏减毒作用的研究取得了较大进展，为防治放化疗引起的继发性白细胞减少症创造了有利条件。所谓减毒是指减轻癌症病人在放化疗中的毒副反应，增敏是指癌症病人在放化疗中同时加服中药治疗以期达到增加化疗药、放射线对肿瘤治疗的敏感度和提高其治疗效果。

张代钊等在运用中医药防治放化疗毒副反应的临床研究中，取得了较好的治疗效果。已有3200余例癌症病人在放化疗中同时加服中药治疗，对防治白细胞减少症有明显疗效，顺利的完成了各个疗程的放化疗，从而提高了癌症病人的生存质量和远期效果。通过 实验研究，摸索出中医药防治癌症病人放化疗毒副反应的行之有效的证治规律。对化疗毒副反应的治疗主要是扶正培本的治疗，通过补气养血、健脾和胃和滋补肝肾来达到扶正培本的治疗目的。认为放疗中所出现的毒副反应多因热毒伤阴，因此除了给以调补气血、健脾和胃和滋补肝肾之药以达扶正培本治疗之目的外，还需要给以清热解毒和生津润燥之药进行治疗。临床中防治化疗副反应的常用基本方：黄芪、党参、白术、茯苓、半夏、陈皮、鸡内金、焦六曲、女贞子、枸杞子、菟丝子等。防治放疗副反应的常用基本方：生黄芪、大生地、银花、黄连、麦冬、石斛、陈皮、清半夏、白术、茯苓、竹茹、鸡内金、女贞子等。中医药防治放化疗副反应以预防治疗之疗效最佳，即以上诸药宜于放化疗开始前三四日即开始服用，每日1剂，两次分服，一直服到放化疗结束之后1周为止。并根据放射治疗中由于肿瘤组织中含有乏氧细胞，这些乏氧细胞的存在明显降低放射线对肿瘤细胞杀灭作用的现代医学研究成果，近十来年运用能改善微循环、增加血流量的活血化瘀类药物作为增敏剂配合放射治疗，取得了较好的治疗效果。此种中西医结合治疗不但能减少某些肿瘤原发病灶消失所需的放射量，减少白细胞减少症等毒副反应，同时还提高了肿瘤的消失率，以及1、3、5年生存率。在临床中常用的放射增敏活血药有桃仁、红花、川芎、丹参、全当归等。但因在放疗中热毒症较重，一般活血化瘀药之药性多偏温热，故这些活血药宜在清热解毒、生津润燥、调补气血、健脾和胃和滋补肝肾等治疗原则的基础上进行为妥。

余桂清等从中医药中探索防治放化疗毒副反应有效方法已近20年，在辨证论治的原则下，主要应用下述两个中医方药。第一，健脾益肾冲剂，处方组成：潞党参15g，白术10g，枸杞子15g，菟丝子15g，女贞子15g，补骨脂10g制成冲剂。病人入院时，随机分为治疗组（健脾益肾冲剂并化疗组）和对照组（单纯化疗组）。自1983～1990年与全国20余个医疗科研单位协作，观察本方对晚期骨癌化疗毒副反应之解毒增效作用，已总结996例，结果显示治疗组94.44%能顺利完成化疗疗程，而对照组仅73.73%能完成疗程，患者WBC等血象变化及免疫指标等测定，均以治疗组优于对照组。其二，扶正增效方，处方组成：生黄芪30g，鸡血藤15g，太子参10g，白术10g，天冬10g，天花粉10g，枸杞子15g，女贞子15g，红花10g，苏木10g等。放疗合用扶正增效方为治疗组，单纯放疗为对照组。治疗组自放疗之日起，加服“扶正增效方”每日1剂，连续服4～6周。临床共观察恶性肿瘤74例，有效率为77.78%，优于对照组（31.25%）。本方是扶正培本及活血化瘀两个治则有机结合所研制的处方，既能增加放射敏感性又能减轻放射反应。实验研究结论与临床基本一致。

郁仁存等根据放射线对乏氧的癌细胞作用差的特点，认为许多中药具有扩张血管，增加血流量，提高肿瘤局部血液循环，改善肿瘤细胞乏氧状态，故有可能增加癌细胞对放射线的敏感作用。放射线作为一种热毒之邪，易引起伤阴耗气，损液灼津，伤脾害胃，影响气血生化之源。临床上许多患者经放疗后，不但出现气阴两虚之证，而且可看到气虚血瘀证加重的情况，而放疗后，患者又往往因抵抗力减低，合并感染，出现瘀毒化热之象。所以防治这些毒副反应就要根据中医理论及放射生物学特点，在放疗期间选用具有益气固本和活血解毒作用的固本益气汤（沙参、太子参、麦冬、五味子、女贞子、石斛、生黄芪等）与祛瘀解毒汤（丹皮、赤芍、鸡血藤、川芎、茜草、银花、虎杖等）结合使用，可明显减轻放疗的毒副反应。应用具有健脾益气滋补肝肾功能的升血汤（生黄芪、太子参、白术、茯苓、鸡血藤、女贞子、枸杞子、菟丝子等）防治化疗所引起白细胞减少症等造血功能损伤，增强患者的免疫功能。白细胞下降表现为肝郁气滞时，则要用逍遥散以疏肝理气；如果表现为中气不足时则投以补中益气；表现为湿热内蕴，应用三仁汤加减清化湿热，血象多随之而升。不同的化疗药物有不同的毒副反应，即使同一化疗方案，不同患者也可反映出不同的毒副反应和证型，正确辨证施治是取得较好疗效的关键。

6. 粒细胞缺乏症治疗

此期多为继发，有明确的病因，多以人体对某些药物或化学物质发生变态过敏反应所致，由感染引起的少见，也有少数患者找不到病因。临床表现以急性发热、衰竭和口、咽、肛门、直肠等处严重感染为主要表现。本症中医病机多属素禀不足，正气虚弱，邪毒内侵。疾病早期，热毒停留于阳经脉，可见突然恶寒发热，出汗、寒热往来、日作二三度、口苦咽干、胸胁苦满、牙龈疼痛、咽颊溃烂、脉象弦数、苔白或黄。若邪毒内侵，由气入营，则可见壮热、头痛、有汗不解、口渴欲饮、烦躁不安、口咽溃烂，甚至发生走马牙疳，或前、后阴腐烂、肌腠发黑、便秘溲赤、脉滑数、舌绛苔黄。疾病后期，邪退正虚，因湿热最可伤阴，故可见气阴两伤邪退正虚之候。治则多以扶正祛邪，清热解毒为主。可选用小柴胡汤合五味消毒饮加减：主方为柴胡、黄芩、半夏、党参、双花、野菊花、地丁、蒲公英、紫背天葵、蚤休、当归。若热毒内侵，发为温病，可加犀角地黄汤（水牛角、生地、丹皮、赤芍）以清热凉血。若邪退正虚出现口干、唇裂、手足烦热、消瘦、倦怠、心烦、舌绛少苔或光剥，可用沙参麦冬汤合二至丸益气养阴，滋润五脏。

此症一旦发生，病情凶险，若治疗不及时往往会因感染而死亡，故应中西医结合积极治疗。首先针对病因停服致病药物，加强各种预防控制感染措施，可根据细菌培养的药敏结果选择相应敏感抗生素。衰弱者，需输新鲜血或白细胞悬液以增强抵抗力，有条件还可用白细胞刺激因子 GM-CSF 或 G-CSF 以促进骨髓粒细胞恢复。

（二）实验研究

对多种中医治法、中药及组方治疗白细胞减少症的机理和药效学进行了较为深入的研究，为中医药、中西医结合治疗白细胞减少症提供了实验研究依据。实验研究多采用化疗药物及辐射损伤造成继发性白细胞减少动物病理模型，观察中药对该模型动物的影响。

周东枝等用补肾活血中药“扶正升白胶囊”(由女贞子、山萸肉、当归、丹参、鸡血藤、黄芪等组成)，治疗多种原因引起的白细胞减少症取得显著疗效，并对其疗效机理进行了多方位研究。实验研究表明，该药对苯、环磷酰胺、辐射损伤造成的小鼠白细胞减少有显著的治疗及预防作用，对骨髓多能干细胞（CFU-S）及粒系祖细胞（CFU-D）的增殖有促进作用。其白细胞升高与T淋巴细胞增殖，及IL-2活性呈正相关，提示其免疫增强作用与促进造血干细胞增殖作用有因果关系。该药能提高大鼠血清睾酮浓度，亦有促进造血干细胞增殖作用。

刘家伟等报道蟾酥针剂可提高辐射损伤小鼠骨髓多能干细胞（CFU-S）及造血祖细胞 CFU-C 数量。

李京等报道，在放、化疗治疗晚期恶性肿瘤患者时，应用益气补血、滋养肝肾中药、调理脾胃中药方剂，可提高 OKT_3、OKT_4、NK 及 IL-2 的活性，这可能是扶正固本中药减少放、化疗副反应的机理之一。

（三）展望

我国中医、中西医结合治疗白细胞减少症已取得较大进展，现有治疗白细胞减少症的单味中药，成药及方剂已达100余种。近几年来，经过临床疗效对照实验研究已证实，有些中药的疗效明显优于常用的升白西药。并开展了中药对骨髓造血干细胞、免疫细胞、激素、细胞介素影响的实验研究，初步阐明了中药治疗白细胞减少症的疗效机理。这些均为进一步开展中西医结合治疗白细胞减少症创造了有利的条件。今后，在开发防治该病新药临床研究中，新开发的中药必须与常用升白西药进行疗效比较，并应组织协作组对同类中药疗效的横向评价以及优选工作，以防止低水平重复开发，尽快筛选出高效、低毒的优质产品。应逐步开展中医、中西医结合治疗粒细胞缺乏症的临床研究：包括中药与抗生素、粒细胞成分输注、粒细胞刺激因子等联合治疗方案，及在无菌层流隔离室条件下使用中药等措施，以控制感染，促进粒细胞回升，降低死亡率。

（王　奎）

七、传染性单核细胞增多症

传染性单核细胞增多症（Infectious mononucleosis，简称Im，传单），系Epstein-Barr（EB）病毒感染引起的机体淋巴细胞反应性增生的疾病。本病多发生于儿童及青少年。经唾液接触传播。可在学校等群居单位流行。临床上常有不规则发热、咽喉炎、后颈部淋巴结肿大和脾肿大，血象中淋巴细胞和单核比例大于50%，异常淋巴细胞大于10%，血中出现嗜异性抗体和抗EB病毒抗体，肝功能有时异常。

目前研究中指出，传播途径主要经密切接触，飞沫并不重要，偶尔可经输血传播，当病毒进入机体后，引起组织和器官的不同程度病变，特别是网状内皮系统最为明显，主要是淋巴组织的良性增生，淋巴结以胸腺的T淋巴细胞增生最明显。文献报道指出，周围血的异型淋巴细胞目前已证明多数为T细胞，少数（约4%～17%）为B细胞。

中医依其临床表现归属于“温病”及“瘟疫”范畴。对于温病、瘟疫，《内经》已有记载，如《素问·阴阳应象大论》曰：“冬伤于寒，春必病温”，《素问·金匮真言论》曰：“夫精者，身之本也，故藏于精者，春不病温”《灵枢·刺法论》曰：“余闻五疫之至，皆相染易，无问大小，病状相似”说明在《内经》时代已对温病、瘟疫有所认识。以后历代医家不断发展，至清代温病学说大大发展，吴鞠通《温病条辨》对温病的疾病发展规律和治疗方法积累了丰富的临床经验。中医认为温病是外感温邪，其治疗按卫气营血和三焦辨证，叶天士云“在卫汗之可也，到气才可清气，入营犹可透热转气……入血就恐耗血动血，直须凉血散血。”吴鞠通云：“治上焦如羽”，“治中焦如衡”，“治下焦如权”。

现代医学治疗传单以对症治疗为主，急性期应卧床休息，对于有咽炎等继发性细菌感染，应给予抗菌药物，对严重病例如并发声门水肿、脑膜炎、心肌炎、急性溶血或血小板减少等，可应用肾上腺皮质激素。恢复期病人血清及丙种球蛋白的早期应用，可能加速治愈期及减少严重并发症的出现。亦有报道口服氯化奎宁者。本病预后良好，复发率1.6%～9%之间（国内3.6%），并发症少，死亡率为1%～2%。死亡原因多以自发性脾破裂所致的内出血为最多见，其次为呼吸麻痹，偶尔见于心肌炎，肝肾功能衰竭或继发感染，肾上腺皮质出血等而死亡。

（一）临床研究

临床上认为传单属于温病、瘟疫范畴，故治法上多以辛凉解表，清热解毒为主，常用处方有银翘散、白虎汤、五味消毒饮、普济消毒饮等。根据病情酌加活血化瘀、软坚散结、清利湿热、凉血止血之品。

1. 辨证和分期治疗

安效先报告，认为传单属中医“瘟病”、“疫毒”范畴。中医辨证分五型：①风温闭肺型：发热而咳轻用银翘散加减；热重而喘咳，气促鼻煽者用麻杏石甘汤合泻白散。②热毒炽盛型：治宜清气泄热，解毒利咽，方用银翘白虎汤加减。③痰热阻络型：治宜清热化痰，通络散结，方用普济消毒饮合消瘰丸加减。④瘟毒发黄型：治宜清热解毒利湿，疏肝利胆，方用茵陈蒿汤加减。⑤水热郁结型：用五味消毒饮合四苓散加减。治疗87例，结果：痊愈70例，好转12例，无效4例，自动离院1例，总有效率为95.34%。

赵政等报告中医辨证分型治疗小儿传单23例，分5型：①实热型13例（咽炎8例，肺炎5例），柴胡9g，白花蛇舌草30g，黄芩9g，板蓝根9g，银花12g，丹皮9g，赤芍9g，茅根

60g。②阴虚型 5 例，生地 15g，元参 9g，黄芩 9g，银花 9g，连翘 9g，蒲公英 15g，青蒿 9g，白薇 9g，黄芪 9g，生草 3g。③毒热紫癜型（血小板减少性紫癜 1 例），生地 15g，知母 9g，白花蛇舌草 30g，黄芩 9g，赤芍 9g，银花 9g，侧柏叶 9g，黄芪 9g，茅根 30g。④湿热蕴积型（急性肾小球肾炎）2 例，银花 9g，竹叶 9g，黄芩 9g，夏枯草 9g，泽泻 9g，猪茯苓各 9g，车前子草各 15g，甘露消毒丹 15g。⑤血虚型（重度贫血）2 例，黄芪 9g，党参 9g，白术 9g，白芍 9g，当归 9g，山楂肉 9g，炒谷麦芽各 9g，生熟地各 9g，陈皮 3g，炙甘草 3g。结果：痊愈 17 例，好转 6 例。认为本病为邪毒热久耗气伤阴而正虚。

师群报告中西医结合治疗小儿传单。邪犯肺卫型用银翘散；气营热盛型用黄芩汤合清营汤；阴虚发热型用沙参麦门冬汤。发热不退，湿邪困扰，苔白腻者以甘露消毒饮加减；淋巴结肿大明显者加夏枯草、赤芍、昆布；咽喉肿痛明显者加射干、胖大海；咳嗽痰多或喘者加杏仁、桑白皮、桔梗；腹泻加白术、山药、苡仁；肝大明显且肝区压痛者加郁金、川楝子；动风抽搐者加地龙、钩藤、白芍、菊花；不能口服汤药者予清解注射液（每毫升含银花、蒲公英、连翘、夏枯草、丹皮、金银草、石膏各 0.27g，柴胡 0.15g），1～2ml/次，每日 2 次肌注，配合西医对症支持治疗，保证液体入量，纠正酸中毒及退热。重症患者予小量输血及血浆，并加用人白细胞干扰素，病程长者加用猪胸腺因子。本组 50 例均愈。

韩贵清报道传单 58 例临床分析。早期病在卫分、气分，治以清气透卫，解毒泄热，方用余氏清心凉膈散化裁；中期气营两燔，毒热炽盛，治以清热解毒，活血化瘀，方用凉营清气汤（《丁甘仁医案·喉痧证治概要》）加减；晚期为恢复期，余热不清，肺胃阴伤，治以滋阴扶正，方用沙参麦门冬汤或益胃汤加减。经12～49 天治疗，总有效率达 96.3%，体温恢复正常时间平均 5.4 天，各种临床症状、体征及化验指标改善明显。

2. 单方验方

陈丹报道中药治疗小儿传单 27 例。以清热解毒为基本方法，用银翘散或青黛散治疗。疾病初起，发热微恶风寒，头痛，咽红，肝、脾、淋巴结轻度肿大，舌淡红，苔薄白，脉数，予银翘散加减：银花、连翘、薄荷、葛根、生石膏、板蓝根、淡竹叶、鲜芦根。邪气由卫分转入气营，发热较甚，以午后为重，咽喉肿痛，皮疹隐隐，口渴，淋巴结与肝脾肿大明显，舌质红，苔白，脉弦或沉数，予青黛散加减：青黛、紫草、寒水石、乳香、地骨皮、丹参、丹皮、生地。肝、脾、淋巴结肿大加夏枯草、昆布、赤芍等活血软坚之品；咽喉红肿明显加牛蒡子、射干，以清上焦咽喉之热毒；夹湿发热时间长，舌苔黄或白腻，可加苡仁、佩兰、藿香、滑石以清热燥湿。结果：体温正常，退热天数最短 2 天，最长 14 天，平均 5.4 天。淋巴结恢复正常 19 例，明显缩小 8 例。23 例肝大者，19 例正常，3 例明显缩小，1 例无变化。22 例脾大者，19 例正常，2 例明显缩小，1 例无变化。外周血白细胞明显下降，异形淋巴细胞均降至正常范围。19 例谷丙转氨酶增高等，15 例正常，4 例明显下降。27 例均痊愈或基本痊愈。疗程最短 4 天，最长 24 天，平均 13.5 天。

韩仲义等报道 371 例传单的辨证施治。基本方剂：板蓝根、地骨皮、蒲公英、紫花地丁、沙参、生地、元参、生甘草。发热若为阴虚发热，基本方中加荆芥、白薇、知母；淋巴结肿大，加夏枯草、生牡蛎、瓦楞子；肝脾肿大，加鳖甲、郁金、竹茹、厚朴、枳实、代赭石、金石斛等；咽峡炎加牛蒡子、锦灯笼、山豆根、生百合；神经系症状加炒枣仁、夜交藤、合欢皮、五味子；头痛加蔓荆子、菊花等；白细胞增高重用甘草；白细胞减低加太子参、黄芪、生山药；贫血加鸡血藤、黄芪、当归、阿胶；皮疹加苍耳子、白鲜皮、蝉蜕；鼻衄加藕节、茅根；多汗加生石膏、知母、煅牡蛎；黄疸加茵陈、滑石、栀子、黄芩、川楝子。

列力戈报道用热毒净治疗传单 46 例。本方含黄芪 12g，青黛、紫草、丹皮、黄芩各 9g，莪术、当归各 10g，日 1 剂水煎服，7～10 日为 1 疗程。结果：入院后 2～12 日体温均降至正常，其他临床征象及实验室检查，均随体温恢复正常而减轻或消失。

钱琳等报告用普济消毒饮加减治疗传单，方用连翘、板蓝根、川黄连、夏枯草、元参、牛蒡子、陈皮、北柴胡为主药。发热不退加生石膏（先煎）、黄芩；大便不通加大黄、芒硝（冲服）；肝脾肿大加三棱、莪术、生牡蛎、青皮；淋巴结肿胀灼热甚者加如意金黄散调醋外敷；恶心纳呆倦怠加藿香、砂仁、半夏。

芦伟等报告用活血化瘀法治疗传单 44 例，肺炎型 26 例，淋巴结肿大型 10 例，咽峡炎型 5 例，黄疸型 1 例，肺炎加心脏型 1 例，肾炎型 1 例。中药组 27 例，以活血化瘀为主加清热解毒药。①解毒通瘀汤：用于毒热内蕴，气滞血瘀者。黄芪 12g，青黛、紫草、丹皮、黄芩各 9g，莪术、当归各 10g，桃仁 6g。②得生汤：肝脾肿大，气滞血瘀者。当归、芍药各 9g，益母草、川芎各 10g，木香 3g。疗程 10～15 天。西药组 17 例，对症治疗。结果：①退热天数；②肺啰音消失时间；③淋巴结肿大消退时间；④肝肿大消退时间；⑤脾肿大消退时间；⑥住院天数。中药优于西药。

（二）实验研究

近年来通过大量的实验研究，对本病的病因、血液学和血清学等方面，有了较大的进展。

近来已证明 EB 病毒是本病的病原体，EB 病毒属疱疹病毒群。通过免疫荧光法及补体结合试验等方法的检查，能证明病人的血清中含有抗 EB 病毒的抗体。EB 病毒是传单病原体的证据有①在传单的病程中出现 EB 病毒抗体，并持续存在，甚至终身；②急性期出现特异性 IgM 型抗体，表明系原发感染；③病人周围淋巴细胞培养证明有 EB 病毒颗粒；④传单仅发生于 EB 病毒抗体阴性者，有抗体者不发病；⑤病人咽漱液中含有淋巴细胞转化因子，加入 EB 抗体后转化活性消失；转化的淋巴细胞内含有 EB 病毒抗原，表明转化因子是 EB 病毒；⑥接种病毒的鼠、猴产生特有的嗜异性抗体，而长臂猿即发生渗出性扁桃体炎；⑦死于传染性单核细胞增多症者，其肝细胞内发现疱疹病毒样颗粒。

本病周围血象主要是白细胞的改变，其总数可增高，正常或减低，最重要的是淋巴细胞与单核细胞可达总数 50%以上，尤其是异形淋巴细胞的出现可高达 10%～25%，这是重要的诊断依据，实验证明本病的异形细胞是由 T 淋巴细胞衍生而来。

免疫学检查，患者血清中有特异性免疫抗体形成。

1. 嗜异性抗体　在本病明显升高，常用的检查方法为羊红细胞凝集素和溶血素的测定，当滴定度在 1∶40 以上时可作为诊断依据。

有人用甲醛化稳定的马红细胞作成 4%的盐水混悬液 1 滴，加 1 滴患者血清，在玻片上（室温）混和 2 分钟，然后观察结果，可见阳性血清呈现粗大的凝集，正确率达 98.5%，此法假阳性率低，有高度特异性，是一种新的快速诊断方法。

本病的嗜异性抗体主要是 IgM。嗜异性凝集素约占整个血清 IgM 部分的 5%，在急性期 IgM 增高，恢复期可恢复正常。

2. EB 病毒抗体　可用免疫荧光法证实。也是一种 IgM。

3. 不同特异性的各种抗体　急性期暂时出现的主要为 IgM，有时为 IgM 和 IgG 免疫复合物，在大多数患者中也可能出现类风湿因子和抗核抗体。还有人报告有冷溶血素，淋巴细胞毒素，直接抗 T 和 B 淋巴细胞的特异性抗体以及抗平滑肌抗体。临床上最重要的是抗 i 抗体，呈低滴度存在，是自身免疫性溶血的主要原因。

本病中免疫球蛋白的来源还不了解，可能是多种来源产生的。

（三）展望

中医、中西医结合治疗传单临床已取得较好疗效。实验研究证实传单的病源体为 EB 病毒，目前西医尚无特效疗法，只是对症治疗。中医药在治疗病毒感染方面，有较大优势。清热解毒，活血化瘀药物多有抗炎，增强白细胞及吞噬细胞的吞噬功能，并有调节免疫的作用。白花蛇舌草的清热抗炎效果，可能与提高免疫作用有关，它能使淋巴组织中网状细胞显著增生，并增强白细胞及吞噬细胞的吞噬功能；黄芩有增强白细胞的吞噬功能并促进淋巴细胞转化；黄芪能增强网状内皮系统的吞噬功能；元参能延长抗体的存在时间。故在临床辨证施治的基础上，可加用这些药物。

今后采用中医或中西医结合方法治疗传单，提高疗效，缩短疗程，减少并发症的发生，将有广阔的前景。

第六节 神经系统疾病

神经系统疾病系指中枢神经系统和周围神经系统疾病及横纹肌疾病。

中医学虽然没有“神经系统疾病”概念，但早在二千多年前《黄帝内经》时代，即有很多有关脑髓病证记载，如“头痛”（《素问·平人气象论》等）、“眩冒”、“巅疾”（《素问·玉机真藏论》）、“偏枯”（《素问·风论》）。“痿证”、“筋痿”、“肉痿”、“痿痹”（《素问·痿论》）、“骨繇”（《灵枢·根结篇》）相当于“共济失调”等等。随着对脑髓病证的深入研究，又有“中风”、“半身不遂”、“偏瘫”、“癫痫”等神经系统疾病概念出现。

从现代医学神经系统疾病和中医学有关脑髓病证的概念看，虽然中医、西医有着完全不同的理论体系和不同的医学术语，但对人类疾病的观察、描述都是客观求实、有很多共同之处。有些术语、概念至今通用，如中风、头痛、偏瘫、癫痫等，为开展中西医结合研究奠定了基础。中西医结合神经病学，便是综合运用现代神经病学理论方法和中医药学理论方法，以及在中西医结合研究中不断创造的中西医结合理论方法，探索和研究神经系统疾病的病因、病理、临床诊断、预防和治疗的一门新的临床医学。

神经系统疾病 病因复杂，而且很多神经系统的疾病迄今为止病因不明确。特别是随着人类疾病谱的变化，神经系统疾病成为严重危害人类生命健康的常见病、多发病和疑难病。

例如，脑血管疾病，经国内外流行病学调查研究表明，成为目前世界上导致人类死亡的三大类疾病之一。该病发病率高，据报道，70年代以前世界平均年发病率约为200/10万，目前约为100/10万，1982年中国的调查为219/10万；死亡率高，据报道，欧美发达国家脑血管疾病成为第三位死亡原因，日本脑血管病死亡率原居世界之首，1985年降为第三位死亡原因；我国根据卫生部对全国城乡人口主要死亡原因、死亡率、构成比和位次的统计报告，城市脑卒中死因顺位为第二位；致残率高，据临床研究，患脑血管疾病经抢救存活者中，50%～80%留有不同程度的致残性后遗症，其中约3/4病人丧失劳动能力，约16%长期卧床或住院，2/3需人照料生活，只有10%～20%的病人可基本治愈；复发率高，据统计，脑血管病发病后经抢救治疗存活者中，在5年内约有20%～47.7%的复发率，其中1年内复发者最多。因此，预防和治疗脑血管疾病，不仅受到世界各国医学界重视，更引起了全社会的高度关注。

又如痴呆，据世界各国流行病学资料表明，痴呆发病率随高龄化而上升，老年期痴呆发病率逐年增加，在日本尤以80岁以上年龄组上升率高；我国11省市普查60岁以上老年人中，血管性痴呆的患病率为324人/10万，阿尔茨海默型痴呆为238人/10万。随着世界人口的老龄化，各国痴呆的发病率、患病率越来越高。因此，加强对痴呆的防治研究也引起各国医学界的高度重视。

震颤麻痹 据流行病学调查统计，欧美国家患病率为50～80/10万，我国为14.6/10万，其中50岁以上年龄组患病率也高达70.7/10万。成为危害人类健康的重要疾病之一。

多发性硬化 据国外流行病学资料表明，该病在世界分布很广泛，特别是在北半球寒温带，是该病多发地区，如欧美一些发达国家的患病率达人口的0.5‰～1‰。我国目前尚无有关该病的流行病学资料，但我国地处北半球寒温带，从各地临床报道看，发病有逐年增高的趋势，而且，多发性硬化的病因至今不清，属世界性难治病，应引起我国对该病防治研究的重视。

以上举例说明，神经系统疾病对人类健康的威胁越来越显得突出。因此，世界各国对神经系统疾病防治研究也倍加重视，从而促进了神经病学的发展。

正如我国著名神经免疫学专家许贤豪教授在其《神经免疫学》中所论述：当今科学技术的发展日新月异，特别是基础医学领域中出现了分子生物学与微量检测技术，形态学研究上的电镜的应用等，改变了过去许多问题的认识与概念。过去只是宏观地认识到精神-神经系统对内分泌系统和免疫系统的调节作用，内分泌系统和免疫系统通过反馈而作用于精神-神经系统，认为神经递质、激素和细胞因子分别作用于神经系统、内分泌系统和免疫系统。但今天则达到分子水平认识其相互作用。特别是20世纪80年代才由神经病学与免疫学结合，发展起来的神经免疫学，是一门新兴的边缘学科，研究环境—精神—神经—内分泌—免疫—机体抵抗力—精神—神经—内分泌—免疫—机体抵抗力—健康—疾病—康复之间的相互关系，已成为神经免疫学的研究热点之一，也标志着神经病学发展的最新进展。

在诊断方面，更与现代科学技术的发展紧密结合，继CT的应用，又出现了正电子发射断层扫描（PET），单光子发射断层扫描(SPECT)，磁共振成像（MRI)，经颅多普勒血液流速检测技术（TCD)，数字减影脑血管造影(DSA）等无创伤性检查，脑的各种诱发电位检查，脑电地形图和肌电图的应用等，大大提高了神经系统疾病诊断的正确率。

在治疗方面，治疗神经系统疾病的新药不断研制成功。显微外科技术的发展，更扩大了神经系统疾病外科治疗的适应症，并提高了手术治疗的效果。

尽管如此，许多困扰人类的神经系统疾病的防治研究，迫切需要神经科学的发展。

如前所述，中医学关于脑髓解剖、生理功能、病理变化、脑髓病证及其诊断、防治等，均有较系统的论述和丰富的临床经验，诸如治疗学上的开窍醒脑、补肾益髓、益肾补脑、养心安神、活血化瘀、补气活血通络等治则和方药，迄今仍是行之有效的防治神经系统疾病的治则方药。成为我国独具特色和优势的神经病学重要组成部分。新中国成立后，在党的坚持中西医结合方针指导下，我国广大医药科技工作者，把中医药学关于脑髓理论及脑病的论述和诊疗经验，与现代医学的神经病学结合起来，取长补短，开展了临床研究、实验研究等，不断探讨中医药及中西医结合诊治神经系统疾病的方法和规律，尤其是临床上开展病证结合诊断研究，治疗上开展辨病论治与辨证论治相结合的研究，以及专病专方和创制新方药的研究等，均取得了一定进展。特别是对中药免疫调节作用的研究，以及中医药学对疾病诊治的整体观，注重对机体整体机能的调节等。因此，从神经免疫调节角度，深入系统地研究中医药防治神经系统疾病，或许会有新的发现。

总之，在我国神经病学发展中，应充分发挥中医药学的优势。

本篇仅就神经系统常见病、多发病的中西医结合研究状况和进展，简介如下。

（孙　怡）

一、脑动脉硬化症

脑动脉硬化症是由于脑部小动脉广泛性硬化，管腔狭窄，引起的脑部供血障碍和脑细胞弥漫性改变，临床上主要表现为脑机能减退，精神障碍和神经局部损害症状。早期见头痛、头晕、耳鸣、失眠、记忆力减退、四肢麻木、情绪不稳定等，随着病程进展，常出现脑供血不足。脑组织点状软化、萎缩，发生脑卒中、痴呆、癫痫等严重疾病。

中医无脑动脉硬化症病名，可归属于头痛、眩晕、健忘、不寐、虚损等病证中。其病机可概括为肾虚精亏，肝阳偏亢，痰瘀互阻为病。肾虚血瘀，阻滞脑络是本病的病理关键。由于脑脉不通，血流不畅，脑部失养，故出现头晕、头痛、健忘等症状。正如《灵枢·口问》所说："上气不足，脑为之不满，耳为之苦鸣，头为之苦倾，目为之眩。"就是精气不足，髓海不充所致的种种脑功能障碍的表现。《素问·脉要精微论》云："头者，精明之府。"《素问·灵兰秘典论》也云："肾者，作强之官，伎巧出焉。"说明脑是精气与神明汇聚的地方，主宰精神意识、思维活动。林羲桐在《类证治裁》中说："人之神，宅于心，心之精，依于肾，而脑为元神、精髓之海，实记性所凭也。"精辟地论述了脑的功能及脑与肾的联系，说明了肾与现代医学所说的高级神经功能活动密切相关。脑功能衰减是由肾精不足，不能生髓充脑所致。很明显，脑动脉硬化症的临床表现与肾精不足的证候有密切关系。

脑动脉硬化症的兼证与肾亦密切相关。脑动脉硬化症往往兼有各种虚证及痰浊瘀血之象。肾阴肾阳为人体阴阳的根本，维护着各脏腑阴阳的相对平衡。肾精化生的元气又是推动、温煦和激发各脏腑生理活动的原动力。所以，肾病还可以导致气虚、血虚、肝阳偏亢、阴虚、阳虚等各种征象。

现代医学对脑动脉硬化症尚无特效治疗，主要是对动脉硬化的防治，以及增加脑血流量、改变脑循环，对精神与神经症状予以对症处理。近年来中医学研究本疾病的报道颇多，临床采用扶正补肾、填精补脑与祛邪活血、化痰降浊、通达脑脉。协调阴阳，扶正与祛邪兼顾，取得了可喜的效果。

（一）临床研究

临床上多发于中老年人。脑动脉硬化症证属本虚标实，为肾虚脑失所养，痰浊瘀血阻滞脑脉。故治法上多以调整阴阳、补肾益脑治其本，活血祛瘀化痰降浊治其标。高正今等用补肾活血汤治疗脑动脉硬化症，方中制首乌、枸杞子、女贞子滋肾补脑益智；淫羊藿、骨碎补强筋壮骨；丹参、川芎、桃仁、红花活血化瘀扩张血管；泽泻、山楂利湿消滞降浊；玉竹濡润软脉；牛膝活血通络。诸药并用而使肾精充盈，血活络通，脑脉血流得畅，脑髓得精血充养，功能健旺，进而该病诸症渐除。

汪良如等将本病分为五型：肝阳化风型方选羚羊角汤化裁；风痰上扰型方选温胆汤合泽泻汤化裁；气血不足型方选归脾汤化裁；肾阳不足型方选地黄饮子化裁；肝肾阴虚型方选大定风珠化裁。

孙建芝将本病分为四型：阴虚阳亢，风火上扰型，治宜滋阴潜阳，平肝熄风，佐以化瘀通络，药用生石膏、生地、元参、麦冬、生白芍、生石决明、钩藤、夏枯草、菊花、桑叶、地龙、茺蔚子；血虚血瘀型治宜滋阴养血，活血熄风，方用桃红四物汤加减；痰浊瘀血，阻塞清窍型治宜豁痰开窍，活血化瘀，药用半夏、陈皮、茯苓、枳实、竹茹、全瓜蒌、石菖蒲、天竺黄、川芎、红花、丹参、五灵脂、山楂；阴虚火旺，痰火内扰型治宜滋阴降火，豁痰开窍，药用生地、龟板、黄柏、知母、天冬、麦冬、黄连、半夏、陈皮、茯苓、枳实、竹茹、全瓜蒌、天竺黄、甘草。各举病案一例，治疗后症状均消失。

李德俭将本病分为三型辨证：本虚标实二型三证，标本俱实一型一证。气血俱虚挟血瘀治宜补气养血，活血化瘀，药用黄芪、茯神、党参、龙眼肉、白术、熟地、阿胶、红花、川芎、当归、木香、丹参；肝肾俱虚挟血瘀者治宜平肝清火，活血通络，药用夏枯草、菊花、天麻、牛膝、山栀、黄柏、钩藤、白芍、生龙骨、生牡蛎、珍珠母、丹参、山楂；肾精不足治以滋肝补肾，活血化瘀，药用制首乌、枸杞子、生白芍、龟板胶、盐黄柏、丹皮、丹参、山楂、山药；痰阻血瘀型治宜燥湿化痰，活血通脉，药用天麻、半夏、枳实、陈皮、桃仁、红花、白术、茯苓、菖蒲、丹参、山楂，本组42例，系前三证者16例，系第四证者26例，结果26例治愈，11例好转，无效5例。

刘荣民以益脑汤治疗脑动脉硬化症32例。32例均见头昏、头晕、不同程度地记忆力减退，其中严重记忆力减退6例，步态不稳6例，少语及答不切题4例，嗜睡3例，合并脑血栓形成致半身不遂2例；血压高于20/12kPa28例。血脂分析：总胆固醇＞5.9mmol/L、甘油三酯＞1.24mmol/L 26例，经CT检查证实脑动脉硬化症20例，其中脑萎缩3例。12例作眼底检查示动脉硬化。治疗方法，以补肾填精，醒脑开窍。自拟益脑汤。药用：熟地30g，山萸肉、制首乌、枸杞子各15g，怀山药、茯苓各20g，龟板胶、菖蒲各10g，炙远志6g。每日1剂，水煎2次服。随症加减：头痛加菊花10g，钩藤15g；失眠加酸枣仁10g，夜交藤30g；食欲不振，苔腻加法半夏10g，砂仁3g。15例住院患者2例加用脑复康静滴，血压高加珍菊降压片控制血压。治疗结果，显效：头昏头晕消失或明显减轻，记忆力增强，步态不稳明显改善12例；有效：头昏头晕减轻，记忆力、步态不稳等症较治疗前改善16例；无效：症状无改善4例。本组32例，总有效率为87.5%。服药后，症状改善最快为10天。

张兆臣采用加味益气聪明汤治疗脑动脉硬化症20例。药物组成：黄芪20g，党参15g，升麻5g，葛根15g，蔓荆子12g，白芍10g，黄柏8g，丹参20g，川芎12g，甘草10g。出现头胀、耳鸣、肢体麻木等症状时临症加减。20名患者均服药5剂以上，最多服药30剂，总有效率为90%。

在脑血管疾病中，以脑动脉硬化症最常见，且是产生多种严重急性脑血管疾病如脑梗塞、蛛网膜下腔出血以及TIA等的“基础疾病”。

奚东伟等采用推拿经外奇穴治疗脑动脉硬化症10例，治疗方法：①患者取坐位，头部端正，两肩平衡，上身放松。术者先用右手一指禅推法，取穴在头部，拇指腹对准“四神聪”、“头维”、“耳中”、“耳尖”等经外奇穴，以每分钟90次左右的频率，由轻至重进行推拿，直至患者感到酸、麻、胀为止。然后术者再用五指采用叩法，叩击四神聪穴4次，并沿顺时针方向再叩击该穴位几次。②患者俯卧位，术者在该患者左侧，取穴在背部，先后分别对大椎、四花等经外奇穴缓缓点揉，直至患者觉得背部有温热感为止。治疗结果：10例患者中，痊愈（临床症状消失，检查各项指标恢复正常）5例；好转（临床症状减轻，检查部分指标恢复正常）2例；无效（症状、体征无改变者）3例。

彭寿柏采用中药内服（归尾、五味子、丹参、刺五加、枸杞子、葛根、川芎、水蛭粉、黄芪、党参、法夏、胆星）配合西药（苯妥因钠、阿斯匹林、能量合剂）治疗56例，疗效满意。

广州部队总医院神经内科，采用口服参芎片（丹参、川芎、首乌、葛根）配合复方血管扩张片（利眠宁，地巴唑，烟酸，维生素B_6，阿匹斯林）治疗该病100例，疗效亦满意。

（二）理论与实验研究

龚传美等报道，四逆散（由柴胡、枳壳、白芍、甘草组成，具有疏理气机、解痉、镇疼、散郁热作用）对脑动脉硬化症患者脑血流、脑电图和舌微循环的影响以及对体外血栓形成和实验性小鼠高脂血症的影响进行了研究。结果服四逆散煎剂后，能使舌微循环的网状毛细血管团数和乳头下静脉丛的可见排数增加，提示该方对脑循环有改善作用。脑血流图的上升时间、波幅和流入容积速度等的改善可能与此有关。脑电图α波幅增高，α指数增加与临床神经衰弱患者的症状改善一致。据称α波的形成系网状结构激活与抑制的平衡所致。一般认为年青人α波增多，这是大脑机能良好的标志。上述结果提示四逆散能改善脑组织微循环，提高脑血流量，促进网状结构与大脑皮质的正常电活动，这些作用可能是四逆散治疗脑动脉硬化、神经衰弱患者脑电活动异常的药理基础。同时发现四逆散能降低实验性高脂血症小鼠的胆固醇，由于该实验模型为外源性脂质进入机体过多所致，因此其药效可能与通过影响脂质吸收和排泄有关。

黎发本等采用放射免疫分析法，对139例脑动脉硬化症患者的血清铁蛋白（SF）含量的变化及其意义进行实验研究。结果：脑动脉硬化症男、女患者血清SF均显著高于正常对照组（$P<0.001$）。脑动脉闭塞组恢复期患者血清SF水平显著低于急性期（$P<0.001$）。血清铁蛋白是一种分子量较大的含铁蛋白质，是体内铁储备蛋白，主要作用为储存铁与调节铁的水平。铁是自由基损伤反应的催化剂，脑缺血过程铁释放增多，将促进组织脂质（LP）过氧化损伤。脑缺血再灌流后，产生大量的自由基，自由基在活性铁的催化下起动LP，加重脑再灌注损伤。LP是造成CRI的重要因素，而铁起了关健性作用。本组结果发现，脑动脉硬化症的血清SF含量显著高于正常对照组（$P<0.001$），提示脑动脉硬化症铁储备增加。其机理可能为，脑动脉硬化不同阶段由于机体自身的调节，使游离铁转为SF储存，使SF增高，而作为自由基损伤反应催化剂的游离铁减少，起到减轻自由基损伤的作用。因此，血清SF增高可作为脑动脉硬化症的一项参考指标。

本组观察还发现，在动脉闭塞的恢复期，患者血清SF水平明显降低，表明抗自由基等治疗，可使体内自由基的连锁反应受到有效的控制。因此，给予脑动脉硬化症患者以适当的抗氧化治疗，对其康复及预防中风再发也许是有益的。

机体内血栓形成及体外血小板聚集是脑动脉硬化、脑血栓形成早期发生的基础。谢人明等采用葛根汤（由葛根、桂枝、芍药、麻黄、甘草、生姜、大枣组成）进行了实验研究。体内实验证明葛根汤能显著对抗血栓形成，体外实验证明可显著抑制ADP诱导的家兔血小板聚集，这可能是葛根汤治疗早期血栓形成及脑动脉硬化的机理之一。日本学者证明：葛根汤可提高颗粒细胞内cAMP的含量，众所周知血小板内cAMP含量升高可以抗血小板聚集。实验还证明葛根汤有显著扩张麻醉狗、猫的脑血管，增加脑血流量，降低脑血管阻力的作用。

（三）展望

脑动脉硬化症是危害中老年人健康较常见的疾病。由于脑组织长期缺血而致脑细胞缺氧，脑组织发生萎缩、脑回变窄、脑沟变浅和脑皮变薄，从而出现头昏、智力减退等一系列症状，因此，该症属慢性进展性疾病。本病目前尚无特殊治疗方法，一般病程缓慢，易并发脑梗塞、TIA 以及痴呆、震颤麻痹等症，故预后较差。

中医、中西医结合治疗脑动脉硬化症，已取得良好疗效。本病属于中医“头痛”、“眩晕”、“不寐”、“健忘”、“痉搐”、“虚劳”等病症范畴，目前多认为由肾亏衰老、脑髓空虚、脑络不畅；肝肾亏虚、髓海不足；肝阳偏亢、内风时起；气血亏虚；上气不足；髓海失养、痰浊瘀血阻滞等因素所致。本病的病理基础是以肾虚血瘀为主，因为人年过四十，“阴气自半”，肾虚不能上奉于脑，则脑髓空虚；而人之年龄增大，气血失调，脾失健运，痰浊瘀血互阻脑络。故中医治疗本病采用扶正补肾、填精补脑、协调阴阳与祛邪活血、化痰降浊、通达脑脉，标本兼顾，虚实相兼，中西医结合。同时生活起居注意劳逸结合，生活规律，保持心情愉悦，清淡低脂饮食，多吃蔬菜、水果和豆制品，忌烟酒，以加强疾病的恢复和减慢病情发展。

脑动脉硬化症属中老年人临床常见病、多发病、疑难病症，中医对本病的研究尽管取得了一些成绩，但从总体研究水平来看，还不够深入。目前尚未制定中医辨证分型标准及疗效评定标准，诸家临床报道均未按科研设计要求设立对照组，且疗效评定标准也不统一，故很难客观地判断和比较各家的疗效。不过近年来用现代医学方法进行中医药抗动脉硬化的研究，已取得可喜进展。如发现大量补肾药对神经系统和内分泌系统机能衰老、核酸蛋白质合成代谢减退，均有延缓作用。同时，对免疫功能的调节和微量元素的补充，亦有积极作用，并有抗自由基的作用。证实中医药在防治脑动脉硬化症中具有重要意义。

应该看到，人类脑动脉硬化的形成往往经历了一个漫长的过程，从青年或壮年已经开始，而人们可在 8 周内使家兔形成动脉粥样硬化，因此防治人体脑动脉硬化比防止实验动物模型艰难得多。相信随着科学技术的不断进步，脑血管造影、计算机放大血管造影、磁共振成像、多普勒超声、同位素扫描等技术的日益完善，将能更直接地观察到脑动脉粥样硬化病变情况及管腔阻塞程度，亦能更直接更客观地评价中医、中西医结合的治疗效果。

（傅仁杰）

二、脑出血

脑出血（Cerebral hemorrhage，CH）系指原发性脑实质内出血，又称出血性脑卒中。CH 绝大多数是由于高血压病伴有脑内小动脉病变——变性和坏死形成微动脉瘤，当血压聚然升高时使微动脉瘤破裂而出血，出血后在脑实质内形成一种急性占位性损害。临床上表现为头痛、呕吐等颅内压增高的症状和偏瘫、语言障碍等神经系统体征。CH 属中医的“中风”、“偏枯”范畴。CH 约占所有脑卒中病人的 16%～39%，而在这些 CH 病人中，约有 80%发生在大脑半球，而其余 20%发生在脑干和小脑。CH 死亡率很高，直接死亡率约占 38%～43%。存活者留有严重的后遗症，它是严重威胁人类生命和健康的疾病之一。

出血性中风属“血瘀证”范畴。中医认为“凡出血必离经，离经之血则为瘀血”。血在血管内的“结”、“滞”和在血管外的出血，均视为血瘀证。本病属本虚标实之证，本虚为气虚，标实为血瘀。在治法上，采用标本兼治，“或攻或补”，皆以调气为先。根据“气为血帅，血为气母，气行则血行”，血随气行之大法，故采用活血化瘀或益气活血化瘀为主及随证加减的方法治疗出血性中风。

现代医学治疗出血性中风的方法较多而且复杂，涉及到神经内外科，包括早期观察处理：病人的呼吸、血压、意识状态和神经系统功能的检查；气管插管改善通气，以提高氧分压；控制血压、降低颅内压减轻脑水肿的治疗。根据出血的部位和出血量的大小，可采用外科手术清除血肿治疗等。近年来运用中西医结合的方法，治疗出血性中风方面已取得许多进展，从而为本病的临床和实验研究提供了新的途径。

（一）临床研究

由于 CT 和 MRI（磁共振成像术）的应用，对脑出血病例，不仅诊断明确，而且可以看出血肿的部位、大小、形状、血肿占位效应以及是否破入脑室。由此为临床研究提供了依据。出血性中风急性期，在辨证施治的基础上，同时贯穿着活血化瘀药物的应用和降低颅内压减轻脑水肿的治疗。司志国将出血性中风分为治疗组与对照组，对照组37例单用西药，治疗组45例在西药治疗的基础上加用中药三棱、莪术、乳香、没药、桃仁等活血化瘀之品。结果，治疗组存活率80%，对照组存活率35.1%。两组疗效比较，治疗组优于对照组。谢道珍等用脑血康口服液（水蛭制品）治疗高血压脑出血180例为治疗组，服用脑血康口服液每次10ml，每日3次，4～6周为一疗程，结果基本痊愈107例（59.4%），显效38例（21.1%），有效17例（9.4%），无效10例（死亡，10%），总有效率为90%；对照组西药治疗66例，其中基本痊愈31例（46.9%），显效13例（19.7%），无效12例（18.2%），总有效率81.8%；外科手术清除血肿60例，其中基本痊愈18例（30.0%），显效19例（31.6%），有效13例（21.7%），无效10例（16.7%），总有效为83.3%。治疗组与对照组疗效比较表明，治疗组疗效优于对照组（$P<0.01$）。孙怡等以活血化瘀为主，治疗出血性中风45例分为3组，证属气虚血瘀者，治宜益气活血化瘀，方选用补阳还五汤加减；证属风邪入中，经络热瘀者，宜清热祛风，活血通络，方选用大秦艽汤加减；证属血瘀为主者，用水蛭口服液，每次10ml，每日3次。凡合并脑水肿者加用20%甘露醇250ml，每日2～3次不等，持续用药5～10天，合并肺部感染者加用抗生素治疗，结果：基本痊愈23例（51.1%）；显效9例（20%）；有效10例（22.2%）；死亡3例（6.6%）；总有效率为93.4%。郭风鲁等在西医治疗的基础上（降颅压药物20%甘露醇250ml，每4～6小时静点，严重病人加用氟美松20～30mg/日静点），根据中医辨证施治的原则，给予中药芳香开窍，平肝熄风，涤痰潜阳，镇逆之品。方用钩藤、珍珠母、石决明、牛膝各30g，天竺黄、石菖蒲各15～20g，郁金、陈皮、半夏、竹茹、菊花、甘草各10g。重症闭证者加用安宫牛黄丸1丸，一日2次服用。在此方基础上重用破血化瘀药物，三棱、莪术、乳香、没药、桃仁各10g。治疗脑出血患者31例，与25例西药组比较：中西药组临床痊愈11例（35.5%），显效15例（48.4%），有效5例（16.1%）。西药组临床痊愈5例（20%），显效8例（32%），有效4例（16%），死亡8例（32%）。两组疗效比较，经统计学处理有显著性差异（$P<0.001$）。侯建民治疗脑出血的方法，先以通腑泻热法治疗，腑气通后，再用活血化瘀方药①加味活血涤痰汤：赤芍、当归、川芎、桃仁、丹参、水蛭、穿山甲、大黄、瓜蒌、胆星、钩藤、全虫、石菖蒲、郁金；②加味补阳还五汤：黄芪30～120g，赤芍、当归、桃仁各15g，红花6g，川芎10g，丹参30g，地龙15g，鸡血藤、川牛膝各20g，天麻12g。有明显颅内压增高者加用20%甘露醇250ml静点，每日2～3次不等，合并感染者加用抗生素。共治疗出血性中风35例，其中基本痊愈13例（37.1%）；显效15例（42.8%）；好转4例（11.4%），死亡3例（8.6%），总有效率91.3%。谢道珍等按急则治其标，缓则治其本的原则，把出血性中风分为3期：①急性期在辨证施治的基础上，同时贯穿着活血化瘀药物的应用和降低颅内压减轻脑水肿等治疗。证属中脏腑阳闭者以辛凉开窍、清肝熄风，先予安宫牛黄丸，继用羚羊角汤加减；阳闭兼阴闭者以辛温开窍，豁痰熄风，先予苏合香丸，继用涤痰汤加减；脱证以回阳救逆用参附汤加味（人参、附子、五味子、麦冬）。中经络分肝肾阴虚、肝阳上亢、气虚血瘀、痰湿中阻等论治。②恢复期：分肝肾阴虚、气虚血瘀、肾虚精亏等施治。③后期：扶正固体，预防复发。共治疗235例出血性中风，其中基本痊愈96例（40.85%）；显效74例（31.49%）；有效53例（22.55%），无效12例（5.11%），总有效率为94.89%。结果表明，采用中西医结合的方法治疗出血性中风可以提高疗效，降低病死率。陆志强用脑血宁治疗高血压脑出血22例对照观察，脑血宁含水蛭、生大黄、胆星、水牛角、代赭石、怀牛膝、青黛、石菖蒲、天竺黄、泽泻等组成，具有活血化瘀、清热化痰之功效。治疗方法：对照组以适当降低过高血压，控制脑水肿；观察组在对照组用药的基础上加用脑血宁口服液，每次100ml，每日2次，意识障碍者鼻饲，14天为一疗程。观察组死亡2例，恶化1例，无变化3例，进步16例；对照组死亡5例，恶化3例，无变化6例，进步6例。两组疗效经统计学处理（Ridit分

析)，差异具有显著性意义(P<0.05)，揭示观察组疗效明显优于对照组。郑安等采用随机对照试验的方法对48例高血压动脉硬化性脑出血患者分为中西医结合组和西药治疗组进行前瞻性研究：①治疗组和对照组神经功能缺损积分，经统计学处理，两组平均积分差异不明显(P>0.01)；②出血量：按多田明提出的计算公式(血肿量=π/6×血肿长度×血肿宽度×血肿断层面厚度)，估计血肿量，其中>50ml为巨大血肿，31～50ml为大血肿，21～30ml为中血肿，<20ml为小血肿。治疗组与对照组出血量例数比较：治疗组大血肿5例；中血肿13例；小血肿6例，平均出血量(ml)为24.96±11.27。对照组大血肿5例；中血肿12例；小血肿7例，平均出血量为(ml)23.41±12.67，CT检查结果，两组血肿相似，具有可比性。③治疗方法：西药组(对照组)用降低颅内压及抗脑水肿药物(甘露醇或复方甘油等)，神经营养药物(脑活素和胞二磷胆碱)，4周为1疗程；治疗组：在上述用药的基础上，先用中风Ⅰ号口服液(黄芩、黄连、天竺黄、天麻、钩藤、夏枯草、白芍、桑白皮、丹皮、生地、九节菖蒲)，后用中风Ⅱ号口服液(党参、钩藤、地龙、赤芍、桃仁、红花、当归、黄芪、丹参、珍珠母等)。④疗效评定(按1986年全国第二次脑血管学术会议准标准)，治疗组：痊愈7例(29.17%)；好转16(66.66%)；无效1例(4.7%)；对照组：痊愈5例(28.83%)；好转11例(45.83%)；无效8例(33.33%)。结果表明，治疗组疗效明显优于对照组(P<0.01)。高利报道中西医结合治疗出血性中风的临床研究，出血部位：中西医结合组内囊出血12例，外囊3例，侧脑室旁3例，基底节5例，皮质下3例，小脑4例，共30例；西药组：内囊出血6例，外囊2例，基底节5例，皮质下1例，小脑3例，侧脑室3例，共20例。两组出血部位的分布具有可比性。治疗方法，西药组：主要给予20%甘露醇250ml静点，每日3～4次(依病情而定)，必要时给予地塞米松20mg静点，并注意抗感染。中西医结合组：在上述西药治疗的同时加用中药定眩合剂(该合剂由当归、川芎、赤芍、葛根、水蛭、升麻、天麻组成)口服或鼻饲，每次100ml，每日2～4次，结果：中西医结合组血肿全部或基本吸收10例(33.3%)，大部分吸收14例(46.4%)，部分吸收6例(20%)；西药组血肿全部或基本吸收4例(20%)，大部分吸收6例(30%)，部分吸收5例(25%)，无明显吸收4例(20%)，1例未查。中西医结合组临床痊愈11例(36.7%)，显效14例(46.7%)，有效5例(16.6%)，总有效率100%；西药组临床痊愈4例(20%)，显效7例(35%)，有效4例(20%)，无效5例(25%)，总有效率75%。两组疗效比较，有显著性意义(P<0.05)。结果表明，中西医结合组疗效优于西药组。李瑛报道以通腑化痰法，方用通腑化痰饮(生大黄10～15g后下，芒硝10～15g分冲，全瓜蒌30～40g，胆星6～10g)，以大便通畅、涤除痰热积滞为度，不宜过量；通腑祛瘀化痰法，方以桃仁承气汤合温胆汤加减；通腑清热法，方用大黄承气汤(大黄12g，芒硝10g，枳实9g，厚朴10g)，对控制急性期中风病人的发展有较好的疗效。李澎文报道用鼻塞法连接高频喷射通气法(HFJV)治疗11例重症脑出血发生低氧血症的患者取得满意效果。高频通气是近20年发展起来的一种新的通气技术，用于机械管理和呼吸道疾病的辅助治疗。因为脑出血，尤其是重症脑出血可引起中枢性呼吸衰竭，肺水肿和肺部感染，还可引起肺通气功能障碍，因而极易发生低氧血症。另外由于脑水肿，颅内压升高，严重干扰颅内有效循环压力的维持和血液的携氧能力，使脑的供血供氧锐减。所以迅速提高氧分压，增加脑细胞供氧，改善脑细胞代谢，防止病情恶化，减轻后遗症的发生具有重要意义。

(二)理论与实验研究

1. 脑出血的动物模型

在脑血管病的实验研究中，脑出血模型的建立，曾有人用血块埋藏法和脑内直接注血的方法，对小动物来说，注血量、血肿大小与部位都难以控制。任泽光、吴建中通过立体定向手术，进行脑尾状核胶原酶注射和胶原酶加肝素联合注射诱发大鼠脑出血模型，并观察含水量、组织形态学、脑血流及行为症状等指标对两种模型加以比较。结果表明，胶原酶加肝素诱导的大鼠脑出血模型与临床脑出血过程较为相似。任泽光等建立的大鼠尾状核出血模型，观察了正常血压大鼠与肾性高血压大鼠（RHR）脑出血后不同时期的局部血流量及海马脂质过氧化物（MDA）、脑含水量的变化。显示了脑出血后海马自由基反应增强，引起脂质过氧化损害是产生脑出血后脑水肿的一个重要原因。RHR 可能由于长期高血压引起脑血管病，使自由基产生增多，而且清除自由基的能力下降更易造成继发性脑损害，水肿更加严重。因此如能积极防治高血压，并在脑出血后早期应用自由基清除剂，则有助于阻断继发性的病理损害，改善脑组织的功能。王京认为，尽管自发性脑出血形成占位，即或引起有限的可逆性损害，又可继发形成进一步损害的连锁反应。对这个继发性变化的治疗可减少损害的最终范围。但仅迅速清除占位不能完全打断这个连锁反应，寻找能改善自发性脑出血时发生缺血性损害的合理性药物治疗是十分重要的。

2. 实验研究

谢道珍等通过具有益气活血化瘀的脑血疏通口服液（由黄芪、水蛭、川芎、丹皮、大黄等组成）对大鼠脑出血的实验研究；对麻醉犬脑血流量和血管阻力的研究；对大鼠实验性脑循环障碍的研究；对大鼠实验性脑血栓形成的研究；对血小板表面活性的研究和脑血疏通口服液对纤维蛋白溶解的研究等。结果表明，脑血疏通口服液具有促进脑内血肿吸收，增加脑血流量，降低脑血管阻力，增加血流速度，改善循环障碍，抗血小板聚集，加速纤维蛋白的溶解，从而改善脑供血供氧，有利于神经功能的恢复。李静等通过脑血疏通对大鼠实验性脑出血的治疗作用，在正常大鼠（NR）和肾性高血压大鼠（RHR）颅内诱发尾状核出血，然后随机分为治疗组和对照组，治疗组用中药制剂脑血疏通 0.6g 生药/100g 体重治疗，连续给药 14 天。结果显示：NR 治疗组 6 天、10 天及 14 天脑出血面积与全脑面积的比值均明显小于生理盐水（NS）对照组（$P<0.05$）和（$P<0.01$），RHR 治疗组 10 天 14 天血肿面积明显小于 NS 对照组（$P<0.05$）。组织形态学显示，NR 治疗组 6 天开始出现格子细胞；10 天损伤中心部位开始全面吸收，周围小囊性变；14 天已进入全面吸收末期，并开始进入修复期。而 NR 对照组 6 天时血肿尚未开始吸收；14 天才进入全面吸收，未见囊性变。RHR 组的病理改变与 NR 组的病理过程基本一致。本实验证实脑血疏通对 NR 及 RHR 脑出血均有一定的治疗作用。脑出血由于出血的占位效应引起颅内压急剧增高，周围正常脑组织被血肿压迫引起一系列病理改变。其中包括颅内、局部脑血流量（rCBF）下降，以血肿周围脑组织 rCBF 下降最为明显，血肿周围脑缺血，水肿形成海绵剥离带。脑血疏通具有加速血肿吸收，减轻血肿周围脑水肿，并有增加局部脑血流量、改善血肿周围脑缺血，有利于神经系统功能恢复。其机理可能是通过对局部微循环的改善和增强巨噬细胞（格子细胞）的吞噬能力而实现的。

（三）展望

自从 CT 问世后脑出血的诊断问题已经解决。运用中医、中西医结合治疗脑出血已取得优异疗效。脑出血的实验研究已有了许多发展，已深入到脑出血模型的建立和组织形态学改变的水平。脑出血的治疗方法，近年来有不少进展，包括中药、中西医结合的治疗方法和外科手术方法的改进，为脑出血的研究提供了条件。并且还要寻找治疗脑内血肿的有效药物，进而打断出血损害的连锁反应。

脑出血的预防是至关重要的，群体预防的方法是改善整个人群的危险水平，以达到长期预防高危状态的出现。提出了脑卒中预防的新概念“三级预防”，一级预防的基本思想是“健康比生病或死亡更好”主要控制脑出血的危险因素——高血压，它是脑出血最主要的危险因素，故控制高血压是预防脑出血的重要环节。二级预防着重于通过早期诊断和早期治疗来减少卒中的后遗症。三级预防的目的在于减轻疾病进一步发展或减少并发症，它是卒中治疗和康复医学的组成部分。以减轻卒中带来的有害影响，降低致残率，提高患者对长期残废的适应能力。三级措施可使个体的健康状况得到很大程度改善，从而降低脑出血的发病率、病残率和死亡率。

（谢道珍）

三、脑梗塞

脑梗塞（Cerebral infarction）是由于脑供血障碍引起脑组织缺血、缺氧而发生坏死、软化，形成梗塞灶的脑血管疾病。临床上最常见的类型有脑血栓形成和脑栓塞，其中脑动脉壁由于动脉粥样硬化或其他因素造成管腔狭窄，甚至闭塞而导致局灶脑梗塞，称为脑血栓形成；而另一种为身体其他部位的栓子脱落，如颅外动脉壁的粥样硬化斑块脱落的血栓碎片，或心脏的附壁血栓脱落的碎片，或心脏瓣膜的赘生物脱落，进入脑循环，导致某一脑血管阻塞而形成局灶脑梗塞，称为脑栓塞。脑梗塞的症状和体征主要取决于梗塞灶的部位，颈内动脉系统的脑梗塞主要表现为一侧肢体运动、感觉障碍、失语等症状；而椎-基底动脉系统的脑梗塞主要表现眩晕、呕吐、眼球震颤、饮水呛咳、吞咽困难等。

中医依其临床见症归属“中风”范畴。有关中风的记载，始见于《内经》。对其症状，根据发病的不同阶段分别有仆击、大厥、薄厥、偏枯、偏风、痱风等不同的名称。关于中风的病因，历代多有争议，唐宋以前主要以“外风”学说为主，多以“内虚邪中”立论；唐宋以后特别是金元时代，突出以“内风”立论，可谓中风病因学说上的一大转折。如刘河间力主“心火暴甚”，李东垣认为“正气自虚”，朱丹溪主张“湿痰生热”，张景岳又倡导“非风”之说，提出“内伤积损”的论点。叶天士又进一步阐明“精血衰耗，水不涵木……肝阳偏亢，内风时起”的发病机理。而王清任专以气虚立说，设立补阳还五汤治疗偏瘫，至今仍为临床常用方剂之一。综合历代医家所论，中风的发生，病机虽较复杂，但归纳起来不外虚（阴虚、气虚）、火（肝火、心火）、风（肝风、外风）、痰（风痰、湿痰）、气（气逆）、血（血瘀）六端。近年来运用活血化瘀、益气活血、化痰通腑、清热化痰兼开窍醒神等法治疗缺血性中风临床疗效尚属满意。

现代医学治疗脑梗塞时，急性期常用脱水剂、抗血小板聚集剂、钙拮抗剂、血管扩张剂、血栓溶解剂等药，但近年来有学者认为血管扩张剂有引起“脑内盗血综合征”的问题；血栓溶解剂有引起出血性梗塞的可能。近几年兴起的介入治疗方法由于导管材料和技术的不断改进，已经在一些国家运用于临床，但该疗法有被扩张的动脉远端可能发生梗塞的缺点，有待于进一步研究。中医药治疗脑梗塞的研究较多，特别是中西医结合防治本病取得了一定进展，为脑梗塞的研究打下了很好的基础。

（一）临床研究

脑梗塞属中风病的范畴，许多医家认为气虚血瘀是本病的主要病机，以益气活血方法治疗本病，收到良好效果。如查良伦等用补阳还五汤冲剂（黄芪、赤芍、川芎、桃仁、红花、地龙等）治疗缺血性中风26例，基本痊愈4例，显效7例，愈显率为42.3%。傅仁杰用通络熄风注射液（黄芪、丹参、赤芍）治疗急性颈内动脉系统脑梗塞135例，同时设立51例以低分子右旋糖酐治疗的西药对照组，结果：通络熄风注射液愈显率55.56%，总有效率85.93%；对照组愈显率35.29%，总有效率60.78%，两组疗效比较，差异非常显著（P<0.01），通络熄风注射液疗效优于对照组。余小骊等用中风宁Ⅰ号注射液（黄芪、川芎、葛根等）治疗急性期缺血性中风60例，与维脑路通注射液治疗30例作对照，结果：中风宁Ⅰ号愈显率70%，对照组愈显率53.33%，两组疗效相比，差异显著（P<0.05），中风宁Ⅰ号注射液优于对照组。

活血化瘀法治疗脑梗塞的临床应用也较多，如李蔚生提出风代表发病的过程，火痰是该病的临床表现，而血瘀才是中风的本质，所以活血化瘀是治疗中风的根本大法。同时指出每个具体的中风病人，血瘀的表现形式不一定相同，因此必须在辨证的基础上分别采用理气活血、通腑活血、益气活血、滋阴活血、破血化瘀等不同疗法，其治疗脑梗塞182例，基本恢复54例，显效75例，好转41例，无效9例，死亡3例，总有效率为93.41%；陈可冀等用活血Ⅱ号注射液（川芎、赤芍、红花、丹参、降香）治疗急性闭塞性脑血管病147例，同时设低分子右旋糖酐75例为对照组，结果：活血Ⅱ号组总有效率79.6%，对照组总有效率74.7%，两者相比P>0.05。活血Ⅱ号组肌力恢复优于对照组（P<0.01）。吴斌等用“831”注射液（赤芍、桃仁、红花、葛根、鸡血藤）治疗缺血性中风50例，对照组以低分子右旋糖酐治疗30例，结果：“831”注射液组显效14例，好转28例，无效8例；对照组显效5例，好转16例，无效6例，两组疗效相比，P>0.01。赵力等以活血化瘀为主，兼以豁痰通络、用豨莶通栓丸（豨莶草、水蛭、三七、当归、川芎、桃仁、红花、天南星、麝香、冰片等）治疗脑血栓70例，以低分子右旋糖酐加维脑路通（对照A组）和环扁桃酯胶囊（对照B组）治疗，结果：治疗组愈显率82.9%，总有效率97.1%；对照A组愈显率61.7%，总有效率81.7%；对照B组愈显率61.1%，总有效率83.3%。愈显率、总有效率治疗组与对照A组、对照B组比较均有显著性差异（$P<0.01$）。

化痰通腑法是近年来日益受到重视的治疗方法之一。王永炎认为：便秘是中风病人常见的症状之一，特别是阳闭者更为多见。病因多为中焦痰热蕴结，消灼津液所致。因腑气不通、浊邪上扰心神发生意识障碍，使病情加重。因此临证及时通腑泻热，既可使腑气通畅，气血得以敷布，通痹达络，能促进半身不遂等症的好转。胃肠积热得以降除，浊邪不得上扰心神，又可克服气血逆乱以防内闭。因此，正确应用化痰通腑法是抢救中风急证的重要环节。王永炎等用化痰通腑饮（瓜蒌、胆星、大黄、芒硝）治疗急性缺血性中风符合痰热腑实证者158例，总有效率达85.4%。

根据中风急性期风、火、痰、瘀病邪炽盛是以标实为主，尤其在邪热充斥三焦、风挟痰瘀上攻清窍、升降失常气血闭阻时，宜采用清热化痰，活血开窍等法治疗。全国中风病急症协作组选用清开灵注射液（牛黄、水牛角、黄芩、金银花、栀子等）治疗脑血栓形成111例，总有效率81.1%，总显效率48.6%，而对照组（烟酸）总有效率50%，总显效率25%，两组疗效相比，清开灵组优于对照组（$P<0.01$）。此外赵建琪等以开窍醒神法为主，用中医醒神合剂包括醒脑露（郁金、菖蒲）、醒神煮散（钩藤、寄生、黄芪、地龙）、醒神散（水牛角、人工牛黄）治疗脑血栓形成也取得较好疗效。

中风病与多种致病因素有关，其病机复杂证候多变，因此以中医辨证论治为主体，重视辨病与辨证相结合的科研指导思想，是近年来提高中风病疗效的有效途径。全国中风病急症协作组运用平肝熄风、化痰通络、化痰通腑、益气活血系列冲剂以及育阴熄风膏，治疗缺血性中风115例，并随机设立西药低分子右旋糖酐对照组69例，结果：治疗组基本痊愈率35.7%显效率35.7%，总有效率为87.8%；对照组基本痊愈率17.4%，显效率7.2%，总有效率为71%。系列方药的疗效明显优于低分子右旋糖酐，经统计学分析$P<0.05$，差异有显著意义。

（二）理论与实验研究

1. 脑梗塞的动物模型制备方法

缺血性脑卒中研究的最大障碍之一是缺乏可复制的可靠动物模型，它是研究缺血性脑损伤发生发展机制及防治措施、疗效评价的关键。许多学者用不同动物进行了大量研究，建立了多种脑缺血动物模型，分别模拟了不同的临床病理过程，适用于不同研究目的。具体造模方法分为两大类：①机械闭塞动物脑动脉法；②光化学诱导法复制局灶性脑缺血模型。如陈沛源等结扎兔双颈总动脉（CCA）和左椎动脉，制成稳定的急性不完全性前脑缺血模型。该法造成脑供血骤然大幅度下降，更接近脑梗塞时脑组织病理生理演变过程，可用于治疗药物的筛选。胡常林等采用结构简单、对脑组织无损害的金属卤化物灯为光源，以光化学诱导剂玫瑰红B在绿色光作用下，使照射区脑实质及软脑膜的供血和吻合支动脉因光化学反应而闭塞，脑组织缺氧、缺血，酷似人类脑血栓形成的某些发病机理。该法简单，重复性好，在短时间内可完成较多样本的研究，且适于各类鼠种。

王楠等用大鼠大脑中动脉远端阻断血流的方法，制造缺血性脑病的病理模型。王玉升等采用Furlow氏方法，从大鼠颈动脉注射花生四烯酸、造成大鼠急性脑缺血实验模型。吴斌等由兔耳缘静脉内注射自身血凝块小颗粒，造成小血管内栓塞模型。李威等用兔脑粉混于高分子葡聚糖作为栓塞剂于大鼠颈内动脉注射，阻塞于大鼠脑动脉分支造成脑梗塞动物模型。

2. 实验研究

对中医活血化瘀和益气活血化瘀治疗脑梗塞的实验研究较深入并且有动物模型作为研究的基础，为中西医结合治疗本病提供了实验依据。如王玉升等在急性缺血大鼠模型上观察到当归注射液能明显改善大鼠实验性急性脑缺血症状，抑制血栓素B_2（TXB_2）产生，增加6-酮-前列腺素$F_1\alpha$（6-keto-$PGF_1\alpha$）水平，纠正脑缺血TXA_2/PGI_2比值，抑制大鼠血小板聚集反应和降低血浆过氧化脂质（LPO）水平，对急性脑缺血大鼠具有明显的治疗作用，降低脑缺血大鼠的死亡率。吴斌等在实验性小血管内栓塞模型上观察“831”注射液能使模型动物的优球蛋白溶解时间（ELT）延长增多>4 小时的动物占 83.33%，结合临床效果推测，“831”可能具有类似活化素（外源性活化素）的作用，能使血浆素元激化，有利于血栓溶解。因此推测“831”除能激活血浆素元以外，尚能加速血浆素元的生成，这对保证血浆素元的不断供应，使血栓保持在持续的纤溶状态中十分必要。因此，“831”治疗血栓疾病，包括治疗脑血栓有效，此即有可能是其主要的疗愈机理。李威等在实验性大鼠脑梗塞的模型上观察到川芎红花注射液可以改善脑梗塞大鼠的血液流变学异常。王楠在实验性缺血性脑病的病理模型上观察到益气活血中药（黄芪注射液+复方当归注射液+丹参注射液）能改善脑组织水肿程度，治疗组、预防治疗组与对照组比较，$P<0.001$；并使缺血性脑组织病理变化减轻，梗死面积明显缩小，治疗组、预防治疗组与对照组比较，$P<0.05$。余小骊等采用改良李麟仙颈内动脉栓塞法造成缺血性中风动物模型，观察到中风宁Ⅰ号注射液可以明显改善模型动物脑内血供，减轻脑水肿，与对照组相比，$P<0.05$。

赵力等观察到豨莶通栓丸可以明显改善脑血栓患者血流变异常，并可抑制和延缓正常家兔实验性血栓形成，提示以活血化瘀为主，兼以豁痰通络为主要功效的豨莶通栓丸为进一步降低病残率提供了理论依据。王达平等用水蛭䗪虫粉可以明显改善缺血性中风患者的血液流变学异常，并能降低患者血脂水平；动物实验证实水蛭䗪虫粉可以增加犬脑血流量，并大剂量组明显增加犬外周血流量。此外全国中风病急症协作组运用化痰通腑、化痰通络、益气活血、平肝熄风系列冲剂治疗缺血性中风；动物实验结果表明，各方药具有不同程度的抑制血小板聚集、增强体内纤溶活性以及延长体内血栓形成时间的作用，说明系列方药从不同环节起到了防止血栓形成的作用。

（三）展望

近年来中医辨证论治和中西医结合治疗对降低急性缺血性中风的死亡率和致残率起到了积极作用，取得了丰富的临床经验。实验研究方面对活血化瘀和益气活血化瘀方法研究较深入，多家单位制成了实验性脑缺血模型、展示了中西医结合的优势。针对中风病发病急、严重者有神志障碍等特点，近年来治疗缺血性中风的注射液研究日益受到有关学者的重视，对有关注射液的深入而更科学的研究将是中西医结合及中医药走向世界的快捷途径之一。

（项宝玉）

四、癫痫

癫痫（Epilepsies）是脑部某些神经元突然过度的异常放电引起的脑功能短暂紊乱，且有反复发作倾向。由于过度放电神经元的部位不同和扩散的范围不同，临床上可表现为运动、感觉、意识、行为和植物神经等不同障碍，或兼而有之。

癫痫发作为常见的神经症状，据国内外调查，癫痫的患病率为 0.5%，在神经科疾病中仅次于中风。

中医痫证即指本病。但在《内经》称为“癫疾”，亦称“巅疾”，内容包括了精神异常的“癫狂”。至隋、唐以后，癫、狂、痫逐渐明确为三个不同的病证。《千金要方》首次提出“癫痫”的病名。《杂病广要·痫》说：“痫字从病，从间，以病间断而发，不若别证相连而病也。”

癫痫病人除一小部分能针对病因进行治疗（包括手术）外，大多数均需长期药物治疗。合成药物虽然仍在不断发明，但目前最常用，疗效较肯定的西药还是苯妥英钠、卡马西平、苯巴比妥、丙戊酸钠（镁）、硝基安定等。这些药物长期使用，对人体各器官、系统均有不同程度的毒副反应，严重的可产生骨髓抑制，肝脏中毒，神经、精神症状，而不得不撤换或减低剂量，即使有效也只能维持于不全控制。临床上约 20%～30%的病人经抗癫痫西药正规治疗仍不能控制或只能部分控制癫痫发作。Mattson 等，报告美国 11 所医院合作研究实行常用的苯妥英钠、酰胺咪嗪、扑痫酮、苯巴比妥治疗，对 622 个新病例应用双盲法，随访 12 个月，显示最好疗效的仅 60%。

中医中药治疗癫痫虽然大部分还不如西药有效、速效和方便，但因没有西药的毒副反应，具有标本兼治的优点，因此长期来被广泛应用，并为中西医结合治疗癫痫开辟了广阔的前景，尤其对于不能耐受西药毒副反应或西药不能控制发作者以及在癫痫持续状态，采用中西医结合疗法可减少西药用量，取得较满意的疗效。

(一) 临床研究

中医认为痫证多由骤受惊恐，先天禀赋不足，跌扑撞击等因素，导致风痰闭阻，心肾亏虚，气血瘀滞，引发癫痫。因此用药总不离镇惊、熄风、豁痰、顺气、化瘀诸法。历代医家重视从痰论治（尤以痰火与痰热为多），例如《古今医鉴·五痫》指出："夫痫者有五等……皆是痰迷心窍……治之不须分五，俱宜豁痰顺气，清火平肝。"又如《张氏医通·痫》说："丹溪主痰与热，以星、半、芩、连为主"。现代，活血化瘀法常用于痫证，取得了较好疗效。

中药治疗癫痫的临床研究有辨证论治，辨病论治，以及专方、验方研究，并在此基础上开展了中药提取物研究。最近几年辨病论治研究报道较多，它是建立在对病因病机及证候特征的综合分析上，主用一方略有加减，长期服用，其优点在于有效的药物连续使用，不致因撤换而引起病症反复。辨证论治的特点为针对不同时期病人生理病理的变化，选用不同的药物，调整机体内环境的针对性强。

辨证论治可归纳为风痰闭阻（肝风痰浊）、痰火内盛（肝火痰热）、脾虚痰湿、肝肾阴虚、瘀血阻窍（瘀阻脉络）等五型。辨病论治计有熄风化痰法、通腑泻火法、活血化瘀法、镇惊安神定志法、补虚（扶正祛邪）法等五类。例如刘玺珍等将877例癫痫分为脾虚、脾肾阳虚、湿热、血瘀4型，辨证施治，中药为主，中西医结合，结果为8个月以上未发者457例(52%)，5个月以上未发者158例（18%），发作减轻70%以上者184例（21%），无效78例(9%)，总有效率91%。

辨病论治研究，采用熄风豁痰法的有陈百平以明·李健斋的五生丸衍化而拟癫痫2号片(由生川乌30g，生白附子30g，生南星30g，生半夏30g，生白芍30g，生黑大豆60g组成）治疗各种类型癫痫患者500余例，无一有毒性反应，总有效率78.6%。胡建华用"定痫镇痛合剂"(由生铁落60g，丹参30g，制南星12g，石菖蒲9g，炙远志4.5g，炙地龙6g，甘草9g组成）同时加服蝎蜈片（全蝎、蜈蚣等份组成）或星蜈片（生南星1份，蜈蚣3份制成）治疗30例因单用西药无效的癫痫病人，结果显效12例，占40%；有效8例，占26.7%；无效10例，占33.3%，总有效率为66.7%。

采用通腑泻火法的如：中国医学科学院首都医院神经科用黑白二丑丸，每日6～18g，分2～3次服，治疗癫痫115例，总有效率为56.7%。中国中医研究院广安门医院应用已故老中医赵心波的"化痫止抽二号方"(由青礞石10g，地龙、全蝎、钩藤、天麻各6g，胆南星7.2g，二丑15g，法半夏、桃仁、红花各5g，沉香、生大黄各3g，人工牛黄0.3g，白矾8g组成）治疗痰火偏盛癫痫75例，总有效率为89.4%。有人认为运用泻下法，可清除郁积在体内的某些毒素，有利于癫痫的控制。

采用镇惊安神定志法的如：聂轩等制成"朱矾散"(朱砂30g，煅磁石30g，白矾240g，共为细末，装胶囊服用）治疗30例癫痫（停服抗癫痫西药)，结果控制发作21例，好转5例，无效4例，对有效26例经6月～20年随访，复发仅6例，复发率23%，复发者再服本药仍可控制。

采用活血化瘀法的如：曾俊辉自拟"通脉愈痫丸"(由赤芍、桃仁、红花、川芎各30g，丹参90g，法半夏、生南星、煅礞石各45g，石菖蒲20g，肉桂15g，当归、紫河车、黄芪、党参各60g，天麻50g组成）治疗脑外伤继发性癫痫43例，总有效率90.7%。肖镇祥用丹参治疗各种类型的癫痫获得一定疗效，认为活血化瘀药可改善脑血液循环，促进瘢痕消散，粘连松解，使皮层运动区停滞性病理兴奋性逐渐消除。

其他专方、验方的研究有已故名老中医何世英的"宁痫丹"(由全蝎、地龙、僵蚕、菖蒲、郁金、南星、磁石、紫贝齿等20余味组成）治疗癫痫607例，总有效率为93.4%。

从上述大量临床研究中可以发现，用中药治疗癫痫多倾向于从风、火、痰、瘀、虚多种病机考虑拟方选药，各类处方中药物出现频度较高的有：虫类药，如全蝎、蜈蚣、僵蚕、地龙等；化痰药，如半夏、南星等(常生用)；石药，如朱砂、磁石、代赭石、礞石等；平肝熄风药，如天麻、钩藤等；开窍药，如菖蒲、郁金等。此外如峻下药，巴豆、二丑等亦被应用。这些临床研究有的以抗癫痫西药作对照，说明中药治疗癫痫有较好疗效(多数报道对大发作疗效优于其他类型发作)，为中西医结合治疗癫痫，减少西药用量，减轻西药副反应，提高治疗率，特别是治疗顽固性癫痫，抢救癫痫持续状态提供了有效的方法，举例如下：

李明等用鲁米那、士的宁、黄花败酱、丹参、缬草等制成中西药复合制剂“治痫灵”，治疗小儿癫痫 60 例，结果基本控制 25 例，显效 17 例，有效 12 例，效差 4 例，无效 2 例；对照组用丙戊酸钠治疗 46 例，结果显效 14 例，有效 20 例，效差 10 例，无效 2 例。两组对比，经统计学处理有显著差异 ($P<0.05$)。

左覃鑫、刘祖发报道用“止痫汤”(由法半夏、竹茹、枳实、茯苓、陈皮、天麻、胆南星、乌梢蛇等组成) 治疗 43 例难治性癫痫，均已坚持系统服用抗痫西药 1 种或 2 种，连续 2 年以上，不能控制发作，其中 9 例>1 次/日，18 例>1 次/周，16 例>1 次/月。服“止痫汤”后痫症发作控制 1 个月以后，再让病人逐渐减少西药量至完全停药，治疗时间均超过 6 个月，疗效按 1979 年青岛会议全国试行方案评定，结果显效 25 人 (其中 20 人临床控制)，有效 8 人，效差 4 人，无效 6 人，总有效率为 76.7%。实验室检查于治疗前患者血粘度增高，治疗后下降，接近正常值；治疗前血清微量元素铜、锌增高，治疗后铜、锌含量下降接近对照组。作者认为铜、锌均为 Na^+-K^+-ATP 酶抑制剂，此酶若受到抑制，可使钠泵功能失调，破坏细胞膜相对稳定的状态，产生不稳定癫痫性神经细胞膜。作者已进行动物实验证实中药的抗痫药理作用。

张玉华报道用中西医结合治疗癫痫持续状态 30 例效果显著，在 2 小时内控制抽搐达 73.3%。病死率 10%，明显低于国内报道，与国外报告 10%～20%相一致。同时缩短了病程，减少抗惊厥药物的作用。具体方法为：自拟“癫痫Ⅰ号”方 (石菖蒲、天竺黄、生半夏各 30g，胆星、橘红、茯神、僵蚕、天麻各 20g，全蝎、远志各 10g) 水煎 500ml，取汁将至宝丹 2 粒/日研细入药，分 4～6 次鼻饲或口服，用于风痰闭阻型 (9 例)；“癫痫Ⅱ号”方 (龙胆草、生半夏、钩藤、地龙、石决明各 20g，生地、石菖蒲各 30g，生大黄、栀子、枳实、郁金各 15g) 水煎 500ml，取汁将安宫牛黄丸 2 粒/日研细入药，分 4～6 次口服或鼻饲，用于痰热内盛型 (21 例)。同时应用丹参静滴，针刺及西药安定 20～40mg 缓慢静注，继用安定静滴或苯妥英钠 0.2g 肌注或静滴，以后每 4～6 小时肌注苯妥英钠 0.2g，控制发作后减量，并改为口服。

此外，各地还开展了中药提取物的研究。北京医学院附属人民医院在发掘胡椒加萝卜治疗癫痫的民间疗法的基础上，于 1974 年成功地合成了胡椒碱的衍生物之一“抗痫灵”，即 3，4-次甲二氧桂皮酰哌啶。药理实验表明抗痫灵对电惊厥有明显的对抗作用，其作用机理与苯妥英钠相似。对 177 例应用抗癫痫西药疗效不佳的病人加用抗痫灵，证明有提高疗效作用，后单用抗痫灵总有效率为 95.9% (大发作例数最多，疗效较好)。

陈建家使用从石菖蒲挥发油中提取的 α-细辛醚注射液 (每支 10mg/2ml)，抢救癫痫持续状态 18 例，方法为肌注 20mg (成人)，半小时内再发作，再用 20mg，平均用药量 22.5～44mg，有 4 例采用静滴法。结果显效 (治疗后大发作持续状态立即停止，10 分钟内意识恢复正常，3 天内未再发作者) 8 例，有效 (用药后大发作持续状态立即停止，意识半小时内恢复正常，3 天内未再发作者) 10 例，显效率为 44.4%。动物实验表明 α-细辛醚具有对抗电惊厥作用，抗痫效能优于石菖蒲。该院单用石菖蒲煎剂、片剂、针剂治疗癫痫 60 例，有效率为 75%，而用 α-细辛醚治疗癫痫 90 例，有效率达 83.3%。

匡培根 1984 年报道，青阳参具有抗惊厥作用，其抗惊厥作用的有效成分为甾体酯甙元，其中主要为青阳参甙。临床资料表明，曾经多种抗惊厥药长期治疗而未获满意控制的癫痫大发作患者，加用青阳参 2～9 个月后，癫痫发作次数减少 80%以上者达 65%，服药前后脑电图检查结果表明，不论是局灶性异常或弥漫性异常，部分患者的脑电振幅、频率、或病理性发放，均随病情好转而好转。青阳参有小毒，作者采用间断给药法，即服两月停一月。

赵翕平、陈建家等报道香荚兰醇为天麻的有效成分之一，具有抗痉作用。1975 年南京药学院研制成香荚兰醛片，与香荚兰醇有类似药理作用，用于治疗29例各型癫痫患者，显效率49.5%，总有效率73.9%，其中单用本药治疗的184例，显效率54.3%，总有效率为81.5%，且以癫痫小发作的疗效为好，对大发作也有效。

陈建家还曾报道用脱脂僵蛹片（内含蛹皮几丁质和蚕蛹蛋白）治疗癫痫100例，经2月～2年观察，显著进步26例，进步51例，总有效率为77%。其中原发性癫痫和外伤性癫痫疗效较好，有效率分别为80.4%和94.1%。

（二）理论与实验研究

目前以中药药理研究和针刺治疗作用机理研究为多。

1. 实验研究方法

癫痫动物模型可用多种方法建立。举例如下：

匡培根等采用Goddard的“点燃效应法”造成慢性癫痫动物模型（大鼠），即通过一侧埋藏于脑的电极，每日给予引起后放的阈值电刺激1次，反复进行。由于效应的累加作用，形成了局灶性癫痫灶。在形成后，原先不引起明显反应的刺激，却在每次刺激后均能引起全身性惊厥发作。然后测定青阳参抗“点燃效应”的强度及作用持续时间，以苯巴比妥作对照，二药均腹腔注射。

马融用小鼠作中药“抗痫散”抗惊厥试验，方法如下：

(1)戊四唑惊厥发作阈试验：取小鼠40只，分3组，一组灌中药4天，另二组灌等量水，第4天另二组之一灌10mg/kg硝基安定，1小时后3个组均腹腔注射戊四唑35mg/kg，以小鼠是否出现头及前肢抖动(阵挛)，继而全身抽搐为指标，比较3组抗惊厥作用。

(2) 最大电休克发作试验：用电刺激仪两电极夹住小鼠两耳尖部，以120±15伏电压，1.5±1秒时间刺激小鼠，以肢体弯曲，随即后肢伸展，产生强直性惊厥为指标，比较中药组、苯妥英钠组、空白组的抗惊厥作用。

(3) 士的宁惊厥法：小鼠分4组，中药给不同剂量，分2组，空白1组，对照药苯巴比妥1组则于第4天给药，然后4个组均腹腔注射士的宁1.1mg/kg，以小鼠产生强直性惊厥和死亡为指标，比较4组抗惊厥、抗死亡作用的强弱。

胡建华、杜明等亦开展了类似的实验研究。

赵士正用家兔作侧脑室给乙酰胆碱（Ach）致惊厥试验，观察α-细辛醚、香兰素、生理盐水抗惊厥作用。方法为家兔30只，分3组，局麻下于头顶正中线切口40mm，暴露颅骨，于冠状缝左侧4mm处钻透颅骨，安装侧脑室给药插管，用牙托粉固定，然后分别于耳静脉注射α-细辛醚、香兰素、生理盐水，5分钟后于侧脑室插管内注入1μmol乙酰胆碱20～30mg，比较三者抗惊厥作用。

左覃鑫等用青霉素作大脑皮层痫样放电实验，观察“止痫汤”抑制作用。方法为大鼠麻醉后开颅，暴露硬脑膜，将含量为10万u/ml的青霉素液2微升滴至暴露硬脑膜，使之产生痫样放电。然后用脑电图机分别记录每只大鼠实验开始后15′、30′、60′、90′的脑电图，每次记录5秒，计算出平均振幅。结果于术前应用“止痫汤”组及苯巴比妥组与空白对照（生理盐水组）比较，平均振幅均显著降低（$P<0.01$），而苯巴比妥组较“止痫汤”组抑制作用更强（$P<0.01$）。

龙菊香等用硫酸亚铁造成家兔慢性实验性癫痫模型以研究该院已故名老中医言庚孚治疗原发性癫痫大发作（痰涎型）的经验方“夏星磁”颗粒剂的药理作用。方法为局麻下在家兔冠状缝和矢状缝交点为起点，前开13mm，旁开2mm处用注射针头钻一小孔，埋管，以正好穿过颅骨为宜，周围用眼镜小螺丝及牙托粉固定，饲养一周，记录脑电，然后从埋管注入2.4%硫酸亚铁25微升，5分钟注完，给药后动物约85%在3～12小时发生典型癫痫大发作，EEG呈持续或阵发性高幅棘波，动物表现为阵挛性惊厥，不能站立，头向一侧偏斜等，当出现典型癫痫脑电图后再灌胃给予待试药物，观察它们对脑电及行为的影响。记分标准为：给药后未出现癫痫脑电图，癫痫症状消失记6分。脑电图阵发性棘波发作频率减少，癫痫症状减轻记3分。仅癫痫棘波波幅稍有降低，癫痫症状无变化者记2分。脑电图无明显变化，但行为有变化者记1分，脑电图及癫痫症无变化者为0分。

2. 实验研究

通过对抗痫中药的复方研究，单味中药和有效成分的研究，现已初步明确了某些中药的药理机制。例如天麻浸膏，能明显对抗戊四氮引起的小鼠阵挛性惊厥，减少发作次数，推迟发作时间。对豚鼠实验性癫痫有效，作用较苯妥英钠缓慢，但较持久，且毒性低。刘国卿和吴慧平研究表明：天麻中主要有效成分为香荚兰醇，其化学结构和儿茶酚胺类的代谢产物高香草酸（HVA）、香草酰扁桃酸（VMA）相似，在体内可影响单胺类介质的降解，相对提高了脑内抑制介质的浓度。香荚兰醇能显著减少小鼠自发活动，并延长环乙烯巴比妥睡眠时间，对抗戊四氮引起惊厥，即有明显的中枢抑制作用。实验豚鼠经天麻治疗后NE（肾上腺素）在脑干和间脑内以及DA（多巴胺）在尾状核和脑干中显著增高。提示天麻抗癫痫的机制可能是通过选择性增加中枢儿茶酚胺神经细胞内的儿茶酚胺含量，通过影响中枢不同脑区儿茶酚胺类神经递质的代谢，来协调脑的兴奋和抑制平衡，达到制止癫痫发作的作用。

香荚兰醛与香荚兰醇有类似药理作用，实验证实它有对抗动物戊四氮引起的惊厥作用，但无明显对抗电休克作用，提示其对癫痫小发作可能有效，临床试验也证实了这一点。

钩藤煎剂有明显镇静作用，多种钩藤的煎剂都不能对抗戊四氮引起的动物惊厥，但邝安堃等实验证实钩藤乙醇提取物可以对抗豚鼠实验性癫痫发作。

全蝎、蜈蚣具有抗惊厥作用，两者等量混合制成的“止痉散”给小鼠口服，每天1g，服用1、3、9天后，对卡地阿唑、硝酸马钱子碱、纯烟碱引起的惊厥均有对抗作用。在同剂量时，蜈蚣对抗上述3药的效价比全蝎高。刘崇铭等从河北东亚钳蝎及从粗毒提纯的抗癫痫肽作抗惊厥实验，用美解眠、咖啡因、士的宁引起动物惊厥，以生理盐水和安定作对照，结果抗癫痫肽对抗咖啡因惊厥的作用大于安定；对抗士的宁惊厥的作用强度与安定相似；对抗美解眠惊厥的作用稍弱。

天南星具有抗惊厥作用，家兔腹腔注射鬼蒟蒻煎剂（天南星之一种）能提高电惊厥阈，但对大、小鼠的最大电休克则无影响。小鼠腹腔注射鬼蒟蒻水浸剂，可明显降低士的宁的惊厥率和死亡率，并可降低戊四氮和咖啡因对小鼠所致的惊厥率。

成都中医学院报道，大剂量半夏对动物电惊厥有轻微的对抗趋势。

天南星和半夏均含有γ-氨基丁酸，可能在中枢神经系统起抑制作用。

石菖蒲主要含有挥发油成分，挥发油中大部分为β-细辛醚、α-细辛醚，β-细辛醚动物实验有镇静和镇定作用，而α-细辛醚具有抗电惊厥、戊四氮惊厥、侧脑室给Ach惊厥作用。去除挥发油的水煎液对动物亦有镇静催眠作用，可增强戊巴比妥的催眠作用。

胡椒的有效成分胡椒碱有明显对抗戊四氮惊厥作用及对抗电惊厥作用，并对大鼠“听源性发作”有明显对抗作用。动物实验可减少自发活动，与硫喷妥钠有协同作用。胡椒碱抗惊谱较广，安全范围较大，化学结构上异于现今常用之抗癫痫药，有希望成为一种新型广谱抗癫痫药。

青阳参具有抗实验性癫痫模型“点燃效应”，但其效应强度不如苯巴比妥，其作用持续时间较长，并且连续给药可见蓄积作用，与苯巴比妥和苯妥英钠同用时，可以见到协同作用。初步分离鉴定其抗惊厥有效成分为甾体酯甙和磁麻糖组成。

针灸亦常用于癫痫的治疗，常用的方法有体针、头针、穴位注射、埋线、埋药法等，常被用于中西医结合疗法也有较好疗效，并对其机理进行了实验研究，例如朱镜等动态地观察了手捻针与电针对青霉素所致大鼠大脑皮质感觉运动区痫样放电灶中乙酰胆碱（Ach）变化的影响、针刺抑制痫样放电的效应及其相互关系。所取穴位为手捻针选大椎，电针选大椎、陶道。青霉素造模后，皮质Ach含量增强，针刺后下降，痫样放电也改善。手捻针对降低皮质Ach含量与止痫效应均较电针为优。作者认为针刺可能抑制了胆碱能神经通路，使皮质Ach水平下降，针刺后痫性放电的振幅和频率的改善可能也与针刺降低皮质Ach水平有关。

高唱利用侧脑室注入马桑寄生提取物——马桑内酯（CL）制成大鼠癫痫模型，观察电针对大鼠海马单位痫样放电的影响，结果显示电针穴位可以抑制海马正性单位放电，对于负性单位以激活居多，对于无关电位则以无变化的居多。这提示电针之所以能够抑制癫痫波，是由于电针可以抑制癫痫起搏细胞放电，并可激活中枢神经系统内抑制系统的活动，促使神经元癫痫样同步化放电转变为去同步化放电，且电针效应主要与电针强度有关，而与电针频率关系不大。

（三）方药研究

胡建华应用熄风豁痰方药治疗癫痫取得较好疗效，即对其进行了动物抗士的宁及电惊厥实验，结果证实其有抑制皮层痫性放电和脊髓兴奋作用，而毒性和副反应明显低于西药。

杜明对天津已故名老中医何世英的经验方“宁痫丹”（以治肝风痰浊型癫痫有效率为最高）进行实验研究，证实其有明显镇静、催眠及对抗小鼠最小电休克作用，其毒性反应表明无毒性作用。

陈德明所拟“抗痫片”是重用活血化瘀药物的方剂，动物实验表明它对强直阵挛性发作的治疗效果颇明显，对回苏灵所致小鼠惊厥的影响，抗痫片组发生惊厥的平均时间为140分钟，而对照组为77.3分钟。对咖啡因所致惊厥的影响，抗痫片组在60分钟内有31%小鼠发生惊厥，而对照组81.3%小鼠发生惊厥。毒性试验未出现阳性结果。

朱中健对复方青黛片作了动物实验，结果表明，该方有明显抗戊四氮惊厥作用，增强硫贲妥钠的麻醉和巴比妥钠的催眠作用，还具有一定程度的镇痛效能，且毒性小。

马融对“抗痫散”（以益气健脾、燥湿化痰为主）进行动物实验，结果表明抗痫散对戊四唑惊厥发作阈实验（大脑皮层异常兴奋引起的发作，类似癫痫小发作）、最大电休克发作实验（类似癫痫大发作）、士的宁惊厥发作实验（脊髓异常兴奋引起的发作）均有拮抗作用。

左覃鑫等对“止痫汤”（豁痰熄风为主）进行小鼠美解眠惊厥发作阈实验，结果苯妥英钠组和“止痫汤”组均有明显抗惊厥作用，与生理盐水组对照有非常显著差异（均为$P<0.01$），而“止痫汤”组与苯妥英钠组抗惊厥作用相似，两者无明显差异（$P>0.05$）。用青霉素对大鼠进行大脑皮层痫样放电实验，结果苯巴比妥组及“止痫汤”组与生理盐水组比较，大脑皮层痫样放电的平均振幅均显著降低（$P<0.01$），表明苯巴比妥及“止痫汤”对大鼠的痫样放电有明显抑制作用；但苯巴比妥组较“止痫汤”组抑制作用更强（$P<0.01$）。因而作者认为实验结果提示“止痫汤”对抑制痫样放电和控制癫痫行为（阻止异常放电扩散）的作用很强，控制癫痫行为的作用与苯妥英钠相似（$P>0.05$）；而抑制痫性放电不如苯巴比妥（$P<0.01$）。

龙菊香等用硫酸亚铁造成家兔慢性实验性癫痫以研究“夏星磁”颗粒剂的药理作用，结果为苯妥英钠与夏星磁颗粒剂都有一定程度抗癫痫作用（与生理盐水组比较$P<0.05$），但苯妥英钠效果优于夏星磁颗粒剂。此外，并观察了对士的宁惊厥的影响，结果为夏星磁颗粒剂抗惊厥作用存在剂量依赖关系。夏星磁颗粒剂对电惊厥的影响，结果显示与苯巴比妥钠均有显著对抗电惊厥作用（$P<0.01$），同时夏星磁颗粒剂也存在剂量依赖关系，急性毒性试验显示几乎无毒，小鼠的最大耐受量为0.8g/20g体重，即相当于临床人用量的307.7倍。

（四）展望

大量的临床资料和实验研究已表明中药有抗癫痫作用，其特点为作用较缓和、持久，无毒性，很少副反应，而抗实验性动物惊厥作用与西药苯妥英钠、苯巴比妥等相似。临床上中西药合用，能提高疗效，表明有协同作用。柴胡桂枝龙骨牡蛎汤治疗难治性癫痫有一定疗效，还提示中药治疗癫痫可能有多种机制，例如影响脑内钙、镁等离子浓度，抗自由基作用等。鉴于癫痫是一种慢性发作性疾病，需要长期服药治疗，而目前还没有一种理想的药物，中西医结合疗法可能使中西药物优缺点互补，还能迅速有效地控制癫痫发作，长期维持用药，如能单用中药或加用极小量西药（笔者用1/3常用量或更小剂量），则可使西药的毒副反应减至最小程度。因此今后需很好总结现有的大量研究成果，研制出组方精炼，疗效确切，效价稳定的复方中成药；同时，为寻找新型高效的抗癫痫药物，对于抗癫痫中药有效成分的分离提纯也是很重要的工作，确定化学结构，了解构效关系，有可能研究出比现有西药更为理想的抗痫新药。

此外，抗癫痫中药的特点已如前述，但有的临床报道疗效偏高，主要是评价标准不统一之故。从中医、中西医结合研究的实际情况看，癫痫诊断主要是统一的分类标准，因癫痫的预后和对药物反应与癫痫的类型有关，因此必须执行一种统一的分类标准。目前可参照1985年10月湖北宜昌会议制订的国内分类草案，而为便于国内、外学术交流，今后应逐步推广使用国际分类〔参见Epilepsia　1981；(22)：480和Epilepsia　1989；(30)：389〕。疗效评价宜采用1988年“卫生部药物临床研究指导原则”规定的标准，其中疗效分四级：显效为发作次数减少76%～100%；有效为发作次数减少51%～75%；改善为发作次数减少26%～50%，或发作的间歇期延长和/或发作程度减轻，发作持续时间缩短；无效或恶化为发作次数减少25%以下或增多者。同时还规定，受试者在试验研究之前的3至6个月内，每月至少临床发作的次数不少于1至2次，总的次数不少于6次。试验治疗的疗程至少不少于6个月。也可参照1979年青岛会议制定的试行方案。

（李如奎）

五、痴呆

痴呆一词，意为后天获得的大脑皮层高级功能全面损害，表现为记忆力、感觉及运动机能、日常生活能力、社会功能、言语、人际交往、情感反应的控制能力等的普遍减退或丧失，但没有意识障碍，可看作是一个综合征，见于大脑任何弥散或广泛的皮层或皮层下损害，已成为医学界日益关注的课题。

痴呆的病因常见的是三大类，一是原因不明的退行性改变引起的，叫原发性痴呆或阿尔采默(Alzheimer)病；另一类是血管性痴呆，可为多次脑卒中引起或长期慢性脑缺血引起；最后一类比较少见，由各种其他脑疾病引起。

目前现代医学报道多认为阿尔采默型痴呆占老年人痴呆的50%、血管性痴呆占15%～20%、混合性痴呆占15%～20%、其他占10%；而日本的统计则血管性痴呆占50%左右。我国11个省市普查60岁以上老年人中，血管性痴呆的患病率为324人/10万人口，阿尔采默痴呆为238人/10万人口，血管性痴呆略高于后者。高氏等调查北京地区906名60岁以上老年人发现痴呆有24人，占68.4%，患病率随年龄而增加，据统计痴呆可由60多种疾病引起，除了血管性痴呆、老年性痴呆外，神经变性疾病、感染、代谢病、脑瘤均可引起痴呆。

现代医学在对痴呆神经病理学改变上，研究颇多，对于本病的治疗，从病因假说出发作了许多尝试。痴呆的治疗是困难的，可逆性痴呆约占10%～30%，虽然有人报告血管扩张药、益智药物能使患者智能及脑电图稍有改变，但未得到确认，目前仍无令人满意的药物及治疗方法。近年来，运用中医中药对痴呆的防治取得了一定的成就，积累了大量的行之有效的诊治经验，具有明显的优势，尤其是近5年，有关中医药的研究资料渐多。中医从脏腑功能渐衰，精神受损认为肾虚、脑髓不足是痴呆发生的本质，精气不足，阴阳失调，痰浊瘀血，阻滞脑脉，神明失用是其标，因此采取中医、中西医结合方法、补虚祛邪，调摄气血阴阳，健脑益智，醒神开窍等治疗取得了许多可喜的效果。

（一）临床研究

本病根据病史、体征以及舌、脉和伴有症的不同，分为虚实两大类七个证型。虚证分为髓海不足、肝肾亏虚、脾肾两虚；实证分为肝阳上亢、心火亢盛、湿痰阻窍、气郁血虚。

1. 虚证

(1) 髓海不足：症见头晕耳鸣，怠惰思卧，智能下降，神情呆滞愚笨，记忆减退，判断力减低，定向力障碍，半身不遂，肢体不用，舌质淡白，有齿痕，脉沉细弱，两尺无力。

治宜补肾、填精、益髓为主，佐以化瘀通络，开窍醒神之品。方用补肾益髓汤加味：大熟地12g，山药15g，山萸肉12g，当归12g，杭白芍12g，丹参20g，川芎12g，河车粉3g(冲服)，龟板胶12g，石菖蒲12g，郁金12g，远志10g，五味子10g，茯苓15g，猪脊髓5g(烘干冲服)。

(2) 肝肾亏损：症见头晕目眩，默默寡言，面色憔悴，两目无神，呆钝如痴，形体消瘦，颧红盗汗，肌肤甲错，或见关节屈伸不利，半身不遂，四肢麻木，举动不灵，舌质红少苔；若阴虚阳亢，虚阳妄动，风自内生，还可有舌强语謇等内风之象。

治宜滋补肝肾，佐以熄风安神定智。方用定智汤加减。

生熟地各 12g，丹参 20g，当归 10g，枸杞子 12g，龟板 12g，阿胶 12g，党参 12g，炒枣仁 10g，柏子仁 10g，龙牡各 20g，茯苓 12g，远志 6g，珠珍母 40g，沉香末 2g（冲服）。

（3）脾肾两虚：症见头晕头昏、默默不欲言，智力迟钝，纳谷不佳，形寒肢冷，腹胀便溏，舌淡，舌体胖大，苔薄白脉沉细而迟。

治宜：补益脾肾，佐以化湿醒神，方用温脾汤加减。

生晒参 7g，炒白术 12g，生薏仁 30g，广木香 6g，制附片 10g，鹿角 12g，天麻 10g，菖蒲 10g，郁金 10g。

2. 实证

（1）肝阳上亢：症见头痛眩晕，智能下降，善忘颠倒，心烦少寐，舌强语謇，口舌歪斜，肢体麻木，半身不遂，筋惕肉瞤，舌质红或苔黄，脉弦滑或弦细而数。

治宜平肝熄风，育阴潜阳，醒神开窍，方用天麻钩藤汤、镇肝熄风汤加减。

明天麻 10g，双钩藤 12g，生石决明 30g，杜仲 12g，怀牛膝 15g，杭白芍 12g，代赭石 30g，桑寄生 12g，炒枣仁 12g，石菖蒲 12g，郁金 12g，远志 10g。

（2）心火亢盛：症见头痛心烦，面红目赤，口燥咽干，少寐多梦，语言错乱，智力减退，善忘颠倒，尿黄短赤，便干，舌质红苔黄，脉弦而数。

治宜泻火清心为主，佐以化瘀通络，醒神开窍。

黄连 6g，黄芩 10g，山栀 10g，生地 12g，元参 12g，当归 10g，川芎 8g，丹参 15g，丹皮 8g，石菖蒲 10g，郁金 10g，远志 8g。

（3）湿痰阻窍：症见头重如裹、倦怠无力，精神抑郁，表情呆钝，静而少言，或默默无语，或喃喃独语，不欲近人，脘腹胀满，口多痰涎，舌苔白腻，脉沉滑。病属本虚标实。

治宜标本兼顾，健脾化痰，醒神开窍。方用转呆丹合指迷汤（《辨证录》）加减：

人参 10g，白术 12g，半夏 12g，当归 12g，柴胡 8g，石菖蒲 12g，郁金 12g，天麻 10g，远志 8g，五味子 8g，神曲 10g，陈皮 10g，胆南星 8g，川贝母 12g，炒枣仁 12g。

（4）气郁血虚：症见精神恍惚，情志不畅，心神不宁，呆滞如愚，多突然加重，频频叹气，面色㿠白，悲伤欲哭，语言謇涩，肢体麻木不遂，胸闷急躁，虚烦不眠，舌质淡脉细弱。

治宜理气和血，醒神开窍。方用逍遥散合甘麦大枣汤加减：

当归 10g，杭白芍 12g，柴胡 10g，香附 10g，茯苓 12g，炒白术 10g，石菖蒲 10g，郁金 10g，远志 6g，五味子 6g，丹参 15g，浮小麦 15g，甘草 10g，大枣 5 枚、黄芩 6g。

郭振球分 5 型施治。阴阳失调型：法当于补阴之中少加温阳药，方如参麦地黄汤去丹皮、泽泻加白术、陈皮、白芥子、生何首乌；气血两虚型：法以气血同治，用八珍汤加麦冬、陈皮、谷芽，或用异功散加泽泻、车前；心肾不交型：方用熟地、山萸、山药、人参、白术、芡实、茯神、菖蒲、枣仁、远志、五味子、麦冬、柏子仁蜜丸服，此即治肾正所以治心，治心即所以治肾；痰郁气滞型：治以疏肝郁，豁痰浊，宁神志，方用《石室秘录》救肝解郁汤（白芍、柴胡、甘草、白芥子、白术、茯苓、当归、陈皮），方中重用白芍，若痰涎壅盛，宜温胆汤加远志、石菖蒲、竹沥、酸枣仁；络脉瘀阻型：治以活血化瘀通络，方用通窍活血汤（赤芍、桃仁、红花、老葱、鲜姜、红枣、麝香）。痴呆合并头痛、胸痛、心悸心慌者，宜血府逐瘀汤；痴呆兼见半身不遂，小便频，遗尿不禁者，治以养胃益气，活血化瘀，方用补阳还五汤。

王昌俊认为本病以肾虚髓空为本，加上痰阻血瘀互相影响，三者不可截然分开，必须综合权衡，亦即补虚不忘化瘀涤痰，化瘀兼以补肾和涤痰，涤痰又须补肾及活血化瘀兼顾，故以补虚、化瘀、涤痰为治则，自创益智灵口服液（太子参、天冬、熟地、川芎、炙远志、制胆星等药物组成，含生药 2g/ml），早晚各 1 次空腹服，每次 30ml，兼痰火扰心者加用礞石滚痰丸；肝肾阴虚者加服杞菊地黄丸；兼气郁不舒者加四制香附丸；血瘀阻络明显者加丹参注射液静滴；兼心肾不交者加服磁朱丸。治疗老年痴呆 51 例，结果：基本恢复 18 例（35.3%），显效 13 例（25.5%），有效 16 例（31.4%），无效 4 例（7.8%），总有效率 92.2%，CCSE 平均增加7.58分，FAQ平均降低9.13分，自身前后对比分析$P<0.01$。

王宝龙等，以益精髓、和气血、疏肝气、化瘀血为法，自拟轻身饮（内含茵陈40g，首乌20g，金樱子30g，葛根20g，泽泻15g，大黄10g，三七粉5g等），每日1剂，水煎服，日2次，治疗32例老年性痴呆病，有效率以50～59岁年龄组达91.6%，随年龄增长疗效减低，70岁以上有效率仅为66.7%。在32例中，显效9例，有效18例，总有效率为84.4%。

隆呈祥采用清开灵合洗心汤治疗中风痴呆病10例，男性6例，女性4例，全部病例均应用清开灵注射液（北京中医学院实验药厂生产）40～60ml加入10%葡萄糖液500ml静脉滴注，每日1次，疗程为1个月，同时口服洗心汤（天麻、丹参、太子参各15g，半夏、赤芍、连翘、炒白术各10g，天竺黄、石菖蒲、胆南星、白芷各6g，川芎3g，珍珠粉0.6g），随证加减，每日1剂，水煎服。结果：痊愈6例，有效3例，无效2例。

胡杰一认为老年血管性痴呆多有血瘀于脑窍这一病理特点，故辨证论治皆用化瘀通络法，血瘀为主者用补阳还五汤加减，痰火为主者用《千金方》温胆汤加祛瘀通络之品，肝肾阴虚为主者用六味地黄汤合桃仁承气汤加减，脾虚痰浊为主者用转呆丹加活血化瘀药物，髓海不足者用熟地黄、枸杞子、鹿角胶、山茱萸、何首乌、石菖蒲、郁金、紫河车、怀牛膝、茯神、丹参、鸡血藤。治疗脑血管性痴呆62例，基本痊愈1例，显效、有效各20例，无效7例，总有效率99.7%。

侯光明以补肾填精益髓为主，自制复方红景天膏治疗老年性痴呆64例，药用红景天、黄芪、党参、首乌、枸杞子、桑椹子、淮山药，黄精、牛膝、牡蛎、杜仲、熟地、补骨脂、石斛、菊花、山楂、白术、麦冬、红枣、白蜜、饴糖、藕粉等炮制成膏30块，每日服2次，每次服1块，连服半月，隔2月继服，对照组予维生素E100mg，复合维生素$B_2$2片，均日2次口服，酌用安定剂，结果：治疗1疗程及2年后，本组症状消失明显优于对照组（$P<0.05\sim0.001$）。

翟秀玲则针对本病肾精亏虚、气血不足的特点，自拟补肾益气活血汤治疗脑血管性痴呆23例，本方含黄芪、党参、葛根、丹参、生山楂各30g，枸杞子、黄精、山茱萸各15g，当归、天麻、石菖蒲各10g。并随证加减，心肝火盛合黄连解毒汤化裁；肝肾阴虚合一贯煎化裁；痰浊阻窍合导痰汤化裁；气虚血瘀将本方中黄芪、党参加至40g，另加川芎、赤芍、全蝎各10g。每日1剂，水煎服，30日为1疗程，结果：治愈9例，有效12例，无效2例。

刘寿康将本病归属于中医学中的“癫狂”范畴，根据清代医家王清任揭示由“气血瘀滞脑气”所致，自拟桃仁复苏汤治愈老年性痴呆2例，方由桃仁、生大黄、甘草、玄明粉、桂枝、龙骨、牡蛎、朱茯神、远志、蜈蚣、菖蒲组成。

邱秉新则用生脉饮治疗老年性痴呆病，药用红参5g，麦冬、五味子各10g，日1剂水煎代茶饮，2个月为1疗程。治疗老年性痴呆病14例，痊愈1例，有效10例，无效3例；多发梗塞性痴呆17例，有效12例，无效5例，总有效率为74.2%。

陆氏用从长春花中提炼出的生物碱长春胺—30，治疗多发性梗塞性痴呆25例，其中明显好转15例，占60%，好转8例，占32例，无效2例，占8%。长春胺—30具有活血化瘀作用，能促进血液循环、有助于脑组织对血氧的提取和利用，改善微循环。

葛茂振认为此病可以采用针灸治疗。头针取双侧语言区、晕听区等，每日1次，15天为1疗程。体针：取丰隆、间使、大椎、神门、肝俞、心俞、三阴交、太溪、肾俞、足三里等穴，可酌情选用3～4穴，每日1次，用补法，30天为1疗程。水针：用维生素B_{12}0.1mg（0.5ml），注射穴位为足三里、三阴交、内关、风池等，每日1次，每次注射2～3穴为宜。

（二）理论与实验研究

痴呆的病因甚多，常见的为脑血管病、中枢神经系统变性病、炎症、脑瘤以及某些内分泌、营养、代谢、中毒等全身性疾病。在神经病理生理、神经生化、遗传、免疫等方面的实验研究中，现代医学已取得很大成绩。

1. 关于Alzheimer病（AD）

近30年来，国外学者对AD的遗传、免疫、病毒、神经病理、神经生理、神经生化、神经内分泌等方面做了许多研究；同时在临床上、流行学的研究方面也做了大量工作。关于AD的病因多数学者认为可能与以下因素有关:①遗传假说:AD具有家族聚集性,呈常染色体显性遗传及多基因遗传。在Down综合征患者家族中,AD发病率高。②慢病毒学说:发现AD与已证实为慢病毒感染的Creutzfeodt-jacob病和Kuru病在病理上有相似之处,故疑AD与慢病毒有关。③乙酰胆碱假说:AD病人有胆碱乙酰转移酶水平显著降低,故推测与胆碱功能低下有关。④免疫假说:老年人随着增龄而AD发病率明显增高,而增龄与免疫系统衰退、自身免疫性疾病增加有关。因此提出,抗原-抗体复合物沉积形成淀粉样核心,可能导致神经变性和老年斑形成。⑤铝中毒说:有人发现AD病人脑中的铝含量较高。⑥其他危险因素:AD与年龄、性别、种族、脑外伤史、疾病史、社会心理因素、人格等有关系。其中与年龄的关系密切。有人发现AD患者中女性多于男性,可能与女性寿命长有关。有外伤史、甲状腺病史者发病率较对照组高。有人指出兴趣狭窄,不参与家务劳动者,AD的发生率较对照组高。经历生活事件与AD的发生也有一定关系。维持一定的脑力劳动,对预防AD有利。

2. 关于血管性痴呆的研究

在血管性痴呆中主要是多发性腔隙性梗塞性痴呆。这是因动脉粥样硬化引起的。大量实验研究证实,由动脉硬化的粥样斑块脱落的碎片成为栓子,造成脑内小动脉多发梗塞。Laduner等对血管性痴呆组与非痴呆组的高血压、心脏病、糖尿病、血液粘稠度及纤维蛋白原等因素进行了研究,发现高血压动脉粥样硬化是血管性痴呆重要的危险因素。许荣家等指出高血压、糖尿病、冠心病、2次以上脑卒中史、高血脂等均为血管性痴呆的危险因素。

(三) 展望

1. 中医、中西医结合治疗痴呆病的优势

现代医学对痴呆病的发病机理不甚明确,主要侧重于病理学的研究,尚缺乏特殊有效的疗法,目前,西医所采用的药物,不外乎与神经递质有关的药物、脑血管扩张药物方面。各药临床应用报道其疗效尚不尽人意,且有一定副反应。而中医药治疗痴呆病优势突出表现在:①临床疗效好。近10年全国各地在痴呆病的治疗研究方面,仍倾向于根据中医辨证论治为主体的理论,从整体出发、辨证施治,治疗多从“虚、痰、瘀、郁”四个方面入手,权衡轻重,综合治理,并注意急则治其标,缓则治其本或标本兼顾。偏重于机体内环境的调节。运用中医药治疗痴呆病不仅能改善近期临床症状,且能延缓和控制疾病的复发,对智能亦明显改善,从而为解决痴呆病治疗这一世界性难题,提供了一些思路和线索,对今后的深入研究和突破将会有很大的启示。②切中病机,施治统一。痴呆病属于现代心身医学的范畴。而中医精髓就在于可因人因时因证而施治,加以调整。从而改变了西医治疗中存在的单一模式,使治疗更具有针对性和全面性。③多途径,多方法综合施治。中医药治疗痴呆病的方法、经验极为丰富,既有传统内服汤药,又有针灸、水针等疗法,而且近年来运用现代先进工艺,已改制成功了多种既有中医特色,又有较好疗效的口服液、针剂,使用方便,既可单独使用,又可用同时配合使用。④毒副反应小。各种单、复、验方的药物均取自于天然动植物,疗效好,安全可靠,毒副反应小,适宜于长期服。

2. 中医药研究痴呆之不足

(1) 辨证分型不统一。辨证分型的设立是为了给治疗提供依据,便于交流学术研究成果。但从我们目前搜集到的资料看,各医家分型设计,最小分为2型,最多分为7型,即使同是5型也不一致,这就不便于临床运用、衡量及评估。

(2) 科研设计方案不够严密,多数没有相对固定的西药对照组,采用传统的方法研究者多,临床多限于少量病例的单组观察,因此目前尚难选出一个比较公认的重复性较好的治疗方案。

(3) 诊断及疗效评定标准不一。从目前的资料上看,治愈率大致在50%~90%,有效率在80%~100%之间,差异很大,究其原因主要是由于诊断及疗效评定标准的不统一,因此,各种治疗方案、治法方药,究竟孰优孰劣,进行组间对比实有困难。

(4) 长期跟踪观察者少,痴呆病,病程较长,呈渐进性,因此若仅拘于近期疗效观察,很难说明某药某法疗效的稳定性,意义不大。

（5）实验研究方面不足，治疗前后观察缺乏客观的特异性理化指标，不便于重复研究。

3. 今后研究方向

（1）中医对老年痴呆病的研究，起步晚，但发展较快，随着我国“人口谱”与“疾病谱”的变化，必须重视本病的前瞻性研究，组织大规模的协作组，完成一定规模的老年痴呆病流行病学调查，深入了解和掌握本病的发病规律，制定出中医切实有效的预防、诊断和治疗措施。

（2）统一证型和诊断、疗效评定标准。中国中医药学会老年学会于1988年8月在兰州举行了全国首届老年脑病学术研讨会，与会专家学者经过讨论，提出了《老年期痴呆诊断、辨证分型及疗效评定标准》，经过一些医疗单位的临床验证；两年后（1990年5月）中国中医药学会老年学会和中国中医药学会内科学会的专家学者在北京召开了“全国老年痴呆专题学术研讨会”，经过会议专家学者进一步讨论、修改、审定，提出了《老年痴呆的诊断、辨证分型及疗效评定标准》讨论稿。该讨论稿认为诊断本病主要从记忆、判定、计算、识别、语言、思想能力减退，个性、人格改变，年龄在60岁以上亦可在45～59岁之间（老年前期），起病发展缓慢、病程长等10个方面进行，认为上述8项心理活动中有记忆、判定、计算和另5项中的1项者，在6个月内明显减退或明显缺损，参考年龄、病程即可诊断为本病。已有三十多家临床单位采用该标准指导中医药临床实践和研究，写出报告文章发表，尚属满意。目前尚需全国各地医疗、科研单位的大宗病例临床扩大验证，进一步修改充实，以便推广。

（3）采取中西医结合的研究方法开展实验研究，既应突出中医特色，做到理法方药完整统一，也要严格科研设计，遵循随机化原则，采用痴呆病的动物模型，以观察研究中药对痴呆病模型的影响及作用，运用多种高新的特异的生化指标及神经电生理实验方法来阐明该病的本质及中医药获效的作用机理，使科研水平不断提高，争取新的科研成果，以丰富和完善痴呆病的病机理论，提高临床疗效。

（傅仁杰）

六、偏头痛

偏头痛(Migraine)是原发性周期性发作的血管性头痛，多在青春期起病，以女性多见，可有家族史，典型偏头痛发作前可有视觉先兆症状，数分钟至数十分钟后出现搏动性一侧或双侧头痛，严重时伴有恶心、呕吐，每次发作持续数小时或数日，可自行缓解，普通型偏头痛无先兆症状，头疼发作较轻，持续时间较长，在临床更为常见。偏头痛是神经科门诊最常见的病，1982年我国6城市调查结果患病率为630/10万，1986年我国29省市调查为985.2/10万，其中25岁～29岁患病率最高（1927.4/10万）；男女患病之比，为1∶3.5～4。我国偏头痛患病情况分布有地区之差异，6城市调查结果以上海患病率最高（990/10万），广州最低（380/10万）；29省市调查结果以内陆高原区为高患病区（超过1500/10万）；中南沿海省市为低患病区（低于400/10万）。我国北方地区夏季头痛发作频率最高，而南方地区以春季为最高。头痛首载于《内经》，见《素问·奇病论》曰：“人有病头痛以数岁不已……名曰何病？”岐伯曰：“当有所犯大寒，内至骨髓，髓者以脑为主，脑逆故令头痛”。《素问·头风》载有：“风气循风府而上，则为脑风”、“新沐中风，则为首风”。《诸病源候论·头面风候》载有“头风指头痛经久不愈，时作时止者”。《丹溪心法》有偏头痛的记载：“偏头痛指头风之痛，在一侧者又名偏头风……”。《证治准绳》载有“头痛……浅而近者名头痛，其痛卒然而至，易于解散而速安也；深而远者名头风，甚痛作止不常，愈后遇触复发也。”认识到头风有病史长，容易复发的特点。《景岳全书·头痛》方：“凡诊头痛者，当先审久暂，次辨表里，盖暂痛者，必因邪气，久病者必兼元气，以暂痛言之则有表邪者，此风寒外袭于经也，治宜疏散，最忌开散；有里邪者，此三阳之火炽于内也，治宜清降，最忌疏散，此治邪之法，其有久病者或发或愈，或以表虚者微感则发，或以阳盛者微弱则发……所以暂痛者，当重邪气，久病者，当重元气，此固其大纲也，然亦有暂痛而虚者，久痛而实者，又当因脉因证而详辨之，不可执也”。阐明头痛一证病情复杂，在临床上要详辨之。西医治疗常用麦角胺、消炎痛、镇痛剂等，疗效不甚满意，有人对37808例偏头痛患者治疗方法有：去痛片、暗处休息、镇静剂、麦角胺、针刺等五项，每次能明显缓解头痛者12874例，其中去痛片缓解占49.7%，暗处休息占25.85%，麦角胺类药物只占5.5%。中医药治疗偏头痛疗效满意，理法方药，多有变通。

（一）临床研究

偏头痛病因与风、痰、瘀、虚等有关，所以治法以疏风化痰、活血化瘀、补益气血、熄风等为常用大法。

第四军医大学采用复方归辛冲剂治疗偏头痛，每日3～6包（每包含生药10g），连服30天，以入院前半年中最长发作间期的5～10倍以上时间作为观察期限，观察结果：控制10例，显效82例，好转69例，无效28例（10%），有效率为90%。曾观察40例在平均5.6年后进行随访，疗效提高6例，降低5例，仍维持控制率37.5%，远期疗效为87.5%。

南京医学院一附院用治偏痛冲剂（治偏痛冲剂组成：川芎、白芷、白芥子、白芍、香附、郁李仁、柴胡、甘草等。制成味辛苦甜的灰黄色颗粒）治疗偏头痛，每次1袋，每袋20g，一日3次，温开水冲服。5～10次为一疗程。对照组服用与治偏痛冲剂外型一致的安慰剂冲剂，服法同治疗组，两组病例在观察期间一律停用其他药物。治疗组150例，显效45例，进步81例，无效24例，总有效率为84%，起效时间最短半小时，最长3天；对照组口服安慰剂34例，全部无效。

上海中医药大学附属龙华医院用活血平肝祛痰法治疗血管性头痛，药用：天麻、丹参、红花、川芎、赤芍、白芍、桃仁、菖蒲、生南星、僵蚕等，水煎2次，分服，每日1剂，3个月为1疗程。经治疗后临床控制3个月未发作为20.17%，显效为头痛发作次数减少70%以上，占46.22%，总有效率为91.6%。其中有98例患者治疗前后接受脑血流图检查，治疗前异常率为83.66%，治疗后为20.41%，其两侧脑血流图波幅值和血管弹力指数治疗后较治疗前有显著改善（$P<0.001$）。71例病人治疗前后接受血浆5-HT检查，高值组治疗后有降低，低值组有升高，两组在治疗后均接近正常范围，说明该方对血5-HT的浓度有双向调节作用。有44例病人治疗前后接受血小板凝集试验，第一、第二相凝集率和最大凝集时间治疗前后比有显著差异，经实验观察本方治疗血管性头痛机理是改善脑供血，增强血管弹性，维持脑血流供应的稳定性，调节血浆5-HT浓度，改善了血液高凝状态。

同济医科大学同济医院用头痛宁治疗偏头痛。头痛宁基本方：蔓荆子、元胡、石决明、当归、白芍、川芎、生地、钩藤等。水煎分3次口服，每日一剂。加减：心血虚见有心悸、心烦、失眠者，加炒枣仁、远志、桂圆肉；前额痛加白芷；两侧痛者加柴胡、黄芩；巅顶痛者加藁本、吴萸；因受寒诱发痛者去生地加桂枝、防风；痰多恶心者，去生地、白芍，加半夏、竹茹；肝阳上亢者加菊花、夏枯草、栀子、怀牛膝；久治不愈舌有瘀斑点者加赤芍、全蝎、蒲黄、五灵脂；气短体倦无力者加黄芪、党参。治疗结果：临床近期治愈52例，显效26例，无效2例。治疗前后做脑血流图检查50例，治疗前有脑供血不足者21例，两侧循环不对称者29例，治疗后恢复正常45例。

湖北中医学院附属医院用头风汤治疗偏头痛。头风汤药物组成：川芎、白芍、珍珠母、细辛、丹参、甘草、菊花、牛膝、栀子；阳明头痛加白芷、葛根；少阳头痛加柴胡、黄芩；厥阴头痛加吴萸、藁本；肝风上旋加天麻、钩藤；视力减退，视物昏花者，加草决明、玉竹；肝火上攻加柴胡、龙胆草；大便干结者加大黄。治疗结果：临床治愈9例，显效17例，有效5便，无效2例。

北京中医院等用川芎茶调散类方治疗偏头痛虚证。川芎茶调散组成：川芎、荆芥、白芷、羌活、甘草、细辛、防风、薄荷等。气血虚加党参、白芍；气阴两虚加党参、熟地；肝肾阴虚加熟地、枸杞子等分别加上川芎茶调散类方，方中治本药药味少，用量大；治标引经药药味虽多，用量很少。对照组：气血两虚用八珍汤；气阴两虚用四君子合六味地黄汤；肝肾阴虚用杞菊地黄汤。两组病人均服中药汤剂，每日1剂，分2次温服，7天为1疗程，治疗3个疗程。治疗结果：治疗168例，痊愈121例，好转39例，总有效率为95.23%；对照组48例，痊愈9例，好转19例，总有效率为58.38%，两组相比较有显著差异（$P<0.01$）。

解放军 324 医院用消颅痛煎剂治疗偏头痛。消颅痛煎剂药物：黄芪、丹参、川芎、香附、白芷、藁本、蔓荆子、当归、鸡血藤、酸枣仁、夜交藤、牛膝等，每日 1 剂，每剂煎 450ml，分 3 次服用。加减：偏热者加黄芩；偏寒者加吴萸；肝阳上亢者加钩藤、白芷；肝郁气滞者加柴胡、元胡；气血虚损者加党参、首乌。对照组口服颅痛定、谷维素、安定等。两组均以 7 天为 1 疗程，根据病情可服 2～4 个疗程。治疗结果：治疗组 104 例，治愈 63 例（60.6%），好转 35 例（33.7%），总有效率为 94.2%；对照组 38 例，治愈 13 例（34.2%），好转 14 例（36.8%），总有效率为 71.1%，两组的治愈率和总有效率经统计学处理均有非常显著差异（$P<0.01$）。

空军总医院神经科用蝮蛇抗栓酶治疗偏头痛。治疗组用生理盐水 250ml，加入蝮蛇抗栓酶 1.0u，静脉滴注（用药前经皮试阴性者），滴数为 40～45 滴/分，每日 1 次，连续用 15 次。对照组单用生理盐水 250ml，不加蝮蛇抗栓酶静脉滴注，滴速与疗程均同治疗组。治疗结果：治疗组好转率为 88.2%（30/34）；对照组好转率为 10%（2/20），两组比较有显著差异。

北京中医药大学附属东直门医院采用局部封闭结合内服中药治疗偏头痛。局部封闭：据患者指示头痛部位最疼点，严格作头皮消毒，取 2%普鲁卡因 4ml，地塞米松 5mg，抽吸 5ml 注射器内，用 7 号针头，沿头皮刺入抽吸无回血后先注药少许，然治逐步推药致疼痛点周围，拔出针后局部呈一隆起扁平条索状物。封闭后用 75%酒精重复消毒 1 次，然后用纱布敷盖在针眼处，按揉隆起肿胀部位 1 分钟，使药液均匀散开。内服中药：天麻、钩藤、菊花、全蝎、生石膏、僵蚕、川芎、地龙、龙胆草、黄芩、桃仁、晚蚕砂、珍珠粉（冲服），每日 1 剂，两煎取药汁 600ml，分 3 次口服。治疗 206 例，显效 103 例，有效 99 例，总有效率为 98%。本文报道中西医结合治疗偏头痛特点是：局部封闭法，收效快，方法简便，能起到急则治其标的作用；平肝熄风清热通络法，针对肝失条达，气血郁闭，郁而化火之病机，以达到缓则治其本的目的，肝火得以清降后，延长了头风的发作周期，减少头风的复发率。

陈恒年等采用天容穴穴位注射激素治疗偏头痛 21 例，该组病例在接受天容穴治疗前均服用不同品名的解热镇痛剂，服药后 30 分钟内有效者 17 例（80.9%），显效者 4 例（19.05%），无 1 例头痛完全消失，更无长期疗效。经第 1 次天容穴治疗后 30 分钟，头痛消失 13 例（61.9%），显效 5 例（23.8%），无效 3 例（14.3%），总有效率为 85.7%）。与服镇痛剂治疗相比总有效率无显著差异，但经天容穴治疗后头痛消失者明显高于服镇痛剂对照组（$P<0.01$）。远期疗效为在疗程结束后观察 8～12 个月，天容穴组 17 例中基本治愈 9 例（52.94%），有效 4 例（23.53%），无效 4 例（23.53%），总有效率为 76.47%。而应用解热镇痛剂者无 1 例有远期疗效，二者比较差异非常显著（$P<0.01$）。

（二）理论与实验研究

中国人民解放军总医院对 21 例偏头痛患者血小板和血浆 5-HT 的含量、血小板聚集率在发作期和间歇期的变化做了观察，结果表明：偏头痛患者血小板和 5-HT 含量无论是发作期还是间歇期，与对照组比较均有显著增高（$P<0.01$）；血浆 5-HT 含量在发作期显著降低（$P<0.01$），而间歇期显著增高（$P<0.01$）；血小板和血浆 5-HT 比值在发作期明显增高（$P<0.01$），间歇期无明显差异（$P>0.05$）。认为偏头痛患者血小板和血浆 5-HT 含量及比值异常与偏头痛发病机理有关。

解放军 211 医院对 93 例确诊血管神经性头痛患者的甲皱微循环进行观察，并与 118 例正常人做比较发现：头痛患者的管袢平均长度比正常人组变长，管袢的输入枝、输出枝、袢顶平均直径均比正常人组显著增宽，导致血流缓慢，红细胞聚集，血色暗红等异常现象。证实了血管神经性头痛患者血管功能和血液流态的改变。因此，血管神经性头痛的病机概括为“不荣则痛”更为确切。“不荣则痛”是指气血亏虚所引起的疼痛。血虚或气虚而不足以运其血，血运无力，流而不畅致器官缺乏血液濡养而拘急、疼痛。严重时血流停滞，经脉痹阻，则疼痛加剧，可谓虚中挟实，特点为病程长，反复发作，多种因素皆可诱发。治宜益气养血法或益气养血通络法，以提高血管性的头痛的治愈率。

青岛医学院附属医院检测 118 例偏头痛病人的血清 IgG、IgA、IgM、IgD、C_3、CIC 含量及 E 玫瑰花环形成率和淋巴细胞转化率，以 100 名正常人和 48 例神经衰弱患者做对照，发现偏头痛组 IgG、IgA、C_3 和 CIC 均值及青少年患者和普通患者的 E 花和淋转率较对照组显著增高，表明偏头痛病人存在免疫功能障碍，偏头痛的发生可能与补体介导的免疫反应有关。

福建医学院附属第一医院对偏头痛病人体液免疫指标做了观察，检测结果：偏头痛组 IgG、IgA 的平均含量均较对照组有非常显著增高（$P<0.001$ 和 $P<0.01$），又对其中偏头痛组 IgG 等免疫指标较高的 20 例患者进行中药（五味子、白芍、穿山甲、熟地、黄芩、当归、川芎、柴胡、蚕砂、蝉蜕、炙甘草、细辛等）治疗前后免疫指标检测，结果显示治疗后 IgG 较治疗前有非常显著的降低（$P<0.001$），IgM 亦有显著降低（$P<0.05$）。说明偏头痛患者有免疫功能的紊乱，通过中药治疗后免疫指标正常或接近正常。

解放军总医院用当归液穴位注射治疗偏头痛，观察该疗法对 50 例头痛患者血浆多巴胺-β羟化酶（DβH）含量的变化。取 20%当归注射液行背部俞穴注射，每穴 1.5ml，每次取 4 穴，每日 1 次，12 次为一疗程。治疗结果：第一次用本疗法治疗后 30 分钟，其血浆 DβH 含量下降，经观察无痛组与无效组治疗后血浆 DβH 含量与治疗前无显著差异（$P>0.05$）。本疗法治疗有效者其治疗后血浆 DβH 含量降低。说明当归液穴位注射对交感神经系统功能有一定的调节作用，镇痛作用与此有关。

北京中医医院等单位对川芎茶调散类方治疗偏头痛疗效机理研究，选 20 例健康者为正常对照组，31 例偏头痛者为观察组，其中气血两虚 20 例，气阴两虚 27 例，肝肾阴虚 34 例，治疗前后测 D-木糖试验、血浆皮质素水平测定、血浆中 SP 和 VIP 水平测定。结果：气阴两虚和肝肾阴虚型病人的小肠吸收功能明显低于正常组，以气阴两虚型更为明显；三个证型病人血浆皮质素水平均低于正常组，但无显著差异；血浆中 VIP 水平均明显低于正常组（$P<0.05$），尤以气阴两虚最为明显（$P<0.001$）；血浆中 SP 水平均低于正常，22 例病人经用川芎茶调散类方治疗后 4 项生化指标均有不同程度回升，尤以 VIP 和 SP 两项回升更明显（$P<0.001$），通过实验发现偏头痛病人的 D-木糖吸收率降低，皮质素 VIP 和 SP 亦下降，表明偏头痛病人有生理生化功能减退现象；通过对 22 例病人经用川芎茶调散类方治疗观察，发现治疗后血浆 VIP 和 SP 水平明显升高。VIP 是一种肽能神经递质，与血管的舒张有关，对全身血管产生很强的舒张作用，VIP 减少则可产生血管痉挛。本方能明显提高血浆中 VIP 水平，可使血管痉挛缓解，此为其镇痛作用机理之一。SP 是与疼痛有关的一种肽神经递质，SP 生理性升高，能引起内源性阿片样物质的释放，而起到镇痛作用，这也是川芎茶调散类方的镇痛作用机理之一。

（三）展望

近年来对偏头痛的发病机制和治疗方面研究都已取得很大进步，特别是中医药或中西医结合治疗取得较满意的疗效。中药毒副反应小，易被人们接受。值得深入系统地研究和研制开发中医药或中西医结合的新药或新疗法。但就目前研究状况看，大部分报道无对照组，有对照组又多采用安慰剂；疗程短者数日，长者 3 个月，差别太大；诊断标准和疗效评定标准不统一。所以建议制定统一诊断标准和疗效评定标准，科研设计要严密，以提高临床科研水平。现推荐国际偏头痛诊断标准（Qgdan）如下：

1. 典型偏头痛的诊断标准 ①发作性搏动性头痛；②特异的眼前闪光及视野缺损、羞明等前驱症状；③头痛局限于一侧；④麦角胺治疗显效。诊断判断：①确定诊断：完全符合以上 4 项；②基本确诊：具备①项，并同时有②～④项中任二项。

2. 普通型偏头痛的诊断标准 ①发作性搏动性头痛；②头痛局限于一侧或从一侧开始；③伴有恶心、呕吐；④头痛在 40 岁以前发病；⑤家族中有同样发病史；⑥麦角胺治疗显效。诊断判断：①确定诊断：具备①项，并同时具备②～⑥项中的 4 项；②基本确诊：具备①项，并同时具备②～⑥项中的 3 项；③怀疑诊断：具备①项，同时具备②～⑥项中的二项。④可能诊断：仅具备①项及其他 5 项中的 1 项，应继续随访。

疗效评定标准参改1992年国家中医管理局全国脑病急症协作组所制定的标准。

1. 计分法 根据疼痛程度，持续时间，发作频度的缓解情况计分。

(1) 疼痛程度计分：采用目前国际上临床较为通用的直观模拟标尺法(VAS)：受试者在一支长10cm，一端标“不痛”，另一端标“最痛”的尺子上，指出受试者疼痛程度。计分方法为≤2cm为1分；＞2cm≤4cm者为2分；＞4cm≤6cm者计3分；＞6cm≤8cm计4分；＞8cm≤10cm计5分。

(2) 疼痛时间计分：数分钟到2小时（含2小时）计1分；2小时到6小时（含6小时）计2分；6小时到24小时（含24小时）计3分；24小时到72小时（含72小时）计4分；72小时以上计5分。

(3) 头痛指数：每次发作的疼痛计分乘以每次疼痛持续时间计分之积相加，例如某人2天内头痛3次，第1次疼痛程度计分为4分，疼痛持续时间计分为1分；第2次疼痛程度计分为3分，持续时间计分2；第3次疼痛程度计分为2分，疼痛持续时间计分为3分，则头痛指数＝4×1＋3×2＋2×3＝16（分）。

2. 疗效评定标准

$$疗效百分数=\frac{\text{治疗前头痛指数}-\text{治疗后头痛指数}}{\text{治疗前头痛指数}}\times 100\%$$

基本恢复：治疗后观察1年，疗效百分数为90%～100%（含90%）；

显　效：治疗后观察半年，疗效百分数为55%～90%（含55%，不含90%）；

有　效：疗效百分数为20%～55%（含20%，不含55%）；

无　效：疗效百分数为20%以下。

疗程一般以2周为一疗程为宜，对照组选用有效的阳性对照药，随机分组采用双盲法观察，使中西医结合治疗偏头痛的研究进入一个新的层次。

（孙　怡）

七、非特异性脑炎

非特异性脑炎是指近年来国内较多见的一组可能与感染有关的急性脑病综合征。临床上先后提出过散发性病毒性脑炎、非典型脑炎、急性播散性脑脊髓炎、急性脱髓鞘脑病等多种名称。

本病的病因尚未明确。脑组织炎症反应不明显，而白质脱髓鞘改变突出。早期病变呈组织水肿、弥漫性胶质增生而不形成结节，以淋巴细胞为主的血管套形成；中期主要为白质软化、坏死、出血，出现大量泡沫细胞；晚期有星形细胞形成的网架和髓鞘脱失。可同时存在不同时期的病灶。10%以上的尸检证实为同心圆性硬化(Balo病)，在大脑深部白质有多数散在同心圆形髓鞘脱失区与髓鞘正常区交替排列组成的病灶，也认为是一种过敏反应性脱髓鞘病。

临床目前认为本病主要包括一类疑似病毒感染引起的散发性病毒性脑炎（不包括已确诊的病毒性脑炎）；另一类是免疫反应性急性脱髓鞘脑病。

本病以急性或亚急性起病，儿童及青少年居多；以精神异常、意识障碍、发热、抽搐、肢体瘫痪为主要临床表现；约9%的病例早期可出现脑电图异常；脑脊液正常或有轻度细胞、蛋白增多。

本病目前尚缺乏特效治疗，临床上现代医学根据病情多采用肾上腺皮质激素、抗生素和其他降温、止痉等对症治疗和支持疗法。其中肾上腺皮质激素是目前广泛采用的药物，多数学者认为肾上腺激素有抗炎症、抗水肿及抑制抗体-抗原反应以减轻神经组织损害的作用。因此在过敏反应性脱髓鞘脑炎的治疗上能产生良好的效果。但也有人指出在散发性病毒性脑炎，肾上腺皮质激素可抑制机体抗病毒作用，且已为实验动物观察所证实，因此对病人是不利的。

临床上，中医对本病发病急，以发热，神昏等为主者，按温病卫气营血辨证论治；对发病缓而无发热，以精神或神经症状为主者，结合热、痰、风之病因进行辨证治疗，着重采用清热解毒，凉肝熄风和涤痰开窍；里实证用通腑泻热；后期甘寒养阴，佐以活血通络等方法治疗。目前国内较大量临床报告中医、中西医结合治疗本病，有明显的优越性。尤其对一些高热、昏迷、抽搐的危重患者，加用中医药治疗后，其病死率明显低于单纯西药治疗。

（一）临床研究

临床上中医多认为本病属温病范畴，但有部分病例表现与温病不尽符合，则采用脏腑、热、痰、风等病因病机论治。

宗文九等报告中西医结合治疗散发性脑炎111例。111例随机分为二组，一组采用西药加中医中药辨证论治（治疗组）计55例；另一组采用单纯西药治疗（对照组）计56例。脑电图：治疗组检查26例，异常25例，其中广泛重度异常7例，对照组检查19例，异常17例，其中广泛重度异常5例。

治疗方法，两组使用西药原则相同。常规使用肾上腺皮质激素，入院初静滴氢化可的松100～200mg/日，能口服者同时给强的松30mg/日内服，一般持续2周，待症状缓解后只口服强的松，至1个月渐减量停药。此外，根据病情辅以脱水、镇静、止痉等对症治疗，普遍使用神经营养剂，注意支持疗法，大部分病例给予青、氯霉素预防和控制继发感染。治疗组除西药外，按辨证论治加用中药，主要药物为清热解毒药：大青叶、板蓝根、银花、连翘、草河车等；昏迷及精神异常者采用涤痰开窍药：石菖蒲、炙远志、川郁金、胆南星、竹沥、半夏、大贝母、全瓜蒌、天竺黄等；抽搐或偏瘫者采用平肝熄风药：白僵蚕、钩藤、石决明、牡蛎、全蝎等。恢复期予益气养阴之剂，以善其后。

治疗结果：治疗组55例，痊愈32例，好转16例，无效3例，恶化1例，死亡3例；对照组56例，痊愈25例，好转15例，无效4例，恶化5例，死亡7例。比较两组治愈好转率；治疗组（48/55）87.2％，对照组（40/56）71.4％，（$X^2=4.42$；$P<0.05$）差异显著。治疗组昏迷20例，治疗后清醒18例；对照组昏迷12例，治疗后清醒2例。用直接计算机率法（$P<0.01$）差异非常显著。

宗文九等认为本病发展的病理因素主要是热、痰、风。由于病毒感染或变态反应产生了热；由于热极生风，表现为抽搐、偏瘫等；热熬灼津液成痰、痰迷心窍可致精神失常或昏迷。所以着重采用了清热解毒、平肝熄风和涤痰开窍等治疗法则。

张俊文、全永敏、姜沧海总结了71例散发性脑炎的临床资料，其中25例用中西医结合方法治疗，46例用西医方法治疗。25例按中医证候，归纳为三个类型：

（1）气营两燔型：患者高热，神昏，不省人事，阵阵抽搐，项背强直，二便失禁，病情危重。脉数，舌质红绛。此型符合西医之高热昏迷型。

治则：清热解毒，涤痰熄风。

方剂：清营汤加减。水牛角30g，生地20g，生石膏60g，麦冬15g，知母10g，天竺黄12g，胆南星12g，板蓝根30g，橘红12g，半夏12g，玄参20g，银花30g，连翘30g，全蝎10g，蜈蚣3g，竹沥膏10g（冲服），并可服安宫牛黄丸及紫雪丹等。

（2）痰气郁结型：患者精神抑郁，表情淡漠，呆滞，不知进食，少语，定向和记忆力障碍，理解力和判断力减退，联想困难等。舌苔腻，脉滑数。此型符合西医之精神型。

治则：涤痰开窍，清热解毒。

方剂：涤痰汤加减。陈皮12g，半夏12g，茯苓12g，甘草6g，天竺黄12g，川芎12g，大青叶30g，板蓝根30g，麝香0.1g（冲服）。

（3）痰阻经络型：患者除精神异常症状外，尚有肢体麻木、瘫痪等。舌质紫暗，脉弦滑。此型符合西医之卒中型。

治则：涤痰开窍，活血化瘀。

方剂：涤痰汤合桃红四物汤。陈皮12g，茯苓10g，甘草6g，胆南星12g，天竺黄12g，远志12g，菖蒲10g，郁金12g，当归15g，赤芍15g，川芎18g，桃仁12g，地龙15g，丹参30g。高热加生石膏、知母；便秘加大黄；汗多加龙骨、牡蛎；视力障碍加草决明、青葙子；癫痫反复发作可酌加青礞石、全蝎、蜈蚣。

治疗效果：单纯西医治疗组共46例，治愈15例（32.6％），好转15例（32.6％），无变化7例（15.2％），死亡9例（19.6％）。中西医结合治疗组共25例，治愈6例（24％），好转13例（52％），无变化4例（16％），死亡2例（8％）。

对本组病情较为危重的高热昏迷型患者的治疗效果进行比较，单纯西医治疗组共13例，治愈5例；无变化1例；死亡7例。中西医结合治疗组共14例，治愈3例；好转6例；无变化4例；死亡1例。经卡方检验，71例散发性脑炎和其中高热昏迷型患者的病死率，中西医结合治疗组都明显低于单纯西医治疗组（$P<0.05$）。陈建家以卫气营血辨证治疗散发性脑炎54例，其中冬春季发病占47例。根据临床症状、舌诊、脉象等，属于卫、气证型16例，以清热解毒为主；邪在卫气治宜辛凉解毒，方用银翘散类药物，气分则辛寒清气，用白虎汤类药物。属营血证型38例，以清营凉血，开窍止痉为主；方用清营汤合犀角地黄汤类药物，神志不清伴抽搐不止者，加僵蚕、菖蒲，豁痰定惊。治疗结果，54例中痊愈32例；有效18例；无效4例；总有效率达92.5%。54例中，异常脑脊液恢复正常者达92.3%；尤其脑脊液免疫球蛋白恢复正常者达92%；异常脑电图恢复正常者占83%，53例无一例死亡。吕再生报道，应用中药石膏、知母、竹叶、连翘、黄芩、黄连、钩藤为主，煎后口服或鼻饲，并肌肉注射复方大青叶或板蓝根注射液，每次4ml，1日2次，同时口服维生素B_1、B_2、C等，结果32例散发性脑炎，治愈39例，死亡2例。

（二）展望

非特异性脑炎是临床上一组多病因、类似脑炎的脑部疾病，它主要涉及散发性病毒性脑炎和急性脱髓鞘性脑病两大类。病因尚未明确，发病无明显地区性和季节性，一年四年均可发病，发病年龄以青壮年居多。由于当前国内尚未普遍开展病毒学、免疫学等检测工作，散发性病毒性脑炎的诊断，只限于病因学尚未能明确者。

本病自1957年开始报告，60年代以来发病缓慢上升，据国内局部地区报告，年发病率均为3.6～4.83/10万，农村发病率略比城市高。

本病临床多急性或亚急性发病，以发热、昏迷、精神异常、癫痫抽搐、肢体瘫痪等为主要临床症状表现，中医多认为属"温病"、"癫狂"、"痫证"、"痿证"等范畴。

现代研究已经明确，散发性病毒性脑炎的病变主要不在病毒感染，而在机体对病毒或有病毒侵入的宿主细胞所起的免疫反应，在病毒复制引起炎性反应的同时也产生免疫反应，此即炎性—免疫反应，可以导致严重的脑水肿，产生压迫症状。

激素治疗能阻断脑内病毒与抗体反应释放有害的活性物质，防止或减轻一系列病理过程。所以激素能抗炎、减轻水肿，从而减少神经细胞坏死；激素还能改变神经的胶原疤痕，促进神经组织再生，有利于脑功能恢复。因此，病毒性脑炎也常用激素治疗以抑制炎性—免疫反应，脱髓鞘脑炎更是应用激素的适应症。

但是激素能抑制人体干扰素产生，大剂量还能抑制抗体形成，病毒性脑炎单纯应用激素显然是不利的，尤其对发热、昏迷、抽搐的危重患者，采取中西医结合的方法，与单纯西药治疗相比，取得了较好的临床疗效，也大大降低了死亡率。

中西医结合，中医辨证，对发病急，以发热为主者，多按温病进行辨证施治。由于患者高热、昏迷、抽搐，属于热入气营、肝风内动，故给清热解毒、凉肝熄风、涤痰开窍之剂，对里实证的，应用通腑泻热，热盛的加重甘寒清热，恢复期或后遗症期应以养阴为主，佐以活血通络，效果较佳。

清热解毒常用的药物有板蓝根、大青叶、金银花、连翘、生石膏、元参等；凉肝熄风常用的药物有羚羊角、犀角、钩藤、全蝎、蜈蚣、蝉衣、僵蚕等；涤痰开窍常用的药物有天竺黄、胆南星、川芎、红花、桃仁、地龙等。

总之，本病现代医学尚无特效疗法，主要应用皮质激素，抗感染药物，其他对症处理及支持疗法。重症患者病死率仍很高，但加用中药后病死率明显下降。

对本病中西医结合实验尚少见报道，因此，对本病中西医结合、中医药治疗的基础研究、实验研究，尚待进一步加强和深入。

（傅仁杰）

八、多发性硬化

多发性硬化（Multiple Sclerosis，简称MS）是中枢神经系统原发性脱髓鞘性疾病。病理特点为中枢神经系统白质脱髓鞘和继发性胶质增生的炎性病灶，散在多发不对称，见于脊髓、脑白质内，形成不规则脱髓鞘性硬化斑块，故得名多发性硬化。临床表现复杂多样，早期易误诊。病程中以自发缓解与复发加重交替出现为其特点。MS 在世界上分布广泛，特别是在北半球寒温带地区。欧美一些国家患病率高达人口的 0.5‰～1‰，苏格兰北部 orkaey 群岛患病率在 1.5‰～3.0‰，我国目前尚缺乏流行病学资料，但从各地报道看，发病率有增高的趋势。该病病因迄今不清，故无特效疗法。近年来我国采用中医药或中西医结合治疗取得一些疗效。

根据 MS 的临床表现不同，相当于中医学中的不同病证，如以视力障碍为主者，相当中医学中“视物昏眇”、“青盲”；如以肢体无力或瘫痪为主者，相当于中医学中的“痿证”、“风痱”；若语言障碍伴有肢体无力或瘫痪者，相当于中医学中“喑痱”；以头晕为主者，相当于中医学中的“眩晕”；走路不稳，共济失调者，相当于中医学中“骨繇”等范畴。

西医对 MS 的治疗主要采用免疫抑制剂，多采用激素治疗，早期治疗多数病例病情可缓解，但激素减量或停药后有一部分病例又复发，加用其他免疫抑制剂，如环磷酰胺、硫唑嘌呤等，部分病例可延长缓解期，也有一部份病人应用免疫抑制剂无效，病情呈慢性进展致残。另外，免疫抑制剂毒副反应很大。中医药治疗 MS 始于 70 年代，经临床观察中医药治疗 MS 可改善症状，并能延长缓解期，控制复发等。

（一）临床研究

北京友谊医院神经科对用激素治疗效果不明显的 5 例病人，采用灵芝制剂治疗，每次 100～200mg 肌肉注射，一日 2 次，连续用药 1 年，病情在长时间内无进展，停药 1～2 年后随访，病情仍保持缓解，其中 1 例已恢复工作，1 例留有右腕下垂，但已参加社会劳动，1 例不全截瘫参加五七工厂工作，1 例能做家务劳动，1 例生活自理。

哈尔滨医科大学附属一院神经科用雷公藤片治疗 MS，并与氟美松、ACTH、维生素等对照观察，雷公藤组 10 例病人，口服雷公藤片，每次 2 片，每日 3 次，治疗 3 周，临床症状明显缓解，体征消失 8 例，另 2 例慢性进展期服药后症状有轻微缓解。1 例病人因用氟美松治疗后有抽搐发作，改用雷公藤治疗后症状明显缓解。雷公藤治疗组对免疫抑制作用与氟美松、ACTH 作用相似，但激素对照组治疗后显示出激素的某些副反应，无明显升高补体的作用，而雷公藤片有激素样作用，并有升高补体的作用，且无激素的副反应。

福建医学院附属医院神经科采用中西医结合治疗 MS，在急性活动期西医采用地塞米松 10mg～20mg，每日一次静滴，1～2 周后改为强的松 30mg～40mg，每日 1 次口服，当病情稳定后逐渐减量停药，同时应用大剂量神经营养剂。中医治疗急性期 24 例，另有长期应用激素治疗病情无改善、或病情不稳定者 11 例，采用辨证施治。其中肝肾阴虚型治以滋补肝肾，方选左归丸；脾胃虚弱型治以益气健脾，方选用六君子汤加减；血瘀证用益气养血活血，方选补阳还五汤加小柴胡汤；湿热证治以清热利湿，方用大柴胡汤合甘露消毒丹化裁。尿失禁加菟丝子、益智仁、金樱子；大便失禁加菟丝子、芡实；便秘则重用何首乌、郁李仁、肉苁蓉、大黄或番泻叶；肢体疼痛挛急者加全蝎、僵蚕、石菖蒲、白芍；神呆、缄默不语加五味子；胃脘隐痛加白芍、法半夏、广木香；腹胀加厚朴、枳实；肌肉萎缩加当归、阿胶、川断。治疗结果：连服中药 9～68 剂，基本治愈 2 例，显著好转和好转各 15 例，无效 3 例。服药效果与用药时间成正比，2 例基本痊愈者分别服药 45、68 剂，说明服药疗程长，临床效果好。

中国中医研究院西苑医院神经科采用中医辨证治疗 MS，该组病例用激素治疗效果不明显 4 例；用激素治疗后症状有改善，但激素减量后症状又加重，反复增加激素用量，长期不能停用激素者 17 例；用激素后有严重反应 1 例。中医辨证：肾阳虚亏 9 例，治以温补肾阳，用二仙汤加味；肝肾阴虚 7 例，治以滋补肝肾，予以左归饮加味；痰湿化热 6 例，治以健脾利湿，清热化痰，予以黄连温胆汤合三妙散。住院治疗 15～137 天，治疗结果：完全缓解 2 例，显效 6 例，好转 14 例。经观察疗效与证型无明显关系，与用药时间成正比，显效与完全缓解病例服药时间均在 80～90 天以上。

中医预防 MS 复发的研究，如陆曦观察 30 例急性期 MS 经中西医结合治疗而明显好转或基本治愈者，缓解期长期用自拟平复汤（黄芪、炙鳖甲、党参、女贞子、白芍、麦冬、生地、枸杞子、知母、柴胡、黄芩、当归、白术、制半夏、炙甘草、大枣等），每周2～3剂，水煎服；对照组15例未接受中医治疗。中药治疗组30例，坚持服平复汤治疗3～13年，随访观察有2例因外感后各出现1次轻度病情反复外，其全部病例均无复发，服平复汤平均复发率为每年0.01次，与中药治疗前相比有非常显著降低（P＜0.001）。未接受中医治疗15例，经0.5年～9年观察，分别有1～4次复发，平均复发率为每年1.01次，与坚持服平复汤治疗者有非常显著差异（P＜0.001）。

（二）理论与实验研究

1.MS的动物模型制备

实验性过敏性脑脊髓炎（EAE）是目前研究MS采用的经典模型，是当前人们通过动物实验寻找治疗MS有效药物的主要方法。

戴俐明等用家兔脊髓（2g）作抗原，加入Freund完全佐剂（无菌液体石蜡8ml，减毒卡介苗40mg）中，制成乳白色乳化液，注射两只豚鼠后足垫部，每只注0.05ml（2只0.1ml）致敏，8天后按同法再注射一次，两次总量每只注0.2ml，观察3周，致敏的豚鼠发病，则EACE动物模型制成。

解放军251医院用豚鼠脊髓悬液作抗原，与Freund佐剂（FA）配成脊髓-FA乳剂，注射到豚鼠足掌肉垫皮内，每只0.1ml，每只豚鼠共注射0.4mg，观察55天，制成MS动物模型。

解放军总医院用髓素碱性蛋白（MBP）作抗原，加入完全佐剂，每只用量20μg，观察2周，EAE动物模型制成。

2. 实验研究结果

戴俐明等观察郁金对EAE的疗效，用家兔脊髓作抗原，制备豚鼠EAE，于致敏前三天开始给药，肌肉注射郁金水浸醇提取物（相当生药200%浓度），每天按0.3ml/100g，连续用药1个月。实验结果：给药30%发病，20%死亡；对照组73.3%发病，46.6%死亡。通过实验观察说明郁金醇提取物能明显降低致敏豚鼠发病率和死亡率。

解放军251医院观察雷公藤片治疗EAE病理组织学的改变，免疫注射造模5天后，开始给观察组的豚鼠灌雷公藤片，6g/kg，每日1次。对照组灌相当量糖盐水，每日定时观察3次，并记录，共观察55天。实验中死亡的豚鼠立即将脑与脊髓取出，用10%甲醛固定。55天后将未发病或瘫痪已恢复的豚鼠处死，立即取脑、脊髓固定，待病理组织学检查。结果：治疗组有炎症病变反应15例（65%），有神经细胞坏死14例（60%），神经纤维脱髓鞘15例（65%），神经纤维轴索肿胀断裂15例（65%）；对照组炎症病变反应25例（100%），神经细胞坏死24例（96%），神经纤维脱髓鞘24例（96%），神经纤维轴索肿胀断裂25例（100%）。通过观察表明雷公藤能够减少或阻止T淋巴细胞浸润，抑制细胞免疫反应，神经纤维轴索肿胀、断裂的检出率治疗组亦显著低于对照组（P＜0.005）；神经细胞坏死治疗组明显低于对照组（P＜0.01）；神经纤维脱髓鞘病变治疗组低于对照组（P＜0.05）；治疗组瘫痪肢体肌力恢复高于对照组（P＜0.05），存活率显著高于对照组（P＜0.01）。本实验结果表明：雷公藤能抑制细胞免疫反应，从而减轻致敏T淋巴细胞的杀伤作用和减少淋巴因子的产生，使得脊髓组织的各种损伤减轻或不发生。

解放军总医院观察雷公藤总萜等药物对EAE动物发病的影响：用MBP加完全佐剂，每只用20μg，致敏豚鼠50只（雌雄各半，8周龄左右，重量为220g～300g）经病理证实符合急性EAE，随机分为5组，A组为单纯用MBP免疫组；B组用MBP免疫后的第2、4、5、6、7天用肿瘤坏死因子（TNF）给予腹腔注射，3000u/次/只；C组用MBP免疫后的第2、4、5、6、7、9、11、12、13、14天用转化生长因子β（TGF-β）皮下注射，4μg/次/只；D组自免疫动物发病后立即给予地塞米松腹腔注射，1mg/只/日，连用5天；E组在免疫前4天开始给雷公藤总萜，10μg/次/只，2次/日，连有4天，免疫后继续用雷公藤，10μg/次/只，连用15天。实验结果：A组模型组，病理改变符合急性EAE的病理改变。D组（地塞米松）与A组相似，A、D两组发病率100%（10/10），死亡率为10%（1/10）；B组（TNF处理）病理改变较严重，脑膜和脊膜炎细胞浸润更明显，白质脱髓鞘及坏死更显著，灶性出血点较多，发病率为90%（9/10），发病潜伏期缩短，体重降低明显（28.0±11.7g），病情重，死亡率高（30%）。而C组（TGF-β处理）和E组

(雷公藤总萜)病理改变轻,脑脊膜几乎无炎细胞浸润,病变仅限白质,有轻度的脱髓鞘,炎细胞浸润较轻,少有灶状出血,发病率均较低(6/10),病情轻,两组均无死亡。经本实验观察,地塞米松对EAE病情改善作用轻微;TGF-β和雷公藤总萜能抑制炎性脱髓鞘免疫过程,促进脱髓鞘病的恢复。

在正常情况下,当外来异物进入机体内时,T细胞增殖,在其他细胞的帮助下攻击外来异物。在MS患者中T细胞获得了将髓鞘磷脂当作异物的信号,因此,防止这一信号的传递,有可能阻止MS的发生。从前的研究表明CD_4^+T细胞与磷脂髓鞘的炎症有关,美国费城Jefferson癌症研究所的Jamesen根据此推断,如果能设计一种形态与CD_4蛋白相似,但无功能的肽分子取代CD_4分子,就可阻止信号传递。于是Jameson合成了一种CD_4片断的逆向镜像分子(Reverse mirror image),这种分子不能被机体破坏,但仍可模拟CD_4的形状,因此可封闭CD_4分子的功能。此种肽分子在注入机体内2小时后即排出,对整个免疫功能的损害很小。用此种分子治疗实验性变态反应性脑脊髓炎的发病率仅为20%~40%,而未治疗的EAE小鼠脑脊髓炎发病率高达71%~83%。

(三)展望

MS已被医学界公认为一种常见的、致残率高,又无特效疗法的世界性难治病。因此,早已引起世界各发达国家对该病防治研究的重视,如美国设有多发性硬化协会,1975年用于资助和治疗MS病人的经费约有50亿美元;德国也设有专门机构研究MS病,1992年在柏林设立了大脑库,主要收集MS和帕金森氏综合征病人(死后)的大脑供研究用。

以前认为MS以欧美国家多见,我国罕见。近年来,由于我国医学界对MS的认识不断提高和诊断水平的不断提高,确诊病例随之增多,全国各地均有大宗临床病例报道,而且发病率有明显增高趋势,如贵立鳌统计975例MS病例,其中50年代报道11例,60~70年代报道157例,80年~85年3月报道807例。说明我国MS并非少见。应引起我国重视,加强对MS的研究。

综上所述,在我国开展MS的中医药及中西医结合防治研究,虽属刚刚起步,却已显示了令人瞩目的可喜苗头,肯定了中医药或中西医结合防治MS有较好疗效。为MS的防治提供了崭新的途径和方法,也为施展和发挥中医药及中西医结合优势,提供了新的研究领域。

但是,从目前中医药及中西医结合对MS研究现状与进展看:

1. 需进一步加强临床研究　现有的有关MS中医药及中西医结合研究资料表明:①研究报道为数不多;②临床科研设计尚不够严谨,设对照观察的较少,其中结合实验研究的则更少,研究水平亟待进一步提高;③该病的诊断标准及疗效判定标准需组织深入研究;④中医或中西医结合临床研究思路,目前看多以选择具有免疫抑制或免疫调节作用的中药开展治疗观察,即多以现代医学的认识和思路出发开展研究,而运用中医理论、开展中医药辨证论治MS的研究较少。因此,应提高临床研究水平,积极开展辨病与辨证相结合的MS病证结合诊断研究,辨证论治与辨病论治相结合临床治疗学研究,临床研究与实验研究相结合的宏观微观结合研究等,从而把中医药及中西医结合防治MS的临床研究逐步引向深入。

2. 加强实验研究工作　就MS的实验研究,国内水平与国际水平尚存在较大差距,特别是中医药及中西医结合防治MS的实验研究更是新的课题,到目前为止,开展MS的中西医结合实验研究工作尚不多。因此,应加强运用实验动物模型筛选防治MS有效中药及其药理研究,加强中医药防治MS的机理研究和基础理论研究。

鉴于MS已成为危害人类健康的多发病常见病,尤其针对迄今MS尚无特效疗法,防治MS应该成为我国充分发挥中医药及中西医结合优势,开展深入研究的重要领域之一。可望通过中医药及中西医结合的系统深入研究,使MS不再成为“难治之病”或“不治之病”。为解除MS病人之痛苦,为世界医药学做出新贡献。

(孙　怡)

九、重症肌无力

重症肌无力(Myasthenia gracis,简称

MG）是自身抗体所致的免疫性疾病，病变部位为神经肌肉接头处突触后膜乙酰胆碱受体减少，或变形引起神经肌肉传递障碍的慢性疾病。临床表现为横纹肌长期异常疲乏无力，受累的骨骼肌极易疲劳，不能随意运动，经休息或服用抗胆碱酯酶药物治疗后症状暂时减轻或消失。MG 表现特点是病情有波动，朝轻暮重，反复运动后症状加重。临床以眼肌受累最多，表现眼睑下垂、复视、斜视及眼球运动障碍。MG 可发生在任何年龄组，但以 10 岁～14 岁最多见；女性多于男性；发病率为 0.5～5/10 万，患病率为 10/10 万。根据该病的临床表现，四肢痿软无力，相当中医学中“痿证”，眼睑下垂相当于“睑废”、“睢目”等，《诸病源候论·睢目候》记载：“目是脏腑血气之精华……若血气虚……所以其皮缓纵，垂复于目，则不能开，此呼睢目”；复视则相当于“视岐”，《灵枢·大惑论》记载：“五脏六腑之精气，皆上注于目而为精……，精散则视岐，视岐见两物”，“睑发”、“睢目”、“视岐”等症相当于眼肌型 MG；肌无力危象相当于中医学中的“头倾”、“大气下陷”，《医学衷中参西录》载于升陷汤条下“胸中大气下陷，气短不足以息，或努力呼吸，有似呼喘，或气息将停，危在倾刻”等表现。

西医对 MG 的治疗主要用胆碱酯酶抑制剂，该药只有暂时缓解症状，对其免疫学发病机理毫无作用，有人将实验动物 MG 分为用与不用抗胆碱脂酶类药物两组，一定时间后处死实验动物，发现用药组神经肌肉接头处病理改变比不用药组病变重，证明该类药物只能治标，不宜长期单独应用。其次是应用肾上腺皮质激素，该药近期疗效尚好（70%～100%），但复发率高，远期疗效仅为 8.1%，并且副反应很多。血浆交替疗法临床应用很快改善症状，但疗效不持久，经费昂贵，只能用于 MG 危象抢救和其他药物无效的全身型 MG 患者。胸腺切除和胸腺放疗，被认为可除去 MG 患者产生自身免疫反应的始动抗原，减少抗乙酰胆碱受体抗体的产生，但此疗法目前开展并不普遍，有的病人拒绝接受，也有人应用后效果并不理想。中医药治疗 MG 始于 50 年代，当时只是个例报道，到 70 年代以后陆续有大宗病例的报道。中药、中西医结合治疗 MG，从目前报告来看，疗效好，复发率低。

（一）临床研究

MG 临床特点是肌肉无力。脾主肌肉，故治法主要健脾补益中气，兼用温补肾阳。常用的处方为补中益气汤加减。

李庚和经 20 年的临床探索，提出治疗 MG 要以补脾为主的整体调节观点，通过调理脾脏，培补脾气，以强肌健力。临床应用分层随机分组：中药治疗组 50 例，西药对照组 50 例。中药治疗以辨证分三型：①脾气虚型用黄芪、党参、升麻、柴胡、白术、甘草、当归、葛根。亦可选用自制强力Ⅰ号冲剂。②脾肾气阴两虚型用生地、熟地、山萸肉、龟板、枸杞子、制首乌、白芍、脐带、五味子、党参等。亦可用自制强力Ⅱ号冲剂。③脾肾阳虚型用黄芪、党参、制附子、鹿角胶、熟地、巴戟肉、锁阳、怀山药、脐带、甘草等。亦可用自制力士散。服中药前服用抗乙酰胆碱酯酶（AchR）者，服中药后逐步递减其用药剂量。对照组用强的松 30mg～60mg/日。治疗结果：中药组临床痊愈 11 例，显效 18 例，有效 20 例，无效 1 例。强的松对照组临床痊愈 8 例，显效 19 例，有效 20 例，无效 3 例。经统计学处理，两组无显著差异（$P>0.05$），但中药组无副反应；中药组治疗后肌力明显改善，如握力治疗后较治疗前平均递增 5.4kg，治疗前后之比有非常显著差异（$P<0.001$）；下蹲后站立次数，治疗后较治疗前平均递增 5.4/次，治疗前后之比有非常显著差异；直臂高抬持续时间治疗后较治疗前平均递增 24.35 秒，治疗前后之比有非常显著差异；治疗后服用 AchtR 剂量明显减少，治疗前平均为 5.52±3.67 片/日，治疗后平均为 3.1±2.04 片/日，治疗前后自身对照平均递减药量 58.6%。作者体会：在治疗中①注意运脾，本病为慢性过程，长期用补气益精之剂，切不可忽略健脾助运，应适时加助运流动之品，如谷芽、陈皮、砂仁等。②苦寒之剂不宜久用，只能在“急则治其标”情况下短期应用。③通利之剂不宜久用，泻下剂伤阴，利尿伤精等之品亦不能久用。远期疗效：作者 1987 年报道采用辨证治疗 MG，达到临床痊愈的 164 例中有 35 例复发，复发率 21.3%。远期疗效随访：对符合远期疗效标准的 138 例痊愈患者病情持续稳

定时间已多于1年者12例，多于2～5年者64例，多于5～10年者26例，多于10年以上者36例。可见中西药合用远期疗效好。

邓铁涛用强肌健力胶囊治疗MG，采用随机双盲自身对照研究方法，观察组服强肌健力胶囊（黄芪、党参、白术、当归、柴胡、五爪龙、甘草等）每粒0.5g；对照组服强的松每日15mg，分装18粒胶囊中；安慰剂服医用淀粉。三种制剂均由院制剂室制备，分别命名为强肌健力胶囊Ⅰ号、Ⅱ号、Ⅲ号。入选病例按随机数字表法分为两组，每人每次服6粒药，每日3次，每3周为一疗程，更换另一种药物（如甲组1～3周服Ⅲ号，4～6周服Ⅰ号，7～9周服Ⅱ号；2组1～3周服Ⅰ号，4～6周服Ⅱ号，7～9周服Ⅲ号)。治疗结果：强肌健力胶囊组，临床治愈1例，显效3例，好转5例，无效1例，总有效率90%；强的松组显效3例，好转4例，无效3例，总有效率为70%，安慰剂组好转1例，无效9例，有效率10%。强肌健力胶囊组与强的松组疗效比较无显著差异（$P>0.05$)。治疗前后各组临床综合计分，强的松组与强肌健力胶囊组治疗后较治疗前综合计分都明显下降。

北京中医药大学附属东直门医院用复力冲剂治疗小儿眼肌型MG，复力冲剂是根据刘弼臣教授多年临床经验研制的，主要药物有党参、黄芪、当归、柴胡、马钱子等组成。根据病人年龄给予6～12g/次，每日2～3次，其中马钱子1日用量不超过0.6g。对照组口服强的松，每日每千克体重1mg，症状缓解的第1周每日减5mg，第2周隔日减5mg，以后视病情逐渐减量至维持量及停药。两组疗程均为6个月，在治疗过程中不加用任何其他疗法。治疗结果：复力冲剂组30例，临床痊愈16例（53.3%），显效10例（33.3%），有效3例（10%），无效1例（3.3%），总有效率为96.7%。西药对照组30例，临床痊愈27例（90%），显效2例（6.7%），有效1例（3.3%），两组痊愈及显效率无显著差异（$P>0.05$)。复力冲剂组治疗前绝对记分均值为5.62，治疗后为7.55，治疗前后有显著差异（$P<0.001$)。

徐杰等在临床观察有些病程较长的眼肌型MG病人，经多次服用补中气汤治疗后疗效不理想，改用温运法治疗，采用保元汤（《博览心鉴》）加味，基本方：党参、黄芪、柴胡、升麻、干姜、肉桂、防风、生甘草、赤芍、白芍、地龙等。每日1剂分三次温服。有复视、斜视、眼球运动受限者加川芎、全蝎、蜈蚣；面色晄白、乏力者，红参易党参；病程长反复发作，四肢欠温者加熟附片、鹿角霜；烦热口渴、舌红苔黄者去防风、干姜，加仙鹤草、旱莲草。待病情好转后服自制成药“目复升”冲剂（上方加工制成)，每日三次，每次20g，或中成药人参养荣丸、二至丸等健脾益气、补益肝肾，以巩固疗效。本组治疗65例，临床痊愈24例(其中重型10例，中型14例)；好转36例（重型12例，中型22例，轻型2例)；无效5例(中型4例，轻型1例)。临床有效率为92.5%，治愈平均天数41天，好转平均天数13天。治疗前眼裂平均为0.5715cm，治疗后为0.8953cm，治疗前后有非常显著差异（$P<0.01$)。

陈健文用穴位注射黄芪、柴胡注射液治疗MG。取穴脾俞、肾俞、足三里、三阴交。黄芪、柴胡注射液每次各1支分注两个穴位，15岁以下首选脾俞、肾俞，成人首选足三里、三阴交。兼有肾虚者，可四个穴交替取用。首次疗程为每日法，休3天后开始第二疗程（为隔日法)，再休3天后开始第三个疗程(隔3日法)，计36天后进行疗效评定。对照组口服强的松，采用递增法，开始服强的松20mg，待增至每日70mg，正好与治疗组36天时间一致，最大量维持3个月至半年，然后逐渐减量，减到20mg～30mg/日维持一个月，酌情停药。治疗结果：治疗组（58例）总有效率为94.8%，对照组（46例)，总有效率为80.43%，两组有显著差异($P<0.05$)。

（二）实验研究

1.MG动物模型制备

第二军医大学附属一医院从舟山产单鳍电鳐发电器官提纯烟碱型乙酰胆碱受体（n-AchR)，免疫接种于体重1.5～2kg雌兔，制作实验性MG动物模型。方法为先在兔后肢蹠部每只皮下注射灭活卡介苗12.5mg/0.2ml，2周后于每只兔肿大的腘窝淋巴腺免疫接种含有等体积弗氏完全佐剂的n-AchR抗原220μg/

0.08ml。再过2周后在背部皮下多点注射同样剂量的抗原，免疫接种后一个月便制成家兔MG模型。

军事医学科学院用双鳍电鳐电器官，分离纯化膜结合的n-AchR，每ml含蛋白质1.7±0.3mg，制备的受体与费氏完全佐剂制成乳剂，使每ml含蛋白质0.4mg，卡介苗2mg/mg，大耳白兔1.6～1.8kg，雌雄兼用，每只白兔背部皮下多点注射，共2.5～3.0ml，初次接种后1个月左右进行加强免疫注射，共免疫4～5次，或出现症状后停止，则制成实验性MG模型。

2. 实验研究结果

广州中医学院对用中药强肌健力胶囊治疗的28例确诊MG患者IgG、IgA、IgM、C_3、C_4、CH_{50}和LBT测定。同时与30例正常人测定值对照观察，结果：28例MG患者治疗前IgG均值为14.62±3.66，正常对照组为11.79±2.41，MG组明显高于正常对照组，两组之比有非常显著差异（P<0.01）；IgA、IgM两组无差异（P>0.05）；28例MG病人C_3均值为1.10±0.25，正常对照组为0.99+0.11，两组有显著差异(P<0.02)，淋巴细胞转化率(LBT)MG组为55.30±7.76，正常对照组为67.20±6.94，两组有非常显著差异（P<0.001）；28例MG病人治疗后IgG为11.33±3.70，C_3为0.91±0.21，LBT为65.00±7.47，表明MG病人经治疗IgG、C_3值有显著下降，LBT则相应回升，治疗前后有显著差异（P<0.001），表明强肌健力胶囊有调节MG发病机理中免疫异常环节，不同于激素单纯抑制作用，而中药具有双向调节作用。10例MG病人治疗前乙酰胆碱受体抗体为0.40±0.06，经用强肌健力胶囊治疗后为0.27±0.07，治疗后明显下降，治疗前后有非常显著差异（P<0.002）。

李顺民对31例（脾虚型25例、非脾虚型6例）MG患者，20例正常对照组，进行了唾液淀粉酶活性与D-木糖排泄率测定。结果：MG脾虚型唾液淀粉酶活性酸刺激前后比值明显低于正常（正常组为1.23±0.10，脾虚型为0.62±0.05），P<0.001，D-木糖排泄率亦明显降低（正常组为28.00±0.63，脾虚组为19.34±0.80），P<0.001，两个实验表明MG脾虚型有脾气虚弱存在；6例非脾虚MG患者的唾液淀粉酶活性酸刺激前也高于正常（正常组1954±195，非脾虚MG组3136±430），酸刺激后也相应下降，前后比值也低于正常（正常组1.23±0.10非脾虚MG组1.03±0.09），提示非脾虚MG也存在潜在性脾虚，说明MG的基本病理变化是脾虚。25例脾虚MG病人经用强肌健力胶囊（药物组成：黄芪、党参、白术、当归、柴胡、五瓜龙、甘草等）治疗后，随着脾虚证的改善，治疗后酶活性比值向正常值趋近（正常组为1.23±0.10，脾虚MG组治疗前为0.62±0.05，治疗后为1.09±0.07），经治疗后D-木糖排泄率明显上升（正常组20.00±0.63，脾虚MG治疗前19.34±0.80，治疗后25.04±0.78），说明强肌健力胶囊有明显健脾益气作用。

马存根等在瑞典Hanslink教授指导下观察鼻腔给予乙酰胆碱受体可有效地抑制实验性自身免疫性MG。实验选雌性lewls大鼠，6～8周龄，鼻腔给予Torpedo AChR 60ml/日（AchR浓度100～200μg/ml），共10天；对照组接受等量的生理盐水。3天后以50μgAchR乳化在完全Freund佐剂中免疫动物，观察临床肌无力体征及体重变化，时间为7～8周。每周静脉采血测定血清中AchR抗体水平，检测腹股沟淋巴结、脾脏、胸腺分离的单个核细胞中AchR特异性IgG分泌细胞。实验结果：7只对照组大鼠中有6只于免疫后7～9天出现早期肌无力，35天时全部出现晚期肌无力并呈进行性加重。体重明显降低及恶液质，2例于观察期死亡；而12例AchR鼻腔耐受鼠仅4例出现早期肌无力，3例出现晚期肌无力，持续6～8天后均完全恢复正常。血清AchR抗体，对照组于1周末开始升高，第3周明显升高，第4～5周时达高峰。鼻腔给AchR组血清抗体水平在整个病程中维持在较低水平。对照组淋巴结、脾脏、胸腺含有较高水平的AchR特异性IgG分泌细胞，分别为45.58±8.26、3.00±1.64和1.58±0.58（/10^5MNC），而鼻腔给AchR组分别为6.88±3.45，0.75±0.64和0.50±0.41（/10^5MNC），两者有显著性差异(P<0.05)。通过上述实验显示，鼻腔给予AchR对其后诱发的实验性重症肌无力有显著的抑制作用，与此

相一致的血清抗体水平和淋巴器官 AchR 特异性 IgG 分泌细胞也明显被抑制。鼻腔膜给药用量小，方法简便，故此法具有良好的临床应用前景。

（三）展望

综上所述，中医、中西医结合治疗 MG 的近期或远期疗效，均显示出中医药或中西医结合的优越性，特别是中医药治疗 MG 远期疗效较好，中西医结合在提高 MG 危象抢救成功率、减轻激素副反应、帮助撤减激素及改善患者免疫功能等方面，均具有明显优势和广阔发展前景。

今后发展的关键问题，在于进一步提高中医及中西医结合防治 MG 的研究水平。为此①研究建立统一的中西医结合的 MG 诊断标准；②研究制定统一的 MG 中西医结合疗效评定标准；③加强科研设计，积极开展临床对照研究；④加强实验研究，充分利用现代科学技术，深入开展中西医结合防治 MG 的机理研究、中药药理研究及新药研制，同时应加强 MG 的中医药、中西医结合预防研究等，保证研究的科学性、先进性、可靠性，促进中医及中西医结合防治 MG 的科学研究上一个新台阶，进入一个新阶段。

例如，关于 MG 临床表现，北京协和医院神经科设计的"临床绝对记分法"，既能反映病人受累肌群无力的严重程度，又可用于一种新药或一种疗法疗效水平的观察，作为疗效评定的依据和标准（见表 3-4），建议临床推广应用。

1. 临床绝对记分法　见表 3-4

2. 临床相对记分法

表 3-4　受累肌群的肌无力严重程度

眼睑下垂的记分

绝对记分	计分标准
4	正常
3	不挡瞳孔
2	挡瞳孔不到一半
1	挡瞳孔大于一半
0	眼完全睁不开

眼球活动受限的记分

绝对记分	计分标准
4	未见受限，无复视
3	未见受限，但有复视
2	2>受限
1	4>受限≥2
0	受限≥4

注：2、1、0 分均有复视

上肢无力的记分

绝对记分	计分标准（秒）
3	双臂平举≥240
3	240>双臂平举≥180
2	180>双臂平举≥90
1	90>双臂平举≥10
0	10>双壁平举

下肢无力的记分

绝对记分	计分标准（秒）
4	下肢上抬≥240
3	240>下肢上抬≥180
2	180>下肢上抬≥90
1	90>下肢上抬≥10
0	10>下肢上抬

注：仰卧位直腿抬高 45°

表情肌受累的记分

绝对记分	计分标准
4	正常
3	面部表情和闭目稍差
2	面部表情和闭目极差
1	几乎面无表情，眼几乎闭不上
0	面具样面容或闭目不能

咀嚼、吞咽困难的记分

绝对记分	计分标准
4	正常
3	能进干食，但有困难
2	能进半流
1	能进流食
0	呛咳，需用鼻胃管

呼吸肌无力的记分

绝对记分	计分标准
4	正常
3	用力时气短
2	稍用力时气短
1	静坐时就气短
0	呼吸浅表，可有紫绀

上表7组肌群肌力完全正常时总分为28。

$$临床相对记分=\frac{治疗后临床绝对记分-治疗前临床绝对记分}{28-治疗前临床绝对记分}\times100\%$$

3. 疗效评定标准

痊愈：临床相对记分≥95%

基本痊愈：临床相对记分≥80%～95%（不含95%）

显效：临床相对记分≥50%～80%（不含80%）

好转：临床相对记分≥25%～50%（不含50%）

无效：临床相对记分<25%

（孙 怡）

十、急性感染性脱髓鞘性多发性神经根神经病

急性感染性脱髓鞘性多发性神经根神经病（Acute Inflammatory demyelinating polyradicnloneuropathy，AIDP），又称急性感染性多发性神经根神经炎，亦称格林-巴利综合征（Guillain-Barre Syndrome，GBS）。病变主要侵犯脊神经根，脊神经和颅神经等。临床特点为急性或亚急性对称性、弛缓性肢体瘫痪。该病在世界各国均有发病，发病率约为0.6～1.9/10万（Schonberger 1981），1982年我国六城市调查患病率为9.5/10万，1985年全国21省农村流行病学调查患病率为16.2/10万。任何年龄均可发病，但根据调查发现4～6岁及青年组为两个发病高峰年龄组，男性多于女性，一年四季均有发病，而以夏秋两季略多。本病属于中医学中“痿证”范畴，临床以四肢软弱无力为主证，尤以下肢痿弱，足不能行较多见，故亦称“痿躄”；伴有肌肉疼痛者称“痿痹”；有颅神经损害者，如舌咽、迷走、舌下神经麻痹者，称为“喑痱”；面神麻痹者称为“口僻”。

该病病因尚不清，故目前尚无特效疗法。西医采用激素治疗，但有学者认为急性期应用激素治疗无效，不能缩短病程和改善预后，甚至推迟疾病的恢复及增加复发率。免疫增强剂及血浆交换疗法等，价格昂贵难以广泛开展应用。经初步临床观察中西医结合治疗本病，可提高治愈率，降低死亡率。

（一）临床研究

樊祥冲采用中西医结合治疗AIDP771例。治疗方法：西药组用大剂量维生C（2～15g/日），氢化考的松100～500mg/日，抗生素和能量合剂等；马钱子汤组用复方马钱子汤Ⅱ号（生马钱子、桑寄生、仙灵脾、葛根、黄精、黄芪、枸杞子、甘草）；中西医结合组服用复方马钱子汤、配合西医对症：气管切开和控制感染及加维生素C或B_1治疗，其中有80例加山莨菪碱静脉滴注。治疗结果：西药组115例，痊愈3例，死亡37例，病死率为32.2%；马钱子汤组264例，痊愈76例，死亡17例，病死率为6.4%；中西医结合组392例，痊愈101例，死亡5例，病死率1.3%。治疗结果表明马钱子汤组的疗效优于西药组，而中西医结合组又较马钱子汤组的疗效高。但因生马钱子属“剧毒”药物，临床一般用制马钱子。

钟宁明等报告用马钱子散治疗格林-巴利综合征。方药为马钱子（麻油酥制）、地龙、甘草、共研细末混匀，每次2g，每日1包早晚饭后1小时服用，5日后18岁以下每日2包，18岁以上3包，最大剂量日服4包（含马钱子0.8g）、10天为1疗程，两疗程间停药3～5天。部分病例结合中医辨证施治，湿热偏重加用四妙散，肺热津伤加清燥救肺汤，气血虚弱用参苓白术散，肝肾阴虚加知柏地黄丸。治疗16例结果：2个疗程治愈3例，3个疗程治愈6例，4个疗程治愈5例，5个疗程治愈2例。

张兆湘用三妙丸加味治疗AIDP。三妙丸加味药物：苍术、怀牛膝、茯苓、车前子、黄柏、法半夏、苡仁、藿香、银花、泽泻等。肢体疼痛者加安痛藤、延胡索；呼吸困难，咳嗽吐痰者加杏仁、桔梗、川贝；大便干燥者加大黄（后下）；后期舌红少苔口渴者加玄参、麦冬。西医治疗与护理：①加强营养 吞咽困难采取鼻饲，必要时静脉输液，注意水、电解质平衡，补充维生素B_1、B_{12}、C等；②加兰他敏、三磷

酸腺苷、辅酶 A 等；③危重病例短期（3～7 天）应用激素治疗；④良好的护理对本病的康复十分重要；⑤严重呼吸肌麻痹及时气管切开等。治疗 65 例全部治愈，服中药 13～57 剂。

刘毓麟等采用中西医结合治疗 AIDP。治疗方法：①针刺疗法　取穴大椎、华佗夹脊第 2 及 16（即 T_2～L_4 椎旁开半寸），上肢四渎穴透尺骨与桡骨之间，下肢丰隆穴透腓骨与胫骨之间，有时配合会阴穴，每穴左右旋转 100 次，不留针，取中刺激；如病人兴奋性高则行弱刺激，兴奋低者行强刺激。每日 1 次，10 次为 1 疗程，休息 3 天，根据需要可再进行 1 疗程。②马钱子散：每包含马钱子、地龙各 0.3g，按每周岁每次 1/10 包递增，大孩子不超过半包，每日 2～3 次。早期以针刺为主，其中有 12 例配合马钱子散，全部病例服维生素 B_1、C，危重者配合输液等抢救治疗。治疗结果：痊愈 12 例，基本痊愈 27 例，好转 22 例，死亡 2 例（3.2%），总有效率为 96.8%。

姜萍报告用眼针治疗 AIDP。方法：以眼针疗法为主，局部症状较重者，配以局部体针治疗。眼针选穴有中焦、脾胃穴为主穴，脊神经型配肝胆区、肾膀胱区、下焦区穴；颅神经型配上焦区，肺大肠区穴；混合型配以上焦区、下焦区等穴。针刺方法：患者可仰卧或端坐，双眼平视前方，眼区常规消毒，一手按压住眼睑，另一手拇、食二指持针，在所选穴区内紧靠眶缘直刺入眶内。手法要稳、准、快；针刺入后不作提插捻转等手法，留针 10 分钟。每日 1 次，10 次为 1 疗程，间歇 3 天后可做下 1 疗程。治疗 18 例，痊愈 9 例，显效 8 例，好转 1 例。疗程最短 10 天，最长 38 天。

（二）理论与实验研究

1. 动物模型制备

王翠娣等用牛的新鲜坐骨神经提取髓鞘碱性蛋白（MBP），与等量福氏完全佐剂（CFA）充分混合乳化后，多点注入纯系新西兰体重 2.5kg～3.5kg 白兔背部皮下，每只兔 MBP 用量为 1.7mg，未发病动物第 21 天用初次免疫半量的 MBP 与福氏不完全佐剂混合乳化后腹腔追加免疫，实验性变态反应性神经炎动物模型（EAN）为可供中医药或中西医结合防治 AIDP 实验研究用动物模型。

吴抒见等建立豚鼠实验性变态反应性神经炎模型。用牛坐骨神经髓鞘碱性蛋白溶液完全福氏佐剂（CFA 含 75mg/ml 的卡介苗 0.5ml，不完全福氏佐剂 1.5ml）碾匀乳化，多点注入豚鼠背部皮内，MBP 用量为 300μg/只。免疫后 9 天～20 天出现不同程度的 EAN 表现。

2. 实验结果

吴抒见等观察 EAN 动物血清抗 MBP-IgG 抗体滴度变化，免疫 20 天后，免疫组及对照组取动物血清，用 ELISA 法测血清中抗 MBP-IgG 抗体滴度，免疫组动物血清中抗 MBP-IgG 抗体滴度为 1∶1600，而对照组仅为 1∶125。本实验结果提示：从牛坐骨神经组织中提取的 MBP 能够在豚鼠耳上建立较稳定典型的动物模型，免疫动物血清中出现特异性的抗 MBP-IgG 抗体。

视捷等经实验观察发现正常组兔对 MBP 无反应，EAN 组家兔致敏前后 10 天，对 MBP 有特异性反应；淋巴细胞转化试验结果表明，EAN 兔临床症状和病情程度与其淋转变化有明显的关系，其淋转指数大小与 EAN 病情的严重程度相一致。

（三）展望

AIDP 发病率较高，是危害人民生命的较常见的神经系统疾病，病残率亦较高。寻找其有效的治疗方法是非常必要的。该病迄今尚没有中医药、中西医结合实验研究报告，临床研究也较少。目前较公认该病为周围神经脱髓鞘，中药有调节人体免疫功能的作用，如何通过动物模型筛选出治疗 AIDP 有效中药或不断提高中西医结合疗效，是今后研究工作的重点。为此，首先应加强中医及中西医结合临床研究，配合实验研究深入探讨 AIDP 的中医辨证施治规律，在此基础上研究中西医结合诊疗方案等，为防治 AIDP 提供新疗法。

（孙　怡）

十一、坐骨神经痛

坐骨神经痛（Sciatica）是指坐骨神经通路及其分布区的疼痛综合征。这种疾病往往从腰、臀部经大腿后、小腿外侧向足部放射。好发于青壮年，多为单侧。

坐骨神经是在骶骨侧部由腰 4～骶 3 神经根组成，有运动、感觉与植物神经的功能，它支配大腿背侧的肌肉和膝以下的所有肌肉、传导大腿后面及小腿的感觉。临床上按病损部位分为根性和干性坐骨神经痛，前者较后者常见。

根性坐骨神经痛以腰椎间盘突出引起者最多见，因此40年代以前，坐骨神经痛与腰椎间盘突出等同对等。最常发生在腰5～骶1和腰4～5的椎间盘，因此处后纵韧带宽度已变窄，而腰骶部又是承受动、静力最大的部位，因此椎间盘最易从后外侧突出。此外，椎间盘缺乏血液供应，修复能力较弱，由于负重和脊柱运动，椎间盘容易发生萎缩，弹性减弱等退行性变化。一般在20～30岁间，髓核外的纤维环开始变性，弹性减低，而髓核尚保持其胶质状态，一旦损伤造成纤维环破裂，髓核张力高，影响裂隙愈合，因此即使小裂隙，日后亦可能在不断活动和挤压中有所发展，而较大的裂缝，可因髓核膨出引起急性坐骨神经痛，以后髓核可与马尾紧紧粘连。30～40岁间，髓核亦逐渐变性，此时若纤维环破裂，髓核的张力不如年轻时高；40～50岁以后，髓核纤维环和软骨板的变性均很明显，则受损伤后，破裂和突出多是细小的，故不易引起典型的坐骨神经痛。

典型的腰椎间盘突出引起坐骨神经痛常表现为在一次提举重物、弯腰劳动、挑担或跌跤后突然感到腰部如“损折”样“扭伤”，当即出现腰部不能动弹，一侧臀部及大腰后部剧痛，放射至小腿后外侧及足跟。经卧床休息后疼痛自行消失。以后经常发作，与体力劳动或弯腰活动有明显联系。根性坐骨神经痛常于咳嗽、喷嚏或屏气用力时疼痛加剧。患者常取特殊的减痛姿势，如睡时卧向健侧，患侧膝部微屈，仰卧起坐时患侧膝关节屈曲，坐下时健侧臀部先着椅，站立时身体重心移在健侧等。小腿外侧和足部（多为腰5或骶1神经分布区）可有针刺样或麻木样感觉异常。体检可发现直腿高举试验阳性，拉塞格征阳性，受损神经根支配区的感觉、肌力、反射可有减退，例如腰5受损可有伸拇肌力减弱等。

由于中医、中西医结合疗法的发展，目前除大块椎间盘脱出，及少数慢性复发病例因神经根粘连较严重，故疼痛剧烈，肌力减退明显，经一般治疗无效而作手术治疗外，大部分病人均采用非手术疗法。

根性坐骨神经痛还可因椎管内肿瘤、炎症、血管畸形，或椎体转移癌、结核、骨折、脱位，以及腰椎管狭窄症等引起，需针对病因进行治疗。干性坐骨神经痛可因坐骨神经盆腔出口处粘连形成的狭窄所致，或因骶髂关节炎，盆腔内肿瘤，臀部外伤，臀肌注射位置不当，酒精或砷、铅中毒，糖尿病等引起，一部分由坐骨神经本身的间质性炎症引起。干性坐骨神经痛患者于臀部以下坐骨神经通路有明显的压痛点。治疗也需针对不同病因，采取不同方法。

坐骨神经痛属于中医“腰股痛”、“腰胯痛”、“腰腿痛”、“腰痛”、“痹证”等范畴。它的临床表现，早在《内经》就已认识，《素问·气交变大论》记载：“腰股痛发，腘腨股膝不便，烦冤，足痿。”其发生是由于腠理不密，风寒湿之邪乘虚侵袭，邪留经络，正气为邪所阻，不能宣行，气血凝滞，而出现腰腿疼痛。正如《太平圣惠方》卷四十四指出：“夫腰胯疼痛者，由气血肤腠虚疏而受风冷故也。”而《寿世保元·腰痛》更指出：“肾经虚损，腰腿遍身疼痛”，认为肾虚是发病的关键。因此中医中药治疗腰腿痛大多遵循《杂病源流犀烛·腰脐病源流》所说的原则：“腰痛，精气虚而邪客病也。……肾虚其本也，风寒湿热痰饮，气滞血瘀闪挫其标也，或从标，或从本，贵无失其宜而已。”

除中药外，推拿、针灸等疗法有了很大发展，为中西医结合治疗坐骨神经痛提供了很多有效方法。

(一) 临床研究

坐骨神经痛以腰椎间盘突出引起者最多见，以往多用单一方法进行治疗，西医常用止痛片或手术治疗，中医给服中药或针灸治疗，现已多采用中西医结合综合疗法。急性期卧硬板床休息，腰椎牵引、针灸等，必要时可短期应用激素和脱水剂以减轻局部水肿，缓解神经根受刺激的症状，然后可作推拿治疗；慢性复发病例可作推拿、针灸治疗；症状较重而反复发作者可在麻醉下作重手法推拿（有称“大推拿”）。中药有辨证论治处方遣药，也有专病专方，作成各种制剂或药酒。患者起床活动，应用腰围护腰。经此综合治疗，大多数病人得到缓解，只有极少数病人无效而需手术治疗。

上海中医药大学附属岳阳医院骨伤科和推

拿科合作用麻醉下重手法推拿治疗腰椎间盘突出而致坐骨神经痛。方法为：选用骶裂孔麻醉或神经根麻醉或硬膜外麻醉，然后俯卧，抬高两下肢，作骨盆牵引，使腰部呈超后伸展，牵引15～20分钟，保持牵引状态，按压腰部10～20次，然后解除牵引，作斜扳手法以及强制牵拉坐骨神经（作强制直腿高举及强制踝关节背屈活动）等手法。治疗后卧床（硬板床）3天。以后起床活动时，用腰围护腰。如未痊愈，一周后可作第2次操作，一般以3次为限。经临床推广应用15年来已取得较满意的疗效，总结800例，有效率为85.7%。

针灸治疗坐骨神经痛也有较好疗效，尤其对干性坐骨神经痛，以及在急性腰椎间盘突出，对消退局部水肿，解除肌肉痉挛，减轻疼痛有较好疗效。针灸方法有针刺特效穴（如环跳、秩边、承扶等），辨证取穴，电针，温针，中西药穴位注射，耳针，针刺加拔火罐等。不少样本在100～300例的，有效率也多在90%以上。有报道针刺睛明、瞳子髎，治疗坐骨神经痛150例，全部有效，其中痊愈141例，占94%，好转9例，占6%。

中药治疗方法甚多，有外治、内服，以后者为主，采用辨证论治或专病专方，单效验方以及药酒疗法等，均有一定疗效。

辨证论治约有7种类型：寒湿阻络、湿热阻络、气滞血瘀、营血虚滞、瘀血阻络、气血两虚、肝肾不足等，各家报道近期疗效，有效率多在90%～98%。例如周虎以乌头汤加减（制川乌、黄芪、白芍、麻黄、桂枝、当归、川芎、红花、川牛膝、蜈蚣、炙甘草）治疗寒湿阻络型120例，治愈56例，好转52例，无效12例，有效率为90%；姚德纯用加味独活寄生汤（独活、茯苓、党参、秦艽、防风、桑寄生、川芎、熟地、杜仲、白芍、牛膝、桂枝、当归、细辛、炙草）治疗肝肾不足型100例，痊愈87例，显效7例，好转3例，有效率为97%，并认为方中寄生、牛膝、杜仲用量达30g时，疗效显著。

专病专方是在辨证论治基础上总结出来的有效方药，应用时根据证情略加增减效果更佳。例如郑跃进报道用四虫蠲痹汤（全蝎、蜈蚣、地鳖虫、地龙、天麻、当归、柴胡、牛膝、薏苡仁、葛根、鹿衔草、熟地、白芍）治疗124例干性坐骨神经痛，痊愈72例，显效38例，有效11例，无效3例。

药酒是治疗腰腿痛有效的特殊剂型，其活血通络，驱风止痛的效果较好，也易被病人接受，用于腰椎间盘突出引起的坐骨神经痛适于坚持长期用药，因此被广泛采用。李汉用鹿龙药酒（鹿筋、地龙、牛膝、枸杞子等蜜酒），每次15～20ml，一日3次，治疗本病321例，痊愈228例，好转12例，有效17例，无效4例，有效率98.4%。

此外，刘玺珍等报道应用大剂量（20～40g）单味皂角刺煎剂治疗本病117例，痊愈73例，占62.4%；基本控制20例，占17.1%；好转18例，占15.4%；无效6例，占5.1%。治疗期间仅有个别病人出现轻度恶心或腹泻，采用多次分服后，即消失。作者认为皂角刺具有较强的通经活络化瘀、祛风散寒止痛作用，且止痛效果迅捷。

以上各种方法在中西医结合治疗坐骨神经痛时被综合采用。例如蔡俊从1982～1992年应用中西医结合疗法治疗疑难病专科门诊中的坐骨神经痛2700例，治愈1861例（占68.93%），显效779例（占28.85%），有效40例（占1.48），无效20例（占0.74%），总有效率为99.26%。其中1300例用非手术方法治疗，主要服用自拟藤蚣汤1号及针灸、推拿、小刀疗法。藤蚣汤1号由雷公藤、龙蚣藤、青风藤、海风藤、络石藤、鸡血藤、忍冬藤、麻黄、杜仲、牛膝、白芍、地龙、蜈蚣、全蝎组成，应用时，按证情略有增加。小刀疗法是蔡俊创用的方法，通过在病变部位行小刀切开的减压方法，使病变区内及邻近组织部位上压力减轻，紧张的肌群解痉、松弛，阻塞的经络得以疏通，通则不痛，而达到治疗目的。手术和非手术组均进行1～9年随访，结果症状、体征均继续改善好转，两组远期疗效无明显差异（$P>0.05$）。非手术组9年内有12例因病情复发改为手术治疗，亦达到治愈的效果。因此作者认为本病的手术适应症可以进一步缩小，对于极少数经过非手术治疗失败而需手术者，往往定性定位诊断更确切，使手术的正确性更高。

张文珍等报道分别用（中、西药物）穴位

注射法、针灸、埋线、中药、西药治疗坐骨神经痛2100例，比较各组（均为420例）疗效，结果穴位注射组有效率为100%，针灸组99.52%，埋线组98.81%，中药组92.14，西药组86.90%。经1～2年随访，复发率于穴位注射组仅0.24%。针灸组1.20%，埋线组4.00%，中药组8.52%，西药组高达72.14%。说明本病仅用西药治疗，效果较差，用中医中药或中西医结合疗法疗效较好。

（二）理论与实验研究

目前认为推拿手法治疗腰椎间盘突出的机理为：①突出物的回纳、复位，继之纤维环修复；②拉开椎间隙，造成盘内负压，为髓核复位创造条件；③后关节复位，相对扩大了椎间孔，以减少或解除对神经根的刺激压迫；④消除无菌性炎症，松解局部粘连，改变突出物与神经根的相对位置；⑤多次推拿后，神经根反复被牵拉，增加了对刺激或压迫的适应性等。原来认为通过手法可能挤破髓核，使液体流出被组织吸收，从而解除突出物对神经根的压迫。但1957年北京积水潭医院实验结果表明髓核的外膜，虽薄但十分坚韧，用10个大气压也不能把它挤破，因此依赖体表的手法更不能使其破裂，故现已放弃此观点。

对于上述机理的研究正在逐步开展，例如1992年章莹等报道用新鲜尸体作手法治疗腰椎间盘突出的生物力学研究。方法为将完整新鲜青壮年尸僵前尸体，固定呈坐位。用连接传感器的穿刺针从前方插入腰椎间盘，记录髓核内压的初始值，然后仪器调零。作腰椎旋转复位手法，动态记录髓核内压变化情况。共测定一具尸体的L3～4，L4～5，L5～S1椎间盘。结果显示，旋转复位手法过程，并不能使髓核内压降低，相反会使髓核内压增高，因此作者认为手法过程不能使髓核内压呈负压改变，也因此不能使突出的髓核还纳。但作者认为由于脊柱的运动会引起椎管内的神经根产生相应运动，这就极有可能使突出的髓核与原先受压的神经根的位置发生改变。但由于实验条件的限制，尚不能证实这一极有可能发生的位置移动。

（三）展望

坐骨神经痛约80%以上由腰椎间盘突出引起，另有一部分为椎管狭窄，坐骨神经盆腔出口处狭窄，骶髂关节炎等，应用中西医结合疗法已可使大部分患者得到缓解，手术的指征已越来越严格。非手术疗法中以手法推拿效果较显著，今后需加强其机理的研究，在明了确实的机制之后，可进一步促进手法的研究。同样，中药治疗坐骨神经痛也有很高的疗效，但也缺乏实验研究。此外，今后尚需对坐骨神经痛制定统一的诊断标准(包括严重程度分级)和疗效评价标准，这样，疗效才有可比性。

（李如奎）

十二、脑外伤后综合征

脑外伤后综合征为颅脑外伤后遗留的一组病症，表现为头痛、头昏、眩晕、健忘、注意力不集中、失眠、情绪不稳、倦怠乏力、耳鸣、食欲减退等症状，往往持续数月至数年以上，其中头痛较恒常出现。各型急性颅脑外伤均可引起本综合征，急性期可有或无昏迷；可有或无颅骨骨折及颅内出血。头颅轻微损伤出现本综合征较之严重损伤为多见，而小儿严重颅脑损伤后极少出现本综合征。一般认为本综合征为功能性障碍，无明确的病理改变。在伤后三个月内，虽有头痛、头晕等不适，系颅脑损伤恢复过程中的表现，属脑损伤之恢复期。三个月以上，上述症状尚未痊愈，而神经系统检查无阳性发现者，可诊断为本综合征。至于脑外伤后部分病人残留痴呆、失明、偏瘫、失语、癫痫、甚至植物人状态等器质性后遗症，则不属于本综合征讨论范围。

治疗本综合征，西医西药无特殊疗法，一般用止痛、安定、镇静类药物和谷维素等治疗，效果不佳。中医学对本病未有明确记载，但用传统中医理论进行辨证施治往往能取得较满意的效果，为中西医结合治疗本综合征奠定了扎实的基础。

（一）临床研究

脑外伤后综合征虽因外伤引起，实为七情惊恐所致。外伤之后，神志逆乱，气血瘀阻，络脉不和，引发诸症。再者，当头部外伤时，风邪乘虚上犯，扰动清窍，亦可致头痛、头晕。最后，惊恐伤肾，肾虚而使诸症难愈。因此临床上治疗本综合征主要采用镇惊安神、开窍疏风、活血化瘀、补养心肾、补中益气等法。常用方药为定志丸、酸枣仁汤、甘麦大枣汤、天麻钩藤饮、通窍活血汤、血府逐瘀汤、六味地黄丸、肾气丸等加减。近年来活血化瘀法应用报道较多，且用于治疗脑外伤后癫痫、精神障碍、失语等器质性后遗症亦有较好疗效。

宁学权自1979～1986年治疗60例脑外伤后综合征，基础方用丹参酸枣仁合剂，同时按头痛，恶心呕吐，或失眠3个主症分型辨证加减，结果痊愈54例，好转3例，无效2例，总有效率为96.33%。

梁超群用《外科正宗》大成汤加减：丹参、红花、丹皮、酒军、厚朴、当归各10g，枳壳6g，木通、菖蒲各3g，同时临症加减：头痛甚者且有定处加炙山甲；头昏目眩甚者加石决明、蒺藜或苓桂术甘汤；耳鸣加磁石、菊花；失眠、记忆力减退加酸枣仁、何首乌；病久虚弱者加生芪、党参、巴戟天，治疗35例脑外伤综合征，病程最短2年，最长15年，均已经过不同的中西药治疗无效，结果治愈29例，减轻4例，无效2例，总有效率94%。综观全方有活血化瘀，通气活络，升阳醒神，豁痰开窍的功效。

刘兰香以通窍活血汤或血府逐瘀汤加减，同时内服维生素B_1、B_6、C，肌注维生素B_{12}，偶用止痛片等中西医结合疗法，治疗本综合征30例，结果治愈7例，占23.3%，疗程平均32天；好转23例，占76.7%，疗程平均49.6天。

广东省鹤山县人民医院用中西医结合疗法治疗67例脑外伤后综合征，其中颅内血肿术后1例，硬膜外血肿术后5例，轻度脑挫裂伤14例，中度脑挫裂伤16例，重度脑挫裂伤9例，脑震荡22例。伤后均有18分钟～8天不同程度的昏迷及醒后近事遗忘。中药采用活血化瘀和益气利水法；西药用胞二磷胆碱0.5g，每天1次，静滴，并选服ATP、谷维素、维生素B_1、B_6、肌苷等。结果痊愈59例，占88%；好转6例，占9%；无效2例，占3%，总有效率为97%，治疗时间最短1周，最长3周。

柴志康等用天麻素（对羟甲基苯-β-D-吡喃葡萄糖甙）注射液200mg肌肉注射，每日2次，5天为1疗程，一般只需治疗1～2个疗程，治疗66例脑外伤后综合征，结果显效31例，占47%；好转33例，占50%；无效2例，占3%；总有效率为97%，且无显著副反应。作者认为上海中医学院中药系用〔^{3}H〕-天麻素的药代动力学研究指出，天麻素水解后以甙元的形式作用于中枢，说明甙元易通过血脑屏障，对中枢神经系统具有镇静、镇痛，增加脑血流量，减少脑血管阻力，改善脑微循环等功能，从而改善头痛、头晕及睡眠障碍等脑外伤后主要症状。

脑外伤后综合征以长期不愈，反复发作为特点，因其有外伤史，一般从瘀论治。但临床上常有久服不效者，必须审证求因，谨守病机，如因中气不举，当用补中益气汤升举清阳；如因肾阴亏虚，气阴不足，元神失养，可用龟鹿二仙胶加减以填精益髓。胡兰贵报道该省著名老中医朱进忠善用补法治疗脑外伤后综合征经西药或活血化瘀中药治疗无效而获得满意疗效即是由于辨证正确。

此外，针灸，包括头针、眼针、穴位注射等，以及推拿、气功亦被用于中西医结合治疗本综合征。例如李安瑜等从1978～1992年用穴位注射法治疗217例脑外伤后综合征，病程最短3个月，最长24年，药物采用脑组织提取液加5%当归注射液，穴位选用百会、心俞、内关、足三里，10次为1疗程，间隔3～5天，再进行第2疗程，结果痊愈214例，治愈率为98.6%；显效3例，占1.4%；总有效率为100%。治疗时间最短2次，最长5个疗程，平均2.5个疗程。

（二）理论与实验研究

脑外伤后综合征主要表现为神经系统功能障碍，缺乏客观的实验室指标及适当的动物模型，因而实验研究有一定困难，某些中药的药理作用目前只间接引证其他实验研究的结果。

（三）展望

脑外伤后综合征虽为功能性障碍，但给病人工作和生活带来极大影响。中医从惊、瘀、虚等方面来认识本病，已取得了较满意的治疗效果，这将促进对本综合征的病理生理研究，已使人们考虑到这些功能障碍的病理生理基础是否有脑微循环障碍，细胞代谢障碍等机理，为更有效地预防和治疗本综合征提供了线索，并将推动对本综合征的实验研究。

目前对本综合征尚缺乏统一的诊断标准和疗效评价标准，近期内必须先拟订一试行方案。

（李如奎）

十三、震颤麻痹

震颤麻痹（Paralysls agitans）又称帕金森综合征（Parkinson's syndrome），是指具有下列四大主征中二项以上的一个临床综合征：静止性震颤、肌僵直、运动减少和姿势障碍。根据病因，对已明确由感染、中毒、外伤、脑血管病引起者，称震颤麻痹综合征或症状性帕金森综合征；对原因不明确的黑质变质引起者称特发性震颤麻痹（Idiopathic paralysis agitans，IPA）或帕金森氏病（Parkinson's disease，PD）。

据欧美统计，IPA的患病率为50～80/10万；我国患病率为14.6/10万，其中50岁以上组的患病率为70.7/10万，较欧美低。《素问·至真要大论》谓"诸风掉眩，皆属于肝"、"诸暴强直，皆属于风"、"诸寒收引，皆属于肾"。"掉"即颤振之谓，"强直"即僵硬，"收引"即拘急挛缩也。《证治准绳》亦云："颤"摇也，"振"动也。"经脉约束不住而莫能任持，风之象也"。《医宗已任编》论颤振说："大抵气血俱虚不能荣养筋骨，故为之振摇而不能主持也"。《医学原理·痉门论》曰："有气虚不能引导津血以养筋脉而致者；有因津血不足，无以荣养筋脉而致者；有因痰火塞窒经遂，致血不能荣养者，虽有数因不同，其于津血有亏，无以滋荣经脉则一。"故中医虽无震颤麻痹一词的记载，依其临床见证归属"震掉"、"颤振"、"震颤"以及"痉病"范畴。

近代医学研究认为，特发性震颤麻痹可能是由于哌替吡啶类衍生物（MPTP）等脂溶性神经毒物进入具有细胞色素功能的血红素酶Ⅱ型异族D_6（P-450ⅡD_6）酶活性缺乏者的机体内；或由于大量、长期的神经毒物侵入体内，使P-450ⅡD_6活性受到障碍时，神经毒物往往选择性地侵害中脑黑质的多巴胺（DA）能神经细胞，导致其线粒体电子传导系辅酶Q还原酶障碍，引起氧化磷酸化酶系崩溃，惹致ATP衰竭，以致膜电位消失，并由此使能量输送酶的P型的Ca^{2+}泵和Na^+泵不能启动，Ca^{2+}内流，进一步促进ATP衰竭，细胞框架结构崩溃，乃致DA能神经细胞损伤、坏死，临床出现静止性震颤、肌僵直等多种震颤麻痹的表现。

（一）临床研究

震颤麻痹病因繁多，病机复杂，众说纷云，莫衷一是，故根据各自经验，治法也多种多样，已报道的文献，有分别用自拟养血熄风汤或自拟复方养血熄风汤加减治疗者；有应用育阴熄风、填精补髓之法，采用大定风珠合六味地黄丸治疗者；亦有以祛风定振、益气养血活血之法，用定振丸加减治疗者；更有应用活血化瘀、祛风通络之法，使用桃红四物汤、血府逐瘀汤、通窍活血汤和补阳还五汤等方加减治疗者，均取得一定疗效。但多数认为本病主要由肝肾精血两亏、气血不足、筋脉失养、虚风内动所致；亦有认为风火夹痰互阻络道而成。故本病的病机应属本虚标实，本虚为精气血俱虚；标实乃内风、瘀血、痰热阻络。

王永炎按中医辨证分析，归纳以下3型：①气血两虚、血虚风动型，治以益气养血、活络熄风之法。②肝肾不足、血瘀风动型，治以育阴熄风活络之剂。③痰热动风型，治以清化痰热、熄风活络之法。对单用中药治疗的35例震颤麻痹综合征，取得了总有效率为77.2%，其中显效率达34.3%的可喜成绩。

李庚和认为本病多发生于中老年，临床见证亦以肝肾阴虚者居多，故根据"年四十，阴气自半矣"，按"肝肾同源"之论，指出本病病机属本虚标实，本虚为肝肾不足，气血两虚，而标实为气滞血瘀，主病在肝，故用药多以酸味入肝之品，以养筋柔肝。曾用中医中药为主的中西医结合综合治疗本病50例，总有效率78%，显效率30%。其中，气滞血瘀型显效率及总有效率均最高，肝肾阴虚型疗效次之，气血两虚型疗效最差。

宰春和等报道，用中西两法治疗本病46例，其中40例用中药辨证分型与西药联合治疗，半数以上的病人，原服西药用量明显减少。表明中药治疗不仅取得良好的近期疗效，又可减轻长期服用抗震颤麻痹西药的副反应及提高远期疗效，为中西医结合治疗另辟蹊径。并观察到肝阴不足、虚风内动型与肝气郁结、气滞血瘀型疗效均较好；而气血两虚、脉络瘀阻型则疗效较差；肝肾不足、脾虚湿重型大都无效。并用中药中提取的有效成分左旋千金藤啶碱（L-SPD）临床试治48例震颤麻痹，均有一定疗效，并提示L-SPD具有混合型DA受体阻滞作用。钱可久对8例震颤麻痹患者用中麻Ⅰ号

(洋金花制剂) 0.1mg/kg 一次性静脉注射，全部病人的症状体征均获不同程度的改善，疗效维持 2～24 天不等。但洋金花对黑质纹状体神经元的影响如何，尚待进一步研究。此外，李怀生自拟定振丸加减治疗本病 11 例；王素娥采用辨证论治结合五虫散治疗老年性震颤麻痹均获得较好疗效。

近年针灸治疗本病的报道较多，概括为三类：①体针：取穴百会、风池、曲池、太冲、太溪、外关等穴；②头针：取舞蹈震颤穴（顶颞前斜线）；③头针加体针或/及中药。大都获得较好的近期疗效。王选伟针刺治疗震颤麻痹 40 例，总有效率达 95%。秦亮甫针刺治疗本病 30 例，有效率为 94%。

（二）实验研究

川上正人报告 7 例震颤麻痹口服六君子汤 72 周至 2 年半，患者平时使用的抗震颤麻痹西药不变，观察对治疗前后的神经症状及脑脊液中单胺递质代谢产物浓度的影响与疗效的关系。结果表明，并用六君子汤可以减轻左旋多巴引起的腹部症状和不自主运动，同时脑脊液中 5-HIAA 浓度明显增加，推测是六君子汤有改善左旋多巴在体内吸收过程和促进脑内 5-HT 的代谢。罗明富等报道，大鼠震颤麻痹型经电针双侧“阳陵泉”、“舞蹈震颤区”后，脱水吗啡诱导的旋转次数明显减少 ($P<0.001$)，其他症状也有改善。

（三）展望

中医、中药及针灸治疗震颤麻痹已有多数报道，并取得了较好的临床效果。但以个案报道居多，极少有超过 50 例以上的临床总结，而且各家的临床分型不一致，疗效标准不统一，大多数缺乏客观的诊断标准和疗效评价，更缺乏系统性的临床总结。值得注意的是，迄今还未见到使用动物模型、药理实验等手段以探索中药治疗本病的机理研究资料。因此，制订确切的、统一的临床分型、诊断标准和疗效判断标准，利用现代化的科学手段进行中药有效成分的分析，通过动物实验了解中药的作用机理，是当前迫切需要解决的问题。

（杨任民）

十四、肝豆状核变性

肝豆状核变性又名 Wilson 病，是一种常染色体隐性遗传铜代谢障碍疾病，它导致铜离子在肝、脑、肾、角膜等全身组织脏器广泛沉积。临床表现为震颤、肌僵直、构语障碍、流涎等锥体外系症状；或/及肝脾肿大、肝硬化、黄疸、腹水等肝脏症状；或浮肿、蛋白尿等肾脏症状；及精神异常、佝偻病样改变等多种症状。

本病根据其临床症状，可归类于“颤证”、“癫狂”、“黄疸”、“积聚”、“臌胀”、“和小儿”“鸡胸”、“龟背”范畴。其病理机制，中医认为先天禀赋不足，肾阴（精）素亏，精不化血，精血两虚，筋脉失养，虚风内动，故肢体震颤，拘急僵直；肾阴（精）不足，虚火内生，火性上炎，心神被扰则神志癫狂；火灼肝胆，胆热液泄，溢于肌肤发为黄疸；肝胆湿热久蕴，肝络瘀热互结，久则形成积聚痞块；积聚为臌胀之根，积聚日久，经隧不通，津液不能输布，聚津为湿为水，积于中焦发为臌胀；肾阴（精）不足、精不生髓、脊骨失濡，故幼儿发病时可出现鸡胸龟背等佝偻诸症。一言以蔽之，皆因先天禀赋不足，肾中精气匮乏所致也。

本病西医药治疗始于 1948 年，Cumings 率先应用二巯基丙醇治疗获得症状暂时缓解的疗效。但此后多数学者证明，该药毒性强，疗效差，目前已被淘汰。1956 年 Walshe 倡用青霉胺，临床疗效显著，但副反应多，长期应用常可引起红斑狼疮等严重免疫性疾病。70 年代以来，硫酸锌 (Schouwink，1961；杨任民，1980)、三乙烯-羟化四甲胺 (Walshe，1982)、二巯丁二酸及二巯丁二钠（杨任民等，1987)、和葡萄糖酸锌（杨任民等，1988）等多种西药均有一定疗效。近年中医中药治疗也有报告，虽累积病例数尚少，但兼具排铜、保肝作用，且副反应少而为本病治疗另辟蹊径。

（一）临床研究

杨任民等 (1976) 以清热解毒、通腑利尿为法，对 7 例肝豆状核变性患者予以自拟肝豆汤（半枝莲、蚤休、萆薢、黄连、黄芩、生大黄等品组成)，配合二巯基丙醇中西医结合治疗，疗程 2～3 个月，6 例临床痊愈或显效。第四军医大学第一附属医院同样采用上述肝豆汤等中西医结合治疗肝豆状核变性 1 例，也获得较满意疗效。作者等 (1984) 进一步观察服肝豆汤对 37 例肝豆状核变性患者体内铜代谢的影响，结果表明，服肝豆汤后24小时尿铜排泄较服药前显著增加（$P<0.01$）。

安徽中医学院附属医院神经内科及神经病学研究所(1994)对107例肝豆状核变性患者口服肝豆汤治疗，治疗前后行神经系统症状、体征、血清Cu、Zn及24h尿酮观察，107例肝豆状核变性患者疗前尿排铜为$5.710\pm3.72\mu mol/24h$，疗后增加至$9.647\pm5.109\mu mol/24h$，表明肝豆汤有明显利尿排铜作用（$P<0.01$）；而且血清铜、锌含量无显著变化。本组107例患者中，80例症见口中臭秽、口苦口腻、舌质红、苔黄或黄腻、脉弦数或弦滑。从中医辨证而言，铜毒内聚、肝胆湿热内蕴为其主要病机，故治以清热解毒、通腑利湿之肝豆汤。方中大黄、黄连、黄芩、半枝莲、鱼腥草、泽泻共成清热解毒、渗湿利尿、泻肝利胆之功效。现代药学研究也表明，肝豆汤中所选6味药皆属低铜高锌类中草药，如黄连根茎的含锌量高达560ppm，而含铜仅11ppm。由于锌离子能在肠道内诱导小肠粘膜细胞合成金属巯基组氨酸三甲钠盐蛋白质，后者与食物中铜结合成铜-蛋白质复合物并排出体外，以阻止铜的吸收；在血液中铜和锌含量呈负相关，故血浆锌浓度增高，铜含量可相应减少，此乃肝豆汤排铜效果的主要机制。此外，大黄主要成分蒽醌衍生物能刺激大肠壁，促进大肠排空运动以加速排便，从而减少铜离子在肠道内的储留和吸收；大黄、黄连、黄芩均有促进胆汁分泌、稀释胆液，增进胆汁排泄铜的作用，半枝莲、鱼腥草、泽泻均有利尿解毒功能，以增强尿排铜作用。107例肝豆状核变性患者口服肝豆汤四周后，临床显效9例，好转81例，有效率达83.3%。除少数短期腹痛、腹泻及2例恶心、呕吐外，未见其他副反应。证明肝豆汤确为安全、可靠的驱铜之剂。作者等自1974～1988年间采用中药肝豆汤及二巯丁二钠（或二巯基丙醇）、青霉胺、硫酸锌（或葡萄糖酸锌）等综合驱铜治疗法3～6个月，治418例肝豆状核变性，结果为显效103例（26.64%），好转286例（68.42%），无效22例（5.26%），死亡7例（1.68%），总有效率为93.06%。其中101例轻症中，显效47例（46.53%），好转51例（50.50%），无效3例（2.97%），有效率高达97%；中等度组226例中，显效42例（18.58%），好转173例（76.55%），无效11例（4.87%），有效率为95.13%；91例晚期重症中，显效14例（15.38%），好转62例（68.13%），无效及死亡15例（16.48%）。本病虽属遗传性疾病，而中西结合治疗对轻、中度的肝豆状核变性患者疗效高，大部分均能恢复病前学习、工作或自理生活，即使是晚期重症患者，也大部分有一定疗效。如能坚持系统治疗，常能获得与正常人相似的寿命。

上海龙华医院对肝豆状核变性采用中医辨证施治，45例患者分为3型：①气滞血瘀型：证见面色晦暗，食欲不振、神疲乏力，鼻衄；腹部痞块软而不坚，固定不移，腹胀痛；苔薄黄、舌质红、脉弦。治以疏肝理气，通络消积。药用川楝子、延胡索、柴胡、广郁金、三棱、莪术、赤芍等。②痰湿阻络型：证见低热起伏，语言不清，吞咽困难，大便秘结，张口流涎；苔薄白，脉滑。治以清热燥湿，化痰通络。药用苍术、白术、厚朴、姜半夏、陈皮、生石膏、胆南星、菖蒲等。③肝风内动型：证见四肢僵直，语言不清，伸舌歪斜，颈项牵强，手指蠕动，步态不稳，肌肉僵硬，重则四肢震颤；旹薄质红，脉弦。治以濡养肝肾，柔肝熄风，佐以通腑泄热，活血化瘀。药用金钱草、大黄、茵陈、海金沙、柴胡、丹参、赤芍等。本组部分病人中药与青霉胺并用；对青霉胺过敏者，配合针灸、头皮针治疗，均取得较好疗效。

崔世麟对不适于青霉胺驱铜治疗的肝豆状核变性，采用西医分型中医辨证之法治疗。①锥体外系症状为首发症状者，证属中州阳微，痰湿内留，治以悦肝醒胃，化湿祛痰之法。方拟苓桂术甘汤合二陈汤加减，重用茯苓、白术、桂枝、甘草和薏苡仁。②精神症状为首发者，证属肝失调达，疏泄失司，治以柔肝疏郁。方拟一贯煎加减，重用沙参、枸杞、配枣仁、郁金。③肝脏症状为首发者，证属脾肾阳虚，气机阻滞，阴湿内停，治以温阳疏利。予茵陈术附汤加味。④骨关节-肌肉症状为首发者，证属肾精亏虚，髓海不填，治以补肾、健骨、强筋。方用左归饮加减，重用山药、枸杞、山萸肉、加川断、牛膝。⑤皮肤变黑为首发者，证属气滞血瘀，肌肤不润。治以和血通络为先，方用桃红四物汤。1月后改鸡血藤片、补中益气丸巩固。⑥月经不调为首发者，证属痰湿阻络，艰于流布。拟清痰祛湿之法，以加味济生导痰汤治之。结果全部病人均获显效。

吕再生（1956）报告1例肝豆状核变性服虎骨酒及麝香泡酒搽涂骨关节及口服虎骨片6片，麝香5厘每日3次，共10天，服后第5天症状减轻。汤新民对1例具有震颤、肌僵直诸症的肝豆状核变性患者，归诸“肝风内动”，拟平肝熄风之法，予大定风珠加减治疗，获近期疗效。此外，北京、河南等地尚有分别用疏肝、养血行血、清利肝胆之法的个例报道，可予借鉴，但均因例数过少，缺乏客观指标，未能系统观察总结。

（二）临床监测

杨任民等于1982年5月至1986年5月间，分别给肝豆状核变性患者使用肝豆汤、硫酸锌、二巯基丙醇、二巯丁二钠及青霉胺等5种驱铜药4周，每周测24小时尿铜量，同时观察临床症状体征的改变，比较这五种驱铜药的尿排铜、近期临床疗效和副反应。结果发现，肝豆状核变性患者使用五种排铜药后，用药前后尿排铜增高的顺序是：肝豆汤（2.3±0.9μmol/24h）与硫酸锌（2.4±0.6μmol/24h）尿排铜增高量相似；二巯基丙醇（3.2±1.2μmol/24h）略高于前二者，但统计学无显著性；二巯丁二钠（7.7±1.4μmol/24h）与青霉胺的排铜量较前三种药显著为高。而五种驱铜药的副反应率是：青霉胺（43%）、二巯基丙醇（39%）与二巯基丁二钠（38%）的副反应率显著高于肝豆汤（14%）及硫酸锌（10%）。值得注意的是，63例服青霉胺组中，16例（24%）发生白细胞减少，6例（9.7%）产生过敏反应，3例（4.8%）发生皮肤瘀斑；65例静脉注射二巯丁二钠和63例肌注二巯基丙醇的患者引起血小板减少并鼻衄，齿龈出血或/及皮肤瘀斑分别高达18例（27.7%）及15例（23.8%），这些副反应常导致不能继续使用该药；硫酸锌副反应主要为恶心呕吐；肝豆汤主要为生大黄引起的短期腹泻，无一例因副反应而被迫停药者。故肝豆汤可单独或合并其他驱铜药用于轻、中度的肝豆状核变性患者，或作为症状缓解后患者的维持治疗。

（三）展望

正常成人每日从食物中吸收铜2～5mg，铜在体内绝大部分与α_2-球蛋白牢固地结合成铜蓝蛋白，参与造血机制等体内各种生理活动；极少部分与白蛋白、氨基酸和多肽类巯基结合经胆管从粪便中排出，极少数由尿排出。肝豆状核变性患者自身缺乏铜蓝蛋白合成功能，又产生胆汁排铜障碍。目前临床常用的青霉胺等排铜药，大多仅具尿排铜作用，而缺少增加胆汁排铜功效。因此，促进胆汁排铜必然较尿排铜更有利于体内蓄积的铜排出。最近杨任民等对20例肝豆状核变性服肝豆汤前后行胆汁内含铜量测定，结果，疗后胆汁排铜较疗前显著增高。表明中药肝豆汤除具有确切的尿排铜、保肝作用外，还有显著的胆汁排铜效果。中西医结合治疗能使90%以上肝豆状核变性病人获得恢复病前工作、学习或自理生活的能力，优于单用西药治疗。但检索近30年国内有关中医或中西医结合治疗肝豆状核变性的文献，大多为临床个案报道，缺乏实验室观察，更无基础实验，因此，在取得临床疗效的基础上，重视基础实验的研究，观察中医药的有效成分及其对肝豆状核变性患者体内金属代谢的影响，是进一步提高疗效的重要措施。近年利用拷贝探针对DNA遗传标记进行连续分析的研究表明，肝豆状核变性是在13号染色长臂（139）的$139^{14\sim21}$这一区域内的遗传基因缺陷，后者引起肝脏内铜蓝蛋白合成障碍和铜离子向胆道内排泄障碍，造成铜在体内脏器缓慢沉积。因此，探索如何改变基因缺陷的途径，是彻底根治本病的重要措施。

（杨任民）

十五、运动神经元疾病

运动神经元病是指病变选择性侵犯脊髓前角细胞、脑干颅神经运动核及大脑运动皮质锥体细胞，锥体束的一组慢性进行性变性疾病。病因不明，可能与病毒（或慢病毒）感染、免疫、重金属中毒、代谢、内分泌因素、酶缺乏和缺氧等因素有关。5%～10%的病例具有家族遗传倾向，个别地区（日本关岛和纪伊半岛）的发病率异常增高。癌症和脑变性疾病（如帕金森氏病、痴呆等）可伴运动神经元疾病。

临床根据病变部位的侧重不同，一般分4种类型①肌萎缩侧索硬化：此型最多见，多数在30～50岁发病，男性发病率明显高于女性；②进行性脊肌萎缩症：病变仅限于脊髓前角细胞，而不影响上运动神经元，故称之为进行性脊肌萎缩症；③进行性延髓麻痹：脑干运动神经核，特别是延髓运动神经核变性，多在中年后起病；④原发性侧索硬化：病变仅限于大脑运动皮质Betz细胞和锥体束，不累及下运动神经元，男性居多。

本病主要表现为四肢远端进行性肌萎缩，约半数以上病例早期呈一侧上肢手部大小鱼际肌萎缩，以后扩展到前臂肌，甚至胸大肌，背部肌肉亦可萎缩、无力，小腿部肌肉萎缩，肌张力高，肌束颤动，行动困难，呼吸吞咽障碍等症状，本病大部分病例有肌萎缩而无明显痛酸。

本病病程一般平均在2～3年内，常因延髓麻痹，吞咽困难，或合并肺部感染等而死亡；但无延髓损害，病程可延至5～7年者临床上并不罕见。总之本病虽然并不十分多见，但预后不佳。

目前肌电图检查对本病诊断很有价值，病变处肌肉在静息状态时出现束颤、纤颤电位，肌肉随意收缩时运动单位减少、波幅增高，偶尔可见巨型动作电位，运动及感觉神经传导速度正常。脑脊液正常或蛋白有轻度增高，肌酸磷酸激酶轻度增高而其同功酶不高，亦有参考价值。

本病按其临床表现，属于中医学“痿症”、“筋痿”、“痿厥”范畴。《内经》认为五脏亏损、热灼耗阴等所致，有“五脏使人痿”的论述，尤其与肝、脾、肾亏损有关。肝主筋、藏血、经脉之所宗；脾主肌肉，为后天之本，生化之源，气血之枢纽；肾主骨，藏精，五脏六腑之本。一旦将息失宜，喜怒劳倦，或房室过度，肾阴亏损，则骨髓衰竭而发为“痿厥”。命门火衰，三焦不化，肺气不宣，阳气不达而见吞咽麻痹之证。肾气虚弱，水不涵木，肝血失养，血不濡筋，而发为“筋厥”。

《素问·痿论篇》记有“肝主身之筋膜，脾主身之肌肉……，肝气热，则胆泻口苦筋膜干，则筋急而挛，发为筋痿。脾气热则胃干口渴，肌肉不仁，发为肉痿……，脾热者色黄而肉蠕动。”《素问·生气通天论》“因于湿，首如裹，湿热不攘，大筋软短，小筋弛长，软短为拘，弛长为痿。”《景岳全书》指出：痿证“元气败伤则精虚不能灌溉，血虚不能营养者亦少矣。若概从火论，则恐真阳亏败，及土衰水固者，有不能堪。”

总之，痿证、筋痿、痿厥的产生一是温邪犯肺，或病后邪热未清，肺受热灼，则阴津受伤，筋脉失润，导致手足痿弱不用，而为痿症；二是精血亏损，精虚而不能灌溉，血虚则不能养荣，复因阴虚内热，更灼热伤津，筋脉失去濡养，致成本病。三是久居湿地，或饮食不节，过食厚味，以致湿热内蕴，壅于络脉，气血凝滞，亦可成痿。筋痿、痿厥、麻痹为本证之标，真阴亏损，肝木失调为本证之本。

近年来，临床对痿症的治疗，不拘泥于“独取阳明”之法，而用扶正固气，补火助阳，养血益精，强筋健骨，活血祛风等法。正如张景岳说：“当酌寒热之浅深，审虚实之缓急，以施治疗，庶得治痿之全。”大量临床实践表明采取中医，中西医结合方法取得了良好效果。

本病现代医学无特效根治办法，抗病毒药物（干扰素、干扰素诱导剂、转移因子等），促甲状腺释放激素（TRH）、变构蛇毒可试用，但效果不肯定。支持疗法如各种维生素、能量合剂、辅酶Q_{10}等可应用。良好的护理、保证一定的营养也很重要，当出现吞咽困难时，给于鼻饲流质饮食。瘫痪肢体可作按摩、被动运动。出现呼吸困难时及时气管切开。

（一）临床研究

本病主要是由于元气败伤，五藏失荣，精虚不能灌溉，血虚不能营养，兼及六淫侵袭，瘀阻脉络所诱发。故采用中医药治疗以滋肾、补肝、健脾、强筋占第一位。其次是血瘀与肾阳虚，治以活血、熄风、通络、温经占第二位。本病属疑难病症，虽有少数数十例的临床研究报道，但仍以个案报道较多，辨证施治，综合治疗，各有特点，各有侧重，临床疗效尚在摸索研究之中。

尚尔寿、高世文于1973年8月至1979年7月，以中西医结合方法治疗运动神经元疾患83例。83例均以肌电图检查结合临床症状体征作为诊断依据。在83例病人中，脊髓肌萎缩50例，肌萎缩性侧索硬化17例，脊髓空洞症13

例，侧索硬化1例，进行性延髓麻痹2例。20岁以上者15例，21岁～50岁者60例，50岁以上者8例。男性62例，女性21例。病程1年以内者22例，2年～5年者35例，6年～9年者17例，10年以上者9例。

治疗方法：针剂：自制蛇液（7072注射液）4ml，一日1次，肌肉注射。

散剂：天麻2.5g，全蝎2.5g，蜈蚣1条（去头足）共为细面，一日量分3次口服。

汤剂：菖蒲15g，麦冬15g，钩藤20g，佛手15g，牡蛎25g，龙骨25g，焦术15g，桃仁15g，赤芍15g，红花15g，神曲10g，伸筋草20g，珍珠母25g。每日1剂，水煎服。

针灸：可按萎缩部位取穴，每日1次。

按摩：可按萎缩部位，每日或隔日进行1次。

疗程：以3个月为一个疗程，共治疗两个疗程。

治疗结果：83例中，显效者39例，好转3例，无效4例（死亡1例），未能判定疗效标准者37例。总好转率占50.6%。其中脊髓肌萎缩型好转者27例，经统计学处理 $P<0.01$，有显著差异。在83例中，皆没有家族遗传关系和肿瘤；28例有不同程度的感觉障碍；3例有低血糖病史。

霍印常治疗进行性脊肌萎缩和肌萎缩性侧索硬化症110例，其中进行性脊肌萎缩80例，肌萎缩性侧索硬化症30例；男87例占79.1%，女23例占20.9%。病程最短1年，最长10年。

治疗采用：益气养血，健脾和胃，补肾益髓之法，以益髓汤加减治疗。方中取人参、白术、黄芪、甘草，益气健脾；熟地、补骨脂、菟丝子、牛膝、川断、枸杞子，益髓填精，以壮筋骨；当归、白芍以养血；鸡血藤能通血络；龟板补阴，善通任脉；鹿角霜补阳善通督脉；黄柏清阴中之火，燥骨间之湿，且苦能坚阴；知母清肺气；知柏之苦寒又能制其温燥，使之补而不燥，共奏健脾补肾之用。脾气得健则精微充沛，输布四肢百骸，濡养筋脉，肾气充盛则骨髓健壮，筋肌得荣。

结果：在110例中，痊愈59例占53.6%；显效18例占16.3%；有效25例占22.7%，总有效率为92.7%；无效8例占7.3%。

林通国用中药治疗肌萎缩侧索硬化症3例，经治疗原萎缩的肌肉有明显恢复，其中马钱子、麝香、鹿茸等入药效果更好，尤其对舌肌麻痹、吞咽困难、肌肉萎缩、筋骨软弱等证疗效卓著。林氏认为麝香味芳香辛烈而入心经，鹿茸为雄鹿未骨化而带茸毛之幼角，角乃督脉之所发，督乃肾脏之外垣，甘咸而温，入肝肾，补火助阳，生精益髓，强筋健骨，外垣既固，肾气内充，故为命门火衰、真阳亏损之要药。马钱子，苦寒入肝脾，功能祛风通络导滞。故为治筋骨挛急、屈伸不利之要药。

谢文正以加味健步虎潜丸治疗进行性肌萎缩性侧索硬化症，采用培补本元，调和气血，温通经络，强筋健骨法以健步虎潜丸（朱丹溪方），虎骨易豹骨，龟版易龟胶，加海马、海龙、蕲蛇、仙灵脾、鹿筋、苡米、桂枝、陈皮所组成。临床上基本治愈2例，尚有15名患者服药，其中5名已见好转。

吴军报导，用马钱子为主治疗肌萎缩侧索硬化症取得一定疗效。并对马钱子的药理药效及用量进行了讨论。马钱子又名番木鳖，“能搜筋骨入骱之风湿，祛皮里膜外凝结之痰毒”，其“开通经络之力远胜于他药”。神经系统疾病为患，或湿热郁滞，或气血精亏，或痰凝血瘀，其最基本的病机还在于经脉不通。故以“开通经络”之马钱子为主，依证情配以清热利湿、祛风通络、化痰行瘀、益气填精之品，标本兼治，故获显效。从现代药理观点看，是否通过本品（主要成分为士的宁）对脊神经的兴奋，起到激活神经细胞、增强细胞代谢作用，从而达到营养神经、消除损伤的目的，尚待进一步研究。

关于马钱子的用量，《中药大辞典》载：一日量0.3～0.6g（成人量，下同）。通过百余例临床观察及进行外周血象、肝肾功能检测，结合药理研究，体会到只要严格炮制，每日服用1.5g以下，即使长期服用也是安全的，但宜由小量开始试服，逐渐增至治疗量（以患部有攻窜感为标志），获效后可减量至0.8～1.0g，维持治疗。于饭后分冲，并多饮水，尽量避免胃粘膜的慢性损害及毒素的体内蓄积。

变构蛇毒为上海第二军医大学防护教研室制品。变构蛇毒注射前须以1∶10生理盐水稀释液做过敏试验。苗丽新、袁晓密报告采用变构蛇毒治疗肌萎缩性侧索硬化症18例，结果显效4例，有效12例，无效2例，有效率89%(16/18)。苗丽新、袁晓密是根据Sandersfe通过修饰神经毒对接种Semliki病毒的幼仓鼠肾功能的斑块形成有抑制作用这一实验，推测变构蛇毒可能阻止神经细胞受病毒的侵害而进行治疗肌萎缩性侧索硬化病的。动物实验表明，变构蛇毒在一定剂量范围内，不引起神经肌肉阻断，相反会增强神经肌肉的传递功能。

周慎综合分析了1973～1991年中医药治疗运动神经元病的临床报道24篇259例，认为本病的发病机理与虚、瘀、风有关，其虚为肝脾肾亏虚，其风为内风。其治疗目前多从辨病论治，以补肾、健脾、活血、熄风为主要治法。可首选黄芪、地黄、牛膝、白术、当归、蜈蚣、人参、桂枝、全蝎、白芍、川芎等21味药物。其中有性别统计的201例中，男性160例，女性41例，男女之比约为4∶1，年龄最小者13岁，最大者64岁。病程最短者5个月，最长者10年以上。其中确诊为进行性脊髓性肌萎缩者136例，原发性侧索硬化症3例，进行性延髓麻痹证12例，肌萎缩性侧索硬化证95例，未分类者13例；具体治疗分析如下：

1. 专方专药（共治148例，占57.1%）

(1) 以健脾补肾药物为主者 益髓汤（人参、白术、黄芪、甘草、熟地、补骨脂、菟丝子、牛膝、续断、枸杞子、当归、白芍、鸡血藤、龟板、鹿角霜、黄柏、知母）。

(2) 以温肾补髓药物为主者 益髓冲剂（鹿茸、熟地、枸杞子、川芎、冬虫夏草、紫梢花、牛脊髓粉等），加味健步虎潜丸（黄芪、仙灵脾、鹿筋、海龙、海马、人参、龟板、当归、白芍、熟地、枸杞子、杜仲、续断、菟丝子、锁阳、白术、苡仁、陈皮、牛膝、木瓜、秦艽、蕲蛇、豹骨、补骨脂、知母、黄柏、羌活、独活、防风）。

(3) 以活血通络药物为主者，丹参注射液16ml加入葡萄糖液中，静脉滴注；或用眼镜蛇经化学处理减毒后的神经毒液。

2. 针灸疗法（共治28例，占10.8%）

(1) 体针：双侧风池、上廉泉、内关等，隔日1次。

(2) 体针加梅花针：百会、脾俞、肾俞、命门、太溪；膻中、关元、气海、血海、三阴交；大椎、曲池、外关、合谷、足三里；风池、手三里、内关、阴陵泉、太冲、交替取穴。并在颈及脊柱两旁和肌肉萎缩处，用梅花针轻刺，以皮肤出血为度。

(3) 电针：基本穴位：气海、中脘、膻中、膈俞、阳陵泉、悬钟、足三里、百会。失语加哑门、通里；瘫痪加合谷、外关、曲池、后溪、伏兔、环跳、风市；肝肾阴虚加太溪、太冲。每次选3～4个穴位（双测），选用非刺入性电针治疗仪，电极输出电压0.13～2.5V，交流波型，频率10Hz，电流20MA。

3. 综合疗法（共治73例，占28.1%）

(1) 自制蛇液，肌肉注射；配合中药，水煎服；针灸、按摩，根据萎缩部位取穴。

(2) 生肌益髓汤（鹿胶、炒杜仲、茯苓、党参、龟胶、白术、黄芪、牛膝、木瓜）加减，水煎服；麝香注射液穴位注射，右足三里、左曲池，左足三里、右曲池交替，或者左外关、右阳陵泉，左环跳、右曲池，交替；亦可配合针灸、穴位结扎。

(3) 针刺：肩髃、手三里、阳池、合谷、肾俞、环跳、阳陵泉、解溪；手三里、外关、中渚、风市、悬钟、丘墟、足三里，交替取穴，平补平泻；兼服归脾汤加减。

（二）实验研究

余竟光等人经实验研究证明薄树芝菌丝体的水溶液含腺嘌呤（Ⅰ），腺嘌呤核苷（Ⅱ），尿嘧啶（Ⅲ），尿嘧啶核苷（Ⅳ）等，对改善组织缺氧有关。薄芝注射液可促进小鼠巨噬细胞的吞噬力，可有利于清除患者的自身抗原和抗原抗体复合物，减少诱发抗体形成的基础和减轻炎症反应。薄芝注射液即系中国科学院药物研究所用深层发酵培养生产薄树芝［Ganoderma capense (Lloyd) Teng］菌丝体，浙江省浙南制药厂将其水溶液制成薄芝针剂注射液。薄芝注射液，每支2ml含500mg生药。余竟光曾用于治疗28例运动神经元病，其中11例（39%）显效，12例（43%）有效，5例晚期患者无效。

（三）展望

运动神经元疾病系选择性损害脊髓前角、脑干运动神经元和锥体束的慢性变性疾病。病因不明，每年患病率约为人口的1/10万～4/10万，属疑难疾病，预后不良。

近年采用中医、中西医结合方法治疗取得一些进展。本病中医属痿证、筋痿、痿厥等病范畴，其发病与五脏不足，元精亏损，精血津液亏虚不能濡养灌溉，与虚、瘀、风有关，其虚为肝脾肾亏虚，因虚挟热，灼伤肝脾，其风为内风。临床辨证论治，或采用健步虎潜丸、马钱子散、变构蛇毒、薄树芝菌丝体水溶液制成的注射液治疗，都取得一些可喜疗效，但临床尚缺乏统一疗效判定标准，系统观察病例有限，对本病的中西医结合实验研究更是少见，有待加强。

（傅仁杰）

十六、肌张力障碍

肌张力障碍又称扭转性肌张力障碍，扭转痉挛亦归属此范畴。

肌张力障碍是唯一或主要以颈、躯干及四肢肌肉发生缓慢、强烈地扭转样不自主运动为特征的一种锥体外系疾患。症状性肌张力障碍见于变性疾病（肝豆状核变性、少年型震颤麻痹），核黄疸或外伤，中毒或药物不良反应以及感染性疾病。国内较多报告的呈流行性倾向的一组肌张力障碍患者便可能是由病毒直接侵犯中枢神经系统或由病毒感染引发免疫机制所致的一种感染性或神经免疫性疾病，故名流行性肌张力障碍。部分特发性肌张力障碍属常染色体隐性或显性遗传，国内报道的特发性肌张力障碍大多为散发性，其病因不明。

特发性肌张力障碍按年龄分为3型：5岁前发病的叫做早发型，5～15岁起病的称少年型，15岁以后发病的为晚发型。其中以少年型最常见。临床表现：多数自足或下肢肌肉异常收缩引起跖屈或内翻；不自主运动逐渐扩展到同侧上、下肢和对侧上、下肢，最后可累及颈、面部或/及躯干的肌肉。也有部分病例以头或手臂首先起病，再扩展至下肢、躯干。早期，异常不自主肌肉收缩仅持续1秒钟至数秒钟，称肌张力障碍运动，随着病情进展，发作时间渐持久，如果肌肉异常收缩发作持续1分钟以上而不缓解者称肌张力障碍姿势；严重者此姿势长期不缓解，甚至可持续整个觉醒期，称扭转痉挛。

流行性肌张力障碍可发生于任何年龄，以多发性肌肉异常不自主收缩为特征，受累肌主要为舌、口轮匝肌、眼外肌、胸锁乳突肌，亦可累及上肢及躯干肌肉，引致发作性伸舌、扭嘴、眼球向一侧凝视或上翻、构音不清、斜颈、上肢及躯干向一侧扭转等异常不自主运动。每日发作1～2次至10多次不等，每次持续数分钟至数小时。发作时意识清楚。发病前通常有头痛、鼻塞、流涕、轻咳等上感症状，并常伴低热、头昏、全身酸痛、食欲不振、恶心、呕吐等全身症状。

（一）临床研究

中医依据流行性肌张力障碍具有发热、头痛、流涕等上感症状及肢体痉挛拘急等表现，与中医学《金匮要略·痉湿暍病脉证篇》："病者身热足寒，颈项强急，恶寒，时头热面赤，独头动摇，卒口噤，背反张者，痉病也……"描述相似，故将其归属痉病范畴。《素问·骨空论》曰："诸转反戾，水液浑浊，皆属于热。"以上病证的症状和体征与肌张力障碍极为相似，故后者可属"转筋"、"反戾"范畴。纵观流行性肌张力障碍的发病原因，有外感风寒，邪入经脉而致者；有外感热病，烁津耗血而致者。其病机系寒袭筋脉，寒则收引，故筋脉拘急；或热伤津血，筋脉失濡，软短拘挛。特发性肌张力障碍乃禀赋不足，肝肾素亏；或因大汗、产后，痈疽溃破等亡血失精所致者，其发病部位外在经脉经筋，内及肝肾精血。其病机系精血不足，经脉空虚，经脉筋肉失养，而致筋短挛急。

西医对特发性肌张力障碍无特效治疗方法，各种镇静剂、肌肉松弛剂或吩噻嗪类药物都只能使部分患者的症状减轻，而不能使肌张力障碍长期缓解。Fahr及作者等先后报道，应用大剂量安坦治疗本病，获得较好疗效。但安坦必须从小剂量开始，缓慢递增，以不出现视力模糊、小便困难及严重口干等副反应为度。

东莨菪碱静脉注射虽能较快控制流行性肌张力障碍的肌痉挛发作，但往往长期遗留项背酸痛、头痛、倦怠、食欲不振等症状。故目前大多治以疏风散寒、解肌祛邪、生津舒脉之法，根据表实无汗或表虚有汗，用葛根汤或瓜蒌桂枝汤中西医结合治疗，疗效极佳。山东报道二组均采用东莨菪碱穴位注射及口服葛根汤分别治疗流行性肌张力障碍 88 例及 18 例，二组患者全部于数天内获得痊愈。

此外，尚有采取针刺合谷、百会、太冲、风池、肾俞、肝俞、神门、关元、足三里等穴，以达滋肾养肝，熄风止痉之效。

（二）展望

无论特发性肌张力障碍或流行性肌张力障碍，迄今均缺乏有关生理、病理的研究。故对其病因、发病机制了解甚少。今后在对本病生理、病理进一步研究的同时，中药治疗本病的作用部位及对神经递质的影响等亟待进一步阐明。

（杨任民）

第七节　内分泌与代谢疾病

内分泌系统对维持机体内环境稳定具有很大的作用。但它除了甲状腺以外，均隐藏在体内，不可触及。因此在古代中医书籍中，除了瘿瘤很明确相当于现代医学的甲状腺疾病外，其余的内分泌疾病主要根据症候辨证看与中医何种疾病相当，而进行诊治。也因此而易与其他疾病重叠，缺乏特异性。

由于内分泌系统的激素往往具有全身性影响，因此，气虚、阴虚、阳虚等辨证很可能与其有关。内分泌系统的一些生理、生化指标常广泛用于中医基础理论研究，如虚证研究、肾的研究等。我国内分泌学界奠基人之一——已故的邝安堃教授也是我国中西医结合最著名的学者之一，其他不少著名学者也有运用现代医学内分泌学的手段来研究中西医结合理论和疾病的。

许多内分泌疾病患者表现为虚证或本虚而标实。一些非内分泌疾病虚证患者或在老年生理功能衰退过程中，有人发现有内分泌系统的隐潜型或亚临床型功能改变。而后者的虚证通过中西医结合诊治，在其原发病好转或痊愈的同时，原来亚临床功能改变往往有不同程度的恢复。这些都为中西医结合防治内分泌与代谢疾病提供了基础。

本节内容次序按常见病如糖尿病、甲状腺病等排列在前。有一部分内分泌疾病也可见于妇产科和泌尿外科等章节，故从略。

一、糖尿病

糖尿病（diabetes mellitus，DM）是一种常见病、多发病，随着我国人民生活水平的不断提高，糖尿病的发病率呈上升趋势。全国在 1980 年前后统计 30 万人口，其患病率为 0.67%，而 1995 年统计 25 岁以上人口 25 万，NIDDM 患病率已达 2.5%。糖尿病及其并发症引起的致死率在发达国家已继肿瘤和心脑血管疾病之后成为第三大疾病，严重影响和威胁着人们的健康和生命。

糖尿病一般分为胰岛素依赖型（IDDM）即Ⅰ型和非胰岛素依赖型（NIDDM）即Ⅱ型两类。前者以遗传因素为主，胰岛β细胞功能低下，导致胰岛素分泌不足。后者则因胰岛素抵抗及胰岛素分泌相对不足或延迟，导致血糖升高。

长期的高血糖可以引起组织器官一系列的改变而发生慢性并发症，主要有眼及视网膜、心脑血管、肾及神经等病变。引起这些病变的确切机制不明，目前认为可能因蛋白非酶糖化、醛糖还原酶活化、自身糖氧化及肌醇、Na^{+}-K^{+}-ATP 酶减少等有关。

对糖尿病的治疗方法主要包括饮食控制、体育运动、自我监测和药物治疗。饮食控制是糖尿病治疗的重要措施，主要控制每日总热量，减少动物脂肪摄入，多食蔬菜、豆制品等。适当的体育运动对减轻胰岛素抵抗、减少体重以及降血糖、降血脂都有好处。一般轻病人经过以上处理血糖往往即可降至正常。糖尿病患者要了解自己病情，正确对待疾病，增强信心，积极配合治疗。

对于Ⅰ型病人应用胰岛素治疗。对于Ⅱ型病人，经过饮食控制和体育运动如血糖仍不能降至正常，应加用口服降糖药。必要时也加用胰岛素治疗。

由于糖尿病的预后主要取决于有否慢性并发症及其轻重，所以治疗的重点是防治慢性并发症。其具体措施主要是严格控制血糖。美国 DCCT 研究证明严格控制血糖可减少慢性并发症⅓～⅔，甚至已发生的并发症也可减轻。因此治疗的目标不仅仅是消除症状，而是要将空腹血糖降至 6mmol/L 以下，餐后 2 小时血糖降至 8mmol/L 以下。除此以外，目前国内外都在针对慢性并发症的发病机制研究药物，如非酶糖化抑制剂、醛糖还原酶抑制剂、抗氧化剂等等。但目前能正式上市供应的不多。

糖尿病以多饮、多尿、多食或消瘦为特征，主要是属于中医消渴病范畴。中医学防治消渴病历史悠久，早在两千多年前的《黄帝内经》中就记载了该病的病因、病机、症候、分型及禁忌等内容。《金匮要略》奠定了消渴病的证治基础，有专门的论述及方剂。在以后历代医书中，对消渴病的基本理论及临床治疗又有不断的丰富和发展，总结出了中药、针灸、推拿、气功、运动以及民间单方验方治疗消渴病的经验，丰富了糖尿病的治疗。

新中国成立以后，尤其是 80 年代以来，广大医务工作者在继承中医学理论的基础上，吸取现代医学的研究进展，在糖尿病辨证分型的客观化、降糖中药的临床疗效及作用机理、中药防治糖尿病并发症的疗效及机理等方面作了大量的探索及研究工作，取得了一些进展和成果。中西医结合防治糖尿病的方法已被广泛接受，并日益显示出其优越性。

但是由于上述糖尿病的发病因素很多，治疗往往是综合性的，有些轻症病例经过饮食控制及体育锻炼后即可缓解，不必吃药。所以对某些药物的疗效估计往往是比较困难的，需要随机、双盲、对照、多中心、长期研究才能肯定。国内对中医药治疗糖尿病以往作了大量研究，但由于条件所限，设计的某些方面有欠缺。本节仍将比较好的资料加以综合，以供参考。

（一）临床研究

中医治疗消渴病最早是以肺、胃、肾三脏分上、中、下三消论治。以后各家在总结借鉴古代医家的经验基础上，加深了对糖尿病病因病机及临床证候的认识，治疗原则也更为丰富和多样化，有清热养阴法、益气养阴法、补肾固精法、健脾益气法、活血化瘀法等等。现以治则及方法分类归纳如下。

1. 三消分治　上消是以烦渴多饮为主，应予止渴润燥、清热养阴；中消则多食善饥，有凉膈散化裁之剂；下消则以淋漓多尿为主，可予滋阴补肾之法。

广东东明县人民医院对 268 例糖尿病按三消分治。上消用天花粉、石膏、知母、沙参、生地、元参等；中消用天花粉、石膏、山药、黄芪、白术、首乌等；下消用生熟地、枸杞子、首乌、山萸肉、桑螵蛸等。结果显效率为 52%，总有效率为 92%。

2. 养阴清热法　田永淑等用“抑糖汤”为基本方，其组成：生熟地、天麦冬、天花粉、石斛、生山药、生石膏、益智仁、覆盆子、萆薢、芡实、菟丝子、桑螵蛸、五倍子等，治糖尿病 215 例，总有效率 70%。梁晓春等用金芪降糖片（金银花、生黄芪、黄连等）治疗Ⅱ型糖尿病 40 例，在原用降糖西药的基础上加用，除了降血糖外，使糖化血红蛋白及血清胰岛素也下降，使血脂降低、红细胞超氧化物歧化酶水平提高，同时气阴两虚火旺的主要症状明显改善。中法合作曾用此方与优降糖作双盲对照研究，中方为北京协和、上海瑞金、上海华山、广州中山、成都华西医大附院等。结果认为单用此方降血糖效果不明显，而与优降糖合用则降糖效果超过单用优降糖，说明此方与西药有协同作用。倪艳霞单用黄连素口服治 NIDDM61 例，疗程 1～3 个月，总有效率 90%，可使血糖下降，血清胰岛素升高。

3. 益气养阴法　滕氏等以益气养阴汤（党参、生熟地、地骨皮、丹参、枸杞子）加减治疗Ⅱ型糖尿病 50 例，有效率为 82%，认为对改善糖耐量和胰岛素分泌功能有双向调节作用。程益春等用消渴平片（黄芪、人参、花粉、天冬、知母、葛根）治疗糖尿病 333 例，有效率为 81.1%。王宗根等用甘芍降糖片治疗 214 例糖尿病，每日剂量相当于生甘草 4.8g，生白芍 40g。其中单用甘芍降糖片治疗者 180 例，总有效率为 73.9%；与西药合用者 34 例，有效率为 79.4%。对应用胰岛素的患者，轻、中度者可减少其用量，甚至停用。肖氏等用益气养阴丸（红人参、生地、熟地、泽泻、杞果、黄芪、山萸肉等）治疗 NIDDM249 例，2 个月后观察疗效，总有效率为 84%，而且对症状起效快，病情稳定期延长。查良伦等对 65 例 NIDDM 在服用降糖药的基础上，加服天寿液（生地、熟地、黄芪、天花粉、制首乌、泽泻、地骨皮、黄连等）治疗，治疗半年后血糖及胆固醇明显下降，HDL-2浓度明显升高，红细胞膜荧光偏振度和微粘度明显降低，钠泵活性尚未恢复到正常水平。提示天寿液可提高红细胞膜流动性，从而改善患者的血液高粘滞性。同时观察到患者临床症状和心血管及周围神经病变等并发症有明显改善。张鸿恩等在辨证分型的基础上，采用益气养阴的降糖甲片（黄芪、黄精、太子参、生地、天花粉）治疗糖尿病405例，对气阴两虚、阴虚热盛、阴阳两虚三组的有效率分别为81.4%、65.5%、63.3%。治疗后血糖和24小时尿糖均明显下降，血浆胰岛素水平升高，糖耐量得到改善，胆固醇和甘油三酯降低。林兰等进一步对降糖甲片的治疗作用进行观察，对172例上述三型NIDDM治疗后，血糖均有不同程度下降，而胰岛素和C肽则表现为双相反应。肥胖型患者，治疗前胰岛素、C肽水平均高于正常，经降糖甲片治疗后下降，阴虚热盛和气阴两虚型尤为显著。对非肥胖型患者，治疗前胰岛素和C肽水平在正常或正常低限，治疗后有所上升，尤以气阴两虚型为显著。三型患者治疗前胰高糖素均高于正常，治疗后有不同程度下降。资料还提示患者红细胞胰岛素受体显著减少，胰岛素特异性结合率明显低下，胰岛素水平与胰岛素受体数目呈负相关。尤其是肥胖型患者，同时伴有脂肪细胞和胰岛素受体减少。经降糖甲片治疗后证实，对高胰岛素血症发生下调作用，使胰岛素下降，而脂肪细胞及红细胞的胰岛素受体明显增加，同时血浆cAMP浓度增加，促进胰岛素与受体结合，改善了受体后缺陷，使胰岛素功用提高，血糖下降。天津市第二医院用克糖灵（西洋参、黄芪、丹参、熟地、王不留行、大黄、优降糖）治疗Ⅱ型糖尿病38例，发现对肥胖组和非肥胖组患者均有明显的降血糖和改善糖耐量的作用。非肥胖组治疗后胰岛素及C肽释放曲线明显改善，胰岛素和C肽面积较前显著增加，表明对非肥胖NIDDM的主要降糖作用是促进胰岛β细胞分泌增多。肥胖组用克糖灵治疗后空腹胰岛素、C肽水平降低，胰岛素、C肽面积亦减少，说明克糖灵有降低胰岛素抵抗的肥胖型糖尿病患者的血糖并改善糖耐量的作用机制，可能与胰外作用有关。同时还观察到，克糖灵治疗后上述NIDDM患者空腹及60、120分钟的胰高糖素值和胰高糖素面积均明显下降，表明克糖灵可抑制NIDDM胰岛A细胞分泌胰高糖素或改善A细胞对血糖的感受能力。郭赛珊等用降糖中药片（太子参、黄芪、菟丝子、知母、玄参、当归等）治疗气阴两虚NIDDM60例，治疗后空腹血糖下降，有效率为68.33%，午餐后2小时血糖下降，有效率为65%。同时甘油三酯、全血粘度及血浆粘度值均有显著下降，临床症状改善。张氏报道6个医院的协作组用参芪降糖片（人参总皂甙、黄芪、天花粉、生地、枸杞子等）治疗NIDDM373例，所有病例均经3个月以上口服降糖西药治疗而血糖仍升高，服用参芪降糖片2个月后，总有效率为83.16%，血糖下降率为94.36%，24小时尿糖定量下降有效率为85.79%，胆固醇下降显效率为23.05%，甘油三酯下降显效率为26.79%。对服用西药降糖无效的患者，取得了全身症状明显改善，血糖、血脂明显下降的疗效。市场上销售的消渴丸含黄芪、生地、花粉，每丸含优降糖0.25mg，如剂量过大或服法不当（如一日三次，晚上也服，而不是早、中服），可能发生低血糖。

4. 补肾固精法　以六味地黄丸为主治疗糖尿病仍为临床所广泛使用，有不少单位报道用六味地黄丸加减治疗糖尿病取得了较好的疗效。安氏等用甘露消渴胶囊（熟地、生地、党参、黄芪、菟丝子、山萸肉、茯苓、泽泻等）治疗NIDDM102例，治疗期间停用其他降糖药物，有效率为85.3%。邝安堃等对28例有肾虚见证的绝经后Ⅱ型糖尿病患者，在原有西药控制不满意的情况下，加用补中益肾中药（党参、黄芪、仙灵脾、枸杞子、熟地、玉米须）随症加减治疗，治疗3个月后，患者症状明显改善，空腹血糖明显下降，甘油三酯下降，血浆雌二醇下降，但雌酮、睾酮上升。邝氏还对22例男性NIDDM在原用药物剂量不变的情况下，加补肾中药（潞党参、黄芪、仙灵脾、菟丝子、枸杞子、柏子仁、大生地、玉米须、蚕蛹、桃树胶）治疗，治疗后雌二醇、雌二醇/睾酮比值显著下降，空腹血糖有下降趋势，提示补肾和调节肾阴肾阳的方法在纠正代谢紊乱、改善整体功能方面可能有独到之处。吴仕凡等用滋肾蓉精丸（黄精、肉苁蓉、制首乌、金樱子、淮山药、赤芍、山楂、五味子、佛手片）治疗肾虚型糖尿病170例，血糖及尿糖明显降低，并有降胆固醇和甘油三酯的作用，总有效率为87.1%。金氏对NIDDM部分病程较长，需用胰岛素控制者，以滋阴助阳为主，佐以活血降糖治疗，常用药物为制黄精、生地、熟地、肉苁蓉、丹参、葛根、山萸肉、淮山药、黑元参、肉桂，在停用或减少胰岛素用量方面取得了较为满意的效果。孙明友等用金匮肾气丸加减组方（人参、黄芪、山药、花粉、山萸肉、肉桂、川芎等）治疗NIDDM64例，治疗后血糖、果糖胺、胆固醇、甘油三酯均明显降低，红细胞压积、全血比粘度、全血还原粘度、血浆比粘度、纤维蛋白原亦均明显降低。说明糖尿病与中医肾有关，金匮肾气丸有降血糖与血脂的良好效果。

5. 健脾益气法　赵冠英等用五加参降糖片（刺五加、泽泻、葛根）治疗24例糖尿病，有效率为75%。李氏用降糖丸（红参、茯苓、白术、黄芪、葛根、黄精、大黄、黄连、五味子、甘草）治疗糖尿病20例，患者的空腹血糖、餐后2小时血糖及尿糖三项指标显著降低，总有效率为85%。钱氏等用健脾降糖饮（黄芪、黄精、白术、山药、薏米、玉竹等）加减治疗糖尿病59例，测定血糖、尿糖、血脂均有明显下降，总有效率为88.1%。胡氏用健脾降糖方（党参、黄芪、白术、葛根、玄参、丹参、佩兰）治疗糖尿病36例，总有效率为94.44%。陈氏以健脾消导法为治疗原则，用糖泰饮（生黄芪、苍术、白术、焦槟榔、鸡内金等）治疗NIDDM126例，总有效率为89.68%。

6. 活血化瘀法　祝谌予对气滞血瘀型糖尿病用血府逐瘀汤，对长期使用胰岛素而有血瘀征象者用调气活血方（广木香、当归、赤白芍、益母草、川芎）并自拟活血降糖方（生黄芪、山药、川芎、赤芍、苍术、元参、当归、益母草、丹参、葛根、生熟地、木香）对22例糖尿病辨证治疗前后比较，全血比粘度、血浆比粘度、红细胞压积及空腹血糖明显改善，提出活血化瘀法要贯穿本病治疗的始终。邵氏对36例糖尿病患者在饮食控制、口服降糖药的基础上，用活血化瘀方（丹参、生蒲黄、鬼箭羽、茺蔚子、当归、虎杖、水蛭）加减治疗，结果提示能降低血糖、血脂和血粘度。邵氏还将120例口服降糖药的NIDDM分为3组：Ⅰ组49例口服养阴片（黄芪、黄精、生地、麦冬、石斛、玉竹）和活血片（卫茅、丹参、蒲黄、当归、虎杖、茺蔚子）；Ⅱ组35例只服养阴片；Ⅲ组36例为西药对照组，结果治疗效果以养阴活血为主的中西医结合疗法最好。翁维良等对糖尿病有血瘀表现者用活血液（川芎、丹参、红花等）10g加入生理盐水250ml中静脉滴注，每日1次，10天为一疗程，结果表明能改善病人的血液流变性及微循环。朱氏等采用丹参片治疗NIDDM，每日给予量相当于丹参生药30g，治疗后观察到丹参能降低糖尿病患者的血小板聚集性，其作用优于口服潘生丁（每日3次，每次75～100mg），丹参并有抑制凝血功能和促进纤溶功能。顾氏对NIDDM在饮食控制及降糖药物的基础上，加用川芎嗪80mg于生理盐水250ml中静脉滴注，每日1次，15天为一疗程，结果全血比粘度、血浆比粘度、纤维蛋白原治疗后均明显降低。高氏采用复方丹参注射液治疗糖尿病120例，治疗期间停用一切中西药物，以复方丹参注射液8ml～12ml加入生理盐水500ml中静脉滴注，每日1次，经28～42天治疗后，患者血糖明显下降，总有效率为87.6%。施赛珠等对30例NIDDM血瘀型患者在口服降糖药同时加用益气活血中药（黄芪、红藤、茵陈、制大黄、虎杖、泽泻、炙甘草）治疗，结果胆固醇、甘油三酯、β-脂蛋白都有显著降低，动脉硬化指数明显改善。对照组30例单用口服降糖药治疗，除胆固醇降低外，其他指标改善不明显。高彦彬对50例气阴两虚兼血瘀证糖尿病患者治以益气养阴、活血化瘀法，用消渴Ⅱ号（生黄芪、生地、玄参、天花粉、丹参、川芎、红花等）随症加减，结果本方改善症状及降糖作用显著高于玉泉丸对照组。睦氏等治疗NIDDM分为两组，活血化瘀组57例，药用泽兰、川芎、赤芍、丹参、水蛭、鬼箭羽等；益气养阴清热组46例，药用黄芪、山药、花粉、生地、麦冬、石斛等。两组治疗后空腹血糖及24小时尿糖均显著降低，但活血化瘀组降血脂作用优于益气养阴清热组，并有明显改善血液流变学指标和提高静脉血氧含量的作用。王氏等应用蝮蛇抗栓酶治疗31例血瘀型

NIDDM，并与用优降糖加降糖灵治疗31例进行对照，结果治疗组降血糖有效率为100%，血液流变学各项指标明显改善，均优于对照组。可以看出，活血化瘀治疗糖尿病可以取得改善血循环，纠正糖、脂肪代谢紊乱的作用，为糖尿病治疗开辟了新途径。

7. 针灸治疗糖尿病

淇氏用针刺疗法治疗糖尿病26例，总有效率为81.8%。研究发现，超体重的NIDDM患者针刺前血糖和胰岛素值均高，针刺后两者都下降；轻度肥胖或中等之NIDDM针刺前血糖值较高，胰岛素分泌量较低，针刺后血糖值下降，胰岛素含量上升；Ⅰ型糖尿病或重度消瘦的NIDDM患者针刺前血糖极高，胰岛素含量极低，针刺治疗无效。张氏用针灸疗法配合饮食控制治疗NIDDM34例，对阴虚热盛型者针刺双膈俞、脾俞、足三里，用泻法；对气阴两虚型者针刺双尺泽、地机、三阴交、中脘、气海，用平补平泻法；对阴阳两虚型者针刺双尺泽、地机、三阴交，用补法。灸法为隔姜灸中脘、气海各三壮。单用针灸治疗22例，有效率为72.7%。针灸后24小时尿糖明显减少，全血比粘度、血浆比粘度、红细胞压积均明显降低，治疗前胰岛素高者治后有不同程度下降，治疗前胰岛素低者治后大都上升。钱氏等对13例糖尿病伴心脏植物神经病变患者在口服降糖药的基础上，加针刺双侧肺俞、胰俞、脾俞、肾俞、心俞、足三里、内关、太溪，治疗后乏氏指数、立卧位心率差、30/15 R-R间期比值等心脏植物神经功能试验获得了改善。钱氏还对17例NIDDM合并周围神经病变患者在饮食控制和口服降糖药的基础上，采用针灸治疗，针刺双侧肺俞、胰俞、脾俞、肾俞、太溪穴；灸双侧曲池、足三里。经1与3个月治疗后，分别有82.4%和90.0%的患者神经病变的临床症状得到改善，但神经传导速度未获改善。龙氏用耳针治疗糖尿病25例，取耳穴胰、胆、肝、肾、缘中、屏间、交感、下屏尖，配穴三焦、渴点、饥点，留针1～2小时，隔日1次，两耳交替，10次为一疗程，总有效率为20%。治疗后患者空腹血糖、餐后2小时血糖、24小时尿糖均显著降低，临床症状改善。

8. 气功治疗糖尿病

沈稚舟等报道鹤翔庄气功对20例糖尿病患者有降血糖作用，葡萄糖耐量试验的各时相血糖均有下降，胰岛素释放指数有上升趋势，探讨其机理可能与保护胰岛β细胞功能及促进靶细胞对糖利用有关。上海医科大学第一医院报道对糖尿病患者气功锻炼前后测定其血糖，30次中有29次血糖有不同程度下降，与练功前血糖水平相比，平均降低27.3%。观察36例接受气功综合疗法的患者，凡是认真坚持锻炼者，功后自觉症状改善，血糖降低。

9. 糖尿病慢性并发症的治疗

（1）糖尿病心血管并发症：高氏以参芪桃红汤为主，结合辨证随症加减，治疗20例糖尿病合并血管神经病变者治疗1个月后19例血糖稳定在正常范围，临床症状明显好转，甲皱微循环显著改善，各种并发症得到不同程度的好转或消失。高彦彬用消渴Ⅱ号治疗糖尿病合并冠心病心绞痛13例，治疗后11例心绞痛症状基本消失，2例症状减轻。心电图检查有5例缺血性ST-T改变恢复正常，8例稳定。林兰等用降糖通脉饮胶囊（生地、黄芪等）治疗625例气阴两虚为主，兼夹血瘀之NIDDM血管合并症患者，发现有降低血糖，纠正血液流变性异常，扩张血管，改善血流，提高左心功能，纠正异常心电图，抗凝溶栓，改善脂肪代谢等作用，总有效率为77.28%。

（2）糖尿病肾病：祝谌予认为糖尿病肾病出现蛋白尿，应在辨证基础上加白花蛇舌草、续断、黄芪，疗效较好。屠氏报道13例糖尿病肾病患者在低盐饮食，给予小剂量胰岛素或D_{860}治疗的基础上，对脾肾阳虚者用温肾健脾、益气固摄法，药用附块、炮姜、茯苓、山药、黄芪、赤小豆等；对肝肾阴虚者用壮水制火、活血利水法，药用太子参、麦冬、五味子、山药、枸杞子、丹参、大黄、益母草等。治疗结果患者水肿明显减轻、尿蛋白减少、肾功能部分改善。高彦彬对糖尿病肾病100例辨证分为肝肾阴虚、脾肾阳虚、心肾阳虚三型，并有血瘀、气滞、血虚、肺胃燥热、下焦湿热兼夹证候5个。在控制饮食、限钠、降压、降糖治疗的基础上，予以中医辨证论治，结果显效21例，有效51例，无效28例。患者血糖下降、胆固醇及甘油三酯降低，临床症状、肾功能、贫血状况改善。

余氏等采用黄蜀葵花醇提取物结合降糖、降压治疗糖尿病肾病患者35例，近期总有效率为83.87%。治疗后尿微量白蛋白、尿蛋白量减少，血、尿微球蛋白、尿N-乙酰-β-氨基葡萄糖苷酶、血浆和红细胞超氧阴离子、血过氧化脂质水平均显著降低。提示对糖尿病肾病可能有消除氧自由基，减轻肾小管间质病变，改善肾功能，降低尿蛋白的作用。

(3) 糖尿病性神经病变：毕氏对23例糖尿病合并神经病变患者在控制饮食和降糖治疗的基础上，加用丹参注射液60ml（含丹参120g）和生地注射液60ml（含生地120g）于林格氏溶液500ml中静脉滴注，隔日1次，共14次。经治后患者临床症状及体征均得到明显改善，下肢足背静脉血气分析治疗前后相比，PvO_2、$PvCO_2$、O_2ST三项指标有明显改善，腓神经运动传导速度提高。胡氏对26例糖尿病周围神经炎患者进行中西医疗法，中药用黄芪桂枝八物汤（生黄芪、桂枝、甘草、丹参、淮山药、苍术、白芍、怀牛膝），并口服降糖药物和复合维生素B片，在临床症状明显期，用林格氏溶液20～40ml加入复方丹参注射液14～18ml静脉注射，一般连用10～15天即可减轻或消除症状。经半年至一年治疗后，取得了较好的近期及远期疗效。张氏等对应用西药久治无效的13例NIDDM合并周围神经病变的老年患者以养阴清热、活血通络法治疗，药用生地、黄芩、黄连、丹参、泽兰、鬼箭羽等，另服指迷茯苓丸。治疗4.5～5个月后，在症状和体征明显改善的同时，尺神经传导速度也有明显提高，但腓神经、胫神经传导速度未见明显变化。张家庆等对14例NIDDM合并周围神经病变患者在维持原用降糖药的基础上，加服水飞蓟素片，每日6片（含水飞蓟宾231mg），共4周。治疗后血糖无明显变化，而红细胞山梨醇含量明显减少，周围神经病变症明显改善，周围神经传导速度有一定改善，但统计学差别尚不显著。研究提示水飞蓟宾是一种有效的醛糖还原酶抑制剂，有助于改善体内多元醇代谢紊乱及防治一些慢性并发症。

(4) 糖尿病视网膜病变：何氏从活血化瘀中药中提取制成“活血化瘀灵”，对22例糖尿病视网膜病变患者静脉滴注治疗，结果获显效3例，有效11例。吕氏等采用中西医结合疗法对本病24例48只眼进行了治疗，中药基本方由生黄芪、制首乌、石斛、丹皮、当归、金樱子等组成；西药给予肌注眼宁，口服维生素B类。待视网膜出血稳定后，球后注射透明质酸酶，疗效较满意。吉林省糖尿病性视网膜病变研究协作组运用益气养阴、化瘀散结法治疗本并发症，用糖眼明（黄芪、丹参、葛根、当归、菊花、谷精草、昆布等）随症加减，共治疗17人31只眼。治疗后21只眼眼底出血吸收，占出血26只眼的80.8%，9只眼渗出物大部分或部分吸收，占渗出21眼的42.9%。邓氏在患者原用西药不变的情况下，以整体辨证分型与眼部病变相结合治疗本病23例45只眼，对阴虚型用黄精、山药、沙参、生地、麦冬、枸杞子；气阴两虚型加黄芪、白术；阴阳两虚型加巴戟天、淫羊藿。并结合眼底出血、渗出、机化、水肿等病变的情况加减治疗3个月后，总有效率为64.44%。患者血浆比粘度、胆固醇明显降低，不同闪光强度的视网膜电图的a、b波峰时值均较治疗前明显提高。

(5) 糖尿病足坏疽：唐氏等治疗30例糖尿病足坏疽，辨证多为阴虚热盛、正虚血瘀，药用知柏地黄丸加苡仁、苍术、银花、元参、当归、黄芪为主。对湿性坏疽加蒲公英、连翘；干性坏疽加水蛭、桃仁、红花。并适当配合其他疗法。结果获临床治愈13例，显著好转9例，好转6例，无效2例，总有效率为93.3%。刘氏等治疗14例糖尿病足坏疽，采用四虫散（水蛭、虻虫、䗪虫、地龙）配合中药（元参、当归、金银花、土茯苓、土贝母）随证加减，结合使用低分子右旋糖酐、磷酸、川芎嗪、复方丹参液、蝮蛇抗栓酶静脉滴注，以及局部手术治疗。结果治愈12例，好转1例，截肢1例，有效率为93%。郭赛珊对22例NIDDM伴下肢病变患者在饮食控制和降糖西药治疗的基础上，用活血化瘀治疗。其中16例为肢痛组（无明显下肢血管病变，而有疼痛）；6例为足病组（有间歇跛行、足背动脉搏动减弱、皮温下降、足溃疡坏疽等）。辨证分型为血瘀证气阴两虚者12例，均为肢痛组，用益气活血方（生黄芪、丹参、益母草、赤芍、川芎、当归、木香等）；辨证为血瘀证阴阳两虚者10例，用补肾活血方

(生黄芪、荔枝核、菟丝子、补骨脂、桃仁、水蛭、桂枝、全蝎等)。治疗3～4个月后，肢痛组测小腿血流量明显增加，而足病组无明显变化。两组全血粘度均有明显下降。谢氏等以中西医结合治疗糖尿病足16例，用饮食控制、胰岛素及抗生素、高压氧、静滴复方丹参液，再配合活血助气、滋阴通脉中药内服。处方为北京中医医院验方加减（赤芍、当归、红花、苏木、芡实、生黄芪、生牡蛎、银花等）和四妙勇安汤加减（当归、玄参、银花、甘草)，二方交替使用，5天为一疗程，共治25～85天。结果16例中14例保全了肢体，并能活动；2例发生骨髓炎截肢。牛氏等治疗中老年NIDDM糖尿病足57例，在控制饮食、降糖治疗、口服维生素、抗生素治疗的基础上，加服抗栓通络丸（淫羊藿、白芍、地龙、水蛭、僵蚕、壁虎、土鳖虫、蝉蜕等)。同时根据中医辨证，脉络瘀热型用脉络宁注射液（黄芪、玄参、石斛、金银花、牛膝等）20～40ml（生药1g/ml)，复方丹参注射液（丹参、降香）20～40ml（生药1g/ml）静脉滴注；脉络热毒型用清开灵注射液（黄芩、金银花、牛黄、水牛角、栀子等）40～80ml（生药1g/ml)，脉络宁注射液40ml静脉滴注；阴阳两虚型用654-2注射液20～30mg及脉络宁注射液20～40ml静脉滴注。平均用药45～60天。配合适当的外治法。治疗结果痊愈46例，占81%，好转8例，无效3例。中医辨证指导静脉滴注中药注射液，改变用药途径，药效迅速，可短期抑制病势发展，取得了较好的疗效。

10．辅助胰岛移植　张氏等报道，对30例接受胰岛移植后服雷公藤多甙的Ⅰ型糖尿病患者（治疗组）与24例胰岛移植后未应用任何免疫抑制剂的患者（对照组）分别在移植前及移植后15天、1个月、6个月、1年检测外周血T细胞亚群、血清C肽，并与20名健康人作对照。结果移植前两组患者CD_2、CD_4均明显低于正常，移植后两组患者CD_2、CD_4均升高，但治疗组接近正常水平，与对照组比较有显著差异。治疗组19例胰岛素用量平均减少84.2%，其中2例停用胰岛素，血清C肽水平峰值达3.24±1.2ng/ml。对照组移植6个月内与前者相仿，以后逐渐加大胰岛素用量，血清C肽亦下降，1年时接近术前状态。提示雷公藤多甙对胰岛移植具有免疫抑制功能，可延长移植物在受体内存活时间。

（二）理论与实验研究

1．糖尿病的辨证分型

糖尿病是一种全身性代谢性疾病，还可以并发各种急性和慢性并发症，影响各个脏器。加之患者病情有轻重、病程有长短、体质有差异、类型有不同，并发症的脏器可有所偏重，因此临床表现从全无症状到病情危急有很大差异。中医学的原则是辨证论治，因此中西医结合治疗糖尿病时，辨证就是个首要问题。

关于本病的分型，临床医生从各自的经验或不同的观察角度出发，有的根据临床主证分，有的根据气血或阴阳盛衰分，有的根据阴阳结合脏腑分，也有根据其主要病因分者。以多饮、多食、多尿分为上、中、下三消的方法仍沿用至今，一般认为肺燥、胃热、肾虚为其主要病机。祝谌予等1982年通过对上千例糖尿病的观察，拟定了辨证指标，主要分为阴虚型、阴虚火旺型、气阴两虚型、气阴两虚火旺型、阴阳两虚型、阴阳两虚火旺型、血瘀型7型。张氏等对328例糖尿病患者作辨证分析，共分成3型。阴虚热盛型共39例，占11.89%；气阴两虚型共251例，占76.52%；阴阳两虚型共38例，占11.59%。张氏等对2080例糖尿病患者就诊时的临床证候进行了调研，统计结果：有乏力倦怠者占75.72%，列第一位；口渴多饮者占57.88%，列第二位。前者频率明显高于后者，提示气虚的病机比阴虚燥热更广泛和重要。有些学者提出肝郁肝火也是导致糖尿病的病理机制之一，对糖尿病患者辨证有些是属于肝郁气滞或肝火亢盛型。

根据文献统计，对糖尿病的中医辨证分型共有50多种，也有人提出已达130余种。中医传统理论认为，糖尿病的基本病理为阴津亏耗，燥热偏盛，阴虚为本，燥热为标。如病程迁延可阴损及阳，导致气阴两虚或阴阳两虚。因此大多数学者认为，糖尿病临床早期以阴虚热盛型为主，约占50%左右。气阴两虚型在糖尿病患者中占80%以上，此型可并发于糖尿病的始终。阴阳两虚型约占20%左右，多见于糖尿病晚期重症患者，合并肾病者最为多见。对糖尿病患者辨证及微循环；血液流变学等客观检查发现，糖尿病存在着血瘀的病理现象，一般认为血瘀型在初中期患者中占35％左右，在后期患者中可占60％左右，此型的出现大多标志着病情趋向发展与恶化，有血管神经并发症者多见。

1990年卫生部药政局制定的《新药治疗消渴病（糖尿病）临床研究指导原则》中，按不同临床见证分为阴虚热盛，气阴两虚和阴阳两虚3型，以后的研究多以此为标准。1994年第二届全国中西医结合糖尿病学术会议提出的临床指导原则，在上述三型基础上又增加了血瘀气滞型，可供参考。

2. 糖尿病辨证分型的客观化研究

在研究糖尿病的辨证分型时，很多研究者将现代科学技术手段与中医学的辨证方法相互结合，相互渗透，开展了对糖尿病不同的证型与客观指标间相关性的研究，从不同角度对糖尿病中医辨证的微观指标进行了探讨，在临床与基础研究方面取得了不少进展。

（1）与胰岛素释放试验的关系：中医研究院广安门医院对不同证型糖尿病患者的血糖及胰岛素水平进行了研究。空腹及餐后1、2、3小时的胰岛素水平以阴虚内热最高，曲线属胰岛素分泌正常或偏高型。说明胰岛功能正常，但有胰岛素抵抗，可能由于胰岛素受体的缺陷或亲和力低而使血糖升高。气阴两虚型4次胰岛素水平均低于正常，并于第2小时达高峰，属于胰岛素分泌延缓。阴阳两虚型4次胰岛素水平为三型中最低，餐后无明显升高，曲线呈低平状态，而血糖餐后呈直线上升，并持续于高浓度，与胰岛素呈负相关，属胰岛素分泌不足，胰岛功能受损较严重。刘氏等对老年及老年前期糖尿病辨证分型与胰岛素释放曲线的关系作了探讨，空腹及餐后1小时胰岛素释放均值阴虚内热型最高，气阴两虚型居中，阴阳两虚最低，3型胰岛素释放曲线分别呈高分泌、普通分泌、低分泌型。糖耐量试验3个证型中空腹血糖阴阳两虚型最高，气阴两虚和阴虚热盛型相近，餐后各时限血糖值亦相似。

（2）与红细胞胰岛素受体的关系：朱氏等用受体微量法测定了57例不同证型NIDDM的红细胞胰岛素受体变化，结果表明，与非糖尿病者比较，NIDDM的红细胞胰岛素受体特异结合率显著降低，每个红细胞胰岛素受体最大结合位点数目显著降低，而平均亲和力无显著差异，说明NIDDM红细胞胰岛素受体缺陷特点是受体数目减少。阴虚热盛型红细胞胰岛素受体特异结合率和受体数目较非糖尿病降低差异有显著性；气阴两虚型及阴阳两虚型红细胞胰岛素受体特异结合率和受体数目较阴虚热盛型均进一步降低，阴阳两虚型的降低较气阴两虚型更明显，但两者间无明显差异。提示NIDDM不同证型的红细胞胰岛素受体缺陷可随虚损加重而明显。

（3）与胰高糖素的关系：蒋氏等对NIDDM中医分型与空腹血胰高糖素含量的关系进行了研究，结果NIDDM组空腹胰高糖素含量与正常组比较明显增高，两组胰岛素含量无明显差异，均在正常参考值范围内。在中医证型中，气阴两虚型及阴阳两虚型空腹胰高糖素含量均高于对照组，有非常显著性差异，其中阴阳两虚型又高于气阴两虚型，有显著性差异。说明空腹胰高糖素含量高低与病情轻重呈平行关系，可作为气阴两虚与阴阳两虚分型的客观指标之一。

（4）与环核苷酸的关系：环核苷酸（cAMP和cGMP）被称为第二信使，对细胞代谢及生理功能有重要的作用。邝安堃在对阴虚和阳虚证的研究中发现，cAMP和cGMP血浆含量及其比值，可以作为阴虚和阳虚证的客观指标之一。张氏等研究发现，糖尿病阴虚热盛型患者的cAMP含量接近正常，而cGMP含量低于正常，cAMP/cGMP比值显著升高。气阴两虚和阴阳两虚型患者的环核苷酸变化相似，cAMP低于正常，而cGMP高于正常，cAMP/cGMP比值显著降低，其中以阴阳两虚型患者cAMP/cGMP比值下降更为显著。李氏研究发现，气阴两虚NIDDM cAMP含量较正常明显降低，并且病程越长，空腹血糖浓度越高，cAMP降低越明显。由此可以看出，不同证型的糖尿病患者环核苷酸变化有一定的规律，病程越长，病情越重，虚证越是明显，cAMP含量越低，cAMP/cGMP比值也越低。

（5）与血浆皮质醇的关系：徐氏通过测定清晨8时血浆皮质醇发现，糖尿病人血浆皮质醇浓度明显高于正常人。同时在不同证型间进行比较，阴虚型糖尿病患者血浆皮质醇平均含量明显高于气阴两虚型和阴阳两虚型。焦氏也发现糖尿病患者随着阴虚症状的加剧，血皮质醇浓度也增高。

(6) 与尿17羟、17酮、尿3-甲基-4-羟基苦杏仁酸（VMA）的关系：李氏对NIDDM气阴两虚型患者作24小时尿17羟、17酮以及VMA的含量测定，结果发现3值均比正常人为高，与血浆皮质醇增高相一致。提示此型糖尿病与肾上腺皮质，肾上腺髓质功能增强有一定的关系。

(7) 与血浆性激素的关系　邝安堃等对糖尿病的性激素变化作了比较深入的研究。在女性NIDDM唾液及血浆中的性激素与虚证的关系中发现，肾虚症状越重，性激素变化越显著。在育龄期女性患者中表现为血浆雌二醇(E_2)浓度下降，睾酮（T）浓度升高，E_2/T比值下降，孕酮（P）浓度降低，促黄体素（LH）和促卵泡素(FSH)浓度升高。绝经期糖尿病患者表现为E_2下降、E_1（雌酮）升高，E_2/E_1比值降低，T浓度降低，E_2/T比值降低，P浓度升高。表明肾虚育龄期与绝经期女性糖尿病患者性激素变化有所不同。对男性NIDDM性激素测定发现，E_2浓度升高，E_2/T比值升高。糖尿病偏阳虚患者与正常人偏阳虚者相比，E_2浓度升高，T浓度降低，E_2/T比值升高均显著；糖尿病偏阴虚患者与正常人偏阴虚者相比，E_2/T比值升高也有统计学意义。

(8) 与甲状腺激素的关系：张氏将NIDDM按中医辨证分为阴虚热盛型、气阴两虚型、阴阳两虚型，测定血浆T_3、T_4浓度均有不同程度下降，并以T_3尤为明显，与对照组比较有显著差异。同时发现，T_3、T_4值随着上述3型的次序而依次下降，提示糖尿病虚证的程度与甲状腺激素降低有关。孙明友也对不同证型糖尿病患者T_3、T_4水平进行了观察，肺胃热盛型T_3、T_4与健康人组比较无显著差异；肾阴亏损T_3含量明显低于正常，T_4含量无显著差异；阴阳两虚型T_3、T_4含量均显著低于健康人组。提示血清T_3、T_4浓度的降低可能是肾阴虚、肾阳虚一项值得重视的客观指标。

(9) 与微量元素的关系：屠氏等对糖尿病虚证与血清微量元素含量变化的关系进行观察，发现各元素随着虚证病变发展而代谢紊乱亦越严重。阴虚热盛型呈现锌（Zn）和镁(Mg）含量降低；气阴两虚型呈Zn含量降低，铁（Fe）含量增高；至阴阳两虚型时，铜(Cu)、Zn和Mg含量均降低，Fe含量增高。3个证型中Zn均显著降低。陈氏等发现肾阴亏损型糖尿病患者血清铬（Cr)、锰（Mn）及Zn含量均显著低于正常人组；钴（Co）和Cu明显高于正常人组；Mg和钙(Ca)两组间无明显差异。血清Cr与空腹血糖及糖化血红蛋白呈明显负相关，其他元素未见明显相关性。诸元素与血浆胰岛素、C肽均未见相关性。Cr是体内的必需微量元素，与烟酸、氨基酸等形成的三价铬有机复合物，又称为葡萄糖耐量因子，可协助胰岛素与其受体结合，而增强胰岛素的敏感性，增加糖的利用率。肾阴亏损型糖尿病患者病程较长，故表现为血Cr明显降低。

3. 糖尿病血瘀证的研究

糖尿病的辨证中容易伴发血瘀证已被临床研究所证实，而血瘀证的发生又与冠心病、脑血管疾病、视网膜病变、周围血管病变有密切关系。因此，中西医结合进行糖尿病血瘀证的微观化辨证研究，以及采用活血化瘀法治疗，已成为糖尿病研究中的一个重要方面。近年来，从血液流变学、微循环、血液抗凝和凝血纤溶系统、血小板功能、血管内皮细胞功能等多方面对糖尿病血瘀进行了探索，在致病机理探讨、定量指标分析及临床疗效判定等方面取得了一些进展。

(1) 糖尿病血瘀证病因病机：祝谌予最先提出了糖尿病夹血瘀的观点，并认为糖尿病多见气阴两虚，进而导致气虚血瘀和气滞血瘀，影响水液输布而加重消渴。邵氏等认为阴虚则内热，耗灼营血，或气虚推动血液不力，或阳虚则寒，血液凝滞，均可导致瘀血。阴虚，气虚或阳虚均与瘀血互为因果，引起机体正气益虚，体内各种代谢平衡失调，从而产生各种并发症。高氏采用积分法对463例NIDDM进行了分析，共中气阴两虚兼瘀型207例，占44.71%，是糖尿病患者临床常见的证型，认为气阴两虚，络脉瘀阻是糖尿病后期的主要病机。也有人认为系由久病入络，气血不畅，痰瘀互阻而致。或因糖尿病患者多喜食肥甘厚味，其性壅滞，易阻滞气机而致血瘀。以上认识，从虚实两方面阐述了糖尿病夹血瘀的病机。

(2) 糖尿病血瘀证的临床诊断：根据中医血瘀理论及四诊所得，一般认为糖尿病血瘀证的临床症候为：面色晦暗，消瘦乏力，胸中闷痛，肢体麻木或刺痛，夜间加重，肌肤甲错，唇紫，舌暗或有瘀斑瘀点，或舌下青筋紫暗怒张，脉弦或沉涩。

有些学者通过观察舌脉，提出了血瘀证的客观体征。陈氏对200例糖尿病患者舌象检查分析，其中119例舌脉有粗张、迂曲、延长，色泽紫黑，认为乃瘀血见证。梁氏在观察舌下小血管变化时认为，正常人舌下小血管位于内侧带，部分在中侧带，无扭曲，无扩张及瘀点。血瘀征象的舌下小血管异常分为Ⅲ度，糖尿病患者的异常率明显高于正常人。施赛珠等对76例NIDDM进行了舌下脉观察，其异常率为52%，认为舌下脉异常可能为糖尿病血瘀的早期表现，可作为早期诊断标准之一。

(3) 糖尿病血瘀证与血液流变学异常：翁维良等对糖尿病人的血瘀证研究中，采用旋转式粘度计在5个不同切速下测定全血比粘度，结果糖尿病人与正常人之间无论男性组或女性组均有十分显著的差异；男性患者的血沉明显增高；女性患者的全血比粘度、血浆比粘度和红细胞压积等项的测定值均明显增高；糖尿病组红细胞电泳时间明显延长。祝谌予和邵氏等对糖尿病患者临床观察中发现，大多数患者具有血瘀表现，全血比粘度、血浆比粘度、红细胞电泳、红细胞压积、血沉5项血液流变性指标与正常人相比均有增高。施赛珠等对NIDDM作血粘度测定，也发现全血粘度与血浆比粘度异常率最高，故血液粘度升高已被认为是糖尿病血瘀的特征之一。

(4) 糖尿病血瘀证与微循环异常：翁维良在35例糖尿病人的观察中，发现24例有甲皱微循环障碍，占68.6%。马氏等对107例糖尿病患者进行甲皱微循环观察，发现甲皱毛细血管视野模糊者占12%，管袢不整齐者占19.38%，粗细不匀者占42.5%，甲皱毛细血管袢数减少占55.4%，甲皱毛细血管内细胞聚积占33.8%，袢顶瘀血占30%，袢顶出血占21.88%。血流速度慢，粒线流较少，粒线流较多，粒流亦多，和正常人相比均有显著差异。血糖持续升高，有合并症者，其甲皱微循环障碍更明显。李氏等对61例NIDDM甲皱微循环观察，并按加权积分法进行定量分析，结果糖尿病组90%存在不同程度的微循环障碍，与对照组相比差异显著。主要变化为：流速减慢(93%)，红细胞聚集(80%)，管袢异形(80%)，血色暗红(72%)，轮廓不清(64%)，袢周出血(61%)。其形态、流态、袢周状态分项积分及总积分均显著高于对照组，微血流流速缓慢与对照组相比差别也非常显著。

(5) 糖尿病血瘀证与血小板功能异常：邝安堃等发现男性NIDDM由血小板分泌产生、具有促血小板凝聚作用的血栓素(TXA_2)的代谢产物TXB_2升高，反映体内血小板自发性凝聚的β-血小板球蛋白高于正常，抗凝血酶Ⅲ含量明显升高，而活性却低于正常。梁晓春等报告，NIMMD有血瘀证并合并血管病变者，其TXB_2水平和全血比粘度均升高，TXB_2/6-keto-$PGF_{1\alpha}$的值升高。施赛珠等研究发现，糖尿病患者血小板聚集率增高，同时糖尿病血瘀证患者血浆a颗粒膜蛋白-140(α-GMP-140)明显高于糖尿病非血瘀证患者。α-GMP-140是一种反映血小板活化和释放的特异性标志，他们认为α-GMP-140的测定可能为一种检测糖尿病血瘀证较敏感的指标，糖尿病血瘀证时血小板功能活化现象明显，与致瘀机理有密切关系。

(6)糖尿病血瘀证与血管壁内皮细胞损伤：血管内皮细胞合成的PGI_2有抑制血小板聚集的作用。邝安堃报道男性NIDDM PGI_2的代谢产物6-keto-$PGF_{1\alpha}$降低。梁晓春等研究发现NIDDM血瘀证患者血浆6-keto-$PGF_{1\alpha}$水平较正常人低，表明有毛细血管基底膜损害。施赛珠等研究发现，NIDDM血管内皮细胞分泌的一种缩血管物质内皮素(ET)水平升高，可视为有血管内皮细胞功能的受损，但糖尿病血瘀证组与非血瘀证组相比较无显著性差异，而非血瘀组与健康对照组相比有显著性差异。这可能是由于非血瘀证组虽尚未符合血瘀证诊断条件，实际上已有某些致瘀的因素存在。他们的研究还测定了糖尿病患者血浆组织型纤溶酶原激活物(T-PA)的含量和纤溶酶原激活抑制物

(PAI-1)的活性。T-PA 主要由血管内皮细胞分泌，其激活纤溶酶原为纤溶酶，后者降解纤维蛋白，使血栓凝块溶解，因此 T-PA 是体内纤溶系统的关键成分。PAI-1 是 T-PA 的快速有效的生理抑制剂，其能与 T-PA 快速形成复合物而使 T-PA 失活，两者的生理平衡维系着正常的纤溶系统。检测结果，糖尿病患者 T-PA 含量以及 PAI-1 活性均升高，在非血瘀证组 PAI-1 已有明显升高，与血浆 ET 的检测结果相一致。糖尿病患者 ET 的升高及 PAI-1 活性的升高，皆提示了该病患者易有血栓前状态，二者的升高皆有利于血栓的形成。PAI-1 活性升高亦应看作为糖尿病致瘀参考因素。

4. 中药降血糖的实验研究

要治疗糖尿病，首先想到的即是研究降血糖药。一般先是在动物实验进行研究。早在 30 年代我国学者即对一些传统中草药进行降血糖作用研究。一般观察在正常动物或高血糖动物中应用该药是否有降血糖作用，其结果见表 3-5。从表中可以看出，即使同一种中药，不同实验的结果也可不同。而且一般是对高血糖动物模型容易显示出降血糖作用，对正常动物一般不易有降血糖作用。这可能是通过中药对整体的适应原样调节作用所致，并不一定是通过胰岛素或者胰岛素样作用而降血糖。

表 3-5 中草药降血糖作用的实验动物研究

药 名	制 剂	动 物	给药途径	血糖变化	研究者
地黄	浸膏	正常家兔	皮下、口服	明显下降	经利彬等(1935)
	醇浸、水浸、煎剂	正常家兔	皮下、肌内、口服	(—)	唐汝愚等(1958)
党参	浸膏	正常家兔	皮下	(—)、稍↓	经利彬等(1935)
地黄＋党参	浸膏	正常家兔	皮下	(—)、稍降	经利彬等(1935)
玄参	醇浸膏	正常家兔	皮下	稍降	经利彬等(1935)
	煎剂	正常家兔	皮下	(—)	唐汝愚等(1958)
泽泻	醇浸膏	正常家兔	皮下	稍降	经利彬等(1935)
	煎剂	正常家兔	皮下	(—)	唐汝愚等(1958)
地骨皮	醇浸膏	正常家兔	皮下	(—)	经利彬等(1935)
黄芪	醇浸膏	正常家兔	皮下	(—)	经利彬等(1935)
山茱萸	醇浸膏	正常家兔	皮下	(—)	经利彬等(1935)
防风	醇浸膏	正常家兔	皮下	(—)	经利彬等(1935)
黄芩	醇浸膏	正常家兔	皮下	↑	经利彬等(1935)
苍术	醇浸、煎剂	雄家兔	皮下、灌胃	略升	唐汝愚等(1958)
黄连	醇浸、煎剂	正常家兔	皮下、灌胃	(—)	唐汝愚等(1958)
	水煎	正常小鼠		↓	陈其明等(1986)
天花粉	醇提取液	正常小鼠	灌胃	(—)	南国柱等(1959)
		四氧嘧啶家兔	加入饲料	(—)	南国柱等(1959)
蚕茧	水煎，去蛹、带蛹二种	正常家兔	口服	(—)	裴元静等(1959)
		四氧嘧啶家兔	口服	(—)	裴元静等
人参	醇煎后蒸发成粉	正常狗	口服	↓	王振纲(1957)
	醇煎后蒸发成粉	四氧嘧啶狗	口服	↓	王振纲
		四氧嘧啶雄大鼠		↓	左箴(1959)
		四氧嘧啶雌大鼠		(—)	左箴
	粉剂	四氧嘧啶大鼠	加入饲料预服	(—)	刘耕陶(1959)
	粉剂	四氧嘧啶大鼠	加入饲料病后服	↓	刘耕陶
	粉剂、水浸剂		饲料含适量蛋白、脂肪		
	粉剂		饲料高糖、低蛋白	↓	刘耕陶

续表

药 名	制 剂	动 物	给药途径	血糖变化	研 究 者
葛根		家兔		↓	罗厚尉等(1957)
六味地黄丸	粉蜜丸	正常家兔	口服	(—)	斐元静等(1959)
		四氧嘧啶家兔	口服	↑	斐元静等
苦瓜	粗提物	四氧嘧啶小鼠	胃内、腹腔内	↓	197 医院等(1977)
番石榴	叶、生果汁	四氧嘧啶小鼠	口服	↓	广西医学院(1978) 糖尿病科研组
潺稿	煎剂	四氧嘧啶家兔	口服	↓	张閆珍等(1985)
荔枝核	浸膏		皮下	↓	张禾等(1985)
玉泉丸	粉剂、丸剂	四氧嘧啶大鼠	口服	↓	尹才渊等(1982)
知母、麦冬、玉竹、山茱萸	煎剂	四氧嘧啶小鼠	灌胃	(—)	周群等(1988)
蛤蚧	醇提取物	四氧嘧啶小鼠	肌注	↓	林启云等(1984)

引自《实用糖尿病学》P.172，蒋国彦主编，张蕙芬著

5. 中药降血糖的有效成分及药理研究

古方治消渴用人参白虎汤，而人参在中药中有很重要的作用，因而研究人参降血糖的比较多。王本祥等研究证明人参多肽静脉或皮下注射对大鼠和小鼠能降低正常血糖和肝糖原，对肾上腺素、四氧嘧啶及葡萄糖引起的高血糖均有抑制作用，并能提高肾上腺素对肝糖原的分解。包天桐报道人参总皂甙能明显抑制小鼠四氧嘧啶高血糖，大剂量（100mg/kg）时的作用更强，停药后效果还能维持1～2周。李国栋等研究证明人参总甙可以刺激分离的大鼠胰岛素释放。杨明等研究提示，人参多糖的降血糖和降低肝糖原作用主要在于糖利用增加和糖生成减少。

陈其明等研究证实黄连水煎剂可能降低正常小鼠血糖。黄连的主要成分小檗碱可以降低正常小鼠、四氧嘧啶性糖尿病小鼠和自发性糖尿病 KK 小鼠的血糖。小檗碱可以对抗正常小鼠腹腔注射葡萄糖或肾上腺素引起的血糖升高，并可改善 KK 小鼠的葡萄糖耐量。研究认为小檗碱的作用可能为受体后效应，通过糖原异生和/或促进糖酵解而产生降血糖作用。倪艳霞给予四氧嘧啶大白鼠肌肉内注射黄连素，证实有降血糖作用，并对胰岛 B 细胞有修复作用。申竹芳等研究发现葛根素 500mg/kg 可使四氧嘧啶性高血糖小鼠血糖明显下降，葛根素 250mg/kg 接近最低有效量。阿司匹林 50mg/kg 时血糖无明显影响，与葛根素 200mg/kg 合用则降血糖作用与大剂量葛根素相当，降血糖作用可维持 24 小时以上，并能明显改善四氧嘧啶性高血糖小鼠的糖耐量，对抗肾上腺素的升血糖作用。

6. 中药复方降血糖作用的研究

尹才渊等研究证实口服玉泉丸粉（白粉葛、花粉、麦冬、生地等）能明显降低肾上腺素引起的大鼠高血糖，口服给药能明显降低四氧嘧啶引起的大鼠高血糖，并能增加肝细胞糖原含量，降低血清胆固醇。他们还证实降糖丸（党参、天花粉、牡丹皮等）灌肠能明显降低四氧嘧啶性高血糖大鼠的血糖水平，并能明显降低血清甘油三酯和尿素氮浓度。吴氏实验发现滋肾蓉精丸（黄精、肉苁蓉、制首乌、金樱花等）对正常家兔及四氧嘧啶造型大鼠均有显著降糖作用，对高脂模型家兔有显著的降胆固醇作用，并有提高外周血 T 淋巴细胞百分率等增强免疫的作用。钱氏等研究证实健脾降糖饮（黄芪、黄精、白术、山药、薏米、葛根等）对四氧嘧啶糖尿病模型小鼠血糖有显著降低作用，对正常家兔能显著降低其空腹血糖，使空腹胰岛素水平提高，糖负荷时胰岛素分泌增多更显著。梁晓春等证实金芪降糖片（金银花、生黄芪、黄连等）对四氧嘧啶高血糖小鼠和喂高脂、高糖饲料的实验大鼠有显著的降低血糖和甘油三酯作用。以西医学院郝氏等观察到血糖平（黄芪、花粉、山萸肉、山药、丹参）能明显降低四氧嘧啶糖尿病大鼠的血糖水平，增加

肝糖原含量。预先用血糖平灌胃对四氧嘧啶诱发糖尿病大鼠血糖水平有明显对抗作用。孙明友等观察到金匮肾气丸加减组方（人参、黄芪、山药、丹皮、山萸肉、肉桂、川芎等）对四氧嘧啶糖尿病大鼠有明显的降糖作用，对胰岛B细胞损伤有一定的防止和减轻作用，对胰岛D细胞有促进增生作用。张氏等研究发现，加味桃核承气汤能降低链脲佐菌素(STZ)糖尿病大鼠及正常大鼠的空腹血糖浓度，对糖尿病大鼠的内源性胰岛素分泌有促进作用，并且能抑制胰及胰外组织分泌胰高糖素。组织形态学研究还发现能促进胰岛内分泌细胞的修复，增加胰岛素分泌颗粒。

7. 草药降血糖作用研究

民间草药也有不少用于治疗糖尿病者。其中一部分经过深入的研究也试用于临床。如北京医科大学附属人民医院用亚腰葫煎剂治糖尿病有效，以后又制成片剂及针剂应用，可减少或停用一部分西药。广西医学院用番石榴叶及其生果治糖尿病，制成片剂及水剂，片剂降糖作用似较水剂明显。也进行了部分动物实验证明有降血糖作用。解放军197医院用苦瓜干片治糖尿病，餐后2.5小时血糖及24小时尿糖下降非常明显，但有腹痛、腹泻等消化道副反应。张闾珍等用瀑稿（棒龟根）水煎剂治糖尿病。张禾等用荔枝核加工成浸膏片名“丽仁降糖片”治Ⅱ型糖尿病。以上草药有一部分在国外也有应用，如苦瓜，有的还深入进行动物实验作药理研究。

8. 中药降血糖作用的人体实验研究

北京医院于1978年在健康人中进行了50种中药的单味药煎剂或成药的降血糖作用研究。以定量早餐作服药前后糖耐量试验，对比血糖曲线高峰下降程度，评价各药的降血糖作用。结果表明各药在每个人中反应不尽相同。降血糖作用显著者（血糖高峰下降＞30.1%）有11种：桑白皮（2/14，指有效例数）、煅龙骨（1/5）、亚腰葫芦（1/5）、五倍子（2/3）、当归（1/5）、桑叶（1/4）、桑枝（1/5）、桑椹（2/9）、黄连素（1/5）、蜂蜜（1/5）及玉锁丹（1/5）。有少数有消化道反应，如生地、知母、花粉、五倍子、山萸肉、锁阳、苦瓜、桑白皮等。其中降血糖作用比较明显而反应少者有桑白皮及桑椹。进一步研究认为桑白皮降血糖作用可能是抑制胃肠道对碳水化合物消化吸收所致。

9. 中药减轻胰岛素抵抗的研究

如上所述，中草药的降血糖作用不象是胰岛素样作用，而是对胰岛素受体或受体后的作用，亦即减轻胰岛素抵抗。故近年对这些方面有人做了工作，但仅仅是个开始。

刘氏等观察到糖尿病大鼠的红细胞胰岛素受体最大结合力下降，并且与胰岛素抵抗相关。用中药大黄治疗4周后，血胰岛素水平降低，而红细胞胰岛素受体结合力恢复正常。于氏等研究发现单黄酮甙有显著促进脂肪细胞胰岛素受体结合的作用。熊曼琪等研究加味桃核承气汤认为能促进胰岛素分泌，还能抑制胰岛素拮抗物胰高糖素分泌，增加糖尿病大鼠肝细胞膜胰岛素受体数目，从而使机体对胰岛素的敏感性增强，改善了胰岛素抵抗。张家庆等从动物实验中初步观察到黄连素能增加胰岛素的敏感性，大致与二甲双胍相当。

10. 中药防治糖尿病慢性并发症研究

以上一些降血糖药物都对防治慢性并发症有利，但是它们往往不能象胰岛素那样把血糖严格控制到正常水平。所以国外从慢性并发症的发病机理来研究其防治办法。国内有人也研究了中药在这些方面的作用。这与中药的延缓衰老及补虚的特点也是符合的，有较大的发展前途。

（1）抑制醛糖还原酶作用：由于高血糖使醛糖还原酶活性增高，葡萄糖后多元醇代谢旁路而形成山梨醇，造成细胞破坏。这与白内障和神经病变的关系尤为密切。张家庆等应用醛糖还原酶（AR）活性荧光光度测定法，研究了14种常用中药或其成分（川芎、丹参、黄芪、柴胡、龙胆草、板蓝根、甘草、葛根素、丹皮酚、黄芩甙、山莨菪碱、菟丝子黄酮、水飞蓟宾、甘草酸）对大鼠晶体AR活性的抑制作用，发现甘草、黄芪、丹参、龙胆草、黄芩甙、水飞蓟宾和葛根素对AR有明显抑制作用，与国外合成的Sorbinil相近。说明一些补气活血清热中药能抑制AR，阻断山梨醇代谢通路，部分地解释了补气活血中药治疗糖尿病神经病变等慢性并发症的机理。他们还用黄芩甙及甘草流浸膏分别灌胃治疗造型2周的链脲菌素糖尿病大鼠1周，治疗后血糖水平无明显下降，但红细胞山梨醇含量于治疗后显著降低，提示此两药在动物体内有AR抑制作用。以后进一步筛选中药还发现槲皮素等也有此作用，使动物模型的晶体、坐骨神经中山梨醇含量均下降，但肌醇未恢复。

（2）抑制蛋白非酶糖化的研究：蛋白质的非酶糖化（NEG）及其糖化终产物（AGE）在糖尿病慢性并发症的发生、发展中起重要作用。张家庆等对槲皮素等16种中药或其成分进行了对体外牛血清蛋白NEG抑制作用的筛选，发现槲皮素、芦丁、羟乙基芦丁、黄芩甙元、黄芩甙、水飞蓟素等有明显的NEG抑制作用，与国外合成的氨基胍作用相似。并以槲皮素对链脲佐菌素所致的糖尿病大鼠进行了体内研究，以氨基脲作对照，证实槲皮素能降低肾上腺髓质、晶体蛋白中的AGE含量，减少主动脉胶原及胶原中的AGE含量，与氨基胍的效应类似。

（3）抗脂质过氧化作用的研究：谢氏等研究发现，在链脲佐菌素（STZ）所致的实验性糖尿病大鼠体内，心肌和红细胞的过氧化脂质（LPO）含量均较正常对照组为高，而超氧化物歧化酶（SOD）的活性则较正常对照组低。人参不仅可以降低糖尿病大鼠的空腹血糖，而且可以降低其心肌和红细胞的LPO含量，提高SOD的活性，从而减轻自由基对大鼠心肌和红细胞所造成的过氧化损伤。苏氏等研究提示，降糖通脉宁对四氧嘧啶所致的糖尿病大鼠有明显的降低血糖、降低血清抗坏血酸自由基和LPO含量的作用，并能提高SOD的活性，还具有较强的降低心、肾组织中自由基的作用。林兰等研究证实降糖甲片能降低四氧嘧啶大鼠血清、心室肌和肾脏组织中的抗坏血酸自由基水平和心室肌自由基水平，提高血清、心室肌和肾脏组织中的SOD活性，提示降糖甲片具有清除氧自由基，抑制脂质过氧化的作用。张家庆等还发现槲皮素、水飞蓟素等除了能抑制醛糖还原酶、阻滞蛋白非酶糖化外，对糖尿病大鼠模型也有抗氧化作用。用药后大鼠红细胞SOD活性增强、LPO含量下降。同时组织中由于糖氧化所产生的Pentosidine等含量也明显下降，说明这2个中药成分也有抗脂质过氧化作用。

（三）展望

中西医结合防治糖尿病在近40年来有了一定的进展，许多人作了大量的工作，取得了不少经验，但尚有待提高。

首先是从“上工治未病”的思想，要把防治糖尿病看得更广一些，要用微观辨证。糖尿病在早期可以毫无症状，仅仅靠作糖耐量试验才查出。但是能在这个时候就进行治疗，就可以防止大部分的慢性并发症，减少死亡率，延长患者寿命。近年世界上很重视“糖耐量减退”患者的干预。一方面是为了避免转化为糖尿病，另一方面是因此时心血管疾病的并发症已经增多。因此如能在此时期即应用中医中药治疗，更符合中医养生之道或补虚的概念。

要做到以上这一点，不是仅仅依靠中药，而是要应用食疗、导引、气功、针灸、按摩等等方法。要结合现代科学研究提高这些方法的适应证和效果。

其次是不要把中医药防治糖尿病的作用仅仅放在降血糖和增加胰岛素分泌方面。降血糖固然很重要，但从这几十年工作的经验来看，中草药降血糖的作用很难与胰岛素相比。从中西医结合的角度看，酮症酸中毒和高渗高糖性昏迷完全可以应用胰岛素加以控制。但是对于Ⅱ型糖尿病的胰岛素抵抗，目前西药却很少有切实有效的药物。而中医中药从整体出发，调整机体的内在平衡，往往有适应原样作用。从中药中很可能会发现一些减轻胰岛素抵抗的药物。这样既弥补了西医药之不足，又适应了绝大部分Ⅱ型糖尿病患者的需要。

第三是重视防治糖尿病慢性并发症。因为这和慢性并发症的发病机理与衰老机理有关。而中医中药对延缓衰老有其独特的作用，是中医之所长。初步研究工作也证明，某些中医单体可以同时有几方面的作用，较合成药物的单一作用为强，而且副反应要小。在这方面是大有希望的。

此外，随着时代的进步，科学技术的发展，研究人员素质的提高，在研究工作的科学性方面也会逐步加强。例如临床或实验设立对照组，多应用客观定量指标，而不是靠主观症状的改善，多应用数理统计分析等等。

相信在中西医结合工作中取各方面的所

长，避各方面的所短，防治糖尿病工作将会取得更大的进步。

（张家庆 朱德增）

二、甲状腺疾病

甲状腺是内分泌系统中唯一能从体表察知的内分泌腺体，其肿大病变能从临床体检中发现。因此古时中医对此早有记载，称之为“瘿瘤”，也有一系列的理法方药。现在来看，瘿瘤大部分相当于地方性甲状腺肿，也有一部分是有甲状腺肿的甲状腺疾病。其中西医结合诊治研究按西医病种分述如下。

（一）甲状腺功能亢进症

甲状腺功能亢进症（甲亢）是由多种病因引起的甲状腺功能增高或/和甲状腺激素过多的一组内分泌疾病。其中最常见的是弥漫性甲状腺肿伴甲状腺功能亢进(Graves 病)。这是一种自身免疫性疾病，有细胞免疫参与。它可能直接由于特殊性的自身免疫抗体，或称为甲状腺刺激免疫球蛋白（TSI）一族抗体引起的疾病。长效甲状腺刺激物及其他刺激甲状腺物质是引起甲亢的重要病因，而细胞免疫监视缺陷也可能是引起甲亢的另一重要因素。Graves 病患者以女性为多，各年龄均可发病，但以 20～40 岁多见。其典型的临床表现有兴奋、多动、怕热、多汗、心悸、纳佳、腹泻、消瘦、疲倦、乏力，以及甲状腺肿、眼球突出、月经不调、闭经不育等。年龄较大者常有不典型表现。

中医对有甲状腺肿者归属“气瘿”范畴。巢氏《诸病源候论》载：“瘿者，由忧恚气结所生。”强调精神创伤在本病发生中的作用。中医治疗甲亢以辨证论治为基础，但具体分型各家略有不同。中医对甲状腺肿的治疗大致可分为两类：一为疏肝解郁、化痰散结，重用含碘丰富的海藻、昆布之类中草药；二为益气养阴、活血散结，多采用不含或含碘量少的中草药治疗。我们认为前者主要针对地方性甲状腺肿，而后者可能是对甲亢的治疗。

现代医学治疗甲亢，由于对其确切病因、发病机理尚未完全明了，故在防治上还存在一定问题。目前的主要治疗方法有：①抗甲状腺药物；②同位素碘；③甲状腺次全切除术。应用后两种方法须具备一定的适应症。抗甲状腺药物则有降低白细胞等副反应，而且治疗后易复发。现在往往又加上β阻滞剂，但对控制复发问题尚未解决。

中医药治疗甲亢可能是从整体上起作用，又无明显副反应。因此中西医两者结合，很可能互相协同作用，既提高临床疗效，又能减少西药的副反应。一般认为下列患者比较适合中药治疗：①病情属轻度或中度；②对于抗甲状腺药过敏，又不宜手术者；③合并有肝病者；④停用抗甲状腺药后又复发者；⑤用西药后眼球突出及甲状腺肿反而明显者。

1. 临床研究

甲亢的中医辨证分型，目前尚未统一。南京中医学院分为肝气郁滞、痰气交结、肝火旺盛、心肝阴虚 4 型。上海中医学院分为气滞痰凝、肝火亢盛、心肝阴虚 3 型。大多数学者认为本病的证型演变有这样的规律：病初以肝郁、痰结为主，应理气化痰、软坚散结，到后期阴分亏耗，应以柔肝滋肾为主。

邝安堃等观察了滋阴潜阳、采用化痰软坚法治疗甲亢。能使患者的基础代谢率明显下降，血清 TSH 较治前明显提高，并能纠正血浆环核苷酸的改变。血浆环核苷酸异常在治疗后是否得到纠正与临床上是否奏效是相一致的。

梁清华等用平肝潜阳、养阴散结法治疗甲亢 30 例，研究中发现短期内症状改善明显，血清 T_3、T_4 降低。患者治前血浆中 cAMP、cGMP、血栓素 B_2（TXB_2）改变和尿中儿茶酚胺（CA)、肾上腺素等增高，符合肝阳上亢证变化规律，治疗后均有改善。

上海中医学院研究夏少农治甲亢经验。见近百名甲亢患者都有明显气阴两虚症状，其中一部分病例兼有心火旺证及肝火旺证。兼有心火旺者尿儿茶酚胺升高，兼有肝火旺者尿 17 羟(17-OHCS）增高。这一现象在其他病（如高血压)的阴虚火旺或肝火旺证的患者也同样存在。说明这两指标并非甲亢所特有，而是反映脏腑火旺的本质。加用泻心火药（黄连）或泻肝火药（龙胆草)，则尿儿茶酚胺或 17-OHCS 亦相应降低。夏少农主张治甲亢重用黄芪（45g)，以黄芪、夏枯草、白芍、首乌、生地、制香附组成“甲亢重方”。以该方与去黄芪的甲亢重方作比较，有黄芪组治后甲亢指数积分较无黄芪组低得多，而且 T_3、T_4 降低也要显著得多。他们还观察到有无黄芪对原来降低的免疫指标——活性花环(E_a)影响也不一样，有黄芪组升高明显，无黄芪组升高不明显。他们认为对甲亢的治疗，大剂量黄芪起治本作用，而养阴则只是治标。

罗善佐以中医辨证分型治甲亢26例：分①肝郁痰火型，用党参、牡蛎、麦冬、浙贝母、花粉、瓦楞子、白芥子、海藻、郁金、夏枯草、三棱、莪术；②阴虚阳亢型，用党参、生地、牡蛎、海藻、玄参、天花粉、夏枯草、三棱、莪术、五味子；③气阴两虚型，用党参、黄芪、麦冬、天花粉、茯苓、丹参、枣仁、神曲、白术、五味子、陈皮、远志。有一半治愈，仅2例无效。

冯伟等中西医结合治甲亢，除他巴唑外，加"甲亢丸"(黄芪、白芍、生地、地骨皮、夏枯草、首乌、黄连、龙胆草、柴胡、牡蛎、珍珠母)。结果治愈135例，显效56例，好转35例，疗效不佳12例。

陈绥之等用同位素^{131}碘结合中药治甲亢，服^{131}碘后24小时开始服中药，共20天。他们认为可减少同位素剂量并减少甲减的发生。所用中药有夏枯草、半夏、青皮、海浮石、浙贝母、当归、山慈菇、广郁金、黄药子、牡蛎、龙胆草、山栀、知母、钩藤、茯神、白蒺藜、生石决、白芍、生地等。

廖世煌等用中西医结合治甲亢60例，一组单用他巴唑，一组用含他巴唑的中药片剂(太子参、麦冬、五味子、黄芪、玄参、牡蛎、枣仁、浙贝母、赤芍、猫爪草、夏枯草)。他们认为前组总有效率77%，后组为96.7%，有显著差异。

中药也常用于甲亢症状的对症治疗。如多汗可用牡蛎散、黄芪、浮小麦等。对心悸、失眠、多梦可加用宁心安神药物，如枣仁、远志、龙骨、夜交藤、珍珠母等。

甲状腺病引起的突眼很难治疗，中医药不失为治疗途径之一。上海曙光医院用枸杞子、白芥子、泽漆、瓦楞子、地骨皮、白蒺藜等。上海内分泌研究所中西医结合治甲亢突眼，中药用清热补气、清肝明目滋阴，有蚤休、白蔹、漏芦、黄芪、玄精石、石斛、菊花、枸杞子、密蒙花、千里光、谷精草、石蟹。

有作者观察到甲亢稳定期突眼症患者有眼和全身的血瘀症状，甲皱微循环及血液流变学检查有改变，提示血瘀是其发病机理之一。

治甲亢的中药中有些药含碘，此与西医观点不同。有人将西医单用碘剂与中医用含碘量较高的中药治甲亢的近期疗效作了对此，见这两法开始见效时间及达最高疗效时间及总有效率相仿，但远期疗效未比较。他们又将碘剂的疗效与基本上不含碘的中药疗效作了对比，见这些中药虽然见效时间和最高疗效出现时间较碘剂为慢，但疗效持续时间要久。所以对含碘高的中药治甲亢应持谨慎态度。也有文献报道含碘高的中药(海藻、昆布、黄药子、煅牡蛎等)能缓解某些卢戈氏液失效的病例，也可能这类药中尚含有其他成分能克服碘剂的弊病而提高疗效，当然其确切机理不明。

2. 理论与实验研究

由于甲亢的临床辨证以阴虚为主，所以在证的动物模型制作中，有不少学者用人为造成高甲状腺素血症来作为阴虚的模型，以此进行了不少中西医结合研究工作。

蒋冰冰等发现由T_3造成的大鼠甲亢模型其β肾上腺素能受体数量增多，动物氧耗量增加，而滋阴药生地、龟板能使这两项指标降低，恢复正常。他们还发现益气养阴为主的复方能纠正此种甲亢小鼠模型的血浆cAMP含量的异常升高，降低其肝组织的耗氧量并减少其饮水量，使其肾上腺皮质功能的异常变化得到纠正。但中药的这些作用并不是依赖甲状腺功能的恢复而获得的。

张家庆、赵明测定甲状腺片造成的大鼠甲亢模型的肝细胞核T_3受体(T_3R)，见其结合量(Bmax)从87.45±10.33增加到167.14±25.62fmol/100μg DNA，而亲和力(Kb)并无明显变化，但T_3R的Bmax增加不如T_3增加3倍那么多，说明T_3R起了调节作用。应用滋阴药(生地、玉竹)后T_3R的Bmax降至98.98±15.24fmol/100μg DNA，接近正常。而此时T_3及T_4明显下降，T_3甚至略低于正常，而T_4仍稍高于正常。本实验说明滋阴药对甲状腺激素及其受体都有作用。

沃兴德给健康小鼠灌服活血化瘀中药(桃仁、红花、水蛭、乳香、没药、三棱、莪术)，

见血清 T_3 无变化，而血清 T_4 明显降低，提示活血化瘀药物可用于甲亢治疗。

（二）甲状腺功能减退症

甲状腺功能减退症（甲减）是由甲状腺激素合成或分泌不足引起的疾病，西医主要是用甲状腺激素替代疗法。本病的病因和发病机理各有不同。一是甲状腺本身病变所致。原发性者除先天因素外，多因自身疾病所致；继发性者如因手术切除、放疗、甲状腺炎、甲状腺癌、抗甲状腺药物过量等。二是由于下丘脑疾患或垂体前叶功能减退使促甲状腺素（TSH）不足所致。三是由于多种原因引起周围组织对甲状腺激素的效应降低，如其受体疾患所致。本病起病多较慢，以中老年妇女多见。其临床症状轻者仅有怕冷、淡漠、皮质粗糙、便秘、心动过缓等不引人注目的症状，重者可有粘液性水肿、毛发脱落等明显表现。有时最早发现的体征是手心发黄，因胡罗卜素血症所致。如仅有TSH增高而无明显临床症状者称为亚临床甲减。

本病由于无甲状腺局部体征，故辨证多为“虚劳”、“水肿”、“麻木”等，但都是属阳气虚，也可以兼有痰湿或阴虚等表现。治疗上多采用益气温阳、化痰利湿等治法。中医认为肾为先天之本、水火之脏，内寄真阴真阳，主藏精。脾主运化，肺主通调，三者协同维持正常的水液代谢。若肾气虚衰，脾虚不运或肺气虚弱，皆可使水液运化不利，致水湿内停，溢于肌肤，发为浮肿。

现代医学治疗甲减主要用甲状腺激素替代治疗，往往终身依赖替代治疗。但这种治疗也存在问题。一些病人对甲状腺片的副反应，即使小量也不能耐受，尤其是年老体弱并有心脏病者，对甲状腺激素十分敏感。因此用中西医结合治疗甲减，可以弥补其不足，提高疗效。

1. 临床研究

邝安堃等于1979年观察到甲减病人有阳虚见证，血浆cAMP降低，其cAMP/cGMP比值降低。经助阳中药治疗后，甲减症状改善，基础代谢率上升，有心包积液及心脏扩大者逐渐缩小。对中等量甲状腺素不能耐受者，用中药或中药合并极小剂量甲状腺片治疗获得明显效果，避免了单用甲状腺片的副反应。在症状改善的同时，cAMP、cAMP/cGMP也趋向正常。1983年他们又治甲减7例，6例辨证为脾肾阳虚，1例为心肾阳虚。用助阳、温肾、补气法治疗。主方为黄芪、党参、仙茅、仙灵脾、菟丝子、补骨脂、熟地，阳虚重者加熟附块、桂枝。治疗2～3个月后症状明显减轻。关于中药治甲减的机理，他们发现治后血总 T_3 和 T_4 和 FT_4 浓度并未升高，TSH有下降趋势，而 FT_3 则明显上升（$P<0.05$）。说明中药对重度甲减的作用不是使残存的甲状腺组织分泌增加，而可能是通过影响血浆结合球蛋白，如TBG等的结合容量，使激素游离部分的比重增高而发挥治疗作用。也可能加速 T_4 向 T_3 转化。血清游离甲状腺激素是通过细胞膜进入细胞内发挥生理作用的主要形式，因而血清 FT_3 升高可能是中药治疗后症状、体征改善的重要因素。他们又于1985年总结了19例单用中药治疗甲减的病例，中医辨证皆为阳虚，以肾阳虚为主，中药方同前，疗程延长至2～12个月。此次除见症状改善外，还见血胆固醇下降、心脏收缩时间PEP/LVET比值下降。但对甲状腺激素，则此次见血 T_3、T_4 明显升高，TSH降低，说明中药除作用于TBG外，可能对甲状腺功能也有直接的改善作用。经一段时期单用中药治疗后，再用中药合并小剂量甲状腺片，则效果较同剂量的单用甲状腺片组疗效要好得多，差别非常明显。以后他们又观察外周血淋巴细胞核 T_3 受体（T_3R）结合容量，见中药治疗后在症状及甲状腺激素改善的同时，T_3R 结合容量降低。认为这可能是病情好转的标志之一。

查良伦等用补肾中药（鹿角、仙灵脾、党参、锁阳、杞子等）治甲减32例1年。其中17例合用小剂量甲状腺片（20mg/d）。结果临床症状及甲状腺功能均明显好转，T_3、T_4 明显升高。

祝谌予等治本病以温补肾阳为主，兼以健脾。方用附子、仙灵脾、仙茅、熟地、肉苁蓉、鹿含草、马钱子、鹿角胶、菟丝子、黄芪、人参、白术等。

张善溦等用温补肾阳中药治疗甲减时，发现临床症状好转、疗效出现往往在血中甲状腺激素水平恢复正常之前。

2. 实验研究

由于临床上甲减病人辨证都是阳虚，因此

实验制作的甲减模型往往也作为阳虚模型，在这方面中西医结合研究做了不少工作。制此模型的方法有的是用手术切除动物甲状腺，有的给动物饮用含他巴唑等抗甲状腺药物的水或定量灌胃，以使甲状腺功能减退。

张家庆、赵明对切除甲状腺大鼠喂助阳药，分为附子、肉桂及肉苁蓉、仙灵脾两组，各观察其血 T_3、T_4 以及肝细胞核的 T_3 受体（T_3R）。结果见此两组助阳药都可以增加血 T_3、T_4 近一倍余，但 T_3 可恢复正常而 T_4 则仍低于正常。此两组药对 T_3R 的作用却不同，肉苁蓉及仙灵脾对 T_3R 的结合容量影响不大（正常组 87.45±10.33fmol/100μg DNA，用药后为 52.94±9.83fmol/100μg DNA，甲减模型为 69.56±8.82fmol/100μg DNA）。但附子、肉桂却使原已降低的模型组 T_3R 更为降低（用药后为 24.89±10.86fmol/100μg DNA）。造成甲减模型以及两组药对 T_3R 的 Kd 值没有明显影响。以上工作说明此两组助阳药作用不同，助阳药改善甲减症状是通过增加甲状腺激素，而不是通过结其受体的作用。

上海中医学院发现温补肾阳药物（仙茅、仙灵脾、肉苁蓉）能提高切除甲状腺的甲减大鼠低下的肝细胞耗氧量。这种作用与药物能增强交感-肾上腺髓质活动，提高儿茶酚胺及 cAMP 水平有关。

张善澂等还发现切除甲状腺的阳虚模型兔除了 T_3、T_4 明显降低等外，血清胰岛含量也降低，胰岛β细胞反应能力也减退，储备功能较差。提示其有胰岛功能障碍，而温补肾阳中药具有调整这些改变的作用。

（三）甲状腺结节

甲状腺结节是指一组疾病，包括单纯性甲状腺肿、甲状腺炎、甲状腺腺瘤、甲状腺囊肿和甲状腺癌等。本节主要讨论良性甲状腺腺瘤和甲状腺囊肿，因这些病多用中西医结合治疗。

甲状腺良性腺瘤一般不产生过量甲状腺素，临床上除在颈部摸到肿块外，并无特殊表现。同位素扫描呈温结节、凉结节或冷结节。甲状腺囊肿内含清澈液体或有血液，与周围甲状腺组织分界清楚，无摄 ^{131} 碘能力，故扫描呈冷结节。B 超检查有助于诊断。偶可伴有甲亢或甲减的临床表现。

本病的确切病因不清，可能系多种因素所致。一般因遗传基因、致甲状腺肿物质、致癌物质、放射损伤等一个或数个触发因子引起细胞内脱氧核糖核酸（DNA）特性改变所致。在具有刺激甲状腺生长作用的垂体促甲状腺素（TSH）作用下，甲状腺局部增生肥大或细胞突变而成良性或恶性病变。

中医对甲状腺腺瘤或囊肿归属瘿瘤论治，认为瘿瘤的发生与水土、七情内伤有关。忧虑郁脾、肝失疏泄、气滞血瘀、肝病及脾、脾失健运、痰湿内阻、气血痰凝聚于颈前而成瘿瘤。

由于解剖时甲状腺腺瘤的发现率很高，而生前并不一定有症状，也与死因无关，因此腺瘤是否一定要治疗及如何治疗尚无定论。由于甲状腺结节的性质难定，不作活检很难肯定为良性或恶性，而治疗及预后又是如此不同，所以重点在于检查确诊。如恶性可能性大者，应予手术治疗。如怀疑为良性腺瘤者，不妨随访或用甲状腺片短期治疗并观察。如用 B 超明确为囊肿则可抽液。

1. 临床研究

方明等用中药治地方性甲状腺肿，自拟千金内托散（党参、黄芪、当归、厚朴、川芎、桔梗、防风、白芷、甘草），能使甲状腺肿消失或缩小，并使原偏低的 T_3、T_4 升至正常水平。

陈宝兴等用自拟甲瘤丸治甲状腺良性结节 46 例，方为夏枯草、当归、珍珠母、生牡蛎、昆布、丹参等。结果显效以上 34 例。

邹雪君用玉壶汤治甲状腺肿块 45 例，方为海藻、昆布、海浮石、当归、香附、牡蛎、夏枯草、半夏、陈皮、郁金、象贝、黄药子等。效果良好。但其中有热结节 15 例、温结节 11 例、凉结节 7 例、冷结节 12 例，诊断比较复杂。

李景顺用中药配合针刺治甲状腺良性腺瘤 119 例。方为夏枯草、猫爪草、青皮、海藻、昆布、佛手、海浮石、金银花、赤芍、白芥子、川贝母、半夏，另外加制马钱子、地龙、全蝎、僵蚕、半夏、制附子、白芥子、山慈菇、乳香、没药等制成的丸药。同时配合针刺。好转以上 102 例。

关于甲状腺囊肿也有以中药再加上局部抽液治疗。赵怀琮等用中药海藻、夏枯草、贝母、昆布、山甲、郁金、柴胡、白芥子、白芍、桔梗，再作囊腔抽液。张兴无除用中药海藻玉壶汤外，再抽尽囊腔液后注入氢化泼尼松。

王立琴以中药外敷治疗甲状腺肿，方为生半夏、黄药子、乳香等，在外敷药膏中加入透皮吸收促进剂。疗效较甲状腺片口服好。

2. 理论与实验研究

王立琴拟用动物实验研究上述外敷中药的作用。以家兔服甲基硫氧嘧啶制成甲状腺肿模型，比较外敷中药和甲状腺片的疗效。可见外敷生半夏、黄药子、乳香可显著减轻甲状腺肿的重量，并能纠正血清低 T_4 水平，使甲状腺细胞由增生状态恢复正常。由此说明中药能抑制甲状腺细胞增生并可由皮肤透入体内。

（四）甲状腺炎

甲状腺炎是指由病源微生物或自身免疫等因素引起的甲状腺炎症。又可分为急性化脓性甲状腺炎、亚急性甲状腺炎、慢性侵袭性纤维性甲状腺炎、慢性非化脓性特异性甲状腺炎等。临床上以亚急性甲状腺炎及慢性淋巴细胞性甲状腺炎为多见，也有些中西医结合治疗，故本节主要介绍此两病。

亚急性甲状腺炎多为病毒所引起。发病前常有上呼吸道感染病史，多见于中、青年女性，有发热及局部甲状腺疼痛，有时可放射至耳或咽部，以致误诊或漏诊。检查血中甲状腺激素升高而局部同位素摄取率或扫描却下降，即所谓分离现象。

慢性淋巴细胞性甲状腺炎是一种自身免疫性甲状腺炎。本病多见于中老年女性，往往症状不明显。血中抗甲状腺自身抗体——抗甲状腺球蛋白抗体（TgAb）及抗甲状腺微粒体抗体（TmAb）均明显升高。凡中老年妇女有较韧的弥漫性甲状腺肿，有时有疼痛与发热，或有甲亢或甲减症状，均应考虑本症。同位素甲状腺扫描呈不规则的浓聚与稀疏。

有甲状腺肿的甲状腺炎也归属中医的瘿瘤范畴。有发热时更与外感六淫有关。一般也因内伤七情，致气滞血瘀、痰湿凝聚于颈部。

关于治疗，现代医学对亚急性甲状腺炎主要用糖皮质激素，但这种激素有其副反应。对慢性淋巴细胞性甲状腺炎也用甲状腺片和糖皮质激素，但这些多是针对部分症状或病机，并不完全解决问题。近年有些单位试用中医或中西医结合治疗，可以作进一步的探讨。

1. 亚急性甲状腺炎治疗

有人用雷公藤多甙代替糖皮质激素治疗亚急性甲状腺炎 13 例，每日 60mg，分 3 次口服，疗程 2～3 个月。治后血沉下降，T_3、T_4 也下降，摄^{131}碘率也升高。结果治愈 7 例，好 5 例，无效 1 例。

傅敏瑞等用中西医结合治疗顽固性亚急性甲状腺炎 26 例。中药内服六神丸 10 粒，一日 3 次，局部症状明显者加六神丸 20 粒溶化后局部涂敷。同时服甲状腺片及少量强的松（隔日 10mg），疗程 8～10 周。结果显效 24 例，有效 1 例，无效 1 例。

对其辨证论治，伍锐敏等分为 3 期：初期外感风热、肝胃郁热，治以散风透邪；中期脾阳不振、气不化水，治以温运脾阳、行气利水；恢复期气郁痰凝，治以理气化痰散结。汪世平等将其分为 4 型：肝胆实热，治以疏肝利胆、清热止痛散结，用龙胆泻肝汤；痰热证，治以清热化痰、软坚散结，用导痰汤；阴虚火旺，治以滋阴潜阳、散结止痛，用清骨散；气滞血瘀，治以行气活血、散结止痛，用柴胡疏肝散合桃红四物汤。

2. 慢性淋巴细胞性甲状腺炎治疗

程如林等用雷公藤多甙及甲状腺片治桥本氏甲状腺炎 12 例，雷公藤多甙 30mg/日，分 3 次服。疗效较好。

吕月婵等观察中药对自身免疫性甲状腺炎的红细胞免疫功能的调节作用。方用黄芪、当归、生地、白芍、丹参、夏枯草、柴胡、生牡蛎等。治后红细胞 C_3b 受体花环率（RBC-C_3bRR）明显升高，红细胞免疫复合物花环（RBC-ICR）明显降低，红细胞免疫粘附促进因子升高，抑制因子降低，甲状腺微粒体抗体（TmAb）及甲状腺球蛋白抗体（TgAb）均显著下降。提示该方对体液免疫和红细胞免疫异常有调节作用。

胡国胜等观察艾灸对桥本甲状腺炎患者外周血 ADCC 活性的作用。采用隔附子饼灸。治前外周血 ADCC 活性及甲状腺微粒体抗体均明显升高，艾灸后两者均平行降低，提示艾灸有降低其甲状腺微粒体抗体和 K 细胞活性的作用。

肖秋生等用复方香附散治慢性淋巴细胞性甲状腺炎 265 例，方用香附、枳实、川芎、厚朴、柴胡、白芍等。阴虚再加六味地黄丸，阳虚加金匮肾气丸。治疗 4 个月后治愈 102 例，好转 155 例，无效 8 例。他们观察免疫球蛋白 IgG-IgA 在治前后有差异。

（五）展望

甲状腺疾病是内分泌腺疾病中唯一能从体检明确病变的疾病。以前地方性甲状腺肿是很普遍的，因此中医治瘿瘤方剂中重用含碘较多的药物是有科学根据的，是很宝贵的和有很好疗效的。现在由于国家重视地方性甲状腺肿的防治，其发病率已减少，而在城市及沿海地区更是少见。目前多见的甲状腺疾病是以自身免疫为主的疾病和以功能减退为主的疾病。在这两方面中医药都可以有所作为。而且和西医结合治疗的效果可能更好。但是不一定是仍照中医消瘿古方重用含碘的海藻、昆布等。而是要根据辨证，尤其是一些气虚、阴虚、阳虚的辨证，选用相应的药物。再加上应用现代医学的实验室检查手段，检测定量诊断指标，使疗效判断更科学、更精细，便于推广、重复。

（张家庆　陈　喆）

三、肾上腺疾病

肾上腺是内分泌腺体中对生命具有重要关系的腺体，近数十年来研究进展很大。但由于肾上腺位于后腹膜肾脏的上部，体外不能触及，故检查手段大部分是靠实验室。由于肾上腺对生命的重要性，故近数十年来开展中西医结合研究后，许多学者都认为它相当于中医藏象中的命门。肾和命门，一阴一阳，水火相济。中医的肾大致相当于肾脏及生殖系统，而命门则大致相当于肾上腺，这是近年来中西医结合研究者一致的看法。也经过 60 年代以来对多种具有肾阳虚见证的病症进行各种检查，发现其共同的异常是尿 17-羟皮质固醇（17-OHCS）减少，同时也被肾上腺功能低下，则表现出肾阳虚症候群，尿 17-OHCS 相应减少所证实。因此本节先介绍慢性肾上腺皮质功能减退症。

（一）慢性肾上腺皮质功能减退症

本症是因自身免疫或结核致肾上腺皮质严重破坏引起的临床症候群，也称 Addison 病。其他还可以因下丘脑或垂体病变导致促肾上腺皮质素释放激素（CRH）或促肾上腺皮质素（ACTH）分泌不足所引起。前者在临床上可见皮肤粘膜色素沉着，后者无色素沉着。此外有软弱无力、体重减轻、食欲减退等非特异性症状。还有低血压和低血糖等表现。实验室检查可见血钠、血氯低，而尿钠、尿氯不低，血清钾和非蛋白氮偏高。更主要的是血皮质醇及尿游离皮质醇明显降低，肾上腺不能被 ACTH 所兴奋，储备功能低下。以致测尿 17-OHCS 或 17-KS 下降。

本病归属中医“黑疸”、“女劳疸”范畴。辨证多为肾阳虚。中医学认为其发病系由于肾受戕伤、肾阳不足、命门火衰及气虚血瘀、湿阻中焦等所致。有人认为其损在肾、其病属虚、其标为瘀。早在公元 196～204 年成书的《金匮要略方论》中就有黑疸的记载，可供参考。

关于本病的治疗，现代医学主要以皮质激素替代治疗，终生服用。但其剂量较难调节，如单用糖皮质激素尚不能控制症状，则要补钠或加用盐皮质激素。中医治本病以温补肾阳为主，同时根据辨证也佐以滋补肝肾、活血化瘀之品。中西医结合治疗本病能互相取长补短，提高疗效。

1. 临床研究

沈自尹等曾以补肾法治肾上腺皮质储备功能低下者 7 例。其中 1 例症状不明显，仅见皮肤、唇色黑，略有腰痠或畏寒，其余 6 例均有肾虚见证。根据阴阳互根的理论，阳虚久损及阴，阴虚久损及阳，故以阴阳并补为主。药用熟地、山萸肉、山药、补骨脂、杜仲、菟丝子、巴戟肉、枸杞子等。治后 6 例黑色素减退，乏力好转。肾上腺皮质功能有改善。ACTH 连续 2 日滴注兴奋试验在治前都是低弱反应或延迟反应，治后仅 1 例仍异常，余均好转。此结果表示中医补肾疗法治肾上腺皮质储备功能不足，不同于一般的激素替代治疗。除了症状改善外，还能使其储备功能获得一定程度的恢复，这是西药所达不到的。因此对病情较轻的肾上腺皮质功能减退症患者，中医药治疗是比较合适的。

以后他们又用合成 ACTH（cosyntropin）兴奋试验检查老年人 53 例的唾液皮质醇增长值，结果明显低于青年人，说明老年人的肾上腺皮质储备功能较青年人减退。经温肾补气药(附片、生地、黄芪、首乌、黄精、仙灵脾、菟丝子、枸杞子等)治疗后,老年人的 Cosyntropin 试验皮质醇增长值有明显提高。此结果与上述病人结果一致。

王渭川将本病分为脾肾阳虚及肝肾阴虚两型,治则为补虚化瘀。对脾肾阳虚型用党参、黄芪、鸡血藤、桑寄生、菟丝子、续断、鹿角胶、补骨脂、杜仲、鸡内金、䗪虫、生蒲黄、琥珀末。对肝肾阴虚型用北沙参、续断、白芍、生地、枸杞子、杜仲、女贞子、旱莲草、归身、䗪虫、生蒲黄、鸡内金、琥珀末。结果 80%的病例有不同程度的好转,临床症状减轻以至消失,尿 17-OHCS 升高,有的还恢复到正常水平。

庄奕周采用中西医结合治疗本病 12 例,其中脾肾阳虚 6 例、气血两虚 4 例、肝肾阴虚 2 例。各根据辨证相应论治,同时配以强的松、氟氢可的松等西药。结果 10 例明显好转者在停服西药后继续服用中药,病情未见复发。另 2 例也减少西药激素剂量。

吉林中医研究所曾单独应用吉林人参茎叶的 20%乙醇浸膏治疗本病 18 例,结果显效 4 例、好 9 例、部分好转 4 例。该浸膏对本病早期或代偿期患者疗效显著,单独应用即能使患者恢复一定工作能力,对晚期或非代偿期患者须合并应用皮质激素,但可减少用量。

国外及国内都有人用甘草流浸膏治疗本病,一般正常人服单味甘草可见足肿及气急的副反应。以后明确甘草酸 700mg/日即可引起钠潴留、高血压、低血钾及肾素-血管紧张素-醛固酮轴受抑,说明 I 型盐皮质激素受体被甘草的活性成分直接活化,但其亲和力只有醛固酮的万分之一。Addison 病人单用甘草并无潴钠作用,但如病人用皮质醇则甘草就产生盐皮质激素样作用。有人观察到甘草可增加尿游离皮质醇含量,但对血皮质醇水平无影响。近年对此问题研究结果认为,甘草可能间接地通过抑制 11β-羟类固醇脱氢酶而发挥作用。

2. 理论与实验研究

因为肾上腺皮质功能减退患者辨证都属阳虚,故不少中西医结合研究学者以实验性肾上腺皮质功能减退动物模型作为阳虚模型,进行了许多工作。60 年代初邝安堃等开始以大剂量皮质激素造成动物耗竭现象,以后其他单位有了各种改进。一般是以大鼠或小鼠每日肌注醋酸氢化可的松 2.5～10mg 或醋酸强的松龙 0.5mg,连续 5～10 天,或地塞米松灌胃每日 7.5μg,连续 30 天。剂量均以每 100g 体重计算。此种大剂量肾上腺皮质激素用于动物一定时间后所造成的动物模型,在一开始体内皮质激素是过多的,可能先以阴虚或气阴两虚为主,到一定时间后,由于皮质激素反馈抑制 ACTH,造成继发性肾上腺皮质功能减退,才相当于阳虚。此时动物出现明显耗竭现象,可能因大量皮质激素的促进蛋白质分解作用所致。

用经过火烧灼的钢针刺入大鼠的肾上腺,以破坏其结构,可造成一种与切除大部分肾上腺相同的模型。此种动物术后饮用 1%氯化钠溶液,动物血压升高。但应用附子肉桂后,血压下降,死亡率减少。而应用六味地黄汤后,病情反而加重。故从药物反证来看,此动物模型也属于阳虚。不过这些应用肾上腺手术的动物模型,制造方法比较困难,一般科研中很少应用。

由于大剂量皮质激素所造成的肾上腺皮质功能减退是继发的,所以后来有人应用抑制糖皮质激素合成的氨基导眠能制造肾上腺皮质功能减退模型。这种模型具有其优越性。

对这种肾上腺皮质功能减退的模型,施玉华、张家庆等作了不少研究。除了体重降低、萎靡不振、拱背少动、反应迟钝、毛不光洁、体温降低、不耐冻等表现外,还可见到脱氧核糖核酸的更新率降低以及肝细胞等组织学和组织化学的改变。此外还可见到内分泌指标和免疫学指标的改变。这些改变大多可用助阳药得以防治。

方慧英等对氢化可的松造成的耗竭模型在半月内电针治疗 10 次,其体重、肾上腺重量、血皮质激素含量均较未针刺组增加,说明电针对其恢复有一定的促进作用。

(二) 皮质醇增多症

皮质醇增多症是肾上腺皮质功能亢进症中最常见的一种。是因为各种原因致肾上腺皮质束状带分泌皮质醇增多所致。常见的病因包括垂体前叶分泌 ACTH 的大或微腺瘤,即称为库欣病。还有肾上腺分泌皮质醇的腺瘤、肾上腺皮质增生及肾上腺癌。临床表现可见满月脸、多血质、向心性肥胖、腹部紫纹、皮肤痤疮、高血压、糖尿病倾向、骨质疏松、性功能异常及精神失常等。

中医认为本病的发生系肝肾阴阳失调所致。因肾藏真阴而寓元阳，为水火之脏、元气之根。命门火旺，则三焦相火也旺，故有多食肥胖、毛发增多、皮肤红润、多血质。肾阴不足、水不涵木、肝阴虚损、阴虚阳亢，则头痛头晕、烦躁易怒、口苦咽干、月经不调等。阴损及阳、阴阳两虚，则女子闭经、男子阳痿、性功能减退。脾肾不足、痰湿内阻，则肥胖浮肿。可见该病系由肝肾两脏阴阳消长失去平衡、阴虚阳亢或脾肾两虚、痰湿内蕴所致。

对于本病的治疗，肾上腺癌或腺瘤，以手术切除为主。对肾上腺增生，则行垂体微腺瘤用经蝶腺瘤切除术，或作肾上腺部分切除，或垂体下丘脑部位放射，或几种方法并用。对肾上腺癌或腺瘤不易切除者，用抑制皮质激素合成的化学药物。由于起源于下丘脑或垂体的皮质醇增多症的确切病因不明，故有时疗效欠佳，且多复发。近年有人应用中医药治疗，开辟了一条新的治疗途径。

由于本病不多见，故一般治疗报道的例数不多，有待长期积累经验。

老中医丁济南从肺郁论治皮质醇增多症，因肺郁不宣、湿蕴不泄而致肥胖。治疗以开腠理、宣肺气为主，佐以理气、清热、化湿及活血调经之法。药用桑叶、桑皮、荆芥、桔梗、蝉衣、知母、青橘叶、蛇果草等，取得了较好的疗效。

本病早期用中药治疗的病例报告多用龙胆泻肝汤，近年有用大承气汤者。如薛芳用大承气汤加味治疗 10 例。药用大黄、芒硝、厚朴、枳实、生何首乌、龙胆草、黄精等。结果：近期疗效 6 例满意，3 例进步，1 例无效。对糖代谢紊乱的疗效要快于手术治疗。

董鸣认为本病属脾肾两虚、痰湿内蕴的虚实夹杂证候，治以健脾益气补肾、祛湿消痰。药用枳实、厚朴、党参、白术、茯苓、甘草、白芥子、莱菔子、泽泻、山楂、首乌、大黄等。3 例结果均症状消失，实验室检查恢复正常。

（三）展望

中医脏象学说中的命门是中医特色之一。目前认为命门很可能相当于肾上腺，这是古老中医学中很宝贵的财富，值得继续加以研究。大量的肾上腺皮质功能减退的动物实验及临床研究，基本上证实了这一学说。其中尤其是助阳药对肾上腺皮质功能的影响，还有滋阴药的影响，都值得深入研究。如能通过现代科学加以发扬，很可能会增加新的疗法或提高疗效。目前研究以肾上腺皮质功能减退为主，而对功能亢进则基本上未深入。这方面还有许多工作可以做。

（张家庆　陈　喆）

四、垂体及其他疾病

垂体素有“内分泌腺之王”之称，其分泌的几种促激素可直接影响外周的内分泌腺，如甲状腺、肾上腺及性腺等。由垂体引起的肾上腺及甲状腺病已在各有关章节叙述。这里主要介绍垂体前叶及后叶病变引起的其他常见病，而且有过一些中西医结合研究内容者。

此外，内分泌腺还有甲状旁腺及性腺。甲状旁腺疾病本身并不多见，中西医结合治疗研究者更少。性腺疾病很多，但女性性腺疾病往往属妇产科范畴，在妇产科章节中介绍；男性性腺疾病往往属泌尿外科范畴，在泌尿外科章节中叙述。本节仅介绍与这两章不重复的男性乳房发育。

（一）垂体性侏儒症

垂体性侏儒症系指生长发育前因下丘脑-垂体功能减退致生长激素缺乏，或外周组织对生长激素不敏感引起的生长发育障碍。发病始于婴儿或儿童期，患儿个体矮小，身高低于同龄正常儿童平均身高 3 个标准差以下。其病因可分为原发性及继发性两类。原发性者为常染色体隐性遗传，以下丘脑病变所致分泌生长激素释放激素减少，或垂体前叶病变所致分泌生长激素不足为主。继发性者可因颅脑肿瘤、颅脑外伤、血吸虫病、钩虫病、肾炎、长期营养不良及心、肝、肾、肠等慢性疾病造成生长激素分泌不足或生长介素合成不足，或对生长介素不敏感所致。病人身材停止于幼儿期，骨骼发育不全，性器官不发育及第二性征缺乏，但智力与同龄人相近。

中医将侏儒症归属于“五迟”、“童子痨”等范畴。其发生与肝、脾、肾三脏亏损、气血不足、阴阳俱虚等有关。尤其是肾为先天之本，主藏精，主骨生髓，主生长发育，主生殖。肾精亏损，肾气不足，故生长发育停滞，性功能和生殖能力障碍。脾为后天之本，气血生化之源。脾胃虚弱，化源不足，则脏腑失于濡养。

现代医学治疗原发性垂体性侏儒症主要是补充基因合成的人生长激素，对继发性侏儒症，则主要是治疗引起发育障碍的原发病。

中医治疗侏儒症多以温肾填精、健脾益气、补肝养血为治则，常用方剂有河车大造丸、右归饮、无比山药丸、大补阴丸等。中药中一些血肉有情之品如紫河车、鹿茸、鹿角胶、龟板胶等，对促进生长发育及性腺功能有较好作用。但中医药治疗诊断明确的垂体性侏儒症至今尚无报道。而市场上却有不少促进生长的中药在应用。

除了上述的生长激素缺乏的垂体性侏儒以外，还常见生长激素并不缺乏的生长发育延迟，多因精神障碍等所致。上述中药至少对这些病例可促进生长发育，使其接近正常的发育度。但究竟对哪一种情况有效，疗效究竟如何，尚有待进一步深入研究。

（二）产后垂体前叶功能减退症

产后垂体前叶功能减退症又称席汉综合征，是因分娩时大出血致垂体前叶缺血性坏死，垂体分泌的各种激素（包括促激素）减少所引起的疾病。由于促激素减少，可引起性腺、甲状腺、肾上腺皮质功能减退。临床上表现为产后无乳、乳房萎缩、月经闭止、性欲减退、毛发脱落、面色苍白、表情淡漠、体软乏力、畏寒少汗、心率缓慢、脉搏细弱、血压偏低等。实验室检查垂体分泌的各种激素均减少，外周靶腺分泌的激素也减少。

本症在中医属于“虚劳”、“经闭”、“浮肿”等范畴。其病因病机为产后失血、气随血耗、血少而不能生精，致气耗、血少、精伤，损及肾、脾、肝三脏，尤以肾阳虚衰为突出。

西医治疗本症主要是补充三种靶腺的激素替代疗法，实际上补充的不是原发缺乏的垂体激素，而且补充不全。近年来国内有人用中西医结合疗法治疗本病，多以中医辨证论治为主，辅以小剂量激素补偿，取得了较好的疗效。

1. 临床研究

张国珍等治本症16例。其中气血两虚7例，用补气养血法，药用黄芪、当归、党参、茯苓、甘草、白术、桂圆肉、首乌、阿胶；脾肾阳虚9例，用补脾益肾法，药用党参、白术、茯苓、炙甘草、枸杞、杜仲、淫羊藿、覆盆子、肉苁蓉、核桃肉、菟丝子。西药另用乙烯雌酚、甲状腺片及氢化可的松。治后14例明显好转，2例好转。

赵氏等治10例，主要是补肾，药用仙灵脾、菟丝子、肉桂、附子、党参、黄芪、白术、焦三仙、当归、女贞子、山萸肉。同时给小剂量甲状腺片及强的松。疗效都比较满意。

徐氏治本病6例，治则为补肾温阳、气血双调，药用附块、党参、黄芪、当归、熟地、丹参、白芍、白术、甘草，对脉微欲绝者加红参（1例用野山参）。病情稳定后以参芪六味丸加减。西药亦给皮质激素、甲状腺及人工周期。6例激素用量逐渐减少，一年后停用，随访2～5年疗效均良好。

卢氏用单味药地黄治本病10例。取生地黄90g水煎服，35天内间隔服12天，以后每隔1～3个月再服3天。治后疗效良好，除食欲、体力等好转外，1例3个月后月经来潮，2例一年后再妊娠。实验室检查也有改善。

2. 展望

本症为垂体前叶病变，西医治疗只能补充靶腺激素。中医药尤其是温补肾阳药物很可能作用在中枢神经内分泌系统，因而与西药合用治本症疗效较好。但目前缺乏精密设计的科研资料。最近上海医科大学中西医结合研究所沈自尹教授等证明右归饮能增加动物模型的下丘脑CRH（ACTH释放激素）的mRNA表达，而四君子汤及活血化瘀药无此作用，为这方面工作开辟了前景。如果进展顺利，中医补肾药很可能在神经内分泌药理学上为世界作出贡献。

（张家庆 朱德增）

（三）催乳素瘤及高催乳素血症

近年来实验室检查手段不断提高，高催乳素（PRL）血症在内分泌病中已不少被诊断，垂体PRL瘤则是造成高PRL血症的重要病因。而由于颅脑CT、核磁共振（MRI）技术的开展，使PRL瘤的诊断率明显增加。其临床表现以乳溢症或闭经-乳溢综合征为主，有时有无排卵及肥胖等。实验室检查，血PRL水平>20μg/L。CT或MRI可明确PRL瘤，一般为微腺瘤，少数为大腺瘤。患者多为女性，少数未婚、已婚未孕女性及男性也可患本症。引起高PRL血症或PRL瘤的确切病因未明，但有不少药物可引起乳溢，例如一些精神病药物及多巴胺受体拮抗剂吗丁啉等。

本病归属中医乳汁自出、闭经等范畴。中医认为本症多由脾肾两虚、肝郁气滞所致。《女科切要》说："肥人经闭，必是痰湿与脂膜壅塞之故"。乳房属肝，若肝气郁结，疏泄失常；或怒火上冲，气血运行紊乱，不循其常道下归血海为月经，反而随肝气上入乳房变为乳汁；或肾水不足，肝木失养，肾虚肝旺，肝经疏泄太过，肾经闭藏不及，气血紊乱；或脾胃虚弱，运化不行，水湿停聚，为湿为痰；或统摄失职，气血紊乱，胞脉不利，气血逆入乳房，化为乳汁，而产生闭经乳溢之症。

本症的治疗，应针对病因。药物引起者应停用有关药物。因PRL微腺瘤引起者则以溴隐亭治疗。对于大腺瘤或有压迫症状者则行手术切除，配合放射及药物治疗。对于原因不明或单纯高PRL血症，仍用溴隐亭治疗。此时配合中医或单用中医药治疗，有可能提高疗效。

中医学早就认识到麦芽有回乳等功效，但其作用机理研究不多。邝安堃等研究生麦芽对PRL分泌的影响，并用以治乳溢症。生麦芽煎剂100～200g/日对8名健康人睡眠及灭吐灵试验时PRL释放高峰均能抑制。15例单纯乳溢症用生麦芽后13例乳溢消失或缓解，2例无效。其中6例作灭吐灵试验其PRL反应高峰不受抑制。闭经-乳溢综合征18例服药后2例乳溢缓解，另2例月经恢复，但无排卵现象。提示生麦芽在一定程度上能抑制高PRL血症，但对生理或病理性PRL增高影响不等。

申春弟用补益心脾兼以清化之法治闭经-乳溢综合征10余例。药用党参、黄芪、白术、茯苓、枣仁、广木香、当归、远志、丹参、泽兰叶、牛膝、生麦芽、黄柏、芡实，疗效较好。

朱南荪治闭经-乳溢综合征16例，疗效满意。分为3型：①肝肾亏损、肝气上逆型，治宜疏肝养血顺经，四物合逍遥散加减，药用当归、生地、丹参、赤芍、川芎、柴胡、郁金、制香附、蒲公英、全瓜蒌、枳壳、牛膝、王不留行子；②脾肾不足、气血两虚型，治宜健脾益肾、调补气血，圣愈汤合右归丸加减，药用党参、黄芪、当归、熟地、赤白芍、川芎、淮山药、枸杞、鹿角、巴戟肉、肉桂、鸡血藤；③肾虚血枯、心肝火旺型，治宜清热养阴、疏肝利气调经，四物、增液合逍遥散加减，药用当归、生地、赤芍、川芎、玄参、麦冬、黄芩、钩藤、苁蓉、柏子仁、牛膝、泽兰叶、逍遥丸。

王耀廷将闭经-乳溢综合征分4型：①肝郁气滞型，治宜疏肝解郁、和血调经，方用逍遥散加生麦芽、牛膝；②肝火上冲型，治宜清热疏肝、凉血调经，方用丹栀逍遥散加卷柏、泽兰、牛膝、生牡蛎，或龙胆泻肝汤加牛膝、丹参；③肾虚肝旺型：治宜滋肾养肝、调冲通经，方用神妙六逸丸加味（熟地、石菖蒲、菟丝子、地骨皮、远志、牛膝、仙灵脾、紫石英、鹿角霜、巴戟天、白芍、女贞子、旱莲草）；④脾虚痰阻型：治宜健脾燥湿、豁痰通经，方用苍附导痰丸加减（苍术、香附、半夏、陈皮、茯苓、甘草、南星、枳壳、神曲、石菖蒲）。

陈连起将本症分3型：①肝经湿热、冲任阻滞型，治宜清肝利湿，兼以化瘀；②脂痰凝塞、血海滞型，治宜豁痰除湿、调气活血通经；③气滞血瘀、胞脉阻滞型，治宜疏肝活血、化瘀通经。

（四）产后缺乳症

产后缺乳在现代医学中往往不被作为一种独立的疾病，重视不够，也缺乏研究。从理论上推测，很可能是因为垂体前叶功能减退、催乳素分泌减少所致。一般认为产后乳汁分泌主要是因为胎盘生乳素的准备，以及产后雌、孕激素水平降低、催乳素增高等协同作用所致，与神经内分泌有密切关系。产后因为各种原因致这些内分泌紊乱，就会使乳汁分泌减少，甚或全无。

中医认为乳汁乃气血所化、脾胃所生。而乳房之分泌乳汁，全赖肝脏之疏泄，冲任之调节。产后缺乳多因情志所伤、孕前多病、气血不足、脏腑功能失调、津液亏乏、肾气衰弱、肥胖痰盛、外邪侵袭、胞宫瘀损等原因。

关于本症的治疗，西医无明显的药物或疗法。但中医及我国民间一直用中草药及饮食治疗，效果很好。

孟庆珠用穿山甲、王不留行子、漏芦、通草、木通、寸冬、路路通治产后缺乳485例，痊愈436例，显效45例。

周可贵用自拟增乳汤（王不留行、路路通、漏芦、炮甲、川芎、天花粉、麦冬、丝瓜络）治120例，结果显效106例，有效12例。

李学声自拟通乳灵（黄芪、党参、当归、生地、麦冬、桔梗、木通、王不留行、炮山甲、通草、皂刺、漏芦、花粉）治175例，服1剂愈者75例，2剂愈者44例，3剂愈者28例，3剂以上愈者23例，无效5例。

张宽智将本症分为气血两虚、肝郁气滞和肝肾虚损3型，共治119例，治愈86例，显效14例，有效12例，无效7例。

张武从湿论治肥胖体质缺乳55例。分湿盛内阻、湿盛食滞及湿盛气郁3型。结果治愈26例、显效16例。

张友陇治初产妇42例、经产妇14例缺乳，分为气血弱、肝郁气滞、血脉壅滞及痰食壅滞4型，结果治愈41例、有效12例、无效3例。

除了中草药外，有不少单位用针灸治疗，而且进行了深入研究。胡旭初等研究产后10天以上、且既往有缺乳史或本胎缺乳达15天以上者共9例，检测针灸前后的血中催乳素水平，结果显效、有效、无效各3例，发现有效病例血中催乳素增加，无效者变化不大。故认为针灸治本症过程中催乳素水平起重要作用。

于澎等也进行了类似的针灸前后血PRL测定。也发现针刺后，泌乳量增加，血清中PRL也明显增加。

刘志谦治本症取乳源、乳消、乳泉3穴，称为“乳三针”，针刺得气后再加针膻中穴，共治69例，有效64例。

解广智用耳针治本症265例，耳穴选内分泌、胸、乳、胃、肝、神门、皮质下及脑点。痊愈226例、好转23例。

辛伯臣用按摩穴位的方法治本也有效，100例中痊愈96例。

(五) 男性乳房发育症

男性乳房发育症指男性一侧或双侧乳房呈女性化发育，有时可分泌乳汁样液体的一种病症。20～50岁较多见。发病的主要机理为雌激素相对或绝对增多及乳腺对雌激素的敏感性增加。临床表现为单侧或双侧乳腺肥大，乳晕周围能触及1～3cm之肿块，质地中等，边界清楚，有胀痛或触痛感。本病分为生理性和病理性两类。生理性可见于新生儿、青春发育期及老年男性。病理性可见于性腺功能减退、慢性肝脏疾病、肢端肥大症、甲状腺功能亢进或减退等多种病症及一些药物的影响。

本病归属中医“乳癖”、“乳疬”范畴，其发病与肝肾脾胃有关。男子乳头属肝、乳房属肾，脾胃络脉布于两乳。其基本的病因病机为肝郁气滞、气滞血瘀、气阻痰凝、痰瘀交阻、结聚成痰。病初多实证，气滞血瘀、痰气郁结、痰瘀交阻；后期多为虚，肝肾亏虚、气血两虚、阴虚阳衰。治疗上以疏肝理气、补益肝肾为主。

关于本病的治疗，主要针对病因。生理性者不必治疗，病理性者重点在原发病。有时可用激素疗法针对疼痛等症状，但不能完全消除病症。应用中西医结合疗法有可能提高疗效、减轻西药副反应。

张越村用自拟抑乳汤（海马、淫羊藿、何首乌、郁金、土鳖虫）治本症，观察治疗前后血中催乳素、睾酮、雌二醇。发现治前绝大多数血睾酮下降，而雌二醇、催乳素升高，治后3种激素有明显改善。

程运文认为肝气郁结、湿聚痰凝，与瘀血相结为本病病机，以理气化痰逐瘀，治疗50例。药用柴胡、制香附、枳壳、半夏、浙贝、白芥子、川芎、三棱、莪术、丹参、海藻、生甘草、生麦芽。同时取山慈菇、黄药子、细辛、生川乌、芒硝、生南星共研细末酒调外敷。结果痊愈46例，无效4例。

胡义根以软坚散结法治本病20例，药用生牡蛎、柴胡、丹参、莪术、象贝母、仙灵脾、香附、橘核、荔枝核。结果治愈17例、显效1例、无效2例。

王袭祚以内服加外敷治本病45例。内服药为橘叶皮、柴胡、瓜蒌、海藻、三棱、莪术、荔枝核、当归、赤芍、仙茅、鳖甲、菟丝子、川贝母。外用药：白芷粉蜂蜜调糊或阳和解凝膏。

结果痊愈16例、有效27例。

王保恩将本症分为：① 痰气郁结型，治宜疏肝理气解郁、化痰散结通络，自拟加味二皮汤，药用青皮、陈皮、当归、赤芍、天花粉、王不留行、瓜蒌、丹参、柴胡、川贝母；② 肝郁血虚型，治宜养血疏肝、活血通络，自拟养血疏肝饮，药用丹参、何首乌、山楂、当归、白芍、赤芍、郁金、陈皮、橘核、香附、柴胡；③ 肝肾亏虚型，治宜补益肝肾、化痰消积，用加减地黄汤，药用熟地、山药、丹参、云苓、当归、杜仲、菟丝子、青皮、陈皮、川芎、瓜蒌、穿山甲、川贝母；④ 肾阳虚衰型，治宜温肾壮阳、补益命门，用加味右归饮，药用熟地、山药、巴戟天、杜仲、仙灵脾、阳起石、党参、制附子、肉桂、甘草。结果治疗24例，痊愈17例、显效5例、无效2例。

杨堃用疏肝软坚法治本病32例，药用香附、郁金、八月扎、哧噜子、路路通、炙甲片、沉香粉、蒲公英、合欢皮、黄药子、夏枯草、蛇莓、川芎、赤芍、白芍、甘草。结果显效28例、好转2例、无效1例。

郑少祥用灸法治男性乳腺增生25例。主穴乳中、配穴足三里，再随症加减。用艾条每日灸1次。结果痊愈13例、显效6例、有效4例、无效2例。

（张家庆　陈　喆）

（六）尿崩症

尿崩症是指垂体后叶的抗利尿激素(ADH)分泌不足（中枢性或垂体性尿崩症），或肾脏对ADH反应不敏感（肾性尿崩症），而引起的症候群。其特点是多尿、烦渴，尿比重低和渗透压低。本症以中枢性尿崩症多见，肾性尿崩症很少。中枢性尿崩症一般因颅内疾患，如肿瘤、外伤、放射、感染等引起，但也有不少原因不明。现代医学对本症的治疗一般采用激素替代疗法。如长效垂体后叶素尿崩停肌注或粉剂搐鼻，目前多主张用人工合成的类似化合物，如DDAVP，可以滴鼻。对轻症患者也可以用口服药物，如双氢克尿噻、安妥明、卡马西平等。

本病以多尿、多饮为主症，患者多形体消瘦，故中医属于消渴病范畴，以上消和下消为主。其病因病机由于素体阴虚、情志失调、饮食偏嗜、劳累过度，致阴虚燥热、津液干涸；或因脾气不升、津液失布，肾阳不足、津液失于固摄，小便直下而为病。中医治疗多采用清热生津、益气健脾、温肾固摄等法，以恢复体内水液的正常输布与代谢。

范氏用养阴泄热、益气补脾法治本病14例，药用生地、熟地、龟板、黄连、黄柏、羚羊角、党参、甘草、山药为主。病情稳定后，服甘草粉1～3个月，疗效满意。

孙氏以鹿茸丸治本病13例，药用熟地、黄芪、山药、人参、五味子、麦冬、山萸肉、牛膝、破故纸、苁蓉、地骨皮、茯苓、元参、鸡内金粉、鹿茸粉。取得满意疗效。

王氏以加味龙骨牡蛎汤治本症7例，药用龙骨、牡蛎、枸杞、菟丝子、黄柏、砂仁、甘草、北沙参、杜仲。结果6例痊愈、1例好转。

杨氏以麦门冬饮加减治小儿尿崩症7例，药用麦冬、葛根、乌梅、芦根、花粉、沙参、黄芩、知母、竹叶，远期效果满意。

宋氏等用甘草泽泻煎剂治本症5例，治后疗效满意。

樊氏以补肾健脾为主治本症7例。根据辨证，偏于肾阴虚者予滋肾健脾、缩泉升津，药用生地、山萸肉、枸杞子、天花粉、生黄芪、升麻、生甘草、覆盆子、桑螵蛸、补骨脂；偏于肾阳虚者予温肾健脾、化气固尿，药用熟附片、肉桂、生熟地、山萸肉、山药、生黄芪、升麻、生甘草、覆盆子、益智仁、补骨脂、煅龙牡。结果治愈4例、显效2例、有效1例。

（七）对垂体等疾病中西医结合研究展望

垂体在内分泌腺中上联系下丘脑，下连接几个靶腺，是神经内分泌中重要器官。而中医藏象中肾的功能与此最为相近。许多补肾药往往作用在下丘脑或垂体。目前已有一些研究初步证明了这一点。现代药理学有关中枢神经递质的药物近年发展很快，中西医结合研究也应该从这方面开展工作。如甘草成分能增强肾小管对钠和氯再吸收而呈现抗利尿作用，因而应用甘草治疗尿崩症取得了一定的疗效。近年研究认为甘草成分对盐皮质激素也有作用，因此抗利尿效应是否也可通过这方面途径实现？总之，应用中西医结合的现代手段来研究中医药，尤其在内分泌领域内，路会越走越宽广，成果会越来越多。

（张家庆　朱德增）

第八节　结缔组织病

结缔组织病又称为胶原病，是一组以粘液样水肿和纤维蛋白样变性以及坏死性血管炎为基本病变的疾病，在临床上有些共同点，如慢性不规则发热、关节酸痛、皮肤损害等，实验室可测到多种有关的自身抗体，以及应用皮质类固醇激素有效等。一般将本组疾病分成三类：①传统的结缔组织病，即红斑狼疮、硬皮病、皮肌炎（多发性肌炎）、风湿热、类风湿性关节炎和结节性多动脉炎。②结缔组织病的近缘病，如白塞病、干燥综合征、结节性脂膜炎等。③结缔组织病的类似病，如变应性亚败血症，前管炎综合征等。此外还有其重叠（连续或间歇）型和混合型的存在。中医对本组疾病有大量的论述，如隋《诸病源候论·温病发斑候》中的“斑疮”与红斑狼疮、皮肌炎的皮疹极近似。又根据其表现而有不同的命名，多关节疼痛属“痹症”，有肾脏损害属“水肿”，有肝脏损害属“黄疸”、“胁痛”。《医宗必读·痿》谓：“肺痿者，皮毛痿也”提出了肺与硬皮病的关系。纵观中西医结合几十年来对结缔组织病发病机理的研究，观点纷呈，但以脏腑虚损发病学说影响较大，特别以肾发病机理论更为见长，如系统性红斑狼疮、干燥综合征、变应性亚败血症，多以肾阴虚为主。系统性硬化症、混合性结缔组织病，多以肾阳虚为主。另外，血瘀发病理论在本疾病中研究亦颇多，特别是结合免疫学的研究亦有其新进展，如已证实体液免疫及细胞免疫紊乱与血瘀证有密切关联，如红斑狼疮、干燥综合征多阴虚血瘀，混合性结缔组织病、系统性硬化症多阳虚血瘀，皮肌炎和白塞病多气滞血瘀。当结缔组织病在急性发作阶段或继发性感染时，常出现气血两燔，以及热毒症状，按照上述辨证进行治疗都可取得相应的疗效。

本节重点介绍红斑狼疮、硬皮病、皮肌炎3个疾病。通过对这些结缔组织病的介绍，让我们不但了解现代中西医结合在结缔组织病的研究上所取得承上启下的成就，更为了今后中西医结合起来研究，在此领域中更广泛深入持久地开展医学研究，为中国人民和世界人民的健康做出应有的贡献。

一、红斑狼疮

红斑狼疮（Lupus erythematosis）是一种自身免疫性疾病，它的临床表现根据皮损及实验室检查，可分为盘状红斑狼疮（DLE）、深部红斑狼疮（PLE）、亚急性皮肤型红斑狼疮（SclE）、系统性红斑狼疮（SLE）和重叠型红斑狼疮（OLE）。轻者损害主要局限于皮肤，很少有全身症状；重者除了有皮肤损害外，可累及心、肝、肾、肺、神经系统等脏器。伴有发热、乏力、关节疼痛等全身症状。常有光敏感，血液中有很多自身抗体。中医称为“马缨丹”、“红蝴蝶疮”、“日晒疮”、“鬼脸疮”等。

本病的病因尚未完全明确，近年来研究揭示本病与遗传、内分泌、感染、自身免疫等因素有关联。另外，某些药物、精神因素、物理性刺激也会诱发或加剧本病。因此认为是多因素作用下致病。现代中西结合对本病作了大量研究，认为肾阴亏虚与邪毒亢盛是本病之病机，认为本病多因先天禀赋不足，肝肾亏损，虚火上炎，兼因腠理不密，日光曝晒，两热相搏，热毒入里，瘀阻脉络，内伤脏腑，外阻于肌肤所致。或因热毒炽盛，燔灼营血，引起急性发作。疾病后期大多阴损及阳，内累及脏腑，外发于肌肤。全国著名的中医家对此病发生发展有许多新的创见，如赵炳南主张扶正祛邪，调理阴阳，增强体质，纠正其“偏盛偏衰”的病象，强调巧妙运用扶正固本法是提高疗效的关键。朱仁康提出一要重视治病的原则性、规律性；二要掌握治病的灵活性、变通性。

（一）临床研究

临床分型论治，即毒热型、虚热型、心伤型和阳虚型。根据各家立论，主要有以下几种：

1. 肾虚论　发现本病的临床见证，与肾虚有密切的关系，因此，提出肾虚发病学说为主的分型方法，分为：阴虚型、阴阳两虚型、虚实夹杂型，在以上三种类型中，均可见肾虚之象，如腰酸、耳鸣、发枯等。其病理变化过程为：肾阴先虚，阴损及阳，阴阳两虚，虚实挟杂而见热毒等症状。以此为基础，以阴虚为重的原则。按疾病变化规律，分阴虚内热、阴虚火旺、气阴两虚和阴阳两虚四型论治。分别采用养阴清热的知柏地黄丸、滋阴降火的犀角地黄汤与石膏生地煎、养阴补气的补中益气汤和六味地黄丸、滋阴壮阳的二仙汤与右归丸加减，取得预期疗效。

2. 血瘀论　本病患者多有皮肤毛细血管扩张性红斑、紫绀、舌质紫黯、痛有定处，或有病理性肿块发生而认为主要是由血瘀所致。故对本病的防治应用活血化瘀为主的疗法，并根据病变性质的不同，分别采用7种方药加减：①活血化瘀、消炎退肿，主药用昆明山海棠、雷公藤加减；②活血化瘀、清热解毒，主药用大黄、红藤加减；③活血化瘀、调补阴阳，主药用红斑方（益母草、丹参、丹皮、桂枝、肉苁蓉、广犀角粉、黄柏、补骨脂）加减；④活血化瘀、芳香化浊，主药用化毒丸（牛黄、琥珀、血竭、大黄、雄黄、生乳没、川贝母、神曲，合神曲糊为丸）；⑤活血化瘀、养阴清热，方用六味地黄丸、身痛逐瘀汤及膈下逐瘀汤加减；⑥活血化瘀、健脾消肿，主药用红花、赤芍、秦艽、黄精、党参、荠菜花等；⑦活血化瘀、养心安神，主药用丹参、土茯苓加减。

3. 痹证论　有研究认为，本病相当于《内经》中的痹证，风寒湿三气杂至，先侵犯肌表及肢体筋骨，引发酸麻疼痛，红斑显现，继而深入脏腑，造成损伤，故临床上将其分为风痹损肌肤与络脉、风痹损心、风痹损肝、风痹损脾、风痹损肾、风痹损肺等类型。从痹论治采用温阳祛风法。主要药为桂枝、制川草乌、仙灵脾、玄参、伸筋草、甘草、损及肌肤脉络者加通络活血药，损肾者加益肾培元药，损心者加养心开窍药，损肝者加柔肝理气药，损脾者加健脾助运药，损肺者加开肺药等，亦有以温养心阳佐益肾蠲痹法者。

4. 热毒论　由于本病皮损多发生于头面部，根据“诸痛痒疮，皆属于心”的理论，结合皮损多为鲜红色炎症性，又忌日光照射，并有发热等热象，而认为证属热毒或阳毒发斑，火毒内困，缠绵日久，致气阴两伤而发病，治宜清热解毒，凉营清气。方用犀角地黄汤合化斑汤化裁，神昏谵语加服安宫牛黄丸或至宝丹。另有用凉血燥湿，清热解毒法者，以大剂苦寒药为主，可有很好的疗效。

5. 血证论　本病患者可在某个阶段或全过程中表现血热、血瘀及血虚见证，由此而提出红斑狼疮属血证的新论点，并在临床上应用凉血、活血及养血的单纯药、复方及提取的有效成分来治疗本病，实践证明服药后患者不但临床指标及实验室指标有不同程度的改善，尤其是抗核抗体、抗双链DNA抗体、抗Sm抗体、免疫球蛋白、补体、淋巴细胞转化功能等体液、细胞免疫功能均有改善，而且不少的患者在病情得到有效控制的基础上，递减或停服皮质类固醇激素。此观点和治疗方法近来受到国内外专家的重视与高度评价，血证论与红斑狼疮的有机联系，今后仍有进一步深入探讨研究的必要。

从全国各学派对本病的分型及临床治疗的情况分析，基本上可以分为以下几个方面：

1. 邪实证分型（以祛邪为主的治疗）

（1）热毒炽盛型：证见蝶形红斑明显红肿，甚至大疱或血疱，高热持续不退，关节肌肉酸痛加剧，时而精神恍惚时而烦躁不安，甚至神昏谵语，衄血，大便干结，小便黄赤，苔黄干或光剥苔，舌质红绛，脉数而弦紧。常见红斑狼疮的急性发作或伴继发感染，在用抗生素和皮质类固醇激素的同时予以清热解毒，凉血通络的方剂。方用清瘟败毒饮、玉女煎或用羚羊角散合化斑汤加减。

常用药有水牛角粉、生地黄、赤芍、丹皮、紫草、黄连、黄芩、玄参、生石膏、金银花、蒲公英、虎杖。

（2）气滞血瘀型：证见腹胀纳呆、胸隔痞满、恶心嗳气、胁痛常伴肝脾肿大，月经不调，头晕失眠，皮损红中带紫，毛细血管扩张，肢端毛细血管痉挛等，舌质暗紫有瘀斑，脉沉细涩，多见于SLE伴有肝损者，治以理气活血、滋阴清热，方用一贯煎合膈下逐瘀汤加减。药用当归、生地黄、枸杞子、川楝子、赤芍、丹皮、红花、桃仁、香附、枳壳、生鳖甲、三七粉、半枝莲。

（3）毒邪攻心型：证见心悸气短，活动后更甚，自汗乏力、胸中烦躁，面白肢冷或五心烦热、夜寐多梦，舌淡苔白，脉细弱或结代。多见于SLE伴有心肺损害或中枢神经损害者，治以养心安神、活血败毒，方用天王补心丹及身痛逐瘀汤加减，也可用黄连解毒汤、生脉散加减。药用生黄芪、太子参、五味子、生地黄、紫石英、远志、黄连、当归、赤芍、金银花。

(4) 邪热伤肝型：证见畏寒发热，心烦易怒，肝区疼痛，全身乏力，头晕，失眠，女性多痛经或月经不调，舌红少津，苔白腻或黄腻，脉紧而细数。多见于长期应用皮质类固醇激素的SLE，并有柯兴氏貌及血压升高，可有肝功能异常。治以舒肝清热，活血解毒，方用柴胡舒肝汤合二至丸加生何首乌、玄参、益母草、白花蛇舌草。

(5) 心脾积热型：证见发热，烦躁，全身关节肌肉酸痛，口舌生疮，纳呆便溏，渴喜引饮，舌红起刺，苔薄黄，脉紧而数。多见于SLE的亚急性缓解期，高热已退，余热未清，多有口腔溃疡及肌炎病变，治以凉血清热，活血利水，方用清解汤加丹参、黄芪、青蒿、大黄炭。

(6) 风湿热痹型：证见以关节肿胀疼痛游走不定，肌肉肿胀酸痛为主，或有屈伸不利，口渴咽干，烦闷不安，溲赤便结，舌红苔黄糙，脉滑数。多见于以关节损害为突出表现的SLE患者。治以清热和营，祛风通络。方用独活寄生汤及石膏知母桂枝汤加忍冬藤、威灵仙。

2. 正虚证分型（以扶正为主的治疗）

(1) 阴虚内热型：证见五心烦热，耳鸣咽干，头昏目眩，纳呆乏力，小便短赤，皮损黯红，舌尖红苔薄黄脉细数。多见于SLE轻度活动的患者。治以益气滋阴，利水清热，方用知柏地黄汤和大补阴丸加减。

(2) 阴虚火旺型：证见低热持续或反复，口干唇燥，喜冷饮，腰部酸痛，女子月经不调，头发脱落，皮损呈水肿或斑中夹疹，舌红苔黄或光剥，脉弦数或细数。多见于SLE急性或亚急性发作者。治以滋阴降火，凉血清热。方用犀角地黄汤和石膏生地煎加减。

(3) 肝肾阴虚型：证见头晕耳鸣，腰酸腿痛，皮损黯褐，五心烦热，舌红少津，脉沉细，多见于SLE缓解及稳定期的中老年患者。治以滋补肝肾，养阴清热。方用六味地黄丸合二至丸加减。

(4) 气阴两虚型：证见面色苍白，少气懒言，关节酸软，伸舌时有颤动，舌质淡，脉细无力，多见于SLE发热已退，仍较虚弱的患者。治以养阴补气，益气温阳。方用补中益气汤和增液汤加减。

(5) 阴阳两虚型：证见形寒怕冷，面色㿠白带浮肿，肢冷腰酸，下肢浮肿，舌质胖润苔薄白脉细而无力或沉而慢，多见于SLE伴有肾脏损害。治以滋阴温阳，益气活血。方用二仙汤合右归丸加减。

(6) 脾肾阳虚型：证见神倦形寒，面色无华，脘闷纳呆，目眩耳鸣，肢体浮肿，大便溏薄，小便清长，皮疹不明显或有色素沉着，舌质淡胖有齿印，苔多薄润，脉濡细。多见于长期大量应用皮质类固醇激素伴有较严重的肾脏病变的SLE患者。治以温补脾肾，活血通络。方用附子理中汤合济生肾气丸加减。

3. 辨病论治 近代治疗红斑狼疮常采用以辨病或辨脏器为主，结合辨证的治疗方法。

(1) 红斑性狼疮伴肾损害：在SLE中，狼疮性肾炎（LN）的发病率最高，肾活检绝大多数有异常，因肾衰致死也是SLE主要死亡原因之一。而且狼疮性肾炎可发生在本病的早、中、晚期，因此是SLE的治疗重点。中医认为狼疮性肾炎属阳毒发斑，水肿虚劳范畴。病因多由于先天禀赋不足或七情内伤，劳累过度以致阴阳气血失和，复感风湿热邪，风热毒邪乘虚入里，瘀阻经脉，伤及气血，由浅入深，伤及肾脏而发病。所以多为本虚标实或虚实夹杂。治疗上应清热解毒，活血化瘀，补肾利水为治则。如以绵红方治疗有肾损害的SLE 3～6个月，血尿常规、肾功能等有明显改善。据现代药理研究，清热解毒药有抗感染，抗病毒作用，能抑制抗原抗体复合物的产生。活血化瘀药（丹参等）能清除血液中过剩的抗原，补肾药（枸杞子等）能提高机体的免疫功能。所以全方共奏祛邪扶正之功。临床也可根据病人情况而加减。如肾阳虚可加附子、肉桂等；尿蛋白长期不清，酌加芡实、金樱子、乌梅炭等。

(2) 红斑狼疮伴肝损害：以肝损害为主的红斑狼疮，常在本病的缓解期发生。中医认为阴虚火旺，肝肾亏损为本病之根本。治以养阴清热，滋阴补肝。具体治疗时又可根据患者不同情况而辨证论：① 脾虚湿热型，治以健脾清热化湿。方用胃苓汤合茵陈蒿汤加减。② 气滞血瘀型，治以疏肝理气，活血化瘀。方用逍遥散合桃红四物汤加减。③ 肝肾阴虚，治以养阴清热、滋补肝肾。方用增液汤合知柏地黄丸加减。现代药学证明其中滋阴药可使亢进的DNA合成率降低，并对抗皮质类固醇激素药引起的阴虚阳亢的副反应。补气药能促进淋巴细胞转化，增强单核-巨噬细胞的吞噬功能，增加激素调节作用，促进免疫功能的恢复。

(3) 狼疮性心包炎：红斑狼疮也常累及心脏，其中以心包炎最多见。病因病机同狼疮性肾炎，当风热毒邪由浅入里，阴液耗损，五脏六腑日失所养，上焦气化失司，淫邪结于心包而致病。中药用养阴清热，燥湿利水为主来治疗，如苍术、白鲜皮、大黄炭、凌霄花、水蛭、青蒿等。其中燥湿药可消除宏观和微观所见之湿象，又有消炎脱敏和去除免疫复合物的作用，同时心包炎亦为血瘀所产生的一种病理现象，故用大黄破血行瘀，凌霄花凉血祛瘀，水蛭破血化瘀。瘀者病邪也，邪去则正安，消除异常而达到自身稳定的生理平衡作用，青蒿对抗体形成细胞有抑制作用，对细胞免疫有促进作用，即免疫调节作用，诸药共奏扶正祛邪之效。另有人用生地、玄参、知母、葶苈子、桑白皮、苦参、黄芩、黄芪、生石膏、大枣等来治疗，此方一方面有养阴清热作用，治红斑狼疮之本，另一方面用葶苈大枣泻肺汤和泻白散清化蠲饮。治疗既有温法，又有清法，养阴而不恋邪，利水而不伤阴。故取得满意疗效。

(4) 老年性系统性红斑狼疮：本病少见，有病情较轻，脏器损害少，预后较佳的特点。根据临床辨证分为三型：① 阴虚证：低热，午后尤为明显，双目干涩，视物不清，结膜充血畏光，肢软乏力，关节肌肉酸痛，有蝶形红斑及脱发，舌质红绛，少苔或无苔，脉细数。治以养阴法。方用麦味地黄汤加减。② 阳虚证：以关节痹痛为主，伴有颜面、下肢的中度凹陷性水肿，肢冷形畏，大便溏薄，夜尿频而少，舌淡红，苔薄白，脉象沉细无力。治以扶阳法，方用拯阳理劳汤加减。③ 阴阳两虚证：形消体瘦，怠倦乏力，口干纳呆，指趾端瘀斑，气喘咳嗽，面色㿠白，舌质暗红或绛，少苔或薄黄苔，脉细沉数。治以阴阳并补法，方用还少丹加减。近年来也有用具有抗炎及免疫调节作用的红斑方、调血糖浆等制剂进行治疗，取得较好疗效。

(5) 男性SLE：男性SLE发病率远低于女性，而且首诊误诊率高，发病年龄迟，不但皮疹发生率低于女性4～5倍，而且以不典型皮损多见。其发病程度也较轻，如抗核抗体滴度一般较低，然而肾损害常较女性为重，故难以用皮质激素常量控制，一般临床上常见的为阴虚内热型，治宜养阴清热，凉血解毒。方用三藤糖浆合二至丸加减。

(6) 重症红斑狼疮的治疗：对有肾功能、肺功能、心肌损害，并伴有高热、中枢神经系统等严重症状的危重病例，除采用甲基强的松龙或CTX等西药治疗外，只要能口服药物的仍应给予活血利尿、健脾益肾、清热解毒、抗敏通腑等多功能复方合剂加减治疗。如合并肺脾气虚，水湿内停，兼有血瘀，给予苓桂术甘汤加减治疗。如应用CTX治疗后发生白细胞减少，则要在方剂中加入养血补气中药，减低副反应。如应用大剂量皮质类固醇激素时，患者会有肾阴虚表现，此时应加强滋养肾阴中药，以滋阴降火，减轻大剂量激素引起的阴虚火旺之证。如在大剂量撤减皮质激素时，患者又会出现肾阳虚、气虚表现，此时应适当加入益气温阳的中药，可促使体内肾上腺皮质激素的分泌，减少撤药后反跳现象，并有助于巩固疗效。

(7) 红斑狼疮与妊娠：近年来认为如无严重的脏器受累，病情已稳定无反复达10年以上，每日强的松用量少于15mg者，可以考虑妊娠。已怀孕的患者一定要定期随访，严密监护，如出现下列情况则应中止妊娠：①病情活动及免疫学指标增加者；②明显心、肝、肾损害者；③随着妊娠期的增加，免疫指标逐渐加重趋势者。

4. 中成药治疗

(1) 雷公藤：雷公藤属卫矛科雷公藤属植物，与同属的昆明山海棠都具有抗炎及调节免疫的功能，受到医药界的广泛重视。主要作用有活血化瘀，清热解毒，消肿散积，杀虫止血等。药用部分为去皮的根木质部，市售的产品有雷公藤片、雷公藤多甙片、雷公藤冲剂、雷公藤糖浆、昆明山海棠片等。临床治疗各型红斑狼疮均有良好效果。综合各报道的千余病例，近期有效率占 70%～90%。使乏力、低热、关节疼痛等症状好转，肝肾等内脏功能改善，白细胞上升至正常，血沉下降，狼疮细胞转阴。抗核抗体滴度下降或转阴，补体 C_3 升高，微循环及血液理化特性改善。认为该药可能是通过其抗炎、调节免疫、改善微循环等而达到治疗及递减激素作用的。另外雷公藤提取物（萜类、生物碱、甲素、卫矛醇）对红斑狼疮亦均有较好疗效。它的主要副反应是消化道反应及引起月经紊乱。

(2) 丹参：丹参系唇形科鼠尾草属植物，是活血化瘀的要药。一般在开始治疗阶段多采用静脉滴注，巩固阶段用肌肉注射，对肢端动脉痉挛症状及皮损消退较为明显，而对免疫指标改善则不显著。其提取物丹参素治疗本病与丹参有同样效果。临床上常与雷公藤等药物配合应用，可以提高疗效。

(3) 双芪糖浆：主药为黄芪、土黄芪（金雀根），制成糖浆，每日 3 次，每次 15ml（相当生药黄芪 50g，土黄芪 25g），治疗 3 个月，获得满意的疗效。研究发现黄芪含有多种多糖、胆碱、氨基酸等成分，可促进淋转、提高网状内皮系统的吞噬功能，因此有增强免疫功能作用，从而抑制亢进的体液免疫。故表现为全身症状及皮损改善，内脏功能好转，体液及细胞免疫指标的改善。尤其对亚急性皮肤型红斑狼疮疗效显著。

(4) 调血糖浆：主药为雷公藤、红藤和鸡血藤，每日 3 次，每次 10ml，3 月为 1 疗程，治疗各型红斑狼疮 302 例，总有效率达 95.4%。该合剂有活血、凉血、养血之功效，对皮损的消退，免疫指标的改善，临床症状的好转，均有较明显的作用。

(5) 复方金养片：该药由野荞麦根、干蟾蜍、生百部、鱼腥草、一见喜制成，每片 0.6g，每次内服 6～8 片，每日 3 次。有清热凉血，解毒消炎之功。主治盘状红斑狼疮，对系统性红斑狼疮亦有辅助治疗作用。

(6) 复方秦艽片：由秦艽、乌蛇、黄芪、玄参、生地、丹参、茯苓、泽泻、黄柏组成，共研细末，制成片剂，每片 0.5g，每日 15～20 片，分 2～3 次服，治疗红斑狼疮 62 例有效率为 80%。

(7) 狼疮丸：由金银花、连翘、丹参、赤芍、蒲公英、白鲜皮、桃仁、红花、蜈蚣等 17 味中药组成。配成蜜丸，每丸重 9g，每日 2 次，每次 2 丸，急性期可加服 1 次。持续服用 3～5 年，治疗了 306 例患者，总有效率达 85%。

（二）实验研究

在中西医结合治疗本病取得成功的基础上，运用现代科学的成果及医学实验检查，开展对本病相关病因病机的探讨。其突出的研究内容如下：

1. 肾虚论研究

古人以“肾”为先天之本，是机体中一切器官、内脏赖以取得活力之源泉，按现代医学的理解与肾上腺皮质与性腺内分泌功能有关，代表机体津液、精血等物质属性的虚损。因此测定其功能有助于深入研究本病。

(1) 肾上腺皮质功能试验：在红斑狼疮患者中有较普遍的尿 17 羟类固醇水平的降低，有肾阴虚表现的患者较为明显，尤其是阴阳两虚的患者更为突出。而通过补肾治疗，随着疾病的好转，17 羟类固醇亦有同步的提高。提示红斑狼疮肾虚者与肾上腺皮质功能异常有一定关联。

(2) 血象、血清蛋白及有关免疫功能测定：按“肾主骨藏髓”“肾虚则髓空”的提示，测定了一系列的血细胞及免疫活性物质，治疗前红细胞、白细胞、血小板等均一致趋向减少，通过补肾治疗，均有不同程度的提升。这与所谓“精血同源”、“肾虚耗精”中医理论有关联。又针对狼疮细胞、免疫球蛋白 G、免疫球蛋白 A、免疫球蛋白 M、抗核抗体、淋巴细胞转化试验等进行治疗前后的测定，结果表明，活动阶段的指标与治疗后处理稳定阶段指标相比较，后者有相应的改善，这些在一定程度上说明补肾治疗有调节蛋白质代谢及免疫功能之功效。

(3) 肢体容积描记及冷压试验：系统性红斑狼疮的肢体容积描记及冷压试验测定结果，肾阴虚病例尤其表现在反复冷刺激后，其肢体容积描记呈进行性减弱的现象；肾阴阳两虚病例冷压试验反应性特别高，但不持久。这些现象均提示了肾虚与神经血管反应的不稳定性有关。

2. 血瘀论病机研究

(1) 微循环观察、血流、血液物化特性等测定：

①红斑狼疮的患者大都有不同程度的甲皱及舌尖微循环障碍，主要表现为微血管袢外形异常，如异形管袢增多、微血管扩张、管壁张力较差；微血流障碍，如血色暗红、微血管袢顶瘀血、袢内血细胞聚集、流速减慢或淤滞，袢周围渗出和出血。经活血化瘀治疗后有不同程度改善。

②血液物化特性测定发现血瘀患者有全血粘度和血浆粘度增加，红细胞电泳时间延长，纤维蛋白原增高等。经活血化瘀后有不同程度的改善。

③红斑狼疮的血瘀患者有血、尿渗透压的降低，经治疗后亦有升高。

④测定血瘀患者的血清纤维蛋白（原）降解产物，高于正常值，经活血化瘀治疗后对照显示有较好改善。

⑤测定红斑狼疮血瘀患者的红细胞变形能力，显示变形能力甚差，经活血化瘀法治疗后，与临床血瘀证改善的同时，红细胞变形能力亦获相应改善。

上述实验结果提示血瘀与微循环、血液流变学功能紊乱，活血化瘀与改善红斑性狼疮微循环、血流、血液物化特性有紧密的关联。

(2) 免疫功能的研究

①抗核抗体（ANA）测定是诊断和观察红斑狼疮的重要指标，经活血化瘀的相关治疗，各型红斑狼疮的抗核抗体滴度及阳性率经治疗后均有明显的下降。

②核糖核蛋白抗体（RNP）的阳性率在各型红斑狼疮血瘀患者中分别为25%～100%。通过活血化瘀的治疗，比较治疗前后测定结果，显示治疗后随着临床表现的改善，RNP阳性率及其滴度亦分别有所降低。

③在SLE和OLE的血瘀证患者中测定治疗前的抗天然去氧核糖核酸抗体（抗nDNA）阳性率分别为62.5%和77.7%，经活血化瘀治疗后，均有明显下降。

④补体C_3及总补体CH_{50}低下者占各型红斑狼疮血瘀证的近半数以上，尤其是C_3在活动性红斑狼疮中下降更为明显。经活血化瘀治疗后二者有明显的升高或恢复至正常范围。

⑤各型系统性红斑狼疮血瘀患者均有免疫复合物（CIC）的增高，与血瘀程度有相关性，经活血化瘀治疗后，CIC值有明显下降。

⑥在SLE和OLE血瘀患者中测定T细胞的功能显示，总E花环（Et）及活性E花环（Ea）形成细胞及PHA诱发反应的百分率和绝对值均低于正常值，说明在这些患者中存在T细胞数及其免疫功能缺陷。临床上也注意到此功能的缺陷与血瘀见证的发生率有着平行关系，经治疗后，Ea及Et都可恢复到正常人平均值。

⑦有人认为天然杀伤细胞（NK cell）对红斑狼疮的免疫监视可能起着重要作用，采用5′-碘脱氧尿嘧啶核苷标记的K_{562}靶细胞来测定外周血淋巴细胞NK cell的活性方法。发现SLE血瘀证为主的患者，其值有明显下降。通过活血化瘀治疗，其值亦有明显上升。提示活血化瘀治疗有提高红斑狼疮患者天然杀伤细胞活性的功能。

从以上几项免疫指标测定结果来看，各型红斑狼疮血瘀证患者均存在一定的免疫紊乱，其中又以血瘀证明显的SLE及其重叠型的异常更为明显，这一情况不仅说明免疫紊乱与血瘀见证的发生率及程度有着平行关系。通过治疗均有相应改善，提示活血化瘀亦能改善免疫功能，可以说明血瘀论病机与免疫功能紊乱有着因果关系。

3. 血证论病机研究

为了解血证的病机和探索调血（凉血、活血、养血）方药治疗血证（血热、血瘀、血虚）的作用原理，开展了下列几方面研究。

(1) 测定红斑狼疮患者染色体畸变与MDA、CP、α_2M、SOD等自由基清除系统的指标。结果发现红斑狼疮伴随血证患者的染色体畸变细胞明显高于正常指标，有染色单体断裂，断片和双着丝点染色体的发生，同时伴有自由基清除系统的MDA、CP、α_2M的增加和SOD的降低，经凉血、活血、养血方药治疗后，染色畸变细胞减少和自由基清除系统相关指标有不同程度的恢复。

(2) cAMP与cGMP是有关机体阴阳平衡的一项指标，红斑狼疮血证患者经凉血、活血、养血方治疗后，cAMP 含量水平较治疗前明显上升，cGMP 的水平恢复到正常人水平，cAMP/cGMP 比值明显回升，提示上述方药可调节红斑狼疮血证患者的 cAMP 和 cGMP 的代谢。

（3）α、γ干扰素水平在红斑狼疮血证患者中外周血单个核细胞中分泌量明显高于对照的正常人群，经养血、凉血、活血方药治疗后，α、γ干扰素水平有显著性降低。

（4）联合测定血清及尿的 $β_2$-M、血浆 FN 及天然杀伤（NK）细胞的活性表明，患者与正常人相比，血清及尿 $β_2$-M 有明显升高，血浆 FN 对比也有上升，而 NK 细胞活性却下降。经治疗后，上述指标均有不同程度的改善。

（5）调血药的实验药理研究：

①用甲醇和乙酯从雷公藤木质部提取的雷公藤红素均能抑制大鼠佐剂性关节炎和载体所致的足肿胀；并对白细胞介素Ⅱ（IL-2）的产生，GVHR、DTH 为指标的细胞免疫均有抑制作用；雷公藤水煎液、雷公藤粗提物及雷公藤红素对 T、B 细胞的增殖反应，IL-2 的产生均有明显的抑制作用。研究雷公藤对人淋巴细胞的免疫药理作用发现：雷公藤各不同部位，全根、去皮根、皮、茎、叶对正常人外周血单个核细胞 PHA（或 PWM）刺激的增生反应具有抑制效应，但抑制效应的强度不同；在抑制浓度下，除皮有直接细胞毒性外，雷公藤其他部位对外周血单个核细胞无直接的细胞毒性作用；有意义的是雷公藤各不同部位在低浓度时人外周血单个核细胞的增殖反应有增强作用。实验还证明，经调血方药治疗后的红斑性狼疮血证稳定患者，其外周血单个核细胞产生 IL-2 与正常人无差异。

②用丹参水溶液成分丹参素能显著延长小鼠耐缺氧时间；并对由于脑垂体后叶素引起的大鼠缺血性心电图变化起显著的保护作用。众所周知，丹参素还有抗体外血栓形成，抗血小板聚集功能、抗内外凝血功能、促进增生变性的结缔组织转化吸收、抑制亢进的胶原性合成作用。实验家兔外周微循环障碍病理模型使用丹参注射液和丹参素后，血液流速显著加快，毛细血管开放数目增多，血液流动由粒状或断线状变为正常。

③红藤的药理实验显示有对主动脉条、冠状动脉及肠段平滑肌呈先兴奋后抑制的双相作用；使血浆中 cAMP 明显增加，提高 cAMP/cGMP 的比值。同时能提高小鼠的耐缺氧能力，并有抗疲劳及抑制 cAMP 磷酸二酯酶的功能。

综上所述，血证的病机与现代医学的炎症、免疫异常、循环障碍及代谢紊乱有着密切关系。调血法有抗炎、免疫增强、免疫抑制、改善微循环、改善染色体畸变细胞等功效。如能进一步将调血法治疗红斑狼疮的研究工作深入进行下去，不仅对红斑狼疮等胶原病的治疗，而且对诸多血证的病因和发病机理的研究都将有所贡献。

3. 展望

目前对红斑狼疮研究所取得的成果，是凝结着几代人的辛勤劳动，是中医学中的民族瑰宝，也是中西医结合的一大优势。不但有实践，有理论，有立法、有立论，还可谓推陈出新，继承发扬。在病因病机探讨方面已形成诸多流派和学说，比较集中的有血瘀、肾虚、痹证、热毒、血证等诸说，都有各自的理法方药。在理论研究方面，应用中医传统理论，进行辨证论治来指导本病的治疗，主要可以分为两个阶段：第一阶段，即从 50 年代末到 80 年代初，主要有两大治疗法则，一是补肾疗法，二是活血化瘀疗法，这些观点对于红斑狼疮的研究均发挥了应有的作用；第二阶段，即从 80 年代初到 90 年代初，在原有基础上有了新的发展和提高，即肾虚-血瘀学说，把活血化瘀和补肾疗法结合起来，疗效有所提高；调血疗法，是又一新的大有潜力的血证发病学说，这一研究，既是古为今用，又有标新立异，把活血、补血和凉血等治血要领统一起来，开创了更为符合红斑性狼疮发病本质的有益契机，大有研究前途。

由于本病的临床表现纷杂交错，因而治疗上不拘泥于一方一法，要结合具体病情，充分发挥中医药辨证施治的灵活加减特点，如红斑狼疮急性发作阶段，按急则治其标的原则，除应用皮质类固醇激素外可选加羚羊角粉、犀牛角粉、生石膏、安宫牛黄丸等。当病情稳定时，又不主张维持高剂量激素，所以应用增液汤和雷公藤属中草药逐步递减和代替激素，以减少和避免其副反应，目前对雷公藤的研究，国内空前活跃，它不但奏效快，作用明显，疗效确切，能经得起重复，能随时停药，增减药物方便，停药后无反跳及戒断症状，再用仍有效等特点。目前把此药当作治疗本病的首选药物。雷公藤的应用为现代医学提供了新的视野，已经引起国际上的注目，相信经过广泛深入的探索，会发现更多更好的中医药方法。

对本病的研究，中医和西医有许多共同之处和结合点，是探讨中西医结合途径和思路很好的病种。从实验室研究水平来说，对本病的研究已初具规模如各种抗体、补体测定、IL-2、NK 细胞、cAMP/cGMP 以及内分泌代谢、电镜观察等近代免疫学及其他基础学科发展十分迅速，应用也十分广泛，这些实验结果对肾虚—血瘀、血证等的本质及补肾与活血化瘀、调血的作用原理探讨均发挥了较好作用，因此今后要尽快使基础理论研究与实验室配套紧密协作，使其更好地为中西医结合服务。另一方面，除要提高诊断水平外，还应设法提高治疗水平，很多处方的生药、药化、药理、制剂系统应配套合作。总之在吸收现代技术的同时，要十分注重传统经验的发掘和整理，使中西医结合在红斑狼疮的研究上取得新的突破性进展。

二、硬皮病（Scleroderma）

硬皮病是以局限性或弥漫性皮肤及内脏器官结缔组织的纤维化或硬化，最后发生萎缩为主要表现的疾病，可分为二组，一组为局限性硬皮病，病变主要为限局性小片皮肤的硬化萎缩，内脏一般不受累，预后较好，包括硬斑病，带（线）状硬皮病。另一组为系统性硬皮病，也称进行性系统性硬化症（PSS），有广泛的皮肤硬化、萎缩，进而影响骨、关节的活动，雷诺现象，消化道蠕动减弱，肺间质纤维性变等多系统受累病变，预后较差。包括肢端型硬化症，弥漫型硬化症及 CREST 综合症。本病在中医学中似属“痹症”、“痿证”范畴。《素问·痹论》：“风寒湿三气杂至，合而为痹也。”又说：“痹在于骨则重，在于脉则血凝而不流，在于筋则屈不伸，在于肉则不仁，在于皮则寒……。”巢氏《诸病源候论·风痹候》：“痹者……，其状肌肉顽厚或疼痛。由人体虚，腠理开，故受风邪也。”又该书《风湿痹候》：“风湿痹病之状，或皮肤顽厚，或肌肉酸痛。……由血气虚则受风湿而成此病。久不瘥，入于经络，搏于阳经，亦变令身体手足不随。”《医宗必读·痿》谓：“肺痿者，皮毛痿也。”从以上论述来看，痹症及痿症的有关症状和硬皮病相似。其中局限性硬皮病类似于“皮痹”，系统性硬皮病近似于“风痹”或“肌痹”、“皮痿”。

本病的确切病因尚未明了，主要有以下几种学说：①胶原代谢障碍。②内分泌紊乱。③免疫失调。④血管病变。⑤感染等。历代中医对本病的病因病机作了大量探讨，认为本病是由于气血不足，卫外不固，复感风寒湿邪，阻于皮肤肌肉之间，以致营血不和，气血运行不畅，经络阻隔，痹塞不通，耗损精液，久则伤及脾肾，酿成阴阳失调而形成本病。故临床上常表现为肌肤甲错，关节不利，张口伸舌困难，皮肤硬化，皮下结节，妇女月经紊乱等与血瘀有密切关联，而雷诺现象，畏寒肢冷、脱发、耳鸣等则与肾阳不足有明显相关性，综上所述，认为本病存在阳虚和血瘀二大直接有关的发病因素。

本病主要是以阳虚则寒，寒胜则凝为理论依据而进行辨证施治的。根据《素问·标本病论》：“先寒而后生病者治其标，先病而后生寒者治其本”的原则，认为“本”即为正气虚，阳气不足，“标”即为寒湿风邪侵袭，瘀血气滞，即本虚标实之证。治则为标本兼顾，温补脾肾，益气养血治其本，散寒通络，活血化瘀治其标。常用的辨证治疗有：温补脾肾法，温阳通痹法，疏肝解郁法，补益气血法，活血化瘀法，补肾益精法，清热解毒法，化痰软坚法等。在内服中药的同时，也常配合以中药外用熏洗等治疗。

中西医结合对本病的病名、病因病机、辨证论治以及各种单方验方、实验研究等方面都作了大量深入的工作。结合现代医学的新发现、新成果，开展了中西医结合治疗本病的新领域，取得长足进步，尤其在临床治疗效果上明显优于单独西医治疗的效果，达到世界先进水平。然而我们也看到尚有许多悬而未决的难题，需要我们继续不断的努力探索，为中西医结合事业做出新贡献。

（一）临床研究

根据本病的临床症状和病因病机及转化，常按以下几个证型来进行辨证施治：

1. 辨证论治

(1) 脾肾阳虚型：证见面色少华、肢冷畏寒、关节酸痛、腰膝酸软、耳鸣眼花、齿摇发落、性欲减退、纳呆不思饮、大便溏薄、面及手背皮肤绷紧肿胀、黑白相间、屈伸不利、舌胖质淡、苔灰无泽、脉沉细濡。治以温肾散寒、健脾除湿、活血通脉。方用当归四逆汤加减。主药为当归、桂枝、附片、狗脊、木通、细辛、鸡血藤、大枣等。如与低分子右旋糖酐加丹参针剂静脉滴注联合应用则疗效更佳。

(2) 气虚血滞型：证见面色晦滞、肌肤甲错、肌肉萎缩、皮肤板硬、呈褐色、皮骨相贴、捏之不起、少气懒言、口眼干涩、舌有瘀斑、少苔、脉沉细涩。治以益气养血、活血化瘀、通络温经，方用桃红四物汤加减。主药用炙黄芪、党参、全当归、丹参、川芎、桃仁、红花、露蜂房、鸡血藤等。

(3) 肺卫不宣型：证见面色萎黄、皮肤肿胀发硬、低热恶寒、关节活动障碍、张口伸舌受限、毛发脱落、舌淡红、苔薄白、脉紧涩。治以祛风散寒、宣肺利湿、活血通络。方用麻黄附子细辛汤加味。主药有淡附子、炙麻黄、独活、五加皮、海桐皮、北细辛、鸡血藤、川芎、土鳖虫等。

(4) 寒湿痹阻型：证见面色如蜡、皮肤硬肿、色灰暗、指趾苍白青紫、关节酸痛、形寒肢冷、口舌发硬、纳呆膝软、头晕目眩、大便不爽、舌胖有齿痕、苔白腻厚、脉滑弦。治以化痰除湿、温经散寒、活血化瘀。方用苓桂术甘汤加味。主药用茯苓、生炒薏米、桂枝、木瓜、炒白术、莱菔子、刺猬皮、肉桂、干姜、甘草、鸡血藤等。

(5) 肝郁血瘀型：证见患者情绪波动易激动、皮色黑白相间、皮纹少、常有齿龈出血、便时干时稀、雷诺现象明显、舌质暗红、苔薄白、脉弦涩。治以舒肝解郁、通络化瘀。方用丹栀逍遥散加味。主药有丹皮、栀子、柴胡、当归、生姜、木香、薄荷、地骨皮、生苡米、白术、红花、甘草等。

(6) 气血两虚型：证见面色浮肿、神疲乏力、心悸气短、肢体发麻、纳减肌痛、皮损色瘀暗、舌淡暗、苔薄、脉细弱。治以气血双补、通络化瘀，方用逐痛汤加味。主药为：黄芪、当归、天花粉、肉桂、延胡索、牛膝、秦艽、落得打等。

2. 辨证复方治疗

(1) 化痰软坚法：适用于皮肤肿胀变厚者。药用昆布、僵蚕、丝瓜络、醋鳖甲、煅牡蛎、制南星、延胡索等。

(2) 清热解毒法：适用于硬皮病初起，病情进展快，症状较严重时，代表方如普济消毒饮、五味消毒饮。药用银花、连翘、菊花、黄芩、败酱草、黄藤等。

(3) 补益气血法：是治本的常用方法，代表方为十全大补汤、归脾汤。主药用红参、黄芪、白术、茯苓、当归、川芎、肉桂、鸡血藤等。

(4) 温肾补肝法：对久病伤肝肾者可用。代表方为回阳通脉汤加味。主药有附片、制川乌、淫羊藿、肉苁蓉、黄芪、细辛、苍术、党参、桂枝、炙甘草等。

(5) 补益肾精法：适用于患病日久，肝肾阴精不足者，代表方如左归饮等。主药有怀山药、熟地、枸杞子、山萸肉、阿胶、鳖甲等。

(6) 活血化瘀法：适用于各型硬皮病，特别是有皮下结节、关节僵直明显者，代表方为通脉灵、通脉汤。主药用紫丹参、乳香、没药、桃仁、川芎、泽兰、郁金、苏木等。

(7) 温补脾肾法：适用于各型硬皮病，是最常用的方法之一。代表方为附桂八味丸、二仙汤。主药为附片、仙茅、仙灵脾、鹿角片、杜仲、巴戟天、菟丝子、黄芪、党参等。

3. 单方、验方

(1) 丹参和丹参素：丹参及丹参的水溶性有效成分丹参素可能是目前应用最广的治疗硬皮病药物之一。一般加入低分子右旋糖酐500ml中的丹参针剂量为16ml，每日1次，静滴。一般10天为一疗程。有较好的近期疗效。

(2) 雷公藤联合酮替芬：志莘应用雷公藤片与酮替芬片治疗2例硬皮病，有较好疗效。

(3) 积雪甙：积雪甙能抑制成纤维母细胞的增殖，动物实验提示可使酸性粘多糖和胶原量明显降低，因此，对结缔组织基质和纤维成分具有抑制作用。采用口服和外用霜剂，治疗硬皮病有明显效果。

(4) 当归与毛冬青：当归和毛冬青的提取

物可以制成针剂，每日或隔日肌肉或穴位注射，既可单独使用亦可联合使用，有人还应用毛冬青片，每次 4 片，每日 3 次，或毛冬青糖浆每次 10ml，每日 3 次口服来治疗本病有一定的疗效。

(5) 灵芝：灵芝是滋补强壮、扶正培本的珍片，采用薄盖灵芝深层发酵培养的菌丝体，制成注射液，局部皮下注射，可使本病症状明显改善。

(6) 蝮蛇抗栓酶：应用该药治疗系统性硬皮病，首先要排除对此药过敏者及有出血性疾病患者，一般按 0.01～0.012u/kg 的剂量加入 5%葡萄糖中静脉点滴，治疗 35 例，治愈 11 例，显效 20 例，总有效率为 97.14%。

(7) 雷公藤：苏立德应用雷公藤多甙 (T_2) 片，治疗 50 例硬皮病患者，取得满意疗效。但是疗效一般 6 个月后才出现，且有对性腺的副反应，停药后可恢复正常。秦万章应用雷公藤糖浆为主(部分联合应用活血壮阳方)治疗早、中期硬皮病，取得不同程度的疗效。认为此药对免疫指标的改善，激素的递减，血瘀症状的好转等均有不同程度的作用。据观察认为，它对本病的皮肤硬化的治疗作用不明显，但对本病早、中期皮肤肿胀有一定疗效。所以一般可用于硬皮病的早、中期的治疗上，至于雷公藤的副反应，主要为雷公藤中的二萜类及生物碱的毒性造成。而雷公藤总甙的副反应明显减少，安全范围提高一倍以上，T 细胞测定也表明总甙具有免疫调节作用，并非纯粹免疫抑制作用，其抑制作用可能有选择性。因此，秦万章改进配方，分别与活血及补肾药物配合应用，制成抗敏 1 号及抗敏 3 号袋泡茶治疗本病，获得满意的疗效，且副反应大大降低。

(8) 桑叶：张俊敏采用桑叶（纤溶素）注射液治疗硬皮病，其疗效表现为患处皮肤逐渐松软，有脱屑，色泽向正常皮肤转化，疗效为 80%左右。

4. 其他疗法

(1) 中药熏洗：应用威灵仙、蜀羊泉、艾叶、石菖蒲、羌活、红花、千年健等，与食醋混合，加水 3000ml，煮沸，外盖毛巾熏洗患处，待药液冷至不烫手时，可擦洗患处。主要用于局限性硬皮病或配合其他中药治疗系统性硬皮病有较满意疗效。

(2) 针灸并施：根据循经取穴俞募配用相结合，以散寒开腠，温阳通脉，活血化瘀为治则。针刺穴位：①曲池、足三里、三阴交、血海、阳池、中脘、关元；②大椎、肾俞、命门、脾俞、膏肓、中脘；③神阙、气海、关元、肺俞、阳池。上述 3 组轮流交替，每日 1 次，行子午补法，隔药饼（由附子、川草乌、细辛、桂枝、乳香、没药等组成）和姜片灸，每周 4 次，艾炷如花生米大，每穴 3～5 壮。

(3) 灸罐并用：根据益气通阳，活血化瘀的治疗原则取穴。分成四组：①大椎、肾俞。②命门、脾俞。③气海、血海。④膈俞、肺俞。轮流灸治。其理论依据认为用隔药饼间接艾灸，能温经散寒，活血通络，加上部分病员拔罐，改善局部血循环，祛瘀生新，以使绷紧的皮肤变软，皮色恢复正常，微循环障碍减轻，为治疗硬皮病提供了一条途径。

(4) 穴位注射疗法：根据补肾补肺之意，使营卫调和，而采用胎盘注射液或当归注射液作肺俞及肾俞穴位注射，同时针灸足三里、曲池、合谷、配血海、外关治疗局限性及系统性硬皮病均有明显疗效。

(5) 脉络宁注射液：根据脉络宁有扩张血管、改善微循环的活血化瘀作用，将该药 20ml 加 20%葡萄糖液静滴，每日 1 次，治疗局限性及系统性硬皮病，见效快，且总有效率达 90%。

(6) 丹参液电离子透入法：用电离子透入法将丹参浓缩煎液透入硬皮病皮损处，取得明显效果，并同时与复方丹参注射液治疗组相对照，结果前者的疗效明显优于后者。

(7) 推拿疗法：根据补肾阳、和营血、温经脉、散寒邪的治疗原则，取手太阴肺经及足太阳膀胱经为主的穴位，应用按、压、摩、推、点、拨、滚等手法，对中府、列缺、经渠、风池、心俞、肺俞、肾俞、缺盆、足三里等穴辨证加减，进行治疗，每日一次，60 次为一疗程，手法宜刚柔相济，一般一至二个疗程后见效。

(8) 激光穴位及病灶照射疗法：应用小功率氦氖激光照射局限性硬皮病部位，每次 10 分钟；如病灶面积较大则作穴位照射治疗。常取穴位足三里、双侧曲池，距离 30～40cm，每个穴位照射 5 分钟，15 次为一疗程，适用于局限性硬皮病治疗。

(9) 气功及外用膏药配合治疗：在内服中药治疗的同时，可以鼓励患者学习气功或施以气功治疗，同时应用“活络油膏”外搽患处，三者联合治疗。发挥协同作用，疗效明显优于单服中药者。

（二）实验研究

中医学对本病的研究，主要集中在阳虚发病学说和血瘀发病学说二个方面，二者既有独立性，又相互联系，不可分割。

1. 阳虚论病机研究　古人认肾为先天之本，是内脏赖以取得活力之处；而脾统四肢肌肉，为气血生化之源，若脾气不足，气血生化乏源，则皮肤肌肉无以充养，可致皮肤肌肉僵硬萎缩。按其性能，现代医学部分可理解为肾上腺皮质功能及性腺内分泌功能，以及胶原代谢与皮肤形态学等，故选择了以下一些指标进行实验室观察。

(1) 肾上腺皮质功能测定：本病患者治疗前的尿17-羟皮质类固醇为4.55±3.2mg/日，尿17-酮皮质类固醇为8.0±0.62mg/日，明显低于正常值。通过补脾温肾治疗后，二者的平均值均有明显上升，前者达到11.5±4.26mg/日，后者达到11.4±1.43mg/日。提示硬皮病患者存在肾上腺皮质功能低下，与发病有密切的关系。同时说明补脾温肾的治疗可作用于肾上腺皮质，促使其功能恢复。

(2) 胶原代谢试验：硬皮病系胶原代谢紊乱性疾病，而血清结合己糖及氨基己糖的含量基本上可代表酸性粘多糖的高低，故通过此两种血清糖的测定可了解胶原代谢的情况。治疗前血清结合己糖和氨基己糖均增高，分别为：126.8±3.49mg%，及111.3±4.82mg%，经补肾壮阳，活血化瘀的治疗，二者含量分别有所下降，为105.2±2.83mg%及86.9±2.69mg%。血清结合己糖的正常值为97.5±1.58mg%，血清氨基己糖的正常值为78.8±1.39mg%。

(3) 病理形态学的观察：各型硬皮病患者，绝大多数有真皮内小血管的管壁增厚，管腔变窄，常于血管周围出现不同程度的炎性细胞浸润。真皮内胶原纤维增生，纤维束变粗互相融合，束间隙极窄，有的呈透明样变，汗腺常呈不同程度的压迫萎缩。经中药治疗后皮肤病变逐步恢复好转，主要表现为致密硬化的胶原纤维疏化而重视束间隙，胶原纤维变细，排列规范整齐，汗腺也逐步恢复正常状态。

(4) 超微结构观察：应用电镜观察患者皮肤病变的超微结构显示，真皮内胶原纤维增生，弹力纤维多且粗，成纤维细胞等功能活跃，绝大多数小血管呈闭合状态。血管、汗腺周围有炎症细胞浸润。经壮阳补脾，活血化瘀治疗后真皮内胶原纤维呈小束分布且间隙较大，成纤维细胞功能呈静止状态，多数小血管呈开放状态，血浆样物质及红细胞渗出明显减少。

2. 血瘀论病机研究

硬皮病患者往往有肌肤甲错，皮色灰暗，关节不利，指趾末梢苍白青紫，毛细血管瘀滞，月经不调，舌暗有瘀斑，脉象细涩沉等诸多血瘀证的特点。因此选择以下一些实验室指标进行观察分析。

(1) 血粘度测定：系统性硬皮病患者的全血粘度增高，红细胞电泳率减慢，纤维蛋白原含量升高，红细胞压积无明显改变。提示全血粘度升高是红细胞压积以外的因素所致。经过活血化瘀药物的治疗后全血粘度明显下降。

(2) 微循环观察：对硬皮病患者甲皱微循环及舌浅表血流量测定发现有微血管袢外形异常，血流速度减慢或瘀滞，血流量减少，微血管袢顶瘀血，红细胞聚集，袢周围有渗出和出血。经活血化瘀药治疗后，可见异形管袢减少，血流速度增快，血流量增加等不同程度的改善。

(3) 肢体血流图检查：治疗前提示有肢端血流速度减慢，血流量减少，血管弹性减弱，经活血化瘀治疗后有明显改善，并可见血流图波幅明显增加，重搏波升高，波形改善或变正常。

(4) 冷压试验：反映了神经系统对血管调节机能的状态，部分硬皮病患者表现为低反应、倒错反应或双向反应。经活血化瘀及补肾治疗后冷压试验明显好转，有的恢复正常。

(5) 红细胞扫描电镜观察：结果显示系统性硬皮病患者红细胞有较正常人为多的口形与嵴形。它们的表面积下降，变形能力差，难于通过毛细小血管，且易于粘附在血管壁上，更加重血流的不畅，同时还发现有雷诺现象频频发作的系统性硬皮病患者小血管内皮细胞变性、增厚，加上血液粘度增加引起的循环障碍，又加重该处细胞的缺氧，使细胞变形率增加，经过活血化瘀的治疗后，在微循环得到改善，血粘度下降的基础上，红细胞变形能力也明显好转。

(6) 免疫功能测定：①细胞免疫，有明显血瘀表现的硬皮病患者的总E花环、活性E花环形成细胞及PHA诱发反应的百分率和绝对值均低于正常值，经活血化瘀治疗后，三者有不同程度的上升。②体液免疫，部份硬皮病血瘀患者在治疗前可有免疫球蛋白G升高，抗核抗体阳性等异常。经活血化瘀治疗后，大多数有明显好转。③血清唾液酸参与蛋白代谢及免疫调节功能，是细胞膜的重要组成成分，治疗前26例系统性硬皮病的唾液酸含量水平为0.392±0.042mm/ml，与正常值（0.270±0.046mm/ml）相比，有明显差异，与其病情的严重性及有多种血瘀症存在平行关系。经活血化瘀治疗后，随着临床表现改善的同时，唾液酸亦有明显下降。

(7) 交感神经节切除术：观察了部份治疗前曾作交感神经节切除术的硬皮病患者，他们对活血化瘀的治疗反应，与对照的未经交感神经切除者相比较，其疗效前者较差。由此可以推论为植物神经系统对药物的作用有一定的影响。

（三）展望

硬皮病是结缔组织病之一，目前不但病因不明，而且该病临床表现复杂多变，累及脏器多，预后不佳。西医治疗本病主要有肾上腺皮质激素、静脉封闭、血管扩张剂、秋水仙碱等药物。但疗效均不够理想。近三十余年来，开展了中西医结合治疗本病的研究，取长补短，无论从临床治疗或作用机理探讨，均取得不少成绩。治疗水平已达到世界先进水平。但也存在一些问题有待今后逐步总结提高，如硬皮病的病程长，痊愈和根治比较困难等。具体就下面几个题目进行讨论。

1. 硬皮病和中医的辨证关系

硬皮病在临床上表现了较多的阳虚和血瘀见证，是整体的阴阳不和与局部缺血之证。《医林改错》有“肌肤甲错，关节不利，血府逐瘀汤主之。”说明张口伸舌困难，手僵足挺、屈伸障碍、关节酸痛、皮肤发硬等与血脉不和、血流阻滞有关。又妇女以血为用，妇女的月经紊乱、闭经等常归咎于血瘀。本病以女性为多，且闭经或紊乱占有相当高的比例。此外皮肤的一些见证，如色素沉着，皮下硬结、毛细血管扩张均列为瘀证的表现。而且硬皮病患者常有脱发，中医认为“发为血之余，发得血则生，血瘀则发脱。”“肾其华在发”。加上患者常有的雷诺现象，肢冷畏寒等表现，所以符合应用活血化瘀及温肾壮阳的治疗指证。

2. 治疗上应注意的问题

通过临床研究和实验室观察，中医药治疗本病有较好作用。但初期疗效较好，晚期则较差；体质虚弱者，夹杂病多者疗效亦差。因此要根据患者的具体情况灵活用药，如以活血化瘀药为例，可有养血活血法、壮阳活血法、理气活血法、通脉活血法等多种。仅单纯按辨病论治，尚有一定局限性。如仔细辨证施治，疗效可有所提高。另外，治疗中还强调进行综合治疗来提高疗效。由于本病是慢性长期消耗性疾病，患者多较虚弱，伴有贫血等症状，因此在应用活血化瘀药物治疗的同时，根据需要增强患者体质，纠正贫血等。此外，发挥病人的主观能动性，加强功能性锻炼，注意保暖等均是很重要的环节。

3. 治疗原理的探讨

根据治疗反应及部份实验室检查资料，认为中医药治疗作用可能是多方面的。

(1) 对血循环的作用：通过对甲皱、舌下血管的微循环观察、肢体血流图检查、冷压试验等治疗前后的对比，治疗后的改善，首先表现在功能方面，其次在形态方面也有一定好转，如皮肤潮红、出汗、雷诺现象减少等，都说明中药有改善血流，调节循环的作用。

(2) 对结缔组织的影响：通过对病理形态及生化胶原代谢的研究表明，硬皮病在治疗前普遍有胶原纤维肿胀或融合、均质化、炎性细胞浸润明显，上皮附件萎缩等表现。中药治疗后可见真皮内胶原纤维发生疏松化，重现正常胶原结构和束间隔，炎性细胞渗出减少，在胶原代谢的生化测定中，硬皮病治疗后血清结合已糖及氨基已糖均有明显下降，这一结果也证明中药可影响硬皮病的胶原代谢。

（3）对内分泌腺的影响：临床上本病患者有一系列内分泌紊乱的表现，如女性月经紊乱或闭经，乳房萎缩；男性阳痿及性欲减退；尸检还发现有肾上腺皮质的萎缩。因此治疗前患者的17-羟、17-酮、游离皮质素均一致性下降，经中药治疗后，随着临床表现的好转，三项指标均有明显升高，说明中药可以调节和治疗本病存在的内分泌紊乱。

（4）对免疫的影响：通过对治疗前后细胞及体液免疫的测定对比，提示中药有改善体液及细胞免疫的功能。

总的来说，中西医结合治疗本病的疗效是多方面的，值得今后努力探索。

三、皮肌炎

皮肌炎（Dermatomyositis. 简称DM），是皮肤与肌肉的弥漫性炎症性疾病，属自身免疫性结缔组织疾病。临床以对称性近端肌肉乏力、疼痛和触痛伴同特征性皮肤损害如以眶周为中心紫红色浮肿性斑，掌指关节、指关节伸侧常可见红斑及扁平丘疹（Gottron 氏征）和甲根皱襞僵直毛细血管性红斑和瘀点为诊断依据，再结合血清肌酶的增高，24 小时尿肌酸排出量增加，必要时结合肌电图的改变和病变肌肉活检可以确诊本病。随着病情发展，常有不同程度的内脏影响，若咽喉、食道、肋间肌及心肌受累，可出现复视、吞咽不利、呼吸困难及心力衰竭。也常伴有发热、关节酸痛、淋巴结及肝脾肿大等症状也可并发心肌炎、胸膜炎、间质性肺炎和肿瘤。

皮肌炎在中医文献中无明确记载，根据其临床表现及病机分析可归于痹证、痿证范畴。如《素问·痹论》有“病在肌肤，肌肉尽痛，名曰肌痹”，“脾痹者，四肢解堕，发咳、呕吐、上为大塞”等记载。皮肌炎肌肉疼痛、肌无力符合痹证、肌痹证，若出现发音、吞咽和呼吸困难属脾痹证。袁兆庄、曹仁烈、曹恩泽等均认为皮肌炎该属中医痹证、肌痹范畴。另有俞瑒纯等认为皮肌炎当属痿证范畴，《素问·痿论》指出：“……肌肉濡渍，痹而不仁，发为肉痿”、“脾气热则胃干而渴，肌肉不仁，发为肉痿。”痿证的临床特点为肢体筋脉弛缓、枯萎不用、手足无力不能随意活动与皮肌炎症状相似。张镜人认为皮肌炎以肌肉萎软无力为特症，属痿证无疑，若有肌肉触痛、疼痛，则与痹证相近。

皮肌炎确切病因尚不清楚，西医认为与自身免疫功能紊乱、感染及变态反应有关。中医认为体虚感邪是引起本病主因。宋·《济生方》指出：“皆因体虚，腠理空虚，受风寒湿气而成痹也。”《内经》：“五脏因肺热叶焦发为痿躄。”“五脏使人痿。”指出发病根本为五脏，外因为风寒湿邪，内因是体虚，五脏中以肺、脾、肾为主。外感于风寒湿火毒邪侵袭、内源于脏腑阴精阳气不足，阴阳气血失衡，气机不畅、气血瘀阻经络肌肉，正不胜邪、毒邪犯脏而产生一系列症状。外邪侵犯与脏气虚衰又是导致本病反复发生及迁延不愈的主要因素。

现代医学治疗皮肌炎主要选用皮质类固醇，以中等量强的松为首先。急性期有感染史者可合用抗生素，单用激素疗效不显或病重时可合用免疫抑制剂。激素治疗虽有一定疗效，但由于皮肌炎病程长，长期服用激素可产生很大副反应。近代临床配合中药治疗皮肌炎，在减少激素用量、减轻激素副反应，改善临床症状方面均取得很大成效。对病情轻而缓者，单独使用中药就能获效，对病情重而急者，使用激素以控制病情，配合中药达到缓解病情或停用激素的目的。中药治疗目前已广泛用于皮肌炎的不同阶段，大部分采用辨证施治中药复方治疗，也有采用单方、验方、针灸及物理方法治疗，并作了一定的实验研究。中医药正被广泛应用于本病的防治之中，为中西医结合防治本病的研究提供了实验和临床依据。

（一）临床研究

1. 分期辨证论治

皮肌炎是慢性病，病程迁延、缠绵难愈，不同阶段的症状和轻重缓急均不同，故大部分中医根据疾病的不同阶段、不同症状而采用不同的方法治疗。

（1）急性活动期　根据发病缓急又可分为：

①热毒炽盛型：（急性发病者）肌肤瘀热，皮红肌痛，发热，舌绛苔黄脉数，治以清热解毒、凉血养阴，清营解毒汤或清瘟败毒饮加减：石膏 30g，黄芩 9g，山栀 9g，知母 9g，连翘 9g，丹皮 9g，赤芍 9g，鲜生地 30g，板蓝根 30g，玄参 9g，生草 4.5g。

②湿热郁蒸型：（缓慢发病者）肤有暗红色

浮肿斑，全身肌肉酸痛，倦怠乏力纳呆，不规则发热，苔黄腻脉濡数，治以清热解毒、利湿消肿，茵陈蒿汤含萆薢渗湿汤加减：茵陈30g，山栀15g，大黄10g，黄柏12g，萆薢12g，茯苓9g，苡仁12g，泽泻15g，甘草梢3g。

（2）亚急性活动期　根据症状可分为：

①肺热伤津型：皮肤紫红斑，肢体软弱无力疼痛，咳呛咽干，心烦口渴，小便短赤，大便干结，苔薄黄，脉细数，治以清热润燥、养肺生津，清燥救肺汤加减：桑叶9g，石膏15g，太子参9g，阿胶（烊冲）9g，麦冬9g，北沙参9g，杏仁9g，枇杷叶（去毛）9g，胡麻仁9g。

②脾虚湿热型：肌肤微肿酸痛，肢体软弱乏力，发热，胸脘痞满，纳呆便溏尿少，面色萎黄，苔薄黄腻，脉滑数，治以健脾益胃、清热利渗，参苓白术散、二妙散加减：党参12g，白术9g，茯苓9g，苍术9g，炒扁豆12g，苡仁15g，黄柏9g，山药12g。

（3）慢性期

①气阴两虚型：肌肤红斑，四肢软弱无力，舌红苔少脉细，治以益气养阴、凉血通络，益气养阴方加减：黄芪20g，党参15g，生地15g，北沙参15g，丹皮12g，紫草12g，鸡血藤30g，络石藤20g。

②气虚血亏型：皮肤异色斑，肌肉萎缩，消瘦乏力，心悸自汗，舌淡苔薄，脉细弱，治以养血益气，十全大补汤加减：党参9g，黄芪9g，当归12g，生地9g，白芍10g，炙甘草6g，茯苓10g，白术9g，肉桂1.5g。

③肝肾阴虚型：皮肤异色斑，肢体萎软乏力，肌肉萎缩，吞咽困难，舌红嫩苔少，脉细，治宜补肝益肾、滋阴清热，虎潜丸加减：黄柏12g，龟板9g，知母6g，熟地12g，陈皮6g，白芍9g，当归12g，牛膝12g，锁阳6g。

④脾肾阳虚：皮损暗红、肌肉酸痛或萎缩，恶寒，尿清长，有雷诺氏征，苔薄质淡，脉沉细缓，治宜温补脾胃壮阳，方用右归丸、二仙汤加减：黄芪12g，党参9g，仙灵脾15g，仙茅15g，菟丝子12g，当归12g，鹿角片3g。

2. 辨病复方治疗

（1）抗感染复方：皮肌炎病因有病毒、感染及毒素致敏学说，在急性期患者可见发热、面颈身红斑、舌红绛、脉数等热象，部分患者有感染史，合用抗生素有一定疗效，可应用大剂量清热解毒凉血之品治疗，顾伯华认为急性皮肌炎属气血二燔，治宜凉血解毒，养阴清热，清瘟败毒散加减，药用大青叶、板蓝根、黄芩、知母、玄参、白花蛇舌草、生地、赤芍、丹皮等，以上药物实验证明均有抗菌消炎或抗病毒作用。

（2）调整肌代谢复方：皮肌炎患者横纹肌有广泛的变性，因此释放出肌肉中的酶，使血中肌酶含量升高，尿中肌酸排出增加，并有明显肌肉疼痛和手足疲软乏力之症，说明患者肌肉有广泛代谢障碍。根据中医理论“脾主身之肌肉”，“脾气虚则四肢不用”，“体重、节痛、怠惰、嗜卧四肢不收，有是者脾病也”，“风寒湿三气杂至，合而为痹”。痹证肌肉病变，外因和风寒湿有关，内因则责之于脾湿，因脾胃及脾虚不化湿均使脾失健运、水谷精微不布，营养不足、气血生化无源以致肌肉萎软、四肢倦怠无力；寒为阴邪，留于肌肉、经络、关节，阻塞气机、闭塞经脉，气滞血瘀、不通则痛，以致肌肉疼痛，治疗当取祛风化湿、益气健脾、活血通络等法以达调整肌肉代谢的目的。黄鸿沼认为体虚阳气不足、卫气不固，风寒湿之邪乘虚而入，流注肌肉关节、阻于经络，致气血运行不畅而成病，用山栀、三叶青藤、九层风、秦艽、威灵仙、五加皮等，有祛风除湿、活血散瘀、消肿止痛作用。管汾认为皮肌炎属“风痿痹”证，辨证为湿热郁蒸或气虚血亏型，治宜清热解毒、利湿消肿或益气养血法，方用茵陈蒿汤含萆薢渗湿汤或参苓白术散合当归补血汤治疗。南开医院皮肤科认为部分受冷而起病者属寒痹，久则气虚血亏瘀凝，治疗初宜麻附细辛汤或附子汤以散寒祛邪，以后用十全大补丸加丹参、红花以补气养血活血。袁兆庄认为皮肌炎慢性期皮萎肌懈，四肢无力，行动不便乃脾气虚弱之故，治宜益气健脾，方用补中益气汤加减。徐宜原主张以上法为基础佐以活血通络之品治疗，上方加丹参、红花、鸡血藤、络石藤等。俞瑒纯、张镜人均根据“治痿独取阳明”之法，拟健脾益胃来治疗皮肌炎。

（3）调正机体免疫力——扶正祛邪、调和阴阳。

皮肌炎属自身免疫性疾病，免疫功能紊乱

是发病的基础，根据《内经》“邪之所凑，其气必虚”，“正气存内，邪不可干”，久病致虚等理论，应用中医扶正法能调正机体不平衡，调节机体免疫功能而达治病目的。以下诸法均属中医扶正之法。单一君认为皮肌炎属血瘀气虚之证，用活血益气复方治疗，常用党参、黄芪、红藤、紫草、鸡血藤等治疗。伊和姿、黄秀准认为皮肌炎属气阴二虚之证，治以益气养阴佐以凉血清热通络，常用黄芪、党参、生地、沙参、紫草、丹皮、西洋参等。谭仲楷、俞瑒纯提出用小柴胡汤含甘麦大枣汤治疗，以取扶正祛邪、和解少阳、补脾健胃之功。徐宜厚采用扶正祛邪、温经通络法治疗，以四物汤加附子、细辛、川草乌等。刘菊生认为皮肌炎属肺气虚弱，感受风寒、邪阻经络、气滞血瘀，治以补肺固表、驱风散寒、活血化瘀，药用黄芪、桂枝、荆芥、防风、川芎、当归、桔梗等。西苑医院和曹仁烈认为皮肌炎是脾虚为本、病久及肾、肾阴不足、阴虚内热、气隔血聚，治拟健脾益肾、滋阴清热、活血通络药，也可用人参健脾丸、六味地黄丸、八珍益母丸等成药治疗。王德馨认为亚急性或慢性皮肌炎属肾阴虚衰、气滞血瘀，治以滋补肾阴、活血化瘀为主，拟六味地黄汤加活血化瘀药治疗。张镜人认为肝肾阴虚皮肌炎，治宜补肝益肾、滋阴清热，仿虎潜丸加减，用熟地、琐阳、枸杞子、牛膝、鹿衔草等药配四物汤治疗。

3. 针药并治

查文安报告1例皮肌炎采用中药、针刺及小量激素治疗而取效。作者认为皮肌炎可以“瘀血”而概括之，采用大量活血化瘀药物治疗。脾胃为后天之本，针足三里、上下巨虚、曲池、合谷等穴益后天生化之源、调血脉运行之气，使血行络通，红肿自消。徐宜厚提出可用针灸进行治疗，主穴取足三里、三阴交、曲池，配穴取阳陵泉、肩髃，中度刺激，配合“6.26”治疗机对肌肉功能恢复有一定帮助。湛江医学院认为穴位注射疗法对改善肌肉挛缩和运动功能障碍有明显作用，上肢穴：肩三针；下肢穴：环跳、风市、伏兔；配穴：合谷、曲池、血海、足三里。每穴注射强的松龙0.1ml和普鲁卡因，以后可每穴注射0.3ml维生素B_1或B_{12}。

4. 中西医结合治疗

皮肌炎病因尚未确定，故无特效疗法，西医采用皮质激素治疗，虽有一定效果，但有很大副反应，而中医中药对纠正机体相对不平衡、增强机体抵抗力、改善免疫功能紊乱以致减少激素用量、提高疗效均有很大作用。故中西医结合治疗皮肌炎确有疗效高、复发率低、副反应和并发症轻、死亡率少几大优点。陈可平等自1979年以来采用中西医结合疗法治疗26例皮肌炎，中医辨证分三型，毒热型16例，多属急性发作期，证见毒热蕴结、气滞血瘀，治宜清营凉血解毒、理气活血通络，药用生玳瑁、银花、连翘、败酱草、生地、丹皮、赤芍、白茅根、苡仁、赤苓皮、元胡、川楝子。寒湿型2例，证属寒湿阻络、气隔血聚，治宜益气温阳、活血通络，药用黄芪、党参、白术、茯苓、山药、丹参、鸡血藤、鬼箭羽、乌梢蛇、秦艽、桂枝、白芥子。阴阳失调、气血两虚型8例，治宜调和阴阳、益气养血通络，药用首乌藤、鸡血藤、天仙藤、钩藤、黄芪、白术、茯苓、太子参、当归、赤白芍、丹参。其中24例同时服用激素，总有效率达84.6%，高于国内单纯西药治疗报告的有效率；死亡率15.4%，低于国内单用西药的治疗。笔者并指出皮肌炎长期使用激素和免疫抑制剂极易引起严重的毒副反应和并发症，也可成为致死原因之一，因为服用激素后抵抗力下降，一旦继发间质性肺炎，极易发生呼吸衰竭而不治，中西医结合治疗皮肌炎疗效肯定，可重复率高，值得进一步推广、应用、研究和提高。曹恩泽自1983年～1992年以中西医结合方法治疗皮肌炎30例，并设西药对照组15例；治疗组药物组成：白花蛇舌草、薏苡仁、地肤子、生地黄、赤芍、白芍、甘草。热毒炽盛、皮损红斑加紫花地丁、白茅根、丹皮、连翘、白鲜皮、淡竹叶；风袭痒甚加蝉衣、蕲蛇；脾虚倦怠、纳少便溏加黄芪、淮山、白术、茯苓；瘀血加丹参、益母草、全蝎；腰膝痠软加熟地、枸杞。上药煎200ml，每日1剂，分2次口服。强的松每天1mg/kg。对照组：强的松每天1mg/kg。两组均以1个月为1疗程，可连续治疗2～3个疗程。结果：治疗组显效18例，有效8例，无效4例，总有效率86.7%；对照组显效5例，有效4例，无效6例，总有效率60%，治疗组的总有效率显著高于对照组（P<

0.05）。治疗组激素副反应（潮热、盗汗、满月脸、心慌、失眠、烦躁、痤疮等）的出现率为30%，而对照组为86.7%，显著高于治疗组（u=6.21，P<0.01）。笔者并指出体虚感邪是引起本病主因，脾肾亏虚是内因，风热侵袭是致病外因，使用中药扶正祛邪，配合皮质激素的应用以提高皮肌炎的治疗效果，且能减少激素的副反应，故疗效显著。王占忠应用中西医结合治疗皮肌炎32例，中药用党参、黄芪、菟丝子、生地、丹参、巴戟、女贞子、杏仁、桔梗。证见风寒加羌活、秦艽；证见风热湿者加防己、蝉蜕；毒热充斥加玄参、白花蛇舌草；湿浊内盛加茯苓、米仁；湿热缠绵加土茯苓、栀子；阴液亏耗者加石斛、麦冬，西药用强的松30mg～60mg/日，缓解后剂量递减，2例并用硫唑嘌呤150mg/日，9例应用抗生素。治疗结果：显效16例，有效12例，无效4例，治疗中未出现激素副反应。伊和姿以益气养阴法为主治疗皮肌炎共25例，其中13例病情轻而缓者单独用中药而获效，病情重而急者，合用激素，中药也能起到缓解病情、逐步减少或停用激素的目的，作者指出中西医结合治疗皮肌炎有广阔的前景，可以提高疗效、减少激素的用量和用药时间，减轻激素副反应。袁兆庄报道中西医结合治疗27例皮肌炎，西药应用激素和环磷酰胺，配合中药：急性期清热解毒，慢性期益气健脾，总有效率达88.8%。王德馨等认为急性皮肌炎治疗以大量激素为主，适当配合清热解毒中药，亚急性和慢性阶段以扶正培本（滋补肾阴）、活血化瘀为主，分别配合中等量和小剂量激素为宜，有的慢性皮肌炎单用中药治疗也能收到较好疗效。龙海山应用灰汤矿泉浴综合治疗皮肌炎25例，矿泉水浸浴每日1～2次，水温35℃～38℃，每次15～20分钟，少数患者经临床辨证口服短程中药汤剂治疗，治疗中根据患者的自觉症状和化验结果逐渐减短入院前所服的激素量。随访结果：病程5年以下，13例中痊愈8例，缓解4例，死亡1例；病程6～10年，9例中痊愈4例，缓解5例；病程10年以上3例，全部缓解。徐宜厚认为皮肌炎急性期以皮质激素治疗为主，中药佐之，在亚急性和慢性期，以中药为主，西药少用乃至不用。施桂英等指出近30年来激素被公认为是治疗皮肌炎的首选药物，但由于缺乏严格对照，死亡率无明显下降，加上药物副反应，在治疗中并非理想，大剂量激素治疗皮肌炎造成的医源性疾病已成为患者死亡的首要原因，减少或消除这一因素可降低死亡率。笔者认为配合中药治疗可减少激素用量，可以达到降低死亡率的作用。

（二）方药研究

1. 阿胶　王光超、胡脉仙均提到动物实验证明阿胶含有较多对于动物生长不可缺少的氨基酸，能使发生营养性肌肉退化的豚鼠的尿肌酸排出减少、发病率下降，因此认为可试用阿胶治疗皮肌炎及其他胶原性疾病。

2. 小麦芽油　国内外均有报道采用小麦芽油治疗皮肌炎，效果良好，可使症状改善，尿中肌酸减少。

3. 薄盖灵芝　谢晶辉应用增肌注射液（系薄盖灵芝菌丝体制剂），每日肌注1～2支，连用1～4个月为一疗程，共治疗7例皮肌炎取得较好疗效。北京等地采用同一品种的针剂及片剂共治疗55例皮肌炎及多发性肌炎也取得相同疗效。从灵芝中提取的制剂含有尿嘧啶核苷，可以降低实验性小鼠强直症血清醛缩酶。灵芝多糖D_6可以促进核糖、蛋白质代谢，故有增强肌力、改善肌萎缩作用。

4. 蝮蛇抗栓酶　鲁静等应用精制蝮蛇抗栓酶治疗皮肌炎，随机分为两组，实验组12例，对照组13例，前者用精制蝮蛇抗栓酶2u加生理盐水500ml，每日1次静滴，疗程2周，并用强的松0.5～1mg/kg，日1次晨服，后者单用强的松0.5～1mg/kg，日1次晨服。治疗结果1周后血沉加快的人数两组间有显著性差异（P<0.01），治疗2周后Ig增高、CH_{50}、C_3降低人数两组间有显著差异（P<0.05）。同时可看出实验组各项指标恢复正常所需时间较对照组明显缩短。故本法对多发性肌炎、皮肌炎治疗有一定应用前景。

5. 丹参制剂　单一君采用丹参素注射液（每支2ml，含生药4g），每次4ml肌注，每日1～2次，共治疗5例，4例有效，若静滴可提高疗效，更适宜于有血管损害的患者。高丽华治疗2例小儿皮肌炎，在应用激素的同时加用复方丹参注射液，肌注或静滴，复方丹参液由丹参、当归、川芎、麦冬组成，具有较好的活血化瘀、消炎镇痛作用，与激素同用增强了疗效，收到了很好的效果。

6. 雷公藤 雷公藤是治疗皮肌炎十分有前途的药物，秦万章应用雷公藤口服治疗6例皮肌炎，5例均有不同程度疗效，表现为皮疹消退、肌无力改善、近端肌肉疼痛消失、肌浆酶降低、24小时尿酸恢复正常，其中2例已随访2～3年，未见病情反复。单一君相继报道38例，亦证实有经得起重复的疗效，并加用益气药物则疗效有所提高。郭再唐从1983年至1985年使用东兰雷公藤冲剂治疗皮肌炎15例，每次1包（含生药5g）口服，每日2～3次，治疗结果：显效4例，有效9例，无效2例。并指出当激素的用量不足控制病情，或当激素减量后出现反跳现象时，加用东兰雷公藤冲剂，可减少激素用量，能协同激素控制病情发展，进而使症状得到改善，对部分病人还有降酶作用。

7. 活血糖浆 活血糖浆由鸡血藤、红藤、雷公藤组成，每毫升含生药各1g，每次10～15ml，每日3次，共治疗32例皮肌炎及多发性肌炎，30例取得不同程度疗效。

（三）实验研究

在中西医结合治疗皮肌炎作用原理探讨中以益气活血健脾为中心进行了一些探索。

1. 血清N-乙酰神经氨酸含量水平测定

N-乙酰神经氨酸是细胞膜的重要组成成分，参与蛋白代谢及免疫调节功能。国内有人采用周氏改良法测定16例皮肌炎的血清N-乙酰神经氨酸含量水平，其平均值为0.387±0.068mmol/ml，与正常值（0.27±0.046mmol/ml）比较，有明显差异。9例患者经治疗于病情稳定后，其平均值降至0.302±0.043mmol/ml，较治疗前有明显改善，提示本治疗方法可能有调节肌蛋白代谢及免疫功能的作用。

2. 体液免疫检查

（1）抗核抗体测定：共测定21例，其中8例阳性（其滴度≥1：40），阳性率为38%。经治疗病情稳定后有6例（25%）转阴或滴度下降。

（2）类风湿因子测定：共测19例，其中7例阳性，经治疗后5例转阴。

（3）免疫球蛋白测定：共测20例，其中9例IgG升高，5例IgA升高，3例IgM升高，经治疗病情好转后，IgG有7例、IgA有3例明显改善或降低至正常。

从抗核抗体、类风湿因子、免疫球蛋白等治疗前后变化说明本疗法对体液免疫功能有一定作用。

3. 细胞免疫检查

测定内容包括总E花环（Et）、活性E花环（Eu）、稳定花环（Es）、EAC花环试验及3H-Tdr渗入法测定PHA诱发患者的淋巴细胞转化试验。共测定14例，结果Et为44.4±8.4%，Ea为28.5±6.3%，淋巴细胞转化率分别为7.2±6.3（25mg时刺激指数）及14.3±7.5（100mg时刺激指数）。说明皮肌炎患者的T细胞及其免疫功能有一定的缺陷，而Es及表示B细胞的EAC与对照组相比较则无明显变化。经治疗后病情稳定，患者的Et、Ea及PHA诱发试验均有一定改善，说明中药有一定的改善T细胞免疫功能的作用。

4. 血液粘、凝、聚特性测定

对16例皮肌炎患者作了8项血液理化特性测定，结果有14例具有1～3项指标异常，血粘度增加，红细胞电泳时间延长、血沉快、纤维蛋白原增加等，经治疗后有50%患者接近正常值，初步说明中药益气活血有改善皮肌炎患者血液理化的特性。

5. 尿肌酸测定

共测47例，24小时尿肌酸高于200mg者41例，部分病例一日的排泄量达400～1000mg，显示本组患者有明显肌代谢异常。治疗后有80%恢复正常。

6. 血清酶测定

分别测定47例患者的谷丙转氨酶、谷草转氨酶、乳酸脱氢酶、碱性磷酸酶和肌酸磷酸激酶等，显示1～3项异常者23例，说明本病患者血清酶代谢有一定程度的紊乱，经治疗有72%～87%改善或恢复正常。

7. 肌电图检查

共检查33例，其中29例异常，多为肌源性肌电图，符合皮肌炎的肌电图特点，治疗后作18例随访，12例为正常肌电图象。

袁兆庄指出属脾虚证的皮肌炎病人用补中益气汤有效，实验有提高细胞免疫的功能，有增强免疫作用。伊和姿应用益气养阴中药治疗皮肌炎，在临床症状改善同时，细胞免疫较治疗前有明显提高，治疗前活性花环（A-RFC）均数为 20.14±8.533%，与正常值（28.4±6.5%）比较有显著差异（$P<0.01$），治疗后活性花环均数为 27.8±3.633%，与正常值均数比较无显著差异（$P<0.05$），治疗前后均数配对比较有显著差异（$P<0.05$），说明益气养阴中药能调节人体免疫系统功能，提高机体免疫力，维持体内免疫功能的相对稳定，从而取得临床疗效。

（四）展望

皮肌炎属自身免疫性结缔组织疾病，原来较为罕见，但近来临床逐渐增多。有些发病急、来势凶，有些影响内脏、并发感染，死亡率较高，合并有癌症者，预后更差（据报告约5%～34%患者合并恶性肿瘤），值得临床重视。自从应用激素治疗以来，临床疗效有了提高，但长期服用大剂量激素其副反应是相当大的，柯兴氏症、骨质疏松、胃肠道出血、高血压、糖尿病、精神症状、霉菌或细菌感染均将接踵而来，给激素的使用带来了很大的局限性，近年来中西医结合、中医中药治疗皮肌炎有了新的发展，中医中药在研究皮肌炎的理论、临床疗效和治疗经验上有了一定的成绩，中西医结合治疗皮肌炎，提高了治愈率、降低了死亡率、减少了复发率，减小了激素的用量和时间，减轻了激素的副反应。

中医中药治疗皮肌炎，急性期以清热凉血解毒和祛风化湿法治疗，慢性期以脾主肌肉四肢、脾虚为本、病久及肾为理论指导，采取健脾和胃、益气养阴、补益肝肾等法佐以活血通络取得治疗效果，中药作用大致可归纳为抗感染、调整肌肉代谢、调节免疫功能几方面。“正气存内、邪不可干”“邪之所凑，其气必虚”，中医重视人体正气，认为免疫反应即人体正气的重要功能之一，免疫功能正常既可免除外邪入侵，又可免除内在阴阳失调而产生病变。如因某种原因破坏了五脏阴阳、气血的自身稳定和平衡调节，则有可能导致免疫反应的紊乱、自身识别功能的削减和破坏而发生自身免疫性疾病。中药扶正药多具免疫增强作用，祛邪药包含免疫抑制作用，活血化瘀药能抑制胶原结缔组织增生，祛风除湿通络药通过抗变态反应起作用。中医中药从整体出发，通过辨证论治，扶正祛邪、调和阴阳，试图逐步地恢复脏腑阴阳气血及免疫反应的正常调节，以期从根本上解除自身免疫疾病的内在基础，使病人恢复健康。

中医中药治疗皮肌炎的时间还不长，对中医理论的深入研究尚在探索，今后应进一步从发病机理、中医理论、临床疗效、实验室指标、免疫功能及动物实验多方面去努力探讨，对单方及复方中药如雷公藤、灵芝、阿胶等也应加强药理及临床上的研究，尤其对中医中药治疗皮肌炎的机理研究更需加大力度深入下去。

中医中药治疗免疫性疾病，能改善症状，又无激素的不良反应，这是值得重视的。临床应用中西医结合治疗皮肌炎已取得不少成果，明显地优于单独应用西药的患者。对中医治疗有较好疗效者，再用现代科学方法如：生化、免疫、组织化学、超微结构等，加以提高，立意创新，推动临床工作，提高疗效，造福人民，使中医中药和中西医结合治疗皮肌炎能达到更高水平，争取有所创新和突破。

参考文献

1. 陈可冀，等．心脑血管疾病研究．第1版．上海：上海科技出版社．1988：77.
2. 陈可冀，等．血瘀证与活血化瘀研究．第1版．上海：上海科技出版社．1990：129.
3. 陈可冀，等．中西医结合防治老年心血管病．第1版．人民卫生出版社．1990：91、212.
4. 严永清．生脉散口服液的综合研究．第1版．中国医药科技出版社．1990：105.
5. 阴健，等．中药现代研究与临床应用(2)．第1版．中医古籍出版社．1995：89.
6. 吴英恺，等．我国心血管病发展趋势及发病危险因素的人群监测研究．心血管报　1991;10(3)：138
7. 雷燕，等．冠心病中西医易患因素的743例临床流行病学调查．中西医结合杂志　1992;12(7)：394
8. 金一平．保元汤的现代研究概况．中医药信息　1990; 7 (3) : 19
9. 戴瑞鸿，等．麝香保心丸对冠心病患者心功能影响的初步探讨．中西医结合杂志　1986; 6 (6) : 329
10. 郭棋，等．黄芪对柯萨奇 B_3 病毒感染培养大鼠心肌细胞 Ca^{2+} 内流及该病毒 RNA 复制的影响．1995; 15 (8) : 483
11. 陈可冀，等．高血压病弦脉及其机制的研究．中华

内科杂志 1962；10（10）：638
12. 陈学忠．活血化瘀法则在小脑血管及周围血管疾病中的研究进展与展望．中医杂志 1984；25（12）：8
13. 翁维良．冠心病血瘀证的研究进展．中医杂志 1987；28（6）：64
14. 姚永年．活血化瘀法治疗冠心病 80 例疗效观察．上海中医药杂志 1993；（10）：16
15. 张华，等．补阳还五汤治疗冠心病的临床研究及其作用机制探讨．中国中西医结合杂志 1995；15（4）：213
16. 陆乾人，等．血府逐瘀汤加味治疗冠心病 84 例．中国中西医结合杂志 1995；15（1）：44
17. 袁今奇，等．人参三七琥珀末治疗冠心病心绞痛 116 例临床观察．中医杂志 1992；33（9）：29
18. 陈可冀，等．活血Ⅱ号注射液对老年冠心病患者血浆 p-血小板球蛋白的影响．中西医结合杂志 1984；4（10）：586
19. 李以义，等．血脉通治疗冠心病的临床观察与实验研究．中西医结合杂志 1989；9（2）：79
20. 关宝莲．冠心冲剂治疗冠心病的临床与实验研究．北京中医学院学报 1993；16（6）：54
21. 史大卓，等．血府逐瘀浓缩丸预防冠心病病人经皮冠状动脉腔内成形术后再狭窄的临床观察．中医杂志 1997；38（1）：27
22. 孙锡铭，等．丹参素的新药理作用．中草药 1991；22：20
23. 杨学义，等．冠心病患者静滴丹参注射液前后的血液粘度观察，新医药学杂志 1979；（4）：51
24. 上海第一医学院华山医院内科冠心病组．丹参治疗冠心病及其活血化瘀原理的初步探讨．中华医学杂志 1976；（11）：689
25. 高志平，等．川芎嗪对大白鼠心肌缺血的影响．中国药理学通报 1987；3（6）：363
26. 中医研究院西苑医院内科心血管病研究组．川芎嗪注谢液治疗冠心病心绞痛临床观察．中医药研究参考 1975；（1）：7
27. 石琳，等．川芎嗪抑制动脉粥样硬化及机制分析．中药药理与临床 1988；4（2）
28. 陈可冀，等．血瘀证与活血化府研究．上海：上海科学技术出版社．1990；520.
29. 曾贵云，等．冠心Ⅱ号方及其单味药对冠状动脉循环的作用．心脏血管疾病杂志 1978；6（3）：214
30. 陈可冀，等．活血化瘀药化学药理与临床．山东科学技术出版社
31. 高其铭．中药红花的药理研究概况．中西医结合杂志 1984；4（12）：758
32. 白玉莲，等．红花对冠心病患者血液流变学和临床的影响．中医药研究 1991；（5）：33
33. 王大骏．红花液治疗冠心病临床报告（附 100 例疗效分析）．山西医学杂志 1977；1：34
34. 陈可冀，等．血瘀证与活血化瘀研究．上海科学技术出版社．1990：569.
35. 高应头，等．血竭对冠脉流量及心率的影响．山西医学院，1981 年学术年会议文摘要汇编 1981；9
36. 阴健，等．中药现代研究与临床应用．学苑出版社 1994；645
37. 彭仁秀，等．当归对心血管系统的药理作用．中草药 1981；12（7）：33
38. 李连达，等．活血化瘀研究论文选编．中医研究（北京）1982；86
39. 王哲身，等．益母草治疗冠心病心肌缺血 100 例的观察．中医杂志 1985；（3）：29
40. 江苏新医学，中药大辞典．上册．上海人民出版社．1977：54
41. 原明忠．92 例冠心病证治分析．北京中医学院学报 1990；13（5）：30
42. 郭维琴．心痛（胸痹）辨证用药浅谈．北京中医学院学报 1991；14（6）：29
43. 焦树德．心痹的辨证论治．中国医药学报 1993；8（1）：55
44. 中国中西医结合学会心血管学会．冠心病中医辨证标准．中西医结合杂志 1991；11（5）：257
45. 鲍延熙，等．冠心病中医辨证分型与冠状动脉及左室造影所见的关系．中国中西医结合杂志 1980；9（2）：74
46. 何维，等．冠心病心绞痛本虚标实证患者免疫功能状态的研究．中医杂志 1989；（2）：23
47. 贾宝善，等．冠心病患者血小板膜糖蛋白及血小板功能与中医辨证分型关系的研究．中国中西医结合杂志 1989；9（2）：717
48. 丘瑞香，等．冠心病血虚证微循环障碍与气病致演的研究．中医杂志 1991；32（10）：36
49. 过鑫昌，等．冠心病中医辨证分型与前列腺素、血小板功能、蛋白抗原的关系．中西医结合杂志 1991；11（5）：263
50. 史载祥，等．冠心病血虚证患者舌分光定量以及舌表浅血有量
51. 吴凯，等．冠心病瘀证脉图血流动力学规律的探讨．中国中医急症 1993；2（2）：54
52. 杨水详，等．冠心病血瘀证患者血小板脂质过氧化物与血栓素 A/前列环素平衡的研究．中国中西医结合杂志 1993；13（11）：661
53. 李小敏，等．冠心病痰瘀辨证分型与血清脂蛋白动

态平衡关系的研究．中国中西医结合杂志 1995；15（1）：9
54. 史大卓，等．常见难治病中西医结合治疗．新世界出版社 1992；（1）：156
55. 李书屏．冠心病中西医结合进展．中国中西医结合杂志 1993；3（12）：755
56. 中医研究院广安门医院，等．以益气活血合剂为主治疗急性心肌梗塞430例疗效对比观察．中医杂志 1984；25（12）：22
57. 李兰周，等．中西医结合治疗急性心肌梗塞43例．国医论坛 1994；9（5）：27
58. 何训昌，等．中医药治疗急性心肌梗塞48例小结．新中医 1994；26（1）：34
59. 邵念方，等．31例急性心肌梗塞的辨证论治．上海中医药杂志 1987；（11）：8
60. 高肇基，等．急性肌心梗塞中医辨证分析．中西医结合杂志 1983；3（3）153
61. 洪秀芳，等．中西医结合治疗急性心肌梗塞疗效初步总结．新疆医学院学报 1987；10（1）：54
62. 陈可冀，等．益气活血注射液治疗急性心肌梗塞224例随机分组疗效观察(摘要)．中西医结合杂志 1984；4（7）：416
63. 赵冠英，等．64例急性心肌梗塞出院后中医治疗的远期疗效观察．中西医结合杂志 1984；4（5）：268
64. 李桂君，等．急性心肌梗塞合并重度泵功能衰竭的西医与中西医结合治疗对比观察．中西医结合杂志 1989；6（1）：620
65. 刘永年，等．中西医结合治疗急性心肌梗塞191例临床观察（摘要）．中西医结合杂志 1984；4（7）：444
66. 寇文熔，等．益气活血途径随机分组治疗急性心肌梗塞268例疗效观察．中西医结合杂志 1983；3（3）：146
67. Stone PH，et al. Prognostic significance of location and type of myocardial infarction：Independent adverse outcome associated with anterior location. JACC 1988；11：453
68. Bourke S，et al. Aetiological and prognostic correlates of myocardial infarction. Eur Heant J 1988；9（7）：734
69. 翁心植，等．急性心肌梗塞893例急性期预后因素分析．中华内科杂志 1978；3（2）：132
70. 樊光辉，等．川芎嗪对冠心病患者血脂质过氧化物等含量的影响．中国中西医结合杂志 1994；14：1
71. 陈立新，等．黄芪对急性心肌梗塞患者心功能和氧自由基的影响及黄芪强心机制探讨．中国中西医结合杂志 1995；15：3
72. 吕宝经，等．生脉散对急性心肌梗塞患者的抗脂质过氧化作用．中国中西医结合杂志 1994；14（4）：712
73. 巫淑均，等．茜草和丹参注射液对实验心肌梗塞疗效的比较．军事医学科学院院刊 1988；12（1）：12
74. 魏道武，等．红花黄色素对实验性家兔心肌梗塞的影响．甘肃中医学院学报 1991；8（1）：263
75. 吕忠智，等．西洋参茎皂苷对家兔实验性心肌梗塞的保护作用．白求恩医科大学学报 1990；19（3）：229
76. 罗红琳，等．天麻注射液对家兔急性心肌梗塞范围及脂质过氧化的影响．华西医科大学学报 1992；23（1）：53
77. 李文萍，等．麦冬注射液对实验性心肌梗塞时环核苷酸代谢的影响．中西医结合杂志 1989；9(2)：100
78. 卢安．生脉注射液的心血管药理作用及对急性心肌梗塞的治疗效应．陕西中医 1988；9(11)：524
79. 杨利平，等．山楂叶提取物对家兔血小板聚集和大鼠实验性心肌缺血的影响．中草药 1993；24（9）：482
80. 李杏，等．三七苷对大鼠实验性心肌缺血再灌注损伤的保护作用．中国药理学报 1990；11(1)：26
81. 黄聪，等．三七总皂苷对血清醒兔心肌缺血再灌注损伤的保护作用．中国药理学通报 1991；7(3)：190
82. 熊维生，等．绞股蓝总皂对实验性心肌梗塞的保护作用．中国药理学报 1990；11（5）：427
83. 李冬辉，等．绞股蓝总皂对大鼠心肌缺血再灌注损伤的保护作用．基础医学与临床 1990；10(1)29
84. 张晶，等．人参提取液对心肌缺血再灌注损伤的研究．中华内科杂志 1990；29（11）：653
85. 邵耕，等．北京地区对病态窦房结综合征的诊断参考标准．中华内科杂志 1977；新2（6）：369
86. 孙瑞龙，等．窦房结功能测定对诊断病窦综合征的价值与限度．中华医学杂志 1983；63（7）：443
87. 许树强，等．参仙升脉液对实验性病态窦房结综合征的作用研究．中国中西医结合杂志 1991；11（11）：674
88. 蒋文平，等．经食道心房调搏结合固有心率测定评定窦房结功能．中华内科杂志 1982；21(1)：22
89. 于秀章，等．多级平板运动“心血管病康复方案”疗效的初步观察．中日友好医院学报 1987；1（2，3）：87

90. 许树强，等．食道心房调搏刺激频率对 SNRT 的影响．心电学杂志　1991；10（3）：184
91. Edward K Chung. Electroceardiogaphy. Philadelphia：Harper & Row，1980；433
92. 葛郁芝，等．病态窦房结综合征实验研究．中华心血管病杂志　1986；4：193
93. 席时华．中医药治疗心律失常的研究概况．河南中医　1981；3：47
94. 许树强，等．参仙升脉液治疗病态窦房结综合征的临床观察．中国中西医结合杂志　1993；13（9）：555
95. 江苏省中医研究所，等．中药为主对病态窦房结综合征的疗效分析．江苏医药中医分册　1979；（4）：15
96. 鲍延熙，等．附子Ⅰ号对缓慢型心律失常的临床疗效及应用希氏束电图研究其对心脏传导系统的机理．上海医学　1979；2（12）：2
97. 史载祥，等．病态窦房结综合征 134 例辨证的初步研究．中医杂志　1993；34（7）：425
98. 许树强，等．100 例病态窦房结综合征患者心电图分析．中日友好医院学报　1990；4（2）：94
99. 朱伯卿，等．温阳益气药治疗病态窦房结综合征的疗效观察．上海中医药杂志　1984；（6）：13
100. 上海市健心片科研临床协作组．健心片的临床与实验研究．中成药研究　1979；（5）：36
101. 许树强，等．40 例病态窦房结综合征患者的舌脉观察．实用中西医结合杂志　1990；3（4）：213
102. 吴德诚，等．生脉散注射液对心率缓慢型心律失常的疗效观察．成都中医学院学报　1981；（2）：52
103. 屠伯言，等．中医治疗病态窦房结综合征的临床疗效观察．辽宁中医杂志　1983；（3）：20
104. 刘王明，等．护心丹治疗病态窦房结综合征近期疗效观察．中西医结合杂志　1984；4（10）：590
105. 高从光．山莨菪碱合并中药治疗病态窦房结综合征 31 例疗效观察．中西医结合杂志 1984；4（3）：159
106. 高天礼，等．附子Ⅰ号对抗小鼠实验性缓慢型心律失常的作用．中医杂志　1980；21（10）：17
107. 许树强，等．病态窦房结综合征 40 例左室功能观察．中日友好医院学报　1991；5（2）：87
108. 韩慧婉，等．去甲乌药碱对培养心肌细胞β-肾上腺素受体的作用．药学通报　1980；15（10）：41
109. 王光辉．中医对病态窦房结综合征的认识与治疗．山东中医杂志　1983；（6）：28
110. 陈宝义，等．益气养阴、活血化瘀法治疗小儿病毒性心肌炎的临床研究．中国医药学报　1993；8（5）：20
111. 陈曙霞，等．玉屏风散为主治疗病毒性心肌炎及体外药物筛选的研究．中医杂志　1990；31（12）：22
112. 阎会君．康尔心Ⅰ号治疗病毒性心肌炎临床及实验研究．中西医结合杂志　1991；11（8）：468
113. 王雨润，等．病毒性心肌炎患者血中某些金属元素变化及中药治疗研究．中西医结合杂志　1991；11（5）：298
114. 沈博生．中西医结合研治病毒性心肌炎近况述评．辽宁中医杂志　1993；20（5）：44
115. 杨英珍．病毒性心肌炎．上海：上海医科大学出版社，1991：101～109.
116. 天津中医学院一附院儿科心肌炎课题组．中药心复康分解剂型对柯萨奇 B_3 病毒感染 BAL/C 乳鼠心肌细胞的作用观察．天津中医　1989；（6）：29
117. 袁卫龙，等．黄芪对培养大鼠心肌细胞感染 CoxsackieB-2 病毒的电生理研究．中西医结合杂志　1989；9（6）：355
118. 芮涛，等．黄芪对小鼠急性病毒性心肌炎作用的心肌细胞电生理研究．中国中西医结合杂志　1994；14（5）：292
119. 彭天庆，杨英珍，Kandolf R，等．黄芪对柯萨奇 B_3 病毒核糖核酸作用的研究及其机理探讨．中国中西医结合杂志　1994；14（11）：664
120. 黎杏群，等．中西医结合治疗高血压的研究．中西医结合杂志　1991；（11）：647～650
121. 何世银，等．威乐降压片治疗高血压病 84 例疗效观察．中西医结合杂志　1989；（9）：426～427
122. 王达平，等．水蛭土元粉治疗轻中型高血压病 32 例观察．中国中西医结合杂志　1992；（12）：38～39
123. 陈飞南，等．高血压病中西医结合阶梯疗法的血液流变学观察．贵阳中医学院学报　1992；14：39～40
124. 徐贵成，等．平肝益肾法治疗Ⅱ期高血压的临床研究．北京中医　1991；6：13～15
125. 孙伯扬，等．醒脑清眩片治疗中老年高血压病的临床及实验研究．中医杂志　1995；1：28～29
126. 卫明，等．长生降压液对中老年高血压病及心肌肥厚影响的临床观察．中西医结合杂志　1960；10：590～592
127. 唐树德，等．高血压辨证分型与肾素值的关系．辽宁中医杂志　1985；12：4
128. 静文英，等．原发性高血压肾素-血管紧张素值与中医辨证分型．中西医结合杂志　1988；11：663
129. 宁选，等．老年高血压病中药治疗与血清微量元

素的关系．中医研究 1991；1：21～22
130. 顾文聪，等．高血压病阴虚火旺证自由基代谢的研究．中医药信息 1990；3：28～30
131. 王青，等．CoCA-Salt 高血压大鼠模型的一种简易制备方法：CoCA 硅胶管皮下埋入法．生理学报 1994；(2)：205～208
132. 张荣伟，等．延髓血管压迫致高血压动物模型．中华实验外科杂志 1994；11：228～230
133. 杨国雄，等．血浆血管紧张素Ⅱ、钠、钾浓度及血容量与肾性高血压发生发展的关系．病理生理学报 1985；1：33
134. 王玉芬，等．更年安降压降脂作用的研究．中药新药与临床药理 1995；(1)：37～39
135. 郑兴中，等．降压茶的药理效应．福建中医药 1990；5：26～28
136. 刘征利，张礼壁，赵素兰．香不清解袋泡剂治疗病毒性上感高热 239 例．中医杂志 1992；33(8)：29～30
137. 林叔能．中西医结合治疗上呼吸道感染高热的病例对照观察．福建中医药 1989；20 (2)：34～35
138. 冯怀新，严永琴，周佳莅，等．咽炎合剂治疗急性上呼吸道感染 114 例．陕西中医 1998；19(4)：151
139. 周礼卿，罗逸群．上感灵治疗上呼吸道感染疗效观察．河南中医 1998；18 (3)：305
140. 李相中，宋艳霞，李志光，等．“清解合剂”治疗急性上呼吸道感染风热证的疗效观察．中西医结合实用临床急救 1998；5 (11)：506～508
141. 李春生，王小沙，陈淑敏，等．清开灵注射液治疗急性上呼吸道感染的临床研究(一)——时效，量效关系及其对外周血白细胞和咽部致病菌的影响。见于：心脑病药物临床评价专家谈，第1服．香港：亚洲医药出版社．1998：71～76
142. 李春生，王小沙，陈淑敏，等．清开灵注射液治疗急性上呼吸道感染的临床研究（二）——证效关系及其不良反应的观察。见于：心脑病药物临床评价专家谈，第1版．香港：亚洲医药出版社．1998：76～81
143. 国家中医药管理局医政司编．全中国医医院急诊科（室）必备中成药应用指南．1995：36～37
144. 周黎仁，王兴燕．双黄连粉针剂配伍青霉素与病毒唑配伍青霉素治疗急性上呼吸道感染疗效比较．中西医结合实用临床急救 1998；5(5)：230
145. 陈绍宏，张晓云，卢云．鱼腥草注射液治疗急性感染性疾病 500 例临床总结．中国中医急症 1998；7 (4)：172～173
146. 李艳青，周妖林．莪术油注射液治疗病毒性疾病 400 例．安徽中医临床杂志 1998；10 (1)：15
147. 冯德勋，陈克进，吴斌．双黄连粉针剂超声雾化吸入治疗急性呼吸道感染 62 例临床分析．湖北中医杂志 1993；15 (4)：7～8
148. 徐占兴，王金清．雾吸双黄连治疗上呼吸道感染 210 例疗效分析．天津中医 1997；14(1)：26～27
149. 刘安微，夏丽萍，刘翔，等．针刺液门穴治疗急性上呼吸道感染 83 例．中西医结合实用临床急救 1998；5 (1)：36
150. 熊大武，刘承华．中脘-肾俞拔罐治疗反复上呼吸道感染 100 例．新中医 1997；29 (5)：24～25
151. 张生理．注射用水注入穴位治疗急性上呼吸道感染 592 例临床观察．中国针灸 1990；10 (2)：2～3
152. 尹红君．风池穴注药治疗“上感”．国医论坛 1989；4 (3)：封 4
153. 胡松昌，段存厚，张兴．气功防治老年人上呼吸道感染的配对研究．气功 1991；12(4)：154～155
154. 国家中医药管理局医政司编．全国中医医院急诊科（室）必备中成药应用指南．1995；1～4
155. 朱陵群，黄启福，王鸣川．清开灵抗内毒素所致肝细胞脂质过氧化损伤的研究．北京中医药大学学报 1996；19 (4)：32～34
156. 国家中医药管理局医政司编．全国中医医院急诊断（室）必备中成药应用指南．1995：36～37
157. 刘敏，沈玲，伍学洲．上感清口服液的抗病毒作用及毒理研究．中成药 1992；14 (1)：35～36
158. 丛玉斌，梁绪国，王琳．风寒感冒冲剂毒理药理作用的初步探讨．中成药 1992；14 (8)：26～28
159. 何敏．玉屏风散临床应用及药理研究现状．中成药 1992；14 (9)：34～40
160. 中国中医研究院荆条研究协作组．荆条叶油治疗慢性支气管炎临床及实验研究．中华医学杂志 1978；58：48
161. 林求诚，等．慢性阻塞性肺疾患．见：郭仓，熊正明．实用中西医结合呼吸病学．北京：中国医药科技出版社．1992：224～225.
162. 天津福建等九省市慢性支气管炎协作组．中西医结合标本诊断分型方案．见：熊正明，高犀岩主编．中西医结合治疗慢性阻塞性肺疾病．天津：天津科技出版社 1983：145～148.
163. 许建中，等．扶正固本片治疗慢性支气管炎远期疗效观察．中国中西医结合杂志 1984；1(4)：32
164. 张志尧，等．慢性支气管炎中西医结合标本诊断

分型的病理基础（附5例尸检临床病理材料）. 天津医药　1980；8（9）：541

165. 王刚，等．川芎嗪对实验性豚鼠肺气肿的防治作用．中国中西医结合杂志　1990；10（4）：227

166. 许建中．中医对支气管哮喘的见解与治疗．中华结核呼吸系病杂志　1979；2（2）：368

167. 邵长荣，等．支气管哮喘缓解期补虚后气道反应性测验．上海中医药杂志　1988；（10）：21

168. 董竞成．寿而康和大剂量二丙酸倍氯米松治疗慢性阻塞性肺疾患的临床研究．中国中西医结合杂志　1991；11（10：585

169. 沈自尹．温阳片预防支气管哮喘季节性发作及其原理研究．中国中西医结合杂志　1986；(1)：20

170. 沈自尹．支气管哮喘采用补肾法防治及其内分泌和免疫方面的观察．中医杂志　1981；（6）：21

171. 许建中，等．扶正固本片防治慢性支气管炎远期疗效观察．中国中西医结合杂志　1984；4（1）：32

172. 邵长荣，等．川芎平喘合剂防治支气管哮喘临床及实验研究．中国中西医结合杂志　1984；14（8）：465

173. 张贻芳．对哮喘状态标本兼治的讨论．吉林中医药　1982；（4）：22

174. 沈自尹，等．补肾法预防哮喘的变态和非变态反应机理研究．中国中西医结合杂志　1989；9（2）：82

175. 许建中．支气管哮喘治疗中的免疫调节．中国中西医结合杂志　1983；13（5）：297

176. 傅浩．地龙液即刻平喘的临床及实验研究．上海中医药杂志　1991；（2）：24

177. 陈孝伯，等．椒目劫喘的临床研究．中医杂志　1987；（12）：19

178. 奚肇庆．燕白平喘作用的临床应用与展望．中国中西医结合杂志　1991；11（9）：575

179. 陈良良．雷公藤治疗支气管哮喘初步观察和实验研究．上海中医药杂志　1988；12（3）：52

180. 全国中医学会内科分会．哮喘病诊断、疗效评定标准．北京中医学院学报　1984；7（3）：26

181. 支气管哮喘的诊断、分期和疗效评定标准．中华结核和呼吸系统疾病杂志　1984；7（3）：186

182. 董征，等．消喘膏对223例哮喘患者的10年观察．中国中西医结合杂志　1988；8（6）：336

183. 林思克，等．卡虎素治疗支气管哮喘301例临床观察．中国中西医结合杂志　1991；11（4）：209

184. 黄建平．厦门中药厂—海珠喘息定片简介．中国中西医结合杂志　1989；9（12）：741

185. 董竞成．银杏苦内酯拮抗血小板活化因子体外作用的实验研究．中国中西医结合杂志　1994；14（8）：458

186. Touray C, et. al. Inhibition of antigen-induced lung dnaphylaxis in The guinea-Pig hy BN52021, a new specific PAF-acether receptor antagonist isolated from Ginkgo biloba. Agent Act 1986; 17：371

187. 蔡如升，等．慢性肺心病20年防治研究．北京：科技文献出版社．1994：213～214；243～272.

188. 陈文彬，等．中西医结合治疗肺心病-控制感染．提高免疫力．改善血循环和分型的探讨．四川医学　1980；（1）：15

189. 李廷谦，等．212例肺心病患者舌象变化与血液流变性的关系．现代中医．1992；（1）：12

190. 康良石，等．从慢支到肺心病舌象演变初步观察．福建中医药　1982；（3）：4

191. 李廷谦，等．729例肺心病舌象与血气分析的关系．四川中医　1987；（8）：10

192. 全国第二次肺心病专业会议资料选编．1977. 108～135.

193. 许建中，等．益气活血药治疗肺心病急性发作期的疗效观察．中西医结合杂志　1988；8（1）：7

194. 王嘉琪，等．慢性肺心病急性发作期中西医结合辨证分型的总结．中西医结合杂志．1985；5（8）：469

195. 全国第三次肺心病专业会议资料选编．1981. 191～221.

196. 全国第三届中西医结合呼吸病学术交流会论文汇编．1987.1～42.

197. 全国第七届肺心病专业会议资料选编．1995. 24～31. 35～48. 62. 240～269.

198. 中华医学会呼吸学病学会第五次全国学术会义论文汇编．1995；97～108.

199. 康健，等．汉防己甲素降低慢性阻塞性肺疾患肺动脉高压的观察．中华结核和呼吸杂志　1993；16（2）：93

200. 魏政杰，等．川芎嗪对离体大鼠肺动脉作用及机理的探讨．中国医科大学学报　1991；20（2）：85

201. 郑凌，等．当归降低慢性阻塞性肺疾病肺动脉高压近期疗效及有关机制．中华结核和呼吸杂志　1992；15（2）：95

202. 陈治英，等．应用主成分分析评价肺心病急性发作期化瘀的治疗作用．中国中西医结合杂志　1988；8（8）：457

203. 席思川，等．丹参对低氧性肺泡内肺动脉构型重阻的阻抑效应．同济医科大学学报　1994；23

(2) ：81
204. 孙仁宇，等．当归对大鼠肺循环的实验研究．中华结核和呼吸杂志．1988；(3) ：163
205. 林春龙，等．青心酮对COPD患者血流动力学及血浆心钠素和环磷苷类水平的影响．中国中西医结合杂志 1995；15 (10) ：606
206. 李廷谦，等．中西医结合治疗肺心病缓解期患者提高补体作用的观察．中西医结合杂志 1984；4 (5) ：270
207. 晏建立．辨证分型治疗矽肺104例疗效观察．河南中医 1994；14 (1) ：25
208. 翁振天．养肺活血方治疗矽肺的实验报告．新中医 1978；(6) ：47
209. 游祖生．矽肺病从胸痹论治探讨．实用中西医结合杂志 1991；4 (9) ：534
210. 毕常康．八珍益肺片治疗尘肺病临床观察．中成药 1992；(10) ：24
211. 叶毓奇，等．矽复康治疗矽肺53例疗效观察．中西医结合杂志 1990；10 (7) ：420
212. 李全路，等．汉防己甲素治疗33例矽肺3年的疗效观察．中华结核和呼吸系疾病杂志 1981；4 (6) ：321
213. 王淑缓，等．蚂蚁合剂对矽肺防治效果的实验病理学研究．中国中西医结合杂志 1995；15(4)：228
214. 沙静姝．黄根片．药学通报．1988；23 (3) ：182
215. 刘保连，等．丹参对实验性大鼠矽肺肺泡巨噬细胞氧化和抗氧化损伤的动态影响．职业医学 1992；19 (5) ：267
216. 刘秉慈，等．汉防己甲素对矽肺大鼠蛋白多糖作用免疫荧光观察．卫生研究 1985；14 (3) ：10
217. 何玉先，等．汉防己甲素抑制矽肺胶原mRNA表达的研究．中华预防医学杂志 1995；29 (1) ：18
218. 黎达平，等．蝮蛇抗栓酶在大鼠矽肺治疗中对过氧化脂质含量的影响．职业医学 1995；22(1)：28
219. 沈才栋．加减少阴甘桔汤治疗食道炎126例．江苏中医杂志 1987；(9) ：10.
220. 倪宗瓒，等．岩参片治疗慢性食管炎的随机对照临床试验分析。华西医大学报 1987；(3) ：259.
221. 危北海．中医脾胃学说应用研究．北京：北京出版社．第1版．1993：175.
222. 李茹柳，等．42例胃食管返流病中医证型分析．中国中西医结合学会第七届全国消化系统疾病学术会议论文汇编福州 1995年：197.
223. 周建中．返流性食管炎．见：陈贵廷：实用中西医结合诊断治疗学．北京：中国医药科技出版社．第1版．1991：417.
224. 王冠庭．返流性食管炎．实用消化病学．上海：上海科技教育出版社．第1版．1990：45.
225. 潘国宗，等主编．现代胃肠病学．第1版．科学出版社．1994.
226. 戴自英主编．实用内科学．第9版．人民卫生出版社．1993.
227. 贺志光主编．中医学．第3版．人民卫生出版社．1989.
228. 方圻主编．现代内科学．第1版．人民军医出版社．1995.
229. 黄家驷．外科学．第2版．北京：人民卫生出版社．1972：588～590.
230. 郑之田．胃肠病学．北京：人民卫生出版社．1986.
231. 黄星垣．中医急症大成．第1版．中医古籍出版社．1987.
232. 姚希贤．急性消化病学．第1版．河北：科学技术出版社．1989：140～142.
233. 贺志光．中医学．第8版．北京：人民卫生出版社．1990.
234. 戴自英．实用内科学．第9版．北京：人民卫生出版社．1993：1137～1138.
235. 潘国宗．现代胃肠病学．第1版．科学出版社．1994.
236. 周维骥．辨证治疗胃粘膜脱垂症107例临床分析．福建中医药 1994；(2) ：7
237. 张素英．乌鸡白凤丸治疗胃粘膜脱垂症10例．浙江中医杂志 1995；(3) ：136.
238. 周念兴．升陷降逆汤治疗胃粘膜脱垂的体会．中医杂志 1994；(2) ：86.
239. 姚保泰．半夏泻心汤加味治疗胃粘膜脱垂症60例疗效观察．河南中医 1994；(5) ：279.
240. 马山，等．升提活血汤治疗胃粘膜脱垂症77例．中医杂志 1986；(9) ：49.
241. 马哲河．仙方活命饮治疗胃粘膜脱垂．浙江中医杂志 1986；(9) ：421.
242. 史祥法．补中益气汤加味治疗胃粘膜脱垂症．浙江中医杂志 1989；(1) ：6.
243. 杨慧茹．胃粘膜脱垂症1例治验．山西中医 1989；(1) ：47.
244. 李少华．补中益气丸加庆大霉素治疗胃粘膜脱垂症．中医药学报 1991；(1) ：30.
245. 潘秀珍，等．慢性胃炎辨证论治为主治疗134例初步总结．福建中医药 1981；(6) ：21.
246. 马山，等．胃友治疗慢性萎缩性胃炎910例临床报告．中医杂志 1989；(9)：32.
247. 钱岳年．慢性萎缩性胃炎治疗前后胃镜及活检病理对比观察中药及胃泌素133例分组治疗．中西医结合杂志 1986；(9)：533.
248. 张镜人，等．122例慢性胃炎施治探讨．新中医 1983；18(7)：305.
249. 危北海．慢性胃炎胃病临床证治研究．中医脾胃学说应用研究．第1版．北京出版社．1993：194.
250. 杨春波，等．慢性胃炎虚证的临床研究．中西医结合杂志 1990；10(8)：458.
251. 危北海，等．慢性胃炎的诊治．中西医结合杂志 1990；10(5)：265.
252. 陈泽民．治疗慢性胃炎的体会．中西医结合杂志 1990；10(5)：267.
253. 徐化文．运用胃粘膜相变化结合临床辨证治疗胃炎164例．浙江中医杂志 1990；(4)：152.
254. 许自诚，等．中医治疗慢性萎缩性胃炎88例疗效观察．中西医结合杂志 1986；6(6)：342.
255. 危北海．中西医结合诊治慢性胃肠疾病探讨．中西医结合杂志 1988；8(3)：170.
256. 第一军医大学一附院溃疡病协作组．溃疡病的中医分型及其病理基础的探讨．中医杂志 1980；21(2)：17.
257. 徐景藩．中医药治疗胃十二指肠溃疡88例分析．中医杂志 1986；27(12)：37.
258. 王玉．胃康灵治疗消化性溃疡465例报道．中国医药学报 1990；5(4)：45.
259. 危北海．中西医结合诊治胃肠道疾患的现状及展望．第二次全国消化系统疾病学术交流会议论文汇编 1989：283.
260. 李乾构，等主编．消化性溃疡 中医胃肠病学．第1版．北京：中国医药科技出版社．48页．
261. 牟德俊，等．消化性溃疡中医辨证分型与胃酸胃泌素环核苷酸关系的探讨．中西医结合杂志 1988；(9)：531.
262. 罗伟业．146例消化性溃疡的胃镜诊断与胃痛证型的关系．广西中医医药 1990；(2)：3.
263. 危北海，等主编．中医胃肠学说应用研究．第1版．北京：北京出版社．203页．
264. 赵宝峰，等．气功治疗溃疡病121例临床分析．上海中医药杂志 1983；8：20.
265. 霍锡坚．清热理脾汤治疗十二指肠炎26例．四川中医 1994；(7)：8.
266. 刘永革，等．十二指肠炎与HP关系及二种铋剂的疗效观察．临床内科杂志 1993；(2)：23.
267. 吴恒中，等．胃脘痛中医辨证与HP检测的关系初探．辽宁中医杂志 1993；(9)：4.
268. 陆和屏，等．非溃疡病的胃痛证型与幽门螺旋菌的关系．广西中医药 1993；(4)：1.
269. 余永，等．十二指肠炎的辨证施治（附109例分析）．新中医 1987；(8)：19.
270. 王长洪，等．十二指肠炎的胃镜病理与舌象观察．云南中医杂志 1990；(4)：5.
271. 张琳．HP与慢性萎缩性胃炎发病关系及防治研究．中国中西医结合杂志 1992；(9)：521.
272. 马山．中医药治疗慢性萎缩性胃炎近况．全国中医内科学会第四届脾胃病学术会议论文汇编．
273. 余永，等．香连丸加味治疗十二指肠炎．四川中医 1989；(4)：19.
274. 刘喜新，等．中药治疗胃及十二指肠球炎45例报告．河南中医药学刊 1994；(4)：48.
275. 李孝斌．中医辨证治疗慢性十二指肠炎36例观察．中医杂志 1988；(7)：48.
276. 王睎星，等．十二指肠炎的中医辨证分型及粘膜相用药体会——附108例病历分析．中医药研究 1992；(5)：28.
277. 王耀红，等．小儿病毒性腹泻的临床及病原学研究．中西医结合杂志 1990；10(1)：25.
278. 欧芳兰，等．实热汤治疗轮状病毒肠炎临床观察．中西医结合杂志 1994；14(11)：682.
279. 中药止泻Ⅰ、Ⅱ号治疗婴幼儿腹泻及其对小肠吸收功能的影响．中西医结合杂志 1984；4(3)：154.
280. 张锡源．丹参注射液静脉滴注治疗急性腹泻91例．中西医结合杂志 1993；13(2)：109.
281. 原道荣，等．莪术油葡萄糖注射治疗婴幼儿秋季腹泻42例．中西医结合杂志 1994；14(6)：374.
282. 王兴华，等．止泻合剂治疗秋季急性腹泻疗效观察．224例临床资料分析．中西医结合杂志 1986；6(8)：495.
283. 沙文兰，等．暑泻汤治疗急性肠炎40例疗效观察．江苏中医 1988；(5)：12.
284. 李峰，等．速效止泻散治疗小儿腹泻158例．中西医结合杂志 1993；13(8)：486.
285. 黄道明，病毒腹泻汤为主治疗小儿秋季腹泻86例．中西医结合杂志 1988；8(11)：692.
286. 廖卫东．自拟肠炎散治疗小儿秋季腹泻29例．中西医结合杂志 1990；10(1)：58.
287. 崔宁杰，等．黄芪配合干扰素对照治疗婴幼儿秋季腹泻129例．中西医结合杂志 1991；11(11)：700.
288. 罗谦．苓桂术甘汤治疗虚寒型秋季腹泻30例．中西医结合杂志 1993；13(6)：380.

289. 马业耕. 乌梅苏打治疗婴幼儿腹泻. 中西医结合杂志 1988; 8 (9) : 566.
290. 张光成. 车香散治疗婴幼儿夏秋季腹泻 90 例. 中西医结合杂志 1995; 15 (8) : 505.
291. 陈慕琴, 等. 洗泻停治疗小儿腹泻临床研究. 中西医结合杂志 1993; 13 (6) : 343.
292. 杨建平. 复方丹参注射液穴位注射治疗婴幼儿秋腹泻. 中西医结合杂志 1992; 12 (3) : 184.
293. 尹本玉, 等. 静脉滴注清开灵治疗小儿重症秋季腹泻 60 例. 中西医结合杂志 1994; 14 (8) : 505.
294. 曹长恩. 山莨菪碱公孙穴注射治疗婴幼儿腹泻 44 例. 中西医结合杂志 1991; 11 (11) : 653.
295. 董玉荣. 中药敷脐治疗婴幼儿秋季腹泻 90 例观察. 中西医结合杂志 1992; 12 (5) : 309.
296. 肖春林. 暖脐散外贴治疗小儿轻型腹泻 70 例. 中西医结合杂志 1993; 13 (9) : 540.
297. 潘国宗, 等. 现代胃肠病学. 北京: 科学出版社 1994 : 1145～1151.
298. 欧阳钦, 等. 12 例大肠结核内镜诊断及随访观察. 内镜 1990; 7 (2) : 84.
299. 刘长义, 等. 内镜对远离回盲部大肠结核的诊断探讨. 内镜 1992; 9 (1) : 18.
300. 周安卓. 真人养脏汤加减治愈肠结核. 四川中医 1991; (2) : 23.
301. 谭定全. 加味少腹逐瘀汤治疗增生型肠结核 76 例临床观察. 浙江中医杂志 1989; (1) : 9.
302. 任贞女. 大蒜治疗肠结核 30 例. 黑龙江中医药 1989; (4) : 47.
303. 戴自英. 实用内科学. 第 9 版. 北京: 人民卫生出版社 1993 : 1353.
304. 王永炎, 等. 临床中医内科学. 第 1 版. 北京出版社. 1994 : 834.
305. 康白, 等. 菌群失调与菌群调整疗法. 中华医学杂志 1977, 57 : 249.
306. 黄昌霞. 整肠生治疗"菌群失调"性肠炎. 第五届全军消化系疾病学术会议论文汇编 1993 : 84.
307. 牟建钊, 等. 小肠污染综合征诊断技术的研究进展. 中华消化杂志 1990, 10 : 172.
308. 黄明洲, 等. 伪膜性肠炎和金黄葡萄球菌性肠炎. 中华内科杂志 1963, 11 : 383.
309. 王诗恒, 等. 金黄色葡萄球菌肠炎的临床观察. 中华内科杂志 1966, 14 : 35.
310. 赵东海, 等. 伪膜性肠炎的诊断——附 14 例尸检资料分析. 中华内科杂志 1982, 21 : 459.
311. 赵东海, 等. 难辨梭菌性腹泻的临床特征. 中华消化杂志 1987, 7 : 170.
312. 郑芝田. 胃肠病. 第 2 版. 人民卫生出版社.
313. 陈贵廷, 等. 实用中西医结合诊断治疗学. 第 1 版. 中国医药科技出版社.
314. 王冠庭. 中国中西医结合实用消化病学. 第 1 版. 上海科技教育出版社.
315. 李定国, 等. 肠道易激综合征. 中国中西医结合学会第五届全国消化系统疾病学术会议论文汇编.
316. 中国医学百科全书. 消化病学分册. 上海: 上海科学技术出版社. 1987: 56～57.
317. 里程. 老年人"吸收不良综合征"的病因证治. 天津中医 1991; (2) : 46.
318. 危北海. 中药脾气虚证与"吸收不良综合征"关系的探讨. 天津中医 1987; (2) : 12.
319. 李素亭, 等. 小儿消化吸收不良综合征治验 3 例. 上海中医药杂志 1990; (3) : 8.
320. 张锦坤. 吸收不良综合征的诊断与治疗. 实用内科杂志 1988; (10) : 506.
321. 刘丽芳. 归脾汤加减治愈短肠综合征 1 例. 湖南中医学院学报 1988; (4) : 35.
322. 程运文. 短肠综合征. 湖南中医杂志 1990; (1) : 40.
323. 陈城. 短肠综合征 2 例治验. 陕西中医 1986; (2) : 70.
324. 姚铭齐, 等. 应用温脾法治短肠综合征 1 例. 上海中医药杂志 1984; (8) : 17.
325. 陈贵廷, 等. 慢性非特异性溃疡性结肠炎. 实用中西医结合诊断治疗. 第 1 版. 北京: 中国医学科技出版社. 1991 : 447～453.
326. 王德成, 等. 中医治疗慢性非特异性溃疡性结肠炎 60 例. 中国肛肠病杂志 1987: (1) : 20.
327. 郑芝田, 等. 胃肠病学. 第 2 版. 北京: 人民卫生出版社. 1993 : 646～656.
328. 徐克成, 等. 消化病现代治疗. 第 1 版. 南京: 江苏科学技术出版社. 1993 : 171～178.
329. 中西医结合实用消化病学. 第 1 版. 上海: 上海科技教育出版社. 1990 : 163～167.
330. 陈治水, 等. 健脾益气方药治疗慢性溃疡性结肠炎的临床疗效与药理作用研究. 中国中西医结合学会第六届全国消化系统疾病学术会议论文汇编 (上). 深圳. 1994 : 8
331. 许锦铨, 等. 中药治疗难治性溃疡性结肠炎的临床观察. 同上. 深圳. 1994 : 101.
332. 唐章全. 中医药治疗溃疡性结肠炎近状. 同上. 深圳. 1994 : 124.
333. 肖冰, 等. 中西医结合治疗溃疡性结肠炎进展. 中国中西医结合学会第六届全国消化系统疾病学术会议论文汇编 (上). 深圳. 1994 : 130
334. 陈治水. 溃疡性结肠炎中西医结合研究进展. 中

国中西医结合学会第七届全国消化系统疾病学术会议论文汇编．福州．1995：42.
335. 朱文虎．以痈论治慢性非特异性溃疡性结肠炎100例．中国中西医结合学会第七届全国消化系统疾病学术会议论文汇编．福州．1995：142.
336. 张兆云，等．中医治疗溃疡性结肠炎临床疗效优势分析．中国中医药信息杂志 1994；(5) ：22
337. 郭琪．溃疡性结肠炎中草药治疗及某些免疫功能的动态观察．中西医结合杂志 1989；(8) ：472.
338. 李国栋．中药灌肠方治疗溃疡性结肠炎临床观察及实验研究．中西医结合杂志 1989；(12) ：616.
339. 徐采朴，等．上消化道出血．实用消化病诊疗手册．第1版．成都：四川科学技术出版社．1986年：14.
340. 王冠庭，等．消化道出血．实用消化病学．第1版．上海：上海科技教育出版社 1990年：17.
341. 王宝恩．急性上消化道大出血的诊断与治疗．消化病学进展．第1版．天津：天津科学技术出版社．1986年：579.
342. 陈泽民，等．上消化道出血．1991年 第二届全国中西医结合消化系统疾病学术交流会议论文汇编．武汉．1991年．
343. 周建中．上消化道出血．实用中西医结合诊断治疗学．第1版．北京：中国医学科技出版社．1990年．46.
344. 黄星垣．内科急症中西医结合成就．中西医结合杂志 1988；(8) ：35特Ⅱ集
345. 王帮琴，等．中西医治疗上消化道出血的理论概况．中国中西医结合学会第六届全国消化系统疾病学术会议论文汇编．深圳．1994：124.
346. 袁增贵．赭石五黄汤治疗上消化道出血454例．中国中西医结合学会第五届全国消化系统疾病学术会议论文汇编．洛阳．1993年：47.
347. 李力强，等．食道胃底静脉曲线破裂出血的中西医结合治疗进展．中国中西医结合学会第五届全国消化系统疾病学术会议论文汇编．洛阳 1993年：48页．
348. 赵荣莱．有关中药治疗消化性溃疡出血的几个问题．中国中西医结合学会第五届全国消化系统疾病学术会议论文汇编．洛阳．1993年：205.
349. 胡优昌，等．酚妥拉明与丹参，大黄治疗重型病毒性肝炎的临床疗效．中西医结合杂志 1989；9 (4) ：231.
350. 肖新华．治疗急性黄疸型肝炎三个中药方案的临床观察．中医杂志 1983；24 (8) ：35.
351. 焦东海，等．精制大黄片治疗急性病毒性肝炎的研究．中医杂志．1990；31 (9) ：35.
352. 张桂芝，等．活血化瘀治疗黄疸型肝炎100例．四川中医 1987；(3) ：12.
353. 罗远超．赤虎汤治疗病毒性肝炎高胆红素血虚33例疗效观察．中医杂志 1991；32 (4) ：39.
354. 虞佩兰．中西医结合治疗新生儿黄疸．中西医结合杂志 1987；7 (5) ：297.
355. 湖北中医学院附属医院肝病科研组针刺治疗性黄疸型病毒肝炎的临床和初步实验观察．新医药学杂志 1977；(2) ：10.
356. 陈治水，等．茵陈平胃汤治疗急性肝炎10000例．中医杂志 1988；29 (9) ：55.
357. 汪承柏，等．凉血活血通腑利胆法对重度黄疸肝炎的退黄作用及其机制的探讨．中医杂志 1986；27 (4) ：30.
358. 裴学义，等．中医治疗婴儿黄疸150例疗效观察．中医杂志 1988；29 (2) ：36.
359. 程建军．白金丸速退黄疸105例．辽宁中医杂志 1994；21 (2) ：81.
360. 张伯臾，等主编．中医内科学．第1版．上海科技出版社．1985：182～188.
361. 何绍奇．现代中医内科学．北京：中国医药科技出版社．1991年：312～313页．
362. 许广仁，等．自拟“胆囊消炎方”治疗急慢性胆囊炎100例．实用中西医结合杂志 1992；5(10)：591.
363. 刘凤树，等．大剂小柴胡汤治疗胆囊炎285例体会．实用中西医结合杂志 1993；6 (4) ：218.
364. 刘家磊．二金公茵胆汁汤治疗急性胆囊炎163例．山东中医杂志 1992；11 (1) ：17.
365. 毕庆丰，等．中医药治疗急性胆囊炎54例．吉林中医药 1987；(5) ：12.
366. 周庆端，等．桃仁承气汤加减治疗胆囊炎100例．山东中医杂志 1993；12 (3) ：28.
367. 喻峰，等．灸神阙治疗胆囊炎、胆石症腹痛21例．湖南中医杂志 1987；(6) ：34.
368. 梁酉，等．脂肪饮食与胆石症关系的调查研究．西南国防医药 1993；(2) ：82.
369. 陆善林，等．胆囊结石患者601例血清载脂蛋白 A_1、B_{100} 测定的临床意义．临床肝胆病杂志 1993；9 (1) ：25.
370. 方驰华，等．女性胆囊结石患者垂体—性腺激素和胆固醇水平关系探讨．天津医药 1993；(2)：82.
371. 李宁，等．胆红素结石成因实验及临床研究．临床肝胆病杂志 1993；9 (1) ：36.
372. 林丛，等．胆汁清除超氧自由基的能力与胆色素

结石形成的关系．中华外科杂志 1993;31(8)：486.
373. 周光楷，等．胆石症病因病机新识．浙江中医学院学报 1992；16（5）：7.
374. 齐桂英，等．^{99m}Tc-EHIDA 肝胆动态显像对胆结石病人胆囊运动功能的研究．中华核医学杂志 1993；13（2）：106.
375. 张声生，等．中西医结合诊治胆石症的现状．福建中医药 1993；24（4）：52.
376. 刘士佩，等．108 例胆石症患者耳穴视诊观察．安徽中医学院学报 1987；6（3）：46.
377. 管遵信，等．339 例胆石症患者与 67 例胃、十二指肠病患者耳穴染色诊断对比分析．云南中医杂志 1988；9（6）：10.
378. 徐大龙，等．金石散治疗胆石症 114 例．浙江中医杂志 1993；（4）：152.
379. 王志英，等．消石散治疗老年人胆石症 235 例．辽宁中医杂志 1992；（8）：16.
380. 冯占海，等．舒胆冲剂治疗胆石症 100 例临床观察．河北中医 1993；15（2）：13.
381. 刘炳午，等．复方胆宁片治疗慢性胆囊炎、胆石症 242 例疗效观察．中国医药学报 1991；6（3）：40.
382. 吴盛东，等．溶石灵治疗中老年胆系结石的临床及实验研究．中医杂志 1993；34（6）：352.
383. 于占德．大剂量单味金钱草治疗胆石症 50 例疗效分析．实用中西医结合杂志 1992；5（10）：590.
384. 陈松申，等．耳压法治疗胆结石 521 例．浙江中医杂志 1993；（12）：546.
385. 李代全．中西医结合非手术治疗胆石症 672 例．人民军医 1992；（6）：54.
386. 王健久，等．综合疗法治疗胆系结石 162 例．湖北中医杂志 1992；14（3）：18.
387. 温高，等．康复治疗胆石病 318 例．实用中西医结合杂志 1992；5（5）：268.
388. 黄妙珍，等，重症胰腺炎的中西医结合治疗进展．浙江中医杂志 1992；（6）：283.
389. 徐家裕，等主编．临床胰腺病学．第 1 版．上海：上海科学技术出版社．1990 年．
390. 全国中西医结合治疗急性胰腺炎会议纪要．中西医结合急腹症通讯 1979；（1）：1.
391. 吴胜东，等．化瘀通腑法治疗急性胰腺炎 273 例临床分析．中医杂志 1980；（6）：26.
392. 吴风林，等．中西医结合治疗急性胰腺炎 184 例临床观察．中华外科杂志 1979；（4）：234.
393. 郑显理，等．急性胆源性胰腺炎的中西医结合诊治．中医杂志 1987；（5）：31.
394. 张庆来，等．中西医结合治疗急性胰腺炎 63 例．北京医学 1982；（6）：369.
395. 陆承涵，等．生大黄与硫酸镁合用治疗急性水肿型胰腺炎 39 例．中西医结合杂志 1989；（7）：448.
396. 刘涛，等．峻泻法为主中西医结合治疗急性出血坏死型胰腺炎 20 例．中西医结合杂志 1984；（9）：557.
397. 姚开炳．重症胰腺炎 45 例的诊治体会．中医杂志 1985；（4）：43.
398. 黄力言，等．中西医结合治疗急性重症胰腺炎 37 例．中国中医急症 1995；（1）：13.
399. 王宝恩，等．急性出血坏死型胰腺炎的中西医结合治疗．中华内科杂志 1988；（1）：25.
400. 魏化龙，等．急性出血坏死型胰腺炎诊断及中西医结合治疗（附 25 例分析）．贵阳中医学院学报 1995；（1）：37.
401. 谢敏，等．复方丹参注射液治疗重症胰腺炎的临床研究．中西医结合杂志 1995；（5）：269.
402. 齐清会，等．重型胰腺炎 84 例治疗分析．中西医结合杂志 1995；（1）：28.
403. 周文洛，等．清胰汤对小白鼠胰腺炎治疗作用的实验观察．天津中医 1986；（6）：23.
404. 赵连根，等．清胰汤Ⅰ号对大鼠胰腺外分泌功能的影响．中西医结合杂志 1981；（2）：98.
405. 杨雅珍，等．大黄及其提取物对大白鼠利胆利胰效应的实验观察．中西医结合杂志 1987;(3)：166.
406. 焦车海，等．三种大黄制剂治疗急性胰腺炎 150 例临床及实验研究．中成药研究 1984；（2）：18.
407. 天津南开医院．遵义医学院：新急腹症学．第 1 版．人民卫生出版社．1978：417.
408. 马必生，等．全国首届中西医结合围手术期研究进展暨全国第二届中西医结合治疗急性胰腺炎学术会议纪要．中西医结合杂志 1995;(3)：192.
409. 周菊英，等．扶正祛瘀法肿瘤化疗所致急性肝损害．山西中医 1993；9（3）：18.
410. 李凫坚，等．肺结核抗痨治疗中血清 ALT 异常的中医药治疗 41 例观察．中国中西医结合杂志 1995；15（10）：630.
411. 张永华，等．小柴胡汤治疗短程化疗致肝功能异常的观察．浙江中医杂志 1992；27（7）：319.
412. 尹登来．复方垂盆草糖浆治疗利福平引起的血清 SGPT 增高 40 例．中西医结合杂志 1991；11（8）：464.

413. 胡祖光，等．中药对雷公藤副反应的临床观察．中药药理与临床 1992；8（5）：31.
414. 谷植林，等．五味子蜜丸治疗抗精神病药物引起谷丙转氨酶升高100例报告．广西中医药 1985；8（6）：11.
415. 于惠钦，等．联苯双酯治疗药物中毒性肝炎疗效观察．中西医结合杂志1985；5（10）：598.
416. 于惠钦，等．联苯双酯预防药物中毒性肝炎的临床观察．中西医结合杂志 1908；8（1）：26.
417. 林咸熙，等．联苯双酯预防抗结核药物肝损害的观察．广东医学 1990；11（1）：32.
418. 董振华，等．五味子和联苯双酯治疗肝炎的研究进展．中西医结合肝病杂志 1991；1（2）：51.
419. 林雄．中西医结合治疗药物性肝病46例．中国中西医结合杂志 1995；15（2）：116.
420. 洪嘉禾主编．实用中医肝病学．第1版．上海中医学院出版社．1993：481～508
421. 朱方石，等．肝硬化临床证型分类探讨．辽宁中医杂志．1992；（6）：13.
422. 张育轩，整理．肝硬化临床诊断、中医辨证和疗效评定标准（试行方案）．中国中西医结合杂志．1994；14（4）：237.
423. 孙方军．肝硬化腹水中医研究现状．山东中医学院学报．1988；12（3）：47.
424. 郑平．中医治疗肝硬化概况．江西中医药 1990；21（2）：60.
425. 宋林，等．近5年来肝硬化腹水中医文献述要．福建中医药 1992；23（1）：52.
426. 张忠会．中医药治疗肝硬化腹水的临床概况．河南中医 1992；12（2）：97.
427. 蒋明德，等．中医药治疗肝硬化近况．国医论坛 1993；（5）：45.
428. 张存义．中医治疗肝硬化腹水的研究进展．上海中医药杂志 1993；（11）：45.
429. 贾力，等．中医药治疗慢性肝病血清蛋白异常近况．北京中医 1994；（6）：60.
430. 张孟仁，等．中医药防治实验性肝损伤及肝纤维组织增生的研究概况．中医杂志 1993；34（2）：114.
431. 蒋开平．中药抗肝纤维化实验性研究概述．中国医药学报 1993；（1）：50.
432. 杨运高．中医药抗肝纤维化实验研究述评．国医论坛 1994；（2）：42.
433. 湖北中医学院．小儿急性肾炎450例辨证分型及治法探讨．新医药通讯 1977；（2）：35
434. 贵阳中医学院附医院内科．试谈急性肾炎的中医病机及治疗规律．新医药学杂志 1978；（2）：14
435. 王永钧．原发性肾小球肾炎辨证论治规律的探讨——附370例临床疗效分析．中医杂志 1987；（9）：28
436. 时振声，等．肾炎的中医证治要义．北京：人民卫生出版社．1986.
437. 时振声．时门医述．北京：中国医药科技出版社．1994.
438. 杨宗善，等．中药为主治疗急性肾炎105例．陕西中医 1994；15（10）：434
439. 时振声．时门医述．第1版．北京：中国医药科技出版社．1994：326.
440. 洪淑云，等．活血化瘀法为主治疗慢性肾炎肾功能损害的临床观察．中医杂志 1988；29（4）：31
441. 吕志平，等．活血益肾治疗慢性原发性肾小球疾病89例疗效分析．实用中西医结合杂志 1990；3（5）：290
442. 章永红，等．补气活血益肾利湿治疗慢性肾炎的临床与动物实验研究．中医杂志 1987；28（10）：34
443. 刘宏伟．等．滋阴益肾活血清利法治疗原发性系膜增生性肾小球肾炎的临床研究．中国医药学报 1992；7（3）：16
444. 刘宏伟．慢性肾炎中医分型客观指标的研讨．中西医结合杂志 1990；10（8）：499
445. 刘宏伟，等．慢性肾炎微观辨证研究进展．中国中西医结合杂志 1996；16（2）：120
446. 刘宏伟．中医对慢性肾炎的实验研究进展．贵阳中医学院学报 1989；（2）：54
447. 王国栋．冬虫夏草防治肾脏病研究进展．辽宁中医杂志 1995；22（2）：93
448. 陈以平，等．益气活血化湿法为主治疗膜型肾炎临床及动物实验研究．中医杂志 1987；28（2）：30
449. 刘宏伟，等．肾炎Ⅱ号治疗家兔系膜增生性肾小球肾炎的实验研究．辽宁中医杂志 1991；（9）：42
450. 汪琼玲，等．脉络通治疗家兔原位免疫复合物型肾小球肾炎的实验研究．中国中西医结合杂志 1993；13（1）：30
451. 曹庆敏，等．肾病综合征治疗前后的证型变化．河北中医 1991；13（5）：9
452. 李 恩，等．“药源性证”与中医辨证分型的关系初探——慢性肾炎246例初诊证治分析．中医杂志 1989；19（7）：60
453. 刘宏伟．35例原发性肾病综合征中医辨证分型与病理类型的相关性研究．中西医结合杂志

1991；11（2）：97
454. 傅文录，等．使用激素对中医证的影响．中医药信息 1990；7（3）：5
455. 张家庆．"阳虚"的临床和实验研究．中医杂志 1989；22（10）：73
456. 沈自尹，等．滋肾阴、温肾阳中药拮抗地塞米松反馈抑制作用的临床观察．中西医结合杂志 1983；3（4）：199
457. 常玉阶，等．激素治疗肾病综合征引起的副反应的辨证论治．中华肾脏病杂志 1993；9(4)：248
458. 刘宏伟，等．难治性肾病综合征的中医治疗体会．天津中医 1992；(2)：2
459. 王景玉．中医药治愈肾病综合征服用大量激素后引起心悸失眠大汗出30例临床报告．中医药研究 1993；(6)：33
460. 朱辟疆，等．蛇莲合剂治疗肾病综合征高粘滞血症的疗效分析．中西医结合杂志 1988；8(4)：207
461. 金仲达．柴苓汤治疗激素依赖型肾病综合征．中医杂志 1992；33（6）：30
462. 傅文录．激素与中药配伍应用的规律探讨．中医药信息 1989；6（6）：16
463. 何邦余．48例肾病综合征10年随访观察．中西医结合杂志 1990；10（10）：625
464. 刘宏伟．陆鸿滨教授治疗激素依赖性肾病综合征 甘肃中医学院学报 1991；8（3）：49
465. 查良伦，等．补肾中药拮抗皮质激素所致副反应的实验观察．上海中医药杂志 1990；(2)：1
466. 沈自尹．肾的研究与总结 中国医药学报 1988；3（2）：58
467. 傅文录，等．皮质激素与中药合理伍用治疗肾病综合征．国内外中医药研究进展 1994；(6)：74
468. 杨仁信．玉米须合剂治疗泌尿系感染120例疗效观察．新中医 1990；22（2）：25
469. 金庆丰，等．复方鬖草煎剂治疗尿路感染105例．上海中医药杂志 1992；(6)：37
470. 王淑琴，等．"复肾宁"治疗尿路湿热淋的实验与临床研究．中华肾脏杂志 1993；9（3）：190
471. 郭兆安．清利汤治疗急性尿路感染40例．山东中医学院学报 1994；18（2）110
472. 庚及弟．熟大黄治疗尿路感染临床观察．北京中医学院学报 1992；15（6）：48
473. 叶幼咏．双黄连粉针剂治疗急性肾盂肾炎疗效观察．湖北中医杂志 1993；15（1）：28
474. 王锦荣．益肾清利治疗急性尿路感染——62例临床对比观察．中医药研究 1991；(5)：46
475. 顾连方，等．清热利湿与扶正相结合治疗慢性肾盂肾炎72例．新中医 1991；23（7）：36
476. 丁培植，等．补气益肾通淋法治疗L型细菌尿路感染10例．中西医结合杂志 1988；8(5)：271
477. 朱正太，等．六味地黄丸治疗老年人慢性肾盂肾炎．实用中西医结合杂志 1992；5（6）：376
478. 孙建实，等．反复发作性尿路感染的临床与免疫学研究．中华肾脏病杂志 1990；6（3）：157
479. 郑丰，等．冬虫夏草对氨基糖甙肾毒性损伤的保护作用．中华内科杂志 1993；32（10）：689
480. 于福年，等．泌炎康冲剂及其组成成分抗菌作用的实验研究．中医药信息 1990；(3)：31
481. 孙大锡，等．治则不同方剂对尿道致病性大肠杆菌的血凝作用和粘附尿道上皮细胞的影响．中医杂志 1985，(8)：57
482. 崔贵珍，等．用测定尿酶活力观察中医治疗肾盂肾炎40例的疗效．辽宁中医杂志 1986；(8)：23
483. 迟继铭，等．泌炎康复方治疗致病性大肠杆菌所致泌尿道感染的有效机理研究．中国医药学报 1991；6（5）：9～12
484. 陈锦英，等．中草药对致肾盂肾炎大肠杆菌粘附特性的抑制作用．天津医药 1994；22(10)：579
485. 郑丰，等．冬虫夏草对氨基糖甙肾毒性损伤的保护作用．中华内科杂志 1993；32（10）：689
486. 徐立然，等．复方蛇舌草冲剂治疗大鼠急性肾盂肾炎模型的病理学实验研究．中医研究 1993；6（3）：17
487. 王承训．金龙排石汤治疗泌尿道结石疗效观察——附504例的临床分析．中医杂志 1984；(10)：36
488. 吴秉章，等．尿石症的中西医结合治疗．天津中医 1994；11（3）：15
489. 张志发，等．半枝莲化瘀汤治疗泌尿系结石的研究．山东中医杂志 1991；10（2）：14
490. 佟海清，等．中药"抗炎排石汤"在体外震波碎石排石效果观察．天津中医 1992；(2)：12
491. 刘猷枋，等．尿石合剂对上尿路结石的临床治疗．中西医结合杂志 1981；(2)：72
492. 韩英麟，等．化瘀尿石汤治疗输尿管结石45例临床分析．中医杂志 1984；(2)：34
493. 傅昌格，等．少腹逐瘀汤加减治疗泌尿系结石100例疗效观察．中西医结合杂志 1985；(5)：271
494. 王学平，等．温阳补肾排石汤治疗尿路结石68例．北京中医 1992；(6)：24
495. 戚建弘．益肾利水化石法治疗尿石症274例．浙江中医杂志 1994；29（2）：58

496. 邓光远．固肾利湿化石汤治疗泌尿系结石 203 例．陕西中医 1990；11（11）：498
497. 周俊元，等．综合排石疗法治疗输尿管结石 649 例分析及实验研究．中医杂志 1987；（8）：38
498. 李希元，等．中药治疗 126 例尿路结石．中医药信息 1994；（3）：20
499. 王繁宏，等．推按运经仪合中药治疗尿石症 92 例．辽宁中医杂志 1995；22（6）：279
500. 孙品瑛，等．温肾利水法治疗输尿管结石嵌顿性肾积水症 100 例临床观察．中医杂志 1985；（5）：21
501. 黄忠诚，等．肾痛冲剂治疗肾输尿管绞痛疗效观察（附 101 例报告）．贵州医药 1992；15（5）：299
502. 康力升，等．石康冲剂防治泌尿系草酸钙结石复发的人体药效实验研究．中医杂志 1995；36（7）：419-420
503. 王勇．王淋化石丹治疗尿石症、泌尿系感染 215 例疗效观察．中成药 1993；15（6）：23
504. 徐荷芳．三金排石汤治疗尿石症 153 例．浙江中医学院学报 1992；16（5）：24
505. 耿淑从，等．结石通 1 号治疗泌尿系结石临床观察．天津中医 1991；（1）：5
506. 王志英，等．消石散治疗尿石症 476 例疗效观察．河南中医 1991；11（4）：37
507. 周智恒，等．泌石通治疗尿路结石 141 例疗效观察．上海中医药杂志 1994；（10）：37
508. 李惠芝，等．广金钱草抑制一水草酸钙结晶的有效部分研究．沈阳药学院学报 1992；9（3）：194
509. 陈志强，等．单味中药提取液预防肾结石形成的实验研究（摘要）．中华泌尿外科杂志 1993；14（2）：155
510. 梁冰，等．中药为主治疗急性再生障碍性贫血的临床分析．中医杂志 1986；27（5）：28
511. 孙伟正，等．以补肾中药为主治疗再生障碍性贫血 215 例的生存率及远期疗效分析．中医杂志 1988；29（4）：27
512. 焦中华．以中药为主治疗急性再生障碍性贫血 25 例观察．山东中医学院学报 1990；14（6）：42
513. 周霭祥，等．中药为主治疗慢性再生障碍性贫血 55 例疗效小结．中医杂志 1982；23（5）：28
514. 王镜，等．中药为主治疗再生障碍性贫血 78 例．中西医结合杂志 1990；10（1）：44
515. 中医研究院西苑医院血液病研究室．中西医结合治疗慢性再生障碍性贫血的初步探讨．中华医学杂志 1975；55（10）：708
516. 林玲，等．温补脾肾法为主治疗再生障碍性贫血的临床观察及实验研究．中西医结合杂志 1990；10（5）：272
517. 李琰，等．中西医结合治疗再生障碍性贫血 52 例临床分析．中西医结合杂志 1984；4（2）：720
518. 中医研究院西苑医院血液病研究室．中医中药治疗慢性再生障碍性贫血 32 例小结．中华血液学杂志 1980；1（1）：19
519. 方军鲜，等．丙酸睾丸酮合用中药对骨髓造血作用的影响．中西医结合杂志 1990；10（特集）：103
520. 储榆林，等．再生障碍性贫血中西医结合分型的探讨．中华血液学杂志 1985；6（8）：478
521. 罗秀素，等．再生障碍性贫血辨证分型与体外骨髓造血祖细胞类型的关系．中国中西医结合杂志 1992；12（3）：139
522. 麻柔，等．慢性再生障碍性贫血患者外周血 T 淋巴细胞亚群改变与中医分型的关系．中国中西医结合杂志 1992；12（3）：142
523. 王继亮，等．再生障碍性贫血患者头发微量元素与辨证施治．中医杂志 1992；33（9）：47
524. 周霭祥，等．大菟丝子饮为主补益中药治疗慢性再生障碍性贫血 169 例的临床观察及实验研究．中华血液学杂志 1986；7（8）：492
525. 麻柔，等．成对和单味中药对造血细胞的作用．中西医结合杂志 1984；4（9）：533
526. 戴锡孟，等．补肾方药对小鼠骨髓造血祖细胞 GM-CFU-D 作用的观察．中华血液学杂志 1985；6（10）：609
527. 周霭祥，等．保元汤为主治疗慢性再生障碍性贫血的临床观察及实验研究．中医杂志 1985；26（12）：15
528. 周霭祥，等．人参对人类造血功能影响的实验研究．中国医药学报 1987；2（1）：25
529. 马兰芳．当归多糖对小鼠造血细胞生成影响的实验研究．中华血液学杂志 1986；7（8）：495
530. 周霭祥，等．急性非淋巴细胞白血病的治疗体会．上海中医药杂志 1986；（2）：15
531. 孙鸿德，等．癌灵 I 号结合中医辨证治疗急性早幼粒细胞白血病 32 例．中西医结合杂志 1992；12（3）：170
532. 黄世林，等．“复方青黛片”治疗急性早幼粒细胞白血病的临床研究．中华血液学杂志 1995；16（1）：26
533. 唐由君，等．六神丸抗白血病复发．中医杂志 1993；34（2）：110
534. 王来慈，等．中药苦参治疗老年急非淋白血病疗

效观察．中医药学报 1993，1：18
535. 唐由君，等．200例急性白血病中医分型与客观指标关系初探．上海中医药杂志 1991；8：4
536. 周霭祥．白血病证治．中医杂志 1985；26（10）：9
537. 王镜．中西医结合治疗急性白血病临床分析．中医杂志 1983；12：26
538. 陈泽涛，等．中西医结合治疗急性白血病．四川中医 1992；11：25
539. 麻柔，等．中医对微小残留白血病的认识和治疗．中医杂志 1994；35（12）：748
540. 秦伯未．中医治疗白血病的初步体会．中华内科学杂志 1960；5：419
541. 赵绍琴．中医中药治疗白血病的新认识．中医药研究 1992；2：11
542. 周霭祥．近年来中西医结合治疗研究白血病概况．中华血液学杂志 1980；1（3）：190
543. 徐建国，等．苏木煎液抗小鼠白血病作用的研究．中国中药杂志 1991；16（5）：306
544. 唐由君，等．传统抗癌中成药对急性白血病（L_{1210}）的实验研究．山东中医学院学报 1989；13（6）：65
545. 高月，等．梅花点舌丹对白血病作用机制的研究．中西医结合杂志 1990；10（2）：103
546. 王绵英，等．冬凌草甲素对小鼠白血病L_{1210}细胞动力学的影响．中国药理学报 1985；6(3)：195
547. 焦鹭，等．葛根有效成分S_{86019}对HL-60细胞的分化诱导及细胞周期移行作用的研究．中华血液学杂志 1990；11（2）：83
548. 陈泽涛．复方补益中药抗白血病的实验研究．山东中医学院学报 1990；14（3）：28
549. 滕颖．中药对移植性小鼠淋巴细胞白血病的影响．上海中医药杂志 1992；3：47
550. 元·朱震亨著．《丹溪心法》．上海科技出版社．1959：214
551. 中国医学科学院附属医学血液内科，等．当归芦荟丸治疗慢性粒细胞白血病的临床研究．中华内科杂志 1976；新1卷（2）：86.
552. 中国医学科学院输血及血液学研究所．中西医结合治疗慢性粒细胞白血病的点滴体会．新医学 1972；1：56.
553. 成都中医学院附属医院肿瘤白血病组．青黛治疗慢性粒细胞白血病疗效观察．中级医刊 1979；4：22
554. 姚邪垣，等．青黛治疗慢性粒细胞白血病远期疗效观察．中医杂志 1980；21（9）：22.
555. 靛玉红临床治疗协作组．靛玉红治疗314例慢性粒细胞白血病的临床研究．中华血液学杂志 1980；1（3）：132
556. 钱林生，等．靛玉红治疗57例慢性粒细胞白血病长期疗效的观察．中华血液学杂志 1991；12（3）：125.
557. 异靛甲临床治疗协作组．异靛甲治疗134例慢性粒细胞白血病临床研究．中华血液学杂志 1988；9（3）：135.
558. 周霭祥．青黄散治疗慢性粒细胞白血病25例近期疗效观察．中西医结合杂志 1981；11（1）：16.
559. 戴锡孟，等．六神丸治疗白血病及其实验研究．中华血液学杂志 1986；7（8）：477.
560. 中国医学科学院分院白血病协作组．中药青黛治疗慢性粒细胞白血病疗效原理的初步探讨．输血及血液学 1977；1（1）：11.
561. 甘午君，等．靛玉红疗效原理的研究．Ⅰ．慢性粒细胞白血病患者外周血白细胞中胆固醇/磷脂克分子比．中华血液学杂志 1984；5（1）：24
562. 甘午君，等．靛玉红疗效原理的研究．Ⅱ．慢性粒细胞白血病患者外周血白细胞中的5′-核苷酸酶活性．中华血液学杂志 1985；6（10）：611.
563. 中国医学科学院实验医学研究所细胞超微结构研究室，等．靛玉红治疗慢性粒细胞白血病疗效原理的超微结构研究．输血及血液学 1978；2（4）：29.
564. 周霭祥，等．青黄散对正常造血细胞影响的实验研究．中华血液学杂志 1984；5（1）：16.
565. 陈志伟，青黄散治疗慢性粒细胞白血病的临床和超微结构研究．中国中西医结合杂志 1994年增刊；14：56.
566. 唐由君，等．传统抗癌中成药抗急性白血病（L_{7212}）的实验研究．中西医结合杂志 1980；10（12）：734.
567. 杨宇飞．特发性血小板减少性紫癜中医研究进展．中国中西医结合杂志 1994；14（11）：699.
568. 孙伟正．原发性血小板减少性紫癜患者血小板相关抗体变化与中医辨证分型的关系．黑龙江中医药 1991；（6）：14.
569. 黄振翘．原发性血小板减少性紫癜中医辨证分型与免疫学关系的研究．中医杂志 1991；（10）：31.
570. 杨宇飞．免疫性血小板减少性紫癜免疫学改变与中医证候分型的关系．中国中西医结合杂志 1992；12（5）：263.
571. 辛随成，等．原发性血小板减少性紫癜中医证型与骨髓巨核细胞数量及DNA值的关系．中医杂志 1995；36（2）：101.
572. 吴英琦．江南卷柏片治疗血小板减少性紫癜疗效观察．中华血液学杂志 1993；14（3）：153.
573. 洪文德，等．昆明山海棠治疗原发性血小板减少性紫癜32例报道．广东医学 1988；9（2）：24.
574. 叶金梅，等．血宁胶囊的升血小板作用及毒性观察．吉林中医药 1991；（2）：36.
575. 王会仍，等．绞股蓝治疗血小板减少症的临床观察．浙江中医学院学报 1991；15（2）：29
576. 阎丰书，等．抗病毒中药治疗儿童特发性血小板减少性紫癜32例．中国中西医结合杂志 1993；13（12）：745.
577. 李南夷，等．复方锁阳冲剂治疗激素依赖性原发性血小板减少性紫癜28例临床观察．湖南中医学院学报 1989；9（4）：181.
578. 王卫中，等．慢性原发性血小板减少性紫癜临床观察．中医杂志 1993；34（4）：229.
579. 杨宇飞，等．慢性特发性血小板减少性紫癜免疫学改变和中医辨证分型与预后关系初步分析．中国中西医结合杂志 1995；15（7）：401
580. 杨宇飞，等．免疫性血小板减少性紫癜动物模型的建立．中华血液学杂志 1994；15（3）：160.
581. 吕瑞民，等．中药对ITP血小板抗体的影响．中医药信息 1991；（3）：31.
582. 钱伯琦．单味甘草汤治疗原发性血小板减少性紫癜22例．浙江中医杂志 1989；（2）：78.
583. 陈道明，等．人工培养虫草菌丝治疗原发性血小板减少性紫癜30例临床观察．中华血液学杂志 1987；8（5）：290.
584. 刘锋，等．过敏性紫癜23例临床观察．中西医结合杂志 1989；9（2）：105.
585. 姚宝森．"抗紫癜方"治疗过敏性紫癜9例．中医杂志 1980；21（4）：273.
586. 沈国健，等．清营凉血汤治疗过敏性紫癜50例观察．中华血液学杂志 1980；1（4）：241.
587. 成瑞华．自拟紫癜汤治疗小儿紫癜50例．吉林中医药 1990；（6）：17.
588. 王钦山，等．桃红四物汤治疗过敏性紫癜12例疗效观察．中医杂志 1981；2（9）：7.
589. 初航．凉血化瘀法治疗过敏性紫癜30例．辽宁中医杂志 1983；7（3）：21.
590. 李维学．消斑汤治疗过敏性紫癜50例小结．吉林中医药 1984；（2）：23.
591. 杨广连．自拟消斑汤治疗过敏性紫癜．河南中医 1986；（4）：15.
592. 刘继东．中西医结合治疗小儿过敏性紫癜观察．黑龙江中医药 1991；（2）：21.
593. 吴士新．紫草根煎服与擦洗治疗过敏性紫癜．新医学 1979；（10）：封3.
594. 北医人民医院．紫草根及其提取物治疗血管性紫癜的初步报告．中华内科杂志 1976；（6）：338.
595. 刘锋，等．自拟犀基汤和桃基汤治疗过敏性紫癜实验研究．中国中西医结合杂志 1995；15（特集）：231～233.
596. 刘继东．中西医结合治疗小儿过敏性紫癜观察．黑龙江中医药 1991；（2）：21.
597. 梅运秀．过敏性紫癜25例临床小结．湖北中医杂志 1989；（2）：25～26.
598. 刘锋，等．过敏性紫癜．实用中西医结合诊断治疗学．第1版．北京：中国医药科技出版社．1991.
599. 史大卓，等．中医内科辨病治疗学．北京：科学技术文献出版社．1995：547～550.
600. 邵静．生白宝口服液治疗白细胞减少症的临床观察．中国中西医结合杂志 1995；15（6）：381.
601. 翁晓生．纯黄芪制剂治疗白细胞减少症115例疗效分析．中国中西医结合杂志 1995；15（8）：462～464.
602. 王桂绵，等．益气健脾口服液合并化疗治疗胃癌临床及实验研究．中国中西医结合杂志 1994；14（11）：661～663.
603. 陈建中．中西药配合化疗在胃癌治疗中对白细胞的影响．中国中西医结合杂志 1990；10（12）：717～719.
604. 乐蓓蓓，等．大剂量华蟾素防治恶性血液病化疗时感染及粒细胞减少．中西医结合杂志 1992；112（3）：145～147.
605. 叶任高，等．中药对环磷酰胺治疗狼疮性肾炎引起白细胞减少症的影响．中国中西医结合杂志 1994；14（1）：43.
606. 陈惠玲，等．药物足三里穴位封闭治疗白细胞减少症61例．中国中西医结合杂志 1992；12（5）：307.
607. 王焕新．电离辐射与白细胞减少．北京：原子能出版社．1991：169～173.
608. 周东枝，等．扶正升白胶囊提高白细胞数机理多方位研究．中国中西医结合杂志 1995；15（3）：95～97.
609. 刘家伟．蟾素针剂对照射小鼠造血功能的影响．中华血液学杂志 1986；7（7）：405.
610. 张代钊，等．中医药对肿瘤放化疗增敏减毒作用．中国中西医结合杂志 1992；12（3）：136～138.
611. 安效先．小儿传染性单核细胞增多症辨证治疗．北京中医杂志 1987；(5) ：25.
612. 陈丹. 中药治疗小儿传染性单核细胞增多症 27 例. 中医杂志 1988；29 (6) ：46.
613. 韩仲义. 371 例传染性单核细胞增多症的辨证施治. 河北中医 1986；(2) ：13.
614. 刘力戈. 热毒净治疗传染性单核细胞增多症 46 例. 中医杂志 1993；34 (11) ：669～670.
615. 钱琳，等. 普济消毒饮加减治疗传染性单核细胞增多症. 浙江中医杂志 1985；(1) ：14.
616. 芦伟，等. 活血化瘀法为主治疗传染性单核细胞增多症 44 例. 中西医结合杂志 1989；9(4)：233.
617. 韩贵清. 传染性单核细胞增多症 58 例临床分析. 中医杂志 1989；30 (11) ：30～31.
618. 赵政，等. 中医辨证分型治疗小儿传染性单核细胞增多症 23 例的疗效分析. 中医杂志 1981；(3)：2.
619. 师群. 中西医结合治疗小儿传染性单核细胞增多症. 陕西中医学院学报 1992；15 (1) ：36～37.
620. 徐泽瑗. 传染性单核细胞增多症的目前进展，国外医学儿科学分册 1976；(3) ：114.
621. 王耀山. 脑出血定位诊断. 实用内科杂志 1987；9 (4) ：170.
622. 司志国. 中药治疗出血性中风的初步应用. 天津医药 1982；10 (8) ：473.
523. 谢道珍，等. 脑血康治疗高血压脑出血临床和实验研究. 中西医结合杂志 1988；8 (6) ：341.
624. 孙怡，等. 活血化瘀为主治疗脑出血 45 例. 北京中医杂志 1991；(3) ：20.
625. 郭风鲁，等. 中西医结合治疗脑出血临床观察. 中西医结合杂志 1987；7 (4) ：233.
626. 侯健民. 通腑泻热活血化瘀治疗出血性中风 35 例. 河北中医 1987；9 (5) ：1.
627. 谢道珍，杨卫斌，窦淑荣，等. 中医药为主治疗出血性中风 235 例. 中医杂志 1993；34 (2) ：92.
628. 陆志强. 脑血宁治疗高血压脑出血 22 例对照观察. 中国中西医结合杂志 1993；13 (7) ：405.
629. 郑安，等. 中西医结合治疗脑出血的临床和 CT 观察. 中西医结合杂志 1993；24 (6) ：16.
630. 高利. 中西医结合治疗急性脑出血的临床研究. 北京中医 1994；(3) ：26.
631. 李瑛. 通腑法治疗中风病概况. 山东中医学院学报 1990；14 (1) ：69.
632. 李澎文. 高频通气治疗脑出血. 实用中西医结合杂志 1991；4 (2) ：126.
633. 王楠，等. 上海中医药杂志 1985；(1) ：45.
634. 谢道珍. 全国第三届活血化瘀研究学术会议论文集 1990.
635. 任泽光，等. 大鼠脑出血模型. 中华神经外科杂志 1993；9 (4) ：205.
636. 任泽光，等. 高血压脑出血后脑血流及自由基变化规律及其与脑水肿的关系. 中华神经外科杂志 1995；11 (4) ：209.
637. 王京. 脑出血实验研究进展. 国外医学. 神经病学神经外科分册 1992；19 (2) ：58.
638. 谢道珍，等. 脑血疏通口服液治疗出血性中风的实验研究. 中国中西医结合 1995 年基础理论研究特集：134～137.
639. 李静，等. 脑血疏通对大鼠实验性脑出血的治疗作用. 中国中西医结合杂志 1995 年基础理论研究特集：357～359.
640. R Bonita. 卒中的流行病学研究和预防. 国外医学. 脑血管病分册 1995；3 (3) ：115.
641. 查良伦，等. 补阳还五汤冲剂治疗缺血性中风的临床研究. 中国中西医结合杂志 1994；14(2)：74～76.
642. 傅仁杰. 通络熄风注射液治疗急性脑梗塞的临床研究. 中国医药学报 1993；8 (2) ：24～26.
643. 余小骊，等. 中风宁 I 号注射液治疗急性缺血性中风的临床与实验研究. 中国中西医结合杂志 1994；14 (1) ：33～34.
644. 王永炎，等. 近十年中风病临床研究述评. 北京中医学院学报 1987；10 (3) ：1～6.
645. 陈可冀，等. 活血 Ⅱ 号注射液治疗急性闭塞性脑血管病 147 例临床观察. 中西医结合杂志 1985；5 (2) ：100～101.
646. 吴斌，等. “831”注射液治疗缺血性中风临床及实验观察. 中西医结合杂志 1991；11 (12) ：738～739.
647. 赵力，等. 豨莶通栓丸治疗脑血栓的临床与实验研究. 中国中西医结合杂志 1994；14(2)：71～73.
648. 王永炎. 化痰通腑法治疗中风病 158 例疗效观察. 中国医药学报 1986；(2) ：22～23.
649. 全国中风病急症协作组. 清开灵注射液治疗中风急症的临床研究. 北京中医学院学报 1988；11 (3) ：21～24.
650. 周慎. 中医药治疗脑血栓形成的临床述评. 湖南中医杂志 1992；(2) ：44～47.
651. 全国中风急症协作组. 运用系列方药治疗急性缺血性中风的临床观察与实验研究. 北京中医学院学报 1993；16 (3) ：49～53.
652. 陈沛源，等. 结扎家兔三动脉造成急性不完全性脑缺血模型. 中风与神经疾病杂志 1991；8 (3) ：143～144.

653. 胡常林，等．光化学诱导鼠局灶性脑梗塞及其病理学观察．中华医学杂志　1991;71(11)：627～628.
654. 王楠，等．益气活血中药对大鼠缺血性脑病影响的实验研究．上海中医药杂志　1991；(12)：42～44.
655. 王玉升，等．当归注射液对急性脑缺血大鼠治疗作用机理的实验研究．中国中药杂志　1993；18(11)：48～49.
656. 陈奇．中药药理研究方法学．北京：人民卫生出版社，1993：576～579
657. 王达平，等．水蛭䗪虫粉对缺血性中风患者血液流变性及血脂水平的影响．中国中西医结合杂志　1995；15(3)：150～152.
658. 戴自英．实用内科学·下册．第9版．北京：人民卫生出版社，1993，2049～2059.
659. 解学孔．癫痫病学．北京：人民卫生出版社，1995，255～283；498～505.
660. 黄文东．中国医学百科全书．上海：上海科学技术出版社．1989：191～194.
661. 张伯臾．中医内科学．上海：上海科学技术出版社，1985，129～132.
662. 黄友岐．神经病学．第2版．北京：人民卫生出版社．1991：168～179.
663. 刘玺珍，等．中药为主治疗癫痫879例近期疗效观察．河北中医　1992；(4)：7.
664. 陈百平，等．辛热开破治癫痫．中医杂志　1984；(7)：39.
665. 胡建华，等．"定痫镇痛合剂"治疗癫痫30例临床分析．上海中医药杂志　1980；(4)：29.
666. 首都医院神经科．黑白二丑丸治疗癫痫的临床观察．中华内科杂志　1977；(6)：323.
667. 朱文中，等．化痫止抽二号方治疗75例癫痫小结．湖北中医杂志　1982；(5)：24.
668. 颞轩，等．朱矾散（丸）治疗痫证临床观察．黑龙江中医药　1991；(4)：42.
669. 曾俊辉，等．自拟通脉愈痫丸治疗脑外伤继发性癫痫43例疗效观察．新中医　1987；(6)：35.
670. 杜明，等．宁痫丹治疗癫痫病607例观察及实验研究．天津中医　1991；(4)：5.
671. 李明，等．治痫灵治疗小儿癫痫60例临床观察．吉林中医药　1989；(6)：15.
672. 左覃鑫，等．"止痫汤"治疗难治性癫痫临床与实验研究．江西中医药　1993；(3)：33.
673. 张玉华．中西医结合治疗癫痫持续状态30例．四川中医　1993；(12)：27.
674. 北京医学院附属人民医院内科．抗痫灵治疗癫痫73例的疗效观察．中华内科杂志　1977；(6)：321.
675. 陈建家．α-细辛醚抢救癫痫持续状态18例疗效观察．中医杂志　1982；(12)：39.
676. 赵翕平，等．香荚兰醛治疗癫痫的疗效观察．中华神经精神科杂志　1985；(3)：139.
677. 龙菊香，等．夏星磁颗粒剂治疗原发性癫痫大发作的实验研究．湖南中医学院学报　1994；14(1)：44.
678. 程学铭，等．我国六城市居民偏头痛流行病学调查．中华神经精神科杂志　1990；1：44.
679. 郭述苏，等．中国偏头痛流行病学调查．临床神经病学杂志　1991；2：65.
680. 郭述苏，等．偏头痛危险因素分析．临床神经病学杂志　1991；2：70.
681. 游国雄，等．复方归辛冲剂防治偏头痛．临床神经病学杂志　1991；2：75.
682. 贝淑英．治偏痛冲剂治疗偏头痛150例报告．中医杂志　1984；8：43.
683. 周英豪，等．活血平肝祛痰法治疗血管性头痛119例．成都中医药大学学报　1995；2：24.
684. 李宝玉．头痛宁治疗偏头痛80例．湖北中医杂志　1993；6：20.
685. 白崇淑，等．头风汤治疗偏头痛临床观察．湖北中医杂志　1993；6：19.
686. 张炳厚，等．川芎茶调散类方治疗偏头痛虚证168例．北京中医药大学学报　1994；4：36.
687. 高正今，等．消颅痛煎剂治疗偏头痛104例临床观察．湖南中医杂志　1992；2：8.
688. 石进，等．蝮蛇抗栓酶治疗偏头痛观察．中风与神经疾病杂志　1992；5：112.
689. 韩小年，等．局部封闭结合内服中药治疗偏头痛206例．北京中医学院学报　1992；1：43.
690. 陈恒年，等．P物质与偏头痛及其天容穴治疗的关系．中国神经精神疾病杂志　1994；3：136.
691. 余海，等．偏头痛患者血小板和血浆5-HT含量的初步研究．北京医学　1992；3：134.
692. 王云翔．从甲皱徽循环探讨血管神经性头痛的发病机理．辽宁中医杂志　1989；11：39.
693. 解学礼，等．偏头痛患者的免疫状态．临床神经病学杂志　1991；2：82.
694. 陆曦，等．偏头痛患者的免疫状态及中医治疗．中国中西医结合杂志　1993；9：541.
695. 匡培根，等．当归液穴位注射治疗头痛及血浆DβH变化与疗效的关系．中医杂志　1981；9：37.
696. 徐文科，等．偏头痛．见：裴正学主编．中西医结合实用内科学．第1版．兰州：甘肃科技术出版社 1995：761～762.
697. 刘炳林，等．头风诊断与疗效评定标准．北京中医学院学报 1996；3：69.
698. 北京友谊医院神经科．应用灵芝制剂治疗多发性硬化5例．新医学副刊—神经系统疾病．1978；2：97.
699. 孙家斌，等．雷公藤片治疗多发性硬化的初步探讨．中西医结合杂志 1988；2：87
700. 陆曦，等．中西医结合治疗多发性硬化症35例．中西医结合杂志 1990；3：174.
701. 孙怡，等．辨证治疗多发性硬化22例临床观察．中医杂志 1992；10：31.
702. 陆曦，等．中医预防多发性硬化复发的研究．中医杂志 1995；7：417.
703. 戴俐明，等．郁金对实验性脑脊髓炎的疗效观察．药学学报 1982；9：693.
704. 李春光，等．雷公藤治疗实验性变态反应性脑脊髓炎的病理组织学观察．中西医结合杂志 1989；2：98
705. 戚晓昆，等．雷公藤总萜等药物对实验性过敏性脑脊髓炎动物发病的影响．中华神经精神科杂志 1995；6：363.
706. 宝福凯．在小鼠模型中探索多发性硬化的治疗．生理科学进展 1995；2：148.
707. 许贤豪．神经免疫学．第1版．北京：北京医科大学 中国协和医科大学联合出版社．1993：203
708. 贵立鳌．多发性硬化975例临床分析．中风与神经疾病杂志 1985；3：134.
709. 许贤豪，等．重症肌无力治疗的进展．中华神经精神科杂志 1987；5：311.
710. 丛志强，等．重症肌无力的免疫抑制疗法．中国神经精神疾病杂志 1985；1：15.
711. 李庚和，等．50例重症肌无力症(重型患者)的临床疗效观察．上海中医药杂志 1991；11：1.
712. 李庚和．432例重症肌无力疗效分析．上海中医药杂志 1987；12：2.
713. 邓铁涛，等．强肌健力胶囊随机双盲自我交叉对照治疗重症肌无力疗效观察．广州中医学院学报 1992；1：7.
714. 陈丹．小儿眼肌型重症肌无力对照治疗分析．中医杂志 1991；8：33.
715. 徐杰，等．温运法治疗眼肌型重症肌无力65例．湖北中医杂志 1988；4：19.
716. 陈健文．穴位注射治疗重症肌无力眼肌型58例．南京中医学院学报 1995；1：40.
717. 徐来慧，等．从电鳐发电器官提纯烟碱型乙酰胆碱受体制作兔实验性重症肌无力模型．中华神经精神科杂志 1981；1：16.
718. 陈世铭，等．实验性重症肌无力与血清抗体，简毒敏感性及肌电变化之间的关系．中华神经精神科杂志 1991；3：169.
719. 李顺民．强肌健力胶囊治疗重症肌无力免疫学分析．广州中医学院学报 1992；2：65.
720. 李顺民．重症肌无力脾虚证唾液淀粉酶活性及D-木糖排泄率分析．广州中医学院学报 1991；4：270
721. 马有根，等．鼻腔给予乙酰胆碱受体可有效地抑制实验性自身免疫性重症肌无力．中国神经免疫学和神经病学杂志 1994；1：1
722. 许贤豪．神经免疫学．第1版．北京：北京医科大学和中国协和医科大学联合出版社．1993：124～126
723. 淡永基．急性感染性多发性神经炎．史玉泉主编．实用神经病学．第2版．上海：上海科学技术出版社．1995：216.
724. 樊祥冲．中西医结合治疗急性感染性多发性神经炎771例疗效观察．中西医结合杂志 1986；8：492.
725. 钟宇明，等．马钱子散治疗格林-巴利综合征．江西中医药 1991；5：28.
726. 张兆湘．三妙丸加味为主治疗感染性多发性神经根炎69例．浙江中医杂志 1988；2：69.
727. 刘毓麟，等．中西医结合治疗急性感染性多发性神经根炎63例．中西医结合杂志 1984，12：754.
728. 姜萍．眼针治疗格林-巴利氏综合征18例．辽宁中医杂志 1994；6：277.
729. 王翠娣，等．实验性变态反应性神经炎动物模型的建立和病理特点．中华神经精神科杂志 1995；4：202.
730. 吴抒见，等．豚鼠实验性变态反应性神经炎模型的建立及生理、免疫等指标的观察．中华神经精神科杂志 1995；6：366.
731. 祝捷，等．实验性变态反应性神经炎临床、病理和免疫损伤的研究．中国神经精神疾病杂志 1989；4：207
732. 戴自英．实用内科学·下册．第9版．北京：人民卫生出版社．1993：2040～2041.
733. 黄友岐．神经病学．第2版．北京：人民卫生出版社．1991：86～87.
734. 阎孝诚．实用中医脑病学．北京：学苑出版社．1993；726～734.

735. 黄文东．中国医学百科全书．中医内科学．上海：上海科学出版社．1989：238～239；230～231.
736. 王笑中，焦守恕．神经系统疾病症候学．北京：人民卫生出版社．1979：660～663.
737. 丁季峰．中国医学百科全书．推拿学．上海：上海科技出版社．1987：31～32.
738. 俞大方．推拿学．上海：上海科技出版社．1987：125～128.
739. 江伟达．各种麻醉下手法治疗腰椎间盘突出症 800 例临床分析．中国骨伤杂志脊柱腰痛专集 1994；(7)：28.
740. 雷发财，吕志超．穴位封闭治疗坐骨神经痛．中国针灸 1992；(4)：29.
741. 周虎．乌头汤加减治疗坐骨神经炎．中西医结合杂志 1985；(1)：32.
742. 姚德纯．加味独活寄生汤治疗坐骨神经痛疗效观察．实用中医内科杂志 1990；(1)：17.
743. 郑跃进．四虫蠲痹汤治疗干性坐骨神经痛 124 例．新中医 1990；(12)：39.
744. 李汉．鹿龙药酒治疗坐骨神经痛 321 例疗效观察．山西中医 1990；(5)：26.
745. 刘玺珍，等．皂角刺煎剂治疗坐骨神经痛 117 例．北京中药大学学报 1994；(4)：21.
746. 蔡俊．中西医结合治疗坐骨神经痛 2700 例临床观察．河北中医 1993；(4)：24.
747. 张文珍，等．不同方法治疗坐骨神经痛 2100 例疗效比较．甘肃中医学院学报 1993；(2)：45.
748. 章莹，等．手法治疗腰椎间盘突出的生物力学研究．中国骨伤 1992；(2)：7.
749. 宁学权．辨证治疗脑外伤后综合征 60 例．陕西中医 1987；(4)：153
750. 梁超群．中药治疗脑外伤综合征 35 例．陕西中医 1989；(1)：18
751. 刘兰香．中医治疗脑外伤后综合征 30 例．福建中医药 1993；(6)：18
752. 易延根，等．中药为主治疗脑外伤后遗症 67 例．天津中医 1992；(2)：13
753. 柴志康，等．天麻素注射液治疗脑外伤综合征 66 例报告．新药与临床 1985；(2)：8
754. 李安瑜，等．穴位注射治疗脑外伤后综合征 217 例．广西中医药 1994；(6)：30
755. 杨任民．震颤麻痹．韩仲岩主编．神经病学．第 1 版．上海科技出版社．1993：131～136
756. 平井俊第．Parkinson 病．内科 1994；73：1330
757. 中国人民解放军神经病流调组．中国震颤麻痹患病及发病调查．中华流行病学杂志 1991；12：363.
758. 杨任民，等．神经系统疾病中西医结合研究成就．中西医结合杂志 1988；8（特Ⅱ）：72.
759. 齐建贞，等．中医药治疗震颤麻痹近说．河北中医 1995；(4)：34.
760. 王坤山，等．中医药治疗震颤麻痹概况．中医药研究 1992；(3)：58.
761. 王永炎，等．中医药治疗震颤麻痹综合征．中医杂志 1986；27：382.
762. 李庚和．中医为主治疗震颤麻痹症 50 例临床分析．上海中医药杂志 1992；(2)：12.
763. 宰春和．震颤麻痹的中医辨证和中西医结合治疗．上海中医药杂志 1981；(5)：16.
764. 李怀生．定振丸加减治疗震颤麻痹 11 例．浙江中医 1993；28：186.
765. 王素娥．辨证论治结合五虫散治疗老年性震颤麻痹．中级医刑 1992；27：59.
766. 秦亮甫，等．针刺治疗震颤麻痹 30 例临床观察，中国针灸 1989；3：18.
767. 王选伟，针刺治疗震颤麻痹 40 例．陕西中医 1994；15：176.
768. 罗明富，等．电针治疗震颤麻痹的实验研究．中国针灸 1994；8：263.
769. 川上正人．六君子汤治疗帕金森氏病的效果及其对脑脊液单胺代谢产物浓度的影响．国外医学中医中药分册 1995；(3)：27.
770. 杨任民．肝豆状核变性．第 1 版．合肥．安徽科技出版社 1995，8～79.
771. 许继平．当代神经系统疾病的中医药治疗，第 1 版．济南出版社 1994，95～97.
772. 杨任民，等．中药治疗肝豆状核变性 107 例疗效观察．中医杂志 1993；34：676.
773. 安徽医学院附属中医医院内科肝豆状核变性研究小组．中西医结合治疗肝豆状核变性的初步临床观察．新医学—神经系统疾病副刊 1976；2：209.
774. 杨任民．等．肝豆汤对 37 例肝豆状核变性驱铜的观察．中西医结合杂志 1984；4：462.
775. 杨任民，等．中西医结合治疗肝豆状核变性 418 例分析．中西医结合杂志 1990；10：134.
776. 崔世麟．肝豆状核变性的中医治疗．上海中医药杂志 1992；(10)：7.
777. 杨任民，等．神经系统疾病中西医结合研究成就．中西医结合杂志 1988；8（特Ⅱ集）：72.
778. 杨任民．肝豆状核变性的中西医结合研究．实用中西医结合杂志 1991；4：506.
779. 杨任民，等．五种驱铜药对肝豆状核变性病患者排铜效果的比较．新药与临床 1987；6（6）：

341.
780. 冯彦臣．肝豆状核变性治验 4 例．河南中医 1985；(1)：19.
781. 杨任民．肌张力障碍．见韩仲岩主编．神经病治疗学．第 1 版．上海科技出版社．1993：142～143.
782. 杨任民．肌张力障碍．见：韩仲岩主编．神经病学．第 1 版，上海科技出版社．1990：155～156
783. 王光辉．中西医结合治疗流行性肌张力障碍综合征 88 例．中医杂志 1994；35：544.
784. 王光辉．葛根汤合氢溴酸东莨菪碱大肠俞穴注射治疗流行性肌张力障碍综合征 18 例．中级医刊 1989；24：121.
785. 杨任民，等．大剂量安坦治疗畸形肌张力障碍 7 例观察．中国医院药学杂志 1985；5：548.
786. 施赛珠，等．Ⅱ型糖尿病中的血瘀证和益气活血药预防其血管病变的疗效观察．中医杂志 1989；6：341
787. 余江毅，等．黄蜀葵花醇提取物对治疗糖尿病肾病的临床观察．中国中西医结合杂志 1995；5：263.
788. 朱章志，等．Ⅱ型糖尿病患者不同证型红细胞胰岛素受体缺陷的观察．中国中西医结合杂志 1995；5：266.
789. 邝安堃，等．女性糖尿病、冠心病和高血压患者性激素与虚证的关系．中西医结合杂志 1989；6：331.
790. 张国梁，等．加味桃核承气汤降糖作用机制的初步探讨．中国医药学报 1991；2：92.
791. 北京医院糖尿病研究小组．降血糖作用中药的寻找．邝安堃主编：糖尿病在中国．湖南科技出版社．1989：286～296.
792. 张家庆，等．黄芩甙，水飞蓟宾，槲皮素抑制糖尿病模型鼠醛糖还原酶和蛋白非酶糖化作用．中华内分泌杂志 1994；3：193.
793. 谢宗长，等．人参抗实验性糖尿病大鼠脂质过氧化损伤的研究．中国中西医结合杂志 1993；5：289.
794. 邝安堃，等．中医辨证论治对原发性甲状腺功能减退症的疗效与淋巴细胞核 T_3 受体的关系．中西医结合杂志 1988；8 (11)：650
795. 邝安堃，等．中医辨证论治对原发性甲状腺功能减退症的疗效及作用机理的初步探讨．中西医结合杂志 1983；3 (6)：343
796. 邝安堃，等．甲状腺功能减退症和甲状腺功能亢进症的中西医结合临床研究．中医杂志 1980；(11)：27
797. 陈梦月，等．中药或中西医结合治疗甲亢突眼的初步疗效观察．中西医结合杂志 1984；4 (6)：334
798. 赵伟康，等．甲亢患者阴虚火旺证的初步研究．上海中医药杂志 1982；(7)：43
799. 吴泽森，等．甲亢稳定期突眼症的血瘀及免疫功能观察．中西医结合杂志 1984；4 (6)：337
800. 王立琴．外敷消瘿膏治疗甲状腺囊肿临床观察及实验初步研究．中医杂志 1993；34 (3)：153
801. 沈自尹，等．补肾药改善老年肾上腺皮质功能的临床与实验研究．中西医结合杂志 1989；9 (9)：518
802. 吉林省中医药研究所．人参茎叶治疗阿狄森病的临床观察．吉林医药 1974；(4)：85
803. 王渭川，等．运用中医药治疗慢性肾上腺皮质功能减退症．新中医 1974；(5)：12
804. 邝安堃，等．某些助阳药对于大剂量皮质素所致耗竭现象的影响．中华内科杂志 1963；11(2)：113
805. 张家庆．模拟虚证的动物造型．见：邝安堃等主编．虚证研究．上海：上海科学技术出版社．1991：162
806. 邝安堃，等．麦芽对催乳素的影响及在乳溢症治疗上的尝试．中西医结合杂志 1984；4 (3)：134.
807. 于澎，等．针刺治疗乳少症对催乳激素水平的影响．哈尔滨医科大学学报 1990；(6)：502.
808. 王袭祚．中医治疗男子乳房发育症 45 例报告．中医杂志 1990；8：38.
809. 郑东利，等．中医药治疗男性乳房发育症的现状与展望．上海中医药杂志 1991；(6)：36.
810. 秦万章．补肾法治疗系统性红斑狼疮．中西医结合杂志 1985；5 (3)：137
811. 秦万章．活血化瘀法治疗红斑狼疮．上海中医药杂志 1983；(2)：26
812. 秦万章．红斑性狼疮的中医治疗进展．上海中医学院、上海市中医研究院学报 1988；2 (2)：64
813. 周翠英．系统性红斑狼疮．山东中医杂志 1995；14 (7)：317
814. 曾真，等．著名老中医丁济南从痹论治红斑狼疮的经验．上海中医药杂志 1983；(12)：8
815. 秦万章，等．胶原病及其重叠胶原病活血化瘀治疗与免疫实验研究．中西医结合杂志 1980；13 (1)：29
816. 秦万章．75 例播散型红斑狼疮辨证论治探讨．上海中医药杂志 1965；(1)：18
817. 张志祀．红斑性狼疮的中医辨证分型．陕西新医

药　1986；(6)：9
818. 张镜人．红斑性狼疮证治．中医杂志　1985；26(10)：10
819. 边天羽，等．中西医结合治疗121例系统性红斑狼疮．临床皮肤科杂志　1982；11(2)：102
820. 中医研究院西苑医院皮肤科．中西医结合治疗系统性红斑狼疮．中华皮肤科杂志　1980；13(1)：29
821. 刁金山，等．燥湿祛瘀法治疗系统性红斑狼疮的临床研究．河南中医　1995；15(2)：88～91
822. 丁果元．红斑性狼疮的中医治疗．湖南医药杂志　1978；(6)：55
823. 秦万章，等．活血化瘀在皮肤科临床应用及其机理探讨．新中医　1988；2(增刊)：27
824. 詹文涛．中西医结合治疗自身免疫性疾病的初步探讨．云南中医杂志　1981；2(6)：1
825. 秦万章，等．老年性重叠胶原病(摘要)．临床皮肤科杂志　1986；(2)：66
826. 劳力民，等．20例男性SLE临床分析．中华皮肤科杂志　1990；23(4)：272～273
827. 卢君健，等．中西医结合治疗5例危重系统性红斑狼疮成功的经验．中西医结合杂志　1984；4(7)：430
828. 秦万章．血瘀和活血化瘀的研究进展及其前景．中医杂志　1980；(9)：73
829. 秦万章．雷公藤和昆明山海棠临床疗效研究进展．上海中医杂志　1981；(4)：46
830. Qin Wanzhang，TRIPTERYGIUM WILFORDII HOOK in Systemic Lupus Erythematosus，Chinese Medical Journal. 1981；94(12)：827
831. 秦万章，等．昆明山海棠治疗25例SLE的临床观察．中草药　1982；13(2)：12
832. Qin Wanzhang，et al. Clinical observations on TRIPTERYGIUM WIUFORD 11 in treatment of 26 cases of discoid lpus erythematosus. Journal of Traditional Chinese Medicine. 1983；3(2)：131
833. 李志铭，等．雷公藤提取物(T甲)治疗红斑狼疮观察．新中医　1982；(12)：22
834. 方丽，等．双芪糖浆治疗红斑狼疮80例疗效报告．临床皮肤科杂志　1990；(3)：131
835. 秦万章，等．三藤糖浆治疗302例各型红斑狼疮的临床观察．中西医结合杂志　1988；(10)：604
836. 王仲英．狼疮丸治疗SLE的临床与实验研究．中西医结合杂志　1989；9(8)：465
837. 姜春华，等．肾的研究．第2版．上海科学技术出版　1981：19
838. 秦万章，等．SLE红细胞变形能力测定．中华皮肤科杂志　1987；20(3)：169
839. 王球达，等．天然杀伤(NK)细胞的研究．上海免疫杂志　1983；3(5)：272
840. 秦万章，等．胶原病血瘀证的天然杀伤细胞、β_2-微球蛋白及纤维蛋白结合素免疫实验的联合研究．中西医结合杂志　1986；6(11)：655
841. 秦万章．中西医结合研究丛书·皮肤病研究．上海科学技术出版社．1990：164
842. 董熔．硬皮病治验．陕西中医学院学报　1994；17(4)：17
843. 镇常松．活血化瘀为主治疗硬皮病36例．湖北中医杂志　1995；17(4)：26
844. 汪悦，等．硬皮病的中医研究进展．浙江中医杂志　1990；9：393～395
845. 张俊敏，等．浅议硬皮病．云南中医杂志　1993；14(6)：37
846. 范志莘．酮替芬联合雷公藤治疗硬皮病2例．中华皮肤科杂志　1994；27(1)：44～45
847. 苏立德，等．雷公藤多甙治疗系统性硬皮病临床观察．中国中西医结合杂志　1994；14(4)：234～235
848. 汤一鹏．中药熏洗治疗局限性硬皮病32例．云南中医杂志　1991；12(3)：33
849. 王冬梅，等．脉络宁注射液治疗硬皮病临床观察．临床皮肤科杂志　1993；3：152～153
850. 袁郷，等．系统性硬皮病患者的红细胞扫描电镜观察．中华皮肤科杂志　1993；26(4)：219～220
851. 秦万章，等．皮肤病研究．上海科学技术出版社．1990
852. 秦万章．现代中医药应用与研究大系第十二卷·皮肤科分卷．上海中医大学出版社．1994.
853. 北京中医学院．内经讲义．上海科技出版社．1964：227，332，389，280.
854. 袁兆庄．皮肌炎27例中西医结合治疗初步总结．医学研究通讯　1979；5：26.
855. 曹恩泽，等．中西医结合治疗多发性皮肌炎30例．辽宁中医杂志　1994；21(12)：553～554.
856. 张镜人．中西医结合治疗多发性肌炎—皮肌炎15例．上海中医药杂志　1980；3：20
857. 宋·严永和撰．济生方．人民卫生出版社．1956：81.
858. 徐宜厚．皮肤病中医诊疗简编．湖北人民出版社．1980：170.
859. 单一君，等．中医中药治疗皮肌炎50例临床观察及其机理研究．中医杂志　1985；(1)：42.
860. 伊和姿．益气养阴法为主治疗皮肌炎25例．上海中医药杂志 1986；1：32.
861. 刘菊生．皮肌炎．湖南医学杂志 1979；3：34
862. 陈可平，等．中西医结合治疗皮肌炎26例临床分析．北京中医 1994；(3) ：13.
863. 王占忠，等．中西医结合治疗皮肌炎初探（附32例）．黑龙江中医药 1990；(2) ：23～24.
864. 龙海山．灰汤矿泉洛综合治疗皮肌炎远期疗效观察 临床皮肤科杂志 1990；19 (4) ：203.
865. 谢晶辉．增肌注射液治疗皮肤病110例小结．中医杂志 1984；26 (6) ：165.
866. 秦万章．雷公藤和昆明山海棠临床疗效研究进展．上海中医药杂志 1981；4：47.
867. 伊和姿．益气养阴法对细胞免疫的作用．上海中医药杂志 1986；8：11.
868. 伊和姿，等．中医中药治疗皮肌炎（综述）．上海中医药杂志 1988；12：33.
869. 秦万章．皮肤病研究．上海科技出版社．1990：180～188.
870. 秦万章．现代中医药应用与研究大系．上海中医药大学出版社．1994：179～190.

第二章 儿 科 学

呼吸系统疾病 小儿肺炎是儿科常见病多发病，占我国城乡发病率的首位，全世界 5 岁以下儿童中，每年有 400 万死于肺炎，我国每年有 30 万名。婴幼儿患肺炎病后，易反复发生呼吸道感染，因此应认真对待。我国于 1958 年及 1963 年冬，华北、东北和西北有腺病毒肺炎爆发流行；1971、1972 及 1975 年南方浙江、福建、上海、广东、广西、江西等六省市自治区有流行性喘憋性肺炎的爆发流行；1986、1989 及 1991 年，北方又有山西、北京郊县、河北与天津郊县的流行性喘憋性肺炎的爆发流行，已证明呼吸道合胞病毒(RSV)为流行的主要病原，且进一步证明病原主要是 RSV A 亚型。对腺病毒肺炎与呼吸道合胞病毒肺炎的爆发流行和散发病例，各地分别进行了广泛的中西医结合治疗，并密切结合临床，进行了流行病学、病原学、病因病机、药理学和疗愈机制的研究。中西医结合治疗小儿病毒性和细菌性肺炎均已取得较好的疗效，中医药及中西医结合的实验研究内容广泛，无论是临床、治法、药理及基础实验研究，都取得了不同程度的进展，尤其活血化瘀法的研究，为中医治疗小儿肺炎另辟蹊径，研制出一些行之有效的新药，如化瘀汤、复方莪术液、莪术油、当归液、阿魏酸钠等，提高了中西医药治疗小儿肺炎的疗效。

反复呼吸道感染约占 6 岁以下儿童的 10%，患儿反复发生上呼吸道感染，继之发展为支气管炎，且可能绵延数周之久，其中一部分发生支气管哮喘，少数则反复患肺炎。小儿反复呼吸道感染，单用西药难以取得极好的效果，只有中西医结合治疗才能取得优异疗效。国内用调和营卫、健脾益气、补气益肾诸法，均获良好效果。因本证反复迁延，为此，中西医结合治疗工作应有更加细致的观察和科学的监测，使防治方法更为丰富，使新疗法更加完善，为防治理论提供临床和实验依据而努力。

消化系统疾病 婴幼儿腹泻占消化系统疾病的首位，其中轮状病毒为其主要病原，显示中药治疗退热快，止泻、脱水纠正时间短等优点。重症患儿结合输液，显现了中西医结合治疗的明显疗效。近年应用电镜和聚丙烯酰胺凝胶电泳(PAGE)及免疫药理证实，某些中药对轮状病毒在肠道内的复制有强大的抑制作用，并可促使肠道内的分泌型 IgA(sIgA)的生成，即在中药作用机理方面的研究有了显著的进展。

近年来厌食症有逐年增多的趋势，尤以城市多见，独生子女发病率较高。由于单纯西医对厌食症治疗方法甚少，以中医为主的中西医结合治疗收到了较好的疗效。近年提出以“运脾法”为主的新概念，用苍术、白术配以山楂、六曲等效果较好，还可以结合一些外治法，如推拿、捏积、按摩、耳针等。在发病机理及疗愈机理探讨方面取得了可喜的成果，从微量元素、胃肠蠕动机能、消化腺分泌试验、血氨基酸定量、免疫功能检测等多方面阐明了中医中药作用机理。

小儿肾脏疾病 近年来，中西医结合治疗肾炎和肾病进行了大量工作，小儿肾活检的开展、各种肾病模型的研制、小儿肾脏疾病的分类、病理分型、发病机理以及中西医结合治疗方面都有新进展。在急性炎症模型制备、实验研究成果，临床研究有关急性肾炎的分型与中西医结合治疗方面都有成绩。在肾病综合征方面，实验研究制成氨基核苷肾病模型，并证明机体免疫功能紊乱、一些细胞因子与肾病综合征发病有密切关系。在肾病综合征的治疗上，除了传统的肾上腺皮质激素、免疫抑制剂的应用外，还较广泛的应用了激素、免疫抑制剂的冲击疗法。对中西医结合分型、西药基础上加用中药、难治性肾病的治疗、应用中药减少激素的毒副反应等方面都有明显成绩。但肾脏疾病的发病和治疗都存在不少问题，在防止小儿急性肾炎的迁延化和发展为慢性肾炎、防止肾病的反复发作、更加有效的治疗难治性肾病、进一步减少激素和免疫抑制剂的副反应、规范中西医治疗疗效判定和疗愈机理探讨方面都需要加强研究，以期达到一个新水平。

感染性休克　中西医结合治疗小儿感染性休克已取得显著疗效。对其发病机理、病理生理、生化改变等研究，及对山莨菪碱、枳实等抗休克中药的药理与抗休克作用机理的研究已取得可喜成绩。随着我国预防工作的加强，小儿中毒性痢疾、爆发性流行性脑脊髓膜炎并发感染性休克的发病率已大幅度下降，但金黄色葡萄球菌败血症并发的感染性休克仍为儿科较常见的危重急症，病死率仍较高，其临床及实验研究仍需进一步开展。

颅内高压　西医研究小儿颅内高压征三十余年来进展很大，第一线治疗药物有甘露醇、速尿、地塞米松、口服甘油及速尿加白蛋白等，配合一般疗法与恰当的液体疗法，已降低了病死率，因此目前治疗小儿颅内高压征以西医疗法为主。活血化瘀中药如川芎、654-2、丹参、大蒜素、三七等，在实验室与临床研究中，治疗不同类型的脑水肿与颅内高压已证明有较好的疗效，尤其是某些有严格对照的实验研究，更具有说服力。药理学也发现，上述中药有清除自由基作用、钙通道阻滞剂样作用，或有减少血栓素$_2$(TXA_2)合成作用，均有益于减轻脑水肿与颅内高压，这些作用机理可能使上述中药发挥了疗效。

（张梓荆）

第一节　呼吸系统疾病

一、反复呼吸道感染

反复呼吸道感染（Recurrent Respiratory infecction，RRI，简称复感）是小儿时期的多发病，尤其常见于3岁以下儿童，往往反复发生上、下呼吸道感染，一年间可至七八次以上。根据我们在北京郊县对农村0～6岁儿童呼吸道感染2年监测，年复感儿发生率为9%及13.2%；在北京市区托幼机构对0～6岁儿童呼吸道感染3年监测，复感儿发生率平均为11.9%。

患儿反复发生上呼吸道感染（简称上感），上感之后多数发展为支气管炎，且可绵延数周，其中一部分并发哮喘，少数则反复发生肺炎。上感90%以上由病毒引起，可有呼吸道病毒和其他病毒共130余种，少数可由细菌或支原体引起；支气管炎病原与上感大致相同；肺炎则可由病毒、细菌或支原体引起，或病毒肺炎之后有继发细菌感染。

临床上上感有鼻或/及咽部卡他，或有扁桃体红肿；支气管炎有咳嗽多痰；毛细支气管炎及肺炎则有喘息、发绀、三凹及罗音等体征。

中医依其临床见证归属“外感”、“感冒、“咳喘”范畴。上自《内经》，下至明清，历代医家不断发展，从伤寒学派到温病学派，在认识上、防治上有丰富经验。认为小儿气血未充，肌肤柔脆，腠理稀疏，风寒所触，营卫受病（伤寒学说）；或认为温邪上受，自口鼻而入，首先犯肺，逆传心包（温病学说）。在治法上，初则解表清热，继则顺气益肺，久病则调和固表，健脾益气，痼疾则补气益肾。

西医治疗RRI时，初期应用抗感冒药，但近年来我国城乡均有抗生素的滥用，对上呼吸道感染每每给以抗生素。到支气管炎阶段大都不同病因连续换用各种抗生素。肺炎更是几乎全部用抗生素治疗。在迁延阶段，有人用左旋咪唑、胸腺肽、转移因子、卡慢舒、灭活卡介苗等治疗。但单纯用西医方法治疗疗效较低，中医治疗方药很多，疗效较高，因此广泛应用中医药，为中西医结合防治本证开辟了广阔的天地。

（一）病因病机研究

1. 慢性呼吸道感染病灶　如鼻窦炎、扁桃体炎等。

2. 疾病　有营养不良、贫血、佝偻病者，易于发病。

3. 饮食营养　有人统计复感儿半数以上有偏食习惯和长期食欲不振。还有报告维生素A缺乏，微量元素失调、肠道菌群失调等。

4. 并发哮喘　部分病例合并喘息性支气管炎和哮喘，则与变态反应和遗传因素有关。

5. 环境因素　儿童被动吸烟，家庭以煤作燃料，居住区大气污染等，对RRI的发生均有影响。

6. 好发年龄　RRI 3岁以下频发。人工喂养较母乳哺喂者为多。

7. 免疫因素　RRI易有细胞免疫和体液免疫某种程度的降低，但它是RRI的致病因素的结果还是病的结果还不明确，可能二者都有。临床上很少见到原发性免疫缺陷病例。

8. 微生物感染　是主要的诱发因素，以病毒为主，可有130余种呼吸道病毒等引起上、下呼吸道感染。细菌和支原体也可引起本症。病毒感染之后还可有细菌的继发感染。病毒以呼吸道合胞病毒、副流感病毒、腺病毒、肠道病毒、鼻病毒为主；支原体则主要为肺炎支原体；细菌性咽炎、扁桃体炎以乙类链球菌为主；婴幼儿肺炎则以肺炎链球菌、流感嗜血杆菌为主。

中医认为小儿反复呼吸道感染之原因虽多，其病机则可概括为：①外感六淫；②内伤乳食；③内外合邪。

（二）临床表现研究

患儿每年有7～10次以上的呼吸道感染，其中包括数次下呼吸道感染（见表3-6）。临床类型以上感为多，上感之后不少发展至支气管炎，且可绵延数周，少数则反复发生肺炎。有些复感儿往往一次肺炎之后出现反复呼吸道感染。其发病特点：　是病程较长，每次感冒可延长至10天以上，而健康儿一般不过4～7天。二是呼吸道感染反复发生，有的一次未愈，又接下次感染，甚至迁延数月之久。有些患儿上感之后很快就出现支气管炎或肺炎。此外，复感儿平时多易出汗，多有偏食习惯或食欲不振，且有少数患儿面色㿠白，或面黄少华，或山根色青，毛发不荣，个别有贫血，有些患佝偻病，部分患儿支气管炎伴有支气管哮喘。

表3-6　反复呼吸道感染诊断参考标准

年龄（岁）	每年上呼吸道感染次数	每年下呼吸道感染次数
0～2	7	3
3～	6	2
6～12	5	2

注　1. 上感第2次距第1次要至少7天

2. 若上感次数不够，可加下呼吸道次数，反之则不成，需观察1年

（三）疗效观察指标

1. 临床观察指标

①恢复情况；②身高体重；③面色；④食欲及偏食；⑤出汗。

2. 免疫指标

（1）细胞免疫　测T淋巴细胞亚群，效应细胞（TCD_3），辅助细胞（TCD_4），抑制细胞（TCD_8），B淋巴细胞百分数，总玫瑰花E，E-玫瑰花结形成率CEt-RFC，植物血凝素（PHA），T淋巴细胞转化率（LBT）等。

（2）体液免疫　一般测血清IgG、IgM、IgA等，有人测定唾液分泌性IgA（SIgA）。

（3）测定血红蛋白（Hb）及锌、铁、钙等微量元素。

（4）个别测定了OH清除率和超氧化物歧化酶（SOD）。

（四）西医治疗

1. 左旋咪唑。梁明等用于预防RRI共48例，5岁以下占4/5，3mg/kg·日，服3日，停12日，或服2日停5日，疗程3～6月，总有效率达到89.6%。免疫指标血清IgA、IgG及淋巴母细胞转化率，服药一个疗程后原来降低者多已升高。

2. 灭活卡介苗（又称死卡）。章继弘用灭活卡介苗和卡慢舒联合防治小儿RRI 102例，8月～3岁占57.8%，3～7岁占23.5%。灭活卡介苗，1ml滴内关等穴位上，待十划痕，每周1次，10周为1疗程，同时在3个月期间口服卡慢舒0.5～0.75ml/kg·日。结果61.8%显效，19.6%有效，总有效率81.4%。

3. 胸腺肽。戴仲东等用胸腺肽治疗RRI 60例，1～3岁、3～7岁各占45%，对照组40名。胸腺肽根据年龄大小2～4mg肌注，前2周每周3次，以后每周2次，3个月为1疗程。对照组常规治疗，不给免疫调节剂。结果治疗组显效51.5%，有效33.3%；对照组显效30.4%，有效10.9%。二者相比较，疗效差异非常显著（$P<0.01$），检查37型免疫指标（血清IgG、IgA、IgM、CD_3、CD_4、CD_8及淋巴细胞百分数）。结果治疗前降低的指标均有提高，其中IgA、CD_3、CD_4提高有显著意义，而对照组治疗前后免疫指标差异无显著意义。

（五）中医治疗

1. 调和营卫、固表

（1）马融、江育仁等用防感口服液（加味黄芪桂枝五物汤：黄芪、桂枝、白芍、生姜、大枣、龙骨、牡蛎）对RRI进行治疗，4月～4岁

占39.7%，4～6岁45.1%。按防感6：左旋咪唑2：空白对照1比例随机对照，治疗组86例，左旋咪唑组30例，空白对照组15例。服药2个月为1疗程，停药1个月后进行复查。治疗组显效率66.2%，有效率31.4%；左旋咪唑组显效率56.7%，有效率30%。二组相比，疗效有显著差异。而空白对照组只有显效6.7%，有效20%，与前2组比较差异非常显著（$P<0.01$）。具体表现为：中药组不仅外感次数减少或不发病，病情亦明显减轻，上感病程亦多能缩短，一般不超过5天。症状改善情况，防感合剂组复感儿在多汗、纳呆食少、不耐寒凉、面色萎黄或晄白、毛发黄软少华等方面，均较服药前有明显改善（$P<0.01$），而左旋咪唑组，患儿只是耐寒能力较服药前有明显改善（$P<0.05$），其他几项均无显著变化。3组均作了唾液分泌性IgA、血清免疫球蛋白及PHA试验。服药2个月后，防感合剂组及左旋咪唑组患儿唾液SigA与PHA皮试均较服药前有明显提高（$P<0.05$）。

（2）张宪军用加味玉屏风散（黄芪、白术、防风、茯苓、鸡内金、五味子共为细末）治疗RRI 53例，其中1岁6月～3岁占77.4%。对照组47例，左旋咪唑1.25～2.5mg/kg·日，服2天停5天。两组疗程均为2个月，追踪观察半年以上。结果治疗组显效占64.2%，有效30.2%，总有效率94.3%；对照组显效61.7%，有效19.1%，总有效率80.9%。两组相比有显著差异（$P<0.05$）。

2. 健脾益气

（1）温振英等用健脾益气糖浆（党参、白术、茯苓、甘草加味）治疗RRI 266例，1～3岁66.5%，3～7岁21.8%。连用3个月为1疗程。治疗1疗程以后定期随访达3个月以上者190例，评为近期治愈者47.4%，显效者27.9%，有效者24.7%。免疫指标治疗前血清IgA、IgG及IgM有不同程度的降低。治疗后复查，84%已恢复正常。木糖吸收率，治疗前与健康对照相比有明显减低（$P<0.001$）；治疗后复查，则与健康对照组无显著性差异（$P>0.5$）。

（2）马融等用抗感至宝口服液（藿香、柴胡、厚朴、葛根、陈皮、扁豆、前胡、羌活、独活、川芎、赤芍、升麻）治疗RRI，并以左旋咪唑作对照。治疗组103例，6个月～3岁37%，3～7岁51%。每日服药2次，2个月为1疗程。左旋咪唑组35例，2.5mg/kg·日，每周服2日，停5日，共用2个月。结果治疗组显效率45.6%，有效率47.5%；对照组显效率17%，有效率57%。治疗组明显优于对照组（$P<0.05$）。免疫指标作了血清免疫球蛋白及TCD_3、TCD_4、TCD_8、红细胞-C_3b花环率。治疗组CD_3、CD_4及CD_8均较治疗前有明显改善（各为$P<0.01$，$P<0.01$及$P<0.05$）；左旋咪唑组亦有部分改善（各为$P>0.05$，$P<0.01$及$P<0.05$）。两组PBC-C_3b均有明显改善（均为$P<0.05$）。

（3）邹治文等前后有3次用健脾益气方治疗RRI的报道，兹介绍李君芳、邹治文的研究。健脾益气方（黄芪、化橘红、茯苓、黄精、鸡内金、青黛）制成冲剂为治疗组。对照组用转移因子2ml肌肉注射，最初每周2次，2周后改为每月一次。两组均以3个月为1疗程。健脾组对照组均为51例。结果健脾组显效率74.5%，有效率17.6%，总有效率92.1%；对照组显效率8%，有效率64%，总有效率72%。两组相比疗效差异显著（$P<0.05$）。在控制感染复发，改善多汗、厌食及增加身高体重方面，健脾组均显著优于转移因子组（各为$P<0.05$，$P<0.01$，$P<0.001$）。检测了血清免疫球蛋白，治疗前IgG及IgA降低者两组各选15例，治疗后健脾组平均增加分别为3.45mg及0.97mg，对照组平均增加分别为2.37mg及0.69mg。治疗前后健脾组均值比较差异显著（二者均为$P<0.05$）。有健脾益气方进行清除自由基实验及过氧化物歧化酶（SOD）活性，本方药物浓度5%时，体外试验OH清除率为76%，对O_2^-清除率为38%。在直接溶解及溶解加透析后均具有SOD活性。

3. 补气益肾

（1）张湘屏等用益气健身合剂（菟丝子、黄芪、太子参、葛根、当归、赤芍、防风、甘草）治疗RRI 305例。年龄3～6岁者60%。另35例用玉屏风散合剂作为对照。两组均为平均疗程2个月，平均观察4个月。治疗组经治疗后食欲增加，多汗、腹胀消失，大便调和，面色转红润，舌脉、咽部及肺部体征等主要阳性体征均明显好转，显效45.3%，有效49.8%，总有效率95.1%。对照组显效5.4%，有效62.2%，总有效率67.6%。两组比较差异显著（P<0.01）。免疫功能与血红蛋白：治疗组治疗前免疫功能普遍降低，尤以唾液SIgA降低居多，占86.9%，多数有轻度贫血。治疗后SIgA、SIgG，总玫瑰花E均显著提高（P<0.001）；IgA、IgG亦明显提高（P<0.01）。血红蛋白明显增高（P<0.001）。观察了甲皱微循环的变化，与健康儿有显著差异（P<0.01）；治疗后管袢排列、数目、形状、长度等指标均有明显改善（前三者均为P<0.01，后者P<0.05）。

（2）高智铭等用肺宝（黄芪、冬虫夏草、鸡内金、白花蛇舌草）治疗小儿RRI，且与左旋咪唑作对比，左旋咪唑2.5～3mg/kg/日。两组各42例，疗程3个月。结果肺宝组有效率95.2%，与左旋咪唑组有效率78.6%比较，差异显著（P<0.05）。肺宝组治疗前后免疫指标比较，T淋巴细胞转化率及E-玫瑰花形成率均有显著升高（均为P<0.01）。对血清IgG、IgA及血红蛋白的改善明显优于左旋咪唑组（各为P<0.01，P<0.05，P<0.001）。

（3）武守功等用地黄丸（包括六味地黄丸、麦味地黄丸、杞菊地黄丸）治疗RRI 60例，年龄1～3岁占25%，3～7岁占46.7%。每次服1丸，每日2次，平均服61.6天（最短35天，最长90天）。治疗结果显效60%，有效35%，总有效率95%。治疗前后对IgG、IgA、IgM及T细胞进行检测。治疗后体液免疫未见明显变化，治疗前降低的T细胞免疫水平明显上升（P<0.001）。发锌、铁、钙值，治疗后均明显升高（分别为P<0.05，P<0.02，P<0.001）。

（六）RRI方药的实验研究

1. 高智铭等用肺宝及生理盐水给小白鼠灌胃，分别观察对其腹腔巨噬细胞的吞噬功能、玫瑰花结形成率、淋巴细胞转化率及溶血素生成的影响，肺宝显著优于生理盐水（前3项均为P<0.001，后者P<0.05），

2. 张湘屏等用益肺健身合剂（药1）及玉屏风散（药2）对肾阳虚小白鼠模型灌胃10天，观察其体重、腺体（胸腺及肾上腺）、肾上腺皮质功能、血浆核苷酸系统、抗炎免疫功能，以及微循环与血液流变学的影响。结果1组具有明显改善肾阳虚造成体重下降及肾上腺组织萎缩的效应。用^{125}I-血浆皮质醇RIA测定程序处理，可见1组血浆皮质醇明显高于2组（P<0.05）。发现1组cAMP显著增高，cAMP/cGMP比值提高。对T淋巴细胞脂酶染色率、中性粒细胞对表皮葡萄球菌吞噬率及吞噬指数均明显增高，1组与2组有非常显著差异（P<0.001）。对小白鼠微循环、血液流变学的影响，观察治疗前后小白鼠耳廓微循环流态表现，1组血流速度明显提高，血流状态亦明显改善，且与2组有非常明显差异（P<0.01），证明1组能明显降低小白鼠的血粘度并提高血球压积，明显优于2组（P<0.01）。

（七）展望

小儿反复呼吸道感染，单用西医治疗难以取得极好的效果，只有中西医结合治疗才能取得优异疗效。少数中西医结合工作已联系临床免疫和微生物学实验诊断分子生物学水平。

复感儿约占6岁以下儿童的10%左右，发病数字非常巨大，疾病反复迁延，为此中西医结合工作应有更加细致的临床观察和科学的监测，使防治反复呼吸道感染的方法更为丰富，使新疗法更加完善，为防治理论提供临床和实验依据，任重而道远。

目前RRI治疗工作数量不小，但以临床观察为多，多数工作还缺乏严格对照，实验研究不多，缺少进行有根据的机理探讨。故除了严格进行有对照的临床研究，以确定更为有效的方药外，努力开展实验研究是非常重要的。

（张梓荆）

二、小儿肺炎

肺炎（pnaumonia）是我国小儿最常见的疾病，婴幼儿发病尤其高，我国城乡婴儿及0～4岁（5岁以内）儿童肺炎死亡率均占各种死亡原因的第一位。一年四季均可发病，北方多见于冬春季节，南方多见于夏季。肺炎多由病毒和细菌感染而发病，在我国儿内科住院病儿中，肺炎约占¼～½。世界卫生组织根据部分国家调查报告指出，肺炎死亡数占全世界各种原因死亡总数的5%，故加强本病防治十分重要。我国多年开展防治常见病工作，降低了小儿肺炎尤其重症肺炎的发病率。由于广泛开展中西医结

合治疗，疗效有所提高，病死率明显降低。但是，有效预防、预防佝偻病和科学喂养，及时诊断和治疗以及及时抢救是降低发病率和死亡率的重要前提。

中医小儿肺炎喘嗽的命名，首见于谢玉琼《麻科活人全书》，是对麻疹期中出现肺闭喘嗽症状时所立的证候命名。然而根据肺炎喘嗽整个病程中的主证，追溯文献记载，早在《素问·通评虚实论》即有："乳子中风热，喘鸣息肩"类似肺炎喘嗽的描述。清代《医宗金鉴·幼科心法》则对"火热喘息"、"马脾风"作了专门的阐述。认为本病多继发于感冒、麻疹之后，或在其他疾病过程中，由于小儿正不胜邪，亦可并发或续发本病。对于肺炎的认识，上至《内经》、后至明清，历代医家不断发展，对小儿肺炎认识和防治有丰富经验。

现代医学治疗小儿肺炎时，依其感染不同细菌或病毒，应用杀菌、抑菌的抗生素或抗病毒药物，终止疾病的发展，有其所长。但在治疗中必需依靠复杂化验判断为细菌性肺炎、病毒性肺炎来指导用药，而且在变化迅速的病程中也难于掌握准确用药，因而长期形成凡是小儿上感、支气管炎、肺炎一律使用抗生素治疗。因而滥用抗生素现象非常严重。中医中药治疗肺炎有其优势和特点。用中医辨证方法的认识论和以辨证唯物论方法来指导治疗。目前中医方法广泛用于本病的中西医结合防治之中，为中西医结合防治本病的研究开辟了新的途径。

(一) 开展肺炎病原学检查

为了早期诊断病毒性肺炎或细菌性肺炎，达到早期治疗目的。肺炎的病原诊断，十多年来有了不小的进展，病毒学除常规技术外，开展了快速诊断，为临床提供早期诊断，早期治疗，已日益显示出其重要性。实验诊断的类别，病毒分离与双份血清，方法特异，可靠，重复性好，但操作复杂，只能提供回顾性诊断与流行病学的病原资料。为达到早期诊断的目的可检测患儿鼻咽脱落细胞中的合胞病毒、腺病毒、副流感病毒、流感病毒的病毒抗原；另外也可测定特异性 IgM 抗体以达到早期诊断的目的。

1. 免疫标记技术 ①免疫荧光法：具有快速、简便、特异、敏感等优点。②免疫酶标法：可分为酶联免疫吸附(ELISA)：操作自动化，试验微量化，已被广泛应用于呼吸道病毒抗原的检测；酶标组化法：该技术仅需要普通显微镜，标本可长期保存，但内源性酶必须妥善处理。③同位素标记法：该技术敏感性强，但需特殊设备，很难推广应用。

2. 酶桥联法 当前常用方法有：辣根过氧化物酶-抗辣根过氧化物酶（AAP）与碱性磷酸酶-抗碱性磷酸酶（AIAP）。两者均具有仅需显微镜，背景染色浅，可长期保存，操作便捷的特点，适合于基层推广。

3. 核酸探针杂交技术 该技术是近年来建立起来的具有高特异性与敏感性强的实验诊断手段。但是真正能在临床上应用，必须改进下列程序：第一完善非同位素标记探针，目前采用的地高辛检验系统，既能形成 DNA-DNA 分子，又能形成 DNA-RNA 双链分子杂交。第二靶序列和探针的扩增以及信号的放大，目前可采用 PCR 技术进行标本中核酸的扩增。第三建立简单的杂交方式。迄今，应用核酸探针技术探测临床标本中合胞病毒、鼻病毒及腺病毒的核酸已有报道，此项技术为快速诊断小儿病毒性肺炎提供了理想的前景。

4. 检测特异性 IgM 在早期诊断病毒性肺炎中的应用，一般认为特异性 IgM 抗体的存在，提供有近期感染的可能。目前已建立的 ELISA 捕捉法，既避免了特异性 IgM 的竞争，又减少了类风湿因子的干扰，使结果特异、可靠、为临床增添了一项辅助诊断手段。

张梓荆等于 1976 年冬～1978 年春选择疑似病毒性肺炎病例进行中西医结合治疗，同时对大部分病例进行咽拭子病毒分离及/或双份血清检查。对小儿病毒性肺炎（包括毛细支气管炎）患儿共采取咽拭子 24 份，双份血清 179 例，结果分离腺病毒 48 株，占 19.8%，呼吸道合胞病毒 27 株，占 11.2%，单纯疱疹病毒 4 株。双份血清呼吸道合胞病毒中和抗体 4 倍或 4 倍以上上升者 68 例，占 38%，腺病毒血凝抑制抗体 4 倍或 4 倍以上升者各为 24 及 17 例，分别占 13.4%及 9.5%。经病毒分离及/或双份血清检查证实者共 138 例，由 1 种病毒引起者 113 例；有两种或两种以上病毒合并存在的共

25 例。

以上资料表明，儿科工作者对呼吸道疾病的肺炎的实验室诊断技术更加重视，也说明提高和改进病原学诊断技术，使之更好地为临床服务已成为当务之急。

（二）小儿细菌性肺炎的诊断

小儿肺炎的细菌病原学研究难度较大，由于小儿痰液不易获得，咽培养结果不代表肺炎的致病菌，因健康人咽部亦可带菌，纤维支气管镜检查，对小儿存在技术问题。特别是抗生素的滥用，血培养不易获得阳性结果。肺穿刺检查固然可靠，但该技术不宜对小儿常规应用。死亡病例应争取于死后不久作，用以作病原学诊断。为了明确肺炎的细菌病原，应作到不滥用抗生素，需要争取作到治疗前作血培养及痰培养。血培养阳性对肺炎的病原学诊断有肯定意义。

戴仲东等采用免疫学方法，如胶乳凝集、协同凝集试验或反向被动血凝等方法检测患儿体液（血清、尿、脑脊液）中细菌多糖抗原物是可行方法之一，该方法受抗生素影响甚小，我国已开始了这方面研究。尚有酶联免疫吸附实验，单克隆抗体及聚合酶联反应（PCR）检测细菌抗原的报道，也是我们应该着手研究的课题。此外，我们还应对分离出的致病菌的耐药性进行定期监测，借以指导临床用药。

（三）临床研究

自 50 年代在我国华北、东北、西北腺病毒肺炎暴发流行至今已四十余年。1971～1975 年在我国南方流行喘憋性肺炎，暴发也亦二十余年。广大儿科工作者，当年响应中央号召踊跃奔赴农村、山区、深入基层，广泛宣传，积极开展儿童保健，防治常见病，如小儿佝偻病等，降低了小儿肺炎尤其重症肺炎的发病率。广泛开展中西医结合治疗，为了交流经验，推动中西医结合工作，多次举办防治小儿肺炎座谈会。成立中西医结合分会以来，几乎召开每年一次全国儿科会议。在 70 年代前后，广泛开展中西医结合治疗小儿肺炎已达高峰。

1. 一般肺炎治疗的研究

多年来，对一般婴幼儿肝炎，包括一般细菌感染的小叶性肺炎，应用中医中药，配合西药对症及全身支持疗法（不用抗生素）与应用抗生素治疗的疗效相似，但没有抗生素的副反应，并减少了抗药菌株的产生。中药除复方外，还采用单方单药、小复方。为了方便治疗，进行多种剂型改革，浓缩煎剂、冲剂、穴位注射、静脉注射、肌注、熏气、雾化吸入、敷胸等治疗。

中医研究院西苑医院儿科，治疗肺炎 3 个基本方：①肺 1 号。功用：宣肺平喘、清热解毒。方药：炙麻黄、杏仁、生石膏、甘草、知母、黄芩、银花、连翘、芥穗、鱼腥草、板蓝根。②清肺液。功用：清热除湿、泻火解毒。方药：黄连、黄芩、黄柏、山栀子、大黄（等量）。③生脉散。功用：益气养阴，生津除烦。方药：红人参、麦冬、五味子。上海市儿童医院小儿肺炎分为三型：①邪盛热实型；②邪盛正虚型；③正虚邪恋型。天津市儿童医院：肺炎合剂：麻黄、生石膏、黄芩、葶苈子。肺痈合剂：桃仁、苡米仁、冬瓜子、苇根、苦参，气虚加生脉散，毒热型加紫雪散；肝风型用羚羊粉。南京市儿童医院辨风温型及痰喘型二型。沈阳医学院肺炎协作组分三型：①热邪束肺；②热毒炽盛；③正虚邪留。

江永红等对中药退热微型灌剂进行了退热、抑菌、抗炎及毒性试验。结果：退热效果优于扑热息痛灌肠液（$P<0.01$）。体外抑菌试验证明对葡萄球菌、肺炎双球菌、链球菌的生长有抑制作用。对大鼠棉球肉芽肿增生的抑制率为 43%。毒性试验证实该药无毒副反应。

北京儿童医院和北京友谊医院，在王鹏飞老中医经验方剂基础上，分别各自组成“青黛合剂”、“肺炎合剂”，对一般肺炎主要为肺炎球菌或链球菌感染肺炎采用中西两法（不用抗生素）与抗生素对照组对照，均取得好的疗效，并做了实验研究。用青黛合剂治疗小儿肺炎 120 例，治愈 93 例，好转 25 例，死亡 2 例。青黛合剂组方：青黛、银杏、地骨皮、苏子、天竺黄、寒水石。肺炎合剂组方：青黛、银杏、地骨皮、陈皮、钩藤、车前子、车前草。自1961～1979 年共治疗小儿肺炎 960 例，对资料完整 200 例的总结，男女各占半数，将上方浓缩每剂 15ml，每次口服 5ml，每日 3 次。经治疗痊愈 157 例，占 78.5%；好转 43 例，占 21.5%。平均住院天数为 5.5 日。服药后 3 天退热 142 例，占71%。4日内喘息消失者178例，占80%。5日内肺部水泡音消失者144例，占72%。上述肺炎除用强心、吸氧外，一律不用抗生素。除金黄色葡萄球菌重症感染外，均收到较好效果，至今仍在临床应用。方药组成体现了扶正驱邪、护肺降逆原则，并进行动物实验及药理研究。

实验表明，肺炎合剂的单味药地骨皮、银杏对肺炎双球菌Ⅰ型生长有明显抑制作用。青黛、陈皮有杀灭细菌的作用。合剂对乙型溶血性链球菌生长有明显抑制作用，它相当于0.1U青霉素的效力。青黛、银杏、地骨皮、陈皮各自0.1ml的抑菌作用与0.1U青霉素相似。肺炎合剂治疗小儿细菌性肺炎效果良好，无疑与其抑菌作用有着密切关系。

肺炎合剂与单味药对离体蟾心作用的研究结果表明，1∶10稀释之肺炎合剂及单味药陈皮、地骨皮、钩藤均有明显强心作用。1∶10肺炎合剂可使振幅增大94%，每分钟输出量增加32.5%，可见肺炎合剂及其多种单味药之强心作用与洋地黄类似。众所周知，不论何种病原引起的肺炎，都可能造成缺氧、酸中毒，进而导致肺小动脉痉挛，肺循环阻力增高，引起急性心功能不全。积极保护心功能，改善肺循环，是治疗小儿肺炎至关重要的一环，这也正是中医药学可贵与奥妙之处。

肺炎合剂及其单味药对小鼠腹腔巨噬细胞吞噬功能的影响，单味药中，陈皮和车前子增强吞噬功能的作用非常明显，其他药味则无统计学的差异。实验证明，肺炎合剂确有增强机体非特异性免疫功能的作用，具有抵御感染、清除异物、扶正驱邪的功效。

有关肺炎合剂及其单味药对大白鼠组织呼吸和肝线粒体氧化磷酸化作用影响的实验表明，初服肺炎合剂对机体组织呼吸有轻抑制作用，随着服药期间的增加，肺炎合剂则具有刺激机体组织呼吸的作用，可使ATP生成增加。机体生成更多的ATP可以增强体内的防御反应，并可能有利于病灶的吸收和修补。

肺炎合剂对豚鼠离体小肠的作用方面，实验结果证明，地骨皮、车前子、车前草、钩藤可引起离体小肠的挛缩，尤其地骨皮的作用最强。银杏、青黛、陈皮不引起肠段的挛缩，陈皮尚可引起肠段舒张。应用肺炎合剂，则可调节肠道功能，促进肠蠕动，有利于毒素的排出并减轻肠麻痹。

2.病毒性小儿肺炎的治疗与研究进展

由于中西医结合治疗小儿肺炎工作广泛开展，发挥了中医药学的优势，加强了中西医结合的实验研究工作。近年来中西医结合治疗小儿肺炎取得一定的进展。

(1)病因病机研究

许多学者对血瘀在肺炎发病中的作用等方面进行了研究。乔木林认为，在病邪作用下，肺气失于宣通肃降，肺津因之熏灼凝聚，而形成肺闭痰阻，肺闭痰阻继续发展可引起血瘀。阎田玉等在对小儿腺病毒肺炎诊治过程中观察到，患儿早期即表现唇、舌质暗红，两颊暗红，甲皱微循环及凝血功能检查也有一定的改变。可辨血瘀证。若病情进展到心音低钝、肝脾肿大、四肢发凉、皮肤血管充盈度差、甲皱血流明显缓慢、血细胞聚集明显、大便潜血阳性等，临床表现已为血瘀证晚期(DIC)，应破血消瘀。其后在对小儿呼吸道合胞病毒肺炎的治疗中总结出咳嗽损伤肺络，进而瘀血阻肺，阻滞气道，防碍气机升降，致水溢痰生，咳逆喘息，重则瘀闭肺脉，脉络瘀阻的血瘀理论。曹风城等根据肺主气而朝百脉，心主血而运营阴，气行则血行，气滞则血瘀的气血关系理论，认为小儿肺炎由于肺气闭塞，血流不畅，肺道壅滞，心血瘀阻，是形成闭证的主要病机。这种小儿肺炎以血瘀论论治的理论为研究治疗小儿肺炎拓宽了道路。

(2)治法的研究

除前述小儿肺炎治法以外，近年来又提出许多行之有效的治法，使中医治疗小儿肺炎有了新的进展。例如：泻肺调中法、宣肺泻腑法、扶正驱邪法、内病外治法等，不予详细论述；仅就活血化瘀法治疗小儿病毒性肺炎进行探讨。

小儿腺病毒肺炎是一种较重的肺炎，病死率高达30%以上，并常留后遗症如支气管扩张等。阎田玉等于1975年提出小儿腺病毒肺炎辨“血瘀证”，认为中医血瘀证与西医肺微循环有其共同的病理基础和临床表现。以活血化瘀中药为主治疗婴幼腺病毒肺炎654例，病死率由20%～30%降到5%左右。自1978年11月～1982年2月对159例腺病毒肺炎患儿做了

DIC化验检查，有不同程度的凝血功能异常者142例（89.3%），其中明确诊断DIC者93例（58.5%）。采用中药化瘀汤：当归、赤芍、川芎、鸡血藤、水蛭、虻虫、丹皮、黄芪，为自拟处方。临床对经病原学证实的小儿腺病毒肺炎按“血瘀证”辨证论治治疗，分为五法七方：①得生汤：用于气滞血瘀证。药用：当归、川芎、赤芍、木香、益母草；②化瘀散2号：用于气滞血瘀证，病程较长，病情平稳，肺部湿罗音消失慢者。药用：七厘散1支，再加乳香、没药、白云香，共研细粉，黄酒浸，加温服用；③桃红生脉液：用于气虚血瘀证，药用：人参、五味子、麦冬、桃仁、红花；④化瘀汤：用于气血凝滞者，瘀重者，疑有DIC。药用：当归、赤芍、川芎、鸡血藤、水蛭、虻虫、丹皮、黄芪；⑤抗毒合剂：用于血瘀气滞、毒热内盛者。药用：当归、川芎、桃仁、红花、莪术、黄芩、三棱、鱼腥草、青黛、紫草；⑥抗毒Ⅱ号：用于气血瘀滞、邪犯胃肠者。药用：丹参、川芎、泽兰、大黄、芒硝、甘草、生地、元参；⑦平喘2号：用于气滞血瘀、痰涎壅阻者。药用：丹参、红花、瓜蒌、乳香、没药、桃仁、细辛。多次总结，均取得较好疗效。周光岩等用益气活血、逐瘀化痰的中药“病毒肺炎合剂”（当归、鸡血藤、水蛭、黄芪、川芎、紫草、乌梅），治疗婴幼儿肺炎91例，平均退热时间为6.22±3.8天，肺部湿性罗音平均消失时间为9.72±4.15天，喘憋消失时间平均为4.3±3.02天，治愈率达91.2%。对91例肺炎的极期及恢复期分别取血测定红细胞滤过指数，其变化反映红细胞变形能力的改变。结果治疗前为1.23±0.89，治疗后1.92±0.78，两者有极显著的差异（P<0.001）。说明肺炎极期红细胞变形能力下降是促进肺炎患儿机体内血粘度增加的一个重要因素，也为活血化瘀法治疗小儿病毒肺炎提供了临床指标。

阎田玉等前后应用活血化瘀法为主治疗经病原学证实为呼吸道合胞病毒（RSV）肺炎234例，辨证分为4型：①气滞血瘀、痰涎壅阻型：活血通瘀，宽胸豁痰，方用平喘2号；②气血凝滞型：行气活血、逐瘀散结，方用化瘀汤；③气滞血瘀、邪留肺胃型：散血消瘀、泻热除烦，方用抗毒2号；④邪犯经脉、热结耗津型：方用病毒1号，以逐瘀通滞、祛胃肠结热。部分中、重型患儿每日加用人参煎剂，人参3g，煎取100ml，随时口服，每日1剂，服5～10天。此外，根据病情吸氧、强心、雾化吸入、补液及补充钙、镁、钾、钠等综合治疗。仅1例死亡。

刘传珍等用消肺扶正祛瘀汤（桑白皮、黄芩、天花粉、黄芪、沙参、丹参、桃仁）加减治疗小儿病毒性肺炎34例，并与西药病毒唑对照，结果显示：T淋巴细胞值治疗前后检测，治疗组有显著差异（P<0.01），而对照组无差异P>0.05；血液流变学测定，两组有显著差异（P<0.01）。免疫指标检测，植物血凝素（PHA）和链激酶-链道酶（SD-SK）二项免疫指标治疗前后均有显著差异，治疗组的SD-SK比对照组要显著。张梓荆等对57例RSV肺炎经中西医结合治疗，一般不用抗生素，早期用宣肺清热解毒，以后改用清热解毒合化痰止咳或合活血化瘀。基本方剂：抗炎1号：贯仲、黄精、野菊花、鱼腥草、银花、麻黄、杏仁、生石膏、甘草；抗毒2号：贯仲、黄精、野菊花、鱼腥草、银花、川芎、赤芍、桃仁。危重情况下用生脉散注射液或人参附子注射液，对改善周围循环有一定作用。57例中2例加用抗生素。88.7%于住院后9日内肺罗音消失，57例全部治愈或好转出院。

（3）雾化吸入给药

小儿肺炎病情严重，常伴有多脏器功能损害，中药煎剂口服困难，且不易吸收。因此，研究中药新型制剂，改变给药途径，是提高小儿肺炎中医药疗效的关键一环。孙晓棠等采用由双花、黄芩及连翘三味中药组成的制剂“双黄连粉针剂”，以蒸馏水稀释成20mg/ml的溶液供雾化吸入用。每次雾化吸入时间为40分钟，每天3次，疗程5～7天。双黄连雾化吸入对呼吸道合胞病毒（RSV）所致急性下呼吸感染肺炎或毛细支气管炎进行治疗研究。双黄连组17例，随机分病毒唑组和对照组各14例，共45例。结果表明：治疗后双黄连组及病毒唑组的症状体征缓解天数均短于对照组（F=5.12，P<0.01）；血氧分压的改善双黄连显著高于其他两组（F=4.31；P<0.05）；肺部X线检查结果双黄连组也短于其他两组（H=11.01，<

0.01)。双黄连组病毒检出率较低，细胞免疫指标恢复正常者亦较其他两组多。双黄连组未见任何严重副反应。研究结果提示，双黄连雾化吸入治疗RSV引起的下呼吸道感染是安全有效方法。体外实验已证实对RSV具有抑制作用，对动物RSV感染模型雾化给药证明可降低小鼠肺病毒滴度。

(4) 静脉途径用药的研究

10多年来，有3次运用中药静脉注射液进行临床观察及多次动物实验研究，目的是静脉注射治疗小儿病毒性肺炎疗效及其作用机制的探讨及有无副反应。北京友谊医院、沈阳军区202医院、中国医科大学附属三院三单位协作共同观察复方莪术静脉液治疗小儿病毒性肺炎246例，治疗组126例。对照组120例，友谊医院用中药化瘀汤作对照组观察，其他两单位用抗生素作对照组。除3例死亡外，临床疗效较满意。复方莪术治疗组病原学检查结果，腺病毒、呼吸道合胞病毒阳性者56例(占69.1%)。复方莪术注射液对RSV有直接灭活作用，对侵入细胞内病毒有抑制作用，对腺病毒3、7型无灭活及抑制作用。

闫田玉等用莪术油葡萄糖注射液每日20ml/kg，静脉滴注治疗小儿呼吸道合胞病毒肺炎45例；对照组25例口服化瘀汤中药，全部治愈。两组疗效相同，喘憋及喘消失时间无统计学差异。自1981～1990年间，进行病原学检测，其中RSV肺炎738例，占31.2%；年龄小于6个月以内者占40%～50%。多次对治疗RSV肺炎的中药剂型进行重大改革，筛选有效活血化瘀针剂，改变了给药途径，便于病儿吸收，疗效理想，仅死亡1例。动物模型证明：该药有抑制病毒作用，改善肺部微循环，减轻支气管的高过敏反应。

闫田玉等用当归注射液静脉滴注治疗小儿病毒性肺炎30例，对照组30例，口服化瘀汤。治疗组用当归注射液(每支20ml，含生药20g，甘肃省兰州制药厂生产)1支加入10%葡萄160ml、生理盐水40ml中静脉点滴，每天1次，疗程7～10天，病情好转改服其他中药。对照组口服化瘀汤(黄芪、鸡血藤、当归、赤芍、川芎、水蛭、虻虫、丹皮)，与此同时，酌情吸氧、超声雾化、强心等对症及支持疗法。疑有继发感染加用抗生素(治疗组10例，对照组8例)，诊断有DIC的18例中，3例用了肝素(治疗组1例，对照组2例)。经治疗后，两组患者均痊愈出院。治疗组与对照组疗效无明显差异($P>0.05$)。

(四) 实验研究

1. 肺炎的动物模型制备方法

系采用中医方药机理的实验研究。分别以大鼠、金黄地鼠、兔、小白鼠等制备肺炎动物模型。

南京医科大学第一附属医院微生物免疫科，建立小儿细菌性支气管肺炎模型，将氢化可的松和环磷酰胺注入小鼠腹腔以使其处于免疫抑制状态。然后以病原体肺炎克雷伯菌攻击小鼠肺脏造成肺部感染，从而成功的建立了小鼠实验性支气管肺炎模型。该实验动物模型具有典型的病理改变和很好的重复性，可用于药效学研究工作。

孙本韬等取雄性100～120g金黄地鼠24只，随意分为实验、对照两组。实验组与对照组均腹腔注入硫脲10mg/只，诱发ARDS(成人呼吸窘迫综合征)，实验组动物再灌入化瘀汤1ml/只(相当于小儿服用量10倍)，每日3次。24小时后处死动物，取出心肺，经相应处理后，形成ARDS。

山西医学院与北京友谊医院用纯系Palb/C小白鼠105只，6周龄，雌性，体重17g左右，随机分为4组。A组：32只，RSV感染(感染组)；B组：23只，RSV感染后，腹腔注射葡萄糖对照液(对照组)；C组：26只，RSV感染后，腹腔注射莪术静脉注射液(治疗组)；D组：24只，正常鼠组。ABC三组小鼠按0.06mg/g，0.15%戊巴比妥钠腹腔麻醉后，经鼻腔滴入1∶5稀释之RSV悬液0.2ml，4小时后，C组腹腔注射莪术液1次，7天为1疗程。各组于感染后第5、8天分别处死，无菌取肺，左肺处理后制成切片作病理学检查，右肺用于RSV分离。

闫田玉等建立麻疹活疫苗DIC模型及当归防治疗效的观察。家兔40只，体重1.8～2.4kg，分A、B两大组。每大组均随机分为三组：对照组2只，麻疹活疫苗组8只，麻疹活疫苗加当归液组10只。疫苗组和疫苗加当归组，每兔均以麻疹活疫苗1/5支/kg由兔耳缘静脉注入（每克麻疹活疫苗加生理盐水5mg）。24小时重复一次。对照组注射等量生理盐水。疫苗加当归组动物在注射疫苗前15分钟静注当归液2ml/kg。A组所有动物均在51小时处死。B组按上述方法，给疫苗加当归组于第3天加注1次当归液，于第5天全部处死。均取出肺接电镜标本处置制成标本，用扫描电镜和透射电镜观察。

2. 实验研究结果

用中药咳喘安、抗感胶囊、清喉咽合剂、温胆汤等治疗，并以扶正驱邪、清热解毒、养阴清热等和中西医结合方法，进行广泛而深入研究观察，为中医药、中西医结合治疗小儿肺炎提供了实验依据。有关咳喘安口服液治疗小儿支气管肺炎动物实验结果提示，本方具有较强的平喘、镇咳、抗菌、退热作用。抗感胶囊对呼吸道感染的致病微生物金黄色葡萄球菌及肺炎双球菌等有较强的抑制作用；抗流感病毒FML株作用亦较强。清喉咽合剂、清喉利咽冲剂分别对金黄色葡萄球菌、大肠杆菌、肺炎双球菌、变型杆菌的体外抑菌活性试验表明，其对上述6种致病菌在体外有不同程度的抑菌和杀灭菌作用。

张梓荆等对流行性喘憋性肺炎追访至今。1975、1986、1989、1991年在不同流行地区均证明RSV病毒为主要病源。特别在1986年山西稷山县流行性喘憋肺炎患儿，于4.5年以后随访观察，发现33%已患支气管哮喘，这与国外报道RSV肺炎患儿后患哮喘数接近。但流行性喘憋肺炎流行时患病人数多，影响更为严重。

卢长安等研究小儿退热液在体外细胞培养上，能抑制或延缓流感等病毒所致的细胞病变作用；对体内流感病毒所引起小鼠肺炎，抑制作用较为明显；免疫荧光试验证明，其能十分明显地抑制小鼠肺内流感病毒的增殖量；能较强地抑制与呼吸感染有关的常见致病菌。

闫田玉、徐理纳等进行动物试验研究结果：有关养血补虚、化瘀止痛单味中药当归注射液及其有效成分阿魏酸钠明显抑制以凝血酶诱导的血小板5-羟色胺释放，对血小板环核苷酸代谢和花生四烯酸代谢均有明显影响，能增加血小板cAMP含量。阿魏酸钠可拮抗血小板血栓素A_2（TXA_2）样物质活性，从而抑制了TXA_2之收缩血管和增强血小板聚集的作用，对PGI_2抑制血小板聚集活性有协同作用，可调节PGI_2-TXA_2的平衡失调。病毒和细菌可诱导血小板的聚集、释放反应。血小板聚集可形成微循环障碍；血小板释放活性物质5-羟色胺、组织胺等，诱发小静脉内皮细胞胞质内的胶原纤维收缩，导致细胞间连接张开，增加血管可渗性，加重水肿。毛细血管多形核白细胞分泌的酶，造成组织损伤。由此可见，当归抑制血小板TXA_2活性，改善TXA_2-PGI_2的平衡，减少释放血管活性物质，减少多形核白细胞阻塞及红细胞栓塞，减少水肿，对改善微循环障碍具有一定的作用。在临床观察小儿病毒性肺炎甲皱微循环异常以管袢瘀张、血流断续为多。用当归治疗后动态观察均随病情恢复而恢复或减轻。本文病例多数做了血小板的聚集试验，因受多种因素影响（如用阿司匹林退烧药等），结果变化不一，未找出特定规律。但在当归及对照组全部诊断有OK的18例中，无一例有血小板下降，且有3例用了肝素治疗，其余15例未加用肝素亦均恢复正常。这些都可以说明当归及某些活血化瘀中药在临床上确有阻抑血小板聚集、防治DIC之功效。本文总结当归注射液治疗小儿病毒性肺炎30例，对照组用化瘀汤20例，阿魏酸钠60例均取得良好疗效。说明实验动物肺部病变的改善及当归治疗小儿病毒肺炎的作用，可能与当归的主要成分阿魏酸钠有关。通过及实验观察，我们认为当归及阿魏酸钠治疗小儿病毒性肺炎具有疗效较好，使用方便、无副反应等优点，值得临床推广。

闫田玉等自1975年以来辨小儿病毒性肺炎为“血瘀证”，是依照活血化瘀原则。按中医的说法就是“畅通血脉”、“祛除瘀血”。从治疗病毒性肺炎经验来看，活血或“畅通血脉”包括对血流量调节、血液循环障碍尤其对微循环障碍的改善或纠正，也包括了纠正而导致组织和器官供血不足。

（1）腺病毒肺炎

1975～1981年治疗654例腺病毒肺炎，使病死率下降5%，其中包括93例合并DIC患儿，均收到较好疗效。对于腺病毒肺炎，根据病情轻重、病程长短及有无兼证分为5法治疗

①养阴活血；②益气化瘀；③活血化瘀；④破血消瘀；⑤通下化瘀。实验研究表明：小儿病毒性肺炎病理改变与微循环障碍、DIC、ARDS、血液呼吸功能障碍有共同的病理基础，与血瘀证病理变化是基本一致的。

（2）呼吸道合胞病毒肺炎

该肺炎年龄小者6个月以下占40%～50%，2～3天病情达极期，喘憋较重，早期表现缺O_2临床常见有唇舌紫绀明显，舌下静脉怒张明显，我们用个处方治疗：①仙瘀汤②抗毒Ⅱ号③平喘Ⅱ号④病毒1号。也曾用过当归及阿魏酸钠，复方莪术注射液，莪术油静脉注射液。1981～1990年共总结623例，(不包括复方莪术。)仅1例死亡，其余全部治愈或好转。

（3）传染性单核细胞增多症

采用清热解毒、活血化瘀组方，用热毒净治疗传单。总结3次共140例其中包括41例EB病毒肺炎，均取得较好疗效。热毒净不仅有抗病毒作用，还能截断病邪，扭转病势，改善毛细血管通透性，减少炎症渗出，从而促进炎症吸收。

活血化瘀实验研究表明：①解除毛细血管痉挛，扩大毛细血管管径，改善肺毛细血管血流灌注，有利于保持正常的通气/血流比率，使血氧分压升高，减轻机体缺氧。②减轻肺泡毛细血管膜的水泡裂隙损伤，保护毛细血管壁的完整，从而减轻肺泡水肿、纤维素渗出和出血，有利于气体交换。③减轻红细胞瘀滞和白细胞栓塞，阻止血小板聚集，从而减轻和防止肺微循环的栓塞，避免DIC的发生和发展，降低肺毛细血管的渗出性和阻力，减轻渗透性肺水肿，防止ARDS的发生，防止血小板聚集破坏，避免大量释放5-羟色胺、组织胺、前列腺素等物质，从而减轻微血管痉挛和可渗性肺水肿。减少白细胞栓塞破坏，减少溶酶体酶的释放，避免毛细血管壁损伤性和可渗性水肿④由于肺泡内血细胞、纤维素和血浆蛋白凝集酶的清除，使已损伤的表面活性物质得以恢复，从而稳定了肺泡表面张力，改善了呼吸。⑤莪术油静脉注射液治疗呼吸道合胞病毒肺炎，体外体内均有抑制病毒复制的作用，肺炎临床出现的喘憋和双肺布满哮鸣音是RSV感染后，嗜酸细胞浸润的结果，莪术油具有消除支气管高过敏反应性的作用。⑥活血化瘀药物治疗小儿肺炎在改善“血瘀”的同时，还具有清除及抑制氧自由基的作用。通过临床观察及基础和动物试验研究表明，化瘀汤有清除氧自由基、抑制脂质过氧化及抑制氧自由基诱导的透明质酸解聚的作用。故在肺炎时及早应用活血化瘀中药，通过其对全身的综合作用，可减少机体病理变化，最终达到治疗疾病的目的。

（五）展望

中医、中西医结合治疗小儿细菌性和病毒性肺炎临床已取得较好疗效；中医药和中西医结合及实验研究，已经深入到细胞及亚细胞水平，研究内容广泛，无论是临床、治法、药物及基础实验研究都取得不同程度的进展，尤其是活血化瘀法的研究为中医治疗小儿肺炎另辟蹊径，研制生产出一些行之有效的新药，提高了中医药治疗小儿肺炎的疗效。中医药治疗小儿肺炎并非仅作用在控制炎症渗出，而且直接抑制某种病毒在体内的复制，细菌被抑制、杀死。并能增强网状内皮系统功能、免疫系统功能。保护血小板、红细胞、白细胞、溶酶体线粒体、阻断DIC恶性循环进程，防治了小儿肺炎的DIC。提高了疗效，降低了病死率。

今后对各类感染的小儿肺炎，应继续加强预防工作，提高了小儿喂养水平、加强保健、提高诊断水平，大力加强克服盲目使用抗生素，提高科研设计水平，减少一般性重复，建立各种治法统一标准。加强对重症肺炎的研究，研究高效、速效、安全低毒的新药将是儿科界研究的课题，使新疗法更加完善，为新理论的产生提供实验和临床依据。

（闫田玉）

第二节 消化系统疾病

一、厌食

厌食(Anorexia)是目前临床上最常见的儿科病证之一，在除外急慢性疾病后其临床表现以厌食、拒食或嗜异食为主，还可伴有多汗、烦躁、夜寐不安、性情乖僻、生长迟缓和智力发育不良等。一般临床病程较长，可达数月甚至1年以上。

厌食是由于消化道生理功能紊乱所致，其中包括不良的生活习惯及饮食习惯，小儿情绪变化引起内分泌神经功能紊乱。近年大量报道提示微量锌与厌食发生有密切的关系，锌缺乏时会产生味觉功能减退，生长迟缓，神经功能障碍等。

本病属于中医的“恶食”、“不思食”、“伤食”、“食滞”等证的范畴，认为本病的产生主要是因为小儿脾胃稚弱，易感寒热，乳食所伤，若喂养不当，饮食不节，则脾胃损伤而纳运失健，亦可因胃热或三焦客热或胃寒所致。治疗多从脾胃着手，主要采用益气健脾和胃、健脾燥湿、消食导滞、柔润清降、清心平肝等法，兼以养阴温阳清热益气等。以上方法在临床上取得较好的疗效，优于单纯用西医治疗。亦有取中西结合方法的优点，效果好于单纯一种治疗方法。近年尚有部分对中医中药治疗厌食的实验研究及机理探讨，为中西医结合奠定了基础。

（一）临床研究

1．辨证论治

厌食的中医辨证分型尚无统一标准，大致可分为湿热食滞型、脾胃气虚型、脾胃阴虚型、肝旺脾虚型等。由于对不同类型采取分型论治可以取得较好的疗效。陈辉等应用健脾开胃汤（苏条参、苍术、枳壳、佛手、神曲、白豆蔻、焦山楂、肉蔻霜）治疗60例厌食症，脾胃气虚苏条参易党参；苍术易白术；肾虚加益智仁、补骨脂；肝旺脾虚加炒柴胡、香附、钩藤、白芍。1月为一疗程。结果痊愈36例，好转23例，无效1例，总有效率达98.3%。患儿体重、D-木糖排泄率、头发微量元素锌、铜、铁、锰与治疗前相比均有明显升高。有报道将厌食分为3型：①湿热食滞型用胡黄连、五谷虫、焦白术、枳壳、佛手、青皮等，治疗284例，痊愈193例，好转84例，无效7例；②脾虚阳弱型用桂枝汤加味治疗61例，痊愈39例，好转21例，无效1例；③胃虚阴亏型用珠儿参、北沙参、川石斛、谷芽、淮山药、扁豆、麦冬、花粉、佛手，治疗5例均痊愈。

2．中成药及验方

应用中成药优点在于不需煎药，应用方便，可以针对不同辨证类型给与不同的中成药。汪传受等治疗小儿厌食症488例，辨证用运脾方儿宝冲剂（苍术、陈皮、鸡内金、焦山楂）及补运兼施方健儿糖浆（党参、茯苓、陈皮、神曲），结果两组在食欲改善及体重增长方面均优于西药对照组。实验证明儿宝冲剂可以提高患儿尿D-木糖排泄率，提高发锌等微量元素，增加血T淋巴细胞比值和唾液ZgA含量。李秀敏等应用加减异功散（黄芪、白术、茯苓、黄精、陈皮、青黛、炙鸡金、炙甘草）制成冲剂治疗58例厌食症，对照组43例用硫酸锌糖浆，结果总有效率分别为96.6%、72.1%、中药组发锌增加高于对照组（$P<0.05$）。血红蛋白、尿木糖排泄率较对照组也有明显增加（$P<0.01$）。头发扫描电镜观察发现小儿时期发的生长与脾气盛衰有密切关系，可作为观察疗效的指标。刘传珍对1000例厌食症进行甲皱微循环的观察发现异常达946例，其中管袢形态异常354例，管袢模糊不清278例，管袢静脉瘀血747例。应用祛瘀汤（赤芍、桃仁、连翘、川芎、红花、甘草、生大黄、山楂）治疗，结果痊愈632例，好转257例，有效99例，无效12例，总有效率98.8%。应用中成药治疗不同类型的厌食症，疗效有所差异。有人用健身消导冲剂（神曲、鸡内金、山楂、党参、焦麦芽、苍术、诃子、槟榔、枳壳、陈皮、大黄）治疗厌食实证型21例，有效率100%，虚中夹实型73例，有效率95.9，虚证型112例，有效率87.5%，3组总有效率91.7%。服2～4周后，主要证候改善，尿D-木糖排泄率检查表明该药有显著改善小肠吸收功能的作用。

3．外治法

长期以来中医应用外治法治疗小儿厌食症取得较好疗效，其副反应小，易为小儿接受。近年又采用现代医学方法对外治作用机理进行了初步探讨。

（1）推拿、捏脊、按摩：应用推拿治疗40例小儿厌食，全部治愈，认为推拿对肠蠕动有促进作用，胃酸分泌增加。捏脊适用于小儿厌食症，单纯捏脊有效率90%～100%，近代实验证明捏脊能使大脑皮层植物神经活动得到改善，使消化液、消化酶分泌增加，并改善小肠吸收功能。

(2) 针刺四缝穴：针刺四缝穴可改善患儿的食欲，近年有报道针刺新四缝穴（于双拇指掌面近端横纹中点及双足趾掌面近端横纹中点）治疗152例厌食，总有效率达98.72%。四缝穴作为经外奇穴，因其部位与三焦、命门和大小肠有内在联系，故有调整三焦、扶元理肠作用，有利于消化功能的恢复。现代实验证明针刺四缝穴可在短期内增加白细胞数和吞噬能力，对红细胞的生成系统有促进作用，并使肠中胰蛋白酶、胰淀粉酶、胰脂肪酶的含量增加，胃酸度增加，从而改善机体对营养物质的消化、吸收的利用，因此对小儿厌食有效。

(3) 中药香袋：曹赫基应用中药香袋（高良姜、青皮、陈皮、毕茇、毕澄茄、苍术、薄荷、蜀椒等）佩戴于厌食小儿胸前，100例每10日换1次，150例不更换，结果临床治愈194例，好转29例，无效27例，总有效率89.2%，两组疗效无差异。

(4) 敷脐疗法　脐部皮肤较薄，药力容易透过皮肤通达全身，很快起到调整肠胃功能，促进食欲作用，用药量少，容易为小儿接受。应用炒神曲、炒麦芽、焦山楂、炒莱菔子、炒鸡内金，用淀粉调成糊状敷脐，治疗122例厌食，总有效率98.4%。

(二) 实验研究

1. 病因及诊断研究

厌食是近十数年提出的病证，古代中医文献中未将厌食作为一种独立的病证，而属于疾病的一种症状。厌食与疳证较为接近，但也有不同之处，前者各年龄儿童均可有，较少影响生长发育，后者多见于3岁内，影响生长发育较多。据近年文献报道，诊断标准应从厌食为主，可伴有大便不调、体重下降、皮肤干燥、毛发稀疏及面色萎黄等。目前虽无统一的诊断标准，江育仁等提出的标准可作参考：①以厌食为主证，无主动进食愿望，食量明显减少，每日进食量1～3岁≤100g，4～6岁≤150g；②厌食病程在2月以上；③排除肝炎、结核等其他慢性疾病。

对近年来厌食增多原因，江受传等进行了详细的分析。对300例厌食系统观察，除75例原因不明外，饮食不节、喂养不当114例，占50.7%，先天不足，后天失调37例，占16.4%，多病久病伤害脾胃62例，占27.6%，暑湿熏蒸、脾阳失展10例，占4.4%，环境改变、思虑伤肝2例，占0.89%。以上为制定治疗方案提供了依据。

最近孟仲法等对厌食的某个类型以中西医结合的观点提出“小儿感染后脾虚综合征”的病名新概念及诊断标准。其特点是患儿在1次或多次感染的基础上产生一组长期持续的“脾虚证”表现，症状为长期厌食、面黄消瘦、多汗、乏力、便通失常，病程长久可出现生长发育落后。实验检查显示营养代谢及免疫异常，血中有高于正常值的免疫物形成。以上新的提法，对从中西医结合观点来认识疾病将有所启迪。

2. 中医中药改善厌食的机理探讨

中医中药对厌食有确切的疗效，多年来国内对其作用机理进行初步探讨，概括有以下几点。

(1) 改善患儿微量元素锌等的异常状况

许多临床及实验报道证实人和动物缺锌后味觉和食欲会减退，小儿会出现发育不良及生长迟缓，其消化酶活力减低和吸收机能减弱。厌食的患儿常伴有锌及其他元素的异常。许长照等用等离子体外发射光谱仪测定84例厌食症及148例正常儿童头发中15种微量元素及4种宏量元素。结果患儿锌、铁、铜、锰、铬、钼、镍、钒、锶、铷、硅、钾、镁、磷、钙均低于正常小儿，铅无变化，钛高于正常小儿。锌、铜、铁减少可引起味觉减低及厌食，铁、锰、铬、锶、硅可影响生长发育，铬、铁、锰、铜、钴、钒与造血有关。以上提示厌食并非单纯缺锌，而是脾气不足，运化失调，使多种微量及宏量元素平衡失调。应用中医中药治疗后以上元素的不平衡状态有明显的改善。中药治疗可使血锌及代表锌水平的碱性磷酸酶活性恢复正常，与服用锌剂疗效相似。近年的研究证实许多中药如黄芪、当归、黄精、钩藤、五味子、龙骨、牡蛎等含有许多的锌元素，对患儿可以起到一定的补充作用，但中药的作用绝非单纯地补充，因与锌剂比较中药中含锌量并不高，因此更重要的是调整脾胃吸收功能，从而改善对锌及其他元素的吸收及代谢。

(2) 纠正消化系统的功能紊乱　厌食患儿

存在消化功能长期紊乱状态。患儿多数有高蛋白、高能量，低纤维的饮食习惯及偏食，形成饮食营养不平衡状态，影响了胃肠道的蠕动和消化腺体分泌，继而影响摄食。试验检查发现患儿尿D—木糖排泄率降低，尿淀粉酶及血清胃泌素低下，腮腺唾液分泌功能紊乱。腮腺与胰腺的分泌功能有密切的联系，腮腺功能异常是胰腺功能的反映。以上提示厌食儿小儿消化道功能处于低下状态。应用中药治疗后患儿尿淀粉酶及尿D—木糖排泄率有明显的提高，说明中药有纠正消化功能紊乱的作用。

(3) 改善患儿的营养状况 厌食患儿有不同程度的蛋白质营养不良，表现为体重、腹壁脂肪、kaap指数、血清前白蛋白、前蛋白、氨基酸均低于正常。中药治疗后以上营养指标均有不同程度的增高或恢复正常。陈陶后等给17例脾胃虚弱的厌食儿童口服异功口服液（钱乙创制的异功散，主治小儿脾胃虚弱)。治后测血中游离氨基酸有不同程度的增高，其中以苏、缬、亮、赖、组5种必需氨基酸，丝、胱、酪、精4种半必需氨基酸及丙、脯等氨基酸升高极为显著（P<0.01）。天冬、谷、蛋、异亮等氨基酸也有升高（P<0.05）。异功口服液中含有较丰富的氨基酸，与血浆浓度比较要高20多倍。厌食儿童血清锌及血浆游离氨基酸含量均有下降，氨基酸不足又影响锌的吸收，因此异功口服液可直接补充人体缺乏的氨基酸，促进蛋白质合成，改善机体的代谢功能。

(4) 提高机体的免疫力 大部分厌食患儿都有反复呼吸道感染的临床表现，其机体有各种不同免疫功能低下，如血清IgG、IgA、分泌性IgA低下，淋巴细胞转化功能低于正常，经中药治疗证实除中药本身可以直接提高免疫功能外，还可以通过改善锌等元素及机体蛋白质营养状况，调节神经内分泌等综合作用来提高机体免疫功能。江育仁等应用运脾及健脾中药治疗厌食症除体重增长明显，厌食症状改善外，淋巴细胞转化化率及唾液与IgA均较治疗前有明显的提高，说明中药有改善患儿免疫功能的作用。动物实验也证实中药健脾及运脾方可以提高实验小鼠的胸腺指数及脾指数，增进小鼠溶血素的生成。

(三) 展望

近年来厌食症有逐年增多的趋势，尤以城市多见，独生子女发病率较高，由于饮食不平衡、高蛋白、高热卡、低纤维素饮食造成小儿厌食，对小儿健康、生长发育、智力均有较大影响，为此提出了新的课题。

由于西医对厌食症治疗方法甚少，远期效果也不甚理想，以中药为主治疗厌食在国内逐渐受到重视。应用中医辨证及中西医结合方法对小儿厌食有较好的疗效。历代中医治疗小儿传统的方法是健脾消食为主法。近年提出以运脾法为主的新概念，用苍术、白术配以山楂、六曲等取得较好的效果。应用中西药及内外合治法也是近年治疗厌食症的特色之一，其疗效优于单一疗法。

近十多年对中医及中西医结合治疗厌食的机理探讨有了可喜的成果，从微量元素、胃肠蠕动功能、消化腺分泌试验、血氨基酸定量、免疫功能检测等多方面阐明了中医中药的作用机理，特别是提出该病症某个类型中西医结合名称的新概念、发病机理及相应的治疗，为今后中西医结合治疗该病证奠定了基础。

今后对厌食症的研究尚需进一步深入，如小儿厌食症的诊断及疗效标准尚不统一，要根据小儿厌食的病理生理特点制定出厌食的诊断及疗效标准，此对科研总结与成果评定至关重要。由于中成药服用方便，剂量较汤剂少，易为小儿接受，需研制更多适合厌食的中成药，并对中成药机理进行深入研究。此外，采用中西药联合治疗小儿厌食可以提高疗效是今后值得重视的课题。

治疗厌食症尚需注意科学的喂养方法，避免营养不平衡，饮食有节，生活有序，防治相结合，中西医相结合才能提高和巩固疗效。

（时毓民）

二、婴幼儿腹泻

婴幼儿腹泻（infantile diarrhea）是由不同病因引起的综合征。本病最常见于2岁以下的婴幼儿，占消化系统疾病首位，是发展中国家婴幼儿死亡的重要原因之一，我国的发病率也很高。由于腹泻可引起小儿营养不良，甚至生长发育落后，在儿科占有重要地位。

中医早在《诸病源候论》中就有对小儿泄泻的论述，指出长期泄泻，导致脾胃虚弱，生化之源，是造成虚羸的根本原因。宋代以后对本病记载的方药渐增多，如黄芩散、黄连散、乌梅散、藿香正气丸、七味白术散、保和丸等，经临床验证有确切的疗效。近代应用中药治疗小儿腹泻的方药多是在以上方剂为基础进行化裁而来。本病的中医辨证分型尚无统一标准，但基本以病因病机为分型依据，多数医家分为伤食泻、湿热泻、寒湿泻及虚泻四大类型。由于中医在治疗病毒性腹泻及迁延性腹泻方面取得较明显的效果，而西医在这方面特效疗法甚少，疗效也不理想。近年在这方面的研究颇多，应用中医及中西医结合方法治疗轮状病毒腹泻及迁延腹泻取得确切的疗效，还有用现代科学方法探讨了中医中药治疗小儿腹泻的机理，为临床推广应用提供了科学依据。

（一）临床研究

1. 轮状病毒腹泻

国内病毒性腹泻主要病原是轮状病毒，又称秋季腹泻。发病率较高，危害小儿的健康，目前西医西药尚无满意的治疗方法。近年国内大量报道了中医中药治疗轮状病毒腹泻取得较好疗效，并对中药的作用机理进行了较深入的探讨。

据报道经电镜及双份血清补体结合试验证实 63 例婴儿轮状病毒腹泻，其中 24 例用葛根芩连汤或藿香正气散加减，与西药对照组比较，中药组在腹泻止泻时间及总的病程均短于对照组。欧芳兰等治疗 42 例轮状病毒腹泻，用藿香、地榆、寒水石、伏龙肝、赤石脂、丁香制成浓缩合剂。对照组用病毒灵。两组均用 5 天。结果中药组与西药组比较分别为总有效率 90.24%、70.83%，平均止泻日 2.1、3.17（P 均<0.05）。大便乳糖含量测定，中药组明显低于西药组。王树山等应用双苓口服液（茯苓、猪苓等）与思密达对照治疗小儿轮状病毒腹泻各 30 例。结果治疗组与对照组总有效率分别为 83.33%、90%（P>0.05）。两组在退热和止泻时间方面无显著性差异，效果相似。

近年以古方为基础进行中药剂型改革以方便小儿服用，如王耀红等通过对葛根芩连汤的筛选化裁研制成止泻退热微丸，治疗小儿秋季腹泻 112 例。总有效率达 96.4%，3 日治愈率 75.8%，平均退热时间 2.41 天。在退热及止泻方面明显优于西药对照组（P<0.01），应用电镜及聚丙烯酰胺凝胶电泳技术进行给药后 22 份粪便检测证明该药对轮状病毒在肠道内复制有强大的抑制作用。

应用单味中草药治疗轮状病毒腹泻也取得较好疗效。如大飞扬（豆科植物）治疗轮状病毒腹泻 40 例，痊愈率为 97.5%，而西药对照组为 80%（P<0.05）。在退热及止泻天数方面也优于西药组（P<0.05）。云南省小儿腹泻防治协作组用当地草药马蹄香（败酱科植物）制成药液治疗 389 例秋季腹泻，与西药对照组比较，平均止泻时间明显缩短。

采用中西医结合疗法优于单用一种疗法。袁培英等应用莪术针剂静脉点滴加病毒唑治疗 30 例小儿病毒性肠炎，对照组 30 例仅用病毒唑治疗，结果治疗组总有效率为 83.3%，对照组为 43.3%（3 天内），5 天内治疗组总有效率 100%，对照组为 66.7%，退热时间也短于对照组。冯瑞华等将 278 例秋季腹泻分为 3 组：中医组 40 例用白术、罂粟壳、干姜、云苓、车前子、甘草；西药组 51 例选用抗菌素及止泻剂；中西医结合组 65 例用以上两种方法结合治疗秋季腹泻。结果对重度腹泻的总有效率分别为 70%、72.55%、95.3%，以中西医结合组优于其他两组（P<0.01）。对轻度腹泻的治愈率也以中西医结合组最好（P<0.05）。认为中西医结合治疗秋季腹泻可取长补短，标本兼治，缩短病程，提高疗效。

中药外治法治疗轮状病毒腹泻也有较好效果，如有人用小剂量黄连素 0.3ml 注射双大肠俞，并设西药对照组，两组各 228 例秋季腹泻，结果穴位组总有效率高于西药对照组（P<0.001），在退热及止泻时间方在也高于对照组（P 均<0.01）。认为穴位注射时有重新调整肠道功能的作用。

2. 迁延型腹泻

迁延型腹泻包括慢性腹泻有多种病因，其病情也较复杂，滥用抗菌素反会使病情恶化。多年的经验表明中医及中西医结合疗法对迁延性腹泻有较好的疗效。中医将久泻分为脾虚及脾肾阳虚两大类，常用补益脾肾的治疗方法。

郭来成等采用辨证论治治疗 112 例乳儿脾虚泻。应用党参、茯苓、白术、白芍、焦三仙、鸡内金、肉桂、干姜、黄连、甘草为基本方，湿重苔腻去白术易苍术，加扁豆、藿香；久泻加肉豆蔻、诃子、泽泻、车前子；体虚加当归、巴戟天；虚热加柴胡。对照组100例用乳酶生、鞣酸蛋白等西药。结果对照组与中药组总有效率分别为55%，91.07%（P<0.01）。

应用中成药治疗迁延型腹泻较方便，如用强儿粉（党参、白术、山药、砂仁、陈皮、鸡内金、赤石脂、甘草）治疗病程在1月以上小儿泄泻137例，西药对照组135例。结果总有效率分别为80.29%，54.07%（P<0.01）。

外治法治疗迁延型腹泻方法颇多，包括针灸、敷脐、中药外洗等。杨硕平等对115例小儿迁延型腹泻用毕澄茄、丁香、肉桂等研成细粉，取0.5～1g敷脐，隔日1次，共3次。西药组用次碳酸铋、氟哌酸等治疗，结果两组分别总有效率为80%，66%（P<0.05）。有人用氦氖激光照射神阙穴及足三里穴，每穴照2～5分钟，平均治疗4.3次，结果93例迁延型腹泻总有效率达92.5%，治疗前有56.9%病例尿淀粉酶低于正常小儿，治疗后有明显升高。认为氦氖激光可促进患儿淀粉酶的分泌并调整肠蠕动功能。

3. 其他类型腹泻

包括鼠伤寒沙门氏菌肠炎、霉菌性肠炎、伤食泻及不明原因的腹泻。

小儿时期易传染鼠伤寒沙门氏菌，此菌对多种抗生素不敏感，长期应用抗生素易引起菌群失调，应用中药及中西医结合疗法可避免以上缺点。李书魁等用葛根芩连汤加减（葛根、黄芩、黄连、茯苓、白术、乌梅、木香、马齿苋），热重加藿香、银花；湿重加车前子、厚朴、苍术；里急后重加柴胡、升麻；脾虚加党参；呕吐加竹茹、半夏。另加用头孢唑啉、丁胺卡那，对照组单用以上西药。结果治疗组痊愈52例（83.87%），有效10例（16.13%），全部有效。对照组38例（61.29%），有效18例（19.03%），无效6例（9.6%）；两组比较有显著差异（P<0.05）。治疗组在退热、粪检正常及细菌转阴方面优于对照组。单用中药治疗该病也有效。燕润菊治疗85例小儿鼠伤寒沙门氏菌肠炎，中药组实热型用藿香、丁香、生寒水石、赤石脂、莲肉、伏龙肝；虚寒型用肉桂、肉蔻、丁香、赤石脂、莲肉、生寒水石。对照组40例用氨基苄青霉素或羟基苄青霉素或先锋必等，结果总有效率治疗组高于对照组（P<0.05）。

李晏龄等应用验方小儿泻速停（地锦草、茯苓、山楂炭、白芍、乌梅、甘草等）治疗小儿各型腹泻419例，治愈率90%，总有效率96.4%，明显优于葛连散、参苓白术散及西药3个对照组。同时止泻起效时间和治愈时间方面也优于对照组。应用验方洁肠汤（茅根、乌梅、荷叶、川连、银花、扁豆花、石榴皮、生甘草等）治疗60例小儿霉菌性肠炎。对照组20例用制霉菌素，结果治疗组全部治愈，对照组治愈11例，好转8例，无效1例（P<0.05）。在大便成形时间、止泻时间方面，治疗组明显优于对照组（P均<0.01）。表明洁肠汤不仅能抑制霉菌，尚可调节肠道功能，增强机体抗病能力。

中药直肠给药是应用直肠给药使药物直接达到相应的病变部位，高浓度作用于病灶有利于祛除病原和组织修复。药物溶于直肠分泌物中，透过粘膜吸收，多数药物可不经过肝脏直接进入大循环，吸收快，不被肝脏破坏。许桂英等治疗56例小儿腹泻，用清肠液（葛根、黄连、黄芩、马齿苋、木香），浓煎100ml，每日保留灌肠2次，对照组46例用痢特灵保留灌肠，结果两组痊愈分别为47、49例，总有效率分别为96.43%、80.43%（P<0.05）。

敷脐疗法属中医外治法，脐的上皮角质层最薄，脐下无脂肪组织，药物通透力强。脐下动静脉网丰富，药物可直接扩散于血液中，进入体循环，极少进入肝脏，免受破坏。应用木香、黄连、公丁香、砂仁、白术、甘草、小茴香、诃子、五味子、五倍子研粉，敷脐治疗60例婴儿腹泻，对照组58例用西药治疗，结果在总有效率及5天内治愈率方面中药组均优于西药组，对脾虚及伤食泻疗效最佳。

应用中药外洗四肢可以温通脾胃，达到健脾止泻作用。水温对下肢有刺激作用，药物尚可通过皮肤渗透体内。有人用单味刺蒺藜煎汤外洗足，治疗30例小儿泄泻，对照组30例用西药治疗，结果中药组在止泻及腹泻持续时间方面均较对照组有明显缩短（P<0.01）。

（二）实验研究

近年用现代科学技术检验方法及动物实验初步证实中医中药治疗婴幼儿腹泻的机理，概括以下几个方面。

1. 抑制病原体

应用马蹄香治疗轮状病毒有效，其有效成分为V-poly，实验证实对云南树鼩人工感染轮状病毒后引起的小肠病变较轻，且修复也快。洁肠汤对霉菌性腹泻有效，体外抑菌试验显示对白色念珠菌有较强的抑制及杀灭作用。

2. 促进肠道吸收及消化功能

倪珠英等用中药葛根、黄连、银花、苍术等治疗轮状病毒腹泻，优于西药对照组，测定患儿大便含糖量明显减少，提示中药疗效与改善小肠吸收功能有关。应用强儿粉治疗迁延腹泻有效，测定尿木糖排泄率较治前明显提高（$P<0.01$），提示该药有促进小肠吸收功能作用。

3. 抑制肠道的蠕动及肠分泌

叶孝孔等应用止泻定（甘草、铁苋菜等）治疗轮状病毒腹泻，实验证实铁苋菜有对抗毛果芸香碱的作用，能减慢肠蠕动，黄连素则有抑制肠分泌物的作用。应用中药穴位注射治疗婴幼儿腹泻，X线连续观察表明治疗后肠蠕动转为正常，而对症治疗的患儿肠蠕动未正常，表明穴位注射时有重新调整肠功能的作用。外敷脐部中药治疗迁延型腹泻，经动物实验证实有明显抑制脾虚小鼠肠推动功能，减弱兔肠的平滑肌蠕动，扩张大鼠肠系膜微血管，改善微循环。

4. 调整及提高机体免疫功能

小儿泻速停可以明显提高腹泻小儿大便中SIgA水平。强儿粉治疗小儿迁延腹泻，治后皮试PHA直径有明显增强，小白鼠溶血空斑试验证实该药有增强机体免疫力，提高巨噬细胞吞噬力及诱生干扰素的作用。

（三）展望

婴幼儿腹泻占消化系统疾病的首位，其中轮状病毒是婴幼儿时期病毒性腹泻的主要病原，以6至24月小儿多见。过去中医对轮状病毒腹泻没有系统的论述，治疗上也无成熟的经验。自70年代末期，从秋泻中发现患儿粪便中有大量轮状病毒颗粒，以后对病毒性腹泻诊断方法又有不断的改进，推动了国内医务工作者应用中医中药治疗病毒性腹泻的进程，经过十多年的临床实践累积了丰富的经验，证实中医及中西医结合治疗该病有确切的疗效，无副反应，与西医比较有较大的优势和潜力。例如在古方葛根芩连汤的基础上加以改进制成止泻退热微丸，其疗效提高，优于西药，服用亦方便。对该药又进行了免疫药理的研究。单味药马蹄香制成中成药治疗小儿轮状病毒腹泻与西药对照有明显的效果，动物实验也初步证实其作用机理。白求恩国际和平医院用100%山药糊稀释口服补液治疗腹泻有失水者，疗效优于口服补液盐组，此项成果是目前国际公认的口服补液盐治疗小儿腹泻脱水的进一步发展。目前应用中医及中西医结合方法治疗轮状病毒腹泻比单用西药治疗显示出退热快、止泻、脱水纠正时间短等优点，从而使整个病程缩短。近年应用现代技术如电镜（EM）和聚丙烯酰胺凝胶电泳（PAGE）及免疫药理等先进技术证实以上中药对轮状病毒在肠道内的复制有强大的抑制作用，并可促使肠道内免疫系统SIgA的生成，在中药对轮状病毒作用机理研究方面有了显著的进展。今后尚需研究中药对各型腹泻包括迁延型腹泻的临床及动物实验，对单味中药提取其有效成分，深入进行药理学及药物化学的研究，提出药物的作用机理及作用方式，为新的中药治疗腹泻提供可靠的科学依据。

中医治疗婴幼儿腹泻的方法多种多样，其中外治法是中医的特色之一，包括针灸、灌肠、贴敷、推拿、按摩、洗浴、刺血等方法。本法具有简便廉验等优点，应用以上方法治疗轮状病毒腹泻、迁延腹泻及其他类型的腹泻有效，初步的临床对照观察及机理研究表明外治法是治疗婴幼儿腹泻的有效方法之一，近年这方面的报道很多，各有特色。作用机理有减少肠蠕动，提高机体免疫力，重新调整病理状态下的肠蠕动功能，增强肠道的吸收等。外治法还存在不少亟待解决的问题，如肠道灌剂、敷脐制剂及穴位注射剂尚无确切的监控指标，缺少统一的操作及疗效指标。此外，单方通治不能体现辨证论治观点，非协定处方的辨证治疗又不便于科研观察总结。外治法对严重的婴幼儿腹泻单用不一定适合，需结合中、西药联合应用。以上诸多问题应在实践中不断总结经验，制定统一操作、疗效标准，对单用外治法或配合应用内服中西药的作用机理需深入研究，采用多学科、多层次的科学研究方法，使中西医结合治疗婴幼儿腹泻提高到一个新的水平。

（时毓民）

第三节　小儿肾脏疾病

一、急性肾小球肾炎

急性肾小球肾炎（acute glomerulonephritis）简称急性肾炎（AN），是小儿的一种常见的肾脏疾病。主要是由于免疫复合物引起的肾脏病变。临床主要表现为紧张性水肿、血压升高、尿量减少和尿的异常（蛋白尿、血尿、管型尿）。重症病例出现急性肾衰竭、循环充血和高血压脑病。

中医认为本病是由于外邪（主要是湿邪与热邪）侵及肺、脾、肾三脏及与之相关的脏腑引起人体水的运化、通调、下输失常，造成水湿在人体滞留，进而犯脏，使机体出现一系列的病证。按照中医的理论本病的发病是由浅入深，初起犯肺，进而犯脾，严重者犯肾，是逐步发展的。

中医认为肺为华盖，朝百脉，主气，外合皮毛，开窍于鼻。所以无论是风邪上受，还是湿热侵肤，都可犯肺，从而导致肺失肃降，宣化失常；若肺气壅遏则不能通调水道，下输膀胱，则水泛为肿；又因风性上扬，肺属上焦，故常见面肿；湿为阴邪，重浊难除，所以常常风邪先去，而水湿仍留。

若湿邪困脾，则影响中焦运化，水失制约，亦可见浮肿，并有倦怠，面色苍白，食少，恶心，呕吐等。若湿邪下注，侵及膀胱，热伤血络，则现血尿。心主血合于小肠，疮毒内攻与火相合，心热移注于小肠，再传至膀胱，也可发生血尿。

值得注意的是，肺气失宣严重，则可气滞，从而导致三焦壅塞，水道不通，且伴血行阻滞，临床上水肿加重，水气凌心可射肺，出现心悸、气短、憋气、咳嗽、甚至不能平卧。肺朝百脉，肺严重受侵，则气血不能还注于心，则心失所养，心律紊乱，从现代医学角度分析，这些都属于急性肾炎严重病例。

现代医学对急性肾小球肾炎研究比较透彻。急性肾炎是由于机体感染细菌或病毒后，机体产生与感染物质（抗原）相应的抗体，形成免疫复合物，当抗原过剩时，则生成一种不易被清除的抗原抗体复合物，沉积于肾小球毛细血管的基底膜形成颗粒状沉积物，这种物质对肾小球的滤过膜的功能起着有害的作用。无论是以前沉积于此的所谓原位免疫复合物，还是循环中新产生的免疫复合物沉积于此，一经激活补体，则加重该部位的免疫损害，使滤过膜的分子及电子屏障受到损伤。此时肾小球毛细血管的通透性增强，白细胞渗出并发生崩解，释放水解酶使肾小球的基底膜进一部受到损害；由于毛细血管的内皮受损，则血循环中的血小板发生粘附、聚集，和释放血小板因子，引起血管痉挛，并激活Ⅴ、Ⅶ、Ⅸ、Ⅹ因子，从而激活凝血系统，在毛细血管发生微血栓，造成肾的微循环障碍。肾脏微循环的障碍和肾小球滤过膜的受损是临床发生尿少，尿的成分异常（蛋白尿、血尿、管型尿）的病理生理基础。而尿少到一定程度和一定时期则会产生浮肿、循环充血、急性肾衰竭和高血压脑病。急性肾小球肾炎的治疗主要针对解除肾小球毛细血管的痉挛，抑制抗原抗体复合物的生成，清除已生成的并沉积于肾小球滤过膜的免疫复合物、补体及其他有害物质。

（一）实验研究

1. 实验性肾炎模型的制备　金陵医院用醛化空肠弯曲杆菌诱发出大鼠肾小球系膜区出现ⅠgA沉积和弥漫性系膜增生；用大卫观察肺吸虫感染后不同时期肾脏免疫复合物沉积及肾脏的病理过程；北医大制成了加速肾毒血清肾炎——一种免疫介导肾炎，可以引起局灶、节段肾小球硬化的实验模型；中国医大用氯化汞制成兔双相自身免疫性肾炎；第二军医大学应用刀豆蛋白凝集素制成被动免疫复合物性肾小球肾炎。

2. 实验研究的结果　80年代末90年代初，经动物模型进行治疗研究，在肾小球疾病的发生、发展及机理上都取得了不同程度的进展。如脂质代谢异常在肾脏疾病的发病作用；细胞免疫对肾小球疾病的影响；中山医大对C-BSA原位肾炎模型进行预防性环孢霉素A和全身淋巴辐射均能使实验动物蛋白尿减轻，IL-2活性下降，肾脏病变有所减轻；湖北医学院与南京医学院共同报道应用肝素可减轻阿霉素NS大鼠的GBM外疏松层阴离子位点的丢失。可喜的是在实验中涉及中药的应用：如中山医大用眼镜蛇毒素抑制补体后，使肾炎模型动物的蛋白尿减轻，肾皮质PGE_2及PGI_2减少；解放军总医院应用自发性狼疮小鼠观察雷公藤及黄芪对抗DNA抗体、CIC及肾脏病理形态，证实二者有良好的治疗作用；北医大报告应用嘌呤毒素导致NS大鼠的N_{15}-甘氨酸代谢观察到黄芪、当归可在高蛋白摄入条件下促进大鼠的蛋白质合成，使合成/分解比值加大。友谊医院儿科与山西医学院合作发现麻疹疫苗可使家兔肾的毛细血管发病：早期肾小球毛细血管痉挛，血小板聚集，红细胞瘀滞，白细胞阻塞；后期则导致毛细血管内皮损伤（如水肿、水泡形成、内皮崩解脱落等）。而应用当归水溶液在注射疫苗前注射，则能有效地预防上述两类病变的产生。

80年代前后不少学者把肾小球肾炎与血瘀证联系起来，如在急性肾炎时可有明显的甲皱微循环变化（甲皱的毛细血管襻变短、血管管径变细、管襻减少甚至消失、血流减慢、血球瘀滞、血流断续等）；舌血流的变化；纤维蛋白原降解产物的变化；出现高凝状态；以及血液流变学的变化。采用肾血流图测定可以发现肾血流减少。基于上述研究，在实验动物肾炎采用活血化瘀治疗在减轻尿的异常（蛋白尿、血尿），改善肾功能，促进肾组织恢复均有良好的效果。

1986年上海龙华医院与华山医院研究发现200例肾小球肾炎患者中有85例（42.5%）的患者补体旁路活性降低，经用清热解毒利湿中药治疗后随临床症状的好转，85.7%的病人补体旁路途径的活性恢复正常。

301医院研究证实冬虫夏草可以减轻庆大霉素所致的大鼠急性肾损伤，其机理是冬虫夏草有稳定肾小管细胞溶酶体膜的作用，可以延缓溶酶体的破裂。

（二）临床研究

1. 有关急性肾炎的分型　通过多年的研究结合各家的理论，肾小球肾炎可分为风寒、风热和湿热三个基本类型，其他的种种分型大多源于此三型。如风水型、湿重型、脾虚型、脾肾渐复、气滞血瘀，病在上焦、病在中焦、病在下焦等出现的种种临床症状都属于急性肾炎不同病期出现的并发症。事实上分型过多临床医生特别是西医医生很难掌握，也不利于中西医结合的研究和总结。

2. 有关急性肾小球肾炎的中西医结合治疗。

(1) 70年代友谊医院采用山莨菪碱（或东莨菪碱）加脱水剂治疗急性肾炎循环充血和高血压脑病取得了一定的疗效。其后有不少报告提出用莨菪类药物治疗肾小球肾炎可以提高治愈率、减少并发症和缩短病程。

(2) 用活血化瘀法治疗肾炎：如有人报告以大蓟、小蓟、益母草等为主治疗急性肾炎可以缩短病程。

(3) 福建中医学院报告（1993年）用肾炎散治疗小儿急性肾炎113例，效果良好，疗效明显优于对照组。

(4) 湖南医科大学等单位根据多数学者的分型提出急性肾炎的治疗原则：如风水型用越婢加术汤为主方；湿重型用五苓散加五皮饮为主方；湿热型则以小蓟饮子为主方；脾肾渐复（恢复期或疾病迁延）用参苓白术散与六味地黄加减；气滞血瘀则用益气、活血、化瘀中药。

(5) 王永钧总结了原发性肾小球疾病的中医治法与方剂。这里包括了各种肾小球疾病，肾炎与肾病是两个主要的类型。作者把诸多的证候分为两大类：即虚证：常见的有肾气虚、脾肾阳虚、肝肾阴虚；实证有：风邪、水湿、瘀阻等。上述二类还可重叠。

在用药方面作者归纳为：①扶正类（包括补肾益气：如黄芪仙灵脾汤、肾气丸等其中主要药味为黄芪、六味地黄与八味地黄；温补脾肾：真武汤、实脾饮等；滋补肾（肝）阴：六味地黄、大补阴煎等；益气固卫：玉屏风散）。②祛邪类（疏风宣肺：麻杏五皮饮、葱豉桔梗汤；利水渗湿：猪苓散，泻下逐水：卢氏丸、温脾汤以及大黄制剂等，活血化瘀法-桃红四物汤加减等）。③中成药：雷公藤制剂肾康宁（黄芪、丹参、锁阳、泽泻、茯苓、山药、益母草、附子），慢肾宝（太子参、龟板、地骨皮、泽泻、全蝎、旱莲草、女贞子等）。

二、肾病综合征

肾病综合征（Nephrotic Syndrome，简称NS）是仅次于急性肾炎的小儿第二个常见的泌尿系统疾病。它是由多种病因引起的肾小球通透性异常增高，从而导致大量血浆蛋白从尿中丢失的一组肾脏疾病。其临床主要特点为：①大量蛋白尿（定性＋＋＋～＋＋＋＋，定量＞100mg/kg·日，国际通用标准为＞50mg/kg·日）；②低蛋白血症，血浆白蛋白＜3g/dl，(5.7mmol/L)；③高脂血症，胆固醇＞220mg/dl；④不同程度的可凹性水肿。

中医理论认为凡损及肺、脾、肾三脏均可导致水肿。其病因可能是先天禀赋不足，或外邪犯脏所致。中医认为肺为华盖，朝百脉，主气，外合皮毛，开窍于鼻。所以无论是风邪上受，还是湿热侵肤，都可犯肺，导致肺失肃降，宣化失常，若肺气壅遏，则不能通调水道，下输膀胱，则水泛为肿；又因肺属上焦，风邪上受，则常见面部浮肿；若湿重困脾，脾阳不振，导致中焦运化失常，水失制约，脾虚则水泛，亦可见浮肿。肾的主要功能是主水，肾气不足，肾阳虚衰，则不能分利水湿，宣通水气而致水肿。

（一）肾病综合征的实验研究

1. 关于肾病的实验研究　1986 中华肾脏病杂志报道章有康等用嘌呤霉素制成氨基核苷肾病模型。1991 年在第三次全国肾脏病学术会议上，北京医科大学儿科报告了阿霉素所致大鼠肾病的肾小球毛细血管直径及表面积均有缩小造成其 Kf 值下降。1994 年中华肾脏病杂志报告了改良大鼠血清病所致弥漫性毛细血管内增殖性肾炎模型。中华肾脏病杂志（1991）报道了贵阳医学院用“中药复方Ⅰ号治疗肾病综合征的实验研究”复方肾病Ⅰ号主要药味为麻杏石甘汤加双花、白花蛇舌草和蒲公英等。实验证实本药不仅有减轻水肿，减少尿蛋白、降低胆固醇的作用，而且可以减轻实验动物的肾损害。

2. 有关肾病综合征的主要实验研究　对于肾病综合征的发病机理的研究近年来取得了很大的进展。无论是成人还是小儿肾病综合征，其机理均与机体的免疫功能紊乱有关。如认为小儿的肾病综合征与免疫遗传有关，欧洲肾病协会在 1877 例肾病儿童中，发现有 62 例的家庭成员有肾病的表现。并认为等位基因频率是检测由遗传决定疾病的易感性的方法之一，目前已明确 HL-B_8、B_{12}、DR_3、BfF、C_4、B_{44}、DQW 等与肾病有关。在肾病综合征中，已发现有淋巴细胞数量及功能的异常，在肾病综合征的发病中 T 细胞和单核巨噬细胞系统是主要的参加者。它们的致病作用主要体现在周围血淋巴细胞数量及功能的异常，淋巴细胞亚群间比例失调，和这些淋巴细胞在肾脏间质内广泛浸润。此外还发现一些细胞因子与肾病综合征的发病关系密切。目前引起人们注意有 IL-1、IL-6、TNFa、IGF-1（胰岛样生长因子）、PAF（血小板活化因子）、TGF-b（转化生长因子）和细胞粘附因子等。体外研究证实巨噬细胞刺激因子(GM-CSF)及上皮生长因子(EGF)、IL-8、IFN-r 等亦参与肾脏损害。除此之外，在肾脏疾病的发展过程中，肾脏本身的细胞起着不容忽视的作用。其中主要的细胞成分有肾小球毛细血管内皮细胞、肾小球囊的上皮细胞和系膜细胞。研究证明肾小球系膜细胞及基质的增生在肾小球发展成硬化和造成肾功能衰竭中起重要作用。机体的多种体液因子及细胞因子通过对系膜细胞的作用或直接参与调节肾小球细胞外基质的分泌，同时系膜细胞在这些因子的作用下本身有产生一些细胞因子，进一步促进系膜细胞增生和细胞外基质的分泌，从而加重肾小球的病变。如 IL-6 就是系膜细胞本身分泌的重要因子之一，系膜细胞本身即可分泌 IL-6，而 IL-6 反过来又促进系膜细胞增生和分泌导致间质纤维化和硬化，这是一种恶性循环。系膜细胞还分泌 PAF、TGF-b，它们和 IL-b 有同样的作用。至于内皮与上皮细胞在炎症物质和抗原作用下，也可出现增生而导致肾脏损害。当然，这二者也产生一些细胞因子，如内皮素，也可作用于系膜细胞损害肾脏。

3. 有关肾病综合征治疗的一些进展　除了传统的激素、免疫抑制剂应用外，还较广泛地应用了激素和免疫抑制剂冲击疗法，出现了应用新的免疫抑制剂治疗肾病综合征的报告。学者们还探索抗凝（如有人报告用蝮蛇抗栓酶治疗肾病综合征、肝素治疗难治性肾病）、钙通道阻滞剂、血管转换酶抑制剂、补充微量元素、应用提高超氧化物歧化酶活性的药物、给于抗氧化剂等治疗肾病综合征，并取得了不同程度的疗效。

（二）有关肾病综合征的中西医结合研究

1．小儿肾病综合征的分型 从大量报道中发现中医对小儿肾病综合征的分型主要原则是：①根据临床脏器受累情况（主要为肺、脾、肾三脏）；②根据临床兼症。大致分为：脾阳不运、肾阳虚衰、精血匮竭、阴虚阳亢、湿热伤阴、痰气瘀结等型。

2．有关小儿肾病综合征的治疗 小儿肾病综合征的中西医结合治疗开展已多年，报告甚多，仅从1987年～1995年文献中（中西结合杂志、中医杂志、中华儿科杂志、中华肾脏病杂志、北京中医、河北中医，实用医学杂志、实用儿科临床杂志，以及天津、江苏、浙江、湖南、广东、山东、山西、辽宁、云南、吉林、安徽等省市的中医和中西医结合杂志等）报告的3152例（不完全统计）和难治性肾病867例的中西医结合治疗大致可有下列方面的进展。

（1）单纯用中药治疗小儿肾病综合征取得了良好的效果。

（2）在应用西药的基础上，加用中药治疗，增加了缓解率，减少了复发率。如中华儿科杂志（1992）报告王韵琴等用黄芪刺五加作为辅助用药可以减少儿童原发性肾病综合征的复发。辽宁中医杂志（1988）报道温振英等采用养阴清热和健脾益气中药不仅提高了疗效，而且还减少了激素的副反应。成都中医学院学报（1988）报告用“温肾糖浆”治疗小儿肾病综合征110例，其中多次复发者65例，经治疗后随诊证明本药可减少复发。中华肾脏病杂志（1994）报告用蝮蛇抗栓酶配合治疗肾病可以改善肾病患者的血液流变学状态，减轻肾脏病变，缓解临床症状，防止肾静脉血栓形成，改善肾功能，提高临床疗效。

（3）应用中药减少激素的毒副反应 激素至今仍是治疗小儿肾病综合征的首选药。但是，激素的毒副反应也是人所共知的，近年来不少学者探讨在应用激素的同时加用中药，特别是当用大剂量激素产生阴虚阳亢的症状时，采用滋阴潜阳的中药能大大减轻激素的副反应。

有的报告证实在激素减量时，加用益肾中药能减轻由于长期大剂量激素应用造成的肾上腺皮质抑制状态，有助于病儿的恢复。

（4）难治性肾病的治疗 除了采用现代医学的办法外，不少学者研究用中药或加用中药以提高难治性肾病的疗效。雷公藤制剂的应用使部分难治性肾病获得了缓解。通过大量研究证实雷公藤具有多方面的药理作用，其中包括免疫抑制作用。因而雷公藤制剂目前已广泛应用于治疗类风湿病、过敏性紫癜，也应用于治疗小儿难治性肾病。江西中医药（1992）报告用西药配合活血化瘀中药治疗难治性肾病，疗效明显高于对照组。中西医结合杂志（1989）用滋阴活血、解毒利湿中药可以提高难治性肾病的疗效。

（5）钟念文等提出的肾病综合征分型及治疗对开展肾病综合征的中西医结合治疗有一定参考意义。其主要论点为：①补法的应用：结合中医理论认为人体水肿主要是由于体内水液运行失调所致。而体内水液运行的失常又主要涉及肺、脾、肾三脏。如肺失通调、脾失转输、肾失开合蒸化均可导致水肿。因此主张在不同情况下用不同的补益中药。如健脾益气药：主方为防己黄芪汤和参苓白术散，而其中最主要的药味是黄芪，它具有利水、强心、降压，扩张血管，改善肾血流量，降低尿素氮，调节免疫平衡，减轻免疫复合物对肾小球基底膜的损伤，减少蛋白尿，但用量应加大，一般是常规用量的三倍以上。补肾常用温肾利水或温阳利水法。常用方药为温阳利水汤，实脾饮等。但在使用时应注意，如为水湿泛滥可用补肾为主；如为水湿停留，则应偏重补脾。对服用激素的病人，如出现阴虚或湿热的病象时，则用滋阴补肾治法，方用大补阴丸（主要药味有生地、黄柏、知母、麦冬、石斛等），应用本药，病情易巩固，有助激素减量，减轻激素的副反应。六味地黄丸、左归丸、右归丸等可用于恢复期病人，巩固远期疗效。②去除病邪：中医认为这是造成脏器功能失常的原因，常用的方药有：扶正祛风达邪法，主方有玉屏风散、人参平肺散等，如感受外邪，出现营卫不和，使治疗效果欠佳，或病情反复，可用桂枝汤调和营卫；若病人正气衰感外邪，正不胜邪，病邪停留于半表半里之间时，可用小柴胡汤和解少阳。如风邪偏重可用祛风药。③治疗肾病应注意标本兼治，对因与对症兼顾。

（6）凌均耀等报告用阿魏酸哌嗪治疗肾小球疾病，取得了近期疗效。阿魏酸哌嗪是川芎的提取成分，川芎是活血化瘀中药，实验证明这种提取物有显著增加冠脉血流量，缓解血管痉挛，对ADP导致的血小板聚集有明显的抑制作用，能延长凝血时间等。临床应用治疗肾病综合征取得了较好的效果。

三、展望

近年来，特别是近十多年来，在对小儿肾脏疾病的研究中，中医、西医、中西医结合三方面的医务人员都进行了大量的工作，并取得了前所未有的进展。小儿肾活检的开展，使小儿肾脏疾病的研究更加深入。各种肾病模型的研制，不仅对成人肾病而且对小儿肾脏疾病的研究起了很重要的作用。小儿肾脏疾病的分类、病理分型、发病机理、中医治疗、西医治疗、以及中西医结合治疗，都更加深入，在西医方面，一些肾脏疾病的研究已达到分子生物学水平。但是，无论是成人肾病还是小儿肾病的发病与治疗都还存在不少问题。如怎样防止小儿急性肾炎的迁延化，防止其发展成慢性肾炎；在肾病方面重点是防止反复发作；对难治性肾病研究有效的治疗办法；在过去研究的基础上，研究减少激素和免疫抑制剂副反应的中药；像研究雷公藤那样，研制治疗肾病和肾炎的中药，并开展中药治疗机理的探讨。在开展中药和中西医结合治疗肾炎和肾病时，应设严格的随机对照，并以实验研究作为其理论基础，增强临床工作与实验工作的可重复性与科学性，把小儿肾脏疾病的中西医结合的研究提到一个新水平。

（李　贵）

第四节　感染性休克

感染性休克（septic shock）是病原微生物感染引起的以生命重要器官微循环血流障碍为特征的急性循环不全综合征。病原中以细菌感染为最多见。儿科常见于中毒性痢疾、暴发性流行性脑脊髓膜炎（暴发型流脑）、大叶肺炎、大肠杆菌或金黄色葡萄球菌败血症等疾病。细菌及其内毒素激活人体防御系统及细胞介质等反应系统，产生一系列生物活性物质，作用于微循环系统，使生命重要器官血流灌注不足，组织缺氧，代谢障碍，细胞损害，而导致器官功能衰竭。患儿除有原发病的临床表现及感染中毒症状外，尚有休克的征象，精神意识改变，皮肤、四肢循环不良，心率增快，脉搏细弱，血压下降，尿量减少或无尿，呼吸频率及节奏改变等。实验室检查可有血气、细胞压积、弥漫性血管内凝血（DIC）等改变。感染性休克从病理生理过程可分休克早期、休克期、休克晚期（难治性休克）和不可逆休克。临床上按病情分为轻度和重度。休克常并发DIC和呼吸窘迫综合征（RDS），二者常是造成难治性休克和死亡的重要原因。现代医学治疗感染性休克采用抗感染，扩容，纠酸，血管治性药物，抗凝，供氧及强心，降颅压，利尿以保护心、脑、肺、肾等重要器官功能综合措施。小儿感染性休克病情发展迅猛，复杂多变，累及多脏器，病死率高。

古代中医文献中没有“休克”这一名词。根据临床证见“休克”属中医“厥”、“脱”范畴。中医论述与治疗厥脱证历史悠久。《内经》对厥证有专篇论述。如《素问·厥论》曰：“阳气衰于下，则为寒厥，阴气衰于上，则为热厥”，并对病因、病机及表现特点各方面都有所论述。《史记》中就有扁鹊治厥的记载。汉代医圣张仲景在《伤寒论·厥阴篇》曰：“凡厥者，阴阳之气不相顺接，便为厥。厥者，手足厥冷是也”。还提出了“热深厥亦深，热微厥亦微”的论点，发展了内经厥证的理论。他所用的白虎汤、四逆汤等方药，至今延用不衰。以后历代医家对厥证均有进一步论述，不少证治方药至今仍有实用价值。

感染性休克按中医则为邪毒内陷，损及五脏，致津枯血耗，气机逆乱，阴阳离绝，或寒邪直中，证见面色苍白，四肢厥冷，大汗不止，神识昏谵，脉微欲绝等。

一、临床研究

感染性休克病情急骤多变，病机错综复杂，中医临床辨证分型不尽相同，有的根据寒热轻重分为热厥、寒厥、热盛气脱，有的根据阴阳消长分为热伤气阴、阳气虚衰和阴阳俱衰，有的则根据病情分为轻度和重度。1982年全国危重病急救医学学术会议制定了感染性休克的中医辨证分型试行草案。将感染性休克分为：①热伤气阴（拟似轻度休克），治则为清热益气养阴，可用生脉散加减。②阴竭阳脱（拟似重度休克），治法为回阳救逆固脱，可选四逆汤、参附汤加龙骨、牡蛎等。③热盛腑实（拟似ARDS），治以通腑泻热破结，承气汤加减主之。④热伤营血（拟似DIC），治以清营凉血活血，可用清营汤、血府逐瘀汤加减等方药。

1979年在陕西临潼小儿感染性休克座谈会制定了小儿感染性休克诊断标准和治疗方法的建议（草案）。关于中医诊治分为：①轻度休克，主要为热邪深伏，气血闭塞不通，阳气不达于四肢。既无逆传心包内陷，又无内闭外脱。相当于轻度感染性休克但尚无脑水肿或呼吸衰竭等并发症者。治疗着重清阳明之腑热，佐以调气和血之品，可用白虎汤合小承气汤加减。②重度休克分两型：热闭：乃热邪逆传心包，内陷厥阴，引动肝风，气血阻滞所致，相当于重度感染性休克并发脑水肿。治疗应重用清热解毒，并用芳香开窍药物，清宫汤主之。虚脱：治疗重用回阳救逆，补气固脱法。选用参附汤或四逆汤，或静脉注射人参注射液、生脉液等。

由于小儿感染性休克多病情凶险，且重病小儿喂服中药困难。故60年代中期以前文献中仅有个别病例报道在小儿感染性休克治疗中加用针灸或中药。自1965年4月祝寿河等首先应用我国中草药（茄科植物唐古特莨菪）中提取的有效成分山莨菪碱（Arlisodamine），以临床开始应用的时间65年4月命名为“654”，其后化学合成称“654-2”）治疗中毒性痢疾，暴发型流脑（包括休克型）取得突破性进展，病死率明显降低。自1964年4月至1971年12月用山莨菪碱为主，配合其他措施治疗各种感染性休克共141例，死亡18例，病死率为12.7%，1980年又治疗暴发型流脑感染性休克78例，病死率再降至8.97%。这是我国在治疗小儿感染性休克方面的重大成就。该项工作曾总结并参加了1980年第16届国际儿科会议，获得与会者高度评价。在国外1982年Kempe报道休克型流脑病死率仍大于50%，1991年Eric等报道感染性休克病死率仍高达40%～60%。祝寿河还提出了感染性重症发病机理中急性微循环障碍的理论，并与中国医学科学院有关单位协作，进行山莨菪碱治疗急性微循环障碍性疾病机理探讨。开创我国中西医结合治疗小儿感染性休克等危急重症及微循环研究新篇章，并获得了我国国家级科技成果奖。30年来山莨菪碱及亦为我国首先应用的东莨菪碱等菪类药物已在我国急救医学和其他学科临床广泛应用，并开展了许多实验研究，已取得令人瞩目的成果，这是我国中医药对世界医学的又一项贡献。

在儿科应用山莨菪碱及其他中药治疗感染性休克临床报道主要的有：林治平等报道1966年～1976年以山莨菪碱为主治疗中毒性痢疾484例，其中休克和混合型（休克同时有脑，肺微循环障碍）共323例，总病死率为1.7%，而1965年前（未用山莨菪碱）病死率为9.5%。赵淑珍等报告用山莨菪碱治疗感染性休克42例，病死率为4.5%。用药时间平均11小时，用药后平均5小时血压开始回升，平均每人用药量645.7mg。何威逊等1978年报道1年间收治出血性肠炎12例，其中2例伴休克，静注654-2加用清热解毒、活血化瘀中药及西药支持疗法，取得满意疗效。杨国栋等报道，用东莨菪碱静脉注射抢救46例暴发型脑膜炎球菌败血症休克患儿，除1例治疗前用去甲肾上腺素后死于急性肾功能衰竭外，其余45例应用东莨菪碱抢救均获成功。认为东莨菪碱升压效果可靠且稳定，无骤升骤降现象，未见引起肾功衰竭。哈尔滨市儿童医院1982年报道654-2治疗感染性休克42例，计中毒性痢疾21例，暴发型流脑14例，败血症4例，其他3例。其中早期休克19例，中期休克13例，晚期休克10例，全部病例除综合治疗外，均用654-2治疗，总死亡率为4.5%。

关于莨菪类药治疗重型休克或休克并发DIC、RDS的报道有：1983年祝寿河等报道山莨菪碱治疗暴发型流脑150例，其中休克型和混合休克型94例(包括重型休克34例)，总病死率8.7%。1982年全国第二届微循环与莨菪类药研究经验交流会，从26篇文章中收集各类重型休克302例，其中感染性休克240例，低容量性62例，选用654-2每次1～3mg/kg或东莨菪碱每次0.01～0.05mg/kg，每隔10～30分钟1次，静脉注射，达到“化”后静脉滴注维持。配合综合治疗，病死率为6%。哈尔滨红十字儿童医院对难治性休克(休克持续24小时及/或有合并症二项以上) 34例采用以山莨菪碱为主的治疗，治愈率为64.7%，并认为654-2剂量应大，维持用药时间应长。马永兴等总结620例严重感染性休克，应用莨菪类、多巴胺，酚妥拉明等8种血管扩张剂治疗，以莨菪类药物疗效较满意，其中山莨菪碱治疗29例（儿童20例)，病死率10.4%；东莨菪碱治疗66例(其中儿童48例)，病死率961%。青浦县一组休克病人中呼吸窘迫综合征发生率为8%，由于治疗中重视早期使用莨菪类药物改善微循环，虽未强调应用人工呼吸器，全组死亡率仅19%。中国人民解放军总医院报告8例休克并发DIC者，应用654-2或东莨菪碱治疗，其中4例配合用酚苄明，1例配合用肝素，8例全部治愈。雪琳等报道1980～1986年以654-2为主综合治疗暴发型流脑、中毒性痢疾、中毒型猩红热感染性休克合并ARDS 21例，其中6例同时还合并DIC，10例单用654-2，10例配伍用酚妥拉明，共死亡2例，另1例危重患儿用阿托品加酚妥拉明者死亡。

湖南省于1975年7月成立了小儿感染性休克科研协作组，统一了诊疗常规，并于1976年开始在湖南省、地、市、县9个医院儿科，以大协作方式，采用综合疗法，并用中药枳实注射剂代替作用于血管的药物，治疗感染性休克100例，其中轻型33例，重型67例，获得满意疗效。表明枳实有很好的升压作用。应用枳实后，显效为57%，有效21%，无效22%，总有效率为78%。死亡原因主要为脑水肿，其次为晚期休克及补充血容量不足。枳实静脉注射剂每毫升含生药4g，剂量为每次0.3～0.5g/kg，杨彬林1979年报道，用枳实治疗感染性休克。发现用药后全部均有不同程度的血压升高，治愈率达80%，同时指出，治疗过程中要重视并发症的防治。

毕维德1979年报道以中药活血化瘀为主，综合治疗4例感染性休克合并DIC患者，均痊愈，其中2例表现为热盛瘀血，治以凉血泄热为主，给予犀角地黄加活血化瘀收效。1例属热盛血瘀，但因气血阻滞，邪郁血络，治以活血通瘀，补气通宣而愈。另1例为邪陷心营，瘀血虽在，但气阴将竭为主要矛盾，治以益气固脱加用活血化瘀清热而奏效。

梅县地区人民医院用中药复方闹洋花针剂治疗感染性休克及各类休克共78例，显效61例，有效10例，无效7例，总有效率91%。复方闹洋花组成：闹洋花10mg，当归10mg，川芎0.2mg，生草乌0.162mg。给药途径可静滴、肌注或穴位注射。认为复方闹洋花针剂具有活血化瘀改善微循环，兴奋呼吸改善通气，强心增加心排出量等作用，并可能有抑制免疫损伤作用。

宿清河等1972～1985年收治感染性休克71例（12岁以下小儿占42例）其中36例采用中西医结合治疗，在西药治疗基础上根据辨证，热厥者用大承气汤随证加减以通腑，达到急下存阴之功。对伴有脱证者用生脉散益气敛汗养阴生津以固脱，该组治愈27例，占75%，好转6例占16.7%，死亡3例为8.3%。对照组单用西药治疗共35例，其中治愈17例为48.6%，好转11例为31.4%，死亡7例占20%，统计学处理，两组治愈率、病死率均有显著差异。中西医结合组为优。

二、实验研究

一些临床和科研工作者以现代医学观点和现代科学的检查方法，探讨和阐述中医学的某些观点和理论，如鄢裕光等1979年以医用综合测温仪对13名中毒性痢疾休克患儿在抢救过程中进行定期检测肛门及趾间温度差（简称△T)，并观察临床病情。发现大部分患儿住院时循环衰竭，周围血循环差，四肢厥冷，△T在6.7℃～12.5℃之间。此即“厥深热亦深”之象。经治疗休克完全恢复时，四肢循环改善，皮肤变暖，△T均在5.2℃以下，厥象已减，此即“厥微热变微”之意，现代医学认为感染性休克时有效循环最急剧降低。为维护心、脑重要器官以维持生命，四肢血管明显收缩，使有效循环量集中于身体中心部位。临床可见靠近心脏躯干部位皮肤灼热，而四肢发凉，尤以肢端为甚。这种现象称为“血液集中化”（Duesber，1944）。国外研究认为△T 一般为 3℃～4℃。如△T 超过 6℃可诊断为血液集中化，说明休克存在。鄢氏等认为重症感染所致热厥可能是机体出现血液集中化的后果。符合中医学历代医家认为热厥系由邪热过盛阳气内郁，不能通达四肢而见手足厥冷。出现热极似寒或真热假寒之象的论述。在一定程度上揭示了热深厥深的病理本质。

钱潮 1980 年撰文：中医学早已指出热性病时阴囊收缩系重危症候之一，称之为“囊缩”或“卵缩”。《黄帝内经素问》热论篇中云：“人之伤于寒也，则为病热，热虽盛不死。……厥阴脉循阴器而络于肝，故烦满而囊缩”。《备急千金要方》卷十一云：“足厥阴气绝则筋缩引卵与舌。……故唇青舌卷卵缩则必死”。作者通过多年临床观察，在一些感染性休克男性患儿中有阴囊收缩现象。其收缩程度与感染休克病情基本平行。杨国栋在暴发型流脑男患儿中也见到同样情况。钱潮提出，在感染性休克发病学中，除血管痉挛引起循环障碍占主导地位外，全身平滑肌功能障碍也参与作用。如支气管痉挛，肠道平滑肌痉挛，阴囊收缩，瞳孔扩大等，系因交感神经活动亢进所致。(上海长宁中心医院也观察到阴囊收缩与全身小动脉痉挛呈一致性)。作者指出通过观察阴囊收缩，结合观察其他活动的临床表现，可对感染性休克作出早期诊断和病情估价。作者以现代医学观点阐明并肯定了中医学关于热厥囊缩的论述。

中西医结合治疗感染性休克，特别是山莨菪碱治疗小儿感染性休克的研究，一开始就展示我国独具一格的研究方法，即临床医师与基础科研人员大力协作，理论与实践相结合，把临床诊断治疗的研究与生理、病理、药理等基础研究紧密结合起来，同时开展病人的观察研究与动物实验研究。并用现代医学的方法，以药物为工具，探索感染性休克发病学机理和药理。

（一）感染性休克实验动物模型的制备：

感染性休克实验动物模型在我国已普遍应用于感染性休克发病机理，病理生理、药理等方面的研究，制作方法一般多以狗、猫、家兔或大鼠等为实验动物。用大肠杆菌内毒素，按 5～10mg/kg 作静脉注射即可。

仝小林等用小剂量递增法静脉注射大肠杆菌内毒素的方法，制备了日本大耳白兔感染性休克热厥气脱证模型。并用无创性耳动脉测压法测定血压。对模型进行了证型演变全过程的动态观察。其结果表明，该动物模型较好地重复了热厥气脱的证候学和感染性休克“证”的演变发展过程（热证→热厥证→热厥气脱证→元气外脱证）。为开展休克“证”的实质研究和辨证方药的药理研究提供了实例。

（二）实验研究结果

1．山莨菪碱抗感染性休克作用机理研究：

中国医学科学院药物研究所药理室等单位研究表明，在外周抗胆碱与解痉作用方面，山莨菪碱的作用强度较阿托品稍弱或近似，但其对中枢作用比阿托品小 6 至 20 倍，其抑制唾液分泌作用比阿托品弱约 20 倍，瞳孔作用较阿托品弱约 10 倍，因而其毒副反应比阿托品小。在较大剂量应用时很少出现类似阿托品引起的兴奋作用，其优越性更为明显。故临床得以广泛应用。三十年来对山莨菪碱抗休克作用机理结合临床进行了大量实验研究。

（1）山莨菪碱改善微循环和血液流变学作用：中国医学科学院某院第一研究室，药物研究所药理室，北京友谊医院儿科[13]通过对大量中毒性痢疾，暴发型流脑和其他病原的感染性休克患儿甲皱及球结膜微循环动态观察，发现休克患儿有不同程度微循环障碍，表现为管袢数目减少，长度变短，口径变细，血流速度减慢，1/3 患者可见到红细胞团聚，血流呈虚线或断线状，血色变暗紫，袢顶或全血袢血液瘀滞。以上变化与病情呈正相关。应用山莨菪碱治疗，临床观察证实其有明显改善微循环的作用。主要表现为管袢数目增加，形态恢复正常，血流加速，血色变鲜红及红细胞团聚消散。通过对患儿疾病发展各阶段生物胺测定（包括尿儿茶酚胺、组胺、5-羟吲哚乙酸及全血和血浆 5-羟色胺），结果呈规律性改变，提示这些生物胺类物质在急性微循环障碍发病机理中有重要作用。田牛通过对五联疫苗所致休克动物模型的微循环观察，认为感染性休克的微循环障碍以细静脉及集合毛细血管受影响最为明显：先有收缩，6 小时后明显舒张，血流减慢，出现白色血栓。用山莨菪碱进行动物试验。发现其主要作用为：①使弛缓舒张的细、小静脉收缩，提高其紧张度。②增加细、小静脉的血流速度，减轻红细胞聚集及血液的粘滞性，从而减少白色微小血栓形成，有利于血管的疏通。③降低血管壁通透性，促进淋巴回流，减少渗出。④对细动脉有一定程度的舒张作用。有报道将莨菪类药与其他具有“活血化瘀”作用的中药（如丹参、当归、红花等）比较。通过蝌蚪尾巴的微循环观察，证实莨菪类药为活跃微循环，改善流速，流态，增加流量的最有力者。目前认为改善微循环的作用是解除微血管痉挛和改善血液流速、流态、流量的结果。

修瑞娟等通过实验证明：山莨菪碱能抑制血小板促血栓素 A_2 的合成，进而抑制粒细胞和血小板的聚集。提示山莨菪碱可能是前列腺素合成的有效抑制剂。其作用环节可能是抑制环氧酶和血栓素合成酶。肖殿模等测定经山莨菪碱处理的内毒素休克狗 6-酮-前列腺素 F_{1a} 含量下降，同时血压明显回升，推测山莨菪碱可能抑制前列环素、血栓素和白三烯前体的形成，使细胞膜游离花生四烯酸受抑制。

修瑞娟应用微血管管径电视图象剪切测量仪和电子计算机处理，观察和分析动物皮肤小室微动脉的自律运动成正比，山莨菪碱能增强微动脉的自律运动。注药后微血管自律运动振幅立即增高，频率加快，血流速度和流量明显上升。认为上述作用是治疗感染性休克，改善血液流态异常，特别是防治合并 DIC、ARDS，临床取得疗效的重要机制方面。

徐德先等观察 15 例休克型流脑患者，其全血粘度升高为 5.14（正常 4.1），平均红血球压积 47.0%（正常 41.2%），$P<0.05$，用东莨菪碱治疗后 2 天恢复正常。杨国栋等对休克家兔和高粘度病测试证明莨菪类药能降低全血粘度比（下降率为 17%），对血球压积亦有降低作用。从而改善血液流态。

（2）山莨菪碱对植物神经和血液动力学的作用：

叶淑金等动态观察了休克型暴发流脑患儿和内毒素休克狗血浆 cAMP 和 cGMP 含量变化及山莨菪碱治疗对其影响，观察到休克极期血浆 cAMP 含量较健康儿童升高 2.2 倍，且 cAMP 升高与去甲肾上腺素的升高成正相关，血浆 cGMP 含量较健康儿童升高 4.3 倍。同时胆碱脂酸活性降低。文献报道细胞外 cAMP 和 cGMP 的含量可以作为反映植物神经功能的指标：cAMP 可作为肾上腺能活动指标，cGMP 可作为胆碱脂能活动的指标。上述结果提示感染性休克时不单是交感神经被激动（国外对休克提出 α 受体兴奋学说），而是交感神经及副交感神经都被激动，α 及 M 都表现出过度兴奋。经山莨菪碱治疗后，随临床休克好转 cAMP 接近正常，cGMP 亦较极期显著降低。说明休克时微血管舒缩紊乱，山莨菪碱具有双相调节作用。动物实验证实临床所见

雪琳等用山莨菪碱为主治疗感染性休克合并 ARDS，表明山莨菪碱对改善血液动力学效果显著，其中一典型病例用山莨菪碱治疗后较治疗前每搏心输出量增加 6.5 倍。每分钟心输出量增加 3 倍，心排指数增加 3.4 倍，而全身血管阻力下降 2.5 倍。

祝寿河等给狗注入大肠杆菌内毒素制成休克模型，观察山莨菪碱对休克血液动力学影响，结果显示山莨菪碱有明显改善血液动力学作用，表现血压回升，每搏输出量增加，心输出量增加，较对照组均有统计学意义，对全身血管阻力有双相调节作用，6 例高阻型，治疗前全身血管阻力升高，治疗后 5 例降至正常。6 例低阻型，治疗前全身血管阻力降低，用药后血管阻力均升高，对血流量影响亦有双相调节作用。

姚泰等将纳络酮、山莨菪碱、躯体刺激对内毒素休克狗血流动力学影响的比较，表明三者中山莨菪碱对休克动物的循环改善作用最明显，山莨菪碱使血压回升达注射内毒前的 75%，左心收缩压加升达 95%。

（3）山莨菪碱对感染性休克脏器的保护作用：

感染性休克合并 ARDS 是导致死亡的一个重要原因。肺微循环障碍与白细胞损伤作用在 ARDS 发病学中有重要作用。实验证明山莨菪碱对上述两个环节都有治疗作用。中国医学科学院药物所采用大鼠离体灌流肺及血管条标本，观察到不同神经介质引起肺小血管收缩时，

山莨菪碱有明显拮抗乙酰胆碱，肾上腺素、五羟色胺和组胺的作用，从而改善大鼠离体肺的微循环灌注。饶伟华等报道，对空气栓塞诱发的肺微循环损伤早期给予较大剂量山莨菪碱，能减少肺微血管的水分渗出。认为山莨菪碱作用机理主要是由于它使肺微血管压力降低的动力学影响，陈祥银等以 4mg/kg 山莨菪碱治疗油酸所致的大鼠肺损伤，取得疗效，使肺病变减轻，肺系数减少，并使支气管肺泡冲洗液中的粒细胞、蛋白、β-葡萄糖醛酸苷酸（β-g）及组胺等均明显降低。作者以往工作曾观察到山莨菪碱可减弱理化因子刺激所致的气道通透性增强、抑制角叉莱胶所致炎症水肿，抑制休克动物血 β-g 的增高及减弱乙酰胆碱，Zymosan 刺激 PMNS 所致的β-g 释放等。设想通过抑制白细胞聚集和活化，减少β-g 和组胺的释放，抑制肺水肿，可能是山莨菪碱对肺损伤起保护作用的环节之一。余小瑛等用山莨菪碱防治油酸引起的狗呼吸窘迫综合征，观察了支气管肺泡灌洗液中吞噬细胞的数量，功能及超微结构等变化及山莨菪碱对其影响。结果发现山莨菪碱能减轻油酸对肺泡巨噬细胞的损伤，保护巨噬细胞的功能，减少因白细胞扣押于肺内而导致的肺损伤。孙仁宇等研究山莨菪碱对休克狗肺循环和肺功能变化的影响，结果表明内毒素休克狗血气分析指标有明显改变。山莨菪碱治疗使 PaO_2、PaO_2-PaO_2、pH 及 TV（潮气量）的下降显著减少，对明显升高的 PVR（肺循环阻力）有使其降低趋势。提示山莨菪碱可改善组织细胞耗氧，缓解外周周围循环障碍，也可能是提高细胞利用氧的能力。张叔伦等用 TCU-1 型经皮动脉血氧分压监测仪对实验家兔进行无创连续监测，观察山莨菪碱对动脉血氧分压的影响，结果表明在静注山莨菪碱基础上给氧，家兔动脉血氧分压升高幅度与速度均较单纯给同样浓度、流量的氧要高，推测山莨菪碱对动脉氧分压的影响可能与其提高肺微循环灌注流量有关。至于是否改变呼吸膜的弥散能力有待进一步研究。修瑞娟等实验证实山莨菪碱对肺水肿有治疗作用。用荧光色素标记的白蛋白，在组胺的诱导下可从血管漏出，给动物注入浓度为 15μg/ml 的山莨菪碱溶液可抑制这种漏出。提示山莨菪碱能抑制组胺引起白蛋白从微血管通透渗出的作用，可能是肺水肿治疗机制。

感染性休克时肾血管强烈痉挛，肾缺血较为突出，虽经利尿、扩容，有时尿量仍不增多。临床观察表明山莨菪碱有很好利尿防肾衰作用，姚泰等报道，内毒素休克狗肾脏血流阻力增加，血流量减少。在给予山莨菪碱后，肾脏血流阻力降低，肾血流量和尿量增加，用直接记录交感神经放电方法，观察到内毒素休克家兔交感神经放电增强。如在注射内毒素后，早期静脉给予山莨菪碱，则肾交感神经活动和给内毒素前相比无明显改变。提示休克早期肾血流阻力增加和血流量减少的原因之一，可能是肾交感活动的增加，而山莨菪碱可能通过抑制交感神经活动而改善肾血流量和增加尿量。

山莨菪碱有保护、改善心功能作用。不仅能有效地减轻心脏的前后负荷，调整有效循环血量，而且能直接增加心脏的心搏量及心输出量。杨国栋等应用^{86}Rb 对心肌具有特殊亲和性的特点进行研究，证明山莨菪碱可使小鼠营养性心肌血流量增加 27%。袁曼等通过对 37 例感染性休克患者和实验性休克狗、家兔及小鼠的观察，证实山莨菪碱有改善微循环，保护组织细胞功能，可使心肌收缩功能增强，冠状动脉流量改善。韩启德等报道山莨菪碱对实验狗急性缺血心肌有保护作用，可减轻缺血对心肌的损害，解除血管平滑肌痉挛，特别是能解除因缺氧导致的内源性儿茶酚胺所致的冠状动脉痉挛，增加冠状动脉流量，使心肌缺血状态得到改善。

小肠在休克的发展中起着极重要作用。水、电解质丢失，吸收肠毒素及细菌内毒素，肠壁细胞分解产物和合成释放多种有害因子，使小肠成为休克不可逆发展的“枢纽器官”。苏静怡等在肠系膜上动脉夹闭性(SMAO)休克的实验中证明，山莨菪碱局部给药组（药物只作用于小肠粘膜局部组织不进入体循环）在开夹后 SMAO 休克严重程度明显减轻。小肠粘膜组织病理损伤和肠系膜上静脉中酸性磷酸酶均明显低于对照组，治疗组动物存活率和脱离休克率也高于对照组，说明山莨菪碱具有保护小肠，防止休克向不可逆发展的作用。并证明是由于山莨菪碱抑制缺血小肠肠粘膜细胞溶酶体释放，减弱肠因子作用的结果。

哈尔滨医科大学等单位动物实验证明，用山莨菪碱治疗肝功能衰竭，有保护和促进肝细胞恢复，并能降低血清GPT，增高血清蛋白等作用。

(4) 山莨菪碱对休克细胞的保护和修复及对免疫的作用：

文献认为休克早期血液动力学变化是由组胺介导的，而后期不可逆休克则与溶酶体的大量释放及心肌抑制因子（MDF）产生有关。血清β-葡萄糖醛酸苷酶（β-g）活力增高提示酶从溶酶体中释放出来，可反映休克时组织细胞受损的程度。血乳酸含量亦可作为估计休克时细胞缺血缺氧的一项生化指标。沈惟堂等通过临床及实验研究发现患者及实验动物用山莨菪碱后血浆乳酸含量均较治疗前显著下降。β-g活力与休克前比无明显差异。对照组则明显升高。陈祥银等研究了内毒素休克家兔血浆β-g的动态变化及654-2对其影响。结果表明注射内毒素后，1小时血浆β-g明显升高，2～4小时达高峰，血压则下降直至0。实验动物均在6小时内死亡。654-2可明显抑制实验动物血浆β-g，减轻内毒素所致低血压，并使动物存活时间延长，提示654-2能稳定溶酶体膜抗休克。苏静怡用山莨菪碱治疗休克大鼠时，发现血浆MDF活性明显减弱。体外试验提示在猫胰脏组织匀浆中有对抗蛋白水解作用。

细胞镁大部分分布于线粒体中，休克时肝细胞内镁含量减少，而血浆镁持续升高，且浓度与休克恶化发展呈直线相关，在休克低血压期给予山莨菪碱，可见血浆镁离子升高幅度较小，两肝线粒体含量较对照组高。提示对肝细胞有保护作用。钙离子在细胞内积聚是缺血、缺氧、毒素等细胞损伤的重要环节。刘文斌、楼绵新等研究表明山莨菪碱能提高钙泵活性，具有钙拮抗作用。借助组织病理学检查和心肌钙量测定，表明山莨菪碱能显著抑制异丙肾上腺素导致的心肌含钙量增加。观察山莨菪碱对高钾去极化豚鼠回肠条收缩的影响，发现该药能显著抑制钙离子所致的收缩反应，提示有钙拮抗作用。杨国栋等研究表明山莨菪碱还能抑制内毒素对膜磷脂的氧化作用，认为这是莨菪类药的细胞保护机制之一，并证明莨菪类药可延长红细胞的溶血时间，对细胞膜具有保护作用。

祝寿河等对80余名暴发型流脑患儿及60～100名健康患儿进行了C_3、总补体测定和PHA与SD-SK皮肤试验。结果表明暴发型流脑患儿C_3和总补体明显降低，以重度休克型和混合型C_3降低显著。死亡者降低更为明显。普通型流脑C_3和总补体并不降低，说明同一细菌感染在某些个体发生暴发型与免疫系统反应有关。患儿PHA与SD-SK皮肤反应低下，说明细胞免疫功能亦低下。经山莨菪碱治疗，在流脑恢复期，以上各指标均有所改善，但仍低于健康儿，一年后复查C_3及总补体仍低于正常儿，提示患儿机体补体系统可能有某种缺陷。一些实验研究表明山莨菪碱有免疫调节作用：第二军医大学应用体外诱生抗体技术证明莨菪碱能促进溶血空斑形成细胞的增加，在试管内又能诱生一定量的免疫干扰素。有的实验证实莨菪类药对健康家兔的淋巴细胞转化率有促进作用，健康家兔注射莨菪类药72小时后，补体含量和细胞免疫功能均有所提高。吴蠡荪等实验表明山莨菪碱对小鼠肝和脾巨噬细胞吞噬^{198}Au的功能具有增强作用。

2. 枳实的药理研究

1955年王筠默用枳壳煎剂及酒精提取液分别给麻醉狗和家兔注射，均发现有显著升高血压的作用。以后用血管扩张药或中枢抑制药使动物虚脱血压下降后，再用100%枳实酒精提纯注射液注射，可使血压回升不再下降，闫应举用100%水煎剂给麻醉狗静脉注射，亦有升高血压的作用，且升压的幅度与用药剂量成正比。湖南医学院附属二院内科和药理教研组研究发现枳实有兴奋α及β受体作用，对血管有一定选择性，可使心脏收缩力加强，输出量增加。对重要脏器如心、脑、肾可增加灌流量，降低血管阻力，而对非重要器官，有使血管阻力增加，血流量减少的作用。通过动物实验，与去甲肾上腺素比较，其升压作用快、幅度高，维持时间长，且不影响心率和心律，为较理想的抗休克中药。湖南医药工业研究所将枳实有效成分分离提纯，获得两个单体结晶，即对羟福林(Synephrine)及N-甲基酪胺(N-Methyltyramine)。对羟福林是α受体兴奋剂。N-甲基酪胺有降低冠状动脉阻力，扩张肾血管，增加尿量的作用，其升压作用为间接的。还能降低冠状动脉氧分压，从而保证心脏的氧利用。因此枳实升压作用主要与兴奋α受体有关，同时兼有兴奋β受体的作用。严幼芳报道枳实有效成分N-甲基酪胺对心脏作用原理是由于它兴奋心脏的α和β受体，分别使cGMP和cAMP含量增加，从而发挥心肌正性肌力作用，而对羟福林只能增加血浆及心脏中的cGMP含量，对血浆和心肌的cAMP含量则无明显影响，可能与该药兴奋血管的α受体有关。

3. 闹洋花又称洋金花，为茄科植物曼陀罗属。洋金花生物碱主要成分为东莨菪硷和阿托品，均为莨菪类即抗胆碱药，徐州医学院药理教研室观察了洋金花生物碱对儿茶酚胺作用的影响。动物实验结果表明能拮抗儿茶酚胺，解除儿茶酚胺引起的血管痉挛，起到通脉化瘀，改善循环的作用，从而使休克向良好方向转化。黄道生报道洋金花抗休克作用机理主要是通过血管解痉而起通脉化瘀的作用，使血压保持稳定。对正常人则无升压作用。动物实验证明洋金花总碱能显著地纠正休克时的低排高阻的血液动力学紊乱，改善组织器官的血流灌注，显著降低外周阻力，增加心搏量。另有报道闹洋花注射液可能通过增快心率，增加心排出量，升高动脉压，增大脉压等加强心功能。

四、展望

中西医结合治疗小儿感染性休克临床已取得显著疗效。对其发病机理、病理生理、生化改变等研究及对山莨菪碱、枳实等一些抗休克有效中药的药理和抗休克作用机理的研究也已取得可喜成绩。一些研究已深入到细胞和分子水平。随着我国经济发展，人民生活、健康水平提高及卫生防病措施如疫苗接种等，小儿中毒性痢疾、暴发型流脑等急性传染病并发感染性休克的发病率已大幅度下降。如北京友谊医院儿科每年流脑住院人数，在60年代为500～700余人次，70年代为30～50余人次，而80年代后每年不足10人次。但其他重症感染如金黄色葡萄球菌并发的感染性休克仍为儿科常见的危急重症，病死率仍较高，其临床及实验研究仍需进一步深入开展。实践已证明中西医结合较单纯西医治疗有明显优越性。在治疗热性急病，厥脱证方面，中医学积累许多有效方剂，在理论上也蕴藏丰富的科学内涵，在我国数千种中草药中也一定还有抗休克有效的药物尚待开发，我们必须在以往中西医结合研究的基础上继续探索，和现代医学紧密结合，摸清感染性休克中医辨病和辨证的规律，运用多学科的方法，开展中药药理，药化研究，找出高效、速效和稳效的方药，并改革剂型和给药途径，使适合于儿童急症应用。

（龚明敏）

第五节 颅内高压

颅内高压(intracranial hypertension)是由于颅内容积代偿失调，而导致颅内压力增高。小儿颅内压力增高常见于颅脑外伤、颅内炎症、全身感染、毒血症或缺氧等。严重颅内高压可因脑疝或脑组织严重缺氧而致死或致残，它的危害有时较其原发性疾病更危险。颅内高压主要是因为颅腔内容物(脑组织、血液与脑脊液)增多与占位性病变所引起。在颅腔内容物中脑组织占80%～90%的总容积，脑组织增大、脑水肿是小儿颅内高压征最常见的原因。鉴于小儿脑组织的解剖生理特点，此年龄期比成人更容易发生脑水肿与颅内高压征。

自1967年以来，国际上对脑水肿与颅内高压非常重视，近二十余年来分别连续召开国际脑水肿会议9届与颅内高压会议9届。国内于1988年(湖南)与1992年(大连)分别召开脑水肿与颅内高压学术会议两届。出版了有关专著与论文数百篇，其中有些已达到国际水平。国内儿科专家对小儿急性脑水肿认识较早，1940年有人报道1例中毒型菌痢尸检发现脑白质有水肿。诸福棠氏在中毒性脑病中，描述小儿传染病如肺炎、菌痢、败血症等合并中毒性脑病，有颅内高压征的表现。湖南医科大学附属第一医院儿科，制成了类似于小儿急性感染所致的伤寒内毒素脑水肿动物模型，首次在国内外发表，又首次提出小儿急性脑水肿的临床诊断标准与“辨证论治”地进行“边补边脱”液体疗法等。

一、临床研究

（一）小儿急性脑水肿与颅内高压征诊断的研究。

1. 临床症状与诊断：成人颅内高压三大主征为头痛、呕吐与视神经乳头水肿。小儿脑水肿与颅内高压征则与成人有很大区别。根据一组尸检证实的52例与两组临床诊断脑水肿的患儿85例与190例，临床表现依次为①呼吸不规律（100%、90.6%、23.7%）；②昏迷（97%、82%、50%）；③惊厥（59.6%、77%、71.6%）；④瞳孔改变（69.7%、57.9%、36.6%）；⑤呕吐（55.8%、54.1%、(6362%)；⑥高血压、血压高于年龄×2＋100mmHg（60%、44.4%、63.5%）；⑦眼底视神经乳头水肿（23.5%、3%、39%）；⑧头痛（7.7%、7%、21.6%）⑨前囟门隆起（39.1%、66%）⑩静脉推注甘露醇1g/kg后，症状于4小时内明显好转（常见于大多数患儿）。应注意的是检查前囟门时，必须在患儿安静状态下坐位检查。婴幼儿颅内高压征常有颅缝分离与头颅增大，12岁以下小儿X光颅骨照片均可发现颅缝分离。新生儿脑水肿、颅内高压征除呼吸不规律外，常见呼吸减慢（＜30次/分钟）与肌张力松弛等。此外，小儿脑疝的发生率较成人高，有两组病案分析中，分别为6/20与10/50。小儿颅内高压征的诊断，主要指征为上述（1）（4）（6）（7）（9），次要指征为（2）（3）（5）（8）（10），具有一项主要指征，2～3项次要指征，即可作出临床诊断。此诊断标准已在国内外推广与应用。就脑水肿本身而言，一般临床症状不明显，上述（1）～（10）的临床表现主要为颅内高压征。因此，根据临床表现诊断，常已不属早期。

2. 电子计算机断层扫描（CT）与核磁共振（MRI）：是目前临床确定脑水肿诊断最可靠的方法。患儿常在出现明显颅内高压征之前，CT或MRI已可发现脑水肿（如小儿脑炎等），而达到早期诊断的目的。

3. B型超声诊断：婴儿前囟门未闭＞1cm斜径者，可选用高分辨力扇形实时灰阶超声扫描。若婴儿有较重的脑水肿时，可测到侧脑室及第三脑室被压缩、变窄，对临床诊断有一定帮助。

4. 颅内压力测定与监护：为颅内高压征的主要诊断依据，并可了解到颅内高压的程度。一般直接测脑脊液压力：成人颅内压力（ICP）高于1.96kPa（200mmH_2O）则诊断为颅内高压。小儿目前尚无统一标准。过去文献报道各作者所测得的正常值，新生儿ICP低于0.17kPa（14mmH_2O），婴儿低于0.78kPa（80mmH_2O），儿童低于0.98kPa（100mmH_2O）笔者制定颅内高压的诊断标准：新生儿ICP（CSF压力）高于0.78kPa（80mmH_2O），婴幼儿高于0.98kPa（100mmH_2O），3岁以上小儿高于1.96kPa（200mmH_2O）。脑脊液压力测定有脑室穿刺或腰椎穿刺（腰穿）两种方法，前者安全，若与颅压监护仪相连接，进行持续监护测压，可了解压力的变化与指导治疗。又可引流出CSF进行降低ICP治疗，效果肯定而且安全；有人研究控制性、持续性脑室CSF引流术，不但引流出CSF，同时引流出脑水肿液。已有颅内高压的患儿进行腰穿是非常危险的，可导致脑疝与突然死亡。若为了明确病因需要作腰穿时，必须事先准备好甘露醇，1g/kg静脉注射（注射后10分钟即有降低ICP作用）；放出CSF必须缓慢，且一次不超过2ml，术后应专人守护，以防病情恶化。

（二）小儿急性脑水肿与颅内高压征治疗的研究。

1. 西医药治疗的研究

小儿急性颅内高压来势凶猛，应首先以西医方法抢救；危重症或迁延不愈者，可中西医结合治疗。一般疗法主要是保持安静，呼吸道通畅，输氧。便秘者以大黄等通便排泻毒素与抑菌。维持血压、血糖、血清电解质与酸碱度在正常范围。积极纠正低氧血症，高碳酸血症与酸中毒。

小儿抗颅内高压第一线药物有甘露醇、速尿与地塞米松等。甘露醇与速尿脱水作用快，但仅维持4小时左右，地塞米松抗脑水肿作用发生慢，但可维持4～5日之久，三者合用疗效好，可降低病死率。近年来发现血浆白蛋白加速尿治疗，抗脑水肿效果好而安全，可致正常血容量脱水；可与甘露醇交替使用，以避免后者作用衰减。又发现口服甘油治疗效果好，它的疗效与静脉注射甘露醇或滴注甘油作用相似，故亦可与甘露醇交替应用。

液体疗法：过去国内外对小儿脑水肿液体疗法大多强调脱水与限制液体入量。笔者于1976年发现此种治疗原则不符合“辨证论治”，并曾出现因过份限制入水量而致死的病案。乃提出“辨证论治”地进行“边补边脱”液体疗法，根据每个患儿的病情、尿量等，制定液体疗法方案，并随证修订，始终保持患儿轻度脱水状态。制定小儿急性脑水肿几种不同情况“补”与“脱”的快慢，作为前瞻性研究的治则：脑水肿合并休克或严重脱水者“快补慢脱”，以及时纠正休克；脑水肿合并脑疝或呼吸衰竭者“快脱慢补”；两种情况并存者，“快补快脱”根据病情随时调整“补”与“脱”的快慢；应用脱水、利尿剂后，尿量大增者，“快补慢脱”以防血容骤减。心肾功能障碍或婴儿“先利尿，再慢补、慢脱”以防心脏负荷过重。经两组回顾性与三组前瞻性病案分析与研究，降低了小儿急性脑水肿的病死率。近年来国内外有人提出血液稀释疗法，也打破了过去片面地限制脑水肿液体入量的治疗观点。

2. 中医药治疗研究

(1) 辨证论治研究

中医无颅内高压证名。鉴于本证有头痛、呕吐、昏迷、惊厥，或有热等，辨证属闭证，以热闭证多见。颅脑外伤，颅内血肿，或闭证有发绀者属瘀闭证，伴反复惊厥者属肝风内动证，伴休克者，属脱证或为内闭外脱，可分为以下几型。

①热闭证：常见于各种感染伴有颅内高压征。证见高热、昏迷、惊厥、呕吐、头痛，舌质红绛，苔黄厚而干，脉滑数或细数，指纹紫滞。属邪入营血，热闭心包（神明被蒙），治以清热解毒，开窍息风。方药用清开灵注射液或安宫牛黄丸（每次半至1丸，日4次）。或用气血两清之清瘟败毒饮加减，方中加大剂钩藤，息风镇痉。笔者曾用上述两方于乙脑大流行年代进行治疗，挽救了部分患儿的生命。凡便秘者，多兼阳明燥结，腑实之证，宜用大黄（或与芒硝）通腑泻实，意在釜底抽薪，急下存阴。胃肠伤津，粪结难下者，加生地、元参、麦冬增液行舟，协助通下。

②瘀血内闭证：颅脑外伤，或脑炎恢复期迁延不愈伴颅内高压征。证见昏迷、惊厥、肢体强直，面色晦暗，眼眶发黑，或伴低热迁延不退。唇、指、趾发绀、舌质暗红，或有瘀斑。苔白或黄。脉细弱或数。指纹紫滞，治以活血化瘀，祛风通络。方用桃红四物汤加减。方药：桃仁、红花、川芎、当归、赤芍、防风、钩藤、地龙、木通。虚证明显者用补阳还五汤加减：黄芪、桃仁、红花、赤芍、川芎、地龙。发热加生地、生石膏、天冬、地骨皮等。

③寒闭证：多见于溺水，呼吸道分泌物多的颅内高压，证见昏迷，喉内痰鸣，面色晦暗，四肢不温，或有抽搐，舌胖有齿痕。苔白润或腻，脉滑或沉细弱。指纹淡滞，治以涤痰开窍，健脾利湿。方用涤痰汤合六君子汤加减。方药：陈皮、姜半夏、茯苓、甘草、党参、白术、胆南星、枳实、石菖蒲等。重证加苏合香丸，猴枣散等。发绀者加用川芎、红花、丹参、桃仁等。

④肝风内动证：证见惊厥反复不止（参见惊厥）。

⑤脱证：证见苍白、脉微欲绝（参见休克）

(2) 中医药治疗经验与研究

曹美鸿等应用桃红四物汤或川芎红花注射液治疗5例经脑血管造影证实的颅内血肿伴颅内高压征患者；其中4例仅加用利尿药，另一例曾加用甘露醇等。5例均于治疗后2～5日症状明显好转，15日后下床活动，12～30日后症状消失。5例复查脑血管造影，3例血肿消失，另2例于治疗20日左右复查，血肿明显缩小。4例视乳头水肿消失，另一例出院时水肿尚未消失。随访例均情况良好。

陈建良等治疗重度脑外伤28例，分为川芎静脉注射治疗组和一般常规治疗对照组。治疗前两组，ICP均增高。CSF与血浆中TXB_2及T/K值均明显增高。浆值均明显高于献血员对照组。川芎嗪组于治疗3小时后，脑室CSF及血浆中TXB_2与T/K值，明显降低；($P<0.05$)；对照组则无明显变化。川芎嗪治疗前与治疗3小时后ICP无明显变化。提示川芎嗪能抑制血小板的激活，纠正TXB_2—PGI_2平衡失调而改善脑微循环。

虞佩兰等应用中药治疗流行性乙型脑炎71例（伴有不用程度的颅内高压征），早期辛凉透表，中期清热解毒，后期养阴生液，治疗结果与其他治疗组比较，中药有降温，制止惊厥等减轻症状的作用，因而降低了病死率。1958年乙脑大流行时，由于注意中药缓慢地鼻饲与不用于中毒性肠麻痹患儿，而提高了治疗效果。

治疗缺血性脑血管病：脑缺血可导致缺血性脑水肿（如小儿重症肺炎、新生儿窒息等可致全脑水肿；成人脑栓塞可发生病灶周围水肿）而使ICP增高。陈可冀认为活血化瘀药物治疗脑血管病，脑出血者可促进出血（血肿）吸收；脑缺血者，又可使血管扩张而改善脑供血；故为中医治疗脑血管病的一大优势。

史荫锦等应用自制川芎针剂治疗缺血性脑血管病140例，总有效率91.3%。史载祥等以具有活血化瘀作用的大蒜提取物，治疗急性脑栓塞101例，总有效率为89.36%；神经系统症状改善优于川芎嗪治疗组（$P<0.05$）。

实验研究证实大蒜素可扩张血管、改善脑供血，并有清除氧自由基作用。

二、实验研究

（一）动物模型制作。有关颅内高压或脑水肿模型的制作。①冷冻伤或直接脑冲击伤模型：为局灶性脑水肿动物模型，适用于研究颅脑外伤等局灶性脑水肿。②细菌或其毒素所导致的全脑脑水肿动物模型，适用于研究内科、儿科因感染所导致的脑水肿。③结扎双侧颈总动脉及椎动脉导致的缺血性脑水肿，适用于研究全脑缺血、缺氧。又如阻断大脑中动脉，适用于研究安全缺血、缺氧性中风等。

（二）颅内高压征发病机理的研究

1．颅内压力与容积关系：由于颅内容积代偿机能的存在，在脑水肿初期颅内压力可在正常范围。随着容积的逐渐增大，代偿功能消耗到一定的临界点，从此，即使有少量容积的增加，也将引起ICP明显上升。1966年Langfitt置一橡皮囊于猴的硬脑膜外，每小时注入水1ml，在注入5ml（临界点）以前ICP上升很缓慢，其后每增加1ml则ICP陡峭地升高，见图3-2。此典型容积——压力曲线说明在临床上小儿脑水肿初期可无明显颅内高压征，一旦发生颅内高压征则进展迅速，可在短期内致死、致残；相反，若能及时治疗，合理地应用甘露醇等，ICP亦可骤降，而使患儿转危为安。笔者曾报道这类病案。

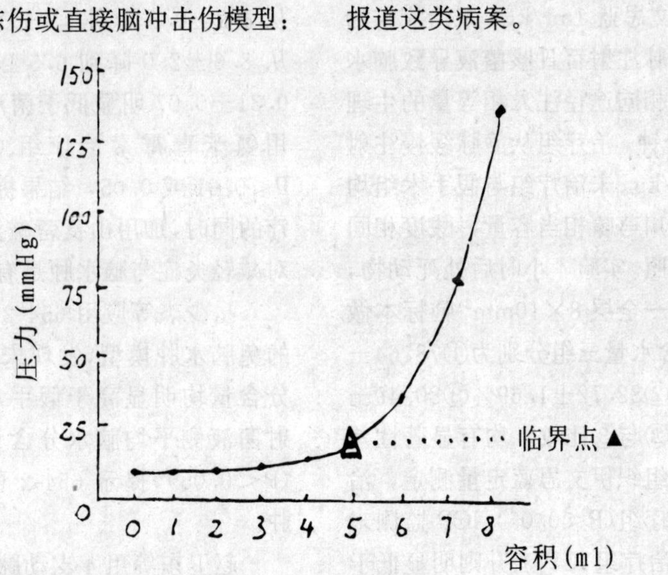

图3-2 Langfitt容积-压力曲线

2．脑水肿与颅内高压生物化学的研究：因脑外伤、缺血或感染引起脑水肿的过程中，可发生脑代谢功能一系列紊乱，如脑脊液乳酸酸中毒、氧自由基增加、酶和神经肽的改变等。这些变化反过来又加重脑水肿，形成恶性循环。近年来有不少实验研究，证明脑损伤特别是缺血、缺氧后，氧自由基增加，通过脂质过氧化作用，使脑水肿加重；应用氧自由基清除剂可使脑水肿减轻。又有不少研究发现颅内高压导致脑缺血缺氧时，Ca^{2+}大量进入细胞内，细胞内钙超载而导致神经元死亡，认为是脑损伤最重要的原因。目前又有不少报道研究钙通道阻滞剂

(大多同时有扩张小血管、改善脑供血作用)治疗脑水肿，也发现有较好的疗效。花生四烯酸代谢产物血栓素$_2$(即 TXA_2，在体内很快转变为 TXB_2)主要作用是收缩小血管，使血小板聚集；前列环素(PGI_2)作用则与 TXA_2 相反，是扩张小血管使血小板解聚。在正常情况下二者呈动态平衡。脑水肿时 TXA_2 增加，PGI_2 改变不明显，则小血管痉挛，加重缺血、缺氧与脑水肿。近年来发现有很多中药，尤其是活血化瘀中药，有清除氧自由基作用，钙阻滞剂样作用，与减少 TXA_2 生成作用等；其中有些中药对脑水肿与颅内高压也有一定治疗效果。

(三)中药疗效研究

1. 川芎

姜桂华等应用川芎嗪(川芎有效成分之一)治疗百日咳菌液导致兔脑水肿模型。36 只家兔(体重 1.6～1.9kg)随机分为①假手术组，②未治疗组，③川芎嗪治疗组，每组 12 只兔(其中每组各取 2 只用于电镜观察)。三组兔均于实验前行左侧侧脑室导管法进行 ICP 持续监测，并行股动脉插管，持续监测血压。由耳静脉注入 2.5%伊文思蓝 1ml/kg，未治疗与治疗组均从右颈内动脉注射百日咳菌液导致脑水肿，假手术组则以相同途径注入相等量的生理盐水。实验后 15 分钟，治疗组从静脉缓慢注射 1%川芎嗪液 40ml/kg。未治疗组与假手术组均以相同途径注入与川芎嗪相当容量，酸度相同的生理盐水作为对照。实验 4 小时后处死动物，迅速取出大脑，取一全层 $8\times10mm^2$ 脑标本做检查。结果右侧脑含水量三组分别为①78.64±0.32%(M±SD)②82.72±1.69%③80.49±1.03%。①与②或②与③比较，均有显著性差异($P<0.01$)，脑组织伊文思蓝定量测定，治疗组明显低于未治疗组($P<0.05$)。ICP 监测未治组上升明显，③治疗组 ICP 上升则明显低于②未治疗组($P<0.01$)。电镜超微结构，川芎嗪治疗组，病变明显较②组减轻。实验结果证明川芎嗪治疗百日咳菌液兔脑水肿疗效明显。

张宝林等应用自制的川芎红花注射液静脉注射治疗百日咳菌液导致的兔脑水肿模型 20 只；对照生理盐水治疗组 20 只。结果川芎红花治疗组明显地减轻了伊文思蓝对脑组织的蓝染范围与深度，说明它减轻了血脑屏障的损害而降低了血浆的外渗($P<0.05$)。

张亚卓等应用当归提取物加川芎嗪，经小鼠腹腔注射，治疗脑缺血再灌注模型。结果治疗组与未治疗组比较，治疗组能明显降低脑组织中丙二醛(mDA 即过氧化物的最终产物)的含量，提示当归川芎合剂具有抗脂质过氧化作用。

刘众等观察脑缺血大白鼠，血浆和 CSF 中强啡肽样免疫活性物质($ir\text{-}Dyna_{1\text{-}B}$)含量，发现在川芎嗪治疗后它的合成与释放减少，改善了神经系统功能障碍，具有防治脑缺血性脑水肿的作用。

2. 山莨菪碱

为我国特产植物山莨菪(Anisokus tongutigus)中提出的一种生物碱，其天然产品称 654-1，人工合成品称 654-2。

刘一心等应用大肠杆菌接种于小脑延池，24 小时与 27 小时后，测定兔 CSF 中细胞计数、细菌、内毒素、丙二醛、乳酸和乳酸脱氢酶等，均明显增高。在单用氨苄青霉素治疗 3 小时后，除细菌数减少，乳酸脱氢酶升高外，余值无明显变化。当同时加用山莨菪碱时，CSF 内毒素从 3.2±0.6 降到 2.1±0.910g 10IU/ml；乳酸从 8.6±2.0 降到 6.5±1.8mmol/L；丙二醛 0.31±0.07 明显低于菌液组 0.59±0.25 或单用氨苄青霉素治疗组 0.59±0.21μmol/ml，$P<0.01$ 或 0.05，结果提示：在有效抗生素治疗的同时，加用山莨菪碱治疗大肠杆菌脑膜炎，对减轻炎症与脑水肿是有益的。

岳少杰等应用 654-2 治疗百日咳菌液导致的兔脑水肿模型，发现未治疗组与治疗组脑水分含量均明显高于假手术组，654-2 治疗组注射菌液侧平均脑水分含量明显低于未治疗组($P<0.05$)，提示 654-2 可减轻此模型的脑水肿。

赵卫东等用 4 支动脉阻断法致大鼠全脑缺血，30 分钟后开始腹腔注射 654-2 治疗。结果表明 654-2 能降低再灌注动物病死率，降低脑水钠含量，减轻脑水肿和微循环障碍，并保护神经细胞超微病变与促进 EEG 的恢复。

3. 丹参

解放军总医院实验发现丹参对缺血后脑组织有明显的保护作用，使脑细胞线粒体、粗面内质网等超微结构病变明显减轻。中国医学科学院药物研究所发现，丹参水溶液成分迷迭香酸有温和的抗血栓形成作用。

此外，有人动物实验发现，黄芪能使大鼠急性缺血期所减小的体感诱发电位振幅有所恢复。人参皂甙对脑缺血性沙土鼠，有减少脑内MDA生成作用，而抑制脑水肿形成。三七皂甙对脑缺血兔，有减少脑皮质内钠、钙含量与减轻脑水肿等作用。

然而，活血化瘀等中药治疗脑水肿与颅内高压征尚未获得突破性进展，这类中药有扩张脑血管作用，是否适用于脑水肿、颅内高压治疗，还是一个在国际上有争议的问题。

1993年Meixensberg J. 报道颅脑外伤21例（伤后1～14日）做了54次脑血流量（CBF）测定（$PaCO_2$在4.05±0.27kPa）与50次活动时CBF测定。结果安静时54%有CBF减少，另46%有CBF增加（即脑充血），该作者又选择一组CBF下降并保持对CO_2分压浓度反应完好者，进行过度通气治疗（是目前美、欧国家某些医院常规治疗颅内高压征抢救的第一步），使$PaCO_2$降低，血管收缩则导致CBF进一步降低，达到脑缺血的边级状态，于是提出结论认为过度通气使脑血管收缩可加重已有脑缺血的患者。此项研究提示颅内高压征在某些情况下，可考虑应用扩血管药物。

1995年第10届欧州神经外科大会：Rickel报道，PET发现过度通气虽可使ICP降低，但rCBF也随之降低，而加重脑缺血，Mclaughlin报道，脑挫伤组织不仅保留对CO_2的反应，而且敏感性增高为正常脑组织的三倍。因此，伤后病区周围，在过度通气后易发生缺血缺氧性损伤，七大会专题报告认为氧自由基清除剂、钙通道阻滞剂与NMDA受体拮抗剂（CGS-19755）等，在实验室和临床研究治疗外伤性脑水肿均取得可喜的效果。上述1993～1995年的研究，提示治疗颅内高压征应用扩血管药物（包括活血化瘀中药），是有前途的新治疗方法。

4. 中草药钙通道阻滞剂的研究

近年来研究认为Ca^{2+}是最具有生物活性的离子，神经细胞的许多生理活动有赖于Ca^{2+}的参与，但细胞内Ca^{2+}的增多可破坏蛋白质与脂肪使细胞死亡。Siesjo等研究认为脑缺血缺氧水肿主要是由于细胞内钙、钠增多、酸中毒与自由基的损害。文飞球等运用电子探针X线微区能谱分析法测定神经元胞浆中钙、钠含量。发现注射百日咳菌液后，脑组织伊文思蓝染，随时间延长范围扩大、程度加深。1小时处死动物钙与水含量分别为10.87±2615mmol/L（干脑）和8164±1.12%，明显高于对照组6.52±1.02mmol/L和78.65±0.65%（$P<0.001$），认为细胞内钙的聚积先于脑水肿的发生，近年来应用钙通道阻滞剂治疗脑水肿与颅内高压有明显疗效的报导较多。中国与日本学者研究发现，有不少中草药有钙通道阻滞作用，可提供治疗颅内高压征的选用。如川芎、藁本、海金沙、当归、桃仁、红花、丹参、赤芍、丹皮、三棱、紫草、羌活、独活、千年健、白芷、柴胡、前胡、薤白、乌药、五味子、苦参、大枣、灵芝、附子、菟丝子等；另一实验报道有粉防己碱、蝙蝠葛碱、丹参酮、前胡素E、三七总皂甙及正丁醇提取物、右旋紫堇定、八厘麻毒素、654-2，柯南次碱、钩藤、陈皮甙、小蘗胺等。日本学者发现钙通道阻滞作用较强中药有20种，为前胡、黄芩、黄柏、儿茶、茵陈、乌梅、萝芙木、藿香、菊花、大黄、泽泻、肉豆蔻、金钱草、大力、青皮、补骨脂等。

5. 中草药具有氧自由基清除剂作用。

6. 中草药具有益智作用，亦可选用于治疗。

7. 安宫牛黄丸或清开灵注射液：实验研究有降低百日咳菌液导致兔脑水肿组织中谷氨酸与钙的含量，有明显减轻脑含水量的作用。

三、展望

西医药研究小儿颅内高压征近二十余年来进展较快，治疗第一线药物有甘露醇、速尿、地塞米松、口服甘油或速尿加白蛋白等；配合一般疗法与恰当的液体疗法已降低了病死率。因此，目前治疗小儿颅内高压征以西医治疗为主。

中医活血化瘀药如川芎、654-2、丹参、大蒜素、三七等，在实验室与临床研究中，治疗不同类型的脑水肿与颅内高压已证明有较好的疗效；尤其是有些有严格对照组的实验研究，更具有说服力。在药理学方面，也发现很多上述中药，有清除氧自由基作用，钙通道阻滞剂样作用，或有减少TXA_2合成作用，均有益于减轻脑水肿与颅内高压。这些作用机制可能使上述中药发挥了疗效。近年来有关脑水肿生化改变方面的研究，已进入到分子水平，正在探索更先进的诊疗方法与治疗的新药物等。中西医结合与中药的开发与研究，为治疗脑水肿与颅内高压征开辟了一条治疗的新途经，必将起到更大的发展与成就。

（虞佩兰）

第六节 弥漫性血管内凝血

弥漫性血管内凝血（DIC）从西医度描述，历史并不长，中医早其一百余年就由清代医家王清任给予类似描述："血管寒，则凝结成块；血受热，则煎熬成块……"。表明中医认识到外邪侵袭能造成血管内凝血而产生血瘀证。临床出现以出血为主要表现的症候，酷似西医DIC的症状。这是中西医结合的基础所在。尤其是七十年代以来，中西医结合学者借鉴了西医对DIC的认识和分期，也引用了西医用肝素抗凝血、用抗纤溶制剂中止纤溶亢进的治疗手段。再加上中医以血瘀证为主证的辨证施治手段，筛选并使用不同方剂、不同给药途径联合治疗。确实发挥了中西医两家各自之所长、避各自之所短，提高了疗效，减少了副反应。有充分证据表明中西医结合治疗DIC的方法安全有效，宜于推广。

中西医结合治疗DIC的进步是在动物实验基础上，确立急性血瘀证，即DIC的动物模型。再以活血化瘀法则为主要治则，选用有效中药组成方剂加以治疗观察，在获得肯定疗效后投入临床应用。再进一步对中药制剂加以改革，从口服制剂进展到静脉制剂，从而能够迅速给药，提高了救治DIC的成功率。

在实验医学方面已做了许多工作。彭芝配等采用静脉注射内毒素的方法建立了急性血瘀症的动物模型。家兔在注射定量内毒素4小时后产生急性血瘀证；狗静脉注射定量内毒素后仅1小时，经凝血象检查证实就已经出现了DIC；白求恩医科大学张凤春等，注射大肠杆菌内毒素（1mg/kg）制成大白鼠DIC模型。这些动物模型的建立创立了中西医结合防治DIC研究的基础。

陆付耳等观察了"五参冲剂"对DIC家兔的治疗作用及对线粒体呼吸功能的影响。此方剂由黄芪、南北沙参、太子参、玄参、丹参、石斛、二冬、连翘等药物组成。寓意气阴双补，实验结果表明对DIC家兔线粒体呼吸功能有保护作用。林菊生等观察了"热毒清"静脉注射液对家兔内毒素性DIC生物效应的拮抗作用。"热毒清"由金银花、蒲公英、大青叶、鱼腥草四味清热解毒药组成。对照组设有生理盐水组、地塞米松组。血液学和形态学的结果表明："热毒清"对内毒素致DIC生物效应具有拮抗作用。推断其拮抗机制可能是通过直接降解内毒素、增强单核-巨噬细胞系统吞噬功能、以及提高补体C_3旁路而发挥作用。李鸣真等还观察到了"热毒清"抗内毒素致家兔DIC所致溶酶体和线粒体损伤作用。杨进等研究表明由银花、大黄、大青叶、赤芍组成的方剂"清瘟口服液"对大肠杆菌内毒素所致家兔DIC病理进程中血小板数量与质量有显著作用。可减轻血小板数量减少和血小板聚集率下降。可抑制血栓素B_2（TXB_2）的上升，且使TXB_2与6酮前列腺素$F_{1\alpha}$（6-Keto-$PGF_{1\alpha}$）的比值保持正常。而在防治DIC的发生中起有益作用。他们还对由麦冬、元参、玉竹、石斛所组成的"养阴方"在防治内毒素所致家兔DIC的作用方面进行观察。通过调整注射大肠杆菌内毒素的剂量与间隔，可制成不同证型的DIC模型。"养阴方"对DIC的发生有明显阻断作用。显著减轻发热程度、缩短发热时间、改善凝血机制、减轻组织损伤。机理在于养阴药物可防止血小板显著减少且促进其生成。如在"养阴方"基础上加凉血、活血药物后，DIC家兔白细胞就不发生显著下降。白求恩医科大学的实验室制成大白鼠DIC模型后，采用丹参、肝素、丹参-肝素注射液进行分组（各组用大白鼠15只）治疗比较。结果显示丹参-肝素组DIC大鼠死亡率为0，而丹参组和肝素组均为26.6%（$P<0.05$），从而证实丹参-肝素联合应用治疗大鼠DIC效果显著优于单方使用丹参或者肝素。此实验结果可称之为中西医结合的典范，是中西医结合医学

的优势及生命力所在。

尽管实验医学方面取得了许多宝贵的成绩，但需认识到DIC多是急性过程，演进迅速，各种观察指标变化大且缺乏特异性。加上动物模型难以从证上加以辨明，给中医精确辨证施治带来困难，对临床应用的指导产生局限性。今后的研究应转向细胞学和分子学的高度，登上一个新台阶。

临床治疗急性DIC是中西医结合治疗取得显著进展的项目之一。经大量临床和实验证明，莨菪类药物治疗DIC获得满意效果。天津市第一中心医院急救医学研究所对DIC患者辨证施治，以活血化瘀法则为主体。可归纳为如下几个类型：①热甚瘀血证：治以清热化瘀，用清瘟败毒饮合血府逐瘀汤加减。②血虚瘀血证：治以补血化瘀，用当归补血汤合血府逐瘀汤加减。③气虚血瘀证：治以益气化瘀，用独参汤或升压汤（党参、黄精、甘草）合血府逐瘀汤加减，并发休克者静脉滴注生脉散。以上证型若有二或三种并存，治则可交叉，处方可联用，收到显著效果。在此基础上制备了以血府逐瘀汤为主方的静脉制剂“神逐33号”，其药物组成为桃仁、红花、当归、川芎、赤芍、生地、柴胡、枳壳、牛膝、桔梗、甘草。用于临床各种原因引起的DIC，经过5年多的临床实践，200例患者的观察证明，可以在不用肝素的情况下，配合西医对症及支持疗法，使84%以上患者获得痊愈。这一治愈率显著高于国外报道。华西医科大学、天津南开医院采用中西医结合治疗急性化脓性胆管炎并发DIC均取得满意疗效，部分病人避免了在凝血机能障碍情况下急症手术的危险。如果单独用西医方法治疗，必须应用肝素，对于又需急症手术解除胆道梗阻、引流脓液的患者，其危险性是可想而知的。各地采用中西医结合治疗DIC所用方剂不同，但都以活血化瘀为主体，随证加减。其中湖北、陕西等地应用丹参制剂。在治疗流行性出血热DIC时，能够有效阻断DIC的发生和发展，降低病死率。陕西省中医药研究所治疗一组流行性出血热合并DIC患者20例，不用肝素、潘生丁等抗凝剂，用丹参静脉注射剂10～15ml（含生药20～30g）一日两次。与此前未用丹参的病例比较，显著降低DIC的严重度，提高了治愈率。另徐德先报告用复方丹参注射液静脉滴注，兼服用犀角地黄汤治疗流行性出血热450例，其中部分合并DIC，死亡率为8%，较西药对照组150例的死亡率16%显著为低。有大量报导涉及重症肝炎DIC、肺原性心脏病DIC、严重创伤致DIC等。尤其是禁用肝素患者，采用中药治疗更为合适。

参考文献

1. 张梓荆，等．儿童人群中急性呼吸道感染的流行病学监测．中华医学杂志，1986；2：65
2. 张梓荆，等．北京城区托幼机构中急性呼吸道感染的监测和预防研究．中华流行病学杂志，1990；3：145
3. 张梓荆，等．全国小儿呼吸道疾病学术会议纪要．中华儿科杂志．1988；1：40～43
4. 梁明，等．左旋咪唑预防复发性呼吸道感染48例观察．中华儿科杂志，1980；2：114
5. 章继弘．灭活卡介苗和卡慢舒联合防治小儿反复呼吸道感染102例报告．临床儿科杂志，1995；5：335
6. 戴仲东，等．胸腺肽治疗反复呼吸道感染的研究．中华儿科杂志，1993；6：353
7. 马融，等．防感合剂防治小儿反复呼吸道感染的临床研究．中西医结合杂志，1991；10：592
8. 张宪军．加味玉屏风散防治小儿反复上呼吸道感染．中西医结合杂志，1991；10：619
9. 温振英，等．培土生金法防治呼吸道病易感儿的临床观察．中西医结合杂志，1987；1：34
10. 马融，等．抗感至宝口服液防治小儿反复呼吸道感染的临床研究．中西医结合杂志，1994；10：586
11. 李君芳，等．健脾益气方对反复呼吸道感染患儿的临床和实验研究．中国中西医结合杂志，1993；10：594
12. 张湘屏，等．益肺健身合剂防治小儿反复呼吸道感染的临床与实验研究．中国中西医结合杂志，1993；1：23
13. 高智铭，等．肺宝防治小儿反复呼吸道感染临床与实验研究．中西医结合杂志，1991；4：206
14. 武守恭，等．地黄丸治疗小儿反复呼吸道感染的临床观察．中国中西医结合杂志，1992；3：168
15. 王之樑，等．小儿病毒性及细菌性肺炎的实验诊断，中国中西医结合杂志，1995；13（11）：686
16. 张梓荆，等．呼吸道合胞病毒肺炎病原学及临床研究，中华儿科杂志，1978；（2）：76～79
17. 戴仲东，等．反向被动血凝法快速检测B型嗜血性

流感杆菌感染．中华医学杂志，1992；72（7）：737

18. 江永红，等．中药退热微型灌剂的实验研究．上海中医药杂志，1995；（3）：44～46

19. 阎田玉，等．小儿肺炎临床与实验研究，见：周金黄．等主编：中药基础和临床研究丛书，中药药理与临床研究进展，第一册．北京：中国科学技术出版社，1992：153～176

20. 乔木林，小儿肺炎及其证治探讨，中医杂志，1987；28（11）：829

21. 阎田玉，等．小儿腺病毒肺炎血瘀证的临床诊治体会．中医杂志，1981；28（1）：32

22. 温振英，等．扶正驱邪法治疗小儿病毒性肺炎的临床与实验研究．中医杂志，1991；32（10）：617

23. 阎田玉，等．活血化瘀治疗小儿腺病毒肺炎的机理探讨与电镜观察．二附93例小儿腺病毒肺炎合并D_{10}临床疗效分析．中西医结合杂志，1984；4(3)：139～142

24. 周光延，等．中西医结合改善血液呼吸功能的观察．中医杂志，1991；32（2）：101

25. 许国英，等．活血化瘀为主治疗呼吸道合胞病毒肺炎．中医杂志，1991；32（9）：546

26. 刘传珍，等．清肺扶正祛瘀法治疗小儿病毒性肺炎的临床报道．中国医药学报，1993；8（4）：32

27. 孔晓棠，等．双黄连雾化吸入治疗呼吸道合胞病毒所致下呼吸道感．中华儿科杂志，1996；34（1）：11～14

28. 郑企静，等．复方莪术注射液治疗婴幼儿病毒性肺炎的实验和临床研究　中国中西医结合学会活血化瘀研究学会主编．学苑出版社出版，1990年9月第1版 19

29. 阎田玉，等．莪术静脉注射液治疗小儿呼吸道合胞病毒肺炎及其作用原理的研究．中国中西医结合杂志，1992；12（12）：711

30. 环本韬．呼吸道合胞病毒肺炎超微病理特征．中国中西医结合杂志，1993；13（10）：584

31. 阎田玉，等．当归及び阿魏酸钠注射剂で小儿うイルヌ肺炎き治疗と实验研究．日本小儿科学会杂志，98（2）293（83）1990

32. 徐理纳，等．当归及其成分阿魏酸钠对小鼠吞噬功能的影响．药理学报，1981，16卷6期 2411～2414

33. 严雪芹，等．中药抗感胶囊的抗病原微生物作用．中国药科大学学报，1994；25（2）：123～125

34. 卢长安，等．小儿退热液对流感等病毒及常见致病菌作用的研究．中药药理与临床，1994；10（4）：20～25

35. 阎田玉，小儿病毒性肺炎与微循环．中国中西医结合杂志，1993；12（11）：684～685

36. 童明庆，等．细菌性支气管肺炎小鼠模型的建立与应用研究．西北药学杂志，1995；10（2）：72～74

37. 刘力戈，等．热毒净治疗传染性单核细胞增多症46例．中医杂志，1993；34（11）：667～670

38. 陈辉，等．健脾开胃汤治疗厌食症的临床研究．云南中医学院学报，1994；17（3）：18

39. 潘文奎．中医诊治小儿厌食症的近况．辽宁中医杂志，1988；12（2）：38

40. 汪受传，运脾方药治疗小儿厌食症好临床与实验研究．中西医结合杂志，1991；11（2）：75

41. 刘传珍，等．1000例厌食症甲皱微循环观察与从瘀诊治的研究．江苏中医，1990；11（4）：137

42. 刘庆田，等．小儿厌食症外治法近况．陕西中医，1992；13（7）：330

43. 曹赫基．中药香袋佩戴治疗250例小儿厌食症近期疗效观察．上海中医药杂志，1990；（10）：21

44. 江育仁，等．健脾助运治疗小儿厌食症的临床及免疫学观察．南京中医学院学报，1988；（3）：13

45. 汪受传，等．小儿厌食病因病机探讨．浙江中医杂志，1986；21（6）：259

46. 孟仲法，等．小儿感染后脾虚综合征诊断与治疗研究．中西医结合杂志，1991；11（12）：742

47. 许长照，等．小儿厌食症的微量元素观察．中西医结合杂志，1988；8（12）：723

48. 李顺灵．小儿厌食症辨证治疗概况．黑龙江中医药，1989；（4）：50

49. 时毓民，等．益气健脾化湿法治疗小儿疳证及其微量元素的变化．中西医结合杂志，1987；7（4）：208

50. 朱大年，等．现代中医药应用与研究大系，第8卷，上海中医药大学出版社，1995，166～167

51. 陈陶后，等．中药异功口服液氨基酸含量及其对脾气虚证小儿血浆游离氨基酸的影响．实用中西医结合杂志，1994；7（4）：156

52. 徐迪三，等．婴幼儿轮状病毒腹泻辨证施治——附63例临床资料分析．中医杂志，1981；22（6）：42

53. 欧芳生，等．实热汤治疗轮状病毒肠炎临床观察．中国中西医结合杂志，1994；（11）：682

54. 王树山，等．双苓止泻口服液治疗小儿轮状病毒性肠炎的临床研究．中国中西医结合杂志，1995；15（5）：284

55. 王耀红，等．小儿病毒性腹泻的临床及病原学研究．中西医结合杂志，1990；10（1）：25

56. 张骤．婴幼儿轮状病毒肠炎中医治疗进展．新中医，1988；20（1）：51

57. 王红磊，等．小儿病毒性腹泻中医药诊治研究进

展．云南中医杂志，1991；12（5）：41
58. 袁培英，等．莪术油葡萄糖注射液治疗小儿病毒性肠炎的临床观察．中医杂志，1994；35（3）：167
59. 冯瑞华，等．中西医结合治疗小儿秋季腹泻临床观察——附278例资料分析．江苏中医，1990；(1)：12
60. 郭来成，等．乳儿脾虚泄泻112例疗效观察．新中医，1992；24（2）：26
61. 郑健．中医对小儿久泻的认识和治疗概况．福建中医药，1991；22（5）：54
62. 杨项平，等．香澄散敷脐治疗小儿迁延性、性性腹泻的临床观察和实验研究．中医杂志，1993；34（3）：167
63. 施炳培，等．氩-氖激光照射穴位治疗93例婴幼迁延性腹泻．中医杂志，1984；25（7）：53
64. 燕润菊．中药治疗小儿鼠伤寒沙门氏菌肠炎疗效观察．北京中医，1994；(4)：15
65. 李书魁，等．中西医结合治疗鼠伤寒沙门氏菌肠炎62例．中国中西医结合杂志，1994；14（5）：312
66. 李晏龄，等．小儿泻速停冲剂治疗小儿腹泻419例临床与实验研究．中西医结合杂志，1991；11（2）：79
67. 董幼祺，等．结肠汤治疗小儿霉菌性肠炎疗效观察．中医杂志，1993；34（6）：358
68. 许桂英，等．清肠液灌肠治疗小儿腹泻102例．上海中医药杂志，1989；(9)：18
69. 郭姣．中医多途径多方法治疗小儿腹泻．中医药信息，1995；12（4）：18
70. 倪珠英，等．中药止泻Ⅰ、Ⅱ号治疗婴幼儿秋季腹泻及其对小肠吸收功能的影响．中西医结合杂志，1984；4（3）：154
71. 叶孝礼，等．止泻定治疗轮状病毒性肠炎疗效观察．中医杂志，1986；27（6）：29
72. 刘湘云主编．儿科学．第一版．上海：上海医科大学出版社，1992：201
73. 吴康衡，等．儿科学．第一版．成都：四川人民出版社，1982：435
74. 王海燕，等．中华医学会肾脏病学会第三次全国学术会议纪要．中华肾脏病杂志，1992；8（1）：4
75. 李贯，等．当归防治麻疹疫苗所致肾病变的实验研究．临床儿科杂志，1987；5（6）：384
76. 陈可冀，等．血瘀证与活血化瘀研究．第一版．上海：上海科学技术出版社，1990：169
77. 祝寿河，等．山莨菪碱治疗小儿急性肾炎并发症及对机理的探讨．全国儿科肾脏病会议汇编．1981：79
78. 田劲，等．冬虫夏草对减轻庆大霉毒所致大鼠急性肾损伤的实验观察．中华肾脏病杂志，1991；7（3）：142
79. 朱培华．中西医结合治疗肾小球肾炎96例．陕西中医，1995；16（4）：158
80. 陈东汉，等．肾炎散治疗肾小球肾炎113例．福建中医学院学报，1993；3（1）：15
81. 虞佩兰．小儿肾炎的中西医结合治疗．实用医学杂志，1987；2：69
82. 左启华主编．儿科学．第三版．北京：人民卫生出版社，1993；329
83. 任光友，等．中药复方Ⅰ号治疗肾病综合征的实验研究．中华肾脏病杂志，1991；7（3）：172
84. 马路综述．肾病综合征细胞免疫研究概况．国外医学泌尿系统分册，1995；15（6）：265
85. 苏毅，胡明昌．肾小球损伤的发病机理．国外医学儿科分册，1989；6：281
86. 何劲松摘译．环孢霉素A治疗小儿特发性肾病综合征．国外医学泌尿系统分册，1992；12（1）：40
87. 徐刚，等．蝮蛇抗栓酶治疗肾病综合征高粘血症近期疗效．中华肾脏病杂志，1994；10（3）：166
88. 余建莉，等．肝素皮下注射治疗难治性肾病．中华肾脏病杂志，1993；9（3）：151
89. 王韵琴，等．应用黄芪刺五加减少儿童原发性肾病综合征复发的探讨．中华儿科杂志，1992；30（3）：137
90. 陆鸿滨．激素依赖型肾病综合征的治疗．中华肾脏病杂志，1991；7（1）：48
91. 沈庆法．肾病综合征激素治疗过程中的中药治疗．中华肾脏病杂志．1991；7（3）：134
92. 凌均耀，等．阿魏酸哌嗪治疗肾小球疾病的近期疗效．中华肾脏病杂志，1991；7（5）：292
93. 钟念文，等．肾病综合征辨证分型及治疗的探讨．中华肾脏病杂志，1992；8（1）：45
94. 郎振为，等．应用聚合酶链反应检测乙肝患者肾组织中的HBV DNA．中华肾脏病杂志，1995；11（1）：2
95. 孙林，等．细胞因子对人胎肾小球系膜细胞增殖的影响．中华肾脏病杂志，1995；11（4）：235
96. 廖家桢整理．感染性休克中医辨证分型标准（试行草案）．中西医结合杂志，1983；3（6）：367
97. 胡皓夫，等．小儿感染性休克座谈会纪要．中华儿科杂志，1983；3（6）：367
98. 北京友谊医院儿科，等．山莨菪碱治疗急性微循环障碍性疾病原理探讨．中华医学杂志，1973；(5)：259～262
99. Eric. C，Rockow. MD，Mark. E et al Pathophysiology and Treatment of septic shock. JAMA

1991，266（4）：548

100. 祝寿河，等．山莨菪碱在暴发型流脑综合治疗中的作用及机理的探讨．中华医学杂志，1983；63（5）：257～260

101. 姚新民，等．全国第二届微循环与莨菪类药研究经验交流会情况简报．中华内科杂志，1982；21（5）：309～311

102. 雪琳，等．山莨菪碱在小儿急性呼吸窘迫综合征综合治疗中的作用．中华医学杂志，1989；69（1）：49～50

103. 湖南省小儿感染性休克科研协作组．枳实治疗小儿感染性休克时的升压作用（100例总结）．中华儿科杂志，1978；16（2）：95～99

104. 梅县地区人民医院．复方闹洋花抗休克78例小结．广东医学，1980；1（8）：29

105. 鄢裕光，等．对中医学热厥的观察和探讨．中华儿科杂志，1979；17（2）：67～70

106. 钱潮，等．感染性休克时的平滑肌功能障碍．中华儿科杂志，1980；18（2）：80～82

107. 仝小林，等．热厥气脱证动物模型的建立及其动态观察．中国医药学报，5（2）：66～68

108. 中国医学科学院某院第一研究室，等．急性微循环障碍性疾病甲皱微循环和体内生物胺的变化．中华儿科杂志，1973；（5）：264～268

109. 修瑞娟，等．山莨菪碱抑制血栓素合成，抑制粒细胞聚集，抑制血小板聚集．中华医学杂志，1982，62（6）：375

110. 叶淑金，等．感染性休克中血浆环核苷酸含量的变化．中国急救医学，1984；4（2）封二-5

111. 祝寿河，等．休克型流脑及实验性大肠杆菌内毒素休克的研究．中华儿科杂志，1984；22(6)357～359

112. 陈祥银，等．山莨菪碱（654-2）对油酸所致急性肺损伤的保护作用．中国医学科学院学报，1985；7（2）97～100

113. Xiu. RJ，et al. Inhibition of Histamine Incluced Protein leakage by Aniscdamine. Microvase Res1983；25：262

114. Yac T，Xiac TF，Sun XY，et al. Effects of Anisodamine cn Cardicvascular actuvities in Enclotoxin-shocked Dogs Chin Med J 1984；94（12）：871

115. Su JY，et al，Experimental stuay in Rabbits of the Antishock Effect of Anisodamine（654-2）and its Mechanism of Action Resuscitation 1983；10（3）：173

116. 沈惟堂，等．山莨菪碱对内毒素休克犬血清β-葡萄糖醛酸苷酶活力的影响．中西医结合杂志，1985；5（9）：561

117. 仝小林，等．感染性休克的中医药研究进展．实用中医药科杂志，1989；3（4）：16

118. 徐州医学院药理教研组：洋金花生物碱对抗儿茶酚胺作用的研究．中华医学杂志，1976：（11）697～700

119. 危北海．休克的中西医结合治疗近况．中西医结合杂志，1982；2（4）：744

120. Ito u，Baethman A，Hossmann KA. et al：Brain Edema Ⅸ Springer-Verlog Wien New York 1994 pp 89、289、293、403、528

121. Avezaat C. J. J，van Eijndhoven J. H. M，Maas A. I. R. et al.：Intracranial Pressure Ⅷ Springer Verlag Berlin 1993；581～591

122. 韩哲生，等．颅内压与颅内压增高．甘肃科学技术出版社，1993；50～63，237～259

123. Yu P. L，Zhou P. F.，Yang Y. J. et al：Brain Edema Model Induced by Typhoid Endotoxin in Rabbits. in Y. Inaba et al Brain Edema. Springer-Verlag Berlin 1985 pp 113～116

124. Yu P. L，Yang Y. J.，Yin J. et al：Bacterial Infection Complicated with Brain Edema in Children. in J. Cervos-Nave-rro. R. Ferszt. Stroke and vhicrocircu-lation. Raven Press New York 1987 pp 347～349

125. 杨于嘉、虞佩兰、殷杰．小儿急性脑水肿——52例尸检病例临床分析．湖南医学，1984，(1)：22～26

126. 湖南医学院附一院儿科教研组．小儿急性感染性脑水肿85例治疗分析．宁波地区医学文选 1976；（5）：31～40

127. 刘一心、虞佩兰、唐华．190例小儿急性脑水肿临床分析．湖南医科大学学报，1991；16(3)：251～253

128. Bell W. E，McXornmick W. F. Increased Intracranial Pressure in Children. W. B. Saunders Company Philadelphia 1978 pp 1～303

129. 郭家弘、余锂、周吉平．新生儿脑水肿113例分析．中国实用儿科杂志，1994 9（1）：30

130. 湖南医学院附一院儿科教研组．小儿急性脑水肿的补液问题(20例病案分析与液体疗法讨论)．中华医学杂志，1978；（2）：96～100

131. 小儿急性脑水肿协作组．小儿急性脑水肿边补边脱液体疗法50例分析．实用儿科杂志，1986；1（4）：187～190

132. 项全申．实用小儿神经病学．人民卫生出版社，

1988；52～67

133. Cao M. H.，He L. S. Resolution of Brain Edema in Severe Brain Injury at Controlled High and Low Intracranial Pressure J. Neurosurg 1984 61：707

134. 小儿急性脑水肿协作组．小儿急性脑水肿 1494 例分析．实用儿科杂志，1991；6（6）：295～298

135. 虞佩兰．小儿急性脑水肿边补边脱液体疗法系列研究总结．实用儿科临床杂志，1993；8（4）：201～205

136. 曹美鸿，等．中西医结合非手术治疗颅内血肿 5 例．新医药学杂志，1979；（10）：23～25

137. 陈建良，等．川芎嗪脑外伤患者血栓素，前列环素及颅内压力的影响．中国神经精神疾病杂志，1994；20（3）：151～153

138. 虞佩兰，等．长沙市流行性乙型脑炎 372 例的分析．人民保健，1959；（1）：501

139. 史载详，等．血瘀证综合研究国际会议暨第四届全国活血化瘀研究学术会议纪要．中国中西医结合杂志，1995；15（12）：755～757

140. 徐正谷，等．百日咳菌液制作兔脑水肿模型．湖南医学院学报，1987；12（1）：47～49

141. 姜桂华，等．川芎嗪对家兔实验性脑水肿的影响．中西医结合杂志，1988 年，基础理论研究特集 20～21

142. 张宝林，等．川芎红花注射液对百日咳菌液所致兔脑水肿的作用．中西医结合杂志，1988；8（9）：544

143. 张亚卓，等．当归川芎嗪对小鼠脑缺氧、缺血后再灌注损伤的影响．佳木斯医学院学报，1990（3）：210～212

144. 刘众，等．川芎对急性实验性脑缺血大白兔血浆和脑脊液中强啡肽 $A_{1\sim13}$ 含量的影响．中西医结合杂志，1990；10（3）：160～163

145. 刘一心，等．山莨菪碱对大肠杆菌脑膜炎兔脑脊液的影响．中华医学杂志，1993；73（5）：289～291

146. 岳少杰，等．654-2 对实验性兔脑水肿的保护作用．湖南医科大学学报，1995；20（2）：113～115

147. 赵卫东，等．山莨菪碱对大鼠急性脑缺血再灌流的保护效应．昆明医学院学报，1987；8（3）：1～5

148. 宋平．卒中与血栓的研究现状与进展——卒中与血栓国际会议述要．中国中西医结合杂志，1993；13（1）：52～55

149. 麻兴利，等．中药提取成分对脑缺血再灌注损伤防治作用（综述）．中国中西医结合杂志，1993；13（11）：699～701

150. 周良辅．第十届欧州神经外科大既况．临床神经科学，1995；3（4）：242～245

151. 文飞，等．兔急性感染性脑水肿脑组织钙含量的变化．湖南医科大学学报，1994；16（5）：395～397

152. 高贤君．中草药钙通道阻滞剂的研究与展望．中西医结合杂志，1990；10（7）：447～448

153. 许沛虎，等．中医药研究中有关自由基研究近况．中国中西医结合杂志，1995；15（3）：185～188

154. 刘孟渊，等．益智中草药的研究概况．中国中西医结合杂志，1995；15（1）：59～61

第三章　精神病学

精神病学创立已有百余年的历史，在疾病诊断、分类、病因和治疗方面进行了长期大量的研究，业已形成了较为系统的临床医学的一个分支。现时，我国精神病学的开展还有待普及和深入，迄今为止，不少综合医院尚无精神科的设置，应引起重视。早在40年代，世界卫生组织就提出对健康内容的要求：人们不仅要躯体无疾病，还要保持良好的心理健康和社会功能良好。经过半个世纪来的观察，世界卫生组织对健康的概念是完全正确的。因为随着社会的发展，医疗保健水平有很大的提高，某些躯体疾病得到了有效的控制，可心理社会因素的影响在明显地增多，反映在心理健康和社会功能方面，就可能导致精神疾病发病率上升。从近20～30年来精神病学的研究观察，为了减缓精神疾病的发生和提高现有治疗措施，加强了病因学及发病机理、新药的研制和康复措施的研究。在药物治疗方面，包括抗精神病药、抗抑郁药和抗焦虑药等，都有长足的进步，提高了治疗水平。但是，我们也发现各类精神药物出现的不良事件，有的还较为严重，因而使病人难以顺从治疗，导致病情复发。众所周知，中医药在精神疾病的治疗中有丰富的实践，这就促使开展中西医结合的研究成为一个重要的途径，而且这也是世界卫生组织所要求的，即进行整体医学的研究，无论是东方医学或西方医学，都要为人们的健康服务。中西医结合的探索，本来就是一项十分复杂而繁重的工作，而对精神疾病来讲，难度更大。因为精神疾病的病因和发病机理目前了解甚少，而中医对精神疾病的辨证论治也无突破，两者未知数太多，难以找到结合点。但我们不能消极等待，只有知难而进。面对诸多精神疾病，首先对患病率高，威胁人们精神健康较为严重的常见病例进行探索，即神经症、精神分裂症和抑郁症三大类疾病，开展临床及相关的实验室研究。本章的内容即是上述三大类疾病的初步研究概况和成果，这是工作的开端，有待不断深入探索，希望有所成就。

第一节　精神分裂症

精神分裂症(Schizophrenia)是精神科的重要精神疾病之一，占国内住院精神病患者的首位。由于本病为隐性发病，早期难以及时发现和确诊，且病程迁延，症状虽可缓解，但易复发，不少患者趋向精神衰退，严重威胁人们的心身健康。精神分裂症的临床表现包括许多精神症状，其中以思维联想障碍，情感的不恰当或淡漠和意向活动的退缩为突出症状；即以精神活动的不协调或分裂为显著的临床表现。患者的整个社会功能受到严重的损伤，甚至生活不能自理。

中医经典著作中无精神分裂症之词，根据本病的临床见症可归属“癫狂证”范畴。复习有关前人医家的论著，如“癫狂一症，哭笑不休，詈骂歌唱，不避亲疏，许多恶态……”(王清任)，这些精辟的描述，非常近似于精神分裂症。

当代精神病学对精神分裂症的治疗虽取得了肯定的效果，但依然是对症治疗。何况所有的抗精神病药物皆有不同程度的副反应，往往使患者难以耐受，因而拒绝接受治疗，导致病情复发。中医药治疗目前虽然尚未达到西药的有效水平，但中西医结合治疗，可以降低抗精神病药物的剂量，减少副反应的发生，使患者能顺从治疗。这是现时中西医结合的优势所在，并为进一步探索开拓了途径。

一、临床研究

1. 中西医结合的辨证分型

在精神病学领域中，中医学和西医学是两种迥然不同的医学体系，即便在症状描述方面也明显不同。为了进行中西医结合研究，首先必须从精神分裂症的西医诊断标准和中医的辨证开始。为此，中国中西医结合学会精神疾病专业委员会制订并经临床实践修订了《精神分裂症的中西医结合辨证分型标准》(1987)。目的是统一、规范，标准一致，便于开展研究，进行交流和对比，现行的标准如下：

(1) 痰火内扰型：精神症状包括：不协调性兴奋，思维联想障碍，矛盾情感，情绪易激惹和注意力涣散。躯体症状有：大便秘结，溲赤，面红目赤，喜冷饮；舌红或绛，苔黄厚或黄腻；脉滑数有力。

(2) 痰湿内阻型：精神症状包括：思维联想障碍，幻觉或妄想，情感淡漠，精神活动迟缓和意志减退或接触不良。躯体症状有：舌体胖或齿痕，舌苔白腻；脉滑或沉缓。

(3) 气滞血瘀型：精神症状包括：行为幼稚或愚蠢，思维破裂，幻觉，妄想，情绪不稳和兴奋躁动。躯体症状有：周身不适，肌肤粗糙，面色晦暗，妇女可有经少色暗；舌质紫或瘀暗，少苔，舌下静脉曲张；脉涩或弦。

(4) 阴虚火旺型：精神症状包括：病情迁延不愈，思维联想障碍，幻觉，妄想，情感平淡偶伴激惹，孤独退缩或偶见冲动。躯体症状有：大便干，小便短赤，口干不渴；舌红无苔或舌绛苔剥；脉细数。

(5) 阳虚亏损型：精神症状包括：思维贫乏或片断妄想，情感淡漠，寡言少动或懒散退缩。躯体症状有：面色无华或萎黄，体虚无力，畏寒肢冷，食物不化；舌质淡，苔薄白；脉沉细弱。

(6) 其他型：凡难以纳入以上5型者，可归此型。

临床应用时，精神症状中，每型具备3～4项；躯体症状中具备2项者，即可确立证型。

2. 研究方法和结果

经过了近20年的探索，近年来发现活血化瘀方药对精神分裂症有较好的疗效，引起了临床医生的注目。在研究方法上，有的采用单纯中药与抗精神病药物的对照观察；有的则采用中药加小剂量抗精神病药物同单纯大剂量抗精神病药物的对照观察。同时应用了国际上通用的精神症状评定量表，作为客观评定效应的指征。

汪斌对精神分裂症40例进行了对照研究。他将患者分为两组；一组20例应用单纯中药活血化瘀方剂；另一组为单纯抗精神病药物，其平均剂量相当于氯丙嗪日量650mg；两组均为住院患者。西医诊断标准以中华医学会精神疾病分类标准（1981年）进行分型。中药组按辨证组方，主要为桃仁、丹参、赤芍、莪术、香附、大黄等；根据临床表现辨证加减。每日一剂，30剂为一疗程，对临床效应评定采用简明精神症状评定量表（BPRS)，临床总体印象量表（CGI)，副反应采用TESS。两组在治疗前、中、后，每10天进行测查评分。结束治疗还按我们临床传统的疗效进行总评。在整个治疗过程中，进行血常规，肝功能和心电图等检查。治疗结果：从BPRS评分来看，两组经治疗后均有显著下降，无统计学差异（$P>0.05$)。在显效时间上，亦无明显差异。在BPRS五个因子分中，焦虑和精神迟滞因子分，中药组减分大于抗精神病药物组，其他3个因子分抗精神病药物组略好于中药组，但无统计学意义。在CGI量表中，Ⅰ（疾病严重程度）和Ⅱ（疗效）部分两组无明显差异。按临床传统疗效评定，两组在痊愈和显效方面无差异，分别为50%和55%。副反应TESS分析，中药组有7例出现不良反应，主要为胃肠道症状，不需处理可自行消失；抗精神病药物组有19例出现不同程度的锥体外系症状。常规化验及心电图等，两组均在正常范围。通过上述对照观察，发现单纯中药有较好疗效，其中抗焦虑和改善精神运动迟滞优于抗精神病药物组，且副反应少。但对控制兴奋不如抗精神病药物组。由于本研究例数不多，有待进一步扩大样本，深入观察。

为了扩大样本，吴彩云等在东北地区的四所精神病医院进行跨地区的协作研究。他们采用随机分组和配对方法，将347例在年龄、病程和类型近似的精神分裂症患者分为4组；一组应用小剂量精神病药物，以氯丙嗪日量300mg及三氟拉嗪日量30mg为限；二组应用同样小剂量抗精神病药物加中药；三组应用大剂量抗精神病药物，氯丙嗪平均日量为500mg

左右，三氟拉嗪日量为60mg左右；四组应用大剂量抗精神病药物加中药；中药以活血化瘀为主方，包括大黄、香附、桃仁、当归、赤芍和川芎，并随证加减。经过12周的疗程，四个组的疗效对比为：二、四组较一、三组疗效均有显著性差异（$P<0.05$），提示中西药结合治疗效果高于单纯抗精神病药物。而且还可显示活血化瘀方药有一定效应，并可降低抗精神病药物的剂量。在中医辨证分型与疗效的关系，发现应用中西药结合的患者中，实证（如血瘀、痰火型）疗效高于虚证（如阴虚、阳虚型）。

杨春林等应用桃黄片（由桃仁、大黄和赤芍组方）合并小剂量抗精神病药物（多用氯丙嗪，日量在300mg以内；氟哌啶醇在20mg以内；氯氮平在250mg以内）对186例精神分裂症中医辨证属血瘀有热而体不虚者进行了治疗。同时随机取精神分裂症100例给予大剂量抗精神病药物治疗作为对照组。经过6周疗程后，总的显效率为：中西药结合治疗组68.7%，对照组67.0%，两组无何差异（$P>0.05$）。为评定疗效还采用了BPRS量表，在因子分析对比中，中西药结合治疗组对活动过多和敌意疗效明显。在副反应方面，中西药结合治疗组未见血、尿、肝功能及心电图异常。多数患者每日有2～3次软便，少数患者有腹泻，减少桃黄片剂量，便泻次数即减少，患者能耐受；而锥体外系症状则明显减轻。

涂俊杰等亦观察到精神分裂症患者有某些血瘀证候。他们对符合精神分裂临床工作诊断标准（中华医学会精神学会制定，1984年）的120例患者进行临床研究；并另设100名健康人作为对照。两组在性别和年龄方面基本近似。研究组采用了BPRS量表作为评分工具，再参照中医的舌、脉进行观察。将120例患者分为两个治疗组：一组单用中药，以活血化瘀方剂治疗，主要有丹参、三棱、枳实、大黄，随证加减。二组以活血化瘀药合并小剂量抗精神病药物，以氯丙嗪为例，日量在300mg以内，其他药物折合相当剂量，疗程为40天。治疗结果为：一组痊愈15例（25%），显效12例（20%），好转6例（10%），无效27例（45%），显效率45%；二组痊愈27例（45%），显好18例（30%），好转9例（15%），无效6例（10%），显效率75%；提示中西药结合治疗效果优于单纯中药组（$P<0.05$），而且副反应轻微。从舌、脉观察，证实了精神分裂症患者存在不同程度的气滞血瘀或内热炽盛征象。

二、实验室研究

1. 血液流变学研究

吴彩云等在347例精神分裂症患者中，对40例确定无躯体疾病者进行了血液流变学研究，发现所有的7项指标（即全血比粘度、血浆比粘度、红细胞压积、还原粘度等）均高于正常值。从中医辨证分型与血液粘度等均高于正常值。从中医辨证分型与血液流变学的关系来看，以血瘀型的异常率最高（75.9%），其次为痰火型（66.7%）和阴虚型（63.9%）。由此可见，“血瘀”和“痰”在辨证中有一定相关性，值得进一步探讨。

2. 甲皱微循环研究

杨春林等在应用桃黄片的同时，对72例精神分裂症中医辨证血瘀有热患者在治疗前后进行了甲皱微循环的观察。发现这些患者均有明显的甲皱微循环异常指征，主要表现在血管襻少，管径细，呈痉挛状态，管襻短，血流速度慢，以粒流、粒缓流为主，红细胞严重聚集，使血流呈断线状、虚线状或破折号状，严重者可见微血栓，有的渗出或出血。血管以弯曲管襻多见，半数病例排列不齐。经治疗后，血流速度加快，红细胞聚集度降低，血管径变粗，管襻增长或延长，较治疗前有显著改善（$P<0.01$）。在涂俊杰等的观察中，也得到了近似的结果，在他们的精神分裂症患者中，甲皱微循环异常率达70%之多。在40例治疗前后的对比中，有36例症状获得改善，其中31例微循环亦有好转，并显示精神症状的改善与微循环好转呈平行关系。

3. 电生理和神经生化研究

张良栋等对30例首次发病的精神分裂症患者，按中医辨证分型，进行了脑诱发电位（BEP）检查，地塞米松抑制试验（DST），脑脊液的环磷酸腺苷（cAMP），强啡肽$_{1\text{-}8}$（D 1-8）和尿中3-甲氧基-4-羟基苯乙二醇硫酸酯（MHPG-SO_4）的测定；并设30名健康成人作对照研究。30例患者中医分型计阳虚7例，阴虚7例，顽痰9例，热痰7例；未见血瘀型者。患者凡服用抗精神病药物者，均停药一周清洗期，然后依次进行各项检查及测验。结果：研究组患者的BEP检查与对照组相比，虽发现波型变异性，稳定性差，波幅降低；但经卡方检验无明显差异（$P>0.05$）。生化测验数据两组对比，D 1-8和 $MHPG_-SO_4$ 研究组测定值显著低于对照组（$P<0.01$）。中医辨证四型之间生化测定比较，发现cAMP在阳虚与阴虚，阳虚与热痰，顽痰与阴虚，顽痰与热痰相比，均有明显差异（$P<0.01$）；提示热痰型和阴虚型的cAMP高于阳虚型和顽痰型。D 1-8阳虚与阴虚，顽痰与阴虚相比，亦有显著差异（$P<0.02$）；提示阴虚型高于阳虚和顽痰型。据此张良栋等认为，阳虚和顽痰两型的病理变化，可能与cAMP、D 1-8及 $MHPG_-SO_4$ 的降低有关；而阴虚和热痰两型则与cAMP，D 1-8的增高及 $MHPG_-SO_4$ 的降低相联系。cAMP的降低提示人体机能的抑制，而增高则兴奋。故而阳虚和顽痰两型患者常呈呆滞及淡漠，属中医“癫”的表现；而阴虚和热痰两型患者则表现兴奋及行为紊乱，近似“狂”的症状。这些初步探讨，对中医辨证分型与精神病的发病机理相结合，提示了研究途径。但实质性的阐述还需要付出更艰巨的努力。

4. 免疫学研究

马秋晖等对30例慢性精神分裂症经各种抗精神病药物治疗无效的患者进行了免疫学方面的研究。这30例患者男、女各15例；按中医辨证均为虚证，其中气虚23例，气阴两虚7例。另设30名正常健康人作为对照组。研究组接受中药“心身灵”治疗，其主要药味有党参、白术、当归、丹参、柴胡和半夏等。为服用方便，将心身灵制成浸膏剂，每次30ml，日服2次，6周为一疗程。由于研究组均系慢性难治患者，治疗时间为2～3个疗程。在治疗过程中每周进行BPRS和住院病人护理观察量表（NOSIE）评定。免疫学检测项目包括：①循环免疫复合物（CIC）；②植物血凝集（PHA）皮试法；③T、B细胞，裸细胞（N细胞）和双标记细胞（D细胞）；④大颗粒淋巴细胞（LGL）。研究组治疗前后和对照组的各项免疫指标检测结果，除LGL外，其他指标研究组均高于对照组，经统计处理有显著差异（$P<0.01$）。研究组治疗前后相比，除B细胞和LGL外，其余5项指标亦有明显差异（$P<0.01$）。结果提示，精神分裂症存在免疫学缺陷，而可能是一组多项免疫功能紊乱的疾病。在研究组中，有20例患者获得不同程度的疗效，说明心身灵具有改善免疫功能的效应。这对慢性虚证精神分裂症患者指出了可供探索的治疗途径和思路。当然精神分裂症与免疫学的关系，是一项较为复杂错综的研究课题，有待努力开拓。

三、展望

精神分裂症被认为是一组异源性精神病，其病因和发病机理依然不明，故现有治疗方法为对症性的。现有的抗精神病药物虽取得了较好的疗效，但由于有较多的副反应，使患者难以耐受而拒绝治疗。中西医结合治疗不仅降低了抗精神病药物的剂量，而且副反应轻微，这是中西医结合的优势所在，也是我国独有的治疗方法。

总结目前单纯中药的疗效，还比不上抗精神病药物，我们要立足于当代精神病学的水平，就应进行艰苦的研究。根据现时研究提供的资料，有某些途径可以探讨：①从中医辨证来看，活血化瘀方剂对精神分裂症的治疗已显示可喜的苗头，而且又有实验室的客观指征作为临床病情的参考。痰和瘀的关系亦密切相联，故有痰瘀同源之说。今后应重视这方面的辨证论治，或许能提高疗效。②藉抗精神病药理学研究的成果，这些药物多作用于神经递质多巴胺或5-羟色胺。若能对某些治疗精神疾病有效的中药进行研究，筛选几种具有同样效应的中药，则有希望达到抗精神病药物的水平，这是中药学上的一个突破。所以，严谨辨证论治，加紧中药的研究，齐头并进，精神分裂症的中西医结合治疗定会领先世界水平。

（张继志）

第二节 情感性精神病

情感性精神病（Affective Psychosis）又称躁狂抑郁性精神病（Manic-depressive Psychosis），简称躁郁症，是一组以情感活动过度高涨或低落为基本症状的精神病。临床特征为躁狂或抑郁反复发作，或交替发作。两次发作之间，有明显的间歇期。虽多次发病，精神活动并不出现衰退。一般预后较好，少数病人可以迁延成为慢性。本病在国内比较常见，发病率仅次于精神分裂症，居第二位。国外报告更为常见，世界卫生组织（WHO）抽样调查，其中各类抑郁症患病率高达5%，且自杀率高。美国近期报道，自杀行为在情感性精神障碍病人中占20%～40%，约有15%复发性严重抑郁患者最终会自杀。病人接受抗抑郁药治疗直至康复期间，自杀危险依然存在。

据中医书籍记载，躁狂症相当于中医的“狂症”；如《灵枢·癫狂篇》：“狂始发，少卧不饥，自高贤也，自辨智也，自尊贵也，善骂詈，日夜不休……。”生动而形象地描述了躁狂患者的情绪高涨、话多，动作增多及思维内容明显的夸大等特征。抑郁症则近似于中医的某些“癫症”或“郁症”；如《医学入门》：“癫者异常也，平时能言，癫则沉默，平日不言，癫则呻吟，甚则僵仆直视，心常不乐……。”描述了抑郁症患者的高度迟滞，情绪低落和言语、动作减少等特征。

80年代初以来，罗和春等采用中西医结合方法，首创电针疗法取穴百会、印堂治疗抑郁症获得了肯定的临床疗效，并随后进行了系列生化与电生理实验室研究，以探讨治疗机理。这一课题是我国精神科领域内中西医结合研究取得的长足进步之一，并获得了国家中医药管理局科技进步奖和国家教委科技成果奖。本节拟重点介绍电针治疗抑郁症的临床研究与实验室研究。

一、临床研究

1. 辨证方面

对躁狂症的概念，中西医相同点较多，而对抑郁症的认识则颇有出入。为此，中西医结合学会精神疾病专业委员会曾组织协作研究，根据躁郁症的西医诊断标准，在北京、浙江和湖北等地区分型的基础上，经过讨论拟订了较为一致的中西医结合辨证分型标准（1987）。对躁狂发作分为：①肝火内扰型；②肝胆郁热型；③热盛伤阴型和④其他型。对抑郁发作分为：①肝郁脾虚型；②肝血瘀滞型；③心脾两虚型；④脾肾阳虚型和⑤其他型。当然，尽管这是初步的标准，可对指导全国躁郁症辨证研究，有很大实用参考价值。

2. 治疗方面

回顾抑郁症的治疗历史，自30年代末国外采用电休克治疗以来，后引进我国并一度在全国广泛应用。至60年代国内外应用抗抑郁药对某些类型抑郁症虽有较好疗效，病人及其家属也较易接受。经临床实践，抗抑郁药有不同程度的毒副反应，如抗胆碱能等副反应，难于掌握药物的有效剂量、过量的危险性与一定的禁忌症。80年代初，我们开展了电针治疗抑郁症的临床与实验室研究。既往针灸或电针治疗精神疾病选用穴位多而不固定，电量大而副反应较多，还合并多种药物而缺少对照研究，更无重复验证疗效报道，往往难以肯定电针疗效。罗和春等于1980年改进研究方法，采用现代医学的范例，入组病例诊断标准化，设计盲法对照与随机分组，研究组单用电针治疗而不合并其他治疗，选用国际通用量表评定病情严重程度及治疗效果。同时采用中国传统评定疗效的方法，以资与量表对比。此外，结合西医辨病、中医辨证分型统计疗效。经过试验研究、双盲对照研究，及全国性协作研究的重复验证疗效的研究，均取得一致效果。以重复验证疗效的全国10所省市级医院研究结果为例，1984年11月至1986年11月，共完成241例抑郁症疗效观察，其中电针组133例，痊愈、显好率占75.2%，阿米替林阳性药物对照组108例，痊愈、显好率为66.7%，经统计学处理，两组无显著性差异。治疗后两组病人Hamilton抑郁量表均分皆显著下降。因子分析表明，电针治疗焦虑躯体化症候群、认知障碍症候群比抗抑郁药阿米替林疗效更好。按病种分析，反应性抑郁症疗效电针组比阿米替林更好。因此，电针治疗的适应症比三环类抗抑郁药阿米替林更广。而阿米替林的毒副反应则高于电针组。中医辨证统计结果，肝郁脾虚型占 48.1%，肝胆湿热型占 29.9%，心脾两虚型占 14.9%，其他型少见。就各证型疗效对比，肝郁脾虚型两组疗效极相接近，而肝胆湿热型与心脾两虚型以电针疗效更好。1988 年对 241 例抑郁症中的 101 例进行为期 2～4 年的随访，两组的远期疗效无显著性差异。

1990 年，北京医科大学与中科院电气高技术研究所协作研制智能化电针仪获得成功，并于 1993 年通过审批后在全国推广应用。该治疗仪按病种设计计算机固化程序，可自动调节参数，且可供选用的参数较晶体管、集成电路治疗仪为多，从而使我国电针仪进入了高技术档次。通过临床观察可提高治疗抑郁症的疗效。

二、实验研究

抑郁症是一组病因不明的精神病，许多研究资料提示本病有明显的生物学基础。周东丰等研究了电针对大鼠脑皮质β、5-HT_2 受体的作用，发现连续 10 次电针使β受体特异性结合数下降 15%（$P<0.05$），而对 5-HT_2 受体的作用不明显。

周东丰等还在另一研究中，发现不同神经生化和神经内分泌功能状态的抑郁症病人，对不同类型的反应有所差别。其中双相，治疗前尿 MHPG 减低和 DST 阳性的病人对电针治疗反应优于阿米替林；而促甲状腺素释放激素刺激试验（Thyrotropin-releasing Hormone stimulating test，TRH-ST）阳性的病人倾向于对阿米替林的治疗反应较好。提示前者主要通过激活中枢去甲肾上腺素功能产生治疗作用，而后者主要通过激活中枢 5-HT 功能而发挥其作用。上述结果提示电针治疗与阿米替林治疗抑郁症的治疗机理可能有所不同，值得继续深入研究。

何瑜对电针疗法治疗抑郁症进行了电生理研究，常规脑电图结果：28 例患者治疗前后的脑电功率谱分析提示阿米替林对脑电图的影响主要使慢波、快波增加，α 波（包括 α_1，α_2）减少；电针对脑电图的影响则主要是慢波、α_1 波减少，α_2 波及β波增加，提示电针治疗与阿米替林治疗的常规脑电改变是不同的。其中 26 例同时进行了视诱发电位（VEP）的检查，结果显示 20 例内源性抑郁症患者中，存在单相抑郁和双相抑郁的差异，11 例单相抑郁症患者出现明显的左右枕部的 VEP 振幅（N_1～P_2）不对称，右侧明显高于左侧，但 9 例双相抑郁症患者没有这种改变。从不同治疗方法观察 VEP 的 P_2 潜伏期的变化与临床疗效关系，发现电针组 14 例患者在这一指标上有一定相关性，即潜伏期延长者疗效较好。在阿米替林治疗组 12 例患者中并没有这种与临床相关的变化。

三、展望

电针治疗抑郁症是中西医结合的研究成果，采用现代医学研究方法，结合中医特色取得的优异疗效。经过试验研究肯定疗效后开展了系列生化、电生理实验室研究探讨电针治疗机理亦取得了一定成果。初步证明电针治疗抑郁症与阿米替林的治疗机理有所不同，这对探讨抑郁症之病因提供进一步研究的启示。

在中西医结合的研究中，首创新疗法是第一步，而在临床上推广应用更为关键，只有在应用中通过不断实践才能肯定成果并深入探索。实验室研究除了继续深入从神经递质之变化、神经内分泌之改变及受体水平研究外，如能研究电针疗法对免疫力之影响，并配合临床开展穴位与非穴位之对照研究，或有效穴位与非穴位之对照观察疗效亦很必要。近年来在相同穴位上改用电极代替电针治疗，经过对照研究初步取得了相同疗效。这不仅使病人免除了针刺之痛，且便于向国外推广应用，可望这一新疗法跻身于世界医学之林。

（罗和春）

第三节 神 经 症

神经症（Neurosis）又称神经官能症。系指一组由心理社会因素，素质和人格特征为基础而发生的轻性精神障碍。主要症状包括烦恼、紧张、焦虑、恐怖、强迫、疑病症和分离或转换症状等。患者为各种不适感，或不愉快的情感体验所苦恼，一般没有幻觉，妄想等症状。患者对疾病有自知力，并力图摆脱，而无能为力。不管病程长短，患者人格保持完整。

关于神经症的类型《中国精神疾病分类方案与诊断标准》分为以下几型：①恐怖性神经症（恐怖症）；②焦虑性神经症（焦虑症）；③强迫性神经症（强迫症）；④抑郁性神经症；⑤癔症；⑥疑病性神经症（疑病症）；⑦神经衰弱和⑧其他神经症。

经典中医著作无神经症之词，在历代文献中有“头痛”、“眩晕”、“怔忡”、“心悸”、“健忘”、“不寐”、“烦躁”、“虚劳”、“奔豚”、“梅核气”、“百合”、“脏躁”等描述，近似神经症表现。中医认为：“人有五脏化五气，以生喜怒悲忧恐”，“暴怒伤阴”，“暴喜伤阳”《素问·阴阳应象大论》；“阴平阳秘，精神乃治”《素问》。皆指明精神活动以五脏精气为物质基础，强烈的精神刺激可导致脏腑功能紊乱和气血、寒热、虚实失调而发病。

现代医学治疗神经症以综合疗法为主，依其症状选用抗焦虑药或抗抑郁药并结合心理治疗。精神药物虽可缓解紧张、焦虑、忧郁、失眠和强迫症状，但大都有某些副反应，长期应用抗焦虑药还可导致药物依赖。目前中西医结合防治本症的研究已引起了大家的重视。

一、临床研究

1. 中西医结合的辨证分型

为了便于临床工作和科研成果的交流，求同存异，中国中西医结合学会精神疾病专业委员会制定并经临床实践修订了《神经症中西医结合辨证分型标准》(1989年)，分为下列6型：

(1) 肝郁化火型：多见于焦虑症、强迫症、癔症等。

躯体症状：头痛，头晕，面红，目赤，口苦咽干，胸胁胀痛，便秘；舌边尖红，苔黄；脉弦或弦数。

精神症状：情绪不稳，烦躁紧张，易激惹，肢体瘫痪，暴聋、暴盲，意识障碍；失眠多梦，易醒，肌肉紧张，麻木，震颤。

(2)肝郁脾虚型：多见于抑郁性神经症，神经衰弱，疑病症，强迫症等。

躯体症状：眩晕，食欲不振，便溏；胸胁满闷，腹胀，月经不调，舌质暗淡，舌苔白腻，脉弦细。

精神症状：情绪低落，烦闷，失眠，难以入睡，多疑，注意力不集中，梅核气；强迫思虑。

(3) 心脾两虚型：多见于神经衰弱，恐怖症，抑郁性神经症，癔症等。

躯体症状：心悸，乏力，纳差，腹胀或便溏；舌质淡，舌边尖有齿痕、舌苔薄；脉沉细弱。

精神症状：精神不振，多思多虑；失眠，多梦，易醒或多寐；健忘；胆怯，惊恐不安，附体妄想。

(4) 肝肾阴虚型：可见于各种神经症。

躯体症状：五心烦热，盗汗，心悸或耳鸣；腰酸腿软，遗精，月经不调，舌红或舌尖红，少苔或剥苔；脉细数或沉细。

精神症状：情绪不稳，烦躁，易怒，惊恐，悲泣，虑烦不眠，多梦，健忘，多疑；肢体抖动，抽搐或强迫行为。

(5) 脾肾阳虚型：多见于神经衰弱，抑郁性神经症，恐怖症等。

躯体症状：形寒，畏冷或纳差，腹泻；性欲减退，阳痿或月经不调；舌质淡，舌体胖，舌苔水滑；脉沉，迟，弱。

精神症状：精神萎靡，倦怠，少动，多卧少眠，易醒，胆怯，恐惧，兴趣减低，健忘。

(6) 其他型：难以纳入以上各型者。

临床应用时，证型的确定需具备该型躯体症状及精神症状各两条以上。

2. 研究方法和结果

神经衰弱在我国是较为多见的神经症之一，故近年来，医生多注意对本病的中西医结合辨证论治临床研究和对具有催眠镇静作用的中药疗效观察。在研究方法上，有的采用西医辨病，中医辨证分型治疗，有的在中药治疗的初期合并小剂量精神药物，还有的对中药有效成分或人工合成有效成分的药效研究。

于云华等对61例符合神经症诊断标准的患者，按其临床所见，着重主要症状，以中医辨证，病位在心、肝、脾；病机为气血寒热失调，神无所主。在组方时选用经药理学研究有镇静催眠作用的药味，分型论治如下：①肝郁气结型（32例）：治以舒肝解郁，理气安神，佐以清热；方用百合汤加减，主要包括百合、川芎、香附、柴胡、白芍、栀子、夜交藤、枣仁等。②痰火郁闭型（22例）：治法豁痰利湿，清热泻火，醒神开窍；方用豁痰汤，主要包括青礞石、石菖蒲、郁金、胆星、柏子仁、远志、大黄、琥珀等。③气血虚弱型（7例）：治以健脾固肾，养血安神；方用养血安神汤，主要有黄芪、当归、元肉、生地、杜仲、甘草、白术、五味子、远志等。服法：每日1剂，水煎服，30日为一疗程。结果：痊愈36例，显进11例，进步3例，无效11例。有效率82%。经6个月至8年的随访，只有6例症状再现但较轻微，经治疗又好转。治疗期间未见药物副反应。

周康等对100例病程持续3个月以上，经西药治疗不见好转的神经衰弱患者，用配对方法随机分组分为中西医结合组和单纯西药对照组各50例。对照组未进行中医分型，应用安定、安眠酮、导眠能，水化氯醛等。中西医结合组按中医心病、肝阳、郁症、阴虚和阳虚等五型辨证施治，在治疗初期加用西药（同对照组），疗程均为两个月。中西医结合组有效19例，进步17例，无效14例；对照组有效9例，进步14例，无效27例。两组疗效对比，中西医结合组疗效较佳并有显著性差异（$P<0.05$）。

简文安对117例神经衰弱患者应用中药卧龙丸（主要有苦参、酸枣仁、木香、远志、夜交藤、龙眼肉、天麻等）和西药安定组方为一组（84例），另设单纯安定为对照组（33例）。疗程10天。结果：中西药结合组痊愈66例，好转15例，无效3例；对照组仅好转12例，停药后均复发，无效21例。中西药结合的卧龙丸其临床疗效明显高于西药安定的疗效（$P<0.01$），且无萎靡、不适感和成瘾、戒断症状，患者乐于服用。

天麻中的主要有效成分天麻素为良好的镇静药，乙酰天麻素是天麻素的衍生物，其镇静指数是天麻素的1.7倍。在昆明医学院附一院牵头下有14个单位用乙酰天麻素、天麻素和安慰剂，对465例神经衰弱进行了双盲对照近期疗效观察。治疗前后采用症状量表对神经衰弱的常见症状分级评分，作为客观评定的指征。将天麻素、安慰剂和乙酰天麻素制成完全相同的片剂，各组均每次2片，每日3次给药，两周为一疗程。乙酰天麻素组治疗神经衰弱156例，结果表明，对神经衰弱常见15个症状中的烦恼、情绪紧张、易激惹、注意涣散，头痛、头昏、四肢腰背酸痛、睡眠障碍和植物神经功能紊乱，治疗前后评分有极显著差异（$P<0.01$）；对易兴奋、脑力减退，记忆力减退、焦虑和心境低落也有显著差异，仅对惊恐发作无差异（$P>0.05$）。而天麻素对记忆减退，惊恐发作和心境低落无显著差异。安慰剂对记忆减退，脑力减退，注意涣散、惊恐发作无显著差异。对三组治疗总分进行比较，乙酰天麻素组和天麻素组疗效均较安慰剂组好（$P<0.01$），乙酰天麻素组与天麻素组疗效无显著差异（$P>0.05$）。对部分病例治疗前后进行血常规，尿常规、肝功能、肾功能、脑电图、心电图和血压检查。除天麻素组和安慰剂组各有一例白细胞下降，三组中各有1例尿中发现少量红细胞外，余均无改变。三个治疗组都有例数相近的副反应，多为食欲下降、胃区不适、恶心、腹痛、便秘等消化系统症状。这些副反应停药后即消失。

马有度等用复方酸枣仁安神胶囊（主要药物为酸枣仁、玄胡等）治疗以失眠为主的神经症279例。全部患者随机分为治疗组和对照组，每组均在入睡前半小时服药，治疗组服复方酸枣仁安神胶囊1丸，对照组服安眠酮0.1～0.2g；一般服3～6天为一疗程。治疗期间停服其他镇静安眠药。结果：治疗组有效率为86.29%，对照组81.61%，两组疗效无显著差异（$P>0.05$）。指明复方酸枣仁安神胶囊具有安眠酮同样的疗效而无明显副反应。

二、实验研究

1. 神经症的动物模型制备

神经症缺乏器质性病变作为临床研究的基础，其特征是精神活动失调，表现情绪不稳、焦虑不安、心悸、记忆力下降等。这些表现属于中医情志病的心虚证。孙福立等以睡眠剥夺方法建立了心虚证模型。

方法：置动物大鼠略高出水面的小平台上，当其困倦进入快速眼动相（REM）睡眠阶段时，就会因肌肉松弛而骤然坠入水中，动物只得重新再次爬上平台。这种情况反复发生，便达到了剥夺REM睡眠的效果。从中医观点考察这一实验，可能包含着某些致病因素；REM 睡眠是深度睡眠和梦的标志，此时动物神志消失，因肌肉松弛而落水“不能自知”，中医称之谓“惊”。此外，由于平台窄小，动物只能以固定的姿态伫立台上，久站可能成为“劳”的病因。在这两种致病因素的持续作用下，能够使动物情绪不稳，兴奋性增强，探究反射增加和学习记忆能力下降。加之频频落水造成的不寐状态，这些就是心虚证在神志方面的表现。此时心率变异功率谱的变化和血压降低，是与中医的“心悸”和脉象“细弱”症状相一致的。心虚证动物模型的建立和深入探讨将为中西医结合研究途径提供了新的客观依据。

2. 中药的药理学研究

黄正良系统地报道了我国天麻的药理研究情况。对中枢神经系统有镇静作用，人工培育与野生天麻 1～5g/kg 及其有效成分天麻甙 50mg/kg，天麻甙元 100mg/kg，均可显著地抑制小鼠自发活动。天麻甙对猴、鸽可产生镇静作用；给猴静脉或肌内注射，20 分钟即可出现安静，无紧张样，持续 2 小时左右。人工培育或野生天麻能对抗咖啡因所致的中枢兴奋作用和延长戊巴比妥钠的睡眠时间。研究还指出，天麻注射液 5～10mg/kg 与戊巴比妥钠 20～50mg/kg 或水含氯醛 300mg/kg，均有协同作用，能显著延长小鼠睡眠时间；并增加硫喷妥钠 40mg/kg 的动物翻正反射消失数。天麻的镇静作用，可能与其降低中枢神经系统的兴奋性有关。动物急性及亚急性毒性试验表明，天麻毒性低，与《本草纲目》记载基本一致。这些初步研究对治疗神经症提供了科学依据。

马有度等对复方酸枣仁安神胶囊的主要药物进行了实验研究：用小鼠对照观察了酸枣仁、玄胡乙素及酸枣仁加玄胡乙素的协同催眠作用。实验表明酸枣仁可显著地增加玄胡乙素的催眠效果，且随酸枣仁剂量的增大而加强。本品的急性毒性实验，半数致死量（LD_{50}）接近 10.7g/kg，因此相当安全。亚急性毒性实验、连续灌药 30 天，大鼠仅表现深度安静、少食、体重减轻；解剖其各内脏组织，仅发现饥饿性损害表现。药效动力学研究，给小鼠灌服本品 10 分钟后出现镇静催眠效果，30 分钟达高峰，以后逐渐减弱；至 240 分钟仍有效果，360 分钟后作用消失。表明本品可作为一种中度时间镇静催眠药。中药复方的药理学研究虽然难度很大，但能揭示其组方的科学性。

三、展望

神经症的中西医结合治疗，从临床实践已取得了初步成果，某些药物的疗效不仅与西药近似，且副反应少，这些给神经症患者带来莫大福音。但研究成果有待开发，进入市场。

目前，中西医结合药物的实验研究还很薄弱，这也与神经症病因的复杂性，发病机理还不明了有关。但是精神药物的研究结果，如对中枢神经递质的作用，给中西药结合提供了启示。今后药理学研究如能深入到这些领域进行探索，会大大丰富我们的理解，有助于临床工作的前进。

（张国忠）

参考文献

1. 中国中西医结合研究会精神病专业委员会．精神分裂症的中西医结合辨证分型标准．中国中西医结合杂志，1988；(8)：127
2. 汪　斌．中药活血化瘀剂治疗精神分裂症疗效对照观察．中华神经精神科杂志，1986；(19)：44
3. 吴彩云，等．精神分裂症的活血化瘀治疗及血液流变学改变——347 例临床对照观察．中国中西医结合杂志，1984；(4)：714
4. 杨春林，等．桃黄片为主治疗精神分裂症的临床与实验观察．中医杂志，1986；(27)：31
5. 涂俊杰，等．精神分裂症甲皱微循环观察与中西医结合治疗．中国中西医结合杂志，1988；(8)：93
6. 张良栋，等．精神分裂症中医分型的临床研究．中国中西医结合杂志，1987；(7)：526
7. 马秋晖，等．心身灵治疗虚证型精神分裂症临床免疫学观察．中国中西医结合杂志，1991；(11)：215
8. Bern D. A. The assessment and treatment of patients at risk for suicide. In：Franees AJ，Hales RE，eds. Review of Psychiatry. America Psychiatry Press，1988：353
9. Guze S. B. Ropins E. Suicide and Priwary affective disordevs. Br. J. Psychiatry，1970；117：437
10. 林求诚，等．中西医结合急难重证诊治．福州：福建科学技术出版社，1995：392～398
11. 罗和春，等．电针治疗常见精神疾病．北京：北京医科大学　中国协和医科大学联合出版社，1993：237～249

12. 中国中西医结合学会精神疾病专业委员会．躁狂抑郁症的中西医结合辨证分型标准．中国中西医结合杂志，1988；(8) ：127

13. 罗和春，等．电针治疗情感性精神病(抑郁状态)疗效观察．中国针灸，1984；(4) ：1

14. Luo He-chun，et al. Electro-acupuncture vs Amitriptyline in the treatmeut of depression status. J. of Traditioual Chinee Medicine，1985；(5) ：3

15. 罗和春，等．电针治疗抑郁症临床观察与实验研究．北京医科大学学报，1987；(19) ：45

16. Luo He-chun，et al. Electro-aupuncture in the treaturet of Depressive Psychosis. International Journal of Clinical Acupuncture，1990；(1) ：7

17. 周东丰，等．电针对鼠脑皮层β、5-HT_2受体的作用. 中国中西医结合杂志特集，1990；172：

18. H. C. Luo，et al. Acomparative study of the Treatment of Depression by Electroacupuncture and Amitriptyline. Acupuncture-The Scientific International Journal，1990；(1) ：20

19. Luo He-chun，et al. Coulparative Observation on Treatment of Psychosis with Electrode and Electro-acupuncture Controlled Processors Wored. J. Acup-Mox，1995；(5) ：24

20. 中国中西医结合研究会精神疾病专业委员会神经症中西医结合辨证分型标准．中国中西医结合杂志，1989；(9) ：615

21. 于云华，等．神经症 41 例的辨证施治．中华神经精神科杂志，1986；(19) ：309

22. 周　康，等．神经衰弱中西医结合分型论治的对照研究．中华神经精神科杂志，1986；(19) ：306

23. 简文安．中药加安定治疗神经衰弱疗效观察．湖北中医杂志，1989；(2) ：18

24. 乙酰天麻素临床验证协作组．乙酰天麻素治疗神经衰弱和血管性头痛近期疗效观察．中国神经精神疾病杂志，1986；(12) ：269

25. 马有度，等．复方酸枣仁安神胶囊治疗失眠症的疗效观察及药理研究．中国中西医结合杂志，1989；(9) ：65

26. 孙福立，等．试用睡眠剥夺方法建立心虚证的动物模型．中国中西医结合杂志，1987；(7) ：35

27. 黄正良．我国天麻的药理研究及临床应用现状．中国中西医结合杂志，1985；(5) ：251

第四章　肿　瘤　学

众所周知，恶性肿瘤是全世界危害人类身体健康最严重的疾病之一，根据最新统计全世界52亿人口中，每年新发癌症900万人。每年因癌症死亡约700万人，我国12亿人口中，每年新发癌症160万人，每年因癌症死亡约130万人。在城市恶性肿瘤是各种疾病死亡的第一位，农村恶性肿瘤死亡率已上升到第二位；肺癌、肝癌等近20年来发病率继续在上升，全世界每年大约新发肺癌约60万人，估计2000年要上升到400万人，因之防治恶性肿瘤是关系到人类前途命运的一件大事，是一个重大的社会问题，不得等闲视之。

中国在肿瘤防治方面采用中医药及中西医结合的方针，原因基于中国医药学是一个伟大的宝库，历史悠久，有独特的理论基础，有丰富的临床经验；而西医是世界各国都有的现代医学，重视微观，观察细致，科学性强。检测手段日新月异。既然中医与西医是二个绝然不同的医学体系，为什么肿瘤的防治研究要提倡中西医结合呢？这是因为中西医结合是我国医学发展的趋势，中医、西医服务的对象是一致的，中西医结合，可以互补长短，互相渗透，互相影响，共同提高，这是中西医结合的客观基础，客观需要。

40年来，我国医务工作者在中西医结合肿瘤防治研究事业上，采用了两种医学的优点，把辨证与辨病、扶正与祛邪、局部与整体，紧密结合，通过长期临床实践证实，中西医结合治疗肿瘤，不但提高了临床疗效，延长了生存时间，改善了生存质量，中医药与手术及放疗化疗结合，可以提高肿瘤病人免疫功能，对放化疗有减毒增效作用。

在应用中医药治疗恶性肿瘤的实验研究方面，有较大进展。动物实验的结论与临床基本一致，能促进荷瘤动物免疫功能，能改善骨髓造血功能。某些中药对荷瘤实验动物有抑癌、防止转移、阻断癌前病变等作用。

综上所述，中西医结合防治恶性肿瘤是一条行之有效的途径，在防治恶性肿瘤的领域，坚持走中西医结合道路，大有可为，前景光明。

（余桂清）

第一节　中西医结合防治恶性肿瘤特色

我国肿瘤学者采用中西医结合的方法防治恶性肿瘤，已取得较大进展，逐步形成了我国肿瘤防治研究特色——中西医结合，这一特色正在引起国际肿瘤学者的关注与瞩目。

一、中西医结合防治肿瘤的理论基础

中西医结合防治肿瘤的理论基础是建立在中医、西医理论和临床治疗肿瘤各自的优势上。现代医学认为每一种癌症都有它的生物学特性，有其发生、发展的规律，这些就是辨病的基础，它通过现代化的客观检查，从影像学、生物学及细胞学等方面明确疾病诊断、病理类型和疾病分期，据此可掌握治疗和预后。中医在整体观及辨证论治方面独具特色，它不但通过阴阳、表里、寒热、虚实八纲辨证理论分析每一个病人的证型属性及气血、脏腑的失调，判断病人的全身状况，同时根据“同病异治”、“异病同治”的原则，对患同一癌症的病人，根据个体差异不同，出现不同的中医证型，其治疗也就因“证”而异（同病异治）；另一方面，不同癌症病种的病人如在疾病某一阶段出现了同一证型时，按中医治则应给以“异病同治”。中医的辨证施治、理法方药体系对癌症病人的治疗可使癌症病人机体失调得到调整，因此，首先把中、西医的辨病与辨证治疗相结合，就能对每个癌症病人有一个全面的、系统的认识和明确的诊断，以指导进行合理的、有效的中西医结合治疗。

中医理论认为患病机体是一个整体。疾病

过程中，局部病灶与机体整体是互为影响的，局部病灶的存在使受侵器官组织受到损伤，并影响全身，产生全身各系统器官和组织的功能失调和形态变化，反之，全身状况的好坏又往往对局部病灶带来影响，所以对一个癌症患者来说，不能只单纯着眼于局部癌灶的治疗，而且要进行全身系统的治疗。严格来说，现代医学的手术切除、放射线治疗和针对杀灭癌细胞的化学药物治疗，都着眼于消灭局部癌灶，应属局部治疗范畴，而中医药辨证施治进行整体调节，减轻局部治疗的毒副反应，增强患者自身提高能力。因此，在癌症治疗中，要把中西医的局部治疗与全身的整体治疗相结合，并根据病情早晚和病人的局部病灶情况（大小、范围、肿瘤分化程度及局部淋巴结转移等）来考虑采取何种治疗手段和措施以尽量消除病灶。当病情属早期，病灶局限，全身状况良好时，治疗应侧重于局部病灶的清除如根治性手术，同时照顾到整体调节，减轻局部治疗的毒副反应；而晚期癌症患者，已有远隔部位转移或出现恶病质，治疗则必须侧重整体功能的维护，增强自身抗肿瘤能力，以延长生命。将现代医学治疗手段与中医药治疗按局部与整体治疗相结合的原则进行，就能获得更好的疗效。

扶正治疗是中医药治疗肿瘤一大特色，一大优势，大量研究表明扶正中医药的应用大大提高了患病机体的抵抗力和改善机体的内环境调节体内诸多的病理生理变化，有助于控制病情，促进康复。抗癌祛邪的治疗手段在现代医学中得到日益精确的发展，根治性手术的改进、放射线治疗的进步和新的抗癌化学药物的发现和研制，使祛邪除病的治疗充分发挥作用。从中西医结合的角度来看，手术、化疗或放射线治疗以及某些以毒攻毒的中草药均属于祛邪范畴，而现代医学的支持疗法、免疫疗法、扶正中药等均属于扶正治疗。在癌症治疗过程中，应对病人在不同疾病发展阶段中正邪力量的对比作出正确的评价，确立正确的治疗原则，一般说早期癌症病人正气未衰、治疗以祛邪为主，尽可能应用有效的祛邪手段，以最大程度地灭杀病人体内的癌细胞，同时辅以中药扶正治疗；中期患者的病情正虚邪实，扶正与祛邪并重，使祛邪而不伤正、尽量减轻对机体正气的进一步损伤；晚期病人正气大衰而邪气更盛，病人身体已不克攻伐，只能以扶正治疗为主，此时以支持疗法、免疫疗法、中医药扶正治疗、生物疗法等，最大限度地减轻病人的痛苦，延长病人的生存期。所以抗癌祛邪治疗与扶正治疗相结合是一个重要原则。

一些癌症患者在经过手术、放疗或化疗后，体内仍残存少量癌细胞或亚临床的微小转移灶，同时，祛邪治疗也给病人机体带来正气损伤和器官组织损害，因此这些病人存在肿瘤复发与转移的可能性。针对这种情况，需要对病人进行长期的治疗与调摄，以扶正中药配合适当的抗癌治疗，提高自身抗病能力，进一步达到防止肿瘤的复发与转移的目的，一些研究报告指出，中西医结合组的远期生存率较之单纯西医治疗要好。

二、中西医结合防治恶性肿瘤研究进展

40年来我国运用中西医结合治疗恶性肿瘤越来越被广大学者与病家所接受，并已成为常用的治疗方法，是恶性肿瘤综合治疗中的有效手段之一。以中西医结合的方法及药物治疗恶性肿瘤的病种、病例逐年增加，大量的临床观察、实验研究已获得较大的进展，展示了富有特色的中西医结合防治恶性肿瘤的新路子。这是一条从中国实际出发，融中西医各自优势于一体，发挥传统中医药学，提高现代医学，两者相辅相成，实行互补结合的具有中国特色的防癌治癌之路。

兹就病因、诊断、治疗、预防等近年中西医结合防治恶性肿瘤探讨主要内容简介如下。

（一）病因

恶性肿瘤的病因十分复杂，迄今尚不完全清楚，现代医学对恶性肿瘤的发生与发展多从外因入手，重视自然环境中某些致癌因素的探讨，当然也有部分学者对肿瘤内因从内分泌学、免疫学、遗传基因等不同的角度进行研究。中医对恶性肿瘤病因认识重视内源性因素，认为肿瘤的发病与情志内伤密切相关，过激情绪的变化会引起脏腑功能失调。例如食管癌，古人认为“隔塞闭绝、上下不通、暴忧之病也”；乳腺癌的发病是由“忧思郁结，肝脾气逆”所引起。据现代心理学研究资料表明，约70％肿瘤患者发病前有较长期严重的精神抑郁状态。

80年代，Barbara R. Breitbart博士曾在上海作了有关心理因素对生理机能及其在疾病中的影响的学术报告。她认为中国医学经典著作《内经》指出人的恐惧、愤怒、苦恼、激动都会影响体内的变化，这些见解直到最近才获得科学的基础。上海第二医学院陶志教授总结了上海、北京、西安、沈阳、福州五个城市398例对胃癌的配对研究资料，结果发现“生气吃饭”、“好生闷气”二项指标与胃癌的发生有明显的相关性，这说明传统医学对情志因素与肿瘤的发生与发展密切相关，并有一定的科学内涵。

（二）诊断

恶性肿瘤的诊断和其他疾病一样，通过四诊八纲进行审证求因、辨证论治。历代医家对肿瘤的辨证论治积累了丰富的经验，迄今还有效地指导临床应用。近年来，恶性肿瘤患者四诊研究取得一些新进展，有些课题已由一般的对比观察发展到系统的探索规律，用现代科学手段对四诊进行实验研究和定量分析，使其更易为临床所应用，肿瘤四诊客观化在舌诊的研究最为突出。

中国中西医结合学会肿瘤专业委员会中医诊断协作组组织全国29个医疗科研单位，采用舌诊比色板，制定了统一的观察指标，对16，865例癌症患者舌象（舌质、舌体、舌苔、舌脉）进行临床观察，并与4，049例非癌症患者和8，845例健康人作对照。提出癌症舌象的临床意义和病理舌象形成原理的系列报告。提示肿瘤舌诊研究对辨证辨病，选择治法，判断病情和预后等有参考价值。如癌症舌质青紫的占57.35％，明显高于非癌症组和健康人组；青紫舌比例中较高者有食管贲门癌、口腔癌、肺癌、肝癌、白血病等；肝癌临床有肝区疼痛及上腹部肿块者，出现青紫舌及舌脉异常者明显多于见淡红舌者，说明其症状体征均较严重；肺癌早期淡红舌、薄白苔居多，到中、晚期逐渐减少，而青紫舌、腻苔逐渐增多；鼻咽癌暗红舌在Ⅰ～Ⅳ期中分别18.80％、42.60％、68.60％、71.30％。中晚期癌症患者转移者紫舌占78％，舌脉异常占66％，血沉加快占36％，而未转移者依次为42％、56％、4％，统计学处理有显著差异，提示舌质、舌脉异常改变结合血沉变化，可作为预测癌症患者复发转移的一个辅助指标。该诊断协作组对癌症舌象形成原理与中医病因、甲皱微循环、血液流变性、酸碱血气分析、微量元素、免疫功能以及肿瘤的形态学等相关性进行了系统的规律探讨。

上述研究表明，癌症患者舌象变化有明显的规律。如此大规模地对舌象进行科学研究，在国内外尚属首次。这项研究为中医舌诊应用于癌症患者的诊断和预测奠定了基础，在肿瘤防治中有重要临床价值，并体现了中西医结合诊疗的优势。

浙江省中医研究院从中药蚕砂提取的光敏剂叶绿素衍生物CPD_4，用于诊治恶性肿瘤167例，诊断符合率97.7％，治疗显效率59.2％。该制剂光敏效应显著，避光时间只需24小时，而用同类产品血卟啉注射剂的患者避光为30天。此中药光敏剂可供口服应用，且低毒、价廉、药源丰富、应用方便。

其他各地对肿瘤经络穴位探测，耳穴探测，中医脉诊、吞水音图、肿瘤指纹等等进行了观察和研究，为肿瘤诊断积累了资料。根据中医理论“有诸内必形诸于外”，内脏病变必在体表所反应，因而进一步对肿瘤四诊的探讨是有助于提高肿瘤诊断水平的。此外，全国对肿瘤患者的“中医证型”、“证的动物模型”、“肿瘤治则客观标准”也相应做了不少研究，为肿瘤辨证论治的研究奠定了基础。

（三）治疗

现在全国每年约有160万肿瘤患者，一般除用手术、放射、化疗、生物治疗等西医治疗措施外，对常见恶性肿瘤采用中医药及中西医结合治疗已为广大肿瘤患者所接受和欢迎，其进展是比较迅速的。

1.临床研究

中医治疗肿瘤，治法众多，例如根据中医理论进行肿瘤辨证论治的研究，它隶属肿瘤内治。同时各地还筛选了不少的单验方如六神丸、十全大补汤、六味地黄丸、梅花点舌丹、犀黄丸、平消片、脾肾方、贞芪扶正冲剂、莲花片等治疗不同类型的恶性肿瘤，取得一定的效果。其他如肿瘤外治，河南鹿邑县皮癌研究所用皮癌净治疗皮肤癌；刘嘉湘应用“蟾酥膏”治疗癌痛症；杨学志用“三品锥切”治疗早期宫颈癌及其癌前病变均获得较好的疗效；辛育龄用电化疗加用中医药治疗中晚期肺癌获得一定的疗效，其他气功疗法在肿瘤的康复治疗中，起到良好的作用。

中西医结合治疗恶性肿瘤，相互取长补短，扩大了研究思路，探索了研究途径，优选了治疗方案，已取得了一些新进展。

（1）手术与中医药治疗相结合

手术仍是目前治疗恶性肿瘤的主要手段。但手术常给患者带来损伤，耗气伤血，阴阳失调，故手术前后均须中医药调理以减轻手术的损伤，加速术后的康复。潘明继在胃癌的研究中，术前服用中药治疗组30例；不用中药组20例。观察术中出血、血压下降、心律失常，用中药组出现率为20%、10%、3.3%，而不用中药组其出现率为20%、10%、5%，前者副反应出现率低于后者，术后用益气固表，养阴生津，健脾益肾等治则及方药（如参芪注射液、康莱特乳剂等）均可促进肿瘤患者术后康复。

（2）放疗与中医药治疗结合

①减毒作用的临床观察：中国医科院肿瘤医院与中国中医研究院对食管癌102例病人采用有效长度5～7cm的线性钴放射源，每次照射时间为6小时，每周一次，全疗程共3～4次。在治疗中或治疗后有不少病人发生局部疼痛，而在中西医结合组的54例病人中，因采用清热解毒、生津润燥、凉补气血和健脾和胃等治则，无一例因严重副反应需靠输液来维持营养的病例发生。笔者近年来采用扶正解毒冲剂对减轻头颈胸部恶性肿瘤因放疗中副反应的临床观察中，中西医结合组共30例病人，放疗组完成率为93.3%（28/30），而对照组放疗完成率仅为74.2%（23/31），二组差异显著。江西省妇女保健院肿瘤科对104例子宫颈癌放射性直肠炎病人中医辨证分为：肝热下迫型以白头翁汤加减；湿热下注型以葛根芩连汤加减；脾虚泄泻型以四君子汤加减。结果治愈率75.9%，好转率22.2%，无效1.9%，平均服中药12剂。

②增敏作用的临床观察：湖南医科大学附一院报道，80例经病理证实为鼻咽癌患者随机分为二组进行治疗，川红组病人在每次放疗前静脉滴注川芎红花液5ml（每毫升含生药川芎1g，红花0.6g），对照组仅作常规治疗。结果表明，鼻咽癌原发灶消失所需放射剂量川红组较少，4年生存率川红组为47.5%，对照组为42.5%。两组结果虽相近，但说明川红组所需的放射剂量为轻，且不会促进癌瘤转移。中国中医研究院广安门医院余桂清等对行根治性放疗的头颈胸部恶性肿瘤74例，按不同肿瘤和病理类型，随机分为放疗合用扶正增效方（生黄芪、枸杞子、太子参、白术、天冬、苏木、红花等）组及单纯放疗组，以观察本方对恶性肿瘤放射的增效作用。结果在肺癌组32例病人中，中西医结合组总有效率为68.8%，而对照组仅为31.3%。

③提高放疗的远期疗效：谷铣之等在活血化瘀中药并用放射治疗鼻咽癌前瞻性对照试验观察的报告中观察197例病人，鼻咽癌照射剂量均在6000拉德以上，中药加放疗组自放疗开始时即加服中药，基本方为黄芪、赤芍、川芎、当归、桃仁、红花、鸡血藤、陈皮、丹参，服至放疗结束。治疗结果：1年生存率中药加放疗组为91.3%，对照组为80%；3年生存率分别为67.4%，53.3%；5年生存率分别为52.5%，24%。中山医科大学肿瘤医院在放疗期间采用凉补气血药及养阴清热药等治疗，放疗后继续使用养阴益气、调理脾胃之药治疗鼻咽癌，其5年生存率达69.8%～80.59%。福州市第一医院采用扶正生津汤配合放疗治疗150例鼻咽癌患者，一般服药400剂左右，结果放疗的近、远期副反应得到明显减轻，且生存率亦明显提高，各期平均5年生存率为58%，10年生存率为30.8%。

（3）化疗与中药配合

①减毒作用的临床观察：中日友好医院中医肿瘤科在一组收治的各类癌瘤115例病人中，其中化疗加中药者59例，单纯化疗者56例，结果表明，中西医结合组化疗疗程完成率为88.1%，对照组为55.4%。中医研究院广安门医院胃癌研究协作组，在辨证施治的基础上选用健脾益肾方治疗晚期胃癌术后化疗患者326例，95%的病人都能顺利完成化疗，而对照组仅有75%病人能完成疗程。

②提高远期疗效：中医研究院广安门医院报道，应用扶正冲剂合并化疗治疗Ⅲ期胃癌

（术后）303例，其1年生存率为99.0%，3年生存率为77.31%，5年生存率为53.40%。潘明继报道320例不同手术方式的中晚期胃癌患者，术后用化疗及中药治疗，结果76例根治术后采用中西医结合治疗的3、5、10年生存率分别为60.52%、47.36%、18.42%。河北省医学科学院、河北省涉县肿瘤医院用扶正抗癌中药合并中、小剂量化疗，治疗60例食管贲门癌，另选33例严格条件对照。治疗组早、中、晚期平均生存期分别为52.9个月、47.5个月、17个月；对照组分别为36.6个月、13.3个月、8.8个月；总平均生存时间治疗组为46.4个月，对照组为28.2个月；经中西医结合治疗有效率早期为95.45%，中期为62.5%，晚期为50%，多数患者能缓解症状，延长寿命。王冠庭等报道扶正抗癌冲剂结合化疗治疗中、晚期胃癌患者，其中术后103例，未手术50例，前者随机分为中药组、中药加化疗组、单纯化疗组，治疗一年后，单纯中药组与中药加化疗组患者生存质量大多明显提高，二组仅有4%、10%患者生存质量有所下降，而单纯化疗组54%患者明显下降。中药组、中药加化疗组、单纯化疗组1年生存率分别为79.8%、76.2%、74.5%，3年生存率分别为55.4%、56.4%、49.5%。三者差异无显著性（P＞0.05）。未手术组50例中35例晚期或有广泛转移患者，经中药加化疗治疗1、3年生存率分别为71.43%、25.7%，中位生存期1.12年；另15例单纯化疗组1、3年生存率分别为20%、0%，中位生存期为0.61年，两组差异显著（P＜0.05）。中国医科院肿瘤医院对52例原发性肝癌动脉插管灌注化疗药及中药、放射综合治疗的结果分析：单纯化疗11例，疗后生存期平均85.36天（中位数90天）；化疗加中药19例，疗后生存期平均291.6天（中位数135天）；化疗加放疗12例，疗后生存期平均226.17天（中位数205天）；化疗加放疗加中药10例，疗后生存平均379天（中位数375天），四组比较，化疗加放疗加中药组效果最好，近期有效率80%，也属最高。吴良村等以中医药结合腹腔动脉插管化疗治疗晚期胃癌86例，食管癌44例，插管前见脾胃虚弱、气血不足者取健脾助运、补益气血、扶正抗癌方药。见热毒内蕴、灼伤津液者，取养阴生津、清热解毒之药。插管后见肝胃不和、恶心呕吐、脘腹胀满，取疏肝和胃，降逆止呕方药。如不能进中药，宜针刺足三里、内关、膈俞穴或胃复安30～50mg静滴。由于大剂量联合化疗而出现脾胃虚弱、肝肾两亏、气血不足证候，治疗以益气养血、滋补肝肾、兼顾脾胃方药。化疗药用5-Fu，DDP等。130例共插管268次，平均每例2次。疗效分析胃癌与食管癌结果无显著差异，半年与1年生存率分别为84.68%和43.98%，近期有效率明显高于未用中药组。广安门医院肿瘤科王桂绵报道中西医结合治疗乳腺癌216例，即手术后加放疗、化疗及中医辨证施治，结果近期可减轻手术后并发症及放、化疗毒副反应，远期观察5年生存率78.7%，带瘤生存7%，其中脾虚痰湿型占89.3%。

2. 实验研究

（1）实验治疗研究：饶燮卿等用健脾补肾升血汤经动物实验证明，该方能明显延长艾氏腹水癌小鼠的生存期。上海中医学院龙华医院李勇建等报道，用益气养阴方（黄芪、白术、北沙参、天冬）观察对Lewis肺癌及Yac-1瘤细胞的增殖抑制作用，结果提示益气养阴方对其确有直接抑制作用。王耐勤证明中药对化疗尚有减毒作用，如氟脲嘧啶与蟾蜍制剂合用即有增效减毒作用。

（2）肿瘤诱发与药理药效研究：邱佳信报告，通过对健脾、补肾、清热解毒等百余味中药进行实验，发现白术、肉苁蓉、地鳖虫、北沙参等约20味药和四君子汤有抑突变作用；单味药芙蓉花等和复方四君子汤等有反启动作用；白术能抑制Liwis肺癌转移，对进展阶段肿瘤有阻断作用。说明中医中药在预防肿瘤的发生上具有极大的可能性。吕丽娜等在脾虚模型小鼠上，观察到其脾虚NK细胞活性降低。脾虚模型小鼠荷瘤后用健脾理气中药治疗，可恢复NK细胞活性至正常范围；但用活血化瘀药及清热解毒药则无此作用。若荷瘤小鼠先予健脾理气药再给环磷酰胺，可使NK细胞活性恢复良好，瘤体明显缩小，提示健脾理气药有可能作为NK细胞的增强剂。孙燕报道中医药免疫调节实验研究说明，扶正中药治疗肿瘤作用机制：①抑制Ts活性；②激活巨噬细胞活性；③促进干扰素的产生；④保护骨髓、肾上腺皮质和肝脏功能；⑤与白细胞介素2有协同作用；⑥一些扶正中药有抗氧化和捕获自由基的作用。齐元富等报道活血化瘀方药抗癌疗效机理的实验研究说明：①直接抑杀肿瘤细胞；②改善血液流变性和凝固性，降低血液粘度，抑制血小板活性；促纤溶；抗血栓，消除微循环障碍，从而发挥抗转移作用；对放化疗有增效作用；③免疫调节作用；④镇痛、抗炎、抗感染等作用。

3. 展望

近二十多年来，我国肿瘤的中西医结合研究硕果累累，从早期诊断到病因研究，从治疗到预防，临床研究、验证到基础实验等研究都取得了较大的成绩，特别是对一些中、晚期癌症病人的治疗，无论是客观疗效或减痛延寿，提高生存质量，中西医结合更具优越性。中医的理法方药和各种治则的运用有许多特点，若将扶正培本、清热解毒、活血化瘀、软坚化痰、理气散结等治则与免疫调控、微循环、细胞生物学、基因工程等新科技结合并做深入探讨，则可使控制癌症发生发展，防止复发转移的理论得以阐明。在现有的综合治疗基础上，重点整理资料，筛选和研制出各种疗效确切的抗癌中药、方剂、疗法和系列的最佳治疗程序和方案。通过临床验证和科学论证，逐步形成对各类癌症不同病症、不同病程、不同证型的防治规范，并运用电脑信息，完成程序化的诊疗。实验研究上可进一步引进和应用国内外先进技术和方法。使中医学各种疗法和方药的抗癌作用从整体和分子水平得到充分的阐明。总之，中西医结合在肿瘤的防治研究中有着自已独特的位置，将为21世纪攻克癌症做出重要贡献。

（四）预防

恶性肿瘤作为一种严重危害人类生命健康的常见症、多发病，已逐渐成为导致死亡的第一位或第二位原因，由于肿瘤早期发现困难，92%的病人一经发现已属晚期，从而失去了手术根治的机会，仅靠化疗和免疫等方法，疗效尚不够理想。按传统的中医理论，不治已病治未病，未病先治，既病防变，对肿瘤进行预防已成控制肿瘤的主要手段。我国医学工作者经过几十年的潜心研究，在肿瘤预防领域，取得了许多成功的经验，在临床工作中取得了一定的疗效，兹就我国中医肿瘤预防研究概况介绍如下：

医科院肿瘤所经动物模型，筛选出一些阻断食管上皮增生癌变的有效药物，其中抗癌乙片（又名“增生平”，由6味中药组成）经对河顺和磊口两乡进行对照观察，结果发现抗癌乙片组的食管癌发生率只有3.2%，而对照组为6.7%，具有明显差异。服药3年，使重增的癌变率下降了52.2%，服药五年，使重增的癌变率下降了47.3%。

程书钧等研究认为绿茶的主要成分儿茶素，具有明显的抑制突变及癌变作用，研究表明，绿茶的儿茶素成分可以抑制多种致癌物诱导突变及染色体损伤，绿茶水溶性提取物明显抑制亚硝酸胺诱发小鼠前胃癌和食管癌。

广西医学院对肝癌高发区进行了预防研究，将研究对象分为3组，丹参组，绿茶组，对照组，均服药1年，结果发现丹参组及绿茶组各发生癌2例，对照组5例，与对照组比较，绿茶组的保护率为72.14%，效果指数为3.59，丹参组分别为63.75%及2.76，初步显示两组均有一定保护作用。

于祥艺报道由黄芪、三七等补气活血为主组成的化生平浓缩合剂，用以逆转胃癌癌前状态200例，以内窥镜组织病理学判定疗效，总有效率为95%，治疗组近愈病例72.5%，见萎缩性炎变的浅表炎消失，肠化及异性增生消失。

马山等用胃友（黄芪、肉桂、吴萸、枳壳、片姜黄、川芎、红花、桃仁、三七、丹参、莪术、甘草）治疗萎缩性胃炎910例，全部经胃镜病理组织学复查，基本治愈率为70%，总有效率为99.6%，该制剂可使萎缩粘膜逆转。

中医研究院广安门医院的宫颈1号栓，北京妇产医院崔脱丁，江西妇产医院三品一条枪等中药治疗宫颈鳞状上皮非典型增生等癌前病变1329例，治愈率98%以上，长期随访未见癌变。

通过以上临床研究均证明中医中药具有控制肿瘤的生长，阻断肿瘤形成，使癌前病变向正常逆转，因此中药是进行预防肿瘤的一个很好的手段，但目前大面积投药价格较贵，能否把中药制成简、便、廉的成药是进行中药大范围肿瘤预防的关键。

（林洪生 朴炳奎）

（五）抗癌中草药研究进展

我国医药学家自 1955 开始研究抗癌中草药。最初根据古文献的记载，民间治疗的单、验方、临床防治肿瘤的有效方药以及借鉴国外经验等进行筛选工作，进而对有效药物或活性物质利用分离、提取、分析鉴定以及 t 物质活性检测等新技术做了深入的研究。据不完全统计，全国筛选了近 3000 余抗癌中草药和复方，进一步实验研究和临床验证了近百余种，已经鉴定投产的约 20 余种，其中 9 种是我国新创制的。四十年来的研究证明，中医药确是一个巨大宝库。纵观这些年来研究情况，大概为细胞毒药物和增强机体防御能力的药物两类。

1. 抗癌中草药研究

（1）细胞毒药物

这类药物是作用于癌细胞生长的不同阶段，使细胞生长所需的 DAN. RNA 蛋白质合成受到严重阻碍，使癌细胞停止于增殖周期中的某一环节而引起细胞死亡；或作用于癌细胞能量代谢的某一环节，抑制癌细胞呼吸使其能量受阻而死亡；或破坏癌细胞的细胞膜引起细胞自溶而死亡。

青黛及靛玉红（Indirubin）：中国医学科学院在采用当归芦荟丸治疗慢性粒细胞白血病时获得了明显的疗效。经进一步实验及临床研究表明，在该方中有抗白血病作用的是青黛。药物化学家研究证明青黛的抗白血病有效成分是靛玉红，对 L_{7212}、W_{256}均有抑制作用，临床上对慢性粒细胞白血病亦显示了明显疗效。其作用原理与烷化剂、抗代谢药不同，它能增强免疫功能，提高白血病细胞的 cAMP 的含量，降低 Ph 染色体，电镜观察显示可使白血病细胞粗糙型内质网明显减少。由于靛玉红在青黛中含量甚微(0.11%)，医科院化学家又以靛蓝为原料，人工合成了靛玉红，经动物实验及临床研究证明人工合成的靛玉红和天然的靛玉红对慢性粒细胞白血病有同样效价。在化学结构与生物活性关系研究的基础上，最近又完成了第二代新药异靛甲（N-methylisoindotin）的研究，实验及临床研究表明，异靛甲比靛玉红疗效好而毒性低。

马蔺子及马蔺子甲素：马蔺子为一种中药，民间曾用马蔺子治疗肿瘤。天津药物所从其种皮中提取出了马蔺子甲素（Irisguinone），它是一种带长链的醌类化合物，是一种新的抗肿瘤有效成分。研究表明，马蔺子甲素对小鼠移植性肿瘤子宫颈癌 U_{14}、淋巴肉瘤、肝癌及艾氏腹水癌有效，与放疗可增强放疗对 U_{14}的抗癌作用，对骨髓无明显抑制作用，在病理研究基础上该药已进入Ⅱ期临床。

斑蝥和斑蝥素：斑蝥是一种中药，《本草纲目》认为斑蝥治恶疮、疔疗毒，具有破血散结等功效。民间广泛流传用斑蝥烧鸡蛋治多种肿瘤。国外研究证明，斑蝥的水、醇或丙酮的提取物对 Hela 细胞等细胞株代谢有抑制作用。虫体含斑蝥素，对小鼠移植性肿瘤的生长也有明显的抑制作用，对 S_{180}的抑制率为 35%～46%，L2（网织细胞肉瘤）的抑制率为 38%～66%，对腹水型肝癌的生命延长率为 65%～88%，痊愈率达 43%～71%。斑蝥素抗癌作用的原理可能是干扰了肿瘤细胞的蛋白质和核酸代谢。鉴于斑蝥素的副反应较大，影响着临床使用，津、沪等地作了结构改造，合成了一系列衍生物，其中有羟基斑蝥胺和斑蝥酸钠，副反应小，抗肿瘤效果好。斑蝥酸能改善肿瘤细胞和宿主的能量代谢，并能降低癌细胞 cAMP-磷酸二酯酶的活性，使 H_{22} 癌细胞的 cAMP 值及 cAMP/cGMP 比值提高，对癌细胞的呼吸亦有抑制作用。

冬凌草及冬凌草甲素（Oridonine）：冬凌草是河南民间治癌验方，临床上用以治疗食管癌及贲门癌、对食管上皮细胞重度增生亦有较好疗效。实验研究证明，该药对 Hela 细胞和人体食管癌细胞 CaEc-17 株有明显的细胞毒作用，对 S_{180}、ARS、EAC 和肝癌腹水型等动物瘤株有明显的抗肿瘤效果。中国和日本学者已从中分离得二萜类有效成分冬凌草甲素和乙素，实验证明冬凌草甲素及乙素对动物移植性肿瘤 L_{1210}、P_{388}及艾氏腹水癌有明显治疗作用。体外渗入实验显示，冬凌草甲素对癌细胞 DNA 合成有较强的抑制作用。甲素对 DNA 聚合酶亦有抑制作用。甲素对 L_{1210}白血病细胞动力学影响的研究提示，其为细胞周期非特异性药物。

莪术：莪术是传统的活血化瘀中药。旅大首先用以治疗宫颈癌，有效率为 78%，试治肝癌、白血病、淋巴肉瘤、卵巢癌等也有不同程度疗效。从莪术挥发油中分得的莪术醇(Curcumol)和莪二酮(Curdion)，对S_{37}、U_{14}、EAC有明显抑制作用，使细胞变性坏死。β-榄香烯(β-elemene)也是莪术中的成分之一，能明显延长艾氏腹水癌、ARS病小鼠的存活时间，对体外培养的肝癌细胞有较强的杀伤作用。体内掺入实验显示，多次给药能明显抑制^{3}H-TdR、^{3}H-UR掺入癌细胞、抑制癌细胞核酸合成而导致癌细胞死亡。

藤黄及藤黄酸(Gambogic acid)：藤黄的抗癌作用为我国首先发现，临床发现用藤黄外敷具有缩小恶性肿瘤作用。藤黄中抗癌有效成分为藤黄酸，对S_{180}、S_{37}、EAC等多种动物瘤株有抑制作用，对体外培养的人癌细胞BEL-7402和Hela细胞株有不同程度的杀伤作用。^{3}H-TdR掺入实验证明对Smmc-7721肝癌细胞有明显的杀伤作用。同位素放射自显影术显示该药抑制肿瘤细胞DNA合成。流式细胞光度术研究对Hela细胞周期影响，主要对G_2-M期的进行，同时对G_1-S期的进行亦有影响。

鸦胆子：鸦胆子属植物，60年代初国外对鸦胆子苦木素类抗肿瘤活性研究相当活跃。国内不少学者从鸦胆子中分离出10余种单体。鸦胆子油乳剂试用于宫颈癌患者有良好的效果。对小鼠艾氏腹水癌S期细胞有明显的抑制作用，并能抑制G_2-M期过程，而对Go期细胞也有一定的杀伤作用。有人从鸦胆子油中分离出的油酸，经体内实验证明对EAC及S_{180}均有效。^{3}H-TdR掺入实验证明，油酸能干扰艾氏腹水癌细胞的DNA合成。

汉防己甲素(Tetredrin)：为双苄基喹吡生物碱，国外报导有抗实验肿瘤作用。国内研究发现汉防己甲素在低剂量时对人体肝癌细胞株BEL_{7402}等呈细胞毒作用，对S_{180}、W_{256}等实验肿瘤亦有一定的抑制作用，对HAC、EAC生命延长率为68%～80%。病理检查发现肿瘤细胞明显坏死，细胞肿胀破裂，核固缩。电镜观察提示肿瘤细胞核/质比显著降低，表明其核酸代谢受到一定抑制。代谢研究表明^{3}H汉防己甲素可浓集于肺，临床用汉防己甲素合并小剂量放疗对肺癌有明显疗效。

天花粉：天花粉原为民间验方天皂合剂(天花粉和皂角)药物组成之一，用此方做中期引产获良效。病理检查时发现，天皂合剂对胎盘滋养叶细胞有选择性作用，使其发生退行性变，引起绒毛膜间隙大量纤维素沉积，形成血栓而致胎盘梗死。在此启示下用天花粉试治于绒癌及恶性葡萄胎，近期治愈率达80%。实验证明，天花粉能干扰癌细胞的呼吸和无氧酵解，使滋养叶细胞发生凝固性坏死。对小鼠EAC和S_{180}亦有抑制作用。天花粉抗肿瘤有效成分为天花粉蛋白，分子量为18000，空间结构现已搞清。

苦豆子：从苦豆中已分离出抗肿瘤有效成分槐果碱和槐宝，对小鼠Lewis肺癌、S_{180}、U_{14}等多种动物移植性肿瘤生长有抑制作用，其抑制率为30%～60%，槐宝对体外培养的EC细胞有明显的抑制作用。电镜观察显示，槐宝能使S_{180}癌细胞表面微绒毛脱落，线粒体肿胀变性，使癌细胞核酸含量降低，从而杀伤肿瘤细胞。临床证明对恶性葡萄胎疗效较好。

乌头：以乌头制成的乌头注射剂对小鼠肝癌腹水型有明显延长生命的作用，并能抑制癌细胞的有丝分裂。对人胃癌细胞株有一定杀伤作用，浓度为200mg/ml时杀伤率为100%，临床上试用于晚期胃癌和原发性肝癌效果较好，能缓解消化道症状，增加食欲，镇痛效果很好。

喜树(Camptotheca acuminata Decne)：在浙江民间用喜树制剂外用治疗银屑病。国外于1966年发现其抗癌活性，1969年又分离出羟基喜树碱，只作过少量的临床Ⅰ、Ⅱ期试验，被认为是极有前途的药物。我国从1972年开始进行了喜树碱的分离、提取和全合成，方法优于美、日等国，除分得已知有效成分喜树碱(Camptothe cin) 10羟基和10-甲氧基喜树碱外，还得到11-甲氧基和11-羟基喜树碱2个新的生物碱，二者均具有抗癌活性。实验证明，喜树碱能显著抑制癌细胞的核酸代谢和分裂增殖，是细胞周期特异性药物。10-羟基喜树碱对多种动物肿瘤比喜树碱有明显的抑制作用，且毒性很低。喜树碱和10-甲氧基喜树碱均合成成功，另外还进行了喜树碱衍生物的合成及喜树碱生物转化为10-羟基喜树碱的研究。最近日本及美国学者相继报告喜树碱衍生物。最近CPT-11及Topotecan不仅在实验室有效，临床治疗肺癌也有效。我国已把喜树碱和10-羟基喜树碱用于临床，对肝癌及胃癌均有一定的疗效。

粗榧：国外自1969年～1972年，从我国主产植物三尖杉属中先后分得4种酯类化合物：三尖杉酯碱(harringtnine)、高三尖杉酯碱(homoharringtnine)、脱氧三尖杉酯碱(deoxyharringtnine)和异三尖杉酯碱(isoharringtnine)，实验证明对小鼠白血病P_{388}、L_{1210}有明显的疗效。目前高酯碱进入临床Ⅰ期使用，其他未见临床报道。我国从1972年开始对三尖杉、海南粗榧等作了大量的植化工作，从其树皮中提取了16种生物碱及2种内酯，生物碱包括粗榧碱、三尖杉酯碱、高三尖杉酯碱、异三尖杉酯碱及脱氧三尖杉酯碱。上述化合物皆经红外光谱、紫外光谱、核磁共振、质谱或X光衍射仪分析并鉴定。药理实验表明，树皮中含量最高的粗榧碱没有抗肿瘤作用。但粗榧碱的酯化物——三尖杉酯碱、高三尖杉酯碱、异三尖杉酯碱及脱氧三尖杉酯碱皆对小鼠白血病L_{1210}、P_{388}有较好疗效。为阐明三尖杉酯碱的作用原理，作了掺入实验，结果表明三尖杉酯碱抑制^{3}H-亮氨酸掺入L_{1210}细胞蛋白最明显，最迅速，对^{3}H-胸腺嘧啶核苷掺入DNA亦有明显抑制作用，但对^{3}H-尿苷掺入RNA无影响。在对含量较高的三尖杉酯碱及高三尖杉酯碱进行了较为全面的药效学、毒理学、药代动力学及作用机制等方面的研究之后，已推荐到临床试用，Ⅰ期及Ⅱ期临床试验证明二者旨对急性粒细胞性白血病有明显疗效。对急性淋巴细胞性的白血病亦有效，已鉴定投产。我国首先完成了脱氧三尖杉酯碱和三尖杉酯碱的半合成。半合成的三尖杉酯碱临床证实在2倍于天然三尖杉酯碱的剂量时疗效与之相当，也已鉴定投产。目前为了提高三尖杉酯碱及高三尖杉酯碱的疗效及扩大使用范围，已进入临床联合化疗方案及不同给药途径等方面的研究。我国在三尖杉属植物抗癌研究的化学药理、临床等方面领先于国外。

蟾蜍制剂及蟾酥：蟾蜍和蟾酥治疗各种肿物及恶疽历史悠久，民间亦广泛流传用蟾蜍及蟾酥治疗各种肿瘤。实验证明，全蟾提取物在体外能抑制人的卵巢腺腺癌、颧上下颌未分化癌、间皮瘤、胃癌、脾肉瘤、肝癌等肿瘤细胞的呼吸，蟾蜍醇和水提取物用美兰法对人胃癌细胞有效。蟾皮和蟾胆汁对小鼠移植性宫颈癌(U_{14})和腹水型肝癌的生长有抑制作用。蟾酥可抑制Hela细胞生长，抑制人肝癌和白血病细胞呼吸，用美兰法对人卵巢癌、肝癌亦有效，还能诱导噬菌体的产生。有人从无患子科等植物分得的细胞毒物质蟾蜍二烯醇，结构上类似于蟾酥的某些甾体。蟾蜍制剂还有提升白细胞的作用。1970年以来，国内已用蟾蜍制剂治疗各种肿瘤700余例，蟾酥制剂治疗350余例，均获得不同程度的疗效。蟾蜍及蟾酥制剂内服过程，易出现晕、乏力、呕吐和类似毛地黄甙等副反应。可防止白细胞下降，病灶周围常可见巨噬细胞明显增多，提示它可提高机体免疫功能。

农吉利：农吉利是山东民间治癌中草药之一，化学家从中分离出抗癌有效成分农吉利甲素(即野百合碱，Monocrotalin)，对S_{180}有明显抑制作用，能抑制DNA合成，破坏DNA模板机制。临床上以农吉利不同制剂治疗皮肤癌、宫颈癌等700余例，均获得了不同程度的疗效。但因对肝脏的毒副反应较大，使用受到限制。通过对农吉利甲素的结构改造，发现N-氧化农吉利甲素毒性较低。

雷公藤：国内从雷公藤属植物中分离出雷藤素甲和雷藤素乙，二者均对L_{615}有疗效，正在临床试用中，国外亦有报道雷藤素甲、乙对L_{1210}和P_{388}有抑制作用，未见临床报道。

秋水仙：从百合科秋水仙的球茎种子中分离出秋水仙碱，是具有抑制细胞有丝分裂的生物碱，治疗浅表部的恶性肿瘤有一定疗效，由于毒性大而阻碍了推广使用。天津从云南丽江山慈菇中提得秋水仙碱作为原料，进行结构改造，首次合成了秋水仙酰胺(Colchicine amide)，其抗癌活性及化疗指数均高于秋水仙碱，而毒性仅为秋水仙碱的十分之一左右，临床治疗乳腺癌效果较好。

山豆根(Sophora subprostrata)：山豆根水浸提取物对S_{180}、U_{14}有显著的抑制作用，对艾氏腹水癌有延长生命的作用。在镜下观察发现对癌细胞有破坏作用。从山豆根中分得氧化苦参碱，对多种动物移植性肿瘤有抑制作用。作用机理为诱导荷瘤小鼠肝细胞微粒体细胞色素P_{-450}活性，这种作用能改善荷瘤小鼠的代谢，与环磷酰胺合用，能提高环磷酰胺的治疗作用。

娃儿藤：有人从娃儿藤中分离出娃儿藤总碱，总碱主要为娃儿藤甲素（Tylophorinidine）和娃儿藤乙素（Tylophorinine），二者均有抗癌有效成分，对S_{180}、U_{14}和L_{615}的生长均有抑制作用，已试用于临床。在同属植物筛选中，发现三分丹、通脉丹、通天连等四种植物中均分离到了相同的生物碱。

伪石蒜碱(Pseudolycorine)：是从石蒜科植物水仙及石蒜中提取的生物碱，已在临床Ⅰ期试用。利用石蒜碱为原料进行结构改造，发现石蒜碱胺盐（lycorbetaine）抗肿瘤活性最为显著，是一种新型的抗肿瘤成分，该药毒性较小，已在临床用于消化道肿瘤和恶性淋巴瘤获得了一定的疗效。

紫杉及紫杉醇（Taxol）：国外从一种称为短叶红豆杉（Taxus brevifolia）的树皮中提取出紫杉醇，对P_{388}、P_{1534}有显著的抑制作用，对W_{256}有较高的抑瘤效果。对S_{180}、L_{1210}、Lewis 肺癌以及KB细胞均有一定的抑制作用。我国学者从中华紫杉（Taxus chinensis）提取出紫杉醇，该植物不仅紫杉醇含量高，而且资源丰富。药理实验证明，在15mg/kg 的剂量下，紫杉醇可明显延长S_{180}的生存期，并对黑色素病B-16有明显的抑制作用。生化药理研究显示紫杉醇在37℃下可促进微管聚合，明显缩短或消除体外聚合所需潜伏期，并抑制4℃下微管的聚流式细胞光度术研究表明，在25nM 的低浓度下，紫杉醇为明显减少G_1期的细胞群体，而增加G_2＋M 期的细胞群体。其作用呈时间及浓度相关性。由此可见，紫杉醇的作用机理与其他抗癌药物完全不同，它促进微管蛋白的聚合，抑制其解聚，使细胞周期阻断在G_2＋M 期。美国的临床研究表明，它对卵巢癌及乳腺癌有突出疗效，被誉为近15年来最好的抗肿瘤新药。

（2）增强机体防御能力的药物

①抑制致癌物的致癌作用及防治某些癌前病变的药物：

六味地黄丸治疗食管上皮细胞重度增生患者92例，一年后上皮细胞转向正常或向正常转化者82例，与对照组比差异显著，治疗组57例随访5年癌变明显低于对照组。给小鼠以亚硝基肌氨酸乙酯，同时给以六味地黄汤，30周后前胃鳞癌发生率明显低于对照组。六味地黄汤中熟地、山药具有明显的富集硒作用，熟地中的硒含量最为丰富，有实验表明硒是六味地黄汤主要抗癌元素。在用MNNG（甲基亚硝基胍）和MNU诱导V_{79}细胞染色体突变实验中，亚硒酸钠（10^{-1}—10^{-3}）减少MNNG和MNU诱导染色体畸变的发生率。

冬凌草制剂能抑制动物和人食管上皮增生或阻止癌前病变转变为癌，且使之逆转为正常细胞，对甲基苄基亚硝胺诱发的大鼠食管上皮的癌前病变具抑制作用。

姜黄（Curcumalongal）的乙醇提取物姜黄素（Curcumin）可抑制巴豆油、7.12-二甲基苯蒽、20-甲基氯蒽等诱癌剂、促癌剂的致癌作用。TPA类诱癌剂能激活表皮鸟苷酸脱羧酶诱导表皮细胞DNA的合成，促进皮肤癌的产生、局部应用10umol姜黄素对5umolTPA诱发的鸟苷酸脱羧酶活性抑制率达91％。医科院药物所实验证明姜黄素可抑制甲基甲烷磺酸酯诱导的沙门氏菌His株回变，具与维胺酸（RⅡ）有明显协同作用。亦可降低环磷酰胺引起的微核形成及巴豆油引起的鼠身水肿。姜黄素是一有效抗突变剂，也是抗促癌剂，最近美国已将其列为第三代癌化学预防药。

抗癌乙片（山豆根、败酱草、白鲜皮、黄药子、夏枯草、草河车）能抑制小鼠前胃鳞状上皮癌变，用其治疗食管上皮重度增生患者，好转者91.8％，与自然好转率相比差异显著。

攀枝花制剂（攀枝花＋岩白菜）可抑制和治疗甲基苄基亚硝胺诱发小鼠前胃癌，临床试用于食管癌和胃癌有一定疗效。

刺五加皮能抑制尿烷引起的肺腺瘤，减少6-NTU引起的甲状腺癌和吲哚引起的小鼠骨髓性白血病；降低小鼠自发乳腺癌及自发白血病形成过程。

香料科植物水蓼（Polygonumhydropiper）的粗提物有弱的抑制EB病毒活化的作用，进一步研究发现，水蓼中的主要辛味成分属于倍半萜二醛类的Polygodial及Warburganal，在小鼠皮肤致癌二阶段实验中对致癌基因活动因子TPA显示出很强的抑制其活性作用。

绿茶对 AFB_1（400ug/kg）和 AAF（2-乙酰基）诱发大鼠肝癌有明显的抑制作用，一定浓度的绿茶提取物对强致癌源亚硝基吗啡的合成阻断率达 92.4%，T_6 是从绿茶中提取的抗氧化剂，其主要成分是多酚类化合物，在 V_{79} 细胞体外实验中加入 70～200ug/ml T_6 即可明显抑制 MeIQ（2-氨基-3，4-二甲基咪唑（4.5f)，并喹啉和 FFE（煎干鱼片提取物）诱导 SCE 姐妹染色体互换的增加，在 MelQ 引起的 V_{79} 细胞微核实验中同时加入 T_6 100～200ug/ml 也有明显抑制作用。进一步研究发现，茶叶抗癌成分主要是儿茶素类化合物，其单一成分中以没食子儿茶素并没食子酸酯（EGCG）的表儿茶素（ECG）抗癌效果最好。在肝脏部分切除加腹腔注射 DEN 的动物中，ECG 有明显抑制巴比妥（PB）的促癌作用，EGCG 能明显降低 N-甲基-N-硝基-N 亚硝基胍诱发大鼠胃肠道恶性肿瘤的发生。

冬虫草的水煎醇提取物可抑制小鼠前胃鳞癌的发生，用肌胺酸乙酯盐酸盐（2g/kg）加亚硝酸钠（0.3g/kg）给小鼠灌胃，诱发前胃鳞状上皮增生，停止灌致癌剂后，用虫草提取物（0.2ml/只）进行阻断性治疗，结果表明实验组癌变率明显低于对照组。虫草提取物对癌前病变并无治疗作用，但可显著的抑制癌前病变和癌变的发展。

目前报道的具有抑制致癌物及癌变的药物还有：川芎内酯（Senkyunolide)、蓝桉植物中的蓝桉醛（Euglobal)、皂荚中的皂苷及皂荚皂苷、荠莱中的富马酸（Fumaric acid)、甘草中的甘草酸及甘草甜素、仙鹤草中的小分子酚类物质鞣化酸（Fllagc acid)、金银花及葵花子仁中的氯原酸（Chlorid acid)、乳香及大蒜中的二烯丙基硫醚（DAS）等。

②促进机体免疫功能，提高抗癌能力的中草药：

云芝多糖刺激特异性抗体产生，提高淋巴细胞转化率，增强对癌细胞的主动免疫，对小鼠 U_{14} 及 S_{180} 的生长有一定的抑制作用。用于临床可改善症状，恢复 T 细胞功能，提高白血病患者的缓解率，延长生存期。芦笋对小鼠肺癌 LA-795、人鼻咽癌等离体细胞有明显的细胞毒作用，亦可促进小鼠外周血 T 淋巴细胞的转化增殖。猪苓多糖对小鼠 S_{180} 生长有明显的抑制作用，对癌细胞无直接杀伤作用，能增强肝、脾、腹腔巨噬细胞的吞噬活性，促进荷瘤小鼠脾脏抗体细胞形成，并能增强淋巴样细胞对肿瘤的特异性免疫作用，对小鼠多能干细胞有保护和促进增强倾向。对荷瘤肌体肝糖原的消耗有保护功能。猪苓多糖亦具有抗放疗与化疗合用增效及减毒功效。据现代研究报道，枸杞多糖、刺五加多糖、黄芪多糖、白首乌甾体酯甙、胶股蓝、人参多糖等均有增强机体免疫功能以达到抑制作用。

③增强疗效、化疗疗效的中草药和复方：

冬凌草中的冬凌草甲素与博莱霉素（BLM）及消瘤芥（NC）合用，能明显增强化疗药的抗肿瘤作用。实验表明，冬凌草甲素能明显增强 BLM 对肿瘤细胞的 DNA 合成的抑制。虫草与 6-mp、环磷酰胺（cy）合用亦表现出增效作用。马蔺子种皮中一种醌类化合物能阻止 BLM 所致 L_{1210} 瘤细胞 DNA 断裂的重修复，提示增强了 BLM 对肿瘤的杀伤作用。氧化苦参碱与低剂量 cy（60mg/kg）合用，抑瘤作用相当于高剂量 cy（300mg/kg）组，而白细胞减少的程度合用的比单用的有明显改善。复方丹参能明显增强单用无效剂量的喜树碱对小鼠肝癌及 U_{14} 的抑制作用。由党参、枸杞子、白术等组成的补肾方能使 L_{1210} 荷瘤小鼠脾淋巴细胞增殖升高，调节用脾细胞及骨髓细胞膜脂质流动性接近于健康小鼠，提高荷瘤小鼠对化疗药的耐受量，减轻胸腺瘤萎缩，和化疗药物有协同抗瘤作用。汉防已甲素对狗有升高白血球作用，伍以小剂量放疗治肺癌比单用放疗效果明显提高。由太子参、白术、黄芪、天冬、鸡血藤、枸杞子组成的复方与放疗合用，在近期肿瘤消退效果好，照射剂量少、并发症亦少，动物实验证明，该方能降低 r 射线照射的乏氧细胞的流动性，使其损伤程度增加。

2. 展望

40 年来抗肿瘤中草药的研究虽然取得了巨大进步，但交付临床使用的产品还为数不多，疗效也不太高。由于面临战胜癌症的巨大挑战，应对过去研究的有效中草药或抗肿瘤的活性物质，采用新技术，新方法进行深入的研究，以期寻找出高效、低毒的新型药物。此外还应进一步努力寻找抗突变癌变的有效药物，真正做到防治结合。癌预防药应是癌防治研究的重要前沿领域。

（郁仁存 张代钊 余桂清 万冬桂 林洪生 朴炳奎 姜廷良）

第二节 中西医结合防治恶性肿瘤临床研究

一、食管癌

食管癌（Esophageal Carcinoma）是我国常见的恶性肿瘤之一，其死亡率居世界之首，以太行山两侧的华北地区发病率最高。临床主要表现为进行性加重的进食梗噎感，伴胸骨后疼痛及消瘦。中医学关于食管癌的记载很多，属“噎膈”范畴，认为它的成因是七情郁结，如《诸病源候论》曰：“忧虑则气结，气结则不宣流，便噎”。二是因为气滞血瘀，痰湿不化，如明代徐灵胎说：“噎膈之症必有瘀血，顽痰逆气，阻隔胃气。”三是气血亏损，年高体衰，朱丹溪曰：“噎膈反胃，名虽不同，病出一体，多由气血虚弱而成。”临床治疗多以舒肝理气，健脾祛痰，活血化瘀为主，辅以益气养血。

目前，早期食管癌的最佳治疗方法为手术治疗，但由于早期诊断仍有困难，70%～80%的病人确诊时已不适合手术，还有相当多的病人年迈、心功能不全，不能耐受手术，临床实践证明，即使是早期手术切除的病人，仍有复发和转移，所以食管癌的非手术治疗越来越重要，它包括放疗、化疗、中药及免疫治疗。中医中药作为中国独特的医药宝藏，在中西医结合治疗食管癌中发挥了重大作用，使食管癌的治疗效果有了一定提高。

（一）临床研究

1. 中药在减轻化疗药的副反应方面有明显的作用

中日友好医院中医肿瘤科总结245例，分为化疗加中药组和单纯化疗组，观察结果表明，中西医结合组化疗完成率高，患者血象、免疫功能及其他副反应均明显优于对照组，有显著差别。近年来，顺铂引入联合化疗方案，使食管癌的化疗疗效有所提高，但此药副反应明显，许多患者不能耐受。江西省肿瘤医院中西医结合科，治疗晚期食管癌36例，中药拟基本方（旋覆花、代赭石、陈皮、半夏、厚朴、生地、玄参、山豆根、丹参），配合化疗顺铂、平阳霉素、长春新碱，CR1例，PR2例，总缓解率35%，治疗后生存期2～8.4个月，中位生存期7.5个月。中日友好医院董秀荣等应用中药（旋覆花、代赭石、枇杷叶、车前子等）配合含顺铂的化疗，观察发现可明显减轻顺铂的消化道毒性反应。

中药提高化疗药疗效的研究较多。河北省医学科学院对冬凌草进行了多年研究，他们单用冬凌草治疗早期食管癌，1、3、5、10、15年生存率分别为100%、96.9%、84%、68.4%和44.6%，除第一年外，均高于对照组。他们将冬凌草与化疗药环磷酰胺及争光霉素合用治疗97例中晚期食管癌，CR5例，PR12例，总有效率达44.3%，采用冬凌草与消瘤芥（AT-1258）合用治疗中晚期食管癌84例，CR10例，PR16例，有效33例，总有效率70.2%，而对照组只用平阳霉素加消瘤芥治疗31例，PR2例，有效8例，总有效率32.3%，两组有明显差异，中西结合组1、2、3年生存率分别为41.1%、14.3%、12.5%，对照组为13.0%、11.1%和0%，说明冬凌草可明显提高平阳霉素＋消瘤芥的作用。王瑞林等采用不同中药与化疗药相配合，治疗中晚期食管癌437例，分为DVP（顺铂、长春新碱、平阳霉素）加冲剂（川芎、赤芍、丹皮、郁金、黄芪）组52例，有效率76.9%；PN（平阳霉素，消瘤芥）加冬凌草组84例，有效率70.2%，BE（博莱霉素、环磷酰胺）加汤药（山豆根、金瓜蒌、龙葵、威灵仙、葛根、香橼）组234例，有效率49.1%，单用冬凌草组67例，有效率为37.3%。

随着中药制剂技术的发展，以纯中药制成的抗肿瘤注射液正越来越多地用到临床中来，因其浓度高、有效成分明确而被人承认。北京中医药大学附属东直门医院报告对“参芪注射液”进行了十多年的观察，治疗食道癌176例，参芪配合化疗组可以明显消减化疗的毒副反应，与对照组相比有显著差异 $P<0.01$，血液流变学检查显示参芪组全血粘度明显下降，还可提高

淋巴细胞转化活性，增强巨噬细胞的吞噬功能。据武汉医学会肿瘤分会报告吗特灵注射液，可减轻肿瘤患者痛苦，如疼痛、发热及吞咽困难等，尤其适于晚期食管癌患者，CR 加 PR 37%。消癌平是中药乌骨藤制剂，开封市第二人民医院肿瘤科用其与顺铂配合，治疗晚期食管癌 32 例，CR1 例，PR12 例，缓解率 40.6%。他们还观察了华蟾素注射液，治疗 30 例晚期食管癌患者，吞咽困难改善者占 46.7%，66.7%的患者免疫功能得到提高，瘤体缩小占 10%。浙江中医学院附院报导中药薏仁研制的“康莱特注射液”抗肿瘤近期总有效率达 55.71%，与治疗组（有效率 49%）无显著差异，且可提高人体免疫功能。

2. 放疗配合中药

放疗为食管癌的有效治疗方法之一，中药可以明显减轻放疗所出现的副反应，如近年来中日友好医院采用扶正解毒冲剂（生黄芪、生地、银花、黄连、石斛、麦冬、枸杞子等），对以肺癌和食管癌为主的 131 例肿瘤患者在放疗中出现的副反应进行了临床治疗与研究，结果表明，中西结合组的各种放射副反应均较对照组为轻。

放疗增敏是近年研究有进展的课题，鲍云华等分析了单纯放疗，放疗加化疗，放疗加活血化瘀中药二组食管癌患者 100 例，近期疗效无明显差异，放疗加中药组 3、5 年生存率明显优于单纯放疗组，$P<0.05$。曲宝玺等用从马蔺子中提取一种新型醌类，观察食道癌 196 例，结果结合组病变消失率 73%，单放组 41%，$P<0.05$，1 年生存率有差异，$P<0.05$。河南省几个单位联合观察鸦胆子乳口服液，配合放疗 CR+PR77%，单放组为 65.6%，$P<0.01$。哈尔滨医大附院观察吗特灵配合放疗治疗 218 例食管癌，近期疗效差异不明显，1、2、3 年生存率与对照组有显著差异。

3. 手术配合中药

侯浚等报导术前用中药 494 冲剂（担子菌多糖体）治疗食管癌 65 例，术后标本显示癌组织生长尖端退化，癌旁淋巴结反应等病理形态改变均与对照组有显著差异。有报导术前给 139 注射液（含有大豆磷酯等）1 个疗程，可提高手术切除率。

4. 食管上皮重度增生的预防

食管上皮重度增生的癌变率为 26.6%～30.3%，在高发区开展对食管上皮重度增生的治疗，对预防食管癌的发生意义重大。中日友好医院李佩文等报导将六味地黄丸给食管上皮重度增生患者服用，共 344 例，与对照组相比，2 年后癌变发生率分别为 1.1%和 8.3%，差异显著。林培中等报道在林县现场 8.0 万人群中普查，发现食管重增者 2531 人，轻增者 3393 人，用中药抗癌乙片和维胺酯及核黄素进行阻断性治疗，3 年后复查癌变率均较对照组下降。侯浚等报导磁县、涉县食管癌普查，用补气、活血化瘀的中药复方党参丸治疗食管癌前病变 278 例，2 年后复查，治疗组癌变率 7.1%，对照组癌变率 10%，两组比较有显著差异。他又报道用复方苍豆丸治疗食管癌前病变 648 例，2 年后复查，治疗组癌变率 1.5%，对照组 4.2%，5 年后复查，治疗组癌变率 7.1%，对照组 13%。沈琼等报道用复合核黄素营养阻断治疗食管癌前病变 536 例，15 个月后复查，实验组癌变率 0.6%，对照组 2.7%。还有许多关于预防癌前病变的实验研究，包括中草药、化学合成物、天然产物和食物、维生素及微量元素等等，成绩显著。

（二）实验研究

中西医结合对消化系肿瘤的实验研究，虽然起步较晚，但近 20 余年来有较大进展，尤其对一些中药验方和中药有效成分的研究取得了一定成果。

张覃林等对冬凌草进行了实验研究，发现冬凌草化学成分复杂，其中冬凌草甲素和冬凌草乙素为抗肿瘤有效成分，体外抗肿瘤作用研究证明，冬甲素及乙素对人体食管癌 Ca-109 细胞及 BEL-7402 细胞均有明显细胞毒作用，体内抗肿瘤用途试验证实对 EAC、S180 等均有明显抗肿瘤作用。体外实验还证实，冬甲素可明显增强平阳霉素、顺铂及消瘤芥的细胞毒作用，体内实验也得到证实。进一步研究发现，冬甲素对 ECA、L1210 肿瘤细胞的“指数生长期”及“早期细胞”均有抑制作用，对细胞周期中的 S、G1、G2、M 期细胞均有不同程度杀伤作用，可作为细胞周期非特异性药物。

李乃卿等人对“参芪注射液”（党参、黄

芪）做了实验研究，有效成分主要是黄酮类和皂甙类，实验证实，参芪注射液对动物有抗肿瘤作用，对移植小鼠肉瘤S180有明显的抑制作用，抑制率达36%～55%。

刘桂亭研究发现中药补骨脂对甲基苄肼亚硝胺诱发大鼠食管癌有明显抑制作用。林培中实验证明，中药复方抗癌乙丸和冬虫夏草对亚硝基肌氨酸乙酯（NSEE）诱发小鼠前胃鳞癌有明显阻断癌变的作用，抑制率分别为51.4%和43.2%。杨文献、裘宋良等研究发现，中药葛根提取物对NSEE诱发小鼠前胃鳞癌的抑制率为77%。孙健丽等研究消癌平（乌骨藤制剂）主要成分为多糖、生物碱及皂甙类，基础实验证实对多种癌细胞有杀伤作用，动物实验证实可提高荷瘤小鼠的免疫力。

（三）展望

食管癌的预防和综合治疗，是今后值得进一步研究的课题。食管癌前病变的预防治疗，已取得一定成绩，但耗资巨大，人们希望有更方便、更经济、又易于坚持的方法出现，目前研究已发现，许多天然产物和食物中存在着众多化学结构不同，作用于不同致癌过程的天然抑癌物质，因此如何改善不良饮食习惯和烹调方法，建立更科学的饮食结构是很重要的。临床研究的目的是为提高疗效，从中药中发现疗效确切的抗肿瘤药作为研究课题。总之，肿瘤治疗已向综合治疗方向发展，中西医结合优势明显，将会发挥更大作用。

（张代剑 崔慧娟）

二、胃癌

胃癌是我国常见恶性肿瘤之一，据全国三个恶性肿瘤死亡回顾调查资料，以西北地区（青海、宁夏、甘肃）和东南沿海地区（江苏、上海、浙江）发病率最高，而广东、广西、贵州发病率较低。以上海、北京两地市区1982年～1984年调查统计，上海市区男性57.1/10万，女性23.3/10万，1987年～1989年男性发病率50.1/10万，女性为23.2/10万，北京市城区胃癌发病率1990年～1991年31.9/10万；女性为11.6/10万（世界人口标化发病率）。近年来，国内一些地区胃癌发病率开始有下降迹象，但它仍是我国最主要的恶性肿瘤，胃癌在男性及女性发病率中均为第二位，根据专家预测到2000年，胃癌发病率仍将保持一定高的水平，故应积极研究防治对策，使胃癌发病率有明显下降。

胃癌的诊断、治疗上近年来虽有一些进展，但总的说来未具有突破性，中西医结合治疗胃癌，经过多年的研究取得了不少成果，改善了症状，延长了生存期，提高了五年生存率。

中医依其临床见症，归属“胃反”范畴，历代对“胃反”均有许多记载，“朝食暮吐、暮食朝吐”认为与幽门梗阻相似。清·《景岳全书发挥》中指出：“膈者在胸膈胃口之间，或痰或瘀血或食积阻滞不通，食物入胃不得下达而呕出，渐至食下即吐而反胃矣”。这与贲门癌相似，中医认为产生反胃隔塞不通之证有气结、热结、瘀血、食积及脾胃虚寒等说。

现代医学治疗胃癌时，早期仍以手术为主，依其病情分期的不同，术后辅化疗或放疗、免疫治疗，中医药作为有效的辅助治疗手段，可用于胃癌的各个病期，手术前后、化疗或放疗时期均可并用中药以扶正祛邪，提高患者的免疫功能，减少放、化疗的毒副反应，保护骨髓造血机能，提高放、化疗治疗效果，延长患者生存期。当前，中西医结合治疗已成为胃癌特别是中晚期胃癌治疗的一大特色。

（一）临床研究

1. 以手术为主的治疗进展 胃癌的治疗效果近年来有所提高，1981年全国胃癌协作组对27个单位11734例胃癌术后满5年的患者进行回顾性总结，其中9602例作了各种手术治疗，切除组的手术死亡率为3.3%，3.5年生存率分别为32.6%及20.8%。其中根治切除者2701例，手术死亡率为2.5%，5年生存率为31.2%；姑息性切除3128例，手术死亡率为3.9%，术后5年生存率为11.7%；非切除性手术共3793例，手术死亡率为7.6%，其中捷径吻合手术1831例，手术死亡率5.5%，中数生存时间为5.5月；开腹探查术1415例，手术死亡率9.1%，中数生存时间4.7个月。王铮宝报告该院胃癌治疗水平随年代而有变化，30年间共做胃癌手术1752例，共分三个阶段，手术切除率由第一阶段的50.68%升至第三阶段的84.83%；根治切除率由28.46%上升至67.33%；根治术后5年生存率由1964年的

19.6%上升到1984年54.2%，平均49.59%。早期胃癌5年生存率为96.35%，进展期胃癌为44.72%，手术死亡率为1.66%，认为根$_1$及根$_2$(R_1及R_2)手术应为粘膜有癌及粘膜下癌的基本术式，而R_2及R_3手术应作为进展期癌的基本术式，该院还提出如癌已证实浆膜受侵(S_2、S_3)，淋巴结转移至第2站、第4站，清除范围应清除主动脉周围淋巴结（No16）即根4手术（R_4）。林超鸿等报告1975年～1989年间238例Ⅲ期胃窦体癌随访率90.7%(216例)，5年生存率为45.4%，10年生存率为33.9%，比较普通根治组（114例）与扩大根治组（102例）(除普通根治术范围外，再加上切除转移率高的二站9组和三站的10～15组淋巴结，右侧四站的16组淋巴结）的生存率，扩大根治术组5年生存率明显高于56.3%，10年生存率47.5%，明显高于普通根治组的5年生存率35%，10年生存率23.3%（$P<0.01$）。术后辅助化疗者5年和10年生存率分别为67.3%和51.3%，明显高于未化疗组的24.3%和16.1%（$P<0.01$）。腹腔温热冲洗化疗组，单纯腹腔化疗组腹膜复发率明显低于腹腔未治疗组（$P<0.05$)，认为Ⅲ期胃癌绝大多数癌瘤已侵及浆膜层，区域性淋巴结已有转移，腹腔有可能已有脱落癌细胞、血管有可能已有癌细胞侵入。因此，提高治疗效果的最佳治疗方案是：①选择性R_3或R_3术式；胃大部、近全胃或全胃切除；②腹腔43℃蒸馏水冲洗加腹腔置管化疗；③辅助性全身化疗。近年来国内外均有以活性炭微粒在胃癌根治术中应用，可为清扫受侵淋巴结提供显示参考。

手术与中医药结合治疗：有报告术前静脉滴注10%鸦胆子乳剂，术后观察到手术标本显示癌灶出现坏死，癌周边有免疫细胞浸润，说明术前用药有一定作用。术后中药调理是目前最常用的，胃癌术后常有脾胃功能失调，术后就要调理脾胃，益气固表，理气化滞，促使术后腑气通畅，精神好转，食欲增加，并为术后辅助化疗作好准备。早期胃癌手术后不需作放、化疗，只服些中药可以巩固疗效、促进康复。中晚期胃癌术后（根治术或姑息术）辅助化疗时伍用中医药，可以起到减毒增效的作用。

2. 胃癌化学药物治疗与中医药相结合

大多数胃癌患者确诊时已为中晚期，不少病人已失去手术指征，所以化学药物治疗目前在胃癌治疗中仍占重要位置。近年来，胃癌的化疗研究有一定进展，但治疗水平仍不高，近年除了常用的MFV(MMC、SFO、VCR)方案，FAM（HFU、ADM、MMC）方案、UFTM（UFT、MMC）方案外，1990年Wike等根道EAP（Etopside、ADM、DDP）方案治疗145例，总有效率为57%。郭喜、张志峰、李友怀报告晚期胃癌25例术后应用UFT-M方案，其1、3、5年生存率分别为84%、44%和26%，较之MFV(26例）方案的1、3、5年生存率（分别为69%、19%和15%）为高。日本YONEMURA等报告术前和术后应用化疗PMUE（DDP、MMC、Uracil、Etopside）各1～2疗程治疗高度进展期胃癌（Ⅳ期）的效果较单纯术后给1～4疗程此方案的效果要好，前者有效率62.1%，中数生存期17月，后者有效率34.6%，中数生存期8个月。化疗时由于化疗药物毒副反应多，因此要求能减少化疗毒副反应的中草药就成为多年来研究探讨的重点之一。余桂清等报告，用健脾益肾扶正冲剂（党参、白术、枸杞子、女贞子、菟丝子、补骨脂）伍用化疗治疗中晚期胃癌术后病人，近期有减轻化疗毒副反应作用，使化疗（MFV方案）的顺利完成率高于对照组，经随访200例，Ⅲ期病人（术后）1年生存率为98.6%；3年生存率为70.5%；5年生存率为51.65%，10年生存率为42.86%。饶燮卿、郁仁存、胡玉芳等报告用健脾补肾的升血汤伍用化疗治疗中晚期胃癌，结果升血汤加化疗(MFV方案）病人3年生存率54.70%，5年生存率39.58%，而对照组单纯化疗病人的3年生存率17.60%，5年生存率仅5.90%（$P<0.01$)。郁仁存等在原有的健脾补肾法的基础上结合临床观察和实验研究，发现晚期胃癌病人化疗前有气虚及毒瘀表现，化疗常导致气虚血瘀证出现率增高和加重，因此近年来，在中医理论指导下结合现代医学中免疫学和血流变学的技术，深入研究了益气活血法在胃癌化疗中的作用，所研制的固本抑瘤Ⅱ号方观察晚期胃癌伍用化疗（FAM方案)，带癌患者近期疗效，治疗组（中药加化疗）PR达46.15%，而对照的单纯化疗组（FAM方案）PR为22.22%；PD

（恶化进展）治疗组为11.54%，对照组为44.44%，此外，在化疗顺利完成率、生存质量评分、气虚血瘀证出现率，末稍血象和消化道的毒副反应等方面，治疗组均优于对照组，特别是患者对细胞免疫功能（T细胞亚群、NK细胞活性）及血凝状态（TXB_2、6-酮-PGf_{12}；纤维蛋白及纤溶酶）的影响均与对照的单纯化疗组有显著的差异，固本抑瘤Ⅱ号方对上述指标有好的保护和调节作用。

使用MMC活性炭，术中注入淋巴结，既有助于手术切除淋巴结又有治疗作用，一组（n=424）5年生存率达67%，对腹膜转移可用MMC活性炭50mg注入淋巴结，再扩展到癌区一组（n=133）3年生存率为38%，而对照组仅20%。

3. 胃癌的放射治疗与中医药结合　胃癌病理中腺癌占绝大多数，对放射敏感性低，单独放疗的效果并不好，放疗后五年生存率仅7%，故放疗在胃癌治疗中主要是作为辅助治疗。胃癌放疗的主要形式有术前放疗、术中放疗、术后放疗和姑息性放疗等几种。术前放疗以对中晚期低分化胃腺癌、肿瘤最大径不超过6cm，位于胃窦幽门部分和胃体部的溃疡型或硬癌可行。术前放疗可使根治手术切除率提高20%左右，使中晚期胃癌5年生存率提高10%～25%；术中放疗适用于Ⅱ期Ⅲ期及能手术切除的局限性Ⅳ期病人，根治术加术中放疗28Gy或姑息性切除术中加放疗30～35Gy，对Ⅱ～Ⅳ期病人其生存率可提高15%～20%；术后放疗是在肿瘤已被基本切除，但有残余的亚临床病灶存在或有显微病灶者应用，姑息性放疗是在局部晚期不能手术切除病人或术后局部复发只要全身情况能耐受放疗者可行姑息性放疗，有效率达69.2%，但死亡者平均生存期仅为8个月。

放疗期间，体外照射的急性期反应主要为食欲减退、恶心等已作过部分胃切除或次全胃切除者放疗反应比未作胃切除者轻，中医药在放疗同时应用有助于减轻放疗反应，如用旋复代赭汤、橘皮竹茹汤、小茯苓加半夏汤等，益气养阴和胃中药（沙参、麦冬、玉竹、石斛、内金、砂仁）等以减轻放射性对胃粘膜的损伤，益气补肾中药（生芪、太子参、枸杞子、女贞子）可以保护血象减轻骨髓抑制，某些活血药（鸡血藤、莪术、当归）等还可以增加放疗的效果，所以如果胃癌要作放疗的话，配合中药将是有益的。

4. 中医免疫治疗研究　单纯非免疫治疗或生物治疗对晚期胃癌病人并无婢益，单克隆抗体的研究仍处于实验研究阶段。许多临床和实验研究表明中药扶正药物中一些药物能诱导体内干扰素产生，提高白细胞介素-2及肿瘤坏死因子水平。提高患者体内巨噬细胞吞噬功能及NK细胞的杀伤活性，提高辅助性T细胞百分率及TH/Ts的比值，这些非特异性免疫功能的增强有可能改善肿瘤患者的免疫功能状态。临床上LAK细胞及TIL细胞的应用亦未见提高胃癌的疗效，故尚待进一步研究。许多中药中的多糖成分，可作为免疫佐剂，如提高临床抗癌效果。

（二）实验研究

当前，胃癌的实验研究多集中在胃癌组织DNA及RNA的研究及胃癌组织中APC、DCC和D_8S_7基因缺失的分析，有的工作证明APC基因和D_8S_7基因与胃癌发生、发展有关，为进一步分离克隆与胃癌相关的基因打下了基础。在人胃癌单克隆抗体研究方面也取得了进展，在双功能抗体（Bispecific Antibody BsAb）的制备及鉴定技术的改进，为BsAb用于胃癌杀伤的临床应用奠定了初步基础，为胃癌的生物治疗开拓了新的途径。

孙桂芝、王桂绵、陈长怀等报告扶正防癌口服液的实验研究结果，表明该方对化疗小鼠有较好的整体解毒作用，能够提高小鼠对化疗药物的耐受性，该方对多种高转移性肿瘤（LA795、Lewis肺癌、黑色瘤B_{16}等）有显著的抗转移作用，与对照组比较$P<0.01\sim0.001$，对特异性免疫及非特异性免疫有保护和提高作用，与阳性药左旋咪唑及短小棒状杆菌相似。

郁仁存等报告，固本抑瘤Ⅱ号方对小鼠子宫颈癌U_{14}移值后的抑瘤率达37.8%，对小鼠肺腺癌（La795）的抑瘤率达30.7%，该方与ADM合用抑瘤率可达54.56%，同时实验研究还证实该方可以降低荷瘤小鼠的血浆粘度，提高宿主的细胞免疫功能。固本抑瘤Ⅱ号方对荷瘤小鼠的NK细胞活性、红细胞免疫和淋巴细胞免疫功能以及对巨噬细胞的吞噬能力与对照组相比都具有良好的改善作用。而单纯化疗药物未见提高宿主的各种细胞免疫功能，该方对小鼠肺腺癌(La795)的生命延长率达32.46%。

前两方均为八五攻关课题，目的是研究胃癌化疗时所用的减毒增效中药方，实验研究结果表明，不但达到了减毒增效的目的而且都有抑瘤作用。

（三）展望

胃癌目前仍是我国最常见的恶性肿瘤之一，由于就诊时大多数已为中晚期，故预后和疗效均不理想。要提高胃癌的治疗效果，最根本的办法在于提高早期发现、早期诊断率，今后要大力提高早期病人的发现率，早期手术治疗。在治疗方面仍强调综合治疗，中西医结合的综合治疗，合理选择手术方式及淋巴结清扫范围，术前后的联合化疗及中医药治疗，单克隆抗体治疗是今后重点研究课题。在中西医结合治疗胃癌研究方面，仍要继续寻找更有效的既扶正又抗癌的中医药方药，特别是提高胃癌患者远期生存率、生存质量上中医药将发挥重大作用，此外，就防治胃癌复发和转移问题，中医药也可以有所作为。总之，研究探索中西医结合的胃癌治疗规律，提高疗效，提高远期生存率是今后胃癌防治工作的重点，也一定会有成效的。

（郁仁存）

三、大肠癌

大肠癌是消化道常见恶性肿瘤之一，中医称大肠癌为“肠覃”、“脏毒”、“肠僻”、“肠风”。根据流行病学调查，其发病情况有明显地区差异。北美、西欧、北欧、新西兰等国，年发病率高达35～50/10万，以丹麦、新西兰最高。大肠癌在我国大致为4～6位常见恶性肿瘤，其发病率以长江下游、东南沿海的江苏、浙江、上海、福建等地为高。

现代医学对大肠癌的病因研究表明，在环境因素中食用过多高脂饮食和低纤维食品，能使大肠癌发病率增加，由于过度摄取饱和动物脂肪，糖吸收过快，从而增加了胆汁分泌，加快了胆固醇衍生物在大肠的积聚和浓缩。纤维素的缺乏，可使食物中和胆汁酸代谢产物，在肠道通过速度变慢。这些产物能增加实验动物大肠癌诱发率。近年来对大肠癌的发病是与环境因素与人体基因之间交互作用的结果。现已发现的原癌与抗癌基因有多种与大肠粘膜细胞的增生与癌变有密切关系，如K-ras基因、C-MYC基因、P-53基因，其他大肠癌的发生与血吸虫病、大肠腺癌及慢性溃疡性结肠炎息息相关。

中医学认为大肠癌的发病外因是由于寒温失调、潮湿过盛、饮食劳倦、恣食肥腻、醇酒厚味、损伤脾胃、湿热毒结、流注大肠，蕴结成瘤。内因忧思抑郁、脾胃失和、正气内虚。湿热邪毒，乘虚下注，气滞血瘀，结为肠积。中医辨证，分为湿热内蕴、瘀毒内阻、脾肾阳虚、肝肾阴虚、气血双亏五个类型。

有关大肠癌的治疗，应根据大肠癌的病期、病理类型、全身情况，综合考虑。大肠癌的自然生存率在10～20个月间，最长可达3年，一般而论手术5年生存率，Ⅰ期为80%～90%，Ⅱ期为52%～60%，Ⅲ期为33%～38%，Ⅳ期为5%～8%，如有淋巴结转移，5年生存率为30%以下，总之大肠癌早期诊断后应选择手术根治术，对不能手术的晚期大肠癌应积极进行中西医结合综合治疗。

（一）临床研究

1. 单纯中医药治疗：陈培丰用内外兼治法内服“肠癌方”（白头翁、马齿苋、白花蛇舌草、山慈菇、黄柏、象贝、当归、赤芍、广木香、炒枳壳）外用“灌肠方”（槐花、邪胆子、败酱草、土茯苓、白花蛇舌草、花蕊石、血竭、皂角刺）保留灌肠治疗晚期直肠癌18例，其中腺癌14例，粘液腺癌3例，未分化癌1例，其1、3、5年生存率为100%、66.7%、38.9%。

马吉福用中药方（八角金盘、生山楂、石见穿、山慈菇、八月札、黄芪、鸡血藤、败酱草、党参、丹参、大黄、枳壳等药）内服，同时配制外治栓剂（蟾酥、雄黄、白及粉研细末、加颠茄浸膏制成栓剂，轻塞入肛内约10cm俯卧30分钟，每日2次，30日为一疗程）治疗47例晚期直肠癌，其3、5年生存率为74.5%、40.4%。

2. 中西医结合治疗

孙桂芝1988年报导Ⅲ期大肠癌92例采用化疗（M.F.V方案）配合中药治疗，基本方为黄芪、黄精、枸杞子、鸡血藤、槐花、败酱草、马齿苋、仙鹤草、白英等，治疗结果 1、3、5 年生存率分别为 97.83%、92.11%、70.59%，随访 10 年 16 例，存活 12 例。

作者 89 年开始观察扶正防癌口服液合并化疗治疗中晚期肠癌 112 例。化疗方案采用 C.F.M 及 MFV。扶正防癌口服液（太子参、白术、枸杞子、生黄芪、拳参、弥猴桃等）治疗结果显示近期疗效，治疗组（化疗十扶正防癌口服液）化疗完成率为 93.8%（77/82），对照组（单纯化疗组）化疗完成率为 76.67%（23/30），$P<0.05$）。化疗中的全身反应、血象变化、免疫检测指标均以治疗组优于对照组，其远期疗效 3、5 年生存率分别为 79.54%、72.73%。

潘明继等治疗 260 例中晚期大肠癌，其中 Ⅱ 期 36 例，Ⅲ 期 155 例，Ⅳ 期 69 例，所有病例都经手术、化疗和中医药治疗，部分病例配合放疗，化疗期间用"扶正健脾汤"（黄芪 30g，党参 15g，白术 12g，茯苓 12g，甘草 3g，熟地 15g，枸杞 12g，首乌 12g，黄精 10g，女贞子 15g，沙参 10g，麦冬 10g，鸡血藤 25g，芡实 15g，淮山药 12g），放疗期间用"扶正养阴汤"（黄芪 30g，党参 15g，茯苓 12g，白术 12g，甘草 3g，太子参 15g，人参 8g，麦冬 10g，沙参 10g，玉竹 10g，蛇舌草 15g，丹参 10g），在各种攻伐疗法的休止期或后期的巩固治疗则用"扶正解毒汤"（党参 15g，白术 12g，茯苓 12g，甘草 4g，田三七 1.5g 研粉冲服，黄芪 30g，白英 20g，蛇舌草 15g，半枝连 15g，黄精 15g，女贞子 15g，仙鹤草 15g）随证加减。结果：Ⅱ、Ⅲ、Ⅳ 期患者 5 年生存率分别为 80.5%、56.12%、21.73%。平均为 52.78%，在 45 例有肝转移而未经手术切除的病例中，1 至 5 年生存率分别为 95.1%、66%、40%、26.6%、22.2%。

马吉福用中药八角金盘 12g，山慈菇、蛇莓、八月扎、石见穿、败酱草、苡仁各 30g，黄芪、鸡血藤、丹参各 15g，大黄 6g，枳壳 10g，随证加减，配合放、化疗或手术，治疗直肠癌 78 例，其中 Ⅰ 期 8 例，Ⅱ 期 34 例、Ⅲ 期 29 例、Ⅳ 期 7 例，结果 5 年生存率为 80.77%，属 Ⅳ 期患者，单纯用中药治疗，5 年生存率可达 60%。

瞿范用治大肠癌代表方：苦参、草河车、白头翁、白槿花、红藤、无花果、半枝莲、生苡仁、白花蛇舌草，治疗 70 例，其中单纯服中药 18 例，配合手术 50 例（29 例术后加用不规则化疗，4 例加用放疗），配合化、放疗各 1 例。结果：生存＞10 年 7 例、＞5 年 11 例、＞3 年 17 例、＞1 年 21 例。

包素珍用中药复方三根汤（藤梨根、虎杖根、野葡萄根各 30～60g，党参、白术、茯苓、八月扎各 15g，生苡仁 30g，生山楂 12g，甘草 6g）随证加减，配合 FOM 方案化疗，治疗中晚期大肠癌 120 例，并设单纯中药对照组及单纯化疗组。结果：三组 1 年生存率分别为 96.5%、93.8%、88.9%，5 年生存率为 20.8%、14%、11.2%。

郭勇用肠瘤平（党参、白术、茯苓各 12g，藤梨根、水杨梅根、虎杖根、山楂肉各 30g，鸡内金、甘草各 6g）随证加味。治疗 31 例大肠癌，其中根治术 23 例，姑息术 8 例，术后增用 MEF（Ⅴ）方案化疗。结果：1、3、5 年生存率为 100%、80.6%、64.5%。

史兆歧等用 FA867（消痔灵注射液）治疗 31 例中晚期直肠癌（1 例肺转、1 例肝转在 FA867 液注射后 2～3 月行腹会阴联合切除术，2 例直肠 Ca 单用 FA867 注射，术后 7 月至 4 年 4 个月随访手术例中 27 例，死亡 2 例，非手术晚期直肠 CaFA867 注射后生存期在 1 年以上，与手术相比有提高。

（二）实验研究

孙桂芝等对扶正防癌口服液治疗大肠癌的实验研究表明：①该药具有整体解毒作用，提高动物小鼠对化疗药物的耐受量，增强机体应激能力；②有抗肿瘤转移作用；③对 S180.HAC 实体瘤抑瘤率分别为 71.1%、65%；④增强肿瘤患者血清 SOD 活性，有益于机体抗肿瘤及抗病能力；⑤清除机体有害自由基，具抗氧化作用，保护透明质酸解聚。

冀向东将中药 FA867 液（五倍子、明矾等中药提取的有效成分），注射至癌组织周围，并对标本进行了病理形态学观察表明：该药能促进纤维结缔组织大量增生，并分割包围组织，使其周围的淋巴组织纤维化，血管壁增厚，肉膜增生，血栓形成。在注射部位及药物所至之处可产生明显无菌性炎症，使大量中性粒细胞、单核细胞、吞噬细胞和淋巴细胞聚集，癌组织呈灶状、片状坏死，从而达到抑制癌细胞的生长和转移。

郭勇用肠瘤平治疗大肠癌的动物实验表明：本方抗瘤谱广，能延长带瘤小鼠的存活期，改善带瘤小鼠的免疫功能，并有显著的抗肿瘤自发转移作用，使小鼠胸腺及脾淋巴细胞的钴瘤率显著增加。

瞿范用大肠癌代表方对动物移植性肿瘤小白鼠的实验表明：该方对小白鼠肉瘤S180有明显抑制作用。

（三）展望

大肠癌的治疗水平较过去有一定提高。评估大肠癌的治疗效果应结合症状体征及实验室指标，X线检查、免疫状态等进行综合分析，为了提高疗效，今后临床研究领域中的重点大致应在下列几方面努力：①加强中西医结合研究，充分发挥中西医各自优势，提高机体免疫功能，减轻放化疗的毒副反应，加强营养、食疗、气功等在综合治疗中的作用，以提高疗效。②加强预防措施，积极治疗大肠腺瘤、慢性结肠炎等疾病，要加强三早（早发现、早诊断、早治疗）及预防癌前病变，在临床实践的基础上充分利用现代科学方法，引进国际先进实验新技术加强中西医结合大肠癌基础理论及临床疗效机理的研究。

（余桂清）

四、肝癌

原发性肝癌（以下简称肝癌），多发生于中、壮年男性，男女之比为8∶1，其发病率亚非洲高于欧洲。我国发病率占恶性肿瘤第三位，我国东南沿海地区如浙江、上海及广西发病率高，是各种癌肿中恶性程度较高的一种。肝癌发生与乙肝病毒、感染、慢性肝病、水之污染、黄曲霉菌素、亚硝胺、营养、饮酒、寄生虫等因素相关。中医认为肝癌与情志抑郁、气滞血瘀、脾虚湿困等因素息息相关。由于肝脏肿瘤的进行性生长导致肝脏肿大、肝区疼痛、黄疸、腹水、乏力、消瘦、食欲不振等全身不适，常有肝功能受损表现，出现朱砂掌、蜘蛛痣、腹壁静脉曲张等，晚期可以出现凝血功能障碍，导致出血。

中医依其临床症状将其归为“肝积”、“肥气”、“臌胀”、“胁痛”等范畴。此病从《黄帝内经》开始历代医籍中均有论述，历来的治疗均在软坚散结的基础上配合理气、化瘀、清热、利湿、滋阴、解毒诸法。可以说中医药治疗是一种具有痛苦小，有一定疗效的治疗方法。

尽管早期肝癌手术、肝动脉插管化疗与栓塞技术及肝癌导向治疗的出现，给一定的肝癌患者增加了疗效，但仍有80%左右的患者在明确诊断已处于中晚期不能得到较好的治疗，广大中西医结合肿瘤工作者在肝癌的防治方面做了巨大的努力，中西医结合治疗肝癌的疗效要优于单纯中医或单纯西医的方法。

（一）临床研究

1. 中医治疗

（1）中医辨证论治及单验方治疗，一般认为肝癌早期以气郁为主，中期以血瘀证为主，晚期以肝肾阴虚为主。

在辨证分型方面，陈利铭在治疗中晚期原发性肝癌139例报告中，探讨了肝癌的辨证分型。以气滞血瘀型80例占57.55%，脾虚湿阻型39例占28.06%，肝胆湿热型11例占7.9%，肝肾阴虚型9例占6.48%，并从病期、体征、B超、同位素及免疫指标探讨了与辨证分型的关系。

于尔辛认为肝癌虽病在肝，但肝癌患者的症状大多属脾胃病，如黄疸、腹水、厌食、乏力等，运用健脾理气治疗肝癌。中药组与化疗组进行配对分析，两组各31例，中药组5年生存率为19.4%，化疗组为0，应用健脾理气组与非健脾理气组相比，健脾理气组一年生存率为43.7%，非健脾理气组为13.3%，差异明显。五年生存率前者为17.6%，后者为0，中位生存期前者为12个月，后者为5个月。

潘敏求以清热解毒、活血化瘀、健脾理气所组成“肝复乐片”治疗原发性肝癌136例，总有效率为74.55%，治疗瘤体稳定率为78.7%，其1年生存率，肝复乐片组为21.1%，单化组为4.3%，有显著差异。

林宗广以扶正培本、活血软坚治疗原发性肝癌44例，其治后1、3、5年生存率为59%、15.9%及6.8%。

其他亦有用单验方，如丹参注射液、喜树碱、斑蝥胺、AT注射液及冬凌草等治疗原发性肝癌均取得一定疗效。再如中医外治法以如意金黄散及其他软坚散结及活血化瘀中药外敷及针灸穴位封闭均有较好镇痛作用。

2. 中西医结合治疗

于尔辛以移动条放射治疗结合健脾理气中药228例，(癌块大小在8cm以上）1、3、5年生存率为83.01%，54.37%及38.13%，中位生存率为42个月，提示以移动条放疗结合健脾理气可提高中期肝癌的生存率。

中国医学科学院肿瘤医院对52例原发性肝癌动脉插管灌注化疗药及中药、放射综合治疗的结果分析显示，化疗加放疗加中药组的效果最好，近期有效率达80%，疗后平均生存期379天，中位生存期达375天。

除了采用传统的方法，介入治疗的参加，扩大了中药给药的途径，提高了疗效。

冯晓灵等采用肝癌局部注射丝裂霉素与中药肝复康（大蒜素、白花蛇舌草、半枝莲、葫芦素四种中药制成注射剂，每支12ml含生药0.15g，肝Ca注射，5天一次，6次为一疗程），临床结果显示注射肝复康组肝块缩小46.6%，AFP下降54%，生存时间与丝裂霉素组一致。

黄文霞等报告用超声介入肝内瘤体注射华蟾素配合西药，肝癌瘤灶缩小可达75%。于志坚等人报告羟基喜树碱、斑蝥素联合顺铂与碘混合经肝动脉行栓塞灌注，合并大剂量干扰素、白介素等，治疗未能切除的中晚期肝癌48例，成功地消除了这二种中药制剂全身应用所致血尿、尿痛等不良反应，取得优于顺铂、阿霉素、丝裂霉素等常规化学药物栓塞的良好效果，二组病例部分缓解率分别为54.2%、32.1%($P<0.01$)。李宝杰等报告随机采用中药白及肝动脉栓塞术治疗中晚期原发性肝癌21例，明胶海绵栓塞治疗11例的对比表明，白及组无论在使肿瘤缩小、降低血清中AFP含量，抑制肝癌周围血管侧支循环建立情况，均优于明胶海绵栓塞组。康莱特和鸦胆子油乳也可作为肝动脉导管内给药，取得了很好的效果。陈世希等采用鸦胆子油、碘油阿霉素超液化乳剂治疗中晚期肝癌76例，Ⅲ期10例、Ⅳ期66例。鸦胆子油乳具有抗癌、栓塞、载体和乳化多重作用，使阿霉素充分溶解在油相中，由于碘油、鸦胆子油“双载体”的协同作用，阿霉素随碘油、鸦胆子油停留在肿瘤区域，长期滞留，缓慢释放，可使肿瘤组织长期保持药物的高浓度。其中15例巨块型肝癌术后体积均缩小50%，7例获二期手术切除机会。6个月生存率70%，1年生存率44%，2年生存率18%，5例已存活2年，1例存活3年，发表文章时仍在继续追访。

（二）实验研究

可移植性及诱发的动物肝癌模型在实验研究中得到广泛的运用。于尔辛对肝癌实验研究先形成脾虚模型，后形成荷瘤再予健脾理气药探索结果：①健脾理气药对脾虚荷瘤小鼠、裸鼠的肿瘤发展确有影响；②健脾理气药对脾虚荷瘤小鼠蛋白质、糖代谢、免疫功能、肝功等均有广泛调节作用；③对基因表达有调控作用。

邱佳信等应用健脾理气、清热解毒、软坚化痰方剂治疗晚期肝癌220例，1年生存率为32.5%，实验研究提示本方剂中的某些成分可能对人体肝癌细胞有一定的杀伤作用，有反突变和反启动作用。

人参对培养的肿瘤细胞有抗瘤作用，可明显减慢癌前病变或早期癌的发展速度，保护癌旁组织尤其是线粒体、内质网等亚微结构，减少癌前病变的发生，从而明显延长患癌鼠生存期。刘莉等报告裸鼠人肝癌局部注射华蟾素和肝康宁注射液使肝癌细胞核DNA含量下降，病理组织检查提示癌组织坏死，纤维组织增生及炎细胞浸润。骆驼蓬总碱对对数生长期细胞有显著抑制作用，抑制率53.4%，阻滞细胞从G2期向M期转化，细胞积聚于G2期。吕桂芝等应用复方龙葵注射液（龙葵、蛇莓、白英、当归、丹参、郁金的提取成分）连续作用于小白鼠肝癌H22腹水型癌细胞，观察到本药对肝癌腹水型癌细胞的增殖有明显的抑制作用，抑制率可达87.35%，效果非常显著。实验结果说明，本药具有高效的抗癌作用，其作用机理可能是通过抑制膜表面的磷酸二酯酶和($Na^{+}-K^{+}$)$-$ATP酶活性，以提高细胞内cAMP水平，调控细胞的增殖和分化。

紫草素可以增加小鼠肝癌的放疗敏感性，紫草素加放射组的肿瘤生长延迟也比单纯紫草素或单纯放射组长，小鼠的存活期也较其他组长。超微结构显示在紫草素组和紫草素加放射组的瘤细胞之间有一些巨噬细胞，以紫草素加放射组明显，说明紫草素对肝癌细胞有放射增敏作用，也能加强小鼠巨噬细胞对瘤细胞的直接杀伤能力。

王榕平通过对31例原发性肝癌有肝瘿线患者进行血液流变学测定，发现全血粘度、血浆粘度、红细胞压积、血沉、血沉方程K值、红细胞电泳、纤维蛋白原值明显高于健康人组。认为患者血流处于浓、粘、聚、凝状态是形成肝瘿线的病理基础，肝瘿线可能是原发性肝癌长期瘀血后继发性变化，是全身微循环障碍的局部表现。宁泽璞等通过对肝癌病人血浆核苷酸的测定，发现脾虚型、气滞型的cAMP下降，湿热型cAMP/cGMP明显下降，阴虚型cGMP明显增高，初步提示核苷酸能反映出不同证型。许氏等测定了包括肝癌在内的63例恶性肿瘤患者的免疫功能，发现气虚组低于健康组和阴虚组，阴虚组虽高于气虚组但亦明显低于健康组，提示免疫功能的测定可作为辨证分型的参考指标。

3. 预防

在预防方面，李瑗等发现绿茶对二乙基亚硝胺致大鼠肿瘤作用有较为明显的抑制效果，从肝组织切片r-GT、ATP、G6P组化染色的结果看，绿茶比左旋咪唑的效果要好。同时给予人参制剂和二乙基亚硝胺，可明显降低肝癌发生率。治疗慢性乙型肝炎药物甘草甜素有明显抑制二乙基亚硝胺致大鼠肝癌前癌变作用。

王晓素等报告了养阴方预防肝癌的实验研究，实验发现养阴方在阻断黄曲霉素诱发大鼠肝癌上有一定作用，细胞动力学分析提示药物可能抑制细胞由G_0、G_1期向S期转化。

（三）展望

中医、中西医结合治疗肝癌已取得较好效果，中医药和中西医结合治疗的实验研究已深入到细胞和亚细胞（细胞器）的水平。中西医结合治疗肝癌的治法涉及到内治、外治法，手术、放疗、化疗、免疫、中药、针灸等方法，从原发瘤到并发症状均有研究，今后应加强对乙型肝炎的防治，减少肝癌的发生；加强肝癌治则的研究，同时加强对中药单体治疗肝癌的研究，从分子水平的构效关系上阐述药物的作用机理。中医药参与肝癌的分子生物遗传学方面的研究目前还比较薄弱，也急待加强。

（朴炳奎　余桂清　林红生）

五、肺癌

原发性支气管肺癌（简称肺癌），是最常见的恶性肿瘤之一。目前在我国大中城市，已居恶性肿瘤发病率及死亡率的首位。由于肺癌早期诊断较困难，临床表现多种多样，确诊肺癌，70%～80%患者已失去根治性切除的时机，只适宜于内科治疗，而中医药在其中占相当重要的地位。肺癌属于中医咳嗽、痰饮、息贲、肺积、咯血的范畴，中医对肺癌发病机理的认识是从整体观点出发，认为肺癌是一个全身性疾病，而肺部肿瘤只是全身疾病中的一个局部表现。肺癌主因正气先虚，邪毒乘虚而入，肺脏功能失调、宣降失司、气血不畅、气滞血瘀，阻塞络脉，津液输布不利、壅结为痰，痰瘀互阻，日久形成肺部肿瘤。此为因虚而致实，虚为病之本，实为病之标，虚实夹杂，虚为全身性的，实为局部性的。通过大量临床观察，肺虚以气虚、阴虚多见，实则不外乎气滞、血瘀、痰凝、毒聚。

在现阶段，中医药治疗肺癌的作用和意义主要在于①对于失去手术、放疗机会，肺泡细胞癌等患者，特别是由于多种原因而不能耐受放、化疗者，中医药能使多数患者症状改善，提高生存质量，延长生存期，甚至有的还可以使癌灶得到控制或缩小。②肺癌术后加用中药，可以有利于术后体力的恢复，症状改善，抑制体内残存癌细胞，从而可以防止肿瘤复发转移。③运用中医药配合放、化疗可以减轻其毒副反应，包括胃肠道反应及骨髓抑制，并在一定程度上提高其敏感性，达到减毒增效的作用。

（一）临床研究

根据肺癌的临床表现及病因病机，对于中晚期肺癌多属气阴两虚，痰毒瘀滞。故临床报导多采用扶正益气养阴，清热解毒祛痰化瘀之治则选方用药。

中国中医研究院广安门医院拟定益气养阴、清热解毒之肺瘤平膏，于1987年2月至1990年10月观察治疗195例晚期原发性肺癌患者，并与化疗药物治疗的144例作了对照比较，结果肺癌平膏对晚期肺癌患者有改善症状，增强体质，提高生存质量的作用，而且对晚期肺癌患者的肿瘤病灶具有缓解和延缓发展的作用。肺瘤平膏组患者的血清癌胚抗原量的增生比化疗组缓慢，而血沉变化比较稳定，而化疗组血沉明显加快，也反映了肺瘤平膏的抑瘤作用。远期疗效观察肺瘤平膏加化疗组平均生存期为12.5个月，中位生存期9.5月，单用化疗组平均生存期7.5月，中位生存期6.0个月。

上海龙华医院于1983年～1990年以滋阴生津，益气温阳法治疗304例晚期原发性肺腺癌，证明可延长患者生存期。晚期肺腺癌中药组治疗后中位生存期为417天，化疗组为265天，中药组治疗后1年、2年、3年及5年生存率分别为60.94%、36.72%、31.86%、24.22%；化疗组治疗后1年、2年、3年及5年生存率分别为36.67%、26.79%、24.56%、0%，两组有显著性差异。而且能缓解、稳定病灶，提高患者生存质量、调节机体免疫功能。中药组治疗后NK细胞活性，淋巴细胞产生IL-2能力，CD_3^+、CD_4^+、CD_4^+/CD_8^+ 的比值，T淋巴细胞转化率，巨噬细胞吞噬率，cAMP指数均较治疗前显著升高，并使血清唾液酸及血清抑制因子含量降低，表明了滋阴生津，益气温阳为主的扶正治疗提高了晚期肺腺癌患者的免疫功能，尤其是有提高免疫活性细胞功能的作用。

中医药在肺癌合并胸水或脑转移等方面的治疗也显示其效果。中国医学科学院肿瘤医院王金万报告应用从抗癌中药郁金中提取的抗癌活性成分，B-榄香烯治疗晚期肺癌合并恶性胸水129例，用时将0.5%榄香烯按200mg/m² 的剂量先抽入针管内，尽量抽净胸水后，将其注入胸腔内，然后嘱患者平卧，变换体位，以便药液与胸腔均匀接触。1周后患者行胸部X线和/或B超检查，如胸水增加，抽液后再按上述剂量重复给药1次。疗后CR：18.9%、PR：55.1%、NC：26%，总有效率74%。此外治疗肺癌合并胸水也有报道，口服葶苈大枣泻肺汤或外敷葶苈大枣泻肺膏剂也有一定疗效。

中国医科大学附属三院就用10%鸦胆子油乳剂静脉治疗脑转移16例，初步看到患者用药后症状改善，颅内压增高症状也有不同程度的缓解，瘫痪肢体功能有所恢复，生存期延长，16例中有4例病后生存期分别达到17、18、19、20个月。

除治疗方面，在肺癌辨证分型规律上，北京中医医院发现对108例晚期非小细胞肺癌患者瘀证普遍存在，而且在瘀证基础上常兼夹痰或痰热之证，气虚血瘀兼夹痰或痰热证的患者对中西医综合治疗的反应能力差，气虚血瘀兼夹痰热的患者预后不良，同时发现气虚血瘀证患者纤维蛋白质，TXB_2、6-K-$PGF_{1\alpha}$等指标显著高于正常值，患者纤溶酶活力低于正常值，T辅助细胞及T辅助细胞与T抑制细胞之比低于健康人，提示气虚血瘀证患者免疫功能低而且有高凝倾向。

在中医药结合放、化疗增敏减毒方面，北京中医药大学东直门医院近年来使用猪苓多糖伍用化疗治疗晚期（Ⅲ、Ⅳ期）原发性肺癌102例，观察到有明显的扶正和减轻化疗副反应的作用，可改善机体一般状况，增加或保持体重，增进食欲，能明显提高患者巨噬细胞功能及E-玫瑰花形成率，提高晚期肺癌病人的生存质量并延长其生存期。

中日友好医院则采用扶正解毒冲剂对以肺癌为主的头颈胸部恶性肿瘤131例患者，在放疗中所出现的毒副反应进行临床治疗及研究。其中肺癌39例，食管癌29例，乳腺癌29例，鼻咽癌24例，以病种为主要影响因素进行随机分组，分为中西医结合治疗组（放疗＋扶正解毒冲剂组）71例，及对照组（单纯放疗组）60例，进行对比观察治疗，结果表明，中西医结合治疗组之各种放射副反应均较对照组轻。

（二）实验研究

曾氏观察了云芝糖肽（PSP）对裸鼠人肺腺癌抗癌作用。以云芝糖肽1-29Kg^{-1}连续口服给药15～20ml，对裸鼠人肺腺癌有明显抑制作用，抑制率为50%～70%，在抑制肿瘤生长的同时，未见有血液系统和体重方面的变化，放免法测定表明PSP不会引起血浆cAMP和cGMP水平的改变，提示其抗癌机制可能与环苷酸系统无关。

刘氏以中药黄芪注射液及扶正流浸膏对大鼠诱发性肺癌抑制作用进行实验研究。在以MCA碘油溶液诱发大鼠肺癌过程中，用黄芪注射液与扶正流浸膏分别进行抑癌实验，发癌百分率黄芪组16.28%，扶正组36.96%，对照组51.52%，黄芪组发癌率与对照组比较，有非常显著性差异（$P<0.005$）。扶正组发癌率与对照组比较无显著性差异（$P<0.01$）。光镜和

透射电镜观察，各组癌例均为肺鳞癌、黄芪与对照组不同，其特点癌巢规整，核分裂相极少，核空化，明显角化，结果表明，黄芪注射液有明显抑癌作用。

胡氏以赤芍 801 行抗肿瘤的实验研究。赤芍有效成分的同系物赤芍 801 对 C57BL/6J 小鼠 Lewis 肺癌和 B16 黑色素瘤的局部生长有一定程度的抑制作用。能明显降低 Lewis 肺癌荷瘤小鼠的血小板聚集率，并能延长荷瘤小鼠的凝血酶时间，说明赤芍 801 可能是通过改善荷瘤小鼠血液凝固状态和血小板功能而实现其抗肿瘤血行转移作用，而且赤芍 801 与抗癌药 CTX 使用时有增效减毒作用。

总之，不论是复方或单药提取，均从不同角度的实验研究中说明中药具有延长生存期，提高免疫功能，抑制瘤体积，减少转移灶，直接抑制瘤细胞的分裂增殖及增效作用。

（三）展望

肺癌由于其本身病证特点，发现时大多为中晚期，西医主要以放、化疗为主，而中药与放化疗合用后，其毒副反应明显降低，疗效明显提高，通过近几十年的研究，在肺癌中西医结合治疗的诊治规范，疗效标准的判断方面均已取得很大成就，但有些方面仍很薄弱，尚需深入研究。

1. 中药组方研究

肺癌治疗总治则为清热解毒，活血化瘀，软坚散结，扶正培本。而临床上多以益气养阴，清热解毒，化痰祛瘀为主选用药物，研究者们大多根据个人临床经验组方进行研究，具体组成药物多有类似，但目前尚未有公认有效复方，故需要全国多中心协作统一处方，进行研究。传统中医古典名方的抗癌作用整理挖掘还不够。而且目前临床常用均为口服剂，新的中医抗癌剂型如注射剂、外用剂、栓剂等尚未充分开发。

2. 作用机理研究

肺癌除小细胞肺癌之外，非小细胞肺癌时放、化疗敏感性均较差。而中药究竟如何增强放、化疗敏感性，减轻其毒副反应方面研究还不够。尤其是复方中药，其化学成分复杂，生物活性表现多样化，给机理研究带来很大困难。因为中药的直接抗癌作用较弱，很难象化疗药物一样在癌细胞中形成多个损伤，但能增强化疗药物对癌细胞的杀伤力，表现出明显的协同作用。因此中西药合用的机理可能有别于西药使用的作用机理，加强中西医合用基础理论的研究，可能在癌症治疗学上产生新的突破。随着目前分子生物学的飞速发展，有别于传统的抗癌机制，从多方面抑制癌细胞的研究不断突破，中药抗癌机制可以从细胞凋亡，分化诱导，抑制血管生成因子的产生等多方面加以阐释，有望有新的进展。

3. 逆转化疗药物耐药性的研究

肿瘤细胞先天及后天性耐药的产生是化疗失败的主要原因之一。这是在肺癌的化疗中影响疗效提高的重要因素。耐药性的产生主要是药理学和免疫学方面的原因。就药理学而言，主要是到达癌细胞的药物浓度不足，一方面是因为化疗药物毒性大，患者难以承受，临床应用被迫减量；另一方面是因为癌细胞的转运或摄取过程障碍，使细胞内药物浓度不足。而中药可以明显降低化疗药物的副反应，使患者顺利完成化疗，同时由于副反应降低，可适当提高化疗药物的剂量，这样就能直接通过浓度梯度进入胞内，免受转运机制的影响。免疫学原因是因为抗癌药物过分抑制机体免疫，而中药能明显增强机体的免疫功能。因此，中西药合用能降低化疗药物的抗药性、逆转其耐药，这将是中药研究的又一发展方向。

（朴炳奎　林洪生）

六、乳腺癌

乳腺癌是危害妇女健康的主要恶性肿瘤，全世界每年约有 120 万妇女发生乳腺癌，有 50 万妇女死于乳腺癌，北美、北欧是乳腺癌的高发地区，其发病率约为亚、非、拉美地区的 4 倍。我国虽是乳腺癌的低发地区，但其发病率正逐年上升，尤其沪、京、津及沿海地区是我国乳腺癌的高发地区，它在女性恶性肿瘤中占第 2 位。乳腺癌的病因不完全明了，可能与卵巢内分泌、病毒、遗传、免疫、放射线等因素有关。临床以乳腺肿块为首发症状，有的伴有局部疼痛、皮肤改变、乳头内陷、乳头溢液、腋下淋巴结肿大等。

乳腺癌在中医学属“乳岩”的范畴，在《千金方》、《外台秘要》等医书中记述：“凡女人多患乳痛，年四十以下，治之多瘥，年近五十以上，慎不（早）治，治之多死”。明代《医学正传》说：“乳癌始有核，肿结如鳖棋子大，不痛不痒，五七日方成疮，初宜多用疏肝理气行血之药，若情绪如意，则可愈，如成疮之后，则如岩穴之凹，或如人口有唇，赤汁浓水浸淫，胸胁气项疼痛”。故临床上常以舒肝理气、化瘀解毒为治疗大法。

现代医学治疗乳腺癌主要以手术、放疗、化疗、内分泌治疗等综合疗法为主，近年来临床根据患者的体质及不同症状分别选用中药进行辨证施治，现就中西医结合防治乳腺癌的实验及临床研究综述于下。

（一）临床研究

王桂绵等报道中西医结合治疗乳腺癌216例。其中Ⅰ期66例，Ⅱ期72例，Ⅲ期38例，Ⅳ期40例，浸润癌182例，非浸润癌34例；治疗方法是在术后、放化疗后行中医辨证施治，以及服用人工牛黄散（人工牛黄、乳香、没药、三七粉、夏枯草、黄芪、首乌、薏苡仁、山慈菇、莪术等共研细末，配水丸），放化疗期间配合中药升血汤，化疗用CMF方案，结果：五年生存率为78.7%。

崔扣狮等报道外用自制膏药及内服中药辨证施治治疗乳腺癌35例，痊愈6例，基本治愈3例，明显有效11例，无效5例。外贴化瘀膏为：青核桃枝15kg，参三七1.5kg，甘遂2.5kg，生草1.5kg，加水75kg，煎至药渣无味，滤液去渣，用铜锅浓缩为膏、盛瓷器内，加冰片少许密封高压消毒备用。同时以布剪成圆形，敷膏帖于患处，用胶布固定即可，隔48小时换药。内服辨证分型中药：①肝郁气滞型：治以清肝解郁、行瘀散结。用清肝解郁汤加减；②瘀瘀互结型：治以活血化瘀，用血府逐瘀汤化裁；③瘀毒交结型：治以活血化瘀，益气败毒。用清肝解郁汤合血府逐瘀汤化裁；④气血两虚型：治以益气养血、滋阴攻毒，用抗癌大补汤加减。

雷秋模等以具有攻毒蚀疮，破血散结等功效的中药藤黄各种制剂，配合手术综合治疗乳腺癌共77例。其中显效（肿瘤缩小≥50%）15例，有效（肿瘤缩小<50%）44例，无效18例，总有效率为76.60%，显效率为19.5%。全组缓解期3～18个月。在观察31例术后标本的病理形态中，发现20例癌灶有程度不同的坏死变性。癌瘤周缘可见明显的淋巴与浆细胞浸润，提示藤黄对乳癌有一定杀伤抑制作用。

崔同海等采用大剂量复合化疗和中药治疗晚期乳腺癌骨转移患者21例，显效7例，有效10例，无效4例，有效率为81%。治疗方法：ADM70mg＋VCR2mg/次，静脉滴注，二周1次。CTX1g＋MMC8mg/次，静脉滴注，二周1次。上述两组药物交替使用，共6次。另TAM60mg/日，F-T 207 60mg/日口服，中药以旋复代赭汤、沙参麦冬汤、人参养荣汤辨证施治。

王琪等采用中西医结合治疗乳腺癌31例，临床随机分为A、B两组，A组化疗＋中药，B组化疗不加中药，二组化疗方案相同，均为5-Fu、MMC、FT207、CTX，A组中药为：黄芪30g，党参30g，白术15g，茯苓12g，沙参30g，天门冬15g，白花蛇舌草60g，半枝莲60g，半边莲15g，侧耳根30g，夏枯草30g，蒲公英30g，山楂20g，长期服用。结果5年生存率，A组为23/31，B组10/31，经统计学V检验后得知V＝3.3>2.58，P<0.01。疗效A组病人明显优于B组病人。

周菊英报道中西医结合治疗晚期乳腺癌50例临床观察。中医药治疗通过病情变化不同时期表现的不同征候进行分证论治。即化疗期间见脾虚痰湿症，治以健脾化湿、理气和胃，方用平胃散化裁；化疗间歇期见气血两虚证，治以益气养血、补肾生髓，方用当归补血汤加减；化疗结束后见正虚邪实证，治以扶正祛邪，方用八珍汤加减。治疗组50例，服上述中药，结合手术与化疗，并抽样50例乳腺癌单纯手术与化疗作为对照。结果治疗组疗效优于对照组，3、5年生存率前者分别为88%、64%，后者分别为68%、44%，P<0.05。

胡滨等报道CMF、FAC方案配合中药治疗晚期乳腺癌54例，方法为：CMF方案加中药为一组，FAC方案加中药为另一组，全部病人均在治疗的同时及化疗后，按照中医辨证施治的原则以扶正固本为主配合治疗，基本方药为生芪、太子参、白术、陈皮、半夏、山药、当归、枸杞子、女贞子、何首乌、黄精、鸡血藤、石韦、五味子、大枣、三七粉等，另根据临床症状辨证加减。对化疗后表现为肝肾阴虚或气阴两虚者，分别给予益气滋血，滋补肝肾等治疗。结果两组有效率及中位有效期差异无显著性（P＜0.05），有效率及中位有效期分别为：CMF方案：66.6%、10.5月，FAC方案70.8%，13月。

吴钟玖等报道50例乳腺癌根治术后服中药治疗1年以上，方用柴胡、香附、广郁金各12g，藤梨根、猫爪草各30g，山慈菇、菟丝子、淫羊藿各15g。部分病例配合放化疗，放化疗期间加和胃降逆药，长夏加健脾化湿药，春季加养血柔肝药，结果：3、5、10、15年生存率分别为80%、66%、56%、32%。

（二）实验研究

侯子正等用人体乳腺癌组织在正常免疫力小鼠肾包膜下进行了体移植的方法实验，并就肿瘤化疗敏感型的测试进行了初步探讨。可知在移植后7～13天的期间，8例76个人乳腺癌异体移植物有74个（占97.4%）呈阳性生长，3例人乳腺癌移植后的生长曲线显示在移植后的8～9天期间（甚至10天），各例肿瘤体积达到峰值，由于正常动物原发性的抗原刺激引起的体液免疫反应一般产生7～10天，而对于开始的移植异体移植物所产生的细胞免疫则在9～12天才开始明显。并表明化疗药物对同剂量水平化疗药物的敏感性不同，同一肿瘤对同剂量水平的不同化疗药物的敏感性也不同。本文之方法用正常免疫小鼠进行人体癌瘤移植，并在较短时间内（10天之内）即获知化疗药物敏感性的可信资料，直接为中西医结合临床提供参考数据。因此它在制定最佳化疗方案，估计病人预后方面有明显意义。

李晓滨等研究新合成低分子免疫赋活剂RS-0481对大鼠乳癌转移的疗效，实验动物为7～10周龄雌性高血压自然发病大鼠（SHR），肿瘤细胞为SHR自发乳癌的可移植株SST-2。从SST-2移植3日后或从移植19日后手术切除局部肿瘤的翌日起，连续5日经口投予RS-0481（1mg或10mg/kg·日），测定NK细胞活性，Mφ细胞活性及LAK活性，并进行体内肿瘤中和试验（Winn试验）。结果发现，投药组（1mg/kg及10mg/kg）的肿瘤增殖比非投药组显著减少，肿瘤增殖35日处死动物，测得的肿瘤平均重量也显著小于非投药组。SST-2细胞皮下移植或移植后手术切除局部肿瘤后，投药组显著抑制了肿瘤转移，肺转移结节数均比非投药组明显减少，携癌小鼠投药后，NK活性增强，Mφ细胞毒活性升高，抗肿瘤中和活性也增强，1mg/kg组尤其明显。

张卫华等研究针灸对移植性乳腺癌小鼠IL-2和核酸的影响，报告了针灸对移植性乳腺癌小鼠白细胞介素2（IL-2）活性（MTT比色法）和癌组织中核酸DNA、RNA含量（紫外线吸收法）的影响。结果IL-2活性针灸组，针灸加西药组明显高于西药组和阳性对照组（P＜0.05－0.001），针灸组与针灸加西药组间无差别（P＜0.05），阳性对照组明显高于西药组（P＜0.05），其他各组明显低于正常组（均P＜0.001），DNA和RNA含量针灸组与西药组、针灸加西药组之间无差别（P＞0.05），而显著高于正常组（P＜0.05，P＜0.001），低于阳性对照组（P＜0.005－0.001）。提示针灸能明显提高瘤鼠ILK－2活性，而西药环磷酰胺对其起降低效应；针灸和西药对癌细胞遗传物质DNA和RNA的合成均有一定的抑制作用。

（三）展望

中西医结合治疗乳腺癌临床已取得较好的疗效，实验方面对化疗药物的敏感性及增强NK细胞的活性，提高免疫功能均做了深入的研究。中药在减轻放、化疗毒副反应，增敏及抗癌等方面均起了一定的作用，延长了病人的生存期，改善了临床症状，提高了生存质量。为了使乳腺癌的治疗更加完善，还应做些前瞻性的研究及挖掘中医学宝库。

七、鼻咽癌

鼻咽癌是我国常见的一种恶性肿瘤，发病率以南方为多，尤其是广东，发病率由南到北逐渐降低，发病多在30岁～60岁之间。广东四会县发病率最高，男性为25.12/10万，女性为12.11/10万。病因目前尚不十分明确，可能与EB病毒感染、环境、饮食、遗传因素等有关。主要的临床症状为：血涕和鼻出血，头痛耳鸣，鼻塞，颈淋巴结肿大，面部局部皮肤麻木等。

在中医文献上没有“鼻咽癌”这个病名，但在《灵枢》中曾出现“颃颡”一词，据其描述相当于现代医学所说的鼻咽部。很多中医文献里有类似于鼻咽癌症状和病机的论述。历代医家认为与肝气郁结、气血凝滞经络有关。1978年在湖南郴州鼻咽癌会议上，将鼻咽癌分为6个证型：痰浊凝聚、气血凝结、火热内困、阴血亏损、津液耗伤、脾胃失调。常用药物有：苍耳子、沙参、石上柏、玄参、赤芍、丹参、夏枯草、蛇泡勒、龙胆草、生地、党参、白术、茯苓、鸡血藤、黄芪、生川乌、射干、蒲公英、生南星、山慈菇等。

现代医学治疗鼻咽癌采用综合治疗的方法，即放射治疗、化学药物治疗、外科手术治疗、免疫治疗、中药治疗等。各期的鼻咽癌放射治疗的5年生存率为50%，化疗可使肿瘤缩小或消灭微小病灶，采用大剂量的DDP及5-Fu在近期可取得约90%的缓解率。由于解剖上的限制，手术治疗不思想，对较早期的（如Ⅰ期）病人和高分化鳞癌及腺癌等放疗不敏感、无全身禁忌者可考虑经腭切除原发灶或放疗后颈淋巴结残留或复发者可考虑手术。中医药辨证治疗可减轻痛苦，对延长寿命有一定的作用。

（一）临床研究

在中医药方面，对鼻咽癌治疗的单方、验方等研究较多。湖南郴州报道，地元汤（生地、玄参、麦冬、象贝、丹皮、白芍、薄荷、甘草）及雄黄解毒丸（雄黄、郁金、巴豆），枸骨血藤煎（枸骨、鸡血藤、穿破石、贯众、九节龙、猴天）配合吹鼻散（陈葫芦烧炭存性研末加适量麝香、冰片）治疗鼻咽癌患者21例，有效率33%。硇砂加中草药治疗鼻咽癌患者34例，3例临床治愈。

中山医科大学附属肿瘤医院用免疫方（茯苓、苡米、扁豆、商陆、女贞子、淫羊藿等）治疗鼻咽癌患者24例，淋巴母细胞转化率上升者75%。用鼻上方和鼻下方治疗29例，近期治愈1例，显效2例。

吉林医科大学第四医院肿瘤小组报道用滋肺利鼻、攻毒和调理补虚法治疗鼻咽癌21例，显效5例，有效9例。

中山医科大学附属肿瘤医院用养阴生津，健脾益气中药配合放疗治疗鼻咽癌患者110例，5年生存率达68.18%。

福州市第一医院以生津解毒饮（茅根、银花、麦冬、元参、生地、藕片、黄芩、甘草、白英、沙参、蛇舌草、茯苓等）配合放疗治疗鼻咽癌患者27例，5年存活率为88%。

李连华用益气养阴汤配合放疗治疗鼻咽癌患者272例，证明中药配合放疗，较单纯放疗者可降低5年内复发率及5年内死亡率，增加3年及5年生存率。

章贤君报道中药贴熨方（全蝎、蜈蚣、地鳖、慈菇、苍耳子、冰片、芦荟等分研细末）20g加深化的白蜡及食醋调成糊状，凝固后隔布贴敷于双侧下颌关节处，边揉边张口运动，每次20分钟，每日2～3次，每疗程21天，治疗鼻咽癌放疗后张口困难患者50例，张口困难缓解，功能恢复正常者36%，显效（上下齿距增宽1.5～3cm）46%，有效（上下齿距增宽0.5～1.5cm）18%，总有效率为100%。

现代医学治疗鼻咽癌主要侧重于放疗及化疗。上海医科大学肿瘤医院应用腔内后装放射治疗鼻咽癌48例（Ⅰ～Ⅲ期），3年生存率为87.5%。Wang报道分段加速超分割放射治疗鼻咽癌60例，早期控制率为55%～89%，晚期控制率为45%，总的5年生存率85%。马东白等报道79例鼻咽癌放疗后颈淋巴结残留或复发者予外科手术治疗，3年生存率为34%。赵蓉蓉采用CTX口服合并放疗治疗鼻咽癌75例，97.3%的病人肿瘤消退，98%的病人颈部转移灶消退。张有望等报道17例鼻咽癌复发后再放射生存2年～4年者41%。

严济华等报道219例复发和转移者再治后5年生存率为17.8%。陈成钦等报告鼻咽癌治疗复发者再放疗后10年生存率为13.5%。

（二）鼻咽癌的实验研究

1. 鼻咽癌的动物模型制备方法

最初，许多学者尝试一些办法制备鼻咽癌的动物模型均未能成功。经多方试验和努力，终于制备成功。

区宝祥等采用异位诱发动物鼻咽癌的实验制成鼻咽癌动物模型：把新生小鼠的鼻咽部组织切出，按其鼻咽模型制备二甲基苯蒽石蜡塞子后置入离体的鼻咽腔内，再将该组织植入同胎乳鼠的皮下组织内，15天可制成。

潘世崴等将亚硝基吗啉于大鼠皮下注射或二亚硝基哌嗪皮下注射制成动物鼻咽癌动物模型。

王蘅文等用弯管将芳香烃类致癌物从小鼠

鼻咽后孔注入，在其鼻咽部制成原位鼻咽癌动物模型。

应用多种方法建立起来的鼻咽癌动物模型，为可疑致癌因素在鼻咽癌发生中的作用、发病机制的研究以及治疗的探索等提供了基础。

2. 实验研究成果

中医中药在鼻咽癌的实验研究方面报道较少，应荣多曾进行过活血化瘀治疗肿瘤的实验研究。活血化瘀中药治疗鼻咽癌有一定的苗头，中药实验研究还待进一步广泛开展。

现代医学在此方面已做了大量的工作，区宝祥等所做的联合使用二亚硝基哌嗪和硫酸镍诱发大鼠鼻咽癌的实验证明：鼻咽癌高发区食物和水中含量较高的镍化合物可能有促癌作用。乐俊逸等通过动物实验发现二亚硝基哌嗪对鼻咽癌的发生起定位作用外，不能排除硫酸镍对生癌部位有一定的加强作用。陈剑经等的实验证明：鼻咽增生病变患者血清EBNA抗体水平增高，说明EB病毒在引起细胞癌变中具有较重要的作用。黄家琛等报道鼻咽癌病人唾液和尿液中的亚硝酸盐均高于对照的健康人。HO. J. H. C（香港）所做的实验证明咸鱼可诱发大鼠鼻腔癌和副鼻窦癌。Karolinskaz（瑞典）研究所与上海医科大学肿瘤医院合作研究“EB病毒在人鼻咽癌中的表达”及“中国人鼻咽癌患者在人鼻咽癌中的表达”及“中国人鼻咽癌患者特异性膜蛋白基因C-myc在鼻咽癌等肿瘤的存在状态及表达研究”提出C-myc基因的扩增和重排现象与鼻咽癌生长快、浸润力强和易出现远处转移有关。

（三）展望

近20年来广泛开展的多项研究的结果，已发现一些与鼻咽癌有密切关系的致病因素如食物（腌咸鱼）、微量元素（如镍）等，同时与地区有密切关系。随着科学技术的发展，CT检查及定位方法的广泛应用，使肿瘤范围的确定更为精确，选择治疗平面趋合理，提高了疗效。

通过对鼻咽癌的罕发地区和国家提高对本病的认识及对高发区及国家实行大面积群众性普查和“早期发现、早期诊断、早期治疗”等措施的实行，将会降低局部进展性病例的发病率，减少晚期鼻咽癌病例。

在实验方面，增强对EB病毒、环境因素（包括可疑的食物及微量元素等）与鼻咽癌发病因果关系的研究及抗病毒治疗的研究，有可能降低鼻咽癌的发病率。

近年来对中医药辨证治疗鼻咽癌，放射治疗或化学治疗等单纯治疗鼻咽癌的临床研究较多，并取得了一定的成果，而采用中西医结合的综合方法治疗鼻咽癌（如中药加放疗、中药加化疗、中药加放疗加化疗等）的研究极少。中医药及中西医结合治疗鼻咽癌有着广阔的前景，加强这些方面的研究，对提高疗效、减轻甚至预防后遗症、提高生存质量、延长生存期有着重要的意义。

（张代钊　李　学）

八、膀胱癌

膀胱癌是泌尿系统常见恶性肿瘤。在国内，发病率居泌尿系恶性肿瘤之首，占全身恶性肿瘤的4%。膀胱癌多发于老年人，平均发病年龄为50岁，50～70岁年龄组占膀胱癌发病总数的60%以上，男女之比约4∶1。死亡率占恶性肿瘤的3%，大城市的死亡率为农村的2倍，近20年来膀胱癌的发病率有上升趋势。

膀胱癌的发生可能与某些化学物质（如芳香胺类染料、内源性色氨酸代谢异常）、吸烟、病毒感染、慢性刺激、膀胱结石、寄生虫病及某些药物（如大量服用非那西丁）等均有一定关系。中医学认为：膀胱癌属“溺血”、“血淋”、“癃闭”等范畴，其发生多因年老体弱、水湿不化、毒热内蕴、气滞血瘀等致膀胱气化不行、脉络瘀阻、气滞痰凝、毒邪积聚、瘀阻膀胱所致。

膀胱癌有多种治疗手段，虽以手术治疗为首选，但术后复发率甚高，经尿道切除表浅肿瘤复发率约60%，经全身或局部化疗常用TSPA、ADM、5Fu、PDD、CAP、HPT等化疗药物联合化疗，多用AFP、MVAC等方案。目前，免疫治疗是一种很有前途的治疗方法。用卡介苗、干扰素等膀胱灌注治疗，有效率可达74%～80%，其他用激光及光动力学、介入治疗等也有一定疗效。中医治则以清热化湿、滋阴清火、健脾益肾、活血化瘀、佐以软坚散结，也可获得一定效果。

（一）临床研究

1. 中医治疗

（1）辨证论治

根据北京、上海等地治疗膀胱癌辨证论治经验可将膀胱癌分为以下4个类型：

①湿热下注型：治以清热、利湿、解毒通淋，用八正散合龙蛇羊泉汤加减；

②瘀毒蕴结型：治以活血化瘀、清热解毒，用失笑散合三妙散加减；

③脾肾两虚型：治以健脾益肾、佐以化瘀，用四君子汤合六味地黄丸加减；

④肝肾阴虚型：治以滋补肝肾，用六味地黄汤加减。

（2）定方论治

①上海中医药大学附属曙光医院肿瘤科拟膀胱癌基本方（半枝莲、大小蓟、滑石、甘草、猪苓、茯苓、泽泻、蒲黄炭、藕节炭、贯众炭、知母、黄柏、生地、车前子、槐花炭、白花蛇舌草），随症加减；观察29例膀胱癌，其1、3、5年生存率分别为59.29%、12.73%、10.53%。

②张书林等用加味五苓散（茯苓、猪苓、白术、生黄芪各15g，泽泻、海金砂、海藻各18g，桂枝10g，生地榆、生薏米、白花蛇舌草各30g），治疗31例晚期膀胱癌，存活5年以上3例，2年以上18例，不足2年死亡者10例。

③谢桐等用龙蛇羊泉汤为主（龙葵30g，蛇莓15g，白英30g，海金砂10g，灯心草10g，土茯苓30g）随症加减，治疗33例膀胱癌肿瘤，其中3例肿瘤脱落、10例肿瘤缩小或数目减少、12例病理恶性度降低。并对21例患者进行了长期追踪，其中存活5年19例，占90.47%。

④单验方

（Ⅰ）蟾蜍2只，纱布包煮烂，取汁，每晚睡前服，速服3天停数日，防止中毒反应。

（Ⅱ）蜣螂9g，白花蛇舌草30g，半枝莲30g，野葡萄30g，水煎服，每日1剂。

（Ⅲ）瞿麦30g，蔺草30g，龙葵30g，水煎服，每日1剂。

（Ⅳ）天葵、石韦、过路黄30g，土茯苓30g，水煎服，每日1剂。

（Ⅴ）杨俊卿等用蜀葵治疗2例膀胱癌，分别存活10年及2年。

（Ⅵ）天胡荽、萹蓄各120g，捣烂取汁兑白糖服，治膀胱癌尿血。

（Ⅶ）大小蓟各15g，半枝莲15g，白花蛇舌草30g，槐花10g，贯众炭10g，蒲黄炭10g，赤茯苓10g，猪苓15g，黄柏10g，生地10g，水煎服，治膀胱癌尿血不止。

（Ⅷ）张慧用峰元煎（党参、黄芪、白术、甘草、天麻、柴胡、寄生、川芎、菟丝子、白茅根、白及等），治愈膀胱癌术后血尿1例。

（Ⅸ）王贵宾等用云南白药2g加生理盐水20ml治膀胱癌出血致急性尿潴留3例，使大量血尿流出，症状减轻。

2．中西医结合治疗

（1）郑玉琰用中医辨证配合电灼加止血剂或配合膀胱灌注化疗，治疗10例膀胱癌，其中3例单纯中医治疗，2例显效，1例有效（带癌生存10年），另7例电灼后有5例复发，经中医治疗2例治愈，3例有效（带癌生存3年至13年），此3例均并用膀胱灌注化疗，2例无复发。

（2）张守谦等用地榆炭、醋煎剂和斑蝥并配合扶正抗癌汤药及瘤体注射“枯痔液”治疗23例膀胱肿瘤，总有效率78%，其中临床治愈3例，显效1例，有效14例，少数病例加用了瘤体注射和手术治疗。瘤体注射的3例中，1例瘤体消失，随访1年无复发；1例肿瘤缩小，脱落；1例无变化。在得到5年以上随访的13例中，存活7例，其中带瘤生存者5例，5年带瘤生存率45.4%。

（3）王晓雄等用喜树碱局部灌注、广豆根浸膏片口服及中药汤剂扶正抗癌方治疗53例膀胱肿瘤，肿瘤全消失率3.8%，显效62.2%，有效20.7%，总有效率86.8%。

（4）纪维山等用复方莪术液（莪术30g，蟾酥70mg，猪苓30g，经提炼制成复方合剂）膀胱灌注治疗与预防膀胱肿瘤31例，经病理学检查及临床观察证明此药有明显破坏肿瘤的作用，增强局部免疫功能，对正常膀胱无损害。

（5）解放军301医院报导用去钾枯痔液（复方硫酸铝溶液）直接注射治疗膀胱癌180例，治后肿瘤全部坏死，临床治愈164例，占91.1%，肿瘤坏死3/4，本法适用带蒂，或浅表性浸润型膀胱移行上皮癌，直径在4cm以下者。

（6）将益兰等用小蓟饮子为主（小蓟、鲜生地、蒲黄炭、半枝莲、石见穿、蚤休各30g，藕节15g，山栀子、三棱、莪术各10g，淡竹叶、甘草各6g，田七粉6g兑服)，随症加减。治疗56例晚期膀胱癌，其中36例用小蓟饮子加减，并与20例周期化疗组（PDD+Mrx+CTX综合方案）作对照，结果瘤体稳定率中药组为86.1%，化疗组为75%，1、4年生存率中药组与化疗组分别为83.3%、54.5%、80%、33.3%。

提示中医辨证治疗能改善症状延长生存期，提高生活质量且无毒副反应。

（二）实验研究

王晓难、魏守顺报道用广豆根、喜树碱治疗膀胱癌有效率约为86.8%，在其病理组织学变化中发现治疗后癌细胞核分裂相减少或消失；肿瘤组织乳头上皮层次减少可从原15层减至2～3层；癌细胞有空泡变性及核固缩变形、间质变性，和肿瘤临床改变变白、血尿减轻一致，是广豆根、喜树碱取得疗效的主要原因。

通过纪维山等用复方莪术液膀胱灌注治疗取得疗效的实验研究证实，经膀胱灌注后留取标本，经光镜及电镜观察，发现肿瘤间质血管扩张充血，破坏血管壁出血，使肿瘤变性坏死，细胞间和间质内呈灶性淋巴细胞浸润，可见多个淋巴细胞围攻癌细胞现象，一方面证实复方莪术液的抗癌作用，另一方面说明了此药有增加机体免疫功能的作用。

（三）展望

中医及中西医结合治疗膀胱癌，虽然取得一些好的苗头，对提高疗效有一定帮助，但膀胱原位癌是高度恶性细胞，容易发生浸润，手术后容易复发和转移，对放化疗都不敏感，因之盼望从中医及中西医结合的研究中，研制提高疗效，防治复发和转移的中医药及中西医结合综合措施，并要研究其疗效及理论机制。

（余桂清）

九、子宫癌和卵巢癌

子宫常见的癌有子宫颈癌与子宫体癌。子宫颈癌占女性生殖系统恶性肿瘤的一半以上，是最常见的恶性肿瘤。由于开展了普查防治及妇女保健，宫颈癌的发病率已有下降的趋势。在病因学研究方面，发现了我国宫颈癌高发区的患者以人乳头状瘤病毒HPV_{16}型为主。在诊断方面，提高了早期诊断率；在治疗方面，我国宫颈癌根治手术后的5年生存率已达到国际先进水平。据统计，1980年我国上海、北京、广州等地，手术治疗宫颈癌3867例5年生存率Ⅰ期95.4%，Ⅱ期75.8%；10年生存率Ⅰ期95.9%，Ⅱ期74%；同期，国际妇科恶性肿瘤年度报告（1979年～1981年）治疗的病例，5年生存率为Ⅰ期75.7%、Ⅱ期54.6%、Ⅲ期30.6%、Ⅳ期7.2%，平均53.5%。放射治疗除体外照射外，还有后装治疗机，设计了优化腔内放疗和中央遮挡楔形照射野。对晚期病例应用化学药物与放疗、手术等综合治疗可以提高疗效，延长生命。

（一）临床研究

中医院治疗宫颈癌的研究已进行了30余年，曾报告过应用制癌粉副号配合汤剂治疗宫颈癌有一定疗效。杨学志报道应用祛腐中药方剂“三品一条枪”制剂（明矾、白砒煅制后加雄黄、没药制成饼及杆）于宫颈局部作宫颈锥切法，治疗宫颈原痤癌、Ⅰ期宫颈癌，平均疗程2个半年，长期随访（3年～10年)，190例中188例康复。上海妇产医院应用天南星为主治疗宫颈癌75例，天南星加体外放疗89例，二组有效率达83%左右，后者89例中有50例为Ⅲ期宫颈癌，说明天南星有治癌效果。中医药在中晚期宫颈癌放疗或化疗时伍用，可以起到减毒增效作用，主要以健脾补肾、活血解毒为主要治则。在晚期宫颈癌放射治疗时，患者可出现近期反应和远期并发症，近期反应（治疗中及治疗后3个月内）以全身反应（头痛、眩晕、乏力、食欲不振、呕吐以及血象变化等）和直肠、膀胱反应为主，中医药的配合应用可减少放射反应的发生，在远期并发症方面，亦以放射性直肠炎和放射性膀胱炎为常见，严重者常导致严重贫血及全身衰弱。北京中医医院肿瘤科报告应用中药制剂黑将丹加强的松作直肠或膀胱灌注治疗有明显止血和促进放射性溃疡愈合的效果。

子宫体癌多见于50岁以上妇女，自60年代以来宫体癌的发病率有明显上升趋势，上海医科大学妇产科医院1964年～1974年收治的宫体癌与宫颈癌之比为1：4.2；而1975年～1985年则为1：2；比例上升的原因可能是妇女平均寿命延长，易感人群增加，及采用外源性雌激素治疗绝经期症状有关。同时，宫颈癌发病率不断下降使两者比值出现新的变化。在美国，每年诊断的宫体癌新病例在1982年已超过了宫颈癌，从而取代宫颈浸润癌而成为女性生殖系统最常见恶性瘤之一。宫体癌的病理组织学与宫颈癌不同，腺癌占90%，其他腺棘癌、透明细胞癌、乳头状浆液腺癌等均少见。治疗上仍以手术为主，可辅助放疗、化疗和内分泌治疗。内分泌治疗中以孕激素治疗有效，约1/3的晚期复发子宫内膜癌患者对孕激素制剂有效，尤其对肺转移者效果更好，显效率达3.5%，但对盆腔内复发或持续存在的病灶效果不佳。近年研究表明，化疗药物对复发性子宫内膜癌或转移性癌有效率约40%～60%，但宫体癌治疗仍以手术或放疗加上孕激素制剂为主。中医药治疗子宫内膜癌的研究的报道很少；但在术后，放疗期间及孕激素治疗期间均可以结合中药治疗以增加疗效。中药以扶正祛邪相结合为治则，扶正以补肾调冲任为主，祛邪则以解毒抗癌为主。

卵巢癌的发病率一般较宫颈癌、子宫体癌稍低，占女性生殖系统恶性肿瘤的第3位，但卵巢恶性肿瘤诊断时70%患者已属晚期，且组织结构复杂，各具不同的生物学特性，对化疗、放疗等敏感性各异，因而近20年来卵巢癌和5年生存率仍较低（20%～30%），死亡率已超过宫颈癌和子宫体癌而居妇科恶性肿瘤首位。病因仍不明了，但环境、内分泌影响在致病因素中受到重视，另据研究认为，口服避孕药可减少卵巢癌的发病率。卵巢癌的治疗仍以手术治疗为主，对晚期患者同样要争取尽可能切除原发病灶及所有的转移灶，最好使残余病灶直径在2cm以下，以便用化疗或其他治疗加以控制。治疗卵巢癌的有效化疗治疗药物不断增加，如新近报导的泰素（紫杉醇）对卵巢癌有较好效果，故卵巢癌的化疗已由过去姑息性和一般辅助治疗地位转变为常规综合治疗中的重要手段，是术后控制肿瘤复发和转移的重要措施。高企贤主张卵巢上皮性癌的综合治疗是手术加小剂量长疗程的化疗（DDP、CTX）并在化疗间歇给以免疫治疗，5年生存率达53.12%。

（二）实验研究

单克隆抗体在卵巢癌免疫治疗中发展较快，用单克隆抗体作为载体，与抗癌药物结合，再将其带向靶细胞发挥抗癌作用，即所谓生物弹头导向治疗。目前可作交联用的抗癌剂主要包括放射性核素、生物毒素、化疗药物及淋巴毒细胞四类。高于单克隆抗体交联导向治疗的特异性高，使本法有可能成为消灭癌细胞的手段之一。

（三）展望

中医药在卵巢癌综合治疗中有一定作用，适当地配合手术、放疗和化疗，可以起到“扶正祛邪”作用，既能减少化疗、放疗所引起的毒副反应，增强患者机体的免疫系统功能，提高疗效，同时中药的伍用还能增加肿瘤对放疗或化疗的敏感性，增加和提高治疗效果。苗厚阀报告以中药为主治疗晚期卵巢癌44例，服用化瘤丸，连服1年～2年，3年～5年内每年再服3个月，其中19例加用西医化学药物治疗，结果总有效率91%，存活3年以上的有14例，说明中药治疗本病有一定效果。

（郁仁存）

十、恶性淋巴瘤

恶性淋巴瘤是原发于淋巴结或淋巴结外淋巴组织的恶性肿瘤，可分为何杰金病（HD）和非何杰金淋巴瘤（NHL）两大类，本病的发病率在北美、西欧和澳大利亚及新西兰高达10～1万/10万人口，在我国与白血病发病率相仿占常见恶性肿瘤9～11位，每年发病总数在15000例。临床以上无痛性淋巴结肿大为主要表现，可伴肝脾肿大，晚期可出现贫血及出血。

恶性淋巴瘤的病因和发病机理，目前还不十分明确，可能与病毒，免疫功能紊乱，免疫缺陷性疾病，遗传因素，长期慢性感染，某些物理或化学物质长期刺激等因素相关。

中医学虽无“恶性淋巴瘤”病名，但根据中医学文献记载，淋巴系统恶性肿瘤非常近似古代所属“阴疽”、“石疽”、“恶核”、“瘰疬”、“失荣”等范畴，胸腔纵膈淋巴瘤，多似“肺积”，腹腔淋巴瘤则似“积聚”。在病因上中医认为本病外因风火血燥或寒痰凝滞，内因忧思喜怒，肝郁气结，郁热化痰化火，气滞血瘀，积而成结，病久脏腑内虚，肝肾亏损，气血两亏。一般中医将恶性淋巴瘤辨证分为风热血燥，寒痰凝滞，气滞血瘀，肝郁脾虚及肾阴虚5型，治以疏风清热，养血润燥，舒肝理气，温化寒凝，活血化瘀，滋补肝肾，补益气血。常用治疗恶性淋巴瘤的单味中草药为昆布、海藻、夏枯草、山慈菇、干蟾皮、石竹根、土贝母、白花蛇舌草、草河车、龙葵、石上柏、猫爪草等。

由于恶性淋巴瘤症状复杂，病期、病理类型各异，症情的进展与否与治疗方案息息相关，因之治疗结果也受到极大影响，一般提倡中西医综合治疗。首次治疗前应根据患者全身状况，病理类型，原发病变部位，临床分期，中医辨证类型及肿瘤发展趋向，制定中西医结合，局部与全身，扶正与祛邪有机结合的综合治疗方案。第一阶段要充分祛邪，最大限度降低肿瘤负荷；第二阶段重视骨髓和免疫功能的提高；第三阶段再一次强化治疗，使肿瘤残存细胞降至最低；第四阶段再转到提高免疫功能使病情巩固，病人得到较好的康复。目前我国在治疗何杰金病60%～80%可获治愈，NHL50%可以长期缓解，这一治疗结果是令人鼓舞的。

（一）临床研究

（1）中医治疗

潘敏求以养血化瘀，软坚散结组成方药（当归、川芎、赤芍、生地、元参、山慈菇、黄药子、昆布、海藻、夏枯草、牡蛎、蚤休）治疗恶性淋巴瘤10例，Ⅰ期4例、Ⅱ期2例、Ⅲ期1例、Ⅳ期3例。结果显示单纯中药治疗7例中肿块消失3例，基本消失1例、缩小1/2以上2例，肿块保持不变1例。

陈林才报导用恶性淋巴瘤方治疗11例（均经病理活检确诊），方药用清热解毒、化痰软坚、活血化瘀之法，以白花蛇舌草，山慈菇、三棱、莪术、炒白术、僵蚕、夏枯草、昆布、煅牡蛎、煅瓦楞、炮山甲、黄药子、全蝎（研末6g冲服）、甘草，肿块处可敷鲜蟾皮，30剂为1疗程，治疗结果：存活1～2年4例，2～5年1例，5～10年2例，10年以上2例。

（2）中西医结合治疗

白永红报导用中西医结合治疗非何杰金氏淋巴瘤14例，均经病理活检证实为NHL。根据Ann、Arbor、1971年国际会议修定的临床分期、ⅠA1例、ⅢA6例、ⅢB2例、ⅣAi例、ⅤB4例。化疗方案选用COP、COPP、Chop、Chop-BLM及CE方案，最少3个疗程，最多达11个疗程。放疗：全部病例首先化疗，有7例化疗中或化疗后对残余灶放疗DT3500～4800CGY。

中医药采用升血调元方，以北芪、党参、鸡血藤、首乌、骨碎补、麦芽、女贞子、佛手为主。滋补肝肾用枸杞子、山萸肉、菟丝子、杜仲，健脾和胃用白术、茯苓、陈皮、甘草，恶心用桔皮、竹茹、清半夏，热毒盛用银花、连翘、板蓝根，气血双亏加用人参、熟地、阿胶。治疗结果：死亡8例，存活3～7个月仍生存6例。存活时间20～55个月，中位生存36个月，近期疗效：CR3例（占21.4%），PR 7例（占50%），总缓解率71.4%，稳定2例（14.3%），恶化2例（占14.3%）。总之配合中医药治疗NHL可减轻放化疗毒副反应，降低肿瘤复发率、转移率、提高远期生存率。

郭良耀报导了中西医结合治疗恶性淋巴瘤46例临床疗效分析，选择临床、病理学确诊为ⅢA-ⅣB的NHL，随机分为Ⅰ组（中西医结合组）24例，Ⅱ组（单纯联合化疗组）22例（对照组），化疗方案基本以Chop方案为主，中医治疗以扶正培本方药党参、黄芪、当归、熟地、补骨脂、黄精等辨证分型加减，治疗结果：Ⅰ组（治疗组）24例，显效14例（占60%），有效6例（占25%），无效4例（占15%），总有效率为85%；Ⅱ组（对照组）22例，显效7例（占31.5%），有效8例（36.6%），无效7例（占32%），总有效率38%，说明治疗组疗效优于对照组，证实中西医结合治疗NHL可较好控制症状，对放化疗有较好的减毒增效作用。

蔡明明等用化疗加中药，放化疗加中药治疗恶性淋巴瘤55例，这种综合治疗方案达到完全缓解20例（占36.4%），部分缓解27例（占49.1%），稳定2例，无效6例，其1、3、5年生存率为67.3%、45.5%、21.8%，说明中西医结合治疗NHL有一定效果。

（二）实验研究

有关中医及中西医结合治疗恶性淋巴瘤的实验，我们起步较晚、文献资料较少。哈尔滨医科大学一院李元善报导该院自制癌灵1号注射液治疗恶性淋巴瘤，认为有一定疗效，总缓解率为70.37%。本剂经过实验研究对小鼠肉瘤180，平均抑制率为39.186%（P<0.002），对S37平均抑制率为36.27%（P<0.005）。对

艾氏腹水癌（实体瘤型）平均抑制率为47.097%（$P<0.001$），显示出本药有较好抑癌作用（癌灵1号注射液内含中药砒石）。

（三）展望

近三十余年来，恶性淋巴瘤的研究，无论从恶性淋巴瘤的发生来源，病理、临床特点，特别是治疗方面已取得较大进展。中西医结合的研究，对提高疗效，对放化疗的减毒增效，均已取得较好的苗头。我国的医务工作者要发挥中西医结合的优势，通过扶正中药对生物反应的调节作用，对中西医结合基础研究作出成绩。

（余桂清　林洪生）

第三节　中西医结合防治恶性肿瘤实验研究

中医药在临床上防治肿瘤已有数千年的历史，殷墟甲骨文上已有“瘤”的病名，《灵枢》中对肿瘤已作出初步的分类，历史医籍记述了大量临床治瘤的经验并总结出一些理论。直到50年代中期，我国学者才开始用实验研究的方法，对这数千年形成的宝库进行发掘。

1958年冼美生等首先报告了中成药犀黄丸的抗动脉肿瘤作用。1963年雷海鹏等报告了对358种植物药、中药单方及复方的抗癌筛选结果，他们用了六株小鼠和两株大鼠可移植性肿瘤模型，观察到白术挥发油、僵蚕酒及噎膈散对动物肿瘤生长有一定的抑制作用，为我国系统地研究抗癌中草药创立了良好的开端。此后应用各种实验方法筛选抗癌中草药的研究报告陆续发表。从70年代起，为了发挥中医学整体观念突出的特点，重视调动机体内在的抗病因素，扶正与祛邪兼顾，一些实验研究人员与临床结合，开展了大量的临床实验研究，取得了许多可贵的经验。特别是随着现代免疫学等检测技术的发展，对中医药防治肿瘤的基础和临床实验研究有较明显促进作用。四十年来，各基础学科学者中的一些人，纷纷从自己学科的角度，对中医药防治肿瘤的经验进行了中西医结合的实验研究，取得了一大批很有意义的成果，这些成果不仅丰富了现代医学防治恶性肿瘤的内容，而且对中医学中某些经验和理论也作出了现代科学水平的阐明。

一、中医药与肿瘤预防的实验研究

癌的化学预防研究已受到各国学者的关注，我国在这方面的工作开展虽晚，但已引起学术界密切的注意，中医药在这个领域中有很大潜力。

恶性肿瘤的预防不同于一般传染病的预防，这是因为它的病因和发病机理复杂，并非单纯消除一种致病因素（像预防天花那样）所能解决。肿瘤预防的概念除祛除病因外，还包括早期发现、早期诊断、早期治疗，连减少并发症，防止致残，提高生存率和康复率均在预防范畴之内，因此中医药在这个范围内确有许多重要的经验，实验研究报告较多的有以下几方面。

（一）中草药对化学致癌的预防和阻断

在已知的许多致癌剂诱发动物肿瘤中加用中药，使动物瘤的诱发率显著降低。

蔡海英、林培中等用他们建立的N-亚硝基氨酸乙酯诱发大鼠食管及小鼠前胃鳞状上皮增生与癌变的实验方法，曾先后证明柿叶茶、冬虫夏草提取物CS-Ⅱ等对小鼠前胃鳞状上皮增生和癌变有一定的预防作用，但未见治疗作用。他们还在食管癌的高发区对用抗癌乙三（由中药山豆根、草河车、败酱草、夏枯草、黄药子、白鲜皮及少量5-氟脲嘧啶组成）治疗的食管上皮增生进行了细胞形态学观察，其好转率比对照组有明显提高。用显微分光光度计（MSP）测定细胞核内DNA含量，观察到食管上皮重度增生经抗癌乙三治疗后，MSP的各项指标均有所降低，反映总体情况的胞核DNA平均含量明显下降，异常群体细胞也减少或消失，与细胞学诊断基本一致。

中医研究院中药研究所肿瘤组等，根据中医理论“正气存内，邪不可干”及“养正积除”探讨了扶正在肿瘤发生发展中的作用。他们选用宋代名方六味地黄汤（丸）进行了一系列的实验研究。1977年报告了该方可使命名N-亚硝基氨酸乙酯诱发的小鼠肺腺瘤的发生率显著降低。1983年，姜廷良等总结了他们多年研究六味地黄汤的实验成果，该方除上述抑制化学诱癌作用外，还观察到有助于荷瘤机体的单核吞噬系统的吞噬功能，促进骨髓干细胞和淋巴组织增生，在一定程度上维护荷瘤小鼠的甲状腺功能，降低蛋白分解代谢，从而对肿瘤的形成和荷瘤机体的生存具有某些作用。

有作者将现代医学已证实有防癌作用的物质与中药进行了对比研究，他们发现有些中药的防癌作用优于这些药物。如：邱佳信等在用二乙基亚硝胺诱发大鼠肝癌时，以中药方剂：太子参、珠儿参、炒白术、茯苓、生牡蛎、夏枯草、岩柏、马兰根、吴山鳖甲、玫瑰花、绿萼梅、八月札、芙蓉叶、地鳖虫与西药维生素A、C、E进行了对比研究，结果表明中药在二乙基亚硝胺诱癌过程中能够发挥一定的阻断作用。表现在改变诱癌过程中某些肝内酶的变化，以及相应减轻诱癌过程中的病理变化，而且其作用较西药组为强。宋圃菊等报告，猕猴桃汁在体外模拟胃液中，可阻断亚硝基化合物的合成，而且明显优于同浓度的抗坏血酸溶液。黎勇等报告沙棘汁亦有同样的作用。高进等用实验证明四川盐亭肿瘤研究所在防癌现场发现的岩参、攀枝花有抑制亚硝胺诱发小鼠前胃癌的作用。刘永太等报告岩参确有治疗人食管上皮重度增生的效果。林宝奎等根据山东地区防治胃癌的调查结果，实验证实鲜大葱匀浆可降低胃液中亚硝酸盐的含量，提示大葱有可能阻断胃内亚硝胺的合成。杨昆灿等在研究补骨脂提取物对诱发性肺腺癌的作用中发现，补骨脂提取物可使支气管及肺泡上皮增生性改变显著低于对照组。但肺腺癌发生率无显著差异。有人报告，刺五加能抑制尿烷引起的肺腺瘤，6-NTU引起的甲状腺癌和吲哚引起的小鼠骨髓性白血病，还可降低小鼠自发乳腺癌和自发白血病的发生率。

特别值得注意的是最近陈晓光等研究了鞣质的癌化学预防作用，证明五倍子鞣质在体内能明显地抑制苯芘诱发小鼠肺腺瘤的形成，在体外能抑制苯芘对细胞的恶性转化。众所周知，在以往研究抗癌中草药时，认为鞣质容易造成假阳性，所以必须排除鞣质，才能承认所出现的阳性结果。罗德元等报告了蘑芋精粉对MNNG诱发小鼠肺癌的抑制效果。该作者还证实绿茶也有类似作用。关于各种茶的防癌效果报告很多。如严瑞琪等研究了广西灵山茶、云南大叶茶、福建鼎坑茶对黄曲霉毒素 B_1（AFB_1）致Wistar大鼠肝癌作用的影响。以γ-谷氨酰转肽酶（γ-GT）染色，测微计测算肝癌前病变，γ-CT阳性灶，输入计算机处理。结果证实，上述三种绿茶均有明显抑制 AFB_1 的致肝癌作用。陈志英等用相同的实验方法，研究了茶叶等六种食用植物，发现绿茶、红茶、猴头划蕈和香信等对 AFB_1 诱发的大鼠肝γ-GT阳性灶表现出不同程度的抑制作用。李瑗等报告，绿茶对二乙基亚硝胺至大鼠肝癌有一定的抑制。李克燕等探讨了绿茶抗氧化剂成分抑制促癌作用的分子机理。范贤俊、罗利群等观察了绿茶儿茶素对体外培养细胞生长及对小鼠淋巴瘤L5179y免疫反应的影响，表明绿茶儿茶素促进对L5178y产生免疫反应小鼠脾细胞的特异性增殖，加强特异性CTL的诱导，增加IL-2分泌和IL-2mRNA表达，增加NK细胞活性，认为这些作用可能与降低巨噬细胞的抑制活性有关。朱家琦研究了茶叶对黄曲霉毒素 B_1-DNA化合物生成的影响。但也有个别作者在研究绿茶的防癌作用时未见到这种作用。

特别值得重视是关于大蒜防癌的研究，近年国内外均有许多新的报告，发现在增加免疫功能，及直接抗癌等多方面均能发挥作用。梅行等根据胃癌病因调查的结果研究了大蒜的防癌作用，从胃液、饮水、糖食等分析的结果证明，大蒜能抑制胃内硝酸盐还原菌的生长。从而减少胃液中因细菌作用而产生的亚硝酸盐。有人曾证明，饲以新鲜大蒜的雌性 C_3H/He 小鼠，可完全抑制该种高乳癌系小鼠发生乳腺癌，并认为蒜素是其活性成分，特别是其中的二烯丙基硫化物。据Wargovich认为防止消化系肿瘤食物化学成分中，二烯丙基硫和钙盐是两种非常重要的因子，它们分别作用于诱癌过程中“启动阶段”和“促进阶段”。大蒜和洋葱中的含硫化合物及硒主要作用于“启动阶段”，通过防止致癌物形成、干扰致癌物的活化、增强解毒活性、去除反应性代谢产物等方式防止正常细胞癌变。同时蒜和洋葱中的有效成分或钙离子通过刺激免疫反应，阻断过氧化物生成，抑制增生等多种方式作用于肿瘤发生“促进阶段”，进一步阻止肿瘤细胞的形成。此外，白及、大枣、冬凌草、刺梨汁及小柴胡汤等诸单味药和复方均有抑制化学诱癌的实验报告。

从上述众多的研究结果可以看出，尽管有些实验还需进一步深入，有些结果还需在防癌现场扩大验证，但是中草药的防癌潜力是不容忽视的。特别是近十几年，癌基因和抑癌基因的相继发现，使肿瘤分子生物学取得了突破性进展，也为国内广大科研人员结合肿瘤病理生理学的机制，从更多的方面去寻找防治肿瘤的中草药开辟了更广阔的领域。

（二）中草药阻断促癌物的实验研究

近几年，大量的中草药被用于阻断各种促癌物质的实验研究，发现了不少有活性的物质。如竺振榕等证实，元明粉可抑制 DMH 诱发大鼠大肠癌的发生，因为它显著地抑制了 DCA（次级胆汁酸中脱氧胆酸）的促癌作用。傅乃武等报告从胀果甘草中提取的黄酮混合物明显抑制二甲基苯蒽合并巴豆油诱发的小鼠皮肤乳头瘤的生成，表现出较强的抗促癌作用。国外亦有报告当归脂溶性部分几个化合物对促癌剂 TPA 有抑制作用。

（三）有关中草药反突变的研究

1982 年人类癌基因的发现以及后来抗癌基因的发现进一步使人们认识到，肿瘤的本质是以细胞基因改变为基础的，而癌基因、抗癌基因的表达可受环境因素的调节，有些因素可激活癌基因，有些因素可抑制癌基因的表达。因此，寻找可以抑制致突变物的中草药具有重要的意义。

邱佳信等用甲基亚硝基胍诱变哺乳类细胞 V_{79}，对 66 种中药的反突变作用进行了研究，发现其中的白术、黄芪、仙灵脾、仙茅、肉苁蓉、枸杞子、地鳖虫、野葡萄藤、菝葜、天冬、南星、北沙参、穿山甲、红藤、鹤虱、牡蛎等 19 种有显著的反突变作用。特别有趣的是，他们观察到中药的配合不同有不同的反突变结果，如单味仙灵脾具有反突变作用，而与没有反突变作用的女贞子配伍时，则无任何反突变作用，说明以中医理论为指导寻找合理配伍的新方剂是十分重要的。罗焕造等对我国人民长期食用的 91 种蔬菜、水果、食品的 108 种提取物及化合物，进行了回复突变抑制实验。他们用黄曲霉毒素 B_1、亚硝胺等六种诱导致突变物质，以 TA_{100} 和 TA_{98} 两型突变菌株实验，发现其中有 61 个样品具有恢复突变抑制作用，在这些样品中不少是属于传统的中药，为开发预防肿瘤食物资源的研究提供了科学的依据。最近他们又报告了 142 种中草药有 113 个样品存在多种活性物质抑制突变物、致癌物诱导回复致突变作用。陈燕云在研究芎龙汤（由川芎、地龙、葛根、元参、三棱、鸡血藤和牛藤组成）时发现该方在体外肿瘤反突变模型中，有中等的反突变作用。以上实验为进一步研究防癌药物提供了线索。

二、中草药对癌细胞分化诱导的研究

在临床上肿瘤化疗的传统观念主要是用药物抑制或杀伤肿瘤细胞。因此既往在寻找抗癌中草药的研究中，亦多以细胞毒的原理来指导筛选工作，但由于这类药物选择性差，因此，很难避免毒、副反应。近二十多年来的研究表明，某些肿瘤可被化学物质诱导分化成正常细胞或近似正常细胞，从而逆转了其恶性状态，为肿瘤化疗的研究指出了一条新的途径。因此，目前国内外均很重视这一领域的工作，我国学者从 70 年代末已开始在中草药的研究中应用诱导癌细胞的逆转。汪昆仁教授等在研究民间治疗膀胱癌的验方龙蛇羊泉汤时，发现该复方（包括龙葵、白英、蛇莓、土茯苓、灯心草、海金沙）药液和蟾蜍制备液对小鼠艾氏腹水癌的抑制作用与外源性环磷酸腺甙（cAMP）对艾氏腹水癌的抑制现象极为相似，两者均是在肿瘤接种后第 8 天抑制最明显，抑制率均在 50%～70%左右，两者均在接种后第 12 天抑制效果下降，失去其控制癌细胞增殖的能力。另外，他们在研究复方白蛇酒时（注射含蛇莓、白英、龙葵、郁金、丹参、当归的针剂及口服蟾蜍酒），同样观察到此方与经 cAMP 和氨茶碱处理的艾氏腹水癌动物抑制效果一致，腹水癌细胞内 cAMP 含量显著提高，从而达到抑制癌细胞增殖的作用。当他们将上述中药注射剂与蟾蜍酒分开使用时，则观察到两者合用比分开有更高的抑制作用。特别值得注意的是，分开使用的两组癌细胞内 cAMP 含量与对照组相比无多大差别，而合用组则 cAMP 含量显著提高。同时还观察到合用组癌细胞内磷酸二酯酶活性与对照组比较有显著抑制，而分开的两组则与对照组无多大差别。最近梁云燕等对该药改良的白龙片对人胃癌细胞不同周期的作用和其心信号机理进行了深入的研究。

从70年代初发现cAMP类似物可逆转肉瘤及神经母胞瘤的恶性表型以后，就打破了"一旦成为癌细胞，就永远是癌细胞"的信条。国内外的研究者相继发现了一系列的癌细胞分化诱导剂，从天然产物及合成化合物中寻找分化诱导剂的工作正在顺利进行。我国学者利用中医药抗癌的某些特点，已相继从抗癌中草药中发现了一些可能含有分化诱导剂的药物。例如，早在1981年，中国医学科学院血液学研究所就报告，我国发现的治疗慢性粒细胞白血病的药物靛玉红，在治疗慢粒患者的过程中，当达到部分或完全缓解时，其白细胞cAMP的含量，可从低于正常约3～4倍，恢复至正常水平。患者外周血白细胞中的磷酸二酯酶活性，在治疗前显著高于正常人，经靛玉红治疗后，病情有好转或达到缓解时，其测定值可下降至正常或低于正常。实验证明，靛玉红能调节癌细胞内cAMP含量和cGMP的比值，抑制肿瘤细胞的增殖并使之逆转。北京市肿瘤防治研究所及中医研究院中药所曾报告，猪苓提取物对小鼠S-180瘤细胞cAMP含量可提高，对其中的磷酸二酯酶活性有显著抑制。这种结果与^{3}H胸腺嘧啶核甙掺入所观察到的癌细胞增殖的抑制具有平行的效果。中医研究院广安门医院报道，养阴合剂合并环磷酰胺能明显提高S-180小鼠腹水癌细胞内cAMP含量及明显提高cAMP/cGMP比值。

由于cAMP在细胞内含量的水平与细胞的分化程度有密切关系，肿瘤细胞的生长和其细胞的cAMP含量的降低有着一定的关系。因此我国许多学者都很重视能够提高细胞内cAMP含量及提高cAMP/cGMP比值的中药的研究。此外，还有许多这方面的研究，象黄芪、人参、甘草、大枣、葫芦素等，以及复方小柴胡汤、还精煎等等均被发现具有提高血浆或组织细胞中cAMP含量的作用。值得注意的是，随着近年来关于免疫功能与cAMP、cGMP关系的研究，一般认为具有免疫功能的细胞，在其与相应抗原接触后，细胞内cGMP水平升高，而cAMP则有抑制作用。黄芪可使血浆中cAMP升高cGMP降低，及肝脏的cAMP降低，cGMP升高，对脾脏则cAMP和cGMP均升高。有些学者认为，这种现象与黄芪的增强免疫功能和免疫双向调节作用有关，与其延年益寿作用有什么样的内在联系，是一个值得研究的问题。

另外，在研究中药诱导癌细胞逆转方面，黄乐泓等观察到小鼠肝癌细胞（HAC）经生马钱子和南沙参抽提物温育一定时间后，癌细胞表面电荷量向正常细胞含量转变。还有，由于实验证实，人参可促进大鼠骨髓细胞DNA、RNA、蛋白质、脂质的合成，增加细胞核RNA合成，活化核RNA聚合酶，增加肝细胞质多聚核糖核蛋白体，促进血浆蛋白质合成。因此有人推想，人参一药可以满足修复细胞DNA两方面的要求，因而也适用于癌症基因的治疗，即对被致癌物所损伤的DNA进行修复，当然这种推理有待实验证明。

三、某些中草药致癌与促癌的研究

现代医学认为人癌的80%与环境因素有关。其中也包括医源性的药物致癌问题。关于植物药致癌和促癌问题国外早已注意到，如槟榔的致癌、巴豆油的促癌已为人熟知，而它们均是我们传统的中药。尽管从流行病学的角度至今尚未见到由于中药的使用而增加了肿瘤的发生，但是，在我国十亿人口中，几乎很难找到一个终身不服用中药者，经常地或较长期地使用中药的人也有一定的数量。虽然中药中大量存在着防癌、抗癌的成分，仍不可忽视其致癌、促癌的研究。曾毅教授研究了106科的495种中草药对Raji细胞EB病毒早期抗原的诱发作用。发现其中有15种中草药有激活EB病毒的特性。它们是芫花、狼毒、了哥王、绛香、苏木、广金钱草、黄毛豆、腐柴、三棱、曼陀罗、金果榄、银粉背蕨、黄花铁线莲、红大戟和独活。值得注意的是，EB病毒的激活与鼻咽癌的发生有着一定的关系。孙瑜等报告中草药黄芫花和桐油提取物能促使Ⅱ型单纯疱疹病毒（HSV-2）诱发小鼠宫颈癌的癌发率增加，对甲基胆蒽诱发宫颈癌率不仅明显升高，而且还明显地使两组浸润癌百分比增加，证明两者均为促癌物。

上海植生所噬菌体组用诱导前噬菌体方法，对493种中草药进行了试验，结果有62份样品有诱导活性，说明这些药物可能有促癌或致癌因子存在。赵泽贞等对三种经常食用的天然调味品花椒、八角、桂皮进行了致突变性研究，结果发现此三种调味品 Ames 试验均有致癌突变作用。

上述实验结果表明某些中草药的致癌、促癌问题应提高警惕，特别在临床需长期用药时，更应慎重。

四、中草药生物调节剂的研究及其他

本文开始时，已提到我国科学工作者早期从中草药中寻找抗癌药的成效，后因文革的冲击，曾一度中断，70 年代初期，随着科研工作的恢复，又激起了寻找抗癌药的热潮，并把注意力放在既往国内外已经筛出的某些有抗癌活性的植物或其同属植物，以及民间流传的治肿瘤经验方药进行深入的研究，先后开发出了多种抗癌新药。此外，至少有数以百计的中药提取物有效部分或有效成分被证实有抗动物肿瘤作用，或体外对某种癌细胞有抑制，杀伤作用。其中如天花粉、莪术、冬凌草、仙鹤草、苦参、丹参、鸦胆子、常山、土贝母、冬虫夏草、防己、芦荟、虎杖、刺五加等有的已分析出其有效成分。当然在众多的有抗癌活性的药物中，大多数还只是简单的粗提物，因此很难从其细胞动力学的角度分类出哪些属于细胞周期非特异性药，哪些是时相特异性药或周期特异性药。另外在对放、化疗增效减毒方面也有许多实验研究（本书另有章节介绍）。特别应该指出的是，自从 1979 年美国正式设立了生物反应调节 RBM 专题以来，RBM 热潮顿起，我国学者从中草药中寻找 RBM 物质的热情至今意犹未尽，并确实从中发现了大量具有这种功效的药物。许多抗癌中草药同时又是免疫调节剂，抗转化、促分化等 RBM 物质，中医药历来很强调扶正祛邪，从中草药中去发掘生物反应调节剂是很有眼力之举。孙燕、杨贵贞等分别在黄芪、人参等研究中做出了一系列的成果。在大家的努力下，已有数百种中药或复方被发现具有增强或双向调节机体免疫机能、抑制致癌、增强肌体对放疗、化疗损伤的修复等功效。其中研究最多的是多糖类，如属于真菌类的猪苓、茯苓、香菇、灵芝、猴头、金针菇、冬虫夏草、假蜜环菌等的多糖已受到广泛的重视。从高等植物提取抗肿瘤多糖日益增多，其中黄芪、人参、党参、女贞子、山药、刺五加、商陆、牛膝、附子、淫羊藿、枸杞子、酸枣、小茴香、麦冬、当归、公英、大黄、乌头、地黄等均属于传统的常用中药，另有红景天、半枝莲、向日葵心、红毛五加等多种民间草药的多糖已经或正在被开发利用。至于非多糖的生物调节剂数量更多，而且有些已经有了很深入的研究，例如，众所周知的人参，其多种皂甙的免疫调整作用。杨贵贞等自 1990 年以来曾证明人参三醇皂甙具有较强促细胞因子诱生的效应，其对人淋巴细胞 IL-1、IL-2、IL-3、IL-4、IL-5、IL-6 和 IFNr 的促诱生效应以及基因调节机制，先后证明人参皂甙对 T、B 淋巴细胞的分裂原刺激的增殖反应有着不同程度的促进作用，人参皂甙 Rd 可提高正常小鼠和免疫抑制小鼠淋巴细胞对 Con-A 的反应性。还证实人参皂甙在注入抗原后不同时间作用于不同的环核苷酸，从而充分地发挥免疫调整作用，对 NK 细胞、干扰素-IL-2 调节网起重要作用，可降低荷瘤小鼠的平均瘤重，增强其 NK 活性，使 IFN-r、IL-2 产生水平提高。还证明人参皂甙通过海马介导增强细胞免疫效应，将人参的作用与神经内分泌调节免疫系统的关系进行了联系。

又如，关于黄芪的研究，也是热点之一。在黄芪治疗肿瘤应用方面，1993 年孙燕总结了他们 20 年来研究黄芪、女贞子等中药的免疫调节作用的结果，令人信服地感到，他们坚持在临床应用中药作为生物调节剂时，又带给患者很大益处。他们 1975 年研制的贞芪扶正冲剂，已正式投入市场，作为手术、放疗、化疗后病人的辅助治疗药物，并又远销到许多国家和地区。最近张群华报告黄芪在体外对肿瘤侵润淋巴细胞（TIL）有明显的扩增作用，并增强 TIL 的抗肿瘤效应。还有很多中草药中的非多糖成分具有很强的生物反应调节剂作用，应该提到的是，很多同一种中药，往往发现它具有完全相反的药理学作用，这可能与其含有不同活性的成分有关。例如已知黄芪、冬虫夏草等既有促进机体免疫功能的成分，又有抑制机体免疫机能的成分。当然，有些报告由于方法学上的各种因素干扰，而得出不真实的实验结果亦应引起重视。

值得注意的是，自从光敏血卟啉抗癌在临床应用后，我国学者相继报告了在中草药中的一些光敏药物，如王兰岚报告了竹红菌素的光敏效应，第四军医大学报告了蚯蚓提取物能增加血卟啉的光敏效应。还有人报告独活亦有光敏作用。这些均值得进一步开发。

另外，需要指出的是，自从1975年发现美洲商陆的抗病毒蛋白PAP的抗癌作用以来，人们对天然药物抗癌主要成分除注意生物碱、多糖、木脂素等之外，又对核糖体失活蛋白这类广泛存在于植物界的天然抗癌活性成分引起了重视。我国学者郑硕对国外报告的175种植物粗提物的ID_{50}剂量大小进行分析，结果看到，含核糖体失活蛋白量多的，主要集中在葫芦科、石竹科，其次为大戟科、百合科。有些植物，一种植物可以分离出3、4种这类蛋白，如肥皂草已分出4种，丝瓜、苦瓜、麦仙翁种各分出了3种。郑硕根据自己的实验，报告了我国的木薯不含这种蛋白，这种蛋白的一个重要方面是它可与癌细胞的单抗连接制备出导向药物。王润华将苦瓜毒素与抗人T细胞单抗H_{65}偶联制成两种单链免疫毒素，对靶细胞Molt-4有较强的细胞毒作用。赵氏等用苦瓜毒素与抗人膀胱单抗相联，体外对人膀胱癌细胞有很高的特异性杀伤作用。张茹萍等将天花粉蛋白TCS与黑色素瘤的抗体结合，制成了体外培养的黑色素瘤有很强杀伤作用的导向药物。此前，王庆诚等率先将天花粉蛋白用于抑制体外培养的肝癌细胞的研究，曾取得很好的效果。刘辉等将蓖麻毒素与胃癌抗体结合，观察了对肿瘤的作用。高其品等报告了银耳多糖为载体与消瘤芥连接及衍生物的抗肿瘤活性。

总之，从中草药中发掘防治肿瘤的药物潜力很大，相信通过中外学者的共同努力，将会取得更多的成果。

五、根据中医理论研究中医药抗癌的问题

关于抗癌中草药的筛选以及其一般药理的实验研究，本书已另有专题论述。现仅就与传统中医理论有关的实验研究归纳如下。

（一）引入“证”的动物模型

中医治疗肿瘤的特点是辨证论治。在动物上辨证难度很大，一直被认为是研究中草药抗癌的一个缺陷。近20年来，随着中医基本理论研究中多种“证的模型”的出现，一些学者已开始把它引进了抗癌中草药的研究。于尔辛等根据临床治疗肝癌的辨证情况，认为脾虚可能是癌变的关键，他们将脾虚证的动物模型接种上肿瘤，再用健脾理气中药进行实验治疗。发现脾虚动物荷瘤后体内代谢、血液粘度、免疫功能有一系列的改变，其肿瘤生长也有特异性，中药的治疗能使之恢复到对照组的水平，他们认为健脾中药有广泛的调节作用。亦有人利用肾虚证的动物进行过类似的研究。尽管对于这些“证的模型”还有各种不同的看法，但毕竟是在联系中医理论探索新路子。

（二）活血化瘀治则与肿瘤防治的实验研究

近20年中，由于应用现代科学的知识和方法对活血化瘀的研究，在肿瘤实验研究中也取得了不少成果。①活血化瘀药的抗动物肿瘤作用。实验证明许多活血化瘀、逐瘀散结、活血破血中药有直接杀灭肿瘤细胞的作用。如莪术、三棱、当归、川芎、红花、赤芍、地鳖、水蛭、山甲、乳香、没药等均被证实对动物肿瘤有抑制作用。②某些活血中药与肿瘤化疗药合用有增效作用。如医科院血液病所证实，丹参、鸡血藤等与喜树碱并用治疗小鼠白血病L_{615}，可延长其生命60%。③调整机体免疫功能。有实验证明，不少活血方剂均可增强机体网状内皮系统的吞噬功能和其他非特异免疫功能。有些活血化瘀药对免疫功能有双向调节作用。④有的活血药可预防放射性纤维化，减少副反应。大鼠经3000rad照射右肺纤维化模型，活血药组与对照组有明显差异，可改善血液循环，抑制结缔组织增殖。

胡庆福等对血瘀型肿瘤病人红细胞膜流动性及血流变性的研究，观察到其红细胞膜荧光偏振度和微粘度明显升高，全血和血浆粘度也高于正常人，甲皱微循环障碍均比非血瘀型肿瘤病人严重。范忠信用体外血栓形成实验观察到消瘀合剂可使血栓长度明显缩短，重量减轻，这些结果有助于阐明活血化瘀在治疗肿瘤中的作用。值得重视的是傅乃武等研究发现复方丹参注射液对小鼠S_{180}和肝癌没有抑制作用，但与环磷酰胺合用则表现出增效作用，复方丹参注射液和赤芍均增加静脉注射W_{256}细胞后肺部的转移，丹参注射液还可增加Lewis肺癌的

自发肺转移，这一结果给临床用活血化瘀法治疗肿瘤提供了值得探索的课题。陈燕云等则通过临床实验研究发现活血化瘀方剂芎龙汤可明显改变癌症患者血液高粘状态，一般认为高粘状态与癌的复发、转移死亡有关。

(3) 扶正固本治则与肿瘤防治的实验研究

扶正固本是近十几年中医治疗肿瘤研究最多的一个治则。许多学者把它和中医药增强机体免疫机能联系起来，其研究范围之广，并涉及肿瘤的预防、发病、手术及放、化疗的合并用药，以及肿瘤的转移、复发、患者的康复等各个方面。张代钊在总结中医药对放、化疗副反应防治进展时指出，近年全国对健脾益肾防治化疗副反应进行了约20个课题的实验研究，显示扶正冲剂合并化疗能提高抑瘤作用，能明显延长某些荷瘤小鼠的生存期，升提白细胞，提高对化疗药的耐受性，促进骨髓有核细胞及造血干细胞的增殖，对癌细胞DNA聚合酶有抑制作用。扶正解毒冲剂可提高放疗受照小鼠的存活率及造血功能的恢复，保护血象及免疫功能。近几年相继发现了一些抗放、化疗副反应的中药制品，如马蔺子甲素、石花多糖、人参提取的二醇、三醇、补肾中药大菟丝子饮、健脾益肾冲剂、当归补血汤、本草九甙(GWE)、黄芪、银耳、牡蛎的提取物、茶多酚、川芎嗪、蝙蝠葛碱、大蒜素、野蔷果汁、黑枣叶茶等。

特别应该注意的是通过扶正治则的研究，发现了一大批具有生物学反应调节剂(BRM)作用中草药或其方剂。它们分别能激活非特异的巨噬细胞或中性粒细胞，激活天然杀伤细胞，促进T淋巴细胞的分裂、增殖、成熟、分化、调整T_ST_H的比例；提高体液免疫机能，诱生干扰素，通过产生某些细胞激活因子如IL_{-1}、IL_{-2}、细胞激活因子等进一步激活有关免疫细胞。有这些作用的药物不仅有传统的扶正药黄芪、人参、冬虫夏草等，也有活血化瘀药莪术、红花、丹参等，以及清热解毒的公英、银花、白花蛇舌草之类；甚至利湿逐水的茯苓、猪苓、竹叶等都有明显的增强免疫机能作用。若从药化方面分析，虽然很多属于多糖，包括真菌和非真菌的高等、低等植物多糖，但也有的是皂甙，如人参花总皂甙及生物碱、有机酸等等。还有不少是水或醇等溶剂的提取物，具体成分不详。总之，扶正固本治则的实验研究硕果累累，有的研究比较深入，如孙燕、王德昌等对黄芪的研究；章荣烈等对猪苓多糖的研究；杨贵贞、于永利等对人参花总皂甙的研究等，也有些研究还有待深入。

综上所述，40年来中医药防治肿瘤的实验研究从无到有，发展迅速。除上述领域之外，与防治肿瘤有关的药理、药化，乃至针灸、气功等均有大量的实验研究。总之，在临床经验的基础上，许多基础学科均有人运用现代科技，从整体、细胞、分子各个水平上开展研究，并初步取得一批成果。特别是近年已有人注意到结合中医理论对实验肿瘤进行辨证论治、治则、方药等的研究，这有利于发挥中医特色。当然，在当今科技迅猛前进的时代，为了使中医药防治肿瘤走向世界，为世界人民的健康做贡献，我们的基础研究队伍还必须积极发 展壮大。我们的研究方法，技术以及实验设备也有待更新和提高。

(丁 瑞 盛 巡)

第四节 评估与展望

(一) 评估

中西医结合防治恶性肿瘤研究，是一个继承发挥中医药学宝库和充分运用提高现代先进医学技术的过程，它已从无到有，得到不断的发展。

1. 从组织而论

1985年以来，已成立中国中西医结合学会肿瘤专业委员会、抗癌协会肿瘤传统医学专业委员会以及其下属各省、市的专业分会组织；召开过国内和国际的中西医结合肿瘤学术研讨会10余次；在全国范围内已建立了数个中西医结合肿瘤研究所或肿瘤研究中心；在中国一级的中国中西医结合杂志和中医杂志等不断报道有关专业和科研成果论文；肿瘤专业委员会与其他专业委员会联合创办了中西医结合外科杂志，各地方还办了中西医结合肿瘤专业的刊物；

一支中西医结合肿瘤专业的队伍从50年代起，从无到有，从小到大，已蓬蓬勃勃的发展起来。

2. 从临床及实验而论

80年代来，中西医结合肿瘤防治研究远较建国初期取得较大的进展。

(1) 已从个案报道发展到一种肿瘤或一种肿瘤病理类型的系统观察。

(2)从回顾性的病例分析进展到前瞻性的、有计划的治疗观察和对比分析。

(3) 除纵向的对一种肿瘤的研究外，根据中医学异病同治原则，还发展到横向的对不同病种而具有同一辨证证型，用同一治疗法则进行系统观察与研究。

(4) 已开始根据中医特色对肿瘤患者证型的实质、辨证论治、疗效机理等进行研究。

(5) 中西医结合肿瘤的研究已能根据肿瘤治疗学特点进行有效的综合治疗，逐渐探索最佳治疗顺序的安排，并取得较好的效果。

(6) 已从临床疗效观察过渡到临床与实验相结合的研究。

(7)中西医结合肿瘤研究已不限于治疗学，有肿瘤病因、病机、肿瘤诊断方法学已开始了探索。

(8) 抗癌中药的筛选由单味药已扩大到有效复方的系统观察。

(9) 用中医方药、中西医结合药物预防肿瘤发生、发展已开始出现苗头。

(10) 中西医结合防治肿瘤研究取得的成果，受到国内外的重视。

中西医结合在肿瘤防治中显示的优越性是在提高临床疗效上，包括提高患者的生存率和生存质量。大量临床与实验研究工作已经显示这方面的研究成果，即中西医结合疗效比单纯中医和单纯西医都要高，西医在肿瘤研究上多着眼于消除局部病灶和消灭癌细胞，在手术、放疗、化疗的同时，给机体造成相当的损伤，远非如人愿的结果。某些人认为只有直接消灭癌灶才是治疗，在疗效的评定上，只顾及癌灶的消长，而不顾患者整体状态如何，造成了不良后果。在当前我国诊疗水平和条件下，大多数恶性肿瘤患者确诊已属中、晚期病例，这种情况促使我们更多更好的运用中西医结合的方法，同时协同地发挥中医药、西医药的特色，使在不损伤机体正气的整体免疫防卫功能状态下，尽量处理好或消除局部的癌灶。中医药在直接消除局部癌灶上目前尚无理想的方药，不如西医现有的治疗手段。而运用中医药在防治、纠正、调整因放、化疗或手术造成的医源性病痛，提高放、化疗或手术的治疗效果上还是比较理想的。因此用中、西两法深入探索综合的最佳的治疗程序，进一步提高临床防治肿瘤的效果是可行的。

3. 差距

当前中西医结合防治肿瘤的研究工作存在的问题：

①肿瘤病因学的研究仅仅起步；②肿瘤诊断方法学除舌诊的研究取得较好的苗头，其他中医四诊多种方法和内容涉及不多，需开展工作；③肿瘤的辨证论治研究的标准不统一；④肿瘤的实验研究按中医学的特色设计创制过硬指标嫌少；⑤抗癌中草药物研究原材料品种混乱，疗效机制的研究还有待深入；⑥肿瘤前瞻性研究还嫌不足；⑦中医、中西医结合防治肿瘤研究的文献资料还缺乏系统整理、归纳和分析，这方面工作急待努力；⑧科研工作信息交流不足。

(二) 展望

40余年来，我国中西医结合防治肿瘤，不论由病因到诊断、治疗到预防、临床观察到基础实验等研究都取得一定成绩，尤其近一二十年更有长足进展。中西医结合已是常用的治疗方法之一，治癌的病程、病例逐年增加，综合治疗措施也逐步改进。我国传统医药肿瘤学与现代肿瘤学的结合，形成目前最具有我国肿瘤防治特色的中西医结合肿瘤学，这是一门年轻的、很有活力的学科。21世纪人类殷望攻克癌症，这个全世界人民的愿望一定能够实现。中西医结合在综合防治研究中有自己的位置，可以作出重要的贡献，当前迅速发展的势头正在开创的新局面是不可多得的机遇。根据近年所取得的成果，肿瘤防治研究的现状，提出中西医结合防治恶性肿瘤的全局计划、研究思路，开展总体战略的研究，是十分必要的。兹就理论、临床、实验、文献情报等方面介绍探讨中西医结合防治恶性肿瘤的总体战略。

1. 理论研究

中国医药学数千年的历程形成了独特的理论体系和丰富多彩防病治病的方法。从整体观、运动观及辨证论治方面充分体现其卓越的朴素的唯物主义思想。在防治肿瘤上中医的理法方药和各种治则的运用有许多独到之处。积极汲取现代医学一切先进成果，开展肿瘤扶正培本、清热解毒、活血化瘀、软坚化瘀、理气散结等治则与免疫调控、微循环、细胞生物学、基因工程学新科技的结合的深入探讨，将对癌症病因机理、防治方法提供可论证数据，以阐明控制癌发生发展、防治复发转移方面的理论。在即将来临的新世纪，对有关社会心理因素与肿瘤的研究，包括病因与防治的理论，会受到普遍的重视。上述肿瘤领域进行中西医学高水平结合研究，总结经验，摸索规律，从理论上丰富了中西医结合肿瘤学的内容，促进传统的医学与现代医学的发展，同时必将在人体生命科学方面提出崭新的医学理论体系。

2. 临床研究

采用多学科、多途径、多种方法优选最佳治疗程序与方案，最大限度的提高肿瘤病人的生存质量、生存率和临床治愈率。在本专业最迫切和有出头的各课题上，研究单、复方的辨证论治，整理提高传统的体疗、针灸、食疗、外治等防癌治癌的各种方法，组织力量，协作攻关。中国传统医学中的气功疗法，在肿瘤病康复治疗中已显示是一种有效的身心锻炼方法，在防治肿瘤上能发挥独特作用。肿瘤病人一定要走综合治疗的道路。运用中医、西医各种方药、治法对几十万癌症病例的系统观察，长期追踪随访，不断调整改进综合防治中各种措施，整理规律性的东西，必定可较快地筛选和研制出多种疗效确切的抗癌中药、方剂、疗法和系列的最佳治疗程序和方案。通过临床验证和科学论证，逐步形成对各类癌症不同病症、不同病程、不同证型的防治规范，并运用电脑信息，完成程序化的诊疗。对肿瘤病症整体和局部治疗，在不同机体状态下防治应有所侧重，从定性进入定量，能从宏观上调整阴阳，也能从微观上调控其分子生物的水平，运筹调整各种防治措施，观察机体康复的全过程。

3. 实验研究

肿瘤证型、疗效机理、抗癌中草药的药物作用等，需根据中医特色寻找敏感的实验指标。引进和应用国内外先进技术和方法，从机体整体水平、细胞水平向分子水平，基因水平不断深入开展研究。在可望的将来，符合中医各类“证”的动物模型陆续建立起来，传统的和新发现的抗癌药物和方剂，包括具有免疫调节性能的方药、对化疗减毒增效方药、阻断癌前病变方药等的筛选方法逐步建立和完善，并对其有效成分进行分离、鉴定、提纯相应地较好地解决，对传统医学各种疗法和方药的抗癌作用从整体和分子水平得到充分的阐明。

在 90 年代继续深入研究扶正培本的治则基础上，对中医其他肿瘤治则将得到扩大研究。活血化瘀治则有可能成为重点课题。中医舌象研究、现代医学的血流变等指标进一步提高，继续筛选准确、快速的观察指标，中医药的免疫调节作用的研究将得到充实，并跳出原有水平，扩大应用其他新科技成果以阐明中医药防治癌症的机理。

4. 文献情报研究

建立中西医结合防治肿瘤文献情报中心，系统搜集、整理、研究历代和现代有关资料，将名老中医、中西医结合专家在防治研究肿瘤方面的经验、论述、方药及成果输入电子计算机，创办专业杂志，组织各种信息资料的报道和交流，有计划地召开国内外各专题的学术研讨会。文献情报工作将在选题、定标、组织协作攻关前确立科研目标，找到课题的突破口。

（三）结语

中医及中西医结合防治恶性肿瘤的研究，经过 40 年的努力，大量的临床和实验研究已取得较大的进展，现在科研领域不断扩大，且已取得多项研究成果。恶性肿瘤的研究是世界瞩目的重大科研课题，运用中西医各自的优势致力于中西医结合的防治规律探讨研究，任务艰巨，前景光明。

（余桂清）

参考文献

1. 余桂清. 中西医结合防治癌症现状与展望. 中国中西医结合外科杂志，1995；1，(5)：316～320

2. 郁仁存. 中医肿瘤学（上册）. 北京：科学出版社，1983：53～65

3. 郁仁存．恶性肿瘤的中西医结合治疗．见韩锐．肿瘤化学预防及药物治疗．北京：北京医科大学中国协和医科大学联合出版，1991：755～762
4. Yu. Ren-cun：Taking the path of Combining Traditional Chinese Medicine with Western Medicine in Cancer Research and Control
5. 陈义文，等．中西医结合肿瘤学．北京：新华出版社．第一版，1989：62～69
6. 李冰．肿瘤防治现状与进展．北京：医科大学中国协和医科大学联合出版社．第1版，1994：98～106
7. 张代剑，等．癌症放化疗副反应的中医药防治研究．中医杂志，1994；35（8）：498～500
8. 余桂清，等．中西医结合防治恶性肿瘤研究发展．见余桂清，等主编：中西医结合防治恶性肿瘤集．北京：北京医科大学协和医科大学联合出版社，1995：5～22
9. 于祥艺．化生平逆转胃癌前状态的临床研究．中国中西医结合杂志，1993；（1393）：143
10. 马山，等．胃友治疗萎缩性胃炎510例临床报告．中医杂志，1989；30（9）：32
11. 抗肿瘤中草药及复方研究．见：郁仁存等主编：肿瘤研究，172～226
12. 余桂清．中西医结合治疗消化系统肿瘤概况及前瞻．中华肿瘤杂志，1992；2（7）：6
13. 李佩文．六味地黄丸防止食管上皮重度增生癌变效果的观察．中日友好医院学报．1990；4，30：170
14. 高玉堂，等．上海市区恶性肿瘤发病率的趋势分析．肿瘤，1988；8（1）：3～6
15. 王启俊，等．北京市城区居民癌症发病率的变化及其趋势预测．中华预防医学杂志，1995；29（2）：99～102
16. 全国胃癌协作组．胃癌的手术治疗（附11，734例分析）．中华外科杂志，1982；20（10）：577
17. 王铮宝．胃癌治疗水平的年代性变化．第五次全国肿瘤学术会议论文汇编，1995；97
18. 林超鸿，等．Ⅲ期胃癌治疗探讨．第五次全国肿瘤学术会议论文汇编，1995；127
19. 郭喜，等．晚期胃癌术后应用MFV与UFT-M方案化疗疗效对比第五闪全国肿瘤学术会议论文汇编，1995；169
20. Yonemura. Y；SawaT；KinoshitaK et al：Neoadjuvant Chemotherapy forHigh-Grade Advanced Gastric Cancer World Journal of Surgery，1993，19（2）：256262
21. 余桂清，等．健脾益肾方（扶正冲剂）减轻晚期胃癌化疗毒副反应的临床及实验研究．全国第三届肿瘤扶正培本防治研究学术研讨会论文汇编，1989；28
22. 饶燮卿，等．升血汤配合化疗治疗中晚期胃癌的远期疗效观察．中西医结合杂志，1994；14（6）：14
23. 余宏远，等．胃癌．谷铣之主编：现代肿瘤学．北京医科大学中国协和医大联合出版社，1993：435～447
24. 李诤，等．人胃癌组织中APC、DCC、和D_8S_7基因缺失的分析．第五次全国肿瘤学术会议论文汇编，1995；31
25. 董志伟，等．双功能抗体介导胃癌杀伤效应的研究，第五次全国肿瘤学术会议论文汇编，1995
26. 孙桂芝，等．扶正防癌口服液合并化疗治疗晚期胃肠癌临床与实验研究．中国中西医结合外科杂志，1995；1（5）：266～270
27. 汤钊猷．第1版．上海：上海医科大学出版社，1993：521～552
28. 陈培丰．单纯中医药治疗晚期直肠癌18例．陕西中医，1995；16（1）：12
29. 马吉福．47例晚期直肠癌证治小结．上海中医药杂志，1988；（9）：7
30. 孙桂芝．化疗配合中药治疗Ⅲ期大肠癌疗效观察．中西医结合杂志，1988；855：289
31. 潘明继，等．中西医结合治疗260例中晚期大肠癌的疗效观察．东洋医学国际会议文集，1995
32. 马吉福．中西医结合治疗直肠癌78例疗效分析．辽宁中医杂志，1986；10（1）：14
33. 瞿范．中药治疗大肠癌70例小结．浙江中医学院学报，1983；（6）：22
34. 包素珍．中药复方三根汤结合化疗治疗中晚期大肠癌120例．辽宁中医杂志，1992；19（7）：33
35. 郭勇．肠瘤平治疗大肠癌的临床与实验研究．中医杂志，1993；34（8）：481
36. 冀向东．中药FA867液对人体直肠癌组织影响的病理形态学观察．中国医药学报，1991；6（3）：27
37. 余桂清，等．中西医结合防治恶性肿瘤研究进展．见：李冰：肿瘤防治现状与进展．第1版，北京：北京医科大学中国协和医科大学联合出版社，1994：94～111
38. 赵玉刚，等．中医诊治原发性肝癌的研究进展．新中医，1993；（8）：50
39. 于志坚，等．羟基喜树碱、斑蝥等联合顺氯氨铂经肝动脉栓塞治疗原发性肝癌48例．中国中西医结合杂志，1993；（6）：327
40. 李宝来，等．中药白芍、明胶海绵栓塞治疗中晚期原发性肝癌疗效的对比观察．哈尔滨医科大学学报，1993；（6）：488

41. 李瑗，等. 绿茶对二乙基亚硝胺致大鼠肝癌作用的影响及其与咖啡、左旋咪唑的比较. 中华肿瘤杂志，1991；(3)：193
42. 李旬，等. 人参对二乙基亚硝胺诱发大鼠肝癌疗效的研究. 中华病理杂志，1992；(2)：113
43. 胡海棠，等. 骆驼蓬总碱对小鼠肝癌细胞周期动力学的影响. 癌症，1993；12 (6)：489
44. 李俊丽，等. 甘草甜素等对黄曲霉毒素 B1 致大鼠肝癌作用的影响. 癌症，1993；12 (2)：104
45. 胡艳萍，等. 紫草青增加小鼠肝癌和 Lewis 肺癌放射治疗效应的初步研究. 肿瘤防治研究，1991；18 (2)：71
46. 冯晓灵，等. 肝癌局部注射丝裂霉素与中药“肝复康”的临床及实验对照分析. 肿瘤，1994；14 (5)：291～292
47. 朴炳奎. 肺瘤平膏治疗晚期原发性肺癌临床观察. 中医杂志，1991；213 (4)：21～23
48. 刘嘉湘. 滋阴生津、益气温阳法治疗晚期原发性肺腺癌的前瞻性研究. 中西医结合防治肿瘤. 第1版，北京：北京医科大学. 中国协和医科大学联合出版社，1995：10
49. 王金万. 榄香烯乳治疗晚期恶性肿瘤的Ⅱ期临床试用结果. 中西医结合防治肿瘤. 第1版，北京：北京医科大学. 中国协和医科大学联合出版社，1995
50. 土笑民. 晚期非小细胞肺癌患者气虚血瘀证的研究. 中西医结合防治肿瘤. 第1版. 北京：北京医科大学. 中国协和医科大学联合出版社，1995
51. 张代剑. 肺癌病人放、化疗副反反应的中医治疗. 中西医结合防治肿瘤. 第1版，北京：北京医科大学. 中国协和医科大学联合出版社，1995
52. 曾淑君. 云芝糖肽对裸鼠人肺腺癌抗癌作用的研究. 中国药理学通报，1995；11 (1)：46～49
53. 刘铭球. 中药黄芪注射液及扶正流浸膏对大鼠诱发性肺癌抑制作用实验研究. 肿瘤防治研究，1992；19 (3)：133～134
54. 胡素坤. 赤芍 801 抗肿瘤作用的实验研究. 中国医药学报，1990；5 (3)：22～27
55. 侯子正，等. 人乳腺癌在正常免疫力小鼠肾包膜下的移植生长. 肿瘤临床，1985；(4)
56. 李晓滨，等. 新合成低分子免疫赋活剂 R5-0481 对大鼠乳癌转移的疗效 (日). 国外医学. 肿瘤分册，1988；21 (3)：99
57. 张卫华，等. 针灸对移植性乳腺癌小鼠 IL-2 和核酸的影响. 陕西中医学院学报，1995；(1)：38～39
58. 王桂绵，等. 中西医结合治疗乳腺癌 216 例. 肿瘤防治研究，1994；(2)：102
59. 崔扣狮，等. 中药治疗乳腺肿瘤 37 例. 陕西中医，1993；(10)：439
60. 雷秋模，等. 中药配合手术综合治疗乳腺癌 77 例. 肿瘤防治研究，1994；(3)：92
61. 崔同海，等. 晚期乳腺癌骨转移大剂量复合化疗的观察. 中华肿瘤杂志，1993；(2)：90
62. 王琪，等. 中西医结合治疗乳腺癌 31 例. 癌症，1990；(9)：238
63. 周菊英. 中西医结合治疗晚期乳腺癌 50 例临床观察. 肿瘤防治研究，1994；(5)：35
64. 胡滨，等. CMF、FAC 方案配合中药治疗晚期乳腺癌 54 例分析. 实用肿瘤杂志，1992；(7)：162
65. 吴钟玖，等. 50 例乳腺癌根治术配合中药治疗. 中西医结合肿瘤临床，1994；(5)：212
66. 李振权，等. 鼻咽癌临床与实验研究. 第1版. 广州：广东科技出版社. 1983
67. D. SCHOTTENFELD&J. F. FRAUMENI，Jr. 头颈部癌. 上海：上海翻译出版公司. 1986
68. 勒·布尔乔亚. 癌瘤的治疗策略. 北京：中国人口出版社，1990
69. 张宗政. 临床肿瘤综合治疗大全. 北京：奥林匹林出版社. 1995；347
70. 王肇炎，等. 肿瘤药物治疗. 北京：人民卫生出版社，1987：296
71. 纪维山，等. 复方莪术液膀胱灌注治疗及预防膀胱肿瘤复发的初步观察. 中华泌尿外科杂志，1991；12 (2)：110
72. 张书林，等. 加味五苓散治晚期膀胱癌. 四川中医，1989；7 (4)：26
73. 谢桐，等. 中药治疗膀胱肿瘤 33 例的初步观察. 上海医学，1979；2 (7)：11
74. 谢酮，等. 中药治疗膀胱肿瘤远期疗效观察. 上海中医药杂志，1982；(4)：11
75. 王晓雄，等. 广豆根、喜树碱治疗膀胱肿瘤 53 例初步小结. 中华泌尿外科杂志，1980；1 (3)：161
76. 郑玉琰. 中西医结合治疗膀胱癌的初探. 北京医学，1980；2 (4)：252
77. 张守廉，等. 地榆炭、醋煎剂和斑蝥治疗膀胱肿瘤 23 例临床观察. 黑龙江中医药，1982；(4)：27
78. 杨俊卿，等. 蜀葵治愈膀胱癌二例. 山东中医学院学报，1985；9 (2)：50
79. 常元煎治愈膀胱癌术后血尿一例报告. 天津中医，1992；(5)：38
80. 王贵宾，等. 云南白药治疗膀胱癌出血性急性尿潴留. 新中医，1993；25 (11)：30
81. 蔡树模，等. 子宫颈癌放疗中盆腔剂量均匀分布的研究——提高宫颈癌疗效的新方法. 肿瘤，1991；10：60

82. 苗厚润，等. 以中药为主治疗晚期卵巢癌 44 例临床疗效观察. 天津中医，1992；(3) ：9

83. 孟淋升主编. 中医治疗大成. 北京：北京科学出版社，1995；1191

84. 白永红. 中西医结合治疗 NHL14 例. 实用中西医结合肿瘤杂志，1995；3 (1) ：29～30

第五章　老年病学

由于卫生设施的不断改善和老年人口比率的增加，我国疾病谱发生了很大的变化，老年疾病的发病率急剧上升，给老年人的健康带来极大的影响。因此，中西医结合老年医学研究面临着如何集中主要力量，发挥中西医优势，开拓思路，制定措施，提高疗效，总结经验，有所突破，不断创新等重大问题。

近年来，由于广大中西医结合工作者的共同努力，在老年病学的防治研究方面取得了一定的成绩，发现了许多新的苗头，这无疑为今后的发展奠定了基础。当然，因为中西医结合老年病研究起步较晚，兼之老年疾病防治研究的复杂化，所以，目前状况与实际要求还有一定距离，尚须加倍努力。兹结合老年痴呆、糖尿病、骨质疏松症、老年前列腺肥大、老年高血压、老年冠心病、老年肺炎等疾病的治疗研究概况作一评述，以见一斑。

综观我国中西医结合老年病的防治现状，大致有如下特点：

研究病种逐步增多，疗效不断提高

随着老年病研究的深入，研究的病种逐渐增多，已经形成一定的格局。虽然我们论述的疾病只有7个，但已包含了心脑血管病、糖尿病、骨质疏松症等多个系统疾病，尤其是老年难治疾病如老年痴呆、老年肺炎等研究都有一定的深度。如老年痴呆的治疗，既有辨证论治研究，如中日友好医院及北京中医药大学的分型、分证论治，也有单味研究，如浙江医大的健脑益智Ⅰ号，更有结合中医心肾理论，分别用调心方、补肾方进行治疗的报道。老年肺炎是老年常见的急重症，病死率为6%～23.3%，西医治疗本病，主要是抗生素，加以支持疗法。近年基础研究进展较快，但治疗上突破不大，中西医结合治疗发挥各自优势，疗效较好，提高了治愈率，减少了并发症和死亡率。再如，骨质疏松症是老年人最常见的疾病，各地开展临床研究日益增多，有辨证分型，有专型专药，也有单方治疗。如辽宁的骨疏冲剂对原发性骨质疏松症并肾虚、兼气血不足的中医证型300例临床观察，有效率为92.3%，显效率76.3%，明显高于对照组，其中骨密度升高0.06g/cm^{2}以上者占76.3%。前列腺增生病虽然发病机理尚未完全明了，但是中西医结合的治疗效果是肯定的，中西医结合治疗在临床上既避免了手术造成的创伤，又弥补了单用西药有副反应的缺陷。在心脑血管病和糖尿病方面，更体现了中西医结合的长处。所有这些，足以说明中西医结合治疗老年病正在发挥强大的优势。

临床观察方法逐步完善，增强了科学性

临床研究是老年病研究中的薄弱环节，以往很多临床报道，只是一方一药，或者只是治疗报告而无科学的对照，影响了结果的可信度。近年来，随着老年病学的发展，临床科研设计渐趋合理，报道多有随机、单（双）盲对照，统计数据较为可靠，增强了说服力。如王氏的中西药退热对比，由于采用随机和对照，使人感到十分可信。又如老年高血压病，治疗组为远菊二天散，对照组为复方降压片，服药三周结果，治疗组有效率93.8%，对照组84.04%，两组疗效差异显著（$P<0.05$），较好地证明了治疗效果。张氏对治疗糖尿病的临床研究，采取同龄组、同型、同性别比较其血糖下降绝对值，更具说服力。再如浙江医科大学附属第二医院用健脑益智Ⅰ号治疗老年痴呆，采用随机、双盲、安慰剂对照，结果发现患者综合智能、形象记忆、数字记忆、语言功能、空间结构功能及日常生活能力均有改善（$P<0.05$或$P<0.01$），提示该药有较好的治疗效果，同时也反映了临床科研水平。当然，也有一些报道尚有这样或那样的缺憾，但总的趋势是逐步完善并增强了科学性。

采用现代科学方法说明机理，提高了临床和科研水平

临床与实验研究相结合进行疾病防治研究，是中西医结合防治疾病的一大特点和一大优势，老年病防治研究也不例外。如老年痴呆动物模型的制作，为老年痴呆研究提供了实验依据。孟氏等对消渴古典方采用四氧嘧啶制作的高血糖家兔模型进行观察，证实了八仙长寿丸、玉泉丸、玉液汤、玉女煎等方都有较好的降血糖效果，血糖下降达20mg/dl左右。在前列腺增生研究中，万氏等证实癃闭散对实验性小鼠前列腺增生有一定的消肿散结作用。钱氏观察了天然油菜蜂花粉对老年犬前列腺增生的影响，发现犬前列腺缩小而全身器官、组织无异常，提示油菜蜂花粉可能是治疗人类前列腺增生的安全有效药物。

现代科学检测方法为诊断治疗老年病提供了客观指标，当前老年病研究大多不同程度采用了这些方法。如老年肺炎中肺炎军团菌DNA的实验诊断方法，采用PCR技术检测，特异性为100%。又如观察金芪降糖片治疗糖尿病，采用ESOD和MDA等观察指标，都有一定的先进科学内涵，为临床治疗效果的分析提供了依据。

临床研究中注意继承传统经验，突出中医特色

老年医学研究工作者十分重视传统经验的继承和发扬，治疗中注意突出中医特色。如高血压病研究中，西苑医院使用的长生降压液就是从明、清代宫廷“长生瓮头春”化裁而来，治疗老年高血压病，不仅降压平稳，症状减轻，而且还有逆转左室肥厚的作用，值得重视。再如有人使用经方真武汤治疗老年高血压病辨证属阳虚水泛者30例，有效率90%，显效率43.33%，并对血糖、血粘度都有一定改善作用。还有孟氏对400余首中医古代文献记载的消渴方的归纳、整理及实验研究，更是突出的例子。

当然，起步较晚的中西医结合老年医学尚有许多需进一步完善之处，如①痴呆研究的水平尚须提高，科研设计还需不断完善；②进一步提高中西医结合的辨病辨证水平，不断提高疗效；③对于老年人本虚标实和身体虚弱的病理生理情况应予重视，使科研设计更符合老年病的特点；④单味药的治疗应与辨证论治相结合，避免低水平重复；⑤进一步完善疾病的诊断、疗效评定标准，等等。

总之，中西医结合防治老年病有不可低估的优势，临床和基础研究都有广阔的前景，我们应充分利用这一优势，不断努力，使我们的老年医学事业取得更大的进展。

（周文泉）

第一节 老年期痴呆

痴呆是指人们的智能因大脑器质性的病变或持续性代谢性损害而引起的包括感知、记忆能力、抽象概括能力和创造思维能力的严重衰退。以老年或中年以后最常见，据世界各国流行病学调查65岁以上老年人中有4%～5%受累，85岁以上老年人其患病率增高到15%以上。

中医学在“呆症”“健忘”“癫狂”专论中对本病做了描述。早在《内经》有“头者，精明之府”之说。又有“精明者，所以视万物，别黑白，审长短”。张仲景明确提出“痴呆”病名。《景岳全书·杂证谟》设有“癫狂”专论，阐述了痴呆的病因为“痴呆证凡平素无痰，而或以郁结，或心不遂，或以思虑，或以疑惑，或以惊恐，而渐至痴呆”。临床表现为“言辞颠倒，举动不经……其证千奇百怪，无所不至。”清代陈士铎在其《辨证录·呆病门》中又分析了呆病的病因病机认为“起于肝气之郁”“由于胃气之衰”“肝郁则木克土，而痰不能化，胃衰则土不制水而痰不能消，于是痰积在胸中，盘踞于心外，使神明不清而成呆病矣。”针对上述病机又提出“开郁逐痰，健胃通气”的治疗大法，设有洗心汤、转呆丹、还神至圣汤等。

现代医学对本病的认识按病因分类将其分为原发性痴呆、继发性痴呆、混合性痴呆。按临床表现分类为皮质性、皮质下性、混合性痴呆。现临床上最多的还是按老年痴呆Alzheimer型痴呆（DAT），及多发梗塞性痴呆（SMID）分类。国内统计上海以SDAT为多，占3.14%。北京以MID为多，占10.13%。

一、临床研究

本病按病因可分虚、实两类，虚以肝肾阴虚、髓海不足、脾肾阳虚，实以气滞血瘀痰浊为著。诸多医家将本病按辨证分型分别论治。傅

仁杰等将其分为四型即①心火亢盛、痰热内扰型。②肝肾阴虚、肝阳上亢型。③气虚血瘀型。④髓海不足型。心火亢盛、痰热内扰型治以清火豁痰、醒神开窍，药用黄连、栀子、生地、竹茹、元参、麦冬、黄芩等，痰多色黄者加天竺黄、竹沥水、瓜蒌；大便干结不下者加大黄、元明粉，肝肾阴虚、肝阳上亢型证属真阴不足，致肝阳上亢，扰乱神明，治以滋阴潜阳，平肝开窍，药用生地、决明子、天麻、钩藤、白芍、元参、川楝子、龙骨、牡蛎等。气虚血瘀型证属元气不足、帅血无力、经脉瘀阻、清窍闭塞。治以益气化瘀，药用黄芪、党参、人参、丹参、赤芍、当归、川芎等。髓海不足型证属年高久病，肾精亏虚，失于滋养髓海，以致神明散乱。治以滋肾填精、醒脑益智，药用枸杞子、山萸肉、熟地、何首乌、菟丝子、茯神、桂园肉、巴戟天、石菖蒲。如有热象者加知母、黄柏。以上分型治疗外，住院期间一般给予益气化瘀针剂——通络熄风注射液每支10ml每次2支，加入5%葡萄糖液中静脉滴注，每天一次，用15～30天。此注射液由黄芪、赤芍、川芎、丹参等中药提取有效成分制成。

王永炎等将本病分为六型进行辨证论治。即①髓海不足，治以补肾益髓，填精养神。补肾益髓汤，方药可选熟地、山萸肉、紫河车、当归、山药、川断、远志、菖蒲、黄精、枸杞子等。②肝肾阴虚，治宜滋阴养血，补益肝肾为法。方选知柏地黄丸、转呆宝智汤。药选知母、黄柏、丹皮、熟地、当归、山药、山萸肉、云苓、阿胶等。肾虚为主宜用左归饮加减，阴虚火旺者重用清心肝虚火的知母、黄柏、地黄、丹皮。同时配伍青蒿、地骨皮、黄连、鸡子黄；肝血不足明显者，方选六味地黄丸加减等。③脾肾不足治宜补肾健脾、益气生精。方选还少丹、归脾汤、金匮肾气丸。药用熟地、枸杞子、山萸肉、肉苁蓉、巴戟天、白术、云苓等品。④心肝火盛，治宜清热泄火，安神定志，方选黄连解毒汤。药用黄连、黄芩、山栀子、大黄、生地、夏枯草、柴胡、黄柏、柏子仁、合欢皮、酸枣仁、木通等。⑤痰浊阻窍，治宜健脾化痰、豁痰开窍，方选洗心汤、转呆汤。药用党参、白术、云苓、泽泻、半夏、南星、陈皮、菖蒲等。脾虚明显者重用党参、云苓，可配伍莱菔子、佩兰、白豆蔻、瓜蒌、贝母等。⑥瘀血内阻，治宜活血化瘀，开窍醒脑法。方选通窍活血汤、桃红四物汤，药用桃仁、红花、地龙、当归、川芎、枳壳、生地、木香、香附、川牛膝、赤芍等。瘀血日久血虚明显者，除重用生地、当归外，尚宜配伍鸡血藤、阿胶、鳖甲、制首乌、紫河车等品以补血活血。老年痴呆病程往往较长，治疗上有一定难度，应随证加减治之。

谢涛等用健脑益智Ⅰ号主要成分是制首乌、葛根、川芎、银杏叶等。对照药用安慰剂，外型、剂型与治疗组药完全一样，但不含药理成分。剂量每次1包（6克），1日3次，连服4周。用随机、双盲、对照的方法对31名确诊为老年痴呆病人进行治疗。结果发现患者的综合智能，形象记忆、数字记忆、语言功能、空间结构功能及日常生活能力均有改善。（$P<0.05$或0.01）提示本药有一定的应用价值。

林长兴等分别用调心方及补肾方治疗80例老年性痴呆。调心方药用党参、茯苓、甘草、石菖蒲、远志等。补肾方药有天冬、麦冬、生地、熟地、山茱萸等。兼痰火者，加胆南星、天竺黄；兼肝火者，加夏枯草，旱莲草；兼血瘀者加桃仁、红花；兼心火者加黄连、木通。结果调心方治疗有效率为71.11%，补肾方有效率为77.14%。

仇丽伟等用健肾养脑汤加脑活素治疗组，和单纯脑活素对照组治疗脑血管性痴呆72例。结果：治疗组和对照组有效率分别为91.84%；和56.52%。认为健肾养脑汤功具健胃养脑，通神开窍；脑活素有利于脑部的神经细胞蛋白质合成，提高脑细胞抗缺氧能力，与健肾养脑汤合用，共同促进脑功能改善，加速痴呆患者的康复。

候光明等以自拟复方红景天煎膏与西药维生素E加复方维生素B做对照治疗老年性痴呆64例。复方红景天膏成分：红景天、黄芪、党参、首乌、枸杞、桑椹、淮山药、黄精、牛膝、牡蛎、杜仲、熟地、丹参、川芎、当归、赤芍、山萸肉、覆盆子、益智仁、刺五加、茯神、补骨脂、石斛，菊花、山楂、白术、麦冬、红枣、白蜜。饴糖、藕粉等文火煎收膏。口服一个月为一疗程。对照组服Vit E 100mg加Vit Bco 2#，疗程同治疗组，结果发现从个性、记忆、痴呆及附加症状等17项评定治疗组均优于对照组，两组好转率比较有显著差异（P＜0.01）。

杨文金等用中药解语丹治疗血管性痴呆31例，以西药脑复康、都可喜做对照。解语丹组成：天麻、石菖蒲、白附子、胆南星、远志、全蝎、羌活、木香、甘草、泽泻、蜈蚣、水蛭、川牛膝、丹参。2个月为一疗程，西药服脑复康、都可喜加胞二磷胆碱静滴。结果治疗组总有效率93.55％，对照组为67.74％。两组比较有显著性差异（P＜0.05）。

二、实验研究

1. 痴呆动物模型的制备方法

陈俊抛等选用接近老龄的大鼠在颈内动脉注入同种动物血凝块，模拟了人类多发性脑梗塞的痴呆模型。对多梗塞性痴呆模型的病理观察认为，痴呆除海马受损害外，还要注意丘脑及尾状核病变，特别是优势半球的丘脑和基底节。双侧多发性脑梗塞痴呆鼠梗塞面积越大，学习记忆能力就越差。

吴子明等选用60只小白鼠，每日投以氯化铝4mg/d，共饲养90天。造成老年痴呆模型。其病理变化为弥漫性大脑皮层萎缩。

向敬等应用光化学的方法选择性诱导颞叶梗塞，同时测定学习记忆能力，神经功能缺失及梗塞面积，结果表明：颞叶梗塞鼠的学习记忆能力显著受损，但无明显的运动障碍，颞叶梗塞鼠的学习记忆受损程度与梗塞面积大小有关。提示选择性颞叶梗塞是一种理想的痴呆动物模型。

2. 实验研究成果

陈立艳等采用比色法对老龄小鼠脑内乙酰胆碱（Ach）的含量进行测定。结果证明，适当剂量的痴呆灵口服液对老龄小鼠脑内Ach的含量有显著的增高作用。证明可用于老年痴呆的治疗。

宋前流等采用一次性训练被动回避性跳台实验和水迷宫空间分辨能力测试实验，观察参归煎剂（由人参，当归，黄芪，淫羊藿等组成）对喹啉酸损毁双侧海马CA_1区造成的痴呆大鼠模型学习记忆能力的影响；并采用纸电泳比色法对给予参归煎剂1天后断头处死的痴呆大鼠脑内谷氨酸含量进行检测。结果表明，参归煎剂对喹啉酸损伤海马所致痴呆大鼠学习记忆有明显的改善作用，并显著降低该模型大鼠脑内谷氨酸的含量。结果提示，参归煎剂具有明显的抗痴呆作用。

郭彩玲等以智寿宝（益智仁20g，女贞子30g，五味子30g，紫阳茶12g，人参须5g，黄芪10g）对高龄小鼠灌服50天，每天20ml后进行观察，发现能阻止高龄小鼠脑细胞内脂褐素堆积；能阻止大脑皮质毛细血管变形密度增大和基膜增厚；能阻止记忆障碍的发生或进展；延长小鼠平均寿命。

日本的藤原教授等在实验中将当归芍药散投喂给患早老性痴呆的大鼠，结果发现大鼠中有60％的病情好转，日本研究表明本方能使老化大鼠恢复脑内具有乙酰胆碱和儿茶酚胺的神经细胞以及与之共存的胆碱、乙酰胆碱的功能。由此推论其恢复了海马和大脑皮质的功能。

三、展望

目前西医对老年期痴呆的发病机理不甚明确，主要侧重于病理学研究，所采用的药物不外与神经递质有关的药物、脑血管扩张药物、新智能药三方面。而中医治疗本病则从整体出发辨证施治，不仅能改善临床症状，且能延缓和控制疾病的复发，明显改善智力，从而为痴呆的治疗提供了思路和线索。由于我们也将进入老人社会，国家已将老年痴呆列入九五重点攻关项目，今后中医对老年痴呆病的研究，应深入了解和掌握本病的发病规律，制定出中医切实有效的预防、诊断和治疗措施。目前中医虽有较多的方法，也取得了较好疗效。但辨证分型不统一，不便于临床运用，因此统一证型和诊断、疗效评定标准，开展实验方面的研究工作尚需进一步充实与完善。

（李跃华）

第二节　老年糖尿病

糖尿病（Diabetes Mellitus，DM）是一种较常见的内分泌代谢性疾病，其基本的病理生理基础为胰岛素的绝对或相对不足，从而引起糖代谢紊乱，继发性地引起蛋白尿、脂肪、维生素、水和电解质的代谢紊乱。临床特征为①多饮、多食、多尿和体重减轻症候群；②体格检查多无异常；③空腹或餐后2小时血糖升高，或耐糖曲线异常；④尿糖阳性。根据临床特点，可分为Ⅰ型和Ⅱ型两种，老年人以Ⅱ为最常见。

糖尿病属中医“消渴”范畴。中医学认为，消渴病的产生可由多种因素导致。禀赋不足，身体肥胖，年龄增长而肾精亏乏是发病的内在基础，而过食肥甘、郁怒忧思、房劳过度或服用刚燥之药石则是其外因，这些因素导致人体阴阳失衡，阴津不足，燥热内生，则发为消渴。其基本病机乃阴虚燥热，其本在肾。可累及肺、胃、肝、脾等脏，故又有气虚、血瘀、湿热、肝郁的变化。因此，其治则治法以滋阴润燥为主，也可合以益气、活血、清热、利湿、疏肝等法。

目前糖尿病的西医治疗，以胰岛素、降血糖药物及饮食疗法为主。其特点是降血糖作用肯定、起效快，对各型糖尿病皆有较好的控制作用。但口服降糖药多有副反应，如胃肠道反应、低血糖等。中医治疗糖尿病尽管也存在一些值得改进的方面，但中药几乎无副反应，对Ⅱ型糖尿病的治疗，中药配合西药降血糖药物，可明显提高疗效，并可减轻副反应，药效增强。对于Ⅰ型糖尿病，中医治疗可以减少胰岛素用量而病情保持稳定。因此，采取中西医结合手段，综合各种疗法，将取得更好的疗效，为提高糖尿病患者的生存质量，延长寿命做出贡献。

一、临床研究

邵启惠等对120例Ⅱ型糖尿病患者分三组进行观察，以饮食控制及应用西药治疗者为对照组（36例），在此种治疗的基础上加服养阴片（黄芪、黄精、生地、麦冬、石斛、玉竹）为养阴组（36例），在养阴组用药的基础上加服活血片（卫茅、丹参、蒲黄、当归、虎杖、茺蔚子）为活血养阴组（49例）。三组的总有效率分别为61.10%、65.7%、77.6%，三组虽均有较好的疗效，但养阴片加西药的降糖幅度似较单用西药为理想，而活血养阴法能协调阴阳，恢复元气，改善血流瘀滞，对治疗糖尿病的疗效较佳。

王北松等将112例Ⅱ型糖尿病患者分为两组（各56例），在控制饮食、口服D_{860}的基础上，中药组以益气养阴，活血化瘀法组成基本方（生地、石斛、黄芪、丹参、元参、玉竹、花粉、黄精、太子参、虎杖、当归、赤芍等），西药组亦随症治疗。治疗三个月，两组分别显效29、21例，总有效率分别为83.9%、62.5%。

王执礼等应用克糖灵（西洋参、黄芪、丹参、熟地、王不留行、大黄）、优降糖治疗Ⅱ型糖尿病38例，并设33例健康人对照组。结果表明：克糖灵不仅可明显地降低血糖，而且有显著改善糖耐量作用。对肥胖Ⅱ型可促进胰岛B细胞分泌胰岛素，抑制A细胞分泌胰高血糖素或改善A细胞对血糖感受能力等一系列作用。

倪艳霞等用自拟复方中药降糖散，药物有黄连素0.5g，人参0.5g，枸杞子5g，黄精4g，黄芪5g。每日3次口服。对照组服黄连素粉，每日三次，疗程三个月，结果降糖散有明显的降血糖、降血脂及降血压作用。用于治疗Ⅱ型糖尿病，可使患者症状好转，血糖下降，血清胰岛素水平上升，临床总有效率为86.7%。优于对照组。且未发现明显副反应。

梁晓春等用金芪降糖片治疗气阴两虚火旺型糖尿病40例，结果表明金芪降糖片（由金银花、生黄芪、黄连等药物组成）与传统的玉泉片做对比，对糖尿病患者及实验性糖尿病动物均有明显的降低血糖效果，血清胰岛素水平也有下降趋势。并且在改善糖尿病患者气阴两虚、阴虚火旺的八大主要症状上作用明显优于对照组玉泉片。还可以提高患者ESOD水平，使实验性大鼠肝匀浆MDA水平下降，ESOD/MDA比值升高，提示金芪降糖片不仅能很好地控制血糖。还可以提高机体消除自由基的能力，抑制脂质过氧化的作用。

赵开元用天花散治疗老年糖尿病26例。方选天花粉50g，葛根30g，生地15g，麦冬15g，甘草9g，五味子6g。视病情轻重加减：口渴多饮、咽干灼热者加沙参、地骨皮、石斛各15g，多食善饥、大便秘结者加知母、玉竹、火麻仁各15g，制大黄10克；口渴喜饮，尿频量多者加甘枸杞15g，首乌、山药各20g，气虚者加人参10g，黄芪15g。以上方药服药20剂为一疗程，每服10剂查空腹血糖，尿糖一次，同时饮食限制，结果经治疗患者血糖、尿糖均明显下降，临床有效率为88.46%。

邓亚平等以滋阴补肾活血药治疗23例45眼糖尿病视网膜病变患者，以中医辨证分型与眼部病变相结合进行治疗，在患者所服西药不变的情况下，再予自拟中药处方，水煎服每日一剂，共服3个月。阴虚型用黄精30g，山药30g，沙参20g，生地15g，麦冬12g，枸杞12g。气阴两虚型在上方基础上再加黄芪30g，白术12g。阴阳两虚型者加巴戟天15g，淫羊藿12g。在整体辨证用药的基础上再根据眼部的具体变化，(1) 眼底有新鲜出血或新鲜玻璃体积血者加用生蒲黄30g，旱莲草30g，丹参15g。(2) 眼底出血暗红，或伴见渗出物者，加用丹参30g，赤芍15g，郁金15g，淮牛膝12g。(3) 眼底见机化物、新生血管或陈旧玻璃体积血者加用丹参30g，牛膝15g，穿山甲10g，浙贝10g，昆布10g，海藻10g。伴见视网膜水肿者，再加茯苓20g，苡仁30g，黄斑部见大量硬性渗出物或呈蜡板样大块黄色渗出物，再加山楂15g，鸡内金15g。治疗结果显示总有效率为64.44%，大多数患者全身自觉症状有所好转。视力得到提高，视网膜病变为Ⅱ、Ⅲ、Ⅳ期者，以及玻璃体积血在3周以内者；Ⅰ期糖尿病视网膜眼由于在治疗前较好，治疗后多能保持不变；反复多次出血的陈旧性玻璃体积血及视网膜病变为Ⅴ期的患眼，视力均难以改变。但治疗后血浆比粘度、胆固醇较治疗前明显降低（$P<0.01$）；不同的光强度的视网膜电图a、b波峰值时均较治疗前明显提高（$P<0.01$）说明改变血液理化性质，改善眼部血循环，加速血吸收，从而减轻了视网膜缺血。

二、糖尿病的实验研究

1. 糖尿病的动物模型

(1) 四氧嘧啶糖尿病

四氧嘧啶是一种β细胞毒剂，可选择性地损伤多种动物的胰岛β细胞，引起实验性糖尿病。静脉注射、腹腔注射和皮下注射四氧嘧啶均可引起糖尿病，以静脉注射最为常用。

(2) 链佐霉素糖尿病

链佐霉素是无色链霉菌素的发酵产物，亦能选择性损伤胰岛β细胞，引起实验性糖尿病。快速静脉注射链佐霉素的水溶液，或腹腔注射链佐霉素柠檬酸溶液均可成功地形成实验性高血糖动物模型。

2. 实验研究成果

近年来，随着动物实验的广泛开展，对降糖中药的药理作用及机制的探讨，正日益引起人们的关注。

孟庆棣等对400多首中医古代文献中记载的消渴验方进行了归纳整理，取若干有代表性古典方对四氧嘧啶所致高血糖兔进行了实验观察，结果发现，八仙长寿丸、玉泉丸、玉液汤、玉女煎均有较好的降血糖作用，血糖下降率为20%左右，黄连汤作用则不明显。八仙长寿丸的降糖作用表现在对轻症糖尿病动物有降血糖作用，而对重症糖尿病无效，用血清胰岛素放免法和胰腺全切除实验证实，该方的降糖机制不是刺激胰岛β细胞分泌功能，而是对糖代谢某一环节的调控，此外还能有效地降低血清脂质，提高淋巴细胞转化率，增加自身免疫功能。

吴仁九等的研究表明，滋肾蓉精丸（黄精、肉苁蓉、制首乌、金樱子、淮山药、赤芍、山楂、佛手片）对正常兔及四氧嘧啶造模大鼠均有显著降血糖作用，分别与优降糖组比较均无显著差异，并对高脂模型家兔有显著的降胆固醇作用。另外，服药后的小鼠，胸腺重量显著增加，外周血淋巴细胞百分率、脾脏抗体形成细胞数量及外周血中抗SRBC抗体滴度亦有上升。

钱秋海等对健脾降糖饮（黄芪、黄精、白术、山药、薏米、葛根、玉竹、花粉、丹参）进行了实验研究，结果表明该方能显著降低四氧嘧啶糖尿病大鼠的血糖浓度，其下降幅度比玉泉丸组更为显著，对正常家兔，本方也能显著降低其空腹血糖，并能提高其耐糖能力，用药后家兔空腹胰岛素水平较用药前提高，糖负荷时，胰岛素分泌显著增加，说明本方的降糖机理在于能刺激胰岛β细胞，提高β细胞对葡萄糖的反应性，从而加强胰岛β细胞在高血糖状态下快速分泌胰岛素的能力。

熊曼琪等对加味桃核承气汤（以桃仁、桂枝、黄芪、生地、大黄为主）的研究表明，该方能有效地降低链脲佐菌素（即链佐霉素）糖尿病大鼠的空腹血糖浓度，促进胰岛素分泌，抑制胰岛血糖素，经病理切片观察，该方对内分泌细胞有一定的修复作用，增加β细胞的分泌颗粒，还能减轻或延缓糖尿病鼠肾小球毛细血管基底膜的增厚，改善高凝状态，降低血脂水平，从而为本方用于糖尿病及其并发症的防治提供了依据。

三、展望

中医及中西医结合治疗糖尿病已取得了很大进展，中药降糖作用及机制的研究也为临床提供了理论依据，也许，中药治疗糖尿病的优势就在于其作用途径广泛，具有多方面的综合作用，是从整体调节机体失衡状态。在今后一段时间内，如何使科研设计更为严谨，研究手段更为先进，同时更注意中药多方面的综合作用，将是令人关注的问题。

（李跃华　张　昱）

第三节　老年骨质疏松症

骨质疏松症(Osteoporosis，OP)是以骨量减少为主要特征，骨组织的显微结构改变，并伴随骨质脆性增加和骨折危险频度升高的一种全身性骨骼疾病。随着人口寿命的延长，老年人口的增多，OP及其引起的骨折越来越引起人们的广泛的关注。西方发达国家从60年代开始对OP进行较深入研究。由于科学技术的进步，对OP的病因、发病机理、诊断及预防治疗的研究取得了很大的进展。80年代初，我国政府和医务工作者也开始重视OP的研究，到80年代末，对OP的研究和防治工作已在全国范围内普遍开展起来。

OP按其发病机制和病理生理学变化可分为两大类：一类为原发性骨质疏松症，指机体和骨本身生理性的退行性变化而引起的，主要包括绝经后骨质疏松症和老年性骨质疏松症。另一类为继发性骨质疏松症，是指由于某些疾病（如糖尿病、甲状腺疾病、慢性肾功能衰竭、肝脏疾病等）和某些原因（如长期服用糖皮质激素类药物、某些营养因素的缺乏等）所致的骨质疏松症。原发性骨质疏松症的主要临床表现是腰背部疼痛、骨骼疼痛、体长缩短、驼背及骨折。腰背疼痛是OP患者最常见的症状，骨痛只有在骨量减少12%以上时才可发生，而骨折多在骨量减少20%～30%时方可发生。OP患者最易发生的骨折是髋骨、椎骨、前臂骨折。

根据联合国人口统计局的数字：目前全世界65岁以上的老人约有3.23亿，而且人口老龄化问题不仅是发达国家的问题，同样是发展中国家面临的主要健康问题。随着老年人口的增多，OP及其骨折均将成为危害老年社会的重要疾病之一。患病老人遭受痛苦、活动受限、生活质量大大下降，并造成巨大的社会经济损失。以美国为例，OP引起的股骨骨折每年造成的损失将近100亿美元。中国由于人口众多，也将有比其他国家更多患OP的老人。因此，如何预防和治疗OP是我国卫生医务工作者面临的重大课题。

OP在传统中医典籍中无此病名记载，根据其临床症状，应属于中医学“骨痿”、“腰痛”、“骨枯”、“骨缩”等范畴。“肾主骨”学说萌芽于战国前期，明确论述是在《内经》。《内经》之《素问·阴阳应象大论》：“肾主骨髓”，“髓者，骨之充也”，肾藏精，精生髓，髓居于骨腔中，以滋养骨骼系统，促进骨的生长发育。若肾精充足，则骨髓生化有源，骨骼得以滋养而坚韧有力不易损折，耐久立而强劳作；若肾精亏虚，则骨髓生化乏源，骨骼脆弱无力，全身痿软，不耐久立和劳作，或容易发生骨折。《素问·痿论》“肾气热，则腰背不举，骨枯而髓减，发为骨痿”，《素问·脉要精微论》“腰者肾之府，转摇不能，肾将惫矣……骨者髓之府，不能久立，行则振掉，骨将惫矣。”进一步说明“骨痿”“肾虚腰痛”的病机是肾虚。可见《内经》相当系统地阐明了肾主骨的理论，认为肾虚是OP的发病之根本。

中医学在关于OP病因病机的论述上，首先强调肾虚是根本，同时也强调肝肾、脾肾、气虚血瘀与OP发病的密切关系。

“肝主筋”、“肾主骨”，筋骨相连，肝肾精气充足，则肢体筋骨强壮有力；若肝肾虚弱则如《素问·上古天真论》：“丈夫七八肝气衰，筋不能动，八八天癸竭，精少，肾脏衰，形体皆极。”肝与肾的关系主要表现在“精血同源”上。“肝藏血”“肾藏精”，藏血与藏精的关系实际上即是精血之间存在着相互滋生、相互转化的关系。肝血的化生，有赖于肾中精气的气化，肾中精气的充藏亦有赖于肝血的滋养，故精能生血，血能生精，肝肾同源。

另外，中医理论认为脾胃之间也有着密切的关系。《素问·五藏生成论》"脾之合肉也"，脾主肌肉四肢，全身的肌肉营养，依赖脾气的健运，脾气健旺，则四肢活动有力，肾精充足，则骨骼强健，故而脾肾与肢体的活动密切相关。

一、实验研究

1. 动物模型的研究

去势大鼠骨质疏松模型：将雄性或雌性大鼠灌胃巴比妥钠120mg/kg，麻醉后消毒皮肤，全部摘除双侧睾丸或卵巢，术后连续观察3个月，动物出现驼背、弯腰、脱毛等现象即模型成功。

维甲酸骨质病变试验模型：维甲酸为抗癌药，对骨质有明显影响，大鼠每日灌胃70mg/kg，两周后形成OP模型。

激素造成OP模型：如用可的松造成大鼠或小鼠的肾虚证，并且全身骨质疏松。

悬吊骨质疏松模型：以悬吊法模拟太空失重，使动物（大鼠）发生骨质病变。

目前，OP动物模型的研究也有较大的进展，有人用遗传学方法造成OP模型，也可用于中药的研究中。

2. 实验研究成果

OP基础实验研究最近几年有较大的进展，吴非等用中药研究了其对大鼠（去除睾丸）造成OP模型的影响，并观察对OP模型的骨计量学参数的作用，实验表明：去势大鼠的骨质疏松形成是由于骨吸收活动增强，骨吸收周期延长和骨形成活动相对减弱所致，去势大鼠的骨再建活动呈现负平衡状态。中药可增加成骨细胞的衍化和增殖，抑制破骨细胞的吸收活动，缩短骨吸收周期，加快骨再建活动。中药可使去势大鼠骨再建活动呈现正平衡状态，在加速骨转换的同时，有效地维持去势诱导大鼠的骨量。

陆健民等应用雌激素和中药联合治疗后，治疗组老年大白鼠的骨皮质厚度显著增高于对照组。骨皮质厚度能在一定程度上反映骨量增多或减少，因此治疗组骨皮质厚度高于对照组，说明了这一治疗方法可能抑制了骨的吸收和增加了骨的生成，延缓了骨质的丧失，相对地保持了单位体积内的骨组织，有效地提高了大白鼠股骨的骨皮质厚度。同样治疗组大白鼠股骨中线的骨皮质厚度和它的弯曲破坏载负试验结果证实了其抵抗外力的能力优于对照组。通过观察，认为补肾中药提高了机体内分泌腺体的功能，改善了丘脑-垂体-性激素轴的功能，增加了体内的性激素，调整了内环境，从而达到抑制骨吸收，增加骨的形成，起到了延缓骨质疏松的发生和发展的作用。

谭晓卫等应用丹参观察了骨膜游离移植血管末植入的变化。结果证实了丹参能促进移植骨的成骨细胞和破骨细胞的活动，丹参对骨新生有良好的调节作用。从整个过程分析，丹参自始自终都在促进机体调节成骨与破骨这对矛盾的运动。从而影响新生骨组织的生长和吸收。当骨膜移植于恰当部位的时候，丹参将促进新生骨组织的吸收。

近几年，有些学者从分子生物学角度，遗传学角度证明了中药对OP动物模型的作用。目前国内的热点主要有以下几个考虑：①体外培养成骨细胞与破骨细胞，对体外培养的正常与去势大鼠成骨细胞进行比较研究。②去势实验性骨质疏松症大鼠胶原蛋白的组织化学及分子结构研究，不仅从量的变化而且从分子组成和结构以及其功能上研究胶原蛋白。③去势实验性骨质疏松大鼠Ⅰ型和Ⅲ型胶原蛋白基因表达和金属蛋白酶基因表达的研究。④中药治疗实验性骨质疏松症大鼠的细胞与分子机理。⑤实验性OP大鼠磷蛋白及磷代谢的研究。通过以上研究，将揭示中医药治疗OP的机理。

二、临床研究

中医药治疗OP的法则有补肾法、健脾补肾法、肝肾同治法、补气活血法等等。其中以补肾为其根本，也有气血并重、肝脾肾同治之者，也不乏内外同治、多种治法并用。

近年来，采用辨证分型治疗者颇多，黄氏把OP分为肾阴亏损，肝肾气血俱虚，肾阳亏虚，气滞血瘀四型，分别以六味地黄汤、八珍汤合独活寄生汤、桂附八味丸、血府逐瘀汤治疗，收到较好的疗效。梁氏将OP辨证分型为肾虚型、肾阴虚、肾阳虚、肾阴阳两虚4型，自拟相应处方治疗12周后，骨密度平均值略有回升。陈氏治疗OP将其分为寒湿侵袭、脾虚湿重、肾精亏虚、气血两虚四型，相应处方治疗，可使腰背疼痛明显缓解。

也有些学者采用基本方加减治疗OP，谢氏以补肾益精亏加减治疗，基本方为补骨脂、菟丝子、女贞子、枸杞、山药、牛膝、黄芪等，总有效率87.30%。盛氏以补气血、益肝肾补血为法，基本方为黄芪、仙茅、骨碎补、五灵脂等。李氏治疗159例OP合并股骨颈骨折，在口服接骨散（续断、骨碎补、自然铜、桑寄生、杜仲、红花等）基础上加服强骨散（鹿角胶、甲珠、丹参、当归、乳香、没药）有效率88.1%，古代以自拟健骨止痛丹（杜仲、骨碎补、仙茅、仙灵脾、牛膝、当归、三七、人参、黄芪）等，温肾补肾，活血化瘀，行气补气治疗OP，取得较好疗效。张氏以补肾荣肝健脾法，自拟骨痿灵（熟地、萸肉、龟板、当归、杜仲、茯苓等）治疗中老年OP 150例，疗效优良者达143例。

目前，也有些研制单位与生产厂家研制出一些中成药防治OP，收到了较好的疗效。北京冯世佗等应用补肾中药，采用现代科学技术，研制出痹丹，能调解生命钙化学反应平衡方向，逆转钙的丢失。辽宁研制的骨疏康，已被批准生产。骨疏康是运用中医肾主骨理论，以补肾益气活血为治则研制成骨疏康冲剂，对原发性骨质疏松症并肾虚兼气血不足的中医证候进行了300例临床观察。其结果，骨疏康冲剂治疗骨质疏松症总有效率为92.3%，其中显效率为76.3%，对肾虚兼气血不足证疗效为76.69%，明显优于对照组。在观察中，其骨密度值用药后明显升高，用药前后差异非常显著（$P<0.01$）。其骨密度值升高$0.06g/cm^2$以上者为76.3%。说明应用骨疏康冲剂使四分之三以上病例已疏松的骨质得以恢复。

另外，在临床上应用中西药结合的方法，也收到了较好的疗效，张氏对24例绝经后OP患者给予0.2mg乙芪酚与补肾中药联合治疗四个月，患者肾虚症状积分较前明显下降，骨矿含量明显增加，提示中西药联合应用治疗OP，可以避免大剂量雌激素长期应用的副反应。黄氏采用随机对照原则观察补肾中药片与乙烯雌酚治疗OP疗效，结果表明，补肾中药组雌二醇升高，血磷及桡骨骨密度增加，提示补肾中药具有调节性腺轴、加强成骨作用，从而预防和防治骨质疏松症，陈氏采用随机对照原则研究中药扩骨合剂与尼尔雌醇治疗绝经后骨质疏松症。结果表明，中药组降低尿Ca^{++}、Cr、尿羟脯氨酸，提高雌二醇水平，提示中药有抑制骨吸收，促进骨形成的作用。

对于骨质疏松防治食品，也有人研究。用枸杞子、茯苓、芡实、莲子、淮山药、葡萄糖酸钙粉、奶粉、维生素C、D等食品通过水煎、浓缩、搅拌、烘干等过程配制而成，并申请了专利。

三、展望

目前，对于OP的研究已是全球性的热门课题，主要对分子—基因水平上探讨中药治疗OP的机理的研究较为活跃。如骨髓细胞向成骨细胞或破骨细胞的分化的调控认为是一个关键因素，与成骨细胞骨形成活性和破骨细胞骨吸收活性有关的酶与蛋白质基因表达；激素和细胞因子和它后的受体在骨调整与骨质丢失中的作用及其作用途径，例如对雌激素、甲状旁腺素、糖皮质激素等激素，IL-1、IL-6、IGF Ⅱ、TGFβ等生长因子，酪氨酸激酶信号传递途径，cAMP信号传递系统等信号放大传递系统都已有较一致的看法并受到很大关注；骨基质如胶原蛋白和一些非胶原基质蛋白的合成表达与降解。以上问题的研究，通过若干年的努力，将会对中医药的研究有较大的影响。

（谢雁鸣）

第四节　前列腺肥大症

前列腺肥大症（BPH）是一种常见的多发生于老年人的疾病。随着人口寿命的增加，其发病率有逐渐增高的趋势。对于BPH的病因较为统一的认识是内分泌学说，女性激素的大量使用虽然可使前列腺萎缩，但从临床效果上看并不理想，究竟其增生的机制是何种因素仍需进一步调查。BPH的主要临床表现为尿频尿急、排尿困难、尿失禁、血尿及急性尿潴留。

中医按其临床表现归属于“癃闭”的范畴。关于癃闭的病因病机及病候，早在《内经》中就有明确的记载。以后经各代医家不断完善，直至明代《景岳全书》中设“癃闭”专篇。并对其病因病机作了精辟的论述。张氏认为：“凡癃闭之证其因有四，最当辨其虚实。有因火邪结聚膀胱者，此以水泉干涸而气门热闭不通也；有因热居肝肾者，则或以败精、或以槁血，阻塞水道而不通也；……是皆癃闭之轻症也。唯是气闭之证，则犹为危候，然气闭之义者二焉，有气实而闭者，有气虚而闭者，……今凡病气虚而闭者，必以真阳下竭，元海无根，水火不交，阴阳隔，所以气自气而气不化水，水自水而水蓄不行。气不化水而水腑枯竭者有之，水蓄不行则漫渍腐败者有之。”张氏之论，对于指导本病的辨证具有重要的价值。在治疗方法上《景岳全书·癃闭》主张治癃闭的实证用利水、清火、行气等法，治气虚而闭必须“得其化”，“若病已至甚，则必须用八味丸料或加减金匮肾气汤大剂煎服。”又谓“若素禀阳脏内热，不堪温补，而小便闭绝者，无阴则阳无以化，水亏证也。治宜补阴抑阳，以化阴煎之类主之。或偏于阳亢而水不制火者，如东垣之用滋肾丸亦可。”对气虚不化及阴虚不能化阳而引起的癃闭治法，有较高的临床价值。

目前对于前列腺肥大症的治疗西医采用手术和非手术疗法。手术法包括开放性手术摘除增生之前列腺，经尿道前列腺电切术及前列腺切开术，但因为手术对病人的创伤大，痛苦多，并发症多，使得其应用受到一定限制。另一种是非手术疗法，如各类药物包括性激素类药物的使用，但也有明显的副反应，现就本病的中西医结合其他疗法做一综述。

一、临床研究

谢嘉文等对70例前列腺肥大患者分别接受补肾益元法（34例）、化瘀散结法（36例）治疗。补肾益元组方药：肉苁蓉、锁阳、仙灵脾或菟丝子各15g，党参、黄芪各20～30g，枳壳10g，益母草30g，炮山甲15g，王不留行15g，以上药物水煎每日1剂，分两次服用，连续2～3个月为一疗程。化瘀散结组用药：小金丹（四川阿坝制药厂出品、丸剂由白胶香、乳香、没药、制草乌、五灵脂、地龙、香墨、当归、木鳖子等组成）每日2次，每次1/2支，知柏地黄丸或金匮肾气丸，连续服用3～4个月为一疗程。两组治疗方法不仅均能使患者的排尿困难症状得到改善，同时超声波检查显示患者膀胱内残留尿量明显减少，治疗前后有显著差异、前列腺体积也有相应缩小，两组合计总有效率为90％。

王泰东等采用双睾切除术并用中药温阳利水治疗前列腺肥大症38例。用手术法切除睾丸及附睾，术后配合内服中药基本方：仙茅15g，仙灵脾30g，苁蓉15g，锁阳15g，阳起石30g，元参15g，知母15g，萹蓄草30g，白花蛇舌草30g，生甘草10g，加减：往来寒热者加柴胡、黄芩、金银花、紫花地丁。有肢体冷脉沉细者，加熟附子。尿频急痛者加车前草、六一散等，每日1剂，10～14天为一疗程，总有效率为84.4％。

陶春祥用通调解癃汤治疗老年前列腺肥大51例，方剂组成：黄芪、车前草各15～30g，桔梗、升麻、王不留行、荷叶、甘草梢各6～10g，归尾、桃仁、牛膝、茯苓各10～15g，气虚者重用黄芪、加党参或人参；血虚归尾易归身；便秘加大黄、玄明粉；尿血加白茅根、小蓟炭，尿涩痛加紫花地丁、蒲公英、败酱草、滑石、泽泻、赤芍，胸满咳喘加苏子、杏仁，肾阳虚加熟附子、桂枝。有效率为90.2％。

冯焕章等运用益肾通关汤治疗老年前列腺肥大76例，其方含黄芪、熟地、山药、刘寄奴各30g，山茱萸15g，王不留行、荔枝核、海藻、昆布各20g，牛膝25g，羌螂、琥珀各4.5克（研末冲），随症加减，10日为一疗程，治疗1～3疗程。并嘱患者按摩会阴部。总有效率为96％。

李继贵用前列腺回缩汤治疗前列腺肥大，药用黄芪、肉桂、木通、肉苁蓉、牛川膝、王不留行、鹿角片、海藻、地龙、地鳖虫、炮山甲、莪术、牡蛎、虎杖、紫茉莉根、穿破石、南瓜子等，随症加减益智仁、芡实、冬葵子、滑石、蒲黄、琥珀、藕节、蒲公英、白花蛇草等。共治疗30例，近期治愈9例，总有效率93.3％。

有人观察前列舒丸（熟地、山茱萸等组成）治疗前列腺增生106例，痊愈及显效率为

53.8%，总有效率84.9%。

唐德元运用自拟方行瘀散结汤（水蛭、当归、贝母、鸡内金、苦参等）随症加减治疗中老年前列腺肥大30例，总有效率90%，提示本方对该病有活血化瘀，软坚消肿之效。

张庆好等运用启癃汤（半枝莲、水蛭等）治疗老年前列腺肥大55例，痊愈45例，总有效率为96.36%，认为本病肾虚为本，病机为肾虚血瘀，以本虚标实为多见，治疗以补肾化瘀，利尿通窍为大法。

二、实验研究

1. 前列腺增生症动物模型的制备

取20～25g重的雄性小鼠，每日给小鼠皮下注射丙酸睾丸素5mg/kg，给药21天后观察发现小鼠的前列腺明显增大增重、前列腺体增生。目前国内用此方法制作前列腺增生的模型。

2. 实验研究成果

万阜昌等用癃闭散对实验性小鼠前列腺增生进行治疗观察，结果证实该药对实验性小鼠前列腺增生有一定的消肿散结作用。癃闭散（即穿山甲：肉桂＝6：4）50g，放入6%阿拉伯胶溶液中，在水浴上微热，搅拌均匀，制成500mg混匀液，每毫升含生药100g，用癃闭散350mg/kg灌胃每日1次，1个月后处死，称取体重、前列腺重和切片镜检，结果显示灌服癃闭散的小鼠前列腺肉芽组织干重、较其他对照组明显轻（$P<0.05$）。

钱伯初等观察了天然油菜蜂花粉对老年犬前列腺增生的影响。方法用13只老年有明显前列腺增大的犬进行实验观察，给老年犬喂饲油菜蜂花粉5～10g/kg·d连续两个月，发现犬前列腺明显缩小。饲油菜蜂花粉对雄犬血清睾酮和雌乙醇无明显影响，对小鼠和大鼠的性器官呈雌激素样作用。犬喂饲油菜蜂花粉后全身主要脏器功能和组织病理学检查未见变化，提示油菜蜂花粉可能是治疗人类前列腺增生症的一个安全有效的药物。

三、展望

中医及中西医结合治疗前列腺增生症已取得了很大进步，不论在临床方面还是实验方面都做了许多工作。虽然目前对本病的发病机理尚未完全阐明。但中西医结合治疗方法上取得的成绩是明确的，中西医结合治疗在临床上运用既避免了手术造成的创伤，又弥补了单纯西药而带来的副反应。尤其是对动物实验方面的研究，如癃闭散的研究及油菜蜂花粉的研究为中西医结合治疗本病，提供了良好的途径和方法。因此，对本病的治疗上中西医结合的治疗方法将是我们要进一步深入探讨的根本。

（李跃华）

第五节 老年高血压病

高血压（hypertension）是最常见的心血管疾病之一，尤其是中老年人群。其最主要的临床表现是体循环动脉压升高，可表现为收缩压升高，和/或舒张压升高或两者均升高。通常以收缩压高于21.3kPa（160mm汞柱）以上，或舒张压高于12.7kPa（95mm汞柱），诊断为高血压。长期高血压可影响主要脏器尤其是心、脑、肾的功能，甚至导致脏器的衰竭。

高血压根据其临床症状归属于中医眩晕的范畴。眩晕是临床常见的症状，即目眩和头晕，目眩即眼花，视物模糊或眼前发黑；头晕即感觉自身或周围环境旋转，站立不稳。早在《黄帝内经》对本病的病因病机就已有了较多的论述，认为“诸风掉眩，皆属于肝。”隋代巢元方《诸病源候论·风头眩候》强调血气虚在眩晕发病中的重要性，认为“风头眩者，由血气虚，风邪入脑，而引目系故也。”《丹溪心法·头眩》中说：“头眩，痰挟气虚并火，治痰为主，挟补气药及降火药。无痰则不能眩，痰因火动，又有湿痰者，有火痰者。”故历代不同医家从各个方面将眩晕作了病因病机及治疗方法上的描述。《内经》从虚立论，张仲景、刘河间、朱丹溪从痰立论。从而使眩晕病的治疗更多方完善。

现代医学将本病按其临床表现分为三期：第一期：血压达到确诊高血压水平，临床无心、脑、肾并发症表现。第二期：血压达到确诊高血压水平，并有下列各项中一项者①体检、X线、心电图或超声检查见有左心室肥大；②眼底检查见有眼底动脉普遍或局部变窄；③蛋白尿和（或）血浆肌酐浓度轻度升高。第三期：血压达到确诊高血压水平，并有下列各项中一项者①脑血管意外或高血压脑病；②左心衰竭；③肾功能衰竭；④眼底出血或渗出，或视神经乳头水肿。从分期上看一期尚无器官的损伤，而二期已出现器官损伤但其功能尚处于代偿期。而三期则损伤器官出现失代偿了。对于本病的治疗主要目的是降低动脉血压，使之达到或接近正常水平，尽可能地减少对器官的损害。

一、临床研究

长生降压口服液由补肾填精中药枸杞、杜仲、生地、牛膝、肉苁蓉等一系列滋补肝肾之药物组成，是从清代宫庭中“长生翁头春”药酒化载而来。用此药观察治疗中老年肾虚型高血压65例，发现使患者收缩压（SBP）、舒张压（DBP）及平均动脉压（MBP）明显下降，血压达标率为79.4%，而且能够明显地改善高血压患者的肾虚临床症状，使头晕头痛、疲倦乏力、腰膝痠软、耳鸣失眠等症状明显减轻。此外还能使左室质量指数明显减少，即轻度逆转高血压左室肥厚效应的作用。有利于改善高血压患者的心功能，降低高血压性心脏病的死亡率。

近年来人们研究了罗布麻发现有利尿、消肿、降压的作用。临床上制成罗布麻口服液，治疗高血压。其降压疗效在70%以上，对头痛、头晕、失眠、多梦等症状有明显改善。有人研究大花罗布麻叶的药理作用，发现大花罗布麻叶浸膏Ⅰ醇提取物口服，能使大鼠血压缓慢而持续降低；若静脉注射，能使猫收缩压和舒张压明显下降；对肾性高血压大鼠亦呈明显而持久的降压作用。此外还发现大花罗布麻叶还能降低血清甘油三酯，改善心功能，抑制血小板聚集，可能有抗衰老的作用。这说明它是一种多功能的降压药物，尤其适合于老年高血压患者。

二仙汤是临床常用处方。方中仙茅、仙灵脾、巴戟天温肾阳补肾精，知母、黄柏泻火而滋养肾阴，当归温润养血调理冲任。本方治疗妇女冲任不调引起的一系列阴阳失调症状。可使其调补阴阳、调理冲任，使血压下降，阴阳失调诸症得以缓解。对于内分泌失调的高血压患者，尤其是更年期妇女高血压疗效更佳。上海曙光医院观察1300例患者，降压疗效为73%～80%，并能明显改善症状。因此本方已广泛用于临床治疗高血压病。

有人用降压袋泡茶（含钩藤、夏枯草、茺蔚子、决明子、黄芩、茶叶等量研末混匀，食用滤纸袋包装，每包2.7g）2包/次，用开水冲泡代茶饮，餐前饮用，14日为一疗程。对照组服（含经水煮开3遍的茶叶残渣）Ⅱ号袋泡茶（服法相同）治疗组61例，对照组55例。结果治疗组总有效率80%，明显优于对照组（$P<0.01$）。

有人用远菊二天散（生远志、菊花、天麻各0.28g，川芎、天竺黄各0.25g，柴胡、石菖蒲、僵蚕各0.22g共研细末入胶囊）于餐前半小时服用。每日3次，连服3周共293例。对照组服复方降压片，每日3次，每次2片共54例疗程相同。结果治疗组总有效率93.88%，对照组为84.04%，两组比较有显著差异（$P<0.05$）。

有人用化瘀承气汤（丹参、淮牛膝30g，酒制大黄6g，加水600ml、浓煎至250ml）对105例高血压患者进行了血流动力学、微循环、血流变学的研究，结果表明：高血压病确有瘀血存在，微循环障碍、血液流变学异常是高血压的主要病理基础。且化瘀承气汤与西药复降片的降压效果相当，疗效无显著差异（$P>0.05$），该方具有疏通微循环、降低血粘度、改善微血流灌注、维持血流供求平衡、降低血压的作用。

林连荣用钩藤煎剂（钩藤30g，加水100ml，煎煮10分钟，早晚分服）治疗175例Ⅱ、Ⅲ期高血压，对照组37例服复方降压片，每日3次，每次2片。均以30日为一疗程。治疗组和对照组总有效率分别为77.1%和72.9%，无明显差异。症状总有效率分别为78%～84.4%，62.5%～82.8%。两组比较有显著性差异（$P<0.01$）。

真武汤有温阳利水之功，用该方加减治疗属阳虚水泛的老年人高血压30例，结果显效率43.33%，总有效率90%与对照组（显效率20%，总有效率60%）相比有显著性差异（$P<0.05$），并能改善临床症状，降低血脂、血粘度，心电图缺血性变化亦有一定的改善作用。

郭伟星运用补益肾气法治疗老年高血压，将73例患者随机分成两组，治疗组用益肾降压流浸膏，对照组用牛黄降压片，结果表明治疗组与对照组总有效率无显著性差异。但在降压显效率，改善临床症状和降血脂、血糖、血流变学指标及改善心脑功能方面优于对照组。

二、实验研究

1. 高血压动物模型的制备方法

有人观察了高盐饮食对大鼠血压，尿中三甲氧基-4羟基-苦杏仁酸及17-羟皮质类固醇含量的影响，结果表明高盐饮食组血压、尿中三甲氧基-4羟基-苦杏仁酸及17-羟皮质类固醇含量显著高于对照组，提示高盐饮食所致高血压可作为阴虚阳亢高血压模型。

有人用Wistar纯种大鼠2～3个月龄，尾容积法测定大鼠血压，以三次测定均值为正常值。手术分离左肾动脉并用内经为0.2mm银夹狭窄肾动脉，术后5周时高血压形成。

2. 实验研究成果

有人观察了自发性高血压大鼠服用黄芪后血压上升幅度得到一定程度的控制。在对照组中出现心肌羟脯氨酸，尿激肽释放酶、缓激肽醛固醇较正常组低的表现，有所改善或逆转；纹状体中，甲脑啡肽，亮脑啡肽的含量，血浆中肾素活性水平高于正常组，服药后都有所下降或接近正常水平。

三、展望

到目前研究发现某些中药及一些中药的复方合剂对于控制血压尤其是对血压的双向调节作用明显，作用持久稳定已被公认。以单味药物研究较多。作用机理已阐明。而复方制剂研究难度大、结构复杂，但临床疗效确切，应进一步地深入研究。大力从中药中开发新药研究是我国医药行业的重要任务。从中药中开发新药可以是复方或有效部位和有效单体。开展药物动力学研究以便更好地指导临床，提高临床疗效，建立中药自己的药物动力学。阐明其作用机理，是今后中医走向世界的基本要求，在这一水平上开展与国外的联系，不断地提高自己，发展自己。

（李跃华）

第六节 老年冠心病

老年冠心病是指发生在老年人的冠状动脉粥样硬化性心脏病。现代医学研究表明，冠脉内斑块破裂、出血，引起冠脉痉挛或不全填塞性血栓形成，是其病理基础。血管内皮损伤，血栓素生成增多，一氧化氮、前列环素减少，导致冠脉痉挛是老年冠心病的主要诱发因素；血小板活化聚集，凝血酶的凝血和白细胞的激活，都是冠脉血栓形成的重要发病机制。上述诸因素的同时存在，相互作用形成了恶性循环，导致了老年冠心病。

老年冠心病属中医的“胸痹”、“真心痛”、“惊悸”“怔忡”范畴。本病的发生多与老年人体虚、寒邪内侵、饮食不当、情志失调等因素有关。病位在心，但与脾肾有关，其病机有虚实两个方面。实为寒凝、气滞、血瘀、痰浊，痹阻心阳，阻滞血脉，虚为心脾肺肾亏虚，功能失调。治疗应辨清标本虚实，实证当以活血化瘀、辛温通阳、泄浊豁痰为主，虚证当以温阳补气、益气养阴、滋阴益肾为法。

现代医学治疗该病依病情不同可采用扩冠、溶栓、缩小梗塞面积、保护心功能、减轻或消除心律失常等方法。目前研究的热点为“早期再灌注”和缺血“预适应（re conditioning)”。

一、临床研究

冠心病的中医辨证分型的研究，近几年多数学者认为冠心病的基本病机为本虚标实，气虚血瘀。多数患者表现为气虚，进一步发展为阳虚或阳脱，部分患者表现为气阴两虚。它们与心、肾或脾之虚损关系密切。标实包括血瘀、痰湿和气滞。其中以血瘀、痰湿为常见。心气虚的冠心病患者有不同程度的左心室功能不全，而辨证属肾气虚、脾气虚的冠心病患者，其左心室功能则属正常。因而左室功能的测定对心气虚之辨证具有一定的定位、定量和定性意义。

认为冠心病尤其是老年人与中医肾虚—衰老—内分泌功能紊乱三者有着密切的关系。由于性激素参与脂质代谢调节，当其衰退时，可形成高脂血症促发冠心病。有研究指出年轻男性冠心病患者血中雌激素增高。

老年人冠心病免疫功能低下，赵家琪等研

究心气虚的实质时发现，冠心病患者的淋巴细胞转化明显低于健康人。我国近20年来进行了一些有关环核苷酸与机体阴阳消长及中医辨证关系的研究，发现与人体阴阳消长有关。cAMP与cGMP是两种具有生物活性的生物信息物质，与调节细胞代谢和机能活动、免疫、基因的调控、肿瘤的发生及阴、阳消长有关。

过鑫昌研究了冠心病中医辨证分型与前列腺素、血小板功能、蛋白C抗原的关系，认为冠心病患者血栓素B_2、β-血小板球蛋白(βTG)，血小板第Ⅳ因子显著增高，6-酮-前列腺素降低。血瘀证与气虚证（气虚气滞为主）比较，30例血瘀证以TXB_2增高为主，βTG、PF_4增高，蛋白C抗原(PC：Ag)降低，38例气虚证以6-Keto-$PGF_1α$降低为主，βTG、PF_4增高没有血瘀证明显，PC：Ag代偿性增高，以上结果有助于阐明冠心病心绞痛中医辨证分型的内在本质。

鲍延熙等发现，以血瘀型为主94%有冠心病狭窄阻塞的病变，6%有冠脉痉挛，以气虚气滞型为主者12%有冠脉痉挛，32%有冠脉狭窄阻塞病变，50%冠脉正常或阻塞管腔在50%以下。说明气虚型冠心病的主要病理生理变化在于血液动力学方面。上海仁济医院对陈旧性心肌梗塞患者血瘀、阴虚、阳虚型的若干指标进行观察，结果阴虚型患者高密度脂蛋白胆固醇(HDL-C)下降，低密度脂蛋白胆固醇（LDL-C）上升。HDL-C/TC（总胆固醇）比值下降，血小板聚集率上升，因子Ⅷ相关抗原上升，与血瘀型、阴虚型和阳虚型相比有明显差异。

对于老年人冠心病辨证施治的研究，有报告中医对冠心病的治疗除用常用西药外多采用中西医结合益气活血、活血化瘀、益气养阴、益气温阳、芳香温通、针刺等治。陈可冀等采用双盲法观察了冠心Ⅱ号治疗112冠心病心绞痛，有效率80%，有人用气血冲剂治疗气虚血瘀型冠心病心绞痛55例，表明有缓解心绞痛，改善心电图缺血性改变。冠心病的发生与脂质代谢紊乱有关，梁慧等以益气汤为基础方结合临床辨证固定加味丹参30g，山楂15g，首乌20g，泽泻15g，草决明20g，姜黄20g，赤芍15g。经临床观察表明其作用机制是抑制内源性胆固醇合成，增加肠道中胆酸的排泄，直接或间接地促进肝中胆固醇向胆酸转化。为冠心病患者脂质代谢紊乱的治疗提供一个较好的方剂。

中药透皮治疗已应用于临床，宁选将麝香心绞痛膏外敷。北京中医院以黄芪、葶苈子、赤芍制成强心栓由肛门给药治疗45例心衰有效率91%，上海第二医学院提出中药西用剂型改革，将临床行之有效的中药制成针剂用于急救，为中西医治疗冠心病指出了一条改革之路。

二、实验研究

1. 动物模型的制备方法

目前，该病的动物模型的制备方法如阻断冠状动脉用结扎法、气囊压迫法、血栓或栓塞法、逐渐缩窄法。药物法用诱发冠状动脉痉挛法如垂体后叶素或麦角新碱，另外，离体实验及再灌注损伤试验都是常用的方法。

最近，研究冠心病的动物模型又有了新的进展，多采用分子生物学方法进行研究。

王伟等采用体外培养心肌细胞的缺氧缺糖模型，以透射电镜观察中药对其线粒体、内质网等超微结构的影响，借以探讨该药对心肌细胞的保护作用。方法是取新生1～3天的Wistar大鼠，无菌取心脏，剪取心室，以0.06%的胰酶消化四次，每次10分钟，消化液以等体积含10%胎牛血清的DMEM培养液中，1000rpm离心10分钟，收集细胞，再加5ml预冷的PBS洗3次，接种培养瓶，每瓶$5×10^5$细胞，继续培养。缺氧缺糖模型的建立，将贴壁心肌细胞的培养液吸出，并用PBS洗两次，将预先配好的含一定的浓度含药血清的PBS5ml加入培养瓶，通高纯氮气2分钟，迅速用封口膜密封瓶口，37℃温育6小时，吸取培养液放入1.5mlEp pendorf管中4℃封存，用于心肌酶测定，细胞用于RNA提取。通过以上方法可获得心肌缺氧缺糖模型。

2. 实验研究的成果

随着对缺血性心脏病的病理生理过程的认识深化，中西医结合研究中药的实验方法也逐渐增多并取得了可喜的成果。中药改善心肌代谢紊乱的研究证实了丹参制剂可减少家兔急性心肌缺血时的ATP、ADP、AMP、AM以及ATP/ADP下降幅度，从而改善心肌的能量代谢。三七总皂甙可明显减轻心肌缺血损害时形态的改变。减少乳酸氢酶（LDH），α-羟丁酸脱氢酶（α-HBD）的释放，并可维持DNA的合成。人参总皂甙具有促进培养心肌细胞DNA合成的作用，并可恢复因缺氧而降低的心肌琥珀酸脱氢酶（SDH）的活性。川芎嗪能抑制离体大鼠心肌缺血再灌注损伤时LDH的释放，并促进心肌合成PGI_2，增加PGI_2/TXA_2比值。此外，一些学者从心肌环核苷酸代谢角度进行了探讨，方云祥等的研究发现人参皂甙能显著降低缺血心肌内cAMP含量，并能使cGMP下降，恢复缺氧时心肌cAMP/cGMP的比值的降低，改善组织在缺氧时的能量代谢，稳定溶酶体膜，减少心肌损伤，缩小梗塞面积。李文萍等的研究结果提示，麦冬对环核苷酸代谢的影响，可能在于麦冬致使心肌cAMP和cGMP释放减少，从而降低血浆cAMP和cGMP的含量，使两者的比值恢复平衡，在心梗时相应减少细胞的坏死、限制心肌梗塞范围。

中药清除自由基作用的实验研究，结果证明，绞股蓝总皂甙能显著提高心肌谷胱甘肽过氧化酶活性，使GSH-Px/MDA比值显著升高，心肌细胞线粒体膜流动性维持正常状态，心肌超微结构明显得到保护。提示，绞股兰总皂甙可能通过某些途径降低氧自由基的产生从而减轻心肌缺血/再灌注损伤。三七中人参三醇甙（PTS）对离体大鼠心脏缺血再灌注损伤所致心律失常具有保护作用，以PTS50μg/ml灌流，均可对再灌注所致心律失常有抑制作用，并可提高心肌组织中SOD的活性，抑制MDA的产生，对缺血再灌注所致心肌LDH和CPK的漏出亦有明显的抑制作用。W. zhou等在大鼠离体心脏缺血/再灌注模型研究中发现，经丹参处理过的心脏，心功能显著改善且冠脉流量增加。藤木幸一从丹参的甲醇提出物中发现，去氧新酮对缺血心肌的恢复率达23%，张力等采用电子自旋共振技术（ESR）研究丹参素（DS-182）发现，丹参素具有清除O_2和OH^*的作用并对大鼠缺血/再灌注损伤的心肌线粒体的良好的保护效应。解玉冰等的研究表明，灯盏花对实验性缺血心脏有保护作用，可减少磷酸肌酸激酶（CPK）的释放；灯盏花对缺血后再灌注的心脏也有保护作用。用药组SOD、GSH-PS活性高于对照组，而MDA样物质水平显著下降。吴伟康等对四逆汤保护缺血心肌作用及其机理进行了研究。结果表明，四逆汤可显著降低心肌氧自由基浓度，与此同时，心肌SOD活性显著上升，MDA含量显著下降。此外，四逆汤尚可增加心肌营养血流量；可显著减少因缺血而引起的心肌糖原消耗并可减轻缺血心肌的线粒体肿胀。提示，四逆汤对缺血心肌的保护是通过减轻自由基损伤反应，加强对自由基的防御能力以及改善缺血心肌灌流等多种机制来实现的。

中药抑制钙超载作用的研究：目前发现多种中药具有拮抗钙超载的作用。丹参酮ⅡA磺酸钠（DS-201）在离体豚鼠心脏灌流造成钙反常实验中，DS-201组心肌组织蛋白释放和钙摄取量显著低于钙反常组，且降低程度与DS-201浓度成正比，并优于异搏定。李芳等用2%焦锑酸钾分子探针技术发现，丹参制剂能明显减少钙盐颗粒的体积密度，用离体大鼠心脏模型观察证实对心肌再灌注损伤的具有保护作用。李杏等发现三七总皂甙可显著缩小在体大鼠冠状动脉结扎再通后心肌梗塞面积，且其保护作用是明显的剂量依赖关系，并减少心肌性的释放。三七皂甙的上述作用可能与其减少MDA生成，保护SOD的活力，减轻钙积聚有关。江岩等用人参皂甙Rb_1、Rb_2、Rb_3能使在培养基中加入黄嘌呤和黄嘌呤氧化酶所诱发的培养心肌细胞自由基损伤的动作电位恢复正常，并能抑制正常培养心肌细胞的动作电位和自发性搏动，表明Rb_1、Rb_2、Rb_3既有抗氧化损伤作用又有钙通道阻滞作用。唐朝枢等发现654-2可提高离体大鼠心肌对缺氧的耐受和减轻高氧所造成的损伤，明显抑制心肌组织中钙含量的增加，且作用显著优于异搏定。成建华与胡国胜等分别用蝙蝠葛碱、粉防己碱、唐松草舒平定对大鼠冠脉复灌所致心律失常的影响进行了研究，结果表明，在麻醉大鼠缺血/再灌注模型上，再灌注可恒定而可靠地诱发多种类型的严重的室性心律失常。其中蝙蝠葛碱可显著对抗再灌注所致的心律失常，尤其表现在降低室颤的发生率上。大量的实验证明，中西医结合是研究冠心病的优势所在。

三、展望

综观老年人冠心病的防治研究已取得了相当可观的成绩，但也存在以下问题：①动物实验偏多，而临床研究相对较少，以老年动物研究本病者更少。②对某一中药单一机制研究较多，而多种机制学综合性研究较少。③对某一中药零碎的研究材料较多，而连贯有系统性的研究相对较少。④对中药药理的研究尚缺乏深度。与国外最新的心脏药理学研究的技术、方法、理论热点仍有较大差距。目前，随着心肌缺血“预适应”发生机制的深入研究，用药物诱导心肌内的抗损伤机理，形成药理性预适应的研究，已经成为国外心脏药理研究的热门和新前沿，而中药在这方面的研究尚属空白。应开拓新思路、新概念，用以指导设计研制新药和中药作用机理的研究。而分子生物学方法技术是深入研究的必备手段，应当特别注意生命内在损伤的自身保护机能给研制防治心血管药物提供的新思路。先进的技术方法以新的思路作向导，才有可能在中药防治心肌缺血的研究中做出重大成果。

临床方面，在今后的研究中应采取病证结合，药证结合的研究方法，首先将老年人冠心病的分类和中医的辨证分型有机地结合在一起，其次，在辨证论治中还要重视专病专型专方的研究，加强对老年人冠心病的急危重的抢救措施的研究，锐意改革急救中药剂型，拓宽给药途径，加快中药疗效的发挥速度，以彻底改变该急危重症抢救主要依赖西医的局面。要加强中药对冠心病危险因素的研究，如开展中药降脂、抗凝、溶栓、解痉、保护血管内皮细胞以及防止PTCA后再狭窄和消退动脉粥样硬化斑块等多方位研究，以预防和延缓老年人冠心病的发生。中医药在此方面已作了大量的工作，显示了广阔的应用前景，但尚需继续深入研究。

（谢雁鸣）

第七节 老年肺炎

肺炎（Pneumonia）是严重危害人民健康的常见病，是指肺实质的急性炎症，死亡率居75岁以上老人急性病之首。由于肺脏直接与外界相通且为血液循环必经的重要器官，因而易受到各种致病因素的侵袭而发病。老年人由于体质弱，伴有其他疾病，所以格外易患肺炎。引起肺炎的主要致病因素有细菌、病毒支原体、立克次氏体、真菌等，此外，物理、化学及变态反应等亦可导致老年肺炎的发生。对老年肺炎而言，绿脓杆菌及耐药金黄色葡萄球菌感染常常是致命的感染。病死率高达5.6%～23.3%。肺炎的种类繁多，过去按病变的解剖分布分为大叶性、肺段性、小叶性和间质性肺炎。老年肺炎则以支气管肺炎为最常见。目前均按病因分类，如细菌、病毒、支原体、立克次体、真菌和原虫等。临床诊断时宜将两者结合起来。

老年肺炎属中医“风温犯肺”、“肺热咳嗽”、“发热”等范畴。本病病因多由老年人本身正气不足，感受外邪，特别是风、热之邪。风为病之长，风邪致病往往夹寒、夹热，之后郁而化热，热壅于肺，均可引起本病发生。正所谓“正气存内，邪不可干”、“邪之所凑，其气必虚”。《温病经纬》指出：“温邪上受，首先犯肺。”肺居上焦，为五脏之华盖，上连咽喉开窍于鼻，外合皮毛，而主卫表。当外邪侵袭人体，首犯肺卫，卫气郁阻，肺气不宣，故初起可见发热恶寒，咳嗽，头身痛等肺卫表症。继而热入气分，邪热壅肺，肺热郁蒸，因而身热重，烦渴；肺热灼津为痰，痰热交阻，则咳嗽加剧，喘促气急，若热伤血络，则痰中带血，老年体弱者，正气不支，或高热汗出太过，阴液骤耗，可出现气阴两虚症，脉微欲绝，出现阴竭阳脱之危象。

治疗老年肺炎，应该辨清虚实。疾病初起宜辛凉解表，宣肺止咳；中期宜清热解毒，宣肺化痰；正气虚脱时则宜益气固脱，回阳救逆；温邪伤阴后则宜益气养阴，清肺化痰。

西医治疗老年肺炎，除支持疗法外，应正确选用抗生素，并注意副反应的出现。

一、临床研究

诊断老年肺炎可根据老年人呼吸道的既往病史，详细的体格检查，各种辅助检查，胸部X线，心电图检查，还要送痰常规与培养，血培养，咽试子培养，必要时送支气管肺泡灌洗液，这样做的目的是明确致病菌，这样对抗生素的选择有重要意义。针对老年人抵抗力薄弱与肺防御功能衰退的特点，肺炎一旦确诊，首先是控制感染。抗生素选择要准确、对症、早期联用，疗程要适当延长。解放军 304 医院文某报道，一老年肺炎有发热、咳嗽及精神症状，肺部有片状阴影，痰培养为绿脓杆菌，军团菌凝集试验 LP_1 增高 4 倍，考虑为军团菌及绿脓杆菌混合感染。应用红霉素、头孢哌酮、丁胺卡那等多种抗生素联用，症状好转。

北京医科大学第三临床医院呼吸内科对 31 例患军团菌肺炎患者肺功能进行了追踪观察，测定肺活量（VC），一氧化碳弥散量（D_LCO）。从观察结果看出，军团菌肺炎（LP）患者在炎症期及炎症吸收期后的一段时间内都存在肺功能的损害，主要为限制性通气功能障碍与弥散功能减低。随着炎症的吸收，肺功能有所好转，但 LP 组肺功能较其他肺炎型患者肺功能损害程度重，恢复较慢。在肺部炎症吸收 1 年后仍有 62.5％的病人存在有弥散功能障碍。这种肺功能改变是造成老年肺炎病情变化多端的病理生理基础。

老年人因脑血管病、帕金森氏病、心脏病等病住院后，在住院期间发生肺炎，又名院内获得性肺炎（NP）。此病死亡率高达 40％，而且耐药的耐药菌株多，治疗困难。北京协和医院分析 60 例院内获得性肺炎，发现痰培养阳性率 95.45％，细菌以绿脓杆菌（56.8％）和克雷白杆菌（40.9％）为主。药敏试验中发现绿脓杆菌对第三代先锋霉素（菌必治、先锋 V、先锋必）耐药性增加，对环丙氟哌酸和多粘菌素 B 的敏感性最佳。克雷白杆菌对多种抗生素产生耐药，尤其是对氨苄青霉素及羧苄青霉素最明显。故治疗此类肺炎，关键是抗生素的选择。

中医治疗老年肺炎有其独特的优势，尤其在止咳化痰方面中药效果较好，中医治疗外感咳嗽，首先辨寒热，风寒咳嗽用麻黄汤，风热咳嗽用桑菊饮，若一周后咳仍不停，可用截咳方（百部、天浆壳、南天竹子、马勃、诃子，水煎服）。如暑令咳嗽，壮热无汗用新加香薷饮合入前胡、桔梗、杏仁、桑叶等取其解表宣化之力，如燥咳可用清燥救肺汤加罂粟壳，痰粘加桔梗、枳壳。赵氏治疗痰饮咳嗽有一套经验：痰黄者，不论新感或旧病发作均可用麻杏石甘汤、增液汤加银花、连翘等清热解毒药。听诊为干湿性罗音者，可用小青龙汤，若烦躁者加石膏。痰稠，喉中水鸣声，听诊为干湿罗音，可用射干麻黄汤。泡沫痰而脉数心悸者，宜麻杏石甘汤合瓜蒌薤白半夏及生脉散治疗。稀稠混合痰而听诊为混合罗音者，可用厚朴麻黄汤治疗。脓痰，晨起量多，胸痛，并有周期性吐血者，用千金苇茎汤治疗。痰粘难出，量多，咳逆倚息，时时唾浊，但坐不得卧者，可用皂荚丸治之。

单、验方中，以鱼腥草、公英、虎杖、败酱草、半枝莲等药具有很好的消炎作用。

王宝恩等报道：随机将单纯性肺炎分为单纯中药组和西药抗生素组，每组 100 例。中药组按辨证论治，其中实热者 60 例，用清热解毒方（蒲公英、败酱草、虎杖各 30g，半枝莲 15g）及泻肺汤（大黄、元参各 15g，芒硝 9g，甘草 6g）；肺热挟湿者用化湿汤（藿香、佩兰各 9g，六一散 30g），热感伤阴者酌加生地、麦冬、丹皮、石斛、玉竹等。中药组体温恢复正常需 3.8 天，西药组为 7.8 天（$P<0.01$）。由此看出，中药治疗肺炎有副反应少、退热快的效果。

在治疗病毒引起的病毒性肺炎时，秦氏采用双黄连注射液静脉滴注，观察到退热、咳嗽消失、肺部罗音消失三项指标均有较好作用。

由于老年人卧床多，肺炎后肺部炎症不易很快吸收。王氏报道，在抗炎治疗同时，配合中药外敷。选用白芥子 100g，白芷 15g，黄芩 15g，细辛 10g，贝母 10g，大黄 10g，淀粉 40g，麝香少许。共研成细粉，充分混合后用温水适量调成糊状，取 2～3 层纱布按肺体表投影大小剪成半圆锥状，平放在患者患侧前胸肺部的相应部位。然后将配制好的药膏以 30～50mm 的厚度均匀地涂在纱布上，隔日一次，3 次为 1 疗程。结果，治疗后症状、体征消失较单纯西药组快，两组总有效率比较有显著差异。利用中药外敷，可利用中药的有效成分透过皮肤直达病灶，起到清热解毒，祛痰利气，疏风宣肺，止咳平喘作用。

当老年肺炎重症，合并心力衰竭、呼吸衰竭时，除运用现代医学手段采取抗感染，改善通气，控制右心衰竭等应急措施外，尚需积极配合中药，以截断此期的传变，有助于此期的缓解。对咳嗽、痰多时，应给予止咳化痰药如瓜蒌、海浮石、满山红、矮地茶、紫石英等。白芥子对痰咯不爽者有较好的疗效。如出现浮肿，心悸，应清热解毒，活血化瘀，加入利水药，如茯苓、车前子、泽泻等。如出现意识朦胧，可采用涤痰开窍，养阴熄风，用郁金、远志、石菖蒲、连翘心、桔红、天竺黄、至宝丹等。如脉细欲绝，汗出肢冷，可用参附汤、独参汤扶正固脱。对合并心力衰竭病人，桑氏用水蛭、地龙、络石藤、虎杖、赤芍等药，通心肺之络，活血化瘀，有利于疗效的提高，特别是水蛭一味，破瘀力宏，且性缓善入，长于透络，又专入血分，无伤肺气，对瘀咳的祛瘀透络，确系佳品。现代药理示：有扩张血管、抗凝、降低血液粘稠等作用。

由此可见，应用中西医结合治疗老年肺炎，可标本兼治，取长补短，确有见效快，疗效稳定的特点。

二、实验研究

引起肺炎的病原体的诊断对治疗老年肺炎有着很重要的意义。南京军区南京总医院应用聚合酶链反应（PCR）技术检测临床标本（支气管肺泡灌洗液、咽拭子）中的肺炎支原体（MP）。临床取得标本140例，大部分为住院老年人，患非细菌性肺炎。在此140例患者标本中，PCR检测阳性30例，较之间接血凝试验敏感性高。为肺炎支原体感染性肺炎提供早期快速敏感特异的病原学诊断，为临床上采取积极有效的治疗提供了保证。

同样，第三军医大学新桥医院呼吸内科及军医科学院放射医学研究所应用聚合酶链反应快速检测10例模拟阳性痰标本的测定，特异性为100%。显示出了良好的准确及快速性。

在进行病原学检测中，大多采用咽拭子培养或痰培养。但这二种培养均可受到口腔内原有常住菌的污染。故应用纤维支气管镜导管支气管肺泡灌洗技术获得支气管肺泡灌洗液（BALF）定量培养和进行细菌学检查，可有效地防污染而得到准确结果。武汉同济医科大学附属协和医院采用此项技术进行细菌性肺炎病原学诊断，取得良好结果。

近年来，有关军团病的研究也进一步深入，军团菌的早期诊断，为进一步治疗难治性肺炎提供了依据。南京军区总医院和中国医科大学用PCR建立检测军团菌DNA的实验诊断方法，应用PCR技术检测嗜肺军杆菌具有较高敏感性和特异性，是在基因水平上诊断军团菌肺炎的一种新技术。大连医科大学附属第一医院对大连地区74例肺炎病人进行了军团菌病监测，结果在74例肺炎中共发现4例符合军团菌肺炎。军团菌肺炎占社会感染肺炎的构成比为5.4%。

（崔　玲）

参考文献

1. 傅仁杰，等．多发梗塞性痴呆中医治疗体会．中医杂志，1991；（4）：24
2. 王永炎．老年性痴呆辨治．中国医药学报，1994；9（2）：113
3. 谢涛，等．健脑益智Ⅰ号治疗老年人痴呆的初步临床观察．浙江医科大学学报，1994；23（6）：277～279
4. 林长兴，等．调心补肾改善老年性痴呆智力的临床研究．上海中医药杂志，1995；（9）：8～9
5. 仇丽伟，等．健肾养脑汤加脑活素治疗脑血管性痴呆72例．河南中医药学刊，1995；10（3）：36～37
6. 侯光明，等．复方红景天煎膏治疗老年性痴呆64例临床观察．湖南中医学院学报，1992；12（4）：27
7. 杨文金，等．赵方灵等，解语丹治疗脑血管性痴呆31例．山东中医杂志，1994；13（11）：493
8. 陈立艳，等．痴呆灵口服液对老龄小鼠脑内Ach含量影响．黑龙江医药，1995；8（4）：195～197
9. 宋前流，等．参归煎剂抗痴呆作用与谷氨酸的关系．中成药，1995；17（6）：28～30
10. 郭彩玲，等．知寿宝对小鼠抗衰老和实验性痴呆的影响．广东医学，1994；15（5）：332～333
11. 陈俊抛，等．多发性梗塞痴呆动物模型的研究．中华神经精神科杂志，1994；10：23（5）：311～312
12. 吴子明，等．益智灵冲剂对实验性老年痴呆病理模型的作用．中国中西医结合杂志，1992；12（10）：622～623
13. 向敬，等．选择性颞叶梗塞对鼠学习记忆能力影响的定量研究．心理学报，1994，11；26（4）：417～422
14. 邵启惠，等．中西药合用治疗Ⅱ型糖尿病120例临床观察．辽宁中医杂志，1984；（4）：25
15. 张林，等．糖尿病60例临床分析．辽宁中医杂志，1982；（4）：35
16. 王兆松，等．益气养阴活血化瘀汤加D_{860}治疗糖尿

病的临床观察．黑龙江中医药，1989；(4)：21
17. 王执礼，等．克糖灵对Ⅱ型糖尿病患者胰岛A、B细胞功能的影响．中西医结合杂志，1990；(3)：137
18. 倪艳霞，等．降糖散治疗Ⅱ型糖尿病临床研究．中西医结合杂志，1994；(14) 11：650～652
19. 梁晓春，等．金芪降糖片治疗气阴两虚火旺型糖尿病临床及实验研究．中国中西医结合杂志，1993；(13) 10：587～590
20. 孟庆棣，等．消渴证方对四氧嘧啶糖尿病血糖水平的影响．中药通报，1984；9 (6)：33
21. 吴仕九，等．滋肾蓉精丸治疗肾虚型糖尿病170例临床观察及实验研究．中医杂志，1990；31 (4)：31
22. 钱秋海，等．健脾降糖饮治疗糖尿病临床与实验研究．中医杂志，1991；32 (11)：29
23. 熊曼琪，等．加味桃核承气汤治疗Ⅱ型糖尿病的临床和实验研究．中国中西医结合杂志，1992；12 (2)：74
24. 张国梁，等．加味桃核承气汤降糖作用机制的初步探讨．中国医药学报，1991；6 (2)：28
25. 赵开元．天花散治疗老年糖尿病26例疗效观察．中国中西医结合杂志，1987；7 (11)：693
26. 邓亚平，等．滋阴补肾活血药治疗糖尿病视网膜病变的初步观察．中国中西医结合杂志，1992；12 (5)：270～271
27. 熊曼琪，等．加味核桃承气汤对糖尿病大鼠脂质代谢的影响．新中医，1990；22 (8)：54
28. 蒋淑媛，等．骨疏康颗粒治疗骨质疏松症的临床观察．中国骨质疏松杂志，167～169
29. 谢雁鸣，等．中医药治疗骨质疏松症的研究概况及前景．中国中西医结合杂志，263
30. 刘忠厚主编．骨质疏松研究与防治．化学工业出版社出版．北京：1994
31. 郑永锋主编．中医药专利大全．中国中医药出版社，北京：1994
32. 谢嘉文，等．补肾益元法与化瘀散结法治疗前列腺肥大症的临床研究．中国中西医结合杂志，1994；14 (9)：519～521
33. 王泰东，等．双睾切除术并用中药温阳利水治疗前列腺肥大症38例临床分析．中西医结合杂志，1985；5 (1)：36～38
34. 陶春祥．通调解癃汤治疗老年前列腺肥大症51例．黑龙江中医药，1992；(3)：15～16
35. 冯焕章，等．益肾通关汤治疗老年前列腺肥大76例．吉林中医药，1993；(1)：18
36. 李继贵．前列回缩汤治疗前列腺肥大30例．云南中医杂志，1993；14 (3)：11～12
37. 黄窃勤．前列舒丸的临床疗效观察．中成药，1993；15 (3)：22～24
38. 唐德元．行瘀散结汤治疗前列腺肥大30例．陕西中医，1995；16 (5)：196
39. 张庆好，等．启癃汤治疗老年前列腺肥大55例．新中医，1995；27 (2)：23～24
40. 万阜昌，等．癃闭散对实验性小鼠前列腺增生的药理作用及毒性观察．江西医药，1985；(2)：16～20
41. 钱伯初，等．油菜蜂花粉对老年犬前列腺增生的影响．中华老年医学杂志，1987；6 (3)：177～180
42. 钱曾平，等．大花罗布麻叶的药理学研究及对心血管系统的影响．中成药，1991；13 (7)：27
43. 陈可冀，等．心脏血管疾病研究．上海科学技术出版社：1988：77
44. 陈文发，等．降压袋泡茶治疗高血压病临床观察．中西医结合杂志，1991；11 (2)：100～101
45. 王孜优，等．远菊二天散治疗高血压病293例临床分析．吉林中医药，1991；2 (10)：5
46. 徐庆杼，等．化瘀承气汤治疗高血压病的临床实验研究．中国医药学报，1989；4 (2)：101～104
47. 林连荣．钩藤煎剂治疗高血压病的疗效观察．辽宁中医杂志，1988；12 (2)：23
48. 孙秀英，等．真武汤加减治疗老年人高血压30例．山东中医学院学报，1995；19 (5)：317～320
49. 郭伟星，等．补益肾气法治疗老年人高血压的研究．1994；18 (5)：304～310
50. 宋建平，等．一种阴虚阳亢高血压模型的探索．中国中医基础医学杂志，1995；1 (3)：42
51. 赵万才，等．野百合形成大鼠实验性动脉高压模型的研究．中国医科大学学报，1992；21 (1)：14～17
52. 顾德宫，等．中医阴阳实验性研究Ⅲ．中西医结合杂志，1985；5 (2)：105
53. 马季风，等．赤芍防治实验性肺动脉高压的研究．中医研究，1992；5 (2)：17～18
54. 宋代军，等．黄芪对自发性高血压大鼠的作用．中草药，1989；20 (8)：361～364
55. 李亚民．生脉散对心肌梗塞修复作用的影响．中西医结合杂志，1985；5 (6)：346～9
56. 常福久．草间荆提取物抗心肌缺血的药理研究．中西医结合杂志，1985；5 (12)：744～8
57. 马丽英．丹参制剂对家兔缺血心肌腺苷酸类代谢的影响．中国病理生理杂志，1988；4 (2)：84～8
58. 方云祥．人参总皂甙对大鼠缺氧心肌乳酸脱氢酶

和环核苷酸及超微结构的影响．中西医结合杂志，1987；9（6）：354～9

59. 傅春景．川芎嗪对离体大鼠心肌缺血再灌注损伤的影响．中国中西医结合杂志，1993；13（4）：228～32

60. 李文萍．麦冬注射液对实验性心肌梗塞时环核苷酸代谢的影响．中西医结合杂志，1989；（3）：110～4

61. 李冬辉．绞股蓝总皂甙对大鼠心肌缺血/再灌注损伤的保护作用．基础医学与临床，1990；10（1）：29～33

62. W. zhou．丹参对心肌缺血再灌注时的保护作用．国内医学．中医中药分册，1991；13（3）：41～3

63. 张力，等．丹参对大鼠心肌缺血/再灌注致线粒体变化的影响及其作用机理的探讨．中国病理生理杂志，1990；6（6）：420～4

64. 解玉冰，等．灯盏花注射液抗心肌再给氧性损伤的实验研究．中华心血管病杂志，1990；18（6）：374～7

65. 吴伟康，等．四逆汤保护缺血心肌的实验研究．中国中西医结合杂志，1994；14（9）：549～53

66. 李子玲，等．应用聚合酶链反应快速检测临床标本中的肺炎支原体．中华结核和呼吸杂志，1995；2（18）：41

67. 黄文杰，等．聚合酶链反应快速检测绿脓杆菌的研究，中华结核和呼吸杂志，1995；2（18）：260

68. 张爱莉，等．全国肺部感染和肺部弥漫性疾病学术会议纪要．中华结核和呼吸杂志，1994；2（17）：11

69. 王衍富，等．大连地区军团菌肺炎监测．中华结核和呼吸杂志，1994；2（17）：368

70. 姚婉贞，等．嗜肺军团菌肺炎的肺功能研究．中华结核和呼吸杂志，1995；2（18）：48

71. 于丽，等．60例院内获得性肺炎临床分析．中华结核和呼吸杂志，1994；10（17）：303

72. 周文泉，等．中医老年病研究．北京：北京出版社，1995

73. 陈贵廷，等．实用中西医结合诊断治疗学．北京：中国医药科技出版社，1991：278

74. 秦希文，等．双黄连治疗病毒性肺炎55例疗效观察．中国中西医结合杂志，1994；14（7）：405

75. 王伟珍，等．佐中药外敷治疗顽固性肺部感染．中国中西医结合杂志，1994；14（7）：640

76. 任南新，等．中药在慢性肺心病急性发作中的应用．江苏中医，1994；15（2）：091

第六章　外　科　学

中西医结合外科是一个起步较早、进展较快与成果较多的一个学科。中西医结合外科所取得的成就，有力地证明：中西医结合是大有可为，中西医结合对于发展我国外科学，对于更好地为广大患者服务已经作出了有益的贡献。本章将就外科急腹症、疮疡、周围血管疾病、烧伤与肛肠疾病的中西医结合治疗及机理研究进行较为系统的介绍，供同道们参考。

本章内容虽然涉及到五个不同的外科分科，但从其发展过程来看，有着几个共同点。

由浅入深，循序渐进

中医外科历史悠久，曾经有过它的黄金时代，至今还留下许多值得深入探讨的理论、原则与大量的外治法及有效方剂。现代外科以西医基础医学为依托，以现代医疗设备为手段，近年来取得飞速的发展。把两者有机地结合起来，在道理上讲是容易接受的，但在实践上并非易事，必须经过由浅入深和循序渐进的探索过程。五个外科分科几乎都是从60年代初期，先在少数疾病的诊治中，从一方一剂入手把工作开展起来的，在取得肯定疗效及逐步摸清规律的基础上，扩展病种，从常见病转向疑难病症，从浅层次的中西相加转向高层次的结合。这里包括：手术与非手术疗法适应症的选择，辨病与辨证的结合，中西两种药物的合理配合，等等。这个实践过程大体上经过了近20年的时间，一直到80年代初期才初具规模，形成了较系统与严密的中西医结合常规，又通过多种方式向外推广并得到同道的认可。我国第一代中西医结合工作者，是这个园地的垦荒人，为中西医结合外科的形成发展付出了艰辛的劳动。

由表及里，深入本质

中西医结合提高了不少外科疾病的临床疗效，为开展理论研究及揭示疗愈机理奠定了基础。从80年代中期以后实验研究逐步深入，在中医证的本质及中医治则的研究方面进行了大量工作，取得了一大批科研成果。到90年代中期，可以说中西医结合治疗外科疾病已初步作到“有效、有理、有据”，发扬了中医学，也丰富了现代医学。值得注意的是，在近年我国出版的许多高级医学参考书中，都设置了中医或中西医结合治疗专章，充分地体现了“有力才能有位”的论断，对广大中西医结合工作者是一个很大的鼓舞。

博采兼容，优势互补

中西医结合既是中西医两个学术体系的交叉，又是不同理论与方法的兼容，完全符合当代科学发展的大趋势。在本章所列的各科疾病诊治中，作者们尽力发挥中医在宏观、整体与辨证论治等方面的优势，也同时注意采纳西医在微观、局部、新手段、新药物等方面研究的新进展，努力实现中西医优势互补并在新成果、高水平上结合。中医在发展，西医也在发展，因此，中西医结合也必需随着中西医的发展而发展，不同阶段有不同的兼容内容，有不同的互补优势。

医药并重，一举双收

在五个外科分科的中西医结合实践及研究中，较好地处理了医与药的关系，既重视古方与经验方的应用，也注意研究高效新方。到目前为止，在急腹症、周围血管外科、烧伤及肛肠等分科，均研制与开发了一批新药。这些新药更新了传统的提取工艺，改变了剂型，服用（或外用）方便，疗效可靠，为研制新型中药制剂积累了经验，深受广大患者的欢迎。

本书的出版正处在世纪之交，目前外科各分科都在总结自己的经验，努力作好本世纪最后几年的工作，争取在下世经初能够跨进一个新高度。其中一个非常重要的问题是如何抓住本学科的关键课题，组织力量，集中精力，充分利用现代科学手段及方法，在重大疾病治疗与重大理论研究中，有所突破，有所创新。我们相信在本书再版时，工作在各分科的中青年外科工作者，一定能够用他们的临床与实验研究成果来丰富或更新本章的内容，使本章更臻完善。

（吴咸中）

第一节 急 腹 症

一、概述

急腹症(Acute Abominal Diseases)是腹部急性疾病的总称，凡是需要外科紧急处理的腹部急性疾病属于外科急腹症。常见的外科急腹症包括：急性阑尾炎、溃疡病急性穿孔、急性肠梗阻、急性胆道感染、急性胰腺炎、腹部外伤及各种原因引起的腹膜炎等。

用传统的中医方法治疗急腹症有着悠久的历史。在汉代张仲景所著的《伤寒杂病论》中，涉及到多种急性腹部疾病。张仲景提出了较为明确的辨证论治原则，拟出了代表性的治疗方剂，如大承气汤、大柴胡汤、大陷胸汤、茵陈蒿汤、大黄牡丹皮汤等，现在还在应用。在隋代巢元方等编著的《诸病源候论》中，对多种急性腹部疾病的病源证候与病因病机作了详细的论述，至今还有重要的学术价值。金元时期张子和善用汗、吐、下三法治病，后人称之为攻下学派，在他所著的《儒门事亲》中，有不少属于急腹症，很有参考价值。近人张锡纯在其所著的《医学衷中参西录》中，对大陷胸汤与大承气汤在治疗结胸与肠结中的应用有新的发挥，又自拟硝菔通结汤治疗肠结，取得良好疗效。历代医家所积累的宝贵经验，为开展中西医结合治疗急腹症奠定了良好的基础。

从本世纪50年代后期，一批已受过良好西医外科训练的普外医生，在系统学习中医之后，开始了中西医结合治疗急腹症的实践与探索。从其进展过程来看，可分为三个阶段。从50年代后期到60年代是初步探索阶段，摸索手术与非手术疗法的适应症，研究中西医两种诊断与治疗方法的合理结合。经过十年的实践取得了肯定的结果，扩大了非手术疗法的范围，丰富了急腹症的治疗方法。从70年代到80年代初期是逐步深入阶段，几种常见急腹症的分期、分型不断完善，手术与非手术疗法的选择更趋合理，机理与方药的研究初步展开并取得一定进展。从80年代中期以来，中西医结合研究进入向高层次发展阶段。诊断更加精确，辨证的客观指标相继建立，对几种疑难急腹症的治疗取得较大进展，机理研究也取得一批水平较高的成果，有可能在一些理论上有所发展与创新。

中西医结合治疗急腹症包括诊断上的结合、治疗上的结合与理论上的结合三个部分。

诊断上的结合是把西医的辨病与中医的辨证结合起来。充分利用先进的诊断技术，作出明确的定位、定性及定量诊断，这是合理选择治疗方法的主要依据。采用中医理论体系的辨证方法，对病因病机作出分析，对机体的反应状态加以概括，为合理立法处方用药提供参考。结合每类急腹症的特点，还对各类急腹症进行了分型或分期，使辨证论治规范化，便于选方用药，也为探讨治疗机理及进行剂型改革提供有利条件。治疗上的结合既要发挥两法之所长，又要注意两者之间的相互补充。我们已就手术与非手术疗法的选择、急腹症中医常用八法的应用、中西药物的联合应用及治疗过程中的动态观察总结中成为系统的规律，经得起重复，已在许多单位推广。理论上的结合，包括急腹症病人“证”的实质的研究，中医治则作用机理的研究，以及与急腹症相关的中医理论、学说和治疗指导原则的研究等，内容十分丰富。实践证明，中西医结合不仅仅是治疗方法的改进，在理论上也有着广阔的发展前景。

二、临床研究进展

(一) 急性阑尾炎

急性阑尾炎(Acute Appendicitis)是由多种因素造成的阑尾供血障碍、梗阻或/和细菌感染，继而发生急性炎症。临床表现为突发的转移性右下腹痛、发热和血中白细胞升高。体检可发现有不同程度的右下腹压痛、腹肌紧张和反跳痛。病理变化可分为单纯性、化脓性和坏疽性三种。后两种常引起继发性腹膜炎或腹腔脓肿，严重时可出现毒血症和中毒性休克。它是急腹症中的常见病、多发病。

中医依其临床表现归属于“肠痈”的范畴。从《内经》开始已有描述。公元2世纪汉代张仲景在《金匮要略》中，已制定了辨证论治的基本原则和具体方药。书中所列的大黄牡丹皮汤至今仍是临床常用方剂。

现代医学治疗急性阑尾炎基本上以手术治

疗为主，同时强调抗生素的应用。随着麻醉和围手术期处理水平的不断提高，单纯性阑尾炎的死亡率已降至1/1000左右。但对于有并发症病例的诊治水平仍待提高，其死亡率仍然徘徊在1%～5%之间。并发全腹膜炎病人的死亡率则更高。中西医结合治疗急性阑尾炎是急腹症中开始最早、效果最好的研究项目。现已形成较为系统的诊断、治疗和方药一体化的临床常规，使70%左右的病人可经非手术疗法治愈。对于并发症的疗效也明显优于单纯西医疗法。经过大组病例的临床观察，非手术疗法主要适用于急性单纯性阑尾炎、轻型化脓性阑尾炎、阑尾炎性包块或脓肿，以及全身中毒症状不重、炎症范围局限在右下腹部的局限性腹膜炎。对于重型化脓性阑尾炎、梗阻性或坏疽性阑尾炎，中毒症状较重的腹膜炎及有反复急性发作病史的慢性阑尾炎，均应采用手术治疗。

根据本病的基本病理分型、临床表现和中医辨证特点，多采用分期（分型）论治。目前多数单位将本病分成三期（或三型），即瘀滞期、蕴热期和毒热期。治疗上以活血化瘀、清热解毒和通里攻下这三法为主。天津市南开医院对于瘀滞期以中药治疗为主，蕴热期则在严密观察下行中药治疗，毒热期基本上采用手术治疗，但术后仍使用中药治疗。所用方剂主要有瘀滞期的阑尾化瘀汤（川楝子、元胡、桃仁、丹皮、木香、银花、生大黄）；蕴热期的阑尾清化汤（银花、公英、丹皮、赤芍、川楝子、桃仁、生大黄、生甘草）；毒热期的阑尾清解汤（银花、公英、冬瓜仁、丹皮、赤芍、木香、川楝子、生大黄、生甘草）。其治愈率达80%以上，非手术率已超过70%。

有些医院为临床使用方便，采用某一通用方剂，随证加减，但基本治则相同。河南省人民医院使用的阑尾炎合剂（银花、连翘、公英、白花蛇舌草、败酱草、冬瓜仁、生大黄、丹皮等），杭州铁路医院的复方红藤煎（郁李仁、丹皮、桃仁、银花、败酱草、冬瓜仁、红藤等）其临床疗效都优于单纯西药疗法。近年来，不少医院进行了剂型改革，方便了临床使用。例如上海龙华医院的锦红新片（红藤、公英、生大黄），天津市南开医院的清热解毒片（银花、野菊花、败酱草、黄连）和活血化瘀片（丹皮、赤芍、川楝子、元胡），湖南医学院附属一院的白莓合剂（鲜白骨树皮、鲜蛇莓）等。

外用药是中西医结合疗法的重要组成部分。与内服药相结合，可使炎症消散速度加快，并使炎性包块或阑尾周围脓肿较快地缩小或消散。天津市南开医院使用消炎散（芙蓉叶、大黄、黄芩、黄连、黄柏、泽兰叶、冰片共研细粉），加黄酒、醋或酒精调成糊状，外敷右下腹患处，每日更换1～2次；广州中医学院的双柏散（侧柏叶、黄柏、大黄、泽兰、薄荷共研细粉）用水或蜜调成糊状，外敷右下腹患处。另外，针刺疗法也有明显疗效。上海市纺织工业局第一医院针刺足三里、上巨虚、阑尾等穴位，配以右下腹压痛最明显处的阿是穴，治疗400余例急性阑尾炎，获得较好的近、远期疗效。

阑尾炎性包块和阑尾周围脓肿是本病常见的并发症（占4%～10%）。天津市南开医院在诊断上强调两者间的的鉴别，治疗上坚持分期论治的原则。根据包块和脓肿的基本病理类型（腹腔炎症弥漫、局限和消散）、临床表现及中医辨证特点，将其分成毒热期（型）、蕴热期（型）、和瘀滞期（型），分别给予阑尾清解汤、阑尾清化汤和阑尾化瘀汤内服，外敷消炎散，配以针刺阿是穴（肿块周边）。对于较大脓肿，则在B型超声波引导下行脓腔穿刺抽脓减压或用套管穿刺置管引流。10年间共治疗525例，绝大部分经非手术疗法治愈（99.4%）。蚌埠医学院附属医院根据活血、清热、攻下三原则，采用薏苡附子败酱散及锦红汤加减内服，外敷大蒜芒硝糊，治疗151例阑尾周围脓肿，平均住院天数（7天）和治愈率（100%）都优于西医治疗组（10天；89.5%）。合肥的唐雄荣等人对63例中药治疗的阑尾脓肿病人进行了远期疗效观察（平均随访5.6年），其中大部分（82.5%）未再复发，证明无需根据传统的西医治疗原则，一律在阑尾脓肿吸收消散后行择期手术治疗。

近几年来，天津市南开医院借鉴现代医学的最新进展，提出了以活血化瘀法为主的新疗法，目的在于促进腹腔内感染灶的吸收、清除和消散。他们用“化解冲剂”（丹参、三棱、莪术、红花、赤芍、败酱草、地丁、白头翁、生大黄、生甘草）治疗急性化脓性阑尾炎27例，显效率达 88.9%，平均治愈天数仅为 5.2 天，明显优于西医治疗组(10 例)的 70%和 7.5 天。同时还观察到中药治疗组在血浆内毒素转为正常时间等指标上也优于西医治疗组。表 3-7 显示了不同疗法的治疗效果。

表 3-7　急性化脓性阑尾炎的疗效比较

组别	例数	疗　法	有效率
活血-清热组	27	活血为主，清热攻下为辅	88.9%
抗生素组	10	三种抗生素联合	70%
南开医院外科	25	清热攻下为主、活血为辅	80%
广东中医院	200	同上	77.9%

(二) 溃疡病急性穿孔

胃十二指肠溃疡病急性穿孔（Acute Pecpovation of Gaetroduodenal Ulccis）是溃疡病发展中的严重并发症之一。据我国临床资料统计，在全部住院的溃疡病患者中急性穿孔占 15%左右，而在外科治疗的溃疡病人中占 1/3。发病年龄以 30～50 岁为多见，但近年来高龄患者有增加的趋势。十二指肠溃疡穿孔明显多于胃溃疡，男性发病率超过女性 4 倍以上。本病多发生在秋末至初春季节。我国北方发病率高于南方各省。

根据其临床表现应归属于中医的“厥心痛”范畴，“厥逆为病也，是暴洗，胸若将裂，肠若将以刀切之烦，而不能食，脉大小皆涩。”这些记载与现代医学的溃疡病急性穿孔的表现十分相似。中医治疗经验散见于历代著作之中，包括“胃脘痛”，“厥心痛”，“结胸”等门类中。

胃及十二指肠溃疡急性穿孔，发病急，变化快，如不及时治疗可因腹膜炎而危及生命。从 60 年代初期起我国各地先后开展了中西医结合治疗，改变了过去以手术治疗为主的治疗状况。目前约有 60%～70%的患者可经中西医结合非手术疗法治愈。死亡率由 60 年代末的 4.4%下降至 1.6%。中西医结合治疗溃疡病急性穿孔，诊治方法比较成熟，如病例选择得当疗效好，疗程短，并发症症少，死亡率亦很低。在国内是与手术疗法并列的定型疗法，已在国内得到广泛的推广应用。

1. 诊断方法的改进

中西医结合治疗溃疡病急性穿孔对诊断提出了更高的要求，不仅要判断有无穿孔，而且还要判明穿孔的大小，病变类型，腹腔渗液多少，以及腹腔的污染程度等情况。60 年代至 70 年代，临床上主要依据典型的病史、体征和 X 线检查。80 年代以后，随着新型 B 超的应用，明显地提高了诊断水平。B 超不仅能判断穿孔的大小，腹腔渗液的多少，还能较准确地识别穿孔是否闭合，目前该法已经成为临床确诊及治疗中动态观察的重要手段。南开医院建立的用多导生理记录仪监测腹直肌肌电，胸腹式呼吸运动、容积脉搏波及听肠鸣音等现代指标的观测方法，为观察针刺效应及决定治疗方法的选择，起到了重要作用，积累了一些宝贵资料。用内镜观察穿孔的愈合过程，判断溃疡的性质与部位，有着重要的作用。为了判断腹腔污染程度，对于某些病人施行腹腔穿刺是必要的，穿刺液的色泽，混浊度及显微镜检查所见，能为临床判断提供重要参考。

2. 治疗原则与不同治疗方法的选择

溃疡病急性穿孔的治疗在历史发展中形成了三种治疗方法，即穿孔单纯修补术，胃大部切除术和非手术疗法。三种疗法各有其适应范围，至少目前还不能为一种疗法所取代。在 60 年代初天津市南开医院就提出适应证选择的原则。①用非手术疗法可以治愈者优先选用非手术疗法；②对那些复杂性溃疡穿孔，则争取施行对溃疡病有肯定疗效的胃大部切除术；③对少数病情危重病人，穿孔单纯修补术及腹腔引流仍不失为一有效的抢救治疗措施。经过 30 多年的临床实践证实，上述之原则是合理的。

溃疡病急性穿孔的中西医结合治疗，关键是手术和非手术的适应证的选择。从 60 年代初至 80 年代，天津市南开医院、吉林医科大学第三临床学院、广州市第一人民医院等多家医院，对适应证的选择进行了不断的探索。比较一致的看法是，凡病人年龄大，病史长，或腹腔积液多，腹胀明显，有移动性浊音，一般情况不良者或属复杂性穿孔和再次穿孔者，均宜采用手术治疗。对于一般情况好，单纯性穿孔，小穿孔，腹腔渗液少，空腹穿孔，首选中西医结合非手术疗法。1975年天津市急腹症研究所对穿孔大小与腹腔渗液量的估计，休克病例的治疗，复杂性穿孔治疗方法的选择，年龄与病期对预后的影响，饱食穿孔与再穿孔等问题进行了大组病例的回顾性分析。结果认为选择手术指征应力求简明扼要易于掌握，主要的指征包括：①复杂性溃疡病穿孔；②伴有休克的溃疡病穿孔；③腹腔渗液多的溃疡病穿孔。非手术疗法适应证为：①单纯性溃疡病穿孔，小穿孔，腹腔渗液少，全身情况良好；②就诊时腹膜炎已有局限趋势，无严重感染现象或休克者。

3. 中西医结合非手术疗法

进入90年代，中西医结合非手术疗法又有了一些新的进展，主要集中在疗法的简化、常规化和疗程的进一步缩短。

（1）分期治疗：多年来，国内凡是开展中西医结合治疗溃疡病急性穿孔的单位，均采用分期治疗，具体疗法大同小异，基本一致。

第一期（早期）：该期特点是腹痛剧烈，板状腹明显，以疏通气血、缓急止痛为当务之急。以针刺为主要治疗手段，配合胃肠减压、禁食、输液、半卧位等一般措施。

针刺常用穴位有中脘、梁门、天枢、足三里等。4小时针刺一次。第一期一般需要12～24小时，即可转入第二期治疗。天津市南开医院近年来在第一期治疗过程中提前口服中药巴黄片，北京宣武医院应用三物备急丸，使第一期疗程可适当缩短。

第二期：为穿孔闭合后腹膜炎的治疗阶段，选用疏肝理气、清热解毒、通里攻下的方药。以复方大柴胡汤为主进行治疗。广州第一人民医院用凉膈散加减，湖北中医学院附属医院以清胆汤加减进行治疗。天津市南开医院对较重的病人在穿孔闭合后为增强抗感染的作用，重用清热解毒，通里攻下和活血化瘀的药物，在第二期治疗中改用清解汤加减，提高了疗效，减少了并发症。

第三期（恢复期～后期）：为溃疡病治疗期。近年来，出现了许多治疗溃疡病的新药如雷尼替丁、洛赛克及治疗幽门螺旋杆菌感染的德诺等西药，都取得了很好的临床疗效。尤其是攻击因子抑制剂和防御因子增强剂联合应用，不仅能治愈消化性溃疡并能有效地防止溃疡复发。

在非手术治疗过程中，尤其是在第一、第二期对病情的进退进行周密的观察是非常重要的。早期主要根据症状及体征，70年代后曾采用电生理进行监测，已经取得了一些可靠的客观指标，对于保证治疗的安全进行，起到重要的作用。进入90年代后，天津市南开医院不仅建立起一套用B超进行动态观察的方法，对手术和非手术疗法适应证选择、中转手术时机和临床疗效的判断发挥了重要作用。在第一期动态观察的重点是：①溃疡穿孔的部位；②穿孔直径的大小；③穿孔后胃内容物向腹腔溢出情况；④腹腔积液的部位及量的多少。第二期动态观察重点是：①穿孔是否闭合；②腹腔渗液量有无变化；③胃肠运动功能是否恢复。第三期动态观察重点是：胃十二指肠溃疡的局部观察，如穿孔愈合后溃疡的形态、溃疡的长度、溃疡底的厚度及溃疡口的直径等。

上述分期动态观察与溃疡病急性穿孔的中西医结合分期治疗密切结合，既便于正确选择治疗方法，又可验证了临床疗效。B超声波的动态观察方法简单，易于掌握，便于推广。

4. 降低中转手术率及掌握好中转时机。

降低中转手术率是提高中西医结合非手术疗法的关键之一。近年来随着诊断水平的不断提高和监护方法的改进，中转手术率逐年在下降，但尚有少数病例仍难免于中转手术。北京宣武医院积20多年的临床经验，最近提出以下几点中转手术指征可供参考：①有精神淡漠或烦躁不安者；②循环系统不稳定，如脉搏增快至100次/分以上，血压下降者；③体温突然升高或有寒战者；④腹痛虽然有所减轻但腹胀逐渐加重者；⑤腹部有移动性浊音，腹腔穿刺可抽出大量粘稠混浊渗液者；⑥非手术治疗10小时以内针刺2～3次，临床症状无明显好转者。

中转手术时机一定要掌握好，它与治疗效果和死亡率有直接关系，各地实践经验表明，如在入院后10小时内中转手术不但不增高死亡率，而且根据需要还可进行胃大部切除术等根治性手术。

5. 手术疗法

自开展中西医结合治疗溃疡病穿孔以来，手术组病人的情况则趋向于复杂化，增加了手术的难度与术后并发症的发生率。有些单位分析手术组病人结构，出现了以下三点变化：①手术组的平均年龄升高，从穿孔到手术的平均时间延长；②一些高龄患者合并重要脏器疾病的比例增大，合并休克或先兆休克的病例有所上升；③腹腔污染严重病例的比例也有所上升。

合理的术式选择与预后有着密切的关系。天津市急腹症研究所通过千例以上的病例回顾性分析认为腹腔污染程度是选择术式的决定因素。为了便于选择手术术式可将腹腔污染程度分为三级。①轻度污染：腹腔渗液在1000ml以下，渗液清稀，腹膜炎症不重者；②中度污染：腹腔渗液在1000ml～1500ml，腹腔渗液较混浊者，或者腹腔渗液呈脓性，腹膜充血水肿明显，有散在脓苔附着者。③重度污染：腹腔渗液超过1500ml或脓液超过500ml，腹腔炎症严重，腹膜充血、水肿、增厚、变脆，有大量脓苔和粘连或有局限脓肿形成者。

按上述分级，凡属轻度和中度污染者，如果需行“根治性”手术是可行的，而重度污染者则应慎重。

常用的手术方式有二种：①急症胃大部切除术是广泛采用的术式，对于胃切除后消化道重建，从近远期疗效看，大多数单位认为Bittoeth Ⅰ式优于Ⅱ式吻合，胃溃疡穿孔和大部分十二指肠球部急性穿孔均可采用Ⅰ式吻合方式。②单纯缝合修补术：用较简单的方法闭合穿孔，清洗腹腔和放置腹腔引流，可有效地解决紧急情况，但该术式不能根治溃疡，远期效果不够满意，大约有1/3以上的病人有再次手术的可能，因而单纯缝合术只适用于一般情况差，腹腔污染严重的单纯性溃疡穿孔的病例，不宜广泛应用和作为常规性手术。

近年来有些单位曾选用高选择性迷走神经切断术加穿孔缝合修补术或选择性迷走神经切断术加胃窦部分切除术来治疗溃疡病急性穿孔，获得较满意的近期效果，但远期溃疡复发率较高，目前尚未被大多数人接受。

6. 治疗结果

经30多年的临床实践，国内很多医院一直采用上述中西医结合的治疗方法，非手术率在50%～90%，大多数单位可稳定在60%～70%。由于诊治水平的不断提高和严格的疗法选择，中转手术率逐年有所下降，目前在10%左右。并发症发生率在5%以下，总死亡率在2%以下。

中西医结合非手术疗法经1～15年的随访，临床上无胃病症状有轻微症状属良好者占60%以上，因溃疡病症状严重需经常服药或需手术治疗者仅占15%左右。天津市南开医院和吉林白求恩医科大学在随访中曾做了内镜检查，发现有56.6%～81.3%的病人于非手术疗法后溃疡已愈合或形成瘢痕。

（三）急性肠梗阻

急性肠梗阻（Acute Intestinal Obstruction）是由于肠管内容物急性通过障碍所引起的急腹症。临床以腹痛、呕吐、腹胀及便闭为主要表现。该类疾病病因复杂，病情多变，发展迅速，处理不当可造成严重后果。近20年来，随着急腹症病谱的变化，腹腔内炎症及手术后并发肠粘连已成为急性肠梗阻的主要病因。大肠癌所致的梗阻明显增加，占全部结肠癌的8%～21%。外科传统治疗方法以手术为主，其死亡率为4.5%～30%。中西医结合治疗使其死亡率下降至3%左右。根据肠梗阻的临床表现，肠梗阻属于中医“关格”、“肠结”等门类之中。早在《内经》《金匮要略》中就有记载，后世医家又不断有所发挥，如在《医贯》中描述：“关者下不得出也，格者上不得入也”；“关格者，忽然而来，乃暴病也，渴饮水浆，少倾即吐，又饮又吐……”在治疗上《医学入门》中记述：“关格死在旦夕，但治下焦可愈，大承气汤下之”。近代的研究表明对急性肠梗阻采用中药“通里攻下”，可主动调整肠道生理机能，改善血运，使其克服肠内容物通过障碍，达到治疗的目的。有关肠梗阻的研究，目前对绞窄性肠梗阻的早期诊断及粘连性肠梗阻的防治仍是研究的重点课题。围绕肠梗阻的诊断及治疗，中西医结合研究已积累了甚为丰富的经验。

1. 三辨诊断

三辨诊断包括辨病、辨证、辨型。

（1）辨病诊断：辨病是确定肠梗阻是否存

在，并判断其类型、性质、部位、程度和病因。辨病诊断要重视病人的临床表现，绞窄性肠梗阻病人腹痛剧烈几乎无间歇期，常牵扯到腰背部。呕吐早而频，内容物呈血性或咖啡样。腹胀不对称，固定位置压痛或触及包块，有腹膜刺激征，肠音减弱或消失，早期出现休克，可有体温高、脉率快等内毒素血症表现。X线出现绞窄性肠梗阻征象。腹腔穿刺可见血性渗液。绞窄性肠梗阻的早期诊断是辨病诊断的难点，临床医师不断进行深入研究。马荣赓等对绞窄性肠梗阻诊断的实验研究表明，血清无机磷增高可能提供有价值的信息。田晓峰等对实验犬血清肌酸激酶（CK）、CK同功酶和无机磷进行检测，发现CK、CK-MM、CK-MB及无机磷对肠缺血的早期诊断意义不大，但对肠缺血损伤程度及预后的判断有着重要意义。CK-MB对肠缺血的早期诊断有较好的特异性，但其敏感性受到绞窄肠管的影响，有一定局限性。四川等地临床报道血清CK测定作为绞窄性肠梗阻的诊断指标，要结合病史和体征进行鉴别。

（2）辨证诊断：辨证是运用中医理论进行八纲、脏腑和病机辨证，并指导立法处方及区分非手术和手术的疗法及选择。急性肠梗阻多属里、实、热证。中医的气、血、寒、热、湿、食、虫7种病因均可见到。天津市中西医结合急腹症研究所综合各家的辨证方法，将辨证分为虚实辨证、病因辨证及分型辨证。很有临床实用价值。

（3）辨型诊断：辨型是根据正邪相争的不同发展阶段而划分的：痞结型：以肠腑痞塞不通为主，属于正盛邪轻阶段。病人腹胀轻、无腹膜刺激征、整体情况尚好，属单纯性肠梗阻；瘀结型：以肠腑血瘀实结为主，属于正盛邪实阶段。病人腹痛、腹胀重，常可触及包块，有轻度腹膜刺激征，已进入绞窄性肠梗阻的早期；疽结型：以肠腑疽结为主，从整体表现来看属于正衰邪陷。病人全身情况差，脉细数无力，腹胀并有明显腹膜刺激征，系绞窄性肠梗阻晚期。辨型诊断要严密观察病情变化，有时，可越型发展，应及时修改治疗方案。

2. 临床治疗进展

中西医结合治疗急性肠梗阻已形成较完整的经验，掌握了一定规律。在三辨诊断的基础上，按着非手术及手术疗法的适应症进行治疗，多数单位非手术率保持在60%～80%之间。非手术疗法主要包括以下几个方面。

（1）中药疗法：肠为传化之腑，以通降下行为顺，滞塞上逆为病，故治则以“通里攻下”为主，辅以理气开郁、活血化瘀、清热解毒等法。全国各地多以大承气汤为基本方剂，根据不同病情加减药味或变更剂量。党正祥等报道533例粘连性肠梗阻，应用大黄䗪虫丸等中药取得良好疗效。该组非手术治疗468例，其中157例中转手术（33.5%），非手术治愈率为66.5%。天津市协作组报道采用中药非手术治疗1973例，成功率为80.9%。湖南协作组报道中西医结合治疗粘连性肠梗阻1234例，中药攻下治疗828例，成功率为67.1%，全组死亡率为1.4%。天津市中西医结合急腹症研究所报道中西医结合治疗肠梗阻1006例，非手术治疗粘连性肠梗阻成功率为74.5%，全组死亡率为3.4%。

根据肠梗阻的病谱调查，我国肠梗阻最常见的原因为肠粘连所致，故防治肠粘连已成为预防肠梗阻发病的研究重点。中国药科大学实验结果表明中药“肠粘康”有较好预防肠粘连作用。吴咸中等对“肠梗阻家兔血管活性肠肽改变及大承气汤对其的影响”及“大承气汤对肠梗阻大鼠离体结肠平滑肌^{45}Ca内流影响的实验研究”，部分地说明了大承气汤治疗急性肠梗阻的作用机理。各地研究证明当归、赤芍、川芎、丹参、大黄等均有预防肠粘连的作用。腹腔内灌注与涂敷红花、泽兰液、人体脂肪油、二甲基硅油及复方大黄合剂，也收到了较好预防肠粘连的作用。

（2）针刺疗法：该法对痞结型肠梗阻有明显效果，对其他类型急性肠梗阻，可与其他疗法配合应用。取穴：大横穴（双侧）以四寸针深刺不留针；足三里、中脘、天枢、气海、关元等穴重刺激或电针。

（3）综合治疗方法：对于诊断明确的单纯性粘连性肠梗阻、堵塞性肠梗阻及麻痹性肠梗阻，经过一段时间的中药治疗未能解除者，可采用综合治疗，以便更大限度地发挥各种疗法的综合作用。表3-8所列的治疗方案可供参考。

表 3-8 肠梗阻的综合治疗方案

假定时间		治疗措施
综合治疗阶段	准备阶段	胃肠减压，补充水分、电解质，纠正酸碱平衡失调
	7：00	经胃管灌入植物油 100～200ml
	8：00	经胃管给通里攻下中药 1 剂（200ml）夹管
	9：00	必要时行腹部颠簸疗法
	9：30	足三里穴位新斯的明注射 0.25～0.5mg
	9：45	中药或肥皂水灌肠

(4) 颠簸疗法：本法初期专用于小肠扭转的治疗，在某些早期扭转尚无明显血运障碍的病例可收到良好的疗效。在单纯性肠梗阻的中西医结合治疗中，一些有经验的外科医生在手术中发现，在梗阻近端的肠袢，由于肠蠕动增强而发生一段肠袢不同程度的扭转者并非少见。应用通里攻下药物后，进一步促进梗阻近端肠蠕动的增强，从而发生部分肠袢扭转的机会亦可能有所增加。根据上述观察，目前亦将颠簸疗法引入其他单纯性肠梗阻的治疗。操作方法是令病人取膝卧位，嘱病人放松腹部，自由呼吸。术者立于病人的右侧面向前方，双手合抱于病人腹部，自上而下或自下而上地用力托起腹部，再放松。反复操作，逐渐加大幅度并左右摇晃，每 5～10 分钟为 1 次，3 次为一疗程，必要时可再次颠簸。

中西医结合治疗急性肠梗阻吸取了中西医两法之长，丰富了非手术内容，扩大了非手术疗法的治疗范围，提高了临床疗效。

急性肠梗阻手术疗法：手术治疗适于疽结型肠梗阻，包括肠梗阻绞窄者，绞窄性腹外疝、肿瘤性肠梗阻、肠扭转及肠套叠经非手术治疗无效者。对于反复发作、病程较长的肠梗阻亦应选择适当时机进行手术。手术目的是去除病因、处理病变肠管和恢复肠管通畅，根据不同病情选择不同术式。常用的术式有肠部分切除吻合术、肠短路术、肠粘连松解术、肠套叠返纳术、肠扭转复位术及肠排列术等。冯秉安等报道中西医结合治疗肠梗阻的经验，对绞窄性肠梗阻 339 例的治疗情况进行了分析，提出手术时机应在绞窄肠袢坏死之前施术。对抗休克不见好转的病人，边抗休克，边手术，除濒死者外皆应争取手术，挽救病人生命。合适的手术时机是预防并发症和降低死亡率的关键。对肿瘤引起的肠梗阻，在积极进行手术前后处理的前提下，主张一期切除吻合术。中国医大综合 7 家医院 308 例结肠癌性梗阻的治疗经验，提出了相同的见解。

中西医结合治疗急性肠梗阻，尽管取得了丰富的经验，鉴于该病发病急、病情重、变化快，无论在诊断、治疗及发病机理的研究等方面均有不少问题有待于进一步解决。

（冯秉安　田晓峰）

（四）胆道感染

在临床实践中，胆道感染泛指发生在胆道系统各部位的炎症，其主要病变是梗阻和感染。胆道系统的炎症有急慢性之分，而梗阻则主要由胆石症和胆道肿瘤引起。在一定条件下，不仅胆囊或胆道的急慢性炎症可以互相转化，而且胆囊或胆道的炎症与梗阻也可以互为因果。

胆道感染的证候及治疗方法，可以包括在中医“胁痛”、“胆胀”、“黄疸”、“结胸发黄”等门类之中。早在一千七百多年以前就已经开始应用中药治疗此类疾病。汉代张仲景用大陷胸汤治疗“结胸实热”证，用大柴胡汤治疗“结热在里”、“寒热往来”等证。以后诸多医家进一步提出了茵陈汤调五苓散，茵陈合承气汤，大陷胸汤加茵陈等方剂，丰富了这类疾病的治疗方法。

多年来，我国中西医结合工作者，努力探索中西医结合治疗胆道感染的新方法，积累了较为丰富的经验，特别是在重症胆道感染的治疗方面已开创了我国独特的中西医结合治疗方法。重症胆管炎的死亡率已由原来的 30%左右下降到目前的 10%以下，确立了一些行之有效的治疗常规，在国内外产生了较大影响。无论是病例数量，还是研究的深度与广度，中西医结合治疗重症胆管炎都居于国际领先的地位。

1. 病因与发病机制

(1) 急性胆囊炎

造成胆囊内胆汁排出受阻并出现急性炎性反应的最常见原因是结石。在胆囊排放胆汁过程中胆石可被推向胆囊颈而堵塞胆囊管出口。胆囊病变开始时，疼痛仅起因于胆囊内压力的逐渐增高，临床上表现为持续性胀痛不适，具有一种满腹痞胀感。如果胆囊颈部梗阻逐渐加重，胆囊平滑肌出现强有力的收缩，病人出现典型的胆绞痛。

由于胆石或感染胆汁对胆囊粘膜的直接刺激，或由于胆囊内压力的不断增高，影响胆囊壁血液供应，在胆囊颈或底部可引起坏死或穿孔，但很少造成弥漫性腹膜炎，因为，在此过程中，胆囊周围组织包括大网膜、结肠肝曲以及胃和十二指肠在胆囊周围形成包裹。无论胆囊穿孔与否，脓液与毒素的吸收均可使病人出现脓毒血症的症状。当脓肿腔内压力不断增大和感染的逐渐加重，胆囊炎症可向四周扩散，如突向腹腔则由局限性腹膜炎转为弥漫性腹膜炎，穿向十二指肠或结肠可形成胆囊十二指肠或胆囊、结肠瘘。胆囊内结石可以经过内瘘排入肠腔，少数过大的结石可以造成胆石性肠梗阻。如果抗感染措施得力，急性炎症可以得到控制，但因病因未除，可以再次发作。

(2) 急性胆管炎

凡能造成胆道梗阻的因素均可成为急性胆管炎的病因，在我国最常见的是胆管结石。结石不仅能使胆流不畅，而且由于长期刺激和压迫，胆管壁易发生炎症水肿，以至溃疡。有的病人即使在取出结石解除梗阻后，遗留的感染灶仍然是日后急性胆管炎发作的基础。除了结石造成的梗阻，还有医源性胆道狭窄、缩窄性乳头炎、硬化性胆管炎以及胰腺炎等均能引起胆流不畅。在已有胆道梗阻的病人，人为的使胆道压力进一步增高，或同时有细菌的污染也可诱发急性胆管炎，如经皮肝穿刺造影、经内镜逆行性胆胰管造影等。肝内外胆管的炎性狭窄与胆结石常常是相互依存的，狭窄有利于结石的形成，结石又造成更多的狭窄。这类狭窄引起的梗阻常常是多发性和节段性的，引流的效果有时不甚理想，这是炎症反复发作或感染不易控制的主要原因。

临床与实验均证明胆道内的细菌可以由肠道经门静脉到达肝脏。正常门静脉内的血液经常可以培养出肠道内的细菌，而胆汁内的细菌培养常常是阴性的。这主要是经过门静脉的细菌经过肝脏时被网状内皮细胞和肝窦周围的枯否氏细胞所杀灭。肝硬化病人由于对细菌及其毒素的廓清能力下降而容易发生菌血症和败血症。新的研究表明，在正常人肝和胆道内的胆汁中可以有少量的细菌生长，说明在正常情况下微量细菌是可以经肝脏排入胆汁内的。当消化道特别是下消化道内有大量细菌繁殖，大量细菌和毒素经门静脉系统进入肝脏，可以污染胆管和胆汁。如果胆管长期受到细菌污染可以发生慢性炎症。有迹象表明，慢性溃疡性结肠炎的病人肝内胆管可出现硬化性胆管炎的组织学改变。一般认为，这与结肠内长期大量微生物的繁殖并污染胆道系统有关。

胆道梗阻时，胆汁潴留，有利于进入胆汁内的细菌繁殖，使胆道进一步被污染，进而发生急性感染，这在胆管良性狭窄时尤为明显。胆管炎的病程比想像的要长得多，它需要足够长的时间在胆管内形成慢性炎症的病理改变。胆管内结石除了本身是一个阻塞因素外，还是一个异物，常常破坏胆管壁的结构，降低胆管粘膜的抵抗力，有利于胆管炎的发生。结石可嵌顿在壶腹部，或在胆总管内上下浮动，根据胆管内压力变化，形成活瓣作用，堵塞时胆管内压力急骤升高，当压力超过肝内胆管最大分泌压时，胆管内的细菌和毒素就逆流侵入毛细胆管和肝细胞内，使感染进一步向全身扩散，出现菌血症和败血症。临床上表现为高热和寒战等，在周围血液培养时可找出与胆汁内相同的细菌。

80年代后期，对急性梗阻性化脓性胆管炎(AOSC)病理生理学变化取得了更加深入的认识。在AOSC时除胆道压力升高，胆血屏障破坏，大量细菌、内毒素返流入体循环而形成胆源性内毒素血症及败血症外，由于胆道梗阻，胆汁不能进入肠道，肠道内胆盐缺乏导致的肠道菌群失调及内毒素池扩大，进而又发生肠源性内毒素血症和内毒素介导单核吞噬细胞系统产生大量有害的细胞因子，这是影响AOSC预后的重要因素。发病机理见图3-2。

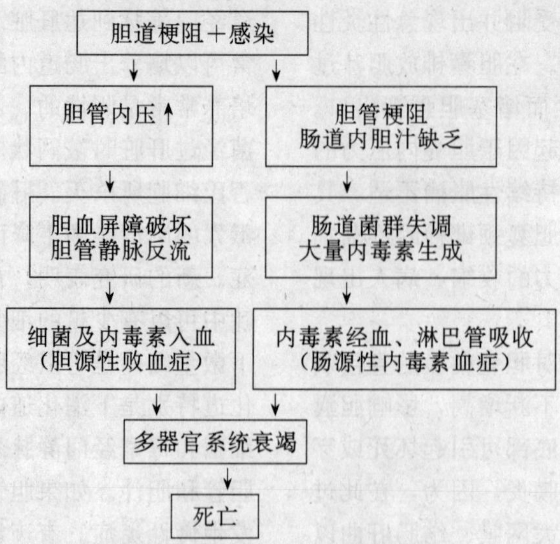

图 3-2　AOSC 发病机理示意图

2. 临床分类

(1) 急性胆囊炎：根据病变的程度及细菌感染的种类可以分为以下 3 类：

急性单纯性胆囊炎：胆汁的细菌培养可能为阴性，只有半数左右的病例可以有细菌生长。通常以大肠杆菌、链球菌、金黄色葡萄球菌为主。胆囊壁粘膜层急性炎症反应，如粘膜水肿、充血、中性粒细胞浸润。

急性化脓性胆囊炎：胆汁细菌培养的阳性率增加，多为混合性感染，严重时可有厌氧菌生长。胆囊壁炎性改变达全层并有溃疡、坏死形成，胆囊壁血管、淋巴管扩张，浆膜有渗出，可与邻近脏器粘连。

急性坏疽性胆囊炎：除细菌混合感染外，大约 80%以上的病例可有厌氧菌的感染。胆囊壁发生坏疽、穿孔甚至形成胆汁性腹膜炎。由于厌氧菌的存在，胆汁变成脓性，有粪臭和气体。

(2) 急性胆管炎：急性胆管炎大致可分为以下 4 类：

急性单纯性胆管炎（Acute Cholangitis，A. C）：临床上有胆道梗阻与感染表现。胆汁清亮，细菌计数在 10/ml 以下。

急性化脓性胆管炎（Acute Suppurative Cholangitis，A. S. C）：除胆道梗阻与感染外，胆汁为脓性，细菌计数在 10/ml 以上。

急性梗阻性化脓性胆管炎或重型胆管炎（Acute Obstructive Suppurative Cholangitis，A. O. S. C）：除急性化脓性胆管炎的特征外，还有休克或神志障碍。

急性重型梗阻性化脓性肝胆管炎（Acute Hepatocholangion of Seuee Type，AHCST）：为肝脏的一叶或一侧发生的严重梗阻与感染。

3. 诊断与辨证分型

急性胆囊炎的三大主要症状是：腹痛、恶心、呕吐及发热。疼痛部位在右上腹胆囊区，常向腰背部放射，为持续性常有阵发性加重，但腹痛的强度则因人而异。胆囊内结石堵塞胆囊管后，胆囊壁平滑肌强烈收缩可引起恶心、呕吐。炎证早期仅有右上腹部的区域性压痛，在胆囊周围有炎性渗出时，右上腹的压痛范围扩大并出现肌紧张，Murphy 征阳性。当炎症进一步加重，局部有脓肿形成时，在右上腹可触及边缘不清的炎性肿块，病人可能还有高热和白细胞增高等现象。

B 型超声可清楚的看到胆囊的大小、胆囊壁增厚及胆囊结石所显示的光团与声影。若发现胆囊周围有渗液，则是坏疽性胆囊炎的特征。

有少数病例胆囊区 X 线平片可见到胀大胆囊的阴影或胆囊内阳性结石。

急性梗阻性化脓性胆管炎的典型症状为寒战高热、疼痛及黄疸，临床常称之为 Charcot 三联症。此外尚有四联症（高热、腹痛、黄疸和神志淡漠）和五联症（高热、腹痛、黄疸、神志不清、休克）。有人认为，凡具有典型三联征者即应考虑到 AOSC 可能，不一定等待休克出现。有人则认为除三联征外，必须有休克发生；还有人认为除四联征外，还应加上中毒性损害。目前，多数人认为，AOSC 的诊断标准应是四联征或五联征。此外，病人还应有明显的局部和全身的感染体征。实验室检查白细胞计数常高于 20×10^9/L，中性白细胞明显增高或同时出现毒性颗粒。感染引起肝细胞坏死时血清转氨酶可升高到正常值的 8 倍，但在感染控制后急速下降。部分病人血液内可培养出致病菌，内毒素浓度的测定超过正常人的数十倍。

B 型超声波检查或电子计算机断层扫描有助于了解肿大的肝脏，扩大的胆管，结石的情况及有否肝脓肿发生等，是诊断 AOSC 的有效手段。

经皮肝胆管穿刺造影或纤维十二指肠镜逆行插管造影在需作经皮肝胆管引流或取出嵌顿于壶腹部结石的病人时应用。

天津市南开医院、遵义医学院、青岛医学院及江西医学院附属二院等单位，根据病人的临床表现及中医病机学说将常见的急性胆道感染分为三型。其辨证要点如下：

(1) 气郁型：又称郁滞型或肝郁气滞型。病机为肝胆气滞，疏泄失常，横逆脾胃，运化失司。主证为胁脘闷胀、窜痛或隐痛并牵涉到右肩背部，伴有口苦咽干，偶有恶心、呕吐、食少腹胀，大便稀或干，一般无寒热往来，无黄疸，舌质淡红，苔薄白或微黄，脉弦细或弦紧，实验室检查无明显异常，此证型可见于急性胆管炎胆绞痛，急性单纯性胆囊炎及慢性胆囊炎。

(2) 湿热型：又可分为热重于湿和湿重于热两种。病机为肝胆气滞血瘀，郁久化热，并与脾湿交蒸，湿热蕴结。主证为胁脘剧痛、拒按，或在持续性腹痛中间有阵发性加重，口苦咽干，恶心呕吐，不思饮食，大便秘结。湿重者身面俱黄，尿少色黄，舌质红，苔黄腻，热重者黄燥，脉弦滑或滑数，白细胞计数明显升高，血胆红质升高，肝功能亦可出现不同程度的损害。此证型可见于急性化脓性胆囊炎及急性化脓性胆管炎。

(3) 脓毒型：亦称中毒型。病机为积热不散，热毒化火或热腐成脓，甚者热入营血，波及全身。主证为胁脘剧痛，涉及肩背，持续不解，腹肌强直，压痛拒按，或有肝脏与胆囊肿大。持续高热，口干唇燥，面目红赤或全身深黄，大便燥结，小便短赤，甚至神昏谵语，皮肤瘀斑，四肢厥冷，脉微欲绝，舌质红绛或紫暗，苔黄干，灰黑或无苔，脉细数或沉伏。此证型可包括 AOSC 和胆囊穿孔腹膜炎等危重类型。

4. 治疗原则与治疗方法

(1) 急性胆囊炎：目前对于急性胆囊炎的治疗原则已趋向一致，凡经非手术疗法可以治愈的病例，优先选用中西医结合非手术疗法，待急性症状消退后，再进行详细检查，根据检查结果分别选用手术或非手术治疗。

对于梗阻性、坏疽性胆囊炎，或并发胆囊积脓、胆囊穿孔者，则应急症手术治疗。

急性胆囊炎的非手术疗法包括一般疗法及中医辩证分型治疗。各型的治疗原则是：气滞型：疏肝理气，代表方剂为清胆行气汤；湿热型：疏肝理气、清热利湿，代表方剂为清胆利湿汤；毒热型：疏肝理气、清热泻火，代表方剂为清胆泻火汤。

急性坏疽或穿孔性胆囊炎的手术疗法，在技术上是较困难的，应该认真对待。常用的手术方式有胆囊切除术和胆囊造瘘术。

(2) 急性胆管炎：急性胆管炎特别是 AOSC 病情凶险、死亡率高。其发病率约占全部胆道疾病的 10%～20%。近年来对 AOSC 的中西医结合治疗，根据不同情况区别对待。特别是中西医结合疗法与介入性放射技术和内镜治疗技术相结合，如经内镜鼻胆管引流（ERBD）、经内镜乳头括约肌切开术(EST)及经皮肝穿胆道引流术(PTCD)，大大提高了 AOSC 的治愈率、降低了病死率，形成了我国独特的治疗经验，是目前治疗 AOSC 最为行之有效的方法之一。

中西医结合治疗 AOSC 强调处理好三个方面的关系：即全身与局部治疗的关系；手术治疗与非手术治疗的关系；西药治疗与中药治疗的关系。

全身治疗要求迅速而有效，必须在有现代化设备的监护下进行，包括血液气体分析，中心静脉压测定，留置导尿管等。

①抗休克：当患者处于休克状态时，要首先补充有效循环血容量，纠正酸中毒，改善微循环，必要时可给予激素、强心剂或升压药物。

②中药治疗：根据中医辩证，AOSC 属于胆道感染的毒热或脓毒期，热深厥深。中药治疗应以清热解毒、通里攻下法为主。常用的中药

有金银花、连翘、蒲公英、紫花地丁、野菊花、夏枯草、黄芩、黄连、白头翁、败酱草、龙胆草等。大黄用量可加至30～60g，使大便保持每日3～4次为宜。在驱邪的同时注意扶正，中药扶正对抗休克有较好的作用，常用方剂有生脉散、参附汤或四逆汤等。

天津市南开医院根据胆道感染的辨证分型采用以下3个主方，再结合病人的实际情况随证加减。清胆行气汤组成：柴胡、黄芩、半夏、枳壳、香附、郁金、元胡、木香、杭芍、大黄。清胆利湿汤组成：柴胡、黄芩、半夏、木香、郁金、猪苓、泽泻、茵陈、大黄。清胆泻火汤组成：柴胡、黄芩、半夏、木香、郁金、板蓝根、龙胆草、大黄、芒硝。随证加减：气滞重者加川楝子、乌药；热重者加金银花、连翘、生石膏；便秘者重用大黄、芒硝；呕吐者加代赭石、竹茹；瘀血重者加当归、川芎、赤芍、桃仁。

大连医学院附属医院对“郁、结、热、瘀、厥”五症进行辨证施治，以清胆汤为主方，随症加减，配合其他疗法对重症胆道感染的治疗取得了良好的效果。江西医学院第二附属医院对急性重症胆管炎分型论治。对湿热型治以清热利湿、活血化瘀、扶正养阴。对毒热型治以清热解毒、清热凉血、活血化瘀、扶正养阴。湖北中医学院应用清胆注射液静脉滴注治疗急性胆道感染，收到良好效果，其组成为柴胡、黄芩、姜半夏、枳实、丹参、连翘、金钱花、蒲公英、大黄。四川医学院附属医院，根据标本缓急，集中西医的有效措施，积极抗休克，防治重症胆道感染的变证，在治疗中取得了良好的效果。他们应用的主方是柴胡消痈汤，组成为：柴胡、黄芩、夏枯草、紫花地丁、菊花、三颗针、广木香、大黄、芒硝、甘草。

天津市南开医院等4个单位用中西医结合治疗急性胆道感染1408例，其中1174例经非手术疗法治愈，占83.4%。手术治疗234例，占16.6%，全组死亡46例占3.3%。杭州铁路医院用中西医结合治疗急性胆道感染1008例，经非手术疗法临床治愈964例，占95.6%，手术治疗44例，占4.4%。上海中医学院附属龙华医院采用中西医结合疗法治疗老年急性胆道感染116例，有效者99例，占83.5%，无效者17例，占14.7%。武汉医学院第二附属医院对中西医结合非手术治疗的513例的远期疗效随访观察表明，远期疗效良好者337例，尚好51例，两者占75.6%，无效者125例占24.4%。许多作者认为，胆石性胆道感染病因复杂，感染与结石又互为因果，故从提高远期疗效出发，对于反复发作的病人，仍应施行择期手术治疗。

③抗生素的应用：抗菌素的应用对于控制败血症防止并发症是十分重要的。其使用原则为：首选在胆汁和血液中浓度较高而且对肝肾功能无损害的药物。主张联合、大量、静脉、长程给药。

④介入放射学和内镜治疗技术：

经皮肝穿刺胆道引流术（PTCD）：在X线透视指引下进行，当特制的套管针刺入胆管后，可以引流出脓性胆汁，降低胆道压力，再放入导管行持续引流，以有效的控制胆道感染。高必有等对26例AOSC患者进行了PTCD和经导管滴注抗生素治疗，收到良好效果。作者认为该方法的优点为：引流感染性胆汁，降低机体的中毒反应；缓解胆道高压，减少胆管—静脉返流，减低肝脓肿和胆道出血的发生率；经PTCD管滴入抗生素不但能抑菌消炎尚具有稀释粘稠胆汁便于引流的作用。

经内镜鼻胆管引流（ERBD）：ERBD与内服中药相结合可以有效的使急性胆道感染症状得到缓解。对于少数因结石嵌顿在壶腹部的AOSC可行内镜乳头括约肌切开术（EST），采用网篮取出结石再行ERBD，引流出脓性胆汁。鲁焕章等采用内镜鼻胆管引流配合中药清解灵治疗AOSC患者200例，其中197例治愈，3例死亡，死亡率仅为1.5%，达到国际领先水平。

他们还将ERBD—清解灵与单纯手术引流组进行了比较，发现治疗前患者均有胆道高压，胆汁中内毒素含量极高，纤维结合素，补体C_3水平低于正常值，C反应蛋白水平则高于正常值4倍。经ERBD—清解灵治疗后，以上指标均发生显著的变化并迅速恢复到正常水平。中药清解灵由6味组成：蒲公英、败酱草、白头翁、玄参、大黄、甘草。其中蒲公英、败酱草和白头翁为典型的清热解毒中药，玄参为养阴泻火解毒中药，它与清热解毒药合用可以增强解毒效应。大黄与甘草合用具有轻度通里攻下作用，有利于排出肠胃积滞，清除肠道内的细菌、毒素，促进肠道功能的恢复。实验研究的结果表明，清解灵对内毒素，特别是肠源性内毒素具有直接摧毁作用，从而减少其吸收和转运，同时通过提高网状内皮系统的吞噬能力来加强该系统对内毒素的吞噬、消化能力，两者配合发挥了目前抗生素难以起到的作用。ERBD—清解灵治疗 AOSC 使机体在不遭受进一步创伤的条件下进入恢复阶段，减少了器官功能衰竭发生机会。该项研究获得了国家中医药管理局科技成果二等奖。李乐天等的临床研究表明，利胆药物不仅具有利胆作用，而且能够调节胆道运动的功能并具有抗菌、消炎、松弛 Oddi 氏括约肌等功效。对于具有手术指征而接受手术治疗的胆管炎患者，由于手术、休克消弱了病人的免疫机能，即使作了胆道引流，特别是外引流术后，内毒素血症仍可持续存在，甚至可成为低温血症的根源。对于这些患者术后使用中西医结合的综合治疗方法，将有助于内毒素血症和胆道内炎症的控制，可明显减少术后合并症的发生。

经过近三十年的努力，中西医结合治疗重症胆道感染取得了明显的进步，积累了丰富的经验。现代化的医疗手段与悠久的中医学相结合，在治疗 AOSC 方面创造了一些新理论和新的治疗方法。使相当多的病人经过中西医结合治疗后，可以渡过感染的急性阶段，待炎症消退后，再根据病情需要进行择期手术，对胆道病变进行较为彻底的处理。大大提高手术的安全性，减少术后并发症的发生。中药在手术后应用，还具有清除感染，排出残余结石，防治并发症和促进病人恢复等作用。随着现代化医疗手段的介入，中西医结合治疗 AOSC 的方法仍在不断改进和完善，有着非常广阔的前景。

（秦明放　吴咸中）

（五）胆石病

在中国胆石病的发病率约占人群的 8%～10%，占急腹症的第二位，但在南方与沿海一些省份已上升为第一位，成为外科的常见、多发疾病。经过三十余年的反复临床实践与大量实验研究，对胆石症已初步摸索出一套以中医为主，中西医结合的治疗方法，引起了国内外同道的关注与重视。

1. 辨证论治研究

胆石病属于中医“胁痛”、“腹痛“、“黄疸”、“胆胀”等范畴。1979 年，全国中西医结合防治胆道疾病第二次学术交流会将本病的辨证分为气郁（气滞）、湿热、脓毒三型。目前，中医与中西医结合治疗对湿热型疗效较高，据贵州、青岛、天津、上海等 35 个单位 4359 例伴有急性胆道感染的胆石病统计，其中大部分为湿热型，近期临床治愈率达 90%左右。然而，对减少发作，并进一步探讨溶石、防石途径，达到彻底治疗目的，三型辨证尚不敷应用。为此，青岛市纺织工业局医院提出，从胆石静止期着手，提高气郁型（郁滞型）疗效，并认为，气滞与肝郁二者不同，前者为木旺克土，后者木不疏土，均可影响脾胃。还将胆石病静止期分成肝气郁结、肝胃不和、肝阴不足等三个类型，分别以柴胡疏肝散去川芎加茵陈、大黄，四逆散与一贯煎为主分型治疗。

江西医学院二附院提出，原发性肝胆管结石的病例多有脾胃阴虚的证候，他们通过文献复习，提出了“胆脾同治”的观点。上海医科大学华山医院根据胆脾同治的分消理论，以茵陈、山楂、炒麦芽、青皮、陈皮、神曲、香附、莱菔子、苏梗、川楝子、郁金、枳壳、半夏、皂角等 15 味中药制成冲剂，对治疗半年以上和资料完整的 84 例胆囊结石进行临床观察，结果 94%的患者临床症状有不同程度的改善。经口服胆囊造影随访，10 例结石完全溶消，10 例缩小碎裂。

上海中医药大学龙华医院对胆石病的“静止期”与“发作期”分别进行辨证论治。胆石病的“静止期”可分为气郁和肝阴不足二型；胆石病的“发作期”临床辨证分型主要根据病邪热化程度加以区分，一般可划分为蕴热、湿热、热毒三个不同阶段。他们对 274 例慢性胆道感染、胆石病进行辨证分析，发现属肝胆气郁者占 44.53%，而肝阴不足型却占 55.47%。认为对慢性胆道感染、胆石病的辨证应重视肝肾二脏的关系。分别应用具有疏肝利胆、健脾和胃的胆宁汤（茵陈、虎杖、生大黄、青皮、陈皮、郁金等）和具有养肝柔肝、疏肝利胆的柔肝煎（生地、首乌、杞子、白芍、茵陈、虎杖、大黄、山楂、陈皮、佛手等）辨证治疗，肝胆气郁型有效者占 86.82%，肝阴不足型有效者占

84.13%，两型治疗效果无显著性差异。认为将慢性胆道感染，胆石病的辨证区分为肝胆气郁与肝阴不足两型，基本符合本病辨证规律 。此后，又将柔肝煎改革剂型，研制成具有养肝柔肝，疏肝利胆作用的Ⅰ号合剂与具有养肝柔肝作用的Ⅱ号合剂，对360例肝阴不足型慢性胆道感染胆石病进行双盲、随机、对照前瞻性研究，结果分别取得92.11%与90.11%的总有效率，两组总体治疗结果无显著性差异（$P>0.05$）。临床研究结果证实，养肝柔肝法是治疗肝阴不足型胆石病的一种较为合理的辨证治疗方法。他们又通过300例慢性胆道感染、胆石病分析发现，其中伴各类肝病者占30.33%(91/300)。在不考虑肝病情况下辨证，肝阴不足型占52.67%(158/300)；而在合并肝病的91例中，肝阴不足型竟占78.02%（71/91)，两者相比有显著性差异（$P<0.01$）。对所属肝阴不足型病例均采用养肝柔肝中药治疗，结果合并肝病与不合并肝病的有效率无显著性差异(81.33%，89.24%，$P>0.05$)。认为对慢性胆道感染、胆石病的辨证论治应注意其同肝脏间的发病关系，当合并肝病时尤应重视肝阴不足，采用养肝柔肝法治疗。

2.胆囊结石的中西医结合治疗

近年来胆囊结石在胆道疾病中所占的比例不断上升。上海地区调查了23所医院1992年～1995年间2355例胆道手术病例，胆囊结石占78.9%(1859/2355)，市区与郊区的发生率无显著性差异(78.5%，80.3%，$P>0.05$)；新疆乌鲁木齐市调查了4所省级医院近十年间19560例胆道手术病例，分布以胆囊结石为主，平均每年以5.21%速度递增。广西的统计方法可能不同于上海、广州，差别太大。

作为对症治疗，以中医为主的中西医结合非手术疗法可广泛地应用于各类有症状的胆囊结石症，如胆绞痛、急性胆囊炎及慢性胆囊炎，约80%以上的病人可获症状控制，使急症手术转为择期手术，有利于降低并发症发生率及提高临床疗效。对胆囊结石的排出，由于结石大小、数目的不同，胆囊与胆囊管解剖上的原因，兼之疗效判别标准的不一致，各地报导的疗效悬殊较大，目前还未取得满意的效果。中医药溶解胆囊结石的疗效正在受到医学界的关注。现代药效学研究证实了中医药具有消炎、利胆、解痉止痛、排石、溶石、防石、抗肝细胞脂肪变性，清除自由基等综合性作用，它在中西医结合非手术综合治疗及围手术期治疗中享有特殊地位与广阔前景。

（1）胆宁片：为国家级中药三类新药，(〔91〕卫药准字Z—65号)，主要成分为大黄、虎杖、青皮、陈皮等，具有疏肝利胆、清热通下作用。1988年上海龙华医院、华山医院、新华医院、仁济医院、长征医院等应用胆宁片与中药利胆排石片（1985年版中国药典）对300例气郁型慢性胆道感染胆石病进行双盲随机对照临床试验，3个月疗效分析，胆宁片临床总有效率为95.83%，优于利胆排石片（83.21%，$P<0.05$)；1993年上海龙华医院、纺三医院、华山医院、瑞金医院、仁济医院、新华医院应用胆宁片与西药胆通，熊去氧胆酸（UDCA）对照治疗429例，经9个月疗程结果分析，胆宁片临床总有效率为90.66%，胆通72.50%，UDCA 51.18%，$P<0.005$。9个月疗程影像诊断提示胆宁片与口服溶石药物胆通，UDCA具有相同的溶石作用（以结石长径减少≥5cm为判断标准，结石消溶率分别为7.69%、5.0%、3.94%）。

（2）金石散胶囊：由硝石、矾石、郁金等中药组成，具有疏肝利湿，行气理气，活血化瘀等作用。大连医科大学中西医结合急腹症研究所、福建中医学院附属医院、福州市医院、福建龙岩地区医院、连云港市一院观察148例胆囊结石经服药7.3±6.0月后，临床症状缓解、消失、发作减少者占90%，以结石长径减少≥2cm为标准，结石消失者14例，占9.5%；减少及/或变小者71例，占57.4%。

(3)综合疗法：先服利胆排石中药1剂，促进胆汁分泌，1小时后针刺右侧日月、期门穴，使胆囊张力减低，贮存胆汁；20分钟后口服50%硫酸镁40ml，以松弛俄狄氏括约肌，随后进食油煎鸡蛋2枚，促使胆囊收缩，引起冲击性的胆汁排出，以利排石。每日进行1次，连续6天为一疗程，如未排石，休息2～3天后再行第二个疗程，一般进行3个疗程。天津市急腹症研究所用该法治疗20例胆囊结石，绝大多数病人症状改善，其中结石排净属近期治愈者

3例（15%），结石数目明显减少，属有效者1例（5%）。

（4）耳穴压迫疗法：80年代中期以来，南京、北京、山西、郑州、天津等地的一些单位用耳穴压迫或耳穴变阻点电冲击疗法治疗胆囊结石，取得初步成效。董绍荣等将王不留行子用胶布粘贴于耳穴的肝、胆囊及胆管等部位，嘱病人每日加压数次，两耳交替使用，隔日交换1次，30天为一个疗程，治疗期间停用其他药物，用B超进行随诊观察，并嘱病人筛洗大便寻找结石。以症状消失，B超证实无残留结石为近期治愈；以症状明显改善、排石数量>原来结石数量1/2为有效。治疗结果，326例胆囊结石中，近期治愈3.1%，显效15.6%，总有效率为81.1%。结石直径在0.5cm以下者106例，有效率为88%，显效为23.1%，近期治愈为4.6%。耳穴压迫疗法方法简单，如能正确选择适应证，进一步提高疗效还是可能的。

（5）推按运经仪治疗胆囊结石：吴佳起等用特别设计的推按运经仪刺激特定俞穴，并在B超监视下对胆囊结石进行推按挤压，跟踪排石。每周3～5次，每次30分钟，10次为一个疗程，3个疗程后判断治疗结果。作者用该法治疗410例胆囊结石，排石率达92.7%，排净率为17.3%，这可能是一个有希望的非手术排石方法，但究竟如何正确选择适应证有待积累更多经验方能确定。

为了取得胆囊结石排石效果而采用中药或其他方法治疗时，应该严格选择适应证。一般认为，下列条件可作为选择对象：A. 胆囊病理损害轻微，胆囊收缩功能较好者；B. 胆总管无明显器质性狭窄者；C. 肝脏功能无明显异常者；D. 单发或多发结石，经B超测定结石最大直径<0.5cm者。

总之，目前所采用的中医中药疗法对胆囊结石的治疗尚未取得满意的疗效。至于中药与口服溶石西药（如UDCA、CDCA）的联合应用，体外电冲击波碎石与中药联合应用，都处在实验阶段，尚未见大组病例报告，对此，应该寄予希望。

3. 胆管结石的治疗

自50年代后期，我国各地应用中医药治疗原发性胆管结石，积累了丰富的经验，治疗方法也不断改进。一般认为胆管结石可选用中药排石疗法，其适应证为：无胆道狭窄的胆总管、肝总管及肝内胆管结石，结石横径<1cm者；多发性肝内胆管小结石，泥沙样胆色素结石，手术难以取净者；手术后残留或复发结石；无明显肝肾功能障碍者。

（1）中药排石：最常用的方剂是“胆道排石汤”，由疏肝理气、清热利胆、通里攻下类药物组成，根据不同的辨证随证加减。实验研究证明，这类方剂具有促进胆汁分泌，松弛俄狄括约肌及增强十二指肠蠕动等作用。根据大宗病例报告，排石率在50%左右。其缺点是疗程长，排净率低。

（2）综合排石疗法：亦称“总攻”疗法，是在中药疏肝利胆的基础上，采用“以通为用”的治疗原则，根据机体排胆机能的特点，以及有关药物和治疗措施对泌胆、排胆活动的作用规律，将药物和其他治疗措施有机地组合起来，以达到最大程度地促进机体的排石反应的一种综合排石疗法。该疗法1971年由遵义医学院贺瑞麟首先提出，他们在60年代以中药“排石汤”为主的方法治疗一组肝胆管结石195例，其排石率为49%；70年代运用“总攻”疗法后一组163例排石率提高至64.4%。开始排石时间排石汤组平均为6～7天，而用“总攻”疗法后，82%的排石现象是在“总攻”后1～2天出现。X线造影和近期胆道结石转阴率达26.6%。

据辽宁、福建、湖南、广东、山东、贵州等地62个单位用“总攻”疗法治疗4235例胆石病患者的统计，排石率一般在60%左右，排净率为30%左右，死亡率为0.73%。遵义医学院对部分病人经1～6年随访观察，有69%的病人症状消失，恢复了正常工作。各地报道排石率高低相差较大，低者为26%，高者达90%以上。分析其原因，多与诊断准确性、适应证的选择及总攻时机的掌握等有密切关系。福建省人民医院观察“总攻”未排石病例中，误诊者占14%。遵义医学院、福建省人民医院“总攻”未排出结石改手术治疗100例分析，其中有胆管下端狭窄、结石粘连、嵌顿等因素者56例，结石过大者10例，结石过多者8例，胆道内无结石12例，其他14例。从报道资料看，急性发作期（湿热型）较静止期（气滞型）“总攻”排石效果高出20%～40%左右。青岛市立医院治疗200例胆石病，湿热型排石率达90.5%。因此，在“总攻”前弄清结石部位、数量、大小、根据病情，掌握时机应用“总攻”疗法，对提高本法的排石率，减少治疗的盲目性，有着密切的关系。

“总攻”疗法的实施，花费时间较长，因此有些单位加以简化。湖南医学院在口服中药后1～2小时，先施行电针，约30分钟，再服50%硫酸镁；15分钟后肌肉注射654-Ⅱ 10mg。福建省人民医院只应用中药排石汤、电针、硫酸镁。解放军372医院将电针改为1cm×8cm面积的电极板，并加大硫酸镁的浓度。成都市龙泉驿区人民医院对胆道已有明显梗阻于“总攻”方案中去吗啡；对胆囊切除者，于“总攻”方案中去硫酸镁、脂餐；对全身情况较差、不能耐受“总攻”者应用中药排石汤加硫酸镁、电针。

“总攻”疗法的广泛开展使排石率明显提高，疗程显著缩短，但在大量长期的临床实践中确也有一些问题值得进一步研究。如对应用吗啡“关门”的利弊有不同的看法。有的单位通过实验表明，胆总管括约肌对吗啡类药物非常敏感，而且个体差异很大。有的实验犬用吗啡后，括约肌持续处于痉挛状态可达1～2小时，剂量稍大，尤其如此。在这种情况下，应用阿托品、硫酸镁或中药解痉，甚至几种药物同时并用，也难以解除括约肌的紧张状态，势必阻碍排石。在临床实践中还有人主张用新斯的明或杜冷丁代替吗啡。然而，对于缓解期的病人，不伴明显的梗阻与感染，使用适量吗啡可提高其张力，有利于排石。

(3)经内镜括约肌切开术与中药联合排石：该疗法适用于横径在1～2cm之间的胆管结石，胆管下端狭窄段的长度不超过2cm者。根据结石的大小及狭窄段的长度采用大切开或中切开。切开后不作器械取石，这样，既可缩短操作时间，又减少了出血与感染的可能性。俄狄括约肌切开后第一天开始服用中药或进行综合治疗。常规方法每日服排石汤1剂，7剂为一疗程；综合治疗适用于较大胆管结石，除口服排石汤外，还针刺日月、期门穴，静脉滴注654-Ⅱ。天津市急腹症研究所用上述联合方法治疗胆管结石115例，排石者114例，排石率为99.1%，结石排净者105例，占91.3%。服中药1～2剂排石者106例，占92.2%；服药超过7天，需行2次以上括约肌切开者8例，占6.9%；未能排石，治疗失败者1例，占0.9%。该法虽为一较理想的排石方法，但需一定条件。另外，超过2cm的大结石、胆总管下端狭窄段偏长的病人，以及伴有高位胆管狭窄的肝内胆管结石均不适合采用本疗法治疗，应施行胆道切开取石及/或内引流手术。

(4)经T管内灌流溶石疗法：裴德恺等根据我国肝、胆管结石大多以胆色素为主要成分，兼有胆固醇、钙，并以粘液基质为网架的特点，设计出pH8、含EDTA-2Na的复方胆汁酸钠溶液，对16例肝内胆道残余结石经6～80次（多数在20次以内）灌注，其中15例结石明显减少，缩小以至消失。以后，裴氏又综合了复方胆酸钠具有溶解胆色素结石和桔油具有溶解胆固醇结石的作用，利用乳化剂具有使油与水相均匀分布、稳定混悬的性质，以少量桔油与较多量复方胆酸钠配制成1∶9的复方桔油乳剂灌注液，经大连、上海、北京、浙江等21个单位对134例胆道残余结石灌流溶石，结果52例结石全部消失，60例结石明显减少或变小，总有效率达83.6%。全组病例灌注次数平均为13.53±9.08（M±SD）次，疗效又有所提高。

综上所述，中西医结合治疗胆石病已经取得了丰富的经验。作为对症治疗，中医药可广泛地应用于各类有症状的胆囊结石患者。有80%以上的病人可控制症状，使急症手术转为择期手术，有利于降低并发症发生率与提高临床疗效。但是，中医药对胆囊结石的治疗，尚未取得满意的效果。中药与溶石药物（CDCA与UDCA）的联合应用，体外电冲击波碎石与中药排石的联合应用，以及上海提出的以中医辨证论治为先导的体外震波碎石、推按运经仪排石、口服溶石药物与中药相结合的胆石“碎、排、溶、防”系列非手术治疗方法，可能是一种有希望的非手术治疗方法。随着对胆石病实验研究的不断深入，已初步证明中医药不仅具有控制胆道炎症，增加胆汁流量，改变胆汁成分及改善胆道排胆功能等作用，而且对肝细胞功能亦有一定的改善作用。中药的溶石与防石的作用也越来越为胆石病专家所重视，我们盼望着有确切溶石与防石效用的中药制剂不断问世，以造福于广大胆石病病员。

（朱培庭）

（六）胆道蛔虫病

胆道蛔虫病是指蛔虫窜入胆道后所引起的一系列临床症状。蛔虫是最常见的肠道寄生虫，正常寄生在小肠中段，当因某种原因使内在环境发生改变时，如消化道功能紊乱、高热、驱虫不当、饮食不节、胃酸过低、Oddi 括约肌功能失调及其他的刺激，肠道内蛔虫可上行钻入胆道内。蛔虫两端尖细，有钻孔习性，也是易发生胆道蛔虫的原因。本病在沿海和农村蛔虫污染较严重的地区，发生率较高。

1. 诊断与辨证分型

本病的诊断要点：

(1)突然发生钻顶样剑突下或上腹剧痛，发作时患者辗转反侧，伴有全身出汗、恶心呕吐、四肢厥冷，痛后如常人。如此反复发作。如后期并发胆道感染，可出现发热、寒战、黄疸。

(2) 体征轻微，剑突下或右上腹仅有轻度深压痛。体征与剧烈绞痛不相符合为本病的特点。

(3) 辅助检查有助于诊断，如 B 型超声波可发现胆管内有条状声影，尚可明确与蛔虫并存的胆道病变及蛔虫的数量、部位、活动情况等。经内镜逆行胆胰管造影（ERCP）显示胆总管内条状透亮影，虫体有时窜达肝管或在胆总管内卷曲成 2～3 条相互重叠的透亮影。如虫体未完全进入胆总管则十二指肠钡餐造影可在十二指肠中见到蛔虫影像。十二指肠镜可在乳头部发现未完全进入胆管的虫体。化验检查多属正常或仅有轻度白细胞计数升高或嗜酸细胞增加。粪便和胃液检查常有蛔虫卵存在。

(4) 在临床诊断中，为便于选择治疗方法，常需明确以下几个问题：①是否胆道蛔虫及有无并存的病变，对于胆道蛔虫的诊断可根据该病典型的临床表现及辅助检查确定。胆管结石的病人较易发生胆道蛔虫，约占胆道蛔虫病的10%左右。②蛔虫的数量，约有 30%左右的病例为多条蛔虫。这类患者由于胆管极度扩张，故持续性胀痛较阵发性绞痛更为明显。③蛔虫的部位，蛔虫刚钻入十二指肠乳头内，由于 Oddi 括约肌的强烈痉挛，则出现剧烈的胆绞痛并伴有频繁的恶心、呕吐；当蛔虫完全进入胆道内，绞痛程度减轻，疼痛的间歇期也延长；进入肝内胆管可出现肝区痛；进入胆囊内可出现右上腹胆囊区的疼痛。④蛔虫的死活，当蛔虫死亡，则绞痛消失，代之以隐痛或低热。⑤并发症有无，除胆道感染外，要特别重视有无急性胰腺炎的存在，该病常并发水肿性胰腺炎。

一般可将胆道蛔虫分为：蛔滞、蛔热、蛔火、蛔隐 4 型。分型依据见表 3-9。

表 3-9　胆道蛔虫病的辨证分型

分型	病机	主　证	舌　脉	病　理
蛔滞	蛔虫入胆 肝胆气郁	上脘顶痛，汗出肢冷恶心，吐虫，痛后如常人，腹软喜按	苔白，脉弦紧或沉弦	单纯性胆道蛔虫症
蛔热	滞久化热 湿热蕴结	发热，寒热往来，口苦咽干或有黄疸，便结，尿黄，腹痛拒按	苔黄或黄腻，脉弦滑或滑数	胆道蛔虫并发胆道感染
蛔火	热盛化火 热入营血	神昏高热，腹胀尿赤呕血便血，腹硬拒按	舌质红绛，苔黄脉细数或欲绝	并发急性胆囊炎，急性梗阻化脓性胆管炎
蛔隐	虫死痛消 隐患犹存	无症状，或仅有上腹胀闷不适等症状	无特异表现	蛔虫死于胆道，未排出，尚未引起并发症

2. 治疗原则与方法

绝大多数胆道蛔虫病可通过中西医结合非手术疗法治愈，根据不同证型采用不同治疗方法。蛔滞型应以安蛔止痛为主；蛔热型应安蛔清热并用；蛔火型病情严重，应纠正水和电解质平衡紊乱，采取有效措施控制感染，改善周身情况，中药应采用通里攻下、清热解毒的药物，必要时进行手术治疗；蛔隐型要利胆排虫，防止以残体为核心形成结石。

(1) 中药治疗：多年来我国医务人员在中药治疗胆道蛔虫方面，积累了较多的经验。在急性期以安蛔止痛为主，后期则应治以利胆驱虫，消除后患。乌梅汤（丸）是急性期最常使用的方剂，组成如下：乌梅、黄连、黄柏、党参、当归、附子、桂枝、干姜、川椒、细辛。南开医院根据不同病期制定了驱蛔汤1～3号。驱蛔汤1号为安驱并用方剂，组成：槟榔、使君子、甘楝皮、乌梅、木香、枳壳、川椒，细辛、干姜、元明粉。驱蛔汤2号用于治疗胆道死蛔虫残留于胆管内的病例，组成：柴胡、茵陈、牡蛎、栀子、木香、枳壳、郁金、枯矾、大黄。驱蛔汤3号具有驱出肠道蛔虫的作用，用于胆道蛔虫病的后期，组成：槟榔、使君子、苦楝皮根、雷丸、川朴、枳壳、大黄。

(2) 针刺治疗：常以足三里、阳陵泉为主穴，采用强刺激手法或用电针治疗，亦可选用内关、中脘、鸠尾、胆俞、胆囊穴、太冲、迎香透四白等。耳针取神门、交感、胆、肝等部位，亦可寻找敏感点针刺留针。在腹痛缓解前每日针刺3～4次，每次留针（或电刺激）30～60分钟，腹痛缓解后减少针刺次数。

(3) 内镜治疗：在胆道蛔虫病急性发作时，在有条件单位可进行十二指肠镜检查，如发现蛔虫嵌顿在乳头开口处，可行取虫治疗。

操作时，首先观察十二指肠内有无蛔虫活动，找到十二指肠乳头后注意有无充血水肿及出血糜烂等蛔虫钻过的痕迹。如有多条蛔虫在乳头附近活动，影响观察时，可用氧气或溶解的驱虫剂从导管注入，将其驱至小肠。发现乳头口嵌顿有蛔虫时，即可用活检钳、圈套器或取石网篮将虫体套住，予以取出。当发现蛔虫已全部进入胆道时，可先行乳头括约肌切开术(EST)，随后在X线监视下将网篮伸入胆总管内将蛔虫套住取出。如患者已发生急性胆管炎，则宜在取虫后进行经内镜鼻胆管引流术(ERBD)。天津市南开医院几年来采用上述方法，治疗胆道蛔虫病患者30余例，成功率100%。减轻了患者的痛苦，避免了并发症的发生。

(4) 其他疗法：某些民间简易疗法有时亦可取得良好疗效。

如用食醋60ml或加少许花椒煮开后顿服；内服33%硫酸镁30ml，每日3～4次；内服阿司匹林0.5～1.0g，每日3～4次；氧气驱蛔、腹部按摩、背部叩击等方法也可使用。

无论何种方法治疗，患者在症状控制后均应进行正规的驱虫治疗，这一点是非常重要的。特别是经内镜取虫后，十二指肠乳头开口相对增大，更应进行每年2～3次的正规驱虫治疗，以防小肠中蛔虫再次钻入胆道引起复发。

（秦明放）

（七）急性胰腺炎

急性胰腺炎是较常见的急腹症，其发病率占急腹症的第3～5位。近些年来，随着B超、CT等影像诊断的不断普及和急性胰腺炎病因，病理研究的进展，临床医生对本病的认识也逐步深入。随着我国人民生活水平的提高，饮食结构的改变，我国胆囊结石的发病率逐渐上升，加上酒精饮料耗量的增加，急性胰腺炎的发病率亦有逐渐增加的趋势。

1. 急性胰腺炎严重程度的判断

急性胰腺炎的病情差异甚大，轻者仅有轻度的腹痛，严重者数小时内可突然死亡。所以，准确地判定急性胰腺炎的严重程度，对于合理选择治疗方法、判断预后和评价疗效都是十分重要的。

在参考了国内外学者判断急性胰腺炎程度的不同指标之后，南开医院等提出了适用于我国国情的急性胰腺炎轻、中、重程度的分类标准。主要包括患者的一般情况、体温、腹部压痛范围及程度、肠麻痹的有无、胰性腹水的多少、白细胞计数、生化检查结果、多脏衰的有无和B超、CT等影像学检查。详细标准见表3-10。

2. 中医对急性胰腺炎病因病机的认识

和其他急腹症一样，在中医学的历代文献中没有类似的病名，也没有关于胰腺炎的明确论述。根据其主要见证可包括在中医的“胁腹痛”、“胃心痛”、“脾心痛”、“膈痛”、“脾胃不和”及“结胸”等门类中。

急性胰腺炎发病多与胆道结石、饮食不节、过饮酒浆、蛔虫上扰、精神刺激、感受外邪及创伤、手术、妊娠等因素有关。表现为实热或湿热蕴结，腑气不通为常见的证候。如正虚邪

表 3-10 急性胰腺炎的临床分类

分类	轻型	中型	重型
一般情况	良好	较差	很差 血压不稳定
压痛范围及程度	上腹部压痛，无肌紧张或很轻	上腹部明显压痛有肌紧张	全腹有压痛及肌紧张
肠麻痹	无	轻度	重度
胰性腹水	无	少量	大量
WBC	10×10^9/L 左右	15×10^9/L 左右	20×10^9/L 左右
体温	37℃左右	38℃左右	39℃以上
异常生化检查	无	轻度	明显
CT、B 超检查	仅有胰腺肿大	胰腺肿大周围渗出	胰腺实质不均，界限不清，胰腺脓肿或肠间脓肿
多系统器官衰竭	无	轻度	明显

陷，则呈现为气血逆乱之厥证；脾胃热盛化火，则深入营血，可致热深厥深；若热水相结，则结胸里实；热血相持，可结聚成块；病久正伤，可兼有耗阴伤阳之候。上述气滞、血瘀、热盛、厥逆等主要病理环节可互相兼夹或转化。尽管说法不同，但与西医对急性胰腺炎的病理变化及多种多样的临床表现的认识，有许多共同之处。相互参照，有利于辨病与辨证的结合。

3. 轻、中型急性胰腺炎的中西医结合治疗

此两型胰腺炎症状、体征都不严重，在一般情况下，应用非手术治疗即可治愈。采用以中药、针刺为主的中西医结合治疗具有方法简单、疗程短、疗效好和费用低廉等优点，已被全国各地采用。治疗急性胰腺炎的方剂多以大柴胡汤的加减方或衍化方为主，可根据临床变化随证加减。对于肝郁胁痛者以四逆散加减；热重者以黄连解毒汤或龙胆泻肝汤加减；湿热重者以茵陈蒿汤加减；腑气不通而痞满燥实者用大承气汤或调胃承气汤加减；脘腹胀满、便秘、口干、气短烦躁者用大陷胸汤加减。

针刺多作为辅助疗法，止痛效果较好，加用电针后效果更佳。治疗的方法有体针（主穴有足三里、下巨虚、内关、梁门、阳陵泉、地机、脾俞、胃俞、中脘），耳针（穴位有胆区、胰区、交感、神门）和穴位注射（取两侧足三里或下巨虚穴，或找到压痛点注射 10%葡萄糖注射液 5ml～10ml）。

急性胰腺炎应合理采用体液疗法，及时纠正脱水，酸碱平衡紊乱和各种电解质的缺乏。其他治疗措施，如解痉止痛药只在腹痛剧烈，针刺无效的情况下才使用。胃肠减压用于腹胀严重、呕吐频繁者。

4. 重型胰腺炎的中西医结合治疗

重型胰腺炎，即出血、坏死性胰腺炎，其发病率约占急性胰腺炎的 10%～20%。发病急，病情重，病程长，并发症多，预后不佳。国内资料报道，本病并发症发生率高达 65%，死亡率 34%～58%。全胰坏死者预后更差，病死率可达 90%以上。

随着重型胰腺炎研究的深入，近些年来对本病的病理生理变化有了新的认识。①重型胰腺炎属于多脏器损害性疾病，同轻、中型胰腺炎有着本质的差别，其预后不完全取决于胰腺的局部病变；②重型胰腺炎的病程中存在着两个危险高峰。第一个在重型胰腺炎的中期以前，此时胰酶活化造成的胰酶血症，细胞因子的诱生及高凝状态(DIC 前及 DIC)是造成机体严重损害的主要原因。第二个高峰是在重型胰腺炎的中期以后，严重的感染，肠道的细菌移位及内毒素血症是此期导致多脏衰和死亡的主要原因。这些损害是机体超常的炎症反应和异常的免疫反应综合作用的结果；③在重型胰腺炎时，细胞因子或其他因素可使中性粒细胞活化，释放出弹力纤维酶及氧自由基，引起多种器官的损害。

近 20 年来，中西医结合治疗重型胰腺炎，积累了不少有益的经验，治愈率有了明显的提高，从而为重型胰腺炎的治疗开辟了一个新的

途径。

重型胰腺炎多为脾胃实热证，热、结、瘀是本病的主要病理环节。因此，通里攻下、清热解毒、活血化瘀是本病的基本治则。

在重型胰腺炎的不同发展阶段有着不同的见证。我们将重型胰腺炎治疗分为3期：

(1) 第一期为阳明腑实期，主要表现为腹痛腹胀、痞满拒按、脉弦紧数、苔白或黄。此期相当于重型胰腺炎急性发作期或手术后的3～5天以内，是第一个危险高峰，主要为弥漫性腹膜炎、肠麻痹和全身中毒表现。治疗的主要原则是通里攻下，常使用以大承气汤（大黄、芒硝、厚朴、枳实）加减的方剂。此期患者都已禁食，对于口服或胃管注入中药有呕吐反应的病例，采用通里攻下中药煎剂保留灌肠的方法也可取得较好的效果。

重型胰腺炎的早期常影响呼吸而出现成人呼吸窘迫综合征(ARDS)，是重要的死亡原因。因此，从开始就应注意防治呼吸系统并发症。除一般措施如血气监测、给氧、纠正酸碱平衡等方法外，中医中药的应用是行之有效的方法。中医脏腑理论中，肺与大肠相表里是脏腑相关的重要内容之一。在重型胰腺炎的治疗中，肺与大肠相表里学说有着特殊的实用价值。在应用通里攻下的同时，还应合理应用开肺气、宣肺、清肺热、祛痰和活血化瘀等中药。

(2) 第二期为邪实热盛期，主要表现有发热、口渴、脉数、舌红苔黄，相当于继发感染阶段，发生在重型胰腺炎的中期。此时，胰腺本身的病变已基本控制，但合并的腹腔感染和全身感染较难处理。有的患者因大量使用广谱抗菌素出现了耐药现象或严重的二重感染。加之肠道菌群的失调、肠粘膜屏障的破坏、肠道的细菌移位，可出现严重的毒血症、菌血症、甚至败血症。患者的体温波动在38℃～39℃或更高。此时是本病的第二个危险高峰。治疗采用清热解毒法，常使用以双花、连翘、蒲公英、地丁、黄连、大黄为主的方剂。临床工作中我们体会到，重型胰腺炎的感染阶段，使用清热解毒中药可大大减少抗菌素的剂量。

(3) 第三期为邪退正虚期，主症为胃纳不佳、食后胸胁满闷、身倦肢软、苔白、舌体胖。亦可出现午后烦热、口干、舌红无苔等胃阴虚的征象。患者的胃肠运动功能及消化吸收功能明显受损。此期应采用健脾和胃佐以补气养阴的药物。常用以香砂六君子汤（木香、砂仁、陈皮、半夏、人参、茯苓、白术、炙甘草）为主的方剂。有胃阴虚见证者当给予石斛、麦冬、生地、元参等药味。

需要着重指出的是，重型胰腺炎的治疗除上述提及的方法外，还应包括液体疗法，营养支持，抑制胰腺的分泌，支持呼吸，抗胰酶制剂的应用及手术等多项措施的有机配合。手术的适应症主要在严重的胰腺及胰周组织的感染，脓肿形成及巨大的胰腺假性囊肿等。手术的方式有胰腺被膜切开减压、腐胰组织及坏死组织清除、腹腔引流、胰腺部分切除、胆道减压及假性囊肿内引流术等。

（齐清会）

（八）急腹症所致的多器官衰竭

多器官衰竭（Multiple Organ Failure，MOF）是指严重创伤、感染、大手术、大面积烧伤等之后出现的2个或2个以上的系统、器官衰竭的综合征。受损系统或器官主要包括肺、肾、肝、胃肠道、血液、免疫、中枢神经系统等。器官衰竭和数目与疾病严重程度有关。应当认为MOF是70年代以后医学科学不断发展进步，延长了危重病人生存时间而出现的新课题。1991年美国胸科医师会和危重病学会在芝加哥联合召开了关于MOF的研讨会，并提出将MOF诊断命名改为多器官功能失常综合征（Multiple Organ Dysfunction Syndrome，MODS)。这一概念既包括了某些完全衰竭的脏器，也包括仅实验室检查异常，但尚未衰竭的病人。因此较符合临床实际。这一观点现已被大多数学者公认。

在现代医学的治疗中，对MOF或MODS的治疗尚无满意和成熟的疗法和疗效。其治疗方法多为原发病的治疗、脏器支持、抗炎治疗、加强营养等，近年来又出现了抗内毒素单抗隆抗体、抗TNF抗体、抗白介素受体抗体、抗血小板活化因子等免疫治疗，但其病死率仍高达30%～100%。

MOF依其中医见证属“亡阴”、“亡阳”、“厥证”、“脱证”、“血瘀阻络”等范畴，在治疗中则以益气固脱、醒脑开窍、通里攻下、清热解毒、凉营止血等为主要手段。临床上亦取得一定效果。随着科技不断进展，人们渐渐认识到胃肠道是机体应激的始动部位和靶器官，并认识到细菌移位和肠源性内毒素血症在MOF病因学的重要位置。因此，在80年代后期，即已根据中医“肺与大肠相表里”的经典理论，采用早期通里攻下法治疗各类重型急腹症，如急性出血坏死性胰腺炎、腹内脓肿、重型胆道感染等，降低了MOF发生率和病死率。

1. 临床研究

急性梗阻性化脓性胆管炎（AOSC）是外科常见感染性急腹症，其发病急，变化快，死亡率高达20%左右，病人多发生MODS或MOF。胡家石、鲁焕章等采用经内镜鼻胆管引流（ERBD）加用以清下方为主的清解灵（白头翁、败酱草、蒲公英、大黄、玄参、甘草）治疗AOSC，取得了死亡率仅5%的良好疗效。该法不仅有效地解除了梗阻，还增加了病人血清纤维结合素（Fibronectin）和补体C_3水平，并且进入肠道的胆汁和中药清解灵还具直接破坏内毒素结构的功效。90年代初，以通里攻下法治疗MOF、ARDS等课题为先导，较为系统地进行了中西医结合治疗MOF的研究。吴咸中观察到MOF及MODS的中医见证多为阳明腑实的特点，根据病人病程阶段及有无明显热象，设立了以大承气汤为主方的“三承气汤”处方，即大承气汤（大黄、芒硝、枳实、厚朴）、调胃承气汤（大黄、芒硝、甘草）和承气合剂（大黄、厚朴、枳实、败酱草、白头翁）。在此基础上秦明放等应用大承气汤及承气合剂对APACHE Ⅱ评分＞12分的58例外科重症感染病人进行治疗，观察到入院时患者血浆内毒素水平，血清TNF水平明显升高，细胞免疫也受到抑制，但当先后经大承气汤和承气合剂二阶段治疗后，血浆内毒素水平及血清TNF水平下降，细胞免疫抑制状态亦有明显改善。崔乃强、吴咸中等对1994年3月至1996年3月二年间在天津南开医院外科治疗的，伴有MODS的腹腔脓毒症，急性出血坏死性胰腺炎，绞窄性肠梗阻等共108例进行了以下法为主的中西医结合治疗。该组病人按APACHE Ⅱ系统评分均在15分以上，75例达MOF水平，其中2个器官衰竭者47例，3个器官衰竭者21例，4个以上器官衰竭者7例。在采用常规处理的同时，应用大承气汤为主的通里攻下法治疗，多能在发病后短时间内纠正最初发生的全身炎性反应综合征（SIRS）和MODS。其中以对最早发生的肺损害的疗效最为明显。观察到随着消化道功能的恢复，排气排便之后临床症状与血气分析的各项指标迅速得到好转。全组共死亡27例，占25%，优于国内外报告水平。李鸣贞等亦报告应用中药热毒清注射液治疗感染性危重病获得满意疗效。

2. 实验研究

在临床上应用通里攻下法为主的中西医结合治疗MOF获得较好疗效的同时，开展了较好深入的实验研究，从而在治疗机理上得到认识：

（1）对肠源性内毒素血症的治疗：腹内感染多伴有严重的肠扩张甚至肠麻痹，形成肠道实际的梗阻，进而引起肠腔内菌群紊乱，内毒素大量产生和内毒素血症。80年代初期，王今达等应用由血府逐瘀汤化裁而来的“神农33号”治疗危重病人，有明显的解毒抗毒作用，收到“菌毒并治”的效果。崔乃强等报告了以通里攻下为主的中西医结合治疗重型胰腺炎75例（均符合MODS标准）取得满意结果。由于科技发展的限制，当时仅对停留在下法“荡涤六腑之糟粕”和机械清除肠道内细菌、毒素的水平。80年代末期，人们注意到MOF的发生与创伤、休克，缺血—再灌注损害（I/R）、内毒素等有关。无论何种病因，引起器官衰竭的介质系统是相同的。免疫系统中的多形核白细胞（PMN），单核巨噬细胞，淋巴细胞等，不仅能抵制感染和清除异物，还可以在受到致病因子刺激下分泌与释放多种具有复杂生物活性的细胞因子。在这一过程中内毒素或脂多糖（LPS）是最重要的“扳机”，促使单核、巨噬细胞表达，合成和释放肿瘤坏死因子（TNF）。TNF的过度产生和释放可使其他细胞因子，如白细胞介素（ILs）、前列腺素（PGs）、血小板活化因子（PAF）、白三烯（LT）等相继释放，并能激活凝血、解溶、补体、激肽系统，通过炎性反应，过一步引起远隔器官损害，甚至发生MOF。我们应用大承气汤对危重性急腹症治疗，血清内毒素有明显降低。田在善等发现大承气汤有灭活内毒素作用，表现为阻止内毒素与鲎试剂之间的凝胶反应，当内毒素与大承气汤共同孵育后，电镜下发现内毒素结构受到破坏。细菌学研究亦表明，大承气汤对包括厌氧菌在内的多种肠道菌有抑菌作用，这对于消除肠源性内毒素和阻抑 MOF 的发生将发挥积极作用。

(2) 抑制 LPS 诱生的细胞因子：大承气汤及其主要药味大黄能有效抑制 LPS 诱生的细胞因子。赵琪等与许峰等取健康志愿者与 MODS 患者外周血，分离单核细胞，利用 MTT 法测定 TNF_2、IL-1、6 水平，结果发现大承气汤及其主药大黄能明显地抑制由 LPS 诱生的健康人外周血单核细胞分泌出 TNF、IL-1、6，并可抑制 MOF 患者外周血单核细胞分泌的 TNF 和 IL-1、6，从而达到对机体内环境的调整作用。赵琪、崔乃强等以 MOF 患者外周血单核细胞为研究对象，聚合酶链式反应 (PCR) 为主要技术手段，观察了 LPS 诱生 TNF_α 及 IL-12 mRNA 表达水平及大承气汤的调控作用。结果表明，健康人外周血单核细胞经 100mg/ml LPS 刺激及 MOF 患者单核细胞 TNF_α 及 IL-12 mRNA 表达水平明显增高，而不同浓度的大承气汤能抑制此二者的 mRNA 表达，并随药物浓度增加，mRNA 表达水平呈下降趋势。这一研究为通里攻下法对肠源性内毒血症所致 MOF 的治疗机制，奠定了分子生物学基础。

(3) 保护肠屏障，减少细菌及毒素移位：大量研究表明，MOF 时肠道内细菌（主要是大肠杆菌）和内毒素可通过肠屏障移位至身体其他部位，如肺、肝、肾、肠系膜淋巴结等处。我们应用 ^{35}S 标记大肠杆菌对 MOF 模型大鼠灌胃，4 小时后测定外周血、门静脉血、肺、肾、脾、肝、肠系膜淋巴结中 ^{35}S 的放射活性。结果表明大承气汤、承气合剂及大黄治疗组成上述多脏器组织放射活性明显低于模型组和先锋Ⅳ号组，而肠道预清洁组大鼠则与模型组比较放射活性有所增加。说明大承气汤，承气合剂及大黄能有效地抑制 MOF 时发生的肠道细菌移位。广谱抗生素并不能减少细菌移位的机会，预先清洁肠道则反而增加细菌移位，推测是由于肠道微生态平衡受到破坏，有利于致病菌进入体循环的结果。

(4) 改善心肺功能及组织灌流：随着对具有里实热证的 MODS 病人通里攻下法的早期应用，病人腹胀多有不同程度的好转，同时患者心肺功能亦得到不同程度的恢复。在 108 例 MODS 及 MOF 病人的观察中，应用下法成功的病例，其 PaO_2 和 SO_2 等反映肺功能的重要指标均有显著改善，心率也有下降。在临床中体会到，早期应用下法能加速腹胀的缓解和心肺功能的恢复。崔乃强等利用组织血流量计测定大鼠小肠血流量。结果显示腹腔感染所致 MOF 大鼠模型小肠血流量有显著下降，应用大承气汤治疗则能保持血流的正常灌注，由此组织氧供得以改善。这些对于维持肠道屏障功能具有重要意义。

3. 展望

MOF 是一种病因尚未完全明了，治疗尚不完善的疾病。虽然目前中西医结合治疗在临床上已取得了初步疗效，并已深入到细胞分子水平，但由于本病发病迅猛、病情笃重和难于控制，病死率仍居高不下。因此在今后的研究中要注意以下几个环节：

(1) 原发病处理的适时、适度。过早或过晚的手术时机及过大、过于彻底或过小、偏于保守的手术操作都将对病情的进展产生至关重要的后果。

(2) 加强脏器保护。在治疗过程中要加强脏器保护，尤其是肺、肾、胃肠道的保护。尽早解决导致器官衰竭的高危因素，尽量避免治疗过程中可能导致其他脏器的损伤和用药。

(3) 早期通里攻下。大量临床和实验室工作已经证明通里攻下法对 MOF 的治疗价值，并多能有效地阻抑病情发展。因此这方面研究工作尚需系统地开展。

(4) 保证充分的氧供，组织灌流。活血化瘀法已被证实具有这方面的功效，这类药物的常规早期应用将有益于保证组织氧供。目前市场已经有丹参、三七、川芎等活血化瘀药物的静脉制剂。其他药物的静脉制剂尚待开发。

（崔乃强）

三、治则研究进展

以一个治则的代表方剂作为研究对象，探讨治则的作用机理早在 60 年代中期就开始了，但随后的十年动乱，使这项工作一度中断了六七年。至1973年，吴咸中根据临床上的大量实践和对治则研究的初步探索，提出了用抓“法”求理的方法，深入开展中西医结合治疗急腹症机理研究的思路，认为中医的理、法、方、药是一个统一的整体，其关系是在理（生理、病因、病理）的指导下，认识疾病，诊断疾病，规定治疗原则，提出具体的方药。在中医的理论研究中，“理”固然要紧，但“理”是否正确，还要看在“理”指导下的治疗原则（法）与方药是否有效。“方在法中，法从证出”，因此“法”在理、法、方、药中是一个重要环节，起着承上启下的作用。“法”要受“理”的指导，而“法”又直接指导处方用药，所以对代表“法”的方剂或药组进行实验研究，不但可能阐明中药的作用原理，也便于向上推断“理”的实质，故以代表“法”的方剂或药组为主要研究对象，可能成为探讨中医理、法、方、药的一个突破口。从此以后，紧紧围绕“法”这一主题，深入而广泛地开展急腹症治疗机理的实验研究工作。实践证明，这一研究途径是行之有效的，成功的。大量的工作显示，用抓“法”求理所获得的一些研究结果，不仅为中西医结合治疗急腹症提供了一定的理论依据，而且在阐明中医理论、丰富现代医学治疗方法等方面都有着重要意义。随后于70年代中期以中国医学科学院为首的一些单位相继对活血化瘀法在全国范围内开展了广泛而深入的实验研究，及至1980年6月，中国药学会在广州专门举行了中药理论研究方法讨论会，专门讨论了活血化瘀、扶正固本、清热解毒、通里攻下四个治则的研究思想，从此在医学杂志上持续地出现对治则实验研究结果的报道。

（一）通里攻下法

通里攻下法，又称下法，是荡涤肠胃、攻实祛瘀、泻热逐邪的一种疗法。所以凡邪在胃肠、燥屎内结、邪热相搏以及痰、饮、寒、积、瘀血、宿食等邪实之证，皆可使用。根据六腑以通为用的原则。该法尤以寒下法被广泛地应用于治疗急腹症中的炎症性、梗阻性以及血运障碍性疾患。而这一指导思想同西医传统观点是不相合的，但经过深入研究证明，通里攻下的治法是有其充分的科学依据的。经过多年来的研究证实，下法对急腹症常见的梗阻感染、血运障碍等多个基本病理过程发生全面的影响。

1. 增强调整胃肠道的蠕动功能

就急腹症而言，胃肠排通障碍是一个具有普遍意义的重要病理过程，在治疗上若能有效地调整蠕动功能，机械性和/或功能性梗阻可被解除，重新恢复正常的通路。大量的实验研究结果表明无论是寒下法的大承气汤、大黄，温下法的三物备急散（汤）、巴豆，还是峻下药甘遂都能明显增加小白鼠胃肠道推进功能，提高炭末在消化道中的推进率，离体豚管实验对比分析温下、寒下药药效表明，巴豆、甘遂能使家兔小肠紧张性明显增高，收缩幅度变小，其作用可被阿托品拮抗，而大黄对肠胃的紧张性则显示双向调节作用；离体肠鼠回肠标本分析表明，大承气汤引起肠管收缩的作用与组胺相似，而与菸碱不同，其作用不被阿托品、六烃甲胺及丁基卡因所阻断，以小鼠消化道炭末推进率的方法证实，摘除双侧肾上腺或切断双侧颈迷走神经或注射阿托品大承气汤仍具有增强推进作用，然静脉给药无效，表明大承气汤对肠管的兴奋效应是对平滑肌直接作用的结果。为了从细胞水平上进一步探讨其对平滑肌细胞的作用方式，利用微电极技术观察了大承气汤、大黄对豚鼠结肠带平滑肌细胞电活动的影响，结果表明大承气汤、大黄均能促进细胞膜去极化，加快慢波电位发放，并能增加峰电位的发放频率，提示大承气汤、大黄能直接增强肠管平滑肌细胞的电兴奋性，从而促进肠道收缩运动，其离子基础可能是降低了细胞膜上 K^+ 通道电导。在同步观测豚鼠结肠带平滑肌自发的肌源性电活动和力学活动中证实大黄素能缩短膜电位的波动周期，从而缩短峰电位集簇发放的周期，相应地可使平滑肌的分节律收缩加快，幅值指数升高；大黄素又能促使细胞膜电位自发的周期性波动的出现，导致峰电位的集簇发放，相应地可使强直收缩转化为分节律收缩，促进收缩形式向有利于肠道推进功能的方向转化。大承气汤在病理状态对肠道运动功能的调节还涉及到消化道激素的参与，实验表明，家兔小肠梗阻后，动脉血及门脉血的VIP浓度明显增加，十二指肠VIP含量也较对照组升高，表明梗阻近端VIP增加；而结肠VIP含量则较对照组降低，表明梗阻性的远端减少。但灌注给药后，动脉血、门脉血的VIP水平均有明显下降，提示或是由于药物促进了梗阻的恢复，使刺激VIP增加的因素减少，或是由于药物直接抑制VIP合成与释放，这一观察结果与目前已发现的某些病理状态的缺血时血浆VIP可升高的报告是一致的。36例胆囊切除术后病人血浆胃动素浓度的动态测定表明，大承气汤具有促进术后病人胃肠道运动功能恢复的作用，其作用机制是通过体液调节因素——胃动素的参与而实现的。以细菌性腹膜炎大鼠进行观察，证实大承气汤能降低腹膜炎时高水平的门静脉血VIP水平，促进肠液分泌，促进肠蠕动。大承气汤增强肠运动的另一机制还与其抑制葡萄糖、钠和水的吸收，使肠内容积增大继而刺激肠壁反射地使小肠蠕动增强有关，这由大承气汤能明显抑制不完全梗阻及小鼠离体小肠葡萄糖—钠转运电位得到反映，其机理可能与其抑制 Na^{+}-K^{+}-ATP酶有直接关系。

2. 抗菌、灭活内毒素、清除肠道菌毒作用

感染是急腹症的重要病理过程之一，既可发生于梗阻、血运障碍之后，也可单独存在。管腔梗阻时可进而引起局部感染、细菌繁殖和大量内毒素的产生并泛溢入血，形成内毒素血症。消除肠源性内毒素途径包括对肠道常见 G^{-} 杆菌的抑杀、对其产生的内毒素的灭活和向肠道外的荡除。大承气汤的峻泻效果有益于肠道中内毒素的清除，实验证实大承气汤不仅对肠道常见的 G^{-} 杆菌具有一定的抗菌作用，抑制大肠杆菌DNA的合成，且可阻止肠道细菌的移位（translocation），以 ^{35}S 标记的致病E. coli作为示踪物经口灌注于细菌性腹膜炎大鼠的实验结果表明，肠屏障功能破坏后肠道细菌可由门静脉及肠系膜淋巴结进入体循环，以后再进入重要脏器。给予先锋Ⅵ号抗生素治疗不能阻止细菌移位、清洁肠道反而加重细菌移位程度，而大承气汤能有效地降低E. coli移位至重要脏器的程度。大承气汤和承气合剂（大黄、厚朴、枳实、白头翁、败酱草）不仅可直接灭活内毒素，且体外实验证实尚可阻遏内毒素刺激巨噬细胞对肿瘤坏死因子（TNF）的过度分泌，尚表现与氢化考的松合用呈协同效应。小鼠腹腔注入内毒素后血清中TNF水平升高，承气合剂组呈明显降低，同样表现与氢化考的松呈协同作用。58例外科腹内感染患者血浆内毒素含量呈显著升高，同时伴有血清TNF、血浆 PGE_2 的一致性升高和细胞免疫功能的抑制，但经大承气汤和承气合剂先后两阶段治疗后，上述异常指标的改善较常规抗生素治疗组明显为早，随着 PGE_2 水平的下降，细胞免疫抑制趋于解除，血清TNF含量和检出率下降，内毒素减毒率提高和并发症发生率减低。对3例多脏衰患者外周血单核细胞中 TNF_{α} 及IL-12 mRNA表达水平的研究证实，多脏衰发生后 TNF_{α} 及IL-12 mRNA表达水平均显著高于健康对照组，100μg/ml LPS即能使其表达水平增高，证实寒下药大承气汤对LPS诱生的 TNF_{α} 及IL-12 mRNA表达水平具有抑制作用。上述研究进展，结合已经获得的知识，为下法对肠源性内毒素血症的防治作用机理，提出了科学论据。

3. 对重要脏器的保护作用

维护“肠屏障”正常功能，免于肠粘膜、平滑肌的受损至关重要，实验证实大承气汤能改善实验性肠梗阻所致肠组织化学和形态学异常改变、提高肠组织肥大细胞密度、减少肠组织胺释放、提高肠组织 Mg^{2+}-ATP酶和SDH酶活性，表明大承气汤有增强肠组织防御功能的作用；实验还证实大承气汤能使实验性肠梗阻梗阻肠段异常增高的 ^{45}Ca 内流量下降，降低异常升高的血中脂质过氧化物水平，提高超氧化物歧化酶活性，提示大承气汤对肠粘膜细胞具有保护作用；以大承气汤灌注于正常犬游离肠袢时可见其血流量明显增加，提示大承气在增加肠运动的同时仍能保证充分的血供；以生物微球技术测定证实家兔形成粪便性腹膜炎时其肾、空肠、回肠、胃粘膜、胃浆肌层的血流量呈大幅度降低，而加服大承气汤者可使上述诸脏器的血流量增加至正常水平；进一步对胃肠激素水平测定表明，大承气汤改善血运障碍过程中有VIP胃肠激素的参与；临床上行胆囊切除术后引起胃肠运动功能减弱、血流减少、胃肠激素也呈下降表现时，投予大承气汤则可使血清VIP和P物质水平较给药前明显增加，提示大承气汤有使VIP激素释放增加的效应，其结果是使内脏血流量增加，减少缺血—再灌流损伤过程中氧自由基的产生。已知花生四烯酸环氧化酶代谢产物 TXA_2 也是导致血运障碍的

重要因子，进一步研究证实，腹腔感染致多脏衰患者出现的血浆 6-keto-$PGF_{1\alpha}$、TXB_2 水平的异常改变，其合成受细胞内信号传递系统调控，蛋白激酶是其合成调控的关键因子，而大承气汤能降低多脏衰患者体内 $PGF_{1\alpha}$、TXB_2 的合成水平，其机制与降低〔Ca^{2+}〕i 浓度有关。

大承气汤有使肠源性内毒素血症大鼠增加肝血流量和肝胆汁分泌作用。大鼠的组织化学定量观察表明在使肝中 SDH、ATPase、ACP、5′-N、NSE 酶活性降低的同时，又见 2 倍体细胞增多，提示具有促进肝细胞 RNA 合成的作用，这对维持肝细胞正常结构和功能具有明显的积极意义。大黄是大承气汤的主药，研究证明大黄具有钙离子通道阻滞作用，应用钙荧光指示剂乙酰羟甲酯（Frua-2）/Am 直接观察大黄不同成分大黄素、番泻甙和大黄多糖对培养大鼠肝细胞内游离钙〔Ca^{2+}〕i 浓度影响的结果表明，证实预先经大黄素作用的肝细胞，在静息状态或使肝细胞内〔Ca^{2+}〕i 较静息时显著增加时，细胞的〔Ca^{2+}〕i 均较去离子水对照组明显增加；相反番泻甙、大黄多糖则使肝细胞内〔Ca^{2+}〕i 明显降低，且抑制效应与剂量呈负相关。从以上大黄不同成分对肝细胞的游离钙水平的不同影响提示，大黄对肝细胞功能具有多种调节作用。以生大黄煎液灌胃于 D-氨基半乳糖复制的暴发性肝衰型肝性脑病大鼠模型证实，大鼠在注射 D-氨基半乳糖后随病情加重，血浆 γ-氨基丁酸浓度随之增高，二者呈平行关系；出现肝性脑病时血浆 γ-氨基丁酸浓度显著增高，达注射前 8 倍，而生大黄治疗组较肝衰组病情轻，生存率明显提高，血浆 γ-氨基丁酸浓度较肝衰组明显降低，提示生大黄对肝性脑病具有一定的治疗作用。

在多脏衰发生过程中肾功能损害是极易罹及的，尤以在梗阻性黄疸患者术后，肾功能衰竭是常见的死亡原因，其发生机理可能与内毒素引起肾皮质血流重新分布、肾小管坏死以及肾小球纤维蛋白沉积有关。经过肝外梗阻性黄疸患者观察表明，黄疸对照组术后平均 24 小时内生肌酐清除率（C_{24}）与术前相比明显下降，而无黄疸对照组和复方大承气汤防治组 C_{24}值则未出现明显变化，说明复方大承气汤对黄疸患者肾功能具有良好的保护效应。口服大黄、黄芪制剂或结肠灌注，对急性肾衰动物模型有显著的防治效应，能使血清尿素氮、肌酐值明显下降，尿量增加，尿中尿素氮及排钾量增加，能增加肾血流量，改善肾的微循环，促使坏死的肾小管恢复。大黄降低血清尿素氮的有效成分为大黄鞣质，其机制为通过抑制机体蛋白质分解，提高氨对谷酰胺的生成利用率而使尿素氮含量降低。利用体外肾小管上皮细胞培养技术及^{3}H-TdR 掺入技术观察到 5/6 肾切除后，血清能明显刺激^{3}H-TdR 掺入到上皮细胞内，而大黄可抑制肾小管上皮细胞的生长，提示大黄能降低或抑制病理状态下出现的不利于机体的高代谢状态，从而有益于减少代谢产物对组织细胞的损伤。

肺炎是多脏衰发生过程中最先受累的脏器之一，肺又是灭活血内毒素的重要脏器，正常家兔入肺血内毒素含量明显高于出肺血水平，因此提高对肺的保护功能具有重要意义。实验证实，当用次碳酸铋造成大鼠便秘后，从肺脏洗出的肺泡巨噬细胞死亡百分率较正常大鼠对照组明显增高，如在给予次碳酸铋的同时加用大承气汤，则肺泡巨噬细胞死亡率接近正常对照组，说明防止便秘、减少内毒素的吸收，对肺脏具有一定的保护作用。临床上以通里攻下宣肺化痰法治疗肺感染也获明显疗效，方以大黄、枳实（壳）、厚朴、芒硝加桔梗、连翘、桃仁、鱼腥草加用于抗生素治疗并与完全相同的抗生素治疗组比较，结果前者收效疗程明显缩短。亦见以大承气汤治疗严重创伤呼吸窘迫综合征 30 例的临床报道，证实存活率、有效率均远远高于采用西药治疗组。以上研究结果可能是“肺与大肠相表里”的一种相关形式，值得进一步深入研究。

寒下药大黄对胰腺保护作用的实验研究正在开始。以胆汁酸盐—胰蛋白酶混合液胰导管内注射复制大鼠实验性急性胰腺炎模型进行实验，结果证实去鞣酸大黄提取液能显著延长动物的存活时间，延缓急性胰腺炎大鼠早期血浆淀粉酶和脂肪酶的上升，加速胰脂肪酶在正常大鼠循环血中的活性清除；另一组实验研究从大黄中找到了对胰蛋白酶等多种胰酶具有明显抑制作用的 8 种有效单体；在 4 种胰腺炎动物模型上从亚细胞水平上证实大黄对胰腺细胞具有直接的保护作用，在电镜下观察到胰腺细胞的修复及紧密连接处恢复正常；临床上重用大黄中西医结合治疗出血坏死性胰腺炎25例，结果有效率76%，与单纯西药治疗组比较，可减少并发症、降低手术率与死亡率。大承气汤对犬急性出血坏死性胰腺炎有抑制胰重增加，减少腹水量和减轻红细胞免疫功能损害等作用。

综上所述，可见寒下法通过对胃肠道运动功能的调整、对内毒素的灭活、清除肠道菌素、减少内毒素、抑制炎性过程并进而增强对重要脏器的保护，以达到“釜底抽薪”和“急下存阴”的治疗效应，也为《伤寒论》中提出的“阳明病，谵语有潮热，反不能食者，胃中必有燥屎五六枚也，宜大承气汤下之”、“病人小便不利，大便乍难乍易，时有微热，喘冒不能卧者，必燥屎也，宜大承气汤”、“汗出谵语者，以有燥屎在胃中，……下之愈，当下之，宜大承气汤”、“腹满不减，减不足言，当下之，宜大承气汤”等一系列用药原则和适应症做出科学的解释。

（二）活血化瘀法

活血化瘀法是针对血瘀而设的治疗原则，临床上凡“血瘀作痛”、“血聚成块”等皆可使用该法治疗。本法适用于各类早期的急腹症、某些功能疾患（如胃肠、胆道功能紊乱）、各种类型的包块（炎症性、出血性包块及腹腔的包裹性积液），或配合止血药应用于出血性病变（如消化道出血等）以及配合应用于胆道结石的治疗。急腹症常用的活血化瘀药有当归、桃仁、红花、川芎、元胡、丹参、赤芍、三棱、莪术、乳香、没药等。临床上与其他中药配伍使用时，大都为上述不同药味组成的药组。从现代医学观点来看，所谓“血瘀”，可视为机体由于血液动力学、血液流变学等异常而直接引起的或继发的某些病理变化，而活血化瘀药对之具有明显的抑制和改善作用。血运障碍在急腹症中虽多属继发性病理变化，但在疾病发生发展中具有极为重要的影响。

1. 改善腹腔脏器的血液循环

许多研究结果表明，多数活血化瘀药均能明显降低血管阻力、改善微循环，从而增加器官和组织的血液灌注。正常犬在体内游离肠袢实验证实，向肠袢肠腔内灌注活血化瘀药（丹参、赤芍、当归、红花、丹皮、元胡）后肠系膜动脉血流量较灌前明显增加。以电解式组织血流计测取正常大鼠肠壁血流量的研究表明，静注上述活血化瘀药后，肠壁血流量也呈相似程度的增加，说明活血化瘀药无论肠道给药或静脉投予，均可明显改变肠道血运。进一步观察证实这一增加肠血流作用与降低血管阻力有关。实验还证实活血化瘀药有改善肠系膜微循环作用，上述活血化瘀药静脉注射于正常大鼠后，可见肠系膜微血管的血流速度明显增快；小鼠肠系膜上滴加肾上腺素引起微循环障碍后，可因滴加活血化瘀药而改善；给犬注射丹参注射液后，肠系膜微血管的血流速度可显著增快；上述活血化瘀药在增加肠血流量、改善微循环同时，还能增加肠组织氧耗，而组织氧耗是表示血流与组织氧提取（动—静脉氧差）情况的综合指标，可全面代表组织氧供，因此改善血流并增加组织氧耗可能是活血化瘀药的重要药理作用之一。临床上也观察到气血瘀滞型病人在口服当归芍药散（当归、白芍、川芎、白术、茯苓、泽泻）后，微循环障碍可以得到明显改善。

2. 抗凝、提高纤溶系统酶活性和防止血栓形成作用

不少研究表明，抗血液凝固、抑制血小板聚集、提高纤溶系统酶活性、改善血液流变性同样是活血化瘀药理特性之一。实验表明，凝血酶原时间（PT）和部分凝血活酶时间（PTT）测定中加入赤芍提取液能明显延长血浆凝固时间，能使纤维蛋白原凝固时间明显延长，能通过激活纤溶酶原变成纤溶酶促使已凝固的纤维蛋白溶解，能抑制尿激酶对纤溶酶原的激活，提示活血化瘀药赤芍提取液能明显抑制内源、外源凝血系统和凝酶，激活纤溶酶原和抑制尿激酶对纤酶原的激活作用。对丹参、红花、当归、川芎等20种活血化瘀药物进行的抗凝测定表明，丹参、枳实等具有显著的抗凝作用，赤芍等也有较明显的抗凝作用。

已知血小板活化最终表现为血小板聚集，花生四烯酸（AA）代谢是血小板活化的重要途径，钙内流是血小板活化必须的中间环节，cAMP则抑制血小板活化，A_{23187}为钙离子载体，它可迅速提高血小板胞浆游离钙浓度。对

川芎注射液抗血小板作用的研究表明，川芎注射液对二磷酸腺苷（ADP）、花生四烯酸（AA）、血小板活化因子（PAF）、A_{23187}诱导的血栓素 A_2（TXA_2）生成均有明显抑制作用，对 AA、ADP 诱导的血小板聚集有较强的抑制作用，对 PAF 诱导的血小板聚集则无明显影响，提示川芎注射液主要通过抑制 TXA_2 生成抑制血小板活化；川芎注射液能显著抑制 A_{23187}诱导的血小板聚集，提示其对血小板活化过程中胞浆游离钙迅速升高后环节有一定影响；川芎尚能显著提高静止血小板 cAMP，故认为川芎注射液以抑制 TXA_2 生成为主，在多个环节上抑制血小板活化。

以活血化瘀中药（基本方为丹参、当归、川芎、赤芍、酒军炭、乳香、元胡、三七粉）治疗非特异性溃疡性结肠炎 35 例结果表明，治疗组治疗后全血比粘度、血浆粘度、纤维蛋白原、红细胞电泳、红细胞压积、血沉方程 K 值等均较治疗前下降，改善了患者的浓、粘、聚、凝的病理状态，提高了治愈率。

3. 促进腹膜吸收

腹腔脏器血液循环的改善，有助于促进腹腔内炎性渗出液等的吸收。不少实验表明，活血化瘀药能增强腹膜的吸收能力，加快腹腔内渗液的吸收，从而有助于炎症的消散。以荧光在眼睛出现的时间为指标观察到活血化瘀汤（丹参、赤芍、桃仁、红花、元胡）对正常动物和腹腔内细菌感染动物均具有增快腹腔内荧光素钠的吸收的作用，以类似的方法还证实活血化瘀药能加快大鼠腹腔对蛋白溶液的吸收；以丹参、赤芍、桃仁、三棱、莪术组成的活血化瘀汤有促进小鼠腹腔吸收羊红细胞的作用；以三棱、莪术、丹参　赤芍、川芎、桃仁、橘核、荔枝组成的活血化瘀方有促进家兔腹腔内血块吸收的作用。

4. 抗炎、免疫、调节代谢、促进组织修复作用

抗炎作用是活血化瘀药另一个显著的药理特性。大量的研究工作证实，多数的活血化瘀药在炎症的第Ⅰ期模型上表现明显的抗炎效应，即能明显抑制由组胺等化学致炎剂所致的毛细血管通透性升高，或由蛋清、角叉菜胶、右旋糖酐等所致的急性关节肿，或由甲醛所致的渗出性腹膜炎等炎性反应。部分活血化瘀药对炎症第Ⅱ期出现的白细胞游走与趋化现象有抑制作用。不少活血化瘀药对以增殖为主的第Ⅲ期炎性模型也具明显的抑制性效应，如活血化瘀药（处方同上）能使棉球肉芽肿体积明显缩小，病理变化减轻；能使巴豆油或松节油引起的囊肿腔渗出液量减少，囊壁病理变化减轻以及促进炎症灶局限化。提纯的红花黄色素也有抑制肉芽肿组织增生的作用。活血化瘀的抗炎机制常涉及到药物对体内 PGE、$PGF_{2\alpha}$生成的抑制，对增殖过程的阻遏表现在抑制纤维母细胞合成胶原这一环节。

免疫实验证实，当归多糖、当归水溶液均可增加小鼠体重，明显提高巨噬细胞的吞噬功能，即使经免疫抑制剂处理的小鼠，当归多糖也可使其吞噬细胞的吞噬功能保持在正常水平；红花、当归、川芎等呈干扰素诱导物作用。以由黄芪、全当归、赤芍、川芎、红花、地龙组方动物实验证实，对小鼠免疫器官有显著增重作用，对巨噬细胞吞噬功能有明显促进作用，并显著增加特异性抗体溶血素含量，表明对非特异性和特异性免疫功能均有增强作用。

对失血性休克大鼠线粒体功能的观察表明，休克后心、肝、肾组织 ATP 及高能磷酸化合物（CP）含量显著降低，肝、肾线粒体呼吸控制率（RCR）显著抑制。而经丹参注射液治疗后，能有效地改善线粒体呼吸功能与能量代谢，从而提高组织 ATP 及 CP 含量，且使大鼠存活时间显著延长，时间存活率显著提高。丹参注射液能明显降低四氯化碳、醋氨酚所致小鼠 sGPT 升高，能抑制肝细胞脂质过氧化物丙二醛（MDA）的生成，提高肝糖原水平、提示对实验性肝损伤具有明显的保护作用。以光镜与电镜及血浆纤维联结蛋白水平消长情况对实验性肝损伤大鼠肝组织细胞影响的观察证实，丹参能提高血浆纤维联结蛋白水平、增强网状内皮系统吞噬功能和调理素活性、避免肝脏免疫损伤；肝细胞内双核细胞增多，核分裂活跃的再生状态以及枯否细胞吞噬功能增强，从而有助于对肝细胞的保护，促进肝细胞再生。临床上手术阻断肝门，术前及术中静脉滴注丹参注射液治疗证实，肝组织及肝静脉血中氧自由基含量明显减少，病理改变明显减轻，表明丹

参具有明显的抗缺血再灌注损伤和加快术后肝细胞恢复的作用。

活血化瘀药对胰脏的病理性损害具有明显的保护作用。研究证实复方丹参注射液对实验大鼠急性胰腺炎具有明显的保护效应，能有效地减轻胰腺的病变程度，使本应出现出血、坏死病变的，只产生水肿性改变，对犬急性坏死性胰腺炎经丹参注射液治疗后，血浆淀粉酶、乳酸脱氢酶活性显著下降，3周生存率较非治疗组明显提高。胰管逆注牛磺胆酸油造成成犬急性出血坏死型胰腺炎，可见犬出现血压下降、血性腹水、血肌酐升高；肾病理性改变明显，而复方丹参对急性胰腺炎肾损害呈明显减轻效应。在同样的模型上还证实存在氧化/抗氧化平衡失调，而丹参注射液具有抗氧化作用。相同的模型上还证实丹参能明显降低支气管肺泡灌洗液LDH、白蛋白、LPO水平；丹参投药可使模型致损的肺血管内皮细胞坏死、连接中断和血管壁缺损得到保护，表现为肺血管的上皮细胞和肺Ⅱ型上皮细胞正常，提示丹参对急性出血坏死性胰腺炎致肺早期损伤具有一定的保护作用。另一活血化瘀药川芎嗪在急性出血坏死性胰腺炎大鼠上证实，能显著降低TXB_2/6-keto-$PGF_{1\alpha}$比值，降低LPO水平，降低肺系数，肺组织病理形态改善，大鼠存活率提高。

活血化瘀药川芎嗪是川芎中一种生物碱，用于治疗哮喘、肺气肿、肺纤维化、肺水肿、成人呼吸窘迫综合征、肺动脉高压、慢性呼吸衰竭等呼吸系统疾病已有不少报道，实验研究较之更丰。近年来，实验研究报告证实，丹参、川芎嗪均可减轻油酸所致的某些肺部病变，肺系数下降，与地塞米松的预防效果相似，认为早期预防性应用丹参、川芎嗪可以减轻或预防RDS的发生。其防治机理涉及到减轻炎症反应、抑制血小板聚集和释放、扩张肺血管和肺毛细血管、降低肺动脉压和肺毛细血管内压、改善肺部微循环、减轻右心后负荷等有关。

溃疡病急性穿孔在经过针刺和中药完成第一期、第二期治疗后，第三期修复溃疡的治疗仍是不容忽视的环节。以川芎嗪对应激性溃疡模型的研究证明，川芎嗪可使胃壁血流量明显增加且具有一定的抗溃疡发生的作用。静脉注射川芎嗪后，可使家兔胃粘膜血流量明显增加，并认为是由于药物对胃微血管扩张的结果。以复方丹参注射液（丹参、降香）对大鼠实验性胃溃疡作用的研究证实，药物能扩张胃粘膜血管，促进新鲜腺体组织增生，降低胃酸度，抑制胃蛋白活性，在短时间促进溃疡愈合。

活血化瘀药对肠管病损具有保护效应。在大鼠右半结肠缺血的模型也证实，缺血再灌注后结肠EVen兰含量及血清6-keto-$PGF_{1\alpha}$和TXB_2浓度明显升高，应用活血化瘀药后，缺血再灌注后上述指标测定值明显降低，提示药物对结肠缺血再灌注损伤有明显的保护作用，且可能与减少氧自由基产生有关。犬的实验研究还证实，当肠腔内压达到一定值后，肠粘膜下血流量减少，并伴有较明显的组织学改变；肠腔内压进一步提高时，随着时间的延长，肠粘膜下血流量进一步减少，组织学改变也随之加重，此时血清肌酸激酶与磷水平也增高，反映着渐进性肠壁组织缺血性损害；而活血化瘀药能明显增加小肠粘膜下血流量，当肠腔内压为50mmHg（6.67kPa）时，活血化瘀药则对肠壁组织呈明显的保护作用；当肠内压上升到75mmHg（10.0kPa）时，活血化瘀药亦可减轻肠壁组织的病理性损害。

5. 对内毒素损害的保护作用

内毒素休克是急腹症的重症之一。实验研究表明，复方丹参液、归红注射液（当归、红花）对小鼠、兔内毒素血症、狗内毒素休克均有一定的保护作用；归红注射液对兔内毒素血症时的β-葡萄糖醛酸酶和组织蛋白酶D的升高有阻遏作用，而上述酶活性的升高与在休克时缺血、缺氧、酸中毒使溶酶体膜损伤而致酶逸出有关。进一步用生物学方法观察化解冲剂（丹参、三棱、莪术、红花、赤芍、地丁、白头翁、川军、生甘草组成）对小鼠腹腔巨噬细胞（Mφ）功能的调节作用，证实化解冲剂及丹参的有效成分丹参素能激活Mφ分泌TNF、IL-1及IL-6，但诱导的量显著低于由LPS所诱导的量，并且二者均能抑制由LPS诱导的IL-6的产生，提示药物具有增强机体免疫功能和抗炎的双重作用。

6. 其他

除上述的一些作用外，从急腹症防治研究的角度考虑，还应提及另外的一些药效，诸如抗菌、镇痛、降低门脉压等作用，这些已在以往的综述中提及，不赘。

综上所述，在急腹症防治中活血化瘀法的最基本作用是改善血液循环，影响血液流变学、促进腹膜吸收，抗炎、保护脏器损害，促进组织修复。通过这些作用以影响急腹症最基本的病理过程之一——血运障碍，促进病损的愈复。

（三）清热解毒法

里实热证是急腹症的常见证候，清热解毒法是其常用的治则之一。常用的药物有金银花、蒲公英、连翘、紫花地丁、败酱草、白花蛇舌草、黄芩、黄连、栀子、大青叶、鱼腥草、虎杖等。在急腹症的临床应用与实验研究中常常选取某几味药加以配伍或组成药组使用。在既往对本治则实验研究综述中曾列述该治则的抗菌、减毒、提高机体免疫力、抗炎、解热、保肝、利胆等诸方面作用，今不赘述，仅以武汉同济医科大学对热毒清（金银花、蒲公英、大青叶、鱼腥草组成）的实验研究，天津南开医院对清解灵（蒲公英、败酱草、白头翁、玄参、大黄、甘草组成）和厌氧灵（黄连、黄芩、木通、大黄、甘草组成）的实验研究为代表进行叙述。

早在70年代中期天津南开医院在清热解毒法（以金银花、蒲公英、连翘、紫花地丁组成的药组）实验研究中就证实除具有抗菌、增强免疫功能外，还具有减毒（内毒素）作用，首次认识到“解毒”的内涵。及至80年代末期武汉同济医科大学李鸣真等陆续报导了在家兔内毒素性DIC模型上从整体、器官、组织、细胞、亚细胞、分子水平上证明并阐述了热毒清“解毒”的深刻内涵，明确提出细菌内毒素是中医学中所说“毒”的重要组成部分。

1. 热毒清（原名抗炎6号）

（1）对免疫功能的影响

早期对小鼠非特异性免疫功能影响的研究表明，抗炎6号能明显提高小鼠腹腔巨噬细胞的吞噬功能，提高血清补体ACH_{50}活性，提示具有免疫促进剂作用。以溶血空斑试验、玫瑰花结形成试验及抗绵羊红细胞抗体测定对小鼠特异性体液免疫应答功能影响的研究表明，抗炎6号对特异性体液免疫应答的不同阶段均有明显的促进作用，提示其抗感染效应亦与促进机体特异性体液免疫应答功能有关。

（2）抗内毒素及抑制内毒素诱生因子作用

热毒清体外试验能使该试验阴转，电镜下可观察到大肠杆菌$O_{111}B_4$内毒素的网状结构在药物作用下崩解、碎断；以内毒素致DIC家兔模型上证实，热毒清能阻止模型动物出现的血小板减少、凝血酶原时间延长、3P试验阳性的改变，其效果与地塞米松组相近；电镜下观察证实用药组肝、肾细胞损害非常轻微，肝脏枯否细胞吞噬功能明显加强，可见许多吞噬空泡，且初级溶酶体明显增多，内有许多被吞噬的纤维素，提示热毒清对内毒素所致DIC生物效应具有拮抗作用，且该效应与枯否细胞吞噬加强有关。进一步研究证实，以热毒清对DIC模型动物作治疗，可使血浆中升高的TNF_α、IL-6水平明显降低，组织器官的损害也相应减轻，提示TNF_α、IL-6参与DIC发病机制，而热毒清有阻遏内毒素过度诱生细胞因子的作用。

（3）对生物膜和细胞器的保护作用

鉴于内毒素类脂A成分可嵌入细胞膜磷脂双层中导致细胞膜中不饱和脂肪酸转变成脂肪酸自由基、使酶蛋白交联形成酶蛋白聚合物，损害共膜上的ATP酶活性。为此对家兔DIC模型红细胞膜Na^+-K^+-ATP酶活性进行了观察，证实用内毒素塑造的家兔全身性Shwartzman反应模型其红细胞膜Na^+-K^+-ATP酶活性明显低于正常组，热毒清组酶活性接近正常，且有增高趋势，提示热毒清对红细胞膜Na^+-K^+-ATP有着保护作用。

研究证实，以内毒素所致家兔DIC模型，其肝细胞溶酶体和线粒体在超微结构和功能方面均受到明显损害，而热毒清呈明显的保护作用。其表现为模型动物肝线粒体呼吸控制率（RCR）、ATP酶明显下降，而热毒清组则与地塞米松、正常对照组无异；电镜下观察到模型动物线粒体明显肿胀，其他细胞器病变也较显著，而热毒清组及地塞米松组则接近正常，H^+-ATP合酶是线粒体氧化磷酸化过程的一个重要酶，它镶嵌于线粒体内膜上，在氧化磷酸化过程中能促使ADP形成ATP，因此其活性的改变可从一个侧面反映线粒体功能是否正常。在内毒素所致家兔DIC模型上证实，其肝线粒体H^+-ATP酶活性显著下降，而热毒清治疗组则与地塞米松、正常对照组相近，提示药物对线粒体的保护作用。以同样DIC模型对肝线粒体过氧化损伤的研究结果表明，热毒清治疗组LPO增高不明显，SOD和谷胱甘肽过氧化物酶（GSH-Px）活性也不降低，提示药物具有增强对自由基清除和阻遏过氧化损伤的作用。许多报道指出，钙的积聚是细胞死亡的最显著特点之一，而线粒体在调节胞浆游离钙过程中起重要作用。在家兔DIC模型上研究显示，肝线粒体膜脂微粘度明显增高，膜流动性显著降低，而与线粒体钙隔离作用密切相关的两种酶Ca^{2+}-Mg^{2+}-ATP酶和Ca^{2+}-ATP酶明显抑制；相关分析证实，Ca^{2+}-Mg^{2+}-ATP酶活性与线粒体膜脂微粘度间呈明显负相关，即线粒体膜脂微粘度越高，膜流动性越低，则Ca^{2+}-Mg^{2+}-ATP酶活性所受抑制越明显，这将直接影响线粒体对胞浆钙的摄取及对胞浆钙的隔离作用，使胞浆Ca^{2+}浓度升高，导致钙稳态失调。而热毒清组肝线粒体膜脂微粘度和膜流动性均接近正常，且Ca^{2+}-Mg^{2+}-ATP酶和Ca^{2+}-ATP酶活性又均明显高于模型组而与正常组相近，提示热毒清由于对线粒体起保护作用，从而维护了肝细胞钙稳态的平衡。

运用内毒素诱导家兔全身性Shwartzman反应作为动物DIC模型，观察热毒清对肝细胞微粒体解毒功能保护作用的研究证实，药物能明显抑制细胞色素P_{450}含量和苯胺羟化酶活性的降低以及微粒体内脂质过氧化物水平的升高；相关分析表明，微粒体内脂质过氧化物水平与上述两种微粒体药酶活性间呈明显负相关，提示热毒清对内毒素性DIC所致微粒体损伤具有拮抗作用，对微粒体膜的过氧化损伤具有减轻效应。

（4）对重要脏器的保护效应

DIC是败血症常见的并发症之一，与休克，多器官功能衰竭等一起成为败血症等重症G^-菌感染疾病难治的原因。采用间隔24小时两次静脉注射内毒素方法制作家兔内毒素性播散性血管内凝血（DIC）模型，设组分别给予生理盐水、地塞米松和热毒清处理做病理学检查证实，模型组肝、肺组织有严重出血、坏死和炎性细胞浸润；肝、肺、肾组织的微、小血管中有广泛的微血栓形成；阳性对照药地塞米松组和热毒清组肝组织仅有轻度出血、坏死，肺组织以肺泡膜水肿增厚为主，无出血和炎性渗出液，仅少数家兔肝、肺组织和肾小球中有微血栓形成，其含微血栓肾小球百分比和肾小球含微血栓密度均较模型组明显为低。生化学检查证实，模型组肝匀浆及血清中黄嘌呤氧化酶（XOD）活性、谷丙转氨酶、谷草转氨酶均显著升高，而热毒清组上述变化并不明显，提示药物能有效地保护在内毒素攻击下的肝脏受损，使肝功维持正常。

2. 厌氧灵

在腹腔内混合感染中，需氧菌与厌氧菌相互协同致病，特别是在腹腔炎脓肿的形成上，这种协同作用表现更为明显，其中厌氧菌以脆弱类杆菌最为多见。以12株临床常见厌氧菌对50种急腹症临床常用中药进行体外筛选而组合的方剂厌氧灵有《金匮要略》中泻心汤的组成。李时珍曾指出："泻心汤，亦即泻脾之湿热，非泻心也"。以厌氧灵对由大肠杆菌和脆弱类杆菌做腹腔混合感染形成、腹腔炎的大鼠进行的研究表明，厌氧灵能明显增加小肠血流量，且显著优于先锋Ⅳ抗生素；体外实验证实，厌氧灵对由内毒素诱生小鼠腹腔巨噬细胞分泌TNF、IL-1、IL-6有明显的抑制效应；对由内毒素诱导人外周血单核细胞分泌上述细胞因子亦呈显著的抑制作用。进一步以上述腹膜炎模型观察到，厌氧灵治疗组于造模后48小时动物死亡率明显低于生理盐水组；造模后第九日腹腔内脓肿形成率也明显低于生理盐水组、先锋Ⅳ组和甲硝唑组，提示厌氧灵可以降低早期腹膜炎的死亡率和晚期脓肿形成率，具有体内抗感染作用。对90例腹部厌氧菌感染临床观察表明，术前1日至术后4日用药的厌氧灵组较相同疗程氨苄青霉素加甲硝唑组疗效更优，表现在外周血白细胞计数复常时间、排气明显为早，切口感染率也低，提示厌氧灵在临床应用中对防治腹内感染有较好的效果。

3. 清解灵

体外实验证实，清解灵具有碎断内毒素网状结构的作用；以结扎总胆管形成实验性急性管炎大鼠模型上观察到，模型动物胸导管淋巴液（TDL）外观颜色与假手术组不同，前者为深黄色，后者为乳白色，说明肝胆系统的淋巴液亦经胸导管引流；模型组TDL中内毒素水平较假手术组明显为高，而经口投予清解灵组则接近于假手术组，门静脉血和外周血内毒素水平也呈相似的改变；相关分析表明，TDL与外周血内毒素含量之间，以及胆汁与外周血内毒素含量之间均呈明显的正相关，这一方面提示胆—血返流的存在，另一方面也表明经肠道投予抗内毒素的清解灵，既可以使门静脉血和TDL中的内毒素含量下降，同时也使外周血中的内毒素含量降低，这可能是由于清解灵在肠道中直接摧毁内毒素而减少内毒素的吸收有关，这一观察所见为近年来许多学者开始注意到内毒素另一转运途径即肠源性内毒素转运途径的观点充实了证据。以内毒素感染家兔投予清解灵证实，药物能明显抑制肝组织LPO的升高，提高红细胞如肝组织的SOD水平，降低血浆酸溶性蛋白水平，降低全血粘度和血浆粘度，且证实酸溶性蛋白与血浆粘度、全血粘度均呈正相关关系。临床上以前瞻性分组对照治疗的方法观察了内镜鼻胆管引流（ERBD）—清解灵治疗与急症胆道手术引流对急性重型胆管炎的临床疗效，结果表明，治疗前患者均有胆道高压，胆汁与血清中内毒素含量极高，纤维结合素、补体C_3水平远低于正常值，C反应蛋白水平则高于正常值的4倍；而经ERBD—清解灵（20例）治疗后，以上指标均发生显著的变化并迅速恢复到正常水平，该组患者无并发症和死亡病例；而急症胆道手术引流组（18例）患者以上指标恢复很慢，有50%的患者发生心、肺、泌尿系统并发症，其中1例死亡，证明ERBD—清解灵疗效较急症胆道手术处理远远为优。

通过对上述3个药组代表方剂进行的实验研究，不仅有助于了解清热解毒法药物的治疗原理，而且有助于上推“理”的实质，藉以阐明中医学中所说“毒”的内涵。

（四）理气开郁法

肝郁气滞是急腹症常见的病因、病机，理气开郁是针对气郁而设的治则，据此立方用药，以收疏畅气机、宽中解郁、行气止痛、降逆止呕之效。

在临床上本法多用于急腹症早期，大多属于功能性或机械性的轻型以及炎症性疾患。通常与活血化瘀、清热解毒法配合使用。

理气开郁药作用甚为复杂，现择其对急腹症有关者分述如下。

1. 对中枢和植物神经系统的影响

天津南开医院实验研究证实，理气开郁药（柴胡、枳壳、陈皮、郁金、木香、杭芍）能加强戊巴比妥对小鼠的睡眠作用，减少小鼠的自发活动，拮抗苯丙胺、苯甲酸钠咖啡因引起的小鼠运动性兴奋；对大鼠的防御性运动性条件反射能延长条件反射潜伏期，一部分阳性条件反射破坏，非条件反射消失，提示其镇静作用可能是通过抑制高级神经活动的兴奋过程而实现的。进一步对家兔研究证示，静脉注入上述药味组成的理气开郁药后，皮层脑电图发生明显改变，即脑波由低幅快波变为高幅慢波，有时出现群发的纺锤波，与此同时，动物也呈镇静状态，但无活动障碍；对由毒扁豆碱引起的惊醒反应，理气开郁药能提早消除毒扁豆碱引起的脑波变化，但不能取消其作用；对大脑边缘系统（海马、杏仁核）自发脑电的观察结果证实，静注理气开郁药后，海马区的那种以高幅、同步、6C/sec左右的θ波为特征的觉醒反应波形间断出现受到明显抑制；杏仁核的脑波也呈高幅慢波的改变。已知Ach作为神经递质在中枢神经内有着广泛的分布，皮层的某些神经元对Ach也十分敏感；大脑边缘系统则与情绪反应有密切关系。以猫的眼球运动电图（EOG）、大脑皮层电图（EEG）、肌电图（EMG）和外侧膝状体放电（PGO）为电生理指标，连续记录6小时，依据其电变化，将睡眠—觉醒周期分为清醒期（W）、慢波睡眠Ⅰ期（SWSⅠ）、慢波睡眠Ⅱ期（SWSⅡ）和快动眼睡眠期（REM），观察到理气开郁药（柴胡、郁金、延胡索、生大黄、木香、半夏和黄芩）及其单方柴胡皂甙注射液和郁金二酮注射液能使猫的睡眠时间延长，尤以SWSⅡ明显；柴胡皂甙注射液和郁金二酮注射液还能使REM明显延长。大鼠在应激状态下诱发胃粘膜糜烂出血，同时脑内去甲肾上腺素（NE）含量下降，投予理气开郁药组可见脑内NE含量上升，同时呈胃粘膜保护效应。临床还观察到肝郁症病人有脑内NE代谢障碍，表现于这类病人尿中NE代谢产物——MHPG・SO_4含量较健康人明显为低，已知尿中的MHPG・SO_4全部来自于中枢。临床检查还表明，大多数肝郁脾虚病人有植物神经功能紊乱的表现，而用疏肝健脾方剂（柴胡、郁金、香附、党参、扁豆等组成）治疗，可使之恢复正常。肝郁证病人血浆环核苷酸平衡失调，cAMP 降低，cGMP 升高，病人经用加味逍遥散为主的方药治疗后，在临床收到显著疗效的同时，可见血浆 cAMP 含量恢复正常。

2. 对肝胆系统的影响

中医学认为，肝主疏泄，有疏散宣泄功能，一旦肝失条达，即可引起肝气郁结，表现为胁肋胀痛、食欲不振、消化不良、胸闷不舒等症状，这些表现可能与泌胆、排胆功能失调有关。实验研究证实，沉香、陈皮、青皮、香附均能明显增加大鼠的肝胆汁分泌，柴胡、枳壳、郁金有使胆汁分泌增加效应。给犬静注上述理气开郁药后，能引起胆总管括约肌紧张度下降，并呈排胆效应。对胆瘘病人利用胆道测压和胆道录象等手段观察到服用理气药（杭芍、木香、陈皮、枳壳）后胆道压下降，Oddi 括约肌舒缩周期和舒张期延长，而收缩期则无明显改变。以仓鼠实验性胆石症进行的研究表明，疏肝理气方（柴胡、郁金、茵陈、栀子、青陈皮、山楂、蒲黄、乌药组成）能明显抑制胆石的生成率。以青皮、陈皮、大黄、虎杖等药味组成的胆宁片经口投予胆囊结石豚鼠后，显示有溶石效果，对胆固醇结石溶解作用与去氧胆酸相仿；临床治疗慢性胆道感染、胆石病，经 9 个月治疗后总有效率 90.6%，与体外震波碎石（ESWL）结合应用，可进一步提高其结石消溶率。

3. 对胰腺炎病理过程的影响

清胰汤是急腹症治疗水肿型胰腺炎的基本方，它是在理气药柴胡、木香的基础上加用黄芩、黄连、大黄、槟榔、甘草等药味组合而成。研究证实，清胰汤 I 号可使大鼠胰液中碳酸氢盐的浓度增高，胰液的排出量也增加。小白鼠灌服清胰汤后可使病损胰腺组织中 RNA 含量减少。从蛙皮素引起实验性胰腺炎大鼠上观察到，投予清胰汤注射液后有翻转蛙皮素对胰腺外分泌的抑制效应，表现在胰液中淀粉酶的排出量明显增加，同时血清与胰腺组织淀粉酶活性降低和血清胰蛋白酶活性下降，从而有利于减轻在胰腺炎时胰腺自身消化的病理过程。柴胡单味药也可使胰管逆注自身胆汁和胰蛋白酶混合物所致犬急性坏死性胰腺炎动物血浆淀粉酶、乳酸脱氢酶水平显著下降，3 周生存率明显提高。清胰汤对胰管逆注牛磺胆酸钠引致犬急性出血坏死型胰腺炎时的肾损害具有保护效应，表现在使肾脏病损明显减轻。临床上急性胰腺炎病人由于胰腺组织的病理性损害引起胰腺外分泌功能降低，表现在口服苯酪肽（BT-PABA）后代谢产物 PABA 尿排出量降低，而服清胰汤治疗可提早恢复至正常水平。

4. 对胃肠功能的影响

通过对半清醒猫在不同条件下进行实验的结果表明，柴胡兴奋胃、肠电的作用机制主要是其对胆碱酯酶的抑制；白芍对胃、肠的抑制主要是该药对胃肠平滑肌的直接作用。柴胡、白芍同入“肝”经，在一些著名方剂中常配伍应用，如逍遥散、大柴胡汤等。白芍、木香尚可增加半清醒猫胃肠血流量，其机制主要因其对内脏血管的直接扩张作用，木香也属“肝”经药物，常用治于肝郁气滞引起的脘腹胀痛。正常人口服枳壳煎剂后肠音图脉冲幅度明显加大，内服枳壳有利于肠腔积气的排出。利用^{45}Ca示踪技术研究芍药甘草汤对离体大鼠结肠平滑肌^{45}Ca内流的结果表明，对正常大鼠离体结肠^{45}Ca内流作用较弱，而在实验性结肠梗阻模型上芍药甘草汤能有效地抑制梗阻结肠^{45}Ca内流的增加，而芍药或甘草单独应用时则作用较弱，提示两药配伍，在抑制^{45}Ca内流上作用被明显增强。胃内灌注牛磺胆酸钠可引起胃粘膜电位差下降，小柴胡汤经十二指肠给药后则能显著抑制电位差的下降，并使基础电位差提高，提示小柴胡汤具有增强胃粘膜屏障功能的作用。以小柴胡汤灌胃或十二指肠给药，能显著抑制大鼠胃内灌注酸化的牛磺胆酸钠和小肠碱性上部液致的急性胃粘膜损伤，减少胃粘膜出血点和水肿；小柴胡汤经口给药能明显抑制大鼠的扩张和十二肠肠液返流入胃所致的慢性胃炎发生率；能显著抑制胃液、胃酸分泌和胃蛋白酶的活性，上述结果提示小柴胡汤具有较好的抗胃炎作用。对 5 名健康志愿者的胃排空及血浆胃动素水平观察表明，服用木香煎剂后胃对钡剂的排空时间明显缩短，血浆胃动素水平明显升高。大鼠灌服理气开郁方药后可明显减少应激状态下诱发的胃粘膜损伤，降低溃疡指数。以舒肝健脾汤（柴胡、党参、郁金、香附、扁豆）对乙酸涂抹法制备的大鼠慢性实验性胃溃疡有促进修复作用，而且优于胃舒平与甲氰咪胍。

5. 免疫调节作用

口服加小柴胡汤可明显提高小鼠腹腔巨噬细胞吞噬百分率及吞噬指数，同时可明显增强天然杀伤细胞的活性并能在小鼠体内诱生干扰素；加味小柴胡汤可以完全及部分恢复环磷酰胺对正常小鼠迟发超敏反应的抑制作用，并对小鼠体内外淋巴细胞转化有一定调节作用，表明加味小柴胡汤能调节小鼠体液和细胞免疫功能，并使免疫抑制状态有一定程度的恢复。

总之，理气开郁药作用复杂，且可随组方不同而异。除上述作用外，还涉及到镇痛、消炎、解热、扩张冠状动脉、强心、调节内分泌等多种作用。

上述资料表明，理气开郁法在急腹症的治疗中大多涉及机能活动的调整。众所周知，在一些急腹症的发病中精神刺激与情绪波动常常构成急腹症的诱因，而某些动力性肠梗阻、胆道功能紊乱以及溃疡病穿孔、出血等精神因素尤具有重要的发病学意义。理气开郁药正是通过上述的调整作用而发挥其药理效应的。当然，由于肝郁气滞的含义甚广，涉及的问题极为复杂，目前的工作和有关资料还十分有限，有待今后进行更深入细致的研究与探讨。

（五）清热利湿法

清热利湿法主要用于湿热两盛或湿从热化以及湿热下注之证。急腹症中以肝胆湿热多见，证有黄疸发热等。常用药物有黄芩、茵陈、栀子、金钱草等，并常配合理气开郁药、活血药应用。主要用于胆囊炎、胆石症等疾病的治疗。

1. 泌胆、排胆作用

在这项工作中，国内许多单位主要是对胆道排石汤、茵陈蒿汤、茵陈胆道汤等成方以及有关药组进行的研究观察。实验研究证实，茵陈胆道汤（茵陈、栀子、柴胡、金钱草、黄芩、枳壳、大黄、木香）对正常犬有明显的利胆效应，且表现为水利胆剂特性；在病理状态下，静注茵陈胆道汤于化脓性胆管炎模型动物，可见胆汁流量增加和 oddi 括约肌最低通过压下降。临床上观察到服茵陈胆道汤病人，胆囊呈明显收缩改变，oddi 括约肌收缩时间缩短，开放时间延长以及开放直径增大。在胆道排石汤中加进盐酸使成酸化排石汤后，可进一步加强对麻醉犬的利胆效应。通过胆囊超声断层和测定肝胆汁流量方法观察到病人服用利胆药(金钱草、茵陈、青皮、大黄）后肝胆汁流量增加，胆囊体积也相应增大；以胆道测压和胆道录象观察到病人服用利胆药后能延长 oddi 括约肌的舒缩周期和舒张期，而不影响收缩期，同时胆压下降，提示其松弛 oddi 括约肌的作用是通过延长舒张期而实现的。以正交设计对组成茵陈蒿汤的各药对正常大鼠泌胆作用及其相互影响的分析性研究表明，茵陈的泌胆作用最强，大黄次之，栀子起抑制胆汁分泌作用，同时指出栀子对泌胆功能的影响可因品种而异。但栀子对以去氧胆酸钠胰管内注射诱发大鼠急性胰腺炎，能改善胰腺炎时的一般状况，降低早期死亡率，减轻胰腺病损，改善肝脏及胃肠功能，并使胰酶分泌更趋减少。以中药合方（茵陈、栀子、枳实、厚朴、大黄、芒硝）防治大鼠实验性急性出血坏死性胰腺炎时，可使动物死亡率明显降低，而上述清热利湿药对 oddi 括约肌的松弛作用无疑是防止胰胆返流的有利因素之一。

2. 对肝脏的保护作用

以肝门处双重结扎胆总管所致大鼠梗阻性黄疸动物模型进行的研究表明，古方（茵陈、栀子、枳实、大黄、甘草、黄柏、黄芩、白术、花粉等 11 味中药组成）和肝胆通（茵陈、栀子、枳实、大黄、甘草、虎杖、郁金、石斛及黄芪等 15 味中药组成）治疗的两组动物，肝功能得以早期恢复，细胞和肝组织结构受到明显的保护，免于损害的发生，其中肝胆通组又明显优于古方组。以清胆护肝汤Ⅰ号（主要由茵陈、山栀、大黄、龙胆草、升麻等中药组成）和清胆护肝汤Ⅲ号（主要由茵陈、虎杖、郁金、石斛、枳实、黄芪等药味组成）对梗阻性黄疸大鼠肝细胞保护作用的观察证实，后者疗效更优，它能更有效地降低升高的 ALT、AKP，增强肝组织 SDH 活性，提高细胞有氧代谢水平及糖原含量，促进肝细胞分泌胆汁；后者光镜下无一例肝细胞坏死，细胞浊肿及脂肪变性程度也减轻，电镜下见断裂的线粒体嵴修复，毛细胆管微绒毛形态恢复正常，紧密连接受损程度减轻。临床上对89例肝外胆道梗阻患者以利胆灵（茵陈、丹参、大黄、甘草）治疗还注意到，利胆灵可加速部分性胆道梗阻患者的黄疸消退及肝功能恢复，但完全性胆道梗阻者服用利胆灵可加重肝功能损害；对利胆灵所进行的实验研究提示，药物可增加胆红素的排出，有增加肝血流作用。兔灌胃茵栀黄（茵陈、栀子、黄芩、大黄），可加速注入的非结合胆红素自血浆的排泄；给大鼠腹腔内注射茵栀黄并结扎其胆总管，其间接胆红素水平较对照组为低，而肝胆红素含量和血浆直接胆红素水平增高，提示茵栀黄有降低血清间接胆红素的作用。一些报道指出，肝炎的免疫反应多为体液免疫亢进，急性肝炎时T细胞数量增多，细胞免疫功能过强，而引起肝细胞大量坏死，以赤栀黄合剂（赤芍、栀子、大黄）对由四氯化碳引致小鼠中毒性肝炎模型进行治疗表明，其腹腔Mϕ吞噬功能明显增强，细胞免疫功能显著下降，体液免疫功能特别明显的受到抑制，证明赤栀黄合剂能调节中毒性肝炎小鼠的免疫功能。

3. 降低胆汁的成石性

一些报告指出，清热利湿药具有降低胆汁成石性的作用，无论对胆色素结石或胆固醇结石胆汁的成石趋势都有阻遏作用，以至呈溶石效果。对28例胆囊切除术后带T管引流的胆石症病人进行的观察证实，在胆汁酸丢失、胆汁成石指数增高、胆汁成石性增加的情况下，应用茵陈胆道汤后，其胆汁中总胆红素、非结合胆红素浓度及胆汁UCB(非结合胆红素)与TB(总胆红素)比值等均较注药前明显下降，提示该制剂可能具有阻止胆色素性成石性胆汁生成的作用。利胆冲剂（由茵陈等15种中药组成）在临床上能缓解胆石症病人的症状，部分病人在服药后有胆石缩小甚至完全消失的现象。以低蛋白Ⅱ号致石饮食制备豚鼠结石模型，其成石率达91%，而灌服利胆冲剂组其成石率仅为10%；经胆汁分析及β-葡萄糖苷酸酶活力测定证实成石组的UCB%和β-葡萄糖苷酸酶活力值均显著高于空白对照组、成石趋势明显，而服用利胆冲剂组的UCB%和酶活力却与空白对照组无异，可见利胆冲剂有明显逆转胆汁成石趋势的作用。以复方茵陈蒿汤（茵陈蒿汤加青皮、陈皮、枳壳、沉香、香附）对由高胆固醇饲料加饲雌二醇方法造成的金黄地鼠胆囊结石的形成有一定的预防作用，其机制可能与药物使胆汁中胆固醇相对浓度下降有关。该实验表明，这一机制可能与药物对肝微粒体HMG·CoA还原酶活性抑制有关。51例行胆道手术胆总管置T管引流患者对胆胰和胃冲剂（柴胡、黄连、黄芩、大黄、郁金、木香、金钱草组成）和溶石散（金钱草、柴胡、甘草、元胡、鸡内金等组成）进行的胆汁分析表明，前者服药后胆酸显著升高，胆红素、粘蛋白显著降低；后者服药后同样胆酸升高、胆红素下降，表明上述两个方剂通过疏肝利胆等作用对致石性胆汁具有较强的抑制效果。将舒胆合剂（茵陈、金钱草、虎杖、郁金、延胡、木香、陈皮等）与体外震波、西药熊去氧胆酸联合应用于非手术治疗胆石病264例观察表明，无论在临床症状消失、好转率抑或结石消失率和缩小率均明显优于单纯口服熊去氧胆酸或单纯震波治疗，提示舒胆合剂在治疗中起到了相当作用。

4. 其他

一些实验表明，清热利湿药还具有一定的抑菌、抗炎、抗小板聚集等作用。11例胆管结石术后加服茵陈胆道汤可使胆汁中6-keto-$PGF_{1\alpha}$与TXB_2水平明显降低，6-keto-$PGF_{1\alpha}$/TXB_2比值较服药前明显提高，有利于急性胆管炎时PGI_2/TXA_2失衡的调整。从广金钱草中提取分离得到的黄酮化合物对鼠耳肿胀及组胺引起通透性增加有明显抑制作用；对ADP诱导家兔血小板聚集功能和体外血栓形成亦有显著对抗作用。

"湿热"是急腹症常见的一种证候。中医认为，湿邪为病有在表在里和寒化热化之别。在急腹症治疗中，热化者多见于炎症性急腹症，寒化者常见于疾病的后期。从上面所述资料来看，用清热利湿法清除肝胆湿热，主要是通过其泌胆、排胆、保肝、降低胆汁成石性、抗菌和抑制炎性过程等综合效应实现的。当清热利湿药呈水利胆剂时，对胆道系统可起到清洁冲洗作用，促进炎症消散并有助于胆道系统中瘀滞的胆汁以及结石的排除，这对缓解症状、消除致病因子、防止胆石生成均具有积极意义。

（六）健脾和胃法

健脾和胃法主要用在急腹症后期或腹部手术后，以期增强病人体质、改善机体的一般功能状态、消除残余症状、及早恢复健康。

脾胃学说是中医理论体系中的重要组成部分，有极其丰富的内容。而“脾”又是脾胃学说的核心，具有主运化、肌肉，主统血的功能。从近代医学来认识，“脾”是以消化系统为主(关系到消化、吸收功能，胃肠道运动功能，肝脏功能等多方面的功能)，涉及到多系统的功能综合单位。近些年来对“脾”实质的研究受到广泛的重视，人们不仅从多方面探讨了脾虚病人各种功能障碍的表现，还用多种方法制备“脾虚”的动物模型，供以对“健脾”意义进行研究。兹对有关健脾和胃法实验研究简况叙后。

1. 对消化系统的影响

(1) 健脾和胃药对消化液的影响

曾观察到脾虚病人胃液中胃蛋白酶活性呈低下表现，而服健脾药后可见酶活性提高。但也有人报告脾虚病人胃蛋白酶活性正常。临床上也曾观察到脾虚病人有胃酸高分泌倾向。以强化组胺试验法进行的空腹胃液分析表明，脾虚病人基础胃酸分泌量、胃酸最大排出量均显著高于正常值。对脾虚证病人胃窦粘膜G和D细胞测定表明，脾虚证组患者G、D细胞数均较对照组明显减少，但G/D比值明显增高，G细胞为胃泌素产生细胞，D细胞为生长抑素产生细胞。以健脾补气药四君子汤投药于大鼠，则可见胃酸分泌受抑。以健脾和胃方（党参、白术、茯苓、陈皮、甘草）经口投药于大鼠，也见胃液分泌呈减少改变，而胃液酸度未见明显影响。

(2) 健脾和胃法对胃肠道功能和形态的影响

采用银球三电极和高灵敏度应变片传感器分别记录胃电波和胃运动波证实，实验性脾虚大鼠胃电慢波节律无明显改变，但慢波振幅显著减小，快波振幅也减小，胃运动明显减弱；而经四君子汤加味治疗后的大鼠胃电波和胃运动波恢复接近正常。

应用I胶囊示踪法以服胶囊后10小时胶囊通过回盲部、通过横结肠中点以及服后24小时胶囊排出情况为指标，观察消化道排空运动功能，结果发现，脾虚证病人的消化道排空运动（包括小肠与结肠）较非脾虚证病人和正常人明显加快，提示与临床所见脾虚病人消化力差、泄泻、便溏一致。而以四君子汤为主的健脾补气药治疗后，则胶囊通过上述一个部位时间延长。鉴于脾虚病人消化道内容物通过增快的现象可被小剂量阿托品所阻遏，从而提示它可能与副交感神经兴奋性有关。经对大鼠实验性脾虚证小肠粘膜内分泌细胞的免疫组织化学的研究证实，用四君子汤治疗脾虚大鼠后，发现脾虚大鼠胃泌素强阳性细胞虽未完全恢复到正常水平，但治疗组比自然恢复组更接近正常组，说明药物对脾虚证所致胃肠激素的紊乱具有调整作用。以利血平所致脾虚大鼠模型投予四君子汤后可使小肠上段组织和血浆胃动素水平恢复至正常水平。疏肝健脾汤（柴胡、郁金、香附、党参、扁豆）能明显促进大鼠醋酸性慢性胃溃疡的恢复。以健脾灵（党参、黄芪、白术、当归、白芍、木香、乌梅、儿茶、甘草等）治疗慢性溃疡性结肠炎患者证实，药物可促进粘膜上皮修复，且微绒毛发育良好，肠上皮细胞呈柱状，胞质内细胞器丰富。

(3) 健脾和胃法对小肠消化吸收功能的影响

以D-木糖试验法观察到有脾虚见证的病人尿木糖排泄率降低，说明脾虚病人小肠吸收功能低下，而经健脾粉（黄芪、党参、茯苓、白术）治疗后，可见木糖排泄率显著回升。用甘蓝及猪脂饲喂小白鼠造成饮食失节诱发实验性脾虚后，可使体温下降、体重减轻，陆续死亡，第8天的存活率仅为28.98%，而用健脾药物（黄芪、人参、白术、茯苓、陈皮、附子、甘草）治疗者，此时体温与体重均已回升，且无1例死亡。脾虚病人胰腺外分泌功能较正常人为低，而健脾治疗可明显改善胰腺外分泌功能状态，提示有促进对食物的消化效应。

(4) 健脾和胃法的保肝效应

脾气虚弱、肾气衰退和气虚血瘀成为致衰老的重要原因。以置小鼠于O_3环境致衰老病变的研究证实，肝细胞体积及核体积缩小，核基质致密化，线粒体体积缩小，基质浓缩，而投予四君子汤通过其补益脾气则明显改善衰老小鼠肝细胞的超微结构，使其恢复至正常状态。以四氯化碳造成大鼠急性肝损伤并投予茯苓醇提取物治疗，可明显减轻肝细胞变性、坏死，降低血清谷丙转氨酶活性；以四氯化碳、高脂低蛋白饮食等复合病因作用形成大鼠实验性肝硬变，经茯苓醇提取物治疗表明，药物可减轻肝纤维增生度，降低肝内胶原蛋白含量，增加尿羟脯氨酸排出，表明茯苓醇提取物可促进胶原降解及肝纤维重吸收。

2. 对骨骼肌的影响

脾主肌肉是"脾"的重要功能之一。以大黄致大鼠脾虚模型研究表明，健脾益气糖浆（黄芪、党参、茯苓、白术、陈皮、甘草）可明显促进降低了的肌糖原水平的回升。肌肉的收缩与舒张，其能量来源与磷酸肌酸激酶（CPK）尤以与其同功酶 CPK-MM 密切相关，缘 MM 型同功酶主要存在于骨骼肌，占骨骼肌 CPK 总活性的 99%。以脾气虚证大鼠模型研究证实，模型动物血清中 CPK 活性下降，CPK-MM 活性明显降低，而投予扶正健脾药后，随着大鼠倦怠懒动等表现的消失，CPK、CPK-MM 活性可随之升高，提示药物对骨骼肌能量贮存、利用发生的障碍具有纠正作用。以脾气虚大鼠模型进行观察表明，骨骼肌细胞 ATP 含量和能量值显著减少；与无氧酵解相关的乳酸脱氢酶（LDH）、琥珀酸脱氢酶（SDH）活性显著升高；与之相关的微量元素锌和铁的含量也相应升高；与肌肉收缩有关的元素铜、铁、钠减少而钙增多；但经健脾益气的黄芪四君子汤（炙黄芪、党参、茯苓、炒白术、甘草）治疗后，上述变化可得到纠正而趋于正常，说明脾气虚证的发生与脾失健运造成能量代谢异常有密切关系。

3. 对机体免疫功能的影响

"脾胃之气既伤，而谷气亦不能充，而诸疾病之所由生也"，寓意脾虚与免疫功能有某种联系。

一些研究表明，脾虚证消化性溃疡病人的总 E 玫瑰花环率及活性 E 玫瑰花环率较正常对照组明显减少，反映其 T 细胞的数量与免疫活性均较正常人低下；同时脾虚病人血清 IgG、IgM 以及补体 C_3 含量也较正常对照组明显为低。对 32 例脾虚患者的血清游离氨基酸（FAA）含量测定表明，脾虚证患者 FAA 总量、必需 AA 及支链 AA 含量均显著低于正常人；FAA 总量与血清总蛋白、白蛋白、淋转率及补体 C_3 之间，支链 AA 与白蛋白之间呈显著正相关，提示血清蛋白浓度及免疫功能低下可能与 FAA 水平降低有关。脾虚泄泻患者红细胞免疫功能也呈低下表现，其红细胞 C_3b 受体花环率（RBC-C_3b-RR）显著降低，红细胞免疫复合物花环率（RBC-IC-R）又显著升高；而且 C_3b-RR 与木糖吸收率、红细胞数、血红蛋白、血浆白蛋白等呈显著正相关，IC-R 与上述指标呈显著负相关，提示脾虚患者小肠吸收功能障碍所致的贫血、低蛋白血症使红细胞 C_3b 受体数量减少或损伤或活性下降，导致红细胞免疫功能明显降低。胸腺是中枢性免疫器官，胸腺细胞在免疫功能上起着重要作用。以控制饲料量导致小鼠胸腺萎缩并应用计算机影像分析系统对其胸腺作计量形态学指标的检测表明，限制食量小鼠的胸腺皮质厚度、皮髓质厚度比、皮质细胞密度和皮质细胞核平均直径均明显低于对照组，而四君子汤对萎缩胸腺上述指标的恢复有明显促进作用，提示四君子汤促进了胸腺皮质细胞的增殖和分化，从而具有重要的免疫调节作用。研究还证实，四君子汤能拮抗环磷酰胺对小鼠腹腔巨噬细胞介导的细胞毒活性的抑制作用，而对正常小鼠不明显，从而提示四君子汤对小鼠的免疫调理作用与机体的免疫状态有关。

4. 其他

脾虚证是以消化系统为主并涉及多个系统功能低下的症候群，故健脾补气治疗可多方面改善机体的功能状态。临床研究证实，疏肝健脾汤（柴胡、郁金、香附、党参、扁豆）能使脾虚病人植物神经功能异常获得改善，cAMP/cGMP 比值疗后明显提高。以饮食失节复制脾虚小鼠模型证实，除出现消化系统特定病变外，对呼吸、生殖、免疫、内分泌等系统影响也较大；而运用四君子汤和祁白术健脾药治疗后，显示明显的促进复健效应。以四君子汤投予正常大鼠 1 周后，可见动物体重增长较对照组明显为快，肝糖原水平、血清白蛋白水平亦均较对照组为高；红细胞制造生成功能增强，能量代谢明显升高。

从上面引述的资料来看，健脾和胃法主要通过改善消化系统功能，增强机体免疫功能等多方面作用来实现其“健脾”功效的。如果说通里攻下、清热解毒、清热利湿等法是祛邪的主要措施，那么健脾和胃法和后面的补气养血法就是扶正的基本手段。从某种意义上来说，治疗的基本任务就是扶正祛邪，改变正邪双方的态势，增强机体抗御和消除病损的能力，使疾病向痊愈方面转化。众所周知，机体内环境动态平衡的维持涉及到多方面的调整作用，因此可以想象有关健脾和胃法调整作用的方式及其机理的研究也是十分复杂的工作，有待深入进行。

（七）补气养血法

补气养血法是中医主要补法之一，多用于急腹症后期，目的在于调补气血，促进病人及早恢复健康。对于手术后和上消化道出血的治疗，补养气血尤为重要。临床上与急腹症有关的常用补气养血药有人参、党参、黄芪、当归等，以及由这类药物配伍组成的补中益气汤、参苓白术散等。

1．对血液、血液生成及内脏血流量的影响

某些补益方药具有促进或改善造血功能的作用。黄芪、党参能使外周血液中红细胞和血红蛋白量增加；当归能使血小板数增多；人参、黄芪、党参还能使白细胞增多，并促进骨髓细胞DNA及蛋白质的合成。用乙酰苯肼造成大鼠溶血性贫血，再经口投予“气血注射液”可使动物贫血程度减轻。以李东垣所创当归补血汤对失血性贫血小鼠进行实验表明，药物可增强红细胞 Na^+-K^+-ATP 酶活力，提示其补气生血效能可能与改善红细胞物质交换、增加代谢有关，已知 Na^+-K^+-ATP 酶（即钠泵）的功能是维持细胞膜内外 Na^+ 与 K^+ 离子浓度梯度、调整物质交换。采用慢性苯中毒法建立大鼠再生障碍性贫血模型证实，益气生髓汤能明显改善再障大鼠的骨髓和外周血象。以脾集落测定等实验血液学技术研究当归多糖对小鼠多能造血干细胞（CFU-S）增殖分化的影响表明，注射当归多糖可使CFU-S生成数显著增加，并能促进CFU-S分化，亦能防止受辐射小鼠脾脏进一步萎缩，提高股骨CFU-S计数；经当归多糖体内、外刺激脾细胞和腹腔巨噬细胞，其培养上清液能显著促进CFU-S增殖；上述实验提出，当归多糖可能通过直接或间接途径激活造血微环境中的巨噬细胞、淋巴细胞等，促进其分泌造血生长因子，进而促进CFU-S增殖分化。

对麻醉猫静脉注射党参提取物，能使其脑、下肢及内脏血流量增加；将此提取物滴在小鼠肠系膜上，则显示有扩张微血管、增加血流量和对抗肾上腺素的作用。以参芪口服液投予家兔，不仅对正常血小板聚集具有抑制作用，且能减弱高脂及高LPO水平的家兔血小板对ADP诱导聚集的敏感性。

2．对机体免疫能力的影响

以气血双补剂（人参、黄芪、当归、川芎、熟地、大枣、甘草）对小鼠免疫功能的研究表明，药物可使小鼠脾脏和胸腺的重量增加；提高正常小鼠单核吞噬细胞系统的廓清速率，使因强的松龙引起低下的廓清功能显著提高；增强小鼠腹腔巨噬细胞的吞噬功能，大剂量时与左旋咪唑作用相似；能使NIH小鼠溶血素抗体形成功能显著提高。利用小鼠闭合伤、截肢伤及烧伤模型观察人参茎叶皂甙（GS）对创伤及免疫功能变化的调节作用表明，GS不仅可使创伤小鼠的脾脏指数、胸腺指数恢复正常，且可纠正淋巴细胞转化、Tn数目的下降以及Ts数目的增多，逆转IL-2、IL-2R、IL-2mRNA、IL-2RmRNA的受抑状态，提示GS可从器官-细胞-分子乃至基因水平纠正创伤后细胞免疫低下的改变。黄芪对以氢化考的松所致小鼠淋巴细胞降低模型具有抗淋巴细胞降低和脾重下降作用，实验证实黄芪苷是黄芪中调节机体免疫功能的有效成分。临床上以补中益气汤化裁可使淋巴细胞转化率显著增加。

将党参、白术、茯苓作三药或两药组方对小鼠进行实验表明，它们都能提高小白鼠腹腔巨噬细胞的吞噬功能。党参及其提取物在使小鼠腹腔巨噬细胞数量增加、胞体增大、伪足增多、吞噬能力增强的同时，巨噬细胞内酸性磷酸酶、三磷酸腺苷酶、琥珀酸脱氢酶、α-醋酸萘酚酯酶等活性以及DNA、RNA、糖元和粘多糖等含量也均比对照组明显为多，提示药物在增强细胞代谢功能上发挥重要作用。

3．对重要脏器的修复和保护作用

研究表明，黄芪多糖能减轻小鼠由硫代乙酰胺引起的肝损伤，防止血清谷丙转氨酶升高和肝呈灰色样改变而接近正常。以^{3}H-胸腺嘧啶核苷掺入法观察到黄芪能促进体外培养肝细胞DNA的复制，延长细胞寿命，推迟细胞衰老，增强细胞代谢活动。以^{3}H-亮氨酸法观察到黄芪注射液能显著增加^{3}H-亮氨酸掺入血清、肝脏蛋白质速率，但对蛋白质含量并无影响，表明可促进血清与肝脏蛋白质的更新。以大鼠肝细胞腺苷酸激酶转化活性为指标观察到党参、黄芪、人参、白术均具有不同程度的增加细胞能荷的作用。以当归补血汤加人参而成的气血注射液可防止大鼠由于大剂量氢化考的松所致的肝细胞线粒体肿胀、融合、数量减少，特别是基质颗粒明显减少呈线粒体功能下降早期病变的出现。以CCl_4造成肝损伤观察到当归可显著抑制肝脏成纤维细胞的增生，减轻肝纤维程度，促进肝细胞再生。人参茎叶皂甙能增加家兔胆汁中胆汁酸含量，降低胆固醇水平；对喂饲高胆固醇饮食形成胆囊胆固醇结石具有明显的预防作用。

采用大鼠脑血管梗塞模型观察人参茎叶总皂甙对脑缺血及再灌流损伤的研究表明，给药组的平均动脉压变化较对照组小，脑比重比对照组高，脑缺血的组织形态学改变较轻且动物死亡率有低于对照组倾向，提示药物对大脑缺血及再灌流损伤有一定的保护作用。给清醒家兔脑室注射党参提取物，可引起脑电图出现高幅慢波的变化，结合该药显著地延长小鼠环已巴比妥的睡眠时间，从而认为党参具有中枢抑制作用。

黄芪对大鼠实验性心肌炎或心肌损伤具有保护作用，可使心肌病变程度范围减少，对亚微结构也有保护作用；在心电图、血液免疫复合物、微循环监测等方面也呈保护和改善效应。以大鼠乳鼠心室肌单个细胞进行实验证实，人参三醇组皂甙单体Rg_2对钙通道有阻滞作用，其机制在于使钙通道的开放时间缩短、开放概率减少、关闭时间延长；测取培养心肌细胞自由基含量表明，Rg_2能显著抑制黄嘌呤、黄嘌呤氧化酶所致的自由基含量的增多。

人参及含有党参、黄芪、人参、当归等复方中药制剂对小鼠坐骨神经挤压损伤后再生具有一定的促进作用，提示药物有利于提高神经元的活动能力。

补中益气汤对家兔胃的机能活动有双向调节作用，既可使胃电波幅下降，降低胃肌能活动，又能拮抗阿托品对胃活动的抑制作用。以黄芪煎剂给清醒狗灌胃观察小肠消化间期综合肌电变化的情况，发现给药后十二指肠的Ⅱ相时程延长；空肠的Ⅰ相时程缩短，而Ⅱ相及总周期的时程延长，峰电位增多，提示黄芪具有增强小肠（主要是空肠）运动和平滑肌紧张度的效应。

以人参皂甙治疗家兔油酸性呼吸窘迫综合征证实，药物可使动脉血氧分压（PaO_2）明显增加，而肺泡氧与动脉血氧压差（$PA\text{-}aPD_2$）则减少，其生存率及气体交换也有改善，尸检发现肺水肿也较轻，提示对呼吸系统有保护效应。

（八）温中散寒法

温中散寒法是针对“里寒证”而设的治则，是急腹症常用八法之一。里寒证在急腹症中较少见，只在一些年老体弱或久病者可以见到。主要用于有虚寒见证的溃疡症、阑尾炎、肠梗阻、胆道蛔虫症等的治疗。常用的温中散寒药有干姜、高良姜、吴茱萸、薤白、川椒、细辛等。与急腹症有关的常用方剂有理中丸、黄芪建中汤以及乌梅丸等。现将近年来有关温中散寒法的实验研究摘述于下。

1. 对胃肠道功能的影响

里寒证时常出现脘腹痛、呃逆吐泻、消化不良等脾胃虚寒症。实验观察到温中散寒Ⅱ号（吴茱萸、高良姜）对胃肠道平滑肌痉挛有解痉作用，可使离体家兔十二指肠和回肠张力的收缩幅度下降，能拮抗毒扁豆碱引起的兴奋作用。以干姜乙醇提取物（简称姜液）静注于家兔，可见在体胃运动幅度短暂抑制；对离体大鼠胃底肌条运动幅度呈先兴奋后抑制效应，且抑制其运动频率；对离体豚鼠回肠的缩效应呈快速耐受性，该收缩效应不受六烃季铵、5-羟色胺预处理影响，但可被冷冻、东莨宕碱、吗啡、苯海拉明、异丙嗪及P物质脱敏预处理所抑制，纳洛酮可消除吗啡的作用；姜液对离体豚鼠回肠Ach、组胺性量效关系呈非竞争性拮抗表现，综上提示生姜通过P物质介导兴奋M、H_1受体，并对M、H_1受体有先兴奋后抑制效应，尚可通过中枢和外周抗胆碱和抗组胺效应对胃肠机能进行调整。

以巴甫洛夫狗进行实验表明，向主胃灌注丁香浸出液后可见胃酸排出量、胃蛋白酶活力均呈显著增加；高良姜浸出液也具有刺激胃酸排出量增加的效应，但对胃蛋白酶活力则无明显影响；草豆蔻浸出液对总酸排出量虽无明显影响，但可使胃蛋白酶活力明显升高；丁香浸出液刺激胃酸分泌的作用可被静脉注射阿托品所抑制，提示在丁香刺激胃酸分泌的作用中可能有胆碱能神经的参与。

上述实验结果表明，温中散寒机制可能包括对胃肠道运动功能的调整，刺激胃液分泌和增加胃内消化的作用。

2. 对心肌和冠脉血流量的影响

以上述温中散寒Ⅱ号对离体大鼠心脏冠脉流量和心肌收缩幅度影响的研究表明，药物可明显增加心脏的收缩幅度并十分显著地增加冠脉流量。对温中散寒几种单味药的研究证实，亦均具增加冠脉流量的作用，如细辛可增加冠脉流量；附子能增加心肌血流和含氧量，减少心肌氧耗；肉桂能增加冠脉流量，降低外周阻力与血压。而普遍存在于附子、细辛、吴茱萸、良姜、丁香等温中散寒药中的去甲乌药碱（Higenamine）则可能是引起上述药效的一个不容忽视的植化成分。后者具有β-肾上腺素能受体兴奋作用，可使冠脉阻力减小，血流量明显增加。

中医历来有“心胃同治”之说，而温中散寒药除了能降低胃肠道平滑肌兴奋外还兼备降低冠脉血管平滑肌阻力、增加冠脉血流量的作用，故既有利于心绞痛症状的缓解又有利于胃肠道平滑肌痉挛性疼痛的缓解，这很可能是中医临床上“心胃同治”的一个理论基础。

3. 抗菌和抗炎作用

体外实验证明，上述温中散寒Ⅱ号对肠道内常见菌株如金黄色葡萄球菌、产碱杆菌、变形杆菌及大肠杆菌都有一定的抑菌作用。以温中散寒单味药附子、干姜、桂皮、花椒、吴茱萸、丁香、毕澄茄、高良姜分别制成水煎剂和醚提物进行研究证实具有抗炎作用，对二甲苯所致小鼠耳壳炎症、醋酸所致小鼠腹腔毛细血管通透性增高及角叉菜胶所致大鼠足肿胀有明显抑制作用，提示上述药物具有对抗急性渗出性炎症的作用。上述抗菌和抗炎作用很可能是临床上用以治疗脾胃虚寒时慢性腹泻的药理学基础之一。

以上简述了有关温中散寒药与急腹症有关的药理效应。由于目前对该法实验研究的资料还不充分，故对该法更深入的认识，还有待于更多的研究结果来充实。

（田在善　吴成中）

四、急腹症的实验研究进展

（一）急性阑尾炎

常用的方剂如大承气汤、三物备急丸、锦红片（红藤、大黄、蒲公英）、疔毒丸（巴豆霜、大黄、雄黄）、阑尾炎合剂（金银花、连翘、蒲公英、白花蛇舌草、败酱草、冬瓜仁、大黄、丹皮、桃仁、赤芍、木香、川楝子）。以往的实验表明这些药物大都具有促进肠道运动的作用，大承气汤大黄、芒硝等尚可使结肠内水分增加，从而构成通下的基础。

朱培庭等的研究证实锦红片能促进小鼠胃肠内容的推进，增加其含水量，加速排出稀便，以及降低血管通透性、调节腹膜通透性等。一些重用活血化瘀药的方剂如天津南开医院的阑尾化瘀汤（川楝子、元胡、桃仁、丹皮、木香、双花、大黄），另一些以清热解毒为主的药物如四季青、白花蛇舌草分别有降低血管通透性、促进腹膜吸收，抑制细菌生长、增强机体免疫功能以及拮抗内毒素的作用。殷铭等用结扎大鼠部分阑尾，缝合邻近肠管造成阑尾脓肿血瘀模型进行的研究揭示：由红藤、山甲、皂刺、三棱、莪术、水蛭、虻虫等组成的“活血化瘀汤”能促白细胞吞噬、减轻炎症反应，减少脓液形成以及促进血管及纤维组织增生，加强病变的局限化。王湘衡等进行的实验表明：疔毒丸具有缓解大肠杆菌内毒素性发热，抑制非特异性免疫反应，促进肠蠕动等作用，而对大肠杆菌及厌氧菌氧无直接抑制作用。

（二）溃疡病急性穿孔

针刺是中西医结合治疗胃、十二指肠溃疡穿孔早期的一项重要措施；具有消除腹痛、缓解腹膜炎刺激症状、稳定病情和改善机体一般状况的良好作用。大连医科大学、安徽医科大学和天津南开医院曾分别以家兔制备实验性胃穿孔和弥漫性腹膜炎模型，证实针刺双侧足三里具有促进大网膜对穿孔的复盖、包囊，加快炎症渗出物的吸收和炎症消退的作用。而后不少实验又证实针刺动物足三里、胃俞、中脘等穴可调整胃肠运动。陕西省中医研究院及浙江医科大学分别证明电针刺激大鼠或家鼠的足三里可以明显提高痛阈。安徽医科大学徐光尧等及西安医学院相继进一步证明这一作用与通过坐骨神经传入，脑干及丘脑内痛觉神经元被抑制有关，显示痛放电及儿茶酚胺-γ-氨基丁酸等激痛介质减少而5-羟色胺-阿片肽及乙酰胆碱等镇痛介质增多。天津南开医院报道：胃、十二指肠溃疡穿孔病人的腹直肌的复合肌电频率增高，针刺收效者可随病情缓解而迅速恢复，从而提出可以此作为判断病情及疗效的一种有相当可信度的客观指标。

（三）肠梗阻与肠粘连

肠梗阻是外科急腹症的常见病，其中以粘连性肠梗阻居首位。

1．肠粘连的研究　蒋贻康等用搓擦法造成家兔肠管浆膜损伤，实验显示10%丹参注射液腹腔灌注具有显著的防粘连作用。周镇万等用2%积雪草甙作肠壁创面局部注射亦有显效。湖南医科大学在腹部切口附近进行实验磁疗亦有类似作用。青岛市中西医结合医院报道：口服丹黄汤（丹参、大黄、芒硝、三棱、莪术、赤芍、厚朴、枳实、川芎、桃仁、红花、金银花、黄芩）对家兔人工肠粘连亦有预防作用。天津南开医院用阑尾全层切开法制备家兔肠粘连模型，对比活血化瘀汤（丹皮、赤芍、元胡、当归、桃仁、红花）与复方大承气汤（大承气汤加赤芍、桃仁、莱菔子）的药效。结果显示二者均有预防粘连的作用，尤以前者为佳。进一步的研究揭示：其药效与减轻纤维蛋白增高、促进纤溶活性有关。西安医学院用齿钳夹损伤肠管诱发大鼠肠粘连，观察大黄䗪虫丸（熟大黄、土鳖虫、黄芩、甘草、白芍、煅干漆、虻虫、生地、制水蛭、蛴螬、桃仁、炼蜜为丸）的药效，结果证明：在术后第2天开始连续用药2周者有明显的防粘连作用，而在造型后2～3周粘连形成后期进行治疗则难以收效。

2．肠扭转与肠套叠的研究　山东昌潍市医院以手法造成家兔肠扭转，术后限制动物活动可使90%的动物死于肠坏死，若恢复自然体位，死亡者仅20%，而用颠簸手法处理则可全部存活。裴德恺等经剖腹用手法造成大鼠小肠扭转或肠套叠，扭转或套叠的肠袢经一定时间可发生自行复位；术中若用普鲁卡因作肠系膜局部阻滞麻醉、或将动物绑扎制动或给以电刺激使之处于应激状态，或在皮下注射阿托品以及损伤局部肠管均可延缓扭转或套叠肠段的自行复位，而将动物处于自由活动、加以颠簸；或灌服硝菔汤（鲜萝卜、芒硝）、针刺足三里等能促进复位。上述工作为肠梗阻的中西医结合非手术疗法提供了可信的实验论据。

（四）胆石病及胆道感染

主要涉及中西医结合排石、溶石、防石及防治重症胆系感染的药效论证、机理分析及诊治方法等实验探索。

1．排石研究　大多围绕药物的泌胆及排胆效应，从胆汁流量、胆囊和胆道括约肌（以下简称括约肌）以及十二指肠运动等4个环节进行研究。裴德恺等报道：胆道排石汤（木香、枳壳、黄芩、黄连、大黄）可增加狗的胆汁流量和降低括约肌紧张性。而后该校与国内其他单位相继根据不同证型化裁的许多同类药剂，涉及的药味大致可归纳为通里攻下、理气开郁、舒肝利湿、清热解毒等几类。应用较多的诸如胆道排石汤Ⅰ～Ⅵ、利胆排石汤、茵虎黄片、清胆注射液等都曾分别用狗、兔、豚鼠等正常动物进行过类似的观察，亦获得相似的实验结果。李乐天等则采用将砂粒或塑粒管植入家兔胆管造成远端部分梗阻的实验模型，导致括约肌收缩加强及胆压升高，实验证明用大黄、芒硝或654-2可缓解这一变化，而给茵陈或茵陈大黄汤则进一步增强括约肌的收缩。

齐清会等用超声断层法在患者身上进行的动态观察揭示：利胆方（茵陈、金银花、青皮、大黄），理气方（杭芍、陈皮、木香、枳壳）具有促使胆汁流量增加，延长括约肌运动周期和舒张期，以及降低胆管内压的作用。邓学稼等和余仲等用电视录像结合胆道造影等方法分别证实利胆冲剂（茵陈、山楂、谷麦芽、神曲、青皮、陈皮、莱菔子、苏梗、川楝子、枳壳、郁金、半夏、皂角）、大承气汤和茵陈胆道汤（茵陈、柴胡、木香、枳壳、黄芩、金银草、大黄、栀子）均有与上述同样的方法相似的作用；王训颖等就针刺日月、期门等穴对胆道功能影响，进行的临床研究，亦获得与上一致的结果。

用单味药进行的利胆实验显示：大黄、茵陈、金钱草、栀子、番泻叶、芫花、黄芩、龙胆草、柴胡、虎杖、青蒿、青皮、陈皮、枳壳、香附、沉香等均有不同程度的利胆作用，其中尤以大黄和茵陈为强。大黄的这一药效又可因煎煮、炮制及提取方法不同而异。裴德恺等用正交设计实验法就茵陈蒿汤及其组分的利胆作用进行了分析。此研究揭示：大黄的利胆作用出现早，生大黄的作用优于炮制者，煎时后下得沸即止比同时入锅久煎者强；茵陈的利胆作用出现较晚，茵陈与大黄合用有协同作用，可延长利胆时相；栀子的作用视品种而异，小栀子有很强的利胆药效，大花栀子则呈抑制效应。

有关胆道括约肌的实验曾证实：大黄、栀子、番泻叶和芫花分别有降低括约肌紧张性的作用。中药对胆囊功能影响的研究，多数是用B超或X线造影进行的人体观察。结果显示：栀子、茵陈、槟榔、山楂和乌梅分别有促进胆囊收缩的作用。

有关十二指肠运动的实验：裴德恺等曾就此对60味中药按药性进行对比研究，结果揭示木香、厚朴、枳壳、枳实、陈皮、青皮、香附、元胡、川楝子等理气药均有降低十二指肠张力的作用，并能拮抗乙酰胆碱引起的收缩活动；其中尤以枳壳、枳实、陈皮、青皮为强，而青皮、枳实又分别胜于陈皮与枳壳，青、陈皮合用还有协同作用。多数通里攻下药能提高肠管紧张性并加强收缩，峻下药巴豆、甘遂更为显著，但这一作用可被阿托品拮抗。多数活血药能规律性地引起肠管兴奋，又以三棱、红花为强，当活血药与理气药配伍时则可显现既提高肠管张力又保持较大收缩幅度，从而可使十二指肠发生强有力的舒缩而有利于肠内容物的排空。

裴德恺等对胆结石“总攻”排石疗法所作的研究证实：在胆道排石汤利胆高峰时注射吗啡可使括约肌强烈收缩，引起胆管内压急剧升高，迅速地增加胆囊充盈，于此时吸入亚硝酸异戊酯可使括约肌张力骤降，产生强有力的排胆活动，而加用硫酸镁则可进一步使括约肌舒张。从实验角度有力地论证了“总攻排石方案”的有效性与合理性。

2. 防石研究　胆结石的形成与体内成核因子与抗成核因子平衡失调有关。胆汁中的胆固醇、胆红素等成分在一定条件下由液态转变为固态，沉淀析出，被粘液物质凝聚，瘀滞于胆汁中渐次增长而成石，若能及时中止上述演变过程即可收防石之效。徐长生等和邓学稼等相继报道：胆宁片（大黄、虎杖、青皮、陈皮）与利胆冲剂能显著降低由精糖、低蛋白致石食物诱发豚鼠胆色素类结石的成石率。朱培庭等进一步证实胆宁片的这一药效与其能降低肝脏和胆汁β-葡萄糖醛酸活力，减少游离胆红素、钙离子，增加胆酸含量等抑制了胆汁的成石性有关；同时还从肝胆相表里的角度证示该药能提高肝细胞 Na^{+}-K^{+}-ATP 酶活力；并减轻肝细胞脂变。吕秀仙等的实验证实胆乐（六曲、猪胆汁、郁金、山楂）的防石作用与其减少胆汁中胆固醇含量并使胆汁酸与卵磷脂增高有关。李建业等报道的肝胆通（茵陈、栀子、大黄、虎杖、石斛、北沙参、生地、甘草、郁金等），蚌埠钟洁等研究的肝胆宁（生地、沙参、当归、枸杞、麦冬、陈皮、首乌、甘草等），安新等研究的胆胰和胃冲剂（柴胡、黄连、黄芩、大黄、郁金、木香、金钱草）和溶石散（金钱草、柴胡、甘草、元胡、鸡内金），湖北中医学院研究的益气养阴汤（黄芪、党参、当归、南北沙参、麦冬、枸杞、生熟地、白芍、石斛、车前子）以及北京医科大学附属三院胆石组对胆道排石汤和茵陈胆道汤所做的防石机理研究，均获得了类似的实验结果。

尹熙鹏等用高胆固醇饲料加雌二醇诱发地鼠胆固醇类结石的实验，证明复方茵陈蒿汤（茵陈蒿汤加青皮、陈皮、枳壳、沉香、香附）的防石作用与降低胆汁中胆固醇含量有关。赵先明等报道：舒胆汤通过增加胆汁内胆酸、降低胆红素含量而抑制由林可霉素诱发豚鼠胆囊结石的成石率。王树立等指出：山楂、黄芪与刺五加均能显著地抑制豚鼠肝细胞微粒体和小肠粘膜匀浆中 HMG-CoA 还原酶的活性使胆固醇的合成减少，而刺五加还可激活 7-2 羟化酶促进胆汁酸的合成。孔棣等的研究发现由茵陈、黄芩、大黄、芒硝、柴胡、郁金、当归、赤芍、木香、枳壳组成的中药能减少胆汁中粘蛋白的含量、降低表面张力，并使电位和 pH 回升。上述多种药效虽涉及胆石形成、发展中的不同环节，但其共同的结果均体现为防石效应。

3. 溶石研究　包括灌注溶石和口服溶石，国内的灌注溶石研究主要针对肝内胆管的胆色素类结石。大都采用试剂直接浸泡胆石，以处理前后的结石变化及减重率为指标，并按有效、无害的原则，由实验过渡到临床研究。70年代裴德恺等首先报道用含 EDTA ·2Na 的复方胆汁酸钠制剂可以有效地溶解胆色素类结石，继而在研究千余例胆石性状特征与地区特点的基础上，根据我国胆石大多兼含胆色素钙与胆固醇的实际情况，进一步的就大量中西药物的体外溶石作用进行配伍筛选。结果证实新鲜桔皮的蒸馏油对胆固醇结石具有强大的溶解作用，并证实其主要成分为柠烯，纯度可达96%以上。当与复方胆汁酸钠以1∶9配成复方桔油乳剂，即可显著地提高溶解胆色素类混合结石的作用，并减少局部刺激性，而后李一等将CDTA替换EDTA制成复方桔油乳剂Ⅱ号，张宗明等又进一步加入二甲基亚砜(DMSO)及胰蛋白酯等制成复方DMSO乳剂，使其溶石作用更为提高。王玉杰等与范跃祖等又分别通过多种药剂的对比实验，证实在复方中加入甲基叔丁基醚可以增强对胆固醇类混合结石的溶解作用。上述研究均已过渡到临床应用，并取得了较好的疗效。

口服溶石的实验研究是观察口服药对已存在于体内的胆石的溶解作用。高静涛等以人胆石植入豚鼠胆囊作为实验模型，以胆石及胆汁成分的变化为指标，研究金石散（由古方硝石矾石散化裁）的药效，结果发现该药具有增加胆汁胆酸，降低胆红素钙和粘液含量，并能促使植入的结石发生溶解以及抗炎、镇痛等药效，其溶解胆固醇结石的作用与熊去氧胆酸相仿，而溶解胆色素类结石则明显为优。临床研究证实该药能有效地缓解症状、减少乃至不再发作，并能显著地溶解肝内外胆管结石，对胆囊结石亦有一定的溶解作用。王冬梅等以同样的方法研究胆宁片）溶解胆石的作用，亦获得类似的结果。朱培庭等用以治疗胆囊结石，证实其溶石作用明显地优于熊去氧胆酸及胆通。上述工作表明胆结石溶石研究的实验结果与临床资料甚为一致。

4. 胆道感染研究　余仲符等用大肠杆菌及胆石细屑给狗胆道逆行注射诱发化脓性胆管炎，导致胆汁流量减少及括约肌紧张性增高，茵陈胆道汤可使之明显减轻。武汉同济医科大学的茵虎黄片（茵陈、虎杖、大黄等）亦有类似作用。裴德恺等以大肠杆菌悬液给大鼠肝总管逆行注射，除了可诱发化脓性胆管炎外，还可引起肝脏多发性粟粒状脓肿，由虎杖、鱼腥草、败酱草、肿节枫组成的清热解毒剂及单味厚朴均有抑制胆道炎症、减轻肝细胞坏死的作用，厚朴还能降低血清转氨酶。竺稽能等证实清胆注射液（柴胡、黄芩、姜夏、枳实、丹参、连翘、金银花、公英、大黄）对上述大鼠模型具有升压、强心及改善微循环的作用。李乐天等用胆管内留置塑料管注入大肠杆菌造成胆道部分梗阻性胆管炎，观察到利胆、补气药具有增强巨噬细胞吞噬功能，促进枯氏细胞对印度墨汁的清除率，减轻胆管炎症、扩张、促进机体恢复、减少早期死亡率等多种药效。上述为中药治疗化脓性胆管炎提供了实验论证。

（五）急性胰腺炎

临床上根据本病常有肝郁气滞、脾胃实热、或肝胆湿热等证候，一般按疏肝理气、清热解毒、通里攻下等治则，运用清胰汤、大柴胡汤等方剂施治，亦有单味大黄取得良好疗效的报道，依此进行的实验研究，为临床经验提供了宝贵的论据。

1. 急性胰腺炎实验模型的制备

大多以狗和兔等较大的动物为对象，将细菌、胆汁或胆汁酸进行胰管逆行注射或注入胰腺局部，诱发出血性、坏死性胰腺炎。郑树森等以5%牛磺胆酸钠(1ml/kg)，经狗胰管注射，焦东海等报道用狗自身胆汁加乙醇注于胰腺头、中部，分三处注射以及裴德恺等以去氧胆酸给大鼠胰管逆行注射，注前暂时阻断肝总管等方法，均成功地诱发了实验性急性出血、坏死性胰腺炎，其病变特征与人类的甚为相似。天津南开医院用蛙皮素诱发的大鼠实验性胰腺炎，接近水肿型胰腺炎；焦东海等报道的用D-乙基硫氨酸灌服（10%溶液按0.5ml/kg体重，每日一次，连续11～17天）亦可引起胰腺炎症变化。梅国强等用胰蛋白酶及牛磺胆酸钠的混合剂（各取0.15kg溶于5ml生理盐水）经胰管注射可制备小鼠急性出血坏死性胰腺炎。

2. 胰腺外分泌研究　赵连根等的实验表

明：清胰汤Ⅰ号（柴胡、杭芍、黄芩、胡黄连、木香、元胡、大黄、芒硝）能显著地增加大鼠胰液中碳酸氢盐浓度及排出量，并使胰酶含量降低，但对胰液流量无明显影响。裴德恺等通过对国内一些治疗胆胰病代表方剂的组方对比，选出最常用的药味组成复方大柴胡汤（柴胡、白芍、木香、黄芩、枳壳、元胡、大黄、金银花)，运用正交设计在狗身上进行实验。结果显示：全方可使胆汁流量增加3倍，胰液分泌无明显改变，括约肌紧张性降低，波数、波幅减少，波宽增大，其作用以柴胡、木香与元胡三药组合最佳。张建新等证实：复方当归液对改善单核吞噬系统功能，并使胰蛋白酶活力降低与α-巨球蛋白水平增高。焦东海等报道从大黄中分离的10种单体，均可抑制胰酶的活性。高静涛等发现栀子对胰液和胆汁分泌的影响可随机体状况及药物的品种而异。大花栀子对正常大鼠具有明显的利胰作用和一定程度的降酶效应，其药效优于小栀子；栀子提取物京尼平的这一作用比50%栀子煎剂要强。当大鼠发生实验性出血坏死性胰腺炎时，胰腺外分泌迅速转为抑制，胰液流量和淀粉酶活性显著降低，此时用栀子治疗可进一步加强这种抑制状态，从而体现对机体的保护作用。贾玉杰等选用整体给药、离体分析的方法进行的研究揭示：大鼠在发生急性胰腺炎时，胰腺腺泡的细胞膜流动性降低，Na^{+}-K^{+}-ATP酶及Ca^{2+}-Mg^{2+}-ATP酶的活力障碍，细胞膜及血管通透性增高，乳酸脱氢酶、淀粉酶及酸性磷酸酶的释出量增加，线粒体肿胀、嵴消失、琥珀酸脱氢酶活性下降，内质网脱颗粒、呈囊状扩张，微粒体标志酶P_{450}的活性降低，胰腺腺泡对CCK·PZ及氨甲酰胆碱等激动剂的反应性降低，淀粉酶的释出量减少。研究表明急性胰腺炎时胰腺细胞的结构、功能、代谢均发生严重的病理变化，对激动剂的反应性降低可能是一种适应性保护机制。用栀子治疗者上述病理变化明显减轻，而对激动剂引起的胰酶分泌的反应性亦进一步降低，表明栀子能够稳膜、维护胰腺细胞结构、功能、代谢，减少胰酶及溶酶体水解酶的生成及释出，从而体现对胰腺炎的良好治疗作用。

3. 血运研究　胰腺组织对血流量的变化极其敏感，同其他组织不同，胰腺在发生炎症时，血流量反而减少。无论胆源性或酒精性胰腺炎的发病机制，胰腺血运障碍均具重要意义。大量的实验证实在急性出血坏死性胰腺炎的早期，胰腺血流即显著下降，为此，中药对胰腺血流量的作用，日益受到重视。王兴鹏等发现川芎嗪能明显地增加胰腺相对血流量及灌注量，减轻胰腺病损，抑制胰酶活力，减轻肺损伤，从而提高急性出血坏死性胰腺炎大鼠的存活率。张建新等和沈骥等的实验分别证实复方丹参和人参亦有类似作用。贾玉杰等的研究揭示：在急性出血坏死性胰腺炎的早期，大鼠的胰、肝、胃、小肠的血流量均显著降低，栀子可使之明显改善，尤以胰腺为甚，基本保持正常。

4. 氧自由基研究　自由基引起的损伤是各种病因导致胰腺炎的一个共同发病环节，这与胰腺组织富含能产生自由基的黄嘌呤氧化酶有关。

朱棕兰等的研究指出，丹参对大鼠急性胰腺炎的治疗作用可能与抑制钙离子的细胞内流，限制了糜蛋白酶活力，进而影响自由基的产生有关；实验还显示丹参可增强SOD和谷胱甘肽过氧化酶的活力，促进自由基的清除。贾玉杰等发现栀子能抑制急性胰腺炎时胰腺组织中的黄嘌呤氧化酶活性，并使胰腺及血中还原型谷胱甘肽的含量增加，从而体现减少自由基的产生，增强其清除能力的双重效应。

5. 内毒素的研究　在急性出血坏死性胰腺炎的发病机制及并发症的发生等方面，内毒素的作用已日益引人瞩目。实验发现清热解毒药中的穿心莲、蒲公英、板蓝根、元参以及热毒清（金银花、蒲公英、大青叶、鱼腥草）对内毒素均有明显的降解作用，大黄和芒硝还有排除肠道内致病菌及其毒素，以及减少内毒素的产生和吸收等药效。

（六）腹膜炎

冯变喜等和周振理等分别以一定量的大肠杆菌用悬液或凝血块等不同方式植入腹腔，用手术造成旷置的无血供肠袢，成功地制备了大鼠局限性、弥漫性腹膜炎及腹腔脓肿等实验模型，以此进行的研究证明清热解毒类和活血化瘀类药物均可降低动物死亡率，有些则可加强巨噬细胞的吞噬功能，改善小肠血运，减少炎症渗出及纤维素沉着、促进纤溶，从而显著地缩小炎症包块、减轻腹腔脏器粘连。李文等的研究证实：家兔细菌性腹膜炎时腹腔脏器的血流显著减少，大承气汤能减轻这种病变，肝肾血流的改善尤为显著。沈长虹等的研究显示：用大承气汤治疗大肠杆菌内毒素腹腔注射引起的小鼠腹膜炎，能减轻发热及白细胞增高。这一作用与其直接灭活内毒素、降低血清肿瘤坏死因子有关。吴咸中等及秦明放等分别对胰、胆、胃肠等急性炎症感染病人进行的观察表明：这类病人的血浆脂质过氧化物（LPO）及酸溶性蛋白异常增高而细胞 SOD 活性则显著降低，“清解灵”（蒲公英、败酱草、白头翁、玄参、大黄、甘草）和大承气汤具有清除自由基、抑制自由基损害，改善血粘度等作用。大承气汤还具有降低外周血内 C 反应蛋白、肿瘤坏死因子、前列腺素及内毒素的含量，并使 T 淋巴细胞亚群 CD8 和 CD4/CD8 回降等作用，提高机体抗病能力，减轻炎性病损及内毒素血症，体现扶正祛邪之效。王文俊等的研究指出：大承气汤改善腹腔脏器血运，增强肠道蠕动功能，与其降低腹膜炎机体门脉血中血管活性肠肽（VIP）有关。

李鸣真等和叶望云等以两次静脉注射大肠杆菌内毒素制备家兔内毒素休克及 DIC 模型，分别观察“热毒清”及犀（牛）角地黄汤的药效。结果显示：二者均可降解内毒素、增加单核-巨噬细胞系统吞噬功能、提高补体；缓解血液粘滞度、血细胞聚集和血流瘀滞，改善微循环；并能增强谷胱甘肽含量、抑制氧自由基的增高；同时还有减轻肝细胞溶酶体、线粒体、微粒体的受损，减轻肝、肾、肺等脏器的微血栓形成等多种药效。张陈福等用人参附子青皮注射液治疗同上的实验模型，显示具有维持血压、缓解内毒素性休克的作用。牛元起等则证实生津注射液（北沙参、麦冬、石斛、芦根、桑叶）亦有同样的作用。

（七）围手术期的实验研究

1．气阴两伤的舌证研究　外科急腹症病人在手术前后常有气阴两伤的证候，而以红光舌为典型舌象。李乃民等曾就常见外科急腹症时的舌证，尤其围绕红光舌的变化进行了系列研究。结果表明：红光舌面局部环境的微生态呈现明显紊乱，致病菌和霉菌生长，菌群失调；pH 偏低，唾液酶受抑；局部血流瘀滞，微血管周围渗血；舌面角化层脱落，丝状乳头呈直立、倒状，排列紊乱，蕈状乳头凸起呈芒刺状；血清 IgG、IgM 降低，内毒素含量增高；外周血流粘滞度增高；机体呈现免疫功能抑制及微循环障碍状态。王完瑞等给狗腹腔注射大肠杆菌诱发腹膜炎，4～6 天时可出现“红舌证”的变化，舌乳头细胞溶酶体增多，发生溶解，其周围的高尔基复合体及线粒体模糊不清或不完整，血清钾离子、CO_2 结合力及红细胞压积显著增高。用“五参冲剂”（南沙参、北沙参、太子参、佛手参、丹参等）治疗可使上述变化显著减轻，并加速机体康复。

2．术后胃、肠功能紊乱的研究　李永渝等和裴德恺等以大白鼠造成腹部手术后实验模型，证实全身麻醉、剖腹术可导致胃肠推进运动延迟，十二指肠峰形电位减少，胃及小肠系膜血流量减少，流速减慢，小肠对水和葡萄糖的吸收以及胰液内淀粉酶活性降低；用胃肠复元汤（黄芪、太子参、厚朴、枳壳、大黄、炒莱菔子、广木香、赤芍，桃仁，蒲公英）则可使上述变化明显改善，加速术后恢复。吴信受等报道：腹部术后病人呈全身疲乏、四肢无力、自汗、口淡纳少、腹部虚胀等脾气虚的证候，其血清胃泌素含量及小肠对木糖的吸收功能，以及胰腺分泌淀粉和糜蛋白酶的功能（胰功肽试验）均显著降低。实验研究证实，术后静脉注射 50％线麻叶制剂或口服大承气汤、胃肠复元汤（生大黄、川朴、枳壳、木香、桃仁、丹参）、硝黄散（甘遂、大黄、芒硝）均可促进胃肠运动的恢复。青岛市中西医结合研究所则指出番泻叶浸剂可明显地增强回肠蠕动，但不影响其收缩频率，并使乙酰胆碱引起的肠痉挛状态恢复正常。龙华医院朱培庭等则报道益气生津冲剂能改善术后患者的口干、纳呆、伤阴等证并促进康复，其作用与该药提高血浆总蛋白、白蛋白、微量元素锌含量，促进前白蛋白回升，加速急性期反应蛋白——纤维结合蛋白、α_1-酸性糖蛋白、C 反应蛋白回降至正常。表明该药的作用系通过增强机体抗病能力，减轻病理损伤，使失衡的内循环得到调整而恢复健康。

（裴德恺　贾玉杰）

第二节　疮疡　乳腺病

疮疡乃疮、疡、痈、疽之简称，宋代以后又有称外科者，现通称中医外科。其诊治病种大致相当于西医的“皮肤和软组织感染”，古代属疡科范畴。如远在周代已有食医、疾医、疡医、兽医之分，《周礼·天官》就记有：“疡医掌肿疡、溃疡、金疡、折疡之祝药劀杀之剂”。“凡疗疡以五毒攻之，以五气养之，以五药疗之，以五味节之”。所谓五毒乃5种金石药物经炼制而成，“其烟上着，鸡羽扫之以注创，恶肉腐骨则尽出”。这些足以证明远在2000多年以前，中医药在对疮疡疾患的诊治中已具有较高水平了。此后的年月里，众多的医家又创造出极其丰富多采的宝贵经验，使疮疡科成为中国医药学伟大宝库的重要组成部份。

一、肿疡

中医把疮疡疾患分为肿疡、脓疡、溃疡三个阶段。肿疡是指疮疡初起尚未化脓者；脓疡是指病变发展到一定程度，“热胜则肉腐为脓”，系组织坏死液化阶段；溃疡是泛指“疮疡溃后”，包括各类损伤感染形成的伤口及疮疡溃后。

（一）临床研究

西医对肿疡的治疗多是以全身应用抗菌药物为主，或配合物理疗法，外用药物较少，其疗效并不确实。

中医治疗肿疡有着极其丰富的宝贵经验，尤擅外治，正如《医学源流》所记“外科之法，最重外治”，常可收到立竿见影之效。

樊建开等对疖病患者50例采用益气养阴、清热解毒的中药内服，包括生芪、银花、生甘草、当归等制成饮剂，每日3次，每次20ml，连服1～3个月。结果临床治愈28例，有效18例，无效4例。治疗前后作免疫功能检查。包括免疫球蛋白（IgG、IgA、IgM）、补体（CH_{50}、C_3）、淋巴细胞转换率（LTT）、玫瑰花环形成率（Et—RFC）、活性E花环形成率（Ea—RFC）等测定。结果：本组病例中治疗前免疫球蛋白增高，与正常均数比较（IgG、IgA）有显著差异（$P<0.05$）。血清补体值也增高，所测得CH_{50}、C_3均数与正常比较有非常显著差异（$P<0.001$）。玫瑰花环形成率及活性E花环形成率均降低，与正常均数比例有非常显著差异（$P<0.001$）。治疗后，随着疖病的控制、好转，免疫指标均有不同程度的改善。如C_3值较治疗前明显降低（$P<0.01$）；细胞免疫水平有所提高，尤其是E花环形成率较治疗前明显升高（$P<0.001$）。证明中药治疗后对免疫功能有一定的调解作用。

李永高等用五倍子散（醋调）外敷治疗蜂窝组织炎156例，痊愈79例，显效57例，有效14例，无效6例，疗程平均6.5天。吴晓放采用蟾酥涂膜剂治疗痈疽疔疮83例，其中痊愈58例，显效9例，好转13例，无效3例，总有效率达96.31%。

黄国宝等用家传祛瘀散（白芷、川芎、薄荷、芒硝、石菖蒲等研细、凡士林调膏）治疗急性化脓性感染400例，其中101例在使用鱼石脂软膏2～5天未能控制者改用祛瘀散作为对照组，结果自开始就使用祛瘀散的299例，平均治愈大数为3.25±2.15天，对照组101平均治愈天数为7.25±3.15，$P<0.01$。

曲学英等使用瘰疬丸内服及圆芪膏外贴治疗颈淋巴结核131例，临床治愈113例，有效15例，总有效率为97.7%。刘风星等采用膏药治疗淋巴结核200例。结果：膏药加化疗治疗组痊愈169例，好转29例，无效2例；单纯化疗组200例痊愈97例，好转86例，无效17例，（$P<0.01$）。

（二）实验研究

如意金黄散为明《外科正宗》方，用治阳证肿疡，因疗效确实，故至今仍在普遍应用着。因此对如意金黄散进行实验研究者很多。

赵洪武等采用如意金黄散的有效成分之一——小檗碱的氚标记物作示踪剂，用放射性同位素示踪法，测定了在体和离体皮肤小檗碱透皮速率和血药浓度，并进行了不同制备工艺黑膏药和不同动物皮肤对透皮速率影响的对比研究。结果：采用4种方法制备的如意金黄散黑膏药用于实验，证明其显效快、缓释效果好，作用时间长，可达4天以上。用药局部皮肤中含有小檗碱是非用药部位的5.6～10.5倍，这说明药物在皮肤内有积蓄。同一黑膏药作用于不同动物皮肤，透皮吸收率顺序为小鼠＞家兔＞大鼠。大鼠贴用黑膏药100小时内，小檗碱血药浓度基本恒定，仅13.1%～27.8%的小檗碱被透皮吸收，说明黑膏药具有缓释功能，可延长使用时间。

刘云等对如意金黄散和它的改剂新金黄散(用新法制成)进行了药理比较研究。结果表明：新金黄散的体外抑菌作用大于金黄散，治疗家兔感染伤口以及消肿作用均强于金黄散。两者均有不同程度的镇痛作用；毒性试验证实新金黄散安全范围大。

邵桂娥对玉露散（芙蓉叶研细120#筛置于皮下）皮下吸收作了实验观察。实验初步表明玉露散在皮下组织中，虽能导致剧烈的炎症反应，但最终被组织吸收，不同于缝合的丝线、中药朱砂等矿物在组织中不能吸收而长久地存在。

陈金锭等对消瘿膏的透皮吸收作了实验研究。消瘿膏由半夏、生南星、乳香、没药等制成，其中富含生物碱、挥发油、碘质等，均可透过表皮，在加用新型透皮促进剂——氮酮后，能有效的促进皮肤对药物的吸收。

二、脓疡

脓疡中医也有称流注者，相当于西医的脓肿。

（一）临床研究

西医采用切开引流治疗急性脓肿，由来已久。一旦脓肿形成，应即施行切开引流术。中医也同样主张适时排脓。如《灵枢·玉版》“……故其已成脓血者，其惟砭石铍锋所取也。”《外科精义》“夫痈疽既作，毒热聚攻……肌肉腐败，若不针烙，毒气无从而解，脓瘀无从而泄”。关于排脓口的大小，西医主张“切口应有足够长度，并作在低位，以利引流”。《疡科心得集》中也记有“凡开刀刀口不嫌阔大，以取脓易尽亦妙。”中西医的意见是一致的。

李竞等在中医学“烙法”等经验启发下，自1962年开始试用“洞式切口”治疗急性脓肿，取得较好疗效，如1963～1964年间采用这一方法治疗急性乳房脓肿183例，193个切口，平均每个切口的愈合日期为16.3天；治疗臀部注射感染形成的脓肿16例，平均愈合日期为21天；治疗手掌间隙感染7例，平均愈合日期15天；治疗深部脓肿4例，平均愈合日期20.5天；其他急性脓肿30例，平均愈合日期11.4天。

此后在采用洞式切口的同时，也使用火针烙法治疗急性脓肿；对脓肿壁已很薄而又不能合作的儿童使用水晶膏点蚀的方法，对疖疮已形成脓栓（或脓肿）时，采用拔钉条插入脓栓等方法，疗效满意。这些引流口均呈圆洞形故称之为“洞式排脓法”。具体做法是：在波动最明显处（脓肿壁最薄）常规消毒，局部浸润麻醉，用手术刀作一直径0.5～1.5cm之圆洞形切口，然后放入五五丹纸捻；或以烧红火针刺入脓腔，不必放入药捻及任何引流物，每天换药一次，直至愈合。洞式排脓法方法简便，不要求严格的无菌环境，局麻下在门诊即可完成手术。术后排脓通畅，损伤组织少，疤痕小，引起畸形和功能障碍机会很少，愈合快。术中不必探查脓腔，不会破坏脓肿壁的防御反应，故术后体温很快下降，引起全身化脓性感染的机会少。这一排脓法，可以适用于任何部位的各种急慢性脓肿，包括肛旁脓肿、脓性指头炎、手掌间隙感染等。他们的经验是，排脓口作在波动最明显处（脓肿壁最薄处），此处是排脓最佳途径。如鱼际间隙感染，切口作在虎口中央，掌中间隙切口作在第四掌骨与掌横纹交界处，脓性指头炎切口作在压痛最剧烈处。

三、溃疡（皮肤溃疡）

中医把疮疡溃后统称溃疡，泛指一切开放的伤口。西医则认为“皮肤或粘膜由于感染、腐蚀、损伤等各种原因引起缺损，其表浅者称为溃疡”。临床上分急性溃疡和慢性溃疡两种。

（一）临床研究

在皮肤溃疡的治疗中，不论中医、西医都是以外治为主，即以换药为主要治疗手段。

西医认为：“人体本身有一定的修复能力，创面愈合并不需要药物干预，但在感染情况下，则需要有药物的协助。……因此，清洁、健康创面，以不用药物为佳。”临床上仍多沿用凡士林纱布或生理盐水纱布。近年来出于抗菌目的有使用雷弗奴尔等抗菌药物纱条者。

中医在治疗皮肤溃疡中，有着极其丰富的经验，但所用药物种类繁多，莫衷一是。

天津市中西医结合疮疡研究所为了更好的继承这些宝贵经验，他们对皮肤溃疡的愈合规律进行了探索。在复习中医学中的有关经验时，他们发现早在唐·《千金方》中就记有“夫痈坏后，有恶肉者，宜猪蹄汤洗去秽，次傅蚀肉膏散；恶肉尽后，傅生肌膏散，及摩四边，令好肉速生。”明·《薛己医案》：“大凡痈疽溃后，腐肉凝滞必取之，乃推陈致新之意。”至清·《医宗金鉴·外科心法要诀》中更确切的指出：“腐者，坏肉也，诸书云：腐不去则新肉不生。……盖去腐之药，乃疡科之要药也。”经多年实践，提出“腐去肌生”是皮肤溃疡的愈合规律。“腐去肌生”(腐指坏死组织，肌指肉芽组织）的含义是指皮肤溃疡在坏死组织未脱落以前，创面上就不会有可见的肉芽组织，一旦坏死组织脱掉，肉芽组织会很快的从创面上长出来并逐渐填满缺损。据此他们拟定了一组去腐生肌散(去腐生肌散1～5号)。临床上辨证施治，配合生肌玉红膏，生肌象皮膏等，收到很好效果。1985年曾作过治疗对比，其中辨证使用去腐生肌散治疗皮肤溃疡335例，西医药（凡士林纱布为主）220例。结果去腐生肌散组平均治愈天数为18.3天；西医药组平均治愈天数为22.6天（$P<0.01$）。值得注意的是，辨证使用去腐生肌散等中药换药过程中都未加用抗菌药物或清热解毒中药，未见有伤口恶化者。

窦道，可看作是深在的皮肤溃疡，西医常采用手术方法，疗效常不满意。天津市中西医结合疮疡研究所对非手术后窦道采取中药捻(纸捻或棉捻)治疗，必要时手术扩大窦道外口，收到很好的效果。如1985年总结61例，平均31.5天愈合；同期采用西医药治疗10例，平均44.6天愈合。对手术后伤口感染形成的窦道，他们注意到，这些窦道常因有被污染的线结遗留在伤口内（有时是未被吸收的肠线)，未能及时取出而长期不愈，或愈后又溃。小部分是因引流不畅或坏死组织未排净。故在换药开始使用去腐力强的药捻来扩大窦道外口，以利引流。并随时注意设法取出污染线结，一旦线结取净，会很快愈合。如一组术后形成的窦道共166例，其中124例取出线结，共计227棵。平均愈合天数为23.2天。另一组采用西医药治疗98例，平均28.6天愈合（$P<0.05$)。经中医药治疗的病例，极少需扩创搔扒者。简化了治疗方法，缩短了愈合日期，减轻了病人痛苦。

对先天性窦道或瘘管的治疗，天津市中西医结合疮疡研究所，创用药物灌注的方法，也收到极佳效果。如一组甲状舌间瘘共12例，除1例灌注一次未愈后手术治疗外，其余11例均经一次灌注治疗成功。

关于手术后窦道的预防问题，该所在“给邪出路”的思路指导下，对术后切口发现有感染迹象时，如切口局部出现红、肿、痛、硬结及压痛时，立即拆除炎症部位的缝线，扩开伤口，有瘀血块或脓性分泌物时拭净，若缝线有污染者一并去除。然后按去腐生肌法用棉捻换药，多在2周内愈合，有效地防止了脓肿形成过程中使更多的切口内缝线受到污染。从而预防了切口感染及窦道形成。

王庚贤等用“化管丹”、“倒退散”制成药捻，共治疗窦道51例，治愈42例。

刘行稳等用垫棉法治疗慢性窦道33例，29例痊愈。方法是常规消毒，局麻，用刮匙对窦道壁进行搔刮，清除疤痕及分泌物后，用灭菌盐水反复冲洗，最后棉垫加压包扎，3～5天换一次。

周平等采用生肌散-抗生素合剂治疗咽瘘5例。生肌散主要成分为制炉甘石、滑石、血珀、朱砂、冰片等，研极细。抗生素的选用一般根据细菌培养和药物敏感性试验而定，本方多选用红霉素粉剂，用生肌散3g，红霉素0.3g混合均匀。用药方法是清洗创面，将合剂撒在瘘口或稍深处，用绷带加压包扎，每日换药一次，直至闭合。结果：5例中4例愈合。

（二）实验研究

1. 关于皮肤溃疡愈合规律的研究

李竞等对比观察了实验性皮肤溃疡的愈合情况结果：去腐生肌法组（实验组：辨证使用去腐生肌散等）在治疗第7天坏死组织开始脱落，脓汁量多而稠。第10天坏死组织基本脱净，肉芽组织开始出现；第14天伤口四周出现上皮组织；第30天所有创面愈合。新生上皮柔软，光滑，弹性好。西医药组（对照组：灭菌凡士林纱布）第10天坏死组织开始脱落，第14天有肉芽组织出现，第25天创面坏死组织大部脱落，个别创缘出现上皮组织，第42天创面愈合。

疤痕较硬，不平、弹性差。

为了进一步证明“腐去肌生”是皮肤溃疡的愈合规律，以及依据这一规律所制定“去腐生肌法”的正确与否及其实用价值。又进行了一批实验，共分三组，即①去腐生肌法组：按去腐生肌法的原则，依溃疡情况辨证使用去腐类药或生肌类药；②去腐组：自始至终使用去腐力强的去腐生肌散1号；③生肌组：自始至终使用生肌长皮的去腐生肌散5号。

结果：去腐组与去腐生肌法组的坏死组织于第8天左右脱净，肉芽组织在第8～10天出现，但去腐组创面肉芽生长较去腐生肌法组明显缓慢；生肌组的坏死组织至17天始脱净，第10天肉芽出现，但生长较快。出现上皮时间去腐生肌法组是第8天，生肌组是14天，去腐组是17天；伤口愈合时间是：去腐生肌法组平均为19天，生肌组平均为25天，去腐组为32天。

这一结果证明治疗皮肤溃疡必须以去腐生肌为法，辨证使用去腐与生肌类药。

关于去腐和生肌类药的作用机理也作了探索。包括对创面脓液的pH、溶菌酶、氨基酸的测定，以及病理组织学（光镜、电镜）等作了对比观察。

(1) 创面脓液pH测定结果：两组变化曲线基本一致，即开始呈碱性，随着腐肉脱落转变为酸性；肉芽出现后又渐趋中性。只是实验组进程快，愈合时间短。

(2) 创面脓液溶菌酶含量测定结果：实验组脓液中溶菌酶含量较对照组为高，尤其在2周时更明显。溶菌酶含量增高对增强局部抗感染作用有益。

(3) 对脓液中氨基酸的测定结果：实验组水解氨基酸的总量（包括氨）及游离氨基酸的总量（不包括氨）均高于对照组。

(4) 病理组织学检查结果：①光镜下第9天所见实验组炎性细胞浸润不明显，成纤维细胞体肥大，增殖活跃，多量新生肉芽及血管，近表皮部肉芽趋向成熟。对照组所见为多量炎性细胞浸润，多量炎性肉芽组织，成熟的胶原纤维较多见。第15天实验组肉芽组织细胞肥大，密集，生长活跃，炎症反应不明显，已有表皮爬行。对照组炎症反应不明显，仍有少量坏死，肉芽组织生长，可见表皮组织。第22天，实验组肉芽组织生长活跃，无炎症反应及水肿，可见表皮及皮肤附属器；对照组未见明显坏死，有炎性肉芽组织。②电镜所见：第12天实验组细胞生长活跃，有多量胞突，核大，染色体致密，细胞器显示功能活跃，见有高尔基复合体，有微丝及粗大的张力原纤维，内质网扩张，线粒体膜清晰，内有中等度电子密度物质充填，胶原纤维丰富；对照组纤维组织细胞变性，细胞器极少，核染色质致密，但细胞突较多，仍有炎细胞，间质水肿，有变性之胶原纤维。第21天实验组成纤维细胞生长活跃，有巨核，核染色质致密及核分裂；对照组纤维组织细胞增生，生长活跃，多突，细胞器变性，有微丝及张力原纤维形成，间质仍有水肿及变性胶原纤维。

2. 对生肌象皮膏的研究

生肌象皮膏最早见于《疡科纲要》。由当归、血余、龟板、生地、炉甘石、生石膏、象皮组成。

徐尔真等研究证明，生肌象皮膏不论水煎液或者是醇提液均有增强小鼠腹腔巨噬细胞吞噬功能的作用，水煎液比醇提液的作用更强。

为了阐述生肌象皮膏激活后的巨噬细胞的细胞内杀菌作用，观察了异物在巨噬细胞内被消化的程度。实验结果表明它具有较强的消化异物能力，使创面脓液中的溶菌酶含量显著升高，这也说明生肌象皮膏激活后的巨噬细胞具有较强的杀菌能力。

王宝泉等在生肌象皮膏在感染性开放骨折中的应用及实验研究中发现，在外敷生肌象皮膏的2个月内，其裸露的感染骨质表面上有红色的点状物长出，称之为“骨的肉芽岛”。在无骨质裸露的情况下，经生肌象皮膏外敷，一般在坏死组织脱落后的3周内即可出现“皮岛”，最后融合成片状团块，达到覆盖创面而愈。为了解皮岛及骨的肉芽岛的组织结构及形成来源又作了实验研究。结果：①骨的肉芽岛为新生的肉芽组织，是从骨干不同部位的福克曼(Volkmann)氏管向骨干表面生长而成；②皮岛于伤后2～3周内出现，它镜下可见为幼稚的上皮细胞散在于结缔组织细胞之间，并逐渐扩大增厚。对照组极少见，说明生肌象皮膏有促进细胞增生分化作用；③实验中还发现生肌象皮膏有增加局部血液循环，促进瘢痕组织软化吸收的作用；④生肌象皮膏有促进创面缩小加速愈合的作用。

徐尔真等还观察了“皮岛”形成过程中的超微结构，初步阐述了表皮细胞所特有的细胞器（桥粒、张力细丝、透明角质颗粒）的发育过程，并进一步表明“皮岛”系由幼稚细胞分化成表皮的基础细胞，并逐渐增生、分化而形成的，而不是伤口表皮细胞的迁移、集中。“皮岛”的形成可能是创伤愈合中表皮再生的一种方式。

南开大学生物系与天津医院骨科等还研究了生肌象皮膏对开放损伤的作用，通过对开放性骨折创面滋生的“骨的肉芽岛”及“皮岛”的组织学观察，结果表明“骨的肉芽岛”为新生的肉芽组织，系从骨干的福克曼(Volkmann)氏管向外滋长的。在“骨的肉芽岛”内可见大量的毛细血管、纤维母细胞分裂旺盛，并常见较多的浆细胞、巨噬细胞等。“皮岛”是由散在的上皮细胞逐渐连接成片，并不断分裂增生，最后形成表皮。外敷生肌象皮膏的实验动物创面愈合较快，其瘢痕组织表皮细胞增大，毛细血管丰富，胶原纤维排列松散。实验结果与临床一致。为此认为生肌象皮膏对创伤愈合有以下作用：①促进细胞增生、分化；②增强创面抗感染作用；③加速创面的血液循环。以上三方面均为加速创面愈合的重要因素。

3. 关于“偎脓长肉”机理的研究

“偎脓长肉”最早见于申斗垣著《外科启玄》。是指创面肉芽组织必须在有脓液的情况下才能正常生长。临床上确实如此，如慢性溃疡的创面上只有稀薄的渗液，肉芽组织难以生长。在治疗过程中脓液如变粘稠，乃由阴转阳，创面肉芽组织开始生长，愈合加快。一般在创面上使用中药后（特别是生肌类药）脓液增多，质渐变粘稠，肉芽组织健康生长。

李秀兰等对“偎脓长肉”的机理作了较系统的研究。

(1)“偎脓长肉”作用机理研究之一：在创面愈合中毛细血管通透性的动态研究。

采用改良 Saba 毛细血管通透性实验法，研究了生肌象皮膏（《疡科纲要》方）“偎脓长肉”促进创面愈合机制。实验结果表明，创面在使用生肌象皮膏、生肌玉红膏、黄连膏等可增强创面局部毛细血管通透性。在创面愈合中期与采用无菌凡士林油纱对照组比较局部荧光物浓度有显著性差异（$P<0.05$）。而血浆荧光物清除率和尿中排除率与对照组比较无显著差异（$P>0.05$），这提示外用以上中药不影响全身毛细血管通透性，而对局部毛细血管通透性有明显的调节作用。

(2)“偎脓长肉”作用机理研究之二：创面愈合中巨噬细胞功能与异质性动态研究。

采用皮下埋入改良 Schilling 不锈钢管，获取创面渗出液，收集创面细胞。采用 Wright-Giemsa 染色创面细胞，发现在创面愈合中外用生肌象皮膏等中药组创面渗出液中巨噬细胞数量多，且游走型多于常驻型，与对照组（凡士林油纱条）比较呈显著性差异。组织化学染色发现巨噬细胞内酸性磷酸酶（ACP）和糖代谢的限速酶琥珀酸脱氢酶（SDH）在创面愈合中与对照组均有极显著的差异，提示外用生肌象皮膏等中药可激活创面细胞提高细胞内酶活性，对创面愈合起重要作用。

(3)“偎脓长肉”作用机理研究之三：创面愈合中外用中药对免疫活性细胞氧化代谢功能的影响。

采用化学发光技术（Chemiluminesence，CL）检测外用中药（生肌象皮膏、生肌玉红膏、黄连膏）在创伤愈合中对中性粒细胞（PMN），淋巴细胞（Ly）、创面渗出细胞的氧化代谢功能，以及创面渗出液对正常 PMN 和淋巴细胞—CL 的影响。实验结果表明，外用中药可激活 PMN 和淋巴细胞产生—CL，与对照组比较呈极显著差异（$P<0.01$）。在创面愈合中 PMN 率先活化而后激活淋巴细胞持续到愈合期。创面渗出细胞有较强的—CL 活性，外用中药组优于对照组（$P<0.01$）。外用中药组创面渗出液可作为 PMN 和淋巴细胞的激活因子，具有酵母聚糖（Zymosan）和刀豆球蛋白—A（ConA）雷同的作用，而对照组则作用极弱。

(4)“偎脓长肉”作用机理研究之四：纤维结合蛋白在创伤愈合中的动态研究。

本实验目的在于观察创伤愈合中血浆纤维结合蛋白（Fn）和创面 Fn 含量的动态变化，以及外用中药对其影响。实验结果表明，血浆 Fn 与创面愈合时间呈显著性正相关。创面 Fn 则为显著性负相关。外用中药可使创面Fn明显提高，且与对照组有显著性差异（$P<0.01$）。这提示：外用中药是创面Fn的良好调节剂；在创面愈合中可提高创面Fn含量，进而增强局部抗感染和损伤修复能力而达到加速创伤愈合。

四、其他

（一）损伤

皮肤切割伤属中医"金疮"范畴。西医是采取清创缝合的处理方法，术后约有9%的伤口发生感染。天津市中西医结合疮疡研究所在学习中医治疗金疮的经验中，拟定了金疮无忧散配合必良蝶形粘膏治疗切割伤，不仅方法简便不需要严格无菌，伤口感染率约2%。该所又进一步作了实验研究，证实①金疮无忧散无毒，对皮肤无刺激；②止血效果确实；③有较强的抑菌作用，特别是对金葡菌及溶血性链球菌作用尤强，还可使伤口炎症细胞吞噬功能增强；④有促进组织修复，加速伤口愈合功能。

（二）气性坏疽

气性坏疽（梭形芽胞杆菌性肌坏死），属中医烂疔、水疔、脱靴疔范畴。《千金方·疔肿》说"烂疔其状色稍黑有白斑，疮中溃溃有脓水流出，疮形大小如匙面"。多由皮肉破损，接触潮湿泥土，感染毒气，加之湿热火毒内蕴以致毒聚肌肤，气血凝滞而成。气性坏疽是严重的创伤并发症。临床过程凶险，死亡率高达20%～50%；接受高压氧仓等综合治疗者死亡率可降至12%。

唐日生报道一组较重气性坏疽患者，在不用高压氧的条件下，采用中西医结合治疗，11例患者全部存活。他提出外治西医为主，内治中医为主，危急阶段中西并治的治疗原则。西医疗法主要是清创、换药、抗炎、手术疗法、支持疗法、抗休克等。中医按辨证论治，将病程分为3个阶段：①初期：邪实正虚，湿热炽盛，瘀血阻滞，气血虚衰。治法：清热除湿、解毒为主，佐以活血化瘀、补益气血。基本方药虎杖、地榆、玄参、杏仁、川芎、当归、黄芪、桂枝等。②中期：邪衰正虚，气血不足。治法：清热除湿，活血通络，补益气血。基本方药密桶花、地榆、桃仁、红花、当归、黄芪、桂枝、杭芍。③后期：湿热渐尽，正气将复。治法：补益气血，通经活络。基本方药党参、白术、茯苓、当归、川芎、桂枝、甘草。随症加减：脓液多，加苍术、黄连。热甚：加生石膏、知母。气虚甚；加人参。痛甚：加白芷。

骆萌报道一组中西医结合治疗气性坏疽，并与单纯西医治疗组作了对照观察，结果疗效明显。中西医结合组较单纯西药治疗组在体温转正常天数，明显缩短，P值<0.001。在厌氧菌培养转阴天数项，明显减少，P值<0.005。中西医结合治疗组7例患者全部存活，单纯西药治疗组8例患者存活7例。他们按中医辨证论治分为3型：①湿热型：发热，出汗，神倦，头昏，纳呆，胸闷，便结，尿黄，创面肿胀，疼痛，分泌物多，甚则恶臭，舌质红，苔黄厚腻，脉弦滑数。治则：清热解毒祛湿，方用蒿芩清胆汤加减。②湿热毒型：高热，寒颤，面色少华，精神恍惚，表情淡漠或烦躁，头昏痛，纳呆，口干，口臭，皮肤及巩膜发黄，便结，创面肿胀，发黑，剧痛，脓血性分泌物多，恶臭，舌淡红，苔黄腻或灰黑，脉弦滑数。治则：清热解毒祛湿开窍，方用雷氏清暑汤加减。③气阴两伤型：发热，神差，倦怠，食少，伤口久不愈，疼痛，有脓性分泌物，舌淡红，苔薄白或薄黄，脉细或滑数。治则：益气养阴兼清热解毒，方用四妙勇安汤加减。

（三）破伤风

破伤风是由破伤风杆菌生长繁殖后产生的外毒素引起的。中医认为，破伤风为皮肉损伤，风毒之邪乘虚侵入而发痉者。《诸病源候论》中"金创得风"简要地说明了发病必须具有创伤和感受风邪两个因素。因肝具有调节血液的功能，主全身筋脉，如风邪入里传肝，肝血不调，不能滋养筋脉，就会出现筋脉濡润失常的病变，表现为角弓反张，牙关紧闭，四肢抽搐等症。

重症破伤风目前国内外发病率明显降低，但病死率仍在30%～60%间。死亡多为严重频繁的痉挛抽搐引起呼吸暂停、喉痉挛、窒息、脑水肿等所致。治疗给予抗毒素、抗生素、止痉剂、抗脑水肿、氧化剂处理伤口、高压氧仓等综合措施。

1. 临床研究

马健民在西医疗法的同时应用中医方药熄风汤：蝉衣、白附子、天麻、防风、南星、白芷、川羌、细辛，水煎服，重者日服二剂。止痉散：蜈蚣、全蝎、僵蚕烘干共为极细粉冲服。以上二方为基本方随证加减，取得满意疗效。150 例病人中，治愈 137 例，治愈率 91.3%，死亡 13 例，死亡率 8.7%。

陈展中观察了治疗组（中西医结合治疗组）和对照组（西医治疗组）的治疗效果。治疗组 31 例中痊愈 19 例（61.29%），恶化 2 例，死亡 10 例（32%）。对照组 33 例中痊愈 12 例（36.36%），恶化 5 例，死亡 16 例（48%）。中西医结合治疗组在西医治疗基础上加用了自拟的新破汤：全蝎、僵蚕、蝉衣、胆南星、葛根、田基黄、银花、防风、钩藤，并随证加减，取得了满意的疗效。

李光科报导了一组新生儿破伤风 138 例。在 48 例加服中药止痉散，其中治愈 20 例，治愈率为 41.7%；未服中药的 56 例，治愈 17 例，治愈率为 32.4%；余 34 例家属放弃治疗。止痉散基本方：白附片、蜈蚣、全虫、僵蚕、防风、钩藤，随证加减。

林建灿分析了国内破伤风 4352 例，病死率为 20.55%。中西医结合的病例约占 15%，最常用的方剂是五虎追风散。

2. 实验研究

李绍洲在应用季德胜蛇药成功地治愈了 4 例破伤风的基础上，设计了“季德胜蛇药对小鼠实验性破伤风的治疗作用”的动物实验研究。研究表明，季德胜蛇药片的乙醇提取物对小鼠实验性破伤风具有明显的治疗作用，可提高小鼠存活率，与对照组相比存活率分别为 65.71%与 22.85%，差异显著，并可抑制破伤风症状的发展。此外，尚可直接破坏破伤风毒素；无论口服或注射，均能促进小鼠的睡眠。提示季德胜蛇药片具有综合性治疗破伤风的作用。

（四）糖尿病足

牛志世等用中西医结合方法治疗糖尿病足 57 例。基本方法是：①控制血糖；②口服维生素；③加用广谱抗生素者 21 例；④口服抗栓通络丸（淫羊藿、白芍、地龙、水蛭、僵蚕、壁虎等组成）。另外辨证分型给予中药：①脉络瘀热型：（37 例）治以益气养阴，化瘀清热，用脉络宁注射液（黄芪、元参、石斛、银花等）、复方丹参注射液静脉滴注；②脉络热毒型：（7 例）治以清热解毒，凉血化瘀，益气养阴，用清开灵注射液静滴；③阴阳两虚型：（13 例）治以调补阴阳，温经和血，用 654-2、脉络宁注射液静脉滴注。

外治：①干性坏疽，每日用 75%酒精消毒，灭菌纱布包扎；②湿性坏疽，彻底开放创口，用 3%双氧水冲洗，抗生素溶液湿敷。中毒症状严重者可一次切除坏死组织；③溃疡脓液少，以抗生素加能量合剂溶液湿敷与生肌膏交替应用。

结果：痊愈 46 例，好转 8 例，无效 3 例，

郭国臻等用中西医结合方法治疗糖尿病坏疽 20 例。治疗方法按糖尿病常规治疗，复方通脉液经股动脉注入，每天 1 次，连用 10 天，休息 3 天，30 天为一疗程。局部用 654-2 及抗生素湿敷，每天 1 次。结果：除 1 例死于酮中毒，1 例死于肾衰，17 例治愈，1 例明显好转。

谢文秀等用中西医结合治疗 16 例，治疗方法是：①用普通胰岛素控制血糖；②控制感染，依据药敏结果选用有效抗菌素；③局部治疗，用 3%双氧水冲洗创面，然后敷针剂维生素 E20mg，每天 1 次；④改善肢休缺氧，静滴复方丹参注射液，高压氧治疗；⑤中药治疗，以四妙勇安汤及北京中医院验方（赤芍、当归、泽泻、红花、党参、石斛、苏木、芡实、茯苓、生黄芪、生牡蛎、银花）加减，每日一剂交替服。结果：其中 14 例保有肢体，并能走路；2 例来院较晚，予以截肢。

杜钰生等采用中西医结合治疗重症糖尿病足坏疽 60 例。

1. 辨证施治　共分为①气阴两虚坏疽型：治以益气养阴、和营解毒。方用消疽 1 号（人参、生芪、玄参、石斛、当归、牛膝、银花、连翘、地丁、白芍、白花蛇舌草）；②热毒炽盛坏疽型，治以清热降火，和营解毒。方用消疽 2 号（玄参、知母、黄柏、黄芩、花粉、远志、桃仁、红花、归尾、牛膝、赤白芍、银花、连翘、地丁、白花蛇舌草）；③气血两虚坏疽型：治以补益气血，和营解毒。方用消疽 3 号（生芪、当归、川芎、赤白芍、生地、皂刺、党参、白术、云苓、肉桂、银花、连翘、白花蛇舌草、地丁）。以上三型兼脉道瘀阻者，加蜈蚣、全蝎、土元、水蛭、山甲等。出现壮热不退、神昏谵

语者加安宫牛黄丸或紫雪丹。

2. 胰岛素的使用

3. 酮症酸中毒的纠正

4. 支持疗法

5. 伤口处理　坏死组织多时，外用灵一、灵二等去腐药，外敷生肌止痛膏。肉芽上皮生长时用珠母粉及生肌象皮膏。对坏死肌腱在近端正常肌腱1cm处切断，从伤口抽出。对屈趾肌腱与感染的肌腱，将病变的腱鞘全部切开通畅引流。治疗结果：60例中治愈56例，无效1例，死亡3例（肾衰1例，心梗2例），截肢3例。

刘祖高等治疗糖尿病足62例，其属阴虚火盛血瘀型11例，气虚血瘀型27例，阳虚血瘀型24例。辨证给予中药内服同时配合推拿疗法，局部用蜂蜜黄连膏外敷，或庆大霉素冲洗溃烂面或用神灯照射。痛甚者加用或重用元胡、蕲蛇、白芍、全蝎、蜈蚣或活血化瘀药。结果治愈46例，显效8例，有效7例，无效1例。

张万能采用中药煎液浸泡治疗糖尿病性趾端坏死20例。中药煎液组成：桂枝、生附片各50g，紫丹参、忍冬藤、生黄芪各100g，乳香、没药各24克。每剂可浸泡5天，均治愈，最短半个月，最长80天。

刘惠敏采用①中药：四虫散（水蛭、虻虫、䗪虫、地龙）配合中药汤剂（元参、当归、金银花、土茯苓、土贝母等）口服；②西药：低分子右旋糖酐、磷酸川芎嗪、复方丹参液、蝮蛇抗栓酶等；③手术治疗：无菌条件下切除坏疽足趾。结果14例中治愈12例，好转1例，截肢1例。

刘德辉等对糖尿病坏疽与单纯糖尿病甲皱微循环改变作了比较观察（单纯糖尿病102例，糖尿病性肢端坏疽120例）。结果：微循环管襻清晰度及形成比较，襻周所见及血液流态的比较，管襻长、宽度及输入、输出支直径的比较证明，糖尿病性肢端坏疽患者的甲皱微循环的变化较单纯糖尿病患者更明显。临床上运用甲皱微循环监测来指导应用654-2等活血化瘀、改善微循环的药物，治疗糖尿病肢端坏疽，预防糖尿病病人发生肢端坏疽等并发症有很重要的临床意义。

唐祖宣等认为消渴脱疽（糖尿病坏疽）多属阴虚热盛，正虚血瘀，故治以养阴清热，益气化瘀。处方：生地、山茱萸、山药、丹皮、茯苓、泽泻、知母、黄柏、苡米仁、苍术、银花、玄参、当归、黄芪等。渴甚加麦门冬、石膏，生地、玄参加量；善饥者加人参；心烦失眠者加炒枣仁，知母加量；湿性坏疽加公英、连翘，重用银花、玄参；舌黄腻、脉滑数者黄柏、苡仁加量；干性坏死加水蛭、桃仁、红花。对创面处理：对大创面采用"蚕食"疗法。对于湿性坏疽，选用三黄酊湿敷创面。脓多者向脓腔内注射碘酒及用高渗溶液和脱水剂，促进创面由湿转干，待坏死组织局限、分界线清楚后，可用0.5%硝酸银溶液湿敷，分离坏死组织和行手术分离切除术。创面新鲜并有新的肉芽组织生长时，可用玉红膏、九一丹等药物促进创面愈合。同时控制血糖、感染重者短期选用抗生素等。结果临床治愈13例，显著好转9例，好转6例，无效2例，平均疗程198.8天。

全部病例作了微循环观察，另以40例健康人为对照。发现消渴脱疽患者外周血管明显减少，长度短，动、静脉口径小，清晰度差，排列紊乱，血液流态和血色异常者多。治疗后，微血管增加。又服药后扩张了外周血管，微循环灌流好转，使管襻清晰度有显著改善，紊乱的排列亦相继好转，供氧情况有所改善，血流速度也明显加快。

郭赛珊等在糖尿病患者小腿血流量测定及活血化瘀法治疗对其影响的观察一文中采用国产XLJ-2型双导血流计电阻抗容积描记法，测定50例非胰岛素依赖性糖尿病患者小腿血流量（肢痛组肢体数85个，足病组肢体数15个）。结果两组患者小腿血流量均较健康人明显减少，$P<0.01\sim0.001$；足病组减少尤为显著，与肢痛组比较也有明显差异，$P<0.05$。22例用活血化瘀法治疗后，肢痛组（肢体数32个）小腿血流量明显增加，$P<0.001$；足病组（肢体数10个）无明显变化，说明早期治疗的重要性。用本法测定小腿血流量，有助于早期发现糖尿病患者下肢供血的异常变化，说明早期治疗的重要性。用本法测定小腿血流量，有助于早期发现糖尿病患者下肢供血的异常变化，应用活血化瘀治疗可以使之得到改善。

五、乳腺瘤

（一）急性乳房炎

急性乳房炎属中医“乳痈”范畴，又有把哺乳期乳痈称“外吹”，妊娠期乳痈称“内吹”者。中医认为，乳头属肝经，乳房属胃经，当肝气郁滞或胃热壅盛，阻碍气机或乳头破碎(糜烂)，外邪侵入，最终引起乳络不通，气血凝滞，发为乳痈。

李竞把急性乳房炎分为四期：①郁滞期：治以舒肝、通乳、行气活血，方用乳痈Ⅰ号（麻黄、乌药、生地黄、橘叶、赤芍、漏芦、穿山甲、蒲公英、当归、甘草）；②化热期：治以清热解毒、通乳活络，方用乳痈Ⅱ号（金银花、连翘、蒲公英、橘叶、川朴、当归、瓜蒌、漏芦、穿山甲、甘草、赤芍、防风）。此期可适当加用抗菌药物；③脓成期：可给透托之剂。方用透脓散；④溃破期：一般不必给内服药，出现气血虚衰时，可给补气养血之剂，方用八珍汤。外治：①按摩排乳；②治疗乳头糜烂，外涂蛋黄油、冰硼散、珠黄消疳散等；③局部外敷金黄散或芙蓉膏等；④脓肿形成后，宜火针或洞式排脓，以后按去腐生肌法换药；⑤形成奶瘘的病例采用棉球蘸去腐生肌散5号或珍珠散堵住瘘口，加压包扎，多在几天内愈合。

西安市碑林区红十字会医院乳腺科采用中西医结合方法治疗急性乳腺炎234例。内治分三型：①肝气郁结型：治宜舒肝通乳，清热解毒，选瓜蒌散加减：瓜蒌12g，当归、银花、公英各15g，路路通、王不留行、连翘各10g，柴胡、青陈皮、丝瓜络、甘草各6g；②胃热熏蒸型：宜清热解毒，疏散通络，选内消散加减：银花15g，知母、川贝、连翘、花粉、半夏、白及、穿山甲、皂刺各10g，乳香6g，高热者加生石膏30g，黄芩10g，口渴甚加麦冬、生地各10g，乳头痛加龙胆草10g；③气虚型：治宜补益气血，托毒透脓，方用托里消毒饮加减：生黄芪20g，党参15g，当归、皂刺、穿山甲、花粉、菊花各10g，川芎、瓜络、青陈皮各6g。外治法：①手法按摩通乳；②外敷法：Ⅰ号粉（煅石膏、炉甘石、滑石各30g，雄黄4.5g，麝香0.3g，冰片18g，轻粉12g）用于治疗不愈合之乳痈或香油调敷乳头糜烂处；Ⅱ号粉（生石膏60g，冰片18g，轻粉12g，雄黄4.5g，麝香0.3g）、抑阳膏（芙蓉叶30g，大黄、姜黄、花粉、白芷各15g，土贝母、甘草各9g，胆南星、苍术、厚朴、陈皮各6g）撒于表面，贴敷成脓或未成脓之乳痈；③西药治疗除抗菌、抗休克，输液、激素等对症治疗外，对乳腺已成脓的，采用注射器抽脓，腔内注入抗生素的方法。治疗234例，全部治愈，平均治愈天数10～30天。

（二）乳房囊性增生病

也称纤维囊性乳腺病(fibrocystic mastopathia)(简称乳腺病)，此病较多见于30～40岁妇女。病因尚不完全清楚，一般认为与激素调节障碍有关，病程较长，有癌变的可能。

乳腺囊性增生病属于中医“乳癖”的范畴。“乳癖”最早见于汉·《中藏经》。清·《疡科心得集》曰：“乳中结核，形如丸卵，不疼痛，不发寒热，皮色不变，其核随喜怒消长，此名乳癖。”中医认为本病的发生是由于情志内伤，肝郁痰凝，痰瘀互结乳房所致。

在治疗上，尚无确切有效的治疗方法，长期使用性激素治疗可扰乱体内激素的平衡而产生副反应，中药内服因疗程较长，患者不易坚持。

1. 临床研究

贵阳中医学院二附院外科采用在中药治疗的基础上，加用雄性激素透皮疗法联合治疗，使疗效进一步提高。临床观察分三组：①中药治疗组（139例）：以舒肝理气、活血化瘀、消痰散结为法，拟基本方为：柴胡、香附、白芍、丹参、王不留行、白芥子各12g，海藻、当归各9g，白花蛇舌草15g。每月服10剂为一疗程，并随证加减。②雄激素透皮治疗组（50例）：采用自制的渗透力强的复方雄激素软膏，抹擦于乳房肿块局部皮肤上，用药量以达到皮肤稍有油润为度，每日1次。③中药加雄激素透皮治疗组(144例)。各组总有效率无统计学差别（$P>0.01$)，但近期临床治愈率，中药加雄激素透皮治疗组比其他组有明显提高（$P<0.05$)。

陈尔东应用LYG-5型冷光透照仪进行诊断分型并分型治疗。设观察组和对照组进行临床观察。观察组200例均取逍遥散中当归、白芍、柴胡各10g作为基本用方。根据冷光图像分4型：①血管扩张增生型：兼以活血化瘀，加昆布、海藻各20g，陈皮、茯苓、丹参、川芎各10g，红花5g；②云片花絮型：兼以化痰散结，加昆布、海藻各20g，青皮、陈皮、制香附、夏枯草、莪术、山慈菇各10g；③混合型：两法兼施，加昆布、海藻各20g，青皮、陈皮、丹参、半夏、桂枝各10g；④光亮匀质型：兼以镇痛镇静，加昆布、海藻各20g，茯苓、陈皮、金铃子、延胡索、五味子各10g。每日1剂，共7～14日。对照组160例均内服逍遥丸6g，每日2次，共7～14日。结果：观察组总有效率为86.0%，对照组总有效率为54.4%（$P<0.001$）。同时观察到用药奏效病例冷光透照复查82例中，均有程度不一的图像改善。

赵红军等采用中药离子导入法治疗乳腺囊性增生病50例。具体方法为：取淫羊藿、鸡血藤、山慈菇、川楝子、当归、红花、柴胡、乳香、艾叶、鹿角、元胡、昆布、玄参、海藻、蒲黄、没药、三棱诸药，以水醇提取制成乳增停液，每毫升含生药1.1g，使用国产NPD-3A型离子导入治疗机，电压＜40V，电流量5～15mA，双侧患病者浸两块药垫，分放两侧患病部位。单侧患病者，患侧放药垫，健侧放盐水垫，治疗机的正、负极板可随意放置在药垫之上，以胸带固定。通电20分钟，交换正负极板位置，再通电20分钟，电流量大小以局部略有麻刺感并可耐受为宜。每日1次，10次为一疗程。对照组口服中药乳癖消（辽宁恒仁中药厂生产），主要成分为鹿角、玄参、海藻、昆布、红花、鸡血藤、三七、漏芦。每片含生药0.5g，每日3次，每次6片，连服30天。结果：治疗组总有效率94%，对照组总有效率38%。经X^2检验有非常显著差异（$P<0.01$）。

2. 实验研究

杨国汉选用健康雌性日本大耳白兔60只，随机分为6组，用雌二醇复制乳腺增生病模型。在制模过程中和制模成功后分别使用止痛消结膏（药物组成：附子、桂枝、仙灵脾、菟丝子、陈皮、僵蚕、当归、赤芍、乳香、没药、三棱、昆布、海藻、牛蒡子、麝香），和丙酸睾丸酮软膏外贴乳房部位，对照观察了乳房的大体形态，组织学形态，乳腺上皮细胞的雌激素受体活性和血浆中雌二醇含量。结果提示止痛消结膏能一定程度地抑制和治疗乳腺增生病模型，能对血浆中雌二醇含量和乳腺上皮细胞雌激素受体活性产生一定的影响。

段泾云等选用雌性家兔24只，随机分为3组（对照组，小剂量组，大剂量组），用苯甲酸雌二醇制造乳腺增生模型，制成后分别使用胃常水、乳益宁（西安康乐保健品厂生产）2g/kg及乳益宁4g/kg，每日1次灌服共30日，对照观察了乳腺体积、乳腺小叶数目、乳腺腺泡数、腺泡腔的变化。结果提示乳益宁可明显抑制乳腺腺体增大，明显减少乳腺小叶数，使腺腔明显减小。该实验为乳益宁治疗乳腺增生提供了科学依据。

六、展望

自古以来就有人认为疮疡科属雕虫小技，难登大雅之堂。但是过去的50年里，疮疡工作者在各级领导关怀与支持下，走中西医结合之路，在继承与发扬祖医学遗产中，历尽坎坷，栉风沐雨，取得了一个又一个的成就。相信它在未来的年代中，不骄不躁，继续前进，在中西医结合事业中，在建设有中国特点的社会主义中作出更大的贡献。疮疡科的中西医结合前景是无限光明，无限美好的。

（一）什么是疮疡病的中西医结合

关于什么是中西医结合这一问题已经探讨了多年，认识尚未统一。我们认为中西医结合是一个伟大的系统工程，不可能是一蹴而就的，但也绝不是遥遥无期，更不是高不可攀。它应该是具有阶段性的。试图借鉴中医辨证论治中的理、法、方、药来划分阶段如下：

①初步结合：指在对疾病的治疗方法上（包括用药）可以不分中医药和西医药或兼而用之。如对肿疡（化脓性感染初期）的治疗，可在全身使用抗菌药物或口服中药的同时，局部进行理疗或外敷中药，甚至在外用中药时配合离子透入，疗效可明显提高；②基本结合：指治疗原则（治则）上中西医已经一致或统一。如对急性脓肿的治疗，排除脓液是中西医一致的治疗原则，只是在排脓方式上有所不同，既可以用火针烙开，也可用手术刀切开，可作线形切口，也可作洞式切口。从总结的资料来看，火针烙开与洞式切口似较线形“够大”切口为佳；③达到结合：在对疾病的发展规律认识上，中西医已基本一致，由此制订出的治疗原则，必定是即适于中医也适于西医。如皮肤溃疡（感染伤口）的愈合规律是“腐去肌生”，制订出的

治疗原则是“去腐生肌法”。在治疗时西医的清除坏死组织，改善引流，以及各种蛋白酶的使用等都是以去腐为目的。而中医的去腐、生肌类药物的合理使用，均收到很好效果，如中、西医的治疗方法能相互配合，取长补短，则疗效又可明显提高。天津市疮疡研究所研究开发出的“致新丹”，已很难分清是中药或是西药，但它确有加速坏死组织液化腐脱的作用，可使溃疡的愈合加速。

虽然是“达到结合”，中西医结合不会终结，还会不断地向前推移和发展。

就疮疡科来说，中医和西医对疮疡疾患的发病及转归等规律性认识基本上是一致的。是否可以认为这是疮疡科中西医结合的基础呢？

请看中、西医对疮疡病因、病机认识对照图（图 3-3）。

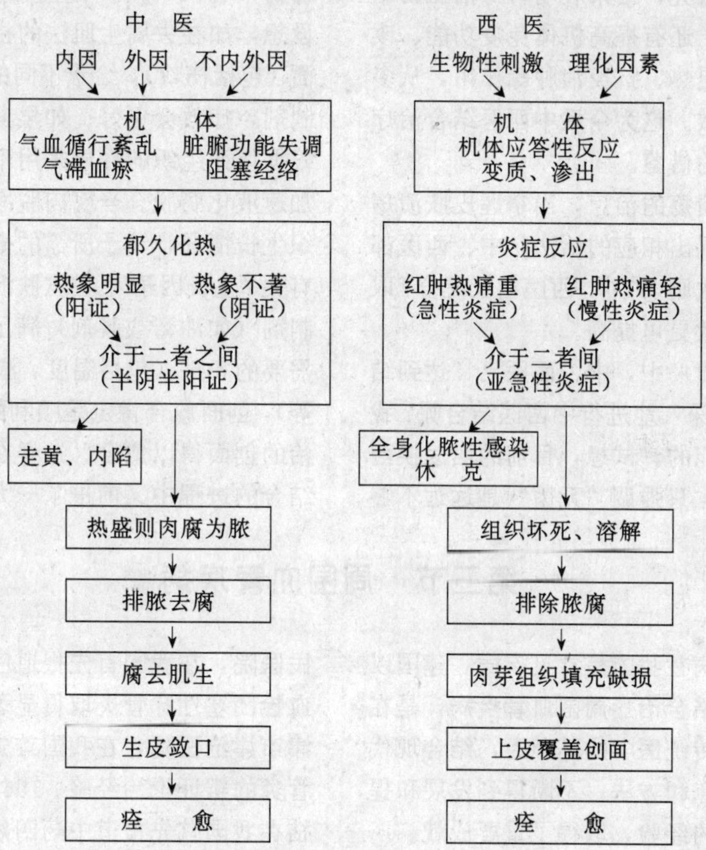

图 3-3 中、西医对疮疡认识对照表

（二）中西医结合治疗疮疡前景广阔

近年来，随着当代科技的飞速前进，西医外科发展很快，称得上是日新月异，但是在疮疡科领域，却少突破性进展。

自中西医结合工作开展以来，广大疮疡工作者在继承中医宝贵经验的同时，吸取了现代医学的成就，总结出许多宝贵的临床经验，在基础理论研究方面也取得了很大进展，为今后疮疡科的中西医结合提供了良好的条件，展现了广阔前景。

1．推广临床经验有着良好的机遇

三级医疗网在我国广大农村已普遍建成，“小病不出村，大病不出县”已成现实，但这一医疗网的建立是以西医药为主体的。农村缺乏严格的无菌环境以及技术和设备条件，所以对疮疡疾患处理仍感困难。与此相反，以中医中药为主的中西医结合的方法治疗这些疾患时算得上游刃有余，得心应手，它不仅疗效好而且方法简便，易于掌握，更不要求严格的无菌条件。卫生主管部门一再提出要把医疗卫生工作的重点放到农村。可以相信，这些治疗疮疡疾患的中西医结合疗法，如能推广普及到农村，将会在建设具有我国特色的社会主义事业中作出巨大的成绩。这些经验，同样可以被西医外科所掌握，从而提高对疮疡疾患的诊治水平。

2．为丰富与提高疮疡科的基础理论作出

贡献

对中医理论的深入研究既可加快中西医结合的步伐，同时还可丰富疮疡科的基础理论，有助于临床疗效的提高。

如对疮疡内治的“消、托、补”法的研究，可揭示中医药作用机理。如消法是适于肿疡，托法适于脓疡，补法适于溃疡。以消法为例，天津中医学院李彦曾对“解毒活血汤”（仙方活命饮加味）进行了研究，结果表明解毒活血汤不仅具有抗菌作用，还有提高机体免疫功能、改善微循环、解毒退热、抗炎消肿等作用，从多方面促进肿疡消散。这为今后中西医结合治疗肿疡提供了很好的借鉴。

又如对皮肤溃疡的治疗，当掌握皮肤溃疡愈合规律以后，提出相应的治法，中、西医都可遵循这一治疗法则，或中、西医相互配合，取长补短，肯定疗效更可提高。

在治疗皮肤溃疡中，中、西医已“达到结合”，但是能否更深入地进行中西医结合呢？我们认为是完全可能的。试想，目前的西医换药方法，缺点很多。只强调“无菌”是远远不够的。举例说，抗菌素纱条已较广泛的用于创面，换药后，水分很快蒸发掉，纱条与创面愈着，下次换药时揭下纱条，必然造成创面（肉芽或上皮组织）的再损伤。再者，在一个基本上处于干燥的创面上，各类组织的细胞是较难存活的，其局部免疫机能肯定会受到干扰，其顺利愈合是困难的。再看中医药换药的方法，使用的制剂多为原药材加工而成（特别是散剂），有的是毒物（升丹或降丹），直接进入伤口，也非相宜。设想，如在去腐生肌法的指导下，对不同的创面（包括伤口），给予不同的治法，使用不同的制剂，疗效会更好。如早期坏死组织较多，可根据坏死组织的性质采用不同的组织溶解酶以加速液化腐脱。当腐肉脱净，视肉芽及上皮组织生长情况，给予所需的微量元素，氨基酸及有关“生长因子”。在皮肤溃疡表面覆盖适当的制剂（如油膏或膜剂）满足溃疡修复过程中所需要的条件（包括温度、湿度、pH、透气性能等），创面愈合肯定是顺利的，还可能使一些难治的创面得以愈合。这样在皮肤溃疡的中西医结合的进程中又前进了一大步。

第三节 周围血管疾病

周围血管疾病在我国是常见疾病。建国以来，我国中西医结合治疗周围血管疾病，是在继承和发扬我国传统医学的基础上，结合现代医学的理论、观点和方法，不断得到发展和提高，积累了丰富的经验，取得了重要成就。

周围血管疾病是指发生在躯干和四肢的血管性疾病，临床范围比较广泛。主要包括有：①动脉系统疾病：如血栓闭塞性脉管炎、闭塞性动脉硬化症、多发性大动脉炎等；②静脉系统疾病：如下肢静脉曲张、下肢深静脉瓣膜功能不全、下肢深静脉血栓形成、血栓性浅静脉炎等；③淋巴系统疾病：如急性淋巴管炎、丹毒、象皮肿等。

我国中西医结合治疗周围血管疾病研究进展，大概可以分为3个时期：

第一个时期：从1949年到1971年。从中医中药治疗血栓闭塞性脉管炎一个疾病为开端，以病串证，同病异治，肯定疗效，总结中医辨证论治经验。1954年，河北省沧州专区人民医院，在我国首先报道应用四妙勇安汤治疗血栓闭塞性脉管炎取得显著效果。1960年，天津市津沧医院，在我国首先总结血栓闭塞性脉管炎的辨证论治经验。1963年，刘开琏、王嘉桔在我国首先报道中药四妙活血汤治疗血栓闭塞性脉管炎作用机理的研究。1971年10月，在济南召开全国中西医结合治疗血栓闭塞性脉管炎经验交流会议，中西医结合治疗有了比较成熟的经验。

第二个时期：从1972年到1979年。继续探索，从血瘀证入手，以证带病，异病同治，总结周围血管疾病辨证论治规律，发展到中西医结合治疗周围血管疾病。由于中西医结合治疗血栓闭塞性脉管炎获得成功和受到启发，根据中国传统医学的异病同治和血瘀证学说，探索中西医结合治疗周围血管疾病。至70年代末，发展到中西医结合治疗周围血管疾病，总结周围血管疾病治疗法则和具有一定水平的辨证论治规律。

第三个时期：这是80年代以来的情况。以中西医结合治疗周围血管疾病临床研究为基础，开展理论研究、活血化瘀法及其作用原理的研究，以及血管诊断技术的进展和开展手术治疗，促进中西医结合治疗周围血管疾病研究的发展，取得了新的成就。1983年11月，全国首届中西医结合治疗周围血管疾病学术会议的召开及全国首届周围血管疾病专业委员会的成立，标志着我国周围血管外科研究进入崭新的时代，为具有中国特色的中西医结合周围血管疾病学的形成奠定了基础。80年代，中西医结合周围血管疾病辨证论治整体疗法的形成，现已成为我国治疗周围血管疾病的独特疗法。

周围血管疾病是血瘀证疾病，有明显的血瘀表现，可以应用活血化瘀法治疗。常用的活血化瘀疗法有：①益气活血法：周围血管疾病病人表现瘀阻而体弱气虚时（气虚血瘀），活血法与补气法配合应用，加用黄芪、党参、人参，以补其不足，攻其瘀滞，攻补兼施，目的在于消除瘀阻，疏通血脉，调和气血。②温通活血法：周围血管疾病表现为寒凝血瘀证，肢体发凉怕冷，遇寒则症状加重，或引起发作，宜用温通活血法。③清热活血法：肢体血液循环障碍，严重寒凝血瘀，瘀滞久而化热，发生肢体坏疽继发感染，局部红肿热痛，发热，表现为热证，宜用清热活血法治疗。④活血利湿法：血瘀湿重，湿瘀互阻，肢体粗肿、水肿时，宜用活血利湿法治疗。⑤行气活血法："气为血帅，血随气行"。气与血有密切关系，气行血亦行，气滞血亦滞，血瘀时，气必滞。周围血管疾病可以出现明显的气滞血瘀证，宜用行气活血法治疗。⑥养血活血法：王清任指出："气有虚实，血有亏瘀"。《景岳全书》："血有虚而滞者，宜补之活之"。周围血管疾病血瘀而兼有血虚，身体瘦弱 宜用养血活血法治疗。⑦活血破瘀法：周围血管疾病瘀阻严重时，肢体剧痛、瘀肿、瘀斑等，可应用活血破瘀法治疗。⑧补肾活血法：周围血管疾病血瘀而兼有肾虚者，宜用补肾活血法治疗。⑨滋阴活血法：周围血管疾病患者在发病过程中，常有瘀血阴虚表现时（阴虚血瘀），可应用滋阴活血法治疗。⑩通下活血法：周围血管疾病，肢体瘀肿，瘀热蕴结，肢体坏疽继发感染，而身体壮实者，可以应用通下活血法。主要以大黄、芒硝结合活血化瘀法应用，以清除瘀血热结。

（尚德俊）

一、血栓闭塞性脉管炎

血栓闭塞性脉管炎（Thromboangiitis obliterans，TAO）几乎是20～45岁男性吸烟者特有的以肢体动脉慢性闭塞为主的疾病，严重者伴行静脉也会受到侵犯。主要发生于下肢，上肢较少，仅偶见于心、脑等动脉。

在西方，认识此病也是从"自发性坏疽"开始。1876年，Von-Winiwater从1例截肢的血管标本中，发现动静脉有炎症性闭塞性改变。特别是1908～1924年，Buerger经过近20年的潜心研究，确定有一种血管病变先在炎症的基础上，而后出现全身动脉炎和血栓性闭塞的疾病，并命名为TAO。从此TAO就成为一个独立性疾病。

TAO属于我国传统医学的"脱疽"范畴。早在2000年以前，最早的经典文献《黄帝内经》中就有记载。到了第5世纪，龚庆宣在《刘涓子鬼遗方》一书中将此类疾病命名为"脱疽"。到了1615年，陈实功在《外科正宗》中对"脱疽"晚期作了形象的描述："凡患此者，多生于手足……，疮之初生，形如粟米，头便一点黄泡，其皮犹如煮熟红枣，黑气侵漫，传遍五指，上至足前，其痛如汤泼火燃，其形则骨枯筋练，其秽异香难解……"。

中医的"脱疽"和西医的"自发性坏疽"一样，是肢体动脉闭塞性疾病晚期综合征的诊断名词，而TAO仅是其中一个疾病。

在我国，1917年Whyte报告了亚洲第1例以TAO诊断的病例。在此后几十年内，仅有少数病例报告。到了50年代，才发现TAO是我国比较常见的周围动脉慢性闭塞性疾病。

中西医结合医学开始于50年代中期，开始是自发的，以后逐渐有组织的开展。在当时，西医治疗TAO的方法很少，只有少数病人有机会接受腰交感神经切除术治疗，因而截肢率高达30%～80%。而用中医活血化瘀法则治疗"脱疽"，并结合西医的抗感染和外科处理，获得了可喜的效果，从而激发了应用中西医结合方法治疗TAO的兴趣。几十年来，在全国范围内广泛开展了TAO中西医结合的理论和临床研究，从而提高了中医和西医认识 TAO 的水平。

（一）TAO 临床研究

1. 临床分期和分型的研究

从临床上对疾病分期和分型的目的，一方面说明病变临床表现的不同程度、类型和特点，另一方面是为治疗方法的选择提供依据。在过去，西医对 TAO 临床分期和分型比较混乱，中医也没有明确的分型方法。因而，对 TAO 分期和分型进行研究，从而提出能够被绝大多数学者接受的分期和分型方法，就成为 TAO 临床研究的重要部分。

（1）临床分期：在国外，有 TAO Ⅲ～Ⅳ期的分期方法，各有优缺点。1962 年刘开链等根据临床的缺血程度，提出了Ⅲ期三级的分期方法，即Ⅰ期（局部缺血期）、Ⅱ期（营养障碍期）和Ⅲ期（组织坏疽期）。又根据坏疽的程度又分为一级坏疽期（限于趾或指）、二级坏疽期（超越指掌或趾跖关节）和三级坏疽（足的大部或踝、腕关节区域）。这个分期方法，很快在全国推广，并于 1972 年编入尚德俊主编的《TAO 防治手册》。

（2）西医分型：TAO 的病情比较复杂，因而在临床表现上又有不同的类型和治疗重点。1973 年 Hill 将 TAO 分为 6 型，但这种分型繁杂而不实用。1980 年董士铎提出急进型、缓进型和周期型，但没有明确的临床指标。1984 年王嘉桔和尚德俊综合国内外的分型观点提出了四型的分法，即：稳定型、急性活动型、迁延型和严重坏死感染型。TAO 是缺血性疾病，因而改善血液循环是最根本的和贯彻始终的治疗措施，而不同类型又有不同的治疗重点。例如急性活动型，应以控制病变活动为治疗的重点；严重坏死感染型，全身性抗生素和外科处理的好坏就成了治疗成败的关键。

（3）中医分型：根据四诊八纲来分辨疾病类型（即辨证）是中医治疗（论治）的依据。1971 年在全国学术会议上将 TAO 分为五型，提出相应的治则和效果较好的中药处方，并编入全国的《TAO 防治手册》。这是以中医理论为基础，统一了对 TAO 的分型认识和规范了对 TAO 辨证论治的原则，以及应用中西医结合观点对 TAO 进行了全面阐述。因而认为《手册》汇集了全国学者研究 TAO 的主要研究，具有比较大的理论意义和实用价值。这五型和治则是：

①阴寒型：此型是寒邪过盛，寒凝血瘀，经络阻塞，呈现出阴寒证候。主证是患肢喜暖怕冷、患足发凉、皮色苍白；有溃疡者虽愈合而寒凝不消。舌淡苔白，脉象沉迟。

治则：温经散寒，活血通络。

方剂：阳和汤加减：熟地、黄芪、鸡血藤各 50g，党参、当归、干姜、赤芍、怀牛膝各 25g，肉桂、白芥子、熟附子、甘草、鹿角霜（冲）各 15g，地龙 20g，麻黄 10g，水煎服。也可用温经回阳通瘀汤。

②气滞血瘀型：主证是患足紫红、暗红或青紫，肢体下垂时加重；趾端或/和跖底有瘀血斑点，伴有持续性胀痛，于活动时加重。舌质红绛、瘀斑，舌苔薄白，脉沉细涩。多属病变Ⅱ期。

治则：疏通经络，活血化瘀。

方剂：当归活血汤加减：当归 50g，红花、赤芍各 25g，乳香、没药各 10g，桃仁 15～20g，甘草 15g，水煎服。偏热者加元参、双花各 100 克；偏寒者加肉桂 15g，熟附子 10g，干姜 5 克；气血两虚者加黄芪 100g，党参 50g。也可用血府逐瘀汤或活血通脉饮。

③湿热下注型：主证是患足潮红、肿胀，出现游走性血栓性静脉炎，此乃血瘀气滞、寒湿久郁化热所致。红色结节、索条，有热痛感，甚而有溃疡或坏疽征象。舌苔黄、舌质红。脉象弦、细、数。多属病变活动期。

治则：清热利湿，佐以活血化瘀。

方剂：四妙勇安汤加减：元参 50g，双花、当归、赤芍、怀牛膝各 25g，黄柏、黄芩、山栀、连翘、苍术、防己、紫草、生甘草各 15g，红花、木通各 10g。水煎服。也可用茵陈赤小豆汤等。

④热毒炽盛型：主证是患足有感染性溃疡或坏疽，有全身性热毒反应，剧痛难忍，甚而有喜冷怕热。舌质红绛，舌苔黄腻、黄燥或黑苔，脉象滑数、洪大或弦数。多属病变严重坏疽感染期。

治则：清热解毒，佐以活血化瘀。

方剂：四妙活血汤：双花、蒲公英、地丁各 50g，元参、当归、黄芪、生地、丹参各 25g，怀牛膝、连翘、漏芦、防已各20g，黄芩、黄柏、贯众、红花各15g，乳香、没药各5g。水煎服。也可用滋阴解毒汤或四红汤加减。

⑤气血两虚型：主证是病久气血耗损，营卫不和，身体虚弱，面容憔悴，皮肤干燥脱屑。溃疡不愈合，肉芽色淡，脓液清稀。舌质淡，苔薄白，脉细沉无力。

治则：补养气血，调和营卫。

方剂：顾步汤加减：黄芪、党参、鸡血藤、石斛各50g，当归、赤芍、丹参、怀牛膝、白术各25g，甘草15g。水煎服。也可用人参养荣汤加减。

30多年来，尽管说学者们对TAO治疗有其不同的经验，在方剂内容选用上也不尽相同，但上述分型和治则，已成为对TAO辨证论治的理论基础和遵守的基本原则。

总之，通过对TAO分期和分型的探讨和研究，从西医和中医理论观点来看，都加深了对TAO本质、发病规律和临床表现特点的认识。特别是二者分期和分型的依据和细则，以及在治疗方法选择上所起的作用，不仅没有矛盾，而且具有许多相似和一致的观点。很显然这是中西医理论的自然融合，尽管说是初步的，但也有很大的意义。

2. 治疗方法的研究

中医对血和脉的认识有一定的解剖和生理学基础。对“脱疽”的发生，也认为是“血凝”所致，所以历代医家都采用活血化瘀的方剂来治疗“脱疽”。例如沿用很久的顾步汤、阳和汤和四妙勇安汤等，一直是医家喜用和效果良好的方剂。这些观点和方法，与西医对TAO的认识是一致的。在开展以中药为主中西医结合治疗TAO开始，就是根据上述中医理论和活血化瘀原则治疗TAO，获得了显著效果，使许多病人免遭截肢的痛苦，从而推动了应用中药治疗TAO工作的开展，并涌现出一些新的中药方剂，明显地提高了TAO的治疗效果。例如刘开琏等以真人活命饮为基础组方为四妙活血汤，连续治疗TAO120例，临床治愈率为59.1%，只有3例截肢（2.5%）。并通过12～88个月随访60例，效果仍然良好者占56.7%。由于此方有清热解毒和活血化瘀的功效，所以被全国学术会议推荐为热毒型TAO治疗的主要方剂。河北津沧医院以著名的四妙勇安汤治疗TAO，效果优良率为75.7%。此方剂已被广泛采用，并被全国会议列为湿热型TAO的最佳方剂。全国统一的TAO分型、治则和方剂，对TAO的辨证施治起到了较大的规范作用。1989年尚德俊等根据这一原则治疗TAO387例，其中Ⅲ期病人275例。根据全国制定的疗效标准，临床治愈率和明显好转率分别为44.4%和43.4%。

总之，在全国范围内应用中药治疗大量病人，使截肢率降低到5%左右，并总结出一些较为成熟的治疗经验。对治疗更为困难的Ⅲ期病人，治疗效果也有明显的提高，并总结出大面积坏疽的“蚕食”切除术和选择性坏疽趾切除一期缝合的经验。顾亚夫等用中药治疗Ⅲ期2～3级坏疽98例，高位截肢率仅占14.3%。1990年赵绚德等应用中西医结合方法治疗Ⅲ期（坏疽期）病人200例，仅有17例高位截肢（9.94%）。

在广泛应用中药辨证论治的同时，也进行了中药的剂型研究。江苏省中医研究所等从顾步汤处方中精选当归、党参、生黄芪、石斛、元参、牛膝、银花、生甘草制成通塞脉片，先后治疗235例，临床治愈率48%～53.3%。又将通塞脉片的中药制成脉络宁注射液，20～40ml加入5%葡萄糖或生理盐水250～500ml静点1次/日，15～20天为一疗程，显效率在60%左右。王书桂等应用通脉灵治疗TAO的显效率为63.3%～67.8%。以后又精制成脉管炎片（其中有郁金、紫丹参、鸡血藤、乳香、没药）。此外还有从毛皮树根中提纯制定毛冬青片，进而提取出单体毛冬青甲素；从长白山中药瑞香中提取出单体瑞香素；从川芎精制成川芎注射液等。特别是片剂口服，更方便于病人。

在西医方面，也有一些新的药物和创新手术研究成功，为TAO又增添一些新的有效治疗方法。自1981年以后，我国先后从蝮蛇毒中提纯出几种去纤酶制剂，其中以清栓酶和抗栓酶最为常用。最近又研究出毒副反应比较轻的精制蝮蛇抗栓酶、消栓灵和蕲蛇酶等，均具有较好的治疗效果。国内研制生产的前列腺素E_1（PGE_1），已广泛用来治疗TAO。对手术的研究也有以下进展：

(1) 交感神经切除术：这是有70年历史的治疗TAO的有效手术。谭鸿雁等根据研究结果提出有选择地施行此种手术，即：此术适用于早期和侧支血管基本建立的晚期病人；手术后不会使对侧缺血病变加重的病人。只有遵循上述原则，才能提高治疗效果。

(2) 静脉动脉化术：1984年孙建民等通过动物实验提出静脉动脉化手术的新观点。手术方式是在动脉闭塞的近心端与并行静脉之间移植一段人工血管或自体静脉，把血液引向静脉来改善肢体远端的缺血状态。经过10多年的临床实践，认为只有腘动脉—胫腓静脉干间移植一段自体静脉手术的效果较好，已广泛采用。在初期，于术后2～4个月再将胫腓静脉干近端结扎以完成静脉动脉化手术。近来，在作动—静脉瘘同时，将瘘口近端静脉环缩2/3，就不再施行二期结扎手术。目前，尽管有些理论和疗效机制问题有待于研究，但由于手术简单，确能改善患肢的血液循环，所以在药物治疗效果不佳和没有其他血管重建术指征时，可以施行此术。

(3) 其他血管手术：应用显微血管外科将不剪裁的大网膜移植于股—腘区，会使肢体远端获得更多的血液。对缺乏高位动脉转流术条件的病人，正在积极地开展转流到小腿某一分支动脉和足部动脉手术。

成功地施行改善肢体血液循环的手术所获得到治疗效果，非药物短期治疗所能比拟，所以应在条件允许时积极开展。但是在手术后，常需要中西医药物治疗来提高和巩固其效果。

(二) 发病机制的实验研究

开始认识TAO已有百余年的历史，对其发病机制曾有不同的解释。自从确认吸烟是TAO的主要原因后，曾有用烟雾制成TAO动物模型的报告，但只说明其原因，而没有探讨其机制。基于TAO病人吸烟、烟草浸液皮内和皮肤划痕试验的阳性率很高（分别为78%～87%和72.7%），及烟草致敏的鼠中容易发生肢体坏死（33%），所以提示TAO是一种自身免疫性疾病。从60年代以后，国外学者就试图以临床免疫学研究来探讨TAO的发病机制。在国内，我们从1983年开始对210例病人和170例健康人进行系统的研究，把病人分为活动期和稳定期。研究结果显示活动期IgG明显高于对照组，而IgM和IgA值变化不大；免疫复合物（IC）明显增多，与对照组比差异非常显著；抗动脉抗体（AAA）阳性率对照组4%，而两组病人分别是61%和29.4%；补体系统（CH_{50}，C_3）未见明显变化。细胞免疫功能普遍下降，表现在：活性E玫瑰花结形成率（EA-RFC）和淋巴细胞转化率，TAO组均低于对照组（$P<0.01$）；T细胞亚群T_3、T_4和T_8均明显低于对照组，尤其是T淋巴抑制细胞（T_8）减少更为突出，从而使T淋巴辅助细胞T_4/T_8比值增高。上述细胞免疫功能的变化均以活动期最为明显。研究还证明，T细胞亚群百分率的减少程度与AAA和IC的阳性率的梯度呈非常显著的正相关。免疫病理学发现病变血管上有抗免疫球蛋白荧光染色的抗体存在，和在电镜下看到有IC团块样影像。

在我国，张兰航等、杨博华和山长武等也进行了一些研究，特别是与郑萍等的体液免疫、细胞免疫和免疫病理学检测结果基本一致。这都为TAO是一种自身免疫性疾病提供了重要的依据。

TAO病人的血液常处高凝状态。检测证明：病人全血粘度和血浆粘度增强，血小板聚集率增高，纤维蛋白原值升高。郑萍等检测了病人第8因子相关抗原（ⅧR：Ag）值增高，抗凝血酶-Ⅲ（AT-Ⅲ）值降低，血小板粘聚性增强，纤维蛋白原、肝素沉淀纤维蛋白原（HPF）和α_2-巨球蛋白值均增加，全血和血浆粘度增强。这些异常变化尤在病变活动期明显。戚华铭等检测了血管性假血友病因子抗原（VWF：Ag）、纤维蛋白抗原（Fg：Ag）和抗凝血酶-Ⅲ（AT-Ⅲ：Ag），结果是TAO三者均高于对照组。金星等检测102例TAO体外血栓的长度、湿重和干重，均比健康人值均有非常明显增高（$P<0.001$），而且与病情严重程度呈一致关系。还有研究发现：TAO病人纤维蛋白溶解活力低下和前列环素和血栓素A_2（PGI_2/TXA_2）比例失调。

TAO的发病机制比较复杂，需要更深入的研究。但根据上述研究结果和国外有关资料，可以肯定TAO是一种自身免疫性疾病。其发病机制可能是：由于各种各样原因，特别是烟草作为抗原进入遗传易感者体内后，产生免疫反应，使T细胞功能低下，T_4/T_8比值增高，抑制细胞T_8功能明显降低和辅助细胞T_4功能的相对增强，促使B细胞功能，产生过多的抗体。抗体与抗原再结合形成的IC，沉积在靶动脉上，使血管壁产生免疫性炎症反应，激活补体系统，产生过敏毒素，促使淋巴细胞和炎性细胞浸润，释放溶酶体酶，又加重血管内皮的损伤，引起动脉痉挛和狭窄。血管内皮损伤和血管的免疫反应成为PGI_2/TXA_2比例失调、血小板粘聚性增强和血液高凝状态的主要原因，并成为血栓形成的基础条件。血管的免疫性损伤和血栓形成，又互为因果，终于形成了限局性血栓性全动脉炎。

（三）中药疗效机制的研究

活血化瘀中药治疗TAO获得良好效果的同时，对其作用机制进行了多方面的研究。尽管使用方剂的内容不同，但作用机制多有相似之处。现归纳如下：

1. 抗栓作用　中药抑制血小板的功能比较明显。例如养血活血类中药当归、鸡血藤、赤芍、丹参、白芍组方，和活血化瘀类中药川芎、红花、益母草、蒲黄、苏木、山楂组方，通脉灵和单味药川芎等，均有明显的抑制血小板粘聚的作用。中医研究院还发现川芎嗪生物碱有降低血小板表面活性的作用。刘文杰等报告TAO病人在用通脉灵治疗前，血小板体积缩小，外形不规则，伪足长而多，α-颗粒和致密颗粒均少；而在治疗后，体积趋于正常，外形规则，伪足减少，颗粒多而明显。对血小板的作用也是通过cAMP来实现的。

中药的抗栓作用除了抑制血小板的功能外，还有一定的抗凝和促进纤溶活性的作用。其中丹参的作用比较明显，它可使动物的出、凝血时间延长，个别女病人月经量过多，甚而出血难止。川芎、红花都有抗凝血作用。长白瑞香的有效成分，就是有抗凝效果的7，3-二羟基香豆素。研究证明：丹参、桃仁、泽兰、通塞脉、通脉汤等都有促纤溶的作用。江苏中医研究所证明通塞脉和金星等报告辨证论治中药方剂，治疗后体外血栓的长度和重量均有减少。上述作用是防止继发性血栓形成的关键。

2. 对血液动力学的影响　中药治疗只能预防继发性血栓形成，不能使机化的血栓溶解。而中药之所以能够改善肢体的缺血状态，除抗栓作用外，主要是由于它可以缓解血管痉挛、促进侧支血管形成，降低血液粘度和改善血液循环。四妙活血汤、通脉灵、当归汤、长白瑞香和复方丹参等均有这方面作用。活血温经汤（当归、丹参、鸡血藤、桂枝、赤芍、附片）可以直接扩张人和动物肌肉的血管。中山医学院发现毛冬青对兔离体耳和肢体扩血管作用比盐酸苄唑啉的作用还强。并能缓解去甲肾上腺素和增压素的缩血管作用。通脉灵的扩血管作用比毛冬青稍强。在临床上，随着缺血症状的改善，肢体的血液流动也会随之增加。

中药治疗后，病人全血粘度、血浆粘度、纤维蛋白原值均有降低，以及中药的抗栓作用和血流量增加，进而使毛细血管扩张、张力增强、脆性降低、畸形血管袢减少，血流加快和红细胞聚集性降低，从而疏通了微循环和改善缺血组织的营养。

3. 调整病人的免疫反应　控制病变活动是治疗TAO的首要关键，否则任何改善肢体血液循环的方法都不能改变疾病的进程，而且也难以获得应有的治疗效果。应用肾上腺皮质激素类药可以控制病变发展，但副反应较大。而许多中药具有调整机体免疫功能和控制病变活动的作用。如杨博华应用双花、连翘、当归、赤芍、桃仁、川芎、牛膝、丹皮、元胡、桂枝和蜈蚣组方治疗，收到了抑制B细胞和增强巨噬细胞功能的效果。此外，黄芪、党参、甘草和雷公藤等也有此作用。

（四）问题和展望

中西医对TAO的认识，在解剖、生理、疾病表现和治疗原则等方面，都有一些相似之处，这就是中西医研究TAO并获得明显进展的基础。二者取长补短，共同促进，并为形成具有中国特色的中西医结合医学做出了贡献，特别在TAO的治疗学方面是如此。例如活血化瘀中药改变了西医治疗TAO单一落后的局面，但用现代科学方法才有可能来阐述中药的机制和剂型改革；控制病变活动是TAO治疗的关键，而使用毒副反应小的中药来调整机体免疫反应，有可能是最佳的选择；血管重建手术和其他改善血液循环的手术，与药物治疗各有其限局性，只有二者结合应用，才是最好的治疗方案。

现在仍然面临着TAO治疗时间长，效果缓慢，巩固困难和复发率比较高的问题。这除继续发展中西医结合治疗成果和积极开展血管重建手术外，特别是应该发挥中药在治疗中的作用。如能更多的提纯中药的有效成分，克服中药方剂内容多，应用不方便的缺点，研究出高效的不同剂型和单体，提高辨证水平，简化论治规律，就会提高TAO治疗的近远期效果。只要运用中西医结合的理论观点和方法，可以肯定，将会把TAO治疗学提到更高的水平。

（王嘉桔　谭鸿雁）

二、闭塞性动脉硬化症

闭塞性动脉硬化症（Arteriosclertosis obiterans，ASO）是一种老年动脉粥样硬化性疾病，是全身性动脉疾病在肢体的局部表现，尤多发生于下肢，且常发冠心病、高血压、高脂血症、脑血栓和糖尿病，是常见的肢体动脉闭塞性疾病。近些年来，随着社会安定、人民生活改善和社会老年化的发展，它的发病率有日益增多的趋势。此病虽可起病于青壮年，但绝大多数病人发病在50岁之后。男女平均年龄分别在60岁和65岁左右，比例为8：2。

ASO属中国传统医学中的“脱疽”综合征，在古典文献中多有记载。如《外科理例》记载15例“脱疽”中，就有“……年愈五十亦患者，色紫黑，脚焮痛”。《外科正宗》描述6例“脱疽”中，就有“中年妇女，肥胖，生渴三载，右食指麻痹，月余后发黑”。与其他“脱疽”相比，不仅在年龄上，而且在病因上也不相同。中医认为此病的发生，多由“平昔厚味膏梁，熏蒸脏腑，丹石补药……”，以及“消渴多饮”而引起。这些观点，在ASO和糖尿病坏疽的发生中起到很大作用。

临床上，在中西医结合治疗TAO获得良好效果的基础上，根据我国传统医学的血瘀证和“异病同治”的理论，用来治疗ASO也获得了相似的效果。但作为一种不同于TAO和其他“脱疽”的常见疾病，中西医结合治疗研究日益受到人们的重视。

（一）临床研究

1. 临床诊断研究

ASO不管是急性血栓栓塞还是缓慢阻塞，都是经历着先有动脉粥样狭窄，而后出现完全阻塞的。如果在动脉完全闭塞、动脉搏动消失和出现临床缺血表现时才作出诊断，就会延误良好的治疗时机。如能够在动脉狭窄或动脉搏动良好时作出明确诊断，并给以中西医结合治疗，就有可能逆转或延缓动脉狭窄病变的发展。目前，只要详细了解病情，考虑到动脉病变的规律性变化，应用一般检测方法（如肱/踝压指数、节段测压和跛行试验），和多普勒超声仪等无创伤性检测方法，就能提高ASO的早期诊断水平。

应用多普勒超声仪，对慢性肢体动脉闭塞性疾病的诊断提供了可靠依据。Baur等证明：多普勒超声与动脉造影相比，其敏感性为91%，特异性为85%，总的准确性为89%～96.6%，尤其对腘动脉以下病变优于动脉造影。在动脉狭窄时，血液动力学敏感性变化，主要是动脉管腔缩小、血流峰值速度增快、加速变/减速变比值增大和血流量减少。国内外学者，以此为指标，并结合节段性测压和肱/踝压指数，对慢性动脉闭塞性疾病的早期诊断进行研究。1993年石津生等对老年冠心病和脑梗塞而未梢动脉搏动良好和没有肢体缺血表现病人74例，对照组同龄人（66～76岁），以上述指标进行研究。结果是血液动力学异常总检出率为31.7%（66/208肢体），三组分别为31.8%、43.9%和15%。前两组与对照组比有非常显著的差异。在异常的66个肢体中，有27.3%肢体肱/踝压指数＜1.0，但有72.7%肢体＞1.0。后者是由于动脉壁硬化而使血流压力高和血流差（压力—流速分离现象），所形成的比实际病变轻的假象。Wingo报告，肱/踝压指数比值＜0.9者，100%有动脉病变，而比值＞0.9者，有32%为假阴性，所以应与多普勒超声检查相结合，就更有价值。这些经验同样适用于其他慢性动脉闭塞性疾病。姚克纯等对54例糖尿病病人下肢动脉进行彩色及脉冲多普勒超声检查，发现所有肢体均有不同程度的动脉病变。认为此种检测对糖尿病下肢动脉病变可以作出早期、定位诊断。

踝部血压测定和应用阻抗血流仪测定肢体血流量，对ASO的早期诊断都是比较好的非创伤检测方法。研究证明：肢体小腿血流量平均约为42ml/分和4ml/100ml组织/分。Ⅰ期病人是26ml和3ml。如果病人年过50岁，有高血压、高脂血症、糖尿病、脑血栓、冠心病或眼底动脉硬化等老年性疾病，即使肢体没有明显的缺血表现，一旦肢体血流量有稍明显的减少，对早期诊断也都有启示性意义。

ASO是在动脉粥样脂质沉积的基础上发生的疾病。这种病变常常是在动脉壁上呈节段性出现，这说明除动脉完全阻塞病变以外，动脉壁上还会有节段性狭窄。例如刘明和侯玉芬最近应用CT检查对ASO病人主一髂动脉钙化病变进行了观察，结果是50例病人中钙化率占76%，Ⅰ、Ⅱ、Ⅲ期分别为33%、77%和86%，特别是50%末梢动脉搏动正常者有动脉粥样钙化。朱慧君等应用二维超声显像测定，可以看出由于粥样脂质沉积所引起的股动脉狭窄的影像，而且与动脉X线造影所见是密切相关的。

这些研究，不仅仅是可以对ASO作出早期诊断和了解动脉完全闭塞病变以外还有节段性狭窄病变的存在，而更重要的是要提醒人们，对ASO病人要应用饮食、药物疗法和其他措施（如戒烟、治疗并发症），来防止和消溶没有钙化的粥样脂质沉积性狭窄，从而防止或延缓动脉狭窄病变发展成完全闭塞。不管是否有高脂血症，都应该如此。

2. 临床治疗方法研究

闭塞性动脉硬化症为血瘀证疾病，以中西医结合辨证论治活血化瘀法治疗取得满意效果。孙希龙等，以中西医结合益气活血法为主，治疗闭塞性动脉硬化症200例，临床治愈83例（53.25%），显著好转33例（21.57%），有5例施行截肢术。陈淑长等以活血通络法，应用温脉通、通脉宁治疗早期闭塞性动脉硬化症141例，临床治愈27例（19.1%），显著好转31例（22%）。张恒龙应用补阳还五汤加味治疗早期闭塞性动脉硬化症，和李廷来应用四妙勇安汤加板蓝根治疗闭塞性动脉硬化肢体坏疽，均取得一定疗效。目前，中医辨证分型还未统一，马新普等治疗闭塞性动脉硬化症，中医辨证论治分为四型：寒凝型、血瘀型、瘀热型和热毒型。尚德俊总结的临床辨证分型如下：

（1）阴寒型：肢体明显发凉，冰冷，呈苍白色，遇寒冷则症状加重，舌质淡，脉沉迟。应以温通活血法，内服阳和汤加味、当归四逆汤加减。

（2）血瘀型：肢体发凉怕冷，疼痛，肢端、小腿有瘀斑，或足紫红色、青紫色，舌有瘀斑或舌质红绛，脉弦涩。应以活血化瘀法，气虚血瘀者，应益气活血，内服丹参通脉汤、补阳还五汤；痰结血瘀者，应软坚活血，内服舒脉汤等。

（3）湿热下注型：轻度肢体坏疽感染，发红、肿胀、疼痛，有低热，舌苔白腻或黄腻，脉滑数。应以清热利湿、活血化瘀法，内服四妙勇安汤加味。

（4）热毒炽盛型：严重肢体坏疽感染，红肿热痛，高热，神志模糊、谵语，舌苔黄燥或黑苔，脉洪数。应以清热解毒、活血化瘀法，内服四妙活血汤、安宫牛黄丸等。

（5）脾肾阳虚型：肢体发凉、乏力，全身畏寒怕冷，腰膝酸软，胃纳减退，舌质淡，脉沉细。应以温肾健脾、活血散寒法，内服补肾活血汤。

综合中西医结合治疗ASO500多例，效果优良率和截肢率分别在60%和5%左右。除此而外，应用蝮蛇抗栓酶、精制蝮蛇抗栓酶、脉络宁、蕲蛇酶、前列腺素E_1和川芎嗪治疗ASO，也获得了较好的效果。

外科手术治疗，传统的血管重建手术（如血栓内膜切除术和动脉转流术等）、静脉动脉化术、和经皮穿刺腔内血管成形术等，也在积极开展。成功施行血管重建手术的效果是肯定的，特别是高位节段性狭窄或阻塞的病人，是手术重建血流的很好指征。但目前，不少病人缺乏手术的条件，所以药物治疗仍占有重要的地位。即使是成功施行动脉重建手术的病人，也需要长期中西医结合治疗来巩固治疗效果，防止或延缓动脉粥样硬化斑块的进展。对于此点，还没有引起人们的足够重视。

ASO的另一特点，就是高血压症、高脂血症、冠心病、脑血栓和糖尿病等并发率比较高。尽管说治疗ASO的药物对这些并发病也有效果，但毕竟又各有其特别的治疗要求。并发病是ASO的危险因素，能否有效控制，会直接影响 ASO 治疗方法的实施和效果。因而应该给以足够的重视。

（二）理论和实验研究

应用中西医的理论观点和方法对心脑动脉硬化性疾病已进行了大量研究。尽管有其特殊性质，但有不少研究结果也适用于 ASO。现将有关 ASO 的理论和实验研究列述如下：

1. ASO 病人血液高凝状态研究　老年人之所以易患血栓性疾病，就是因为血液易处高凝状态。高凝状态的形成决定于多方面的因素，而血管内皮细胞（EC）破坏是重要的始动因素。它可以产生更多的促凝物质（如 VW 因子、纤溶酶原活化物抑制物-1）；使抗栓物质（前列腺素、组织型纤溶酶原活化物）等减少；血小板粘附、聚集和释放反应增强，血栓素 A_2 增多；凝血因子（如纤维蛋白原、因子Ⅶ、因子Ⅷ等）增多；纤溶酶原活化物抑制物-1 增多，和导致纤溶活性降低，此尤在下肢血液中降低更为明显。基于上述血液高凝状态和动脉内皮细胞自然屏障的损害，为血脂沉积、平滑肌增生和血栓形成创造了条件。在临床上，ASO 病人的血液流变学、体外血栓、纤维蛋白原和其他血液高凝指标均有明显变化。这为治疗方法的选择（如中药方剂种类、肝素、纤溶剂、祛瘀剂）提供了依据。

2. 药物作用机制研究　高血脂症可使血液粘滞性增高，又是发生动脉粥样硬化的重要因素。常用的活血化瘀药物，都有不同程度降低血脂、血液粘度，抑制血小板聚集和改善肢体循环的作用。陈金辉和王书桂应用川芎嗪治疗 ASO50 例，检测证明此药有增加脑血流量、心输出量、肢体血流量，及减少纤维蛋白原和血粘度的作用。实验研究显示还有抑制血小板聚集、减少 TXA_2 生成，降脂和抗动脉硬化的作用。前列腺素 E_1 除上述作用外，有抑制和消溶粥样斑块的作用，并对心、脑、肾血管病变，也会产生良好的治疗效果。

李静和陈可冀研究血府逐瘀汤抗动脉硬化的机制证明：它通过调脂，抑制血小板粘附、聚集，可减少 PDGF 释放、降低 PDGF-A、C-myc 基因表达水平，进而抑制平滑肌细胞的增生。李顺成研究发现，人参、丹参和沙参相配的抗栓作用更强。齐治家研究证明，泽泻有预防实验性动脉硬化和血栓症的作用。王书桂应用益气活血片（党参、黄芪、鬼箭羽、川芎、红花、当归、葛根）治疗闭塞性动脉硬化症 106 例，能降低血胆固醇，对改善动脉粥样硬化，消除粥样斑块有作用。上海第二医科大学实验研究表明，丹参能减轻动脉粥样硬化病变，并有保护内膜作用。闭塞性动脉硬化症与痰瘀有密切关系，应用软坚散结法治疗有效果。阮士怡等对家兔实验性高血脂症及动脉粥样硬化防治研究说明，软坚散结中药既有降低血浆胆固醇，又有相对提高高密度脂蛋白的作用；有明显抑制血小板功能的作用；明显改善微循环障碍作用；有防止动脉脂质斑块形成和促使消退作用。黄焱明等研究，大黄䗪虫丸能降低血脂，同时能使全血比粘度、全血还原粘度和纤维蛋白原下降，促使粥样斑块消退。因此，活血化瘀药物具有调整脂质代谢，降低血脂等多方面治疗作用，对预防和治疗动脉粥样硬化有重要作用。

（三）展望

心脑肢体血管疾病（动脉粥样硬化）是老年人的严重疾病。包括 ASO 在内，一旦动脉完全闭塞，治疗就比较困难。因而国内外学者除继续研究动脉粥样硬化的发病机理外，把研究的重点放在防治脂质紊乱上，以期预防或减少心脑肢体血管疾病的发生。1988 年，美国制定胆固醇教育纲要，希望用控制食物中的脂肪含量和比例，在防治动脉粥样硬化中发挥作用。忌烟，防治糖尿病和高血压，控制饮食和体重，适当活动锻炼等，都具有防治动脉粥样硬化的实际意义。

中医有“医食同源”、膳食（药膳）治疗和“治未病”的以预防为主的理论观点。近些年来，我国学者也进行了一些基础和临床研究。以中西医结合的理论和方法来研究动脉粥样硬化，以及如何进行防治心脑肢体血管疾病的宣传教育活动，都是应该重视的研究课题。

临床上，对 ASO 应该提高早期诊断意识和诊断水平。老年人在患心脑血管疾病、高血压、糖尿病和高脂血症时，即使肢体没有明显缺血表现，也意味着有 ASO 早期病变（粥样硬化性狭窄）存在的很大可能，并加以重视。一旦在确定 ASO 诊断以后就应该把抗动脉粥样硬化及其并发症的防治放在重要地位，并作为一个长期措施，以体现对疾病的整体和预防为主的观念，而且是 ASO 获得良好效果的重要保证。肢体血液循环的迅速改善是抢救肢体的关键，但只有中西医结合治疗和重建动脉血流手术相结合，才能提高 ASO 的治疗水平。

（王嘉桔 尚德俊）

三、多发性大动脉炎

多发性大动脉炎（Polyarteritis）是主动脉及其分支动脉的慢性、进行性、非特异性炎性疾病。由于病变动脉呈节段性狭窄、闭塞或窄前后扩张，导致血液循环障碍，因受累动脉部位不同而产生不同的缺血表现，因此也称“无脉病（Pulseless disease）、主动脉弓综合征（Aortic arch syndrome），均为头和臂动脉受累，表现上肢无脉，头、眼缺血症；异型主动脉缩窄（Atypical coarction of aorta）表现上肢血压高、下肢血压低、足背动脉消失症；1965 年上田等概括为大动脉炎综合征（Aortitis syndrome），而我国黄菀等于 1962 年即提出这些病都属一个疾病—统称多发性大动脉炎或大动脉炎。

本病是一种较常见的原发性免疫性血管炎，好发于年轻女性，世界各地均有发生，欧美少见，亚洲人常见，尤其日本、印度和我国多见。我国北方成人大动脉炎患病率为 0.13%，占闭塞性动脉疾病的第 3～4 位。

大动脉炎的病因不明，多数学者认为与感染有关，特别是结核杆菌、链球菌等感染引起的主动脉及其分支动脉壁的自身免疫性炎症，其次与遗传因素、雌性激素、内必失调等因素也有关。本病病理组织学表明病变主要发生在主动脉的大中分支，首先是动脉中膜受损，继而发生内膜与外膜的纤维肥厚，呈慢性进行性全层动脉炎。其临床表现据受累动脉部位不同，分为四型：第Ⅰ型（头臂动脉型）：亦称主动脉弓综合征或无脉病，病变在主动脉起始部，主动脉弓及其分支动脉；第Ⅱ型（胸腹主动脉型）：病变范围包括第Ⅰ、Ⅱ型；第Ⅳ型（肺动脉型）：病变在肺动脉，一侧或两侧肺动脉乃至肺段动脉，单纯肺动脉型少见，多与Ⅰ、Ⅱ型并存。本病预后取决于高血压水平和脑循环情况。

中医古籍对大动脉炎无相应病名，依其临床表现归属“脉痹”，《内经》曰：“脉涩曰痹”；《奇效良方》曰：“脉痹，血道壅塞”；《医学心悟》曰：“伏脉不出者，寒气闭塞也”，主要为气血瘀阻，经脉闭塞，气血运行不畅所致。在治法上以祛邪（扶正）活血通脉为主。

西医治疗本病主要根据病情，活动期用肾上腺皮质激素和抗感染治疗，稳定期用血管扩张药，抗血小板聚集药物，手术治疗等，疗效据小出桂三，上田氏报告分别为 22.3%～60%，而且容易复发。我国采用中西医结合治疗本病日益受到重视，取得较好疗效，为治疗大动脉炎开辟了一个新途径。

（一）临床研究

临床上认为大动脉炎属血脉不通之血瘀证，活血化瘀法治之。但在活动期与稳定期治法不尽相同：活动期（急性期）以祛邪活血通脉为主，用养阴清热或清热解毒药加活血化瘀药治疗，病情重者给小量肾上腺皮质激素（强的松 20～30mg/天），用至血沉、体温正常，有感染者用抗生素或/和抗结核药；稳定期以活血化瘀，软坚通脉为主，视证情再并用益气养血，温阳散寒，养阴清热，滋阴潜阳等治法，长期治疗，并据病情适当选用西药降压（以巯甲丙脯酸、倍他乐克，心痛定、心得安疗效好）、强心利尿、手术治疗。有效率达 91%～96%，明显高于西医疗效。

房芝萱将大动脉炎归纳为两类证型：①气血双亏型：治法补益气血、养阴通脉。方用黄芪、党参、鸡血藤、元参、石斛各 18g，沙参 15g，归尾 12g，附子、肉桂、菖蒲、红花、牛膝、甘草各 10 克；②阴虚阳亢型：治法平肝潜阳、活血通络。方用紫贝齿、紫石英、生磁石、珍珠母各 30g，鸡血藤、元参各 25g，枸杞子 18g，菊花、白芍、生地、牛膝各 15g，赤芍、归尾、泽泻各 10g。强调临证治疗时必须根据患者的体质状况、病情轻重、证候变化、检查结果加减用药，配合降压、抗结核等西药治疗。治疗 55 例，有效率达 96.3%。并认为中医中药治疗的适应证是：①病情较轻，单纯上肢无脉病；②活动期不宜立即手术，可用中药作术前准备；③病变广泛，无法施行手术治疗；④手术后症状复发，造影检查发现新的狭窄，说明病变活动末能控制，可用中药作术后调理，对严重脑缺血或顽固性高血压者仍以手术治疗为宜。初洁秋主张以解毒活血法为主中西医结合治疗大动脉炎。理由是本病活动期与慢性炎症期，虽然临床表现有别，但其病理变化都是呈慢性进行性节段性自身免疫性病理损伤，因此将宏观见证与微观改变结合辨证论治，则认为其炎性病理改变和全身炎症反应（发热、周身不适、关节痛、血沉增快、抗链“O”增高、C-反应蛋白阳性、γ-球蛋白增高、抗主动脉抗体阳性、白细胞增高）属毒热证；而血管壁的炎性增厚、管腔狭窄、血液高凝状态、血栓及血栓素（TXA_2）增高属血瘀证，主要用清热解毒、活血化瘀法治之。并研制出复方中药针剂（脉炎消注射液），用于临床治疗活动期与慢性炎症期病人52例，用法：脉炎消注射液40ml加入5%GS溶液300ml中静点，每日一次，2～3周为一个疗程，辅以西药对症治疗，有效率达96.7%，与对照组（丹参注射液加肾上腺皮质激素等西药）比，观察组在未用激素治疗的情况下，显效率为87.18%，明显优于对照组的46.6%（$P<0.01$），观察组在控制病情活动、改善缺血症状和体征方面明显优于对照组，治疗前后自身比较在血压改善和动脉狭窄管径扩张方面差异显著（$P<0.05$），说明以解毒活血法为主的中西医结合疗效。王书桂用雷公藤治疗大动脉炎取得91.4%有效率，方法是雷公藤片2片每日三次口服2～7个月，辅以抗生素或抗结核药、丹参片、维生素、川芎嗪等治疗，不仅症状体征改善较佳，而且对血沉、抗链“O”、免疫球蛋白及肢体血流改善较满意（$P<0.01$），说明雷公藤治疗大动脉炎疗效肯定，如同时给予综合治疗和必要的辅助用药，即雷公藤加一种血管扩张药和改善血液循环药可以提高疗效，如配合中医辨证治疗效果更好而且可减少雷公藤副反应。严复主认为大动脉炎的本为阳虚寒凝，气虚（滞）血瘀，标为脉络痹阻，治以益气活血、温阳通脉之标本同治，方用温阳通脉汤：附子、当归各10g，麻黄、川芎、桂枝、细辛、炙甘草各6g，黄芪20g，丹参15g，随证加减，每日一剂水煎服，10剂为一个疗程，同时用参附注射液10～20ml/日加入10%GS500ml中静点，10次为一个疗程，连用1～5个疗程，治疗73例病人，有效率91%（临床治愈率61.2%），具有明显扩张血管、增加末稍血流量、增强心肌收缩力等作用。山东中医学院赵绚德、尚德俊治疗大动脉炎主张急性期用强的松30mg/日口服，加用抗感染药；稳定期用白花丹参注射液10～20ml/日加入5%GS溶液或低右500ml中静点，15次为一个疗程，间隔7～10天用第二个疗程，一般用2～4个疗程；同时辨证施治：①阴虚内热型（活动期）：治法养阴清热活血通络，服用养阴活血汤：生地、玄参、石斛、赤芍各30g，鸡血藤21g，当归、青蒿、白薇、丹皮各12g，牛膝18g，川芎、黄芩各10g，生草6克；②脾肾阳虚型（稳定期）：治法温肾健脾、散寒活血，服用阳和汤：熟地、黄芪、鸡血藤各30g，干姜、桂枝各15g，制附子、白芥子、鹿角胶各10g，红花12g，甘草5克；③气血两虚型（病久或原气血亏虚）：治法益气养血、活血通脉，服用黄芪桂枝五物汤加减：黄芪60～80g，当归、桂枝各30g，赤白芍各15g，威灵仙25g，鸡血藤60g，地龙15g，干姜10g，大枣10个。配合针刺疗法，经26天～8个月治疗，20例病人中显效5例（25%），好转13例（65%），总有效率90%。赖尧基报道54例大动脉炎病人，经以脉络宁为主的中西医结合治疗，有效率为91.6%，对难以获效的某些重症非活动期病人主张手术治疗。中西医结合治疗大动脉炎的疗效都明显高于国外报道。

中西医结合药物治疗可使大多数病人病情得到缓解，但有些重症非活动期病人药物治疗难以获效时，应考虑手术治疗，常用的手术方法和指征如下：

（1）经皮腔内血管成形术（PTA），适用于头臂动脉、主动脉、肾动脉、髂动脉狭窄的病人。

（2）肾脏自体移植术，适用于肾动脉阻塞或主动脉有严重病变而不能施行血管转流术时，及严重肾动脉狭窄经PTA术失败者。

（3）动脉转流术，在颈动脉阻塞时可施行主-颈动脉转流术；主动脉严重缩窄且PTA术失败者，行主-腹动脉转流术；肾动脉狭窄行PTA术失败或再闭塞者，行腹主动脉-肾动脉转流术；其次还有主-髂或股、颈-腋动脉转流术。

(4) 瓣膜修复术，主动脉瓣关闭不全者，经瓣膜修复术，可以根治。

(5) 肾脏切除术，限于一侧肾动脉严重狭窄或闭塞而肾脏萎缩（小于正常肾脏 2/3 者），并失去肾功能者。

术后效果据郑德裕报道，13 例肾动脉狭窄者行肾动脉成形术，扩张成功者 11 例，随访2～7 年 7 例，除 1 例再狭窄外，余者血压正常；对 137 例（147 次）行手术治疗，术后效优者 104 例，随访 8.7 年，肾切除组中疗效优者占 94.4%，血管重建术组中为 69.3%，并强调有肾动脉或腹主动脉扩张指征者，首先选择经皮腔内成形术。手术前后的药物治疗应引起重视，特别是术后定期复查与治疗，才能提高与巩固疗效，防止新的病灶发生。

（二）实验研究

大动脉炎的病因与发病机理迄今未清，亦未见成功的实验动物模型报道。据病检、尸检、实验室检查所见（血清抗主动脉抗体阳性、γ-球蛋白增高），目前较一致认为是由于感染、中毒、药物等因素导致过敏-免疫反应而发病，经漫长的静止期与活动期相交替的中间期，最终导致严重并发症而致死，属自身免疫性疾病。

近年对大动脉炎的病变部位研究有了新的认识，文献报告，此病发生于脑分支动脉占 15%，椎动脉占 19%，股动脉占 3%，臂动脉占 4%，胫动脉占 4%，肺动脉以及肱、桡、腘等中动脉，并非病变只发生在主动脉及其主要分支动脉，从而提示鉴别诊断（与血栓闭塞性脉管炎）的重要性。

病理组织学研究结果尚有分歧，据周本成报道，电镜观察 10 例大动脉炎病人标本（活检 6 例，尸检 4 例），将病变分为 3 期：变质渗出期、增生进展期、结疤硬化期。病变首先发生在动脉中膜，随着平滑肌细胞向外膜突入增殖，引起内、外膜的继发性纤维肥厚。与日本那须氏报道的关于致病因子沿外膜的滋养血管到达中膜，因而病变首先发生在中膜的报道一致，与相本孝次报道的病变起源于内膜的见解不同。

中西医结合治疗大动脉炎的临床研究与实验研究，为中西医结合治疗本病提供了理论依据。大动脉炎属脉痹，血道壅塞，治法固然是活血化瘀大法，但由于本病发展过程中的不同病理阶段和临床表现，不能单用活血化瘀法，必须辨证加用祛邪或扶正药物及恰当的西药，才能提高疗效，缩短疗程。赖尧基等在应用脉络宁为主的中西医结合治疗大动脉炎病人的临床研究中，通过观察肢体血流图、甲皱微循环、血液流变学、体液免疫等项变化，证明本疗法具有扩张血管、促进血液循环、抗凝与防栓等作用。初洁秋等用解毒活血法治疗多发性大动脉炎的临床研究，对大动脉炎的认识已从宏观辨证到微观辨证，强调本病慢性炎症中间期尽管宏观辨证可缺少毒热证，但实质上毒热和血瘀之病机始终在缓慢进行，因此治疗的关键是控制毒热证（即免疫性炎症）和血瘀证（即血管狭窄，血运障碍），这样才能阻止病变进展，采用的中药应具有这二方面作用，经筛选以白花蛇舌草、丹参等六味中药配伍组方，据现代医学研究表明，白花蛇舌草等清热解毒药有抗菌、解毒、抑制抗体生成及免疫亢进所致的免疫病理损伤，增强肾上腺皮质功能及镇痛镇静等作用；丹参等活血化瘀药有调节外周血管舒缩功能，增强血液供给，缓解疼痛，抑制 TXA_2 活性，抑制血栓形成和发展，促进血栓溶解，软化增厚的血管壁瘢痕，抑制慢性炎症纤维增生，清除免疫复合物等作用。研制出中药复方针剂——脉炎消注射液具有清热解毒、活血化瘀功效。毒理研究结果表明无毒性（急性、慢性毒性试验），安全。药理研究结果表明具有很强的抗炎、抑菌、免疫抑制作用，以及抗凝、抑制血小板聚集作用，特别是免疫学研究，表明脉炎消注射液是一种很好的免疫抑制剂，根据：①脉炎消注射液可在体外抑制 PHA 诱导的健康人外周血淋巴细胞的增殖反应；②高浓度下（1∶20 倍）对健康人外周血单个核细胞有直接杀伤作用，其中受作用的细胞主要有 CD_{19}^{+}B 细胞和 CD_4^{+}T 细胞；③抑制 SRBC 免疫小鼠 IgM 抗体产生细胞的生成；(4) 降低 SRBC（绵羊红细胞）免疫小鼠的脾重量。这一研究结果揭示了脉炎消的功效本质。临床研究通过对大动脉炎病人的血压、脉搏、体温、症状、血白细胞、血沉、CRP、γ-球蛋白、动脉彩色超声等观察指标的治疗前后对比，表明能控制病情进展，扩张血管，改善循环，使缺血症状和体征明显改善，疗效优于对照组。王书桂等用雷公藤治疗大动脉炎，也是根据本病属自身免疫性疾病，而选用具有免疫抑制作用的中药雷公藤，临床观察症状、体征、血沉、抗链“O”免疫球蛋白、肢体血流图等都较治疗前有满意改善。以上研究说明，中西医结合辨证论治——现代医学的病与中医的证相结合，充实了诊断的完整性和治疗的全面性，从而大大提高了疗效。

（三）展望

目前，中医、中西医结合治疗多发性大动脉炎的疗效已超越西医的疗效。中药、中西医结合治疗的实验研究已达细胞水平或分子水平。其作用原理不仅仅是活血化瘀，而且能调节或抑制自身免疫反应，扩张血管，改善血液循环，抗凝防栓或溶栓等，探讨中西医结合治疗大动脉炎疗效好的本质已引人注目。大动脉炎的病因不明，又是青壮年人的常见多发病，严重影响病人的生命质量，因此进一步探讨其病因，以便预防，总结中西医结合治疗规律，用现代科学研究方法揭示其治疗机制，如何控制病情进展，恰当的手术治疗与中药辅助巩固疗效减少复发，防治并发症，争取良好预后等问题尚需进一步研究。

四、血栓性浅静脉炎

血栓性浅静脉炎（Superficial thrombophebitis）是由多种原因引的浅静脉炎症性血栓性疾病。其中有原发性静脉疾病及其并发病，也有全身性疾病。这些疾病的原因和机制各不相同，临床表现却有共同之处，即沿浅静脉走行出现疼痛和硬性索条为特征。一般临床表现不重，但严重时延误诊治病变可累及深层静脉和内脏。发病机理的研究，至今还没有超越一百多年前 Virechow 阐述的“三大要素”的观点，即静脉壁损伤、血流缓慢和血液高凝状态。现代医学的病因学研究是 Virechow 理论的深化。

中医学依其临床表现归属于“痹症”的范畴。诊治从整体理念出发，辨证论治疗效显著。现代医学和中西医结合的临床研究，辨证与辨病相结合，辨证求因，审因论治为血栓浅静脉炎的治疗提供诸多新方法和新药品，使单一的症状治疗学向病因治疗学前进了一大步，或二者结合标本兼治，取得可喜成效。

（一）临床分型和分类

1. 中医分型　根据发病部位和临床表现，中医对静脉炎类型不同又分别称之谓“脉痹”、“恶脉”、“胸痹”、“青蛇毒”和“腨病”。对证象陈述极为准确：“恶脉病，身中忽有赤络脉，起如蚓状”（《肘后备急方》），“……在于胸则血凝而不流”（《素问·痹症》），“喜发四肢，其状赤脉起如编绳……。”（《千金要方》）。病因病机为湿热蕴结，肝气郁结，血液滞留脉络的血瘀所作。如忽视早期诊断和治疗，有甚者可引发“肺痹”的危险。

辨证是论治的基础。在具体运用时，根据病变部位和个体差异，结合脉证舌诊，将本症分为 3 型：

（1）湿热蕴结型：发病初起（急性期）因“湿热所析，气结筋中”瘀塞脉络，浅静脉呈现索条状物，焮红、肿胀、灼热、疼痛，可伴有全身低热，脉滑数，舌苔黄腻。

（2）血瘀络阻型：发病后期，湿热消散，炎症消退。患处遗留硬韧索条状物，皮肤暗紫，舌苔薄白，舌边紫有瘀斑，脉沉细涩。

（3）肝气瘀结型：胸腹壁胀痛和刺痛，呈现一条或数条受累浅静脉与皮肤粘连，牵拉时皮肤出现凹陷性浅沟。是肝气郁结，气滞血瘀所致。舌苔薄白，脉弦。

2. 西医分类

除胸腹和化学性静脉炎外，血栓性浅静脉炎主要发生于下肢，并由多种原因引起。虽然临床表现雷同，但由于病因和病机的差异，发病过程和临床表现又有各自的特点，因而辨证分类，对认识疾病的本质极为重要。王嘉桔和张静菊对此类疾病进行了比较好的分类。

（1）瘀滞性静脉炎：是静脉曲张的常见并发症。因下肢静脉曲张发病率较高，在一些工业发达的国家，如加拿大、意大利、德国和西班牙等国家的发病率为 20%～40%。在我国，代乐天对华东地区流行病学调查发现＞15 岁人的发病率为 9.26%，＞45 岁为 16.38%。引起下肢静脉曲张的疾病分两大类：一是以原发性深静脉瓣膜关闭不全和原发性下肢浅静脉曲张为主的血液倒流性疾病；一是以深静脉血栓形成为主的血液回流障碍性疾病。这两类疾病的共同特点，就是下肢浅静脉扩张、迂曲和血液处于瘀滞状态，这种易栓性变化、静脉壁物理性和血液化学性改变，就是瘀滞静脉炎发病的病理生理学基础。这种静脉炎在下肢血栓性浅静脉炎中占很大比例。Gerrais 报告 207 例血栓性浅静脉炎，其中由下肢浅静脉曲张引起者占 86.7%。

这种静脉炎除具有一般静脉炎的临床表现外，其主要特征是血栓呈粗大血栓形，由于静脉扩张、迂曲，血栓聚拢成堆呈团块状，周围炎症明显甚而会并发感染。深静脉病变引起者，多并发瘀滞性皮炎。

(2) 游走性静脉炎：此种静脉炎具有游走性复发性特点，所以又称跳跃性血栓性静脉炎(Saltans thrombophlebitis)。主要有三种疾病并发。

①血栓闭塞性脉管炎（TAO）性静脉炎：TAO 是一种常见周围脉管疾病，并发静脉炎是 TAO 的首发症状、诊断依据和病变活动、发展的标志。凡青壮年男性吸烟者发生此种静脉炎时，即使没有肢体缺血表现，也应考虑是 TAO 好发体征。例如 Martin 报告 12 例青年男性游走性静脉炎中有 7 例以后出现了典型的 TAO。其并发率一般为 40%～60%。我国尚德俊报告并发率为 31%，并可出现在 TAO 中期和后期。顾亚夫报告的并发率为 55.8%～58.3%。此种静脉炎是 TAO 病人自身免疫反应侵犯浅静脉所致。

②癌性静脉炎：1956 年 Troussean 首先报告隐性胃癌并发此病，故有 Troussean 综合征之称。从此人们认为此种静脉炎可能是内脏癌症的首发体表症状，例如王嘉桔报告 11 例恶性肿瘤并发血栓性静脉炎，其中 6 例是癌诊断前发生的。因此，凡 45 岁以上原因不明的肢体静脉炎者，应考虑有隐性内脏癌的可能。

凡恶性肿瘤都有可能并发浅静脉炎，其中胰、肝、胃和肺癌的并发率较高。王嘉桔报告 25 例中，前三种癌就各有 5 例。Mirate 收集 44 例静脉炎中，此三者分别是 16、10 和 6 例。Oster 统计胰癌尸检 675 例中，静脉炎并发率为 29%～31%。

此种血栓性浅静脉炎可发生于任何静脉，但以下肢多见，常并发深部血栓性静脉炎。发病机制是由于血液高凝状态和免疫复合物损伤的结果。

③结缔组织病性血栓性静脉炎：此种静脉炎也具有游走性和多发性的特点。以白塞氏病最常见，故有血管性白塞氏病或综合征之称。病变可发生于大、中、小动脉和静脉。据卢君健报告 2014 例白塞氏病中，皮下血栓性静脉炎男女发病率分别为 33.5%和 24.1%，平均为 29.6%。另一组 81 例，103 次血管病变中，静脉病变 54 例次。但日本和我国报告的并发率为 7%～8%。此静脉炎的特征之一是静脉穿刺处有炎症反应和感染（脓点）。

系统性红斑性狼疮并发浅静脉炎者占 100%。

此类疾病属于自身免疫性疾病，血管病变也是一种免疫性损伤的结果。

(3) 化学性血栓性静脉炎：凡连续和反复静脉穿刺给药的病人，多会有不同程度的静脉炎，但严重者只是少数。此多由于静脉输入高渗性、刺激性强的药物所引起。此类药物有抗菌素、高渗葡萄糖和盐水、碘造影剂、安定、血管收缩药物和癌抑制剂等。静脉多呈炎症性闭塞，血栓多不明显。多数病人临床表现不重，不需治疗。部分病人静脉呈明显索条状，疼痛明显。

(4) 感染性静脉炎：比较少见。分特异性和非特异性两种。特异性由结核菌引起者还时而见到，以青年女性较多，多发生于小腿和足，多为结节性，有反复发作的特点。非特异性者，也因抗生素的广泛应用而显著减少；但严重灼伤并发者占 4.5%～5.1%。软组织感染和外伤也可发生。此种致病菌多来自于静脉本身感染的炎症病灶。

(5) 特发性下肢血栓性静脉炎：系指原因不明的静脉炎，一般认为与过敏反应有关。Gerrais 报告 207 例下肢静脉炎属于此种类型者占 10.6%。男性较多，有自限性，临床表现不重。

(6) 胸腹壁血栓性静脉炎：1939 年 Mendor 详细报告此病，故有称为 Mondor 氏病或综合征。1951 年将此病分为 3 型：硬化性静脉内膜炎、静脉周围炎和混合型。此病常见，大多发生于女性。病因与外伤、乳房手术、紧身衣服、腰带压迫有关。乳癌、风湿病、过敏和结缔组织病并发者有之。作者统计 114 例中有风寒伤湿史者 32 例。有自愈倾向。未发现与下肢静脉有何关系。

3. 临床病理分型 病变类型分3种：①增殖型：静脉壁增厚明显，血栓少，呈索条状闭塞，软化和复通较慢，静脉周围炎反应较轻。多见于胸腹壁静脉炎和输液引起的前臂及踝前部静脉炎。②炎症型：静脉及其周围有明显的炎症反应，沿静脉出现色素沉着，血栓也比较少，曾被称为粘连性静脉炎。游走性、感染性和广泛性血栓性静脉炎者，多属此型。③血栓型：静脉病变以血栓为主，呈屈曲的园柱型血栓团块。由静脉曲张并发的血栓性静脉炎属于此型。这三种类型的病理改变临床上时有重叠出现。

（二）治疗原则和方法

1. 中医辨证论治 临证辨析以"湿"、"热"、"瘀"为契机。总的治则采用清热利湿、活血化瘀和理气散结之法。尚德俊和赵绚德等对本症的辨证论治积累了丰富的经验。①湿热蕴结型，治宜清热解毒、活血通络，服用五味消毒饮、三妙散，或两方联用。四妙勇安汤加黄芩、黄柏、山栀、连翘、赤芍、苍术、防己、紫草、红花、木通、牛膝等。湿重者选茵陈赤小豆汤加味。②血瘀络阻型，治宜活血化瘀、软坚通络散结，服用血府逐瘀汤和活血通脉汤Ⅱ号（丹参、赤芍、当归、川芎、鸡血藤、川牛膝等）。③肝气郁结型，治宜疏肝理气、化瘀散结，内服柴胡舒肝散加减（柴胡、黄芩、郁金、枳壳、杭白芍、青皮、炒川楝子、忍冬藤、夏枯草和王不留行等）。可贵的经验是，急性炎症期（湿热），以清热解毒利湿为主，佐以活血化瘀，用以上方药中加三七粉、琥珀粉各3g，冲服，颇见效果。慢性炎症期（瘀结），以活血化瘀、通络散结为主，除应用活血化瘀药外，常用软坚散结通络之剂，如山甲、皂刺、三棱、莪术、海藻、夏枯草、王不留行、地龙、山慈菇等，并配以四虫丸和散结片，疗效卓著。蔡文墨等报告，用活血通络汤加减，治疗血栓性静脉炎62例，有效率95.16%。指出穿山甲"走窜之性，无微不至。故能宣通脏腑，贯彻经络……凡血凝血聚之病，皆能开之。"（张锡纯《医学衷中参西录》）

2. 其他药物治疗 在病变早期，除中医辨证施治外，一些非激素抗炎药如双氯灭痛、炎痛喜康、扶他林等均有较好的治疗效果。如果属自身免疫性疾病（如TAO、白塞氏病等）并发者，可口服雷公藤多甙或昆明山海棠，除抗炎止痛外，还有调整机体免疫功能的作用。对有水肿者，可用强力脉痔灵（Aesscuven forte）维脑路通。如果并发瘀滞性皮炎可用活血化瘀中成药如通塞脉片或脉管炎片等。一般不用抗生素，在有细菌感染迹象时才考虑应用。对血栓明显和有继发性血栓形成可能时，应用低分子肝素或肝素钙小剂量皮下注射，一日2次，可获良好效果。

3. 外治法的研究和外用药的临床应用 "外科之法，最重外治。"（《医学源流》）李萍报告用黄马酊（黄连、马前子浸酒精）外敷配合场效应治疗仪治疗60例，100%治愈。胡必文报告用三黄液外涂治疗医源性静脉炎20例，有效率91.6%。李文德报告用当归液每周2次行病变血管壁边缘浸润注射，治疗各种血栓性浅静脉炎33例，注射4～8次全部治愈。急性期用鲜马齿苋、解毒洗药煎汤熏洗热罨患处，或用如意金黄散水调外敷均有消炎止痛效果。慢性期可用解毒止痛散煎汤熏洗，可迅速促进炎症吸收。

近些年来，随着国内外对皮肤和粘膜透入剂的深入研究，透皮给药的方法和外用药物也在增多。特别是一些外用肝素类药物用来治疗血栓性浅静脉炎取得了良好效果。德国产外用乳剂喜疗妥（Hirudoid）每100g中含类肝素50000IU，治疗血栓性静脉炎等疾病，证明有改善局部血液循环，迅速促进渗透和水肿的再吸收，迅速消炎和局部止痛作用。对并发有瘀滞性皮炎，喜疗妥有软化皮肤的功能。国产海普林软膏100克中含低分子肝素35000IU，实验显示具有喜疗妥的作用。Meheh等用类肝素软膏治疗浅静脉炎100例，症状减轻平均58小时，而安慰剂治疗平均126小时。此外，类肝素软膏巴奥林和抗炎制剂波菲特，均有抗炎消肿和止痛的疗效。

4. 手术治疗 当感染性静脉炎的静脉腔内有脓汁时，或静脉壁溃疡有破裂出血及可能时，应尽快施行病变静脉高位切断结扎及充分引流术。由静脉迂曲、扩张和成团的瘀滞性静脉炎并发细菌感染和积脓时，也应适时行静脉外切开引流。

大腿中1/3以下血栓性静脉炎的体征明显，但在以上有病变时，由于皮下组织丰厚，常难以从体表反映出来。病变向上发展有可能进入股总静脉而引起血栓性股静脉炎。当大隐静脉严重迂曲、扩张，血栓形成或瘤样扩张内血栓形成时，因与静脉壁粘着不很牢固，一旦脱落有引起髂股静脉血栓及肺动脉栓塞的可能。因而，凡出现上述情况时，应在硬膜外或局部麻醉下急诊手术，将大隐静脉高位切断结扎，以防病变向深静脉扩散。术中如发现血栓已延及股静脉时应扩大切口，切口深筋膜显露股静脉，在隐股汇合处用手指阻断血流，环形切断隐静脉（但不要切断血栓），用游离和挤压的方法将血栓逆行挤出，然后再常规结扎大隐静脉，其下如有血栓也应一并切除。如果小隐静脉有相似病变，也应紧急施行高位结扎手术。

（三）展望

1. 血栓性浅静脉炎比较常见，中医和中西医结合治疗方法可以使大多数病人获得治愈。但对部分病人需施行紧急的大隐静脉高位切断结扎术的必要性还未引起更多人的重视。在临床上由血栓性浅静脉炎引起髂股静脉阻塞的病例并非罕见。作者就是在数次发现这种情况后，才增强施行此种手术意识的。为此，作者紧急施行血栓静脉高位结扎术21例，其中就有4例血栓即将或已经进入股静脉。

2. 目前，将血栓性浅静脉炎完全当作一个独立性疾病的状况依然存在，因而便不再深入探讨病人有无原发性疾病的可能，结果使原发性疾病得不到及时的诊断和有效的治疗，而且血栓性浅静脉炎的治疗也难获得满意的效果。所以提高其鉴别诊断的水平，掌握“标”、“本”兼治的原则和方法，是非常必要的。

3. 下肢静脉曲张是一种常见和多发病症，瘀滞性血栓性静脉炎的并发率比较高，应该开展保健宣传，凡有静脉曲张者应穿着弹力医疗袜延缓病变的发展和减轻静脉的瘀血程度，曲张严重者应适时手术治疗，以此来预防和减少血栓性浅静脉炎的发生。

4. 外治法和外用药的研究及临床应用，在血栓性浅静脉炎的治疗中取得可喜的成效。研究表明，像透皮吸收的肝素类化合物抗血栓作用时间较长，而且高效、安全不需实验室监测。外用药物载体，某些促透剂如月桂氮卓酮等的促进经皮吸收功能已在临床上初步显示它的功效。这将为中西医结合外用药的研制展示了良好的前景。

（谭鸿雁）

五、下肢深静脉血栓形成

下肢深静脉血栓形成（Deep Vein Thrombosis of Lower Extremity，下肢DVT），是一种并不少见的静脉阻塞性疾病。由于血液在静脉腔内凝结并阻塞静脉腔，导致静脉回流障碍引起血栓远端静脉高压和肢体肿胀、疼痛及浅静脉扩张等临床症状。深静脉血栓形成好发于下肢，根据血栓累及的范围，可有髂-股静脉血栓形成、小腿深静脉血栓形成、小腿肌肉静脉丛血栓形成以及全下肢深静脉血栓形成等不同的临床类型。血栓蔓延可以累及下腔静脉，但下腔静脉也可以单独发病，造成双下肢静脉回流障碍。局限的深静脉血栓形成，自身纤溶功能和血流的冲刷，血栓可能自溶；或依靠侧支代偿，不致留有后遗症。但是，血栓蔓延扩展，尤其在主干深静脉，将明显地影响静脉回流，甚至动脉供血障碍，危及肢体生存。即便能度过急性期，血栓机化过程中，损毁静脉结构，特别是在下肢静脉向心回流中起着导向作用的瓣膜遭受破坏时，必然引起静脉逆流，产生长期的下肢深静脉功能不全，影响生命质量。因而，识别深静脉血栓形成，早期诊断及有效治疗，应引起临床重视。

（一）临床研究

1. 病因的近代研究

1846年，Virchow提出血流状态的改变、静脉壁损伤和血液高凝状态是造成静脉血栓形成的三大因素。他的理论一直受到普遍公认，并被近年医学检测方法所证实。

（1）静脉壁损伤：静脉壁受到化学、机械及感染等因素损伤时，内膜下胶原裸露，血小板可粘附聚集在裸露的胶原上，并释放许多生物活性物质，如5-羟色胺、儿茶酚胺、ADP。与此同时，通过花生四烯酸形成的前列腺素PGG_2、PGH_2等物质，均可使血小板进一步聚集，形成血小板血栓。裸露的胶原可激活因子Ⅻ，启动内源性凝血系统。静脉壁受损时还可释放出组织因子，PF-4有中和肝素的活性；由损伤引起局部所诱发的电荷改变可使血小板发生不可逆性聚集。总之，静脉壁损伤后上述各种改变均将造成局部血小板粘附、聚集，形成血小板血栓，局部纤维蛋白沉积，血细胞渗入，于是形成混合血栓。

(2) 血流状态的改变：血液在正常流速和正常流向时，血液中的有形成分（红细胞、白细胞和血小板）在血流的中轴流动（轴流），与血管壁隔着一层血浆带（边流）。当血流缓慢或产生旋涡时，血小板便离开轴流而进入边流，增加了和血管内膜接触的机会。在任何情况下，凡是血小板和血管内膜接触机会增多，血小板粘附在内膜上的可能性必将增加。血流缓慢使激活的凝血酶和其他凝血因子，容易在局部达到凝血过程所必须的浓度。静脉比动脉容易发生血栓，除了血流缓慢外，还有以下因素：静脉有瓣膜，瓣窦内的血流缓慢且易形成旋涡；静脉管壁薄，容易受压，如左髂静脉在解剖上受右髂动脉骑跨，其远侧血液回流相对较缓慢，临床左侧髂-股静脉血栓形成的发病率约为右侧2.6倍；血流通过毛细血管到静脉后，血液的粘性有所增加等。

除了解剖和生理上的原因外，造成血流状态改变的原因还有：久病卧床，术中和术后的制动状态，石膏或其他固定措施使被固定部位的活动限制等。长途乘车时久坐不动，或长久的下蹲位，或过久的下肢搁腿使腘窝受压，亦是发病的常见原因。由于邻近髂静脉盆腔肿瘤、后腹膜原发性或转移性肿瘤，对髂静脉的压迫，造成静脉腔狭窄及血流缓慢，可以是髂静脉血栓形成的起因。

(3) 血液高凝状态：创伤、妊娠、产后或术后，血小板计数可高于正常2～3倍，且粘性增加；术后和产后血浆中的凝血因子Ⅶ、ⅩⅡ等含量增加。一些恶性肿瘤崩解产物中含有组织凝血因子；口服含有雌激素的避孕药后，因子Ⅶ、Ⅴ、Ⅹ、Ⅲ、及Ⅸ都可升高；抗凝血酶Ⅲ的活性减低。上述诸因素均可促成血栓形成。

上述血栓形成的三个因素常同时存在，但在不同情况下，其中某一种因素起着主要的作用。静脉血栓形成虽然多见于在血流缓慢的情况，但单一的血流缓慢因素并不一定引起血栓形成。结扎实验动物的股静脉使静脉腔狭窄，数小时后，静脉管腔内的血液仍未凝固。如果同时注射含有凝血酶的同种或异种血清，以启动凝血反应，在10分钟内即可形成大块血栓。这说明在静脉血栓形成中，血流缓慢固然是重要条件，但单一因素不足以致病。临床上手术后卧床、创伤、软组织大片挫伤和晚期肿瘤全身衰竭的病人之所以易于发生血栓，是静卧时血流缓慢、小腿肌肉静脉受压、血小板质和量的改变、组织凝血因子的释放等因素综合作用的结果。

2. 不同部位的血栓形成与临床表现的关系

下肢深静脉是下肢静脉回流的主干途径，一旦有血栓形成，必然造成远端组织静脉回流障碍。表现为整肢肿胀、疼痛、浅静脉曲张等静脉高压和瘀血症状，并有肢体活动障碍、触痛、发热等征象。当血栓形成的深静脉再通后，由于瓣膜破坏致使瓣膜关闭功能不全，则可出现与下肢深静脉瓣膜关闭功能不全的类似症状。

虽然下肢深静脉血栓形成后有上述共同的临床表现，但是不同部位的深静脉血栓形成，尚有不同的临床特殊性。

(1) 髂-股静脉血栓形成：髂-股静脉血栓形成为髂总静脉、髂外和（或）髂内静脉以及股总静脉血栓形成的总称。由于有以下诸多特殊诱因，髂-股静脉为血栓好发部位：①左髂总静脉的行径较长，只有右髂总动脉跨越其前，后壁为坚实的腰骶椎生理性前凸，使左髂总静脉受到不同程度压迫而不利于静脉血液回流。因而髂-股静脉血栓形成以左侧较为多见，约为右侧的2.6倍。②髂总或髂股静脉受外来病变压迫，如转移性淋巴结癌、结肠癌、前列腺癌、盆腔及后腹膜占位病变、邻近部位的动脉瘤等。③髂-股静脉经股管自盆壁走向下肢，由于前面受制于腹股沟韧带，后有耻骨梳，在长时间下肢屈曲状态下从事工作者，如电焊工、司机等，易影响髂-股静脉的血液回流。④医源性因素，如大隐静脉插管、股静脉反复穿刺及长时间留置输液管等。

髂-股静脉为下肢静脉回流唯一的主干通路，一旦该静脉血栓形成，整个下肢静脉回流受阻，必然引起严重的下肢肿胀及其他症状。主要临床特征为起病急骤，全下肢明显肿胀，同侧髂窝或腰背部、股三角区疼痛，浅静脉扩张可涉及下腹壁和耻骨上，患肢皮温及体温均升高。

（2）小腿肌肉静脉丛血栓形成：小腿肌肉静脉丛血栓形成为血栓局限于小腿屈肌静脉窦内。由于小腿肌肉静脉窦内的血液主要依靠“肌肉泵”的作用向心回流，因此，长期卧床、下肢石膏固定及术后卧床患者，小腿肌肉活动明显减少，肌肉静脉丛内血液滞留，易引起血栓形成。小腿的直接钝性创伤，是本病的另一发病原因。原发于肌肉静脉丛的血栓形成不影响小腿血液回流，临床表现常不明显，主要表现为小腿后肌群有明显的饱胀感，于小腿肌群中可查得深压痛，作踝关节过度背屈试验可导致小腿剧痛。早期可仅表现为小腿牵张痛和足底不能如平常踏平着地。病情进展，可累及小腿主干静脉。

（3）股浅静脉血栓形成：单纯的股浅静脉血栓形成较少见。股浅静脉走行于内收肌管，出下口处周围组织最坚实，然后与腘静脉延续，后者走向腘窝。两者的移行段，口径由大转小，由固定转为游离，是静脉壁易受内收肌收缩慢性损伤的解剖部位。

大腿段的利器或钝性创伤使股浅静脉壁损伤是发病的可能原因。骨折断端刺伤，或股浅静脉本身的切割、撕裂伤，显然可导致血栓形成。由于股深静脉及大隐静脉代偿，除了股浅静脉直接损伤致病外，临床症状一般较轻，主要表现为大腿段胀痛，尤其在活动后，往往伴有浅静脉代偿性扩张。

（4）小腿深静脉血栓形成：为局限在小腿深静脉主干血栓形成。作者的临床经验证实有部分病例的静脉血栓形成仅局限于胫、腓静脉、腘静脉。如血栓仅局限于腘静脉，尤其是男性青年患者，需考虑腘窝部有异常肌索或索带圈压。临床特点为：突然出现小腿剧痛，患肢足部不能着地踏平，行走时症状加重。踝部明显浮肿，踝周正常凹陷消失而呈饱满状态。腘静脉血栓形成时，小腿肿胀显著，腘窝可有压痛。胫、腓静脉血栓形成时，肿胀见于踝关节周围。

（5）全下肢深静脉血栓形成：全下肢深静脉血栓形成为髂静脉及其远端的下肢深静脉均有血栓阻塞，并处于完全或几乎完全闭塞状态，因而可造成严重的下肢静脉回流障碍，引起患肢极度肿胀。据临床表现分下述两类：①急骤的全下肢严重普遍性肿胀、剧痛。任何被动或主动活动均可加重疼痛。股三角区、腘窝、小腿后部都有明显压痛，常伴有体温升高和脉率加速（股白肿）；②除上述症状外，由于肢体极度肿胀，对下肢动脉造成压迫以及动脉痉挛，导致下肢动脉血供障碍，出现足背动脉和胫后动脉搏动减弱或消失，皮肤温度低于健侧，并呈青紫色（股青肿）。随着病程进展，小腿和足背往往出现水泡，并于破裂后有持续的浆液性渗出。股青肿可导致下肢坏死的严重后果。

3. 辅助检查及诊断价值评估

典型病例具有鲜明的临床表现，诊断并不困难，但为了达到确诊，明确病变范围及疗效观察，仍需选择作各种辅助检查。主要方法有如下几种。

（1）放射性核素检查：利用核素在血流或血块中的浓度增加，通过扫描，可予显像。又有两种方法可选用。

放射性纤维蛋白原试验。其原理是应用核素标记^{125}碘的人体纤维蛋白原能被正在形成的血栓所摄取，每克血栓中的含量要比等量血液多5倍以上，因而形成的放射现象，可以从体表上进行扫描、记录。其优点是操作简单，可以检出其他检查难以发现的肌肉静脉丛内较小的隐匿型血栓。缺点在于：①不能发现陈旧性血栓；②不适用于急症病人（因为首先要阻断甲状腺吸碘功能后才能应用）；③不适用于检查骨盆邻近部位静脉内的血栓。因为在这区域，有较大动脉和血液供应充沛的组织，有含核素的尿液充盈膀胱造成计数太高时掩盖了静脉内的血栓；④不能鉴别炎性纤维渗出液、浅静脉血栓性静脉炎、新近的手术切口、创伤、血肿、蜂窝组织炎、急性关节炎等；③可能传播传染性肝炎。目前这种方法多被用来作为筛选检查，观察手术后深静脉血栓形成的发病率，以及各种药物的效果。

核素静脉造影，又称核素静脉显像。造影方法：踝上扎止血带，同时在双侧足背浅静脉注射^{99m}锝人体白蛋白微球（^{99m}TcHAM）核素后，于双侧小腿、大腿、骨盆、腹部作扫描，最后在胸部作肺扫描。

正常显象应该是核素快速流过深静脉，并无侧支，髂静脉及下腔静脉都可以清晰地显示。有血栓形成者的异常表现包括核素在一侧肢体流过的时间延长，深静脉不规则而浅静脉显象，静脉段缺如而有侧支显像，核素吸附于尚未内膜化的血栓表面而形成热点。核素静脉造影的主要优点是，可以同时完成周围静脉检查和肺扫描。缺点为图象分辨率较低，仅能作定性诊断。

（2）超声波检查：多普勒超声波检查原理是，当一束超声波传入人体，射入的超声波束受红细胞反射，转变为可被检测的频率变化，这种变化与流速成正比并可用音频分析或用模拟记录。检查静脉时，可将探头放在髂-股、股浅、腘或胫后静脉的体表位置上，多普勒讯号将随呼吸而变化：正常下肢静脉血回流发生在呼气期，当回流被血栓阻断时，就不再有这种周期性的变化。下述征象对急性深静脉血栓形成具有诊断意义：①信号变为单相和低频率，记录上没有血流的呼吸性波动；②Valsalva 技术不能产生增强的讯号，或比健肢减弱。在上述情形下，如果探头是放在股总静脉部位，可以确定诊断为髂-股或股总静脉血栓形成；如果放在腘静脉部位，则强烈地提示为髂、股浅或腘静脉血栓形成。用压迫的手法，也可是增强血液流速效应，如果将探头放在血栓形成的静脉近侧，在血栓远侧加压而不能引出增强的信号，说明在二者之间有阻塞。如压迫腓肠肌而不能在腘静脉部位检测到静脉血液流速增强的信号，强烈地提示小腿部较粗的静脉内有血栓形成。

该法简便有效而无损伤性，可反复检查，能迅速作出结论。作为筛选检查，出现阳性或可疑阳性者，还可结合其他各种检查，以提高正确诊断率。用于静脉血栓形成的检查，超声波检查有下列缺点：①不能测定几处重要部位的血栓，包括髂内、股深、小腿肌肉静脉丛的血栓；②即便是较粗的主干静脉，如血栓尚未完全阻塞管腔，不致酿成血流动力学变化，就不能发现；③不能区别阻塞是来源于外来性压迫抑或是内源性血栓形成；④如有粗的侧支或浅静脉，可以造成深静脉依然通畅假象。

（3）体积描记法检查：现在已经具备的方法，有电阻抗体积描记法（IPG）、静脉血流描记法（PRG）、应变容积描记法（SPG）和光电体积描记法（PPG）等。这些无损伤性检查方法，可以反复检查，能相当准确地诊断较大静脉的阻塞性病变，与静脉造影对照，诊断髂、股或腘静脉血栓形成，总的准确率达 96%。缺点在于：①对小腿肌肉丛血栓形成，效果并不满意；②不能与已形成侧支循环的陈旧性血栓相区别；③同样不能区别阻塞是来自外源性压迫抑或是内源性血栓形成。

（4）下肢静脉造影术：下肢静脉顺行造影术能使静脉直接显像，可以有效地判断有无血栓、血栓的位置、范围、形态和侧支循环，对下肢深静脉血栓形成作出明确的诊断。

深静脉血栓形成的主要 X 线征象为：①静脉闭塞和中断。表现为深静脉主干被血栓完全堵塞而不显影。局限的深静脉闭塞者，可见造影剂在静脉某一平面突然受阻、完全中断的征象；②静脉充盈缺损：表现为主干静脉腔内持久的、长短不一的园柱状或类园柱状造影剂密度降低区域，即充盈缺损影。缺损影的一侧或两侧可见连续或断续的白色线条状造影剂影，形成所谓“轨道征”，大都见于血栓形成早期。一般说来，轨道征表明血栓比较疏松，部份与静脉壁分离或已有裂缝，故造影剂进入血栓与静脉壁之间的裂隙，形成包绕血栓的白线影。有时可见充盈缺损末端呈游离状，形成所谓“轮廓征”。总之，充盈缺损是静脉血栓的直接征象，为急性深静脉血栓形成的诊断依据。③静脉再通。表现为静脉边缘毛糙、造影剂密度不均匀和腔内瓣膜影消失或残缺不全，静脉管腔可呈不规则狭窄或细小多枝状，部分可显示扩张，甚至扩张扭曲状。上述征象一般见于血栓形成6～12 月后；④侧支循环形成。深静脉血栓形成后，静脉血液依赖非主要途径或异常途径回流。当髂-股静脉闭塞时，盆腔内静脉丛、卵巢静脉、阴部浅静脉和下腹壁静脉成为主要的侧支回流静脉，通常使对侧的髂静脉显影。股浅静脉闭塞时，股深静脉则显著扩张，于膝关节平面与腘静脉或胫腓静脉连接。全下肢深静脉闭塞，大小隐静脉大都全长显示扩张，并常可见小隐静脉近端大腿后内侧继续上行，与大隐静脉近端主干相连接。当大隐静脉主干也同时受累时，则显示广泛细小的网状静脉。⑤交通静脉功能不全和浅静脉曲张。当下肢深静脉再通后，往往于小腿内侧可见扩张和功能不全的交通静脉，后者与扩张或曲张的浅静脉连接。

(5) CT 检查：CT 检查为横切面成象，对于诊断由于外来占位病变压迫及侵犯，或静脉壁本身的占位病变所造成的继发性深静脉血栓形成具有无可比拟的优点。CT 具有很高的密度分辨力，可区分外来及静脉壁本身占位病变的性质，如血管性、实质性或囊性等，有助于鉴别疾病的良恶性。CT 检查的缺点为检查范围有限，主要用于诊断肢体近侧大静脉（髂-股静脉）的血栓形成。

深静脉血栓形成的 CT 表现为：注射造影剂后，增强的管壁扩绕，血栓为低密度充盈缺损影，新鲜血栓密度较高。病期较长时，血管扩张更为明显，其内可见再通的狭窄管腔，周围有扩张的侧支，如是外来压迫或肿瘤侵犯所致的继发性血栓形成，CT 可同时检出潜在的病因。

4. 下肢深静脉血栓形成的分型　根据下肢深静脉血栓形成的病理及病程演进，以及下肢顺行静脉造影及临床表现，可分以下 3 种类型：

(1) Ⅰ型：下肢深静脉主干完全闭塞，又称闭塞型。主要表现为深静脉内持久的充盈缺损，深静脉主干某一平面完全闭塞，或全部深静脉均不显影，造影剂经浅静脉和股深静脉回流。临床表现为下肢严重肿胀和胀痛，广泛浅静脉扩张，一般无明显的小腿皮肤营养障碍性改变。通常见于发病期 6 个月以内的患者。

(2) Ⅱ型：下肢深静脉部分再通，又可称部分再通型。可见部分深静脉管壁毛糙、管腔狭窄的再通表现，部分深静脉仍处于闭塞状态，股深静脉不规则扩张，造影剂密度较股浅静脉深。通常伴有明显的隐静脉扩张及阴部和盆腔侧支静脉形成：临床上可见下肢肿胀减轻，但在活动后肿胀加重并有胀痛，浅静脉扩张更为显著，部分病例出现小腿色素沉着和溃疡。通常多见于病期在 6 个月以上的患者。

(3) Ⅲ型：全下肢深静脉再通，又可称再通型。静脉造影显示整个下肢深静脉完全再通，成为连续的管道。股浅静脉大多毛糙狭窄，少数可扩张，甚至迂回成曲张状，瓣膜影消失，伴有明显的交通支逆流及浅静脉扩张迂曲。主要临床表现为活动后下肢肿胀和胀痛，有明显的静脉曲张和小腿色素沉着、溃疡。其中有部分患者在慢性的基础上有急性深静脉血栓再形成（再发型）。静脉造影的主要特征为显示已经再通的深静脉腔内出现充盈缺损征象。临床上在再通型表现基础上有急性的肢体肿痛发作史。本型多见于病期已长达 5～10 年的患者。

（二）实验研究

1. DVT 动物模型制备方法

为研究静脉血栓形成后血栓及静脉壁的病理演变过程，作者设计了两种方法用于造成新西兰兔颈静脉血栓形成，均获成功。

(1)造成机械损伤与局部高凝状态的方法：麻醉后经兔颈腹侧横切口，显露颈外静脉及颌内、颌外静脉，分别用无损伤血管夹阻断上述三支静脉。用无齿镊挤勒颈静脉壁 10 次，以造成机械损伤。然后，经颌内静脉注入凝血酶 2ml（含 400IU，2000IU/支，广东珠海经济特区生物化学制药厂生产）。拔除穿刺针，结扎颌内静脉。注药后 15 分钟，开放颈外静脉及颌外静脉血流。在颈外静脉近心侧原先放置无损伤血管夹部位，绕以丝线并打结，使血管腔缩小 1/3，以达到减慢血流的目的。

(2) 电刺激损伤与缩小静脉腔的方法：与上法相同，显露颈外静脉长约 3cm，结扎各属支，在充盈状态下两端放置无损伤血管夹阻断血流。在阻断血流的颈外静脉壁外，放置电极板并接通 10mA 脉冲直流电，持续 30 秒。取除无损伤血管夹开放血流。在颈外静脉近心端原先放置血管夹的部位，用丝线环形缩窄管腔 1/2。

2. 实验研究结果

上述两种方法均能成功地造成颈外静脉内血栓形成。经肉眼及电镜观察，内皮细胞抗凝和纤溶活性的测定。观察结果显示：静脉血栓形成后早期造成局部低氧环境，内皮细胞变性，此后有白细胞侵入，随后出现内皮细胞坏死、脱落，血小板粘附、聚集及附壁血栓形成。由于 PDGF 等因子的刺激下，内皮细胞开始修复和再生。因此静脉血栓形成后，内膜层经历了变性、坏死和修复 3 个病理阶段，内皮细胞脱落而裸露的内膜下层，邻近血栓边缘的内皮细胞增生、移行，使之覆盖。中膜层则表现为成纤维细胞增殖、胶原组织增生导致静脉壁增厚、狭窄。内皮细胞损害的同时，PGI_2 及 t-PA 分泌量减少，PAI 相对增多，纤溶抑制占优势状态，促进血栓扩展。

实验结果得出两个方面的结论：

（1）在静脉血栓形成后不同时间内，内皮细胞形态改变与其功能改变间的关系：①血栓形成后 1～3 天，内皮细胞由变性至部分坏死，细胞的纤溶活性功能损害，局灶性的附壁血栓形成，并在内膜层有炎性白细胞侵入。②血栓形成后 5～7 天，内皮细胞坏死严重，抗凝和纤溶活性功能损害更为显著，局灶性的附壁血栓向周围内膜层扩展。③血栓形成后 14 天，血栓机化层可逐渐再内皮化，新生的内皮细胞来自血栓周围正常内皮细胞的增生、移行，细胞的抗凝和纤溶活性系统得到改善，阻止了静脉血栓的繁衍、滋长。

（2）静脉血栓形成后不同时间内，血栓与静脉壁的关系：①血栓形成后 1～3 天，血栓与静脉的内膜面无粘连，内皮细胞尚保持完整。②血栓形成后 5～7 天，血栓与静脉内膜面由带状粘连逐渐扩大，这些区域已无内皮细胞存在，同时有血管壁的增厚，新生毛细血管和细胞成分长入，血栓中央部位破溃。③血栓形成后 14 天，血栓已与静脉内膜面广泛粘着，内皮细胞大部分丧失，静脉壁各层结构破坏，血栓中央部位崩解并呈脱落趋势。

上述实验研究结果提示：深静脉血栓形成后 5～7 天内，血栓尚未与静脉内膜面广泛粘连，内皮细胞尚未遭受严重损害，静脉壁的病理改变亦无严重损伤，应是抓紧时间及时治疗的最佳时机。

（三）治疗原则及方法探讨

根据下肢深静脉血栓形成的病理及病程演进的不同阶段及不同类型，需采用相应的治疗方法。闭塞型的治疗主要是针对下肢静脉闭塞引起的静脉回流障碍，以疏通和防止血栓脱落为原则，发病期在 5～7 天内，取栓可望取得满意的疗效，亦是溶栓疗法的最佳时机。发病期超过 5～7 天，可采用溶栓、抗凝等方法。部分再通型应以防止血栓再形成和促进病理修复为原则，可采用祛聚和活血化瘀等非手术疗法。再通型应针对深静脉瓣膜破坏造成的静脉逆流，以阻断静脉逆流为原则，除了剥除曲张的浅静脉和结扎功能不全的交通静脉外，还应选择恰当的方法恢复下肢深静脉功能。再发型则可先作溶栓或抗凝治疗，等血栓溶解吸收后再酌情处理。

1．一般性处理　下肢深静脉血栓形成急性期宜卧床休息，以利静脉回流，减轻瘀血状态。肢体位置宜高出于心脏平面 20～30cm，膝关节放于 5～10 度微屈曲位。当病情允许起床活动时，需穿弹力袜或用弹力绷带，适当地压迫浅静脉，并促使深静脉血液回流。为了预防继发感染，可适当应用抗生素。

2．抗凝疗法　抗凝剂显然不能溶解已形成的血栓，但可通过延长凝血时间来预防血栓的发展、繁衍和再发，有利于促进早期血栓的自体消溶。常用的抗凝剂有肝素和香豆素类衍化物二种。通常先用肝素，皮下或静脉注射，然后可口服香豆素类衍化物，持续 1～2 个月。抗凝疗法的适应证：①静脉血栓形成的病期已超过 5 天，无论溶栓和手术取栓，都难以取得疗效，采用抗凝疗法，以控制血栓蔓延，预防其他部位血栓形成；②作为溶栓和手术取栓的辅助疗法，预防血栓再发；③骨肉静脉丛血栓形成，用以预防血栓扩展，促使血栓稳定和自体消溶。禁忌证：①有出血素质，以及肝、肾功能不全而有出血倾向者；②流产以后；③亚急性心内膜炎；④近期内有出血性中风或胃、十二指肠溃疡病出血史者。

3．溶栓疗法　临床上常用的有链激酶和尿激酶二种，二者是纤维蛋白溶解系统的激活剂，使纤维蛋白原转变为纤维蛋白酶，后者能水解纤维蛋白成为小分子多肽，具有溶解血栓作用，剂量为每天 4～8 万 U，每小时 2～4 万 U 静脉点滴，每日 2 次持续 7 天左右。不论下肢深静脉血栓形成的类型如何，选用链激酶和尿激酶时，都应尽早使用，最好是静脉尚未被血栓完全堵塞，以注入的药液能与血栓充分接触，达到消溶目的。

4．祛聚疗法　祛聚药物有右旋糖酐、阿斯匹林、潘生丁、丹参等，右旋糖酐具扩容作用，可稀释血液、减低粘稠度，又能防止血小板集聚，在下肢深静脉血栓形成的治疗中，常作为辅助治疗而不作为单独疗法。

5. 中医中药治疗

（1）深静脉血栓形成：属传统医学“脉痹”、“肿胀”、“瘀血流注”等范围，主要分为二个临床类型：①湿热下注型：为急性静脉血瘀证，应清热利湿、活血化瘀，内服四妙勇安汤加味，抵当汤加味，兼服西黄丸、四虫片；②血瘀湿重型：为慢性静脉血瘀证，应活血化瘀、利湿通络，内服活血通脉饮、丹参活血汤，兼服大黄䗪虫丸、四虫片。

（2）对急性静脉血瘀证，病情较重者，同时内服四妙勇安汤加味和活血通脉饮，每日服2剂，并加用大黄、芒硝，以通里攻下、泻热逐瘀，增强清热活血、消瘀溶栓作用。

（3）药物静脉滴注疗法：应用丹参注射液、蝮蛇抗栓酶、消栓灵注射液、川芎嗪注射液，静脉滴注治疗，具有抗凝、溶栓作用。

（4）外治疗法：应用活血消肿洗药、硝矾洗药、活血止痛散煎汤，乘热熏洗患肢，具有消除肢体瘀血肿胀，缓解疼痛和促进侧支循环作用。

6. 手术治疗　取栓术是治疗深静脉血栓形成的急性期的主要疗法。自1966年Fogarty等报道了应用水囊导管取栓术治疗下肢深静脉血栓形成的经验后，取栓术在临床上已被广泛地应用。据文献报道，手术疗效良好和显著的约为40%～75%。手术效果取决于患者的发病期。因而取栓术适用于深静脉内早期无粘连的血栓。在深静脉顺行造影中可出现充盈缺损的外周有造影剂血流形成轨道征，这是新鲜血栓的一个可靠征象。但相当一部分病人由于发病期早于症状期，或由于髂静脉受压，取栓时Fogarty导管难以通过髂总静脉，不能取净髂静脉内的血栓是造成近期再栓塞的主要原因。但是在这种情况下，尽可能取除髂内、髂外汇合处和大隐、股深、股浅静脉内的血栓，有利于侧支循环的建立和保存下肢的瓣膜，减少静脉血栓形成后综合征的发生。在某些类型的深静脉血栓可以通过旁路术来建立静脉回流通路。

（1）取栓术：下肢深静脉血栓形成的手术方法如下，经大腿上内侧的纵行切口，暴露股总、股浅、股深静脉及大隐静脉近侧段。在控制血流的条件下，切开股静脉前壁。此时血栓因静脉腔内的高压自切口而涌出。然后将Fogarty水囊导管自切口先后向近、远端插入，并注入肝素生理盐水，使球囊充盈后反向拔出，静脉腔内的血栓可随膨胀的球囊拖出。通常近端可插至髂-腔静脉平面，远端可达腘窝。术者用双手自小腿远端顺序向腘窝处挤压，可使小腿深静脉的血栓从股静脉切口处涌出。当血栓排出后，自股静脉切口的近端应有持续涌血，而远端切口更有大量的血液持续性涌出。最后，用无损伤缝线关闭股静脉切口。当股深静脉及大隐静脉近侧已有血栓阻塞时应一并取净。术后需作抗凝治疗。

（2）旁路转流术：深静脉血栓形成急性期以后，即血栓形成过程已稳定而有明显的静脉回流障碍的临床表现，根据血栓形成的不同部位选择下述手术方法。

①大隐-股静脉路转流术。手术步骤：首先暴露患肢的股静脉和隐股静脉汇合部；然后游离健侧大隐静脉，分支逐一结扎，至适当长度后切断。远端结扎，近端经耻骨上皮下隧道引入患侧，与股静脉前内侧壁作端侧吻合。适用于髂-股静脉阻塞而股浅静脉通畅者，使患肢的静脉血经转流的大隐静脉向对侧股静脉回流。应避免转流的大隐静脉扭曲成角。

②原位大隐-腘静脉旁路转流术。手术步骤：小腿上1/3前内侧切口，游离大隐静脉，切断后远端结扎，近端经深筋膜切口与腘静脉作端侧吻合，患肢小腿静脉血经大隐静脉向股总静脉回流，适用于局限在股浅静脉的阻塞性病变，股总和腘静脉及其分支通畅的病例。为保证吻合口有足够宽度，应切除腘静脉壁2×1mm。大隐静脉穿入深筋膜处开窗，以免受压。

③臀-股静脉移植术。手术步骤：首先解剖股静脉近端。然后游离头静脉，切断后，远端结扎，近端从胸腹壁皮下隧道引至股部，与股静脉作端侧吻合。适用于下腔静脉和二侧髂静脉阻塞而股静脉通畅的病例，使下肢静脉经转位的头静脉向上腔静脉回流。

（四）展望

手术取栓及中西医结合治疗下肢深静脉血栓形成已有众多的临床和实验研究，并已取得令人鼓舞的成效。但是，手术取栓受到病期的限制，术后仍有部分病例血栓再发；溶栓及抗凝治疗的剂量个体差异较大，难以掌握而影响治疗结果；病期较长的病例，将经历部分再通至完全再通的漫长过程，对此目前尚缺乏有效的防治手段。因此，如何防止取栓术后血栓再发，探求有效、完全的溶栓或降低血粘度的药物，如何防止血栓形成后内皮细胞形态的功能的改变，促进静脉侧支开放，缩短栓塞静脉的再通时间并保存静脉瓣膜的结构及其功能，是进一步深入研究的方向。利用中西医结合研究深静脉血栓形成后不同病期的特点，有可能对发生机理提出新的理论，并为建立更有效的新疗法提供依据。

（张柏根）

第四节 烧 伤

中医学很早即有关于烧伤的记载。晋代《肘后方》、南北朝《刘涓子鬼遗方》、唐代《千金方》、明代《外科启玄》、《外科真诠》、《外科正宗》以及清代《医宗金鉴》、《洞天奥旨》等皆有关于治疗烧伤论述的章节，对烧伤治疗已有着丰富的经验。1949年新中国成立以来，在卫生工作四大方针的正确路线指导下，我国烧伤卫生工作者先后在中西医结合的道路上进行认真的探索，广泛收集并整理出一大批治疗烧伤的有效方剂，治愈了大量烧伤伤员。有些单位还采用现代科学技术对方剂进行了临床药理学、毒理学研究和对中医治疗烧伤的理论进行了深入研究，推进了中西医结合治疗烧伤的发展，在我国幅原辽阔地区广泛应用。

中医学认为烧伤的病因是火毒或热毒，属“不内外因”；轻则犯皮毛，重则伤肌肉、筋骨及内脏。其“火”、“热”与温热病的“火”、“热”不尽相同，其转变也不完全一样。一般无并发症的烧伤属火炽热甚，主要侵犯中焦，多为阳明实热之症。热邪为病，耗阴损气。同时烧伤是伤，必有瘀血凝滞；烧伤有伤口，故又多腐肉脓血。烧伤的主要治则是：①清热解毒；②养阴生津；③益气理脾；④活血化瘀；⑤托里排脓；⑥祛腐生肌。一般轻症，以烧伤皮毛为主的中小面积Ⅱ度烧伤，施以中医外治法为主；应用收敛结痂，祛腐生肌中药，促进创面愈合。对重症大面积Ⅲ度烧伤应以中医内治和外治二者兼施，并结合现代医学抗休克，复苏及深度坏死组织切痂手术，及时封闭创面的方法相结合。我国自1958年以来在全国范围已成功用中西医结合办法治愈众多大面积深度烧伤，其中难度最大烧伤面积超90%，同时Ⅲ度面积也超过90%者已治愈超过10例，创造国际领先水平。

一、中西医结合临床治疗的概况及进展

（一）收敛结痂中药在烧伤创面的应用

1. 适应症　①适用于浅Ⅱ度或深Ⅱ度烧伤创面；②适用于Ⅲ度烧伤创面早期保痂治疗。

2. 治疗原则　收敛结痂药是一类含有鞣质或丰富粘液质的中草药，用于烧伤创面上使坏死组织很快形成耐压的干痂，造成一个不利于细菌生长和繁殖的环境，以达到Ⅱ度烧伤痂下愈合或延迟Ⅲ度烧伤焦痂分离的时间，为广泛Ⅲ度烧伤创面分批行外科手术切痂创造条件。

3. 治疗方法　创面用1‰新洁尔灭或洗必泰液清洗干净，将水疱用注射器抽空，剥脱的水疱表皮剪除，再用消毒干纱布将创面蘸干，用消毒棉球沾收敛结痂中药均匀涂于创面。如病人来院较迟，创面污染较重或已发生感染，这时应先用无菌拭子直接涂创面分泌物送细菌培养，并在清洁创面后均匀抹一层小量消炎药粉，然后再涂药。第一天涂3～4次，第二天涂2～3次，第三天涂1～2次。创面形成一层干燥薄膜后即可停止涂药。创面涂药后应注意观察痂下有无积脓，若有积脓要及时把痂剪除，充分引流。涂药部位要减少受压，以利创面结痂。

4. 代表方剂　收敛结痂中草药我国各地筛选了众多药物，较典型常用的收敛药有四季青、地榆、裸花紫珠、酸枣树皮、虎杖、松树皮等，富含粘液药有榆树皮、白及、桃胶等。

北京积水潭医院和甘肃省人民医院报告一组150例Ⅱ度烧伤，其中烧伤面积轻中度131例，重度烧伤19例，应用该院研制收敛结痂药，

以白及、大黄、冬柏、黄芩为主的中药制成贴药治疗。疗效良好（愈合）143例（95.3%），满意或尚可6例（4.1%），失败1例（0.6%）。对感染的作用表明，用药后无感染116例（77.3%），轻度感染26例（22.2%），严重感染1例（0.7%）。说明收敛结痂药对中小面积Ⅱ度烧伤有良好疗效。

（二）祛腐生肌脱痂药在烧伤创面的应用

1. 适应症 ①已感染的深Ⅱ度烧伤创面。②Ⅲ度烧伤创面。

2. 治疗原则 脱痂药是以含有活血化瘀类药物为主或以无机盐类药物为主的剂型，使用后可加速创面已感染的坏死组织分离脱落，尽早引流脓液，并在局部形成具有屏障作用的新生肉芽组织，使感染局限于烧伤局部创面，而不向创面下的正常组织侵袭。脱痂药使用以局部提脓化腐的表现为主，很少涉及全身症状，但对大面积严重烧伤因伤后机体免疫力低下，营养状态亦差，故一次不宜用于过大的创面，一般控制在10%～30%面积为宜。

3. 治疗方法 用脱痂药物治疗深度烧伤，宜在早期烧伤创面用结痂药对中小面积Ⅲ度烧伤应用后一周开始应用；大面积烧伤后二周应用，并积极治疗烧伤后休克，水电解质平衡失调、感染及早期合并症，使机体内部环境初步稳定，方开始应用脱痂药物，脱痂药以油膏剂型为主。用消毒压舌板将油膏涂于消毒纱布上，厚约1～3mm，范围需超过应用创面的边缘，直接贴敷于创面包扎固定。在坏死组织分离时因浓液多，包扎敷料应适当厚一些，一般隔天换药，如脓液多则每日一次，每次换药时将已分离坏死组织轻轻剪去，以不出血为原则，再用消毒盐水纱布吸净分泌物，重新敷药。待坏死组织分离脱落，出现新鲜肉芽或皮岛，改用盐水湿敷包扎日一次，次日即可行自体皮肤植皮，覆盖创面加速愈合。

脱痂应用中发现创面脓液很多，这是坏死组织分离的正常现象，从中医学创伤辨证观点来看，易脓易腐为顺，不脓不腐为逆，腐肉未脱，脓汁不去则新肉难生，邪毒易内攻，若脓液突然减少，要警惕发生全身侵袭性感染。对较大范围应用脱痂药有一定程度全身炎症反应，如高热、食欲减退、局部脓液多，机体蛋白质消耗大，这时全身必需辅以中药内治并应用敏感抗生素及全身营养支持治疗。

4. 代表方剂 祛腐生肌脱痂药常用煅石膏、煅炉甘石、煅寒水石及珍珠母等，并加乳香、没药、当归、生地、大黄、丹皮及白芷等活血作用药物组成。

上海瑞金医院烧伤科应用脱痂药愈创十号油膏，系统观察30例中、小面积Ⅲ度烧伤病人，用药面积3%～5% 7例，6%～9% 10例，用药面积10%以上16例，其中3例用药面积超过20%，在用药的创面已形成干痂。有不同程度感染。凡在伤后7天内用药，一般用药7～8天坏死组织基本分离，创面稍经准备，次日即可植皮。该用药组与不用药组相比，焦痂自然分离提前一周，而且植皮成活率高，疗程缩短，痛苦少。

（三）生肌收口药在烧伤创面的应用

1. 适应症 深度烧伤后期残存慢性肉芽创面。

2. 治疗原则 生肌收口药可促进上皮生长加速创面愈合，同时具备一定祛腐生肌能力，故一般均应用于慢性肉芽组织创面以促进创面的愈合。

3. 治疗方法 用消毒压舌板将药膏涂于消毒纱布上或制成油纱布。制备油纱布时制作者戴消毒手套，将药膏和消毒纱布一起搓和，使药膏均匀地分布在纱布上，包扎时需稍加压力，生肌收口药通常不具有抗菌作用或仅有轻微抗菌作用，故当创面严重感染，脓液多时，应首先控制感染和应用祛腐生肌脱痂药，待感染控制后，再应用生肌收口药方能奏效。生肌收口药大都为油膏，涂药时宜涂薄些，每日换药一次，如用珍珠粉可均匀薄薄撒在创面上，用消毒纱布包扎。

4. 代表方剂 生肌收口药常由象皮、石膏、炉甘石、珍珠粉、当归、血余、龟板、生地、东丹、冰片、密陀僧等组成。剂型大多为油膏，粉剂有珍珠粉。

天津医院烧伤科和创伤骨科应用生肌象皮膏治疗慢性肉芽创面，均为深度烧伤后期慢性久治不愈肉芽创面和创伤开放骨折软组织感染创面长期不愈的病例。用药面积1%～15%，用药时间15～45天全部治愈。用药过程中观察生肌象皮膏对深度烧伤创面及散在肉芽创面，可使之由污秽不洁转化为新鲜致密的肉芽，促进周边上皮及肉芽面残存的皮岛，增生蔓延，不用植皮手术创面即可愈合，这样就减轻病人痛苦，尤其对幼儿、老人及体弱病人更佳。对晚期散在肉芽创面能加速创面愈合，愈合后疤痕较松软，外观平整，色泽粉红，很少挛缩，这对缩短疗程，保证肢体功能也很有价值。

（四）大面积深度烧伤的中医辨证论治

我们于1971～1973年系统观察了25例大面积烧伤病人，对病因和辨证论治有以下体会：我们认为烧伤对病人机体之损害，从中医学的整体观念来看，只从创面着眼，热伤经络，气血瘀滞，难于解释烧伤所发生之脏腑内证表现，只按温病之热亦不能完全说明烧伤之病因及病机。对于临床上所见到的大面积重度烧伤，实际上已超出温病及外伤后仅局部气血瘀滞的范畴，大面积深度烧伤已不是单纯是创面问题，而是一种肌表、脏腑皆受到损害的证候，可以称之烧伤病。其病因病机是热毒致病：此热虽有水烫水烧作用于人体之热，但已不限于此，还有外邪致热及血瘀生热；此毒有人体组织毁损产生之毒，还有外邪细菌入侵之毒素。

烧伤时火热接触之肌肤直接受损，轻则出现皮肉红肿起水泡，重则皮焦肉卷，此为外证。同时此热毒又可伤阴耗阴，并迅速内传脏腑，并使脏腑相互之间正常关系失常，因此可致一脏腑或多脏腑受损，表现出伤后神情淡漠，四肢厥冷，脉微细或欲绝，口渴，尿少或尿短赤而涩，以及继之出现神昏谵语、壮热便秘、气短咳嗽等症状皆说明有多脏腑受损的临床表现。因此我们认为火热伤人及外邪入侵为直接的外因，热毒伤耗津液及脏腑受累是其结果，所以大面积深度烧伤是表里俱伤内证及外证兼有之全身性病变。根据大面积深度烧伤病理生理变化，结合中医学辨证可将整个病程分为3个阶段：

1. 伤津期（休克期） 从受伤时至伤后2～3天为伤津期。此期外证已成，危及生命之重点在于热毒伤耗阴津，以迅速内传心肾为主，但肺脾亦有时受累。

（1）对辨证的认识：火热暴伤津液，耗损气血，阴损及阳，阴阳俱虚，并有热毒经津液内传于心，邪实而正虚，伤阴重而亡阳，终致心阳欲脱或已脱（休克），故而出现神情淡漠、四肢厥冷及脉细而弱等危重病象。

肾为先天之本，元阴元阳之脏，肾主水，有开阖作用，因热毒伤耗津液，津液不足，亦内传于肾；并在心阳受损而君火衰，相火亦微，热伤皮毛，肺失肃降，通调水道不利，故而肾之开阖失灵，出现尿赤而少，甚或无尿。命门火微则脾运化失常影响肾之气化出现水停肌肤而肿胀。

（2）立法及方药：根据对辨证的认识，立法以养阴生津、温阳利尿兼以清热解毒之法。有阳脱表现者以生脉散及四逆汤为主，无阳脱表现者以生脉散及增液汤为主，二者皆辅以银花甘草汤以防热毒内攻，并结合静脉输液及时补充胶体晶体液以达到扩容治疗。纠正低血容量性休克。

2. 毒热期（感染期） 从水肿回收至焦痂分离时为毒热期，亦就是大部分创面被覆盖之前的阶段。此期可长达1～2个月，应积极处理创面或先以收敛结痂保痂，继祛腐生肌脱痂药计划应用，或进行外科手术切痂及植皮手术等治疗，以解除热毒之主要来源，甚为关键。但毒热炽盛每易传心，甚至致命，内外证皆重死亡率很高，宜内外兼治之，内治重点在于控制热毒传心及脾胃运化失常为主。

（1）对辨证的认识：心主血脉，主神明，开窍于舌，热毒炽盛易经津液内入心包或攻心而出现壮热烦躁、神昏谵语、舌苔黄腻、舌质绛红、脉数甚或有代脉（脉律不齐）。心与小肠相表里，心经实火下移于小肠则有小便短赤等表现。

脾为后天之本，脾主运化，统血，与胃相表里。脾之运化有赖于命门相火，伤津期命门火微使脾的运化失常，水湿停滞，胃气上逆，乃有脾胃功能失常，表现为食欲不振，恶心或呕吐，甚者脾虚而不能统血，可继发消化道出血。水湿停滞过久，因湿热熏蒸而伤肝胆所以特重烧伤常在毒热期出现黄疸及肝脏损害。因此在大面积深度烧伤的治疗中调理脾胃是不可忽视的。

（2）立法及方药：此期治法应以清热解毒凉血和健脾利湿之法为主。对有热毒攻心之证者以犀角地黄汤加减使用及安宫牛黄丸、紫雪散并用。在脾胃运化失常时应以健脾和胃、清利湿热之剂治疗，必要时辅以下法治疗以保持脾胃正常运化，并根据创面感染细菌的药敏试验选择有效抗生素全身静脉注射和辅以肠外和肠内营养支持以改善烧伤高代谢反应。

3. 恢复期（创面修复期） 毒热期后至创面修复愈合阶段为恢复期，多在伤后1～3个月之间。创面经过祛腐生肌脱痂药物治疗后，坏死组织脱净，又经过植皮创面已基本被覆盖之后，需要促进上皮再生促进其愈合，肢体功能及受损内脏已恢复正常，但全身情况在大面积深度烧伤后体质消耗较甚，处于虚弱状态，故应从全身着眼以中医内治为主，以利于其机体营养状况和创面恢复。此期内证的特点主要是烧伤后久病气血亏损，表现为肝肾阴虚为主。

(1) 对辨证的认识：烧伤后的严重消耗，再加上手术等治疗的影响，往往出现气血亏损和发生肝肾虚亏之内证。肾为真阴真阳之脏，久病后易发生虚证，肾阴肾阳皆虚，阴虚生内热有低烧，肾阳虚水泛周身浮肿，下肢尤甚。肾主作强，肝为罢极，肾虚则水不涵木影响肝，肝血不足故肝肾阴虚则面色苍白、消瘦、疲乏无力、神倦思寐。肝藏血，肝血虚不能濡养筋脉，因而出现四肢拘急动作不灵等症状。

(2) 治法及方药：因气血两亏肝肾阴虚，故宜治以补益气血、柔肝养阴之法，方以四物汤及六味地黄汤加减为主，还应加强肠内营养支持以促使早日达到正氮平衡。这阶段应辅以主动和被动肢体功能锻炼和康复治疗，以促进创面早日愈合，恢复患者生活自理能力。

（五）中西医结合防治烧伤休克

北京积水潭医院及甘肃省人民医院协作，观察一组烧伤病人应用中西医结合方法防治休克，病人不但平稳渡过休克期，而且减少静脉输血及输液量，病人最终全部治愈获得满意疗效。

1. 抗烧伤休克中药方剂及其用法 根据辨证论治采用益气补血、养阴生津、调理脾胃治疗原则，方剂组成如下：党参（重者用人参）、麦冬、五味子、黄芪、当归、石斛、生地、茯苓、白术和甘草，每日用水煎浓缩150ml，每日3～4次口服。

2. 治疗方法 烧伤早期当患者出现低血容量或有休克时，应先静脉快速输入晶体或胶体液，当有效血容量恢复之后，即可口服中药，每3～4小时一次，每次口服50ml。在第一个24个小时可服2剂，这阶段可同时辅以盐水为主烧伤饮料，每小时30～50ml，在口服同时要密切观察胃肠道反应，如发生呕吐，应立即停止口服。第二个24小时后中药用量可逐步加大，并酌情进少量流质饮食，静脉输液则可相对减少。

3. 中西医结合治疗烧伤休克的效果 本组10例病人，烧伤面积16%～60%，均为伤后即来院的急诊患者，其中成人7例，小儿3例，伤后48小时输液总量与伊文司公式作对比，一般为伊文司公式输液总量的一半，其中最少仅为伊文司公式的1/3～1/4。这组病人整个休克期尿量维持在良好水平，平稳渡过休克期。病人的胃肠功能恢复也较快，很多病人第二天肠蠕动即恢复，并能进流质饮食或半流饮食，多于伤后第3天自动排大便，胃肠道功能恢复较早，有利于病人渡过感染期，这组病人全部治愈。

（六）舌诊在大面积烧伤治疗中的应用

舌诊在我国具有悠久的历史，为历代医学所重视，早在《内经》中就提出，“心开窍于舌”、“脾脉系舌本”、“肾脉挟舌本”等理论。我国烧伤医学工作在这方面积累很丰富经验。现将各家观察初步归纳如下：

1. 休克期病人舌象的变化 此期为大热暴伤，阴液大耗，气阴两伤，气血两亏，舌质变化比舌苔变化更重要，观察舌质要以色泽、润燥为重点，并用手指触摸病人舌面，以了解温度及有无津液，依伤热及治疗早晚，常见有如下几种舌象：

(1) 舌质淡红，尖更红，偶有芒刺，苔薄白，少津或干，这是伤后数小时的表现，显示血容量不足。

(2) 舌质偏红，色不深，有光泽，舌苔白薄或白厚苔，重多润泽有津或稍欠津，此显示正气未虚，阴津初伤，病位较浅，尚未深入脏腑，为本期常见舌象。

(3) 舌根硬直，质暗淡，舌面干燥无津或有紫色瘀块，这常预示伤势危重，往往会出现亡阴气脱证候，说明患者处于休克状态，需积极治疗休克。

2. 感染期病人舌象变化 此期为火毒内攻、邪热内陷、正邪相争阶段，舌象呈多变、易反复。舌质的荣枯变化，较色泽变化更为重要，因为舌的湿润变化常较色泽变化快。随着感染程度的转化，由表入里，由浅入深，舌苔变化常比舌质变化为迅速，临床上常见如下几种变化：

(1) 舌质红绛，尖边尤甚，苔黄厚腻，干而有裂，此为毒热炽盛，气血两燔，邪气盛而正气尚实。

(2) 舌质绛红而胀，苔垢腐腻。此为毒热内陷，湿热困脾，高热腹胀的表现。

(3) 舌体干瘪，舌质紫绛或紫晦，舌面干枯，无苔，此为邪盛正虚，心脾大伤，邪入心包，临床处于全身严重侵袭性感染，同时有多器官功能不良或衰竭的危象。

3. 恢复期病人舌象的变化　此期为久病气阴两伤，气血失调，余热未清，正气见复的阶段，舌诊以观察舌体胖瘦、老嫩、舌质润燥，色泽为其重点，因此推测正气恢复状况。由舌苔观察胃气，以助调理脾胃，增进食欲，加速康复，此期舌象多表现舌体胖嫩、有齿痕，质淡红润，苔薄白或黄，偶有裂纹或小块剥脱。

二、中西医结合治疗烧伤作用机理的研究

(一)收敛结痂中药鞣质对脏腑毒性动物实验研究

上海瑞金医院选用收敛结痂中草药虎杖鞣质异辛酸钠盐、四季青、石榴皮、诃子、地榆、酸枣树皮鞣质与五倍子鞣质进行小白鼠肝脏毒性实验，以每 10g 体重 0.2ml 的剂量作皮下注射，每天 1 次连续 2 天，观察血清谷丙转氨酶变化和肝脏组织学改变。结果发现二者的变化基本是平行的，属于缩合型的虎杖、四季青鞣质的毒性较水解型的石榴皮、地榆、酸枣树皮、诃子、五倍子鞣质为低。用虎杖、四季青鞣质者血清谷丙转氨酶在用前后 5 天内稍高于正常，以后即恢复到正常。肝脏组织病理大体肉眼检查无明显异常，个别实验动物的肝脏肿胀、苍白，镜检为肝束排列整齐，细胞完整，胞浆均匀核内容清晰，也有个别动物出现不等程度变性，空泡形成，少量炎性细胞浸润，无明显坏死，后期肝脏病理也未见病变加重。这显示虎杖缩合型鞣质对肝脏很少产生毒性反应。用同样剂量，甚至较少剂量五倍子的水解型鞣质做对照，肝脏组织病理出现明显肝细胞坏死，而且肝功能血清谷丙转氨酶在用药第三天明显上升，持续到伤后 9 天仍未恢复到正常水平。

该实验研究证实既往药典记载“含有鞣质的结痂药物对肝脏有毒，能致死”的结论是指五倍子等水解型鞣质。故在临床选用收敛结痂药物时，应首先检测鞣质是属水解型或缩合型。目前临床常用的收敛结痂药如地榆、酸枣树皮、五倍子、石榴皮、诃子属于水解型对肝脏毒性大，而虎杖、四季青等鞣质属于缩合型，对肝脏毒性小，且可逆性，可在烧伤创面使用。

(二)应用中药治疗重度烧伤病人肝功能的测定

北京积水潭医院应用中药儿茶等治疗烧伤面积 30%以上重度烧伤 14 例，动态检测肝功能变化，测定结果见表 3-11。

表 3-11　应用含鞣质中药治疗重度烧伤病例肝功能测定

病例	烧伤面积（%）	主要中药	谷丙转氨酶（单位）	检查日期（伤后天数）
1	77	儿　茶	100 以下	5
2	69	儿　茶	100 以下	3
3	70	儿　茶	100	24
4	55	儿　茶	150	5
5	75	儿　茶	140	2
6	40	儿　茶	150	2
7	33	儿　茶	105	3
8	82	地榆，(酸枣树皮)	215	4
9	65	地　榆	389	4
10	35	地　榆	210	7
11	30	地　榆	285	7
12	34.5	地　榆	225	7
13	35.7	地　榆	198	7
14	35	地　榆	185	7

应用儿茶或茶叶治疗7例重度烧伤面积自33%～77%对肝功能影响轻微，谷丙转氨酶均在150单位以下。应用地榆、酸枣树皮治疗类似烧伤面积7例，谷丙转氨酶均有不同程度增高，其中病例8烧伤面积82%以深Ⅱ度为主，伤后4天转氨酶升高到215单位，伤后11天恢复到正常，而伤后28天又升高至500单位以上，这可能与该病人创面使用地榆和酸枣树皮含有水解型鞣质有关。病例9烧伤面积为65%，深Ⅱ度面积55.5%，伤后4天转氨酶升高至389单位，伤后20天方恢复正常，该病人早期转氨酶升高与创面外用地榆鞣质吸收较多有关。其余5例均在使用地榆后肝功能有一定损害。地榆和酸枣树皮所含鞣质均为水解型，对肝功能有损害应引起注意。

(三)生肌象皮膏治疗创伤和烧伤创面作用机理的研究

1. 北京积水潭医院的临床观察表明，生肌象皮膏对慢性肉芽创面有生肌长皮促进愈合作用。生肌象皮膏对烧伤创面细菌敏感试验和烧伤创面分泌物细胞成分和碱性磷酸酶的测定结果发现：

(1) 在8例创面细菌敏感性的测试中，仅溶血性葡萄球菌对生肌象皮膏有轻度敏感，绿脓杆菌等7种细菌均不敏感（见表3-12）。说明生肌象皮膏无抑菌作用。

表3-12 生肌象皮膏对烧伤创面细菌敏感试验

创面常见菌	敏感程度
溶血性葡萄球菌	轻度敏感
粪链球菌	不敏感
链球菌	不敏感
金黄色葡萄球菌	不敏感
大肠杆菌	不敏感
变形杆菌	不敏感
绿脓杆菌	不敏感

(2) 对烧伤创面应用生肌象皮膏前后分泌物中细胞成分及碱性磷酸酶的测定中发现，应用生肌象皮膏后，在创面压片上，细胞成分多而细菌数量少，随着用药时间延长，分泌物变稠，肉芽上皮增生，压片中可出现多胚细胞、巨噬细胞和成纤维细胞。在巨噬细胞内常见吞噬的细菌。对用药创面分泌物进行生化检查发现，分泌物所含碱性磷酸酶的浓度比病人血清中高。根据这些现象推测，生肌象皮膏有增强网状内皮系统的吸附功能，并增强细胞吞噬能力，该药本身虽无抑菌作用，但它通过增强机体对病菌的抵抗力而发挥祛腐生肌的作用。

2. 生肌象皮膏对烧伤及开放性骨折损伤治疗作用的研究。南开大学生物系和天津医院采用家兔造成30～72.6cm² 的开放，深度达肌肉层、桡骨的创面，并用金黄色葡萄球菌液诱发伤口感染；再分别用生肌象皮膏和无菌凡士林膏换药，结果发现，生肌象皮膏创面出现的“骨肉芽岛”（即新生的肉芽）由佛尔克曼管向外滋长，并有大量毛细血管，纤维母细胞分裂旺盛，较多浆细胞、巨噬细胞等，“皮岛”从分散逐渐连接成片，最后形成表皮使创面愈合。他们在实验动物观察的基础上，又对37例感染开放性骨折患者应用生肌象皮膏换药治疗，对脓液中溶菌酶及巨噬细胞进行了检测。结果表明，生肌象皮膏无直接抑菌作用，由于浓液中巨噬细胞大量增加，吞噬活性增强，溶菌酶含量升高，从而促进创面的愈合。

(四) 中药对创伤、烧伤后免疫功能调节作用低下的研究

1. 中草药对改善烫伤小鼠免疫功能的研究　中国人民解放军第三军医大学烧伤研究所采用小鼠烫伤Ⅲ度面积15%为模型，分五组观察了中草药虎杖、蒲公英、野菊花、生地、白花蛇舌草及龟苓膏等6种药物，对小鼠免疫功能的影响，观测的免疫功能指标如下：①小鼠脾细胞产生白细胞介素Ⅱ的能力；②小鼠对破伤风类毒素刺激后产生抗体的能力；③小鼠腹腔巨噬细胞对酵母菌的吞噬功能。结果发现，未经中药治疗的单纯烫伤对照组小鼠，在烫伤后免疫功能均受到不同程度损伤，而用六种中药的用药组虎杖、蒲公英、野菊花、生地、白花蛇舌草治疗后，可使细胞、体液和非特异性免疫功能有所改善和恢复。生地对细胞和非特异性免疫有重建作用，但对体液免疫无明显效果($P>0.05$)，而龟苓膏仅对体液免疫具有改善作用。故认为，6种中草药对改善和重建小鼠致伤受损免疫功能均有不同的疗效。药物的作用与药物用药剂量有关，同时发现不同的药物对调理和重建不同受损免疫功能也是有不同的效果。这组六种中草药主要为清热解毒，滋阴凉

血和活血化瘀类药物。研究证明，这些药物有抗菌和抗肿瘤活性，有的具有抗病毒作用，有的能增强白细胞吞噬功能，故适用于烧伤治疗。

2. 硝酸铈与黄芪或金银花合用对烫伤小鼠细胞免疫的调理作用的研究 中国人民解放军第三军医大学烧伤研究所采用小鼠烫伤Ⅲ度15%面积为模型，观察硝酸铈乳剂及磺胺嘧啶银水剂涂于烧伤创面，每日2次。黄芪及金银花水煎剂分别根据初步剂量预测试验用大、中、小3个剂量，于小鼠烫伤后24小时开始每只小鼠每天灌入胃内2次，每次0.5ml连续7天实验动物分为5组。免疫功能监测指标为：①小鼠脾细胞产生IL-2能力；②有丝分裂原ConA刺激脾细胞的母细胞化反应(MSBT)；③迟发型超敏反应的测定。结果发现：小鼠烫伤后11天细胞免疫受抑制。单纯烫伤对照组的MSBT反应、产生IL-2能力及迟发型超敏反应分别是50.9%、60.3%和62.7%，单纯局部用硝酸铈组可使反应提高至77.6%、103.2%和94.4%，同时加给中药可使反应指标进一步增高。各指标的反应都超过正常水平。本实验显示应用硝酸铈、黄芪、金银花后，免疫功能均有不同程度的改善。硝酸铈与黄芪或金银花配合使用时，效果较单味药更好。

(五)中药健脾方剂四君子汤对烧伤代谢营养调理作用的研究

中国人民解放军第三军医大学烧伤研究所观察了四君子汤对烧伤豚鼠早期代谢营养的作用。四君子汤由党参、炒白术、茯苓、炙甘草组成，按2∶2∶2∶1比例混合水煎并浓缩成0.5mg/ml。制作30%面积的豚鼠烧伤动物模型，用灌胃法给中药分四组进行对照观察，观察指标是：①营养状态；②静息代谢率；③内脏及肌肉组织含水量；④组织黄嘌呤，次黄嘌呤及尿酸含量；⑤激素变化。结果显示：四君子汤有显著提高进食量，并有促进内脏蛋白合成作用。对其机理认为主要通过改善胃肠道功能，良好的食态常是胃肠消化道功能健全的标志。四君子汤组小肠粘膜重量、含氮量及小肠次黄嘌呤含量明显优于对照组，说明四君子汤能维护肠粘膜质量，改善小肠组织能量代谢，从而改善小肠吸收功能。通过血浆胰岛素及胰高糖素及皮质醇测定，显示四君子汤可提高烧伤后合成激素水平与降低分解激素分泌。本试验证明四君子汤的调理作用主要是通过调整激素分泌、改善内脏组织能量代谢、调节内脏含水量从而增强小肠等内脏的功能。

三、新型烧伤治疗药物的介绍

(一) 水火烫伤膏

1. 制法 制乳香一两，明没药一两，全当归一两，寒水石一两半，生大黄一两半，香白芷一两半，紫草茸七钱，川黄柏七钱，粉丹皮一两半，大生地三两，黄蜡一斤，麻油五斤，除黄蜡外，麻油与药用文火煎熬，待药性煎出存性将枯药渣用筛过滤，即时将黄蜡切碎，掺入药质油内，用棒搅和，数小时内变成膏状。

2. 功用 清热消炎、祛腐生肌、脱痂

3. 用法 先用消毒压舌板将呈膏状的药膏调薄成糊状，然后涂于消毒纱布上，直接贴于创面，包扎固定。根据感染情况可每天或隔天一次换药。

(二) 愈创十号油膏

制法：黄连素100g，四季青浸膏粉500g，煅炉甘石1000g，煅石膏800g，煅寒水石800g，煅珍珠母800g，冰片20g，尼泊金乙酯10g，凡士林5000g，羊毛脂1000g，液体石蜡适量，调和配制而成。

功能及用法：同水火烫伤膏。

(三) 八湿膏

1. 制法 东丹三钱，冰片三分，煅石膏一两，硼酸一两，密陀僧三钱，研极细末，用凡士林调和成膏状。

2. 功用 生肌收湿

3. 用法 用消毒压舌板将药膏涂于消毒纱布上或制成油纱布，直接贴敷于创面上，用纱布包扎固定。

(四) 生肌象皮膏

1. 制法 象皮粉六钱，当归四钱，生血余四钱，生龟板八钱，大生地八钱，生石膏一两，生甘石一两六钱，黄白蜡三两，香油一斤。将生血余去净杂质，用碱水和清水洗净，晒干备用，当归、生龟板、生地分别洗净切片捣碎备用，生石膏、生甘石粉分别研成细末，过120目筛备用，生象皮用砂子或滑石粉烫焦起泡后，研成细末过120目筛备用。将香油熬至200℃以上分别炸血余、生龟板、当归、生地药物，炸透后去渣。再将药油过滤下生石膏粉，生甘石粉，用文火慢熬2小时，不断搅拌，并将黄白蜡化开过滤后，下入油内10分钟左右，等油稍凉后下象皮粉，搅拌成膏。

2. 功用 祛腐生肌，煨脓长肉

3. 用法 先将创面清洗后，涂一薄层药膏于纱布上，直接贴敷于创面用纱布包扎固定，可每日或隔日换药一次。

（五）京万红药膏

1. 制法 生山甲62.5g，黄柏187.5g，生大黄187.5g，苦参125g，生地榆187.5g，五倍子187.5g，冬藤125g，血余125g，当归187.5g，黄芩187.5g，白芷125g，槐米187.5g，栀子125g，米壳187.5g，红花125g，生侧柏125g，紫草125g，冰片156.25g。

基质：麻油10kg，蜂蜡1250kg。将上述中药分别洗净晒干研细末，再加入麻油中加热200℃搅拌历时20分钟，再将冰片加入已溶解蜂蜡中候药油凉后再加入麻油中搅拌成膏。

2. 功用 祛腐脱痂，生肌长肉

3. 用法 创面清洁后将京万红药膏均匀涂于消毒纱布上，直接贴敷于创面，采用半暴露或纱布包扎固定。每日或隔日一次换药。

（六）10%虎杖酊剂

1. 制作 虎杖根100g，洗净、晒干、研细末，浸入75%乙醇900ml中，密封48小时，把浸液挤了，过滤，装瓶备用。

2. 功用 清热解毒，收敛结痂

3. 用法 用于新鲜烧伤创面，经消毒清洁创面后再消毒棉球上药液直接涂于创面上。凡对有水泡应予引流，但保存水泡表皮不必去除，涂药液后，待干，可日涂2～3次。

（七）烧伤保护膜Ⅱ号

1. 制作 白及500g，大黄100g，黄柏100g，黄芩100g，冰片50g。将白及洗净砸碎加水1500ml，文火煎至750ml，大黄、黄柏、黄芩三药加水1000ml，文火煎至250ml，将两种液体分别过滤合并再煎10分钟，使之成为糊状，最后投入研细的冰片粉末，搅匀加入防腐剂尼泊金乙酯0.3g，装瓶备用。

2. 功用 清热解毒，收敛结痂

3. 用法 创面用消毒液1‰新洁尔灭洁净，去除剥脱水疱表皮，用消毒纱布蘸干，用棉球沾药液均匀涂于创面，每日涂2～3次，2～3天创面成一层干燥薄膜后即不必上药。

（邓诗琳）

第五节 肛肠疾病

一、痔

痔是直肠末端粘膜下层或伴有肛管皮下的血管瘤样病变。主要症状是便血、痔脱出、炎性肿瘤。痔分为四期（Goligher法）：Ⅰ期：便血为主；Ⅱ期：大便痔脱出，便后自行复位；Ⅲ期：大便痔脱出，需用手复位；Ⅳ期：痔平时脱出肛外。国外对痔治疗方针，Ⅰ、Ⅱ期以非手术治疗为主，Ⅲ、Ⅳ期以手术治疗为主。手术存在主要问题：①术后疼痛较重；②大小便困难；③创面发炎水肿；④继发性大出血；⑤创面愈合时间长（2～3周）；⑥肛门狭窄或松弛。这些问题一直不能全部解决。

中医治痔有二千多年历史。《黄帝内经》记载："筋脉横解（血管扩张），肠澼（腹泻）为痔。"《本草纲目》记载："酸可以敛，涩可固脱"，指出多种酸涩性味中药有收敛固脱作用，治痔有效。清代《图书集成》记载"内服法"、"外用法"、"枯痔法"、"结扎法"等多种治痔方法。在世界肛肠专业发展史中，我国不仅在古代，尤其明、清以来，中医痔科已形成较系统的治痔理论与方法。建国以后，在继承传统医学基础上，用现代科学方法研究中医，吸取西医有益部分，创新出治痔一些成果。有的具有国际领先水平，有的与西医方法具有互补性，显示出中西医结合的优越性。

（一）消痔灵液四步注射法治疗Ⅲ、Ⅳ期痔

1. 提出非手术治痔新理论、新方法

史兆岐等为研究非手术治疗各期痔，尤其Ⅲ、Ⅳ期痔，1976年从中医治痔"收敛固脱法"中，筛选五倍子、明矾有效成分为主，制成消痔灵注射剂。该药是理想的硬化剂、血管闭塞和组织粘连（纤维化）剂。又根据痔发生、发展的病理过程，提出消痔灵注射①直肠上动脉，②痔粘膜下层，③粘膜固有层，④窦状静脉，即四步注射法治疗Ⅲ、Ⅳ期痔新方法。通过注射使直肠上动脉闭塞和痔萎缩消失，取得满意疗效。方法简易，无痛或基本无痛，基本无合并症和后遗症，开创了非手术Ⅲ、Ⅳ期痔较理想治疗方法。此项成果获卫生部科研成果甲级奖（1980）、获中国国家级科研成果奖（国家科技进步二等奖，1985）。两次获国际和世界发明金奖（南斯拉夫依诺瓦国际发明博览会、比利时尤里卡世界发明博展会，1986）。获中国医药科技成果金杯奖、中国中医药科技成果金奖（1990）。此项成果在中国普及推广。初步统计，19年来已治疗500余万痔患者。被誉为“痔患者的福音”，并引起国际医学界重视，此疗法已在日本等许多国家使用。

2. 消痔灵液

（1）配方：五倍子提取鞣酸、明矾提取硫酸钾铝，适量，加入赋形剂。经特殊工艺制成10ml安瓿水溶液（吉林省集安市制药厂生产）。

（2）药效：

①硬化（中等度纤维化）作用：消痔灵注射内痔后，产生无菌性致炎反应，继而中等度纤维化，使痔萎缩消失。

②血管收缩作用：DC-100型离体器官测定仪，测定消痔灵液对离体家兔主动脉有明显收缩作用（$P<0.05$）。

③小动脉闭塞作用：消痔灵对鼠试验表明，组织致炎反应中，对小血管有亲和作用。小静脉血栓形成，小动脉发生增生性内膜炎，血栓形成，血管闭塞。

④直肠上动脉闭塞作用：Doppler直肠上动脉检测器，测定人痔直肠上动脉血流图。观察注射前、注射后（即刻、3、7、14、21日）血流图变化，波峰幅度显著降低至消失。提示直肠上动脉闭塞（$P<0.05$）。

⑤抑菌作用：倾注法、试管法。消痔灵液对伤寒杆菌、福氏痢疾杆菌、大肠杆菌、副大肠杆菌、变形杆菌、绿脓杆菌、葡萄球菌、链球菌有抑菌作用。

⑥药性安全，无毒副反应：急性毒性试验，$LD=7.8\pm0.61ml/kg$（消痔灵液注入鼠尾静脉）；亚急性毒性试验，6只狗每天皮下注射消痔灵0.8ml/kg（相当人用药量2倍），连续给药10天，停药14天。测给药前、给药后12天和24天SGPT、Bun正常。活杀后，取心、肝、肾、脑、病理切片无异常发现。

3. 治疗方法

（1）适应证：各期痔。尤其Ⅲ、Ⅳ期痔。

（2）禁忌证：①内痔核呈纤维化硬结。②外痔皮赘。

（3）专用器械、药品：喇叭状肛门镜、5号针（口腔科局麻针、消痔灵注射用）。7号针（局麻用）。注射器（5ml）。0.75% xylocain。

（4）治法：消痔灵液使用时配成1比1浓度（1份消痔灵加1份0.75% xylocain）。Ⅰ期痔注射痔核粘膜下层。Ⅱ期痔（初阶段）参考Ⅰ期痔注射。Ⅱ期痔（后阶段）参考Ⅲ期痔注射。Ⅲ、Ⅳ期痔，采用四步注射法。

Ⅲ、Ⅳ期痔注射方法：患者侧卧位。肛门局部麻醉，使肛门括约肌充分松弛。

①第1步注射，即直肠上动脉注射：在喇叭状肛门镜操作下，先在右前主痔核上极（相当直肠上动脉的右前分支搏动点），进针到粘膜下层深部，再注药3ml。边退针边注药1ml。共注4ml。同法，左侧（相当直肠上动脉左侧分支搏动点）、右后（相当直肠上动脉右后分支搏动点），各注药4ml。共注药量12ml。

②第2、3步注射，即一次进针深、浅两部的痔粘膜下层和粘膜固有层注射。在喇叭状肛门镜操作下，先在主痔核的中心点进针，入粘膜→粘膜固有层→粘膜肌板→粘膜下层→到粘膜下层最深处。针尖接触肌层（针尖有肌性抵抗感），但不刺入肌层。稍抬起针尖（向患者头侧方向抬起针尖，使针尖脱离与肌层接触），开始注药（注药时不退针）。注药量稍大于注射的内痔核体积（即第2步注射）。然后，缓慢退针，边退针边注药，使药液亦注入粘膜固有层中（药量是第2步注药量$\frac{1}{3}$）。即第3步注射。再缓慢将针退出肠腔（操作仍边退针边注射，可防止原进针点有血液外溢）。同法，左侧（痔的粘膜下层和粘膜固有层）、右后（痔的粘膜下层和粘膜固有层）注药。三个主痔核的第2、3步注药量12～15ml。

③副痔核注射：在喇叭状肛门镜下，分别按副痔核时针顺序（副痔核发生部位与主痔核动脉分支有关，常见部位相当截石位2、5、9或伴有12、6点处），注射消痔灵液（注射方法同

第2、3步注射法）。每副痔核注药量是内痔核体积的$\frac{1}{2}$量（因已注药的三个主痔核中的药液有部份药量扩延到副痔核中）。共注药量6～12ml。

④第4步注射，即主痔核下极的窦状静脉或伴有副痔核下极的窦状静脉。内痔发生首先是窦状静脉血管扩张（其血液的主要成分是动脉血）。在喇叭状肛门镜下，先在右前主痔核下极的齿线上方0.1cm处进针，针尖入粘膜下最深处，注药2～3ml，再边退针边注药1ml。同法，左侧、右后注药。共注药9～15ml。

注射完毕，手指反复揉压注药部位，使药液均匀散开。凡士林油条放入直肠肛管中（固定作用，以防痔脱出）。

注入消痔灵（1比1浓度）药量参考值：①Ⅲ期痔：注药总量40～55ml。②Ⅳ期A型痔（混合痔的外痔呈静脉瘤型，质软，用手压迫有可逆性，医生用手可将外痔推入肛内）：注药总量50～65ml（加大第4步注药量可使静脉瘤型外痔，随内痔消失其外痔亦随之消失）。③Ⅳ期B型痔（混合痔的外痔呈皮赘型。质硬，完全纤维化。医生用手不能将外痔推入肛内）。消痔灵四步注射后，局麻（0.75% xylocain加数滴副肾素）下仅将外痔皮赘切除（原则是不切除肛管上皮和齿线），小则口开放，或间断缝合。

4. 疗效

1977年～1996年中国中医研究院广安门医院等单位组成消痔灵协作组，治疗Ⅲ、Ⅳ期痔10万2千余例。其中，1977年～1980年广安门医院、重庆市中医研究所、南京市中医院、沈阳肛肠医院、浙江医科大学附院、杭州铁路医院、吉林市肛肠医院、营口市中医院、河北省衡水县肛肠医院、西安市中医院、福建龙溪市中医院、福州市第一医院、第二医大学附院、解放军105医院、哈尔滨市太平区中医院，共治疗1121例Ⅲ、Ⅳ期痔。按国际统一疗效判断标准，痊愈1053例（96%），好转48例（4.2%），无效1例（改手术，0.08%）。

1989年～1996年广安门医院、营口市中医院、空军指挥学院医院、锦州市太和区肛肠医院，治疗Ⅲ、Ⅳ期痔21361例。其中，Ⅲ期15380例（72%），Ⅳ期5981例（28%）。Ⅳ期痔中，A型（混合痔的外痔呈静脉瘤型）3589例（占Ⅳ期60%），B型（混合痔的外痔呈皮赘型）2392例（占Ⅳ期40%）。治疗效果：痊愈21148例（99%），好转203例（0.95%），无效10例（因故，改手术，0.05%）。平均治愈日数：Ⅲ期、Ⅳ期A型6日，Ⅳ期B型13日。对治疗后3年信访687例。回信620例，不明67例。回信率90%，复发6例（大便有痔脱出，1%）。

5. 经验体会

本项成果从理论和方法上是中西医结合有所创新的一项成果，开创了非手术治疗Ⅲ、Ⅳ期较理想治疗方法。与国外非手术和手术法比较在学术水平上有先进性、科学性、可重复性，促进了现代医学发展。概括有以下几点体会：

（1）国外治疗Ⅲ、Ⅳ期痔以手术为主，这与“静脉瘤说”引导有关

纵观百年来对痔病因和病理认识，可以总结出是一条漫长曲折“正确—否定—再认识”的发展过程。静脉瘤说（Star 1873），认为痔是直肠肛管部位的粘膜下静脉丛瘀血所致静脉瘤样病变。痔的血液成分是静脉血。把痔看成是纯粹外科疾病，主张烧灼、切除是彻底治疗方法。这与19世纪中期无菌术和麻醉术兴起，发展手术作为外科主流有关。经典的治痔术式是环切术（White head 1882）。20世纪30年代又出现结扎切除术（Milligan—Morgan 1937）。这二种术式作为手术主要术式，在学术上对各自优缺点曾争论多年。直到20世纪60年代出现新痔病因说：①直肠海绵体说（Stelzner 1962）：提出直肠上动脉血液供给过剩是痔发生的主要原因。②肛垫下移说（Thomson 1975）：提出粘膜肛管部位的右前、右后和左侧三处粘膜肥厚，命名肛垫。肛垫中平滑肌和结缔组织有固定粘膜肛管作用。随年龄增长，排便作用，肛垫下移，其中结缔组织支架破碎，血管瘀血是痔发生原因。主张不要轻易切除痔核，防止肛垫切除过多导致固定粘膜肛管作用失常。Haas（1984）明确指出网状支架是Treitz韧带和少量弹力纤维。③窦状静脉扩张说（宫岐治男1976）：指出窦状静脉与直肠动脉终末血管直接吻合。血液成分是动脉血。窦状静脉扩张是内痔发生原因。上述学说已被学术界基本认同。静脉瘤说，主张内痔血液成分是静脉血、痔发生与门静脉高压有关，证明其理论错误已被否定。在静脉瘤

说引导下，占领痔手术主流近百年的环切术也因严重破坏粘膜肛管解剖生理结构，术后合并症和后遗症多，已被淘汰。近20年治痔为保护肛垫有明显向非手术发展倾向。但对Ⅲ、Ⅳ期仍以手术（结扎切除术）为主。但术后存在种种问题都与破坏粘膜肛管、损伤Treitz韧带、Parks韧带和皱皮肌有关。

（2）消痔灵注射法治疗Ⅲ、Ⅳ期痔是中西医结合科研成果

消痔灵及其注射方法是研究中国传统医学治痔收敛固脱法与现代医学对痔本质认识相结合，创新的非手术新疗法。研究中有二个新发现：一是消痔灵药液，二是四步注射法。

消痔灵液主要成分是五倍子提取的鞣酸，明矾提取的硫酸钾铝。该制剂是理想的硬化剂，小血管闭塞和组织粘连剂。

消痔灵四步注射方法是在痔病因学说指导下，不损伤粘膜肛管，直接闭塞直肠上动脉和使痔硬化萎缩消失，并加固了Treitz韧带，Parks韧带对粘膜肛管的固定粘连作用。

采用这一疗法依据是肛垫有固定粘膜肛管作用（以右前、左侧、右后为主）。肛垫下移，Treitz韧带松弛，引起窦状静脉瘀血，发生内痔（Ⅰ期）。首先发生在齿线上方的粘膜下层（此处排便压力最大）。进一步引起直肠上动脉供血过剩，促使Treitz韧带和粘膜肌板撕裂。Ⅱ期（后期）和Ⅲ期时，粘膜下层窦状静脉扩张有部份向粘膜固有层发展。Ⅲ期parks韧带也开始松弛，使扩张的窦状静脉向肛管皮下发展，又促使皱皮肌纤维松弛，发展成Ⅳ期。Ⅳ期形成过程分为二个阶段：先是混合痔的外痔呈静脉瘤型（ⅣA期）；最后混合痔的外痔完全纤维化，呈皮赘型（ⅣB期）。因此，提出消痔灵疗法对Ⅲ期、Ⅳ期A、B的治疗原则。

（3）关于治疗方针的思考

长期以来，Ⅲ、Ⅳ期痔治疗方针以住院手术为主。问题是Ⅲ、Ⅳ期手术作为首选法是否合适。手术在无痛区（粘膜）进行，必然继发创面。术后大便带血，可能发生继发性大出血。手术在有痛区（肛管皮肤）进行也必然形成创面。术后肛门剧痛、大小便困难、创面发炎肿痛、甚至有肛门狭窄的发生。Ⅲ、Ⅳ期多呈环状内痔或环状混合痔，采用结扎术、结扎切除术需保留三个粘膜桥或三个粘膜肛管皮桥。常残留副痔核，反应出治疗的不够彻底。原因是手术法改进滞后于痔病因研究的进展。研究非手术方法是解决手术法存在关键性问题的最佳思路。我们主张对Ⅲ、Ⅳ期痔治疗方针首选治疗方法是消痔灵注射法（巨大环状Ⅳ期痔除外）。如此法无效，可采用手术法治疗。

（4）问题与展望

需继续研究的问题有二：一是提高消痔灵液浓度（1.5：1），重点观察治疗后3年疗效。二是通过Doppler直肠上动脉检测器和血流图，观察注射后1～3个月，血流图变化的规律以及闭塞直肠上动脉后有无再生侧支循环。

消痔灵注射法还对治疗完全性直肠脱垂、直肠前突、胃出血、食道静脉扩张、腋臭、血管瘤、慢性鼻炎、下鼻甲肥厚等疾病，取得理想或较好疗效。广安门医院通过对31例直肠癌注射，有明显缩小肿瘤和止血作用。动物实验表明抑制癌细胞DNA合成。对癌瘤动、静脉血管和淋巴管有明显闭塞作用。并使瘤肿呈纤维化缩小。有待深入研究。消痔灵治疗适应证不断扩大，将促进注射硬化法深入发展。

（二）结扎、注射、外切法治疗Ⅲ、Ⅳ期痔

中医药线结扎法治疗脱出性痔有近千年历史。宋代《太平圣惠方》记载药线（有收敛、止血、枯痔作用）治疗脱出性痔。明、清以来广泛应用是中医治痔一种主要方法。《医宗金鉴》记载："用线一根系扎，两头留线，日渐紧之，患部变黑……轻者7日，重者15日枯落。月白珍珠散收口有效。"建国以后，在继承中医结扎法基础上，吸取现代医学对痔解剖病理的新认识，用丝线代替药线，结扎主痔核内痔，主痔核上方的直肠上动脉和副痔核注射硬化剂（消痔灵液等），混合痔的外痔切除。术后辅用中药内服凉血润肠药、中药收敛止血外洗坐浴、中药抑菌止血软膏和栓剂，形成了具有中医特色治痔（Ⅲ、Ⅳ期）疗法。

南京市中医院、中国中医研究院广安门医院、上海中医药大学曙光医院、成都中医药大学附院、山东中医药大学附院、湖南中医药大学附院、营口市中医院、福州市第一医院、龙溪市中医院等，对此法形成和发展作出较大成绩。

1. 适应证

Ⅲ、Ⅳ期痔。尤其巨大环状Ⅲ、Ⅳ期痔。

2. 方法

患者排便或盐水灌肠排便后，局麻或骶管麻醉。侧卧位或截石位。肛门直肠消毒。

在喇叭状肛门镜下，查清主痔核、副痔核部位、大小、数量。在肛门镜下，用组织钳夹位右前主痔核，将痔核拉出肛外。在主痔核上方的粘膜下层注入硬化剂（1比1浓度消痔灵或其他硬化剂）3～4ml。用弯钳夹住痔核基底处，用刀切开外痔核皮缘，再用剪刀将外痔下缘和两侧剪开，止至齿线平面稍上方。用粗丝线园针在内痔核钳夹基底部“8”字贯穿结扎。退出弯钳，将外痔和内痔结扎后的上方痔块剪除。同法，行左侧、右后主痔核注射，结扎，剪除。如主痔核过大，为防止结扎内痔坏死脱落引起出血，也可采用内痔分段贯穿结扎，即在钳夹主痔核外侧，每隔0.5cm用圆针粗线贯穿主痔核另一侧，将痔核分为数段。逐渐抽出弯钳时，一一由上向下分段结扎，可确保结扎牢靠，不留死腔。然后，在肛门镜下按副痔核顺序一一注入硬化剂。本法在操作中特点：①结扎仅限内痔主痔核；②主痔核上方的直肠上动脉分支（右前、左侧、右后）和副痔核注入硬化剂；③主痔核的外痔放射性剪除，创面较小，外缘平整，则口开放；④保留三个粘膜桥和三个肛管皮桥较宽。

3. 疗效

本法治疗Ⅲ、Ⅳ期痔治愈率占99%。术后不良反应（肛门痛疼、大小便困难）、合并症（创面发炎水肿、继发性大出血）、后遗症（肛门狭窄），与西医手术——外痔剥离，内痔结扎术（Miligan-Morgan 法）比较有明显减轻和减少。其原因是本法损伤组织较少，在粘膜区操作结扎和注射并用，肛管皮肤区操作仅剪除主痔核的外痔，不作大面积剥离，损伤肛管皮肤少。

4. 经验体会

（1）本法来源于中医结扎法，并用中药注射硬化剂，喜用中医传统小切口治疗外痔。这三种方法是本法技术关键。吸取西医对粘膜肛管解剖生理新认识，而逐渐完善的中西医结合治痔方法。

（2）西医对Ⅲ、Ⅳ期痔治疗方针是手术。代表术式是环切术（Whiteneaol 法）、结扎切除术（Miligan-Morgan 法）。环切术盛行近百年，因严重破坏粘膜肛管的微细解剖结构和重要生理功能，术后合并症、后遗症较多。近些年来已被淘汰。结扎切除术损伤粘膜肛管组织较多，术后肛门痛疼、大小便困难、创面发炎水肿、继发性大出血、肛门狭窄，一直不能满意解决。促使近20年来治痔有向非手术法发展倾向。结扎切除术在中国肛肠专科很难普遍采用，其原因是中西医结合治痔方法，优于经典的西医手术。

（3）本法对治疗Ⅳ期巨大环状痔，与消痔灵注射法比较有互补性。两法结合可以更好体现中西医结合治痔高水平。

（史兆岐）

二、肛瘘

肛瘘也称肛门直肠瘘，是常见肛门直肠疾病之一。在我国其发病率约占肛肠疾病构成比的20%左右。肛瘘的发病原因主要是肛门腺体感染化脓形成肛门直肠周围脓肿、脓肿破溃或切开后形成瘘道、也有一些与外伤、肛门直肠炎、全身慢性疾病、如结核、克隆氏病、溃疡性结肠炎、直肠癌有关。由于感染灶发生在直肠肛门部、引起肛门直肠周围发炎、蓄脓、化脓性病灶扩大，使脓腔表面皮肤溃破，形成瘘道。临床表现为肛周皮肤有破溃后形成的瘘口、经常从瘘口内流出血水或脓液、其下有长期发炎、纤维组织增生形成的条索状瘘道。病情严重者局部时常红肿、低热和肛门部坠痛。

中医学治疗瘘有悠久的历史和丰富的经验，《山海经》中已有瘘的命名，《五十二病方》载有“巢塞直者、杀狗、取其脬、穿盆入直中，炊之、引出、徐以刀去其巢”的肛瘘牵引切除术，宋《太平圣惠方》载有将砒溶于黄腊中，捻为条，纳入瘘疮窍中的肛瘘脱管术，清《外科图说》有探肛筒、述肛针、镰状刀等肛瘘手术器械。《古今基流》介绍了挂线疗法治疗肛瘘。《医宗金鉴》全面总结了肛瘘的病因、辨证分类及各种方药，上述经验为后人治疗肛瘘提供了宝贵经验。

现代医学治疗肛瘘，主要采取手术方法，由于肛瘘在发病和形成过程中，会侵犯肛门括约肌，特别是穿过外括约肌深层和提肛肌的高位肛瘘，采用西医传统切开开放手术，会引起肛门失禁。采用保存肛门括约肌手术，不易彻底清除感染灶，术后复发率高。采用经腹部人工肛门的二次手术方案，病人痛苦大，疗程长，故国内外专家将高位肛瘘列为难治性外科疾病。而中医药在治疗肛瘘方面积累了丰富的经验，且安全简便疗效高，为中西医结合防治本病的研究开辟了新的途径。

（一）临床研究

由于肛瘘的治疗主要采用手术方法，手术中不可避免会损伤肛门直肠周围的括约肌，影响肛门括约肌功能，故治疗中如何避免过多损伤括约肌、保护肛门功能、及术后如何加速伤口愈合成为临床研究的重点。

周济民、史兆岐治疗高位肛瘘的研究在继承中医传统挂线疗法基础上，吸取现代医学对肛瘘病因学和肛门括约肌解剖学研究成果，通过临床与实验研究采用低位切开、高位挂线疗法，利用挂线的缓慢切割作用，达到边分离边修复，使切开的括约肌断端距离近，有效保护了肛门括约肌的功能。攻克了治疗高位肛瘘宜发生肛门失禁这一难题，治愈98.9%、未愈1.1%。经1年～20年追访痊愈98.1%，复发1.9%。其方法简便、疗效可靠，合并症、后遗症极少而受到国内外专家一致好评。目前已在全国和世界普遍采用。在术后采用红粉膏和生肌玉红膏换药，亦缩短了疗程。研究表明，红粉膏与生肌玉红膏对大肠杆菌、变形杆菌、结核杆菌、葡萄球菌、链球菌有明显抑制作用，并能消肿和促进组织修复。

周玉祥对切腐生肌法治疗低位肛瘘的临床观察与外用生肌药物的实验研究证明，对低位肛瘘采用切开瘘道后，外用四品散，使瘘管组织脱落，再使用生肌散，或玉红膏，能有效治愈肛瘘，缩短病程。153例全部治愈。经6个月～4.5年随访，随诊率为74.2%均未发现复发，生肌散与八宝丹对促进伤口愈合的动物实验结果表明，该中药有明显促进肉芽组织生长作用。与对照组相比有显著性差别，生肌散组方：制炉甘石150g，滴乳石90g，滑石300g，血珀90g，朱砂60g，梅片80g。研细末备用。八宝丹组方：煅石膏300g，东丹30g，珍珠粉3g，研细末备用。

曹吉勋等，采用内口缝合药捻脱管法治疗肛瘘，手术中清除原发灶、缝合关闭内口，对瘘道不切开，而采用药捻脱管治疗肛瘘，达到了提高治愈率，保护肛门功能的目的。并与日本高野正博的括约肌保留术作对照，从症状学、肛门直肠形态学、肛管压力学、直肠感觉与肛门节制功能等方面进行了随机对照观察，结果表明，实验组治愈94.4%，远期复发率2.9%，肛门功能正常者占94.2%，部分失禁者5.8%，对照组治愈92.3%，远期复发4.2%。肛门功能正常者66.7%，部分失禁者33.9%。实验组其他各项指标均优于对照组。较完善地解决了肛瘘治疗中复发率高、后遗症多的难点。

刘百羽等对87例肛瘘和肛周脓肿患者手术后口服中药：黄芪45g，双花20g，生石膏30g，黄柏12g，柴胡15g，当归15g，木香6g，牛膝9g，白术12g。配合中药熏洗，熏洗方为：黄芪100g，双花30g，生石膏30g，川椒20g，草乌9g，泽泻12g。局部外用黄芪、黄柏、煅石膏熬的软膏。观察共分五组进行，治疗前和治疗后测定血清、唾液和直肠分泌物中IgA含量。结果表明口服中药组与外用涂药组IgA含量大幅度上升，二者合用效果更明显。肛瘘的发生和术后复发率较高，与机体的免疫防御功能低下有关。术后采用中药辅助治疗，能有效提高机体免疫能力、增强抗体对原生物的识别和消除能力，为临床提高疗效，降低术后复发率有积极作用。

王为等通过创愈散对肛瘘患者手术前后血清SOD活性的影响观察，发现实验组治疗前血清SOD明显高于健康对照组，治愈后SOD活性恢复正常，治疗前后对比有显著性差异，生理状态下SOD酶与氧自由基保持一定功能平衡，自由基具有增强白细胞对细菌的吞噬和抑制作用，可增强人体抗炎和免疫能力，因此，SOD活性过高会过快岐化自由基而降低人体抗病能力。采用创愈散可抑制SOD活动，提高机体的抗炎能力，防止术后复发作。

单用城对四种中药散剂对瘘管脓液中细菌抑制作用的观察，证明了祛腐生肌散、珍珠生肌散、珠黄散、治痔散对瘘管中大肠杆菌、葡萄球菌、痢疾杆菌、溶血性链球菌、绿脓杆菌均有明显的抑制和杀灭作用，对肛瘘和肛周脓肿感染性创面用药，能起到消炎和促进愈合的作用。

（二）肛瘘的实验室研究

1. 肛瘘的动物模型制备方法

选健康成年家犬，静脉注射硫喷妥钠(25mg/kg)，麻醉成功后消毒肛门及直肠、肛周脱毛，距肛缘1.5cm做1cm的切口，切开皮肤和皮下组织，然后用探针从切口探入，食指伸入犬直肠内，触摸导引探针穿过肛门括约肌和耻骨直肠肌，并用力将探针从直肠下段引出，在探针头部系一粗丝线，然后从切口处将探针逆行退出，将丝线留置在人造的瘘道中，二端松松打线，防止滑脱，术后常规喂养实验犬，一周后拆除丝线，形成肛瘘动物模型。

亦可选用家犬或猴子，在麻醉下，肛缘做一小切口，顺此切口插入小蚊式钳，穿过括约肌和直肠壁，从直肠下段的粘膜处进入直肠腔内，然后分开蚊式钳，并挟住一细胶管，退出切口，将细胶管留置在肛门直肠周围组织内，将胶管两头结扎固定，术后正常喂养动物，七天后切断胶管并取出之，可获得动物模型。

由于肛瘘的研究重点放在对括约肌功能的影响，故宜选用大型动物做模型，以利观察不同疗法对肛门功能的作用。多种肛瘘动物模型的建立，为中西医结合防治肛瘘研究提供了方法学基础。

2. 实验研究成果

对中医挂线疗法及活血化瘀、祛腐生肌等多种疗法和多种药物、组方进行了较广泛深入的实验观察，为中西医结合治疗肛瘘提供了理论依据。

有关切开疗法与挂线疗法对肛门括约肌功能影响的研究，胡伯虎等在犬的肛瘘模型上应用肛门直肠测压技术与组织病理学观察方法，证明了挂线疗法有异物刺激作用、慢性勒割作用、引流作用。通过线的作用，使组织缓慢切割分离，同时在切割和分离过程中，使括约肌和周围组织粘连，获得新的固定点，切割与组织修复同时进行，当挂线脱落，括约肌也不会因断裂而导致肛门括约肌功能的丧失。挂线对肛管直肠压的影响很大，与切开组织相比有显著性差别。组织病理学观察显示挂线组括约肌断端距离小，瘢痕小而狭窄，而切开组括约肌断端距离大，瘢痕大而宽。

有关祛腐生肌方药的实验研究，周玉祥等采用切腐生肌的中药生肌散与八宝丹对照凡士林进行实验比较，结果表明中药组对术后创面肉芽增长、促进伤口修复有显著作用，中药组可增强纤维母细胞增生、促进白细胞浸润，从而帮助组织修复。

李秀兰等依据中医“偎脓长肉”理论，开展在创面愈合中毛细血管通透性的动态研究，选用纯种大白兔，人工制造感染性创面，进行实验组生肌膏、玉红膏、黄连膏与对照组的毛细血管通透性观察。结果表明，外用中药可增强创面局部毛细血管通透性在创面愈合中外用中药组与对照组局部荧光物浓度呈显著性差别，而血浆荧光物清除率和尿中排出率与对照组比较无显著差异。电子显微镜观察表明，中药组血管内皮细胞胞质内吞饮小泡数量显著增多增大，内皮细胞胞质变薄，有的变的极薄，内皮细胞临床腔面有许多褶样突起。肉芽组织中常见有机能活跃的M胞质内有大量酶体或大量吞噬体，常伸出较长的伪足。常见成纤维细胞处于机能活跃状态，胞浆内有大量粗面内质网，高尔基体也发达，核仁非常明显，这些都表明其合成蛋白质的机能活跃，提示可增加创面愈合能力。

魏振乐等采用动物实验，利用光学显微镜和电子显微镜观察中药生肌散、玉红膏等中药与对照组用药后病理改变过程，结果显示，实验组治疗的实验性皮肤溃疡创面较洁净，毛细血管丰富，血管粗大，炎性水肿程度较短，为创面愈合提供良好营养条件与生长环境，同时巨噬细胞的激活和成纤维细胞的活化亦对组织修复起积极作用。

（三）展望

中医、中西医结合治疗肛瘘临床已取得优异疗效，中医药和中西医结合治疗研究已深入到对肛门生理功能影响，及促进组织修复中细胞生物化学作用的研究，新的疗法不仅提高肛瘘治愈率、降低复发率，同时应最大限度维持肛门正常的生理功能，新的检测手段必须为改进治疗方法提供可靠依据，肛门肌电图的应用、肛管直肠测压技术、排便造影、肛直角测量等为临床治疗方法的更新创造有利条件。同时中药广泛应用，大大提高了疗效、缩短疗程、减少并发症。对中药治疗肛瘘的作用机理，将从对机体的免疫功能，组织生化学及组织修复等方面，有更大更快的进展，为中西医结合防治肛瘘提供实验与临床依据。

（李国栋）

三、完全性直肠脱垂

完全性直肠脱垂是指直肠全层脱出肛外。国外治疗方针是手术（经腹、肛门）。本病病因有滑动疝说（Mosonconitz 1912）和肠套扎说（Brond 1968）。近30年来，手术重点是直肠与骶前韧带固定术，有多种手术方法。手术复发率有显著降低（5%～20%）。但手术趋向复杂，并发症（骶前出血、感染、肠狭窄等）未见明显降低。

中国早期药学著作《神农本草经》记载："明矾治脱肛。"历代医书记有"酸可收敛，涩可固脱"治则。即使用酸涩性味中药，如五倍子、明矾等治疗本病。一般使用外用或外洗法可以减轻症状，但不能治愈。为非手术法的深入研究提供宝贵资料。

1975年，中国中医研究院广安门医院报导"复方明矾液注射治疗完全性直肠脱垂的临床与实验研究"。为深入研究，与成都中医学院附院、山东中医药大学附院、湖南中医药大学二附院、西安市中医院，协作攻关。1981年"6%明矾液治疗完全性直肠脱垂的研究"获卫生部科研成果三等奖。自从1980年报导消痔灵注射治疗晚期内痔新疗法后，消痔灵液与6%明矾液比较都是中药硬化注射剂，但消痔灵液不易引起组织坏死（消痔灵液主要成分是五倍子提取的鞣酸和明矾提取的硫酸钾铝。注射局部组织后，无菌性致炎反应中，鞣酸拮抗硫酸钾铝渗出作用，不易使组织发生坏死），逐渐取代明矾注射液。形成消痔灵注射治疗直肠脱垂的新疗法。即采用消痔灵注射直肠内外固定法，治疗完全性直肠脱垂。此法疗效满意，治愈率99%，复发率低（3%～5%），方法简易，无明显合并症。基本上在全国普及推广。本项研究是中西医结合有所创新的一项成果，开创非手术治疗直肠脱垂新途径。

（一）适应症

完全性直肠脱垂（直肠全层脱出13cm以内）。

（二）消痔灵液

1. 配方　五倍子提取鞣酸，明矾提取硫酸钾铝，加入赋形剂。经特殊工艺制成10ml安瓿水溶液（消痔灵注射液由吉林省集安市制药厂生产）。

2. 药效（见痔·消痔灵液）

（1）硬化（中度纤维化）作用：消痔灵注射后，组织产生无菌性致炎反应，1～3周组织发生中等度纤维化。

（2）抑菌作用：倾注法、试管法。对伤寒杆菌、福氏痢疾杆菌、大肠杆菌、副大肠杆菌、变形杆菌、绿脓杆菌、葡萄球菌、链球菌有抑菌作用。

（三）专用器具、麻药

喇叭状肛门镜、注射器（5、20ml）、腰麻针、注射针（55、7号）、0.5% xylocain。

（四）注射部位、消痔灵液浓度

1. 骨盆直肠间隙（左、右）注射　消痔灵2比1浓度（即2份消痔灵加1份0.5% xylocain）。

2. 直肠与乙状结肠交界处的粘膜下层注射　消痔灵1比1浓度（即1份消痔灵加1份0.5% xylocain）。

3. 直肠上、中、下段的粘膜下层注射　消痔灵1比1浓度（即1份消痔灵加1份0.5% xylocain）。

（五）治疗方法

治疗前3小时盐水清洁灌肠。肛门备皮。骨盆直肠间隙注射取截石位。直肠与乙状结肠交界处注射、直肠全段粘膜下层注射，取侧卧位。

1. 骨盆直肠间隙注射

局麻后，腰麻针距肛缘左侧2cm，经皮下→肛门外括约肌→肛提肌→入骨盆直肠间隙→将针全部刺入。另手食指进入直肠壶腹，在左侧触摸到肠壁外侧的针尖。证实针位于肠壁外侧。拔出针芯，将穿有2比1浓度消痔灵液的20ml注射器前端接上腰麻针柄。注药5ml，再边退针注药5ml。然后，再分别呈扇形向左、右进针，边退针边注药，左、右侧各注药5ml。共注药20ml。

同法，行右侧骨盆直肠间隙注药20ml。骨盆直肠间隙左侧和右侧共注药40ml。

2. 直肠与乙状结肠交界处粘膜下层注射

患者侧卧位。将喇叭状肛门镜（去掉把柄）、全部放入直肠中。再按骶骨曲方向进镜。看清直肠与乙状结肠交界处肠腔，将装有1比1浓度的5ml注射器前端接5号针（长5cm）刺入直肠上段的粘膜下层。采用粘膜下层三点注射法，每点注药2～3ml。共注6～9ml。

3. 直肠粘膜下层（上、中、下段）注射

在喇叭状肛门镜下，分别从上到下多点粘膜下层注射。每点注药1～2ml。直肠下端右前、右后、左侧，适当加大注药量。共注30～60ml。

注射完毕，凡士林油条（长10cm，宽2cm），放入直肠肛管。外用纱布固定。

（六）治疗效果

中国中医研究院广安门医院、营口市中医院、锦州市太和区肛肠医院、空军指挥学院治疗126例完全性直肠脱垂。脱出长度4～5cm37例，6～10cm81例，11～13cm8例。平均病史12年（最短4年，最长40年）。年龄25～45岁96例（76%）。肛门口开大，均有不同程度的肛门括约肌松弛。

注射后，均有轻度肛门坠胀感或伴有轻度下腹部不适，1～3日内消失。15%病例注射后有低热（37.5℃～38℃），1～3日内消失。无严重感染，无肠坏死，无死亡。

126例中，一次注射114例（90%）。二次注射12例（10%）。治愈天数7～25日。平均治愈天数12日。

126例，治愈123例（98%），好转3例（2%，脱出长度＜原$\frac{1}{2}$以上）。126例经2～10年随访（信访，复查），有结果者115例（91%）。其中，治疗后1～3年57例，4～6年42例，7～10年16例。治愈107例（93%），好转5例（4%），复发3例（3%）。

（七）经验体会

1. 西医治疗本病的思路与问题

完全性直肠脱垂被列入西医外科难治疾病之一。滑动疝说（Mosonconitz 1912）认为本病发生原因是盆底肌肉松弛，肛门括约肌无力，诱发直肠全层脱垂。手术重点是开腹修复盆底、紧缩直肠膀胱（子宫）陷凹、切除肠管、直肠悬吊、紧缩肛门括约肌。手术方法较多，复发率较高（30%～50%）。自从30年来提出肠套迭说（Bron 1968），指出本病原因是直肠与乙状结肠交界处固定点松弛，其他病变都是继发病变。手术关键是固定直肠，重点使直肠与骶前韧，带固定，出现多种手术方法。虽然复发率有明显降低（3%～15%），但是手术趋向复杂。并发症（骶前出血、感染、肠狭窄）占3%～5%。尚未见成熟的非手术治疗方法。

2. 中西医结合研究本法思路

研究中医"酸可收敛，涩可固脱"治则和有关中药。中国中医研究院广安门医院对4%、6%、8%明矾注射液进行深入的基础研究和临床研究，总结出硫酸钾铝水溶液注射鼠、狗组织（皮下、直肠粘膜下层、直肠壁外侧），发生无菌性炎症，组织产生异物胶元纤维化，有较强粘连固定作用。用于临床治疗直肠脱垂取得良好疗效。在研究注射方面是根据肠套迭说研究注射中药硬化剂有效的固定部位与方法。总结出：①固定直肠外侧壁的骨盆直肠间隙（左、右）的注射法：硬化剂作用下，使直肠壁与两侧直肠侧韧带粘连固定。②固定直肠与乙状结肠交界处的注射法：硬化剂作用下，使交界处的粘膜层、粘膜下层与肌层粘连固定。③固定直肠各层的注射法：硬化剂作用下使直肠上、中、下段的粘膜层和粘膜下层与肌层粘连固定。由于消痔灵液是理想硬化剂，组织不易发生坏死，消痔灵液取代明矾液，取得更好疗效。形成中西医结合非手术较理想治疗方法。开创了非手术治疗新方法。

3. 本项研究启示

中西医结合研究目的，不是用中医、西医两法治病，不是改进中药剂型或提取中药有效成分变为西药。从临床研究来看，应是提高疗效（高于中医和西医疗效）基础上，在治疗理论、药物、方法上的创新。本法较好体现中西医结合的要求，随着研究深入将促进本疗法进一步发展。

（史兆岐）

四、肛裂

肛裂是肛管皮肤的纵形溃疡或裂伤，其发病率约占肛肠疾病的15%左右。男女均可发病，女性患者明显多于男性，青壮年发病高于老年人。肛裂的病因与大便干燥撕裂肛管组织，或粗糙手纸擦伤肛管上皮，或局部感染反复发作及解剖学因素有关。临床症状以周期性肛门剧痛，伴便时出血为主。局部检查可见肛管前或后正中有梭形溃疡，常伴有哨兵痔、肛乳头肥大和肛窦炎等病理改变，病情严重者可引起肛管紧窄和皮下瘘道的形成。

中医学文献中将肛裂称为“钩肠痔”。《外科大成》记有“肛门内外有痔，折缝破裂，便如羊粪，粪后生血，秽臭大痛，服养生丹，外用熏洗，每夜塞龙麝丸于谷道内，一月收功。”在指出肛裂症状时，又提出内服、外用熏洗、肛门局部涂药的综合疗法。中医学主张治病必求其本，重视保守治疗，这与国外强调手术方法有明显区别。中医在内服药方面以清热理气、润肠通便为主，各代医书均主张在内服药同时配以熏洗疗法，外用药等疗效更佳。也有记载用挂线疗法、切开疗法、针刺疗法。《图书集成》记载的“韭叶刀切开法”、“镰状刀切开法”对陈旧性肛裂有明显疗效。此外中医还有穴位指压法、挑治法、导引法等，这些都是我国劳动人民长期与疾病作斗争中所积累的宝贵经验。由于历史条件限制，因而对其药物的有效成分、作用机理、操作方法的进一步改进都受到限制，影响了发展。

现代医学治疗肛裂，主要采取手术疗法，近年来特别是对肛裂的病因、病理改变、局部解剖进行了较深入的研究，使治疗与手术疗法也多种多样，但对陈旧性肛裂仍以手术为主，其最大问题是疗程长，若过多切断括约肌易造成术后肛门肛液外溢和排气失禁、粘膜外翻等后遗症，一些手术方法仍有较高复发率的缺点，造成目前对肛裂治疗争议较多的局面。由于中医治疗肛裂更重视全身性综合治疗，因此采用中西医结合方法治疗肛裂，能相互取长补短，使肛裂治疗取得长足进展。

(一) 临床研究

陈旧性肛裂与初期肛裂在治疗上有明显的不同点，对陈旧性肛裂主要依靠手术疗法，为达到较好治愈目的，常常需切断全部括约肌和部分外括约肌，术后发生肛液外溢和粘膜外翻的后遗症较多，而单纯切除肛裂溃疡组织，又极易复发。所以采用何种方法能提高疗效，如何缩短疗程是临床研究的重点。

李天顺等采用长效止痛剂局部注射，配合中药熏洗局部治疗 52 例陈旧性肛裂取得满意疗效，方法是将利多卡因与美兰注射液按 1：4 比例混合后，呈扇形注入肛裂基底部，注射剂量为 2ml～3ml，然后扩肛，术后每日用中药坐浴熏洗，熏洗方为：五倍子 30g，明矾 20g，大黄 20g，连翘 15g，川椒 15g，赤芍 12g，红花 12g，白及 12g，乳香 12g，没药 12g，每次坐浴熏洗 15 分钟～20 分钟，一般 5 天～7 天即可治愈。徐元庚采用当归注射液 2ml，利多卡因 4ml，混合后呈扇状注入肛裂基底，每次用药 6ml，经 1 次～3 次，痊愈 93 人，好转 17 人，无效 4 人，总有效率达 96.5%。研究表明，当归注射液具有改善局部血液循环，解除平滑肌痉挛作用，使肛裂局部修复能力增强，抗炎能力提高，达到治疗目的。

段荣干等采用肛裂膜贴敷治疗肛裂取得可喜疗效，方药是普鲁卡因 1g，强的松 0.1g，甘油 4ml，溶于 100ml 水中，加羧酸甲基纤维素钠 4g，搅拌成胶浆状，再加入冰片 2g，呋喃西林 1g，龙骨粉 2g，制膜备用。使用时让患者洗净肛门，贴敷肛裂膜，每日一次。结果显示，初期肛裂 3 日～4 日痊愈，陈旧性肛裂 8 次～12 次痊愈。其痊愈率 80.4%，好转 16.1%，无效 3.6%。上述方法均为中西医结合非手术治疗肛裂提供宝贵经验。

李伍华采用中医传统的挑治方法，配合指法扩肛治疗肛裂，取得较好疗效。所有病例均一次治愈，随访 2 年～7 年，未发现明显复发者。方法是在患者背部胸椎，腰椎两侧找到色暗红的丘疹样突起点，越靠近腰椎越佳，局部消毒后用粗针挑破皮肤，再向内深入后可挑出白色纤维物数十条，然后用消毒纱布复盖，胶布固定，防止感染。最后局部麻醉肛门，伸入手指缓慢扩肛，并使之能进入四指，彻底消除肛门紧窄感。术后保持肛门清洁。中医学认为挑治疗法可泄热通便、活血散瘀，配合扩肛疗法，使肛门松弛，解除肛门括约肌痉挛，改善肛门周围血液循环，达到治愈肛裂目的。齐少照运用针刺疗法，配合局部外用中药治疗肛裂亦取得满意疗效。程孟雄等采用长强穴埋入羊肠线，对伴有哨兵痔、肛乳头瘤均加以结扎切除的方法治疗陈旧性肛裂 54 例，取得了治愈 50 例，好转 4 例的较好疗效，平均治愈天数为

11天。这些疗法显示的疗效与疗程，与西医单纯性切除术治疗肛裂方法比较，有较大优势，表明了传统的中医疗法与西医疗法结合有很强的生命力。

在中医手术方面，张景云采用肛裂切除术，术后用三黄纱条换药，并与凡士林纱条组对照比较，结果显示前者平均治愈天数14.54±3.8天，后者为20.2±4.3天，两者有非常显著的差别。三黄纱条为黄柏10份、黄连2份、制大黄10份，共研成极细末，加入适量麻油搅拌呈膏。其机理与三黄膏有活血燥湿、清热解毒，促进组织修复有关，从而达到缩短疗程的目的。刘金平采用局部麻醉下，沿肛裂缘切除哨兵痔，术后外用生肌散（当归、大黄、知母、黄柏、栀子、丹皮、连翘、土茯苓、忍冬藤、黄连、明矾，共研细末备用）治疗陈旧性肛裂亦取得较好疗效，其疗程与对照组比较明显缩短。贺执茂等采用手术切除陈旧性肛裂，配合口服清热通便，或养血润肠中药，手术创面每日用九华膏或黄连膏外敷的中西医结合综合疗法，治疗151例陈旧性肛裂全部治愈，平均疗程20天，经随访调查，均未复发。认为肛裂的治疗在手术切除基础上，结合内服中药和外用中药软膏，可提高机体抗炎能力，促进肉芽组织生长，加速创面愈合。上述这些经验均体现出中西医结合治疗肛裂的优势，并克服了单纯用手术方法疗程长、并发症多、后遗症多的难点，为医患所普遍接受和采纳。

在继承中医学治疗肛裂的经验中，任全保结合现代医学对肛裂研究进展，采用挂线配合切开疗法治疗陈旧性肛裂，取得理起疗效，结果显示该疗法具有方法简便，疗效可靠，复发率低的优点。

在肛裂的临床研究中，王秋霖等对肛裂的组织病理改变过程进行观察，采用光学显微镜和电子显微镜观察肛裂及其四邻组织的病理改变及细胞超微结构改变，证明了肛裂是由于肛管裂伤，继发细菌感染，引起伤口附近纤维组织增生，导致肛裂伤口不易愈合及肛管失去弹性，变为狭窄。并通过直肠肛管内压测量技术，观察治疗前、后肛裂患者肛管直肠内压变化。通过与正常人对照比较，治疗前肛裂患者肛管直肠内压显著增高，经过治疗可使肛管直肠内压恢复到正常水平。此外，还有通过肛门肌电图来分析观察肛裂的治疗效果，有应用造影术分析肛裂的病情程度。这些研究结果为改进目前一些强调切断内括约肌的手术方法提出质疑，为中西医结合综合治疗肛裂，寻找更合理、更有效、复发率低、后遗症少的新疗法提供新的科学依据。

（二）展望

采用中西医结合综合治疗肛裂已取得显著成绩，纠正了西医单纯依靠手术疗法的观念，更注重全身因素，注重保护肛门正常生理功能，避免合并症和后遗症的发生。对肛裂的组织病理学改变，肛门直肠解剖及生理功能研究也取得一定进展，这些成果从不同方面阐明中西医结合综合治疗肛裂的机理与优势。可以相信，随着科学技术的不断发展，人们对肛裂发生的病因深入了解，对肛管直肠生理功能的进一步认识，对传统中药药理和疗法研究的不断深入，将为推动和完善对肛裂的综合治疗提供新理论、新经验、新方法。

（李国栋）

参考文献

1. 天津市南开医院，遵义医学院．新急腹症学．北京：人民卫生出版社，1978；259
2. 吴咸中，等．急腹症研究．上海，1988；1
3. 周振没，等．活血药和清热药联合应用治疗腹膜炎的临床观察．第一届中日血瘀证综合研究会议，论文集．北京，1992，5，P15
4. 王文俊，等．大承气汤对腹膜炎时肠功能的影响．中国中西医结合外科杂志，1995；1（3）：180
5. 唐雄荣，等．中西医结治疗阑尾脓肿远期随访．中国中西医结合外科杂志，1995；1（2）：93
6. 何清宁．中西医结合治疗阑尾脓肿和阑尾炎性包块的临床和实验研究．天津市南开医院论文汇编，(1991)，p11
7. 殷铭，等．阑尾脓肿血瘀模型的制作及活血化瘀药对正常和脓肿大鼠血液流变学的影响．天津市南开医院论文汇编，(1991)，p16
8. 史正修．家兔实验性针刺抗炎作用的初步探讨．中国针灸，1988；8（2）：36
9. 吴咸中，等．急腹症研究．上海：上海科学技术出版社，1988
10. 吴咸中，等．腹部外科实践．北京：中国医药科技出版社，1990

11. 罗连城，等．溃疡病急性穿孔，中西医结合治疗过程的动态观察．中华外科杂志，1980；(1)：20
12. 何清宇，等．近两年来中西医结合治疗溃疡病穿孔的进一步体会．中华医学杂志，1977；(11)：655
13. 何清宇，等．监护技术在中西医结合非手术疗法治疗溃疡急性穿孔中的意义．全国中西医结合治疗急腹症学术交流会（无锡），1980
14. 罗连城，等．中西医结合治疗溃疡病急性穿孔的手术病例分析-附 310 例报告．全国中西医结合治疗急腹症学术交流会（沈阳），1982
15. 叶舜宾，等．中西医结合治疗溃疡急性穿孔的现状与展望．中医杂志，1983；24 (6)：75
16. 姜文华，等．非手术治疗消化性溃疡穿孔 585 例体会，中国中西医结合杂志，1992；12 (12)：745
17. 林木成，等：中西医结合急难重症诊治，福建科学技术出版社，1995；449
18. 遵义医学院急腹症研究组，针灸治疗常见急腹症的机理探讨．中西医结合急腹症通讯，1976；(2)：34
19. 周振理：活血化瘀疗法治疗实验性腹膜炎及其机制探讨．研究生学位论文集（天津医学院），1986
20. 王文俊，等．大承气汤在腹膜炎时对肠功能的影响．中国中西医结合杂志，1994；(1)：46
21. 王文俊，等．化解冲剂治疗腹腔感染的机理研究．中国中西医结合外科杂志，1994；(1)：46
22. 李鸣真，等．中医清法制剂，热毒法抗内毒素的实验研究．同济医科大学学报，1989；(2)：87
23. 邱琦，等．厌菌灵对实验性细菌性腹膜炎的治疗作用，中国中西医结合外科杂志，1995；1 (1)：12
24. 赵瑞国，等．粘连性肠梗阻 533 例临床分析．陕西医学杂志，1995；24 (1)：534～536
25. 徐惠绵，等．结肠癌致梗阻 308 例外科处理综合报告．中国实用外科杂志，1995；15 (7)：412～414
26. 田晓峰，等．对绞窄性肠梗阻早期实验室诊断的进一步探讨．大连医科大学学报，1991；13(1)：5～11
27. 李殿．我国肠梗阻病因分类的调查报告．新医学，1980；11 (3)：116～119
28. 党正祥．急性肠梗阻中西医结合研究展望．中国中西医结合杂志，1992；12 (11)：650～651
29. Kinoshita H，Shat B，Tnecd L et al：Cholangitis. World J Surg，1984；(8)：963
30. 吴咸中，等．急腹症研究．上海：上海科技出版社，1988
31. 胡家石，等．内镜鼻胆管引流——清解灵治疗急性重型胆管炎的临床观察．中国中西医结合杂志，1989；9 (3)：144
32. Kune GA：Current Practice of Biliary Surgery Istde. Little Brown and Co. Boston，1972
33. 鲁焕章，等．中西医结合疗法配合乳头括约肌切开治疗胆石症、胆道感染 115 例报告．中国中西医结合杂志，1986；(12)：728
34. 秦明放，等．利胆合剂拮抗急性化脓性胆管炎内毒素血症的实验研究．中国中西医结合杂志，1989；9 (特)：43
35. 秦明放，等．化脓性胆管炎兔模型与内毒素血症的研究．中华实验外科杂志，1993；10 (2)：51
36. 秦明放，等．利胆合剂降解大肠杆菌内毒素的电镜观察．中国中西医结合杂志，1991；11 (43)：229
37. 李建业．中西医结合治疗急性重症胆管炎 77 例临床分析．中国中西医结合杂志，1986；(6)：150
38. 鲁焕章，等．经内镜胆管引流预防和治疗胆道感染体会．实用外科杂志，1985；(5)：33
39. 天津市南开医院．新急腹症学．第 1 版．北京：人民出版社，1977
40. 郑显理．急腹症的中西医结合研究进展．中国中西医结合杂志，1983；(3)：253
41. 郭培良．急性梗阻性化脓性胆管炎中西医结合治疗几个问题的探讨．第九届全国外科学术会议论文汇编，1978
42. 马荣赓．急性梗阻化脓性胆管炎的中西医结合治疗．中西医结合急腹症研究专辑，1982；105～116
43. 朱培庭，等．胆石病和胆道蛔虫病．人民卫生出版社，1987；18～29
44. 青岛市市立医院胆石症小组．胆石症．山东科学技术出版社，1980；193～206
45. 朱培庭．急腹症、胆道感染、胆石症．中国中医秘方大全．外科分卷．文汇出版社，1989；492～503
46. 朱培庭，等．胆宁片治疗气郁型慢性胆道感染、胆石病的临床研究(608 例疗效分析)．上海中医药杂志，1990；(5)：18
47. 朱培庭，等．养肝利胆合剂治疗肝阴不足型胆石病双盲、随机、对照前瞻性临床研究（360 例疗效分析）．上海中医药杂志，1991；(7)：5
48. 贺瑞麟，等．中西医结合治疗肝胆管结石病．中华外科杂志，1977；(3)：45
49. 郑显理，等．中西医结合治疗常见外科急腹症．天津科学技术出版社，1982
50. 贺瑞麟．中西医结合治疗胆石症的进展和展望．中医杂志，1983；(7)：71
51. 赵竞成，等．对胆石症非手术疗法排石规律的探讨(125 例排石病例的临床分析)．新医药杂志，1978；(4)：186
52. Dong Shao-rong，et al. Clinical Analysis of Thera-

peutic Efficacy in 365 Cases of Cholelithiasis Treated by Pressure over Points. Journal of Traditional Chinese Med., 1986; 6 (1) : 1

53. 吴佳起，等．推按运经仪治疗胆囊结石410例临床研究．中西医结合杂志，1989；9 (3) : 141

54. 徐长生，等．浅析急腹症治疗中通与变的辨证关系．上海中医药杂志，1980；(2) : 27

55. 朱培庭，等．治疗慢性胆道感染．胆石病274例的总结．上海上医药杂志，1986；(9) : 15

56. 朱培庭．胆道感染、胆石病的中医治疗．上海中医药杂志，1987；(3) : 33

57. 吴咸中．在高层次上开展中西医结合．中西医结合杂志，1989；9 (3) : 135

58. Nankai Hospifal, et al. Treatment of Acute Abdominal Diseases by Combined Tradifional Chinese and Western Medicine World J. Surg., 1979; (3) : 91

59. 李世忠．中西医结合治疗术后胆道残余结石89例临床分析．中西医结合杂志，1985；(6) : 341

60. 朱培庭，等．中西医结合治疗胆道术后残余结石．上海中医药杂志，(1) : 19

61. 裴德恺．复方胆汁酸灌注液溶解肝胆管残条结石-实验研究及16例临床应用初步报告．中华外科杂志，1981；2 (8) : 142

62. 关风林，等．桔油溶解胆石的临床观察（5例介绍）．贵州医药，1981；(5) : 36

63. 裴德恺，等．胆结石的中药排石，溶石和防石研究．中西医结合杂志，1988；4 (8) : 251

64. 崔乃强，等．利胆灵对梗阻性黄疸患者的消黄保肝作用．中西医结合杂志，1989；8 (3) : 137

65. 鲁焕章，等．经内窥镜胆管引流预防和治疗胆道感染的体会．实用外科杂志，1985；(5) : 33

66. 李世忠．中西医结合治疗术后胆道残余结石89例临床分析．中西医结合杂志，1985；(6) : 341

67. 裴德恺．胆石病排石疗法临床和实验研究的概况．新医药，1977；(8) : 18

68. 佘仲符．茵陈胆道汤对胆总管Oddi括约肌运动影响的X线电影动态观察．中医杂志，1980；(11) : 837

69. 齐清会，等．利胆理气中药和针刺日月，期门穴对人Oddi括约肌的影响．中西医结合杂志，1984；(11) : 662

70. 吴时达．对总攻排石疗法中几个问题的商榷．中西医结合杂志，1989；9 (3) : 168

71. 鲁焕章，等．中西医结合非手术疗法配合乳头括约肌切开治疗胆管结石115例报告．中西医结合杂志，1986；6 (12) : 728

72. 王训颖，等．中西医结合治疗原发性胆管结石．中华消化杂志，1982；2 (1) : 7

73. 贺瑞麟．肝内残余结石的中西医结合诊治．中西医结合杂志，1986；6 (7) : 441

74. 裴德恺，等．复方桔油乳剂灌注溶解结石——134例临床分析．中西医结合杂志，1985；5 (10) : 591

75. 裴德恺，等．复方桔油乳剂灌注溶解胆石的实验研究小结．大连医学院学报，1986；8 (4) : 40

76. 朱培庭，等．中药胆宁片抑制豚鼠胆色素类结石的实验研究．上海中医药杂志，1990；(6) : 1

77. 朱培庭，等．养肝利胆合剂防治胆色素类结石的实验研究．上海中医药杂志，1991；(10) : 46　1991；(11) : 47

78. 朱培庭，等．胆宁片．胆通，UDCA治疗慢性胆道感染、胆石病的临床疗效对照研究．中国中西医结合外科杂志，1995；1 (4) : 205

79. 周俊元．急性胰腺炎的病机与辨证施治．贵州医药，1981；(5) : 93

80. 郑显理，等．我国急性胰腺炎发病特点、诊断和中西医结合治疗新医药学杂志，1975；10 : 46

81. 郑显理，等．急性胰腺炎．见：吴咸中，等主编．急腹症研究．上海：上海科学技术出版社，1988；124～141

82. 黄妙珍，等．中西医结合治疗重型胰腺炎概况．浙江中医杂志，1992；27 (6) : 283

83. 冯秉安，等．治疗31例重型胰腺炎．新中医，1985；(7) : 17

84. 齐清会，等．重型胰腺炎的综合治疗．天津医学院学报，1988，(1) : 35

85. 马遂，等．重型胰腺炎与成人呼吸窘迫综合征．中华外科杂志，1993；31 : 517

86. 齐清会，等．胃阴虚证胰腺外分泌功能和胃病理组织学观察．中西医结合杂志，1990；10 : 473

87. 天津南开医院和遵义医学院．新急腹症学．第二版．北京：人民卫生出版社，1978

88. 王显恩，等．急性出血坏死性胰腺炎的中西医结合治疗．中华内科杂志，1988；27 : 27

89. 吴胜东，等．化瘀通腑法组方对实验性动物急性胰腺炎的疗效观察．中医杂志，1981；22 : 694

90. 顾选文．生大黄粉、玄明粉为主治疗急性胰腺炎100例．上海中医杂志，1980；(2) : 15

91. Alexander IW et al. Distrubution and Survival of Escherichia Coli Translocation from the Intestine After Thermal Injury. Ann Surg, 1991; 213 (6) : 558

92. Jones WG et al. Differential Pathophysiology of Bacterial Translocation After Thermal Injury and

Sepsis. Ann Surg., 1991; 214: 24
93. Bone RC et al. The ACCP-SCCM Consensus Coryerence on Sepsis and Organ Failure. Chest, 1992; 101: 1481
94. Bone RC et al. Definifions for Sepsis and Organ Failure and Guidelines for the use of Innovative Therapise in Sepsis. Chest, 1992; 101: 1644
95. 赵琪，等．寒下药物对致病大肠杆菌DNA合成抑制作用的研究．中国中西医结合外科杂志，1996；2
96. 崔乃强，等．通里攻下法治疗重型急腹症所致多脏衰．中国中西医结合外科杂志待发表
97. 王今达．多脏器功能失常综合征与肠道内细菌及内毒素易位．中国危重症急救医学，1995；7：321
98. 胡家石，等．内镜鼻胆管引流-清解灵治疗急性重型胆管炎的临床观察．中西医结合杂志，1989；9（3）：144
99. 天津市南开医院，遵义医学院主编．新急腹症学．北京：人民卫生出版社，1978；410～460
100. 吴咸中，等．急腹症研究．（中西医结合研究丛书），上海：上海科学技术出版社，1988；229～300
101. 裴德恺，等．急腹症实验研究入门．北京：人民卫生出版社，1981；191～225
102. 天津市中西医结合急腹症研究所．急腹症方药新解．北京：人民卫生出版社，1981；184～284
103. 裴德恺，等．胆结石的中药排石．溶石与防石研究．中西医结合杂志，1988；4：251
104. 裴德恺，等．胆结石溶石疗法．见：何三光主编．中国外科专家经验文集．沈阳：沈阳出版社，1992；597～600
105. 马必生，等．全国中西医结合治疗胆、肾结石专题学术会议记要．中西医结合杂志，1993；5：313
106. 宋甫春．中药防治胆石病的实验研究近况．上海中医药杂志，1991；9：30
107. 裴德恺．胆石病排石疗法临床和实验研究的概况，新医药学杂志，1977；8：18；1977；9：44
108. 王兴鹏．川芎嗪对弹性蛋白酶抑制作用及其对急性出血坏死胰腺炎预后的影响．上海医学，1993；7：379
109. 张军．中药治疗急性胰腺炎研究近况．中国中医急症，1994；6：268
110. 贾玉杰，等．急性胰腺炎药物治疗研究现状展望．中国中西医结合脾胃杂志，1993；1：76
111. 秦明放，等．腹内感染时内毒素介导的免疫细胞学反应与通里攻下法的影响．中西医结合杂志，1993；5：266
112. 吴朝栋，等．中药热毒清对内毒素DIC家兔血浆中肿瘤坏死因子a，白细胞介素6水平影响的研究．中西医结合杂志，1995；6：356
113. 陈海龙，等．中西医结合治疗内毒素血症．中西医结合杂志，1991；3：184
114. 马必生，等．复方五参冲剂治疗急性热疗伤阴红舌证的临床和实验研究．中西医结合杂志，1989；10：583
115. 齐清会，等．腹部手术后和重症急腹症患者胃阴虚证研究（Ⅰ），（Ⅱ）中西医结合杂志，1990；1：16；1990；6：340
116. 樊建开，等．从免疫功能初探疖病的发病与中药疗效的机理．上海中医药杂志，1989；（8）：24
117. 吴晓放．蟾蜍涂膜剂用于治疗痈疽疔疮．中药材，1991；（2）：48
118. 黄国宝，等．中药“祛瘀软膏”治疗软组织急性化脓性感染400例．实用中西医结合杂志，1992；（5）：295
119. 曲学英，等．中医药治疗颈淋巴结核131例报告．江苏中医，（总060）：12
120. 赵洪武，等．如意金黄散黑膏药透皮吸收示踪研究．中国中药杂志，1993；（18）：219
121. 邵桂娥．玉露散皮下吸收的实验观察．江苏中医药，1993；（6）：17
122. 陈金锭，等．消瘿膏的透皮吸收实验研究．山东中医杂志，1994；（6）：267
123. 李竞．急性脓肿排脓方法探索．中医杂志，1990；1
124. 李竞．中国疡科大全．天津：天津科学技术出版社出版，1992年6月，177～178，235
125. 王庚贤，等．化管丹、倒退散治51例窦道的疗效观察．新中医，1988；7：27
126. 刘行稳．垫棉法治疗慢性窦道33例．陕西中医，1989；5：203
127. 徐尔真，等．生肌象皮膏抗感染作用的机理探讨．中华骨科杂志，1993；3；5，304～307
128. 王宝泉，等．生肌象皮膏在感染性开放骨折中的应用及实验研究．中医杂志，1981；1：24
129. 徐尔真，等．“皮岛”形成的电镜观察．中华骨科杂志，1984；4；5：306～307
130. 李秀兰，等．在创面愈合中毛细血管通透性的动态研究．中国骨伤，1994；2；5
131. 李秀兰，等．创面愈合中巨噬细胞功能与异质性动态研究．中国骨伤，1995；2：8
132. 李秀兰，等．创面愈合中外用中药对免疫活性细菌氧化代谢功能的影响．中国骨伤，1995；3：9
133. 李秀兰，等．纤维结合蛋白在创伤愈合中的动态研究．中国骨伤，1995；4：10

134. 黄耀添，等．气性坏疽的早期诊断与治疗．人民军医，1979，6
135. 唐日生．中西医结合治疗重症气性坏疽 11 例．云南中医杂志，1982；3；3，8
136. 骆萌．清热解毒法治疗重症战伤感染 30 例临床观察．中国农村医学，1987；7；19～20
137. 马健民．中西医结合治疗破伤风 150 例．山东中医杂志，1983；(2) ：23～25
138. 陈展中．中西医结合治疗重症新生儿破伤风 31 例对照观察．中西医结合杂志，1993；(2) ：108
139. 李光科．中西医结合治疗新生儿破伤风 138 例．中西医结合杂志，1990；(4)；245～246
140. 林建灿．国内破伤风 4352 例综合分析．实用外科杂志，1989；3：159
141. 李绍洲，等．季德胜蛇药对小鼠实验性破伤风的治疗作用，中成药研究，1988；(3) ：28～29
142. 牛志世，等．中西医结合治疗糖尿病足 57 例。中国中西医结合杂志，14 (2) ：120
143. 郭国臻，等．中西医结合治疗糖尿病肢端坏疽 20 例，中西医结合杂志，1990；(3) ：165
144. 谢文秀，等．糖尿病足 16 例中西医结合治疗分析，中西医结合杂志，1990；9：554
145. 杜钰生，等．中西医结合治疗重症糖尿病足坏疽 60 例临床报告，中西医结合外科杂志，1995；3：149～152
146. 刘祖高，糖尿病足 62 例临床小结，湖北中医杂志，1992；4：8
147. 刘惠敏．中西医结合治疗糖尿病坏疽，天津中医，1992；(2) ：8
148. 刘德辉．糖尿病性肢端坏疽与单纯糖尿病甲皱微循环改变，空军总医院学报，1992；8；4，251
149. 唐祖宣，等．30 例消渴脱疽治疗前后的微循环变化和临床效观察，上海中医药杂志，1987；9：9
150. 郭赛珊，等．糖尿病患者小腿血流量测定及活血化瘀治疗对其影响的观察，中西医结合杂志，1990；10 (11) ：664
151. 龚允彬．中西医结合治疗乳腺增生病 383 例临床观察．江苏中医杂志，1987；(11) ：3～5
152. 陈尔东，等．乳腺小叶增生症的冷光透照图像分型和施治．中国中西医结合杂志，1992；(5) ：313
153. 赵红军，等．中药离子导入法治疗乳房囊性增生病 50 例。
154. 杨国权．止痛消结膏对乳腺增生动物模型的作用．湖南中医学院学报，1991；(2) ：44～47
155. 段泾云，等．乳益宁抑制家兔乳腺增生的实验研究．实用中西医结合杂志，1994；(1) ：42
156. 江苏省中医研究所，等．通塞脉Ⅰ号治疗 TAO 100 例的疗效观察与机制探讨．新医学，1980；11：288
157. 顾亚夫，等．98 例 TAO Ⅱ期 2～3 级的治疗探讨．中西医结合杂志，1982；2：29
158. Gu Ya-fu、Lai Yao-ji、Yang Xiu-bing, et al. Research on freating peripheral angiopathy obliterans with “797” injection，XⅢ World Congress of the Internation Union of Angiology，1983
159. 王嘉桔，等．中西医结合治疗 TAO 的几个问题．山东中医学院学报，1984；8：58
160. 张兰舫，等．47 例 TAO 免疫功能测定．中国免疫学杂志，1985；1：26
161. 刘文杰，等．通塞脉对血小板超微结构影响的临床与实验．中西医结合杂志，1986；6：583
162. 郑萍，等．TAO 患者血液高凝状态的研究．上海医学，1986；9：10
163. 李雪梅，等．瑞香素治疗 TAO 112 例疗效观察．吉林医学，1985；7：28
164. 赵文光，等．免疫因素在 TAO 发病机理中的作用．中国中西医结合研究周围血管病学术会议汇编，1987；71
165. 王嘉桔．TAO 的过去、现状和展望．普外临床，1988；3：14
166. 孙建民，等．分期动静脉转流术治疗肢体严重缺血的适应证和疗效观察．普外临床，1988；3：32
167. 尚德俊，等．中西医结合治疗 TAO 387 例临床分析．山东医药，1989；29：5
168. Zheng Ping、Fu Pei-bin、Wang Wan-chao，et al. Immunological studies on TAO. Chinese M J，1989；102：129
169. 赵绚德，等．中西医结合治疗坏死期 TAO 200 例观察，中西医结合杂志，1990；10：729
170. 尚德俊，等．TAO，中西医结合治疗周围血管疾病．人民卫生出版社第一版，1990；60
171. 谭鸿雁，等．交感神经节切除术治疗 TAO 100 例．中华胸心血管外科杂志，1990；6：146
172. 王书桂．通脉灵治疗 TAO 的临床观察．临床荟萃，1992；7 (增) ：3
173. 蒋米尔，等．静脉动脉化治疗肢体严重缺血症的进展．普外临床，1993；8：136
174. 汪忠镐．TAO 的外科治疗．吉林医学，1993；14：263
175. 王嘉桔．我国 20 年来 TAO 研究的概况．新医学，1979；10：560
176. 王嘉桔，等．肢体闭塞性动脉硬化症的临床特点．山东医药，1984；5：4
177. 江忠镐，等．动脉硬化性下肢缺血的外科治疗．

中华外科杂志，1988；26：5

178. 尚德俊．中西医结合治疗闭塞性动脉硬化的几个问题．山东中医学院学报，1988；12：104
179. 尚德俊，等．中西医结合治疗周围血管疾病．第1版．北京：人民卫生出版社，1990：120
180. 姚克纯，等．彩色及脉冲多普勒超声在糖尿病下肢动脉病变诊断中的应用．中国超声医学杂志，1990；6：162
181. 金星，等．107例闭塞性动脉硬化患者体外血栓形成观察．中西医结合杂志，1991；11：331
182. 刘增延，等．动脉硬化152例血浆抗凝、纤溶及花生四烯酸代谢产物测定的意义．实用老年医学，1993；7：111
183. 王振义．老年人血栓前状态．实用老年医学，1993；7：99
184. 陈淑长．动脉硬化闭塞症．中医血管外科学．第1版．北京中国医药科技出版社，1993；173
185. 石津生，等．老年人下肢闭塞性动脉硬化症．实用老年医学，1993；7：108
186. 金星，等．老年期闭塞性动脉硬化症106例血流变学观察．中国中西医结合外科杂志，1994；1：30
187. 潘天鹏．周围血管闭塞性动脉硬化症的防治．北京医学，1994；16：167
188. 朱慧君，等．下肢动脉粥样硬化不同诊断方法对照研究．中华老年医学杂志，1995；14：193
189. 史载祥，等．第二届中西医结合抗动脉硬化、血栓症及一级预防国际学术会议述要．中国中西医结合杂志，1995；15：62
190. 刘明，等．应用腹部CT对闭塞性动脉硬化症的观察研究．全国第四届中西医结合治疗周围血管疾病学术会议论文选编，1995；34
191. 崔公让、王嘉桔．动脉硬化性闭塞症，中西医结合实用周围血管疾病学，第1版．南海出版公司，1995；177
192. 孙希龙，等．肢体动脉硬化性闭塞症200例临床分析．山东医药，1988；12：2
193. 尚德俊，等．外科血瘀症学．济南出版社，1993
194. 黄莞，等．缩窄性大动脉炎．中华内科杂志，1963；10（10）：662
195. 任露雪，等．我国北方林区多发性大动脉炎的患病情况报告．哈尔滨医科大学学报，1992；26（2）：116
196. 尚德俊，等．中西医结合实用周围血管疾病学．南海出版公司，1995；P166
197. 初洁秋，等．多发性大动脉炎与结核感染．中国中西医结合风湿病杂志，1994；3（1）：25
198. 那须毅．大动脉炎症候群-病理の立场ガリ．现代医疗，1976；8：1143
199. 小出桂三．大动脉炎症候群第二次疫学调查结果．日本内科学会杂志，1990临时增刊号，79：33
200. 王书桂，等．雷公藤治疗94例多发性大动脉炎的临床观察．中国中西医结合外志，1993；1（1）：22
201. 初洁秋，等．中西医结合治疗多发性大动脉炎164例疗效观察．中国中西医结合杂志，1987；7（12）：728
202. 房芝萱，等．大动脉炎的中医治疗-附55例报告．中医杂志，1980；2：31
203. 初洁秋，等．以解毒活血法为主中西医结合治疗多发性大动脉炎的疗效观察．中国中西医结合风湿病杂志，1993；2（4）：217
204. 赵绚德．中西医结合治疗多发性大动脉炎20例．山东医药，1984；5：12
205. 尚德俊．新编中医外科学，济南出版社，1995；P170
206. 赖尧基，等．多发性大动脉炎54例疗效观察．全国第三届中西医结合治疗周围血管疾病学术会议论文选编，P66
207. 郑德裕，等．500例大动脉炎的临床分析．中华心血管病杂志，1991；19（1）：35
208. 王嘉桔．血栓与抗栓酶，第一版．沈阳出版社，1992；200
209. 周本成，等．多发性大动脉炎的病理组织学观察．中华心血管病杂志，1987；15（16）：354
210. 桐本孝次，他．大动脉炎症候群の1剖检例．日病会志，1969；58：160
211. 初洁秋，等．解毒活血法治疗多发性大动脉的临床研究．中医药学报，1992；4：25
212. 王嘉桔，等．血栓性浅静脉炎．（郝文学主编）《血栓与抗栓酶》．第1版：沈阳沈阳出版社第一版，1992：279
213. 王嘉桔．恶性肿瘤并发血栓性静脉炎．白求恩医科大学学报，1979；5：77
214. 赵绚德．浅静脉炎症性疾病，见尚德俊等主编：《中西医结合实用周围血管疾病学》，第1版．海南出版公司，1995：228
215. 尚德俊．血栓闭塞性脉管炎与游走性血栓性浅静脉炎关系之研究．山东中医学院学报，1994；8（3）：1
216. 王嘉桔，等．中西医结合治疗血栓性浅静脉炎笔谈．山东医药，1987；5：37
217. 陈淑长．中医血管外科学，第1版．北京：中国医药科技出版社，1993：201

218. 裴玉崑．周围血管病学，第1版．北京：北京科学技术出版社，1993：302
219. 卢君健．白塞氏病，实用结缔组织病学，第1版．北京：人民卫生出版社，1987：499
220. 方宁霞，等．低抗凝活性肝素组分的研究．山东医学院学报，1985；23（4）：20
221. 扬立波，等．低抗凝肝素来源的低分子肝素研究．中国医药工业杂志，1990；21（9）：399
222. 徐惊伯，等．周围血管疾病X线诊断及治疗．第1版．上海：上海科学技术出版社，1989
223. 张柏根．下肢深静脉血栓形成后的演变——临床和静脉造影观察．中华外科杂志，1985；23：257
224. 张柏根，等．下肢静脉重建术．中华外科杂志，1985；23：577
225. 张柏根，等．取栓术处理下肢深静脉血栓形成32例分析．实用外科杂志，1988；8：67
226. 张柏根，等．630侧下肢静脉造影分析—下肢静脉疾病的分类及其临床意义．上海第二医科大学学报，1986；6：192
227. 徐惊伯，等．周围血管疾病X线诊断及治疗．第1版．上海：上海科技出版社，1989
228. 钱虎声，等．静脉病皮肤营养障碍与组织氧代谢关系的临床研究．上海医学，1992；15；315
229. 张柏根，等．下肢静脉功能不全的腓肠肌病理改变．上海第二医科大学学报，1993；13：31
230. 张柏根，等．下肢静脉重建术．中华外科杂志，1985；23：577
231. 常致德，等．烧伤创面修复与全身治疗．第1版北京：北京出版社，1993；335～353
232. 杨之骏，等．烧伤治疗．第2版．上海：上海科学技术出版社，1985；50～53
233. 南开大学生物系、天津医院、生肌象皮膏在开放损伤的作用．中华骨科杂志，1981；（2）：124～128
234. 天津医院．对重症烧伤应用中医内治疗法．天津医药杂志，1974；9：443
235. 徐尔真，等．生肌象皮膏在开放损伤中抗感染作用．中华骨科杂志，1981；173～177
236. 黎鳌．烧伤治疗学．第2版．北京：人民卫生出版社，1995；158～160
237. 冯世杰，等．烧伤收敛结痂中草药鞣质的毒性研究．中草药，1983；14：23～25
238. 罗中华，等．中草药对改善烫伤小鼠受损免疫功能的作用．中华整形烧伤外科杂志，1993；991：56～58
239. 罗中华，等．硝酸铈与黄芪或金银花合用时烫伤小鼠细胞免疫的调理作用．中华外科杂志，1990；28（9）：562～565
240. 史兆岐．外切内扎注射法治疗202例静脉瘤混合痔．中华医学外科杂志，1978；4（3）：217～227
241. 陈孟燊．外切内扎注射法治疗350例混合痔．中级医刊，1988；（3）：183～184
242. 李志民；消痔灵注射加外切内扎法治疗980例混合痔．陕西中医学院学报，1988；91）18～19
243. Goligher JC (1976) Crysurgery for hemorrhoids. Dis Col Rect，19.213～218
244. 隅越幸男．痔核．痔瘻の手术．フする出版社，1985；1～9
245. 周济明，等．切开挂线疗法治疗高位肛瘘的临床研究．中医杂志，1983；4：23～25
246. 周玉祥．切腐生肌法治疗低位肛瘘153例的临床观察与外用生肌药物的实验研究．中医杂志，1984；8：31～33
247. 曹吉勋，等．内口缝合药捻脱管法治疗肛瘘．中国肛肠病杂志，1993；3：3～4
248. 刘百羽，等．肛瘘与肛周脓肿的临床和免疫学研究．中国肛肠病杂志，1996；1：3～4
249. 王为，等．创愈散对肛瘘患者手术前后血清SOD活性的影响．中国肛肠病杂志，1996；1
250. 卓用城．四种中药散剂对瘘管脓液中细菌抑制作用的观察．中国肛肠病杂志，1983；2：24
251. 李秀兰，等．在创面愈合中毛细血管通透性的动态研究．中国骨伤，1994；2：5～7
252. 魏振东，等．中药去腐生肌散等促进动物实验性皮肤溃疡修复作用的病理观察．天津医药，1990；9：547～548
253. 史兆岐，等．明矾注射液治疗直肠脱垂的临床与实验研究．新医药杂志，1975；（3）：25～31
254. 史兆岐，等．明矾注射液治疗完全性直肠脱垂的研究．中医杂志，1981；（4）：28～32
255. 黄乃健．明矾液注射治疗完全性直肠脱垂．中国肛肠病杂志，1985；（4）：20～25
256. 韩宝，等．消痔灵液注射治疗252例完全性直肠脱垂．人民军医，1996；（12）：11～12
257. Arnrt M，pircherW：Abosorbable mesh in the treatment of rectal prolapse. Int Jcolorect Dis 3，141～143，1988
258. 笠原大城，はか．直肠脱に对するMarex Mesh による直肠后方固定术の经验．日本大肠肛门病会志，1989；43：138～1391
259. 徐元庚．当归注射液治疗肛裂的临床体会．天津中医，1986；4：10
260. 段荣干，等．肛裂膜贴敷治疗肛裂112例．上海中医药杂志，1986；4：13
261. 李任华．挑治加一次指扩术治疗肛裂200例，见：

肛肠病治疗与研究，南京：东南大学出版社 1995；214～215

262. 齐少照．针刺治疗肛裂60例初步报告．中华外科杂志，1960；8：515～516

263. 程孟雄．穴位埋线治疗肛裂54例．浙江中医杂志，1984；12：543

264. 张景云．三黄纱条和凡士林纱条在肛裂术后的应用。见：肛肠病治疗与研究．南京：东南大学出版社，1995；209～210

265. 刘金平．中西医结合治疗肛裂200例．陕西中医，1987；8：346

266. 贺执茂．综合疗法治疗陈旧性肛裂．中国肛肠病杂志，1989；3：13

267. 任全保．陈旧性肛裂的挂切疗法．山西医药杂志，1977；6：51

268. 王秋霖．肛裂活体标本连续切片病理观察．中国肛肠病杂志，1995；5：15

269. 王秋霖．肛裂患者手术前后直肠肛管内压的测量报告．中国肛肠病杂志，1994；1：35

270. 李天顺，等．中药坐浴与长效止痛剂治疗52例陈旧性肛裂体会．上海中医药杂志，1985；7：23

271. 史兆岐．消痔灵注射治疗Ⅲ期内痔．中医杂志，1980；24～25

272. 张远，等．消痔灵注射液实验研究．中医杂志，1980；69～73

273. Thomson WHF：The nature of haemorr hoids. Br J Surg，1975；62：542～552

274. Hass PA. Fox TAJ. Haaas GP：The patho genesis of hemorrhoids. Dis Colon Rectum，1984；27：442～450

275. Goligher JC. Surgery of the Anus. Rectum and Colon. ed 3. London. Bailliere Tindal & Cassel，1975；PP 122～124

276. 宫崎治男．日本人に於ける肛门部血管の形態学的研究．日本大肠肛门病会志，1976；29：15～29

277. 隅越幸男．结扎切除术式と远隔成绩．外科治疗，1970；22：175～186

278. 守永和正，ほか．Doppler 血流计を应用しに上痔核动脉检知器による内痔核に对する硬化疗法．日本大肠肛门病会志，1996；49：340～345

第七章 急救医学

自1958年毛泽东主席提出“中国医药学是一个伟大的宝库，应当努力发掘，加以提高。”和“每个省、市、自治区务办一个70～80人的西医离职学习班”，“这是一件大事，不可等闲视之”的号召以来，中医和中西医结合研究工作有了极大的发展，中西医结合危重症急救医学研究亦取得了突出成绩。其发展进程大致分为三个阶段：50年代后期到60年代为探索阶段，摸索急救医学的中西医结合点；70年代到80年代初期是逐步深入阶段，几种常见危重急症如休克、急性弥漫性血管内凝血、急性肾功能衰竭和成人呼吸窘迫综合征等的中西医结合治疗均取得了既优于西医，又优于单纯中医治疗的优异效果；80年代中期以来，在国家中医药管理局的领导和推动下，进入高层次发展阶段，不论基础研究，还是临床研究和药物开发等方面均取得较大成绩。进入90年代以来，在中西医结合理论方面也取得了若干突破。多项研究成果受到世界各国重视和借鉴。

一、临床研究

中西医结合的基本原则为撷取中西医两家之长，以达到优势互补。西医以去除病因和对症治疗为主，中医以辨证论治为纲、进行整体综合治疗。在许多急症治疗上取得了既优于西医，又优于单纯中医的优异效果。比较突出的有以下几个方面：

（一）“菌毒并治”理论及临床实践

王今达及其研究组成员根据多年临床实践和实验研究提出“严重感染等导致的多系统脏器功能衰竭的发病基础是细胞及亚细胞水平的中毒性损害。合理的治疗应该在选用针对性的抗生素杀菌、抑菌的同时，合用针对内毒素的抗毒、解毒药物，以防治细胞中毒性损害”。此即“菌毒并治”理论。他们根据实践，制成具有抗毒、解毒作用的“神农33号”中药口服剂及静脉针剂，临床应用效果肯定。晚近，该组成员崔乃杰等又根据实验将“毒”的概念扩展为多种内、外源性有害物质，丰富了“菌毒并治”的内涵。这项研究无疑对严重感染及其并发症的防治起到重要作用。

（二）休克机理及临床辨证分型

通过大量休克与“厥”、“脱”关系的研究，各家均一致同意休克属厥脱范畴。“厥”为“脱”的轻症，“脱”为“厥”的变证。“厥”轻“脱”重，且往往互相转化。为邪毒内陷、或内伤脏气或亡血伤津、或剧痛外伤所致之气血逆乱、正气脱的一类病症。实验证实上述变化与机体反应及调节失衡有关，促炎细胞因子与抗炎细胞因子反应失控起关键作用。

为适应休克救治应按辨证用药和着眼于“急”的要求，目前已从有效组方中筛选并制成多种静脉注射用针剂，且已达到辨证配套。包括回阳救脱的参附及参青注射液；益气养阴的参麦及生脉注射液；理气救逆的救心复脉注射液（旧称枳实注射液）及活血通脉的东莨菪碱注射液和心脉龙注射液等。大量临床研究均证实合并采用上述针剂进行辨证给药治疗的各型休克，其效果均明显高于单纯西医治疗组。

（三）急性脏器功能衰竭

常见的急性脏器功能衰竭包括单器官衰竭（如急性肾功能衰竭、成人呼吸窘迫综合征等）和多脏器功能损害综合征和多系统脏器功能衰竭（MODS和MSOD）等。

研究表明不论是哪一类器官功能衰竭，其发病机理除与致病外因有关外，机体的失控性炎症反应与抗炎反应失衡起主导作用。临床研究证实这类患者大都具有毒热证的共性。从临床疗效上来看，在危重症的不同阶段抓住这一环节，给予清热解毒法治疗，不论是清热或泻热均有良效。

大量研究提示危重急症在其发生、发展过程中均存在着不同程度的毒热证、瘀血证和急性虚证三大证候。针对此三证的治疗原则为：针对毒热证用清热解毒法，针对瘀血证用活血化瘀法，针对急性虚证用扶正固本法。按此原则治疗MOSF的平均病死率已降到40%～30%

左右，明显优于西医治疗组。

二、基础研究

（一）对“毒”的认识及防治研究

近年来，随着基础科学研究的不断深入，对“毒”的认识已超出“内毒素”的范围，延伸到多种有害介质。与此同时，亦发现多种清热解毒中药不但具有抑制、拮抗或破坏内毒素及有害介质的作用，而且还具有细胞保护作用。天津市急救医学研究所的“神农 33 号”针剂除可抑制血管活性介质的爆发性释放外，尚可保护血管内皮细胞、血小板和多形核粒细胞的中毒性损害。同济医科大学的热毒清针剂除可破坏内毒素外，尚可明显防止内毒素导致的白细胞介素-6（IL-6）和铜蓝蛋白（CP）水平的升高。天津市急腹症研究所在吴咸中院士带领下对大承气汤系列进行了深入的基础及实验研究，证实该制剂具有抑制多种炎症介质释放，防治肠道细菌及毒素移位，排除、拮抗及破坏内毒素及抑制 Ca^{2+} 内流等多种作用。

（二）对瘀血证及活血化瘀治则的研究

研究证实多种清热解毒、活血化瘀和益气养阴中药具有防治实验性弥漫性血管内凝血的作用。这些药物大都具有保护血管内皮细胞、防止血栓素 B_2（TXB_2）升高及使前列环素（PGI_2）与 TXB_2 比值趋于正常等作用。

（三）对急性脏器功能损害及衰竭的实验研究

天津市急救医学研究所在内毒素致 MODS 动物模型中进行的研究表明由血府逐瘀汤化裁制成的神农 33 号静脉针剂对模型动物心、肝、肺、肾等重要器官细胞、血管内皮细胞、血小板、及中性粒细胞等有明确的保护作用，并且可以有效地抑制内毒素攻击后内源性血管活性介质的爆发性释放和微血管内凝血。

同济医科大学中西医结合研究所在兔两次内毒素攻击实验中证实由清热解毒中药制成的“热清”静脉针剂可保护线粒体的呼吸功能及完整性；保护溶酶体膜；抑制模型动物炎症细胞因子的过度增高。据此提出该方剂既可解外源之毒，又可解内源之毒。

天津市中西医结合急腹症研究所的实验研究证实大承气汤具有直接和间接的灭活大肠杆菌脂多糖的作用；可明显保护内毒素攻击动物的重要器官细胞；抑制体外培养巨噬细胞受 LPS 攻击后的炎症细胞因子的过度诱生；保护肠道屏障等多种作用。为应用下法防治腹腔严重感染和炎症反应所致的 MODS 防治提供了实验基础。

安徽淮南矿业学院医学分院在挤压伤动物实验中证实虎杖的有效成分白藜芦醇甙可有效地降低 MODS 的发生率，并能不同程度的提高机体的抗氧化能力。

三、急救药物

经多年努力，我国已制成多种可供急救使用的药物，并开发出便于急救使用的新剂型，包括吸入剂、舌下含片、滴丸及注射针剂等新剂型。1992 年国家中医药管理局公布了首批 15 种急诊科（室）必备中成药。1994 年对第一批药物进行了复审，并公布了第二批 37 种急诊科（室）必备中成药。有力地推动了急救事业的发展。

四、人才培养，学术交流

在全国各地多次举办西医离职学习中医班，培养出一大批中西医结合骨干力量的基础上，自 1989 年开始国家中医药管理局每年都举办一期全国中西医结合急救医疗技术学习班（由天津市第一中心医院急救医学研究所承办），迄今已举办 7 期，为全国培养出大批中西医结合急救骨干。1997 年经国家中医药管理局批准在天津市第一中心医院成立了国家中医药管理局中医急症继续教育培训基地和国家中医药管理局危重病急救诊疗中心。同年经卫生部批准在该院急救医学研究所成立了卫生部危重病急救医学，重点实验室。1998 年天津市成立了由天津市第一中心医院、南开医院和天津医院 3 家中西医结合重点医院组成的天津市中西医结合研究院，由吴咸中院士任院长。这些举措极大地推动了我国中西医结合急救医学事业。

为了开展学术交流、发展中西医结合急救医学事业和与国际学术界进行交流，中国中西医结合研究会急救医学专业委员会 1989 年被接纳为世界危重病联合会成员。我国王今达、崔乃杰二教授被选为我国代表。为我国中西医结合急救医学与世界危重病急救医学接轨及进行经常性的学术交流做出了贡献。

在学术刊物方面，目前已发行了中西医结合实用临床急救杂志和中国中西医结合外科杂志；专著方面有以下几种：1. 腹部外科实践（吴咸中等主编，1990）；2. 实用危重病急救医学（崔乃杰等主编，1993）；3. 中国急腹症治疗学（郑显理等主编，1996）；4. 中西医急诊医学（崔乃杰等主编，1997），为培养人才，交流经验做出了贡献。

（崔乃杰）

第一节　弥漫性血管内凝血

弥漫性血管内凝血（Disseminated Intravascular Coagulation，DIC）是多种急危重病的严重并发症。由于异常凝血因子的产生，引发凝血和抗凝血系统的异常，致使毛细血管内血细胞形成微栓，继而因凝血因子、血小板过量消耗，而出现凝血障碍和出血。临床上表现为多部位的出血：皮肤紫斑、粘膜下瘀斑、呕血、便血、尿血、咳血等。

中医依其临床见症归属“瘀血症”范畴，对于瘀血证上至《内经》、下至明清，历代医家不断发展，在认识上、防治上有丰富经验。中医认为：“血有蓄而结”，“血有虚而滞”（张景岳），“离经之血，与好血不相合，是谓瘀血”（唐容川），概括而言，血在血管内的“结”、“滞”和在血管外的出血，均可视为瘀血症。在治法上“凡欲活血，或攻或补，皆以调气为先”（张景岳），是宗“气为血帅，血为气母，气行血行”之大法。

现代医学治疗DIC时，依其病程分期的不同阶段，应用肝素抗凝血，或抗纤溶制剂，终止纤溶亢进，两者是治疗作用绝然相反的药物，在治疗中即需要复杂化验指导用药，而且在变化迅速的病程中难于掌握准确用药，因而疗效较低。中药治法即可用于DIC不同分期，且安全简便疗效较高。因此中医方法，广泛应用于本症的中西医结合防治之中，为中西医结合防治本症的研究开辟了新的途径。

一、临床研究

由于临床上对DIC认证属血瘀证，故治法上多以活血化瘀法为主，常用处方有血府逐瘀汤、丹参注射液、犀角地黄汤等为主。据原发病和证情差别再合用清热解毒、滋阴养血、温阳益气等治法。

天津市第一中心医院急救医学研究所对DIC患者辨证施治，以活血化瘀法则为主体。可归纳为如下几个类型：①热甚瘀血证：治以清热化瘀，用清瘟败毒饮合血府逐瘀汤加减。②血虚瘀血证：治以补血化瘀，用当归补血汤、血府逐瘀汤加减。③气虚血瘀证：治以益气化瘀，用独参汤或升压汤（党参、黄精、甘草）合血府逐瘀汤加减，并发休克者静脉滴注生脉注射液。以上证型若有二或三种并存时，治则可交叉，处方可联用，收到显著效果。在此基础上制备了以血府逐瘀汤为主方的静脉制剂“神农33号”，其药物组成为桃仁、红花、当归、川芎、赤芍、生地、柴胡、枳壳、牛膝、桔梗、甘草。用于临床各种原因引起的DIC，经过5年多的临床实践，200例患者的观察证明，可以在不用肝素的情况下，配合西医对症及支持疗法，使84%以上患者获得痊愈。这一治愈率显著高于国外报道。

成丹等用血府逐瘀汤合丹参注射液治疗化脓性胆管炎并发DIC者13例（其中5例使用小剂量肝素）治愈存活9例。周之凤等同法治疗暴发型流脑合并DIC者30例（其中4例曾用小剂量肝素），治愈存活28例。

湖北、陕西等地应用丹参制剂，在治疗流行性出血热DIC时，能够有效阻止DIC的发生和发展，降低病死率。陕西省中医药研究所治疗一组流行性出血热合并DIC患者20例，不用肝素、潘生丁等抗凝剂，用丹参静脉注射剂10～15ml（含生药20～30g）一日两次。与此前未用丹参的病例比较，显著降低DIC的严重度，提高了治愈率。徐德先等报告用复方丹参注射液静脉滴注，兼服用犀角地黄汤治疗流行性出血热450例，其中部分合并DIC，死亡率为8%，较西药对照组150例的死亡率16%显著为低。

有报告对重症肝炎DIC、严重创伤DIC、急症手术DIC者，在禁用肝素情况下，中药治疗更为适宜。华西医科大学、天津南开医院采用中西医结合治疗急性化脓性胆管炎并发DIC均取得满意疗效，部分病人避免了在凝血机能障碍情况下急症手术的危险。

二、DIC的实验研究

1. DIC的动物模型制备方法

多采用大肠杆菌内毒素，分别以兔、大白鼠、狗等制备DIC动物模型。可依观察目的不同，在内毒素剂量上、给予次数上、采集标本时间上各异，而获不同分期的DIC动物模型。

彭芝配等以大肠杆菌O_{101}粗制品，5.46×10^9/kg体重，家兔静脉注入4小时；家犬3.852×10^9/kg体重，注入1小时即可造成DIC动物模型。白求恩医大三院张凤春等应用Wister雄性大白鼠，以1mg/kg体重的大肠杆菌内毒素(北京生物制品所)经鼠尾静脉，一次缓慢注射。4小时后制成DIC模型。

杨进等用日本大耳白兔，美国产大肠杆菌内毒素（Ecoli $O_{127}B_6$），按2μg/kg体重，经耳缘静脉缓注，24小时后同法重复一次，可获得低凝期DIC动物模型。

李鸣真等以日本大耳白兔，用大肠杆菌$O_{111}B_4$内毒素(上海生物制品研究所)10mg/kg体重静脉注射，24小时后同法重复一次。0.5小时即可出现DIC改变。

邓泽明等应用新鲜胎儿羊水给大鼠静脉注射，制成DIC动物模型。多种方法建立的DIC动物模型为中西医结合防治DIC研究，提供了方法学基础。

2. 实验研究成果

对中医活血化瘀、清热解毒、益气养阴等各种治法的多种药物、组方和中西医两法结合应用，进行了较广泛而深入实验观察，为中医药，中西医结合治疗DIC提供了实验依据。

有关活血化瘀方药的实验研究，王今达等在以内毒素制备的多系统脏衰动物模型上观察到血府逐瘀汤化裁的神农33号方，对生命细胞、血管内皮细胞、血小板、白细胞、线粒体能量代谢活动等内毒素中毒损害有明确的保护作用。

有关清热解毒法方药实验观察：林菊生等观察了“热毒清”静脉注射液对家兔内毒素性DIC生物效应的拮抗作用。“热毒清”由金银花、蒲公英、大青叶、鱼腥草四味清热解毒药组成。对照组设有生理盐水组、地塞米松组。血液学和形态学的结果表明：“热毒清”对内毒素致DIC生物效应具有拮抗作用。推测其拮抗机制可能是通过直接降解内毒素、增强单核—巨噬细胞系统吞噬功能，以及提高补体C_3旁路而发挥作用。同济大学李鸣真等还观察到了“热毒清”抗内毒素家兔DIC所致溶酶体和线粒体损伤作用。

杨进等研究表明由银花、大黄、大青叶、赤芍组成的方剂“清瘟口服液”对大肠杆菌内毒素所致家兔DIC病理进程中血小板数量与质量有显著作用，可减轻血小板数量减少和血小板聚集率下降，可抑制血栓素B_2（TXB_2）的上升，且使TXB_2与6酮前列腺素$F_{1\alpha}$（6-Keto-$PGF_{1\alpha}$）的比值保持正常，从而在防治DIC的发生中起有益作用。

关于补益法方药的实验研究：陆付耳等观察了“五参冲剂”对DIC家兔的治疗作用及对线粒体呼吸功能的影响。此方剂由黄芪、南北沙参、太子参、玄参、丹参、石斛、二冬、连翘等药物组成。寓意气阴双补，实验结果表明对DIC家兔线粒体呼吸功能有保护作用。

南京中医学院还对由麦冬、元参、玉竹、石斛所组成的“养阴方”在防治内毒素所致家兔DIC的作用进行观察。“养阴方”对DIC的发生有明显阻断作用。显著减轻发热程度、缩短发热时间、改善凝血机制、减轻组织损伤。机理在于养阴药物可防止血小板显著减少且促进其生成。如在“养阴方”基础上加凉血、活血药物后，DIC家兔白细胞就不发生显著下降。

有关中西医结合治法研究：白求恩医科大学以内毒素制成大白鼠DIC模型后，采用丹参、肝素、丹参—肝素注射液进行分组（各组用大白鼠15只）治疗比较。结果显示丹参—肝素组DIC大鼠死亡率为0，而丹参组和肝素组均为26.6%（$P<0.05$），从而证实丹参—肝素联合应用治疗大鼠DIC效果显著优于单方使用丹参或者肝素。此实验结果显示了中西医结合医学的优势所在。

三、展望

中医、中西医结合治疗DIC临床已取得优于单一疗法治疗的疗效；中医药和中西医结合治疗实验研究，已经深入到细胞和亚细胞（细胞器）的水平。中医药治疗DIC的作用原理并非仅作用在凝血—抗凝血系统之中，而是，可能直接降解内毒素，增强网状内皮系统功能，祛除异常凝血因子，终止DIC始动原因或保护血小板和细胞的溶酶体、线粒体等，阻断DIC恶性循环进程，从而可以解释中医药对不同分期阶段的DIC均有效的原理，这一点的深入研究将使DIC防治新的疗法更加完善和新的理论产生提供实验和临床依据。

本文实验研究材料中，中药治疗组，多为注入内毒素之前或即刻给药，实验结果无疑证明了中医药对内毒素损害的保护性作用等。但是由于内毒素作用机体后产生的序贯性病理学变化，影响着DIC症情的发展，实验给药时间的提前，则难于判断临床中药治疗作用的实际强度，因此应加强实验和临床研究的紧密结合，将本病防治研究提高至一个新的水平。

（李荣成　王家泰）

第二节　急性呼吸窘迫综合征

目前把急性呼吸窘综合征（acute respiratory distress syrdrome，ARDS）定义为急性肺损伤（acute lung injury，ALI）的严重形式。ARDS系多种急性危重病发病过程中发生的急性进行性缺氧性呼吸衰竭，其病理生理改变为弥漫性肺损伤、肺微血管通透性增加和肺泡萎陷导致肺内血液分流增加和通气与血流比率失调。临床表现为严重的不易缓解的低氧血症和呼吸频数，呼吸窘迫。

中医对ARDS的认识，历代医籍中无此综合征之名。现代中医研究文献中亦未见系统报告，而根据临床表现分析，从中医理论角度考虑，本病属“喘促”、“心悸”、“血瘀”等急症范畴。按中医脏腑学说，“肺主气司呼吸”，肺气充足，则气道通呼吸匀调，当各种病因致ARDS时，因损及肺气而致虚，肺气不能宣发，清肃失职故气短，气喘，全身乏力。肺气虚不能“通调水道，下输膀胱”使气血失调，则不能保证“水津四布”。病证的后期肺虚及肾，呼气虽为肺所主，而肾虚不能纳气归元，迫气上逆，促使气喘更甚。因“气为血之帅”，气虚则推动乏力，难以帅血运行，发生血液凝滞，血脉瘀阻。

现代医学治疗ARDS进展不大。除改进呼吸机功能，采用呼气末正压通气（PEEP）外，近年膜肺，氟碳液体通气，NO吸入等治疗已步入临床，但总死亡率仍在40%以上。而采用中西医结合治疗，辨证多属阳明腑实喘满证，基于“肺与大肠相表里”的理论，采用通里攻下法达到通腑泄热，涤积滞，通畅腑气，在防治ARDS获得肯定效果。

一、临床研究

由于ARDS因其基础疾病不同，病因、病机以及病期差异，治疗处理必须因势利导，辨证论治，基本按以下证型施治。

1. 热毒内陷，肺气壅塞证，治则：清热解毒，宣肺降逆化痰。

2. 痰湿阻肺，肺气失宣证，治则：清肺利痰，宽胸理气，活血化瘀。

3. 肺气虚损，气阴两伤，气虚血瘀证，治则：益气养阴，补益肺气，活血通络。

4. 阴阳两虚，阳微欲绝证，治则：滋阴扶阳，补肾纳气，活血通络。

在临床上中西医结合已取得可喜进展。刘福成等报告用大承气汤治疗严重创伤性呼吸窘迫综合征30例，存活26例，有效率86.7%，对照组采用肾上腺皮质激素，α-受体阻滞剂，洋地黄制剂，抗凝血剂等治疗30例，存活16例，有效率53.3%，P值<0.05。江苏谢敏等报告在手术治疗重症胰腺炎后应用复方丹参注射液治疗23例，对照组13例，结果显示，治疗组病死率为3.6%，对照组病死率30.8%。杨宁等探讨了流行性出血热中三焦闭阻证与ARDS之间相互关系，认为ARDS是在湿毒内闭，气机不畅，三焦阻滞的病理基础上发生的，其治疗大法是疏利三焦，条达气机，宣肺利湿。高天元等报告用中西医结合治疗急性药物中毒继发ARDS 243例，采用解毒渗湿，益气活血方剂（清开灵，血府逐瘀汤），取得满意疗效。

二、实验研究

1. ARDS 动物模型制备方法

目前主要采用油酸，分别以兔、大白鼠、犬制备 ARDS 动物模型。可依观察目的不同，在油酸剂量上、给予次数上、采集标本时间上各异，而获得不同分期的 ARDS 动物模型。有报导用红细胞碎片封闭单核吞噬细胞系统加静注内毒素可复制急性肺损伤动物模型。用上述方法建立的 ARDS 动物模型，为中西医结合防治 ARDS 研究提供了方法学基础。

2. 实验研究成果

对中医通腑泄热，荡涤积滞，通畅腑气等各种治法的多种药物，组方和中西医结合应用进行了广泛而细致的实验研究，为中医药、中西医结合治疗 ARDS 提供了实验依据。

管鹏声应用云南管氏万春堂家藏方“杨林丸”防治家兔 ARDS 的实验研究，观察到“杨林丸”具有通腑活血，排除胃肠积滞、抗凝，改善微循环，增加淋巴细胞免疫、保护肺泡、维持肺泡张力、减轻右心负荷、抗肺动脉高压等作用。白娟等分别用党参、黄芪及回生饮等方药对油酸复制大鼠 ARDS 进行治疗研究，结果表明，黄芪、党参具有维持肺有效的摄氧功能，保护肺泡上皮细胞和毛细血管内皮细胞的作用。邱桐等通过电镜观察到回生饮可增加肺表面活性物质的含量，对Ⅱ型肺泡上皮的板层体、线粒体均有显著的稳定和保护作用。莫国玉等观察虎杖有效成分白藜芦醇甙对大鼠急性内毒性肺损伤的保护作用。证实该药可降低肺湿/干重比值及肺通透性指数，减少支气管肺泡灌洗液中白细胞计数，同时降低肺组织丙二醛含量，防止血浆谷胱甘肽过氧化物酶活性下降，减轻肺的病理组织学改变。崔志永等证实油酸复制家兔 ARDS 模型后用血府逐瘀汤治疗，发现该方可有效提高 PaO_2，并可改善肺脏微循环障碍。冯长顺等用丹参、川芎嗪对动物油酸型 ARDS 预防实验研究发现，两者均可减轻油酸所致的某些肺部病变和肺变应系数下降。刘福成等也发现大承气汤对家兔 ARDS 有提高血氧分压和改善肺组织病变的作用。广东黄志勇等用赤芍对油酸型 ARDS 犬模型治疗作用观察发现赤芍能显著改善血流动力学，肺及血液氧合功能。另外，湖南医学院，第三军医大学等用莨菪类药物对实验性 ARDS 防治取得了明显效果。

三、展望

中医、中西医结合治疗 ARDS，临床上已取得了明显疗效。中医药治疗实验研究已经深入到细胞和亚细胞水平。中医药治疗 ARDS 的作用原理并非仅局限在某种方剂对某种病证的治疗，已发展到对某种中药的具体成分在 ARDS 防治作用环节进行了深入细致的研究；如保护肺泡，增加肺泡表面活性物质含量，对Ⅱ型肺泡上皮细胞板层体、线粒体的保护作用，以及可降低肺组织丙二醛含量等。从而可以解释中医药对不同阶段 ARDS 均有效的原理，这方面的深入研究将为促使 ARDS 防治的新疗法更加完善和新理论的产生提供实验和临床依据。

（葛素珍　王勇强）

第三节　急性肾功能衰竭

急性肾功能衰竭（ARF）是一个由多种原因引起的临床症候群，其特点是肾脏泌尿功能急剧降低，导致体内代谢废物的积聚，水电解质紊乱，主要表现为氮质血症、高钾血症和代谢性酸中毒。

现代医学根据尿量的多少，将急性肾衰分为少尿与非少尿两型，而以前者为多。急性少尿是急性肾衰的一个信号，也是急性肾衰若干原发病危急症状之一。中医学正是抓住少尿、无尿这一突出症状，将急性肾衰归属为“癃闭”、“小便不通”、“溺毒”、“水肿”等病症范畴。如《景岳全书·癃闭》说：“小便不通是为癃闭，此最危最急症也。水道不通，则上下健脾胃而为胀，外侵肌肉而为肿，泛及中焦则为呕，再及上焦则为喘。数日不通，则奔迫难堪，必致危殆”。《证治汇补》记载：“关格者……必小便不通。……一日即死，最为危候”。《重订广温热论》云：“溺毒入血，血毒上脑”。均指出本病是以尿闭为始，致溺毒停聚留蓄的一个危重急症。

本文仅就临床所指肾小管坏死为主要病理改变的急肾衰（ARF）近年中医、中西医结合治疗的进展综述如下：

一、临床研究

本症因致病原因多样，病程分有少尿期、多尿期、恢复期，故表现在临床上中医证型复杂，但归纳起来，少尿期以邪实为主，多尿期和恢复期以虚实相兼常见。

1. 少尿期治疗

少尿期证情复杂，多采用辨证治疗。现仅就各型常用通腑属下法和中药灌肠法加以总结：

“大小不利治其标”，在少尿标急时，前阴不通而力开后阴。少尿期中医治法中通腑泻下法被广泛应用。韩志中等报告，治出血热急肾衰150例，方用鲜生地60～100g，广角粉1.5g，赤芍12g，丹皮15g，元参10g，紫草、枳壳、川朴各10g，大黄15g（后下），芒硝10g（冲）、竹叶、猪苓、泽泻各12g，甘草6g，严重者可加十枣散3～6g；结果：显效92例，有效49例，无效9例，其中4例死亡。张生勇报用通里攻下凉血化瘀法治出血热急肾衰334例，方用大黄20～50g，芒硝20～50g，生地30g，元参20g，桃仁10g，红花6g，赤芍10g，丹皮10g，神昏者加安宫牛黄丸，鼻饲，每日1～2剂，结果：痊愈者277例，好转16例，无效41例。孙明友等也报告203例，在辨证施治同时各型中均加用承气汤，以尿素氮和蛋白尿恢复天数为指标，结果加用中药组明显优于对照组（$P<0.001$）。周仲英氏等报告202例，用通瘀合剂：方用大黄、枳实、芒硝、生地、麦冬、白茅根、桃仁、猪苓等，结果总有效率为96%，（$P<0.05$），肾功能恢复短于对照组（$P<0.01$）。中药结肠灌注法治疗，因ARF多有上消化道症状，本法也广泛采用。成都中医学院研制的中药结肠灌注1号（处方：大黄、黄芪、丹参、红花）叶传真氏报告治97例，治愈率89.7%，西医常规治法76例，治愈率69.7%；徐新献氏等用治34例，结果少尿期持续时间，尿蛋白消失，尿素氮恢复正常，均优于西药组（$P<0.01$），治愈率94.1%（$P<0.05$）。应乔麟氏报告：治17例，方用大黄、槐花、蒲公英、益母草各30g，煅牡蛎60g，煎200ml，保留灌肠1～2小时，结果17例均成活。颜钟氏等报告治26例，方用：大黄30g，芒硝20g，桂枝、丹皮、茯苓、泽夕、丹参各15g，白茅根100g，煎150ml，保留灌肠40～60分钟，每日1～2次。结果：灌肠组19例治愈，好转5例，死亡2例，有效率92.3%，对照组10例治愈，好转3例，死亡3例，总有效率81.2%。刘晋汀氏等治16例，方用大黄、海藻、红花、黄芪、党参、蒲公英，煎250ml，保留灌肠1～2小时，同时血透2次/周，治疗组显著减少透析次数，缩短病程，均存活。其中药灌肠方法，顾左宁氏总结：灌肠液为200ml，温度37℃，肛门插入35～40cm，滴入100滴/分，保留30～120分钟，急肾衰应每日连续多次，为保留药液在肠内时间，可加用654-2，灌肠前半小时注射，或加适量普鲁卡因。

2. 多尿期和康复期治疗

本期证型多虚或虚实挟杂，曹希和氏归纳：对多尿期文献中以辨证为肾气不固，采用补肾固摄法治疗者居多，方有固肾汤，六味地黄丸，六味地黄丸加党参、五味子、覆盆子、煅龙牡和麦味地黄丸合缩泉丸加减等。但王氏发现本期治以补肾固摄，疗效欠佳，若适当加重淡渗药物，则多尿一症可以很快控制，王氏主张在麦味地黄丸、八仙长寿丸、沙参麦冬汤等方中合猪苓汤、苡米、豆卷、通草、党参、白术、砂仁等进行治疗。杨氏用五苓散辨证治疗多尿期亦取得较满意效果。

康复期的治疗，多以补益气血着眼，以促进肾及机体组织修复和功能恢复，常选用八珍汤加味，六味地黄丸。蓝氏则用金匮肾气丸或五苓散，重用白术，且按杂病辨证，腹胀满者用厚朴生姜半夏甘草人参汤，下肢疼痛或脚挛缩难以屈伸者用芍药甘草汤，心动过缓者用炙甘草汤，流涎不止者用理中汤。周氏依辨证归纳为五型：

（1）补肾固摄法：适用于肾气不固证，方用固肾汤加减。另如缩泉丸、减尿茶、金匮肾气丸、七味都气丸、当归丸、五味子汤等。

（2）滋阴清热法：适用于阴虚热郁证，方用知柏地黄汤加减。另如竹叶石膏汤、清燥救肺汤，沙参麦冬汤，大补阴丸，青蒿鳖甲汤等。

（3）益肾活血通络法：适用于肾虚络阻证，如益肾汤、复肾汤、红花津兰注射液等。

（4）健脾助运渗湿法：适用于脾虚湿蕴证，方用香砂六君子汤、参苓白术散加减。另如补中益气汤、黄芪束气汤、八仙长寿丸等。

(5) 益气养阴法：适用于气阴两虚证，方用生脉散加味。另如八珍汤、参苓白术散等。

二、实验研究

马永江等以甘油注射致家兔急性肾功能衰竭、以放射免疫测定法分别测定肾衰后24、48、72小时血浆中TXB_2（血栓素B_2），6-Keto-$PGF_{1\alpha}$(PGF_2的稳定代谢产物)，用20%川芎注射液治疗，4ml/kg，8小时/次，结果证明急肾衰后TXB_2明显升高（$P<0.01$），6-keto-$PGF_{1\alpha}$无明显变化($P>0.05$)，6-keto-$PGF_{1\alpha}/TXB_2$比值显著下降($P<0.01$)。用川芎注射液防治，血浆TXB_2、6-keto-$PGF_{1\alpha}$含量略有升高，使二者比值保持正常水平，提示川芎能够有效地抑制肾缺血后体内血小板的激活，纠正循环中的PGI_2/TXA_2的平衡失调，有助改善肾缺血的低灌注状态，减少肾实质损害。

石纪才等观察水蛭对大鼠肾小管坏死(ATN)初发期的防治作用。用甘油肌注致大鼠ATN，以30%水蛭液，按1.5ml/100g，于甘油注射即刻和6小时后给药治疗，结果治疗组与对照组比较：于3，24，48小时的Bcr值和24、48小时血BUN值明显降低（$P<0.01$）。光镜和电镜观察，肾脏病理损害亦明显减轻。依水蛭药理作用推想，水蛭防治ARF主要机制，可能是通过改善血液流变学和高凝状态从而改善肾血循环的结果。

邓丰等用庆大霉素、卡那霉素制作大鼠急性肾功能衰竭，动态观察血肌酐、尿素氮、尿溶菌酶、N-乙酰-β-葡萄糖苷酶（NAG）以及肾脏病理变化。治疗组用冬虫夏草浸出液灌胃，相当1g生药，每日一次，共给7日，结果治疗组的BUN、SCr水平明显下降（$P<0.01$和$P<0.05$），抑制NAG酶升高明显（$P<0.05$）。光镜和电镜观察：治疗组病损程度和恢复明显快于对照组。认为其作用机制可能与减轻肾小管细胞溶酶体毒性损伤，保护细胞膜Na^+-K^+-ATP酶和减少细胞脂质过氧化物有关。

邓氏等报告中药结肠灌注液对用氯化汞、甘油、藏红花所致的小鼠、大鼠和家兔中毒性和缺血性急性肾功能衰竭，均有显著的防治效果，能使血清尿素氮、肌酐明显下降，尿量增多，并能明显降低动物死亡时间和降低死亡率。周氏以大鼠缺血性急肾衰模型，应用泻下通瘀合剂，对降低血清尿素氮、肌酐以及主要脏器脂质过氧化物有明显效果，还能减轻肾脏瘀血程度等。

三、展望

综上，在中西医结合治疗急性肾功能衰竭中，中医药对改善高血容量、高血钾症，尿素和肌酐等经肾排泄的代谢产物有明显治疗作用，对肾小管损害的康复有促进作用，对病程的缩短，治愈率的提高，临床疗效是显著的。临床研究中，由于证型多，立法方药多样，在研究中，已开始注意抓住ARF的共性问题，少尿标急情况下，对通腑泻下法、中药灌肠法进行了大量临床实践，对此系统研究，将使方法简便，而大幅度的提高疗效。实验研究已不同程度开展。但实验研究就目前而言，尚缺乏系统性，中医药疗效产生作用的环节还有待系统而深入进行。

（李荣成　王家泰）

第四节　应激性溃疡

应激性溃疡又称急性胃粘膜病变，是机体在应激状态下（特别是在严重创伤，大手术后，败血症和休克等情况下）发生的急性上消化道粘膜损害。它是多系统脏器功能衰竭中重要的复杂病之一。常为危重病的终末表现。临床主要表现为急性上消化道出血。如原发病未得到控制，则出血亦极难得到控制并常危及患者的生命。

在第27届国际外科学术会议上，MenguR氏提出："缺血性肠道综合征"这个新观点，它与中医学的血虚、瘀血、出血的机理基本吻合。《医宗金鉴》在论出血治法中指出："非有损不能为病。而损伤之道有三，一曰热伤，宜以清热为主；一曰劳伤，宜以理损为主；一曰努伤，初宜以破瘀为主，久亦以理损为主。"它为我们指明了出血的发病机理及治疗原则。

随着现代医学的进步，其发病机理基本搞清。认为是患者在高危因素的作用下，全身产生的应激反应的局部表现。由于以上消化道粘膜损害为最突出，因而其发病机理既应重点针对消化道，亦应全面地对全身因素进行分析。

最新观点认为其发病机制为：①消化道局部因素，包括粘膜保护性作用减低和破坏性因素增强两个方面。②全身因素，包括应激情况下，内源性介质毒性作用及再灌注损害与氧自由基的毒性作用。因而现代医学产生了针对性治疗原则，包括非手术治疗及胃与迷走神经的手术治疗。

与现代医学治疗相比，中医治疗应激性溃疡有其局限性，如不能切断病机，仅单纯对症治疗，不适用于急性期等，但经过了多年的探讨，亦取得了巨大的进展，从而与现代医学相得益彰。

一、临床研究

根据不同的临床病因，中西医结合治疗方案亦各不相同，现就几种情况的临床研究进展部分加以介绍。

手术及创伤后应激性溃疡患者，可有气血暴脱型和肝火胃热型之分，因而定性后再治疗是重要的。

范新明对手术后应激性溃疡的中医治疗体会为肝火胃热型，用生地 25g，丹皮、黄芩、侧柏炭、土炒白术各 15g，地榆炭、白及、白芍各 20g，滇七粉 6g，沙参 60g，甘草 10g 合药；而为气血暴脱型者，则方加红参 10g，黄芪 30g，将水煎剂 400ml 冲洗胃粘膜（注意先吸空瘀血，其次用冷却的汤剂）则取得很好的疗效。

李文竹认为胆囊手术后脾虚，脾不统血，故用补气摄血法在其急性期，方用三七、白及以达收敛、行瘀、止血、消肿之功用，从而达到缩血管的目的。而出血停止后，再治其本，则以温中健脾、化瘀止痛治疗，药用桂枝、白芍、当归、党参、姜、枣等，同时上述治疗配合以西医常规治疗，在临床上取得了满意的效果。

据贺达楚认为，外伤后应激性溃疡为元气之伤，致气不摄血，离经之血外溢肠道而成便血，其治疗以纯甘至静之品培养元气，则出血自止矣，药用党参，配白术，以补气摄血，白芍、当归补气养营，白及、地榆炭、大黄炭生肌止血，三七粉祛瘀生新止血，甘草来调和诸药以共奏补气养营，祛瘀生新之功效，其治疗创伤后应激性溃疡亦取得满意效果。

对于休克、脑部受损后引起的应激性溃疡中西结合治疗亦有报道。

韩禅虚等人以乌及散治疗脑出血的情况良好。治疗组 302 例，均以本品治疗，取乌贼骨、白及、枳实等量，研细并过筛。急性胃出血时，胃肠减压清除瘀血后，再 2 小时以本品 15～30g 加入冰盐水 100ml 胃管注入；出血基本控制后，可以普通盐水注入，并延长时间间隔，或改为每 10 日口服本品 5～10g。对照组 30 例，每 4～6 小时用甲氰咪胍 0.2g，第一次静脉推注，以后加入生理盐水中静滴，病情缓解后改为口服；胃管抽出残血，每 2～4 小时以去甲肾上腺素 1mg 加入冰盐水 250ml 中胃管注入；出血不能控制者，每 8 小时注入氢氧化铝凝胶 40ml 和安络血 5mg。治疗 3 周后，两组分别为治愈 20 例和 19 例，显效 5 例和 4 例，有效 3 例和 5 例，无效各 2 例；两组用药 1 周的治愈显效率分别为 63%和 29%，可见中医治疗应激性溃疡出血有其独到之处。此外，药物损伤引起的急性应激性溃疡，是由于外因药物作用于内因所致之出血疾患（药物如长期使用水杨酸、强的松、消炎痛治疗者），应予以具体化治疗。有的以补损化瘀为主，方用红参、云南白药，缓解后可加黄芪、陈皮等。有的则因邪入脉络，伤血动血，治疗着重清热安神。所以同病不同条件应异治，均取得满意疗效。这种观点已被天津的张作信发表。

此外，还有对老年应激性溃疡及败血症引起的应激性溃疡治疗的报道。

二、实验研究

1. 应激性溃疡动物模型的制备方法

安徽沈德凯等人以禁食 24 小时后的实验大鼠，在不能自由活动的前提下，将其头部向上，垂直浸泡在温度相对恒定的冷水中（23℃±1℃），即得应激性溃疡大鼠模型。

此外，实验人员目前亦多采用鼠束缚浸水法造成应激性溃疡的模型，再进一步研究不同中医药对其保护及治疗机制。

2. 实验研究成果

沈德凯等人在制成应激性溃疡模型前，将实验组的大鼠先给予适当的电刺激，每天电刺激“足三里”30 分钟，频率为 60 次/分，断续波，强度为使肌肉颤动，但不引起嘶叫，连续7天。其结果为：电刺激对大鼠应激性胃溃疡具有较好的保护作用，它可以减少胃酸的分泌，同时提高胃粘膜基底层 Mg^{2+}-ATP 酶的活性，以保护胃粘膜，减轻应激性溃疡。他认为，目前西医采用积极治疗原发病的前提下，用抗酸药、前列腺素及大手术等治疗方法，疗效仍不满意，而中医针灸的实验结果及未来的临床应用是值得探讨的。

《中草药》报道了程彰华等人用灵芝浸膏给小鼠灌肠，每日1.0g/kg至2.0g/kg，连续3天，末次给药后1小时，再制造应激性溃疡模型，结果表明：灵芝能显著减低溃疡的发生率及减少胃粘膜出血，它拮抗乙酰胆碱离体肠平滑肌的收缩，IC50为 8.5×10^{-4}k/ml，其抑制应激性溃疡的形成是通过对外周副交感神经的阻断作用完成的。倪峰等人的实验结果，认为山姜能增加胃酸及胃蛋白酶的活性，降低总酸及游离胃盐酸，对离体胃有暂时的收缩兴奋，随即转入抑制，降低胃张力和拮抗乙酰胆碱引起的胃收缩作用。

三、展望

以上论证可见，中医、中西医结合治疗、预防应激性溃疡已取得优异的疗效。不论急性期还是缓解期，他们在治疗方面均发挥了西医所不能替代的作用。因中医学对其抑制应激性溃疡的认识发展到了细胞水平，但要进一步发展，还应进入到对其分子水平生物学作用的认识，这需要广大医务人员的继续努力，以把中西医结合治疗应激性溃疡推入到一个更加广阔的天地。

（宋育杉　刘天飚）

第五节　急性肝功能衰竭

急性肝功能衰竭（Acute Hepatic Failure）是指原来无肝病者患肝病后，由于肝细胞大量坏死或肝功能严重损害而引起的症候群，多于起病后6～8周内进入肝性脑病。其特点是黄疸迅速加深，进行性神志改变直到昏迷，并有出血倾向、肾功能衰竭、血清转氨酶值升高、凝血酶原时间显著延长等，特别严重的病例可在黄疸未出现前即有神志改变，并很快进入昏迷。肝性脑病时，血氨可以升高或正常，且多无明显诱因。患者在临床上除有肝衰竭症候群外，尚有引起急性肾功能衰竭的原发病表现。本病急性发作，来势凶猛，病情严重，预后不良，多数常因短期内合并多脏器功能衰竭而致死，应予以高度重视，及时进行抢救处理。

目前现代医学对其发病病因及病机归纳如下：

1. 感染　包括细菌性感染、病毒性感染与立克次体感染；
2. 中毒　包括 CCl_4、动物类肝毒素、植物类肝毒素、化学品；
3. 药物性肝损害　如四环素类、异烟肼、利福平、吡嗪酰胺；
4. 酒精性肝损伤；
5. 妊娠急性脂肪肝；
6. 瑞氏综合征；
7. 肝豆状核变性；
8. 肝静脉阻塞综合征。

其西药无理想的特效疗法，其治疗原则是采取综合基础疗法，以维持生命，争取时间，予以促进肝细胞的再生和尽量争取恢复其功能。患者的生存多取决于肝细胞坏死程度或肝功能损害程度，其现代医学治疗原则如下：

1. 原发病的治疗　如针对性对感染，休克，中毒者进行抗感染，抗休克和解毒治疗。

2. 急性肝衰竭的治疗

（1）一般治疗：消毒隔离，防止继发感染和交叉感染，加强监护，绝对卧床休息，保证每日入量。

（2）综合治疗：免疫调节剂，抗肝细胞坏死及抗肝细胞脑病用药如蛋白、血浆、人胎肝细胞、支链氨基酸等。

（3）并发症的治疗：包括脑水肿、肝肾综合征、出血、继发感染等的治疗。

（4）人工肝支持疗法：包括血透、吸附剂吸附、肝组织灌流、肝细胞移植等。

近年来，不少人为配合西医治疗，进行了中医及中西医结合治疗肝功能衰竭的疗效探讨，并取得了一定的进展。急性肝功能衰竭属于中医学的“急黄”、“瘟黄”范畴。其病因病机多为湿热炽盛成毒，毒邪热灼血液而成血瘀。日久伤脾损肾，耗气伤津而致气阴两虚，正虚邪实。因而，临床辨证施治而紧紧抓住“湿，热，毒，瘀，虚”五个字而予以“清热，解毒，利湿，活血，滋阴，补气”。在急性肝衰竭抢救期突出泻热解毒。利湿法虽为本病的常用之法，但由于急性期肝衰竭时热毒炽盛，毒性凶悍，因而清热解毒尤为重要。

一、临床研究

马垂宪报道了4例急性肝功能衰竭病人的成功抢救过程，其具体情况各不相同，而采取了不同步骤的治疗方案。其中热象不著时，予以利湿为主；病情继续恶化者，再加重清热解毒药的比例。而肝昏迷患者多有痞满燥实之症，配用大承气汤可使症状明显改善，因而可知“通腑泻热”常为本病治疗的关键。其次，病例证实以大黄、芒硝泻下法，可使昏迷者立即神志清楚。大黄苦寒，清热燥湿，泻火解毒，凉血活血，恰中急性肝衰“湿热毒瘀”之病因病机，且近年来资料表明，大黄不仅有消炎抑菌、利胆止血作用，而且还可排除肠道积氨，使血中必需氨基酸水平升高，合成蛋白质，而降低血氨，增加支链氨基酸的浓度，恢复体内氨基酸平衡。但急性期用大黄者，恢复期要注重补气养阴，如用沙参、麦冬、枸杞、当归等，以拮抗其损阴之副反应。他提出急性期病情危重，进展迅速，中西结合抢救是十分必要的，两者取长补短，共奏效应，使抢救成功率有所提高。

虽然急性肝衰竭与重症肝炎及肝性脑病之间有差异，但其治疗是有可借鉴之处的。

张信提出：在抢救重症肝炎患者使用中西医结合方法，早期会取得较好效果。其中药的确有清热解毒、凉血活血作用。早期应用丹参、654-2、低分子右旋糖酐，以改善肝肾循环，预防弥漫性血管内凝血及肝肾综合征。同时给予白蛋白、新鲜血、胰高血糖素-胰岛素等支持疗法，可起到保护作用，有助于肝细胞的再生与修复及防止肝细胞的坏死，以及维持支链氨基酸与芳香氨基酸的比值。

根据中医理论，李德宽等人自拟“肝风汤”（主要成分珍珠母、生龙骨、生牡蛎、鳖甲、石菖蒲、白芍、甘草及其他对症加味药物）治疗肝性脑病，并取得了良好的效果。据临床观察，有效率达87%。

李章林认为：①热毒炽盛型：茵陈60g，栀子、大黄、蒲公英、金银花、紫花地丁各10g，泽兰15g，黄连4g，黄柏、黄芩各50g。②寒湿肝风型：茵陈30g，茯苓12g，白术、猪苓、附子、橘红、半夏、菖蒲各10g，泽兰15g，干姜5g。③热毒燔血型：犀角12g冲服，黄连、茵陈60g，生地20g，酒大黄、仙鹤草、泽兰各15g，白及与菖蒲各10g。④痰湿肝风型：茵陈4g，菖蒲、半夏、橘红、白术等各10g，车前子、炒山楂各15g，云苓12g，丹参20g，酒大黄5g。以上配合西药常规及对症治疗。另设单纯西药治疗对照组。结果两组分别痊愈12例、3例，好转12例、6例，恶化18例、21例，$P<0.005$，差异有显著性。

此外，重症肝炎治疗报道亦有“大黄”治疗肝性脑病；“化瘀攻下”（茵陈承气汤）治疗效果良好的报道。

二、实验研究

1．动物模型的制备

Mori通过详尽的研究，用内毒素、腺病毒或HBsAg首次从兔总肝管或门静脉注射，24小时后，再次从周围静脉注射同样的上述物质，均形成了典型的急性肝衰竭模型。该模型反应了常用的免疫复合物沉积以及补体激活来解释的反应过程。在免疫反应中所释放的细胞因子、炎症介质无一不对血管内皮细胞、枯否氏细胞起作用，引起肝循环衰竭，导致缺血缺氧的肝细胞坏死。

其他亦有阻断肝血管制造急性肝功能衰竭模型的报告。

2．实验研究结果

因不同科研人员选择动物及制作的模型各不相同，因而有关急性肝功能衰竭动物的具体处理方法亦各不相同，观察指标众说不一，但多以泻热解毒为原则。但因急性肝功能衰竭的概念为近几年提出的，因而中医学的认识方面尚未进入全新的状况，有其一定的局限性。以下结果仅供参考。

胡林华等人指出：用大黄12～20g，水煎3～5分钟，加温开水或生理盐水至1000ml灌肠，1～2次/日，昏迷较浅用生大黄粉4～10g/

天，分次口服；伴食道或胃底静脉出血者用生大黄煎液12～15g口服或胃管给药。对照组则仅酌情使用输液、能量、保肝、抗感染、抗昏迷（精氨酸，左旋多巴）及维持电解质平衡等。结果：两组分别清醒率为82.50%和47.83%（P＜0.001），清醒时间分别为1.01＋/－0.96日、1.86＋/－1.35日（P＜0.001）。实验结果证明：生大黄可减轻酒精对家兔的肝脏炎症和坏死作用；可显著减少患者粪便中厌氧菌和需氧菌的菌落数。

三、展望

因急性肝功能衰竭为近年来提出的全新概念，它不同于肝性昏迷，亦不同于暴发肝功能衰竭。且中医方面的定义有其广泛性和不严格性，针对性强的研究尚不多见。随着西医对急性肝衰竭发病机理的进一步研究揭示，中医对其治疗将更加有针对性，而提出更确切的防治疗法，这不仅为临床和实验提供充分的理论依据也将中西医结合治疗急性肝功能衰竭推入更加完美的境界。

（刘天飚　宋育杉）

第六节　休　克

休克是由多种致病因素（严重感染、创伤、低血容量、过敏、心脏疾患等）引起的以神经、体液和细胞因子平衡失调，有效循环血容量急剧下降，全身微循环功能明显障碍，多脏器血液灌注严重不足为首要变化的，以全身组织器官缺血、缺氧，代谢紊乱和结构损害为病理过程的，以低血压、心动过速、呼吸浅快、脉搏细弱、皮肤湿冷、苍白、紫绀、尿量减少、精神淡漠或兴奋烦躁甚至昏迷等为临床特点的急性综合征。临床上，根据发病原因可以把休克分为6种：①脓毒症性休克：多因严重革兰氏阴性杆菌感染引起，也可见于革兰氏阳性菌感染、霉菌感染、病毒感染和立克次氏体感染等；②低血容量休克：为各种原因的大量失血、失血浆（烧伤）和失液所致；③心源性休克：实为心脏泵血功能障碍，以急性心肌梗塞引起者最多见，还可发生于心肌炎、心肌病、心包填塞、严重心律失常、张力性气胸、急性肺梗塞等；④过敏性休克：最常见的是急性药物过敏，也常见于异性蛋白输入或其他过敏源的侵袭；⑤神经源性休克：主要为强烈刺激导致反射性血管扩张，周围血管阻力骤降，血容量重新分布，有效血容量相对不足等；⑥其他类型休克：包括内分泌性休克（急性肾上腺皮质功能衰竭等），溶血性休克，创伤性休克等。各型休克可以合并存在或相互转化，尤其晚期绝大多数为非单一性休克。

休克属中医学中“亡阴”、“亡阳”、“厥证”、“脱证”等范畴。然休克又非单纯之厥证和脱证，系指邪毒内陷或内伤脏气或亡津失血所致的气血逆乱，正气耗脱的一类病证。

历代医家对厥脱、亡阴、亡阳等证进行了大量深入研究。《素问·厥论》：“阳气衰于下，则为寒厥；阴气衰于下，则为热厥”。《伤寒论·厥阴病》：“凡厥者，阴阳气不相顺接”。“厥者，手足逆冷是也”。《景岳全书·杂证谟厥逆》：“气并为血虚、血并为气虚，此阴阳之偏败也……是即阴阳相离之候，故致厥脱“。并提出气脱症“宜参、芪、归、术、地黄、枸杞、大补元煎之属，甚者以回阳饮、独参汤之类主之”；“血脱者如大崩大吐，或产血尽脱，则气亦随之而脱”，应“急用人参一、二两煎汤灌之”。《活人书·卷四·问手足厥冷》提出对冷厥证可选用四逆汤，通脉四逆汤等，对热厥者可“白虎汤、承气汤随证用之”。《伤寒论》并对本证的预后提出“厥少热多其病当愈，寒多热少阳气退，其病进也”。一般而论厥证较轻，脱证较重。病情严重或治疗失当，可由厥转脱，成为亡阴、亡阳，甚致“阴阳离决，精气乃绝”，终致不治。中医学有关厥脱和亡阴、亡阳等的论述，为中西医结合防治休克奠定了基础。

一、临床研究

我国自1949年以来，对中西医结合防治休克做了大量基础及临床研究。1984年成立了国家中医药管理局医政司厥脱急症协作组，极大地推动了此项工作的进展，并相应地研制及生产了多种急救用药。在剂型改革方面亦有极大的飞跃，生产出多种可供静脉注射及肌肉注射的急救中药针剂。1992年国家中医药管理局公布了首批15种急诊科（室）必备中成药。1994年对第一批药物进行复审、并征选第二批共37种，推动了急症事业的发展。1996年国家中医药管理局医政司组织了全国第二届中医急症学术会议。厥脱急症协作组对厥脱症的基础和临床研究进行了全面、系统的总结，为今后进一步开展工作奠定了坚实的基础。

（一）休克与厥脱的相关性研究

厥脱急症协作组综合国内多数专家的观点，认为厥为脱之轻证，主要表现为突然昏倒，不省人事或移时苏醒，四肢厥冷；脱为厥之变证，兼见大汗淋漓，脉微欲绝，虚多实少，在临床上厥轻脱重，往往互相转化。协作组将厥脱证的涵义限定于非单纯之厥或脱证，指邪毒内陷，或内伤脏气，或亡血伤津，或剧痛外伤所致的气血逆乱，正气耗脱的一类病症。多数专家认为从临床特点、发病演变、脉证分析等方面来看，“厥脱”基本与“休克”相符，从而为中西医结合研究提供了理论依据。

（二）病机和辨证分型

病机可归纳为外感六淫邪毒、药物过敏或中毒、大怒、大恐、情志所伤、创伤、剧痛、久病体弱、正不胜邪、邪毒内陷、致脏腑功能失调、气机逆乱、致高热、大汗、大吐、大泻、大失血、气血精津亏耗、气血运行障碍所致。各家分型不大一致。目前大都认同黄星垣的分型方法。黄星垣将休克分为厥逆证与闭脱证两类。厥逆证分为寒厥（又称阴厥）与热厥（又称阳厥）两种；闭脱证分为闭证与脱证，脱证又分为阴血脱证（亡阴）、阳气脱证（亡阳）和阴阳俱脱证3种。此外，还提出了休克的辨病分型法。将休克分为病毒内陷型、痰气厥脱型、阳气脱型、阴血脱型和阴阳俱脱型等几型；将心源性休克分为阴竭阳绝和阴损阳衰两型；把休克合并急性弥漫性血管内凝血分为热盛瘀血型、血虚瘀血型和气虚瘀血型3类。

（三）临床用药及疗效

因休克的治疗必须着眼于“急”，故应首选静脉注射剂。但在注射剂研制中应突出辨证配套。

目前经实践及调研，已从有效组方中筛选出多种有效的单味或小复方制成注射剂，并达到辨证配套。包括回阳固脱的参附、参青注射液；益气养阴的参麦、生脉注射液；理气救逆的救心复脉注射液（原名为枳实注射液），升压灵注射液（陈皮）；活血通脉的洋金花、东莨菪碱注射液及心脉龙注射液等。

1. 益气回阳法　常用的有参附及参附青注射液。

（1）参附注射液：主要成分为红参、附片。功能主要为回阳救逆，益气固脱。主治阳气暴脱的厥脱证（各种休克）。用法：治疗厥脱证时，可在抗感染、纠正酸中毒和补充血容量的同时，用参附注射液40ml静脉推注，每15分钟一次，连接用药4～8次，血压回升，厥脱改善后，改为参附注射液100ml加入10%葡萄糖液100ml中静脉滴注，直至休克纠正。若3小时内血压无回升，6小时内厥脱无改善，可加用血管活性药物。临床用于治疗各型休克，总有效率达80%～90%。

实验表明参附注射液对中毒性休克犬具有快速正性变力、变时效应及缓慢的外周升压作用，能降低休克动物的乳酸和血浆组织蛋白酶的活性。对心肌培养细胞的缺氧、缺糖性损伤具有明显的保护作用。

（2）参附青注射液：用于中毒性休克，有效率80.5%。阳气暴脱者有效率达95%，而对真阴耗竭者有效率仅31%。说明辨证用药的重要性。实验表明该药具有增强心肌收缩力，抑制内毒素所致肠系膜微动脉痉挛，提高血浆cAMP水平和6-keto-$PGF_1\alpha$浓度的作用，对TXB_2则有轻度抑制作用。此外，该制剂尚具改善血液粘滞性及血小板聚集，改善组织细胞代谢等功能。

2. 益气养阴法　常用的针剂有生脉及参麦注射液两种。

（1）生脉注射液：由人参、麦冬、五味子组成。适用于心源性休克，感染性休克及微循环障碍等症。抗休克治疗：静脉推注，每次10～20ml，加10%葡萄糖液10～20ml，缓慢推注（5分钟以上）。亦可将生脉注射液60～80ml加入到5%～10%葡萄糖液或生理盐水200～250ml中，静脉滴注。临床应用生脉注射液等综合治疗措施后，血压恢复正常时间最短20分钟，最长480分钟。约三分之一患者在120分钟内恢复正常。单独应用血管活性药物效果不好时，加用生脉注射液可获稳压、升压效果。

实验研究表明生脉注射液具有增加冠脉血流量、调整心肌代谢、降低心肌耗氧量和耗能量，提高耐缺氧能力；迅速全面地改善血流动力参数；显著对抗毛细血管通透性增高；降低血液粘度和血小板聚集，减少纤维蛋白原、促进纤溶过程、抑制血栓形成、改善血液流变学异常，改善微循环等作用。

（2）参麦注射液：参麦注射液（人参、麦冬）是由生脉散简化而来。具有大补元气、益气固脱、养阴生津、补心复脉之功。静脉注射可用于各种休克、心力衰竭等证，其作用具有互相协调、整体统一的特点。中山医科大学附属第一医院心内科在应用血流导向漂浮导管监测血流动力学的条件下，用参麦注射液抢救急性心肌梗塞患者15例，观察从开口右房的导管管腔快速注入参麦注射液10ml（加入到5%葡萄糖液10ml中）后血流动力学的变化。结果原心率快（≥100次/分）的6例，用药后15～30分钟均有较明显的下降。心率缓慢（≤60次/分）的7例，用药后均有大幅度提高；原血压较高者7例，用药后降低，原血压较低者6例，均大幅度升高。与此同时，呼吸频率下降，动脉氧饱和度升高。同济医科大学通过大鼠慢性缺氧模型膈肌组织化学和超微结构的变化研究，证实参麦注射液可明显改善慢性缺氧所致之琥珀酸脱氢酶（SDH）及终板胆碱脂酶（ChE）活性降低和神经冲动传递。超微结构研究亦提示参麦注射液可显著改善线粒体的损害，且运动终板膜电子密度正常，突触间隙清晰、囊泡丰富。湖南医科大学药理教研室用离体家兔心脏模型证实参麦注射液可以预防自由基损伤。凡此种种，均为临床应用提供了依据。

3. 行气活血法　研究较深入及疗效满意的注射剂有以下几种：

（1）升压灵注射针剂：金妙文等用升压灵注射液治疗厥脱，并与西药对照组对比。结果升压灵治疗组总有效率96.44%，对照组84%。两组有显著差异。治疗组升压、稳定、症状改善、降低病死率方面均优于对照组。

升压灵注射液（陈皮提取物）其主要成分为对羟福林。用法为20～30ml，加入10%葡萄糖液250ml中，静脉滴注，滴数为20～30滴/分。用药升压时间为10分钟～3小时。实验表明该药对犬、猫、大鼠等各种动物造成的失血性、创伤性、感染性和催眠药中毒等所致的休克均有显著疗效。对过敏休克也有一定的保护和预防作用。其作用机制主要兴奋α-肾上腺素能受体。该制剂研究为国家八五科技攻关课题。

（2）救心复脉注射液（枳实注射液）：该制剂具有升压和强心作用。用于治疗各型休克效果满意。总有效率为86.7%，显效占68%。一般用药20分钟～4小时内即能见到升压效果。枳实的有效成分为对羟福林和N-甲基酪胺，实验表明该制剂对内毒素休克及出血性休克犬有升高血压、增强心输出量、增加尿量等作用。对戊巴比妥钠诱发的麻醉犬急性心力衰竭和心源性休克，可增加心肌收缩力，升高左室收缩压，降低左室舒张末压，增加dp/dt max，缩短R-dp/dt max，增加心率、心输出量、收缩期及舒张期动脉血压和左室作功。其作用与多巴胺相似。为八五科技攻关课题。

4. 活血通脉法　主要为莨菪类药。也称阿托品类药。我国已故儿科专家钱潮首先于1959年在中毒型细菌性痢疾患儿中发现小血管痉挛，应用较大剂量阿托品抢救获得成功。1965年祝寿河等在暴发型流行性脑脊髓膜炎患儿中，发现甲襞微循环障碍，用大剂量山莨菪碱治疗取得较好疗效，并证明微循环障碍与病情变化密切相关，亦与儿茶酚胺、5-羟色胺、组胺等的数量变化相关。其后的研究均证实休克的发病与微循环障碍有关，有学者提出以微血管为中心，可将休克划分为痉挛期（Ⅰ期）、扩张期（Ⅱ期）和衰竭期。解除微血管痉挛、改善微循环是防治各型休克的重要一环。

我国许多中草药中都含有莨菪类生物碱。如颠茄中的主要生物碱为莨菪碱；洋金花中为东莨菪碱；唐古特莨菪为山莨菪碱和樟柳碱。目前临床应用的针剂有硫酸阿托品、氢溴酸山莨菪碱、氢溴酸东莨菪碱、氢溴酸樟柳碱和调微Ⅱ号等多种。

临床用于改善微循环的用法（即莨菪疗法），参考量如下：阿托品0.03～0.1mg/kg体重；山莨菪碱0.5～1.0mg/kg体重；东莨菪碱0.015～0.03mg/kg体重；樟柳碱0.2～

0.3mg/kg 体重。习惯上每次给阿托品 1～2mg；山莨菪碱 20～40mg；东莨菪碱 0.3～0.9mg；樟柳碱 10～20mg。一般每隔 15～30 分钟给药 1 次，直至达到“化”的程度。通常在 1～2 小时内给药 8～10 次，绝大多数病人可以出现“化”的临床现象。“化”后一般不能突然停药，根据病情维持用药 8～12 小时。

研究及实践表明，“化”的实质是微循环活跃，M 和 α 受体阻断。表现如下：面色潮红、口干、眩瞑、心率加快，四肢由厥冷转温暖，神智由烦躁转安静、尿量由少到多等。在达到莨菪化时，微血管痉挛解除，毛细血管开放，血压渐趋稳定。

二、实验研究

（一）理论研究

早已明确革兰氏阴性菌存活时不生成内毒素，一旦被杀死（如应用针对性的抗菌素等），菌体溃解即可释出内毒素。被杀死的细菌越多，生成的内毒素也越多，内毒素血症也越重。内毒素休克的发病是机体遭受内毒素攻击的结果。据此，天津市急救医学研究所在 1975 年提出“菌毒并治”的治疗新理论，即选用针对性的抗生素杀菌抑菌，同时应用抗毒解毒中药神农 33 号中药针剂，从而达到提高疗效，降低病死率的目的。

（二）抢救用药物研究

1. 神农 33 号注射针剂　该制剂基方为血府逐瘀汤。实验表明该制剂可防治内毒素引起的下述 5 个方面的损害：①心肝肺肾等器官细胞损害，血管内皮细胞、血小板和多形核细胞中毒性损害；②生命器官酶类水平升高；③血管活性介质的爆发性释放；④线粒体能量代谢活力降低；⑤白细胞粘壁，微循环障碍及微血管内凝血。表明神农 33 号针刺具有“解毒”作用，是脓毒症休克治疗的根本。

2. 热毒清静脉注射液　热毒清注射液是同济医科大学中西医结合研究所研制成的清热解毒方（原名抗炎 6 号），由金银花、蒲公英、大青叶、鱼腥草组成。早期实验证明该制剂具有抑菌、抗炎、增强免疫功能及拮抗大肠杆菌内毒素的 DIC 生物效应及降解内毒素等作用。其后的研究进一步证实它可保护两次法内毒素攻击所致的动物线粒体结构和功能损害，且具稳定溶酶体膜的作用。近期（1996 年）用两次法内毒素家兔 DIC 模型进行的研究表明热毒清处理组白细胞介素-6（IL-6）、血清 C 反应蛋白（CRP）、铜蓝蛋白（CP）水平均明显低于模型组，而白蛋白（A）水平明显高于模型组。以上研究表明热毒清具有较全面地拮抗内毒素有害作用，从而有利于脓毒血症性休克的防治的作用。

3. 717 复方制剂　该制剂为江西中医学院热病研究室由牛珀至宝丹研制成的针剂。该研究室通过临床实践发现用开闭固脱法治疗难治性休克能提高抢救成功率。他们的基础实验研究证实 717 复方制剂组小鼠盲肠结扎穿孔术后的存活时间为 28.75±5.06 小时，明显长于对照组的 12.55±0.63 小时；治疗组心脏组织匀浆中丙二醛（MDA）和肝脏中 MDA 分别为 239.62 ± 12.41nmol/mg · pro 和 272.41 ± 5.92nmol/mg · pro。均明显低于对照组的 297.88 ± 17.01nmol/mg · pro 和 428.77 ± 15.14nmol/mg · pro。提示 717 复方制剂是通过抗氧化作用而使感染性休克的病理过程得以截断而起保护作用的。

4. 救心复脉注射液（枳实注射液）　早在 1955 年即有枳实制剂对动物有升压作用的研究报告。1974 年对枳实升压有效成分进行提纯，鉴定为对羟福林和 N-甲基酪胺。其后在枳实注射液抗休克研究的启示下，1980 年以来相继有上海中医院以青皮和参、附相伍，制成参附青注射液；南京中医学院以枳实和牛膝、山萸肉相辅制成抗厥注射液；以陈皮制成升压灵注射液等。显见枳实在抗休克，提升血压中有重要作用。实验研究表明枳实升压机制如下：枳实的有效成分对羟福林（syncphrine，SP）作为拟肾上腺素药，能直接兴奋 α 受体，对心脏 β 受体也有一定兴奋作用；N-甲基酪胺（N-methyltyramine，MT）与酪胺相似，通过内源性儿茶酚胺，间接兴奋 α 和 β 受体。SP 可使小白鼠血浆和心肌的 cGMP 含量增加；MT 使大白鼠血浆 cAMP 和 cGMP 含量增加。cAMP 含量增加可激活 cAMP 蛋白激酶，促进肌浆网摄取 Ca^{2+} 的速度，从而使心肌收缩力加强；cGMP 增加可使血管收缩。综上所述枳实有效成分具有强心，增加心输出量，改善心泵血功能及提高总外周阻力。此外，枳实中的黄酮类物质有抗氧化作用；新橙皮甙具有抗炎作用；3-甲基槲皮酮有病毒 RNA 合成抑制作用；香豆素化合物具抑制血小板聚集和抗血栓形成作用等。这部分作用在抗休克中均起一定有益作用，尚有待进一步深入研究。

三、展望

近年来的临床及实验研究均已明确休克是多脏器功能损害综合征(MODS)的重要病因之一，又已明确休克时机体反应产生多种细胞因子，直接影响休克的进展和严重程度。细胞因子主要由单核巨噬细胞系统、中性粒细胞、内皮细胞、成纤维细胞和自然杀伤细胞（NK 细胞）等产生。细胞因子间呈互为网络的联锁效应，互相诱导或影响其活性。故近年来对休克的研究已渐侧重于中药对细胞因子的影响方面，且已获得不少成绩。此外，业已明确氧自由基（包括氧代谢产物)、Ca^{2+}内流、氧化氮等与细胞损害有关，是休克进一步发展致器官功能损害的重要环节。这方面的研究也极丰富，详见各有关章节。近年较重要的研究简介于下：

1. 同济医科大学对热毒清注射液进行了研究，证实该制剂可抑制内毒素导致的实验动物白细胞介质-6 (IL-6)、C 反应蛋白 (CRP) 及铜蓝蛋白的升高。

2. 北京中医研究所等通过观察中性粒细胞（PMN）化学发光及检测 H_2O_2 以及用 Fura-2/AM 荧光探针测定细胞内 Ca^{2+}浓度等证实中药锦灯笼的主要成分酸浆苦素 B（Phynalin B，PhB）在 0.25%，50%及 100%时对 PMN 化学发光有剂量依赖性抑制作用，直线回归 r＝0.983。对调理酵母多糖激活的 PMN 产生 H_2O_2 有剂量依赖抑制作用，r＝－0.970 表明 PhB 可通过抑制激活中性粒细胞产生活性氧，从而起到抗炎作用，又证明 PhB 可抑制激活 PMN 的细胞内 Ca^{2+}浓度（$[Ca^{2+}]_i$）。以上研究提示该药极具应用前景。

3. 天津市中西医结合急腹症研究所利用电子自旋共振技术(ESR)直接测定大鼠腹腔巨噬细胞经不同浓度内毒素刺激 60 分钟后释放自由基水平的动态改变及寒下药物清除自由基作用。结果表明，内毒素体外能诱使大鼠腹腔巨噬细胞产生自由基，并呈剂量依赖效应。以大承气汤为代表的寒下方剂能显著抑制大鼠腹腔巨噬细胞释放自由基，表明寒下方剂能清除自由基，抑制巨噬细胞呼吸爆发的产生。

4. 华北煤炭医学院根据川芎嗪具有扩张血管、减弱血小板表面活性，抑制血小板聚集、降低血粘度等功效，从抗脂质过氧化和抗细胞内钙超载等方面进行川芎嗪抗创伤性休克的研究。发现川芎嗪可明显减轻动物创伤后血压进行性降低（直至休克）的趋势，血浆乳酸脱氢酶（LDH）及组织蛋白酶 D（CD）活性增高，肺水肿及胃粘膜缺损等变化，并证实该药可使创伤动物血浆和组织脂质过氧化物丙二醛（MDA）含量及组织细胞内钙含量明显低于非治疗组，提示川芎嗪具有抗创伤休克的作用。

5. 天津医科大学药理教研室筛选了多种中药抗炎作用，发现大黄素浓度在 5.0×10^{-6} mol/L 时耐大鼠腹腔巨噬细胞产生白细胞三烯 B_4（LTB_4）的抑制率为 88%，浓度大于 5.0×10^{-6}mol/L 时，抑制率可达 100%。厚朴经浓度为 5.9×10^{-2} g/L 时，LTB_4 的抑制率为 99.8%。相同浓度的白头翁和败酱草对 LTB_4 的抑制率分别为 94.9±0.3%和 57.9±4.2%。大黄素、厚朴、白头翁和败酱草对 5-HETE 的抑制分别达 54.3±33.2%、100%、44.4%和 100%。提示它们都是有效的抗炎药物，对防治感染性休克有一定作用。

6. 华西医科大学一院急性胰腺炎研究组在犬坏死性胰腺炎实验中，证实通下法（以大承气汤为代表）具有抗白细胞与血管内皮细胞粘附的作用。他们根据单核-巨噬细胞过度激活学说进行的另一组实验，证实早期应用中药通下法能减轻内毒素血症及 TNF 分泌。

7. 华东师范大学生物系采用检测活性氧的化学发光体系检测大黄清除多种活性氧的作用，以抑制各体系发光强度 50%的大黄浓度（IC_{50}值）作指标。结果在 O_2^-、H_2O_2、全血吞噬细胞、亚油酸脂质过氧化发光体系中，大黄的 IC_{50}值分别为 6.0μg/ml、95μg/ml、7.5mg/ml，和 28μg/ml。然而大黄对 OH 无清除作用。结论大黄是一种有效的抗氧化剂，为临床应用大黄抢救危重病提供依据。

（崔乃杰　刘天飚）

第七节 急性脑衰竭

急性脑功能衰竭即中枢神经系统功能衰竭(CNSF),是多种病因所致的一种以意识障碍为主要表现的危重临床状态。常为多种全身疾病和颅内疾患的严重后果,是致残率和病死率最高的脏器功能衰竭。临床上CNSF多见于循环骤停、全身严重感染、缺氧、代谢紊乱及中枢神经系统本身的感染、出血、栓塞及创伤等。抢救这类危重病患者时,应尽早实施脑保护、及时纠正缺氧及代谢紊乱和清除内、外源性毒性物质。预后除与原发病种类有关外,主要与衰竭程度和治疗措施有关。轻型CNSF多可恢复,重型每遗有智力、意识和运动障碍,严重者可致死亡。

脑功能障碍/衰竭程度,通常依据1974年制订的Glasgow昏迷程度积分(表3-13),凡积分<8者预后不良;积分5~7者预后恶劣;积分<4者罕见存活。正常人积分为15。

表3-13 1974年Glasgow昏迷计分

睁眼反应		应答反应		运动反应	
自动睁眼	4分	正确回答	5分	遵嘱执行动作	6分
闻声后睁眼	3分	能对答,但定向力不准确	4分	疼痛刺激可引起的保护性反应	5分
刺痛后睁眼	2分	答非所问	3分	对痛刺激有反应但无目的性	4分
无反应	1分	言意难辨	2分	去皮质强直	2分
		无反应	1分	无反应	1分

1995年全国危重病急救医学学术会议(庐山)通过的"多脏器功能失常综合征(MODS)病情分期诊断及严重程度评分标准"中对脑损害程度制订了简单标准(表3-14)。

表3-14 脑功能失常严重度评分

诊断依据	评分	分期
兴奋、嗜睡;呼吸能睁眼;能交谈;有定向障碍;能听从指令	1	功能受损期
疼痛刺激能睁眼,不能交谈;语无伦次		
疼痛刺激能有屈曲或伸展反应	2	衰竭早期
对语言无反应		
对疼痛刺激无反应	3	衰竭期

脑功能衰竭属中医学"昏厥"、"昏愦"、"痉厥"和"厥逆"范畴。在中医学文献中一般描述为"昏蒙"、"昏厥"、"昏愦"和"神昏"等。多由外感热病及内伤杂病使心、脑受邪,神明不用,神识不清所引起。昏迷并非一个独立的疾病,而是多种严重疾病进入严重阶段的表示。在治疗方面除对症治疗,保护及恢复脑细胞功能外,应根据不同病因采用有针对性的治疗。中医学认为昏迷与热毒、风、痰、亡阴、亡阳关系密切。在治疗上应综合开窍醒神,先治其标。同时以清热、解毒、祛风、豁痰、救阴、回阳、杜其神昏之源,以治其本。中医学对昏迷的上述认识及丰富的经验为中西医结合治疗脑功能衰竭开辟了新的途径。

一、临床研究

本证病因复杂,病情多变,与中风、热病和血瘀等关系密切。中风大多属于内风,辨证可分脱证、闭证两类;热病、温病引起的神昏多属疾病极期,相当于西医的脓毒症/全身炎症反应综合征晚期的多脏器功能损害期的中枢神经功能衰竭;血瘀证时的昏迷等证相当于全身弥散性血管内凝血和微循环障碍导致的脑功能损害,临床应用活血化瘀方药,效果满意。

1. 中风导致的脑功能衰竭　凡以猝然昏仆或不经昏仆而伴口眼㖞斜、半身不遂、语言不利为主证者诊为中风。有神志不清者为中脏腑型,无神志改变者为中经络型。为了更好的建立中风证型的客观指标,河南省新乡市中心医院对符合中风诊断标准的1170例中风患者的颅脑CT进行了分析，结果发现中脏腑与中经络的条件除与中风性质有关外，尚与病损面积有关：单发或多发脑梗塞面积2～4cm，或腔隙性梗塞者，均为中络型；单发脑梗塞面积9～15cm，多发性最大直径为9～20cm者均属中脏腑型；脑出血在丘脑时，出血量大于15ml时，中脏腑率高达89%，而小于15ml者却有68%为中经络者，出血若破入脑室，中脏腑率高达93%，中线移位者中脏腑率亦为93%；脑出血在基底节区时，出血量大于30ml者中脏腑率增高（65%），小于30ml者，中脏腑率为35%，破入脑室者为45%，中线移位者为80%。这项研究为中风证型与疾病严重程度以及脑功能状态提供了依据。

长春中医学院在任继学等指导下，对1637例急性期中风患者进行治疗。其中西医诊断：脑梗塞1396例，脑出血241例。中医辨证：中经络者1336例，中脏腑者301例。中脏腑组中，风火上扰清窍者100例，痰热内闭心神者110例，元气败脱，心神散乱者91例。治疗方法：清开灵注射液40～120ml加入5%葡萄糖注射液或0.9%氯化钠注射液500～1500ml中，每日1～2次静脉滴注；同时根据不同症候给予益脑复健丸、醒脑健神丸、豨莶抵挡口服冲剂，鼻饲或灌肠。部分抢救病人给予参麦或参附注射液静脉推注或滴注。结果风火上扰清窍100例中，痊愈和显效分别为11和23例，总计34例，占34%；痰热内闭心神者110例中，痊愈9例，显效17例，总计26例，占24%；心神散乱者91例中痊愈2例，显效3例，占5%，死亡率达85.71%。表明心神散乱者病情重笃，预后极差，应尽早给予泻热醒神开窍之剂，以固护元神。本组总疗效高于现代医学治疗水平，说明中西医结合在防治中风合并脑衰方面有一定的优越性。

湖北中医学院附属医院随机将61例急性脑血管病昏迷患者分为中西医结合治疗组（31例）与对照组（30例），前组采用安宫牛黄丸合脱水、止血、降压等西药常规治疗，后一组单用脱水、止血、降压等西药。结果治疗组神志清醒10例，死亡14例；对照组清醒3例，死亡20例。表明安宫牛黄丸的开窍醒神作用对急性脑血管病昏迷的神智改善有积极意义。此外有作者用牛黄醒脑注射液治疗脑出血48例，亦取得较好疗效。该药的方药组成基础为安宫牛黄丸。有人应用安宫牛黄丸等综合治疗脑卒中急性期患者36例，其中神昧者16例全部显效，神昏者20例，显效2例，有效13例，总有效率为86%，表明安宫牛黄丸治疗脑卒中急性期神昏症有显著疗效。

2. 高热病有关的脑衰竭　即西医的中毒性脑病范畴，属热病神昏。中医学认为六淫之邪和疫毒疠气所致之外感急重热病，主要病机为邪毒化热，热毒蕴结充斥表里，若热毒不解则导致卫气营血传变，甚至逆传心包，内陷厥阴，神昏惊厥，耗血动血等危象之见。治疗方面除根据卫气营血辨证论治外，还应针对各种温病的不同病机采用清热解毒法、凉开法、通下法、滋阴法、益气固脱法、回阳救逆法及活血化瘀法等。

“乙脑”昏迷、抽搐、身僵等症极为常见。暑邪初传营分时，用生石膏、知母、连翘、玄参、栀子、菖蒲、加服安宫牛黄丸；至气血两燔、治以气血两清，用石膏、知母、生地、麦冬、天竺黄等；昏迷抽搐、身僵乃浊痰郁遏心阳，宜用豁痰开窍，通阳化浊之菖蒲郁金汤。另有文献报告加用甘草甜素（强力宁）(2ml/kg)治疗流行性乙型脑炎38例，结果治愈好转率95%，而对照组为83%。浙江省永康市人民医院用自拟之乙脑Ⅱ号（大青叶、板蓝根、生石膏、知母、甘草、连翘、钩藤）治疗重型、暴发型乙脑收到明显高于西医治疗组的效果。

流行性出血热昏迷，急性腮腺炎伴昏迷及头面带状疱疹引起昏迷等，中西医结合效果均较单纯西医治疗为佳。

3. 颅脑外伤致脑衰竭　脑挫裂伤并颅内血肿属中医学外伤瘀证范畴。脑为诸阳之会，诸神之聚，为人身至精至粹之处。脑受外伤则瘀浊阻闭，气血逆乱，失神失用。用具有芳香开窍、活血通络之功的通窍活血汤加味可获显效。河南华西县中医院经验，该方醒神之功明显，适用于昏迷患者的抢救，神志转清后即可停用，改用理气泻瘀，益气固本，通经活络之剂调理善后。浙医大二院中医科报导闭合性颅脑损伤40例，经CT或MRI检查有脑挫裂伤或颅内血肿，伴不同程度昏迷者27例。他们应用中药大黄、葶苈子、血竭、茯苓、胆星、桃红四物加减等内服，加用川芎嗪、参麦注射液；早期应用甘露醇，部分病例加用肾上腺皮质激素治疗，取得了满意的结果：治疗19例，显效17例，减轻4例。此外，应用活血醒脑汤治疗的效果亦佳。该方由红参、黄芪、石菖蒲、郁金及胆南星等组成，中度昏迷加肉桂、丹参；深昏迷另加僵蚕、竹沥。结果显效（用药3日后神清）14例，有效5例，无效2例。此外用清开灵注射对颅脑外伤所致意识丧失脑水肿疗效肯定。

4．其他疾病导致的脑衰竭　有报导应用青蒿琥酯静脉注射治疗脑型疟33例。3天疗程总剂量240～300mg。结果治愈31例，死亡2例。平均昏迷清醒时间18.9±11.4小时，平均退热时间29.9±35.8小时，平均原虫转阴时间54.9±30.6小时。

吉林省吉林市中西医结合医院采用中西医结合治疗急性氯气中毒性脑病15例，收到极明显的效果。患者除接受常规西医治疗外，静注醒脑静注射液，每次20ml静脉或静滴，每天一次。结果经3天抢救，15例全部痊愈出院。

此外，针灸在治疗脑衰竭中的临床应用的效果满意。

二、基础实验研究

北京中医学院药理教研组在大鼠中观察了安宫牛黄丸和清开灵注射液对正常动物皮层电图（ECOG）和氯化铵诱导氨昏迷动物模型的保护作用。实验证明安宫牛黄丸和清开灵Ⅱ注射液（含麝香、冰片、郁金等）对氨昏迷动物均能减轻或抑制其精神症状和ECOG的恶化，并降低死亡率。

黑龙江中医学院用大鼠全脑反复缺血再灌流动物模型，观察增智口服液对大鼠顶叶灰质，海马及海马回，大脑白质等细胞的病理变化程度，评价该药的作用。结果证实该制剂确有明显的保护作用。

湖南中医学院活血化瘀研究室在家兔脑四血管法缺血再灌注模型中，观察益气方（单味黄芪）、活血方（赤芍、川芎、桃仁、红花、丹参、地龙）、益气活血方（黄芪、赤芍、川芎、桃仁、红花、丹参、地龙）对血栓素A_2，前列腺素及环核苷酸的影响。结果发现活血方和益气活血方均可抑制再灌注后脑TXB_2的升高，提高6-酮-$PGF_1\alpha$含量。活血方还可抑制脑cAMP的升高。

上述基础研究为防治脑功能损害/衰竭提供了重要的实验依据。

三、展望

近年研究重点逐步深入到发病机理、药物作用机制及剂型改革方面。对单味药人参、三七皂甙、川芎嗪、山莨菪碱（654-2）及荞麦花粉水溶性黄酮部分等的研究均显示有一定防治脑功能损害的作用。静脉针剂的研究亦已取得不少成绩，如清开灵及醒脑静等。

（崔乃杰　付　强）

第八节　发　热

发热指病理性体温增高，是人体对各种致病因子的一种全身性反应。人体产热与散热是在体温中枢的调节下才处于一种平衡状态，使体温维持在腋下测得为37℃上下，每天体温差不超过1℃。任何原因造成产热＞散热，则将引起体温增高，也就是发热。临床上引起发热的原因归结起来主要有二：一者为感染性发热（包括各种致病微生物感染）；一者为非感染性发热（诸如血液病、变态反应、恶性肿瘤、结缔组织病、物理及化学损害、神经源性及其他）。

中医对发热的认识就其病因来讲与西医相吻合，发热可分为外感与内伤两大类，亦可称之为感邪与伤正。感邪多为阳邪，较伤正更为多见。尤其“伤寒”、“温病”、“温疫”等外感热病均以发热为主要表现。且病情较内伤所致者为重。外感六淫之邪以温邪、风寒之邪及疫疠之气为主。外邪侵入导致人体正气与之抗争则引起发热。内伤发热多因饮食失调、劳倦过度、房室无节、情志所伤等引起。

西医治疗发热主要在祛除病因和对症治疗。对于感染性发热在于选择有效的抗生素及提高机体免疫能力，对于非感染性发热则在于针对病因给予相应的治疗。对发热本身主要是对症给以退热剂或施以物理降温，必要时可采用人工冬眠疗法，中医治疗则依对外感与内伤不同原因所致发热采取不同治疗手段。外感所致者应采取辨证施治，祛邪以泄热。以八纲、卫气营血并结合发热的不同阶段加以辨证。治法则如《景岳全书》所载“治热之法，凡微热之气宜凉以和之；大热之气，宜寒以制之；郁热在经络者，宜疏之发之；结热在脏腑者宜追之利之……”。在治疗高热时应顾护津液，即“存得一分津液，便有一分生机”。治疗中还需注意标本缓急，力挫热势乃治标之法，需针对病因施治才是治本之法，内伤性发热治疗主要是病因治疗。近年来可供肌肉或静脉注射的针剂出现，使中西医结合治疗发热的有效率大大提高。

一、临床研究

临床辨证分型治疗发热，尤其是外感发热取得可喜成果。随着病原微生物对抗生素耐药者不断增加，抗生素的使用受到一定限制。疗效也不满意。加之直到目前，对病毒感染仍缺乏有效的药物来杀灭病毒。而中医药治疗发热的前景却十分广阔，不仅疗效好，而且无何毒副反应，这一点是抗生素所无法比拟的。中西医结合则更能发挥各自之所长、避各自之所短。利用先进的检验手段确定发热的病因及病原微生物，选用敏感的抗生素，加上中医辨证施治，大大提高了对严重感染所致发热的疗效。中药西制，供肌肉注射或静脉注射的中药制剂的应用，更保证了疗效的进一步提高。

杜树明报告了大宗感染性发热中西医结合治疗的资料并进行综合分析。其涉及93个病种2391例患者。其中病毒感染有8个病种365例（15.2%）；急性细菌性感染50个病种1685例（70.4%）；在内科疾病基础上并发急性感染的35个病种341例（14.4%）。中医按卫气营血辨证、伤寒“三阳”证辨证以及杂病脏腑辨证三种辨证方法选方用药。出现昏迷、抽搐、厥脱等并发症时则分别归入痉、厥、闭、脱等“逆传”的变证进行治疗，本组病例均为住院患者、单纯用中药治疗的计1650例（69%），治愈显效的1413例（85.64%）；加用抗生素治疗的计741例（31%），治愈显效的621例（83.81%），两组比较，无显著差异。如此大宗统计足以说明中医治疗的可靠及中西医治疗的优越性。田合群比较了1978年以前及以后治疗急性感染发热显效率的差异。总计2008例，分别为69.45%和93%，之所以如此是因为1978年以后采用了以清热解毒为主的治疗，清热解毒的作用机理并非简单的抗菌和解毒作用，主要是提高了机体的抗病能力，减轻了各种中毒反应、改善了由于邪毒所致生化代谢功能失调的严重程度。

过伟峰等报“清瘟口服液”（大青叶、银花、生石膏、大黄、赤芍、白茅根等）治疗病毒性高热100例，总有效率达94.5%，高于抗生素对照组的85.4%（P＜0.01）。且体温开始下降时间、恢复到正常时间均短于对照组。还能减轻流行性出血热的肾损害，改善微循环，对机体免疫具有双向调节作用。

西苑医院报导清热解毒灵（藿香、芥穗、银花、板蓝根、滑石、生石膏、薄荷、甘草）治疗由多种病毒感染所致流行性咽结膜炎41例。患者有高热（39℃以上）且稽留不退、各种抗生素及退热剂治疗无效。用清热解毒灵一天内退热者37例（90.2%），1～2天退热者4例（9.8%）。其他症状也多在两天内消失，扁桃腺红肿及伪膜消失者88.9%。

王德华报导用解毒化瘀汤（七叶一枝花、白花蛇舌草、半边莲、金钱草、丹参、枳实、黄连、生大黄）口服及保留灌肠治疗急性胆道系统感染、与抗生素组对照观察，其退热及症状缓解、血中内毒素转阴等均较抗生素组显著为优。

北京中医学院采用“温热清”（生石膏、知母、黄芩、僵蚕、紫草、生大黄等）直肠点滴治疗急性热病33例。疗效优于口服给药组。直肠点滴给药中医古称为导法，能使药物规律地持续地吸收，发挥作用快、作用时间长，在急性热病中可以发挥更大的作用。

以王今达教授为首提出了“菌毒并治”的新理论。指在革兰氏阴性菌感染导致严重感染或败血症时，治疗上在选用敏感抗生素杀菌抑菌的同时，用抗毒解毒的中药，包括通里攻下法清除肠道内毒素，达到细菌与毒素并治的目的，从而提高疗效，降低了病死率，临床上应用具有解毒抗毒作用的中药复方静脉制剂（神农33号）治疗感染性多系统器官功能衰竭

(MSOF)。全组病人共100例，随机分为“菌毒并治”组和对照组（单纯西药组)。两组脏衰的均数及计分具有可比性。结果表明“菌毒并治”组治愈率70%，病死率30%，显著高于对照组，分别为24%和76%，P值均<0.01。

在辨证施治原则指导下,运用现代技术,将中药制成各种新型制剂,如气雾剂、贴膜剂、舌下含片、滴丸、霜剂、针剂、静脉输液剂等，不仅提高了疗效，而且将中西医结合治疗急性感染推入了新的阶段，杜怀棠等用荆防针（荆芥、防风、羌活、独活）治疗各种发热60例，设安痛定为对照。结果荆防针组症状改善优于对照组且副反应小。曹强等用蒿甲醚注射液治疗各种原因发热、效果好、出汗少、无副反应。刘新群用柴胡注射液治疗发热亦取得满意效果，静脉制剂“清开灵”、“双黄连”等在临床应用愈来愈广，这是基于其效果好，无毒副反应才得以被医生认可、被患者接受。中医固有的一些治疗方法诸如针刺疗法、刮痧疗法、中药煎水擦浴等在发热的治疗中都占有一席之地。

二、实验研究

中医治疗发热，尤其是感染性发热是在辨证基础上，以清热解毒、活血化瘀、益气扶正、下法和解表法则为主。许多确无抗生作用的方药，临床却有良好的效果，应该认为中医的治疗有别于西医的抗生疗法。主要在于增强机体的抗感染能力，调整机体对感染的反应性。在病原微生物与机体这对矛盾中，机体起主导作用，尤其是机体的免疫功能状态，对感染的发生、发展及结局起着至关重要的作用。西医治疗感染所用的抗生素、非甾体类抗炎药、肾上腺皮质激素对免疫功能多有较强的抑制作用。而中医治疗感染常用的清热解毒方药则能增强机体的抗感染免疫功能，包括增强多形核白细胞及巨噬细胞系统的吞噬能力，提高血清或分泌液中溶菌酶水平、增强补体活性、促进抗体生成和细胞免疫。此类药物对炎症过程的作用是在炎症早期使毛细血管通透性增加，抑制渗出和水肿。在炎症中期促进白细胞向炎症区聚集,在炎症晚期对肉芽屏障形成无抑制作用。近年发现此类药物在体内有明显的抗毒作用或对抗病原微生物毒素的病理学效应。其作用机理或使毒素直接灭活,或能加速毒素从体内排出。此类药物的解热作用已经证实。此外还有抗过敏、抗休克、改善微循环、促肾上腺皮质功能、抑制血小板功能、保肝、利胆、镇静等广泛的作用。这些无疑对抗感染的治疗具有重要意义。中西医结合治疗的优势在于，抗生素可弥补清热解毒方药抗菌作用较弱的不足，而清热解毒方药可促进机体抗感染免疫、抗炎症及其他广泛的作用则可对抗抗生素、非甾体抗炎药及激素对免疫功能、炎症反应等的非特异性抑制的不良作用。中西医恰恰达到相辅相成，提高疗效的可喜结果。

上海医科大学研究证实清热解毒的中药穿心莲试管内直接抗菌作用甚微、但能明显提高中性粒细胞吞噬能力。南京中医学院以清热解毒为主的抗戾散（蝉衣、僵蚕、姜黄、大黄、槟榔、厚朴、草果、黄芩、知母、升麻等）治疗多种严重病毒感染获得显效。实验研究发现抗戾散对病毒感染状态下的纯种小鼠能促进其产生高效价干扰素来对抗病毒的感染。

过伟峰等经实验研究表明，“清瘟口服液”对感染兔出血热病毒的家兔有明显保护作用，能延迟发热潜伏期及高峰期、降低发热指数、减低脑脊液前列腺素E_2(PGE_2)含量、改善血流变性、提高细胞免疫功能。

胡立平等研究证实中药川芎不仅能提高正常小鼠T淋巴细胞转化功能，而且可使由兔抗小鼠淋巴细胞血清(ALS)所致细胞免疫功能低下的小鼠淋巴细胞转化功能提高。

李鸣真研究证实“热毒清”(金银花、蒲公英、大青叶、鱼腥草）对感染大鼠显示抑菌、抗炎、解热、增强机体免疫功能及拮抗内毒素作用。还能保护溶酶体和线粒体免疫内毒素损伤。

另有研究结果表明中药具有广泛的多环节抗感染作用。诸如生脉散+黄芪可显著提高LAK细胞活性。黄芩甙可选择性抑制脂加氧酶而有抗炎症反应作用。黄芩甙锌有清除氧自由基能力、提高血清溶菌酶含量及巨噬细胞吞噬能力。当归可促进正常小鼠体液和细胞免疫功能，使受损的免疫功能提高，补阳还五汤对非特异性和特异性免疫功能均有增进作用。

北京广安门医院研究柴荆针即刻退热作用是因其作用于体温调节中枢。能扩张皮肤血管，使汗腺分泌旺盛，柴胡与荆芥配伍有协同作用，此针剂在广安门医院急诊已取代西药退热剂。陕西中医学院对犀角地黄汤进行深入研究，药物组成中的丹皮粉、芍药甙对实验发热家兔有良好退热作用，还有镇静、抗惊厥、增强免疫功能、抑菌、抗病毒、抗真菌作用。犀角地黄汤的降低血液粘滞度、抗凝及溶栓、降低毛细血管通透性、防止炎症扩散、扩张血管、改善循环、解热镇痛等作用也都经实验证实。

三、展望

中西医结合治疗发热已取得满意的疗效，尤其是感染性发热的治疗。在临床病理上既重视了常态的一般表现，又重视了个体差异的特殊变化。把采取针对性抗病原微生物治疗与调动和提高机体抗病能力，减轻致病因子所致毒害反应的治疗结合起来，今后的工作是在已取得成绩基础上进一步深入探讨，在辨证基础上对发热的病因、病机归纳总结，提出完整的理论体系，相应制定规范化治疗准则。大力改革剂型，研制速效高效的新制剂，特别是复方中药静脉制剂，进一步提高疗效。努力改进科研设计、按照中西医结合的特色探讨最有效的药用机理。采取多途径给药，多种方式治疗，发扬中医和西医各自优势，在发热的治疗中取得新的进展和成就。

（王家泰　王　彤）

第九节　中　毒

中毒是指某些物质（如化学品、药物、食物等）接触人体或进入体内在一定条件下与体液组织相互作用，损害组织，破坏神经与体液调节机能，使正常生理功能发生严重障碍引起一系列代谢紊乱甚至危及生命。

中医认为凡有毒物经食道、气道、皮肤、脉管等进入人体，损伤人体正气造成脏腑气血功能紊乱，甚至阴阳离绝者，称为中毒。某些物质摄入过量亦可引起中毒。中医认为“凡食物诸品，莫不有阴阳五行俱焉，漫不察其寒温燥湿之性，顺逆宜忌之因，人性南北异禀，食物南北异种，一或犯之，棘喉溃腹。”（《圣济总录、食毒》）。对于药物中毒，中医认为“服药过剂，反伤正气，致八邪干心”“然毒药攻邪，不必过剂，过则反伤正气，犹以五味致养，稍过亦能为害，此理之必至也。”在治法上主张“是中毒药也急治则差。”（《普济方·解诸饮食中毒》）。

现代医学治疗中毒时主要采取吸入或者接触毒物者应首先使其脱离现场，然后给予催吐、洗胃、导泄、利尿及一般解毒剂的作用。一般支持疗效：如维持呼吸循环功能、脑、心、肝、肾的保护等，血液净化、高压氧治疗。虽然单用西医抢救已有丰富经验，但近年文献报道中西医结合抢救较单用西医为优，为中西医结合治疗本病开辟了新的途径。

一、临床研究

由于临床上对中毒的认识，对中毒的治疗原则主要为抓住抢救时机，排出毒物、解毒及治疗中毒并发症。治法上常用：涌吐、排毒、泻下排毒、发热散毒、利尿排毒、清热解毒和中和解毒。常用处方有加味承气汤、绿豆解毒汤、单味大黄、番泻叶等。根据毒物不同及并发症不同合用醒脑开窍、活血化瘀等治法。

王尧用单味大黄调味承气汤治疗急性经口有机磷中毒74例与单用西药组32例比较，结果治疗组治愈率高于对照组，证明大黄能提高临床疗效且无毒副反应，方便、经济、实用。这一治愈率高于单纯西医治愈率，且在促进排便，清除胃肠残毒，拮抗阿托品过量反应，防止反跳，简捷病程等方面较单纯西药治疗技高一筹。另外大黄具有解除微循环障碍，恢复肝细胞功能，促进蛋白合成，促使人体产生干扰素，使滞留在肠道的病原体、毒素等加速排出，减少吸收，并增加全身组织的血液灌流，使心率减慢，心肌耗氧量降低等作用。江苏宋明星等应用加味大承气汤鼻饲（或口服）并灌肠导泄（治疗组）与用硫酸镁导泻（对照组）比较。结果：治疗组阿托品用量明显少于对照组，通下作用好，症状消失时间快，平均住院天数少，均优于对照组（$P<0.01$）。

陈斌等以绿豆解毒汤为主治疗急性中毒93例，结果有效率100%。对肝肾功能影响的观察，31例治疗前后检测血BUN、Cr分别为

23.7±8.55mmol/L 及 6.4±1.37mmol/L，差异有非常显著意义，(P＜0.01)。26 例治疗前后作 GPT 测定，分别为：200±39.67ᵘ，110±13.65ᵘ 差异有非常显著意义（P＜0.01）其主要根据一般中毒症状所共有的毒热内聚，津液耗伤，损及五脏的特点而采用解毒、排毒、清热养阴的治疗方法。方中绿豆、生甘草甘寒、养阴、解毒，白茅根、生大黄利尿、通便、排毒，二花、石斛清热、养阴、增液，减少毒素的吸收。竹茹、丹参清心火，养心脉达到安神定志作用。诸药合用，共奏清毒热、养阴液、排毒邪、安心神之效。因此在急性中毒早期应用是有临床价值的。又因其有保护肝肾，促进肝肾功能恢复的作用，故可广泛用于各种急性中毒。

刘桂莲用大承气汤合芍药甘草汤加味治疗 10 例铅中毒，10 例全部痊愈。全部患者均为常饮锡壶装的米酒，经西医诊为“铅中毒”，中医辨证属饮酒过度，湿热蕴阻中焦，化燥伤津而致阳明腑实证。铅锡乃大辛大热之物，酒本水性、火体之品，两者相遇则湿热炽盛，火毒鸱张。脾主升，喜燥恶湿、胃主降，喜湿恶燥，阳明之大肠又是运行水谷糟粕之道路，今火毒湿热结于胃肠，气血瘀滞，腑气不通，不通则痛。故腹痛不安、胀满不舒，火毒耗阴伤津，传导失常，故腹痛绵绵不休，大便燥结数日不下，高热汗出，尿赤、苔黄腻，脉滑数，浊气在下，升降失司，乃邪热亢盛之象，阳明之夹实，有是证乃用是药，故取《伤寒论》中大承气汤、芍药甘草汤加味合而为治。

有报道对急性嗜盐菌食物中毒者，采用刺血法治疗效果满意。张怀忠等用刺血法治疗急性嗜盐菌中毒 752 例，总有效率 99.6%，无一例死亡。本病的主要病理变化为回肠轻度糜烂，胃粘膜炎，各脏器瘀血和血液浓缩等提示属肠毒素样病变。微小动脉痉挛引起的急性微循环障碍是这类疾病初期具有的共同变化。这与中医“恶血留内”、“气滞血瘀”等有关病机的理论基本一致。“视其血络，刺出其血，无令恶血得入于经，以成其疾”及“孙络病者，治其孙络血”的理论，用刺血法祛其瘀血，以“通其经脉，调其血气”达到治疗本病之目的。

目前中毒的中医临床基础研究亦有一定的成果。如罗季安等进行丹参、蒲黄、大黄制剂对大鼠草鱼胆中毒早期肾脏损害的影响的实验，结果表明：丹参、蒲黄、大黄制剂能降低血肌酐和尿 N-乙酰-β-D-氨基葡萄糖苷酶（NAG 酶）使肌酐清除率增加，减少近曲小管上皮细胞坏死及囊腔内有红细胞的肾小球数目，为中药治疗鱼胆中毒所致肾损害提供初步依据。

雷少波等对甘草甜素对急性乙醇中毒的大鼠脂质代谢的影响，研究了急性乙醇中毒的大鼠脂质代谢的改变及甘草甜素的保护作用。与对照组比较，给 5 周龄 SD 大鼠 5%乙醇胺 5g/kg 灌胃，可使血清总脂、胆固醇及甘油三酯分别增加 31%、50%和 42%，肝脂质过氧化物（丙二醛）增加 184%，而还原型谷胱甘肽则下降 58%。预先给予甘草甜素，按 150mg/kg 灌胃 7 天，则可使乙醇引起的上述变化基本恢复正常。提示甘草甜素对乙醇引起的大鼠脂质代谢改变有保护作用。

刘亚平等经过实验证明，黄褐毛忍冬总皂甙（fulvotomentosides，FUL）对镉（Cd）所致小鼠急性肝损伤有明显保护作用。其作用机制在于 FUL 诱导肝脏各种大量金属巯基蛋白（metallo-thionein，MT）MT 结合 Cd 于细胞浆中，从而减少 Cd 在核、线粒体、微粒体及细胞高分子蛋白质的分布，由此减轻 Cd 对肝细胞的毒性。

杨敬榕等观察了乌蕨的 4 种提取物对小鼠砷和氯化胺急性中毒的解毒作用，结果表明：乌蕨提取物 B 及 C 能明显降低小鼠的死亡率，提取物 C 尚可使小鼠对砷耐受量提高，使其 LD_{50} 从 31.1±4.3mg/kg 提高达 38.2±5.9mg/kg。4 种提取物对小鼠 NH_4Cl 中毒皆可降低其死亡率，但与对照组相比，差异无显著意义（P＞0.05）。

董筱玉利用 D-氨基半乳糖造成大鼠急性肝损伤的模型，对何首乌（cynanchum auticulatum）的提取物—氨基酸、多糖的肝细胞保护作用进行了实验研究，结果表明它们不但能提高肝损大鼠的存活率和降低血清胆红素和转氨酶的作用，而且能显著提高肝细胞酶的生物活性。

二、展望

急性中毒的中医救治取得了一定的进展，治疗原则及方法依辨证确定外，基本上以排毒、解毒为主。对某些中毒如氨基糖甙类药物、铅中毒治疗充分体现了中医或中西医结合的优越性。但亦存在着许多不足之处，如仍停留在以内服汤药为主的抢救手段，难以适应急症病情的需要，以中医辨证论治为主则不易发现或找出针对性的特效方药。即使有些解毒方药如甘草绿豆汤类亦属广谱解毒剂。此外由于个案报道较多，有些报道又缺乏严格对照，因此有的疗效难以肯定。加之缺乏实验室药理研究，治疗机制尚未阐明，故今后需要进一步改进急救中药剂型，对中毒的急症辨证的经验型过渡到标准型，用同一标准尺度对疾病进行诊治，指导临床药效学研究，加强基础药理、毒理研究，使中西医结合治疗中毒取得更大突破进展。

（曹书华　徐　杰）

第十节 "菌毒并治"防治感染性多系统脏器功能衰竭

感染性多系统脏器衰竭（Septic Multiple System Organ Failure）（以下简称MSOF），是由于感染病因致两个或两个以上脏器同时衰竭的疾病过程。据我们临床观察，其严重感染相当中医的"热毒证"，其病理过程，可因热毒直中，逆传或脏间乘侮而致一个和几个脏器序贯引致脏气耗伤之极而衰，衰而竭之一类的病症。

"菌毒并治"是中西医结合治疗MSOF的新理论、新治法，是将中医和西医在治法上各自所长，有机结合起来，选用对不同菌法有针对性的抗生素杀菌抑菌，以中医解表之法拮抗内毒素及由此而引发的有害物质（如炎性介质等）对机体的损害。

现代医学的严重感染始动病因是内毒素，中医外感热病的"毒"有热毒、湿毒、寒毒、风毒、燥毒、瘀毒等多种致病之"毒"，中医认为"热乃毒生、变由毒起"。把中西医两者不同之长结合起来：西医治菌、中医治毒，"菌毒并治"，即祛"毒"之由来，又除"毒"之所害，将由根本上提高MSOF的防治疗效。

一、临床研究

王今达等于1975年提出了"菌毒并治"的新理论、新疗法，并报告了这一疗法的临床研究之结果：将100例MSOF病人，分为两组，非"菌毒并治"组和"菌毒并治"组各50例，其脏衰数分别为2个者11/14，3个者16/22，4个者14/10，5个者7/7，6个者2/8。其"菌毒并治"组，在现代医学综合疗法基础上加用纯中药静脉针剂神农33号（以下简称"神农33"）每次100ml每6～12小时一次，静脉滴注，"神农33"为具有清热活血解毒作用的纯中药制剂。非"菌毒并治"组，在现代医学综合疗法基础上不用"神农33"，改用等量生理盐水。治疗结果治愈存活率"菌毒并治"组为70%，非"菌毒并治"组为24%（P>0.01）。5个以上脏器衰竭者的死亡率为100%，这与国外报告一致，而"菌毒并治"组则为57%和50%，其疗效明显优于非"菌毒并治"组和国外报告。

王今达等还报告：在"菌毒并治，清下并用，扶正祛邪"的原则指导下，应用"神农33"等对105例感染性休克取得了较好的疗效，治愈存活88例，占83.9%，死亡17例，占16.1%。

宿清和以西药抗菌素加中药通腑法（大承气汤）和扶正（生脉散），治疗感染性休克治愈27例，好转6例，死亡2例，单纯西药组，治愈17，好转11例，死亡7例，其治愈率有明显差别。

二、实验研究

王今达等对"菌毒并治"新理论新疗法，在动物实验中，进一步证明具有解毒作用的"神农33"，对内毒素性多系统脏器衰竭的多种解毒功能。

实验一，内毒素攻击后，心肝肺肾细胞形态结构的异常变化和"神农33"防治疗效。设有正常对照组，内毒素攻击组，内毒素攻击后的"神农33"治疗组，（以下分别简称对照组，内毒素组，治疗组）。内毒素组和治疗组均静脉给大肠杆菌内毒素0.25mg/Kg，对照组给等量生理盐水，治疗组给"神农33"3ml/Kg，其余2组给等量生理盐水。结果：光镜和电镜所见：内毒素组，可致成心肝肾各脏器实质细胞、血小板和多核白细胞中毒损害，亚细胞器线粒体和溶酶体也有中毒损害，治疗组所见说明"神农 33”对内毒素损害的细胞有明显疗效。

实验二，内毒素攻击后，生命器官酸类水平的异常变化和“神农 33”防治疗效。结果：比较内毒素组和治疗组，其 P 值 SGPT<0.01。

SGOT<0.05，LIH-L<0.01，CPK<0.05 证明神农 33 对中毒损害有明确治疗保护作用。

实验三，观察内毒素攻击，对内源性血管活性介质 TXA_2 爆发性释放影响。

内毒素组和治疗组在不同时间取液测定 TXA_2 结果：60 分钟后P<0.05，180 分钟后 P<0.01，证明神农 33 可以部分抑制 TXA_2 的爆发性释放。

实验四，观察对细胞线粒体代谢的变化。用大白鼠，以能反映肝细胞线粒体能量代谢活力的线粒体摄氧控制率（respiratory control rate 即 RCR）及氧化磷酸化反应（ADP/O）为指标，设①正常对照组，②内毒素攻击组和③神农 33 治疗组。结果证明：①内毒素攻击后可导致肝细胞线粒体能量代谢活力降低，②神农 33 号防治可使内毒素攻击后，线粒体能量代谢活动保持常态，提示神农 33 有保护线粒体免受内毒素损害的作用。

实验五，观察对微循环内凝血发生发展的影响。用大耳白家兔，设内毒素攻击组和神农 33 治疗组，结果：①内毒素攻击组，微循环内有广泛的凝血形成，“神农 33”治疗组未见此异常变化。证明了：“神农 33”号对血小板及血管内皮中毒损害有明确的治疗保护作用。

上述 5 个实验证明实验性内毒性 MSOF 的发病机理新概念，它是由于机体细胞和亚细胞水平发生了中毒性损害的结果，也进一步由实验证明中药神农 33 号针剂的解毒功能是保护机体细胞免受内毒素损害，证明“菌毒并治”新理论在内毒毒性 MSOF 防治中的应用价值。

李鸣真等报告用中药“热毒清”抗内毒素损害的实验，“热毒清”是由金银花、蒲公英、大青叶、鱼腥草组成，制备的静脉针剂，内毒素所致的溶酶体和线粒体的损伤和热毒清的防治作用实验观察分别以大白鼠和大耳白兔进行了体外和体内实验。结果证明：应用热毒清注射液治疗的动物，肝细胞超微结构基本正常，溶酶体的标志酶（ACP）明显降低；线粒体呼吸功能、ATP 酶、过氧化脂质接近正常，与模型对照组比较差异非常明显。体内外实验结果一致，提示热毒清有拮抗内毒素所致溶酶体和线粒体损伤的功能。

邓文龙等报告清热解毒、活血化瘀合用的抗感染疗效原理研究。其药物有“清解液”，由银花、大青叶、贯众、蚤休等组成，“活化液”由丹参、赤芍、桃仁、红花等组成，均为静脉注射液，实验动物给予大肠杆菌内毒素等的攻击，观察到清解液和活化液合用具有明显的解热、抗炎、促进肾上腺皮质功能、免疫激活作用以及抗休克抗感染，对炎症早期毛细血管通透性增高，渗出及水肿具有明显抑制作用，对白细胞向炎性灶内聚集促进作用，清解液能增强网状内皮细胞的吞噬廓清能力，实验还证明：清热解毒与活血化瘀药合用，它们的药理作用或能增强或能互补。

张艳萍等报告用复方五参冲剂，实验观察对内毒素的损害作用。复方五参冲剂是名中医赵炳南治急性热病的补益气阴的有效方剂，药物有黄芪、南北沙参、太子参、佛手参、丹参、栀子等。实验用内毒素引起家兔全身性 Shwartzman 反应，以酸性磷酸酶（ACP）作为指标，观察家兔肝溶酶体的影响。结果对照组与治疗组总酶 ACP 酶活性几乎相等（P>0.05）治疗组游离 ACP 活性与通透率均低于对照组（P<0.05），提示：在内毒素 DIC 情况下，肝溶酶体膜通透性增加，溶酶体酶外逸使组织细胞受损，而复方五参冲剂可稳定溶酶体膜，保护肝细胞免受内毒素损害。

三、小结

1. 综上，中医药中，清热解毒药、活血化瘀药、补益气用药等，均具有拮抗内毒素对机体的细胞和亚细胞器的损害的保护作用，其中药内容十分丰富，其解毒作用由临床和实验两方面加以证明。

2. “菌毒并治”的中西医结合的新理论、新疗法在感染性多系统脏器功能衰竭的临床应用是成功的，这一新疗法的疗效，明显高于国外水平国外对 4 个以上脏器衰死亡率为 100%，“菌毒并治”其存活率为 57%～50%。一系列的实验研究，多种解毒作用的揭示，为“菌毒并治”理论和方法提供了更为深刻的证据。

3. 这一领域的研究对中医的“毒”本质的揭示更加具体和深刻。为中医药“解毒”作用提供了广阔前景。感染性多脏衰和非感染性多脏衰在病理过程有着相同阶段，如早期炎性反应综合征，是由体内有害炎性介质等所致，因此“菌毒并治”新疗法的深入研究，极可能为各种多脏衰提供新的治疗手段。

（王今达　李荣成）

第十一节　多脏器功能损害综合征

多脏器功能损害综合征（Multiple Organ dysfunction Syndrome，MODS）指在脓毒症、全身炎症反应综合征（SIRS）、休克、严重创伤、大手术、大面积烧伤、长时间心肺复苏及病理产科等严重疾病发病 24 小时后，出现的 2 个或 2 个以上脏器功能失常直至衰竭的临床综合征。不包括上述疾病发病 24 小时内死亡的患者，这些患者属复苏失败。某些慢性疾病终末阶段出现的脏衰和一些在病因学上互不相关的疾病发生的脏器功能损害，不属于 MODS 范围。

本综合征系 1973 年首次见于报道，1977 年以后一直沿用多脏器衰竭或多系统脏器衰竭（MSOF）这一名称，1991 年改变 MODS 现名，并界定 MODS 为“急性病患者中出现器官功能改变，患者在未经治疗的条件下，不能维持机体内环境平衡”。

MODS 被公认为是相对多见、预后恶劣的危重症。在急诊大手术后的发生率约 8%～22%，腹腔脓肿伴脓毒症者发生率高达 30%～50%。病死率极高，2 个器官衰竭者达 50%～60%，3 个器官同时衰竭者达 85%，4 个以上者病死率几达 100%。

为了探索降低高病死率的方法，各国学者从发病机制角度出发进行了艰苦不懈的努力，并且逐步认识到机体内在平衡在本病发生发展中的重要性。认识到机体除促炎细胞因子（proinflammatory Cytokines）过度释放外，抗炎细胞因子（Anti-inflammatory Cytokines）的过度释放及它们之间的不平衡均是致命因素。在这一认识的基础上提出了两个新综合征，即代偿性抗炎反应综合征（Compensatory Anti-inflammatory Response Syndrome，CARS）和混合性拮抗反应综合征（Mixed Antagonistic response Syndrome ，MARS,）。在治疗方面除去除病因、对症治疗及器官功能支持以外，研究虽多，但能临床实际应用者不多，如清除和拮抗内毒素的多粘菌素 B，E_5 和 HA-IA 等；针对细胞因子的 TNF-α 单克隆抗体、IL-1 受体拮抗剂及清除氧自由基的若干药物等。此外有些方面效果尚难肯定，因而疗效较低。近年来，广大中医及中西医结合医务工作者，以中医学理论为核心，运用现代科学技术为手段，对本病进行了深入研究，取得较好成绩。

一、临床研究

（一）病名的研究

中医学中无多器官功能损害综合征的相对应名称，故大多数人仍沿用西医病名，亦有不少作者采用“脏竭症”这一新病名，提出“竭者，尽也，穷也，亡也，败也”。“脏竭症”取“多脏腑合病或并病，表现多种证候，多个脏腑精气衰竭之意”。脏腑受累，以脏腑辨证为依据，但见该脏腑之任何证候即属本脏腑受累。

（二）防治研究

天津市急救医学研究所根据其临床及实验研究提出内毒素性 MSOF 的发病机理是细胞及亚细胞水平的中毒性损害，合理的防治措施应该是既选用针对性的抗生素杀菌抑菌，同时还要并用具有抗毒解毒作用的药物，防治细胞中毒性损害，即“菌毒并治”新理论。它们应用这一新理论研制成具有抗毒解毒作用的神农 33 号中药口服剂及静脉针剂。临床应用该制剂治疗感染性多系统脏器衰竭，与对照组（现代医学治疗）相比，菌毒并治组的治愈率为 35/50（70%），病死率为 15/50（30%），而对照组治愈率为 12/50（24%），病死率为 38/50（76%）。两组差别显著。说明“菌毒并治”理论在感染性 MSOF 的防治中，具有明确的临床应用价值。北京友谊医院详细分析了 100 例中西医结合治疗的 MSOF 临床与实验室资料，提出 MSOF 应分为器官功能受损期、早期衰竭期及衰竭期 3 个阶段。早期诊断和及时应用通腑泻热、清热解毒、活血凉血、清心开窍等治则，使感染性 MSOF 的病死率下降到 32%。

国防科工委 514 医院报告了 59 例腹部外科所致之 MODS 防治经验。指出造成死亡的三个关键：一为微循环障碍、微血管渗出和栓塞，二为不能控制的严重感染，三为不能控制的高分解代谢。在治疗方面提出"四大一支持"中西医结合疗法。"四大"即短程大剂量山莨菪碱，短程大剂量地塞米松，合理应用大剂量杀菌抗生素及大剂量腹腔灌洗液清洗腹腔。"一支持"即完全的代谢营养支持。作者应用这一方案治疗 11 例患者均获成功。

天津市南开医院外科总结重型急腹症伴发 MODS 乃至 MSOF 的中西医结合治疗经验。他们的治则为：凡经中医辨证为阳明证或少阳证者，若无口服禁忌，则口服大承气汤加减；若不适宜口服，则可经胃管注入或经肛门保留灌肠。每日 2～3 次，直至消化道功能恢复。结果全组 295 例中，发生 MSOF 者 108 例，死亡 37 例，病死率 34.26%。与此相比，单纯西医治疗的重型急腹症 45 例中，发生 MSOF 者 17 例，死亡 10 例，病死率达 58.2%。说明中西医结合下法在防治急腹症导致之 MSOF 中具有肯定作用。

福建等南方地区报告应用中西医结合抢救蝮蛇咬伤并发 MSOF 经验：局部穿刺排脓，每日以 30%七叶一枝花酊擦患肢 5～6 次，内服季德胜蛇药片，10 片/日，日 4 次，首次剂量加倍。另服蛇药解毒汤（半边莲、银花、蛇舌草、白菊花、香白芷、赤芍、生地、七叶一枝花、六一散、生大黄、玄明粉、车前草、鲜带子等）随证加减。总治疗率达 90.3%。

青海红十字医院以清肺养阴、益气活血、化痰止咳中药随证加减治疗肺原性心脏病急性发作，并发 MSOF65 例。结果成功 17 例，占 36.1%，而对照组仅 7 例（$P<0.01$）。分析原因可能与中药调节免疫功能、增加抗病能力有关。

成都中医学院采用中西医结合方法治疗多系统器官衰竭患者 9 例，均为肾衰合并凝血功能衰竭者。除常规西药治疗外，同时辨证配以中药治疗。热盛血瘀证用犀角地黄汤加肾衰结肠灌注液；火毒瘀滞证用三黄泻心汤加肾衰结肠灌注液；热陷心包用安宫牛黄丸、至宝丹、紫雪丹等加肾衰结肠灌注液；气血瘀阻、内闭外脱证用生脉散、人参加肾衰结肠灌注液。结果痊愈 4 例，失败 5 例。

有人应和生脉散注射液等中西医结合方法治疗老年人肺部感染伴 MSOF。结果应用生脉注射液组（56 例）、口服生脉散组 23 例和不用生脉散而用其他补气养阴药组（23 例）的治愈例数分别为 49/56、16/23 和 12/23。静脉注射生脉注射液组的疗效明显优于其他两组，提示生脉注射液对这一类型 MSOF 有效。

二、实验研究

（一）MSOF 动物实验模型制备

1. 感染性 MODS/MSOF 造模法　天津市急救医学研究所应用静脉注入大肠杆菌内毒素法造模。动物选用大耳白家兔，自耳缘静脉先注入生理盐水 3.0ml/kg，30 分钟后再自耳缘静脉注入内毒素 0.25mg/kg 体重，即刻及其后第 2、4 小时再静注生理盐水 3.0ml/kg。于注入内毒素 6 小时时，即可出现典型病理学及生物化学等多器官梗塞变化。此种模型造模条件单一，干扰因素少，时间短是其特点；天津第二中心医院和南开医院用实验性阑尾穿孔合并弥漫性腹膜炎法造模实验用大耳白家兔。用培养 18 小时的大肠艾希杆菌制成每毫升含 10 亿个菌体的悬液。将动物阑尾在距尖端 2～3cm 处做 V 字形缝扎，使周径缩减 2/3。将上述菌悬液 0.5ml 注入阑尾尖端的肌层内，另 0.5ml 注入腹腔。72 小时后实验动物即可出现 MODS 改变；第二军医大学附属长征医院和长海医院采用失血休克及内毒素复合因素造模。方法为先经颈动脉放血至动脉压 5.33kPa，维持 1 小时。然后将所失血液及等量平衡液自颈外静脉回输复苏。12 小时后再给内毒素 135μg/kg。结果约 3/4 实验动物出现 MODS 变化。

2. 非感染性 MODS 造模法　解放军 304 医院及天津市急腹症研究所等应用腹腔注射酵母多糖法，在 SD 大鼠中成功地建立了非感染性 MODS 动物模型。方法为在实验室无菌条件下，将不同浓度的酵母多糖、液体石腊混悬液注射到大鼠腹腔内。结果造模动物心、肝、肺、肾及肠等重要脏器均出现不同程度的病理变化，同时血 pH，PaO_2，SaO_2，AB，BE 均降低，

LDH、ALT、AKP和Cr均明显升高。上述变化呈酵母多糖剂相关关系。实验表明酵母多糖注射量以1.0mg/g，BW，最为理想，实验动物在48小时的死亡率为33.0%，72小时的死亡率为67%。酵母多糖能造成严重炎症反应，激活补体和巨噬细胞，由其引起的MODS与目前对全身炎症反应综合征反应的认识观点一致。模型动物发病过程与临床由全身炎症反应综合征引起的MODS进程相似。因实验过程中未引入外源性细菌和内毒素，故有利于检出肠道内细菌的真实移位和肠原性内毒素血症的研究。此种造模制备方法简便、重复性好，具有剂量依赖性，可根据不同的研究需要，控制MODS的程度和死亡率。

第一军医大学等建立了烧伤后持续高代谢性MODS实验模型。方法为将体重18.6±1.8kg的山羊，用2.5%硫贲妥钠静脉麻醉后，用95℃水烫其两侧臀部及大腿30秒钟，造成面积为20%～25%的Ⅲ度烧伤。结果烧伤后第一天氧耗量和氧运输量即显著升高，第三天达峰值。动物死亡之日氧耗量均下降，氧摄取率逐日下降。造模成功率约2/3。MODS多在烧伤后第2～5天出现。此种模型是理想的研究高代谢反应状态与MODS发病关系的方法。

多种方法建立的MODS动物模型为中西医结合防治MODS研究提供了方法学基础。

1996年解放军第304医院对多器官功能障碍综合征动物模型进行了系统研究，并对每种方法的优缺点都给予科学的评价：

(1) 失血性休克MODS：研究表明该法成功率不高（<20%），动物表现为低排高阻，低代谢和轻度炎症反应，这些变化均不符合MODS的临床特征。若在休克可逆期复苏后施加其他致伤因素，或以器官支持延长不可逆休克动物的存活时间，可能提高MODS的发生率。

(2) 高速投射物伤性MODS：单纯枪伤组动物无一例发生MODS，而枪伤复合休克和再灌流组动物有38.5%发生单器官衰竭和30.8%发生多脏衰竭。后一种情况不仅与休克再灌流过程导致氧自由基损害和肠道细菌移位有关，而且与枪伤创面坏死组织存留有关。它们都可引起炎症细胞活化和炎症介质释放，造成后期的全身炎症反应的器官功能障碍。此模型可用于战伤MODS的研究。

(3) 脓毒症性MOD：包括家兔肌肉感染、腹膜后感染、门静脉快速输注大肠杆菌内毒素和门静脉持续微量输注内毒素四种。作者根据动物对感染因子的反应也表现“全或无”的特点，不同种属动物，不同批号的细菌或内毒素对实验结果影响很大。不同剂量的内毒素及给药途径能造成动物两种完全不同的反应。结论认为以门静脉持续微量注射法(大肠杆菌$O_{55}B_5$ 30ng/min·kg，持续5天）法最为理想，但在具体操作上，难度较大。

(4) 过度炎症MODS：作者采用酵母多糖、去甲斑蝥素和肿瘤坏死因子三种炎症刺激物复制模型。结果均可造成不同程度的炎症反应的器官功能损害。作者认为过度炎症模型的可取之处在于致病因素简单明确，便于复制，适用于发病机制研究。不足之处是致伤方法和过程与临床实际有一定差距，器官功能变化一般达不到衰竭的标准，难以作为标准化模型用于MODS诊断和防治研究。

(5) 肠粘膜受损致MODS模型：有人从临床实际出发，实验用家兔，术前1小时饲入大肠杆菌$O_{11}B_4$ 2×10^{11}/kg后，造成失血性休克(血压5.33kPa，维持1小时)，休克末回输失血及一倍失血量的林格液，复苏后观察10天。结果休克复苏后1～3天出现肠源性菌血症及内毒素血症。最终71%动物出现MODS，85%死亡。本模型基本模拟出MODS的临床特征。

提出只有在建立动物ICU，引入器官支持因素等的条件下，采用二次打击的方法，才能在动物体内模拟出典型的双相迟发的临床过程。事实上只有在采用合理支持（代谢、营养及呼吸与循环支持）的前题下，实验动物方能渡过休克和单器官衰竭，发展到MODS。

（二）防治研究

天津第一中心医院急救医学研究所根据菌毒并治理论制成的神农33号静脉注射针剂，经在内毒素型MSOF动物模型中进行的研究，证实该制剂对心、肝、肺、肾等重要器官细胞、血管内皮细胞、血小板、白细胞、线粒体能量代谢等内毒素中毒性损害有明确的保护作用，并且可以有效地抑制内毒素攻击后，内源性血管活性介质的爆发性释放和微血管内凝血。

同济医科大学中西医结合研究所用内毒素两次攻击法动物模型进行了“热毒清”注射液清热解毒作用的功效的研究。证实该制剂具有以下几方面的作用：①体外实验，在电镜下可见热毒清可直接使内毒素网状结构崩解。②保护线粒体的呼吸功能，维持线粒体结构完整。③保护溶酶体膜。④使肿瘤坏死因子(TNF-α)、白细胞介素 6（IL-6）和血小板活化因子（PAF）水平，以及外周血单核细胞诱生的白细胞介素 1 (IL-1) 水平明显低于模型组，仅有轻度升高。基于上述研究，他们对清热解毒治则提出了新认识，即清热解毒既能解“外源性之毒”——内毒素，又能解内源之毒——细胞因子、炎症介质及氧自由基。除上述“祛邪”作用外，又能“扶正”——增加机能免疫功能、保护细胞器、维护钙稳态。这一新认识无疑对研究及应用清热解毒法防治 MODS 提供了有力的理论基础。

海军总医院和第一军医大学对虎杖及其提取物——白藜芦醇甙防治实验性感染性休克及器官损害进行了一系列研究。结果表明白藜芦醇甙处理组大鼠的肝、肾、肺、肠等组织中的肿瘤坏死因子和丙二醛明显低于休克对照组；而超氧化物歧化酶则明显高于休克对照组。且白藜芦醇甙处理组大鼠的肝、肾功能状态好于休克对照组，其肺灌洗液蛋白明显低于对照组。说明该制剂对内毒素休克所致的器官损伤有良好的保护作用。

天津市中西医结合急腹症研究所和天津市南开医院对大承气汤系列防治 MODS 机理及疗效进行了一系列深入研究。研究大致可分为内毒素模型研究和非内毒素模型两大组。有关内毒素和内毒素动物模型的研究，证明大承气汤具有以下作用：①体外实验证实，去芒硝大承气汤对脂多糖 (LPS) 有直接灭活效应；服用大承气汤的健康大鼠血浆对外加 LPS 灭活能力增强；肠源性内毒素血症 (EETM) 模型大鼠经口投予大承气汤后，其肝胆汁对外加 LPS 灭活能力明显增强。②大鼠 EETM 模型研究证实，造模 3 小时后血浆 LPS 水平升高，肝功能指标(血清 ALAT、ASAT、γ-GT、ALP、TBIL、TBA)、心肌酶指标（血清 ASAT，LDH，CK，α-HBDH）及肾损伤指标（尿 NAG 酶活性）均呈升高的异常改变，而大承气汤治疗组则呈明显的保护效应；造模组血清、肺、肝及肾组织中磷脂酶 A_2 (PLA_2) 水平明显升高，同时上述各组织中 SOD 活性明显下降，而大承气汤治疗组 PLA_2 及 SOD 两项指标完全正常③EETM 大鼠模型，造模后 24 小时肺、肝、肾病理损害明显，而大承气汤治疗组病理改变轻微。按病变严重程度判定轻、中、重，根据其在各组的分布行 Ridit 统计证实，两组间呈显著差异。④体外实验表明大承气汤具有抑制 LPS 对正常大鼠肺泡巨噬细胞 (PAM) 过度诱生 TNF，IL-1，IL-6 的作用。⑤给予大承气汤的 EETM 模型大鼠，其支气管肺泡灌洗液的总磷脂和白蛋白水平、表面张力值、肺泡单核-巨噬细胞 NBT 吞噬百分率、肺组织 6-酮-$PGF_{1α}$/TXB_2 比值均较模型对照组明显不同，呈显著保护作用。有关大承气汤对非内毒素性 MODS 的研究揭示大承气汤具有下述作用：①对细胞膜的保护作用：应用体外热诱导法 RBC 脆性试验证实不同浓度大承气汤及承气合剂均能使兔 RBC 细胞膜溶破率降低，并显示一定的剂量依赖效应。大承气汤在 0.1～1mg/ml 浓度范围内、承气合剂在＜0.01μg/ml 浓度范围内抑 RBC 溶破能力较强。单味大黄在低浓度（＜0.001μg/ml）时抑制 RBC 溶解的能力较大承气、承气合剂及地塞米松强（P 均＜0.001)，当其浓度超过 0.001μg/ml 时，反逐渐减弱，浓度＜10mg/ml 时，几乎丧失 RBC 保护作用。②保护肠道屏障在酵母多糖腹腔注射诱发 MODS 大鼠中证实 MODS 时，模型动物肠粘膜组织中反映肠道屏障功能状态的指标——二胺氧化酶（DAO）活性明显降低，同时黄嘌呤氧化酶（XOD）水平明显升高，还原型谷胱甘肽含量降低。三者变化与血内毒素阳性反应及肠粘膜组织学损害性改变平行一致。此外，模型组血清及肠匀浆中 TNF 水平明显升高，且两者呈正相关，表明 MODS 时，肠道屏障功能降低。进一步在 MODS 模型大鼠中，用标记大肠杆菌（大肠杆菌 $O_{127}B_6$，用〔^{35}S〕Na_2SO_4 标记）灌胃法证实肺、脾、肝和外周血、门静脉血中放射计数增高，说明发生了肠道细菌移位。应用大承气汤和单味大黄煎剂可以明显抑制细菌移位，二者作用相近，其中对细菌向肺和肾移位的抑制作用，以大黄为佳。说明大承气汤具有保护肠道机械屏障的完整性及维护肠道生物学屏障稳定性的作用。③对肠道细菌微生态学的影响，此项研究由大连医科大学和天津医科大学共同完成。研究证实大鼠非细菌性MODS时，与对照组相比，肠道菌群出现明显变化。一是肠道内需氧的G^+肠球菌和G^-肠杆菌数量增多，肠道内专性厌氧的双歧杆菌、乳酸杆菌和类杆菌数量明显下降。二是作为肠道内生态平衡和肠道生物学屏障重要指标的双歧杆菌与大肠杆菌比值（即B/E）、厌氧与需氧菌总数均出现比例倒置。大承气汤明显逆转上述变化。④调节肠-肝-肺轴的功能，全面保护脏器功能。由大连医科大学附属第一医院外科和天津市中西医结合急腹症研究所共同完成的实验研究证实，下法中药能保护肠道屏障、降低门静脉内毒素水平，并能明显降低肝组织中TNF含量，增加肠、肝、肺组织中的GSH含量。肠匀浆DAO水平明显升高，血清中DAO量明显低于模型组。大承气汤使MODS大鼠死亡率明显下降。单用大黄亦可降低死亡率，但不如大承气汤。

三、展望

近年来随分子生物学的迅速发展，中西医结合防治MSOF/MODS的研究亦日趋深入。有人以聚合酶链反应（PCR）为主要技术手段。对MSOF患者外周血单核细胞的肿瘤坏死因子-α及白细胞介素12（IL-12）的mRNA表达水平进行观察，发现其TNF-α（$P<0.01$）及IL-12（$P<0.05$）的mRNA表达水平均较对照组明显升高。表明单核细胞在多脏衰发生时致损细胞因子基因活化，细胞因子模板水平增加，进一步使致损因子的合成分泌增加，并参与过度炎症反应。天津急腹症研究所利用电子自旋共振法（ESR）直接测定大鼠腹腔巨噬细胞经不同浓度内毒素刺激60分钟后释放自由基水平的动态改变，及寒下药物清除自由基的作用。结果表明内毒素体外能诱使大鼠腹腔巨噬细胞产生自由基，并呈剂量依赖效应。以大承气汤为代表的寒下方剂能显著抑制大鼠腹腔巨噬细胞释放自由基（$P<0.01$），表明寒下方剂能清除自由基，抑制巨噬细胞呼吸爆发。这些研究无疑将为中西医结合防治MSOF/MODS提供更有力的理论基础。

（崔乃杰　张奕）

参考文献

1. 王今达，等．急性どマソ性血管内血液凝固症候郡（DIC）36例の活血化瘀法にする治疗とその分析．中医临床，1981；2（1）：45～53
2. 徐德先，等．凉血化瘀法治疗重症流行性出血热—附450例总结．中医杂志，1985，26（8）：33～34
3. 王今达，等．内毒素性多系统脏器衰竭发病机理的新概念及防治措施的新理论实验研究．危重病急救医学，1989，1：17～24
4. 李鸣真，等．热毒清抗内毒素所致溶酶体和线粒体损伤的实验研究．中西医结合杂志，1989；9（7）：412～415
5. 张凤春，等．丹参—肝素治疗DIC实验观察．白求恩医科大学学报，1992；18（1）：68～70
6. 府强，等．实用中西医临床治疗手册．中国医药科技出版社，1993；36～41
7. 韩国栋，等．中西医结合实用临床大全．天津人民出版社，1995；7～11
8. 刘福成，等．大承气汤治疗严重创伤呼吸窘迫综合征的临床研究．河北中医，1994；16（5）：2～3
9. R. Rossaint，等．呼吸窘迫综合征的治疗．德国医学，1995；12（1）：7～8
10. 杨宁，等．论温瘟型EHF中三焦闭阻证与ARDS．辽宁中医杂志，1990；14（9）：1～4
11. 高天元，等．中西医结合治疗急性药物中毒继发ARDS243例临床分析．危重病急救医学，1990；2（2）：69～73
12. 莫国玉，等．白藜芦醇对大鼠内毒素肺损伤的保护作用．中华结核和呼吸杂志，1993；16（3）：153～154
13. 管鹏生．杨林凡治疗危急重症的临床及实验研究．云南中医学院学报，1994；17（2）：1～5
14. 白娟，等．红芪对油酸型肺损伤大鼠肺泡-动脉血氧分压差和气-血屏障变化的影响．中药药理与临床，1994；10（14）：14～16
15. 白娟，等．党参治疗呼吸窘迫综合征的实验研究—血气和酸碱的变化．甘肃中医学院学报，1993；10（3）：49～51
16. 邱酮，等．回生饮治疗呼吸窘迫综合征的实验研究．中药药理与临床，1993；9（2）：19～22
17. 崔志永，等．血府逐瘀汤治疗实验性呼吸窘迫综合征的研究．中西医结合杂志，1988；8（5）：345～346
18. 冯长顺，等．丹参、川芎嗪对油酸型呼吸窘迫综合

征预防作用的实验研究．中西医结合杂志，1989；9（4）：220～222

19. 刘福成，等．大承气汤治疗严重创伤呼吸窘迫综合征的实验与临床研究．中国中西医结合杂志，1992；12（9）：541～542
20. 黄志勇，等．赤芍对油酸致成人呼吸窘迫综合征治疗作用的观察．中国危重病急救医学，1995；（5）：257～260
21. 余小瑛，等．654-2对实验性呼吸窘迫综合征支气管肺泡灌洗液细胞的影响．湖南医学院学报，1985；10（1）：13
22. 徐翎，等．山莨菪碱对兔呼吸窘迫综合征肺泡巨噬细胞糖皮质激素受体的影响．湖南医学院学报，1987；（3）：227～230
23. 董淑云，等．山莨菪碱对实验性呼吸窘迫综合征脂质过氧化的影响．中国病理生理杂志，1993；（4）：554
24. 王相海，等．莨菪类药物在呼吸系统疾病中的应用．中国医院药学杂志，1993；13（1）：30～31
25. 熊照阳．莨菪类药抢救重危疾病的应用现状．医师进修杂志，1984；（12）：26
26. 曹希和．急性肾功能衰竭的中医临床研究．中医杂志，1988；（6）：54～57
27. 顾左宁．以大黄为主的中药方灌肠治疗肾功能衰竭．南京中医学院学报，1991；7（2）：113～114
28. 傅禄，等．急性肾功能衰竭中医药治疗研究．中国中医急症，1995；4（1）：36～38
29. 胡卫列，等．川芎对急性肾功能衰竭家兔血浆TXB_2、6-Keto-$PGF_{1\alpha}$含量的影响．中国中西医结合杂志，1993；13（9）：549～550
30. 郑丰，等．冬虫夏草对肾毒性急性肾功能衰竭的疗效及机制探讨．中国中西医结合杂志，1992；12（5）：287～291
31. 范新明．手术后应激性溃疡大出血10例中医证治体会．湖南中医杂志，1993；9（4）：15～16
32. 李文竹，等．胆囊术后应激性溃疡出血治验二则．天津中医，1993；1：25
33. 沈德凯，等．电针对大鼠应激性溃疡的保护机制初步研究．针灸学报，1992；8（3）：34～36
34. 严志龙，等．复方丹参注射液对大鼠应激性溃疡形成中的影响．实用中西医结合杂志，1992；5（11）：664～665
35. 韩禅虚，等．乌芨散治疗脑出血致应激性溃疡出血疗效观察．天津中医，1988；1：8～9
36. 贺达楚．应激性溃疡出血．浙江中医杂志，1991；26（2）：91
37. 张作信，等．应激性溃疡伴消化道大出血治验二则．天津中医，1986；3（3）：20～21
38. 程彰华，等．灵芝对应激性溃疡的影响和抗乙酰胆碱作用．中草药，1994；25（9）：472～473
39. 倪峰，等．山姜抗溃疡的实验研究．中药药理与临床，1995；11（4）：29～31
40. 车尔玺．急性肝衰竭．实用危重病急救医学，1993；550
41. 张信．中西医结合治疗重症肝炎34例疗效观察．广西中医药，1987；10（1）：1～2
42. 李德宽，等．自拟肝风汤治疗肝性脑病23例．国医论坛，1994；9（4）：32
43. 马垂宪．抢救急性肝功能衰竭体会．山西中医，1989；6（2）：21～23
44. 胡林华．生大黄实验研究及治疗肝性昏迷的临床观察．江苏医药，1994；20（6）：304～305
45. 黄星垣，等．中医内科急症证治．北京：人民卫生出版社，1995：127～147
46. 赵冠英，等．参附注射液抢救危重病人临床应用．中西医结合杂志，1982；2：88
47. 国家中医药管理局医政司厥脱急症协作组工作总结．中医急症新篇．全国第二届中医急症学术会议论文集．北京．国家中医药管理局，1996；23～26
48. 丁培琳，等．参附注射液治疗厥脱症临床疗效观察．中医杂志，1988；29：25
49. 王佐，等．参附青注射液治疗厥脱症26例疗效分析．上海中医药杂志，1986；（9）：23
50. 卫洪昌，等．人参附子　青皮注射液对内毒素休克的实验研究概况．上海中医药杂志，1989；（7）：44
51. 北京医学院病理生理教研室．关于心源性休克的实验研究三．注射生脉饮对家兔实验性心源性休克的疗效观察．北京医学院学报，1975；7：118
52. 张泰怀，等．生脉注射液治疗感染性休克．中西医结合杂志，1983；3：10
53. 郑新，等．参麦针剂治疗感染性休克及其药理．上海中医药杂志，1982；（6）：12
54. 金先桥，等．参麦注射液及其配伍对慢性缺氧鼠血气及血流动力学的影响，中西医结合杂志，1995；15：162
55. 金妙文．升压灵治疗厥脱症（休克）的临床研究．江西中医，1990；（3）：32～33
56. 湖南医学院第二附属医院．枳实对心血管系统的药理作用．湖南医药杂志，1974；3：36
57. 湖南医药工业研究所．枳实升压成分的化学研究简报．中草药通讯，1976；5：6
58. 湖南医学院第二附属医院．枳实注射剂抗休克治

疗 94 例临床观察．新医药学杂志，1978；3：25
59. 刘昌官，等．复方参枳注射液的药理研究．中成药研究，1981；11：36
60. 杨国栋，等．微循环障碍与莨菪类药物临床应用．北京：人民卫生出版社．1989；137～140；259～266
61. 王今达，等．内毒素性多系统脏器衰竭发病机理的新概念及防治措施的新理论实验研究．危重病急救医学，1989；创刊号：17
62. 王今达，等．"菌毒并治"新理论临床应用价值的验证——"菌毒并治"治疗感染性多系统脏器衰竭 50 例的疗效观察．危重病急救医学，1989；创刊号：5
63. 李鸣真，等．中医清法制剂热毒清抗内毒素的实验研究．同济医科大学学报，1989；18：87
64. 吴朝栋，等．热毒性对内毒素性播散性血管内凝血家兔白细胞介素-6 及急性相蛋白的影响．中国危重病急救医学，1996；8（1）：3
65. 马超英，等．717 复方制剂对小鼠盲肠结扎穿孔术后所致感染性休克的影响．中国危重病急救医学，1996；8：10
66. 李萍，等．锦灯笼浆苦素 B 对活化多形核中性粒细胞化学发光及 H_2O_2 产生的影响．中国病理生理杂志，1996；12：626
67. 赵琪，等．大鼠腹腔巨噬细胞释放自由基的直接检则及寒下药物对其影响．中国中西医结合外科杂志，1997；3：79
68. 张廷元，等．川芎嗪的抗创伤效应．中国中西医结合外科杂志，1996；2：255
69. 陈秀武，等．大黄清除活性氧的作用．中国药学杂志，1996；31：461
70. 张伯臾，等．《中医内科学》第一版．上海出版社，1985；208
71. 丁红战，等．1170 例中风证型与颅脑 CT 对比分析．实用中西医结合杂志，1995；8：72
72. 王中男，等．1637 例中风病急性期的中医药治疗与辨证的探讨．中医急症新篇．国家中医药管理局医政司，1996；91
73. 冯德勋，等．中西医结合治疗 31 例重症急性脑血管病疗效分析．湖北中医杂志，1995；17：3～4
74. 王燕，等．牛黄醒脑注射液，治疗脑出血昏迷 48 例疗效观察．黑龙江医药，1995；8：48
75. 傅志慧．安宫牛黄丸治疗脑卒中急性期神昏的临床观察．新中医，1993；25：33
76. 戴桂满．热病神昏救治七法．河北中医，1984；（1）：1
77. 姚文虎，等．甘草甜素治疗流行性乙型脑炎 38 例．新药与临床，1991；（2）：72
78. 周小详，等．中西医结合治疗"乙脑"365 例观察．实用中西医结合杂志，1995；8：139
79. 秦亮甫，等．浅谈昏迷的证治．针灸临床杂志，1996；12：3
80. 肖鸿德，等．通窍活血汤加味治疗脑外伤性昏迷．河南中医，1989；（2）：29
81. 周庆芳，等．中西医结合治疗颅脑器质性损伤 40 例疗效观察．中西医结合实用临床急救，1996；3：54
82. 吴丕中．活血醒脑汤治疗脑外伤昏迷 21 例小结．湖南中医杂志，1994；10：17
83. 刘春梅，等．清开灵注射液治疗颅脑外伤所致意识丧失脑水肿 40 例临床观察．长春中医学院学报，1994；10：15
84. 郭兴伯，等．青蒿琥酯静脉注射治疗脑型疟 33 例临床报告．广州中医学院学报，1992；9：1
85. 白玉生，等．中西医结合救治急性氯气中毒性脑病 15 例．中西医结合实用临床急救，1997；4：66
86. 芦绍强，等．中西结合治疗中风急性期 500 例疗效观察．上海针灸杂志，1992；11：8
87. 李宝华，等．电针配合超声治疗脑外伤后遗症 33 例．针灸临床杂志，1993；9：13
88. 杨新高．醒脑开窍针刺法治愈昏迷 147 天一例，天津中医，1990；（3）：22
89. 张安仁，等．针刺后溪、神门对脑外伤性痴呆患者的影响．中国中西医结合杂志，1995；15：519
90. 朱承喜，等．安宫牛黄丸及清开灵注射液对实验性氨昏迷动物皮层电图的影响．中西医结合杂志，1989；9：739
91. 刘令勉，等．增智口服液对大鼠全脑反复缺血再灌流动物模型病理变化的影响．中医药学报，1994；（1）：41
92. 麻兴训，等．中药提取成分对脑缺血再灌注损伤防治作用．中国中西医结合杂志，1993；13：699
93. 王今达，等．内毒素性多系统脏器衰竭发病机理的新概念及防治措施的新理论实验研究．危重病急救医学，1989；1：17～24
94. 李鸣真，等．热毒清抗内毒素所致溶酶体和线粒体损伤的实验研究．中西医结合杂志，1989；9（7）：412～415
95. 黄星垣，等．急性感染的中西医结合治疗探讨．中西医结合杂志，1985；5（9）：520～525
96. 沈自尹．中医药对免疫功能影响的综述与评析．中国中西医结合杂志，12（7）：443
97. 刘雪堂．感染性高热证治浅谈．成都中医学院学报，1988；11（4）：34～36
98. 王尧．大黄治疗急性经口有机磷中毒临床观察．

山西中医，1992；8（1）：20～21

99. 刘桂莲．大承气汤加味愈急性铅中毒 20 例临床观察．中医杂志，1985；26（10）：46

100. 罗季安．丹参蒲黄大黄制剂对大鼠草鱼胆中毒早期肾脏损害的影响．中国中西医结合杂志，1993；13（2）：98～99，70

101. 霍少波．甘草甜素对急性乙醇中毒大鼠脂质代谢的影响．湖北医学院学报，1993；14（1）：32～33

102. 刘亚平．黄褐毛忍冬总皂甙对镉所致急性肝损伤的保护作用．中国药理学报，1992；13(3)：213～217

103. 杨敬榕．乌厥对砷和胺的解毒作用．中国中药杂志，1989；14（3）：174～176

104. 陈斌．绿豆解毒汤为主治疗急性中毒 93 例．陕西中医，1991；12（6）：25

105. 毕云．等．多系统脏器功能衰竭中医病证初探．云南中医学院学报，1992；15；32

106. 王今达，等．"菌毒并治"新理论临床应用价值的验证．危重病急救医学，1989；创刊号：5

107. 王宝恩，等．重症感染并发多脏器功能衰竭中西医结合早期诊断的临床研究．友谊医刊，1994；16：1

108. 岳茂兴，等．腹部外科多器官功能衰竭 59 例报告．95′全国危重病急救医学学术会议论文集，1995；庐山，9：39

109. 崔乃强，等．通里攻下法在急腹症所致 MODS 的治疗价值．第九届全国中西医结合急腹症学术研讨会论文汇编，1996；9：32

110. 陈爱珠，等．中西医结合救治蝮蛇咬伤并发多脏器功能损害 72 例．中西医结合杂志，1990；21：10

111. 毛末法，等．肺原性心脏病急性发作期并发多器官功能衰竭的中西医结合治疗．中西医结合实用临床急救，1995；2：15

112. 叶学锋，等．中西医结合治疗多系统器官衰竭 9 例．成都中医学院学报，1989；12：52

113. 徐杰军，等．中西医结合治疗老年人肺部感染伴多器官衰竭 102 例．陕西中医，1993；14：148

114. 王今达，等．内毒素性多系统脏器衰竭发病机理的新概念及防治措施的新理论实验研究．危重病急救医学，1989；创刊号：19

115. 王朝珍，等．实验性急性阑尾炎弥漫性腹膜炎造型(多脏器病理改变)结果．第六届全国中西医结合急腹症学术研讨会论文汇编，1996：151

116. 胡森，等．多器官功能障碍综合征动物模型的系列研究．解放军医学杂志，1996；21：5

117. 陆江阳，等．酵母多糖所致大鼠多器官衰竭的病理学研究．中华外科杂志，1991；23：448

118. 陈海龙，等．非细菌性多器官功能不全综合征的动物模型．第六届全国中西医结合急腹症学术研讨会论文汇编，1996：147

119. 程亚明，等．山羊烧伤后持续高代谢状态在多器官衰竭发生发展中的作用．中国危重病急救医学，1995；7：349

120. 罗明，等．热毒清对内毒素性播散性血管内凝血家兔血液肿瘤坏死因子、白细胞介素-1 和血小板活化因子的影响．中国危重病急救医学，1995；7：193

121. 吴朝栋，等．热毒清对内毒素性播散性血管内凝血家兔白细胞介素-L 及急性期蛋白的影响．中国危重病急救医学，1996；8：3

122. 张曼，等．白藜芦醇甙对内毒素休克大鼠损伤器官的保护作用．中国危重病急救医学，1995；7：352

123. 陈秀武，等．大黄清除活性氧的作用．中国药学杂志，1996；31：461

124. 解基良，等．三承气汤冲剂对实验动物胃肠功能影响的观察与比较．中国中西医结合外科杂志，1996；2：355

125. 赵淇，等．多脏衰患者外周血单核细胞 TNF-α 及 IL-12 mRNA 表达研究．中国中西医结合外科杂志，1996；2：3339

126. 赵淇，等．大鼠腹腔巨噬细胞释放自由基的直接检测有寒下药物对其影响．中国中西医结合外科杂志，1997；3：79

第八章　骨伤科学

中西医骨伤科两者都是长期以来在不同的历史文化环境中形成的临床科学，各有自己独特的理论体系和治疗方法。中医骨伤科学是我国劳动人民长期和疾病做斗争的经验总结，是在农业、手工业的基础上发展起来的，对疾病的认识具有朴素的辩证观点，在长期的医疗实践中，形成了以气血学说、肾主骨学说、经络学说为主的理论体系，动静结合、筋骨并重、内外兼治原则及相应的治疗方法，积累了丰富的临床经验。但由于我国长期处于封建社会，没有与现代科学结合，因此对客观事物的认识有局限性，正如恩格斯在肯定古希腊哲学的世界观的同时所指出的那样："这种观点虽然正确的把握了现象的总画面的一般性质，却不足以说明构成总画面的各个细节，而我们要是不知道这些细节，就看不清总画面。"中医骨伤科对疾病难以做到深入细致的说明是其缺点。

西医骨科是在近代工业化的基础上发展起来的，它具有解剖、生理、病理等近代科学知识，又及时利用了现代科学技术成就，因此对疾病的认识比较深入细致。然而，也正如恩格斯指出的那样："从16世纪到18世纪自然科学所以获得卓越的成就，就在于人们把自然界分为各个部分，把整体分割开来，对物体的形象和内容进行了描述，对动植物进行了解剖，这种深入细致的研究方法在科学发展中证明是完全正确的，但不要绝对化，一绝对化就有走上形而上学的危险……这种形而上学的孤立研究，逐渐使形而上学的宇宙观代替了古代朴素的辩证法。"因此"虽然18世纪上半叶的自然科学在知识上，甚至在材料的整理上高过了希腊古代，但它在理论的掌握这些材料上，在一般的自然观上却低于希腊古代。"

从本世纪50年代开始，我国学者对中西医骨伤科技术发展历史进行了对比分析，调查了当时国内外的概况，重新认识了人体的生长发育规律，运用辩证唯物主义和历史唯物主义的观点，对中医各家和西医各派的学说和技术进行了比较鉴别，看到了古今中外医学的联系和区别以及各自的长处和缺点，取长补短，融汇贯通，首先在骨折的治疗方面取得了突破性的成就。提出了以内因为主、动静结合（固定与运动结合）、筋骨并重（骨折愈合与功能恢复同时并进）、内外兼治（整体治疗与局部治疗兼顾）、医患配合（医疗措施须通过患者的主观能动性才能发挥作用）为主要内容的新的治疗原则。骨折的治疗范围不断扩大，疗效也进一步提高，目前90%以上的骨折可以用中西医结合的方法治疗。骨折愈合时间较过去缩短1/3，全部疗程缩短1/2，绝大多数骨折功能恢复满意，病人痛苦少，医疗费用低，骨折不愈合率由过去5%～7%降低到0.04%。此后，在颈肩臂痛、腰腿痛、骨关节感染性疾病、粘连性疾病、脊柱内脏相关性疾病的诊治中均取得了长足的进步。

第一节　上肢骨干骨折

上肢的骨节结构复杂，肌肉附着点多，功能要求要灵活，用手依赖上肢各关节的协调活动才能完成各种技巧动作。因此，上肢骨折的治疗不但要求骨折愈合快，而且要求关节的功能活动好。

一、临床研究

发病机理的研究：对上肢骨折发病机理的研究主要集中在不同的损伤暴力造成的骨折类型、移位特点及再移位的力学因素方面。苏宝恒等对肱骨外科颈骨折合并肩关节脱位不同X线投照角度进行分析研究，提出了鉴别真性脱位与假性脱位的要点，李汉民等对尺骨骨折合并桡骨头脱位归纳了屈曲型、伸直型、内收型和特殊型四类。黄庆森等根据桡骨骨折合并下桡尺关节脱位的稳定性，将其分为稳定型、不稳定性及特殊型三类。根据桡骨远端骨折合并桡腕关节脱位的稳定性，将其分为桡骨远端前缘骨折合并桡腕关节脱位及后缘骨折合并桡腕关节脱位两型。方先之等对尺桡骨双骨折后前臂骨间膜的稳定作用做了研究，提出了"帆布担架"的理论。王云钊等利用桡骨结节和尺骨茎突在X线片的影像，提出了判断尺桡骨间旋转移位的方法。这些研究结果不但对骨折脱位的病理机制有了深入认识，也为探索有效的整复和固定方法提供了理论依据。

整复手法的研究：上肢骨骼相对于下肢骨骼较小，故单纯手法复位多可奏效。张铁良等报告俯卧位牵引屈曲手法整复肱骨外科颈骨折，巧妙的利用了远折段力臂长的特点，很满意地解决了成角畸形。苏宝恒等报告用肘过曲法整复伸直型孟氏骨折，用拳击法整复儿童内收型孟氏骨折，都充分利用了力臂与支点的基本原理，使骨折达到解剖或近解剖复位。尚天裕等报告用夹挤分骨配合牵引折顶，将复杂的双骨折几个方面的移位变为单一的移位，在此基础上进一步总结出夹挤—牵引—旋转一气呵成的综合复位手法，不但提高了复位的质量，而且减轻了病人的痛苦，在此基础上，又进一步提出用牵抖手法整复桡骨远端骨折。使整复手法的技巧有了进一步提高。肖劲夫从1977年开始研究用电脑机器模拟中医正骨手法整复前臂骨折进而推广应用到四肢骨干骨折的整复，一次解剖复位率达89%，用精确的力学指标将中医正骨手法重现出来。

固定方法的研究：为了保证骨折整复后的位置，又使关节能够早期活动，我国骨伤科工作者在上肢骨折的固定方法上花了大功夫进行研究。赵胜华等在"∞"字绷带固定锁骨骨折的基础上，研制了肩锁骨折固定带，不但简化了锁骨骨折的固定，对一部分肩锁关节损伤也有较好的治疗作用。尚天裕等采用内侧带蘑菇头夹板固定肱骨外科颈骨折，张安祯、王和鸣又报告了更简单的"腋管"固定法，使病人从沉重的肩人字石膏中解放出来。对前臂双骨折使用分骨垫的研究较多，有平乐郭氏的压棉分骨、天津苏氏的纸棒分骨，也有主张单纯用掌背侧夹板而不用分骨垫者。徐莘香等用光电数字描记的方法对圆柱型纸压垫和塔型纸压垫的分骨作用及对前壁血运的影响做了实验，结果证明两者的分骨作用相似但后者对血运的干扰不到前者的一半。王振邦等研制了鸭式固定器固定第一掌骨基底骨折并掌腕关节脱位。孟和等研制前臂骨折复位固定器，利用经皮穿入两枚骨圆针，以可移动的锁针器与滑轨和牵引杆相连接，比较满意地解决了尺桡骨双骨折的重叠和旋转移位，尤其对开放骨折、陈旧骨折、均解决了传统固定方法难以解决的问题（图3-4）。

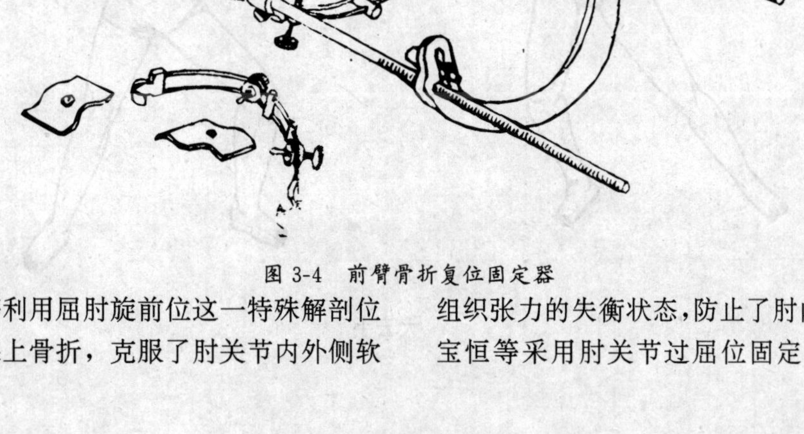

图3-4　前臂骨折复位固定器

肖劲夫等利用屈肘旋前位这一特殊解剖位置固定肱骨髁上骨折，克服了肘关节内外侧软组织张力的失衡状态，防止了肘内翻的发生，苏宝恒等采用肘关节过屈位固定伸直型孟氏骨折，既稳定了脱位的桡骨头，又利用桡骨的支撑作用克服了尺骨的重迭成角。陈渭良(1973)采用前臂旋前屈肘腕背伸手法，利用伸肌总腱的张力整复固定肱骨外髁骨折翻转移位，76年统计176例解剖复位率90%。

练功方法的研究：上肢骨折的治疗中，适时的功能锻炼非常重要。中医在唐代就有“凡转曲，如手腕、脚凹、手指之类，要转动，用药贴，将绢片包之，后时时运动，盖得曲则得伸，得伸则不得曲，或屈或伸，时时为之方可。”(蔺道人·《理伤续断方》)。尚天裕等根据上肢骨折的病理解剖特点，分析了维持骨折对位的有利因素，系统地提出了上肢骨折复位固定后不同阶段的练功方法。麻醉恢复后，即做握拳、耸肩等动作，使拮抗的屈伸肌群同时收缩，利用肌肉“夹板”，使断端更趋稳定，同时促进局部的静脉回流，减轻肢体肿胀。骨折后3～4周，局部纤维骨痂形成，可做小云手练习，骨折后6～8周骨折近临床愈合，可做大云手、反转手等练习（图3-5）。

二、理论与实验研究

上肢骨折的理论与实践研究主要集中在功能解剖，生物力学及血流动力学几个方面，研究方法有数学力学分析，电测方法、光测方法，取得了一些有价值的研究成果。

尚天裕、孟和用气囊血压表对捆夹板的布带约束力进行实验研究，在布带上下活动1cm的条件下，前臂夹板的压力为26～28mmHg，上臂夹板的压力为34～44mmHg。尚天裕、董福慧自80年代以来，利用电测方法，对前臂

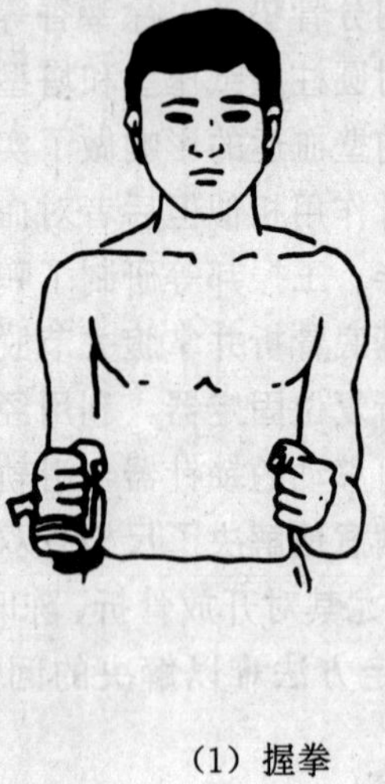

(1) 握拳

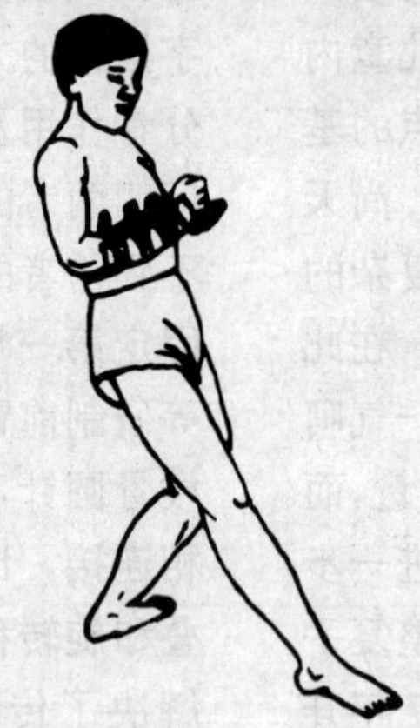

(2)

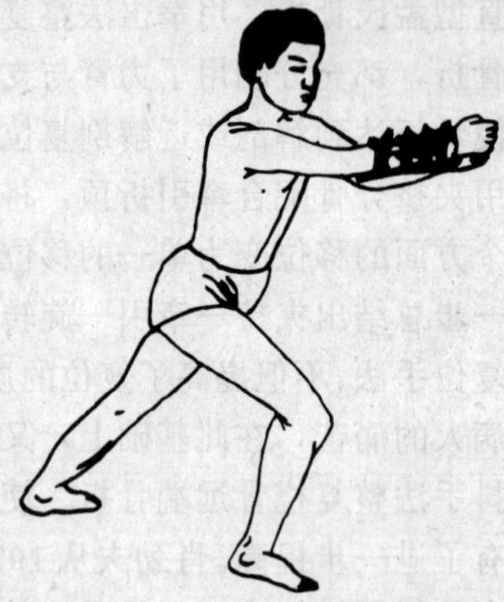

(3)

小云手

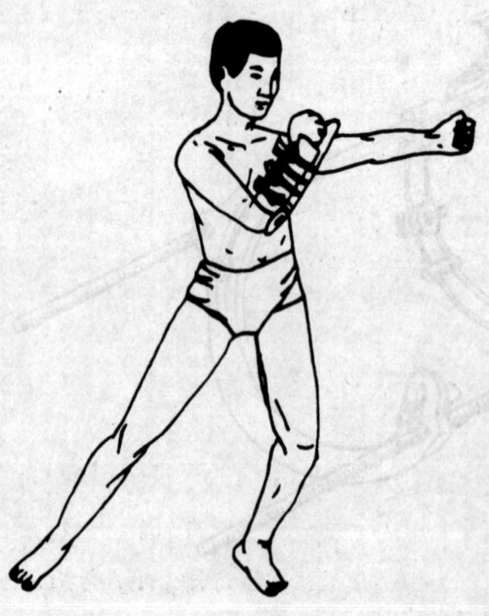

(4)

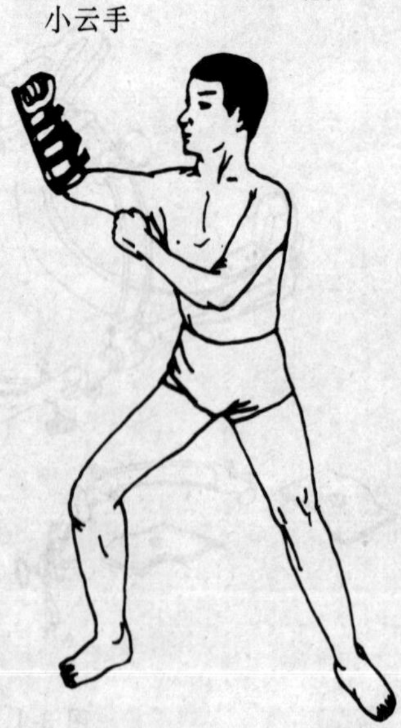

(5)

大云手

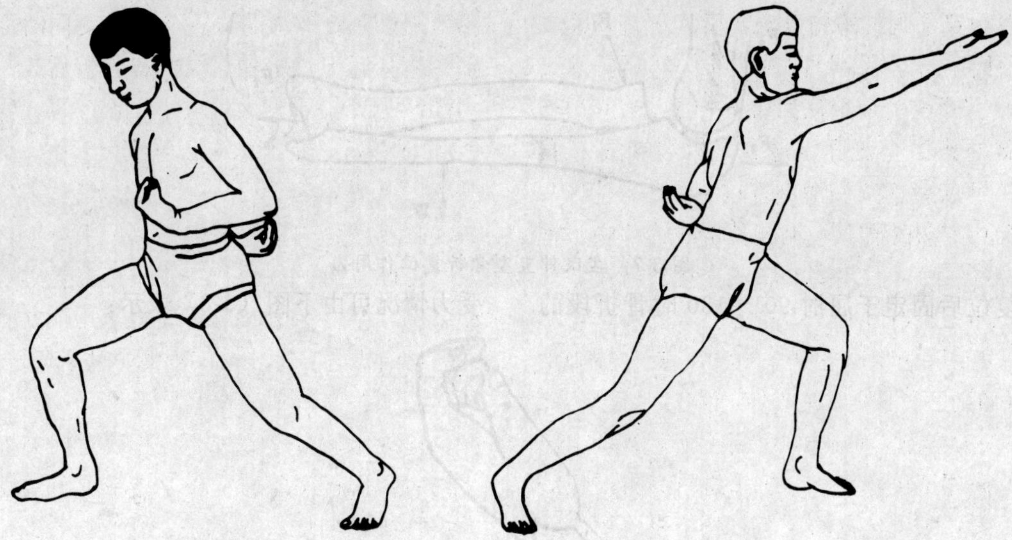

(6) (7)

反转手

图 3-5 练功

骨折进行了一系列的生物力学研究，取得了一些有价值的力学参数，阐述了中西医结合治疗前臂骨折的机理。比如孟氏骨折，既有骨折又有脱位，哪一损伤最先发生？患者本人很难说清，前人对此诸多论述，大多为推论，意见也不统一。整复是损伤的逆过程，所以，搞清孟氏骨折的发病机制，对于指导临床很有意义。他们用新鲜尸体标本施以冲击载荷和弯曲力矩，动态观察骨折脱位发生情况，结果发现，动载荷下先发生骨折而后脱位，静载荷下先发生尺骨弯曲变形、断裂，而后桡骨头脱位，在尺桡骨同时受力的情况下，由于桡骨头周围的环状韧带的弹性变形大，吸收了一部分能量，而尺骨上端的韧带比较强韧，关节稳定，能量释放集中在尺骨上 1/3，所以，尺骨骨折在先是必然结果。为临床先整复脱位再整复骨折提供了实验依据。通过尸体解剖 X 线解剖的静力学分析，对孟氏骨折采用适当的固定体位，尽量减少或克服使骨折再移位的不利因素。以伸直型孟氏骨折为例，无论是直接还是间接暴力损伤，其原始移位都是桡骨头向前脱位，尺骨骨折向前成角，造成移位的力可由以下图(图 3-6)表示：

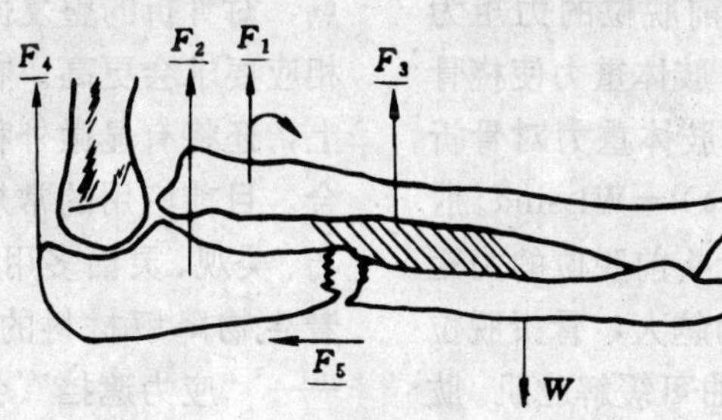

图 3-6

图 3-6 孟氏伸直型骨折（造成移位作用力）

图中 F_1 为肱二头肌对桡骨近端的作用力，使桡骨头脱位，同时使之旋后，F_2 为肱肌对尺骨近端的作用力，F_3 为骨间膜对尺骨远折段的牵拉力，F_4 为肱三头肌对尺骨鹰嘴的作用力，F_5 为屈肌群的收缩力，使骨折和脱位向近端移位。W 为远折段的重力。

合理的复位和固定应该是减小 F_1、F_2、F_3、F_5 及 W，加大 F_4，其受力可由图 (3-7) 表示：图中 F_1 为术者对桡骨头向前向后的推挤力，F_2 为远端助手沿桡骨轴线方向牵引，旋转同时逐渐屈肘的交变力矩。F_3 为近端助手的牵引力，F_4 为肱三头肌对尺骨鹰嘴的拉力。W 为远折段的重力。

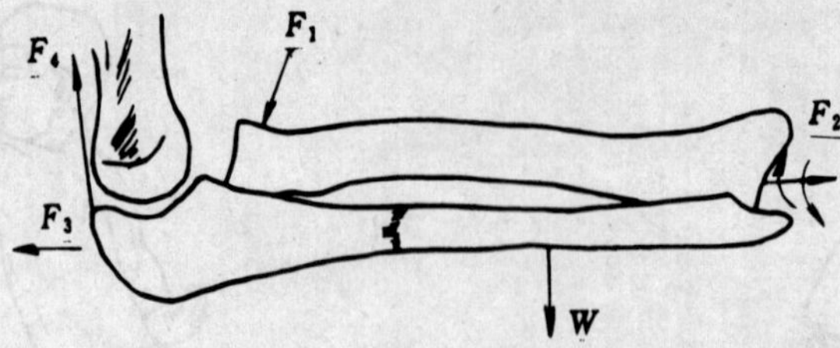

图 3-7　孟氏伸直型骨折复位作用力

复位后固定于屈肘 90°～130°时骨折段的受力情况可由下图（3-8）表示：

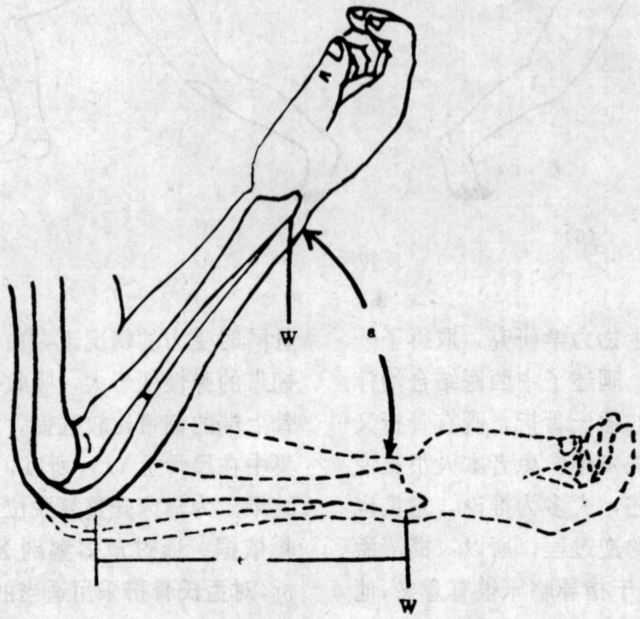

图 3-8　孟氏骨折复位固定机理

图中 W 为桡骨和尺骨远折段的重力，L 为桡骨头至尺骨远折段肢体重心的距离，屈肘 90°时桡骨受肢体重力影响向前脱位的力矩为 WL，当屈肘超过 90°为 α 时，肢体重力使桡骨头前脱位的力矩为 WLcosα，肢体重力对骨折端的轴向压力为 WLcos（90－α）＝WLsinα。肘关节屈曲角度 α 越大，使桡骨头前脱位的力矩越小，骨折端承受的轴向压力越大，骨折脱位越趋于稳定。同时，肘关节屈曲可缓解肱肌。肱二头肌对尺桡骨近端的牵拉，肱三头肌被动牵拉，张力增高，牵拉尺骨近段，通过肱尺关节的杠杆作用纠正向前成角，桡骨头复位后，尺骨远折段受骨间膜的拉力也可缓解，整个受到破坏的解剖结构又达到新的力学平衡。

三、展望

未来上肢骨折将以多发性联合损伤为特点，对骨折的整复固定技术和软组织修复技术相应要求会更高。在高超的骨折整复技术基础上，还将有显微外科、整形外科技术与其相配合。目前应用的常规外固定器材，将被更加精巧、美观、灵活多用的夹板支架系统所取代，随着生物降解材料的应用，内固定的最大缺点——“应力遮挡”会得到克服。可吸收的骨粘合剂使用的结果，将首先使上肢骨折的病人免除切开复位内固定或其他侵入性治疗方法之苦，且大大缩短临床愈合时间，使功能恢复的更加理想。

第二节　下肢骨干骨折

下肢的功能要求是负重，所以下肢骨干比较粗大，周围肌群也较强大，在治疗过程中由于肌肉的牵连造成的骨折再移位或畸形愈合常有发生。中西医结合方法利用这一解剖特点，将肌肉造成骨折再移位的不利因素巧妙地转化为有利因素，取得了满意的疗效。

一、临床研究

股骨粗隆间骨折：老年人最常见，占全身骨折1.4%，近年来随着社会老龄化，发病率有逐渐升高的趋势。50年代Evens强调对粗隆部骨折必须施行手术整复，纠正髋内翻畸形，使骨折复位，然后以石膏裤固定，或用外固定器，可缩短长期卧床的痛苦，减少其他合并症的发生，如肺炎、心血管病及褥疮等。

在中西医结合治疗骨折的原则下，短期骨牵引、夹板外固定，体现了动静结合，筋骨并重，缩短了疗程，避免了髋内翻的发生。70年代后期，对非手术疗法有所改进。河南正骨医院施行闭合整复皮肤牵引或骨牵引外展位固定，或鳞状针固定，优良率达87.7%。廊坊地区医院用起重机式外固定架治疗股骨头及粗隆间骨折也取得满意疗效。天津医院采用可调式外展支具治疗粗隆间骨折，可在骨折后两周下床，骨折愈合快，功能恢复好，远期疗效优良率达95%（图3-9）。

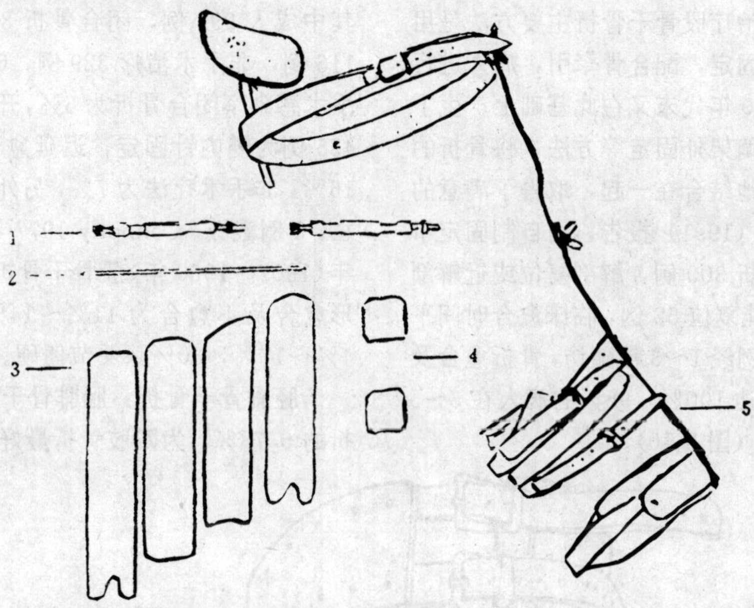

图3-9　外固定用具

1. 螺杆；2. 骨圆针；3. 木板；4. 纸垫；5. 外展支具

手术治疗粗隆间骨折，多采用低位三翼钉、鹅头钉，Jacobe报告173例加压固定术髋骨翻发生率为13.9%，据Doppelt统计Evens等15位学者从1951～1978年间用各种手术方法治疗的2206例粗隆间骨折中，髋内翻发生率为1.5%～5%，螺钉及内固定器进入股骨头及髋臼占16%。Roger 1983年采用Ender's钉治疗200例粗隆间骨折死亡率为10%，术后6周针尾退出率为50%，发生膝部旋转42例占30%。尽管手术方法内固定坚强，可早期离床，减少合并症的发生，但对部分老年患者、身体条件差、患有心血管或呼吸系统疾病，失去手术机会，造成终身残废，因而两者比较来看，仍以采取保守治疗为佳。

股骨干骨折：股骨是人体最长的管状骨，由三组丰厚的肌肉包围，其中以伸肌群最大，屈肌次之，内收肌群较小，伸、屈肌群相互拮抗，而内收肌群只有阔筋膜张肌与之对抗，所以骨折近段外展，而骨折远段有内收移位的趋势。当骨折对位后，有向外侧凸出成角的倾向，这种移位及成角的倾向，在治疗中必须注意防止及纠正。甚至在切开复位内固定后，还要根据情况用石膏或牵引加以防止，否则钢板可以弯曲、折断、螺钉拔出。

中医传统治疗骨折的原则是“脚跟对齐，脚尖抵正”，只要能达到这两项要求，就表明肢体等长，力线良好，但由于无法控制强大的肌肉牵拉，股骨干骨折的病残率仍然相当高，直到引用了皮肤或骨牵引技术后，才取得了满意的效果。西医治疗股骨干骨折也经历了长期的探索，从18世纪西医遵循的“广泛固定，完全休息”的骨折治疗原则，到19世纪60年代逐渐被扬弃，而出现了两种相反的潮流。一方以瑞士米勒为首的AO学派，倡用坚强内固定，因为发生“应力遮挡”，现又受到冷落。另一方为与其同时兴起的新型非手术疗法（功能支架派），正为多数学者所接受，他们实际上是实行了“动静结合，筋骨并重”的骨折治疗原则。与中国的中西医结合相似，只不过在局部固定材料上有所不同，以新型塑料代替柳木夹板。

中西医结合治疗股骨干骨折主要方法是用夹板纸压垫局部固定，配合骨牵引，病人进行主动功能练习。70年代末又在此基础上产生了穿针外固定、平衡架外固定等方法，将骨折的整复及固定有机地结合在一起，取得了满意的疗效。王菊芬等（1991）报告，用自制固定牵引器治疗骨干骨折300例，解剖复位或近解剖复位248例，功能复位52例，临床愈合时间平均38.5天。215例经1～3年随访，骨折愈合及关节功能优良率达100%，95%的病人在3～5个月内恢复工作（图3-10）。

从1960年至1962年天津人民医院采用中西医结合方法治疗117例股骨干骨折，平均53.6天临床愈合，无不愈合病例，功能满意率达到96.5%。天津医院从1973～1977年共治疗股骨干骨折746例，均获愈合，功能满意率95.5%。1978年国内4所医院（兰州医学院二院、西安红十字会医院、自贡市四院及南昌市洪都医院）共报告1000例，无骨折不愈合，功能恢复满意率为95.5%～96.5%。佛山中医院采用股骨髁上牵引自动复位治疗股骨干骨折3000余例，解剖复位率达80%，骨折愈合率100%。

1965年Denker报告1003例股干骨骨折，其中成人992例，闭合骨折87例，开放骨折116例，非手术治疗329例，659例手术治疗，手术感染率闭合骨折为6%，开放骨折为21%，435例为髓内针固定，迟延愈合及不愈合率为16%，非手术疗法为7%，另外，手术组7例死亡，5例截肢。Connolly 1977年总结了西方60年（1907～1960年）股骨干骨折的治疗经验，畸形愈合及不愈合为11%～14%，再骨折率为4%～17%，30%膝关节僵硬。

胫腓骨干骨折：胫腓骨干骨折约占全身骨折的6.78%。为四肢骨折最好发部位之一。其

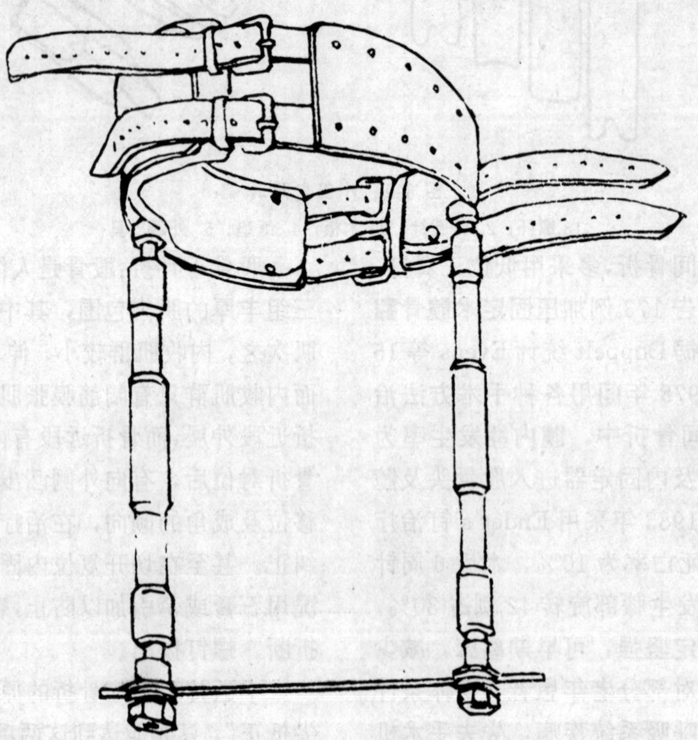

图3-10a 平衡固定牵引器

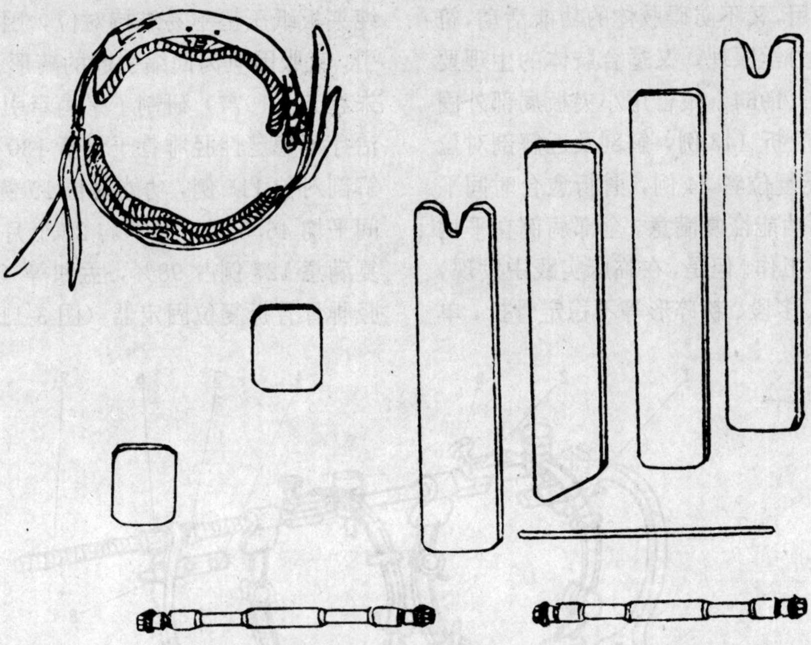

图 3-10b　平衡固定器用具

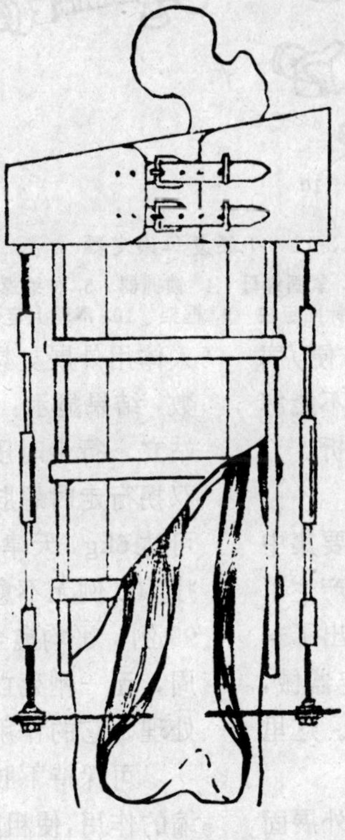

图 3-10c　平衡固定牵引器固定示意图

特点是开放骨折多，少年儿童多，合并症多。中西医结合疗法吸收了中医、西医两者的优点，根据小腿解剖生理特点，骨折类型，软组织损伤程度，用 5 块经塑型的夹板，完全适应小腿生理弧度，通过纸压垫压力和布带约束力的作用，夹板产生的内在动力，反复强化纸压垫的压力，增强了固定力，反复推挤移位的骨折断端，迫使骨折断端自动慢性复位，畸形得到矫正。同时还利用肌肉沿胫骨干纵轴进行收缩和松弛活动，在骨折端产生一种生理性对向挤压力量，使骨折断端紧密接触，促进骨痂生长，加速骨折愈合。这种夹板外固定，它既能起对骨折愈合所需的固定作用，又不防碍肢体的功能活动，符合外固定生物力学原理，又适合肢体的生理要求。尚天裕等（1964）报告用小夹板局部外固定治疗胫腓骨骨折 143 例，解剖及近解剖对位者 94 例，功能复位者 34 例，骨折愈合时间平均 52 天，97%功能恢复满意，全部病例在平均 16 周内恢复了工作。但是，在临床实践中发现，对斜面、螺旋、多段、粉碎形等不稳定骨折，单纯夹板纸压垫不易维持对位，因此需用短期牵引，克服因肌肉回缩引起的畸形。为此王菊芬、朱惠芳（1977）研制了平衡牵引固定器，用于治疗不稳定性胫腓骨干骨折 130 例，解剖或近解剖对位 115 例，功能对位 15 例，临床愈合时间平均 46.3 天，经平均 20 个月随访，功能恢复满意 127 例占 98%，孟和等（1978）研制了胫腓骨骨折复位固定器（图 3-11）。

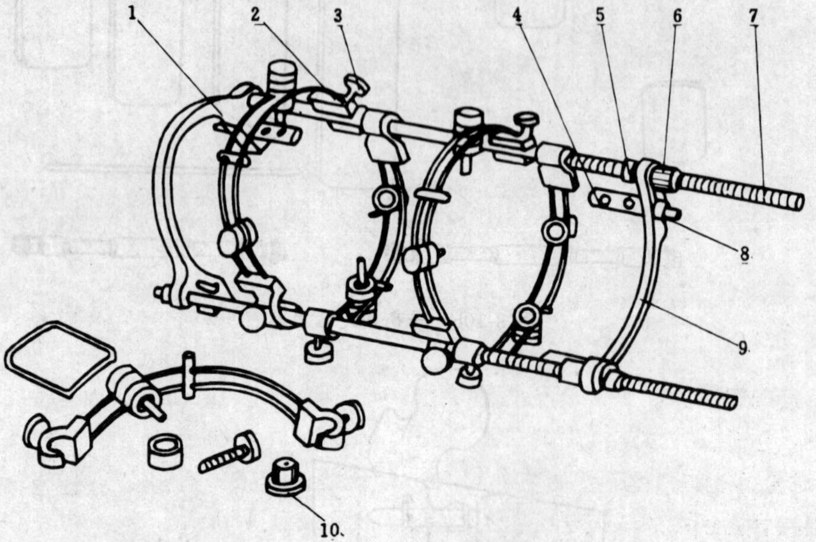

图 3-11　小腿复位固定器

1. 踝部托板　2. 钩形固定锁　3. 紧固螺母　4. 锁针器　5. 伸缩螺母　6. 伸缩六角螺母　7. 支撑杆　8. 骨针固定柱　9. 框架　10. 滑轨上定位螺母

该固定器穿针少，结构简单，使用方便，病人能够早期离床活动，适用于前述方法不能解决的开放骨折，感染开放骨折及陈旧骨折。

二、理论实验研究

对下肢骨干骨折的理论实验研究主要集中在整复固定器械的结构设计方面，不但产生了一批高水平的理论研究成果，而且生产出了一批又一批具有我国特色的骨折整复固定器械，创造了相当可观的社会效益及经济效益。这里仅介绍有代表性的几种方法。

股骨粗隆间骨折外展支具：铝合金外展固定支具包括木板 4 块（即股骨干夹板），双侧尼龙反正螺旋杆维持牵引，能延长及缩短、保持外展位的单臂外展支架。

其特点是体积小，重量轻，操作简便，调节灵活，固定可靠。骨针框架结构，具有牵引加压和控制旋转的多种功能，有效地保持下肢外展 30°～40°，防止髋内翻。用电测法多点测量人体用外展支具后静止—站立—行走的力学参数，结果显示：布带张力为 800～1200g，静止、站立、行走时压力梯度逐渐升高，骨折初期扶双拐行走时患肢可负重 10kg，双支撑杆牵引力可达 6kg，天津医院自 1978～1984 年用此法治疗 100 例无不愈合，颈干角在 125°～135°之间 99 例，平均愈合时间 9.1 周，平均离床时间 2 周，无一例死亡，如伴有其他部位骨折可同时处理。它的作用机理如图示（图 3-12）。

可保持下肢外展位，克服因负重及肌肉收缩的作用，使粗隆部处于压缩与弯曲力的组合，在骨折愈合过程中减少断端的剪切弯矩及扭矩，起到弹性支架作用，避免了髋内翻，固定可靠，减少了合并症的发生，有利于骨折愈合。

股骨干骨折自动复位机理：中医有“骨为干，肉为墙，筋为刚，脉为营，皮为坚，骨肉相连，筋能束骨”之说。“诸筋束骨……持续缠固，手所以能摄，足所以能步，凡欲运动，罔

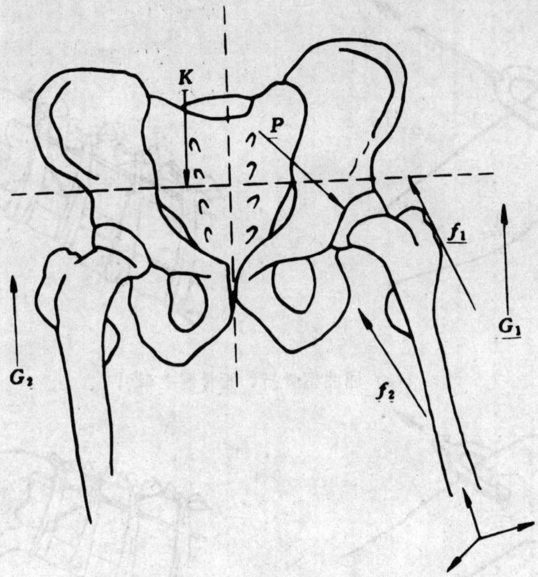

图 3-12 受力分析图

P：作用股骨头力；G_1、G_2：双拐作用力
f_x、f_y、f_z：负重支撑力；K：体重力
f_1：外展肌力；f_2：内收肌力

不欲从。”“持续缠固”的作用，不仅是肢体运动功能的基础，在骨折后，充分发挥“筋能束骨”的作用，对骨折复位和固定也有重要影响。西医也认为连接骨折断端的肌肉好比铰链，在整复骨折有“马缰绳”的作用（Soft tissue hinge），复位后软组织铰链保持一定张力，对骨折也能起到稳定作用（图 3-13）。

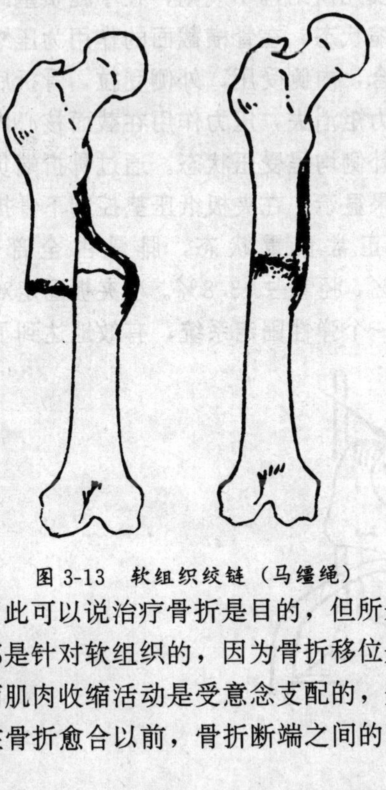

图 3-13 软组织绞链（马缰绳）

因此可以说治疗骨折是目的，但所采取的措施都是针对软组织的，因为骨折移位是被动的，而肌肉收缩活动是受意念支配的，是主动的。在骨折愈合以前，骨折断端之间的活动是绝对的，而对它的固定则是相对的，企图坚强内固定以达到绝对固定不但难以实现，而且是有害的，这已从正反两面得到证实，越来越多地为人们所认识。

中西医结合治疗成人股骨干骨折，就是以中医的这些基础理论为依据，现代科学技术为手段，股骨的解剖、生理、骨折后的病理变化为基础，对股骨各型骨折（伸直型股骨髁上骨折除外，采用胫骨结节牵引）一律采用股骨髁上骨牵引（图 3-14）。

正确地将针穿过骨干中轴，与股骨干纵轴垂直，把肢体放在中立位牵引，横断骨折牵引重量稍大，其他各型骨折牵引重量适当，不要过牵造成分离、对侧方移位，利用肌肉活动产生的内在动力，通过夹板的杠杆力，纸压垫的效应力及周围软组织的流体不可压缩效应，可以使骨折逐渐复位。尚天裕等曾分析两组病历的 X 线片，手法复位组 64 例，自动复位组 102 例，复位满意率前者为 79.49%，后者为 94.1%。自动复位是伤肢的自我调整过程，随着骨折的复位，筋亦“归槽”，筋与骨都恢复各自的自然位置，所以复位后也都比较稳定。用传感器对股四头肌、阔筋膜张肌、内收长肌的张力进行测定，前二者的张力在中立位时最大，并随着肢体外展度数的增大而减小，相反，内

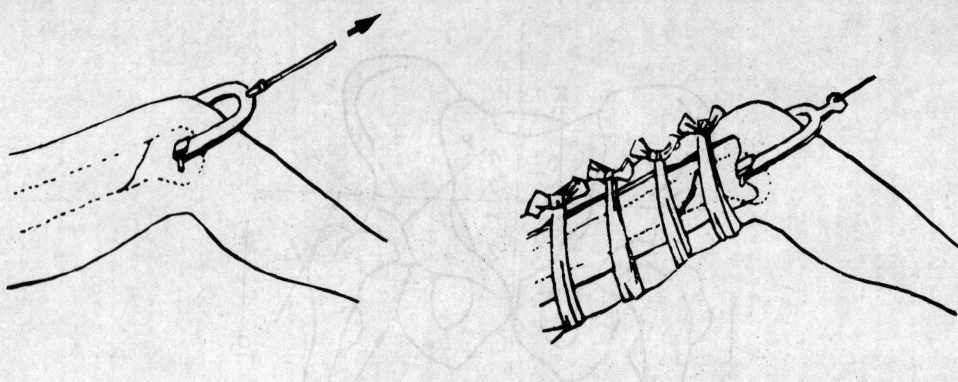

(a) 屈曲型骨折，股骨髁上牵引

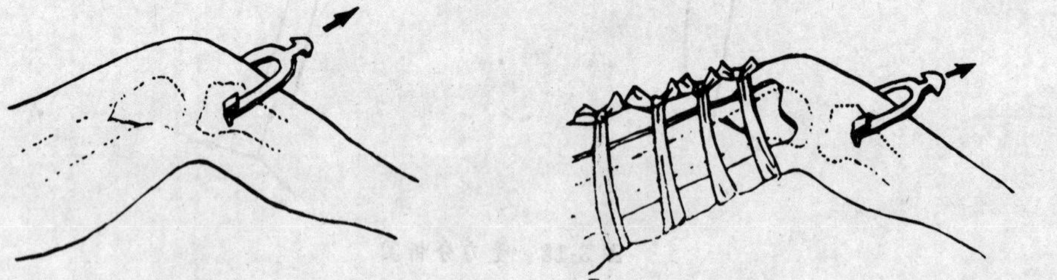

(b) 伸直型骨折，胫骨结节牵引

图 3-14 股骨髁上骨牵引

收长肌的张力以中立位牵引最小，并随着牵引肢体外展度数加大而增大，说明牵引体位影响着牵引力在各肌群上的分配。选择合适的体位，在一定范围内，减低或增加某些肌群的张力，可降低股骨干骨折向外成角倾向。因此，中立位牵引是合理的。用肌电图检测，在中立位牵引练功时，股四头肌尤其是股直肌的活动最强，内收长肌与臀中肌的活动较弱，外展位牵引练功时，股直肌、臀中肌的活动变弱，而内收长肌的活动变强。股骨干骨折自动复位法，就是在牵引及夹板局部固定下，从治疗一开始就让沿股骨纵轴强劲的股四头肌进行舒缩活动，而对内收肌、外展肌严格地加以控制，在上下骨折断端之间形成一种动态平衡，只要保持牵引力线良好，牵引重量适当，形成一种等张牵引，就可以保持断端持续接触，避免过去让患者躺在床上不动的静态牵引所致的过牵或重叠。以肌肉的运动来寻求骨折断端相对的稳定，这种以动求稳与过去的以稳制动从生物力学上存在着原则的区别（图 3-15）。

胫腓骨干骨折治疗机理：由于胫骨的生理弧度及几何结构不规则，在小腿负重时处于偏心压缩状态，在骨横截面的作用为压缩与弯曲的组合，内侧受压，外侧受拉，骨折后骨断面间的力矩消失，压力作用在截面核心内，使胫骨内外侧均呈受压状态。通过骨折端负重力测试结果显示：在夹板纸压垫控制下骨折的肢体接近正常负重状态，腓骨占全部载荷的 86.2%，胫骨占 13.8%。小夹板固定对骨折断端是一个弹性固定系统，有效地达到了断端的

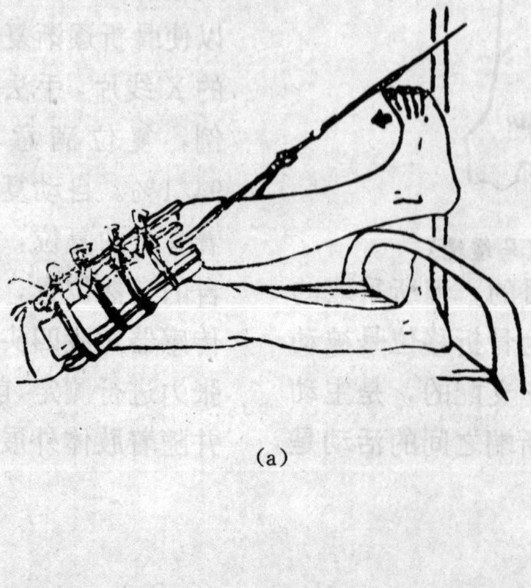

(a)

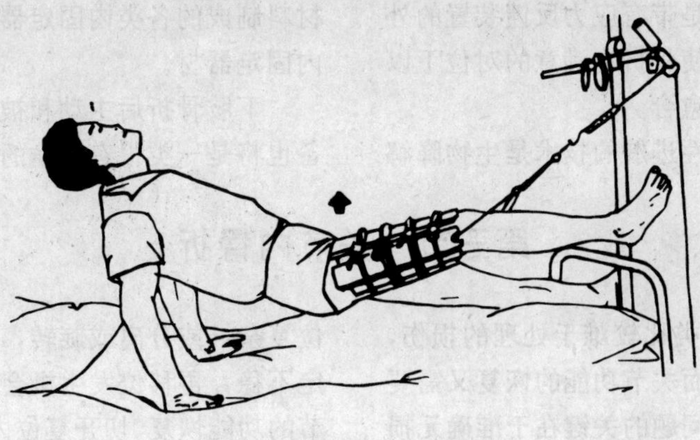

(b)

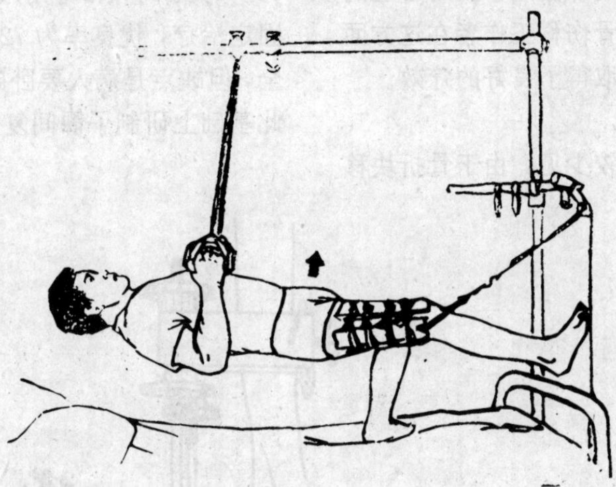

(c)

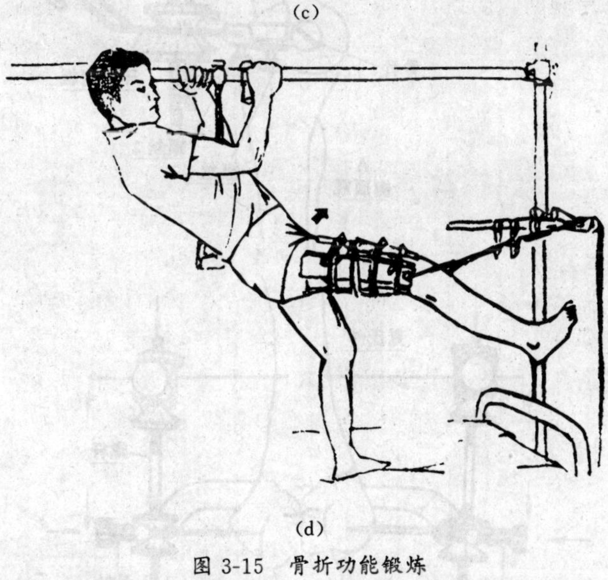

(d)

图 3-15　骨折功能锻炼

相对稳定，在纸垫效应力的作用下，进一步提高了矫正骨折成角及侧移位的有效固定力。通过其前后弯曲试验，侧向弯曲试验，扭转试验及压缩试验证实，小夹板固定是一个弹性固定系统，刚度是较小的，其横向作用力恰好保持了骨断端的相对稳定和接触，尤其对侧向移位有着一定的作用，使骨折端在对向挤压下完成骨的愈合。

三、展望

未来下肢骨折的伤情会越来越复杂，多段骨折、开放性骨折、感染开放性骨折将成为临床工作的主要难题。穿针外固定方法可能成为主要治疗手段，特别是带有应力反馈装置的外固定器投入使用，将使骨折在满意的对位下以最佳应力状态实现骨愈合。

另一可能有突破性进展的技术是生物降解材料制成的各类内固定器材。取代现有的加压内固定器材。

下肢骨折后主动和被动活动关节的康复设备也将是一类很有前途的开发工作。

第三节　关节内骨折

关节内骨折是一类比较难于处理的损伤，骨折愈合需要制动，而关节功能的恢复又需要早期活动，解决这个问题的关键在于准确无损伤的复位，妥实恰当的局部固定，及时合理的功能练习。中西医结合骨伤科工作者在这方面做了大量艰辛的探索，取得了良好的疗效。

一、临床研究

肱骨髁间骨折：比较少见，由于骨折块移位复杂，或分离或旋转，整复困难，更因外固定不稳，再移位发生机会多，严重地影响肘关节的功能恢复。切开复位内固定优良率为5%～88.75%。尚天裕等用尺骨鹰嘴牵引复位、夹板固定治疗，优良率为72%～81%，方法简单安全，但缺点是病人要卧床3～4周。侯树慧等在此基础上研制了髁间复位固定器（图3-16）。

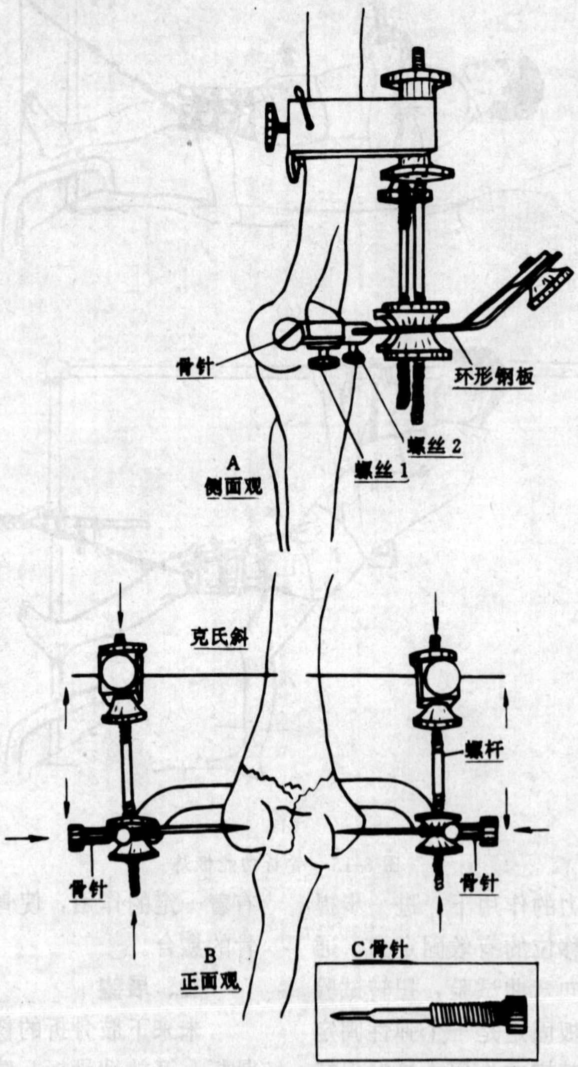

图3-16　髁间复位固定器结构、作用示意图

在骨折的近端穿一枚克氏针，骨折的远端用 2 枚骨针分别穿于肱骨内、外髁上，克氏针固定栓由螺杆相连，两骨针由可伸缩的半环形钢架连接，调节螺杆，加大克氏针固定栓与骨针之间的距离，对骨折要起加压作用，缩短二者之间的距离。内外两骨针各有 2 个活动关节，由 2 个可调节的螺丝控制，调整螺丝 1，可使内外髁骨块上、下移动或旋转，调整螺丝 2，可使内外髁骨块前后移动或旋转，由于两骨针的特殊形状，拧紧骨针可使内外髁分离的骨块靠拢，因而能获得良好的复位效果。用此方法治疗 44 例，优良率 90%，无感染、神经损伤、不愈合等合并症。

尺骨鹰嘴骨折：尺骨鹰嘴骨折多发于成年人，占全身骨折的 1.17%，除少数撕脱骨折外，均累及肘关节，要求解剖学对位。西医多采用切开复位，张力带钢丝或松质骨螺丝内固定。庞桂根、顾云伍等报告应用鹰嘴复位固定器治疗尺骨鹰嘴骨折（图 3-17），此法优点是可加压固定，又不需要切开手术。

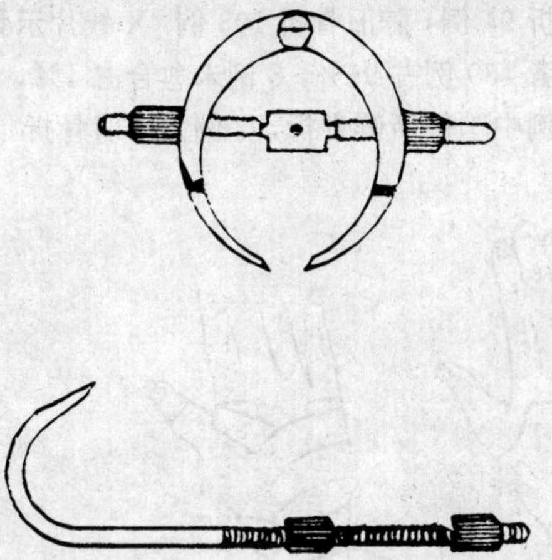

图 3-17a　上图为加压钳与中心杆，下图为加压钩

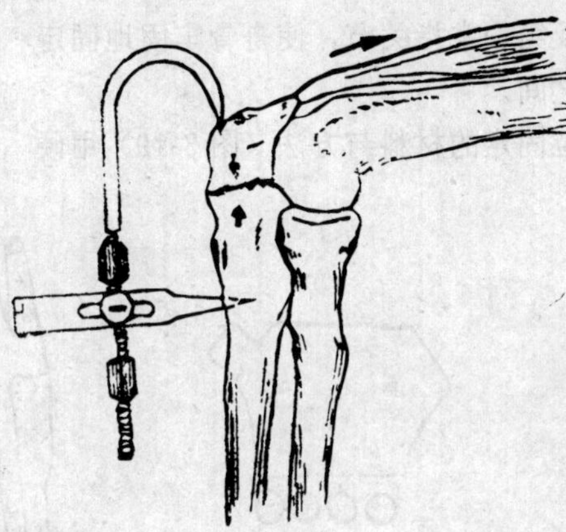

图 3-17b　固定方法

桡骨远端掌侧缘和背侧缘骨折脱位：桡骨远端掌（背）侧缘骨折脱位又称 Barton 骨折，由于远端骨折块较小，且累及桡腕关节，极不稳定，国外多数学者采用切开复位—支撑式钢板（Buttress Plate）内固定，Deoliveira 报告用此法治疗 26 例，复位 24 例，结果优良者 20 例，3 例尚可，1 例差。黄庆森等报告中国手法复位，腕背伸前臂旋后位夹板纸压垫固定，早期功能锻炼治疗 40 例，复位优良率 93%，其中 2 例由于固定过程中采取前臂旋前位而再移位。随访 27 例，平均随访时间 48 个月，功能优者 253 例，良 2 例，无 1 例差的。

腕舟状骨骨折：腕舟骨骨折的漏诊、误诊率较高，延迟愈合、不愈合及骨块缺血坏死发生率亦较高。很多人对其预后持悲观态度。段胜如等用纸板尺、桡偏位固定治疗腕舟骨骨折（图 3-18），用硬纸板剪成图示形状，另剪直径 7～8mm 左右小圆形硬纸块 3～5 块，固定前将

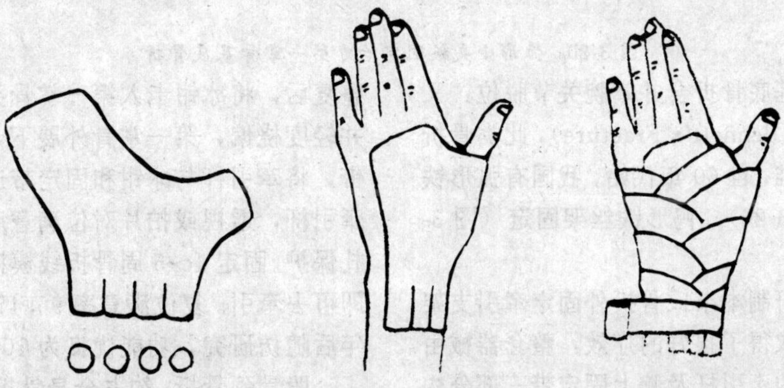

(a) 纸夹板及压垫　(b) 纸夹板固定位置　(c) 绷带包紧后

图 3-18　腕舟状骨骨折尺偏位固定材料及方法

大小纸板浸湿，小圆纸块用薄层棉花包裹，放入鼻烟窝内，紧靠桡骨茎突下方，避免压在大多角骨上，用胶布固定之。压垫要稍高于伸拇长肌腱，小于鼻烟窝，然后将患腕平放于纸板中线，拇掌指关节不固定，纸板两边包裹手掌手背及前臂远端。两边缘不要接触，使尺侧面有间隙，以便包扎力集中于压垫上。纸板近端预先剪几条纵行裂口，因腕关节较之近端为细，这样在使用绷带时可使其紧贴皮肤。缠绕方向是由桡侧手背向掌尺侧绕回，患者掌心朝地，术者将绷带用力由桡侧向尺侧，缠绑的重点要放在腕关节及第一掌指关节，使舟骨牢固地固定在两关节之间。

桡偏位固定的材料与方法（图 3-19）用硬纸板剪成图示形状，同样剪直径约 7～8mm 的小圆纸块 3～5 块，固定前浸湿上述纸板，桡偏位固定与尺偏位后固定不同点是：将患腕手掌弯放于纸板中央，纸板缺口平第一掌指关节，纸板两缘向背侧翻转，并在手背上留有间隙。缠时患腕手心朝地，术者将绷带用力由尺侧绕向桡侧，使腕关节呈桡偏位固定。其余同尺侧偏位固定法。上述纸板及压垫还有皮革制品，形状相同，固定力强而较纸板制品耐用。段胜如等用本法治疗腕舟骨骨折 197 例，其中新鲜骨折 94 例，陈旧骨折 103 例，X 线片示骨性愈合者 189 例占 96%，8 例未愈合占 4%，未愈合 8 例中 1 例新鲜骨折，7 例为陈旧骨折。

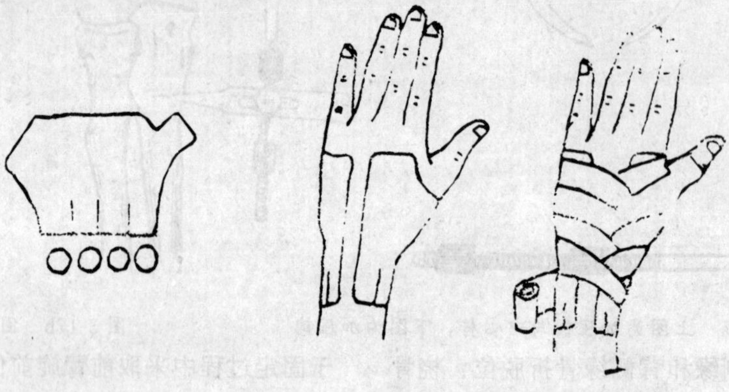

(a) 纸夹板及压垫　　(b) 纸夹板固定位置　　(c) 绷带固定后

图 3-19 腕舟状骨骨折桡偏固定材料及方法

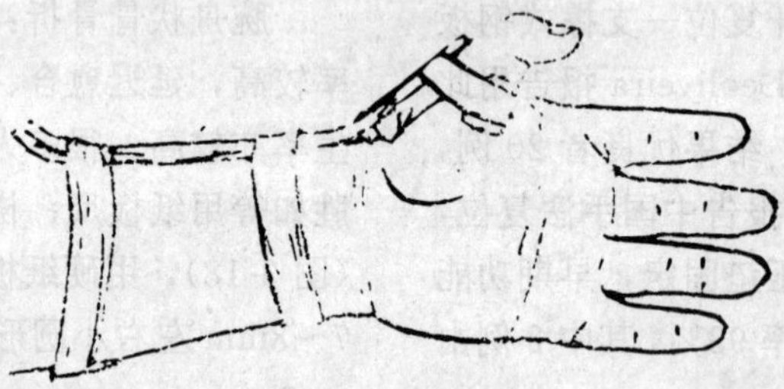

图 3-20 弧形小夹板固定治疗第一掌骨基底骨折

第一掌骨基底骨折合并掌腕关节脱位：又名本奈氏骨折（Bennett's Fracture），此类骨折复位易而固定难，自 60 年代始，我国有弧形铁板外固定（图 3-20），鸭形铁丝架固定（图 3-21）等方法。

李寅生等研制本奈氏骨折外固定牵引支架治疗 131 例，取得了很好的疗效，整套器械由冰钳、可调节的牵引杆及腕上固定带三部分构成，牵引杆与腕上固定带呈掌曲外展 30°～40°，此角度可依临床需要做调整，此架左右侧通用。整复后，将冰钳卡入第一掌骨头，在腕中立位并轻度桡偏，第一掌骨外展下，固定腕上固定带，将牵引杆与冰钳和固定带连接，适当拉长牵引杆，透视或拍片对位满意后用酒精纱布包扎保护。固定 4～5 周骨折线模糊，断端无压痛，即可去牵引。复位满意率 96.4%，47 例做了两年后随访研究，功能优良为 100%。

股骨颈骨折：约占全身骨折的 3.6%，多发生于骨质疏松的老年人。病人年老体弱，骨折后长期卧床，容易引起一些危及生命的合并症，

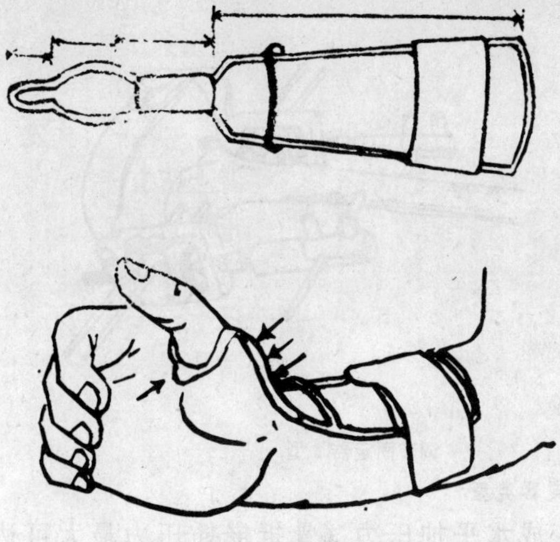

图 3-21 本奈氏骨折鸭形铁丝架固定法

如肺炎、血管栓塞、心脑血管意外、泌尿系感染、褥疮等。骨折后股骨头血运不足，容易发生股骨头缺血、坏死或不愈合，骨折局部承受很大的剪应力，骨折不易固定，因此，本骨折到目前仍然是一个在治疗上比较复杂而尚未圆满解决的问题。1931 年 Smith-Peterson 首先用三翼钉固定治疗股骨颈骨折，我国方先之等 1951 年报告应用三翼钉的经验，经历了半个多世纪，目前仍在应用，但骨折愈合率低（85%左右)股骨头坏死率高(20%～35%左右)。1974 年 Tronzo 列举文献内固定器材有 76 种之多，大体分为三套：三翼钉单钉固定，Pagh 钉板固定和 Knowles 多针固定，但都未很好地解决问题，失败率高达 40%～70%。

治疗股骨颈骨折应按照中西医结合原则，根据病人年龄、全身状态及骨折类型区别对待，采用方法简单，损伤轻微，固定器细小可靠，早期活动，内外用药的方法，以提高愈合率，降低股骨头坏死率，尽量避免假体置换。对于应力骨折(Garden Ⅰ)不需手术，卧床休息，穿木板鞋(图 3-11)防止外旋，不要直腿抬高，变换体位时应小心，6 周后可以扶双拐下地，逐渐负重，12 周经 X 线检查骨折愈合，始可步行。对于嵌插骨折（Garden Ⅱ)，有人主张保守疗法，但若 Lintons 角大于 30°，骨折仍有移位可能，故多主张多针固定，保证骨折愈合，但也有 14%～18%发生股骨头坏死。移位骨折（Garden Ⅲ)，应尽快进行无损伤地将骨折正确对位，有效地穿针固定，克服髋臼作用于股骨头的内翻力，体重及肌肉牵拉对骨折形成的剪切力及这段肢体的外旋力，使患者早期离床，扶双拐下地，适当负重步行，减少全身合并症，争取尽早重建股骨头的血运，提高骨折愈合率，减少股骨头的坏死发生。粉碎骨折（Garden Ⅳ）多发生于老年人高位头下骨折，粉碎多在股骨颈的后方，应按照股骨颈的侧位及斜位像，除老年人生命期有限者外，不要轻易做假头置换术。年龄较轻，身体素质好，手术耐受性强，对骨折后功能恢复要求高者，采用髋关节后外侧入路，将骨折准确对位，股方肌带骨瓣移植，多根针内固定。老年人不适应手术者，亦应正确复位，稳妥闭合穿针内固定，局部注射金葡液，争取骨折愈合，对股骨头坏死亦有防治作用。

赵文宽等从 1990 年 6 月到 1993 年 3 月应用镍钛记忆合金螺纹钉治疗新鲜股骨颈骨折 107 例，Garden Ⅰ型 18 例，Ⅱ型 29 例，Ⅲ型 45 例，Ⅳ型 15 例，年龄最小 13 岁，最大 78 岁，无切口感染和术中、术后死亡，随访 1～2 年 60 例，无骨不连及股骨头坏死。

孙从宽等从 1989～1992 年应用股骨颈 U 型截骨头颈嵌插术治疗股骨颈骨折 65 例，其中 Garden Ⅲ型 36 例，Ⅳ型 29 例，新鲜骨折 56 例，陈旧性 29 例，65 例骨折全部愈合，随访 2 年以上者 58 例，仅 2 例股骨头轻度扁平。

股骨髁间骨折：股骨髁间骨折是股骨远端骨折中损伤最严重，治疗最困难的关节内骨折，常为复合性损伤，对膝关节，髌股关节和伸膝装置有直接损害。往往因膝关节功能障碍或遗留各种合并症而致残。

天津医院创伤骨科在中西医结合治疗骨折动静结合、筋骨并重的原则指导下，用调节固定器和膝功能支架（图 3-22）治疗股骨髁间骨折 30 例，取得了令人满意的效果，病人平均下床时间为 4.5 周，拆除固定器时间为 6.2 周，2 年后随访功能优良率 85.7%。

胫骨平台骨折：胫骨平台骨折的治疗要点是恢复关节面平整，病人能早期活动，宋少献等采用钩拉式复位固定器治疗 30 例，取得了满意疗效，随访 25 例，功能优 11 例占 44%，可 1 例占 4%，差 1 例占 4%。

髌骨骨折：髌骨骨折是膝部最常见的损伤，中医传统方法有用抱膝圈治疗，西医多采用张力带钢丝固定，两者各有利弊。金鸿宾等吸取

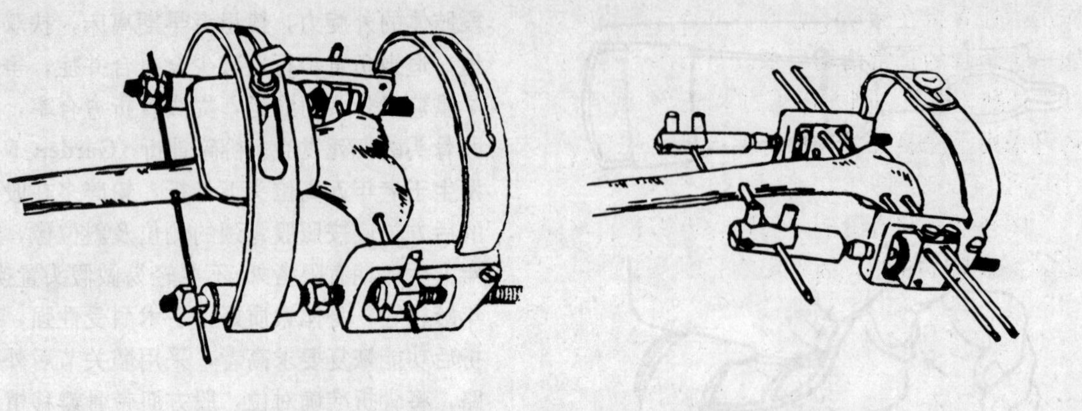

调节固定器Ⅰ型　　调节固定器Ⅱ型

图 3-22　调节固定器类型

二者之长，研制了抓髌器（图 3-23），用两对不锈钢钩连接于螺旋加压盖上，其间一对间距较宽的抓在髌骨上极，间距窄的抓在下极，利用机械加压与金属应变力协同转换，使垂直加力变成水平加压力（骨折嵌插压力最大可达 27kg，随着关节活动股四头肌收缩，可使压力逐渐增大。

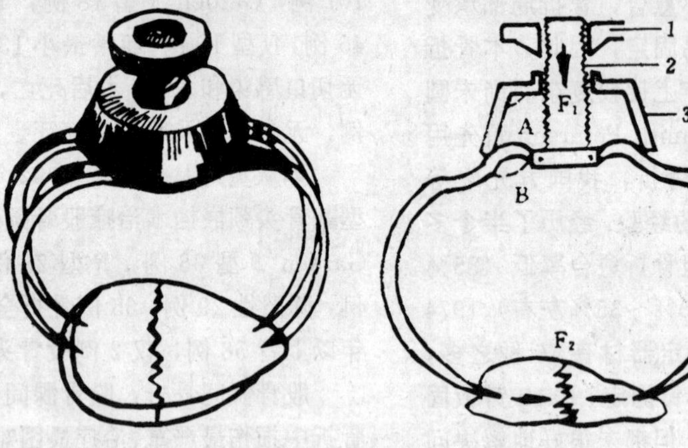

图 3-23　抓髌器的结构和应用原理

左图为抓髌器应用示意图。右图为抓髌器的结构。1. 螺母；2. 螺栓；3. 加压帽；4. 抓髌钩

从 1974 年以来，应用抓髌器治疗不同类型髌骨骨折 551 例，随访 528 例总有效率 98%。它的优点在于为膝关节早期活动创造了条件，从而避免了关节粘连、肌肉萎缩，有利的活动可加速血液循环和促进组织修复，达到骨折愈合与功能恢复齐头并进的效果。尤其是治疗粉碎性髌骨骨折，由于不切开皮肤及关节只把上下极拢在一起，克服了股四头肌及关节活动时的杠杆力。关节做适当运动的同时，关节面可得到模造而逐渐复位。又因粉碎型骨折多移位不大，关节囊及髌支持带较横断型损伤轻，更有利于早期活动，从而体现了动静结合，筋骨并重这一基本治疗观点。

踝部骨折：踝部骨折占全身骨折的 4.2%，居关节内骨折之首，以青壮年多见。常规治疗用手法复位，石膏外固定或切开复位，钢板螺钉或克氏针内固定。瑞士 Mats Baner 等 1967 年复习了大量参考文献后指出，要想获得踝关节损伤后的最好疗效，必须细心地进行功能重建。他们在基本相似的条件下，对 92 例骨折，手术与非手术的疗效进行了对比及长达 7 年的随访，从近期疗效看，手术组好，而远期疗效手术组的骨关节病发生率较高，而非手术组虽对位稍差，但骨性关节炎反而少见，他们将前者归咎于手术创伤。

无论手术或非手术复位，都只能把骨折线对好，达到在 X 线影像的对位，但不一定恢复了踝关节的正常解剖生理关系，为了达到内、外、后踝的正常解剖生理关系，只有在合理的外固定保护下，依靠距骨的自身活动时的模造作用，让骨折在微动下愈合，愈合后的踝穴才能适合距骨的正常活动要求。对于闭合性的外旋、外翻、内翻、侧方挤压的第一、二度骨折，均可采用手法复位、夹板、纸压垫超关节固定（图 3-24）。

闭合性的踝骨骨折，后踝骨折块未超过胫骨下关节面 1/3 时，因不影响胫距关节的活动如负重，可把距骨向后的半脱位整复，踝关节背伸位固定，利用关节囊的牵拉力维持固定后踝骨折块。如果后踝骨折块较大，超过胫骨下关节面 1/3 时，可应用袜套悬吊患肢，利用肢体自重维持固定后踝，超踝关节夹板固定内、外踝（图 3-25）。

内翻型双、三踝骨折，一般后踝骨折块较

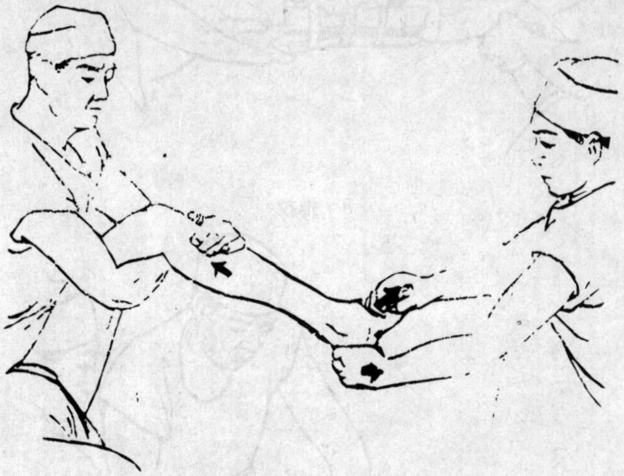

a 内翻牵引

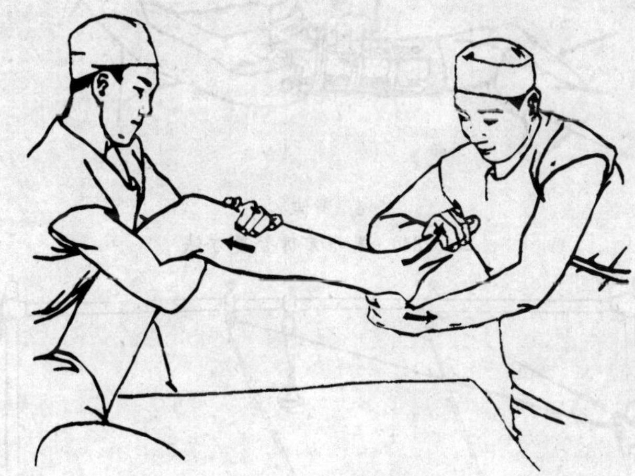

b 旋转加翻转

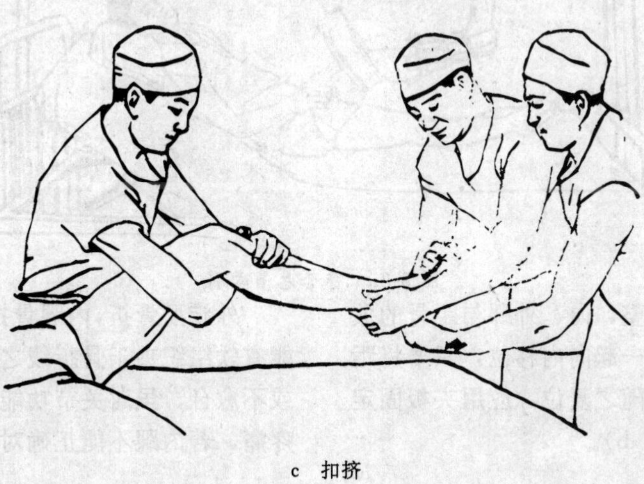

c 扣挤

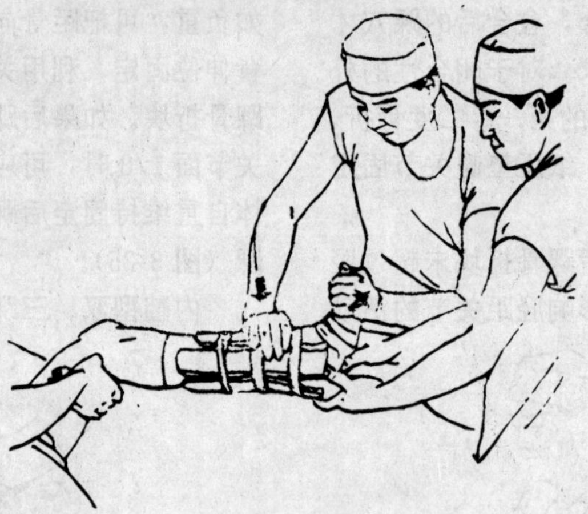

d 推拉

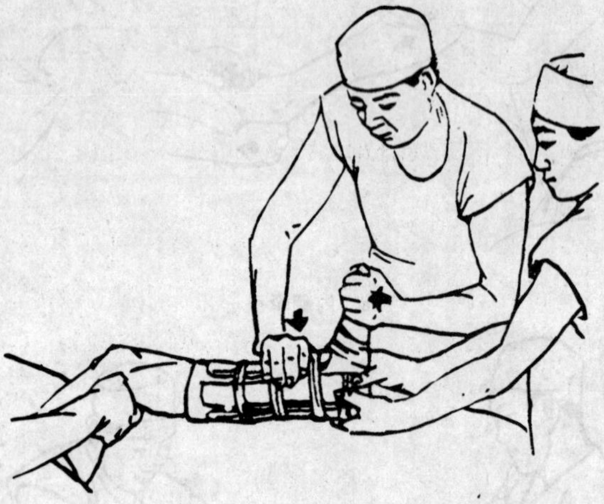

e 背伸

图 3-24 踝部骨折整复方法

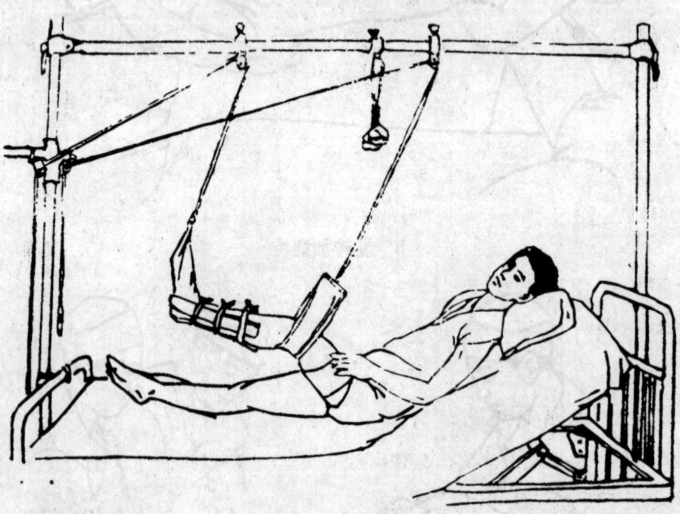

图 3-25 袜套悬吊牵引

小，内外侧副韧带完整，内、外踝与距骨的关系保持正常，与距骨一起向内移位，只要将距骨脱位复位，骨折亦随之复位，应用夹板固定效果最好（图 3-26a，b）。

外旋型骨折，内踝骨折若从中部撕脱时，可能有软组织夹于骨折线之间，会造成纤维愈合或不愈合，虽对关节功能影响不大，但可发生疼痛，若内踝不能正确对位，可在消毒局部麻

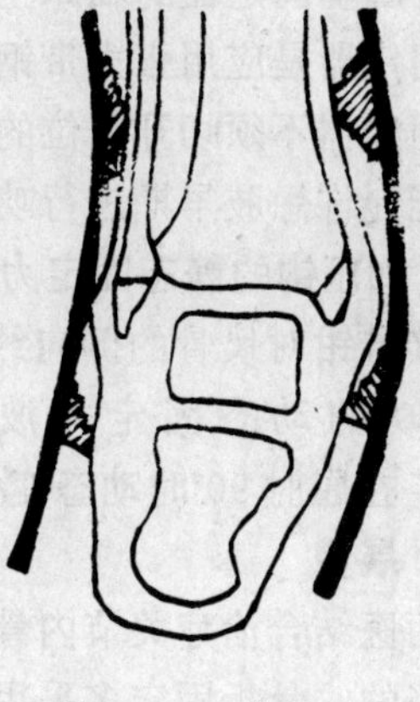

图 3-26a 外翻位固定

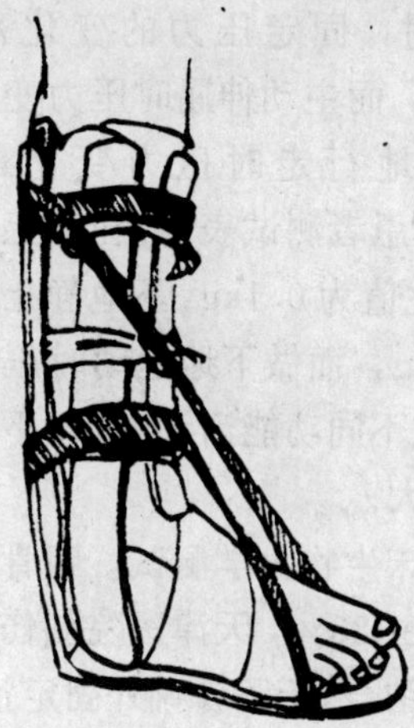

图 3-26b 夹板固定外形

醉后用粗针头刺入骨折线，将嵌入之内侧副韧带或骨膜等软组织拨出，若不成功，在有条件时，可以早期切开复位内固定，操作时应注意正确对位，不要将骨折块游离，或在固定时将内踝骨折块弄碎或下陷于关节腔内，反而影响关节活动。纵向挤压骨折、关节面紊乱者，经手法整复后，应用纸压垫、夹板固定，控制侧方移位，结合跟骨牵引，防治远近段重叠，利用距骨的造模作用，使关节面恢复平整。1978年，尚天裕等对50例双、三踝骨折做了长达12年的随访研究，疗效优良率为85%，满意者为97.5%，骨性关节炎为26.4%，均属轻度，一般无症状。因此，临床治疗比X线表现为好。

跟骨骨折：跟骨骨折多因高处坠落足跟直接着地压缩引起，大部分可用中西医结合方法治疗，张铁良等创用跟骨鞋固定及跟骨弹性踏轮疗法（图 3-27），可以满意地维持整复后的跟骨横径和贝累氏角。

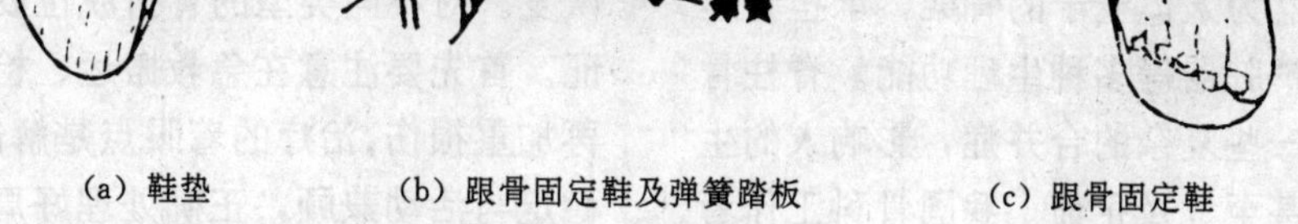

(a) 鞋垫 (b) 跟骨固定鞋及弹簧踏板 (c) 跟骨固定鞋

图 3-27 跟骨固定鞋

1990年，王景彦医师采用可调性跟距反牵引复位固定器，通过中心螺杆调节固定于上下两端支撑杆上的锁针器，以牵开两枚分别插入跟距骨的钢针，从而恢复因压缩变短的跟骨高度，橇起塌陷的距下关节骨片，恢复贝累氏角，并配合侧方挤压，解决跟骨的宽度，以达到跟骨解剖形态的最大恢复，共治疗50例（56个跟骨），随访44例（平均随访时间10个月），优良率达88.6%

二、理论与实验研究

对于关节内骨折的理论研究集中在治疗方法的生物力学分析与测试方面。1987年王志彬博士在导师尚天裕教授的指导下，应用电阻应变计式传感器对一系列关节内骨折的中西医结合疗法进行了研究：

抓髌器的临床生物力学测试：抓髌器的固定力为6.24kg，5分钟后固定压力降低0.6kg，30分钟后固定压力降低0.9kg，这种现象是由于松质骨属粘弹性材料，受压后变形随时间增长，爪尖与松质骨接触局部骨小梁组织破坏产生塑性变形。提示在治疗过程中，特别是在早期，应适时调紧抓髌器，以免松动。在患者被动屈伸膝关节时，固定压力的变化范围为5.02kg～7.76kg，而主动伸屈时压力变化最大值为0.6kg，下地行走时压力变化最大值0.21kg，2周后对患者测试表明：在床上活动膝关节时，压力变化值为0.1kg，下地静止站立时压力值为0.181kg，而做下地运动时压力变化值为0.302kg，在不同功能活动中，以下地负重时压力值变化最大。

跟骨靴的临床生物力学测试：跟骨累及距跟关节的骨折约占83%，天津医院创伤骨科应用橇拨与手法相结合，行跟骨靴外固定治疗，取得了非常好的疗效，从临床测试数据获知，在骨折的早期，跟骨靴的横向挤压力可达到6kg～7kg，但随着肿胀消退，软组织承受压力的能力下降，应维持在3kg～4kg，复位后24小时～2周时，患者足心踩踏滚轮的踏力逐渐增加到10kg～12kg，跟腱拉力逐渐恢复到26kg～28kg。当放置了足弓垫后压力分布改变，使足部的压力在足弓垫下相对集中，后足的局部压力由体重的45%下降至28%，前足的局部压力由体重的27%降至14%。足弓垫下的足部压力则由体重的26%上升到57%。足弓垫的这种支撑力可缓解跖腱膜的张力，随着步态的改变，这种压力也会产生周期性变化，在跟骨内产生一种交变应力，促进了骨折愈合。

尺骨鹰嘴固定器的临床生物力学测试：尺骨鹰嘴固定器是应用张力带钢丝的原理，又发挥了外固定器不须切开复位的优势，将骨折固定后又能允许患肢早期进行功能锻炼。测试结果表明：加压钩的静态固定力为3.36kg，由中心杆连接卡钳对尺骨的侧向约束力为7.09kg，早期练功的动态固定力波动在3.38kg～5.09kg。在屈肘90°时动态变化幅值最小。

三、展望

中西医结合治疗关节内骨折的近期与远期疗效是好的，骨折固定多采用半针、钳夹式外固定器。在其作用机理研究方面，虽有一些力学测试工作，但还有许多需要说明的问题，比如骨折整复固定后关节进行早期活动的时间、方式、范围、力量等，特别是关节活动“瞬时中心”的改变与骨折块稳定性的关系及远期功能恢复的关系，一直是人们关注的问题。相信在今后5～10年内，会有一批新型的关节内骨折整复固定器械用于临床，有一批新的药物，针对关节内骨折后的创伤性关节炎，关节软骨面的修复发挥更好的治疗作用。一批主动和被动练习关节活动的康复训练器材，将装备到一些专科医师的手中。

第四节　脊柱及骨盆骨折

脊柱及骨盆为人体躯干的骨架，承担着运动、负重、保护脏器等多种生理功能。脊柱骨盆骨折常带来一些复杂的合并症，影响人的生产生活能力，甚至危及生命。我国骨科工作者在这方面的中西医结合工作中做出了艰辛的努力，取得了很多有突破性的进展。

一、临床研究

脊柱损伤的临床研究：脊柱损伤的治疗长期以来一直是骨折治疗中争论最为激烈的问题之一。多主张早期手术或复位。我们主张在不加重损伤的前提下应积极恢复脊柱的正常解剖关系，同时强调功能恢复，二者可同时并用，相辅相成。这就要充分贯彻动静结合，筋骨并重，内外兼治，医患合作的医疗原则。虽不排除必要及适时的整复及手术，但更重视病人自身利用体位姿势及练功活动而达到逐渐复位及功能恢复。对不同类型的骨折脱位要恰当掌握适应证。首先要注意在急救搬运、检查治疗中不宜再加重损伤，治疗的着眼点是解剖与功能并重，稳定与活动兼顾，正确处理好局部与全身，骨与软组织的关系。

垫枕练功自身复位法：患者仰卧木板床上，以伤椎后凸处为中心，背部垫一薄枕逐日增高。一般在开始时5～8cm，适应1～2日即可逐渐加高，在1周内达到15～20cm（图3-28），为使垫枕准确针对后凸畸型，以塔状枕或圆柱状枕为佳。对合并颅脑损伤、胸腹部损伤或休克者，应先积极抢救并发症，对合并其他部位的骨折可同时处理，只要全身状况允许，伤后第2日即可开始腰背伸肌锻炼。无脊髓损伤、下肢能活动的病人，行仰卧位拱桥式背伸肌功能锻炼。伤后1周做五点支重锻炼（图3-29）：患者

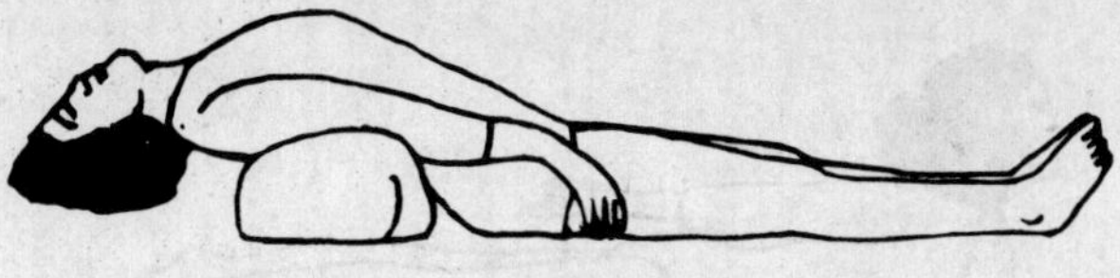

图 3-28 垫枕仰卧

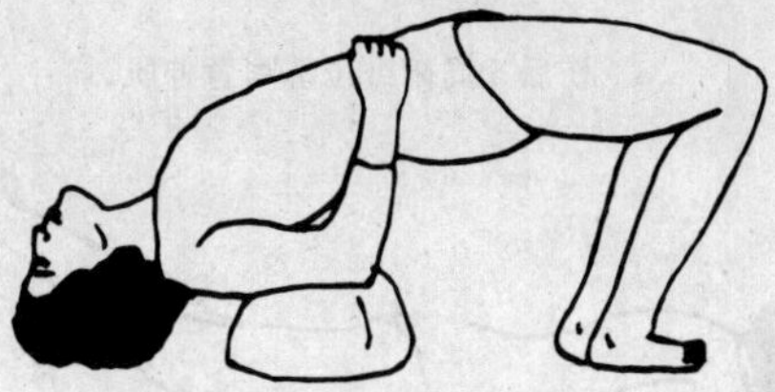

图 3-29 用双肘、双足、头顶五点支撑背部离床，尽量腾起以加大背部伸肌的收缩力

仰卧，在头顶、双肘及两足底的五点支撑下，用力收缩背伸肌，使躯干完全离开床面，每日练功 4～5 次，每次 20～50 个动作。依体质状况，次数逐渐增多，幅度逐渐加大。

伤后 2 周做三点支重锻炼（图 3-30）：两前臂环抱于胸前以两足底及头颈三点支重，用力收缩背伸肌，使躯干完全离开床面。这是压缩椎体自身复位的关键阶段。每次练功时第一步与第二步连接做，次数与第一步相同。伤后第 4 周起可以做难度较大的拱桥式锻炼（图 3-31），两腕背伸，两臂后伸过头项，两手及两足用力将身体完全撑起呈拱桥状，老年体弱或上肢有骨折者可不练习此步，并不影响疗效。

一般椎体压缩骨折，经过 3～4 周的上述步

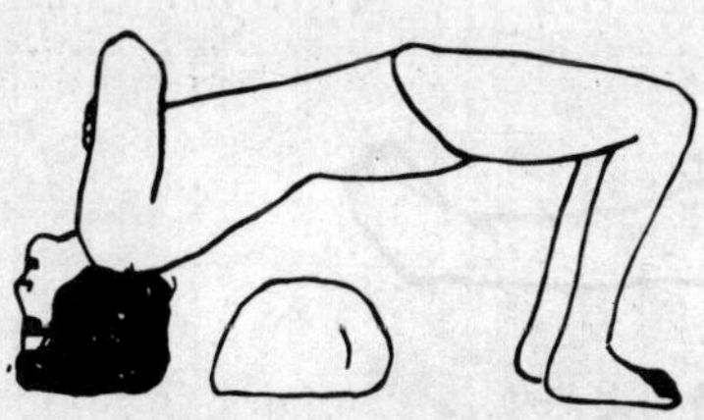

图 3-30 三点支撑法背伸肌锻炼
（头顶、双足支撑，尽量将全身腾空）

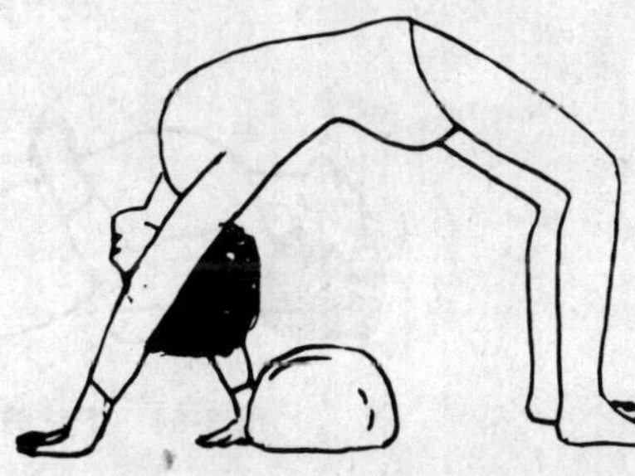

图 3-31 四点支撑法背伸肌锻炼
（双手、双足支撑全身腾起呈拱桥式）

骤刻苦锻炼能达到大部复位。伤后 6 周开始做俯卧背伸肌功能锻炼，抬头挺胸，双臂后伸，向上翘起离开床面（图 3-32），头胸及下肢同时抬起，仅腹部与床面接触，全身几乎成半圆形（图 3-33）。经 6～8 周的背伸肌功能锻炼，不仅可使骨折基本达到解剖复位，而且自觉全身症状明显好转，疼痛症状已经消失，背伸肌较伤前还有力。8 周后在保持脊柱过伸位即可下地活动。3 个月后练习弯腰，背伸肌锻炼应坚持半年以上，不宜中断。合并脊髓损伤或伴有骨盆下肢骨折者，同样卧木板床，背部垫枕，但要注意截瘫护理，预防褥疮及泌尿系感染等。早期行上半身过伸锻炼，先用头顶部支撑于床上，必要时可在头部置一纱布包裹的棉圈，高度 1.2～2cm，直径 5～7cm，以防止头部滑动乏力。当头顶部持重颈部过伸时，双肘屈曲向下支撑，将肩及腰背部挺起离床（图 3-34），伤后 2～3 日即可达到要求，每日练功 3～4 次，每次做 20～60 个动作。

2 周后双手环托于胸前，仅用头顶部及下半身着床，上半身弓起离床（图 3-35），医护人员每日除指导病人练功外，还应密切观察截瘫平面、下肢肌力变化等情况。对留置导尿管的病人，宜早期配合针灸治疗，促使膀胱功能恢复，待下肢肌力恢复后，即可行上述背伸肌功能锻炼，练功时医护人员可帮助扶持踝部。

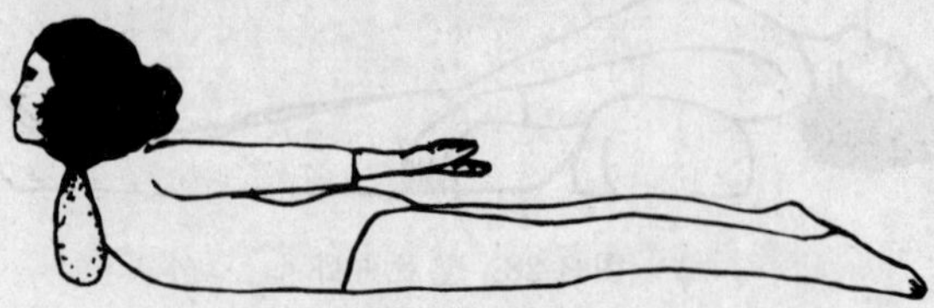

a 伤后5周俯卧位练习背伸肌

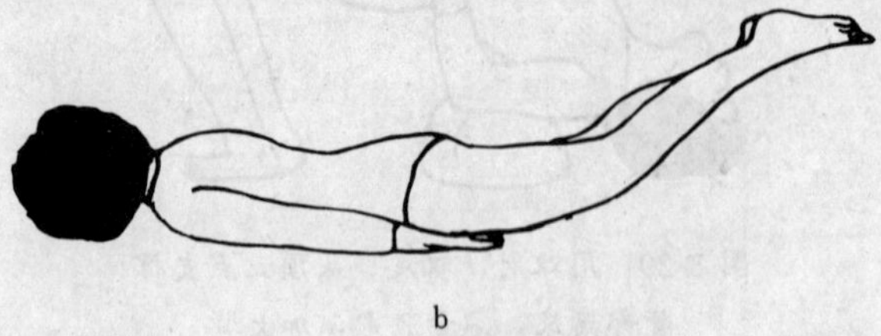

b

图 3-32 双下肢背伸

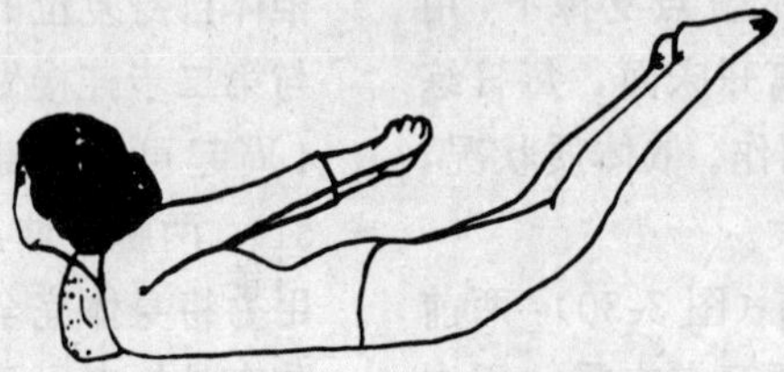

图 3-33 伤后6周，俯卧位练习背伸肌呈飞燕点水状

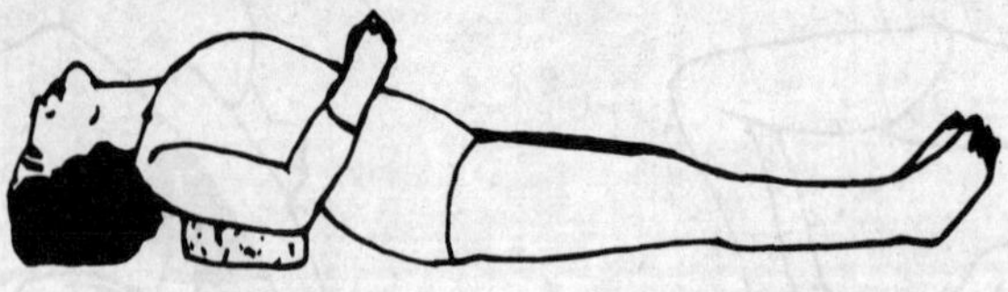

图 3-34 下肢瘫痪，行上半身腾起练功

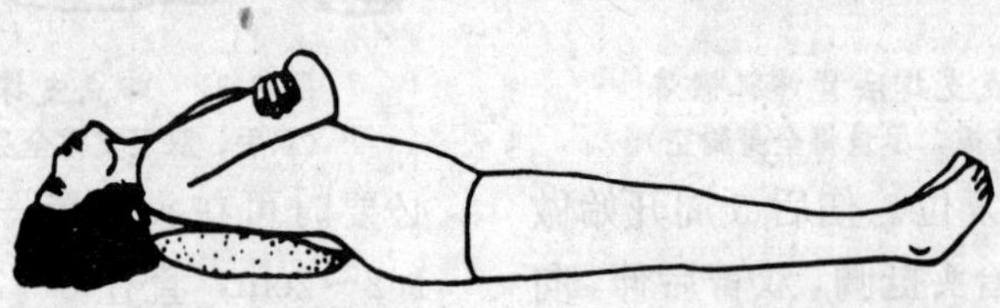

图 3-35 双肘抱压胸前，头顶着床用力背伸使背部离床

悬吊牵引复位：此法是在清代《医宗金鉴·正骨心法要旨》所载攀索叠砖法的基础上，吸取了元代危亦林的一些原则和方法，如危氏在《世医得效方》中述及："吊起坠下身直，其骨使之归巢"，在应用脊柱夹板固定中，危亦林也强调："莫令屈"。悬吊牵引复位法实质是对垫枕练功自身复位法的一个补充，后者安全可靠，适应症广，是首选疗法。对稳定型与不稳定型胸腰椎骨折以及合并附件骨折包括椎板骨折者，均可适用。但对脊柱严重脱位，椎体侧方压缩较严重者，在地震或战伤、工业塌方等重大事故中，突然有大批伤员集中，并需迅速处理时，则可应用悬吊牵引复位法，然后辅以垫枕练功疗法。使用本法应向病人说明目的要求及主要过程，使之理解配合。复位前应清洁洗肠及导尿，排清潴留的大小便，以免溢流而妨碍操作。注射50%的葡萄糖液100ml扩充血容量，提高病人的耐受力。在骨折部棘突两侧，椎间孔附近，做脊神经后支阻滞麻醉，一般在伤椎上2个下1个共计6个椎板即可。首先穿上

绒垫背心，再把帆布带捆在外面，吊带要松紧适宜，越靠下胸的带子越要捆得紧一些，形成一个漏斗状，以免吊带在牵引中向下滑脱，压迫腋窝和颈部。再将两肩上的皮带扣好，将牵引绳套入皮带环内结扎，然后使伤员转成俯卧位，将牵引绳套在牵引架的滑车上，准备悬吊（图 3-36)。悬吊复位分 4 个步骤：垂直悬吊：二人拉牵引绳，另二人分扶伤员的胸部及骨盆，将病人慢慢悬吊在牵引架双杠上，伤员两臂扶在双杠上，同时两助手由胸壁两侧用手向上抖推胸带，以减轻胸带对伤员胸部的挤压，使之逐渐适应（图 3-37）。推背摆动：助手继续托住两侧胸壁，术者用一手举托住后凸棘突的两侧，徐徐推送躯干向前，约达 40°角时，放松推力则病人身体自然向后摆回。而术者手掌仍继续推住棘突部，使摆动过程中脊柱始终保持过伸位。

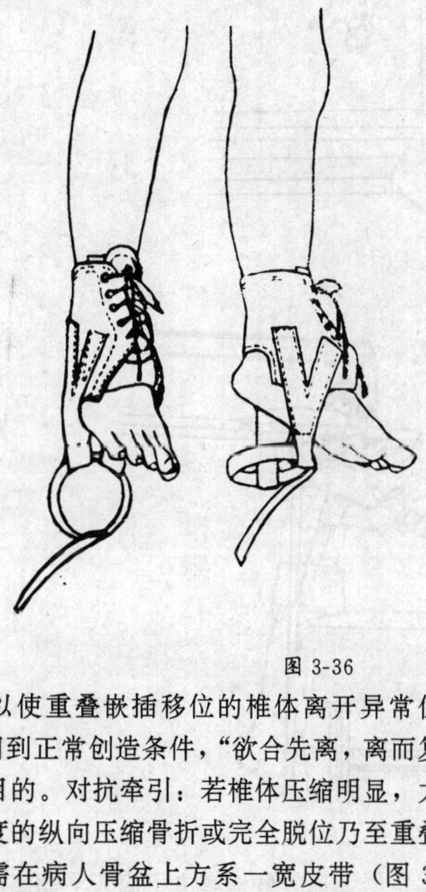

图 3-36

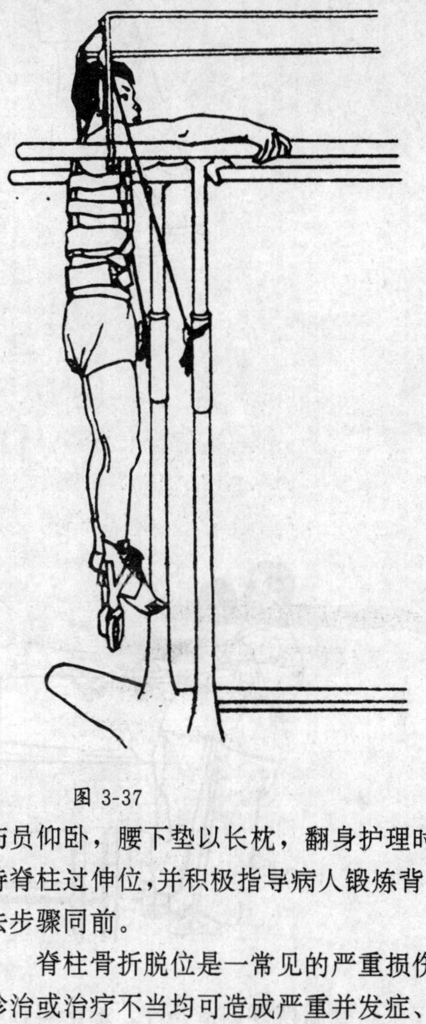

图 3-37

如此可以使重叠嵌插移位的椎体离开异常位置，为回到正常创造条件，“欲合先离，离而复合”的目的。对抗牵引：若椎体压缩明显，尤其对重度的纵向压缩骨折或完全脱位乃至重叠者，则需在病人骨盆上方系一宽皮带（图 3-38)，由一助手拉着向下牵引，同时由臂力大的两助手向上推托病人胸廓以作对抗牵引。过伸复位：由二助手向后牵引两足使脊柱过伸，再将病人大腿的前部垫枕，躯干保持过伸，头高脚低，此项类似 Watson-Jones 的两桌法，也类似 Davis 的悬吊牵引法。

对椎体骨折脱位严重者，术者须用两手环抱后凸棘突的两旁，稳准持续地用力向下过伸牵拉，同时术者额部顶住伤员的胸骨柄，利用三点挤压原理整复骨折脱位（图 3-39)。复位后伤员仰卧，腰下垫以长枕，翻身护理时也应保持脊柱过伸位，并积极指导病人锻炼背伸肌，方法步骤同前。

脊柱骨折脱位是一常见的严重损伤，延误诊治或治疗不当均可造成严重并发症、后遗症以至丧失劳动能力或生命。因此，从现场抢救到检查与诊断时均要注意勿再加重损伤，搬运时应保持脊柱轴心不发生旋转及扭折。一般宜平卧，翻身时要保持肩与臂在同一平面上滚动。检查时应全面仔细，除认真检查整个脊柱的形态。功能及有无压痛畸形外，还应及早注意有无并发损伤，以求妥善处理。在条件不具备或诊断不确切时不宜草率手术治疗。国际学者针对近年在危地马拉地震抢救中出现错误地施行椎板减压术后造成的教训时指出：这种椎板减

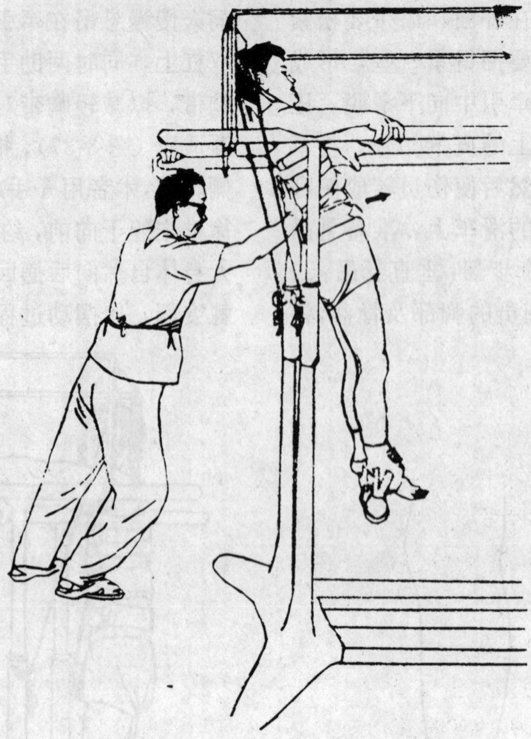

图 3-38

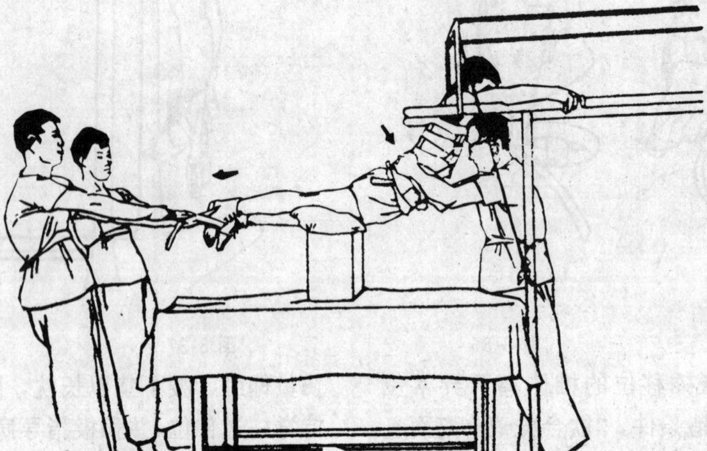

图 3-39

压术不仅未给脊髓恢复创造条件，却给再损伤创造了机会。手术后脊柱稳定性遭严重破坏，所以称这种不适宜的椎板减压术为“脊柱解除固定术”，由此看来，当大量伤员突然集中时，应因时因地制宜，一般说来保守更为可靠。

离床活动时间一般为8周，这还要结合练功效果及X线检查情况。练功不刻苦，复位不满意者可推迟2～3周，离床活动时脊柱宜多保持过伸位，正确练习站立与行走，不宜久坐及下蹲，因后者动作对脊柱作用力大，有再压缩的可能。近年孙文学等研制了充气式脊柱牵引固定器，比较好地解决了病人早期离床活动的问题。牵引器由围腰、腰背气囊、弹性撑杆、腋托、胸托5个部分组成，伤员佩带牵引器，气囊充气向前推顶，弹性撑杆纵向拔伸的同时，产生使脊柱背伸的作用力，使胸腹腔的压力增加，在胸腰段脊柱周围形成一个密闭“桶”，当气囊内压力达到24kg～26kg，牵引器充分发挥作用时，在伤椎周围的推顶、拔伸和背伸达40kg左右、能确保伤员下床活动时，维持脊柱的动态平衡。用这一方法治疗240例胸腰椎屈曲压缩型骨折，平均住院后1周带牵引器下床活动，2

个月后解除弹性撑杆，3个月后解除围腰。解剖复位162例占67.5%，功能复位78例占32.5%。

骨盆损伤的临床研究：骨盆骨折脱位损伤较严重，常合并严重的紧急合并症和多发伤，死亡率较高，因此要迅速而恰当的处理。最常见的合并症是内出血或内脏损伤而产生不同程度的失血性休克。所以，在治疗骨盆骨折时应先测量血压、呼吸、脉搏，并记录损伤及就诊时间，以准确估计其休克的时间，然后迅速对血管或内脏损伤做出确切诊断，在及时抗休克治疗的同时，紧急组织有关人员处理内脏损伤。在全身情况允许条件下，治疗骨盆骨折。天津医院创伤科自1973～1978年收治骨盆骨折脱位病人488例，占同期骨折病人的1.1%，其中以青壮年（21～40岁）发病率最高，为48.3%，骨盆各部位的发病率以耻骨上下支骨折最多，占68.1%，坐骨上支骨折发病率最低，为7%，7例死亡，死亡率为1.43%。对无损盆弓完整的骨折，如无移位，仅卧床3～4周即可，或上骨盆弹力夹板，一般卧床2周后即可带夹板下地，扶双拐逐渐负重，4～6周去夹板，当大块的移位骨折未能复位时，应及时切开复位，用粗克氏针或长螺丝钉内固定。盆弓一处断裂者，如骨折稳定、主弓没有受损，卧床1～2周后带弹力夹板下地练功，3～4周后去夹板，若单纯耻骨联合分离，可用骨盆弹力夹板或骨盆吊带，一般3～7天复位，3～4周带夹板下地，6周去除外固定。若耻骨联合重迭移位，则必须手法复位，复位后仰卧硬板床4周。耻骨联合上下移位或伴骶髂关节脱位时，对单纯上下移位者一般用骨牵引即可复位，同时有分离移位时，应在牵引时加用骨盆弹力夹板以使分离移位复位。盆弓两处及多处骨折最常见，损伤最严重，处理较困难，属于不稳定骨折，治疗不当预后较差。对于双侧耻骨上下支骨折，一般采用卧床4～6周即可，如有较大的向上移位，可用牵引复位，复位后用骨盆弹力夹板固定。若一侧耻骨上下支骨折合并同侧骶髂关节脱位，如病人全身情况不好，且脱位不甚严重时，可单纯用股骨髁上牵引6～8kg，牵引复位后维持6周，去牵引后扶双拐逐渐负重，不得少于6周，否则可能再脱位。如骶髂关节脱位严重且病人情况允许，可在适当麻醉下手法复位，股骨髁上牵引维持6周，去牵引后逐渐负重。另外，对于不稳定的骨盆环多处骨折，国外多采用以Hoffmann为代表的骨盆外固定支架治疗，国内大同矿务局医院孙锡孚等将其加以改良，设计了一种梯形外固定支架，于1981年用于临床治疗骨盆骨折共计95例病人，其中不稳定骨折40例，有25例用外固定架后加患侧骨牵引治疗。25例病人中17例合并创伤性失血性休克，14例并发尿道断裂、膀胱破裂、直肠和小肠破裂、肝、肺和肾脏损伤、多发骨折等37处损伤。除1例双下肢外伤性截肢，直肠破裂死于创伤失血性休克，2例克氏针固定不稳定，6例因内脏损伤不能按期下地外，16例均在伤后4～5周带外固定器下地，6～8周去除外固定。19例经3个月至3年随访，15例疗效优，3例良，1例尚可。

二、理论和实验研究

关于胸腰段脊柱屈曲型压缩骨折的治疗原理，顾云伍等进行了一系列的动物实验研究及生物力学分析，初步阐明了其间的科学道理。

胸腰段脊柱屈曲型压缩骨折“自身复位”疗法的生物力学原理：从力学观点推导应力形变，椎体压缩性骨折复位时，需克服剩余变形的力，压缩程度越重，其残余变形的储存能量越小，故较低的垫枕高度就足以克服剩余变形的力。椎体压缩程度轻，其剩余变形储存的能量大，则必须加高垫枕高度来克服剩余变形的能量。当过伸复位时，椎体前缘受到前纵韧带约束，最大拉伸率约在3.7%以内，脊柱胸腰段压缩骨折垫枕复位的临床应用，视不同体形各有差异，应根据脊柱需要上升的高度加患者不同体形的脊柱生理弧度和臀肌厚度而定。例如患者椎体为粉碎性或压缩程度为1/2以上的骨折，脊柱需垫高4cm，生理弧高为7.2cm，临床实际垫高度为4cm（脊柱上升高度）+7.2cm（生理弧高）=11.2cm。当脊柱过伸复位时，中性轴位于椎体后部，即距离椎体后缘1.015cm处，所以支点不在后关节突关节，故关节突骨折、椎板骨折时，垫枕练功亦不致挤压脊髓。

腰椎压缩骨折愈合过程的组织学及抗压力动物实验：胸腰椎屈曲型压缩骨折闭合复位后，在愈合过程中如过早下地，负重，尤其是弯腰，可引起再压缩，为弄清骨折复位后下地，负重及弯腰的适当时间，用狗做实验动物，因其行走和其他日常活动中，脊柱呈水平方向承受重力，实验性骨折复位后，犹如过伸位固定。结果显示：两周后见骨折处被清亮的肉冻样胶状物填充，质软，组织学观察属于血肿机化软骨骨痂的早期表现。抗压极限强度为115kg，而健椎为200kg±7kg。4周后见骨折处胶状物色清，富于弹性，触之无压痕，组织学观察属于软骨骨痂形成期，其抗压极限强度为135kg。6周后见椎体骨折处胶状物颜色混浊，质硬，属于骨性骨痂形成早期，其抗压极限强度为160kg。8周后骨折处尚有痕迹，肉冻样胶状物变硬，色暗，呈砂粒状，属于骨性骨痂形成期，其抗压极限强度为180kg，已接近健椎压力值。12周后，椎体骨折处痕迹尚存，充满骨组织，颜色与临近骨组织相似，属于骨痂修复骨髓再生期，其抗压力极限强度为200kg。说明伤后8周，虽为骨性骨痂形成期，但其抗压极限强度还不如健椎椎体，推论到人体脊柱压缩骨折，一般8周下地必须挺胸，不弯腰，使伤椎前缘处于受拉状态，来维持复位效果。如果下地后弯腰负重等，骨折有再压缩的可能。结合临床说明，单纯椎体压缩骨折8周可以下地，而弯腰、负重应推迟到第12周以后。

三、展望

脊柱及骨盆骨折是一类严重的损伤，特别是在其合并症的治疗方面，如脊髓损伤、马尾损伤、损伤性失血等，还远没有得到解决。尤其是脊髓损伤后截瘫，不仅给病人带来终身残疾，也给家庭、社会带来沉重负担。预计在今后几十年内，脊髓损伤也将是中西医结合治疗脊柱骨折的焦点。MRI及激光多普勒血流探测仪的应用，可以使人们对脊髓损伤程度有明确的早期诊断，为临床是否做急诊手术提供更加有力的实验室依据，脊髓损伤后的修复与再生、有效药物及治疗方法的研究，仍是临床、基础医学及相关学科联合攻关的主要课题。截瘫病人大小便及性功能的康复，很有可能在中药、针灸、推拿等中医疗法获得突破性进展。人工智能支架的应用及轮椅的改进，将使这些病人的生活质量有进一步提高。

第五节 陈旧骨折

骨折未经过治疗或治疗欠妥，致骨折畸形愈合，迟缓愈合或不愈合者，统称为陈旧性骨折。对陈旧性骨折的处理方法甚多，侵入性、非侵入性、半侵入性各有所长，关键是搞清病因，去除妨碍骨折愈合的原因，为骨折的二期愈合创造条件。

一、临床研究

骨折畸形愈合：伤后3个月内就诊者，骨干骨折虽已愈合，但还不坚固，可以在麻醉下施行手法折骨术，将陈旧骨折变成新鲜骨折，然后按新鲜骨折处理。受伤超过3个月，骨折断端重叠坚固愈合，估计手法难以折断者，最好通过手术方法，将骨性愈合的上下骨折断端凿开，周围骨痂连同与之相连的肌肉一起从骨干处凿下，不要让骨痂游离，两骨折断端分离后，缝合伤口，做骨牵引或外固定支架固定牵引，重叠矫正后，与肌肉相连的骨痂正好包裹在骨折断端的周围，这些有血运的骨痂相当于带蒂植骨，有利于骨折愈合。

陈旧骨折的愈合时间较新鲜骨折要长，维持牵引的时间亦须适当延长，应根据病情，选择应用滑动重力牵引或固定器械牵引。估计4～6周能达到临床愈合选择前者，如超过以上时间，且伴有关节功能障碍者，则宜选择后者。

骨折延迟愈合：延迟愈合是指骨折愈合速度缓慢。如能及时找出原因，并加以处理，骨折愈合时间虽长，但最后仍可愈合。造成骨折延迟愈合的原因很多，除个别病人因全身性营养不良、维生素缺乏、骨骼本身内在疾病影响骨折愈合外，主要还是由于对骨折处理不当，尤其是对骨折固定不当所致。例如外固定用具不能有效地控制骨折断端不利于骨折愈合的活动（成角、扭转），骨折断端间长期承受成角及扭转等剪式伤力，造成一个分离面，则断端间多形成软骨及纤维组织，而不能获得骨性连接。另外，即使固定合理，但病人活动不得法，同样影响骨折愈合。临床上骨折延迟愈合比较常见，真正的骨折不愈合是少见的。目前，一般所谓的"不愈合"即肥大性骨不连，多是指延迟愈合或纤维愈合，应根据临床症状、客观检查及X线表现，正确区分，不要单凭伤程长短作出判断。只要不是真正的骨折不愈合，骨折对位尚好，那么，利用局部外固定，控制住骨折断端间的成角及扭转活动，指导病人进行有节制的功能锻炼，如早期下地，适当负重，充分发挥肌肉收缩活动，使骨折断端间产生对向挤压作用，迫使断端紧密接触，持续嵌插，诱导压力效应发生，在断端之间已形成的软骨或纤维组织，也可以转化为骨组织。

骨折不愈合：真正的骨折不愈合是指骨不连。骨折部骨痂稀少或缺无，在X线片上表现为骨折断端分离、硬化、萎缩、光圆，髓腔封闭，有异常活动但局部无疼痛，无肿胀及体表温度升高。此时达到萎缩型骨不连状态，表明骨折愈合机能已停止，若不采取积极措施，骨折已不能愈合。

尚天裕、董福慧（1989）用中西医结合方法治疗142例陈旧骨折，其中不愈合43例占30.3%，延迟愈合57例占40.1%，畸形愈合42例占29.6%，经过2次以上手术治疗者85例占59.9%，内固定器材断裂，松动，弯曲者52例占36.6%，外固定失败38例占26.8%，感染开放骨折20例占14.1%。经夹板或穿针外固定，内服外敷中药，病人主动功能锻炼治疗，随访105例，功能优36例占34.3%，良27例占25.7%，可23例占21.9%，差19例占18.1%，骨折愈合最短45天，最长332天，平均98天。谢旭明等研究用金葡菌培养液提取"骨折愈合刺激素"用于骨折局部注射，治疗骨折迟延愈合及不愈合，取得了很好疗效。1994～1995年，由中国中医研究院骨伤科研究所，协和医院骨科，北京医科大学附属人民医院骨科牵头，在全国60余家省市级医院对344例骨折迟延愈合及不愈合病例进行临床验证，每例病人1周注射1次，每个疗程1个月，3个疗程结束治疗，结果骨折愈合率为42.4%，有效率为90.7%。

二、理论与实验研究

骨折究竟怎样愈合，是中外学者共同关心的问题，也是多年来争论不休的理论问题。早在1961年，方先之教授就撰文明确指出："骨折需要固定，古今中外意见一致，但怎样固定？要不要固定骨折上下的关节？骨折需不需要动？需要怎样动？需要多大程度的动？通过什么方式达到所需要的动？对这一系列问题，意见仍很分歧，有待研究阐明。中医正骨科在处理骨折时，一直强调局部与整体兼顾，静与动结合，'去瘀生新'以及骨折修复功能恢复，同时相互促进的原则。……休息对组织修复，固定对骨折愈合的有利一面，在西医文献中有很多的叙述和讨论，但它们的不利的一面，却没有得到应有的重视。只看到休息和固定的优点，而忽视了它们缺点的偏向，在西方医学处理骨折的历史中逐渐获得发展，以致形成今天西医处理骨折的主导思想——完全休息和完全固定学说。目前西医所采用的包括骨折上下关节的广泛外固定以及各种内固定（当然内固定有它一定的指征），都是这个思想的产物。但长期的休息和广泛的固定或持续牵引，可以造成骨质普遍脱钙，皮质骨变薄，骨周径变小，以及骨骺发育不良。此外，关节受到固定，肌肉不能正常地发挥作用，肢体血运迟滞，也间接地影响了骨质的生理。骨折的修复过程是骨质的生理作用在紧急需要和全身技能总动员下的加强。长期休息和广泛固定能对骨质的生长不利，亦必影响骨折的愈合。骨折局部保留一定的活动，对刺激和加速骨痂增生有很大作用，这种应得到注意和加以利用的现象，在因固定不当而产生不愈合骨折病例中，表现得最为突出。断端两侧产生的骨痂，因不断受到有害于骨愈合的动力的破坏，不能'会师'连接。但同时因有其他有利于骨折愈合的动力刺激骨折局部，骨痂增生格外旺盛，远较正常愈合的骨折为多。从以上事实可以概括地说，骨折愈合不但需要固定，而且也需要活动，但固定和活动都有对骨折愈合不利的一面，怎样克服缺点而同时又能保留它们的优点，是正确处理骨折的关键所在。"

1988年，尚天裕教授进一步提出"骨折一期愈合"与"骨折二期愈合"的问题，从更深层次对骨折愈合机理进行了讨论。他指出："我们治疗的对象是人，表面上是医师给患者治疗，实际上医师只是为患者创造有利条件，任何医疗措施只有通过病人的主观能动性才能充分的发挥出来，患者才是治疗中的主力”。骨折一般先由“骨痂”焊接起来，而后塑形改造，这称为二期愈合。在特定条件下，解剖对位坚强内固定条件下也可以一期愈合，问题是哪一种方式使骨折愈合快，患者痛苦少，骨折治疗中的合并症（所谓的骨折病）少，应作为我们选择治疗方法的标准。骨折治疗大体上分为手术疗法，非手术疗法和介乎两者之间的有限手术疗法（半侵入）都各有其适应症。应根据具体骨折，设备条件，技术能力和个人经验辨证施用，假若非手术疗法能取得手术疗法同样的效果，还以非手术疗法为宜，人们应该去做那些非做不可的手术，而不要做那些想做和能做的手术。从80年代开始，指导他的研究生进行了系统的有关骨折愈合的实验研究。董福慧（1984）用扫描电镜观察了骨和骨痂标准试件在拉伸下断裂的动态过程，证实裂纹扩展符合“结构最弱处发生断裂”的推测，断面可见到哈佛氏系统中血管内膜及纤维层被“抽出”撕裂。断裂的哈佛氏系统伴随着一次又一次微小的滑移，断端的骨陷窝及间骨板呈不规则的形状。骨折周围骨痂有一个物质梯度的变化，力学性能最差的位于中心，力学性能最好的位于外周，外表面的骨痂质量决定了骨痂的力学性能，在其没有达到足够的厚度和硬度重新建立起永久的稳定性之前，骨折块之间存在着一定活动，骨可以缓慢地吸收一部分承担的的物理能量，直至形成显微骨折，刺激成骨，实现显微修复，这样周期地重复，调节骨痂的塑形改建。由于这一调节机制的存在，以及整骨发生断裂时的塑性变形及哈佛氏系统的破坏方式，均给骨折的一期愈合造成了极大的困难。即使哈佛氏系统能够直接连接，它的力学性能也很难达到正常骨的水平，从这个意义上讲，骨折的一期愈合只是愈合过程中的一种特殊现象，而具有普通意义的还是骨折局部的血管反应，骨痂的形成及其改建。顾华（1986）用光导棒置入实验性家兔骨折断端，对夹板、石膏、穿针外固定支架及钢板内固定4种方法进行了对比研究，结果证实，骨折固定后，固定物与骨形成新的生物力学环境，固定装置维持骨折在整复后的位置，暂时恢复了骨的连接性，在骨折愈合过程中替代或协助骨的功能，对骨折端是有其力学效应的。坚强内固定时骨折端纵轴活动明显减少，局部外固定时纵轴活动有较大波动值，故内固定由于应力保护作用，对骨的生理应力减少，局部外固定可保持肢体负重和肌肉收缩活动对骨的应力作用，而这种活动可刺激成骨细胞活性，促进骨折愈合。坚强内固定下无外骨痂生长，骨质吸收，疏松，局部外固定时有大量外骨痂生长，8周时已见到通过骨折间隙的哈氏管，骨痂内钙磷含量也较高，因而骨痂成熟，愈合坚固。李可心（1995）采用鸡绒毛尿囊膜上培养经人工骨折的鸡胚胫骨，以自行设计机械加压装置施力于骨折线骨段。经培养后取出标本，行大体、光镜及扫描电镜观察骨折愈合情况，结果显示：间断压应力对培养骨组织人工骨折愈合过程有明显的促进作用，既可影响骨的连接，也可影响骨内元素含量。对照组中出现骨不连接可反映临床中失去应力刺激和应力替代情况下常常发生迟缓愈合和不愈合的现象。

三、展望

近20年来，国内外在骨折治疗方法上都有了显著的进步，今后发展的趋势是骨折治疗应力求方法简便，使用安全，效果可靠。在国内外新型功能支架非手术疗法会越来越为人们所接受，而手术指征将更加严格地掌握。

关于骨折愈合机理的研究，近年来在国外引起热潮，关键问题是骨折要绝对固定还是相对固定，骨折到底应该是直接愈合（一期愈合），还是间接愈合（二期愈合）。从最近的发展趋势看，多数学者从临床实践中对AO学派的坚强加压固定，骨折一期愈合的信念普遍产生了怀疑，1986年AO学派的创始人之一Willengger指出：是否可以研制一种能允许小量弯曲的钢板用于内固定，让骨折端能有少许活动，有骨痂形成，这对骨折愈合可能有好处。近年出现的生物降解材料，就是在这种思想指导下产生的。

中西医结合治疗骨折有了一套基本原则和方法，但是怎样科学地阐明其机理，还需要大量的工作。前美国生物力学学会主席冯元桢教授很关心我们的工作，建议我们首先从生物力学下手，阐明中西医结合治疗骨折的道理。目前我们在这方面人才缺乏，力量分散，设备短缺。如果我们能重点装备几个有条件的科研单位和医院，适当集中一些有专长、有兴趣、有事业心的人才，从基础医学、生物力学、电子学、机械工程学等基础和应用学科的结合中去探讨临床突破性的进展，特别是生物力学等边缘学科，将取得一些令人鼓舞的成就。

第六节 感染开放性骨折

感染开放性骨折系指已发生感染化脓的开放性骨折、闭合性骨折因处理不当而遭受感染化脓者（如粗暴地整复或外固定过紧造成软组织压迫坏死，以及切开复位发生感染等）。感染开放性骨折的治疗比较困难，若同时合并软组织或骨组织的缺损其治疗更为复杂，中西医结合治疗感染开放性骨折是将中西医疗法的优势和长处有机地结合在一起的综合治疗方法，在保留肢体，挽救功能方面取得了很好的疗效。

一、临床研究

感染开放性骨折的治疗原则：延误的伤口或已感染化脓的伤口与骨折并存，直接影响骨折的早期治疗，公认的治疗原则是“先治愈感染伤口，一年后再处理骨折”。天津医院骨科于1971年开始采用中西医结合疗法治疗感染开放性骨折，运用中医理论对感染创面进行辨证论治，酌情及时地处理骨折，使骨肉同时获得治疗，同期获得治愈。提出了扶正为本、骨肉并治、动静结合的治疗原则。对感染创面通过辨肉芽组织以判断气血盛衰及正邪消长，辨别脓液质地色泽气味以判断创面预后，辨别裸露骨的死活以决定其取舍，辨别窦道深浅、色泽及分泌物以判断其预后。建立了系统的内外治疗方法。外用中药有化腐生肌法、清热解毒法、祛腐生肌法、生肌长肉法、生肌收敛法、平胬生肌法、结合皮片移植术，在消灭创面及关闭窦道方面取得了良好疗效，内服中药用疏表法、通里法、清热法、渗通法、祛痰法、理湿法、内托法、行气和营法、补益法、养胃法、结合必要的抗菌素及全身支持疗法，取得了非常满意的疗效。从1971年至1989年，他们应用中西医结合疗法治疗381例390个肢体感染开放性骨折，男309例，女72例，平均33岁，直接暴力致伤者89.5%。受累部位肱骨19例，桡尺骨74例，股骨39例，胫腓骨258例，就诊时间平均在伤后30天，感染创面细菌培养结果：革兰氏阴性细菌占58.3%，其中绿脓杆菌和变形杆菌占86%。随访310例，随访时间平均3年，随访时创面均保持愈合，其中283例骨折愈合（90%），27例骨折发生不愈合（8.5%），其后经游离植骨及带蒂植骨术治愈。5例骨折因损伤严重，血运障碍而截肢（1.5%）。305例病人做了疗效评定，优良率达93%。

二、实验研究

中西医结合疗法治疗感染开放性骨折挽救了许多损伤严重以往需要截肢的肢体，明显优于单纯抗菌换药法，它换药简便，不要求绝对的无菌条件，创面肉芽组织血供丰富，生长较快，创面感染能得到满意控制，裸露骨的表面有骨肉芽岛滋生，促进了裸露骨的覆盖，避免了它坏死脱落，当肉芽组织充满创面后，其上常有散在的上皮团块出现，称之为“皮岛”，其逐渐生长扩大、互相连接，促进创面迅速愈合，且愈合后的瘢痕组织比较柔软，富于一定弹性，故对临近关节的功能影响较小。为此，徐尔真等从1975年起对外用中药制剂以生肌象皮膏为主进行了一系列的实验研究，以阐明其机理。外用中药膏散制剂的体外抑菌作用：外用生肌象皮膏、生肌止痛膏和金黄膏在血琼脂培养皿内经培养后，由于绿脓杆菌生长使整个培养皿呈淡绿色透明溶血状态，未出现抑菌环。作为对照组的降丹类和白灵药则出现大小不等的抑菌环，说明前者对于感染创面的细菌并无直接抑菌作用，后者在创毒炽盛期用之具有直接的抗感染作用。

骨肉芽岛、皮岛和瘢痕的组织学观察：感染创面内的裸露骨在应用生肌象皮膏治疗后，其表面常滋生出肉芽组织，称之为“骨肉芽岛”，逐渐生长，融合成片，将裸露骨复盖，在动物实验的模型中，也得到了同样的结果。从镜下观察的新生的“骨肉芽岛”为新生的毛细血管，其间充填大量的纤维母细胞及少量的胶原纤维，其后毛细血管集中于表面，其间的胶原纤维增多，并有大量的不同成熟阶段的纤维母细胞、浆细胞、巨噬细胞等，从“骨肉芽岛”和骨干相连的连续切片中观察到“骨肉芽岛”可以从骨干不同部位的弗克曼氏管向骨表面滋生出来，“皮岛”是在肉芽组织中央部分生长的孤立的上皮组织，逐渐生长扩大，促进了创面的愈合。“皮岛”在无菌换药的创面中很少见到，光镜及电镜下观察“皮岛”可见其生长过程大致分为三个阶段：幼稚阶段：可见幼稚的上皮细胞散在于组织细胞之中，有的相互连接，并见有细胞分裂相。电镜下可见当散在的幼稚细胞相互靠拢时，相邻的细胞膜间可见有局部增厚的结构，并逐渐增加其厚度与长度，显示出上皮细胞特有的连接——桥粒的形态，胞浆内出现散乱的、细丝状的张力细丝，核蛋白体的数量显著增多，有时可见多个膨胀的线粒体，有的细胞还有微绒毛，吞饮小泡及大小不等的溶酶体。早期阶段：上皮细胞排列成层，底层细胞呈短柱状，排列紧密，中层为多角层，表层细胞略扁平。电镜下可见上述细胞相互连接，分裂增生形成片状，相邻细胞连接处的桥粒数量明显增多，逐渐发育完全，胞浆中张力细丝集聚成束状，布满整个细胞，核蛋白体数量比幼稚阶段的“皮岛”增多。成熟阶段：具有正常皮肤的表皮结构，可分为基底层、棘细胞层和颗粒层，较厚的“皮岛”可见角质层，真皮乳头也逐渐加深。电镜下见上皮细胞已分裂，增生排列成层，幼稚“皮岛”的细胞有稀短的绒毛及伪足样突起，其胞质内有胞饮小泡及吞噬空泡，这些均可表明此种细胞有吞噬作用，与文献报告表皮的基细胞具有吞噬潜能的提法一致。所出现的桥粒及张力细丝等细胞器，又具有吞噬细胞的作用，无疑是表皮未分化的基细胞。“皮岛”就是这些表皮未分化的基细胞逐渐增生，分化而形成的。中药治疗组的创面愈合后比较松软，富于弹性，镜下观察发现其表皮细胞体积较大，细胞间隙亦宽阔，而对照组表皮细胞体积较小，间隙亦狭窄。

创面脓液的溶菌酶含量和巨噬细胞数量的测定：溶菌酶是机体非特异性免疫的一个重要方面，在抗感染中起重要作用，它是单核—巨噬细胞系分泌的一种稳定的溶细菌的酶。经对脓液中溶菌酶的生理测定，结果显示中药组脓液的溶菌酶含量与对照组相比，差异非常显著，说明中药组创面脓液溶菌酶含量显著增高与外用中药的作用密切相关。所测定的100例健康人血清溶菌酶含量其均值为20.6±3.8μg/ml，6例病人血清溶菌酶含量均值为21.8±3.9μg/ml，两项结果对比无明显差异，说明病人创面脓液溶菌酶含量的增高是局部反应，不引起全身性反应。以溶壁微球菌为指示菌的溶菌酶活性实验表明，脓液中各种细胞溶菌酶活性远远超过血细胞的溶菌酶活性，故生化测定脓液中溶菌酶的含量高于血清中溶菌酶达数十倍之多。上述结果表明外用中药生肌象皮膏在治疗感染创面时不是直接抑制或杀灭细菌，而是通过创面的防御机能，增加溶菌酶的含量和巨噬细胞的数量及其活力，达到控制感染的目的。这可能是中医“偎脓长肉”的机理之一。

三、展望

感染开放性骨折仍是未来骨折治疗的难题之一。大面积软组织缺损的感染创面的覆盖及功能重建，感染开放性骨折的愈合，大块骨缺损的感染病灶的处理，仍是临床研究的重点课题。对于这些问题的解决，各种剂型的中药局部用药无疑具有很大的开发潜力与市场。另外，生物膜技术的研究，将完成从实验室阶段向临床应用的过渡，缩短创面覆盖的时间，提高软组织修复的质量。复合组织移植的应用，对骨缺损性不愈合还是最积极的选择。

第七节　关节脱位

凡构成关节的骨端关节面相互间的接触发生分离移位，引起功能障碍且不能自行复位者称为脱位。中医称脱臼、出臼、脱骱、骱失、出髂、骨错等。多发生于活动范围较大的关节，如肩、肘、髋及颞颌关节等。据积水潭医院18年间对1404例脱位的统计，其中肘关节脱位704例占50.1%，肩关节脱位586例占41.7%，髋关节脱位102例占7.3%，膝关节脱位12例占0.9%。中西医对关节脱位的传统治疗方法大体相似，近年来主要集中在陈旧性关节脱位及一些关节脱位后遗症的研究方面。

一、临床研究

脱位可由直接暴力或间接暴力引起，但以前者为多，暴力方向不同，引起脱位的类型亦不同，此外，与年龄、性别、体质有密切关系，如年老体弱、筋肉松弛者易发生颞颌关节脱位，小儿因关节韧带发育不完全，常发生桡骨头半脱位，成人脱位多于儿童，男性多于女性，体力劳动者多于脑力劳动者。新鲜外伤性脱位，可进行手法复位，内外用药治疗。《圣济总录》卷145指出："凡坠堕颠扑，骨节闪脱，不得入臼，遂致磋跌者，急须以手挤捆，复还枢纽，次用药调养。使骨正筋柔，荣卫气血，不失常度，加以封裹膏摩，乃其法也。"唐代孙思邈、蔺道人，元代危亦林对脱位均有不少论述和疗法，并沿用至今。

整复手法的研究：手法整复时，利用杠杆原理，根据脱位的方向和位置，运用拔伸牵引、旋转屈伸、端挤提按等手法，将脱位的骨端轻轻地通过关节囊破口送回原位。对肩关节脱位采用椅背复位法（蔺氏法）：让患者坐在靠背椅上，将患肢放在椅背外，腋部紧贴椅背，用软垫垫于腋下，助手扶住患者和椅背，术者握住患肢腕部，先外展外旋拔伸牵引，再慢慢内收将患肢下垂然后内旋，屈肘复位。拔伸足蹬法（《普济方·折伤门》，此法与希氏法相似）：患者仰卧，术者站于患侧，双手握患肢手部，并用足抵于患侧腋窝下（左侧脱位用左足，右侧脱位用右足），沿患肢纵轴方向缓缓牵引，继而徐徐内收、内旋、利用足外缘为支点的杠杆力将肱骨头挤入关节腔内。架梯复位法（危氏法）：梯子一部，斜45°靠于墙上，患者立于梯与墙壁之间，将患肢手部由齐肩的横木伸出梯外，在横木上垫以软垫，术者立于梯外，用一足踏在梯子前下边的横木上，防止梯子滑倒，用两手握住患肢脚部，缓缓用力牵引，同时嘱患者下蹲，即可复位。拔伸托入法（《伤科汇纂》引《陈氏秘方》）：患者坐位，术者立于患者外侧，以两手拇指压其肩峰，其余四指插入腋窝（左侧脱位，术者亦可右手握拳穿过其腋下，用手腕托提肱骨头，右侧脱位，则用左手腕托提）一助手立于健侧肩后，双手环抱躯干，勿令摇动。另一助手一手握患侧肘部，一手握腕上部，外展外旋患肢徐徐向前外下作拔伸牵引，与此同时，术者插入腋窝的手将肱骨头向外上方钩托，助手逐渐将患肢在内收内旋位上继续拔伸，直至肱骨头复位。此法可用于陈旧性肩关节脱位。肘关节后脱位采用拔伸屈肘法（《伤科补要·曲脉骱》）：患者取坐位，助手立于患者身后，双手握拳患侧上臂，术者双手握患侧腕部，置前臂于旋后位，两人作相对拔伸，尔后术者握腕部继续保持牵引，另一手抵住肱骨下端向后推按，其余四指托住鹰嘴向前端提，并慢慢将肘关节屈曲，有入臼声即告复位。膝顶拔伸法：患者坐位，术者立于患侧腕部，同时以上足踏于椅面上，以膝顶在患肢肘窝内，沿前臂纵轴方向用力牵引，并逐渐屈肘，即可复位。足踏复位法：患者仰卧床上，患肩外展90°，屈肘90°，术者立于患侧床上，面向患者头部，用两手握住患肢腕部准备向上拔伸，用一足跟踏在肘前的肱骨下端准备向下蹬，手提足蹬同时用力，即可复位。对超过2周以上未复位的陈旧性肘关节脱位，手法复位前，先用按摩推拿及舒筋活血的中药煎水洗局部，使关节周围挛缩的软组织逐渐松弛，然后在臂丛麻醉下，作肘关节屈伸、旋转及左右摇摆活动，互相交替，范围由小到大，力量由轻而重，通过牵引和舒筋解凝手法，挛缩的肱二头肌和肱三头肌逐步松弛，待关节已能充分的活动时，即可进行复位。对髋关节脱位，我国骨伤科工作者积累了丰富的临床经验，早在《仙授理伤续断秘方》中就把其分为"胯骨从臀上出"和"胯骨从档内出"即后脱位和前脱位两种类型，在《普济方·折伤门》中又有用"粘膝征"来鉴别前后脱位的方法："凡辨胯骨出，……如粘膝不能开，便是出向外。"并有"拔伸足蹬法（蔺氏法）"，"回旋法（钱氏法）"，"屈髋拔伸法"等复位方法。对于小儿先天性髋脱位，戴祥麒等创用"连衣挽具"对一周岁以内婴幼儿进行治疗，收到良好效果。黄湘杰等研制可调式CDH固定器治疗先天性髋脱位，实现了蛙式位与外展内旋位互换，用一个器械完成整个治疗。1992年获国家专利，在全国200余家医院推广应用，优良率达97.2%（图3-40）。

二、理论与实验研究

对关节脱位的研究主要是近年来生物力学

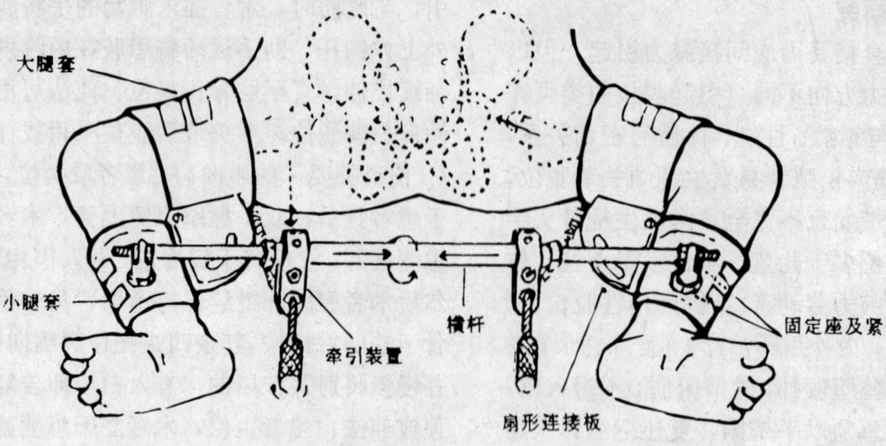

图 3-40 可调式有限固定法示意图

方法的引进，使一些知其所以然的问题获得了解决。顾志华等将关节周围的肌力分为稳固分量与转动分量，当肌力作用位于某一基本平面时，将肌力分解为两个垂直分量：一个沿着骨作用，另一个垂直于骨作用。沿着骨作用的分量向关节中心，使相对应的关节面相互压紧，不产生相对运动，起稳固关节的作用，因而称为稳固分量。垂直于骨的分量使关节产生运动，所以叫转动分量。在肌肉收缩过程中，肌肉的拉力角（肌肉力的作用线与骨轴线的夹角）不断变化，如果肌肉力的大小不变（即等张收缩），则在收缩过程中，二垂直分量的比值也将随着拉力角的变化而改变。人体肌肉的拉力角在正常体位时一般小于 45°，此时稳固分量大于转动分量，当拉力角等于 45°时，两分量相等，当拉力角大于 45°，小于 90°时，稳固分量等于零。肌肉力全部变为转动分量；当拉力角大于 90°时，稳固分量又大于转动分量，但稳固分量要背离关节中心。若以 F 表示力 F 的大小，Q 表示构成关节的两骨（x、y）之间的夹角，则有下列关系式：

$$Fx = FcosQ$$

$$Fy = FsinQ$$

肌肉力的稳固分量在骨关节损伤的治疗中有着特别重要的意义，它不仅能加强骨折脱位整复固定的稳定性，而且在一定条件下能增加骨断面的压力以加速骨折的愈合。因此，在关节脱位整复后及骨折愈合过程中，应设法增大肌肉力的稳固分量。肌肉力的转动分量在肢体运动中有重要作用，在关节脱位实现临床愈合后，应逐渐加强其作用，促进关节功能的恢复。

三、展望

关节脱位是常见的临床疾病，随着医疗服务水平的提高，绝大部分病人可获得及时满意的治疗。但一些陈旧性脱位、复发性脱位、习惯性脱位及先天性脱位，仍是未来骨伤科临床的难题。关节周围的疤痕粘连，附着肌肉的废用性萎缩、骨质疏松及对应结构关系的改变，是造成这些困难的关键。这些问题的解决，绝非一方一法就能奏效。它需要有效的内外用药、精细巧妙的手术设计与操作，系统的关节功能康复训练及病人积极刻苦的主动功能练习。

第八节 颈 肩 痛

颈肩痛多由于颈椎内因外因的变化，使颈椎及其周围的血管、神经发生病理改变产生一系列症状，故又称颈椎综合征或颈椎病。中医对于颈肩痛等症多包括在痹症中，由于外伤或气血衰，感受风、寒、湿邪所致，而头昏、目眩、耳鸣则与肝风、痰浊、虚损有关，近 40 年来我国医学工作者对颈椎综合征的基础及临床做了大量的研究工作，特别是在吸取了中医内治、外治手法及针灸等方法的精华，结合现代的诊疗技术后，绝大部分的颈椎综合征患者免除了手术之苦。

一、临床研究

颈椎病是一种常见病，张长江等于 1976 年对某机械厂 5000 名职工进行普查，发现颈椎病者 119 例，占全厂职工人数的 2.38%，北医三院对某医院 1009 人进行调查，患颈椎病者 39 人，占 3.8%。70 年代以来，国内广泛开展了颈椎病的研究，特点是运用中医按摩，针灸，牵引，穴位注射，中药外敷，体疗及药物透入等非手术法治疗颈椎病。并且取得了可喜的成果。1973 年广州军区总医院报导中西医结合治疗 123 例颈神经综合症的经验，1974 年天津医院骨科介绍了中西医结合治疗颈椎间盘髓核突出症的按摩方法和中药方剂。1975 年北医三院骨科对颈椎病进行了系统的总结，出版了专著《颈椎病》，对国内颈椎病的认识和研究起了重大作用。同年，冯天有介绍了新医正骨疗法，以纠正偏歪的棘突，使错动的颈椎后关节对位恢复正常颈椎间力的平衡，解除神经根、脊髓或血管的刺激和压迫为目的，通过手法治疗，配合适当的药物，理疗及必要的功能锻炼，使颈部曲线恢复正常曲度或代偿性颈曲，患者临床症状减轻或消失。这一套以手法为主的颈椎病治疗方法很快在全国进行了推广应用，经十几年的临床实践，积累了丰富的经验。徐山等(1993)根据颈椎病的节段性活动受限和局部压痛的体征，以提旋复位法进行定位诊治 3687 例，3～5 天治疗一次，结果治愈 1069 例，显效 1547 例，有效 987 例，无效 84 例，总有效率 97.7%。陈素忠等（1989）用旋转抖动手法治疗颈椎病 128 例，在牵引病人头部同时抖动旋转，然后在病变区域寻找压痛点进行针对性点按刺激。结果治愈 82 例，显效 38 例，有效 4 例，无效 4 例，总有效率 96.9%。管政用牵引下旋转手法为主治疗颈椎病 42 例，结果治愈 14 例，显效 12 例，好转 13 例，无效 3 例，总有效率 92.8%，疗效巩固率 87%。章煜铭（1994）报导用牵旋手法治疗颈椎间盘突出症 43 例(均经 X 线、CT 或 MRI 确诊)，结果治愈 28 例，显效 11例，好转 3 例，无效 1 例。李振宇(1994) 报导用端提旋转、牵引旋转等手法治疗神经根型颈椎病 68 例，结果治愈 21 例，好转 36 例，有效 6 例，无效 5 例，好转率 83%。李春涛报道分别采用单人头颈前屈左右旋转复位法（适用于下颈段），仰头左右旋转推拉复位法（适用于上颈段），共治疗 427 例颈椎病，其中神经根型 298 例，椎动脉型 40 例，交感型 34 例，脊髓型 8 例，混合型 47 例，3 天治疗一次，5～10 次为一疗程，结果各型有效率分别为 99.3%、72.5%、82.4%、25%、83%。韦贵康（1991）运用旋转手法治疗各型颈椎病，在经过系统临床研究后，提出了 3 种不同的改进式手法及其辨证施治原则。①单人旋转复位法：用于上颈段，以颈 1 棘突偏左为例，患者坐位，颈前屈 35°，右偏 35°，左旋 45°。术者站其后，右手拇指触到偏移棘突固定之，其余四指置其头枕部右侧，左手扶持右面部，在左手向左上方旋转瞬间，右手拇指将棘突轻推向右侧，可闻及响声及拇指下轻移感。②角度复位法：用于中颈段，以颈 4 棘突偏左为例，体位同前，术者右手拇指触到偏移棘突固定之，左手拇指及其余四指相对置于下颌部，使颈椎前屈，以颈 4 为中心右侧屈 30°，此时左手拇指与余四指同时用力向上方旋转，同时右手拇指稍用力向右下推按即可。③侧旋提推法：多用于下颈段，以颈 6 刺突偏左为例，体位同前，术者左手拇指触及颈 6 棘突左侧固定之，右手扶持患者下颌部，使头向右侧旋转 45°，此时右手向上轻轻端提，同时左手拇指迅速用力向右轻推即可，2～3 天治疗一次，3～5 次为一疗程。

运用旋转复位手法治疗颈椎病，尽管各家方法不尽相同，但多强调应严格掌握适应症与禁忌症，主要手法应在患者放松状态下（肌肉与心理方面）及牵引下进行，以使提高疗效，减少副损伤。诸方受教授（1993）认为，手法的要点在于尽量使患者肌肉放松，旋转动作不宜太快，要掌握其度数，特别是要在颈项上提基础上做旋转手法，以避免椎管内组织及神经血管的损伤。

二、理论与实验研究

颈椎病是一个非常复杂的病理生理和病理解剖过程，它以颈椎间盘和椎体的退行性改变为主，累及椎间关节、韧带、肌肉等组织结构的相应改变。张长江等从颈椎“骨错缝，筋出槽”，椎体及椎间盘退变、椎骨狭窄及颈部肌肉动力因素四个方面探讨了颈椎病的发病机理：

骨错缝筋出槽，是颈椎病的早期病理改变，由于不正确姿势，慢性劳损，使颈部部分肌肉呈持续紧张状态，久之，这些肌肉疲劳，乳酸堆积，发生酸痛，再加上不合理的活动，使受累肌肉发生保护性反应，出现强直性收缩，破坏了颈椎内在的动力（肌肉）的平衡，使作为肌肉活动杠杆支点的关节突关节发生相应的位移，以重建新的平衡，结果使部分关节面的压力增高，部分关节面分离，久之，受压部位关节面发生应力集中，关节软骨营养障碍，产生退行性改变，即所谓的“骨错缝”。由于椎间关节的相对位置改变，使部分韧带松弛、纡曲，关节囊的滑膜嵌顿，受拉一侧的韧带在持续张力作用下，发生劳损、剥离甚至部分断裂，进一步损害关节的稳定性，即所谓的“筋出槽”。随之而来的是椎间盘与椎体的退行性改变，从生物力学方面看，增生是一种功能适应的代偿性反应，由于纤维环、髓核、软骨板的退变、破坏，使其相连的椎体失去保护，这部分椎体内的应力相对增高，根据 Wolff 定律，骨的生长和重建要适应其功能的需要，高应力部分的椎体就需要向周围生长，以扩大受力面积，减小局部应力，在一定范围内可不出现症状，如果应力过高，增生过大，则出现失代偿，发生一系列颈椎病症状。由于椎间盘退变、椎体增生、纤维环向椎管内膨出，可使椎管变窄，同时，由于椎间隙变窄，黄韧带松弛、失稳，也发生代偿性增厚，加重椎管狭窄。从颈部肌肉动力学分析可以看到，颈 4、5 的肌肉附着较弱，且处于颈曲的弧顶，稳定性最差。因此，在外伤或软组织劳损伤，肌肉痉挛所致的平衡失调时，易发生以颈 4、5 为中心的椎体移位，其移位方式可因各种不同的病因，在矢状轴、冠状轴和水平轴上产生不同程度的平移或旋转（图 3-41）。

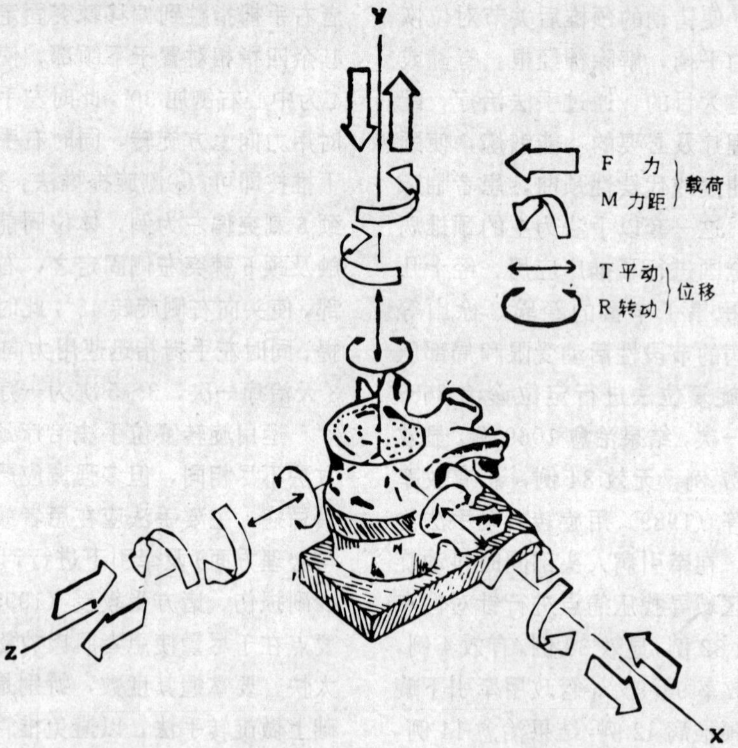

图 3-41　以一个运动段的上位椎体为中心的直角坐标系，显示椎体在空间的位移

倪文才等对椎动脉型颈椎病的基础与临床实验研究发现，椎动脉自枢椎横突孔至枕骨大孔有 6～7 个弯曲，在正常解剖的纵向位置观察，颈椎上关节突位于上一颈椎横突孔的后外侧，患椎旋转移位后，该上关节突向前上、内方移位，即突入横突孔纵形孔道，贯穿横突孔中的椎动脉及其周围的椎神经丛受到刺激或压迫，引起脑干供血不全而致眩晕。病人向患侧旋转，后伸颈部时，移位的上关节突更加内旋、前移，加重了对椎动脉及椎神经丛的刺激、压

迫，故症状加剧，经牵引、按压手法复位治疗，解除了发病因素，椎动脉系恢复了对脑干的供血，临床症状很快得到缓解。

三、展望

颈肩痛症是一类与职业特点，工作姿势密切相关的疾病。今后随着电脑应用的日益普及，低头伏案工作的人成倍增加，颈肩痛的发病率会越来越高，发病年龄将越来越小。我们应该积极贯彻“预防为主”的方针，提倡有病早治，无病先防。根据不同人群的工作，生活特点，设计相应的促进身体健康运动。这类疾病的早期诊断对疗效有直接影响。常规的X线、CT、MRI检查辅以体感诱发电位，激光多普勒血流检测，能够满足以上需要，重要的是如何降低成本在更广泛的人群中应用。今后95%以上的病人还是保守疗法的适应症，问题在于如何选择最有效的方法用于各种不同类型疾病的治疗。局部和全身用药在整个治疗中所占比重会有所增加。各种治疗和康复器械会不断投入应用。精细的颈椎稳定及脊髓、血管、神经减压手术配合内科治疗，对一些重症病人会有更大帮助。

第九节 腰 腿 痛

素有“病人腰痛，医生头痛”之说，这句话表达了腰痛原因的复杂，治疗之困难。中医对腰腿痛的病因病量，检查诊断及治疗等均有广泛深入的探讨与研究，积累了丰富的临床经验，尤其在中药、针灸、手法按摩等方面有很好的疗效。但由于缺乏精细的理化实验室检查，故对一些少见的疾病的鉴别诊断方面还有待提高。现代医学应用解剖、生理、病理及X线、CT、B超、核磁共振等现代化检测手段，对腰腿痛有了更深入具体的研究，近年来我国骨伤科工作者吸取二者之长，使之相辅相承，创造了一套中西医结合的治疗腰腿痛的理论、原则和方法。

一、临床研究

腰腿痛是一种症状而不是一种独立的疾病。产生疼痛的病理基础常由于脊椎以外的原因，腰腿痛的原因是多方面的，可分为下列类型：内脏型、神经性、血管性、精神性和脊柱性腰腿痛五种，限于篇幅，这里仅介绍脊柱源性腰腿痛。蒋位庄等自80年代以来，对脊柱源性腰腿痛做了系统的研究，并取得了一系列的科研成果。

少年软骨板破裂症的研究：腰椎间盘突出症常见于20岁以上成年人，少年时期少见，1945年Wahren首次报导1例12岁儿童的腰椎间盘突出症的手术治疗，1973年Bulos等总结456例患者，16岁以内者占2例，蒋位庄、尚天裕1982年报告9例16岁以内少年具有腰椎间盘突出症症状者，其中5例经过手术及病理学检查证实为软骨板破裂造成继发性腰椎间盘突出症。通过对具体病例的系统观察和治疗进行分析，结合少年时期的生理解剖特点，首次提出了少年腰椎软骨板破裂症的概念，并对该症的发病过程、病理变化及诊断和治疗做了探讨，认为成年人的单个腰椎后骨刺的形成是否与少年时期该部位的软骨损伤有关值得研究。

重症椎间盘源性腰腿痛的分型和辨证施治临床研究：椎间盘源性腰腿痛是指始发于腰椎间盘退变、损伤、破裂、突出的病理基础上引起腰伴下肢疼痛的症候群。蒋位庄等自1978～1984年，采用手法外治和中药辨证内治为主的综合疗法治疗椎间盘源性腰腿痛1289例，为确切观察其疗效及疗愈机理，将其中271例症状严重，丧失工作能力的重症患者收入住院系统观察治疗。随机分成中医内、外辨证施治组和手术组，做临床对照研究。该两组病例症状体征相似，均属于手术适应症，根据临床特点，病理变化、X线所见及生物力学原理，将其分为弹力型、退变失稳型和增生狭窄型，此分类方法较客观而全面地反映了由于椎间盘型的退变、损伤、破裂、突出，导致椎间失稳、狭窄，以致椎间关节，椎体缘的增生、椎管狭窄等一系列的病理过程。根据中医结合全身和局部证候特点，上述临床类型分为血瘀、风寒、湿热和肾虚四型，分别采用活血化瘀、理气软坚、疏风散寒、温经通络、清热利湿、活血祛风、补肾滋阴及强肾壮阳等法用药，做到了辨证用药和手法及牵引等外治法有机的结合。根据不同的病程阶段分为急性发作期、慢性迁延期、代偿康复期。急性期绝对卧床，床边进行手法治疗。慢性期根据辨证分型，施以手法或牵引治疗。恢复期以松筋按摩，配合牵引练功自我康复为主。总的治疗原则是：手法，必要的牵引和局部封闭，中药辨证施治相结合（内外兼治，药法并重），医生治疗和患者自我康复，功能锻炼密切配合（疗练相辅，医患配合）。131 例采用上述疗法取得了满意的疗效，经 1～6 年随访 106 例优良率达 92.4%，治愈率 61.3%，手术对照组（随访 120 例）优良率为 91.6%，治愈率 73.3%，两者无显著性差异（P＞0.05），从随访病人中还发现，非手术组随访时间越长，治愈率越高。

腰后关节紊乱症手法治疗机理的临床研究：章永东、蒋位庄等（1995）对 53 例腰后关节紊乱症的患者进行临床分析，将其分为关节周围和关节内型，关节周围型是指由于损伤，或退变引起后关节错位，刺激或压迫腰神经后内侧支及其伴行血管，使神经节段支配范围内的肌肉缺血痉挛，产生急性腰痛，也导致椎间韧带的退变，使椎间关节滑膜产生炎性改变，关节软骨变性脱落，关节囊松弛，椎间关节失稳导致关节突肥大增生，甚至半脱位，上述变化使关节间承受异常压力，引起腰痛。采用晃腰椎手法、背部循经点揉法、卧位斜扳法、坐姿定位旋转法、俯卧牵抖法，急性期 1～3 次，大多数可以消失，慢性期 5～8 次各 1 疗程，急性组疗效优良率为 96.15%，慢性组为 85.19%，两组与治疗前相比腰痛指数差异非常显著（P＜0.001）。

二、理论与实验研究

自 70 年代以来，冯天有医师从脊椎的静力学和动力学角度分析了中西医结合诊治腰椎间盘突出症的特点及理论基础。纤维环及椎间连结的解剖特点决定的椎间盘抗拉强度大于抗扭强度，一个不大的旋转力即可使纤维环的某些短纤维受较大的应力而断裂。所以，旋转力在椎间盘突出的发病上起很重要的作用，临床上常见外伤或不在意的旋转力即可诱发椎间盘突出。外伤后脊椎的轻度位移，造成脊柱内外平衡的破坏或失调。脊柱的内在平衡即静力学平衡，指椎间连接的平衡，包括椎间关节、椎间盘髓核的张力和小关节的压力及椎间韧带的张力。在脊柱处于任何体位时，都能互相平衡，保持椎间关节稳定，脊柱的外在平衡即动力学平衡，包括脊椎前、后、侧方的肌群，是控制脊柱活动的主要力量和内平衡结构协调使脊柱在各个体位维持协调和稳定。如果由于各种原因，使肌肉发生外伤、劳损、疼痛、无力等使脊柱失去外在平衡的保护，不能主动地胜任脊柱负重或协调活动的能力。构成脊柱的椎体、椎间盘、椎间韧带等组织由于累积性劳损或退变，可使脊柱的稳定性下降，若再添外伤，便可引起椎体位移，其移位形式可发生在额状轴上前倾后伸，发生在矢状轴上左右侧压，发生在纵轴上的旋转移位。其中以前倾后伸伴有旋转移位者多见，正常情况下脊柱前后位观，棘突连线应为一直线，因椎体、关节突关节和棘突是一个整体，在脊柱损伤后单个椎体移位，必然导致棘突偏歪，关节突关节错缝，偏歪棘突上下棘间隙一宽一窄，棘上或棘间韧带损伤，一旦髓核突出压迫神经根或脊髓时，在相应部位可有放射痛。这时用单或双拇指触诊时可发现四大体征：患椎棘突位置偏歪；患椎上下棘间隙一宽一窄；患椎棘突旁压痛或伴向下肢放射痛；患处棘上韧带或伴棘间韧带有条索样纵行剥离，触之钝痛，压痛明显。形成了一套简便的诊治脊柱源性腰腿痛的方法。

腰后关节紊乱症的病机和手法治疗生物力学研究：蒋位庄等用微型传感器埋入法，测定腰椎后关节在不同姿势下的位移和受力情况，使用位移传感器测定脊柱模拟运动时腰后关节突的位移方向和位置，使用压力传感器测量模拟脊柱运动时后关节内上、下极的压力变化，模拟坐姿旋转复位法，测定各运动程序中的腰椎小关节突位置和压力的变化，模拟坐姿旋转复位时，测定腰 4、5 后关节内压的变化及在失稳状态下，腰后关节内压力变化。研究结果显示：正常脊柱运动时，关节下端压力最高，脊柱后伸时，在被测量的 3 个关节间隙下端的压力持续升高，越后伸越高，提示过度后伸对后关节可能造成损害。在椎间关节失稳的状态下，脊柱活动时后关节承受的压力大大增加，以后伸为例，失稳的 L4，5 与正常的 L3，4 相比，压力增加 8 倍左右。模拟脊柱旋转复位手法时，关节内压呈先低后高的双向曲线，在手法的后半程关节内压达到顶点，在脊柱恢复原位后压力下降到手法前的压力。

脊柱旋转手法治疗腰椎间盘突出症的实验研究：马达、蒋位庄采用模拟手法对3具新鲜尸体脊柱标本进行了L4,5,L5-S1椎间盘后外缘应力变化的测定，对脊柱不同位置变化下腰椎小关节突相互关系改变进行观察，结果发现前屈侧弯旋转法对腰椎小关节突的活动幅度最大，直立旋转法次之，向左侧旋转时小关节突作切面的旋转滑动，右侧小关节间隙增大。向右侧旋转时则反之。而当旋转动作结束复原时，出现负压的一侧均出现一个微小的正压，这种正负压力多次反复的变化，可以使突出的髓核变位或变形，从而使受压的神经根减张。

三、展望

中西医结合治疗腰腿痛已经在临床与基础研究方面取得了很多成果，大部分病人都可以用中西医结合的方法治疗。随着现代非侵入性的检查技术的应用，对腰腿痛的治疗手法，牵引技术的量效关系会有更进一步的研究，届时将有一批疗效好、结构合理、用途多样的治疗仪用于临床。一些外科手段会逐渐被内科方法或有限侵入方法取代，将有一些既能止痛、缓解肌肉紧张痉挛、又能促进受损神经恢复的中西药问世。对脊柱源性腰腿痛的系统规范化诊疗技术的研究，将产生一系列的高标准的病种质量控制，其意义不仅在于治疗方法或理论研究上的中西医结合，而将使我国的腰腿痛诊疗水平处于国际领先水平。

第十节 脊柱内脏相关性疾病

脊柱内脏相关性疾病是指由于脊椎病变引起的其他内脏系统的临床症候群。中医早有脏腑相关的学说，近年来现代医学也注意到脏器相关性疾病。所谓脏器相关系指相互分离又有各自功能的脏器或组织之间的关系，临床上常可见到几个症状组合起来的综合征，这种综合征常常需要把两个以上的脏器病变加以横向联系进行分析，作为横贯联系的中间媒介有神经性的、体液性的、生物电的、经络的以及其他的等等。有的现在还不清楚。对这些综合征进行治疗时，从脏器相关的角度来考虑是有益的，有时甚至是不可缺少的。目前国际上报告脊柱内脏相关性疾病多达70余种，国内文献报告也多达50余种。

一、临床研究

脊柱相关性疾病是现代医学领域中从脊柱力学角度出发研究脊柱与疾病关系的一门新兴学科，是目前国内外医学研究的一个新课题，根据大量的临床资料与研究证实，现已有70多种疾病与脊柱力学平衡失稳有关，它涉及到神经、循环、呼吸、消化、泌尿、内分泌等系统，已成为与内科、外科、神经科、妇科、小儿科、眼科、皮肤科、耳鼻喉科、内分泌科有关的多学科、边缘性科目。采取以手法为主的治疗方法，恢复脊柱力学平稳达到治疗目的，取得比较满意的疗效。如颈性视力障碍、颈性血压异常、颈性腹泻、颈性乙状结肠炎等多项研究项目获得了科学研究成果奖。

1976年，张长江在治疗颈椎病时发现，在手法治疗颈椎病症状得到改善的同时，有些病人伴有的视力障碍也相应得到了改善，多年来通过大量临床研究、动物实验、力学测量等，第一次揭示和阐明了颈椎病—视力障碍—手法治疗三者之间的内在关系，为颈椎病引起失明，视力下降找到了发病原因，并提供了安全可靠的治疗方法。通过500例分析，有效率为83%，随访1～10年巩固率为91.1%。

韦贵闪等自1976年以来，对旋转复位中手法治疗颈椎性血压异常疗效进行研究，通过近期与远期观察，并经初步动物实验证实，临床中某些血压异常（高血压或低血压）与颈椎病有关，属症状性血压异常，它的发病率占颈椎病的6.7%，占人群高血压15%～21.9%，低血压约占高血压的1/10，在总结疗效的基础上，改进了旋转复位手法，摸索出一套行之有效、安全简便的手法。

魏征、龙层花等从1959年开始进行脊柱病系列研究，1969年用治脊疗法治疗1例消化性溃疡时，发现他的T_6向后滑脱，用正骨推拿法使其椎体复位后，病人患了15年的胃病痊愈。

1972年用推拿法使$T_{3,4}$错位复位，治愈了2例顽固性再发室性期前收缩。此后，他们对与脊柱相关的内脏疾病进行了深入研究，用动物实验证明，T_1～T_5错位可使心电图改变，消化性溃疡病人脊柱损伤的研究显示：他们的脊柱损伤节段与支配胃和十二指肠的交感神经的水平相一致。用整脊手法治疗168例脊源性消化性溃疡，显效率为75%，有效率为97.02%。治疗138例颈性冠心病和心律失常，显效率为59.64%，有效率为97.6%。

徐山等从1984年开始，用治疗颈椎病的手法，收治264例颈性腹泻病人，患者均有不同程度颈椎病症状，同时又有腹泻症状，日腹泻为2～15次。颈椎X线片显示有颈曲异常、椎体移位、椎间隙变窄、骨质增生等改变。经手法复位治疗，治愈159例，好转95例，无效10例，总有效率96.2%，随访1年疗效稳定。经采用椎动脉脑血流图观察，手法后波幅H值均有不同程度改善。并采用手法前后钡餐X线透视闭路电视观察，见手法后小肠蠕动速度减慢，结肠痉挛消失，排钡时间由原来的2小时延长到35小时。

孙呈祥治疗颈椎病时发现有的病人同时有耳鸣耳聋的症状，耳无器质性病变，分析了听力障碍的发病机理，主要因内耳血循环障碍引起，他改进了推拿治疗的手法，在疾病早期用坐位反向运动复位法，重症者用侧卧抱肩法及仰卧牵引拔伸复位法，肩部轻手法镇痛，并要求病人坚持作主动锻炼肩的外展及上举，后期采用牵引下推正法、搬正法、摇正法、反向运动复位，病肩用分筋弹拨松解的手法，并加被动运动及病人的主动运动锻炼。除手法推拿治疗外，在病肩阿是穴作电针治疗或理疗（红外线或微波）。共治疗106例颈性听力障碍病人，平均疗程12次，疗效优良率83.02%。

孙守义报导254例损伤性脊柱病73例精神改变，其中表现焦虑症12例（16.4%），抑郁症6例（8.2%），强迫症3例（4.2%），神经衰弱27例（37%），其他（包括严重失眠、疑虑症、厌食、心悸等）25例（34.2%），经用以脊柱调整手法为主，结合针灸、中药、心理疗法和精神护理等治疗，随着脊柱病的治愈和好转，精神症状恢复正常者51例（69.8%），大部分症状消失者14例（19.2%），好转8例（11%）。3年以上随访观察原精神改变者59例，精神保持正常者53例，仅有轻度神经衰弱者6例。董清平、董华根据脊柱内脏相关学说和中医经络学理论，用脊柱—骨盆矫正手法配合颈胸椎穴位贴药治疗慢性支气管炎30例，经3～6个月随访，显效18例，好转12例。矫正手法分脊柱手法和骨盆手法两部分，通过调节交感神经和迷走神经平衡，使痉挛的支气管扩张，矫正胸椎小关节轻度移位，扩大胸腔容积，促进肺通气功能，配合颈胸椎穴位贴敷中药，消痰止咳，活络化痰，宣降肺气。手法与贴药相配合，两者相辅相承，由外及内，直达病所，使经脉疏通，肺气通调。

张长江、李俊杰等在对颈椎病患者的治疗中发现，一些合并有冠心病症状的颈椎病患者，虽经长期服用扩张心冠血管药物，而冠心病症状无改善，但经调正颈椎错位之椎体，往往收到立竿见影的疗效。他们把这类由于颈椎病引起的酷似冠心病的胸闷、心前区疼痛、心律失常等症状的病症称之为“颈性冠心病”，并通过对71例颈性冠心病的手法治疗，探讨了颈性冠心病的诊断标准，颈性冠心病心绞痛与冠心病心绞痛的区别，颈性冠心病治疗上应注意的问题。从颈部交感神经的反射调节方面探讨了发病机理：颈部交感神经受到刺激、压迫等，使其节后纤维兴奋性增高，引起血管舒缩功能平衡失调，冠状动脉管腔由于平滑肌痉挛而变窄，造成心肌供血不足而出现心前区疼痛。另一方面，颈部交感神经节后纤维兴奋性增高，通过其神经分枝，即心上、中、下神经组成的心脏支控制心律，造成心律失常。颈神经后根受到刺激，产生肋间肌、胸大肌、前斜角肌痉挛痛等假性心绞痛。颈性冠心病与冠心病二者同时存在亦较常见，颈椎病对冠心病的发作有“附加的启动作用或激发作用”。他们报告经手法治疗，治愈31例（43.66%），有效38（53.52%），无效2例（2.8%）。

二、理论与实验研究

贺俟民等用急性动物实验研究了颈性血压异常的诊治机理，取50只家兔，分两组进行，一组行电刺激，另一组行机械性刺激（牵拉与压迫）。实验结果，牵拉以压迫组的血压变化大于电刺激组，同时，在刺激颈前交感神经节（相当于人体颈上交感神经节）时，血压则升高明显（$P<0.001$），而刺激颈后交感神经节（相当于人体颈下交感神经节），血压是降低的（$P>0.05$），另刺激椎动脉时（阻断血流），血压变化亦不大。实验结果提示：上颈段的偏移，易引起高血压（颈性高血压），下颈段的偏移，易导致低血压（颈性低血压），临床诊治中，对一些原发性高血压或低血压的病例，如应用药物治疗不理想时，则应想到其血压的异常可能是颈椎移位造成的。

王以慈等为研究颈性视力障碍、眩晕、耳鸣等，于1979年开始采用脑血流图的椎孔导联为客观指标，经620例检查结果分析，发现该导联有波幅降低或双侧波幅不对称，经手法治疗后往往能恢复至正常范围。由于颈椎错位后，位于横突孔之椎动脉直接或间接（通过压迫围绕椎动脉周围的交感神经丛）受挤压，使椎一基底一大脑听动脉（支配枕叶视觉中枢）或其分支受影响。以日产16导联脑电图及脑电地形图检查患者，发现后头部（枕部）导联正常之α波波幅有降低或消失或不对称，有时呈现慢波θ节。以肌电图为颈性视力障碍患者及颈性听力下降患者分别做视觉诱发电位及脑干听觉诱发电位检查，建立了一系列无损伤的定量检查指标。

段俟峰等用F 5Swan-Gang热稀释心脏导管，Life-Scope 112701监护仪、Water-TC_2心输出量计算机及Gould 50压力换能器测定了成年健康犬椎体错位前、后及错位后20分钟心率（HR）、心电图（ECG）、平均动脉压（MAP）、腔静脉压（CVP）、肺动脉压（PAP）、肺毛细血管嵌压（PCWP）及心输出量（CO）。计算了心脏指数（CI）、周围血管阻力（SVR）和肺血管阻力（PVR）。实验结果显示椎体错位后9只狗都出现心搏徐缓及室性期前收缩，肺动脉压、肺毛细血管嵌压、心输出量、心脏指数及每搏容积指数显著降低（$P>0.01$），周围血管阻力和肺血管阻力显著升高（$p<0.01$）。实验结果提示：心电图及血流动力学的改变系椎体错位所致，而不是创伤失血引起，椎体错位可能引起心功能低下，冠状动脉痉挛或血流速度缓慢，这可能是引起心律失常、冠心病或心绞痛的原因之一。矫正椎体错位，以上症状可以消失。

徐山等应用下丘脑解剖来进一步阐述颈椎病与腹泻的关系，提出下丘脑是调节内脏神经的高级中枢，下丘脑的血液来源于大脑后动脉的中央支，由于颈椎的移位导致颈椎内外平衡失调，使椎动脉受刺激或压迫，造成下丘脑缺血而致内脏功能失调，从而引起腹痛、腹胀、腹泻、便急等症状。通过手法复位治疗，使移位颈椎达到复位，改善了椎动脉供血，下丘脑功能得到恢复，内脏功能正常，从而使病人症状消失而康复。

三、展望

脊柱内脏相关性疾病作为一个全新的理论课题及临床概念，已经越来越多的引起了国内外有关学者的关注与兴趣。在美有神经整脊疗法（Chiropractor），在欧洲有头面部调整手法，在港台地区有龙骨调整疗法、骨盆平衡疗法。在一些疾病的治疗方面确有立竿见影的效果。但是在临床方面，还缺乏系统、严密的诊断治疗标准，治疗方法还较单一，在机理研究方面，还缺乏深入的实验室研究，虽然在神经和血运联系方面有了一些初步的工作，但远远不能充分说明内在的有机联系。随着现代实验室手段的进展，临床资料的大量积累，其内在的规律会逐渐被人们揭示出来。一批理论和技术成果将陆续产生。近期比较成熟稳定的研究手段还限于神经解剖范围，如同位素示踪和酶染色等组织化学方法。但大量的临床观察还要靠更多学科的协作才能更深入满意地加以说明。尤其是生物电效应、生物场效应等物理学方法，可能是更简捷更有效的研究手段。脊柱内脏相关性疾病的深入研究，不但可使一些临床的疑难病症得到有效的治疗，它还将使中医整体观念、脏腑相关学说，获得坚实有力的现代科学理论的支持及阐发。

第十一节 粘连性骨关节病

粘连性骨关节病系指外伤或某些疾病后遗的软组织粘连，造成骨关节畸型及功能障碍。处理比较困难，随着人们生活水平的提高，对这类疾病的治疗标准也日益提高。中西医在这方面均做出了艰苦的努力与探索，积累了宝贵的临床经验，特别是近年来，在西医外科手术和中医针刺疗法的基础上，将针刺疗法的针和手术疗法的刀融为一体，把两种器械的治疗作用有机地结合在一起的小针刀疗法的产生，使一些过去难以解决的问题获得解决，一些难以达到的要求达到了。

一、临床研究

对于普遍存在于慢性四肢、颈肩腰背痛中，粘连这一重要病理因素，如何正确诊断，是一个关键问题，朱汉章等提出以下诊断要点：①有外力损伤和病理损伤史；②排除其他原因；③牵拉病区有阻碍感；④被动活动患肢或躯干，使之完成患处肌肉应完成的动作不能完成，并引起疼痛加重。并从“动态平衡失调”的理论高度探讨了慢性软组织损伤后粘连、疤痕和萎缩的病理机制。如图 3-42 示：

此图表现了肌肉作直线运动时的情况。设

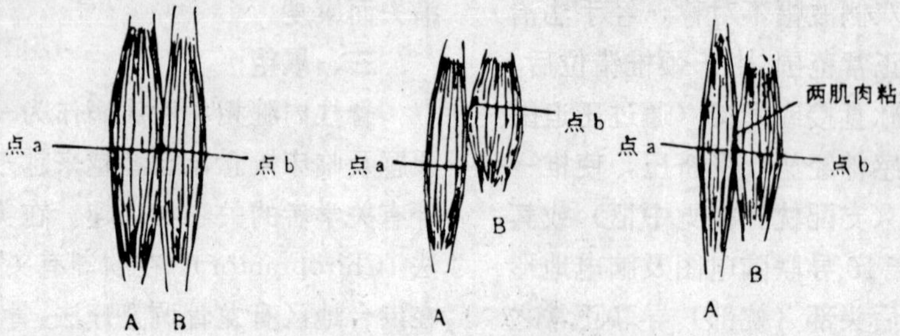

a 静止状态两肌肉相邻点 a.b　b B 肌收缩，两肌肉出现相对运动在正常情况下 a 点、b 点分开　c 两肌肉粘连，B 肌肉收缩运动受限，a.b 不能分开，A 肌肉被牵拉

图3-42 肌肉作直线地运动时动态平衡失调情况

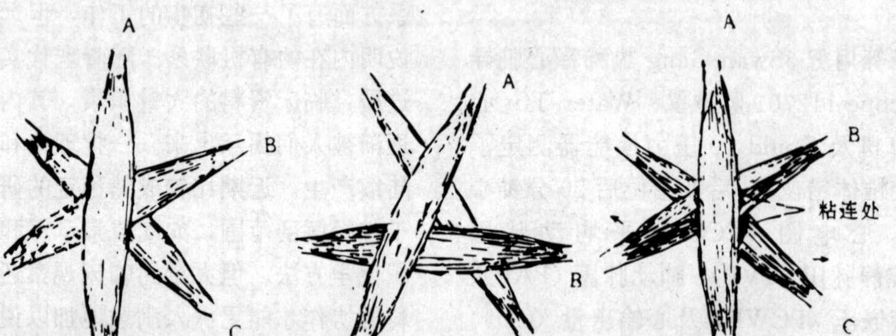

三块肌肉相邻静态平衡状态　三块肌肉在一定范围内可作面的相对运动，动态平衡状态　三块肌肉粘连运动受限，动态平衡失调，不能作面的运动

图3-43 肌肉在作面的运动时动态平衡失调情况

A、B 两肌肉的静止状态下相邻的点，分别为 a 点和 b 点，在动态平衡的情况下，即正常无病的情况下，两肌肉作相对运动，a 点和 b 点必然要分开，也可以分开。如在两肌肉相邻点 a、b 处发生粘连或疤痕，两肌肉作相对运动时，因 a、b 两点被粘连到一起，就分不开，于是动态平衡就失调了。

这是肌肉在作线的运动时的情况，当肌肉在作面的运动时，情况也一样，如图3-43。

图3-43表示，由于病理性粘连的发生，肌肉

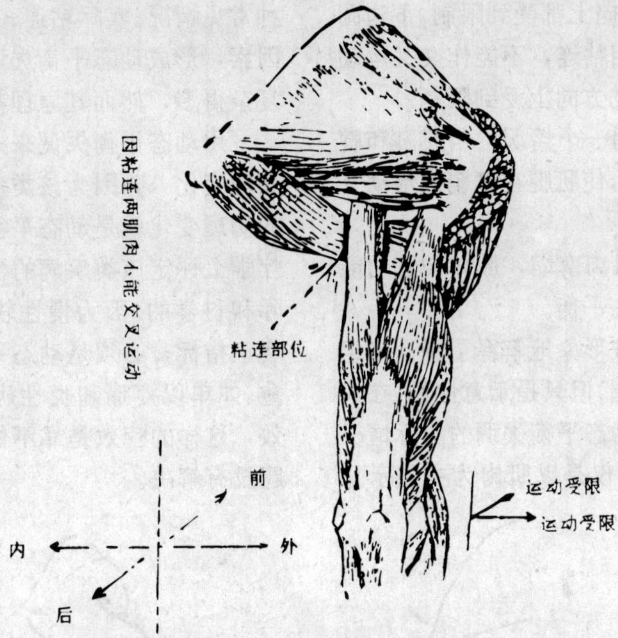

图3-44　肌肉在作交叉运动时动态平衡失调情况

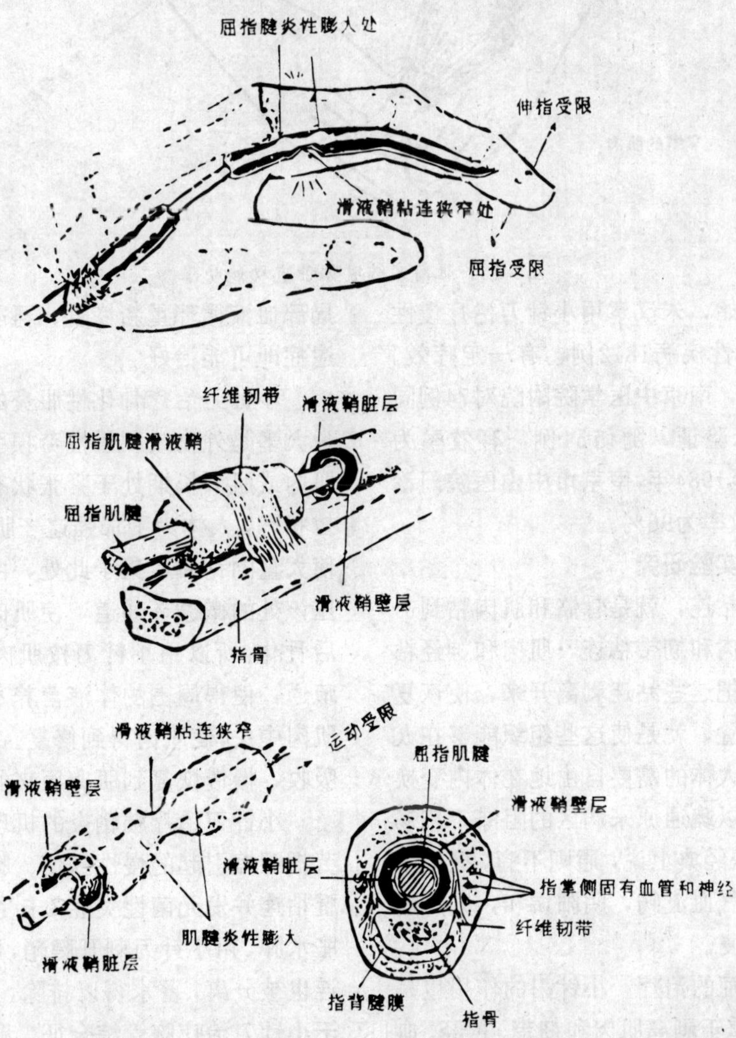

图3-45　肌肉在腱鞘内作舒张和收缩运动时动态平衡失调情况

作面的运动，在三个方向上都受到限制。下边图3-44表示两块肌肉互相粘连，不能作交叉运动时的情况，在两个运动方向上受到限制。

图3-45表示的是另一个情况，当肌腱和腱鞘内壁粘连。腱鞘狭窄，使肌腱在腱鞘内活动受限，动态失去平衡。

图3-46表示的是肌肉挛缩，肢体伸直功能受限，使肢体动态失去平衡。

以上5幅图解，比较形象地解释了慢性软组织损伤的动态平衡失调，但只是示意性的。在人体慢性软组织损伤，动态平衡失调的实际情况要比这复杂得多。这里仅是以肌肉为主图示几种常见情况。实际粘连、结疤、挛缩这三大病理因素，形成动态平衡失调的病理机制，比这要复杂得多，然而其原理都是一样的。

用动态平衡失调来概括慢性软组织损伤的病理变化，除因为该类疾病的根本的和第一位的病理变化就是动态平衡失调之外，另外在治疗学上评定该类疾病的治愈标准，也是非常实际和科学的。因为慢性软组织损伤疾病治愈的真正指标，必须是动态平衡恢复，才能真正治愈。如单以疼痛和炎性病变消失为依据评定疗效，这样的疗效是靠不住的，因为它的根本问题没有解决。

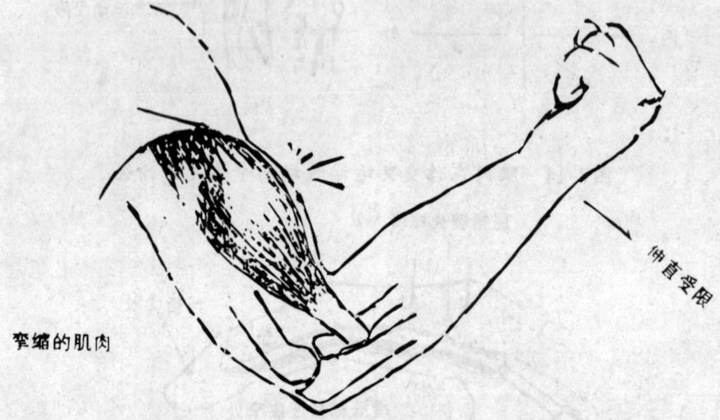

图3-46 肌肉挛缩肢体伸直功能受限

于1978年开始，朱汉章用小针刀治疗慢性软组织粘连疼痛性疾病1812例，有一定疗效。1982年至1983年，南京中医学院附院对74例同类疾病进行临床验证，随访54例，有效率为92.7%。1983年至1984年，南京市中山医院门诊治疗118例，有效率为96%。

二、理论与实验研究

所谓软组织粘连，就是骨骼和肌肉粘到一起，同时还有肌肉和韧带粘连，肌肉和神经粘连，小针刀可以把这些粘连剥离开来，使恢复到原来的动态位置，就是使这些组织能够在人体活动时，根据人体的需要自由地在体内变换位置，同时还可以疏通原来病区的阻滞，流畅病区的气血。中医经典上说，通则不痛，痛则不通，阻滞疏通，气血流畅，阴阳调和，则疼痛除，功能即能恢复。

对外伤后遗症的治疗，小针刀的作用也是剥离粘连，它偏重于剥离肌肉和韧带、神经、血管之间粘连和松解肌肉。粘连剥离，肌肉松解，局部血液循环重新恢复，再配合功能锻炼，后遗症即可能治好。

小针刀治疗骨化性肌炎的原理：骨化性肌炎大多是外伤或积累性劳损引起的，由于某块肌内或肌群长期处于紧张状态，负重过度或牵拉状态，人体为了加强这一肌肉的强度、硬度，使大量的钙质聚集于此处，由于钙质过多而挤压该处的微循环通道，使肌肉变性，以至于最后骨化。所以用小针刀按肌肉纤维的纵轴方向疏通，使得周围的体液营养不断渗到已变性的肌肉中去，使肌肉得到修复。钙质也容易被逐渐吸收，慢慢恢复到肌肉原来的弹性。

小针刀治疗腱鞘炎的机理：腱鞘炎是由于劳损磨擦引起的慢性损伤、腱鞘结疤挛缩和肌腱粘连并发无菌性炎症（未受感染者）、腱鞘肿胀水肿，用小针刀刺开腱鞘，腱鞘得以松解，粘连也被分离，蓄水得以排除，炎症得以吸收。关于小针刀治疗腕管综合征、跖管综合症，其主要机理是剥离粘连，松解减压。小针刀可将腕横韧带在挤压正中神经处剥离开来，切断一些，即可解除症状。跖管综合症可在内踝下部，足跟内侧用小针刀将分裂韧带在挤压胫后神经处剥离，切断一些，再配合一些药物，很快即可解除症状。

小针刀治疗肌肉和韧带积累性损伤。也是从肌肉韧带劳损的发病原因考虑，积累性劳损即是由于肌肉纤维、韧带轻微的少量的断裂、撕裂、出血，在不断损伤和修复过程中，肌肉和肌肉，肌肉和韧带或肌肉韧带本身发生结疤粘连，使微循环发生障碍而出现症状。小针刀可剥离疏通肌肉和韧带间的各种粘连，使微循环恢复，使肌肉和韧带得到复修，使肌肉和韧带根据人体活动的需要而自由活动，使疾病得到治疗。

小针刀治疗外伤性肌痉挛和肌紧张，即是把一部分痉挛紧张的肌纤维切断，而使症状迅速缓解。矫形外科的各种手术早已证明，适当地切断或切除一些肌束和肌纤维，并不会影响这一区域的运动功能。

小针刀首先是一种机械刺激，此种刺激深入到病灶，直至将粘连结疤剥离开来，这种机械刺激，根据生物电原理和压电学原理，在病灶区，机械能将转变为热能，此热能使小血管扩张。小血管扩张，就加强了局部病变组织的营养供应。另外，机械对神经组织末梢的强刺激可使局部组织器官活动能力增强，淋巴循环加快，这就大大提高了局部新陈代谢水平，使被切开、松解、剥离开来的残存疤痕组织也就很快被吸收。

肌肉和肌肉的粘连，大多数是肌间膜、腱膜挛缩、结疤，小针刀将其切开松解，肌肉的动态平衡恢复。也给患处软组织本身的恢复创造了可靠的条件。

生物化学方面的变化：

小针刀的刺激，可使局部组织蛋白分解，末梢神经介质增加，产生血管神经的活性物质，降低致痛物质缓激肽和5-羟色胺在血清中的含量。因之可使组织功能活跃。这样就能镇静，调整神经的机能，达到减轻或治愈疾病的目的。

关于小针刀治疗慢性软组织损伤的作用，综合起来，可用这样几句话来概括：

剥离粘连，疏通阻滞，流畅气血，刮除疤痕，松解肌肉，镇痉止痛。

三、展望

骨关节粘连性疾病是长期困扰人们的慢性疾病，小针刀疗法在其治疗中有确切的疗效，简单安全，花费较低，是目前的主要治疗手段，但在临床的诊断治疗上，还没有统一的规范化的标准，在其诊治机理研究方面，还缺乏足够的基础实验研究。预计在今后5到10年里，会有20到30种疾病的诊断疗效标准问世，随着人体经络感传机理研究的进展，小针刀在更深层的调节机理会进一步得到阐发。

另外，对于骨关节粘连性疾病，还没有疗效标准非常肯定的药物，目前使用的剂型还限于热敷、熏洗、贴敷、离子导入等传统方法，有待研制开发一些针对性强，疗效肯定，使用方便的新型药物，预计在今后5～10年内，一些透皮作用较强的药物与局部止痛、祛瘀、生新的药物的复合剂型将问世。还将有一些主动或被动的康复器材用于临床或进入患者家庭，这样，针刀—药物—康复训练相结合，将使骨关节粘连性疾病的疗效大幅度提高。

第十二节　其他骨伤科疾病

随着现代实验技术的进步，临床检测方法的更新，中西医结合治疗内伤疾病、中药新药在骨伤方面的药理研究，也有了显著的进展，取得了很多科技进步成果。

一、益气化瘀法治疗慢性硬脑膜下血肿的研究

慢性硬脑膜下血肿是颅脑损伤中的常见病。随着现代交通的发展，以及电子计算机断层扫描(CT)技术的应用，本病的发病率有所增加。以往一般采用手术治疗，但年老体弱，或患有重病者常难以忍受此手术创伤。为此，施杞等采用益气化瘀法对116例诊断明确的慢性硬脑膜下血肿患者进行治疗。病人内服益气化瘀汤，丹参注射液每日静脉滴注，治疗2～3个月后，56例临床症状体征全部消失，4CT 复查示血肿全部消失，48例 CT 复查示血肿失在1/3以上，12例症状体征改善，CT 复查示血肿有缩小。动物实验研究结果显示：治疗组血肿重量较对照组

明显减轻，血肿壁为比较疏松的结缔组织组成，血管充血明显，有较多巨噬细胞浸润，且吞噬功能活跃。

二、中药促进骨折愈合的研究

中药内服外敷治疗骨折久已有之，但用现代实验室技术阐明其作用机理，还是近年来的事情。

柴本甫等从细胞活动、纤维形成和钙盐结晶沉积三个方面进行了实验性骨折愈合的电子显微镜观察研究，并观察了活血化瘀药物对骨折愈合的影响。实验应用雄性健康家兔在两桡骨中下1/3部位造成缺损3mm 宽的骨折模型，研究骨折愈合过程和丹参对骨折愈合过程的影响。观察到骨折后出现炎症反应阶段，清除阶段，纤维骨痂阶段，原始骨性骨痂阶段及继发骨性骨痂阶段。在骨折局部有纤维蛋白纤维，典型的胶原纤维及非典型胶原纤维出现。通过成骨细胞及成软骨细胞的作用，使钙盐结晶沉积在两种胶原纤维内，从而使纤维骨痂变为骨性骨痂。由于应用活血化瘀药丹参，改善了愈合条件，产生了有利于骨折修复的影响，X 线检查记录骨痂提前形成，并且质地较为致密。通过透射电镜观察到，丹参使成纤维细胞的蛋白质分泌活动极为旺盛，在细胞外形成更多的胶原纤维。其形态较细，紧密靠在一起，并呈镶嵌状态。成纤维细胞外胶原纤维形成的明显增多，也反映在进入成纤维细胞的胶原纤维相应增加，这种成纤维细胞外的胶原纤维可以经细胞膜脱落的缺口倒流进细胞，也可以由成纤维细胞将纤丝吞噬进细胞，因而在纤丝四周有膜结构包围。成纤维细胞内的胶原纤丝分布在比较广的部位。丹参还使成纤维细胞的肿胀线粒体出现众多的致密钙颗粒，钙颗粒为基质小泡及胶原纤丝的钙化提供了充分的钙原料，从而使骨痂有更多及更早的钙盐沉着。这样，丹参使骨折愈合过程中胶原纤丝形成增多，钙盐沉积丰富，为修复改建提供了有利条件。在小鼠的同位素标记实验中，也证明丹参可以从邻近骨折的骨组织中调动比生理盐水组更多的钙，以满足新骨形成对钙的需要，加速骨折愈合。章征源等以家兔胫骨骨折观察三七注射液的作用，结果 X 线片表明用药组骨痂形成比对照组早并且多，组织病理检查见用药组有炎细胞侵润，毛细血管增生，纤维软骨和骨组织形成等变化，而对照组不明显，表明三七对骨折愈合有一定的作用。井枫林等对老中医胡黎生的系列接骨中药三七活血丸、接骨丹、壮筋续骨丹的药理作用进行实验研究，结果显示对骨折三期分治的效果显著，疗程缩短，确有加速骨折愈合的作用。三七活血丸对骨折早期有明显的消肿、化瘀、抗炎、镇痛作用，接骨丹用于骨折中期，接骨续筋，促进骨痂形成，壮骨续骨丹用于骨折后期可强筋壮骨，补益肝肾，增强全身抗病能力，提高免疫机能和增加抗应激能力，有利于骨折愈合和身体的康复。孙炳烈等用同位素放射自显影及组织学方法研究了平乐内服接骨丹对骨折愈合的作用，结果表明，用药组各周^{3}H-TdR 标记细胞计数均多于对照组（$P<0.01$），证明该药有促进成骨性细胞的增生繁殖，使成骨细胞机能活跃，DNA 合成加快，细胞分裂周期缩短，结合胶原生成迅速，碱性磷酸酶含量上升及活性增强，促进了钙盐沉积。早期出现新生骨质，使较大的骨缺损提前愈合。

参考文献

1. 尚天裕. 尚天裕医学文集. 北京：中国科技出版社. 1993年
2. 尚天裕. 中国接骨学. 天津科学技术出版社. 1995年
3. 韦以宗. 中国骨科技术史. 上海：上海科学技术文献出版社. 1983年
4. 杨克勤等. 颈椎病. 北京：人民卫生出版社. 1981年
5. 张长江等. 颈椎病中医防治. 北京：中医古籍出版社. 1986年
6. 朱汉章. 小针刀疗法. 北京：中国中医药出版社. 1992年
7. 魏征. 脊椎病因治疗学. 香港：商务印书馆. 1987年
8. 尚天裕、顾云五. 中西医结合治疗骨折临床经验集. 天津：天津科学技术出版社. 1984年
9. 冯天有. 中西医结合治疗软组织损伤. 北京：人民卫生出版社. 1983年
10. 中国中医研究院. 三十年论文选. 北京：中医古籍出版社. 1985年
11. 杨文水. 骨髓炎诊疗学. 西安：陕西科学技术出版社. 1986年

第九章　妇产科学

中西医结合妇产科学并不包括全部的现代妇产科学，仅就40年来中西医结合在妇产科领域的临床与实验研究中具有卓越成果或在理论上提出新观点的妇产科疾病，尤其对妇产科的前沿医学如生殖内分泌、生殖免疫与围产医学等方面的研究有突破性进展者，予以总结介绍与论述。

妇产科中西医结合的研究工作始于1958年，上海医科大学妇产科医院首先根据中医理论对卵巢功能障碍的疾病逐个地进行临床规律的探索，实践中发现补肾疗法对调节卵巢轴功能而促排卵有显著的效果，并发现生殖内分泌激素水平的高低与阴阳的辨证密切相关，遂根据中医脏腑学说结合当代内分泌研究的新进展，提出肾主生殖的论点，并进行肾主生殖与卵巢轴功能调节的相互关系的理论研究。同时全国各地也从临床实践中论证了这个论点的现实意义，并开展广泛与深入地研究。按中医肾的生理功能从女子七岁肾气盛直至七七冲任脉衰的肾气盛衰的生殖生理演变过程，进行青春前期的童女性早熟，青春期的无排卵性功能性子宫出血，生育期的排卵功能障碍，直至围绝经期的更年期综合征等系统地研究肾主生殖与女子生殖生命周期调节的内在联系。对女子生殖生命周期各阶段的各种卵巢轴功能失调的疾病以补肾为主结合辨病、辨证与审因相结合的原则，探索各不同疾病的不同治则，如滋阴泻火、滋养肝肾、补胃化痰、补肾调肝、补肾活血化瘀、与补肾柔肝泻火等，疗效获得显著的提高。70年代末随着生殖免疫学研究的兴起与神经—内分泌—免疫网络学说的提出，促使肾主生殖的研究引向深入。在更年期综合征的研究中证实了补肾为主的疗法对生殖神经-内分泌-免疫网络有明显的调节作用。在临床研究的同时结合雄激素不孕大鼠与更年期大鼠实验动物模型，进一步从形态、细胞、亚细胞、生物化学、细胞介质与分子水平阐明补肾为主的疗法对下丘脑—垂体—卵巢轴各层次的调节及生殖神经-内分泌-免疫网络的调控作用。80年随着生殖免疫学研究的进展，结合中医肾主骨生髓的理论，鉴于骨为免疫系统的中枢，启发对生殖免疫性疾病如卵巢早衰，无反应性卵巢综合征、免疫性不孕、子宫内膜异位症及反复自然流产等妇科常见而又疑难的疾病进行补肾为主疗法的探索，在疗效上获得可喜的效果，尤其免疫因素引起的反复自然流产（RSA），根据不同因素引起的RSA采用不同治疗法则，如补肾益气清热固胎法治疗免疫识别低下型RSA，具有诱导母体对胎儿的免疫耐受而达到安胎的效果；清热解毒养血活血法治疗ABO血型不合的RSA可降低血型抗体效价，保护胎儿免遭损伤；活血化瘀清热利湿法治疗自身磷脂抗体致RSA，可抑制自身抗体并抗凝溶解蜕膜血管及螺旋动脉的血栓，避免胎盘大面积梗死而达到保胎的效果。这些发现对母—胎免疫调节机理的探索有很大的推动作用。以上研究成果为妇产科学，生殖内分泌学及生殖免疫学谱写了新的篇章。

活血化瘀疗法在妇产科领域的应用亦始于1958年，山西医科大学附属医院首先应用活血化瘀法治疗妇科急腹症异位妊娠获得成功，经多年临床与实验研究，总结出各种类型异位妊娠的治疗法则。此外采用益气舒肝活血化瘀法治疗痛经，用益气凉血活血止血法治疗月经过多均有十分显著的效果，实验研究阐明了以上疗法能调节前列腺素（PGS）系统，具有抗纤溶，纠正血高凝、微循环障碍及调节子宫血管平滑肌的作用。

生殖道炎症是妇科的常见病，近年来发病率有迅速增高的趋势，由于病原体的复杂性、抗药性及慢性炎症的顽固性，现代医学的抗菌疗法往往难于奏效，尤其对病毒感染目前还缺乏理想的药物，而中西医结合治疗，主要以清热解毒活血化瘀的中药对抑菌抗炎，提高机体免疫功能，清除盆腔炎性肿块具有独特的优越性。

围产医学为当前母婴保健的重要医学研究

领域，对目前一些原因不明，治疗棘手的产前并发症如妊娠高血压综合征、胎儿宫内发育迟缓及妊娠肝胆郁积症等近来在中西医结合研究中有新的进展，为保卫母婴健康和降低围产儿死亡率发挥重要的作用。

根据中医经络理论在妇产科领域内的长期针刺实践中，对针刺促排卵、针刺引产及针刺转胎位等方面的临床研究与不同程度的实验研究均获得较好的成果，针刺促排卵对于有一定雌激素水平的排卵障碍有较好效果，尤其对青春期功能性子宫出血的效果更为显著。实验研究表明针刺促排卵的机理可能通过中枢神经肽与内分泌激素相互作用的结果，β内啡肽的合成，释放及其受体水平与针刺促排卵效果有一定关系。在针刺引产的研究中证实针刺疗法不仅有较好的催产效果，而且有明显的镇痛作用，因而针刺引产的进一步探索，将对分娩动因的研究有深远的意义。

（李超荆）

第一节　卵巢轴的功能障碍

卵巢轴功能在胎儿20周后即开始建立，其发育经过新生儿期、幼儿期，在肾上腺功能初现期处于相对静止期以后，有复苏而活跃进入青春期，表示了卵巢轴的成熟，这说明了中医《素问·上古天真论》中关于女子七岁肾气盛齿更发长，二七而天癸至，任脉通，太冲脉盛，月事以时下，故有子。三七……。四七……。五七……。理论的认识基础，不仅提示了肾主生殖而且奠定了肾与骨、脑及其他五脏全身相关联的整体观。结合中医的辨证观点，中西医结合的大量临床和实验研究，肾主生殖的实质不只限于神经内分泌调节，肾阴虚者垂体 FSH 高水平，卵巢 E 水平低的负反馈低下，肾和卵巢、肾上腺等多个腺体激素的代谢关系，而且相关于肾与免疫、代谢，这为卵巢轴生殖医学的认识和研究打开了许多新思路。本节中按近40年来有关临床和实验研究中有代表性的疾病作介绍。

一、临床研究方面

（一）童女性早熟

童女性早熟（Female Sexual Precocity）是指女孩子8岁前出现第二性征，如身材迅速增高，骨龄明显超前，外阴及乳房发育，阴毛、腋毛出现或10岁前月经来潮等表现。按其原因可分为真性（完全性）性早熟与假性（不完全性）性早熟。前者有原发性真性性早熟（Idiopathic true precocious puberty）或中枢神经系统肿瘤、炎症、损伤、骨纤维性发育不良等，表现为下丘脑 GnRH-垂体-卵巢轴的过早发育；后者指非 GnRH 依赖性性早熟如 hCG 分泌肿瘤，功能性卵巢肿瘤及先天性肾上腺皮质增生病等，本文系指经临床检查确诊的原发性真性性早熟。

中医文献中对童女性早熟未见描述。按《内经》的认识，性早熟亦是肾一天癸过早启动所致。临床见：口干、内热、乳房长大、行经、舌红、脉数，属肾阴不足，相火偏亢现象，以滋阴泻火法为主，亦有乳房增大属肝气郁结从肝脾而治的。

1. 滋阴泻火法

上海时毓民、蔡德培分别报道性早熟25例、75例（年龄15个月～8岁）中医辨证阴虚火旺者占3/4。其血 LH、FSH、E_2水平均显著高于同龄正常女童。30例进行 LHRH 垂体兴奋试验，结果 FSH 水平升高2倍，同正常女童水平，LH 正常女童反应不明显，而性早熟者15′即升高6倍，到90′时升高近7倍，提示其下丘脑—垂体—卵巢轴亢进。治疗药物在知柏地黄丸基础上加龟版、龙胆草、夏枯草、炒麦芽；白带多者加椿根皮；阴道流血者加仙鹤草、墨旱莲，治疗平均5.4个月（3月～1年）。治疗后症状、体征消失占68%，明显减轻占24%，无效占8%。血 LH、FSH、E_2水平均降至正常值范围，患者乳房显著缩小，卵巢、子宫体积也均缩小一半。时毓民报道停药后随访到的12例中，1例复发，身高平均增加5.6cm。

提示肾阴虚相火旺是与下丘脑-垂体-卵巢轴的过早发动相关。山东董玉珍亦报道用六味地黄丸治疗一例18月龄月经来潮性早熟，2月而愈。

2. 疏肝清火法

浙江胡之景按乳房属肝，冲任隶属肝肾的理论，以疏肝清火法加知柏地黄丸治疗性早熟45例，其中除乳房均增大，有白带增多15例，月经来潮9例。药味有柴胡、黄芩、山栀、太子参、白芍、象贝、桔核、夏枯草、海藻、昆布、生麦芽。治疗3个月后26例乳房正常、13例白带转无，月经停止6例，停药后2例白带增多，3例月经来潮。江西杨环用丹栀逍遥散治疗性早熟40例有明显效果。四川卜夏平以清肝解郁法治愈1例性早熟。未有远期随访。

3. 展望

女性性早熟报道逐渐增多，一般国内外采用孕激素或GnRH抑制治疗，但停药后易复发。上述二种中药治疗方法均在近期有效，而滋阴泻火法已证实对下丘脑-垂体-卵巢轴的亢进现象有抑制作用，且有一定远期效果，提示滋阴泻火法可能对中枢有相当调控作用，而非对症治疗，其机理尚待研究。

（二）无排卵性功能性子宫出血病

无排卵性功能性子宫出血（简称功血）(anovulatory dysfunctional uterine bleeding, ADUB）是由于卵巢轴排卵障碍而引起的子宫不规则出血，以青春期及围绝经期为多见，在青春期的主要病因是下丘脑的正常调控功能未发育完善，因此初潮后约有50%的女孩可发生各类月经失调包括功血。更年期主要由于卵巢功能衰落，对中枢反馈失常而卵泡发育受障碍。但青春期和更年期体内的中枢神经系统内分泌、免疫、代谢系统功能均发生走向成熟或走向衰退，这些系统相互间又影响到下丘脑-垂体-卵巢-子宫内膜的功能，因此具体而言功血的机理较为复杂。

中医"崩漏"包括了功血的内容。在历史上及50年代来临床报道很多，近20年主要均与补肾相关，疗效亦明显，但在科学总结方面不多，本文择其中的代表性研究介绍。

1. 补肾治疗

1962年上海医科大学妇产科医院李超荆提出所有无排卵功血患者均有肾阳不足者或阴阳俱虚现象，而脾虚只是病程中的一个阶段，总结了100例患者除BBT外再测定阴道脱落细胞的伊红指数（EI）代表体内雌激素作用水平，其中肾阴不足者13例，EI偏高者占81.8%，无一例偏低；阴阳两虚阴虚为主者56例，EI偏高者占60.8%，偏低者13.1%；阴阳两虚阳虚为主者31例，EI偏高者只占22.2%，而偏低者占40.7%。治疗中，阴虚者以知柏地黄丸为主，阴阳两虚阴虚为主者再加杜仲、仙灵脾、菟丝子、鹿角胶等，阴阳两虚阳虚为主者再加附子、肉桂。并用性激素控制周期，结果100例患者全部控制周期，除45岁以上的8例外72.8%出现排卵现象。肾阴虚者除1例53岁外，全部出现排卵现象，阴阳两虚阴虚为主育龄患者6%出现排卵现象，阴阳两虚阳虚为主育龄患者中66.7%出现排卵现象，这些患者中过去有用补脾、疏肝等治疗而未效者，其中对部分患者作冰水刺激试验，发现肾阳虚者对刺激反应弱，反应时间长，而肾阴虚者与正常人相仿，提出调节卵巢功能促排卵与补肾密切相关，且肾与高级神经调节活动相关的看法。

2. 中药人工周期治疗

1983年江西医学院妇产科教研室徐晋勋等中医辨证分出肾阴虚或肾阳虚患者按中药人工周期方法（详见多囊卵巢综合征章节）治疗排卵功能失调者76例，其中无排卵功血患者9例，随机分组为中药人工周期组与克罗米芬组，除测BBT外均做阴道脱落细胞检查，并测定尿17羟、17酮、雌二醇含量及血LH，PT，T等测定，以妊娠BBT双相，并在BBT上升前或后出现血LH峰，血P＞5mg/ml或尿雌二醇＞3mg/24小时，接受刮宫者经前出现分泌期子宫内膜作为排卵指标，以周期规律、经量减少、经期7天以内作为好转，结果中药人工周期治疗的功血5例中2例排卵，其中1例妊娠，2例好转，1例无效，克罗米芬组4例中，2例排卵，其中1例妊娠，2例好转。相比之下总的无排卵月经失调者67例中，中药人工周期36例，排卵者19例，其中8例妊娠，10例好转，无效1例，克罗米芬组31例，20例排卵，其中9例妊娠，8例好转，无效3例。提出中药人工周期在补肾的基础上活血化瘀，对下丘脑的周期中枢尤其在青春期有促成熟作用。

3. 棉酚治疗

哈尔滨医科大学附属第一医院肖风云等结合口服单味棉酚可引起低钾血症副反应现象，将醋酸棉酚20mg，氯化钾25mg，维生素

$B_6$15mg，维生素 $B_1$10mg 和安定0.125mg 混合置入1粒胶囊（更血停），每日一粒治疗更年期功血81例，并与单用27例棉酚组14例隔日服甲基睾丸素25mg 作一个月的治疗对照，结果更血停组与单用棉酚组疗效均显著，甲基睾丸素组效果不明显，但副反应则更血停组显著低于单用棉酚组（$P<0.01$），阴道脱落细胞的雌激素影响及血雌二醇水平组均明显下降，子宫内膜则有萎缩倾向。

（三）闭经

闭经是个症状，有原发性与继发性（月经6个月不来潮），其病因是多元性的。一般按部位分类：子宫、卵巢、垂体、下丘脑、其他内分泌腺。近来也有学者提出按雄激素升高与否分类，如雄激素升高者可能是肾上腺源（如 CAH），性腺轴性（如 PCOS）或胰岛素拮抗的，而雄激素正常者可以是子宫性、卵巢性（发育不良、早衰等）、垂体性肿瘤、下丘脑性。总的说明随着神经，内分泌，免疫等科学发展，闭经的多元性原因将日益阐明，本文只涉及临床诊断较清楚，而中医药治疗明确有效者。如下丘脑-垂体功能低下性闭经，垂体性闭经，卵巢性闭经及子宫性闭经进行叙述，其他多囊卵巢综合征、高胰岛素高睾酮性无排卵、其他内分泌腺所致闭经另讨论。

中医历代对闭经的原因概括有：“虫证经闭”（《医学入门》），“血脉瘀滞”（《备急千金要方》），“经闭久嗽，又见骨蒸潮热者”（《医宗金鉴》），“躯脂满闭经”（朱丹溪），“血枯”，“血隔”（《景岳全书》），“经水早断，似乎肾水衰涸”（《傅青主女科》）等亦与目前分类有相应之处。

1.下丘脑-垂体功能低下性闭经

由于按目前一般检查测定方法，难于将下丘脑和垂体性闭经完全鉴别，因此除希罕氏综合征、神经性厌食和运动性闭经、垂体肿瘤等有明确病变部位外，凡出现垂体促性腺激素 LH、FSH 水平低于正常，血雌激素水平亦降低而血雄激素水平无升高，卵巢功能及反应性尚属正常者均列入下丘脑-垂体功能低下性闭经。

按中医理论及实践这类病人大部分以肾阳虚或肾阴阳二虚偏阳虚为主，可兼有“痰”或“瘀”证。

（1）补肾化痰法：上海俞瑾等选择26例闭经（原发1例，继发25例）而 LH、FSH 偏低患者，其中73%属雌激素水平低下，尿17-酮，17羟正常，蝶鞍正常，气腹造影或腹腔镜下见卵巢均＞正常子宫1/4大，14例作 LHRH 垂体兴奋试验，反应正常者10例，延迟者2例，无反应1例，临床确诊为下丘脑-垂体性闭经。按偏阳虚症状及肾阳虚无以气化，湿痰聚下焦认识，用补肾化痰法治疗6月至1年，药用附子、肉桂、熟地、黄精、仙灵脾、补骨脂、山甲、冰球子、皂角刺、贝母等结果20例多次排卵及月经来潮（76.9%），5例月经来潮，3次来潮中1次排卵，1例无效。9例不育者6例妊娠成功，1例流产。激素测定证实中药治疗体内雌激素水平上升，结合临床结果提示补肾化痰药有促下丘脑分泌正常和提高垂体反应性作用。

（2）中药人工周期：江西廖玎玲等报道8例闭经病员，血雌二醇水平低下，LHRH 垂体兴奋试验正常或延迟，诊断为下丘脑性闭经，按肾虚血瘀辨证用促卵泡汤-排卵汤-促黄体汤-调经活血汤治疗1～3周期，其中2例妊娠，1例排卵，治疗后所有病员显示血雌二醇水平均上升，LHRH 垂体兴奋试验 LH、FSH 幅度均增加，FSH 反应提早，LH 反应延迟，提示了中药治疗可提高垂体敏感性及 LH 储备能力。

各周期所用药物如下：

熟地、当归、首乌、茺蔚子、菟丝子、肉苁蓉、女贞子、旱莲草等；

丹参、赤芍、泽兰、紫河车、香附、当归、红花等；

熟地、龟版、白术、川断、肉苁容、炒槐花、当归等；

丹参、赤芍、泽兰、茺蔚子、桑寄生、香附、当归等。

其他：石家庄葛杏林等以补肾法、补肾药加克罗米芬及克罗米芬3种方法，治疗黄体酮试验阳性的继发闭经患者，其促排卵率相继为64.51%，87.09%及81.3%，妊娠率相继为25.3%，45.1%，及39.0%。对月经稀少者促排卵率为88.9%，90.9%及78.9%，妊娠率为40.4%，36.8%及54.5%，杭州高谷音、北京张丽珠、江西徐晋勋等亦均有类似报道。说明补肾药对下丘脑垂体性闭经病的效果。西安叶雪清等以 Wenger's 植物神经平衡因子分析法，经血淋巴细胞转移及 IgG、IgA、IgM、免疫蛋白测定结果提示阴虚者雌激素水平下降，有交感和副交感神经功能均偏胜，阳虚者雌激素水平更低，有副交感神经功能偏胜，阴虚阳虚者均有淋巴转移及血免疫蛋白下降现象。

展望：下丘脑-垂体功能低下性闭经的病因复杂，涉及中枢下丘脑神经递质，神经肽与神经激素的变异及其与性激素等周围因素的关系。补肾药或补肾化痰或补肾活血药在治疗本病中对中枢的作用是个今后值得探讨的领域，这为肾与脑的联系将作出科学论述。

2. 高促性腺激素性闭经

妇女40岁由于卵巢激素水平（主要雌激素）过低，负反馈作用明显减退而出现血促性腺激素 FAH，LH 水平明显增高的闭经现象为高促性腺素性闭经，hypergonado-tropic amenorrhea 卵巢皮质呈纤维化无各级滤泡存在，是为卵巢早衰（ovarianfailure），卵巢皮质内有滤泡组织者称无反应卵巢综合征(Resis tentovarian syndrome)。

中医有“月水先闭…肾水绝”之论（《傅青主女科》），“经水早断，肾水衰涸，实非血枯…大补其肾水。”

上海俞瑾等报道，中西医结合治疗高促性腺激素性闭经6例（原发性闭经1例，染色体检查正常），均经2次激素测定，证实雌激素水平极度低落，血 FSH，LH 接近绝经期妇女水平，卵巢小，活组织检查，镜下见少量始基卵泡者3例，诊断为无反应卵巢综合征，皮质内未见始基卵泡均为纤维组织者3例，诊断为卵巢早衰。临床上呈现五心烦热，口干，疲劳，腰酸，脱发，指甲错粗，舌质红等阴虚火旺冲任脉衰与更年期综合征相近似的症状，病员均先服滋阴降火中药2周，药有知母、黄柏、生地、龟版、鳖甲、女贞子、仙灵脾、补骨脂、赤芍、当归、桃仁等。病员出现症状减轻，白带略增等现象，再加用较大剂量雌激素（0.5～1mg/日）周期使用。3例无反应卵巢综合征者，分别治疗2、2、4月出现双相基础体温，2例妊娠。3例卵巢早衰者在治疗后4、5、7月出现双相基础体温，2例以后偶有，1例断续出现双相基础体温。

上述治疗设计中考虑补肾药并非直接起雌激素代替作用，而有调节雌激素受体之可能，超生理剂量的雌激素对其受体有负向调节作用，因此先用中药2周，而后同时给中药与雌激素，使二者在提高雌激素受体水平上增加雌激素效应。此设想不仅从临床实践中有一定效果，但在与本中药方相近的更年健（治疗更年期综合征验方，内容为养阴清肝泻火），给老年大鼠灌服中出现了可引起其下丘脑、垂体、卵巢水平雌激素受体及其基因表达（ERmRNA）的升调作用，产生雌激素效应。

展望：高促性腺激素性闭经主要是自身免疫引起的卵泡消退，属免疫内分泌疾患，只用激素亦有少数成功报道，已证实补肾药有调节内分泌免疫功能作用，因此从内分泌-免疫系统的调控研究本病，在中医药对研究神经-内分泌-免疫网络调控方面会有新发现。

（四）多囊卵巢综合征

1935年 Stein 和 Leventhal 发现了某些闭经患者和多囊性卵巢、肥胖并存，称之为 Stein-Leventhal 综合征。以后尤其在神经生殖内分泌快速发展的20多年来的许多研究，学者们采用了多囊卵巢综合征（polycystic ovarian syndroac，PCOS）的名称，强调了该综合征的异样性。病因病机方面1978年 Yan 提出肾上腺初现（adrenache）时过多的雄激素分泌导致 LH/FSH 比值升高，发生本综合征，80年代有下丘脑多巴胺-内阿片肽系统功能失控之说，并有提出与 X 型性染色体异常相关。在对 PCOS 分型中注意到了一定程度高胰岛素血症和胰岛素拮抗现象存在，对该综合征涉及范围的认识已从卵巢发展到下丘脑-垂体-卵巢轴并正向神经、内分泌、代谢等整体观点方向发展。但综合征的症象也可不同程度出现在柯兴氏综合征、先天性肾上腺皮质增生、卵巢和肾上腺激素分泌肿瘤、高泌乳血症、甲状腺功能低下和亢进中，在目前所述 PCOS 诊断中必须予以进一步鉴别。

中医按 PCOS 表现有月经稀少、肥胖、不育、怕冷或口干、内热、舌淡、胖或红暗脉细，属肾虚为主辨证，可由肾失气化、湿聚为痰阻于胞宫或肾阴阳失调、冲任失养所导致，因“肝肾同源”故有肝亢肾虚表现，治疗中除补益肾气外可随见证而入化痰，活血，清肝之品。

1. 补肾化痰法

1974年俞瑾报道了补肾化痰法治疗PCOS40例，排卵率为85%，分痰实型、肾虚痰实型、肾虚型。用药主要为熟地、菟丝子、仙灵脾、昆布、山甲、皂角刺等，1983年孙月丽等报道了同法治疗PCOS 133例，排卵率82.7%，妊娠率50%，各型的排卵情况分别为痰实型34/36；肾虚痰实型52/60；肾虚型24/35。1986年按照补肾药调控下丘脑的可能，报道了9例典型PCOS患者(5例不育)应用补肾化痰治疗3个月中血清激素的动态变化，治疗中共来潮22人次，6例计8人次排卵，排卵者首先出现血FSH水平上升，伴LH/FSH比值下降($P<0.5$)，而后血E水平上升，LogT/LogE比值下降($P<0.05$)，顺序出现LH峰值而排卵，无排卵者无此系列现象，其中2例血PRL显著升高，治疗后虽LH/FSH比值下降，但血E_2不上升，1例有乳胀现象，经加用清肝补肾治疗后，血PRL均明显下降而出现排卵现象。随访1年半9例中8例排卵，5例不育者3例妊娠成功。

提示补肾化痰治疗有调整下丘脑垂体功能，促使PCOS患者下丘脑垂体功能调整的作用，提示补肾药可使FSH上升的现象，从而促进卵巢内芳香化酶作用，体内E_2水平上升诱发正反馈而排卵。在PCOS出现高PRL水平时，提示这是垂体内LH升高同时的旁分泌作用，此时补肾药治疗虽可使FSH分泌增加，但由于PRL升高对卵巢的芳香化酶起抑制作用，故E_2水平不上升，在加用清肝药后血PRL水平下降，卵巢激素生成作用得以恢复。以上研究不仅说明了补肾化痰治疗调节了下丘脑-垂体-卵巢功能，而且也说明了清肝、补肾是相辅相成的，以实例说明了“肝肾同源”的理论。

1958年史常旭重复上述工作治疗PCOS，其中97例加针刺治疗，排卵率为92.8%；25例用中药治疗，排卵率76%；47例针刺治疗排卵率60%。1988年倪雅莲亦重复上述方法治愈PCOS 9例，其中肾虚者加用雌激素，肾虚痰实者加用HCG或克罗米芬，痰实型者只用中药。以上报道均阐明了相似结果和思路。

2.辨证论治法

1984年上海中医学院龙华医院施令仪等报道辨证论治治疗PCOS 70例，排卵率77.1%；气血二虚者用益气养血法归脾汤为主，排卵者20/29；肝火型用清肝泻火法龙胆泻肝汤为主，排卵者12/17；脾肾阳虚型用补脾肾法附桂八味丸为主，排卵者13/14；痰实型用软坚化痰法药用山甲、昆布、皂角刺、莪术、地龙等，排卵者2/3，其他证型7例，中医治疗排卵者6/7。

3.中药人工周期

1982年中国医学科学院首都医院妇科葛秦生报道了按1970年江西莲花县的补肾养血活血法中药人工周期而总结的补肾方：熟地、首乌、菟丝子、肉苁蓉、仙茅、仙灵脾、女贞子、旱莲草、枸杞子、川断、山药、当归、阿胶。活血补肾方：柴胡、赤白芍、泽兰、益母草、刘寄奴、生蒲黄、牛膝、鸡血藤、女贞子、覆盆子、菟丝子、枸杞子、肉苁蓉、仙茅、仙灵脾。治疗无排卵患者95例，其中PCOS 36例，无排卵功血18例，继发闭经23例，无排卵月经4例，黄体不健11例，月经稀发3例，妊娠者69例，总有效率72.6%。单用中药者51.1%，中药加绒毛膜促性腺激素者60%；补肾方为44.3%，活血补肾方为67.2%，二者差异显著($P<0.01$)，疗效以PCOS与黄体不健最好，继发闭经最差，肯定了补肾法调节下丘脑-垂体-卵巢轴功能的设想。

1984年江西省第二人民医院至君报道中药人工周期治疗凭临床症状诊断的PCOS 27例，排卵率88.8%，1年内受孕者91.7%，用药分肾阳衰惫，冲任虚寒型和肾阴不足，冲任郁热型，补肾阳药有仙茅、仙灵脾、熟地、菟丝子、当归等，补肾阴药有女贞子、旱莲草、熟地、菟丝子等，分成促卵泡汤，促排卵汤，促黄体汤和活血调经汤，顺按4～6天，4天，6～9天，3～5天日程分别服用各汤剂，促排卵汤内用当归、丹参、茺蔚子、泽兰诸活血祛瘀药，促黄体汤兼有补肾活血药，活血调经汤主要活血为主。

（五）高雄激素高胰岛素性无排卵综合征

在某些对克罗米芬无反应的多囊卵巢综合征，卵泡膜细胞增殖症患者中出现高雄激素高胰岛素血症或胰岛素拮抗现象，月经稀少或闭经，常多毛、肥胖，甚者有颈背部、腋下、外阴等处黑棘皮现象，统称为高雄激素高胰岛素性无排卵综合征。在某一程度上可与不典型的多囊巢综合征相混淆，但其LH/FSH比值一般<2，胰岛素水平尤其在糖耐量试验中明显升

高，可能与体内免疫或代谢失调相关，目前主要认为其与胰岛素受体后功能异常相关，如信息传递，酪氨酸酶，葡萄糖载体（GLUT4）的改变等，升高的胰岛素和促性腺激素在卵巢水平有协同作用，产生过多的睾酮，阻碍了卵泡发育，致使卵泡闭锁。在治疗方面一直被认为较棘手，国外曾用二氮嗪降低胰岛素，但尚不能促排卵，1996年又报道用二甲双胍有一定作用。

按本综合征临床表现，属中医的“脂膜闭塞子宫”为主。

1996年上海医科大学妇产科医院周丽蓉等报道用补肾活血法治疗高雄激素高胰岛素性无排卵综合征35例，月经稀少、闭经、不育、多毛、肥胖、痤疮，部分患者有黑棘皮现象，其血睾酮水平＞2.9nmol/ml，25例曾服克罗米芬50～100mg2～6个周期，部分并加服小剂量乙底酚，但均无排卵现象，血皮质醇、脱氢表雄酮正常范围，糖耐量试验，血糖曲线下面积及胰岛素和胰岛素曲线下面积均大于正常对照组。在服用中药3个月后，药有生地、麦冬、知母等，患者血睾酮显著下降达正常水平，血DHEA仍为正常水平，糖耐量试验血糖及胰岛素曲线下面积均明显下降，但后者仍高于正常对照组。其中60％出现排卵现象，17例不孕患者治疗3～9个月内妊娠者7例（41.2％），月经稀少、多毛、肥胖、黑棘皮特现象均明显改轻。

以上工作提示纵然目前对高胰岛素与高睾酮的因果关系或其原因尚在探索，故不够明确，但补肾药促排卵的作用已不只是限于神经内分泌系统而且与代谢系统也密切相关。

（六）未破裂卵泡黄素化综合征

未破裂卵泡黄素化综合征（unruptured luteinized follicle syndrome）简称LUFS，是女性不孕的因素之一，表现为有双相基础体温和BBT上升后出现的血孕酮水平升高和分泌期子宫内膜，但超声连续显象检测或腹腔镜下检查卵巢无排卵现象连续2个周期，其原因尚不很明确，可能与LH峰过早出现或LH峰不足，血PRL过高，或局部子宫内膜异位症，盆腔炎症，瘀血症相关，常发生在用克罗米芬促排卵的治疗中，是造成女性孕的一个原因，在检查中应考虑到。治疗方面目前只能按可能病因给予内分泌调整或局部治疗，效果亦不明确。

中医无此病症，只是按个别病因及临床辨证进行处理，近来有少量中药辨证报道。

1.肝肾并治

北京中医院刘琨报道196例不育症中经B超与腹腔镜确诊LUFS 91例，其中卵泡黄素化卵泡17mm直径者34例，卵泡滞留型34例，卵泡持续增大型16例，共76例接受中药治疗。按辨证型小卵泡黄素化型取益肾填精、疏肝养血法，用药以醋柴胡、白芍、地黄、萸肉、枸杞子、菟丝子、巴戟肉为主。卵泡滞留型与卵泡持续增大型则取疏肝养血活血化瘀软坚法，用药以醋柴胡、香附、郁金、桃仁、红花、山甲为主。治疗2～3个周期，共181个周期中，106个周期出现排卵（58％），76例中妊娠者31例（40.7％），无1例流产，另有15例LUFDS采用克罗米芬50～100mg/日治疗，69个周期中38个出现排卵（55.73％），15例中4例妊娠（20.6％），其中2例流产。

2.辨证论治

徐州市鼓楼医院王忠民报道，经B超与腹腔镜确诊LUFS32例，以“瘀”为基本点结合辨证分：①肝郁气滞型14例，取疏肝理气，化瘀通络法，药以柴胡、香附、青皮、路路通、泽兰、丹参、山甲、红花、桔络、赤芍、元胡索、鸡血藤等。②脾气虚弱型6例，取健脾益气化瘀通络法，药用黄芪、红参、山药、茯苓、白术、香附、泽兰、益母草、琥珀、路路通、桂枝、青皮等。③肾气不足型8例，取补肾填精，化瘀活络法，药用川断、菟丝子、杜仲、仙灵脾、熟地、首乌、紫河车、丹参、泽兰、桃红、鸡血藤、五灵脂等。④寒湿困扰型4例，取温经散寒，活血通络法，药用附子、肉桂、良姜、香附、丹参、泽兰、紫石英、鸡血藤，当归、川芎、红参、元胡索等，结果24例妊娠，21例均在治疗半年内妊娠。

3.补肾活血法

漳州不孕症治疗中心管玲玲报道中西医结合方法治疗LUFS 35例，患者均在月经中期服5～7天活血祛瘀软坚药（柴胡、当归、赤芍、川芎、丹参、泽兰、益母草、熟地、红花、桃仁、皂角刺、鳖甲、牡蛎、枸杞子、香附）。小卵泡者予益肝补肾方（当归、白芍、川芎、熟地、首乌、萸肉、菟丝子、丹参、女贞子、柴胡、山药)。泌乳者用焦麦芽,少量甲状腺素或溴隐停,盆腔炎者用中药灌肠等,在治疗中以宫颈粘液结晶为指导,当出现Ⅰ型或老化羊齿结晶时,肌注 HCG 结果22例排卵(62.7%),14例妊娠(40%)。

(七)免疫性不孕症

中国医学科学院协和医院葛秦生报道1017例不孕症的病因,经各项检查前8.5%为原因不明,0.5%为抗精子抗体阳性者,有认为原因不明的不孕症中40%～50%是由精子抗体或卵透明带抗体异常而引起,在治疗中有用免疫抑制等方法,效果不明确。

根据肾主生殖和症状表现属肾阴不足,阴虚火旺。临床上报道不多。

上海医科大学妇产科研究所李大金报道了用知柏地黄丸与阴茎套避孕治疗32对免疫性不孕症夫妇,其中血抗精子抗体阳性男性12例,女性5例,女性宫颈粘液抗精子抗体阳性5例,其中3例血清抗体阳性,女方抗卵透明带抗体10例(其中1例男方抗精子抗体阳性,3例女方抗精子抗体阳性),服药3个月后26例抗精子抗体转阴性,1～9月内受孕者8例。

河北医科大学附属三院商素洁报道抗子宫内膜抗体阳性者42例,血抗精子抗体阳性者16例,用补肾活血药(丹参、川芎、当归、菟丝子、仙灵脾、肉苁蓉、枸杞子、女贞子、生地、茯苓、甘草)治疗2月,前者15例抗体转阴性13例妊娠,后者16例抗体均转阴性,6例妊娠。

二、实验研究方面

(一)无排卵动物模型的制备

临床上促排卵药物的作用研究中,在人体无法取得研究材料时要求之于动物实验,又限于中药复方难于在短时期内提取出某一分子结构代替复方来表达临床上促排卵的效应,因此要努力寻找一个接近临床的病理性不排卵模型,而且要使这个模型经某些处理尤其模仿临床中药灌胃后能出现某些逆转而排卵的,这是无排卵动物模型的制备要求,当然经济也是因素之一。大动物在目前我国条件下是难于支付的。基于上述观点,上海医科大学妇产科医院俞瑾等从人类肾上腺初现时雄激素升高和性腺轴由静止期逐渐复苏以致成熟,以及无排卵在此过程中的各个表现的特征,在国外用光线、下丘脑损坏、雌激素、雄激素等处理下得到的无排卵大鼠模型中,经各类激素的选择采用了睾酮注射方法,又在国外出生后第5天鼠仔给药的基础上探索了第5,6,7,8,9,10天给药后对排卵功能影响,基于中医的整体观,异病同治,同病异治,不只从性腺轴而且从肾上腺轴、血胰岛素等方面进行研究,在国际上的雄激素致不孕大鼠(androgen-sterilized rat)模型基础上有了较大发展,具备实验研究价值。

本模型在性成熟期(70天后)较之正常同日龄大鼠阴道脱落细胞涂片的性周期表现,卵巢小、多囊状,在4/10大鼠中见少量小黄体,其数量与卵泡比例为1:4,其他无黄体可见,子宫细,肾上腺肉眼无特殊,镜检下卵巢内间质增生,卵泡有闭锁表现,颗粒细胞少,卵细胞空泡状退行性变,电镜下细胞内脂粒增多,细胞核仁组成区嗜银蛋白(AgNOR)与增殖前期细胞核仁抗原(PCNA)明显减少($P<0.01$),肾上腺皮质的网状带宽度明显增加($P<0.01$),网状带细胞的 AgNOR 和 PCNA 亦明显增多($P<0.01$)。垂体在电镜下见促性腺素细胞胞浆内的分泌颗粒增多,有的颗粒已越出胞浆达窦间隙和窦腔内有"粒溶""自噬"现象,胞浆内可见脂粒、空泡。

模型动物出现血 LH,FSH 及垂体匀浆内 LH 含量下降($P<0.01$),LHRH 兴奋试验与对照组无差异,血雄烯二酮升高($P<0.05$),但卵巢匀浆 T 含量及颗粒细胞培养液中和卵泡膜-间质细胞培养液中 T 含量均显著增多($P<0.05$),而血 E_2无变化,卵巢匀浆 E_2含量增加($P<0.01$),颗粒细胞培养液中 E_2含量无变化,肾上腺匀浆 T 值明显增加($P<0.01$),肾上腺细胞培养液中 T 含量略增,DHEA 含量明显增加,糖耐量下降,血胰岛素较对照组显著增加($P<0.01$),胰岛素与 HCG 加入卵泡膜-间质细胞培养后 T 含量均明显增加,以上工作提示了本动物模型的不排卵与高雄激素高胰岛素相关,虽卵巢呈多囊表现,但垂体表现促性腺素细胞功能下降,与临床 PCOS 并不相合,故称之为高胰岛素高睾酮无排卵大鼠较妥。

未成熟大小鼠或未交配成年家兔可作为一个正常过程中药物等处理的作用过程观察,但其本身难于作为一个无排卵病理模型进行观察。

（二）中药人工周期的药理研究

1.促卵泡汤具雌激素样作用

江西医学院徐晋勋将促卵泡汤（熟地、当归、首乌、茺蔚子、菟丝子、苁蓉、女贞子、旱莲草、仙茅、仙灵脾）制成每毫升含3克生药蒸馏液给去卵巢小鼠皮下注射，观察其阴道角化细胞，出现50%～80%角化细胞者占95%，皮下注射雌激素者出现80%角化细胞占100%，皮下注射生理盐水者全部未出现角化细胞，提示促卵泡汤效果可能是通过其微量雌激素样作用兴奋下丘脑-垂体而改善性腺功能。

2.补肾活血药对家兔卵泡作用

江西省妇女保健院符式娃观察了临床上中药人工周期用药的基本方补肾活血方（仙茅、仙灵脾、女贞子、枸杞子、苁蓉、丹参、当归、川芎、香附、红花）按临床用量的20倍给成年雌兔灌服7天，发现服药组大卵泡数显著增多（$P<0.01$）但均未见黄体，血LH，P亦无增多，但血E_2有明显增加，说明此药促卵泡发育但无促排卵作用。

3.促黄体汤对家兔黄体功能作用

江西医学院生殖内分泌实验室奚明用中药人工周期促黄体汤（肉苁蓉、菟丝子、杜仲、山药、莲子、益智仁）煎液给用HCG诱发排卵家兔灌服5天，结果家兔垂体前叶重量增加（$P<0.05$），外周血P水平增加（$P<0.05$）。又给刺激宫颈造成的假孕家兔灌服。结果垂体重量不增加，卵巢重量则增加（$P<0.01$），卵巢内黄体数无增加，血P、卵巢内P含量、血LH及垂体内LH含量增加（$P<0.05$），提示本方有促LH分泌和黄体P分泌的作用。

4.补肾药对下丘脑-垂体-性腺轴作用

江西中医学院李炳如报道分别用菟丝子、巴戟天、熟地、肉苁蓉、仙茅、仙灵脾、枸杞子制剂后给大鼠灌服，结果各组垂体、卵巢、子宫重量增加（$P<0.01$），血LH水平无变化，卵巢HCG/LH受体数目及亲和力增加。卵巢对LH反应亦提高，垂体对LHRH反应增加（$P<0.01$），但熟地与枸杞子组的LH水平无升高，对LHRH反应也无增加。

（三）补肾药对高胰岛素高睾酮无排卵大鼠的研究

上海医科大学妇产科医院俞瑾、魏美娟、杨淑萍、张月萍、归绥琪等报道了补肾阳药附子、肉桂、菟丝子、补骨脂、仙灵脾、熟地、黄精的水溶液给高胰岛素高睾酮无排卵大鼠灌服后，垂体促性腺素细胞的“粒溶”、“自嗜”脂滴增多和空泡现象消失。卵巢内7/10的大鼠中出现黄体，黄体体积亦增大，与卵泡比例为2∶1。卵巢内卵泡颗粒细胞增多，间质腺体减少同正常卵巢。电镜下细胞内脂滴减少，同正常卵巢。细胞核内AgNOR及PCNA量明显增加（$P<0.05\sim0.01$）。黄体内雌孕激素受体量亦增加。肾上腺皮质网状带宽度较模型组缩小，并恢复正常，细胞核内AgNOR及PCNA量明显减少（$P<0.05$）。血LH，FSH及垂体匀浆内LH含量均显著增加（$P<0.05$），垂体兴奋试验显著升高（$P<0.05$）。血E_2及卵巢匀浆内E_2含量均降至正常水平（$P<0.05$），颗粒细胞E_2分泌量正常趋势。血T及颗粒细胞和肾上腺细胞T分泌量恢复正常（$P<0.01$），肾上腺细胞DHEA分泌量亦显著下降（$P<0.05$）并正常水平。提示了温肾阳药对本模型垂体、卵巢功能的促进和肾上腺皮质过亢现象的抑制。

他们又将补肾阴药生地、萸肉、女贞子、山药、泽泻、知母、茯苓给本模型灌服，出现糖耐量增加，血内胰岛素、睾酮及雄烯二酮含量下降现象（$P<0.05$），卵巢、卵泡膜间质细胞培养液中T含量及加入胰岛素与HCG后的T含量均显著下降（$P<0.05$），提示补肾阴药可使本模型血胰岛素含量正常，从而使血雄激素水平也下降。

（俞　瑾）

第二节　月经过多

月经过多（menorrhagia）是指在有排卵的正常月经周期中，出现经量过多现象，估计经量过多标准主观上以经期所需用卫生纸（巾）2包以上或估计经量为平时的1倍；客观上可用碱性血红蛋白稀释法测定经血量超过80ml以上。常见于经产妇、人工流产后、放环后或输卵管结扎术后，由于子宫肌瘤、子宫肌腺病或子宫内膜异位症而出现的月经过多亦可包括在内。现代医学认为经量过多和子宫内膜的前列腺素水平异常相关，主要表现在局部凝血和抗血纤机制的亢进，即血栓素 A_2代谢产物血栓素 B_2（TXB_2）水平升高和前列腺素代谢产物6-酮-前列腺素 $F_{1\alpha}$（6-Keto-$PGF_{1\alpha}$）比例失调，和纤溶亢进，即纤维蛋白降解产物（FDP）水平过高，因此采用前列腺素合成酶的抑制剂如消炎痛等治疗月经过多疗效高，但长期使用有出血等副反应。

月经过多按中医理论上说较多有气虚、血热、血瘀、虚寒等说，在中西医结合研究中较统一的认为月经过多表现为经血色瘀，下肢可有瘀斑，舌暗有瘀斑，和经前出现的口干、烦燥等症状，认为是输卵管或子宫局部手术后胞脉受损，血不循经，致流血不止、血去阴伤，而见气虚或虚热，在治疗中采用祛瘀为主。

一、临床研究

（一）宫泰

上海医科大学妇产科医院中西医结合小组1974年报道了益气养阴祛瘀止血方法治疗月经过多125例，药用：党参、白术、升麻、生地、墨旱莲、女贞子、炒蒲黄、炒槐花、山楂、茜草等。采用经血秤重法评定，经血减少1/4以上者为有效，有效率92.4%，同时发现患者皮下瘀点明显减少，以后取方名参茜固经冲剂，经卫生部药审批准投产，商品名为“宫泰”，并扩大病种到人工流产后、放环后、产后及子宫肌瘤、子宫内膜异位症而引起的月经过多病352例，按上述方法有效率84.1%。其中，106例同时用改良碱性血红蛋白稀释法测定月经血量诊断，治疗后血量减少>20%～30%者87.9%，减少量>30%者61.3%，同时和常用药典中止血药风轮止血片212例作随机分组疗效观察，有效率与显效率宫泰分别为84.8%与53.4%；风轮止血片分别为56.9%与22.4%，有极显著差别（$P<0.001$）。又在60例产后5天的恶露量测定中作随机分组对照，结果血量宫泰为97.1ml，益母膏为124.17ml，亦有显著差异（$P<0.05$）。在临床有效基础上，他们又取18位月经正常妇女和25例月经过多患者中测定经前子宫内膜及经血，以放免法测定前列腺素，结果所有患者子宫内膜和经血中 TXB_2水平升高（$P<0.05$），服宫泰后全部下降（$P<0.05$），PGE 含量则不同，辨证中有差异；在血瘀而气阴二虚者明显升高（$P<0.05$），服宫泰后均下降（$P<0.05$），在血瘀而阴虚内热者显著降低（$P<0.05$）服宫泰后有明显上升（$P<0.05$）。同时他们又在18例月经过多患者中观察了周围血及经血中纤维蛋白裂解产物（FDP）水平，结果患者均出现FDP 含量升高现象，服宫泰后血及经血中FDP含量均明显下降（$P<0.05$），提示了宫泰除纠正血高凝、微循环障碍，及血管、子宫平滑肌张力异常作用外尚有抗纤溶作用，使已凝血块巩固，不仅符合国际上对月经过多的研究，且通过中药作用研究将月经过多的“瘀”证表现阐明更深更全面。

（二）调经Ⅰ号

山西医学院第一附属医院妇产科中西医组选用调经Ⅰ号治疗月经过多，方药为炒蒲黄、醋炒五灵脂和夏枯草，共治62例并与抗血溶芳酸（PAMBA）治疗18例比较，经量亦用改良的碱性正铁血红蛋白比色法测定，结果二组的显效率和有效率相似，调经Ⅰ号为66.7%、85.7%；PAMBA 为63.6%和81.8%，（$P<0.05$），但3个月后复发率则 PAMBA 明显高于调经Ⅰ号（100%与14.3%$P<0.01$），提示调经Ⅰ号有更好的远期疗效。

（三）重楼排草

昆明医学院妇产科教研室田纭等将胶质重楼提取后做成“宫血宁”胶囊，治疗功能性月经过多、子宫肌瘤、盆腔炎所致月经过多或产后子宫复位不佳、子宫内膜炎、放环后发生的子宫出血共300例，95.3%流血减少或停止。

湖北中医学院附属医院梅振翼亦观察了当地民间重楼排草制成冲剂用卫生纸秤重法观察产后72小时子宫出血量及超声下子宫体积，结果与服安慰剂比较，出血量分别为116.79±58.16克和176.63±35.78g，有显著减少，子宫体积服药前2组为1539.56±309.96cm与1893.11±459.99cm（$P<0.001$，安慰组显著大），服药后2组子宫体积为550.62±203.34cm与940.70±344.55cm，服药组显著缩小（$P<0.001$）。他们又观察重楼排草对6例妊娠13～20周要求引产孕妇宫内水表压力观察，比安慰剂

组明显增加（P<0.01），其中1例测羊膜腔内压力与注射催产素5iu比较，则服重楼排草者羊膜腔内压增加，但不如催产素强。以上提示重楼排草收缩子宫作用不仅在产后，在妊娠中期也存在。

二、实验研究

上海医科大学妇产科医院以宫泰对小鼠、家兔、人子宫平滑肌，主动脉环（兔）、子宫动脉（人）作体外试验均发现其对上述平滑肌或去极化后平滑肌有明显节律性收缩作用（P<0.05），但无强直性收缩现象。

山西医学院第一附属医院妇产科，中西医组及山西活血化瘀研究所，将调经Ⅰ号中药不同炮制后对离体家兔子宫，不同受体耳静脉和纤维蛋白溶解活性及抗炎镇痛作用进行观察，调经Ⅰ号：炒蒲黄、炒五灵脂、夏枯草；调经Ⅱ号：生蒲黄、生五灵脂、夏枯草；调经Ⅲ号：蒲黄炭、炒五灵脂、夏枯草。结果发现：①调经Ⅰ号和调经Ⅱ号通过兴奋子宫的α受体、β受体、组织胺H受体及5-HT受体，使子宫收缩加强。此类作用调经Ⅱ号和调经Ⅰ号相似，调经Ⅲ号对子宫无收缩作用，对上述受体亦无作用。②调经Ⅰ号使兔耳静脉收缩，调经Ⅱ号使兔耳静脉扩张，调经Ⅲ号无作用。③调经Ⅰ号与调经Ⅲ号有抑制兔血纤维活性作用（P<0.01）调经Ⅱ号无。④调经Ⅰ、Ⅱ、Ⅲ号均有抑制实验性鼠耳肿胀的消炎作用，以调经Ⅱ号最强。3种炮制方剂均对小鼠有镇痛作用。⑤调经Ⅰ号和Ⅱ号使大鼠血cAMP含量及cAMP/cGMP比值增加，调经Ⅲ号无影响，从而提出不同方法炮制下调经Ⅰ号治疗功能性月经过多为佳，调经Ⅱ号治疗炎症性月经失调为佳，调经Ⅲ号可作为即刻止血措施。

湖北中医学院中草药研究室何功信报道在重楼排草中分提出重排总素与重排素。二者可使成年家兔、豚鼠、大鼠或小鼠离体子宫肌收缩，但未成熟家兔、豚鼠或大小鼠的离体子宫则无收缩，家兔在体子宫亦如是现象，同时亦发现其对家兔子宫的收缩与子宫肌H受体、α受体相关。

昆明医学院妇产科教研室分析了重楼的苦味、皂甙、酸性和油脂部分，发现只有苦味部分引起家兔离体和在体子宫节律性收缩，对人离体子宫肌亦引起收缩，对妊娠子宫肌的收缩作用尤为明显。

三、展望

中医、中西医结合治疗月经过多的临床结果，提示了其核心是“瘀”。从原理上说前列腺素作用是其基础，同时也涉及了血粘度、微循环和血管壁张力活动，抗纤溶作用、抗炎等作用。尤其是全身服药局部作用的现象，提示了祛瘀治疗全身各系统疾患尤其循环障碍疾患的作用，同时也说明局部作用研究有待向受体及分子水平深入，此外不同中药的炮制方法与其所含成分及作用亦是今后长期探索的方向。

第三节 痛 经

痛经(dysmenorrhea)是指妇女经期或经行前后周期性出现小腹疼痛或痛至腰骶，常伴恶心、呕吐、痛甚昏厥。现代医学认为子宫肌层、内膜的前列腺素$PGF_{2\alpha}$含量增高导致子宫平滑肌过强的收缩和痉挛从而产生痛经。本节重点阐述原发性痛经。

中医学对痛经的认识首见于《内经》，此后历代医家对本病病因病机认识不断深入，并积累丰富的临床经验，至今已形成较统一的认识，将痛经按虚实之分，实者可由外因寒凝、气滞、血瘀、痰湿、湿热等所致；虚者由内因气血虚弱引起，影响气血运行和濡养功能，为此提出痛经的实质“不通则痛”和虚证“不荣而痛”，两者的机理不能截然分开。

现代医学治疗痛经采用止痛剂、前列腺素合成酶抑制剂或拮抗剂、雌、孕激素周期疗法抑制排卵等方法，虽有缓解痛经之效，但易产生耐药性，而中药治疗不仅疗效显著，而且采用急则治其标、缓则治其本的标本兼治，能起到去除病因及整体的调节作用，为此疗效稳定、持久、不易产生耐药性，故远期疗效高。

一、临床研究

1.内服药　对治疗痛经有效的方剂改制成胶囊、冲剂、糖浆等剂型不仅保持原来的疗效，而且方便病人。黑龙江中医学院王雪华以当归芍药散胶囊（当归、芍药、川芎、茯苓、白术、泽泻）治疗观察178例痛经患者，总有效率92.2%，痊愈率53.7%，对气滞血瘀、寒湿凝滞、肝脾不和、气血虚弱、肝肾亏虚型痛经均有效，以主治肝脾不和痛经最佳，且有良好的调经作用。张玉珍以田七痛经胶囊（蒲黄、五灵脂、田七、延胡、川芎、小茴香、木香、冰片等）治疗痛经251例，总有效率89.2%，以主治寒湿凝滞痛经为主。上海瑞金医院曾真以妇宝胶囊（当归、川芎、桃仁、红花、艾叶、延胡、山楂、益母草、生熟地、白芍、党参、丹参、香附、沉香、鸡血藤、茯苓、甘草等）与四制香附丸对照以治疗痛经，前者有效率94.7%，后者为80.6%，两者比较有显著性差异（$P<0.05$）。江苏省中医研究所孙宁铃用痛经散冲剂（肉桂、三棱、莪术、红花、当归、丹参、五灵脂、木香、延胡）治疗198例原发性痛经，总的有效率为87.39%。

2.外用药　中药制成油、膏、散剂穴位滴注，按摩或穴位贴敷治疗痛经取得一定疗效，如麝香风湿油或麝香追风膏在气海、关元穴滴油或涂膏后指按摩治疗痛经，其总的有效率为91.55%～97%。发泡膏（斑蝥20g，白芥子20g研细末，以50%二甲基亚砜调成软膏），有效率90%～95%。

3.针灸疗法　是治疗痛经常用方法，获得良好效果。常用方法有耳针或体针、电针或艾灸；穴位注射、激光、埋线、磁贴等方法。兰州市第一人民医院民忠用耳针治疗痛经，常用穴位：子宫、内分泌，皮质下、交感耳穴，留行子、磁粒压迫治疗痛经1000例，有效率99.6%，痊愈81.7%。林秀卿用 He-Ne 激光治疗痛经68例，输出功率2.5MW，通过光导纤维后功率降为1.5MW，于经前10天开始照射三阴交和耳穴子宫，每穴5分钟，每次一侧，隔日1次，5～6次为1疗程，有效率82.35%。宋君惠用穴位贴敷舒宁硬膏治疗原发性痛经114例，取中极、关元、三阴交、肾俞、次髎、阿是穴，经前或经期将硬膏1cm 见方贴敷于穴上，每天一次，有效率为74.6%。余良科电针治疗痛经45例，取穴中极、太冲、商丘、合谷接G6805治疗机或双频针麻治疗仪，电频率控制200次/分，同时红外线照射脐下至曲骨穴，每日1次，每次30分钟，有效率95.56%。

二、实验研究

多年来，运用现代科学方法及检测技术进一步探讨痛经发病机理和中药治疗作用。

（一）中药镇痛机理

1.中药通过拮抗 $PGF_{2\alpha}$起到镇痛作用　$PGF_{2\alpha}$异常升高，导致子宫平滑肌强烈收缩、血管平滑肌痉挛、使子宫血流量明显减少，局部组织缺氧、加强子宫痉挛性收缩致痛经。同时微血管痉挛、闭塞，使之微循环障碍、血小板、细胞及周围组织释放 ADP、增强红细胞、血小板聚集，导致血液流变学异常，均可加重痛经。江苏省中医研究所孙宁铨观察198例原发性痛经患者，其经血及子宫内膜 $PGF_{2\alpha}$明显升高，服痛经散冲剂总有效率87.38%，其 $PGF_{2\alpha}$明显下降（$P<0.05$）。在痛经灵、痛经宁糖浆（当归、川芎、丹参、香附、延胡、川楝子、红花、甘草等）、妇乐冲剂（土鳖虫、怀牛膝、酒大黄、当归、桃仁、红花等），当归芍药散等药理试验中均提示中药在实验大鼠、家兔中，同样有拮抗 $PGF_{2\alpha}$作用，抑制子宫及血管平滑肌收缩，血流增加，微循环改善，对缓解疼痛起一定作用。

2.拮抗催产素作用　妇乐冲剂、田七痛经散对小白鼠经催产素诱发的类痛经性疼痛有抑制作用。对大白鼠离体子宫的自律性也有抑制作用。同时痛经散对肾上腺、乙酰胆碱、垂体后叶素有一定抑制作用，使其解痉而达到镇痛效果。

3.改变血液流变学异常和微循环障碍　血瘀及祛瘀法在治疗痛经中为主要的辨证论治法则。不仅观察到痛经患者存在血液流变学异常，而且在大鼠子宫微循中有同样的异常表现。经用中药治疗后，血液流变学及甲皱微循环改善，子宫韧带微血管循环扩张，增加毛细血管网点，加速血流速度，改善子宫微循环。以上提示血瘀与血液流变学异常、微循环障碍相关。用活血化瘀、活血养血、调和气血法治疗，改善血液粘滞性，增加组织局部血供及氧气，从而达到痛则不通的效果。

（二）针灸作用机理

实验研究初步表明针灸治疗痛经的作用机理，主要调节大脑皮层机能、神经递质、内分泌功能；调整前列腺素水平；解除子宫平滑肌痉挛，具有镇静、镇痛等作用。

三、展望

中药治疗痛经，疗效确切。其病因病机复杂。治疗本病，需因人因证而异，故方法灵活多样。而且经基础和临床实验初步证实，多数中药复方的镇痛作用不是单独作用于某一部位或某一物质，往往起到去除病因及调整机体作用。针灸镇痛作用，亦可用以预防痛经发作。以上疗法毒副反应小、简便易行，病人乐意接受。为使中医药治疗痛经的优势进一步发挥，必须对痛经的病因病机、临床证型进行高层次、高水平基础及实验研究，注意筛选有效中药和研制新药，使之中医药治疗痛经水平提高到一个新阶段。

（归绥琪）

第四节　子宫内膜异位症

子宫内膜异位症(endomatriosis)是由于子宫内膜组织种植在子宫腔外的任何部位所引起的妇科疾病，以种植在盆腔的生殖器官上占90%以上。由于异位内膜周期性出血，刺激周围组织，引起纤维增生，粘连和包块形成，主要症状为痛经与不孕。近年来发病率有上升趋势，且发病年龄趋向年轻。子宫内膜异位症占人群的1%～10%，占妇科手术20%～60%，其中合并不孕症占50%～60%。其发病机理尚不十分清楚，以经血倒流内膜种植学说为多数学者所接受。80年代以后对倒流经血内膜种植的病理条件盛行两种观点。①免疫因素：机体免疫平衡功能失调，盆腔巨噬细胞缺乏处理子宫内膜抗原的能力，而致内膜在盆腔内异位种植，同时免疫 Ts 细胞功能下降，T_H 细胞失控，激活 B 细胞，则产生大量子宫内膜抗体（EMAB），而且其他多种自身抗体的检出率可达64.5%，提示体内存在有自身免疫典型特征的多克隆 B 细胞的活化。②内分泌因素：子宫内膜异位症常伴有高泌乳血症，黄体功能不全，未破裂卵泡黄素化综合征及排卵障碍等生殖内分泌功能异常，腹腔液中孕激素水平下降，不能抑制有活性的子宫内膜细胞的增殖而致内膜碎片有条件在盆腔内种植，所以临床表现痛经，盆腔结节肿块，还伴有月经失调与不育，当前现代医学治疗除了手术去除病灶或切除子宫及其附件外，多采用抑制卵巢功能与子宫内膜增殖的药物进行假绝经疗法。这些药物虽有镇痛与消癥的作用，但有肝脏损害，肥胖，痤疮等副反应，停药后复发率高，且受孕率低，仅在20%～40%左右。

中医学中无此病名，根据本病的症状与体征，应属于“痛经”、“癥瘕”、“月经不调”与“无子”等范畴。异位子宫内膜的周期性出血，中医称离经之血为瘀血，积瘀成癥，血瘀则痛，瘀阻胞宫则无子。清代王清任少腹逐瘀汤的活血化瘀温经散寒、止痛的法则为后代各医家治疗子宫内膜异位症所效法。

一、临床研究

子宫内膜异位症既由于离经之血的血瘀而引起的各种临床症状与体征，治疗上则以活血化瘀为主，并根据个体证情的差别，辨证论治。气虚瘀阻型以黄芪建中汤并重用活血化瘀之品，气滞血瘀型以血府逐瘀汤为主，寒凝瘀阻型以少府逐瘀汤为主，热郁瘀阻型以小柴胡汤为主。腑实瘀阻型以通腑活血化瘀为治则。肾虚血瘀型以补肾活血化瘀为主体。浙江医科大学王曼等总结多年中西医结合治疗子宫内膜异位症之经验，研制出妇康冲剂，药物由蒲黄、五灵脂、丹参、赤芍、元胡、香附、三棱、莪术等组成，具有活血化瘀，行气止痛、软坚散结的功效。对腹腔镜检查确诊为子宫内膜异位症合并不孕50例，分别采用活血化瘀（丹参、丹皮、赤芍、蒲黄、五灵脂、元胡、桃仁、水蛭、夏枯草、红藤）治疗与炔酪酮治疗为对照，结果活血化瘀组的痛经效果95.4%，附件肿块消失77.9%，以上症状的改善与炔酪酮组相似，无统计学上差异，而妊娠率在中药组为43.8%，炔酪酮组仅为7.1%，中药组的妊娠率明显高于炔酪酮组。上海第二医科大学朱文新等采用口服活血化瘀中药并以清热解毒中药灌肠治疗53例子宫内膜异位症患者，痛经缓解率97.5%，月经失调纠正率93.7%，结节缩小率47.2%，卵巢内膜囊肿缩小率86.36%，而妊娠率亦仅

45%，表明活血化瘀与清热解毒对镇痛，改善血流量，扩张血管，促进血凝吸收，分解吸收病变的结缔组织，改善盆腔微循环以获得体征与症状的改善，而对生殖内分泌免疫功能的调整，改善卵巢功能效果不好，因而妊娠率尚不理想。

上海中医学院王大增等认为本病为瘀结下焦，故立法为化瘀通腑中药制备内异1号丸治疗子宫内膜异位症76例，其药物以大黄、鳖甲、琥珀2:2:1比例组成。其中61例有效，痛经，盆腔痛，性交痛有效率分别为88.8%、66.72%及72.12%，卵巢囊肿或结节缩小率22.15%，但妊娠率仅13.36%。

为探索提高子宫内膜异位症的妊娠率，上海医科大学李超荆结合现代医学理论，认为本病的发病因素由于生殖内分泌-免疫功能失调，造成子宫内膜的异位种植的条件，理应在活血化瘀的药物中，加以补肾养精之品，从根本上调整生殖内分泌免疫的功能，才能标本兼治，提高疗效。上海中医药大学对40例子宫内膜异位症合并不育症患者，采用温肾养精，活血化瘀方法治疗，其中24例妊娠，妊娠率达60%。南京军区总医院对子宫内膜异位症合并不育症32例，其中抗子宫内膜抗体（EMAD）阳性29例，阳性率为91.6%。采用补肾温阳，活血化瘀治则，药物组成为地黄、肉桂、首乌、仙灵脾、桃仁、当归、蒲黄、五灵脂、皂角刺、石打穿。结果EMAB转阴率96.5%，15例不孕中有9例妊娠，妊娠率为60%。17例反复自然流产中15例正常受孕分娩。妊娠成功率为88.2%，表明补肾活血化瘀法对恢复卵巢及输卵管功能及防止子宫内膜受损均有独特的效果。

二、疗效机理及实验研究

1.血液流变及性激素的调节作用

浙江医科大学观察子宫内膜异位症患者凝血酶原时间较正常妇女明显缩短，血纤维蛋白原及血纤维蛋白裂解产物均较正常组显著增高，表明子宫内膜异位症患者血液中存在血凝-纤溶抗进现象。上海医科大学观察本病患者甲皱毛细血管有袢顶瘀血，同时血浆与全血比粘度在黄体期明显高于卵泡期，且显示黄体不健，黄体期孕激素水平偏低，雌激素水平偏高，与正常妇女的卵泡期高于黄体期相反，经采用益肾调肝，活血化瘀治疗后毛细血管瘀血明显改善，黄体健全，黄体期孕酮水平上升，血浆与全血比粘度亦恢复到卵泡期较黄体期高的正常水平，表明益肾调肝活血化瘀能调整雌孕激素比例，改善微循环功能而促进结节与包块的吸收，并改善卵巢功能而提高妊娠率。

2.消块散结作用

南京苏延华等以雌兔一侧子宫碎片种植另侧输卵管系膜，子宫直肠窝等处造成子宫内膜异位动物模型，应用益气活血化瘀中药黄芪、太子参、当归、桃仁、红花、莪术煎汤灌服。观察到治疗组盆腔脏器粘连程度较未治疗的对照组轻，从组织学上显示治疗组的异位内膜萎缩并有纤维化现象，表明益气活血化瘀中药具有消症散结作用。

3.对免疫功能的影响

上海王大增等观察到子宫内膜异位症患者T细胞OKT_8明显下降，OKT_4/OKT_8比值明显增高，体液免疫IgG、IgA、IgM、C_3均明显升高，表明细胞免疫异常，体液免疫亢进，因而产生大量EMAB，经内异Ⅰ号丸治疗后OKT_8上升，OKT_4/OKT_8比值明显上升，细胞免疫恢复正常，各种球蛋白下降，因而EMAB明显转为阴性。

4.对β-内啡肽（β-EP）的调节作用

第二军医大学俞超芹研究发现子宫内膜异位症盆腔痛患者黄体期的β-EP水平显著低于无盆腔痛者，表明β-EP低水平可能为盆腔痛的主要原因，经内异1号方治疗后，β-EP明显上升，痛经缓解。上海、天津以活血化瘀方药对小白鼠进行热板镇痛扭体反应试验，亦证实活血化瘀有明显的镇痛作用。内源性β-EP水平低于正常可能与子宫内膜异位症的免疫缺陷，尤其NK细胞活性的降低有一定联系。中药内异方作用机理可能通过提高外周血β-EP水平，不但缓解痛经和盆腔痛，而且能间接增强NK细胞活性，达到调节子宫内膜异位症患者免疫功能的目的。

三、展望

中西医结合治疗子宫内膜异位症的临床研究已取得可喜的效果，远胜于现代医学的各种疗法，在中西医结合疗效机理与实验研究上从血液动力学、生殖内分泌神经递质与免疫功能等方面阐明活血化瘀为主的各种中医分型的疗效机理，从中发现补肾活血化瘀治法不仅能达到消癥散结，恢复输卵管功能，而且从子宫内膜异位症发病机理上初步阐明此疗法能调节机体神经-生殖内分泌-免疫网络，改善生殖内分泌与免疫功能与提高妊娠率，如果能建立理想的动物模型从而深入研究，可望更进一步提高疗效与产生新理论。

（李超荆）

第五节 更年期综合征

更年期综合征（Climacteric syndrome）是妇女围绝经期中，由于卵巢功能衰退，导致神经内分泌的功能失调，精神与心理状态的变化，心血管与生殖泌尿系统的功能异常，脂质与骨质的代谢障碍而引起的一系列临床症候群。从妇女41岁步入60岁老年期这个过渡时期称为更年期，约有80%妇女被这一系列症状所困扰。近50年来，研究以雌激素代替疗法，在疗效上虽予以肯定，但对于致癌的潜在危险性与服药后的副反应，有时使病人难于接受。

中医依其发病的年令属于“七七任脉虚，太冲脉衰少，天癸竭”（《内经》）的肾气衰退时期，临床见证属于“脏躁”的范畴。历代医家对本病的认识不断发展，多数学者认为本病发生在七七肾气衰退，冲任脉虚之年，则阴阳失调，阴虚火旺，心肝失养，出现心肾不交或肝阳上亢等症状。治疗上按其见证的不同，各家分别主张从肝肾论治，从心肾论治，从心肝论治，从肾心论治等法，都获得不同程度的满意效果。在实验研究中证实不同治法对生殖神经-内分泌-免疫系统各有所侧重的调整作用，对骨质代谢有良好的影响。

一、临床研究

1. 从肝肾论治

北京中医院刘琨对更年期综合征患者330例辨证为肝肾阴虚或阴虚肝旺，认为肝肾同源，更年期由于肾气衰，肾阴不足，水不涵木，肝失濡养，采用坤实丸（生地、白芍、女贞子、杭菊、黄芩、炒枣仁、龙齿）滋养肝肾法治疗、治愈112例，显效144例，好转64例，总有效率为97%，与谷维素治疗对照组总有效率63.3%比较，有显著差异。

2. 从心肾论治

谈勇等对109例更年期妇女的发病调查，发现脑力劳动者发病率明显高于体力劳动者，认为心主神明与脑力劳动有关，围绝经期的根本因素是肾气衰，天癸竭，而心肾同属少阴经脉，由于肾衰致心肾失济，出现心烦易怒，心悸失眠，潮热等心神失守之症，治用益肾清降心火之法以更年1号合剂（生地、女贞子、墨旱莲、炒枣仁、紫贝齿、钩藤、莲心、赤茯苓、合欢草、紫草）治疗，总有效率87.3%。

3. 从心肝论治

上海中医学院王大增认为更年期综合征的发病与精神心理因素密切相关，肝主情志，心主神明，本病的发病年令处于肾气虚衰阶段，而本病的见症为心肝火旺，应着重从心肝论治，以清心平肝中药更年舒（黄连、麦冬、白芍、白薇、丹参、龙骨、枣仁）对234例更年期综合征患者进行治疗分别以汤剂，片剂与淀粉片剂对照观察，结果显示总有效率在汤剂组为91.3%，片剂组为80.3%，对照组为48.6%，治疗组与对照组相比有极显著差异。

4. 从肾肝心论治

上海医科大学李超荆等综合历年来学者中药治疗更年期综合征的观点与效果，并根据中医理论，认为女子七七肾气衰退，肾阴阳失调，肾水相对不足，水不涵木，致使肝阳上亢，肾水不能上济于心，致使心火上炎，而产生更年期综合征症候群，治宜补肾为主，兼以柔肝泻火，拟更年健（生地、白芍、龟板、枸杞子、菟丝子、仙灵脾、知母、黄柏、黄连等）治疗本病重、中度患者，获得96%总有效率。

二、实验研究

1. 对生殖内分泌的调节作用

更年期综合征妇女雌激素水平明显下降，垂体分泌促性腺激素亢进，刘琨及徐澄等应用益肾养肝或补肾药治疗后，阴道脱落细胞显示有雌激素样作用的变化，血清促性腺激素水平有所下降，而王大增的清心平肝药对以上女性激素无明显影响，表明补肾中药对下丘脑-垂体-卵巢轴的功能有调节作用，而清心平肝中药无此作用。

第二军医大学张家庆等研究发现更年期综合征患者白细胞雌激素受体（ER）的含量明显低于正常育龄妇女，用六味地黄丸治疗后，除症状改善外可使白细胞ER含量及血浆E_2水平明显增高，表明补肾药可能通过白细胞ER水平的增高以调节免疫细胞功能而发挥其疗效的作用。上海医科大学俞瑾等从分子生物学水平对大鼠动物实验观察发现大鼠从12月龄开始直至24月龄老年期其垂体与卵巢细胞的ER cDNA表达随月龄增长而下降，用更年健给药后，以上腺体的cDNAER表达明显上升。从分子水平阐明补肾为主中药可提高垂体卵巢性腺轴的cDNAER含量，改善更年期妇女的激素内环境的稳定能力，以发挥其治疗作用。

2.对神经系统的调节作用

王大增等观察去卵巢大鼠下丘脑去甲肾上腺素（NE）与5-羟色胺（5-HT）含量明显高于正常组，清心平肝中药更年舒能明显使之下降，提示雌激素水平下降时下丘脑交感神经元功能亢进，可能为更年期综合征交感神经兴奋症候产生的原因，平肝清心中药能通过降低下丘脑单胺类神经递质的含量，使症状获得改善。

更年期潮热与内源性阿片肽及单胺类神经递质异常影响视前区散热的调节紊乱有关，第四军医大学叶雪清观察更年期综合征妇女β-内啡肽（β-EP）明显低于正常对照组，5-HT明显高于青年妇女，补肾中药甲蓉片（附桂地黄丸加刺五加、首乌）能明显纠正β-EP与5-HT的含量，使体温中枢调节正常，并使更年期综合征的神经精神症状（鸦片撤退样症状）得以改善。

3.对免疫功能的调节作用

更年期妇女随着年龄的增长，免疫功能亦出现衰退现象，李超荆等研究发现更年期综合征患者在雌激素水平明显下降的同时，其细胞免疫功能亦明显衰退，T细胞CD_4/CD_8比值下降，白细胞介素-2（IL-2）活性亦显著下降，经补肾清肝泻火药物更年健治疗后在症状明显改善的同时，T细胞CD_4/CD_8比值与IL-2活性明显上升，提示更年期综合征妇女免疫功能减退可能是由于雌激素逐渐撤退，引起中枢神经递质与β-内啡肽的改善，通过淋巴细胞上其相应受体的作用而影响免疫功能的改变，提示更年健是通过调整生殖内分泌-免疫网络而达到治疗更年期综合征的作用。

4.对骨质代谢的影响

骨质疏松是更年期综合征的严重并发症，叶玉清研究显示绝经后血清雌酮（E_0）与雌二醇（E_2）显著降低，血碱性磷酸酶（AKP）及尿钙与肌酐比值（Ca/Cr）显著升高，骨密度显著降低。补肾中药甲蓉片治疗后E_2明显上升，骨密度亦显著升高，而乙烯雌酚治疗对照组显示血清AKP，尿Ca/Cr比值均较治疗前显著降低，而E_2、E_0及骨密度均无影响。表明绝经后骨质疏松的发生与与雌激素减少有关，推测绝经后成骨细胞加速破坏，释放大量AKP，引起血中AKP升高，同时破骨细胞活跃，骨质丢失，使尿Ca/Cr比值上升。补肾中药可阻止骨质丢失并有治疗骨质疏松的作用，而雌激素治疗虽可防止骨质丢失，但对骨质疏松的骨形成无明显治疗作用。证实“肾主骨生髓”的理论有一定的科学根据。

三、展望

中西医结合治疗更年期综合征的临床治疗已取得令人瞩目的效果，治疗的思路方法活跃，从肝肾论治，心肝论治，进而从肾心肝论治，理论各有依据，疗效各有千秋，盖更年期综合征的症状复杂，病理变化涉及机体的神经内分泌、免疫、心血管、生殖泌尿及骨骼等多个系统。在疗效机理的研究中发现，不同治法对机体各系统功能的影响既有其共性，亦有其特性，滋补肝肾药物对本病的下丘脑-垂体-卵巢轴及肾上腺轴有调节作用，而清心平肝药则无此作用。补肾与清心平肝药对神经系统均有调节作用，但调节的环节不尽相同，补肾药对免疫系统功能及骨质代谢已肯定具有调节作用，而清心平肝药究竟对之有何影响，还须进一步探讨。因而从中药复方对更年期综合征的生殖神经-内分泌-免疫网络的调节进行深入研究将对更年期综合征的发病与疗效机理得以升华，为促使更年期综合征的新疗法更加完善和新理论的产生提供更多的实验和临床依据。

（李超荆）

第六节　生殖道炎症

生殖道炎症是妇产科的常见病，包括外阴类、阴道炎、宫颈炎、盆腔炎。近几年来，发病率迅速增高，其主要原因是病原体的增多，尤其是通过性生活传播的病原体。目前国际公认的有16种，细菌如淋球菌、梅毒螺旋体、阴道棒状杆菌、杜克雷氏杆菌等；病毒如单纯疱疹病毒、人乳头状瘤病毒、人类免疫缺陷病毒等；微生物有支原体、衣原体；真菌有白色念珠菌；原虫有阴道滴虫；寄生虫有阴虱、蚧螨等等。其中支原体、衣原体已成为目前妇产科感染最常见的致病原，它所造成的严重后果已远远超出以往陈旧的概念，正在引起妇产科医生的重视，并积极寻找，探索有效的治疗方法，而运用中西医结合方法治疗生殖道炎症比单纯用抗生素要明显优越，因此越来越多的妇产科专家正在朝这个方向努力，并已取得一定的进展。

一、外阴炎、阴道炎

外阴皮肤和粘膜充血、水肿、溃疡、疼痛的病症称为外阴炎，主要由病原体侵犯外阴皮肤和粘膜，或继发于其他部位的炎症，如阴道炎、宫颈炎、盆腔炎，或糖尿病者尿糖刺激，或外阴部营养不良。阴道炎是由病原体侵入阴道粘膜产生的炎症反应，表现为白带增多，白带的颜色，性状改变。产后或人流后妇女，幼女或老年女性，雌激素水平下降，阴道酸碱度改变容易患阴道炎。

外阴炎、阴道炎的病原体大致相同，常见的是滴虫、霉菌，近年来淋菌性阴道炎呈上升势头，人乳头状瘤病毒也成为外阴、阴道炎的重要致病原，在特异性和非特异性的阴道炎中，90％的阴道分泌物中可找到嗜血杆菌（加牯纳氏菌）。

外阴炎、阴道炎在中医属“阴痒”、“阴疮”、“阴痈”、“带下”范畴，因湿毒侵淫和肝经郁热，脾虚生湿，蕴而化热，湿热下泄所致。

外阴炎、阴道炎的治疗方法，现代医学首先查找致病原，有针对地进行治疗，对普通细菌或霉菌、滴虫性阴道炎疗效较好，但对病毒和特殊微生物引起的感染，尚无很好的办法。例如由人乳头状瘤病毒感染引起的尖锐湿疣，虽然局部用药和激光治疗效果较好，但复发率高，对此中医不仅可以弥补这方面的不足，而且中医在治疗外阴炎、阴道炎方面有系统、完整的理论依据和很好的临床疗效。

中医治疗本病有悠久的历史，张仲景《金匮要略·妇人杂病脉证并治篇》有“以蛇床子散生药，温阴中，治妇人阴寒。”以及明矾石丸纳阴中治（湿热）带下的记载。中医治疗本病总的有内服和外用两方面，内服根据辨证施治，通常分湿热下注型和湿毒内侵型；外用有熏洗剂、栓剂、膏剂。选用药物均为燥湿清热、解毒去火、消肿止痛和化腐生肌之品。

（一）临床研究

根据《本经》记载，黄连治“妇人阴中肿痛”和《金匮要略》中提到矾石丸治带下，杭州中医学院汪明德等观察了黄连和枯矾等药对霉菌性、滴虫性阴道炎的临床疗效，以单味黄连制成Ⅰ号粉剂，将枯矾、丁香制成Ⅱ号粉剂，黄连、黄柏、枯矾、蛇床子制成水剂外洗。以上3种制剂治疗外阴、阴道炎，并与制霉菌素作对照，中药组116例，对照组52例，结果中药组有效率97.2％，对照组有效率51.9％，两组差异显著。

浙江绍兴妇幼保健院治疗152例霉菌性、滴虫性阴道炎，经内服止带方（白英、黄柏、炒黄芩、白芷、川楝子、香附、菖蒲、椿根皮、炒米仁）和外用熏洗（由黄柏、川楝子、地槿皮、蒲公英、花椒、白矾、百部、苦参、地肤子、蛇床子组成），总有效率达94.7％，而设立的97例对照组，用洁尔灭溶液坐浴后分别以制霉菌素和灭滴灵栓塞阴道，有效率为70.7％。这就提示了中药治疗滴虫性、霉菌性阴道炎优于目前使用的灭滴灵和制霉菌素。

在众多的临床经验报导中，外用熏洗方中多用苦参、黄柏、蛇床子作为主要药物。福建省妇幼保健院用的“阴可冷”即是这3味中药提取加工制成，在对119例阴道炎治疗观察后，发现有效率达95％以上，其中40例非特异性阴道炎不用任何其他药物，单用阴可净治疗，2天后阴道分泌物明显减少或消失。30例淋菌性阴道炎，除1例放弃治疗，29例均用药1疗程即愈，并且随访8个月无复发。49例滴虫性阴道炎，用药一疗程治愈44例。阴可净经体外试验证实0.5～2％浓度有杀灭滴虫的作用。

近几年有关尖锐湿疣中药治疗的报导陆续可见，尖锐湿疣由人乳头状瘤病毒引起，是外阴炎、阴道炎的一种临床表现，已引起妇产科专家的高度重视。根据其临床症候，中医辨证属于湿毒瘀结，多用苍白术、黄柏、米仁、土茯苓、板蓝根、大青叶、粉萆薢、泽泻、当归、赤芍等，同时配以抗病毒的大青叶、板蓝根、马齿苋和丹参、赤芍、莪术、桃仁等化瘀消瘀之品熏洗，取得比较满意疗效。广东汕头市性病防治中心对80例顽固性尖锐湿疣患者（用激光或电灼、冷冻、药物点涂后2个月内复发4次）在激光除疣后用以上中药口服并熏洗，获得65％疗效，而单用激光治疗的26例，治愈率为38.46％，并且中药治愈组经3～11月追访，无1例复发。显示出中药治疗该病的优越性。

（二）实验室研究

中药治疗外阴炎，阴道炎的临床疗效已得到普遍的承认。但由于实验室研究开展得较晚，范围不广，局限于中药对霉菌的抑菌试验和对滴虫的杀灭试验，所以对其作用机理的研究尚未深一步开展。

汪明德等采用滤片法扩散试验，对26种常用治疗阴道炎，外阴炎中药，如防风、艾叶、苦参、黄连、枯矾、野菊花、蛇床子、百部、黄柏、五倍子、花椒、丁香等逐一进行检验。发现黄连为首推的高效抗菌药，而矾石丸无抑菌作用，但作MH肉汤琼脂平板直接接种法，证明矾石丸有广谱抗菌作用和明显的抗滴虫作用。同时证实黄连、枯矾对霉菌、滴虫有双重作用，丁香有抗多种致病性真菌的作用。

在对复方五倍子进行体外抗HSV-2的研究中发现，该药对HSV-2的有效抑制浓度为200微克/ml，灭活浓度为500微克/ml与100微克/ml有效浓度与无环乌苷作用相当，提示五倍子粉可作为另一种新的治疗HSV-2感染引起阴道炎的药物。

二、宫颈炎

由于分娩、流产、不洁性生活等使病原体入侵宫颈而造成宫颈炎症。宫颈炎是生殖道炎症中最高发的疾病，占已婚妇女的90％左右。其主要原因是不被重视和不易治愈。宫颈炎有急性和慢性阶段。急性宫颈炎常被忽视，延误治疗或治疗不彻底形成慢性宫颈炎。慢性宫颈炎表现形式有：宫颈糜烂、肥大、息肉，颈管炎，腺体囊肿等。其中以糜烂最常见。宫颈炎的常见致病原有：滴虫、霉菌、淋菌、衣原体、病毒等。其中衣原体感染引起的宫颈炎症状最轻。近几年来，病毒感染性宫颈炎明显增加，主要为HSV（单纯疱疹）和HPV（人乳头状瘤病毒）。

中医无宫颈炎病名，因其以阴道分泌物增多为主要症状，故属“带下”范畴。致病机理为因经期、产时，血室正开，秽浊湿毒之邪乘虚入侵，直伤胞脉，带脉失约而成带下。

宫颈炎的治疗急性阶段，以全身和局部用药，以抗生素为主。慢性宫颈炎治疗方法很多，除局部用药外，有电灼、冷冻、激光，近年来有微波、欧姆红外波。这些治疗的原理都是使糜烂的宫颈组织凝固、变性、坏死、脱落。同时，这些治疗都有共同之处，即有禁忌症，如有盆腔炎，子宫内膜异位症，或要求生育的患者不宜采用。而中药治疗宫颈炎症无任何禁忌。常用主要治疗方法是局部用药，形式有散剂（药末喷洒）、丸剂、胶囊、油膏、膜剂、栓剂等。选用药物以清热燥湿，去腐生肌之品。

（一）临床研究

山西医学院第一附属医院自制黄蜈散治疗宫颈炎。结果发现用黄蜈散治疗宫颈糜烂部位的鳞状上皮再生和修复速度比清洁对照组为快。与宫颈电熨后的局部组织病理变化相比，黄蜈散对宫颈局部组织无腐蚀和破坏作用，不引起宫颈间质的异常纤维化。黄蜈散Ⅰ号由黄柏、轻粉、蜈蚣、冰片、麝香、雄黄组成，治疗宫颈糜烂有核异质细胞的患者，Ⅱ号为Ⅰ号方中去麝香，治疗一般宫颈糜烂者，Ⅲ号为Ⅰ号去轻粉，用于轻粉过敏者。

江西妇女保健院将《外科正宗》中“三品一条枪”的验方制成“三品”饼和“三品”杆剂型治疗各科宫颈炎，“三品”由白砒、明矾、雄黄组成。“三品”饼敷贴于宫颈，“三品”杆插于颈管，使宫颈局部形成圆锥形的筒状缺损，对宫颈病变部位起到凝固、坏死、自溶、脱落的作用，达到彻底根治的目的。并且“三品”对宫颈肥大，复发性宫颈息肉均有很好的疗效，仅需1～2次即可治愈。同时该药对预防和阻断宫颈癌的发生也可起一定作用。近年来，新的致病微生物（支原体，衣原体）一般感染寄宿于颈管粘膜，引起宫颈炎。常常不能治愈，局部用药，甚至激光难以奏效。如将“三品”杆插入颈管治疗，估计能获效。这是一种值得推广的治疗药物和方法。

宫颈糜烂不论冷冻、激光、微波等局部治疗，都有相同的并发症。即在病变组织坏死、脱落的过程中，阴道排液很多，患者出现头晕乏力，腰酸等症状。汕头市中医医院对280例宫颈糜烂者经冷冻治疗后1周服用中药补肾益气活血之品（党参、补骨脂、北芪、升麻、柴胡、当归、丹参、狗脊、川断、巴戟等），发现阴道排液减少，渗出期短，使宫颈冷冻治愈率达到91.79％，而单纯用冷冻治疗的230例宫颈糜烂者治愈率为86.09％，并发症也较重。

（二）实验研究

1.宫颈糜烂与活血化瘀的关系　有人观察到宫颈糜烂者甲皱微循环与正常人相比，其静脉臂和动脉臂比例上升，清晰度差。鞍山市第三医院对44例Ⅱ～Ⅲ宫颈糜烂患者进行辨证属血瘀证，并且活血化瘀佐以清热解毒中药口服和局部外敷。通过观察甲皱微循环，发现治疗后明显改善，管袢清晰度由治疗前72.7％提高到91％，血流速度由26.3％提高到72.1％。管袢动静脉口径较治疗前缩窄。提示活血化瘀治疗宫颈糜烂是一条新的途径，尚须进一步深入广泛研究。

2.宫颈炎制剂对致病原作用的研究　山东医学院附属医院在黄蜈散治疗宫颈炎、观察临床疗效的同时，又通过实验观察到黄蜈散浸剂对金黄色葡萄球菌，乙型链球菌、大肠杆菌、变形杆菌、粪产碱杆菌、乳酸杆菌、白色念珠菌等均有不同程度的抑制作用。对单纯疱疹病毒Ⅱ型（HSV-2）有拮抗作用。山西大同市中医研究所龚长根也研究了黄柏、苦参、枯矾制成的宫糜康Ⅰ号对上述各种细菌均有抑制作用，如此广的抗菌谱即使在西药抗生素中也是不多见的，值得更进一步研究。

3.中西药协同作用的研究　北京天坛医院妇产科采用黄芪加干扰素治疗宫颈糜烂164例。对其临床疗效和对单纯疱疹病毒的分离率进行比较。结果表明黄芪加干扰素联合应用显效率为60.7％，单纯干扰素组为31.8％，而加倍量的干扰素组也仅仅为59.3％，黄芪加干扰素组在治疗后病毒分离率由30.4％下降至3.8％，而单纯干扰素组由33％下降到10％，两组间有显著差异。由此推论黄芪自身诱生干扰素和促进寄居于宫颈糜烂部位上的病毒诱生干扰素，从而加强了干扰素系统的抗病毒作用。同时黄芪本身也有抗病毒作用。黄芪通过促进NK细胞（自然杀伤细胞）的活性提高免疫功能，而使病灶快速修复。黄芪托毒生肌的功能及促进人体细胞生长的作用，使糜烂宫颈组织得到修复。

三、盆腔炎

盆腔炎是指女性盆腔内器官和旁组织的炎症，包括宫体、卵巢、输卵管、结缔组织和盆腔腹膜的炎症。由于盆腔生殖器官的解剖位置与淋巴系统及血供关系密切，因此炎症结石不是局限于某一器官和部位，通常蔓延至邻近组织直至整个盆腔。盆腔炎临床表现为腹痛、发热、白带增多、腰酸等，妇科检查宫体或盆腔两侧不同程度压痛，或可扪及不规则的肿块，急性阶段白细胞计数和中性粒细胞增高，血沉加快。

中医古籍中无盆腔炎病名，根据其临床特点，归属于腹病、癥瘕、带下、热入血室等范畴。其发病因素和病机为经期、产后、人流后或各种妇科操作后，热毒之邪入侵，邪毒壅阻胞宫和胞脉，冲任气血受阻，或蕴积成症瘕，成为急性盆腔炎，若肝气郁结，气滞血瘀，或急性盆腔炎治疗不彻底迁延日久则为慢性盆腔炎。

西医治疗盆腔炎用广谱抗生素和抗厌氧菌的灭滴灵，因为盆腔内感染绝大多数为需氧菌和厌氧菌的混合感染。急性盆腔炎经积极治疗容易奏效，慢性盆腔炎病程长，反复使用抗生素而产生耐药，较难治愈，往往造成不孕。中药治疗盆腔炎，尤其是慢性盆腔炎，不仅改善症状和体征，而且能调理气血，扶助正气，减少和防止复发，因此目前临床上已广泛采用中西医结合方法治疗盆腔炎，并且开展一系列临床和实验研究。

（一）临床研究

大多数学者将急性盆腔炎辨证为热毒壅盛，治法以清热解毒、化瘀止痛，常用银翘红酱解毒汤、黄连解毒汤加减；如盆腔有肿块，用大黄牡丹皮汤加减。慢性盆腔炎一般分为气滞血瘀型、寒凝瘀阻型和湿热瘀阻型，治法为理气活血、温经化瘀和清热利湿化瘀，多用血府逐瘀汤、少腹逐瘀汤和银甲汤加减。

1.急性盆腔炎

山西大同市第一人民医院治疗急性盆腔炎147例，随机分为3组，中药组口服清热解毒之红藤、败酱草、银花、连翘、桃仁、元胡、丹参等，西药组给青霉素800～1000万U静脉滴注/日，甲硝唑0.4g，每日3次口服，而中西药结合组，西药同时运用，两周以后，疗效分别为70％、90％和97.8％。

河南中医学院治疗158例亚急性盆腔炎，48例西药组用普青80万U肌肉注射，每日2次，52例中药组给清热解毒、活血化瘀之剂口服，药渣用于外敷，中西药结合组患者经期用西药，经净后用中药，3组疗效分别为56.26％、54.62％和93.10％。

2.中药灌肠治疗慢性盆腔炎

急性盆腔炎治疗不彻底或者患者体质差，迁延日久而造成慢性盆腔炎，由于炎症渗出未在短期内吸收，而产生粘连、结缔组织增生，因此对抗生素的敏感性差，口服中药疗效也不满意。盆腔内静脉丰富，与相应器官形成静脉丛，并与直肠静脉丛吻合，因此中药灌肠治疗盆腔炎吸收快。温热药液进入直肠，通过肠粘膜吸收，渗透到盆腔血液循环，使局部炎症消退，软化变性组织。

深圳盐田人民医院治疗慢性盆腔炎66例，采用青、链霉素肌肉注射，口服强的松（20mg/日逐渐减量至5mg/日），同时给中药红藤、败酱草、蒲公英、赤芍、桃仁浓煎100灌肠，治疗1个月，总有效率为84.8％，而44例对照组，只用抗生素和激素治疗，最终有效率为65％。

哈尔滨市红十字妇婴医院同灭滴灵、复方丹参（丹参、绛香组成）交替静脉滴注，中药夏枯草、鱼腥草、败酱草、益母草、仙鹤草、乌鞭草、伸筋草浓煎灌肠治疗慢性盆腔炎43例，其中22例盆腔内粘连，16例盆腔有包块，结果治愈率62.79％，而单纯西药组43例，治愈率18.61％。

（二）实验研究

1.盆腔炎药物治疗作用机理研究

随着中药治疗盆腔炎临床研究的不断扩大和深入，实验室研究也逐渐开展。

江苏南通市中医医院姚石安认为，慢性盆腔炎患者尽管病因不同，但均存在血液流变学改变，慢性盆腔炎由于病程长，反复应用苦寒直折药物，正气受损，气虚瘀阻多见，妇友冲剂就是根据这一原则拟定的，方由黄芪、三棱、吴萸、昆布组成，在临床应用同时对32例患者测定服药前后全血粘度、血浆粘度、红细胞电泳时间，血球压积和血沉变化，结果随着临床症状和体征的改善，以上指标均显示明显变化。

山东中医学院附院观察39例慢性盆腔炎者用参连汤（丹参、连翘组成）口服，灌肠后，增高的纤维蛋白原、血粘度、血沉和血球压积均明显下降。提示中药活血化瘀治疗慢性盆腔炎的机理是血液流变学的改变。

吉林省中医中药研究所用妇炎康治疗446例慢性盆腔炎，获得94.9％的临床疗效后，对该药作了动物实验研究，结果发现它能增强大鼠毛细血管的通透性和具有抗渗出和抑制结缔组织增生，增加纤维蛋白溶解酶活性的作用。

疏肝理气化瘀是治疗慢性盆腔炎的常用治疗原则，为进一步揭示其作用机理，湖北省妇幼保健院对其进行研究（当归、赤白芍、香附、川楝子、路路通）。结果发现该方不仅有镇痛作用，而且对小白鼠急性耳壳炎症有明显抑制作用，能显著抑制大白鼠棉球肉芽肿的增生，证明该方具有对抗渗出性及增生性炎症的作用，抑制结缔组织增生以促进炎症的吸收，同时发现该方在小剂量的作用下增加碳粒廓清速率及小白鼠脾脏的重量，提示该方具有一定的增强机体免疫功能的作用。

2.盆腔炎针灸治疗作用机理的研究

针灸治疗盆腔炎也是临床常用方法之一，可单独使用和配合中药口服，一般用于治疗慢性盆腔炎，具体方法有体针、耳针、隔姜灸。体针常用穴位有中极、关元、血海、子宫、配穴八髎、三阴交、阴陵泉。耳针取穴子宫、卵巢、内分泌、肾上腺、盆腔、产感等，并用留行子或磁粒敷贴按压。隔姜灸取气海、中极、归来，配大肠俞、次髎。70年代发展 He-Ne 激光穴位照射，取穴与普通针灸相仿，临床疗效在60.52%～93.6%。

关于 He-Ne 激光穴位照射（光针）的作用机理，国内外专家作了大量的研究。

有专家发现光针治疗后血粘度下降与临床症状，体征改善成正相关。动物实验：在家兔静脉中注射高分子右旋糖酐，造成类似炎症的微循环障碍动物模型，予光针治疗。结果表明小剂量局部持续照射后加快全身血流速度，促使聚集的红细胞解聚，减少白细胞贴壁和粘附。也有人通过家兔研究发现，光针能改善炎症周围组织的血液和淋巴循环，促进糖原、蛋白、核酸增加，使代谢加快。激光针能增强机体吞噬细胞的活性，从而指出光针能增强机体非特异免疫防御系统，有抗炎及预防炎症复发的效果。

盆腔炎的治疗，解决腹痛是重要的方面。有学者以大鼠作为模型，用3种功率密度聚集照射足三里，通过观察痛阈及神经递质释放，发现大剂量的激光针镇痛作用能促进脑内β-EP、5-HT 和脊髓内 DYA-β 的分泌增加。另有学者蒙古马作为模型，指出 He-Ne 激光镇痛过程是一个复杂的生理活动过程。激光信息传抵中枢，激发许多神经元的活动，释放多种神经递质，这些递质中如：5-HT、NE、Ach 等有助于镇痛。提示激光针治疗盆腔炎是通过多重机制而发挥的。

四、展望

中药治疗生殖道炎症临床应用已经十分广泛，大量临床研究证实，使用中西医结合方法，不仅进一步提高了临床疗效，而且对微循环免疫系统诸多方面均有作用。但是，随着流动人口增加，性观念的开放，生殖道炎症的致病原迅速增加，随之更新换代的抗生素往往难以奏效。加速研究中药对这些致病原的控制或拮抗作用，已成为目前妇产科中西医结合领域里的一项重要课题。

（毛秋芝）

第七节 外阴白色病变

外阴白色病变（white letions of the vulua）又称慢性外阴营养不良（Chronic vuloardy-strophy），是指一组女阴皮肤、粘膜营养障碍而致的组织变性及色素改变的疾病。本病属中医“阴痒”、“阴疮”范畴。

外阴白色病变的确切病因尚不十分明确，有人推测可能是外阴深部结缔组织中神经血管营养失调而使覆盖其表面的皮肤发生病变，近年来认为真皮中存在着促进结缔组织增生和表皮代谢的刺激物。而表皮中则有一种特异的蛋白激素。它抑制表皮细胞分裂与生长，称为抑制素。当两者平衡破坏，真皮中刺激物活跃，表皮中抑制素减少时，细胞大量分裂生长，表皮增厚，表现为增生性营养不良。而当抑制素产生过多，表皮生长受到抑制而变得菲薄时，则成为硬化苔癣性营养不良。这两种病理改变均可表现为外阴瘙痒难忍，增生型见外阴皮肤增厚似皮革状，或隆起，有皱襞，或有鳞屑，或有湿疹样改变，外阴色素减退，可有边界清晰的白色斑块。硬化苔癣形者见外阴皮肤变薄、变白、干燥、或皲裂，阴蒂萎缩，与包皮粘连小阴唇平坦消失。

中医认为本病与肝、脾、肾关系密切。肝经循少腹绕阴器，情志不舒，肝郁气滞，日久化火，下移阴户，燥热瘙痒；脾虚生化乏源，气血不足，生风化燥而瘙痒；脾虚生湿，湿蕴化热，湿热下注，浸淫外阴，瘙痒难忍；肾司二阴，脾肾阳虚，外阴失于荣养而出现瘙痒。

西医治疗本病有口服维生素制剂，外涂氢化可的松软膏和丙酸睾丸酮鱼肝油软膏，前者用于增生型外阴营养不良，后者用于硬化苔癣型营养不良，局部封闭和二氧化碳激光和氦氖激光治疗本病亦有一定疗效，但效果不甚理想，且复发率高，采用抗代谢药物5-氟脲嘧啶病灶局部注射可获77.4%治愈率，但有皮肤溃疡及疼痛等副反应。严重患者，药物治疗无效或出现不典型增生者可作单纯外阴切除术，癌变率为2%～5%。

中医治疗本病根据病因病机辨证施治，常用疏肝泄热，清利湿热；益气养气、和营调肤；温补脾肾、活血祛风和滋养肝肾润肤等法。更多的是采用外治法，即中药熏洗，外涂中药制成膏药、针灸、电热针等，均有较好疗效。

70年代以来，治疗本病多用中西医结合的方法，比单纯用中药或西药的疗效有明显提高，并且缩短了疗程。但对本病治疗作用机理的研究开展范围不广，进展也较缓慢，尚未在妇产科领域引起足够的重视。

一、临床研究

1.辨证分型

哈尔滨第一医院王艳芳等在1976～1985年间共治疗273例外阴白色病变，积累了丰富的经验，其中治愈160例，总有效率达99%，平均治疗时间12±0.5天，疗程短于各地报道。辨证分型为肝郁型，内服逍遥散加益母草、首乌，外洗用茵陈、蒲公英、紫地丁、地肤子、首乌；心脾两虚型，内服归脾汤加鸡血藤，外洗方：当归、赤芍、首乌；脾肾两虚型内服仙灵脾、补骨脂、当归、赤芍、生地、首乌、川芎、益母草，外洗用当归、赤芍、菖蒲、首乌、仙灵脾。各型均有养血活血之品，同时根据不同病理改变外涂药物，萎缩型用Ⅰ号（25%黄体酮、鱼肝油合剂），肥厚型用Ⅱ号（肤轻松10g，乙烯雌酚20mg），混合型Ⅰ号Ⅱ号交替使用。作者在1983～1985年间治愈107例，随访92例，随访时间1～3年，仅1例复发。外阴白色病变的各种方法治疗，好转率比较高，治愈率低，复发率高，该院有如此高的治愈率可能与辨证准确，并配合熏洗、外涂药物积极治疗有关。

葛秦生等认为外阴皮肤瘙痒、干燥、增厚、变硬，血虚为本，风湿为标，血虚风湿相搏客于外阴而发病，所以治疗原则应养血活血，散风除湿，软坚止痒，故以黄芪、丹参、鸡血藤、桃仁、赤芍养血活血，刺蒺藜、白癣皮、僵蚕祛风除湿止痒，广木香和胃。治疗128例，服药满3个月者102例，痊愈3例，显效55例，有效42例，总有效率98%。该组病人在治疗过程中有7例受孕，妊娠后症状和体征均有好转，以足月分娩者更明显，这说明血液循环的改善能使本病好转，同时也证实了养血活血为基本法则治疗本病的思路是可取的。

2.按病理分型治疗

不少专家治疗外阴白色病变按病理分型治疗。萎缩型以滋补肝肾为主，增生型以清热解毒利湿为主。山东陈稀夷等治疗本病以中药熏洗为主，单纯萎缩型用仙灵脾、蛇床子、苦参、野菊花、川芎、白芷、补骨脂等熏洗，内服滋补肝肾之品；混合型在上方中加三棱、莪术、山慈姑、土茯苓，内服清热解毒补肝肾；不典型增生用仙灵脾、蛇床子、苦参、三棱、莪术、荆芥、防风、农吉利、鹿含草、益母草、补骨脂等，内服解毒之品。89年作者报导治疗90例，治愈23例。91年报导治疗不典型增生52例，痊愈40例，并且随访2～10年，无1例癌变。提示中药治疗外阴白色病变可预防癌变。

3.电热针治疗

在针灸治疗外阴白色病变的基础上，80年代后期，电热针治疗本病已被广泛应用于临床，普遍报导临床疗效较好，热效应起到通调气血，疏通经络，软坚散结的作用。

88年北京针灸骨伤学院齐若梅报导治疗100例，局疗针刺加曲骨、会阴及循经取穴，30次为1疗程，治愈88例。94年该院夏玉卿采用同样取穴方法，萎缩型深刺，增生型浅刺，10次为1疗程，治疗444例，治愈率达87.3%，随访364例，追踪5年，保持治疗后效果者351例。

二、理论与实验研究

1.女阴白色病变与免疫关系的研究

杜惠兰测定了65例女阴白色病变患者的免疫球蛋白IgG、IgA明显低下，增生型和混合型者补体C_3明显升高，硬化苔癣型IgA低下、IgM升高。T淋巴细胞亚群均有不同程度下降，硬化苔癣型CD_3^+、CD_4^+下降，CD_4^+/CD_8^+下降，中药治疗后CD_3^+由51.92±9.86上升至61.17±6.19，CD_4^+由27.83±7.02上升至36.75±7.05，CD_4^+/CD_8^+也较治疗前升高。提示外阴白色病变患者细胞免疫功能低下，中药治疗后可能改变这一状况。

2.女阴白色病变与微量元素的关系

杜惠兰等发现增生型的硬化苔癣型外阴的色病变患者头发中微量元素峰值明显低于对照组，65例患者发峰值为127.23±43.88ppm，(32例对照组为141.81ppm)，经中药治疗后上升至148.04±25.70ppm。夏玉卿也发现该病患者血清铜含量明显低于正常人，电热针治疗后上升接近正常人水平。微量元素锌，铜素与黑色素代谢有关，以上结果提示人体微量元素锌、铜值下降导致色素代谢障碍以致外阴皮肤粘膜色素减退。中药和电热针治疗能改变这一状况还有待更多的实验研究加以证实。

3. 中医治疗外阴白色病变病理改变的观察

中医治疗外阴白色病变确有一定临床疗效，报导很多，但对其治疗前后病理变化观察尚不多，洪涛、葛秦生等，通过电镜观察11例外阴硬化萎缩性苔癣患者，病变部位在真皮层，病变焦点在微血管和胶原，其病理变化为真皮层基底细胞萎缩，基底膜溶解，色素颗粒减少和消失，结缔组织变性，细胞成份减少，微血管水肿，内皮细胞萎缩。经中药治疗后真皮层底细胞间隙减少，基底膜整齐、清晰，色素颗粒明显增多，真皮内出现新生微血管，真皮内细胞成份增加。中药可能作用于微血管，使破坏了的微血管再生，恢复正常微循环，从而改善纤维母细胞的营养状态，促进其生成胶原。

张启瑞等通过光镜、电镜观察17例外阴萎缩性苔癣病损组织病理变化为细胞间隙增大，桥粒减少，上皮角化亢进，色素颗粒减少，真皮胶原纤维溶解、断裂，微血管和神经纤维有退变，淋巴细胞浸润。同时对8例经中药熏洗和丙睾制剂外涂治疗后明显好转的患者再次活检，发现上皮基底细胞间隙缩小，桥粒增加，色素颗粒不同程度增多，胶原纤维和纤维母细胞增加。

电热针治疗后，也有类似病理改变，夏玉卿观察到治疗后病变组织局部血管增多，炎症消失和吸收，纤维母细胞增多，电镜下角质层变薄，个别线粒体增多。

以上结果说明治疗外阴白色病变的关键是扩张血管，改善微循环和营养状态，纠正代谢紊乱，减少过度角化，而这一过程用中西医结合方法治疗无疑比单纯中药或西药更具优势。

三、展望

外阴白色病变是妇产科领域的疑难疾病，不论中医药内服、外用、针灸、激光等治疗手段都普遍存在疗程长、不稳定、远期疗效不理想、易复发的弊端。并且疗效评价不统一、不规范，因此各地报导疗效差距很大，这些都有待改进。

在众多中药经验方中，不论外洗和内服，许多专家都选用了仙灵脾，其作用机理有待探索和研究。此外不同中药对不同病理类型的疗效机理，及对表皮抑制素的调节作用，如能进一步深入研究，则可望外阴白色病变的理论和临床疗效有所突破。

（毛秋芝）

第八节 异位妊娠

异位妊娠（ectopic pregnancy）是指孕卵在子宫腔以外着床发育，是妇科常见的急腹症之一，内出血严重者可危及生命，一般采用手术治疗。1958年，我国首创以活血化瘀为主的中药成功地治愈各种类型异位妊娠，迄今已治疗万余例，治愈率一般为50%～80%，有效率高达90%以上，病人远期随访，未发现后遗症，其中部分病例经输卵管碘油造影证实患侧输卵管通畅，并恢复生育功能。近20多年，由于采用敏感、快速的β-hcG 测定，B 超显像及腹腔镜检查，未破裂异位妊娠早诊率有很大提高，为选择非手术保守治疗提供更加有利条件。

中医认为本病属少腹血瘀症，内出血多时，可出现气血暴脱，治疗原则采用活血化瘀、破瘀散结及杀胚胎的治法。

一、临床研究

（一）西医临床分型和中医辨证分型的结合

异位妊娠临床分型及辨证分型繁多，其中较为公认而被采用的是山西医学院于载畿所倡导的异位妊娠西医临床病理、病程、病情严重程度和中医辨证类型相结合分期分型。

Ⅰ期：通常属异位妊娠早期、输卵管未破裂型或流产型，内出血少、属少腹血瘀内结型。

Ⅱ期：通常为异位妊娠非早期，指输卵管妊娠破裂或流产型。①休克型：指输卵管妊娠破裂或流产后，引起急性腹腔内出血是多伴休克，属血虚气脱型。②不稳定型：指输卵管妊娠损伤后，短期内病期不稳定，有再次出血可能，包括内出血不多而无休克征或出血休克经抢救病情稳定者，属少腹血蓄证，常伴腑实证兼气血虚证。③包块型：指输卵管破损已久，腹内出血包块形成，包括陈旧性宫外孕，此型属瘀血积聚、症瘕型，少数兼腑实证。

（二）异位妊娠中西医结合治疗

1.活血化瘀、祛瘀止痛、消癥散结为治则的治疗　采用以下两方为主。宫外孕Ⅰ号方：丹参、赤芍各15g，桃仁9g。主要用于早期不稳定型或腹腔血液未凝成血肿、包块者。宫外孕Ⅱ号方：即Ⅰ号方加三棱、莪术各3～6g，用于腹腔内出血已凝血块者。

2.兼证的处理　①血虚气脱型：见于休克型，需急则治其标，方用独参汤（人参9～15克）或生脉散（人参9～15g，麦冬15g，五味子10g）。②阳明腑实证：清泄腑实、疏通胃肠、按寒、热、虚、实分别采用大承气汤、桃仁承气汤等，使腑实证发生率降至15.8%，为提高中医保守治疗起到一定作用。

综上方法治疗异位妊娠600例，成功率91.33%，手术率8.66%。远期随访22例输卵管碘油造影，输卵管通畅7例；13例再次发生异位妊娠。

3.杀胚胎治疗　早诊早治是关键。目前最常用的是中药天花粉结晶针剂，用法1.2～2.4mg，1次剂量即可，同时加地塞米松，以减轻天花粉的副反应。杀胚胎的疗效确切。上海第二医科大学瑞金医院治疗异位妊娠，治疗率提高至90%。上海国际妇婴保健院等采用双盲法随机对照，天花粉针剂治愈异位妊娠成功率90%～100%，高于 MTX 静脉滴注组（90.9%），尿 hcG 转阴天数，天花粉组为8.96天，明显少于 MTX 组13.9天（P＜0.01）。无锡妇幼保健院采用天花粉同日肌注丙睾100mg，每日1次，注后第2日，牛膝50克煎服，以后继服桃红四物汤，治愈率90%。上海长宁区中心医院，采用天花粉肌肉注射或宫颈注射，同时后穹窿注入透明质酸酶及活血化瘀中药，治愈率100%。

二、实验研究

关于对异位妊娠治疗方剂机理的研究，山西医学院从药理、病理、生化、病解等方面进行研究。

1.对血管的作用　Ⅰ、Ⅱ号方及单味药均使兔耳静脉血流量增加，有舒张血管的作用。复方作用强于单味药，对蟾蜍肠系膜也有舒张作用，改善循环，能使瘀血消散。

2.对微循环的影响　在蟾蜍肠系膜上选血流通畅真毛细血管，滴去甲肾上腺素造成毛细血管收缩，其内血流停滞。然后分别给予所试药物，观察血液流动物恢复所需时间，结果：Ⅰ号方较未用药的对照组恢复快，提前53.7%（P＜0.01）；Ⅱ号方提前76.9%（P＜0.01），表明对微循环有所改善作用，有利于休克纠正。

3.有促进大白鼠腹腔淋巴管吸收血浆蛋白的作用　以Ⅱ号方明显。

4.有促进单核淋巴细胞吞噬细胞作用　并有促进巨噬细胞吞噬红细胞及自身细胞的能力，促使巨噬细胞向凝血块周围聚集的倾向，利于血液和血肿的吸收。

5.对结缔组织及胶原蛋白的影响　①Ⅰ号方对赖氨酰氧化酶活性的抑制作用，影响结缔组织的主要成分—胶原蛋白的形成，对临床上尚未形成血肿包块的异位妊娠，可能阻止包块形成，对已形成包块有防止增大的作用，而Ⅱ号方无此作用。②家兔肝素耐量试验，无抗凝血作用，而Ⅱ号方有使家兔凝血时间延长和降低肝素耐量的作用，故其有抗凝血的作用，因此对出血性休克者，如用之过早有增加出血倾向，这与中医辨证论治的原则，病人腹、盆腔中包块未形成前，不宜用三棱莪术的观点一致，并为其提供了科学依据。③Ⅰ号方使血浆纤维蛋白原和血液粘度增加，使血浆纤维蛋白酶活性降低的趋势，Ⅱ号方使血浆纤溶酶及血浆胶原酶活性均升高，使之血浆纤维蛋白原及胶原蛋白降低，起到分解纤维及结缔组织的作用，利于包块分解、软化、吸收。

三、展望

非手术保守治疗异位妊娠是当今国内外治疗趋向，尤其采用现代医学各种检测手段以期得到早诊，为保守治疗提供有利条件。中药治疗宫外孕是保守疗法之一，按辨证论治，防治腑实等兼证是西医不能比拟的。对各种治法、方药，尤其对活血化瘀中药的共性及各自的特性尚需进行大量的临床和实验研究，为中医辨证论治采用不同活血化瘀方剂提供科学依据。此外，异位妊娠治疗成功的重要关键是杀胚胎和减灭滋养细胞活力，天花粉针剂是中药提取的一种结晶粉，治疗异位妊娠疗效确切，无明显副反应，易推广应用，是值得进一步探讨。

（归绥琪）

第九节　反复自然流产

反复自然流产（repeted opontenious abortion，RSA）既往称习惯性流产，为连续流产3次以上，临床发生率较高，400对夫妇中有一对患RSA。80%以上原因不明，近年来研究表明其主要原因由于母—胎免疫调节紊乱，母体对胎儿胎盘单位产生免疫排斥所致，并根据病史将RSA分类为原发性RSA与继发性RSA，妊娠未超过20周者为原发性RSA，有一胎或一胎以上妊娠超过20周者为继发性RSA。原发性RSA主要由于母体缺乏与TLX抗原作用的封闭抗体有关。TLX抗原即滋养叶细胞（T）与复方淋巴细胞（L）交叉抗原，在母体免疫调节中起关键作用，若妊娠中母体不能产生足够的封闭抗体与胎盘滋养叶细胞有关抗原（如TLX等）发挥有效保护作用，则母体杀伤性淋巴细胞对此类抗原产生免疫损伤作用，最终造成流产。而继发性RSA则主要由于自身免疫或同种免疫因素所造成，自身免疫因素可由抗磷脂抗体增高，抑制血管内皮细胞前列腺环素（PGI_2）的生成，致胎盘血管血栓形成及梗死，而导致死胎及流产。另一种同种免疫因素，为夫妇双方血型不合，母体产生ABO血型抗体，此种IgG型同种血型抗体可通过胎盘进入胎儿血循环，引起胎儿红细胞凝聚受损，而造成流产、死胎与新生儿溶血。以上几种类型RSA由于免疫学病因及免疫发病机理不同，因而要求临床上选择不同治疗措施。目前除了ABO血型不合的流产已普遍为人们所认识，现代医学仅对新生儿溶血黄疸者采用换血与光照治疗，而在胎儿未出生前死亡或流产者，尚无良好的对策。对于封闭抗体缺乏或自身免疫引起的磷脂抗体增高的两种类型则还尚未被普遍关注。由于不了解其流产原因而未能得到应有的治疗措施，而致反复自然流产，一般均称之不明原因的反复自然流产。现代医学对于封闭抗体缺乏者采用白细胞免疫治疗，可望80%的成功率，但存在有过敏反应，感染和激发或加重自身免疫性疾病的潜在危险性。对于磷脂抗体增高的自身免疫性流产则采用免疫抑制及抗凝疗法，效果还不理想。

中医学未有反复自然流产或习惯性流产的病名，按历代中医学论述应属于“数堕胎”“滑胎”的范畴。认为胎赖气血养之，若气虚血少则热郁动胎、《金匮要略》张仲景对于安胎之法宗以当归、白术养血健脾，黄芩清热安胎，而后张景岳在上法的基础上发展为补气养血，固冲清热安胎的泰山磐石散，以党参、白术益气，熟地、当归、白芍补血敛阴；淫羊藿、川断固束冲任；黄芩、丹皮清热。近代学者也多效泰山磐石散之意加减治疗，随着生殖免疫学研究的进展，对种种免疫因素引起的反复自然流产应用新的诊断技术，开始辨病辨因及辨证治疗，取得了突破性的进展。

一、封闭抗体低下致反复自然流产

由于因封闭抗体低下而引起反复自然流产的因素尚未被一般医务工作者所普遍认识与重视，又由于检测封闭抗体的方法要求一定的条件而未能普遍应用，所以目前仅有个别单位能开展该项检测，明确诊断后采用白细胞免疫疗法。而采用中药治疗的临床研究甚少，但其疗效显著，前途可喜。近来上海医科大学妇产科医院李大金、归绥琪等对68例不明原因的原发性RSA患者采用混合淋巴细胞封闭试验检测封闭抗体的封闭效率（Blocking Ettect，BE），采用自身混合淋巴细胞反应检测抗独特型抗体（Antiodiotype antitody），采用补体依赖细胞毒试验检测细胞毒抗体（Cytoxic Antiqody），以上三种不同指标均从不同角度检测封闭抗体的方法。结果发现68例不明原因RSA中有60例封闭抗体显著低于正常值，占92.8%，表明原发性反复自然流产，大多数属于封闭抗体产生不足。为了激活母体对胎儿TLX抗原的认别，提高产生封闭抗体的能力，采用益气补肾，清热固胎法则，方药组成为党参、白术、苏梗、白芍、黄芩、桑寄生、菟丝子、川断、杜仲制成冲剂，每次12g，每天2次，从孕前或从诊断妊娠开始直至孕12周，妊娠成功率88.1%，其效果优于白细胞免疫法、且方法简易无副反应。妊娠成功者其各项封闭抗体指标均明显上升，与治疗前有显著差异，尤以识别滋养叶细胞的自身独特型抗体上升更为明显。显示妊娠的成败与封闭抗体的水平密切相关。表明该益气补肾清热固胎中药可能具有调节母—胎免疫功能，增强反复自然流产患者封闭抗体产生的能力，而诱导母体对胎儿的免疫耐受状态，最终在母体内得以存活。

二、母-胎ABO血型不合致反复自然流产

ABO血型不合会引起妇女发生不孕、流产、死胎及新生儿死亡，现代医学除了对新生儿溶血性黄疸有一定的疗法外，对不育、流产及死胎尚无理想的方法。近年来探索中药治疗ABO血型不合所致的不孕、流产、死胎及新生儿溶血均获得可喜的效果。北京妇产医院李思棠认为母—胎ABO血型不合引起胎儿红细胞凝集而致流产、死胎与新生儿溶血，根据中医理论乃血液在血管内凝集为血瘀，治疗应以活血化瘀为主，而气为血师，当加益气理气药物；为固束冲任以系胎元，应佐以滋养肝肾之品。方以当归芍药散加减（当归、白芍、川芎、茯苓、白术、木香、益母草、菟丝子、枸杞子）治疗ABO血型不合RSA51例，仅1例产生流产，成功率为98.2%。上海医科大学妇产科医院韩金兰对30例患者以往曾妊娠78孕次，其中早期流产71孕次，死胎或新生儿溶血死亡7孕次，平均流产次数为3.8次/例。认为胎儿血管内红细胞凝集溶血产生黄疸，中医辨证为湿热，采用茵陈汤加减（茵陈、黄芩、大黄、山栀、木香、白术、白芍、益母草、甘草）。其中11例孕前血清IgG抗体≥1128患者，孕前就开始服药，19例孕期测血清IgG抗体，待效价≥164时开始服药。结果25例足月分娩，5例早产、新生儿全部存活。无1例流产，无畸胎或新生儿溶血死亡。

北京协和医院姜梅采用活血化瘀中药（益母草、当归、川芎、白芍、木香）对新生儿溶血病史的产妇预防性探索，其发病率明显下降，采用清热解毒药三黄汤（大黄、黄连、黄芩）、黄疸茵陈汤（茵陈、黄芩、大黄、甘草）、茵栀黄注射液（茵陈、山栀、黄芩）治疗新生儿溶血病均获较好效果，为进一步了解药物的作用机理，对以上4个处方共含11位中药作了抗A、抗B血清的血凝抑制试验及凝集吸收抑制试验，结果显示血凝抑制试验中益母草、黄芩、大黄、白芍、木香、茵陈六味中药的A、B物质效价为1∶16。同时这些中药在凝集素吸收抑制试验中，与对照组相比，凝集相差大于2倍。其中以黄芩与大黄的A、B物质在血凝抑制试验中大于1∶64，凝集素吸收抑制试验比对照组大4～6倍，表明此两味中药抑制A与B抗体的能力更为显著。以上6味中药可能含有人ABO系统的血型物质，作为半抗原特异地与相对应的抗体结合，从而全部或部分地抑制体内抗体效价，而保护胎儿免受损伤，同时胎儿的黄疸病得到缓解。至于该类药物是否能通过其他免疫途径，达到母-胎免疫调节作用还有待进一步探讨。

三、自身磷脂抗体致反复自然流产

磷脂抗体与反复自然流产的关系于1985年Devue首先报导，他发现有流产史患者中70%存在磷脂抗体，对照组仅18%。Unandei等发现99例不明原因反复自然流产患者中有42例无磷脂抗体升高，对照组无1例阳性。上海医科大学妇产科研究所李大金发现自身磷脂抗体导致反复自然流产主要发生在晚期妊娠。他在不明原因反复自然流产的分析中发现有1次≥20孕周反复自然流产（继发性RSA）患者的磷脂抗体阳性率为31.4%，而＜20孕周反复自然流产（原发性RSA）患者及正常生育组均无1例发现磷脂抗体阳性。其病理生理表现主要由于磷脂抗体抑制血管内皮前列环素PGI_2的合成，而致蜕膜血管粥样硬化，螺旋动脉腔内血栓形成，血管大面积梗死，最终胎儿死亡。当前的治疗主要是采用免疫抑制剂强的松与抗凝剂小剂量阿司匹林内服或注射肝素，胎儿存活率可达78%。上海医科大学李大金首先采用活血化瘀清热利湿中药治疗，方用茵陈、青蒿、制大黄、栀子、黄芩、当归、赤白芍、益母草、甘草等。

磷脂抗体转阴率可达100%，胎儿存活率达85.7%。认为该类药物可抑制自身抗体的产生并对血液有抗凝作用。

四、展望

反复自然流产为一种妇科常见而难治的疾病，以往由于流产原因不明，治疗盲目性大，造成流产反复发生，影响患者身心健康，目前由于生殖免疫学研究的进展，对反复自然流产的免疫学因素有所认识，但仍苦于缺乏有效的治疗方法。近来将中医理论与西医理论相结合治疗，已获得可喜的效果。但对不同中药对不同免

疫因素引起反复自然流产的作用机理，及这些中药对母—胎免疫调节的作用与途径还有待进一步的研究，可望母—胎免疫调节的理论将有所突破，治疗效果将可更进一步提高。

（李超荆）

第十节 围产医学及优生

随着妇幼保健事业发展，我国围产医学防治水平有了很大提高，但妊娠并发症、合并症等高危因素，对母胎健康，甚至生命仍具有一定感胁。如妊高征不仅是妊娠常见并发症，而且子痫发生仍是引起孕产妇死亡的主要原因之一。妊高征、胎儿宫内生长迟缓、母儿血型不合，妊娠合并肝内胆汁瘀积症等，可累及胎儿—胎盘功能，影响胎儿生长、发育、甚至引起死胎、死产、新生儿死亡或畸形。运用中医辨证与西医辨病相结合原则，在预测和防治妊高征发生，改善胎儿—胎盘血循环及功能、防治新生儿溶血症方面有较明显疗效，有助于降低围产期孕产妇、围产儿患病率、死亡率及伤残儿发生，有利于母胎健康及胎、婴儿生长与发育，对优生学起到积极作用。

一、妊娠高血压综合征

妊娠高血压综合征（Pregnancy-induced hypertesion，PIH）简称妊高征，是孕妇在妊娠20周以后，由于全身小动脉痉挛，继而造成血管张力增高、血液浓缩、蛋白外漏、组织缺氧及脏器受损等一系列病理生理变化。临床上主要表现为高血压、浮肿、蛋白尿、严重时出现抽搐、昏迷、心肾功能衰竭的病证，是孕产妇特发病及常见的并发症，影响孕产妇及围产儿的健康，严重者可危及母儿的生命。

本病依其临床证候及病情的轻重分属中医“子气”、“子肿”、“子烦”、“子晕”、“子痫”范畴。其病因责之于肝、脾、肾脏腑虚损，加之孕后血聚养胎、阴血耗损，导致阴虚阳亢，肝阳上亢、肝风内动。同时又因阴血亏少，气机不畅可导致瘀血阻滞脉络，久之则积瘀化热伤阴，加重上述病情。

现代医学治疗妊高征的原则是解痉、镇静、扩容，必要时利尿，虽有一定疗效，但至今缺少预防方法。然而通过妊娠期中医辨证分型与妊高征发病阶段相结合，不仅初步预测妊高征发生的规律，而且按辨证论治对防治或减轻妊高征的发生有一定疗效。

（一）中医药辨证论治对预测及防治妊高征的研究

北京妇产科医院报道457例孕妇、总的妊高征发生率为36.8％。按中医辨证，孕早期以正常型为主，如辨证为肝肾阴虚型，则以后演变为妊高征达65.9％；孕中晚期以脾虚肝旺型演变为妊高征最多，达61.6％。按中医辨证治疗，妊高征的发生率则降至20％。表明妊娠期辨证类型与妊高征发生密切相关，可起到一定预测作用，而且中药在防治妊高征发生有一定疗效。同时曾观察孕期脾阳虚、脾气虚、肝胃不和型的乙酰胆碱脂酶（AchE）、胃泌素、胆酸指标，发现脾阳虚、胃泌素下降（$P<0.01$）、胆酸下降、AchE 增高，而脾气虚者更为明显（$P<0.001$）。肝胃不和型、胃泌素正常、胆酸增高。脾气虚经健脾治疗后胃泌素及胆酸明显上升（$P<0.01$）、AchE 下降（$P<0.001$），故认为脾虚是本病的主要致病因素、往往在孕期已形成妊高征病理生理基础，即脾虚则生化无源、阴血不足、阴虚阳亢、肝风内动，酿成子肿—子晕—子烦—子痫等。于孕早期应用健脾方、将妊高征阻断在病理变化形成之前，即可起到防治作用。此外，上海南市区妇幼保健院钱祖淇报道634例妊高征孕妇，观察妊娠中期平均动脉压（MPA）与辨证关系，发现 MAP＜12kPa 和≥12kPa 者，妊高征发病率分别为60.9％、70.2％，提示孕中期 MAP 升高伴发肝阴虚与妊高征发生密切相关，并使妊高征预测的正确率提高至70％，经服杞菊地黄丸，妊高征发病率下降至15％，提示中药有较明显预防妊高征发生的作用。

（二）妊高征病情程度与辨证结合的中药治疗和机理的初步探讨。

1.妊娠水肿辨证论治对红细胞压积和疗效的影响　上海南市区妇幼保健徐敏华将妊娠浮肿按辨证分为子气和子肿型。子气组64例，浮肿按之无明显凹陷性浮肿＋～卌为主，红细胞压积均值为36.73±3.6，示血液浓缩，病在肺、肝，属气遏水道、湿气下聚，治宜养血安胎，理气化湿，方用天仙藤合紫苏饮加减。子肿组42例，浮肿按之凹陷卄～卌为主，红细胞压积32.5±5.07，示血液稀释，病在脾、肾、属血虚、脾虚，肾不化气，水湿流溢，治宜健脾养血，分利水湿，方用全生白术散合当归散加减。治疗结果，子气组和子肿组有效率分别为97.62%、96.88%，治疗组体重均明显下降（P<0.01），而红细胞血球压积，两组治疗前后自身对照变化不大，表明中药退肿无加重血液浓缩之弊。

2.当归芍药散主要用于治疗轻、中度妊高征　上海中医学院郭元珍报道92例轻、中度妊高征，随机分成两组各46例，治疗组服当归芍药散胶囊制剂，对照组服复降片或肼苯哒嗪，治疗结果，两组收缩压，舒张压及MAP均下降，尤以治疗组明显（P<0.05）。本身通过养血柔肝起到治疗作用。

3.上海南市区妇幼保健院钱祖淇以中药养血熄风汤（当归、川芎、生地、白芍、山羊角、钩藤、白僵蚕）治疗妊高征　如为中、重度妊高征加解痉散（羚羊角粉、全蝎、琥珀）。两方具有养血柔肝、行气治血、熄风解痉之效。以此方治疗妊高征213例，治后评分指数均值下降，妊高征程度减轻，转变率相显著（P<0.05），蛋白尿减少，有效率58.1%；浮肿消退有效率91%；降压作用明显。其中48例于治疗前后进行血液流变学六项指标测定，表明养血熄风汤对血液流变学异常指标具有双向性调节作用，湖北中医学院黄莉萍报道用一贯煎合止抽散（一贯煎：生地、沙参、枸杞子、麦冬、川楝子、寄生、白芍、石决明、丹参；止抽散：羚羊角粉、地龙、天竺黄、郁金、琥珀、黄连、胆南星研细末入胶囊）。治疗重度妊高征24例，有效率95.9%。而且分娩时滞产、产后出血、新生儿窒息明显下降，低于西药组。

4.中药针剂用于治疗妊高征　湖北省如幼保健院用川芎嗪注射液120mg～160mg加入5%葡萄糖500ml～1000ml，静脉滴注，共治疗41例；对照组34例，以25%硫酸镁20g～25g/日，静脉滴注，两组有效率分别为82.9%、44.1%（P<0.01），川芎嗪使红细胞压积明显降低（P<0.01），提示有扩血管、疏通微循环、改善血液流变性及肾功能的作用，是低分子右旋醣酐所不及的。河南开封医学院用脉络宁（玄参、牛膝等）30mg～60mg加入5%葡萄糖液内静脉滴注，与40例妊高征以25%硫酸镁静脉滴注为对照组。脉络宁治后，头痛、浮肿明显减轻（P<0.05），MPA显著下降（P<0.05～0.01），血液流变学明显改善，红细胞压积下降尤著（P<0.01），蛋白尿明显减少，表明其治疗机理通过扩血管，改善微循环；提高纤溶性，改善血液粘滞性及高凝状态，防止血小板聚集等优于硫酸镁。上述两种针剂对母儿均无不良影响。上海仁济医院采用活血化瘀合剂（丹参注射16ml、25%硫酸镁40ml、低分子右旋醣酐500ml、肝素25mg，静脉滴注5小时左右，在治疗妊高征先兆子痫25例，与25%硫酸镁40ml、低分子右旋醣酐500ml静脉滴注治疗先兆子痫25例作为对照组，活血化瘀合剂解痉、降压作用快、血压波动小、肾功能得到改善，利尿效果明显，降低血液粘稠性，稀释血液、减少红细胞聚集等血液流变性，改善程度较对照组疗效显著。

（三）展望

在孕期、中医按辨证施治在预测和防治妊高征的发生有一定作用。因而，期望在妊高征未发生以前，通过现代科学技术的方法，将中医宏观辨证与西医微观检测指标紧密结合，以期有助于对妊高征病因的探索和防治。在妊高征的治疗中，西医采用解痉、镇静、降压、扩容，必要时加利尿的治疗原则，但有一定副反应，如硫酸镁、安定静脉滴注，有潜在性抑制呼吸骤停或心衰等威胁生命的危险性；利尿剂可加重血液浓缩而促使病情发展。根据辨证论治对不同类型、程度的妊高征，中医药可起到不同的治疗作用和效果。同时，由于妊高征发生与血管痉挛及血管内皮细胞功能紊乱所致，西医采用阿斯匹林及钙离子拮抗剂，而中药采用以治血化瘀为主疗法，从临床证候及检测各项指标均提示，活血化瘀中药不仅可纠正妊高征患者血液流变学及前列腺素异常，而且有防治胎儿宫内发育迟缓，因此开展现代科学技术、方法对妊高征进行深入、高层次的中西医结合研究，将大大有助于探索中医不因辨证论治治疗机理，揭示妊高征的病因，为防治妊高征提供新途径。

二、胎儿宫内生长迟缓

胎儿宫内生长迟缓（Intrauterine Growth Retardation，IUGR），又称胎盘功能不良综合征或胎儿营养不良综合征，系指胎儿体重低于其孕龄平均体重第10百分位数或低于平均体重的二个标准差。是常见的产科并发症，其发生率为2.75%～15.53%，围产儿的死亡率较正常出生体重儿高6～9倍，围产期病率高，易发生远期后遗症。故其早期诊断和防治已成为围产医学重要课题。IUGR 病因复杂，有孕母、胎儿、胎盘等因素，其主要病理生理变化是胎盘螺旋动脉发育不良或孕妇自身抗体升高，如抗磷脂抗体阳性，胎盘血量不足，或胎盘血栓形成，梗死，均使胎盘功能低下、缺氧、影响胎儿营养吸收、生长、发育。

IUGR 属中医学所述的“胎萎不长”、“妊娠胎萎燥”、“胎弱症”的范畴。历代医家对其认识逐步深入，认为其病因病机，主要为气血虚弱，胎失所养；阴虚内热，热伤胎元，脾肾阳虚，生化失期，胎失温阳。同时气血虚弱，血行不畅或热灼阴血，血液粘稠；阳气虚弱，气血凝涩均导致血液运化障碍，血脉瘀滞病证。

现代医学防治 IUGR 原则，首先对其原发病进行防治，消除病因；加强营养、补充能量、营养液；服用抗凝及血管活性药物；组织细胞活化剂等有一定疗效。中医治疗胎萎不长历史悠久，有确切的疗效又无明显副反应。近10年来，国内进一步研展中医药或中西医结合治疗 IUGR 的临床及实验研究，为中西医结合防治 IUGR 开辟了一条新路。

（一）临床研究

根据 IUGR 中医辨证，最常采用治则为补肾健脾、活血祛瘀、养血活血、清热安胎的治法。上海国际和平妇婴保健李国维等对 IUGR 孕妇，辨证施治分3型：①血虚型：最多见占65%，治则益气养血，方用八珍汤加减，即八珍汤加淮山药、杜仲、红枣，有效率85%。②血热型占20%，治则滋阴养血，方用两地汤加减；生地、地骨皮、黄芪、麦冬、玄参、白芍、太子参，有效率100%。③血瘀型：占14.5%，治则活血养血、方用复方芍药散加减：当归、白芍、川芎、白术、茯苓、泽泻、香附，有效率100%。上海第二军医大学用川芎注射液30ml，加入5%葡萄糖注射液500ml，静脉滴注，每日1次，10天1疗程，以二维彩色多普勒血流图观察脑动脉血流谱，发现 IUGR 者其血流频谱，提示胎儿胎盘血流阻力增加，故胎盘功能低下，治疗后胎盘血管阻力明显下降，提示川芎可改善子宫胎盘床微循环，降低胎盘血管阻力，解聚血小板等而起到治疗作用。江苏无锡市妇幼保健院采用活血化瘀（当归、赤芍、丹参、茺蔚子、川芎、白术、黄芪、香附、泽兰）加西药（能量合剂、复方氨基酸、地塞米松）静脉注射，与单用西药组对照，两组治疗总有效率中西药组为86%，西药组为78%，两组比较虽无显著性差异，但宫底高度、腹围、胎头双顶径平均值，中西药组明显高于西药组（$P<0.01$），表明该方有益气养血，活血通络调节体内循环，改善子宫胎盘微循环，使中西药产生协同作用。

（二）实验研究

1.IUGR 动物模型制作方法

IUGR 动物模型建立方法有多种，近10年来，国内所建立 IUGR 动物模型主要有两种方法：白求恩医科大学采用更生霉素（Ksm）建立 IUGR 动物模型，用 Wistar 系健康大鼠，体重190～210g，于孕第10天腹腔内注 Ksm0.1μg/kg，在孕晚期，其孕鼠体重明显低于对照组（$P<0.01$），IUGR 发生率为66.2%。上海第二医科大学、同济医科大学以被动吸烟方式建立 IUGR 动物模型，前者采用新西兰兔2600g～3500g 于交配后第2天起被动吸烟，每日3次，每次同时燃6支香烟。孕 IUGR 发生率为48.33%，与正常对照组比较有明显差异。后者采用孕鼠于孕4～10天，每天置于烟熏环境4次，每次10分钟，燃烟1.5支，孕11～20天起，每次接触15分钟，燃烟2支。以上 IUGR 动物模型诊断标准，均以胎仔体重较正常对照组同孕龄胎仔体重减轻2个 SD。

2.实验研究进展

国内利用已建立动物模型开展各种实验研究，发现建立 IUGR 有以下特点：①IUGR 孕鼠或兔其妊娠增重值及胎仔平均体重明显减轻，与正常孕龄对照比较有显著性差异，其胎仔身长、脑、肝组织重量明显减轻。②胎盘形态学变化：胎盘重量较正常对照组比较明显减轻（P＜0.01）。在电镜下，见迷路血间膜增厚，细胞滋养层增殖为害，胞浆及亚细胞结构肿胀、崩解、坏死以合体滋养层为著。以上改变影响胎盘血供与母体之间的交换，影响胎盘功能。③血液流变学异常：电镜下见红细胞表面树突状隆起，大小不一提示IUGR的发生与孕母鼠血液粘滞、浓、红细胞聚集相关，胎盘血流缓慢、瘀滞致胎盘功能低下。

在IUGR动物模型中，初步探讨中药及中西药结合治疗可能的作用机理。同济医科大学姜永等给IUGR孕鼠灌服活血化瘀方（丹参、川芎、当归、按8∶3∶3制成70％煎剂或益气化瘀方（上方加黄芪、白术、按8∶3∶7∶4∶4制成110％煎剂），发现活血化瘀中药IUGR可能是通过以下机理起作用：①血液流变学异常得到改善，降低血液粘度、浓缩、聚积状态，以减少血液阻力，增加胎盘有效灌注量，保证胎儿生长发育所需血供。②红细胞变形能力及红细胞供氧能力提高：白求恩医科大学利用Ksm建立IUGR孕母鼠，分4组观察，Ⅰ组：长白山人参叶皂甙液3mg/100g体重注入腹腔或8mg/100g体重灌胃；Ⅱ组：舒喘灵100μg/只鼠、灌胃；Ⅲ组：丹参液0.5ml/只鼠注入腹腔；Ⅳ组：硫酸锌3mg/只鼠、灌胃。均于孕14、16、18天给药，与未治疗组及正常孕鼠对照，发现各治疗组孕鼠体重、胎仔体重、身长、胎盘重量明显增加并恢复正常，胎盘形态学异常有不同程度改善，尤其人参与丹参组其胎盘迷路层厚度、滋养细胞成分、血管、血窦成分的百分比与IUGR未治疗组比有显著增加（P＜0.05～0.01），使胎盘功能及血供明显改善。同时人参叶、基甙液有促进机体核酸和蛋白质合成，促进糖代谢；促使细胞分泌、生长，是治疗IUGR有效药物。硫酸锌及舒喘灵主要使胎盘迷路层血窦及血管成分增加，提示锌在维持机体正常生理功能和生长代谢中是必需的微量元素，而舒喘灵可改善胎盘血供，从而使胎儿生长，上述实验提示人参、丹参或联合上述西药，使疗效更佳。

（三）展望

虽然对IUGR的研究已成为国内外产科研究领域中的重要课题之一，但其发病机理、病理生理变化尚未完全明了。其病因病机复杂，常见有遗传因素、营养因素、妊娠高血压综合征、妊娠合并慢性肾炎、原发性高血压、心脏病等妊娠合并症、并发症，孕妇吸烟、饮酒、宫内感染等因素，均影响胎盘血流灌注、胎盘功能，影响胎儿营养吸收及生长发育，以致发生IUGR。故在治疗中，必须采取审因论治，采用辨病辨证相结合中西医结合治疗，才能使疗效提高。今天我们可以利用已建立的动物模型，以探索IUGR发病的机理及不同辨证和辨病间关系的本质，同时可以探索中药治疗机理，筛选更有效的中药及组方，为中西医结合防治IUGR提供科学依据。

三、妊娠肝内胆汁淤积症

妊娠肝内胆汁淤积症（Intrahepatic cholestasis of pregnancy，ICP）是妊娠晚期合并症，孕妇表现皮肤瘙痒、黄疸、胆酸浓度异常升高，于产后1～2周后很快自行消退，再次妊娠有复发的倾向，其发生与遗传、家族、环境等因素相关。表现肝胞对雌激素及其代谢产物发生过强反应；肝胞窦状隙囊泡对中牛磺酸的摄取减少、窦状隙区域的Na^+-K^+-ATP酶活性降低，膜脂质结构改变，流动性下降，使胆盐及电解质转移减少、胆汁淤积致高胆酸钠症，胎盘绒毛血管痉挛、阻力增加，氧和物质交换障碍，胎盘功能减退，易引起早产、胎儿窘迫、死胎、死产。

ICP的临床症候属中医黄疸中“阳黄”范畴。妊娠期血聚以养胎，易见阴血不足，如原有脾虚肝郁，孕后更见脾精不布。水湿滞留，木更乘土，肝郁化热，湿热熏蒸肝胆使胆汁外溢，浸渍皮肤而黄疸，皮肤瘙痒，更甚者则热毒内蕴而入营血，见皮疹、鼻衄、烦躁、舌质红绛等证候。

现代医学治疗，主要采用地塞米松、熊去氧胆酸、S-腺苷甲硫胺酸，以对抗雌激素、降低血胆酸盐，但疗效不确切。中药治疗ICP疗效显著，无副反应，值得进一步探讨。

（一）临床研究

1.上海仁济医院陈德甫等根据病因病机、病程及证候、将ICP分两型 ①湿热蕴结、气分湿热型（见于轻、中型）：治则清热利湿，方用茵陈汤加减：茵陈、山栀、龙胆草、生大黄后下，生薏仁、车前草、绿豆、黑芝麻（包煎)。②阴血亏损、热入营血型(多见于中、重型):治则凉血解毒。方用犀角茵陈汤:上方去生大黄、龙胆草、加水牛角、炒丹皮、赤芍。治疗ICP34例,辨证为两型各17例,予以相应辨证施治,7天为1疗程,一般服药3～9天后瘙痒、皮疹、夜寐不宁等症状缓解90%,总胆红质,1分钟胆红质/总胆红质之比下降接近正常。南京军区总医院陈林国等,治疗38例ICP,辨证湿热瘀疸、肝肾不愈,以茵陈汤合补肾安胎泡之:柴胡、茵陈、金钱草、黄芩、寄生、当归。治后7～10天全部有效。

2.单味药应用 上海虹口区妇婴保健院用单味精黄片口服治疗ICP27例,另设对照组27例,服肝泰乐及能量合剂静脉滴注。治疗结果:精黄片有效率70.4%,对照组有效率18.52%,两组比较有显著性差异(P<0.001)。

上述中药或中西医结合治疗不仅减轻孕妇症状,而且降低胎儿及新生儿围产期发病率及死亡率。

(二)展望

中药治疗ICP有其独特的疗效。归纳治疗原则,以清热、利湿、攻里、利尿、活血化瘀等治法,其是否通过不同作用达到治疗效果尚需进一步探讨。清热利湿作以祛风止痒,可能是通过减轻孕妇肝脏对雌激素过强反应,加之利疸中药,有疏通毛细胆管,促进胆汁分泌与排泄,改善毛细胆管淤疸或肝肠循环,从而降低血中胆酸钠浓度起到治疗作用。活血、凉血祛瘀中药,可能改善肝脏、胎盘局部微循环、改善利疸功能,增加胎盘血流灌注,提高胎盘功能、改善宫内缺氧情况。今后需进一步对中药作用机理进行探讨,以期在理论与疗效上能有所突破。

(归绥琪)

第十一节 针刺在妇产科的应用研究

结合中医经络理论和妇产科领域内长期针刺实践,针刺在促排卵、引产、转胎位、镇盆腔痛、治疗尿潴留、外阴搔痒症、泌乳、止吐等方面除了临床研究外,均在不同程度上进行了实验室研究,现将研究较深,有一定影响的针刺促排卵和针刺引产介绍。

一、针刺促排卵

(一)临床相关因素研究

上海第一医学院妇产科医院60年代初,以针刺为主促排卵效果为54.4%,选穴中极、子宫、关元、三阴交,当时同济医科大学金问洪亦报道针刺后2例不孕者妊娠成功。1986年上海医科大学妇产科医院俞瑾以4项排卵指标观察,单用针刺促排卵55例,成功率54%～56%,并发现针刺对阴道脱落细胞的伊红指数(EI)有双相调节作用,EI>31%或<31%针刺后可上升者,针刺后排卵率显著增加(P<0.05),提示针刺促排卵成功率与雌激素水平及中医肾气盛衰相关。又发现针刺后交感神经受抑制者,表现为手部皮肤温度上升与血β-内啡肽水平稳定显著相关(P<0.05),后二者之间呈负相关(r=-0.677,P<0.05)。从而对27例针刺后手部皮肤温度升高,有相当雌激素水平无排卵月经失调患者,其排卵率达80.1%,验证了肾气未衰而针刺后气血流通者效果好的中医认识。1989年俞瑾又报道了针刺前血FSH,LH脉冲频率低的患者,针刺后此频率(2.10±0.42次/4小时),即刻恢复正常(3.07±1.64次/4小时),并伴随B超监测下卵泡的迅速发育与排卵,因此频率原属正常者,针刺后无明显变化亦无排卵(3.60±1.08次/4小时,2.90±0.89次/4小时),提示了针刺通过中枢与垂体调节而促卵巢排卵,如中枢正常而卵巢反应差针刺无促排卵效果。1992年杨秋英报道了对PCOS者采用针刺促排卵治疗中观察中枢多巴胺与内阿片肽水平与效果的关系,发现多巴胺阻断剂灭吐灵试验与效果相关性不大,而β-内啡肽受体阻断剂纳洛酮试验中,LH有升高现象者针刺后均排卵,LH升高不明显,尤其停用纳洛酮时LH即下降者针刺后均无排卵(P<0.05),且前者血E_2水平显著高于后者(P<0.05),从而假设针刺有通过调节中枢β-内啡肽水平而调控GnRH-Gn作用起促排卵效果。鉴于中枢Gn神经原内无雌二醇受体(ER)设想血E_2与中枢β-内啡肽水平相关。基于上述临床研究在大鼠性周期和醋酸酮诱发家兔排卵中观察了血雌激素

水平与下丘脑弓状核内阿片肽系统及LH峰的关系，结果发现动情前期血E_2进入高峰时弓状核内ER降到低谷，局部POMCmRNA亦降至低谷，此时β-内啡肽在下丘脑视前区（MPO）腹内侧区（MBH）的释放幅度增加，当达最低点时，其μ-受体亦降至最低点，在正中隆突出现GnRH及血内LH的峰值表现。以上说明血E_2是通过负向调节下丘脑ER，从而抑制POMCmRNA合成，同时针刺引起β-内啡肽释放到此时也耗尽，使局部β-内啡肽降为最低点，排除了对GnRH神经原的抑制，于是诱发正反馈而排卵，说明中枢β-内啡肽从合成、释放到受体各水平均参与了排卵过程。在此基础上观察针刺家兔与相应穴位时下丘脑MPO与MBH出现进行性增加的脉冲式GnRH分泌而排卵现象，同时出现下丘脑此二区内μ-受体的上述活动，证实有一定雌激素水平时，中枢β-内啡肽具有相当合成量的基础，而针刺可触发其脉冲分泌。释放到局部呈低谷时出现GnRH-LH峰而排卵。针刺家兔肩部穴位无上述现象出现。

在大量临床和实验基础上，上海医科大学妇产科医院祝秀都报道了青春期功能性子宫出血（功血）的针刺促排卵效果，青春期功血主要是由于中枢GnRH分泌未成熟，受到中枢内阿片肽系统不成熟或失调的影响，但具备一定卵巢功能，故临床上有一定雌激素水平，共针刺15例，排卵者13例，同时选择青春期月经稀少或闭经患者15例，虽亦有中枢的失调，但卵巢反应及功能欠成熟，针刺后9例排卵，二者间有显著差异（$P<0.05$），但验证了前面的结论即雌激素促成中枢β-内啡肽的合成，针刺调控中枢有一定水平的β-内啡肽的释放和GnRH的分泌，促成GnRH峰值出现而导致排卵。

1985年第三军医大学史常旭报道了47例多囊卵巢综合征针刺治疗，穴位同前，但子宫深刺达卵巢，排卵率为60%，1983年北京市宣武中医医院刘继章针刺关元、归来、三阴交；第二天针刺中极、气穴、足三里；第三天针刺命门、血海等，治不孕症34例，其中12例无排卵，治疗1～6个疗程，妊娠率73.5%，以针刺后手温上升者效果好，另7例青春期继发闭经，针刺后月经来潮6例。周世璋等发现排卵前血LH峰值出现时，妇女三阴交、足三里、内关穴电阻增加，给服雌激素后，此现象消失，提示这些穴位电阻与月经周期激素水平改变可能相关。

二、针刺引产

按中医经络学中，孕期忌针合谷、三阴交的记载，上海第一医学院从1972年开始了针刺合谷、三阴交足月引产的临床探索，1979年朱人烈报道了电针引产771例成功率72.1%，同期催产素引产成功率70.3%，无显著差异；并分析了针刺引产中有关临床因素与电针刺激波形，胎次，是否剥膜均不相关。但胎膜已破或宫颈评分>7分者效果显著（$P<0.05$）。1994年潘明明报道了电针引产164例，单纯电针引产成功率58.2%，加人工破膜85例成功率80%，效果显著提高，而人工破膜加催产素引产成功率69.8%，与针刺组无显著差异。宫颈评分≥6分者效果显著提高，在电针引产过程中与催产素引产不同的是血中催产素含量不增加，而血E/P比值及$PGF_{2\alpha}$，PGE_2含量均明显增加（$P<0.05$），提示了电针引产作用与调控前列腺素相关。上海医科大学神经生物教研组黄登敳以14C-2-烷葡萄糖免疫组化法观察神经细胞的葡萄糖代谢作用，针刺大鼠后肢相应人三阴交穴位后，垂体后叶的葡萄萄糖代谢率增加，而脊髓骶段后角葡萄糖代谢率下降，可以解释针刺后垂体兴奋及宫颈松弛现象的神经基础。裴德恩对100例产妇进行电针催产和产程镇痛观察，取穴次髎或次髎加腹结透气冲，结果2组催产有效率相似，第1产程活跃期均明显比不给针刺的100例对照组缩短（5.33±4.47小时∶6.12±4.97小时），其镇痛效应比正常对照组亦明显提高，2组穴位间无差异94.3%与97.2%，提示只针刺次髎穴即可有催产和镇痛效果。

三、展望

针刺治疗在我国有悠久的历史，尤其在镇痛与功能调节方面，在国际上也有长远的影响，其特色是人体功能的自身调节。本节只是举其中2个例子说明针刺是临床有效，而且众多的研究已证实其不仅对神经、内分泌、免疫功能有调节作用，而且对某些器质性疾病病也通过有关机理有一定治疗作用。目前对针刺治疗大量文章限于临床上效果观察，作科学研究不多，对其调节作用还刚从整体水平进入分子水平研究，国外医学科学者也正在对针刺进行研究。由于所用刺激因子单纯，而其作用多方辐射放大，将对医学领域中不少问题如妇产科领域内针刺引产与分娩动因，针刺排卵与中枢神经递质调节，激光针刺纠正胎位妊娠生理等等，将有深远的理论和实践意义。

（俞　瑾）

参考文献

1. 时毓民，等. 滋阴泻火中药为主治疗女童性早熟25例疗效观察. 中医杂志. 1990；(2)：30～32.
2. 蔡德培，等. 性早熟女童阴虚火旺证本质的探讨. 中西医结合杂志. 1991；11 (7)：397～399.
3. 胡之景. 滋阴清肝治疗女性性早熟45例. 浙江中医杂志. 1994；(10)：453.
4. 李超荆，等. 无排卵功能性子宫出血病的治疗法则与病理机制的探讨. 肾的研究. 第二版. 上海：上海科学技术出版社. 1981：35～40.
5. 除晋勋，等. 中药人工周期治疗排卵功能失调. 中华妇产科杂志. 1984；19 (4)：193～196.
6. 肖风云，等. 更年停治疗更年期功能性子宫出血和子宫肌瘤的临床观察. 中西医结合杂志. 1989；9 (7)：428.
7. 李超荆，等. 肾主生殖与排卵机理的初步探讨. 中医杂志. 1982；6：69～71.
8. 俞瑾，等. 补肾化"痰"治疗下丘脑-垂体功能失调性闭经. 中国中西医结合杂志. 1983；3 (4)：203～206.
9. 廖玎玲，等. 中药人工周期对继发性闭经妇女垂体GnH 释放和储备功能的影响. 中国中西医结合杂志. 1989；9 (8)：358～461.
10. 张丽珠，等. 中西医结合治疗继发闭经和稀发月经症—附71例分析. 中华妇产科杂志. 1980；(1)～50.
11. 俞瑾，等. 中西医结合治疗高促性腺激素性闭经. 中医杂志. 1989；30 (12)：29～31.
12. 孙月丽，等. 补肾化"痰"法治疗多囊卵巢综合征133例. 上海中医药杂志. 1983；6：13～15.
13. 俞瑾，等. 补肾化痰治疗多囊卵巢综合征中对下丘脑-垂体-卵巢功能的调节. 中国中西医结合杂志. 1986；6 (4)：218～221.
14. 史常旭，等. 多囊卵巢综合征的中医治疗（附117例临床分析）. 中华妇产科杂志. 1985；3：144～147.
15. 施令仪，等. 辩证治疗多囊卵巢综合征70例分析. 中医杂志. 1984；2：31～32.

166周丽蓉，等. 补肾阴药治疗高胰岛素高雄激素无排卵症的临床观察. 中国中西医结合杂志. 1996；16 (9)：515～518.

17. 王忠民，等. 辩证治愈未破裂黄素化卵泡综合征32例. 上海中医药杂志. 1992；(8)：11～12.
18. 管玲玲，等. 宫颈粘液结指导中西医结合治疗未破裂卵泡黄素化综合征. 全国中西医结合不育症学术研讨会论文汇编. 1996；10～12.
19. 李大金，等. 滋阴降火中药治疗免疫性不孕症. 中国中西医结合杂志. 1995；15 (1)：3～4.
20. 徐晋勋，等. "促卵泡汤"女性激素样作用的观察. 中医杂志. 1982；23 (1)：654～69.
21. 俞瑾，等. 肾主生殖的实验研究. 中国中西医结合杂志. 1989；9 (9)：548～551.
22. 李炳如，等. 补肾药对下秋脑-垂体-性腺轴功能影响. 中医杂志. 1984；25 (7)：63～65.
23. 奚明，等. "促黄体汤"对家兔黄体功能的影响. 第二次全国中西医结合妇产科学术会议论文汇编. 1986；39～48.
24. 杨淑萍，等. 补肾中药对不孕大鼠垂体、卵巢、肾上腺的作用. 中国中西医结合杂志. 1993；13特集：319～321.
25. 魏美娟，等. 补肾药对雄激素致不孕大鼠垂体及卵巢的形态变化观察. 中国中西医结合杂志. 1993；13 (3)：164～166.
26. 魏美娟，等. 补肾中药对雄激素致不孕大鼠卵巢核仁组成区蛋白的影响. 上海医科大学学报. 1996；23 (6)：451～454.
27. 归绥琪，等. 补肾中药对雄激素致不孕大鼠高雄激素的影响. 上海医科大学学报. 1994；21增刊：93～96.
28. 张月萍，等. 雄激素致不孕大鼠发病机理及滋阴药对其促排卵的作用. 中华内分泌代谢杂志. 1994；10 (2)：98～101.
29. 归绥琪，等. 补肾中药对雄激素致不孕大鼠垂体促性腺激素的影响. 中国中西医结合杂志. 1995；15特集：261～263.
30. 上海第一医学院妇产科医院中西医结合小组. 中西医结合治疗月经过多125例的临床观察. 医学临床交流. 1974；2：6～8.
31. 山西医学院第一附属医院妇产科中西医组. 调经Ⅰ号治疗月经过多的研究. 中华妇产科杂志. 1986；21 (4)：215～217.
32. 夏惠琴，等. 参茜固经冲剂治疗月经过多机理探讨. 中国中西医结合杂志. 1992；12 (12)：730～733.
33. 曹玲仙，等. 参茜固经冲剂治疗月经过多及其对血清、经血纤维蛋白裂解产物的影响. 中国中西医结合杂志. 1991；11 (7)：409～410.
34. 山西省活血化瘀研究所，山西医学院第一附属医院妇产科中西医组. 调经Ⅰ号Ⅱ号Ⅲ号的实验研究.

第二次全国中西医结合妇产科学术交流大会资料. 1986；95～106.
35. 田歖，等. 重楼缩宫止血作用的临床及实验探讨. 中医杂志. 1984；25（3）：197～200.
36. 梅振翼，等. 重楼排草产后止血作用的临床观察. 第二次全国中西医结合妇产科学术交流大会资料. 1986；72～88.
37. 谢春光，等. 当归乌药散治疗痛经的临床疗效观察. 中医杂志. 1989；（8）：33.
38. 张玉珍，等. 田七痛经散（胶囊）治疗痛经251例临床小结. 新中医. 1988；（1）：20.
39. 孙宁铃，等. 痛经散治疗198例原发性痛经及其机制初探. 上海中医药杂志. 1986；（7）：5.
40. 刘世忠. 耳穴贴压治疗痛经1000例疗效观察. 中国针灸. 1993；（6）：27.
41. 王永汉，等. 痛经灵治疗原发性痛经药理研究. 中成药研究. 1986；（9）：23.
42. 吴春福，等. 妇乐冲剂治疗痛经的药理研究. 中成药. 1993；15（1）：21.
43. 谢春光，等. 当归芍药散对痛经患者血液流变性及$PGF_{2\alpha}$水平影响. 中西医结合杂志. 1990；10（7）：410.
44. 归绥琪. 全国中西医结合子宫内膜异位学术研讨会纪要. 中国中西医结合杂志. 1993；13（1）：60.
45. 王曼. 女性不孕症的中西医结合研究. 中国中西医结合杂志. 1987；7（10）：617.
46. 朱文新，等. 活血化瘀治疗子宫内膜异位症的临床研究. 中国中西医结合杂志. 1992；13（1）：16.
47. 王文增，等. 化瘀通腑法治疗子宫内膜症临床及实验研究. 中国中西医结合杂志. 1991；11（9）：524.
48. 戴德英. 子宫内膜异位症不孕40例临床小结及实验研究. 上海中医杂志. 1988；（1）：14.
49. 秋善，等. 活血化瘀防治子宫内膜异位症的动物实验观察. 第三届全国中西医结合妇产科学术经验交流会. 1990；10
50. 俞超芹，等. 子宫内膜异位症患者周期β-内啡肽变化中药内异方对其影响. 1995；15（1）：9.
51. 罗元恺，等. 以补肾为主治疗更年期综合征临床研究. 中国医药学报. 1990；（2）：38.
52. 刘琨，等. 坤宝丸治疗更年期综合征临床观察. 中医杂志. 1985；（6）：85.
53. 谈勇，等. 108例更年期综合征从心肾论治的临床总结. 中药杂志. 1987；（5）：33.
54. 王大增，等. 清心平肝治疗更年期综合征. 中医杂志. 1989；（1）：30.
55. 张家庆，等. 更年期综合征患者的细胞雌激素受体的变化及六味地黄丸的疗效. 中国中西医结合杂志. 1991；（9）：521.
56. 黄艳红，等. 补肾中药片对围绝期妇女骨质疏松代谢的影响. 中国中西医结合杂志. 1993；13（9）：522.
57. 李大全，等. 中药复方对更年期综合征妇女生殖内分泌—免疫功能的调节. 上海免疫学杂志. 1995；（5）：257.
58. 罗新，等. 复方五倍子粉抗 HSV-2作用的实验研究. 现代妇产科进展. 1995；（2）：124.
59. 汪明德，等. 中药外用治疗阴道炎的实验研究和临床观察. 中医杂志. 1990；（7）：37.
60. 张永络，等. "黄蜈散" Ⅰ号治疗宫核异质细胞71例临床分析. 山西医药杂志. 1983；（1）：16.
61. 李衡友，等. 中药锥切疗法治疗慢性宫颈炎75例分析. 中华妇产科杂志. 1984；（4）：201.
62. 钱止维，等. 黄芪与干扰素治疗宫颈糜烂及抗病毒的协同作用. 中西医结合杂志. 1987；（5）：268.
63. 冀平，等. 慢性盆腔炎144例中西医结合治疗对比观察. 中医杂志. 1993；（11）：680.
64. 王国斌，等. 中西医结合治疗亚急性盆腔炎的临床研究. 河南中医. 1993；（4）：175.
65. 张迎春，等. 疏肝化瘀法治疗慢性盆腔炎的实验研究. 实用中西医结合杂志. 1994；（4）：197.
66. 赵晓梅，等. 激光针灸治疗盆腔炎研究进展. 天津中医. 1992；（3）：45.
67. 山西中医研究所妇女白色病损小组. 中药治疗女阴白色病损214例报告. 中医杂志. 1983；（2）：30.
68. 葛秦生，等. 应用活血化瘀治则治疗外阴化性萎缩性苔癣. 中华医学杂志. 1979；（1）：28.
69. 夏玉卿，等. 电热针治疗女阴白色病变的临床疗效及机理研究. 中国针灸. 1994；（4）：1.
70. 杜惠兰. 外阴白色病变与微量元素锌、铜、细胞及体液免疫、血清睾酮的关系. 河北医药. 1994；（5）：272.
71. 洪涛，等. 外阴硬化性萎缩性苔癣治疗前后的电镜研究. 中华医学杂志. 1979；（2）：80.
72. 张启端，等. 外阴硬化萎缩性苔癣治前后光镜和电镜观察. 中华妇产科杂志. 1990；（1）：24.
73. 王艳芳，等. 中药治疗外阴营养不良的临床观察与实验研究. 中西医结合杂志. 1986；（12）：723.
74. 山西医学院第一附属医院中西医结合治疗宫外孕研究室. 中西医结合非手术方法治疗宫外孕600例临床分析. 中华医学杂志. 1975；55（6）：408.
75. 张慧萍，等. 天花粉治疗输卵管妊娠与输卵管造影随访. 中国中西医结合杂志. 1995；15（2）：92.
76. 汪粮，等. 天花粉针剂与氨甲喋呤在中西医结合治疗宫外孕中的作用. 中医、中西医结合妇产科情报资料. 1989、1990合刊号. 20.

77. 田纴虎. 天花粉治疗宫外孕40例分析. 实用中西医结合杂志. 1994；（5）：442.
78. 王叶红. 天花粉治疗早期异位妊娠. 现代妇产科进展. 1995；4（2）：147.
79. 高湘. 强化化瘀方案治疗宫外孕45例分析. 实用妇科与产科杂志. 1993；9（3）：181.
80. 山西医学院第一附属医院中西医结合治疗宫外孕研究室. 中西医结合治疗宫外孕实验研究. 中华妇产科杂志. 1979；14（4）：279.
81. 罗元恺. 习惯性流产的防治. 中医杂志. 1988；（2）：39.
82. Caulam CB. Epidemiology of recurrent, Spontaneous abortion, Am J Peprod Ianmunol 1991, 26：23.
83. 李大金，等. 反复自然流产患者血清中封闭抗体的检测. 中国免疫学杂志. 1993；9：241.
84. 李恩棠，等. 孕期中西医结合防治夫妇 ABO 血型不合对胎儿及新生儿的影响. 中西医结合杂志. 1984；4（3）：137.
85. 钱美伦，等. 预防治疗新生儿溶血病中药的实验研究. 中华妇产科杂志. 1984；18（4）：207.
86. 韩金兰，等. ABO 血型不合引起早期流产的中药治疗. 中国中西医结合杂志. 1993；13（1）：13.
87. 金大金，等. 继发性反复自然流产与自身及同种免疫功能的关系. 中国实用妇科与产科杂志. 1994；10（1）：33.
88. 金有慧，等. 对妊娠高血压综合征中医辨证的临床研究. 中医杂志. 1992；33（1）：26.
89. 钱祖淇，等. 中西结医结合预测妊娠高血压综合征. 上海中医药杂志. 1990；（11）：5.
90. 徐敏华. 106例妊娠水肿的分型及治则. 上海中医药杂志. 1985；（2）：25.
91. 郭天玲，等. 当归芍药散治疗妊娠高血压综合征的临床观察. 中西医结合杂志. 1986；6（12）：714.
92. 钱祖淇，等. 养血熄风法治疗妊娠高血压及其血液流变性改变. 上海中医药杂志. 1989；（7）：5.
93. 黄莉萍. 一贯煎为主治疗妊娠高血压综合征74例临床总结. 中医杂志. 1983；（3）：73.
94. 钱晓华，等. 川芎嗪治疗妊娠高血压综合征临床分析. 中西医结合杂志. 1991；11（9）：533.
95. 栾峰，等. 脉络宁治疗妊高征46例临床观察. 中国中西医结合杂志. 1991；15（3）：153.
96. 沈迪安，等. 活血化瘀解痉合剂治疗妊娠高血压综合征临床疗效及血液流变性观察. 上海医学. 1994；（9）：552.
97. 谢素云，等. 辨证分型治疗胎瘘不长20例. 上海中医药杂志. 1988.
98. 赵宝珍，等. 川芎治疗 IUGR 前后脐动脉血流频谱与正常对比分析. 中国超声医学杂志. 1994；10（5）：45.
99. 吕伯中. 活血化瘀和能量合剂治疗胎儿 IUGR50例. 实用中西医结合杂志. 1994；7（6）：327.
100. 谷立平，等. 中西医结合治疗胎儿宫内生长迟缓的动物实验研究. 中华妇产科杂志. 1993；28（3）：157.
101. 姜永，等. 活血化瘀药防治不均称型胎儿宫内发育迟缓的作用机理探讨. 中西医结合杂志. 1990；10（3）：157.
102. 陈德甫，等. 犀角茵陈复方治疗妊娠肝内胆汁淤积症34例临床疗效分析. 中医、中西医结合妇产科情报资料. 1987年创刊号. 45.
103. 陈要国，等. 利胆益肾治疗妊娠黄疸38例. 江苏中医. 1990；（6）：9.
104. 杜炎升，等. 精黄片治疗 ICP27例. 中医杂志. 1993；34（2）：99.
105. 姚桂兰，等. 正交试验法中西医结合治疗妊娠肝内胆汁淤积症. 江苏医药. 1995；21（5）：313.
106. 俞瑾，等. 电针排卵和手部皮肤温度变化的观察. 中西医结合杂志. 1986；12（6）720～722.
107. 俞瑾，等. 电针促排卵和血 β-EPIS，手部皮肤温度变化的关系. 针刺研究. 1986；11（2）86～90.
108. 俞瑾，等. 电针促排卵和血 FSH，LH 水平及滤泡生长的观察. 中西医结合杂志. 1989；9（4）199～202.
109. 杨椒萍，等. 多囊卵巢综合征患者电针促排卵效果与中枢阿片肽活动力的关系. 生殖医学杂志. 1992；1（1）：16～19.
110. 杨淑萍，等. 醋酸酮诱导家兔排卵前 LH 峰过程中下丘脑 β-内啡肽释放的动态观察. 上海医科大学学报. 1994；21期增刊：1～4.
111. 杨淑萍，等. 大鼠动情前期血雌二醇和下丘脑前阿黑皮素（POMC）mRNA 表达及 GnRH 含量的同步观察. 生理学报. 待发表.
112. 刘继章. 针刺诱发排卵的临床观察. 北京中医. 1987；28（5）：42～43.
113. 余运初. 关于针刺和中药促排卵机理的研究. 中西医结合杂志. 1985；5（4）201.
114. 朱人列，等. 电针引产771例分析. 中医杂志. 1997；8：15～17.
115. 潘明明，等. 电针引产临床观察. 上海医科大学学报. 1994；21期（增刊）81～85.
116. 裴德恩. 针刺催产及镇痛的临床观察. 中国针灸. 1985；5（2）16～19.
117. Yang Shu-ping, He lianfang, Yu jin. Changes of

POMCmRNA, E_2 & P binding sites in the acurate nucleus during GnRH surge in the proestrus rats 3rd Congress of Federation of Asian & Ocean Physiological Society, 1995, Abstraet: S16-16 (0)

第十章　皮肤性病学

早在50年代，中医中药在预防、治疗皮肤病、性病、麻风等方面，就发挥了很大作用，如用中医扶正祛邪的理论，配合中药在防治麻风病方面就取得了显著效果，大大加速了防治工作的速度，丰富了研究工作的内容。在其他皮肤病方面亦如此。如应用中医中药治疗湿疹、白癜风、秃发、带状疱疹等；用熏药疗法治疗神经性皮炎；黑布药膏治疗瘢痕疙瘩；针刺治疗荨麻疹；中药治疗头癣等，均有很好的疗效。尤其是中药黑布药膏治疗瘢痕疙瘩，曾在国际皮肤科学术会议上做过报告。由70年代开始，采用中医辨证与西医辨病的中西医结合方法，对多种皮肤病进行了中西医结合的治疗研究，均取得了很好的临床效果。近10年来，皮肤科中西医结合的研究工作发展很快。不单纯是在治疗多发病、常见病方面取得了很好的疗效，而且在一些疑难病症如系统性红斑狼疮、天疱疮、剥脱性皮炎等危重症的防治方面也取得了一些进展。在基础研究方面亦开始进行了广泛的研究，并取得了一些成绩。研究方法主要采用：临床实践与实验研究相结合，中医辨证与西医辨病相结合，用现代科学的诊断技术、方法和中医的“证”（包括病因、病机、标、本等）相结合，进行同病异治、异病同治等，都找出了很多规律性的治疗法则。并进一步从现代药理学、药化学、病理学、病理生理学、生物化学、免疫学及荧光技术和电镜等方面，探讨其疗效机理、病因病机，使中西结合的内容更加深化，如中药雷公藤，开始只用于治疗麻风反应、神经痛，昆明山海棠开始也只用于治疗类风湿性关节炎，通过实验研究和临床观察，证明此二药均有免疫抑制、免疫调节和非特异性抗炎作用，进而扩大应用于一些自身免疫性疾病，如SLE、皮肌炎、白塞氏（Behect）病等均取得较好的疗效。目前在某种程度上可取代皮质类固醇激素。又如现代医学的免疫生化、免疫病理、微循环、微量元素、单克隆抗体、电子显微镜超微结构检查学，都已陆续应用于皮肤病的中西医结合研究中，使皮肤科领域的中西医结合研究逐步地迈上了先进的分子生物学水平。这是非常可喜的前进。

近年来，皮肤科中西医结合工作又有了较大的进展，特别是对一些皮肤科的顽症，久治不愈的病和急性病、一些对健康危害较大甚至影响生命的病，如：急性皮炎湿疹类疾病、银屑病、硬皮病、系统性红斑狼疮、天疱疮等，不仅在治疗上找到了一些中西医结合的治疗规律，提高了疗效，降低了死亡率，而且对中西医结合的治疗原理，药理，药化，病理生理，免疫学变化，免疫荧光病理及电镜学观察等方面都做了大量工作，取得了可喜的成绩。这些对我国皮肤科的发展起了一定推动、促进作用，分述于后：

1. 急性皮炎湿疹类疾患　过去中医治疗只停留在一般疗效观察上。最近，北京中医医院皮科用中药石蓝草合剂治疗急性皮炎，湿疹类疾患，系统观察440例（大部分为住院患者），不仅治愈率达90.1%，较西药对照组治愈率75.5%有显著差异，平均治愈时间为7.3天，较西药对照组缩短43.9%，而且通过药理、药效学检测及动物实验，进一步证明了该药有显著的抗炎、抗过敏作用。可对抗由组织胺、5-羟色胺和前列腺素引起的炎性渗出，可明显降低炎性组织中前列腺素含量，并证明该药有抑制Ⅰ型和Ⅳ型变态反应，调节免疫功能，改善巨噬细胞吞噬功能，减轻炎性毛细血管通透性增加等作用，而且毒性小，安全性高，这些给中医中药、中西结合治疗急性皮肤病，提供了重要的途径。

2. 银屑病　是皮肤科发病率高、且易复发的一种顽固性难治病。近年来对银屑病中医中药和中西结合治疗的报道很多。从50篇文章可供分析的约5000多例病例看，多数停留在一般治疗研究上，都有不同程度的疗效。显效率在50%～80%以上。归纳起来，中医辨证分型多分为血热、血燥、血瘀、湿热、毒热、冲任不调等，所以多数用清热凉血、养血润燥、活血化瘀、除湿、解毒及调和冲任等法则治疗。中国中医研究院广安门医院皮科用克银丸治疗100例，治愈率65.7%，总有效率94.4%，并经过电子显微镜观察了治疗前后皮损的超微结构，证实在治疗后，表皮棘细胞恢复成为正常的角朊细胞。大连医学院皮科用中药喜树提取物喜树碱配成酊剂外用，治疗银屑病101例，结果完全消退者28.7%，消退一半者占32%，无明显毒副反应。并以两种动物模型、小鼠的阴道上皮和鼠尾鳞片表皮进行研究，证明喜树碱能抑制表皮细胞分裂和促进颗粒层表皮细胞形成，从而使银屑病表皮的增生与角化不全病变得到纠正。谢氏用抗表皮细胞增殖的中药治疗84例。结果痊愈率32.3%，总有效率78.4%。南京地区皮科协作组用山豆根、菝葜、丹参治疗银屑病65例，也取得了相应的疗效。不少学者采用中药加光化疗法治疗银屑病。重庆第三军医大学采用8-甲氧基补骨脂素（简称8-MOP）配合黑光治疗，产生光化反应，抑制表皮细胞DMA的合成，可治疗银屑病。重庆银屑病协作组又用中药白芷加黑光治疗银屑病，有效率提高到94%以上，近期治愈率提高到70%。亦有用肌注补骨脂或外用30%白芷酊加黑光治疗银屑病，取得相似的疗效，而较内服8-MOP副反应小。天津用抗感染、清热解毒药、凉血药治疗225例银屑病，近期疗效满意。上海用活血化瘀疗法治疗银屑病，并用微循环，血流变学等指标进行观察，245例治疗后，随着皮损的好转，甲皱皮肤毛细血管变化明显好转或恢复正常，24例全血粘度红细胞电泳时间、血球压积等均有明显改变。亦有用环核苷酸测定，检测银屑病患者治疗前后环磷腺苷（GMP）的比值，观察到治疗前比值明显下降，经治疗后，基本恢复正常，说明二者代谢失调得到纠正。进一步阐明了中医药治疗的机理。

3. 硬皮病　中医用益气活血化瘀、温经通络的法则，开辟了治疗的新途径。经实验证明中医中药治疗可改善局部微循环和结缔组织代谢两个环节。而对植物神经系统和内分泌方面，则可起到调节作用。有的病人配合用低分子右旋糖酐、菸酸、维生素治疗，效果更好。一般有效率在90%以上，显效率可达30%～40%。亦有报告中药积雪草（落得打）提取物积雪甙治疗系统性硬皮病45例，局限性硬皮病45例，前者有效率77.8%，后者有效率85%，并能改善免疫功能。

4. 系统性红斑狼疮　近年来对本病的中西医结合治疗研究甚多。根据全国54篇论文828例的初步分析：采用辨证与辨病相结合的方法。认为本病属虚证，按扶正固本、活血解毒的法则，急性期以西药皮质类固醇激素（后称激素）为主，辅以中药治疗，先控制急性症状，然后逐渐以中药为主，减少或停用激素。实践证明，长期坚持中西医结合治疗，较单纯中药或单纯西药治疗的疗效好，死亡率低，合并症少，存活时间明显延长，且有统计学意义。张氏系统观察677例，治疗3个月，显效率中西医结合组36.1%，中药组21.4%，西药组23.1%；死亡率中西结合组5.2%，中药组13.1%，西药组12.0%；并对308例进行了1～17年的追踪，平均6.2年，缓解率中西医结合组77.8%，中药组52.1%，西药组51.9%；死亡率中西医结合组21.4%，中药组35.4%，西药组42.6%。存活1年的三组接近，存活10年的中西医结合组60%，西药组和中药组则明显降低。治疗过程中的并发症中西医结合组明显低于西药治疗组，有统计学意义。特别是经治疗后血浆皮质醇测定正常的95例中，结合组49例，平均激素维持量10.55mg/日，而西药治疗组46例中，激素维持量则是25.15mg/日，有显著差异。张氏治疗103例，显效18%，有效66%，死亡14%，而对照组（西药）52例，显效10%，有效57%，死亡29%。湖南治疗70例，中西医结合组32例，有效率71.2%，西药对照组38例，有效率52.6%。除此之外，近年来临床药物研究者，陆续发现具有免疫抑制和抗炎作用的中药很多，如雷公藤、昆明山海棠、青蒿素等，都是很有效的药物，对治疗红斑性狼疮很有意义。

5. 天疱疮　近年来对天疱疮的治疗有不少报告。证明采用健脾除湿，养阴益气解毒的中药配合激素治疗，可以大大减少激素的用量，减少合并症的产生及由于大量使用激素而引起的副反应，并可以延缓复发。张氏报告30例，18例临床痊愈，9例显效。袁氏报告22例，显效17例，7例控制在4年以上。林氏报告病例停用激素后5年未见复发。

40年来中西医结合在皮肤科方面的研究大约可分为4个阶段：

1. 在50年代大多是对号入座，从一方一药来对一个病进行治疗，缺少辨证论治，也很少实验研究。

2. 60年代不仅有辨证论治的广泛应用，而且逐渐有一些中医理论的研究和探讨。

3. 70年代以来，不仅在中医理论探讨和辨证论治基础上与现代科学相结合进行了深入研究，而且对一些常见病的中西医结合治疗，初步总结出一些规律的资料。

4. 80年代逐步开始了更广泛的应用现代科学的手段。深入探讨中医理论和辨证论治的实质，特别是对一些疑难的危重的皮肤病进行中西医结合的探讨，也摸索出一些治疗规律和理论方面的东西。同时在基础研究方面，结合现代医学生理、生化、药理、药化等方面，也进行深入的研究，有一些基础研究通过使用免疫荧光技术、电子显微镜技术，使中医皮肤科学逐步进入了分子生物学的领域。

这些充分说明了皮肤科的中西医结合工作在不断深入，不断前进和发展，相信在不久的将来会有更大的进步，取得更大的成绩。

（张志礼）

第一节 化脓性皮肤病

化脓性皮肤病简称脓皮病（Pyoderma），是由化脓性球菌感染所引起的皮肤和粘膜的炎症疾患。最常见的有脓疱疮、毛囊炎、疖及疖病、痈、丹毒等。引起化脓性皮肤病的病原菌以金黄色葡萄菌和溶血性链球菌以及两者混合感染最为常见。

化脓性皮肤病在中医属于痈、疽、疔、疖、丹范畴。清·《医宗金鉴·外科心法要诀》记载“凡痈疽阳盛者，初起焮肿，色赤疼痛，则易溃易敛……其为阳症也。”这里所指阳症疮疡是指现代医学痈、疖、蜂窝织炎等。但阴症中“疽”亦有属于急性化脓性皮肤病者。如《医宗金鉴·外科心法要诀》中的冲疽、少腹疽均是。

一、临床研究

（一）脓疱疮

1. 辨证论治

各地学者均认为本证与湿热、虫、毒有关。马云楼以清热、祛风、祛湿、解毒法治之，配合外治法共治疗106例，7～15天治愈81例，16～20天治愈23例，30天治愈2例。

2. 外治法

（1）散剂：多以单味中药各研为极细末，混匀后以植物油调末外用或以散剂局部撒布。应用北京地区验方龟板散（败龟板、川连、红粉组成）用花椒油调涂外用，一般外用2～3次脓疮即见干涸，结痂脱落而愈。梁惠光报道以石青散（煅陈石灰、青黛）共研极细末，用香油调敷外用。一日2～3次，治疗25例，治愈21例，减轻2例，无效2例。

（2）外洗方：以中药单味药或复方煎水外洗。马建国以葱归溻肿汤加味外治21例，均于3～5天治愈。方用：独活、白芷、葱头、当归、生甘草、芒硝。水煎乘热洗患处，每日2次，每次20分钟。

（3）软膏剂：徐相述介绍以寒水石软膏（寒水石、黄连、滑石、冰片共研细末，用凡士林调成软膏）外用，治疗12例，擦药4～6次愈。

（4）单验方：胡学涵介绍以鲜丝瓜叶适量洗净、拧汁、涂擦患处，日2～3次，擦药后患处结绿色痂，不必洗掉。

（二）毛囊炎

毛囊炎是指毛囊或累及部分毛囊周围的化脓性炎症。由于发病部位及皮损形态的不同，在中医学中有不同的名称，如在后项发际处毛囊炎称发际疮，项部瘢痕疙瘩性毛囊炎称为肉龟，头部脓肿性穿掘性毛囊周围炎称为蟮拱头，项部反复不愈的项疮称为燕窝疮等。

1. 辨证论治

本病为内郁湿热，外受风邪或风热上壅而发病。初起以疏风、清热、解毒法，药用：黄芩、黄连须、甘草、元参、连翘，马勃、薄荷、柴胡、桔梗、金银花、地丁、野菊花、僵蚕、升麻。日久不愈，反复发作者属气血瘀滞宜用活血化瘀法。方用：大黄䗪虫丸或仙方活命饮加减。

2. 针灸疗法

(1) 针刺疗法：熊新安报道用针刺疗法治疗毛囊炎，主穴：大椎、陶道、风池、天柱、完骨、新建（位于第4、5颈椎之间，旁开1.5寸），针刺8分至1寸深。每日或隔日针刺1次，共治疗20例，痊愈19例，显效1例。

(2) 针刺拔火罐疗法：刘其报道以委中穴点刺后拔火罐治疗项部毛囊炎，每隔2～3天治疗1次，一般3次可愈。

(3) 隔蒜灸疗法：本疗法适用治疗项部瘢痕疙瘩性毛囊炎和单纯性毛囊炎。先将蒜切成薄片，每片0.2cm厚，令患者伏卧，把蒜片铺于项部患处，在蒜片上再置以艾炷，可连用10艾炷，每日灸1次。10天为一疗程，治疗54例，疗效均很满意。

3. 中西医结合治疗

刘金耀报道以中药清热解毒、活血化瘀方内服（蒲公英、紫花地丁、金银花、连翘、当归、川芎、皂刺、山甲、陈皮、桔梗、甘草）为主，配合切开排脓引流，以新霉素外用，口服或肌注抗生素，治疗10例头部脓肿性穿掘性毛囊周围炎，取得近期治愈。

（三）疖及疖病

疖是指毛囊及其周围组织化脓性炎症。疖病即疖肿，多发且反复发作者称为多发性疖肿或疖病。中医以区分大小之阳毒小疡，浮赤无根脚者称为疖。有些部位之小疖始发于指头、颜面部之疖肿，形小根深如丁突之状则称为疔疮。由于这些部位之疔疮，容易因挤压、外伤引起败血症，故中医有疔毒走黄之说。疔疮在中医外科临床上颇受重视，疖及疔从中医学术观点看，本质虽同，但同中有异，疖为热毒引起，而疔为火毒引起，疖病情轻浅，多无全身症状；疔疮病情重，根脚深硬，常伴有全身毒血症状且易引起疔毒走黄。疖可发于全身任何部位，而疔常于颜面及手足部位如手指蛇头疔，颜面部鼻疔等。但中医疔疮除金黄色葡萄球菌和溶血性球菌引起外，亦包括感染炭疽杆菌称为疫疔，感染厌氧杆菌称为烂疔。

1. 辨证论治

疖初起以清热解毒、内消为贵，方用：五味消毒饮（金银花、野菊花、蒲公英、紫花地丁、天葵子）；七星剑（炙麻黄、野菊花、蚤休、豨莶草、半枝莲、苍耳子、地丁）等。如热毒与湿邪相结，湿恋郁蒸，缠绵不愈宜服醒消丸，犀黄丸等。

各地医家对疔疮辨证论治，进行较为深入广泛的研究，林孝法根据疔疮的发病过程所出现的脉证，以卫、气、营、血分型进行辨证论治。重庆第二中医医院的经验，其辨证法则的顺序为消炎内消→内托攻穿→托里排脓→养血益气几步骤，共治疗20例，8例初起均消散，疗程为4～6天；已溃12例，平均治愈日为6.5天。侯勇用玉屏风散加味治疗多发性疖肿35例，方用：黄芪、白术、防风加减；湿重加苍术、萆薢、黄柏。分两组观察治疗35例，治愈33例（94.3%），对照组应用红霉素口服，治疗20例，治愈12例（60%）（治愈2个月未见复发者）。

2. 针灸疗法

针刺放血疗法可分3种方法：①针刺穴位放血法；②针刺臂部放血法；③针刺局部放血法。李西坤应用上述三法共治疗43例，治愈42例，其中5天治愈6例，10天者19例，15天者8例，15天以上8例。此外尚有针刺耳背放血法，针刺拔火罐疗法等，隔蟾蜍皮灸法等。

3. 外治法

疖肿炎症较轻者，单纯外治即可痊愈。重庆第二中医医院主张局部处理分5个步骤即：消炎、围箍、追蚀、提脓、生肌。常用外治法有：

(1) 梅花点舌丹：用梅花点舌丹一粒加盐水或75%酒精，化开后调成糊状涂布。共治疗104例，疖肿32例，外用4～5天均愈；多发性疖肿43例，痊愈37例，进步4例，复发2例。

(2) 紫金锭：将紫金锭（山慈菇、五倍子、大戟、续随子肉、麝香、雄黄、朱砂）40粒，浸在50ml开水中，搅碎，然后放入锅内加热煮沸，即成糊状，直接摊贴。治疗186例各种脓皮病，总治愈率为87.1%。

(3) 拔毒膏：敷贴疖肿18例，77%患者贴药后平均1.2天疼痛消失；82%病人3天内排脓。

(4) 天仙子：又称莨菪子。用天仙子和适量水调拌成粘团，然后外敷，治疗10例，于7～10天治愈。

(四) 痈

痈多由金黄色葡萄球菌引起，是多个毛囊发生深部感染，形成多个聚合性疖肿，且其周围真皮及皮下组织均有明显的炎症反应，一般多伴有严重的全身症状。痈在中医属痈和部分疽症，有严重全身症状者宜中西医结合治疗。

1. 辨证论治

初起红肿期宜祛邪为主，多以清热解毒，促使早期内消，方用仙方活命饮、五味消毒饮等。肿疡期：红肿高突，毒已结聚，且根盘紧束，宜促其脓成速溃，方用透脓散。溃疡期，如脓水稠黄、疮口红润宜托里排脓，方用托里排脓汤。生肌长肉期，拟补其气、通其络、活其血，壮其体，方用十全大补汤，人参养荣汤。吴震西治疗22例各部位痈，除5例切开排脓外，其余17例，平均在40～50天均获痊愈。

2. 单验方

(1) 大蒜液治疗化脓性皮肤疾患。取紫皮蒜适量剥皮后，用自来水洗净，并捣烂研成细糊状，压榨出蒜汁，取10ml，加生理盐水90ml、0.5%普鲁卡因1ml即成，将此液放在瓶内，并浸入纱布条，即为10%蒜盐水纱条，冰箱内保存备用，对痈肿溃疡疮面或其他软组织感染疮面换药均有杀菌、促进伤口愈合作用。某疗养院治疗多种软组织感染疮面50例，一般换药1～2次后，疮面即无脓性分泌物，4～9天可痊愈。

(2) 桐油石膏治疗化脓性软组织感染。用生石膏研成极细末，逐渐拌入生桐油，使成为糊状，取生石膏100g，加生桐油30～40g，外治痈肿未破溃者或其他化脓性皮肤病，重则每日换药2～3次，轻则每日一次，治疗65例痊愈46例，好转19例。

(五) 丹毒

丹毒为溶血性链球菌侵入皮肤或粘膜淋巴管所引起之急性炎症。常伴有畏寒、高热、全身不适，好发于颜面及下肢，因其发作时皮肤潮红水肿如丹涂之状，故中医列属丹类，发于颜面部称抱头火丹或大头瘟，流注于下肢称为流火，小儿丹毒又称赤游风。

1. 辨证论治

本病分两型论治：①火毒挟风型：病发于头及颜面部，重者为大头瘟，轻者为抱头火丹。治宜散风清热，消肿败毒法，方用普济消毒饮加减。②火毒挟湿型：病多发于腿足，称为流火。宜泻火、凉营、利湿法，方用：龙胆泻肝汤加大青叶、丹皮、赤芍。朱仁康应用以上法则治疗颜面丹毒3例，4～5天均治愈。下肢丹毒7例，其中2例2日后红肿消退，4例7～9日红肿大部消退，1例治疗20天后消退。

2. 外治法

以玉露散、如意金黄散用麻油或蜂蜜水调敷。有用鸭跖草治疗丹毒，先以宽叶鸭跖草放入食醋内浸泡1小时，用其叶片外敷患处，干后更换，每日4～6次，待全身症状消退后停用，共治疗86例，1～2天治愈者34例，3～4天治愈者44例，4～5天治愈8例。孙迅用红黄液(红花、大黄、黄柏、丹皮)煎水湿敷共治疗162例均全部治愈。

3. 梅花针加中药

治疗丹毒18例，先用梅花针叩刺放血及外敷中药（青黛、石膏、梅片、雄黄、血竭）研细末用陈醋或凡士林调匀外敷。隔日1次，3次为一疗程，治疗后17例红肿灼痛消失。

4. 预防

慢性丹毒，经常反复急性发作，有些医家运用苍术膏及生苡仁米煎服，防止复发。

二、实验研究

50年代至60年代初，我国药物学者，着重于对中草药单味药或复方体外抑菌试验及其他药理的研究，同时对一些中药有效成分的人工合成方面均取得可喜的成果。70年代以来，我国学者开始着重于发掘地方中草药中具有高效、速效、低毒的中草药，对治疗化脓性皮肤病及其他感染疾患均有临床意义。其中黄芩、黄连、黄柏、金银花、大蒜、大黄、仙人掌、千里光、穿心莲、丹参、苍术、百蕊草、地骨皮、地榆、菊花、知母、夏枯草、补骨脂、茵陈蒿、连翘、四季青等对金黄色葡萄球菌、链球菌、绿脓杆菌等均有不同程度的抑菌作用，为临床和体外抑菌试验所证实。

我国对防治化脓性疾患的药物研究有一个发展过程，50～60年代，重点放在传统中草药单味药的临床观察及实验室的药理研究，取得可喜的成果。近年来开始重视对地方草药的发掘、整理、临床验证和实验验证工作，并发现许多用之有效的地方草药如千里光、金莲花、穿心莲、垂盆草、丹参等，这表明中草药的研究已经在一个崭新的领域取得新的进展，是今后防治化脓性皮肤病的一个方向。虽然已经取得很大的成绩，但仍有许多不足之处，如对中草药的药理研究方面，多着重于单味药的提取、分析，但对临床用之有效的复方，却研究得较少，今后要加强这方面工作。

目前有些中草药在临床或民间已被公认为用之有效的抗菌药，但在实验室里其体外抑菌试验或动物试验往往得不到证实，之所以出现这种现象，可能是由于中草药能提高机体的免疫功能，从而间接地达到杀菌作用，由于药物改变了细菌的繁殖过程和机体的抗病能力而起到抗炎作用或中草药对细菌毒素有解毒作用，如忽视这些内外因素，轻易否定某些中草药的药效，是不对的，这是今后研究抗菌中草药应注意的问题。

从目前收集到的文献看，对防治化脓性皮肤疾患药物的研究还不够重视，多数只停留在单方、验方的收集和整理阶段，今后要加强中医临床辨证论治的研究，中西医结合规律的研究，单方、验方、复方的药理成分的分析，以及人工合成的研究。

（庄国康　华　华）

第二节　病毒性皮肤病

一、带状疱疹

带状疱疹（Herpes Zoster）是由水痘-带状疱疹病毒所致的一种常见的急性疱疹性皮肤病。初次感染水痘-带状疱疹病毒后，在临床上表现为水痘或隐性感染，病愈后这种病毒可持久地潜伏于脊髓后根神经节的神经原中。当机体抵抗力降低时，在各种诱发因素的作用下，病毒可以重新活动，发生带状疱疹，临床上以成簇疱疹，呈带状分布，伴有神经痛为主要特征。本病俗称“串腰龙”、“蛇丹”、“蛇箍疮”，中医文献中一般称为“缠腰火丹”、“蛇串疮”、“蜘蛛疮”等。《医宗金鉴·外科心法要诀》将本病病因归结为风、湿、热，认为其发生与肝、心、脾、肺诸脏有关。指出本病有干湿之分，如云：“干者色红赤，形如云片，上起风粟，作痒发热。此属心、肝二经风火，治宜龙胆泻肝汤；湿者色黄白，水疱大小不等，作烂流水，较干者多疼，此属脾、肺二经湿热，治宜除湿胃苓汤。”又如《外法启玄》蜘蛛疮记载：“此疮生于皮肤间与水窠相似，淡红且痛，五七个成堆，亦能荫开。”已故名中医赵炳南认为本病的发生，可因情志内伤以致肝胆火盛，或因脾湿郁久，湿热内蕴，外受毒邪而诱发。毒邪化火与肝火、湿热搏结，阻遏经络，气血不通，不通则痛，故症见灼热疼痛；毒热蕴于血分则发红斑；湿热凝聚不得疏泄则起水疱。因此肝胆热盛，脾湿内蕴为本病的实质，现代医学治疗带状疱疹，主要是用抗病毒药物，如无环鸟苷等，及维生素B_1、B_{12}，对症止痛、预防继发感染，部分重症患者应用皮质类固醇激素治疗，但尚有部分患者，治疗后留下后遗神经痛等症状，重症患者恢复较慢，中医中药及中西医结合治疗可为本病提供多种有效的治疗途径，进一步提高疗效。

（一）临床研究

1．辨证论治

《医宗金鉴·外科心法要诀》所载有关本病的治疗法则“干者……治宜龙胆泻肝汤，湿者……治宜除湿胃苓汤”；至今在临床上仍有实用价值。赵炳南认为在辨证施治上，清热利湿解毒治其因，化瘀通络理气以治其果，在治疗时要权衡湿热之中湿重还是热重；毒热之中热重还是毒重，在治疗过程中要抓住各个阶段的发展变化。综合有关资料大致可将本病分为3个类型，辨证施治：

（1）热盛型（包括肝火型、火毒型）：表现为皮损鲜红焮热、丘疱疹或疱疹密集成片分布，灼热、刺痛、疱壁紧张，一般无糜烂。自觉口苦咽干、口渴、烦躁易怒，小便赤、大便干。舌质红、苔黄薄、脉弦数。辨证属于肝胆热盛、气滞湿阻，兼感毒邪。治宜泻肝胆实火，清热利湿，解毒止痛。方用龙胆泻肝汤加减，发于头面者加菊花，发于上肢者加片姜黄，发于下肢者加牛膝；血热明显，出现血疱坏死者加白茅根、丹皮；继发感染毒热者加银花、公英、板蓝根；大便秘结者加大黄。

(2) 湿盛型：皮损淡红，疱壁松弛，大如黄豆，集簇成群分布，疼痛略轻，口不渴或渴不思饮，常伴纳呆腹胀、便溏。妇女常白带多。舌质淡、体胖、舌苔白腻或黄腻，脉濡数或滑数。辨证属于脾失健运，湿热阻络，兼感毒邪。治宜健脾利湿，佐以清热解毒。方用除湿胃苓汤或苡仁赤小豆汤（生苡米、赤小豆、茯苓皮、金银花、地肤子、生地、车前子、车前草、赤芍、马齿苋、甘草）加减。

(3) 气滞血瘀型（包括肝郁型）：多见于水疱消退后局部疼痛不止，常以老年人居多，伴有气滞血瘀见症，夜寐不安，两胁窜痛，抑郁不舒、舌质暗紫、苔白、脉弦细涩，证属气滞血瘀、余毒未尽，治宜疏肝解郁、活血散瘀、清解余毒。方用逍遥散、桃红四物汤或金铃子散。按上法徐宜厚治疗44例，5～19天（平均12天）痊愈36例（81.8%），显效6例（13.6%），有效2例（4.6%）。胡建华治疗132例，在2～17天内（平均7.5天）全部治愈。

2. 其他有效的内服、外用疗法

近年来各地根据辨病与辨证相结合的方法对许多内服，外用方剂进行了临床观察，并取得良好疗效。其中应用最普遍的是以龙胆泻肝汤为主方，根据证候加减。有的配合外用药，有的同时加用氦氖激光局部照射治疗等均有良效。其他方剂如中国中医研究院广安门医院皮肤科用马齿苋合剂（马齿苋、大青叶、当归）治疗144例，结果125例在1～10天内痊愈（占86%），徐丽英用芍甘解毒汤（白芍、郁金、延胡索、金钱草、炙甘草、当归、赤小豆、紫草、白花蛇舌草、土茯苓、蒲公英、车前草、泽泻）每日1剂，水煎服2次，如7天疼痛未愈，改用芍甘活血汤（白芍、郁金、延胡索、金钱草、炙甘草、紫草、白花蛇舌草、丹参、当归、乳香、没药、柴胡）每日1剂，共治100例，均获痊愈。还有许多单方验方如四虫乳没汤（地龙、僵蚕、土鳖虫、蜈蚣、乳香、没药）、六神丸、鸦胆子油口服乳液、季德胜蛇药片、双黄连粉针、八角莲注射液、七厘散。综合这些报道，均有良好效果。外用疗法简便易行，有效，如杨丁林用雄黄油（棉油加沸雄黄调匀），局部涂搽，用药4～7天，共治216例，均治愈；秦国进用红冰散（红升丹、冰片、煅石膏、蛤粉共研极细末香油调敷）治疗94例，全部治愈；吴国春用蜈黄散（蜈蚣、大黄、黄连、黄柏、乳香、没药共研细末，用浓茶调成糊状）涂患处，并肌注聚肌胞，外搽维生素B_6膏进行对照，前者疗效明显优于后者。外用单方主要有30%藤黄酊，半边莲（捣烂外用），金钱草（煅研，麻油调搽），王不留行（文火炒后研极细末香油调涂），蛇不过鲜草（煎汁外搽），蛇葡萄根内皮（煮成糊状外涂），天胡妥（鲜品捣烂外用），蜈蚣（焙研和鸡蛋清调搽），姜黄油或姜黄酊外搽，仙人掌（去刺搅匀成糊状外搽），萝藦（鲜品掐断取白汁外涂），菟丝子（焙干研细末小麻油调涂），海金砂（鲜茎叶捣烂烧烂酒调敷）等均方便有效，值得临床参考。

3. 针灸治疗

针灸是治疗带状疱疹的有效疗法之一，近年来在传统针灸疗法的基础上又有所创新，欧阳群等根据皮损部位，取同侧相应脊髓神经根处的夹脊穴加配阳陵泉，经3～5次治疗，全部治愈，李安良用三棱针点刺拇（跗）指甲两侧甲角外1分处（相当于足部隐白、大敦二穴和拇指少商及对侧部位）进针1分许，以自然出血为度，5～10分钟后擦去血迹，每日或隔日1次，经1～9次（平均3.48次）治疗，共治23例，全部治愈。裴景春等用三棱针点刺原始发疹点，再以闪火法拔罐5～10分钟，每日1次，共治46例，1～6次治疗后全部治愈。黄石玺等用特制的盘龙火针，将针头和针体烧红，先在始端用疾刺法快速呈品字形点刺3针，立即在针口处拔一火罐，按着在尾端皮损中间以同样的方法进针、拔罐，留罐5～10分钟，起罐后用消毒棉球清除拔出液体，每日或隔日1次，以3次为限，共治67例，痊愈64例，有效3例。

4. 中西医结合治疗

张志礼认为对本病，尤其是对急重症带状疱疹患者，如年老体弱者，泛发型者，伴有高热等全身症状者，发生头面神经受累者，可采用四联疗法，即皮质类固醇激素、抗病毒药、维生素与中药配合应用，服用皮质类固醇激素应严格掌握使用指征，只在病程早期2周内应用，剂量一般不超过每日强的松20mg，同时配合应用无环鸟苷、聚肌胞等抗病毒药，肌肉注射维生素B_1、B_{12}，中医治则应紧紧抓住三个环节：一是清热解毒抗病毒，二是行气活血止痛，三是结合临床辨证，对证下药。对后遗神经痛，一方面重视活血破瘀，行气止痛，另一方面又要注重驱风通络止痛，对久病或老年患者更应重视益气养血，扶正固本。

毛舒和等按照中医辨证分型治疗，湿热型：用胆草冲剂加羚羊粉冲服；肝郁血瘀型：用疏肝冲剂；正虚邪实型：在上述冲剂基础上加服扶正冲剂，如气血两虚可用十全大补冲剂。同时应用西药口服维生素B_1，肌肉注射维生素B_{12}，全身症状明显者加用强的松口服，每日30mg，对照组单纯应用维生素B_1、B_{12}、病毒灵，少数应用强的松，结果治疗组60例平均治愈天数为9.43天，对照组28例平均治愈天数为14天，两组差异有极显著意义（$P<0.01$）。张庆好等用2%利多卡因加维生素B_{12}在皮损处皮下局封，每日1次，同时用自拟青黛方（青黛、紫草、炉甘石松、炒王不留行各10g，冰片2g共研细末，加米醋100ml，调成稀糊状）敷于患部，每日换药1次，共治疗320例，全部治愈。一般用药24小时症状好转，疼痛显著减轻，水疱开始萎缩，用药2次后水疱开始干涸结痂，自觉症状消失。魏羽佳等用病毒唑100mg肌肉注射，每日2次，同时用30%藤黄酊外搽皮损区及疼痛区，每日2～4次，直至痊愈，共治70例，并设对照组A单用病毒唑肌肉注射（剂量用法同上）治疗35例，对照组B单独使用30%藤黄酊外搽，每日2～4次，直至痊愈共治35例，结果治疗组治愈时间5天，全病程11.0天，对照组A治愈时间11.0天，全病程17.1天；对照组B治愈时间10.3天，全病程16.3天，治疗组明显优于A、B两个对照组。俞林明等用蜈蚣液（蜈蚣加少量酒精捣烂）外搽，每日3～5次，肌肉注射聚肌胞每日2～4mg，共治15例，对照组12例，同样肌注聚肌胞，用炉甘石洗剂外搽，结果治疗组疼痛消失时间平均1.3天，结痂时间1.5天，对照组疼痛消失时间平均4.5天，结痂时间平均4.5天，治疗组明显优于对照组（$P<0.01$）。张怀亮等用强的松龙10mg、利多卡因5ml混合，穴位注射，基本穴位为肝俞、胆俞、太冲、肺俞。配穴根据受损神经分布，选加背俞穴或华陀夹脊穴，进针得气后分注于穴位中，每日1次，强的松龙总量不超过50mg，局部外用龙胆紫液。共治疗104例，结果：基本治愈102例，显效2例，治愈率为98%，治愈时间1～5天，平均2.92天。同时张怀亮等还用上法加服中药血府逐瘀汤与金铃子散加减治疗带状疱疹后遗神经痛36例，结果：治愈31例，显效2例，有效2例，无效1例。治愈率86%。治愈时间2～10天，平均7.10天。

（二）实验研究

喻毅强对本病皮损及皮肤末梢神经组织进行了电镜观察，发现除上皮细胞内见到水痘—带状疱疹病毒（VZV）外尚发现表皮内的郎格罕细胞、黑素细胞、淋巴细胞及真皮内的巨噬细胞均同时受到病毒感染，而且还在末梢无髓神经的盘旺细胞和束膜的纤维细胞核内见到散在分布的病毒颗粒，说明（1）活化的VZV可沿感觉神经纤维下行至末梢神经的盘旺细胞和束膜纤维细胞；（2）VZV不仅隐伏在脊髓背根神经节的神经细胞内，也可隐伏在皮肤末梢无髓神经的盘旺细胞和束膜的纤维细胞内。曹凯等对带状疱疹患者与HLA抗原的相关性进行了研究，发现HLA-A_1、BB、B_{39}、Bw_{54}、DR_7、DRw_8、DQw_2抗原频率比对照组增高，还见到HLA-B_5、$Bw_6$2、DR5、DRw6、DRw53抗原频率比对照组低，可能上述抗原分子与引起本病的病原体间有共同的抗原决定簇，因而使正常免疫监视系统不能识别，也不能排除这个病原体，从而引起发病。同时HLA Ⅱ类抗原频率降低，提示其基因对细胞免疫的调节和控制作用减弱，从而导致对本病抵抗力降低，易感性增强而发病。刘洪义等对本病患者进行细胞免疫功能检查，发现本病患者外周血T淋巴细胞E玫瑰花结形成试验和PHA试验降低，并对4个年龄组进行比较，结果显示年龄增长，细胞免疫功能低下者的比率减少，提示细胞免疫功能低下不是带状疱疹发病的唯一因素，还与机体内抗带状疱疹病毒特异性抗体的滴度随年龄增长而降低有密切关系。许冰等用单克隆与多克隆双抗体夹心 ELISA 法对 51 例带状疱疹患者和 38 例正常人进行了血清可溶性白介素 2 受体（SLA-2R）的检测。结果发现带状疱疹患者 SLA-2R 水平明显增高，反映了带状疱疹患者的免疫功能，尤其是细胞免疫功能的异常。谢志纯等对本病患者外周血 T 细胞亚群及 miL-2R 的研究，发现患者外周血 T 细胞亚群 $CD_8^+CD_-^4$ 及 CD_8^+/CD^8 值均显著降低，miL-2R 明显升高，说明本病患者，患病急性期有明显细胞免疫功能障碍。钱起平用酶联免疫法（ELISA）检测本病患者血清白介素 2（IL-2）水平，发现患者血清 IL-2 水平显著降低，提示患者存在细胞免疫功能缺陷。郑捷等用酶标 SPA 法测定血清中抗水痘-带状疱疹病毒抗体，结果显示在发病 1 周内，其抗 VZV 抗体大都处于低水平，抗体滴度与年龄无关，仅与疼痛程度有关。带状疱疹在发病 1 周后，其抗体滴度明显升高，该滴度与患者年龄、疼痛程度呈正相关，而年龄越大，抗 VZV 抗体滴度越高，疼痛程度也越剧烈。无后遗神经疼的带状疱疹患者在发病半年后，其抗 VZV 抗体均降至正常水平，而有后遗神经痛的带状疱疹患者，在 1 年后抗 VZV 抗体仍呈高滴度，显示后遗神经痛与抗 VZV 抗体有密切关系。

（三）展望

中医、中西医结合治疗带状疱疹的内容丰富，临床疗效显著，安全可靠，中西医结合治疗可进一步提高疗效，减少后遗神经痛等后遗症的发生，许多治疗方法不仅仅是抑制病毒，而且能调节机体的免疫机能，从而加速疾病痊愈。实验研究近年来也有了一定程度的深入，但总体上说，目前的资料还较单纯临床报道较多，结合临床开展研究不多，对一些有效的方剂等进行基本药理作用的研究不够，有待今后进一步深入。

二、疣（Verruca）

疣是由人乳头瘤病毒引起的发生于皮肤、粘膜的赘生物，包括扁平疣、寻常疣、跖疣和尖锐湿疣。有关疣的资料在古籍《内经》中就有记载，如《灵枢·经脉》云："手太阳之别，名曰支正，上腕五寸……虚则生疣……"。隋·巢元方《诸病源候论·疣目候》记载"疣目者人手足边忽生如豆或如结筋，或五个或十个相连肌裹，粗强于肉，谓之疣目。"又如《外科启玄》千日疮记载："一名疣疱，又名悔气疮……生于人手足上，又名瘊子，生一千日自落，故名之。"再如明·陈实功《外科正宗·枯筋箭条》记载："枯筋箭，初起如赤豆大，枯点微高，日久破裂，超出筋头，蓬松枯槁，多生胸间"。对疣的病因病机，认为风邪搏于肌肤，风热血燥或怒动肝火或肝客淫气，以及肝郁气滞和气滞血凝等观点，具有现实的指导意义。现代医学对疣的治疗尚无特效疗法，一般用冷冻、激光、腐蚀药等，疗程长，痛苦大，中医中药为本病的治疗提供了不少有效疗法。

（一）临床研究

1. 扁平疣

（1）辨证论治

印苏昆将本病分 4 型辨治：①脾虚气血不足型，疣体小色白、表面角化不明显，伴脾虚血弱。治以益气健脾养肝兼除湿解毒。方药：归芪建中汤选加丹参、绿豆、薏苡仁、茯苓、白术、党参、生熟地。②肝郁血瘀型，疣体小、苍老而坚，周围皮肤色素沉着或晦黯，伴肝脾不调，气滞血瘀。治以舒肝解郁、凉血化瘀。方药：丹栀逍遥散去姜、薄荷，加生地、薏苡仁、绿豆、丹参、泽泻、五灵脂、生蒲黄、郁金、益母草、香附。③肝胆湿热型，疣体大，污晦不清，常有瘙痒，少数伴痤疮，兼有肝胆湿热。治以清热除湿凉血解毒。方药：龙胆泻肝汤加薏苡仁、丹参、绿豆、银花、赤芍。④肺胃郁热型，疣体大，表面明亮，周围皮肤红润，伴风热血燥，肺胃郁热。治以疏风清热除湿兼凉血解毒。方药：普济消毒饮去马勃、板蓝根、柴胡，选加丹参、薏苡仁、绿豆、蝉蜕、白花蛇舌草、荆芥、千里光。共治 35 例，痊愈 21 例占 60%；大部消退或治愈后轻度复发 10 例占 29%；无效 4 例。四型中以三、四型疗效最好，两型共 21 例，痊愈及明显好转 20 例，占两型总数的 95.25%。张欲圣等将本病分 5 型辨治：①风热毒邪型，治宜疏风清热解毒为主；②肝郁化火型，治宜泻火解毒疏肝为主；③气滞血瘀型，治宜行气化瘀解毒为主；④肝旺血燥型，治宜镇肝潜阳为主；⑤肝克脾土型，治宜健脾敛肝为主。

（2）其他有效的内服、外用疗法

治疗本病的方剂很多归纳起来主要有如下几种法则：活血化瘀清热散风、活血化瘀清热解毒、活血化瘀软坚散结、活血化瘀疏肝理气等。施永湘用红青汤（红花、大青叶、板蓝根、甘草）治疗63例，治愈54例占85.7%。赵斌用桃红四物汤加味（桃仁、红花、当归、赤芍、生地、川芎、马齿苋、紫草、败酱草、夏枯草、板蓝根、苡仁，伴瘙痒加蝉衣），每日1剂内服，药渣煎浓汁，趁热搽洗患处，共治67例，痊愈49例，显效12例，有效5例，无效2例，总有效率97%。江海燕等用灭疣汤（紫草、红花、马齿苋、板蓝根、大青叶、败酱草、牡蛎、苡仁），偏气虚者加黄芪、白术，减紫草；偏血虚者合圣愈汤，减紫草；血瘀者加甲珠、夏枯草、丹参、莪术，伴瘙痒者加党参、蜂房、蛇床子；肝气不舒者加代赭石、灵磁石、柴胡、郁金，第一煎外搽，至皮损处微红，第二、三煎内服，每日1剂，治疗30例，痊愈26例，好转3例，无效1例，总有效率96.76%。此外许多单方治疗扁平疣也有较好疗效，主要有生苡仁煮服或研细加白糖服用，土茯苓开水泡代茶饮加黄连酊外搽，红花开水冲泡后内服加用鲜鸡内金外搽皮损处，生香附研碎加鸡蛋或鸭蛋煎炒服，香附注射液肌肉注射，板蓝根注射液肌肉注射，土贝母皂甙注射液肌肉注射，柴胡注射液局封等。外用药治疗简便易行，效果好，可供临床参考，主要有：小晶膏（氢氧化钾糯米成膏状）外用点涂，用红花、地肤子、白鲜皮、明矾、蝉衣共研细末75%酒精浸泡后外涂。用生香附、生苡仁、大青叶、木贼草、石榴皮煎液搽洗皮损。再用雄黄、轻粉、黄丹、枯矾、冰片用食醋调成膏后外敷皮损处。用香附、木贼草、苍耳子研细粉用75%酒精浸泡后外涂于疣部。用香附、木贼、紫苏、板蓝根、柴胡、血竭煎液搽洗患处，用柴胡注射液湿敷患处。用复方大青叶注射液外搽患处，这些方法均可供临床参考。

(3) 针灸治疗

①耳针疗法：邱再晶用揿针治疗扁平疣，取穴：以肺、肾、皮质下为主，配合相应部位，双手交替进行，每周换1～2次，每日用手指轻揉1～3次，以加强刺激，共治102例，有效率90%。倪赛男等用王不留行籽作平穴按压，取穴：肺、神门、肾上腺、大肠、皮质下加相应病变部位，两耳廓轮贴，隔日1次，10次为1疗程。治疗50例，一般1个疗程可愈。

②耳针加板蓝根穴位注射法：冯伟民用耳穴贴王不留行籽，主穴：肺、胃、肝、大肠等，配穴：皮质下、神门、内分泌及相应病变部位，两耳交替贴穴，每周2～3次，10次为1疗程，每日按压4～6次。同时将2ml板蓝根注射液注入一侧曲池、足三里，左右交替取穴，每日1次，10次为1疗程，如需第二疗程，休息10天后再进行治疗，共治疗31例，其中22例为一个疗程，9例追加半个疗程，共治愈18例，好转10例，无效3例，总有效率达90.3%。

(4) 中西医结合治疗

近年来对扁平疣中西医结合治疗进行了探索，并收到较好疗效，吴宏斌将扁平疣随机分为两组，A组30例有中药薏苡仁60g，炙黄芪15g，大青叶15g，马齿苋20g，红花10g，紫草10g水煎服，每日1剂，B组43例，服药同上，并每日肌注聚肌胞2ml，均以15天为1疗程，结果B组疗效明显优于A组（$P<0.01$），可能是中西药协同作用的结果。卿三凯用耳针通电，压王不留行籽，主穴：内分泌、肾上腺、肝、胆、心、肺、肾，配穴：相应病变部位，每周2次，两耳交替进行，10次为1疗程，同时内服左旋咪唑，每次1～2片，每天2～3次，10天为1疗程，治疗50例，全部治愈。刘文礼等用山豆根、香附、百部、木贼各30g研碎后加入75%酒精1000ml中浸泡1周后过滤，取其上清液。每10ml中加入月桂氮卓酮1ml，涂搽皮损处，早晚各1次，总有效率为81.6%，明显优于阿昔洛韦药对照组（$P<0.01$）。蔡垂彦用黑白汤（黑木耳5g，苡仁20g）每日1次水煎服，同时服用病毒灵0.2g，每日3次，治疗99例，并设对照组，单用苡仁20g水煎服，病毒灵用法同上，治疗100例，10天为1疗程，共用2个疗程，结果治疗组总有效率为92%，对照组为77%经统计学处理（$P<0.01$）。钟映红等用抗疣膏（病毒灵1.0g，5-氟脲嘧啶1.0g，消炎痛2.0g，霜基质96g）涂于皮损部，按摩10分钟，用纱布浸中药煎剂（板蓝根、薏苡仁、苦参、木贼、香附、白蒺藜、蛇床子各30g，水煎两次，浓缩为250ml）覆盖面部，再将“多功能电子面膜治疗仪”调至50～52度，计时30分钟，7次

为一疗程，治疗 20 例，痊愈 15 例，显效 3 例，无效 2 例，显效率 90%。

2. 寻常疣及跖疣

(1) 内治法

寻常疣及跖疣一般以局部治疗为主，对少数多发者可试用内服药治疗，有报告取得良好疗效。寻常疣及跖疣血瘀指征较明显，一般都用活血化瘀为主，部分配合解毒软坚、养阴平肝等方法治疗。韩堃元用灵磁石、石决明、珍珠母、紫贝齿、白芍、夏枯草、鸡血藤、当归、红花、赤芍、穿山甲、僵蚕、紫草、蜂房、防风、青皮，治疗 2 例顽固性寻常疣患者（其中 1 例伴发扁平疣），分别在服药 7 剂及 21 剂后痊愈，并对 1 例四肢共生寻常疣 1077 个的初中男性，先服养阴平肝为主的方剂（灵磁石、生煅牡蛎、紫贝齿、石决明、生地、金银花、桑叶、夏枯草、生苡仁、蚤休、生甘草）6 剂见好，以后改用活血化瘀为主的方剂（鸡血藤、当归、赤芍、川芎、紫草、红花、桃仁、桂皮、蜂房、僵蚕、苍耳子）6 剂后，赘疣全部脱落而愈，患者在皮损消退前，先有皮损发红和奇痒钻心的现象。这虽是个别病例，但值得临床上进一步深入研究。叶春元以三棱、莪术、桃仁、僵蚕、炙百部、干蟾皮、生地各 9g，板蓝根、大青叶各 15g，蒲公英 30g，生甘草 4g 水煎服，每日 1 剂，药渣内加明矾 12g 煎汁外洗，共治跖疣 15 例，用药 7~30 天，痊愈 12 例，有效 2 例，无效 1 例。

(2) 外治法

外治寻常疣和跖疣的报道很多，许多方法简而易行，疗效好，可根据不同条件就地取材。陈秀菊用地肤子 250g，白矾 10g 打碎后煎液洗患处，每日 1~2 次，1 月后皮损自行消失，共治 12 例，均获良效。赵继英用 30%补骨脂酊滴于疣表面，1 日数次，用药 3 个月判定疗效，共治 108 例，寻常疣治愈率为 92.41%，好转率为 7.59%，跖疣治愈率为 93.10%，好转率为 6.90%。褚京津等用鲜打碗花叶茎中乳白色液体，浸透 3~5 层纱布，加压密封固定于疣体表面，24~48 小时换药 1 次，直至疣体脱落共治 40 例，跖疣治愈 19 例，好转 2 例，寻常疣治愈 14 例，好转 2 例，总共治愈 33 例（82.5%）。此外还有许多外用单方均有良效，如鼠妇（俗称潮虫）、鲜藿香叶、鲜半夏、鲜芝麻花、鲜丝瓜叶，鲜萝藤汁、苍耳子酊等。

(3) 针灸治疗。

苏敬泽等用改良针刺法治疗寻常疣，先母疣（最先发生者或体积最大者）于其平面中点垂直进针，深入疣底，快速捻转 30 次，并提插后迅速出针，共治 85 例，治愈 82 例（96%），无效 3 例。李兆英于疣的基底部注入适量 1%盐酸普鲁卡因后，选用合适的针，交叉横穿疣的基底部，留针 10 分钟左右，再用三棱针刺入疣的顶部，放几滴血，7~10 天重复针刺 1 次，3 天后将坏死疣体部分拔掉，其治寻常疣 89 例，跖疣 21 例，扁平疣 4 例，全部治愈。朱同魁等用普鲁卡因局麻后，用喷涂冷冻跖疣局部，一般 2 个冻融周期，冷冻结束后用直径 1.5mm，针体长 70mm，针柄长 30mm 钼质针，在酒精灯上加热至针红时，对准跖疣中心烧灼，深度 4~6mm，或见有白色乳状物自烧灼孔溢出即可，术后局部涂 32 甲紫液，口服病毒灵 0.2g，维生素 C 0.2g 每日 3 次，连服两周，共治跖疣 86 例，323 个跖疣，均 1 次治愈，创面 14~20 天愈合。

3. 传染性软疣

传染性软疣是由痘类病毒中的传染性软疣病毒引起，通过直接或间接接触传染。中医文献中称为鼠乳。《诸病源候论·鼠乳候》记载："鼠乳者，身面忽生肉，如鼠乳之状，谓之鼠乳也"。临床上一般用镊子夹出白色豆渣样软疣小体后，再涂以碘酒，或百部酒加雄黄解毒散等治疗，但因此病一般多发，治疗较疼，多有不便，有报道用中药内服取得良效者。叶培明等用疣方（土茯苓、生苡仁各 35g，败酱草、紫草根、板蓝根、连翘、大青叶、公英各 15g，蚤休 10g）每日服 1 剂，儿童减半，治疗 275 例，服药 3~18 剂，治愈 176 例（64%），好转 29 例（10.5%），无效 20 例（25.5%）总有效率 74.5%。贾景辉等用板蓝根合剂（板蓝根、大青叶各 15~30g，薏苡仁 10~20g，生甘草 5~10g）水煎服，每日 1 剂，连服 5~15 天，共治 7 例，全部治愈。此外李缓缓等用五妙水仙膏治疗本病 116 例，按皮疹形态分为 A、B 两组，A 组为针尖至粟粒大坚实丘疹；B 组为绿豆大扁平或半球状丘疹。A 组用针头蘸五妙水仙膏，涂于疣上，干燥后再涂，直至形成黑痂；B组连续点五妙水仙膏2次后，用刮匙剥去疣体，结果A组治疗软疣2416个，一次治愈率为89%，B组治疗软疣1848个，一次治愈率为100%。

（二）实验研究

王尊英测19例扁平疣患者的细胞免疫功能，发现70%～80%患者呈各种不同的细胞免疫功能低下，66%～70%E玫瑰花试验偏低，30%～88%淋巴细胞转化率偏低，认为由于患者体内抗病毒功能低下，疣病毒才能趁机传播。刘元林等对寻常疣18例，扁平疣22例，跖疣10例，尖锐湿疣30例共80例患者，外周血淋巴细胞表型进行了比较研究。结果：OKT_{11}^{+}、OKT_{+3}细胞百分比及OKT_4^{+}/OKT_3^{+}比率在寻常疣、扁平疣及尖锐湿疣较正常对照显著降低，仅尖锐湿疣OKT_3^{+}细胞百分比显著升高。寻常疣和尖锐湿疣OKT_{11}^{+}、OKT_4^{+}细胞绝对值显著降低，OKT_8^{+}细胞绝对值在跖疣和扁平疣显著增加。不同类型疣患者对细胞免疫应答的差异可能系HPV抗原差异性所致。各种疣患者都有细胞免疫调节功能紊乱。刘元林等还应用ABC酶标技术及一组单克隆抗体对18例寻常疣，22例扁平疣和30例尖锐湿疣的疣皮损内浸润细胞的免疫类型进行了比较研究。结果除少数皮损I_2^{+}（包括未定炎细胞、激活T细胞及LC）树枝状细胞增多外，大多数皮损表皮I_2^{+}树枝状细胞减少或缺如，且真表皮I_2^{+}树枝状细胞均发生形态，分布和免疫类型的变化。3种疣真皮内T_4^{+}/T_8^{+}比率均较正常对照组显著降低（$P<0.001$）。寻常疣及扁平疣T_4^{+}/T_8^{+}比率，$I_2{}^{+}$及$M_5{}^{+}$细胞比例在消退期较非消退期时显著升高。表明3种疣局部免疫病理反应——T淋巴细胞免疫类型不尽相同，推测这种不一致性可能是由于不同类型疣的HPV的抗原差异性所致，3种疣$T_4{}^{+}/T_8{}^{+}$比率较正常对照显著降低，提示3种疣患者局部免疫调节功能障碍。一般认为I_2抗原具有较强的免疫原性，疣在消退期出现角朊细胞表达I_2抗原，可能是I_2抗原诱发机体免疫排斥反应，加之表皮$I_2{}^{+}$树枝状细胞比例及真皮$T_4{}^{+}/T_8{}^{+}$比率，$I_2{}^{+}$及$M_5{}^{+}$细胞比例增高，局部反应功能增强，从而促使临床上疣组织发炎，自发消退现象。苏敬泽等对87例用改良针刺疗法治愈的疣赘患者，取治疗后40天正在消退的寻常疣，做活体组织检查，发现疣的血管在不同平面栓塞，真皮中下部有片状淋巴细胞浸润，基底细胞及表皮下方的棘细胞液化变性、坏死，在疣上皮内可见灶状上皮细胞坏死及透明变性。提示针刺的机械作用所致的血栓及其后的细胞免疫反应在本疗法中起决定作用，并进行了免疫学检查，针刺前32例，治愈后2个月内18例，分别作OT、PHA皮试，末梢血淋巴细胞计数，免疫球蛋白（IgA、G、M）补体C_3及淋巴细胞转化试验，结果显示针刺前及治愈后上述各项均在正常范围内，但治愈后，细胞免疫各项指标值均升高，差异有显著意义（$P<0.05$）；体液免疫中IgM降低（$P<0.01$），IgG水平升高，IgA及C_3变化不大，提示针刺对机体的免疫功能有一定调节作用。林元珠应用流式细胞技术，对10例传染性软疣疣体进行了DNA含量检测，1例作了透射电镜检查，结果表明DNA含量均在二倍体范围内，仅由DNA含量分布所得到细胞周期频率和增殖指数较正常对照组高，有显著差异。说明本病病毒感染可促进表皮角朊细胞核增大和增殖。电镜下细胞核呈空泡化，细胞浆内有大量病毒颗粒，初量估计一个疣体内可多达数以百万计的病毒颗粒，可能是本病发病率高、传染性大的主要原因。

（三）展望

中医中药及针灸等治疗疣赘的文献多，内容丰富，但大部文献多限于临床报道，实验研究较少，今后要在认真总结临床经验的同时，加强中西医结合实验研究，筛选出疗效好的药物及方剂，进一步提高疗效，逐步阐明治疗机理。

（庄逢康）

第三节 皮肤真菌病

真菌病（Mycosis cutis）可分为浅部和深部两大类，因真菌侵犯表皮、毛发、指（趾）甲所引起的传染性皮肤病，称为浅部真菌病，俗称“癣病”。中医古籍中有关癣病的记载甚多，其中有的并非真正的真菌病；反之，有些真菌病，中医书中并不以“癣”为名，如花斑癣中医常称紫白癜风。浅部真菌病是常见病、多发病，所以中医中药及中西医结合的研究较多。凡因真菌侵犯深部组织脏器的称深部真菌病，中医书籍记载较少，然而从研究趋势，特别是中西医结合的研究，有一定进展，值得进一步总结提高。

一、临床研究

中医药治疗真菌病的临床研究多数是在抑菌试验基础上进行的。个别中草药虽然在抑菌试验中未见有抑菌作用，但在临床上却取得满意的效果，如叶下珠。有些虽未进行过抑菌试验，但临床实验证明对一些真菌病有一定疗效，如紫珠草、虎杖、白鹤灵芝等。在临床研究中有使用单方或复方的，也有从中草药中提取其主要或有效成分用于临床的，这里就治疗真菌病中疗效较好的中草药择其主要者略加叙述。

（一）大蒜

1. 治疗头癣

王正仪用30%大蒜汁油膏，30%的大蒜粉油膏及大蒜泥3种制剂治疗头癣122例，治愈、显效及一般有效者18例（66.4%），无效者26例，加重者5例，其中以30%大蒜汁油膏效果最佳，30%大蒜粉油膏次之，大蒜泥最差。一般说来，大蒜制剂对铁锈色小孢子菌所致头癣及早期轻型的头癣疗效较好，而对晚期及症状较重的黄癣疗效甚小，且外用时易刺激局部而致接触性皮炎。

2. 治疗深部真菌感染

用大蒜制成100%注射液，成人每天20～50ml，儿童酌减，加入葡萄糖盐水中静脉滴注，治疗深部真菌感染20例，其中隐球菌性脑膜炎1例（显效）；肺部真菌感染15例，显效11例，有效3例，无效1例，有效率93%；消化道真菌感染4例，显效2例，有效2例，无副反应。用0.3%大蒜素针剂30～60ml溶于葡萄糖500～600ml作静脉缓慢滴注，亦可口服20mg的胶丸2～3粒，每日3次，用于治疗呼吸道，消化道、神经系统等真菌病27例，显效20例（74.1%）、有效4例（22.2%），总有效率96.3%；用于治疗阴道真菌病56例，显效14例（25%），有效35例（62.5%），总有效率87.5%。通过临床的广泛应用，初步证明大蒜素对白念珠菌感染等有一定疗效。吴绍熙等用以治疗一例急性外源性白念珠菌血症亦获治愈。在用药过程中除偶见恶心、呕吐、静脉炎等副反应外，一般长期应用亦无明显严重副反应。

（二）丁香

白义杰等用1：10丁香煎液外搽浅部真菌病，每日1～3次，治疗股癣、体癣、发癣、手癣、叠瓦癣共31例，结果8例临床治愈，10例显效，8例有效，5例无效，其中6例头癣2例临床治愈，3例显效，无副反应。陈炳铜用丁香酊剂每日外搽3次治疗有2年以上病史的体癣及足癣患者，一般疗程为3～5天即可治愈，但也有20%左右在治愈后仍反复发作。

（三）黄精

治疗足、股癣。李松初等用黄精纯液每日2次外搽，共1个月左右，治疗36例足癣及股癣患者，结果30例足癣中痊愈13例（43.33%），进步13例（43.33%），其中尤以水疱型及糜烂型疗效最佳；股癣6例中1例痊愈，5例进步，与Whitfield制剂相比较疗效相似。汤泽光用黄精粗制液外搽，每日2次，治疗足、股癣14例共19个癣症损害；除一个损害未愈外，其余均在20～30天治愈，急性病例见效最快，同时能控制继发感染，对足癣水疱型及糜烂型疗效最佳，角化型疗效较差。治疗过程中未见不良反应，缺点是易污染衣服。

（四）土槿皮

治疗浅部真菌病。吴绍熙用复方土槿皮酊（20%土槿皮酊中加3%柳酸和6%安息香酸）外搽，每日2次，治疗足癣101例，1周后菌检阴转率达72.28%；20%土槿皮酊治疗体、股癣14例，除1例治愈期为20日外，其余均于4～14日达临床痊愈；3%柳酸、50%土槿皮酊治疗12例叠瓦癣、6例在2～12周痊愈，几种制剂中以复方土槿皮酊的效果为最佳。此外，有人用复方土槿皮搽剂（苯甲酸12%，水杨酸6%，醇液中加以10%土槿皮40ml）治疗300余例，一般搽药后2周左右临床症状消失，并以20%

土槿皮酊治疗九个叠瓦癣患者，几天内即见效，疗效显著。

（五）桂皮

治疗白念珠菌病。张永圣以桂皮素注射液肌注，每日1～2次，成人每日量为4～10ml（儿童酌减）共治疗各型白念珠菌病37例，结果27例治愈（73%），6例显著好转，4例好转，其中以内脏念珠菌病效果较佳，对皮肤粘膜感染的疗效则较慢，值得重视的是桂皮素如与广谱抗生素同时合用有预防白念珠菌病发生的可能。此外，张永圣并曾用桂皮素肌注加局部湿敷治疗一例皮肤念珠菌性肉芽肿患者而痊愈。桂皮素无明显副反应。

（六）茵陈蒿

1. 治疗足、体癣

用5%茵陈挥发油酊剂Ⅰ、Ⅱ、Ⅲ号，每日外搽2次，治疗体、足癣共20例，其中Ⅱ号组（高沸点挥发油组）治疗7例，4周内痊愈5例，好转2例；Ⅰ号组4例，4周内痊愈，好转各2例；Ⅲ号组（蒸馏挥发油时获取之浅色液）9例中观察4周仅2例痊愈，在用药后6～10天左右有3例虽产生接触性皮炎，但以后再用此药并无反应。

2. 治疗头癣

采用小剂量灰黄霉素（每日5～10mg/kg）口服同时并服茵陈制剂（茵陈制剂、复方茵陈片、对羟基苯乙酮——茵陈的有效利胆成分），茵陈剂量成人每日相当于生药30g，儿童酌减，连服20天，分6组共观察553例，痊愈率达87.71%～92.23%，其中114例采用灰黄霉素小剂量（每日7.5mg/kg体重）并服茵陈煎剂与单服灰黄霉素15mg/kg/日作对照，结果表明近与远期痊愈率无显著性差异；29例每日服7.5mg/kg灰黄霉素并服对羟基苯乙酮每日15mg/kg与单服同剂量灰黄霉素组每日15mg/kg组进行对照，结果表明小剂量灰黄霉素加用对羟基苯乙酮组比单用小剂量灰黄霉素的疗效为高（$P<0.01$），由此提示茵陈有效利胆成分——对羟基苯乙酮具有提高灰黄霉素药效的作用，并可减少灰黄霉素的用量。

（七）石花

用4%及1.5%石花酊，4%3、5-二羟基甲苯酊外搽，每日2次，治疗体癣、股癣、手足癣、花斑癣共880例，其中1.5%石花酊治疗203例，痊愈70例（34.5%），好转69例（34%），总有效率68.5%；4%石花酊治疗590例，痊愈302例（51.2%），好转241例（40.8%），有效率为92%；4%3、5-二羟基甲苯酊治疗87例，痊愈59例（67.8%），好转23例（26.4%），总有效率94.2%，治疗时间大多在14～20日，几种癣病中以花斑癣效果最好，其次是体癣股癣，手足癣则较差。在治疗过程中有67例发生接触性皮炎，占7.6%，多发生在用药2周以后，可能系一变态反应而非原发刺激。

（八）麝香草酚

Goodman等报道麝香挥发油中的主要成分麝香草酚（Thymol）对治疗皮肤癣菌病有效，可用10%麝香草酚酒精溶液或2%粉剂散布，也可加入复方苯甲酸水杨酸软膏中，同时在治疗放线菌病亦证明有效，可口服每日1.5～2g或局部应用，但疗效不及青霉素。Sollman报道在动物实验中，麝香草酚对球孢子菌肉芽肿的治疗效果比碘等其他药物的效果更好，一例患者局部应用33%油剂及口服胶囊每日6g共24天，疗效满意。

（九）抗霉胶囊和抗霉片

1. 治疗念珠菌性阴道炎

用抗霉胶囊（黄芩水提物60%，黄柏水提物、土槿皮醇提物、枯矾、细辛各10%，均匀混合后装入胶囊），每粒0.5g，每天塞入阴道一粒，每一疗程为10天，共治疗422例念珠菌性阴道炎，1～2疗程后症状普遍减轻或消失，其中209例进行了复查，培养阴转者141例（67.5%）。

2. 治疗念珠菌性腹泻

用抗霉片（黄芩水提物69%，黄精水提物、枯矾各15.5%均匀混合打成片，每片0.5g）、口服每日4次，每次1～2片（一般3岁以下服1片，3岁以上服2片），治疗7例白念珠菌引起之长期腹泻患儿，均达临床痊愈，大便培养和镜检亦转为阴性，经随访有的已一年余未见复发。

（十）癣灵粉

宋兆发用癣灵粉（黄连、射干、龙胆草、丁香、土槿皮研粉，等量混匀），配成不同剂型

（浸泡剂、酊剂、油剂、粉剂），外搽治疗手足癣100例，疗程2周，痊愈率为37%，总有效率为65%。

（十一）防霉菌（足癣）胶鞋、鞋垫等

中国医学科学院皮肤病研究所真菌病研究室等报道用试制成功的防霉菌（足癣）胶鞋、鞋垫用双盲法对836例足癣患者进行对比观察：一组634例足癣患者用防霉菌（足癣）胶鞋垫，另一组222例足癣患者穿用同样工艺制成的不加中西药物的普通胶鞋垫，两组经3个月观察，统计学测定$P<0.01$，有非常显著差异，提示防霉菌（足癣）胶鞋垫对预防足癣有肯定效果。

（十二）莳萝制成的克癣萝，郭崇如用莳萝制剂治疗手足癣获满意疗效。

二、实验研究

关于中医中药和中西医结合防治真菌病的研究工作，除临床治疗研究外，在实验研究，尤其是从中草药筛选一些有效抗真菌药物已作了大量工作。吴绍熙从几百种草药的水提、醇提及醚提部分进行抗真菌作用的研究，得到了一些实验数据，初步发现有三百多种中草药具有不同程度的抗真菌作用，其中包括：一支黄花、丁香、儿茶、八角茴香、九里香、九节菖蒲、川乌、川断、川椒、川薤白、川芎、川牛膝、山豆根、山奈、山慈菇、山葱、山羌子、山茱萸、三七等。抑菌作用较强的有：大蒜、黄精、丁香、桂皮、青木香、肉桂、石花、藿香、土槿皮、黄连、木香、大黄、韭菜、烟草、羊蹄根、紫草、黄柏、艾叶、枯矾、苦楝子、茵陈蒿、土荆芥、麝香、半边莲等。

在初步筛选抗菌药物基础上，吴绍熙等更进一步对土槿皮、黄连、木香、青木香、桂皮、肉桂等抗真菌作用的有效成分作了进一步探讨，其情况如下：

（一）黄连提取物抗真菌作用

10%的黄连煎剂对羊毛样小孢子菌的抑菌范围为11mm（纸片法）和13mm（钢圈法）；由市售的黄连素（片剂）配制成的1000μg/ml溶液抑菌范围为7mm（纸片法）和11mm（钢圈法）。上述药物对红色毛癣菌及许兰氏毛癣菌无明显抑制作用，如溶度降低10倍时则对羊毛样小孢子菌的抑制作用几乎消失。而水杨酸黄连素溶液1000μg/ml对上述3种真菌均无抑制作用。

（二）木香经鉴定为Saussunea Leppa (larke）提取物的抗真菌作用（纸片法）。

1. 木香的乙醚提取物

对羊毛样小孢子菌的抑菌范围为13mm，对红色毛癣菌和许兰氏毛癣菌抑菌范围为20mm以上。此外对新型隐球菌和白念珠菌也有一定抑制作用。

2. 木香的石油醚提取物

对羊毛样小孢子菌、红色毛癣菌和许兰氏毛癣菌抑菌范围为17～25.5mm，另外对申克氏孢子丝菌和新型隐球菌的抑菌范围分别为9mm和5mm。

3. 木香直接蒸取的挥发油

对羊毛样小孢子菌和红色毛癣菌的抑菌范围为18mm左右，对许兰氏毛癣抑菌范围为26mm，对新型隐球菌抑制为4mm。

（三）青木香提取物的抗真菌作用

10%青木香乙醇浸液对羊毛样小孢子菌、红色毛癣菌、许兰氏毛癣菌、白色念珠菌的抑菌范围分别为2mm、8mm、5mm、3mm。而10%青木香乙醚浸液、10%青木香丙酮浸液、10%青木香石油醚浸液、10%青木香氯仿浸液对红色毛癣菌的抑菌范围分别为10mm、10mm、16mm、12mm。

（四）桂皮（经鉴定为Cinnamomumsp）提取物的抗真菌作用（纸片法）

薄区，散在或于核周呈半环状分布；罕见线粒体。作用3天后的菌丝可见细胞壁和细胞膜仍然存在，胞浆中电子薄区显著，可见细胞核、未见线粒体。作用7天之后的菌可见细胞壁和细胞膜仍完整，但细胞膜明显皱缩，反折入胞浆内，呈憩室样，胞浆完全被电子薄区所占据，细胞器消失。经40%黄连和40%龙胆草处理后，于不同作用时间对真菌细胞亦可致与土槿皮相似的变化，如可发生细胞结构破坏，细胞器消失，胞浆内出现薄区，而细胞壁和细胞膜仍完整，细胞膜皱缩却无反折现象。

卢玉娟等将上述经土槿皮处理的石膏样毛癣菌与国外报告用二性霉素乙作用等抗真菌药物对白色念珠菌细胞所致变化相比较，其相同点为细胞浆内均出现电子薄区，细胞膜完整而反折入胞浆内；其不同点为：①经中药作用后的真菌细胞结构变性，细胞器消失，而经二性霉素乙作用后的真菌细胞核及线粒体仍然存在；②经中药作用后的真菌细胞膜明显皱缩，呈憩室反折入胞浆，而经二性霉素乙作用后之菌细胞未见这种变化；③经二性霉素乙作用后之细胞浆内可见许多小孔，而经中药作用者未见有此类改变。

卢玉娟认为，经中药尤其是土槿皮处理后的真菌细胞不仅胞浆发生明显变化，同时线粒体的结构也变性乃至消失，这可能是药物表面活性剂损伤了细胞膜，改变其选择性、渗透性，使药物易于弥散入细胞内，并可与细胞核或细胞膜的部分磷脂成分相结合，从而导致细胞结构的溶解，线粒体等细胞器消失。由于线粒体含有多种酶类，参与了细胞内物质氧化并形成高能磷酸化合物(如 ATP)，所以线粒体一旦发生变化或消失，细胞呼吸链或整套酶体系便受到抑制，使氧化磷酸化和细胞能量的偶联系统遭到破坏，以致细胞的能量供给减少，甚或完全缺乏，从而影响基因调控和 DNA 的复制，细胞乃发生衰退直至死亡。

在以上研究工作的同时，李珠莲等又在吴绍熙等原有工作的基础上，从金钱松(Psuedolarix Koempteri；Grod)分离得到抗真菌的有效成分土槿酸的 3 种新三萜酸：土槿甲酸（Ⅰ）、土槿乙酸（Ⅱ）、土槿丙酸（Ⅲ）。

10％桂皮丙酮浸液对白念珠菌和新型隐球菌的抑菌范围分别为 0mm 和 2mm。10％桂皮乙醇浸液对上述两菌的抑菌范围分别为 2mm 和 0mm。10％的桂皮氯仿浸液和 10％桂皮乙醚浸液则对上述两菌无效。

（五）肉桂（经鉴定为 Cinnamomum cassia61）提取物的抗真菌作用（纸片法）

肉桂的石油醚溶液对羊毛样小孢子菌、红色毛癣菌、许兰氏毛癣菌、白念珠菌、新型隐球菌的抑菌范围分别为 20＋mm、20＋mm、20＋mm、13～24mm、25mm。而肉桂的酸部对上述真菌抑菌范围较石油醚提取物小 1 倍左右。

上述药物的各种溶媒物质均曾做过对照试验，结果都未见抑制现象。

（六）土槿皮的抗真菌作用

吴绍熙进一步分离出土槿皮有效成分：土槿酸。实验分析表明土槿酸除含甲氧基、酸基、酯基外，是否尚含有内酯环，有待今后证明。吴绍熙等还用不同土槿皮制剂对常见致病真菌的抗菌进行研究，发现土槿皮苯浸膏、乙醇浸膏及土槿酸对常见致病真菌的抗菌作用以土槿酸效果最好，抑菌、杀菌的浓度最低。

为了进一步探讨土槿皮等中药抗真菌作用的机理，卢玉娟等对土槿皮等 3 种中药进行抗真菌作用的超微结构观察，取 0.2cm 直径的石膏样毛癣菌的菌落接种于沙氏葡萄糖琼脂培养基上，3 周后切取直径＜0.2cm 的菌落分别接种于 40％土槿皮、40％黄连、40％龙胆草药液培养基及对照培养基（无中药液）中，各接种 3 管，置于 25℃温箱内，培养 2 小时、3 天和 7 天。然后取菌落于 pH 7.4，3％戊二醛磷酸缓冲液中，4℃固定 24 小时，经 0.1M 磷酸缓冲液冲洗后，按常规以 1％锇固定 2 小时。用丙酮逐级脱水，环氧树脂浸透包埋，制备超薄切片，以醋酸双氧铀和枸橼酸铅溶液双重染色，应用 DEM—7 型电镜观察。结果发现：经 40％土槿皮处理的菌细胞，2 小时可见细胞壁和细胞膜完整，细胞质浓缩，电子密度增高；核完整，电子密度接近正常；核旁可见小斑片状电子及土槿丙酸（Ⅲ）。并决定了土槿乙酸的部分结构。

三、展望

从现有资料看来，中医药和中西医结合对真菌病的防治研究已取得较大进展，筛选研究了几种中草药，从中找到了一些有苗头的抗真菌药物，如土槿皮、石花、木姜子、吡硫霉净等，也找到了一些有效的抗真菌协同药物，如茵陈中有效利胆成分对羟基苯乙酮等，这些均值得今后进一步深入研究。不过从以往经验看来，尽管筛选研究了几百种中草药，而且在不同地区、不同单位作了多次重复，结果大致相同。因此，今后的研究工作应有计划，有步骤地分工进行，以避免盲目重复，事倍功半。

在初步筛选研究工作中，一般认为对不同中草药最好应有统一的标准，如对一些药物宜先鉴定其品种，然后再进行研究。因据初步观察发现一些中草药，由于品种不同，其抗真菌作用迥异，为求统一步伐，避免重复，在筛选研究工作中，应设计一些观察的统一标准。

目前虽然已初步筛选出一些有效抗真菌中药，但真正应用于临床的除土槿皮外，其余还不多，所以今后应抓紧对有苗头的药物作进一步的深入研究，如土槿皮在初步分离出土槿酸的基础上，又进一步分离出土槿甲酸、土槿乙酸及土槿丙酸。同时，还通过电子显微镜观察土槿皮等抗真菌作用的机理，发现真菌超微结构的改变，如细胞膜明显皱缩，反折入胞浆呈憩室样，胞浆完全被电子薄区所占据，细胞器消失，这样可对一些药物进行比较深入的研究并更广泛地应用于临床。

（吴绍熙）

第四节　银屑病（牛皮癣）

银屑病(Psoriasis)是一种常见的易复发的慢性炎症性皮肤病。近年来本病发病率趋向增高，虽然有多种中西药物治疗，但疗效不一，顽固难治。因此银屑病是皮肤科领域重点研究和防治的疾病之一。本病病因至今尚未完全阐明，主要认为与以下几方面的因素有关如：遗传、感染、精神因素、内分泌因素、代谢障碍、免疫紊乱等。

银屑病又名牛皮癣，中医学称银屑病为“白疕”，尚有“干癣”、“松皮癣”、“风癣”等名。在病因方面，认为血热是本病的重要原因，其发病机制有风、寒、热、燥等邪，但经络阻隔、气血凝滞是发病过程中的重要环节。采用活血理气、活血化瘀等法论治，是主要的治疗法则。

现代医学治疗银屑病，依其不同类型，不同病期，大多采用抑制表皮细胞分裂的药物，此类药物副反应较多。而采用中草药治疗本病安全，疗效较高。因此，中医方法正在广泛用于本病的中西医结合防治之中，为中西医结合防治本病的研究，展示了新的广阔前景。

一、临床研究

（一）辨证论治

根据以往各家报道辨证分型，综合归纳为以下几型：

1．风热型

多见于银屑病初起，皮疹发展迅速，大多为进行期银屑病，皮损点滴状或斑片状，苔薄黄，脉浮数，治宜消风清热凉血，药用消风散加减，或用银翘散加减。常用药有荆芥、防风、金银花、蝉衣、苦参、连翘、白鲜皮、黄芩。

2．风寒型

多见于外感风寒或受寒冷潮湿引起的银屑病，皮损基底淡红、鳞屑薄，苔薄白，脉浮紧，治宜活血散风，散寒和营，药用桂枝汤加减。常用药有桂枝、麻黄、蝉衣、赤芍、当归。

3．湿热型

相当于渗出性银屑病，好发于皮肤皱褶处，皮损常为红斑鳞屑，渗液，奇痒，溲赤，便干，舌红，苔黄腻，脉弦滑数，治宜清热利湿、祛风止痒，常用散风苦参汤加减或萆薢渗湿汤加减。常用药有黄柏、苍术、生苡仁、苦参、银花、萆薢、白鲜皮、土茯苓、乌梢蛇。

4．血热型

皮疹泛发，新疹不断出现，旧疹日渐扩大，相当于寻常型银屑病进行期或红皮病型银屑病，皮疹潮红，鳞屑厚积，可伴有发热、恶寒等全身症状。舌红、苔黄、脉数，治宜清热凉血，治用治癣汤、犀角地黄汤、银花解毒汤等。常用药有金银花、地丁、犀角、赤芩、连翘、丹皮、川连、夏枯草、大青叶、板蓝根等。

5．血瘀型

皮疹肥厚、色黯紫，经久不退，舌胖、苔厚腻、脉迟，药用血府逐瘀汤、桃红四物汤、凉血四物汤加减。常用药有桃仁、红花、当归、生地黄、川芎、赤芍、牛膝、桔梗、柴胡、枳壳。

6．血虚型

皮疹反复发生，迁延日久，皮疹黯淡无光泽，基底淡红，鳞屑薄，苔薄白，脉细数，治用当归饮子加减。常用药有当归、川芎、白芍药、生地黄、白蒺藜、何首乌、黄芪、防风。

7．血燥型

相当于静止期或退行性银屑病，皮肤干燥，苔薄，脉细，治宜清热养阴润燥，治用养血润肤饮加减。常用药有黄芪、当归、天冬、麦冬、首乌、生地、黄精、升麻、桃仁、红花、天花粉。

8．湿热蕴毒型

相当于红皮病型银屑病或全身泛发性银屑病，常伴有发热、关节疼痛、口干、苔黄腻、脉滑数，治宜清热解毒，治用黄连解毒汤、五味消毒饮加减。常用药有黄连、黄芩、黄柏、山栀、生地、丹皮、板蓝根、生石膏。

9. 脓毒型

相当于脓疮型银屑病，伴有发热、关节疼痛肿胀、苔黄、脉弦数，治宜清热解毒，治用龙胆泻肝汤合消毒饮加减。常用药有龙胆草、山栀、金银花、丹皮、土茯苓、大青叶、生槐花、蒲公英。

10. 肝肾阴虚型

多为老年患者及关节炎型银屑病，皮肤干燥脱屑，皮损基底红，白屑迭起，痒甚，常伴有头晕、乏力、腰背酸痛、面色萎黄、关节肿痛、舌红苔少、脉细数，治宜调补肝肾，滋阴养血，润肤止痒，方用杞菊地黄丸合二至丸加减。常用药有生熟地、麦冬、黄芪、鸡血藤、乌梢蛇、当归、红花、苦参、白鲜皮。

11. 冲任不调型

多见于女性患者，皮疹随月经来潮而增多或减少，月经周期紊乱。男性常有阳萎滑泄。苔薄，尺脉弱，治宜调补冲任，和血壮阳，方用二仙汤合四物汤加减。常用药有当归、川芎、仙茅、仙灵脾、熟地、赤白芍、制首乌。

近几年来辨证分型治疗有以下一些观点如：张文淑认为银屑病主要是气阴两虚、毒热血瘀所致，主张分3型：① 热毒炽盛型；② 脾虚湿热型；③ 肾虚血燥型。辨证论治，观察治疗100例银屑病，治愈51例，随访10年未复发。龚立疹将银屑病分为两型即干癣、湿癣，均给予消风散加减，外用膏剂，观察治疗236例，治愈率达90%。高学志主张辨证应详细，方能根治本病。根据银屑病临床特征，辨证分为① 风热郁表型；② 血热挟湿型；③ 血虚风燥型；④ 湿热互结型；⑤ 冲任不调型；⑥ 肝肾阴虚型，并采用自拟的白虎丹加减治疗，总有效率达96%。

在以往各家具体分型中，如曲志申将300例银屑病分成7型论治；丁履伸将本病176例分成 风热型和血燥型，总有效率为93.7%。有以血为主论治者，如张佩芳将115例银屑病分为血热型、血虚型、血燥型、血瘀型、湿热型，进行辨证论治。朱仁康将236例银屑病分成① 血热风燥型，治宜凉血清热解毒，方用克银方化裁，药用土茯苓、山豆根、草河车、白鲜皮；② 血虚风燥型，治宜滋阴养血润燥为主，方用克银二方化裁，生地、玄参、丹参、麻仁、苦参、山豆根，近期总有效率为94%。相恒裕将162例银屑病分为血热和血燥两型，采用加味升麻葛根方加减，疗效较好。

（二）活血化瘀论治

银屑病患者存在着许多血瘀指征如：肌肤甲错、关节不利、损害处刮除鳞屑有点状出血，部分患者舌质偏紫或有瘀斑，血粘度增高，毛细血管通透性增加等。采用活血化瘀法为主，辨证加减治疗本病，取得了肯定的疗效。如秦万章采用十多种活血方药（包括三棱、莪术、六月雪、狼毒、丹参、乳香、没药等）共治疗801例银屑病患者，有效率达85%。又如周珏年采用化瘀汤为基本方（当归、赤芍、桃仁、丹参各12g，三棱、莪术各10g，红花6g）分10种活血法进行辨证论治。薛昌森采用苍蛇活血汤治疗26例银屑病，主药有当归、赤芍、苍耳子、防风、乌梢蛇、丹皮、鸡血藤、生地、地肤子、白鲜皮、蝉衣。治疗结果痊愈14例，显效5例，有效率73%。何国同采用活血化瘀法治疗银屑病，方药生地、桃仁、三棱、白鲜皮、白花蛇舌草、紫草根、丹参，总有效率为90%。谈善庆采用具有活血化瘀的四物汤为基本方加减治疗银屑病70例，治疗结果痊愈15例，显效27例，有效17例，总有效率84.3%。山西医学院二附院采用脉络宁治疗银屑病42例，总有效率90%，脉络宁由玄参、牛膝提取而成，具有清热养阴、活血化瘀作用。

（三）辨病复方论治

1. 抗肿瘤复方

根据银屑病表皮细胞过度增生和西药抗肿瘤药物治疗本病有效的启发，采用中草药抗肿瘤药物治疗银屑病，取得一定疗效。如谢晶晖用石见穿、半枝莲、白花蛇舌草、诃子、金银花等治疗84例银屑病。结果痊愈21例，显效4例，有效21例。遵义医学院皮肤科以广豆根为主治疗58例银屑病，其方药组成：广豆根、紫草、丹参、牡蛎、甘草。仅7例无效。南京地区皮肤科协作组采用山豆根、菝葜、丹参治疗65例银屑病，也取得相似疗效。

孙佑勤自拟银屑灵治疗164例银屑病，采

用菝葜、土茯苓制成冲剂，每包生药15g，每次1～2包，日服2次，60天为一疗程，总有效率77%。

2. 抗感染复方

根据银屑病病因由病毒及细菌引起的学说，采用清热解毒、凉血为主的复方治疗本病，取得了较好疗效。如张杰以丹皮、黄柏、蚕砂、知母、赤白芍、白鲜皮、当归、熟地、地肤子组成的复方，治疗46例银屑病，皮损全部消退。金起凤用白疕方加减治疗40例银屑病，主药有白花蛇舌草、蒲公英、丹皮、生地、龙胆草、白鲜皮、苦参等，治疗结果38例有效。马国明采用牛黄乌蛇散加减治疗1005例银屑病，基本方：牛黄、乌梢蛇、白花蛇舌草、秦艽、白鲜皮、土茯苓、山慈菇、地肤子、白扁豆、蚕砂等，治疗结果痊愈219例，显效704例，有效66例，总有效率99.4%，平均治愈时间57.8天。魏峰等采用乌蛇驱风汤治疗100例银屑病，基本方乌梢蛇、蝉蜕、荆芥、防风、羌活、白芷、黄连、黄芩、金银花、连翘、甘草等，治疗结果痊愈60例，有效36例，总有效率76%。

3. 青黛复方

复方青黛具有清热解毒、祛风止痒、化瘀消斑作用。复方青黛丸由青黛、紫草、乌梅、土茯苓等14味中药组成。近来又将丸剂改制成服药更为方便的胶囊，不但保持了丸剂的疗效，而且减少了副反应。

司在和采用青黛复方消银丸治疗100例银屑病，药物组成石见穿、青黛、三棱、莪术、乌梢蛇等。取得了较好的疗效。

4. 昆明山海棠与雷公藤复方

昆明山海棠及雷公藤治疗银屑病，疗效是肯定的，经得起重复。以该药为主组成复方，不仅提高疗效，而且能减少副反应，如尤燕玲用昆明山海棠合剂（昆明山海棠、竹茹、赤芍、佛手、莱菔子）治疗50例银屑病，有效率为92%。管汾将雷公藤50g、鸡血藤50g、甘草10g，制成糖浆治疗193例银屑病，有效率81%。秦万章将雷公藤、红藤、鸡血藤各等分制成糖浆，治疗86例银屑病，有效率90.7%。与单纯雷公藤糖浆相比，不仅提高疗效，副反应明显减少。

（四）单方验方

1. 青黛、靛玉红、异靛甲

袁兆庄用青黛粉制成片剂，每片0.5g，每次4～6片，一日3次。治疗46例银屑病，治愈18例，有效14例。谢晶晖采用青黛的提取物靛玉红治疗本病，治疗31例银屑病，有效率为93%。王梦洋将靛玉红与乙亚胺进行对比，分别治疗62例及24例银屑病患者，前者有效率为83.3%，后者有效率为76.7%，结果靛玉红疗效优于乙亚胺。林照然等采用异靛甲治疗银屑病，有效率100%。并与靛玉红相比，副反应轻而少。

2. 黄芪

黄芪为补气主药，含有香豆素、黄酮、皂甙等成分。刘铭锐应用黄芪制剂治疗寻常型银屑病204例，总有效率为95.6%。从治疗前后免疫指标的变化，揭示黄芪制剂对银屑病患者的体液免疫及细胞免疫功能均有一定的改善。

3. 蛇毒

王刚等用青龙肠溶胶丸（其成分以东北腹蛇毒及眼镜蛇毒为主）治疗52例银屑病，治疗结果痊愈22例，显效15例，有效9例，总有效率88.46%。经实验证实腹蛇毒中含有磷脂酶A和细胞毒成分，有抑制和破坏癌细胞的作用。用此药治疗银屑病具有降低血粘度、改善微循环、抑制表皮细胞分裂增殖的作用。吴小平等采用腹蛇抗栓酶静滴治疗银屑病228例，治愈119例，基本治愈52例，有效49例，总有效率96.49%，该药的作用原理：溶解血栓、扩张血管、降低纤维蛋白浓度、降低血粘度和血小板聚集功能。

4. 狼毒

黄吉时采用狼毒枣治疗53例银屑病，每次服狼毒枣6枚，每日3次，总有效率90.6%。郭玉波用复方狼毒胶囊治疗银屑病，亦取得了类似疗效。董爱军等用狼毒注射液治疗银屑病507例，结果痊愈287例，显效66例，有效86例，总有效率86.6%。

此外，还有用单味中药如雷公藤、补骨脂、紫草、洋金花、秦皮、虎杖、菝葜、喜树碱、丹参等治疗，亦取得不同程度疗效。

（五）中药光化疗法

长波紫外线配合8-甲氧基补骨脂素（8-MOP）治疗银屑病，取得肯定的疗效。张国威共治疗74例银屑病，总有效率91.8%。另外，他做了动物光毒反应试验，从19种中药筛选出光毒反应最强的中药白芷，经审定中药白芷制剂加长波紫外线照射治疗银屑病，总有效率在94%以上。在白芷光化疗法与8-MOP光化疗法临床对照试验中，结果两组疗效相似，但副反应前者为小。

李凤岐等应用中药独活加长波紫外线照射治疗银屑病92例，治疗结果痊愈及基本痊愈61例，显效17例，有效8例，总有效率为93.5%。经实验研究牛尾独活含有较高光敏活性物质，可抑制DNA合成，因而可以抑制银屑病表皮细胞的分裂与增殖。

（六）外用疗法

1. 雷公藤内酯醇软膏

上海中山医院等七家医院应用雷公藤内酯醇软膏治疗303例银屑病，基本痊愈53例，显效81例，有效121例，总有效率85%，较对照组维甲酸软膏治疗，疗效明显为好。其作用机理考虑是抑制银屑病表皮细胞DNA的合成，控制异常细胞的增殖而达到治疗效果的。

2. 喜树碱软膏

王树民用复方喜树碱软膏治疗银屑病100例，痊愈64例，显效12例，有效23例，一般外搽4次即可见效。林照然用0.03%喜树碱霜及0.03%喜树碱二甲基亚砜乙醇液外搽局部，治疗77例银屑病亦获得类似疗效。

3. 复方土大黄搽剂

高玉斌用土大黄、蛇床子、土槿皮各30g，加入75%酒精100ml中浸泡10天后取出液体，过滤后再加水杨酸5g，苯甲酸12g混合即得，轻搽患处，每日2次，共治疗184例，治愈172例，一般约50天痊愈。

4. 复方蛇床子熏洗剂

丁履伸用蛇床子、生大黄、大枫子、白鲜皮、鹤虱草、地肤子各15g，苦参30g，黄柏、生杏仁、枯矾、朴硝、蝉衣、蜂房各9g，丹皮12g，煎汤熏洗，每日1～2次，每次熏洗30～60分钟，总有效率93.7%。

（七）针刺和其他疗法

1. 针刺疗法

顾霞仙针刺治疗25例银屑病，以清热解毒、活血散风为治则，采用循经取穴俞募配穴相结合进行治疗，选穴：四神聪、风池、大椎、肺俞、膈俞、曲池、血海、足三里，及配合耳针、拔火罐治疗，总有效率84%。

2. 埋线及水针疗法

罗玉凤等采用羊肠线埋藏治疗银屑病300例，主穴取肺俞、灵台、肝俞、脾俞；配穴：曲池、足三里、肾俞、三阴交、太冲。根据辨证分型不同，配穴各异。治疗结果治愈80例，显效77例，有效12例，总有效率94.7%。羊肠线的埋入是以异体蛋白的良性刺激作用，起到疏通经络，抵御病邪入侵的作用，从而发挥治疗效应。

3. 针刺拔罐法

赵福蕴用针刺拔罐法，取大椎、陶道、双侧肝俞、脾俞，以三棱针点刺，然后拔罐。治疗87例，痊愈71例，有效16例。

4. 血液光量子疗法

山西医学院附二院王丽等采用血液光量子疗法对25例寻常型银屑病进行治疗。治疗方法：采用自血回输辅以普鲁卡因（400mg/次静滴，每日1次，10次为1疗程），隔日1次，10次为1疗程。治疗结果：总有效率为92%。自血回输能改善机体的微循环，提高组织供氧，降低鸟苷酸环化酶的活性，促使cGMP与cAMP的比例恢复，从而抑制表皮细胞的分裂，另外能提高机体的免疫能力。

二、实验研究

对中医活血化瘀、清热解毒、养血润肤、中药抗癌等各种治法的多种药物，组方和中西医两法结合应用，进行了较广泛而深入的实验观察，为中医药、中西医结合治疗银屑病，提供了实验依据。

（一）活血化瘀治疗银屑病的研究

银屑病患者具有血瘀证，具有显著微循环障碍。用活血化瘀方药治疗取得肯定疗效，为了阐明其治疗银屑病的作用原理，上海、北京等地，开展了多方面的实验室工作。

1. 皮肤毛细血管镜检

共查银屑病患者245例，正常人对照23例，发现银屑病患者甲皱襞皮肤毛细血管象不正常，显示视野模糊、弯曲不规则、血管畸形，部分病例有出血点。经活血化瘀药治疗后，皮损消退处，皮肤毛细血管象有好转。

2. 血液流变学检查

24 例银屑病患者中，发现部分病例血球压积升高，全血比粘度升高，红细胞电泳时间延长，血浆比粘度降低等异常。经治疗后，均有明显改变。

3. 皮肤血流量测定

应用放射性同位素碘化钠局部皮肤半清除时间测定方法，对 38 例银屑病按不同皮损，进行了治疗前后的测定。结果银屑病新皮疹处，局部血流量增加，慢性增厚皮损处，血流量减少。经治疗后，局部皮肤血流量接近正常。

4. 环核苷酸测定

银屑病患者 25 例，正常人对照 25 例，进行环磷腺苷（cAMP）、环磷鸟苷（cGMP）测定。结果银屑病患者 cAMP 的含量下降，cGMP 的含量明显升高，cAMP/cGMP 比值较对照组明显下降。经活血化瘀治疗后基本恢复正常。

5. 红细胞指标测定

刘华昌等对不同证型的银屑病患者红细胞变化进行研究，发现红细胞体积、平均血红蛋白浓度有明显异常，红细胞变形能力下降。异常程度是：血瘀型＞血燥型＞血热型。说明本病在不同病期中均存在血瘀之证。李冠勇等通过对 38 例银屑病患者应用复方丹参注射液治疗前后红细胞指标测定，结果发现银屑病患者，红细胞体积、红细胞血红蛋白浓度、红细胞变形能力，在复方丹参治疗前后有明显变化。经治疗后，增强了患者红细胞变形能力，降低血粘度，使微循环得以通畅。

（二）抗癌中草药的实验研究

1. 靛玉红

王梦洋为了探讨靛玉红对银屑病的作用原理，进行了以下一些实验研究：① 治疗前后病变部位放射性核素^{32}P 血流测定，在病变部位的血流加快，血流量显著增加，经治疗后，局部血流恢复正常；② 治疗前后对皮损部位作组织学检查与电镜检查，发现治疗前表皮棘细胞和基底细胞增生活跃等变化，治疗后趋向正常。

2. 异靛甲

是靛玉红的结构类似物，动物实验结果：异靛甲能明显促进鼠尾表皮的颗粒层生成，但对阴道上皮有丝分裂无明显抑制作用。提示异靛甲促进表皮分化，纠正角化不全，但并不直接抑制上皮细胞的有丝分裂。相春梅等用 150mg/日异靛甲治疗 39 例银屑病，结果总有效率为 94.87%，显效率为 74.36%。用不同剂量对照比较证实，异靛甲 150mg/日的疗效优于 75mg/日，而副反应无明显差异。

3. 喜树碱

林煦然为了进一步探讨喜树碱对银屑病的作用机理，采用两种动物模型进行实验研究。实验结果提示喜树碱能抑制表皮细胞有丝分裂和促进颗粒层表皮细胞形成，从而使表皮的增生与角化不全得到纠正。大连医科大学附一院探讨了喜树碱对培养人类角朊细胞的作用。实验结果证明 10^{-7}M 至 10^{-9}M 浓度喜树碱对培养角朊细胞的增殖具有抑制作用，较低浓度喜树碱对培养角朊细胞的分化具促进作用。近年来发现喜树碱为一种 DNA 拓扑异构酶，对多种肿瘤细胞具诱导分化的作用。

4. 石蒜碱

石蒜碱是一种具有抑瘤活性的中草药。林照然等利用雌激素化小鼠阴道上皮和鼠尾鳞片表皮研究了 3 种石蒜碱衍生物抗银屑药效作用。单乙酰石蒜碱、双乙酰石蒜碱，二氢石蒜碱均显著地抑制上皮细胞有丝分裂。3 种衍生物均能促进表皮颗粒层形成。单乙酰石蒜碱和双乙酰石蒜碱均显著提高小鼠外周血中 T 淋巴细胞的百分比。

5. 治银片

陈大用等，用中药治银片治疗进行期银屑病 42 例，总有效率为 90.4%。并用动物模型作实验研究，探讨治银片治疗银屑病的作用机理，发现该药片能促进小鼠尾部表皮颗粒细胞的形成和抑制小鼠雌激素期阴道上皮基底细胞的有丝分裂。提示治银片能改善银屑病的表皮过度增生和角化不全。

（三）中医治疗与免疫实验研究

研究证实，银屑病患者存在免疫功能紊乱。中医药对免疫功能具有一定的调节作用。

1. 增强细胞免疫功能

林美蒲等用活血化瘀凉血解毒法分组治疗寻常银屑病 32 例，有效率为 90.35%，测定 E 玫瑰花形成率治疗前各组均低于正常值，治疗后恢复正常。

2. 调节体液免疫紊乱

高步云测定 253 例银屑病免疫球蛋白，提示部分患者有升高。用猪苓注射液治疗后，免疫球蛋白有明显改善。

（四）清热解毒、养血润燥复方的实验研究

在克银方治疗银屑病有效的基础上，对其复方进行银屑病表皮超微结构观察。邹铭西采用透射电镜观察表皮细胞核的质和量的变化，发现治疗前细胞核明显增大，核仁增大，出现核仁丝网，而治愈后有显著改变，表现为细胞核及核仁明显缩小。庄国康用扫描电镜对克银方治疗银屑病进行研究，取得了类似结果。

郑茂荣等用黄芩甙治疗38例银屑病，总有效率89.47%。经实验证明黄芩甙可选择性地抑制血小板中的脂氧合酶，使白三烯B_4的形成减少。银屑病患者的血清和皮肤中白三烯B_4值较正常者为高，且其多形核白细胞的随机移行对低浓度白三烯B_4的趋化反应显著增强。推测黄芩甙可能使银屑病患者的白三烯B_4减少，而使病情缓解。

三、有关中西医结合治法研究

顾有导等对48例泛发型脓疱性银屑病，分别采用雷公藤、氨苯砜、抗生素联合用药及单用抗生素、雷公藤及氨甲喋呤、依曲替酯、羟基脲治疗。治疗结果认为：对病情较轻的脓疱性银屑病，首先采用雷公藤、氨苯砜、抗生素联合治疗。病情较重的用氨甲喋呤、依曲替酯、羟基脲治疗，应尽量避免应用皮质激素治疗。

安家丰等采用中医及中西医结合治疗泛发性脓疱型银屑病24例，急性期清热凉血、解毒除湿，自拟解毒凉血汤加减：羚羊粉（冲服）、生地、丹皮、茅根、紫草、板蓝根、土茯苓、银花、连翘、大青叶、薏米、苦参、白鲜皮、生石膏。迁延期凉血解毒、养阴益气，自拟解毒养阴汤加减：南北沙参、石斛、元参、黄芪、生地、银花、公英、赤芍、薏米、土茯苓、板蓝根、草河车、白花蛇舌草。配合应用西医疗法，根据不同病情采用皮质激素、细胞毒药物、抗生素，外用湿和润肤剂。治疗结果9例单纯中药治疗有效率88.9%，15例中西药结合治疗有效率100%。

吕俊之等采用雷公藤、雷尼替丁或氨苯砜治疗银屑病35例。结果治愈19例，显效13例，好转2例，总有效率达97%。

四、展望

中西医结合研究银屑病，尽管临床和实验两方面都取得了一定成就，但是，此项工作取得重大的突破，还需要进行大量的研究工作，在临床研究中一定要有一个扎实的和经得起重复的疗效。实验研究开展不够多，要强调系统地进行实验研究。对进一步分析中医药治疗银屑病的原理，寻找更为有效的中药及复方均有重要意义。今后应注意研究银屑病辨证分型与各种实验指标的关系，为统一辨证标准提供依据。银屑病复发率较高仍是急待解决的课题。为此，需要继续运用现代科学的研究手段进行广泛的临床及实验研究。相信在不久的将来，中医中药和中西医结合研究防治银屑病的工作将会取得重大的突破。

（秦万章）

第五节 变态反应性皮肤病

变态反应性皮肤病是指其发病机理与变态反应有关的皮肤病，本节叙过的有药疹、接触性皮炎、湿疹、荨麻疹等。中医学对这类疾病很早就有认识。如药疹，中医统称为“药毒”，早在隋《诸病源候论》、明《外科正宗》、清《疡医大全》等中医学著作中就有记述。接触性皮炎中医记载较多，有“漆疮”、“膏药风”、“马桶癣”等，发病机转有感受，有不感受，和禀赋有关，与现代个体敏感素质等理论一致。湿疹在中医学中记载系根据症状与发病部位不同而名称各异，如“浸淫疮”、“面游风”、“旋耳疮”、“乳头风”、“绣球风”、“四弯风”等。中医对变态反应性皮肤病的病因，首先归咎于先天禀赋不足，如当某些药物进入营血，外侵肌肤腠理，内传经络脏腑而引起药疹；若外受辛热之毒或接触毒物，皮毛腠理不密，热毒蕴于肌肤而发生皮炎、湿疹或荨麻疹。这与现代医学认为具有过敏性体质内因的人，受到某些外因刺激而发病的观点是一致的。

现代医学治疗变态应反应性疾病，主要采用抗炎症介质药和皮质类固醇激素，虽可减轻症状，控制部分病情，但都存在程度不等的毒副反应，疗效不稳定，停药后容易复发。中药治疗安全可靠；疗效较高，因此中医疗法广泛用于变态反应性皮肤病的防治，近年来高效、速效、安全、简便的中药新药和制剂，更为中西医结合防治本类疾病的研究开拓了新路。

一、药疹

药疹（Drug eruption）是指药物通过口服、注射、吸入、灌肠等途径进入人体引起皮肤粘膜变态反应性炎症。引起药疹的药物众多，尤以解热镇痛药、安眠镇静药及抗生素多见，由中药引起药疹也有报道。药疹的发病机理颇为复杂，目前认为系患者具有过敏体质内因，在一定条件下受抗原性药物的外因刺激后，体液和细胞免疫异常活跃，发生变态反应造成组织损伤所致。中医学文献中虽无明确的药疹记载，但关于药物反应早在《诸病源候论》、《千金方》、《外科正宗》等著作中有所论述，通常称为"药毒"，认为病因病机是先天禀赋不足，致病条件是脾湿不运，蕴湿化热，复受药物毒邪外侵，湿热毒邪蕴蒸肌肤而发病。这与现代医学发病机理的观点是一致的。

（一）临床研究

根据药疹证候的共性和特性，临床上多分以下3型进行辨证论治。

1. 湿热感毒证　急性发病，皮损为鲜红斑丘疹、水疱，糜烂渗液，剧痒。自觉发热，烦躁，口干口渴，大便燥结，小溲黄赤，舌红苔黄，脉滑或滑数。证属湿热感毒，蕴结肌肤。治则清热解毒，凉血除湿。张志礼采用龙石方加减：龙胆草、生石膏、黄芩、生地黄、白茅根、金银花、连翘、紫草、板蓝根、车前草、泽泻、六一散。方中龙胆草、黄芩、生石膏清热泻火；生地黄、牡丹皮、白茅根、紫草清热凉血；金银花、连翘、板蓝根清热解毒；六一散、泽泻、车前草清热除湿利水。大便秘结加大黄，痒甚加白鲜皮、苦参、地肤子。

2. 毒热入营证　重症药疹，皮疹鲜红或紫红，甚则紫癜、血疱，大片表皮剥脱，高热烦躁甚至神昏谵语，休克虚脱，口唇焦燥，口渴不欲饮，大便干，小便短赤。舌质绛，苔少或镜面舌，脉细数。见于剥脱性皮炎型、重症多形红斑型、大疱性表皮松解型药疹。证属热毒入营，气血两燔。治则清营凉血，解毒消斑。方用清瘟败毒饮或犀角地黄汤加减。张志礼常用解毒凉血汤：生玳瑁或羚羊角粉、人工牛黄散、生地炭、双花炭、莲子心、生栀仁、连翘心、黄连、板蓝根、白茅根、天花粉、紫花地丁、生石膏等。方中生玳瑁、羚羊角粉清热凉血，解毒定惊；生地炭、双花炭入血分，清热养阴护心；紫花地丁、板蓝根清热解毒；莲心、栀子仁、连翘心、黄连清三焦毒热重在清心火；生石膏清气分实热、除烦止渴。

3. 气阴两虚证　重症药疹后期，皮疹红肿渐消，大片或秕状脱屑。伴低热烦渴、头昏乏力、气短口干等症，舌红少苔，脉细数。证属毒热伤阴、气阴两虚，又兼脾湿不化。治则养阴益气，健脾除湿，兼清余毒。方用增液解毒汤加减：南北沙参、玄参、石斛、黄芪、党参、白术、枳壳、薏米、扁豆、黄柏、丹参等。方中南沙参长于祛痰润肺，北沙参长于滋阴和胃，补五脏之阴。南北沙参合用，养阴益气润肺，肺主皮毛，故热伤阴分的重症皮肤病常用之。低热可加银柴胡、地骨皮、石斛；纳差加厚朴、蔻仁、藿香；脱屑多加二冬、二地、二芍、当归以益阴生津，调和气血，养血润肤。

本病的临床研究是逐步深入提高的，初期限于少数的治疗经验、验方、单方为主，如民间习用甘草、绿豆、金银花煎服治疗药疹，以收清热解毒之效。近年来，随着新药研制、开发、生产的迅速发展，药疹发病率的迅速上升，对本病的治疗也日臻成熟。综合各家辨证论治的理论精华，根据本病的病机和共同具备的火热证候，结合风、湿、血热、热毒的偏性特征，采取辨证方法，运用相应的有效法则。如偏风型，风热发斑证用清热疏风法；偏湿型，湿热发斑证用清热利湿法；偏血热型，血热发斑证用清热凉血法；偏毒热型，毒热发斑证用清营凉血解毒法；后期出现气虚血亏，余毒未清，兼有脾湿不化时，主用益气养血、健脾除湿法以扶正祛邪。在对药疹的认识和防治质量上又向前推进了一步。

为了提高重症药疹的治疗水平，各地应用中药注射制剂治疗药疹取得了初步经验，如采用北京中医药大学实验药厂生产的清开灵注射液、哈尔滨中药二厂生产的双黄连注射液静脉滴注治疗重症药疹，都取得了比口服汤剂更快更好的疗效。

运用中西医结合治疗药疹，尤其在对中毒性表皮松解坏死型、剥脱性皮炎型等重症药疹的治疗上积累了丰富的经验。中医药对这些重症还存在难能迅速控制病情的不足之处，为此应尽早使用大剂量皮质类固醇激素如氢化考的松静脉滴注，每日200～500mg，配合使用抗组织胺类药物、维生素C、钙剂等，视病情并用抗生素，对症治疗及支持疗法，必要时可予输血。恢复期在撤减皮质激素的同时，注意保肝治疗和水与电解质平衡。

（二）实验研究

药物过敏反应的诊断是一项复杂的难题，国内医学工作者正在研究一种收集相关资料诊断药物不良反应概率的方法，意在促进研究工作者不断收集药物流行病学的资料，研究药理学、免疫学及遗传学等参与药物反应的致病机制的因素，研究和试验临床条件下的各种新型诊断系统。张开明等采用ELISA法对59例药疹患者进行血清可溶性白介素2受体含量测定，结果表明重症药疹患者血清SIL-2R水平明显高于对照组，皮疹消退后也不回降，提示重症药疹患者的细胞免疫存在异常且与其病程长，治疗困难有关。

（三）展望

目前对药疹的发病机理还不完全清楚，所以临床报道还大多停留在单纯进行个案报道和临床治疗观察的水平，今后应加强药物过敏机制的实验研究和理论研究。对药物过敏与治疗剂量、疗程的关系，给药方式，药物的性质，遗传因素，交叉过敏与多元性过敏，光敏反应和从复方中药中找出致敏的单味药，并探讨其致敏的化学结构等问题。为了提高药疹特别是重症药疹的治疗水平，设想根据辨证分型论治的原则，拟定相应处方，制成合适的特别是注射应用的成药剂型，达到既方便患者服用，及时获得治疗，又符合辨证与辨病相结合施治，提高疗效的原则，这一设想期待有关方面共同努力促其实现。

二、接触性皮炎

接触性皮炎（Contact clerma Ti Tic）是皮肤或粘膜接触某些物品后在接触部位所发生的急性炎症。其发生原因可分为原发性刺激和变态反应性两种，前者由于接触物具有强烈刺激性，任何人接触后均可致病；后者的接触物基本上无刺激性，仅在少数具有过敏性体质内因的人接触后发生炎症反应。在此所述的是后者即变态反应性接触性皮炎。中医学文献早有类似记载，如对漆过敏引起的“漆疮”，《诸病源候论》：“漆有毒，人有禀性畏漆，但见漆便中其毒。亦有性自耐者，终日烧煮竟不为害也”。这些描述与现代医学的变态反应性发病原因相一致。近代中医学认为本病的发生主要由于人体禀性不耐，皮毛腠理不密，接触辛热之毒，毒邪与气血相搏，蕴于肌肤而成。

（一）临床研究

多数医家根据本病出现的红斑、肿胀、丘疹、水疱及糜烂等火热证象及局部灼热、瘙痒，伴发热口渴、舌红脉数而辨证为毒热证，而重症可有大疱、糜烂、渗出，则为毒热夹湿证。李林等用化斑解毒汤化裁，方中黄连、人中黄苦寒清热解毒，升麻、连翘、牛蒡子辛凉透斑解毒，知母、生石膏甘寒清解肌热，竹叶轻清上浮。若斑红泛发加生地、丹皮、赤芍；红斑肿胀明显，水疱或大疱或糜烂渗出，加泽泻、木通、冬瓜皮；眼睑、包皮等松弛部位水肿，加猪苓、防己、赤小豆等。

中西医结合治疗接触性皮炎首先要注意寻找过敏原，去除病因并避免再次接触，清洗接触部位，根据皮损炎症情况选择适当外用药物及剂型，较重者配合抗组织胺类及皮质类固醇激素治疗。张怀亮采用超氧化物歧化酶霜治疗各种皮炎取得好疗效。

（二）实验研究

寻找过敏原是提高接触性皮炎防治水平的重要方法，近年国内广泛应用标准筛选抗原斑贴试验和模糊数学理论设计智能性诊断系列，在接触性皮炎的诊断上有较大的实用价值。

关于郎格罕细胞与接触性皮炎的研究，国内外进行了长期的工作，发现郎格罕细胞在接触性变态反应中起关键作用，认为郎格罕细胞系统可作为诊断接触性皮炎的手段。

（三）方药研究

接触性皮炎与急性湿疹虽病因不同，但临床表现相似，多急性发病，易泛发，皮损潮红渗出，常伴口干渴、便秘、尿黄等症，中医辨证均属湿热内蕴。热感于湿，治宜清热解毒，除湿凉血。张志礼积数十年经验组创“石蓝草方”，由龙胆草、生石膏等组成，取龙胆泻肝汤主药龙胆草、黄芩、生地清肝胆湿热、凉血滋阴；取白虎汤主药生石膏清气分实热除烦止渴；加现代医学研究具有抗病毒、抗炎症作用的板蓝根、马齿苋等清热解毒之品，先后研制纯中药制剂“石蓝草煎剂”和“龙石冲剂”，经552例临床研究，对接触性皮炎的治愈率达到90.2%，总有效率99.1%，平均治愈时间缩短到7.01天，明显优于传统中药的疗效，居国内领先水平。同期进行了药理药效学动物试验，龙石冲剂对小鼠耳廓巴豆油性炎性水肿有显著的抗炎作用，抑制率高达71.01%；急性毒理试验显示其安全无毒。说明龙石冲剂是一种高效，速效，安全，简便的纯中药制剂，对急性皮炎、湿疹类皮肤病的治疗有广阔前景。

（四）展望

中医学对接触性皮炎尤其是漆疮的病因、治疗有精辟论述和丰富经验，对不少确有实效的民间验方、单方，可以就地取材，运用现代科学技术开发应用，提取有效成分，探索作用机理，制成合适剂型，使其发挥更大的疗效和实用价值。

三、湿疹

湿疹(Ec Zema)以其皮损多型、易于渗出、病程易复发为特征。中医书籍中属“湿疮”范畴。本病常因饮食失节或过食腥发动风之品，伤及脾胃，脾失健运，致使湿热内蕴，湿热困脾，复感风、湿、热邪，内外两邪相搏，充于腠理，浸淫肌肤，发为本病。“湿”性重浊粘腻，易耗血伤阴，化燥生风故缠绵不已，反复发作。现代医学认为本病的发生与变态反应有关，属于迟发型变态反应。

（一）临床研究

对湿疹的临床治疗要重视辨证论治

1. 湿热浸淫证　多见于急性湿疹，发病急，皮损潮红灼热，瘙痒无休，渗液流汁。伴身热、心烦口渴、大便干、尿短赤。舌红苔白或黄，脉滑或数。证属湿热内蕴，热胜于湿。治则清热利湿，解毒止痒。方取龙胆泻肝汤、清热除湿汤等，张志礼的“石蓝草方”制剂对此型有极好的疗效。

2. 脾虚湿蕴证　多见于亚急性湿疹，发病较缓，皮损以丘疹、丘疱疹为主，瘙痒，抓后糜烂渗出，可见脱屑。伴纳少、神疲、腹胀、便溏。舌质淡胖、苔白或腻，脉弦缓。证属湿热内蕴，湿胜于热。治则健脾利湿，佐以清热，用除湿胃苓汤加减或除湿止痒汤。方中白术、薏米、扁豆、芡实等生用利湿清热，炒用健脾燥湿；佐以黄芩、黄柏、栀子苦寒泻热燥湿；车前子、车前草、泽泻、茵陈、苦参、白鲜皮清利湿热，利水消肿；枳壳宽胸理气；生地黄凉血益阴；诸药协同清脾利湿清热止痒。如渗液重可加冬瓜皮、桑白皮、地骨皮，赤苓皮；痒重可加地肤子；女性白带多而清稀者加萆薢、赤石脂。

3. 血虚风燥证　多见于慢性湿疹，病程日久，皮损粗糙肥厚，色素沉着，剧痒。伴口干不欲饮，纳差腹胀，舌淡苔白，脉沉缓或弦。证属血虚风燥，肌肤失养。治则健脾除湿，养血润肤。方取健脾油肤汤加减。方中党参、茯苓、白术健脾益气燥湿；当归、生地、丹参、赤白芍、鸡血藤养血润燥；陈皮调中和胃；白鲜皮、苦参祛风除湿止痒。气虚明显可加黄芪，皲裂明显可加玄参、麦冬，并加入引经药配合应用。

要注意生活护理，烫洗、搔抓、辛辣食物、烟酒浓茶，化纤毛绒、化妆品、洗涤剂均可诱发或加重湿疹。西医疗法可选用抗组胺类药物及维生素，皮质类固醇激素内服有效但停药后极易复发，除泛发性湿疹外不应使用。局部治疗应根据疗期及皮疹形态选用不同药物和剂型。急性期红肿糜烂渗出皮损应选用马齿苋、枇杷叶或黄柏煎汤冷湿敷，外用炉甘石洗剂或扑粉；红斑丘疹而无渗出的皮损可用祛湿散、除痱粉、二妙散或滑石粉外扑；亚急性皮损可选用黄连膏、普连膏或激素类制剂；慢性顽固性皮损可选用焦油类药物；长期使用皮质激素类药膏造成激素依赖性皮炎，应注意不要滥用。新型高效低毒激素制剂如仙乃乐、适确得可试用，肥厚皲裂皮损可试用激素封包或局部封闭治疗。王德馨用凉血疏风、清热利湿法加减配合高锰酸钾液湿敷，氯氧油或确炎松糠焦霜外用，治疗急性湿疹总有效率90%。周镇苏用清湿汤内服，方取土茯苓、紫草、赤芍、生地、马齿苋、苍白术、知母、黄柏、地肤子、白鲜皮、丹皮、水红花子、薏米；配合化湿散（土茯苓、赤芍、黄柏、苍术、马齿苋研末加适量冰片制末）外用，治疗37例湿疹疗效显著。张志礼采用健脾消导养血润肤法治疗遗传过敏性湿疹取得良好疗效，近年国内外采用紫光疗法、不饱和脂肪酸花生四烯酸、磷酸二酯酶抑制剂、免疫抑制剂如环孢素、免疫调节剂如胸腺素等疗法都有一定疗效。陈学铎用抗栓酶-3霜治疗婴儿湿疹取得良好疗效。

（二）实验研究

北京中医医院皮肤科从60年代以来，先后进行了马齿苋合剂、石蓝草煎剂、龙石冲剂、除湿丸等传统方药和组创方药对皮炎湿疹作用机理的实验研究，证实中药有良好的拮抗Ⅰ型和Ⅳ型变态反应，降低毛细血管通透性和拮抗组织胺等炎症介质的作用。陈学荣等探讨了苦参、苦参总碱治疗湿疹的作用机理，即苦参总碱能抑制环核苷磷酯二酯酶，提高细胞内环磷腺苷含量，阻止肥大细胞脱颗粒释放组胺。

（三）方药研究

陈学荣用苦参注射液（每毫升含生药1g）4ml，每日肌注1次治疗54例湿疹，总有效率76%。上海华山医院皮肤科用生地注射液（每4ml含生药8g）肌肉注射或静脉滴注治疗73例急性或慢性急性发作湿疹，有效率96%。郑茂荣用山药注射液治疗湿疹皮炎取得较好疗效。不少单方或复方方药进行了严密的临床及实验研究，取得了满意的结果，张志礼研制的“龙石冲剂”已被列为国家新药开发资助项目。

（四）展望

综观中医文献有关湿疹治疗的方药介绍不下数百种，近年杂志报道的单方验方也十分众多，但严格的临床研究和实验研究工作开展得尚不够。若能在临床治疗取得疗效的同时，结合除湿药的药理药化研究，探讨提取物如苦参甙那样的有效成分，研制出“龙石冲剂”那样的高效、速效、安全、简便，便于使用，易于观察推广的中药制剂，将有助于中西医结合防治湿疹工作的深入。

四、荨麻疹

荨麻疹（urticaria）俗称“风疹块”，是皮肤粘膜血管扩张、通透性增加而出现的一种局限性变态反应性炎症反应。中医学称之为“瘾疹”、“痞瘟”。近代对本病的辨证论治，有从中医传统，按照病因、气血或脏腑辨证分型论治的，也有结合现代的荨麻疹症状、病因进行论治的。

（一）临床研究

荨麻疹多属风证，系因禀赋不受，又食腥发动风之物，或因饮食失节胃肠实热，或因平素体虚卫表不固，复感风热、风寒之邪，郁于皮毛肌腠之间而发病；再有情志不遂，肝郁不舒气机不畅，郁而化火，灼伤阴血，感受风邪而诱发，故临床辨证较为复杂。

1. 风热犯表　风团鲜红，灼热剧痒。伴低热、恶寒、咽喉肿痛，遇热则皮疹加重。舌苔薄白或薄黄，脉浮数。证属风热袭表，肺卫失宣。治则辛凉解表，疏风清热。主用消风散加减。方中荆芥、防风、地肤子去皮里膜外之风，并佐冬瓜皮清热利水消肿；马齿苋、白鲜皮清热除湿散风，表里双解；金银花、牛蒡子清热解毒；生地黄、丹皮凉血清热；黄芩泻肺火；桑白皮、薄荷、蝉衣清肌表之热；浮萍透达表里，散风消肿。口臭便干可加生石膏、栀子、川军清热泻下、釜底抽薪。

2. 风寒束表　皮疹色白，遇风寒加重，得暖则减，口不渴。舌质淡苔白，脉浮紧。证属风寒束表，肺卫失宣。治则辛温解表，宣肺散寒、疏风止痒。方用玉屏风散合麻黄桂枝汤加减。方中麻黄、杏仁、干姜皮辛温宣肺并开腠理，解肌发汗；浮萍、白鲜皮、陈皮疏风除湿止痒；黄芪、白术、防风祛风固表；丹参养血活血，僵蚕祛风解痉。

3. 血虚风燥　反复发作，迁延日久，午后或夜间加剧。伴心烦易怒，口干，手足心热。舌红少津，脉沉细。证属血虚风燥，卫气不固。治则养阴益气，祛风止痒。方用当归饮子化裁。方中归、芎、地、芍养血活血，散血中之风；何首乌养血滋阴润燥；黄芪、甘草益气和营；防风、荆芥、刺蒺藜疏风止痒。主药当归等经现代药理研究证实有降低毛细血管通透性及抗组胺作用，黄芪有增强细胞免疫的作用。

中西医结合治疗可提高荨麻疹特别是急性荨麻疹的治疗疗效。各种类型的荨麻疹可配合抗组胺H_1受体药物如苯海拉明、扑尔敏、赛庚啶口服，严重荨麻疹伴喉头水肿、哮喘或有低血压状态时应静注地塞米松或氢化可的松，皮下注射肾上腺素，吸氧，必要时气管切开、气管插管。80年代起，一批新型抗组胺药如丁苯呱丁醇（特非那丁）、苄苯呱咪唑（息斯敏）、赛替立嗪（仙特敏）、罗雷他定（克敏能）、甲喹吩嗪（波丽玛朗）先后用于临床，它们为特异性H_1受体拮抗剂，结构与传统药不同，无抗胆碱能作用，故无口干、眩晕及嗜睡等副反应。这批新药为荨麻疹治疗开辟了新路。此外，抗H_1、H_2受体联合应用，三环类抗忧郁药多虑平，钙通道拮抗剂硝苯吡啶（心痛定），其他抗炎症介质药如抑肽酶、利血平，抗纤溶酶药，色甘酸类药，组胺球蛋白等众多药物对各种特殊类型荨麻疹的治疗发挥了疗效，提高了中西医结合治疗荨麻疹的水平。

（二）实验研究

对荨麻疹的发病机理研究不断深入。施伟民采用高效液相层析技术测定了人体血浆组胺含量和白蛋白、丙种球蛋白及正常人体血浆吸附组胺的能力。结果显示急、慢性荨麻疹发病期血浆组胺水平明显升高，血浆组胺吸附率明显下降，皮损消退后血浆组胺水平及组胺吸附率均可恢复正常。吴原对急、慢性荨麻疹患者的血栓素和6-酮-前列腺素$F_{1\alpha}$含量进行检测，结果荨麻疹组血栓素较对照组明显升高，其中急性荨麻疹升高更明显，而6-酮-前列腺素$F_{1\alpha}$较对照组明显降低，其中慢性荨麻疹下降更明显，因此临床上增加前列腺素释放的药物如氨苯碱、消炎痛值得应用于荨麻疹治疗，而H_2受体拮抗剂由于抑制腺苷酸环化酶作用，不能控制复发，长期应用有待进一步探讨。

（三）方药研究

近年来中西医务人员合作，对治疗变态反应性皮肤病的中药单方、复方进行了大量的临床和实验研究工作，取得了丰硕的成果。实验室内发现有抗变态反应作用的单味中草药已逾百种，许寿松等用徐长卿注射液肌注治疗荨麻疹有效，唐鸿珊等用其有效成分5%丹皮酚霜外用治疗湿疹有效。陈学荣等用苦参总碱注射液、苦参片等治疗湿疹、皮炎有效，实验研究发现苦参总碱能抑制Ⅰ型和Ⅳ型变态反应。江田昭英发现黄芩的有效成分黄芩甙元能抑制过敏介质释放，内服治疗慢性荨麻疹、湿疹、异位性皮炎等有效。用地龙注射液肌注治疗慢性荨麻疹，穴位注射治疗湿疹有一定疗效。实验证明，治疗本病的常用药物如荆芥、防风、蝉衣、苦参、白鲜皮、地肤子、苍耳子等均有明显抗过敏作用，其作用机理是能抑制组胺和慢反应物等过敏介质的释放或直接拮抗过敏介质；肉桂能温经散寒，对血管有调节作用，能减少毛细血管的渗出；当归、丹参有活血养血、降低血管通透性及抗组胺等作用；甘草有抗炎、抗过敏和皮质激素样作用；茯神、远志、枣仁有调节植物神经，抑制过敏反应，维持乙酰胆碱正常释放的作用；黄芪益气固表，有增强细胞免疫的功能；麻黄有拟肾上腺素样效应，可抑制组胺释放。总之，中草药能通过抑制组胺释放，降低血管通透性及增强其免疫功能而取得。进一步的研究已深入到对抗变态反应中草药有效成分的研究，提取了黄芩甙元、淫羊藿素、甘草糖甙、苦参总碱、汉防已甲素、丹皮酚，香豆精等有效成分，为中药制剂化开拓了新路。

抗变态反应中药复方研究成果显著。张志礼等组创的马齿苋合剂、石蓝草方进行了长达十几年的临床和实验研究。麻杏石甘汤治疗荨麻疹在取得临床疗效的基础上，根据肺主皮毛，肺与大肠相表里的脏腑学说进行了实验研究，证实其具有拮抗荨麻疹发生的血管反应，抑制肥大细胞脱颗粒作用，抑制组胺释放。治疗荨麻疹等过敏性疾患有效的过敏煎（乌梅、防风、柴胡、五味子、甘草），经中国医学科学院基础组实验证明能降低小鼠过敏性休克；拮抗变态反应的作用。江苏皮肤病防治研究所对龙胆泻肝汤治疗急性、亚急性湿疹进行组胺离子导入反应的研究，发现随治疗显效，机体对组胺反应明显减弱。辛芩冲剂（细辛、黄芩、荆芥、防风等）对Ⅰ型变态反应有明显抑制作用。抗敏合剂（黄芩、甘草、桂枝、丹皮）对致敏豚鼠过敏性休克有明显保护作用，对大鼠被动皮肤过敏反应有明显抑制作用。小青龙汤能使患者血清IgE和组胺明显降低，血浆环磷腺苷水平升高，为这些复方方药的临床应用提供了药理药效依据。

各地对抗变态反应中药的研究还发现，Ⅰ

型变态反应相关的疾病有荨麻疹、血管性水肿、荨麻疹型药疹、异位性皮炎等，凡能抑制IgE抗体产生，提高细胞内环磷腺甙水平，保护细胞膜，阻滞过敏介质释放的药物均有疗效。中草药如甘草、柴胡、寄生、当归、泽泻、枣仁、地骨皮、地龙、黄芩、徐长卿、艾叶油、灵芝、龙胆草、竹茹、大枣、细辛、牛膝、麻黄、桂枝、辛夷、牛胆、丹皮、枳实、防己、乌梅、生姜、莪术、良姜、缩砂仁、白豆蔻、益智仁、苍术、葛根、秦艽等，均通过作用于不同环节而抑制Ⅰ型变态反应。复方方药如小青龙汤、麻杏石甘汤、过敏煎、温阳片（右归丸加减：附片、生地、熟地、山药、仙灵脾、补骨脂、菟丝子）、抗敏合剂等则发挥综合作用。属于Ⅲ型变态反应的皮肤病有血管炎性荨麻疹、血清病型药疹等。雷公藤、黑蔓、丹皮、丹参、三七、郁金、仙灵脾等单味中草药和益肾汤（当归、赤芍、川芎、红花、丹参、桃仁、银花、茅根、生地）、哮喘宁（黄芩、丹皮、桂枝、甘草）等复方有良好的临床疗效和实验药效。属于Ⅳ型变态反应的皮肤病有接触性皮炎、湿疹、湿疹型药疹和剥脱性皮炎型药疹等，苦参、雷公藤、昆明山海棠、灵芝、龙胆草、生石膏、茯苓等单味中草药和石蓝草方、柴胡汤（柴胡、黄芩、半夏、人参、甘草、生姜、大枣、厚朴、苏叶、茯苓）、温清饮（熟地、当归、川芎、白芍、黄连、黄芩、黄柏、栀子）、银翘散等均有临床和药理研究取得满意疗效的报告。丁素先应用清热祛风冲剂（荆芥、防风、黄芩、连翘、黄柏、苦参、白鲜皮、生地、甘草）治疗风热证荨麻疹、湿疹，疗效优于西药对照组，药理试验证实其有抗炎、抗过敏作用。

（四）展望

近年来荨麻疹的中西医结合研究工作成绩卓著，诊断方法不断改进，病因研究时有报告，一批新型抗组胺西药问世，对中药抗变态反应药理研究不断深入，发现了大批有效复方、单方和有效成分提取物，这样就有利于在辨证与辨病相结合的基础上，选用有效的单味中草药进行治疗而不拘泥于古方成药，是中西医结合的又一发展。当然，药理药效学实验研究的病理研究均有待深入，中西药合用或西药联合究竟利弊如何，有待进一步研究提高。

（张志礼　安家丰）

第六节　神经性瘙痒性皮肤病

一、皮肤瘙痒症

皮肤瘙痒症（Pruritus cutanus），中医称风瘙痒、痒风、瘾疹等。一般无原发损害，仅仅有瘙痒。由于瘙痒经常反复搔抓，可呈现皮肤增厚，肤色加深，伴抓痕，条状血痂，皮肤粗糙，呈苔藓样改变。《外科证治全书·痒风》中记“遍身搔痒，并无疮疥，搔之不止”，《外科大成》说本病“瘙痒无度，抓之不止，与风邪相关”称“爪风疮”。《外科启玄》认为本病因常搔破皮肤，血痕累累，称“血风疮”，这些描述与皮肤瘙痒症极为相似。

（一）临床研究

病因和发病机理较复杂，内在因素主要同神经精神障碍有关，因此通常将本病列属于神经功能障碍性皮肤病之类；其他有糖尿病、肝炎、黄疸、肠寄生虫病、便秘、自家中毒、肾炎、白血病、肿瘤、维生素缺乏症、内分泌障碍、更年期、老年退行性改变、长期不良嗜好、酗酒、吸烟、辛辣食物等。外在因素有环境污染，气候变化（寒冷干燥），洗浴不当，衣着不适，特别是化纤衣物刺激等。局部因素有会阴等处通风不良，汗湿，脂垢及分泌物，白带，滴虫，霉菌，蛲虫，痔疮等。中医学文献对本病有很多详细论述，如《素问》记有“诸痛痒疮，皆属于心”；《诸病源候论》认为“风瘙痒者是体虚受风，风入腠理，与血气相搏，而俱往来于皮肤之间，邪气微，不能冲击为痹，故但瘙痒也”。张志礼认为瘙痒多由“风、湿、热、虫而诱发”，也有因“血虚风燥，风湿蕴阻，肌肤失养所致”或因“温热蕴于肌肤”，“血虚肝旺，生风生燥”皮肤失养而发病。朱仁康将本病归结为“禀性不耐”为发病根本原因；“风邪外袭”，风邪客于腠理，往来于肌肤，则为瘙痒的重要原因；“饮食不节”过餐鱼腥海味……油腻酒酪，使湿热内蕴，化热生风而发本病；“情志内伤”致血热内蕴，化热动风乃致瘙痒。

临床证型，本病依据皮损范围，分为全身（泛发）性皮肤瘙痒症和局限性皮肤瘙痒症；也有根据发病部位、季节、年龄等命名，如，阴囊瘙痒症（中医称绣球风）、肛门瘙痒症（谷道痒）、外（女）阴瘙痒症（阴痒）、外耳道瘙痒症、冬季瘙痒症、老年瘙痒症、更年期瘙痒症等。

1. 中医辨证论治：北京中医医院分为①血虚风燥型，属阴血不足，血虚风燥，肌肤失养，治法宜养血润肤，疏风止痒。方用防风、当归（养血润肤）、首乌藤、苦参、白鲜皮、刺蒺藜（疏风止痒），老年体弱者加党参、黄芪（益气固表），痒重加全蝎，心烦失眠者加莲子心、栀子、连翘。②风湿蕴阻型，属风湿蕴阻，肌肤失养，治法宜祛风利湿，养血润肤，方用全虫方（全虫、皂刺、猪牙皂角、刺蒺藜、炒槐花、威灵仙、苦参、白鲜皮、黄柏）、四物汤；风热盛者用防风通圣丸；病程长，病情顽固者用秦艽丸（秦艽、苦参、大黄、黄芪、防风、漏芦、黄连、乌蛇）、除湿丸（威灵仙、猪苓、栀子仁、黄芩、黄连、连翘、归尾、丹皮、紫草、茜草根、赤苓皮、白鲜皮、干生地）或两者交替使用；③脾虚湿盛型，脾虚湿盛，肌肤失养，治法宜健脾除湿，养血润肤，方用萆薢渗湿饮（萆薢、薏米、黄柏、茯苓、丹皮、泽泻、滑石、通草）、养血润肤饮（生地、熟地、当归、黄芪、天冬、麦冬、桃仁、红花、天花粉、黄芩、升麻）。

中医研究院广安门医院分为①血热生风证，多见于青壮年，血气方刚，血热生风，或受风邪则瘙痒，治宜凉血，清热，祛风止痒法，方用止痒熄风汤（生地、元参、当归、丹参、白蒺藜、甘草、煅龙牡），热甚加地榆、紫草；风盛加全蝎、防风；口渴便秘加生大黄，知母；②血虚生风证，多见于老年或体虚者，体弱气血不足，风邪易袭，肌肤不荣则痒，治宜养血消风，润燥止痒，方用养血润肤饮（当归、升麻、皂刺、生地、熟地、天冬、麦冬、天花粉、红花、桃仁、片芩、黄芪）；心悸失眠加枣仁、柏子仁；神疲乏力加人参、首乌；血虚便秘加当归身、肉苁蓉；痒甚加白蒺藜、皂刺；皮肤肥厚脱屑加阿胶、丹参；③瘀血阻滞证，气血循行不畅，血瘀生风则痒，治宜活血化瘀，消风止痒，方用活血祛风汤（荆芥、甘草、当归、白蒺藜、桃仁、红花、蝉衣、赤芍）；病程日久加苏木、炒三棱；痒甚加皂刺、炙山甲；皮厚者加姜黄、莪术；④风盛作痒证，多发于春季，因外受风邪，腠理不密，风邪郁久而痒，治宜搜风清热，败毒止痒法，方用乌蛇驱风汤（乌蛇、荆芥、黄芩、防风、白芷、羌活、黄连、连翘、生甘草、银花、蝉衣），痒无定处加全蝎、白僵蚕；皮肤肥厚加丹皮、莪术；痒剧加乌梅、五味子；⑤风湿外侵证，多发于夏季，青壮年为多，或饮食不当，湿热内蕴外感风邪而致痒，治宜祛风胜湿，清热止痒，方用全虫方（见前），伴渗出糜烂加茯苓、泽泻；苔腻加六一散、车前子、黄芩；舌红绛加丹皮、赤芍；⑥风寒束表证，多发于冬季，阳气不足，寒为阴邪，寒盛则燥，气血不易畅达致痒，治宜祛风散寒，调和营卫法，方用桂枝麻黄各半汤（桂枝、芍药、甘草、生姜、大枣、麻黄、杏仁），周身痒剧加川芎、蜈蚣；恶寒肢冷加炮附子；表虚自汗加生黄芪、白术；血虚加当归身；⑦湿热下注证，多见于肛周、女阴、阴囊等处瘙痒，多因湿热下注，局部不洁为痒之源，治宜清热利湿，祛风止痒，方用龙胆泻肝汤，女阴瘙痒带下腥臭黄浊者加土茯苓、蛇床子；肛周痒加苦参、地肤子；阴囊痒加浮萍、蝉衣。

管汾认为本症全身或局限性发病，气候不同影响以及发病部位不同等特点将本病分 4 型论治：①风热外侵型，皮肤剧痒，发病以夏季为多，治宜清热祛风，仿清风散加减，药用生地、丹皮、赤芍、生石膏、知母、防风、牛蒡子、蝉衣、白鲜皮；②风寒犯表型，皮肤瘙痒干燥多屑，多发于冬季，治宜疏风散寒，以麻黄汤、桂枝汤加减，药用麻黄、桂枝、白芍、荆芥、防风、羌活、独活、炙草、干姜、红枣等；③湿热下注型，多发于女阴、阴囊、肛周等处，治宜清热利湿，选用三妙丸、萆薢渗湿汤或龙胆泻肝汤等加减，药用龙胆草、黄柏、连翘、苍术、茯苓、山栀、泽泻、蚕砂、萆薢、防己等；④血虚肝旺型，多见于老年人，全身皮肤干燥瘙痒，治宜养血润肤，以养血润肤饮或当归饮子加减，药用当归、熟地、首乌、白芍、鸡血藤、麦冬、胡麻仁、丹参、川芎、白蒺藜、钩藤等。

(二)病因研究　夏立照对494例外阴瘙痒症的病人病因进行化验分析，病原菌检出率为92.6%，其中滴虫为38.2%，霉菌为31.6%，蠕形螨5.8%，霉菌感染多见于40～76岁者。谢慧芬对170例老年糖尿病患者皮肤损害分析，男164人，女6人，糖尿病病程1～28年，平均12.7±1.9年。对照组：1070例老年皮肤病患者，结果老年病组皮痒症52例(30.59%)，明显高于对照组（P<0.01)。金容鹤对224例老年皮肤病分析，60岁以上为老年组，224例，对照组：老年前期（40～59岁）215例，结果老年组皮痒症50例（22.3%），对照组39例(18.14%)，高于对照组。李爱梅报告静点低分子右旋糖酐致皮肤瘙痒50例，自1990年～1993年于门诊用上述药静点共185例，发生皮肤瘙痒者50例（27.03%），其中男38例女12例，年龄38岁～76岁；用药1天出现者3例，7天者8例，10天者10例，15天者11例，20天以上者18例，皆无皮疹；持续1周者7例，2周者12例，1月者19例，2个月以上者13例。说明某些药物可引发皮肤瘙痒症。

(三）方药研究

一般皮肤瘙痒症的治疗方剂研究很多，不能一一列举，只选其中一部分于下。蒋利用抵痒汤治疗皮痒症240例，方药：防风、生地、地肤子各30g，苦参、白鲜皮、紫草各15g，蝉蜕、杏仁、僵蚕各10g，甘草6g，搔抓出血加连翘15g，丹皮10g；痒甚加刺蒺藜15g，白鲜皮加至30g，心烦不眠加栀子10g，炒杏仁15g，皮肤肥厚加桃仁、红花、蛇蜕10g，头面重加薄荷6g，胸背腹痒重加桔梗10g，上肢痒重加桂枝10g，下肢重痒加牛膝10g。水煎服日1剂。结果痊愈88例，显效104例，有效45例，无效3例，总有效率98.75%。朱国平用麻黄连翘赤小豆汤加减治疗瘙痒性皮肤病130例，方药：麻黄9g，连翘、荆芥、防风各15g，桑白皮15～30g，杏仁12g，赤小豆30～60g，生姜6g，甘草6～30g，地肤子30g，痒甚加乌蛇、刺蒺藜、僵蚕，渗出者加苦参、土茯苓、滑石，肥厚者加当归、首乌、鸡血藤。水煎，前二次分服，第三煎外洗，疗程3天～30天，结果痊愈78例，好转49例，无效3例，有效率97%。严忠用止痒汤治疗皮肤瘙痒症100例，方药：丹皮、赤芍、当归、银花、苦参、白鲜皮、败酱草各30g，生地50g，大黄、甘草各10g，地肤子15g，每天1剂，二次煎服，第三煎晚上洗浴，平均治疗15剂，结果痊愈76例，有效13例，无效11例，总有效率89%。蔡茂庆用中西医结合法治疗本病，治疗组30例胶丁钙穴位注射，全身痒者取双侧曲池、足三里，每穴各注胶丁钙0.5ml，隔日1次，共5～10次。对照组15例，用20%尿霜外涂，每日2～3次，共10天，结果治疗组痊愈2例，显效13例、有效10例，无效5例，有效率83%，对照组显效2例，有效5例，无效8例，有效率47%，P<0.05，有显著差异。戴蜀平针刺血海穴为主，治疗皮肤瘙症30例。选穴主穴：血海，配穴：上半身重者配曲池、合谷，下半身重配阳陵泉、足三里、三阴交，结果痊愈19例，好转9例，无效2例，总有效率93.3%。

老年皮痒症的治疗：张国山用活血通络止痒方治老年皮痒症90例，方药：基本方，当归、生地、红花、茜草、丝瓜络、鸡血藤、白鲜皮、荆芥、苦参、白蒺藜、甘草；气血两虚加黄芪、太子参；肝肾阴虚加熟地、白芍、首乌；血热加丹皮、银花、连翘、黄芩，每日1剂水煎服，结果痊愈54例，显效21例，有效9例，无效6例，总有效率93%。邹世光复合仲景方治疗老年皮痒症122例，方药，百合、浮小麦各40g，生地35g，生甘草、沙参、玄参各15g，大枣12个，白蒺藜10g，乌梢蛇、蛇蜕、荆芥、蝉蜕各6g，每日1剂，水煎服，第三煎水温洗患处，7剂为一疗程，共1～3个疗程，结果痊愈81例，有效33例，无效8例，总有效率93.46%。张继龙用中西医结合法治疗130例，中西医结合组：共130例，中药止痒合剂：徐长卿30g，防风10g，当归10g，首乌藤30g，苦参15g，白鲜皮30g，刺蒺藜30g，每日1剂，西药甲氰咪胍0.2g，脑益嗪25mg，维生素E100mg，皆每日3次，10天为1疗程，共治1～2疗程；对照组（西药组）：只服上述西药，共51例。结果中西结合组痊愈122例，显效8例，总有效率100%；西药组痊愈30例，显效11例，好转6例，无效4例，总有效率92%，两级比较：$x^2=31.6$，P<0.005，中西医结合组明显优于西医组。梁洁利用加味羌活汤配合西药治疗老年

瘙痒症 84 例，方药：羌活、薄荷各 6g，蝉蜕、白芷、川芎各 10g，枳壳、前胡、桔梗各 10～15g，党参 12g，生草 3g 水煎内服，日 1 剂，外用丙酸倍氯美松膏及乐肤液，结果痊愈 52 例，显效 19 例，有效 11 例，无效 2 例，总有效率 97.62%。

阴部瘙痒症：王忠全内外合治女阴瘙痒症 40 例，治法：内治，疏肝解郁，健脾养血，用逍遥散加味，有滴虫、霉菌性阴道炎加百部、胆草、川楝子；老年性阴道炎加生地、女贞子；伴带下者加煅龙骨、芡实，日 1 剂内服。外治：解毒杀虫，收湿止痒，用龙蛇洗剂：龙胆草、明矾各 20g，蛇床子、苦参、土茯苓、白头翁各 30g，煎水先熏后洗，早晚各 1 次，每剂用 2 天，结果 40 例中 39 例痊愈，连涂片 3 次滴虫霉菌皆阴性，只 1 例临床症状消退检出滴虫。服药 5～15 剂，外用 2～6 剂。李慧珠用复方蛇煎剂治疗肛部瘙痒和念珠菌感染 68 例。随机分两组双盲观察，A 组 37 例，其中有合并白色念珠菌感染 23 例，用蛇床子洗剂：蛇床子、苦参、黄柏、大黄、白鲜皮、土茯苓、百部、公英、明矾、槐米等煎水，抽滤浓缩防腐处理，灌瓶装 100ml；B 组（对照组）31 例，其中合并白色念珠菌感染 20 例；用洁尔阴，分瓶装 100ml，药注 1 份加水 10 份，坐浴 10 分钟，念珠菌阴道炎性外阴瘙痒者，药液 1 份加水 3 份，阴道灌注冲洗，每日 1～2 次，7 天为 1 疗程，两组相同。结果：A 组：痊愈 25 例，未愈 12 例；洁尔阴组（B 组）痊愈 12 例，未愈 19 例；白色念珠菌感染，A 组痊愈 17 例，未愈 6 例，B 组（洁尔阴）痊愈 7 例，未愈 13 例，蛇床子组优于洁尔阴组，$P<0.05$。马梅珍以锡类散为主治疗外阴瘙痒 52 例，锡类散由象牙、牛黄、青黛、壁钱炭、指甲、珍珠、冰片组成，先用 0.1%新洁尔灭溶液擦洗外阴及阴道，或用 2%硼酸加适量温水坐浴，然后用锡类散 1 支（0.3g）涂于外阴及阴道，每日 2 次，结果 52 例全部治愈，共用药3～10 次。孙哲逊用 2.5%盐酸普罗米近 0.2ml 和维生素 B_{12}或 Bco/ml 混合长强穴注射，每隔 3 天注 1 次，10 次为一疗程，共治阴部瘙痒症 22 例（阴囊痒 16 例，肛周痒 2 例，女阴痒 4 例），结果痊愈 8 例，显效 10 例，进步 3 例，无效 1 例。张清华用小剂量地塞米松曲骨封闭治疗阴部瘙痒 9 例，方法：生理盐水 100ml 加地塞米松 5mg，局部消毒后，直刺进针，略向阴部倾斜，得气后注入 3～5ml，每日 1 次，共 3～15 次，共 3～15 次，结果全部治愈，随访 1 年无复发。

二、神经性皮炎

神经性皮炎（Neuioderatitis）　又称慢性单纯性苔藓（Lichen Simplex chronicus）；中医称“干癣”、“顽癣”、“摄领疮”、“牛皮癣”等，如《医宗金鉴》云：“摄领疮，如癣之类，生于颈上，痒痛，衣领拂着即剧，云是衣领揩所作，故名摄领疮也”；又《诸病源候论》称“牛皮癣其状皮厚，抓之鞹强而痒也”《外科正宗·顽癣》云：“牛皮癣，如牛项之皮顽硬且坚，抓之如朽木”。中医所称“牛皮癣”相当于现代的“神经性皮炎”，和西医称的“牛皮癣”不同，现多称“银屑病”。

（一）临床研究

本病发病原因较复杂，西医多认为神经精神因素占主导地位，如神经过度紧张，过劳，失眠，情绪忧郁和神经衰弱。大脑皮层调节功能紊乱，使大脑皮层与皮肤间相互关系失调发生本病，故有人称本病为“有痒感的皮肤神经官能症”。其他系统和器官的疾病也可引起本病，如胃肠道疾病，内分泌障碍，更年期，体内慢性病灶感染等；外界刺激因素，如衣领摩擦，断发脱发头皮屑刺激，搔抓以及不良嗜好，酗酒，大量吸烟等都可为诱发因素。张志礼认为本病多因“情志不遂，郁闷不舒，心火上炎以致气血运行失调，凝于皮肤，日久耗血伤阴，血虚化燥生风而致本病”；赵炳南老中医认为“脾蕴湿热，复感风邪，蕴阻于肌肤而发病”，也有人认为“七情内伤，风邪侵扰，致营血失和，经脉失疏”引起。

临床症型，西医依据发病范围将本病分为①泛发性神经性皮炎或播散性神经性皮炎，此型即同时发生较多灶，分布于不同部位，好发于颈项、四肢肩背躯干等处或弥漫性广泛大面积病灶；②局限性神经性皮炎，即仅有一块或数块病灶限局于某个部位的局限性病灶。

中医辨证，北京中医医院分为①风湿蕴阻型，多见于局限性患者；②肝郁化火型，多见于泛发性者；③血虚风燥型，多见于老年体质虚弱者。广安门中医医院分为①血热生风证，常见于颈、肘、膝及尾骶，四肢躯干等处；②血虚生风证，为久病不退局部皮损增厚；③风邪蕴郁证，皮损浸润肥厚，状如牛领之皮剧烈瘙痒数年久治不愈。南京中医学院管汾认为本病初发多系风热型，慢性多属风燥型。

辨证治则：张志礼（北京中医医院）分①风湿蕴阻型，法宜祛风利湿，养血润肤，方用四物、全虫方合方加减，风热盛者用防风通圣丸，病程长者用秦艽方、加减除湿丸交替用之；②肝郁化火型，法宜舒肝清热，养血润燥，方用丹栀逍遥散加减，偏于肝旺者服泻肝安神丸；③血虚风燥型，法宜养血疏风，润肤止痒，方用止痒合剂加减（防风、当归、首乌藤、苦参、白鲜皮、刺蒺藜）。中医研究院广安门医院分①血热生风证，治宜凉血清热，消风止痒，方用皮癣汤（赤芍、当归、生地、黄芩、苦参、苍耳子、地肤子、白鲜皮、甘草）或消风散（《医宗金鉴》方）；②血虚生风证，治宜养血润燥，息风止痒，方用风癣汤（生地、元参、丹参、当归、白芍、茜草、红花、黄芩、苦参、苍耳子、白鲜皮、地肤子、生甘草）；③风邪蕴郁证，治宜搜风清热，方用乌蛇驱风汤（乌蛇、荆芥、黄芩、防风、白芷、羌活、黄连、连翘、生甘草、银花、蝉衣）或全虫方（赵炳南方）。管汾对风热型治宜清热祛风，对风燥型宜养血祛风法治之，方以清营汤合消风散加减，药用生石膏、知母、生地、丹皮、山栀、麦冬、连翘、银花、蝉衣、乌梢蛇、蜈蚣等。

（二）实验研究

顾伟程检测神经性皮炎患者性格特征 共124例（局限性111例，泛发性13例），按全国心身医学协作研究组1984年制定的“A型性格问卷”答卷，结果有效答卷101例，其中属A型性格84例，占83.16%，正常对照组119人，其中属A型性格42人，占35.29%，$x^2=51.84$，$P<0.01$，有极显著差别，显示A型性格是神经性皮炎的重要病因之一。张书元报告64例神经性皮炎中，A型行为者56例，占87.5%，与上述相符。刘启文检测神经性皮炎脑电图，试验组神经性皮炎34例；对照组，银屑病，荨麻疹，接触性皮炎，体癣，DLE、血管炎共18例，用日本光电——5214型脑电图机检查，结果试验组中度不正常4例，轻度不正常7例，边缘状态17例，正常6例；蝶骨电极3例出现尖波呈针锋相对，慢波呈形像倒置；对照组，边缘状态7例，正常11例；蝶骨电极无异常，两组比较经统计学处理$P<0.01$，有明显差别，说明神经性皮炎的发生与大脑皮质功能紊乱或损害有一定关系。

（三）方药研究

1. 内服 鲁建修治疗神经性皮炎68例，方药：当归10g，生地30g，熟地30g，川芎10g，赤芍10g，丹参30g，牛膝10g，白鲜皮15g，生苡仁30g，每日1剂水煎服，10天为1疗程，外用路路通30g，吴茱萸15g，香附30g，木贼10g，煎水薰洗患处，结果痊愈40例，显效16例，好转8例，无效4例，总有效率94.1%。魏道雷用龙蛇消痒汤治疗神经性皮炎208例，方药：地龙、乌蛇、当归、苦参各15g，白蒺藜、生地、制首乌、冬凌草、焦山楂各30g，黄芩20g，川芎、苍术、红花各10g，水煎服日1剂；外用复方冬凌膏（冬草、铜绿、密陀僧，松香，官粉各30g，梅片、苯酚各5g，共为极细末，过100目筛，以凡士林调成膏），每日1～2次外涂，结果痊愈125例，显效41例，有效32例，无效10例，总有效率95.2%。张祥德凉血愈风汤治疗56例（播散型21例，局限型35例），其中风湿热毒型19例，血虚风燥型37例，方药：生地、白蒺藜、威灵仙各12g，生槐花20g，苦参、白鲜皮各15g，皂角刺9g，全蝎3g，蛇蜕6g，甘草5g，水煎服日1剂；风湿热毒型加黄连、山栀子；血虚风燥型加生首乌、当归；播散性服10～42天，局限性服25～118天，结果痊愈48例，显效3例，有效2例，无效3例，总有效率94.64%；播散性较局限性疗效显著（$P<0.01$），风湿热毒型较血虚风燥型疗效显著（$P<0.01$）。

2. 外用 李连伦用麻油膏外敷配合TDP治疗器，治疗125例。方药：朱砂、全蝎各10g，白鲜皮、防风、皂刺各20g，首乌（酒炒）20g，轻粉10g（后入），共研细末，取麻油90g，煎至微热，加食醋25g，待煎至无沫将上药末加入调成糊状，凉后外用。涂于皮损处，同时用TDP治疗器透热照射。照射结束将药擦去。结果痊愈91例，显效28例，无效6例，总有效率

95.2%。方大定用赵炳南熏药治疗60例。方药：苍术10g，大枫子30g，苦参10g，防风10g，白鲜皮30g，五倍子15g，松香12g，鹤虱草12g，黄柏10g，共研碎混匀，纸捲成卷，点燃以烟熏患处，以不烫为度，每处10～15分钟，每天1～3次，一般治疗1～26天，结果痊愈49例，显效7例，进步4例，痊愈率81.7%，有效率100%，用特利熏药炉熏亦可。曹仁烈将上药干馏成薰药油，配成5%～10%熏药膏，每日1～2次外涂患处，共治31例，痊愈15例，显效7例，好转5例，无效4例，总有效率87.1%。此外，多种馏油类配成膏剂外用治疗本病的报告很多；如李洪通用自制煤焦油配6%膏剂外涂治疗本病23例，痊愈10例，显效10例，好转3例，总有效率100%。刘辅仁用黑豆馏油涂患处加盖橡皮膏治疗本病，每3天更换1次，间隔2天，一般用3～4次，共治144例，痊愈40例，显效46例，进步55例，无效2例，恶化1例，总有效率97.92%。治疗次数多为1～6次。另有某些作者外用松馏油，糖馏油，电热吹风等治疗本病获较好疗效。

3.封闭、针灸　罗汉超将本病分三组对照观察：艾灸组46例(艾绒隔姜灸法于病灶周围，同一部位每周1～2次)；局封24例(0.25%普鲁卡因局封，每隔5～7日1次)，擦药组22例(2%水杨酸及3%～5%或松馏油软膏等)后两组为对照组结果艾灸组痊愈16例，进步20例，无效10例，总有效率78.3%，局封组痊愈6例，进步15例，无效3例，总有效率87.5%，擦药组痊愈3例，进步14例，无效5例，总有效率77.3%。但艾灸组痊愈率最高34.8%，两个对照组分别为25%和13.6%。陈守龙针刺加电麻治本病68例，方法：取大椎，灵台为主穴，按皮损部位取配穴，头颈双上肢配双侧曲池，躯干双下肢配双侧委中，全身泛发取上下肢的配穴，并用电麻仪，隔日1次，10次为一疗程，休1周行第二疗程，共2～3疗程，结果痊愈53例，显效12例，无效3例。总有效率95.6%。王梅花用耳针治本病69例(局限性51例，源发性18例)，耳部取肺、内分泌、皮质下，三焦为主穴，痒甚加神门，热盛加耳尖穴，情志不畅加心穴，久病不愈加枕穴，热甚痒甚加耳尖放血，每日1次，10次为1疗程，未愈者隔5天行下一疗程，结果痊愈59例，好转9例，无效1例，总有效率98.55%。某些作者用复方奎宁局封，梅花针局部刺打，针刺并用艾灸等皆有一定疗效，不一一列举。

三、展望

本节上述2个病为临床多发病，从上述研究资料可见，西医多着重于外用局部疗法，中医多采用辨证论治，从整体观点用内用药全身疗法，两者都有较好疗效，如取两者之所长，以中西医结合治疗本病疗效更好。上述介绍的不少临床验证资料也证明此点，今后仍应加强对中西医结合的临床研究，开发出新的中西医结合的治疗途径。

本次所引资料、临床研究成果较多，但实验研究较少，早在50年代对神经性皮炎和皮肤瘙痒症的实验研究，由于受巴夫洛夫神经论的影响，多着重于大脑皮层，神经精神因素与本病的关系和发病机理的研究，本文上面所引用的也是这方面的资料，今后仍应继续研究。但对其他方面的研究较少。“神经性皮炎”一词、某些文献亦不采用，而用以往“慢性单纯性苔藓”一词，在研究神经精神同本病的同时，尚应对免疫功能、内分泌、生化、代谢、消化系统、病灶感染等进行实验研究，皮肤瘙痒症也和神经性皮炎相同，深入对上述问题的研究对提高本病的治疗效果，进一步推动中西医结合事业的发展将起良好作用。

(曹仁烈)

第七节　色素障碍性皮肤病

一、白癜风

白癜风(vitiligo)，是一种后天性色素脱失性皮肤病。目前病因尚不明确，关于其发病机制有几大学说。即遗传学说、自身免疫学说、神经化学学说及黑素细胞自毁学说。目前研究较倾向自身免疫学说，有研究表明，患者血清中可找到多种自身抗体及抗黑素细胞抗体，这些均有力地支持自身免疫学说。白癜风在临床上分为两型，即寻常型和节段型，前者皮损不按神经分布，发病可能始于黑素细胞本身，通过自身免疫而发病；后者皮损常沿神经分布，发病可能与局部神经因素有关。

中医称白癜风为白癜、白驳风等，《诸病源候论》卷十一白癜候中有："白癜者，面及颈项身体皮肉色变白，与肉色不同，亦不痛痒，谓之白癜。"《医宗金鉴·外科心法要诀》卷七十三白驳风中有："白驳风生面颈间，风邪相搏白点斑，其延偏身无痛痒，治宜消风涂脂痊"的记载。关于其发病有两种观点，一种观点认为白斑产生是由于气血不足、使肌肤不得营养而变白，是肺气不足的表现，多属虚证；另一种观点则认为由于经络受瘀血、痰湿所阻，气血不能达到肌肤，从而皮肤发白，或是风邪搏于肌肤而发白，属于实证。在治法上概括据辨证采用补气养血、活血化瘀、化瘀祛风等法治疗。

现代医学治疗白癜风时，主要根据可能病因、临床分型、分期等进行治疗，常应用光敏物质如补骨脂素及其衍生物、光化学疗法（PUVA）、皮质类固醇及免疫抑制剂、抗胆碱药、免疫调节剂等，对于限局型及节段型白癜风的稳定期患者可采用自体表皮及黑素细胞移植。这些治疗均有一定疗效，但均不十分理想，同时存在很多问题，如补骨脂引起光敏反应，长期应用激素及免疫抑制剂引起多种副反应，自体表皮移植需有严格适应症等。而中医中药治疗白癜风时，根据临床辨证进行诊治，安全、可靠、可以提高疗效，因此在全国各地正被广泛应用。中西医结合治疗为本病治疗开辟了一个广阔的前景。现将四十余年来我国广大医务工作者在中医中药和中西医结合方面的研究成就作一总结概述。

（一）临床研究

临床上治疗白癜风常根据辨证论治。张志礼将白癜风分为两型，一型辨证为肝肾脾虚而致气血失和，气滞血瘀，治则为滋补肝肾、益气养血、调和气血、活血化瘀，方药用一贯煎、桂枝茯苓丸合方加减；另一型辨证为心肾不交、心脾两虚而致气血失和、气滞血瘀，治则为补益心脾、交通心肾、养血安神、调和气血、活血化瘀，方药为归脾汤、通窍活血汤方加减。庄国康采用滋肝补肾、活血化瘀法相结合治疗白癜风，内服方剂：熟地、何首乌、黑芝麻、桑椹子、茜草、赤芍、桃仁、红花、归尾、石菖蒲、菟丝子、炙黄芪，外用高粱膏，疗程3～4月，有效率达70%，其中30%为显效。

薛长连应用克白灵综合治疗白癜风1350例取得较好疗效。先予患者克白灵1号片，即疏风祛湿、通络达表和滋补肝肾，内含柴胡、当归、丹参、防风、细辛、鸡血藤、女贞子、旱莲草。服至白斑变红、暗、出现色素岛时改服克白灵2号片，即温阳壮肾、调和气血、养血消风，内含黄芪、人参叶、熟地、当归、补骨脂、菟丝子、仙灵脾，同时外用克白酊（补骨脂、异丙嗪加60%酒精），3月为一疗程，一般为1～4疗程，结果治愈率为36.53%，总有效率95.67%，与白灵片、敏白灵两对照组比较，差别有显著性。

孟庆琴自配消白灵汤剂治疗白癜风取得较好疗效。汤剂组成：白蒺藜30g，豨莶草30g，鸡血藤30g，广郁金15g，赤芍15g，红花15g，紫草15g，甘草6g。同时对神倦、乏力、口淡不渴、舌质淡润、脉细弱者，加用党参、黄芪，对口干便燥、舌红少津、脉细或细数者，加用生地、茜草。作者将200例患者随机分为3组，其中消白灵组及消白灵外加氮芥酒精两组有效率分别为94.7%及96.6%，半量消白灵组有效率则只有57%，说明中药及中西医结合治疗白癜风疗效肯定，有效率高，但剂量不足亦会疗效不佳。

由于白癜风易发生在头面部等暴露处，早期皮损轻局限，局部涂药是主要疗法之一。霍秀兰用白斑酊（含赤霉素、补骨脂、白鲜皮、骨碎补、白蒺藜、斑蝥、菟丝子，加入二甲基亚砜、75%乙醇配成）治疗200例患者，显效率为24%，总有效率为87%。

朱铁君结合现代医学的白癜风自身免疫学说，在活血化瘀、养血祛风治则基础上，加用扶正固本，增强机体免疫功能的药物，取得了较好的疗效。具体配方如下：党参、黄芪、白术、茯苓、紫草、白蒺藜、何首乌、苍术、麦冬、墨旱莲、丹参、桃仁、红花、补骨脂、生甘草、自然铜等，加工成片剂及冲剂，其中党参、黄芪、白术、茯苓具扶正补气血，增强机体免疫功能之作用。共治187例，痊愈率

9.7%，显效率为 47.1%，总有效率为 85.6%，与口服白癜风胶囊组比较，治疗组疗效明显优于白癜风胶囊组，提示在白癜风的治疗中加用扶正固本的中药能提高疗效。

也有在中药基础上结合西医治疗，即中西医结合治疗白癜风取得了很好的效果，疗效明显优于单纯西药及单纯中药治疗，而且降低了副反应，为白癜风的治疗开辟了新途径。

金启祥用中药（头面部用白蒺藜、蝉衣、大枣、茺蔚子、苏木、六月雪；躯干、四肢用桃仁、千年健、丹参、荆芥、远志、赤芍、天麻、满天星；毛发变白用何首乌、生地、当归、红花、黑芝麻、龙眼肉、童参）内服，结合复方氮芥酯（盐酸氮芥 25mg，盐酸异丙嗪注射液 150mg，75%酒精加至 100ml）外涂，治疗 407 例白癜风，以面部皮损治愈率最高，各型治愈率在 8.7%～37%之间，显效率在 37%～64.2%之间，躯干、四肢效果差。

陈阳春用内服复方白斑素片（内含黄芪、防风、豨莶草等七味中药加西药硫酸铜），外用复方白斑素药水（为姜黄、独活等三味中药加苯海拉明、山梨醇等四味西药配成水剂）治疗 285 例白癜风取得较好疗效，总显效率为 39.3%，总有效率 80.7%。

许爱娥在活血祛风和滋补肝肾、养血祛风治疗白癜风的基础上，对含有呋喃香豆素类中药补骨脂、白芷、独活用现代方法提取呋喃香豆素，并与其他中药提取液制成合剂，同时加小剂量强的松（10～15mg 每日顿服，1～3 月，见效后每隔 2～4 周递减 5mg，至隔日 5mg，总疗程 1～6 月），共治疗 186 例白癜风，总有效率为 86.02%，总显效率为 46.70%，较单纯中药及单纯强的松有效，说明中药加小剂量激素可以提高疗效，同时观察到进展期患者用中药加小剂量强的松能有效阻止白癜风的进展，而且副反应少。根据中医辨证，对属气血瘀滞者，用 1 号合剂（内含川芎、桃仁、红花、丹参、地鳖虫、乌梢蛇、补骨脂、白芷、独活）；对属于肝肾不足者，用 2 号合剂（内含沙苑子、菟丝子、女贞子、枸杞子、首乌、黄芪、熟地、地龙、肉苁蓉、补骨脂、白芷、独活）。此外许爱娥等应用复方煤焦油酊加中药无花果、丹参、红花、潼蒺藜制成复方酊剂，总有效率为 75%，比单纯呋喃香豆素类物质局部外用治疗白癜风有效率高。

朱光斗等分析比较了 232 例白癜风中西医结合治疗的疗效。将患者随机分为 4 组，A 组 100 例用理气活血祛风中药（内含全当归、白芍、郁金、八月札、益母草、白蒺藜、苍耳草）治疗，B 组 51 例用皮质类固醇激素治疗，强的松每日 15mg，C 组 53 例用滋阴活血祛风中药（内含生地、秦艽、知母、天冬、白蒺藜、徐长卿、八月札、茜草、芡实、自然铜、甘草）加皮质类固醇激素强的松 15mg 隔日顿服联合治疗，D 组 28 例单用 30%补骨脂酊外涂做对照组（A、B、C 三组均同时外用 30%补骨脂酊），四组比较，C 组疗效最好，提示中西医结合治疗白癜风既提高了疗效，又减少了激素的副反应。

很多人采用中药光化学疗法治疗白癜风也取得较好疗效。夏岱印等外用 0.3% 8-MOP 乳膏配合 UVA 治疗 120 例白癜风，痊愈 22 例，显效 39 例，有效 50 例，总有效率 92.5%。南京地区用 1%牛尾独活总香豆素酊剂加日晒或黑光照射，共治疗 307 例白癜风，痊愈 20 例，显效 39 例，有效 108 例，总有效率 54.4%。

吴靖寰用针灸治疗 26 例白癜风。取侠下穴，三棱针刺出血，未出血者立即再予针灸处拔火罐，每周 1 次，两侧交替进行，每次针刺后灸单侧癜风穴（中指末节鱼腹下缘正中之指间关节横纹稍上方），结果 26 例中 2 例痊愈，11 例显效，见效时间为 2 周～6 月。张道宗用针灸加电磁波治疗白癜风。先用皮肤针叩打皮损，以局部微出血为度，然后用艾熏器重灸，最后用特定电磁波治疗器辐射 20 分左右，每日 1 次，共治 13 例，全部有效，一般 3～10 次见效。此外，尚有用耳针（选肺、枕、内分泌、肾上腺穴）单侧埋针，双耳交替治疗白癜风的报导。

（二）实验研究

杜鹃对白癜风的超微结构进行了研究，10 例进展期病人白斑边缘部变化最显著，角朊细胞、黑素细胞、郎格罕细胞均有异常，细胞内空泡形成、粗面内质网扩张等，而且远离白斑临床正常的皮肤也有异常，提示白癜风为全身发病机制，可能为免疫机制引起。

朱铁君通过小鼠动物实验发现党参、黄芪、白术、茯苓等可以促使淋巴细胞转化，增强巨噬细胞吞噬功能，增强机体内体液免疫及细胞免疫功能，从而为治疗白癜风加用扶正固本中药提供了理论依据。

石得仁选取维吾尔族治疗白癜风综合医方中的一味草药——驱虫斑鸠菊研制成针剂，单一注射或应用综合疗法治疗千余例白癜风患者，收到较好疗效。作者对患者毛发内微量元素进行测定，发现与对照组相比，试验组锶含量及钙含量下降，而驱虫斑鸠菊含锶量比常用中药补骨脂和白蒺藜含量高，钙含量较补骨脂高，提示驱虫斑鸠菊治疗白癜风疗效肯定得益于微量元素的补充。

朱光斗对采用中西药治疗的53例白癜风患者进行免疫球蛋白的测定，并作治疗前后的比较，发现白癜风组血清免疫球蛋白的疗前值与健康人对照组比较IgG、IgA、IgM值明显增高，而疗后又较疗前明显地降低，故推测其中西医结合治疗的机理在于调节免疫功能紊乱。

郑庸对用紫外线治疗的白癜风患者进行治疗10年后的随访观察，发现用不同疗程普通紫外线治疗的40例白癜风患者，经6～10年不等的长期随访，痊愈和显效的15例能保持长期的疗效，在临床上未发现任何的皮肤异常体征如干燥、粗糙、萎缩、肥厚、毛细血管扩张和癌变等，3例接受紫外线照射疗程最长的患者染色体畸变的研究结果，大致在正常范围内（淋巴细胞畸变率为0%～1%），提示间歇紫外线治疗是一种安全有效的方法，所以临床上常用的晒太阳、常规紫外线、中西药的光化学疗法是安全可行的。

石得仁对白癜风患者的微循环情况进行了观察研究，用微循环显微镜观察85例白癜风及226例正常对照的甲皱微循环指标：管袢长度、畸形管袢数、管袢入端、管袢出端、袢顶中心部直径、管袢周水肿渗出、管袢数及管袢宽度等8个指标，两组进行两两比较，结果前六项指标有显著差异。提示白癜风与微循环有相关性，多项临床治疗也发现血管丰富处如颈部等部位治疗效果好，此项研究对临床应用疏风利湿、活血化瘀治疗白癜风提供了合理的依据。

（三）展望

广大医务工作者在中药及中西医结合治疗白癜风方面取得了很多成效，尤其是中西医结合疗法明显优于单纯西药及单纯中药治疗，为本病的治疗开辟了一条有效而可行的途径，同时很多人能结合现代医学理论如自身免疫学说在治疗中加用改善免疫功能中药以提高疗效，更是难能可贵。中西医治疗实验研究为临床活血化瘀、疏风利湿、扶正固本等治则提供了实验室依据。关于白癜风的中医、中西医结合的临床和实验室研究尚存在一些问题，如以往由于临床分型、分期及疗效标准不统一，致使很多临床结果不好横向判定比较，对白癜风的发病机制方面还欠缺一些中医方面的理论根据，而这对于制定合理治疗方案和推广应用是非常重要的，是今后应解决的问题。总之，中医、中西医结合治疗白癜风还是大有前途的。

二、黄褐斑

黄褐斑（Chloasma，Melasma）又称肝斑，是颜面部局限性淡褐色或褐色皮肤色素沉着性疾病。现代医学对其病因尚不明了，一般认为与内分泌、药物、化妆品、某些慢性病、遗传等有关。常见于妊娠期及口服避孕药者，与性激素改变或对紫外线过敏有关，此外亦见于某些慢性疾病如结核、癌瘤、慢性酒精中毒、肝病患者中，应用苯妥英钠、冬眠灵的患者也可发生此病。西医治疗还没有满意疗法，主要为内服维生素C、E等抗氧化剂，局部避光，使用遮光剂及外用化学脱色剂，如外用5%白降汞软膏、3%双氧水、2%～4%氢醌霜、20%壬二酸霜等。

中医对面部色素沉着斑统称为黧黑皯黯（黧黑斑），多认为其为肾虚或气血不调或有瘀血，故以滋补肝肾、调和气血、活血化瘀为治则。根据患者具体情况，辨证论治，常用六味地黄丸、逍遥丸、桃红四物汤或通窍活血汤加减。所以中医治疗黄褐斑从辨证论治，为治疗黄褐斑提供了可行途径。四十余年来，广大医务工作者在长期的医疗实践中，坚持中西医结合治疗黄褐斑，更为本病治疗开辟了新途径。现将有关成果综述如下。

（一）临床研究

谷玉琴采用中西医结合方法治疗黄褐斑83例，收到较好效果。作者采用耳穴压豆、外用15%壬二酸霜、中成药口服综合疗法，对肝郁气滞型，予加味逍遥丸，对肝肾不足型，予六味地黄丸，总有效率达88%，明显优于口服Vitc、外用15%壬二酸霜组，说明中西医结合治疗黄褐斑比单纯西药治疗效果好。

石本玉以六味地黄丸为主，并配以补血活血、疏肝养阴等方药制成祛斑增白散，内含：生地、当归、赤芍、桃仁、红花、柴胡、川芎、山萸、山药、丹皮、云苓、泽泻、紫草，外用自制祛斑增白霜，内含对苯二酚硬脂酸酶、黄芩、葛根，共治84例黄褐斑患者，痊愈16例，总有效率为97.6%，疗效显著高于口服VitC、外用氢醌霜组。

季素珍等采用口服杞菊地黄口服液，外用复方维甲酸霜（含维甲酸0.1%，去炎松0.1%氢醌3%），治疗黄褐斑38例，显效19例，有效16例，总有效率为92.1%。

哈刚从临床分析黄褐斑患者，以湿邪为主者较多，占48%，故以健脾除湿或清利湿热为治则，予五白散（白菊花、白僵蚕、白茯苓、白扁豆、白附子）治疗50例黄褐斑，总显效率为36%，总有效率为78%。江苏巢伯舫亦以健脾燥湿清热为治则，用基本方药苍术、苡仁、黄柏等治80例女性黄褐斑，总显效率65%，总有效率为98.75%。以上两例说明对于女性患者，尤月经失调者，予健脾利湿清热为治则是行之有效的。

王保和分析23例患者，15例有不同程度脏腑病变，故根据中医学理论以活血化瘀、补气理气为治则，自制消斑汤。方剂组成：炙黄芪、党参、当归、赤芍、炒白术、茯苓、川芎、生地、桃仁、红花、大枣、甘草，胸胁胀闷者加郁金、元胡索、柴胡、陈皮，形寒怕冷者加附子、桂枝。共治23例黄褐斑，其中21例用VitC及VitE治疗无效，5例同时搽色斑霜无效。结果服用消斑汤20剂，显效14例，有效8例，总有效率为95.7%，提示治疗不仅要采取脱色方法，中医辨证论治非常重要。

很多人采用面膜、倒膜等综合治疗亦取得很好疗效。刘丽达采用耳压加倒膜面膜法治疗91例黄褐斑，治愈55例，显效23例，有效9例，总有效率达95.6%，比单纯倒膜面膜组疗效高（后者总有效率为71.2%）。其取穴原则是在脏腑辨证基础上，根据耳穴探测仪反应点取穴，与肝、脾、肾穴相吻合，用中药王不留行压穴刺激穴位，加之倒膜面膜作用故而取得较好疗效。许瑾等采用磁疗加面膜美容水治疗黄褐斑，先用磁疗器按摩，然后用自制美容水（药方：白芷、白便蚕、防风、人参、珍珠、三七、当归、红花、丹参、荆芥等加酒精及天然胶汁）共治138例，总有效率为91.5%。孙迅采用增白祛斑霜加面膜倒膜治疗黄褐斑73例，痊愈24例，有效40例，总有效率为87.66%，比单纯外涂增白祛斑霜组疗效好（后者总有效率为83.06%），增白祛斑霜成分：四硼酸钠、中药（当归、川芎、白芷）提取液、5%H_2O_2液、脲素、鲜牛奶、VitC、VitE及鸡油。刘祥兰先用玉容散洁肤（玉容散配方：甘松、天花粉、绿豆、皂荚）按摩，然后用七白膏做面膜（白芷、白蔹、白茯苓、白及、白附子、细辛、川芎），10次为一疗程，共治31例黄褐斑，显效21例，有效7例，总有效率为90%。王渝等亦采用中药祛斑倒膜粉治疗黄褐斑取得很好疗效，祛斑倒膜粉配方：珍珠、白芷、白附子、白僵蚕、当归、泽泻、冬瓜仁、益母草，共治110例，总有效率为95.5%，比单纯石膏倒膜组疗效高（后者总有效率为53.3%），而且见效快，为7～21天（后者21～40天）。以上均说明中药面膜倒膜法疗效明显优于单纯中药外涂及石膏面膜倒膜法，值得推广。

（二）实验研究

梁存让等报道黄褐斑患者血清维生素A、E值较正常对照组明显降低（$P<0.01$），血清铜、锌浓度降低，考虑铜、锌降低是色素形成过程中其需求量增高所致，根据上述改变，认为黄褐斑不单是一种面部色素增多，而是一种内环境紊乱现象，强调与中医学的脏腑、气血失调有关，作者同时用化瘀祛斑法治疗27例黄褐斑，显效16例，有效11例，总有效率达100%。

陈燕萌等对45例黄褐斑患者进行了血液流变学研究，结果与正常对照组相比，全血粘度比、血浆粘度、血沉、红细胞压积、红细胞电泳、纤维蛋白原测定值均显著增加，其中全血粘度比、血浆粘度、红细胞压积和纤维蛋白原测定四项指标两组比较有高度显著性差异，故作者认为黄褐斑为血瘀证，故为活血化瘀，清利湿浊治则提供了理论根据，作者用此法治疗

100例黄褐斑，90%有效，部分病例治疗后血液流变学指标有改善。

（三）方药研究

当归具舒经活血、滋补肾阴之功效，国外报道当归还可抑制酪氨酸酶活性，防止酪氨酸氧化形成色素。故国内有人采用当归治疗黄褐斑。李习舜等用当归美容霜治疗195例黄褐斑，结果痊愈11例，显效78例，有效88例，总有效率为89.8%。刘铭锐等从当归叶中提取中性挥发油制成当归叶油霜，共治疗黄褐斑94例，痊愈17例，有效73例，总有效率为95%。

谈煜侯用蛇油霜治疗黄褐斑87例，结果痊愈4例，显效76例，有效50例，总有效率为92.1%。

（四）展望

西医治疗黄褐斑尚无满意疗法，中西医结合为治疗黄褐斑提供了可行途径，而且疗效高，值得推广应用。但目前关于黄褐斑的发病机理尚待研究探讨，对其机理的阐明必将有助于开辟新的更为有效的防治方法。

（朱铁君　杜　鹃）

第八节　脱　发　病

脱发（Alopecid）是一种症状，其可由斑秃（包括全秃、普秃），脂溢性脱发，先天性脱发，疤痕性脱发与继发性脱发等发生，以斑秃与脂溢性脱发最为常见，后两者可与内分泌因素、精神创伤、免疫功能异常、神经血管功能失调、遗传因素等有关。

现代医学对斑秃与脂溢性脱发的治疗，一般斑秃病人采用维生素B族、镇静安眠药物内服，外用刺激皮肤发生充血的药物或疗法治疗；全秃病人可采用皮质类激素内服外用，可暂时使毛发生长毳毛，但停药后又脱落。脂溢性脱发采用内服维生素B族，外用硫磺、雷锁辛、水杨酸等药物的香波洗涤或外用制剂涂用，以暂时达到止痒、抑制皮脂分泌等作用，均无特效治疗方法。

中医对脱发的认识，在《内经·素问》就有记载，认为毛发生长与肾气密切相关，“肾气实，发长齿更”，“肾气衰，发坠齿槁”。《诸病源候论》对斑秃就有“鬼舐头”的记载。明《外科正宗》油风中说“油风乃血虚不能随气荣养肌肤”所致。清《冯氏锦囊秘录》说：“发乃血之余，焦枯者血不足也。”清《医林改错》通窍活血汤所沿之症目中说，“伤寒，温病后头发脱落，各医书皆言伤血，不知皮里肉外，血瘀阻塞血路，新血不能养发，故发脱落。无病脱发，亦是血瘀”。

近30年来，全国各地根据中医的理论与方药，广泛地进行了临床治疗与某些理论的研究，在疗效方面取得较好成绩，刊出的文章达70～80篇左右，单一君、诸葛文辉还做了综述报道，现将其部分叙述于下：

一、临床研究

（一）以养血药为主的报告

1. 吴熙用生发饮治疗脱发症357例，以生发饮为主方，结合辨证加减，痊愈率83.4%，总有效率92.7%，生发饮处方：制首乌15g，生地黄12g，熟地12g，当归9g，黑芝麻24g，川芎3g，丹参15g，桑椹子15g，补骨脂15g，枸杞子15g，菟丝子15g，生黄芪15g，党参12g。

加减：气血不足偏气虚者加四君子汤；偏血虚加黄芪、白芍、鸡血藤；偏于风燥者加羌活、杭菊花等。湿热内蕴，偏于湿热火毒加五味消毒饮；偏于肝胆湿热加龙胆泻肝汤。阴液亏损，偏于热灼津液加增液汤；偏于肝肾阴虚加杞菊地黄丸。肝气郁结，酌加疏肝解郁之品。

2. 边天羽宗赵炳南老中医用神应养真丸治疗脱发症经验，化裁加减制成生发丸治疗斑秃与脂溢性脱发326例，优者74例（22.7%），良者163例（50%），进步者4例（12.6%），无效48例，总有效率85.3%，以斑秃的疗效最好，观察87例，其中达到“优”者疗效有52例，占60%左右。

生发丸的主要成分为熟地、当归、白芍、首乌、川芎、木瓜、天麻等。配成蜜丸，每丸9g，早晚各服1丸。

（二）滋补肝肾为主的报告

1. 陆文生用熟地、巴戟天、肉苁蓉、女贞子、桑椹子、羌活、当归、赤芍、丹参、白芍各12g，川芎、荆芥各10g治疗斑秃30例，有效率为70%，其对青少年、病程短、斑脱斑片少者疗效更佳。

2. 朱道本应用仙灵脾、紫草、生地、蝉衣、辛夷花、当归各10g，首乌藤20g，葛根12g，制成糖浆500ml，每次50ml，日服3次。治疗斑秃（包括全秃）60例，基本痊愈，一般服药4周即见效。

（三）活血化瘀为主报告

1. 王雨等采用疏肝活血药的化瘀丸合用生发丸治疗脱发症，脂溢性脱发63例，斑秃16例（均为曾单独应用生发丸治疗一个月无效者），结果为优者11例（13.9%），良者51例（64.6%），无效17例（21.5%），说明加用疏肝活血药后获得78.5%的有效率。化瘀丸处方为柴胡、黄芩、薄荷、当归、红花、赤芍各等分为蜜丸，每丸9g，早晚各服1丸。

2. 李治牢用疏肝活血法治疗斑秃18例，全秃3例，普秃1例，共22例，方药为柴胡10g，桃仁12g，红花10g，当归12g，赤芍12g，郁金10g，青皮6g，陈皮6g，川芎6g，鸡血藤30g，旱莲草12g，水煎服，每日1剂，总有效率89%。

（四）以湿热为主的报告

1. 向熙瑞用去脂冲剂治疗脂溢性脱发110例，显效24例，有效69例，无效17例，总有效率84.5%，方药为宣木瓜、桑白皮、黄芩、黄柏、山萸肉、山楂、玉竹等。

2. 郝朴等用清化活血法治疗脂溢性脱发131例，98例生长新发，38例无效，生发有效率为70.99%，处方为大黄、黄芩、黄柏、苦参、川芎、蔓荆子各10g，侧柏叶30g，冰片2g等制成酊剂，涂搽头皮，每日1次，30天为一疗程，连续用3个疗程。其止痒有效率98.06%，头屑减少有效率93.07%，油脂过多有效率87.5%。

（五）其他方法

1. 肖洪义用茯苓粉，每日2次，每次6g或临睡前一次冲服10g，治疗8例，均在2个月内治愈。

2. 曹仁烈采用薄盖灵芝注射液治疗斑秃232例，方法是每日肌注4ml，或配合内服薄盖灵芝片，每日3次，每次4片，两种制剂交替使用，总有效率78.8%。

3. 生姜、斑蝥酊、20%补骨脂酊，生半夏磨醋外擦，外用蒜汁等均是中药治疗斑秃有效疗法，如金柬槿用甘油红皮蒜汁（3：2）外擦斑秃病损，治疗856例，治愈842例，治愈率为98.4%，程爵柔用薰洗法（生地30g，首乌30g，黑芝麻梗50g，柳树枝50g，水煎薰洗），治疗110例脱发症，痊愈81例，好转26例，有效率为97.2%。

4. 光化疗法：李明裕采用紫荆皮，补骨脂，白芷，菟丝子，羌活，斑蝥，樟脑与高粱酒浸泡成酊剂，每日外涂3～4次，局部紫外线照射。治疗61例，有效率94.3%。其中斑秃基本痊愈，全秃有效率62.5%。

5. 针刺疗法：张翠屏采用针刺治疗斑秃等脱发症300例，取穴百会，头维，生发穴，配用翳明，上星，太阳，风池，隔日1次，10次为1疗程，有效率80%。

二、实验研究

1. 秦万章对肾虚脱发病人进行研究 ①19例肾上腺皮质功能低下，治后上升（5.5mg/24小时～7.6mg/24小时）。②冷压试验测验18例，肢体容积指征减弱或升高，提示神经血管反应不稳定。③31例肾虚脱发病人γ球蛋白升高，治后有所改善。④免疫球蛋白G，A. 有明显增高，治后有显著改善。

2. 单一君对血瘀与脱发的关系作了研究 ①53例脱发病人对血球压积，全血粘度，全血还原粘度，红细胞电泳时间，红细胞沉降率等指标有多项异常，治后改善。②对30例脱发病人做了血流与微循环检查，治疗前明显不正常，治后有明显改善。③尿中17酮类固醇及游离皮质类固醇测定，淋巴细胞转化率明显低于正常值，11例在治后显著增高。

李淑琴等对斑秃病人30例用激光多普勒血流仪测量斑秃病损部与其对称有发部位皮肤微循环测定进行比较，结果发现有发区的平均血流量明显多于脱发区（$P<0.001$）。

3. 刘世明等报告养血生发胶囊的药理试验证实 ①生发药组对醋酸铊引起的脱毛与体重减轻均具有明显保护作用。②有加强皮促激素的作用。③急性毒性试验，其毒性甚低，给小鼠一次口服临床剂量的200倍药物，未见异常，未测出 LD_{50}。

4. 白俊昆等研究创建了小白鼠雄性激素性脱毛的动物模型 并用何首乌内服或外用观其对小白鼠脱毛的影响实验，结果：8%何首乌饲料或 5%何首乌酊外搽，均能增加有毛囊毛发的百分率，治疗 4 周后毛囊毛发数，较对照组增加 20%（P>0.01），提示何首乌有抗雄性激素脱发作用。

综上所述，采用中药滋补肝肾，养血益气，疏肝活血与清利湿热法治疗脱发症取得满意疗效，应重视整体观，辨证施治的效果更好，内治与外治，针刺等均是有效疗法。从实验检查与动物试验，说明上述药物有增加局部微循环，调节内分泌，提高免疫功能等作用，使毛发得以生长，达到治疗目的。

三、展望

从目前临床疗效与疾病自然转归情况看，一般斑秃问题不大，有较好的疗效。但较为难治的全秃、普秃与脂溢性脱发（包括早年脱发）等的治疗，还待进一步寻找中西医结合的治疗方法。至于实验动物模型，脱发机理研究，有效药物的筛选还待广泛的开展，相信在不断前进的中西医结合工作的开展，一定会取得更大成绩。

（边天羽）

第九节 大疱性皮肤病

大疱性皮肤病（Bullous Dermatoses）为一组临床表现以水疱为主的严重性皮肤病，主要包括天疱疮，类天疱疮，疱疹样皮炎等。40 年来从对现象的观察，皮损的描述，到对病因的研究，本质的探讨，特别是对自身免疫现象本质的研究已有了很大的进展。基于组织病理，组织免疫及分子生物技术的应用，大疱病的诊断分类亦更为详细，但在治疗方法上还限于皮质激素及免疫抑制剂的应用经验总结。

中医则从病人整体出发，以中医的医理进行四诊检查，八纲辨证，确定治疗法则，选用方药治疗，以达到康复的目的，大疱性皮肤病多由脾肺湿热，兼有风邪所袭而生，故皮肤表现为红斑（热证）、风团（风证）、水疱（湿证）等不同见证，临床上依病情变化，或湿热合邪，或风湿热皆见，久病又多兼虚证，病情多变，临诊应当细查，四诊合参，辨证采用清热解毒，健脾利湿，疏风止痒及滋阴利湿等法则治之，常用的方剂有：清脾除湿饮，解毒利湿方、龙胆泻肝汤、除湿胃苓汤、疏风清热饮、滋阴除湿饮等随证用药，方可收效。

40 年来，中医西医相结合治疗的经验及研究结果表明，可以收到减症快，激素副反应少，可增强病人体质以加速康复，且对某些类型的疱病，单用中药也可控制病情，病变恢复期加用滋补中药，可增强免疫功能，更有独到之处。下面将就中西医结合对大疱性皮肤病的研究状况加以记述。

一、天疱疮

天疱疮（Pemphigus）Pemphig 为希腊文水疱的意思，早在公元前 460～370 年间希波克拉底已采用此病名，为严重的慢性复发性水疱性疾病。中医对本病也早有记载，《金匮要略》即记有浸淫疮，其描述即属一种发疱性皮肤病。《疮疡全书》始有“天疱”的病名，其记载“此疱之发，不拘老幼……初生一疱，渐至遍体，浸烂无休”。与今日之天疱疮相类似，以后很多中医外科专著中均有“尺疱”记载，其说不一。赵炳南根据《医宗金鉴·外科心法要诀》记载认为：“经云：岁火太过，甚则身热，肌肤浸淫。仲景云：从口流向四肢者顺，从肢流入口者逆。……若脉迟不食，黄水不止，此属脾败，不治之症也”。从其有口粘膜损害，预后不良，浸淫疮可能为今天之疱疮，而中医的天疱疮更似西医的脓疱疮。朱仁康等认为浸淫疮则当今之湿疹，而今之天疱疮类疾患包括中医学的天疱疮、火赤疮、蜘蛛疮、登豆疮等。病名可以继续探讨，然中西通用“天疱疮”似更有利于对该病的深入研究，也为多数医家接受。

（一）临床研究

天疱疮临床上分为寻常性，增殖性，落叶性和红斑性 4 个类型，其共同点是多发于青壮年皮肤聚起疱壁松弛的大疱，尼氏症阳性，疱液涂片可见棘层松解细胞，取组织活检可见棘层松解及不规则的水疱形成，直接或间接免疫荧光检查见棘细胞间荧光环阳性，病人脉象多弦滑或弦数；舌象多质绛苔黄或体胖苔白。

1. 辨证论治

（1）营热炽盛，湿热壅滞证：有学者称之谓湿热炽盛者，多为急性发作，以寻常性，红斑性及落叶性天疱疮多见。水疱多迅速发展增大甚或融合成片，口腔粘膜常被侵犯。患者自觉身热口渴，大便干，小便黄赤，情绪烦躁，舌质红或绛，舌苔白腻或黄腻，脉象弦滑或数。治疗宜清热除湿，凉血解毒，方用清营解毒汤和除湿解毒汤加减。处方：生茅根、生石膏、大青叶、生地炭、金银花、地丁草、莲子心、生栀子、天花粉、黄连、丹皮、车前子、冬瓜皮、苦参、白鲜皮等。

（2）毒热伤阴，气阴两虚证：有称谓气阴两伤者，多见病久体衰，水疱反复不断发生，旧疱破溃结痂或糜烂面长久不愈合，病人常自觉身热，但体温不高，或有午后潮热，口渴不思饮，或五心烦热，气短懒言，周身无力，有时面颊潮红，大便少或数日不行，舌质淡红，舌体胖，或舌表面有裂纹，舌苔白干或见剥离苔。脉象沉细而缓或微数，治疗宜养阴清热，益气解毒，方用养阴解毒汤加减，选南北沙参、石斛、元参、麦冬、生黄芪、生地、金银花、蒲公英、连翘、天花粉、丹皮、黄连等。口腔糜烂加金莲花，低热明显加地骨皮、银柴胡。

（3）湿热内蕴、脾虚湿盛证：有称谓心火脾湿者，可谓慢性复发或慢性迁延不愈，多见于寻常、增殖及红斑型天疱疮，水疱大小不定，破溃津水四串，浸淫成片，或结痂不易清除，亦可兼有口舌糜烂，患者常有胸腹胀满，四肢沉重，大便先干后溏，或便不成形，女性可有白带清稀，脉象缓或弦滑，舌质淡或微红，舌苔白腻或厚腻，治疗则宜清热除湿、健脾益气，方用清脾除湿饮或除湿胃苓汤加减：选用生苡仁、白扁豆、山药、萆薢、枳壳、芡实米、茵陈、黄芩、冬瓜皮、茯苓皮、马齿苋、车前子、泽泻等。

边天羽拟有清热解毒，和营凉血，祛湿解表的天疱疮方：地肤子 30g，白鲜皮 30g，防风 6g，桔梗 6g，银花 12g，连翘 9g，蒲公英 12g，紫花地丁 15g，黄芩 6g，栀子 9g，丹皮 9g，当归 9g，生地 15g，赤芍 9g，甘草 6g，可随证加减。徐宜厚将天疱疮分为正盛邪旺阶段：治用清热解毒，健脾化湿，活血止痛，方选银花苡仁汤；气阴两虚阶段，治用益气养阴，扶正固本，佐以健脾化湿，方选参芪知母汤。黄鸣用自拟解毒利湿汤治疗本病，共治 32 例全部有效，药用：金银花、紫花地丁、萆薢、土茯苓、苦参、地肤子、甘草等随证加减。林熙然采用健脾益气法治疗本病，并观察到长期服用健脾益气中药黄芪、党参、白术、茯苓等煎服，或服补中益气丸，有稳定病情的作用。

2. 中西医结合治疗

一般为在应用皮质类固醇激素的同时配合中医治疗，强的松的用量依病情用 40～120mg/日，亦选用免疫抑制剂，如环磷酰胺、硫唑嘌呤或雷公藤制剂。张志礼等用中西医结合治疗 30 例，临床痊愈 18 例，显效 9 例，死亡 3 例，有效率 90%，同时认为，在急性暴发期，激素仍为首选药，中药治疗可使激素减量加快，而应用中药必须按中医辨证施治。袁兆用中医辨证治疗，湿热炽盛型多红斑落叶性天疱疮，治宜清利湿热，方用除湿解毒汤；脾虚湿盛型多为寻常、增殖性天疱疮，治宜健脾除湿，方用除湿胃苓汤加减，或用二术汤，西药用皮质激素或硫唑嘌呤、氨苯砜等，治疗天疱疮 22 例，10 例显效，2 例有效，1 例死亡，7 例未随访，并认为尽管目前仅用中药尚不能控制重症天疱疮，但其改善症状，减少激素副反应和增强体质的作用是可以肯定的。朱光斗报告雷公藤治疗天疱疮 11 例，获得好效果。李清用皮质激素合并雷公藤治疗天疱疮 6 例收到较好的疗效。也有用外科蟾酥丸，每次 5 粒，每日 3 次，温水送服，用李建生创制扶正荡邪合剂治疗天疱疮有收效者。天疱疮的局部治疗，用 1%龙胆紫液即可，干燥加 10%甘油，疼痛加 1%普鲁卡因。亦可用三妙散植物油调敷之。

（二）实验研究

天疱疮的病因还不十分清楚，目前多认为与自身免疫有关，已证实患者血清中含有抗表皮细胞间质的自身抗体，而且其抗体的滴度与病情的严重程度成正比，用直接或间接免疫荧光法或免疫酶标技术可见表皮棘细胞间有免疫球蛋白和补体沉积，沉积的部位与组织病理上棘细胞松解的部位相一致，并观察到棘层松解和 IgG 沉积的多少和某些蛋白酶增多，特别是丝氨酸蛋白酶增多有关。在动物实验中能复制出和天疱疮类似的抗体及棘层松解皮损，近年应用分子生物技术，可分离出不同分子量的天疱疮抗原。

中医认为天疱疮的病因病机：多由湿热侵袭肌肤，致脾肺受邪，引起大疱浸淫遍身、久则津失阴衰。中医辨证治疗，主以清热、利湿、滋阴药来综合调整机体，经研究清热药（银花、连翘、黄芩、黄连等）多具有抗菌作用，本病虽无明显感染病因，但这些药物临床上的退烧消炎作用是明显可见的，也有防治继发感染的作用；而利湿药（如茯苓、泽泻、滑石、木通等），对消肿及减少渗液有明显作用，也对防治皮质激素引起的高血压有利；滋阴药（如熟地、黄精、元参等）用于久病阴伤见证，对调整机体免疫功能是有作用的，特别是长期大量应用皮质激素的病人，可防止激素反馈引起的肾上腺萎缩，已为实验报告所证实。

（三）展望

中医、中西医结合治疗天疱疮伴随临床上已取得优异的疗效，实验研究方面工作尚不深入，尚须进一步以现代分子生物学、免疫学方法来揭示中医、中西医结合治疗前后的改变，以探明中医的机理，为中西医结合提供理论基础，完善治疗方法，推动中西医结合的发展。

二、类天疱疮

类天疱疮（Pemphigoid）又称大疱性类天疱疮（Bullous Pemphigoid）。由 1953 年 Lever 命名本病，是一种好发于老年人（亦见于儿童）的大疱性自身免疫性皮肤病。和《医宗金鉴·外科心法要诀》中记载的“火赤疮”相似，其描述为：“初起小如芡实，大如棋子，燎浆水疱，色赤者为火赤疮”。“俱延及遍身，焮热疼痛，未破不坚，疱破毒水津烂不臭，上体多生者，属风热盛，宜服解毒泻心汤；下体多生者，属湿热盛，宜服清脾除湿饮”。

（一）临床研究

类天疱疮 80％发生在 60 岁以上，但儿童亦有发生，多见于四肢躯干皮肤上，发于粘膜较少，为红斑、风团及水疱多形态皮疹，疱壁紧张不易破，疱液清亮或血性，尼氏征阴性，自觉痒甚或痛，病期长而反复，病人可发烧，白细胞增高，嗜伊红细胞较高，DIF 检查可见基底膜有荧光带。脉象：弦数或弦滑，舌苔黄或白腻，多由脾、肺湿热而成。

1. 辨证论治

（1）心火炽盛证：皮肤红斑风团，大疱糜烂遍布全身，瘙痒明显，部分可继发脓疱，可全身不适，发烧，脉弦数，舌质绛苔黄，治宜解毒凉血，清心火，方用凉血地黄汤合清心莲子饮加减。药用莲子心、连翘、栀子、板蓝根、草河车、生地、丹皮、茅根、赤芍、木通、竹叶、灯心、甘草等。

（2）湿热蕴结证：皮肤红斑，大疱渗液为主，尤以下肢大腿内侧、手腕处为多，病人痒轻，常觉四肢乏力，困倦，脉弦缓或细缓，舌体胖苔白腻或黄厚，治宜清热利湿，方用解毒利湿方及除湿胃苓汤加减。药选银花、连翘、黄芩、栀子、白术、茯苓、泽泻、车前子、陈皮、甘草等。

（3）阴虚湿阻证：多见于久病或老年体弱者，皮肤水疱，结痂，反复难愈，大便燥结，口渴不欲饮，舌绛红无苔或舌质淡苔薄白，治宜滋阴利湿，方用滋阴除湿汤。药选：生地、元参、知母、黄柏、茵陈、山药、茯苓、泽泻、车前子、陈皮、滑石、甘草等。

杨光华报告了用普济消毒饮治愈类天疱疮的案例，李金科用清热利湿法治愈类天疱疮 1 例，药用：黄柏 25g，茵陈 30g，滑石 20g，苍术 15g，怀牛膝、茯苓、猪苓各 12g，泽泻、白芷、地肤子、白鲜皮、车前子、木通、大腹皮、竹叶各 9g。

2. 中西医结合治疗

西医治疗多采用皮质类固醇激素，一般始用强的松 40～60mg/日，可以控制。也有用免疫抑制剂、氨苯砜、血浆交换疗法收效者，合并应用中药疗效更佳。

类天疱疮的局部治疗同天疱疮，用 1％龙胆紫液涂搽皮损即可。

（二）实验研究

和天疱疮一样，目前认为类天疱疮亦为自身免疫疾病，DIF 法及免疫酶标技术可见表皮及真皮间有 IgG 及 C_3 沉积，偶见 IgM、IgA 沉积，用免疫电镜发现沉积在基膜透明带部位，病人血清中有抗基膜抗体，用IDIF法可测出，特别在病变活动期。研究病变部位白细胞增多，白细胞释放的某种蛋白酶可损害基膜而发生大疱，而白细胞增加与抗原抗体及补体在基膜的结合，补体释放的白细胞趋化因子有关。近年我国对疱病的抗原研究已有可喜的成绩，如朱学骏用免疫印迹技术（Western Immunoblot）20份类天疱疮病人的血清中18份在230kD分子量部位呈结合带，5份血清在160kD分子量部位呈结合带，其中3份同时在230kD处有结合带，从而提出类天疱抗原分子的异质性。

中医研究火赤疮（类天疱疮），多由外感酷暑，内动心火，致使心、脾、肾经受邪，发于肌肤成红斑、水疱，瘙痒，津液无度，久则阴虚湿盛，用中药清火利湿滋阴之法，中西医结合治疗，已收到优于单用西药治疗的效果。

（三）展望

西医用现代免疫学及分子生物学技术对类天疱疮的病因病机已有了较为具体深入的了解，中医从宏观的临床分析研究也探索出一套治疗类天疱疮的方药，角度不同，目的一致，重要的是如何进一步用现代科学方法研究中医理论及疗法的本质，以达到中西医统一的中国医学，这一前景是光明的，同道仍须努力。

三、疱疹样皮炎

疱疹样皮炎（Dermatitis Herpetiformis）或杜林氏病（Duhring's Disease）是一种以水疱为主，多形性发疹，伴有瘙痒的反复发作性皮肤病，病理显示在水疱邻近乳头处有以中性白细胞为主的微脓疡，DIF示真皮乳头内有IgA颗粒状沉积，90%的患者有谷胶过敏性肠病，80% HLA-B_8，90%DW_3的发生率。本病用氨苯枫治疗有效。有认为是中医所记载的“蜘蛛疮”，此疮生于皮肤间，如水窠相似，淡红且痛，五七个成攒，亦能荫开。可用苎麻在疮上揉搓水出，即以苎麻“烧灰为末，掺在疮上即愈”。

（一）临床研究

疱疹样皮炎为一慢性复发性以水疱为主的皮肤病，中医认为多因脾失健运、蕴湿不化，兼感风邪，风湿化热，发于肌肤，辨证治疗，每收良效。

1. 辨证论治

（1）风湿化热证：皮肤红斑水疱风团成簇出现，发无定处，剧痒，有抓痕血痂，脉象弦滑或弦数，舌苔黄或白腻，治宜疏风止痒，清热利湿，方选解毒泻心汤加减：黄芩、黄连、牛蒡子、知母、石膏、栀子、防风、元参、荆芥、滑石各10g，木通、甘草各6g，痒甚加乌蛇、僵蚕等。

（2）湿热蕴结证：皮肤暗红斑，水疱结痂成片，腰、下肢多发，反复发作，经久不愈，自觉痒痛，脉象弦滑或弦缓，舌苔白，舌体胖，治宜清热解毒，健脾除湿，方选清脾除湿饮加减，赤苓皮、白术、黄芩、生地、麦冬、茵陈、枳壳、元明粉各10g，淡竹叶3g，灯心草1.5g，痒甚加白鲜皮、地肤子等。

（3）阴虚湿困证：皮肤水疱糜烂，津水结痂，瘙痒无度，病人乏力倦怠，口渴不欲饮，脉象弦缓或细数，舌质淡舌体胖，苔白，治宜养阴健脾，除湿止痒，方选健脾除湿汤合地黄汤加减：山药、扁豆、芡实、苡米、茯苓、泽泻、白鲜皮、地肤子、黄柏、生地、元参、丹皮、甘草等。

2. 中西医结合治疗

一般首选氨苯枫（DDS）50mg日服2次，或内服磺胺吡啶，抗组织胺药，重症者内服强的松30～40mg/日，再配合中药辨证施治效果较好，病人需无谷胶饮食。

邓丙戌报告以健脾除湿为主，辅以凉血散风或解毒之品，活动期适量联合用皮质激素或DDS而收效。

局部治疗参考类天疱疮，用1%酚炉甘石洗剂，1%龙胆紫液或局部皮质激素类乳膏等，或中药30%雄黄解毒散百部酒外搽。

（二）实验研究

疱疹样皮炎表现为多形性皮损，紧张而群集的瘙痒性水疱分布在四肢伸侧、肩胛及臀部等处，组织病理为表皮下水疱，真皮乳头层有以中性白细胞为主的小脓疡，DIF显示IgA颗粒状或丝状沉积在真皮乳头顶部，并观察到多数患者与谷胶（Gluten）过敏肠病有关，且HLA-B_8的发生率约80%，近年研究无谷胶过敏临床及组织学类似的病人而DIF呈线状IgA沉积者称为线状IgA疱性皮病，而且要与经DIF证实为基底膜带状IgG、C_3沉积的大疱类天疱疮相区别。靳培英等提出要确诊应进行

DIF检查，对医科院皮研所1979～1989年十年间诊断的表皮下大疱病170例及国内1955～1989年发表疱疹样皮炎报告118例分析，真正符合疱疹样皮炎诊断者很少，皮研所尚未报告一例典型的疱疹样皮炎。对疱疹样皮炎的病因曾注意到和精神因素、碘化物过敏、恶性肿瘤、妊娠的关系，现认为是与谷胶过敏性肠病有关的自身过敏性疾病。

中医治疗前后的实验研究尚待进一步深入研究。如有报告用健脾除湿，疏风止痒，佐以清热凉血，外用雄黄解毒散、百部酒治疗1个月而皮损基本消退，瘙痒缓解的病例，也有用雷公藤治疗收效的病例，但皆无治疗前后实验室指标佐证，还缺少中医病因病机及药物疗效作用机理的研究资料。

三、展望

中医、中西结合治疗疱疹样皮炎已积累了一些临床经验，疗效也是肯定的，但对该病的病因病机以及治疗作用机理的研究报告还甚罕见，若进一步用现代科学实验方法，对中医、中西结合治疗的病例进行研究分析，定能使对疱疹样皮炎的防治进入一个新阶段。

（袁兆庄）

第十节 麻风病

麻风病（Lepra）是由麻风杆菌引起的慢性传染病，是一种古老的疾病，在我国已有两千多年的历史。相传春秋后期孔子的弟子冉伯牛即患本病。《黄帝内经》对本病已有记载，称为大风或疠风，隋唐时期称为癞，明清以来始有麻风之名，并出现《疠疡机要》、《解围元薮》、《疯门全书》等麻风专著，奠定了麻风病辨证论治的理论体系。自Hansen于1873年发现麻风杆菌以来，该菌体外培养一直未能成功，因而抗麻风杆菌药物研制进展缓慢。过去主要用氨苯砜治疗，由于耐药比较普遍，疗效不理想。近年来开展多种抗菌药物的联合化疗，治疗上有所进展。Shepard于1960年在小鼠足垫接种麻风杆菌获得有限繁殖。国内于70年代建立此种鼠足垫模型后，曾用于抗麻风中草药筛选，在实验研究方面做了一些工作。在麻风防治工作中，各地曾用多种中医药疗法治疗麻风病，进行了大量的临床实践，特别是雷公藤治疗麻风反应疗效确切，得到国内的公认。

一、临床研究

麻风者的辨证论治，方大定等在医科院皮研所对各型麻风患者进行了为期3年的定期连续性中医辨证，观察其证候演变规律，并结合西医某些客观指标，又经治疗验证，将麻风病分为3型论治。

1. 实证型　正盛邪实，病变限于皮毛经络。初起经络气滞，斑色浅白，麻木闭汗；较晚则血瘀，斑色紫红。正气尚可敛邪，故斑疹数少，境界清楚。多数相当于西医结核样型（TT）及界线类偏结核样型（BT）。

2. 虚证型　正虚邪恋，邪气散蔓，故皮疹数多，界限不清，其色灰黄；病邪入侵脏腑，出现脏腑虚象，早期阴虚内热，晚期阴阳两虚。本型多数相当于西医瘤型（LL）。

3. 虚实夹杂型　正虚邪实，只能部分敛邪，故皮损境界部分清楚，部分不清；脏腑受损不重，虚象不显著，而血瘀见证明显。本型多数相当于西医中间界线类（BB）及界线类偏瘤型（BL）。

各型均以扶正、祛邪、活血通络为总的治则。实证型以祛邪为主，稍佐扶正，气滞血瘀明显者兼以活血理气通络。虚证型先用扶正，早期阴虚内热者以滋阴清热为主，晚期阴阳两虚者则扶阴配阳，随着虚象的消除，逐渐增加祛邪的比重。虚实夹杂型攻补兼施，重用活血通络。各型所用祛邪药如苦参、苍耳之类；扶正药如首乌、玄参、枸杞子（养阴）、菟丝子、黄芪、仙灵脾（益气壮阳）；活血通络药如丹参、鸡血藤、红藤、皂刺等。按此分型论治，合并氨苯砜治疗瘤型及界线类麻风60例，对初治病例细菌形态指数（MI）下降虽无明显增速，但对复治病例细菌阴转速度较单用氨苯砜的对照组快，可避免回升，缩短了残存细菌的迁延期。

对麻风反应的辨证论治也有探讨。反应期是麻风病在慢性病程中突然发生的急性症状活跃，中医辨证有类似急性热病的特点，伤寒六经辨证及温病卫气营血辨证有其应用价值。海阳麻风病防治站将麻风反应分为阳虚证和阴虚证两型，前者用麻辛附子汤，后者用加减葳蕤汤治疗有效。曾兆霖对麻风反应按伤寒六经辨证，分别用13个方剂治疗有较好疗效。广东省稍潭医院将麻风反应分为实热与虚寒两型，实热型又分热在于表、热在半表半里、热在于里三个阶段，虚寒型又分气血两虚、气虚偏湿等亚型，用相应的10个方剂治疗有效。

二、理论与实验研究

(一) 用鼠足垫模型筛选抗麻风中草药

中国医学科学院皮肤病研究所麻风病研究室动物接种研究小组用鼠足垫动物模型测定10种中草药制剂对麻风杆菌的抑制作用。实验结果表明，0.5%苍耳浸膏（1g/kg）在服药期间能完全抑制麻风杆菌繁殖，但停药后即恢复繁殖，推迟繁殖天数为63天。1%丹参粗酮（2g/kg)、10%泽漆膏（20g/kg)、6%四季青糖衣片（12g/kg）在鼠足垫中对麻风杆菌均有部分抑菌作用。其他6种即3%七味丸（6g/kg)、10%黄精煎剂（20g/kg)、2%占春霖Ⅰ号（4g/kg)、0.02%消炎解毒丸（40mg/kg)、2%抗麻8号（4g/kg)、0.15%大蒜注射液（30～37.6mg/kg)均未见抑制麻风杆菌生长繁殖。以上中药制剂丹参粗酮及黄精等系本源于抗结核有效，其他则来源于临床曾有治疗麻风病有效的报告。

以上第一次试验所用为丹参粗酮，因恐粗制品影响疗效，加上以后上了临床用丹参酮及其中单体之一——丹参酮$Ⅱ_A$治疗都有一定疗效。又做第二次鼠足垫试验，结果丹参酮（丹参根中总脂溶成分）及丹参酮$Ⅱ_A$在鼠足垫中对麻风杆菌均有抑制作用，与对照组相比，两药分别推迟麻风杆菌繁殖24天及59天。

国外Gupta报告印度洋菝葜(Hemidesmus Indious）的提取物对鼠足垫中麻风杆菌有一定抑制作用。

(二)用其他抗酸分支杆菌作抗麻风中草药初筛

目前国内虽已建立麻风杆菌感染的小鼠足垫模型，但还不可能用之进行大量药物筛选。过去多用结核杆菌及其他可培养的已知抗酸分支杆菌先作体外药物初筛。麻风杆菌体外培养虽一直未能成功，但国内外都曾对此进行过认真的探索。中国医科院皮研所自七十年代至今作了大量研究，从多例多菌型麻风患者的皮损标本中，多次培养出抗酸分支杆菌，阳性率达25.3%，而每批培养的空白对照组均为阴性，可排除系污染抗酸菌的可能性。虽然还不能确定是否是麻风杆菌，但每次培养出的抗酸菌都具有基本一致性，而且对已知的抗结核和抗麻风药物的作用模式与人麻风菌接近。他们将从麻风病人中分离出的这23株抗酸菌暂称为中国医科院抗酸菌株（M. CAMS-A)。吴勤学等进行新的尝试，以此作为抗麻风药物初筛的指示菌，自行设计了初筛抗麻风菌的双相培养基，筛选了200种中草药，其中48种有抗M、CAMS-A活性，高度敏感的有地丁草、侧柏、鱼腥草、绿升麻、景天三七、苦参、龙葵，中度敏感的有白蒺藜、川芎、制没药、藿香、洋金花、蔓荆子、荆芥、知母、玄参、川断、白花蛇舌草、芦荟、蛇床子、制首乌等。

(三)中草药对鼠麻风感染实验治疗的研究

鼠麻风由鼠麻风杆菌致病，与人麻风有相似之处，可用为麻风病实验研究的间接模型。与鼠足垫麻风杆菌只能有限繁殖无肉眼可见病变不同，鼠麻风杆菌能使鼠类发生类似瘤型麻风的广泛进行性损害。李延林等观察到黄藤对鼠麻风有一定疗效，用黄藤治疗90天后，小鼠网膜病变平均值为1.63，对照组为2.38，脾脏病变比对照组小一倍，病理指数小1.3倍，肠系膜病变指数为2.75，对照组为5.88，脾脏菌数为$0.06×10^8$，对照组为$0.43×10^8$。但黄藤治疗未能抑制和消灭鼠麻风的感染。比同时进行实验治疗的异烟肼、利福平、氨苯吩嗪的疗效指数均小。

(四) 麻风病血瘀证的研究

麻风患者普遍有血管改变，瘤型麻风反应时血浆纤维蛋白原及肝素沉淀物明显增高，优球蛋白溶解时间延长，存在高凝及纤溶活性降低的状态。近年来国内应用微循环及血液流变学方法研究麻风血瘀证，为麻风病的活血化瘀治疗提供了依据。童有才等观察22例麻风患者甲皱微循环改变，并以50名健康人作对照。发现麻风患者甲皱微血管管襻轮廓不清，无法测量甲皱微血管的长度与直径，故主要观察微循环障碍的各种表现在麻风患者中的出现率。管襻轮廓不清19例（占86%），血色暗红15例（68%）、血流缓慢12例（54%）、管襻畸形率>30%者16例（72.7%）、管襻粗细不匀12例（54.5%）、张力异常15例（68%）。麻风患者瘀血率明显增高，22例瘀血率平均值为70.77%，与50名健康人对照瘀血率平均值39.07%相比，有极显著差异，P<0.001。

华文渊等测定51例麻风患者（瘤型36例、界线类8例、结核样型7例）的血液流变学改变，证明各型麻风均有不同程度异常，主要是血浆粘度增高，血清IgG和血浆纤维蛋白原亦普遍升高，红细胞压积均有一定程度降低，血沉方程K值与血沉同步增高。以上改变以瘤型最为显著，尤以反应期为甚。血浆比粘度均值：瘤型1.89±0.07，其中>1.91者17/36例，6例麻风反应者为2.21±0.18，正常人对照组（52例）为1.77±0.14，均有显著差异（P<0.01）。51例麻风患者血清IgG>2000mg者31例，最高值3700mg，瘤型2228±624，对照组1100±500，有显著差异（P<0.01），麻风反应者更高为2623±515。51例血浆纤维蛋白原均值>35mg者有39例，瘤型361±101，对照组286.3±47.8，有显著差异（P<0.01）。

三、方药研究

（一）传统方药

传统治疗麻风多以大枫子、苦参、皂刺、蛇类药等为主药，由于麻风病需长期服药，故多配成丸剂或散剂，过去国内曾较多应用者如扫风丸、苦参丸、苍耳膏、皂刺丸、蝮蛇酒等。

另有一类传统轮服方药，根据先攻后补的原则，用若干方药轮换服用，周而复始。如辽宁省麻风病院曾用《医宗金鉴·外科心法要旨》轮服方，即消风散、追风散、再造散、换肌散等轮服，治疗瘤型376例，结核杆型90例，未定类6例，疗期2～15月不等，临床有效率96.4%。疗前查菌阳性的351例中，疗后有56例阴转，276例细菌减少。治疗前后曾作病理检查者76例，其中60例疗后有进步。当时中央卫生部曾委派中医岳美中等前往该院考察，岳老回京后向医学界做报告赞扬与推崇该院的疗效，在医学界有一定影响。

（二）辨病方药

麻风病西医辨病系麻风杆菌传染致病。从辨病出发用中医药治疗，主要为探寻对麻风杆菌有效的中草药。由于麻风杆菌尚不能人工培养，过去多用有抗结核和广谱抗菌作用的中草药。近年来又应用鼠足垫模型中有部分抑菌作用的抗麻风中草药。现将此三类方药分别举例说明。

1.抗结核中草药

单味药如三合素片（啤酒花制剂）、葎草糖浆等。复方如骨痨敌注射液（黄芪、三七、骨碎补、乳香、没药）实验室内证明有抑制结核杆菌作用，临床治疗骨关节结核有效。陕西中医学院等用此每日肌注5ml（相当于生药2.5g），单用治疗瘤型麻风11例，平均MI疗前为21.4%，疗后降为13%，皮损有进步。合并氨苯砜治疗瘤型麻风40例，平均MI疗前为13.4%，疗后降为2.14%，皮损进步明显，麻风反应较单用氨苯砜发生少，疗期平均13个月。后又再次报告用此药合并氨苯砜治疗104例麻风患者，证明比单纯氨苯砜对照组好，并能提高患者淋巴细胞转化率。

2.广谱抗菌中草药

薛文昌等用草药罗锅底（雪胆）提取的广谱抗菌有效成分雪胆皂甙片剂，每片0.1g，每次3片，日服2次，连服6月，治疗19例麻风患者（LL9例、BL9例、BT1例），并设有氨苯砜对照组15例。从6个月的对照观察结果看，治疗组临床症状改善及麻风反应减轻优于对照组，但治疗组19例中MI下降者15例，对照组15例均下降。服本药未见明显毒副反应。

3.抗麻风中草药

中国医学科学院皮肤病研究所与江苏部分麻风院协作，用鼠足垫试验中对麻风杆菌有部分抑菌作用的丹参酮制成胶囊治疗麻风患者（LL及BL），每日服3g（内含丹参酮Ⅱ$_A$225mg、隐丹参酮5mg），伴服植物油10ml。第一批治疗12例，单用组7例治疗9个月，疗前细菌密度指数（BI）平均为4.0，疗后降为2.8，疗前MI平均38.7%，疗后降为9.3%，病理有明显进步者4例，组织指数（HI）疗前平均1.96，疗后为1.0，合并氨苯砜组5例治疗9个月，疗前平均BI为3.8，疗后降为2.2，疗前平均MI为30.6%，疗后降为4.3%。两组皮损分别有1例及2例完全消退，其余均有不同程度进步。第二批单用治疗11例，疗期12个月，疗前BI平均4.62，疗后降为3.8，疗前MI平均27.5%，疗后降为2.83%，疗后4例皮损完全消退，其余均有进步，病理有明显进步者7例，HI疗前平均0.92，疗后为0.54。

（三）扶正固本与活血化瘀方药

瘤型麻风患者细胞免疫功能低下，借鉴西医用免疫增强剂配合抗麻风药物治疗，而用扶正固本中药配合抗麻风西药治疗。黄悦祥等用党参、茯苓、黄芪、夏枯草、苦参、白花蛇舌草、鸡血藤等汤剂配合利福平治疗11例瘤型麻风患者。治疗1月后，结节浸润损害即明显吸收；治疗3月后MI由疗前平均34.4%降为0.7%，BI由疗前平均2.31降为0.23；部分患者治疗6月以上仍持续有进步，麻风反应减少。而单用利福平3月内疗效显著，以后易耐药，进步缓慢。

麻风患者之麻木不仁、斑色紫黯、肢端紫绀、刺痛不移，中医辨证均与血瘀有关。用活血化瘀方药治疗者如广东新州医院报告用水蛭、当归、王不留行、丹参、虻虫、麝香等复方丸剂治疗12例麻风患者（LL11例、BL1例），疗后临床显著进步7例，进步4例，无效1例；疗前BI平均1.08，治疗半年后降为0.42。疗前反复发生麻风反应者8例，疗后4例控制，2例减轻。

（四）治疗麻风反应方药

治疗麻风反应方药疗效确切者首推雷公藤制剂。中国医学科学院皮肤病研究所用雷公藤去皮根心木质部分，每日10～20g，21～40g，41～60g 3种剂量煎剂分别治疗轻、中、重型麻风反应共318例次，并设西药反应停对照组113例次。雷公藤治疗Ⅱ型麻风反应284例次，有效281例次，有效率98.95%；反应停治疗Ⅱ型麻风反应113例次，有效109例次，有效率96.4%。雷公藤治疗Ⅰ型麻风反应34例次，有效32例次，有效率94.1%；反应停对Ⅰ型反应无效。从临床症状迅速控制和血沉变化来判断，雷公藤对Ⅱ型反应的疗效不亚于反应停，并对反应停无效的Ⅰ型反应亦有效，能代替皮质激素，但雷公藤治疗麻风反应所需剂量较治其他病种大0.5～1倍，常在疗效出现的同时产生副反应。近年来雷公藤有效成分及制剂的研究已逐步深入，临床上已不用煎剂，常用雷公藤片及雷公藤多甙片。从雷公藤中分离出的甙类有效成分治疗麻风反应有效率在92%以上，消化道反应、白细胞减少等副反应亦较煎剂明显减少。

其他曾报告治疗麻风反应有效的中草药尚有鸡血藤注射液、黄杨根茎叶煎剂、艾叶油、小金牛草煎剂、老鹳草煎剂、夏天无注射液以及由眼镜蛇毒提取的低分子量蛋白质和无机盐制成的克痛灵注射液，后4种主要对麻风反应神经痛有效。

四、展望

麻风在我国有两千多年的历史，传统治疗麻风有丰富的经验，解放以来中医药治疗麻风的报告资料十分丰富，但存在的问题是病例选择和观察指标不够严密。观察病例应以瘤型为主（包括部分BL），选未经治疗或治疗期短，MI较高者，根据治疗6个月MI能否降至基础线以下判定药物是否有效。而过去中医药治疗的观察病例类型较混杂，或已经长期砜类药治疗MI已在基础线以下，缺乏观察细菌疗效的客观指标。今后应严格科研设计，有说服力地判定疗效。

鼠足垫麻风杆菌感染模型的建立，为临床与实验室相结合筛选抗麻风中草药创造了有利条件。但目前在鼠足垫中有效的中草药或作用较短暂，或只是部分抑菌，临床治疗有效，但疗效还不够高。应考虑到过去用于试验的只是中药单味或复方煎剂以及中草药粗提物，可能有效成分浓度低，而抗菌药物要达到一定浓度才起作用。今后可侧重从中草药有效成分包括含量较微却有很强生理活性的物质中去探寻抗麻风药物。

近年来麻风病的联合化疗取得令人鼓舞的进展，多菌型患者服药2年即可停药观察，已不是像过去那样无限期服药。但目前都产生了一种认识上的偏差，好像有了联合化疗麻风治疗问题已经解决，中西医结合不再有必要了，近年来中医药治疗麻风的报告减少十分明显。事实上麻风患者特别是瘤型麻风免疫力低下，机体无力处理残存菌，还有残畸等多种问题都非抗菌治疗所能解决。国内外有识之士已经认识到解决麻风问题“不能单靠化疗”，“需要更广阔的视野”。有人提出告诫“不要被新药和治疗方案的成功冲昏头脑”。等到以后联合化疗不能解决的遗留问题表现突出受到人们的重视时，就会重新认识到中西医结合的必要性。

国外报告为缓和氨苯砜、利福平治疗对麻风患者造成的免疫抑制，用一种由担子菌提取的多糖或其进一步提纯物而使免疫功能得到恢复。认为用此种温和免疫增强或调节剂与联合化疗并用，是目前最好的治疗方案。中药茯苓、香菇、云芝、猴头、银耳、猪苓的多种多糖类提取物均有此类作用。中西医结合治疗将能调整恢复联合化疗造成的免疫抑制，发挥整体治疗的作用。

瘤型麻风有细胞免疫缺陷，体液免疫则亢进。应用作用于单一免疫环节的西药不可能恢复其免疫失衡状态，而一些中草药具有双向调节免疫的作用，在麻风治疗中应发挥此类中药之所长。

从抗菌尺度判定中药对麻风病的疗效只是一个方面，不少中药可以通过调整免疫、改善机体功能发挥治疗作用。临床和实验研究都证明麻风患者有明显的血瘀证，需要通过适当指标观察活血化瘀治疗后患者机体状况的改善，才能全面评价中药在麻风治疗中的作用。

（方大定）

第十一节　性传播性疾病

建国前性病（S. T. D）在我国流行，梅毒居首位，与淋病、软下疳、性病性淋巴肉芽肿合称四大性病。建国后，党和政府重视性病防治工作，在优越的社会主义制度下，1964 年我国宣布基本消灭性病。当时在防治梅毒中曾用中医药治疗，既有成功的经验，又有失败的教训。80 年代以来随着对外开放和旅游事业的发展，性病又传入我国或死灰复燃。当今社会条件发生变化，性行为方式增多，性病种类也明显增多。1975 年世界卫生组织常任理事会决定采用性传播性疾病（Sexually ftrnasmitted disease，STD）取代传统的性病，包括更多病原体引起的更多病种。目前在我国 STD 中发病最多者为淋病及尖锐湿疣，据全国性病监测协作组统计，近两年梅毒病例有较大幅度增加。中西医结合的报告资料也以这 3 种病为多。以下将淋病、梅毒、尖锐湿疣分别加以研讨。

一、淋病

淋病是由淋病双球菌(以下简称淋球菌)感染引起的尿道炎及其他各种病变，中医从属于淋证、白浊之中。目前在我国 STD 中居于首位。西医用抗淋球菌药物治疗，但继青霉素耐药菌株出现以后，其他抗菌药物也逐渐有耐药的趋势。近年来中医药治疗淋病的临床报告甚多，实验研究也证明不少方药有抗淋球菌作用。

（一）临床研究

辨证论治方面，李晓春等认为淋病初期属湿热内盛，药用萹蓄、瞿麦、车前子、滑石、银花、连翘、木通、泽泻、山栀、茯苓、白茅根、大黄、甘草等，中期属气滞血瘀，药用石韦、王不留行、革薢、当归、滑石、石菖蒲、陈皮、甘草、白花蛇舌草、冬葵子等，晚期属脾肾两虚，药用山萸肉、白术、猪苓、泽泻、丹皮、山药、当归、茯苓、菟丝子、黄芪、王不留行、白茅根、附子、肉桂等，均合并青霉素治疗，结果 72 例中治愈 60 例，有效 9 例，无效 3 例，有效率 95.83%。曹艺对湿热下注型用淋病祛毒方（龙胆草、革薢、石菖蒲、桃仁、甘草、地龙、地丁、山豆根、苍术、泽泻、杏仁、桔梗），对肾阴虚夹湿热蕴结型上方去龙胆草、山豆根，加生地、旱莲草、龟板，对肾阳虚夹湿浊聚集型上方去龙胆草、山豆根、地龙，加淫羊藿、巴戟天，合并中药外洗，疗程 14 天，56 例中治愈 48 例，显效 6 例，无效 2 例。

应用成方加减或加味治疗淋病多数集中在八正散、五淋散、龙胆泻肝汤、革薢分清饮、革薢渗湿汤 5 个方剂。尚有报告用白头翁汤治疗耐青霉素淋病，用二至丸合知柏地黄汤加减治疗慢性淋菌性前列腺炎。报告自拟方治疗淋病者甚多，不予列举。尚有单味药马齿苋、败酱草、中成药石淋通治疗淋病者。针灸治疗淋病及淋菌性关节炎分别有所报告。

以上报告一般均根据临床症状的消失及 3 次淋球菌镜检或培养阴性判断为治愈。多数报告为单纯中药治疗，或中西药合治，未设对照组；少数报告为随机对照研究，有以下两种情况：

1. 单纯中药与单纯西药对照 如李文元等治疗78例淋病随机分为两组，治疗组48例服毒淋汤（黄柏、萹蓄、瞿麦、萆薢、土茯苓、野菊花、鱼腥草、地丁草、马鞭草、赤芍、当归），10日疗程，治愈45例（93.8%），无效3例。对照组30例用壮观霉素每日2g肌注，连续3天，治愈22例（73.2%），无效8例（P＜0.05）。

2. 中西药合用与单纯西药对照 证明中西医结合治疗优于单纯西药治疗。如蔡子鸿等治疗328例随机分为2组。中西医结合组164例服清淋消毒饮（栀子、黄柏、木通、萹蓄、瞿麦、石菖蒲、王不留行、滑石、公英、泽泻、甘草），合并壮观霉素4g一次肌注及每日环丙氟哌酸0.5g、强力霉素0.1连服7日。治疗后全部临床症状消失，3次前列腺或宫颈分泌物镜检淋球菌均阴性。对照组164例单用上述3种西药，疗后107例达到上述标准，13例临床症状消失，两次涂片阴性，但第3次又查到淋球菌，17例第1次涂片阴性，第2次即出现阳性，27例第1次涂片即查到淋球菌，两组对比P＜0.01。

（二）实验研究

吴春潮等用淋球菌分离培养基粉剂加定量中药水煎剂及定量蒸馏水，灭菌后加定量绵羊血，倾注平板，用平板打孔法作抗菌作用初筛。35种中药对所用34株淋球菌的抑菌试验结果，以黄柏、黄连、黄芩、虎杖、连翘、大青叶、厚朴、大蓟、板蓝根、木通、萹蓄、紫花地丁、穿心莲、白茅根作用为强。用平板稀释法测定最低抑菌浓度，结果黄连对70%菌株达到65mg/ml，21%菌株达到0.1mg/ml，黄柏为10mg/ml～2mg/ml。

周邦靖等观察148种中药在试管内对淋球菌的抗菌作用，结果抗菌力强者（抑菌圈直径≥27mm）有五倍子、黄连、大黄、诃子、黄柏、番泻叶、秦皮、石韦、明矾。

姚裕敏等报告锦葵科黄蜀葵的花朵（甲花）的乙醇提取液对淋球菌有明显抑菌效果。

吴春潮等用7种中药复方煎剂作抗淋球菌作用初筛（平板打孔法），结果黄连解毒汤，自拟解毒通淋汤（含黄连）、八正散、五淋散、龙胆泻肝汤对所用32株淋球菌均有抑菌作用，而萆薢分清饮、海金砂散无作用。

吴喜光等分别用8种中药在体外对尿道上皮细胞或淋球菌或两者作预处理，观察中药对淋球菌粘附于尿道上皮细胞的影响。发现经萆薢、大黄、土茯苓作预处理的尿道上皮细胞，光镜下表面光滑；细胞壁无皱缩及破损现象。实验结果表明这些中药能改善机体对淋球菌的非特异抗感染因素，抑制淋球菌对尿道上皮细胞的粘附，避免耐药的发生。

有少数报告临床与实验研究相结合，同一方药在临床与实验室都证明有效。崔建新等用五种中药复方对淋球菌进行抑菌试验，并以壮观霉素作对照。结果淋Ⅰ号方（黄柏、苦参）平均抑菌环17～20mm，敏感菌株占63.63%；其他四种中药方无明显抑菌环；壮观霉素平均抑菌环13～17mm，敏感菌株占43.52%。临床用黄柏、苦参等量浓煎液（每100ml含生药10g）每日服3次，每次服100ml，连服7～10天，治疗96例淋病患者，结果治愈9例，无效24例，治愈率74.1%。壮观霉素对照组93例中，治愈60例，无效33例，治愈率64.5%。余秀廉等用木通、泽泻、大黄、海金砂、猪脊髓、人参制成颗粒剂，每日服15g，治疗淋病138例，均在15日内治愈。其中25例随访3年无复发。实验室内亦证明此药对淋球菌有明显抑菌作用，对耐青霉素菌株亦有效，并能提高小鼠细胞免疫与体液免疫功能，未见有毒副反应。

（三）展望

近年来通过实验研究证明不少中药有抗淋球菌作用，临床报告中医药治疗淋病有效，随机对照试验显示中西医结合治疗优于单纯西药治疗，将可弥补西药耐药之不足。存在的问题主要是临床与实验研究尚未紧密结合，临床与实验应用同一方药统一进行研究者尚少，工作比较零散，尚不能形成方案。今后应有计划的进行随机对照观察，临床与实验研究紧密结合，优选药物，优化组方，逐步形成中西医结合治疗淋病的最佳方案。

中西医结合治疗淋病绝不能理解为单纯应用有抗淋球菌作用的中草药，还应重视研究辨证论治的作用。实验研究观察到治疗急性淋病实证的黄连解毒汤、八正散等5个方剂均有抗淋球菌作用，而治疗慢性淋病虚证的萆薢分清饮并无抑菌作用，但经萆薢等药预处理的尿道上皮细胞却能抑制淋球菌的粘附。淋球菌粘附于尿道上皮细胞是致成感染的始动因素。这说明中药能作用于机体改善对淋球菌的非特异抗感染因素。中西医结合治疗淋病的特色应是既作用于细菌，又作用于机体，两者相辅相成。西医治疗急性淋病，不失时机的早期足量用药，可以根治，预后好。但实际上很多病人都治疗不及时不足量，或者形成慢性有合并症淋病，或者虽经正规治疗，考虑到合并非淋菌性尿道炎也作了相应治疗，症状仍持续存在，即使再用多种抗菌药物治疗，加大剂量，延长疗程，都不能解决问题，有人称此为“性病后尿道炎综合征”。杨蜀嵋观察到此类病人普遍有肝肾不足或肾阴亏损的表现，用知柏地黄丸治疗多数病人有效。慢性有合并症患者普遍存在肾气不足，不能分清去浊的表现；通过辨证论治，补益肾气，恢复分清去浊的功能，对于改善机体抗感染因素，促进病情好转，也将起到良好的作用。

二、梅毒

梅毒系由苍白螺旋体引起的慢性全身性传染病。我国古代本无梅毒，16世纪始传入我国。当时的医学家按中医理法方药研究诊治此种古来无有之病，逐渐形成一套具有整体观念的辨证论治体系，明·陈司成《霉疮秘录》为当时有代表性的梅毒专著。梅毒中西医结合应重视发扬中医学在梅毒治疗上整体观念的传统，对建国后在晚期神经梅毒脊髓痨辨证论治等方面取得的进展应加以研究借鉴，还应吸取过去某些地区用汞剂治疗梅毒的沉重失败教训，以使今后少走弯路，提高中西医结合水平。

(一) 临床研究

梅毒有皮肤粘膜损害及内脏神经损害，辨证论治也包括这两个方面。皮肤粘膜损害可分阶段证治，初发为杨梅疳疮（硬下疳），继发杨梅疮（二期梅毒疹），此时毒初入血，尚未深陷，治宜清血解毒，透泄驱邪；后期则发为杨梅结毒（三期梅毒疹），此时正气已虚，邪毒深陷瘀结，毁骨败形，治宜扶正托毒消瘀。如柏选正等用托里攻毒法治疗59例，基本方为金银花、土茯苓、蒲公英、生黄芪、薏苡仁、赤小豆、龙胆草、马齿苋、苍耳子、皂刺、大枫子仁、车前子加减，治愈51例，有效4例，无效4例。

内脏神经损害的辨证论治有明显进展者当推对神经梅毒脊髓痨的研究。医科院皮研所与北京中医学院附院联合研究组，在我国著名皮肤性病学家胡传揆领导安排下，在名中医秦伯未亲自临诊及具体指导下，对脊髓痨患者进行辨证论治。按中医辨证，本症属梅毒晚期毒气乘肝肾之虚直入，潜藏督脉，伤及命门，而成肝肾两亏，督脉阳虚，命门火衰之证。按八纲辨证属里虚寒证；按脏腑经络辨证病在下焦肝肾。但本症不同于一般的虚寒证，兼夹有虚风、虚阳在内，而与风痱的辨证相似。论治以温补命门，滋养肝肾，温通督脉为主要治则，兼用祛风、活络、止痛等法，以刘完素《宣明论方》治疗风痱的地黄饮子为主方，如命门火衰、督脉阳虚较甚，加鹿角胶、仙灵脾、锁阳，如肝肾阴虚较甚或虚阳上越者，加枸杞子、制首乌，刺痛如闪电较甚者加羌独活、川草乌、威灵仙、牛膝，以通行经络，流畅气血，标本兼治。1959年首批治疗11例症状明显的脊髓痨患者，治疗2～3周内开始生效，2月内明显见效，对共济失调疗效明显。疗前脊髓痨步态、跟膝试验、直立倾倒试验（Romberg氏征）阳性者各有11例，疗后各有11、9及11例好转或恢复正常。疗前有闪电痛及排尿异常各10例，疗后各有9及8例好转或恢复正常。疗前有被动位置感及音叉振动感异常者各5例，疗后各有4及3例好转或恢复正常。疗前有束带感及指鼻试验不正常者各3例，疗后分别有3及1例转为正常。11例中有2例既往未经驱梅治疗，单用地黄饮子，对改善上述症状同样有效；另有2例未用地黄饮子，而用其他中药，2月后闪电痛及共济失调症状均无好转，因此可肯定为地黄饮子的疗效。至1961年共治疗24例，均有显著疗效。疗后均进行停药后随访观察，1963年已对其中17例随访1～2年，仅2例回复到治疗前水平，其余15例疗效基本巩固。以后又另增13例单用地黄饮子方内熟地、巴戟天、山萸肉、肉苁蓉、熟附子、肉桂六味药，疗效与全方相同。病期长短不影响疗效，病期长者照样有效，一般服药 2 周内即见显效。疗程以 3 月为宜，继续服药不再增加疗效，只能使部分反复的症状得到改善。

（二）方药研究

传统方药多用土茯苓单复方治疗梅毒。单方如邹岭春报告用土茯苓流浸膏每日服用相当于生药 60g，或用土茯苓每日 60g 水煎服，连服 15 日为一疗程。80 例患者治疗前后均作血清康华氏定量试验，阴转率 10%。特别发现对既往经驱梅治疗后始终血清固定的 21 例患者，经土茯苓治疗后有 2 例阴转，8 例下降（华氏定量试验）。认为已经足量西药驱梅治疗血清反应始终固定不变者可试用土茯苓治疗。复方如山东省皮肤病防治研究所等用土茯苓合剂（土茯苓 180g，金银花 60g，甘草 30g）每剂分 5 天煎服完，5 剂为一疗程，治疗 100 例各型梅毒，经 3 月～半年的观察，据报告血清阴转率达 34%。对于较长期服用土茯苓制剂是否有副反应也进行过观察，仅少数病例出现轻度四肢浮肿，头晕，一般均不严重。

据多继诚报告，对内蒙古地区 50 年代应用土茯苓马齿苋合剂、加味遗粮汤（仙遗粮即是土茯苓）等不含汞、砒等毒性药物的中药治疗的 391 例梅毒患者疗后随访 5 年，并以青霉素治疗的患者随访 5 年的结果作对照。两组在症状、复发率和血清阴转率方面接近，证明中药是有效的，中药治疗的女患者未生育先天梅毒儿，认为中药对育龄女患者有保护生育的功能。

在 50 年代末开展梅毒防治工作中，除普遍用青霉素疗法外，某些地区曾用过三仙丹合剂、轻粉合剂等汞剂方药，虽有一些近期疗效，但以后的观察证明汞剂只能一时控制早期症状，达不到真正的治愈，以致残留下传染源。新疆维吾尔自治区皮肤性病防治所作分组对照观察，证明青霉素疗效明显为好，三仙丹与轻粉合剂疗效均差。从驱梅治疗的发展史来看，国外早年亦曾用汞剂，后来证明汞剂只能抑制而不能杀灭螺旋体，早已淘汰不用。明清以来中医前贤对汞剂治疗梅毒也持批判和反对态度。《医宗金鉴·外科心法要诀》指出："生梅疮方炽，服水银升炼焊劫药……不知遗害久远，引毒潜藏骨髓关窍之中，其毒积久，因经虚外攻。"清·高秉钧《疡科心得集》谓："升发解托虽未能使毒一时全出，必久而取效……至于揭抑内收，则害非浅……"其中强调指出汞剂治疗梅毒起到揭毒内收的坏作用。西医有认为梅毒特异性抗原浓度低而且免疫抗原性弱，仅能缓慢出现保护性免疫。临床上二期梅毒损害广泛者，一般不发生晚期活动性梅毒；而二期梅毒症状轻及有梅毒螺旋体慢性病灶者则晚期损害明显。可见梅毒早期应尽早透发，使其日后不致发生晚期活动损害。反之早期用汞剂治疗，皮肤粘膜损害很快收遏，却使螺旋体透过屏障进入体内深层（引毒潜藏关窍），破坏了梅毒患者的保护性免疫，使日后晚期内脏神经梅毒增多和更严重。

（三）展望

梅毒治疗如何进一步中西医结合，应先分析中西医两方面对梅毒的治疗原则，找出各自的优势和不足，以扬长避短，优势互补。

中医对梅毒的治疗原则，《霉疮秘录》提出"以攻邪补元为主"。"攻邪"就是驱除梅毒的致病因素。"补元"不是单纯的滋补，要根据患者具体情况有针对性地调整机体，增强抗病能力，促进已受损组织及生理机能的恢复。

西医治疗梅毒的原则立足于抗螺旋体治疗，早期梅毒及早治疗能很快治愈，具有对病原体针对性强的优势。但对晚期内脏神经梅毒已产生的组织损伤不能使之恢复，有的病人治疗后仍血清固定阳性，以脊髓痨为例，即使再经足量规则驱梅治疗，共济失调等症状也无改善，这就是西医只攻邪不补元的局限性。而中医用地黄饮子为主方进行辨证论治，却使共济失调等症状明显改善，而且疗效比较巩固。这一成功的经验主要是发挥了中医治疗梅毒整体观念的优势，在今后梅毒中西医结合临床研究中可作重要借鉴。

除了借鉴过去成功的经验以外，吸取过去用汞剂治疗失败的教训也特别重要。这项早已被中医前贤批判、反对和扬弃的糟粕，50 年代竟又被当作宝贵遗产重新拣起来推广应用，以致重蹈覆辙。这一失败的教训主要在于从根本上背弃了中医治疗梅毒整体观念的传统。目前存在的问题是至今国内对此问题看法并未统一，见到有一些资料仍在介绍汞剂疗法，对此有必要提出加以强调，绝不可再重复过去走过的弯路，避免再次造成损失。

土茯苓单复方临床报告能使梅毒血清反应（包括血清固定者）阴转，而且土茯苓不仅是一种固定方药，中医对梅毒皮肤粘膜损害辨证论治中亦普遍以土茯苓为方中主药。加上内蒙古地区疗后5年复查，与青霉素复查结果作对照，证实疗效可靠，并对妇女患者有保护生育的功能，对土茯苓的作用不可轻易否定。对土茯苓的研究不能单看对螺旋体有无作用，重点应从对梅毒免疫反应的影响方面作探讨，才有利于阐明土茯苓的实际作用所在。

三、尖锐湿疣

尖锐湿疣（Condyloma acuminatum，CA）是由人乳头瘤病毒（human papillomavirus，HPV）感染，多由性接触传染。近十余年来发病率明显上升，在我国于STD中居第二位。西医用激光、冷冻、鬼臼毒素等治疗，复发仍常见。中医治疗包括内服、外洗外用制剂等报告繁多，对其疗效及在中西医结合治疗中能起何种作用，都应确切合理地进行评价，找出进一步研究的途径。

（一）临床研究

1. 辨证论治

有分二型及多型论治两类。分二型论治者如钱雪华对肝胆湿毒型用龙胆泻肝汤合萆薢渗湿汤，此型42例全部治愈。对气虚湿毒型用补中益气汤合土茯苓合剂，10例中治愈5例，无效5例。两型均合并苦参汤外洗后扑三石散。认为前型病程短，体质尚好，故疗效好，后型病程长，体质虚弱，故疗效差。分多型论治者如司在和分为肝胆湿热型，治以清利肝胆湿热，用龙胆泻肝汤加减，热毒炽盛治以滋阴清热解毒，用六味地黄汤合三黄解毒汤化裁，瘀血阻滞型治以活血化瘀、软坚散结，用桃仁四物汤加减，脾虚湿浊型治以健脾除湿，用除湿胃苓汤加减，均合并中药外洗。其治40例，治愈28例，治愈期限平均45天，总有效率95%。25例治愈后随访一年，仅2例复发。

结合临床实际，CA辨证肝胆湿毒瘀结的共性比较突出，只在顽固复发晚期病例中在湿毒未清的基础上兼有虚证，故分二型证治比较适宜。前型基本适用清热解毒、除湿化浊、化瘀散结等治则，后型仍需清解瘀毒，并益气健脾，以扶正达邪。

2. 中药外洗

外洗方报告繁多，收集40个代表方加以统计分析，基本治则均以清热解毒除湿、活血软坚散结为主，常用药有木贼、香附、黄柏、败酱草、板蓝根、马齿苋、鱼腥草、苦参、紫草、土茯苓、白头翁、薏苡仁、红花、丹皮、桃仁、三棱、莪术、夏枯草、牡蛎、皂刺、蛇床子、百部、鸦胆子、苦楝根皮、川椒、艾叶等。举一随机对照观察的报告为例加以说明：丁泽进等治疗42例CA随机分为2组，治疗组22例用中药坐浴（败酱草、大青叶、紫草、黄芪）合并激光治疗，对照组20例单作激光，疗后两组均每月复查1次，连续3月。对照组复查时有2例仍有湿疣损害，另5例醋酸白试验阳性，泛白区直径在0.2～0.5mm之间，活检显示CA改变，复发率4.5%。治疗组疗效明显优于对照组。

（二）方药研究

治疗CA的中药制剂及其他疗法报告甚多，以下先列举进行临床对照试验的4种。

1. 复方香叶天竺葵油　天津市仁堂制药厂研制，主要成分为香叶天竺葵及鸦胆子提取物。医科院皮研所韩国柱等作临床对照试验，治疗组103例外涂此药每日3次，治愈率72.82%，总有效率94.09%，皮损消退平均6.93天。对照组30例外用3%酞丁胺软膏，治愈率6.67%，总有效率33.33%，$P<0.01$，有极显著差异。此药外用较酞丁胺软膏刺激性稍大，其中55例有轻度发红痛痒，但一般不影响治疗。

2. 双黄连注射液　朱桂纯等作临床对照试验，治疗组30例用双黄连注射液100ml加于10%葡萄糖液300ml中静脉点滴，每日1次，合并抗疣灵膏（主要成分双胞苷）外涂，治愈28例，好转2例，治愈率93.3%。对照组37例单用抗疣灵膏外涂，治愈26例，好转11例，治愈率70.3%。所治均为女患者，根据肉眼观察，阴道脱落细胞涂片、阴道镜下所见及病理四联检查判定疗效，认为双黄连全身给药加外用药，比激光、冷冻更简便安全，并有不受病变部位限制的优点。

3. 火针　西医用激光、冷冻、电灼等法破坏疣组织，中医火针亦能烧灼破坏疣组织。宋海军做临床对照试验，治疗组70例用由钼制成能耐高温不退火不易折断的铍针及鍉针烧至通红，在局麻下对疣体作烙割刺法，以病灶消失为准，对照组12例作激光治疗。结果治疗组治愈68例，好转2例，治愈期限4～20天；对照组治愈11例，好转1例，治愈期限9～25天。本法烙割与烙刺相结合，有强化止血作用，费用较激光低廉。术后病灶表面形成一层黄褐色焦痂保护层，神经末稍受到凝固，故术后无痛或微痛。治疗时病灶受热均匀，对正常组织损伤少，愈合较激光快，愈合后表面光滑，减少了肛门感觉性失禁、狭窄等并发症或后遗症。

4. 疣敌粉　付世珍报告刮疣后外用疣敌粉（生石灰5g，血竭3g，鸦胆子6g共为细末）治疗12例，全部治愈；对照组单独刮疣治疗10例，治愈8例，认为两者配合疗效较好。

曾在健康报介绍的治疗CA的制剂有由鸦胆子、黄连、黄柏等制成的希露（液）及由蔷薇科植物提取物研制成的克疣（液）。后者对感染HPV的细胞有灭活作用，对皮肤粘膜无刺激性，龙振华综合各地治疗病例达223例，共治愈198例。

中草药有效成分制剂有由温莪术提取的抗癌有效成分制成的0.5%β榄香烯注射液，作CA蒂部皮下注射，33例中治愈28例。土贝母皂甙注射液肌注及0.25%土贝母皂甙二硫丁二钠水剂外涂，可使疣体逐渐缩小干涸脱落。尚有消痔灵注射液疣体基部注射加结扎，以及外用五妙水仙膏、斑蝥素乳膏，复方苦栋素涂剂等法。单味中草药有用木贼草膏外敷，29例中治愈22例。有用鸦胆子酊剂外涂，44例中治愈31例。萝藦鲜品折断后将茎叶中溢出的白色乳汁涂疣体，据报告59例均愈，疗后随访0.5～2年均无复发。此外用自配复方中药粉剂点涂或以植物油、植物液汁调敷，以及复方中药糊剂、搽剂外用治疗的报告甚多，均不予列举。

日本静岗市妇产科医院用小太郎汉方制药厂生产的薏苡仁片，每日服8片，治疗4例女性尖锐湿疣。据报告均于服药30～40天后治愈，随访1年无复发。

（三）展望

尖锐湿疣的中西医结合临床研究包括内服。外洗及其他疗法报告十分众多。存在的问题是实验研究尚未开展，临床研究也缺乏比较先进的观察指标来阐明中药能起何种作用。今后在这薄弱环节上应加以改进和充实。在进一步中西医结合研究途径方面，初步考虑以下三方面可作探索。

1. 用中药煎洗坐浴　过去的报告都把着眼点放在尖锐湿疣的消退方面，事实上这种疗法并无明显破坏疣组织的作用，在这方面比起激光、冷冻并无优越性。但已有临床随机对照观察发现合并中药外洗比单作激光的对照组残留的醋酸白试验阳性区显著为少，这表明中药外洗对消除同时存在的亚临床感染可能具有优势。西医治疗包括激光冷冻，外用鬼臼毒素一般只是破坏临床感染CA的疣组织，而对同时存在的HPV另两类感染即亚临床感染及潜伏感染多未进行治疗。廖昭荣对经冷冻临床治愈的患者作复查，仍见较多醋酸白阳性区，日后亦出现复发。周华等用聚合酶链反应（Polymerase ehain reaetron，PCR）在病区不同部位分别检测，将HPV DNA阳性、阴性的部位与复发、不复发的部位对照分析，证明潜伏感染直接导致CA复发。尖锐湿疣的理想治疗应在西医激光等法去疣的同时，采取有效措施消除同时存在的亚临床和潜伏感染，才能达到真正的治愈。中药坐浴能使包括亚临床和潜伏感染在内的整个病区受到浸泡，不少中药有抗病毒作用，在消除亚临床和潜伏感染方面是否确有疗效有待进一步探讨。要证实这一点必须有明确的观察指标。醋酸白试验虽可作为简便易行的普遍采用的方法，但此对HPV感染并非特异性的，可有假阳性结果。严格地说确诊要靠查到HPV DNA，对于缺乏形态学改变的潜伏感染来说病毒检测更是唯一的确诊方法。这方面中西医结合研究要能突破现状得出明确结论，PCR之类指标的应用是不可缺少的。如能肯定疗效，才可考虑进一步优化处方，改进用先进剂型，即冲即洗，便于推广应用。

2. 合并内服中药治疗CA的临床对照试验　得出的看法是合并中药较不合并者复发率低，也有认为合并中药能加速激光创面愈合，防止术后感染。马翠玲通过大量检测研究，发现倾向复发的长病程CA患者其自然杀伤（NK）

细胞活性较一般CA患者及健康人对照组均明显降低。这类易复发的长病程患者与中医两型辨证中的气虚湿毒型有相似之处，而一般CA患者则倾向于肝胆湿毒型。可观察中医辨证不同型的NK细胞活性差异，探索中医辨证的微观指标。结合临床观察可对照合并与不合并中药的患者治疗前后NK细胞活性的变化，特别注意观察偏虚而NK细胞活性低下的患者，经辨证论治后在解除虚象的同时NK细胞活性有无提高，谋求阐明辨证论治的作用和合并中药能降低复发率的原因。

3. 治疗CA的方药研究应进一步抓住苗头确定疗效，特别注意从中探寻与现有西药作用模式不同的新型方药。鬼臼毒素之类其作用模式均为破坏疣组织，只能破坏感染病毒的细胞，并不能直接杀灭HPV DNA（据朱学骏等观察）。复方香叶天竺葵油曾作毒理试验用20倍人用剂量涂于家兔皮肤，仅见局部轻度发红充血，说明此药治疗CA有效并非由于破坏疣组织，认为系通过药物反复损伤表皮，使表皮内HPV抗原暴露于真皮内免疫系统而起作用。对于临床治疗CA有效而无明显腐蚀破坏作用，或有直接抗病毒作用，或能提高局部免疫力的中药都注意观察研究。

（方大定）

第十二节 艾 滋 病

艾滋病是15年前在美国发现的全球流行病，其原名为获得性免疫缺陷综合征（Acquired Immunodeficiency Syndrome，AIDS），是由艾滋病毒（Human Immunodeficiency Virus，HIV）引起的，以免疫功能低下为主要表现的全球性病毒性流行病，对这一种新的疾病，它的病毒学、发病学、病理学、病理生理学、生化学、免疫学、分子生物学、传染病和流行病学等已经基本搞清楚，它潜伏期长，流行广泛，终生患病，并发症多，病死率高，且无防治良策，既无疫苗，也不能治愈，是当今世界上最难防治的疾病，各国无不给予极大的重视，投入了大量的人力物力和财力，力图阻遏艾滋病蔓延发展的势头。

一、艾滋病的特点及防治重要性

（一）艾滋病的特点

1. 其传播迅速和广泛性　在短短15年中，在全世界192个国家和地区中，已发现HIV感染者1800万人，艾滋病人117万人（截至1995年6月31日为止），由于漏诊、迟报和误诊，估计实际发病人数约为此数5倍，即500万左右。预计到2000年，HIV感染者将达4000万人，可以断言，没有国界和人种、文化、宗教等因素能够阻挡艾滋病的蔓延。目前病人以非州为最多，占34%左右，但亚洲上升很快，估计将取代非洲而成为世界第一。中国的发病人数虽不很多（艾滋病人80人，艾滋病毒感染者2594人），但周边国家如泰国、印度发病率高，国内高危人群如暗娼、性病患者和吸毒者日益增多，国内发病形势犹如干柴烈火，一触即发，情况异常严峻，决不能有丝毫麻痹大意。

2. 艾滋病毒对人体抵抗力破坏最严重　它特异地侵犯破坏细胞免疫，损害免疫活性细胞如淋巴细胞，巨噬细胞活性等，涉及体液免疫和细胞因子，使身体抵抗力极度降低，以至发生各种机会性感染，称为指标性疾病，这是诊断艾滋病的重要指标之一。艾滋病人90%以上死于机会性感染。

3. 艾滋病毒的多变性　是诸病毒之冠，主要是因为艾滋病毒是一种高度变异的病毒，尤其是其包膜蛋白基因env的变异率为最高。由此而造成艾滋病毒疫苗难以生产，以及艾滋病毒易于产生对抗艾滋病药物的耐药性，预防和治疗都极其困难；而且它和其他病毒性疾病不同，它不以抗原而以抗体的检出为诊断依据，由HIV产生的抗体，基本上不具备中和抗原的性质。

4. 艾滋病的难治性　由于艾滋病毒和淋巴细胞核内的HIV-DNA整合而无法治愈，而无法使艾滋病毒在身体中被彻底杀死、消灭或清除出去，只能抑制它，使病情改善好转，因此艾滋病是世界上最难治的疾病之一。

5. 艾滋病病情的复杂多样性　艾滋病是一种传染病，从被感染到发病之间有一个潜伏期，一般传染病不过是几天到几个月，而艾滋病的潜伏期则是已知传染病中最长的，经过数次修正延长，现在认为是8～10年。有的人甚至在血中发现艾滋病毒抗体阳性已经15年，仍未发病，而且病情轻重相差十分悬殊：重的在发病后2～3周即死亡，轻的则无任何症状，照常上班工作。

6. 艾滋病对社会经济影响之大，没有疾病可以与之相比拟　因为患者绝大多数是青壮年劳动力，是性活跃的人群，影响到经济建设，工农业生产，甚至国防力量。如泰国，到2000年，艾滋病人将达65万，死亡50万人，艾滋病毒感染者400万人。每一病人医疗费用1000美元左右，超过政府保健费用投入的25倍。每一个死亡病人要花22000美元，直接和间接经济损失达73～85亿美元。在非洲，整个村庄被消灭，甚至可能会导致种族灭绝！

7. 社会人士对艾滋病的感情极其强烈　"恐艾症"强烈到远远超过对癌症的恐惧，对艾滋病人的厌恶和嫌弃情绪更远远超过对麻风病人的感情，对艾滋病人的歧视极为严重，甚至到了歧视其家属子女的一切社会活动的极不正常地步。有的病人因不堪忍受周围人群的歧视，因而感到悲观绝望而自杀身亡；各国政府因此通过法令，不准歧视艾滋病人，病人也因此而组织起来，保护自己，争取更好的治疗。

8. 各国国家政府对之重视程度超过对任何疾病　联合国大会和世界卫生大会通过专门决议，规定艾滋病日，定期公布艾滋病人数字，甚至召开艾滋病首脑会议！各国都投入空前庞大的人力物力财力来与艾滋病作斗争，每1～2年召开万余人的国际艾滋病大会，成立艾滋病的医疗研究机构，出版专门杂志，等等。

9. 艾滋病是一种性病，它的发病和人类的隐私的性生活有关，很难防治　它也与人类文明社会的两类丑恶现象：卖淫嫖娼和吸毒有关，社会因素十分复杂，所以它不仅是医学问题，它和社会学密切相关，防治必须涉及公安、司法、妇联、民政、旅游等卫生部以外的部门综合治理才能奏效。

世界现代医学历来对艾滋病的防治十分重视，从一发现该病就竭尽全力来预防和控制它。疫苗的许多基本工作已进行，也生产出了一批试验性疫苗，开始在人体上试用，但离开真正实用的疫苗如天花、肝炎疫苗，还有一段很大的距离。同时也研制出成百种有效药物，其中四种已获正式批准，可以作为正式商品发售。但疗效有限，价贵而毒性大。因此，目前现代西医学在预防和治疗两个方面都没有取得突破。正在从替代疗法方面寻找苗头、线索，以弥补现代医学治疗方面的不足。

（二）艾滋病防治的重要性

目前，在中国，迫切需要唤起和提高人们对艾滋病中医药治疗的重要性的认识，其意义即为在我国艾滋病大流行来到以前作好充分准备，以免实际流行来临时，不致惊慌失措，各种中药一哄而上，优劣混杂，无法分辨和管理。为什么要重视中医药治疗？其必要性为：西药有上述局限性，特别是根据我国国情和经济实力，不可能大规模应用西药，只能发展中药治疗。因此，如何搞好中医药研究是管理好抗艾滋病中药，使中医药发挥最大作用的基础研究和必要步骤。

1. 我国艾滋病大流行必然发生　艾滋病是一种新病，自1981年第一例被报道以来，全世界已发生大量艾滋病人和艾滋病毒感染者，非洲发病人数已超过美洲而跃居世界第一，亚洲艾滋病人数增长很快，预计将在21世纪取代非洲而成为发病最多的大陆。我国目前艾滋病人和感染者都不多，但是，事实证明：①艾滋病不受国界限制，我国已不可能回到闭关锁国时期，和外界互不往来；②周边国家发病率高，尤其是泰国，艾滋病人已达13000人，感染者50万人，印度、缅甸、越南也很高，我们被这些高发国家包围；③本国高危人群日益增多，如性病患者，妓女和吸毒者，已达100多万人。目前我国的情况和泰国大流行前的1988年极为相似，由于各项条件都已齐备，因此，我们认为，大流行必然到来，只是时间迟早而已，千万不能存有侥幸心理。

2. 在大流行到来前，必须狠抓艾滋病的防治工作　我国的卫生方针是：预防为主，治疗为辅。前者针对未发病的健康人，尽量使得12亿人民不得病，这是最重要的；后者针对已得病的病人和感染者，也不能掉以轻心。

3. 花大量美元买AZT治疗是买不起的

西药中有4种是经正式批准的，但西药有四大缺点：①昂贵，每年每人药费2500～4000美元；②毒副反应大，能抑制骨髓，平均有20%出现贫血，甚至要输血；③容易产生耐药性；④疗效有限。只能改善，不能治愈；而中药相对较便宜，毒副反应少，不易产生耐药性，疗效也是只能改善，不能治愈。如果中国达到泰国的病人数80万人，每人每年为3000美元，则每年至少要花24亿美元，而中国是泰国人口的20倍，很可能远远不止此数，所以，单搞西药是根本行不通的，只有用价廉、低毒的中草药，才是唯一可行的。

4. 在我国，不能只讲预防、保护健康人，不讲治疗，置艾滋病人于不顾 救死扶伤，治病救人，是我国医疗卫生工作的优良传统。还因为在我国，社会上歧视艾滋病人是普遍现象，“恐艾症”十分严重。艾滋病人如果得不到适当治疗，会感到被遗弃。他们或者消极悲观失望，或者自暴自弃，向社会报复，造成不应有的疾病蔓延，也大量增加社会不安定的因素。

5. 在美国，其艾滋病人是世界上最多的 它投入大量人力财力，发展了上述抗艾滋病药，但因西药效果不理想，因而不得不从其他替代疗法中寻找出路，在其国立卫生研究院（NIH）中设立替代疗法办公室（OAM），拨200万美元专款来进行此项研究，这一措施是空前的。而且，一向以严格著称的食品药品管理局（FDA），也特地为开发抗艾滋病药物制订了特殊审批程序，只要经过一期临床试验即可，把平时的8～10年的审批时间，缩短为最快只有26天之多！美国这两项空前的措施反映了西方发达国家，即使买得起西药，也迫切需要开发其他有效药物。实际上，除西药外，有60%～80%病人程度不同地应用了传统医药疗法。

二、艾滋病的病因学

艾滋病的病原是一种逆转录病毒，各实验室最初有不同命名，如HTLV-Ⅲ、LAV、ARV，后来，1986年6月在巴黎召开的艾滋病国际讨论会上，统一定名为人类免疫缺陷病毒，即HIV。1986年1月，Clavel在西非地区分离到HIV-2，这和1983年分离到的HIV-1是不同的。两者基因产物的相同度为39.4%～59.4%。因此，检测HIV-1抗体的试剂不能用于检测HIV-2抗体。市售的试剂可以同时检测HIV-1和HIV-2者。HIV-1占世界艾滋病人的绝大多数，遍布全世界；HIV-2约50000人，以西非为主。

逆转录病毒在其p24核心蛋白中含有RNA和一种逆转录酶，它通过跨膜蛋白进入细胞（T4细胞，巨噬细胞等），以后能将在细胞浆中的病毒RNA作为模板，转化为双链DNA，然后进入细胞核，与宿主的基因整合，形成原病毒DNA（proviral DNA），利用宿主的DNA继续复制自己，破坏淋巴细胞，HIV还能影响其他非淋巴细胞如巨噬细胞、神经胶质细胞等，并可终生存在。

因为CD4细胞的功能丧失而导致各种免疫功能障碍，由于CD4细胞在免疫系统中占据中心地位，它可以使CD8细胞成熟，产生T和B细胞记忆株，促进B细胞增殖，使浆细胞产生抗体，清除感染源，亦活化巨噬细胞等等。

而且，只有CD4细胞才能产生和复制HIV，能使HIV感染延续下去。HIV与CD4细胞结合的位点，是CD4细胞膜表面上的CD4糖蛋白，其分子量为58KD；对HIV来说，其结合部位是病毒被膜上的糖蛋白，分子量是gp120。HIV感染可以直接引起宿主CD4细胞的破坏，使CD4细胞的繁殖受影响。但CD4细胞首先要被激活才能发生破坏。非活化的CD4细胞即使遭受HIV感染，HIV也不能增殖，也不表现病毒抗原，只有在应用PHA刺激后，才开始表现HIV颗粒的产生，CD4细胞也随之死亡。

艾滋病的所有免疫功能障碍，都可以从CD4细胞功能丧失而得到解释。

三、艾滋病的传播途径

HIV虽然有两型，但都只感染病人，不感染动物；动物的艾滋病毒如猴艾滋病毒（SIV），猫艾滋病毒（FIV）则不感染人和不在人身上发病。因此，艾滋病没有中间宿主，唯一传染源就是艾滋病人。既然艾滋病无法治愈，传染源无法消除，就只能从切断传播途径来控制艾滋病的传播了。

经过15年大量的调查研究，艾滋病的传播途径迄今仍为3条：①经性：性交、性乱、同性恋，占感染总数的75%～80%；②经血（包括共用不洁针具、静注毒品或药品、输血或血液制品、针刺误伤)，占 10%；③母婴传播：占 5%～10%。

吸血昆虫如蚊子、臭虫不会传播，唾液、乳汁、尿液、汗液中均有微量，有时可以作诊断，但因量极微，不会引起艾滋病毒的感染。空气飞沫传播和消化道传播均不存在。

艾滋病毒本身是很脆弱的，70%酒精，加热 56℃30 分钟，用普通漂白粉（含 1%次氯酸钠）稀释 5 倍都足以杀死之，比肝炎病毒容易消灭得多，因其本身脆弱，不容易传染，所以我国定为乙级法定传染病，但其严重性比一般甲级传染病还要严重得多：短短 15 年里，达到 1800 万艾滋病毒感染者，117 万艾滋病人（实际为 250 万病人)，而且艾滋病毒一旦进入 CD4 细胞进行整合和复制繁殖，就不可能消灭。艾滋病人和艾滋病毒感染者有增无减，这种不可逆的，而且是致命的传染，确实比任何传染病都要可怕。

四、艾滋病的临床和实验室诊断

（一）艾滋病的病例定义

本病是一种新病，对本病的认识是逐步深入的，为了深入研究本病，必须对本病的定义和界限制定统一的病例定义，使大家研究和上报的是同一种病。同时对于本病发病机理，预防和控制措施的制定，特别是治疗方法的采取，更为重要，大致有如下几种：

1. 美国疾病控制中心（CDC）制定的病例定义，为目前一般通用，并根据对本病的认识而进行了 1982 年、1985 年、1987 年、1993 年几次大的修订。

2. 世界卫生组织的全球艾滋病规划（WHO/GPA）也制定了病例定义，但基本上和 CDC 公布者是一致的。

3. 由于上述病例定义均需要有一定的仪器设备，而占大多数的病人是位于发展中国家，不具备这些条件，因此为了避免漏诊，在 WHO 支持下，另行制定了班吉临床病例定义（1985 年)、加拉加斯病例定义（1992 年)、阿比让病例定义(1994 年)，我国正在制定适合我国国情的诊断病例定义标准。

（二）艾滋病的实验室诊断

诊断艾滋病必须依靠检验，通过检验才能在广大人群中，特别是在高危人群中，迅速筛查到艾滋病毒感染者，便于及时采取措施，进行管理，防止进一步蔓延扩散。也便于及时发现早期的、无症状的感染者，使其获得处理。为了除外假阳性，还有所谓确证试验，运用特殊的诊断方法，使患者的诊断获得确定无疑的确证，而在治疗过程中，还需要进一步观察患者的疗效，这也离不开诸项免疫学指标、血象，甚至血清学指标。

实验室诊断方法包括：①抗体检测；②抗原检测；③病毒分离培养；④病毒核酸检测（包括 PCR 扩增法和基因探针等)。

目前以测定感染者血清中的特异性抗体作为判定感染艾滋病毒的证据，这和一般传染病有所不同。一般病毒感染时，病人所产生的由浆细胞产生的抗体，能中和病毒，抗体的测得，是病人有抵抗力或过去曾经患过某病的标志，如乙型肝炎的表面抗体和核心抗体等；而在艾滋病时，由于其外膜抗原（主要是 gp120）极易变异，变异后的艾滋病毒对原有的抗体不敏感，因此在检出抗体(主要是 HIVgp41 抗体)时，就只能表示有病毒的存在，而与抵抗力的强弱无关。

1. 初筛试验　主要指酶联免疫吸附试验（ELISA)。要求敏感性高，不能出现假阴性，但允许有少量假阳性存在。可同时检测大量样品，且有自动化的酶标仪，其结果判断可以通过质量控制。此法较为常用。在同时用两种不同牌号的 ELISA 试剂测试患者获得阳性结果时，也可作确证试验用。

2. 快速法　如杜邦公司的 HIVCHEK 和日本富士公司的 Serodia，它的检测十分简便迅速，10 分钟左右即可出结果，易于判断，还不需要特殊仪器。

3. 蛋白印迹快速法（RWB）　在艾滋病毒感染诊断中，最重要的是 env 基因编码的 gp41 蛋白，gp41 抗原阳性结果最终会被 WB 确认为艾滋病毒感染。本试验出结果快，整个试验过程仅需 30 分钟，无需特殊仪器，操作简便，可用肉眼观察结果，所以很适合基层应用。

4. 蛋白印迹(WB)法　初筛试验获得阳性结果后，必须经 WB 确证为阳性后，方能报告为阳性结果，WB 主要用于鉴别特异性抗原决定簇的抗体，其敏感性和特异性均高。

5. PCR 扩增试验　是多聚酶链反应(polymerase chain reaction)，又称为无细胞克隆系统，或特异性DNA序列离体条件下引物定向酶促扩增法。它是1985年Saiki建立，1989年Mullis发展起来应用的一种新技术。它能选择性地将一个特异性的DNA序列扩增到10^6，使得很微量的靶DNA扩增到足以被检测和分析的水平。它能分析到单分子DNA，或从100万个细胞中检测到1个靶细胞。高度可疑的HIV感染者，其抗体检测虽为阴性，却不能排除HIV感染时，也可采用PCR法，只要检测到HIV基因存在，就能确证为HIV感染无疑。

也有从唾液及尿液中检测出HIV抗体者，但其量极微弱，不足以引起传播疾病，但用灵敏的仪器和方法可以测出，作为诊断用是可行的。

有些实验室检查可指示疾病的进展：

(1) β2微球蛋白试验：升高时提示疾病进展；

(2) 新喋呤试验：升高时亦提示疾病的进展；

(3)p24抗原血症也提示预后不良，除预后外，也可提示抗病毒治疗的效果如何。

(三) 艾滋病的临床诊断

在临床上，一般可将从艾滋病毒感染到发展为典型的艾滋病分为4期，即急性感染期、潜伏期、艾滋病相关综合症期和艾滋病期。其发展链为：

急性感染期→早期(AC)→中期(ARC)→晚期(AIDS)

上述发展链不一定从第一阶段发展至第四阶段，有的只发展到AC，以后一辈子保持免疫功能良好，成为长期非进展者或者长期生存者，有报道占全部感染者的60%～70%；也可能免疫功能逐渐低下，根据1993年修正的CDC病例定义，达到$200/m^3$以下，即使无症，也属于AIDS；有25%～30%发展为ARC，有10%～25%在3～5年内发展为艾滋病，ARC病人数目约为艾滋病人的10倍。

1. 急性感染期　有发热、皮疹、淋巴结肿大，但症状轻微，常被忽视。血象基本正常，白细胞轻度升高，淋巴细胞轻度降低，T4/T8比例稍降，单核细胞略增等。在血清抗体转为阳性前称为“窗口期”。现在发现患者在感染艾滋病毒后2周，血清中可测得p24抗原阳性，但血清中抗HIV抗体还是阴性，而淋巴细胞核中，HIV-DNA却已变成阳性，这时称为免疫静止型HIV感染，或称静止型HIV感染。

一般所谓潜伏期，是指从感染艾滋病毒起，到出现艾滋病毒症状体征的时期，其中从感染起，到血清抗体阳转，这也是第一个潜伏期，即血清学的潜伏期，过去认为不超过6个月，现在认识到，这个时期可长达36个月。而对于潜伏期，每个传染病都有，从几天到几个月不等，但艾滋病是异乎寻常地长。最初认为成人平均29个月，儿童平均12个月。但随着认识和知识的积累，潜伏期也逐渐延长，目前认为平均为8～10年，有的长达15年仍未发病。出现了一个新名词“长期非进展者”(Long term nonprogressor，LTNP)，或者“长期生存者”。凡潜伏期超过12年以上，没有症状，T4细胞数正常且稳定者，即可列入“长期生存者”的范畴。目前一个重要的课题即是研究：①长期生存者的共同临床表现特点，如免疫功能情况；②艾滋病毒的特性和数量。结果发现：在患者的血中，HIV的水平是低的，定量血浆培养没有发现有传染性的病毒，有的病人只是在去除T8细胞后，才培养出病毒来，但也是非传染性的。血浆病毒RNA定量测定显示其水平远远低于疾病进展的病人。在淋巴组织中，病毒的复制水平也较低。这提示病人对HIV感染有抵抗力，T4淋巴细胞水平高，还有特别强的细胞和体液免疫反应，其中抗体反应也显著较进展者为好，病毒复制能力则有所减弱。除此以外，甚至认为其中有的艾滋病毒感染者可以一辈子不发病，成为长期带毒者。

2. 早期　相当于无症状携带者(Asymptomatic carrier，AC)。这期患者一般均无症状，除少数病人有淋巴结肿大外，余无所苦。病人常因其配偶HIV阳性而来检查发现。淋巴结活检报告为滤泡增生。此期病人的T4细胞数应为正常。根据CDC的1993年病例定义的修正方案，凡病人的T4细胞数降至$200/m^3$以下者，即使病人毫无症状，亦应列入晚期艾滋病期。

3. 中期 相当于艾滋病相关综合征(AIDS-related complex，ARC)：指潜伏期后出现非特异性症状，至发展为具有典型的艾滋病症状时期的病症。ARC早期，患者往往只出现淋巴结肿大，称为持续性全身淋巴结病(Persistent generalized lymphadenopathy，PGL)，一般为头颈部、胸锁乳突肌后缘、腋下、腹股沟、颈后、耳前、肱骨滑车上、耳后、颌下和股淋巴结肿大，至少有两处以上，可以诊断为PGL。这种淋巴结肿大无触痛，可活动，对一般治疗无反应，持续肿大超过半年以上。有的可出现胀痛或神经压迫症状，但约30%病人只有浅表淋巴结肿大而无其他全身症状，病理检查发现淋巴滤泡增生，其生发中心增生活跃，显著增大，浆细胞和免疫母细胞数目明显增加。有的滤泡内淋巴细胞耗竭和玻璃样变，这类病人很快进展为艾滋病期。

出现的全身症状：约50%病人有疲倦、乏力和低热，持续1月以上，全身不适，肌肉疼痛，夜间盗汗，多于1月5次，约1/3病人体重减轻10%以上。有的病人头痛、抑郁、焦虑或感觉神经末梢病变，或者反应性精神紊乱。3/4病人出现脾肿大，以及肛周皮疹等。此期病人T4淋巴细胞降至200～400/m^3，个别病人有非特异性血小板减低性紫癜，β2-微球蛋白中度升高。

伴发的各种感染：如口腔白色念珠菌感染(鹅口疮)，毛状白斑，口腔单纯疱疹，带状疱疹，脚癣，尖锐湿疣和寻常疣，肠道寄生虫感染引起的腹泻，非链球菌咽炎和急慢性鼻窦炎等。

4. 晚期 相当于AIDS期，这期患者由于T4细胞数明显下降，至200/m^{3}以下，可并发各种机会性感染：

(1) 细菌性感染：常见的有革兰阳性和阴性菌，结核杆菌或胞内鸟型分支杆菌，病毒性感染如乙型肝炎和丙型肝炎，疱疹病毒如单纯疱疹病毒、带状疱疹病毒、EB病毒及巨细胞病毒感染。真菌性感染有白色念珠菌感染，隐球菌和组织胞浆菌等。原虫感染如卡氏肺囊虫肺炎（PCP），弓形体病和隐孢子虫感染等。其他尚有梅毒、淋病和衣原体等性传播的感染。

(2) 恶性肿瘤：如卡波济肉瘤和淋巴瘤等。

(3) 痴呆：由于脑细胞广泛受艾滋病毒感染破坏而致。年轻病人丧失生活自理能力，缺乏定向能力，无逻辑性。由于慢性消耗和合并感染，引起病人明显消瘦，在短时间内出现恶液质，很快死亡。

(四) 辨病与辨证相结合

中医文献中没有本病记载，只有类似其各种表现的报道，因此对本病的中医认识尚不一致：有的认为艾滋病是传染病，邪从上焦而入，属温病范畴。有的因其潜伏期长而归之于伏温。有的认为应属杂病，因其多由性行为引起，认为伤肾而致肾虚是主要因素。我们认为，艾滋病病情复杂，温病和杂病兼而有之，外邪和正虚互为因果。“邪（艾滋病毒）之所凑，其气必虚”，正虚为因，邪侵是果。外邪入侵后引起正虚，邪为因，正虚是果。正气虚损又能招致新的外邪（机会性感染致病因子）入侵，正邪又互易其因果之位。因而，虚实夹杂，正虚邪实，是艾滋病总的病机。但对具体艾滋病人的特点认识则是：免疫功能低下，正气虚衰，抵抗力极低，容易发生几十种正常人罕见的机会性感染，所以总的对艾滋病病人共同的认识是：以虚证为主，在脏腑则主要犯及肺、脾、肾三脏，早期病在肺、在气，或兼伤阴，为肺气阴两虚；中期病在脾，为脾气虚，或肺脾气虚；晚期则病在肾，肾阴虚或阴阳俱虚。也有病人体质尚强，邪势很盛，发为高热头痛，甚则侵犯心包而神志不清，恶心呕吐等实热症象者。

中医辨证就是中医对病人的诊断，辨证论治就是中医对病人根据辨证而进行治疗的临床诊疗体系。中医的处方用药无不来源于辨证理论，所谓理法方药的一致性就体现在此，而其基础则为辨证。

用中药治疗艾滋病，除掉要首先明确西医诊断外，还应该按照中医辨证理论，即辨病与辨证相结合的方法，首先是要确定艾滋病的西医诊断，确定病期。为了更好地运用中药，有必要进行中医辨证分型，根据理法方药一致的原则，进行处方用药。

在中医辨证分型时，要根据中医的四诊望闻问切。其中脉舌两诊，往往在决定病人的中医辨证方面有重要意义。根据我们的观察，艾滋病人的脉象，大多数为细弦、沉细或细数，提示为正虚的证候；而舌象则许多病人可见舌质紫黯，或有瘀斑瘀点的瘀血舌，提示证属病久入血，瘀血在里。这对中医治疗有一定参考价值。

辨病与辨证相结合则是在新情况下，即西医疾病诊断非常明确时，如何用中药来治疗现代西医学的疾病?这是两个医学体系的结合,互相以长补短地结合。具体操作起来，就是要先辨病，后辨证。先按西医学辨病，在辨病的基础上辨证，就可发挥现代西医学的概念明确和仔细精确的长处，这样就能在明确的疾病范围内，充分发挥中医理论体系的特长，发挥整体观和个体化处理的优势。同样是艾滋病人，但用中药时要按照病人证候的不同而区别对待，有的因为辨证属肺气阴两虚而用生脉饮，有的因为辨证属脾虚而用六君子汤，还有的因为辨证属于肾虚而用六味地黄丸，都能收到良好的效果。

至于中医辨证分型，这是40年来，对于辨证论治这样一个复杂的医疗体系进行研究，在实践中，逐步摸索到这样一个研究方法。研究方法要求固定条件，但研究对象却又是经常变动不定，这是一个矛盾。中医辨证分型就是考虑到动和静两个方面，把它们统一在一起的方法：先从实践出发，概括出临床上常见的几个主要证型，每一型配以最有效的方剂，主证不变，主方也不变。次要症状有改变，则可在主方基础上加减一两味药以适应之。这在各种疾病的研究中都采用了这个方法，艾滋病也不例外，它在实践中可分为下述5型：

1. 肺气阴两虚型　病处早期或早中期。症见消瘦低热、咳嗽痰少、气短乏力、纳呆腹胀、腹泻便溏、五心烦热、盗汗口干、淋巴结肿大，或有咯血，或有妇女闭经，脉细数，舌质红少苔。治宜益气养阴，生脉饮主之。

2. 脾虚型　病处中期，症见消瘦乏力、恶心呕吐、纳食不香、腹泻便溏、腹痛腹胀、腿软懒动，脉软小，苔薄白或白腻。治宜补气健脾，方用六君子汤。

3. 肺脾两虚型　病亦处中期，症兼有上述两型，可用上述合方加减治之。

4. 肾虚型　病已到晚期，患者消瘦脱形、衰弱无力、腰膝酸软、耳鸣目眩、齿摇发脱、遗精滑泄、下利清谷、小便频数、女子带下清稀，脉沉细，舌胖色淡。治宜滋补肾阴，六味地黄丸主之。

5. 实热型　高热不退、烦燥不安、神昏谵语、头痛口干苦、渴思冷饮、尿短赤、大便秘结，脉洪大或沉伏，舌质红绛、舌苔黄厚腻。治宜清营降火，方用清营汤加减。

前三型占全部病例的90%以上。

五、艾滋病的中西医结合临床研究

现代医学认为，艾滋病的治疗难度很大。因为病毒是一种没有完整的细胞结构，只能在宿主活细胞中复制繁殖的微生物。艾滋病难治原因之一是艾滋病毒与人体细胞的整合，病毒的DNA已插入人体淋巴细胞的DNA中，和其整合，无法分开，因而认为不可能治愈。人体免疫功能比较健全时，病毒存在体内，未被激活，不繁殖或繁殖缓慢，呈病毒静止状态。一旦免疫功能下降，细胞内的病毒被激活而迅速繁殖，破坏CD4淋巴细胞，由细胞中释放出来，导致病毒血症而发生艾滋病。所以认为病毒性疾病很难治疗，尤其是艾滋病，被公认为不可能治愈。艾滋病毒将永远存在体内，随时可以大量复制而引起各种临床症状。原因之二是其多变性，不同地区、不同病人或同一病人不同时期，血中分离的病毒结构均有区别，特别是其编码包膜蛋白的env基因等，它们能使艾滋病毒逃避免疫系统的监视，使得研制疫苗极为困难。这些变异也使病毒对本来治疗敏感有效的药物产生耐药性，因而使治疗归于无效。

这里涉及到的还有病毒和免疫的关系问题：①发病过程是不可逆的，还是可逆的？整合是不可逆的，还是可逆的？②免疫在发病过程中，究竟起什么作用？是次要的，可有可无的作用？还是必不可少的，必须认真考虑的重要因素之一?历来医学家们对此有不同看法。从辩证唯物主义的观点看来，没有真正不可逆的过程，只有还没有找到逆转条件的过程。在临床上如果出现血清抗体阴转的现象，这也说明阳转恶化的过程不是不可逆的。艾滋病人的免疫状态健全与否既然能够影响体内艾滋病毒被激活与否，则定向增强免疫的某些方面，抑制其另外方面，使得艾滋病毒长期避免被激活，这也完全是可能的。如此看来，免疫调节功能不是可有可无，而是十分重要的。抑制病毒固然重要，要尽力寻找抑制病毒的药物，但不能只顾抑制病毒，不顾增强或调节免疫功能。如果那样，就不会有好的效果，甚至会病去人伤，甚至病去人亡！如使用AZT，能抑制艾滋病毒的逆转录酶，使病毒的复制减少，但它也严重抑制病人的骨髓造血功能，形成严重贫血，不得不输血以维持AZT的治疗。这实在不是一种理想的治疗艾滋病的药物。可还是第一个获得FDA的正式批准，在全世界销路最为广泛，这也可见其问题的严重性。

关于艾滋病的临床研究，包括了预防和治疗两个方面，分别针对没有得病的健康人（包括高危人群）和艾滋病人（包括HIV感染者）。

（一）预防研究

艾滋病的预防工作是要用各种方法使得健康人和高危人群不得病，也就是中医所说的："上工治未病"。因为得病后就要变成终生病人，不能治愈。在这方面，有4点：

1. 用现代西医学的病毒学和免疫学的知识和技术，生产特异性疫苗 接种于广大健康人群，使之产生特异性中和抗体，使艾滋病毒抗原不发病。

2. 用社会学的方法，加强宣传教育 着重在改变社会行为，如改变性行为，实行安全性行为，用避孕套，减少性伴侣，不卖淫，不嫖娼，不吸毒，加强血液筛检，严格消毒针头针具，及早发现艾滋病人，加以管理和治疗等。

3. 预防性治疗 这包括早期治疗病人，改善病情，提高生存质量，尽量使其延缓发展至艾滋病；也包括防止并发各种机会性感染，90%以上的艾滋病人死于机会性感染而不是免疫功能低下。

4. 用增强免疫制剂或气功等养生之法 加强健康人和高危人群的正气（抵抗力），使得"正气存内，邪不可干"，不得病或得的病情较轻。

在上述4个方面中，第一条为西医病毒学家和免疫学家的工作范围，第二条为西医流行病学家和各级防疫工作者的任务。而第三和第四条则都属于中医临床治疗工作范畴，应该研究艾滋病中医和中西医结合治疗工作的规律和特点。

（二）治疗研究

1. 西医的主要治疗思路 大概可以从4方面着手：

(1) 从抑制艾滋病毒入手，包括抑制艾滋病毒的复制，抑制其逆转录酶如AZT，干扰前病毒-DNA的合成；抑制艾滋病毒的蛋白酶，可以阻挠病毒颗粒的核心抗原p24抗原的形成；或者抑制艾滋病毒感染CD4细胞融合细胞的形成；或者阻滞病毒从CD4受体进入T4淋巴细胞，如用可溶性CD4分子；或者用干扰素刺激细胞产生抗病毒作用的酶，以干扰病毒侵袭细胞等。

(2) 从增强机体免疫功能入手，如IL-可刺激T细胞的增殖和激活其功能。

(3) 从控制解决其机会性感染着手，如卡氏肺囊虫肺炎，白色念珠菌感染等。

(4) 从其他对症治疗着手。

2. 对于艾滋病的治疗 药物主要可以分为抗艾滋病毒药、免疫调节剂、治疗机会性感染药、对症治疗和一般支持疗法等几种。

(1) 一般疗法：包括加强营养，补充维生素，输血输液，纠正电解质紊乱，恶液质和痴呆患者的皮肤粘膜清洁护理；患者常有忧郁绝望等表现，需要进行心理和精神方面的特殊治疗；也包括中医的补气补血，补肺健脾之剂，以增强机体的免疫功能。

(2) 抗艾滋病毒药物：

①叠氮胸苷（AZT）：是逆转录酶（RT）的抑制剂，可以抑制艾滋病毒的复制，是第一个被FDA批准的抗艾滋病药。它能使T4细胞暂时上升。主要毒副反应是骨髓抑制，全血细胞减少，而致继发性感染加重。还可引起药物热、皮疹及线粒体肌病等。1993年欧洲的1749例随机对照观察，认为早期应用AZT和延迟应用AZT经过3年随访观察，认为早期应用AZT并不能延迟艾滋病的发病，也不能降低病死率。但仍有不少医生主张早期小剂量（300～600mg/日）应用，对母亲患者应用，对阻断母婴传播有一定效果。

②双脱氧肌苷(ddI)：作用和AZT相同，但半衰期长，对骨髓抑制较小，但能诱发周围神经炎。和AZT合用可解决耐药性问题，提高疗效。临床常用剂量为150～300mg/日。

③双脱氧胞苷（ddC）：作用也是抑制逆转录酶，用ddC后，血清中HIV-P24抗原降低而T4细胞数增加。其副反应是皮疹、胃炎、肌痛、关节炎、发热、周围神经炎、胰腺炎和食道溃疡。常用剂量为0.75mg，2～3次/日。

④D4T（Stavudine）：也是逆转录酶抑制剂。其作用和ddC相近，比AZT效果好而毒性小。它能降低血p24抗原，使T4细胞数增加。

上述4种药物可以2种或3种联合应用，以减少用药剂量，减轻毒性反应，发挥协同作用，减少耐药性。

（3）免疫调节药物：

①干扰素-α(IFN-α)：具有抗病毒复制和免疫调节作用。几种干扰素中以α干扰素作用最强。可用于早期病人，并减少机会性感染的发生。其用量是300万U/次皮下注射。主要副反应有发热、乏力、流感样症状、胃肠道反应、周围血白细胞和血小板减少。

②白细胞介素-2（IL-2）：艾滋病患者外周血单核细胞数减少，IL-2的释放减少，使患者细胞毒性T淋巴细胞和NK细胞活性下降，淋巴因子释放减少，对外界侵入的各种微生物防御能力降低，容易导致各种机会性感染。应用IL-2后，周围血淋巴细胞增加，从而改善免疫功能。用量：每天250万U连续静脉点滴24小时。毒性反应有发冷、发热、头痛、恶心、全身不适等症状。

③粒细胞巨噬细胞集落刺激因子（GM-CSF）和粒细胞集落刺激因子（G-CSF）：GM-CSF可使周围血粒细胞和单核细胞增加，其作用是刺激骨髓造血系统，加快细胞成熟的过程和释放。而G-CSF只增加粒细胞。二种集落刺激因子均可使周围血白细胞增加，改善机体防御能力，减少机会性感染的发生。特别适用于用AZT后发生的骨髓抑制的患者。

④其他：用自体或异体骨髓移植，输入白细胞的成分血，丙种球蛋白等，用外来替代的方法来改善或提高机体的免疫功能，但常因过敏反应或排斥反应而使效果短暂。

（4）抗原虫疗法：

①卡氏肺囊虫肺炎（PCP）：复方新诺明是首选药物，副反应有皮疹、发热、周围血白细胞减少、血小板减少和肝功能异常。戊烷脒（Pentamidine)，用600mg溶于6ml无菌水中，雾化吸入，对轻症PCP效果较好，副反应有肾功能不全，血白细胞减少，低血糖，低血钙，肝功不正常和位置性低血压。

②弓形体病：常用乙胺嘧啶和磺胺嘧啶联合治疗。副反应有药物疹，发热，及骨髓抑制引起的周围血白细胞减少。

③隐孢子虫肠炎：可用螺旋霉素口服治疗，可减轻症状，但不能清除虫体。

（5）抗霉菌疗法：

①隐球菌脑膜炎：首选二性霉素B，1mg/日渐增至25～30mg/日静脉缓点。常与5-氟胞嘧啶联合治疗。近日有脒康唑（Miconazole）和氟康唑（Fluconazole）。能较好地透过血脑屏障。

②念珠菌性口腔和咽炎：可用制霉菌素局部应用或口服。

③组织胞浆菌病：常通过活检病理诊断，治疗同隐球菌脑膜炎。

（6）抗病毒疗法：

①疱疹病毒感染（HSV，HZV，EBV，CMV)：可用无环鸟苷或丙氧鸟苷治疗。

②肝炎病毒（HCV，HBV)：可用干扰素治疗，特别对早期丙肝有效，但只有30%～40%有效。

（7）抗细菌性感染疗法

①结核和胞内鸟型分支杆菌（MAI）感染：MAI常引起播散性感染，治疗较困难。目前推荐药物为：环丙氟哌酸，利福平，乙胺丁醇，异烟肼等，6～12个月长期疗法要定期检查肝肾功能，以防肝肾功能损害。

②其他革兰氏阳性或阴性菌：耐药金葡菌感染首选万古霉素，单纯革兰氏阴性杆菌可用氧哌嗪青霉素，头孢唑啉或头孢噻肟；绿脓杆菌感染用复达欣或环丙氟哌酸。

（8）对并发恶性肿瘤的治疗

①卡波济肉瘤（KS)：可用长春碱或长春花碱和阿霉素，或博来霉素联合治疗，亦可再加α-干扰素。

②除上述化疗药物外，亦可用强的松，环磷酰胺治疗。

3.中医治疗　大致上可以从3方面着手：

（1）从虚证论治，虚以肺虚、脾虚、气虚、阴虚为主，分别治以补肺健脾、气阴双补的方药，以扶正为主。

(2) 从温病热毒证论治，治以清热解毒，治疗上中二焦温邪，以祛邪为主。

(3) 从瘀证论治，初病在气，久病入血，络脉瘀阻，治以活血化瘀为主。

病人发病情况，视邪正力量消长对比而定。正胜于邪，“正气存内，邪不可干”，病人长期潜伏不发病，成带毒者，或病情轻微，呈亚临床型；邪胜于正，“邪之所凑，其气必虚”，正虚邪实，病呈急性发作，或暴发，发展为邪势嚣张，侵及机体，气血衰败，阴阳离决而亡。

对机会性感染的治疗，也要考虑正邪两方面，病人的正是虚的，肺虚、脾虚、肾虚、气虚或阴虚等，视情况而用各该经的补益法。同时要用祛邪药，主要是清热解毒药物。根据病人“急则治其标，缓则治其本”的原则，结合药物归经，组建中医复方而治疗之。如用清肺汤（黄芩、黄柏、桑皮、杏仁、甘草等）治疗PCP、知母汤（知母、鸦胆子、黄柏、黄连、常山等）治疗隐孢子虫性腹泻。

4. 临床观察指标　主要从下述方面：

(1) 临床症状体征变化，尤其是那些可供诊断用的主要症状体征如体重、腹泻、咳嗽、发热、淋巴结肿大、皮肤感染、神经症状等。

(2) 免疫功能指标：主要是T4细胞数，T8细胞数，T4/T8比值，T4细胞数为主。

(3) 病毒学指标：这也属于诊断学指标，主要为酶联免疫吸附（ELISA）试验，蛋白印迹（Western Blot，WB）试验，和多聚酶链反应（Polymerase chain reaction，PCR）扩增试验。

(4) 机会性感染变化：如念珠菌感染，带状疱疹，卡氏肺囊虫肺炎等的减轻或消除。

5. 疗效标准　根据临床症状体征变化，免疫功能变化，病毒血清学改变，以及机会性感染的控制变化综合判断，分为显效、有效、部分有效、无效四级，前三者构成总有效率。

6. 国内的治疗工作

国内艾滋病人不多，从事该病的医疗研究者更少，发表医疗研究报告者更如凤毛麟角，但还是有所进行，兹介绍如下：

(1) 黎明等曾观察了13例艾滋病和14例艾滋病关综合征用中药生命是泉流浸膏（15ml，每日2次）以及15例用安慰剂流浸膏和对症治疗的对照研究结果。两组患者均为男性，年龄20～40岁。疗程3月，随访1年。治疗组体重增加，外周血红蛋白、白细胞、淋巴细胞总数、CD4淋巴细胞总数、CD4淋巴细胞、CD8淋巴细胞升高，但对照组没有上述效果，且病情日趋恶化，治疗组显效18例，有效8例，总有效率96.3%，对照组没有显效的，有效2例，总有效率13.3%。两组比较，有统计学差异（$P<0.01$）。其急性毒性试验和长期毒性试验证明无明显毒性。最低抑菌浓度、HIV抑制试验及免疫学研究均证实：生命泉对链球菌、白色葡萄球菌、大肠杆菌、痢疾杆菌及伤寒杆菌有明显抑制作用；对HIV-1有轻度抑制作用，对HIV-2有明显抑制作用；对细胞免疫和体液免疫有双向调节作用。

(2) 黑龙江中医学院的中医药治疗艾滋病研究中心以“中医药治疗艾滋病的临床研究”为课题，与美国纽约、奥斯汀和丹佛市的美国医生合作，用中药“扶正袋泡冲剂”（人参、黄芪、刺五加、五味子等16味中药组成），治疗103例艾滋病患者，并与40例用西药AZT作对照观察。中药扶正袋泡冲剂经过严格的毒理试验和临床使用，未发现毒副反应。且在免疫指标改善上与AZT组相接近，具有明显的缓解病情，改善症状的作用。实验研究证明能提高免疫低下小鼠脾脏T细胞总数，T4和T8细胞数，也能提高小鼠胸腺重量，促进抗体生成和提高玫瑰花形成细胞，还能提高淋巴细胞的增殖作用，和所产生的IL-2的量。总之，它具有全面的免疫调节作用。

(3) 中国中医研究院和坦桑尼亚莫希比利医疗中心通过中坦两国政府间签定的协议，双方合作研究艾滋病的治疗已7年多，目的是要利用我国中医药的丰富经验和优势，寻找有效的治疗艾滋病的中医方药，解决发展中国家（包括中国和坦桑尼亚）艾滋病的治疗问题，从而为全球防治艾滋病斗争做出贡献。形式采取由中国派遣专家组赴坦，治疗和总结坦桑尼亚艾滋病人的形式。

在初期共试用9个方剂（801、802、803、806、809、810、901、生脉饮、六君子汤），病例选择主要为早中期，但各期都有。

国家科委将中药治疗艾滋病纳入“八五”攻关重点，由中国中医研究院基础所艾滋病室、免疫室，北京中医药大学，云南中医中药研究所，浙江中医药研究院等五个单位，在1991年共同承担了这一重点课题，课题组重点观察了中研一、二、三号方。该组的临床研究基地主要在坦桑尼亚的莫希比利医疗中心，他们和坦桑尼亚医务人员合作，系统观察了各期艾滋病人550多例，取得了总有效率：1991年为39.87%（158例），1993年为44.86%（187例），1994年则为52.31%（195例）。免疫功能提高和稳定的占60%左右，症状体征明显减轻，有8例患者出现了血清抗体阴转的好的结果，引起了坦方的高度重视，态度由怀疑转为支持。

在1996年1月进行的八五攻关重点总结中，共有650例（1340个疗程）列入总结。总有效率为42%（47.16%），其中809、中研一、二、三号（ZY-1、ZY-2、ZY-3）方应用较多，为92～126例（116～256个疗程），其总有效率分别为46.43，49.04，52.38，42.39%。组间差别不显著，平均为47.56%。8个主要症状的发生率依次为腹泻，纳呆，发热，咳嗽，皮疹，淋巴结肿大，乏力。比较初诊和末诊的表现，可见于诊时各症阴性者均较初诊时增多，阳性者均减少。相反，免疫功能（T4细胞数、T4/T8比值）较高者减少，较低者增加。说明总的趋势是免疫功能逐步降低，症状则由于中药治疗而普遍有所减轻或消失。在分别观察病人的治疗效果，又可发现症状改善和稳定者远比免疫功能改善或稳定不变者为高（88.43%和60.82%）。因为在中医治疗时，除固定的协定处方外，根据病人的症状变化，还可灵活地使用处方和中成药辨证论治，因而疗效较高。

7. 在用中医治疗的7年过程中，曾经有8例艾滋病毒感染者出现了血清抗体阴转（Seronegative conversion，SNC）的现象，其中1例在3个月后转为阳性，其余7例均经长期（4～11个月）观察，持续保持阴性。在7例中，5例阳性，2例阴性。病人均曾作PCR试验，先用一对引物作1次（1992年），后用二对引物作1～2次（1993～1994年），前后各次试验结果一致，无一例外。抗体阴转在用中药87～463天，平均202天时发生。所用中药计有802、806、809、810、生脉饮、中研一号。患者治疗前的免疫功能较好，平均T4/T8比值1.09（0.78～1.64），平均T4细胞数为467.70（131.16～733.04）/m^3。比起一般病人的90.40±0.33和186.75±170.94/m^3来说，高出很多。中药治疗后，免疫功能继续好转，T4/T8增高者6例，无变化2例；T4细胞数增高者3例，无变化3例，降低2例，而后实现ELISA（—）和/或WB（—）。

8. 检索近十年来抗体阴性和阴转的材料，可以看出：

（1）其中有25篇文献报道了PCR阳性而血清ELISA/WB阴性的问题。这在HIV感染者确实是存在的，这种情况称为免疫静止型（Immunosilent）HIV感染。但这种血清抗体阴转是暂时的，病人一般都要在1～36个月内转变为ELISA阳性的。由抗体阴转转变为抗体阳性，这是一般发展规律。但一旦变为阳性，成为免疫活动型HIV感染后，就不会再转变为阴性。既不会自动转阴，也没有用药物治疗后转阴的报道，这个过程似为不可逆的。

（2）本文中的5例在用中药后血清抗体阴转，而PCR为阳性，在3年中复查1～2次结果相同。连续观察ELISA/WB 4～9次，历时11～49个月仍保持阴性，说明这5例确实已由阳性转为阴性，从而证明了艾滋病的发病过程是可逆的。虽然其过程和发生环节还不很清楚，但从不可逆转变为可逆，至少在治疗上给人以某种希望，希望能寻找逆转病程的药物，这是向着治愈或临床治愈的目标迈进了一步。

（3）在文献中，有2个儿童曾经在出生时查出血清抗体阳性，其母亲均为HIV阳性者。以后自动转阴，但在成人则从未报道过自然转阴现象。有1例女病人是死于脑弓形体病者，其血清抗体阴性，而血液培养HIV又为阳性。此病人的T4细胞等于零，完全丧失了免疫反应能力。这是免疫能力丧失，而本组病人则为免疫功能较一般病人为高，因而是完全不同的。用中药后血清抗体阴转在文献上是没有的。除掉我们在1991年报道的8例外，在1994年第十届国际艾滋病大会上，肯尼亚的段荣书用中药MARVEL治疗239例艾滋病，其中有4例治疗200天以上后，出现血清抗体阴转。但未报道患者阴转前和阴转后的免疫状态，没有检PCR，更没有报道随访的结果。由此可见血清抗体阴转的现象确实是存在的。中华医学杂志英文版在1995年8月号登载了我们关于血清抗体阴转的论文。特别是我们提到，血清抗体阴转的患者，其免疫功能都是比较好的，T4/T8比值大于0.7，T4细胞数大于200/m³，用中药后，免疫功能继续好转，而后出现阴转，无一例外。这是在用药物干预后病情转阴的首次报道，而血清抗体转阴又意味着免疫功能的好转，疾病的好转，也意味着中药治疗的效果，这是前人所没有观察到的，而且用的是客观免疫指标，由此使人们对中药的治疗作用进一步产生一定的希望。

(4)病人抗体转阴，p24抗原也呈阴性，但淋巴细胞核中的HIV-DNA却保持阳性不变，这意味着：①由淋巴细胞核中释放出来的、游离在血中的HIV颗粒已被清除；②淋巴细胞核中的HIV-DNA可能处于非激活状态，对淋巴细胞的破坏已经停止；③血清中抗原和抗体的被清除可能导致传染性的降低。

(5)血清抗体阴转和治疗以前的免疫状态有密切关系，患者免疫功能高于一般的HIV感染病人：阴转患者的CD4细胞数平均为467.70/m³，CD4/CD8比值平均为1.09，高于一般病人（186.75和0.40）。后动态观察免疫功能，抗体阴转者往往免疫功能继续好转，如CD4/CD8比值增高者6例，无变化者2例；CD4细胞数增高者3例，无变化者3例，降低者2例。本组病人所用的中药计有6种，比较分散，但各种中药有一共同点，即为对免疫功能的增强和调节，也不是所有免疫功能高者都会出现血清抗体阴转，相反，抗体阴转者必然具备免疫功能良好这一条件。

六、艾滋病的中西医结合实验研究

为了筛选有效的抗艾滋病新药，人们用猴艾滋病模型做了大量的试验性治疗研究工作。药物治疗的观察常常集中在对血浆中和血清中抗原、抗体及病毒滴度的检测及免疫活性细胞特别是T4细胞数及T8细胞数测定、T4/T8比值的观察，以及细胞因子消长情况的研究。国外多采用预防性治疗，在SIV感染猴模型前或同时给治疗药物，观察药物对SIV的抑制作用。虽然预防性治疗和感染性治疗间存在一定差异，但预防性治疗可以节省大量时间，对病毒作用易于观察，故被各实验室广泛采用。有学者报道：用AZT在感染SIV前1小时给药，结果发现经过预防性治疗的1/3猴未出现通常引起的快速致死性疾病。而且在经过治疗的猴艾滋病模型，在病毒复制的高峰期，AZT能延缓血浆中p27抗原的检出，并使其浓度减低。通过实验研究可观察到药物有明显的抑制病毒作用。有学者报道在药物治疗实验研究中也发现对SIV逆转录酶活性的抑制作用，从而抑制了SIV在细胞内复制过程。关于被动免疫治疗也有人研究。将感染SIV后，侥幸存活的猴血清，注射给未感染SIV的猴子，结果发现，这些猴子对感染同种SIV毒株具有抗感染作用。

中国中医研究院基础理论研究所免疫室采用SIVmac感染中国恒河猴12只，造模成功后给以由扶正祛邪中药组成的中研Ⅰ号复方治疗两个疗程共4个月，每日经胃管给药1次。同时设AZT药物对照组及生理盐水对照组，对比观察，实验中进行临床症状体征（包括体重、皮疹、淋巴结触诊、肝脾触诊及血常规等检测指标）；病原学检查（包括外周血单核细胞及血浆病毒分离及滴度测定，PCR以及药物对SIV及HIV-1的体外试验）；免疫学检测（包括抗体测定，T、B淋巴细胞增殖实验；T淋巴细胞亚群检查，诱生干扰素试验及人为艾滋病毒逆转录酶（HIV-RT）测定等）以及实验结束后的病理解剖及病理学检查。并进行了激光扫描共聚焦显微镜观察了各组淋巴细胞核的形态学等。

实验结果表明：中研Ⅰ号方能降低机体血浆及外周血单核细胞的病毒滴度，能抑制艾滋病毒及逆转录酶活性，而且能提高T4细胞数接近正常水平，提高T4/T8比值，并促进淋巴细胞增殖，诱生γ-干扰素的产生等免疫功能，特别是病理学检查发现中研1号方能使淋巴结淋巴滤泡、生发中心，副皮质区和髓索的细胞激活增生。实验结果均优于AZT治疗组及生理盐水对照组，为中医治疗艾滋病的临床研究提供了实验研究依据。

(一)中医方药对宿主机体免疫调节的实验研究

以中医基本理论为指导，对复方或单味中

药，从调节宿主机体免疫功能方面进行实验研究，具有重要的理论和实际意义。

日本松田重三采用T细胞集落形成试验研究小柴胡汤对HIV的作用，结果表明：实验组的集落形成能力明显高于对照组，说明小柴胡汤能诱导白细胞介素1(IL-1)和白细胞介素2(IL-2)的产生，从而调节免疫功能而起到治疗艾滋病的作用。美国渡边等实验发现小柴胡汤有促进单核细胞-T4细胞-B细胞网络系统的作用，日本伊藤正彦等证明甘草甜素能诱发干扰素，增强NK细胞活性等机体免疫功能。我国白求恩医科大学实验证明人参总皂甙能增强T、B淋巴细胞及巨噬细胞功能和血清溶菌酶水平，并能促进NK细胞-干扰素-IL-2的调节网络作用，并有抗肿瘤作用。北京医科大学对刺五加多糖的研究证明，该药物能明显增强小鼠的细胞和体液免疫功能，促进异基因骨髓移植小鼠免疫缺陷状态的恢复和辐射损伤的恢复。对当归补血汤、四君子汤、玉屏风散等中药复方的实验研究也均显示各方有不同程度的免疫调节作用。中国中医研究院与坦桑尼亚合作研究中医药治疗艾滋病，对临床治疗有效的中药复方802、806、809、89111等方进行了免疫学实验研究，采用环磷酰胺及环孢菌素A造成免疫抑制的小鼠模型，应用已经实验确定的最适给药浓度和剂量，每日灌胃给药，采用空斑形成细胞测定法(Plaque Forming Cells, PFC)，特异性玫瑰花结形成试验(Specific Rosette Forming Cells, SRFC)，迟发型超敏试验(Delayed Type Hypersensitivity, DTH)，混合淋巴细胞培养试验(Mixed Lympho-cyte Reaction, MLR)，IL-1和IL-2以及T淋巴细胞亚群T4、T8及T4/T8的分析试验方法，进行不同层次的免疫功能测定，实验结果表明：上述方药对宿主机体的免疫功能均显示出不同程度的免疫调节作用。其具体实验结果如下：

1.802(冬虫夏草制剂) 是以中医扶正药物为主制成的口服液，该药物在体内外均能协同刀豆素A刺激小鼠T细胞增殖，诱生小鼠T4细胞产生IL-2，其作用随浓度增加而增长，能增强小鼠B细胞分泌抗体的功能，并对T特异性抗原结合细胞有明显的免疫增强作用。

2.806(猕猴桃制剂) 是一种以中医扶正药物为主制成的中药注射剂。实验结果提示：该制剂对小鼠胸腺及脾细胞有促进增殖作用，能提高PFC及SRFC数量，促进DTH反应，能调节免疫抑制小鼠CD4细胞，增加CD^ Q4/CD^ Q8比值。

3.809(甘草制剂) 为中药提取物制成的口服片剂，该药物在体内外均能激活B细胞增殖，诱导抗体产生，增强DTH反应，在MLR试验中显示增强作用，说明对同种异型抗原诱发的免疫反应有促进作用，以促进IL-1和IL-2的生物活性，该制剂对SIV有明显的抑制作用。

4.89111方(以青黛为主的复方) 是按中医攻补兼施治法组成的中药水煎剂。实验结果表明能提高小鼠空斑形成细胞数目，提高IL-1和IL-2生物活性，增加免疫受抑制小鼠的T细胞数，对机体的免疫功能有促进作用。

通过上述临床治疗有效的中药的实验研究结果证明，这些方药对机体的细胞免疫和体液免疫均显示不同程度的免疫调节功能，其中有的方药尚有抑制病毒的作用。因此，通过中药对宿主机体免疫调节的实验研究，为中医扶正祛邪治疗艾滋病的临床研究提供了客观的实验数据。

(二) 体外抗艾滋病毒的实验研究

体外进行抗病毒实验是筛选有效药物的重要实验研究。试管中筛选抗病毒药物，选择适宜的艾滋病毒培养的细胞系非常重要。现在用于培养HIV及SIV的细胞系一般都是人肿瘤变异细胞系。在不同的细胞系中，病毒的复制动力学和药物在细胞内代谢均不相同，例如，同一种药物，同一种病毒在不同细胞系组成的系统中，药物有效剂量并不相同。用肿瘤变异细胞系做实验，有利于大规模的药物筛选，但不能反映药物在人体外周血淋巴细胞中的实际功能。有学者实验采用猴外周血淋巴细胞与SIV组成的系统中进行实验，能较准确地反映药物的实验作用。目前已研究出不少可供药物筛选用的细胞系，如HIV可采用相应的H9, MOLT-4及MT-4细胞系，而SIV与HUT-78组成的系统可供筛选药物。中国中医研究院基础理论研究所免疫室曾对中医治疗艾滋病患者临床应用的40种中药进行SIV-HUT-78系统筛选实验，结果显示有5种中药对SIV阳性细胞抑制率大于50%，抑制率在30%～50%的有4种，国外报道对HIV有较好的抑制作用的紫花地丁、天花粉、甘草甜素，也表现出明显的抑制SIV的作用。与国外用HIV的实验抑制结果一致。并发现一些迄今尚未见报道的具有不同程度的抑制SIV作用的中药，目前正在进行基础和临床实验。由于中药品种繁多，HIV实验需要P3级实验室，因此，给大量筛选抗病毒的中药带来困难。而用SIV作为中药的HIV筛选的一个初筛实验是可行的，也是有意义的。

七、展望

1. 在以往研制出中研一号等中药有效单复方的基础上，今后进一步研究开发出高效低毒的、以扶正为主、祛邪为辅的方剂，以更有效地治疗HIV感染者。并尝试开发长效、缓释等新剂型，以解决病人长期，甚至终生服药的问题。

2. 进一步研究机会性感染的治疗问题，辨病与辨证相结合，对各种机会性感染认真地进行辨证，探索各种祛邪的有效方药，如清热解毒、活血化瘀、杀虫驱虫等药物，与国际上治疗重点放在机会性感染上接轨。

3. 利用现代先进的技术，研究中医药防治艾滋病的作用机理。如用分子免疫技术、定量PCR扩增技术，在分子细胞水平上进行研究，并具有中国特色。

4. 在疾病诊断上，采用国际通用的诊断标准和病例定义。在这个基础上，进一步制定中医辨证方案使得用药具有中国的特色。

5. 建立艾滋病专用的临床药理研究基地，以便对许多上市销售的抗艾滋病中药做出评估。因为国内任何临床药理基地都由于缺乏艾滋病人而无法完成评估抗艾滋病中药的任务。

6. 方法学要严密。在临床观察时应该有对照组，用国际上公认的有效抗艾滋病药物作对照药，随机分组，疗效用统计学处理。

7. 充分运用P3级病毒实验室，建立各种细胞系，筛选中药。尤其要对有苗头的方药观察其对被艾滋病毒感染细胞的作用。进一步解决动物模型问题，推广猴艾滋病模型的中药研究的成功经验，探索病证结合的模型。

（吕维柏　关崇芬）

参考文献

1. 秦万章等．皮肤病研究．上海：上海科技出版社，1990
2. 胡传揆，等．10年来皮肤病学科的成就．中华皮肤科杂志，1959；（7）：291
3. 赵炳南、张志礼．简明中医皮肤病学．北京：中国展望出版社，1983
4. 邹铭西，等．克银方治疗银屑病表面超微结构的观察．中华医学杂志，1981；（4）：15
5. 秦万章．雷公藤和昆明山海棠临床疗效研究进展．上海中医杂志，1981；（4）：46
6. 国家中医管理局．建国40年中医学科成就．北京：中国古藉出版社，1989
7. 北京中医医院皮科．马齿见合剂在皮科临床应用及实验室研究．皮肤病防治研究通讯，1977；（2）：91
8. 张志礼．银屑病的临床研究．见建国40年中医学科技成就．北京：中医古藉出版社，1989：293
9. 谢品辉．应用抗肿瘤中草药治疗银屑病84例小结．皮肤防治研究通讯，1975；（1）：45
10. 南京地区皮肤科协作组．中药菝葜山豆根丹参治疗银屑病65例小结．皮肤病防治通讯，1975；（1）：42
11. 张国威，等．中药白芷加黑光照射对体外淋巴细胞DISA合成的抑制作用。中华皮肤科杂志，1980；（3）：138
12. 秦万章．血瘀和活血化瘀的研究进展及其前景．中医杂志，1980；（9）：73
13. 谢晶辉．薄芝注射治疗硬皮病48例．中华皮肤科杂志，1986；19：289
14. 庄国荣，红斑狼疮治疗研究．见建国40年中医学科技成就．北京：中医古藉出版社，1989：304
15. 袁兆礼．中医治疗天疱疮证状分析及疗效观察．中医杂志，1986；26：360
16. 张志礼，等．中西医结合治疗天疱疮30例临床分析．中西医结合杂志，1985；（5）：155
17. 王琍，等．青蒿琥脂对小鼠变应性接触性皮炎及白细胞介素Ⅰ的影响．中华皮肤科杂志，1992；24：165
18. 马云楼．中药治疗黄水疮106例．上海中医药杂志，1964；（6）：28
19. 马建国．葱归溻肿汤加味治疗颈部毛囊炎。山东中医杂志，1991；（2）：57
20. 胡学涵，等．治疗脓疱疮单验方介绍，赤脚医生杂志，1977；（5）：32
21. 严森．普济消毒饮加减治疗毛囊炎．江西医药，

1981；（5）：24
22. 熊新安．针刺治疗发际疮的介绍．新医药学杂志，1975；（2）：83
23. 刘 琪．委中点刺拔火罐治疗发际疮．辽宁中医杂志，1980；（4）：42
24. 王润西．艾柱隔蒜灸治疗慢性毛囊炎．赤脚医生杂志，1975；（5）：19
25. 刘金耀．中西医结合近期治愈10例头部脓肿性穿掘性毛囊周围炎．新医药学杂志，1981；（1）：56
26. 北京中医医院．实用中医学．第一版．北京：人民卫生出版社，1980：79
27. 重庆市第二医院．中医外科治疗疔疮．中华外科杂志，1959；（3）：246
28. 侯勇．玉屏风散加味治疗多发性疖肿35例观察．中西医结合杂志，1991；（11）：308
29. 夏丕荣．针刺放血治疗疖肿的方法．赤脚医生杂志，1976；（7）：19
30. 李西坤．针灸治疗颚部疖病543例的疗效观察．中华外科杂志，1966；（3）：185
31. 吴良章．梅花点舌丹治疗疖肿104例的经验介绍．中华皮肤科杂志，1960；（3）：149
32. 葛片彰．紫金锭治疗皮肤及软组织急性化脓性感染186例分析．中医杂志，1961；（6）：20
33. 房少桥．拔毒膏治疗疖肿疗效分析．中华皮肤科杂志，1958；（6）：471
34. 陈 炳．天仙子治疗疖肿．中华外科杂志，1959；（12）：1229
35. 陈鳌石．痈的辨证和治疗．福建中医药，1961；（2）：23
36. 林振声．大蒜液治疗化脓性外科疾患．新医药学杂志，1959；（1）：6
37. 山东省立第一医院外科．生桐油生石膏治疗皮下软组织各种急性炎症65例初步报告．山东医刊，1959；（3）：18
38. 吴信受．中西医结合治疗痈的体会．中西医结合杂志，1986；（9）：554
39. 朱仁康．中医对丹毒的认识和治疗．中华皮肤科杂志，1959；（5）：340
40. 江苏省高邮县甘垛人民公社卫生院．外敷鸭跖草治疗丹毒．赤脚医生杂志，1975；（5）：37
41. 孙迅等．红黄液湿敷为主治疗丹毒及接触性皮炎300例．中西医结合杂志，1989；（5）：359
42. 肖荣伟．梅花针加中药治疗丹毒18例．新中医，1992；（1）：35
43. 北京中医医院。赵炳南临床经验集．第一版，北京：人民卫生出版社，1975：125
44. 徐宜厚，等．辨证治疗带状疱疹44例临床观察．中医杂志，1984；（4）：48～49
45. 安家丰，等．张志礼皮肤病医案选萃．第一版，北京：人民卫生出版社，1994：202
46. 毛舒和，等．中西医结合治疗带状疱疹60例．中国皮肤性病学杂志，1993；7（4）：224
47. 魏羽佳，等．藤黄酊与病毒唑合用治疗带状疱疹临床观察．中国中西医结合杂志，1994；14（5）：297
48. 张怀亮，等．中西医结合治疗带状疱疹后遗症．中华皮肤科杂志．1995；28（1）：61
49. 喻毅强，等．带状疱疹皮损的电镜观察．中华皮肤科杂志，1991；24（5）：331
50. 曹凯，等．HLA抗原与带状疱疹．中华皮肤科杂志，1992；25（5）：316
51. 刘洪义．带状疱疹164例细胞免疫功能检查．中国皮肤性病学杂志，1992，6（4）：223
52. 许冰，等．带状疱疹患者血清可溶性白介素2受体的检测．中华皮肤科杂志，1994；27（4）：235～236
53. 钱起丰．带状疱疹患者白介素2的检测．中华皮肤科杂志，1995；28（4）：241～242
54. 郑捷，等。水痘一带状疱疹病毒抗体与带状疱疹患者疼痛的关系．中华皮肤科杂志，1995；28（1）：22-24
55. 苏昆，35例扁平疣的辨治分析．云南中医杂志，1983；4（3）：17
56. 苏敬泽，等．针刺寻常疣及其原理的探讨．中华皮肤科杂志，1986；19（1）：21
57. 刘之林，等．四种疣外周血淋巴细胞免疫表型的比较研究．中国皮肤性病学杂志，1991；5（2）：78
58. 刘之林，等．三种疣皮损内浸润细胞免疫表型的比较研究．中华皮肤科杂志，1991；24（4）：242
59. 林之珠，等．传染性软疣的临床与细胞学研究．中国皮肤性病学杂志，1993；7（1）：8～9
60. 王正仪，等．试用大蒜治疗头癣的结果．中华皮肤科杂志，1956；4（3）：205
61. 上海第二医学院附属第三人民医院．抗霉菌感染制剂大蒜注射液60例疗效分析．中草药通讯，1973；2：53
62. 吴绍熙，等．大蒜素治愈一例急性外源性白色串珠菌菌血症的初步报告．皮肤病防治通讯，1977；6（1）：62
63. 陈炳铜．中药丁香治疗癣病的初步报告．中华皮肤科杂志，1963；9（1）：17
64. 李松初，等．黄精抗霉菌作用及临床疗效研究的初步结果．中华医学杂志，1958；44（5）：434
65. 汤泽光。黄精治疗癣病初次试用的效果．中华医学杂志，1958；44（5）：432
66. 吴绍熙，等．土槿皮抗真菌的实验．临床及药理研

究．中华皮肤科杂志，1960；8（1）：18

67. 张永圣．桂皮乙醚提出物水溶部分抗白色念珠菌作用的实验研究．Ⅰ．试管内抗菌作用的实验观察．微生物学报，1958；6（2）：233

68. 四川省中药研究所，等．茵陈挥发油治疗浅层真菌病的初步报告．皮肤病防治研究通讯，1977；6（1）：9

69. Wu Shao-Xi，et al：Study of increased griseofowin bioavail bility with Phydroxy acetophenone. Chinese M. J. 1981；94（4）：237

70. 四川省石花酊治疗浅层霉菌病协作组．石花酊治疗浅层霉菌病880例的观察报告．临床皮肤科杂志，1981；10（11）：4

71. Goodman LS，et al：The pharmacological basis of therapeutics. 3rd ed. London；Machillan. 1965：1051

72. Sollmann T. A maual of pharmacology sth ed. London；WB saunders co. 1957：227

73. 中国医学科学院皮肤病研究所．防霉菌（足癣）胶鞋、鞋垫预防足癣效果的研究报告．临床皮肤科杂志，1982；11（1）：14

74. 吴绍熙．黄连等五种中药抗真菌作用的进一步观察．皮肤病防治研究通讯，1975；2：203

75. 孙迅．中药（丁香、藿香、桂皮、大黄）浸出液对致病性真菌抗菌作用的研究．中华医学杂志，1958；44（8）：754

76. 曹松年，等．中药复方及单味药对真菌的抑菌作用．中华医学杂志，1962；48（12）：781

77. 张致中．紫草对皮肤真菌抗菌力的初步实验报告．中华皮肤科杂志，1953；1（1）：21

78. 孙鹤龄，等．中药半边莲在试管内对某些致病性皮肤霉菌的抑菌作用．中华皮肤科杂志，1956；4（3）：196

79. 孙迅．中药对某些致病性皮肤癣菌抗菌作用的研究．中华皮肤科杂志，1958；6（3）：210

80. 曹仁烈，等．中药水浸剂在试管内抗皮肤真菌的观察．中华皮肤科杂志，1957；5（4）：286

81. 罗汉金，等．中药酒精浸剂、水浸剂和煎剂对致病性真菌的抑菌实验．中华医学杂志，1965；51（11）：718

82. Wu Shao-Xi，et al：Antifungal action of Tu Chin Bark. A clinical and experimeutal study. Chinese M. J. 1962；81（1）：51

83. 卢玉娟，等．土槿皮等三种中药抗真菌作用的超微结构观察．中华医学杂志，1983；63（1）：14

84. 李珠莲，等．土槿皮抗真菌成分的研究．上海第一医学院学报，1980；7（5）：386

85. 白义杰．木姜子油试管内抗致病性真菌实验研究．中华皮肤科杂志，1984；17（2）：122

86. 廖石清，等．吡硫霉净抑菌作用及治疗皮肤癣菌病疗效观察．中华皮肤科杂志，1985；18：91

87. 张文淑．辨证治疗银屑病及远期疗效观察—附100例分析．辽宁中医杂志，1994；21（3）：124

88. 高学志．银屑病六型初探．陕西中医，1995；16（5）：214

89. 曲志申．中医辨证治疗银屑病300例临床小结．吉林中医药，1982；2：4

90. 丁履伸，等．银屑病的中医治疗．山东中医学院学报，1980；4：47

91. 朱仁康．克银方治疗银屑病的临床研究进展．中医杂志，1983；24（9）：31

92. 秦万章．血瘀和活血化瘀的研究进展及其前景．中医杂志，1980；9：73

93. 谢晶晖．应用抗肿瘤中草药治疗银屑病84例小结．皮肤病防治研究通讯，1975；1：45

94. 遵义医学院皮肤科．广豆根治疗银屑病58例观察报告．皮肤病防治研究通讯，1979；1：31

95. 南京地区皮肤科协作组．中药菝葜、山豆根、丹参治疗银屑病65例小结．皮肤病防治研究通讯，1975；1：42

96. 马国明，牛黄乌蛇散治疗银屑病1005例．山东中医学院学报，1994；18（6）：382

97. 司在和．消银丸治疗银屑病100例疗效观察．浙江中医杂志，1992；（12）：545

98. 袁兆庄，等．青黛治疗银屑病46例疗效观察．中医杂志，1982；（8）：43

99. 刘铭锐．黄芪制剂治疗寻常型银屑病临床观察．中医杂志，1985；26（7）：52

100. 张国咸，等．光化疗法治疗银屑病——白芷光敏丸与8-MOP的比较．中华医学杂志，1983；63（1）：16

101. 刘华昌，等．银屑病辨证分型与红细胞4项指标的关系．中国中西医结合杂志，1995；15（3）：176

102. 林照然，等．三种大蒜碱衍生物抗银屑病实验药效作用与氨甲喋呤的比较．中国皮肤性病学杂志，1990；4（2）：69

103. 庄国康，等．中药"克银方"治疗银屑病表皮角质细胞表面超微结构的变化．中华医学会全国皮肤科论文汇编，1982；6：27

104. 郑茂荣．黄芩甙治疗寻常型银屑病近期疗效初报．中国皮肤性病学杂志，1990；4（4）：127

105. 顾有守．脓疱型银屑病—48例的治疗评价．临床皮肤科杂志，1991；（3）：132

106. 安家丰，等．中医及中西医结合治疗泛发性脓疱型银屑病24例．中国皮肤性病学杂志，1990；4(3)：154
107. 国家中医药管理局．中医病证诊断疗效标准．南京：南京大学出版社，1994：146～148
108. 安家丰，等．张志礼皮肤病医案选萃，北京：人民卫生出版社，1994：106～146
109. 秦万章．皮肤病研究．上海：上海科学技术出版社，1990：363～408
110. 余江南．药物不良反应诊断进展(综述)．药学进展，1994；18(4)：215
111. 陈贵廷、杨思澍．实用中西医结合诊断治疗学．北京：中国医药科技出版社，1991：1453-1462
112. 张怀亮．超氧化物歧化酶外用制剂的临床观察．中华皮肤科杂志，1994；27(6)：374
113. 赵辨．标准筛选抗原在化妆品皮炎诊断中的应用．临床皮肤科杂志，1994；23(6)：299
114. 刘玲玲．皮炎治疗类皮肤病斑贴试验100例．中国皮肤性病杂志，1992；6(4)：222
115. 余俊甫．自动鉴别诊断急性治疗和接触性皮炎的研究．中国皮肤性病杂志，1992；6(4)：216
116. 王秉鹤．郎格罕细胞与皮肤病．国外医学院皮肤病分册，1984；(1)：13
117. 张志礼，等．石蓝草煎剂治疗急性皮炎及治疗的临床和实验研究．中华皮肤科杂志，1993；26(6)：337
118. 王德馨．中西结合治疗急性湿疹的初步体会．天津医药，1977：8.406
119. 周镇苏．清湿汤与化湿散治疗湿疹37例．中医杂志，1993；34(2)：712
120. 郭在培．异位性皮炎治疗进展(综述)．国外医学皮肤病学分册，1991；1：14
121. 李德尧．胸腺素穴位注射治疗遗传过敏性皮炎40例．中国皮肤性病杂志，1992；6(4)：206
122. 陈学铎．抗栓酶-3霜治疗婴儿治疗42例疗效观察．中国皮肤性病杂志，1994；8(3)：183
123. 施伟民．急性荨和慢性荨患者血浆成分吸附组胺能力的测定．中华皮肤科杂志，1993；26(4)：210
124. 吴原．荨患者血浆中 TXB_2 和 6-酮-$PGF_1\alpha$ 水平分析．中国皮肤性病杂志，1994；8(4)：221
125. 丁素先．清热祛风冲剂治疗荨、湿临床观察与药理试验．中国皮肤性病杂志，1994；8(4)：247
126. 刘辅仁，张志礼．实用皮肤科学．北京：人民卫生出版社，1984；307～311
127. 安家丰，张芃．张志礼皮肤病医案选萃．北京：人民卫生出版社，1994；152～158
128. 朱仁康主编．中医外科学．北京：人民卫生出版社，1987；635～638；666～670
129. 秦万章．皮肤病研究．上海：上海科技出版社，1990；502～514
130. 管汾．实用中医皮肤病学．兰州：甘肃人民出版社，1981；162
131. 夏立照．外阴瘙痒症484例病因分析．中华妇产科杂志，1994；(3)：170
132. 李爱酶，静脉点滴低分子右旋糖酐致皮肤瘙痒症50例．临床皮肤科杂志，1995；(2)：128
133. 蔡茂庆．胶丁钙穴位注射治疗冬季瘙痒症的临床探索．临床皮肤科杂志，1990；(4)：206
134. 张继龙．加味止痒合剂配合西药治疗老年皮肤瘙痒症130例．中西医结合杂志，1994；(4)：247
135. 李慧珠．复方蛇床子煎剂治疗肛部瘙痒和念珠菌感染临床观察．中华皮肤科杂志，1994；(4)：239
136. 孙哲逊．长强穴药物注射治疗阴部瘙痒性疾病．中华皮肤科杂志，1965；(4)：241
137. 顾伟程．124例神经性皮炎患者性格特征调查．中国皮肤性病学杂志，1990；(4)：209
138. 刘启文．神经性皮炎患者脑电图观察．临床皮肤科杂志，1991；(1)：40
139. 方大定．中医熏药治疗神经性皮炎60例．中华皮肤科杂志，1958；(6)：465
140. 曹仁烈．薰药膏治疗神经性皮炎．中华皮肤科杂志，1959；(3)：174
141. 李洪迥．自制炸焦油治疗神经性皮炎．中华皮肤科杂志，1957；(4)：313
142. 刘辅仁．黑豆馏油氧化锌橡皮硬膏治疗神经性皮炎144例．中华皮肤科杂志，1963；(1)：50
143. 罗汉超．艾灸治疗神经性皮炎．中华皮肤科杂志，1957；(4)：298
144. 张志礼．白癜风的辨证论治．中医杂志，1993；34：176
145. 薛长连．克白灵综合治疗白癜风1350例．临床疗效观察．中医杂志，1992；33：680
146. 孟庆琴，等．消白灵汤剂治疗白癜风200例临床观察．中医杂志，1995；36：473
147. 朱铁君，等．中药祛白片治疗白癜风187例临床观察．中西医结合杂志，1994；14：441
148. 金启祥，等．中西药合并治疗407例白癜风的临床疗效观察．临床皮肤科杂志，1983；12：9
149. 许爱娥，等．中药加皮质激素治疗186例白癜风．中华皮肤科杂志，1995；28：252
150. 朱光斗，等．中西医治疗232例白癜风临床疗效观察．中西医结合杂志，1986；6：669
151. 夏岱印，等．光化疗法治疗白癜风的临床观察．临床皮肤科杂志，1982；11：77

152. 石得仁，等．白癜风患者发内微量元素测定及驱虫斑鸠菊治疗白癜风．中华皮肤科杂志，1989；22：326
153. 郑庸，等．紫外线治疗白癜风10年后的随访观察．临床皮肤科杂志，1982；11：73
154. 石得仁，等．白癜风患者微循环观察研究．临床皮肤科杂志，1987；16：127
155. 朱铁君．白癜风650例临床研究．临床皮肤科杂志，1995；24：279
156. 谷玉琴，等．中西医结合治疗黄褐斑83例．中华皮肤科杂志，1992；25：330
157. 石本玉，等．中西医结合治疗黄褐斑．中华皮肤科杂志，1992；25：399
158. 季素珍，等．中西医结合治疗黄褐斑38例．临床皮肤科杂志，1994；23：285
159. 哈刚．黄褐斑50例临床小结．北京中医杂志，1988；2：30
160. 巢伯舫，等．女性黄褐斑80例治疗小结．北京中医杂志，1992；6：34
161. 王保和．中药治疗黄褐斑．中华皮肤科杂志，1987；20：42
162. 刘丽达，等．耳压加倒膜面膜法治疗黄褐斑91例．中华皮肤科杂志，1991；24：191
163. 许谨，等．磁疗面膜美容水治疗黄褐斑及抗皱168例疗效观察．临床皮肤科杂志，1995；24：56
164. 孙迅．增白祛斑霜与面膜倒膜治疗黄褐斑之疗效观察．临床皮肤科杂志，1991；20：26
165. 刘祥兰．中药面膜配合按摩治疗黄褐斑．上海中医药杂志，1995；4：41
166. 王渝，等．中药祛斑倒膜粉治疗黄褐斑110例．中医杂志，1995；36：124
167. 梁存让，等．黄褐斑发病机理及活血化瘀法治疗的探讨．临床皮肤科杂志，1985；14：238
168. 陈燕萌，等．黄褐斑的血液流变学．临床皮肤科杂志，1991；20：95
169. 李习舜，等．当归美容霜治疗面部黄褐斑等231例报告．临床皮肤科杂志，1984；13：35
170. 刘铭锐，等．“当归叶油霜”治疗黄褐斑临床观察报告．临床皮肤科杂志，1984；13：39
171. 谈煜俊．蛇油霜治疗黄褐斑等皮肤病328例疗效观察．中医杂志，1993；34：691
172. 单一君．脱发，皮肤病研究．上海：上海科技出版社，1990：490～501
173. 诸葛文辉，等．脱发的中医治疗进展．上海中医药，1992；（7）：27～29
174. 吴熙，等．生发饮治疗脱发症357例临床观察．辽宁中医杂志，1979；（6）：28
175. 边天羽．生发丸治疗斑秃与脂溢性脱发326例报告．临床皮肤科杂志，1982；11（2）：101
176. 陆文生．中医药治疗脱发30例疗效观察．辽宁中医杂志，1982；（6）：39
177. 朱道本．常青方治疗脂溢性脱发与斑秃60例．湖北中医杂志，1985；（3）：27
178. 王雨，等．化瘀丸治疗头面部皮肤病316例报告．天津中医，1987；4：10
179. 李治牢．脱发性皮肤病辨证论治探讨．陕西中医学院学报，1991；14（4）：15
180. 向熙瑞，等．中西医结合杂志，1990；10(4)：244
181. 郝朴，等．清化活血法治疗脂溢性脱发131例临床观察．江苏中医，1991
182. 肖洪义．治愈8例斑秃介绍．中华皮肤科杂志，1982；15（2）：110
183. 曹仁烈，等．薄盖灵芝治疗斑秃232例临床报告．临床皮肤科杂志，1986；15（3）：128
184. 金东槿．甘油红皮蒜汁外用兼服中药治疗斑秃856例报告．吉林医学，1985；6（5）：24
185. 程爵棠．熏洗法外治脱发症110例．浙江中医杂志，1988；18（2）：68
186. 李明裕．中药外搽加局部紫外线照射治疗斑秃等脱发61例疗效观察．中华皮肤科杂志，1982；15（4）：235
187. 张翠屏．针刺治疗脱发症300例临床观察．吉林医学，1980；3：6
188. 秦万章．75例播散性红斑性狼疮辨证论治探讨．上海中医药杂志，1985；1：18
189. 刘世明，等．养血生发胶囊的药理实验研究．天津中医，1987；4：12
190. 白俊昆，等．何首乌对小鼠雄性激素脱毛影响．中西医结合杂志，1991增刊
191. 朱学骏．大疱病40年回顾与展望．中华皮肤科杂志，1993；26（2）：67
192. 朱仁康．中医外科学．人民卫生出版社，1987；605，717
193. 秦万章．皮肤病研究．上海科学技术出版社，1990：516
194. 边天羽，等．中西医结合皮肤病学．天津科学技术出版社，1987：244
195. 徐宜厚．皮肤病中医诊疗简编．湖北人民出版社，1980：11
196. 黄鸣．解毒利湿汤治疗天疱疮32例．福建中医学，1983；4：30
197. 林熙然．健脾益气法治疗天疱疮和皮肌炎．中西医结合杂志，1985；5（3）：139
198. 张志礼，等．中西医结合治疗天疱疮30例临床分

析．中西医结合杂志，1985；5（3）：155
199. 袁兆庄．中西医结合治疗天疱疮临床分析及疗效观察．中医杂志，1985；26（5）：360
200. 朱光斗，等．雷公藤治疗天疱疮 11 例疗效观察．中西医结合杂志，1986；6（3）：149
201. 李清．皮质激素合并雷公藤治疗天疱疮 6 例报告．中国皮肤性病学杂志，1994；8（3）：154
202. 沈自尹．等．上海第一医学院学报，1979；(6)5：313
203. 杨光华．普济消毒饮治愈类天疱疮．云南中医杂志，1985；6（5）：27
204. 李金科．类天疱疮治验．新中医，1984；5：25
205. 张锦章．中西医结合皮肤病治疗学．武汉出版社，1992：275
206. 朱学骏，等．大疱性类天疱疮抗原分子异质性．中华皮肤科杂志，1990；5（23）：291
207. 邓丙戊．疱疹样发疹的 DIF 检查及治疗．中国皮肤性病杂志，1993；7（4）：218
208. 蕲培英，等．疱疹样皮炎在我国的发病情况及其诊断标准的商榷．中华皮肤科杂志，1991；24（4）：232
209. 安家丰，等．张志礼皮肤病医案选萃．人民卫生出版社，1994：101
210. 方大定．麻风．皮肤病研究（中西医结合丛书）．上海：上海科学技术出版社，1990：277～295
211. 中国医学科学院皮肤病研究所麻风病研究室动物接种研究小组．用麻风杆菌鼠足垫模型筛选抗麻风药物．皮肤病防治研究通讯，1978；7（2）：80
212. Gupta PN. Antileprotic action af an extract from anantamal. Lepr India. 1981；53（3）：354
213. 曹松年，等．人麻风分支杆菌体外培养的研究．I 从 13 例麻风病人 23 次培养出抗酸杆菌结果的总结．中华皮肤科杂志，1980；13（1）：12
214. 吴勤学，等．用 M. CAMSA 做指示菌筛选抗麻风中药的初步研究．中国麻风杂志，1994；10（3）：155
215. 华文渊，等．麻风患者有关血液流变学的研究．临床皮肤科杂志，1986；15（3）：150
216. 辽宁省麻风病院．中医治疗麻风的观察报告．中医杂志，1957；（5）：233
217. 陕西中医学院骨痨敌研究小组．汉中疗养院．中药复方骨痨敌结合氨苯砜治疗瘤型麻风 51 例疗效观察．陕西新医药杂志，1978；（1）：20
218. 中国医学科学院皮肤病研究所等研究协作组．雷公藤治疗麻风反应的临床观察．中国医学科学院学报，1979；1（1）：71
219. 郑逖生节译．不能单靠化疗．中国麻风杂志，1995；11（1）：2
220. 邵康蔚．麻风治疗研究进展．中国麻风杂志，1986；2（1）：75
221. 曹艺．辨证施治 56 例淋病报告．中医杂志，1990；31（8）：40
222. 李文元，等．毒淋汤治疗慢性淋病．中医杂志，1995；34（6）：234
223. 蔡子鸿，等．中西医结合治疗急性淋病体会．中医杂志，1995；11（2）：25
224. 吴春潮，等．清热解毒利湿中药抗淋球菌作用的实验研究．浙江中医杂志，1993；28（1）：36
225. 吴春潮，等．中药复方抗淋球菌作用的实验研究．浙江中医杂志，1993；28（6）：281
226. 吴喜光，等．8 种中药影响淋病奈瑟菌粘附的体外研究．中华皮肤科杂志，1992；25（6）：372
227. 崔建新，等．淋 I 号中药的研制与临床疗效．中华皮肤科志，1991；24（5）：347
228. 杨蜀嵋．知柏地黄丸治疗性病后尿道炎综合征．中国皮肤性病学杂志，1993；7（3）：177
229. 中国医学科学院皮肤性病研究所、北京中医学院附属医院联合研究组．中西医合作治疗脊髓痨的初步报告．中华皮肤科杂志，1959；7（6）：357
230. 中国医学科学院皮肤性病研究所、北京中医学院附属医院联合研究组．中西医结合治疗脊髓痨的追踪观察．中华皮肤科杂志，1963；9（1）：14
231. 方大定．梅毒．皮肤病研究（中西医结合丛书）．上海：上海科学技术出版社，1990：296-300
232. 多继诚．50 年代 391 例梅毒 5 种方剂研究．内蒙古中医药，1990；9（2）：13
233. 叶干运，徐文严，邵长庚，等．实用性病学（第 2 版）．北京：人民卫生出版社，1991：8
234. 钱雪华．52 例尖锐湿疣的辨证论治．上海中医药杂志，1994；（7）：26
235. 丁泽进，等．尖锐湿疣 42 例治验．国医论坛，1994；9（6）：28
236. 韩国柱，等．复方香叶天竺葵油治疗尖锐湿疣临床疗效报告．临床皮肤科杂志，1993；22（5）：249
237. 朱桂纯，等．116 例生殖道尖锐湿疣早期诊断与治疗．中华妇产科杂志，1991；26（1）：44
238. 宋海军．铍针为主治疗尖锐湿疣．云南中医杂志，1993；14（3）：29
239. 周华，等．尖锐湿疣人乳头瘤病毒潜伏感染的研究．中华皮肤科杂志，1995；28（3）：168
240. 朱学骏，等．尤脱欣与疣敌治疗尖锐湿疣的疗效比较．中华皮肤科杂志，1994；27（3）：199

第十一章 眼科学

眼科范围内的中西医结合工作包括临床和实验研究方面，在近十余年中有了较快的发展，取得了一些可喜成绩，展现了今后的良好前景。

一、高层次科研队伍的建立

近十余年来在一些教学机构和研究单位确立了一些博士研究生和硕士研究生的招生单位，培养了大量的高层次科研人员，成为中西医结合眼科队伍中的临床、科研和教学的重要骨干力量。随着中高档研究设备不断增加，研究方法逐步改善，特别是多学科人员的参与，使科研与临床研究向高层次、高质量的水平发展。获得了一批省、部级和国家级的科研成果奖。

二、眼科临床和实验研究的进展

1. 单纯疱疹病毒性角膜炎的研究

在中医临床治疗的基础上，运用病毒学、免疫学等科学方法进行研究，筛选了大批中草药，在体外抗单疱病毒实验研究方面取得了阳性结果。并在临床研究中，筛选了抗单疱病毒的外用点眼制剂取得了很好的效果。如二秦眼药水(秦皮、秦艽)体外实验有良好的抑制病毒作用。在动物实验中，对家兔实验病毒性角膜炎有明显的治疗作用。并将该药制成抗病毒1号眼药水用于临床观察研究，治疗单纯疱疹病毒性角膜炎39只眼，治愈29只眼，治愈率达76.6%。并经随访观察发现有预防复发的作用。

我们还观察了板蓝根对单疱病毒性角膜炎患者红细胞C3b受体活性及循环免疫复合物的影响。通过对41例患者用板蓝根肌注和点眼治疗前、后的变化，提示该药对本病的治疗作用可能与红细胞免疫功能的改善有关。其他如用紫草、天花粉等中药治疗单疱病毒性角膜炎也做了大量研究工作。

2. 原发性视网膜色素变性的研究

本病为遗传性进行性致盲眼病，现无特效疗法，运用中医药综合治疗方法，采用自动静态视野计和电生理技术建立了客观的疗效标准，并从免疫学、血液流变学、微量元素等检验探讨了治疗机理，取得了部分病人提高视力，扩大视野，改善视网膜电生理的治疗效果，对缓解病情，延长致盲时间有一定意义。为中西医结合治疗疑难眼病的研究作出了有益的探索，开拓了思路。

3. 视网膜中央动脉阻塞的研究

用葛根素注射液对视网膜中央动脉阻塞的治疗研究，葛根素组的视力明显高于对照组($P<0.05$，$P<0.001$)；治疗后视网膜循环时间比治疗前明显缩短($P<0.001$)；血液的血球压积、全血比粘度、红细胞电泳时间、纤维蛋白原等指标以及暗适应白光与红光视网膜电图、振荡电位，红光视网膜电图a波谷数等与治疗前比有明显改善($P<0.05$；$P<0.01$)。

4. 视网膜中央静脉阻塞的研究

现在运用以活血化瘀为主的中药治疗视网膜中央静脉阻塞的研究较多，并取得了较好的治疗效果。能改善视网膜微循环，降低全血比粘度和纤维蛋白原，减轻毛细血管的渗漏，促进眼底视网膜水肿、出血和渗出的吸收，提高视力有较好疗效。

5. 老年性黄斑变性的研究

老年性黄斑变性(年龄相关性黄斑变性)是危害老年人的致盲眼病。美国75～85岁者发病率高达44%。随着平均寿命的延长，人口的老龄化，老年性黄斑变性的发病率随之增加。现在运用九子还睛煎、杞菊地黄丸、驻景丸等方加减，对本病进行了临床研究，对促进黄斑区的出血和渗出物的吸收，改善部分视力有一定的作用。在阻止渗出前期发展为渗出期方面，或是在瘢痕修复期后防止复发方面均比维生素E、C、锌剂常规药物治疗为优。

6. 视神经萎缩的研究

用明目逍遥汤治疗儿童血虚肝郁型视神经萎缩的临床研究，共治疗70例136只眼，视力基本恢复78只眼(57.35%)；临床有效率92.69%。主要药物：柴胡、当归、白芍、焦白术、茯苓、丹皮、薄荷等。用外伤复明胶囊治疗外伤性视神经萎缩的临床研究，共治93例

112只眼，显效40只眼，有效50只眼，无效22只眼，总有效率80.36%。方剂组成：桃仁、红花、川芎、生地、丹参、石菖蒲等。实验研究证明：该药对小鼠体内血栓形成致死抑制率为30～40%；抗家兔体外血栓形成作用优于丹参对照组；抗大鼠血小板粘附作用低于丹参对照组。

7. 老年性白内障的研究

中西医结合手术治疗老年性白内障，据针拨套出术治疗1251例患者的临床资料的分析，结果表明手术效果是好的，术后无一例交感性眼炎发生。作者对手术切口作了长期观察和深入研究，中医针拨白内障切口是在古文献记载的"去风轮与锐眦相半，正中插入，毫发无偏。"即颞侧角膜缘外4～4.5mm处，相当睫状体平部中点，该部位一直被认为是危险区，不宜作切口。但据临床观察结果证明，经睫状体平部进行内眼手术是安全的，为内眼手术提供了新的手术途径。特别是唐由之教授于1975年成功地为毛泽东主席施行了左眼白内障针拨术，使其复明。

中医治疗未成熟期老年性白内障也取得了一定疗效。通过188种中药对猪晶状体醛糖还原酶抑制作用的观察发现：知母、金银花、海桐皮、仙鹤草、茵陈、款冬花、旋覆花、续断、紫苑、山栀等可完全抑制醛糖还原酶的活性。应用黄芩、石斛、菟丝子及玉蝴蝶水煎灌胃，可使半乳糖白内障大鼠晶状体中半乳糖、半乳糖醇的含量降低，恢复正常，对抗了半乳糖白内障的异常变化。此外，还有抑制脂类过氧化作用，能使晶状体膜维持正常功能，从而起到延缓白内障发展的作用。

三、中西医结合眼科的展望

今后中西医结合眼科将在已打下的良好基础上，进一步培养优秀人才，组成一支中坚队伍。积极开展中西医之间，国内外之间的学术交流，大力引进新技术、新设备，不断探索和总结运用现代科学方法在眼科领域内研究中医药治疗常见病、多发病和疑难眼病的方法和规律。争取在治疗某些眼病的疗效方面有重大突破。在理论方面有所创新，为中西医结合事业的发展作出更多的贡献。

（高健生）

第一节　病毒性角膜炎

病毒性角膜炎可由多种病毒感染引起。临床上常见的有单纯疱疹性角膜炎、带状疱疹性角膜炎、牛痘性角膜炎等。其中单纯疱疹性角膜炎发病率日益增高，易于复发，且易造成严重的视力障碍。

单纯疱疹性角膜炎（Herpes Simplex Keratitis，简称HSK）是由单纯疱疹病毒Ⅰ型（Herpes suimplex virus-Ⅰ，简称HSV-Ⅰ）感染所致的角膜炎症。本病多在感冒，高热，劳累，妇女月经期等影响下，致使机体免疫功能下降时发病或复发。由于角膜病变深浅、形态等不同，又有树枝状角膜炎（上皮型），地图状角膜溃疡（浅、中基质层型），盘状角膜炎（深基质层型）等不同病名。临床表现为眼睑痉挛，额部反射性疼痛，异物感，羞明、流泪，球结膜睫状充血，角膜中央或周边上皮层出现针尖大小的浸润，易破，进而融合为树枝状浸润、溃疡，病情如得不到控制，病变向角膜前1/3或1/2基质层扩展，形成地图状溃疡，上述各型荧光素染色均为阳性，若病变继续向深层发展，或病毒直接侵犯角膜深层都可以形成角膜中央实质层水肿、致密混浊，呈灰白色如盘状，视力明显减退。本病的共同特点是角膜知觉减退或消失。

中医依其临床不同见证，归属为聚星障、花翳白陷、混睛障范畴。在我国著名的古代眼科专著《秘传眼科龙木论》，以及明清之《证治准绳·眼目集》及《审视瑶函》对这类眼病的认识及治疗等方面有丰富的经验。中医认为"外障之病，皆因六淫所感"（《医宗金鉴·眼科心法要决》），本病之病因病机为"风热不制"（倪维德著《原机启微》），并创制了羌活胜风汤以祛风除湿，一直作为传统验方传于后世。祛风清热，清肝泻热、化湿清热作为中医治疗本病之大法。

现代医学治疗SHK多采用眼局部用药，

主要抗病毒药物有：碘脱氧脲嘧啶核苷（简称碘苷，IDU，国产商品名“疱疹净”），阿糖腺苷（Ara-A），三氟嘧啶（trifluridine），环胞苷（cc），无环鸟苷（ACV）等。干扰素，基因工程干扰素，单疱病毒单克隆抗体及特异性转移因子虽有一定治疗效果，但尚未普及应用于临床。对反复发作角膜已穿孔或濒于穿孔的病例或角膜遗留白斑失明者，可采用穿透性角膜移植手术以恢复视力，对顽固不愈的活动性浸润病例，手术成功率较低。现代医学对本病免疫学研究不断深入，发现 HSK 活动期免疫调节功能紊乱，而其紊乱程度又与病情有相关关系。如何改善机体免疫功能，减少或防止本病的复发，仍是棘手的问题。中医药治疗本病，取得较好效果，在防止复发方面进行了初步探索，特别在中医抗病毒外用药研究上，取得一定进展。从而为中西医结合防治本病的研究，提供了先进的手段和方法。

一、临床研究

临床上对 HSK 的辨证属风热证，治法多以祛风清热为主，常用方剂有羌活胜风汤、银翘散等。由于本病发生时间与角膜部位、深浅等不同，根据证情又有清肝泻火、清热除湿及养阴清热等治法。常见的证型有：①外感风热型，治以祛风清热，选用羌活胜风汤、银翘散、桑菊饮等；②肝火炽盛型，治以清肝泻火，选用龙胆泻肝汤、泻青丸等；③肝经湿热型，治以清热利湿，选用温胆汤、三仁汤加减；④阴虚火旺型，治以养阴清热，选用养阴清热汤、滋阴退翳丸等。对本病的复发引起重视，一般认为素体气虚或阳虚易引起复发，因而在治疗上加用了益气温阳的中药，如玉屏风散合当归四逆汤，柴胡饮加黄芪、白术，扶正退翳汤等可减少或防止复发。近些年来，除研究口服中药治疗本病外，也很重视眼局部用药的研究，运用现代医学科学方法，筛选有效抗病毒中草药单味或复方，制成滴眼液点眼或结膜下注射，收到初步效果。

王德全对 54 例 HSK 分为 4 型辨证施治。外感风热型治以疏风清热，方用银翘散合羌活胜风汤加减；肝胆火炽型治以清肝泻火，方用龙胆肝汤加减；湿热内蕴型治以清热化湿，方用三仁汤加减；正虚邪留治以滋阴清热，养血退翳，方用消翳散加减。局部点用 0.1%疱疹净，深层无溃疡者，酌情给予 0.5%考的松点眼，治疗结果，54 例（57 只眼）中治愈 49 例（52 只眼），治愈率 90.7%，好转 5 例（5 只眼）占 9.3%。平均住院时间，浅层型 15 天，深层型 41 天。陈雅静治疗 120 例（146 只眼），外感风热型用药有金银花、连翘、黄芩、板蓝根、大青叶、防风、蝉蜕、甘草；肝经湿热型用药石决明、草决明、龙胆草、黄芩、青葙子、柴胡、土茯苓、蒲公英、红花、赤芍、甘草；阴虚火旺型药用黄芪、白术、云苓、生地、赤芍、麦冬、泽泻、蝉蜕、青葙子、甘草。配合西药抗病毒药液点眼外，眉弓部注射干扰素，治疗结果：120 例 146 只眼平均 25 天疗程中，痊愈 107 只眼，有效 37 眼，总有效率 98%。

防止本病复发应以补虚入手。高培质认为本病应以气虚为本，风热为标。外感风热系表虚不固所致，故对本病风热型施以祛风清热的同时，健脾益气以治本。应用病毒Ⅰ号方（自制）治疗，收到满意效果。主要药物有金银花、防风、蝉衣、太子参、白术、黄芪等。对 41 例停药后经 2 年随访，2 例复发。潘开明主张用补益法减少本病复发。中药基本方为黄芪、党参、菟丝子、黄精、丹参、川芎、陈皮、升麻、柴胡、枸杞子、山萸肉、五味子、女贞子。治疗炎症后期患者 30 例，复发次数最少 3 次，多者达 7 次。病程 7 个月至 2 年半。服药 20 剂至 65 剂。随访 1 年内复发 1 例占 3%，2 年内复发 3 例占 10%。较其他疗法的复发率为低。

眼局部用药的临床研究是中西医结合治疗本病的重要组成部分，并已取得初步成果。高培质等对病毒Ⅰ号滴眼液（原名二秦眼药水）治疗上皮层，浅、中基质层型 HSK 进行了临床研究。观察住院患者 269 例（272 只眼），随机分为二组，病毒 1 号滴眼液组（治疗组）175 例（178 只眼），无环鸟苷眼液组（对照组）94 例（94 只眼），两组分别点药次数与时间相同。上皮层治疗 14 日，浅、中基质层型治疗 20 天作为判断疗效的时间界限。治疗组痊愈 144 只眼，占 80.90%，对照组痊愈 76 只眼，占 80.85%，（P＞0.90）两组有效率分别为 91.57%与 90.43%（P＞0.70）两组均无差别。对两组痊愈的病例进行远期随访，随访时间治疗组与对照组分别为 22.27±0.99 月与 23.58±0.93 月。治疗组复发 16 只眼，复发率为 11.11%，对照组复发 20 只眼，复发率 26.32%，治疗组明显低于对照组（$P<0.01$）。

邢美玉等用紫丁香叶制成滴眼液治疗 HSK79 例，81 只眼，治愈率高达 98%～100%，平均治愈时间较紫丁香叶煎剂内服疗程短。同时观察了该制剂可以调节泪液 IgA、IgG、IgM 的分泌，改善免疫功能。蔡华松等采用金银花、贯众制成的 50%双冠眼药水滴眼治疗 HSK47 例，81 只眼，两周内治愈 46 例，占 98%，疗效优于疱疹净、病毒灵滴眼液组。廖世煌用病毒净滴眼液（含 0.5%精制穿心莲内脂）点眼治疗 HSK80 例，0.05%环胞苷滴眼液治疗 70 例为对照组，两组治愈率和基本治愈率比较，病毒净组高于对照组，有显著性差异。雷蕴瑛等采用板蓝根注射液肌注，同时稀释为板蓝根滴眼液点眼，治疗 41 例，均有 1 次以上复发史。同时测红细胞 C_3b 受体花环率和血清循环免疫复合物。结果痊愈 19 例，占 46.34%，好转 14 例，占 34.15%。HSK 治疗前组红细胞 C_3b 受体花环率明显低于正常对照组，（$P<0.001$）。经板蓝根治疗后病情好转者花环率回升；痊愈者恢复至正常水平（>0.05）；无效者仍然显著低于正常组（$P<0.001$）。治疗前组及无效组血清循环免疫复合物水平明显高于对照组（$P<0.01$），经板蓝根治疗后，病情好转者测值下降，痊愈者下降至正常水平。从而雷氏等认为红细胞 C_3b 受体活性和血清循环免疫复合物水平，可作为 HSK 疗效及预后判断的重要检测指标之一。

眼结膜下注射也是眼科治疗本病的局部用药之一。刘永祥用银黄注射液结膜下注射治疗 HSK60 例，治愈 48 例，占 80%，基本治愈 8 例，占 13.3%，疗程 7～15 天，平均 11 天。

此外，还有用目炎灵眼药水、千里光眼药水、黄芩甙眼药水、消星障滴眼液、藏红花黄连滴眼液等点眼，大青叶洗眼剂浴眼以及清开灵注射液静脉点滴等方法治疗 HSK，均可收到较好疗效。

二、HSK 的实验研究

（一）HSK 的动物模型制备方法

HSK 的实验研究，分二方面进行：一方面是采用组织培养法，观察中药滴眼液、中药煎液以及筛选有效抗病毒中药等的直接作用于 HSV 的效果。另一方面是动物实验，主要观察各种中药外用药治疗实验性 HSK 的临床效果及其作用机理。

1. 组织培养法

组织培养法所用的材料包括药物的制备，组织培养所用的细胞及病毒的来源及毒力等。陈祖基等所用的实验药物是按常规分别制成水煎剂或醇提剂，浓度为 1g 原生药/ml，调 pH 为 6～8，100℃水煮沸消毒 30′，冷置 4℃水箱备用。组织培养均用原代乳兔肾上皮细胞，待长成单层后，选细胞形态良好的培养瓶供实验用。病毒系中国医学科学院病毒研究所供给的 HSV-Ⅰ型，在原代乳兔肾细胞中传代，毒力维持在 10^6TCID_{50}（半数组织培养感染量）左右，置－40℃低温水箱备用。郑民实报告的组织培养所用的细胞是取原代人胚肌皮单层细胞，病毒株 HSV-Ⅰ是中国药品生物制品检定所提供，毒株号 0521。王育良等实验用的细胞是南京农业科学院惠赠的金黄色地鼠肾传代细胞（BHK_{21}），病毒为中国预防医学科学院病毒研究所提供的冻干 HSV-Ⅰ型 Stoker 株毒苗，用 1ml 无血清 Eagle's MEM 液溶解，接种于兔肾传代细胞（RFK），毒力滴定 $100TCID_{50}10^{-4}$～10^{-5}，采用微量板观察，以 96 孔做药物最大细胞耐受浓度测定，以 40 孔做抗 HSV 实验。

2. HSK 动物模型制备方法

沈德惠等所做的实验，选用家兔之正常角膜，病毒接种前用青、链霉素溶液冲洗结膜囊，以 0.5%的普鲁卡因行表面麻醉。用直径 6mm 的角膜环钻蘸取病毒液，然后置角膜中央区轻轻一按并随即旋转 90°左右，以划破角膜上皮为度。接种后用手持裂隙灯观察，角膜划痕清楚、完整、深浅适度为接种得宜，然后分笼饲养。接种的病毒为 HSV-Ⅰ Stoker 株，经乳兔肾原代细胞培养 $TCID_{50}10^{-7}$。在病毒接种后第 3 天开始治疗，连续给药 7 天。采取同体对照方法，即右眼给以实验药物治疗，左眼给以生理盐水（或已知有效药物）作为对照。治疗期的 3、5、7 天及停药后的第 3、5 天定为观察日。用荧光素染色后手持裂隙灯观察，必要时使用裂隙灯显微镜。角膜病变的分级标准，分为 0～4

级。(参照 Gerstein 和陈祖基并略加修改)。王克等报告的动物模型制备方法与沈氏相同，只是由于实验目的不同，为观察病毒 1 号滴眼液的预防病毒感染作用，而是先给家兔双眼点药，同时设 0.1%无环鸟苷有效药物对照组及空白对照组。连续点药 5 天后停用一切滴眼液，感染 SHV-Ⅰ Stoker 氏株病毒，48 小时开始发病，72 小时全部发生典型的 HSK 病变。隔日荧光素染色裂隙灯下检查并记录，共观察 6 次。用沈德惠等的实验分级标准，病变以荧光素染色着色面积计算。

于健等用健康新西兰兔，SHV-Ⅰ SM_{44}毒株，滴度为 10^6ICID_{50}，在角膜上皮作 4mm “#”字压痕后，滴入病毒原液 30μl，闭眼睑按摩 30s，随机分成 3 个组，即治疗组、无环鸟苷对照组和空白对照组。接种后 24 小时行双盲法给药，每日行荧光素染色裂隙灯观察角膜病变并照像，将角膜病变程度按照 Trousdale 法分为 0—4 级。

国外医学报道有用小鼠制备模型，是在小鼠角膜划痕后接种 HSV-Ⅰ，用手持裂隙灯观察角膜上皮和实质层的病变程度来确定病变度数。

以上采用多种方法建立的 HSK 动物模型，为中西医结合防治 HSK 及其发病机理等的研究，提供了可靠的手段。

(二) 实验研究成果

抗病毒中药的实验研究使抗 HSV 中药的筛选有了较大的进展，为治疗 HSK 提供了有效外用滴眼液。

陈祖基等运用组织培养法发现薄荷、蒲公英、喜树果的水煎剂能明显抑制 HSV 的生长。马勃、木通、紫草、柴胡、半枝莲、栀子 6 种药物能延缓 HSV 所致细胞的产生，其余 63 种中药对 HSV 无作用。郑民实同样用组织培养技术对 472 种中草药进行抗 HSV-Ⅰ的筛选，采取①同时给药途径（细胞瓶内同时加入药物和病毒）经复筛 74 种有效水提取药物中，有 7 种属高效药物（青木香、刘寄奴、乌药、败酱草、石韦、盐肤木与蒲公英）；②治疗途径给药（细胞瓶内先种病毒再加药物），发现 4 种有效（夏枯草、石见穿、海藻、豨莶草）；③预防给药途径（细胞瓶内先加药物再种病毒）仅 3 种有效（夏枯草、无患子、雪见草）；④管外途径给药（药物和病毒先在细胞外接触，再加入细胞瓶内），以上 3 种给药途径筛出的 8 种中、高效药物，用管外给药途径证明亦有效。(山扁豆、白薇、漏芦、败酱草、马尾松、石见穿、雪见草、蒲公英)。王育良等通过实验研究，认为红药子、老鹳草、秦皮均有抗病毒作用。红药子有极强的直接杀灭和阻止 HSV 对细胞的吸附和侵入，老鹳草可以较强的渗入细胞内滞留，参与抑制 HSV 的合成，秦皮的作用机理尚不明确。曾庆华等从 30 多种中药多糖中筛选出黄精多糖并制成滴眼剂，对实验性家兔 HSK 进行了治疗，以无环鸟苷滴眼液作对照观察，发现黄精多糖有明显疗效。

沈德惠等对 6 种复方眼科外用药实验研究结果，证实了二秦眼药水（后改名为病毒 1 号滴眼液）有明显抑制 HSV 引起的细胞病变作用，对实验性家兔 HSK 有明显的治疗作用。通过王克等对病毒 1 号滴眼液预防作用的实验观察，进一步说明该制剂确有保护与加强角膜上皮的屏障作用，减少病毒在细胞内繁殖，其作用机理尚待研究。王育良等将红药子、秦皮、老鹳草制成消单灵滴眼液(复方)，对实验性 HSK 进行治疗观察，以疱疹净为对照组。结果证明消单灵眼液有明显疗效。李佩铭用紫草、硼酸配制成紫草滴眼液进行抗病毒实验，结果表明该剂有明显抑制单疱病毒的作用。并治疗 HSK31 例（34 只眼）对上皮层，浅实质层角膜炎显效，对深实质层角膜溃疡疗效差。闫明等用银花、板蓝根、黄芪、黄芩等制成复明Ⅱ号制剂点眼，同时口服用该方制成的粉剂，治疗实验性 HSK，观察体液免疫、红细胞免疫及白细胞介素Ⅱ的变化。结果表明复明Ⅱ号对机体免疫功能有较好的改善作用，在抗 HSK 复发方面具有一定意义。

三、展望

对 HSK 的中医、中西医结合治疗取得很大进展，近期疗效是肯定的，对本病的辨证分型日趋一致，但多是临床疗效观察，缺乏严密、系统、科学的临床研究，所用方药繁杂。今后应在肯定临床疗效基础上，开展深入地研究，逐各证型选方，进行疗效对比，最后研制出公认的高效方剂。

对 HSK 抗复发的研究上，是中医和西医共同面临的难题。中药扶正虽可减少或防止本病的复发，但仍缺乏行之有效的方药。对此，应发挥中医药可以提高机体免疫功能的特长，加强这方面的临床与实验研究。

中医眼科外用药的研究有了新进展，通过组织培养法与动物实验，筛选出有效抗 HSV 的单味或复方中药制剂，有的取得较好的临床疗效，但为数尚少。目前具备 HSV 实验研究的单位很少，应有目的地培养与创立 HSV 实验研究基地或中心，深入开展这方面的研究工作。研究外用药的抗 HSV 作用机理，不能只停留于细胞研究水平，应向分子生物学水平发展。为促使中西医结合防治 HSK 更加完善，提供临床和理论上的可靠依据。

（高培质）

第二节 老年性白内障

老年性白内障是老年人视力障碍的主要原因，是防盲、治盲的重点，本病中医称“园翳内障”、“如银内障”。因其在瞳孔内出现的形态和气色不同，又有“滑翳内障”、“涩翳内障”、“散翳内障”等名称，从全身状态着眼，患者多数年高体弱，中医辨证认为与肝肾亏损，脾胃虚弱，精血不足有关，治疗尤重补肾。现在，西医对老年性白内障以手术治疗为主，中医治疗未熟期白内障取得一定疗效，中西医结合针拨术，针拨套出术、针拨吸出术提供了后路手术方法，近年来，研究中药防治老年性白内障动物实验亦做了大量工作，中西医结合为防治老年性白内障的研究开辟了广阔的前景。

一、临床研究

（一）中药治疗

陆南山报告，内服补益肝肾的熟地首乌汤（熟地、制首乌、杞子、磁石等），随证加减，外点冰香散眼药，治疗白内障 62 例 110 只眼显效，视力提高 3 行或 3 行以上者 34 只眼（28.2%）有效，视力提高 2 行或初诊视力 0.1，以后进步 1 行者计 18 只眼（15.1%），稳定：初诊视力 0.3 或 0.3 以上，治疗后视力提高 1 行者计 56 只眼（47%），无效 11 只眼（9.3%）。

广州中医学院眼科教研室以补益肝肾、健脾调中，升阳开窍、退翳明目为治则研制的“障眼明片”治疗视力在 0.1 以上的老年性白内障患者 380 例 750 只眼，每次 4 片，每日 3 次，6 个月为一疗程，按国际视力表计，治疗后视力提高 3 行以上者为显效，视力提高 1 行或保持治疗前视力者为有效，结果上两项总有效率为 90.9%。

汤润琪报告，用补益肝肾，补精血，健脾胃，退翳明目中药“除障灵冲剂”治疗早期老年性白内障 50 例 100 只眼，结果，视力进步 36 例 72 只眼（72%），保持视力不下降 12 例，24 只眼（24%），总有效率 96%，治疗后血清锌含量比治疗前明显升高（$P<0.001$）。

吴秀昌应用中药菊花、石决明、石斛、谷精草、茺蔚子、泽泻、甘草治疗因外伤晶状体破裂，皮质溢于瞳孔区，前房及白内障术后晶状体皮质仍有残存的患者 54 例（64 只眼），获得较好效果，其中 21 例（23 只眼）作了用药前后的系统观察，自身对照，证明本方对残留晶状体皮质的吸收有促进作用。

除内服中药治疗外，外点眼药等疗法亦有观察报告。

马一民应用障翳散治疗老年性白内障 324 只眼，视力提高 3 行以上者为显效计 86 只眼，视力提高 1 行以上者为有效计 167 只眼，视力不变及减退者为无效，计 71 只眼，总有效率为 78.09%。

曹俊报告用珍珠层粉（消障散、消障膏）治疗初发期老年性白内障 116 例 215 只眼，平均观察 12.5 个月。视力提高 3 行以上，并巩固下来为显效，计 32 只眼，视力提高 2 行，并巩固下来为有效，计 62 只眼，总有效率 43.7%）。

曾福利报告应用卢氏系列眼药辅以中药，治疗老年性白内障 409 例，结果，皮质型白内障有效率 89.1%，核型，后囊型及混合型白内障有效率 72.5%，观察时间最短 2 个月，最长 8 个月。

以上各种疗法均以视力变化为观察疗效的主要指标，晶状体混浊程度尚难作缜密的比较，亦未发现有消退的病例。

（二）手术治疗

唐由之报告，中西医结合改进金针拨障术，1966年4月通过卫生部鉴定，为年迈体弱或伴有某些全身疾病接受其他白内障手术有困难的患者提供了快捷、简便的手术方法，以后又研究成功白内障针拨套出术、白内障针拨吸出术、白内障针拨挟出术，分别适用于晶状体脱臼、青光眼术后白内障摘出、软性白内障和膜性白内障的治疗，形成了以睫状体扁平部作切口的后路白内障手术系列。

毕嘉琪对7例10眼行白内障针拨术，针拨套出术后眼球作了组织病理学检查，认为该切口部位，对角膜、虹膜、瞳孔尤其对具有重要意义的前房角影响较小，对锯齿缘视网膜周边部影响较小，切口处睫状体扁平部组织不易脱出或嵌顿，出血和发生交感性眼炎的可能性小，除对玻璃体有一定影响外，在颞下方角膜缘外4mm处作巩膜睫状体切口适宜、可行。这个科学的论断在临床上和病理学上都有重要意义。

二、实验研究

郑新青等用中药祛障明目片（熟地、党参、当归、白芍、云苓、山药、女贞子、肉苁蓉、潼蒺藜、川芎、车前子、陈皮等）对Wistar大鼠D-半乳糖制模实验性白内障进行防治观察，探讨其治疗早期老年性白内障的治疗原理，结果表明，祛障明目片药物组晶状体混浊程度与水对照组相比较轻。有显著差异（2周时R＝0.928，3周时R＝0.921），且晶状体内脂类过氧化水平与水对照组相比亦较低，有显著性差异（$P<0.05$），提示该药可能对实验性大鼠半乳糖性白内障的病变进程有防治作用，其作用机理与降低晶状体内脂质过氧化水平有关。

张劲松等探讨低量八味地黄丸及牛车肾气丸对实验性糖尿病性白内障的药效，在充分散瞳下，用裂隙灯显微镜观察晶状体，分期判定白内障发生和发展程度，结果，低量八味地黄丸每日用量10mg/只，5mg/只，1mg/只及牛车肾气丸10mg/只，5mg/只，1mg/只与对照组比较，第Ⅰ、Ⅱ、Ⅲ期白内障发生和发展有延缓作用（$P<0.05$或$P<0.01$），两种药物抑制白内障发生日数基本相同，而抗白内障作用最强的剂量为牛车肾气丸1mg/只组和八味地黄丸10mg/只组。

赵惠红等先后研究了188种中药对猪晶状体醛糖还原酶的抑制作用，发现在中药浓度为400μg/ml时金银花、海桐皮、仙鹤草、茵陈、款冬花、旋覆花、续断、紫菀、知母、山栀可完全抑制醛糖还原酶的活性（知母的IC_{50}＝19μg/ml，金银花的IC_{50}＝30μg/ml，醛糖还原酶（AR）在糖性白内障的发病中起着关键性作用，高糖时AR将葡萄糖还原成山梨醇，山梨醇难以渗出细胞膜外，而使细胞内渗透压升高，从而导致细胞损伤，这是引起白内障的因素之一，醛糖还原酶抑制剂可有效防止或延缓糖性白内障的发生，上述中药动物实验和化学成分分离纯化工作有待报导。

周文郁等用中药复方（西洋参果等）预防Wistar大鼠老年性白内障，结果表明，药物组晶状体蛋白糖基化水平较同龄对照组明显降低，肝脏超氧化物歧化酶活性较同龄对照组升高，药物组白内障发生率较同龄对照组降低约50％，$P<0.05$，上述结果预示，用抗衰老中药预防和延缓大鼠老年性白内障的可能性。

商福用亚硒酸钠诱发大鼠产生白内障，同时用补肝益肾、活血化瘀、补气益精的中药组成1～7号方予以防治，发现方剂6号和7号对硒性白内障具有显著的防治效应，且能拮抗硒引起的晶状体内一些生化变化，具有清除自由基作用，方剂6号、7号可望成为治疗人类早期白内障的有效药物。

相涛等对正常和半乳糖性白内障及给中药的半乳糖白内障大鼠的晶状体中某些吡啶核苷酸成分、糖类、非蛋白质巯基的含量进行了比较，结果表明，在白内障晶状体中NADPH及非蛋白巯基的含量明显低于正常晶状体的含量，而NADP、半乳糖及半乳糖醇的含量明显高于正常晶状体的含量。当注射半乳糖的同时分别用黄芩、石斛、菟丝子及玉蝴蝶水煎灌胃，上述变化均基本恢复正常晶状体的水平，即有效地阻止了半乳糖及半乳糖醇的累积增加，同时对抗了半乳糖白内障的异常变化，起到防治白内障的作用。又观察了中药防治大鼠半乳糖性白内障形成中脂类含量的变化及脂类过氧化水平，结果表明，与正常晶状体相比，白内障晶状体中总脂类的含量明显降低，总胆固醇的含量及脂质过氧化水平明显升高。总脂类和总胆固醇之比明显下降，而同时分别用黄芩、石斛、菟丝子及玉蝴蝶四种中药煎剂灌胃的大鼠晶状体中，总脂类与总胆固醇的含量基本恢复正常，脂类过氧化水平虽仍高于正常晶状体但也明显低于白内障晶状体，表明脂类过氧化参与了白内障的形成，上述四种中药具有抑制脂类过氧化的作用，使晶状体的膜维持正常功能，从而起到延缓及治疗白内障的作用。

吴志奎报告老龄大鼠（从18月龄给药至24月龄）经复方参果口服液治疗后（由西洋参果、黄精、石斛等组成）晶状体蛋白糖苷化水平明显降低，肝组织SOD活性显著升高，能明显降低给药组大鼠白内障发生率。整体研究结果表明，复方参果口服液能促进老龄大鼠骨髓有核细胞DNA合成代谢，提高DNA核酸含量，明显提高DNA聚合酶α活力，能显著降低老龄大鼠脑组织乙酰胆碱含量，抗中枢神经系统老化，这些整体效应生化指标的变化与晶状体的糖苷化水平降低是一致的。说明复方参果口服液能提高机体生命活力，延缓衰老，减少老年性白内障的发生。

三、展望

老年性白内障确切病因不明，研究工作大都针对晶状体营养和代谢障碍探索抗白内障的药物，虽已有上百种抗白内障药问世，但目前在临床上，其疗效仍有争议，一些动物实验证明有效的药物，还缺少长期临床观察资料。中医药治疗白内障有上千年历史，来自临床，经验丰富，但由于一直缺乏对治疗白内障疗效进行评价的量化的科学方法和中药成分复杂，纯化、提取有效成分困难，疗效机理不清楚而影响了研究的深入，用现代科学方法加以整理、提高显得更加重要，亦是中西医结合防治白内障的优势所在。

实验研究成果提示，中药多是通过调节晶状体代谢而发挥作用的，亦可能是提高晶状体抗氧化机能、延缓白内障形成的一条途径。而且还证明中药能改善机体整体的生命活力，延缓衰老，从根本上看，老年性白内障也是生理性老化的一种表现。抗衰老中药对老年性白内障的形成将起到抑制作用。中药系天然药物，毒副作用少，中医注意全身状态，辨证施治，可进行长期治疗，因此，中医药防治白内障的研究将成为今后抗白内障研究的重要方面。

（庄曾渊）

第三节 视网膜静脉阻塞

视网膜静脉阻塞（retinal Vein Occlusion，简称RVO）是一种常见的视网膜血管疾病，病因复杂，多与血管壁、血液流变学及血流动力学的改变有关。本病分类方法多，常见有四种：①按阻塞原因可分为硬化性和炎症性；②按阻塞部位可分为总干、分支及半侧阻塞；③按阻塞程度可分为完全性和不完全性阻塞；④按有无动脉供血不足可分为非缺血性和缺血性。临床表现因类型不同各异，但都有不同程度的视网膜出血、水肿、渗出、静脉管径扩张、行径迂曲等。

视网膜静脉阻塞类似于中医“视瞻昏渺”、“暴盲”等范畴，病因可概括为热、气、痰、瘀四字。恣食肥甘，痰热内生，上阻眼络，或暴怒惊恐，气火上扰，肝火灼络，或肝肾阴虚，虚火上犯，煎熬目络，三者均属“火热”伤目；肝郁气滞，气滞血瘀，或脾虚气弱，气虚不运，眼络亦阻，此为因“气”致瘀；若脾失健运，水湿不化，聚而为痰，则痰浊内生，上阻眼络，痰瘀互结，阻塞不通，此为因“痰”致瘀。无论因热因气或因痰，终致眼络瘀阻，血溢络外，视物不清，故视网膜静脉阻塞为典型的“血瘀证”，治疗法则当祛瘀，遵守辨证论治原则，灵活掌握祛瘀方寸，补不足损有余。实火伤络者泻火祛瘀，虚火灼络者滋阴消瘀，气滞血瘀者行气活血，气虚不运者补气活血，痰浊阻络者祛痰行瘀。

现代医学治疗视网膜静脉阻塞主要采用抗凝、血液稀释和激光光凝治疗。常用抗凝药有蛋白溶解酶、尿激酶、链激酶、腹蛇抗栓酶和抗血小板聚集剂阿斯匹林、潘生丁等，提高纤溶蛋白的溶解能力、抗血小板凝集，溶解血栓并解除出血症状；血液稀释疗法主要用低分子右旋糖酐、灭菌枸橼酸钠等，意在降低红细胞压积、减少血粘度、改善微循环；激光光凝能减少毛细血管渗漏，若光凝无灌注区，可预防新生血管形成或封闭已形成的新生血管，以减少出血及防止出血进入玻璃体。但这些治疗临床效果并不十分理想。长期以来，中医及中西医结合疗法却取得了满意的疗效。

一、临床研究

由于视网膜静脉阻塞属于典型的血瘀证，故治疗总不离活血化瘀，常用处方轻者桃红四物汤，重则血府逐瘀汤等。为了适应社会需求，治疗本病的中药剂型也开始发生转变，从传统丸、散、汤剂发展为片剂、口服液、注射液等。

（一）活血化瘀制剂的研究及应用

邓亚平等用活血化瘀代表方血府逐瘀汤加减，经多年临床总结和实验研究，形成固定方——眼底Ⅲ号，与尿激酶对照治疗视网膜静脉阻塞80例，结果眼底Ⅲ号有效率80.7%，尿激酶组58.7%。进而经中国中医研究院广安门医院等四家指定医院120例视网膜静脉阻塞患者应用，眼底Ⅲ号（眼血康）仍优于尿激酶，眼底Ⅲ号总有效率84.2%，尿激酶总有效率53.2%，肯定了眼底Ⅲ号的良好疗效。刘孝书等用葛根素注射液静脉点滴与桃红四物汤加减对照治疗本病60例，葛根素组有效95.6%，对分支阻塞尤为有效，桃红四物汤化裁组有效62.5%，葛根素组疗效明显比中药活血化瘀汤剂强。李红等用血栓通140mg溶于生理盐水40ml中静脉推注，同时口服活血化瘀固定方，与尿激酶对照治疗本病52例，血栓通合中药活血化瘀组有效84.62%，尿激酶组为46.16%，指出血栓通对视网膜血管有扩张作用，可降低血管通透性，改变血液粘稠度，改善视网膜微循环等多种作用，并能促进视网膜黄斑区侧支循环的建立，降低复发率。张惠蓉用口服通脉化瘀片（院内制剂）和中药血府逐瘀汤、并静脉点滴川芎嗪治疗视网膜中央静脉阻塞62例，治疗前后用电镜观察血小板情况，发现视网膜中央静脉阻塞患者血小板扩大型、聚集型及聚集数均比正常人高，血小板聚集性增高是形成视网膜中央静脉阻塞的原因之一，活血化瘀中药的治疗能降低血小板聚集型和扩大型，使聚集成堆的血小板散开，从而起到良好的治疗作用。牟书芝用复方丹参注射液静脉滴注治疗，认为复方丹参注射液中丹参与降香有效成分协同起到疏通血脉作用，能增强脏器功能，降低血粘度，加快血液流通和抗血栓形成及溶解血栓。

（二）经验方的观察

庞赞襄等认为视网膜静脉阻塞的特点是气滞血瘀，自拟舒肝破瘀通脉汤治疗本病128例129只眼，对分支静脉阻塞者疗效好，而对中央静脉阻塞者疗效较差，总有效率为83%。魏淳等用活血化瘀自拟方（当归、生地、川芎、桃仁、红花等组成）治疗眼底荧光血管造影未建立侧支循环的62例视网膜中央静脉阻塞，治疗后经眼底血管荧光造影证实，3个月内建立侧支循环者中药组77.4%，对照组35.0%（尿激酶），提出活血化瘀中药能促进侧支循环建立。彭清华以活血利水为主拟方治疗本病23例，认为血管阻塞、脉中津液和出血一起外渗，导致视网膜水肿、渗出，还会有黄斑囊样水肿，在其病变过程中始终存在水血夹杂的病机，故必须水血同治。活血化瘀药可化瘀利水，但其利水作用不强，活血化瘀与利水药配合使用，可加快出血吸收，从而促进病变的早日恢复。

（三）辨证治疗法则

视网膜静脉阻塞的辨证治疗原则各家提法大同小异。梁风鸣等提出六种辨证疗法：气滞血瘀者，宜疏肝理气、行气活血，方用逍遥散、柴胡疏肝散等加减；瘀血阻滞者活血化瘀、祛瘀通络，方用桃红四物汤、血府逐瘀汤化裁；热壅血瘀者清热泻火、凉血调血，方用龙胆泻肝汤、丹栀逍遥散、黄连解毒汤、桃仁承气汤等加减；气虚血瘀者益气活血，方用补中益气汤、归脾汤、四君子汤加减；痰湿阻络者，宜祛痰化湿、通利脉道，方用五苓散、实脾饮等合桃红四物汤化裁；阴虚血滞者，宜滋补肝肾、育阴潜阳，方用知柏地黄汤、杞菊地黄汤合四物五子汤加减。各型加减均不离活血化瘀，早期重在凉血止血兼顾活血，中期主要活血化瘀，后期注意软坚散结。

二、实验研究

视网膜静脉阻塞的动物模型多用激光照射造成，动物以猴、兔为多。如马景学等用氩离子激光机 Coherent 910 光凝造成视网膜静脉阻塞，光凝能量400～800ml，结果12只猕猴实验眼均成功地造成视网膜静脉阻塞。

邓亚平等采用Q—开关红宝石激光多脉冲辐射法制成兔眼内出血模型，其出血、视网膜水肿及视网膜电图的明显异常等与视网膜静脉阻塞的临床表现一致，造模后用眼底Ⅲ号治疗。研究表明，眼底Ⅲ号对眼底出血有明显的治疗作用，能促进眼部血循环，改善血流变性。此后李寿玲等电镜病理观察报道，眼底Ⅲ号能使视网膜细胞降解产物的清除加快，眼内巨噬细胞数增加、巨噬细胞吞噬能力增强，实验早期病变处的新生血管较多，见扩张明显，在毛细血管内皮细胞腔面和基度面见大量吞饮小泡。

冯朝辉等用国产氩离子激光造成兔视网膜分支静脉阻塞模型60例，用活血灵—B（空军西安医院药厂制）耳缘静脉推注治疗，发现活血灵—B能降低全血高、低切粘度，血浆粘度明显降低，红细胞电泳速度加快，对实验性视网膜静脉阻塞有良好的治疗作用。

三、展望

中医及中西医结合治疗视网膜静脉阻塞临床疗效显著，实验研究也进入了动物眼底荧光血管造影、视电生理及自由基、酶类、亚细胞等水平。中医药不仅能缓解或解除视网膜静脉阻塞的症状，且能从根本上治疗阻塞因素，尽管如此，亦然有许多问题有待解决。视网膜静脉阻塞后出血引起铁离子大量出现，使视网膜功能下降；因黄斑部水肿缠绵难愈，继而引起囊样变性及裂孔，即使出血吸收，视力仍然低下；新生血管的形成及其新生血管性青光眼的产生等，都是中西医治疗视网膜静脉阻塞进一步深入研究和解决的问题。

（王明芳　梁凤鸣）

第四节　儿童视神经萎缩

儿童视神经萎缩（Childhood Optic Atrophy,简称COA）是各种原因造成的视网膜神经节细胞轴索发生退行性变性和传导功能障碍。该病病因复杂。原发病变在眼球后，萎缩过程是下行的，可因颅内或眶内炎症、肿瘤、视神经球后段炎症、脊髓病、中毒、外伤、遗传等因素所致。原发病在视乳头、视网膜或脉络膜，萎缩过程是上行性的，可因视乳头炎、视网膜脉络膜炎、视网膜色素变性、视网膜血管性疾病及青光眼等因素造成。临床表现以视力下降或失明、受累眼瞳孔直接对光反应迟缓或消失，视野异常、眼底视乳头颜色变浅或苍白为主要特征。也有的COA随病因不同伴有相关的全身症状或体征。

中医依其临床见症归属“内障”范畴，并称其为“小儿青盲”，最早记载于隋·巢元方《诸病源候论·小儿杂病目盲候》。历代论及小儿青盲的病因病机大致有：“脏内停饮而无热，但有饮水积渍于肝。”（《诸病源候论》），“脏腑虚弱也，因伤冷物至极。”（《葆光道人眼科龙木集》），“肝经风热”或“因病后亦变此青盲。”（《明目至宝·卷二》），“胎中受风，五脏俱虚”（《眼科百问》）等。清代刘耀先《眼科金镜》对小儿青盲所述详尽，认为本病“盖因病后热留经络，壅闭玄府，精华不能上升荣养之故……。”并提出“疹后余热未尽，得是病者不少。”强调“此症极危险……，以速速急治，缓则经络郁久，不能治疗。”又举1例女童青盲，用清热地黄汤兼服磁朱丸，二十余剂后治愈。

现代医学治疗COA，其方法和治疗成人视神经萎缩大致相同，既往介绍有组织疗法、封闭疗法、输血和氧气疗法、发热疗法、高压氧疗法。多种维生素、神经营养剂、血管扩张药、碘制剂、士的宁、脱氧核苷酸钠类药物应用以及视神经按摩、球后埋线术等。近年有用神经生长因子，胞二磷胆碱、脑活素及体外反搏、量子血液疗法等药物或非药物疗法的，试用于不同程度的COA，均取得一定疗效。鉴于视神经萎缩是多种原因的后果，应强调治疗上最重要的首先是对引起萎缩的原因及时治疗。例如为防止颅内肿瘤压迫性萎缩引起视功能丧失，当务之急是手术摘除肿物，减低颅内压增高及大脑水肿方可阻止视神经萎缩的继续发展。

一、临床研究

COA是治疗棘手的眼底疑难病，除应尽量明确病因，针对病因治疗外，随着中西医结合治疗的开展，对本病的治疗预后有了新的认识。韦玉英等结合现代医学检查手段和中医辨证论治，将本病分早、中、晚3期，4个证型，6个主方进行治疗。①早期肝经风热，标本并治。应清热解毒，平肝熄风，用自制经验方钩藤熄风饮。若有低烧，寒热往来，属邪在少阳治宜清透少阳，和解表里为主，应用小柴胡汤加全蝎、僵蚕等。②中期血虚肝郁、攻补兼施。则用自制明目逍遥汤治疗。③晚期邪退本虚，可根据脏腑虚实轻重选方。脾虚气弱用补中益气汤，肝肾阴虚用杞菊地黄汤或四物五子汤化裁，可取得较好疗效，其中显效率达60.4%。继之，根据临床上66%的COA属各种热病或炎症后的血虚肝郁型，所用明目逍遥汤治疗136只眼COA，取得84.6%的良好疗效。樊兴亚等用明目逍遥冲剂（以明目逍遥汤为基础研制的成药）治疗COA36例72只眼，同样取得明显疗效（显效率63.9%）。施炳培等采用维生素B_{12}、乙酰谷酰胺素等药物，在承泣、球后、风池穴位分别轮流注射治疗COA也有较好疗效。

对于因头部外伤引起的间接性视神经萎缩，多数学者以活血化瘀为主要治则。朱秀兰等用中药桃红四物汤加味为主，再加肌苷、维生素族、复方丹参注射液等治疗43例外伤性视神经萎缩，半年后36例（83.7%）视力提高。韦企平等以活血化瘀等药为主组成外伤复明汤，辅助肌苷、维生素族类药，治疗儿童外伤性视神经萎缩93例112只眼，显效率35.7%，总有效率80.4%。鉴于儿童外伤性视神经挫伤多合并脑外伤或全身复合伤，伤后常因病情重笃危及生命，或眼部组织高度瘀血肿胀无法判断视功能，待数日或更久后肯定视力受损时已进展到视神经萎缩，加之西医对这类外伤早期所行的视神经管开放减压术有一定的难度和风险，能获得及早手术机会者很少。因此儿童外伤性视神经萎缩大多应靠药物治疗。中医中药活血化瘀为主的用药原则，对本病的治疗已取得可喜进展，但大多局限于临床总结或系列病例报告。

二、COA的实验研究

COA的动物模型制备方法迄今未见文献报道。但结合不同病因视神经萎缩的发病机理和临床药物治疗的实验研究已开展许多工作。如外伤性视神经萎缩无论发生在成人或儿童，其发病机理基本是一致的，Walsh（1966）对死于脑外伤的70例140只眼尸解眼视神经及脑组织，经病理检查结合临床所见，把本病分为原发性挫伤性坏死和继发性缺血性坏死两类，有助于选择治疗及估价预后。笔者归纳外伤性视神经病变的发生机理，早期视神经内或鞘膜下出血、血肿、体循环衰竭或局部血管痉挛缺血、血栓形成；晚期粘连瘢痕或骨痂侵害视神经，其基本病机都可用中医瘀血理论得到解释。活血化瘀是其不可忽视的治疗原则。

对于前述明目逍遥汤治疗COA，万素君等以大鼠灌服本方混悬液，并分3组对照观察不同药物对蛋清性脚肿及棉球性肉芽肿的影响。结果表明该方对急性渗出性及慢性增生性炎症均有明显抑制作用。在植化研究中，本方药经系统化学成分定性试验，显示该方主要含有挥发油、生物碱、内酯香豆精、皂甙、黄酮类、酚类、有机酸、多糖等，全方具有抗炎、镇静、镇痛、解痉、养血及活血化瘀作用。这些作用与本病在临床和药理实验中显示的疗效密切相关。另有王静波报道，逍遥散具有改善血液循环、抗菌、增强机体免疫力、调节代谢和促使增生病灶转化吸收的综合作用。这也为以逍遥散为主的明目逍遥汤治疗急性感染性或炎性疾病后视神经萎缩疗效较好提供了一定依据。对于治疗儿童外伤性视神经萎缩的外伤复明汤，其汤剂中以桃红四物汤为主。据郑兴中及张华等以大鼠为实验对象，实验结果，桃红四物汤有明显的抗炎作用，能增加血流量，降低血管渗透性，还具有耐缺氧、抗疲劳等作用。近年大量临床和实验研究证实，当归、红花、桃仁、丹参类活血化瘀药单用或提取其有效成分，均有抗炎消肿、促进代谢活跃、抑制结缔组织增生等方面作用，合理组方后更可增强疗效，在外伤复明汤的基础上研制的复明胶囊，治疗包括成人在内的外伤性视神经萎缩共计145例159只眼，总有效率71.7%，同期进行的复明胶囊的药化、药理、药效、毒理实验等基础研究，已初步显示了和临床疗效相符的结果。

三、展望

自从50年代国内报道用中医中药治疗视神经萎缩取得疗效后，经中国中医研究院广安门医院和中国医学科学院协和医院等数家医院协作，采用中西医诊断、病因调查及中医辨证分型用药，治疗COA已取得满意疗效。近10年针对不同病因所致COA，采用不同疗法治疗以及针对有效方药的动物实验和基础研究，也取得一定进展。

由于不同病因造成的COA的病理标本难以得到。视神经萎缩的动物造模后的中药治疗观察及有关指标检测尚未见文献报道。涉及COA的大量基础研究尚待开展。

（韦玉英 韦企平）

第五节 视网膜色素变性

视网膜色素变性(Retinitis Pigmentosa)简称RP)，是视网膜色素上皮和光感受器的结构与功能受到弥漫性损害的进行遗传性致盲疾病。由于遗传因素引起了某些酶或结构蛋白的缺陷，致使色素上皮细胞吞噬神经上皮细胞脱落的外节盘膜及代谢废物的机能障碍。临床上表现为进行性夜盲、视野缺损，视网膜血管直径变细，视神经乳头变为蜡黄色及弥漫性视网膜色素病变，最后累及中心视力而致盲。

RP的发病情况：毛文书曾指出，在单一基因所致的遗传性致盲眼病中，RP的发病率占第一位。在我国广东、上海、宁夏和河南等地的调查报告，其发病率为1/3467，但在盲童中占7.4%～18.9%。在美国为1/3700～1/5000，日本为1/3500，英国为1/4869～1/4900，而在45～65岁年龄组中则为1/3195，在英格兰和威尔士注册的65岁以下盲人中，RP占13%，瑞士为1/9300，挪威1/4400，以色列为1/4500，许多研究表明，本病与血族联姻呈正比例关系，某些血族联姻较高的国家如瑞士竟占发病者的15%，我国有些地区也高达6.5%～15.9%。有人认为男性约高于女性。

中医根据其临床表现早、中期归属于“阳不抗阴”之病，或肝肾不足之候、晚期兼有“瘀血内阻”之症。对本病早在隋代已有：“人有昼而精明，至暝而不见物，世谓之雀目，言其如雀鸟，暝便无所见也”（《诸病源候论》)。《秘传眼科龙木论》将本病命名为“高风雀目内障”，症状除夜盲外，强调其“惟见顶上之物”，元代《原机启微》以病机命名为“阳衰不能抗阴之病”。清代黄庭镜称本病为“阴风障”，并生动地描述了夜盲和视野缩小的临床表现，谓：“大路行不去，可恨世界窄，未晚草堂昏，几疑天地里“（《目经大成》)。清代《沈氏尊生书》对本病的发病、病因、病机、主症及预后作了全面论述，记有：“雀目者，日落即不见物也，此由肝虚血少……有初时好眼，患成雀目者，而亦有生成如此，并由父母遗传，日落即不见物，不必治，治也无效。”说明了本病为遗传性疾病，及其治疗的难度。

现代医学治疗是根据其病因学的研究而采取相应的措施，从80年代开始，美英科学家以重组DNA等高分子遗传学方法对RP进行基因定位研究，基因缺陷可能在1号染色体Rh位点的短臂端，靠近Rh位点。在临床免疫研究中，发现RP患者的IgM升高，类风湿因子阳性，提示了自身免疫复合物致病的可能性。有人运用免疫荧光染色技术分析37例RP病人的外周血淋巴细胞亚群，用单克隆抗体测定，结果淋巴细胞在外周血的淋巴细胞中明显降低，提示细胞免疫功能低下。还有人研究了微量元素与RP的关系，其中锌以金属酶的形式广泛存在于眼组织中，如睫状体中的碳酸酐酶，乳酸脱氢酶，视网膜中的维生素A醛脱氢酶及醇脱氢酶……等，锌与脉络膜色素的形成也有关。RP患者其锌含量明显下降。在治疗方面，目前尚无较理想的药物治疗，仅见于手术疗法如离子透入法等，如毛氏等采用锌离子透入治疗26例52眼，除5眼视力不变外，47眼有不同程度的视力提高和视野改善。较古老的手术方法以外直肌移植脉络膜上腔。近代有人改用上直肌巩膜深层埋藏和搭桥术治疗，借以增加脉络膜的血液供应，对改善视力可能有一定作用。

一、临床研究

（一）中西医结合的临床研究

庄曾渊分别用益气聪明汤，滋阴地黄丸，补阳还五汤加味，对脾肾阳虚型，肝肾阴虚型，气虚血瘀型进行治疗，配合睛明、风池、光明、翳风、肾俞、照海、足三里、三阴交等穴针刺，丹参注射液静脉点滴，654-2注射液穴位注射。视力提高2行以上者占54.4%，视野扩大5°以上者46.20%。

李万山辨证使用中药治疗视网膜色素变性，肝虚血少者用熟地、当归、川芎、阿胶、谷精草、决明子、枸杞子、菊花；肾阳虚者用桂附八味丸；肾阴虚者用六味地黄汤加味。同时每日口服维生素A、维生素B_1，隔日球后注射654-2，10次为一疗程，治疗2～3疗程。共治疗19例，显效5例，进步9例，无效5例。陈彼得用中药熟地、淮山药、山萸肉、茯苓、丹皮、当归、党参等内服，同时每日口服5%蜂王浆20ml，鱼肝油、维生素B_1、菸草酸、10%碘化钾液及肌肉注射肝组织液等，治疗8例，用药2个月至1年，显效5例，进步3例，无效1例。

（二）中药提取液治疗临床研究

马肇嵘等用天然赤灵芝制成20%灵芝注射液，肌肉注射或取肝俞、肾俞二穴交替注射，每日1次，每次2～4ml，半年为一疗程，共用药2～3个疗程，治疗44眼，视野显效9眼，扩大5眼，视力进步10眼，有效率为77.3%。与对照组比较，均有显著意义。并认为灵芝含糖类、氨基酸、多种酶蛋白质和13种微量元素，能提高机体非特异性免疫能力，改善脉络膜供给视网膜杆状细胞的营养，使病人视野扩大，暗适应改进，视力提高。周云中用川红注射液（含100%的川芎与60%的红花），治疗7例14眼，显效3眼，进步5眼；用100%桃仁注射液治疗9例18眼，显效3眼，进步12眼，无效3眼。

（三）中医辨证治疗的临床研究

由于中医临床自古即认为本病是阳衰不能抗阴之病，常见辨证分型有4型：①脾虚气弱，清阳不升型。多以补中健脾，益气升阳为治则，选用补中益气汤，益气聪明汤，参苓白术散，助阳活血汤等为主方治疗。②元阳不足型，采用温补元阳为主，方用金匮肾气丸，全鹿丸，杨氏还少丹，右归饮等加减应用。③肝肾阴虚型，选用杞菊地黄丸，明目地黄丸，石斛夜光丸，左归饮，大补元煎等。④脉络瘀阻型，多见于RP的中晚期，血管变细，血液不能营养目窍，致使夜盲加重，视野进一步缩小，视力减退，实属脉络瘀阻所致。常选用桃红四物汤，大黄䗪虫丸等以活血通络，达到血脉流畅，提高视力，改善视野的目的，如苏宜春根据中医辨证分型治疗56例RP患者，其中肾阳不足型选用肾气丸加味治疗15例有效12例；肝肾两亏型选用杞菊地黄丸加味，治疗21例，有效16例；脾虚气弱型选用补中益气汤加味，治疗12例，有效9例；脉络瘀阻型选用桃红四物汤加味，治疗8例，有效7例。总有效率达79.57%。

（四）中药与针灸并用的临床研究

早在60年代，我国眼科工作者认识到视网膜色素变性的复杂性，难治性，采用中医辨证施药，针灸辨证取穴的方法合用进行临床研究，如卫煊用中药党参、黄芪、当归、白术、白芍、柴胡、升麻、陈皮、川芎、熟地、桃仁、红花、地鳖虫、郁金、附片、桂枝、鹿角、枸杞子、巴戟天等。针刺主穴睛明、承泣、肝俞、肾俞。配穴百会、风池、天柱、头维、瞳子髎、攒竹、合谷、足三里、三阴交、光明、胆俞、脾俞、胃俞，共治疗34例，有效22例，无效12例。石集贤，根据辨证分型，分别使用温补肾阳法、健运脾胃法、补益精血及活血祛瘀通络等法，针灸主穴选用肝俞、肾俞、睛明、承泣、攒竹、风池、三阴交、足三里、合谷。配穴有目窗、瞳子髎、四白、头维、上星及耳针耳垂的眼区穴。共治疗34例，有效16例，无效18例。广州中山医学院附属眼科医院采用针刺穴位：球后、太阳、合谷；上睛明、养老、足三里；见阳、内关、三阴交；明忠、曲池、光明；风池、见阳、足三里。每日针1组穴，5日后重复1次，10次为1疗程。连续针刺几疗程。同时辨证服用杞菊地黄汤或右归饮等中药，共治疗103例203眼，优37眼，良65眼，进步70眼，无效31眼，有效率为84.7%。

（五）其他疗法的临床研究

1. 针挑疗法　广州中医学院针灸教研室采用交替针挑上下眼睑10个针挑点，背部1～2个针挑点，1～5日内每日针挑1次，以后隔日1次，15～20日为1疗程，共治疗本病7例，显效3例，进步4例。

2. 脑垂体组织穴位埋藏　韩文娟对视网膜色素变性4例肾阳虚型患者，给予补阳汤加减，同时，在风市穴下1次埋藏猪脑垂体，治疗1～2个月后，均有视力提高，视野增加。余莱峰用健康灰色兔脑垂体埋于风市穴下，两侧交替进行，2～3周1次，4次为1疗程，治疗本病20例，显效13例，进步5例，无效2例。

3. 视神经按摩及球后埋线手术　张家骕采用此法治疗视网膜色素变性10例20眼，治愈4眼，显效8眼，进步4眼。

4. 高压氧和体外反搏的治疗　有报道应用高压氧治疗本病2例3眼，先后做20～30次，视力均较治疗前明显提高。另报导采取体外反搏治疗RP10例20眼，有效率达35%。

二、临床实验研究

对RP患者运用活血化瘀、益气升阳、补益肝肾等治则治法的多种药物、组方和中西医结合的方法，进行了较广泛的深入研究，如电生理学、电视野学，血液流变学，免疫学等多方面的观察研究。为中西医结合治疗RP提供了科学依据。

（一）中医药治疗RP的电生理学研究

唐由之指导博士生吴星伟使用丹麦Dantee公司生产的计算机化的Evomefic4000型四导诱发电位仪，应用计算机平均技术，对RP患者中医药治疗前后的电生理学改变进行了研究。

1. 有关中医药治疗前后电生理明视ERG与暗视ERG的a波与b波的研究。

对54例RP患者106眼于中医药治疗前后分别用不同强度的5档闪光及兰光、红光刺激，进行了全视野闪光ERG的检测。治疗前有26例52眼可记录到异常ERG波幅，占48.15%，治疗后有60眼记录到ERG波幅，占56.60%。按中医辨证分型，治疗前后波幅改变程度为：脾肾阳虚型＞气虚血瘀型＞肝肾阴虚型。按遗传分型，治疗前后波幅改变程度为常染色体显性遗传＞散发型＞常染色体隐性遗传型。从病程长短看，病程愈短接受治疗后波幅改变亦愈明显，反之亦然，揭示了病程长短与疗效具有密切相关性。治疗前后a波与b波振幅与潜伏期的变化情况表明，用SF光及红光诱发的a波与b波在治疗前后的改变具有显著意义，其中用红光引导的b波振幅与峰时及I_8白光引导的b波峰时的改变具有高度显著意义，($P<0.01$)红光与I_8白光引导的a波振幅与峰时，白光I_{16}引导的b波振幅与峰时亦具有显著性意义($P<0.05$)。

马肇嵘等用灵芝草治疗RP23例43眼，治疗前后作ERG检查，采用2焦耳及20焦耳光刺激强度。治疗前a、b波均熄灭，经治疗后用2焦耳刺激光强度22只右眼b波仍熄灭，用20焦耳刺激光强度，15只右眼出现微型b波，7只右眼b波仍熄灭，14只左眼出现微型b波，7只左眼b波仍熄灭。

2. 有关中医药治疗前后电生理振荡电位的研究

吴星伟应用计算机平均技术对54例RP患者进行中医药治疗前后的视网膜振荡电位(OPs)检测研究。OPs是ERG的成分，为叠加于b波上升相的一组节律性小波，OP_1和OP_2代表OPs的视锥成分，OP_3和OP_4代表OPs的视杆成分。在视网膜内层循环障碍时表现异常，且较ERG的a波与b波更为敏感。鉴于对RP眼所能记录到的OPs波形反应相当低少，常规单闪记录效果欠佳，本研究应用计算机平均技术，从而提高了检测信噪比。同时结合应用于红光谱为刺激光源，既减轻了视网膜细胞的光承受量，又可增进中心视网膜细胞的活性，从而使对RP的OPs记录更加完善。其中特别是OPz的振幅与峰时同刺激光强度显著相关，而不受适应状态的影响，是对某些视网膜病变唯一敏感的指标。中医药治疗前后各中医辨证分型RP的OPs检测结果表明，ΣOPs振幅在脾肾阳虚和肝肾阴虚型的增高具有显著性意义($P<0.05$)，而在气虚血瘀型则具有非常显著性意义($P<0.01$)。OP_2子波振幅在各型RP的变化与ΣOPs呈正相关，即增高具有显著性，OP_3振幅在脾肾阳虚和气血两虚的变化亦具有显著意义($P<0.05$)；而OP_1振幅仅在气虚血瘀型存在显著性差异($P<0.05$)，OP_2子波峰时在肝肾阴虚和气虚血瘀两型的改变具有显著意义($P<0.05$)，而OP_3子波峰时仅在气虚血瘀型存在显著性差异($P<0.05$)。

中医药治疗前后各遗传分型RP的OPS检测结果表明：ΣOPs与OP_2振幅的改变密切相关，即在染色体隐性遗传RP和散发型RP均具有显著性差异($P<0.05$)，而在常染色体显性遗传RP存在非常显著性差异($P<0.01$)。OP_1和OP_3子波振幅仅在常染色体显性遗传

RP 具有显著性差异（$P<0.05$），OP_2 峰时在常染色体显性遗传 RP 和散发型 RP 存在显著性差异（$P<0.05$），而 OP_3 峰时仅在常染色体显性遗传 RP 具有显著性差异（$P<0.05$）。

从上述研究结果，对 RP 患者早期使用中医药方法并持续性治疗促进其神经突触活动，增强视细胞活性，可有效地改善 RP 患者视网膜内层的循环状态。将有助于改善其视网膜功能，对缓解与改善病情方面具有特定的临床意义。

（二）中药治疗 RP 的视野学研究

吴星伟对 RP 治疗前后的静态视野和动态视野进行了研究。

1. 有关中医药治疗 RP 前后静态定量视野平均敏感度（MS）的观察研究

检测仪器为瑞士 Inrzcag 公司生产的 Octopus 2000 型静态定量自动视野计，选用“24”和“31”程序对 RP 患者 54 例 106 只眼的不同视野区域的平均敏感度进行了检测。按中医辨证分型，脾肾阳虚由 44 眼上升至 49 眼。肝肾阴虚型由 26 眼上升至 30 眼，气虚血瘀型由 12 眼上升至 15 眼。按遗传分型，常染色体显性遗传型由 14 眼上升至 16 眼，常染色体隐性遗传型由 30 眼上升至 34 眼，散发型由 38 眼上升至 44 眼。按病程分组，小于 5 年组由 30 眼上升至 34 眼，5～15 年组由 32 眼上升至 36 眼，15 年以上组由 20 眼升至 24 眼。按各视野区域的敏感度变化情况，以中心凹区和 15°视野区内的敏感度变化具有显著意义（$P<0.05$），其中脾肾阳虚型，常染色体显性遗传型和 5 年以内病程组的敏感度变化具有非常显著性差异，另外此两类及小于 5 年病程组的 15°～30°的敏感度改变亦有显著性意义（$P<0.05$），而在 30°～90°区域，除<5 年组外具有显著性意义（$P<0.05$），其他组均无统计学意义（$P>0.05$）。

2. 有关中医药治疗 RP 患者前后动态视野改变范围的观察研究

本研究根据静态定量视野计特点所提出的视野范围变化测量公式，对所有 106 眼进行了治疗前后动态视野分析，结果发现经治疗后，视野扩大 1°～4°者 30 眼（28.30%），视野扩大 5°～10°者 22 眼（20.75%），视野扩大 10°以上者为 10 眼（9.76%），视野改变的总有效率为 58.44%。对治疗前后均可记录到视野的 82 只眼进行临床分组的统计分析，发现脾肾阳虚型、气虚血瘀型，常染色体显性遗传型的视野改变有显著性差异（$P<0.05$），在病程小于 5 年组中有非常显著性差异（$P<0.01$）。平均视野范围由治疗前的 20.04 上升至 24.16 度。

（三）中医药治疗 RP 的微循环学研究

1. 有关中医药治疗 RP 前后眼底荧光血管造影改变的研究

朱有章等对 30 例 RP 患者用中医药综合治疗前后进行眼底荧光血管造影观测发现：RP 病变过程中存在着眼底微循环改变，视网膜动脉细窄，荧光浓度低于正常，动静脉荧光均延缓充盈，甚至充盈缺损。其中动脉前期至动脉期，动脉全部充盈时间，动脉至静脉期，静脉全部充盈时间经治疗前后均数比较，显示了差异有非常显著性或显著性（$P<0.01$ 或 0.05）。结果表明：RP 病变过程中存在微循环障碍。治疗后患者眼底微循环有改善，视力提高，视野扩大，全身症状好转。

2. 有关 RP 患者球结膜微循环改变的研究

江晓芬等通过 73 名 RP 患者的球结膜微型循环检测，选用 9 项指标：微血管走行异常，口径不规则，微血管瘤，动静脉异常（<1∶3），网格密度，血色暗红，粒缓流，粒摆流，红细胞（RBC）聚集等。发现 RP 病变过程中存在着微循环异常改变，这种改变男性组重于女性组，并有随年龄增大而逐渐加重的趋势；肝肾阴虚组（43 例）以微血管走行异常，微血管瘤出现率增高和网格密度增高为主要表现，与脾肾阳虚组（30 例）共同表现为微血管口径宽窄不一，动静脉比（A∶V）异常，血流减慢和 RBC 集聚，脾肾阳虚组的异常积分值明显高于肝肾阴虚组。结果表明：RP 病变过程可能与微循环改变有关。

3. 有关中医药治疗 RP 前后眼血流图变化的观察研究

彭清华治疗 RP 103 例，分为气滞血瘀型、肝肾阴虚型和脾肾阳虚型 3 组，并设正常对照组。在各证型组异常波型中，以低平、转折波出现率较高。低平波的波幅较正常低 50%，提示眼血管高度狭窄，循环血量减少。转折波表明血管弹性减退。三组与正常组比较各指标均有显著差异，提示RP患者均存在血瘀病理，只不过在程度上有轻重之别。

（四）中医药治疗RP前后的免疫学观察研究

秦裕辉等采用单克隆抗体等技术，对60例RP患者及40例正常人的多项免疫指标作了检测，并分析了RP不同证型的免疫学改变特点。结果表明：RP患者T_1、T_4、T_8、C_2、C_4值降低，T_4/T_8、IgM、CIC值增高，与正常人比较差异有非常显著性意义。而RP不同证型的免疫学改变也有所不同，肝肾阴虚型以T_4/T_8显著增高，T_4正常为特点；脾肾阳虚型以T_1显著下降，T_4亦下降为特点。这可作为临床辨证的参考。

（五）中医治疗RP前后的微量元素观察研究

谢汉兴对56例RP患者治疗前后微量元素检测中，采用性别、年龄与病人相匹配的正常对照组，观察治疗前后变化，与对照组进行比较。结果发现，治疗前49岁以上、35～49岁、35岁以下三组锌、硒水平明显降低，治疗后升高，经统计学处理有显著性差异（$P<0.05$）。血清铜无显著性差异（$P>0.05$）。

（六）中医药治疗RP前后对血浆核苷酸的观察研究

吴志奎等对34例RP治疗前后血浆环核苷酸进行了检测，治疗前后环磷酸腺苷（cAMP）变化无显著意义（$P>0.05$），治疗后环磷酸鸟苷（cGMP）降低与治疗前比较差异有显著性（$P<0.05$），治疗后cAMP/cGMP升高，但与治疗前比较无显著性差异（$P>0.05$），说明本组病人服用温肾培元、益气升阳中药后，有提高cAMP/cGMP比值的作用，对细胞功能起双相调节作用提供了参考依据。

三、展望

中西医结合治疗视网膜色素变性患者的临床研究已从单纯的视力或视野判定疗效的观察深入到微循环、眼电生理、动态视野、静态视野、生化免疫、微量元素等多方面进行研究，取得了一些成效，证实了经中医药治疗视网膜色素变性取得了较好疗效的科学基础。今后还有待于对RP的深入研究，一方面是在已有中医药治疗取得疗效的基础上，筛选、提纯有效的药物和成分，进一步改善疗效，为阻止视网膜色素变性的病程进展，改善视力和视野而深化提高。另一方面，要从分子水平、神经细胞的生理和生化水平，药代动力学和遗传学等方面进一步研究，以达到逐步攻克视网膜色素变性这一疑难病症的目标。

（高健生）

参考文献

1. 郭秉宽. 中国医学百科全书. 眼科学. 上海：科学技术出版社，1985：57～59
2. 唐由之. 中国医学百科全书. 中医眼科学. 上海：科学技术出版社，1985：45～46
3. 王德全. 中西医结合治疗单纯疱疹性角膜炎54例. 中国中医眼科杂志，1992；294：195
4. 陈雅静. 中西医结合治疗病毒性角膜炎120例临床观察. 中国中医眼科杂志，1992；2（1）：8
5. 高培质. 深层疱疹性角膜炎辨证规律的探讨—附41例临床疗效分析. 中医杂志，1989；30（6）：36
6. 潘开明. 补益法抗单纯疱疹病毒性角膜炎复发的初步偿试. 中西医结合杂志，1985；5（2）：114
7. 高培质，等. 病毒1号滴眼液治疗单纯疱疹性角膜炎的研究. 中国中医眼科杂志，1992；2（3）：142
8. 郑美玉，等. 病毒消滴眼液治疗单疱病性角膜炎临床观察. 眼科新进展，1987；7（1）：43
9. 葵华松，等. 双冠眼药水治疗单疱病毒性角膜炎的疗效研究. 中西医结合眼科杂志，1991；9（4）：201
10. 廖世煌，等. 病毒净滴眼液对单纯疱疹性角膜炎疗效研究. 中国中医眼科杂志，1992；291）：5
11. 雷蕴英，等. 板蓝根对单疱病毒性角膜炎患者红细胞C_3b受体活性及循环免疫复合物的影响. 中国中医眼科杂志，1994；4（1）：3
12. 刘永祥. 银黄注射液治疗单疱性角膜炎疗效观察. 眼科新进展，1991；11（4）：36
13. 陈祖基，等. 中草药抗单纯疱疹病毒的实验研究. 中医杂志，1980；2：73
14. 郑民实. 472种中草药抗单纯疱疹病毒的实验研究. 中西医结合杂志，1990；10（1）：39
15. 王育良，等. 中药抗单纯疱疹病毒的实验研究. 中国中医眼科杂志，1995；5（2）：78
16. 沈德惠，等. 六种中医眼科外用药（复方）抗单纯疱疹病毒初步实验研究. 中国中医眼科杂志，1992；2（1）：21

17. 王克，等. 病毒Ⅰ号滴眼液对实验性单纯疱疹性角膜炎预防作用. 中国中医眼科杂志，1992；2(3)：159
18. 于健，等. 抗单疱病毒单克隆抗体治疗实验性单疱角膜炎的临床与电镜观察. 中华眼科杂志，1994；30(3)：221
19. 李佩铭. 紫草滴眼液的抗病毒实验及临床应用. 中华眼科杂志，1980；16(4)：334
20. 闫明，等. 复明Ⅱ号治疗实验性单疱病毒性角膜炎的免疫学分析. 中国实用眼科杂志，1995；13(12)：723
21. 陆南山. 中药治疗白内障. 医学情况交流. 眼科专辑，1972：12
22. 广州中药三厂研究所. 障眼明片治疗老年性白内障380例疗效观察. 中西医结合眼科，1985；5(4)：19
23. 汤润琪，等. 除障灵对早期老年性白内障的疗效观察. 中西医结合眼科杂志，1994；12(1)：6～7
24. 吴秀昌，等. 7味中药促残留晶体皮质吸收的疗效观察 中国中医眼科杂志，1994；4(4)：198～200
25. 马一民. 中医眼科新药"障翳散"科研情况总结. 全国中医眼科学会成立暨学术交流会资料，1985
26. 曹俊，等. 珍珠层粉治疗初期老年性白内障的研究. 中西医结合眼科，1985；5(4)：21
27. 曾福利，等. 卢氏系列眼药治疗老年性白内障疗效观察. 中西医结合眼科杂志，1994；12(2)：199～201
28. 唐由之，等. 老年性白内障针拨套出术的疗效分析. 第二届全国眼科学术会议论文汇编，1978；3～8
29. 毕嘉琪，等. 白内障针拨术. 针拨套出术后眼球组织病理学观察. 中华眼科杂志，1984；20(5)：271～273
30. 郑新青，等. 中国中医眼科杂志，1994；4(4)：224～226
31. 张劲松，等. 低量中药对实验性糖尿病性白内障影响的研究（摘要）. 中西医结合眼科，1992；10(1)：4
32. 赵惠仁，等. 金银花等48种中药对猪晶状体醛糖还原酶的抑制作用. 中西医结合眼科杂志，1991；9(1)：4
33. 胡书群，等. 旋覆花等50种中药对猪晶状体醛糖还原酶的抑制作用. 中西医结合眼科杂志，1992；(10)：1
34. 胡书群，等. 续断等50种中药对猪晶状体醛糖还原糖的抑制作用. 中国中医眼科杂志，1993；3(4)：202～204
35. 赵惠仁，等. 知母等40种中药对猪晶状体醛糖还原酶的抑制作用. 徐州医学院学报，1995；15(30)：235～237
36. 周文郁，等. 晶体蛋白非酶促糖基化的抑制与中药预防Wistar大鼠老年性白内障的研究. 中国中医眼科杂志，1992；2(2)：96～100
37. 高福. 中草药对硒性白内障防治作用的研究. 眼科研究，1993；(4)：252～254
38. 杨涛，等. 四种中草药对大鼠半乳糖性白内障氧化还原物质及糖类含量的影响. 生物化学杂志，1992；8(1)：21～25
39. 杨涛，等. 四种中草药抗白内障形成中晶状体脂类过氧化水平及脂类含量的变化. 生物化学杂志，1992；8(2)：164～168
40. 吴老奎，等. 复方参果口服液预防老年性白内障发生机理的研究. 中国中医眼科杂志，1993；3(4)：198～201
41. 高福. 抗白内障药物研究的现状与展望. 国外医药. 眼科分册，1991；15(1)：100～102
42. 邓亚平，等. 活血化瘀治疗视网膜静脉阻塞的临床研究. 中华眼科杂志，1993；29(1)：42
43. 刘孝书. 眼血康口服液治疗视网膜静脉阻塞的临床观察. 中国中医眼科杂志，1995；5(2)：89
44. 刘孝书，等. 葛根素注射液治疗视网膜静脉阻塞临床观察，中国中医眼科杂志，1992；2(4)：208
45. 李红，等. 血栓通治疗视网膜中央静脉阻塞的临床研究. 中国中医眼科杂志，1995；5(1)：25
46. 张惠蓉. 视网膜中央静脉阻塞患者血小板电镜观察及服中药后的变化. 中华医学杂志，1982；60(5)：263
47. 牟书芝. 复方丹参注射液治疗视网膜静脉阻塞体会. 中西医结合眼科杂志，1989；7(4)：171
48. 庞赞襄，等. 自拟舒肝破瘀通脉汤治疗视网膜静脉阻塞128例. 上海中医药杂志，1995；(9)
49. 魏淳，等. 中药治疗视网膜中央静脉阻塞疗效观察. 中国中医眼科杂志，1992，2(3)：131
50. 彭清华. 活血利水法为主治疗视网膜静脉阻塞的临床研究. 中国中医眼科杂志，1994；4(4)：206
51. 梁凤鸣，等. 中医治疗视网膜静脉阻塞的思路，中国中医眼科杂志，1994；4(2)：123
52. 马景学. 实验性视网膜静脉阻塞工眼底及荧光血管造影改变，眼底病，1990，6(2)：71
53. 李寿玲，等. 活血化瘀治疗实验性眼内出血的病理研究. 眼底病，1991；7(3)：414
54. 冯朝晖，等. 活血灵-B治疗视网膜静脉阻塞的实验研究. 眼科新进展，1991；11(2)：3
55. 韦企平. 中医治疗视神经萎缩的概况. 中医杂志，1988；3：63

56. 北京工农兵医院．中国医学科学院首都医院眼科编．眼底病．北京：人民卫生出版社，1978：79
57. 韦玉英．中医治疗儿童视神经萎缩的临床疗效分析．中西医结合眼科，1983；3：1
58. 韦玉英.明目逍遥汤治疗血虚肝郁型儿童视神经萎缩的临床研究．北京中医杂志，1986；4：17
59. 樊兴亚，等．明目逍遥冲剂治疗儿童视神经萎缩疗效小结．中西医结合眼科，1986；1：47
60. 鲍学全，仝小林．疑难病中医治疗及研究．北京：人民卫生出版社，1995；449
61. 朱秀兰，等．中西医结合治疗外伤性视神经萎缩疗效观察．内蒙古中医药，1991；4：32
62. 韦企平，等．中西医结合治疗儿童外伤性视神经萎缩 93 例报告．中国中医眼科杂志，1993；3：145
63. Walsh FB. Pathological correlations I. Indirect trauma to the opeic nerves and chiasm. Invest Ophthal，1996；5：433
64. 韦企平．外伤性视神经病变的治疗．中国中医眼科杂志，1995；1：57
65. 万素君，等．明目逍遥散的药理研究．中药药理与临床，1991；7（特刊）：4
66. 王静波．逍遥散在某些眼病中的应用．山东中医杂志，1986；5：20
67. 王润生，等．中医复方研究和应用．北京：中国科学技术出版社，1993：297
68. 姜春华．活血化瘀研究新编．上海：上海医科大学出版社，1990：31
69. 庄曾渊．原发性视网膜色素变性的近期疗效观察．中医杂志，1991；29（1）：29
70. 李万山．中西医结合治疗视网膜色素变性疗效观察．实用眼科杂志，1991；2（1）：61
71. 陈彼得.中西医结合疗法治疗原发性视网膜色素变性的临床观察．江西医学院学报，1961；2：194
72. 马肇荣，等．灵芝草注射液治疗视网膜色素变性初步观察．中华医学杂志，1997；1：48
73. 苏宜春.视网膜色素变性 56 例的疗效观察.中西医结合杂志，1988；8（11）：678
74. 卫煊，等.中医治疗原发性视网膜色素变性 34 例初步报告．中华眼科杂志，1960；1：27
75. 石集贤．中医治疗视网膜色素变性的疗效观察．中医杂志，1962；1：26
76. 中山医学院附属眼科医院.新针中药治疗视网膜色素变性疗效观察．新医学，1971；9：31
77. 广州中医学院针灸教研组.针挑治疗视网膜色素变性七例初步观察．广东中医，1962；9：27
78. 韩文娟.穴位埋藏治疗视网膜色素变性.辽宁医学，1980；5：53
79. 余荣峰．兔脑垂体埋藏治疗视网膜色素变性 20 例临床疗效观察．郑州眼科学术论文汇编，1977
80. 张家骥.视神经按摩及球后埋线手术治疗视网膜色素变性初步观察．广西卫生，1974；6：22
81. 吴星伟.中医药治疗视网膜色素变性的视功能研究及其临床意义.中国中医研究院博士学位论文（内部资料），1991：29
82. 马肇嵘，等．灵芝草治疗原发性视网膜色素变性视网膜电流图的变化.中西医结合眼科，1986；(1)：44
83. 吴星伟.中医药治疗视网膜色素变性的振药电位研究．中国医学科学院学报，1995；19（1）：30
84. 朱有章，等．对中医综合治疗视网膜色素变性患者眼底荧光血管造影改变的观察．中国中医眼科杂志，1945；5（2）：93
85. 江晓芬，等．视网膜色素变性辨证分型的球结膜微循环改变．中国中医眼科杂志，1992；（1）：55
86. 彭清华.视网膜色素变性血瘀机理研究.江苏中医，1990；（1）：39
87. 秦裕辉，等.视网膜色素变性的免疫学改变及其与中医辨证关系的研究．中西医结合杂志，1991；11（10）：600

第十二章　耳鼻咽喉科学

40年来耳鼻咽喉科领域的中西医结合工作从针刺合谷使急性扁桃体炎患者白细胞变化、鹅不食草滴鼻剂防治过敏性鼻炎，从一针一穴、一药一方等开始取得了长足的进步。

众所周知，耳鼻咽喉乃属身体内外环境相互接触，且属以细、小、深在为特点的反射器官。在辨证论治方面，除全身辨证论治外，又提出中西医结合特点的局部辨证论治，可充分利用当前先进的检测仪器，例如光纤维内窥镜、上颌窦内诊镜、鼓膜显微镜等能精确、逼真地观察到喉内声带、室带、会厌、鼻咽部、鼻腔、上颌窦内、鼓膜、鼓室等的正常和病变情况。还可借助现代医学诊断技术：诸如电测听、声阻抗、脑干诱发电位、平衡仪、电眼震描记器、断层摄影、CT扫描、核磁共振成象，以及生化检查和先进的分子水平检查等给许多耳鼻喉科疾病提供局部辨证论治的条件，从而为辨证分型论治打下科学基础。中医认为耳聋多为肝阳上亢，肝肾阴虚，70年代以来，中国医学科学院药物研究所、北京市耳鼻咽喉科研究所等单位曾多次分别对654-2、川芎嗪、黄精、葛根、丹参等进行了许多有益的临床科研，发现它们具有活血化瘀、改善内耳微循环、减轻局部组织缺氧，并有促进组织修复的作用。此外，藉有关利多卡因具有阻断中枢神经系统和周围神经的异常节律，发挥其降低中枢神经系统亢进的作用，再加上泛影葡胺可增加毛细血管壁的致密度，从而达到重建耳蜗电位，因此，采用丹参、泛影葡胺、利多卡因三药，再增加强壮神经制剂：ATP、辅酶A等联合应用治疗突发性耳聋，并按中医理论辨证分型，内服中药，使治疗突聋的有效率增至82%以上。

对于渗出性中耳炎，尤其慢性顽固者，单纯采用鼓膜穿刺抽液，注入肾上腺皮质激素，耳咽管通气等往往奏效不显，即令施行鼓膜切开，鼓室插管通气引流，其疗效亦不尽如人意。但是根据中医“肾主水”理论、“肾开窍于耳”的理论，除运用上述方法外，加以辨证论治，注重整体加以综合分析，可使此类患者的有效率增至90%以上。所采用中药可供选择的有木通、陈皮、桔梗、萹蓄、瞿麦、菊花、黄柏、茯苓、柴胡、当归、菖蒲。还有用六味地黄丸辅以逍遥散，也取得佳效。

眩晕是一个困扰神经科、内科、耳鼻咽喉科等的复杂课题，病因复杂。今后在全身辨证论治基础上，运用局部辨证论治特点，在以往分为四型的基础上，沿用①肝阳上亢者宜用龙胆泻肝汤加减；②湿阻中焦者，宜用半夏白术天麻汤加减；③肾阴不足者，宜用杞菊地黄汤加减；④心脾两虚者，宜用归脾汤加减。在此基础上，逐步找出耳源性眩晕的防治规律。

鼻炎、鼻窦炎是耳鼻咽喉科中的“三炎一聋”常见病。北京同仁医院及北京武警总医院运用针刺新穴“治鼻了”治疗慢性鼻炎、过敏性鼻炎、萎缩性鼻炎、慢性鼻窦炎，经30年临床观察，有效率可达78%，并用现代医学方法，对针刺“治鼻了”新穴患者血液胆碱脂酶Ⅰ的活性进行测定，以了解神经介质乙酰胆碱在血液中含量变化及其对交感神经、副交感神经、中枢神经系统的影响。

现今初步确定的变态反应性鼻炎辨证、诊断、疗效标准草案，明确本病病因病机，并提出天津南开医院的归纳分型：①肺气虚型：治以补气固表，用玉屏风散或温肺止流丹加减；②肺脾虚型：治以补气健脾，用玉屏风散加参苓白术丸加减，或补中益气汤加减；③肺肾虚型，治以益肾补气，用右归丸合玉屏风散加减。青岛市中西医结合医院变态反应科多年来也在本专题进行一系列有关实验和临床科研工作，取得可喜进展。

1997年5月在浙江余姚市举办了首届中西医结合鼻窦内窥镜专题讲习班，明确了开展此类手术后采取中西医结合增进和巩固疗效的重要性。

咽喉领域中的中西医结合在嗓音医学领域北京友谊医院嗓音医学研究室运用中医气学理

论，研制了“乐声宝”嗓音饮料、“金嗓润喉丸”、“声音口服液”，上海、西安、重庆等许多单位都有系列的嗓音保健品问世。

山西医学院耳鼻咽喉科潜心研究“梅核气”，继承和发扬了老中医的宝贵经验，并辅之以X线摄相对比，做了大量有益的工作。

（杨和钧）

第一节 聋 病

耳为听觉器官是言语交往系统的重要组成部分，它起着感受声音与校正发声的作用，它是最精细的声音分析器与鉴定器。不仅听不到语言，影响正常的社交活动，且不能发出正确的音调。当今，聋病在全世界范围内都是一种多发病。据有关统计约占全球总人口的6%～10%。随着人类平均寿命的增加，工业的发展所带来的噪声污染及耳毒性药物的广泛使用，耳聋病所带来的社会问题更比过去突出。因此，以防聋治聋为主要内容的聋病学已成为一个十分活跃的领域。

耳聋又名失聪或重听，是指不同程度的听力减退，听觉损失难闻外声，甚而全聋，按国际标准化（ISO）规定：＜25dB听力属正常；25dB～40dB为轻度聋（重听）；41dB～55dB为中度聋，听普通说话声有困难；56dB～70dB为中重度聋，大声说话才能听到，影响工作与社交；71dB～90dB重度聋，距耳很近才能听到大声说话；＞90dB为全聋，放大的语言声也听不清。临床上分传音性聋与感音性聋，本文着重讨论后者，严格地说，耳蜗螺旋器中听毛细胞病变和大脑颞叶听区病变引起的耳聋为感音性聋，耳蜗神经、耳蜗神经核及其核上传导径路病变引起的耳聋为神经性聋。对这两种不同性质的耳聋，由于临床上难以严格区别，有时感音性聋与神经性聋同时存在，因此常统称为感音神经性聋。临床上分为传染性、耳毒药物中毒性、声损伤性、老年聋以及其他内分泌疾病、遗传因素、混合性聋、自身免疫性聋等，目前尚无有效的防治方法。

中医称耳为“窗笼”，司听觉，《管子·心术上》说：“耳者，视听之官也。”《左传·僖公二十四年》说：“耳不听五声之和为聋。”是关于耳聋的最早定义。《释名》说：“聋，笼也，如在蒙笼之内，听不察也。”《杂疾源流犀烛》称：“耳聋者，音声闭隔，竟一无所闻也，亦有不至无闻，但闻之不真者，名为重听。”历代中医学家根据病因不同将其分为劳聋、虚聋、风聋、火聋、湿聋、毒聋、厥聋、久聋、渐聋、聋聩聩等。然传统中医认为耳属肾，肾主耳，司耳之生理功能，耳为肾之外窍，肾之官，为肾行其功能。肾主精气输注于耳，肾气充沛，则耳窍受养而功能健旺，听觉聪敏。在病理方面，肾脏失调，可引起耳病，肾精亏损，髓海空虚，耳窍失养，听觉失聪，耳鸣耳聋甚至眩晕。所以耳聋病常从肾论治（多为肾之虚疾）。临床上强调辨证施治，多取补肾阴，壮肾阳，滋阴降火，健脾益肺，活血祛瘀等方法治之。

现代医学对耳聋病的治疗，传导性聋多采取抗炎、手术等疗法，疗效满意。至于感音神经性聋，除突发性聋以外，大多数感音神经性聋仍缺乏有效的手段，且认为是不治之症。其理论是，耳蜗毛细胞与脑细胞一样，一旦损坏不可能再生，尽管这些论点已维持多年，但近年来大量实验结果已推翻了这一结论，虽尚停留在实验室阶段，然而，中医药、针灸等治疗手段，广泛应用于感音神经性聋的防治中，且已取得了可喜的效果，为中西医结合防治耳聋病开拓新的途径。

一、临床治疗研究

传统中医耳科的诊治由于受时代的局限，对耳窍幽深狭道缺乏认识，仅从内科宏观的辨证施治，缺乏对耳窍深处局部病变的明确认识，所以古代中医耳科发展迟缓，由于中西医结合的开展，广泛采用现代医学治疗手段与设备，从而极大地提高了耳科的临床诊疗水平。随着科学的发展，人们对疾病的认识已深入到微观世界，已能剖析到亚细胞超微结构和分子、量子水平，因此单凭宏观的表象（整体上局部）的观测手段，虽可窥见其整体与耳窍情况，但不能阐明其内涵的深藏面貌，只有把宏观的直觉观测方法与微观的实验分析方法有机地结合起来才能取长补短，使我们对耳部疾病的诊断水平达到更高的境界。如肾与耳，肺与耳相关的研究，都是通过微观的实验与宏观的结合的结果而取得成绩，又如近来对微量元素与耳聋、突发性耳聋以及自由基与耳聋等的研究也是如此。

（一）耳聋耳鸣

据文献报道约80%耳聋者伴有耳鸣。所以中医习惯将二者混在一起辨证施治，临床上常分为风热侵袭、肝火上扰，痰火壅结，肺肾亏虚等进行论治，但一般中医多用健脾益气补肾，活血化瘀通络治之。如梁氏用补阳还五汤加减合西药对30例感音神经性耳聋（突聋15例、原因不明性耳聋11例，链霉素中毒致聋4例）进行治疗，结果显效（言语频率回升超过30dB或达实用水平）11例，占36.67%，进步（言语频率多数上升15～30dB）13例，占43.33%，无效（言语频率多数上升不足15dB）6例，占20.00%，总有效率为80%，突发性耳聋疗效最好，有效率为93.33%，不明原因组其次，有效率为72.33%；链霉素中毒组稍差，有效率为50.00%。孙爱华应用中药耳聋方（磁石、葛根、骨碎补、山药、白芍、川芎、酒大黄、甘草）配合硫酸亚铁等，治疗各种原因引起的感音神经性耳聋108例183耳，总有效率60.1%，与西药对照组差异非常显著。林文森等以补肾聪耳片（淫羊藿、骨碎补、何首乌、龟板、熟地、黄精、黄芪、磁石、川芎、郁金、僵蚕）为主治疗感音神经性聋130例（其中96%有氨基甙类用药史）有效率达69.5%，其中有15例疑为自身免疫性聋，有效率高达80%。谭敬书等用补肾活血的复聪片治疗肾虚血瘀型感音神经性聋34例（59耳）近期气导总有效率76.3%，骨导总有效率达84.7%。综合文献结果，除中药外，目前尚有以下几方面治疗措施：①改善内耳微循环：a. 采用血管扩张药——脑嗌嗪、西比林、尼莫地平，b. 降低血粘度——丹参，c. 反搏治疗；②提供能量：ATP及COA等；③改善氧供应——高压氧治疗；④佩戴助听器，助听器除可提高听力外，由于佩戴后可放大外界噪声，可以掩盖耳鸣，言语频率听力损失35～80dB时，使用助听器有较好效果。⑤心理治疗：如生物反馈法和良性意念法；⑥气功疗法；⑦针刺疗法。

据国内外研究结果证实，高脂血症由于血小板凝集功能亢进和血粘度增加，容易影响耳微循环，同时由于血清和内耳组织内过氧化脂质增多，可直接损伤内耳。以上二种原因是高脂血症导致感音神经性聋的原因，所以高脂血症在治疗感音神经性聋时，应酌情加用降脂药。

至于针刺、气功（自我疗法）、耳后埋线（羊肠线）、鼓膜针刺等对提高听力、减轻耳鸣都有一定作用，这些方法值得进一步探索与总结。

（二）突发性聋

突发性耳聋亦称特发性耳聋，简称突聋，属中医的暴聋范畴，为耳科常见病，目前尚无确定的治疗方法。传统中医认为本病多由风热、肺气郁结、肝阳上亢和中气不足引起。近年来发病率有增加趋势，各家多用扩张血管、改善微循环、溶栓及激素等治疗，但疗效不一。赵应时对201例突聋无选择地分为4组（激素、泛影葡胺、川芎嗪和浓当归）进行对比观察，其疗效判定指标是：听力曲线恢复到25dB或与健侧近似（500，1000，2000，4000频率听力）为显效，即言语频率平均提高30dB以上；进步，即提高15～25dB；无效即提高在10dB以内。结果激素组有效率81.4%，泛影葡胺组77.4%，川芎嗪组67.9%，浓当归组75.2%，经统计学处理$P>0.05$，四组疗效无显著差异。朱纪如等将住院病人500余例突聋分成五大组进行观察对照（活血药：赤芍、红花、桃仁、水蛭、参三七、没药、白芷、干姜、大枣、川芎。西药：ATP、维生素A、维生素E、呋喃硫胺及维生素B_6，①活血药组：a. 丹参小组；b. 芎红冲剂小组；②ATP组；③ATP＋活血药组：a. ATP＋丹参小组，b. ATP＋川芎嗪小组；④ATP等综合治疗组；a. 基本方小组：ATP、抗眩啶、维生素A、维生素E、呋喃硫胺（新B_1），b. 随证加药小组，如血粘度高加活血药，血清铁低加硫酸亚铁，有过敏史加强的松；⑤维生素B_6组（对照），结果各组有效率位于32.3～48.6%之间，各组相比无显著性差别（$X^2=1.96$，$P>0.05$），因此文章认为在休息条件下本病“治疗”后，部分患者听力得以提高，主要系自然恢复所致。要提高本病疗效，应在病因上多作探讨。

林氏等对住院113例突聋，随机分为中西医结合组与西药组，进行治疗对比观察，前者每日静注低分子右旋糖酐500ml，并每日服补肾活血通窍药1剂，两煎早晚各服1次，方剂为黄精、淫羊藿、首乌、骨碎补、鸡血藤、川芎、赤芍、水蛭、磁石、僵蚕、菖蒲，若眩晕者去淫羊藿、骨碎补，加钩藤、水牛角、天竺黄；若耳闷感者加柴胡、香附、泽泻。西药组除每日静注右旋糖酐外加服强的松，开始用25mg，每日3次共10天，后改为10mg，每日3次共3天，据病情停药或维持量。两组治疗前后均作纯音测听，声导抗测听，听神经诱发电位及电眼震图，治疗过程中每周作纯音测听，治疗后多复查纯音测听及脑干诱发电位，观察20天为一疗程，平均为25.3天，疗效标准以言语频率气导平均上升15dB为有效，上升30dB为显效，提高到正常为治愈。中西医结合组为71例，治愈21例，占29.5%，显效11例，占15.4%，有效22例，占30.9%，总有效率为76.1%，无效17例，占23.9%；西药组42例，治愈组8例，占19.0%，显效8例，占19.0%，有效9例，占21.4%，总有效率59.52%，无效16例，占40.5%，两者有显著性差异。

综文献可知突聋致病的确实原因尚不清楚，而其治愈和预后往往与多方面有关：①发病后是否能测出8KHz听阈与预后关系很密切，因为8KHz是表示耳蜗底部的功能存在，为预测听力能否恢复提供可能性；②发病与就诊时间是影响预后的重要因素，7天以内者多能恢复或痊愈，大于3周者很少有恢复可能；③听力损害开始至耳聋高峰的时间也是估计预后的重要因素，耳聋发展迅速者预后差；发展缓慢者预后良好，一般超过48小时达高峰者预后好，在24小时以内达耳聋高峰者多难于恢复正常；④伴有高血压、动脉硬化、高血脂、糖尿病等预后不良；⑤耳聋伴有眩晕，前庭功能严重减退者预后也不好；⑥言语频率低于85dB者预后也不佳。新近田丰等用多元回归分析突聋预后结果示：影响听力恢复主要原因有：①发病后至听力开始恢复时间，14天以内好，83.64%；②是否测得8KHz听阈，能测得效果好，占76.32%；③单耳与双耳同时发病，双耳发病预后好；④发病时间与预后关系，凌晨与午后发病预后好；⑤性别与预后关系，男性比女性好。为此，临床医师应提高警惕，给予早诊断、早治疗是个关健，在治疗方面应积极采用中西药诸方面综合治疗，为了预防该病之发生，平时应积极防治高血压、糖尿病、冠心病等，同时要积极进行病因学的研究，至于中药治疗，应以补肾活血通络为主，它除可活血化瘀，改善血液微循环，降低血粘度外，可能还通过环核苷酸以及氧自由基等诸方面作用。近来研究已证实，肾亏有显性与隐潜性之分，前者即传统中医所谓肾亏，它是属生理性，即年老肾必亏，而后者多为病理性，即所谓未老先衰，临床上易发突聋之人群是否存在有隐潜性肾亏，有待进一步研究探讨。

（三）耳毒药性聋

由于耳毒性抗生素的广泛应用，耳聋患者逐年增加，为了防治耳毒药的耳中毒以后，全国有关人员做了大量临床观察研究，近年来，特别是中西医结合在防治耳毒药的毒性反应方面取得了一定成绩，其显效明显优于西药。它不仅可以防治耳毒药的副反应，还能增强某些抗生素（链霉素）的疗效。如王乐善等报道以内服中药解毒饮（银花、连翘、牛蒡子、菊花、生地、白蒺藜、桔梗、甘草）配合针灸治疗耳毒药性耳聋72例（144耳），其中列入统计127耳，结果显效（听力提高≥30dB）36耳，有效（听力提高15～29dB）54耳，有效率达70.1%。刘子贵用骨菊钩藤汤（骨碎补30g及菊花、钩藤）治疗链霉素毒副反应33例，总有效率98.1%，与廉德灵组对照差异显著。李凤山等治疗氨基甙类药物引起的耳聋，采用自拟仙鹤葛根汤（仙鹤草、葛根、泽泻、五味子、骨碎补并随症加减），水煎分早晚服，病程超过一个月者加用乙酰谷酰胺0.5～1.0g加入液体静滴，日1次至愈为止，小儿酌减，共计44例，有效41例，占98.2%，无效3例，占6.8%。林文森等通过临床和动物实验研究证实，自拟补肾活血通窍方药（淫羊藿、骨碎补、何首乌、黄精、磁石、龟板、川芎、僵蚕为主药）能预防氨基甙类抗生素对内耳柯氏器毛细胞的损害，保护动物的听力，他们曾以该方药治疗36例小儿药物性耳聋，结果63.3%的患儿听力得到改善。付氏等在使用耳毒抗生素时，同时使用六味地黄丸、骨碎补 20g 加水煎同服，认为既可充分发挥抗生素的效能，又能防止其对“肾”与“耳”的损害，并认为六味地黄丸能增强内耳对外来侵袭的防御能力。

（三）老年聋

老年聋是一种因年龄增长，代谢退化而致的听觉功能衰退，临床表现为与年龄相关的双耳对称的进行性感音神经性耳聋，纯音听力曲线以高频下降为主，多数有语言识别力差，有重振现象及高频调的耳鸣等。它属于生理性进行性现象，可起于出生后早期，随年龄增长病变进行，一般中年以后平均每年以 1.5dB 的速度下降，症状多出现于 60 岁以后，70 岁以后听觉损失不但加重，且速度加快。据国外报道 65 岁以上老年人听力障碍占 90%，其病理变化主要是耳蜗毛细胞变性。张氏报告国人发病率 70 岁以上的 60%，其中高脂血症老人有耳聋占 28.3%，明显高于正常者（13.5%），因为高血脂能促进老年聋，除因脂质沉积，使毛细胞和血管纹变性，血小板聚集及红细胞瘀滞致微循环障碍外，可能通过过氧化脂质对听器生物膜和毛细胞的直接损害有关。其他老年人言语识别能力差可能与颞叶脑细胞数减少以及脑内信息处理时间延长有关，国外将老年聋分为 4 型，感觉型、神经型、代谢型、机械型，目前尚无可靠的防治措施，现代医学多采用脑血管扩张剂，脑代谢促进剂。本病属于中医的渐聋范畴。中医对老年聋的认识源远流长，早在《黄帝内经》就有记载：“年五十，体重、耳目不聪明矣。”说明高年之体精血皆虚，不能上荣，耳目失聪，听视减弱，从而奠定了老年聋的发病学基础。《寓意草》谓：“人当五十以上，肾气渐衰于下，每每从阳上逆，而肾之窍开于耳，耳之聪司于肾，阴气从之上逆，耳窍闭塞不通。”《古今医统》也云：“老人耳听渐重，亦是气虚”。总之，老年人是脏腑功能衰弱，肾精之气不足，导致耳聋。治疗以补肾益气为主。通过治疗可以达到缓解症情之目的。一般以肾精之耗，肾阳不足，脾气虚弱论治，分别选用耳聋左慈丸、右归丸、益气聪明汤加减使用。近年来有采用中西医结合治疗老年聋取得了一定疗效。选择 60 岁以上，无中耳炎、无应用耳毒性药物，无噪声接触史，鼓膜外观正常，主诉双耳听力进行性减退，电测听示感音神经性聋者 44 例，平均年龄为 66.4 岁±5.3 岁，病程 5.6 年±7.4 年。采用西药脑噬嗪 25mg，每日 3 次，维生素 B_1 10mg，每日 3 次。中药冲剂，由熟地 12g，首乌 12g，女贞子 12g，五味子 3g，当归 9g，丹参 9g，党参 9g，决明子 12g，炙远志 4g，陈皮 4g，谷麦芽各 9g 组成。以上为一日量，分 3 包，每日 3 次，每次 1 包。以 2 个月为一疗程，结果听力提高与下降 10dB 以上分别为 15 耳（17.0%）和 6 耳（6.8%）。两者相比有显著差别（$t=2.12$，$P<0.05$）。于有效的 15 耳中，听力平均提高 14.8±4.4dB，于听力下降的 6 耳中，平均下降 15.5±3.7dB。两者相比有显著差别（$t=2.50$，$P<0.05$）。44 例 88 耳中，属于血管性聋（听力曲线较平坦）35 例，其疗效优于神经性聋（22 耳），说明对血管性聋效果显著，对神经性聋则不明显，为中西医结合防治老年耳聋提示了思路。

二、实验性研究

中医对补益肾元，活血化瘀等多种疗法的多种药物、组方和中西医结合治疗进行了较为广泛而深入的实验研究，为中医药、中西医结合治疗耳聋病提供了实验依据。

有关补肾治聋的研究，中医“肾主耳”理论具有一定的物质基础，是由“肾”通过醛固酮、铁、钙、甲状腺等而“开窍”于耳的，当然“肾”与耳之间，不能排除还存在着其他的联系。

（一）肾虚的客观研究（肾与耳相关的研究）

传统中医认为耳属肾，肾主耳，司耳之生理功能，耳为肾之外窍，肾之官，为肾行其职能。肾主精气输注于耳，肾气充沛，则耳窍受养而功能健旺，听觉聪敏，在病理方面，肾脏失调，可引起耳病，肾精亏损，髓海空虚，耳窍失养，听觉失聪，耳鸣耳聋甚至眩晕。所以，耳病常从肾论治。

在上述肾主耳的理论指导下，曾氏等进行了实验研究，结果发现肾脏与内耳中的一些细胞的生理功能、形态结构以及某些酶的含量与分布方面具有相似特点，肾脏与内耳在疾病与药物的反应方面，也具有某些共同的特性，有人又通过实验研究，以耳蜗微电位和听神经电位作指标，发现醛固酮对毛细胞与听神经功能具有促进作用，从而提出醛固酮是肾开窍于耳的物质基础之一，有的学者则认为肾开窍于耳，也可能系由“肾”通过含铁酶量与内耳细胞呼吸和生物氧化过程来实现。近来林氏用补肾活血通窍方剂为防治耳毒性作用的研究，结果认为补肾中药是通过保护毛细胞线粒体及内质网，维护毛细胞内酶及蛋白合成，促进毛细胞DNA合成，保护了毛细胞的功能，提高肾上腺皮质及甲状腺功能，调整环核苷酸，从而改善内耳功能，保护听力。王氏等通过51例不同类型肾脏病患者听力测定结果分析，认为肾脏病水肿，低蛋白血症等因素导致感音装置的循环不良，肾功能不全时，血内毒素物积聚，影响内淋巴及毛细胞引起神经性耳聋。孙啓新发现肾阳虚豚鼠的内耳生物电波型多种异常，振幅降低，阈刺激强度增高，电位持续时间缩短，表明肾阳虚动物听神经兴奋性降低，被兴奋细胞数减少，内耳环境稳定程度差，提示肾阳虚动物的听觉系统有严重损害。徐琳对肾虚证患者进行电测听分析，发现高频区听力损害≥15dB仅8.9%，说明肾虚证的听力障碍多发于高频区，提示高频区听觉障碍作为肾虚微观辨证指标，有一定意义。刘松孙观察各期慢性肾炎时发现肾功能障碍越严重（表现为代谢物质尿素氮、肌酐值的升高，或电解质紊乱或导致贫血等），听力减退的耳数越多；频率越高，听力障碍也越多，并听力减退程度也越高。王景贤亦对肾脏疾病患者进行常规纯音听力检查。结果84.3%有不同类型不同程度的听力障碍，以高频听力障碍为多，且较严重，平坦型听力障碍最少，其中自觉听力障碍仅5.9%，说明肾病引起听力障碍的普遍性，但一般常被无自觉主诉所掩盖。张国强对青海土族中年人进行中医“肾”辨证与纯音听力检查的研究，发现双耳言语频率听力异常者所占比例，不正常听力曲线型所占比例及低频区言语频率、高频区听阈均值的比较，肾虚组均明显高于正常组，说明中年肾虚证患者听力减退较普遍，这种减退是耳蜗功能早衰的表现。丁大连应用血清肌酐、脑干电位和耳蜗铺片，观察豚鼠注射卡那霉素后肾功能和听力的改变和耳蜗毛细胞的病理变化，发现用药其间，在出现耳毒作用之前首先出现可逆性的肾毒作用，听觉功能的改变出现较迟。近来有实验报道，庆大霉素的耳毒和肾毒性机制是一致的，都是通过自由基对内耳和肾脏的损害。以上发现可以说明肾虚或肾脏受损，耳蜗亦受损害，为此通过了解耳听觉功能的变化，一般可推断肾气的盛衰，通过纠正肾功能的状况，也可能防治中毒性耳聋的发生。并可进一步证实了传统中医理论的正确性，为耳与肾相关理论进一步提出客观依据。

（二）耳与肺相关的研究

关于肺与耳的关系，早在《内经》就对此有认识。至于“耳聋治肺”的观点，乃刘元素最早提出，如《素问病机气宜保命集》云：“假令耳聋者，肾也，何谓治肺？肺主声”。直到清代《医学读书论》才进一步指出：“耳聋治肺，自是肺经风热，痰热闭郁之症。肺之络会于耳中，其气不通，故令耳聋。”又云：“肺之络，会于耳中，肺受风火，久而不清，窍与络则为之闭，所以鼻塞不闻香臭，耳聋不能闻声音也。”近代由于中西医的交流和开展，大大促进了科学的发展，中医耳鼻喉科老前辈干祖望教授就具体地提出耳聋与肺气失宣，肺失肃降，肺气不足的关系，及其辨证要点，从而订立了宣、肃、补三大治则，谭敬书对古人有关官窍脏腑，清窍清阳相关论述的研究，并结合耳鼻咽喉科的特点以及其本人丰富临床经验而提出了官窍脏腑相关学说，为耳聋治肺提供了理论依据。

现代医学研究也证实了耳属肺系的认识。因为耳咽鼓管、鼓室内表面均为呼吸粘膜上皮所复盖，咽鼓管的粘膜是呼吸粘膜分化而来的真性粘膜，呼吸上皮由鼻腔延至支气管，肺泡和由咽鼓管延至鼓室及乳突气房。它们的细胞和分泌物成分变化是一致的。中耳和咽鼓管粘膜含有粘液细胞、纤毛细胞、浆细胞和肥大细胞，这与呼吸道其他部位粘膜相似。所以，谭敬书指出：鼻腔纤毛柱状细胞及其功能和SigA是肺开窍于鼻、即肺与鼻相关的物质基础之一。而中医认为肺主皮毛，所谓主皮毛，不仅指人体外表的皮毛，毛发，也应当包括肺系表面粘膜上皮，由于中耳腔粘膜是呼吸粘膜，并与呼吸道粘膜有一定的连续性，故也应属肺所主，因此也解释为什么肺气虚的肺系疾病（鼻咽炎）往往会导致中耳炎。

张氏据耳聋治肺的理论对卡他性中耳炎进行了治疗，结果中药组治愈率显著高于对照组（$P<0.001$），鼓室曲线恢复A型者，中药组也明显优于对照组（$P<0.005$），实践说明卡他性中耳炎从肺论治有较好疗效，它不仅为耳聋病之治疗另辟了一条新路，而且把肺与耳相关理论的认识及其应用价值提高到一种新的高度。

三、实验研究的成果

各地研究筛选出具有拮抗与防治耳聋作用的中草药和方剂有：

1. 骨碎补　具有抑制链霉素的耳毒性作用；

2. 孔麻　具有拮抗庆大霉素的耳毒性作用；

3. 五味子　具有抑制ATP抑制酶的活力；

4. 灵磁石　含有微量元素铁，可防治内耳受耳毒药致伤；

5. 生地、女贞子、僵蚕、响铃草、甘草有降低链霉素对内耳的毒性作用；

6. 六味地黄丸　具有增强内耳对外来侵袭的防御能力；

7. 补肾活血汤　淫羊藿、骨碎补、何首乌、黄精、磁石、龟板、川芎、僵蚕；

8. 复聪丸　骨碎补、仙灵脾、熟地、黄芪、当归、水蛭、丹参、川芎、石菖蒲、大黄、栝蒌。

张天莉观察六味地黄汤（重用泽泻并加鸡血藤）对豚鼠卡那霉素中毒性耳聋的防治研究结果指出六味地黄汤能调节内耳感受器官细胞的自我代谢，增加内耳对外来侵袭的防御能力，其实验还证明豚鼠服用该方后不仅能改善对庆大霉素的毒性反应，且能改善全身机能状态。

林文森等研究了补肾聪耳片对抗卡那霉素对豚鼠内耳毛细胞的损害作用；取健康豚鼠测试耳廓听反射及脑干电位，随机分为3组，一为卡那组，二为卡那加补肾组，三为对照组，二周后重测豚鼠听力，结果卡那组听力损害严重，卡那加补肾组听力损害轻微，对照组无变化。处死豚鼠取耳蜗行扫描电镜观察，系卡那组动物耳蜗毛细胞损害严重，卡那加补肾组毛细胞损害轻微，对照组毛细胞正常排列完整，通过实验证实了补肾聪耳片能调整大白鼠体内甲状腺素和性激素水平，能预防氨基甙类抗生素对内耳柯替氏器毛细胞的损伤，保护动物的听力，为补肾治聋提供了依据。

张桂茹用同样的实验观察到中药骨碎补对卡那霉素的耳毒性有一定的预防作用，并认为骨碎补的解毒机理可能是通过对肾脏的保护作用而实现的。

于德林以豚鼠作实验，观察到复方丹参能对抗卡那霉素的耳蜗毒性作用。王保华等以雏鸡作实验进一步观察到复方丹参不仅能对抗庆大霉素的耳毒性，而且还能促使被庆大霉素破坏了的耳蜗毛细胞再生。上述这些实验研究不仅为感音神经性耳聋防治提供了依据，也为临床针对性地用药提供了依据。

四、展望

中西医结合对肾本质的研究已证实中医“肾”具有下丘脑-垂体-靶腺轴（甲状腺、肾上腺、性腺）作用，但肾开窍于耳，肾亏则耳聋，曾氏等多次实验研究已证实醛固酮为联系“肾”与耳的物质之一，醛固酮可促进内耳功能，之后，大量研究又证实甲状腺素可以防止氨基甙类抗生素对内耳之毒副反应，而临床甲状腺功能减退患者之表现与肾阴虚表现一致，甲状腺功能减低性粘液性水肿病者的听力障碍，也可服用甲状腺制剂得到恢复，肾虚可致甲状腺功能低下，所以甲状腺激素也是中医“肾”与耳联系的一个重要物质，这将为今后防治耳聋提供新思路。

研究已证实肾亏应有显性与隐性之分，前者即传统中医所谓肾亏，属于生理性，即年老肾必亏，后者为病理性，即所谓未老先衰，临床上易患感音神经性聋者，是否确实存在着潜隐性肾亏，有待进一步研究证实，这不仅可解释临床上不少感音神经性聋不一定有明显肾虚见证，但可对防治感音神经性聋具有十分重要现实意义。

随着中医抗衰老研究取得较大近展，表明补肾益气，化痰消脂，活血化瘀中草药具有延缓细胞衰老，降低血脂，改善微循环等作用，大量临床、实验研究结果也论证了肾与耳的客观关系，补肾药防治耳聋的肯定结果，其机理可能是通过调整丘脑-垂体-靶腺轴作用与调整核苷酸水平以达到增强体质，提高内耳抗病能力，改善微循环，减轻有害因素对内耳组织的损害，从而延缓内耳感觉细胞及神经元细胞的衰老过程，进而推迟老年性聋的发生发展，这方面将有待今后进一步深入研究。

中医、中西医结合对耳聋之防治积累了丰富经验，不论在临床研究、基础研究都做出了大量工作，这些研究成果不仅为感音神经性耳聋可治提供了依据，也为临床针对性用方提供了依据。从而可以解释中医药对感音神经性耳聋有效的原理，许多方面的深入研究将进一步发挥中医整体调节的独特优势，为防治耳聋这个世界性难题中取得突破性进展，为造福人类做出贡献。

至于针刺治疗感音神经性聋，虽曾广泛应用，但临床资料及动物实验提示，针刺对提高听力并无实质性影响，但可暂时提高大脑皮质听区的兴奋性，能否促进听毛细胞再生，有待重复实验证实。因此对针刺治疗感音神经性聋的作用应作客观评估。

（余养居　杨和钧）

第二节　外耳中耳病

耳司听觉，主平衡，古称“窗笼”、“听户”，是清阳之气上通之处，属“清窍”之一。《灵枢·口问》说：“耳者宗脉之所聚”。古人所论多为外耳，包括耳廓、外耳道。外耳道深部为耳底，包括鼓膜，其内为中耳，又称鼓室，经咽鼓管通鼻咽部。咽鼓管为清阳入窍之独径，平衡鼓室内外压力之关隘。咽鼓管闭塞不通，痰湿瘀积中耳腔，形成鼓室积液。

耳与脏腑之关系涉及肾、心、肝胆和肺，其中肺与外耳中耳病之关系较为密切。肺开窍于鼻，又肺气通于鼻，掩鼻鼓气，气可贯耳，肺气通于耳也。在病证方面，鼻塞可致耳闷，侵犯肺系的风热外感，能致风热耳炎或脓耳。肺主通调水道，若肺失宣散和/或肃降，则可招致耳病。

耳与经络之关系，在《灵枢·邪气脏腑病形》说：“十二经脉，三百六十五络，其气血皆上于面而走空窍。……其别气走于耳为听”。其中直接循行于耳的经脉有：足少阳胆经，手少阳三焦经，均从耳后入耳中，走耳前。足阳明胃经，从颊车上耳前。手太阳小肠经，由目锐眦入耳中。足太阳膀胱经，从巅至耳上角。

外耳中耳病是由于致病邪毒侵犯，使机体正常生理功能失调，发生病理变化而致的。耳病之发生是正邪斗争的反映，是五脏六腑功能失调的结果。致病之外邪多见于风热湿邪。脏腑功能失调多为肝、肾、心、脾等。不同病邪，不同脏腑病变，就产生了不同病理变化和病证。风热外邪常致肝胆二经失健，邪毒直接侵犯耳窍，结聚不散，遂致气血凝滞而成病。肝胆湿热，可循经搏结于耳窍，证见耳红肿剧痛流脓。肾脏亏损则精气损耗，耳失滋养，功能不健，易为邪毒滞留引起耳病。如寒湿停聚，上泛耳窍，可出现耳聋、耳鸣、眩晕、耳胀、耳痛、流脓等。脾虚湿困，阳气不升，湿浊邪毒停聚耳窍而为病，出现耳内流脓，或耳鸣耳聋。

现代医学治疗耳部非特异性炎症疾病，包括急性外耳道炎及外耳道疖、耳廓软骨间积液，耳廓化脓性软骨膜炎，分泌性中耳炎和化脓性中耳炎等，已有相当程度应用中医方法进行防治，并积累了丰富的经验，为中西医结合治疗耳病开辟了新的途径，为叙述方便起见，现将各种疾病分述如下：

（一）急性外耳道炎、耳疖

急性外耳道炎及疖（Acute otitis externa and furuncle of external auditory canal）是指发生在外耳道的化脓性炎症，耳痛为主要症状。中医称为“耳疮”（《济生方》），“耳疔”（《喉科秘旨》），“里疔”（《医宗金鉴》）。其病因大多为挖耳损伤外耳道，风热之邪乘机侵袭。《外科正宗·耳病》说：“小儿胎热或浴洗水灌窍中，亦致耳窍作痛生脓”。或因热毒壅盛，兼挟湿邪，引动肝胆火热循经上乘，蒸灼耳道，壅遏经脉。临床上耳疖多偏热毒，耳疮则多偏于湿热，故治法上多以疏风清热，解毒消肿为主，常选用五味消毒饮合银翘散加減。汪宁波拟方：双花、紫花地丁、野菊花、蒲公英、元参、紫背天葵、升麻、黄连、乳香、没药、皂角刺、穿山甲、柴胡。外治则用内服中药渣作耳部热敷，以清热毒，行气血，消疖肿。疖肿已成熟者，可切开排脓，放出脓血后外敷黄连膏。

成光正用复方黄鱼膏治疗外耳道炎及疖取得满意的效果，其药物配制：大黄、黄连、黄柏、苦参各等份，研末过筛，取30g，10%鱼石脂软膏30g，核桃油30ml（核桃仁25g，植物油50g，炸枯后过滤去渣），医用石炭酸1mg，调和。

耳疖初起，用红膏药贴于疖表。疖肿已淡，但脓出不畅，可放入九一丹药线引流排脓，脓净可用生肌散外布，以生肌收口。（九一丹：煅石膏、升丹，《医宗金鉴》）。

利用治疗咽喉炎的中成药，如六神丸，喉症丸，双料喉风散治疗外耳炎亦有很好的效果，此类药物均有清热解毒，清热燥湿之功效，并有广谱抗菌作用，使用的方法可以液体石蜡适量，调成糊剂，放于0.5cm×3.0cm纱条内充分拌匀，每次外耳道清洁后，将纱条1～4根置入外耳道内，每日换药1次，一般3～4次即可治愈。

（二）耳廓软骨间积液

耳廓软骨间积液（Intracartilage effusion of aurical）又称耳廓假性囊肿（Pseudocyst of aurical），系指耳廓外侧面的局限性肿胀，内有浆液性渗出液，形成囊肿样隆起。病因尚未明确，可能与外伤有关。临床表现多于偶然中发现耳廓局限性隆起，可有胀感，灼热感或痒感，穿刺抽吸时，可抽出淡黄清液，培养无细菌生长，但不久又复渗出。

中医依其临床见证归属“耳壳流痰”范畴。认为在组织内（软骨间）有液体积聚，则属于水湿内停的内湿症。《素问·至真要大论》所说：“诸湿肿满，皆属于脾”。乃由脾失健运所引起。治则应是健脾利水，通阳化气，采用治水湿内停的代表方剂五苓散。

现代医学治疗本病，轻者可用紫外线照射或超短波等理疗，常于无菌操作下多次穿刺抽液，或于抽液后注入硬化剂于腔内促使囊壁机化。亦有抽液后局部应用冷冻。较为省时而有效的疗法则可采取手术，切除囊腔内部分软骨。

中医治疗耳廓软骨间积液有外敷、囊腔内注射和耳穴埋针、火针、焠针等治疗。桑树贤应用龙胆泻肝汤加减治疗5例均痊愈，一般服药3～5天症状好转，7～10天囊肿开始消退，服药最少者8剂，最多者20剂。汪冰等采用芙蓉膏外敷治疗，疗效可靠，方法简单。取芙蓉叶、大黄、黄连、黄芩、黄柏、泽兰各80g，冰片2g共研末，与适量凡士林搅匀敷于患处，2～3天换药1次，至囊肿消退为止。

肖志军采用火针治疗29例，均1次治愈，无复发病例及任何并发症。方法为：常规消毒，局麻后用直径2mm，长10cm的不锈钢针在酒精灯上烧红后，进行囊壁刺烙，直到烧穿，然后将囊液彻底挤压干净，再加压包扎，第3天、第7天各换敷料1次，10～15天后，囊肿消失，烧灼孔愈合。福建医学院附二院采用针灸耳针神门穴或局部埋针治疗34例，取得较好疗效。治疗方法是在三角窝囊肿取神门穴，耳甲艇、耳舟，对耳屏则取囊肿肿起最高处，以注射器先抽尽囊液，再用针灸用耳针经穿刺针眼进入囊腔，耳针针尖轻轻顶于对侧囊壁，用胶布固定在皮肤上，口服抗生素，1周后复查。神门穴处于枕小神经和耳大神经交叉处，该穴位埋针有镇静、镇痛、消炎作用。耳廓埋针，一方面可调节交感神经和副交感神经对机体的平衡，另一方面可影响体液中的激素，激发体内非特异性的防御反应，动员体内各种免疫因素以达到治愈疾病的目的。

镇江人民医院用南通蛇药数片，加75%酒精少许调成糊状，涂抹小纱布块上敷贴患处，隔日1次。白求恩国际和平医院枯痔液注入囊腔内，经1次注射，10～20天治愈，枯痔液的组成，由雄黄、赤石脂、血竭、轻粉、红粉、冰片、黄连、硼砂、枯矾，加以普鲁卡因，配成2ml一支。注射量和抽出液体量相等或略少。

（三）耳廓化脓性软骨膜炎

耳廓化脓性软骨膜炎（Suppurative perichondritis of the aurical）多因耳外伤或邻近组织感染扩散所致。临床表现为较严重的疼痛并可导致软骨坏死及耳廓畸形。

中医称本病为阳痈。《诸病源候论》最早论述此病：“断耳疮，生于耳边，久不瘥，耳乃取断，此亦月食之类，但不随月生长为异。此疮亦是风湿搏于血气所生。以其断耳，因以为名也。”《疮疡经验全书》称作“耳烂”。《杂病源流犀烛》名为“耳生烂疮”。中医认为外伤或手术破损耳廓肌肤，外邪侵入，如再受风热湿邪的蒸腾繁衍，腐蚀软骨膜成炎化脓，软骨融蚀大部分，死骨排尽则脓敛口收。耳廓因无支架，加之瘢痕收缩，遗留肉赘一堆，状如菜花。

现代医学治疗本病，在早期主要应用大剂量抗生素控制感染。如已形成脓肿，则应以手术切开脓腔，清除脓液，刮除肉芽组织，切除坏死软骨。如能保留耳轮部位的软骨，可避免日后耳廓畸形。中医治则为清热解毒、去腐消肿、疏风散邪、通经缓急。由于此类感染多有绿脓杆菌生长，对大部分抗生素均耐药，因此，极需寻求新的治疗途径。而采用中西医结合治疗，早期辨明局部和整体之关系，应用中药内治、外治，既可加强疗效，更可缩短病程。

山西中医研究所认为本病系毒邪侵入体内而致热毒阳症，治疗用内服方剂由金银花、蒲公英、穿山甲、白芷、甘草组成。外用野牡丹药膏涂耳廓。王大刚以切开敷药为主的方法，用烧伤灵液方，组成为鱼腥草、蒲公英、金银花、黄柏、月石、丹参。外用复方九一丹，由红升丹、煅石膏、朱砂、乳香、没药、铅丹、冰片研末，加凡士林合成。

李明君认为本病为血瘀气滞，治则为清热解毒，活血化瘀，方用桃红四物汤加减。马崇生用龙胆泻肝汤合仙方活命饮（消疮饮），方剂组成为柴胡、黄芩、双花、胆草、白芷、皂刺、公英、没药、生地、车前子、木通、甘草梢。在外用药治疗方面，南平市立医院用紫花地丁全草60g洗净，捣碎成泥状，或加冰片少许更佳，用草泥将整个耳廓包裹，外盖凡士林纱布，消毒纱布包扎，每日更换2～3次。亦有用南通蛇药4～12片，云南白药0.1～0.63g加75%酒精适量泡开，调成稀糊，敷于耳廓前后，范围大于病变1cm，半干后纱布包好，胶布固定，药干燥后，用酒精浸湿一次，每天换药，直到炎症消退。

（四）分泌性中耳炎

分泌性中耳炎（Secretory otitis media）是以鼓室积液及听力下降为主要症状的中耳非化脓性炎性疾病。临床可分为急性和慢性两种，急性期未得到及时与恰当的治疗，或因反复急性发作而迁延转化成慢性分泌性中耳炎。病因尚未完全明确。主要的病因有咽鼓管功能障碍、感染和免疫反应。临床表现为耳闷、耳聋、自听增强和耳鸣。检查可见有鼓膜充血。鼓室积液后鼓膜可呈琥珀色，油蜡状，部分可见到液平面或气泡。电测听一般表现为传音性耳聋，可达25～50dB，声阻抗检查多为B型曲线或C型曲线，鼓膜穿刺多有淡黄色透明浆液或粘液。

中医依其临床主要症状为耳内胀闷，堵塞感而归属耳窍疾病之耳胀、耳闭，亦因每兼耳鸣，妨碍听觉，故也属“卒聋”、“风聋”、“气闭耳聋”之范畴。《诸病源候论》说：“风入于耳之脉，使经气闭塞不宣，故为风聋”。《外科大成》也说：“耳者，心肾之窍，肝胆之经，宗脉所聚也……肝胆主外，如风热有余，或胀痛或脓痒，邪气客也。”《景岳全书》指出“邪闭者，因风寒外感，乱其营卫也，解其邪而闭自开也。”《丹溪新法·耳聋》云：“耳聋皆属于热，少阳厥阴居多。”叶天士《医效秘传·耳聋》亦说：“耳聋者，邪传少阳经也。”因足少阳胆经循于耳，故《素问·至真要大论》说：“厥阴司天，客胜则耳聋掉眩。”且肝胆互为表里，以经络相连，若外感湿热，或湿热内生，蕴结肝胆，邪必蒸动湿浊上冒清宫，则症见耳闭、耳聋、耳鸣。

从中医角度看耳部症状，是五脏六腑病理变化之反映，也就是说，五脏六腑的病变，通过经络等联系，在耳部反映出相应症状，本病与肺脾肝胆肾等关系密切。一般认为急性期多为肺肝胆之病，慢性者多责之脾肾。治疗本病要立足于中医的辨证论治。

现代医学治疗分泌性中耳炎，依其病程之急慢性，通过改善中耳通气，清除中耳积液和针对病因治疗的原则，应用1%麻黄素滴鼻，咽鼓管吹张，鼓膜穿刺抽液或切开置管，应用抗生素及类固醇激素等药物，乃至切除肥大的增殖体等，但疗效亦不令人满意，病变重而顽固者当可致粘连性中耳炎或胆固醇肉芽肿之类病症。而中医治疗对辨证分型确切者，常有独特之疗效，且减少了西药的毒副反应和避免反复鼓膜穿刺等，不仅减少了病人对手术的恐惧和相应的并发症，对不能接受鼓膜切开置管术的病人更为适宜。

中国中医研究院西苑医院对分泌性中耳炎

的辨证分型为如下几种，并相应以其治法选方：①风寒袭肺证，拟以疏风散寒通窍法，方选辛夷散（《济生方》）或荆防败毒散（《摄生众妙方》）加减。方为荆芥、防风、辛荑、白芷、川芎、车前草、石菖蒲。②外感风热证，治则为疏风清热通窍法，方选银翘散（《温病条辨》）加减，方为银花、连翘、淡竹叶、薄荷、荆芥、菖蒲、路路通、桔梗、甘草。③肝胆湿热证，治则为疏肝降逆，清利肝胆湿热，选用龙胆泻肝汤。方为龙胆草、山栀、黄芩、柴胡、当归、生地、泽泻、车前子、木通、甘草。④脾虚湿困证，治则为利湿祛痰，开通耳窍，选用参苓白术散。方为党参、白术、茯苓、炙甘草、扁豆、山药、莲子肉、桔梗、薏苡仁、砂仁。⑤邪毒滞留，气血瘀阻证，治则为行气活血通窍，选方为通气活血汤。方药由当归、赤芍、川芎、桃仁、红花、柴胡、香附、麝香组成。

孙佛全等用“加减泽泻汤”治疗中耳积液，总有效率为90.1%。成都中医学院附院用“龙胆泻肝汤”治疗分泌性中耳炎，总有效率为90.05%。何宗德用通气散（《医林改错》）、苍耳子散（《济生方》）合泽泻汤治疗渗出性中耳炎，并配合山莨菪碱5mg，翳风穴注射，每周1次，取得明显疗效。郭朝斌等以通窍散外耳道放置治疗急性期病例，将菖蒲、冰片等芳香通窍之品制成散剂，用药棉包捻成栓子，将其置于外耳道深部接近鼓膜处，隔日更换。利用药物的芳香气窜启闭开窍功能，使药效直达病所，发挥治疗作用，陈小宁以化痰法治疗分泌性中耳炎，用三拗汤以宣肺，二陈汤以化痰，白芥子消膜外之痰，菖蒲通窍，柴胡理气，并引经入少阳，使肺气得宣，鼻窍耳窍得以通畅，“痰”得以消散。

归纳中医对分泌性中耳炎之治法，大致可分为：①吹气法，可通畅咽鼓管。《疡医大全》等书曰：“每日平时以大指、食指捏住鼻孔，易令泄气，咬牙努目，唇闭，紧使气俱入气窍，闷极放手，时时行之，久则自效如神。”②开窍法，可扩张咽鼓管。③补气法，能提高咽鼓管功能。④利水法，能减少渗出液。《普济方》记载：“有水耳聋经年不瘥，泽泻汤主之。”⑤清热法，具有抗菌消炎作用。⑥通气法，张景岳说“以手中指于窍中，轻轻按捺，随放随捺，或轻轻摇动，以引其气，捺之数次，其气必至，气至则窍自通矣。”此极似现今的鼓膜按摩术。“耳聋诸药不效，唯静坐闭气一口，捏紧鼻头。若早晚一月，气行必通”（顾世澄）。

分泌性中耳炎的实验研究，在动物模型制备方法上有所不同，许庚采用对致敏动物施行鼻腔内连续抗原攻击的实验手段，首次造成了鼻变态反应，导致渗出性中耳炎发生的动物模型。致敏抗原为卵清蛋白，每只兔多点皮下注射2.5mg抗原，4周后以同样剂量追加，免疫5天后选择血中抗体效价上升达1：400以上者为实验动物，在第4、5次攻击之后可发生鼓膜充血膨隆，中耳腔出现渗出液。

戴复华等在动物软腭正中作一垂直切口，暴露咽鼓管咽口，用银夹法分离管周软组织，然后夹住管近咽口处。由此可导致非炎症性中耳漏出液的产生。烧灼法是用细铅丝在酒精灯上烧红，插入咽鼓管内，停留约10秒钟，由此因非化脓性致病菌感染，可能导致分泌性中耳积液。亦有可能为管粘膜充血水肿，封闭管腔所产生的分泌物，为漏出液性质。

分泌性中耳炎临床并不少见，虽然不是疑难病，但治疗也颇为棘手，有些反复鼓室积液，抽液频频无济于事的病例，通过中西医结合治疗可取得良好效果。这是由于针对不同原因引起的同一病症分泌性中耳炎的不同治疗，取中西医各自之长，包括先进的西医诊断和治疗措施，各种局部和全身治疗的方法，如抽液，咽鼓管吹张，积极治疗鼻炎、鼻窦炎，必要时行鼻咽部及扁桃体手术等，以及中医的辨证施治。

（五）化脓性中耳炎

化脓性中耳炎（Suppurative otitis media）是化脓性致病菌侵入中耳粘膜引起的化脓性炎症，不仅影响听力，并可危及生命。初起为急性炎症，如处理不当则可能发生并发症或转变为慢性。临床上主要表现间歇或持续流脓，急性期有发热、耳痛，慢性期则有不同程度听力障碍，早期为传音性聋，晚期为混合性聋。检查鼓膜有充血，穿孔，穿孔的位置、形状、大小与最严重的病变所在有关。

中医历代文献有称脓耳、聤耳、耳疳、耳底子、耳痈、耳湿毒、耳漏、缠耳、耳中生毒等，其中可能包括外耳道炎。还有按脓色不同而命名者，如《外科大成》卷三说："耳疳者，为耳内流出脓水臭秽也。书有云：出黄脓为聤耳；红脓为风耳；白脓为缠耳，青脓为震耳。"《锦囊秘录》卷六也说："常出黄脓者谓之聤耳；常出红脓者，谓之脓耳，耳内疳臭者，谓之泾耳；白脓出者，谓之缠耳；耳内虚鸣，时出青脓者，谓之囊耳"。历代医家对本病的认识与防治上有诸多见解，《灵枢》中已有"耳中有脓"的记载。关于病因有认为是"风热乘之随脉入于耳，与气血相搏"(巢元方)；"耳聋皆属于热，少阳厥阴居多"(朱震亨)。"耳聋者，邪传少阳经也"(叶天士)；"耳中所患不同，皆由足少阳，手少阳二经风热上壅而然"(王肯堂)。本病临证有急慢、虚实之别。大凡急者流脓初起，多属实证，病主在肝胆，多由湿热致发。缓者流脓日久，多属虚证，或虚中挟实，病主在脾肾，多因湿浊、虚火为患。临床时必须四诊合参，综合局部和全身症状，进行辨证施治。

现代医学治化脓性中耳炎，依其病程的不同阶段，应用抗生素全身及局部消炎治疗，辅以冲洗、理疗，以及手术清理病灶、改善引流等处理，在治疗中尚可通过细菌培养和药敏试验，选择有效的抗生素，有时加用少量类固醇激素对消炎退肿效果更好。在滴耳剂的剂量方面，现代医学多用水剂、油剂、酊剂，而中药治疗大多含有冰片和枯矾两味，或研末过筛为粉剂（散剂)，或用香油、菜油和之成油剂。民间有诸多治疗化脓性中耳炎的验方，取材有鲜虎耳草（金丝荷叶)、鲜生地、核桃仁、猪苦胆和鸡蛋黄油等，亦有将活田螺剪尾后，取其滴下之粘液作外治用药，如与中药内治配合，实能收事半功倍之效，为中西医结合防治本病的重要手段之一。

蔡裕养对化脓性中耳炎患者辨证施治，归纳为如下4型：①风热邪毒型，主证：起病急，突感耳胀、耳痛，伴发热恶寒，舌尖红，苔薄黄，脉浮数，为风热犯表之证。治宜清热解毒，疏风散邪。方用五味消毒饮加减。②肝胆湿热型，主证：耳痛，流脓黄稠，量多微臭，头痛目赤，口苦咽干，舌苔黄腻，脉弦数。治宜清泄肝胆，利湿导热，以达解毒排脓之目的，方用龙胆泻肝汤加减。③脾肾阳虚型，主证：持续流脓，脓液白粘或清稀，无臭味，时有耳鸣伴头晕，舌淡胖，苔白腻，脉沉弱。治宜温肾健脾，益气化湿，以收托毒排脓之效。④肾阴亏虚型，主证：间歇流脓，状如污水，味恶臭，耳鸣耳聋，盗汗腰酸，舌红少苔，脉细数。治宜滋补肾阴，清降虚火，而达扶正托毒之目的，方用知柏地黄丸加减。蔡氏用"耳炎灵"治疗脓耳亦显良效，其药物组成为大黄、黄芩、黄连、黄柏、苦参、冰片，川香油和液体石蜡调制，用纱布条浸药剂塞入耳内，每日1次。

周才琛用中西医结合治疗化脓性中耳炎65例，其辨证施治分为5型，除外感风热，肝胆实热，脾虚和肾阴虚同蔡氏类同外，尚有阳虚寒凝型，病因系痰湿内阻，治宜益气温阳，散寒通滞，方用阳和汤。

中医内治法的原则，有以清为主，针对风温上受，耳聤胀痛，宜清少阳气分之热。少阳之脉循耳外，走耳中，此经有风火，则耳脓而鸣，宜清散治。有以补为主，此法宜于年老体弱者，滋养肝肾，配合潜阳镇肝为法。方为首乌、钩藤、穞豆衣、茯神、荷蒂、牛膝、磁石、远志、潼蒺藜。清补兼施适于慢性患者，体质较差，除耳流脓外，偏于肝肾不足，而稍现风热症象，治以六味地黄丸加桑螵蛸、甘菊、石决明、芡实。

余仲甫用肾热汤治疗慢性单纯性中耳炎，方药组成为磁石、牡蛎、白术、白芍、甘草、生地、大枣加葱白。赵晓红用龙胆泻肝汤治疗慢性中耳炎30例，有效率达90%，其中显效16例。

外治法在中医治疗化脓性中耳炎时亦很重要，应用与研究则更加广泛，方法亦很多。侯秋来用"鱼板银连"液治疗，方为鱼腥草、板蓝根、金银花、连翘，配成的滴耳剂作纸片抑菌试验结果，对金黄色葡萄球菌作用最强，大肠杆菌和绿脓杆菌则其次。常鸿喜用复方黄连液治疗慢性化脓性中耳炎187例，近期有效率为96%。方剂由黄连、硼砂、冰片组成。李瑞玉配制耳炎宁滴耳液，主要成分大黄为泻下清热解毒药、黄连、黄柏均有清热燥湿、泻火解毒等功效，其复方制剂抑菌作用较单味药强10多倍，而且不致耳毒性。尚有介绍药捻法，用脱脂棉搓成长线，长2～3cm，粗1mm。用75%酒精浸湿后，蘸取以红升丹、冰片及麝香研末而成的粉剂，放置外耳道底部，与鼓膜保持约2mm，每日更换1次。

对慢性化脓性中耳炎并有肉芽或息肉者，可涂鸦胆子油，亦有用加味拔毒散治愈的报道。方为白矾、明雄黄、青黛、硼砂、冰片。以香油调匀，每日4～5次，每次5滴。

化脓性中耳炎的动物模型制备，可选用豚鼠，在乙醚麻醉下做耳后切口，在听泡后壁上打小孔，经孔向鼓室内注入金黄色葡萄球菌混悬液0.1ml（3亿/ml），正常喂养7天后，打开听泡见鼓室粘膜充血、肿胀，鼓室有纯脓液，即为诱发中耳炎成功。

对中医中药治疗化脓性中耳炎的实验研究，多限于抗菌及药敏试验。张振英根据民间用猪苦胆治刀伤，瘰疽的经验，观察到胆汁在培养基中能抑制杂菌的生长。明矾在试管中对金黄色葡萄球菌、溶血性链球菌、绿脓杆菌、白喉杆菌、大肠杆菌等抗菌效价均在1：80～1：160，因此用猪苦胆、明矾治疗慢性化脓性中耳炎，对金黄色葡萄球菌，变形杆菌和大肠杆菌均有效。常颂平发现冰片作用后的黑曲霉菌，细胞的超微结构有完全破坏的结果，证明冰片有较强的抗真菌作用。孙克敏用丁香酚滴耳剂治疗真菌性中耳炎，总有效率为89%，证实丁香酚对多种细菌和真菌，尤其是曲霉菌和念珠菌有抑制和杀死作用。

中医、中西医结合治疗化脓性中耳炎在临床上应用较广，亦取得了相当好的疗效。中医药治疗的实验研究报告较多，但大部分为试管及培养皿中的药物敏感性等试验，对于内治药物在动物模型中的效应，尚鲜见有报告者，更谈不上通过分子生物学的研究，以进一步阐明中医治疗之机理。中医内治通过辨证施治，以平衡阴阳，调动机体自身的脏腑功能，以加强免疫力，其原则为急性阶段，治重肝胆；慢性阶段，治重脾肾。是有其独到之处，比西医应用抗生素更显其合理性。外治中通过不同药物组成的散剂，油剂，或滴耳，或吹耳，或以药捻纳入耳道等手段，但用药前宜先予以吸引，并用3%双氧水清洗，这一点是西医治疗之长，应该加以发扬。至于发生颅内外各类并发症时，更应及时予以手术，这才有利于中西医结合治疗化脓性中耳炎的进一步完善和发展。

（江德胜）

第三节 变态反应性鼻炎

变态反应性鼻炎（Allergic Rhinitic）亦称过敏性鼻炎，按其临床表现可分为季节性变态反应性鼻炎，又称花粉病或枯草热，和常年性变态反应性鼻炎，为鼻粘膜对特异性变应原所致的Ⅰ型变态反应，其发病主要是特异性体质亦称过敏体质，接触外界特异性变应原后而发病，特异性体质可能与遗传因素有关，亦可能由于机体受物理、化学、生物学等因素刺激后，而致局部或全身免疫，神经体液失常有关。当特异性体质的个体，接触特异性变应原后激活B淋巴细胞产生大量IgE，IgE与鼻粘膜肥大细胞膜受体相结合，机体即处于致敏状态，当再度接触该特异性变原，与肥大细胞膜表面IgE交联，激活肥大细胞有关酶系统，在钙参与下，经过一系列反应，释放出有炎症活性介质，主要是组织胺、慢反应物质、前列腺素、白细胞三烯、P物质等，引起特异性组织炎症反应，血管渗透性增强，腺体分泌和杯状细胞增加，嗜酸性细胞浸润和粘膜组织水肿，产生一系列症状，如鼻内刺痒，打喷嚏、流清涕、鼻塞等。

中医按其临床症状表现归属“鼻鼽”、“鼽嚏”范畴。有关“鼻鼽”、“鼽嚏”的描述，始见于《内经》，后经历代医家临床实践对其病因病机、防治都有所发展。中医认为肺主气，开窍于鼻，外合皮毛，肺虚则表卫不固，鼻窍不健，易使外邪异气的侵扰而频繁发病。如《东垣十书》说“皮毛元阳本虚，故病喜嚏，鼻流清涕”。《证治要诀》云：“清涕者，脑冷肺寒所致。”《辨证录》“兹但流清涕而不腥臭，正虚寒之病也。”故本病的发病主要是肺卫气虚，易感风邪异气所致，而肺气虚亦可能由于脾肾功能不足所致，肺主气，脾为后天之本，为气血生化之源，脾虚无以奉养于肺，则肺气虚弱。肾为先天之本，为气之根，肺为气之源，肾虚摄纳无权，可致喷嚏频频，清涕不止。总之，本病主要在肺、与脾、肾密切相关。

现代医学治疗本病主要是阻断变态反应病理生理反应中不同环节，如避免变态反应原接触，稳定肥大细胞膜，阻断炎症介质释放，抗H_1受体及其他抗介质药和肾上腺皮质激素等，免疫疗法亦称减敏或脱敏疗法，因变态反应原的纯化以及治疗费时，所以无论是药物治疗或免疫治疗，疗效还不十分理想，大多数疗效暂时虽好，但不易巩固，且副反应多，中医药治疗近十几年来辨病与辨证相结合，对本病的辨证规律渐趋一致，疗效较理想且稳固，尤其是中医药治疗以调整脏腑机能为主。达到调整机体免疫-内分泌-神经网络着手，无疑为防治本病研究开辟了新的途径和方向。

一、临床研究

变态反应性鼻炎的病因病机，80年代之前众说纷纭，有风寒，风热，湿滞，湿热蒸窍，肺虚，脾虚，肾虚，血瘀等不同看法，治疗疗效不一；80年代以后有关本病发病病机的认识渐趋一致。1987年中西医结合耳鼻咽喉专业委员会在大连召开中西医结合治疗变态反应性鼻炎学术座谈会，经充分酝酿讨论，初步确定变态反应性鼻炎辨证，诊断，疗效标准草案，明确本病病因病机是肺虚表不固，易受风邪异气侵袭，属本虚标实之证，治疗以补气固表为主，常用处方有玉屏风散，温肺止流丹，温卫汤，补中益气汤，参苓白术丸、右归丸等，根据证情，病期不同佐祛风通窍，清热解毒，活血化瘀，温阳散寒等治法。并归纳下列几型，随证加减：①肺气虚型：治以补气固表，用玉屏风散或温肺止流丹加减。②肺脾虚型：治以补气健脾，玉屏风散加参苓白术丸加减，或补中益气汤加减。③肺肾虚型：治以益肾补气，用右归丸合玉屏风散加减。无论属于何种类型，若急性发作，喷嚏阵发，鼻内刺痒，流涕，鼻塞症状明显，则为正虚表实表现，应加祛风通窍，如苍耳子散等，若鼻粘膜充血应再加丹皮、黄芩、连翘等，稳定期发作症状不明显以调整肺、脾、肾为主，若粘膜呈紫灰色应加活血化瘀，如四物汤、三草汤等。周维根据本病的证候和鼻腔检查所见分为肺虚寒型，脾虚型，肾阳虚型，分别应用玉屏风散合甘草干姜汤，补中益气汤加减和肾气丸加减治疗64例，结果治愈17例，显效28例，有效17例，无效2例，总有效率96.9%。倪合也以抗敏方为主（黄芪、徐长卿、蝉衣、炙甘草、白术、蔓荆子、炮干姜、苍耳子）随证加减，肺气虚加党参、沙参；肺脾气虚加茯苓、陈皮、辛荑；脾虚湿阻加茯苓、陈皮、薏苡仁、麝香、半夏；肺肾阳虚加山萸肉、五味子、女贞子、细辛、制附子，共治疗60例，显效23例，好转28例，无效9例，总有效率85%。上述二家观察病例以肺气虚为最多，分别占65%～75%以上，鹿道温分析60例变态反应性鼻炎，发现单纯鼻过敏患者绝大多数为肺虚型，肺虚型多合并鼻息肉，肾虚型多合并支气管哮喘。天津市南开医院对495例观察肺气虚为主者388例，占78%，合并肺虚者37例（7.4%），肾虚者50例（10.1%），合并血瘀者20例（4%）。以补气固表为主治疗（黄芪、白术、防风、柴胡、当归、细辛、五味子、乌梅、苍耳子、甘草）。脾虚加茯苓、山药、红枣；肾虚加补骨脂、淫羊藿、枸杞子，血瘀血虚加当归消风汤，结果痊愈205例，控制者140例，有效者74例，无效者76例，总有效率84.7%；继后他们以补气固表方剂为主制成鼻敏宁对195例变态反应性鼻炎治疗观察，总有效率为88.3%。并随机与扑尔敏相比较，扑尔敏组有效率为76.8%，两组有显著性统计差异（$P<0.01$）。余养居以天黄灵制剂（黄芪、僵蚕、地黄、仙灵脾、党参、川芎、当归、首乌、麦冬、五味子、细辛），总有效率为96.6%，明显高于辛苓冲剂和酮替芬，牟淑兰以玉屏风散加减：黄芪、防风、白术、苍耳子、菖蒲、五味子、辛荑、桔梗。风热加黄芩、枇杷叶、薄荷、银花；风寒加麻黄、细辛；肺虚加党参，黄精；脾虚加云苓、山药，肾虚加核桃仁、蛤蚧、枸杞子共治疗488例，结果痊愈153例（31.4%），显效182例（37.3%），好转151例（30.9%），无效2例，总有效率99.6%，龙国玲以劫敏汤（黄芪、乌梅、诃子肉、干地龙、柴胡、防风、豨莶草）加减治疗变态反应118例，近期痊愈21例，有效81例，无效10例，总有效率91.5%。尹世起以复方辛荑胶囊（辛荑、菊花、藁本、黄芪、维生素C）治疗变态反应性鼻炎204例，并随机与扑尔敏对比，结果，痊愈者136、23，有效62、21，无效7、17。总有效率前者96.58%，后者72.13%。其他如马王起以当归、赤芍、生地、

苍耳子、川芎、桃仁、红花、黄芪、白术、防风、辛荑，陈君超以黄芪、党参、当归、川芎、赤芍、桃仁、苍耳子、辛荑、淫羊藿、白芷、葛根、细辛、蜂房、路路通、蝉衣，胡连生以抗敏灵口服液（黄芪、党参、大枣、当归等八味中草汤组成）治疗变态反应性鼻炎，皆取得理想疗效。

在临床有效基础上各地对有效方剂进行临床疗效作用机理探讨，如余养居对天黄灵制剂的治疗观察，治疗前后全血嗜碱性，嗜酸性细胞计数统计学处理，二者治疗前后均有非常显著差别（P＜0.001)，吴贤益以黄芪、党参、山药、茯苓、枸杞、补骨脂、细辛、辛荑、五味子等治疗变态反应性鼻炎的有效临床基础上，观察本方有降低 IgE 作用，湖南中医学院发现变态反应性鼻炎属肺气虚和肺肾虚者 SIgA 低于正常，经中药扶正补气治疗能改善上述变化，何宗德以玉屏风散苍耳子加味治疗变态反应性鼻炎，经治疗后体液免疫及肥大细胞间接脱颗粒明显改善，认为上述药能作用 IgE，稳定细胞膜，亦有报告扶正补气治疗鼻腔疾患能升高 SOD，降低 LPO 作用。天津南开医院对补气固表方剂治疗变态反应性鼻炎前后鼻分泌物及其中 IgA、IgE、IgG，环核苷酸，鼻粘膜血流量，鼻粘膜超微结构，鼻分泌物 SP 以及鼻粘膜 SP 免疫组化观察，认为补气固表治疗本病的机理可能是多环节：①调整机体免疫功能，抑制抗原抗体反应以及消除血管壁免疫复合物的沉着，减轻组织反应。②调整环核苷酸水平，抑制肥大细胞膜脱颗粒，阻断炎症介质释放，或对抗组胺等介质的作用，减轻组织细胞反应。③改善组织血液循环。④改善或恢复粘膜上皮细胞及细胞器的结构和功能，恢复细胞生理功能，促进疾病好转。

关于中西医有机结合，取两家之长，缩短疗程，提高疗效，促进发展，这方面工作仍处于初步探索中，相信今后会有更大发展，并且会是变态反应鼻炎治疗方向之一，目前进行的工作有这几方面的尝试：①中医辨证合免疫治疗，提高治疗疗效。如黄惠元以尘螨脱敏注射配服黄芪、白术、红枣、防风、辛荑、甘草，共治疗 500 例，总有效率达 90%，黄汉钟等以免疫疗法合并鼻炎冲剂（炙黄芪、补骨脂、苍耳子、槟榔、当归、炙甘草）随机分组进行观察，分单纯免疫组，尘螨脱敏注射，单纯中药组，口服鼻炎冲剂，中西医结合组，免疫治疗加鼻炎冲剂。结果单纯免疫组有效率 75%，单纯中药组有效率 75%，中西医结合组有效率 97%，明显高于中医，免疫治疗组，显示中西结合的优越性。②辨证治疗加局部丙酸脂倍氯米松喷雾，或康宁克通 4mg，两下甲粘膜下注射，据天津南开医院观察，上述治疗比单纯脱敏组起效快，比单纯西药组疗效巩固，停药后不易复发，认为中西医结合治疗，取长补短，取西药能较快控制症状，中药能调整机体功能，因而疗效巩固，不易复发，所以疗效理想；③亦有以抗组胺药加中药治疗，以达到更长期，更巩固的疗效。黄意分组观察中药制附子、巴戟天、山萸肉、防风、辛荑花、茯苓、苍术、蝉蜕、肉桂、肺虚加黄芪、党参、丹参、脾虚加藿香、泽泻、蚕砂、肾阳虚加肉苁蓉、菟丝子、杜仲，同时服用扑尔敏、及 15%硝酸银涂双侧及鼻中隔前下方，西医组单纯口服扑尔敏和硝酸银涂抹，结果中西医结合组近期控制 25 例，显效 19 例，好转 7 例，西医组近期控制 9 例，显效 23 例，好转 8 例，无效各 2、5 例，两组有极明显差异。

二、实验研究

1. 有关变态反应的动物模型制备方法

(1) 变态反应性鼻炎动物模型制备方法

多采用蛋清蛋白及牛血清蛋白为变态反应原，分别在兔、豚鼠等制备变态反应性鼻炎动物模型，天津南开医院以蛋清蛋白 2ml 加福氏佐剂 2ml 家兔腹腔注射致敏，每周 1 次，共 4 次，最后一次注射后两天，抽兔耳静脉血，做抗原抗体絮状反应，如 1∶400 抗原抗体絮状反应阳性，示动物已致敏，继即以蛋清蛋白 0.1～0.2ml 滴鼻，观察动物激发反应，可造成鼻刺痒搔鼻，打喷嚏、流清涕、嗜酸质细胞浸润，粘膜水肿的变态反应性鼻炎动物模型。

赵秀杰以二异氰酸甲苯脂（TDI）为致敏原，对豚鼠行鼻内给药造成鼻超敏动物模型，其法是将 107、TDI 橄榄油溶液 10μl，用加样器滴入豚鼠双侧鼻孔，每侧 5μl，每日 1 次，连续 5～7 天后改为隔日给药。第 10 日处死，取鼻粘膜观察见鼻粘膜大量嗜酸性细胞，肥大细胞浸润，粘膜组织胺含量明显高于对照组。

(2) 皮肤被动过敏反应动物模型

天津市南开医院，辽宁中医学院分别用小鼠，大鼠作被动皮肤过敏反应造型，前者以蛋清蛋白为变应原，以1%蛋清蛋白加1%氢氧化铝混悬液0.1ml腹腔注射，12天后断头取血，离心后取血清，用抗原抗体1∶400絮状反应血清生理盐水稀释成1～5，取上述0.03ml在另一批小鼠腹壁注射，48小时后进行抗原攻击，尾静脉注射含蛋清蛋白之伊文思蓝原液1.2ml/只，20分钟后断椎取死，翻转腹部皮肤测伊文思蓝蓝斑直径。后来用大白鼠造型，用1%白蛋白生理盐水0.5ml二份肌注于大白鼠后腿两侧，同时腹腔注射百日咳疫苗2×10^{10}菌体/只，于第12天采血分离血清，用生理盐水释稀以1∶5、1∶10浓度，取上述血清0.1ml，分别在另一批大鼠脊中线两侧皮内注射，然后静注0.5%伊文思蓝和1%卵白蛋清生理盐水0.5ml，2小时后断头，取下蓝色斑皮片，剪碎加入7∶3丙酮～生理盐水5ml浸泡24小时，离心取上溶液，用721分光光度计在波长610纳米处测光密度。

(3) 变态反应动物模型

胡连生、黄庆山用含氢氧化铝佐剂的4%卵白蛋白生理盐水液0.1ml，致敏3次，最后一次，腹腔注射4%卵白蛋白生理盐水1ml进行攻击，根据抗原抗体结合引起过敏反应程度不同，分等级进行评定：①无任何反应；②萎靡，躁动不安或搔痒；③呼吸加快或促迫；④呼吸困难，喘息或口唇紫绀；⑤振颤，抽搐；⑥休克死亡。

(4) 组胺诱发的足跖肿模型及组胺诱发鼻超敏模型，胡连生用0.2%组胺0.1ml注射大白鼠左足跖部后于15′，30′，60′，120′，240′测定左足容积，天津市南开医院用0.2%组织胺滴0.1ml豚鼠鼻腔，造成鼻超敏动物模型。

2. 实验研究成果

对中医补气固表，祛风通窍，祛风清热等治法的多种药物、组方进行了实验观察，为中西医结合治疗变态反应性鼻炎提供实验依据。

有关补气固表方药的实验研究，林文森等在蛋清蛋白制备的变态反应鼻炎的模型和皮肤被动过敏反应模型，观察到补气固表方剂制成鼻敏宁有对抗皮肤被动过敏反应，抑制抗原抗体絮状反应，减少鼻粘膜嗜酸性细胞及肥大细胞浸润，保护和恢复粘膜上皮细胞及细胞器如线粒体等的结构和功能，减少鼻粘膜SP免疫活性物质，及明显减轻组胺激发的鼻粘膜超敏反应。

黄庆山等对小柴胡汤研究证实有明显抑制动物皮肤被动过敏反应以及减轻和抑制动物的过敏反应表现。

胡连生等观察抗敏灵口服液对皮肤卵白蛋白被动过敏反应，过敏反应和组胺所致足肿胀型治疗反应，结果抗敏灵口服液比异丙嗪能更好地抑制上述动物的反应，实验证实该药有抗过敏作用。

对鼻部常用中药如苍耳子、辛荑、瓜蒂等药理研究亦证实能收缩鼻粘膜，抗组胺和抗乙酰胆碱作用，麻黄、柴胡、菖蒲、桂枝、黄芩等不但能对抗组胺，亦能抑制肥大细胞脱颗粒及介质释放，黄芪能提高鼻腔SIgA以及双向调节免疫作用，最近开始抗变态反应鼻炎方剂对细胞因子的研究，这都将进一步证实中药抗过敏作用及其抗过敏作用机理。

三、展望

变态反应研究进展，认为变态反应亦是炎症反应，是涉及免疫-内分泌-神经网络相互调节，相互促进，反馈失衡，造成炎症反应，这反应涉及免疫细胞，炎症细胞，内质细胞，上皮细胞，这些细胞在受损部位构成复杂炎症环境，并受多种活性因子调控，包括神经肽类、前列腺、白细胞三烯、乙酰胆碱、组胺以及淋巴细胞因子、嗜酸性细胞因子、粘附因子等组成变态反应炎症环境中的生态网络，并同多种细胞运动和功能相联。所以变态反应的治疗，对单一的活性因子的对抗，虽能抑制症状，但疗效不易控制，只有能多环节调节免疫-内分泌-神经及其生态网络，才是本病治本之法，中西医结合治疗主要是调节机体多环节功能，所以深入研究，将填补变态反应治疗的空白，为本病开辟治疗新途径。

（林文森）

第四节　鼻炎　鼻窦疾病

一、慢性鼻炎

慢性鼻炎（Chronic Rhinitin）是耳鼻咽喉常见病，因鼻粘膜和粘膜下组织由各种原因引致的非特异性炎症，使粘膜肿胀，炎症细胞浸润增生肥厚，分泌增加，而临床表现为持续性或间源性鼻塞、流涕症状。根据其临床表现和病理变化可分为慢性单纯性鼻炎（Chronic Siruple Rhinitin）和慢性肥厚性鼻炎（Chronic Hypertrophie Rhinitin），前者病理变化多可逆转，后者较困难。

中医依其症状表现归属“鼻窒”，“鼻鼽”范畴。《内经》“鼻窒，鼻塞也”及“但侧卧，上窍通利，而下窍闭塞”，继后经各代医家经验积累，认为本病的病因病机为气虚邪滞或邪留气滞血瘀。中医认为“肺气虚，则鼻塞不利少气（《内经》），”久则略感风寒，鼻塞等症复反”（《医学入门》），邪滞鼻窍，气滞血瘀，瘀则不通，久病必瘀。在治法上以通、散为主，“虚则补之”，邪滞则祛邪通窍，气滞血瘀则理气活血化瘀散结。

现代医学治疗本病，慢性单纯性鼻炎以保守药物治疗为主，慢性肥厚性鼻炎则去除肥厚组织，改善通气，有手术、冷冻、激光、硬化剂注射。无论何种治疗，虽鼻通气能得到暂时不同程度改善，但皆不利于鼻粘膜生理功能的恢复。中医辨证治疗配合局部治疗，既改善全身机能状态，而无损害于鼻局部粘膜，达到逆转鼻粘膜病理变化，恢复生理功能，无疑是将来本病较理想治疗方法。

（一）临床研究

由于慢性鼻炎以肺脾气虚为主，故治法上常以补肺健脾为先。常用方剂有温肺汤、温衍汤、温肺止流丹、参苏散、苍耳子散加味等，据病理表现和证情不同合并祛风散寒、清热解毒、理气活血、软坚散结等治法。曹瑛侠以黄芪、丹参、当归、苍耳子、辛夷、白芷、菖蒲、川芎等治疗慢性鼻炎109例，结果痊愈76例，好转21例，有效7例，无效5例；陈忠万等以温肺止流丹加减治疗慢性单纯性鼻炎136例，其方为人参、细辛、荆芥、诃子、桔梗、鱼脑骨、甘草、五味子、白术、黄芪，结果显效89例，有效41例，无效8例，总有效率94.2%；刘毅等以苡仁米、防风、木瓜、桔梗、细辛、薄荷、银花、鱼腥草、地丁、公英、赤芍、川芎，肺虚寒加黄芪、附子、肉桂，脾虚加党参、白术、三仙，配合局部滴用滴鼻药水（合扑尔敏、可的松、冰片，盐酸丁唑啉）或鼻炎膏（蜂蜜、冰片、扑尔敏、凡士林）治愈253例，显效115例，无效20例，总有效率94.8%；冯德根以苍耳子、辛黄花、麻黄、银花、熟地、党参、桔梗、甘草，治愈48例，好转6例，无效2例，对照组用1%麻黄素滴鼻，口服黄连素，结果治愈17例，好转20例，无效12例，两组对比有极显著性差异（$P<0.005$）；王志纬等以苍耳子、白芷、川芎、薄荷、黄芪、红花、赤芍、桔梗、丹参、甘草治疗64例，结果显效49例，有效6例，无效9例。

除上述全身辨证用药取得理想疗效外，局部用药亦取得较理想的疗效，其剂型有溶液、药膏、散剂、注射液等。

1. 溶液　有单味药和复方，如以0.25微升溶于生理盐水40ml之蝮蛇抗栓酶、1%辛夷液、0.5%瓜蒂液、复方滴鼻液（苍耳子、辛荑、蒲公英等）、鼻炎栓（五谷虫、冰片、氟哌酸）、复方苍耳子油（苍耳子、辛荑、麻油）都取得理想疗效，并对其药理进行实验研究，证实上述方药能收缩鼻粘膜，抗菌消炎，提高鼻分泌物SIgA，且对鼻粘膜上皮无损害作用。

2. 散剂　碧云散、鱼脑石散、鹅不食草散等。散剂用于鼻腔有刺激性，易妨碍纤毛运动，目前已少用。

3. 注射液　辛荑注射液、辣蓼注射液、当归注射液、复方丹参注射液、毛冬青液。注射两下甲粘膜下，据报告疗效理想，活血中药都具有改善微循环，扩张血管，软化纤维组织等作用，使鼻粘膜病理变化得以改善，恢复生理功能。

4. 硬化剂　枯痔酊、消痔灵、10%明矾液、硇砂注射液。

5. 膏剂　鼻炎膏、鼻炎灵等。

据报告都有较佳疗效，并都着手进行动物实验，探讨局部应用中药之适宜颗粒大小，pH、以期能达到改善鼻粘膜病理变化，而不损伤鼻粘膜纤毛上皮的功能。

（二）展望

慢性鼻炎属常见病，但时至今日，尚缺理想疗法，大多数局部用的为血管收缩剂，病情常有反弹，且常继发药物性鼻炎。中西医结合研究，寻找能收缩鼻粘膜、抗炎，而无副作用的中药，以及辨证治疗，从整体调整，使鼻粘膜得到良性反应，这将是慢性鼻炎治疗新方向之一。

二、萎缩性鼻炎

萎缩性鼻炎（Atrophic Rhinictin）是一种发展缓慢的鼻病，女性多见。其特征是鼻腔粘膜、骨膜及鼻骨萎缩，鼻腔变宽，脓痂形成，有鼻味者又名“臭鼻症”（Ozena）。病因未完全明确，有原发和继发的不同，原发可能与遗传、营养、内分泌、植物神经失调有关，亦可能细菌感染或免疫功能低下。继发多因鼻腔慢性炎症、特殊感染、高浓度工业粉尘、有多次鼻腔手术引起鼻粘膜广泛损伤，由于鼻粘膜萎缩而出现鼻干、多脓痂、鼻衄，嗅觉失灵等。

中医据其临床症状归属于“鼻槁”，“鼻干”范畴，认为燥干者，金肺之本，肺藏气，以血液内损，气虚或风则皴揭，风能胜湿，热能耗液，皆能成燥（《宣明论方》），“诸干皴揭，皆属于燥”，所以本病的成因主要是燥邪所致。燥的成因有地处干燥，肺阴亏损，肺脾气虚，血瘀血虚，热火耗伤的不同。在治法上以滋阴活血，生津润燥为主，亦应随证情各异合用补气健脾，清热解毒等治法。常用方剂有沙参麦冬汤，养阴清肺汤，清燥救肺汤等。

现代医学目前尚无特效治疗，主要是改善症状，常用的方法鼻腔冲洗，滴用滋润刺激剂，服用维生素及促进代谢药物，内分泌治疗以及手术缩窄鼻腔、鼻孔等，中医治疗虽取得疗效，但仍须进一步探讨和提高。

（一）临床研究

陈王梅以辛荑花、肉苁蓉、苍耳子、鱼腥草、金银花、沙参、生熟地、麦冬、知母、升麻、薄荷、白芷、当归、百合，煎成浓缩液熏鼻及浸泡小纱条鼻腔填充，结果治愈66例，显效16例，无效6例；蔡福养、王锡国采用养阴润燥、活血化瘀为主，或补气或祛邪。祛邪解毒主要用于鼻有鼻味、多脓痂者，若粘膜灰薄，少痂块则应补气活血，促进粘膜上皮再生，前者疗效达85%，后者达73%；李凡成用六味地黄汤加赤石脂、栀子、白茅根、五味子，治疗14例，10例痊愈，3例显效，1例无效。

局部常用中药有独角莲制剂、玉红生肌膏、芫花酊、水蛭蜜、白菊花蜜、冰片蜜、辛荑苁蓉液、肉苁蓉滴鼻液、当归注射液、复方丹参液、毛冬青注射液等，经临床观察上述外用药有刺激鼻粘膜、扩张血管、润燥去痂、促进粘膜恢复再生的作用。如王常明用丹参、蜂蜜、香油、冰片制剂治疗20例，显效10例，好转6例，无效4例，徐志荣等用水蛭蜜治疗10例，显效7例，有效3例；王锡国用冰片蜜鼻腔应用加服养阴清肺汤加味（生地、玄参、麦冬、白芍、丹皮、白芷、薄荷、浙贝、辛荑、甘草）治疗19例，治愈8例，好转10例，无效1例；邢雨来用复方丹参液两下甲粘膜下注射，黄连膏鼻腔涂布，共治疗73例，痊愈40例，显效6例，好转11例，无效6例。

中西医结合治疗研究：张凌华把萎缩性鼻炎分为肺阴虚和脾气虚弱，前者用沙参麦冬汤加减，后者用补中益气汤加减，并配合ATP两下甲注射，共治疗25例，临床痊愈8例，显效15例，有效2例。马玉起以ATP下甲粘膜下注射配合吸用金银花、青果、元参、寸冬、生地、山豆根、花粉、石斛、玉竹、桔梗、薄荷，共治疗59例，治愈36例，好转25例，无效2例。王建明采用中西医结合治疗131例，西医治疗112例，西医组以1%链霉素石腊油点鼻、口服维生素AD及施尔康等药，中西医结合组在西医的基础上服滋阴润肺，活血化瘀，补脾益肾的“防槁汤”，结果西医组治愈4.4%，总有效率74.1%，中西医结合治疗组治愈28.2%，总有效率89.3%，中西医结合组明显优于西医组。彭而球采用鼻前庭成型术配合鱼腥草洗剂及苍耳子散加冰片，麻油浸泡滴入鼻腔，取得较好结果。王泽海用带蒂颐部肌瓣鼻腔粘膜下移植配合沙参麦冬汤加生黄芪、坤草、丹参、红花、与单纯手术对比，结果手术加中药组对鼻粘膜的恢复，如临床检查，鼻粘膜血流，纤毛运动，都比单纯手术为佳，认为手术加中药能促进鼻粘膜上皮的恢复。

（二）展望

萎缩性鼻炎近多认为是全身功能失调的局部表现，方法虽多，但不理想，中西医结合研究，辨证治疗加局部用药或手术疗效有所改观，若能有更多病例和实验证实，将是本病有希望的治疗方法。

三、鼻窦炎

鼻窦炎（Naral Sinuritio）是常见病，分急、慢性两类，慢性鼻窦炎较多见。急性鼻窦炎多发生在一个鼻窦，慢性鼻窦则可累及两个以上，甚至一例或两例所有的鼻窦，慢性鼻窦炎发病数约占耳鼻咽喉科初诊病人10%～15%。

急性鼻窦炎多继发于急性鼻炎、急性上呼吸道感染。常见致病菌以化脓性球菌为多见，如肺炎双球菌、溶血性链球菌、葡萄球菌等；其次为杆菌，如流行性感冒杆菌、变形杆菌等。真粘膜病变初为卡他炎性病变，继而为化脓性病变。临床表现为鼻塞，流脓涕，或头痛。头痛多有位置性和时间性。

慢性鼻窦炎多继发于急性鼻窦炎反复发作，邻近器管的炎症以及变态反应亦密切相关，致病菌主要有链球菌、葡萄球菌、肺炎球菌和流感杆菌，但多为混合感染所致，常混合厌氧菌感染。病理变化有水肿浸润型，浸润型和浸润纤维型。临床表现为流脓涕或粘液脓涕、鼻塞、头闷痛、嗅觉减退等。

中医依其临床见证归属“鼻渊”、“脑漏”范畴，最早见于《内经》：“胆移热于脑，则辛頞鼻渊”。“鼻渊者，浊涕下不止也”。《景岳全书》“鼻渊者，总由太阳督脉之火甚者上连于脑而津津不已，故又名脑漏”。《医醇剩义》“脑漏者，鼻如渊泉，涓涓流涕。致病有三，曰风也，火也，寒也……”。《景岳全书》“新病者多内火热，久病者未必尽为热证，……其有漏泄日久多伤其髓海，则气虚于上多见头脑隐痛及脑运不宁等证，此非补汤不可”。总而言之，鼻窦炎主要邪滞鼻窍之致，急性鼻窦炎则主要是风、火、湿邪所致，慢性鼻窦炎则多为肺、脾气虚，邪留不去。急性鼻窦炎以祛风清热，利湿解毒，活血排脓，慢性鼻窦炎以补肺健脾，利湿解毒，祛风通窍为主。

急性鼻窦炎无论中医、西医，治疗效果都较好。西医治疗主要抗菌消炎和改善通气引流，中医则以祛风通窍，清热解毒，活血排脓为主或兼清肺热，或清泻肝胆和脾胃湿热。中西医结合则多采用中医辨证加西医有效改善通气引流方法。慢性鼻窦炎原因复杂，常侵犯多个鼻窦，除感染外，还常因鼻腔通气引流，周围器官感染病灶，机体全身和局部免疫功能障碍。近有报告慢性鼻窦炎可能与Ⅲ型变态反应有关，所以治疗不甚理想，治疗方法亦有反复。50年代主张手术根治，效果欠理想，以后则趋向保守，推崇综合治疗即适当去除病灶，抗炎抑菌，局部引流通气，以及调整提高免疫功能，恢复鼻腔生理功能等，中西医结合治疗正适应综合治疗的目的。中医辨证治疗不但能起抗炎抑菌，改善鼻腔、鼻窦通气引流，血液循环，且能调节免疫，配合必要西医去除病灶引流方法，治疗疗效有明显提高。

1. 急性鼻窦炎

谭敬书以升麻解毒汤（升麻、生甘草、葛根、芍药、黄芩、鱼腥草、蒲公英、桔梗、白芷、苍耳子）治疗急性鼻窦炎48例，结果痊愈40例，好转2例，无效6例。姜援朝以芎菊上清丸配合鼻腔滴血管收缩剂治疗急性额窦炎12例，11例痊愈，1例好转。王锦玲以清热解毒为主的鼻窦炎冲剂Ⅰ号治疗急慢性鼻炎181例，对照组以呋麻液滴鼻，代偿疗法或上颌窦穿刺冲洗，急性期加抗生素，结果治疗组显效101例（54%），有效76例（37.4%），总有效率91.4%；对照组40例，显效3例（7.8%），有效17例（42.1%），总有效率50%。王俭以鼻渊汤治疗140例（当归、川芎、桔梗、防风、黄芩、白芷、蒲公英），结果痊愈121例，显效29例，有效率100%。刘淑芳以鼻渊止痛汤（柴胡、苍耳子、辛荑、川芎、白芷、蒲公英、双花、桔梗、薄荷、蝉衣、生黄芪）治疗30例，痊愈22例，有效6例，无效2例。天津南开医院以都梁丸加味（蔓荆子、川芎、白芷、苍耳子、辛荑、蜂房、鱼腥草、薏仁米、冬瓜子、桃仁、芦根、皂刺）配合糜蛋白酶肌注，局部滴血管收缩剂共治疗80例，平均疗程5天，全部显效，尤其疼痛、鼻塞症状解除迅速，较抗生素为佳。

2. 慢性鼻窦炎

有人用红藤汤（红藤、银花，苍耳子、辛夷、黄芪、黄芩、茯苓、桔梗、甘草）配合手术引流，如息肉摘除，中甲切除，上颌窦穿刺冲洗或引流术，筛窦开放等。共治疗 216 例，结果中医加手术治疗，总有效率 96%，单纯中药有效率 91%，单纯手术有效率 83%。张运舒以加减苍耳子汤（辛夷、苍耳子、白芷、蚤休、黄芩、桔梗、甘草、党参、黄芪、败酱草、路路通、鱼腥草）配合滴鼻水滴鼻（链毒素、糜蛋白酶、可的松、1%麻黄素），口服制菌磺片，上颌窦冲洗共治疗 42 例，西医组以滴鼻水滴鼻，口服制菌磺片和上颌窦穿刺冲洗共治疗 30 例，结果中西医结合组治愈 17 例，显效 15 例，好转 8 例，无效 2 例，西医组治愈 5 例，显效 10 例，好转 3 例，无效 1 例。蔡培提、闫海鹏等把急慢性鼻窦辨证分型为肺经风热、胆腑郁热、脾胃湿热、肺气虚寒和脾气虚弱，认为急性鼻窦炎和慢性鼻窦炎急性发作多为前三型，慢性鼻窦炎则多为后二型，以相应方药治疗并配合鼻息肉摘除术，鼻中甲切除，上颌窦穿刺冲洗，鼻腔滴用血管收缩剂，结果疗效达 85%。乔明哲用中药方剂：苍耳子、白芷、黄芩、金银花、蚤休、贝母、天花粉、桔梗、小蓟、甘草，配合负压置换疗法和鼻腔滴用呋麻液，与西医应用抗生素，负压置换疗法和上颌窦穿刺冲洗，鼻腔滴用呋麻液，结果两组有效率分别为 98.75%和 90%，中西医结合组明显优于对照组。中西医结合组复发率只有 18.75%，西医组为 41.86%。纽冠祎对 72 例慢性鼻窦炎亦得同样结论，中西医结合组疗效较比西医组高，复发率低，认为中西医结合治疗慢性鼻窦炎能互相取长补短，标本同治发挥协同作用，疗效显著，复发率低，无副反应。

其他如加味苍耳子散液（苍耳子、荆芥、细辛、辛夷、白芷、薄荷、石膏、黄芩、银花、连翘、蒲公英）上颌窦内灌注，洁尔阴上颌窦内灌注以及大黄、黄连、黄柏煎剂联合窦内充氧治疗慢性上颌窦炎皆取得较高疗效。

有关中药治疗鼻窦炎的药理研究，如刘云超对浮芷片抗菌、免疫研究，苏崇周对中药治疗小儿鼻窦炎鼻分泌 SIgA 探讨，都表明常用治疗鼻窦炎的中药有广泛抗菌消炎和调整免疫作用。

（林文森）

第五节 嗓音医学

嗓音医学（Phoniatrics）作为一门独立的学科，乃是一门新兴的边缘学科。但自有人类以来，嗓音就成为人们进行交往和与自然斗争的工具。因此，就此种意义说，嗓音医学是经历了漫长的形成过程。尤其在中国更有它的特色，那就是中医学的功绩。在我国史籍的考证中，有关这项专业的记载却源远流长。公元前 13 世纪殷墟甲骨文就记载有“疾音”、“疾言”。对于发声器官的解剖、生理、病理等朴素的描述也屡见不鲜。如公元前 2 世纪《灵枢经·忧恚无言篇》就有如下生动的记述：“喉咙者，气之所以上下者也，会厌者音声之户也，口唇者音声之扇也，舌者音声之机也，悬雍垂者音声之关也，颃颡者乃气之所泄也。”扁鹊所著《难经》中，记录了喉的重量、广度和长度，可算是世界上最早的记载了。西医的传入为中医学添上了翅膀，中医学、西医学都是人类与疾病作斗争和保障人类健康的经验总结，有它相通之处，在嗓音医学也是如此。

呼吸是嗓音产生的动力，对它的研究是嗓音医学中较多的。我国唐代段安节著《乐府杂录》中有一段记述是“喜歌者必先调其气，氤氲自脐间出。至喉乃噫其词。即分抗坠之音。既得其术，即可致遏云响谷之妙也。”中医学对此也有很多论述，如《脉诊通诊》说：“夫喉者，为吾气机出入之门，瞬息存亡之际，性命系焉。”《太平圣惠方》说：“喉咙者，空虚也，言其中空虚，可以通于气息，呼吸出入，主肺气流通，故为肺之系。”肺主声，开窍于喉。《仁斋直指方》说：“声由气而发，无气则无声。”所谓气，一为呼吸之气，一为脏腑活动功能。把嗓音的产生动力、嗓音好坏与气及脏腑功能和身体强弱有关，论述得多么精辟。故而《灵枢集注》又说：“本于五脏之气全备，而后能音声响亮，语句清明。”《景岳全书》也说：“声音出于脏气，凡脏实则声宏，脏虚则声怯。”这说明中医学的整体论，至今仍是正确的。临床实践也证明，“气学”理论是嗓音医学的指导思想之一。借助现代科学仪器对嗓音与气（肺呼出气流）的关系，进而体现全身心的状况，进行了大量客观的量化检测研究。如北京友谊医院艺术嗓音医学研究室用喉声气流图对北方昆曲剧院学员和京剧演员进行了检测，证明气息好坏对演员十分重要，但还要会控制与运用气息才是产生良好艺术效果的基本条件。检测结果，那些具有演唱技巧的中年京剧优秀演员嗓音感人至深，可每秒呼出气流却较低（60.32±40.24ml/sec.）。而北方昆曲剧院学员呼出气流高（78.57±49.45ml/sec.），嗓音运用技巧却缺乏感染力。杨强对此也作了大量检测研究。总之，国内外研究阐明，人的发声是由声带内收运动使声门闭合，呼气流通过声门，使声带振动，形成嗓音。这种发声过程，与声门下的压力，呼气流率及声门阻力三者分不开。通过对声门下压和呼气流率（量）的检测评价，可获得声门的阻力，从而分析出发声状况和发声障碍的疾病。1925年Schihing用示波器观察声门下压的变化。检测方法可以经过气管进入声门下直接测量，经声门直接测量和食管间接测量三种方法。我国自1982年始对于正常嗓音、演员和教师等职业嗓音者，各种喉部疾病患者进行了声门下压的各种测量。1987年后又对无喉者进行食管压力测量，所获数据与国外报道相似。上述列举对嗓音产生原动力——肺呼出气流的各种检测评价，又用于临床实践，这就是在我国中西医结合之中一个初步的探索。在嗓音病的矫治中，使用调气、理气和补气的中医学和气功的行之有效的经验，已不仅限局于纯中医，而在西医的临床中也逐渐加大了深度与广度。杨和钧发表了“嗓音与气功”，刘永祥等研究矫治变声期后发声障碍，功能过强与过弱发声障碍的以调气为主的“嗓音康复疗法”，获得满意效果。余养居等在专著“中西医结合嗓音病学”中，对此也作了大量阐述。

对嗓音的声音评价也是嗓音医学中，重要而日渐为嗓音医学的中西医专家所注重的。中医的“望、闻、问、切”，就非常重视听声，并把嗓音言语声的特征作为全身脏腑功能活动的一个指标。发声与心、肺、肾三脏的关系最密切。《仁斋直指方》说：“心为声音之主，肺为声音之户，肾为声音之根。”肾主藏精，精化气。阴虚则少气，气少则音声低微，即肾为音声之根。肺主声，开窍于喉。张介宾说：“肺气充则声彰著。”喉与肝、脾、心，与经络均有密切关系。如此，可以说：“透过嗓音观全身。”随着医学的发展，用“声谱仪”（Sound spectrograph）对嗓音做客观分析，以声音的频率、强度、声时等为基本参数，找出正常、病态、艺术嗓音的声音特征，获得同一人、同一病不同时期动态变化的特征，并进行对比分析。从而为嗓音的客观评价、疗法疗效的对比评价研究提供依据，也为中医学的疗效提供了更为科学的客观的佐证。随着计算机技术的发展与引入，国内外相继出台了许多对嗓音分析评价的软件和系统。这样一来，更为精确快捷方便地用于中西医结合嗓音医学、艺术嗓音医学科研和临床。

嗓音疾病的辨证主要是运用四诊进行观察，收集病者局部与全身的症状和体征，然后根据脏腑的生理功能、病理变化，运用八纲对疾病进行分析、推理、归纳，辨明疾病的脏腑属性、阴阳性质、表里部位、正邪盛衰，以指导选方用药。为此，不仅要重视传统的整体辨证，也要善于运用当代新科技进行诊视，并用于中医辨证中。如运用咽喉部内窥镜辨证。冷光纤维喉镜就是喉科和嗓音医学中，常用诊视病征的仪器。用它可以直视病变，看到形状、色彩及质地，大大提高了辨证的准确、快捷。电子喉镜显像仪检查（Electrolaryngoscope Image Displaying Systems）主要特点是将纤维喉镜的检查所获喉部图象，直接在视频印象机或录像机上显印出来，可以长期保存或随机提取运用。鹿道温自1990年采用日本电子喉镜显像仪对嗓音病486例进行喉部检查。动态喉镜（stroboscope）是对喉部动态图像（特别是声带粘膜运动情况）的检测仪器。通过对声带粘膜波的形式、振幅、频率观察和录像，可以判断声带质地、病变是粘膜层还是侵及粘膜下，是良性还是有非良性发展的可能。

嗓音病的症状主要表现为声音障碍，相当

于古代的“喑”或“瘖”。《诸病源候论》称作“无音”、“失音”、“失声”、“声嘶”等。按病因病理来分，主要可分为外感风邪、脏腑虚损和金创外伤等。《三因方》所说：“有内热、痰郁，窒塞肺金，声哑不出，及久咳气伤而散者，此内因也；有外伤风寒，束其内热，嗽而声哑者，此外因也；有争竞号叫，或歌唱伤气，而声不出者，此不内外因也。”当然，具体症候要详细辨证，并涉及脏腑气血等。

嗓音病的治疗方法中，内治法有“疏风解表”、“清热解毒”、“补益脏腑”、“活血化瘀”、“疏风通络、活利关节”和“疏肝解郁，理气开音”。还有外治法、心理疗法和发声矫治。陕西西安碑林药厂据张敬仁医生验方生产的“金嗓灵”系列，分为“金嗓散结丸”、“金嗓利咽丸”、“金嗓开音丸”和“金嗓清音丸”就有中医的特色。北京友谊医院艺术嗓音医学研究室使用“声音口服液”数年，获得演员和嗓音病患者好评，就是中西医结合的具体体现。上述药物是中药，但西医用起来亦非常方便，从西医角度融进中医中药这难道不是中西医结合中可喜的作法？虽然，在嗓音医学中，中西医结合是必由之路，而且事实证明也正是如此。

（刘永祥）

第六节 言语医学（Logopedics）

言语（Speech）是人类进行交往的工具，它的形成过程极为复杂。涉及到气（呼吸）、构语器官、中枢神经系统和精神心理等。由于言语生理、病理、治疗，特别是治疗更具难度。故而涉及较为少些，其中对口吃（Stutter）注意较多。宋慧敏、李昌棣结合语音学的特点对言语功能障碍的患者进行了分析，李氏还写过“口吃难发字音与呼吸障碍的探讨”。王东蚁、汪小慧结合聋哑儿童调查，对包括成人在内的言语功能障碍的患者进行了分析。对言语发育，形成和儿童言语特点，杨和钧等曾对幼儿园做过调查研究。

口吃即言语节律异常，古称“期艾”、“结（謇）舌”、“结口”，俗称“结巴”、“刻巴”，中医谓“謇吃”，此病早在《史记·张丞相传》中就有记载。《诸病源候论》就专门辟立“謇吃候”一章做了讨论。杨宝涉、余养居曾矫治各种言语障碍1525人，其中口吃有1289例，约占84.5%。据报道口吃在美国的发病率在0.8%。我国据杨宝琦调查约有0.5%～1%学生患有不同程度的口吃症。10～20岁男性发病最高，占590例发病人数的95.9%。

对口吃的病因，各家论断不一。主要表现是言语呈节律性中断，或字语重复，情绪紧张时更加严重，说话言辞不顺利，多由言语习惯不良，模仿别人而成，使大脑对发声器官支配、调节功能失控，在言语发声障碍中，其发病率最高。我国中医早就有研究，认为心开窍于舌，心神受损，可使讲话结舌，言辞不顺，期期艾艾……。《诸病源候论》谓：“愤满伤神，神通于舌，损心则謇吃。”“人之五脏六腑，禀四时五行之气，阴阳相扶，刚柔相生；若阴阳和平，血气调适，则言语无滞，吐纳应机。若阴阳之气不和，脏腑之气不足，而生謇吃，此则禀性有阙，非针药所能治疗也；若脏腑虚损，经络受邪，亦令语言謇吃，所以然者，心气通于舌，脾气通于口，脾脉连舌本，邪乘其脏，而博于气，发言气动，邪随气而干之，邪气与正气相交，搏于口舌之间，脉则否涩，气则雍滞，亦令言謇吃，此则可治。”近代有不少嗓音言语学者，医生涉足此病，但笔者以为属张景晖，钱厚心二氏较早较多地在各地进行过矫治研究，他们认为口吃是心理障碍所致。周跃先著《口吃病及其矫治》，并指出模仿是形成口吃的主要诱因，而内因则是口吃病者特有性格和心理特征。更有许多学者对本病发病机理探讨，提出较多论述。

陈口吃外，儿童言语发育过程中，吐字不清，节律紊乱，甚至寡言少语等。我们经常接诊学龄前或小学1～2年级学生，说话中某几个音不准使吐字不准确、不清晰。调查形成原因，多有家长或与患儿密切相处者缺乏对此的认识和防范意识，未从初始矫正入手。但经我们积极矫治，可以很快康复。这证明，对言语医学的内含中，矫治训练应是一项重要内容。对于矫治可以有“心理疗法”，重要的是与患者患儿沟通，取得合作。并解除他们非健康的心理，与周围和社会融洽。其次，针对其言语障碍的某一环节，制定切实可行方法矫治。须提及的是鼓励他们积极参与文娱活动，唱歌、朗诵、表演等，也是一种改变心理状态，矫治言语障碍的方法。儿童言语障碍可有语音障碍，构音障碍（语音不准），节律障碍和言语发育迟缓。

无论是言语医学还是嗓音医学，都与听觉有着不可分的关系。中医学称耳为“窗笼”，司听觉，所以《左传》谓：“耳不闻五声曰聋”，《释名》：“聋，笼也，如在蒙笼之内，听不察也”。听觉器官是言语交往系统的重要组成部分，听觉能帮助儿童学习说话，并在说话发声过程中，起控制与校验作用。若婴儿时期，由于先天和后天的不同原因，导致听力功能严重损害，使之无法听到和辨别识别言语。使得学习言语过程中的重要方面——摹仿，失去可能性，或者说严重影响摹仿，就使言语的发育和形成受到阻碍，出现说话不准确、不清甚至不会说话，即变成所谓“聋哑症”。

中医认为肾开窍于耳，肾亏则耳聋。近来大量研究已证实，肾亏应有显性与隐潜性之分。显性者即传统中医所谓肾亏，它属于生理性，即年老肾必亏；隐潜性多属病理性，即所谓未老先衰。如此，在儿童言语发育过程中，保障其健康的肾功能，听觉良好，无疑对言语形成有了良好的先决条件。

近代的医学发展和相关学科进步，也对那些确有听力缺陷，又无法治愈者，以助听方式使处于言语发育形成关键时期的儿童，获得听力从而保障正常言语形成。更有精确者，可以利用“耳声发射”来对婴儿听觉功能进行早期检测，以及早采取措施。

总之，随着经济发展，人对嗓音、言语的要求越来越高，这就会促使我国言语医学的发展。对儿童、对成人中那些因脑病等致言语障碍者的康复研究也是我们的重要任务。

（刘永祥）

第七节　咽喉疾病

一、扁桃体炎

（一）急性扁桃体炎

急性扁桃体炎（acute tonsillitis）系指腭扁桃体急性非特异性炎症，常与急性咽炎同时发生。多发于春、秋二季，致病细菌为溶血性链球菌、葡萄球菌、肺炎双球菌、非溶血性链球菌及病毒感染、受凉、过度疲劳、烟酒过度等为病因。临床上以咽部疼痛为主要症状，吞咽时加重，起病急，常伴有畏寒、发烧、倦怠、头痛、食欲不振等症，小儿可出现惊厥、抽搐，昏睡或呕吐。腭扁桃体弥漫性充血，扁桃体肿大，表面可见黄白色或灰白色干烙样分泌物，易拭去，无粘膜出血。

中医认为其临床见证属“乳蛾”范畴，又有“喉蛾”、“蛾风”之称。《咽喉病新镜》：“咽喉为肺胃之部位。肺属燥金，胃为阴土，皆为温热之乡，故咽喉为病，大都红肿而痛。皆因热毒熏蒸，上聚咽喉，而乳蛾症生。”概括了其发病原因、症状、咽喉病与脏腑关系。本病属热证、实证，宜用清热大法，表热宜疏解，里热宜泻火。

现代医学常以适当休息，增强营养，多饮水，调整便通，全身应用抗生素，保持口腔清洁，溶菌酶或华素片含化等治疗。如有反复发作者可行扁桃体摘除术。中药对此病的治疗，虽缺乏较系统的记载，就目前来说，其治疗效果已显示出来，有些方法为中西医结合防治，提供了新的途径。

由于临床上对急性扁桃体炎认证属热证，实证，故治疗以清热为主，常用处方主要有疏风清热汤，清咽利膈汤，金灯山根汤等。李秀敏等用碘酒酒精混合液局部涂擦配合中药大青叶、山豆根、薄荷、生石膏、射干、黄芩、柴胡、连翘、丹参等，一日1剂分3次服，治疗3日，经104例临床观察有效率94%。张小华等用中药扁Ⅰ号方和扁Ⅱ号方配合青霉素治疗，并设西药治疗作为对照组。体温高于38℃，且大便秘结，选用扁Ⅰ号，药物组成：川连5g，山豆根3g，生石膏10g，菊花10g，花粉10g，生地10g，蒲公英10g，地丁10g，陈皮10g，板蓝根10g，生甘草5g，每剂煎成100ml，每次50ml，每日分2次服。若体温降至38℃以下改用扁Ⅱ号方，即上方减陈皮、川军、生石膏，加赤芍10g，丹参5g，黄芩10g，同法煎服。西药组青霉素（或红霉素）静点1日1次，并配合物理治疗。退热疗效结合组85例，显效56例(65.88%)，有效29例（34.12%），无效3例(3.53%)，总有效率94.47%；西药组80例，显效44例（55%），有效25例（31.25%），无效11例（13.75%），总有效率86.25%，经统计学处理，U=2.35，U>1.96，P<0.05。扁桃体脓灶完全消退疗效：结合组显效53例(62.35%)，有效28例（32.94%），无效4例(4.71%)，总有效率95.29%；西药组显效42例（52.50%），有效25例（31.25%），无效13例（16.25%），总有效率83.75%，经统计学处理U=2.43，U>1.96，P<0.05。顾卫采用“清开灵”注射液静脉点滴，配合口服银翘散加减治疗体温39℃以上急性扁桃体炎46例，痊愈36例，好转6例，无效4例。银翘散药物组成有金银花、连翘、牛蒡子各15g，桔梗、芦根、竹叶各10g，荆芥9g，薄荷6g，甘草6g，每日1剂。因痛重者加马勃、苦参；咳嗽加杏仁、前胡、鱼腥草，高热、抽搐加服紫雪丹。

李庆存等，用自拟乳蛾康冲剂（红姑娘、山豆根、板蓝根、大力子、地丁、天虫、连翘、桔梗、赤芍、甘草等）治疗急性扁桃体炎220例，成人每日3袋代茶饮；对照组60例，以青霉素G钠盐注射剂肌肉注射(皮试过敏者，应用洁霉素)，每日2次，每次80万单位。治疗组服药后当日有效者62例，次日有效者80例，第3日有效者21例。对照组60例，当日有效17例，次日有效22例，第三日有效21例。由此可见，3日内起效率，前者98.18%，后者100%，经统计学处理，两者起效时间无明显差异（P>0.05)。方敏用上海陕中电子电器厂生产的K-2型中药气雾康复化加板蓝根6g，山豆根3g，金银花3g，元参3g，桔梗3g，杏仁3g，薄荷3g，冰片0.3g，生甘草3g，研末浸水经口吸入，每日1～2次，总有效率为94.4%。张银用扁炎汤治疗急性扁桃体炎350例，药物组成有双花10g，大青叶10g，玄参10g，麦冬10g，赤芍10g，黄芩10g，柴胡10g，甘草6g。经临床观察，1～3日痊愈335例，无效15例，总有效率95.71%。谭祟才用六君子汤治疗急性扁桃体炎62例，药物组成有黄芪30g，党参30g，白术30g，法夏30g，陈皮10g，甘草10g，茯苓20g，当归10g，木蝴蝶10g，蜂房15g，蝉蜕15g，刺蒺藜15g，姜虫10g，冷后20分钟服用，一日3次，每日1剂，2天为一疗程。痊愈53例，好转6例，无效3例，总有效率95.2%。

汪冰用黄连、黄芩、黄柏、大黄、芙蓉叶研成细末，与凡士林混合成膏，用纱布敷于颌前区，1～2日换药1次，第二日症状减轻，3～5日痊愈，56例均获痊愈。何琦用大蒜茎加雄黄适量，捣烂为泥。取部分蒜泥敷于合谷穴，3～6小时发泡，咽痛迅速减轻。23例中，痊愈17例，有效3例，无效3例。

（二）慢性扁桃体炎

慢性扁桃体炎(chrohic lonsillitis)，是临床常见病之一，为炎性改变。见于急性扁桃体炎反复发作或未得到适当治疗，也可继发于急性传染病如白喉、猩红热、麻疹、流感等之后。主要为溶血链球菌感染。临床以反复发作咽痛为主要症状，有时仅有咽部不适，异物感、刺激性咳嗽或口臭。儿童时期扁桃体肥大者，可影响呼吸、鼾声、语言不清，甚致影响发育。检查：舌腭弓有明显充血，扁桃体肿大，其表面或陷窝口有细小线状瘢痕，颌下淋巴结肿大等。

中医认为临床见证属“乳蛾”范畴。为了区别于急性扁桃体炎又有“阴虚乳蛾”、“阴蛾”、“死蛾”之记载。《石室秘录》：“阴蛾之证，乃肾水亏乏，火不能藏于下，乃飞越于上……乃结蛾。”，说明本证为阴虚火旺的虚证，宜以滋阴降火，清利咽喉之法。

现代医学治疗慢性扁桃体炎多以手术为主。保守治疗如冲洗陷窝、电烙（火烙），全身应用提高免疫功能药物等，疗效不理想。中药治疗中药物方剂虽多，治疗结果不尽相同，但在防治本病上提供了参考。

1. 临床研究

由于临床上对慢性扁桃体炎认证属“阴虚乳蛾”，故治法上多以滋阴降火，清利咽喉法为主，常用处方主要有养阴清肺汤，知柏地黄汤等。马玉起用西瓜霜润喉片对101例慢性扁桃体炎进行了观察。方法：每小时含化2片，每天16片，连用3～7天，隔日随访检查1次。结果，显效52例，有效46例，无效3例，总有效率 97%。耿鉴庭教授以限蛾汤治疗慢性扁桃体炎，其药物组成主要有玄参 9g，浙贝 9g，马勃 6g，金莲花 6g，甘草 4.5g，口臭加黄芩、知母；咽干加石斛；淋巴结肿大加公英，土贝母；痰带血丝及阴虚火旺者，加雪里青；低烧加白薇或丹皮、地骨皮。

朱茂德采用身穴压迫治疗慢性扁桃体炎，取得良好效果。

赵力铧等采用改良电烙器烧烙法治疗慢性扁桃体炎 340 例，临床观察，经 5～7 次烧烙，治愈率 68.8%，经 10 次烧烙，治愈率 24.1%，无效 7.1%；复发率 20.6%。丁季花应用此法对 100 例扁桃体炎患者进行了观察。5～7 天一次，5 次为一疗程。经一个疗程治疗，扁桃体明显缩小，症状消失者占 69%，显效 22%，有效 8%，无效 1%。徐绍勤等采用香港卫康医疗器械公司生产 CHR-M 型多功能扁桃体微波治疗仪，治疗时间为 3～5 秒，探头触及部位出现一层黑痂，3～7 天后黑痂脱落，术后随访 4～10 个月，无 1 例复发。

2. 实验研究

蒋光锋等为观察慢性扁桃体炎患者的红细胞免疫功能，对 45 例慢性扁桃体患者进行红细胞 C_3b 受体花环率和红细胞免疫复合物花环率(IC 花环率）测定。结果表明，慢性扁桃体炎患者红细胞免疫功能低下。

马恩明应用美国 ICS 公司生产的 Mastr PF-10 型鼻阻计对扁桃体，腺样体手术前后鼻阻力进行了观察，10 例患儿中 2 例压力曲线不规则型和增强型，鼻阻力无法测量和无穷大；1 例鼻阻力为 0.51，其余鼻阻力均正常。术后检查鼻阻力均恢复正常。观察提示，扁桃体和腺样体可能是造成鼻阻力增加的原因。

二、咽喉炎

（一）急性咽炎

急性咽炎(acute pharyngitis)是咽粘膜、粘膜下组织及淋巴组织的急性炎症。受凉，过度疲劳，烟酒过度，有害气体刺激，鼻、副鼻窦、扁桃体或全身慢性病等，均易诱发此症。临床表现，起病急，局部症状较全身症状为重。检查：咽部粘膜充血，肿胀，甚至有脓性分泌物。

中医认为急性咽炎临床见证属“喉痹”范畴。《重楼玉钥·卷上》：“夫咽喉者，生于肺胃之上，……肺胃和平，则体安身泰，一有风邪热毒蕴积于内，传在经络，结于三焦，气凝血滞，不得舒畅，故令咽喉诸症种种而发。”阐明咽喉与肺胃、经络在疾病发生过程中的作用。本病初起邪在肺卫多属表证。随着病情的发展，外邪不解，循经传里而出现实热证。治法上按辨证分型，行疏风清热，解毒利咽之法。

现代医学治疗急性咽炎以对症治疗为主，感染严重者选用抗病毒或抗生素药物，局部含漱或含化；如有喉部并发症者，采用药物蒸气吸入等。中医治疗急性咽炎，给予疏风清热，解毒利咽药物，常用药物方剂有疏风清热汤，六味汤、银翘散、清咽利膈汤等。中药治疗虽显得比较繁杂，但就目前来说，疗效显著。若根据辨证，调整药物剂型，将为中西医结合防治本病开辟新的途径。

临床研究：胡连生等用双花、板蓝根、射干、冰片加工制成的气雾剂治疗急性咽炎 200 例，并以双料喉风散喷咽喉做对照组计 70 例。通过临床观察，治疗组有效率 96.5%，其中显效率 82%，与对照组比较分别为差异显著(P＜0.05)和非常显著(P＜0.01)。朱洪海等，用董现明医师研制的太子咽喉净治疗急性咽炎 99 例，以冬凌草糖浆内服设对照组 30 例。太子咽喉净主要由太子参 30g，知母 20g，黄芩 15g，丹皮 20g，青皮 15g，元参 15g，百部 15g，诃子肉 15g 等 11 味组成，按 1000ml 含总药量 1000mg 生药浓度配制而成。临床观察结果：治疗组 99 例中治愈 97.9%，对照组有效率 80%，两组比较治疗组明显优于对照组，赵一平等研制了“清咽滴丸”，用于治疗急性咽炎，药物方剂组成，青黛、牛黄、薄荷、冰片、诃子、甘草等。治疗急性咽炎 140 例，以随机分组，双盲对照试验方法，痊愈 33%，显效 42%，总有效率 90%，与对照组比较 P＜0.05。林尚泽等研制的“咽立爽滴丸”，治疗急性咽炎 210 例。药物组成：草药艾纳香油(mugwort seasamuoil)和天然冰片(borneol)等。经 3 日治疗，痊愈 15 例(37.5%)，显效 14 例(35%)，有效 11 例(27.5%)，总有效率 72.5%。

（二）慢性咽炎

慢性咽炎(chronic pharyngitis)，主要为咽部粘膜，粘膜下及淋巴组织的弥漫性炎症，常为上呼吸道慢性炎症的一部分。有害气体刺激，喜好辛辣食物，鼻咽部疾病、全身慢性病为诱因。临床表现有咽部异物感、干燥、灼热感、痒感、微痛，由于分泌物刺激，常引起短促而频繁咳嗽等。检查：患者咽部敏感，张口时频频恶心、作呕，咽壁充血为暗红色，可见扩张小血管和淋巴滤泡增生；咽侧淋巴束肥厚，悬雍垂有时水肿下垂。

中医依其临床见症归属"喉痹"范畴，因脏腑阴虚，虚火上炎所致，称"阴虚喉痹"。《咽喉经验秘传》："咽喉者，人身呼吸，饮食之门户，虽方寸之地，受病最险。然其症虽繁，大要总属于火。"《尤氏喉科》："火有虚、实……"。概括而言，本病以阴虚为多，阳虚较少，亦有在阴虚或阳虚的基础上兼挟"痰凝"或"瘀血"而表现为虚中挟实，治疗大法以补为主，或滋阴降火，或温补脾肾，引火归元。

现代医学治疗慢性咽炎时，避免刺激，戒烟酒，积极治疗鼻、鼻副窦及全身疾病；保持口腔清洁；对肥厚性咽炎予以药物或电烧灼，暗示疗法，因而疗效较低。中药治疗虽然还有待于提高之处，但安全、简便、疗效较稳定优点，因此在防治此病，应作为首选方法。

1．临床研究

用于临床上对慢性咽炎认证属"喉痹"，治法以补为主，常用处方有知柏八味丸、养阴清肺汤，附桂八味丸等，配合其他治疗。欧阳志以滋阴降火、解毒散结之法为主，自拟玄麦地根汤治疗慢性咽炎，并以杜米芬含片治疗做对照组。药物组成：生地15g，玄参15g，麦冬15g，山豆根10g，板蓝根15g，桔梗10g，金银花10g，连翘10g，牛蒡子10g，射干10g。经4年临床观察227例，有效率94.42%，明显高于对照组。陈仁华自拟"咽炎糖浆"治疗慢性咽炎。药物组成：金银花、玄参、麦冬、薄荷、甘草等，泡制加工成糖浆，每次20ml，一日3次口服。临床观察240例，有效率82.5%。顾扮源根据著名中医张存义祖传秘方，经加工而成的中药袋装饮治疗慢性咽炎。药物组成：金银花、大力子等多味药的金银润喉茶，每次1袋，一日2次，30天为一疗程。290例中有效率85.20%。

山东莱阳中心医院用蝮蛇抗栓酶咽壁粘膜下注射治疗慢性咽炎60例，有效率达85%，可能与改善循环及镇痛，消炎作用有关。

四川省锦阳市中医院等，用银黄、鱼腥草注射液，双黄连注射液，银花注射液等中药制剂行蒸气或超声雾化吸入，都具有较强的清热解毒，消肿泻火作用，在临床上广泛应用。

2．实验研究

贾红楚等，用ICR系统小白鼠，昆明小白鼠，按体重25±1g雌性或15±22g雄性鼠，分别给予中药制剂——咽通口服液，分别于1小时或10天后造成动物模型，然后进行抗炎作用、体外抑菌试验及对免疫功能的观察，证明咽通口服液有增强单核细胞吞噬功能作用（$P<0.05$），并能增加幼年小白鼠胸腹的重量，体外对甲、乙溶血性链球菌、葡萄球菌、肺炎链球菌、白喉杆菌及肺炎杆菌等有抑制作用。其治疗慢性咽炎的机理是以提高机体免疫能力，抑制局部细菌的生长、繁殖，消除咽粘膜组织慢性炎症，达到疾病痊愈。

蔡南生应用著名老中医蔡安平玄麦甘桔汤治疗慢性咽炎。治疗前后对血液流变学进行检侧，采用WX-75型微循环显微针，在室温15℃～20℃观察病人左手无名指甲皱微循环。通过20例慢性咽炎患者的观察，治疗前血液流变学失调，甲皱微循环障碍11例，经玄麦甘桔汤治疗后，改善7例，无变化2例。证明本方对改善微循环障碍，调整血液流态、流量、流速、降低血液粘稠度、疏通血液的瘀滞状态有一定作用。

（三）急性喉炎

急性喉炎（acute laryngitis），通常是喉粘膜及声带的急性炎症。多发生于冬、春季节，小儿易发，多较重。常见于流感、麻疹、猩红热等急性传染病的并发症。受凉、用音不当、鼻咽及邻近器官疾病，有害气体刺激易诱发。临床表现以声音嘶哑为主要症状，常伴有咽部干燥感，灼热感、疼痛、咳嗽等症。症状严重有发热、畏寒、倦怠、食欲不振等。若治疗不当可迁延为慢性喉炎。喉科检查以喉粘膜弥漫性充血为主要体征，早期粘膜干燥，稍晚表面则附有粘性分泌物。

中医依其临床见症归属"急喉瘖"范畴，又称"暴瘖"、猝瘖"。《灵枢·忧恚无言篇》："人卒然无音者，寒热客于厌，则厌不能发，发不能下，至其开阖不利，故无音”，《千金方》：“风寒之气客于中，（滞）而不发，故瘖不能言”；风寒或风热外感，肺失宣肃，喉窍红肿，语言嘶哑。《类证治裁·卷二·失音》：“暴瘖多是寒包热邪，宜辛凉和解。”本证属表实之证，宜以疏风宣肺之大法。

现代医学治疗急性喉炎时，依其病情分别治疗。首要治疗是局部休息或禁声，抗生素控制感染，肿胀严重时使用皮质激素，促进水肿减轻，不同药物蒸气吸入，协助炎症消退，有利分泌物的排除。经适当治疗，均能在短期内治愈。中药在急性喉炎治疗中，有比较显著效果，常用方剂有疏风清热汤，六味汤，清咽利膈汤等。中医药广泛应用于本病，为疾病的治疗开辟了广阔途径。

1. 临床研究

临床上对急性喉炎认证属“急喉瘖”，治法上宜辛凉和解。大庆市第一医院对151例咽喉部急性炎症做了观察。以双花、黄芩和连翘等为主的双黄连注射液，按体重60mg/kg计，稀释后，加入5%～10%葡萄糖液中静脉点滴，每日1次，以青霉素400～800万单位静脉点滴，每日1次做对照组。结果二组有效率相同。双黄连注射液无毒、无药疹，更无过敏，优于现代治疗。李庆存等用音散结散治疗116急慢性喉炎。药物组成：桔梗、连翘、太子参、沙参、麦冬、丹参、生苡仁、蝉衣、木蝴蝶、珍珠母、海浮石、甘草等，每袋15g，一日3次，代茶饮，有效率91.38%。口感好，服用方便，无毒副反应特点，改变了“良药苦口”的概念。张华连等用喉瘖散治疗急喉痹1042例。其药物组成有珍珠粉，生石膏、朱砂、牛黄、硼砂、冰片、雄黄、地卡因等，研制成细粉，喷布咽喉；配合“金津、玉液”刺出血，有效率92%，与西药治疗组比较，疗效相等。

李女良等用清热解毒、活血散结、理气化痰，清利咽喉的中药超声雾化吸入治疗急性咽喉炎210例，并以青霉素肌肉注射设对照组60例。药物组成有山豆根、板蓝根、双花、黄芩、桔梗、蝉衣、木蝴蝶、当归、甘草、薄荷等，经科学方法，精炼加工，制成雾化剂型，每日2次，每次15分钟超声雾化吸入，总有效率97.1%，对照组总有效率90%，明显高于现代医学治疗，并经动物试验，光谱分析和抑菌试验疗效确切，无毒副反应。

2. 实验研究

张玉敏等《咽喉病的内窥镜检查与辨证治疗的关系》的研究，通过内窥镜检查，观察喉部粘膜色泽，形态、枯荣等进行中医辨证。咽喉部粘膜红赤，声带边缘淡红，声音粗糙低沉，中医辨证为风热；实热可见室带、声带红肿，上有粘性分泌物附着，声音嘶哑；气滞血瘀显示声带暗红，隆起；燥邪伤津，声带红而少泽，声门干燥失润，脏腑亏虚时声带无力，闭合不良，声音沉闷，邪毒内陷，痰浊结聚喉部，可见菜花状肿物，声嘶加重。此项研究，为中西医结合提供了有利条件。

钱雪冶等选用Wistar大白鼠对中药白毛夏枯草，色苷酸钠、溶菌酶，倍他米松0.1ml/100g体重进行了试验观察，并用生理盐水做对照，24小时后进行肺灌洗，灌洗液做巨噬细胞计数和碱性磷酸酶，酸性磷酸酶，乳酸脱氢酶和唾液酸含量测定。结果当药物含量是人的5倍时，4种药物均引起巨噬细胞不同程度减少，白毛夏枯草及倍他米松剂量减少一半量时，巨噬细胞含量上升，与对照组无显著差异。因此在临床应用药物治疗时，剂量不宜过大，过长，防止药物对喉及下呼吸道粘膜的损害，为应用中药雾化吸入提供可靠依据。

（四）慢性喉炎

慢性喉炎（chronic laryrgitis）为喉粘膜的慢性非特异性炎症。多因急性喉炎反复发作或治疗不当、粉尘及有害气体刺激、嗓音使用不当，鼻、咽及全身疾病影响所致。以持续性声音嘶哑为主要症状，伴有喉部灼热感，痒感，干燥感，异物感及咳嗽。咳嗽常为无分泌物的干咳，且与用音有关。检查：喉粘膜弥漫性充血，两侧常呈对称性肿胀。病变继续发展，则有纤维变性或腺体萎缩，粘膜上皮由纤毛上皮变为复层鳞状上皮，粘膜由暗红色变为灰蓝色而增厚，两侧声带在发声时彼此不能靠拢。

中医依其临床见症归属“慢喉瘖”范畴。相当于《类证制裁》的“久病失音”、《景岳全书》之“久瘖”。《东医宝鉴》：“心为声音之主，肺为声音之门，肾为声音之根。风寒、暑湿、气血、痰热，邪气有干于心肺者，病在上脘，随诈解之。邪气散则籁鸣矣。若夫肾虚为病，不能纳诸气以归之，……其声愈干矣。”《景岳全书·卷28》:“声音出于脏气，凡脏实则声弘，脏虚则声怯，故凡五脏之病皆能怯”。阐明了喉与脏腑关系及慢性喉炎系肺肾虚损所致。在防治大法上，应辨清虚、实。虚者以滋阴为主，或以益气为要；实者则行气活血化瘀。

现代医学治疗时，寻找病原、局部休息。不同药物雾化吸入；环杓关节运动受限时，可行环杓关节拨动术；声带肥厚或有小结，可行切除术。鉴因其病程较长，治疗方法虽多，疗效较低。中医药治疗，方法虽不健全，但已广泛应用于本病，为中西医结合提供了更多、更新的治疗方法。

1. 临床研究

临床上慢性喉炎认证属“慢喉瘖”，治法宜滋阴养肺、益气健脾、利喉开音为主。常用药物有增液汤、八珍汤、四君子汤等，根据发病的原因合用雾化吸入或手术治疗。侯志良等，用发声训练加中药治疗慢性喉炎92例，并以常规西医治疗方法设对照组40例。药物组成：生地、玄参、麦冬、白芍、南沙参、贝母、千张纸、蝉衣、胖大海等，能滋养肺胃、利喉开音；发声训练合乎发声生理，通过胸腹肌呼吸可使肺部及声带弹性增强，肌肉强壮有力，因而可使阻滞的气道流通，气血通畅。经3年观察，治疗组有效率94.55%，连续随访2年无复发。对照组有效率67.8%，其中40%复发。两组比较治疗组明显优于对照组。文卫平等应用林俊卿咽音练习法对49例嗓音病进行观察。结果：慢性喉炎组的自觉症状和最大声时均有明显疗效（$P<0.01$）。

王雪党应用嗓音疾病治疗仪（济南电子塑料厂生产），配合清音丸内服，治疗慢性喉炎50例，同时随机选择23例单纯应用嗓音治疗仪和单纯用清音丸做对照组。嗓音疾病治疗仪输出电极板有节律的推动作用，促进局部新陈代谢，改善局部血液循环，使局部炎症消退；清音丸有清热利咽，生津作用。经临床观察，治疗组有效率92%，对照组有效率分别为78.3%、74.4%，二者有明显差异（$P<0.05$）。

王兵用药物吸入和中药泡饮联合应用治疗喉炎与单纯药物吸入疗效比较做了观察，治疗组60例。药物组成主要有桔梗、白菊花、甘草、玉蝴蝶、胖大海等，泡茶饮；对照组以庆大霉素8万单位。地塞米松5mg，α-糜旦白酶400U，0.9%氯化钠注射液50ml，混合后雾化吸入。经临床观察，治疗组有效率96%，对照组60%（$P<0.05$），有显著差异。

2. 实验研究

李云英等，从循环角度探讨声带小结与血瘀证的相关性，对33例声带小结患者进行了微循环观察，同时与30例健康人做对照，还对其中15例接受中药“金喉片”治疗者的甲皱微循环做了前后对比。结果：①声带小结患者的流态积分值，袢周积分值，总积分值均较正常组为高，后二者差异显著（$P<0.01$）。②声带小结患者的管袢输入支、输出支、袢顶均明显收缩，与正常对照，输入枝差异有显著性（$P<0.05$），输出枝袢顶差异有非常显著意义（$P<0.01$）。③经金喉片治疗的15例声带小结患者的甲皱循环各项积分值均有改善。④经金喉片治疗的15例患者甲皱微循环清晰度、输入支、输出支、袢顶、畸形、红细胞聚集、渗出、出血等发生率均以治疗后为低。研究发现，声带小结患者有微循环障碍，且提示声带小结血瘀证并非单纯发生声带局部，而是机体整体处于瘀血状态有关。金喉片有改善患者末梢微循环状态的作用。

王修信等应用486微型计算机和北京邮电大学通用信号分析系统，分别对30例女性喉病患者和36例女性同龄健康者的a音，i音嗓音信号进行频谱分析。d音的正常嗓音与病态嗓音大于1700Hz和大于2900Hz、相对信噪比有显著的差异（$P<0.01$）。i音的正常嗓音与病态嗓音在1300～2100Hz、和大于2900Hz频段的相对信噪比有显著的差异。各采样凡是在上述频段有某一处或多处相对信噪比低于正常分布的情况，就可以被判定为非正常嗓音。对于中轻度被盖层喉痰病，噪声最初是出现在频域的高端（大于4000Hz），随着病情的加重，噪音开始逐步出现在愈来愈低的频段。d音有效频段较i音的宽，而发d音声带呈比较自然状态，而发i音时声带接紧变薄，张力增加。因此，对于声带小结、声带息肉、声带炎等中轻度被盖层喉疾病，用a音采样较i音采样作频谱分析，更

易分辨出喉部病态。

三、喉癌

喉癌（Cancer of the Larynx）是耳鼻咽喉科常见的恶性肿瘤之一。喉癌占全身恶性肿瘤的约1.6%，占头颈恶性肿瘤的3.3%～8.1%。我国北方发病率较高，南方发病率较低。喉癌中鳞癌约占90%以上，原位癌约占6%～9%，腺癌少见。

喉分为声门上、声门和声门下区。声门上癌包括会厌喉面、室带、喉室、披裂及杓会厌皱襞的癌。声门区癌包括声带、前连合和后连合癌。原发于声门下区的癌则属罕见。喉癌的颈部淋巴结转移率取决于原发灶的部位、大小、生长类型及病理分化程度。

中医对肿瘤早有记述，殷墟甲骨文中即有“瘤”一病名，“瘿”早见于《尔雅》，《说文》：“瘿，颈瘤也。”《周礼》医师章中有“疡医掌肿疡……”的记载。宋代王安石注释说：“肿疡聚而不溃”，指的多是肿瘤。

“癌”一字早见于《卫济宝书》（12世纪初）和《仁斋直指附遗方论》（1264年），后者说：“癌者上高下深，岩穴之状，颗颗累垂，……毒根深藏，穿孔透里。”对于肿瘤的病因病理也早有较系统而细微的探讨研究。致病原因虽然复杂，但不外乎内因与外因两方面。外因为六淫伤食等邪毒郁积，内因系脏腑经络失调，阴阳气血亏损，使正气失虚。在外因影响下，产生痰凝气滞、血毒瘀聚，形成肿块。而正气虚弱是导致邪毒积聚、痰气凝滞的先决条件。所谓外因即四时不正之气，如风、寒、暑、湿、燥、火六淫之邪，侵入体内积聚成病。《灵枢·九针篇》说：“四时八风客于经络之中，为瘤病者也。”《灵枢·百病始生篇》：“积之始生，得寒乃生，厥乃成积也。”，“卒然外中于寒，若内伤于忧愁，则气上逆；气上逆则六输不通，温气不行，凝血蕴裹而不散，津液涩渗，著而不去，而积皆成矣。”《诸病源候论》说：“积聚者，由阴阳不和，脏腑虚弱，受于风邪，博于脏腑之气所为也。”而谈及内因时，就指出有“情志郁结”，即喜怒忧思悲恐惊七情所伤，喜则气缓，悲则气消，恐则气下，……惊则气乱……思则气结。”《医宗金鉴》谓失荣由“忧思、恚怒、气郁、血逆与火凝结而成。”说明情绪因素与肿瘤的发生发展有密切的关系。病邪侵入人体，著而不去，积结成病，必定正气先虚，即所谓：“邪之所凑，其气必虚。”“正气存内，邪不可干。”；“痰湿凝结”指痰的发生与脾、肺、肾有密切的关系。盖脾主运化，喜燥恶湿。如脾胃虚弱，水谷运化功能降低，则津液失于输布，蕴结于内，下邪火煎熬，留着不去。凝结成痰块。《河间六书》说：“脾胃动而为痰也。”其他如肺失宣肃，液聚为痰；肾阳不足，寒水上泛为痰。此乃内生之痰，非风寒外感所引起之痰。“怪病皆属于痰”；“火毒内蕴”指六淫之邪，侵犯人体，留著不去，郁结生火。也可因七情内伤，郁久化火，常见者如过怒生肝火，过喜生心火，过悲生肺火等。火毒内蕴，结滞留著，积而成块，发为肿瘤；“气滞血瘀”指如气机失调，则出现气滞气郁。气与血相互依存，气为血帅，血随气行，气滞必致血瘀。气血瘀滞日久，积结为块，化生瘤癌；“脏腑功能失调”指若脏腑虚衰，功能失调，则气血不和，营卫不固，正气虚弱，病邪易入侵体内，留着不去，疾病（肿瘤）乃生。明《外证医编》说：“正气虚则成癌。”由此可知，脏腑功能的虚弱或失调，与肿瘤的生成和发展也有密切关系。

鉴于前述对病因病理的阐述，至今在肿瘤如喉癌的综合治疗中，中医中草药的作用和地位是十分重要的，而且为越来越广泛地使用。实践及研究证明，某些中草药能抑制或消灭癌肿细胞，某些药物则能调理内因（人体免疫能力），缓解临床症状，减轻痛苦。对放疗或化疗病人所发生气血失调、燥邪伤阴、脾胃不运、肝肾俱损等症状，更是有一定疗效。总之，中草药一方面可起消除病邪和病灶之功效，一方面则可在提高和保护机体的抗病能力，调动内在的抗癌因素，减少放疗和化疗的反应，发挥病人体内抗癌免疫能力。近代研究表明，强调肿瘤的综合治疗，肯定其中中医中药的积极作用，尤其注意保持病人精神心理及免疫能力的良好。

喉癌的诊断亦与其他恶性肿瘤一样，强调早期诊断。而早期诊断就必须利用检测精细、无创的方法。其中从声学分析来对嘶哑进行分析评价不失一种很有前景的方面。另外，还有从局部影像形态学研究如X线学方法（CT等）、电子喉镜、频闪喉镜等。计算机的应用，为早期诊断提供了更为精确、客观的手段。

中医对喉癌的治疗，也同样强调以手术为主，辅以放疗、化疗、中医草药的综合疗法，效果会更满意。所以，正确评价中草药和中医的辨证施治，会使其发挥出应有的，有时甚至是必不可少的作用。

会厌癌：

证属：肺胃痰火，结毒会厌。

治则：清热化痰，解毒散结。

方药：经验方。

夏枯草、马勃、贝母、荸荠、橘核、天花粉、半枝莲、黄药子、薏苡仁、茯苓、牡蛎、生甘草。

声带癌：

证属：肺火痰毒，结滞声带。

治则：泻火解毒，化痰散结。

方药：经验方。

蜀羊泉、马勃、天花粉、全瓜蒌、薏苡仁、泽漆、杏仁、贝母、白术、淮山药、牡蛎、夏枯草、橘核、蜈蚣、壁虎、枇杷叶、生甘草。

声门下癌：

证属：肺热痰毒，结滞声门下区。

治则：清肺热，化痰毒，散结清肿。

方药：经验方。

黄芩、龙葵、蛇莓、蜀羊泉、石上柏、玄参、薏苡仁、枇杷叶、杏仁、山慈菇、牡蛎、贝母、夏枯草、海蛤壳、生甘草。

对于中草药在喉癌以至头颈部肿瘤治疗中的辅助作用，亦有较细致的论述和总结。比如：

(1) 术前：应提高机体免疫力，增强网状内皮系统的活力；减低癌肿的毒性；抑制和扼杀癌细胞；缩小水肿范围。

(2) 术后：可以促进伤口的早日愈合，缓解和消除病痛，减少术后复发及转移，身体早日康复。

(3) 配合化疗应用：在化疗中可配合用人参、黄芪、当归、淮山药、白术、焦建曲、熟地、鹿茸、鹿角胶、肉桂、附子等补肾助阳、益气养血之品等，有助于减低化疗药物对骨髓的抑制作用。

(4) 配合放疗：拟选一些扩张血管的活血通络、滋阴利咽的药物，如生地、玄参、麦冬、石斛、沙参、制首乌、天花粉、玉竹、知母、川芎、当归、赤芍、白芍等。

（侯志良）

第十三章　口　腔　学

中国口腔医学作为中医学一个组成部分，与中医学一样具有悠久的历史。中医口腔医学的形成和发展有几千年历史，殷墟出土的甲骨文即有齿、龋、舌等等口腔方面记载，在《黄帝内经》中也有许多口腔医学方面论述。汉、晋、隋、唐时期，口腔医学有相当的发展，在唐代有了口齿的专科。由于种种原因后来口腔医学的发展逐渐缓慢，甚至停滞萎缩，到了建国前中医口腔专业已成为一个空白点。建国以后尤其是在1958年以后，中医得到了继承发扬，中医口腔学也开始了新生。但一直发展缓慢、起伏波动，由于起步晚、基础低，因此学术水平发展受限。在进入80年代以来，临床应用和研究水平不断提高，经验逐渐丰富，疗效不断提高，理论逐步系统和完善。近些年随着整个医学的发展，中医和中西医结合口腔医学亦有迅速发展。对于口腔与脏腑经络关系、口腔疾病的病因病机、有效方药的疗效机理等方面进行了许多研究和探讨。将中西医结合口腔医学推向更科学、高水平的阶段。在诊治口腔疾病上，着重采取中医辨证与西医辨病相结合，口腔局部病损、症状、化验检查与全身状况相结合，四诊合参，审证求因，综合辨证论治分析方法，采取从整体观念出发，结合口腔局部特点，全身与局部，内部与外部相结合的综合治疗原则，调理脏腑功能平衡，增加抗病能力，使之恢复健康。在中西医结合诊治过程中，涉及微生物学、免疫学、遗传学、内分泌学，免疫病理学、分子生物学等多个学科及其他临床学科。在病因病机探讨、中医治则治法、方药的作用机制等实验研究方面均有一定的进展。丰富了口腔医学内容，提高了整个中西医结合口腔医学的水平，展现了广阔的前景。

（徐治鸿）

第一节　牙体牙髓疾病

一、龋病

龋病（dental caries）是在多种因素（包括致龋细菌、食物、宿主及时间等）的作用下，牙齿的牙釉质、牙本质或牙骨质发生一种进行性破坏性疾病。龋病是很常见的疾病，我国的发病率约38%左右，少年儿童更高。它的危害性不仅限于牙齿硬组织，还可发展成牙髓病、根尖周病、颌骨骨髓炎等，引起牙痛、颌面肿胀、溢脓、破坏咀嚼器官、妨碍消化。童年时期还可影响牙颌系统的生长发育。

龋病在临床上是一种进展很慢的疾病，相当长一段时间不会引起明显的主观症状。牙齿发生龋病时，牙齿硬组织的色、形、质都会发生变化。最初牙釉质病变部分失去半透明性，呈白垩色，以后逐渐变为黄褐色，病变区牙釉质变软，进而侵犯牙本质，逐渐形成龋洞。

中医将龋病的原因归纳为虫蚀，俗称“蛀牙”，这种观点是错误的，但这是在发现细菌以前，世界各民族的看法。中医认为饮食肥甘厚味及外感风寒或骨髓气血不能荣盛等皆为龋病的原因；中医认为肾虚与龋病有关。齿本肾之标，肾为先天之本，肾主生髓骨，而齿为骨之余。龋齿与牙齿不洁有关。《仁斋直指方》说：“后人饮食甘肥不能洁齿，腐臭之气，淹渍日久，齿龈有孔虫蚀其间，蚀一齿尽，又度其余。”中医认为嗜食甘甜肥腻食物，损伤脾胃，食积中焦，积久蕴热，脾胃湿热，循经上乘于齿，致牙齿腐蚀成龋，尤以儿童为甚。

中医在龋齿的治法上，除清胃热、滋阴降火等全身用药外，很早便提出了填补修复的方法，如唐·《新修本草》记载的银膏：“其法以白银和银箔及水银合成之，亦具补牙齿缺落。”明·《本草纲目》云：“其法用白锡和银箔及水银合成之，……亦补牙齿脱落”。这远远早于国外用银汞合金补牙。

现代医学治疗龋病主要是用充填术来阻断

龋病的继续发展，恢复患牙的形状及功能。随着科学技术的不断发展，现有很多的充填材料用于充填龋齿，并在恢复牙体功能及在美学方面达到更高的境界。龋病的发病率很高，必须以预防为主。现代医学使用氟化物防龋已取得一定的成效，目前并着手于防龋疫苗的研究，而中西医结合预防龋病也具有一定的贡献。

（一）临床研究

细菌因素是龋病发生的关键，目前公认变形链球菌（变链菌）是重要的致龋菌。已有资料报道，中药厚朴的主要成分——厚朴酚（Magnolol）及和厚朴酚（Honokiol）对变链菌有高效快速的杀菌作用。幼儿是龋病的好发年龄期，龋发展速度极快。乌爱菊、黄洪志等用厚朴酚凝胶涂于2～3岁儿童的乳磨牙上，观察防龋效果。在半年的实验期里，乳磨牙新龋发生率试验组非常显著地低于两对照组，前者为32.32%，而后两组分别为59.59%和61.63%，（P<0.01）。厚朴酚降低乳磨牙新龋发生人数为45.88%，1年的新龋降低率低于半年，试验组发生新龋人数显著地低于两对照组。实验期龋均和龋面均的增长不论半年或1年，试验组都显著地低于对照组。新增龋均试验组与试验对照组相比，半年和1年分别降低43.36%和32.97%，龋面均也相似。厚朴有温中、下气、燥湿、消痰的功能，口服毒性很小。本临床实验证明，用厚朴的有效成分厚朴酚配成凝胶，局部涂用，有明显的防龋作用，而使用者无任何不适反应。

芦金清、刘先亮等以厚朴酚（或和厚朴酚）配制的厚朴含漱液，应用于防治龋病143例，半年后与对照组相比，龋均和龋面均分别降低65.3%和63.7%，也表明厚朴酚含漱液能有效地降低龋病的发生。

张博学等在幼儿园中采用含氟牙膏刷牙加饮茶的方法防龋，经1年8月，选择168名3岁儿童，随机分3组；第1组用不含氟牙膏刷牙，第2组用含氟牙膏，第3组用含氟牙膏刷牙同时饮用0.5%的茶水（含氟0.96PPM）每天200ml，结果，含氟牙膏刷牙加饮茶抑制新生龋的效果（dft≤1）达81.03%，而使用不含氟牙膏刷牙只有52.23%（P<0.01）。本研究证明含氟牙膏加饮茶是安全、简便、有效的防龋方法。饮茶是增加人体氟含量的一种方式。世界卫生组织（WHO）认为防龋目前多采用氟化水源和含氟牙膏同时应用，其防龋效果比单用其中一种方法好，且龋减少程度特别明显。88年6月口腔预防医学学术讨论会，会上有茶水漱口防龋的报告，所以，将防龋措施与我国人民的饮茶习惯结合起来，既经济有效，又简便易行。儿童饮用含茶饮料，并有对照组比较经二年观察，饮用含茶饮料儿童患龋率显著降低，茶叶含氟量在天然食饮料中最高，并含多酚类化合物，铜、锌等微量元素。表明茶有一定防龋作用。

彭俊杰等通过临床实验，证明金银花防龋胶糖对儿童龋病有一定防治效果，因为将金银花加入胶姆糖中，经咀嚼可直接作用于牙齿的点沟裂隙区，抑制牙菌斑及龋洞内的细菌生长，破坏了牙菌斑的形成起到对龋病的防治效果。

（二）实验室研究

乌爱菊等用厚朴的提取物对致龋菌-变链菌作最低抑菌浓度（MIC）及最低杀菌浓度实验，发现变链菌对厚朴的活性成分是敏感的。厚朴对变链菌的抑菌作用优于川厚朴，其提取物厚朴酚可快速杀灭致龋菌-变链菌，可见厚朴酚的防龋效果可能仅通过抑菌而发挥作用。

芦金清、刘先亮通过实验认为厚朴酚及其异构体均有较强杀菌效力，其有效抑菌浓度为10mg/ml和8μg/ml。它们对变形链球菌有快速抑菌作用，易于粘附在突变链球菌细胞上，并抑制其生长。

凌均棨等通过中药红花影响变链菌致龋力的实验研究发现，红花可改变致龋菌-变链菌生长环境的pH值。高浓度红花（25%～50%）可抑制变链菌生长，同时抑制细菌产酸，气相色谱分析见乳酸、琥珀酸、乙酸、丁酸均呈下降趋势；低浓度红花（1.5%）即可抑制变链菌的菌糖基转移酶的活动，能将蔗糖转化为高分子不溶性的细菌多糖与变链菌诱发龋病有重要关系，可见红花作为防龋药物，将会起到防龋作用。

彭俊杰等通过实验证明，清热解毒药金银花对致龋菌-变链菌有抑菌及杀菌作用，浓度越大，则抑菌效果明显增强。

李兴春等对七型变形链球菌，用刺五加、红花、水杨梅、紫花地丁、赤芍、三棱、重楼等八种中药浸液浓缩灭菌处理，测定抑菌效果、抑菌程度。各药对各型变形链球菌有所不同。为防龋用药提供依据。

（三）展望

由于龋病发病率高，我国人口众多，必须以预防为主。通过临床研究和实验室研究发现中药厚朴、红花、金银花等有明显的防龋作用，含茶漱口或饮料，也有防龋作用，而这些在过去的中医文献中并无记载，可见中医药防龋已取得明显进步。若再继续深入细微地研究，并随着中西医结合的不断向前发展，将会对龋病的预防发挥更重要的作用。

二、牙本质过敏症

牙本质过敏症（dentin sensi tivity）是指暴露的牙本质对温度（冷、热）、化学性（酸、甜）、机械性（刷牙、咬硬物）刺激引起牙齿异常酸软疼痛的感觉。据认为是由于敏感牙的牙本质小管全程开放、达到牙髓组织所致。临床上牙体硬组织缺损，如磨损、酸蚀、楔状缺损、牙龈萎缩、牙本质裂纹等皆可引起牙本质过敏。

中医对本病早有记载，如《诸病源候论》齿龋候中说：“齿者骨之所终，髓之所养，髓弱骨虚，风气客之则齿龋”。明·李时珍《本草纲目》中提到：“楚人多食酸则齿软，谓其水生木，水气弱木气盛，故齿如是”，并提出治疗方法：“食酸齿龋，细嚼核桃即解，”认为齿龋属肾虚肝旺，以核桃补肾收敛治之；《类证治裁》中说：“齿龋由食酸也，唧胡桃肉良”，《相感志》中说：“食梅牙齿楚，韶粉楷之”；清·《鲍相敖验方新编》中也说：“牙齿作酸，由食酸味过多者，胡桃肉（即核桃仁）食之即愈”。以上药物治疗主要是含有鞣酸物质起到益肾收敛止痛作用。中医认为牙齿属肾，肾主骨生髓；肾气不足，精髓不充，肝肾阴虚，阴精亏损，牙齿失于濡养，故酸软咀嚼无力而齿龋。若牙齿磨损过度，或刷牙不当，龈缩根露，则齿酸软更著。治法上肾气虚损者用金匮肾气丸、天王补心丹；肝肾阴虚者用杞菊地黄汤或八珍汤加减。

现代医学治疗牙本质过敏症方法很多，如采用氟化钠脱敏法，碘化银法，碘酚或50％麝香草酚酒精溶液法，酚醛树脂处理患牙，F^-或Ca^{++}离子导入，涂料覆盖，激光脱敏，以及脱敏牙膏、脱敏漱口水外用等，但对不同个体疗效差异甚大。若脱敏无效，可对敏感区用充填法或作冠套。中医中药治疗牙本质过敏，虽然还有值得改进和提高的方面，但疗效较肯定，简便易行，无毒、副反应，若能配合现代医学的治疗，可以达到取长补短、进一步提高疗效的目的。

（一）临床研究

李纪德等用中药脱敏灵局部涂用治疗牙本质过敏。中药脱敏灵系复方高良姜浸膏，主要含有鞣酸、原儿茶酸、黄酮甙等，具有局部麻醉、镇痛、抑菌、易于沉淀等功能，可以使牙齿硬组织内蛋白质凝固，形成保护膜，阻断传导。其中，鞣酸具有收敛作用，使钙质溶解减少，降低了牙齿的感受性。脱敏灵药理毒性试验报告该药对人体无毒性，临床使用未见不良反应。病理切片证实本品对口腔粘膜及牙髓无刺激性，且药源广泛，使用方便，病人可自己涂擦，对牙面不着色，又有较持久的疗效。实验研究191例443个患牙中近94％的患牙通过脱敏灵的治疗，牙本质敏感程度有明显减轻。

徐治鸿等用五倍子、白蒺藜、骨碎补、白芷、细辛、煅牡蛎、徐长卿，以羧甲基纤维素、十二烷基硫酸钠等为基质做成脱敏牙膏刷牙，治疗前后采取机械探诊、冷水温度试验、电活力测验及酸性化学溶液试验等检查方法进行治疗前后对比。观察最长时间为5个月，平均2.5个月，总有效率达93％。本品无不良反应，不刺激口腔粘膜，无异味，简便易行。中医学认为牙齿属肾，肾主骨，齿为骨之余。采用益肾、健骨、坚齿的药物如骨碎补、白蒺藜，针对敏感情况采用清热、镇静、祛风、收敛、止痛药如白芷、细辛、五倍子、徐长卿等取得了疗效。

陈约翰用蟾酥15g研细，加入95％酒精100ml，放入有盖玻璃瓶中，放置10天过滤，治疗牙本质过敏。每1～2天涂药1次，连续4～6次，对86例374个患牙经过治疗后，痊愈者93牙（24.87％），有效率为98.13％。

蒋耀明用刺蒺藜粉治疗牙本质过敏48例。嘱以潮湿牙刷蘸刺蒺藜粉反复刷牙，每天3～4次，使其脱敏为止。刺蒺藜粉的有效成分为氧化鞣质、脂肪油及维生素A等。鞣质是鞣酸、单宁酸族，它能和组织成分形成坚韧极粘稠而不溶于水的化合物，附着于牙体表面，起到脱敏作用。

蔡秀仪报道，应用荜茇牙粉（荜茇3g，乌贼骨12g共研细末）或1%荜茇油酸制成牙膏，刷牙，每日2～4次，治疗牙本质过敏，轻者1次见效，重者1周痊愈。

李文治报道，用核桃仁挤压出油，置于瓶内，隔离唾液，擦干牙过敏区，用绿豆大棉球蘸取核桃油置过敏区反复涂擦5～6分钟，共治疗89例278个患牙，治愈254牙，好转19牙，无效5牙。

俞启华报道，咀嚼大蒜头或生蒜苔治疗牙本质过敏症有效。

丁宪武用葵花籽油治疗牙本质过敏，并进行临床和实验室研究，均取得较好效果。

袁文娟等用中药复方高良姜浸膏制成脱牙敏糊剂，治疗牙本质过敏症34例，以耐受温度、酸度阈最低值探针滑动，敏感和主观症状为测试指标，总有效率为90.9%。该糊剂含有鞣质、黄酮甙、原儿茶酸、挥发油等。脱敏可能与局部麻醉止痛、凝固蛋白有关。

（二）展望

牙本质过敏症是口腔科的一种常见病。现代医学有很多疗效较好的方法治疗本病；中医中药治疗牙本质过敏症简单易行，疗效肯定。若能与现代医学密切结合，进行更加深入的探讨，必会增大治疗本病的实用价值和效果。

三、牙髓病

牙髓病（disease of dental pulp）是指牙髓组织的疾病，主要为牙髓炎（pulpiftis）。牙髓病包括可复性牙髓炎（reversible pulpitis）、不可复性牙髓炎（irreversible pulpitis）、牙髓变性（pulp degeneration）和牙髓坏死（pulp necrosis）。牙髓炎牙髓组织主要是血管扩张、充血、细胞浸润、组织液增多，临床上表现为冷、热刺激引起牙痛或/和自发性牙痛。

中医据其临床表现及损害特点，将由龋病引起的牙髓病称为“痟虫蚀齿”（《外台秘要》）、齿蜃（《医宗金鉴》），认为与过食肥甘厚味及外感风热、肾阴不足有关。治法上用清胃热或滋阴降火法，使用针刺和耳针以及种种局部用药，如《太平圣惠方》治齿蜃用青黛散，《圣济总录》治齿蜃用细辛散，均能消除或缓解牙痛。

现代医学治疗牙髓病的方法有活髓保存疗法、干髓治疗、根管治疗等。这些方法不仅能消除疼痛，并还能有效地保存患牙，采用良好的材料进行修补，保存患牙的功能和恢复美观。近年来，应用中医中药于牙髓病的治疗，结合现代医学的方法，对解除牙痛，活髓保存和干髓治疗作出了一定的贡献，为中西医结合治疗本病开辟了一条新的途径。

（一）临床研究

1. 止痛法

牙髓炎尤其是急性不可复性牙髓炎、疼痛剧烈，现代医学用开髓法止痛，但对于年老体弱及具紧张恐惧患者，往往难以接受，而中医止痛方式有时能受到患者欢迎。

（1）药物止痛

对于可复性牙髓炎，现代医学常用丁香油安抚镇痛。裴传道、郝子明用中药香薷提炼出的香薷精油安抚治疗剧烈牙痛。香薷精油5分钟内止痛达97.3%，而作为现代医学牙科传统安抚剂丁香油为81.8%；19例可复性牙髓炎用香薷精油安抚一周后做永久充填者75%，需再次安抚者为18.8%。现代医学为防止用三氧化二砷失活牙髓时引起牙痛，常在砷剂上面盖以丁香油小棉球；裴传道、郝子明用香薷精油小棉球取代丁香油小棉球镇痛，疗效优者达65.3%，而丁香油仅46.5%，前者疗效明显优于后者（$P<0.05$）。

中药滴丸治疗各种牙痛，主要含黄连、细辛等成分经提取后配制而成。止痛制剂中含有如樟脑提纯物，丁香中的挥发油（含丁香酚、β-丁香烯、α-蛇麻烯等）等中药成分。

（2）针刺止痛

采用耳针或体针治疗牙痛或放置失活剂后引起的疼痛。体针选穴如合谷、下关、颊车、风池、内庭、太溪或太冲等，耳针取穴包括神门、上颌或下颌等。由于针刺与耳穴贴压法简便易行，收效快，往往能收到一定效果。

2. 活髓保存疗法

现代医学的活髓保存疗法多用氢氧化钙制剂为保健剂。中医学在这方面更使保髓疗法丰富多采。

云南白药含有多种活性成分，药理作用广泛，具有止血、镇痛、消炎、散肿、活血化瘀、防腐生肌等功效。运用该药可增强局部血流量并增加吞噬细胞功能，从而增加了局部免疫力。云南白药中含有钙，可增加毛细血管通透性，进而加强了物质交换，有利于牙髓组织的修复。胡动芝等用云南白药加蒸馏水调成糊剂，作直接盖髓48例、间接盖髓25例，成功率为94.5%。吴一虹用云南白药作牙盖髓术，经3年以上临床观察，共81例，成功率88.9%，其中意外穿髓者成功率100%，间接盖髓成功率93.8%，深齿直接盖髓成功率较差（84.1%），可能与选择病例不当或操作失误有关。

方良英用黄芩青黛散对龋牙穿髓或早期牙髓炎作活髓保存治疗。方法是将黄芩青黛散封入龋洞中的穿髓孔处，1周后无自觉症状亦无叩痛，可换氢氧化钙糊剂盖髓，再充填患牙。若有症状可再敷散剂第二次或第三次，以3次为限。治疗患者12例，其中10例治后6～11月复查，牙髓活力有反应，X光片见根尖无异常，患牙无症状，功能良好。认为黄芩青黛散可使轻型变态牙髓逆回正常生理，具有良好的抗菌、消炎、去肿、止痛作用。该散剂与氢氧化钙配合对意外穿髓及可复性牙髓炎的治疗效果良好。

沙汝珍用黄连、黄芩、黄柏的浸出液及煅石膏制成的糊剂，患牙在无菌条件下作活髓切断术后，于髓室中放入该糊剂，再以磷酸锌粘固粉封洞，4周后复诊45例，35例临床治愈（术后无任何不良反应），7例出现牙髓反应均在4周内消失，3例失败。黄连主要成分是小檗碱（Berberine）和黄连碱（Coptsine），对多种革兰氏阳性、革兰氏阴性细菌有抑制作用，并能抗真菌。小檗碱还能增强白细胞吞噬能力。黄柏的作用与黄连类似。黄芩的主要成分为黄芩甙和黄芩甙元，能减少毛细血管渗出，有抗炎、抗过敏作用。三药合用不但能提高抑菌能力，并可减少细菌耐药性，降低组织反应。煅石膏即无水硫酸钙，含钙离子，对组织无刺激，有收敛、保护作用，它与三黄浸液作成的糊剂盖髓，还可加快硬固，操作简便，封闭良好，增加屏障保护作用。

3. 失活干髓法

现代医学主要用三氧化二砷、多聚甲醛等失活牙髓，治疗牙髓炎，保存患牙。前者常引起封药后疼痛，若药物泄漏还会损伤牙龈等软组织。用多种中药作成失活剂治疗牙髓炎，既安全可靠，疗效也较肯定。

刘长民用六神丸一粒放于牙穿髓点，丁香油氧化锌糊剂暂封，治疗恒牙牙髓炎100例，总有效率达96%。六神丸由珍珠、牛黄、麝香、蟾酥、雄黄、冰片、以百草霜为衣而成。蟾酥使牙髓失活，并有解毒、消肿、止痛作用，所含蟾酥灵具有较可卡因大30～60倍、较普鲁卡因大300～600倍的麻醉效能。它和牙髓接触后产生麻醉，进而牙髓充血、出血而坏死。雄黄解毒作用强；麝香芳香宣窍、活血散结、辅佐蟾酥能增其麻醉、失活作用；牛黄清热解毒；冰片解毒止痛。六药配伍可使牙髓麻醉失活，又能解毒、消肿、抑制炎症物质的致痛作用，产生镇痛效应。六神丸对机体毒性甚小，即使药物溢漏，短期不会造成损害，从而避免砷剂失活所致之严重并发症，故对于后牙邻面牙颈部封失活剂，以六神丸为好。

王应辉用蟾酥0.9g，信石1.5g，朱砂0.1g，三七0.1g，冰片0.1g，可卡因0.25g，研成细粉，加细辛酊和甘油成糊剂，为快速失活剂，封于牙穿髓孔，1小时失活牙髓。治疗56例，治愈51例（占91%），失败5例，比现代医学的牙髓失活剂明显缩短了失活的时间。北京市和平里医院用信石5g，蟾酥4g，朱砂0.5g，樟脑0.5g，研细，加盐酸可卡因1.2g，以细辛酊、甘油、羊毛脂适量成糊剂，失活牙髓。55例封药45～60分钟，有52例（94.5%）可在无痛下作牙髓切除术，失活效果优良。

赵雪菲采用六神丸代替亚砷酸，用于乳牙失活87例，有效73例，占83.9%。解放军411医院将六神丸研成细粉，与丁香油酚调成糊剂置于穿髓孔，7天后即可施行去除冠髓或拔髓术。赵皿等报道，蟾酥2g，可卡因1g，以95%乙醇与甘油1∶1混合成膏状，取6号球钻大小量置于穿髓处，30分钟至1小时可无痛切髓。解放军第211医院口腔科用粉剂（蟾酥4g，可卡因2g，樟脑0.5g，砂灰0.5g）、液体（细辛15g切碎置于60%酒精100ml中浸泡1周，过滤而成细辛酊）调成糊剂，取火柴头大小置于穿髓点处，牙胶暂封，30～70分钟后可作无痛切髓术，也可在24～48小时后作干髓术。

中药牙髓失活剂中一般含有蟾酥。中医学

用蟾酥作失活剂治疗牙髓炎，效果肯定，作用时间快，使用安全。对于治疗牙髓炎所用蟾酥的最佳浓度也作过更进一步研究。陈约翰取蟾酥的酒精提取物1g，滴入少量95%酒精，溶成浓稠液，加入氧化锌2.5g，凡士林2.5g，放大头针头大小的蟾酥制剂于穿髓点处，暂封24小时去髓。他比较了三种不同的蟾酥含量，以含量为16.7%的去髓无痛率最高，根尖周反应最低（仅占15%）。应用斑蝥（含斑蝥素）使组织细胞肿胀变性坏死。鸦胆子（含生物碱，糖苷酸性成分）为一种细胞毒使组织血管扩张出血坏死，加细辛，白及、丁香油等，调成牙髓失活剂，性温和，毒性低。

有报道用蜂胶经乙醇提取加入赋形剂用于失活牙髓，有良好效果。实验表明无毒性，无致癌性，副反应小，比砷剂安全。牙髓失活后，去除冠部牙髓，在根管口放干髓剂，完成干髓治疗。多年来一直用三聚甲醛制剂为干髓剂，而中药干髓剂具有固定组织，刺激性小的特点。浓启彬取中药白降丹30g、冰片3g，研细调匀，加精制蟾酥胶3g，再加适量石柿屑和软肥皂，制成干髓剂，治疗慢性牙髓炎，急性牙髓炎、牙髓部分坏死、牙外伤等共118例，成功率为88.14%。

（二）实验研究

发生牙髓炎时，主要由于细菌感染引起牙髓组织炎症，出现疼痛。裴传道、郝子明经试管稀释法抑菌实验证明，香薷精油对多种细菌有抑菌效果，其挥发、渗透性好；而丁香油无明显抑菌效果，所以香薷精油不仅有局部镇痛作用，并有抑菌效果，减轻和消除局部炎症作用，降低髓腔内压力，使牙痛消失或不发生牙痛。动物实验证明，香薷精油对犬牙失活牙髓不仅无刺激作用，且有良好的抗炎效果。结合临床研究，可见香薷精油在临床上完全可以取代丁香油作为可复性牙髓炎的安抚剂。

吴一虹、胡幼芝以16只家兔前牙作穿髓孔，分别以云南白药加蒸馏水糊剂直接盖髓（实验组8只）和氢氧化钙直接盖髓（对照组8只），实验组术后镜下的典型组织表现为：穿髓孔处由外向内牙髓组织变性，坏死，其下胶原纤维组织增生，胶原下牙髓组织表面有钙化区，牙髓组织轻度充血及少量白细胞浸润，继发性牙本质形成正常。实验组与对照组直接盖髓成功率均为75%。云南白药与已成定论的现代医学常用盖髓剂氢氧化钙相比，前者副反应小，疗效显著，稳定。结合临床研究结果，云南白药确是一种较适合牙髓活髓保存的中药盖髓剂。

（三）展望

牙体牙髓病主要症状为不同程度不同性质的牙痛，中医根据不同表现分为各种类型牙痛。治疗时中医、中西医结合在解除牙痛方面疗效肯定，简单易行，病员易于接受；在活髓保存和失活干髓方面，内容丰富，疗效比较可靠，不损伤机体组织、安全、稳妥，所以中西医结合更丰富了牙髓病的治疗方法。

四、牙齿根尖周病

根尖周病（disease of periapical tissue）主要指急性根尖周炎（acute periapical periodontitis）和慢性根尖周炎（chronic periapical periodontitis），是由于感染、外伤及化学刺激引起牙齿根尖周组织充血、水肿、血浆渗出、炎症细胞浸润、组织坏死、溶解甚至化脓等一系列炎症改变。急性根尖周炎的临床表现有持续性牙痛、牙齿松动、牙龈或面部肿胀形成脓肿，故又名急性牙槽脓肿。慢性根尖周炎临床症状不明显，但有根尖周骨质破坏，有时有瘘道形成。

根尖周病在古代中医书籍中无确切相应的名称。急性根周炎与“牙痈”（《证治准绳》）、“附牙痈”（《外科大成》）、“牙槽风”（《重楼玉钥》）等类似，也与《太平圣惠方》中所提之“牙痛连腮颊”，《普济方》中之“齿浮作痛”有相似之处。

现代医学治疗根尖周病急性期为开髓、去髓或切开引流，结合消炎、抗感染药物，待急性期后作根管治疗，修复牙体。若根尖周组织或牙体组织损坏严重无法保存者应拔除患牙，重新镶牙。中医学治疗本病在快速消除急性炎症、消毒根管、解除病员痛苦等方面有明显效果。

（一）临床研究

中医学认为急性根尖周炎是由于“足阳明胃经热毒所致”（《证治准绳》），或为“脾胃二经火也”（《疮疡全书》），常因饮食不节，嗜食膏粱厚味或素禀火热之体，加之外感风热之邪，运化失调，脾胃中蕴郁而化热，以致胃火炽盛，火热上攻发生牙痛。曾光明、李秉琦等用口炎宁冲剂口服治疗急性根尖周炎，方中含有生石膏、知母、生地、木通、淡竹叶、板蓝根、芦根、青蒿、儿茶、玄参、甘草等。本方以清理脾胃积热为主，生石膏、知母为白虎汤主药，主治胃热烦渴，牙龈红肿、胃热牙痛等实热证；板蓝根清热解毒；玄参、芦根清热养阴；儿茶清热、止血、定痛；青蒿清热解暑毒可治牙齿肿痛；生地、木通、淡竹叶、甘草（导赤散）可清利湿热从小便出。李东垣对于胃热牙龈肿痛的治疗也是意在清热，并以去湿为首，所以本冲剂在临床上的总有效率达95%，疗效高于对照组（P<0.05）。对照组病例服用红霉素或麦迪霉素，不但常有消化道不良反应，还由于病原微生物的抗药性不断增强，使一些抗生素在临床上的疗效降低，以及造成机体菌群彼此间关系紊乱；而服用口炎宁冲剂临床上无任何不良反应，疗效稳定可靠。在体外的抑菌试验中，口炎宁冲剂有一定的抑菌能力（最低抑菌浓度为6.25～50mg/ml），但明显差于红霉素和麦迪霉素等，可见口炎宁冲剂的治疗作用一方面通过抑菌能力，另方面更主要是通过其他途径，如抗体的免疫功能、内分泌功能的调节等来实现的。已有实验证明，口炎宁冲剂对抗体的体液免疫功能有双相调节作用。

张丽莉用归芩石膏汤（当归9g，黄芩6g，石膏12g，生栀子6g，生地9g，玄参9g，丹皮6g，升麻6g，连翘9g，银柴胡6g，细辛3g，防风3g，薄荷7.5g，黄连7.5g，甘草3g，灯芯草6g，竹叶2g，白砂糖6g）治疗急性根尖周炎，有效率达94.8%以上。具进凯用清热散加减（升麻5g，川黄连5g，丹皮10g，生地20g，生石膏30g，银花15g，连翘10g，菊花10g）也取得疗效。白峻峰用桃仁承气汤（桃仁、桂枝、大黄、夏枯草、白芷、甘草）加生石膏、升麻治疗胃火牙痛及牙痈，有效率达94%。

侯恒太用升降散（蝉衣、僵蚕、白芷、姜黄、大黄各10g，蚤休30g，甘草6克）治疗实火牙痛，可使寒热止，肿痛消。东兴明等用复方朱砂散（朱砂0.3g，非拉西汀0.3g，咖啡因0.1g，苯巴比妥0.03g）治疗火盛之牙痛350例，每次冲服1g，95%患者可在3～5分钟止痛。对于疼痛剧烈之急性根尖周炎可以采用，因为火盛之牙痛非朱砂不能解除。张新年用仙人掌煎服治疗急性根尖周炎之牙痛取得疗效，而陈晓秋等用仙人掌加冰片作成糊状物贴于患侧面部，可使急性根尖周炎之肿胀明显消除，症状消失。仙人掌、冰片有清热解毒、活血化瘀作用，局部贴敷能促使炎症消退、吸收、不需用抗生素。

另外，用针刺阳明经脉合谷、冲阳等穴位治疗根尖周炎性疼痛720例，证明控制经络感传方向和强化经络感传程度，能收到较好镇痛效果。痛牙在右上取右冲阳，在左上取左冲阳，右下取右合谷，左下取左合谷进行捻转提插，每分钟100～140次，捻转角度150～180度，提插深度0.5cm，捻转提插2～3分钟后留针20～40分钟，如针刺左右冲阳感传程度不佳、镇痛不显者，可在相应经脉上加刺足三里穴则效果加强称接力试验。阻滞试验如合谷左右侧对治疗效果均佳者，如在同一经脉阳溪穴上方一寸处加压阻滞，经络感传和镇痛效果相应降低。表明经络感传程度愈高，针刺镇痛效果愈好。针麻治疗也同样如此。因此提示“接力”试验控制感传方向，强化感传程度，从而提高镇痛效果。阻滞试验可考虑根据治疗需要阻滞感传，可使局部麻醉加强和适当扩大范围，收到提高针麻镇痛的效果。

现代医学根管内用药主要为甲酚醛类，有时对根尖周组织产生刺激引起急性炎症。在根管内应用中药，可达到明显治疗效果，且对根尖周组织无刺激。苏瑞方等用黄连提取液对乳牙感染根管消毒作用的研究发现，实验组32例中，在根管内封入黄连提取液后，细菌量平均值、厌氧菌总量、其他厌氧菌、产黑色素类杆菌等明显减少，与封药前有显著性差异（P<0.05）。对照组23例，在根管内封入甲醛甲酚前后，其细菌量平均值，仅厌氧菌总量和产黑色类杆菌有显著性差异（P<0.05）；另一对照组14例，用樟脑酚封入根管前后，根管内细菌变化无统计学意义（P>0.05）。实验组与甲醛甲酚对照组用药前后，乳牙根管内细菌量的差值平均值中，实验组的变形链球菌明显减少，与对照组相比有显著性差异（P<0.05）。

动物实验发现，贴敷黄连提取液于大鼠唇粘膜1天后，粘膜无病理变化；贴敷樟脑酚1天后，粘膜角化层脱落，基底细胞轻度变性、上皮下水肿；贴敷甲醛甲酚1天后，粘膜表面坏死、炎细胞浸润。分别将以上3种药液封入猪牙根管内7天，黄连提取液组和樟脑酚组根尖周组织未见病理性改变，而甲醛甲酚组见根尖周组织内有坏死物及大量白细胞浸润和脓球。该研究证实，黄连提取液对乳牙感染根管中主要厌氧菌的抑菌能力优于樟脑酚，而与甲醛甲酚相似；但刺激性小于樟脑酚和甲醛甲酚，是较理想的乳牙感染根管的消毒药物。中药黄连药源丰富，成本低廉，制作和临床操作简便，疗效满意。黄连提取液用于乳牙感染根管的消毒，将改变以往一直用于成人恒牙的传统根管消毒剂（甲醛甲酚、樟脑酚）的局面，为中药在口腔科乳牙根管及恒牙根管的治疗进行了有益的探索。

郝子明、裴传道用中药香薷提炼的精油，对312例牙髓炎，急性、慢性根尖周炎，牙外伤等作根管内封药，而以甲醛甲酚120例为对照组，发现香薷精油的根管消毒力强，药效不受封药时间的影响。甲醛甲酚是目前广泛采用的根管消毒剂。根管内封药3～10天，两组总有效率一致；但封药5～10日时，根管内药捻培养阴性精油组84.4%，甲醛甲酚组46.7%，精油组消毒力明显优于对照组（$P<0.05$）。抑菌试验发现，精油、甲醛甲酚对厌氧菌出现有效抑菌圈，而樟脑酚无抑菌圈。药物对根管内渗出物抑菌效果影响的观察33例中，精油组28例，有效20例（74.1%）；甲醛甲酚组5例，有效1例（20%），说明精油的抑菌效果受根管内渗出物影响小。精油对根管内渗出物的消除作用良好（75%），甲醛甲酚为60%，两者对根管内渗出物的消除即清洁作用基本一致。根管内封药后，患牙的叩痛反应，两者也一致。精油对根的尖周组织无刺激。甲醛甲酚对组织刺激大。以上研究说明精油是作为根管治疗的一种良好的根管内药品，其消毒力和疗效与现代传统药物甲醛甲酚一样，并且对组织无刺激性，这点更优于甲醛甲酚。

动物实验研究显示应用中药香薷精油封入犬牙根管内，对感染和非感染根尖周组织及家兔骨组织药物埋藏刺激实验研究表明，该药有良好消炎作用，效果与甲醛甲酚（Fc）相同。对非感染根尖周组织及家兔骨组织无刺激性，生物相容性好，有良好抗感染能力。

（二）展望

现代医学在消除根尖周病的急性症状及根管治疗保存患牙方面，有良好的治疗效果，但中医学在治疗根尖周病的急性炎症，也取得较好效果，并且安全可靠。中药经提炼后作为根管治疗用药，与现代传统药物疗效一致，并且对机体刺激性小，不易引起其他并发症，所以，通过中西医结合，并使进一步发展，将对根尖周病的防治更加充实。

（曾光明　徐治鸿）

第二节　牙周组织疾病

牙周组织疾病（diseases of the periodontium）是指发生在牙周组织（牙龈、牙周膜、牙骨质和牙槽骨）的疾病，它是除龋齿以外最常见的口腔疾病，成年人60%以上多有不同程度牙周疾患。临床上常见的有牙龈炎（gingivitis）、牙龈脓肿（gingival abscess）、牙周炎（periodontitis）、牙周脓肿（periodontal abscess）等。牙龈炎及牙周炎发病原因中，局部因素特别是细菌、菌斑、牙石占重要地位，食物嵌塞，创伤𬌗，不良修复体等亦为不可忽视的因素。青春期或青春前期的青少年，由于性激素的改变，可发生青春期龈炎（puberty gingivitis）。妊娠期妇女由于性激素平衡失调，使原有慢性龈炎加重称为妊娠性龈炎（pregnant gingivitis）。

牙周病病因至今不明，局部因素，细菌、菌斑等为始动因子，另外与遗传、免疫功能失调、内分泌紊乱、营养不良等也有关系。牙龈炎临床主要表现为牙龈充血、水肿、色彩消失，龈沟液增多，探诊易出血。牙周炎除牙龈炎症状外，尚有牙周袋形成，牙槽骨吸收，牙齿移位松动等症状。牙龈牙周炎症则以局部治疗为主，洁治、刮治、冲洗敷药，酌情辅以调𬌗、固定或手术治疗。急性发病明显可配合使用抗生素，脓肿则切开引流。

中医历代古籍对本病叙述较多，从病因病机，临床不同表现，应用内治外治等多有描述。但限于历史条件，历代对本病认识不够统一，病名、分型也有差异。中医根据不同症状称之为齿衄、牙疔、齿根宣露、牙漏、牙痈、牙宣等等。中医理论认为本病发生与肾虚、胃热有关。如明代《外科正宗》："阳明胃经实火上攻而出血也，又有胃虚火动，腐烂牙龈……"。《景岳全书》："肾虚而牙病者，其病不在经而在脏，盖齿为骨之所终，而骨则主于肾也。故曰肾衰则齿豁，精固则齿坚。"中医认为肾主骨，齿为骨之余，龈为胃之络。牙周病多以肾虚为主，牙周组织健康与肾关系密切，受肾气盛衰影响。肾阴亏耗，阴不恋阳，水不制火而胃火上冲，则龈肿痛、出血、溢脓，口干、口臭。

牙周疾病有虚实之分或兼而有之，肾虚、胃热可兼而有之，中医治则以治本为主，补肾为本，清胃为辅。

一、临床研究

对于牙龈牙周炎症，西医主要以消炎为主，局部处置为主。近些年由于中西医结合的开展，应用中医中药治疗牙周组织急慢性炎症多有报道，并且结合中西医学理论进行了探讨。

冯耀政等，用古方清胃散（生石膏、升麻、丹皮、黄连、当归、生地）治疗泛发性龈脓肿22例，显效者3～5剂中药，病情减轻、疾病消失、急性炎症消退有16人。好转者用药6～7剂，病情好转、症状减轻、龈乳头仍有部分肿胀有5人。疗效差者1人，症状减轻但仍有脓肿形成。作者认为内服中药，结合牙周局部处理，较过去单纯西医方法治疗效果明显提高。

又冯耀政等用中药三黄解毒汤（大黄、黄连、黄芩、栀子、白术、甘草、冰片）治疗急性泛发性龈脓肿19例，内服中药加局部处理4～6剂即愈。

徐治鸿等用牙周败毒饮（生石膏、黄芩、紫花地丁、元参、生地、大黄）治疗急性牙周炎症，取得良好疗效。比单纯牙周局部处理为优。

董凯等用白虎汤加味（生石膏、知母、谷芽、炙甘草、川牛膝、骨碎补、细辛等）治疗急性冠周炎、急性牙周脓肿、急性根尖脓肿等，疗效优于口服螺旋霉素、红霉素对照组。

杜孝兰等治疗急性多发性牙周脓肿和多发性龈脓肿，采用中药含漱（黄芩、黄柏、紫参、白芷）及口服清胃散，收到较好疗效。

谢美慧等将中药大黄、厚朴、甘草采取煎煮浓缩成1：1药液，和用乙醇浸泡一周制成1：1含药量的线条。试验结果中药液组龈炎指数明显减少（$P<0.01$），对照组4%碘甘油组效果较差（$P<0.05$）。菌斑指数药液组明显减少（$P<0.01$），碘甘油对照组未见明显改变（$P>0.05$）。药物线条与碘甘油线条比较，龈炎指数均明显下降，都有显著性差异，但中药线条下降较快。试验表明中药试验组对牙周炎有关致病菌有较强抑制作用，大黄有收颌止血作用，对牙龈出血有效果；厚朴所含厚朴酚等有广谱抗菌作用；甘草中甘草皂甙和甘草次酸具有皮质激素样作用，三药起协同作用。结果表明中药组具有较强消炎作用，稳定无不良反应，较对照组碘甘油为优。

傅蕴英报道用针刺疗法治疗慢性牙周炎取得较好疗效。主穴取患部牙龈，酌取四白、下关、颊车为配穴。用三棱针在患侧牙龈放血，毫针斜刺配穴，每周2次，6次一疗程。

张举之等用固齿丸（附片、肉桂、仙灵脾、肉苁蓉、黄芪、骨碎补等）治疗青少年牙周炎。固齿丸试验组30例，先服用螺旋霉素一疗程后，再服用二疗程固齿丸。螺旋霉素对照组10例，仅服用螺旋霉素一疗程。1年后固齿丸组炎症复发率3%，全身症状明显改善，龈炎指数，菌斑指数，牙周指数都有下降。螺旋霉素组炎症复发率为40%，全身症状改善不明显，牙周各种指数下降亦不显著，固齿丸组优于螺旋霉素组。

张举之等又用固齿丸及螺旋霉素治疗各型牙周炎90例，均进行牙周常规治疗，随机分为固齿丸组和螺旋霉素组，通过3、6、12、24个月的随访，表明治后2年两组疗效有明显差异，固齿丸组的龈炎指数、牙周指数下降幅度均大于螺旋霉素组（$P<0.001$），X线片显示牙槽骨修复的牙数，固齿丸组（236个）明显多于螺旋霉素组（17个）。

赵瑞芳等用固齿膏（熟地、山萸肉、泽泻、丹皮、山豆根、枸杞子、骨碎补等）对27例青少年牙周炎进行治疗观察。全部进行龈上下洁治、翻瓣术，未服用抗生素，其中18例同时在冬季服用固齿膏，9例进行常规治疗作为对照。结果显示服用固齿膏组在牙齿松动度及牙槽骨吸收率等指标优于对照组。

赵瑞芳又对成人牙周炎35例，青少年牙周炎24例进行治疗观察。全部患者均进行局部治疗。随机分试验组41名，对照组18名。试验组服固齿膏3个月，对照组服外观相同的安慰剂。结果显示牙齿松动、牙槽骨吸收率、牙龈指数及菌斑指数，固齿膏组优于对照组（P＜0.01）。

樊明文等用固齿增骨散（白芷、香附、大青盐、白鲜皮、龟板等）治疗12例牙周炎患者，5例全口无牙患者。在常规治疗基础上，局部涂搽固齿增骨散，连续30天。用药前后对比，牙龈指数、牙周袋深度、牙齿松动度等均较治疗前好转（P＜0.01）。χ-线片部分患者显示骨密度增加。

二、实验研究

近年来一些学者运用中西医学理论对牙周病患者进行抗炎、免疫学、内分泌等多方面研究，对于治疗牙周炎的有效中药制剂进行了药理作用机制探讨。并且以中医肾虚理论为基础建立动物模型实验研究，探讨其与免疫功能、组织代谢、抗自由基损害等方面关系。

徐治鸿等应用牙周败毒饮进行动物抗炎实验研究：①对甲醛致炎引起的大白鼠足跖浮肿有明显抑制作用；② 对棉球包埋引起的肉芽肿增生有明显抑制作用；③ 用制剂全药及中药分组对小白鼠进行腹腔吞噬细胞功能试验，表明有促进巨噬细胞吞噬功能作用。本制剂体外抑菌作用不很显著，说明其治疗急性牙周炎症并不是直接对细菌的抑制，可能是对机体产生非特异性免疫的结果。

李成林等对清胃散的药理作用进行研究。用清胃散煎对蛋清致炎的大鼠足跖浮肿有明显抑制作用，对甲醛致炎的小鼠足跖浮肿有显著抑制作用。有增强小鼠腹腔巨噬细胞吞噬功能的作用，吞噬指数及吞噬百分率增加。

万呼春等用40%苦丁茶中药浸液对放线菌、二氧化碳噬纤维菌有抑制作用，但对核梭杆菌、产黑色素类杆菌、放线共生放线杆菌等主要牙周致病菌，则无明显抑制作用。

张举之等对服用固齿丸青少年牙周炎患者周围血多形核白细胞趋化功能比治疗前明显提高（P＜0.05），其吞噬率和吞噬指数亦明显高于治疗前（P＜0.01）。

张举之等应用放射免疫法测定10例女性牙周炎患者，服用固齿丸前后唾液中孕酮和雌二醇的含量，与9例对照组对比，结果显示固齿丸组唾液中孕酮含量明显下降，雌二醇含量明显升高。提示固齿丸对女性激素有调节作用。亦说明补肾治疗可以调节内分泌状态，改善体内性激素环境。

张举之等采用暗视野显微技术，对8例经牙周常规治疗、9例为牙周常规治疗加服固齿丸的牙周炎患者，进行25周的纵向研究，观察治疗前后龈下微生物组成和临床指数的变化，结果表明中药固齿丸组有增强牙周健康菌群的稳定性，延缓致病菌丛增殖的作用，而常规治疗对照组则随时间推移向基线反跃，表明其不稳定性。

张举之等并进行了动物实验，用醋酸氢化可的松液注射小鼠后肢肌，管喂冷开水0.5ml，模拟肾阳虚的动物模型为对照组，试验组为醋酸氢化可的松液注射，同时并喂固齿中药。结果组织病理显示对照组牙槽突及脊顶皆无新骨形成，造骨细胞显著减少或消失，纤维细少，排列紊乱，牙骨质沉积减少，造牙骨质细胞不活跃。而加服中药试验组则可见新骨形成，纤维粗大，牙骨质增生明显，造牙骨质细胞活跃。用口服甲状腺素模拟肾阴虚动物模型，牙周膜细胞浸润以淋巴、单核细胞为主。服用固齿丸后，则以多形核白细胞浸润为主，其损害轻。

徐行等亦采用醋酸氢化可的松制造阳虚动物，观察牙周组织变化。结果表明加中药助阳药组，炎症反应明显轻于对照组。

张举之等将豚鼠摘除双侧卵巢，给予维生素C不完全缺乏的饲料，造成动物实验性牙周损害。在恢复实验中，单纯给予维生素C组不如给予维生素C同时给予固齿丸组，前者不能恢复正常水平，后者则胶原恢复好，造骨细胞明显活跃，破骨细胞显著减少，恢复到正常水平。表明固齿丸对调节牙槽骨代谢，抑制破骨细胞，刺激造骨细胞有一定作用。

另外实验口服固齿丸小白鼠脾脏、胸腺重量明显增加，碳粒廓清率显著提高，增进溶血素的形成，说明固齿丸有增强宿主非特异性免疫功能作用。在对糖尿病大鼠实验性牙周炎的作用观察表明，固齿丸对糖尿病大鼠或非糖尿病大鼠牙周组织均有保护作用。但对其血糖升高、体重减轻、生长缓慢等症状并无改善。在实验中固齿丸组未见对照组所出现的一些氧化还原酶类和碱性磷酸酶活性的下降。表明固齿丸可能通过调节实验组大鼠牙周组织的代谢，改善宿主的免疫反应而起到保护的作用。

赵瑞芳等在观察27例青少年牙周炎患者中，18例服用固齿膏后，以ANAE标记外周血中淋巴细胞总数提高，有显著性差异（$P<0.01$）。对照组9例差异不显著。服用固齿膏组外周血多形核白细胞吞噬率亦有增加，差异显著（$P<0.001$），对照组无显著差异。

40例牙周炎患者服用固齿膏3个月后，放免测定血浆皮质醇含量显著增高，并能维持一年之久。表明固齿膏补肾药物有提高肾上腺皮质功能作用。服用固齿膏后沟淘液中白细胞介素8（IL-8）的含量明显低于未服药组，两组间治疗前后的差异非常显著（$P<0.01$）。说明固齿膏对IL-8的生成有抑制作用，可能与固齿膏能提高肾上腺皮质功能有关。

另外选豚鼠80只分为4组，即正常对照组（N）、实验性牙周炎组（P），消炎痛组（IND）和固齿膏组（Gu）。各组动物于0、1、2、4和8周选10只拍X线片，结果显示P组牙槽骨吸收明显。Gu与IND组有轻度吸收，但比P组轻。N组及其他各组在0周时牙周组织基本正常。P组在1周后逐渐形成实验性牙周炎，Gu组和IND组比P组均有明显降低。提示Gu和IND组一样，都可对豚鼠实验性牙周炎形成及PGE_2合成有抑制作用，都是抑制了PGE_2的合成而对实验性牙周炎起抑制作用。

赵瑞芳等离体实验表明，枸杞子和骨碎补对人牙龈或纤维细胞的生长有不同程度的促进作用。用体外牙根面细胞附着实验，枸杞和骨碎补能不同程度的促进成纤维细胞在牙周病牙根面上附着和生长。在枸杞作用下，病变牙根面上附着细胞数量显著增多，分布均匀，铺展良好，生长较旺盛，明显优于病变对照组，接近正常对照组。而骨碎补的上述作用相对较弱。实验结果显示上述二药可能直接参与了牙周结缔组织重新附着形成的过程。并表明二药对成纤维细胞有延缓衰老作用，细胞寿命延长40%左右。

牙周炎患牙根面所发生的病理性变化是影响牙周新附着的重要因素。吴织芬等用中药柴胡、鱼腥草水浸液浸泡牙根面与枸橼酸处理的相比较，用正常牙及不用药物处理牙根面为对照组。结果表明中药处理根面附着的纤维细胞形态及细胞扩展均较好。这两种中药抑菌作用较弱，对根面可能不是抗菌作用，而可能是改善根面的生物相容性。

樊明文等用固齿增骨散对豚鼠及牙周炎模型各种病变，包括牙龈水肿，固有层炎性细胞浸润，牙周膜纤维变性，组织内水肿，牙周袋形成，牙槽骨吸收等有显著减轻作用，轻于模型组，优于牙痛-粒丸组。并表明对细胞分裂指数于96小时后高于对照组，细胞DNA含量增加，有缩短止血作用。但对细胞生长密度、细胞形态无明显影响，亦无抑制细菌生长作用。

马志君等应用原子吸收光谱分析法检测40例牙周炎患者和19例健康人血清锌水平。结果表明牙周炎患者血清锌水平呈降低趋势，但差异无显著性。肾虚型牙周炎患者血清锌水平明显低于健康人和无肾虚牙周炎组（$P<0.05$）。无肾虚型牙周炎组与健康人之间血清锌水平无显著差异（$P>0.05$）。提示血清锌水平降低与肾虚型牙周炎的发生发展可能有一定联系。

徐治鸿等用放射免疫技术对牙周炎患者进行环磷酸腺甙（cAMP）、环磷酸鸟甙（cGMP）以及皮质醇、睾酮、雌二醇等激素水平测定，并与健康者进行对比。实验结果cAMP与cGMP的比值明显低于健康组。皮质醇水平牙周炎患者均较健康人为高，雌二醇与睾酮比值亦有显著差异。表明牙周炎患者有某些内分泌激素水平异常及环核苷酸代谢失调，这些指标可作为中药治疗牙周炎效果观察参考。

牙周组织的破坏及感染程度和速度，随年龄的增加而加重，损伤的愈合恢复速度则随年龄的增长而减慢，这与增龄的生理改变，与全身免疫功能状况有关。有报道白细胞介素在牙周炎症过程及骨吸收中起重要作用。牙周病患者白细胞介素多偏低，并与疾病程度成反比。衰老不仅使白细胞介素产生数目下降，其功能亦降低。

徐治鸿等检测老年小鼠对照组与青年小鼠对照组在各种稀释度中巨噬细胞产生水平，均明显低于青年小鼠水平（P＜0.05）。显示衰老与白细胞介素有关。但老年小鼠给药3周服用固齿健周煎剂后，与老年小鼠对照组相比，缓解了衰老状况，提高了白细胞介素Ⅰ（IL-1）水平（P＜0.01），达到了青年小鼠水平。淋巴细胞转化率提高，T淋巴细胞比值增加，促进了细胞免疫。说明固齿健周煎剂有补肾健齿、抗衰老、提高细胞免疫的作用。

徐治鸿、孙晓平等检测老年小鼠肝、脑过氧化脂质（LPO），其含量明显升高（P＜0.001）。过氧化氢酶（CAT）及超氧化物岐化酶（SOD）活性均明显下降，服固齿健周煎剂后，LPO降低（P＜0.001）接近青年小鼠水平。CAT及SOD活性也明显恢复（P＜0.05，P＜0.001）。说明固齿健周冲剂有明显抗氧化作用，能调整自由基代谢，有利于防止自由基对机体组织的损伤。

张举之等也对大白鼠用臭氧快速衰老动物模型进行抗自由基损伤作用研究。结果表明固齿丸能提高衰老大白鼠红细胞超氧化物岐化酶活性水平，从而抑制了机体内组织的脂质过氧化，保护了免疫功能，增强了牙周组织对细菌的抵抗力。

三、展望

应用中药、采用中西医结合方法治疗牙周组织疾病取得良好疗效，已经获得许多学者的共识。对其作用机理也进行了初步探讨。从微生物学、免疫学、遗传、内分泌等多方面进行了研究。并从抗炎、补肾角度进行了动物实验。牙周病的发生发展现多认为是一多因素所致的疾病，有其外界致病因素，也有内在因素的影响，中医多从补肾着手，肾虚与牙周组织疾病的关系，还有待进一步探讨。如何进一步提高临床疗效、缓解症状、控制病情发展、促进牙槽骨恢复再生、消除牙龈炎症是今后应该考虑的问题。改善全身状况和牙周组织代谢及龈上下微生物环境，这是一个比较复杂内外相关的问题，均有待今后进一步研究，把牙周疾病的病因及治疗提高到一崭新阶段。

（*赵瑞芳　徐治鸿*）

第三节　口腔颌面部疾病

一、口腔颌面部炎症

口腔颌面部炎症是指口腔、颌骨和面部软组织的炎症性疾病。包括冠周炎、颌面部间隙感染、颌骨骨髓炎、颌面部疖、痈、丹毒、颌面淋巴结炎等。感染源有葡萄球菌、链球菌、厌氧菌等。特异性感染如结核、放线菌等，但较少见。以需氧菌与厌氧菌混合感染较多见，颌面部静脉多缺乏静脉瓣，感染有可能逆流入颅内形成海绵窦血栓性静脉炎、脑膜炎、脑脓肿等严重并发症，有时甚至引起脓毒败血症，特别是在眉宇至两侧口角之间的“危险三角区”发生感染时，应随时警惕这些并发症的发生。

中医学认为化脓性炎症属“痈、疽、疮、疡”之类。其病因有外感六淫、内伤七情、过食膏粱厚味、辛辣油腻食物，以及外伤等，常致气血凝滞，经络阻塞，蕴热化火，引起脏腑机能失调，湿热毒内生。如《内经》记载：“病生之时，有喜怒不测，饮食不节，阴气不足，阳气有余，气血不行，乃发为痈。”风寒、风热或风温，风性上行而致。从临床辨证来看，面颊部感染多有恶寒、发热、牙关紧闭、便秘、小便赤黄、脉洪数。故治疗上早期应用内消之法，使其局限，有实热者应行攻下清热，后期应用内托之法加速脓液形成，保持引流通畅，正虚者应予补益之。

（一）临床研究

王大章报告了应用中药与辨证施治相结合的原则，治疗颜面部疖肿痈合并金黄色葡萄球菌败血症取得较好效果。体温在39℃以上者加用紫雪散，神志不清者加至宝丹，昏迷不醒或有惊厥者改为牛黄丸，当肺部合并肺脓肿者增用苇茎汤。对病情严重、出现中毒性休克的加用氢化考的松，并升高与维持血压。结果中西医结合组死亡仅4.44％，抗生素加人工冬眠组死亡为39.34％，前者显著优于后者。

邱蔚六等报告了治疗口腔颌面部炎症合并

全身并发症中，强调中医中药综合治疗具有一定作用。并认为临床上辨证多为里、实、热证，类似温病之邪入营血、逆传心包之证。用白虎汤、清营汤、犀角地黄汤加减，有神经症状者配服紫雪散、至宝丹。配合中药治疗5例中，4例治愈。而死亡病例中除1例应用中药外，全部未用中药。本组死亡率为61.57%。

北京口腔医院报告应用中西医结合治疗重症颌面部多间隙感染，应用人中白糊剂外敷配合全身应用庆大霉素、氢化考地松经5日观察，显效24例(100%)，而庆大霉素加用氢化考地松及单用抗生素组显效分别为16例(66.7%)、13例(54.2%)。

陈志康报告中西医结合治疗口腔颌面部炎症1145例取得满意效果。骨育坤报告采用中西结合治疗慢性骨髓炎104例，痊愈91例(18.5%)，好转10例(19.6%)，无效3例(2.9%)，总有效率为97.1%，其治疗方法是急性瘀毒型内服败毒汤，寒凝型内服阳和汤加减，慢性虚热型服龟鹿当归补血汤，气血两虚型服用八珍汤、补中益气汤，肝肾阴虚型服六味地黄汤。局部治疗，脓肿未溃，外搽引流。慢性瘘道行病灶搔刮术，有死骨形成者行病骨切除术。

李世忠报告中西医结合治疗颈部脓肿，破溃型淋巴结核356例，近期治愈率达100%，平均15.3天，复发率8.6%。作者主要用八珍汤，人参养荣丸加减及内消瘰疬丸、散结丸。同时并用异烟肼、链霉素或利福平联合治疗。局部外治法：脓肿型可待一次切开排脓和清创缝合术、开放伤口术后用中药纱条或生肌玉红膏换药。破溃型包括瘘道、窦道溃疡，一般可施行一次清创缝合术。

(二) 实验研究

口腔颌面部的化脓性感染以链球菌、葡萄球菌为最多。近年来，许多学者对用中草药治疗颌面部感染的作用机制作了研究。

陈琼华报道了对治疗颌面部感染的常用中草药的作用机理研究。黄连在体外试验对金黄色葡萄球菌、链球菌、肺炎球菌、变形杆菌均有抑制作用。黄连的复方应用，能增强其抗菌能力。但黄连与磺胺药有交叉抗药性。而黄连的有效抗菌成分小檗碱的抗菌作用比黄连高4～10倍。其作用机制为抑制细菌的呼吸，也可与DNA形成聚合物，影响DNA复制。常与黄连配伍的黄芩、黄柏的抗菌谱与黄连相似。

上海中医研究所报道了对大黄等中药的抑菌研究，大黄所含有的蒽醌衍生物大黄酸、大黄素是主要的抑菌成分，其机理是影响了吡啶核苷酸、黄素核苷酸的巯基的酶系统。对葡萄球菌的RNA、DNA和蛋白质的合成也有很强的抑制作用，对口腔颌面部的疖痛、口腔炎有很好的疗效。

上海一医抗菌素研究室报道了厚朴、黄芪、穿心莲的抗菌实验研究。实验表明，厚朴的抗菌作用，尤其对金葡菌的抗菌作用比大黄、黄连都强。黄芪对链球菌、肺炎球菌都有很强的抑制作用，主要抗菌成分为L-3素，乙素也是主要抗菌成分。

周聪和等报道了金黄散外用抗感染实验研究证实，金黄散对金黄色葡萄球菌、绿脓杆菌等致病菌有一定抑制作用。外敷金黄散可抑制复制大鼠炎性肉芽增生，控制炎症范围，减少肉芽炎症灶的坏死面积，减轻血管壁的通透性。同时实验还证明，金黄散能激活小鼠腹腔巨噬细胞，增强其吞噬能力。细菌或异物被巨噬细胞吞噬后，可能被巨噬细胞所含酶类，尤其是溶菌酶杀伤或消灭，金黄散的研究有力地支持了抗感染中药的作用不同于抗菌素，除抑制细菌繁殖外，还能调整机体、增强其抗病能力。

二、口腔颌面部损伤

口腔颌面部是人体暴露部分，无论在战时或和平时期都易致伤。损伤原因很多，可由武器弹药、交通事故、工伤等意外事故引起。口腔颌面部损伤可同时伴发其他部位损伤。

口腔颌面部软组织开放性损伤较多见，应及时清创缝合，尽可能保存组织，清除坏死组织，防止感染，避免涎瘘发生。中药可用三黄宝蜡丸，如出血过多，可用八珍丸以补气养血。创口经久不敛，气血两亏可用十全大补汤。伤口渗血者可敷桃花散或玉真散。

口腔颌面部闭合性软组织损伤，早期冷敷，后期热敷为主。中医认为伤血而内溢为瘀，瘀又分为留血、瘀血、内结三个阶段。血溢未凝为留血，瘀积久留为内结。留血为瘀血前期，内结为瘀血后期。瘀血停留者可用复元活血汤、鸡鸣散。局部用散瘀和伤汤或止痛散煎汤熏洗。红肿灼热者宜如意金黄散或紫金锭调敷。肿胀不红气血虚冷者，宜回阳玉龙膏外用。

口腔颌面部硬组织损伤，主要包括上下颌骨骨折、颧骨骨折及牙外伤。骨折治疗主要为复位固定和控制感染。复位有手法、牵引、手术复位方法。固定有牙间、单颌颌间和内固定、颅颌固定等。中医治疗则按不同阶段，采取内治和外治。预防感染、促进骨愈合及减少并发症。初期以活血化瘀、清热解毒为主，方可用清热活血汤。伤后3～4周则补肝肾、续筋骨。可用补肾接骨汤。伤后5～6周则以扶正补虚为主兼调脾胃。可用八珍汤、十全大补汤等。骨折处外用接骨膏。

（一）临床研究

卢有明等报道将传统的西医治疗颌骨骨折复位固定方法与中医的活血化瘀及补肾接骨结合起来，自拟清热活血汤及补肾接骨汤协定处方，提高疗效缩短了颌骨骨折固定时间，由4～6周缩短为3～4周。

王贤俄等报道中西医结合治疗50例颌骨骨折。除一般复位固定方法外，初期以桃红四物汤活血化瘀；中期活血化瘀与强筋壮骨相结合。桃红四物汤加补骨脂、骨碎补、续断等。后期治以补气汤、壮筋骨为主，提早功能锻炼。结果愈合良好，功能恢复正常者占84.4%。

（二）实验研究

毛立民等报道丹参促进下颌骨缺损修复的实验研究。将60只家兔每日肌肉注射丹参液2ml，对照组注射生理盐水2ml，术后3日作放射性I-H脉冲测定，术后10、14、21、28天取样观察。结果显示试验组骨缺损处软组织脉冲强度下降迅速，说明丹参可改善损伤部位的微循环，代谢分解物得到尽快清除，使损伤后第一个血容量高峰及早消失，为愈合创造有利条件。骨痂钙含量测定结果提示，由于丹参作用使钙更多通过血流循环沉积在骨缺损部位，以满足新骨形成对钙的需求。成骨细胞增加，成纤维细胞的蛋白质合成旺盛，增多的破骨细胞出现在不同骨痂部位，促进骨的复健。

秦军志等报道丹参对大鼠胫骨骨折的早期愈合过程中，发现血清和骨痂中明显增加钙锌含量和锌铜比值呈明显正相关。显示丹参提高血清锌含量及骨痂中锌含量和锌铜比值以加速骨痂生长和钙化过程。

（三）展望

今后不断挖掘中医在治疗颌面部软硬组织损伤的有效方药及疗法，在实践基础上加以提高，结合现代医学的诊治技术，总结规律，找出更好的诊治方法提高疗效，并探讨其作用机制，把颌面部损伤的诊治水平提高一步。

三、口腔颌面部神经疾病

（一）三叉神经痛

三叉神经痛（trigeminal neuralgia）是临床常见疾病，主要表现在颜面部三叉神经分布区域，出现阵发性、电击样剧烈疼痛，历时数秒或数分钟，间歇期可无任何不适。反复发作经久不愈。疼痛可由轻微活动或触碰“扳机点”而引起，然后迅速扩散到整个神经分布区。随着疾病的发展，发作逐渐频繁。可呈周期性发作，持续数周或数月，而后有一段暂时缓解期。反复发作，逐渐加重，很少自愈。患者因怕刺激“扳机点”而不敢刷牙、漱口、剃须、说话等。发作时常用力按压或揉搓局部，咬牙、咂唇、摇头，甚至表情肌痉挛性抽搐，呈现痛苦面容。以中老年人多见。三支很少同时并发，并多呈单侧性发作。检查多无明显阳性体征，感受功能和咀嚼运动等动作保持正常。

本病病因和发病机制尚不明确。有中枢病变和周围病变等学说，以及骨腔病灶学说等。

目前治疗多以止痛镇静为主，如酰胺咪嗪（卡马西平）、苯妥英钠、颅痛定、维生素B_1、B_{12}等，采用口服，以及理疗、封闭、组织疗法等。近些年采用半月神经节射频控温热凝治疗效果较好。其他也有采用无水酒精封闭或手术疗法。

中医学称本病为面痛、眉棱痛。因急性发作迅猛如风雷之状，故又称面风头痛、霉头风、头风等。因其多为一侧，故也称偏头痛、偏头风。明代·《证治准绳》“…此足阳明经络受风毒传入经络，血凝滞而不行，故有此症。”多认为面痛属火，盖诸阳之会皆上于面。暴痛多由火实，久痛多因血虚所致。现临床发现本病可由多种因素引起，病因较为复杂。风、寒、湿、燥、热、火之邪外袭，痰浊、瘀血阻滞，经气逆上而发。肝阳气滞上扰，气虚清阳不升，血虚脑髓不荣亦可引起。因此中医辨证有风热、风寒、胃火、肝火、阴虚、气滞、血瘀、痰火、气虚、血虚等诸多类型，并可兼而有之，当分别酌情治之。如风热者宜用清空膏、消风散等。风寒者用川芎茶调散、麻黄附子细辛汤等。胃火者宜用白虎合泻心汤、清胃散等。肝火者宜龙胆泻肝汤加减。痰火上攻者用半夏白术天麻汤加减。脾气虚者用补中益气汤等加减。气滞血瘀者用桃红四物汤合止痛散。

1. 临床研究

现多认为三叉神经痛属于感觉性癫痫发作，其发放部位可能在三叉神经脊束核内。亦有认为病变在脑干内。亦有认为病变在三叉神经根、半月神经节或在三叉神经周围支及其末梢，由于某种因素使神经节或神经根受压或损伤所致。中药除辨证论治外，还可采用解痉通络熄风镇痛之法，药如钩藤、川草乌、羚羊角、全虫、天麻、蜈蚣、白僵蚕、地龙、川芎、香附等酌情用之。60 年代北医曾用 1/10000 乌头碱离子导入治疗本病。现有用七叶莲、山莨菪碱等针或片剂治疗本病，收到一定效果。针刺疗法也为常用之法，如体针、电针、耳针、激光针及穴位封闭埋线疗法等亦可应用。

李兴培等从中医辨证论治提出疏风清热、祛风散寒、清胃泻火、清胃滋阴、清肝泻火、育阴潜阳、补中熄风、化痰熄风、活血化瘀等治法，因人、地、时、证制宜，把握病之共性，人之个性，提高了疗效。

1984 年鲍秀峰报告 62 例三叉神经痛患者，桥小脑角病变致伴发性三叉神经痛，以表皮样囊肿最多，其次有蛛网膜肥厚粘连、血管走行异常、听神经瘤、脑膜瘤、颌骨发育畸形等。而临床病例多为原发性三叉神经痛，发病原因尚不明确者。

马定祥对 215 例原发性三叉神经痛进行磁疗，近期治愈 66 例，减轻 112 例，有效率 82.8%。

谢艳荣等采用氩离子激光治疗本病 50 例。按针灸穴位照射，每穴位一疗程结束后，按照射总能量密度为 382-16J/cm²，每穴位 10 分钟，10 次一疗程。照射穴位：第Ⅰ支为下关、鱼腰、阳白，第Ⅱ支为下关、四白、迎香，第Ⅲ支为下关、颊车、地仓，总有效率 84%。

黄泳等在传统取穴治疗基础上，结合解剖特点选穴治疗。选用眶上切迹、颏孔、下颌孔、卵圆孔、眶下孔、后上槽及圆孔，提插捻转强刺激治疗 37 例，36 例有效。

钟亚等报道应用子午流注取穴治疗三叉神经痛。子午流注辨证逢时开穴选用病与穴相宜的五输穴治疗，止痛显效率为 95%。

2. 实验研究

上海戚清泉等用祛风活血法治疗本病，根据本病多为风邪犯上，风毒传入经络，气血凝滞不行，气血不通则痛而采用。在甲皱微循环观察中，发现患者与正常人微血管的血液流速、血流量存在着显著差异。通过祛风活血法治疗，微血管血流速与血流量均有一定改善。认为血流减少是造成三叉神经脊束核的供血不足的发病原因。而与中医血瘀、凝滞不通，发生局部疼痛观点是一致的。

3. 展望

三叉神经痛是一非常痛苦而又病因不明的疾病。目前治疗方法虽多，但尚缺少比较理想有效的治疗方法。因此探讨本病发病机制，寻找有效镇痛并能控制发作的的药物和疗法是今后努力研究的重要课题。

（二）面神经麻痹

面神经麻痹(facial paralysis)亦称面瘫，又称 Bell′s parpalsy，主要指临床上不能肯定病因，不伴有明显的其他体征或症状的单纯性周围神经麻痹。可为急性非化脓性茎乳孔内面神经炎所致，亦可为风湿性面神经炎使面神经肿胀受压，血循环发生障碍而引起。亦可为病毒感染。

典型症状表现为患侧表情肌有不同程度瘫痪，患侧口角下垂歪斜，鼻唇沟平坦。上下唇不能紧密闭合，不能鼓腮和吹口哨。眼睑不能闭合，露睛流泪。不能抬眉蹙额。口和鼻被牵向健侧，口角不能紧闭而流涎。颊肌瘫痪影响咀嚼，食物残渣遗留于颊间隙。患者舌前⅔味觉迟钝。本病可发生于任何年龄，以青壮年多见，男女性别无明显区别。气候变化时较为多发。病变多发生于一侧，双侧同时发生较少见。

中医学称此病为口眼㖞斜、口僻、口㖞僻。中医认为本病多因平素气血亏损，卫外之气不足，脉络空虚，风邪乘虚而入，气血运行失畅，脉络失荣，脉肉纵缓不收而引起口眼㖞斜。临床可分风热、风寒、风湿、肝郁、痰阻等多种类型。属中医中风病中经络证。隋代巢元方《诸病源候论》："风邪入于足阳明手太阳之经，遇寒则筋急引颊，故使口㖞僻，言语不正，而且不能平视。"现有认为缺血甚至变性而致面瘫，实质上可能为面神经的保护性抑制。

1. 临床研究

本病临床报道较多，治疗方法多样，以中医针灸疗法治疗本病为多。亦有采用中西药的综合治疗方法。

中医治疗原则是祛风、通经络、调气血。常用加味牵正散，药物如全蝎、蜈蚣、钩藤、白附子、僵蚕、白芷等共为粉末。服时可加防风煎汁送服。

魏风坡等报道针灸治疗本病，重视取穴，手法采用补法扶正，远端循经取穴，采用强刺激以泻邪。有效率94.8%。

中国医学科学院首都医院神经内科采用穴位注射加电针，治疗周围性面瘫300例。用士的宁1mg加维生素B_{12}1mg穴位注射，每次选穴为3～4个，每穴注药0.5ml，每日1次，10次为1疗程。总痊愈率为52.7%。

李志明等报道，以手足六阳经为依据，以下关、颊车、地仓、太阳、颧髎、四白、攒竹、风池、合谷（健侧）为主穴。以迎香、阳白、人中、承浆、牵正为配穴。每次选用5～7个穴，轮流交替使用。针刺手法为平补平泻。留针过程中用1寸长艾卷套在下关和颧髎穴针柄上点燃施灸，每次1～2壮，以施灸处皮肤周围红润为度。每日1次，12次为1疗程。治愈率88.46%。

刘文斗等用铍针或手术刀（11号尖刀）治疗本病。常规消毒，患者张口用刀划割患侧口腔粘膜，长1～1.5cm，斜切口，深0.05～0.1cm，用手指按摩挤压患侧，用刮血板向下刮血，以鲜红色出血为止，吐血后用5%生理盐水棉球放白糖敷贴在切口处，每日或隔日1次，体弱及病程久者3～5天1次。割切部位与病变相一致，亦可按经络循环部位划割。痊愈率66.7%。

刘畅等通过调经活络、祛风除痹针刺治疗面瘫患者87例，同时用肌电图机在面部的经线上，进行传导时间测定。发现患侧与健侧的传导时间绝对不等，患侧传导时间延长，差值的大小与病情的轻重成正比，健康人与痊愈患者两侧传导时间基本相同。取穴以阳白、人中、下关、百会、合谷为主穴，根据证型加减穴位，初病多浅刺，10日1疗程，每次留针30分钟，连续治疗3个疗程，痊愈率为56.3%。

梁琼英根据面神经解剖学分为颞支、颧支、颊支、下颌支、颈支取穴。根据辨证以阳明经为主，少阳经为辅，采取局部近取及循经远取的方法，并参考面神经的解剖部位取穴，提高了临床疗效。

2. 实验研究

1988年Estrem等报道用狗做实验，开颅后暴露大脑半球运动区，用表面电极刺激，在对侧口轮匝肌及眼轮匝肌记录到诱发肌电位。改用磁刺激也记录到相同电位。在颅外经皮用磁刺激运动中枢，记录到诱发电位。据此可评估由皮层到末梢整个通路的损伤情况和部位。

在治疗上为了改善微循环，Stennert设计了一种治疗方案。静脉滴注低分子右旋糖酐1000ml以减低血液粘稠度；口服己酮可可碱以增加变形红细胞的潜力；激素作为抗水肿药。Ka-Wai等对此稍加改进，静脉滴注6%Hydroxyethylstarch内加ATP20mg，维生素B_{12} 500mg及强的松60mg，12日为一疗程，激素量每日递减，同时口服已酮可可碱，改进后的方案疗效明显提高。

3. 展望

面神经麻痹是临床比较常见的疾病，中西医药治疗方法很多，目前以采取中西医结合治疗者为多。一般治疗效果还较满意，迁延不愈留有后遗症者较少见。目前本病病因也尚未十分明确，中医多认为与卫外不固，气血虚弱，风寒外邪入侵有关。今后应从机体内外因素，经络、气血、风寒等方面之间关系进行探讨。并从中找出有效的防治方法，提高临床治疗水平。

（卢有明　杨庚申　李慎乐　列凤珍　焦淑英）

第四节　口腔粘膜疾病

一、单纯疱疹

单纯疱疹（Herpes simplex）是由单纯疱疹病毒引起的皮肤和粘膜疾病。在唇红部及口周皮肤有成簇的细小疱称为唇疱疹。发生在口腔粘膜上小的浅溃疡，上覆白色伪膜。有剧痛、拒食、流涎、口臭等。开始可有发热、头痛及全身不适等症状，称为疱疹性口炎。主要系由单纯疱疹病毒Ⅰ型（HSV-Ⅰ）引起。少数则由单纯疱疹病毒Ⅱ型引起。疱疹性口炎在6岁以下儿童多见，青壮年发病亦常有之。疱疹性口炎一般分原发性及复发性两种。

中医依其见症名为“口疮”、“口糜”、“口疳”、“热毒口疮”等。《内经》：“膀胱移热于小肠，膈肠不利，上为口糜。”中医认为“夫伤寒……口中烂生疮”（《诸病源候论》），“口舌疮糜蕴热深”（《医宗金鉴》）。总之外感风寒热邪引动内火，为外因，或相当疱疹性口炎开始的先驱症状。“湿与热瘀熏胃火，满口糜烂色红痛”《医宗金鉴》。脾胃积热，心火上炎或脾虚湿热内蕴为主要病机。治法上以辛凉解表，清心脾积热，利湿导热为主。

现代医学由于缺乏理想的抗病毒药物，故尚无理想的特效疗法。可用干扰素、无环鸟苷、疱疹净等。此外，尚有报道用甲氰咪呱、左旋咪唑，初乳中提取SIgA制成乳清液，复方灭滴灵粉剂，蜂胶酊，复方庆大霉素液雾化法，免疫球蛋白，紫外线照射等。中医方法治疗，或用中药加西药的复方局部治疗，已在我国各地广泛开展。

（一）临床研究

以辛凉解表，清心脾热利湿为治则，各地报道处方都是在白虎汤、导赤散、银翘散等方基础上化裁而来。

曾光明等用加味导赤白虎汤（生石膏、元参、知母、木通、竹叶、甘草、儿茶、生地、板蓝根、芦根、青蒿）治疗144例患者，总有效率达97.92%，与对照组（抗生素组、银柴冲剂组）相比有显著性差异（$P<0.001$）。口炎宁冲剂在体外做组织培养的抗病毒实验，在稀释成1：10至1：320的浓度内，对腺病毒7型有灭活作用。在14例病人中，血清IgG含量用药后明显增加（$P<0.05$），循环免疫复合物（CIC）用药后显著增高（$P<0.02$），补体C_3含量与治疗前相比明显改变。但治疗前后的值均高于正常值，差异有显著性（$P<0.002$，$P<0.06$），说明口炎宁冲剂可能是通过机体免疫功能的调节而起作用。顾杨等用细胞致病效应微量抑制法和人成纤维细胞干扰素体外诱导法探讨该方抗单纯疱疹病毒Ⅰ型的作用机制。结果表明，口炎宁冲剂具有抗HSV-I_{2128}株的能力，是间接的，只影响病毒繁殖的转录水平，可能是通过诱导Ⅰ型干扰素的产生实现的。在人胚肺成纤维细胞上诱生出的干扰素效价为13.26Iu/ml。

赵瑞芳用抗病毒退热冲剂（生石膏、板蓝根、大青叶、鱼腥草、柴胡、银花藤）治疗疱疹性口炎52例，随机分为治疗组及对照组。治疗组服中药抗病毒退热冲剂，口腔涂用2.5%金霉素甘油，对照组口腔涂用2.5%金霉素甘油。从发病之日起计算：治疗组38例治愈天数为6.42±0.9192，对照组13例治愈天数为8.46±1.6132。两组间有显著性差异（$P<0.01$）。实验研究结果提示中药冲剂1：10及1：20对300$TCID_{50}$HSV-1有抑制作用。

高津福用加味银翘散（金银花、连翘、桔梗、薄荷、芦根、牛蒡子、竹叶、木通、板蓝根、甘草）治疗疱疹性口炎112例，与西药组（吗啉双呱）相比，总有效率有显著差异。

李继安用复方毛冬青针剂（毛冬青、板蓝根、大青叶、鱼腥草）治疗410例唇疱疹及疱疹性口炎，并与使用抗生素的对照组118例相比，显效数和总有效数均有非常显著的差异。

杨樟辉用竹叶合剂（淡竹叶、山栀、大青叶、银花、生石膏、川连、甘草、薄荷）治疗小儿口疮50例，杜烜用加味导赤散（生地、木通、竹叶、甘草、板蓝根、车前子、儿茶、生石膏）治疗小儿高热后口腔糜烂128例，江镒基用清热泻脾散（生石膏、生地、山栀、黄芩、黄连、茯苓、淡竹叶、灯草）治疗疱疹性口炎86例，刘永明用复方大青叶注射液（大青叶、元参、金银花、羌活、大黄）外用治疗唇疱疹，都收到满意的效果。

（二）实验研究

1. 实验方法

国内报告的治疗使用组织培养技术研究抗病毒药物，使用细胞，提供细胞株，攻击用的病毒浓度有所不同。

使用的细胞有原代人胚肌皮单层细胞，人胚肺成纤维细胞（HEL），非洲绿猴肾上皮细胞（Vero），人羊膜细胞 Wish 株，原代仔兔肾细胞及人胚肾细胞等。

病毒株由卫生部药品生物制品检疫所、湖北医学院病毒研究所，第四军医大学分子病毒室等。

攻击用的病毒浓度有 $100TCID_{50}$，$300TCID_{50}$。中华人民共和国卫生部药政管理局下发的《中药新药研究指南》中，抗感冲剂 5mg 生药/ml 浓度在感染 3 和 $30TCID_{50}$病毒（包括疱疹病毒Ⅰ型）具有抑制作用。

实验方法有病毒和药物直接接触 2 小时再加入细胞管内，细胞培养同时加病毒与药物，细胞培养预先加药后加病毒，细胞培养先加病毒后加药物及抑制病毒繁殖试验。

2. 实验研究结果

郑民实对 472 种中草药（均含生药 10mg/ml）进行了抗Ⅰ型单纯疱疹病毒的初筛（定性）和复筛（定量）研究。复筛出 10 种高效药物：青木香、刘寄奴、乌药、败酱草、马尾松、夏枯草、石韦、盐肤木、海藻和蒲公英。郑民实对 500 种中草药抗Ⅱ型单纯疱疹病毒进行实验研究，筛选出为临床治疗的高效药物 13 种。其中水提取液有刘寄奴、积雪草、淫羊藿、木芙蓉、玉簪、地耳草、旋覆花、石荠宁、杜鹃花和盐肤木 10 种，乙醇提取液有淫羊藿、地耳草和石荠宁 3 种。

李静波报道人参茎叶皂甙及西洋参叶皂甙对单纯疱疹病毒Ⅰ型（HSV-1）感染细胞有保护作用，选用 9 种单位皂甙试验，Rb 族单体均明显抑制 HSV-1 复制的作用，其中 Rb_2 最强。作者选择唇疱疹 31 例，每个患者部分患处涂敷人参茎叶皂甙霜剂，另一部分涂敷不含人参茎叶皂甙霜作自身对照，结果显示病程缩短，疼痛明显减弱。

郑民实报告南蛇藤、金樱子根、马加勒、诃子对疱疹病毒有效，三颗针（1∶10）仅可抑制疱疹病毒的细胞病变。

陈祖基等选用临床常用的抗病毒和抗肿瘤草药 72 种，139 个剂型，在组织培养系统中试验其对单纯疱疹病毒（HSV）的作用。初筛试验发现薄荷、蒲公英和喜树果水煎剂能明显抑制 HSV 的生长，薄荷和蒲公英的有效浓度均为 10mg 生药/ml，喜树果为 1mg 生药/ml。

颜凯新等报道中药甘草中，除甘草甜素、甘草酸具有抗肿瘤及抗病毒效应外，甘草多糖（GPS）也有明显抗病毒效应，对 HSV 等抑制对数可达 2.5，经定量实验证明 GPS1∶32 稀释液对 HSV 仍有抑制作用。另有报道藤黄对单纯疱疹病毒Ⅰ型有直接抑制作用，局部外用如藤黄酊因药物浓度过高能在破坏细胞后将病毒直接杀灭，对带状疱疹也有作用。

（三）展望

中药治疗疱疹性口炎已取得一定效果，并对机理及体外实验做了初步探讨。今后尚需找出效果更理想的中药，所做剂型更适合婴幼儿服用，并对其治病机理进一步深入研究。

二、带状疱疹

带状疱疹（Herpes zoster）是由水痘-带状疱疹病毒所引起的皮肤粘膜损害，可感染神经节及神经根，表现为成群的水疱出现在炎性红斑上，剧烈疼痛，沿三叉神经分支排列，单侧，不超过中线。本病有自限性，病程 2～4 周。

中医学对本病称为“甑带疱”，“火带疱”，“缠腰火丹”，“蜘蛛疱”，生于面部称“蛇丹”等。中医学认为卫外不固，营气不从，脏腑功能失调所致。可由湿盛火热、气滞血瘀引起。《素问·风论》：“风气藏于皮肤之间，内不得通，外不得泄”，指出带有微生物、病毒、寄生虫的风邪侵袭肌表，藏于皮肤之间，内不通于经脉，外亦不能发泄，留滞于足太阳、足少阳二经，邪郁肌表，毒热壅滞，便发为簇集水疱。《素问》“腠理……闭则热而闷”。因此患者在出现疱疹之前，常有一种灼痛感。风气与太阳俱入，行诸脉俞，散于分肉之间，与卫气相干，其道不利，故使肌肉愤䐜而有疡。《医宗金鉴·外科心法要诀》说：“蛇串疮有干湿不同，红黄之异，皆为累累珠干者色红，形如之片，上起风粟，作痒发热，此属肝、心二经风火”。又说：“蛇串疮，湿者色黄白，水疱大小不等，作烂流水，较干者多痛，此属脾肺二经湿热。”治疗早期清热解毒利湿，配以活血化瘀理气。病在颈部以上至头面部，责之于心肝，治宜清热泄风，平肝凉心，病在胸胁至腰腹，责之于肝脾，治以清肝泻火，理气止痛，内治有用龙胆泻肝汤、芍药甘草汤、银翘三黄汤，内外兼治，针灸药物合治。概括起来，本疾病位在心、肝、脾三脏，辨证可分为火毒、湿毒、气滞三型。

（一）临床研究

徐宜厚对火毒型用大青连翘汤(大青叶、玄参、贯众、黄芩、连翘、银花、生地、马齿苋、丹皮、赤芍)，湿毒型用薏仁赤豆汤（生薏仁、赤小豆、茯苓皮、银花、地肤子、生地、车前子、车前草、赤芍、马齿苋、甘草)，气滞型用金铃子散加味（金铃子、郁金、紫草、玄胡索、醋柴胡、青皮、白芍、当归、丝瓜络)。

胡建华对热盛型用龙胆泻肝汤加味（龙胆草、生栀子、黄芩、生地、大青叶、连翘、泽泻、元胡、车前子、川楝子、白花蛇舌草、板蓝根、甘草)，湿盛型用除湿胃苓汤加减(白术、厚朴、陈皮、茯苓、车前子、泽泻、元胡、板蓝根、大青叶、白花蛇舌草、川楝子、生薏仁、甘草)，气滞型用桃红四物汤加味(当归、桃仁、红花、元胡、陈皮、全丝瓜、鸡血藤、木香、大青叶、生薏仁、板蓝根、白花蛇舌草、川芎、白芍)。

杨山报道眼部带状疱疹45例，随机分为中西医结合组28例，对照组17例。西药用聚肌胞、维生素B_1、B_6、B_{12}，病毒灵，乌洛托品、土霉素。中药用复方板蓝根冲剂（板蓝根、甘草)、复方大青叶冲剂（大青叶、金银花、板蓝根、黄连、黄柏)。根据症状辨证加减药。治愈的38例患者均分别于0.5～3年随访，未见1例复发；但对照组有后遗症的2例，神经痛者6月后完全康复，眼失明的一例视力一直未恢复。笔者认为中西医结合治疗确实优于单纯使用西药治疗。

杜俊宝用栝蒌红花甘草汤治疗带状疱疹50例，并设西药组50例作对照。在疼痛终止时间，皮疹结痂时间，皮疹消退时间，用药时间四种观察指标中，栝蒌红花甘草汤组与西药组比较均$P<0.01$，有非常显著性差异，说明中药组明显优于西药组。此方中栝蒌150g，红花45g，甘草10g，加全蝎效果更好。

带状疱疹使用抗病毒西药药物为阿糖腺苷、无环鸟苷、干扰素、聚肌胞、病毒灵等，提高机体免疫力的药物为转移因子，甲氰咪胍、人免疫球蛋白等。疼痛及皮肤粘膜糜烂可用各种对症治疗药物。中医中药及针灸治疗，外用中药都可取得一定的疗效。

肾俞止痛，风市、风门、风池—驱风外出，可适当选择邻近或经脉循行穴位，可分针斜刺或疱疹周围点刺，也可用电针先弱后强，适当加大电流量，保持麻刺感。

（二）展望

更周密的设计，验证临床使用中西药结合治疗疗效确可超过单用中药或单用西药的效果。在肯定效果的基础上，再进一步研究机理。

三、口腔念珠菌病

口腔念珠菌病(Oral Candidosis)是由念珠菌引起的口腔粘膜急性、慢性及亚急性炎症。主要致病菌为白色念珠菌，此外热带念珠菌、近平滑念珠菌、假热带念珠菌、光滑念珠菌、克柔氏念珠菌及季地蒙念珠菌也可致病。由于近几十年来广谱抗生素、皮质激素的广泛应用以及诊断水平的提高，口腔念珠菌感染已成为比较常见的一种口腔疾病，也是国内外学者的研究热点之一。

念珠菌病原发生于口腔，主要症状为口干、口腔粘膜疼痛、烧灼感及味觉改变等，临床主要表现为粘膜发红、有白色凝乳状伪膜、白色斑或增生结节、舌背乳头萎缩、口角炎及义齿承托区粘膜充血发红等。近代西医据此将该病分为伪膜型（急性或慢性)、萎缩型（红斑)(急性或慢性)及慢性增殖型口腔念珠菌病。念珠菌感染也可以继发于其他口腔病如扁平苔藓、白斑等而使病损表现多样，且容易癌变。该病的发生发展往往有全身或局部易感因素存在，如机体免疫功能低下、内分泌紊乱、恶性疾病、大手术放疗后、长期用抗生素及皮质激素后及口腔内有树脂基托的义齿的患者容易罹患，有“有病者的病”之称。根据患者有上述临床症状和体征，通过进行病原念珠菌的微生物学检查，有念珠菌菌丝及孢子，念珠菌培养阳性等方式进行诊断。西医主要选用抗真菌如多烯类的制霉菌素、两性霉素及咪唑类的克霉唑、酮康唑、咪康唑、伊曲康唑及氟康唑等。

西医分型的伪膜型口腔念珠菌病中医称之为“鹅口疮”或“雪口”。由于其他类型的口腔念珠菌病为近几十年来逐渐出现及被认识的，中医尚无相应病名。“鹅口”之名最早见于隋代的《诸病源候论》，而西方对鹅口疮的认识则较晚，在16世纪。中医学认为鹅口疮的发病原因有内因与外因之分，外因主要由于口腔不洁，或乳母奶头不干净，乳儿吮乳后染毒而发。内因根据患儿素质不同和病因的差异而分为心脾积热夹湿和阴虚夹湿、虚火上浮等证候。如为小儿鹅口疮，则多由于胎热所致；如为使用抗生素引起，则由于抗生素这类寒凉药物长期使用，窒碍肠胃，侵入脾土，脾胃升运失司所致。即本病辨证，以脾为主脏，寒邪外侵为主因，脾胃虚弱是本病的主要病理变化。在辨证论治上多采用清心脾积热兼去湿及养阴清热、淡渗利湿、健脾益胃、固护正气。自古至今外用中草药治疗鹅口疮报道较多，所用药物多属清热解毒、消肿止痛、祛腐收敛者。重者则内治与外治并用。也有用辛热药物局部外敷涌泉穴取得疗效的。

（一）临床研究

徐克信报告200例婴儿鹅口疮患者使用鹅口散，全部在3天内痊愈，无副反应，其中28例曾用过制霉菌素、龙胆紫及小苏打效果不好，改用鹅口散后痊愈。该散由生蒲黄、西牛黄、煅石膏及冰片组成，外用于口腔患处每日3～4次，有清热解毒、消肿止痛、活血化瘀、祛腐生肌之功效。

于思善、马规划用自配的蚕蛾珍珠散治疗口腔炎100例，选西药制霉菌素、龙胆紫等为对照，效果良好。该方由蚕茧（去蛹）、珍珠（另煅）、黄连、黄柏、青黛、白芷、冰片、云苓及白矾组成。

曹国鹰等用桂皮汤预防抗生素引起的口腔念珠菌病取得良好的效果。桂皮汤的制取方法为桂皮250g加凉水2000ml，文火慢煎为500ml即为50%桂皮汤。观察组34例，桂皮汤含漱每日4～6次，对照组27例温开水含漱，前者无1例发生念珠菌感染，而对照组77.8%发生了感染。

张荣生用0.06‰大蒜素预防新生儿雪口病，与碳酸氢钠组有相同的预防作用。

徐治鸿应用中药皂矾、肉桂、知母、黄连、黄柏、薄荷及甘草煎液含漱，每日3次，4天为一疗程，与西药克霉唑口含对照，疗效相近。另用冰片、枯矾外敷也在临床上收到效果。

何国兴用地龙白糖浸剂外涂治疗鹅口疮20例，收效满意。张兆福应用川黄连、青黛、马牙硝及冰片组成的复方黄连散治疗4例鹅口疮效果良好。蒯仰山自制青霉散口腔外用治疗鹅口疮。该散由生石膏、硼砂、人中白、青黛、川连、乳香、没药及冰片组成。

除上述外治方法外，针刺地仓、合谷穴及多种成药民间验方外治内服也有报道。

在外治内服方面，赵纪生用抑花散治疗13例白色念珠菌性口腔炎，12例获痊愈。抑花散的用法为黄柏15g，青黛9g，肉桂3g，冰片0.5g研细末外用，每日3次。另取18g装入胶囊口服。

张家口铁路医院用吴茱萸五钱，研细末用醋调匀敷足心（涌泉穴）一夜，治疗10例效果好。大名县医院也报告敷足心的配方为吴茱萸、生南星、白芷配葱贴足心（男左女右）。该方法可供临床配合运用。所用药物为温热，有以热引热，上病下治的作用。对一些难以服药、口腔局部用药又有困难者，适宜采用。

（二）实验研究

徐治鸿等对38种中草药进行了较为系统的抗念珠菌作用的实验研究。用姜黄、地榆、明矾、川楝子、马齿苋、射干、丁香、苦参、菖蒲、羊蹄根、秦艽、川芎、花椒、白头翁、百部、龙胆草、蒲公英、皂角、小茴香、藁本、胡麻子、茵陈、大蒜、升麻、青蒿、大黄、白芷、皂矾、黄柏、黄连、土槿皮、白鲜皮、肉桂、知母、胡黄连、生地、白及、黄芩等38种中药制成100%煎液，分别用沙氏液体培养基配比稀释药液为30%、20%及10%，初步筛选结果，大部分中草药无明显抑菌作用。再用改良葡萄糖琼脂培养基分别以40%、20%、10%及5%浓度接种白色念珠菌，结果只有少数中药有抑菌作用，40%药液时分别为皂矾、黄连、黄柏、胡黄连、土槿皮、大黄、白芷、白鲜皮、黄芩、青蒿及肉桂等，该抑菌作用随药物浓度降低而下降或消失。中药作用后标本用扫描电镜观察，白色念珠菌菌丝表面不整、皱缩、破裂，表明中草药对念珠菌本身产生破坏性作用。

谢舜辉等选用 18 种中草药对念珠菌作用进行实验观察，结果证实黄连素、枯矾、大蒜对念珠菌有抑菌活性，其中以黄连素、枯矾作用最强，大蒜作用较弱。陈世平等实验证实野山花抗念珠菌作用明显，菌体有变异现象。

曹国鹰等用圆滤纸片法浸 100%、50%、25%及 12.5%的桂皮汤 1 滴接种白色念珠菌后 37℃3 天，结果浓度为 100%及 50%的有 10mm 的抑菌环，低浓度的 25%及 12.5%桂皮汤无此作用。桂皮的主要成分为桂皮醛、桂皮酸、桂皮油及少量乙酸桂皮酯、其中桂皮油有较强的杀菌作用。

郭宁如等应用甘草甜素对小鼠系统念珠菌感染的保护作用及其机理进行了研究，结果表明确有一定保护作用，其机理可能与甘草甜素增强机体的某些免疫功能，提高血浆 SOD 活性有关。

何述祥等研究认为中华麦饭石对真菌生长有抑制作用，与浓度成正比，且对白色念珠菌的作用强于新型隐球菌。张兆福应用琼脂平凹法对复方黄连散、冰硼散、碱性漱口水、10%苏打水、2%龙胆紫、硼砂、马牙硝、冰片、青黛、黄连这 10 种试验药物研究结果，仅黄连、复方黄连散、2%龙胆紫及青黛有抑菌作用。

李群、郭可大对大蒜液的抗真菌作用进行了早期的研究，结果表明大蒜液对白念珠菌有杀菌作用，所需时间为 5 小时以上。将蒜液加热 56℃，对其作用无影响，但 80℃～100℃就失去了对白念珠菌的抑制作用。

（三）展望

中医口腔医学历史悠久，对念珠菌病的认识我国早于西方近千年。由于各种原因，没有充分发挥中医中药在该病治疗中的应有作用，随着中医中药的应用及系统研究，中西医结合治疗口腔念珠菌病有良好的应用前景。近年来，临床上口腔念珠菌慢性感染者增多，复发日益常见，西药抗真菌制剂有一定毒副反应，特别是继发念珠菌感染及口干患者含化药物困难；口服酮康唑、克霉唑等对肝肾功能有影响，对西药耐药念珠菌株也不断出现，使西药在治疗该病中有其局限性。而中医中药注重全身调理，许多学者已进行了该方面的临床及实验研究，取得了一定成绩。特别是黄连、肉桂、青黛、皂矾及大蒜等中草药的抗真菌作用已得到证实、疗效肯定，且毒副反应小，价廉易得。因此，应用中药，科学的设计、合理的配伍进一步系统的临床验证及实验研究，并逐渐进行中药有效成分的提纯以方便使用和提高疗效，同时充分利用现代医学手段并发挥西药的作用，探讨其治疗机理，用中西医结合的方法提高对该病的防治水平将具有重要意义及临床应用价值。

四、复发性口疮

复发性口疮（recurrent aphthae）为口腔粘膜病中最常见的疾患。主要表现为口腔粘膜反复出现孤立的，局限的圆形或椭圆形溃疡。可单发或多发于口腔粘膜的任何部位，局部可有烧灼性疼痛。病程有自限性，7～10 天愈合，可呈周期性或不定期反复发作。病程迁延，症状可逐渐加重，也可有自然缓解期。发病不受年龄、性别限制。临床分为轻型口疮、口炎型口疮、重型口疮 3 型。

本病病因错综复杂。发病规律及临床表现存在较大的个体差异。可因消化不良、腹泻、便秘、失眠神衰、紧张劳累、精神刺激等因素而诱发。近代研究显示，遗传因素、消化功能失调、营养物质缺乏、植物神经系统功能紊乱以及免疫功能异常与本病发生密切相关。临床上根据反复发作病史及临床表现不难做出诊断。本病治疗目前无特效疗法。西医治疗本病可采用局部治疗与全身治疗相结合的方法。局部治疗多采用消炎、防腐、收敛、镇痛药物进行治疗；全身治疗主要在于提高机体免疫力，促进愈合，巩固疗效，防止复发。可采用提高和调节免疫功能药物如左旋咪唑、转移因子、聚肌胞、多抗甲素、胸腺肽等治疗。这些药物虽有一定疗效，但不能达到长时间控制复发的目的，且长期大剂量应用可产生副反应。中医治疗口疮侧重于调整全身，兼顾局部来减轻或阻止口疮的发病，因而有着很大的发展前景。

在中医学书籍中，对于口疮描述记载很多，并随历史的发展，对本病的认识也逐渐深入。从病名、病因病机、辩证论治方面有不少论述。《内经》中就有“口疮”、“口糜”一词，如《素问·气交变大论》曰:“岁金不及,炎火乃行……民病口疮”。《内经·气厥论》:“膀胱移热于小肠,鬲肠不便,上为口糜。”隋·巢元方《诸病源候论·口舌疮候》曰:“手少阴,心之经也,心气通于舌;足太阴,脾之经也,脾气通于口。脏腑热盛,热乘心脾,气冲于口与舌,故令口舌生疮也。”自《内经》首先提出口疮病名后,历代医家绝大多数均采用此名,且延用至今。同时对口疮的病因病机的认识逐步深入,辩证论治的内容也在不断丰富与发展。《内经》中认为口疮的病因与“火热”有关,心火、肺热、膀胱移热于小肠等均可引发口疮。在以后历代医籍中,除从各脏腑火热薰蒸于口,上中下三焦各经传变所致发病外,并根据局部和全身表现而提出了虚实口疮的不同分类方法。对口疮的认识更为深刻,辩证更为详尽,治法上亦颇具特色。多采用内外兼治、标本兼顾之法治之。除内因外,外因如四时六淫不正之气,也可影响心、脾、胃、肾等的脏腑功能而发之。以上说明口疮贯穿阴阳表里寒热虚实八纲,内连各个脏腑,外系六淫之气及生活饮食起居,治疗方法多样,是中医学中宝贵遗产,值得进一步学习借鉴,以提高中医药治疗的效果。

(一)临床研究

中医治疗口疮多根据辨证分型而加以治疗,采用内治与外治相结合,及中西医结合的方法调整机体脏腑功能活动,改善易感者的身体素质,削弱有关致病诱因在发病中的作用,而改善临床症状,控制复发。

1. 局部治疗

近年来,除采用传统外敷中药如养阴生肌散、冰硼散、双料喉风散等各种散剂、涂剂、药膜、含漱剂治疗外,已开发研制出各种不同新药物或新剂型应用于临床,收到了一定的效果。

(1)蜂胶药膜

本药含树脂蜂蜡、芳香油、多酚和黄酮化合物。具有麻醉止痛作用、安全无毒。试验表明有抑制病毒、增强免疫功能的作用。余忠祥等对66例口疮患者采用自制蜂胶药膜进行贴敷治疗,取得较好疗效。

(2)女贞叶粉

也称冬青叶,叶含丁香甙,苦杏仁甙酶。试验表明女贞叶粉对金黄色葡萄球菌、绿脓杆菌、大肠杆菌有一定抑制作用。对口疮有止痛,加速炎症消退,促进上皮修复作用。同时无任何不适和毒副反应。佟克琴曾观察204例口腔溃疡病例,总有效率达98.5%。

(3)口腔中药溃疡膜

由血竭、青黛、冰片、石膏等组成。药效试验表明体外有抑菌作用,对金黄色葡萄球菌、乙型链球菌、甲型链球菌均有明显抑制作用。对水泡性口炎病毒也有抑制作用。小白鼠灌胃给药,急毒试验未见异常。药膜局部作用病损区域,有消炎、止痛作用及有利于溃疡愈合,上皮修复的作用。马筱荷等采用口腔溃疡膜治疗200例口腔溃疡患者,总有效率为97%。

(4)珍珠层粉

珍珠具有清热养阴、生肌收敛功能。珍珠层粉治疗胃阴不足虚火上炎的复发性口疮,局部及口服治疗。每日3次,每次0.5~1.0g,局部外敷。珍珠层粉含碳酸钙、多种氨基酸及金属元素。可以止酸止痛,促进上皮愈合。周平报道应用珍珠层粉治疗口疮兼消化性溃疡病人32例,总有效率93.75%,且无明显副反应。

2. 内服中药

目前认为本病为一慢性非特异性感染性炎症。与全身系统功能改变有关,尤其是免疫功能改变有关。西药治疗多以提高或调节免疫功能为主。中医治疗则根据辨证分为虚、实两大类型。以虚补实泻为基本治则。临床上分别以滋阴清热、健脾益气、活血化瘀、清热解毒、补益肝肾等法治之。

从既往诊断经验来看,本病虽属非特异性炎症,但单纯抗炎应用抗生素治疗收效颇微。只有在重型口疮合并继发感染时才能收到一定效果。从中医认为火性炎上,“诸疮痒肿皆属于火”、“人之口破皆由于火”的观点来看,不论虚火、实火,采用中医清热清火原则还是必要的。分清虚火、实火,并落实至脏腑,从脾、胃、肾、肝、心等不同脏腑角度加以辨证,进行综合分析判断。

复发性口疮由于病程长,病势缠绵,反复发作,虚实掺杂但久病多虚。因此多认为本病以虚证、虚火居多。临床治疗多从治虚火着手。常采用补益之剂如滋阴、壮阳、养血、益气等药物。这些药物对于促进全身免疫功能提高,控制发作、减少复发有利。

对因月经不调、消化功能紊乱、神经功能紊乱、内分泌失调等所致口疮采用疏肝解郁法多能收到较好效果。

在中药内服药的开发研制方面，雷公藤总甙为国内首先研制的一种中药免疫抑制抗炎剂。具有抗炎、抑制B细胞活化及抗体分泌作用，还有抑制辅助性T细胞作用。对全身小血管微循环有改善作用。其特点为作用强、奏效快。对体液免疫亢进有一定改善作用。谢道孚曾观察雷公藤总甙治疗口腔粘膜病的疗效，认为本药对难治的免疫性口腔粘膜病有一定疗效。是一有前途的药物。

3. 其他疗法

(1) 穴位注射法

卢爱文根据中医学脏腑经络学说，按不同的证型，采用穴位注射药物治疗300例口疮患者，注射药物为维生素B_{12}100μg×1ml，每穴注射0.5ml，每日1次。所选穴位主要包括主穴：双足三里穴、双三阴交穴。结果显示治疗后所有患者均有一定程度改善。作者认为由于本法操作简便快捷、疗效显著、复发较少，因而值得深入研究。

(2) 耳针疗法

因耳为全身脏腑经络“经气”之所汇，治疗根据辨证施针、扶正祛邪为主，治疗复发性口疮。取口、舌、神门为基本穴，共治疗100例。每次单耳取穴，强刺激，每10分钟刺1次，留针30分钟，每日1次，5次为一疗程。经统计痊愈57例，显效33例，好转10例。

(二) 实验研究

1. 聂俊秀等应用T淋巴细胞单克隆抗体OKT系列间接免疫荧光法及^{3}H-TdR掺入法，检查了51例复发性口疮患者外周血T细胞亚群分布状况及淋巴细胞转化试验。将患者分为虚、实两组，结果显示T细胞亚群中OKT_8细胞百分率虚、实组均高于对照组，实证组更明显。而OKT_3及OKT_4细胞，实证组及虚证组均低于正常组，而实证组更明显。OKT_4/OKT_8比值，实、虚两个组均低于对照组。淋巴细胞转化率，实证组明显低于虚证组或正常对照组。以上结果提示口疮患者实证型及虚证型均有细胞免疫功能失调现象，尤以实证型患者明显。在口疮病变进行时，OKT_8占优势，随着损伤好转，OKT_4细胞重新聚集局部，表明免疫功能恢复正常。

2. 口疮中以阴虚火旺型多见，滋阴清热法是临床治疗中常用治则之一。滋阴清热煎剂为北京医科大学治疗口疮常用药物。动物实验研究表明该制剂具有提高机体免疫功能的作用。实验分为给药组与对照组，测定指标包括腹腔巨噬细胞吞噬功能、T细胞酸性α-醋酸酯酶和体外抗体形成细胞数试验。结果显示吞噬百分率和吞噬指数有明显增加，表明本药对机体非特异性免疫有影响，在调节机体免疫反应中起重要作用。实验还表明气虚阴虚证患者外周血ANAE阳性率明显低于正常人。而滋阴清热煎剂有明显增强ANAE作用，对于提高细胞免疫功能，调整脾肾虚损，调节组织代谢，增强机体应激能力等方面是有益的。另外，滋阴清热制剂可使抗体形成细胞数目明显增加。说明该药对体液免疫功能也具有调节和增强作用。近年来研究多认为复发性口疮发生与免疫因素有关，主要是细胞免疫功能异常，也与体液免疫有关。而滋阴清热煎剂可以提高细胞免疫功能和调节体液免疫，因而用于治疗复发性口疮，尤其是对阴虚火旺型是很有益的。徐治鸿等又对滋阴清热煎剂影响小鼠巨噬细胞Fc，C_3b受体形成进行实验研究。结果显示该制剂能提高E_A，Y_C花环率形成，与对照组相比，有显著差异。说明该制剂对巨噬细胞表面受体有促进作用。

3. 林梅、周曾同等对复发性口疮患者进行微循环观察和血液流变学测定。检测结果表明这些患者存在有微循环障碍及血液流变学异常。微循环是直接参与细胞组织物质交换，维持机体组织处于体液循环正常状态。口疮患者局部微血管形态排列紊乱，血流速度减缓，并有微小血栓形成。血管扩张，血管内皮细胞损伤，血管通透性改变，炎细胞聚集。局部出现营养代谢障碍，而出现坏死溃疡。血液流变学检查显示患者血小板聚集性高于健康对照组，峰值时间延长。这些异常构成了本病病理变化的基础。使患者易于发生充血、水肿、渗出、血管通透性增加，这与中医的血瘀、血热之证是一致的。临床上采用益气、养血、活血、化瘀、理气等方药治疗，不仅改善了局部微循环障碍及血液流变学异常。对治疗本病控制发作也有良好作用。

（三）展望

复发性口疮为口腔常见病。病因尚不清，临床虽有多种药物及方法治疗本病，但无特效药物或疗法。治疗关键在于控制复发，巩固疗效。中医治疗除局部处理外，着重治本调理脏腑功能，因人而异。探讨本病发病机制，采用针对病因的治疗措施，研制具有特效的中西医结合药物，是我们今后应解决的问题。从现代研究看，本病很可能是一多因素参与与全身多系统有关联的疾病。可能是全身状况在局部的一种反映。就如中医分虚火、实火，不同脏腑虚实、阴阳、气血失调一样，不是一个简单的局部病损。在标与本之中，如何找出本病之本而加以调理是个关键问题，值得深入研究。

五、扁平苔藓

扁平苔藓(Lichen planus)是口腔临床常见的一种慢性非感染性炎症粘膜疾病，其发生率仅次于复发性口疮。男女老幼可罹患此病，不受年龄、性别限制，中年以上较多见，女性略多于男性。病因尚不明确，其发作与病情波动反复，常与全身状况有关。近些年多认为本病与免疫功能有联系。在国内外有报道本病发生癌变者，因此现认为本病属于癌前状态，但从临床观察，一般认为本病预后较良好。

本病临床常缺少明显症状，随着病情进展病损变化而出现局部粘膜粗糙、发涩、敏感或疼痛等症状。病损表现多种多样，轻重不一。可单发于口腔或单发于皮肤，或口腔粘膜与皮肤损害同时并发。临床多以病损形态而分型，如网状、环形、斑块、水疱、萎缩、糜烂、色素沉着等型。典型表现为珠光色角化丘疹组成各种形态的灰白色斑纹，稍粗糙、较平坦，可夹杂红斑充血、水肿糜烂渗出等。可发生于口腔粘膜各个部位，以颊部多见，可呈对称性分布。单纯角化斑纹，多无明显不适。发生红斑充血和糜烂破溃时，则会出现敏感或灼痛症状。本病一般呈慢性持续或反复波动状态，进展缓慢或局限，偶亦有自然缓解者。临床亦可有急性泛发者。

目前治疗本病有采用改善调整机体神经功能药物，主要是维生素 B_1、B_6、B_{12}、谷维素等，以及调整上皮代谢及改善微循环药物，如维生素C、E、A等。调整改善免疫功能则用左旋咪唑、转移因子、胸腺肽等。亦可用氯化喹啉、胎盘组织液、脂多糖等治疗。皮质激素在病情加重、破溃不愈时也可用之。治疗本病现多采用中西医结合、局部和全身综合处置为多。

中医古籍未见与本病相类似的病名和相应记载。近代中医外科专家赵炳南将其划入中医口蕈范畴。但也有将其归入口糜者。根据本病临床证候表现及病损特征，中医辨证认为系阴血不足、血虚生风生燥，肌肤粘膜失于濡养所致。其发生发展与肝肾阴虚、气滞血瘀、肝脾失和、积火上蒸于口有关。

（一）临床研究

扁平苔藓基本损害为灰白色角化斑纹，进而红斑充血水肿，多为肝郁化火、气滞血瘀而生。糜烂渗出红肿为湿热内蕴、气血阻滞、阴虚火旺或热毒炽盛所致。因此可以认为本病基于血瘀、血虚为其病理基础，致气血失和、脉络不畅，血瘀生热，而影响微循环和血管通透性，局部营养代谢紊乱，组织缺氧；引起损伤破坏，出现粘膜上皮增生变性，充血水肿、渗出糜烂等一系列病理改变。

徐治鸿等对25例扁平苔藓患者，进行微循环及血液流变学检测。结果表明患者微血管管袢清晰度、排列、形态、颜色、流态、瘀血等指标均明显高于健康对照组。微血管变形、静脉扩张亦均高于健康人。血液流变学检查，全血粘度、血浆粘度、全血还原粘度均增加。红细胞电泳时间延长，红细胞压积增高。表明本病存在微循环障碍及血液流变学异常。推测微循环障碍可能是扁平苔藓发生病理改变的标志之一。

肖蒸等报道扁平苔藓患者用活血化瘀药物治疗前后血液流变学多因素进行了分析。实验结果表明复方苔藓片具有改善微循环障碍和改善血液粘滞性的作用，使炎症减轻，促进组织修复。微循环障碍可使循环免疫复合物（CIC）沉积于红细胞和血小板表面，导致聚集性增高，成为血液粘滞性的一始动因子。全血粘度增高，红细胞电泳时间延长、血流速度缓慢断续而发生瘀滞。红细胞携氧能力降低，血管渗透性增加，血液浓缩，影响灌注，局部组织缺氧，上皮代谢发生障碍，促进本病发生。

徐治鸿等对105例扁平苔藓患者，基于临床表现分为3个不同阶段，即单纯型、红斑充血型和糜烂溃疡型。三型可相互转化或兼而有之。以苔藓饮为基本方，根据临床情况而加减。单纯型以滋阴养血、疏风润燥为主；红斑充血型则以清肝泻火、活血祛瘀为主；糜烂溃疡型则以清热降火、解毒利湿、活血凉血为主。如兼有血虚、气虚、出血、气滞等，则分别酌情治之。以中药调治辅以维生素及局部治疗，收到较好的效果。

近些年有关于本病在精神因素、心理障碍方面的探讨。许多患者有忧虑烦恼、紧张恐惧、失眠多梦、身心受损等因素。心理测试也表现出不平衡和失调。中医辨证多有肝郁不舒、心血虚损、肝脾不和、气滞血瘀等证候。因此多采用调整身心因素、调理精神状态，配合舒肝理气、解郁化滞、理血调经、活血化瘀等法治之而收到效果，或配以经络疗法调理脏腑平衡。

周曾同等采用间接免疫荧光法和单向琼脂扩散法对30例扁平苔藓患者，进行外周血T淋巴细胞亚群（OKT_3、T_4、T_8）及免疫球蛋白（IgG、IgA、IgM）测定。结果发现患者组较对照组T_3、T_4/T_8明显降低（$P<0.01$），而T_8明显升高（$P<0.01$），IgG、IgA水平明显高于对照组（$P<0.05$）。经用绞股兰总甙片治疗20周后，T_3、T_4/T_8值有升高趋势，T_8有下降趋势，免疫球蛋白IgA、IgM亦有变化。研究表明患者机体免疫状态处于失衡状态，细胞介导免疫反应可能与本病发生有关。免疫球蛋白水平异常，提示本病可能与体液免疫异常有联系。

曾光明等随机选择扁平苔藓患者139例（男43，女96）服用苔藓片，131例（男43，女88）服用昆明山海棠片，49例（男16，女33）。磷酸氯喹组为24例（男8，女16），疗程均为2个月。结果显示苔藓片组疗效优于其他各组，均有显著性差异，其他三组之间疗效显著性差异。苔藓片具有疏肝解郁、养血祛风，行气止痛、活血化瘀功能，该药是符合对扁平苔藓基本损害处置原则的。

（二）实验研究

林梅等采用比浊法和转动玻球法，对13例扁平苔藓患者检测血小板聚集功能和粘附功能体外测定，试验组血小板对肾上腺素诱导聚集反应较对照组增强。应用川芎、丹参、赤芍、桃仁等具有活血化瘀中药的苔藓片，有降低血小板粘附作用。降低血小板粘附性和聚集性有利于减少血栓形成和局部组织损伤的修复。

曾光明等报道据体外试验证明，复方苔藓片具有抑制ConA刺激脾细胞产生白细胞介素2的作用，并对γ干扰素的产生具有双重效应—诱生和抑制诱生，所以苔藓片对机体的免疫功能确有影响，主要为免疫抑制和免疫调节作用。活血化瘀中药有可能通过改善和恢复机体免疫调节网络达到免疫自稳。

检测扁平苔藓患者cGMP显著升高，cAMP/cGMP比值下降，免疫组化研究（S-100蛋白抗血清）灶内郎罕氏细胞数量增加。从唾液乳酸脱氢酶及其同功酶谱测定，说明由于细胞造成乳酸脱氢酶及其同功酶释放，扁平苔藓发病可能与局部组织缺氧，糖的无氧酵解增加，造成组织细胞代谢障碍所致。

黄亚筠等用苔藓片治疗扁平苔藓30例，治疗前后患者粘膜病损进行电镜观察。结果表明苔藓片可促使细胞的内质网、线粒体等恢复正常水平。炎性细胞明显减少及血管内皮细胞恢复正常。表明该药有消除炎症，改善微循环的作用。

（三）展望

扁平苔藓是一口腔常见粘膜疾病，发病原因尚不清楚，其发生各种不同类型不同程度损害的机制也不明确。另外本病与全身状况及一些疾病关系，也有待进一步探讨。

本病过去多应用维生素、氯喹较多，近些年应用皮质激素及免疫调节剂等药物，临床疗效也不甚理想。目前多采用以中药为主，中西医结合，内外兼治综合治疗，效果比较好。中药协定处方制剂如苔藓饮，苔藓片等。临床应用疗效较好，今后应进一步探讨其治疗机制。本病多有波动反复，如何控制和预防复发也是值得今后注意的课题，应寻找更为理想的药物和治疗方法。

（赵瑞芳 徐岩英 徐治鸿 华 红）

第五节 干燥综合征

干燥综合征是一以外分泌腺分泌障碍为主的慢性系统性自身免疫病。1933年瑞典眼科医生 Henick Sjögren 首先报告了本综合征，故命名为Sjögren's 综合征(Sjögren's syndrome，简称 SS)，现中文名称统译为舍格林综合征。

本病临床上以口腔、眼、及其他粘膜干燥为主要特征，常伴有其他多个系统及内脏器官的损害，可累及肾脏、皮肤、关节、呼吸、消化、神经、淋巴、血管等系统。症状繁多、病情复杂、涉及多个学科。本病典型患者诊断不难，眼科通过检查泪液分泌情况、泪膜破裂试验及角膜荧光染色确诊眼干情况。口腔科可通过检测唾液流量、涎腺造影、唇腺活检及/或同位素扫描明确涎腺受损情况。但轻型、不典型者易造成误诊、漏诊。临床需与许多疾病或症状相鉴别。有少数患者可因合并淋巴瘤或因肾衰等重要脏器损害而死亡。因此早期诊断、早期治疗、定期随诊有助于减少并发症、防止疾病进展或反复。西医将本病分为两型，将仅出现口腔干燥及干燥性角结膜炎者称为原发性干燥综合征。若除口干和/或眼干外，尚合并类风湿关节炎（RA)、系统性红斑狼疮（SLE)、硬皮病（PSS)、多动脉肌炎、皮肌炎等其他结缔组织病者称为继发性干燥综合征。

目前该病在我国已属一种常见病、多发病。北京协和医院曾对北京地区 2066 人流行病学调查显示：该综合征在我国患病率为0.29%～0.77%。该病以 40 岁以上妇女居多，男女之比为1：9～1：10.5。

本病病因迄今未明，近年来研究多认为属于一种自身免疫疾病，主要特征为体液免疫功能亢进，细胞免疫功能失调。但除免疫因素外，病毒感染、遗传因素、内分泌失调等与本病发生亦密切相关。治疗问题一直为临床一个难点或棘手问题，迄今尚无满意或理想的治疗方法或药物。西医治疗除局部对症治疗外，多选用皮质激素、胸腺肽、左旋咪唑、转移因子等免疫抑制剂或调节剂或采用必嗽平、毛果芸香碱及催涎剂如 Sidlor 等。但这些药物长期应用可出现较严重的副反应且疗效有限。近年来，国内外学者尝试采用中药或中西医结合方法治疗本病，取得了一定的临床效果。由于中西医结合取各自所长而避其所短，因而有广阔发展前景，值得深入研究探讨。

干燥综合征在中医学中无相应病名和类似疾病记载。现多将此病划为“燥证”范畴。属内燥、虚燥之证。中医对燥与人体关系的认识早在《内经》中已有记载，如《灵枢·经脉》有：“大肠手阳明之脉……是主津液所生病者，目黄口干……”。“肾足少阴之脉……是主肾所生病者，口热舌干，咽肿上气，……。”说明口干是由于津液失调所致，与大肠、肾脏等有关，而且热病溲血时可以出现口干。以后历代医家对其有进一步论述。燥本身为致病之邪，其特征为水液减少，寒热均可助之。同时与其他许多因素相关联，如外界气温变化及人禀赋差异等密切相关。

燥证主要病机为人体津液的生成循行与输布失调或耗伤太过而致。内伤致燥可由精血下夺、汗下失宜或补阳燥剂辛热太多等所致。或为下焦阴分不足、肝肾阴亏、津血不足、各脏腑之阴不足等皆可致阴液枯涸、精血虚亏而生内燥。在各脏腑中，津液在体内的调节主要责之于肺、脾、肾三脏，尤其以肾为主。肾主精，主五液、肾阴亏虚则津枯液少。其次为脾，因脾主涎，脾开窍于口，涎为脾液，源于脾阴之渗液。脾阴亏损，涎之化源不足，无以泌泄，口无涎之濡润，而以口腔干燥为其主症。有研究显示脾虚者唾液 pH 值下降，脾对营养物质吸收障碍。由此肯定了脾与涎的关连。燥证可影响人体各部位，如各孔窍器官口、鼻、咽、眼、皮、舌、关节、筋脉失于濡养而不润滑。

一、临床研究

国内开展中医、中西医结合治疗干燥综合征以来，对本病提出了不同的辨证分型方法，但基本治则以养阴生津为主。目前除根据辨证施治外，出现了多途径、多种方法综合治疗的格局。其中某些单、验方的研究取得了较好的临床效果。

1. 北京医科大学口腔医学院根据多年临

床诊治经验，提出本病病机为阴虚火旺、气血不足，而将本病分为阴虚火旺型、肝郁气滞型、脾肾虚弱型及气滞血瘀型。采用益气活血、养阴生津之法治疗本病。制成了滋阴清热煎剂（主要药物组成包括生地黄、熟地黄、天冬、麦冬、白芍、丹皮、生栀子、地骨皮、知母等）及活血生津合剂（主要药物组成为南北沙参、天麦冬、石斛、鸡血藤、葛根等）广泛用于临床，取得了良好的临床疗效。治疗后患者体质状况及抗病能力均有所提高，腮腺反复肿胀有所控制，口渴口干好转，涎、泪液分泌增强。某些化验指标如血沉、γ球蛋白等趋于正常，类风湿因子及抗核抗体转阴。近代研究认为益气药有增强免疫之功，而甘凉育阴活血化瘀之法有免疫抑制作用，两者相互配合则可增强和调节机体免疫功能，抑制自身抗体产生，临床症状改善。养阴生津药起到补充机体营养成分，对抗中和毒素，调节机体反应作用，而有利于抗炎清热，促进机体损伤修复能力。活血药改善微循环和局部营养代谢状况，改善毛细血管通透性，恢复组织活力。

2. 赵瑞芳等用中药加转移因子治疗干燥综合征。中药主方为黄芪、生地、麦冬、天冬、石斛、三棱、白花蛇舌草、半枝莲、大芸、当归、莪术，配以中成药石斛夜光丸、天王补心丹、人黄䗪虫丸、麦味地黄丸。共观察20例，采用腮腺扫描作为主要观察指标，随访5月～13年，有效率达70%左右。

3. 胡北平、章琴韵等将本病分为湿热型、风热型、气阴两虚型及阴虚型。并制成SS糖针罐型。药物组成包括生地、沙参、麦冬、枸杞子、菊花、石斛、黄芪、淮小麦、炙僵蚕、夏枯草、太子参、大红枣、生甘草等。每日口服2～3次，每支20ml。同时对类风湿关节炎严重者，加用雷公藤多甙或昆明山海棠片。眼干严重者，加用必嗽平16mg，每日3次口服，5年追踪好转率51.4%。

4. 上海中山医院使用雷公藤治疗干燥综合征，治疗方法：雷公藤糖浆10～15ml日服3次；雷公藤片剂3～5片日服3次。可全过程用药或间断用药，部分患者配合使用丹参素针剂或红藤糖浆，治疗结果显效者47%，提示本组药物治疗干燥综合征有较好效果。

综上所述，中药或中西医结合方法治疗干燥综合征不仅具有一定的临床疗效。同时在减少激素用药量，减少反跳及副反应产生、稳定病情、提高疗效等方面体现出独特的效能。

二、实验研究

1. 孙晓平等采用OKT单克隆抗体检测技术观察38例干燥综合征患者外周血T细胞亚群分布情况，检测结果发现患者OKT_8细胞减少，OKT_4/OKT_8比值增高。服用活血生津合剂后，则OKT_8及OKT_4/OKT_8比值恢复正常。表明本病免疫功能失调可能与OKT_4/OKT_8比例失衡有关。中药治疗可以起到调整免疫功能，改善自身免疫状态，缓解病情作用。方中所选的红花、赤芍、丹参、莪术等均有抑制OKT_8细胞的功能，抑制B细胞产生抗体的作用。同时观察到中药调节机体免疫功能作用时间不能维持很长时间，停药后T细胞亚群比值恢复至治疗前水平。患者病情有所反复。因而如何巩固疗效、稳定实验室指标仍需进一步研究。

2. 徐治鸿等观察了50例干燥综合征患者微循环变化情况，同时与20例正常人相对照。发现患者组微血管管袢轮廓模糊、排列紊乱、管袢不呈发卡状而变形、多呈扭转迂曲状。同时观察到血流速度变缓、血流呈粒流、断续流、淤泥流，血色暗红，袢顶有瘀血甚至出血。管袢动静脉粗细不匀，比例达1：10。表明该病患者存在微循环障碍，气血不和、气滞血瘀等现象，符合本病的证候特点。

3. 近年来徐治鸿及周敏、李秉琦等分别对55例、24例干燥综合征患者血液流变学研究结果显示：患者全血比粘度、红细胞压积、红细胞电泳、红细胞变形、血小板表面活性、聚集性、体外血栓形成、血栓弹力图等多项指标均有明显变化或升高。表明本病患者微血管功能存在有器质性改变。血流异常及血瘀导致了物质代谢及物质交换异常，从而造成了一系列病理生理的改变。血瘀、阴血不足造成了肌肤粘膜失于濡养滋润，津液代谢失调，气血不足等。

气血失调、血循不畅是本病发生的内在因素，微循环障碍、血液流变学异常是本病发生的内在基础，是阴血虚损的一种表现。因此治疗本病宜以活血化瘀、养阴生津、益气润燥及改善微循环和津液代谢为治则。

三、展望

干燥综合征在临床上日趋常见，本病涉及多个学科，治疗尚无满意疗效，患者生活质量受到极大影响。对干燥综合征病因病机及治疗的研究为近年来国内外一热点问题。近年来，国内医务工作者在基础研究、诊断、治疗等诸方面做了大量工作，取得了可喜的成绩。其中采用中药、中西医结合方法治疗本病可望提高临床疗效。但目前亟待总结、规范本病辨证分型及治疗标准的总体框架，进一步研制开发出疗效高副反应少的药物或方剂。通过制备理想的动物模型，在此基础上研究中药作用机理及可能作用途径，有望使本病研究有一较大的突破。

（徐治鸿　赵瑞芳　华　红）

第六节　舌　痛　症

舌痛是一组临床症状，它表现为舌部疼痛、烧灼、麻木，它可以由许多因素引起，如某些系统病、局部刺激或精神因素。

对有明显诱因的舌痛症，需去除诱因或治疗引起该症的系统疾病。目前在临床上常见到的是无明显诱因的舌痛患者，主要表现为烧灼痛、麻痒涩感，多数情况下没有相应的舌体客观表现，实验室的理化检查亦见正常，这些患者常伴舌以外其他部位的不适，如：头痛、口干、躯体不适，女性更年期多见，由于病因不明，没有立竿见影的疗法，并容易复发。

中医舌痛症是指痈肿疮毒之外的舌体疼痛、麻涩、烧灼，本症最初记载在《灵枢·经脉》："是主脾所生病者，舌本痛"，后世逐渐发展认为归属于热，又分实热和虚热，《医学摘粹·杂症要症》："舌之疼痛，热肿专责君火之升炎。"《医醇剩义》："舌卷而肿塞作痛，此心阳炽胜也。"《辩舌指南》："燥涩为津液已耗，舌生横纹者，素体阴亏也"，"无苔无点而裂纹者，阴虚火炎也。"《证治汇补》："心脉系舌根，脾脉络舌旁，肝脉络舌本，肾液出舌端。"中医认为，心脾肝肾均与舌脉相连接，在治法上不能只顾心经而忽略其他脏腑。

一、临床研究

熊凤琴将舌痛分为5型：①心火亢盛，用莲子清心饮；②肝火上炎，用龙胆泻肝汤；③阴虚火旺，用知柏地黄丸；④气血两虚，补以八珍汤；⑤气滞血瘀，用桃红四物汤，除用中药外，佐以口服谷维素、维生素E，总有效率77.27%。

付家荣认为该病主要是由虚和瘀引起，以补火培土、滋阴潜阳、活血化瘀并佐以心理疏导、口服维生素、性激素，总有效率93%。

徐治鸿、孙晓平根据患者雌激素水平偏低的状况，用穴位注射10%胎盘组织液、维生素B_1、维生素B_{12}，以补肝肾为主要治则，调节性腺轴，主要选取穴位：肾俞、肝俞、三阴交、太溪、气海，兼心阴虚、心火上炎者，加心俞、内关，兼脾胃虚弱、运化失调者，加足三里、脾俞、胃俞，肝阳上亢者，加太冲，兼气滞血瘀者，加膈俞、血海，每周注射2次，10次一疗程，1～3疗程后，患者雌激素水平提高，舌痛症状缓解，总有效率94%。

王素文用2%利多卡因1.0～1.5ml加维生素B_1或维生素B_{12}阻滞发病部位的神经传导，阻断由病灶刺激所产生的病理冲动传入中枢神经系统，改善神经组织代谢功能，总有效率90%。

罗泊及栾文民调查了2191名60岁以上的老人，有口腔不适者占40%，有灼热痛者占2.15%。

二、实验研究

1. 徐治鸿、孙晓平用同位素标记法检测41例更年期妇女血清雌激素水平，发现舌痛患者血清中雌二醇、孕酮水平明显低于同龄对照组，促黄体生成素及促卵泡生成素均明显高于对照组，表现出更明显的内分泌紊乱，这些患者，临床多表现明显的腰酸腿软、发槁齿摇、头晕目眩、耳鸣等。精血亏损，检测结果符合肾阴虚的症状。

2. 他们用放射免疫方法检测24例舌痛患者血清皮质醇水平，发现舌痛患者的皮质醇水平明显高于对照组，垂体-肾上腺轴表现出较高的兴奋状态，这些患者，临床表现出明显急躁易怒和肋胀满等肝气郁结、肝阳上亢症候。

3. 他们对舌痛患者进行了心理社会因素的调查，发现该症患者有神经敏感性较高、抑郁、焦虑的心理特点，有丧失性生活实践较多的社会因素，患者的肾上腺皮质醇的水平与其神经敏感度成正相关关系，当患者抑郁焦虑状态缓解时，肾上腺皮质醇水平降低，临床症状随之减轻，提示：心理社会因素在该症的发病与治疗中起着重要的作用，这些患者，从中医辨证看，多表现为，心阴血虚、肝肾阴虚、气滞血瘀等症状，在心理因素检测基础上加以适当酌情治疗，多能收到较好的效果。

三、展望

用中西医结合的方法，从生物-社会-心理医学模式出发，探讨该病的病因与治疗，进一步研究该症患者的内分泌紊乱，代谢异常，营养不良，微循环障碍及心理异常，通过中医的补益肝肾，缓解衰老，西医调节神经内分泌及心理医生对患者心理障碍的疏导治疗，进一步提高对本病的疗效水平。

（孙晓平）

第七节 口腔保健与康复

口腔保健（oral health）是指口腔疾病的防治，而康复医学（recovery medicine）是预防医学和治疗医学的继续和发展。

我国的口腔预防保健，贯彻预防为主的方针，目的在于预防口腔疾病的发生，提高人民口腔健康水平。由于口腔卫生与口腔疾病的发生有很大关系，所以，现代口腔保健的方法是通过正确的刷牙、漱口、充分的咀嚼，洁治以消除牙菌斑、软垢、牙石、食物残屑和牙面色素等，并结合牙龈按摩预防牙周病的发生；尤其是使用各种防龋措施，如消除致龋菌和牙菌斑，提高牙齿对龋病的防御力，以预防龋病的发生。

中医学早就认识到口腔保健的重要性，如《直指方》说："百物养生，莫先口齿。"中医学认为叩齿、揩齿、搅齿、搅海、鼓漱、吞津等保健方法可以防龋、固齿、治疗牙痛，如《延寿书》说："养生家，晨兴叩齿，疗无齿疾"；《千金方》说："每晨起，以盐一捻纳口中，以温水含揩齿及叩齿百遍，为之不绝，不过五日，齿则牢密"；又如《圣济总录》说："牙齿者，骨之所终，髓之所养，又手阳明之脉入于齿，故骨髓之气充，与夫阳明之脉虚，不能有所滋养，则于是有牙齿之疾。养生之法，鸡鸣时需叩齿三十六下，食毕令啄齿，皆宜长行之，令齿蛀虫"。

中医学又认为，口腔自我锻炼可以促进津液（金津玉液）的分泌，滋养五脏，使四肢百骸气血调畅，如《遵生八笺》说："平日睡醒时，即起端坐，凝神息虑，舌抵上腭，闭口调息，津液自生，渐至满口，分为三次以意送下，久行之，则五脏之邪下炎，四肢之气血流畅，诸疾不生，疗除后患"；另如《红炉点雪》说："津即咽下，在心化血，在肝明目，在脾养神，在肺助气，在肾生精，自然百骸调畅，诸病不生"。

一、临床研究

口腔保健有以下具体措施。

（一）漱口

《礼记·内则》中记载："鸡初鸣，咸盥漱"。这说明早在公元前五世纪，我国人民已认识到漱口对保持口腔卫生的必要性，漱口是口腔保健的基本措施，它能除去食物残屑和部分软垢，能暂时减少口腔微生物的数量，但不能消除牙菌斑。中医学提倡饭后、临睡前漱口，并着重指出吃甜食后应及时漱口。现代医学认为甜食中蔗糖或其他糖类在食后，这些糖可以进入牙菌斑。菌斑内有很多致龋菌时，就会使糖发酵，进而形成各种酸，以乳酸的量为多，所以这些酸都会在牙齿停留较长时间，将牙齿硬组织溶解破坏，形成龋齿，这一点中医学与现代医学是一致的。

中医学除用水漱口外，还提倡用浓茶漱口，可解油去腻，爽口洁齿，有利于坚固牙齿，又有清热解毒、化腐的功效，如《三元参赞延寿书》指出："凡饮食讫，辄以浓茶漱口，烦腻既去，而脾胃自和。凡肉之在齿，得茶漱涤，不觉脱去而不烦挑剔也，盖齿性便苦，缘此渐坚牢，而齿蠹且自去矣”。由于茶叶中含有多种维生素和氟，能增强牙齿的抗龋能力。中医也提倡用盐水漱口，青盐等刷牙，盐为氯化钠有防腐杀菌作用，有益于口腔卫生。现代医学的含漱剂有含氟的防龋含漱液，以及化学杀菌（如洗必太、甲硝唑等）含漱液，而中药含漱液（如金银花、野菊花、蒲公英、藿香、佩兰、香薷、薄荷、黄芩、黄连、黄柏）具有清热解毒、芳香化湿、杀菌等，能够有效地改变口腔内环境，对牙周病和部分口腔粘膜病有一定的防治作用。这样便更加丰富了现代医学漱口剂的内容。

（二）揩齿与刷牙

揩齿、刷牙是清洁口腔、保护牙齿的最好方法，在我国已有几十年历史。使用良好的牙刷和正确的刷牙方法能去除牙菌斑、软垢、食物残屑和部分色素，同时还能发挥其对牙龈的按摩作用，从而增强口齿的抗病能力。《校正医学入门》指出：“揩齿须先揩牙床”，即为按摩牙龈。

近年研究牙菌斑是龋齿和牙周病的重要致病因素之一，牙菌斑被清除后，在6～12小时又会重新生长出来，所以正确的口腔保健在饭后漱口，早、晚刷牙是很必要的。

刷牙除使用设计合理的牙刷外，很多含有药物牙膏已问世，如防龋牙膏、脱敏牙膏及具有消毒防腐药物的牙膏等，如含厚朴、三七、两面针、黄芩、银花、草珊瑚药物，大多采取提纯方法而制成牙膏，清代固齿秘方用生、熟大黄，生、熟石膏，骨碎补、杜仲、青盐、食盐、明矾、枯矾、当归等作成细粉刷牙，可保持牙齿完好，不易脱落，无牙痛之患。该方有清热泻火、活血祛瘀、补骨收敛之功，尤适宜于肾虚胃热之牙痛。

口腔卫生除要消除牙菌斑、软垢、食物残屑外，还要能去除牙石、牙面色素。而中医学早就有这方面的记载，如《外台秘要》说：“附齿有黄色物，如烂骨状，名为食床；凡疗齿看此物，先以钳刀略去之，然后拟方用药……不尔，其齿龈永不附着齿根也。”

（三）叩齿、搅海咽津

叩齿、搅海咽津是中医养生按摩的一种保健功的方法，也是口腔保健的有效措施。

叩齿即是将牙齿上下叩合，认为有坚齿益精作用。古人云：“清晨叩齿三十六，到老牙齿不会落”。现代医学认为叩齿能兴奋牙体和牙周组织的神经、血管和细胞，促进了牙周组织的血液循环，增强其抗病能力。据《健康报》载：一人坚持晨起叩齿几十年，今已60多岁，满口牙齿完好无缺；有人早晚各叩齿200次，竟治好了用其他方法长期未愈的牙周炎。

搅海咽津，即用舌间在牙齿的外上、外下、里上、里下依次轻轻搅动各9次。先左后右，不要勉强用力，然后舌抵上腭，注意舌下部位，待唾液增多，鼓漱十余下，分一口或几口咽下去，能滋润肠胃，帮助消化，改善口苦口臭。《保生要录》云：“常以舌抵口齿，聚清津而咽之，润五脏，悦肌肤，令人长寿不老。”《友渔斋医话》也云：“夜间如遇心火上炎，卧不能寐，漱津满口，作三次咽，如是数行，所谓华池之水，能降浮火”。

含漱、刷牙、揩齿、叩齿、搅海咽津等不仅起到局部清洁作用并有助于改善局部微循环，有利于局部组织新陈代谢，是对口腔保健有益方法。

二、展望

虽然现代口腔保健措施普遍应用，但龋病、牙周病、口腔溃疡、颞颌关节功能紊乱、牙列不齐、牙颌畸形等发生，尚缺少良好的防治措施，其一重要原因可能是颌系缺乏一定的功能刺激，以及人类在进化过程中身体重心变化，食物由生到熟、由粗到细软等因素引起咀嚼器官的退化。这种退化不平衡，即牙槽及颌骨退化的缩小程度快于牙齿，故有40%以上儿童牙列拥挤畸形。

导致口腔病日渐增多的另一个原因是唾液的质量下降。若缺乏足够的功能刺激，唾液的流速、流量及成分均会低于正常需要，不能发挥正常的冲洗腺管、牙面、口腔粘膜等自洁作用，其润滑、保护、缓冲、免疫防御、促进上皮生长修复等功能也会减弱。

口腔保健仅靠漱口刷牙、药物和口腔常规治疗是不够的，还需加强口腔功能的自我锻炼，根据中医学口腔保健理论和现代生物力学、口腔医学原理，编排的“口腔保健操”符合以上的需要，临床试用的效果良好。

由叩齿、搅海、鼓漱、吞津、颌部穴位按揉等组成的口腔保健操，可以增加口腔各器官的功能刺激，促进颌骨发育，增加牙周支持组织的血液循环，改善整个面部的营养代谢，使牙周膜增厚，主纤维粗大，数量增多；同时颞颌关节和上下颌肌群也得到锻炼和保护。在锻炼按摩过程中，刺激了口腔和咽部的感受器，使唾液分泌增多，口腔内的细菌被唾液中的溶菌酶和分泌型 IgA 破坏，与代谢物一起被冲掉并带走；另外使口腔粘膜和牙龈上皮增厚、角化改善、表面光滑，不利于细菌的附着，成为抵抗外来刺激的良好屏障，使口腔粘膜的抗病力和自我修复力增加。综上所述，中医口腔保健如何与现代科学综合起来，加以提高是当今口腔保健不可缺少重要研究内容。

（曾光明）

参考文献

1. 乌爱菊，等．中药厚朴的防龋研究（二）—临床防龋效果观察．口腔医学，1987；7（1）：1～3
2. 乌爱菊，等．中药厚朴的防龋研究—厚朴活性成分的抗菌作用．口腔医学，1983；3（3）：1155～117
3. 周大成．殷虚甲骨文中所见口腔疾患续考．中华口腔医学杂志，1991；26（1）：54～55
4. 张博学，等．含氟牙膏刷牙和饮茶防龋效果观察和评价．现代口腔医学杂志，1991；5（4）：231～232
5. 芦金清，等．厚朴含漱水的研制与应用．中国医药学杂志，1993；10：441～443
6. 李兴春，等．吉林省中草药对变形链球菌抑菌的研究．口腔医学纵横，1987；3（2）：65～67
7. 凌均棨，等．植物红花影响变形链球菌致龋力的实验研究．华西口腔医学杂志，1988；6（4）：201～205
8. 凌均棨，等．植物红花抑制变形链球菌附着的实验研究．华西口腔医学杂志，1989；7（4）：217～220
9. 李纪德，等．脱敏灵治疗牙本质过敏症临床试验报告．口腔医学纵横，1990；6（1）：29～31
10. 徐治鸿，等．中药脱敏牙膏治疗牙本质过敏的临床初步观察．北京医学院学报，1983；15（3）：176
11. 陈汐翰，等．蟾酥酊对牙本质过敏症的疗效观察．临床口腔医学杂志，1986；2（1）：9～10
12. 丁宪武．葵花籽油治疗牙本质过敏临床与实验研究．沈阳医学，1992；3：32
13. 袁文娟，等．脱牙敏糊剂的临床疗效．华西口腔医学杂志，1994；12（3）：198～200
14. 裴传道，等．中药香薷精油在牙髓病治疗中的临床应用和动物实验研究．临床口腔医学杂志，1991；4：203～204
15. 刘春甫，等．天仙牙痛宁局部用药治疗牙痛临床观察．中国医药学报，1992；2：34～35
16. 杨黎，等．牙痛含漱液治疗牙髓炎牙痛．北京中医学院学报，1993；3：37
17. 申健．针刺液门穴治疗牙痛 385 例．陕西中医，1989；10（2）：83
18. 钟以红，等．针灸防治牙髓炎封砷疼痛的临床观察．浙江中医学院学报，1990；6：6～7
19. 王应辉．中药“快速失活剂”治疗牙髓炎．中医研究，1991；（1）：39
20. 刘长明．六神丸失活恒牙牙髓 100 例．陕西中医，1991；4：161
21. 韩碧英．探棒压耳区阳性反应点治疗牙痛 72 例．中国针灸，1992；3：17～18
22. 沙汝珍，等．中药三黄浸出液煅石膏盖髓剂的临床应用．口腔医学，1992；1：34～35
23. 吴一虹，等．云南白药作为牙齿盖髓剂的研究．江苏中医，1993；1：46～47
24. 余光，等．丁香油与丁香叶油的研究．中草药，1981；12（8）：4～6
25. 陈万宁，等．牙痛水中樟脑、丁香酚的含量测定．中草药，1986；6：9～10
26. 颜凯新，等．牙科用中药滴丸制备质量标准及溶出速率测定方法研究．中药研究，1987；3：6～7
27. 丁蓉民，等．用蜂胶制剂失活牙髓 300 例效果观察．牙体牙髓牙周医学杂志，1991；1（2）：113～114
28. 聂解初，等．中药失活乳恒牙的临床研究．实用口腔医学杂志，1994；10（4）：95～296
29. 曾光明，等．口炎宁冲剂治疗急性牙源性炎症的临床研究．口腔医学，1989；9（2）：66～68
30. 百峻峰．桃核承气汤加减治疗牙痛 100 例．天津中医，1991；2：14～15
31. 张丽莉，等．归芩石膏汤治疗牙痛 168 例．河北中医，1990；5：20
32. 苏瑞云，等．黄连提取液对乳牙感染根管消毒作用的研究．中华口腔医学杂志，1992；5：302～303
33. 郝子明，等．香薷精油根管消毒的临床观察．临床口腔医学杂志，1988；4（4）：179～180
34. 裴传道，等．中药香薷精油对动物根尖周及骨组织作用的实验研究．口腔医学纵横，1992；8（2）：95～97
35. 徐治鸿，等．牙周败毒饮的实验研究．中华口腔科杂志，1982；17（3）：177～178

36. 冯耀政，等．清胃散治疗急性泛发性龈脓肿的临床效果观察．中华口腔科杂志，1986；21（3）：188
37. 冯耀政，等．中西医结合急性泛发性龈脓肿的初步探讨（附19例分析）．中华口腔科杂志，1978；13（2）：89～90
38. 张举之，等．牙周病肾虚造型及某些补肾固齿药作用的初步研究．口腔医学纵横，1985；1（2）：71～73
39. 杜孝兰，等．中西医结合治疗急性多发性牙周脓肿和多发性龈脓肿的疗效观察．现代口腔医学杂志，1993；7（4）：232～233
40. 李成林，等．清胃散的药理作用研究．中华口腔科杂志，1986；21（1）：44～46
41. 张举之，等．固齿丸治疗青少年牙周炎的临床研究．华西口腔医学杂志，1985；3（1）：27～31
42. 张举之，等．固齿丸合螺旋霉素治疗牙周病的临床研究．中国中西医结合杂志，1992；12（2）：83～85
43. 赵瑞芳，等．青少年牙周炎患者服用固齿膏的观察．中华口腔医学杂志，1988；23（6）：368～370
44. 胡琳，等．固齿丸对糖尿病大鼠实验性牙周炎组织病理学改变的影响．现代口腔医学杂志，1991；5（3）：142～145
45. 胡琳，等．固齿丸对动物实验性牙周炎酶组织化学改变的影响．中华口腔医学杂志，1992；27（2）：84～87
46. 关娅菲，等．用暗视野显微镜监测牙周病的治疗（兼论固齿丸治疗机理）．中华口腔医学杂志，1990；25（1）：48～50
47. 欧炯光，等．固齿丸对青少年牙周炎患者周围血多形核白细胞趋化和吞噬功能的作用．中华口腔医学杂志，1991；26（1）：51～53
48. 赵瑞芳，等．补肾固齿丸对牙周变性患者血浆皮质醇浓度的影响．第四军医大学学报，1989；10（3）：205～207
49. 陈铁楼，等．固齿膏对豚鼠实验性牙周炎和前列腺素 E_2 合成的抑制作用．第一军医大学学报，1993；13（增刊-1）：449～450
50. 杨明华，等．固齿膏治疗青少年牙周炎和牙槽骨吸收率的测定．牙体牙髓牙周病杂志，1994；4（3）：162～163
51. 周明，等．牙周炎患者服用固齿丸的疗效观察．牙体牙髓牙周病学杂志，1994；4（1）：36～37
52. 赵瑞芳，等．固齿膏治疗牙周炎的临床研究．第一军医大学学报，1993；13（增刊-1）：407
53. 刘斌，等．枸杞和骨碎补对HGF体外附着与生长的影响．中华口腔医学杂志，1992；27（3）：159～161
54. 刘斌，等．枸杞和骨碎补对人牙龈成纤维细胞体外增殖的影响．中西医结合杂志，1990；基础理论研究特集：14～166
55. 樊明文，等．固齿增骨散的研究和初步临床应用．口腔医学纵横，1994；10（4）：195～198
56. Zhao Rui-Fang and Lin Bin. Effect of Guchi Gao on HGF and PDZ in Periodcntic Tissue cells. Phytotherapy Research，1992；6：152～154
57. 樊明文，等．固齿散对体外培养人牙龈成纤维细胞的影响．中华口腔医学杂志，1995；30（5）：298～300
58. 马志君，等．肾虚型牙周炎患者血清水平的变化．中国中西医结合杂志，1993；13（10）：606～607
59. 徐治鸿，等．牙周炎患者肾虚辨证与部分内分泌激素的关系．中华口腔医学杂志，1995；30（5）：301～303
60. 张举之，固齿丸治疗牙周病机理探讨．华西口腔医学杂志，1992；8（8）：198～200
61. 万呼春，等．中药苦丁茶对牙周致病细菌作用．实用口腔医学杂志，1989；5（3）：146～148
62. 谢美慧，等．治疗牙周病的中药新剂型．现代口腔医学杂志，1994；8（4）：198～200
63. 杨新蕾，等．固齿丸对豚鼠实验性牙周损害治疗作用的观察．华西口腔医学杂志，1990；8（3）：201～203
64. 丁一，等．女性牙周炎患者服用固齿丸前后唾液孕酮、雌二醇水平的变化．华西口腔医学杂志，1990；8（3）：204～206
65. 孟琳，等．固齿丸抗自由基损伤的研究．华西口腔医学杂志，1990；8（3）：208～211
66. 孙晓平，等．固齿健周煎剂治疗牙周病的机理研究——对老年小鼠IL-1、IL-2生成的影响．待发表
67. 徐治鸿，等．固齿健周煎剂治疗牙周病的机理研究——对老年小鼠自由基代谢的影响．待发表
68. 关蕴芬，等．中药和枸橼酸处理牙周炎患牙根面的实验研究．牙体牙髓牙周医学杂志，1991；1（2）87～88
69. 王大章．颜面部疖肿合并金黄色葡萄球菌败血症．中华口腔科杂志，1964；（10）：127
70. 邱蔚六，等．口腔颌面部炎症合并全身并发症问题的探讨．中华口腔杂志，1964；（10）：333
71. 邱蔚六，等．口腔颌面部炎症之临床诊治体会．中华口腔杂志，1964；（12）：68
72. 陈琼华．黄连等中药抑菌机制研究．新药学学报，1974；（11）：258

73. 上海中医研究院中药研究所病毒组．大黄的抗菌作用研究．医药工业，1975
74. 上海一医抗菌研究室．中药药理机制研究．中草药通讯，1975
75. 周聪和，等．金黄散外用抗感染实验研究．辽宁中医杂志，1989；(10)：35
76. 毛祖彝．口腔科学．北京：人民卫生出版社，1980：83～85
77. 卢有明．中西医结合治疗开放性下颌骨骨折．新医药杂志，1978；10：34
78. 毛立民，等．丹参促进下颌骨缺损修复的实验研究．中华口腔科杂志，1990；25(3)：182
79. 秦军志，等．丹参对大鼠胫骨骨折早期愈合过程中血清、骨痂及骨组织中钙、锌、铜的影响．中国中西医结合杂志，1992；12(6)：354
80. 李兴培．中医对三叉神经痛的认识和治疗．中医杂志，1982；3：72
81. 鲍秀峰，等．桥小脑病变与三叉神经痛62例手术病例报告．中华神经科杂志，1984；7(1)：9～10
82. 马定祥．215例原发性三叉神经痛磁疗效果观察．中华口腔科杂志，1987：2(3)：187
83. 谢艳荣，等．氩离子激光治疗三叉神经痛的初步探讨．中华神经精神科杂志，1992；25(2)：73
84. 钟亚，等．子午流注取穴法治疗三叉神经痛60例临床观察．中国针灸，1994；6：21
85. 戚清权，等．祛风活血法治疗三叉神经痛的甲皱微循环观察．上海中医杂志，1994；6：44
86. 魏风坡．针灸治疗周围性面神经麻痹．中医杂志，1980；7：73
87. 中国医学科学院首都医院神经内科．中医杂志，1982；4：51
88. 李志光，等．针柄燃艾治疗周围性面神经麻痹170例疗效观察．中国针灸，1983；5：9
89. 刘文斗，等．铍针治疗面神经麻痹1580例临床分析．中国针灸，1991；6：23
90. 刘畅．经络平衡与面瘫针刺治疗的临床观察．辽宁中医杂志，1991；3：33
91. 梁琼瑛．面神经颅外段解剖与面瘫治疗选穴．四川中医，1994；9：53
92. Estrem SA. et al. Moter-evoked potential s of facial musculature in dogs. Laryngoscope 1988；98：1012
93. 曾光明，等．加味导赤白虎汤治疗口腔单纯疱疹的初步研究，华西口腔医学，1987；5(3)：170～173
94. 曾光明，等．口腔单纯疱疹感染用口炎宁冲剂治疗前后体液免疫状态．口腔医学纵横，1988；4(3)：146
95. 顾扬，等．口炎冲剂抗Ⅰ型单纯疱疹病毒机制的实验研究，华西口腔医学杂志，1991；9(4)：250～252
96. 赵瑞芳，等．抗病毒退热冲剂治疗疱疹性口炎的疗效与实验研究．实用口腔医学杂志，1993；9(1)：22
97. 高津福，等．加味银翘散治疗小儿疱疹性口炎112例．中国中西医结合杂志，1994；14(10)：620
98. 李继安．复方毛冬青治疗口腔单纯疱疹的初步研究．临床口腔医学杂志，1991；7(3)：136
99. 杨樟辉．竹叶合剂治疗小儿口疮50例疗效观察．浙江中医杂志，1984；5：211
100. 杜烜．中药加味导赤散治疗小儿高热后口腔糜烂的临床观察．实用口腔医学杂志，1993；9(2)：134～135
101. 江镒基．清热泻脾散治疗小儿疱疹性口炎86例．中西医结合杂志，1980；6(4)：242
102. 郑民实．472种中草药抗单纯疱疹病毒的实验研究．中西医结合杂志，1990；10(1)：39
103. 李静波，等．人参茎叶皂甙和西洋参茎叶皂甙对单纯疱疹病毒感染细胞的保护作用．中草药，1992；23(5)：249
104. 陈祖基，等．中草药抗单纯疱疹病毒的实验研究．中医杂志，1980；2：73
105. 颜凯新，等．中药抗病毒研究的现代进展．辽宁中医杂志，1990；3：47
106. 周平．小儿疱疹性口炎的治疗进展．实用中西医结合，1993；6(6)：361
107. 郑民实，等．中草药在组织培养内的抗病毒实验研究．药学通报，1981；16(7)：388
108. 郑民实，等．抗病毒药物的实验研究与临床研究进展．药学通报，1981；16(6)：358
109. 徐宜厚，等．辨证治疗带状疱疹44例临床观察．中医杂志，1984；4：48～49
110. 胡建华．辨证治疗带状疱疹132例临床观察．中医杂志，1984；7：49～50
111. 杨山，等．中西医结合治疗眼部带状疱疹28例．中国中西医结合杂志，1993；13(1)：47
112. 杜俊宝，等．栝蒌红花甘草汤与西药治疗带状疱疹50例临床观察．实用中西医结合杂志，1993；6(3)：145～146
113. 高成林．大黄五倍子膏治疗带状疱疹150例．中医杂志，1988；8：15
114. 周志生．金黛散外用治疗带状疱疹．中医杂志，1985；7：53
115. 林青江．"滋肝疏风汤"治头面部带状疱疹．口腔医学，1993；13(4)：217

116. 焦来文．仙方活命饮治疗带状疱疹后遗神经痛．中华皮肤科杂志，1994；27（5）：310
117. 赵荷娣，等．仙人掌糊治疗带状疱疹．中华皮肤科杂志，1994；27（5）：310～311
118. 茅国荣．加味升降散治疗带状疱疹112例．江苏中医，1992；9：398
119. 张小薇．辨证治疗带状疱疹60例临床观察．北京中医，1995；4：45～46
120. 谷玉琴，等．中西医结合治疗带状疱疹168例．中华皮肤科杂志，1995；28（5）：322
121. 李林．中医治疗带状疱疹进展（综）．中医杂志，1986；12：59～62
122. 刘洪义，等．带状疱疹的四种疗法比较．中华皮肤科杂志，1990；23（1）：52～53
123. 张怀亮，等．中西医结合治疗带状疱疹后遗症．中华皮肤科杂志，1995；28（1）：61
124. 乔治，等．针灸治疗带状疱疹临床体会．针刺研究，1988；1：6～7
125. Scully EM and Samaranayake LP. Candida and oral candidosis：a review. Crit Rev Oral Biol Med 1994；5：152～157
126. 徐岩英，等．口腔念珠菌病诊断的研究．中华口腔医学杂志，1993；28（6）：2 368
127. 曾健，王德鉴，王士贞．鹅口疮．中医耳鼻喉口腔科学．北京：人民卫生出版社，1994；573～579
128. 李刚，徐国榕．鹅口疮．中医口腔病症学．北京：人民军医出版社，1989：251～259
129. 赵纪生．抑花散治疗白色念珠菌性口腔炎和肠炎．中医杂志，1983；10：36
130. 徐克信．鹅口散治疗婴儿鹅口疮．中医杂志，1995；36（2）：740
131. 于思善，等．自制蚕蛾珍珠散治疗口腔炎100例．中医杂志，1994；35（1）：666
132. 曹国鹰，等．桂皮汤预防口腔白色念珠菌病的初步观察．中华护理杂志，1993；28（12）：711～712
133. 张荣生，等．大蒜素预防新生儿雪口病临床观察．中国中西医结合杂志，1992；12（1）：28
134. 徐治鸿，等．口腔疾病伴发念珠菌感染的临床实验研究．现代口腔医学杂志，1989；3（2）：73
135. 何国兴．地龙白糖浸剂外涂治疗鹅口疮．中医杂志，1986；27（5）：63
136. 张兆福．试用复方黄连散治疗鹅口疮观察报告．中华口腔科杂志，1958；5：308
137. 蒯仰山．青梅散．中华口腔科杂志，1958；6：364
138. 曾光明．雪口病．徐治鸿主编．实用中医口腔病学．天津：天津科技翻译出版公司，1991：147～155
139. 张家口铁路医院．吴茱萸治疗鹅口疮．中华口腔科杂志，1959；7：85
140. 大名县医院．治疗小儿鹅口疮方．中华口腔科杂志，1959；7（2）：134
141. 谢舜辉，等．中草药对白色念珠菌抗菌作用的实验观察．第三届中日国际真菌学会议论文摘要汇编．杭州．1995：1.
142. 陈世平，等．中草药抑制真菌后的菌体变化．第三届中日国际真菌学会议论文摘要汇编．杭州．1995：1.
143. 郭宁如，等．甘草甜素对系统性白色念珠菌感染小鼠的保护作用及机理研究．中国医学科学院学报，1991；13（5）：380
144. 何述祥，等．中华麦饭石“对真菌生长的抑制作用”．白求恩医科大学学报，1991；17（3）：293
145. 李群，等．大蒜液对病原性真菌抑制作用的初步研究．中华医学杂志，1954；3：189
146. 佟克琴．女贞叶粉治疗口腔溃疡疗效报告．实用口腔医学杂志，1987；3（1）：51
147. 马莜荷，等．口腔溃疡膜的临床运用和药效试验．中成药，1987；7：23
148. 周平．珍珠层粉治疗复发性口疮．口腔医学纵横，1990；6（2）：88
149. 李刚，徐国榕．中医口腔病症学．人民军医出版社，1989年；第1版：234
150. 北京医学院附属口腔医院中草药小组．复发性口腔溃疡中医辨证初步体会．新医药学杂志，1974；12期
151. 徐治鸿，等．口腔滋阴清热煎剂的免疫实验研究Ⅰ．中华口腔医学杂志，1988；23（6）：371～373
152. 徐治鸿，等．滋阴清热煎剂免疫实验研究Ⅱ．现代口腔医学杂志，1989；3（4）：218～220
153. 徐治鸿．实用中医口腔病学．第1版．天津：天津科技翻译出版公司，1990年
154. 张震康．实用口腔科学．第1版．北京：人民卫生出版社，1994年
155. 聂俊秀，等．口疮中医辨证分型与T细胞亚群的研究．口腔医学纵横，1992；8（2）：72～74
156. 林海，等．复发性口疮患者口腔粘膜微循环的研究．华西口腔医学杂志，1990；8（3）：161～164
157. 周曾同，等．75例不同证型复发性阿弗它溃疡患者的微循环和指端动脉观察．上海中医药杂志，1990；2：8～11
158. 北京中医医院．赵炳南临床经验集．北京：人民卫生出版社，1975；198
159. 徐治鸿，等．扁平苔藓的微循环及血液流变学观

察．中华口腔医学杂志，1991；26：309
160. 肖燕，等．口腔扁平苔藓患者活血化瘀治疗前后血液流变学多因素分析．华西口腔医学杂志，1990；8：6
161. 徐治鸿，等．中西医结合治疗口腔扁平苔藓的临床观察．中华口腔科杂志，1981；16：146
162. 周曾同，等．口腔扁平苔藓患者OKT，Ig检测及中药绞股兰疗效分析．上海中药杂志，1993；6：41
163. 曾光明，等．复方苔藓片治疗口腔扁平苔藓的临床研究．华西口腔医学杂志，1993；11：45
164. 林梅，等．复方苔藓片对口腔扁平苔藓患者血小板功能影响的体外实验研究．实用口腔医学杂志，1992；8～134
165. 黄亚筠，等．活血化瘀治疗口腔扁平苔藓的临床及超微结构研究．华西口腔医学杂志，1988；6：210
166. 李刚，徐国榕．中医口腔病症学．第1版．人民军医出版社，1989年．452
167. 章琴韵，等．口、眼干燥关节炎综合征辨证论治探讨．上海中医药杂志，1981；5：21～22
168. 徐治鸿，等．舍格林综合征的中医辨证．微循环及免疫病理．现代口腔医学杂志，1987；1（1）：16～19
169. 丁永敏，等．以自制SS糖浆为主治疗Sjogren's综合征的初步探讨．上海口腔医学，1995；4(3)：43～144
170. 齐淑桃．左旋咪唑治疗口眼干燥综合征（SS）的临床观察．临床口腔医学杂志，1994；10（3）：156～157
171. 吴绍芬，等．Sjögren综合征24例报告．口腔医学，1984；4：183～5
172. 吴绍芬，等．Sjögren综合征的诊断及其并发症．口腔医学，1991；11（4）：180～2
173. 邱海风，等．Sjögren综合征46例临床分析．上海口腔医学，1995；4（2）：77～9
174. 孙庆顺，等．穴位注射转移因子治疗老年性口干症．口腔医学纵横，1992：8（1）：65、45
175. 赵丽娟，等．干燥综合征60例证治体会．中医杂志，1987；12：27～9
176. 赵丽娟，等．补脾益气及阴阳双补法治疗干燥综合征．中医杂志，1985；6：41～2
177. 向熙瑞，等．雷公藤等治疗19例眼、口干燥综合征．中西医结合杂志，1985；5（3）：163
178. 孙晓平，等．舍格林综合征中药治疗前后T细胞亚群的变化．现代口腔医学，1994；8（1）：15～7
179. 周敏，等．干燥综合征的血液流变性变化．华西口腔医学杂志，1994；12（4）：272～3
180. 徐治鸿，等．活血生津药治疗舍格林综合征时红细胞变形性的影响．中华口腔医学杂志，1992；27（3）：162～164
181. 徐治鸿，等．干燥综合征血液流变学的观察．中华口腔医学杂志，1992；27（2）：115～117
182. 徐治鸿主编．实用中医口腔病学．天津科技翻译出版公司
183. 唐福林，等．第四次全国风湿病学学术会议纪要．中华内科杂志，1993；32（8）：513～515
184. 付家荣．更年期综合征口腔表现44例临床报告．华西口腔医学杂志，1993；11（1）：封三
185. 罗泊．老年人口腔感觉异常898例．中华口腔医学杂志，1989；24（2）：126
186. 王素文．老年前期和老年期口腔粘膜感觉异常的临床探讨．现代口腔医学杂志，1991；5（4）：211
187. 孙小平，等．舌感觉异常患者女性激素改变．中华口腔医学杂志，1994；29（2）：125
188. 孙小平，等．舌感觉异常患者的社会心理特点．健康心理学杂志，1993；1（2）：74
189. 孙小平，等．穴位注射治疗灼口综合征．中国医药学报，1993；8（6）：28
190. 孙小平，等．灼口综合征抑郁与焦虑及内分泌改变．健康心理学杂志，1996；4（1）：5
191. 王郁英，等．口腔预防医学的回顾现状与展望．医学研究通讯，1990；11：15～16
192. 伍精云，等．中医口腔保健的源流及现代应用价值．陕西中医学院学报，1993；16（1）：4～6
193. 赵健雄，等．我国古代对牙病防治的贡献．兰州医学院学报，1990；16（2）：114～115
194. 徐治鸿．实用中医口腔病学．第1版．天津：天津科技翻译出版公司，1991年：353～355

第十四章　针　灸　学

针灸学是以中医理论为指导，运用针刺和艾灸方法为主防治疾病的一门临床学科。其最显著的特点，就是不用内服药物，而只需刺激人体肌表的腧穴或特定部位，通过经络系统的感传与作用，便能治疗人体表里内外的各种疾病。针灸学的内容包括经络、腧穴、针灸方法及临床治疗等部分。

针灸历史悠久，从文献记载、出土文物、社会发展规律等方面探索，远在文字创造前即已萌芽。《灵枢·九针十二原》说："余欲勿使被毒药，无用砭石，欲以微针通其经脉，调其血气……"，可知针的前身是砭石。随着冶金术的发明，针具也得到不断地改进，至《内经》著作年代，已由古代的石针、骨针、竹针而改变为铜针、铁针、金针、银针等金属制针，代替砭石之法，直到现在改进为不锈钢针。灸法的产生是在火的发现与使用以后，人们发现身体一部位的病痛受到火的烘烤而感到舒适或缓解，通过长期的实践，从各种树枝施灸发展到艾灸，形成了灸法。在针刺与艾灸几千年来的发展变化中，古今医学家们还创造了形式不同而又类似的许多方法，由于都是以腧穴为主要刺激部位，因此，客观上也自然地归属在针灸疗法的范畴之中。

针灸学术的发展经历了一个漫长的过程。长沙马王堆汉墓帛书《足臂十一脉灸经》与《阴阳十一脉灸经》中已记有十一条脉的循行路线与主治病证，经初步考证，其著作年代早于《黄帝内经》，经络学说的早期面貌于此可见一斑。《黄帝内经》对经络、腧穴、针灸方法以及适应证、禁忌证等，都作了比较详细的论述，其中尤以《灵枢》所载针灸理论更为丰富而有系统，除记述十二经脉理论外，还记述了奇经八脉的理论，十五络脉的循行及病候，故《灵枢》又称"针经"。可见当时针灸理论已经比较成熟。腧穴作为针灸疗法的作用点，亦是逐渐被确立并不断完善的。最初人们并不知道穴位，在应用砭石叩击体表、割治脓疡的基础上，发现了哪里有病就刺灸哪里的"以痛为腧"的方法，以后又在反复实践的过程中，陆续发现压痛点、体表反应点、以及体表反应点与内脏疾病的特定联系等等，从而逐步形成了穴位的概念。到了《内经》中已记载了160个穴位，后世医家又不断发现，穴位逐渐增多，到晋代皇甫谧著《针灸甲乙经》时已记载穴位超过349个，清代李学川著《针灸逢源》增至361穴，并一直沿用至今。

针灸疗法操作简便、使用安全，并可随身携带，即时应用，易于掌握，利于推广。针灸有可靠的治疗和保健作用，其治疗范围非常广泛，并在几千年的医疗实践中，积累了十分丰富和宝贵的经验。据初步统计，迄今为止采用针灸治疗的病证已达1116种，已被证实针灸治疗有效的病种已超过300种，其中效果显著的有100多种，尤其是治疗各种功能性疾患，各种疼痛和感觉、运动障碍性疾病具有独特的优势。大量的临床和实验研究业已证明：针灸，包括电、磁、声光针灸法对机体的各个系统、各个器官均有多方面、多环节、多水平及多途径的调整作用，为针灸疗法的治疗作用提供了可靠的依据。值得指出的是，诞生于本世纪50年代，在我国传统针灸疗法镇痛基础上发展起来的针刺麻醉，可说是异军突起，成为中国传统医学中举世瞩目的一朵奇葩。针刺麻醉通过40年的曲折发展，目前已进入一个深层探讨的新时期，并孕育着理论上的新的突破，这是针灸疗法领域的一个极有价值的新课题。自从六世纪中国针灸传到日本、朝鲜，至今一千多年，针灸疗法已在120多个国家得以开展，其中尤以日本、美国、法国、前苏联等研究水平较高，他们在针灸临床实践中，在我国传统针灸疗法的基础上，结合现代先进的科学技术发展，创造了一些有一定临床实效的针灸新方法。所有这些，都表明了发源于我国几千年前的传统针灸疗法，已逐渐成为一门融合古今中外、建立在科学基础之上的古老而新兴的独立学科。世界卫生组织正式建议世界各国对 43 种病证采用针灸治疗，并公认针刺麻醉已用于 100 多种不同类型的手术，在常见的 20～30 种手术中比较稳定。在此基础上，世界卫生组织亚太地区行政多次召开关于针灸术语国际标准化的国际性工作会议，至今已确定了十四经腧穴、耳针、头皮针等穴名的国际标准化方案，其他针灸名词术语的国际标准化方案也正在继续讨论中。"在医学史上，至少在我们这个时代，没有其他任何发展能像针刺那样吸引大众的兴趣，能如此使医学界惶恐和困扰，只有针刺这种传统的东方医术引入到西方后才能如此"。这是美国纽约州针刺协会主席杰克·森·里德对中国针刺在西方产生极大影响的感慨。

针灸疗法将人体作为一个整体的、开放的系统加以研究，把人与自然、人体自身看作一个有机的整体，人体五脏六腑与全身四肢百骸，表里各部通过经络系统而紧密相联，形成生理机能上的整体协调、病理状态下的互相影响。而一旦发生疾病，又可以刺激体表一定部位，通过经络系统的作用，调整阴阳虚实、脏腑功能，扶正祛邪治愈疾病。近 40 年来，针灸医学获得蓬勃的发展，在原有的基础上，结合现代医学，进行广泛深入的整理和研究，使临床治疗的病种范围不断扩大，疗效亦显著提高，治疗范围涉及传染性疾病、循环系统疾病、呼吸系统疾病、消化系统疾病、泌尿生殖系统疾病、新陈代谢疾病、神经和精神科疾病、妇科和儿科疾病、外科和皮肤科疾病、五官科疾病以及用于急症抢救，随着现代科学的突飞猛进、日新月异，继续运用和深化中西医结合的方法，针灸医学中有关脏腑、经络、腧穴、气血等本质的揭示，治疗范围的进一步扩展，针刺疗效的进一步提高，针灸调整作用机理的阐明，都将不仅使针灸医学本身进入一个现代化科学领域，更将生动地揭开未来世界医学的一个新篇章。

（石学敏 李 力 赵雪梅）

第一节 冠状动脉粥样硬化性心脏病

冠状动脉粥样硬化性心脏病，简称冠心病(Coronary Heart Disease，CHD)，WHO 命名为缺血性心脏病，是指冠状动脉因发生粥样硬化而产生了管腔狭窄或闭塞导致心肌缺血缺氧而引起的心脏病。它是中老年的常见病、多发病。治疗不及时或不当，可引起较严重的后果。脂质代谢紊乱、血流动力学改变和吸烟与本病的发生有密切关系。冠状动脉之所以易于发生粥样硬化，可能是①该动脉内膜和部分中膜的血供由管腔直接供给，血中的氧和营养物质直接透入内膜和中膜，因而脂质亦易于透入；②该动脉与主动脉的交角几乎呈直角，其近端及主要分支的近端受到的血流冲击力大，因而易受损伤。根据 WHO 最新分类，结合本病的不同临床特点，一般可分为 5 种类型：①原发性心脏骤停；②心绞痛；③心肌梗塞；④缺血性心脏病中的心力衰竭；⑤心律失常。

本病在中医学中称为"胸痹"，并有"心痛"、"真心痛"等名称，此乃因为其临床表现以心前区疼痛为主症的缘故。《灵枢·厥病》："真心痛，手足青至节，心痛甚，旦发夕死，夕发旦死"。《金匮要略·胸痹心痛短气病脉证并治》："胸痹之病，喘息咳唾，胸背痛，短气……。"关于 CHD 的发病原因，历代多有论述，一般说来，发病与寒邪内侵、恣食肥甘、情志失调、年老体虚等因素有关。本病的病机主要系心阳不振，鼓动无力，血运不畅，心脉瘀阻，或平素心阳不振，寒邪袭于虚位，胸阳失展，心脉涩而不通；也可由中焦痰浊上犯，胸阳被遏，气机被阻，心脉不通。更可因忧思恼怒、气机逆乱，心脉气血运行受阻，不通则痛。而心血不足、心络失养、心脉拘急而痛者，亦是 CHD 常见病机之一。针灸治疗 CHD，当采用急治标实，缓理本虚的原则，心痛发作即刻，急当镇痛通脉，本虚者滋阴养血、温阳益气、阴阳双补，标实者通阳行痹、疏肝调气、豁痰泄浊、活血化瘀。

现代医学治疗 CHD 时，可采用硝酸甘油舌下含化以缓解心绞痛发作，若急性心肌梗死时，在严格休息、注意饮食、保持大便通畅、吸氧的基础上，采用度冷丁皮下或肌肉注射以镇静止痛，且多主张于发病 6 小时内采用溶栓治疗，48小时内应用利多卡因防治心律紊乱。若无明显心衰，可静脉输入低分子右旋糖酐以扩容抗休克，改善微循环。必要时，可考虑给予5%碳酸氢钠等药物，若出现心衰，可应用血管扩张剂并加用利尿药等。一般说来，现代医学之急救措施、对症治疗，对急、危、重CHD病人能起到良好作用，而对于反复发作病例的防治，以及从根本上阻止疾病的发展方面还存在诸多不足。针灸治疗CHD，特别是针对非危重情况的治疗，近年来有了许多进展，在一些情况下，已部分或全部取代了西药，既提高了疗效，又减少了的药物的副反应，并且不少医家开展了现代医学抢救措施与针灸结合在急危重症中运用的有益探索。

一、临床研究

近年来，针灸治疗CHD的研究已在不断深入，取得了较大进展，例如对CHD所致的心律失常、心绞痛等，取得了较好效果。在此基础上，还将这一研究扩大到对CHD的主要发病因素的防治上。还有不少研究表明，对危重的心肌梗死，在严密的观察下单用针刺治疗也获成功。处方用穴有按中医辨证施治者，有用单穴治疗者，还有根据病理变化而取穴者；治疗方法除针刺外，有耳针、电针、激光和微波照射等等。

（一）针刺对CHD主要发病因素的防治

CHD的发病因素比较复杂，与诸多因素有关。一般认为其三个主要危险因素是脂质代谢紊乱（高胆固醇血症）、血流动力学改变（高血压）和吸烟，针刺对这三大发病因素均有一定的防治作用。

1. 针刺治疗高血压的研究

陈道志等针刺曲池、丰隆穴，治疗35例高血压患者，收缩压平均下降4.55kPa，舒张压下降2.58kPa，停针观察3～6个月，血压在正常范围没有明显反复者占80%，通过对Ⅱ期、Ⅲ期患者疗效比较，认为对Ⅱ期高血压患者的疗效更为显著。血液动力学观察表明，针刺对高血压的治疗作用可能是通过扩张末梢血管、解除外周血管痉挛，降低外周阻力等实现的。中国中医研究院针灸研究所针刺治疗高血压病203例，取穴：以曲池、合谷、内关、足三里、三阴交、行间等为主穴，并根据临床症状选用配穴。结果：203例中Ⅰ期高血压病72例，有效率88.8%；Ⅱ期58例，有效率72.3%；Ⅲ期68例，有效率69%，总有效率77.3%。黄河清观察了30例原发性高血压病针刺耳穴心后的降压效果，以毫针进针0.2～0.3cm左右，施以轻微提插捻转法，以耳廓有烧灼感或脱落感为佳，或施以电针，留针30分钟，每日1次，30次1疗程。治疗过程中，停服一切降压药。针刺耳穴心30分钟、取针后10分钟、30分钟、60分钟分别测得的血压与治疗前相比，降压作用显著。Ⅰ期高血压针刺1～2次血压即可降为正常，Ⅱ、Ⅲ期高血压针刺30～60次血压即可恢复正常。Ⅰ期高血压治后平均血压为16±1.29/10.47±0.84kPa，Ⅱ期高血压治后平均血压为18.1±2.35/11.37±0.49kPa，Ⅲ期高血压治后平均血压为19.66±2.16/11.87±0.55kPa。近期降压率100%。各期高血压经过稳定阶段的治疗，3～6个月后追访Ⅰ期高血压病血压复升4例，Ⅱ期高血压复升者3例，Ⅲ期高血压复升者4例。远期降压率63.3%。

针刺降压的主要特点是作用较快，收缩压和舒张压均有递降趋势，但以收缩压最为明显。一般认为针刺7～10次（每日1次），血压可降到最低水平，以后针刺效果便不明显，但停针休息2～3周，再针刺仍有降压效应。血压水平愈高，则针刺降压作用愈明显，因针刺降压作用比较缓和，故很少发生类似降压药所导致的由于血压急剧下降而带来的副反应。

2. 针刺治疗高脂血症的研究

赵和熙等单以内关穴对高脂血症进行针刺观察，共治疗20次。针刺期间尽量排除饮食、体力活动、药物及季节对血脂的影响。结果：针刺后血脂各项指标均有不同程度的降低（$P<0.001$），对血清胆固醇、甘油三酯和β-脂蛋白的疗效相似。管遵惠以子午流注纳子法按时开穴，针刺治疗高脂血症110例，全部病例均于每日辰时（上午7～9点）开取胃经本穴足三里。用1.5寸毫针，针刺得气后，行平补平泻手法，留针15分钟，10次为1疗程，一般患者针刺2个疗程。疗效标准：显效为经针刺1～2个疗程后，血清胆固醇、甘油三酯、β-脂蛋白三项下降者；好转为针刺1～2个疗程后血脂三项中，有1～2项明显下降者。治疗结果：110例患者全

部针刺1疗程以上，显效37例，占33.6%，好转57例，57.8%，无效16例，占14.6%。总有效率85.4%。进一步分析表明，甘油三酯下降者62例，占56.4%，平均下降0.37mmol/L，经统计学处理，有显著性差异；β-脂蛋白下降者有58例，占52.7%，平均下降17.82mg%，无显著性差异；血清胆固醇下降者有66例，占60%，平均下降0.64mmol/L，经统计学处理，$P<0.01$。

3. 针刺戒烟的研究

世界卫生组织公布CHD死亡者中，25%主要由吸烟所致。多数研究人员亦强调大量吸烟对CHD猝死具有特别的危险性，这与吸烟者血中CO含量增加有关。方幼安等应用耳针戒烟取得效果，无选择统计耳针主动戒烟者100例，有效87例，无效13例，一般远期效果低于近期。结果提示，耳针戒烟不能用心理因素去解释。多数受试者在耳针后出现烟味改变的事实表明，耳针戒烟有效机理之一可能与基础味觉变化有关。

（二）针刺治疗CHD的研究

针刺治疗CHD疗效肯定。针刺不仅能缓解冠心病患者一般临床症状，而且能使缺血心电图好转，对心绞痛和急性心肌梗死也有较好效果。

1. 针刺治疗CHD的临床效果

唐照亮等系统收治观察了92例CHD病人，常用内关、心俞、厥阴俞、华佗夹脊穴、足三里、三阴交等穴分组使用，辨证施针，随证加减，以中强刺激得气为主。10天为一疗程，连续2～3个疗程。收效后可每周针1～2次作巩固性治疗或停针。针疗后病人胸闷、气短、心悸等一般症状明显减少或基本消失。多数病人情绪安定，睡眠和饮食增加。王家恩等开展针刺治疗CHD的临床研究，共治160例患者，分两阶段进行，其中1975年以前治疗44例，1975年后治疗116例。针刺取华佗夹脊第四、五胸椎、内关，配膻中、三阴交。华佗夹脊要求针感向心传导，或上、下走窜，然后轻刮针柄1～2分钟。每日针刺一次，10次为一疗程，两个疗程间休息四天。针刺治疗期间要求患者停服各种扩张血管的中西药，心绞痛发作时允许舌下含服硝酸甘油，并作记录。个别心律失常患者配合中药治疗。降压药与降脂药不限。结果：①两个阶段的患者针刺后临床症状改善，总有效率分别为95.4%和94.6%。②心电图改善，总有效率分别为64.1%和66.7%。③心功能改善，总有效率分别为92.2%和92.9%。④针刺治疗在缓解心前区疼痛方面疗效最为明显为95.2%，其次是心功能改善及气短，各为92.5%和91.3%；胸闷和心悸效果也较满意，各为86.44%和84.8%。⑤160例中，伴有各型心律失常者28例，其中显效12例，改善9例，基本无效7例。⑥研究显示针刺治疗CHD的疗效是稳定的、能够重复的，而且是很显著的，除临床症状及心电图有明显改善外，对心功能不全及心律失常也有较好的疗效。

2. 针刺对心绞痛的疗效

唐照亮等对57例CHD心绞痛病人观察了针刺内关、心俞的疗效。除1例变异性心绞痛效果不显外，其他病人均有不同程度的改善和好转，心绞痛次数减少，有的全部消失。全国针刺治疗冠心病协作组针刺治疗631例CHD心绞痛患者，其中合并高血压病者332例，有陈旧性心肌梗塞者29例，脑溢血患者17例，糖尿病患者10例，气管炎患者30例。取穴：主穴分两组，交替应用，第一组取心俞（或第5胸椎旁夹脊穴）、巨阙、心平（少海穴下2寸）；第二组取厥阴（或第4胸椎夹脊穴）、膻中、内关。配穴：阴虚配三阴交或太溪；阳虚配关元或大椎；气虚配气海或足三里；痰阻配丰隆或肺俞；血瘀配膈俞或血海。手法：要求有酸、麻、胀、走窜等得气感觉后，留针20分钟。每日或隔日针刺1次，10次为1个疗程，疗程间休息3～5天，共观察3个疗程。结果：心绞痛有效率为91.11%，其中显效43.3%，改善47.81%；对心电图的疗效，总有效率66.89%，其中显效25.04%，改善41.85%。

3. 针刺治疗心肌梗死的效果

在急性心肌梗死早期，梗死范围是可变的。针刺作为急性心肌梗死综合疗法之一应用于临床，对挽救濒危心肌、减轻梗塞范围和改善患者的预后都具有积极的意义。车传杰等对32例急性心肌梗死病人分组观察，结果针组比非针组效果好。针刺能改善急性心肌梗死病人的左心功能，疏通其障碍的微循环。赵景芳对11例确诊为急性心肌梗死患者观察表明，其心绞痛经用镇痛及扩张冠状血管药物未能控制，而针刺膻中透鸠尾后显效8例，进步3例。鲍延熙等针刺13例急性心肌梗死伴胸痛患者之双侧内关穴，全部患者之胸痛症状均有不同程度的减轻；ST的幅度亦示明显降低，这有利于降低心肌氧耗及缩小梗死面积，并有利于防止严重并发症的发生。

4. 针刺治疗心律失常的研究

冠状动脉循环的血液供应不足可引起各种心律失常。上海第六人民医院报告针刺治疗CHD引动起源异常的心律失常，有效率为69%，显效为34%，但对冲动传导障碍者，疗效较差；对房及室性早搏疗效较满意；对慢性房颤及完全性房室传导阻滞无效。罗莉等开展针刺治疗急性心肌梗死合并心律失常的临床疗效观察，采用以“益气温阳、调神复脉”为原则的针刺疗法进行治疗，并与西药对照组对照。共收治98例，其中针刺组50例，西药对照组48例。患者住院后，按常规接受中、西医药物治疗，合并心律失常者，分别使用针灸和西药进行治疗。针刺组取穴：内关、三阴交、神门（室性心律失常）；人中、郄门、内关、三阴交（慢速型心律失常）；内关、膻中、极泉、大陵（快速型心律失常）。手法：凡快速型心律失常各穴采取强刺激泻法，慢速型心律失常则取补法，以持续性弱刺激为宜。西药组：根据心律失常类型，分别采用利多卡因、普鲁卡因酰胺、阿托品、异丙肾、烟酰胺、硫酸镁等药物对症治疗。结果：急性心肌梗死时室性心律失常的发生率一般为40%～80%，本组观察为28.57%。针刺组临床治愈达50%，总有效率83.33%；而在西药组则分别为50.00%和75.00%，即二者的临床治愈率基本相同，而在总有效率方面，则针刺组稍高于西药组。针刺治疗室性心律失常一般短则5分钟后，长则24小时奏效，一般在2～4小时内出现作用。观察中有的患者在使用西药无效后，改用针刺治疗亦可奏效。急性心肌梗死合并快速心律失常，在本组中以房颤为主，针刺后，其临床治愈率达25%，总有效率为75%，对结性心动过速（包括阵发性、频发结早），单用内关一穴即可奏效。对于合并慢速性心律失常患者，针刺治疗后亦取得一定疗效，具有重要临床意义。

二、实验研究

（一）针刺对CHD患者心功能的影响

心功能检查可分为创伤性和非创伤性两种。CHD患者心肌缺血缺氧可以影响左心室功能。目前认为非创伤性心脏收缩间期（STI）测定和心阻抗微分检查是评定冠心病患者左心功能的有效指标。中国中医研究院针灸研究所及北京市冠心病协作组以心脏活动时相和心尖搏动图为指标，观察内关穴对CHD心绞痛左心功能状态的影响，证实针刺可使CHD心绞痛病人心率显著减慢，QA_2、MS、SF、ET显著延长。PEP显著缩短，PEP/ET明显变小，ICT明显缩短，ET/EIT明显增大；ACG的A波%明显降低，说明针刺内关穴可使心绞痛患者的心肌收缩力增强、心输出量增加、前负荷降低、左室顺应性改善。具有提高改善CHD心绞痛左心功能的作用。李力等开展针刺不同穴位对CHD患者全心功能影响的研究，并在此基础上进行穴位的筛选。选择穴位共10个，均为临床治疗CHD中最为有代表性的腧穴，即内关、心俞、膻中、足三里、神门、三阴交、厥阴俞、郄门、太冲、哑门，分为10个组，每组30例CHD患者，共300例。结果：针前左、右心功能与正常人比较，除HR无明显差异外，Aax/dtmax增高、LVETI缩短、PEPI/LVETI增大、SV减少、TPR增大、C下降、RVETI缩短，统计学处理存在显著和极显著的差异（$P<0.05$，$P<0.01$）。针刺后各单穴组在上述指标上多有改善，与治疗前相比，存在显著和非常显著的统计学意义（$P<0.05$，$P<0.01$）。根据上述指标进行组间比较，同时还对心肌氧耗量（MVO_2）及心电图疗效进行了分析，最终结果认为，在改善指标的数量、程度、MVO_2和心电图疗效上，以内关、三阴交、太冲、哑门最为明显，其次为心俞、厥阴俞、膻中，再其次为郄门、神门、足三里，存在相对特异性。这一结果不仅揭示了针刺治疗CHD的部分机理，而且为针刺治疗CHD的穴位筛选和组方研究奠定了基础。

上海第六人民医院对35例CHD病人，于针刺前后即刻进行超声心动图检查，结果针刺后，平均每次心搏出量由81.96ml增加到

98.49ml；左心室后壁搏幅由针前的8.75±2.04mm增加到11.04±2.13mm。提示针后心功能的代偿活力和心肌的活力得到了进一步的调动。

（二）针刺对CHD患者血液流变学的影响

刘富强用针刺内关、心俞、厥阴俞（均双）、膻中，配神门或足三里，每日1次，20天后观察到对处于血液高粘滞状态的冠心病患者具有显著疗效，针刺后全血粘度、血浆粘度、血细胞压积均明显下降，与针前相比差异非常显著；对针前血液粘度在正常范围者影响不大。证明针刺可有效地改善CHD患者的血液高粘滞状态。朱柏君等观察到针刺对急性心肌梗塞病人血液流变学的影响，治疗后针刺组部分患者全血粘度、血浆粘度有明显改善，而对照组变化不明显。

（三）针刺对CHD患者微循环的影响

朱柏君等观察了39例CHD病人艾灸后对球结膜微循环的影响（其中心绞痛36例、心肌梗塞3例），采用固定式艾灸熏灸器和无烟艾卷作穴位灸治。取双侧内关、足三里、膻中5个穴位。39例艾灸后球结膜微循环障碍均有不同程度改善，主要表现是微血管扩张，尤以微动脉扩张、微动脉痉挛缓解更普遍。其他表现有血细胞聚集减轻。微血管中粒流范围缩小、聚集团块变小或消失，出血减轻、血流加快，同时视野清晰度也改善。李传杰等观察针刺对急性心肌梗塞患者微循环的改变，其中针刺组16例，治疗前血流速度减慢者15例，疗程中与疗程后，血流速度加快者分别为9例与11例，针刺组治疗后的微动脉、微静脉口径，与治疗中、前相比，有明显扩张，而非针刺组变化无显著差异。

（四）针刺对CHD患者环核苷酸的影响

朱柏君等对18例急性心肌梗塞患者，观察了针刺的即时效应对环核苷酸的影响，并与对照组进行比较。结果是针刺组与对照组cAMP变化均不显著；而针刺组cGMP升高，对照组则降低，经统计学处理，针刺组针后有显著性变化（$P<0.05$）。李传杰等也报道针刺对急性心肌梗塞病人可取得cGMP增高的即时效应，因而推测它能调节cAMP对急性心肌梗塞病人的影响，从而对心肌梗塞病人的恢复，起到了有益作用。

（五）针刺对动物实验性心肌缺血影响的研究

中国中医研究院针灸研究所在犬的实验性心肌缺血中，观察到针刺“内关”穴，可使心外膜心电图30个点的S-T段升高总值明显降低，S-T段升高的点数显著减少。在形态学研究发现针刺能使实验性心梗之梗塞范围缩小、心肌坏死程度减轻的基础上，组织化学及电镜又发现，针刺有促进心肌细胞内糖原及与糖原代谢有关的酶—磷酸化酶、乳酸脱氢酶和琥珀酸脱氢酶恢复的作用，也有促进因缺氧而受到损伤的线粒体恢复的作用。萤光镜下尚可观察到，针刺可促使缺血中心区与心肌细胞密切接触的肾上腺素能神经膨体末梢中儿茶酚胺的恢复。而通过电针促进肾上腺素能神经在心室肌的恢复，不仅保护了心肌，维持其存活，而且还可以加强心肌收缩力，从而增加心输出量，这对改善全身状态都具有积极意义。针刺对以上形态学的影响，可能是由于针刺调整了血流动力学紊乱、改善心肌供血所致。

病态窦房结综合征常继发于冠心病。蒋戈利等开展针刺对急性实验性病窦模型电生理影响的研究。选用日本大耳白兔33只，随机分为针刺组、对照组、非穴针刺组各11只。采用甲醛外敷法制作急性实验性病窦模型。针刺组取穴：内关、郄门、人中。非穴针刺组分别于前胶、头部选非穴点。结果：33只兔制作模型前均为正常心电图，制作模型后，心电图显示多种心律失常，其中最多见的是窦缓和结性逸搏心律，针刺组针刺后异常心律改善或消失，而其余两组则无显著改变。造模前各组间在SNRT、CSNRT、SACT和SNERP上无差异，造模后上述各指标明显延长，与造模前比，存在非常显著差异，而针刺组针刺后，上述指标又明显缩短，与针前比存在非常显著的差异（$P<0.01$），而空白对照组与非穴针刺组则无明显变化（$P>0.05$）。认为特定穴位针刺可能抑制或调整迷走神经功能，同时改善心功能、增加冠脉血流量，改善SAN区微循环，从而达到改善SAN功能的作用。

三、展望

针灸疗法对缓解或减少CHD心绞痛发作

有一定的疗效，并且还被运用到CHD的发病因素的治疗，甚至运用于急性心肌梗死及心律失常等急、危、重病领域，取得了可喜的成绩。若针灸效果不佳，心绞痛频繁发作，程度加重时，应及时采用中西药物综合治疗，而在心梗与心律失常方面的运用，尤当注重综合治疗。在临床研究方面，今后还应从以下方面进一步探讨：①除观察针灸即时效应外，应更注重疗程前后的比较及远期追踪观察，以便更好地反映实际；②进一步开展对客观指标的观测，选择有特异性、敏感性的指标；③进一步筛选确切有效的穴位，对具有相对特异性的穴位以及有效的针灸方法作深入研究。有关针刺镇痛作用的机理，意见尚未趋一致，是否与中央灰质的内啡肽有关抑或通过其他途径尚待研究。针刺的调整作用可能是由于调整植物神经系统的结果，深入探究其调整作用的实质当是阐明针刺治疗CHD机理的关键。应考虑针刺对心肌损伤的保护性作用是否可能与针刺激发了肾上腺皮质功能和血中乙酰胆碱含量增多有关。随着针刺机理的进一步探讨（包括从体液、内分泌方面），其疗效的进一步提高，这一简便易行、无副反应的疗法必将得到更进一步的推广运用。

（石学敏　李　力　赵雪梅）

第二节　支气管哮喘

支气管哮喘（Bronchial Asthma，简称哮喘），是在支气管高反应状态下由变应原或其他因素引起的广泛气道狭窄的疾病。其临床特点为发作性胸闷、咳嗽，大多呈典型呼气性呼吸困难伴有哮鸣音，可经平喘药物控制或自行缓解。本病的病因较复杂，大多在遗传的基础上受到体内外某些因素作用而激发。近年来有人将迷走神经功能亢进、β-肾上腺素能受体功能低下、α-肾上腺素能受体功能亢进，或其中某二者同时存在等，作为哮喘的重要内因。在发病早期，因病理的可逆性，解剖学上很少发现器质性改变，随着病情发展，病理学变化逐渐明显，可见到肺气肿、肺纤维化、肺不张等。

中医依其见症归属“哮喘”、“喘鸣”、“鸣息”等范畴。历代医家对本病的症状、病因、病机有诸多论述，如《素问·通评虚实论》载：“乳子中风热，喘鸣肩息。”《诸病源候论》载：“其胸膈痰饮多者，嗽则气动于痰，上搏于咽喉之间，痰气相击，随嗽动息，呼呷有声。”《针灸资生经》中有“因与人治哮喘，只缪刺肺俞。”《丹溪心法》明训其治法“未发以扶正气为主，既发以攻邪气为急。”本病之基本病因为痰饮内伏。发作期多见实证，缓解期多见虚象。治疗上以“急则治标，缓则治本”为原则，以宣肺豁痰，祛除宿根为重点，并据证之寒热，或宣肺散寒，或宣肺清热；据虚之脏腑，或补脾肺，或益肺肾。

现代医学对本病发作期采用解痉、止咳、化痰、消炎治疗，缓解期采用免疫疗法等。由于西药的某些副反应以及长期使用可产生耐药性，因此部分病人单独使用西药治疗不能取得满意疗效。近40年来很多学者对针灸治疗本病进行了大量临床研究，取得了良好成效。

一、临床研究

针灸治疗本病多采用体针、灸、刺络、拔罐、穴位注射、穴位埋线等疗法。

王崇秀等取风门、肺俞、心俞、督俞、膈俞及相应夹脊穴，直刺进针1寸～1.5寸，施捻转补法1分钟～3分钟，使针感向前胸或上下放射，然后在风门、肺俞、膈俞任选一对穴，用三棱针点刺后拔罐，令出血5ml～10ml，治疗300例支气管哮喘治愈118例，显效148例，好转16例，无效6例，总有效率94%。

何树槐以膻中、内关、列缺、足三里、风池为主穴，肺气虚加太渊、太白，脾气虚加太白、三阴交，肾虚加太渊或照海，痰多加丰隆。每次留针20分钟。治疗62例支气管哮喘，总有效率达87.1%。

蒋幼光检查了48例支气管哮喘患者，发现87.5%有过敏点，针刺过敏点治疗有效率达69%。

刘泽光取鱼际穴，针向掌心部位，治疗支气管哮喘200例，10分钟之内敏感者98.5%，总有效率98.5%，其中有远期疗效者126例。

关建敏等采用针刺、拔罐、埋线治疗48例支气管哮喘。针刺取穴以定喘、尺泽为主，实证配天突、丰隆，虚证配膻中、足三里、太溪，均施平补平泻法。拔罐取穴肺俞、膏肓俞、中府。针灸10次后在针刺穴位上埋入羊肠线。结果总有效率94%。

王友仁等采用瘢痕灸，通过辨证分型取穴，肺气虚选定喘、天突、膻中、肺俞，肺脾气虚加脾俞，脾肾阳虚加肾俞、气海，治疗支气管哮喘56例，总有效率91.06%。认为此法对控制复发、减少发病次数或减轻发病程度有显效。

严华等于每年夏季7月～8月间化脓灸大椎、肺俞穴，灸后用灸膏封贴，隔日灸1穴，每灸治3穴为一疗程，治疗299例支气管哮喘，显效率29.1%，有效率为70.6%，其中对偏寒型，无肺气肿并发症的青年患者疗效更显著。

何健等用温针治疗支气管哮喘60例，在治疗过程中均不予吸氧，不应用药物及其他治疗措施。针大椎、风门、肺俞，得气后用1寸艾卷套在针柄上点燃施灸。起针后用大号火罐拔罐5分钟。治疗结果显效39例，有效17例，总有效率占93.3%。寒证及中间证的疗效为佳。针刺对重度通气功能障碍有效率58.3%，中度通气功能障碍有效率92.8%，轻度通气功能障碍有效率100%，针刺前后肺功能最大呼气流速一容量曲线上的若干参数较针刺前亦有较明显改善。

赖新生等将73例支气管哮喘进行分组治疗。①养子组：按患者随诊时辰推算出本日的日时干支及开穴，按24分钟开一穴的顺序应时开穴，不配其他穴，虚补实泻或平补平泻。②贴药组：取肺俞、膏肓穴、定喘穴。贴药主要成分为白芥子、川椒、元胡、细辛、甘遂、桂枝、麝香等，于初、中、末三伏天按时贴药。③辨证组：主穴同贴药组，实证痰多配丰隆、中脘；咳嗽配尺泽、孔最；肺虚配太渊；肾虚配太溪。补泻法同养子组。养子组与辨证组10次为一疗程，间休3天～5天，继续另一疗程。贴药组每次贴3天，3次为全疗程。结果：三组疗效以养子组较高；治疗后养子组cAMP与cGMP含量、cAMP//cGMP比值均恢复正常；治疗后三组血浆皮质醇含量均得到调整。

王北松等采用地塞米松2mg，取宣喘、肺俞、至阳其中1穴进行穴位注射，并配合氨茶碱口服，治疗28例支气管哮喘，痊愈4例，显效11例，有效10例，无效3例。总有效率89.3%。疗效显著优于单纯口服氨茶碱组。

刘家秀以维生素K_3肺俞封闭治疗支气管哮喘40例，显效23例，好转14例，无效3例。总有效率达92.5%。12例者封闭后30分钟进行肺功能测定，通气功能有一定改善。

陈康明于天突穴注射鱼腥草注射液2ml（儿童减半）或链霉素注射液0.5g（儿童2mg/kg）治疗162例，痊愈76例，好转78例，总有效率达95.1%。

唐维礼取鱼际、膻中、肺俞、定喘等穴采用异体脂肪埋藏的方法治疗本病426例，痊愈168例，有效98例，显效117例，总有效率89.91%。

秦亮甫等先针定喘、膻中、内关、丰隆穴，再在身柱、屋翳、膏肓拔罐，针刺8次后再于定喘、膻中、鱼际、丰隆穴埋线，治疗1053例支气管哮喘，总有效率达80.05%。该作者认为此方法疗效巩固。

符之彬取大椎、肺俞、鸠尾、中脘为主穴，随证配肺俞、脾俞、天突等进行针挑治疗本病118例，总有效率达92.36%。

皮纯炎用在双手大拇指鱼际穴和中指间的根部进行割治的方法治疗小儿哮喘200例，有效率为90.5%。陈林才以针刺除拇指外四指的中缝指关节部位至骨为止，拔针后挤出少量黄白色粘液，每隔3天～7天治疗1次，一般经2次～3次治疗后即能控制哮喘发作。

周荣林用变应原浸液在大椎、左肺俞、右肺俞、陶道、左厥阴俞、右厥阴俞、身柱、左心俞、右心俞、左督俞、右督俞穴进行穴位皮下注射。每周注射1个穴位，注射完以上穴位作为1个疗程。对照组以0.85%生理盐水穴位皮下注射。结果：治疗组总有效率为90.6%，基本控制率为24.97%；对照组疗效明显劣于治疗组。变应原皮试复查100例患者，其中92例红晕、肿胀面积比治疗前缩小，治疗前后差异非常显著。治疗组嗜酸性细胞比治疗前下降，免疫功能较对照组显著提高。

赵子贤采用耳压疗法治疗使用抗生素无效或对抗生素产生耐药性或过敏的患者50例，选取交感、神门、平喘、肺、大肠等穴位，经半年以上的观察，临床控制 12 例，显效 27 例，有效 10 例，总有效率 98%。田荣林取神门、喘点、平喘、皮质下、肾上腺、肺、支气管等穴位，每次取同侧 5 个～6 个耳穴，两耳交替使用，治疗 61 例，显效 13 例，好转 36 例，无效 12 例，总有效率 80.33%。辛万和取肺俞、心俞、肾俞等穴位，用梅花针叩刺，再用闪火法拔罐治疗 70 例，痊愈 43 例，显效 11 例，好转 15 例，无效 1 例，总有效率达 98.6%。

程传勋等以氦氖激光照射天突、定喘、膻中、肺俞等穴治疗支气管哮喘 139 例，总有效率 89.9%。北京积水潭医院以磁片贴穴治疗支气管哮喘 11 例，显效 7 例，有效 4 例。秦小珩等用钐钴金磁片贴于天突、膻中、定喘、丰隆（交替使用）治疗支气管哮喘 49 例，临床控制 12 例，显效 31 例，无效 6 例，据观察，磁疗对 16 岁～30 岁的患者临床控制率高，占 87.7%。

宫斌等用入静诱发循经感传疗法治疗 53 例支气管哮喘者，以 G-6805 电针仪刺激合谷、足三里、膏肓、膻中、肺俞、天突、定喘、大椎等穴，疗效满意。

二、实验研究

杨永清等对针灸治疗前后哮喘患者外周血活化 T 淋巴细胞与嗜酸粒细胞数目的变化进行研究，结果表明：过敏性哮喘患者的外周血活化 T 细胞数目均较治疗前明显降低，而 CD_3^+、CD_4^+、CD_8^+ T 淋巴细胞数目均较治疗前明显升高；过敏性哮喘患者的外周血嗜酸粒细胞直接与分类计数均较治疗前显著降低。认为针灸治疗对于控制过敏性哮喘的发生具有积极的防治作用。

欧桂珍等观察了针刺“膻中”、“天突”、“合谷”等穴对急性过敏性支气管痉挛家兔呼吸频率、幅度及支气管哮鸣音消失时间的影响。发现：针刺“膻中”、“天突”两组与对照组呼吸频率、幅度恢复时间、支气管哮鸣音消失时间有极显著的差异；针刺“合谷”组与对照组支气管哮鸣音消失时间无显著差异；针刺“天突”组与“膻中组”呼吸频率、幅度恢复时间、支气管哮鸣音消失时间无显著差异。

冯建国在临床实验中发现哮喘发作时患者血浆 cAMP 和皮质醇含量降低，针刺治疗后血浆 cAMP 增高，肺最大通气量增加，两者有显著相关性。在动物实验中还观察到，针刺豚鼠“鱼际”穴后，肺组织 cAMP 含量、cAMP/cGMP 比值均显著高于非针刺穴点。而用普鲁卡因局封鱼际穴能消除针刺的效应，其肺组织 cAMP 含量和 cAMP/cGMP 比值均显著低于针刺鱼际组。说明针刺鱼际穴对肺脏环核苷酸的影响具有特异性。

以上研究结果证实，针灸治疗支气管哮喘的机制与抗过敏、增强免疫机能、改善肺脏和血浆环核苷酸状态有密切关系。

三、展望

针灸在治疗支气管哮喘的临床疗效上已得到医学界的公认，而且近期疗效及远期疗效均很显著，针灸依据“冬病夏治”的治疗原则，对本病的防治也起到了良好的作用。然而，对儿童期哮喘的临床研究以及针灸治疗哮喘的机理研究尚少，今后应在此基础上加强以上方面的研究工作，为根治本病提供丰富的临床及实验依据。

（石学敏　李　力　赵雪梅）

第三节　三叉神经痛

三叉神经痛 (Trigeminal Neuralgia)，是指沿三叉神经分布区发生的反复发作性、阵发性剧烈疼痛，且不伴感觉缺失和运动障碍。本病分为原发性和继发性。原发性三叉神经痛病因目前尚未完全了解；继发性三叉神经痛多由小桥脑角肿瘤、三叉神经根及半月神经节部位的肿瘤、血管畸形、动脉瘤、脑干梗塞等病引起。三叉神经痛多发于 40 岁以上的中老年人，女性多见。本节重点讨论原发性三叉神经痛。

中医依其临床见症归属“面痛”、“头风”、“偏头风”等范畴。对于面痛的症状、治法，历代医家论述颇多。如《灵枢·经脉》有“颌痛”、“颊痛”、“目外眦痛”；《素问·缪刺论》有“齿唇寒痛”；清·陈士铎所著《辨证录》有：“人有患半边头风者，或痛在右或痛在左，百药治之罔效，此病得之郁气不宣又加风邪袭之于少阳之经络，遂致中半边头痛也……”；《张氏医通》载：“面痛……不能开口言语，手触之即痛，此是阳明经络受此毒，传入经络，血凝滞而不行。”综合历代医家之说，本病之病因病机为风寒、风热之邪侵袭阳明、少阳经脉，气血痹阻不畅或肝胃郁热，上攻头面，阻塞三阳经络而发病，治则为解表祛风、清除郁热、活血通经。

现代医学对三叉神经痛轻症采用药物封闭治疗，对重症或以上止痛治疗无效者行手术治疗。迄今为止，药物治疗仅能收到短期效果，而手术疗法治愈率并不理想且易引起并发症，因此众多学者对针灸治疗本病进行了大量研究，为中西医结合防治本病的研究提供了新的途径。

一、临床研究

以辨病、辨证或辨病辨证相结合原则取穴，采用针、灸、刺络、拔罐、挑针、电磁疗法、穴注、全息疗法等方法，以达驱邪、通经、止痛之功。

（一）针刺疗法

徐笨人等针刺治疗原发性三叉神经痛1000例，Ⅰ支痛：用28号1寸～1.5寸毫针从鱼腰穴斜向下方刺入0.3寸～0.5寸，待有触电感传至前额时，不捻转，轻轻提插20～50次；Ⅱ支痛：用26号1寸～1.5寸毫针从四白斜向下方约45度角刺入0.5寸左右，待有触电感传至上唇时，提插20次～50次；Ⅱ、Ⅲ支痛：用26号2寸毫针从患侧下关穴刺入1.5寸左右，待触电感到达舌或下颌等处时，提插20次～50次。结果治愈率54%，总有效率99.2%。

天津中医学院第一附属医院针灸科采用针刺加刺络拔罐疗法治疗三叉神经痛176例，其中21例为经过手术治疗2年～3年后复发疼痛者，选取阳白、太阳治疗第一支痛；太阳、下关、颧髎、四白治疗第二支痛；颊车、下关治疗第三支痛。各支均加风池或完骨、天柱，同时配合痛点处刺络拔罐。结果总有效率达87%。

张凤舞用1寸毫针直刺听宫0.6寸～0.7寸深，采用平补平泻手法，留针30分钟～60分钟，每隔10分钟行针1次，共治63例三叉神经痛，痊愈44例，显效11例，有效8例。

崔述贵取颧髎，以3寸毫针垂直进针2.0cm～2.5cm，使触电感扩散整个面部，共治37例，总有效率达94.5%。

冯玉梅等深刺人迎治疗本病28例，用缓慢捻转进针，针尖直抵颈椎横突骨面，当有阻力感时，旋以泻法，使酸麻胀感至同侧前臂或手指，留针30分钟，不提插，每日2次，左右穴交替使用。结果痊愈14例，显效7例，好转4例，无效3例。

葛书翰等以下法治疗原发性三叉神经痛1500例：Ⅰ支痛取鱼腰穴，从鱼腰穴斜向下方刺入0.3寸～0.5寸，待局部有胀痛或触电样针感时，轻轻捣刺3次～5次；Ⅱ支痛取四白穴，从四白穴斜向上方约45度角刺入0.5寸左右，待有触电样针感传至上唇或上牙等处时，提插20次～30次；Ⅲ支痛取下关穴或配颊车、承浆穴，从患侧下关穴刺入1.5寸左右，待有触电样针感传至舌或下颌等处时，提插20次～30次。针下关穴针感不显时配用夹车、承浆穴，从患侧夹车、承浆穴斜向前下方约30度角刺入0.3寸左右，待胀痛或触电样感传至下唇时，轻轻捣刺3次～5次。每日或隔日治疗1次。治疗结果：重证患者疼痛消失率高于中证或轻证；总有效率99.2%。随访1年～6年，部分病人症状复发，但程度较治疗前轻，继续给予针刺治疗仍然有效。

李绮芳对第Ⅰ支痛取阳白、太阳或头维，Ⅱ支痛取四白、迎香；Ⅲ支痛取下关、大迎，治疗33例，近期痊愈12例，显效13例，进步7例，无效1例。高洪宝采用点刺放血法治疗三叉神经痛30例。取穴分两组。第一组：上星、囟会、五处、承光、通天、络却；第二组：前顶、百会、头临泣、目窗、正营、承灵。两组穴交替使用，每周治疗2次。治愈率70%，总有效率100%。张和平沿疼痛的三叉神经根干寻找最痛点，用0.5寸～1.5寸毫针缓缓向下直刺，得气后在该痛点之前后左右相距0.5cm～1cm处依法各针刺1针，留针90分钟，每日1次，治疗48例，痊愈率100%。周继荣取患侧下关为主穴，健侧合谷为辅穴。Ⅰ支痛加阳白、攒竹、鱼腰；Ⅱ支痛加四白、迎香、禾髎；Ⅲ支痛加承浆、颊车、翳风。下关穴以30号2.5寸毫针，以85度角向后下方朝对侧乳突方向深刺2寸左右，用紧提慢按法，使针感向下颌方向或四周扩散并持续20秒～30秒，留针30分钟～60分钟，每日1次。治疗32例，近愈率46.88%，总有效率96.88%。

陈春峰针刺治疗144例三叉神经痛，Ⅰ支痛取阳白穴；Ⅱ支痛取四白穴；Ⅲ支痛取下关、地仓穴。治愈率61.81%，总有效率96.6%。朱桂等治疗150例，Ⅰ支痛取眶上孔；Ⅱ支痛取颞下凹；Ⅲ支痛取颞下凹、颏孔。治愈率44.67%，总有效率98.67%。李大勋等针刺眶上切迹、眶下孔、颏孔为主，使上穴出现触电样针感；然后配颧髎、下关穴，治疗本病80例，近愈率50%，总有效率100%。

高弘等取患侧足三里穴，直刺1.5寸，使针感达面部，然后Ⅰ支痛配鱼腰，Ⅱ支痛配四白，Ⅲ支痛配下关，治疗17例，治愈9例，显效5例，好转3例。袁永珍用3寸毫针直刺健侧止痛灵穴（屈肘成90度，在曲池前、下各1寸，距手三里2寸处），进针1.3寸左右，得气后行龙虎交战手法，使针感放散至肩峰，然后Ⅰ支痛加太阳穴；Ⅱ支痛加下关穴；Ⅲ支痛加颊车穴，治疗28例，总有效率96.4%。

张学曾以下关为主穴，配合清热化痰、疏风止痛、通经活络的其他穴位，治疗19例，有效率为94.74%。吴奇方针刺眶上孔、眶下孔、颏孔为主，辨证配穴治疗本病49例，总有效率87.7%，疗效显著优于西药对照组。

张茂甫取三间、合谷、头临泣为主，酌情加用太阳、上关、阳白、攒竹、瞳子髎、四白、下关、颧针、大迎、悬厘，用腾田氏温灸器灸上穴40分钟，亦可获良效。

（二）电针疗法

胡佐芳等治疗Ⅰ支痛取攒竹穴为主，配阳白或头维；Ⅱ支痛取四白穴为主，配下关或颧髎；Ⅲ支痛取颧髎穴为主，配用颊车。将主配穴联于G6805电针仪上，采用频率300次～500次/分，以病人能耐受为度，每次通电40分钟～60分钟，每日1次，共治33例，有效率达87%。

张秀芬取听宫、听会、翳风，用DG-1型治疗仪治疗，用连续波，每分钟100次～120次，中强度刺激量，治疗12例，10例痊愈。

康希圣等以下关穴为主，Ⅰ支痛配攒竹；Ⅱ支痛配回白、迎香；Ⅲ支痛配颊车、夹承浆，而后将电针仪接在穴位上，用疏密波，通电15分钟，每日1次，治疗25例三叉神经痛，痊愈10例，显效8例，好转7例，无效1例。杨华等用电针治疗本病55例，方法是：Ⅰ支痛取太阳透下关、鱼腰；Ⅱ支痛取迎香透巨髎、四白；Ⅱ、Ⅲ支或Ⅲ支痛取下关透颊车、夹承浆穴，配合谷、内关穴，接G6805电针仪，选疏密波频率在100次～200次/分，输出强度，见面部有较轻微跳动为度，连续通电30分钟，每日1次。结果治愈31例，显效17例，好转6例，无效1例。

（三）穴位注射疗法

张天戈用穴位注射疗法治疗本病75例，方法是：Ⅰ支痛取鱼腰、太阳、阳白、攒竹；Ⅱ支痛取四白、太阳、迎香、翳风；Ⅲ支痛取地仓、颊车、迎香，以上均取患侧，用654-2注射液10mg～20mg，每穴注射5mg～10mg，每日1次。结果治愈60例，治愈率达80%，总有效率达96%。戚耀等以下关、阿是穴为主穴，Ⅰ支痛配鱼腰、阳白；Ⅱ支痛配颧髎、四白；Ⅲ支痛配大迎、夹承浆，上穴均取患侧，每次取主穴2个，配穴1个，取注射用地塞米松5mg，注射用水1ml，每穴注入药液0.5ml～1ml，每日1次，治疗62例，痊愈32例，显效14例，有效11例，无效5例。肖述钧用1%利多卡因2ml～3ml，注入风池穴，每日1次，左右穴交替使用，共治32例，治愈28例，好转4例。梁遂安等用醋酸强的松龙25mg，1%普鲁卡因溶液10ml，维生素B_{12}注射液250ug，注入下关、合谷、阿是穴，Ⅰ支痛加太阳、攒竹、阳白；Ⅱ支痛加四白、颧髎、迎香；Ⅲ支痛加颊车、地仓、夹承浆。7天治疗1次，治疗207例，有效率为83.44%。

尹淑英等用维生素B_1注射液100mg，维生素B_{12}注射液100μg混合作穴位注射，Ⅰ支痛取阳白透鱼腰；Ⅱ支痛取四白；Ⅲ支痛取下关、夹承浆。配穴太阳、人中、颧髎、颊车、合谷。每次取2穴～4穴，每穴注射0.8ml～1.0ml，隔日1次，共治17例，痊愈6例，显效2例，好转7例，无效2例。疗效与针刺组（穴位同上）相比较无显著差异。

（四）其他疗法

河北石家庄市东方红人民医院根据临床诊断和中医辨证施治原则寻找相应穴位，加心、肝、肾等穴，治疗90例三叉神经痛，总有效率为85.6%。

湖北医学院附属医院口腔内科采用电针、耳针、水针、脚针相结合的方法治疗顽固性三叉神经痛。电针取穴以患部为主；耳针取神门、枕、上颌、屏尖、面颊或压痛点；脚针取心、肾；水针以维生素B_{12} 500μg和2%普鲁卡因（或麝香注射液）作神经干封闭，治疗26例，痊愈10例，好转14例，无效2例。

刘桂良用挑针法在下关、翳风、风池、鱼腰、攒竹、阳白、印堂、四白、巨髎、颧髎、太阳、颊车、承浆、地仓、大迎穴，用三棱针或手术刀挑割断皮下白色肌纤维，7天1次，治疗49例，显效19例，好转23例，无效7例。

刘士杰用中药当归寄生注射液4ml，运用全息理论作穴位注射，治疗86例，总有效率为95.3%，明显优于西药对照组。

钟亚对比了子午流注取穴法和常规取穴法，认为子午流注法优于常法，以纳甲法筛选穴位，治疗60例，有效率为95%，疗效优于对照组。

鹿秀崎以电磁疗法治疗三叉神经痛，取穴太阳、上关、阳白、攒竹、瞳子髎、四白、下关、颧髎、巨髎、颊车、大迎、听会，用钸纺铜磁片（表面磁场为1500高斯），6-26脉冲治疗机及57-6电脉冲医疗刺激仪，针灸麻醉治疗仪治疗16例，取得满意疗效。

二、实验研究

陶之理等在实验用大白鼠“四白”穴区注入10%～20%的HRP20μl。存活24小时至48小时，用2%多聚甲醛及1.25%戊二醛磷酸盐缓冲液进行心脏灌流。动物死后将双侧三叉神经半月神经节、双侧交感颈上神经节、脑干等取出存放于30%蔗糖液内，冰冻切片后进行成色反应，观察三叉半月神经节、脑干、颈上神经节内的标记细胞及纤维。实验结果证实：“四白”穴区的感觉（传入）神经元位于半月神经节内。同时“四白”穴区的感觉2神经元偏位于半月神经节的中部，其中枢突分布于三叉脊髓束内。“四白”穴区还与面神经核、三叉神经运动核、三叉神经中脑核、动眼神经核有联系。因此“四白”穴区传入神经元中枢突的分布及广泛的联系可能是“四白”穴区治疗三叉神经痛等面部疾患的形态学基础。

尚有学者通过针刺对大白鼠三叉神经脊束核中P物质影响的观察，认为针刺可能通过一定的神经机制抑制了一级末梢内P物质的释放，三叉神经脊束核尾侧核在针刺镇痛中起着一定的作用。近年来有学者指出电针不但调节两类伤害性神经原活动（三叉神经尾侧脊束核内伤害性神经原和中间神经原），并且也抑制中间神经原感觉信息的传递。

三、展望

三叉神经痛是一种顽固难治之症，至今尚无特效疗法。针灸治疗本病取得了较好疗效，对轻症患者能在短期治疗消除症状；对于复发或术后疼痛复发者的能产生治疗效果，而且操作简便，副反应少。实验研究为针灸治疗三叉神经痛的作用机制进行了探讨。今后仍应在以下几方面作进一步研究：在临床研究中增加对照组；控制复发；针灸止痛机理的探索。这些研究结果将为提高针灸治疗本病的疗效提供帮助。

（石学敏　李　力　赵雪梅）

第四节 脑血管意外

脑血管意外（Cerebrovascular Accident），是指一种急性非外伤性脑局部供血障碍引起的局灶性神经损害。以中年以上患者为多见，多数与脑动脉硬化有关，临床特点为起病急，突然性意识障碍、语言障碍和肢体瘫痪。其病死率与致残率均极高。本病可分为出血性和缺血性两大类，前者包括脑出血（Cerebral Hemorrhage）和蛛网膜下腔出血（Subarachnoid Hemorrhage），后者包括脑血栓形成（Cerebral Thrombosis）和脑栓塞（Cerebral Embolism）。其中以脑血栓形成最多见（约占50%），其次为脑出血（约占28%）。高血压、动脉硬化为脑出血、脑血栓形成之基础；动脉瘤、先天性脑血管畸形常继发蛛网膜下腔出血；风心病及亚急性细菌性心内膜炎则为脑栓塞的病因之一。脑出血多见于50岁以上的高血压患者，由于动脉壁变性或破裂而大量血液渗入脑实质内，引起昏迷和瘫痪；蛛网膜下腔出血系指脑底部或脑表面的血管破裂，血液直接进入蛛网膜下腔产生的意识障碍和脑膜刺激征而言；脑血栓形成是指在脑动脉内膜病变基础上产生的动脉管腔狭窄或闭塞，导致急性脑供血不足而出现偏瘫、失语等局灶性神经症状；因进入血液循环的栓子将脑动脉堵塞可发生脑栓塞，临床上表现为非常突然起病的偏瘫和意识障碍。

本病在中医学中称为“中风”，并有“卒中”、“类中”、“大厥”等名称。关于中风的发病原因，历代医家有不同见解。如《灵枢·刺节真邪论》说：“虚邪偏客于身半……发为偏枯。”而《景岳全书》则谓：“非风一证，即时人所谓中风证也。此证多见卒倒，卒倒多由昏愦，本皆内伤积损而然，原非外感风寒所致。”后世对中风之认识，更臻完善，认为中风的发生，主要因素在于患者平素气血亏虚，心、肝、肾三脏阴阳失调，加之忧思恼怒，情志所伤，或嗜酒饱食，饮食不节，或外邪侵袭，或房室劳累等诱因，以致气血运行受阻，肌肤筋脉失于濡养，或阴亏于下，肝阳暴张，阳化风动，血随气逆，挟痰挟火，横窜经隧，蒙蔽清窍而形成上实下虚，阴阳不维的危急证候。中风病机虽较复杂，但归纳起来不外虚（阴虚、气虚），火（肝火、心火），风（肝风、外风），痰（风痰、湿痰），气（气逆），血（血瘀）之六端，其中以肝肾阴虚为其根本。此六端在一定条件下，互相影响，相互作用而突然发病。针灸治疗中风，早在《内经》中即有记载。后世多宗疏通经络、潜阳熄风、补益肝肾、醒神开窍之大法。

现代医学治疗脑血管意外时，首先当明辨其病变性质是出血性还是缺血性，并且在不同时期有不同治法。属出血性，且在急性期，运用苯巴比妥钠或安定以镇静止痉，运用利血平或25%硫酸镁控制过高血压，若颅内压增高，可静脉滴注高渗糖及静脉推注20%甘露醇，并可考虑使用止血剂，必要时可采用穿颅引流或外科手术治疗；属缺血性，且在急性期，运用降压药或升压药以调整血压，运用低分子右旋糖酐或706代血浆静滴以降低血粘度和血细胞的聚集，增加血流速度，并可酌情选用血管扩张剂的抗凝剂，颅压高时，可选用适量脱水剂，烦躁不安时，予镇静剂，必要时，可采用动脉内膜剥除术、动脉斑块切除术、颅内外动脉吻合术等外科手术疗法。由于脑血管意外发病急骤，病势险恶，病情复杂多变，一般说来，现代医学之急救措施，对症治疗能使急性期患者存在的危及生命的症候群和诸多并发症得以相当大程度的控制，但其用药的及时、准确和药物之间的相互制约，很大程度地影响着临床疗效，特别是对急性期过后，患者所遗留的肢体功能障碍等，缺乏满意的疗效。针灸治疗对于中风后遗症，已经显示肯定和令人振奋的疗效，并在中风急性期中的运用，已显示十分重要的临床意义，至少与药物的合并使用，已大大提高了临床救治质量，因此针灸已被广泛用于本病的不同时期的治疗中，且无论是缺血性还是出血性脑血管意外，均能取得良好疗效。

一、临床研究

针灸治疗脑血管意外历史已久，由于其具有高发病率、高死亡率和高致残率的特征，一直受到医家的高度重视。近四十年来，由于针灸医学的发展及现代各种检测、治疗手段的综合应用，在针灸医学领域，可以认为这一疾病的治疗研究，投入人力、物力最多，成果最为丰富，从而使针灸疗法在脑血管意外的治疗中占有十分重要的地位，涉及到不同时期（急性期、恢复期、后遗症期）、不同性质（出血性、缺血性）、初中或复中、诸多并发症（假性延髓麻痹、便秘、尿潴留、尿失禁等）以及防治等各个方面，针灸疗法亦发展至数十种之多，除体针外，还有头针、眼针、舌针、鼻针、电针、腕踝针、耳针、神经干刺激、灸疗、拔罐、水针、穴位埋线、药熨及激光针、超声波针、梅花针、指针等综合运用，在临床疗效方面有了新的提高。

（一）体针疗法

1. 辨证施治，随症加减

辨证取穴治疗中风古往今来临床应用较多，以往一直是针刺治疗中风的主流。由于辨证方法众多，因此中风病的辨证施治包括两大类，一类以阴阳、脏腑、气血辨证为主体开展治疗；另一类以经络辨证为主体开展治疗。施正华对105例中风患者，其中包括中脏腑者41例（闭证35例，脱证6例），中经络者64例。对中脏腑脱证，用回阳救急法，兼顾真阴为主；闭证用平肝熄风，豁痰开窍为主。中经络证用平肝熄风、和营通络为主。取穴：回阳固脱灸气海、关元、神阙，兼顾真阴取复溜、太溪；平肝熄风取百会、风府、风池、行间、太冲、太阳；痰开窍取丰隆、中脘、人中；清火泄热取少府、劳宫、曲池、合谷、十二井、十宣；和营通络，半身不遂取肩髃、曲池、合谷、中渚、环跳、风市、阳陵泉、足三里、悬钟，健侧用泻法，病侧用补法。治疗结果：基本治愈者34例，显效34例，进步25例，无效12例，并认为中经络比中脏腑疗效高。病程在30天以内收效迅速，瘫痪下肢恢复快，上肢恢复较慢。阮少南用辨证分型治疗中风后遗症82例，风痰型针百会、风府、太渊、丰隆；湿痰型针脾俞、丰隆；气滞血瘀型针膻中、膈俞、血海；阴虚阳亢型针照海、百会；气血不足型针百会、气海、膈俞、血海，基本治愈率25.6%，总有效率96.3%。

由于中风以一侧肢体瘫痪为其主要临床表现，而瘫痪又属于中医痿证的范畴，中医历来即有“风取三阳”、“治痿独取阳明”的治法，故许多医家按照经络辨证、循经取穴的原则治疗中风。赵维平等取穴以手足阳明经为主，辅以太阳、少阳经，上肢瘫取肩髃、曲池、手三里、四渎、外关、合谷；下肢瘫取环跳、风市、足三里、阳陵泉、绝骨、丘墟、太冲、太溪。神昏加风池、四神聪；面瘫加地仓、颊车、下关；言语不利、舌强加哑门、廉泉、通里等。治疗70例中风偏瘫患者，痊愈和基本痊愈率为54%，总有效率为99%。王宏志将中风偏瘫分为三期施治，早期（发病半年以内）针健侧，中期（发病6个月～18个月）针健患双侧，后期（发病1.5年～3年）针患侧。取曲池、内关、合谷、百会、环跳、足三里、阳陵泉、三阴交。治疗972例，结果各期总有效率均明显高于只针患侧的对照组。王全奇采用上述两类辨证方法的综合，取肩髃、曲池、手三里、外关、合谷、环跳、伏兔、足三里、阳陵泉、解溪等，言语不利加廉泉，足内翻加丘墟，足外翻加照海；气虚血瘀加足三里用灸法，痰湿内盛加丰隆，阴虚阳亢加太冲透涌泉，治中风130例，总有效率为95.4%。

2. 固定疗法，经验取穴

“十二透穴”法：高丹枫总结了“王乐亭十二透穴治中风法”：肩髃透极泉、腋缝透胛缝、曲池透少海、外关透内关、阳池透大陵、合谷透劳宫、环跳透风市、阳关透曲泉、阳陵透阴陵、绝骨透三阴交、昆仑透太溪、太冲透涌泉。此法针感强、取穴少，一针连贯两条经脉，起通经脉调气血作用，比单穴收效快。

上下配穴法：白求恩医科大学第二临床学院采用少取穴不留针法治疗脑血管意外偏瘫只取患侧天鼎、环跳二穴，使针感自穴位传至肢端，112例患者治愈率32.7%，总有效率98%。

选夹脊穴法或背部腧穴法：杨日和以背部腧穴为主，一肢瘫取颈5、6、7棘突下及相应水平旁开1.5寸处；下肢瘫取腰2～5椎棘突下及相应水平旁开1.5寸处，治疗中风80例，痊愈57例，显效18例，好转5例。与不针以上穴位病人比较，显示疗效好，疗程较短等特点。

生物全息疗法：孙东健等应用全息生物学理论，针刺全息穴位治疗中风84例，有效率为98%。取第二掌骨侧双侧全息头穴、肝穴。针刺第二掌骨侧穴位3次效果不理想时，可适当选配上肢、下肢相应位点的全息穴位。

子午流注针法：梁式贞等根据子午流注纳甲法选经取穴，治疗中风后遗症患者477例，总有效率达93.7%，其中以脑血栓形成效果最佳，有效率达95.8%。飞腾八法是择时取穴法之一，赖芳山治疗缺血性中风31例，并与常规取穴组比较，结果表明飞腾八法组痊愈率明显高于对照组，且取穴少。

3. 辨病施治，随症加减

近年来辨病施治，以及在此基础上的与辨证施治相结合，成为中医疾病研究的方向。一般认为，在中风病针刺治疗中，中经络与中脏腑间疗效差异显著，但与辨证关系不大，因此，一些医家在探讨固定针法的基础上，进而分析研究中风病的最终病理机制，从而进行辨病施治、辨病与辨证的相结合。

李定明等针刺治疗脑出血患者104例，急诊入院者92例，按科研设计随机分配治疗组（T组）和对照组（C组）各46例。T组从入院之日开始针刺风府、哑门穴，加刺对症辅穴；而C组除不针刺该两穴外，其余疗法与T组相同。病程在11天～31天的患者12例，列为一般组（G组），也用T组疗法观察疗效。治疗结果：T组治愈15例，基本痊愈8例，共23例，占总数50%，而C组痊愈者2例，基本痊愈者7例，占总数的19.57%。两组相比，P＜0.005。在三个疗程内，两组相比，在意识、语言和肢体功能等障碍恢复正常上，P＜0.005；G组的基本痊愈虽达50%，但无一例达到痊愈。表明针刺风府、哑门穴治疗脑出血确有显著效果，早期针刺该两穴有重要意义。

以辨病与辨证相结合开展中风病的针刺治疗。石学敏等以醒脑开窍针刺法经过二十余年的临床实践，治疗中风收效颇佳。他们治疗3207例中风住院病人，其中首次发病组2523例（脑出血601例，脑梗塞1922例），两次及多次发病组684例（脑出血192例，脑梗塞492例）。取穴一反过去常规，以阴经穴为主，阳经穴为辅，并对针刺手法量学指标作了具体规定。主穴取内关、人中、三阴交；辅穴取极泉、尺泽、委中。吞咽障碍加风池、翳风；手指握固加合谷；语言不利加金津、玉液放血，其他随症加减。其临床治愈率达56.47%，显效率（包括临床治愈）为79.64%。在研究中还发现，首次发病组疗效优于多次发病组，首次发病组中脑梗塞的临床治愈率高于脑出血，但总有效率比较，两者无差异；多次发病组中脑梗塞与脑出血疗效比较，则无明显差异。在此基础上，他们开展对中风病不同时期的针刺研究，并同期与传统针刺组进行比较。治疗急性期脑梗塞病人200例（病程均为三周以内），按入院顺序随机分为醒脑组和传统组，各100例。取穴：醒脑组治法同前；传统组采用国内目前普遍的针刺方法（教材标准），取肩髃、曲池、外关、合谷、环跳、风市、足三里、阳陵泉、绝骨、太冲等，闭证配人中、十二井穴等。结果醒脑组临床治愈率、显效率分别为48.00%、83.00%，传统组分别为22.00%、53.00%，存在显著差异。该院李力等采用醒脑开窍针刺法与传统针刺法治疗恢复期（3周～3个月）中风92例，醒脑组50例（脑出血23例、脑梗塞27例），传统组42例（脑出血17例、脑梗塞25例），结果表明，醒脑组与传统组临床治愈率分别为42%、16.67%，醒脑组显效及有效率亦明显优于传统组。脑梗塞与脑出血疗效分析表明，醒脑组中两者无明显差异，说明醒脑开窍针刺法对于两者都能取得良好疗效，而传统组中两者疗效存在一定差异，脑梗塞之疗效优于脑出血之疗效。周继曾等则在前期治疗急性期中风、恢复期中风取得满意疗效的基础上，开展治疗后遗症期（三个月以上）中风的研究，并与传统针刺法进行对比，共收治84例患者，其中醒脑组46例，传统组38例。结果显示，醒脑组与传统组相比，基本治愈率分别为28.26%、5.26%；显效率分别为47.83%、23.58%，存在非常显著性差异和显著性差异（P＜0.01，P＜0.05）。假性延髓麻痹是中风病常见并发症之一，一般多出现于两次或多次中风的患者中，临床以吞咽障碍、构音障碍、语言障碍为其特征。张存生等采用醒脑开窍针刺法治疗假性延髓麻痹325例，取得满意疗效，总有效率达98.05%，并认为吞咽障碍症状的改善早于构音、言语障碍症状的改善。为防治中风病，王命等采用醒脑开窍针刺法治疗中风先兆（相当于西医一过性脑缺血发作、高血压、脑血管痉挛等）30例，并与传统针刺组23例进行比较研究。结果表明，醒脑组与传统组总有效率分别为96.67%、95.65%，无显著性差异（P＞0.05），但醒脑组临床治愈率及显效率明显高于对照组（P＜0.01）。醒脑开窍针刺法是以传统的中医理论及各家学说为基础，结合现代医学的有关论述，通过在辨病与辨证相结合基础上对中风病因病机的深刻认识，确定形成中风病的关键病机，最终都要造成清窍蒙闭、脑神匿乱，制定了以“醒脑开窍为主，疏通经络、滋补肝肾为辅”的治疗原则，简称“醒脑开窍法”，其主要学术特点表现在三个方面：①在中风病因病机认识上的继承与创新。在继承古代各家之论的基础上，针对其两大症状——神志障碍和肢体瘫痪的主要原因是脑血管的闭塞不通，亦即“元神之府”失用，脑窍闭塞则神无所附、肢无所用，故明确提出中风病的根本病因病机为“窍闭神匿”。②在选穴配方上的继承与创新。历代治疗中风多属“治痿独取阳明”之论，选穴配方多取阳经为主。石学敏等根据对中风病因病机的认识，选穴配方以“开窍启闭”、改善元神之府——大脑的生理功能为主，以疏通肢体经络之气为辅，并认为中风病虽起病突然、发病迅速，但其病理基础的形成决非一朝一夕之变故，而是长期起居失宜、情志不调、饮食不节、劳逸无度而造成，因此，其病在里、病位深、病情重，故取穴以阴经穴为主，阳经穴为辅，方中内关为八脉交会穴之一，通于阳维，属厥阴心包经之络穴，有养心安神、疏通气血之功；人中为督脉、手足阳明之会，督脉起于胞中，上行入脑达巅，故泻人中可调督脉，开窍启闭以健脑宁神；三阴交系足太阴脾、足厥阴肝、足少阴肾经之交会，有补肾滋阴、生髓的功能。肾主精，精生髓，脑为髓海，髓海有余则可促进大脑生理功能的恢复。③在针刺方向、深度、施针手法及其量学要求上的继承与创新。在继承历代医家治疗中风多采用补法的基础上，经15年研究，提出针刺方向、深度、频率、时间及两次治疗间隔时间为要素的手法量学概念。其施术要求是：先刺双侧内关，进针1.5寸，施提插捻转相结合的泻法1分钟，继刺人中，向鼻中膈方向斜刺0.5寸，施雀啄泻法，以眼球湿润为度，三阴交向后斜刺与皮肤呈45°角，进针1寸～1.5寸，采用提插补法，使下肢抽动3次。

（二）头针疗法

取头穴治疗中风，古已有之，但形成独特的头针疗法，用于中风偏瘫等病证的治疗，则是近20余年的事。山西省头针协作组用头皮针治疗脑血管意外瘫痪553例，治疗部位以运动区为主，配以感觉区，足运感区。操作方法：快速进针，达到头皮下，再沿头皮下与肌层斜向捻转至要求的区域长度，固定，开始快速持续捻转，一般3分钟～5分钟即能达到适应刺激量和刺激强度，出现一定的针感，如热麻出汗等。治疗结果，基本痊愈者205例，显效者131例，有效者180例，无效者37例。周建伟等采用新订《中国头皮针穴名国际标准化方案》取穴，治疗中风病人207例，显效率73%，总有效率90%。并观察到，不论是选用顶颞前、顶颞后斜线或顶旁一线、顶旁二线，还是选用患侧或健侧头穴线治疗，均可取得满意疗效。东贵荣等于病灶侧自百会穴至太阳穴区从上至下均针4针，治疗急性脑出血病人56例，总有效率达98.21%，经对比，效果明显优于药物组和碎吸术治疗组（$P<0.01$）。且对患肢肌力的恢复有明显的治疗作用。

对不同头穴治疗中风是否有疗效特异性问题，近年做了大量研究。石宪发现治疗中风的头部刺激区，在头颞顶部一定范围内无特异性，超出这个范围则会有差异，并通过对比观察，认为前至神庭，后至百会、左右及两鬓这个鞭形区为最佳头穴区。马松涛采用焦氏头穴运动区和感觉2区与国际头针穴名标准化方案的顶颞前斜线和顶颞后斜线进行临床对比，发现两种头穴治疗中风总有效率和治愈显效率无显著差异，而治疗脑出血治愈显效率，国际头穴标准组优于焦氏头穴组，值得进一步研究。

（三）眼针疗法

彭静山报道用眼穴治疗中风以来，有关眼穴治疗中风的报道较多，选穴亦较一致。李孟平等按眼针三焦取穴法，主穴取上焦区、下焦区，配穴取心区、肝胆区，治疗34例，有效率88%。朱凤山等以患肢抬高为标准，观察眼针治疗中风的即刻效应。主要选取双眼上、下焦区，备穴为患侧肝区、胆区、肾区、心区。共观察188例，258次眼针后瘫痪肢体抬高即刻效应阳性者221例次，占观察总数的86%。

（四）舌针疗法

舌穴治疗中风多以针刺舌体穴区为主，尤其对中风后言语不利更为有效。戴伟生用针刺舌偏瘫穴治疗中风偏瘫45例，观察瘫肢抬高的即刻与远期疗效，结果肌力Ⅲ级以上者，即刻与远期疗效均为100%，肌力Ⅱ～Ⅲ级者，即刻疗效为50%～71%，远期疗效为60%～86%，肌力Ⅱ级以下的，即刻疗效不明显，但有一定远期疗效。田成文取舌三针治中风后遗症语言不利186例，总有效率为98.39%，与对照组比较有非常显著差异。王隆漠将舌体划分区域，针刺神根穴（舌底舌下系带根部凹陷中）、佐泉穴（舌下系带两侧肉阜近舌下腺导管开口处）、支脉穴（在左右舌下静脉外侧距舌根部2/3处），选用26号～32号5寸毫针，直刺用提插、捻转结合的手法，每日1次，10次～15次为1疗程，治疗40例中风后遗症，无1例无效。

（五）神经刺激疗法

神经刺激疗法是针刺与疾病有密切联系的神经而治疗疾病的一种方法。由于腧穴的位置与神经相关，故针刺经常扎到神经上。针感的传导离不开神经，故可通过刺激神经干来治疗疾病。刺激点如下：举臂障碍：臂丛点、腋神经点。屈肘障碍：臂丛点，肌皮神经点。伸肘、腕、指障碍：桡神经点、臂丛点。屈腕、指障碍：臂丛点、正中神经点、尺神经点。屈髋障碍：股神经点。伸髋障碍：臀下神经点、坐骨神经点。大腿外展障碍：臀上神经点。足背屈外转障碍：腓总神经点、腓深神经点、腓浅神经点。足趾屈曲障碍：胫神经点。痉挛性瘫：上肢取肌皮神经点、正中神经点、尺神经点、桡神经点；下肢取臀下神经点、坐骨神经点、股神经点、胫神经点、腓总神经点。舌肌麻痹：舌下神经点。失语：喉返神经点及舌下神经点。口㖞：面神经点。方法：选准刺激点，用神经干拔针快速刺入皮肤，当病人有强烈的触电感或肌肉跳动时，表示已刺激到神经干，然后根据病情及患者耐受程度连续或间断地进行刺激，3～5次即可退针。陈修玲等采用针刺颈交感神经方法治疗119例中风患者，急性期有效率为95%，恢复期有效率为87.5%，后遗症期有效率为79.9%，远期疗效为85.7%，本法特点是见效快，对失语更好。

（六）综合疗法

近年来采用综合疗法治疗中风的报告愈来愈多。如头针与体针结合，眼针与体针结合，针刺与穴位注射结合，针刺与中药或西药的结合，以及多种针刺方法的交替进行，每次选用一种针法的一侧刺激点，或几种针法配合组方或选用对某一症状针对性较强的方法治疗，尽可能避免对该腧穴重复刺激，一般认为综合治疗可以减少治疗时间，提高疗效。中国中医研究院开展分组比较研究，认为针灸加中药、西药组治疗中风疗效最好，上、下肢肌力平均合计由原来的3.6级增加到7.0级，平均增加3.4级，针灸加中药组次之，针灸加西药组和单纯针灸组又次之。王友仁等采用综合疗法，以头针、体针、水针、中药合用，治疗中风144例，病程在1个月内者用泻法，1月～2月者，施平补平泻法，3个月以上者，用补法，取得满意疗效。

二、实验研究

（一）对血液动力学的影响

脑血流图是反映血管充盈度或搏动性血液供应的主要指标。李艳慧等人的研究表明，中风后遗症病人针刺前脑血流图波幅低平，明显低于正常值，说明患者的脑血流供应减少，经针刺后，其脑血流图的波幅、流入容积速度明显增大。说明针刺后能改善患者脑动脉的弹性，使其紧张度下降，血管扩张，血流量增加，从而改善患者脑部血循环，提高脑组织的氧分压，改善病灶周围脑细胞的营养，促进脑组织的修复。其改善作用依次为颞穴、头针、体针。针刺健侧肢体的某些腧穴，对病侧脑的脑血流图亦有明显改善作用，从而加速中风病人神经功能恢复。孙申田等观察到针刺百会透曲鬓穴，中风患者的脑血流图有非常显著的改变，变化于针后的20分钟～30分钟最明显，与肌力改善、血压下降时间相一致，同时发现其变化与手法捻转频率、刺激强度及作用时间等关系十分密切。张登部等采用艾灸中风偏瘫患者的百会、天窗穴，以脑阻抗血流图和血压为客观指标，观察灸治前后的动态变化。发现灸后脑血流图流入时间缩短，波幅升高，重搏波明显（$P<0.05$），说明灸治后脑血流量增加；伴高血压的患者灸治后收缩压和舒张压均有明显降低，尤其收缩压降低更明显（$P<0.01$）。

在动物实验研究方面，蒋达树等研究了针刺曲池、阳陵泉对实验性脑缺血猫血液动力学的影响。结果针刺使脑缺血猫的脑血流量明显增加（$P<0.001$），且持续到针后35分钟，起针后该作用明显减弱。而脑血管阻力在针刺作用下明显减弱（$P<0.01$），起针后这种作用即不明显；同时经电子计算机进行相关系数运算，发现针刺中脑血流量与脑血管阻力之间有非常明显的负相关关系（$r=-0.82, P<0.001$）。实验表明给予针刺则脑血流量明显增加、脑血管阻力明显下降，针刺中断后该现象即不显，说明包括有一种神经反射机制。

甲皱和球结膜微循环可以了解脑部的微循环状况。天津中医学院一附院开展醒脑开窍针刺法与传统针刺法对照治疗中风的研究，观察球结膜和甲皱微循环变化，证实醒脑开窍针刺在毛细血管襻宽、开放条数、输入枝、输出枝宽度等指标上均有非常明显的意义，传统组针刺后除球结膜血流速度加快外，余均无明显变化。赖芳山发现91%的缺血性中风患者存在不同程度的甲皱微循环不良，主要表现为微血管通透性增加，使得血管襻轮廓不清，镜下视野模糊，同时随着血流速度的减慢，畸形管襻增多而平均管襻长度明显变短，针刺后可以得到明显改善（P<0.05）。

吴义新等观察了脑血栓患者电针患侧手三里、丰隆、阳陵泉、支沟穴前后无名指甲皱微循环的变化，发现管襻的血色由暗红变为红色，血流状态明显优于针刺前，血流速度也较针前增快；同时发现微循环的改善与临床疗效关系密切。石宪等将中风病人随机分为针、灸两组，观察了针灸神庭穴前后双手无名指甲皱微循环的改变，发现针灸后患者原有的微循环障碍均得到不同程度改善，最明显的是血流速度加快（P<0.01）。用同样的实验方法对另一批中风患者分成头针、体针和头针加体针三组进行的观察结果同样显示，针刺可以提高微循环流速，表现在血流速度加快和血流形态呈粒状或线状，且三组间针刺前后对比差异不显著。以上结果均说明针灸具有舒缩血管和改善微循环的作用，能使气血通畅、脑组织灌注量增加，逐渐提高局部肢体细胞组织的营养，从而促进患肢功能趋向康复。

（二）对血液流变学的影响

血液化学成分的改变导致血液粘稠度的增高是中风病重要的发病机理之一。中国中医研究院针灸研究所针刺治疗急性缺血性中风54例，证实针刺治疗后，血液流变各项指标好转，其中“全血比粘度”改善非常明显（P<0.01），红细胞压积改善明显（P<0.05）。李力等采用醒脑开窍针刺法治疗稳定期中风，治疗前后测定值与正常值比较，全血粘度、血浆粘度、血沉、红细胞压积均增高，其中高切变率下全血粘度有显著差异（P<0.05～P<0.01）；治疗后全血粘度在各切变率下均有改善，其中以低切变率下的改善最为明显；高切变率下的改善有显著意义，血浆粘度、红细胞压积明显改善，血沉下降，有非常显著及显著意义（P<0.01，P<0.05）。刘进先等的实验表明，缺血性中风经头皮针治疗后，全血粘度高切、血浆粘度、血沉、红细胞电泳时间、血小板电泳时间、甘油三酯、纤维蛋白原等7项指标均明显下降，治疗前后有显著性差异（P<0.05）。

（三）生化与免疫学方面的研究

血脂过高及其组成比例的异常是引起脑动脉硬化的主要条件。许玉民对400例缺血性中风治疗前后观察表明，针刺有明显降低血脂的作用。针刺前后血脂数值对比，甘油三酯平均下降数26.9，胆固醇平均下降数29.1，β-脂蛋白平均下降数64.5，有非常显著差异（P<0.01）。戚丽宣等在针刺治疗脑栓塞临床观察的同时，测查了患者治疗前后纤维蛋白原、β脂蛋白、胆固醇、血清高密度脂蛋白胆固醇（HDL-C）等，发现原来低于健康人的HDL-C经针刺后显著升高（P<0.01），HDL-L/TC、HDL-C/LDL-C的比值均相应增加（P<0.01）；针前比正常人增高的β脂蛋白针后下降(P<0.05)，从而动脉硬化指数AI亦明显下降（P<0.01）；纤维蛋白原也较针前有明显下降（P<0.01）。该结果说明针刺能够增强胆固醇的运输能力，从而影响血脂的代谢并调节其比例，使纤凝系统趋向稳定，提高针刺的疏通经络、调理气血之作用是有客观基础的。

李其松等针刺缺血性脑血管病（ICVD）患者内关穴，用放射免疫法测定血浆亮氨酸脑啡肽（PLEK），其结果针刺使原来PLEK含量较高的阴虚型患者该项含量下降（P<0.001），而原来PLEK含量较低的阳虚型患者该项含量升高（P<0.05）；同时针刺可使原PLEK含量较高的体重超重患者PLEK含量下降（P<0.01），而原来PLEK含量较低的体重不超重患者PLEK含量不变，提高ICVD的PLEK含量与中医辨证有关。认为针刺的结果取决于原来PLEK的水平，原水平较高者针刺后则降低，原水平偏低者针后可升高，接近正常者则不变，显示出针刺对于ICVD患者PLEK含量具有双向调节作用。王启振等在观察针刺脑卒中血浆儿茶酚胺的变化时，发现持续针刺使血浆AD、NA减少，其程度以血浆为显著，提示针刺对交感神经功能有调节作用。

李立杰等报道偏瘫患者外周血ANAE阳性率低于对照组，针刺百会透曲鬓穴后其阳性率升高，且高于对照组的正常值。其中T辅助细胞明显升高，T抑制细胞相对下降，使机体的免疫机能得以增强。认为针刺确有疏经活络、扶正祛邪之功，其后者则可理解为机体免疫力的增强。

研究表明，LPO（脂质过氧化物）、SOD（超氧化物歧化酶）在中风的发病过程中起着重要作用。李忠仁等的实验表明，中风患者经常处于高LPO、低SOD血症状态，针刺能使血清高LPO水平显著下降（$P<0.001$）。并与临床症状及体征的改善呈同步变化。周长山等也观察到中风患者总SOD活性、Cu/Zn、SOD活性明显低于正常，而针刺治疗对SOD活性异常者有较好的调节作用。李平等制造家兔动物模型，在研究实验性脑缺血及再灌注家兔模型病理变化的基础上，观察了“醒脑开窍针法”对缺血——再灌注损伤两个核心病理环节——自由基损伤和钙离子超负荷的影响。结果表明，脑缺血，特别是缺血后再灌注可激发自由基反应，产生脂质过氧化损伤，SOD水平进行性下降，LPO显著升高。同时，脑组织Ca^{2+}含量也明显升高。针刺可明显升高缺血及再灌注动物SOD水平，降低LPO含量，并可明显降低缺血期脑组织Ca^{2+}的异常升高，从而提出缺血性中风治疗学中的关键环节应是在自由基反应及钙离子超负荷得到足够抑制的前提下适时改善脑循环。

（四）在电生理学方面的研究

黄文川等对18例多发性脑梗塞痴呆患者进行了针刺前后脑电图变化的观察，发现针刺后脑波波率趋于增快，波幅趋于增高，α波指数明显增多，β波指数趋于增大，而θ波指数稍减少。这种规律性变化说明针刺后大脑皮层兴奋性得到提高。钱铁显等对脑血栓形成患者30例进行脑电图观察，针刺后，有30%～33%脑电图出现α节律升高、α指数增多；少数病灶侧α节律及快波减弱或α区域扩大、病灶侧α节律波幅偏高者，针刺中及针刺后得到改善，并持续作用到针后一定时间。黄坤厚等对急性脑血管病患者和正常人进行了针刺不同穴位前后脑电图的观测，发现头针和体针在进针、出针或加重手法时脑电图都可出现短暂的α波幅降低及α节律减少甚至消失，而在轻手法捻针过程中，多数脑电图呈现波幅升高、α节律增多；头针与体针作用无明显差别，且头针穴区与非穴区对脑电图影响也无明显差异。据此认为不能以脑电图的变化作为头针特异的客观指标。

中国中医研究院针灸研究所神经科生理二室开展针刺治疗脑血栓形成和对肌电图影响的观察，取穴百会、正营、悬颅，分别记录健康人和中风患者瘫侧的小鱼际肌电图，并以其中部分不针刺的病人作对照，结果针刺使健康人肌电幅度明显升高（$P<0.05$），此反应从捻针后15分钟一直延续到针后35分钟；中风患者针刺后肌电幅度的升高，从针后5分钟一直持续到45分钟，均很明显（$P<0.05$）；而未针刺的中风患者肌电幅度变化不明显。蒋达树等用同样的方法观察了体针、电针、头针、对缺血性中风恢复期患者肌电幅度的影响，发现体针患者扶突和天柱穴能使肌电幅度升高（$P<0.05$），从针后5分钟开始持续到45分钟；但头针对侧运动区和手运动区前后肌电幅度变化无统计学意义（$P>0.05$），若通以电脉冲刺激也能使肌电幅度升高，表现于电针后5分钟时；对照组拟针前后肌电幅度无明显变化，体针、电针所引起的病人肌电幅度升高比头针明显，而在体针与电针之间并无差异（$P>0.05$），提示针刺可提高偏瘫患者运动功能，促使低下的运动功能恢复，此效应可因刺激方式和部位的不同而有别。

陈大志等从脑电地形图方面对体针的作用进行了评价。结果表明：传统体针可使脑电地形图的慢波（$\sigma+\theta$）和θ波的高区级别降低，两侧差减少，提示体针可明显减少异常脑波的出现，改善大脑皮层活动，其疗效具有神经生理学基础。

近年来，SEP已成为检测皮层躯体感觉系统和皮层躯体运动系统疾病的机能诊断方法。乐贵荣等发现脑出血瘫肢SEP总异常率为100%，针刺即刻使SEP缺失波幅恢复，低波幅增高，潜伏期缩短（$P<0.05$，$P<0.01$），与临床即刻效应结果一致。董承统等观察了中风患者早潜伏期体感诱发电位（SEP），提出第一个皮层反应成分N_{18}低平而不易辨认或峰潜伏期延长、N_{13}-N_{18}传导时间延长以及两侧N_{13}-N_{18}传导时间之差异常可反映肢体运动功能障碍程度与中枢时间、皮层体感区功能状态的关系。进而观察了针刺曲池、外关、合谷穴后SEPs的变

化，发现针刺对正常受试者和 SEPs 无异常的患者 SEPs 影响不明显，而中风患者异常 SEPs 经针刺可有一定良性恢复，表现为在针刺作用下，中风患者 N_{18}低平不易辨认者出现了 N_{18}成分；N_{18}峰值潜伏期延长者恢复至正常范围内；N_{13}-N_{18}传导时间延长或两侧传导时之差增大者，针刺使之恢复正常，两侧差别减少。说明针刺作用不仅可以调整皮层体感运动区的异常功能状态，也可以调整异常的中枢传导时间。

（五）在缺血脑组织超微形态学方面的研究

翟挪等开展针刺对大鼠缺血脑细胞超微结构影响的研究，选用 52 只大鼠，随机分为正常对照组、非针刺缺血组及针刺组。针刺组选穴为“醒脑开窍针刺法”中之主穴“内关”与“人中”。实验模型制做于眼眶后至耳的中点处开一 3mm～5mm 的骨窗，用加热的不锈钢丝轻轻接触靠近嗅束上缘的大脑中动脉（MCA），使之快速凝闭。实验结果表明，实验组缺血 24 小时后，脑神经元及其亚细胞结构发生了明显的损伤性改变。胞核内非功能状态的异染色质增多，核膜内陷甚或折叠。核周质中线粒体肿胀、神经超微结构模糊，毛细血管扩张。针刺组的损伤改变明显轻于非针刺组。神经元胞核内核仁聚集，表明细胞处于积极的修复代偿状态。毛细血管收缩，致使其周围呈现出较大的空隙，此为星状胶质细胞之脚板水肿所致。提示“醒脑开窍针刺法”可以抑制脑缺血边缘区内组织细胞损伤之病理进程，并使之向良性发展。

三、展望

脑血管意外的抢救与治疗，一直是国内外医家关注的重点。现代医学在本病急性期内科用药和外科手术上都取得了许多进展，然而针灸疗法在本病后遗症期的治疗运用起到了现代医学无法替代的作用，成为本病后遗症期治疗的主要方法，其疗效高、疗程短、安全可靠、简捷实用，已在临床得到极广泛的运用。更为可喜的是，针灸疗法或单独运用，或与现代医学方法、中医中药疗法结合运用，在本病急性期的抢救与治疗中显示越来越重要的意义，不仅有助于降低本病的死亡率，而且大大降低本病致残程度，从而从整体上较大地提高了临床疗效。对于重症昏迷患者的抢救，积极配合针刺可起到较好作用，那种认为急性期禁忌针刺的说法，证之临床似不尽然。

尽管现代医学在脑血管意外中取得了不少进步，但毕竟本病病势险恶，变化迅速，常因在急性期出现高热、神昏，合并肺脑综合征、心脑综合征、胃脑综合征等而危及生命，因此，更为及时、高效的抢救措施仍然是临床医学的重要课题，在此基础上，配合中药、针灸、康复、理疗等综合方法，尤其在针刺过程中，除用体针外，还用头针、耳针、眼针、舌针等多种疗法，各有特色，将其中科学性强、疗效确凿的方法在一定程度上有机组合，相信将进一步提高疗效。脑血管意外的发病机理及治疗机制已经并且仍然继续在不同角度、不同层次中进行，这一点的深入研究将为探索和完善新疗法、新理论提供有力依据。

（*石学敏　李　力　赵雪梅*）

第五节　癫　痫

癫痫（Epilepsy 或 Epilepsies），是脑部兴奋性过高的某些神经元突然、过度的高频放电引起的脑功能短暂异常，有反复发作倾向。根据病因分为原发性与继发性。前者指脑部无明显病理或代谢改变，由于体内外环境在生理范围内的各种改变而诱发；后者是由脑内外各种疾病所引起。由于过度放电神经元的部位不同，临床上出现短暂的感觉障碍、肢体抽搐、意识丧失、行为障碍和（或）植物神经功能异常等不同表现。其发作大多具有间歇性、短时性和刻板性三个特点。

中医依其见症归属为“癫痫”、“痫证”范畴。《素问·奇病论》云：“师曰：人生而有病癫疾者，病名曰何？安所得之？歧伯曰：病名为胎病，此得之在母腹中时，其母有所大惊，气上而不下，精气并居，故令子发为癫疾也。”《诸病源候论·痫候》卷四十五载：“痫者，小儿病也。十岁以上为癫，十岁以下为痫。”南齐·徐嗣伯云：“大人曰癫，小儿则为痫，其实则一。”综历代医家之说，本病病因为先天不足，后天失养，脏腑失和，而发本病。治疗上本“急则治标，缓则治本”之原则，发作时以开窍定痫为主；缓解期以调和脏腑，益髓健脑为基本大法，辨证施治。

现代医学治疗本病大多采用药物，如苯妥英钠、卡马西平、安定等，部分药物治疗无效或脑内有占位性病变、血管畸形等采用手术治疗，由于抗癫痫药物需长期服用，故副反应不可避免。针灸治疗癫痫的疗效经大量临床研究已被证实，而且近年来对针灸抗痫的作用机理研究也越来越深入，这为中西医结合根治癫痫病奠定了基础。

一、临床研究

治疗本病的针灸疗法很多，包括体针、耳针、头针、穴位注射、穴位埋藏等。

（一）体针疗法

徐笨人等针刺大椎穴，使触电样针感传向四肢，治疗95例癫痫，显效24例，好转45例，无效26例。

冯文华采用奇经俞穴为主治疗35例癫痫，主穴：身柱、神道及两穴之间（胸椎4、5之间），直刺1寸～1.2寸，灸3壮～5壮。治疗中发作时急针人中、太冲、长强。治愈12例，显效11例，有效8例，无效4例。

张智龙用意气行针法治疗35例癫痫，取穴：丝竹空、三阴交、太冲、阴陵泉、阳陵泉、丰隆、内关、鸠尾、关元。针丝竹空时拇指向前捻转180°，紧捏针柄不动，意守针尖，以意聚气，待针下有跳动感时以意行气；余穴平补平泻。治愈25例，显效7例，好转2例，无效1例。

彭光超取鸠尾、筋缩、腰奇、间使、太渊、丰隆、太冲、足三里，快速捻转补针，治疗54例癫痫，痊愈34例，显效10例，好转4例，无效6例。

李智取百会、神庭、筋缩、足三里、太溪、关元，根据脑电图定位灶，额区取本神透阳白，顶区取承光透通天，颞区取率谷向前刺1.5寸，枕区取玉枕向下刺1.5寸。头部穴针后接电针仪。共治疗34例，显效11例，有效13例，无效10例，总有效率70.6%，脑电图好转率53%。

高洪宝针刺少商、隐白、水沟、百会、上星、膻中、间使、三阴交、丰隆，针刺期间加服中药五痫散，治疗25例，总有效率达92%。

翟文生等用“醒脑开窍”法，先取百会，得气后捻转1分钟；再针人中，用雀啄法至眼球湿润为度；劳宫穴进针后提插捻转，使手指尖有放电感；涌泉快速进针，捻转至脚掌发胀；最后取内关，捻转1分钟。治疗60例，治愈9例，显效18例，好转30例，无效3例。

陈幸生以芒针治疗70例癫痫，主穴用背三针（神道透腰阳关，神道透大椎、腰奇透腰阳关），副穴用额三针（双眉冲穴沿膀胱经透刺二针，取以此连线为底的两等边三角形另一顶点处沿督脉经透刺）、间使，然后随症配穴，总有效率为92.86%。治疗前61例脑电图异常，治疗后54例得到改善。

刘永久对“神四针”（神庭、神道及双侧本神）和“顶三针”（前顶、百会、后顶）针刺，治疗25例癫痫，总有效率92%。王中华等针刺八脉交会穴治疗750例癫痫，有效率95.91%。王富龙等取鸠尾、筋缩、大椎、腰奇、足三里、癫痫穴，治疗1000例，痊愈610例，显效320例，好转70例，总有效率100%。张丹玲取脑三穴（颈椎2～颈椎5各棘突间）治疗62例，显效19例，有效41例，无效2例。

许永迅取大椎透灵台、至阳透筋缩、脊中透命门、腰奇透长强、神庭透囟会、百会透后顶、璇玑透膻中、鸠尾透中脘、内关、丰隆、太冲及顶颞前线，治疗102例，显效54例，有效25例。

张世杰等针神门、大陵、内关、水沟、风府、膻中、鸠尾、太冲、丰隆、三阴交、百会、劳宫、涌泉、太溪等，每次选3穴～5穴，接电针仪，治疗64例，收效较好。

杨金安取四透穴、四关穴、百会、人中、涌泉、十宣等穴，十宣点刺出血，余穴均用泻法，治疗癫痫持续状态8例，5分钟内控制5例，6分钟～10分钟控制3例。有3例随访2年未复发，1例8年未复发。

张玉华取督脉、心及心包经穴为主，风痰闭阻选人中、涌泉、内关、神门、天突、三阴交、印堂、长强等；痰热内盛选人中、内关、涌泉、风池、合谷、太冲、阴陵泉。均用泻法以豁痰开窍定惊，配用中药“癫痫Ⅰ、Ⅱ号方”和常规抗痫西药内服，治疗30例癫痫，在短期内控制发作、中止抽搐，抢救成功率达90%。

（二）头针、耳针疗法

史子玉以电针刺激头针运动区、情感区、感觉区，治疗癫痫98例，显效23例，总有效率89.8%。

申秀兰以电头针为主治疗385例癫痫，其方法是：取癫痫穴（风池向内1寸，再向上1寸，在斜方肌尽头处），用1寸～1.5寸毫针直刺进针，针尖略向上刺约5分～8分，连接G6805治疗机，以针感达前额为好，配合顶中线、颞后斜线，额中线等，治愈56例，显效98例，有效211例，无效20例。

恒健生等用头针治疗20例癫痫，取穴：额中线、顶中线、顶旁1线、枕上正中线，针刺得气后接电针仪。结果获得控制11例，基本控制9例。体针对照组10例中2例获基本控制，其余8例未获控制。

陈克彦用头针针刺胸腔区、运动区、晕听区、制癫区、舞蹈震颤控制区，治疗70例癫痫，显效率达46.88%。

蒋彩云以熄风止痉、化痰开窍为治则，用自制耳针，取耳穴神门、肝、肾、脑、枕、心、交感、脾，每次选4穴～5穴，治疗脑外伤所致之小儿癫痫收效较好。郭双佳等取耳穴神门、脑干、皮质下、枕、心、胃，并配合服用中药治疗癫痫亦获佳效。

（三）穴位刺激疗法

王学林取鸠尾、大椎、腰奇及癫痫穴等各注入5%γ-氨酪酸2ml封闭，每周一次，并加服地龙汤，治疗2370例，结果4年以上无发作者746例，2年以上无发作者984例，2年内数月发作一次或发作次数明显减少者468例，无效172例。

邹德霖等用牛黄醒脑注射液注射大椎、风池、内关、足三里，每穴0.3ml，治疗40例，总有效率97.5%，脑电图改善率80%。

霍崇信等取治痫穴、脊中、筋缩、鸠尾埋入苯妥英钠片100mg～300mg，配穴涌泉、丰隆、内关埋入654-2 10mg～30mg，每次主、配穴各1个，每月埋藏一次，共治100例，结果近愈86例，好转为12例，无效为2例。

李风太以脊中、筋缩二穴为主，配以大椎、长强、膻中、中脘、气海等，每次首选主穴1个，再按发作时的先兆症状辨证选用配穴1个～2个，进行穴位埋线共治疗846例，结果基本痊愈225例，好转453例，有效138例，总有效率为100%。

赵兰等以大椎、腰奇；陶道、癫痫两对穴为主，随症配穴，埋线治疗110例，总有效率91.7%。

陆英用羊肠线埋线治疗769例癫痫，选穴分两组，第一组以鸠尾为主穴，以内关、三阴交、丰隆为配穴；第二组以心俞为主穴，以腰奇、肾俞、长强为配穴。两组穴交替使用，每月埋藏1次。结果基本治愈677例，显效51例，进步37例，无效4例。总有效率99.48%。

陈锦枝选取大椎、癫痫为主穴，长强、曲池、丰隆、膻中、内关、足三里、申脉、照海为配穴。每次选主穴1个，配穴2个～3个，埋线治疗57例，缓解19例，显效25例，有效8例，无效5例。

李毅文以臑俞为主穴，风市、大椎为配穴，分设埋线组（20例）与埋药组（32例），所埋药为安坦、苯妥英钠、鲁米那等，结果埋药组和埋线组有效率分别为93.75%和80%。

黄壁君取双侧内关、丰隆和腰奇穴埋入羊肠线，并于足三里穴隔日1次交替注射维生素混合液（维生素B_1 100mg，维生素B_{12} 0.1mg，维生素B_6 50mg，烟酰胺200mg，盐酸普鲁卡因80mg）和γ-氨酪酸，共治233例，有效率74.7%。彭宏伟采用穴位埋藏磁片和经中药浸泡的羊肠线治疗210例癫痫，有效率99%。

二、实验研究

1. 癫痫的动物模型制备方法

多采用青霉素钠盐，以大白鼠等制成癫痫模型。马建一等用体重为280g～320g大白鼠，在乌拉坦麻醉下（0.5g～1.0g/kg）开颅，将浸有青霉素钠盐的明胶海绵（体积为$1mm^3$，约含120U）置于感觉运动区以引起痫样放电。

郁礼兴等在大鼠腹腔注射20%氨基甲酸乙酯麻醉动物，暴露皮层感觉运动区，应用青霉素钠盐致痫，造成动物实验性癫痫模型。

2. 实验研究成果

吴定宗在动物实验中观察到电针督脉穴位及足三里使放电频率、幅度及时程明显减少。用阿片受体阻断剂纳络酮作腹腔注射、脑室注射或微量注射于脑内与阿片肽有关的核团，均出现不同程度翻转电针之作用。电刺激这两个部位也有止痫作用，电解毁损该处组织则电针作用减弱。笔者还观察了5-羟色胺、γ-氨基丁酸等的效应，发现内源性阿片肽、5-羟色胺及γ-氨基丁酸及各有关核团参与电针止痫效应，并影响回返抑制效应。

郁礼兴等实验研究结果表明电针头部多经穴对青霉素引起皮层痫样放电有明显的抑制作用，电针足三里也有一定作用，但电针头穴不宜选用输出脉冲峰值电压较高的强刺激，否则可能促成癫痫发作。

马建一等的研究表明，在电针制痫中5-羟色胺及5-羟色胺能神经元集中的中缝背核起重要作用。

朱镜等观察了手捻针与电针对青霉素所致大鼠大脑皮层感觉运动区痫样放电灶中Ach变化的影响，发现针刺后皮层Ach含量下降，同时痫样放电改善，手捻针对降低皮层Ach含量与制痫效应均较电针为优。

三、展望

针灸治疗癫痫疗效肯定，无副反应，深受患者欢迎。今后应加强对癫痫的分类研究，进一步改进疗法，力争缩短疗程，提高治愈率，减少复发率，同时不断深入对针灸制痫机理的研究，从而为中西医结合根治癫痫病提供临床和实验依据。

（石学敏　李　力　赵雪梅）

第六节　面神经炎

面神经炎(Bell's Palsy)，是指颞骨内面神经管内段的急性非化脓性炎症，造成病侧面部肌肉瘫痪的一种急性周围神经疾患。确切的病因未明。有实验提示本病与病毒感染有关。一般认为茎乳突孔内的病毒感染，引起组织水肿或骨膜炎而压迫面神经；或因局部营养血管痉挛，导致神经组织缺血、水肿、受压而麻痹；亦有认为局部组织水肿可能属免疫反应所致。任何年龄均可发病，绝大多数为一侧发病。口眼歪斜为临床主症。

中医依其临床见症归属“口㖞”、“卒口僻”、“口眼歪斜”等范畴。此病在《内经》中已有明确记载。《灵枢·经脉》有“胃足阳明之脉，……是主血所生病者……口㖞唇胗”；《灵枢·经筋》有“足之阳明、手之太阳筋急，则口目为僻，目急不能卒视”，“足阳明之筋，其病卒口僻，急则目不合，热则筋纵目不开，颊筋有寒，则急引口移颊，有热则筋弛缓不胜收，故僻”。综合历代医家之说，本病乃因风邪中络、风热滞络、风痰阻络致阳明、少阳经筋失养而缓纵不收。治疗以疏风通络、活血牵正为主，辅以清热、祛痰、养血、荣筋。

现代医学治疗本病在急性期短期给予激素、抗病毒剂、维生素等，病情稳定后可配合局部理疗。部分病人可行面神经管减压术、鼓索切断术等。神经功能已不可恢复的病例，可作面神经与副神经或膈神经吻合术。本病单纯现代医学或药物治疗疗效不理想，手术治疗也存在各种问题，因此近年来众多医家对针灸治疗本病进行了大量临床研究，针灸疗法已应用于本病的不同分期。

一、临床研究

针灸治疗本病多采用针刺、电针、刺络拔罐、穴位注射，取穴以局部为主，配合远端穴或辨证取穴。许多医家对本病急性期的针灸治疗进行了研究，认为在急性期即接受针灸治疗者治愈率较高。

天津中医学院第一附属医院针灸科用刺络拔罐、经筋排刺、穴位透刺法治疗本病400例，取穴以患侧阳白透鱼腰、四白、太阳透下关、地仓透颊车、迎香、攒竹、承浆、风池、翳风、合谷（健侧）、阳明经筋为主，随症配穴，并配合太阳、颧髎刺络拔罐，每日治疗1次～2次，收到满意疗效。急性期250例，痊愈率达到83.62%，总有效率达100%；慢性期150例，痊愈率达55.33%，总有效率达95.33%。

马祥庆针刺翳风、下关、颊车、地仓、颧髎、合谷、太冲为主，外感风寒型配风池、外关、曲池；肝肾阴虚、风痰上扰型配太溪、行间；肝胆湿热型配中渚等。颜面部取患侧，远端取健侧。治疗 64 例，痊愈 63 例，好转 1 例。

魏风波针灸治疗 2021 例面瘫，并与现代医学治疗的 761 例对照。针灸取穴，以足阳明经的穴位为最多。针灸组痊愈 974 例，占 48.4%，总有效率为 94.8%，较西医治疗组高。发病 15 天内针治者痊愈率明显增高达 65.7%～88.1%；而 15 天后针治者痊愈率仅为 3%～5.8%。据神经干电测验资料表明，无变性反应者的治愈率较有变性者为高（P＜0.001），但完全变性者也有治愈的可能，绝对变性反应者预后不良，20 例中无 1 例痊愈。

何树槐等取阳白、攒竹、丝竹空、四白、地仓、迎香、颊车、风池、合谷。病及少阳经者加外关；风寒侵胃者加中脘、足三里；肝胆湿热者加阳陵泉、行间、冲阳；肝肾亏虚者加太溪、肾俞、太冲，每日 1 次，治疗 75 例，痊愈 47 例，显效 15 例，好转 9 例，无效 4 例。总有效率 94.7%。病在经络者疗效优于病及脏腑者；病邪单纯在阳明经者易治，在阳明、少阳经者治愈率较低。

时成鹄等人将周围性面瘫患者分为六组：针刺组、加灸组、苇管灸组、隔姜灸组、激光针组、穴位注射组。治疗 1014 例，治愈 603 例，占 59.47%；显效 157 例，占 15.48%；进步 242 例，占 23.87%；无效 12 例，占 1.18%；总有效率为 98.83%。发病 15 天以内接受治疗者治愈率较高。针刺组与针上加灸组疗效无显著性差异，两组的疗效均优于筀管灸组。电兴奋性检查证明无变性反应者较部分变性反应、完全变性反应者效果好，恢复时间短。强度—时间曲线检查证明无失神经支配者疗效好；部分失神经支配者次之，完全失神经支配者疗效最差。

何聪以患侧阳白透鱼腰、迎香透颧髎、地仓透颊车及双侧合谷为主穴，辅以患侧太阳、牵正、翳风、承浆，根据病情，每次选 4 个主穴或 3 个主穴配 1 个～2 个辅穴，予以补法轻刺，得气后缓慢按入，不捻转或小角度捻转，同时用艾条温和灸患侧面部，治疗 82 例急性期面神经炎，治愈率 36.57%，总有效率为 85.36%。作者认为治疗面神经炎急性期宜早不宜迟，发病一周以内接受针灸治疗疗效较好。

施土生等应用针刺五透法治疗，即太阳透颊车、地仓透颊车、四白透地仓、攒竹透鱼尾、阳白透鱼腰、鱼尾、攒竹；配穴：承浆透颊车，挟水沟透颊车，颧髎透颊车。观察 512 例，结果急性期有效率为 100%，慢性期有效率为 95%。

贾秀卿运用浅刺不透穴法，主穴为颊车、阳白、地仓、合谷、迎香；配穴取四白、下关、上关、攒竹、瞳子髎、睛明。直刺或平刺 0.2cm～0.45cm，治疗 368 例，治愈率 98%。

王纯惠等根据中医辨证分型选取穴位，营卫不调，风邪袭络型，取手足阳明经穴，用平补平泻法；气血虚弱，寒邪袭络型，取手足阳胆经穴，足太阴经穴；风热郁络型，取手足阳明经穴、少阳经穴为主，兼配厥阴经穴；气滞血阻型，取手足阳明经穴，兼手足太阳、少阳、足厥阴经穴。治疗 200 例，有效率 80%。

黎作克用四根针治疗 348 例，总有效率为 99%。方法是：第一进针点取患侧耳轮尖水平向前 0.8cm 处，将针迅速刺入皮肤后以 10°～20°角向下捻转刺入，使针从颞浅动静脉下透过，进针 2.5 寸～3 寸使针尖达咬肌；第二点取患侧耳垂下，刺入皮肤后以 10°～15°角斜向前上方透刺，进针 2.5 寸～3 寸使针尖达翼外肌；第三点取患侧鼻唇沟下⅓处，刺入皮肤后以 10°～15°角斜向后下方捻转透刺，进针 2.5 寸～3 寸使针尖达下颌角处；第四点取患侧眉梢外侧凹陷处，刺入皮肤后以 10°～15°角向下透刺，进针 2.5 寸～3 寸。

江山等用经验穴（下关与地仓穴之连线，近地仓的⅓交界处）为主，起病 1 周以内者取风池、太阳、翳风、合谷、足三里；两周至 1 个月者取翳风、头维透悬厘、外关、合谷、太冲、足三里；1 个月以上者取睛明、迎香、天容、列缺、照海、太冲、足三里，针刺治疗本病 713 例，痊愈 534 例，显效 150 例，有效 28 例，总有效率为 100%。

关娴清等采用四针八穴，治疗本病 1170 例。四针八穴即阳白透鱼腰、四白透迎香、迎香透睛明、地仓透颊车，并随症配穴。治疗结果痊愈 951 例，显效 135 例，好转 82 例，无效 2 例。

李又刚取患侧颊车穴相对应的口腔内面颊部位，用三棱针点刺挤压出血，温开水漱口，隔 2 日 1 次。治疗 50 例，总有效率 100%。韩晓军选患者耳背近耳轮处，以消毒刀片划破血管，放血3ml～5ml，而后包扎。放血30分钟后再针刺阳白、地仓、风池等穴，治疗有效率为97.5%。

程旺毅以阳白、四白、迎香、地仓、大迎、颊车为主穴，配下关、上关、攒竹、瞳子髎、合谷，除合谷取双侧外，其他穴位均取患侧。在上述穴位上行“络刺”，速进速出，浅刺令出血。风寒阻滞型和风热阻滞型者每穴出血4滴～5滴；风痰瘀血阻滞型每穴出血5滴～8滴。每日针1次。治疗本病120例，痊愈104例，占87%；显效12例，占10%；无效4例，占3%。笔者认为风寒阻滞和风热阻滞型疗效较好。

孟庆良等采用滞针法治疗本病150例，取穴为颊车透地仓、地仓透承浆、四白透迎香、阳白透鱼腰、太阳透下关、颧髎透人中、双曲池。痊愈136例，好转12例，无效2例。同时对非滞针疗法针刺组进行了对照观察，发现滞针组疗效显著优于对照组；病程在一周以内及以上者疗效统计表明，滞针组痊愈率均显著高于对照组。在观察中发现，针曲池穴消肿疗效优于合谷穴。

蔡圣朝分期论治182例面瘫。急性期（发病一周内）针健侧下关、地仓、合谷、双风池、双足三里，针后温和灸翳风穴；恢复期（发病2周至2月内）取患侧太阳透下关、颊车透地仓，口角偏斜重者加用人中、承浆，眼睑闭合不全的加用阳白、鱼腰、印堂，同时针健侧合谷、双风池穴；后遗症期（发病在2月以上）取患侧太阳透下关、颊车透地仓、迎香透地仓、双风池、健侧下关穴、双合谷、双足三里。针后局部按摩并用温灸器灸疗。急性期79例，痊愈78例，好转1例；恢复期72例，痊愈42例，好转30例；后遗症期31例，痊愈15例，好转15例，无效1例。

练汉健采用梅花针叩刺治疗本病84例，急性期（发病二周内）取人中、承浆、健侧合谷、足三里，患侧地仓、下关、翳风、阳白、太阳；恢复期（2周至半年）取人中、承浆，足太阳经背俞穴，健侧合谷、足三里，患侧地仓、颊车、下关、翳风、阳白、太阳、禾髎、迎香、攒竹、鱼腰、瞳子髎。结果痊愈75例，显效6例，有效3例。总有效率100%。

刘连堂等运用甩针透刺法配合穴位按摩治疗面瘫300例，治疗方法是：刺主穴阿是穴（牵正穴与颊车穴连线之中点），用3寸32号毫针，直刺0.3寸后，稍退出沿皮刺以15度角进针，向地仓穴透刺，刺至离地仓穴0.4寸处，刺手向右旋转至针身缠绕肌纤维，刺手不离针柄，稍用力向后行甩针法，连甩5次，在甩第5次时用力牵拉针柄，使面部肌肉向患侧牵拉，以患者耐受为度，留针10分钟，然后针刺阳白、丝竹空、四白、人中、地仓、合谷。针后行穴位按摩。结果痊愈243例，显效33例，好转21例，无效3例。王连芝用4寸长针从患侧颊车进针至地仓穴，沿一个方向捻转，使肌肉纤维缠住针体，谓挂针，再向外牵拉10余次，拽住柄10分钟～15分钟后，稍用力把针抽出，此谓甩针。并配阳白、太阳、四白和下关，也可加缪刺法。共治疗34例，治愈25例，显效5例，好转3例，无效1例。

钱德金等采用竖刺疗法，针刺部位分口轮匝肌、上唇方肌、颧肌、额肌、眼轮匝肌等组，每次选用2组～4组，顺肌肉纤维走向进行针刺，针后加电针。共治疗86例，治愈率为83.7%。肖惠中采用电针加TDP治疗面瘫72例。电针取穴下关配阳白透鱼腰，牵正配地仓透颊车。针后用TDP直接辐射患部，辐射时间早期为20分钟，中后期30分钟～50分钟，隔日1次。总有效率为100%。

刘春明等以针灸配合穴位注射治疗面瘫68例。取穴：颊车、地仓、下关、阳白、风池、丝竹空、合谷为主穴，迎香、禾髎、客主人、听会、翳风、攒竹、承浆、人中等为配穴。每次选2个～3个穴位，推注加兰他敏0.5ml。痊愈62例，无效1例。

梁振仓取纠正穴（位于手小指尺侧，指掌关节横纹头赤白肉际处），轻握拳至半横位，从外侧沿掌骨前向内刺入后透至合谷处，同时双侧手三里穴注射维生素 B_1 或5%当归针，每穴2ml，治疗155例，有效率96.7%。

张鸣九以维生素 B_{12} 100μg～500μg 注入臼间穴（位于口腔内上下大臼齿间的后壁粘膜处）。伴乳突后自发性疼痛者，发作期加入654-2注射液10mg，静止期加入兰他敏1mg～2mg，面肌痉挛者加辅酶A 100U或肌酐

100mg。注射时针尖与耳垂平行，于臼间穴处向后刺入约1寸深，待患者有酸胀感后缓慢注射。共治疗204例，总有效率98%。

赵学斌取穴合谷、下关、地仓、太阳、阳白、颊车、颧髎、外关等，每次选4穴，每穴注入维生素B_{12} 0.05mg，治疗160例周围性面瘫，获满意疗效，总有效率98.7%。

此外，亦有报道采用口服中、西药物并配合针刺治疗本病亦获良效。

二、实验研究

张栋等对周围性面瘫患者针刺单侧合谷和足三里前后面部的升温效应进行了观察，其中健侧合谷组31例次，患侧合谷组32例次，健侧足三里组20例次，患侧足三里组20例次。用平补平泻手法，得气后留针20分钟。实验结果：①针刺后面部各部位的温度均有所提高，4个组32个部位针刺后升温均值绝大部分有统计学意义；②从面部针后升温均值可见，手经取穴高于足经取穴；4个组的多组秩和检验结果表明各组升温均值间有显著差异；合谷两组与足三里两组升温平均值之间具有显著差异。实验提示：合谷和足三里用于面瘫的治疗均有效，但手经取穴可能疗效较好，手经针刺的作用对面部的影响强于足经。

刘畅对87例均为单侧周围性面瘫患者进行了经络平衡与面瘫针刺治疗的观察，发现有感传的患者疗效明显优于无感传者（$P<0.001$），单侧面瘫患者患侧的经络传导时间明显延长，与健侧对比有显著差异（$P<0.05$及$P<0.001$），此时间差值治疗后逐渐缩小趋向于零。提示左右经络失衡能导致本病发生，针刺能促进经络平衡治愈疾病。

三、展望

针灸治疗面神经炎临床已取得优异疗效，其中对急性期患者的治愈率最高。对面瘫患者针刺治疗前后面部升温及经络平衡现象的观察，亦为筛选治疗本病的有效穴及针灸作用机理研究提供了依据。

（石学敏　李　力　赵雪梅）

第七节　糖尿病

糖尿病（Diabetes Mellitus），是一种常见的代谢内分泌病，分原发性与继发性。前者占绝大多数，有遗传倾向。本病基本病理生理为绝对或相对胰岛素分泌不足或胰岛素抵抗所引起的代谢紊乱。其特征为高血糖、糖尿，葡萄糖耐量减低及胰岛素释放试验异常。临床上早期无症状，至症状期才有多食、多饮、多尿、烦渴、善饥、消瘦、疲乏无力症群，久病者常伴发心血管、肾、眼及神经病变。严重者可发生酮症酸中毒等症而危及生命。

目前对糖尿病的控制不很理想，寻求控制乃至治愈糖尿病的有效方法已成为医学界的重要课题。近年来针灸治疗糖尿病已由初期的个案报道发展到对群体病例的观察和分析，进而对其并发症和针刺作用机理进行了研究，为中西医结合防治本病开辟了新的途径。

一、临床研究

针灸治疗本病多采用体针、耳针、梅花针、穴位注射等疗法，以辨病和辨证相结合原则取穴，取得了较满意疗效。

张涛清等用针灸治疗非胰岛素依赖型糖尿病34例。根据病情，辨证论治：阴虚热盛型用阳经穴即膈俞、脾俞和足三里，均针双侧，得气后施泻法；气阴两虚型用阴经穴即尺泽、地机、三阴交、中脘和气海，针施平补平泻法，留针20分钟，隔10分钟行针1次；阴阳两虚型用阴经穴即尺泽、地机、三阴交（针施补法）、中脘、气海（隔姜灸各3壮）。各组均每日治疗1次。结果：34例中显效14例，有效12例，总有效率76.47%。阴虚热盛型有效率71.42%；气阴两虚型有效率86.66%；阴阳两虚型有效率60%。34例中单用针灸治疗者有效率72.7%；配合用中西药物者有效率83.3%。从化验结果看：针灸治疗后血糖、尿糖定量、全血比粘度、血浆比粘度、红细胞压积、血沉、cAMP明显下降，cGMP明显上升；本组15例做了血清胰岛素含量测定，结果揭示针灸对血清胰岛素含量有良性调整作用；针后T_3、T_4均有所下降，从而减少了拮抗胰岛素的激素，有利于降低血糖。

李栋林等以曲池、阳陵泉、三阴交、关元为主穴。上消加鱼际、复溜；中消加中脘、内庭；下消加带脉。平补平泻，留针20分钟，每日1次。治疗结果：显效55例，有效40例，无效20例。

周潮等针药并用治疗Ⅱ型糖尿病114例，取双侧合谷、足三里、复溜、三阴交及大椎。结果：临床治愈60例，占58％，总有效率为94％。杨廉德等针治本病48例，其中胰岛素依赖型8例，非胰岛素依赖型40例，空腹血糖143～480mg％，刺肺俞、脾俞、胰俞、肾俞、太溪、太白，背俞穴与原穴相配。结果：血糖176mg％±46mg％，与治疗前相比有非常显著差异。显效率20.8％，总有效率85.4％。

朱秀峰取双侧足三里、三阴交、曲池和肾俞、气海针治糖尿病246例，显效154例，有效83例，总有效率为96.3％。

郭桂珍等针刺曲池、三阴交、阳陵泉观察70例糖尿病患者治疗前后血糖的变化。针前平均血糖为280.64mg％，针后为171.94mg％，平均下降了108.7mg％。

蔺云桂等采用灸法治疗19例消渴病，血糖下降显著，与治疗前相比较有显著差异。三多症状及体乏无力改善也较快。而对依赖胰岛素治疗者降糖效果不显著。

宫军用灸法治疗96例糖尿病，气阴两虚型取气海、关元、三阴交、阴陵泉、太溪；脾肾两虚型取气海、关元、肾俞、命门、脾俞、中极、复溜、足三里；阴虚燥热型取内关、少府、鱼际、大都、脾俞、然谷、涌泉。以上诸穴交替使用，每次选用5个～7个穴，每穴10壮～20壮，隔日治疗1次。总有效率为73.91％，其中气阴两虚型有效率为82.14％，阴虚燥热型有效率为60％，脾肾两虚型有效率为53.34％。

康世英等采用择时针刺治疗糖尿病，取穴：肺俞、肾俞、外关、足三里、三阴交、太溪。针刺时间：A组除B、C组用时外的不定时；B组（胰岛素分泌高峰时）餐后0.5小时～1.5小时；C组（胰岛素分泌低谷时）餐前1小时内。背俞穴进针0.5寸～1.0寸，四肢腧穴适当加深；得气后，平补平泻，每日1次。D组用D_{860}口服。A、B、C、D组分别为12、15、13、10例，均为非胰岛素依赖型。结果：各组空腹血糖及餐后2小时血糖浓度均显著下降（P＜0.01或P＜0.05），但B组优于其他组（P＜0.01）。除C组外，各组24小时尿糖定量均有下降（P＜0.01），但B组优于A、D组（P＜0.01）。除C组外，各组糖化血红蛋白均有下降（P＜0.01），但B、D组优于A组（P＜0.01），B、D组比较无显著性差异。

马兆勤等用艾段温针隔橘皮灸治疗糖尿病200例，取双侧液门、阳池、胰俞、三焦俞，治疗期间停用降糖药。结果：正常及接近正常24例，显效162例，总有效率为93％。

刘岩红等采用耳针治疗糖尿病86例，右耳取内分泌、肺、胃、胰、缘中、肾上腺、渴点，左耳取内分泌、肺、脾、肾、三焦、屏尖、饥点。结果治愈35例，显效28例，进步19例，总有效率为95.4％。

于济民等用SMS-03型信息治疗仪治疗糖尿病70例，辨证取公孙、太溪、肾俞、中脘等。血糖由治疗前373cm％±88.66mg％，降至135cm％±44.35mg％。治疗结果：良好34例，好转21例，尚好10例，总有效率92.9％。

郑惠田等用针灸治疗糖尿病性膀胱病变。膀胱病变按中医辨证分为真阴不足、肺肾气虚型与真阴亏损、肾阳虚衰型。治疗分两组，第1组取气海（灸）、列缺、照海、水道；第2组取会阳、中膂俞、委阳。真阴亏损、肾阳虚衰型加灸命门、肾俞、关元。穴位用针刺者，均用提插捻转补法，留针20分钟。会阳穴于尾骨旁0.5寸进针，针尖向耻骨联合方向斜刺3～4寸；中膂俞沿骶骨边缘直刺3寸左右，使针感直抵小腹及尿道口为度。穴位用艾灸者每穴熏灸15分钟。隔日治疗1次，两组穴位交替使用。治疗32例，显效22例，有效7例，无效3例，总有效率91％。疗效优于对照组。

钱肇仁等观察了针灸对糖尿病性周围神经病变、心脏植物神经病变以及慢性腹泻的影响，方法是：取肺俞、胰俞、脾俞、肾俞、足三里、太溪为主穴。并发周围神经病变者加灸曲池、足三里；并发心脏植物神经病变者加针心俞、内关；并发慢性腹泻者加灸天枢、公孙。均用平补平泻法，每周3次，15次为1疗程。治疗结果：周围神经病变患者治疗前后血糖、糖化血红蛋白、运动神经传导速度、远端感觉神经潜伏期变化无统计学意义，而临床症状改善有效率为90%（3个疗程后）；心脏植物神经病变患者治疗前后空腹血糖、糖化血红蛋白无明显变化，但乏氏指数、立卧位心率差、及异常项目数均得到改善，与治疗前相比有显著的统计学意义；慢性腹泻患者针灸的疗效不及止泻药物。

谌剑飞等对糖尿病性颅神经病变进行了针刺治疗的观察。在饮食控制下，选膈俞、脾俞、足三里为主穴，配以肺俞、胃俞、肾俞、中脘、地机、三阴交等，每次4个～5个穴位，分上、中、下区交替进行；局部取穴：面神经麻痹选地仓、颊车、阳白、下关、翳风、合谷为主，配四白、风池，用毫针透刺法；迷走神经麻痹选上廉泉、廉泉、水突、风府、少商、通里；副神经麻痹选天牖、天容、扶突、肩井、天柱、巨骨、曲垣、小海等穴。每次用3穴～4穴。治疗结果：8例面神经麻痹，痊愈4例，显效2例，有效1例，无效1例。对合并听神经、动眼神经损害时，经针刺治疗亦取得佳效。

二、实验研究

葛子等针刺大白鼠双侧“环跳”穴，发现针刺可以激活糖代谢中的葡萄糖-6-磷酸酶，并对下丘脑产生一定影响。

李荣昌等以雄性家兔为实验对象，观察了针刺对空腹血糖和血浆胰岛素水平的影响。结果表明：针刺双侧足三里、脾俞和膈俞15分钟后，其血糖和血浆胰岛素含量没有明显改变，提示在正常情况下，针刺上述“穴位”不会影响其血糖和胰岛素分泌。该作者还进一步研究了针刺对静脉注射胰岛素后的胰岛素分泌反应和对糖耐量曲线的影响。结果表明：对照组注射葡萄糖后15分钟，其血糖显著升高（超过注糖前115%），并于注糖后60分钟基本恢复。注糖后30分钟～60分钟，血清胰岛素由注糖前的12μu/ml升高到43μu/ml，注糖后90分钟恢复到9μu/ml。然而，在家兔预先给予针刺上述“穴位”15分钟再注射葡萄糖，15分钟后其血浆胰岛素就迅速增高（从18μu/ml增至48μu/ml），30分钟内恢复到21μu/ml，而且血糖仅升高63%，并亦在30分钟内恢复。以上结果提示，针刺家兔使其由葡萄糖所引起的胰岛素分泌反应提前，因而血糖迅速恢复，改善了耐糖功能。

谌剑飞等对20例糖尿病患者进行了针刺前后血液流变学变化的观察，并与针药合治组进行了比较，结果：无论单纯针刺组或针药合治组均能使糖尿病患者血粘度明显好转，其中前者血粘度总好转率为77.14%，后者为94%；针刺组糖尿病人红细胞压积、血沉及其方程K值均较治前明显下降，其好转率分别为78.57%、85.71%、71.43%，针药合治组除上述指标外，纤维蛋白原及凝血酶原也较治前显著改观，各项参数的总好转率为100%，说明针药合治组改善病人的血液流变学状态较单纯针刺组为好；对非胰岛素依赖型的轻、中型患者，针刺的降糖效果显著，14例中显效7例，良效和改善3例，无效1例；对糖尿病合并或未合并心脑血管病变者治疗前后血液流变学比较表明，针刺等可以对微循环障碍严重的糖尿病起更强的双向调节作用。

郭水池等观察了针灸对人工高血糖家犬血糖、胰岛素和C肽的影响，发现：针刺能控制高血糖负荷家犬血糖水平升高的幅度。针灸刺激使胰岛素β细胞受体对葡萄糖的敏感性增强，胰岛素分泌增加，加快了对葡萄糖的利用和转化，从而控制了血糖的升高。本实验提示，针灸对机体内分泌功能的调节具有相对特异性（阴经穴较阳经穴强）。针灸阳经和阴经穴均能控制血糖高峰值，而且其平复过程比对照组提前；阴经穴又能提高胰岛素和C肽的高峰值，从而为针灸临床治疗Ⅱ型糖尿病提供了实验依据。

雷梦楠等针刺正常家兔“足三里”、“三阴交”，观察其血糖浓度变化，发现针“足三里”后血糖较针前升高，$P<0.05$或$P<0.01$，而针“三阴交”后血糖较针前降低，$P<0.05$。对实验性高血糖家兔针刺“足三里”，具有对抗血糖浓度持续上升的作用，但对实验性低血糖家兔则能阻止血糖持续下降，因此，针刺“足三里”对血糖浓度具有双向调节作用。

三、展望

针灸治疗糖尿病疗效是肯定的，而且取穴方便，操作简单，无副反应，可以作为糖尿病的基本疗法之一。针灸对糖尿病引起的大部分并发症均有不同程度的疗效，尤对并发心血管疾病疗效显著。针灸对糖尿病患者的近期疗效理想，而远期疗效尚未见报道，同时在基础研究中有关针灸作用机制的研究尚少，这些均有待在今后的工作中得到进一步补充和完善。

（石学敏　李　力　赵雪梅）

第八节　颈　椎　病

颈椎病（Cervical Spondylosis），是指颈椎关节、韧带以及椎间盘等组织的退行性病变刺激压迫颈神经根、脊髓、椎动脉和颈部交感神经等组织而引起的一系列神经、血管等病症。此病多发于中老年人。以颈项、肩臂疼痛或麻木为主症。依症状、体征和X线检查分为颈型、神经根型、脊髓型、椎动脉型、交感神经型、混合型和其他型。

中医依其临床见症归属“痹证”、“头痛”、“项强”、“眩晕”等范畴。其病多因风、寒、湿、劳损、外伤诸因素造成人体营卫气血失和、脏腑功能失调而生。临床治疗以行气通络、活血通阳、祛风散寒和补益肝肾为主。

现代医学治疗本病多采用非手术综合疗法，如牵引、制动（颈托）和药物（镇痛剂、维生素B族、激素、血管扩张剂、促神经细胞营养代谢药等）。非手术综合治疗无效而病情严重者可行手术治疗。然而，非手术综合疗法治疗颈椎病治愈率较低。近年来采用针灸治疗本病取得了较好疗效。

一、临床研究

针灸治疗颈椎病的方法很多，取穴大多以颈部经穴、颈椎夹脊穴为主，随症配穴。

（一）体针疗法

李延芳认为颈椎病病位在颈项部，乃督脉、足太阳膀胱经、足少阳胆经、手太阳小肠经和手少阳三焦经之所过，故取后溪（针）、大杼、悬钟（灸）为主穴，疏调经气，活络止痛；颈型加风池、天柱；神经根型加针夹脊、肩井、曲池、外关、八邪，灸大椎；脊髓型加灸大椎、身柱；椎动脉型加灸大椎、百会，针风池；交感型加针合谷、太冲、太溪。隔日1次。治疗162例，显效48例，有效90例，无效24例。

周志杰等取哑1穴～哑4穴（哑1：哑门下1寸；哑2：哑门下2寸；哑3：哑2左右旁开0.5寸；哑4：大椎穴上1寸）深刺治疗1337例颈椎病，治愈率43.39%，总有效率97.9%。

丁习益等辨证治疗42例椎动脉型颈椎病。实证取后项部压痛点，捻转或提插1分钟～3分钟，不留针；虚证取太溪、太冲或太溪、复溜，施补法，留针。每日1次。治愈26例，有效11例，无效5例。崔述贵辨证治疗172例颈椎病，其中气血亏虚型取天柱、颈百劳、定喘、肩髃、手三里、足三里、三阴交、复溜；风寒痹证取风池、大椎、大杼、风门、天宗、曲池、外关；痰浊血瘀型取天柱、大椎、颈百劳、定喘、大杼、曲池、悬钟、丰隆、膈俞、阴陵泉。随症配穴。实证用泻法，虚证用补法。近期治愈率达33.2%，总有效率达96.1%。

陈幸生采用项丛刺配合芒针（以两完骨为两点沿颅骨底连一线，分成6等份，每份为一点作主穴，以捻转提插复合手法施术1分钟；配合芒针从大椎向病侧肩髃透刺；绝骨施捻转补法）治疗67例颈椎病，显效24例，有效37例，无效6例。

吴玉珍取颈三针（以哑门穴下半寸至大椎穴旁开半寸分三等份），患者深吸气时进针，大幅度捻转，使针感向手臂放射，兼眩晕者加刺印堂、风池，治疗本病20例，治愈12例，显效6例，好转2例。

王文远等采用巨刺中平穴（足三里下1寸，偏于腓侧）配合肩部点穴治疗115例颈肩综合征，临床治愈79例，显效22例，进步13例，无效1例。

郄增旺等取手三里、大杼、身柱、后溪穴，针后激发感传，治疗50例椎动脉型颈椎病，治愈12例，显效23例，有效10例，无效5例。

（二）耳穴疗法

潘纪华以耳穴肝、肾、颈、项为主穴，配用耳穴内分泌、交感、脾、神门、心、太阳、枕、肩等，随症化裁，用探棒先寻求敏感点，在压痛最明显的反应点上，用胶布贴压王不留行籽，贴好后每穴每次按压5分钟，每天按压5次。共治疗51例患者，总有效率达100%。此法对神经型效果最好。李振春等选耳穴脑点、颈椎、枕、颈、神门、肝、肾，肩背酸痛者加锁骨、肩关节，手指麻木者加腕、指等，贴压王不留行籽，两耳交替使用。3天贴1次。治疗96例颈椎骨质增生，总有效率达96.9%。李达清取颈椎、肾、肝、神门、皮质下为主穴，随症配穴，贴压药麻籽，治疗39例，有效率达94.87%。吴晋怀取颈、枕穴，用0.5寸针向上横刺，同时嘱患者活动颈部，直到诸症消失或减轻，然后针肾上腺及随症所配穴位，治疗10例，痊愈2例，有效8例。

（三）电针疗法

林鹏志取风池、百劳、百会、前顶，百劳穴取40mm毫针，针尖斜向椎体，其他穴位均用25mm毫针，按常规针刺，得气后接电针仪，用连续波，强度以病人能耐受为度，治疗38例椎动脉型颈椎病，治愈率69%，总有效率95%。作者认为刺百劳穴时针感反应强者，疗效较好。

王东雁以C_2～C_7颈椎夹脊穴为主穴，头痛、头晕配风池、百会、印堂、太阳；肩背酸困、手臂疼痛麻木配肩井、肺俞、曲池、外关、合谷；颈项酸困配合颈椎夹脊穴梅花针叩刺，诸穴针刺得气后接电针仪，用间断波治疗神经根型颈椎病42例，有效率达100%，疗效明显优于牵引推拿对照组。

骆方针双侧足三里、绝骨穴，针刺得气后嘱患者活动颈部，留针后上下二穴接电针仪，同时配合颈部痛点处拔罐，治疗92例颈椎病，痊愈57例，好转28例，无效7例。

胡文彬等用ⅡA型心脑检查治疗仪电脉冲刺激角孙、风池、颈4穴治疗75例椎动脉型颈椎病，总有效率达96%。欧阳八四以电针刺激颈椎夹脊穴为主，随症配穴，治疗185例颈椎病，痊愈率达34.05%，有效率达95.13%。任小群等亦以电针颈部夹脊穴为主，配合拔罐法，随症配穴，治疗颈椎病96例，痊愈29例，总有效率88.54%。该法对瘀血阻络型疗效最好。

（四）穴位注射疗法

王志义等用药物颈宁A或颈宁B（神经根型用颈宁A；椎动脉型用颈宁B；混合型视症状而定）10ml，加注射用水4ml快速注入颈夹脊穴和阿是穴，每周注射2次，8次为一疗程，治疗颈椎病250例，治愈85例，显效140例，进步22例，无效3例。总有效率98.8%。作者同时观察用复方丹参液4ml，加5%葡萄糖注射液10ml，注射方法同前，每周3次，10次为一疗程，治疗100例颈椎病，治愈35例，显效55例，进步9例，无效1例。总有效率99%。两组间疗效差别经统计学处理无显著意义。

关强等用复方当归注射液、骨宁注射液各2ml注入双侧颈椎5、6夹脊穴，每次选1穴，隔日1次，10次为一疗程，治疗颈椎病370例，愈显率达81.35%，总有效率达96.49%。疗效明显优于传统针刺组、电针组、肌注组。

（五）穴位埋藏疗法

唐淑琴用穴位埋线治疗颈椎病725例。头痛、头晕、眼花、流泪者，取风池、颈2～4夹脊、肩中俞、大椎；心烦、胸闷、易怒、咽痛者，取颈5～6夹脊、至阳、肩外俞；手臂麻木、肢体活动困难者，取颈5～7夹脊、肩井、肩中俞、肩外俞、天宗、秉风、肩贞、手三里等。每次取2穴～6穴，间隔4天～5天1次。结果治愈率达78.8%，有效率达95.5%。

傅军豪等选用麻黄、防风等10味中草药，经加工提取生理活性成分，调整pH在6～7之间，制成3mg～5mg固体药丸。以哑门、大椎、新设、百劳、肩井为主穴，随症配穴，常规消毒穴位并在局麻下切开，刀口长度0.5cm，深度至皮下，将一粒药丸植入穴中，缝合切口，敷料包扎。治疗168例颈椎病，痊愈162例，显效4例，无效2例。

（六）其他疗法

宋毅勒等采用温针颈椎夹脊穴治疗颈椎病46例，总有效率为89%。祁晓华认为本病病位在督脉，以督脉上的阿是穴为主，每次取3～4穴，隔姜灸，每次灸7壮～10壮，治疗8例患者，治愈6例，有效2例。符文彬选用大椎、新设、肩外俞、百劳、大杼，每次2穴～3穴，经常规消毒局麻后，用钩状挑针对准穴位最高点刺入，针尖由深到浅牵拉皮下白色纤维组织，做左右摇摆牵拉直至把该处皮下纤维挑断为止，然后点上碘酒，盖上消毒纱布，胶布固定即可。治疗106例颈椎病，总有效率达95.3%。

北京市第六医院外科骨科组经络研究室选取大椎及双颈点等穴位，采用经穴磁疗法治疗颈椎病30例，治愈率20%，总有效率83.3%。北京市垂杨柳医院磁疗小组采用磁疗阿是穴和循经取穴治疗颈椎病27例，治愈1例，显效5

例，有效17例，无效4例。侯升魁等采用磁针DCZ——电磁针灸仪（自制），磁场剂量为1500GS～2000GS，针尖部至增生关节处，每次针刺1个或2个关节，每日1次，治疗41例颈椎病，全部获效。

马士功以病灶区为主，以肩髃、外关、列缺、合谷等穴位为辅，采用CO_2激光治疗颈椎病100例，基本痊愈33例，显效53例，有效11例，无效3例。谢可永等取列缺、肩髃、压痛点等穴位，采用激光照射法治疗94例颈椎病，亦获良效。

余维豪等以风池、风府、大椎、颈3（第三颈椎棘突下）为主穴，头晕痛重者取百会、脑户；肩背痛取肩井；耳鸣眼花重者取太阳；手臂麻木取外关；心悸失眠者加心俞，采用整体脉冲治疗仪治疗椎动脉型颈椎病114例，痊愈率达20.2%，总有效率达97.4%。疗效显著优于对照组—L-100型调制中频治疗机组。

此外，采用针灸治疗为主，配合中药、按摩、推拿等综合疗法治疗颈椎病亦获良效。

二、实验研究

对颈椎病患者针灸治疗前后椎—基底动脉血流速度、头部总血流量和经穴电流进行了观测，从而揭示针灸治疗本病的作用机制。

穆庆霞等应用经颅多普勒检测为指标，观察了电针双耳颈区敏感点对93例颈椎病患者的即时效应。结果显示：颈椎病患者67.7%有椎—基底动脉血流速度异常；电耳针治疗后可见患者有不同程度症状改善和指端痛觉障碍区缩小，对椎—基底动脉血流速度有良性调整作用；电耳针对大脑前动脉及大脑中动脉等其他颅内血管的血流速度也有双向调整作用。

胡文彬等采用ⅡA型心脑检查治疗仪（石家庄市华行医疗器械厂生产）对颈椎病患者治疗前后角孙穴、风池穴、颈4电流进行测定，发现治疗后各穴的电流均有显著提高，与治疗前比较，有非常显著的差异。提示症状改善与电流变化相关。

郄增旺等采用美国Sramek介绍的头部总血流量测定方法，并做了某些改进，以针刺激发感传方法对主要以椎动脉供血不足的椎动脉型颈椎病55例进行了实验观察，结果提示针刺激发感传后使血管痉挛得以缓解，降低了血管紧张度和阻塞程度，使椎动脉血流量明显增加，起到了通经脉、调气血、活血化瘀的作用。

三、展望

针灸治疗颈椎病已取得较大进展。其治疗方法多种多样，疗效显著，说明针灸治疗本病有广阔的前景。实验研究揭示针灸可改善颈椎病患者椎—基底动脉血流速度、经穴电流和头部总血流量，从而起到治疗作用。关于针灸治疗颈椎病的作用机制还有待进一步深入研究。

（石学敏　李　力　赵雪梅）

参考文献

1. 陈道志，等．针刺曲池、丰隆对原发性高血压病人疗效及血液动力学影响的观察．第二届全国针灸针麻学术讨论会论文摘要，1984；9
2. 黄河清．耳针心穴对高血压病降压作用的临床观察．湖北中医杂志，1991；13（1）：34
3. 赵和熙，等．针刺内关穴对高血脂的影响．中西医结合杂志，1984；4（11）：666
4. 管遵惠，等．针刺治疗高脂血症110例临床观察．河南中医，1991；11（4）：23
5. 方幼安，等．耳针戒烟的临床研究．第二届全国针灸针麻学术讨论会论文摘要，1984：71
6. 唐照亮，等．针刺防治冠心病猝死的初步研究．针刺研究，1985；10（2）：148
7. 王家思，等．针刺治疗冠心病的临床研究．中国针灸，1987；7（2）：5
8. 全国针刺治疗冠心病协作组．针刺治疗冠心病心绞痛631例疗效观察．新医药学杂志，1978；（3）：41
9. 李传杰，等．针刺对急性心梗病人左心功能微循环及cAMP和cGMP的影响．中国针灸，1983；（2）：1
10. 鲍延熙，等．针刺内关穴对急性心肌梗塞的即刻疗效．中国针灸，1981；（2）：2
11. 王恒润，等．针刺治疗冠状动脉粥样硬化性心脏病的进一步探讨．中国针灸，1981；（1）：1
12. 罗莉，等．针刺治疗急性心肌梗塞合并心律失常的临床疗效观察．中国针灸，1995；（4）：7
13. 孟竞璧，等．针刺对冠心病心绞痛患者左心功能状态的影响．中医研究院针灸研究所三十年学术论文集，1981；117
14. 刘瑞庭，等．针刺对犬实验性急性心肌缺血性损伤影响的观察．中医杂志，1980；（5）：77
15. 李力，等．不同穴位对冠心病患者全心功能的影响．上海针灸杂志，1992；11（3）：5

16. 刘富强．针刺对冠心病血液流变学及血脂的影响．外科学报，1989；(2)：5
17. 朱柏君，等．针刺对急性心肌梗塞病人心电图、微循环、血液流变学及环核苷酸的影响．中医杂志，1988；(4)：35
18. 蒋戈利，等．针刺对急性实验性病窦模型电生理的影响．第三届天津国际针灸临床学术会议论文汇编，1994：292
19. 王崇秀，等．针刺及刺络治疗支气管哮喘300例·国际针灸临床学术会议论文摘要汇编．天津．1989：57
20. 蒋幼光．针刺过敏点治疗支气管哮喘200例．陕西中医，1981；(1)：18～19
21. 刘泽光．针刺鱼际穴治疗支气管哮喘200例．中国针灸，1985；(1)：4～5
22. 关建敏，等．针灸治疗支气管哮喘48例．上海针灸杂志，1995；14(2)：60～61
23. 王友仁．疤痕灸治疗支气管哮喘56例疗效观察．中医杂志，1981；(8)：53
24. 严华，等．化脓灸治疗支气管哮喘299例．上海中医药杂志，1981；(5)：29
25. 何健，等．温针治疗支气管哮喘．上海针灸杂志，1986；(4)：8～9
26. 赖新生，等．养了法治疗支气管哮喘的临床疗效和环核苷酸、皮质醇变化的初步观察．中国针灸，1988；8(6)：38
27. 王兆松，等．穴位注射治疗夜间哮喘56例临床观察．针灸临床杂志，1995；11(3)：23～24
28. 刘家秀，等．维生素K_3肺俞封闭治疗支气管哮喘40例．河北医药，1984；(6)：341～342
29. 秦亮甫，等．针灸结合埋线疗法治疗1053例哮喘疗效观察．上海针灸杂志，1985；(1)：27～29
30. 皮纯炎．割治疗法治疗小儿哮喘200例小结．湖南中医杂志，1987；(2)：44～45
31. 周荣林．穴位脱敏治疗变态反应性哮喘的疗效观察．中西医结合杂志，1989；9(4)：216
32. 赵子贤．耳穴压豆治疗哮喘50例．山东中医杂志，1987；(2)：24
33. 程传勋，等．氦氖激光穴位照射治疗支气管哮喘．中医杂志，1981；22(12)：58
34. 宫斌，等．入静循环感传治疗小儿哮喘病的生化及免疫研究．上海中医药杂志，1984；(12)：2
35. 杨永清，等．针灸对哮喘患者外周血活化T淋巴细胞与嗜酸粒细胞数目的影响．上海针灸杂志，1995；14(2)：58～60
36. 欧桂珍，等．针刺对家兔急性过敏性支气管痉挛影响的观察．针灸学报，1990；6(4)：32
37. 冯建国，等．针刺治疗支气管哮喘的临床和实验研究·第二届全国针灸针麻学术讨论会论文摘要．北京：1984；39
38. 徐笨人，等．针刺治疗原发性三叉神经痛1000例疗效观察．中国针灸，1983；(3)：4～6
39. 张凤舞．针刺听宫穴治疗三叉神经痛63例体会．河北中医，1983；(3)：36
40. 崔述贵．针刺颧髎穴治疗三叉神经痛37例．辽宁中杂志，1990；(3)：32
41. 冯玉梅，等．深刺人迎穴治疗原发性三叉神经痛．上海针灸杂志，1994；(3)：封底
42. 陈春峰．针刺治疗原发性三叉神经痛144例．河北中医，1990；(6)：17
43. 张学曾．辨证分型循经取穴针灸治疗三叉神经痛19例．河北中医，1987；(6)：41
44. 胡佐芳，等．电针麻醉治疗三叉神经痛33例．四川中医，1987；(11)：47～48
45. 张秀芬．听宫　听会　翳风治疗面瘫．中医杂志，1990；(12)：40
46. 张天戈．654-2穴位注射治疗三叉神经痛75例．中国针灸，1981；(2)：46
47. 尹淑英，等．针刺穴位注射治疗三叉神经痛50例．中国针灸，1994；(4)：11～12
48. 刘士杰．全息疗法治疗三叉神经痛86例．山东中医杂志，1989；(5)：20
49. 钟亚，等．子午流注取穴法治疗三叉神经痛60例临床观察．中国针灸，1991；(6)：21～22
50. 李绮芳．针刺治疗三叉神经痛38例．云南中医杂志，1981；2(1)：38
51. 康希圣，等．针刺治疗原发性三叉神经痛．上海针灸杂志，1994；(1)：18～19
52. 赵维平，等．针刺治疗中风70例临床分析．上海针灸杂志，1992；(4)：10
53. 王全奇，等．头针体针治疗中风偏瘫的疗效对比观察．中国针灸，1991；(5)：11
54. 赖芳山，等．按时取穴针法治疗缺血性中风的临床与实验研究．中国针灸，1992；(1)：1
55. 李定明，等．以风府、哑门为主穴针刺治疗脑出血的临床观察．中国针灸，1987；(3)：1
56. 石学敏，等．针刺治疗中风病的临床研究．上海针灸杂志，1992；(4)：4
57. 李力，等．醒脑开窍针刺法治疗恢复期中风临床及实验研究．中医杂志，1995；36(9)：533
58. 周继曾，等．醒脑开窍针刺治疗中风后遗症的临床研究．中国针灸，1995；(3)：6
59. 石宪．透刺传统头穴与运动区治疗中风偏瘫的比较．针灸学报，1989；(2)：14

60. 彭静山．眼针为主治疗中风 167 例临床观察．中国针灸，1987；(6)：23
61. 陈修玲，等．针刺颈交感神经治疗脑血管疾病所致偏瘫的近、远期疗效观察．针刺研究，1985；(3)：165
62. 蒋达树，等．针刺对实验性脑缺血猫血液动力学的影响．中西医结合杂志，1983；(4)：238
63. 戚丽宜，等．针刺对脑梗塞患者血清高密度脂蛋白胆固醇的影响．中西医结合杂志，1987；7 (8)：467
64. 李其松，等．缺血性脑血管病患者血浆亮脑啡肽样物质含量及其针刺前后的变化．中国针灸，1984；(6)：19
65. 李立杰，等．头针对偏瘫外周血淋巴细胞 ANAE 反应的影响．中医药学报，1989；(1)：50
66. 李忠仁，等．针刺治疗中风高过氧化脂质血症的临床研究．上海针灸杂志，1991；(1)：18
67. 李平，等．醒脑开窍针法对脑缺血及再灌注家兔自由基病理学及脑组织超微结构影响的实验研究．第二届天津国际针灸临床学术会议论文集，1992；222～231
68. 中研院针灸所神经科生理二室．针刺治疗脑血栓形成 209 例和对脑血流图．肌电图影响的观察．中医杂志，1979；(9)：15
69. 董承统，等．针刺对异常短潜伏期体感诱发电位的调整作用．针刺研究，1987；(2)：154
70. 翟娜，等．针刺对大鼠缺血脑细胞、核糖核酸及超微结构的影响．第二届天津国际针灸临床学术会议论文集，1992：216～221
71. 徐笨人，等．针刺大椎穴治疗癫痫 95 例．中国针灸，1982；(2)：4
72. 冯文华．针灸奇经俞穴为主治癫痫 35 例．陕西中医，1989；(3)：131
73. 张智龙．意气行针法治疗癫痫 35 例临床观察．天津中医，1990；(1)：30
74. 彭光超．针刺治疗癫痫 54 例的疗效观察．江西中医药，1990；(3)：40
75. 李智．针刺治疗癫痫 34 例临床观察．江苏中医，1989；(9)：21
76. 高洪宝．针刺治疗原发性癫痫 25 例初步观察．云南中医杂志，1983；(1)：31
77. 陈幸生．芒针治疗癫痫 70 例疗效观察．中国针灸，1988；(2)：26
78. 翟文生，等．“醒脑开窍”针法治疗癫痫 60 例．浙江中医杂志，1992；(10)：445
79. 刘永久．“神四针”“顶三针”治疗癫痫 25 例．辽宁中医杂志，1994；(3)：137
80. 许永迅．长针和头针为主治疗运动性癫痫．上海针灸杂志，1991；(3)：16
81. 张世杰．针刺治疗癫狂、痫证 106 例．云南中医杂志，1993；(3)：33
82. 杨金安．针刺治疗癫痫持续状态．中医杂志，1989；(9)：15
83. 张玉华．中西医结合治疗癫痫持续状态 30 例．四川中医，1993；(12)：27
84. 史子玉，等．头针治疗癫痫 98 例疗效观察．中国针灸，1986；(1)：17
85. 恒健生，等．头针治疗癫痫临床观察．上海针灸杂志，1988；(4)：5
86. 陈克彦，等．头针为主治疗癫痫 70 例疗效观察．中国针灸，1981；(3)：13
87. 李风太．穴位埋线治疗癫痫 846 例临床观察．中国针灸，1986；(2)：1
88. 马建一，等．5-羟色胺对电针抑制青霉素痫样放电的作用．生理学报，1986；38 (4)：377～382
89. 朱镜，等．针刺对实验性癫痫大鼠 Ach 与痫样放电的影响．上海针灸杂志，1991；(1)：32～33
90. 马祥庆．针刺治疗周围性面瘫 64 例．陕西中医，1989；(3)：130
91. 魏凤坡．针灸治疗周围性面神经麻痹．中医杂志，1980；2 (7)：73
92. 何树槐，等．针灸治疗面神经麻痹 75 例的临床观察．中国针灸，1985；5 (3)：10
93. 何聪．针灸治疗急性期面神经炎 82 例疗效观察．针灸临床杂志，1995；11 (2)：11
94. 施土生，等．五透法治疗 512 例面瘫的临床分析．中西药研究，1989；(6)：13
95. 贾秀卿．浅刺不透穴治疗周围性面瘫 368 例疗效观察．中国针灸，1988；(5)：17
96. 王纯惠，等．针刺治疗面瘫 200 例疗效观察．中医药学报，1987；(1)：39
97. 黎作克．四根针治疗面神经麻痹 348 例临床报道．中国针灸，1991；11 (1)：13
98. 关娴清，等．四针八穴治疗周围性面神经麻痹 1170 例．辽宁中医杂志，1990；(10)：33～34
99. 程旺毅．络刺法治疗周围性面瘫 120 例．上海针灸杂志，1995；14 (5)：217
100. 孟庆良，等．滞针治疗周围性面瘫 150 例对照观察．针灸临床杂志，1995；11 (7)：36
101. 蔡圣朝．分型论治 182 例面瘫的评析．针灸临床杂志，1996；12 (1)：25
102. 练汉健．梅花针治疗面瘫 84 例分析．针灸临床杂志，1996；12 (1)：32
103. 刘连堂，等．甩针透刺法配按摩治疗面瘫 300 例

临床观察．针灸临床杂志，1995；11（10）：20
104. 钱德金，等．竖刺法治疗周围性面神经麻痹86例小结．江苏中医杂志，1987；3（12）：28～30
105. 刘春明，等．针灸配合穴位注射治疗面瘫68例疗效观察．针灸临床杂志，1995；11（2）：12
106. 肖惠中．电针．TDP治疗周围性面瘫72例疗效对比．四川中医，1990；8（3）：48
107. 梁振仓．针刺治疗面瘫155例．陕西中医，1988；（5）：216
108. 张鸣九．药液注射“臼间”治疗周围性面神经麻痹．江苏中医，1990；（3）：22
109. 赵学斌．维生素B_{12}穴位注射治疗面瘫160例．陕西中医，1990；（7）：325
110. 张涛清，等．针灸治疗糖尿病疗效及实验研究．中国针灸，1988；8（4）：23
111. 周潮，等．针药并用治疗Ⅱ型糖尿病114例临床观察．黑龙江中医药，1991；（6）：33
112. 朱秀峰．针灸治疗糖尿病246例临床观察．中国针灸，1991；（1）：5
113. 郭桂珍，等．针刺对血糖作用的临床研究．吉林中医药，1990；（3）：19
114. 宫军．灸法治疗糖尿病96例临床观察．国际针灸临床学术会议论文摘要汇编．天津：1989：77
115. 于济民，等．SMS-03型信息治疗仪治疗糖尿病70例．中西医结合杂志，1989；9（6）：363
116. 郑蕙田，等．针灸治疗糖尿病性膀胱病变的临床研究．第二届全国针灸学术讨论会论文摘要，北京：1984：22
117. 钱肇仁，等．针灸治疗糖尿病并发神经病变的疗效研究．上海针灸杂志，1984；（4）：17
118. 钱肇仁，等．中西医结合治疗糖尿病周围神经病变疗效观察．中西医结合杂志，1987；（3）：140
119. 钱肇仁，等．针刺治疗糖尿病心脏植物神经病变的影响．中西医结合杂志，1988；（2）：81
120. 谌剑飞，等．针刺治疗糖尿病的初步研究．第二届全国针灸针麻学术讨论会论文摘要．北京：1984；20
121. 葛子，等．针刺对下丘脑与糖代谢等有关酶的影响．中国针灸，1984；（6）：31
122. 李荣昌，等．针刺治疗糖尿病机制的初步研究．第二届全国针灸针麻学术讨论会论文摘要．北京：1984；23
123. 李延芳．针灸治疗颈椎病162例．上海针灸杂志，1995；14（2）：67
124. 周志杰，等．哑1～4穴深刺治疗颈椎病1337例．陕西中医，1988；9（5）：197～198
125. 丁刁益，等．针刺治疗椎动脉型颈椎病42例．上海针灸杂志，1994；13（3）：112
126. 陈幸生．项丛刺配合芒针治疗颈椎病67例．陕西中医，1990；11（2）：85
127. 吴玉珍．颈三针治疗颈椎病20例临床观察．针灸学报，1991；（4）：42
128. 王文远．等．针刺中平穴为主治疗颈肩综合征115例．中医杂志，1990；（7）：36
129. 郄增旺，等．针刺激发感传对颈动脉和椎动脉血流量作用的观察．中西医结合杂志，1991；11（1）：31
130. 潘纪华．耳穴压丸法治疗颈椎病51例疗效观察．陕西中医，1987；8（8）：369
131. 李振春，等．耳压治疗颈椎骨质增生96例临床观察．河南中医，1991；（5）：35
132. 林鹏志．针刺治疗椎动脉型颈椎病38例．上海针灸杂志，1995；14（6）：264
133. 骆方．电针加拔罐治疗颈椎病92例．浙江中医杂志，1992；（12）：547
134. 胡文彬，等．穴位的电流测定及电脉冲刺激治疗颈椎病（椎动脉型）75例观察．中西医结合杂志，1991；11（11）：656
135. 任小群，等．针刺夹脊穴为主治疗颈椎病96例疗效观察．针灸临床杂志，1995；11（6）：14～15
136. 王志义，等．药物穴位注射治疗颈椎病350例疗效观察．中国针灸，1989；（3）：14
137. 关强，等．穴位注射治疗颈椎病518例临床观察．中国针灸，1990；（10）：10
138. 唐淑琴．穴位埋线治疗颈椎病725例．山东中医杂志，1995；14（8）：358
139. 傅军豪，等．中草药制剂穴位植入疗法治疗颈椎病168例．上海针灸杂志，1995；14（6）：265.267
140. 宋毅勤，等．温针夹脊穴治疗颈椎病46例．中国针灸，1988；（6）：6
141. 符文彬．针挑治疗颈椎病106例．中国针灸，1990；（3）：26
142. 穆庆霞，等．电耳针颈区敏感点对颈椎病患者的即时效应观察—附93例经颅多普勒分析．江苏中医，1995；16（11）：29～30

第十五章　推　拿　学

中西医结合推拿学运用现代科学理论和方法，继承和发扬中国传统推拿医学并使之在理论上发生质的变化。推拿是指通过施不同手法于人体体表的特定部位或穴位，通过皮肤和深部的神经末梢感受器产生传入性神经冲动，神经中枢对这种传入性冲动作出应答。由于发挥了人体固有自我调节功能，从而促进疾病的痊愈及健康水平的提高，这种治疗方法被称之为自然疗法。由于属调动人体内部自我调节功能，因此对人体无毒副反应，深受人们欢迎。

中医推拿是一种古老的防治疾病的方法，古称按摩、按跷。至今在我国仍有部分地区沿用按摩这一名称。推拿在我国历史悠久、源远流长。

美国达达大学的研究人员发现母鼠本能的用舌舔幼鼠的头、颈、背部对幼鼠生长发育有重要意义，这一行为能使幼鼠体内产生促使大脑、心脏和其他主要器官活跃的激素。这一现象普遍存在于哺乳动物，因此中国有舐犊之情这一成语。这说明动物在进化过程中就形成了这种本能，这一点为小儿捏脊疗法提供了理论根据。由于是进化赋予人类这一本能，因此，世界各民族的民间都有用手治病的一些方法流传至今。推拿起源于人类早期的劳动与生活实践。原始人类在劳动及与大自然作斗争的过程中不可避免地会造成身体的损伤，实践中发现了用手抚摸按摩局部能使疼痛缓解、减轻或消失，在此基础上中国古代得到医家的重视便逐渐认识和发展成为推拿疗法。在很长一段时间里，推拿被称之为医家小道未被重视。建国后由于中医政策得到认真贯彻，推拿治疗疾病的突出效果引起各方面的重视，使推拿从湮没境地迅速复苏和发展，从1956年起推拿正式列入国家教育体系，1979年开始列入高等学府，有了推拿医学士、硕士，并开始运用现代科学理论和方法研究和探讨推拿的作用机制。推拿科学研究工作的开展使中西医推拿学得到迅速发展。

（郑凤胡）

第一节　推拿功法

推拿功法是中医推拿学的重要组成部分，是中国传统功法与中医推拿结合形成的一门分支学科，它主要研究如何应用传统功法训练增强推拿临床工作者的体能，从而充分发挥手法技能，提高推拿治疗效果；并可在临床上指导患者练功，提高人体抗病防病的能力。

推拿医生必须掌握“功夫”，早在《灵枢·官能》就指出：“爪苦手毒，为事善伤者，可使按积抑痹。手毒者，可使按，置龟于器下而按上，五十日而死矣。”文中所述的功夫并不是普遍人就有的，只有长年锻炼掌握功法的人才能练得这种功夫。古代练功的方法很多，明清以来通过筛选，将其中能够显著增强推拿施术者体质与素质，提高腰、腿、臂、腕、指力的几种功能结合起来，形成目前的推拿功法，其主要功种为易筋经、少林内功、调息筑基功和调气圭臬法等。

近年来，随着对推拿功法研究地不断深入，对其训练目的、功效、手段、方法的认识也更为深刻，提出了练功的目的主要是为了提高和增强推拿医生的“专业体能”，因此相对应的功法训练、测试也运用了许多现代科学方法，形成了中西医结合的一套崭新的观点。从而开辟了传统推拿功法研究和应用的新领域。

由于推拿功法训练的目的主要是提高推拿医生的专业体能，以适应临床治疗时须要长时间施用中等强度手法操作的技能要求，因此在功法和功效的研究上多以心功能、肺功能和有氧运动能力的提高为主。

周信文等观察正常青年学生进行6个月易筋经锻炼，其心血管功能的变化较练功前心室射血时间缩短、射血分数提高、心搏量增加、心搏指数增加、静态心率减慢、体动脉顺应性增加。

另外周氏报道学生在6个月少林内功锻炼（每日50分钟）后，测定其最大通气量、第一秒呼气率、最大容量流速曲线等指标，发现青年男大学生通过练功后其大小气道氧供和通气能力均有明显提高。这表明少林内功可以增强练功者的肺功能。

徐俊应用功率自行车，采用分级递增负荷法测试无氧阈。将受试者分为高、中、低3个不同运动量组进行6周功法训练。发现高组练功后，其无氧阈心率明显下降（由159次/分降至149次/分），低组无氧阈功率（相对值）显著提高（由2.517提高到2.848），中组无氧阈心率有所下降，无氧阈功率（绝对值，相对值）有所提高。这表明，通过推拿功法锻炼，人体的有氧运动能力增加，耐力水平得到提高。另外又对推拿功法锻炼的具体形式进行了分析，提出了练功方法是"静力性、非周期性"肢体运动，并采用遥测心率技术测定了"静力性"推拿功法系肢裆势练习时的心率变化，发现在一定范围内，心率变化量与裆势练习时间呈线性关系，并推导出方程式：$\lg\triangle HR=a+b\lg T$，a、b系数由各裆势决定，同时提出在实际练功中，通过各裆势组合，心率值可接近此练功者无氧阈心率，这就为探讨练功后心肺功能增强机理提供了实验资料，并提出运用该方程式来调控功法运动量的科学训练方案，根据推拿功法肢体练习时"静力性"特征，设计了一个大鼠静力训练方法。这为深入探讨推拿功法机理创造了条件。

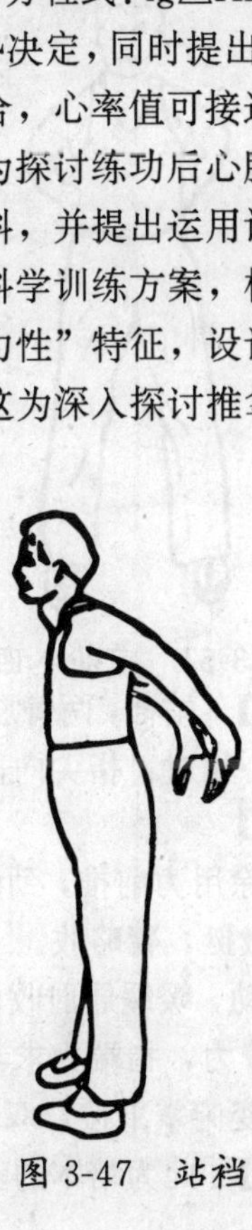

图3-47　站裆

一、基本裆势

裆势是推拿练功中最基本的功法。通过基本裆势的锻炼，不仅能提高身体素质，而且还可以为进一步功法锻炼打好基础。

（一）站裆

【预备姿势】 两足平行分开，与肩同宽。

【动作要领】

1. 双目平视，舌抵上腭，下颌内含，上肢自然下垂。

2. 双足平均着力（重心不在足跟）如树生根。

3. 心神宁静呼吸自然。

4. 意守丹田。

【锻炼要点】 民间保健功法之一，强调在此基础上进行意守和调息锻炼。初学时只要求自然呼吸，锻炼纯熟后改为腹式呼吸，并进行双手下按，或提抱，或环抱，或前撑锻炼。功法锻炼时应细心体会身体产生的轻松、舒适，意如苍松屹立的沉感。

锻炼时间：开始锻炼时，每次10～30分钟，以后每次可站60分钟以上。

（二）马裆

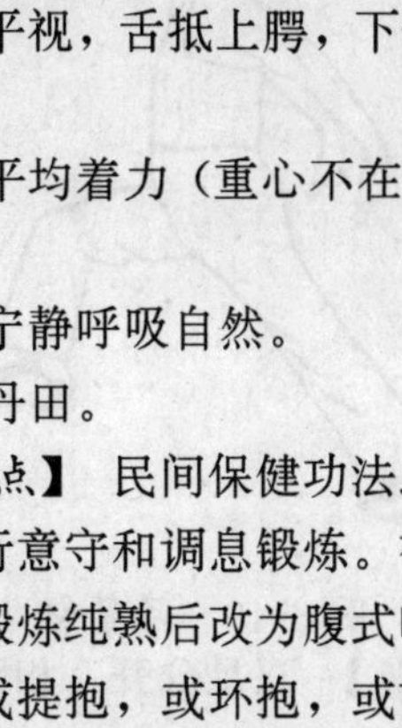

图3-48　马裆

【预备姿势】 双足分开，足间相距三足宽。双足尖向前，微内扣或内八字形。

【动作要领】

1. 双腿屈膝约100°，半蹲，大腿与地面平行，膝不超过足尖。

2. 双目平视，舌舔上腭，下颌内收，呼吸自然。

3. 双手后伸，肘直腕背屈，拇指外展，掌心朝后，四指并拢，虎口朝内，与臀部在一水平面上。挺胸收腹上身微前倾，重心落在双腿之间。

【锻炼要点】 同站裆。身体保持不动，持续一定时间后逐渐增加，开始时每次 1～3 分钟，以后逐渐增加至 5～10 分钟。

（三）弓箭裆

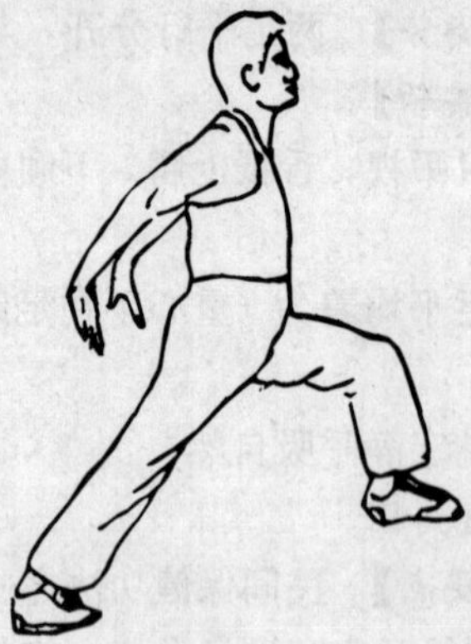

图 3-49 弓箭裆

【预备姿势】 双足分开，相距四足宽，两足尖朝前。

【动作要领】

1. 双目平视，舌抵上腭，下颌内含，呼吸自然。

2. 身体向右转，右腿在前屈膝，足尖向右内扣，膝与足垂直。

3. 双手叉腰或下按，或沉肩垂肘，双手握拳于腰部。

4. 左腿在后伸直，足向外撇，足跟着地或前弓后箭之势。

5. 最后身体转向左方，左足在前，右足在后。

二、少林内功

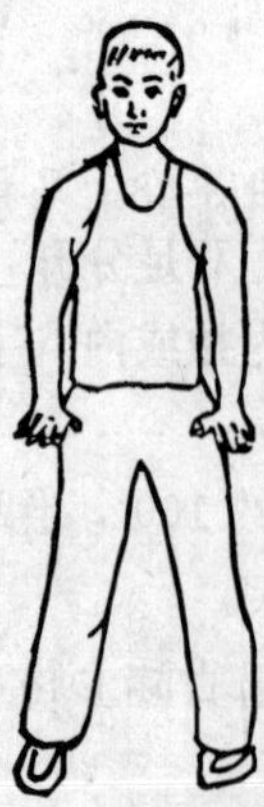

图 3-50 伸臂亮掌

少林内功是一种运动量较大的功法，以站裆为基础，着重于腰腿的霸力和上肢运动锻炼。锻炼时，以意运气，以气生劲，循经络而到达四肢。练功时周身用劲，但不能屏气，呼吸自然，达到“外紧内松”。前胸微挺，后背要拔，腹要收，腰要塌，臀微收。每势练 3～5 次。

（一）伸臂亮掌

【预备姿势】 立正。

【动作要领】

1. 左足向左横跨一步，与肩同宽，足尖内扣成内八字，五趾抓地。

2. 双手后伸，肘直腕屈，四指并拢，拇指外展，前胸微挺，臀微收，双目平视，全神贯注，呼吸自然协调。

【锻炼要点】 本姿势是锻炼少林内功的基础。站能扶助正气，行气血，保护脏腑，能使人体阴阳协调。锻炼时要三直四平（即腿、躯干、臂三者皆直，肩、手、足、目四者皆平），全神贯注，呼吸自然，蓄力于掌。久练则能以意运气，以气生劲，劲则循经络到四肢末梢，调节脏腑功能，使精力充沛，增强指、臂、腰、腿之力，以达延年益寿的作用。锻炼时间：初练时 1～10 分钟。

（二）前推八匹马

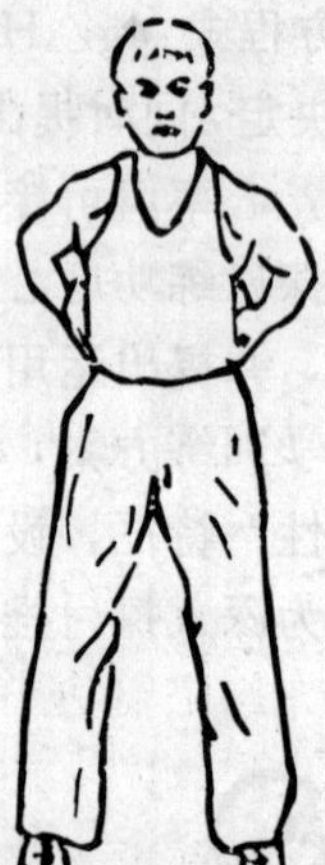

图 3-51 前推八匹马

【预备姿势】 站裆，两臂屈肘，拇指外展，四指并拢，掌心相对，指尖向前置两胁部。

【动作要领】

1. 双臂徐徐用力前推，劲注指端，以达肩与掌相平。胸微挺，臂略收。

2. 双臂运动，缓缓屈肘收回到两胁。收时拇指上翘虎口着力，指端力求与臂成直线。

3. 由直掌变俯掌下按，双臂后伸回站势。

【锻炼要点】 此为培本的基本姿势。以腰

部为主锻炼臂指端的功法，以气促力，贯掌达指。即蓄劲于腰，发力于指。系临床常用的推拿基本功。

（三）倒拉九头牛

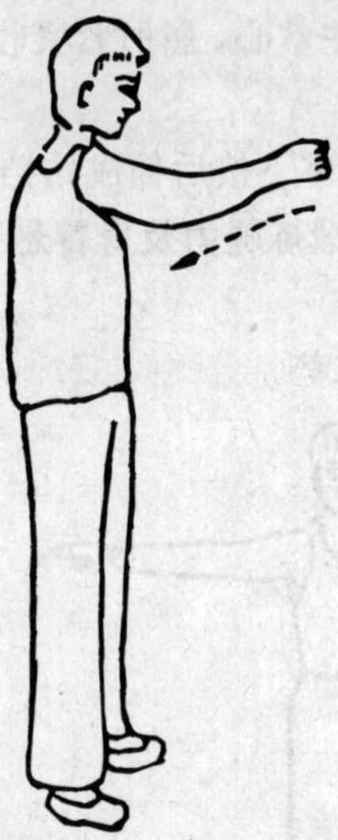
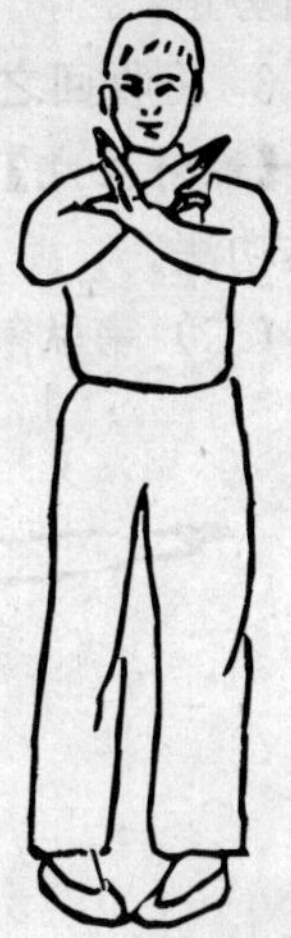

图 3-52 倒拉九头牛 图 3-53 凤凰展翅

【预备姿势】 站裆，双手握拳置于两胁。

【动作要领】

1. 双拳化掌，由仰掌转为侧掌，向前推掌时侧掌转为反掌使拇指朝下掌背相对。此时掌与肩平。

2. 双手五指向掌心屈曲握拳，劲注拳心，前臂旋后，拳眼朝上，紧紧将双拳收回，势如倒拉九头牛，直到双拳收至两胁。上身微前倾，臀部微收。

3. 将收回拳变俯掌向下按，两臂后伸恢复站裆。

【锻炼要点】 以意行气，使气随意，是锻炼双臂悬劲和握力的主要功法的基本功。

（四）凤凰展翅

【预备姿势】 同前推八匹马。

【动作要领】

1. 双腕交叉掌背相对置于胸前胸骨处。双臂缓缓向左右伸出犹如拉弓之势，指上翘，腕微屈，肩、肘、腕持平。再收回交叉胸前。

2. 变为俯掌下按，双臂后伸恢复站裆。

【锻炼要点】 此为锻炼肩、臂、肘、腕及指端的基本姿势，尤其对腕、指功力有很大裨益。要求做到以意领气，以气发劲，蓄劲如开弓，发劲如放箭，劲由肩循臂、肘贯于腕达于指。

（五）霸王举鼎

【预备姿势】 同前推八匹马。

【动作要领】

1. 双掌用力缓缓经前向上托起，指尖相对，掌心朝上，当过肩时翻掌，掌根向外，指端由左、右向内旋转使虎口相对，犹如托重物徐徐上举，肘部微挺，双目平视。

2. 旋腕翻掌使指端向上，掌心相对，蓄力而下达到腰部。

3. 将腰部的仰掌转俯掌下按臂后伸成站裆。

【锻炼要点】 使气随意，以气发力，力由肩沿臂贯腕注于掌心。

（六）风摆荷叶

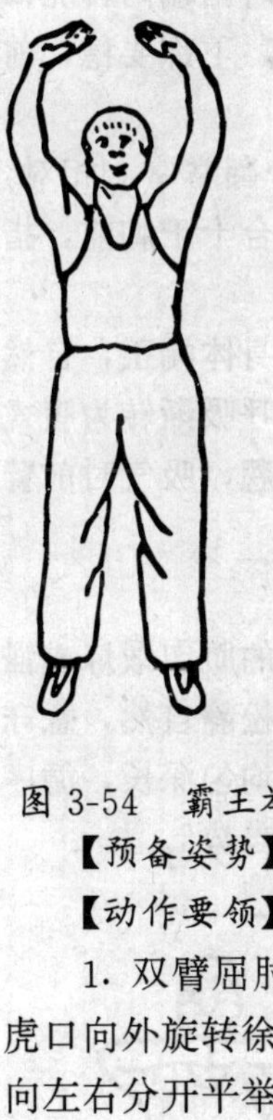

图 3-54 霸王举鼎

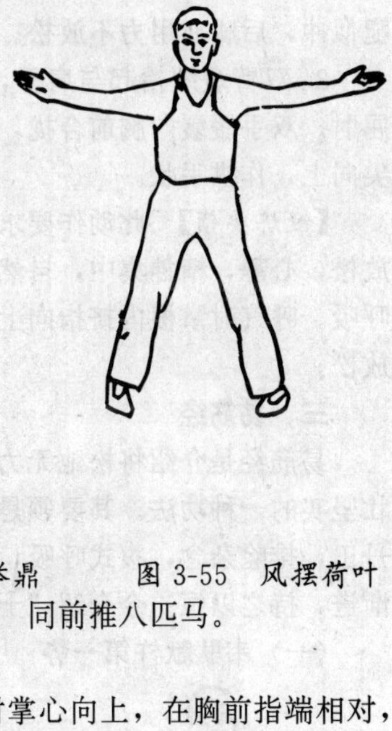

图 3-55 风摆荷叶

【预备姿势】 同前推八匹马。

【动作要领】

1. 双臂屈肘掌心向上，在胸前指端相对，虎口向外旋转徐徐向前推出至双臂伸直后缓缓向左右分开平举。四指并拢，拇指外展向下蓄力以达到肩、肘、掌平。

2. 双臂用力慢慢合拢，双腕交叉，掌心向上。

3. 将相叠仰掌收回，屈肘由胸前转俯掌下按，双臂后伸恢复站裆。

【锻炼要点】 锻炼时蓄力由肩循臂贯肘至指端。本法是增强臂力和悬劲的主要功法。

（七）饿虎扑食

【预备姿势】 站好大功裆，拳心向上，置于腰部。

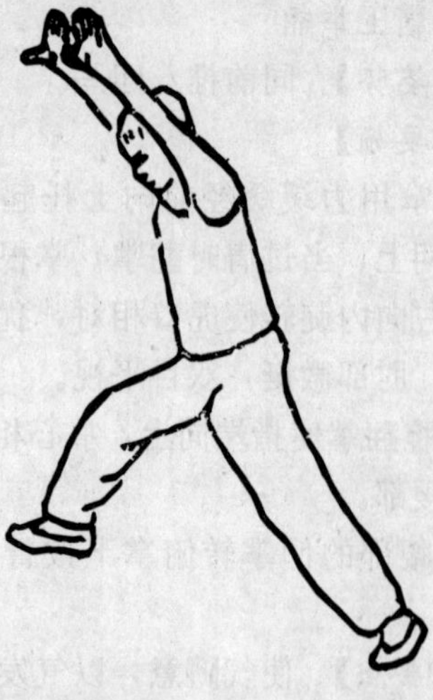

图 3-56　饿虎扑食

【动作要领】

1. 双拳化掌用力前推。推时指端内转虎口朝下掌心朝前，腰亦随之前俯，下部要稳，前腿似冲，后腿亦用力不放松。

2. 双臂缓缓抬起与肩平，翻掌掌心相对，屈肘。双手缓缓向胸前合拢，合十于胸前，指尖向上，作拱手状。

【锻炼要领】　此动作要求身体端正，自然放松，心静，精神集中，自然呼吸渐转为腹式呼吸。呼气时掌根内挤指向上翘，吸气时前臂放松。

三、易筋经

易筋经是介绍将松弛无力的肌肉锻炼成强壮坚实的一种功法。其要领是松静自然，意守丹田，排除杂念，腹式呼吸，均匀深长，循序渐进，持之以恒。今介绍“十二势”。

（一）韦驮献杵第一势

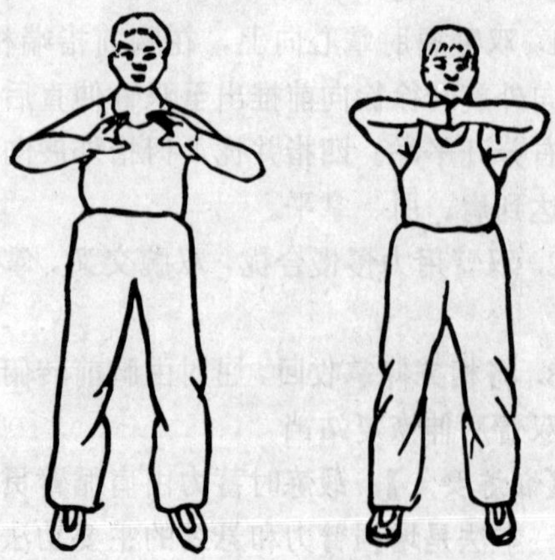

图 3-57　韦驮献杵第一势

【预备姿势】　立正。

【动作要领】

1. 左足向左平跨一步，足距与肩同宽。双手自然下垂，头身端正，目平视，全身放松，精神集中。

2. 双手握拳用力收回至腰，收时五指用力收拳，旋腕拳眼向上力注掌心，屈肘紧紧收回，身随势正。

3. 将收回之拳变俯掌下按后伸成站裆。

【锻炼要点】　此为锻炼腿力及肩臂悬劲的基本功法。

（二）韦驮献杵第二势

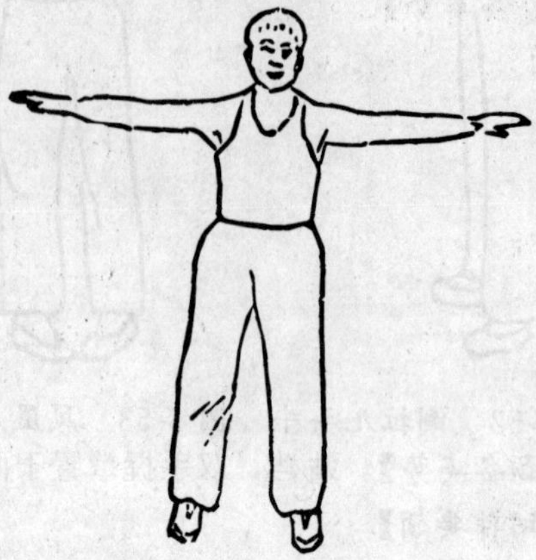

图 3-58　韦驮献杵第二势

【预备姿势】　立正。

【动作要领】　足趾抓地，双手同时向左右分开，掌心向下双臂向两旁平举。此时足跟稍提离地面足尖点地。

【锻炼要点】　手足动作同时，吸时意守劳宫，呼时意守足趾。逐渐作到腹式呼吸。

（三）韦驮献杵第三势

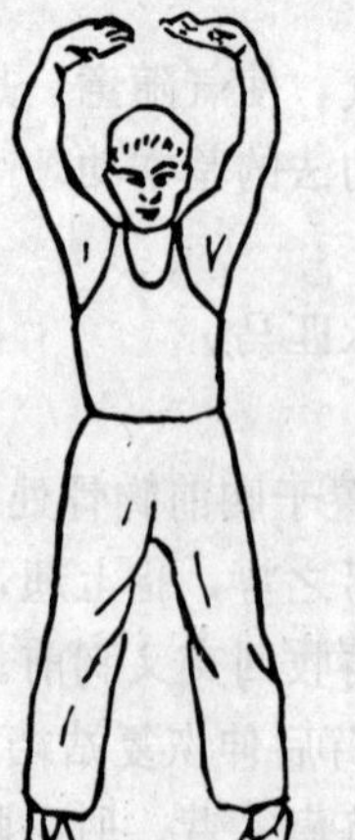

图 3-59　韦驮献杵第三势

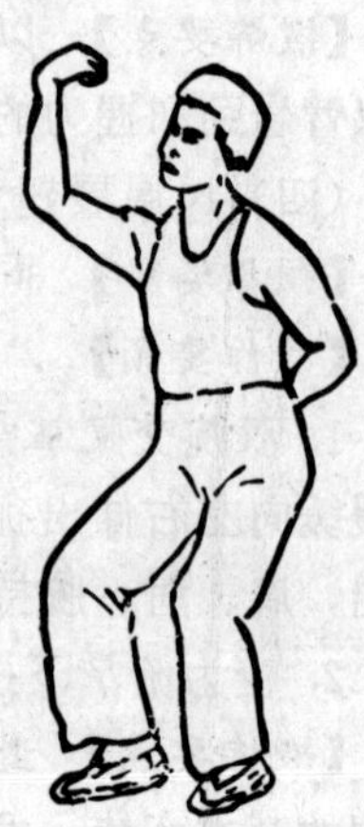

图 3-60　摘星换斗势

【预备姿势】　立正。

【动作要领】

1. 双手从左右缓缓弧形上举，指尖相对掌心向上，做托天状。同时双足跟稍提起足尖点地，牙关紧咬，舌抵上腭，呼吸细长，意守掌心。

2. 双手握拳双臂循原路缓降至外展 90°位，同时足跟放下。

【锻炼要点】 吸气时气沉丹田，臂肌渐放松，呼气时意守两掌心，双掌上托。

（四）摘星换斗势

【预备姿势】 立正。

【动作要领】

1. 按第一势到第三势顺序操作。

2. 右手缓缓向右上方高举，覆掌（掌心向下），头斜向右前方，眼凝视右掌心，左臂屈肘于背后，手背横贴于腰部；呼吸 3～5 次。

3. 左手高举，右手背横贴于腰部，动作要领同上，呼吸 3～5 次。

【锻炼要点】 呼气时，意守在上掌心劳宫穴；吸气时，意守在下掌背外劳宫穴。

（五）倒拽九牛尾势

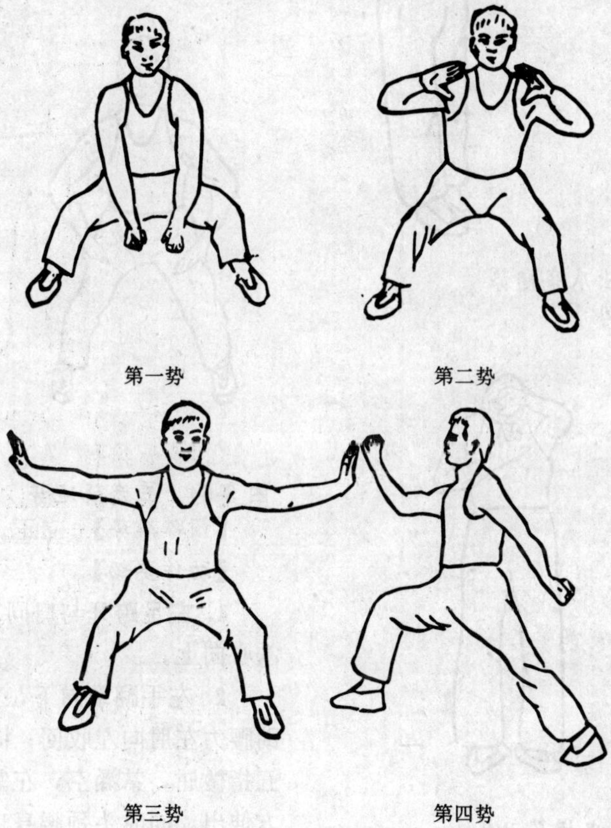

图 3-61　倒拽九牛尾

【预备姿势】 立正。

【动作要领】

1. 做马裆势，双手握拳由身后移向裆前，拳背相对。

2. 双拳上提至胸前，由拳化掌成抱球势，随势直腰。

3. 旋动两臂，掌心向外，左右平推至肘伸直。

4. 身体向右转成右弓左箭，左右两侧交替锻炼。

【锻炼要点】 吸气时意守伸前之手，向后做倒拉九牛尾状；呼气时意守伸后之手，向前做顺势牵牛状。如此反复 3～5 遍，腿、身、肩、肘做“倒拉”和“顺牵”的姿势，同时做轻微的颤动。

（六）出爪亮翅势

【预备姿势】 立正。

【动作要领】

1. 双臂胸旁屈肘推出“排山掌”（掌指直立与腕呈直角，掌心向前）。

2. 两掌缓缓向前推出，用力逐渐增加，当双肘充分伸直时，五指用力分开，同时身体直立闭息，双目圆睁凝视前方。

3. 双掌缓缓收回，贴于两胁部反复 7 次。

【锻炼要点】 呼气时双掌用力前推如排山，指向后伸；吸气时臂掌放松收回，意守掌间。

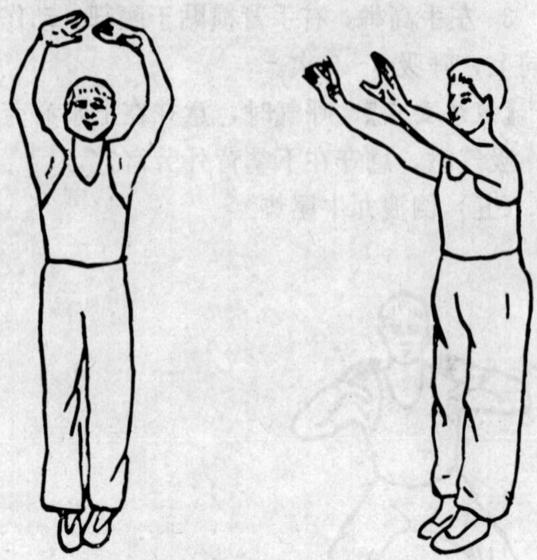

图 3-62 出爪亮翅势

（七）九鬼拔马刀势

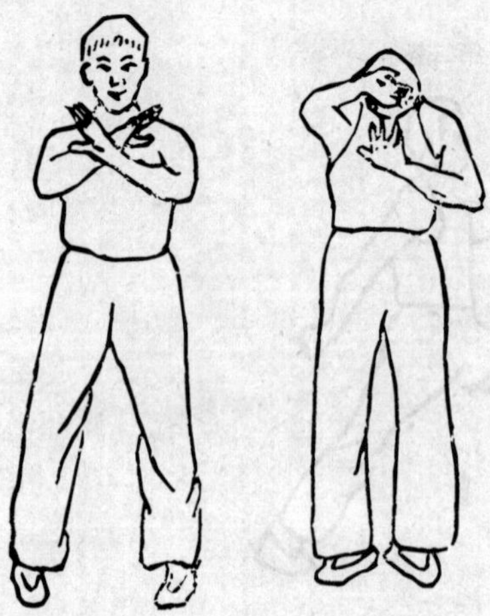

图 3-63 九鬼拔马刀势

【预备姿势】 立正。

【动作要领】

1. 右手上提至枕部掌心抱头，手指轻压左耳，头向左转，右腋张开，左手收回，反手以手背贴于肩胛间区。

2. 右手放下反手以手背贴于肩胛间区，同时在手收回提起用掌心贴枕部抱头，手指轻压右耳，头向右旋，左腋张开。

【锻炼要点】 吸气时意守抱头上肢肘尖，微微牵拉，身体前倾；呼气时意守背部手的外劳宫穴，气沉丹田，左右反复做 3～5 次。

（八）三盘落地势

【预备姿势】 立正。

【动作要领】

1. 左足向左跨一步，足距略比肩宽，双手向两旁平伸与肩平掌心向下。

2. 两膝缓屈成马裆势，含胸拔背，上体正直，同时双手下按与膝相平。

3. 翻掌掌心向上，如托千斤重物，用力缓缓提起，双膝渐伸直。共做 3～5 次。

【锻炼要点】 下按时呼气，上托时吸气，意守双掌，要求动作缓慢沉稳有力。

（九）青龙探爪势

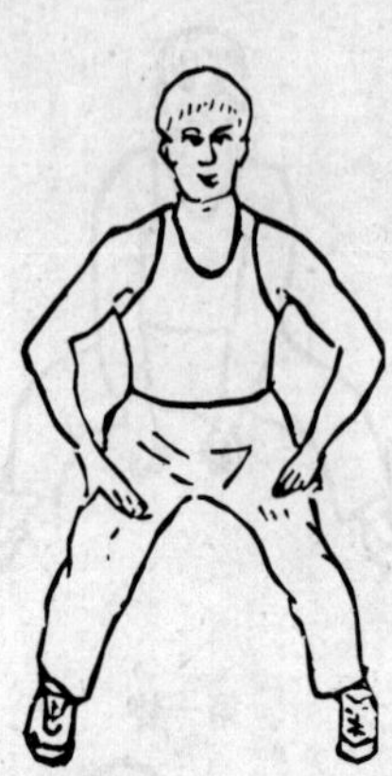

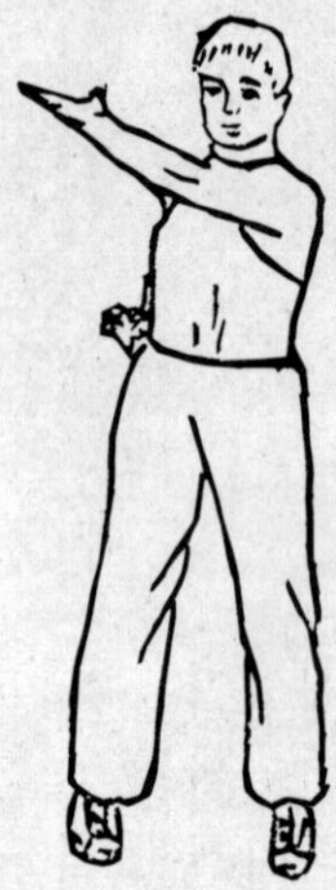

图 3-64 三盘落地势 图 3-65 青龙探爪势

【预备姿势】 立正。

【动作要领】

1. 左足跨开与肩同宽，双臂置胸旁，屈肘掌心向上。

2. 左手翻掌向下，五指屈曲掌心涵空，借助腰力左肘向左收回；同时右手掌也翻转朝下五指微屈，掌涵空，左掌后缩时，右掌向左侧方伸出，同时头颈腰身也相应左转。

3. 右掌回收，左掌右探，动作要领如上，但方向相反。如此重复 3～5 次。

【锻炼要点】 左缩左探或右缩右探的过程中吸气并将气送入丹田，缩探至尽时呼气，同时十指轻轻一抓，意守双掌心。每侧缩与探应同时进行，协调一致，探爪如波浪相连伸出。

（十）饿虎扑食势

【预备姿势】 立正。

【动作要领】

1. 右足跨前一步呈右弓左箭步，同时身体前倾，两手向前下扑五指着地成俯撑姿势，头略抬起，圆睁双目，凝视前方。

2. 前足收回足背放于后足跟上，先做一俯卧撑再下俯，臀部缓缓后收，腰部放松，收至双臂伸直似虎扑食。

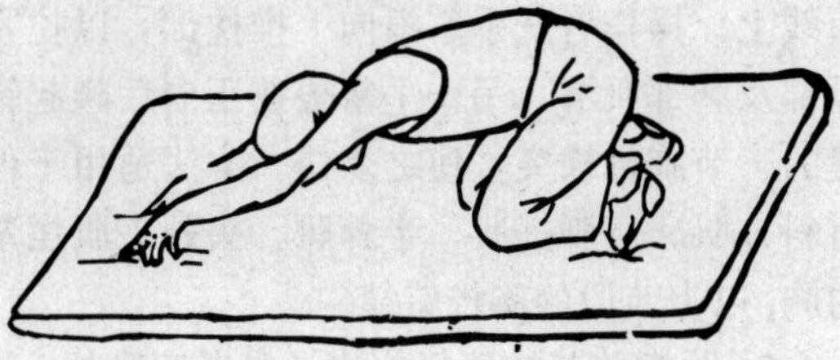

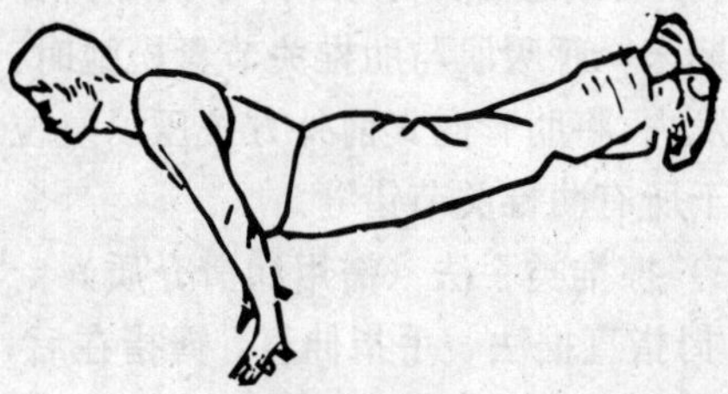

图 3-66　卧虎扑食势

3. 头昂起，前胸以低势，头、腰、臀、四肢呈波浪形向前伸出，目视前方，直至前臂撑直挺胸，稍停片刻再回收，如此反复 3～5 次，最后还原成右弓左箭步。

4. 收回右足，跨出左足，重复以上动作。

【锻炼要点】　俯卧撑时，撑起吸气，下俯呼气，向后收时吸气收腹意守丹田，向前扑时呼气意守正前方，有向前捕捉之感，扑前时腰部放松，脊柱保持凹平勿拱起，若指力不够则用掌心支撑体重。

（十一）打躬势

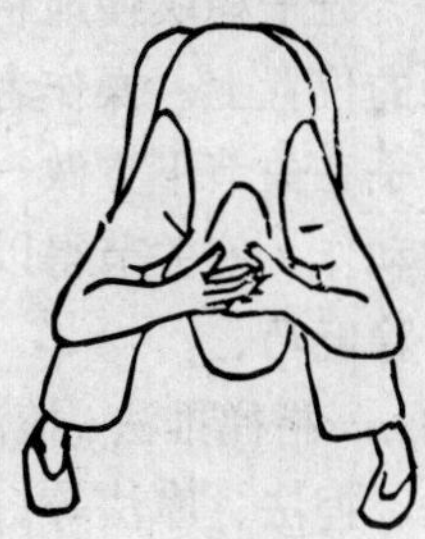

图 3-67　打躬势

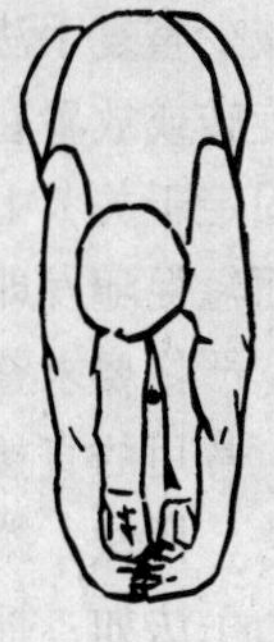

图 3-68　掉尾势

【预备姿势】　立正。

【动作要领】

1. 右足跨开，与肩同宽，双手抱枕部，掌心掩耳，肘挛着劲与项争力，肘与肩平，用中指弹敲枕外隆突，鸣天鼓数次。

2. 十指交叉抱枕部，俯身弯腰，头探入膝间作打躬状。

3. 缓缓直立，再鸣天鼓，弯腰共 3～5 次。

【锻炼要点】　吸气，身体直立，意守丹田，俯身弯腰时呼气，意守双掌。

（十二）掉尾势

【预备姿势】　立正。

【动作要领】

1. 右足跨开，双手提起掌向前推出，伸直。

2. 十指交叉，掌心向下，收至胸前再下推及地，双腿挺直，再左右各推 1 次，头亦随之转。

3. 缓缓伸腰，掌上提，松开，向左右各屈伸手臂 7 次，结束全套动作。

【锻炼要点】　自然呼吸，推掌时意守掌心，直立时意守鼻尖。具有疏通经络之功。

（郑风胡）

第二节　推拿手法

推拿手法是推拿治疗疾病的基本手段。指操作者用手或身体其他部分刺激患者体表的经络穴位或特定部位，或间接用力活动肢体关节的规范化技巧动作。中医推拿素以历史悠久，流派众多，手法种类丰富，技巧性强，适应症广，疗效显著而闻名于世。根据所施外力的作用方式可分为两大类。

直接力：直接力作用于穴位的手法原则必须符合持久、有力、均匀、柔和、深透等技术要求。

间接力：间接力活动关节的手法要求施术者必须掌握以下几点，不可盲目操作，以免发生医疗事故。必须熟悉有关关节的解剖生理以及患病关节的病理情况，明确诊断排除骨与关节的破坏性病变。使患者安置在舒适的体位，以利于施术的关节周围肌肉松弛，关节间隙处于增宽的位置，必要时先用㨰法使周围肌肉松弛，以减少整复手法时的阻力。先平稳缓慢地将关节旋转或放置在活动受限的位置上。操作者一手固定于关节上方，另一手在关节下方做一轻巧而短促随发即收的突发动作，使关节得以整复。严格要求整复手法平稳轻巧。

常用的直接力手法如：一指禅推法、㨰法、按法、揉法、拨法、拿法、捏法、摩法等。间接力手法如：摇法、斜扳法、旋转复位法、端法、背抖法等。

严隽陶、沈国权等运用封闭充盈水的硅橡胶静脉插管分别置于推拿手法测定仪的刚性平台上及埋入新鲜猪离体骶棘肌和生猪活体臀部的皮下、浅层肌和深层肌肉，然后测定一指禅推法的手法力和组织内压以及活体组织内压的三维分布。结果发现离体肌肉和活体皮下脂肪内呈向同性分布；而活体完整肌肉组织内则呈各向异性分布。活体实验中发现肌张力对同一手法的深透性有影响。手法压力只能在软组织中传递而不能透过骨的刚性结构。

一、直接力推拿手法

（一）按压类手法

1．按法　按法以拇指端或指腹接触治疗部位为指按法；用掌根部单手或双手重叠增加按压力于治疗部位为掌按法。指按法适用于全身各部的腧穴或敏感点，具有较好的止痛作用。掌按法适用于腰背部、臀部、大腿、小腿和肩部，具有较好的消除肌组织痉挛的作用。掌按于胸椎错缝节段也可以起到整复胸椎关节的作用。操作时错缝处的胸前垫枕。嘱患者深吸气后缓缓呼出，当呼气尽时突发掌按力常可收效。

2．掐法　掐法是急救以及小儿推拿常用手法。用指甲按压急救的腧穴如人中、素髎、十宣、小儿的老龙、二扇门等。有开窍、解痉的作用。本法常用于中暑、昏厥、小儿惊风等。要注意防止掐破皮肤。

3．下颈椎俯卧按压复位法　患者俯卧位，胸前垫软枕，脸转向关节突的深侧并保持颈椎前屈。操作者以一手掌根顶住患者枕外隆突下缘将头加深前屈以拉宽颈椎关节间隙，缓解颈部肌肉张力。另一手拇指螺纹面顶住在下面一侧的变浅关节突向前按压即可复位。本法适用于颈$_5$以下的颈椎错缝。

4．上胸椎按压复位法　患者俯卧位，胸前垫高枕，保持颈椎前屈位，额部枕于相抱的双侧前臂上，使颈椎与胸椎后突弧度处于同一条弧线上。操作者一手掌根向上推枕部，以拉紧颈部及胸部肌群，另一手掌根按压向后隆起错缝的一节胸椎横突，使之复位。本法适用于伴有斜方肌、肩胛提肌、半棘肌、头颈夹肌痉挛的胸$_4$以上节段的胸椎错缝。

5．肋椎关节按压复位法　患者俯卧位，胸前垫软枕。双手及头部伸出治疗床外。操作者以双手掌根交叉相叠，按压肋椎关节错位的肋骨角处。然后嘱患者深呼吸，待呼吸协调后，乘其呼气期末，呼吸肌与肋椎关节囊松弛时，从肘关节发力，将肋骨向其前外方按压以复位。本法适用于所有肋椎关节错缝。

（二）擦推类手法（需用润滑介质）

1．拇指直推法　手指伸直，拇指在后，以桡侧缘或螺纹面轻触皮肤，置于所推腧穴的起点，四指在前，食中两指尖触及所推腧穴的终点，然后虎口快速一合一张，用拇指作单向直线轻快推动。频率为每分钟200～240次。多用于小儿推拿，操作时须指沾温水或葱姜水等介质以防擦伤皮肤。此为清、泻之法。

2．剑指直推法　食中两指伸直，以螺纹面沾温水或葱姜水轻触皮肤，然后前臂快速带动手指轻快地作单向推动，每分钟200～240次。直推法是压力最轻的推法，要求操作时小儿皮肤不变形、不发红。亦属清、泻手法，如清天河水、退六腑、推三关。

3．掌平推法　以掌根部着力于体表，手指伸直；然后，以肘关节屈伸带动掌面沿经络循行路线作单向沉缓推进，连续操作5～15次。本法是内功推拿常用手法，直接施于腰背、胸腹、大腿等处的皮肤。操作时须在掌根或鱼际涂冬青膏或麻油、膏摩等介质。

4．分推法与合推法　以双手拇指沾介质同时操作，自肢体中轴线向两侧推动，称分推法；自肢体两侧向中轴线推动为合推法。此为小儿推拿常用手法。如分推坎宫，分（合）腕阴阳，分膻中。

5．掌擦法　手掌涂少量冬青膏或麻油在裸露的肩背、胸胁腹两侧作直线往返摩擦，压力较平推法轻，有深部透热，温经通络的效果。

根据治疗部位不同，可产生增强体质，调理脾胃，宽胸理气的效果。常用于呼吸、消化系统疾患以及体质虚弱的患者。

6. 鱼际擦 掌指并拢微屈成虚掌，以大鱼际及掌根涂少量介质后紧贴皮肤，作直线往返摩擦。前推时稍用力，返回时轻，以透热为度。常用于四肢软组织损伤，关节肿胀，腰背酸痛，顽固性风寒湿痹痛。有活血通经，消肿止痛的作用。

7. 侧擦法 掌指伸直，以手掌小鱼际部位涂以少量介质（冬青膏或麻油）紧贴皮肤，作直线往返摩擦。本法温热作用较强，适用于直擦脊部督脉、膀胱经，横擦肾俞、命门，擦骶部八髎，以透热为度。有温经散寒、补肾强身、活血祛风，调整机体免疫功能达到扶正祛邪的作用。目前常用于治疗类风湿性关节炎、强直性脊柱炎、风湿性关节炎等自身免疫功能紊乱的疾病。

8. 拨法 也称弹筋拨络。推法与擦法在操作时，垂直按压力小而直线移动幅度大，产生摩擦力而透热。拨法操作时，垂直按压力直达皮下的筋结、筋块（腧穴）或肌腱，且横向拨动之，产生脉冲样刺激。在皮肤表面则保持无横向摩擦，也不一定需要局部裸露，因此也不用介质。注意施拨法手法宜轻缓，否则感应过强，患者难以承受，甚至引起晕针样反应。

9. 抹法 以拇指平推法或掌平推法蘸按摩乳在头面部按固定程序操作，称抹法。医生面对病人站立，用双手轻扶患者头部两侧，两拇指自印堂穴交替向上抹至神庭4～5次；随后自印堂沿眉弓分抹至两侧太阳穴，揉太阳穴3～5次，亦重复4～5次；又从印堂沿上眼眶、下眼眶分抹至太阳穴各4～5次；又从迎香分抹沿颧骨下缘至耳屏前的听宫，从水沟和承浆分抹至颊车各4～5次。此为内功推拿面部常规手法。术后患者顿时觉眼目清亮，头脑清醒。具有祛风明目、宁神降压的作用。常用于治疗感冒、头痛、失眠、高血压等病症。

10. 扫散法 医生以一手轻扶患者头部，另一手五指微屈，以拇指桡侧面及其余四指端同时贴于头颞部率谷穴前后，稍用力，沿胆经循行路线自前上向后下作弧形单向摩动。本法具有平肝潜阳、祛风止痛作用。常用于感冒、头痛、眩晕、高血压等症。一般不用介质。

11. 勒法 又称捋法。以略屈曲的中、食两指夹手指或足趾的根部，迅速地滑出指或趾端。一般顺序将5指、趾均勒一遍。

（三）摩揉类手法

1. 指摩法 肘关节微屈，腕关节放松，手指自然伸直，以食、中、环指螺纹面轻轻接触患者单衣或体表，以前臂主动摆动，带动腕关节作环转运动，使操作者指面在患者体表上产生环旋轻摩，皮肤摩擦极轻，无需用介质。

2. 掌摩法 操作方式基本同指摩法。操作者以掌面轻轻接触患者单衣做环旋动作。常用此法摩腹。

3. 揉法 在摩法操作的基础上，增加向下的垂直压力，使操作者的指、掌粘附于患者体表保持相对不动，而使皮下浅层组织在深层组织界面上环转揉动，则成为揉法。根据使用部位不同分为指腹揉、掌根揉、大鱼际揉、拇指外侧揉等几种操作方式。揉法刺激轻柔缓和，其适用范围较广。指腹揉多用于小儿推拿。掌根揉常用于脘腹、胁肋、腰背等部位。大鱼际揉适用于头面部、胸胁部 。拇指外侧揉则适用于眼眶周围及肋间隙。

4. 运法 在指摩法的基础上，减轻向下的压力，使拇指或中指端轻触小儿穴位，然后作缓慢的环旋触摸运动称运法。运法操作时，患者皮肤不变形，仅有触觉效应，而摩法操作时，皮肤轻微凹陷、变形、有压觉。有时小儿推拿中把压力很轻的弧形推动亦称运法，如运八卦、运水入土等。运法宜轻不宜重，宜缓不宜急，每分钟操作60～80次。操作时医生指蘸温水或葱姜水。

5. 旋推法 是小儿推拿常用手法。常用于五指末节的脾、肝、心、肺和肾五经。医生经拇指螺纹面沾温水或葱姜水旋推之。频率为每分钟200～240次。作用为补。

（四）摆动类手法

1. 一指禅推法 是技巧要求很高的一种手法。操作时姿势有严格要求。端坐，含胸拔背；肩关节放松，肩胛骨自然下垂；上臂肌肉放松，肘部屈曲下垂，略低于腕部；腕关节放松，垂屈；四指自然屈曲，握虚拳；拇指伸直，指端自然着力于一点，拇指掌侧遮盖拳眼，其指间关节纹正好与食指桡侧缘相贴。操作时先将肘关节略伸，前臂向前摆时旋后，腕部前移，带动拇指外展、伸直，虎口张开，以螺纹面接触体表腧穴；随后，肘关节略屈，前臂回摆时旋前，腕部后移，带动拇指内收、屈曲（或不屈曲)，以指端近指甲处接触腧穴。把上述动作连续操作，不使有停顿，就是一指禅推法。频率每分钟 140～160 次。应注意前摆时前臂尺侧低于桡侧，回摆至极限时，前臂背面持平。要求动作灵活，操作持久，蓄力于掌，发力于指，刚柔相济，力透腧穴。在人体上操作前须先在米袋上练习 3～6 个月。

2. 㨰法　为一种技巧性很高的手法。医者站立，两脚略前后分开，上身前倾；肩关节放松，肘关节屈曲至 140°；手指自然弯曲，手背沿掌横弓排列形成弧面，以手掌小鱼际缘接触治疗部位。先使肘关节略伸，当向前摆动时前臂旋后，腕关节逐渐掌屈前移，带动手背弧面向前㨰动，直至第二、三掌骨间隙接触患者体表。紧接着向后摆前臂旋前，腕关节背伸后移，使手背弧面向后㨰动，直至手背尺侧缘接触体表。连续操作不停顿、不间断，就形成了重轻交替，持续不断的压力波动刺激。频率为每分钟 120～160 次。要防止拖动和跳动。在学习过程中先要在沙袋上练习 3～6 个月方可在病人身上操作。

（五）捏拿类手法

1. 捏脊法　捏法施于脊柱以防治疾病的方法。在操作过程中，包含着捏、捻、提等动作。具体操作方式有两种。一是医者双手拇指伸直，指面向上，分别以拇指端紧靠脊柱两侧，食中两指在前，轻轻提起背部皮肤并捻动之。边捏捻边向上移动。每捻动 3 次向上提 1 次。从长强穴开始，沿脊柱向上至大椎穴。操作时手指要蘸温水或葱姜水。每次操作重复 3～5 遍。二是患儿俯卧，使背部肌肉松弛。医者两手食指屈曲，以食指中节背面紧触脊柱两则皮肤，拇指在前与食指中节将皮肤捏起并捻动，随捏随提，两手交替前进，自长强至大椎。操作时手指亦沾温水或葱姜水。本法有改善脏腑功能，增强机体抗病能力的作用。

2. 拿法　在捏法的基础上，增加捏拿软组织的体积和力量，将肌肉连同皮肤、皮下组织一起拿起上提，再使之逐渐从手指间滑出为拿法。拿法刺激力较强，操作时手指应伸直，以平坦的指面着力于肌肤。常用的有拿肩井、拿曲池、拿合谷、五指拿头顶五经等。

3. 捻法　在捏手指、足趾时，配合揉捻动作如指间关节、掌指关节的捻转动作，称捻法，常用于治疗指、趾疼痛、指（趾）关节扭伤。

4. 搓法　两手掌相对置于肢体对称位置前后交替环转搓动，并沿肢体纵轴上下移动，为搓法。搓法常用于肩、上臂、前臂、下肢、腰部及胁肋部，作为结束手法。具有放松肌肉、减轻疼痛、促进血液循环等作用。

（六）振动类手法

1. 振颤法　医者用指端或手掌置于治疗部位上，使手臂发出的振颤传递到肌体。医者要经过较长时间的锻炼，才能自如的由手臂产生振颤。指端振颤法常用于头面及胸腹；手掌振颤法主要用于胸腹。

2. 抖法　医者用双手或单手握住上肢或下肢的远端，用力作上下抖动，使患者肢体的软组织产生小幅度的上下颤动。有放松肌肉和关节的作用。

（七）叩击类手法

1. 击法　以较重的力量单次或多次击打体表某部位，使力量达到肌肉、骨骼等深部组织是为击法。击法可用拳背击、空拳捶击、掌根击、掌侧击，击打过程要短促，一触即弹回，避免组织损伤。击法频率为每分钟 45～80 次。适用于肌肉丰厚处。具有开窍醒神，活血和营通络的作用。常用于肢体麻痹。

2. 叩法　以屈曲的食、中两指近侧指间关节背面轻快地叩击某一部位称屈指叩法。双手合掌，以小指侧缘击打某一部位则称为合掌叩法。用力轻快，适用于肩背、胸胁部。

3. 拍法　以虚掌轻快地拍打称拍法。五指并拢，掌心凹陷成虚掌，腕关节放松；沾温水或冬青油或按摩乳，有节奏地拍打裸露的背。

（八）托插类手法

1. 托法　用于治疗胃下垂。患者仰卧。医者将食、中、环、小四指并拢，掌指关节微屈，在下腹部触及下垂的胃大弯轮廓后，以手指螺纹面与掌小鱼际缘着力，托住胃大弯，顺着患者深呼气，将胃大弯沿逆时针方向上托。

2. 插法 用于治疗胃下垂。患者坐位。医者以左手扶持患者左肩部，稍向后拉，使肩胛肌与胸壁间隙松开，右手食、中、环、小四指直并拢，嘱患者深呼吸，将手指从左侧肩胛骨内缘的膈关、噫嘻穴向外上方插进，呼气时插入，吸气时稍退出，如此进退 3～5 次。

二、间接力推拿手法

（一）环摇类手法

1. 摇法 推拿常用手法之一。医者用一手握住（或扶住）被摇关节近端的肢体或部位，另一手握住关节远端的肢体，作缓慢回旋转动。顺时针、逆时针方向各 3～5 次。摇法的动作要领是，动作要缓慢，用力要稳，摇转幅度的大小要根据病情和生理活动范围而适当掌握，使该关节活动幅度逐渐增大。推拿书中常提到松解粘连，意思是通过摇法或扳法把关节中的粘连处拉开。事实上拉开粘连必致小血管出血，术后造成新的粘连。

2. 间断拔伸摇颈 是治疗颈椎错缝的一种安全可靠的方法。首先用摸法判断颈椎是否有错缝。患者正坐，医者立于其左侧，用左手扶其前额使头在正中位，以右手拇、食两指逐节触摸两侧的 C_2 横突、$C_{3\sim7}$关节突。如发现两侧不对称，某一侧较另一侧隆起，则表明该节颈椎有错缝，棘突偏向对侧。此时医者立于关节突较隆起的一侧。一手掌扶下颏，另一手掌扶枕部。双手同时用力用 10 秒钟将头平稳的缓缓托起，然用 5 秒钟缓缓放松。如此 5 起、5 落。最后用 10 秒钟将头托起后，头略向前俯，枕部在拔伸下向关节突隆起的一侧轻摇 3～5 次，再比较两则关节突是否已对称。

3. 托肘摇肩 患者坐位，肩部放松。医者立于治疗侧弓箭步站立，一手拇指按于肩髃或肩前（肩内陵），食指按于肩髎。另一手托起被治者屈曲的肘关节，嘱患者前臂搁置于医者前臂上。然后带动患者肩关节作顺时针和逆时针方向环转活动各 5～10 次，活动幅度以不使患者疼痛为度。

4. 抡摇肩关节（以左肩为例） 患者坐位，肩关节放松，自然下垂。医者以弓箭步站于其左后方，以右手松握其腕背，左手拇指和掌夹起其腕，慢慢向后上举起，当上举到 60°～120° 范围时，手腕的左手反掌握住患者腕部，握腕之右手顺势向下滑移至肩关节上方，以拇、食两指按住肩髃、肩髎两穴；两手协调用力，右手保护肩关节，左手握住腕部向上拉，使肩关节伸展，并继续将关节向上前转动；当环转至 240°～300°范围时，保护肩的右手顺势滑移至腕部并握住，握腕之左手手指松开，以手掌夹住患者腕掌侧，并继续环转。连续操作 3～5 次后，再作自前向上顺时针方向环转；医者站于其左前方当上举到 60°～120°范围时，托腕之右手翻掌握住患者腕部，握腕之左手顺势向下滑移至肩部时以拇、食两指按于肩髃、肩髎两穴保护肩关节；两手协调用力，左手保护肩关节，右手握腕部上拉，使肩关节伸展，并继续将肩关节向后转动；当环摇至 240°～300°范围时，保护肩的左手顺势滑回腕部并握住患者手腕，握腕之右手手指松开，以掌面夹住患者掌侧，并继续向前下环转。连续操作 3～5 次。注意当向上环转时，按肩部手要保护肩关节，不可造成患肩疼痛。

5. 摇腕 患者坐或仰卧位。医者以一手握住患者前臂下端，另一手五指与患者手指相叉，作相结拔伸；然后在伸腕，轻度拔伸状态下带动腕关节作小幅度环转运动；再在屈腕轻度拔伸下带动腕关节作小幅度环转运动。

6. 摇踝 患者仰卧，下肢伸直。操作者一手托起其足跟，另一手握住其足前部，作纵向拔伸片刻；然后在维持轻度拔伸力下带动踝关节作环转摇动。

（二）推扳类手法

1. 颈椎旋转定位扳法 患者坐位。医者以一手屈曲之肘部托住患者下颌，手指抱住枕部，另一手拇指顶推偏突之颈椎棘突；嘱患者逐渐屈颈，当拇指感到偏歪的一节棘突上间隙开始扩大时，即维持这一屈颈幅度；然后医者用肘窝将患者头部向上拔伸，以克服颈肌的反射性收缩，再逐渐将颈部向偏突一侧旋转至受限制位时再作一突发有控制的扳动，扩大旋转幅度约 3°～5°，同时拇指用力顶推偏突棘突使之复位。

2. 骑位腰椎旋转扳法 患者两大腿分开骑在治疗床一端，双手十指交叉环抱于项后。医者立于棘突偏突一侧的后方，一手拇指顶住偏突的棘突，另一手从患者腋下穿过，经胸前抱住偏突对侧的肩部。嘱患者逐渐弯腰，当医者拇指觉察到该节棘间隙开始增大时即转为向偏突侧侧弯再加旋转，同时另一手拇指将偏歪棘突扳正。

3．腰椎斜扳法　患者侧卧位，棘突偏歪一侧在上，该侧下肢屈髋屈膝，贴治疗床的下肢伸直。屈髋的幅度根据错缝的腰椎高低而异。腰骶关节错缝时屈髋 90°，位置越高屈曲的越大，使扳动的棘间隙成为斜扳的支点。医者面对患者而立。用一手掌将患者在上的肩向后推，使其胸与床面成 45°角。另一手肘关节将患者臀部向前旋转至极限。此时再作一突发力有控制的扳动，扩大旋转 3°～5°，立即停止，即可整复。本法注意点有三：

（1）切忌双手同时扳动，否则正常的关节可能被扳歪。

（2）整复手法勿在正中位时即扳动。

(3)突发力仅以一冲击力扳动后立即终止，以免扳过度造成损伤。

（三）背顶类手法

1．背抖法　医者与患者背靠背站立，医者下蹲，两臂向后从患者腋下伸入，以屈曲的肘部勾住患者双肘，用尾骶部顶住患者臀股沟处将其背起。先停片刻嘱患者全身肌肉放松，头尽量靠紧医者背部，双下肢自然下垂。然后，医者双下肢抖动，利用患者自身重力向下滑动到医者骶尾部到达患者腰骶部时，将患者放下，并转身扶住患者。这是推拿的腰椎（包括胸椎）牵引法。

2．按压振腰法　患者俯卧，在其胸前及大腿处各用几个枕头相叠垫起，使腹部悬空。医者双手重叠按在椎间盘突出的腰椎间隙处。然后双手有节律的短促按压 30～50 次。本法目的在于挤碎突出的髓核。操作时患者常感麻木向下肢放射至足（以往踩跷用足尖弹跳易引起内部损伤，目前已不采用）。

（四）拔伸类手法

本类手法是指对骨与关节损伤的肢体进行纵向牵拉的手法。拔是指施术时动作，伸是指施术时产生的伸长效应。本类手法是骨折复位，纠正关节损伤脱位和错缝时的常用手法。

（五）端提类手法

端提腰椎法：患者坐位，双手十指交叉抱于项部。医者站于其身后，略下蹲，两手从患者腋下伸过并环抱患者胸前，使患者腰部作小幅度左右旋转，摇晃和屈伸运动。待患者肌肉放松时，医者挺腹顶住患者腰部，并适时将患者身体向后上方端提起，必要时抖动 2～3 次。操作时常可听到复位声。

（郑风胡）

第三节　推拿常用穴位的现代研究

推拿治疗疾病除手法外，另一关键问题是治疗部位的选择。根据对疾病的辨证分析判断病灶所在部位和疾病的性质，再根据中医经络学说和脏象学说循经取穴。因此对推拿治疗部位的宏观微观结构的研究是理论研究的重要课题。

解剖学、组织胚胎学方面的研究：周沛华等对人体 324 个穴位的研究资料表明，与神经有关者共 323 个（占 99.6%）。姜凯采等观察了人体 12 经的 309 个穴位。边长泰等对人体足三里和经外奇穴阑尾穴的研究发现穴位旁有动脉或静脉干者有 262 个（占 84.4%），穴位深层见到交感神经纤维进入动脉壁的神经血管门。沈阳医学院从胚胎发生学的角度，研究了经络穴位和神经节段支配的相关规律性，指出体节是脊椎动物包括人体的原始机能性局部单位，每一体节均由躯体部、内脏部和神经节段三部分联成一个整体，经络穴位的分布形式，在很大程度上同节段关系一致，尤其在背腹部二者的吻合更为典型。通过十四经穴位的综合对比，发现各经穴位的主治症候，绝大部分同节段反射联系是一致的，穴位有其相对的特异性，穴位就是内脏病理生理状态在体表的机能反应点，躯体内脏神经的节段性联系，可能是其物质基础。

穴位组织学方面的研究：发现合谷穴从背侧到掌侧有一条肌梭带，其方向与针刺方向一致，因此肌肉丰满处的穴位感受器是肌梭，其他穴位感受器还有游离神经末梢、毛囊感受器、克氏终球、环层小体、血管旁包裹感受器等。

英国曼彻斯特大学 MITCHELL 教授指出人体上肢的交感神经节前纤维来自胸$_2$或胸$_3$到胸$_6$或胸$_7$，其大多数纤维是通过正中神经（心包经）和尺神经（心经）到达体表，心脏的交感神经来自胸$_1$到胸$_5$，以上证明心经和心包经和心脏是有植物神经解剖学上的相关性。王卓群教授和郑风胡教授通过 HRP 神经示踪法研究证实了内关穴和左心俞与心脏之间有着植物神经纤维的联系，到下肢的交感神经的节前纤维是来自胸$_{11}$到腰$_2$通过腰丛和骶丛及其神经分支到达体表的，因此下肢的足三阳、足三阴经分布在腓总神经、胫神经区域就可经植物神经系统与胸$_{11}$到腰$_2$脊神经相联。这些就是推拿治疗消化系统、泌尿系统疾病的物质基础。

FOREMAN 等通过结扎猫的左冠状动物前降支造成心肌缺血动物模型，并在其 T_2 到 T_4 脊髓节段中找到 76 个内脏-躯体会聚神经元，这些神经细胞同时可以对心脏和体表产生影响，这些神经细胞与中医腧穴的关系值得进行进一步深入的研究。

推拿治疗内妇五官科疾病，经过现代科学方法研究发现：

1. 推拿特定穴位可以调节相应内脏的生理功能　安徽医学院赵翱教授用记纹鼓方法观察到，按揉法施于脾俞、胃俞或足三里可以调整胃的蠕动功能。

2. 推拿特定穴位可以促进相应内脏周围的血液循环　上海中医学院郑风胡教授在研究推拿治疗冠心病心绞痛时发现轻拨心俞、肺俞各 100 次，可以在 4 分钟内使高山反应引起的心肌缺血 S-T 段回升。

3. 推拿特定穴位提高人体抗病能力　这些研究结果使推拿治疗有了理论根据。用拇指平推正常男青年的背部膀胱经十分钟可以提高人体的细胞免疫和体液免疫功能达四小时。

来肖威医师等曾观察推拿对人体体液免疫机能的影响，病人俯卧位，医者用轻柔的㨰法施于其背部膀胱经从上至下 5～6 遍，然后指按背部膀胱经两侧诸穴，并按压脾俞、胃俞、肾俞片刻，改仰卧位，掌摩腹，指按气海、关元、中极，10～20 遍，点按血海、足三里、三阴交，再用一指禅推法从印堂向上沿前发际至头维、太阳，往返 3～4 遍，按太阳百会，五指拿头顶揉风池结束治疗，全程共约 30 分钟，并设对照组，治疗组 34 例，对照组 20 例。观察项目为免疫球蛋白 IgG、IgM、IgA、C_3，结果：免疫指标偏高者，推拿后能明显受抑制，偏低者则得到改善；而对照组则无影响。这表明：推拿治疗能调整人体免疫功能。根据这些原理，我们正不断扩大推拿适应症范围，并取得良好效果。

4. 推拿整复手法可以迅速纠正软组织损伤引起的关节解剖位置改变。

5. 推拿手法改善局部血液循环并可促进软组织损伤的修复　赵翱教授曾动物实验观察，切断家兔跟腱后，进行“8”字缝合，术后两周开始揉捏左侧跟腱，另一侧不做手法作为对照，5～8 周后分别处死家兔，对两侧做病理检查。发现推拿侧跟腱的细胞成分明显多于对照侧，未推拿侧则充满疤痕组织。由此可见局部手法治疗可以用于治疗肩周炎、小儿肌性斜颈。

推拿常用穴位包括十四经穴和经外奇穴，此外还有推拿独特的线状穴和面状穴。

（郑风胡）

第四节　推拿的临床研究

推拿选穴要根据中医经络学说取相关的经络。如胃肠道疾病应该选用脾经、胃经的有关穴位，根据体表解剖标志确定穴位的确切位置更为精确。所选的穴位用手触摸时经常能摸到筋结或筋块，这里是张力较高的肌束，并含有神经末梢感受器，因此施手法时可以取得事半功倍的效果。如果施力重，患者就难以忍受。这正是传统推拿手法所要求的柔和深透，柔中有刚，刚柔相济，以柔和为贵。

一、冠心病心绞痛

冠心病心绞痛是指冠状动脉壁形成粥样斑块导致血管腔狭窄或阻塞，使心肌缺血、缺氧而引起的心脏病，它和冠状动脉痉挛统称冠状动脉性心脏病或缺血性心脏病，简称冠心病。

1979年世界卫生组织将其分为原发性心脏骤停、心绞痛（劳累性和自发性）、心肌梗死、心力衰竭和心律失常等5个类型。本节仅论述心绞痛型的推拿治疗研究。

冠心病心绞痛属于中医学“胸痹”的范畴。临床上以心前区短暂发作性疼痛为主要特征，疼痛或可牵涉到左臂、肩、背、咽、上腹等部位，并常伴有心悸、心慌、胸闷、气短等症状。二千多年前《素问·举痛论》就有按心俞治疗本病的论述：“寒气客于背俞之脉，则脉涩，脉涩则血虚，血虚则痛。其俞注于心，故相引而痛。按之则热气至，热气至则痛止矣。”

根据这一论述，1976年郑风胡等首先观察43例心电图有S-T段改变的高山反应患者。经轻拨左右肺俞、心俞各一百次后，其中41例推拿后在4分钟内，心电图上压低的ST段有不同程度的回升。43例胸闷症状均有所缓解。

（一）临床研究

1. 推拿的操作方法　中医认为胸痹患者多有寒凝、气滞、血瘀、肺气不宣、心阳亏虚等见证。患者年龄均在中年以上，有肾气虚的表现。推拿治疗原则是温通心阳、活血祛瘀、理气止痛、益肾养心为主。

(1) 选穴：心俞、肺俞、厥阴俞、膈俞、内关，以左侧为主，双侧肾俞、足三里、筑宾，另取左侧屋翳、渊腋、辄筋。

(2) 手法：以轻拨法、一指禅推法为主。每穴1～3分钟。感应强穴治疗时间长。

2. 推拿缓解心绞痛即刻效应　对冠心病患者住院期间做了38例次心绞痛发作时的推拿效果观察，推拿后均应立即缓解。其中2例做了4次推拿前后对比。收缩压由24.3±4.7kPa降至16.2±1.8kPa；心率由103±12/分降至83±4/分。P值均<0.05。

表3-15　本人不同发作时随机与口含硝酸甘油片对照

治疗方法	ECG恢复时间(分)	症状开始缓解时间(秒)	副反应
推拿	8～14	30～120	无
含药	3～30	180	头腹胀

当心绞痛突然发作时，让患者静卧，医者迅速将右食指末节指腹置于其左心俞或诸穴中感应最强者缓缓拨动之，以患者略感酸胀舒适为宜。1～3分钟后，症状多立即缓解，再取其他穴位。

3. 疗程前后观察　1978年～1979年共门诊治疗冠心病30例。轻揉肺俞，心俞，膈俞，内关共20分钟，每周3次，10次为一疗程。推拿2疗程后，临床(30)显效18例，改善10例。心电图（28）显效10例，改善11例。临床有效率93%，心电图有效率82%。

4. 推拿后2小时心功能持续观察　1988年对24名冠心病患者进行了28例次推拿后的心阻抗血流图2小时持续观察，以了解一次推拿后左心功能改善所能持续的时间。本组女13例男11例，年龄40～79岁。观察结果：心搏量增加者26例次，平均增加10ml；持续2小时者12例，90分钟者10例，仅15分钟者4例；心指数原异常者17例，推拿后改善者14例，其中持续2小时者5例，90分钟者7例。

5. 推拿对冠心病患者血液流变学的影响　对31例冠心病有频繁心绞痛发作的患者，未发作时做推拿前以及手法结束后半小时的全血比粘度高切变率及低切变率的观察对比。结果血浆比粘度无改变，而二种全血比粘度均有明显改善。

以上观察结果说明推拿能治疗心绞痛是由于施手法于特定穴位可以使增快的心率减慢，增高的血压下降，从而降低了心肌氧耗；与此同时，改善了左心功能增加了心肌供血量。另一方面，降低全血比粘度表明降低红细胞的聚集性，提高了红细胞变形能力而改善末梢循环。

（二）动物实验

辣根过氧化物酶神经示踪法研究左心俞穴、内关穴与心脏的相关性。80年代王卓群教授将38只成年家兔分成五组：在内关穴区、内关穴处正中神经干、星状神经节、迷走结状神经节和心尖区心外膜下分别注入HRP溶液，结果证实了家兔内关穴区与心脏间有部分是在同一皮节区，有植物神经纤维的联系。1989年梁国伟、欧阳桂林做了新西兰兔、SD大鼠在左心俞穴与心脏相关性的研究曾发现T_2的中间外侧核处找到酶标的神经末梢，证实左心俞穴与心脏有植物神经方面的联系。

二、高血压病

高血压病是一种常见的以体循环动脉血压

增高为主要临床表现的综合征。临床上有继发性高血压（症状性高血压）和原发性高血压（高血压病）两类，其中高血压病约占高血压中的90%。中医原无高血压这一病名，是属于“肝阳头痛”和“肝阳眩晕”范畴。根据中医理论本病多由于肝肾阴阳失调所致。临床出现头痛、目眩、耳鸣如潮、烦躁易怒者属于肝阳上亢，进一步可能损及肾阴，本病又可并发中风。

本病主要是由于多种原因引起的全身小动脉痉挛以致动脉硬化而使周围动脉阻力增高所致。此外，血容量和心排血量的增加也可能参予高血压的形成。

（一）临床实验研究

1986年何玉辉等进行了“推拿降压治疗作用及其对血液动力学的影响”的研究，根据1978年世界卫生组织的高血压诊断标准，对Ⅰ-Ⅱ期原发性高血压患者100例经休息15分钟后血压仍达到高血压标准者，进行临床观察。其中：男性69例，女性31例；年龄29岁至73岁，平均54岁，病程3个月至40年。分两个阶段进行观察，第一阶段：观察46例推拿降压的即刻效应；第二阶段：在第一阶段取得疗效的基础上，创编了自我推拿降压保健操，将54例患者分别为模拟自我推拿保健操、自我推拿保健操和推拿治疗三组对比。

结果：第一阶段，治疗后除症状有不同程度改善外，总外周阻力、平均动脉压、血管顺应性、射血分数、心搏量、心肌耗氧指数等均有明显改善。第二阶段，三组中自我推拿降压保健操组和医生治疗组均有明显降压效果，而模拟组则无明显降压效果。此外，对28例坚持做自我推拿保健操者3个月后进行随访，减药和停药者共19例（随访时是在冷天，高血压好发季节）。综上结果表明：推拿治疗确能降低血压，并能改善心血管功能状态，本组病例推拿后心输出量增加而血压反下降，说明降压与总外周阻力下降、血管顺应性改善的结果。

推拿治疗：分别推左右桥弓各20次；五指拿头顶5次；一指禅推风府至大椎5遍；拇食二指按揉颈椎两旁自上而下反复5遍；按揉肺俞、心俞、膈俞各半分钟；横擦肩背部透热为度；开天门，分抹额面部自上而下5遍；扫散率谷前后约10次；按揉百会、曲池、内关，每穴1分钟；一指禅推中脘、大横，每穴2分钟；按揉气海、关元各1分钟；摩腹5分钟；按揉肾俞、命门、腰阳关、气海俞、关元俞各1分钟，横擦腰骶部透热；拿肩井半分钟；搓胁肋部约3～5遍。

（二）自我推拿降压保健操

预备势：闭目静坐，双手扶膝，呼吸均匀，舌舔上腭，意守丹田。

第一节：明目　双食指放于左右攒竹穴，双拇指放于左右太阳穴，双手同时做环状揉动。

第二节：平肝　双中指按于百会穴，双拇指按率谷穴，双手同时前后拨动。

第三节：止眩　双中指按于风池穴，双食指按于天柱穴，同时左右拨动。

第四节：醒脑　双手十指分别按于督脉、胆经、膀胱经，1～4拍由前发际向后推到枕外隆突，5～8拍拇指揉风池穴。

第五节：降压　先用右手大鱼际放于左桥弓上端，然后做前臂旋后活动轻推桥弓上段8拍，再用左手大鱼际推右桥弓8拍，左右交替。

第六节：清热　用右手拇指拨左下曲池8拍，再用左拇指拨右下曲池，左右交替。

第七节：补心　用右拇指拨左内关8拍，再用左拇指拨右内关，左右交替。

第八节：调气　起立，双肘微屈手心向下与脐平，双上肢缓缓上抬，以2拍时间抬到与眼平同时深吸气，再以2拍时间放下至脐，同时呼气，一呼一吸。

三、胃十二指肠溃疡

本病属于中医胃脘痛、肝胃气痛范畴。

推拿治疗本病是健脾和胃，理气止痛。操作方法：患者先仰卧位，医者用一指禅推法施于上腹部的中脘5分钟；再用掌摩法揉摩胃脘部15分钟；继而用一指禅推法沿肋间隙从正中线开始向外，先推左侧，后推右侧，由二肋间向下至六肋间，共约6分钟；再用中指指端轻揉两侧章门、期门每穴1～2分钟；拇指按揉左右内关、足三里、公孙、太冲、上内庭，每穴1分钟。患者转为俯卧位，医者用拇指按揉两侧脾俞、胃俞、肝俞，先左后右，每穴治疗2分钟，按揉上居髎2分钟；再用小鱼际擦法直擦两侧膀胱经第一侧线，以透热为度。以上取穴以足三里和脾俞、胃俞为主。

李征宇等曾做“推拿对大鼠实验性胃溃疡作用的观察”，取雄性 Wistar 大鼠 30 只，采用结扎胃幽门法制成胃溃疡模型。随机分为三组，每组 10 只，任选一组为对照组，另二组为治疗组，推拿Ⅰ组每隔半小时推拿一次，推拿Ⅱ组为每隔一小时推拿一次，两治疗组均接受 2 次推拿治疗。推拿方法均为拇指轻按揉法，取穴脾俞、胃俞、足三里。每穴治疗一分钟，频率为每分钟 80 次。刺激量约 1kg。造模前大鼠禁食 48 小时但不禁水，幽门结扎后半小时分别对两组大鼠进行推拿治疗。治疗完毕后将三组大鼠均置于摄氏 25 度环境下，禁食禁水，幽门结扎 18 小时后处死大鼠。分别开胸腹结扎食管，取出全胃，并置于 1%甲醛内，15 分钟后取出胃液，记录胃液量，再向胃内注入 1%甲醛 10ml 固定，1 小时后沿胃大弯切开，冲洗胃壁，在解剖镜下计出血点的数量，用游标尺测量溃疡面积。结果：两治疗组的溃疡面积、出血点、红细胞计数的平均数均低于对照组，并有非常显著差异，这表明推拿手法有抗溃疡的效应。两治疗组的胃液量、胃蛋白酶活性的平均数均低于对照组，推拿手法可以减少胃液分泌，抑制胃蛋白酶的活性。

以上动物实验为推拿治疗胃十二指肠溃疡找到客观根据。此外，手法施于正常人的足三里、脾俞、胃俞可以调整胃肠蠕动功能也为临床提供了理论根据。

四、胆囊炎胆石症

本病为中年妇女的多发病，细菌感染、结石阻塞胆管或胆固醇代谢失常均可引起本病。中医认为是由于肝胆郁结、湿热内蕴所造成。

推拿治疗的原则是疏肝理气，利胆止痛。取穴主要是胆囊穴、太冲穴和胆俞穴。

李启文等曾在 X 线透视下连续电视录像观察了 23 例口服胆囊造影剂病人的手法推拿胆囊穴过程中胆囊的舒缩情况，并设对照组，采用四格表精确检验法计算，结果为推拿组变化 18 例，无变化 5 例；对照组变化者 0 例，无变化者 4 例，$P<0.01$。

他们在临床上治疗急慢性胆囊炎时，遵照舒肝理气的治疗原则，采用一指禅推法、按揉法和胁肋擦法，重点取穴肝俞、胆俞、脾俞、胃俞、阳陵泉、胆囊穴、期门、章门、日月等。治疗后，可使病人胆绞痛发作迅速缓解，胁肋胀痛、纳呆、口苦等症状也可明显缓解。尤其是胆绞痛急性发作时，经治疗 15 分钟后，缓解率可高达 90%以上。

五、癌肿

癌肿的发生与人体免疫功能有密切关系，不少肿瘤病人的细胞免疫状态（如淋巴细胞转化率）低于正常人群。正常机体的免疫系统存在着自然杀伤细胞，对少数癌变细胞具有抑制和排斥作用。李征宇观察用一指禅推中脘、关元、足三里穴后对 LDR 种小白鼠移植性 S_{180} 肉瘤的影响，发现肿瘤移植前 8 天开始推拿，每日一次直至移植后 3 周发现确实能抑制该肉瘤的增长速度，原因是推拿治疗后，小白鼠体内自然杀伤细胞高于对照组。由此可见，推拿能提高小白鼠的免疫功能，有助于抑制肿瘤细胞的生长。

癌肿患者进行化疗、放疗后引起的反应，经推拿治疗可以使之消除。上海中医药大学郑风胡于 1993 年 7 月在纽约美国首届东方医学学术会议上宣读了推拿、中药、郭林气功治疗三例肿瘤的疗效分析。取穴中脘、关元、足三里、悬钟，治疗各 3 分钟；拨膏肓俞、膈俞、肝俞、胆俞、肾俞各 3～5 分钟；捏脊 20 遍，擦背部督脉、膀胱经 100 次，可用于防治化疗、放疗反应。应注意推拿手法，避免施于肿瘤部位，以防止引起肿瘤转移。

六、急性乳腺炎

急性乳腺炎是指乳腺肿痛化脓的一种妇女哺乳期多发病。属于中医乳痈范畴。根据中医理论分为外吹、内吹二类。在哺乳期婴儿吸吮母乳时发病者称外吹；在妊娠期胎儿尚未分娩即发病者称内吹。

本病发作往往由于乳汁未排净，郁积结块细菌自乳头的皲裂处侵入继发感染所致。本病应注意预防，在妊娠期开始即注意乳房清洁卫生并经常按揉乳头、乳晕，使之能耐受婴儿吸吮，不致损伤。婴儿每次哺乳后，立即将乳排净，并注意乳房清洁卫生。如已发病则及早治疗。中华外科杂志、中华理疗杂志早有报道推拿治疗本病。

推拿治疗一般应在炎症初起尚未成脓时为好。如恶寒发热，局部红肿严重则应服用人参败毒散、蒲公英或西药抗生素。

推拿治疗原则是疏通乳络。

医者面对患者而坐，先施手法于健侧，而后治疗患侧。

1. 顺抹法　先在乳房上涂滑石粉。医者以一手托起乳房，另一手以指掌面

(1) 从腋下起紧贴乳房皮肤，顺抹至乳晕处；

(2) 从锁骨下顺抹到乳晕处；

(3) 从近胸骨处顺抹至乳晕处；

(4) 从肋缘向上顺抹至乳晕处。

以上手法均先后稍重，各重复5～6次。顺抹时由周边向乳头顺抹，促使乳汁外溢。顺抹时应避开硬结部位，更不得在硬块上揉搓挤压以防炎症扩散造成败血症。推拿老专家施手法于炎症肿块时，手法极轻，摆动每分钟200次的缠法。

2. 推拿法　仍一手托乳房，另一手以五指聚拢，指端稍翘起，用罗纹面松松抓住乳晕部，推进拿出，切不可以指甲接触以防皮肤损伤。推进拿出8～10次，以后可逐渐推得深些拿得长些，往往随乳汁可有凝结的米粒样堵塞物排出，继之乳汁可顺利喷出。

顺抹和推拿两法交替重复2～3次，直至乳汁畅通。

3. 拿法　拿两侧胸肌肌腱各2次，再于第七胸椎两旁拿背阔肌上缘左右各3次。

4. 拨法　在腋窝下肱骨侧，拨动索条状的血管和臂丛神经各3～5次，每感到麻至指掌。

5. 点穴　点揉膻中、屋翳、膺窗、乳根、肩井、少泽以及合谷、曲池、风池、百会。

七、颈椎病

颈椎病是指由于颈椎间盘突出或椎间隙变窄，再加椎间后关节紊乱，伴或不伴有椎体骨质增生，刺激或压迫颈神经根、颈部脊髓、椎动脉或交感神经而引起的综合症候群。本病多发于中老年人，尤其是经常俯首书写或操作电脑的工作人员。临床上分为颈型、神经根型、脊髓型、椎动脉型、交感型和混合型六种。

本病属于中医颈椎错缝及颈部伤筋范畴。各种急性损伤或慢性劳损均可造成椎间盘、韧带、关节囊等软组织不同程度的损伤，从而使颈脊柱的稳定性下降改变了局部解剖结构的关系，或促使颈椎发生代偿性增生。增生可发生在关节突关节、钩椎关节或椎体。如长期在空调条件下低头操作电脑引起颈项部肌张力增高等是引起颈椎病的真正原因。而骨质增生并不一定会引起症状，因此并非颈椎病真正原因。除脊髓型外，我们采用颈椎拔伸整复手法每可迅速取得效果消除临床症状，而整复手法不可能对骨质增生产生疗效。

郑效文进行颈椎病“推拿”疗法的实验研究，采用人、猴、羊、狗颈鲜标本，观察推拿手法治疗颈椎病的作用原理和对颈部重要结构的影响。结果证明中医旋转位手法，可影响椎间孔的形状和大小，改变神经根与周围病变的位置关系，使神经根型颈椎病的症状得以减轻或消失。手法在调整椎体间关系及后关节紊乱时，受牵拉或挤压的交感神经得到理顺和复位，对交感神经型颈椎病能收到立竿见影的效果。实验证明颈椎向一侧旋至50度时，椎动脉血流减慢开始出现，如旋转继续加大，可使一侧血流完全阻断。对于关节及血管退变的老年人椎动脉型颈椎病，手法必须要谨慎进行以免发生意外。颈椎错缝好发于颈椎下段，而试验证明旋转手法作用点主要是在上颈段，因皮下颈段错缝应采用定位颈椎复位法或使用颈椎冲击整复器。这些方法安全可靠，不致发生意外事故。推拿手法可以作间断牵引，或在手力牵引下进行整复。实验证明手力牵引可以扩大椎间孔，增加颈椎长度，从而提高了手法的治疗效果。

推拿治疗原则是舒筋通络，理筋整复。

患者正坐位：医者用一指禅推法或揉法施于肌张力高一侧颈项部的风池向下至肩外俞，往返使项部夹肌逐渐松弛，再往返揉或拨项韧带，在有弹响处须多揉片刻。

继而施㨰法于肩胛骨内上角肩胛提肌附着点；一手拇食二指触及每一节颈椎两侧的横突（颈$_2$）或关节突（颈$_{3\sim7}$）比较哪一节颈椎有两侧不对称。如右侧变浅则该节颈椎有错缝，棘突偏向左侧；此时医者应立于变浅的一侧，一手托患者下颏，另一手托枕部施间断拔伸手法。用10秒将头托起，再用5秒将头放下如此重复6次，多可产生整复效果。近年来有一种颈椎冲击整复器问世，见图3-69。治疗效果好，而且安全，冲击力最大为3kg。医者立于患者旁，用

肘窝将患者下颏拔伸托起，并将其头旋向变浅一侧，用冲击整复器前端的橡皮头顶住变浅骨端，施以冲击力，即可立即整复。

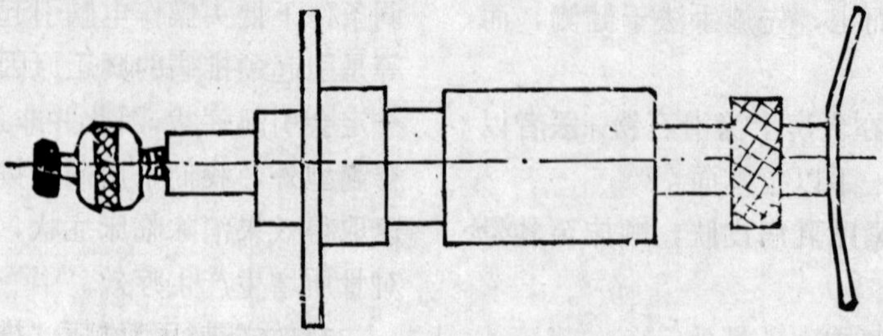

图 3-69　颈椎冲击整复器

八、腰椎间盘突出

腰椎间盘突出是腰椎间盘发生退行性变，在此基础上承受到不平衡的重力，使纤维环在弱点处破裂，髓核从此脱出。髓核的突出部分和碎裂的纤维环突入椎管，压迫神经根或马尾神经丛而引起的腰腿痛（坐骨神经痛）。好发部位多为腰$_{4\sim5}$、腰$_5$骶$_1$和腰$_{3\sim4}$。

本病属于中医损伤腰痛和血瘀腰痛范畴。

推拿治疗的原则是促使突出的椎间盘回纳，然后治疗患肢的坐骨神经痛。

（一）操作方法

1. 仰卧或俯卧做骨盆牵引使椎间隙增宽。

2. 俯卧位在患侧腰部骶棘肌施㨰法，按压L_3横突端及腰方肌、梨状肌上孔的臀上神经出口处、承扶、殷门、委中、委阳、合阳等穴。

3. 健侧侧卧位揉或㨰坐骨节结外侧面的敏感点以及大腿内侧的内收肌（多有肌紧张）。

4. 俯卧位将患侧下肢做被动后伸运动，同时㨰梨状肌上孔处。

5. 俯卧位，胸前及大腿膝上垫枕，使腰部悬空，双手按压腰突的椎间隙 50 次～100 次，意在挤碎突出物。

郑效文等对 300 例本病的住院患者在椎间孔麻醉下进行推拿治疗，其中男 216 人，女 84 人，除 60 例推拿无效者手术治疗外，80％的病人通过 1～3 次麻醉下推拿后均获的基本痊愈。说明推拿对腰椎间盘突出可以作为首先的治疗方法，门诊治疗则用通常的推拿方法。

本法除对中央型脱出伴有明显压迫者应特别慎重外，一般无特殊禁忌。但不同病情的治疗结果有很大差别，本病可分为活动型和固定型两类。

（1）活动型：发病一般起自纤维环的局部病变，薄弱或断裂，使髓核向病变处移动和挤压，逐渐形成一个膨隆的突出物。从病理改变分析，突出物是可以滑动的，为活动型，或称幼稚型。当椎间盘受到挤压时，即出现腰突症状，但当体位改变，腰椎牵引下消除对椎间盘的压力，或推拿治疗后可使突出物回纳而痊愈。另外，有些中青年患者，临床上出现左右交替发作的坐骨神经痛，这主要是髓核在较松弛的纤维环内后纵韧带左右滑动压迫神经根所致。以上属于推拿的良好适应症。

（2）固定型：包括骨型突出、软骨型突出、游离型突出、菜花型突出、死骨型突出和髓核完整型突出 6 种。这些类型由于突出物质地硬，即使手术中直接按压亦不能使之改变位置，因此推拿治疗难以取得效果。

（二）临床判断方法

1. 年龄　青年患者多属幼稚型，少数呈交替型，均属良好适应症。如因运动、交通事故、工伤等形成嵌顿型、固定型，突出者只是少数。中年患者如病史较久，时发时愈，卧位症状好转，下地行走症状再现，则属松弛型或交替型。症状典型且病情顽固者，常属固定型，推拿疗效较差。老年患者主诉较多，痛区范围广泛，退行性脊柱炎有时可并发腰椎间盘突多为固定型，推拿疗效欠佳。

2. 职业　体力劳动患者中，工龄长、病程久者，多系固定型，如搬运工、翻砂工、泥瓦工和长期田间劳动者，推拿疗效较差。工龄短或一般损伤者，多为活动型，推拿疗效较理想。

3. 临床表现　腰背酸痛，肌肉紧张，有时以腰痛为主，有时腰痛伴坐骨神经痛，并伴有感觉或运动反射改变，病情反复者，多属固定型，推拿疗效欠佳。急性发作，病程短，有或无扭伤史者，多为活动型，推拿疗效好。有些病例活动后加剧，卧床休息后则症状完全消失，下地或增加腹压症状又立即出现者，常为活动型，推拿疗效佳。

4. X 线摄片　腰椎各椎体外形及椎间隙正常，或伴有功能性侧弯、后突而临床症状严重者，多属腰椎间盘突出早期，推拿疗效好。X 线摄片显示局限性椎间隙狭窄、有唇样改变，如压痛和放射痛与该间隙一致者多属固定型，腰椎多节段明显退变，且伴发坐骨神经痛者亦属固定型，推拿效果不佳。

以上研究为推拿治疗腰椎间盘突出提供了理论根据，并明确提供了适应症范围。对固定型的腰椎间盘突出，如治疗 5 次不见效果，即应考虑采用其他方法。应主动说服病人，消除对手术的顾虑。特别是对以往曾用过的踩跷法即在患者俯卧胸前膝上垫枕，腰部悬空，医者用足拇趾踏在患脊椎间隙，在患者腰部颤动，本法以往曾有过治愈病例，但经多次使用此法后，常引起黄韧带增厚、椎板硬化，使手术治疗加大了难度。

5. 如发现有棘突偏歪时则施骑位旋转复位法或偏歪侧在上的斜扳复位法。

（三）斜扳时注意事项

1. 切忌两个相反方向的推动力　医者一手将患者肩部向后推至约与床面呈 45°角时，维持在这一位置，另一上肢肘部将患者臀部向前扳至错缝部位绷紧，此时肘部稍加一冲击力即可整复。

2. 整复手法不是在腰部中立位时进行　必须首先使错缝的椎间隙绷紧，并成为整复力的交点。整复腰骶关节时屈髋度最小，施术面上移时须加大髋关节的屈度。

3. 斜扳时是一种有控制的立即终止的冲击力　否则会纠往过正，产生副反应。

（四）推拿手法（被动运动手法）的疗效分析

1. 腰椎俯卧位牵引下被动向后扳直伸的下肢是最利于突出物回纳的一种手法。

2. 侧卧位斜扳法可使腰椎脊柱旋转达到正骨的目的，在椎体旋转的过程中，紧压神经根的突出物可离开，且椎间隙的压力亦明显减少，但向相反方向斜扳时，却使椎间隙压力增大，突出物与神经根更加挤压。由此可见腰椎斜扳时必有确定的方向，而且只能向一个方向斜扳。

3. 仰卧强迫被动直腿高举时，当下肢屈髋程度影响到脊柱的屈曲时，可看到神经根和突出物的接触紧密，张力增高，但没有观察到神经根的移动。因此，并无松解粘连可能，不宜推广。

九、肩关节周围炎

肩关节周围炎中医称为漏肩风，因好发于 50 岁左右故又被称为五十肩。一般可分为肱二头肌长头腱鞘炎、冈上肌腱炎、肩峰下滑囊炎等。发病年龄在年近半百，六八肾气衰之时，可能与内分泌失调有关。上海岳阳医院朱亚明对 30 名男性患者做血中睾酮和雌二酚含量对比，结果发现多有比例失调现象，经统计学处理有显著差异，证实本病确实与肾气衰有关。现代解剖学认为：本病与肩关节腱袖有关。腱袖是由冈上肌、冈下肌、小圆肌和肩岬下肌组成，腱袖长期劳损与发病有关。

推拿治疗原则是：解除肌肉痉挛，修复软组织损伤，活血止痛。

操作方法：㨰或揉肩内陵穴（结节间沟，肱二头肌长头腱鞘）、肩峰顶端（冈上肌附着点、肩峰下滑囊处）、臑俞（冈下肌、小圆肌肌腹）、外天宗（小圆肌附着点）、大结节处（冈上肌、冈下肌、肩胛下肌附着点）、喙突（肱二头肌短头附着点）、缺盆（臂丛神经）等处。手法轻揉强感应点，增加局部血液循环可促进损伤修复。

另外，指导患者做肩部功能锻炼，称为白马分鬃。直立，两足分开与肩同宽，双手前臂旋后掌心向上，患侧在上；锻炼时，健手托患臂缓缓上举至受限为止稍向上推，以无痛为原则，然后双手掌转向前再向外，向两旁缓缓放下恢复原位。这一锻炼除肩关节外，肩胛骨间的大小菱形肌、斜方肌均有活动，每日早晚各锻炼 20～30 次。

十、桡骨茎突狭窄性腱鞘炎

桡骨茎突狭窄性腱鞘炎是局部无菌性炎症。频繁地腕关节和拇指活动（如织毛衣，剪裁服装）易患本病。女性发病率是男性的 9 倍。

在桡骨茎突部位，外展拇长伸肌腱和拇短肌腱共同通过一个骨性纤维鞘（此腱鞘底面是窄而浅的骨性腱沟，表面是腕背韧带)，以后又折成一定角度，当拇指和腕关节活动时，此折角加大，增加了肌腱在腱鞘内的摩擦，引起肌腱和腱鞘水肿、无菌性炎症而形成本病。

诊断依据：起病缓慢，桡骨茎突部局限性疼痛，逐渐加重，并可向手、肘、肩放射，拇指活动受限。检查时可见桡骨茎突处略有肿胀，局部有明显压痛，拇指外展时可触及摩擦感，屈拇握拳试验阳性。

推拿治疗原理在于促进软组织损伤的修复。先用冬青膏、麻油，亦可用扶他林乳胶剂涂于局部肿胀处轻轻揉擦2～3分钟。增加局部血液循环，促进肿胀和炎症消退。再用一指禅推法或弹拨法施于桡骨茎突周围5～10分钟；㨰前臂伸肌群，适当配合腕关节屈伸及尺侧屈被动运动，最后可施热敷。

(郑风胡)

十一、婴儿轮状病毒性肠炎

本病又称婴儿秋季腹泻，是发生在每年10月中旬到11月下旬，由于轮状病毒引起的婴儿传染病。多发生在2周岁以下的婴儿。时至今日，只能给予补液防止脱水酸中毒。本病的自然病程为4～7天，尚无任何抗生素能使病程缩短。本病属于中医婴儿腹泻范畴，推拿治疗本病效果良好。临床上可分为湿热、伤食和脾虚3种类型。

推拿治则是健脾化湿，扶正驱邪，止泻。

基本操作方法是补脾经300次，推板门100次，清大肠300次，摩腹3分钟，拿肚角5次，揉足三里100次。再俯卧揉龟尾、推上七节各100次。

陈菊金、陈大伟于1986年10月中旬至11月底对上海市儿童医院患儿43名进行治疗，经化验证实为轮状病毒引起者共37例。其中推拿治疗者21例，抗生素治疗者16例，两组在病情轻重上无差异。结果推拿组病程为3.1±1.0天，抗生素组病程为6.4±1.7天，推拿组有15例在3天以内，而对照组无一例在3天以内。赵翱对20位健康男青年的背部膀胱经用拇指平推10分钟后，证实可以提高细胞免疫和体液免疫达4小时之久，本组病例推拿均采用捏脊。因此，推拿治疗本病是通过提高患儿免疫功能而取得缩短病程效果的。

十二、小儿肌性斜颈

小儿肌性斜颈是指枕部倾向患侧，颜面旋向健侧为特点的一种小儿先天性畸形。一般是由于胎儿头部所处位置不佳，围产期过程损伤所造成患侧胸锁乳突肌血运受阻，肌肉血肿机化，挛缩而成本病。

诊断依据：患儿头位不正，颈部倾斜，患侧胸锁乳突肌呈条索状挛缩或有卵圆状肿块，多有产伤或胎位不正史。本病须排除骨性斜颈和眼性斜颈。

根据前面所述，推拿手法促进局部血液循环，使软组织损伤得以修复。推拿对早期患儿在1周岁以内者疗效显著。

操作方法：用食、中、环三指指腹按揉患侧胸锁乳突肌的起止点和肌肉挛缩处约10分钟；提拿患侧颈项部肌群5次；向患侧方向有节奏、有弹性地侧扳5次；轻揉患侧颈项部肌肉的起止点5分钟，每日治疗1次。

应注意检查有否颈椎排列不整。

十三、婴幼儿暑热症

本病是以夏季长时期发热、口渴、多尿、汗闭或少汗为临床主症的婴幼儿时期特有的南方及沿海地区地方病。属于中医“疰夏”范畴。本病非传染病，亦无免疫性，患过本病下一年仍可复发，但多比上一年轻且病程短。患儿年龄多在5岁以内，体质较弱，病虽发于夏季，但无暑湿的证候。患儿一般情况良好，极少有高热惊厥，体检及实验室检查无异常，个别病儿热退后略见消瘦、纳呆。

推拿治疗的原则是清暑益气，养阴清热。

操作方法：分推腕阴阳100次，退六腑300次，补脾经300次，补肺经300次，补肾经300次，清心经50次，揉二扇门100次；中指揉气海、关元，每穴2分钟；中指揉双侧足三里、三阴交每穴1分钟；小鱼际擦涌泉以温热为度。然后俯卧推天柱骨100次，推脊自大椎至龟尾100次，拿双侧肩井20次。

范海鹰研究推六腑手法对幼兔发热的抑制作用，用新西兰幼雌兔63只，在耳缘静脉注射精制大肠杆菌内毒素造成发热模型，分五组进行观察对比，分别为对照组、推六腑组、蘸室温水组、推尺骨背侧缘组、注射纳洛酮后推六腑组。结果：推六腑手法能明显抑制幼兔的发热反应，并有明显的穴位特异性。这一作用与滴室温水无关。推六腑手法能使治疗部位血流量增加，皮肤温度升高，在发热高峰期脑脊液中 cAMP 含量明显低于对照组，与纳洛酮组无明显差异。本实验证实推六腑手法可通过对产热、散热两大过程的影响，使内毒素对幼兔致热反应受明显抑制，为临床幼儿退热提供了实验根据。

（郑风明）

十四、鼻炎

鼻炎是鼻腔粘膜的炎症，包括急性鼻炎、慢性鼻炎和变态反应性鼻炎三类。中医分别属于鼻渊（脑漏）、鼻鼽等范畴。肺开窍于鼻，风邪侵袭，肺失宣利，风热邪毒上蒸于鼻；或因胆经郁热，移热于鼻；亦有因脾经湿热阻滞而发病者皆发急性鼻炎。肺气虚寒，肺的气化功能紊乱，当外邪侵袭，寒邪凝聚，壅塞鼻窍；或因急性鼻炎治疗不彻底，邪毒留滞于鼻窍，伤及肺经，肺气不宣，气滞则血滞，津液停阻于鼻窍，则粘膜肿胀，清涕常流，发展为慢性，二者中医统称为鼻渊。另有肺气虚寒，寒邪凝聚，气不宣畅，以致清涕常流而多喷嚏。本病常伴全身变态反应，常和其他过敏性疾病如哮喘、荨麻疹等同时存在。此为变态反应性鼻炎，中医称为鼻鼽。

推拿治疗的原则是宣肺通鼻。常规手法治疗：

1. 医者以拇指或食指轻揉手背第三掌骨头尺侧与掌骨干连接处鼻炎穴，左右各 2～3 分钟。

2. 揉第一掌骨中点，大鱼际边缘处的敏感点（鼻腔淋巴引流感应点），左右各 2～3 分钟。

3. 揉膏肓俞、风门、肺俞、玉枕各约 2 分钟。再轻揉迎香、印堂各约 2 分钟。

临床研究：邓士强对慢性单纯性鼻炎患者 65 例进行了临床观察，其中实验组 35 例，对照组 30 例。实验组用一指禅推法施于“治鼻穴”（位于面部颧骨弓下缘与下颌骨喙突后凹陷处），方向为向前。频率每分钟 150～180 次，每侧推 3 分钟，该处刺激蝶腭神经节。对照组 30 例以呋麻滴鼻液滴鼻，每侧 2～3 滴。男 34 例，女 31 例；年龄 14 岁～56 岁，平均 32 岁；有过敏史者占 47.7%，有家族史者占 35.4%，病程多为 2～3 年。临床表现常年鼻塞，呈交替性或间歇性，流粘涕或伴嗅觉减退。鼻镜示下鼻甲肿大，粘膜暗红色，光滑柔软，富有弹性易被麻黄素滴剂收缩。近期无感冒，治前 24 小时未用过麻黄素。

观察指标：通气功能测定、调温功能测定、纤毛传输功能测定。两组均于治疗前、治疗结束后 1～2 小时观察自觉症状、体征及鼻功能指标。

结果：临床指标，鼻塞、流涕、头痛、粘膜充血、肿胀、嗅觉减退及说话有鼻音等，大部分患者均有不同程度改善，两组间的改善程度在统计学上无显著差异，推拿组无明显副反应。鼻功能指标：显示鼻通气功能、调温功能、纤毛传输功能有较明显改善，好转率达到或超过 50%，两者间疗效无显著差异。

疗效：推拿组有效率为 68.5%，对照组为 60%，二者无显著差异。经鼻镜观察：推拿后患者肥大的鼻甲立即缩小，鼻道变宽，继之临床上出现鼻分泌物减少，自觉通气好转及头痛减轻，鼻功能检查也证实有改善。

第十六章 保健医学

随着医学科学的飞速发展和人民生活水平的不断提高，尤其是现代科学技术在医学领域中的广泛应用，使得我国的保健医学也得到了长足的进步，并且日益得到医学界和社会各界的普遍关注，广大医学工作者从多学科、多途径进行了较为深入的研究，取得了一定的成就，使我国的保健医学逐步沿着科学的轨道向前发展。

本章拟就中医药延缓衰老、食物疗法、气功方法、传统运动方法、针灸保健疗法以及心血管系统疾病、呼吸系统疾病、消化系统疾病、神经系统疾病的中西医结合保健方法做一叙述，以期对目前我国的中西医结合保健医学有一较全面了解。

综观我国中西医结合保健医学这一领域的发展状况，大致有以下特点：

一、涉及的范围广阔，有一定深度

我国中西医结合保健医学的发展很快，涉及的范围十分广阔，有药物、食物、气功、运动、针灸以及其他许多方面。如衰老证与治法的研究，针灸延缓衰老的研究，再如中医药延缓衰老研究，既有复方，也有单味药的研究。复方如清宫寿桃丸、清宫八仙糕、清宫长寿丹等清代宫廷医药系列产品，以及还精煎、至宝三鞭丸、康宝、春回、六味地黄丸、益寿饮等补益保健品。在单味药方面，如人参、黄芪、首乌、冬虫夏草、灵芝、刺五加、黄精、珍珠粉、枸杞子、罗布麻、苁蓉、红景天等。对上述药品、保健品的机理以及单味药物的化学成分进行的分析，为研究这些药物的延缓衰老作用提供了物质基础和科学依据。在食物疗法方面，列举了茶、酒、蒜、中华猕猴桃、山楂等作用显著的食物，并对其有效成分进行了分析。在气功疗法的现代研究方面，介绍了气功锻炼产生的生理和心理效应，证明气功锻炼对延缓衰老和防治老年常见病、多发病如高血压病、脑动脉硬化、冠心病、老年慢性喘息性支气管炎、萎缩性胃炎、前列腺肥大、肿瘤、再生障碍性贫血等都有一定的作用。同时，也对气功的作用机理如神经-免疫-内分泌网络对机体的调节作用，进行了探讨。在传统运动方法上，基于运动有利于人的身心健康这一认识，从太极拳、推拿按摩、导引、散步等方面进行介绍，并对其作用机理如太极拳调整植物神经平衡、延缓衰老，按摩推拿改善局部的血供与营养，调整机体内外力学平衡方面进行了讨论。在针灸保健方法中，重点介绍了针刺与养生保健，针刺与细胞免疫、针刺与体液免疫、针刺与内分泌、针刺与抗衰老、灸法与免疫防病、灸法与延缓衰老等进行了探讨。此外，还有大量的篇幅对心血管系统、呼吸系统、消化系统、神经系统疾病的中西医结合保健进行了讨论，对保健医学在若干疾病的防治和辅助治疗方面予以肯定，不断拓宽保健医学的范围和深化保健医学的内涵。

二、重视临床实践的重要性、科学性

医学的发展离不开临床实践，临床实践成败在很大程度上取决于方法与手段是否具有科学性。中西医结合康复医学的不断发展，正是遵循了这一原则。如中药延缓衰老方面，清宫八仙糕、清宫寿桃丸、长寿丹、还精煎、春回、至宝三鞭丸以及人参、黄芪等都是经过大量临床病例证实，并且经过双盲或单盲对照观察，经统计分析而得出的结论，并对其改善衰老症状，改善脑功能和智能，抗氧化及改善顺应能力等机理也进行了探讨。另如茶的降脂及抗动脉粥样硬化作用也有大量病例证实，80 例高血压病人，服用茶煎剂 5～7 天后，30 例血压恢复正常，且绿茶的效果优于红茶。此外，如酒、蒜等均有一定数量的病例证实其保健作用。对于气功的研究，大多数都在相应的对照组（常以未练功者作对照），如 50 例老年练功者 SOD 水平较未练功者明显增高，再如气功防治高血压病，将 204 例高血压患者分为练功组与对照组，20 年随访结果表明，气功组在降压稳定性方面均优于对照组，结果可信且有说服力。在太极拳运动方面，观察55例健康中老年人，在练太极拳前和练太极拳3个月后进行无创性心功能检查，结果练拳者心功能检查各项指标都有明显改善。针灸方面更是积累了大量的病例，证实了针灸的防病保健作用。

三、广泛采用现代先进科学方法，不断提高研究水平

任何学科的进步和发展，都离不开先进的科学方法和技术，现代科学技术的飞速发展，为中西医结合保健医学的进步提供了有力的保证。如衰老研究中，认为衰老的肾虚本质之一是肾虚证老人T细胞亚群免疫功能失调；年龄增加导致的细胞膜变化可作为衰老的基本现象等观点。通过实验证明，长春丹可使老年大鼠海马区胆碱能M受体数增加，并抑制MAOB活性，还可增加下丘脑内NA释放，改善老年机体的垂体内分泌轴功能的紊乱，改善老年大鼠神经调节功能，从而提高对环境的适应能力。还精煎可以增加老年动物CNA的修复能力，增加体液和细胞免疫的功能，调节和改善神经递质，抗氧化，调节cAMP/cGMP比值，改善分子交联。春回胶囊可以对不同来源的DNA聚合酶有抑制作用，对DNA模板有激活作用等等，所有这些，都从分子水平、基因角度进行了深入研究，使中西医结合保健医学研究有了质的飞跃。又如食物疗法中，罗布麻叶经双盲法研究表明，可显著改善老年人SOD水平，提高正常人葡萄糖耐量，促进胰岛素分泌。大蒜中的大蒜新素可以降低胆固醇，抑制血小板聚集及有明显抗菌作用。山楂可以抗动脉粥样硬化等，都从药理、药效学角度，阐明其作用机理。气功方面，从神经-免疫-内分泌网络角度进行研究，结果表明，气功是在意识作用下，打通额叶与下丘脑-垂体系统的潜在联系，对其作用有了进一步的认识。而针灸保健方法中，则更广泛地采用现代科学手段，显示了针灸研究的深度与广度。由于应用了现代科学技术和方法，使这些古老的保健医术获得了新的生命，并有所发展，有所创新。

四、充分体现了继承与发扬的关系

中西医结合保健医学是在继承前人经验的基础上，不断发展，不断创新而逐步趋于完善的。衰老文献整理对延缓衰老的研究起到了重要作用，许多的理与法提出，都是在继承前人经验的基础上发展的。如西苑医院在整理清代宫廷医案基础上研制出清宫寿桃丸、八仙糕、长春丹，对其作用机理予以现代科学的阐述，将古老的方药赋于科学的内涵。补肾益精的还精煎也是在总结前人经验的基础上研制的。食物疗法中的许多食物，如茶、山楂、大蒜、酒等都是在《神农本草经》、《食疗本草》、《食医心鉴》、《膳食正要》等古代医籍上继承发展而来，如《本草纲目》言茶能“降火，火清则上清”，具有生津止渴、清热解毒、祛湿利尿、消食止泄、清心提神等功效，现代研究则证实茶含有咖啡因、茶碱、鞣酸等成分，有降脂、抗动脉硬化，清除自由基的作用，进一步提高了茶的使用价值。气功疗法是我国的传统运动养生方法之一，调身、调心、调气是其根本环节，对其产生的生理和心理效应，采用电生理、神经、血液、免疫等学科进行研究，对气功、内气功机理进行了详细的阐述，使气功学得到了飞跃的发展。针灸研究在继承前人经验基础上，通过现代实验研究和临床研究，取得了更大的突破和进展，并为经络实质研究展示了光辉的前景。这些充分说明，中西医结合保健医学必须在继承与发扬中不断发展，逐步完善。

当然，正在形成、发展的中西医结合保健医学尚有许多有待进一步完善之处，如①保健医学中的中西医结合理论尚未形成，许多保健方法较为原始；②临床观察验证尚须进一步加强，临床设计应更合理、更周密、更科学；③采用现代科学方法应有明确针对性，避免不必要的浪费；④应继续加强基础研究，进一步阐明机理，使之有新的突破；⑤还应进一步做好继承、发掘、整理工作，为创新打好扎实的基础，等等。

具有中国特色的中西医结合保健医学为我们展示了防治疾病和延缓衰老的广阔前景，通过医学工作者和社会各界的努力与支持，中西医结合保健医学必将得到更大的发展和进一步的完善。

（周文泉）

第一节 中医药延缓衰老的研究

中医药延缓衰老的记载可追述到战国时代，经过历代医家的研究和探索，积累了丰富的经验并留下了大量宝贵的文献，随着现代科技和老年医学的发展，中医药延缓衰老的研究又有了长足的进步，现将近年来的进展情况作一概述。

一、延缓衰老机理的研究

1. 延缓衰老“证”与“法”的研究

（1）肾虚证与补肾法

中医认为，衰老与肾虚的关系最为密切，研究认为中医学所指肾的功能与现代医学中的泌尿、神经、免疫、内分泌、遗传等系统的功能有密切的关系，中医提出的肾中所藏的先天之精禀受于父母生殖之精的观点，与现代医学中的遗传衰老学说相似。许多遗传性疾病在祖国医学中都是从补肾着手治疗的，补肾药能使细胞分裂减慢而延缓衰老。肾虚衰老的内在机制之一是自由基代谢及其清除系统的平衡失调，而补肾药的整体调节作用是通过多环节、多途径来实现的。研究证实，补肾法对下丘脑、垂体各层次神经递质或老年性激素变化具有较全面的改善作用。

（2）脾虚证与健脾法

许多研究证明，脾虚与衰老有密切关系，老年脾虚证的实质表现在如下几个方面：消化功能低下；免疫功能低下，补体 C_3 含量低于正常人，HLA-b 的频率比正常人高；内分泌功能低下，血清胃泌素水平低下；植物神经功能紊乱，多巴胺β-羟化酶活性降低，血中乙酰胆碱水平升高；细胞调节功能低下，cAMP 明显低于正常人。因此，健脾法与补肾法具有同样重要意义。

（3）血瘀证与活血化瘀法

老年人因肾虚、气虚等原因，均可有血瘀存在，现代研究认为，老年期微血管基底膜增厚，周围血供阻力增加，改变了细胞周围环境，最终可导致器官衰老和功能减退。此外，血瘀使组织灌注不足，缺血、缺氧，细胞聚集增加，红细胞变形能力降低，血流量减少，是血管病变的重要原因之一。所以，活血化瘀是延缓衰老的又一基本法则。

（4）本虚标实证与攻补兼施法

临床研究显示，随着年龄不断增长，机体各脏器虚损及气滞、血瘀痰浊等实证的患病率也不断增高，并且呈显著正相关。提示中医衰老机理为多脏器虚损与痰浊、气滞、血瘀等实证相互作用的结果。因此，补虚为主，泻实为辅也是延缓衰老的一大法则。

2. 延缓衰老“病”的研究

老年期痴呆　随着人群老年化，其发病率也有增加趋势。据调查已成为继心、脑血管疾病、肿瘤、糖尿病之后的危害老年人的第四大疾病，目前已引起了世界各国广泛重视，成为老年疾病研究热点，现代医学对其病因不完全清楚，认为可能与遗传、病毒感染、金属中毒及基因调控失调及营养、疾病等因素有关，疗效不明显。1988 年 8 月在兰州召开的全国首届老年脑病学术会议，提出了《老年呆病诊断评定标准》，1990 年 5 月全国中医学会老年病学会内科学会在北京召开了全国老年痴呆专题学术会议修订了《老年呆病的诊断、辨证分型及疗效评分标准》，从中医角度对痴呆的诊断、分型及疗效评定标准提出了规范要求。近年来，中医治疗老年痴呆取得了可喜的成就，认为老年痴呆属本虚标实之症，与心、肝、肾、脾、痰、瘀有关。肾藏精生髓通于脑，老年肾精亏损，脑髓空虚；心不交，神明失养；肝郁气滞，心情不畅；脾失健运，痰浊内生；气滞血瘀，气虚血瘀皆可致老年性痴呆的发生。中药方面，刘寿康等应用具有祛痰宁神，开窍醒脑的桃仁复苏汤治疗老年痴呆效果颇著。马素琴等应用自拟的益气活血醒神的益气醒神汤总有效率达 81.8%，陈孟业等以补益心肾法自拟补肾益脑汤，总有效率达 60%，还有以温补肾阳，温化寒痰，滋补肾阴，清热化痰为法治疗，取得较好的疗效。陆曦认为老年性痴呆可分早期肾阳不足；中期肾阴亏损，肝风内动；晚期肾阴阳两虚而分别用温补肾阳，滋补肾阴，养血熄风，阴阳双补法进行治疗，有人则认为早期以肝气郁滞，中期气血不足，晚期以脑髓空虚，神明失养，而分别用疏肝养心，滋肾填精之法进行治疗。也有把老年呆病分为虚实两大类，认为虚证有髓海不足，脾肾两亏及肝肾亏损型。实证有心肝火盛、湿痰阻窍、瘀血内阻及气郁血虚分别治以补肾益髓、补益脾肾、补益肝肾；清热泻火、健脾燥湿、疏肝理气、养血柔肝、安神定志。除中药治疗外，还有应用良导络疗法，使萎缩的脑神经细胞恢复到原来的大小，细胞功能逐渐活化，使症状得以改善。总之，对于老年性痴呆的研究，已得到了广泛重视，寄希望于不久的将来，中医药治疗老年性痴呆将会有一个较大的突破。

帕金森氏病（PD）　据流行病学调查，50岁以上人群发病率为30/100万，60岁以上明显增多，为100/10万。许多学者认为基底节区中多巴胺的缺少是引起PD的原因。对于PD寿命的统计认为5年生存率为94%，10年生存率为82%，15年生存率为25%。近年中华全国中医学会老年医学会制定了《中医老年颤症诊断和疗效评定标准》，对于颤症的病因病机多数学者认为可从虚实立论。虚者，肝肾阴虚，气血亏损也；实者，风、火、痰、瘀也。有报道应用具有平肝熄风功效的熄风汤治疗颤症，总有效率96.5%。根据Webster评分及全国帕金森氏病临床研究组1984年制定的疗效标准，曾针药并用治疗颤症113例，结果显示，有效率占79.6%。采用中药辨证施治结果表明，总有效率达77.2%。并且不论辨证是何类型都投入羚羊角粉进行治疗，效果甚佳，其机制有待进一步的研究。

骨质疏松症　流行病学调查证明该病50岁以上人群发病率为25%，60岁以上为58%，而90岁以上高达100%。到2000年，65岁以上的老年人中的骨质疏松约增加一倍。其病理改变为骨量减少，而原因是骨质吸收增多与骨生成不足导致二者不平衡所致。近年来中医治疗骨质疏松症进展迅速，大大显示出中医药的优势。中医理论认为，肾藏精，主骨生髓，髓藏于骨中，滋养骨骼。老年人肾气渐衰，肾精不足是老年人骨质疏松的主要内因。传统中医学理论与现代研究的肾虚者有下丘脑-垂体-性腺轴功能的减退，性腺激素分泌下降的理论是一致的。治疗上有人主张以补肾益髓法，使肾气足，而髓充骨健。也可采用健身运动、食疗、药物三者结合的方法治疗骨质疏松症。谢氏采用补肾益精方，治疗9～11个月，使症状明显改善，跟骨级数平均值治疗前后无明显变化，表明中药可抑制骨质疏松症的进一步恶化。单味药物如鹿茸，有补肾壮阳之功，尤善补督脉、益精补髓、强筋骨。据现代药理学研究，鹿茸含有多种氨基酸、雌激素、雄激素、胆固醇、胆碱性物质、碳酸钙、磷酸钙等，对人体有壮阳及性激素作用，并能促进骨折愈合。综上所述，中医治疗骨质疏松症有明显的临床效果。副反应小，资源广大，在治疗骨质疏松症的同时，还有抗衰老的作用，可长期服用。

糖尿病　张家庆等应用醛糖还原酶活性通过荧光光度测定法研究了黄芩苷等17种中药对大鼠晶体醛糖还原酶（AR）的抑制作用。其结果发现黄芩、柚皮素、丹参、甘草、葛根素及水飞蓟宾等多种中药对大鼠晶体AR有明显的抑制作用，还说明了一些补气益血中药能抑制AR，阻断山梨醇代谢通路，为今后深入开展筛选抑制AR的中药研究提供了思路。有人对糖尿病辨证分型与局部脑血流量关系进行了探讨，认为糖尿病瘀症分型与RCBF（局部大脑血流量）有明显的相关性，瘀血内阻型RCBF值明显降低，并且在糖尿病病程长及出现血管并发症者更为明显。而在其他症型时RCBF则正常。同时提示糖尿病患者RCBF的测定可作为“同病异症的客观化指标之一”。还有人采用滋阴补肾活血药治疗糖尿病视网膜病变，提示：不同闪光强度的视网膜电图的AB波峰值均较治疗前明显提前，说明应用滋阴补肾活血药减低血浆比粘度，降低胆固醇，改变血液理化性质，改善眼部血流循环，加速出血吸收，减轻血细胞分解产物对视网膜的损害，可能为滋阴补肾活血药治疗糖尿病视网膜病变的主要机理之一。同时指出应用闪光视网膜电图（F-EKG）峰值时的改变，可作为动态观察糖尿病视功能状态的指标之一。有报道研究了糖尿病患者血浆TXB，6-KETO-PGF1水平，全血粘度与血瘀症及微血管病的关系，结果显示：有血瘀症加有微血管病变组TXB2及TXB2/6-KET0-PG-P12此值显著升高，与无血瘀证加无微血管病变组相比较差别显著（$P<0.05$），提示TXB2升高、TXB2/6KETO-PGF12的平衡失调参与

和促使微血管病变的发生，可能是血瘀证病理改变的生化基础。同时提示血瘀证可能在微血管病变之前就已经存在。临床上尽早发现血瘀证可望延缓和预防微血管病变的发生和发展。

另外，糖尿病的临床研究中又出现了许多新的复方制剂，如“三消胶囊”、“天寿液”、“降糖甲片”、“通瘀灵片”、“降糖乐”、“清糖散”、“降糖宁”、“三消饮”等，均为不同辨证角度自拟方，风格各异，在临床应用中取得明显治疗效果；单味中药的研究不断深入如山茱萸提取物、人参多糖肌肉注射液、人参酊剂等，都具有较好的临床疗效。

冠心病　上海中医学院采用“补肾治心”方对心肌梗塞本虚证患者51例进行治疗，总有效率达92%。该方能改善心肌缺血、损伤及综合心功能状况，具有抗凝、激活纤溶、调整前列腺素和心钠素的作用，其发挥作用主要是通过对内皮细胞功能的调整而实现的。上海医科大学以黄芪注射液治疗冠心病患者45例，红细胞钠浓度下降，钠泵活性提高，提示黄芪对冠心病患者细胞代谢可能有改善作用。上海第二医科大学应用蒺藜皂苷治疗冠心病心绞痛患者，疗效达86%，该药具有作用快、扩冠、增加心肌收缩力、降低周围血管阻力、改善血液流变状态及微循环功能。总之，中医药对冠心病的研究较迅速，取得了较大的进展。

二、延缓衰老的中药研究

中医学对衰老的认识与早期医疗保健活动同时产生。积累有较丰富的关于衰老与抗衰老的理论和实践经验，如《神农本草经》所载360种药物中，有165种被认为有“轻身延年”之效。《本草纲目》也收载了益寿药物206条253种。由于肾虚致老说是最主要的中医衰老学说之一，所以补肾延衰法受到历代医家的重视，据统计在历代延缓衰老方剂中，有70%左右的方剂是以补肾填精为法。

本世纪70年代以来，随着现代科学技术的发展，我国老年医学工作者在对中药延缓衰老方面进行了不少研究和验证，取得了显著成果。其中部分药经过系统的临床与实验研究，本文仅对一些具有代表性的中药进行综述。

（一）复方的研究

中国中医研究院西苑医院在对清代宫廷医案进行系统整理研究基础之上，对其中的一些具有延缓衰老作用的方药进行了系统的临床与实验研究，主要有清宫八仙糕、清宫寿桃丸、清宫长春丹及复方西洋参口服液等，研究表明这些药物都可改善衰老症状，延长老年动物模型的寿命，八仙糕还可以改善老年人的消化吸收功能。寿桃丸还具有抗氧化，调节体内微量元素，改善肺功能与智能等功能。长春丹可以改善老年人和老年动物的神经系统的老化。脑内海马区与智力功能有极为密切的关系，老年大鼠海马区胆碱能M受体数目减少，单胺氧化酶（MAOB）的活性增加，长春丹可以使M受体数增加，并抑制MAOB的活性；下丘脑是垂体内分泌轴的中枢，所以可以改善老年动物的记忆力功能；去甲肾上腺素（NA）是下丘脑的主要神经递质，长春丹可以增加下丘脑内NA的释放，从而改善老年机体的垂体内分泌轴功能的紊乱；改善老年大鼠植物神经调节功能，从而增加它们对环境的适应能力。临床研究证实本品可以明显改善老年人的液化智能。长春丹有抗氧化作用，表现在它可以显著降低老年动物和老年人体内不饱和脂肪酸受自由基作用而形成的过氧化脂质（LPO）水平，此作用与公认的抗氧化剂维生素E相似，它还可以降低脂褐质在细胞内的堆积等。长春丹对老年人常见病高脂血症和骨质疏松有一定的防治作用。长春丹可以显著地改善老年人的顺应能力，它还可以提高实验动物的耐缺氧和抗疲劳能力。复方西洋参口服液也具有抗自由基，降低血清MOA-B活性，改善雌二醇/睾酮比值及延缓老年人函数月龄的作用。

上海中医学院研制的还精煎以补肾益精为立法，经动物实验证实可以延长动物寿命，增强老年动物的DNA修复能力，增强体液和细胞免疫系统机能，改善和调节神经递质，抗氧化，调节cAMP/cGMP的比值，改善分子交联，改善老年肾虚患者的下丘脑-垂体-靶腺各个层次上的隐潜性变化及反馈调节的紊乱，表现在它可显著增加老年人和实验动物的有关激素水平及相应受体的数量，并对老年动物的性腺系统有显著的保护作用，有助于延缓生殖能力的减退和维持性腺的内分泌功能，还可以调节老年动物的微量元素的代谢，并具有显著的补益作用。临床研究表明还精煎可以增强老年人DNA修复能力，促进免疫功能，改善心、肝和肺功能及骨质疏松等，因而具有一定的延缓衰老作用。本药对中老年人高血压病和不育症等有一定的治疗作用。

在对还精煎拆方研究基础上研制的固真方，经实验研究，固真方能明显提高老年大鼠海马细胞降低的糖皮质激素受体（GCR）数，提高下丘脑降低的NE、DA和5-HT含量，降低老年大鼠异常增高的血浆皮质酮，降低胸腺细胞增高的GCR核转位率，增强胸腺依赖性免疫功能。提示固真方能通过神经内分泌免疫网、多层次、多环节延缓老年大鼠海马和下丘脑-垂体-肾上腺-胸腺轴的老化作用，从而改善胸腺依赖性T细胞免疫功能。

实验研究显示，由中药附片、熟地、枸杞、菟丝子、肉苁蓉等组成的补肾方能明显提高初老大鼠血E_2的含量，能明显提高雌性去势大鼠血LH、FSH的含量，能明显提高雄性大鼠血LH的含量，认为中药延缓生殖机能衰退，对大鼠生殖内分泌的作用方式可能是一种多成分、多层次、多环节、多途径的综合反应。

六味地黄丸是传统补肾方剂，它能增强老年小鼠酸性α醋酸萘脂酶、阳性淋巴细胞百分率及体外抗体形成数，既有免疫双向调节功能，又能刺激机体产生INF等多种生物应答调节剂，对免疫三大功能尤其是自身稳定能起调节作用。传统补脾药四君子汤和补中益气汤可以恢复环磷酰胺造成的胸腺和脾脏的萎缩。

康宝口服液以补肾益脑为法，除了可以改善老年人的衰老症状外，还经过中心验证具有改善老年人脑功能的作用，动物实验证实本品具有促进免疫功能，增强抵抗力和适应能力，调节内分泌和中枢神经系统等功能。

春回胶囊具有补肾填精作用，本品可以对不同来源的DNA聚合酶有抑制作用，对DNA模板有激活作用，经临床与实验证实具有改善老年人衰老症状的作用，改善内分泌和免疫功能，还有延缓智能老化，抗氧化，改善性功能等作用。

益寿饮以补肾填精为法可以显著增高老龄小鼠大脑内兴奋性氨基酸受体的数量和改善海马CA1区长时程增强电位，改善老龄小鼠的学习和记忆能力。

以补气活血为法的益寿康泰能延长果蝇寿命，抗氧化，降低肝组织的脂褐质的含量，提高机体的免疫功能和核酸、蛋白质代谢能力及抗疲劳，增强记忆力等。

以补肾为立法的龟灵集、至宝三鞭丸、寿而康、养寿丹、益寿灵、壮龄剂和五子衍宗口服液等临床与实验证实都具有不同程度的改善老年人衰老症状的作用，改善内分泌和免疫功能，有些还有延缓智能老化，抗氧化，改善性功能作用等。除上述诸药之外，具有延缓衰老作用的药物还有许多，因本文篇幅所限，不再一一介绍。

（二）单味中药的研究

单味中药研究较多的有人参、黄芪、首乌、冬虫夏草、灵芝、刺五加、黄精、仙灵脾、当归、珍珠粉、罗布麻、枸杞子、鹿茸、肉苁蓉、红景天等，这其中又以人参的研究最为深入。

人参：五加科植物人参的根。目前研制的延缓衰老的复方中，大部分是以人参作为主要药物，它的主要药理成分是人参皂甙。人参和其果实、茎叶及其有效成分人参皂甙均有一定的延缓衰老作用。人参对人胚肺二培体SI7株细胞有促其生长、增殖和延长细胞寿命作用；可促进大鼠肝、肾、骨髓、睾丸等器官和组织中的DNA、RNA和蛋白质的生物合成，此作用可能与人参皂甙激活RNA聚合酶有关，人参三醇皂甙还可以促进人白细胞介素-1基因的表达。人参可以调节中枢神经系统兴奋和抑制两种过程的平衡，使抑制更为集中，分化更为完全，使大脑兴奋过程的疲惫性降低，有显著的抗疲劳作用。本品对多种实验动物学习记忆障碍有明显的保护作用，可促进正常动物模型的学习记忆能力。人参皂甙对培养的大鼠脑神经皮质神经元轴突的突触伸展有明显的促进作用，拮抗细胞驰缓素-B引起的生长轴锥消失和成环现象，明显提高培养的神经元神经节甙脂含量和神经元的存活率。人参皂甙Rb1和Rg1能使中枢M胆碱受体密度明显增高，显著增加脑内蛋白质含量。临床单用本品也可以改善衰老症状、内分泌功能、性功能和降低血脂等，经双盲验证人参皂甙对老年人的液化智能有明显的改善作用。人参还有抗氧化，减少脂褐质的堆积，适应原样作用，能增强机体对各种有害刺激的防御能力和免疫能力。此外，人参还有促进骨髓红系祖细胞的增殖和分化，调节造血功能；保护缺血性心肌和抗肿瘤等作用。

黄芪：主要药理成分是皂甙、黄酮和多糖等。黄芪能显著提高人胚和动物细胞的传代次数，抑制病毒对小鼠肾细胞培养上的致病作用，延长家蚕寿命，提高机体抗氧化酶和氧化剂活性，降低血清脂褐质的含量，对体液和细胞免疫都有显著的促进作用，提高机体的应激能力，改善中枢神经系统功能等，黄芪多糖还可显著提高小鼠脾脏和肝脏的RNA含量，本品明显的改善血流变学指标，调节血压和抗动脉粥样硬化，及改善心肺功能等作用。

蚂蚁：《本草纲目》称玄驹，它含有丰富的Mn、An、Se、Mg，Ca、P、Fe等28种人体所必需的元素，尤以Zn令人瞩目。蚂蚁粉不但能延长果蝇的最高寿命，而且还能明显使果蝇飞行次数增加，提高晚期生命质量。蚁液能使老龄鼠已趋于退化的性腺增生，重量增加，皮质区淋巴细胞增多；蚂蚁还可促进辅助T细胞与抑制T细胞的平衡，有助于清除体内衰老变性、突变细胞及免疫复合物，从而起抗衰老、抗肿瘤等作用。蚂蚁还可通过对神经内分泌及对自由基代谢的影响，起到延缓衰老的作用。

口服枸杞子可以显著提高老年人DNA修复合成能力，其中又以女性作用优于男性。三七、刺五加和五味子对小鼠脑内DNA、RNA和蛋白质的生物合成也有不同程度的促进作用。黄芪、当归、淫羊藿、冬虫夏草及其人工菌丝也能促进DNA的复制。有研究表明传统延缓衰老的中药淫羊藿、首乌、益智仁、锁阳、白术、女贞子、菟丝子、黄芪和茯苓对I-NGF受体有明显的增强作用，其中又以锁阳的粗提物作用最强。知母和黄芪可以明显改善老年大鼠脑内M受体的数量，而衰老的早期以知母作用显著，晚期黄芪效显。有人统计延缓衰老的中药均能促进细胞免疫功能，有些对体液免疫功能也有改善作用，例如枸杞、首乌、女贞子、灵芝、刺五加、黄精、山药、淫羊藿等都对免疫功能有不同程度的改善作用。首乌、刺五加、淫羊藿、杜仲、肉苁蓉、补骨脂、冬虫夏草等还具有兴奋垂体-肾上腺皮质功能或有类似肾上腺激素样作用。单味中药香附子、党参、菟丝子、蛇床子等也能显著延长家蚕星期日寿命。

三、问题与展望

中医药延缓衰老的研究取得了一定的成果，但也存在许多问题，需要我们在今后的工作中予以重视，主要有：①寿命试验所选用的大多数是家蚕、果蝇等无脊椎动物，虽有其优点，但毕竟与高等脊椎动物尚有差别。动物寿命试验与细胞寿命试验相结合。细胞培养类型要进一步增加。②研究的发展尚不平衡，不少药物研究肤浅，针对老年医学做的工作不够充分，还有一些药物如石斛、杏仁等，亟待进一步开发。③在研究中多采用单一或数个指标，而采用系统指标较少。目前有关生理学说很多，如基因学说、自由基学说、神经免疫内分泌学说等等，由于衰老过程是个十分复杂的生理过程，难以用单一学说加以解释，因此，今后应采用多学说的系统研究。④目前研制的复方大多由十余味甚至二十多味中药组成，很难进行达到出口标准的成品质控，有必要在单味药药理研究基础上，对复方的配伍机制和药理进行研究，进而压缩、简化复方，并对有效成分进行分析和提取。⑤当前对补益药的研究较多，应开拓思路，对其他方面的药物，如清热解毒、理气通腑、化痰降浊、活血化瘀等，通过药理实验，找出抗衰老新药新方。⑥临床研究中尚未健全统一的客观指标，应采取累积计分的方法，即在测定正常人生理、生化常数的基础上拟定若干种变化最明显的指标，给予计分、累积，据此评价药物的抗衰老效果。临床研究的设计应更合理、更周密、更科学，并用随机对比的方法选择对照组。有可能的话，应坚持至少3到5年的观察，在此期间每年应进行检查和评价。

总之，中医药延缓衰老具有不可低估的优势，临床和基础研究都具有广阔的前景，我们应该充分利用这一优势，缩短我国老年医学与世界先进水平的距离，而这一历史的重任，尚需医学界同仁们的共同努力。

（陈　楷　魏　明）

第二节　食物疗法的现代研究

我国历代医家十分重视食物疗法的作用，现存第一部药物专著《神农本草经》所载365种药，其中有一半以上既是药物，又是食品。《周礼·天官》有“食医”即为专职管理食物养生和食物卫生的医生。唐代已有有关食疗的专著如《食疗本草》和《食医心鉴》等，此后又有《饮膳正要》、《食鉴本草》和《饮食辨录》等，食养已成为祖国传统医学养生的重要组成部分。

食物养生具有下述特点：①历史悠久，文献丰富，有长期大量的实践经验可供借鉴；②独特的食养卫生学说，《内经》中“法于阴阳，和于术数，饮食有节”是历代公认的养生长寿准则；③以中医理论为指导，中医认为每一种食物如同中药一样具有不同的性味，因此可以根据患者的病证和人们的体质进行辨证施食和辨体（质）施食；④具有显著的民族和地方特色，我国幅员广阔，物产丰富，各地的食疗具有独特的民族风格和地方特色。

食物养生有广义和狭义之分，广义食养是指一切以膳食的方法达到保健防病的方法，它包括狭义的食疗，也叫食养。狭义的食疗是指以食物养生防病的方法。因为传统所用药物大都来自于天然动植物，初用时它们与食物并无多大区别，只是经过长期实践才将它们区别开来。例如《本草纲目》将谷食、肉类和鱼类都列为本草，作为药物加以阐述，统计不下百数十种。正基于此，依据中医理论许多食物也根据其性质可按四气五味区分特性。

近年来研究表明，天然植物用于药物和食物种类繁多，成分十分复杂，它们除含有各自特有成分外，还含有许多共性成分，如许多食品：茶叶、山楂、蒜、生姜、刺梨、猕猴桃等均可增多机体SOD水平，降低LPO水平，其中许多食物含多种维生素、矿物质和微量元素。中医学认为药补不如食补。这是由于药物成分复杂，如杂环类、酚类等长期应用有一定副反应，还可加重肝脏解毒负担，而食物则无此弊，其有些成分甚至有护肝的作用，所以合理膳食是养生防病的重要组成部分。现就一些主要的具有食疗作用食物的研究进展介绍如下：

1. 茶

茶是山茶科植物茶（Camellia sinensis O. Ktze）的芽叶。它是我国人民的传统饮料，有悠久历史，《神农本草经》称之为“久服安心益气，轻身耐老。”《本草纲目》谓：“（茶）最能降火，火清则上清。”茶性味苦、甘、凉。具有生津止渴，清热解毒，祛湿利尿，消食止泻，清心提神之功效。

现代研究已证实茶叶现已知成分400余种，主要有咖啡因、茶碱、鞣酸、黄嘌呤、次黄嘌呤、可可豆碱、无色花青素、多种微生素和微量元素等。具有多种药理作用。绿茶所含的茶多酚粗制品具有清除自由基的作用，其活性是等量的维生素C的4.93倍。对亚硝酸盐的清除率及对N-亚硝酸胺合成的阻断率分别为96.9%和98.6%。绿茶具有降血脂作用，它的提取物具有较强的降低血胆固醇和抗动脉粥样硬化作用。所含的茶单宁可抑制兔主动脉平滑肌细胞的DNA合成，并可抑止胰岛素，降低高血脂动物模型的血脂，明显缩小动脉粥样硬化的斑块面积，并有抗血凝等作用。精胺促进平滑肌细胞生长的效应，从而增加血管弹性，防止血管硬化。临床研究证实长期饮茶具有降血脂和抗动脉粥样硬化的作用：无饮茶习惯人群冠心病发病率为3.1%，偶饮茶人群为2.3%，有长期饮茶习惯人群仅为1.4%。儿茶素黄酮等成分具有维生素P样作用，可增强血管弹性，对高血压有一定的治疗作用。80名高血压患者，服用茶煎剂5～7天后，其中30例血压恢复正常，绿茶的效果优于红茶。茶中含有丰富的咖啡因、茶碱和多种生物碱，具有中枢兴奋作用和提高机体的应激反应能力，但如果剂量过大，可导致过度兴奋现象，如失眠、心悸等。所含鞣酸等有收敛作用。茶有明显的抑菌作用，茶泡剂和煎剂对体外痢疾杆菌、葡萄球菌、伤寒杆菌都有明显的抑制作用，对绿脓杆菌和变形杆菌也有一定的抑制作用，临床研究也证实茶对肠炎和痢疾等有辅助的治疗作用，又以花茶和青茶作用为佳。茶还抑制肾小管的再吸收，因而具有利尿作用；还具有健胃和解毒作用及抗癌作用等。

由乌龙茶、六安茶和泽泻等组成的清宫仙药茶可以加速廓清家兔高脂血症的血脂，降低TC和TG水平，可能是通过促进脂蛋白脂肪酶的活性，加速乳糜微粒的转化而降低血脂。近年来除了传统茶之外，又开发了许多新茶剂，如杏叶茶、柿叶茶等。尤其是罗布麻叶茶经双盲法研究表明，可显著改善老年人SOD水平，对照组无此作用。长期使用还有和缓的降脂及降压作用，所以尤其适用于患有高血压和高血脂的患者长期服用。

2. 酒

传统医学对酒的药用作用早有认识，并认为用酒量的多少直接与人体的害益有关。元代《饮膳正要》曰："（酒）通血脉，消忧愁，少饮为佳，多饮伤神损寿。"《本草纲目》载"少饮则和血行气，壮神御风，消愁遣兴；痛饮则伤神耗血，损胃亡精，生痰动火。"现代医学已观察到人适当少量摄入乙醇，可以抑制动脉粥样硬化斑块的形成，有利于减少冠心病发病率。日本研究也证实，每日少量摄入低度酒可以显著降低中风发病的危险因素，但大量饮酒则是中风发病的主要危险因素之一。所以少量饮用低度酒有利于健康，而酗酒则有百害而无一利。

药酒在中医学中占有重要地位，《素问・汤液醪醴论》就有阐发，其后有屠苏酒、五加皮酒、虎骨酒、枸杞酒、国公酒等，各有其功效。近年来研制的清宫换春酒、清宫大补酒和清宫保春酒等，它们都是低度药酒。经临床研究证实，少量饮用可显著改善老年人的衰老症状。如改善睡眠、食欲、体力、畏寒肢冷和性功能等。

3. 大蒜

大蒜是百合科植物蒜（Allium sativum）的鳞茎。性辛温，归肺和大肠经，具有行滞气，暖脾胃，杀虫之效。长期的实践使人们已认识到大蒜不仅是日常常用的调味品，也是具有多种治疗作用的养生食品。

大蒜素（三硫二丙烯）是大蒜的主要药理成分之一。本品已可合成，其合成品与天然品的理化性质和药理作用相似。静脉注射本品，主要分布于肺、心，少量分布在肝脏。本品具有提高正常人葡萄糖耐量的作用，而葡萄糖耐量间接反映了胰岛β细胞的功能，其机理可能是促进胰岛素的分泌，增加组织细胞对葡萄糖的吸收利用，所以长期食用大蒜可对防治糖尿病有一定的作用。它明显抑制胃内亚硝酸盐还原细菌的生长，减少胃内硝酸盐和亚硝酸胺的生长，从而降低胃癌的发病。近年来的研究证明，本品对缺血性脑血管病有一定的防治作用，表现具有溶栓、抗血小板聚集、扩张血管、清除自由基、保护脑细胞等作用。

大蒜新素（三烯丙基化二硫）是大蒜的另一主要药理成分。本品具有明显的抗菌消炎，降低胆固醇，抑制血小板聚集，抗凝血和抗癌防癌的作用。

大蒜精油有抑制血小板聚集作用。实验表明在每毫升富含血小板血清中分别加入2.5g、5g和10g大蒜精油时，与对照组相比，能显著抑制多种诱导剂诱导的血小板聚集，并且有明显的量效关系。

大蒜粗提物对大鼠腹水肉瘤MTK-φ及小鼠艾氏腹水瘤的瘤细胞具有抗有丝分裂作用。以鲜大蒜的雌性C3H/He小鼠，可完全抑制其乳腺癌的发生。天然大蒜油对肝腹水和实体瘤型肝癌细胞有显著抑制作用，抑制率为40%～50%。体外实验表明，大蒜液的抗癌主要通过间接或直接造成癌细胞核的退行性变，最终导致癌细胞的死亡。其主要药理成分可能是二烯丙基硫代硫酸酯。

流行病学调查表明，有长期食用生蒜习惯的人群的心血管病的发病率明显低于无此习惯的人群。

4. 中华猕猴桃

本品是猕猴桃科植物猕猴桃（Actinidin chinensis planch）（中华猕猴桃）的果实，它的根也是中药，本文不予讨论。

猕猴桃味酸、甘，性寒。具有健胃调中，活血等作用。富含维生素C，高达0.016%～0.2%，在各种水果中含量最高，所以有水果之王称号。还含有猕猴桃甙，其他多种维生素、氨基酸和微量元素等。中华猕猴桃有较强的清除自由基的作用，并有一定的抗癌作用。其抗癌机理可能有直接和间接两方面作用。直接作用：①清除自由基。自由基过量产生是导致癌症发生的原因之一，本品所富含的氧化型抗坏血酸可与自由基反应，形成还原型抗坏血酸，此反应是可逆的；②阻止氮-亚硝酸化合物的生成。蔬菜中所含的二级胺和食品防腐剂中的亚硝酸盐结合可形成致癌物质氧-亚硝酸化合物，很可能引起自体癌，本品富含的抗坏血酸可阻断这一反应；③本品所含的半胱氨酸蛋白酸的酶蛋白分解酶可将食入的蛋白充分分解成易消化的形式，减轻消化道的负担，使癌不易发生。间接作用：①促进干扰素的生成，而干扰素有增强免疫和抗癌作用；②本品富含的抗坏血酸有升高 cAMP 和 cGMP 水平的作用，它们是调节细胞内代谢的第二信使，它们的异常与癌发生有关。此外抗坏血酸还有促进免疫功能等作用。

5. 山楂

山楂是蔷薇科植物山里红（Crataeguspinnatifida Bgc Var major N. E. Br）的果实。其味甘、酸、涩，性微温，归脾、胃、肝经，具有消食化积，行气健脾，活血化瘀之功效。山楂的叶也是中药。

山楂的主要药理成分是黄酮、三砧类化合物和有机酸等。本品具有显著的降低血胆固醇水平和脂质在组织中的沉积，抗动脉粥样硬化和较强的清除自由基的作用，减轻由氧自由基诱导的透明质酸解聚作用，并抑制在体和离体小鼠肝肺的脂质过氧化反应，因而有一定的延缓衰老的作用。此外本品还有降压、抑菌、止咳、化痰和增强免疫功能的作用。

其他具有养生保健作用的食品还有许多，如蜂蜜和黑芝麻具有降血脂作用等，本文因篇幅所限，不能一一详述。

（陈 楷）

第三节 气功的现代研究

气功是我国特有的传统运动养生方法之一。气功功法甚繁，但基本可分为内气功和外气功两大类。由于养生是一个长期的自我锻炼过程，所以气功养生一般指内气功养生，本文所指气功即为内气功。从形式上分，气功又可分为动功和静功两大类。一般而言，气功是对身心两方面进行自我锻炼，主要是通过改善人的整体机能，强调内因的医疗保健方法。每种气功大致都包括相互联系、相互影响、相互促进、同时进行的三个共同的基本环节，分别是调身、调心和调息。其一调身，根据体力选择不同的作功姿势，通常分为站、坐、卧、行四种。适当的姿势，可以促进呼吸自然，意念集中，因此效果也就更为显著。其二调心，又称意守或练意。就是要排除杂念，达到入静。其三调息，又称为气息或练气。就是在自然呼吸前提下，逐步地使呼吸锻炼柔和、细缓、均匀和深长。本文仅对有关气功养生的现代研究作一综述。

一、临床研究

气功锻炼产生生理和心理两方面的效应。

生理效应有脑电、肌电、呼吸、心率、皮电、皮温、指端血管容积、交感神经机能、胃肠运动、新陈代谢、内分泌和免疫功能等变化。心理效应有肌肉跳动、震颤、抽筋、自发体动等运动现象，身体出现热感、冷感、皮肤瘙痒、蚁行感、松弛感、紧缩感等感觉异样，身体轻浮感、重坠感、形体变小、变大感、腾空感、倒栽感、内气运转感等感知异常，有的还有梦境体验、非真实感和假性幻觉等。大部分生理和心理效应都随收功后恢复正常。

1. 延缓衰老　多家单位临床观察表明，长期气功锻炼的老人的许多衰老体征如头发、皮肤、牙齿、听力、视力的老化都显著地优于不练气功者。长期练气功可以明显地改善老年人的衰老症状，如睡眠、食欲、气短、疲劳等。

长期练功可以显著增强机体清除自由基的能力，有人以 50 岁老年练功者作为研究对象，结果表明练功组 SOD 水平较未练功的对照组明显增高。34 名大学生红细胞 SOD 水平未练功前平均为 230±7.18u/L，练功 1 个月后升至 259±14.07u/L，与练功前比较差异非常显著。多家单位报道采用不同的功法对 SOD 水平有显著的升高作用，对 LPO 有显著降低作用。气功可以改善机体的免疫功能，练功后免疫球蛋白 IgG、IgA 和 IgM 水平显著升高，还可改善细胞免疫功能。气功可以改善机体的脂肪代谢，TC 和 TG 水平练功后有显著降低。气功可以改善机体的心血管和呼吸功能，调节内分泌，有22例老年人练大雁功1个月后，其血浆睾酮水平较练功前明显升高，同时血浆环核苷酸水平也显著升高，而对照组无明显变化。气功还可显著地延迟脑的老化，主要表现在思维敏捷性，肢体灵活性，短时记忆和注意力及智力年龄等都有显著改善。有人采用自发脑电不同频段的比值抽取脑电图的特征参数，建立脑生理年龄的回归方程。以此计算出8名坚持练功老年人的脑生理年龄，均较其实际年龄年轻。用新型脑电混沌动力学分析指标"相关维数"对智能功长期锻炼者进行测试，并同时用儿童脑电的混沌动力学结果作对照。结果表明，儿童的脑电相关维数指显著低于老年人的相关维数，而老年智能功长期锻炼者在练功中的相关维数明显减小，并向儿童方向发展，提示智能气功长期锻炼可使大脑有效运动的自由度减少，耗能降低，有序性提高，使脑电活动局限于低维的奇异吸引之上，从而有利于大脑向健康状态发展。呼吸性窦性心率不齐随增龄而递减，以是否练功分为两组老年人，分别建立窦性心率不齐幅度与年龄的一元回归方程，比较两方程的斜率，估算出坚持练功能够降低老化速度34%。气功可以改善老年人微循环。24例患慢性疾病的老年患者，练功4个月，结果表明，练功后异常管袢数、血流态和流速均有显著改善，甲皱微循环的改善与病情改善呈正相关。另一研究表明，练功效果好者，其全血高切与低切粘度较练功前明显降低，提示气功有改善老年人血液流变的作用。气功可以改善老年人的能量代谢。16名老年人坚持气功锻炼3个月红细胞糖酵解强度平均升高0.193U，与对照相比差异显著，提示气功锻炼可以明显增强红细胞代谢葡萄糖的能力。对于阴虚阳亢的高血压患者和阳虚的低血压患者气功都有治疗作用，不仅可以使高血压患者的血压降低，还可以使低血压患者的血压升高，劳宫穴温度升高和微循环障碍明显改善，因而提示气功对虚证（阴虚和阳虚）和血压具有双向调节作用，作者认为气功对机体阴阳、脏腑、经络、气血等失衡状态的动态调整平衡作用，是通过机体"自我锻炼"来主动调整和控制达到的。

气功锻炼的一个重要环节就是调息，调息的一个重要作用就是对呼吸功能的锻炼，大量临床研究表明气功锻炼可以改善肺功能。老年患者练功3个月后检测练功前和练功10分钟后呼吸图变化，呼吸图波幅练功后较练功前明显增加，呼吸频率显著减慢，呼吸图波幅增加同肺通气量相关，因而练功可以改善肺通气。有人认为气功对初老和老年人肺功能的影响可用相对肺活量、第1秒时间肺活量和最大通气量作为观察指标，练功组初老和老年人的相对肺活量、第1秒时间肺活量和最大通气量均显著高于对照组。气功锻炼后练功者的呼吸频率减慢，呼吸幅度增加，每分钟通气量下降，每分钟氧耗量下降，而使通气效率提高，其原因可能是与练功时应用悠缓细匀、静绵深长、柔和自然的呼吸（深而慢的呼吸）有关。气功锻炼还可使练功者呼出气体成分和血液气体成分发生变化，可以降低机体的氧耗量，有利于能量的蓄积。国外开展的放松治疗（松弛反应 Relaxation Respones）与国内放松功相似。有研究表明，有意识地控制呼吸能使肺泡、细支气管、支气管同化学药物的接触时间延长，使呼吸频率减慢，呼吸幅度增加，通气效率提高，从而使药物易于吸收渗入肺炎、肺不张的组织，提高呼吸道和肺疾患的疗效。调息主要是通过腹式呼吸，有利于膈肌的锻炼。膈肌属吸气肌，膈肌的舒张和收缩承担全部呼吸气量的一半。所以膈肌的运动增强不但有利于改善肺功能，而且有利于改善心功能。

2. 防治老年多发病和常见病

高血压病：将204例高血压患者分为练功组和非练功组，20年随访结果表明，气功组在降压有效率、累及死亡率、脑卒中死亡率和血压稳定性方面均显著优于对照组。30例男性高血压患者练功1年后不但使平均压、收缩压和舒张压均较练功前显著降低，同时测定骨矿密度（BMDC/BW）从练功前的0.624±0.079（G/CM_2）升高到0.692±0.079，差异非常显著。还测定了24小时尿雌二醇与睾酮含量，结果表明练功后24小时尿雌二醇水平显著降低而睾酮水平则显著升高，E_2/T比值练功后显著降低。该作者还研究了气功对男性高血压患者的血脂、脂蛋白和载脂蛋白的影响，80名患者分为练功和非练功组，并与50例正常老年作对照，结果表明，男性高血压患者的血脂、脂蛋白和载脂蛋白平均水平显著异常于正常对照老年人，练功1年后治疗组的总胆固醇、甘油三酯趋向降低，HDL-C水平明显升高，AI明显降低，与非练功组相比两组疗程前后的差值有显著差异，气功组的载脂蛋白A_1从117.99G/L上升为133.58G/L，载脂蛋白B从118.15G/L下降至102.21G/L，$APOA_1$/APOB比值从1.00上升为1.31，而对照组则无显著变化，两组疗程前后的变化差值有显著差异。另一组100例高血压患者，随机分为气功治疗和常规降压对照组，练功1年后，气功组治疗前升高的血清总胆固醇、甘油三酯和低密度脂蛋白趋向降低，高密度脂蛋白则从46.95±8.27mg/dl升至55.56±7.28mg/dl，动脉硬化指数由3.08±1.32降低至2.12±1.23，与练功前相比差异非常显著，而对照组无显著变化。以上结果提示气功锻炼对调整脂质代谢、纠治载脂蛋白的异常有一定的作用。高血压患者脑电图频谱分析表明练功组脑电信息指标阳性率明显低于对照组。老年男性高血压患者血浆E_2/T比值与正常老年人明显偏高，女性则呈相反趋势，而这一比值的紊乱与衰老和高血压的发病有密切关系。观察练功1年后，气功组E_2/T比值明显向正常方向转变，提示气功对老年性激素紊乱有明显的治疗作用。对40例高血压病血瘀证患者血浆组织型纤溶酶原激活物（t-PA）及其抑制物（PAI）、抗凝血酶Ⅲ（AT-Ⅲ）及Ⅷ因子相关抗原（ⅧR：Ag）进行了测定，显示凝血纤溶系统紊乱。气功治疗1年后，血浆PAI及ⅧR：Ag水平降低，而t-PA及ATⅢ水平上升，提示气功可以改善高血压患者紊乱的凝血纤溶系统。120例老年受试者作超声心动图测定，结果发现老年高血压者（80例）左心功能低于无高血压老年人（40例），而心气虚高血压患者（46例）明显低于无心气虚高血压患者（34例）。练功1年后，心气虚高血压患者的心输出增加，总周围阻力降低，反映左心功能的三项指标均趋向增加，提示气功有纠正血液动力学失调和增进左心功能的作用。同时测定受试者的甲皱微循环，发现高血压有加剧微循环障碍作用，心气虚高血压患者障碍发生率为73.91%，练功后降至39.13%，提示气功有改善微循环的作用。61例肝阳上亢型高血压患者，随机分为气功加西药组和单纯西药对照组，治疗2个月，治疗前后测定多项反映交感-肾上腺髓质功能的指标。结果发现，气功组治疗后的植物神经功能较治疗前增多，尿儿茶酚胺、肾上腺素、去甲肾上腺素含量下降，3-甲基-4羟基乙二醇硫酸脂盐值上升，cAMP、cGMP含量降低，cAMP/cGMP上升，提示气功具有调整肝阳上亢型高血压患者交感-肾上腺髓质功能的作用。60例妊娠高血压综合征练放松气功，与同期药物治疗60例作对照，结果表明，气功组的临床有效率90%，对照组55%，两组差异非常显著，练功后红细胞压积下降，血雌二醇水平上升，甲皱微循环改善，手指脉波振幅增大，提示气功治疗妊娠高血压综合征与微循环的改善有关。另有56例高血压患者经用气功治疗2.5年后，发现气功有明显降低血压的作用，经用生活质量成套量表在治疗前后进行测验，练功后生活质量有明显提高，而且在气功治疗期间无中风、充血性心力衰竭、急性心肌梗塞等并发症。

脑动脉硬化：有人对老年男性脑动脉硬化症的患者进行了体态（SEP）和视觉（VEP）诱发电位的研究，发现练功半年能明显改善受损伤的SEP和VEP的皮层通路，表现为各特征波的潜伏期缩短。

心血管疾病：练功4～13年后的老年患者的肺活量的最大通气量和心脏负荷运动实验指数较非练功者显著增加，提示气功对改善老年心血管者的心肺功能有一定的作用。对于冠心病非急性期患者，有人分别采用练功和有氧训练两种方法进行康复治疗，结果表明对冠心病患者的心收缩间期有一定的影响。

老年慢性喘息性支气管炎：练功可以改善此病患者的临床症状，还改善肺功能，表现在练功后经皮氧分压与二氧化碳分压显著改善，接近于正常值。

消化系统疾病：103例慢性萎缩性胃炎患者进行气功锻炼，平均练功79天，临床症状有效率为97.1%，胃镜检查有效率64.5%（20/31），胃粘膜病理改变有效率87.1（27/31），胃电图餐前频率、振幅及餐后振幅较练功前均有显著升高，免疫功能也有改善，提示气功对慢性萎缩性胃炎是一种较好的治疗方法。在排除器质病变后，30例胃功能异常者进行气功治疗前后的X线观察分析，结果表明气功锻炼可使胃功能亢进降低，胃功能低下升高，具有双向调节作用。

前列腺肥大：6例老年前列腺肥大患者练功半年后，练功后较练功前症状显著改善，卵泡刺激素和黄体生成素明显升高，提示气功可以改善此病的性激素代谢的紊乱。

气功具有整体调节作用，对其他多种老年常见疾病均有一定的辅助治疗作用，例如在常规抗癌治疗基础之上，结合气功锻炼可以显著提高多种癌症患者的生存期。对于再生障碍性贫血患者，可使外周血T细胞明显升高，Ts细胞减低，Th/Ts比值明显增高，有利于改善患者的免疫功能和造血功能的恢复。

二、基础研究

多年以来，对气功养生治病的作用机制进行了广泛的研究，虽然确切机制仍有许多不明之处，但也取得了一些成果，本文对此作一概述。

由于神经-免疫-内分泌网络在机体调节所起的特殊作用越来越受到人们的重视，近年来的研究主要是围绕此开展的。众多的研究证实气功能改变人的脑电波形，入静时脑电幅度值增大，能量自大脑后部转向前部，在额区出现能量集中的电波优势峰。并可记录到一种产生于额叶-下丘脑-垂体系统的超慢电位。额叶是人脑功能最高潜能最发达的区域，它不仅是意识活动的重要区域，而且也与皮层下核团有着密切联系。因此有人认为，气功是在意识作用下打通额叶与下丘脑-垂体系统的潜在联系，是人能够对身体内部过程加以控制。

气功锻炼对环核苷酸有双向调节作用，使血浆脑啡肽含量增加，可以降低交感神经兴奋性，能缓解过度的应激反应。

气功调整机体的整体功能，适应症广泛，有着异病同治之功效，这是气功的显著特点之一。但应当指出的是气功不是神功，它既不能包治百病，也常常不能替代必要的其他治疗，在临床上，它经常只是一种辅助的治疗方法，但它仍不失为一种很好的养生锻炼之方法。

（陈　楷）

第四节　传统运动方法的现代研究

长寿不是老年人的唯一目标，重要的是要改善老年人独立生活的质量或水平，使之体力好，思维正常，有一定生活自理能力，甚至工作能力。虽然，目前关于运动能否延长机体寿命尚无定论，但适当的运动有利于老年人的身心健康已是国际国内所公认的。我国传统医学十分重视运动与养生的关系，正如《颜习斋言行录》云："养生莫善于习动，一身动则一身强。"运动养生的方法有许多，气功按摩导引是我国传统的运动养生方法。气功是通过调身、调息和意守来进行主动的自我身心锻炼的方法。按摩是通过推按头面、四肢及腹部特定部位，进行被动的运动，以防病延年的方法。导引则以导气令和、引体令柔为特点，是主动的呼吸与躯体运动相结合的医疗体育保健法。三者各有特色，又相互联系，求其渊源多与释、道、武术家有关。因近年来对气功研究较为广泛，故单列一节，本节不再赘述。

一、太极拳

太极拳是我国传统的体育项目，非常适合老年人生理特点，而又十分安全，它是明末民间流传的某些拳势与古代呼吸导引相结合的产物，具有动静交融，上下相随，内外协调，连绵不断，周身运转等特点。由于动作时眼随手转，步随身换，其活动特点适合大脑休息，动作是呼吸较重较深，有利于呼吸肌的锻炼，且因是腹式呼吸（"气沉丹田"）有利于改善心肌缺血，对维持老年人心功能和防治心血管病有所帮助。国内临床观察表明，长期练拳的老年人无论在体质方面，还是在心血管呼吸和代谢功能及运动协调等方面都显著地优于不练拳的老年人。

植物神经平衡指数是由测定唾液量、收缩压、舒张压、呼吸间隔、脉搏间隔和舌下温度6项生理指数经回归计算而出。采用该指数来估评太极拳对植物神经功能影响，结果表明，练拳一年后不同年龄组的平衡指数都显著减少，在综合的各项指标中，变化最为显著的是收缩压和舒张压，两者明显降低，唾液分泌量增加，同时脉搏间隔延长，呼吸间隔缩短。从植物神经平衡状态分析，正常平衡状态由练拳前的47例（60.2%）增加为练拳后的66例（84.67%），此外练拳前植物神经亢进者练拳后也全部恢复正常。本研究表明太极拳锻炼可以改善人体植物神经平衡状态，有利于维持机体的正常新陈代谢。通过太极拳调整人体的植物神经功能，主要是通过减弱交感神经功能和增强副交感神经功能活动后实现的。有研究证实，年轻人的副交感神经系统功能活动稍强，而交感神经功能稍弱。随增龄，交感神经功能活动增强或是副交感神经功能活动逐渐减弱。因而中老年人中易出现血压、脉搏、呼吸及内分泌系统方面的失调并易发疾病。太极拳的这种调整作用则是使植物神经系统的功能活动状态由老年化转为年轻化，因而长期坚持锻炼太极拳可能有利于延缓衰老。由于太极拳锻炼使中枢神经充分放松，大脑植物神经中枢紧张性降低，发放的冲动频率减少，血管运动神经的稳定性及血管平滑肌弹性提高，总外周阻力降低，因此血管舒张，顺应性增高，血压下降，尤其中老年组明显。所以太极拳有一定的防治高血压病的作用。

以太极拳作为运动处方，对11名健康老年人作同步描计$PWC_1 30$机能试验前后心收缩间期（STI）和血液动力学参数测试，并同步记录血压，同等条件下的12名未练拳的12名健康老人作对照。结果练拳组PWC_1 30机能试验负荷功率明显高于对照组，两组老年人安静时STI和血液动力流变参数无显著差异，运动负荷后，各指标变化除心脏功能的某些参数变化幅度练拳组大于对照组外，其余皆相反，但是运动后恢复速度练拳组快，因此认为太极拳锻炼对老年人整体心血管机能能力有良好影响，常年坚持锻炼有利于提高心血管功能对运动的负荷能力。55例健康中老年人，在练太极拳前和练拳3个月后分别进行无创性心功能检查，结果表明每搏输出量、心输出量、心脏指数、心肌收缩强度指数、心脏每搏做功量及指数、心脏每分钟做功量、总外周阻力（TPR）、血管弹性、顺应性等练拳后都有显著改善。TPR是反映血管尤其是全身小动脉紧张性的一项重要指标，动脉硬化时血管弹性明显减少，练拳可以降低全身小动脉的紧张性并改善血管的弹性，同时降低血管外周阻力，继而血管容积增加。练拳可促进全身各部位骨骼肌的收缩与舒张，促进静脉血液循环，有节律的模式呼吸运动，也可加速静脉回流，使回心血量增加。练拳可以促进心肌收缩，这种心脏的做功的提高可增加心肌的血供和代谢过程，久经锻炼的心肌纤维能增粗并增强心肌收缩力，增加心脏的容量，从而使每搏输出量和心输出量增加，对中老年人可延缓心肌纤维退化过程。以上研究证明坚持太极拳锻炼能改善心功能。长期坚持太极拳锻炼的健康老人与不练拳的健康老人对照研究表明，练拳体能、整体活动能力、体力活动、平衡能力等均优于不练拳老人，尤其是在年龄较大者，差异就更真切明显，同时练拳还有利于改善老年人清除自由基的能力，表现在练拳老人的SOD活性水平明显高于不练拳老人，而LPO水平却显著降低。提示长期练拳有一定延缓衰老的作用。

由于太极拳以腰为轴，腰部动作较多，使老年人弯腰和手指着地得到锻炼，这不但有利于全身健康，而且降低骨与关节的僵硬程度，增加机体的柔韧性。

研究表明练拳的效果好坏，与练拳时的情绪和动作的正确及练拳的时间有关，这说明要达到较好的运动效果，练拳者要有较强的兴趣，做到运动经常化、持久化和动作规范化。太极拳有很多种拳法，所以每个中老年人应根据自己爱好和实际情况选择不同的拳法。

二、按摩推拿

《黄帝内经》有："形数惊恐，经络不通，病生于不仁，治之以按摩醪药。"《尊生八笺》也有："人身流畅，皆一气之所通，气流则形和，气塞则形病……按摩导引之术，所以行气血，利关节，故延年却病，以按摩导引为先"。按摩的方法有许多，主要可分为自我按摩和被动按摩，它们有疏通经络，改善气血运行，调节全身脏腑功能的作用，从而维持机体内外环境的动态平衡和正常生理功能，使之健康长寿。推拿产生的局部热效应是本治疗方法的重要生物物理效应之一。研究表明不同部位推拿的热效应不同，组织松软的臀部较腰骶棘肌处升温高，这可能与局部组织结构有关，臀部的臀大肌等组织结构比较松软，推拿时各层组织间易产生相对位移和摩擦，因此各层升温幅度及热效应最大深度，均较组织结构较紧密的腰背部大肠俞区大，此外血管分布等因素也有一定关系。推拿的热效应因操作水平不同而不同，操作水平越高则热效应越高，这种差异主要表现在深层。推拿作用2分钟，组织温度已有明显上升，至5分钟后温度不再升高。推拿的热效应因手法不同而不同。根据不同病证还可以采用特定经络和穴位的按摩方法，例如高血压患者可推拿颈部的桥弓穴，胸背部的肝俞、章门、期门等穴，可有平肝潜阳的作用，有一定的降压作用。脾胃虚弱导致的消化功能障碍者，可按摩脾俞、胃俞、中脘、气海和足三里等有健脾养胃、促进消化机能的作用。对于老年人常见的骨关节疾病，如肩肘炎、颈椎病和骨质增生等局部的按摩推拿不但可以改善局部组织的血供和营养，调整机体的力学失衡，从而恢复机体内外力学的动态平衡，而且可以改善局部的自由基代谢，使疾病康复。肢体拍打法也是自我按摩的一种，对于老年人的肌肉萎缩和肢体酸痛都有一定的疗效。

三、导引

导引吐纳是主动的呼吸与身体运动相结合的医疗体育保健法。主要包括主动呼吸训练和按一定编排次序组成的成套动作的传统运动。一般成套动作起源于仿生，如在《庄子》中提及的熊经鸟伸等，最具代表性当属华佗五禽戏。它不同于普通运动而是在中医理论指导下，通过一定的肢体动作以疏通经络，调畅气血，进而通过经络与脏腑联系，加强脏腑的化生功能。正如《圣济总录》所说："盖斡旋气机、周流营卫、宣播百关、疏通凝滞，然后气运而神和，内外调畅、升降无碍、耳目聪明、身体轻强，老年复壮、壮年复治。"

正确的吐纳呼吸可以使气息深长，元气充沛，运行流畅。有研究提示吹笛样的吹气和深吸气锻炼，由于口型的变化，增加了呼气时的阻力，对加强呼吸肌运动和肺泡弹性的改善有一定作用。导引吐纳二者合一共达增强体质，延缓衰老之效。

四、散步

《素问·四气调神大论》有："夜卧早起，广步于庭"。广步即是指走步或走大步锻炼。孙思邈则提出以行三里二里或三百二百步为佳，他指出："食毕当行步……令人能饮食，无百病"。《南华经》谓："水之性不杂则清，郁闭而不流，亦不能清，此养神之道也，散步所以养神。"可见散步对于养心安神，健脾消食，疏通气血，活动关节都有益处。现代研究表明，散步有助于调节中枢神经系统，调节血管状态，调节血压，改善食欲和减肥等。老年人应该根据个人的实际情况，选择散步的速度和距离，身体状况好者可慢跑或急行，但身体不好者则当慢行或间断行走。

运动养生方法除了上述方法之外，尚有许多方法。例如八段锦、爬山、球类运动等。它们对老年人的养生保健都有一定作用。总之，运动养生方法有许多，每一个老年人都应根据自己爱好和身体状况等选择不同的方法，应该掌握的原则是运动量要适当，正如唐代孙思邈在《千金方》所言"养生之道，常欲小劳，但莫大疲及强所不能堪尔。"

（陈 楷）

第五节 针灸保健方法的现代应用和研究

针灸主要包括针刺和灸法两种疗法，起源于我国，流传至今已数千年，是祖国传统医学治疗疾病有效的方法之一，在养生保健方面也被广泛应用，对此有大量的文献论述，例如在《扁鹊心书》有"人于无病时，常灸关元、气海、命门、中脘……亦可保百余年寿矣。"《针灸资生经》曰"气海者，元气之海也，人以元气为本，元气不伤，虽疾不害，一伤元气，无疾而死矣。宜频灸此穴，以壮元阳，若心待疾作而后灸，恐失之晚矣。"本文仅对近10年来有关应用和研究进展作一综述。

一、针刺疗法的养生与保健

（一）针刺与养生保健

针刺保健防病，是中医保健的一大特色，经

过几千年的临床实践，已具备独特的理论基础和丰富的实践经验。《甲乙经》有："风眩头痛、鼻塞不利、清涕时出，风门主之"论述，有人取定喘、大椎、风门、天突、膻中、丰隆等穴，以防治感冒和支气管炎，确有较好的效果。针刺双侧合谷、孔最、配合用电针仪，可预防扁桃体炎反复发作。有报道，针刺大椎、曲池穴，有预防流行性脑脊髓膜炎的作用。还有报道，针刺内关、足三里，可防止人流综合反应，点刺双侧耳部压痛点及太阳、攒竹等穴，可防治暴发火眼。还有用针刺耳穴肾上腺、神门预防输液反应，等等。中医认为，针刺保健具有补肺气、固肌表、抵御外邪，健脾胃、温肾阳、补益气血、通经脉、助气化、排泄淤浊的作用。正如汉代著名医家张仲景所说："若五脏元真通畅，人即安和。"现代研究认为，针刺使交感神经兴奋，改变了细胞内 cAMP 或 cGMP 含量，通过双相调节，使 cAMP/cGMP 比值趋于正常，如当家兔处于惊恐状态而阴阳不平衡时，血浆 cAMP、cGMP 均大幅上升，一次针百会穴，不论补或泻，都使之在 30～60 分钟以内明显下降而趋向常值。更重要的是，针刺能调节免疫和内分泌功能，使机体既能应付外来袭击，又能维持稳定的内环境，达到中医理论所说的"阴平阳秘"、"阴阳平衡"状态，从而达到养生保健防病的目的。

（二）针刺与免疫内分泌

1. 针刺与细胞免疫

（1）针刺对淋巴细胞计数、活性及有关指标的作用：前苏联 M Borpannki 等用金、银针刺激体穴和耳穴 7～10 次后，外周血 T 淋巴细胞数目增加 1 倍，活性增强，并可保持 3～6 个月。日本黑野保三等电针健康人，针刺后即刻 T 细胞比率、B 细胞比率明显上升，抑制性淋巴细胞比率及杀伤细胞明显下降。20 名正常人和 21 例急性菌痢病人经针刺上巨虚、漏谷穴后，淋巴细胞转化率（LTT）或玫瑰花结形成（RFC），均分别比针前有显著性提高。

（2）针刺对白细胞总数及网状内皮吞噬系统的作用：WK Chao 氏等报道，每天针刺大鼠和家兔足三里 2 次，其白细胞总数明显增加，第 5 天达峰值。有人对 8 例健康人捣刺双侧合谷及足三里，发现原来 WBC 在 $6000/mm^3$ 以上者，针后均下降，而针前 WBC 在 $6000/mm^3$ 以下者，针后均上降，WK Chao 与美国 JWP Loh 共同报道，每天针刺大鼠大椎和眉冲穴可使其吞噬细胞吞噬指数升高，于第 7 天达到峰值。

2. 针刺与体液免疫

（1）针刺对免疫球蛋白及特异性抗体的影响：Chao 氏等报道，每天针刺正常人足三里、大椎、天枢、曲池等穴，3 天内其免疫球蛋白增多，可维持 12 天以上。于 11 名正常人和 50 例急性菌痢患者，针刺上巨虚、天枢穴后 IgG、IgA 含量均较针前有显著增高。针刺家兔大椎和百会可使其抗体水平增高，第 7 天达峰值。以外陵、阴陵泉等穴针治急性菌痢，在升高凝集素平均效价方面，比药治组速度快、滴度高。

（2）针刺对补体的影响：不论正常人或急性菌痢患者，凡经连续三天针刺，他们血清中的总补体含量均较针前显著增加，连续 7～12 天针刺仍可继续呈现增加趋势。

3. 针刺与内分泌

针刺对内分泌、激素的影响已日益引起人们的重视，特别是对下丘脑-垂体-肾上腺系统（HPA）影响的研究不断增多，已证实针刺正常动物对 HPA 有促进作用。廖氏发现电针"足三里"能使正常家兔肾上腺皮质醇、皮质酮合成呈双相性增加。缪氏发现电针大白鼠"人中"、"承浆"可引起应激反应使血浆皮质醇含量升高。而在病理状态下，针刺治疗后 HPA 的变化主要有三个方面：①双相调节作用，原来皮质激素含量高的针刺后下降，含量低的针后上升，在正常范围者仍在此范围内波动。邬氏等治疗 21 例慢性风心病患者，皮质醇即呈此变化。②单向抑制和单向促进作用，有研究选择长期使用激素的重型患者 17 例，针刺 3 个疗程以上皮质功能明显改善。③针麻效果好的病人皮质醇含量明显下降，效果差的人则显著上升。实验证实电针还能有效地抑制大鼠戒断症状及吗啡成瘾，小鼠血浆内 ACTH 和皮质酮水平升高。

事实上，针刺对免疫功能的调节与针刺对内分泌的影响是密切相连的，已有众多的研究证实，针刺可诱发体内内源性阿片肽释放增多。近年来又发现内源性阿片肽与细胞和体液免疫均有密切关系，NP Plotnikoff 等证明，阿片肽可增加天然杀伤细胞的细胞毒活性。美国 L

Pittman 则进一步用体内内源性阿片肽增多解释了针灸治疗某些炎症、各种病毒和细菌引起的感染、先天性硬化症、癌症、艾滋病等免疫性疾病的机理。

（三）针刺与抗衰老

现代医学界关于衰老的因素众说纷纭，有遗传程序学说、差错灾难学说、交联学说、自由基学说、免疫功能下降学说、溶酶体膜损伤学说、衰老微循环学说、内分泌功能减退学说、白细胞介素 3 下降学说等等，但就抗衰老方法而言，不外乎增强人体生理功能和降低或改善老年病的发病。除上述针刺对免疫、内分泌的调整作用外，近年来的实验研究资料表明，刺络放血能明显改善局部或全身的微循环功能，去瘀生新，使机体组织细胞和脏腑器官及时达到气血灌注而保持正常的生理功能；刺络放血能提高机体的免疫功能，尤其能有效地提高老年期血循环中明显低下的红细胞 C3b 补体花环率等，减少循环免疫复合物的堆积，也就从根本上降低了自家免疫性疾病如冠心病、动脉硬化等老年病的发病率。心血管疾病常严重威胁着老年人的健康和生命，文献资料记载，针刺人迎、曲池、风池、足三里、太冲、三阴交等穴，均有一定程度降压作用；针刺心俞、厥阴俞、相应胸椎夹脊穴、内关、间使、郄白、足三里等穴可治疗冠心病，缓解心绞痛及心肌梗塞急救等。这些腧穴除有改善心功能外，并有降低胆固醇、改善脑动脉硬化作用。观察 56 例高血压患者，针刺曲池透少海穴，降压效果明显，总有效率 96.4%。临床针刺治疗冠心病心绞痛患者，以内关、神门、心俞、神堂、三阴交等穴为主，10 天为一个疗程，4 个疗程后，心悸减轻，心电图期前收缩完全消失，乏力、头昏症状减轻，心率持续在 66 次/分钟左右，观察 3 个月疗效稳定。针刺还能够通过调整血浆 cAMP/cGMP 比值，可明显改善老年人阴虚或阳虚症状。针刺对慢性支气管炎和晚期癌肿病人症状也有明显的缓解作用。

二、灸法的养生与保健

（一）灸法与免疫防病

灸法因其具有无创伤的优点，在养生防病方面得到更广泛的应用。唐·孙思邈曾提倡“若要安，丹田常不干”（常灸丹田穴），实验研究证实，艾灸关元、大椎穴、足三里和肾俞可明显提高老年小鼠 MΦ 细胞毒和 NK 细胞毒活性，提高 B 淋巴细胞对葡萄球菌 A 蛋白刺激的有丝分裂活性和溶血空斑的形成，降低老年人 CIC 的阳性率，对免疫球蛋白和补体的影响呈良性调节作用。艾灸关元穴还可明显提高老年大鼠降低的血清 T_4，对血清 T_3、FT_3、FT_4 有升高趋势，同时可明显提高老年鼠脾脏 IL-2 活性，这可能是提高老年机体或肾虚患者免疫功能的重要原因。实验还表明，隔药灸大鼠肝俞穴，能减轻黄曲霉素 B_1 所致的肝损害和 GPT 的升高，减少肝组织的异常增生，延迟肝癌发生，降低肝癌发生率。临床研究证明，对神阙穴、足三里穴（双）施以温和灸，既可提高 T 淋巴细胞的数值及红细胞 C_3b 受体花环的形成率，又能提高体液免疫功能，使免疫球蛋白 IgG、IgA、IgM 的含量增加。有人将 87 例“未病”状态受试者，分为健康组、潜病组、欲病组 3 组，取穴分中脘、关元、足三里（双）与大椎、肾俞（双）2 组穴位，采用隔药饼灸，观察生活与发病情况，结果显示，各组受试者在观察期间均无发病记录，灸后血小板聚集性、NK 细胞活性有明显改善。通过对 29 例 60 岁以上，患有不同程度心血管病及老年病的老人肾俞、脾俞、大椎、膻中、关元、足三里等穴进行隔药饼灸，结果表明，灸后血管外周阻力减低，血粘度下降，心脏供血良好，在心血管功能改变同时临床自觉症状有明显改善。有报道，对 61 例肿瘤患者，取大椎、足三里（双）、气海穴，行非瘢痕灸，结果显示，艾灸强壮穴前后放化疗肿瘤患者血浆 MDA 含量及 SOD 活性均无显著性差异，其效果与口服 VitC、VitE 和益气养阴扶正复方相同，表明艾灸强壮穴有一定抗自由基损伤作用，对放化疗肿瘤患者具有较好的保护作用。还有许多艾灸预防和治疗脑血管病、高血压以及呼吸系统疾病的报道，从不同的方面反映了灸法在养生防病方面的作用。

（二）灸法与延缓衰老

灸法在延缓衰老方面的作用，除了上述增强免疫，养生防病，更多的是针对衰老学说的实验与临床研究。有实验表明，艾灸关元、大椎穴，对 24 月龄小鼠的自然存活率、平均存活天数和小鼠脾脏淋巴细胞体外存活率均有显著提高。同时小鼠胸腺萎缩程度减轻，胸腺与体重的比值显著增加。初步证实艾灸对延缓机体衰老有一定的作用。以SD大鼠为动物模型，设艾灸组、20月龄老年对照组、4月龄青年对照3组，麦粒灸大椎、肾俞，观察艾灸对实验大鼠血液流变性的影响，结果，老年对照组全血粘度、血浆粘度、红细胞压积、红细胞膜渗透脆性、血浆与睾丸组织LPO均高于青年对照组，而红细胞膜Na^+-K^+-ATP酶活性、红细胞变形能力、血浆睾酮、皮质酮含量低于青年对照组。艾灸组全血粘度、血浆粘度、红细胞压积、红细胞膜渗透脆性、血浆睾丸组织LPO显著低于对照组，而红细胞膜Na^+-K^+-ATP酶活性、红细胞变形能力、血浆睾酮与皮质酮含量显著高于对照组。提示艾灸延缓衰老的作用可能是通过延缓红细胞膜Na^+-K^+-ATP酶活性、血浆睾酮、皮质酮含量的增龄性下降进而影响血液流变性来实现。通过对老年小鼠保健灸观察，艾灸以后，睾丸曲细精管直径显著大于空白对照组，说明艾灸对老年鼠睾丸衰老具有延缓或控制作用。微量元素与人体衰老有密切关系，通过对24名健康老人保健灸前后头发微量元素变化的观察，灸后老年人头发锰的增加有非常显著意义，锌、钙的增加有显著意义。头发铜、铁虽有增加，但与灸前比较，差别不明显。现代研究认为，细胞衰老表现为细胞群体增殖率下降，分裂周期延长，衰老细胞的DNA合成下降，上皮生长因子可通过刺激效应细胞来减缓细胞的衰老过程。通过对40例老人的保健灸前后观察，灸后老年人上皮因子的含量明显增高。有研究表明，老人SOD活性低于正常人，而LPO含量高于正常人，经艾灸治疗后，SOD活性增高，LPO含量下降，提示艾灸有明显清除体内自由基能力，起到延缓衰老作用。有人将103例中医辨证为脾虚证的慢性胃肠道疾病患者随机分为熏脐组、敷脐组和艾灸组。经对照观察发现：药物敷脐主要改善脾虚患者的消化吸收功能，艾灸偏于提高机体免疫力，而熏脐组兼有两者的作用。这说明熏脐灸法可强壮脾胃、坚固元气，其抗衰保健作用是有一定科学依据的。有报告采用老化积分值和多项生理、生化、免疫等指标综合评估方法，对老年保健灸的临床效果进行了观察，结果显示，保健灸具有延缓老化的作用，对于减轻老化症状、改善机体生理功能效果显著。其他还有灸命门、肾俞治疗老年性尿失禁，隔姜灸涌泉穴治疗趾痛症等许多艾灸治疗老年病的报道。

综上所述，针刺和灸法主要通过提高机体免疫功能，改善和调节内分泌，增强抗病机制，有效地抵抗和延缓衰老，治疗老年病变，从而达到保健和养生的目的。

（魏 明 陈 楷）

参考文献

1. 刘寿康，等．桃仁复苏汤治疗老年性痴呆2例．中医杂志，1987；(9)
2. 马素琴，等．益气醒神汤治疗老年痴呆11例．辽宁中医杂志，1989；(12)：29
3. 陈业孟，等．老年痴呆症的中医疗法．上海中医药杂志，1990 (6)：13
4. 陆曦．中西医结合治疗老年性痴呆．福建中医药，1989；20 (2)：29
5. 陈可冀，等．抗衰老中医理论研究进展．国内外中医药科技进展，1989；16
6. 陈可冀．中国传统延缓衰老药物的现代研究进展．国内外中医药科技进展，1990：17
7. 周文泉．近代中医抗衰老药物研究综述．中国医药学报，1991；6 (4)：43
8. 周文泉，等．补肾法延缓衰老研究的理论及展望．上海中医药杂志，1985；(6)：16
9. 陈可冀，等．清宫八仙糕治疗脾虚证的临床观察及实验研究．中医杂志，1984；25 (6)：437
10. 陈可冀，等．清宫寿桃丸延缓衰老的临床及实验研究．中医杂志，1985；26 (7)：505
11. 陈楷，等．清宫长春丹对老年人液化智能老化及衰老症状的影响．中国中西医结合杂志，1989；9：398
12. 徐景华，等．补肾益元法改善老年人顺应能力的临床研究．中国中西医结合杂志，1993；13：208
13. 张坚．抗衰老中药复方“还精煎”研究概况．甘肃中医学院学报，1993；10 (4)：49
14. 赵伟康，等．固真方对老年大鼠海马和下丘脑-垂体-肾上腺-胸腺轴作用的研究．中医杂志，1995；36 (5)：300
15. 赵南，等．发挥中药免疫调节优势．中国中医药信息杂志，1994；1 (5)：34
16. 李向高．人参的抗衰老研究进展．国内外中医药科技进展，1990：182

17. 何利城．中药黄芪的研究概况．甘肃中医学院学报，1993；10（4）：52
18. 郭语彬，等．蚂蚁抗衰老机理的研究进展．中草药，1994；25（6）：322
19. 王伟．从抗氧化反应探讨“药食同源”的含义．国际中医养生学术会议论文集．上海：1992：325
20. 张久亮，等．大蒜提取物防治缺血性脑血管疾病的进展．中国中西医结合杂志，1995；15：124
21. 徐声汉，等．气功锻炼的身心反应．中国中西医结合大会论文集，1994；55
22. 杨斯环，等．练功一年中脑电相关函数的变化．北京中医药大学学报，1994；17（5）：315
23. 孙福立，等．气功入静过程中自发EEG功率谱及相关函数的分析．心理学报，1984；4：22
24. 常永昌，等．智能气功长期锻炼者与儿童脑电混沌力学指标的比较．中国中西医结合大会论文集，1994：55
25. 王崇行，等．气功对高血压患者血清载脂蛋白影响的观察．上海中医药杂志，1993；（5）：22
26. 邢之华，等．气功对高血压病患者血压及生活质量的影响．中国中西医结合杂志，1993；13：413
27. 姚宝森，等．气功自控疗法对再生障碍性贫血患者T细胞亚群的影响．中国中西医结合杂志，1989；9：341
28. 王遇仕，等．太极拳锻炼对植物神经调节作用的研究．北京中医药大学学报，1994；17（5）：318
29. 张林．太极拳作为运动处方对老年人PWC130测试前后STI和血液动力学参数的影响．中国运动医学杂志，1994；13（3）：167
30. 刘家寿，等．太极拳锻炼对心脏功能的影响的观察．中华理疗杂志，1993；（1）：20
31. 刘同想，等．太极拳运动对健康老年人的体能效应．中国老年学杂志，1995；15：339
32. 曾斌．推拿抗衰老机理探讨．按摩与导引，1993；（5）：10
33. 袁宝国，等．推拿对局部体温影响的初步观察．上海中医药杂志，1985：84
34. 袁宝国，等．推拿对机体热效应的研究．中华理疗杂志，1990；（4）：195
35. 孙静，等．针灸对老年人的益寿作用．陕西中医，1995；16（5）：221
36. 阮芳赋．医学新论．黑龙江科技出版社，1984：52
37. 崔蒙．针灸对机体免疫功能影响的国外研究近况．中医杂志，1990；（3）：180，181
38. 毛剑波．从免疫学方面探讨针灸对延缓衰老的作用．上海中医杂志，1987；（1）：42
39. 陈业孟．针灸对下丘脑-垂体-肾上腺皮质系统的影响．中国针灸，1988；（3）：52
40. 杨秀娟，等．24例血瘀证刺络前后甲皱循环观察．贵阳中医学院学报，1987；（4）：21
41. 洪恩四，等．刺络放血对实验性发热家兔的体温及红细胞免疫功能的影响．中国针灸，1993；（1）：30
42. 刘荣平，等．针刺百会穴对阴虚病人血浆环核苷酸含量影响的实验观察．中国针灸，1985；（2）：33
43. 喻国雄，等．艾灸对老年小鼠细胞免疫功能的影响．上海针灸杂志，1990；（1）：31
44. 赵伟康，等．艾灸关元穴对老年大鼠下丘脑-垂体-甲状腺轴和IL-2的影响．上海针灸杂志，1996；15（4）：29
45. 刘自力，等．隔药灸预防黄曲霉毒素B1致大鼠肝癌实验研究．上海针灸杂志，1994；13（3）：139
46. 徐兰凤，等．保健灸对老年人免疫功能的影响．中国针灸，1994；（3）：29
47. 韩钟，等．针灸治疗“未病”初步研究．上海针灸杂志，1995；14（6）：245
48. 赵粹英，等．艾灸对老年人心血管功能的影响．上海针灸杂志，1994；13（2）：51
49. 姜翼，等．艾灸抗放化疗脂质过氧化损伤的临床观察．上海针灸杂志，1994；13（1）：9
50. 于书庄，针灸预防脑血管病临床观察．云南中医杂志，1984；（6）：55
51. 沙立新，等．艾灸关元、大椎延缓衰老及细胞免疫学机理研究．上海针灸杂志，1994；13（3）：139
52. 黄诚，等．艾灸对老年大鼠血液流变性影响及机理研究．上海针灸杂志，1994；13（6）：280
53. 吴中朝，等．保健灸对老年小鼠曲精管直径的影响．上海针灸杂志，1996；15（3）：56
54. 王玲玲，等．保健灸对老年人头发锰锌铜铁钙含量的影响．中国针灸，1994；（2）：35
55. 詹臻，等．保健灸对老年人上皮生长因子分泌的影响．中国针灸，1995；（3）：33
56. 丁菊英，等．艾灸对老年人红细胞免疫及自由基的影响．上海针灸杂志，1995；14（1）：4
57. 易受乡，等．熏脐灸健脾作用的临床研究．中国针灸，1994；（5）：36
58. 王玲玲，等．保健灸延缓老化作用的临床观察．中国针灸，1994；（6）：18
59. 刘龙彪．隔姜灸涌泉穴治疗趾痛症132例．上海针灸杂志，1996；15（3）：30
60. 张莉桢，等．老年人膳食习惯及常见病调查．上海医学，1994；17（9）：524～535
61. 列同想，等．运动对健康男性老年人血压体质及血脂影响的对照研究．解放军预防医学杂志，1994；

12 (5) : 370

62. 鲁效文,等. 正常老年人与糖尿病老年人血压与血脂含量的研究. 中国厂矿医学,1994;7(3):23~24

63. 陈西南,等. 贵州市老年人的膳食营养与冠心病的调查研究. 贵阳医学院学报,1995;20(1):37~39

64. 刘同想,等. 饮酒量对中老年人体质、血脂及高血压、冠心病的影响. 解放军预防医学杂志,1994;12(6):489~420

65. 余荣华. 现代老年保健手册. 北京:科学技术文献出版社出版,1988年

第十七章 康复医学

康复医学的发展，是与社会经济、精神文明、医学科学的发展和综合型科学密切相关的。康复医学作为继临床、预防医学后的“第三医学”，其产生与发展客观上反映了人民的需要，作为一门独立的医学学科，有其基本的属性、内涵、理论基础、指导原则和技术方法。

“康复”（Rehabilitation）一词源于拉丁语，Rehabil 本是“恢复”的意思，如恢复失去的权利、地位、名誉，取消不实的罪名，犯罪者的新生等，用于医学上，即是恢复身心的健康，更进一步讲是指功能复原，针对疾病、损伤、发育缺陷等致残因素造成的残疾，采取康复措施，使患者身体上、精神上、职业上、社会活动上得到最大程度的功能恢复，故译为“康复”或“健康重建”。

历来关于康复的定义有许多解释和见解。H. A. Rusk 认为，它是“从病床过渡到工厂的桥梁，使身体残疾者最大限度地发挥其残存的能力，能像健康者那样地生活与工作”；C. J. S. O' Malley 认为，“一个人在精神、身体、社会、职业和经济方面恢复到伤病以前的状态，这一过程即是康复”；据 E. Wiedemann 的定义，则康复致力于“贯彻社会与个人利益高度统一的思想”，即或不能恢复到完善的状态，也应争取达到最好的状态。显然，上述设想仅靠医学手段是无法实现的，而必须实行多学科的措施，包括社会、心理和教育等方面的共同效应。

H. A. Rusk 教授在解释康复医学时还说：“康复是为了机体障碍者或慢性病，或处于疾病恢复期的人，以最优良的条件，使之康复的医学”。WHO 医疗康复专家委员会 1969 年对康复定义为：“康复是指综合地和协调地应用医学的、社会的、教育的和职业的措施对患者进行训练或再训练，使其活动能力达到尽可能高的水平”。该定义虽很好，但也不完整，比较偏向于医学，比较强调恢复人们的功能活动，而在社会方面和精神心理方面却没有谈到。

随着康复事业的发展，1981 年，该委员会回顾了 12 年的进展，对康复定义修订，建议使用如下解释：“康复是指应用一切有关的措施，以减轻致残因素或条件造成的影响，并使残疾者能重新回到社会中去。康复的目的不但是训练残疾者使他们能适应其周围环境，而且还要采取措施把他们所处环境加以适当的改动，以利于他们重新回到社会中去。在制定和实施与康复有关的计划时，应该有残疾者本人，他们的家属以及他们所在的乡镇、街道、单位等参加。”应当说，1981 年的修订定义比 1969 年的更为完善一些，因为它不仅从医学角度要求功能，更重要的是使病残者能够重新参加到社会中去，即回到家庭，回到社会，回到工作，这就是康复的最终目的，为此，必须调动各方面（包括医务人员、伤病员及其所在社会）的积极性，通过多学科的努力，采取综合性措施。

1975 年，世界卫生组织的一次会议认为，历来的国际疾病分类对于障碍问题考虑欠周到，因而提出一个分类法，将障碍分为三类，即损害、残疾与残废（Impariment，Disability and Handicap）。1976 年 WHO 会议采纳此方案，1980 年公布试行，据 H. N. Wood 解释，损害（Impariment）指由于疾病或损伤引起的心理的、生理的、或解剖结构与机能的任何丧失与异常；残疾（Disability）指由于损害引起的，按正常人方式和范围进行活动的能力受到限制或缺损；残废（Handicap）指由于损害或残疾的结果，限制了一个人按其条件通常应当承担一定社会任务的能力。这样，损害是指器官或系统水平的障碍，残疾是指个体水平的障碍，残废则是指社会水平的障碍。

康复医学完整的工作内容包括：残疾的预防；残疾的诊断和评估；残疾的康复治疗。残疾的预防分为三级；残疾的诊断评估包括电生理学检查（主要是肌电检查）、运动学检查（kinesiological evaluation）、语言交流能力检查、临床心理学检查、心肺功能检查等。康复治疗包括运动治疗、物理治疗、作业治疗、言语矫治、疗养康复、心理治疗、假肢及矫形器装配、康复工程、职业康复咨询。

虽然，康复医学是在20世纪50年代后才正式建立起来的，但是朴素的康复的概念早在千百年前已经萌芽，现代康复医学所使用的某些治疗手段（如医疗体操、按摩、热疗等）是在古代的一些传统疗法的基础上发展起来的，中医学在这方面曾经作出过自己的贡献。作为东方康复医学明珠的中医康复学，或称“中国传统康复医学”，是研究中国传统康复医学基本理论、疗法和应用的科学。它是关于伤残者、慢性病、老年病和急性病恢复期，通过积极的康复措施，使身体功能和精神情志尽量地恢复到原来健康状态的综合性学科。在世界医学康复领域里，中医最早使用“康复”一词，据历代文献记载，其“康复”的概念归纳起来，完整地讲，有以下几方面：

1. 康复对象特征　老疾、伤病残者，慢性疑难病症、急病瘥后、情志病变。

2. 康复疗法特征　第一是“杂合以治”即综合疗法。第二是特定的康复治疗方法，如传统的功能训练、作业疗法、娱疗、理疗、心理治疗、养生等，由此可以理解康复医学具有综合性学科的性质。

3. 康复评定的特征　除了对病人各种功能评定以外，因对象和疗法不同，故某些诊断、疗程、疗效评定的标准都与临床医学不同。例如，根据临床标准确定为治愈出院者，而按康复标准尚须继续治疗，才符合康复的定义。中医温病瘥后调理正是如此。因此，康复疗程长、取效缓，不能与临床要求的速效、高效相提并论，有些是临床认为无治疗前途的疾病，但康复仍要尽量帮助患者恢复，故评定标准是康复的独特内容。康复疗效评定尤当求精，它不仅是评定病人恢复后的各种功能，还可供考核医疗技术参考。

4. 康复目标特征　临床医学以解决急症为主，目标是“救死扶伤”。而康复医学以解决老年病、慢性病为主，目标是全面康复。以疗法为例，单纯的理疗、体疗或针灸、按摩不等于康复疗法概念，而所有疗法才是全面康复疗法概念；整个康复概念，还包括尽量帮助患者能够恢复到最佳状态，使之重返生活，重返社会。此外，中医康复目标的特点是养生长寿。

中国传统康复医学的概念源远流长，两千多年前的《黄帝内经》就产生了功能康复和情志康复的概念，历代不断补充完善，经过系统整理，将理论、疗法与应用形成了一整套专门的系统知识，具有实用的意义。

如果说，中医康复学植根于古代医学史的深处，使用的主要是从古代传下来的（虽然不断推陈出新）传统的技术和方法，与现代康复医学近几十年才发展起来的一些新概念、新理论、新技术和新方法相对比，一个是比较传统的，一个是比较新型的或现代化的，就这一意义上说，我们也可以说在中国存在着“中国传统康复医学”与“现代康复医学”两个不同的康复医学体系。

现代康复医学是从本世纪40年代开始发展的。作为一门新兴的、跨学科性的临床学科，它以有关伤、残、病者整体功能康复的理论为基础，按照功能训练、全面康复、重返社会三大原则，采用综合的康复技术和方法，对各种程度不同的功能缺陷者，进行功能诊断和评估、功能治疗和训练、功能代偿或代替、功能适应和调整等处理，促使身心功能和社会活动能力得以康复，提高生活素质。

随着人民生活水平的提高，不仅要求治好病伤，保住生命，而且要求能够长寿和生活得更好。随着社会和经济的发展，人民生活水平的提高，人口的老龄化及疾病谱、死因谱的改变，医学模式已从单纯的生物医学模式向新的生物—心理—社会医学模式转变；知识结构也发生了相应改变，各种职业病突出了；工业交通事业的发展，工伤事故增多了；社会进化了，人的内心世界的活动增加了，表现出各种心理上的不良症状。现代康复医学的发展基于这些客观需要而产生和发展，顺应了社会经济的发展和要求，并通过各种治疗措施，使患者从身体上、精神上、职业上得到应有的治疗，使功能恢复和健康长寿，使生命存在，享受到一定的价值，做出应有的贡献，这是人类自身的“本性”发展和规律。因此现代康复医学的医学模式的转化的必然，是现代医学事业发展的一种必然趋势，它容纳了各种综合性的科学来为患者的康复服务，它也是门服务于人类身心健康的应用学科。

现代康复医学的理论，包括范围很广，有基础医学和临床医学，它涉及到物理医学、医疗体育、矫形学、假肢学、心理学、护理学、生理学、社会学、教育学等多学科的新兴学科。康复医学具有明确的学术内容和技术体系，与预防医学、临床医学占有等同的学术地位和社会地位。其基本观点就是把疾病、残疾与健康的问题放到整体的人与外界环境的统一体中看待。康复医学与临床医学同为医学的重要方面，都是独立的学科体系，但二者关系密切，康复医学作为新的学科独立发展的同时又向临床医学广泛渗透。康复医学的机理与原则贯彻在临床工作之中，二者相互交叉，但不能混淆不清，预防医学研究如何防止各种有害因素对人体身心健康的危害；临床医学着重研究如何诊治各种疾病，使患者尽快痊愈。但是预防和治疗一切疾病是可能的，但大批伤残、病残及慢性病者只有通过康复医学的独特作用才能使其重返社会和“恢复其真正的生存权力”。故康复医学是一独立的医学体系，可称作“第三医学”，是任何其他医学所不能替代的。

康复医学以障碍为对象，而不是以疾病为对象，康复医学的目的不在于疾病痊愈，而在于身心功能在残疾的3个不同水平上的恢复(包括运动、感知、语言、精神、生活、工作和社会活动能力的恢复)。因此各种有效的功能锻炼就成为康复医疗的重要手段。另外，康复治疗的时间也决非单纯在功能障碍出现之后，而是在此之前，这种康复预防的思想已逐步发展为预防康复的新概念，可以把障碍减少到最低限度。可见康复医学具有自身学科特征，与其他临床医学在概念上是完全不同的。整体康复是康复医学的基本原则，即帮助残疾者恢复、补偿其功能，增强其参与社会生活的能力。

医学是一门实践科学，而科学的发展，是相互渗透，相辅相成，协同发展，来推进医学科学的进展是历史发展的客观规律。康复医学的发展，是在第二次世界大战后的医疗服务中，逐渐发展起来的。康复医学的发展，顺应了人类的需要，也是世界医学进步的显示。中国古代的很多康复手段和理论指导，同样为世界医学的发展作出了卓越贡献。

所以，如果作更深层次的分析，我们就不应该把“中医康复学”(或称“中国传统康复医学”)与“现代康复医学”截然分开。因为，“中医康复学”也会吸收、采用一些现代的康复方法，甚至使之与传统的方法融合为一，最终形成现代的中医康复学。同时，现代康复医学也需要使用中医康复学行之有效的方法，以及言之成理并有指导意义的观点和原则，如中医学的燮理阴阳、天人相应、形神共养、动静结合、经脉流畅、养气保精、协调脏腑等理论是现代康复医学的理论基础；针灸、推拿、导引、气功、药熨、中药调气等为康复医学提供了康复手段；从而丰富现代康复医学本身，在这一意义上，可以讲“中医康复学”是现代康复医学的一个学派、一个重要组成部分；在中国，中医康复学是现代康复医学不可缺少的，是其重要组成部分。

我国医学工作者，正是基于这种认识，自80年代起，在积极引起西方现代康复医学的理论、技术和经验的同时，也大力研究和倡导中国传统的康复医学，而且力求把两者结合起来，探讨中西医康复治疗结合的渠道，创造出有中国特色的、中西医结合的康复医学新体系。

中西医结合是我国医学的特点和优势。建国后，全国在党的中西医结合方针的指引下，广泛发展了中西医结合的医疗、科研和教育工作，取得了很大成绩。当前，中西医结合工作已发展到了一个新的水平，其主要特点是：研究思路活跃，研究途径和方法多样，采用的先进新技术日益增多，实践经验不断丰富，理论研究步步深入，规律性逐渐增强，盲目性逐渐减少，科学性越来越强，已涌现出一批优秀的中西医结合成果。中西医结合研究工作正在向纵深发展，因此，积极掌握中国传统康复医学，探讨与现代康复医学接轨并相融，成为中西医结合研究的热门课题，并已经取得了许多初步的成果。

在中国传统的康复医学中，既包括了体育疗法、饮食治疗、药物治疗等，也囊括了益寿延年的养生方法，在过去漫长的岁月中，曾经为无数病人的康复做出了很大的贡献。传统的康复医学是以整体观念、动静结合与食药并重作为使病人得以康复的根本原则。整体观念是人必须设法与周围环境相适应，动静结合指的是在练习气功中静功的同时，还要做些体育活动。如：太极拳、按摩等。可见康复医学在我国源流久远，是一门既有理论指导，又有临床实践的专门学科。因此，创建中西医结合的康复医学是发扬我国古代康复医学的遗产，为现代康复医学的发展将起到不可估量的推动作用。

创立和发展具有中国特色的康复医学，有许多有利的条件：第一，我国宪法对于发展社会保险、社会福利和医疗卫生事业，都作了明确的规定，这是社会主义制度优越性的体现，也是发展康复医学事业的可靠保证。第二，中医学有丰富的康复医学理论和独特的方法，发掘和整理这些已有的成果，必将是中国特色康复医学的重要组成部分；第三，80年代初我国引进并发展了西方的现代康复医学，举办了许多康复医学专修班，及成立了许多康复中心。总之，具有中国特色的现代康复医学正在悄然兴起。

（姜立本　施　杞　李泽兵　杨星光）

第一节　临床研究

传统的疾病模式是：疾病→病理→症状（疾病），现代的疾病模式可引伸为：疾病→损害→残疾→残废（Disease→Inpairment→Disability→Handicap）。在今天，许多医生已经认识到，医生的职责不仅是诊断与治病，还要通过训练以恢复其功能和能力，恢复其原来的生活和工作，才算完成了医生的任务。这就是康复医学有其自己的思想体系、日的、措施、组织和方法，不是临床或预防医学所能包括的。

康复医学的对象主要是残疾者，亦即由于损伤、疾病、发育缺陷或老化而致生活自理能力、学习和劳动能力有障碍的人。比较普遍的康复治疗对象为：脑血管意外及神经系统残疾（偏瘫及其他残疾、脑瘫、颅脑损伤、小儿麻痹后遗症、）、脊髓损伤（截瘫、全瘫）、骨关节系统残疾（骨折、截肢、畸形、关节炎、手部损伤、颈椎病和腰腿痛）；比较新的康复领域是冠心病、慢性阻塞性肺部疾患、运动创伤和癌症等的康复。欧美一些国家的多发性硬化、脊柱侧弯和在一些发展中国家的麻风、营养不良等造成的残疾，也是康复医疗的主要对象。近年来，康复医疗的适应范围还扩展到慢性疼痛、慢性肾功能衰竭、精神发育迟滞、精神神经症等方面。

现代康复医学既源于临床医学，但又有别于临床医学。康复医学在理论上以人体运动学、生物物理学、神经生理学等为基础；在实验应用上与各临床学科紧密相联，与心理学、生物医学工程学和社会学等密切配合，是门多学科的综合性应用科学。总之，康复医学只有紧密结合临床医学，才能显示其强大的生命力。

随着专业工作的深入发展，近十年来康复医学出现了多样化（diversification）和分科化（subspecialiazation）的趋势，许多专家主张康复医学不断向纵深发展，向多方面发展。目前，康复医学形成了以下的分科：骨科康复学、神经科康复学、老年病康复学、儿科康复学、心脏康复学、肿瘤康复学、精神科康复学、运动创伤康复学和预防康复学。

在外国人士的眼光中，中国是一个正在蓬勃发展的国家。美国乔治西州立大学的S. J. Smits和M. W. Smits等于1981年访问中国后写下了他们对中国康复医学的感受。他们注意到中西医合作的政策。中医已经成功地应用了5000年。关于中国康复治疗，他们引用Maslow氏的分级说明。Maslow氏认为人们的需要可以分成两级，先有安全和生理的低级需要，后有实现理想、自尊、爱好、忠诚等较高级的需要。康复医学的基本哲学超过了安全和生理的低级需要，而是要使受各种病、伤残的人的功能尽量完全恢复、独立生活也对社会财富积累有好处。当前中国医学注意集中于急性病治疗，对于显微外科这种能很快使人恢复工作的专业集中注意，而需要长期医护的病员，特别是工作受到功能不良和年龄限制的病员，则让他回家由家庭照看。广州聋哑学校的毕业生，没有一个进大学，大部分在家依赖家庭。康复是富裕的副产品，随着中国的经济发展，康复也要发展。

国外康复医学的临床实施，借鉴了传统康复医学的许多理论与手段，并得以发展。作为我国传统医疗体操和保健体操的太极拳，近年来在欧美也用于医疗和保健，在北美的一些城市里，设有太极拳社（Tai Chi Society）或太极拳协会，教授太极拳。可见中西医结合的康复医学已经走向世界。

除传统的医疗体操外，中医学还向世界康复医学提供另一些独特的、有效的治疗手段。例如针灸治疗多种瘫痪和疼痛，气功治疗高血压、神经衰弱和其他一些慢性病，中医推拿手法治疗某些腰痛和颈椎病。

针灸正在世界各国普及。据1978年的估计，专门从事针刺疗法的医务人员数目，在中国以外的其他东方国家约为30万人（其中包括日本6万），在欧洲约为1万人。近十年来，北美医学界对针刺疗法的理论和临床应用的兴趣迅速增长。针刺门诊部和针刺中心如雨后春笋在美国许多城市纷纷建立起来。物理医学和康复医学专业的医务人员和治疗机构越来越多地开展了有关针刺的研究和/或临床应用。在1975年加拿大物理医学和康复学会的年会上，报告了一些针刺疗法的科研成果。在美国，俄亥俄州州立大学医学院理疗及康复科的医师，报导了针刺治疗179例神经肌肉性疼痛及运动失调的效果，认为可补助理疗的不足，在治疗纤维组织炎综合征时，针刺可代替超声治疗。纽约圣路克医院康复医学科应用针刺与常规理疗作对比治疗腰背痛和颈痛，认为针刺优于常规理疗。近年来加拿大和意大利试用针刺作为康复疗法治疗多发性硬化，获得不同程度的进步。

现代康复医学常用的放松疗法（Pelaxation）或自我训练，其起源和发展深受我国古代气功—坐禅（习静）的影响。虽然坐禅的原始教义可能出自古印度，但禅法完整的理论和方法体系则是由中国学者在公元500年左右建立起来的。公元6世纪，我国著名佛家智凯著《修习止观坐禅法要》，从理论和方法上详细阐明坐禅。

在临床治疗中，中国的医学工作者把传统的针刺疗法与现代科学技术结合起来，创造了一些新的康复疗法，如激光针疗（激光穴位照射）、超声针疗（超声穴位治疗）、紫外线针疗（紫外线穴位照射）、电针疗法或穴位电疗和穴位磁疗。用激光束对穴位进行照射，能引起类似针灸和电透热治疗的效果，对软组织损伤、炎症、支气管哮喘、眼玻璃体混浊等有较好疗效。用磁粒敷贴在穴位上，利用磁能对穴位的作用引起治疗效应，据初步观察对高血压、软组织损伤等有一定疗效。电针疗法，应用脉冲电流或穴位共鸣火花治疗、穴位感应电治疗，其适应症与普通针刺疗法基本相同，因刺激的剂量易于调节，且对局部组织的损伤较小，故与传统的针刺疗法相比有其优点。此外，穴位紫外线照射治疗支气管哮喘和慢性支气管炎，穴位超声疗法治疗软组织损伤，也是行之有效的新疗法。

可见，普遍采用中西医结合康复治疗不仅是我国康复工作的方针，也为世界所注视，并做出了一定的成绩。走传统与现代康复医学相结合之路，是我国康复医学的正确道路，也是领先世界的必由之路，这种结合在我国有许多途径和方式，在如下的领域里已经取得了令人瞩目的成果：

一、脑血管疾病和神经系统残疾

1. 脑血管疾病康复

一般重点指由高血压及/或动脉硬化引起的中年以后的急性脑血液循环障碍，即所谓脑卒中或脑中风。本病发病率高，病残率高，第一次发作后幸存的患者，至少有三分之一残留程度不同的残疾，康复研究的广泛开展，在功能恢复的速度及改善患者生存质量方面确有很多成就。

脑血管病致残主要表现为意识障碍、瘫痪、麻木、失语、失认、失用、失读、失写、吞咽困难、共济失调、痴呆等多种功能障碍。

脑血管意外之康复，包括身体的、精神的、职业的、社会的康复等多方面，故康复措施应有整体方案。脑血管意外，属于传统医学中的“中风”“卒中”一类疾病的范畴，多由于正气内虚，或脾失健运，痰湿阻滞经络，气血运行不畅；或肝火偏盛，肝风内动，风痰阻络所致。因其会留下不同程度的后遗症，故传统医学尤其重视对本病的康复治疗。

目前脑卒中在我国居民的死因中仅次于心

血管病疾患，而在参加 WHO 莫尼卡计划的 32 个国家和地区中，我国的年龄标准化死亡率高居第二位。随着急性期时抢救技术的提高，人群的患病率和致残率明显升高。

辨证和辨病相结合，是中西医结合的重要的根本特征，病机理论基本统一，承认了血瘀是基本病机，为中西医结合康复医疗提供了理论基础。客观上，在脑血管病领域内，辨病的问题解决得比较好些。辨病和辨证结合起来是否优于单纯辨病，也已进行了大量探索。此外，针灸、耳针、气功、头针、按摩等对康复过程的研究也有许多报告。

汤宗明等对脑卒中进行中医分型，按全国中医中风病疗效评定法、日本偏瘫功能 12 级法、日本 ADL 法，运用中西医结合的综合康复疗法。结果恢复期治疗组的疗效均优于对照组及后遗症期组。病例治疗后血液流变指标较治疗前显著下降，舌紫、肢麻等瘀血体征亦相应好转，表明活血化瘀药可改善患者的血循环，消除“血瘀内结”病理，而化痰、益气诸药，主要是补益患者气血阴阳的虚损或消除痰阻气滞之病理，同时因“化痰可祛瘀”、“补益助活血”，故对血瘀的治疗尚有增效之功。体现了中医补消同施、扶正祛瘀的特点。通过研究表明，以辨证论治和专方专药相结合，针灸与药物治疗同施，中医治疗与康复训练并举的综合治疗方案，对脑卒中恢复期患者的肢体，综合功能及自理日常生活能力方面有显著的疗效；部分后遗症期患者亦可获效。有临床研究表明，侧重于肢体功能恢复的康复训练，可促进大脑皮层可塑性发展，促进中枢神经系统的代偿机能，避免或减少误用综合征和废用性萎缩，对患者的康复有极其重要的作用。

偏瘫功能障碍是康复医学重点研究处理的课题之一。郭志英等采用中药喷流按摩浴治疗 143 例恢复期偏瘫患者，对照组主要采用程控低频脉冲刺激方法，辅助肢体活动，配合抗偏瘫药物治疗。疗程同药浴组。康复结果表明：中药喷流按摩浴可改善偏瘫患者功能障碍，效果优于传统物理治疗，不但患者的心理应激反应降低，而且随着血液流变学指标的改善，偏瘫肢体功能恢复，心理平衡，乐于接受该治疗。治疗组总有效率 91.5%，对照组为 80%，有显著性差异。143 例患者，经过 4 疗程的中药喷流按摩浴综合治疗，大多数患者均有不同程度的改善，为偏瘫患者功能障碍的康复提供了比较有效的方法。

浙江中医学院对脑卒中偏瘫患者分康复组和一般治疗组，对康复组采用传统的气功、按摩与现代的被动运动、主动运动、PNF 法等康复手段相结合辅以语言疏导、心理咨询、理疗、针灸、药物等。一般治疗组只采用辅助治疗。结果康复组总治愈率达 95.4%，而一般治疗组总治愈率为 65.4%，两组比较 $P<0.01$，说明传统的康复手段与现代康复手段相结合，配合心理疏导治疗偏瘫后心理障碍疗效明显优于一般治疗组。

王臣英等采用电针和手法治疗脑血管病偏瘫，结果病后 2 月内开始治疗的 56 例中，基本治愈者 42 例，有效 13 例；总有效率 98.21%；病后 2 月～1 年内开始治疗的 13 例中无 1 例基本治愈，有效者 8 例，有效率 61.54%。

脑血管性痴呆为中年后期和老年期常见疾病，为脑血管性损害（梗阻或出血）引起脑实质缺血缺氧及脑循环障碍所致的脑功能降低。王昌俊等按 DSM-Ⅲ 有关痴呆诊断标准作出诊断，采用中医康复疗法，治疗前后各作 1 次精神认知能力测验（CCSE）和社会功能活动调查（FAQ）综合评估，并做统计学处理。结果治疗 31 例，总有效率为 93.5%，其中痊愈率达到 35.5%，高于文献报道。其中智力训练可促进未受损神经元之间的突触之间的联系，配合药物，从而使智力得以恢复。针刺和功能锻炼，有利于语言謇塞和偏瘫的恢复，肢体功能改善，外周血液循环随之改善，则脑循环亦得以改善，阻止和延缓痴呆加深，同时患者语言顺利，肢体活动逐渐恢复，社会功能活动逐渐增强，使其看到了自己的存在价值，消除了自卑感，增强了战胜疾病的信心，有利于药物的运用和智力训练，最终恢复智力。可看作是中西医结合康复治疗脑痴呆的模板。

对于脑血管病性痴呆的临床研究报道较多，效果迥异。李魏等对 70 例脑血管病并发痴呆的患者治疗前后进行了检测，进一步探索脑血管病性痴呆治疗的可能性，验证长谷川表（简易痴呆调查表）的可靠性。急性期以西药治疗为主，佐以中药，急性痴呆期以中西医结合综合性治疗为主，总有效率87%。日本有人用六种疗法，治疗脑血管病痴呆有效率为49.52%。此疗法尽管认知能力恢复较慢，但也逐渐好转，并有9例恢复正常，占12.8%。本组治疗结果说明对脑血管病性痴呆不能失掉信心，只要及时采用中西医结合综合性治疗，其预后还是可以改善的。

传统的康复手段与现代康复手段有机地结合起来，成为具有中国特色的康复治疗手段，对治疗脑卒中后偏瘫有很好的疗效，主要是促进了偏瘫肢体运动功能及重要脏器功能的恢复，随之患者自信心增强，精神面貌也大大改善，锻炼就更积极投入。将传统与现代有机地结合起来对中风后残疾病人，进行康复治疗，效果明显优于单纯疗法。脑卒中的康复医疗是康复医学的重要内容之一。在我们这个脑卒中发病率、死亡率、致残率都非常高的国家，需要对之进行更为深入的研究。当前仍有三个方面的问题急待解决：

(1) 寻找较为理想的脑卒中后各种功能和功能障碍的评测方法。虽然各种评定方法繁多，目前国内外还没有一个理想的公认的评测方法，评测的标准不一致，结果就缺乏可比性。故有必要在广泛了解国内外康复医学界的各种评测方法基础上，寻找和建立能与国内外同行交流的评测方法。

(2)学习国外先进的、开发国内有效的康复医疗方法。近年来发达国家有关脑卒中后各方面的康复医疗研究进展很快。如在偏瘫的治疗中，已开始形成体系。在Bobath，Brunnstrom，发展起来的神经发育学、神经生理学方法之后，Kabat，Knott创立了本体感觉神经肌肉促通技术(PNF)；Rood，Farber等提出和完善了多感觉刺激技术。所有这些行之有效的方法，正在脑的可塑性理论和大脑功能重组的理论指导下，逐渐融合，形成了“促通技术”。在发达国家，主动型治疗性锻炼已经发展成为偏瘫治疗的重要手段，并已公认是较为有效的方法。同样，在诸多失语症、失认症、失用症等高级脑功能障碍的康复治疗方面，也取得了一些进展。而这些方面的研究，在国内还刚起步，在研究方法的科学性、深度、广度等方面尚待提高，还需要严格设计的大样本研究。

(3) 脑卒中的康复医疗管理应形成一个较为完整的体系。从脑卒中的抢救开始，直到患者全面的康复，只有形成一个网络和体系，才能最大程度的减少残疾对家庭和社会的压力，才能体现出康复的社会效益。

2. 脑性瘫痪康复

脑性瘫痪是婴幼儿在大脑发育未成熟时期受到一种非进行性的不可逆性的损害，导致运动功能和姿势的障碍，伴有智力低下、生长发育迟缓、癫痫、语言、听觉与视力障碍，行为、情绪、感觉和认识障碍等症候。脑性瘫痪根据其主要症状，属传统医学中的“五软”和“痿证”。主要表现为中枢性运动障碍及姿势异常，是当今儿童致残的主要疾病之一。据有关资料，中国脑性瘫痪的发生率为1.8%～4%。脑瘫虽是非进行性的，但运动功能障碍却长久存在，因此有大量现存患儿，而且每年都有新的患儿产生。随着我国康复医学事业的发展，脑瘫儿童的康复问题已引起社会的关注。目前国内的康复机构主要是卫生部门下属的脑瘫疗育中心、专科或综合医院和民政部门属下的儿童福利单位及残疾儿童康复中心。

随着我国特色的现代康复医学事业的发展，如何开展脑性瘫痪的全面康复已引起人们的关注。中西医结合疗法是国内最有前途的疗法，它的疗效比单一疗法好。黄兆民等自1970年对脑瘫患儿采用中西医结合的康复医疗措施(针灸、水针、羊肠线穴位埋藏、物理疗法、功能训练、手术矫正等)治疗500多例，取得良好疗效。经过多次手术矫形、综合康复医疗后，肢体畸形、功能、生活能力和劳动能力均有不同程度的改善与提高。结果：优占47.2%(畸形纠正满意，步态稳定，无跛行或能持物，肢体功能基本正常，生活无需他人照顾，可以参加一般劳动、学习)，良好占44.6%(畸形大部分纠正、肢体功能较术前明显改善，生活上需要一定帮助，可参加简单劳动)，较差占8.2%。总优良率占91.8%。

林庆等报道水针治疗小儿缺氧引起的脑瘫50例。它集针刺与药物功效于一体，把中西药物注入穴位起到双重治疗作用。主穴取：① 哑门、内关、足三里；② 风池、曲池、环跳；③

大椎、肾俞、阳陵泉。每次选择一组穴位，三组轮流交替使用，合并其他症状随症取穴，用复方麝香注射液或加用乙酰谷酰胺，每穴注入药液 0.5～1ml，隔日 1 次，10 次为 1 疗程。结果：基本治愈 2 例，显效 16 例，有效 30 例，总有效率 96%。郭新志报道采用中西医结合综合治疗脑瘫 170 例，分两组。第一组 30 例用药物，第二组 140 例用头针、体针、静脉滴注抗栓酶、胞二磷胆碱，加肢体运动功能训练、语言训练、手法矫治，配合 Vojta、Bobath 法手技训练。结果：第一组有效率 53.3%；第二组有效率 84.2%，P<0.01。有人报道经络针刺治疗脑瘫、弱智 48 例，其中脑瘫 18 例。治疗前后采用 JXT-3B 型经络穴位特性图元仪对患儿进行十二经原穴测试，发现肝、肾、胆、胃、膀胱、三焦、小肠经明显失衡。治疗重点在这些经上取穴，个体有所侧重，方法有头针、体针、水针（穴位注射乙酰谷酰胺药液）、耳穴贴压、按摩推拿、功能训练（大动作、精细动作、语言等）。隔日 1 次，10 次为 1 疗程，6 个疗程后统计，显效 5 例，有效 6 例，总有效率 61.1%。经络平衡率明显提高。

3. 脊髓损伤（截瘫）的康复医疗

脊髓损伤（Spinal Cord Injury，SCI）是创伤外科中比较常见而又十分严重的一种损伤。截瘫形成是由于脊髓本身受到损害：包括脊髓组织水肿、髓质神经纤维束的撕裂和神经细胞的破环，严重者甚至发生脊髓断裂。脊髓损伤除造成肢体运动方面的改变外，还有不同程度的深、浅感觉障碍，血液流变学和营养方面的障碍，加之截瘫后长期卧床，容易发生许多并发症，如：褥疮、肺炎、尿路感染、精神失常、关节强直和畸形等，这些都给患者生命和康复造成了严重威胁。积极地进行治疗和采取行之有效的康复措施，是保存截瘫患者生命、减少和避免并发症发生的重要保证。

（1）国外脊髓损伤治疗康复进展

① 自 1981 年国际残疾人年活动的开展，为 SCI 的研究开创了一个新纪元。社会—心理—生理医学模式对 SCI 影响深远。它使社区更为重视残疾人的康复工作，同时让残疾人充分认识到其自身价值，提醒康复专业人员将康复重点由医院转向家庭、社区及职业场所。SCI 患者心理和情感的重建增加了康复工作的深度和广度，“康复”在某种意义上已经超出了以往所涉及的范围，它还包括个体情感成熟度和个性的培养，从而使 SCI 患者通过康复医疗成为较发生意外前更为成功的个体。心理社会方面康复措施的采用，使患者获得了全面的康复和社会回归，加 SCI 患者并发症复发率的降低和婚姻的稳定等。社会心理康复工作做得越好，SCI 康复的社会效益就越好；② 10 年来，SCI 患者功能康复的研究日益令人瞩目，阳萎康复的研究标志着 SCI 研究的深度和广度；③ 应用肌腱移植术治疗四肢瘫痪已较为常见，术式几经改进，已日臻完善；④ SCI 患者在社会生活中的“独立”，还更多地来自于社区帮助；⑤ SCI 患者泌尿系疾病和褥疮已在很大程度上得到了控制，虽然尿道感染仍时有发生，但膀胱和肾脏合并症则已较为少见。间歇自家导尿术已得到了较广泛的应用；依据通过调整患者的体位防治褥疮的原则，特种轮椅已经问世，各种靠垫也得到了巧妙的应用；⑥ 骶前神经电刺激治疗，是目前唯一已被证明对临床 SCI 患者较为有效的神经肌肉电刺激术；⑦ 膜内泵技术的应用是痉挛治疗中的一个可喜的进展，小剂量的吗啡或氯苯丁酸借助于鞘内泵即可缓解 SCI 患者的痉挛；⑧ 磁共振成像（MRI）的出现给 SCI 的诊断带来了一场革命，MRI 可为准确地确定 SCI 患者的手术适应证及手术类型提供诊断依据。MRI 还可准确诊断外伤后瘘管的形成；⑨ SCI 骨科治疗也发生了较大的变化，无论是从手术方式、内固定器械、支具等方面，都为 SCI 患者康复缩短了住院时间；⑩有关脊髓损伤再生的研究较多，但尚未用于临床。SCI 继发代谢损害的防治取得可喜进展，1990 年美国的一些研究成果表明，SCI 损伤 8h 内甲基强的松龙（methylprednisoplone）可改善患者的神经功能，而且损伤后用该药越早，临床效果越好；⑪在近十年来，人们一直在探索更好的 SCI 功能评价法。修正 Barthal 指数的应用大大改进了功能独立状况的评定（FIM）。

（2）中国特色的康复疗法对 SCI 损伤的临床研究

我国学者在采用国外先进的现代康复医疗手段来促使 SCI 早期康复、防止并发症的同时，积极运用传统的康复医疗，如药疗、推拿、按摩、针灸等，并根据疏通经络、强筋壮骨、扶正固本的康复原则，在恢复病人自理能力，重返社会，及功能和情感心理方面获得特殊疗效。运用中西医结合的方法，对脊髓损伤的处理应据“综观全面、辨证论治、中西结合、各扬其长”的原则。

逢其南从 1981 年 8 月至 1984 年 10 月采用以功能锻炼为主的中西医结合康复治疗，共收治各类外伤性截瘫病员共 63 例。69%患者伤后曾作过脊髓探查、骨折复位内固定术，入院时均需卧床，且大多数伴有各自不同程度并发症。采用下肢按摩和被动活动来放松肌肉、改善血液循环，并防止了关节畸形及肌肉萎缩和变性，使下肢肌纤维较快地更新、更粗。上肢主动锻炼增强肌力，以保持身体平衡、重建下肢功能。康复过程中同时配合各种康复医疗器材，增加康复疗效。采用中西医结合综合措施，防治和控制并发症。给以自制的截瘫胶囊（人参、丹参）、截瘫Ⅰ号、截瘫Ⅱ号以及大量B族维生素、蛋白质同化激素、复方氨基酸、能量合剂等康复营养支持疗法。结果，36 例已消除了褥疮；控制了尿路感染，膀胱功能获得了不同程度恢复；装配辅助器达到扶拐行动、康复出院。其中 4 位高位胸椎和颈椎平面脊髓损伤病人达到乘坐轮椅外出活动出院。效果显著。

恢复截瘫患者的功能，解除残障是医学康复的目标。彭享娣等自 1988 年以来，根据祖国传统医学理论，应用督脉电针疗法，取得了治疗外伤性截瘫的良好疗效，而且得到了临床实验研究的证实。采用疗效评定的标准，康复有效率分别为痉挛 40%，神经病 47%，运动功能障碍 41%，二便失控 64%，泌尿系感染 54%。外伤性截瘫造成神经传导阻断，截面以下感染、运动功能丧失，二便失控，部分病人尚有痉挛或神经痛。要促使病人康复，关键在于改善神经传导。本研究经督脉电针治疗，感觉平面下移，肌力提高，下肢周径增大，运动功能随之改善。同时二便功能亦有恢复，痉挛疼痛好转。可见临床有效。另外督脉电针可促进输尿管蠕动，改善膀胱贮尿排尿功能。无论从中医学，还是从现代医学的角度来认识，督脉电针都是我国当前治疗外伤性截瘫的较好治疗方法。

戴红等运用耳压疗法、气功（放松功）、按摩器和 TENS 进行中西医结合的综合疗法治疗脊髓损伤幻觉痛，国内外未见报道，对 SCI 幻觉痛的治疗效果进行初步探讨，获得了有意义的结果，为这种疼痛的治疗开辟了新的思路，具有一定的实用价值和理论意义，是 SCI 康复领域内的新进展。

二、骨关节系统残疾

需要康复的疾病很多，常见的康复疾病有：

1. 四肢骨折与脱位的康复医疗

近年来，我国矫形外科工作者在吸收西医学骨折后康复的优良经验时，并且挖掘了中医学骨伤科的康复治疗，有机的结合取得了满意的成绩。林忠豪等自 1984 年以来，对 328 名创伤后不同程度影响工作和生活的肢体关节肿胀、疼痛、功能障碍，应用中药外敷配合体疗促进关节功能恢复，收到较好的康复疗效。治疗采取严格的康复和疗效评定标准，治疗中 5 次作全面复查，治疗结束行康复效果总评定。结果痊愈 203 例（61.89%），显效 72 例（21.95%），进步 52 例（15.86%），无效 1 例（0.3%）。作者亦进行甲皱微循环实验观察，证实了中药热敷处方（活血化瘀药红花、川芎、赤芍、当归、羌活、独活、川乌、马钱子等）有明显的扩张微血管，增强血管通透性和改善微循环的作用。配合现代康复医疗方法的体疗，更能增加血液循环，改善神经营养状态，增强肌肉韧带和关节功能，是促进创伤后的肢体伤残康复的有效手段。

而且病例分析中可以看出康复疗效与疗程有平行关系，早期应用治疗次数少康复率高，疗程在 3 个月以内者尚能取得满意的康复效果，超过半年后则康复效果受到明显影响。

中西医结合治疗骨折始于 1958 年，相关的骨折康复疗法应运而生。从临床实践中已总结出“动静结合”、“筋骨并重”、“内外兼治”及“医患结合”的治疗原则，大量的临床实验证明，该方法较国外 Muller 氏主张采用的手术内固定，或 Connolly、Sarminento 的功能石膏保守的效果都好，骨折不愈合率已降低至 0.4%，而且该方法可用在 90%以上的骨折。

2. 软组织损伤

它包括全身各关节的急性及慢性韧带扭

伤。各部位的软组织伤大约占骨伤科门诊康复病人的30%。腰腿痛，包括腰椎间盘突出症，占30%；颈椎病占17%；关节病约占10%。为这些疾患采用中医中药辨证论治，加用手法治疗，80%以上的病人可以治愈。用中西医结合治疗骨关节病，经按摩、手法，辨证施治，外用中药息伤乐，大部分病人可以治愈，或有症状改善；采用中医中药治疗颈椎病中的前纵韧带钙化，虽然X线上在治疗前后无变化，但病人的症状有明显好转。何银洲等运用牵引、推拿中西医结合治疗颈椎病500例，有效率达98%，痊愈者占35.2%，即临床症状及阳性体征消失，恢复正常工作，显效占38.8%，有效占24%，无效仅占2%，即治疗前后无任何变化。近期疗效：一疗程有效者306例，占61%；二疗程有效者160例，占32%。远期疗效：对254例病人（占51%）分半年、1年、2年3次进行随访，因各种因素复发的有16.1%，但症状较治疗前为轻，继续治疗仍有效。

（1）颈椎病

颈椎病的非手术疗法是其患者康复的重要疗法，是中西医结合的综合疗法，其内容包括颈椎牵引、理疗、手法按摩、推拿、针灸、药物治疗、休息、围领或颈托及医疗体育等。Nodel单纯应用颈椎牵引治疗颈椎病143例，其中有56%获得痊愈，15%明显进步。此疗法适用于各型颈椎病，对早期病例更为有效。我国学者创用的许多中西医结合的理疗方法，如：冰醋酸、其他中药导入、电兴奋治疗机等，在减轻颈椎病的症状方面都有一定效果。中西医结合的按摩、推拿疗法对颈椎病的治疗作用，主要在：①疏通脉络，止痛止麻；②加宽椎间隙，扩大椎间孔，整复椎体滑脱，解除神经压迫；③松解神经根及软组织粘连，恢复颈椎活动；④缓解肌肉紧张及痉挛，恢复颈椎活动；⑤对瘫痪肢体进行按摩，可以减少肌肉萎缩，防止关节僵直和关节畸形。

颈椎病引起血压增高，同时，高血压又可引起椎动脉病变，导致颈椎及其周围组织结构的血液循环障碍，两者互为因果。周魏等分析总结了50例颈椎病伴有高血压患者治疗情况，治疗采用牵引、推拿、体外反搏的综合康复治疗，颈椎病总有效率为94%。36例颈椎病伴有高血压患者治疗前后血压变化显著（$P<0.001$）。为颈椎病的治疗提供了一种行之有效的治疗方法。高伦认为颈椎病主要因素就是血管营养问题。本研究支持这一特点。并讨论认为其疗效基于颈椎牵引能起到恢复颈椎稳定性，缓解肌疼痛，改善血循环，同时扩大椎间隙、消除水肿及压迫等作用。牵引后，患者症状体征减轻。同时推拿治疗，不仅能松解粘连，舒通气血，舒经活络，纠正小关节紊乱，恢复颈椎正常功能活动范围，而且能使血管周围总阻力下降，血管顺应性加强，心脏后负荷降低，而降低血压。再加上体外反搏能增加椎动脉及颈总动脉血流量（有关文献报道：经动物试验和人体脑血流图证实：体外反搏能使脑血流量增加75%，因此，做体外反搏后，患者感到头脑清晰，记忆力增强）。将三者有机结合治疗颈椎病是中西医结合康复医疗提高疗效的一个典例。

交感型颈椎病临床表现复杂多样，常易被误诊为心绞痛、心肌梗塞、植物神经功能紊乱、神经衰弱症等疾病，国内外报导不一。张清丽等自1990～1992年对收治的35例交感型颈椎病进行了综合性的康复治疗，认为在采用药物治疗同时，进行物理疗法（包括颈牵、颈操、局部电动按摩）、心理咨询、床边疏导能进一步提高交感型颈椎病的疗效，按颈椎病疗效判定标准总有效率达98.25%，显效率达58.25%。35例交感型颈椎病中抽查了20例在治疗结束后3-D多普勒血流图和甲皱微循环均有不同程度改善。

姜云和等为探索不同的按摩、牵引治疗方法，对脊神经根型颈椎病的疗效，将120名根型颈椎病分为四组。每组30例，即甲组（按摩加其他牵引）；乙组（单纯用牵引器牵引）；丙组（按摩加牵引）；丁组（单纯按摩）。经半年以上的随访，近、远期疗效满意。结果，甲、丙组有效率100%，乙组有效率86.67%，丁组有效率93.33%；且甲、丙、丁组疗效巩固（86.67%以上）。该研究进一步说明中西医结合康复治疗颈椎病的疗效显著。

章杏英从1991年3月～1993年10月，对104例颈椎病分别进行对照治疗，其中康复组50例采用颈椎牵引下行正骨推拿手法治疗，对照组54例中的34例采用颈椎牵引，20例采用传统推拿手法治疗，结果表明：颈椎牵引下正骨推拿手法治疗颈椎病见效快，总有效率达98%，疗效明显高于单纯颈椎牵引或传统推拿手法。其疗效发挥时间明显比单纯牵引或推拿快。研究还阐明了其机理为：① 颈椎牵引可以制动，缓解肌肉痉挛和疼痛，恢复颈椎正常生理弯曲状态等。推拿手法可使软组织硬结散开，安抚镇痛，调理气血，疏通经络，减轻肌肉痉挛。正骨复位可恢复颈椎的正常生理结构，调整颈椎周围组织的受力使之平衡。颈椎牵引和推拿可保证正骨顺利进行而避免人为的副损伤。② 颈椎牵引时借助椎间韧带和关节囊的弹力及牵引时的抗力可使椎间隙略增宽，局部粘连松解，牵引可缓冲椎间盘组织向周缘的外突压力，此际行正骨推拿手法有助于对关节紊乱、错位、椎间盘突出的整复作用，从根本上减轻或解除神经、血管的受压症状，加快和巩固了颈椎病的疗效。③ 牵引前、后纵韧带拉直，运用正骨复位手法易使前后滑脱或错位关节复正。

周涤平等采用综合康复治疗，对74名颈椎病患者实施，收到满意的效果。治愈10例(13.52%)，显效38例(51.35%)，治愈显效率为64.87%，好转24例(32.43%)，无效2例(2.7%)，总有效率为97.3%。其中部分患者治疗7天内见效，绝大多数患者于18天内见效。采用综合康复疗法治疗颈椎病，疗程一般为2～3周，最多4周即可达到康复目的。

近年来，特别是开展中西医结合以来，其治疗方法逐步增多。冯定华等对215例颈椎病随机分成两组，对照组110例用牵引加体疗；治疗组105例应用作者自己设计的直流电陈醋威灵仙导入与牵引同时进行，并加体疗。对照组与治疗组治疗30次者，有效率分别为91%及100%，经统计学处理 $P<0.05$，有显著性差异。且发现治疗组对椎动脉型效果显著。其机理在于重力牵引使颈椎间隙增宽，椎间孔变大，改善受累神经根及其周围软组织的血循环，减轻对神经根的刺激压迫症状。陈醋威灵仙用直流电阴极导入，由于直流电对生物膜通透性的变化，使阴极下组织的蛋白颗粒分散、密度变稀，细胞膜疏松；又威灵仙有使肌肉松弛作用，使局部血循环改善，减轻了局部水肿、缺氧、痉挛，有助受压组织松弛，炎症消散止痛。治疗组用牵引与直流电陈醋威灵仙导入同时进行，使牵引中，椎间隙扩大的同时，通以直流电陈醋威灵仙导入，使这两种治疗作用融合一起，得到了各自单独应用所不能获得的疗效。其结果说明作者的方法既提高了疗效，又缩短了治疗时间。

(2) 腰椎间盘突出症

腰椎间盘突出症用中西医结合治疗，总结出三期辨证论治的方案，为青少年的腰椎间盘突出症，根据其特殊的病理变化，相应的制定出特殊的手法治疗，取得满意的效果。张建华等，对推拿牵引治疗腰椎间盘突出症患者进行临床研究并分析了治疗前后血中单胺类物质含量变化，总有效率达96.8%；实验结果提示，推拿治疗腰椎间盘突出症疗效是肯定的；血中单胺类物质参与了镇痛的作用过程。

Nwuga VCB 自1978年12月至1981年1月治疗51例，分成一般治疗组及手法治疗组，两组治疗后脊柱伸屈范围 ($P<0.001$)，侧弯度 ($P<0.05$) 和腰椎旋转度 ($P<0.05$)，直腿抬高试验 ($P<0.05$) 的改变之差异都是显著的，显示手法推拿组优于一般治疗组。Myrian 对比热疗、运动以及推拿手法之结果，用推拿治疗效果满意者23%，而一般疗法则是4%；26%病人经一般疗法重返工作而推拿疗法则是100%。1952年 Henderson 在500多病人用手法推拿治疗，半数以上解除疼痛或得到改善，另一组病人用热疗和运动疗法则得不到改善。这些为中医康复学与现代康复医学的结合提供了临床依据。

蒋位庄等针对腰椎间盘突出症不同阶段和不同类型的临床特点，以坐姿定位旋转手法为主，进行中西医结合辨证分期治疗，进一步提高了疗效。对178例非手术治疗组中87例作平均2年4个月的随访，随访结果获优者35例(40.2%)，良者38例(43.7%)，可者9例(10.3%0，差者5例(5.8%)优良率为83.9%。与近期疗效相比，疗效相似，表明这种方法的疗效比较稳定。中医学用按摩、推拿手法治疗腰椎间盘突出症方面积有丰富经验，国外有些学者也肯定了手法治疗的作用，但对于疗效的说法不一，本组病例疗效结果表明，手法治疗在解除神经根的张力和突出物对神经根的压迫方面确有一定作用。研究表明，在急性发作期间作手术的病人，普遍见到神经根的水肿和局部血管扩张现象，选用活血化瘀、通经祛湿法治疗有确切疗效。在慢性期和恢复期除手法解除机械性压迫以缓解对神经根或硬膜囊的张力外，运用中药辨证施治以调整脏腑功能及内环境的平衡，并适当地配合屈髋屈膝、伸展下肢和腹背肌的功能锻炼，正确地处理"静"(适当休息)和"动"(逐渐加强康复期的功能活动)的关系，能提高疗效和缩短疗程，合理的生活制度和正确的劳动姿势有利于预防复发。为中西医结合进行腰腿痛，康复治疗提供了借鉴。

多发性腰椎间盘突出症各家报导悬殊很大。崇步伟等自1987年1月至1989年6月共收治腰椎间盘突出症551例，其中多发性腰椎间盘突出症30例，占5.4%。对于多发性LDP，作者采用牵引、复位、矿泉浴、功能锻炼和心理康复，以及中西医药物治疗，辅以干扰电、超短波、按摩、针刺等，综合康复治疗。结果治愈率76%，有效率100%。全部病例随访2个月至半年，复发1例占3.3%。

腰腿痛的致病原因是多方面的，归纳起来主要三个方面：即软组织性，骨关节性和腰椎管性。吴亚平自1987年～1989年收治了大量的腰腿痛患者，并针对不同病因而选择治疗。①软组织劳损性腰腿痛，以按摩、局封为主，辅以理疗，药物外用、内服治疗，有时也行牵引；② 对骨关节性腿痛，以按摩、体疗为主，辅以中西药、针刺、理疗。本组病例，疗效优78例，占37.0%；良54例，占26.1%；可69例，占33.3%，差5例，占2.9%。

卢茂来等从1980年～1986年有选择地诊治腰椎间盘突出症87例，以按摩手法为主，辅以局封、电针、体疗等综合康复治疗，总有效率为97.7%。

姜言安等自1988年8月～1990年12月，以推拿手法为主的中西医结合方法治疗急性腰痛284例，痊愈100例，显效112例，好转62例，无效10例，总有效率为96.48%。于治疗后3月～6月随访254例，其中急性腰扭挫伤179例，肥大性腰椎炎急性发作75例，有效率仍高达98.79%，表明本法治疗急性腰痛的近、远期疗效俱佳。应用中西医结合方法三者相辅相存，从而获满意临床疗效。

(3) 肩周炎

肩周炎是由于创伤、受凉、或肩关节长期固定等因素引起的关节囊和关节周围滑膜囊及腱鞘等软组织慢性非特异性炎症反应。在49岁以上人群中发病率为20.6%。由于该病所致的疼痛和关节周围组织的广泛粘连可导致关节活动受限，严重者可影响病人生活和工作。

李明祚等自从1983年至1991年对102例肩凝期肩周炎患者，采用麻醉下手法松解、地塞米松溶液关节腔内注射、药膜外敷及肩关节功能操练的综合疗法。轻型10例，中型43例，重型49例。98例得到随访，其中优58例(59.2%)，良22例(22.5%)，进步16例(16.3%)，无效2例(2.0%)。分析了综合康复疗法的作用机理，指出药膜对肩周炎有肯定疗效。积极主动的功能锻炼是巩固疗效，防止再度粘连的重要步骤。

膝关节骨性关节炎，亦称老年性关节炎，是临床常见多发病，单用中医或西医的治疗方法，虽有效，但都不够理想，鉴于此，赵继祖等运用中医辨证论治的原则，结合现代医学理论，采用系列康复治疗方法，取得了较好的疗效。系列康复疗法(中药熏蒸、手法按摩、针灸治疗、理疗、体疗等)，本病属中医学"痹症"范畴，根据膝关节骨性关节炎的临床常见症状，分为偏湿型，治疗达Ⅰ级(症状完全消失能参加正常的工作及日常生活)者占41%，达Ⅱ级者占(关节肿胀、积液、疼痛大部消失，功能明显好转能自理生活)占51%；达Ⅲ级者(关节肿胀、积液、疼痛部分消退。功能有改善，尚无完全自理生活能力)占5%；无效者为0；偏寒型，治疗达Ⅰ级者占32%，达Ⅱ级者占42%，达Ⅲ级者占21%，无效者5%；寒湿相兼型，治疗达Ⅰ级者占40%，Ⅱ级40%，Ⅲ级20%，总计治疗效果明显者达98%。

在系列治疗的组合按排上，按分型步骤不同，认为熏蒸可以促进积液吸收使肌肉松弛，痉挛缓解，关节活动度增加。针灸的止痛与疏通经络；理疗的增强代谢与改善循环；体疗的功能锻炼与巩固疗效，在各组治疗中都占有比较重要的位置。对偏寒型来讲，中药中起到驱寒邪、温腠理、通经络的作用，结合现代医学理论，薰蒸后局部充血，皮温上升，毛细血管扩张，从而导致组织部分代谢产物和致痛物质的疏解消散，使症状缓解。

点穴疗法既不同于推拿，也不同于针灸，虽然它的治疗机制尚待探讨，但对一些高位不全瘫痪的病人，用其自己的病情发展作为对照，确有明显的疗效，中西医结合治疗软组织疾患，除临床上取得一些成果外，也有总结经验的专著出版，如冯天有的“中西医结合治疗软组织损伤”、李国衡的“魏指新治疗手法与导引”等。

软组织损伤、颈椎病、颈肩痛、腰椎间盘突出及骨关节病在西方国家属常见病。据Tonfexis（1980）的统计，美国每年有700万人是下腰痛的新病人，有200万人因下腰痛不能工作。每年用于下腰痛的检查及治疗费用在50亿美元以上。根据美国（1981年）的统计，每年工作人员劳动日的丧失，30%是由于骨关节病。对这些病人大多采取保守康复疗法，以手法或药物治疗为主。美国全国有六所大专院校设有培养用手法及药物治疗骨科疾患的医生，也有中西医结合治疗促进患者康复并重返社会方面的专著出版。（如James Cytian著的Text Book Orthopaedic Medicine）

3. 手外伤及断肢再植

据统计，医院急诊手外伤患者占26.6%。近年来随着显微外科的发展，手外伤的治疗与功能康复获得较大发展。自1963年我国在世界上首次成功地施行断肢再植手术以来，断肢再植成功率达83.2%；断指成活率达57.5%，近几年显微外科技术的应用，断指再植的成活率达到92.3%。手术的成功与推广，推动了医务界对手外伤术后以及断肢再植术后，肢体功能的康复医疗。王树寰等强调手外伤后的功能恢复，使病人重返社会做了许多工作，积累了许多经验，采用功能锻炼、按摩、理疗等改善伤手的血运及营养，松弛关节周围软组织，利于手功能康复，同时采用某些中药在手外伤后的恢复期适当地应用，有舒筋、活血、化瘀、消肿、止痛的作用，有助于伤肢的功能恢复。这种中西医结合的疗法对恢复伤肢功能，效果明显优于国外单纯的理疗、体育疗法，为我国手外科处于国际领先地位做出了很大的贡献，更为康复医疗事业的深入发展拓宽了途径。

高楚荣自1985年以来，在早期康复预防残疾的思想指导下，对手外伤进行了治疗观察。报道了31例手外伤患者在术后2天～20天内，用冷光紫外线、微波、按摩、运动疗法等，早期中西医结合的康复治疗获得较好疗效。以冷光紫外线、微波预防和治疗25例手外伤患者的感染创面，20例的创面一期愈合，5例在3～4周内愈合。早期行按摩、运动疗法治疗能减轻肌腱粘连，预防关节强直，对后期康复治疗也有良好作用。本文13例污染严重的手外伤，经预防性照射无一例发生严重感染，而对照组10例有一半发生感染。长期肿胀和纤维素渗出可使肌腱粘连和关节强直。微波对早期创伤的反应性肿胀或炎性肿胀有良好效果，本文作者21例明显肿胀的患手经微波治疗2～3周基本消退，而对照组10例就诊时已术后1～3个月，此时患手仍肿胀明显。凡经早期活动按摩的关节，无一例发生关节强直。而对照组由于关节制动造成强直，需蜡疗和功能锻炼数月才能纠正。

三、心肺功能障碍康复

1. 慢阻肺的康复医疗

慢性阻塞性肺疾患（简称慢性肺病COPD）是指一组肺部疾病引起的下呼吸道阻塞性通气障碍，慢阻肺病一般包括慢性单纯性支气管炎、慢性喘息性支气管炎、支气管哮喘、慢性阻塞性肺气肿，在晚期大多数并发慢性肺原性心脏病（简称肺心病）。我国约有80%以上的肺气肿患者，是由慢性支气管炎所引起；80%～90%以上的肺心病是由慢性支气管炎并发肺气肿所致。本病发展缓慢，肺功能渐进损害，一旦并发肺心病及肺气肿，严重影响健康与劳动力，给社会及个人带来极大的生活障碍。

对慢性阻塞性肺部疾病的治疗除了各种对症治疗，如止咳祛痰、防止感染、缓解支气管痉挛外，必须进行长期的康复治疗以提高肺功能，提高对体力活动的耐受性，增强体质。特别是在疾病尚未发展到有慢性呼吸衰竭、肺心病、肺源性脑病或严重感染时，康复治疗有积极意义。

病期一般分为急性发作期和临床缓解期。前者表现为咳、痰、喘，中医叫标证；后者虽然咳、痰、喘不明显，但表现虚象，是慢阻肺发生发展的根本矛盾，中医叫本证。康复治疗适于临床缓解期，解决根本矛盾。治标是控制感染，缓解支气管痉挛，为治本创造条件。

由于COPD起病徐渐，病程长，加长呼吸功能的巨大代偿能力，呼吸功能的逐步减退，多被忽视，但恶化到严重程度，却常难以逆转。因此，在COPD或其他肺疾患的康复治疗，不应仅仅局限于重症呼吸衰竭病例，作为被动的应付形式，而是要更积极地用以巩固抢救疗效，预防病情反复、保护健康，维护呼吸功能，提高生命质量为目的的医疗措施。美国肺病学会曾对肺康复治疗下了如下定义：

肺康复是医疗实践的艺术，通过准确的诊断、心理支持、根据每个病例的具体情况所制订的综合性方案，用以稳定、逆转肺疾病的病理生理和病理心理改变，争取患者在具体肺病理或功能损害和全身情况条件下，发挥最大的呼吸功能潜力。在康复措施中，内容不断丰富充实，至今已有：对患者和家属进行卫生宣教、应用支气管扩张剂、抗感染、消除呼吸道刺激、物理治疗（以呼吸肌锻炼为主，包括体位引流，胸背部按摩等），以及提高机体适应性的全身运动计划（同时应用或不用辅助性氧治疗），注意营养等。呼吸肌和全身运动锻炼，不仅对呼吸功能的改善有利，且有助于排痰（减轻支气管阻塞）、改变整体衰弱和“过敏”体质，因此，日渐受到重视。

康复治疗的方法，国外主要采用建立有效呼吸，如静、动态呼吸练习等；采用药物控制感染、减轻呼吸道阻塞，以及运用以呼吸体操及医疗体育为主的有氧运动等方法来增强病人体力康复。中国传统康复医学采用辨证治疗的药物疗法，配合针灸疗法，获得一定疗效。有报导，以气功为主的康复持续10年，显效率达46.9%，有效率为73.5%。周士枋曾介绍过一套经临床使用多年的预防感冒的按摩方法，经观察有效。熊正明等采用中西医结合疗法治疗COPD获得显著疗效，并根据中医理论，将慢阻肺病分为标证和本证，探讨了标证和本证的实质，结果表明标证以感染为主，兼有过敏；本证以机体功能低下为主，是慢阻肺病发生发展的根本原因，也是慢阻肺的根本矛盾。康复治疗能提高免疫力，调整机体功能，增强体质，减少或控制急性发作，制止病变发展，是治疗慢阻肺的重要手段；标证治疗，控制感染，解除过敏，是为康复治疗创造条件。

2. 心脏康复

心脏康复的最终目的是“使心脏病患者在病程范围内尽量延长生命，并恢复其日常活动和生产性活动”。心脏康复开始于急性心肌梗死，但现在其应用范围已大为扩展，目前已推广到冠脉搭桥术（CABG）、经皮腔内冠脉成形术（PTCA）、冠心病高危因素的初级预防和无并发症的心脏手术（心瓣膜置换、先天性心脏病、心脏移植）术后。心脏康复的程序即步骤和方法，由于患者医疗上的问题和需要不同，社会职业状况变化范围大，在应用康复医疗程序时，必须具有弹性和特异性。美国Wenger教授制定的14步程序和经改进后的7步程序，在欧美已得到广泛应用。心脏康复程序的重点是在医学监护下的运行训练，这也是康复和临床常规治疗、咨询服务区别的焦点所在。程序也包括对患者可能发生的意外和早期死亡的评价内容。

冠心病是由于冠状动脉功能性改变或器质性病变，引起冠状血流和心肌需求之间平衡而导致心肌缺血缺氧，心肌损害的一种心血管疾病。我国冠心病（CHP）的发病率正在迅速上升，并已居城市人口死亡原因之首。据吴英凯等报告，北京地区高血压及冠心病的死亡率已由1985年的71/10万上升到1989年的141/10万。据张鸿修等报告，河北省石家庄地区1983～1984年CHD的城市发病率为196/10万，死亡率为69/10万；农村发病率为121/10万，死亡率为82/10万。可见，虽然现在中国CHD的发病率和死亡率均较欧美为低，但上升的趋势和速度都是十分明显的。

由于冠心病发病率的上升，冠心病的康复已成为康复医学的重要课题。国外近30年来，以早期活动和心理治疗为中心的急性心肌梗死康复医疗，已经积累了不少经验，在各种心血管病中，冠心病康复医疗效果最好，如Wenger等报告，由于积极推行康复医疗，在70年代末，美国65岁以下无并发症的急性心肌梗死患者，住院已缩短至两周；85%以上办公室工作人员和机械工人可在病后7周，重体力劳动者可在病后13周恢复原来的工作。在缩短住院日数、减少住院费用、降低死亡率和病残率方面取得重大进展。

本病在中医学中属“胸痹”、“厥心痛”、“真心痛”等范畴，多因心气不足、心阳不振，以致发生寒凝气滞、血瘀和痰浊阻滞心脉，影响气血运行而导致本病。几千年来，中国传统医学进行了大量的实践，积累了丰富的经验。建国以来，不断有用传统医疗方法预防和治疗冠心病，甚至心肌梗死的报告。但是大多数研究局限在临床观察的范围。在现代康复医疗方面，也有过一些研究，但是80年代初期以前，大多集中于慢性冠心病的活动量的评测和改善症状等方面，而未能触及急性心肌梗死的康复医疗。

根据中医学的观点，急性心肌梗死(AMI)的患者应严格卧床2周。但是，曲镭等在1982年制订了4周康复程序，并在1年内治疗了25例无合并症的AMI患者。1983年以后，国内不少单位开始了心肌梗死的康复医疗研究，如北京心肺血管中心。一些专业杂志和康复医学专著也开始介绍国内外有关急性心肌梗死和一肌冠心病的康复医疗方法和经验。一些针对陈旧性心肌梗死的体育锻炼与康复医疗的研究工作也逐渐开展起来。如陈绍晋在矿泉水浴加医疗体育（步行、慢跑、爬山、太极拳等）对陈旧性心肌梗死患者的康复效果进行了研究，认为对消除症状、改善心电图很有帮助，郭友池报道了心前区小剂量超声波治疗对陈旧性心肌梗死患者的功能恢复有良好反应。此外，还进行了心肌梗死恢复期的性生活问题的研究。

目前，河北省医院对心肌梗死已开始进行2周程序的康复医疗，并且已经涉及老年人和有合并症的急性心肌梗死的康复医疗，心脏功能的评价指标也更加现代化了。现代康复医学疗法主要包括体力康复、心理康复和职业康复，其中以体力康复最为重要。国内学者在积极吸收国外现代康复医疗法的同时，在南京、无锡、杭州等地创制了多种适合于冠心病的医疗体操，积极采用传统康复疗法，如通过辨证，选择适当方剂，对于改善病人的心功能、减轻症状、增强体质等有良好的疗效；采用针灸疗法、气功疗法及太极拳、推拿按摩疗法等，使冠心病的康复疗效较好。通过中西医结合的康复疗法后，冠心病患者在缩短住院日数、减少住院费用、降低死亡率和病残率方面已取得重大进展。

冠心病的康复治疗国内外极为重视。早在1600多年前，晋代许逊首次描述了治疗心脏病的运动方法“心脏导引术”。他所记述的导引相当于现在的气功和医疗体操。国外在1772年Heberden曾报道一例冠心病人经过6个月的锯木运动后获得“基本治愈”。本世纪70年代以来，由于对冠心病的康复治疗已越来越引起人们的重视。适当的有规律的医疗体育在国际上已普遍作为冠心病康复治疗的主要手段之一。周士枋等对91例临床确诊的冠心病人进行以医疗体育（包括自我按摩、气功、太极拳等）为主的康复治疗，同时服药物治疗，并进行了临床症状，心电运动试验，运动超声心动图及血气分析来观察疗效。结果疗程前后，症状改善率分别为：头昏54.17%，胸闷50.62%，心悸66.15%，心前区疼58.21%。探讨了康复治疗冠心病的重要作用，认为凡正确地按康复方案进行的冠心病人，能够改善心血管功能，有利于某些危险因子的转化，增强体质和防止疾病的进展。

郭友池等报道24例陈旧性心肌梗死患者采用心理治疗、饮食、生活治疗、合理的动静结合治疗，超声波心区治疗以及必要的药物治疗等多种康复手段。其中17例进行1～4年随访观察，5例进行9年远期随访，并与同期住院休息、药物治疗的24例患者相比较，结果：近期疗效和远期随访效果，康复医疗组均比对照组显著。有利地说明综合康复疗法在我国的优势，也使陈旧性心肌梗死（OMI）患者的康复医疗引起重视。

许华稀等于1989年始应用康复治疗积极干预冠心病易患因素，通过3年的临床实践，结果证明所采用的康复治疗措施对降低血压、血脂及血糖、减肥等疗效显著，积极干预冠心病患病因素和综合治疗对冠心病、急性心肌梗死患者的心理康复、职业康复及心功能改善均有明显疗效。其研究以社会—心理—生物医学模式为指导，确立以患者为中心，建立新型医患关系，贯彻预防为主，走中西医相结合的道路，运用中医学的康复理论与手段，开创符合我国国情，既经济又受欢迎的冠心病康复之路。在康复治疗中作者将气功与医疗性运动相结合，达到康复的目的。这种中西医相结合的康复医学具有我国现代康复医学之特色，是防治冠心病的一种综合性措施，值得研究和推广。

四、其他疾患、障碍的康复

1. 恶性肿瘤的康复

由于环境因素、工业水平的发展，致癌因素增加，使恶性肿瘤发病率增高，死亡率也在上升，在35～54岁的年龄组中，其死亡人数占总死亡人口的20%以上，居本年龄组人口死亡原因的首位。恶性肿瘤对人民，尤其是壮年劳动力危害严重。因此，采取康复措施，使患者战胜肿瘤疾患，延长生存期与提高生存质量，进而让他们回到社会，已成为患者及其亲友，乃至整个社会共同关心的重大问题。

由于恶性肿瘤的病因不同和肿瘤发展的阶段不同及受累脏器的多寡等，其康复医疗措施并不尽相同。根据康复医疗实践的需要，恶性肿瘤的康复一般应包括以下几个方面，即心理康复、营养康复、医疗康复、职业康复及传统医学康复。

近年来，恶性肿瘤的中西医结合研究取得了一定的进展，也开始产生了国际影响，引起了国外肿瘤学界的关注。大量研究结果表明，在“扶正祛邪”治疗原则指导下，肿瘤的治疗将中医药与手术、放疗或化疗结合，有良好的协同作用，有利于术后的康复和减少放疗、化疗的毒副反应，提高远期疗效。虽然大量的工作，使我们看到了中医药对实体瘤瘤体本身的抑瘤效果尚不理想，对肿瘤细胞的直接杀伤作用不强大，针对性和选择性亦不够，但是，通过大量临床观察，发现和体会到中医药对机体整体的调整作用以及在肿瘤患者手术切除后，放射治疗期间或化疗期间配合中医药治疗有良好的辅助和协同治疗作用，特别是扶正培本类中药对术后康复、改善一般状况，提高机体免疫功能等方面有很好的作用。在放疗及化疗期间对这些治疗给机体造成的毒副反应有明显的减毒和防止效果，并有保持机体内环境的稳定作用。体力康复除加强营养及医疗体育外，物理疗法、针灸、按摩、气功、合理使用中西药等都可以促进患者身体健康状况的好转，提高机体的免疫力，延长存活期。中西医结合的恶性肿瘤康复医疗对其康复有重要的效果。福州市立第一医院采用扶正生津中药治疗150例进行放疗的鼻咽癌病人，5～10年的生存率高于国内其他单位单用放疗的病人。他们发现中药不仅能减轻放疗的副反应，还能增加放疗效果。根据不同的肿瘤采用不同辨证和康复方法，主要的传统康复方法有：中医辨证施治、针灸疗法、推拿疗法、气功疗法、食疗等。

2. 感官残疾（盲、聋、哑、言语障碍、听力障碍）

聋哑症是自幼双侧耳聋，听不到说话声音，不能学习说话，成为既聋又哑。聋哑症分为先天性和后天性两类。先天性聋哑症，聋与哑多同时出现；后天性聋哑症，多表现为先聋后哑。国外资料表明：严重耳聋儿童的发生率约为1%至3%之间。我国若以1%计算，每年约发生两万名耳聋的儿童。这样，对国家、社会、家庭和个人都是不利的。因此，开展聋哑的康复具有重要价值和意义。中西医结合的综合康复训练，为聋哑儿童进入社会，减轻社会及家庭负担获得明显成就。采用现代康复医学疗法，即首先判明聋童的听力，配用助听设备，以及听力语言康复训练等。中医康复重在豁痰开窍、祛瘀通络以恢复听觉和语言能力。针刺疗法对病程短和有残余听力患者效果较好。一般两三岁以前为聋儿进行康复效果最佳，最迟不应超过五六岁，年龄越大，恢复机会越小。

由发音、构音及流畅度三要素异常所产生的语言障碍，称为口吃。中医学称本证为“语阻”。当语言表达阻滞时常伴随身体某部痉挛性或抽搐性动作和面部异常表情。由于这种语言功能异常的影响，许多人往往表现出孤独、抑郁、自卑和羞怯等性格特征。采用心理康复、语言训练、针灸疗法及药物康复法（如《瘟病条辨》菖蒲郁金汤加减）的综合康复疗法，其效果明显。据国外统计，口吃消除、减轻和无效的各占⅓；国内报道，重复口吃效果最好，消失的达56%，减轻的为38%；重复加中阻型消失的为42%，减轻的为48%；难发型合并其他型者治愈只达23%～28%，有待继续努力。

对于失语障碍，康复计划重在形神兼治。采用反复的感觉刺激疗法，以及针灸、按摩、药物等综合康复疗法，在失语障碍康复方面效果明显优于单纯的现代康复疗法。

3. 精神残疾（精神神经症、精神分裂症）

精神病康复医疗既是一项精神病的治疗措施，又在精神病的预防方面起了很重要的作用。这种医疗措施，采用了一切医疗方法和技术，协助病人治理躯体上、精神上和职业上所存在的各种缺陷，恢复其参与社会活动的正常能力。因此，它的主要目标不仅在于促进疼痛本身的康复，更重要的是着眼于疾病遗留下来的残余缺陷所造成的无能状态。

在精神分裂症研究中，日本学者田边严氏强调血瘀的病机，采用活血化瘀之法。对情感性精神病的抑郁症，常用半夏厚朴汤、加味逍遥散及柴胡桂枝汤等。法国的 F. J. Speath 在其“针灸与精神病”一文中，体会到兴奋时需用泻法，抑制时则用补法。这与国内的实践是一致的。印度 J. K. Dixit 报道了对 17 例精神分裂症的针灸疗效，主要取穴百会、印堂、四神聪、阳陵泉等。孤独表现者可加足三里、心俞，获得一定疗效。还有些趋势值得我们注意，在中西医理论的结合应用上，国外也有先于我们的情况。如精神分裂症与癫痫，西医认为是颞叶功能失调的两个相对方面的表现，国外有的学者联系到针灸调理阴阳的理论，提出用针灸治疗上述两症（英国）。

据北京、天津及东北各地的资料，单项中药的显效率约在 30%左右。中药与小剂量抗精神病西药联合应用，效果高于单项中药，也优于单项西药。北医精神卫生研究所用电针治疗抑郁症，取得了较好的效果。与三环类阿密替林对比，疗效近似，显效率分别为 70%和 65%。这是中西医结合在精神病康复方面的优势，也是领先于其他国家的根本途径。

五、老年康复医学

人口老化，是世界人口结构的必然趋势，老年人由于机体内的各种功能下降，易患疾病，而且恢复期慢，往往留下不同程度的功能障碍。老年康复问题的研究目的，在于探索各种有效的方法措施，最大限度地去消除老年患者肢体或精神上的功能障碍，达到生活自理，减少家庭和社会负担，使老有所乐，老有所为，继续为社会作贡献。一般来讲，老年的康复需要有三类：① 急性病免于死亡者需要帮助回复到原来的生活方式，称为治疗性康复（curative rehabilitation）；② 慢性病残者进行康复以达到好转或者至少不再变坏，称为保持性康复（conserving rehabilitation）；③ 当病人健康状况受某种威胁时，通过康复以防止病害，称为预防性康复（preventative rehabilitation）。

传统中国老年康复医学的特色在于养生、治疗与康复融为一体，不可分割。对于老年康复的认识，在我国最早以探讨养生的形式出现。《内经》对此颇多阐述，且地位重要。中医对延缓衰老进行了大量探索，有理论，有实践，构成了独特的养生学。《素问・上古天真论》谓上古之人“春秋皆度百岁，而动作不衰”，说明当时已有相当水平。中医养生学大大超过了预防医学和康复医学的内涵，两者已交叉渗透，熔为一炉。

在老年病的康复治疗方面，中医药显示出优势。由于老年人慢性病和虚证较多，而中医学注重宏观上的整体调节，加之有独具一格的补虚救损治法，寓康复于治疗之中，此外在康复治疗中贯穿着“未病先防，既病防变”的思想。故对老年康复性疾病，采用中西医结合的疗法，疗效优于单纯的西医疗法。针对“真邪相攻，乱而相引”，老年康复的治疗乃为扶正祛邪。因而中医独特的补法为老年病防治与康复的主要治法。大抵对老年病者多从补肾、脾入手。

现代临床报道，中医药及中西医结合疗法对不少老年病有确切疗效。老年人慢性病及急性病的恢复期，都是中医药康复疗法的用武之地。近年来，在采用现代康复医学的评定标准，或采用国外康复医学新手段的同时，对冠心病、高脂血症、缺血性中风、阻塞性肺疾病、糖尿病、性功能衰退、耳目失聪、前列腺炎等老年人常见病、多发病，采用补益为主，扶正祛邪，结合活血化瘀，往往获效甚佳。另外发热性疾病恢复期、心肌梗死恢复期、中风后遗症、肿瘤放疗或化疗前后，中医药采用整体调节的手法，也往往体现优势。

随着社会的进步，医学的发展，人类赖以

生存的环境条件的改善，康复医学的地位显得越来越重要。中国传统康复医学由于历史悠久，具有系统的理论和丰富多样的疗法，对老年人的功能改善，慢性病的预后康复具有卓越疗效，愈来愈为世界康复医学界所关注。从某种意义上讲，所谓世界性的中草药热、针灸热、气功热，实即中国传统老年康复医学热。从国内外老年医学研究状况来看，学者已注意向基础与应用相联系方向发展，但国外对抗老防病、延年益寿尚欠有效的方法。因此，中西医结合学者在探索延缓衰老途径时，已注意把传统衰老方药引入医药科研领域。诸如清宫寿桃丸、还精煎、青春宝、施金墨抗衰老方、生脉饮、龟灵集等古方进行了大量实验与临床观察研究，已有可喜苗头。中医养生学、中医营养学等都有丰富的内涵，是康复医学的有机部分，也是临床医学的重要补充。

随着现代医学的进步，不仅人类的平均寿命上升，老龄人口增多，而且疾病的种类和死因谱也会发生结构上的改变。老年人的传染病、急性病比例下降，老年人以补养康复为主是必然规律，传统中医药康复前景可观，中西医结合的康复医疗将为世界老年康复医学作出巨大贡献。

在总体上，我国中西医结合的特色康复医学已在临床研究方面取得了许多成绩，但与国外先进的现代康复医学相比，在许多领域还有差距。其根本性问题不在于中国没有康复医学的土壤，而在于如何有机地将传统康复医学与现代康复医学相结合。目前存在的问题主要反映在两方面：

1. 传统康复医学与现代康复医学结合点探讨

普遍采用中西医结合康复治疗符合我国卫生工作和康复工作的方针，也是提高我国康复医疗的一条必由之路。目前，两种结合在我国约有以下几种途径和方式：

（1）在现代康复医学理论指导下进行具体的中医康复治疗，例如，在全面康复的理论指导下，为中风患者进行具体的中医康复治疗。

（2）同上，但康复治疗采用中医康复与西医康复技术相结合的办法。

（3）在现代康复医学理论和中医养生康复理论共同指导下，进行中医康复治疗。

（4）同上，但同时采用中医康复和西医康复。

(5)功能诊断评估采用现代康复医学技术，但治疗用中医康复法。

（6）同上，但康复治疗采用中医康复与西医康复相结合。

（7）功能诊断和评估，用现代康复医学技术与中医技术（如辨证康复）相结合，而治疗则用中医康复法。

（8）同上，但治疗上用中医康复与西医康复相结合的方法。

（9）中医康复治疗法与现代新技术、新工艺、新材料相结合，成为现代化的或新型的中医康复疗法，例如，其成分有中药和西药的复方制剂，又如“穴位理疗”，即以经络理论与现代物理医学技术相结合，以超声、电、微波、激光等代替针灸作用于穴位而收到治疗效果。

随着国外现代康复医学的介入，越来越多的学者凭爱好对病人实行康复医疗，对中医康复学的理论与技术掌握较少，工作中无法将两者有机地结合，更好地发展已有的结合方式及寻求新的结合点是迫切任务——发展中西医结合的康复医学。不断地发掘、整理和提高各种中医传统的康复疗法，如传统的作业疗法、文娱疗法、心理疗法、食饵疗法等。对行之有效的中医传统康复疗法进行临床及实验研究，科学地证实疗效，阐明作用机理，并予以发展提高。对康复医学的一些难题，如脊髓损伤、儿童脑性瘫痪、疼痛、帕金森氏病等的康复问题，中医康复学者参与攻关，在攻关中发展新的疗法，争取在功能康复上有新的突破。

2. 中西医结合康复医学临床研究的方向性

我国处于社会主义初级阶段，相对来讲，经济基础尚欠发达，这为临床研究的康复医疗增加了难度。当前，着重地应是将引进现代康复医学的同时，重点发掘推广中医康复学，这也是目前康复医学临床研究的方向性。采用全面的中医康复学措施，配以现代医疗体育、理疗、康复评定等，为更多的功能障碍者付诸实施，总结有效的经验，加以发展。

目前各地已建立起一批康复中心、康复医

院、康复医学门诊，中西医结合的康复医学研究所（如上海市），向残疾者、慢性病和老年病者提供康复医疗服务，取得了一些经验，但范围还很局限，无论是社区康复、康复对象，仅在几种常见病的专科康复上有所成就。为了培训康复医学专业人才，卫生部指示各高等院校增设“康复医学”课程，并认可了一些高等医学院校和康复医院作为全国“康复医学”继续教育的进修基地。石家庄、广州、武汉、南京等地，先后举办了多期的康复医学进修班，培训康复医师及技术人员。中国康复医学研究会1983年正式成立，在它的推动下，近年来康复医学的国内和国际学术交流，专业书籍、杂志编译和出版，康复医疗机构的建设，都有显著的进展。在发展过程中，逐步显示了中国康复医学的特色，这就是：在康复诊疗技术上，实行中西医结合，充分发挥中医药传统医学的优势和作用；在康复医疗机构上，实行疗养院和康复中心（医院）相结合，门诊与住院相结合，中医院和西医院相结合，国家兴办与集体兴办（包括少量个体兴办）相结合，大中型相对集中与小型分散相结合，在康复医疗专业队伍上，实行中医与西医相结合。

（姜立本　施　杞　李泽兵　杨星光）

第二节　实验研究

由于我国具有中医药学的优势，应用针灸、气功、推拿等独特疗法和其他中西医结合的方法，促进残疾者的功能恢复，从而大大丰富了康复医学的内容，扩大了康复医学的研究领域。努力发展中西医结合康复医学临床研究的同时，着力进行许多康复手段、方法、措施等方面的实验研究，是促进康复医学向深度和广度发展的重要途径，具有一定的重要性和指导意义。

对中医技术（如“辨证康复”），通过实验研究，科学地证实疗效，阐明作用机理，基于临床，又能促进临床，为临床康复治疗提供新的思路和治疗手段。如证是中医的精华，用现代科学方法阐明“证”的物质基础，不仅使中医在掌握证的实质上可以增加新知识，而且给中西医结合所采用的辨病与辨证相结合的方法赋予了新的内容。从证入手，把中医的证与西医的病结合起来研究，就将更能体现中医药学术思想，理论体系和诊治疾病的特点。《素问·通评虚实论》说：“邪气盛则实，精气夺则虚”，虚证是正气虚弱不足的病证，这是中医康复的主体对象，理当补益正气；而实证是指邪气亢盛有余的证候，多属中医临床康复的对象，仍需扶正祛邪即为实证的康复原则。正如《灵枢·热病》说，“益其不足，损其有余，乃可复也”，无论虚实病证，皆着眼于正气复原，以调动人体自身的抗病能力，调节能力和适应环境的能力以及自疗能力。实为中医康复治疗概念的内涵。

为了使中西医研究推向深入，我国自50年代末就着手研制中西医结合的动物模型，这是一个新问题，难度大，遇到不少困难，尚有不少争论，但也的确取得了不少有益的经验。从70年代以来国内对活血化瘀、扶正固本、清热解毒、通里攻下等治则及其有关方药开展了深入研究，取得了重要成果。现在采用先进的现代科学方法并与中医理论紧密结合进行研究，多年来在实践中探索到一些突出中医药特点的有效研究途径，从而使中医治则、方药的研究取得了显著的进展。在针刺原理研究方面也取得了显著进展，多学科、多途径对针刺镇痛的机理进行比较深入的研究，针刺镇痛的神经机制大致轮廓已经看清。我国学者以内源性阿片样肽为中心研究针刺镇痛原理有了重大的突破，使针刺镇痛的科学性得到了有力的论证。针刺镇痛原理的研究，无论从神经、神经药理还是电生理研究等方面，我国的研究工作在国际上都处于优势。

1. 康复评定

国内在研究新的评定方法和将国际通用的方法进行中国标准化方面作了不少工作：手灵活性九洞柱测验的正常值已被中国标准引用，过去对帕金森氏病等引起的震颤长久以来缺乏客观的评定指标，现已证明JNH前臂稳定度测定仪已能客观地解决这一问题；在肩关节功能评定方面，提出了经过信度、效度检验的肩功能评定量表。认知康复是现代康复医学的前沿，一些作者在证实听觉 P300 电位可作为认知损伤的客观指标的基础上，最近通过动物模型进一步证实 P300a 与 P300b 的不同来源，初步判断 P300b 来自海马，因而与记忆有更密切的关系。

2. 康复治疗

(1) 运动疗法：过去国内对本体感刺激疗法的机理缺乏研究，最近一些作者通过颈抗阻运动刺激本体感受器的实验，证明在促进脑卒中患者的肢体运动中，皮层有意识的参与优于单独作用 TNR、ATNRDT 等原始反射。此外，还证明了本体感刺激不仅对同节段、而且对不同节段的骨骼肌的兴奋性均有易化作用。

(2) 运动疗法以外的疗法：近年来，随着现代科学技术的发展，中国的医学工作者正对许多传统康复疗法进行革新。针刺疗法和气功在理论和方法上都有很大发展，生理学家和生物物理学家对针刺的镇痛原理和“气”的物质基础正在进行深入的研究，取得了宝贵的研究成果。针刺疗法和气功已经不再是经验主义的疗法了，它们的科学原理正被逐步深入地揭示出来。

一、脑血管意外及神经系统疾病

幻觉痛是脊髓损伤（Spinal cord injury, SCI）的三大合并症之一，给患者造成很大痛苦，且难于治愈，是多年来康复医学领域内一个棘手的难题。戴红等根据 Nelzack 等提出的幻痛发生机理，发挥中医疗法的优势，设计运用耳压疗法、气功、电动按摩器和经皮神经电刺激仪相结合的中西医结合治疗方案，对 SCI 幻痛的治疗效果进行初步探讨，获得有意义的结果，证实这种疗法是切实有效的。几种疗法综合应用，绝不会仅仅是各种疗法个体效应的简单相加的结果。其综合治疗整合后的群体效应绝不仅是个体效应的综合，而是应突出其整体性，本研究为这种疼痛的治疗开辟了新的思路，具有一定的实用价值和理论意义。

黄兆民等研究发现，水针穴位注射对急性脑瘫治疗有着非常重要的价值，是防止后遗症的可靠措施，1970～1972 年所在科室采用针灸体针配合耳针、水针（5%葛根注射液、γ-氨基酸、麝香液）等治疗中毒性脑病、传染性脑膜炎、乙型脑炎、病毒性脑炎 100 例，效果满意，痊愈 33 例占 33%，明显好转 31 例占 31%，进步 26 例占 26%，无效 10 例占 10%，总有效率为 90%。

脑中风有很高的发病率和致残率，最近资料表明，既往的扩血管、溶栓、抗凝血及血肿清除等疗法为降低死亡率起了积极的作用，但对患者的功能重建并未取得肯定而满意的疗效。针刺、包括头针和体针对脑中风的治疗，疗效肯定，有人研究发现使用不同的针刺手法可以同时或分别兴奋Ⅰ～Ⅵ类传入神经纤维参与针感的传导。它可以在脊髓水平发挥作用，使瘫痪的肌肉恢复肌力或使痉挛肌张力降低，也可以在大脑高级中枢作用下，通过反复刺激来运动中枢，帮助恢复和重建正常的反射，或调整中枢神经递质的浓度和分布，改善病损脑组织的血氧供应，从而达到治疗效应。资料表明，针灸（体针）治疗中风病，有改善血粘度和微循环障碍、扩张肢体血管、增加脑血流量、升高肌电幅度、改善大脑皮层电活动等作用。

运动疗法又称治疗性锻炼。荼西等采用此法治疗脑中风，效果明显。它建立在神经生理基础上，并发展为一种成熟的治疗技术而在康复治疗中占有重要的地位，也涉及脊髓低级中枢和大脑高级中枢两个层次的机理，并依赖于外周感受器和本体感受器的信息传导，从而使虚弱的肌肉易化和痉挛的肌肉抑制，达到稳定地随意控制肌肉活动的目的；而且认为，中枢神经系统具有可塑性，持续的刺激可使中枢突触联系增强或重建，有指导的治疗性锻炼，病人可重新获得已经丧失的某些功能。他们认为针刺和运动疗法有相同相似的神经生理学基础，其疗效取决于外周和本体感受器传入冲动的有效性，并形成有功能的突触联系。提出在中风的早期选用阴经穴为主取代“治痿独取阳明”的经典做法，更有利于肌力和运动功能的恢复。

杜剑辉等采用传统与现代相结合的康复手段在治疗偏瘫后心理障碍疗效肯定。进一步证明传统气功、按摩可促进局部血液循环，舒筋、活血，加强大脑皮层的神经兴奋性。长期的放松疗法通过下丘脑的反应过程（下丘脑在应激和保护应激的生理过程中起重要作用），从而改变了各种病理过程的发生和发展。再做被动运动使关节粘连减轻、肌痉挛缓解，消除了疼痛引起的心理障碍。现代的康复手段主要是促进正常功能及肌力的恢复，随着正常功能的出现，患者训练的兴趣加强，对自身的信心更强。

李恭等，通过犬实验性动物模型（治疗组和对照组）急性期抢救和出血后恢复期的治疗情况，试图说明脑出血后康复的病理生理基础，从而进一步提高抢救及康复治疗的水平。结果表明，在急性期控制高颅压、1.0g/kg 甘露醇加激素或速尿静注，5～10 分钟后压力开始下降，30 分钟后达最高点，原有压力可下降 30%～50%，其有效时间可持续 150±14.53 分钟。在降颅压治疗中，应与甘油、高渗糖交替使用，并可加激素或速尿。一般间隔时间不应超过 4 小地，否则颅压反跳可发生脑疝。用这种办法抢救活了 15 只（治疗组 8 只，对照组 7 只）。在康复期用中药平血灵治疗 14 日，（不限制动物活动）对照组不用该药。结果对照组恢复差，71.4%痴呆，EEG 恢复慢，α 波指数只增加 16.4%，δ 波遗留 16.94%，异常 EEG 占 88.9%。而治疗组无 1 例痴呆，EEGδ 波 36.51%，δ 皮减少到 6.79%，异常 GGE 仅占 37.5%。治疗组：血小板聚集率明显低于对照组（P＜0.05），血小板解聚率明显高于对照组（＜0.01）。治疗组脑出血残留病灶范围明显小于对照组，P＜0.01，光镜及电镜检查结果，治疗组处于康复期，对照组仍处于急性期和吸收期。结果表明：急性期抢救和康复期治疗结合，在了解病理生理的基础上，进行针对性治疗，则康复效果较好。

Suzuki 认为血肿引起的脑损伤，常在短期内形成而很难恢复。因此，对脑出血治疗和康复必须着重急性期降颅压，减轻脑水肿，减少血肿对脑的侵害。康复期则应开展以促进血肿吸收，改善脑循环，促进神经细胞功能恢复为重点的治疗。用中药平血灵治疗组通过两组 CT 检查，血肿吸收比对照组的快。而且治疗组血小板聚集率下降，解聚率增高，对改善脑循环，恢复神经细胞功能起重要作用，故治疗组的康复效果比对照组好。康复期用中药平血灵治疗，又可以改善血小板的聚集功能，促进水肿消除和吸收，从而使脑循环得到改善，神经细胞功能得以恢得，脑电图 α 波增加，δ 波减少。这也进一步证明对脑出血的急性期抢救和康复期治疗要结合起来，而且在了解康复期的病理生理改变基础上进行针对性治疗，会收到良好效果。

脑性瘫痪（Cerebral Palsy，Cp）是小儿自母体妊娠到新生儿期脑部受某些高危因素所致的实质性、非进行性、以运动障碍为主要表现的脑性疾病，治疗困难，致残率高，是小儿神经科的常见病。我国采用推拿按摩治疗效果较好，并作了些实验研究。崔荣庆用胸腰脊髓诱发电位（TL-SCEP）评价气功推拿按摩疗法对 32 例脑性瘫痪（CP）小儿脊髓机能活动的影响。结果表明，治疗后患儿 TL-SCEP 电压增大，潜伏期缩短，双侧反应趋向对称，脊髓传导速度加快，总有效率为 81.25%。提示气功推拿按摩疗法能明显改善 CP 小儿脊髓躯体运动基本中枢的机能。

我国大部分患儿确诊为 CP 已近 3 岁，加之智商低，自控力差，往往影响训练效果。推拿按摩是我国传统医学治疗方法，中医认为肾为先天之本，藏精、主骨、生髓、髓聚成脑。肾精气盛，髓海得养，筋强骨壮，肌满体端。如果肾精先天不足或后天亏损，均会造成髓海失养，迟痴软呆。气功推拿按摩循经按、摩、叩、点穴位并注气，同时揉、拿患肢肌肉，以补肾健脾，固本扶正，舒筋活络，疏通血脉，而达到强脑益精，壮骨强筋的作用，此法无创伤，无副反应，安全无痛苦，疗效显著，值得推广。

针灸也是中医治疗 SCI 的重要手段，它可"疏通督脉，调理阴阳"。有报告观察针刺"得气"现象，在 107 例患者中，取得令人鼓舞的成绩，特别是"弛缓"截瘫，效果更佳，由针灸而发展为"功能性电刺激"(FES)，对脊髓损伤功能恢复有相当效果。对中医药治疗 SCI 效果的评价，多限于脊髓的非完全离断性损伤，因为恢复脊髓只要是连续的，经过治疗，功能是可以恢复的，这已由动物实验证实。

二、骨关节系统疾患

运用现代康复医学的功能评定、障碍等对患者进行康复指导，通过中医康复学进行系统的治疗，已经成为中国特色康复医学的重要组成，其疗效亦显著高于单一疗法。同时，国内学者还积极进行了许多康复领域内的实验研究，为提高疗效，扩展途径，促进我国康复医学的全面发展作了大量工作。

张建华采用推拿牵引治疗腰椎间盘突出症（LDP）临床上得到广泛应用，效果显著，而且测定了经推拿牵引治疗后 5-HT 及 NE 含量明显下降；推拿牵引治疗前后相比，痊愈组 5-HT 的含量明显下降，而实验证明，当神经根受到刺激，腰腿部产生疼痛时，血中的 5-HT 的含量升高。经过推拿牵引疗法配合治疗后，患者腰腿部疼痛消失或减轻，故进行单胺类物质的含量作治疗前后分析，为提高疗效提供理论与实践依据。

推拿按摩的康复疗法，是在脏腑、经络、气血康复的基本理论指导下，运用传统按摩手法对伤残病老患者进行康复。皆宗辨证施治、治病求本、扶正祛邪的治疗原则。历代康复治疗都很重视用按摩推拿的方法来疏通经络、调畅气血。如《素问・血气形志》指出："形数惊恐，经络不通，病生于不仁，治之以按摩"。

康复按摩法长于舒筋通络，理筋整复，活血祛瘀及流通气血，调整阴阳。筋顺瘀去则经络疏通，气血流畅，以增强局部营养，防止肌肉的萎缩废用，促进疤痕变软和损伤的修复。按摩使气血流畅，阴阳调和，突出了康复慢性痼疾的特征；还能增强体质，消除疲劳。至今已有大量手法治疗各类软组织损伤的临床总结报道。但是，有关这方面的实验研究起步较晚。近几年来少数学者尝试应用现代科学技术方法来研究手法治疗软组织损伤的机制，取得某些进展，亦为中西医结合疗法的康复医学奠定了理论基础，透视了中西医康复疗法的结合点。

刘志诚等采用按摩"委中"和缓肢的方法治疗造模的肢体损伤家兔，同时观察了损伤和按摩前后家兔中枢和外用单胺类物质的变化。损伤后家兔脑脊液中 DA. NA 和它们的前体 Tyr 的浓度大量增高而脑脊液 中 5-HT 及其前 Trp 的浓度明显下降；此外，家兔血浆 Tyr、DA、NA、TRP 和 5-HT 的浓度显著增高。按摩可以对抗以上的变化，同时还可以获得良好的治疗效果。说明按摩不仅可以减弱中枢和外周 DA、NA 及外周 5-HT 的合成代谢，而且还可以增强中枢 5-HT 的合成代谢和外周 DA 和 5-HT 的分解代谢。提示中枢和外周 DA、NA 和 5-HT 可能是参与损伤和对抗损伤的重要介质。另外作者曾经发现推拿按摩可以对软组织损伤病人外周单胺类物质起到调整作用。按摩对受损家兔机体的作用，不只影响中枢和外周 5-HT、DA 和 NA 的含量，而是通过调整多种活性物质（组胺、乙酰胆碱等），多种代谢途径的综合性作用的结果，致使受损机体得到康复。这些研究进一步揭示按摩的实质，为按摩的康复医疗作用提供理论基础；为中西医结合康复医学的深入提供开阔前景。

近年证明，按摩具有镇痛、消肿、调整、提高免疫力和修复创伤组织等多种功能。刘志诚等采用按摩疗法治疗肢体损伤，获得了良好的治疗效果，同时还观察到受损家兔血中皮质醇和葡萄糖浓度的回降与按摩作用有关。提示按摩不仅可以抑制肾上腺皮质的机能，还可以减少血糖的消耗。似乎说明，按摩可以抑制损伤在下丘脑-垂体-肾上腺皮质轴的兴奋作用，还将有利于损伤机体的康复。

为进一步了解按摩对软组组损伤的影响，刘志诚等采用家兔作治疗组与对照组实验研究，结果表明，家兔肢体受到挤压刺激后，其机体血中 Tyr（酪氨酸）、DA（多巴胺）、NA（去甲肾上腺素）、A（肾上腺素）和 Gs（葡萄糖）含量均异常升高，而 HVA（高香草酸）含量未见明显改变。说明肢体损伤可以增强机体交感神经介质和肾上腺髓质激素的分泌和释放，与此同时产生了代谢和机能的障碍。采用了按摩疗法治疗软组织损伤，结果表明，按摩治疗软组织损伤家兔不仅可以取得良好的疗效，而且还可以使血中 Tyr、DA、NA、A 和 Gs 含量发生回降和 HVA 含量升高；说明按摩可以抑制过度的交感-肾上腺系统的机能，而且还可以减少 Gs 的浪费。研究表明，按摩不仅可以调整交感-肾上腺系统，还可调整下丘脑-垂体-肾上腺皮质系统的机能。此外，按摩还可调整中枢和外周多种生物活性物质的机能，这一切均有利于受损组织的康复。

有关中医康复学方面的许多手段与方法，在临床应用较为普遍，其机理研究也愈见增多。如对手法作用体表后机体将会产生什么反应，手法镇痛是否有物质基础，龚金德对 10 例颈腰腿痛患者，于推拿前后用放射免疫方法测定血中内啡肽含量，推拿手法采用大面积滚法及局部压痛点指压法相结合。发现推拿后血中内啡肽含量除1例无变化外，其余9例均升高，平均增加7%（P<0.01）。同时测定19例正常人血清内啡肽含量，发现慢性颈腰腿痛者在推拿前的血内啡肽含量低于正常人。内啡肽是一种作用很强的吗啡类内源性镇痛物质，推拿后其含量升高，说明推拿镇痛和血清中内啡肽含量有关。人体内抗痛机制较为复杂，除内啡肽这一重要途径外，还有其他因素对其影响。龚氏（1986）又研究发现，慢性腰痛患者手法前血中5-HT含量低于正常人。还发现临床疗效和血中5-HT含量变化有密切关系，即手法后5-HT上升越高，疼痛减轻越明显。

另外，赵翱（1982）还观察到背部二侧用拇指以强手法上下反复平推10分钟，手法前后比较，其白细胞噬菌指数增高4倍，血清补体效价亦有明显的提高，提示背部按摩有强身抗病作用。

有许多学者还观察了推拿按摩对血管的作用。玉礼康等（1981）观察12例肩周炎患者推拿前后指端血管容积变化，手法采用滚法及一指禅法，推拿后其指端血管容积明显增加。张义炯等用血流动力流变参数分析仪，对103例颈肩腰腿痛进行按摩前后10分钟测试，发现按摩后较按摩前脉率减慢，主动脉排空系数减少，血管弹性扩张系数增大，心搏出量平均增加6.5ml。龚金德等（1984）收治手外伤后患指肿胀，关节功能障碍者25例，以患指局部捻法、推法按摩治疗，观察其按摩前后手指甲皱微循环变化。在观察的10项指标中，手法均有不同程度的改善，其中微循环轮廓、流速、流态、血色、袢顶瘀血等5项指标有较明显改善。治疗后有21例的手指甲皱微循环异常积分有所下降，平均下降1.19，血流加快，袢顶血由原来暗红色瘀血变为鲜红色血流。倪文才等（1985）对30例椎动脉型颈椎病进行患椎手法复位前后左手无名指甲皱微循环检查，结果手法后甲皱微循环管袢变粗者3例，血流增速者10例，管袢增粗同时血流增速者15例，管袢由不显像改变为显像者2例，全部病例微循环均有改善。

术者之手作用处于患者体表产生温热感。《素问·举痛论》曰："按之则热气至，热气至则痛止"。赵翱（1982）在背部及合谷穴按摩10分钟后，局部皮肤表面温度平均比按摩前升高0.92℃。各种研究均表明手法的机械能可转为热能使局部软组织代谢加快。有人对18例梨状肌综合征患者进行了手法治疗前后梨状肌肌囊内压力量变化的临床观察，并对33名正常人做了同样方法的测定，发现梨状肌综合征患者其梨状肌肌囊内压力显著高于正常人，18例经手法治疗后有13例降至正常，认为手法可以减少梨状肌充血水肿，减轻梨状肌无菌性炎症反应。

符诗聪等（1987）取家兔3ml自体静脉血注入左侧肘关节腔内，造成关节血肿模型。然后模拟魏指新拔伸屈曲挤压手法对模型兔进行治疗。应用^{51}铬标记红细胞示踪技术发现，手法组肘关节内血肿比对照组显著减少（P<0.01），而手法后肱三头肌内血肿却大大高于对照组。说明手法作用处将蓄积在关节腔内的积血挤散到肱三头肌组织中，使积血和组织的接触面积增大，有利加快积血吸收，减少关节粘连及软骨变性等一系列病理变化的发生。俞大方等（1985）将中国防墨汁注入兔膝关节腔内，然后进行屈伸手法，发现手法后膝关节内墨汁基本消失，未经手法的膝关节其墨汁仍然存在。说明关节伸屈手法促进滑膜液的分泌和吸收。

手法治疗神经根型颈椎综合征的疗效，已被大量的临床实践所肯定。为了阐明中医学的这一传统治疗方法的科学性，李振宇通过治疗实践，应用现代科学方法，对整个手法治疗过程进行了较详细的病理分析和生物力学分析。手法目的是通过手法纠正由于椎间盘变薄所造成的椎体前后移位，恢复椎间孔的纵横径。一是可降低纤维环后侧的剪应力，使椎体后缘的出血、渗出等病理改变有所缓解；二是恢复了颈椎的正常生理前突，增强了颈椎的稳定性。手法治疗辅以中药内服，对根型颈椎综合征患者，不但治疗效果明显，而且从治疗机理上能得到科学的解释。治疗手法中以整复椎体旋转和前后移位的手法为关键，以恢复颈椎两侧肌力的手法为基础，以解除机械性卡压，改善局部微循环的手法为根本。

综上可见，近几年来在该领域做了不少实

验研究，但由于手法依靠医师徒手操作，其方式、时间、力度、频率等因素不易标准化，故手法实验研究的广度和深度均不够，尤其缺少大样本、多组对照、长期观察的实验设计。手法软组织损伤的临床疗效已被公认，在国际上也有一定的影响，目前如何阐明手法作用的机制，提高手法实验研究水平是当务之急。

三、心血管及肺部疾患的康复

心脏病的康复近年来的基础研究越来越多，尤其是在祖国传统康复医学对心脏康复方面的机制研究，为中西医结合康复治疗心脏病提供理论依据。广东胸部疾病研究所报告11例风湿性心脏病人练功时肺动脉压的改变，发现练功时多数病人的肺动脉压下降。周士枋等观察91例冠心病人经过以气功为主体治疗3个月前后的改变，发现运动时间增加20.5%。在运动中心率、血压，二项乘积均无改变的情况下，心指数提高14%，每搏量提高16%，射血分数提高10%，短轴缩短率提高13%。而药物治疗对照组无显著改变。熊华铎等也报告了近似的结果。PGI_2/TXA_2平衡在冠心病的发病中起重要作用。静气功锻炼2个月，可使安静时的PGI2增加95.7%，PGI2/TXA2增加93.2%，定量运动时PGI2增加53.5%，练气功后血小板粘度可降低，血小板聚集异常改善。

实验和临床资料证明，小量超声波作用心肌前区有扩张冠状动脉，促进心肌侧枝循环形成，改善微循环等作用，而电镜发现它对心肌无不良反应。因此对限制和缩小梗塞区，改善心肌功能，减轻症状和防止心肌梗死再发等可起积极作用。

近年来孙银香、屠丹运、曹国华、吕国良、于莉等都分别作了一些研究，一致认为按照康复医师个体化制订的心脏康复程序，进行适当的医疗体育和运动，是一般冠心病患者有效康复方法之一。但目前的研究水平还有待于进一步提高，即：应使研究工作进一步科学化、现代化。如卓大宏等应用代谢当量（耗氧量）在太极拳锻炼时的改变来进行评价，刑华诚等建议使用无氧阀的无损伤性测定来进行研究，这将使结果更加可信。

气功是我国传统的康复、健身方法，有关它对肺功能康复机制的研究，报道很少。李琦等采用个体对照的方法，观察了练功中与练功前一些肺功能指标的改变，以期研究它对患者肺功能康复的作用机制，为临床应用提供依据。结果表明：①气功中，患者的膈肌活动周期延长，神经对通气的驱动力下降，减轻了患者的呼吸肌功能失调；②气功中，患者呼气末容积减少，肺泡通气量增加，改善了肺通气功能；③气功可减少正常区与慢区呼气末容积差，促进吸入气体均匀分布；④气功增加患者的氧耗量不明显。这提示气功是一种有效的康复肺功能的方法。表明气功的“以意领气、气沉丹田”实质上就是有意识地做深缓的腹式呼吸。

四、肿瘤及老年病康复的实验研究

根据中医理论，结合现代科学方法，大量临床观察说明，扶正中医药可缓解肿瘤患者症状，增强抗病能力，提高生存率，对放化疗有减毒和增敏作用，提高手术治疗效果，减少肿瘤复发与转移。中医药免疫调节实验研究说明，扶正中药治疗肿瘤作用机制：①抑制Ts活性；②激活巨噬细胞活性；③促进干扰素的产生；④保护骨髓、肾上腺皮质和肝脏功能；⑤与白细胞介素2有协同作用；⑥一些扶正中药有抗氧化和捕获自由基的作用等。

据研究：丹参内含有丹参酮甲、丹参酮乙、丹参酮丙、丹参醇Ⅰ、丹参醇Ⅱ、维生素E等，有改善外周循环，提高常压和低压条件下肌体的耐缺氧力，加快微循环血液流速，增加毛细血管等；能促进组织的修复与再生，抑制过度增生的纤维母细胞和肿瘤的生长；并对肿大的肝肿瘤有缩小和软化及恢复肝功能的作用。因此，丹参对癌肿具有直接的抑制和使病变脏器的组织结构及功能恢复正常的作用，从而达到止痛的效果。

上述基础研究为中西医结合的肿瘤康复医疗奠定了理论基础，也同时对康复实施中如何正确地结合运用提出思路，其效果有深远的意义。

五、其他基础研究

1. 药浴疗法　是浴疗的一种，它是药物和水浴的结合，以沐浴形式达到治疗的目的。对一些慢性病和关节功能障碍等有一定的疗效和实用价值。药浴一向是中西医重要的用途之一，药物可以在局部发挥治疗又可借助于水的温度、浮力、摩擦阻力等物理作用而更好地达到治疗目的。腐植酸（HA）药用价值很大，国内外经大量动物实验证明，HA有较强的抗菌、抗病毒、抗炎、止血、改善微循环、调节体内免疫和内分泌功能和稳定内环境的作用。我国应用腐植酸治疗多种疾病。早在明代李时珍的《本草纲目》中便有乌金石、东城腐木、井底泥炭，用以治疗毒疮、外伤、妇科病的记载。1979年以来我国有关医学院、医院（北医、首医、湛医、山西医学院、同仁、海淀等医院）对HA的化学结构、毒理学、药理学、临床应用等进行了多课题研究，取得了可喜的成果，其理论水平和临床应用处于世界领先地位。

2. 气功学　是一门研究人体自我身心锻炼的方法和理论的科学。在我国源远流长，内容丰富，关于其在现代康复医学中的应用资料报告很多，其理论基础尚缺乏。林雅谷等进行了探讨，认为人体是一具多功能的综合体系，按中医概念，气功锻炼的效应，从头到脚，从表及里，都是来自身体内部精神、脏腑、气血、津液，以及筋骨和肌肤的整体锻炼，即医疗上的整体疗法。气功学是我国康复医学的一个重要组成部分。气功大体分动功、静功两大类，但都离不开“三调”和“三练”，而且要求松静自然为基础，动静结合，练养相兼，循序渐进。《内经》上说：“恬淡虚无，真气从之，精神内守，病安从来”。这就是气功古代理论的核心。疾病的根本原因，是气机不调、元气亏损；通过气功锻炼，能使丹田元气充盈，有虚者强之、郁者通之、逆者和之之效。所以气功有疏通经络、平衡阴阳、运行气血的作用。应用在康复医学上，这不但是治本的整体疗法，而且在不同的疾病和疾病恢复的不同阶段，可选用不同的锻炼功法。许多实验结果说明：静功能使人体的耗能减弱，贮能加强，有利于体力康复，提高健康水平。尤其是对于慢性病人，创伤后恢复期的病人和老年体衰病人的体力康复，必定是有益的。

总之，气功态不仅是人脑的现象，而且是躯体与脏腑等在脑的支配下，全身效应体系参与的、现象一致的功能表现。因此，气功态是个整体的概念，是多功能的人体的特殊整合状态。人们设想：在这种状态下，人体有可能发挥其最佳功能，发挥其固有的机能潜力，这是气功学在康复医学应用上的理论基础。

静气功是我国独特的医疗体育方法之一，它不同于一般的放松治疗。静气功对正常人血糖代谢的影响已有报告，也有放松疗法来影响血清高密度脂蛋白的报告。为探索糖尿病康复治疗中有效的医疗体育手段，屠丹运等于1984年6～12月作了糖尿病患者静气功锻炼前后的血糖与血清脂蛋白胆固醇的观察。结果14名非胰岛素依赖型糖尿病患者，经3个月静气功指导和锻炼后，血清HDL2-ch自11.5～7.3升为13.1±8.7（$P<0.05$）和HDL3-ch自30.43±4.59升为33.26±5.85（$P<0.05$）明显升高，TG显著降低，可推测静气功锻炼对防治糖尿病病人常见的心血管并发症有一定意义。这类病人HDL2-ch水平与血糖水平成显著负相关，故HDL2-ch升高可望对其血糖水平也产生良好影响。

3. 推拿疗法　是一种以物理性移位性压力刺激为主的自然疗法。近年来，其机理研究已受到世界各国的重视。董泉声等通过家兔实验观察到皮神经中Aα、β、γ和C类纤维及肌神经中Ⅰ～Ⅳ类纤维均参与推拿诱发的冲动传导。即手法奏效的首要环节在于是以一定的强度和时间激发局部的感受器及传入纤维。推拿可能减轻损伤局部的缺血缺氧，促进瘀血、渗出、水肿、粘连的吸收，加速致痛物质、酸性代谢产物的清除，改善疼痛部位的微循环。中医学早就阐明的“按之则热气至，热气至则痛止”，“按之则气血散，故按之痛止”的经典论述，不外乎手法对植物神经的调整作用，对微循环的调节效应。

软组织疼痛部位的肌群常反射性收缩引起紧张性肌电活动，导致疼痛—肌紧张—疼痛这一恶性循环，赵光复等以手法为主治疗急性腰扭伤，发现当疼痛一侧腰肌紧张时，多出现高于对侧的电活动波形；手法后随着疼痛缓解，电活动明显减少，二者呈一定的相关性，尚有资料报道推拿手法可较明显地抑制节段性神经反射性肌电活动。张香桐等用电生理方证实指压推拿昆仑穴与针刺穴位一样对于鼠兔丘脑非特异核团和豚鼠脑干网状结构中与疼痛有关的神经元放电，具有明显的抑制作用。由此可见，把手法研究与神经电生理、神经电生化、神经形态学及相关镇痛学科的研究思维方法、手段相结合，是深入揭示、阐明推拿治疗机理的必要途径，是现代康复医学发展的基础。

推拿牵引疗法是中西医结合的优良康复疗法之一，其镇痛调整机理近年亦得到重视。刘志诚等观察了34例腰椎间盘突出症患者推拿牵引治疗前后尿中5-羟吲哚乙酸含量的变化。结果表明，在首次推拿牵引之后患者尿中5-羟吲哚乙酸含量显著地升高，而且升高的程度与疗效有关。实验提示，推拿牵引疗法可以加速病体5-羟色胺的破坏，从而使损伤过程中大量生成或释放的致痛物质5-羟色胺含量下降，产生镇痛效应。另外实验证实推拿牵引可以引起腰椎间盘突出症患者血浆中5-羟色胺(5-HT)、5-羟吲哚乙酸（5-HIAA）和色氨酸（Trp）含量下降，而且5-HT和Trp含量下降与疗效有关。

4. 直流电离子导入法　是通过直流电将药物离子导入人体治疗疾病的电疗法，在康复医学中具有广泛应用，常用以促进伤残组织的代谢，抑制神经疼痛的冲动，并防止可能产生的后遗症。离子导入后，可以较长时间发挥康复治疗的作用。1958年我国首创直流电透入中草药疗法，开拓了中西医结合的新途径，为走中国特色的康复医学之路奠定了基础。江必明等经动物实验和人体实验，中频交流电确能将中药透入体内。动物实验用剧毒中药马钱子对豚鼠实施湿敷并通以中频交流电，结果甲组3只鼠均中毒致死。而单纯通中频交流电的乙组和单纯湿敷马钱子溶液的丙组，虽然持续60分钟均未发生死亡。排除了中频交流电直接致死和自然渗透造成中毒反应的可能性。证明甲组鼠致死系在中频交流电作用下，马钱子生物碱较大量地进入到动物体内的结果，提示中频交流电具有透入中药的能力而且其透入量亦达到引起反应的水平。又利用解痉镇痛酊（复方中药制剂）进行人体实验，其引起皮肤反应的红斑程度及持续时间，也证实了中频交流电透入中药的能力量，均为临床应用提供了科学的理论依据。另外研究，中频交流电透入药物是由于在中频交流电作用下，提高了组织膜和细胞膜的通透性，使药物分子由于药物浓度梯度的扩散作用通过皮肤的组织间隙与细胞间隙而较多地进入体内发挥作用。这一特点拓宽了中药与电疗的综合应用。总之，通过其与直流电透入比较，中频交流电中药透入具有不拘药物有效成分、能否电离、带何种电荷的优越性，成为中西医结合康复医疗的重要手段。

六、实验研究的方向性

现代康复医学的理论性较完善，实践性强，因此对行之有效的中医传统康复疗法进行临床及实验研究，科学地证实各种医疗措施的实质，阐明作用机理，并予以与现代康复医学进行互补医疗，进一步揭示其协同效应，成为目前中国特色康复医学中实验的主题和方向。根据中医特色创造各种对照研究，应用国外先进技术和方法，从机体整体水平、细胞水平向分子水平、基因水平不断深入开展研究。对传统医学各种疗法（如医疗体操、气功、推拿按摩等）及方剂的作用机理从整体和分子水平得到充分阐明。

古代医疗气功、按摩、针灸、中药外敷、药浴等古老的医疗方法，对人类身心健康仍有很大的裨益，也得到世界各国医学家的承认和接受；中医学源远流长，它的朴素唯物主义的观点与医学相结合，其生命力顽强，这类方法的医疗作用是康复医疗的重要手段。把这种朴素医疗方法与现代医学物理疗法有机的联系综合运用则是康复医学发展的重要途径。

中西医结合研究中的动物模型是个新生事物，在康复医学领域内更为新颖。由于传统中医中基本上没有动物实验模型，而西医的动物模型研究中，又从来不研究中医“证”的动物模型。某些动物病理模型，如心肌梗死、骨折、慢性气管炎等模型，可用于中西医结合康复治疗的理论研究，或方剂、疗法的疗效、机制等研究。动物病理模型是否确实符合中医的证或病，只有解决这个问题，才能明确实验动物是否与临床相符。

（姜立本　施　杞　李泽兵　杨星光）

第三节　展　望

在总体上，我国有特色的现代康复医学已经引起足够重视，并取得了许多可喜的成果。临床研究方面采用中西医结合康复疗法，在脑血管病、骨关节炎、颈椎病、甚至在社区康复，如聋哑者等，获得满意的效果，其疗效经临床和实验研究均明显优于中医康复与西医康复的独立疗效。

在脑血管疾病康复医疗中，运用中西医结合的长处，是我国的特点和优势，尽管大量资料是临床报告，90%～100%的有效率由于缺乏严格的对照组而难于做确切的结论。普遍都认为中西医结合的方法有益于提高疗效，国外学者来访时，最感兴趣的也在于我们应用中药针灸康复治疗的经验。

促进患者机能的恢复及代偿，促进全面康复方面，以往的实践，已经积累了大量辨证施治的经验。如果把这些经验在现代科学技术手段的验证下进一步深化，就能突破现在习惯应用的单一治疗的框框，证明辨病与辨证的结合，确能取得优于单纯的病因治疗的效果。如需要进一步证明通腑、健脾、祛痰或滋阴确有促进植物神经功能的平衡和加速康复的作用。可以预见，在检测手段逐步现代化、中药药理研究的深入的基础上，能突破单一辨病病因治疗的框框，证明辨病与辨证结合，着眼于全身机能全面调整的治疗原则的优越性，提高轻症脑血管病患者的疗效。运用气功、针灸、按摩、中药等的综合施行，和心理治疗结合起来，不走国外水、电、泥、蜡疗的框框，而缩短康复，这些是以中西医结合为特点的脑血管病的康复医疗的广阔前景，是赶超国际水平的根本。

病例对照研究在康复研究中未得到广泛应用，其广泛应用于检查潜在的危险因素对一些疾病发生的影响，如应用病例对照研究检查吸烟和血压对产生卒中危险的影响。其主要的应用是：①探测疾病的病因和并发症；②对筛选试验的评价；③对预后的评价；④对治疗效果的评价。在康复文献中，常见无对照的研究。在康复中经常使用筛选试验来收集那些需要更仔细评价的病人。中西医结合的康复医疗中的病例对照研究，可对确定哪些因素对预后（如存活率，独立生活能力）有影响，可对门诊病人接受和没有接受康复治疗的结果的资料进行分析。应该运用病例对照研究来选择有较大影响的干预因素，然后对这些干预因素应用随机对照试验法更正规地进行测验，这将推动中西医结合康复医学的理论研究和实验研究的进展。

一、中医康复医学的优势

在观念和方法上，中医康复学有自己的特点和优势：

中医康复学在观念和方法上的特点，一方面来自中医、中药的优势，同时也与中国的社会文化传统有关，这些特点也是中医康复的优势，值得我们在康复治疗中充分利用和发挥。

1. 整体康复与辨证康复相结合　强调以平衡阴阳、调补气血、增强体质作为功能恢复的基础，并强调天人合一，从顺应自然、适应社会中求得个体的康复。在康复医疗中采用因人而异、因证而异的个别化辨证康复，使康复治疗更有针对性。从而提高疗效。

2. 养生、康复与临床康复相结合　重视养生是中医康复学的一大特色。养生的实质是充分调动个体的主观能动性，充分利用主客观条件，通过个人卫生和保健，达到防治疾病和康复的目的，养生是一种带预防性的、积极主动的康复手段。养生贯穿在伤病残的预防、治疗和康复的整个过程中。不但要对伤病残者进行积极的临床康复治疗，而更重要的是要通过采用独特的、丰富多彩的养生手段预防伤病残的发生和发展。

3. 形体康复与情志康复相结合　中医康复学重视在康复过程中“形体”（身体）与“情志”（心理、精神）之间的相互作用，重视情志因素对伤病残的发生和发展的影响，因此在养生、康复中注意“形神兼养”，既有一套形体康复的手段，又有一套情志康复的手段，特别强调培养和保持松静的心境以对抗和克服“七情”的损害，从而促进康复。

4. 自然康复与药物康复相结合　中医康复学固然利用传统中药的优势，以内用和外治的方式，对许多伤病残的情况，发挥了有效的治疗作用，促进功能的恢复；但中医康复学更强调使用有其独特风格的自然疗法。利用太极拳、八段锦、易筋经、气功等“功夫”，以及食用天然保健食品的“食饵疗法”，促进康复。在非药物疗法中，针灸、推拿按摩也是中医康复的重要手段。

5. 老年康复与骨科康复占有重要地位 中国素有尊老传统，对老年性疾病的康复十分重视，积累了丰富的经验。尤其对老年人的内科慢性病的调补康复常有显著成效。而骨伤科康复也有特色，使用外敷内治、手法治疗、推拿按摩、功夫锻炼，促进功能康复。

二、中医康复医学与现代康复医学应相互借鉴

中医学的形成和发展有其独特的历史、地理、环境（气候、生态）和民族文化的条件，中医康复学也是在这些基本条件的促进和制约下形成和发展的，如前所述，有其特点和优势，但也不可避免地有其局限性。现代康复医学则是在现代的科技、文明和社会生活的条件下形成和发展的，也有其优势和特点，当然，也有其局限性。中医康复学与现代康复医学要互相借鉴，取长补短，共同提高。在康复治疗上，中医康复学可以借鉴现代康复医学以下的一些优点：

1. 重视功能的评估和分析 功能评估和分析是现代康复医学的一项重要的基本内容，它为康复治疗提供客观的准确的依据。目前国际康复医学界使用的功能评估的方法正在向专项化、规范化、定量化的方向发展。中医康复学可从中挑选一些适用的评估方法。

2. 重视从社会医学的角度，组织作业—职业—心理—社会等方面的康复医疗，帮助患者重返社会 根据世界卫生组织所下定义，现代所指的健康不仅仅是没有疾病或衰弱，而且是在身体上、精神上和社会生活能力上处于完全良好的状态。人们为了能够参加社会生活和履行社会职能，需具备以下6个方面的能力：①意识清楚，具有辨时、辨向、辨人的能力；②个人生活活动能自理；③可以行动（步行或乘坐交通工具和轮椅）；④可进行家务或消遣性作业；⑤可进行社交活动；⑥有就业能力，以求经济上自立。为了促使患者具有以上能力，开展作业治疗、职业能力训练和心理—社会能力训练是必要的，中医康复学可引进这一观念及有用的方法，并用传统作业疗法（如书画疗法等）和心理疗法（如气功自控疗法），丰富现代作业—心理—社会康复治疗的内容。

3. 重视以专业协作组的方式对患者进行综合、协调的康复治疗 中医康复治疗采用专业协作组的方式可有两个途径。一是在康复中心或综合医院内，中医师（针灸师等）作为其中一个成员，参加由康复医师、康复治疗师、康复护士等组成的康复治疗专业协作组，协同组内其他成员，共同完成综合的康复治疗任务。这要求中医师围绕着对患者康复的总目标和协同的计划，进行中医康复治疗。此时，一方面要让组内其他同事了解所用的具体中医康复疗法的作用和目的，另外也要了解组内其他同事同时进行的治疗的作用和目的，以便相互配合。第二个途径是在中医院组织中医康复治疗专业协作组，包括有负责对患者治疗的中医师、针灸师、按摩师、气功师、体疗理疗师等参加。统一制订康复治疗计划，相互配合执行。

4. 重视康复治疗与康复工程相结合 以工程技术辅助功能评估和康复治疗，以提高诊疗质量。中医康复学同样可以引进工程技术，如假肢、矫形器和日常生活自助器具。此外，还可进行新的中医康复治疗器械的设计使用。

总之，中西医结合康复治疗的前景是好的，中医康复学普遍受到重视。而且它在康复治疗中显示了良好的成绩，为广大群众喜闻乐见。加上中医服务的网络遍布各地，深入到社区，因此，中医康复的优势会得到充分的发挥。正如我国卫生部等部门在《康复医学事业“八五”规划要点》中指出的，中医药学是一个伟大的宝库，在建设康复医疗机构和在进行康复医疗时，都必须充分发挥传统医学这个优势，将现代康复技术与我国传统康复技术结合起来。

近年来，中医康复学也确有很大的发展，一批有价值的著作和论文先后出版发表，如《中国传统康复医学》（陈可冀主编，1988）、《中医康复学》（郭子光、张子游编著，1986），以及系列的中医养生康复学教材的编写和出版都是重要的。许多中医院设立了康复科，开展了中

医康复治疗或中西医结合康复治疗。众多的中医师参加了康复中心、康复医院或综合医院康复科工作，与西医师并肩合作，更为中西医结合康复治疗的发展创造了有利的条件。

三、中国康复医学的未来

Smit 等认为，从几个方面可以预见中国康复医学有良好的未来：

1. 基本价值观念　中国人民勤劳、坚韧、有创造性。工作是他们生活整体的一部分。家庭和社会对其成员负基本的照顾责任，反过来，人们对于自己的成就给家庭和社会带来荣誉感到自豪。中国社会中病残人员争取成就的动力显然是强烈的。

2. 工业化　机器和技术进步取代重体力劳动，工作对体力和耐力的需要降低，身体残疾人员的就业机会将更多。中国把工业发展放在优先地位，在短期内会影响医学和康复研究的费用，但从长期来说，工业化使社会财富增加，就业机会增加，转过来有利于病残者找工作。

3. 人口控制　中国现在受到过去的高生育率和现在的长寿命这两种联合冲击。然而，政府政策鼓励晚婚，对一个小孩以上的家庭征税以及计划生育等等是要实现一个孩子的家庭。而其意义影响远及于家庭结构、人的生命价值、劳动力来源等等问题。但有一件事可以肯定，这就是每个人可用的资源愈多则愈能发挥人的潜在能力，包括病残人在内。

4. 医药进步　当中国的医疗系统在机构、设备、技术、人员方面扩充时，寿命将会继续。并将更加注意慢性病的医学问题。一旦建立起急性病和慢性病医疗计划的平衡，康复医学将更加被认为是一个专业。这样就会有更多的病残人得到更多的日常生活能力，包括工作能力。随着人口增长减慢和更加需要有技术的工人，对康复医学各个方面的需要会迅速增长。

他们的结论是：中国在迅速地由过去转向未来，利用现代科学技术的康复医学现在仅仅开始，但是将来会有它广阔前景。总之，无论是过去、现在和将来，我国康复医学都有自己的源流和中国式的发展道路，那就是中西医结合的康复医学。对于国际间医学交流来说愈是中国式的康复医学，就愈会引起国外的注意，对世界康复医学的贡献也就愈大。

然而，中西医结合康复治疗真正发展成为一种突破性的治疗手段，亦即对目前康复治疗的许多棘手问题带来突破性的解决办法，还需要不断地提高，需要康复界的专业人士（首先是中医康复界）不断努力，尤其需要中西医携手合作，不断开拓前进。可以预料，具有中国特色的，以中西医结合康复治疗为支柱的中国康复医学体系，在并不遥远的将来就会在我国巩固起来。

（姜立本　施　杞　李泽兵　杨星光）

第十八章 护 理 学

中医、中西医结合护理学是一门专业性较强的学科。要使其成为一门独立的学科，理论发展是首要的途径，它是学科成熟的标志，也是临床应用的基础。我国的中医、中西医结合护理工作者，无论是从事理论研究，还是从事临床护理、护理管理或护理教育的，都十分重视中医、中西医结合护理理论的研究、发展和建设。早在50年代后期和70年代中期，南京和北京护理工作者率先编写出版《中医护理学》专著，80年代后随着中医、中西医结合护理事业的发展，全国不少地区纷纷编写出版基础理论和专科护理方面的专著。据不完全统计，有《中医基础护理学》、《新编中医护理学基础》、《中医用药护理指南》、《中医证候护理学》、《中医内儿科护理学》、《中西医结合护理浅淡》、《辨证施护手册》、《中医护理手册》、《中医护理诊断》、《中医护士常用术语浅释》、《中医护理古籍汇要》、《中西医结合护理常规和技术操作规程》、《中西医结合护理常规、护理文件书写、技术操作规程》、《中西医结合护理学》等达数十种之多。以上专著的出版，不仅说明中医、中西医结合护理学理论研究已达到一定深度，也预示着中医中西医结合护理学作为一门新兴护理学科其理论体系已初步形成，日臻完善。

中医护理是中医学重要组成部分，有着悠久历史和丰富的内涵。由于历代医家医疗与护理不分，护理是医疗工作不可分割的一部分。因而护理内容均散记于各种医籍中或流传于民间，没有专一的论文和著述。

建国后，随着中医事业的振兴和中西医结合事业的发展，各地相继建立了医疗、研究和教育机构，医护有了明确分工，为中医、中西医结合护理的发展和提高创造了良好的条件，从而形成了一支中医、中西医结合护理队伍。虽然这支队伍初期的护理人员大多毕业于西医护校，但她们长期受到中医药环境的熏陶和中医、中西医结合医生的指导，通过系统学习中医药知识，发现西医护理方法中的弱点有望从中医护理方法中得到克服，中西医的护理知识可以互相补充。从而自50～60年代开始对中医、中西医结合护理进行不断的研究和探讨，通过临床实践，总结出中医、中西医结合护理方面的经验，纷纷撰写论文和论著，召开各种交流活动。尤其是在1984年全国成立中医、中西医结合护理专业委员会以后，在中国科协和国家中医药管理局的领导和关怀下，积极召开各类学术活动，促进了中医、中西医结合护理学术发展。

中西医结合护理是我国独有的护理模式，随着改革开放和中西医结合事业的发展，日益受到国际护理界的关注和共识。特别是通过对中医、中西医结合护理不断研究、不断实践，丰富和发展了学科的内容，促进了学科的发展。今后，还应进一步加强中医、中西医结合护理专业学科的建设，有计划、有目标地引导广大中医、中西医结合护理工作者，从学科建设和发展出发，发扬学术民主，鼓励她们勇于提出新学说、新观点、新见解、新理论，认真总结中医、中西医结合的护理经验，开展中医、中西医结合护理学科建设与构筑，力行著书立说，以保证中医中西医结合护理学科的健康发展。

第一节 护理管理

一、医院护理管理特色

护理管理是医院管理的重要组成部分，护理质量的高低主要取决于护理指挥系统的效率，护理人员的素质和技术能力，而护理管理是关键。由于管理工作面很广，所以护理管理水平的高低很大程度上关系着医院管理水平的高低。

党的第十一届三中全会以来，护理工作得到了恢复与发展。伴随着中西医结合医院的建设发展，中西医结合护理学的发展取得了可喜的成绩，目前在各中西医结合医院已经形成了主管副院长-护理部主任-科护士长-护士长-护士的垂直管理体系，达到了卫生部1982年公布的医院护理部主任对各科护士长直线领导的要求，并根据中西医结合医院的特点，在管理的内容和形式上，既借鉴了现代管理理论，取西医之长，又认真发掘和研究了我国传统医院管理的丰富经验，遵循中医理论体系，突出中医辨证施护特点，在运用现代护理技术的同时，开展中医护理技术工作，逐步摸索出了一套适合中西医结合护理事业发展的管理模式，形成了中西医结合护理临床、教学、科研为一体的护理管理体系，逐步使中西医结合护理管理规范化、制度化。

在管理机构上以逐步设立以护理部为核心的三条管理网络：①临床护理管理网络：护理部下设护理质量控制（简称质控）组，各科设质控员；②教学管理网络：护理部下设护理继续教育办公室，各科设1～2名专职教学人员；③科研管理网络：护理部下设护理科研室，各科设1～2名科研人员。这三条网络的形成，使中西医结合医院的护理工作形成了以护理部为中心的、多回路的、立体管理模式，有力地推动了护理事业的发展。

（一）临床护理管理

在临床护理管理上，主要形成了以质量控制为核心的管理体制，把大量的临床护理工作量化，从而实现管理的科学化。

1. 组织体制

在组织形式上，主要建立二条质控系统。

(1)行政管理系统：按护理部-科护士长-护士长系统进行全面质量管理，提出管理要求、检查标准、奖惩办法，按计划每月检查考核；或由护理部根据各病区护士长的特长，将其分为若干个检查小组，如病房管理组、病历书写组、技术操作组、消毒隔离组、基础护理组、责任制护理组等，每组3～4人，由科护士长担任组长，定期对各科护理质量进行检查。

(2) 质控员系统：为适应中医临床护理发展的需要，从80年代末期，中西医结合医院相继成立了在护理部领导下的院护理质控组，质控组成员由富有管理经验的老护士长担任，负责全院的临床护理质量控制；临床各科也选派有一定管理水平的高年资的主管护师或护师担任质控员，协助护士长对科内的临床护理工作进行质量把关。

这样，在临床护理管理上形成了护理部-质控组-护士长-质控员和护理部-科护士长-护士长两条管理体系，这两条体系尤如经线和纬线把护理质量进行了全方位的管理。

2. 管理内容和形式

院质控组根据护理部的要求，每日对临床各科的护理工作如病房管理、基础护理、中西医结合护理技术操作、中西医结合护理病历及五种护理表格的书写，以及消毒隔离、急救物品管理、毒麻药和贵重药管理等进行检查；特别是中西医结合护理技术操作和中西医结合护理病历，每年要对全院护士掌握中西医结合护理技术操作的情况进行考核，要求各病区建立中西医结合护理技术操作登记制度，二级以上中西医结合医院应用和掌握中西医结合护理技术操作的种类不能少于5～7种；每个月每个病区要完成2份中西医结合护理病历，质控组要对中西医结合护理病历的质量和辨证施护措施的落实情况进行检查。护士长管理组每月对各科护理工作按照中西医结合医院分级管理的要求，进行一次全面的检查；两种检查方法在内容和形式上相互补充、相互制约，共同完成对临床护理质量的管理。

（二）护理教学管理

1979年卫生部颁发了“关于加强护理教育工作的意见”，明确指出护理学是一门专门的学科，是医学科学的重要组成部分，国家中医药管理局在“八五”规划中对护理教育也提出了明确的要求，因此护理教学管理也逐步纳入了护理管理的日程。

1. 管理体制

目前，中西医结合医院已相继成立了护士继续教育办公室，由富有教学和临床经验的人员专职负责全院的护理教学工作，各科也选派业务好、责任心强的主管护师或护师担任专职或兼职教学人员，这样在教学上也形成了护理部-教学办公室-护士长-临床代教老师的管理体制。

2. 管理内容和形式

主要负责在校学生的临床实习、新毕业护士的岗前培训以及在职护士的继续教育。

(1) 与各大、中专护士学校密切配合，完成在校毕业生的临床实习带教工作，使之在毕业时不仅达到西医院校毕业生的水平，还能掌握常用中医传统技术操作和运用中医理论实施辨证施护。

(2) 对新毕业的护士进行100学时的中医基础知识与技能的岗前培训，毕业1年后，经护士注册考试合格者，由各省、市卫生局颁发注册护士证书后方可上岗。

(3) 对在职护士按各层次护士继续教育计划完成学分教育，使之达到专业任职资格。

(4) 对在职的初、中级护理人员有计划地进行中医理论的培训，保证每一个护理单元每3年内有一名主管护师学习中医理论1年以上，2～3名护师学习中医理论半年以上，逐步提高临床护理人员的中西医结合护理水平。

(三) 护理科研管理

中西医结合护理科研工作是提高中西医结合护理质量和中西医结合学术水平的重要手段，是中西医结合护理事业发展的战略性问题，中西医结合护理科研以继承发扬中医药学中的护理精华为目标，通过临床和科研实践，促进中西医结合护理学的发展。

中西医结合护理具有鲜明的研究和探索性，全国各中西医结合医院均十分重视中西医结合护理理论与临床研究，加强中西医结合护理科研管理。

1. 护理研究室与护理继续教育办公室共同配合，有计划地在全院护士中开展护理科研知识的学习与普及工作，提高护理人员的科研意识。

2. 指导临床各科护士熟练掌握和正确运用中医技术操作，并认真学习中医古籍，做好挖掘、整理中医学的文化遗产工作，不断规范适合当前科学发展的新的中西医结合护理技术操作。

3. 院研究室根据中西医结合特色和本院的具体情况，每年有计划的协同各科进行正确科研选题和组织实施工作。

4. 培养临床护理人员的科研能力，使护士们能在临床护理工作中有意识、有计划地观察和总结护理经验，护师每年能书写一份突出中西医结合特色的个案护理、应用新疗法、新仪器的观察及体会等总结性文章，主管护师每年能书写一份研究性论文。

5. 每年组织一次院内中西医结合护理论文交流会，进行论文交流和讲评，并将水平较高的论文推荐到各级学术会议及护理杂志。

二、病区护理管理特色

病区是住院病人接受诊疗的场所，他们当中既有急、危、重病人，又有慢性恢复期的病人，因此病区的护理管理尤为重要，既要保证急、危、重病人的抢救治疗工作，又要做好恢复期病人的康复管理工作，同时要为开展中西医结合的护理提供良好条件。

(一) 组织管理

1. 各病区有护士长1名，质控员1名，1～2名教学人员和1～2名科研骨干，在这些人员中除护士长、质控员不承担具体班次工作外，其他人员均参加各班临床护理工作。

2. 病区护理工作由护士长统筹安排、全面负责，质控员、教学人员及科研骨干协助护士长完成质控、教学、科研工作。

3. 各班护士按本班岗位职责完成工作。

(二) 技术管理

技术管理是医院护理管理的重要内容之一，搞好技术管理可以保证护理质量，提高工作效率，主要包括：

1. 病房的接诊制度　病人入院后护士应对病人介绍入院须知并进行护理查体，根据病人的中医辨证和西医辨病提出中西医结合护理问题，确定相应的中西医结合护理措施，指导病人进行自我调护。

2. 护理查房制度　护士长组织病房护士每月进行1～2次教学查房，主要针对急、危、重或疑难病人在护理中存在的问题，提出相应的解决措施；护理部每季度组织1次全院护理教学查房，对护士的临床中西医结合护理措施起到指导、帮助的作用。

3. 交接班制度　对新、急、危、重证病人以及病情有特殊变化者要写出具有中西医结合理论的书面交班报告，做到“七掌握”，即掌握病人舌苔、脉象、辨证分型、中西医诊断、中西医治疗、辨证施护及病人心理状态。

4. 对中西医结合护理技术操作的管理 各病房建立中西医结合护理技术操作登记本，对应用中西医结合护理技术操作的日期、项目、病人及效果进行详细的登记，以便对中西医结合护理效果作出系统的评价和总结。

5. 完善中西医结合护理常规 各病房根据各自特点，每年确定1～2个辨证施护病种，并根据临床实践，总结出完善的辨证施护常规，不断丰富中西医结合护理的内涵。

6. 对责任制护理病区的管理 在中西医结合医院内有1～2个责任制护理病区，选派2～3名业务素质好、责任心强的护士担任责任护士，每期责任护士值班时间不能少于3个月，责任护士对所负责的病人以整体观念和辨证施护为原则，对病人实行系统化的整体护理，并作好责任护理的交接班记录。

7. 对一般病房内责任制护理的管理 每个病区都根据本病区的病种和病人的情况，每月选择二位危、重或疑难病人作为责任制护理病人，责任护士根据病人的中西医结合诊断写出中西医结合护理病历，并按计划落实实施。

8. 中西医结合护理病历管理 中西医结合护理病历应以中西医结合理论为指导原则，提出通过护理手段能够解决或部分解决的护理问题，并制定出具体的中西医结合护理措施；主要包括病人的一般情况、辨证分析、护理问题、护理措施、措施依据、日程记录、效果评价、出院指导等内容。

（三）环境管理

1. 一般管理 做好环境卫生，使病人有一个清洁、整齐、安静、舒适的休养环境，有利于恢复健康，也有利于工作的顺利进行。

2. 中医学有“天人相应”的理论，在《素问·金匮真言论》中更是明确阐述了人之五脏，外应五色、五时、五味等观点，因此在安排病人住院时，应尽量根据病人的证候不同，选择合适的房间，如寒证、虚证应尽量安排在阳面的房间，实证、热证可安排在阴面的房间。

（四）病人管理

以病人为中心，制定病人住院期间的生活管理制度，密切工休关系，鼓励病人建立与疾病作斗争的决心。

1. 每月召开一次工休会，向病人宣传医院的规章制度及中西医对常见疾病的调护方法和预防保健知识。

2. 饮食管理 中医学非常重视饮食调养，认为饮食宜忌无论是在治疗疾病，还是在养生防病的角度都有着非常重要的作用，早在《内经》时代，就有了“以食代药”的主张，提出了“药补不如食补”的认识，《素问·藏气法时论》说：“毒药攻邪，五谷为养，五果为助，五畜为益，五菜为充，气味合而服之，以补精益气”。因此护士除能根据营养学的知识做好饮食护理外，尚须针对病人的不同证候，根据中医学的饮食宜忌的原则，做好病人的饮食管理，起到辅助治疗的作用。

3. 心理护理 中医学认为，人的情志活动与内脏有着密切的关系，情志太过可使脏腑气血功能紊乱，导致疾病的发生，《素问·阴阳应象大论》说：“怒伤肝”、“喜伤心”等；反之脏腑功能失调也常表现出不同的情志改变，《灵枢·本神》说：“肝气虚则恐，实则怒，……心气虚则悲，实则笑不休”。因此护士应能把现代医学心理学的研究成果与中医学的观点结合起来，对病人做好更有针对性的心理护理，以促进患者康复。

4. 出院养生指导 病人出院并不意味着疾病的完全康复，护士还要根据病人具体情况，以中医理论为原则，结合现代护理学的要求对病人的生活起居、功能锻炼、饮食宜忌等作出具体指导，以利于病人恢复健康。如中国中医研究院广安门医院多年使用的有中医特色的“病人出院养生指导卡”，对指导病人正确的自我调护起到了很好的作用。

（五）物资设备的管理

在现代化的中西医结合病房内，不仅有全套的西医治疗、抢救设备，还有中医、中药治疗用品，如针灸治疗仪、火罐治疗盘、艾灸、耳针、梅花针等物品，因此做好中西医结合病房的物资管理，保证医疗护理工作的顺利进行、保证病人的安全及防止差错事故的发生有着非常重要的意义。要求护士熟练掌握抢救设备、各种常备治疗仪的操作规程，熟悉病房常用中西药物的性能、保管知识。常备药和毒麻药、贵重中药要求分别存放，严格遵守领取、保管、定期维护和交接班制度。

（于秀华 姜东兰）

第二节 临床护理

一、病情观察

临床护理病情观察是护理过程中的重要环节。通过护理人员的感观收集病情资料，在中西医结合护理理论指导下，对资料进行分析、综合得出对病情的判断，既为护理措施提出依据，又给医生提供诊断与治疗的参考。

中西医结合临床护理病情观察，是在中医护理与西医护理临床观察的基础上建立并发展起来的新技能，有其自身的观察特点、观察方法、观察内容、观察记录和处理。

（一）观察特点

中医临床护理观察特点是在中医理论指导下进行的，通过望、闻、问、切搜集病情资料，重点在辨证，了解证的诊断、证的变化、证的护理。西医临床护理观察特点是在西医生物医学模式为主的理论指导下，通过视、触、叩、听搜集病情资料，重点在辨病，了解病的诊断、病的变化、病的护理。中西医结合临床护理病情观察特点则是吸取中西医护理观察之长，病、证的结合。所谓病证结合是在明确疾病诊断的同时明确辨证；在观察病情变化的同时观察证的转归。这个观察特点的形成历经几十年。在长期实践中，由一个病一个证的实践，一个病一个证的总结，80年代初，中国中医研究院主编的《中医护理学》，比较系统地介绍了"病情观察的原则"、"病情观察的要求"、"病情观察的项目"、"病情观察的纪录"，突出了病证结合病情观察的特点。全书介绍了中西医疾病100种，均有病、证结合的观察内容。进入90年代，中西医结合护理开始向系统化、规范化发展。国家中医管理局组织编写的《中西医结合护理常规·护理文件书写·技术操作规程》，对病证观察要点、护理计划、临床处理都进行了系统介绍，随着等级医院的评审，护理工作向标准化迈进。

（二）观察方法

临床护理病情观察方法要选择中西医各自的特点，掌握病、证两方面观察的要点，通过直接观察法（望、触、嗅、听、味）及间接观察法搜集病情，其中"望"尤为重要。邹立志、谭寿莱著的《临床护理观察学基础》强调"望诊是观察病情的重要手段"，并论述了望诊的内容，对中西医结合临床护理病情观察有一定指导作用。《中国农村医学杂志》在介绍《中医是怎样辨证论治的》文章中，指出：观察要"全面细微"、"辨别真伪"，一定要"四诊"合参，切忌主观随意。所谓全面细微，就是望、闻、问、切（触）每诊必察。所谓细微对每一种现象、每一个症状要细分。例如发热，不能只测体温，还要观察发热时间、性质、有无规律及伴随症状，这是实施中西医结合护理计划和为医生提供诊断、治疗参考必不可少的。这方面，中医提供了丰富的内容。仅《伤寒论》中就列举了22种发热的不同表现，其中区别程度的有微热、烦热、身灼热、翕翕如有热状；区别部位的有头热、手足心热、身热不去等；区别时间的有日晡所发潮热、必潮热发作有时等。

区分主次能充分体现观察的技巧。任何一个病人都会有最痛苦或最明显的表现，可以通过护士的感观获知。如水肿病人，一眼望去就可以知道水肿是其主要症状，首先要围绕水肿产生的原因、程度、部位、性质以及伴随症状进行观察。如：饮食不节、七情内伤、久病失调所致的水肿，及头面肿、四肢肿、上身肿、下身肿、全身肿、腹部肿，不同部位的水肿在辨证、辨病上都有不同的意义。

辨别真伪能体现观察的水平，关键在认真细致，从客观出发，忌带主观性。以观察舌质、舌苔为例，首先要注意外界因素对舌质、舌苔的影响，包括温度对舌质颜色的影响，食物和各种带色的食、药品对舌质、舌苔的影响。另外还需注意机体本身表现的差异，如同为灰黑苔有干燥有润滑，有能拭去无根，有的则紧附舌面。必须细辨，准确记录，否则就不能为病、证提供诊断、护理依据。

（三）观察内容

在中西医结合临床护理观察内容中，最重要的是生命体征的观察，除常规的体温、脉搏、呼吸、血压外，应结合中医对生命体征——神、精、气、形的观察。

“神”是生命活动的根本，“得神则昌，失神则亡”充分说明了神的重要性。有神无神主要看神志和眼睛。神志清楚、思维敏捷、对外界刺激反应快、两眼炯炯放光有神，反之则无神。若出现神昏、双目浑浊，固定不动或上翻则为神亡。

“精”是构成人体和维持生命活动的基本物质，包括先天之精和后天之精两种。皮肤滋润、毛发润泽、颜面红润为精气充足；反之涕、泪、唾、涎、液干涸，毛发干枯、皮肤干皱、两眼下陷、唇裂齿枯槁则为津竭、精夺，乃属危象。

气是人体生命活动的动力，有气则生，无气则亡。其衰竭的主要表现是呼吸微弱、时断时续，泻利无度，四肢凉过膝、肘，大汗淋漓或头汗如油，脉细如丝或微细欲绝或散乱或无；若出现气脱血散，临床观察到皮色瘀斑、吐泻带色、孔窍出血等症。

形是指体形、外貌。“形坚”主要表现为肌肉丰满、筋骨强壮、步态稳健。如果出现大肉已脱、皮毛枯槁、筋骨萎弱、步行不能则为形弊，预后不良。

上述观察体现了中医的特点，但必须与常规生命体征——体温、脉搏、呼吸、血压的观察紧密结合，只有这样才能体现中西医结合临床观察的特点和优势。如何结合？国家中医药管理局编写的《中医护理常规》做出了示范，在对昏迷的观察中提出：“密切观察体温、脉搏、呼吸、血压、神志、瞳孔、皮肤、肢温、汗出、二便等变化情况”，目的很清楚，这些观察有助于了解神、精、气、形的存亡，有助于医生辨证处理。

（四）观察记录

观察记录要体现中西医结合临床观察的内容，国家中医药管理局编写的《中西医结合护理文件书写》提出了规范化的要求。强调“要认真全面地进行记录，记录内容要及时、准确、真实。”其中危重病人护理记录及护理计划含中西医结合，特别是中西医结合护理病历书写指出用中医术语或中西医术语描述，病情记录体现了中西医护理的有机结合。

中西医结合临床观察历经几十年，在长期实践中，汇集中西医之长，逐步形成辨病、辨证相结合的护理观察理论体系。这个理论体系既重视疾病的观察，又重视对病人的观察；既要观察病人心理的变化，又要观察病人与自然、社会的关系；观察病人本身抗病能力；既重视感观直觉，又重视用现代仪器检测等。用这个理论做指导不断实践——认识——再实践——再认识，逐步促进新的护理观察学这门新兴学科的发展，对整个护理学和治疗学将产生深远的影响。

二、生活起居护理

生活起居护理不仅与药物治疗的效果有关，也影响病人的思想情绪。因此，生活起居护理是疾病治疗和身心健康的重要保证。

（一）生活起居护理的理论基础

中医把生活起居护理放在十分重要的地位。中医强调“三分治七分养”。“七分养”的观点，一方面表述了中医对护理的重视，另一方面也反映中医注重增强和调动人体内在的防病和抗病能力。

中医以“天人合一”作为起居护理的理论基础。《灵枢·邪客》中指出“人与天地相应也。”天地泛指大自然和环境，因此说人与自然和环境要相互适应。《素问》中说“人以天地之气生，四时之法成。”是指人以适应自然和环境而得以生存，顺乎季节气候之“四时”变化而保护健康。这些关于“天人合一”观的论点，也是当今我国科学家钱学森院士倡导的人体科学研究的人天观的基本观点；并与西方近年在护理中的适应模式理论相合。由 Rag 在 1974 年提出的适应模式理论，认为人与环境相互作用，自然环境以适当方式刺激人类，人类对环境产生适应能力；并主张在此认识基础上，实施适应自然环境的生活起居护理。

（二）生活起居护理的基本要求和内容

从“天人合一”出发，生活起居护理一方面要为病人创造一个舒适安逸的小“天地”，即病房环境；另一方面，要对大自然和环境的变化，探索和制订与之相应的起居规律，发挥大自然和环境有益于疾病治疗和身体康复的积极作用。

1. 病房环境

(1) 视觉环境

首先，病室要有优美的外部环境。足够的净空面积，合理的绿化和美化，是良好外部环境的基本要求。

其次，室内的陈设要布局合理简单和整洁美观，门窗、家具和窗帘墙壁的色彩要清淡典雅、明快向上和搭配合理，忌用红色、深灰色或黑色。还可根据病人年龄大小和疾病不同，改变和选择不同的窗帘颜色和摆放不同颜色品种的花卉等，如小儿病房可挂漂亮的窗帘和张贴美观的动物图片。

此外，病室有舒适的照明，也是视觉环境的基本要求。一般情况下，病室光线要充足，应采用自然光线，用人造光源时，要使光源色彩类似自然光，以免影响诊查效果。室内光线还要根据作息时间和睛雨阴天的变化，随时进行调整，如午休时拉下窗帘，使室内光线暗淡，夜晚睡觉时关上室内顶灯和壁灯等。最后，还应根据不同病症给予相应的照明，如急性热病患者、重症眼疾患者、肝阳亢盛患者和癫痫患者皆不宜光线过强。

(2) 听觉环境

良好的听觉环境能调节心神，使机体协调通畅，脏器气血平和，提高大脑皮层神经细胞的兴奋性，促进新陈代谢。为此，一方面，病室必须保持安静避免噪音，医务人员要做到四轻：说话轻、走路轻、操作轻和关门轻。

另一方面，应积极开展音乐疗法，特别是慢性病和长期住院患者，鼓励他们随个人喜好适当收听音乐节目，调节精神生活，活跃和改善个人情绪，以加强治疗和康复效果。

(3) 嗅觉环境

病房内外环境中的气味对病人的情绪有很大影响，对疾病治疗有重要作用。首先必须去除病室内外的污秽之气，除保持良好的自然通风和换气条件外，还可采用化学物理的方法进行空气洁净处理，如用 0.2%过氧乙酸喷洒，5%乳酸熏蒸，或安装负离子发生器、风筒式紫外线消毒器和换气机等，也可用中药空气消毒液，不但可消毒，还可使空气清香且无毒副反应。

中医学还发现一些香味除影响人们精神情绪外，还有神奇的治疗作用，如玫瑰香、栀子香可宽胸活血，清肝利胆；菊花香能平肝潜阳，预防高血压；夜来香有驱蚊防疟作用。西方学者也发现薄荷和罗勒叶片含的芳香油能在一定程度上杀灭结核杆菌和预防感冒。因此，起居护理中要注意充分利用这些香味的积极作用，在病室内外根据需要摆放和种植花卉或喷洒香水。

(4) 卫生环境

保持病室环境卫生是进行治疗和防止交叉感染的基本需要。病房内必须保持地面、门窗和一切陈设洁净无尘。一天中大部分病人都躺在病床上，因此，病床卫生和舒适对病人尤其重要，应定期换洗被套、大单、枕套及病人衣裤。病人出院后，床垫、被褥等要采用曝晒或用床垫消毒器进行消毒，室内其他用品用 0.2%过氧乙酸、紫外线照射或中药消毒液消毒。有条件的医院可装备多功能康复床和调温床，对危重病人和瘫痪病人还可用新出品的褥疮床垫等。

病房环境卫生好坏也取决于病人的个人卫生状况。有条件的医院在病人入院时要淋浴换穿病衣。对卧床病人除每天坚持做晨晚间护理外，还要定期给予床上沐浴、洗头、剪指甲等。沐浴水温一般以 42℃～44℃为宜，但心脏病患者洗热浴需谨慎。对于一些特殊病人如瘫痪病人，昏迷病人要提倡使用一次性尿布、床单等，婴儿可用一次性尿布或尿布自动报湿器。病人需要养成良好的个人卫生习惯，不在病房吸烟和随地吐痰、乱扔果皮杂物，注意口腔卫生和每天洗脚，如需要还可用防汗鞋垫等卫生用品。做到以上要求，不仅使病人有一个良好的个人卫生小环境，而且也是保持病房的整体环境卫生所必不可少的。

2. 生活起居规律

(1) 劳逸相适，量力而行

疾病和康复过程始终是正邪相搏的过程，若休息及时和活动得当，则有助于正胜邪去病趋痊愈。《素问・宣明正气》中说："久视伤血、久卧伤气、久坐伤肉、久立伤骨、久行伤筋。"就是告诫人们，劳逸不可偏颇，需彼此相适。对于病人，休息十分重要，休息有助于患者脏器恢复健康；适当活动能促进经络通畅气血调和，增强脏器抗御病邪的能力。病人在休息和活动的过程中，应注意因人、因地和因时而异，必须量力而行。大病初愈，劳逸尤需适度。总之，以休息和活动达到不疲劳而又能增强体力为佳。

（2）顺四时，调阴阳

中医根据“天人合一”观，主张人们生活起居要适应自然环境的阴阳四时的变化，提倡顺四时和调阴阳。认为如若不能顺四时调阴阳，则会造成机体阴阳失调，精神萎靡，食欲不振，四肢无力，反应迟钝，影响疾病治疗和机体康复。《素问·四气调神大论》中说：“故四时阴阳者，万物之始终也，死生之本也。逆之则灾害生，从之则苛疾不起。”就是指出人们要“顺四时”，“调阴阳”。在《素问》中对生活起居如何顺四时也有具体的阐述，如说春季是大地万物发萌生长之时，应鼓励患者晚卧早起，进行户外散步和适当锻炼，使身体处于生机勃勃状态。夏季是生长茂盛季节，应晚卧早起，迎朝阳锻炼，以使体内阳气调和畅达。秋季万物渐渐平定收缩，宜早卧早起，使神志安宁，避免萧杀之气。冬季枝叶凋落生长停止，宜早卧晚起，以避寒气。而一日之中，白天阳气盛，人们早晨起来，阳气出于阴，头脑清楚，精力充沛，正好从事日常工作和劳动，晚间阳气入于阴，应充分休息睡眠，消除一天的疲劳，这就是所谓调阴阳。

（3）防六淫，避六邪

大自然的四时和阴阳变化也有反常的时候，在中医理论中认为这种反常表现为风、寒、暑、湿、燥、火等六气的反常，反常的六气也就成为“六淫”或“六邪”。所以在生活起居护理上还要防六淫、避六邪，针对外邪的不同和病症的差别采取不同的措施加以防范，如注意随不同季节作好春防风、夏防暑、秋防燥和冬防寒。病室内的温度和湿度，要根据气候的反常变化，进行相应调节，一般最佳的室温在18℃～20℃之间，湿度在50％～60％之间。尤其要注意防非其时之气而致冬温夏凉的淫气，避穿堂风、直吹的空调冷风等邪风。对虚寒证者，注意及时加盖衣被，室温宜高；对燥热咳喘者，注意保持湿度，室温可稍低。近年发展了许多防淫避邪用品，均可选择采用，如蚕砂、茶叶、菊枕可防暑去热，姜汁背心能暖胃去寒健脾助运。

随着高新技术的发展和人民生活水平的提高，计算机人工智能技术，以及空调、换气和调湿器等装置和各种医疗保健用品将陆续进入家庭和病房，从而极大地改善病房设备条件和适应能力。但是，由此也带来一些新问题，如空调病、噪音等，应注意采取相应的防范和消除对策。

随着人体科学和中医理论研究的进展，对天人关系的认识将更全面、深入和细致，与之相应，对起居环境和起居规律也应作及时的改进和调整。

三、饮食护理

饮食是维持生命活动的物质基础，对人体健康及疾病的防治极为重要。“民以食为天”，我们祖先历来非常重视饮食对人体的调补、营养与治疗作用。现代营养学通过计算各种饮食热量和营养成分，根据疾病的不同配制成各种膳食。如糖尿病膳食，低蛋白膳食，低盐或无盐膳食，要素膳食及胃肠外周营养等。饮食治疗已是现代综合疗法中不可缺少的一部分，它直接影响疾病的转归，或为机体进行某些治疗如手术、毒副反应较强的药物治疗创造必要的条件，促进机体早日康复。

（一）饮食护理理论及指导思想

1. 整体观

（1）以阴阳平衡为中心。《素问·生气通天论》：“阴平阳秘，精神乃治；阴阳离决，精气乃绝。”以饮食调节机体阴阳平衡，促使机体康复。近代研究调整机体阴阳平衡机制为①调节免疫系统功能。②调整内环境相对恒定。③调整物质合成与分解代谢的平衡。

（2）人与天地相应，饮食调护要因时、因地、因人制宜。现代医学研究认为人体具有自动调控体系，当人体自动调控体系失灵时，可通过药物、食物等调整其作用，恢复自动调控体系以适应千变万化的外界环境。

2. 辨证施膳　辨证施治是中医学的精髓，中医饮食护理遵循这一指导思想“辨证施膳”，根据不同疾病，不同“证”的表现而适用相应的食物，以达到“虚则补之，实则泻之，寒则热之，热则寒之”，调整机体阴阳平衡促进疾病康复。并按病程的不同阶段出现不同的“证”，随证施膳。体现“同病异膳”或“异病同膳”。食物与药物一样各有自己的性能，食物所含成分不同，性味和功效亦有差异，食物的选择要与疾病的性质相适应，才能达到调治疾病的目的。

3. 饮食宜忌 ①食物与疾病的关系。饮食宜忌是根据食物的寒热温凉，辛甘苦咸之不同的四气五味，以适应疾病的寒热虚实及阴阳表里病证。否则会起反作用，影响药物疗效。现代营养学认为食物总是含有不同营养成分和理化性能，对人体的代谢功能、生理、生化过程起着不同作用。如糖尿病忌甜食，肾病忌食盐，热证忌辛辣，寒证忌凉润等，都是必须明确的施膳原则。②食物之间的关系。食物之性能各有不同，有相互协同的，亦有相互克制作用的。性能相使、相生者，食之可加强调养作用。性能相恶、相克者，食之可降低疗效或产生毒副反应，因此要注意饮食配伍禁忌。③服药食忌。清代《调疾饮食辨》云："病人饮食，藉以滋养胃气，宣行药力，故饮食得宜足为药饵之功，失宜则反与药饵为仇。"有些食物对所服之药有不良影响，也有些食物可增进药物作用的发挥，食物种类不同所含化学成分及含量各有差异，对某些药物有提高疗效，也有降低药效或增强毒性者，故有服药禁忌。④食物与个体的适应性。有些人对某些食物过敏。如英国报道对33例患偏头痛患者的调查，发现其中23人有食物过敏反应，停止摄入引起过敏的食物后，偏头痛消失。深入研究饮食宜忌规律，找出合理食谱和食品加工烹调方法，应用食物来防病治病是具有重要意义的。

4. 饮食有节，顾护脾胃 脾胃为后天之本，饮食有节脾胃得益。脾胃虚弱者以少食多餐为宜，不可过饥过饱，应软硬宜适，冷热适度，饮食清洁、新鲜；老人、肥胖者及高血压、冠心病等宜清淡饮食，忌膏粱厚味、烟酒、煎炸及辛辣刺激性食物。膳食配伍谷肉果菜具备，辛酸甘苦咸五味调和，不可偏食。由于食物中营养素供给的不平衡引起疾病不胜枚举，如长期摄入糖过多或含高脂饮食易诱发高脂血症，从而引起动脉粥样硬化症、冠心病或脑中风等。节制饮食与癌症的发生有密切关系，1982年美国国家科学院公布材料，在动物实验中减少进食量能降低癌症的发生率，饮酒过多可促进吸烟的致癌作用，增加口腔、喉、食道及呼吸道癌的发生。改变膳食结构可明显降低癌症发生率。

（二）饮食护理方法及临床应用

1. 饮食护理方法 ①向病人及家属宣传饮食治疗及护理的重要性、饮食的保健知识，使病人主动配合饮食治疗。②布置清洁整齐饮食环境，开饭前半小时应尽量安排好常规治疗工作，帮助卧床病人洗手，促进病人食欲及愉快地用餐。③对病重、老弱病残生活不能自理者要耐心喂饭，对特殊膳食者要核对床号、姓名、诊断及饮食种类。④医护人员巡视病房时，观察病人进食情况，了解病人饮食习惯，不断改进膳食及烹调方法，注意饮食与药物宜忌。⑤加强饮食卫生宣传，绝对禁止外购熟食，养成良好饮食习惯及饮食卫生。饭后协助重病人漱口或口腔护理。⑥饭前、饭后让病人适当活动，以便增强食欲，有利于消化功能，但对心肺功能不全者则饭后需卧床休息。⑦传染病患者要做好消毒隔离工作。

2. 临床应用研究

现代医学和营养学的发展，对饮食疗法的理论及方法日臻完善，在传统辨证施食的基础上，计算各种食物营养成分，更适合人体需要。目前，由于护理条件所限，饮食护理仍处在辨证施膳临床观察，更深一步文献较少，现综述如下。

罗淑贤报道108例老年冠心病采用低脂（<30mg/日），低胆固醇（<300mg/日），低盐（<3mg/日）的饮食配膳，作为观察组，并设对照组（不限脂肪、胆固醇及食盐），经2个月膳食配合药物治疗。治疗前后测定空腹胆固醇(CH)，甘油三酯（TG）的含量。治疗结果观察组临床症状明显缓解，血脂下降，心电图好转，心功能改善，与对照组比较，前者明显优于后者（$P<0.05$）。冯莺报道30例病人应用山药澄粉药膳疗法延缓慢性肾功能不全进程的研究。结果显示药膳组病人血磷，血尿素氮下降，血浆蛋白回升，肾小球功能趋向稳定或部分恢复。与对照组比较（$P<0.05$）差异显著，证实山药澄粉为主膳食对慢性肾功能不全者，有维护肾功能，延缓甚至逆转肾损害过程作用，提高了病人生活质量。郭丽华报道20例再生障碍性贫血病人毛发中微量元素的改变与饮食护理。经中医辨证分型发现肾阴虚型"再障"病人毛发

中锂、锶、钙、络元素显著减少；肾阳虚型锂、锶、钙、钡、镁元素明显下降；肾阴阳虚型则12种必需元素均减少。经辨证施膳选择相应含有各种元素的食物，合理调膳，使患者毛发中微量元素各项指标明显改善。周春霞报道20例Ⅱ型糖尿病患者，控制饮食加药膳治疗3周。治疗前平均血糖8.38±0.38mmol/L，治疗后6.23±0.12mmol/L，6例血脂增高者甘油三酯3.24±0.4mmol/L，总胆固醇9.75±1.75mmol/L，治疗后分别0.86±0.35mmol/L，4.86±1.92mmol/L。临床化验各项指标明显缓解。控制饮食是糖尿病基础治疗措施之一，而中药药膳有益气养阴活血功效，故改善胰岛素功能，拮抗升糖激素，减少肝糖输出，增强周围组织对糖的利用，起到控制病情作用。陈健报道15例胰腺炎患者应用外周静脉营养护理，取得显著疗效，无并发症发生，并提出外周静脉营养应注意的各种护理问题。如心理护理、严格无菌操作、血管保护、输液过程注意事项及各项代谢指标观察。胃肠道外营养是指经胃肠外途径如通过静脉供给机体足够的蛋白质、氨基酸、脂肪、碳水化合物、维生素、微量元素、电解质及水分，以达到营养治疗目的。目前已成为许多疾病治疗的重要组成部分，如胰腺炎、外科手术疾病，促使机体正常生长，伤口愈合，正氮平衡和体重增加，它成为现代临床医学的重大发展之一。

中西医饮食疗法各有所长，相辅相成，充分利用现代医学营养学，并结合我国传统饮食疗法及护理，加强中西医结合饮食疗法、饮食护理研究。①突破现阶段饮食护理常规，用现代科学手段研究具有中国特色的饮食护理学。②选立饮食护理研究课题。加强饮食护理学术交流，对有苗头的课题应组织小规模的协作，但避免低水平的重复。③作好前瞻性科研设计方案，为促进我国中西医结合的饮食护理学的发展作出新的贡献。

四、情志护理

情志护理，又称精神护理，即心理护理。

近几十年来，医学模式转变为生物、心理、社会医学模式，使人们较为广泛、普遍地了解和重视了精神心理因素对健康的影响，重视了心理保健工作。世界卫生组织提出的关于健康的标准中，把人的心理健康列为其中的重要内容之一。为此，对心理卫生、心理治疗、心理护理、心理保健，中西医学都积极地进行了广泛、深入的探索与研究，提出了身心疾病及身心医学的概念，并进行着各方面的研究。

中西医结合心理护理，是运用中西医心理学知识，通过医护人员的言行、环境的设计等调节病人的不良情绪，改善其心理状态，减轻或消除致病心理因素，促进和保持身心健康。

（一）心理护理的原则

由于人体的自然与社会的属性，自然环境与社会环境对人的心理情绪时时刻刻产生着影响与联系，因此作好心理护理基本原则是在中西医心理学理论指导下，从整体出发，因病施护，因人制宜，辨证施护。

1．整体观点　全面照顾

（1）重视环境对病人心理的影响

清洁明亮的病室环境，适宜的温湿度，清新的空气，和谐的色调。保持环境的安静，避免喧哗与噪声，必要的轻音乐与病友间的轻言细语及欢笑声，医护人员的问候声等，可以使病人从视、嗅、听觉感受到舒适、舒服、舒畅，从而产生愉悦的情绪，增强治疗的信心。

（2）重视语言对病人心理的影响

语言是传递信息，表达思想情感的工具，人人都离不开它。语言具有科学性、情感性、道德性、艺术性和技巧性，按照语言产生的效果可分为安慰性语言、刺激性语言、暗示性语言和破坏性语言。不良性语言会对病人产生心理刺激而导致负性影响，因此必须重视科学适当地运用护理语言，注重语言的方向性（病人为对象）、语言的伦理性（职业道德语言）、语言的情感性（礼貌热情）以及艺术性和技巧性。

（3）注意形体语言对病人心理的影响

医护人员仪表端庄、自然适当、潇洒大方、着装整洁、态度和蔼、表情热情自然，动作灵敏轻巧，操作熟练，技艺精湛等，会使病人有信赖感、安全感，感到亲切、温暖，而消除紧张、焦虑、不安等情绪，增加治疗的信心，提高战胜疾病的勇气。

（4）注意同室病友间的情绪影响

病友间“同病相怜”，突破了原有的年龄、地位、身份、文化素养差异，成为一特殊群体。

他们之间通过看、听、议和猜测相互产生着心理感应，往往会导致负面效应：引起情绪改变，增添精神负担，引起病情加重，甚至丧失信心。对此种情况心理护理的任务是设法阻断不良感应的传递，做好重点病人的工作，开展集体活动改善气氛，重危病人安排单间，指导家属协助作正面工作。重要的是加强护理关怀，让医护人员的正面作用强于病友感应作用。

2. 因人而异　辨证施护

《内经》中有"多阳之人多喜，多阴之人多怒"，"重阳之人…言语善疾，举足善高，心肺之脏气有余，阳气滑盛而扬"的记载，并根据人的气质、能力、"脾气"、"性情"不同表现，提出人的性格分为阴阳五态人和阴阳二十五人的观点。人们的性格各异，情志特点各不相同。

由于病人在年龄、性别，在社会与家庭中的角色、个性倾向、文化素养、心理素质及患病有急、缓、轻、重的不同，处于疾病的不同时期等等因素，导致心理障碍各异，因而强调"一把钥匙开一把锁"，必须作具体而有针对性的个性化护理。例如：疾病的三期（开始期、发展或稳定期、恢复期）心理护理、儿童心理护理、更年期病人心理护理、老年病人心理护理、门诊病人择优心理护理及各种疾病的心理护理等等。

（二）心理护理方法的研究

1. 传统方法研究

（1）以情胜情法：人之七情分属五脏，五脏及情志之间存在着五行制胜的原理。具体方法如下：

①激怒疗法：引起阳气升发、气机亢奋，可以起到忘思虑、解忧愁、消郁结、抑惊喜的作用。适用于思虑过度气结、意志消沉、忧郁、惊恐、情志改变等。实施时应注意激怒强度要适当，防止气血上冲过度而变生其他疾病。

②喜乐疗法：积极愉快的情绪促进阴阳协调、气血和畅。适用于忧愁、悲哀、思虑等情志病变，实施时注意适度、防暴喜伤阳。

③惊恐疗法：具有解郁、开闭的作用。适用于思虑过度、气机郁滞、神情痴呆、癫狂症、强迫症患者。此法不可滥用，免生弊端。

④悲哀疗法：具有平息激动、控制喜悦、忘却思虑的作用，适用于情绪激动、神情不安、过喜而狂病症，实施时应灵活安排，并与家属解释清楚，以防误解，节外生枝。

⑤忧思疗法：具有收敛、平静、抑制亢奋之作用，适用于阳气涣散、气机亢奋、情绪激动、惊恐不安等情志病变。实施时语言诱导掌握适度，熟悉病人最易引起思虑的事物。

（2）情志疏导法：采用语言、行为等等手段解除患者抑郁、疑虑、自卑、忧思等不良心理，使气机和顺，改善精神情绪。

（3）情志导引法：是以自我训练为特点的意疗与导引相结合的方法，具有调和气血，调畅气机的作用，通过心、神、身的活动促进心身功能康复。包括以意导引法、吐音导引法、行为导引法。

（4）情志陶冶法：是控制不良情绪的有效方法。古人云："七情之病，看花解闷，听曲消愁，有胜于服药者矣。"剑桥大学声波专家研究发现：声乐的声量，可转化为生物的化学能，并作用于一切动植物。具有转移注意，培养情趣，陶冶情志、寄托思想、调神怯病的作用。

包括音韵感应法（音乐安神法、音乐开郁法、音乐悲哀法、音乐促怒法、音乐愉悦法）和相色法（影剧法、观画法、色彩法、悦情逸志法）等。

2. 现代方法之研究

（1）抑情顺理法：医护用语言、行为解除病人疑虑，使病人通达致病与愈病的道理，使之能坚持对病态心理的自我抑制。可适用于强迫症、疑病症者。

（2）激情刺激法：同以情胜情法。

（3）假借针药法：假借针、药，配合语言诱导，消除致病心理因素，同暗示疗法。

（4）行为诱导法：主要用于心理疾病不思饮食者，以食物之色、香、味、形诱导之。

（5）厌恶反射法：用恶性刺激及惩罚手段来消除不良行为，主要用于戒烟、酒、毒等。

（6）动作体位法：借体位改变、身体动作来转移注意分散病理体验来纠正不良心理。

（7）气功吐纳法：有意识的自我松弛机体，自我调整心理。有研究表明气功渐进松弛，可对抗紧张与焦虑，使中枢神经的紧张性下降，使过度兴奋而致机体紊乱的大脑组织细胞复原。

（8）力量借助法：借助社会、家庭的力量，给病人创造一个良好的外围环境，消除不良环境因素。

(9) 医德感染法：包括语言温暖法，举止影响法，以情感化法等等。

(10)知识熏陶法：主要对医学知识的宣传，有问必答，因人而异。

(11) 香味疗法：观花可赏心悦目，愉悦心情。闻香又可使人振奋，保持良好的情绪。苹果香可治精神抑郁症；薄荷可预防感冒；菊花与薄荷气味可使人思维敏捷；水仙、紫罗兰可使人感情温和，唤起美好回忆；天竺花使人镇静，消除疲劳、安眠等。可依病人不同情绪选择相适宜的花卉摆放，有助于缓解不良情绪。

(12) 书刊疗法：报刊与图书疗法的作用不亚于药物治疗，它们可使人们的思想有所寄托，从而精神振奋、乐观开朗，树立战胜疾病的信心和勇气。按对病人的影响将图书刊物分为三类：一类为影响理智与思维书籍，一类是影响情绪心理书籍，另一类是帮助和理解自己生活意义的书籍。看书时专心攻读，坚持每日钻研，持之以恒，配合其他疗法，效果更好。此法适合于内向性格，能静下来，且具有一定阅读能力的病人。

3. 心理护理测验

心理护理是一门专业学科，从思辩性方法，哲理性质过渡到科学性，使其研究客观化、定量化，必须进行心理测验，制定指标，得出数据。因此在临床心理护理过程中应加强心理测量工作，虽然有一定的困难，但仍正在积极引入实施当中，如：人格测验，智力测验，记忆测验，神经心理测验，特技测验等。具体测验方法有问卷法，作业测验法，投射测验法等。

(三) 临床心理护理研究举隅

心理护理近些年来发展很快，已逐步的普及、深入于临床各科。临床心理护理从多方面进行了探讨。

1. 门诊病人择优心理的探讨，如时间择优、诊察择优、药品择优、施治择优等方面。护理除了进行知识熏陶法、语言疏导法外，还应注意对急重病人适当优先（并可避免延误病情），要防止熟人“插队”现象，建立专家门诊、疑难病例会诊制度等，来加以解决。

2. 高明芳等通过对 250 例癌症患者情绪调查研究情绪与癌症的关系，认为不良情绪对机体免疫系统产生影响，抑制 T 淋巴细胞，使癌细胞得以生长繁殖而致癌，提出运用心理手段帮助病人克服不良情绪，避免生癌。

有人对消化道出血病人的心理状态进行了观察与分析，提出病人有恐惧心理改变，具有濒死感、情绪紧张、心神不宁、烦躁不安并哭泣；抑郁心理改变表现为沉默不语，表情呆滞、闷闷不乐，对外界事物不感兴趣，不愿下床活动，不许医护人员离开等。

3. 于氏等通过问卷法研究抑郁症病人住院期的心理反应都是消极的负性心理，提出采取积极心理护理：①采取“认知领悟法”消除负面心理。②改善环境摆脱痛苦经验，如帮助分析人格等不利因素，指导其与他人交往，转移注意，安排适当活动改善心情，创造条件多欣赏幽默小品。③密切观察，防止自杀。

4. 张桂芝探讨了患儿家长与护士间常见的心理矛盾及调节办法。如恐惧、焦虑与漫不经心的矛盾—护士应加强医德修养；多问与勤答的矛盾—护士要有敬业精神；需要与护理局限的矛盾—护士做好情况介绍与解释，工作积极尽职尽责。

5. 研究幽默疗法：幽默疗法包括笑疗，可属于喜乐疗法，是通过护士温和亲切的态度，幽默风趣的语言，贴切形象的比喻来改变患者的思维形式，挖掘幽默的素材，改善心理状态保持最佳情绪，笑疗是心理护理的一种特殊表达方式，是一种内心宣泄的途径和精神缓冲剂，也是一项特殊的语言艺术，讲究语言技巧和深刻内涵。幽默与笑话一样可以使人心理出现一系列积极活动过程，影响某些激素的分泌，从而改善呼吸、循环、泌尿、内分泌、免疫等功能，促进身心内外环境达到新的平衡。近年来美国医疗界兴起“笑诊疗法”，认为笑能减轻痛苦，忘却忧愁烦恼、振奋精神、阻断疾病的恶性循环。

进行幽默疗法（笑疗）时应注意以下几点：①创造温馨和谐的气氛；②选好对象，了解其对幽默语言、笑话的理解能力。否则适得其反；③选择较随意的场合，严肃的场合不宜，否则引起误会；④谨慎选择适合病例，对于精力过于集中，情感过于悲伤者不宜；⑤了解患者的具体心理问题，选择适当内容，有的放矢。例如：情绪低落，精神紧张而体质虚弱者需用幽默方式引起内心发笑；而体质较好者，则可用风趣的笑料引其发笑。

6. 音乐疗法，古已有之，现更推崇，如音乐门铃、音乐报时钟。悦耳音乐，可使人感到详和、温馨。古人云“看花解闷，听曲消愁”，音乐能调节人的心理。现代研究认为，不同的音色、音调、音韵、旋律、节奏对人的高级神经活动、心理情绪产生不同的作用。如①《梅花三弄》、《春江花月夜》、《幽兰》等曲目，旋律缓慢轻悠，曲调低沉，柔绵婉转，可安神宁心，镇静催眠。②节奏明快，旋律流畅的乐曲，可振奋阳气，开畅胸怀，疏解郁闷。如《金蛇狂舞》、《喜洋洋》等曲目。③曲调低沉，节奏缓慢，旋律深沉的乐曲，可令人沉思，消除亢奋偏激情绪。如《小胡笳》、《二泉映月》等。④旋律明快，内容悲壮，情调激奋的乐曲，如《离骚》、《满江红》、《在松花江上》等，令人情绪激昂，增强力量。⑤那些音色优美，节奏明快，旋律悠扬的乐曲，如《百鸟朝凤》、《高山流水》等，可使人感到轻松、欣快，心情愉快。人们在音乐声中获得精神平稳，心情畅快，消除紧张，解除疲劳，甚至获得康复。美国心理学家阿伦的研究认为在手术中播放音乐，不仅能对病人产生镇静、治疗作用，还能有效地缓解手术小组的紧张情绪和思想压力而提高手术质量。

7. 音乐配合运动疗法，可以调节心神，气机舒畅，脏气平和，提高大脑细胞兴奋性，活跃情绪，增加腺体分泌，促进新陈代谢，愉悦心身。方法是晚餐后30分钟，在公园内、小河旁或喜欢的地方进行适当的运动如散步、打拳、舞剑等，并播放喜欢的轻快的音乐，音响不超过80分贝，伴随音乐节律边运动边欣赏音乐40～80分钟。孙代艳对老年康复期病人进行了音乐体疗的观察，每日1次，每次1～2小时，2周一疗程，记录活动后5分钟时的血压脉搏及自我感觉，如精神、饮食、睡眠等情况，结果，既活动了筋骨，增强了体质，还增强了免疫力，促进身体内外环境的稳定。王氏等在人工流产术中应用音乐疗法观察40例；术中以轻松愉快的音乐配合戴黑墨镜，使孕妇精神集中于优美的旋律上，避免听到器械声、仪器声、医务人员的语言及手术室环境的信息刺激，造就一个自我空间。减轻了孕妇的心理压力，消除紧张情绪，在血压，心率、下腹疼痛以及施术时间等指标均较对照组为优，$P<0.05$。

当前，心身疾病在疾病谱中占的位置，表明心理治疗、心理护理、心理卫生工作在保护人们健康中越来越重要，那么准确有效的心理帮助是每个医务工作者必备的专业素质的要求并不为过，然而在心理学、中医心理学的理论与临床的研究尚有很多工作要做，如传统中医心理护理方法，如何进行科学化的研究；精神护理、情志护理、心理护理之称谓的统一与确定问题；心理护理方法的统一与规范化的问题；特别是通过统一定性、定量化的方法对心理健康程度的判断的研究等都是中国心理科学需要探讨、研究解决的，应有计划地开展这方面的工作。特别是临床心理护理需要投入力量，使之进一步提高。

五、服药护理

服药，即口服给药，是中西医临床治疗最常用的给约方法，简便易行，病人无痛苦，普遍用于所有具有吞咽功能的病人，广泛运用于各种内服剂型的药物，如汤剂、酊剂、酒剂、口服液、冲剂及丸、散、膏、丹、片、胶囊剂等等。科学地服药和正确的调理，是充分发挥药物的最佳疗效，减少毒副反应的重要保证。

服药护理，包括服药时间、服药体位、送服液的量与质的选择，以及服药后的不良反应的观察、服药心理护理等诸方面。在医疗实践中服药护理正在不断地探索研究完善之中。

（一）关于最佳服药时间的研究

1. 依人体生物节律选择最佳服药时间

中医“天人相应”学说及时间生物学认为人体生理机能存在着昼夜节律。《灵枢·顺气一日分为四时》：“朝则人气始生，病气衰，故旦慧；日中人气长，长则胜邪，故安；夕则人气始衰，邪气始生，故加；夜半人气入脏，邪气独于身，故甚也。”据此而总结出中药服用时间：补阳药宜清晨服，益气升阳药宜午前服，滋阴养血药宜入夜服，安神药宜卧时服，行水利湿药宜清晨服，泻下药宜入夜时服。

“子午流注”法是中医学用天干、地支的变

异规律来推断人体气血在经脉中昼夜循行流注、盛衰开合时机、五脏气机的变化。“子午流注服药法”对疾病进行脏腑定位、辨别虚实、依时辰分别服药施治一实证者应在经开之时给药，以泻其有余之邪；虚证者应在经开后一个时辰给予补益之剂。石玉珍以祛痰、降气平喘法治疗一喘症，于每晨3时吸氧，5时服“三子养亲汤”和“二陈汤”取效。另治一例久喘致肺脾两虚之喘症者，则改为5时吸氧，9时服“香砂六君子汤”而取效。时辰药理学也提出按生物节律用药，可使药物效应得到最大限度发挥，避免一些药物的毒副反应。如强心甙作用心脏最敏感的时间是在凌晨4时左右，消炎痛在黄昏后给药，血药浓度较低，达峰值时间较长，疗效也较好。

2. 依疾病性质选择最佳服药时间

中医六经病的服药时间提倡“六经欲解时服药法”，一昼夜十二时辰，每经欲解时约3个时辰，当经病于初时（开始时辰）服药，末时（结束时辰）为欲解时，则病减或病解：“太阳病欲解时从巳至未上，阳明病欲解时从申至戌上，少阳病欲解时从寅至辰上，太阴病欲解时从亥至丑上，少阴病欲解时从子至寅上，厥阴病欲解时从丑至卯上”。

另外也可按病之部位确定服药时间，如《神农本草经》记：“病在胸隔以上者，先食而服药；病在心腹以下者，先服药而后食；病在四肢血脉者，宜空腹而在旦；病在骨髓者，宜饱满而在夜。”还有，某些疾病特定服药时间，如抗疟药宜发作前2～3小时服以截疟；真心痛病人常在夜间加重，宜在临卧时服药。齐静报道有人对124例不寐症择时服药，改传统的每日上下午各1次服法为每日1剂入夜时1次服下，愈显率明显提高。某单位观察“时心灵”治疗冠心病的服药时间，分别取9个时辰服药，每日1剂，结果发现7点半至15点半服药者效果最显著（$P<0.01$），病人对“时心灵”最敏感时间是上午7点半。马勇等对1例肺经余热、肝郁化火、热灼心经、阴液失泄证病人，改常规上下午分服法为晚睡前及次晨早餐后各服1次法，收到明显效果。费苏琴对35例肺胀病人择时服药后取得明显疗效。

3. 依药物性质选择服药时间

药物性质不同，对机体产生不同的药理效果，结合人体内在生物节律变化，又各有特定的服药时间，如解表药应及时服，平喘药于发作前3～5小时服，健胃药宜饭前服，消导药宜饭后服，制酸药宜饭前服，涌吐药宜清晨午前服，峻下逐水药宜清晨空腹服，润肠通便药宜空腹或半空腹服，泻下药宜入夜睡前服，驱虫药宜清晨空腹服，补益药宜饭前服，补阴药宜晚上服，调经药经前2～3天服用舒肝理气药，经期服用理气活血药止痛药。吴文雅等观察了不同时间用优降糖的降糖效果：服药后15～20分钟血糖开始下降，90分钟达高峰。由于进食后约60分钟血糖达高峰，所以餐前30分钟服优降糖能最有效地降低血糖而又避免发生低血糖。《医学信息论坛》报道高血压病人应择时服药：在血压将要达到最高值前半小时至1小时服降压药，效果最佳。

4. 关于服药间隔时间的选择

彭才勤提出：服药的间隔时间的安排，对那些疗效与血药浓度相关的药物产生较大影响，剂量间隔时间能影响平均稳态血浓度的大小，而影响疗效。应用线性药物动力学原理可证实，尽管是对同一病人给予相同的药物和剂量，同样每日4次，若剂量间隔时间不同，就会导致体内血药浓度不同，产生不同的效应。因此在安排服药间隔时间时应考虑药物的起效时间、高峰时间、持续时间。以利临床合理用药。现临床一般采用间隔2～4小时，中药2～8小时。

当同一病人用中西药物联合治疗时，中药西药服用的时间间隔问题，就应考虑到两种药物之间有无拮抗、协同作用、加毒、减毒等反应，以及二者相遇产生的化学反应，应更加严格、慎重对待，还应考虑胃排空时间问题。中药、西药服用间隔时间具体多长为宜，现在临床治疗中一般常规要求至少间隔半小时以上。徐松仁提出由于西药血浆浓度高峰时及半衰期基本清楚，而中药较笼统，一般认为中药服后在体内的有效时间是4小时，无论中药还是西药，内服后在2～3小时内可以完成吸收、生效过程。所以中西药联用时应相互间间隔2～3小时给药为合适。然而这一推断的间隔时间临床实践中较难实现。

（二）关于服药体位的研究

口服液体剂型的中、西药物时采用立位、卧位均可，但以上身直立位更顺畅些。

而口服固体剂型的中西药物时，若姿势不当，饮水量又少时，就容易滞留在食道，对食道粘膜产生刺激或损伤。有人报导卧位服阿斯匹林致食道炎，病人有胸骨后持续疼痛，发热，吞咽食物更明显，甚至溃疡引起出血。目前已报道易引起食道损伤的药物有缓释钾片、氯化钾、复方新诺明、氨茶碱、奎尼丁、四环素、心得安、去痛片、消炎痛、维生素C等十多种。Channer KS等在荧光屏下观察直立位及仰卧位时各分别饮水15ml、60ml情况下吞服装有97%硫酸钡的胶囊由咽到胃的时间和崩解情况，结果以直立位饮水60ml组，效果最好。因此徐松仁指出，服用固体药物法不当，常易使药物滞留食道，造成食道粘膜损伤。服药时的体位姿势是其重要的原因之一。所以患者服药应取立位或坐势，用足量水送下，不可平卧床上不加水服药，而且最好服药后保持站立姿势90秒钟，饮水量至少100ml。必须卧位服药者，应改为液体剂型。

（三）关于服药用水量的研究

中药丸、散、膏、丹、片等送服用水是比较讲究的。有些特殊药物送服液称为“药引”，如姜汤、红糖水、葱白汤、淡盐水、稀米汤、蜂蜜水、藕汁、萝卜汁、芦根水等，既可以水行舟送药入胃，又可起到引药达所之作用。而无特殊要求者以白开水送服为宜。

西药送服液的选择一般以白开水送服，不宜用茶水、糖水或淡盐水，主要是因为其所含化学物质与药物产生不良反应问题，如茶水含有茶碱及鞣质，可使中枢兴奋剂作用加强，中枢抑制剂作用减弱，与碱性药物、铁剂产生沉淀；糖水能掩盖苦味，失去苦味反射性增加胃液分泌作用而降低健胃药功效；盐水增加血容量，使降压、利尿剂效果降低，洋地黄、保太松均不可用盐水服用。

送服水量一般以60～100ml为宜，如Channer KS等认为至少60ml，焦素英等提出70ml，徐松仁则认为最少100ml。饮水量太少易致药物滞留，但亦不可过多，过多则使药物的吸收减少，排泄加快，降低疗效，并可使溶解度小而剂量大的药物增加溶出量、吸收量而提高血药浓度。几种药物理论需要量（是根据其溶解度、剂量而推算出）如氨茶碱0.2g需水24ml，阿斯匹林0.6g需182ml，四环素0.5g需5ml，强力霉素0.2g需0.6ml，地高辛0.5g需5ml等，是否为临床饮水量，尚须研究。

（四）其他护理

1. 服药操作方面

液体剂型药物如合剂、汤药、糖浆剂、口服液等应摇匀服；酊剂、酒剂以不稀释服用为好，若稀释则应与混浊物一并服下；中药膏滋药可用开水化服；散剂少量时可置舌面以水冲服，或调水成糊后吞服；中药大片剂、水丸可酌情压碎吞服；大蜜丸可掰成小块吞服；糊丸、蜡丸及胶囊须吞服不可咬破。杨晓敏对吞服胶囊方法有所研究：提出由于胶囊在口腔内遇水易粘在口腔中咽不下，且易溶化，服胶囊时先饮一口水，放入胶囊后微低头，胶囊比重较轻而上浮至咽，轻轻一咽即可顺利服下。

小儿服药，特别是婴幼儿服药是比较困难的。王延兆提供几种给新生儿喂中药的方法：①装入奶瓶吸吮服。②无需加糖矫味，因其味觉反射尚不成熟，③不要捏鼻子灌。④以滴管由嘴角慢慢滴入服。于惠琴等提出吞咽反射法喂药仅用于5个月以下的婴儿，且需二人合作完成，较麻烦。并介绍了日本婴儿喂药法：洗净食指，将药面沾到指尖上，放入小儿口侧颊面，再让其吃牛奶或喝水。

2. 密切观察服药后的反应

密切观察病人服药后的治疗效果，如解表药、涌吐药、泻下药、止痛药等须中病即止，取效后便要减量或停药。另外，由于某些药物炮制或煎煮不当，或同名异物，某些药物服用时间过长，或病轻药重，服用剂量过大，或某些病人过敏体质，或中西药物联合应用发生理化反应等原因，临床服药发生不良反应的时有报道。因此应密切观察，及时发现，及早处理，免生他变。万国庆等文中提到有52种中草药最早可在10分钟之内出现中毒症状，87种中草药在30分钟之内出现中毒症状。主张观察不良反应发生大多数应在服药10～30分钟最为关键。但也应注意药物的蓄积中毒的迟缓反应问题，某些药物一旦达到一定量时，便在这次服药后很短时间内出现反应。所以应掌握最佳观察反应的时间，即是服药后半小时之内。认为判断不良反应与所用药物之间的关系有五种：明确关系、很可能关系、可能的关系、假定关系及可疑关系。并提出了服药后发生不良反应的判断方法：①一般判断法：对可疑关系采用停药—减量—换药—停药—间隔一段时间再复用；对严重反应者—停药；对过敏者—斑贴试验。②对已知中药的不良反应则通过分析处方、煎药过程、抓住主要症状进行分析判断；③对未知的中药不良反应，除停药外，根据可疑关系进行处理。④中西药联用者，则应依据症状分析是中药不良反应还是西药不良反应，采用先停西药，症状消失则为西药反应，或停中药，症状不减者为西药反应。如果停用任何一种药，症状均不减者可判断为联合用药相互作用的不良反应。

3. 服药的心理护理

病人服药非顺从行为—滥用药、点名用药、漏服药、拒服药情况临床不难碰到。一方面由于给药方案复杂，中西药物多种同时给服，病人记不清，或监督服药制度不健全等客观因素外，还应重视病人的不良用药心理问题：①抗药心理（由于药难服；由于药物不良反应；由于见效慢而信心不足）；②久病成医心理（点名要药，不给则不服药；信广告，用药杂乱；或认为自己病已好，自行停药）；③错误用药心理（公费医疗者多开药、开好药；或只服自己赞赏的药，拒服其他药）等等。为此要做好服药的心理护理：①重视对病人服药知识的宣传与指导；②了解病人的病情及服药心理，针对性地进行护理。③健全监督服药制度，按时给药，并守护病人服下药。④协助医生使用药方案尽可能简单，时间集中，易于执行。⑤观察服药反应，及时处理。⑥虚心听取病人反映，及时解决服药中的问题。⑦对于拒绝服药的小儿可采取情志转移的方法，表扬奖励方法，提高服药的勇气。

国外有人提出让病人掌握服药知识方法，自己服药，可以提高服药质量。自服药组出院后服药率95%，对照组为83%；了解药物功效前者90%，后者46%。自服药组中有95%的人愿意自行服药，43%的人讲诉在医院积累了经验，回家能有信心地服药，45%的人认为提高了对药疗的理解，能坚持自行服药。

中西医结合是临床医学发展趋势，临床中西药物联用将有增无减，甚而扩大，随之关于服药时间、中西药联用的间隔时间，毒副反应的观察与护理等问题将是服药护理中应重点研究探讨的课题。

六、功能锻炼

随着社会的进步及发展，人民生活水平的提高，医疗条件的改善，对慢性疾病及损伤所致残疾的康复日益引起社会重视。应用现代医学手段及发挥传统中医药学的优势，采用各种手法，全身性、局部性及使用各种体育器械辅助进行功能锻炼，使疾病或损伤造成的功能障碍尽可能地恢复正常或接近正常，使病人残存功能及能力获得最大限度的发挥，从而使病人躯体及身心生理功能、生活自理能力得到改善，提高了病人生活质量。

功能锻炼是康复医学的重要组成部分，我国80年代引进西方现代康复医学理论、技术和经验后，又大力研究倡导中国传统康复医学，创造出具有中国特色的中西医结合康复护理学。康复护理刚刚起步，文章报道还较少，仅国内研究资料报道于下。

（一）骨伤科功能锻炼方法研究

中医骨伤科学在我国有着几千年的悠久历史，40年来医务工作者系统的整理了理伤手法，改进牵引及功能锻炼器械。中西医结合治疗骨折就十分重视功能锻炼，在骨折整复固定后即开始功能锻炼，它体现了中医学治疗骨折的动静结合原则。如小夹板固定等，取材方便，固定范围小，有利于肢体活动和功能锻炼。功能锻炼是全身各关节通过合理的活动，达到理气活血，舒筋活络，强壮筋骨早日恢复肢体功能的目的。

1. 脊柱骨折合并截瘫功能锻炼方法研究

通过主动和被动的功能锻炼，保持瘫痪的肌肉，关节活动，以使软组织不萎缩，关节不僵硬，促进血循环，预防畸形。如刘骏报道采用了不受制动约束，不受设备限制以护理为主的垫枕练功方法，改进用布枕或硬枕，采用乔麦皮枕头，此枕具有弹性，松软而挺具，有颗粒间隙并有吸汗液功能，垫枕高度由10cm逐步加至20cm。观察了脊柱压缩骨折合并截瘫及不全截瘫150例。入院后教会练功方法①单纯脊柱骨折练功法：第一步，五点支撑法。第二步，三点支撑法。第三步，弓桥支撑法。第四步，飞燕点水法。②合并不全截瘫与全截瘫，根据截瘫指数练功，坚持循序渐进及坚持不懈的原则。在床上练功3～4个月，病人可下地走路。远期疗效可见椎体（病椎）形成骨桥，相当植骨融合效果。

2. 肩关节锻炼方法研究　肩凝症是中老年常见病症，也是肱骨近端骨折处理中常见并发症。王永明报道采用甩肩治疗肱骨近端骨折预防中老年肩凝症。甩肩法24例治疗12个月。白天患肢悬重量2～3kg，行指定的功能锻炼方法，夜晚根据不同骨折类型，行床尾或床边水平牵引或俯卧床边垂直吊牵引。一周内骨折大多自行复位。骨折平均愈合31天。骨折近解剖复位15例，功能复位9例，无1例肩凝症发生。并设对照组13例，未采用甩肩治疗，肩关节功能完全康复3例，发生肩凝症10例。甩肩法是联邦德国治疗肱骨外科颈骨折的传统方法，该文将此法扩展用于肱骨外科颈下1～4cm处骨折。此法与我国中医筋骨疗法并重，动静结合的骨折治疗原则近似，它将骨折治疗中复位、固定及功能锻炼三大原则灵活地融为一体。

3. 前臂骨折的中西医结合功能锻炼法　如高瑞香报道120例闭合性前臂骨折中西医动静结合原则，早期恰当的功能锻炼法。一般在麻醉苏醒后开始，方法：握拳，直待手部肿胀消退，再开始肘关节运动。即“小云手”运动，待活动力量增强不需要扶托时，便可行“大云手”活动，直等到骨折临床愈合，去除夹板后做“反转手”锻炼，以恢复前臂旋转运动。然后以健侧带动患侧角、肘、腕、手及前臂的旋转活动。解除小夹板固定后配合通经活络，利关节中草药局部熏洗，促进局部血液循环，活血止痛。结合合理的膳食以壮筋骨、滋补气血，促使骨折愈合，功能早日恢复。

4. 手功能锻炼方法　手功能精细灵巧而复杂，一旦受伤或手术处理不当，常给患者带来功能障碍。甚至使患者丧失劳动力。如张红梅等报道了手外伤189例，施行了一系列功能锻炼防治了手功能障碍，功能恢复满意。①肌腱松解前后功能锻炼：术后14～48小时即除去敷料被动屈伸，再主动伸屈手指每日2次。48小时做蜡疗后，固定掌指关节于180°伸直位，再主动屈伸手指，循序渐进，增加锻炼次数与时间，直到7～10天后手指屈伸自如。②肌腱吻合术后的功能锻炼：锻炼前做蜡疗或太阳灯照射，3周早期活动，主动伸屈手之各关节。5～6周进行被动活动，力量由小到大，直到正常活动。③断指再植术后功能锻炼：早期以控制感染为主，作超短波，红外线照射促进血液循环。中期锻炼在4～6周开始，以主活动为主，练习手指屈伸握拳。晚期在6～8周开始，被动活动各指关节，主动活动以日常生活功能要求而行。可采用握力器、分指板和矫形器。④骨折和关节脱位的功能恢复：早期采用超短波等照射，加速骨折愈合。解除制动后，做蜡疗。对关节脱位伴韧带损伤者，术者以左手握住脱位手指缓慢向前延伸，然后用右手拇指按复位方向挤压，4～6周可被动活动脱位关节，直到活动自如。

5. 颈部烧伤功能锻炼法　颈部深度烧伤治愈后易发生瘢痕增生及屈曲挛缩畸形，轻者影响外观，重者导致功能障碍，贺端报道34例深度颈部烧伤进行功能锻炼，防治颈部瘢痕挛缩及恢复功能，从而避免了一部分手术。①体位疗法：病人从入院至出院，颈部始终保持合适的功能体位，减轻颈部瘢痕挛缩程度。②颈部主动及被动活动：在伤后或植皮术后3天督促或辅助其颈部轻微屈、伸及左右转动。活动轻微，范围小。每日1～2次，每次5分钟，10天作颈前屈，后伸及左右旋转训练，1～2次，每次10分钟，逐渐恢复颈部自主功能。③局部按摩：开始用轻手法的按压法，随着瘢痕组织老化逐渐增加按摩手法。④晚期瘢痕挛缩功能锻炼：除每天对瘢痕组织按摩及以牵拉手法被动运动外，在颈部以颈托固定，使局部持续保持牵拉状态，以对抗挛缩发展。⑤加压疗法：改进了弹力套制作方法，将传统的环状改为片状，边缘缝以尼龙搭扣，缝制成身体各部位的弹力加压套。用后2周痛痒减轻，6～12月瘢痕变平软，关节功能改善。⑤温水浴：水温39℃～40℃浸浴全身或局部15～20分钟，每日或隔日1次。治疗结果，17例Ⅱ度颈部瘢痕6例完全康复，11例及Ⅲ、Ⅳ度颈部瘢痕挛缩17例都不同程度减少的手术范围。

（二）脑血管病肢体运动等障碍的功能锻炼方法研究

1. 运动性障碍早期功能锻炼　如张晶等报道51例脑血管患者早期康复方法：其中32例为首次发病在1周内，10日内开始康复治疗为早期组，另19例首发病或再次复发在2月～4年为晚期组。功能锻炼方法：①体位保持。以正确的姿势或保护措施，防止患肢关节脱位变形。②肌力功能训练。以主动或被动的训练，反馈地刺激中枢，增强肌力。③平衡训练。进行坐位、跪位、立位及步行中的平衡训练，提高平衡功能。④关节活动度训练。以被动矫正和主动运动方式改善关节的活动角度。⑤肌肉松弛训练。以心理诱导和被动活动，缓解肌肉紧张及复合动作。⑥日常生活活动训练。指导患者以正确的方式进行上下肢协调运动，并鼓励病人做力所能及的生活自理活动。治疗1个月早期组其肢体功能恢复明显优于晚期组。早期康复训练，能够刺激部分脑细胞产生功能代偿，使神经系统尽快建立新的联系，使肢体功能早日康复。

2. 早期手功能锻炼　脑血管疾病手功能障碍相当常见，残留屈腕屈指挛缩畸形，影响患者日常活动。如韩利民等报道运用促进技术的原理结合中医传统手法治疗护理31例偏瘫手功能康复。早期采用被动功能锻炼，先从小指对手指每个指间关节进行被动屈伸揉搓，然后一手握住患者腕关节，另一手捏着手指的末端进行旋转摇晃，对拇指加大活动幅度。还包括对前臂腱反射刺激点敲打，每次有效刺激量为30～60次，每日2次，10次为1疗程，刺激坚持定点足量的原则。随着治疗深入，患者的手指开始诱发出不自主活动，到不协调的粗大的伸展运动，同时鼓励患者作无名指、中指的主动活动，作渐进的抗阻练习。对于伸指困难的患者采用姿势诱导法，肩前屈、外展超过90°时诱发手指的伸展，对健侧动用诱导患侧的动作，做抓空、推手、指人、拿物等动作，以提高手指的协调能力，促使手指功能康复。结果早期手功能锻炼优于非早期功能锻炼。该文提示6个月以上仍有治疗效果，只要坚持功能锻炼，均可以达到最大程度的恢复，功能锻炼时间愈长，效果愈好。

3. 语言康复训练　脑血管疾病如果病变损伤右半球的言语中枢可引起言语功能异常，临床表现为失语症，对患者生理和心理上造成的不良影响极大，有时甚至超过运动功能障碍，语言康复是迫切需要解决的课题。①早期训练，反复示范。利用画片，如患者对口语理解很差，可采用手势或视觉信号，配合单词训练，每次训练都应有耐心，要使患者保持积极的态度。②了解失语类型，对不同类型的失语患者训练的侧重点亦不同，如命名性失语主要为遗忘性，护理时应有意识地反复说出有关事物名称，强化记忆。运动性失语主要是构音困难，护士应着重给患者示范口型及声音训练。如曹作华等报道对32例脑梗塞运动性失语患者实施语言训练方法：利用口形及声音训练，开始时先教会患者通过口形及声音支配控制自己的唇舌运动练习发音。利用语言训练磁带练习，将日常生活用词组、句子制成适宜患者跟读的盒式录音带，每次练习2～3分钟，先易后难。训练有关发音肌肉，重点指导患者练习舌及口腔肌肉的协调运动，如反复练习卷舌及舌的左右运动（以舌尖舔两侧腮部粘膜）、鼓腮、嗑瓜子、嚼口香糖等，以促进患者发音准确。定期检查，强化弱点训练。结果32例语言恢复有效率为100%，而对照组30例常规治疗未进行语言训练失语程度对比（$U=4.63$，$P<0.01$）训练组患者语言功能康复较对照组明显。③组织社会力量参与言语训练，言语训练需要较长时间，许多后续工作主要由家属承担，因此要动员患者家属、朋友、同事多与患者进行言语的交流，促使患者发音说话能力更快地恢复。④语言训练与整体康复同时进行，每种功能训练的成功可能对其他功能的恢复起到积极作用。

随着康复医学的发展，康复护理学正在起步，开始受到广大医学界的重视，但目前组织还不够健全，对其学科研究范畴尚无统一认识，功能锻炼是康复医学的一部分，需要医护人员及家属的配合，护理人员在这一领域还没有形成一支研究损伤及残疾肢体功能康复的护理常规及程序，此课题的研究仅仅是刚刚起步。目前报道一些功能锻炼仅限于住院期间早期康复。所以今后应尽快的健全康复护理体系，包括社区及家庭康复护理。应用现代医学手段，发挥中医药学及护理的优势，促进因疾病或损伤造成的功能障碍尽可能的恢复正常或接近正常，使残存功能获得最大限度的发挥。

七、护理技术操作

护理技术操作是护士的基本技能之一，是将医生的诊疗方案落实在病人身上的技术活动，它具有很强的科学性、有效性、规范性。

中西医结合护理技术操作是传统的中医护理技术与现代护理技术在长期护理临床实践中相互取长补短、不断改进而逐渐充实和发展起来的。由于它有利于减轻病人痛苦，提高疗效，已较为广泛地在护理临床中应用。

中西医结合护理技术操作是中西医结合医学的重要组成部分，是中西医学术相结合的产物。根据现有资料分析，它的内容大致有三种情况：即中医传统护理技术操作与现代科学技术的结合；中医护理技术操作中运用西医护理技术内容的改进；西医护理技术操作中运用中医护理技术。

(一)中医护理技术操作与现代科学技术相结合，提高了治疗效果和工作效率

现代科学技术的发展为医疗仪器的更新创造了条件，如利用声、光、电、磁等原理研制出的治疗仪器层出不穷，具有简、便、快捷的特点，以及依据中医理论应用它们或者可以促进经络传导，或能温经散寒，或可舒筋活血，或能载药速达病所等作用。这些仪器在临床治疗中的应用成为护理操作的一个重要组成部分。

1. 经络导平仪疗法　是针刺、推拿和现代科学理疗电子技术相结合，按照中医阴阳平衡治病原理，采取向体表穴位高压超低频、单向矩形脉冲电流来治病的一种方法。它具有止痛镇静、活血化瘀、增强肌力、恢复神经传导功能和抗过敏、增强免疫机能等功效。

2. 中药离子透入法　是根据电学上的同性相斥、异性相吸的原理，离子产生定向运动，将中药成分中的某些物质通过皮肤的汗腺孔导入体内至病所以达到用药治病的目的。

3. 超声雾化吸入中药法　是应用超声雾化器产生的超声波能，将中药液变成微细的气雾，随着病人的呼吸，中药雾气吸入呼吸道，直达病灶，从而治疗呼吸道疾病。

4. 耳穴磁珠按摩法　依中医理论“五脏六腑十二经络有络于耳”之说，利用特制的磁性圆珠在耳穴产生的磁场效应，达到调理阴阳、调和气血、增强功能的治病的效果。一般是在耳穴放置直径1mm的磁珠，以每分钟60～80次的频率脉冲式按摩之，每穴按摩2～3分钟，保留3～4天。有报道临床用于药物引起的胃肠反应的治疗，总有效率可达95.2%。同属磁疗法的还有低频电磁治疗机，将其磁头置于穴位上，或在穴位上先敷以中药后再置磁头于药上面进行药、磁综合治疗。

5. 氦氖激光治疗仪　用激光束照射穴位，是无针的针灸治疗。

6. 电针仪　是运用电流的微弱刺激部分代替人工手法运针，临床应用提高了治疗效果及工作效率，亦可用于针麻。

7. 超短波导入疗法　是应用超短波治疗机的电场对深部血液动力学影响，以及直流电的作用将正极和负极的中药通过穴位导入体内依经络循行，迅速发挥治疗作用。

8. 微波热疗法　利用微波热疗机的微波热辐射原理，照射体表部位产生的热效应及药物的药理效应而达到治疗目的。

此外在中医的熏洗疗法、药浴疗法、中药气浴疗法中采用电源加热而研制成并应用的薰洗治疗机、蒸气治疗床、多功能热熨治疗器等等，进一步发展了中医药的治疗手段与方法，使中西医结合的护理技术操作更为方便、安全、清洁，提高了现代化水平。

(二)中医护理技术操作中吸收运用了西医护理技术

中医护理技术操作在临床实践中不断吸收西医护理理论技术操作的长处加以改进和应用，使之更加完善、更加科学，有利于提高中医中药的治疗效果。

1. 无菌技术广泛应于中医护理各项技术操作中　由于历史的局限，中医的理论观点多以宏观为主，对于传染与感染疾病认为是疫毒之气的缘故，虽也采取相应的隔离消毒措施，但主要是一些如点燃中草药消毒空气、煮沸消毒衣物用具等简单粗略的方法，而在各种局部外伤治疗或手术治疗中缺少严格局部消毒工作与方法，影响了它的疗效。西医的无菌技术如操

作者手的消毒法、用物的消毒法、患者皮肤粘膜消毒法、无菌用物的使用法等等，被积极地引入应用中医护理技术操作中，现在护理临床中已普遍应用，并也已明文写入中西医结合各项护理技术操作规程之中。各种针灸用针须经高压灭菌后使用，针刺时皮肤须常规消毒；中药换药法中的外用中药须经灭菌处理，其换药操作法完全按无菌技术换药法进行；中药发泡疗法时，须对局部皮肤进行消毒处理等等。因此保证了病人治疗的安全性、可靠性。

2. 采用西医护理技术操作方法　拓宽了中医给药途径，从而扩大了中医护理技术操作的范围，并丰富了其内容。如中药保留灌肠法，是将精制好的中药液采用西医护理的保留灌肠技术送入预期的肠道部位，使之在肠道吸收而发挥局部或全身治疗作用。改变了中医古代只有“蜜煎导”(相当于栓剂）和猪胆汁灌肠（相当开塞露式）的肠道给药法，丰富了肠道给药方法与手段，扩大了治疗范围。例如应用中药保留灌肠治疗盆腔炎、肠梗阻、溃疡性结肠炎、小儿感冒发热、尿毒症等；以后发展保留灌肠为中药液肠内点滴治疗疾病的方法，如中药直肠或结肠点滴治疗慢性结肠炎、溃疡病单纯穿孔、急性菌痢、流行性出血热少尿期等。方法是将精制中药液倒入吊瓶中，导管连接茂菲氏小壶，设有调节器，下接肛管或导管，按灌肠操作法进行。由于药液是点滴而入，肠内压力增加不明显，病人无不适感，药液在肠内保留时间较长，因而药物被吸收得更加充分。

此外，还有中药静脉输液法、肌肉注射法等。

穴位注射法是在经络穴位上进行药物注射，通过针刺及药物渗透对穴位的双重刺激作用及药理作用共同发挥综合治疗效用。施术的部位是经络穴位，施术的方法是针刺方法及无菌注射法。药物可以是中药亦可以是西药的注射液。穴位注射法临床应用较为广泛，特别是在基层单位及中小型医院更是如此。因为它方法简便，用药量少，作用较持久，疗效满意。治疗效果多与所选穴位的治疗适应症、注射点经穴定位的准确性以及药物的药理作用密切相关。有关穴位注射治病的报道经常可见，如曲池穴注射复方丹参液治疗慢性荨麻疹、三阴交穴位注射新斯的明治疗妇产科术后后尿潴留、药物足三里穴位封闭治疗白细胞减少症等。

穴位埋线法是依据中医经络学说理论，辨证选择相关的穴位，实施穿埋羊肠线术。穿埋羊肠线手术完全是西医技术操作，埋置的羊肠线可以较持久地对穴位产生刺激，因而可以说是长效治疗方法。如有报道穴位穿线配合艾灸治疗癫痫，取得较好疗效。

中药擦浴降温法是依据中医辨证用药原则分别采用辛温解表、辛凉解表，或活血凉血、清热解毒等药物配制而成中药降温擦浴液，按照西医护理技术操作中的物理降温酒精擦浴的方法和程序对外感风热证或各种里热证的高热病人进行中药擦浴降温。中药液擦浴一方面可以通过皮肤吸收部分中药有效成分而有利于控制病情，起到了某种间接治疗的效果；另一方面擦浴后体表水分（或酒精）的蒸发（或挥发）散热产生了物理降温的效果，一般降温效果还较满意，如有人报道中药擦浴降温效果优于单纯酒精擦浴法，而酒精擦浴又优于温水擦浴降温法。

(三)西医护理技术操作吸收中医护理技术操作内容，有利于克服原操作时病人易发生的某些不良反应，减轻了病人痛苦，提高了操作成功率。

1. 临床常用的十二指肠引流术及胃液分析，或胃镜检查等诊查操作中，由于插管刺激咽喉，经常引起病人恶心呕吐而影响操作的进行，且增加病人的痛苦，经采用推拿中脘、上脘、通谷穴，或针刺内关、足三里，或指压耳穴，或按摩背部胃俞穴、肠俞穴、合谷穴、内关穴等，对减少恶心呕吐，抑制咽喉反射起到了辅助作用，同时针刺足三里还可以缓解幽门痉挛，使引流畅通、胃镜检查顺利进行。提高了检查操作的成功率。

2. 穴位按压用于无痛注射　肌肉注射是临床常用的西医护理技术操作。由于某些药物的刺激性，或病人对痛觉的敏感性，以及操作本身对肌肉的轻微损伤等原因，肌肉注射疼痛也是常见的不适反应，特别是新病人、小儿患者，痛阈低者，注射时的疼痛常常影响坚持治疗问题。为解决此问题，减痛或无痛注射采用了中医的按压穴位方法，临床应用观察取得了一定效果。常用的穴位有环跳、秩边、带脉、大肠俞等，这些穴位或穴位附近部位皮下是腰或骶神经、坐骨神经分布区域。由于按压穴位的反射性感觉，导致痛觉兴奋点的转移及患者注意的转移而达到无痛注射的目的。

3. 口服或局部给中药法代替清洁灌肠作肠道准备，减少了病人作清洁灌肠的心理、躯体两方面负担，也减轻了护理的劳动强度。如中药通便栓纳肛用于拍片前30分钟，先左后右侧卧位各2～3分钟，再排便，拍片效果满意率达91%；口服中药液草决明浸泡液或净肠饮，代替清洁灌肠，与传统的方法对照观察效果满意，能排净粪便及气体，具有较好的清洁肠道作用，净肠饮组优良率达98%，对照组为88%。

(四)中医传统治疗技术在临床护理工作中广泛应用，充实了护理技术操作内容，丰富了临床护理技术手段，在中西医结合护理中发挥着重要作用。例如对于尿潴留西医除了诱导法外，就只有导尿，而中医则可采用针灸、点穴、穴位注射、脐疗、按摩、中药热敷等多种技术操作使病人解除尿潴留，减轻痛苦。又如对失眠，西医除诱导法外只能投以镇静安眠药，而中医则可采用耳穴压豆法、针灸、推拿、梅花针法、中药离子透入法及气功等多种方法，调整人体内环境，心理放松，促进安眠，且避免了长期应用安眠药的副反应。此外对于各种疼痛、肌注产生的硬结、便秘、褥疮等，均可通过中医的针、灸、耳穴压豆、按摩、拔罐、外敷中药等中医护理技术操作加以解决。

中西医结合护理技术操作是中医及西医两套护理技术操作的优势互补，具有更强的科学性、实用性及优越性，也是近几十年来的新事物。其优越性日益被护理界所重视，并广泛应用于临床。它还进一步地被世界医学界认识、关注、参观、学习，常有资料报道外国护理学者学习中国的针灸、气功、推拿按摩等，并运用于临床护理，例如针灸广泛用于治疗各种疼痛，穴位按压治恶心、呕吐等。因此，可以认为随着医学的发展，以及人们回归自然、力求避免化学药品对人体的不良反应的保健意识的增强与渴望，护理技术操作必将会有更多的项目实现中、西医两套技术的结合，也将会在更广泛的临床实践中创新与应用。

(许还珠 景俊英 张淑良 李素娟)

第三节 展 望

一、当前开展中西医结合护理的必要性和可行性

中西医护理在我国并存，是我国护理学得天独厚的优势和特点。学科知识的相互借鉴，相互渗透形成的中西医结合护理是两种护理同时存在的必然产物。中西医护理各有所长和不足。只有发挥各自的特长，有机地结合，才能赶超世界先进的护理水平，为人类健康做出重大的贡献。

(一) 我国当代护理面临的挑战，要求多学科的通力合作与有机结合

一是护理模式改变的挑战。自19世纪中期，英国的南丁格尔开创科学的护理专业，在漫长的护理实践中，逐步形成“以疾病为中心”的护理模式。现代社会物质文明和精神文明的进步，人们对护理的需求日益提高，要求以人为中心，把人作为一个整体进行系统护理和全身心的护理，除了注意人的生理状态外，同时还要注意人的精神、心理、家庭、经济等影响人的健康状态的相关因素，于是产生了“以整体的人的健康为中心”的护理模式，把预防疾病和维护健康，作为护士的基本职能。这个模式把护理从有限的对“疾病”的护理扩展到“疾病—健康”这一动态、连续的过程中。这是现代护理学划时代的发展进步，也是一项极其艰巨的任务。

二是现代科学技术发展和现代疾病谱的变化的挑战。随着新的科学技术深入发展，包括分子生物学和基因工程等在内的新学科的崛起和新技术的应用，对护理产生越来越大的影响，迫切要求护理跟上现代化的步伐。同时在进入21世纪时，我国及世界人口日益老龄化的趋势，以及心脑血管病、恶性肿瘤、艾滋病等发病率的上升趋势，也给现代护理提出了新的课题。

三是中国传统的中医护理与国际先进的现代护理接轨的挑战。中国传统的中医护理作为

我国中医药学的一部分，也是一个伟大的宝库。随着世界性“中医药热”的发展，中医护理正在受到越来越多国家和地区的关注与重视。越来越多的国家和护理工作者都期望从中医护理中寻求解决当代护理问题的启迪和途径。

在上述挑战面前，就我国目前护理发展水平而言，无论是中医护理，还是西医护理都难以单独完成这样一个繁重的时代性重任。必须走中西医结合护理的道路。

（二）中医护理和西医护理在护理目标上的一致性和护理优势的互补性是中西医结合护理的重要基础

中医护理是中华民族灿烂的文化遗产之一，是中华民族长期与疾病作斗争的经验总结，也是中国历史上历代医学家防病治病的经验结晶。中医护理的最大优点在于以中医气血学说、脏象学说、经络学说等为指导，运用天人相应、物我和谐的整体恒动观和“治未病”的思想，进行整体施护，辨证施护，因情施护。这与现代护理学的发展方向是完全一致的。但是中医护理缺少实验分析手段的支持，在护理判断与护理措施上缺少微观化和客观化指标，缺少现代化的科学的护理手段，这就在一定程度上制约了它的更快发展。而在现代科学技术影响下发展起来的西医护理恰恰与此相反，西医护理与高度发达的实验分析科学相联系，注重客观数据的采集和微观分析，在维护人类健康与疾病作斗争中发挥了巨大作用。它的弱点则是日益以临床检查和病理模型为中心，过分偏重于分析的、理论的、实验的方向。这两种护理恰恰在长处和短处上互为对照、互为补充。两者的结合将有效弥补其弱点，发挥其优长。

（三）当代中西医结合护理的实践证明了中西医结合护理的强大生命力

自毛泽东提倡“中西医一定要结合起来”，我国护理工作者在中西医结合护理上也进行了不懈的科学探索和实践，取得了可喜的成绩。例如：运用通里攻下、清热解毒、活血化瘀、理气开郁等治则和护则，在严格掌握适应症的前提下，治疗和护理急性阑尾炎、肠梗阻等急腹症中取得了举世瞩目的成绩；采用手法整复，局部固定，功能锻炼和内外用药为主要内容的中西医结合治疗与护理骨折，骨折愈合时间较过去单纯西医疗法缩短了1/3，95%的病例功能恢复满意，骨折不愈合率由过去平均5%～7%降低到0.04%，达到了患肢可以早期活动、骨折愈合快、功能恢复快、患者痛苦小的满意疗效。另外，中西医结合专科护理，在配合治疗周围血管病、烧伤、心血管病、急性感染性疾病、血液病、呼吸系统疾病、老年性疾病、恶性肿瘤预防保健、以及针刺麻醉的应用中，使用中西医结合专科护理技术，使之疗效明显优于单纯的西医护理和单纯的中医护理方法。1982年世界卫生组织介绍的中国医学在世界上处于领先地位的有五项（断肢再植、烧伤治疗、骨折治疗、急腹症治疗和针刺麻醉）其中后三项属中西医结合项目。1980～1990年中医及中西医结合共有295个项目获国家的奖励，其中中西医结合项目占半数。这应该说也是对中西医结合护理的肯定。中西医结合护理使更多的西医和其他学科的科技工作者了解中医护理的科学性，也架起了中医护理与西医护理相互沟通的桥梁，促进了中医护理以更大步伐走向世界。中西医结合护理不仅在救死扶伤、保障人民健康中发挥了巨大作用，取得了巨大成绩，而且中西医结合护理在理论上也表现了辨证与辨病、实验与临床、结构与功能、扶正与祛邪、局部与整体、现象与本质、主观与客观有机结合的特点。实践充分地证明了中西医结合护理已经成为我国三大护理力量之一，具有强大的生命力。

二、开展中西医结合护理有待解决的主要问题

中西医结合护理在临床实践中虽然有了很大发展，取得了一些成绩，目前困难仍然较多。就中西医结合护理本身发展而言尚有许多亟待解决的问题，其中最主要的有：

（一）理论融汇的问题

中医护理与西医护理是建立在不同理论基础上的两种学术体系，它们有相同之处——两者都以人体为研究对象，解决健康与疾病问题，这是结合的基础；又有不同之处——两者的理论、方法、手段有很大区别，这是中西医结合护理深入发展的主要困难。如何发挥两者优势，攫取两者精华，走出一条有机结合的道路，创立新的有别于两者又高于两者的护理理论体系

是一项长期的又必须完成的任务。只有理论上的突破，才能巩固和发挥其独特优势。

（二）人才培养的问题

40年前，毛泽东同志对卫生部党组“关于举办西医离职学习中医学习班”的指示以来，全国共培养中西医结合医生约6万名，相继设立28个博士点，87个硕士点，培养大批中西医结合博士和硕士人才，部分医学院校设立中西医结合系或专业，以及招收双学位的本科医生。然而随着中西医结合医学发展而必须发展的中西医结合护理的人才培养和队伍建设，未被充分重视，中国之大，竟无一所中西医结合护士学校，更谈不上中西医结合高等护理人才的培养途径。人才是事业之本。没有高素质的中西医结合护理人才，就不可能有高水平的中西医结合护理。中西医结合护理人才培养，特别是学科带头人的培养，以及建设一支中西医结合专业护理队伍，已刻不容缓。

（三）基地建设的问题

现在全国省市级以上的中西医结合医院有46家，应该充分利用这些中西医结合医院，认真研究和实践中西医结合护理，把中西医结合医院作为中西医结合护理研究的重要基地和中西医结合护理人才培养和训练的重要基地，加强建设，加强研究，不断完善中西医结合护理学。

（四）观念更新的问题

中西医结合护理在我国护理工作中的作用和地位还缺乏深入的宣传，在不少人中间还存在把中西医结合护理，看成只是西医护理中引用若干中医护理手段，或在中医护理中采取部分西医护理方式，有的甚至仍然存在将两者对立起来，坚持一方，排斥与轻视另一方的倾向。因此更新观念，提高认识，仍是发展中西医结合护理的重要前提。

三、中西医结合护理发展前景

当前我国正处于社会主义改革开放和经济建设的新阶段，也是世界科学技术发展更加迅猛的时期，这为我国中西医结合护理事业的发展提供了十分难得的机遇。可以预料，在新的形势下，我国中西医结合护理将进一步实现持续、快速、健康的发展。

（一）充分利用多学科研究成果，在实践中创立中西医结合护理学科体系

我国中西医结合护理的发展历程大体有三个阶段：一是早期阶段，表现为中医和西医护理手段的简单相加。二是中期阶段，表现为辨证施护与辨病施护相结合，三是深入发展阶段，具体表现为深入的理论探讨。目前正处在第二阶段向第三阶段的过渡期。面对发展中的中医护理和西医护理两种护理体系，中西医结合护理工作者将在中西医结合护理学学科定义、研究对象和研究目的方面首先取得突破。从独立（非我莫有的）研究方法、研究体系和合理的科研布局着手，建立以辨证施护与辨病施护结合、整体施护与局部施护结合、动静结合、身心兼护、护养并举、标本兼顾、综合施护为特色的中西医结合护理学科理论及体系。在中西医结合护理理论基础和中西医结合护理临床实践中，总结经验，逐步摸索制定各种疾病的中西医结合护理常规，并不断发展、提高，形成中西医结合护理学。

（二）出成果出人才，逐步建立一支现代化高素质的人才队伍

目前，我国尚缺乏相应的中西医结合护理人才培养体系，因此，随着中西医结合护理事业的发展，将要求创办更多的中西医结合护理学校、学院（或系）、设置相应专业，开办西医护士离职学习中医护理理论班，中医护士离职学习西医护理理论班或继续教育工作等多种形式，培养更多的初、中、高级中西医结合护理人才。同时，也有必要编写具有中西医结合护理特色的系统教材，规范课程设置，规范教学内容，完善中西医结合护理教学体系。适应培养多层次的中西医结合护理人才队伍的长远需要。

（三）扩大交流，走向世界，跻身世界先进护理之林

随着我国改革开放的深入发展，我国中西医结合护理也必将进一步走向世界。在与国际护理界的交流中，将进一步开阔视野，了解护理界最新学术进展，掌握最新信息，启发思路，交流经验，促进中西医结合护理理论研究和临床实践的国际化和现代化。同时在广泛的国际交流中，进一步确立我国中西医结合护理在国际护理界的应有地位，在世界先进的护理理论之林占一席之地。

（四）为中国和世界人民服务，在21世纪治病、防病、保健和康复等卫生服务中，作出特殊贡献

世界卫生组织提出“2000年人人享有卫生保健”的全球性策略目标。健康的含义不仅是未患疾病，而且是在身体、精神、社会适应能力上都处于最佳状态。为实现这个目标，我国正在加强预防医学，扩展医院职能，逐步撤除医院“围墙”，由单纯医疗向医疗、预防、保健康复的整体观念和综合服务发展。在这一战略目标下，中西医结合护理将可以大有作为。在广泛和深入开展的预防和初级卫生保健中，进行健康教育，妇幼保健，控制人口增长，改善老年人的生活卫生以及对慢性疾病，社会心理疾病的康复护理方面开展工作，提高人类卫生水准，在促进人类健康事业中，发挥中西医结合护理的特殊作用。

（冯运华）

参考文献

1. 王冬，等．现代医院管理理与方法．上海：上海科学技术文献出版社，1992年
2. 郭子恒，等．医院管理学．北京：人民卫生出版社，1983年
3. 中华护理学会．庆祝中医护理专业委员会成立十周年暨学术进展交流大会论文汇编．1994年
4. 中华人民共和国国家中医药管理局．中医医院分级管理文件汇编．1993年
5. 中华人民共和国国家中医药管理局．医院分级管理条例．1994年
6. 中医研究院．中医护理学．北京：人民卫生出版社，1983
7. 国家中医药管理局．中医护理常规、护理文件书写、技术操作规程．长沙：湖南科学技术出版社，1993
8. 北京市中医管理局．中医医院护理工作质量标准．北京：新闻出版局，1993
9. 邹立志，谭寿莱．临床护理观察学基础．西安：西安交通大学出版社，1990
10. 杨力．中医疾病预测学．北京：北京科学技术出版社，1991
11. 南京中医学院．中医学概论．人民出版社，1959：46～52
12. 黄如玉．新编中医护理基础．新华出版社，1987：52～54
13. 张淑良．运用中药进行空气消毒的研概况．中华护理杂志，1992；（10）：434
14. 徐生生．花香与健康．中华护理报，1995.9.1
15. 邱丽容．床垫消毒效果监测．护理进修杂志，1995；（4）：20
16. 陶志荣．DKC-1型多功能康复床．山西护理杂志，1994；（6）：188
17. 徐丽．一种新型防褥疮床垫的临床试验．国外医学护理分册，1995；（2）：81
18. 陈凤葵．调温床．中华护理杂志，1992；（8）：369
19. 刘崇礼．婴儿尿布自动报湿器．中华护理杂志，1989；（3）：142
20. 钱佰文，等．中国食疗．第1版．上海：上海科学技术出版社，1987：36～53
21. 罗淑贤．老年冠心病患者饮食护理．实用护理杂志，1993；9（6）：38
22. 冯莺．山药澄粉花膳疗法延缓慢性肾功能不全进程的研究．中华护理杂志，1994；29（12）：707～710
23. 郭丽华．再生障碍性贫血病人毛发中微量元素的改变谈饮食护理．护理学杂志，1990；（4）：177
24. 周春霞．Ⅱ型糖尿病患者膳食疗法及护理．扩理学杂志，1995；10（6）：326
25. 陈健．外周静脉营养临床护理体会．中国临床营养杂志，1995；3（8）：166
26. 傅玉贞．语言在护理过程中的作用．中医护理报，1993；5：15
27. 蔡晓莲，等．语言护理在心理护理中的作用及类型的初探．实用护理杂志，1995；11（2）：34
28. 叶万芳．论病友心理感应及其应用．实用护理杂志，1991；7（6）：40
29. 沈兴华．个性化心理护理．护理学杂志，1995；10（1）：43
30. 崔金海，等．实用中医护理指南．北京：中国医药科技出版社，1993年
31. 王金道，等．临床疾病心理学．第1版．北京：北京师范大学出版社．
32. 杨锡菊．心理护理十法．护理学杂志，1992；7（1）：24
33. 徐生生．花香与健康．护理报，1995；9：1
34. 宋贵伦，等．报刊与图书疗法．护理学杂志，1993；8（1）：30
35. 舒玉香．门诊病员的择优心理．护士进修杂志，1993；8（9）：17
36. 高明芳，等．情绪与癌症．护士进修杂志，1995；10（2）：22
37. 李亚华．对消化道出血青年患者心理状态观察及

护理．实用护理杂志，1992；8（1）：33
38. 金兰．消化道出血患者恐惧心理分析．实用护理杂志，1992；8（2）：34
39. 于兰等．抑郁症住院期间心理反应的护理体会．护士进修杂志，1995；（5）：37
40. 张桂芝．浅析患儿家属与护士间的心理矛盾及调节方法．实用护理杂志，1991；7（1）：29
41. 苏瑞．开展幽默疗法的初步体会．护士进修杂志，1994；9（2）：18
42. 刘静文．学会用幽默笑话护理病人．护士进修杂志，1994；9（7）：封3
43. 甘家汉．笑能治病的故事．中医护理报，1994；4：15
44. 掌征美．“笑”用于手术后病人的心理护理．中华护理杂志，1989；24（2）：95
45.（记者）．乐声袅绕助手术．参考消息．1994；9，25
46. 马明．音乐运动疗法．护理报．1995，6，15
47. 孙代艳．老年病人康复期音乐体疗的观察．护理学杂志，1995；10（1）：45
48. 王连才，等．音乐疗法在人工流产中的应用．中华护理杂志，1994；29（6）：364
49. 齐静．中医时间护理的现状与展望．护理报．1994.11.1
50. 石玉珍．子午流注法在护理中的应用．护理报．1998.11.1
51. 李建华．时辰药理学与临床应用．护士进修杂志，1994；9（7）：6
52. 李红青．天人合一学说与时间护理．护理报．1994.8.15
53. 王爱荣，等．试论时间生物学在护理中的应用．中华护理杂志，1989；24（4）：216
54. 焦素英，等．中医用药护理指南．第1版．北京：人民卫生出版社，1989
55. 梁训太．中药汤剂的服药时间．护理报．1994.8.1
56. 马勇，等．改良中药服法提高疗效之浅识．护理报．1994.3.1
57. 费苏琴．肺胀择时服药的护理．中医护理报．1990.3.1
58. 吴文雅，等．不同服药时间对优降糖降糖作用的影响．中华护理杂志，1993；28（8）：460
59. 摘自《医学信息论坛》1993.6.17．中华护理杂志，1993；28（10）：609
60. 彭才勤．剂量间隔与药效的关系．实用护理杂志，1993；9（6）：40
61. 徐松仁．浅析中医护理的给药．实用护理杂志，1987；3（6）：36
62. 严桂兰．卧位服用阿斯匹林致食道炎1例．山西护理杂志，1993；7（1）：47
63. Channer KS，等．体位与饮水量对胶囊吞咽的作用．国外医学·护理分册，1983；（5）：224
64. 徐松仁．说固体剂型药物的服用方法．中华护理杂志，1988；23（7）：427
65. 陈冬元．口服药物时饮水的量与质对药物效果的影响．实用护理杂志，1990；6（1）：35
66. 杨晓敏．服用胶囊剂型药物的正确方法．山西护理杂志，1993；7（1）：34
67. 王延兆．给新生儿喂中药．护理报，1994.5.15
68. 于惠琴，等．婴儿喂药方法探讨．中华护理杂志，1994；29（6）：362
69. 万国庆，等．口服中草药后不良反应的预测、观察及判断方法．中华护理杂志，1993；28（1）：28
70. 李爱琴．药疗中的非顺从行为初探．山西护理杂志，1992；6（2）：76
71. 陈士景，等．病人用药顺从性改变及其护理．护士进修杂志，1993；8（7）：37
72. 闵惠，等．情志转移用于小儿服药．中华护理杂志，1990；25（2）：75
73. Lowecj〔英〕．病人自己服药可提高服药质量．国外医学护理分册，1995；（1）：36
74. 刘骏．中西医结合治疗脊柱压缩骨折垫枕练功的护理．实用护理杂志，1985；1（3）：19
75. 王永明．甩肩治疗肱骨近端骨折预防中老年肩凝症的康复意义．实用护理杂志，1993；9（10）：19
76. 高瑞香．闭合性前臂骨折的中西医结合护理．实用护理学杂志，1992；8（6）：24
77. 张红梅，等．手功能的康复．实用护理杂志，1993；9（5）：7
78. 贺端．颈部烧伤病人的功能康复疗法．中华护理杂志，1994；29（1）：28
79. 张晶，等．脑血管病患者早期康复治疗效果观察．中华护理杂志，1995；30（8）：468
80. 韩利民，等．促进技术对瘫痪手功能康复的疗效。中国康复医学杂志，1995；10（2）：73
81. 曹作华，等．脑梗塞运动性失语患者的语言康复训练．中华护理杂志，1994；29（6）：328～330
82. 卫生部中医司．中医护理常规和技术操作规程．第1版．长沙：湖南科学技术出版社，1985
83. 国家中医药管理局．中医护理常规．护理文件书写．技术操作规程．第1版．长沙：湖南科学技术出版社，1993
84. 吴霞等．实用中医护理指南．第1版．上海：上海中医药大学出版社，1994
85. 毛丽珍，等．耳穴磁珠按摩用于甲硝唑、红霉素等

药物所致胃肠道反应．中华护理杂志，1995；30（9）：569
86. 章筱芬．磁珠耳压法治疗原发性高血压58例观察．护理学杂志，1993；8（5）：234
87. 陈尔明．电磁加中药敷脐治疗小儿腹泻100例疗效观察．中西医结合杂志，1992；12（6）：375
88. 秦济平．激光针治疗小儿腹泻90例．针灸学报，1990；（1）：9
89. 梁建军．超短波中西药物导入治疗急性咽喉炎82例．中西医结合杂志，1992；12（7）：435
90. 杨宝民，等．微波热疗加溃疡灵治疗痈疡．中西医结合杂志，1994；14（4）：209
91. 陈红辉．中草药熏洗疗法的护理．中医护理报．1994.11.15.
92. 史兴东．中药蒸气治疗痹症56例．山东中医杂志，1994；13（9）：406
93. 赵景明，等．热熨疗法治疗宫颈糜烂3997例．中西医结合杂志，1993；13（1）：39
94. 陈明安，等．中西药结合灌肠治疗慢性盆腔炎67例．中西医结合杂志，1994；14（2）：122
95. 徐为群．中药灌肠在护理肠梗阻中的应用．中医护理报．1994.9.15.
96. 齐玉华，等．锡类散高位保留灌肠治疗溃疡性结肠炎护理体会．中华护理杂志，1994；29（2）：123
97. 汪永红，等．中药退热微型灌肠剂治疗小儿感冒发热的临床观察．上海中医药杂志，1994；（10）：28
98. 刘春霞．中药灌肠治疗尿毒症75例观察与护理．护士进修杂志，1989；4（6）：37
99. 张玉贤，等．中药结肠点滴治疗慢性结肠炎36例．实用中医药杂志，1994；10（3）：13
100. 李光锐，等．通腑解毒汤直肠内滴注治疗溃疡病单纯穿孔50例．中西医结合杂志，1994；14（10）：609
101. 卢国珍，等．中药直肠滴注治疗急性菌痢80例中西医结合杂志，1992；12（11）：693
102. 吴冠华，等．中药结肠滴注治疗流行性出血热少尿期32例．中西医结合杂志，1992；12（5）：307
103. 田增光．曲池穴位注射复方丹参液治疗慢性荨麻疹60例．辽宁中医杂志，1994；21（2）：89
104. 徐刘凤，等．三阴交穴位注射新斯的明治疗妇产科术后尿潴留的临床观察．中华护理杂志，1995；30（1）：36
105. 陈惠玲，等．药物足三里穴位封闭治疗白细胞减少61例．中西医结合杂志，1992；12（5）：307
106. 张鲁预．穴位穿线配合艾灸治疗癫痫13例．新中医，1995；（1）：34
107. 李亚琴，等．中药擦浴退热效果观察．山西护理杂志，1993；7（4）：31
108. 杨秀梅，等．温水擦浴与酒精擦浴降温效果比较．实用护理杂志，1990；6（6）：23
109. 黄庆兰．将推拿按摩手法应用于十二指肠引流术的探讨．中华护理杂志，1987；22（12）：550
110. 张祝华．按摩足三里穴配合胃镜检查．中华护理杂志，1989；24（4）：249
111. 梁秋红．按压穴位对减轻胃镜检查反应的临床观察．中华护理杂志，1994；29（5）：299
112. 曹焕玲．穴位按压用于无痛注射．护理学杂志，1994；9（3）：101
113. 张宏霞，等．运用中医点穴法进行无痛肌肉注射的探讨．山西护理杂志，1994；8（1、2）：26
114. 齐亚莉．臀部肌注压穴止痛法．山西护理杂志，1994；8（3、4）：50
115. 邝杰明．按压秩边穴位无痛肌注450例体会．护理学杂志，1993；8（2）：50
116. 蒋玉兰．通便栓代替清洁灌肠法．中华护理杂志，1985；20（3）：170
117. 张金凤．口服草决明浸泡液与肥皂水灌肠清肠效果对比观察．实用护理杂志，1992；8（12）：21
118. 龚美娴．口服净肠饮代替清洁灌肠法的实验研究及临床应用．中华护理杂志，1993；28（5）：259
119. 马涛．护理工作中几种简便备急针刺法．护士进修杂志，1989；2（6）：42
120. 杨烈文．按压“利尿穴”治疗尿潴留．中华护理杂志，1989；24（1）：28
121. 白占肖．穴位注射解除尿潴留．实用护理杂志，1985；1（3）：15
122. 钟礼和．贴敷治外伤癃闭．江西中医药杂志，1994；25（1）：62
123. 叶文琴．耳穴压丸法治疗失眠50例疗效观察．中医护理报　1988.10.15.
124. 莉珍．中药离子穴位导入治疗失眠症73例．山东中医杂志，1994；13（8）：353
125. Kardong．紧压穴位的腕带可缓解早孕晨吐．国外医学．护理分册，1996；15（1）：31
126. 季钟朴，等．中西医结合研究思路与方法学．上海：上海科学技术出版社，1985
127. 陈士奎．对我国中西医结合科建设的看法和建议．中国中西医结合杂志，1995；（15）：2
128. 陈可冀，等．毛泽东与中西医结合．中国中西医结合杂志，1993；（13）12：712
129. 张文康．在中国中西医结合大会上的讲话．中国中西医结合杂志，1994；（14）1：7
130. 陈淑英，等．现代护理学．上海：上海医科大学出版社，1992

第十九章　医学气功学

气功学是研究人体自我身心锻炼的方法和理论的科学，医学气功是中医学的重要组成部份，是我国传统的医疗保健措施，它概括着中医学中和神、调息和行气等重要理论和实践。在“意念”的主导下，通过调心、调息、调身协同锻炼，增强人体自我调整和控制机能，调动和发挥人体内在潜力，从而起到祛病养生的作用。

气功是一门古老又是一门新兴的学科，中华人民共和国成立以来，在党的中医政策指引下，气功得到发掘整理和新发展，气功新发展是从临床实践开始的，1955 年起先后在唐山、北戴河、上海等地建立了气功专业机构，流传民间多年的气功进入了医院，以内养功、放松功、站桩功等功法为主，进行了气功疗法的临床观察。1958 年后气功疗法通过广泛应用，在气功治疗溃疡病、高血压、神经衰弱、支气管哮喘等病种方面取得良好的效果。在临床有效的基础上各地运用现代科学方法对气功锻炼的生理、生化效应进行了研究，揭示气功锻炼对神经、心血管、呼吸、消化等系统多方面机能具有调整、改善作用。掀起了气功疗法普及发展的第一次高潮。党的十一届三中全会以后，气功事业得到复苏和再发展，气功再发展是从“气的实质”探讨开始的，1979 年气功科学实验汇报会和其后大量多学科对气的实质和气功作用机理的综合研究，包括“内气外放”效应和物质基础的探索，不仅将气功学术研究推进到一个新的阶段，而且有力地推动了群众性气功锻炼热潮和气功应用领域的扩大，形成了气功疗法普及和发展的第二次高潮。许多医学气功工作者认为随着医学模式的转变，疾病谱的改变及人口老龄化，属于气功范畴一类的自我身心锻炼疗法，将会为更多人所认识和接受，并在祛病养生、保障人民健康上作出更多的贡献。

中华气功是古老文明和实践经验相结合的产物。人们在生活劳动及与疾病作斗争的体验、认识基础上，逐渐萌生出一些消除疲劳、强健身体、防治疾病的方法，再经过反复实践，并在中华古典哲学思想和中医学理论指导下，不断加以归纳总结，于是逐渐发展形成具有我国民族特色的一套自我身心锻炼方法和理论——中华气功。

气功历史悠久，脱胎于古代的“吐纳”、“导引”、“行气”、“静坐”、“内功”……，根据考古资料和文献考证，我国气功形成已有近五千年历史，马济人等复习大量文献指出气功的形成和发展是与医学的进步和发展紧密联系在一起的，气功学发展的历史从某种意义上讲就是医学气功学发展的历史，气功长期发展过程中，以医学气功为主流，吸收了道、释、儒、武术等各方面有益于心身健康祛病养生的理论和功法，使气功宝库内容更加充实，风格更多样，方法更丰富，最终融汇而成具有我国民族特色的关于自我身心锻炼理论和方法的独特体系。不少医学气功工作者认为散在于历代医学书籍中大量关于养生保健的精辟论述对开展气功医疗和研究具有极大的指导意义，《黄帝内经》指出气功养生的指导思想是保精益气，将气功列为临床治疗的重要措施之一，并对气功锻炼理论和操作方法都作了详尽介绍。历代医家不仅重视气功的保健养生作用，倡导“上医治未病”，指出气功的作用是“疗未患之疾，通不和之气”，强调“善摄养者，须知调气方焉”；而且对气功的治疗疾病作用也甚为推崇，认为“调气方疗百疾大患”，不少医书中列举大量锻炼处方并强调辨证施功，为开展气功医疗提供借鉴。

气功内容丰富，流派和功种甚多，王崇行等认为学习和锻炼气功一要了解气功类锻炼方法的共性，掌握气功锻炼三项基本要素（调心、调息、调身）的锻炼要领和基本方法，属于气功范畴的锻炼法均由三项要素组成，即三调操作的不同组合和搭配及运用，第三节中将分别作简要讨论。二要了解某种功法的个性，掌握各派功法的来源、特色、归类，限于篇幅各流派功法请参阅有关功法专著。马济人等提出为了正本清源进行功法整理研究和辨证选功，便于临床学习和应用，对众多功法进行分类是十分必要的。归纳近期年来关于功法流派分类讨论意见，从不同角度提出了数种方案：①根据气功锻炼形式分为动功和静功。动功是在松静基础上以调身导引、躯体及四肢运动为主，又称外功；静功是采取特定的体位以调心、吐纳、放松及宁心入静为主，又称内功。②根据气功锻炼所采取的体态分为站式功、坐式功、卧式功和行步功。③根据气功的历史流派和练功的目的分为医家气功、道家气功、佛家气功、儒家气功、武术气功和民间气功。④根据理论体系、功法特点及练功要求综合加以分类，一般分为5大类派即：静定派（指意念集中、专注一境、思想内敛以炼静为目的的一大类功法），存想派（指通过想像身体，物体或体外事物集中思想并起治疗作用的静功功法），吐纳派（指强调以呼吸锻炼为主的一大类功法），导引派（指强调以动功为主的一大类功法，其特点是与意气相结的肢体运动或自我按摩）和周天派（指思想内敛、意守丹田基础上意气相依，内气感觉沿住督脉路线周派运行为特点的一类功法）。事物总是不断发展的，定型功种的改进充实和新型功种的创编和推出是必然趋势。从70年代末至今，各地发掘或创编的功法不胜枚举，近年推出的气功功法中动功占了较大比重，简便易学，深受练功者的欢迎。王崇行等认为静功是医学气功的基础，从祛病养生和开发潜能来看关键还是学练静功，练内丹即指静功修炼精、气、神的全过程，这是我国传统气功的精华所在，从整个医学气功的发展方向和研究重点来看，应当确立静功为主、动静结合的原则。创编介绍一个新的功种，特别是祛病养生的功种应当：①功法来龙去脉交待清楚，是从某一功法衍化而来，还是受实践启发总结整理而成，功理讲解要实事求是，切忌言过其实和故弄玄虚。②功法操作特点详加介绍，是某一定型功种略加改进，还是操作上确有独到之处，如仅是某一功种部分具体操作方法稍作编排和变动，没有实质性的改进，不宜另立新名。③功效资料如实列出，是经过临床观察和实验研究经验，还仅是点滴体会和推想探索，未经相应功效经验的功种不应大面积推广。

（王崇行）

第一节 气功疗法特点

气功锻炼的理论和实践中蕴含着丰富的辩证法；气功疗法具有许多不同于其他治疗措施的特点，以下就气功疗法两大特征——主动性和整体性略加论述。

一、主动性

气功是在意念主导下通过“三调”进行的一种独特的自我身心锻炼法，恩格斯说：脊椎动物的主要特征，是整个身体聚集在神经系统周围，因此有了发展到自主意识等的可能性（《自然辨证法》第285页）。气功锻炼中意念的调控和运用十分重要，“达摩西来无一字，全凭心意用功夫”。说明气功锻炼关键之处在于“心意”。林中鹏等指出无论那家那派功法，不管他们的练功要求中是否要求意念的活动，没有不是在心意方面下功夫的。规定以外景或内景为意守目标的功法自不待言，即使是那些强调“不要意念活动”的以调整形体为主的动力，也自觉或不自觉的采用了以一念代万念的集中思想诱导松静的方法，甚至某些主张、一切顺应自然的各式自然功，其目的在于在“意念自然”中求得真意。

随着医学模式的转变，人们逐渐认识到人的生命活动既受生物学规律的支配，同时又受心理学和社会学的规律支配，人的生命过程的表现，不仅与人自身的躯体因素（如体质、遗传、感染、免疫和理化刺激等）有关，而且与人特有的心理因素和社会生活因素（如情绪、应激、性格类型、人生经历、社会文化背景和经济地位等）有关，疾病的防治方案不能仅局限于药物的应用，更应考虑到病人的主动参与和主观能动性的发挥。近年来心理与生理关系特别是皮层-下丘脑功能与心理状态的关系引起人们的关注。大量研究资料表明人们不同的心理状态能够明显地改变其生理机能活动，精神情绪活动可引起大脑皮层机能活动的改变，可导致下丘脑产生相抗衡的反应，即警戒反应与松弛反应，负性心理刺激引起交感神经活动过高，可导致机体一系列应激性反应，若刺激强度较大或持续时间较长，会引起疾病的发生或原有疾病的发展，反之若通过某些独特的方法来调整精神情绪活动，引出松弛效应、缓和或中断具有潜在性破坏作用的异常反应，将对疾病的防治发挥有益的影响，许多引出松弛效应的训练或锻炼方法如气功、默想、生物反馈等，虽不尽相同，但从其心理生理基础来剖析，均属自我身心锻炼疗法的范畴。大量气功作用机理的研究揭示：通过意念调控、思想入静、大脑皮层活动有序化加强，进而整个机体包括“维持内环境稳定的综合控制站——下丘脑”功能均得到相应调整，各脏腑功能亦得到相应改善，从而为心理能动性反映在调整人体生理功能方面提供了新的认识。刘天君等指出无论采取药物还是采用非药物针灸、推拿和手术等医疗措施，基本上都是病人听从医务人员安排，处于被动性接受治疗，而练气功病人通过学习，把治疗措施掌握在自己手中，进行自我调整自我治疗，处于主动性进行治疗，这种积极参与的主动态度，调动了人体内在潜力，对机体身心活动产生有益的影响。气功重在实践、贵在坚持，充分调动和发挥练功者主观能动性，主动坚持不懈地进行锻炼，是气功取得祛病养生效果的关键之一，大量气功医疗实践告诉我们，学习气功并不难，但要有一个过程，如果认识不足、信心不强或因某些消极因素的干扰，“三天打鱼、两天晒网”，难以取得气功治疗的效果。练功无止境，但必须循序渐进，如果受到误导，见异思迁，一味追求所谓“高级功法”，也难以取得气功治疗的效果，因此在开展气功疗法时，首先要科学地讲解气功祛病养生的作用和道理，认真指导练功者掌握气功锻炼的基本要领和方法，其次要切实地解决练功中和治疗中的各种问题，鼓励练功者积极主动地坚持锻炼，当然主观能动性的发挥一定要符合客观规律性，一定要克服盲目性、增强自觉性，从实际出发按客观规律办事，循序渐进、持之以恒，这样才能逐步深化和提高，取得较佳的功效。

二、整体性

气功是通过扶助正气、改善和增进人的整体功能从而达到祛病养生作用的整体疗法，恩格斯说：“存活的机体中我们看到的一切最小的部分和较大的器官继续不断的运动，这种运动在正常的生活时期是以整个机体的持续平衡为其结果，然而又经常处在运动之中，这是运动和平衡的活的统一”（《自然辨证法》第 224 页）。整体观是中医学理论的精髓之一，阴阳学说、藏象学说、经络学说等无不体现着整体观的精神。人的生命运动整体观，首先体现在“天人合一”，人是自然界的一部分，人的生命活动是宇宙万物生生化化的背景下进行的，和宇宙万物有着内在的联系，大宇宙的变化，必然影响小宇宙（人体生命）的变化。外环境的异常即所谓“六淫”——风、寒、暑、热、燥、湿是重要的致病因素，通观《黄帝内经》几乎无处不将人天之间的和谐协调作为养生的第一要素，“法于阴阳，和于术数”就是讲要了解自然的变化规律并根据这些规律制订养生策略和锻炼方案。人的生活运动整体观，其次体现在人与人群——社会的协同和一致上，人不仅是自然界的人，而且是社会的人，人的生命活动是在社会环境的背景下进行的，人体内环境的变动即七情：喜、怒、忧、思、悲、恐、惊是重要的致病因素，而七情的产生很大程度上是由于人与社会间的不协调引起的，古人强调“养生莫若养性”，加强道德修养，注意自己的行为与社会的协调，排除七情干扰、维护身心健康。人的生命运动整体观，再次体现在“心身和谐”，心（神）和身（形）是构成人体生命的两大要素，人体生命的健康状态应说是“心全于中，形全于外”（《管子》），既重视五脏六腑功能的健全和协调，更强调心的主导作用。中医学认为心为五脏六腑之大主，“心者，君主之官，神明出焉。”“主明则下安，以此养生则寿”。大量研究资料表明人体的物质过程如生理、生化参数的改变，能影响人的心理活动，反之人的心理过程如意念、情志活动，亦会能动地影响人体内部机能状态，许多疾病的发生与发展和精神心理活动有密切关系。“忧则疾和”，长期的精神刺激，往往引起人体内部机能失调，特别是神经——内分泌系统功能紊乱，这将大大削弱人体的抗病力，使致病因素有可乘之机，导致疾病的发生或原有疾病的加重。历代医学文献中对情志活动与医疗保健的关系有着大量精辟的论述，并推出众多的宁心养神、调摄情志的养生保健措施。气功锻炼通过意念的集中和运用，三调的有机结合，达到心神安宁、躯体放松、脏腑功能协调、身心活动和谐，因而在疾病的预防、保健、治疗、康复方面显示出独特的效果。初步实验研究提示：气功防治疾病并非对多种致病因素都具有特异性、针对性治疗作用，而是通过促进大脑皮层活动有序化，调整和改善整体机能活动，引出松弛效应，缓解和阻断众多致病因素的不良影响，纠正机体阴阳平衡失调，促进气血调和、脏腑强健等途径，扶正祛邪，促使人体从疾病向健康转化，发挥祛病养生的作用。王崇行等指出气功锻炼中应正确认识和处理好调息、调心、调身三者的关系，在意念的主导下将松弛机体、宁静思想、意守丹田、调整气息等有机结合起来，协同地进行整体锻炼。气功应用时应倡导整体保健和综合治疗，从整体出发，要充分发挥气功对人体内部机能的积极调整作用，坚持不懈地进行气功锻炼，又要重视各种内外因素（如七情、六淫、饮食起居……）对人体的影响，并加以防范和作妥善处理。“扶正祛邪”是中医治疗学中一项重要原则，罹患疾病时采取有效措施扶持正气、进而达到祛邪的目的是十分重要的。人类机体有其自身抗病功能和内在潜力，乱投药物有时反会影响自身抗病功能的充分调动和发挥，不利于疾病的治疗和康复。同时也应指出，片面夸大气功的作用，排斥其他医疗措施（包括中西药物治疗）是不恰当的，扶正和祛邪是不可分割的一问题的两个侧面，药物治疗在较大程度上是通过消除致病因素和缓解病理反应为扶正创造条件而进机体康复的。根据不同病种和病情把扶正和祛邪有机结合起来，采取综合性治疗方案，气功锻炼的祛病养生作用将得到充分发挥，治疗效果会更佳。

（王崇行）

第二节 气功祛病养生作用机理的现代研究

医学气功是中医学伟大宝库的重要组成部分，中医学理论是气功祛病养生作用的理论基础，历代中医文献中记载着大量有关气功的理论与实践，许多医学家均通晓养生之道和进行练功实践，而练功有素者的经验和体验，又增进了人们对阴阳、脏腑、经络、气血等中医学理论的认识和理解。邝安堃等强调整理和研究气功时，特别是探讨气功祛病养生作用和运用气功医疗保健时，一定要在中医学理论指导下，临床有效基础上，运用现代科学方法，进行全面地、系统地整理和研究，功理探讨、功法整理、功效观察应当结合进行，若仅热衷于一招一式，医学气功将难以健康的发展。钱学森等指出“气功与中医理论相通，所以气功又是研究中医理论的钥匙，要研究中医理论，实现中医现代化，就必须同时科学地研究气功”。本节根据中医学理论结合现代气功实验研究资料，对气功祛病养生机理作一简要讨论

一、气功调摄阴阳作用的探讨

《素问·阴阳应象大论》说：“阴阳者，天地之道也，万物之纲纪，变化之父母，生杀之本始，神明之府也，治病必求于本。”指出阴阳是自然界对立统一的根本法则，一切事物变化发展的依据，就人体而言，生长、发育、生理、病理都是阴阳对立统一的运动过程，在生理上阴阳代表机体两大对立面，通过阴阳两个对立面的对立和统一，使整个机体保持平衡和稳定；在病理上阴虚和阳虚表现两类性质往往相反的症候群，乃人体阴阳在运动中失去平衡，偏盛或偏衰所致，在治疗上通过滋阴或助阳论治，恢复和维系机体阴阳动态平衡，达到阴平阳秘。《素问·上古天真论》说：“法于阴阳，和于术数……故能形与神俱，而尽终其天年，度百岁乃去。”保健养生的基本法则之一就是要调摄阴阳，恢复和维护机体的阴阳在不断运动和变化中保持相对的动态平衡。气功对机体阴阳调摄所产生的影响是广泛存在的，从整体而言，人体机能的动态平衡和稳定主要在于神经系统高级中枢功能的健全。王崇行等报告：气功对交感神经活动亢进的高血压病人和迷走神经占优势的支气管哮喘病人均有良好效果，因为采用功法的不同和机体机能状态的差异，常呈现出“抑亢助虚”的双相调节作用。安徽中医学院测定练功前后血中5-羟色胺（5-HT）、去甲肾上

腺素（NE）、多巴胺（DA）等含量的变化，发现气功锻炼后5-HT含量从2.38±1.19mmol/L降到11.9±0.17mmol/L，NE平均值从1.60±0.77mmol/L升至2.07±1.60μmol/L，DA从5.62±4.5mmol/L至7.77±5.29μmol/L，提示：①气功能调整神经-体液内环境的功能，通过调节副交感神经递质5-HT，使心血管病患者血中过高的5-HT降到接近正常值，血管舒张症状减轻。②气功通过与交感和副交感神经系统直接有关的神经递质NE、DA和5-HT在血中的含量改变，即5-HT下降，DA升高，控制神经支配的内脏活动。

邝安堃等通过多年探索，从临床研究到动物实验，特别是初步涉及分子生物学领域后，体会到中医的阴阳学说有其物质基础，现代医学的神经系统和内分泌系统通过兴奋和抑制调节整体机能与中医阴阳学说的特点有相似之处，研究揭示许多神经递质、激素及一些生物活性物质作用于靶器官发挥生理效应是通过细胞内的介质——环核苷酸（第二信使）完成的，环磷酸腺苷（cAMP）和环磷酸鸟苷（cGMP）两种环核苷酸所引起的生物效应，一定程度上是相拮抗的，在正常情况下组织和体液中cAMP和cGMP含量相对稳定并保持一定的比例，当含量发生变化或比例失调时，细胞功能也随之发生明显变化，从cAMP和cGMP已知的生理功能分析，特别是它们作为一对矛盾处于整体调节机制的中间枢纽地位来看，环核苷酸水平与中医阴虚、阳虚有着内在联系。上海第二医科大学从环核苷酸的代谢变化着手，探索阴阳的物质基础，先后在多种疾病的大量病例中研究了血浆环核苷酸含量的变化与中医辨证分型及辨证施治临床疗效的关系，结果发现阴虚病人cAMP占优势，其cAMP水平明显增高，cGMP水平不升高或轻度升高，cAMP/cGMP比值升高；而阳虚病人cGMP占优势，其cAMP水平降低，cGMP水平升高或大幅度升高，cAMP/cGMP比值明显降低。提示血浆中cAMP和cAMP含量的改变是反映阴虚和阳虚的一对有价值的指标，其变化有一定的规律性，从一个侧面说明中医学中论述的阴阳是有其物质基础的。上海市高血压研究所，为了探讨气功调摄阴阳的功效及其物质基础，以70例原发性高血压病人为观察对象，在临床辨证分型基础上，采用cAMP和cGMP测定为指标，进行了气功疗程前后和组间对照观察，结果发现：①血浆环核苷酸水平与中医的辨证分型对应关系：偏阴虚组病人32例其血浆cAMP平均值为26.55±5.40pmol/ml，比正常人的平均值19.56±6.24pmol/ml明显增高，偏阳虚组病人38例其血浆cGMP平均值为7.91±3.22pmol/ml，明显高于正常人的平均值5.31±2.55pmol/ml，偏阳虚组cAMP/cGMP比值为2.47±0.72，明显低于正常人的比值4.23±2.13；②按偏阴虚和偏阳虚两大类分别随机分为气功和对照两个亚组，气功治疗1年后对比检测显示：偏阴虚气功组治疗前偏高的cAMP水平明显下降，下降值为3.58±1.04pmol/ml，而未进行气功锻炼的对照组cAMP水平仅下降0.10±1.26pmol/ml（$P<0.01$）。偏阳虚气功组治疗前偏高的cGMP水平趋于下降，下降值为2.16±0.79pmol/ml，治疗前偏低的cAMP/cGMP比值趋于上升，上升值为1.20±0.29，而未进行气功锻炼的对照组cAMP水平及cAMP/cGMP比值变化仅分别为0.21±0.60pmol/ml和0.10±0.19（$P<0.05$）。以上资料提示气功不仅可以纠正原发性高血压病人的临床阴虚或阳虚症状，而且能够对按中医辨证分型所表现出来的血浆环核苷酸变化呈现双向调节，从而用现代科学方法为以往一再论述的气功锻炼调摄阴阳作用提供了部分实验依据。

阴阳学说是气功祛病养生作用的理论基础之一，因此张文汇等认为气功锻炼应在阴阳学说指导下进行，根据练功者体质和阴阳脏腑辨证情况制订锻炼方案辨证施功。《灵枢·通天论》指出：“人有少阴之人，太阴之人，有少阳之人，有太阳之人，有阴阳平和之人，凡五人者其志不同，其筋骨气血各不等”。因而练功中要按体质类型之阴阳差异，分别采用不同的调和阴阳法。《素问·至真要大论》强调“审察阴阳所在而调之，以平为期”，因而练功时应按人体阴阳盛衰情况从存想属性，意守部位，姿势导引及调息方式等方面选择调整操作方法，制订锻炼处方（详见辨证施功一节），以期恢复和维系机体的阴阳平衡，达到阴平阳秘。

二、气功强健脏腑作用的探讨

脏腑学说是研究各脏腑器官的生理功能、病理表现及其相互联系的学说，脏腑学说中每一个脏器（心、肝、脾、肺、肾）都是一组综合性功能单位，每一脏腑功能强健和相互间关系协调是人体正常生命活动的基础。脏腑学说是中医各科的基础，气功锻炼也应在脏腑学说指导下进行。五脏之中肾为先天之本，脾为后天之本，在气功锻炼中受到广泛重视。心是一身之主宰，五脏之中心，气功锻炼中应当高度重视。心的职能有二：主神明，主血脉。各地结合现代气功临床和实验研究资料，对气功锻炼对“心”的强健作用进行了探讨。

（一）心主神明

《素问·灵兰秘典论》说“主明则下安，以此养生则寿……主不明则十二官危”。中医学以心神来概括人的意念思维活动，心神安宁，五脏六腑才能各安其职，发挥各自应有的作用。气功锻炼通过三调达到调养心神，从而心神在不受干扰下发挥其协调脏腑的功能，恢复和维持人体生命活动相对平衡。现代医学认为人体各系统脏器之间的活动协调及机体对外界的良好适应，很大程度上取决于中枢神经系统，特别是大脑的功能状态。脑电图在一定程度上能反映大脑皮层机能活动状况。从1959年起国内许多单位进行了练功过程中脑电波的观察，较一致的发现是：气功锻炼入静时的脑电以α波显著增加为特征，开始从枕叶向额叶扩散，继而额叶有较多出现，而频率略有减少。为了探讨练功时脑电各波活动及其相互间的定量比较分析，王崇行等采用脑电积分分析技术进行了对比分析，结果发现练功时脑电α波积分值明显增加，部份病例还伴有Q波积分值的增加，而休息对照则无明显改变。近10余年应用脑电功谱分析技术对练功入静时脑电波变化进一步深入研究，梅磊、石长青、孙福立等都先后报道了静功入静时脑电图的许多特征；α波的中心从枕叶转向额叶，两半球不对称现象趋于对称，提示练功入静时脑细胞的生理活动，出现较好的同步和有序的定向变化。胡森岐也在练功入静的脑电功率谱分析中看到α波增强，并在功率谱阵列式中看到α波随着入静的发展程度逐渐增强的现象。林雅谷等采用了AR模型拟合和混沌吸引子维数计算的方法，并试用以反映脑思维活动复杂性程度的指标，结果提示练气功可以改变脑功能的活动特征，使之在清醒条件下处于一种较低的复杂性，增加有序性，并降低了混沌状态。上海市高血压研究所根据人体工作学的观点和生物控制论的概念，对脑电信息进行处理，建立了脑电功率谱低频高宽、脑电功率谱Q频段高功率、脑电功率谱α频移、和传递函数平担等4项指标，组间对比结果显示：未练功老年高血压病人（N＝62）功率谱低频高宽异常阳性率为40.3％，频段高功率异常阳性率为48.4％，α主峰频移异常阳性率为19.4％，传递函数传递平坦异常阳性率为41.9％，而坚持气功者（N＝33）则分别为27.0％、30.8％、0.0％和33.3％，提示气功有改善脑功能的作用。王极盛和孙福立等采用现代实验心理学的方法对气功锻炼过程中心理效应进行了大量观察，发现气功锻炼后记忆学习系统的顺背和倒背记忆广度、思维系统的念色速度、黑红数字，感觉系统的外关痛阈、外踝痛阈、外关两点阈、外踝两点阈等均较功前有显著变化，提示气功能改善某些心理过程。王崇行等从50例高血压病人气功锻炼1年前后智力测定对比分析发现：治疗前瞬时记忆指数为0.34±0.04，记忆广度指数为5.31±0.11，复杂动作反应时间为1.73±0.46（秒），练功一年后分别为：0.59±0.04、5.80±0.14、1.31±0.30（秒），治疗前后有显著差异，提示气功锻炼有增进智力的有益作用。孙长华等以记忆商为指标也观察到气功锻炼改善慢性病人记忆的作用。

（二）心主血脉

《素问·痿论》说：“心主全身之血脉”，是指全身之血脉均受心之统辖，心气是推动血液在血脉中运行、维持血液循环的动力，心气旺盛则血脉充盈、血运流畅，气功锻炼通过三调达到宁心养神、心气旺盛，进而充分发挥其统辖血液运行的功能，使血脉充盈、血液在血脉中周流不息，以营养全身维持脏腑功能。大量研究资料提示心气盛衰与左室泵血功能有关。上海第二医科大学仁济医院对30例冠心病人作STI（心室收缩间期）检测发现：18例气虚型中15例异常，而12例血瘀型中仅4例异常，提示心功能减退是心气虚冠心病人的重要病理生理特征。上海中医门诊部报道68例接受吐纳导引功治疗的冠心病病人疗程（1年）前后的心血管参数检测结果：治疗前心脏指数2.3±0.7，较正常人低，疗程后上升为2.7±0.8，治疗前总周围阻力为：1.6±0.6，较正常人高，疗程后降低为1.4±0.4。表明气功锻炼后血液动力学平衡失调得到一定程度纠正。中国中医研究院针灸研究所气功研究室观察了气功太极加王势功法1次锻炼过程中的心血管功能的变化，发现练功组（N＝27）功前射血前间期指数（PEP）为132.7476，左室射血时间指数（LVLTI）为411.9667，PEP/LVET比值为0.3566；功后分别为：127.5330、417.7810和0.3306，而对照组（N＝17）休息前后对比未见明显变化，提示气功锻炼有改善心脏功能状态的作用。上海市中医院对冠心病病人气功锻炼6个月同前后进行心动超声图对比检测，发现治疗前46例心功能减退患者中，治疗后19例明显改善，显效率达41.3%。上海市高血压研究所对一批心气虚高血压病人进行组间和疗程前后心动超声图、肢体血流图、甲皱微循环和血粘度联合对比检测，结果发现：①心气虚高血压组（N＝60）与无心气虚对照组（N＝60）相比，反映心脏功能的3项指标即射血分数（EF）、二尖瓣舒张早期关闭速度（EFV）、及周径纤维缩短率（MVcf）均明显下降，提示心气虚病人心脏功能减退；②60例心气虚高血压病人随机分组进行疗程前后对比观察，气功组（N＝30）治疗前EF为0.57±0.09，mcvf为0.92±0.30，EFV为65.67±20.40，练功1年后分别上升为0.65±0.10，1.10±0.26和76.04±17.41，而对照组则无明显变化。进一步分析发现气功组于心脏功能改善时，肢体血流增加；微循环障碍减轻、血粘度降低。表明气功锻炼具有益心气、通血脉的有益作用。

脏腑学说是气功祛病养生的理论基础之一，各地气功医疗实践中观察到：运用六字气诀法结合默念“嘘、呵、呼、呬、吹、嘻”可以祛除“肝、心、脾、肺、肾、三焦”相应脏腑之邪，运用意守或按摩经穴法，可以调整改善相应脏腑功能和协调各脏腑间相互关系，马济人等认为气功锻炼时应在脏腑学说指导下根据病人病位和脏腑盛衰及相互联系制订锻炼方案辨证施功。

三、气功调和气血作用的探讨

气和血是人体生命活动的动力和源泉，两者在生理上关系密切，在病理上则相互影响，《素问·调经》说：“五脏之道，皆出于经隧，以行其血气，血气不和，百病乃变化而生”。气血失调将影响脏腑的功能，导致疾病的产生与发展。气功锻炼通过三调益气活血，增进脏腑功能，一方面促进心气旺盛、血脉充盈、血液运行流畅，一方面促使血脉瘀阻减轻，气血失衡改善。

气血调和表现之一是练功时体表温度上升，血液运行改善。上海市高血压研究所观察到气功锻炼对血管运动状态的影响，吸气时血管收缩，呼气时血管扩张，随着放松入静血管运动曲线趋向平稳，肢体容积增加，条件或非条件缩血管反射都有减弱。安徽医学院运动医学科亦观察到肢体容积在练功中有所增加。焦秀岩对练功前后肢体血流变化进行了观察，发现练功组（N＝14）血流图波幅左侧14.42mm，右侧13.85mm，练功20分钟后分别增加到左侧16.70mm和右侧15.20mm，而对照组（N＝14）休息20分钟前后无明显变化，提示肢体血流在气功过程中有所增加。佳木斯医学院附属医院报道，气功锻炼时运气于某一肢体时，所测部位血流图波幅明显高于休息时，反映该部位血流增加，而当气远离该部位时，血流图幅度明显下降，反映该部血流减少，提示随意念导引，区域血流可发生相应变化。上海市高血压研究所进行了气功锻炼对高血压病人脑血流图影响的观察，结果发现气功组（N＝30）中原波幅降低的21例中有17例增加，原波幅增大的9例中有6例降低，均趋向接近正常值，而对照组（N＝20）则变化不明显，提示气功锻炼对脑血流有双相调节作用。早在60年代重庆医学院生理教研室采用血管容积和皮肤温度两项指标观察气功对血管运动的影响，发现练功后皮肤温度上升。近10余年来，许多单位采用红外热象探测术对气功过程中体表红外幅射的能量和温度变化进行研究。王崇行等从1978年起相继采用HWX-型、AG250型红外热象仪对高血压病人气功（或休息）过程中红外幅射现象进行了观察，据一批对照检测发现：气功组(N=26)练功过程中手背红外热图象辉度由暗转亮，手背温度从常态时的28.90℃增加到30.36℃，上升均值为1.46±0.15℃，而对照组(N=26)休息过程中手背红外热图像辉度变化不大，手背温度从休息前的29.03℃增加为29.27℃，上升平均值仅0.24±0.02℃，两种状态下体表温度变化幅度有显著差异。黄桦、紫剑宇等亦观察到体表红外辐射在练功中有所增加，且增加幅度与功种及穴位有关。林雅谷等关于内气外放过程中气功者体表和受功者体表红外辐射热象观察发现：①某些练功有素者能够控制自身体表红外辐射强度及其分布状态。②受功者主观感觉与其体表红外辐射强度及其分布变化有一定的相关。③红外辐射增强部位与穴位的分布位置有一定的联系。

气血调和表现之二是练功时甲皱微循环障碍减轻，循环功能改善。上海市中医院对冠心病病人(N=14)一次气功锻炼过程微循环状态对比检测发现：气功前微循环加权积分值为3.50±0.82，气功10分钟后微循环加权积分值降低为3.35±1.17。上海市高血压研究所对高血压病人(N=45)气功锻炼1年前后甲皱微循环状态对比检测发现，治疗前微循环异常者为76%，而练功1年后微循环异常者仅36%，提示气功锻炼能减轻微循环障碍。莫非凡等从舌尖微循环检测，胡松昌等从球结膜微循环检测，亦都发现气功锻炼对不同部位微循环障碍均显示明显改善作用。修瑞娟等进行了微循环与体循环多参数同步监测，以活体显微图像监测法观察甲皱微血管图象，并测量管径细胞流速、微血管密度等参数，结果发现气功锻炼对人体外周皮肤微循环血流具有显著影响。王崇行等从30例高血压病人气功锻炼6个月前后甲皱微循环、血粘度、心动超声图联合对比观察发现，疗程后微循环障碍减轻同时血粘度降低，心脏指数上升，EF、EFV、mvcf均趋于增加，提示心泵功能增强、血粘度降低，有助于微循环状态的改善。

近10余年来不少单位探索采用显微电视图像分析方法，对气功过程中微循环状态变化进行研究，上海市高血压研究所研制成多功能微循环显微图像处理测量系统并用于气功的研究，40例原发性高血压病人锻炼气功6个月前后微循环对照检测结果，气功锻炼疗程后甲皱微循环管袢清晰度增加，流态由粒流向线流方向转化，微血流速度加快，从0.2940±0.0206mm/s增加为0.3045±0.0236mm/s，输入枝管径及长度亦有增加趋势，进一步定量化地表明气功锻炼有改善微循环，增加微血流的有益作用。

气血调和表现之三是练功时血粘度降低，凝血-纤溶系统失衡改善。天津中医研究所对24例锻炼气功的慢性病人作1次气功锻炼过程血液流变学检测，结果发现全血粘度降低，高切率更为明显，血浆粘度、红细胞压积、红细胞沉降率等亦趋向降低。上海市高血压研究所从30例高血压病人1个气功疗程前后血液流变学检测结果发现：治疗前全血粘度比为5.90±0.96，血浆粘度比1.88±0.12，全血还原粘度11.13±2.34，气功锻炼六个月后分别降为4.85±0.66，1.77±0.06和9.02±1.39。储维忠等对44例心血管病人进行气功治疗前后血液流变学检测，并根据测得的血液流变学8项指标经电脑处理求出JB值（报警值），结果发现JB值从69.41±26.85降为54.25±26.8，提示气功锻炼具有降低血粘度、改善血液流变学的积极作用。溶血纤溶系统功能紊乱可导致血栓性疾病的发生，人体内血管壁内皮细胞通过合成和释放因子Ⅶ相关抗原（ⅧR：Ag)、抗溶血酶原Ⅲ（ATⅢ)、组织纤溶酶原激活物（t-PA）及其抑制物（PAI）等活性物质，对抗体的凝血——抗凝及纤溶系统进行调节，起到生理性止血和防止血栓形成的双重作用。王崇行等对40例心气虚血瘀型高血压病人进行了气功锻炼疗程（1年）前后上述指标对照观察，结果发现治疗前t-PA活力降低而PAI活动增高，ATⅢ浓度降低而ⅧR：Ag水平增高，呈现纤溶活性降低，凝血倾向增加，气功锻炼1年后t-PA从1.52±0.24IU/ml增高到2.66±0.73IU/ml，而PAI从9.17±1.57IU/ml下降为0.10±1.18IU/ml；ATⅢ浓度从27.79±3.48mg/L上升到34.41±7.09mg/L；而ⅢR：Ag从139.40±41.11%降到131.50±28.35%，呈现双向调节，提示气功锻炼后机体凝血-纤溶系统失衡状态得到一定程度改善。

四、气功养精益肾作用的探讨

精、气、神在中医学中称为人生三宝，是人体生命活动的原动力和物质基础，精、气、神理论历来为医学家所重视，更是气功祛病养生的理论基础之一。精、气、神三者是彼此联系不可分割的整体，其中精是基础，气是动力，神是主导。《素问·金匮真言论》说“精者肾之本也”，而肾是精的集中贮存之处，即所谓“肾藏精”，包含两个方面的意义：一是指肾“受五脏六腑之气而藏之”（后天之精），二是指肾本身所藏来自父母的生殖之精（先天之精），所以古人称肾为生命之源，先天之本。肾精的盛衰关系到人体生长发育和疾病、衰老全过程。气功锻炼以固养肾精为第一要旨，通过气功锻炼促使精足、气充、神旺，从而保健养生，祛病延年。

肾主生殖、藏精。按照中医学的观念，“性”也包括在肾的概念之内，对肾气盛衰和生长繁育规律及疾病衰老演进关系作了大量精辟的论述，现代医学亦往往以神经、内分泌、包括性腺功能来理解其对内环境稳定以及疾病、衰老的重大影响，因此中西医学都认为“性”与疾病和衰老密切有关。1976 年 Philips 曾指出雌二醇（E_2）/睾酮（T）比值升高可能是心血管病的一个重要危险性因素，是冠心病和糖尿病相互联系所在，但未找到理想的方法来纠治。上海第二医科大学附属瑞金医院在男性冠心病、病态窦房结综合症、糖尿病、高血压等病例中测定血浆 E_2 和 T，发现血浆中 E_2 水平和 E_2/T 比值同时或分别升高，采用补肾为主的中西医结合方法治疗，取得良好临床治疗，同时 E_2/T 比值均有所下降。邝安堃等认为上述结果提示性激素内环境异常是一系列老年病共同的病理生理基础，其变化与肾虚证有着内在规律性联系。并进一步以性激素测定为指标，在高血压病中进行了气功养精益肾纠正性激素内环境紊乱作用的研究，结果发现：①具有肾虚见症男性高血压病人（N=70）与无心肺肾和内分泌疾病及肾虚见症的男性正常人（N=28）进行血浆 E_2 和 T 含量的对比检测，结果高血压肾虚组血浆 E_2 为 69.68±3.35（pg/ml），T 为 596.42±32.58（ng/dl），E_2/T 比值为 13.33±0.97（$\times10^3$），而正常无肾虚组分别为 42.23±5.82（pg/ml）、588.60±25.03（ng/dl）和 7.60±1.00（$\times10^3$），再次证实高血压肾虚症时 E_2 含量和 E_2/T 比值增高。②70 例高血压肾虚症病人随机分为两组，进行组间及疗效前后血浆 E_2、T 对比检测，结果发现气功组（N=42）治疗明显上升的血浆 E_2 含量和 E_2/T 比值明显下降，疗程前后降低差值分别为 22.41±4.94（pg/ml）和 4.83±1.28（$\times10^3$），而对照组（N=28）血浆 E_2 和 E_2/T 比值无明显变化，疗程前后变化差值分别为 3.68±2.22（pg/ml）和 0.45±1.07（10^3），提示气功锻炼在临床改善肾虚症象的同时对性激素内环境异常有纠治作用。王崇行等在绝经后女性高血压病人中进行了气功锻炼疗程（1 年）前后血浆 E_2 和 T 水平变化的观察，结果发现：绝经后高血压病人血浆 E_2 和 T 水平均明显低于绝经后女性对照组，气功治疗 1 年后，血浆 E_2 和 T 水平均有明显上升趋势。提示男女两性高血压病人虽然变化模式不同，但都具有性激素内环境的异常，而通过气功锻炼都获得了纠治，从一个侧面为气功养精益寿延缓老化作用提供了实验依据。时明等报道 30 例 45 岁以上男性气功锻炼疗程（2 个月）前后血浆 E_2 和 T 水平变化结果：治疗前血浆 E_2 水平为 37.5±8.0（pg/ml），E_2/T 比值为 7.1±2.8（$\times10^3$），疗程后分别下降为 29.9±5.6（pg/ml）和 6.2±2.7（$\times10^3$）。山东省中医药研究所在进行古代养生长寿术延缓衰老机理的研究中也观察到气功锻炼一个阶段后可降低血浆 E_2 水平和 E_2/T 比值，部分男性血浆 T 水平有所上升，较为一致地提示肾虚与性激素的内在联系及气功锻炼益肾养精祛病养生的有益作用。

肾主骨，骨生髓，“脑为髓之海”，肾精充足则骨髓生化有源，骨骼得到滋养而坚固有力，筋骨强健，行动敏捷，精力充沛，记忆增强，若肾精不足则骨髓的生化之源不足，难以滋养骨髓，往往发生骨质疏松、软弱无力等病症，一般人体骨质增强在 30 岁左右达到高峰，此后随年龄增长骨吸收大于骨形成，导致骨质丢失，骨密度降低，故老年人中骨质疏松症甚为常见，尤其绝经后女性更为多见，与中医学老年多有虚、肾藏精主骨等论述十分吻合，近年来负重锻炼和健身长跑防治骨质疏松症引起人们关注，并取得一定效果，但应用于老年人其安全性和顺应性有待进一步解决。上海市高血压研究所从以往气功锻炼具有调整改善男女两性高血压肾虚症病人性激素内环境紊乱的作用观察中受到启迪，推想坚持气功锻炼在养精益肾基础上对防治骨质疏松症可能有一定作用。钱岳景等对绝经后女性高血压病人进行了随机分组和疗程前后对照观察，结果发现：①绝经期女性骨密度（右手臂桡骨远端1/3处骨断面检测骨矿物含量Bmc和骨宽度Bm并推算出骨密度即Bmc/Bm）明显低于中青年女性，而临床有明显肾虚见症的绝经后高血压病人骨密度进一步低于临床无明显肾虚见症的绝经期女性。②绝经期女性高血压病人随机分组观察发现气功组（N＝30）治疗前骨密度为0.578±0.065g/cm^2，气功锻炼6个月后骨密度上升为0.631±0.069g/cm^2。而对照组（N＝20）疗程前后骨密度分别为0.571±0.052g/cm^{2}和0.577±0.031g/cm^2，两组之间变化差值有显著差异。气功锻炼后骨密度增加同时观察到临床肾虚见症减轻，24小时尿中E_2水平从1.09±0.48（μg/24h）上升为1.73±0.62（μg/24h），记忆力测定指标改善。徐定海等在有明显肾虚见症的男性高血压病人进行了类似的观察，治疗前30例有明显肾虚见症的男性高血压病人骨密度平均值为0.624±0.039（g/cm^2）气功锻炼后骨密度增加为0.692±0.079（g/cm^2）。综合以上结果说明气功锻炼具有养精、益肾、壮骨益智等有益作用，是老年骨质疏松症有效保健措施之一。

五、气功提高生活质量延缓机体老化作用的探讨

中医学对疾病的认识贯穿着以正气为本的思想，“正气存内，邪不可干”和“邪之所凑，其气必虚”两段论述精辟地叙述了疾病与机体正气间的辩证关系，指出疾病的发生不仅决定于病邪，而且还取决于人体抵抗病邪、维护健康的能力，气功锻炼是一种整体疗法，较大程度上是从整体上增强机体的调控力、抗病力、康复力，通过“扶正”而“祛邪”，进而使体质增强、精力充沛、生活质量提高。生活质量是判断整体健康水平与评价治疗效果的一项有价值的指标，广泛气功健身与康复活动一致反映通过练功使睡眠改善、食欲增进、体力增强、精力旺盛、思维活跃、心情舒畅。大量气功保健与医疗实践资料表明：长期坚持气功锻炼的老年人心跳规律而有力，呼吸平稳而舒畅，消化和呼吸功能良好，脑力和体力较佳。同济医科大学对31位长期练功老人与38位同年龄不练功老人对照观察发现：坚持练功者，在精神状态、记忆力、睡眠、食欲及步态等方面均优于对照组。上海地区750例老年人健康状态调查对比分析发现：坚持气功锻炼老年人（N＝242）视力尚佳者82.5%，听力正常者68.4%，记忆力良好者89.2%，耐寒冷者78.0%，耐疲劳者81.4%；而未练功老年人（N＝508）分别为49.8%、33.5%、53.1%、45.1%和47.2%，坚持练功老人体质较好。上海市高血压研究所采用常见衰老症状积分值、智能测定（瞬时记忆指数、记忆广度指数和复杂动作反应时间）、体能测定（valsalva比率、相对肺活量、握力测定）、情绪状态（包括生活满意度和健康愉快感）四方面进行生活质量综合评估，组间及气功锻炼疗程（1年）前后对比测定结果发现：①气功组（N＝50）治疗前症状积分值为17.1±4.9，疗程后降为9.2±2.7，而对照组（N＝50）症状积分值疗程前后分别为17.3±5.1和15.6±4.7，气功组症状改善明显优于对照组。②气功锻炼1年后，反映记忆、智力状况的3项指标均有明显改善，而对照组变化不大。③气功锻炼1年后反映心、肺、体能状况的3项指标均有明显改善，valsalva比率增加，相对肺活量增大，握力提高，而对照组变化不大。④气功组治疗前生活满意度89.21±12.08（分），健康愉快感38.36±7.68（分），气功锻炼1年后分别上升为101.23±11.80和45.14±8.37。而对照组疗程前后则无明显变化，综合以上资料表明坚持气功锻炼有改善和提高生活质量的作用。

人的一生经历生长、发育、壮盛和衰老的进程，随着年龄增长脏腑机能减退，一系列老化征象相继显露（生理性老化），并加剧疾病的发生和发展；反之若罹患疾病，疾病因素往往加速老化的进程，使老化的程度加重（病理性老化）。邝安堃等认为“摄生以防病、祛病以延年”两者不可分割。探索延缓生理老化、减轻

病理老化有效的综合性措施、以防治老年病和老年保健，是一项重要课题，中医学文献中记载着大量关于抗衰老的理论论述和实践经验。气功即是行之有效，颇受欢迎的一种祛病养生有效措施。通过气功锻炼发挥调摄阴阳，强健脏腑、调和气血、养精益肾等作用，乃气功祛病养生延缓衰老的重要机理，不仅在历代医学文献中有着大量精辟的论述，而且已为现代实验研究资料初步证实。以上数节中已作了初步探讨，不再赘述。

近二三十年来自由基学说引起人们的关注，研究发现自由基反应在多种疾病以及衰老的发生、发展中起着重要作用，中西医结合研究资料提示中医肾虚理论与自由基学说存在着内在的联系，肾虚证病人存在自由基代谢的紊乱，多种补肾药有提高机体消除自由基能力的作用。气功锻炼对体内自由基反应的影响以往有所报告。胡松昌等对一组气功锻炼过程中红细胞SOD活性（超氧化物岐化酶）变化进行观察，发现练功后SOD活性明显提高。周淑英等对1个疗程（6个月）气功锻炼前后红细胞SOD活性变化进行观察，发现SOD活性从1685±97（μ/gHb）上升为2462±87（u/gHb）。钱受珠等对47例老年病人气功锻炼3个月前后红细胞SOD含量测定，发现SOD平均值从5580.64±114.30（ng/gHb）上升为649.26±171.92(ng/gHb)。叶明等观察气功锻炼对红细胞SOD含量的影响，发现116例练功者，治疗前SOD平均值为684.9±147.4(ng/gHb)，练功2个月后SOD平均值上升到721.2±128.3(ng/gHb)，进一步以功前SOD≥801ng/gHb为超过正常范围，以功前SOD≤600ng/gHb为低于正常范围，以练功增减≥10%为发生升降变化进行分析：发现功前SOD＜600ng/gHb）32例中除4例变化不大外，功后28例SOD水平明显上升无1例下降；功前SOD≥800（ng/gHb）29例中除15例变化不大外，13例SOD水平明显下降仅1例有所上升；功前SOD 601-800（ng/gHb）75例功后SOD水平上升、下降或不变例数相似，提示气功锻炼对SOD值有一定双相调节作用。沙培林等报告气功提高机体免疫能力的同时血浆中过氧化脂质水平下降。上海市高血压所采用反映机体抗氧化能力的SOD、GSH-px（谷胱甘肽过氧化物酶）和LPO（脂质过氧化物）为指标，通过横向组间对比观察以及气功锻炼疗程前后对照研究，探讨气功抗氧化延缓衰老的作用，结果发现：①坚持气功锻炼组（N＝31）SOD活性、GSH-px活性高于未练功对照组（n＝32）而LPO含量低于未练功对照组。②30例老年高血压病人气功锻炼六个月后SOD活性从73.49±13.90(nu/L)上升为89.02±9.60（NU/L），GSH-px活性从132.81±17.17（u/L）提高到136.40±12.62（u/L），具有显著差异，LPO水平亦有降低趋势，从7.21±3.22（mmol/ml）下降为6.91±2.70（mmol/ml）。以上结果提示气功锻炼不仅能提高机体清除氧自由基的能力(功后SOD活性增高)，而且能提高机体清除羟自由基的能力(功后GSH-px活性增高LPO水平降低)，气功具有抗氧化延缓衰老的作用。

近年来对人体老化程度综合评估即生物学年龄测定引起人们的重视，上海市高血压研究所在黑龙江省老年医学研究所协作下，采用多指标计量分析、电脑信息处理综合评估方案，对生物学年龄（老化度）变化进行了研究。历法年龄50岁左右生物学年龄相似的高血压病人100例，随机分为气功组（N＝50）和对照组（N＝50），检测生物学年龄并作气功疗程（5年）前后生物年龄变化组间对比观察。结果发现对照组治疗前历法年龄50.3±2.2（岁），生物年龄为52.2±3.4（岁），疗程后生物学年龄为59.2±3.9（岁），增龄值7.0±1.3（岁）。气功组治疗前历法年龄50.2±21（岁），生物学年龄为52.1±3.2（岁），疗程后生物年龄为56.6±3.6（岁），增龄值4.5±1.2（岁），延缓了老化进程。两组之间增龄差值之间有显著差异，提示气功锻炼具有延缓老化的有益作用。

（王崇行）

第三节　气功锻炼的基本要领和方法

临床上应用的气功流派甚多，每一流派又有许多不同的练功方法。复习历代气功文献，结合气功医疗实践，我们体会尽管不同气功流派和功种各具特色和独到之处（个性），但若从锻炼原理和练功要领剖析，属于气功范畴的一类锻炼法，具有共同基本点（共性），即在意念主导下通过调身（姿势和动作的锻炼）、调心（意念的调控和锻炼）、调息（呼吸和内气的锻炼）三方面协同锻炼，达到增强机体调控机能，促进心身高度和谐，调动机体内在活力，提高心身工作效能，从而发挥祛病养生的有益作用。

气功锻炼三项基本要素（调身、调心、调息）相互联系相互促进，是一个不可分割的整体，即意、气、形合一，学习和应用气功时，既要了解和掌握某一流派和功种的特色之处（个性），更应从整体上把握和处理好“三调”的内在联系和基本要领（共性）。功种是若干锻炼方法稳定的有机结合，只有对三调的基本要领和操作方法较扎实地掌握，方能较好和较快地学习及锻炼好各种功法，并能兼收并蓄，结合实际化裁应用，有所拓展。

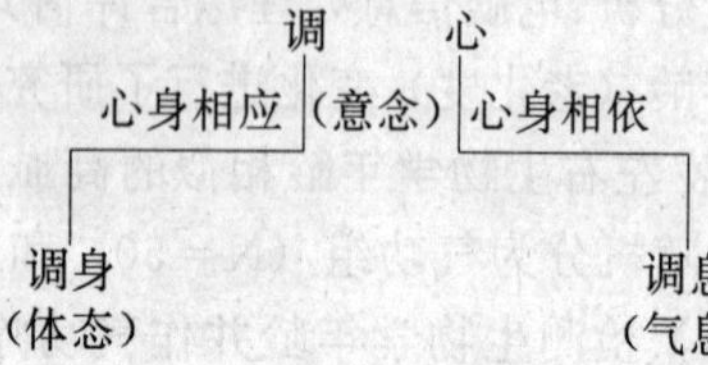

图 3-70　三调及其关系示意图

一、调身

调身是气功锻炼的基本环节，锻炼时采取一定的体位或形体动作，并运用一些方法进行调整和锻炼，引出松弛效应以达到心身放松气血流通。

人们不同的心理状态能显著地影响和改变其生理机能活动，内外环境各种因素，会引起大脑皮层机能活动的改变，导致下丘脑产生相抗衡的反应，即紧戒反应和松弛反应。流行病学调查和实验研究告诉我们各种激惹因素往往引起交感神经活动过亢，导致机体内部一系列异常应答，久而久之，则会引起众多“心身疾病”的发生和加重。反之，若采用某些独特的方法来减少内外环境的刺激、调整精神情绪活动、解除躯体和精神上的紧张状态，引出松弛效应，缓和或阻断具有潜在性破坏作用的紧戒反应，将有助于疾病的预防、治疗和康复。

大量研究资料表明：当气功锻炼趋于心身放松引出松弛效应时，①皮肤电位平衡下降，血浆儿茶酚胺水平趋于下降，血浆多巴胺-β-羟化酶活性降低，尿中儿茶酚胺代谢产物排出量减少，提示气功过程中交感神经兴奋性降低，植物神经系统平衡失调得到相应调整。②松静功锻炼时代谢率趋于降低，氧耗量比练功前一般减少 20%～30%，提示机体处于一种“清醒的低代谢状态”。③坚持气功锻炼者血流瘀滞现象减轻、微循环障碍改善、心泵功能增强、血循状态改善，提示气功锻炼有纠正血流动力学平衡失调、促进气血调和的作用。从生理学观点来看，呼吸急促加强、交感神经兴奋、骨骼肌紧张这三者是人体对体内外环境激烈变化的统一反应形式，这种反应形式叫做“耗能性反应”；反之若呼吸平稳减慢、交感神经活性降低、骨骼肌松弛，则人体进入安静休息的统一反应形式，这种反应形式叫做“贮能效应”。上述部分实验提示气功锻炼通过调身放松进入松静状态时交感活性降低，气血运行流畅，氧耗减少，呈现“贮能效应”，这对缓解机体对内外环境激惹因素的应激反应，增进机体抗病力和康复力是颇有益处的，我们体会此乃气功发挥祛病养生作用的生理基础之一。

调身即炼形的中心内容不外乎姿势和动作两方面的调整和锻炼。练功时必须保持形正、体松，形正则气顺，体松则气活。形正即姿势的正确规范和动作的准确协调，体松是躯体松紧的灵活调整，要松而不懈、紧而不僵。静功锻炼时要求锻炼过程中身体各部分都处于合于生理自然的状态，动功锻炼时要求锻炼过程中形体动作匀缓协调，并与意念、呼吸密切结合。心身放松是顺利进行调心和调息的重要条件，不同练功姿势和导引动作具有相应的治疗效应，因此调身是练功的第一关。人们日常生活中所处的体位，不外乎站、坐、卧、行 4 方面，气功锻炼是人们在生活、劳动中逐渐体验和发展起来的，练功的姿势大致归给为站、坐、卧、行4大类，长期实践中又衍生出许多具体姿势摆法和操作方法，以下介绍目前临床上常用的几种练功姿势。

（一）站式

临床上常用的有自然站式和三圆站式。

1. 自然站式 自然平稳站立，两腿左右分开，两足平行踏地，两足之间距离与肩同宽，两膝微屈，重心落在两脚心，头部端正，不俯不仰，躯体正直，含胸拔背，上肢自然下垂于身体两侧、口目微闭、面带微笑、全身放松。

2. 三圆站式 两脚左右分开，间隔与肩同宽，两足尖适量内收，站成一半圆形，两膝顺着足尖方向微屈，两肩抬起向前伸展、两膝弯曲呈环抱树干状，肩关节自然外展微垂勿耸起，膝关节比肩稍低一些，两手掌心相对，间隔与肩同宽，高低与乳头相平或稍低一些，两手手指微曲如握球状，头部端正、含胸拔背、口目微闭、面带微笑、重心稳当、活泼协调。

（二）坐式

临床上常用的有平坐式和盘坐式。

1. 平坐式 平稳坐在凳式椅子上，两腿左右分开，两足平行踏地，两足之间距离与肩同宽，膝关节弯曲成90°，坐椅高低不适合时，可适当加以调整，脚下加踏折式坐椅加垫子，两手掌心向下，平放在大腿上，肩部不要耸起，腋部不要夹紧，膝关节适当弯曲外撑，头部端正、不俯不仰，躯体正直、含胸拔背、口目微闭、面带微笑，全身放松。

2. 盘坐式 盘坐式有自然盘（散盘）、单盘和双盘数种，自然盘较易掌握，练功时采用特制的练功方凳式普通的床铺均可，上半身姿势要求与平坐式相同，身体略向前倾，臀部稍垫高一些，两腿交叉盘起，左上右下或右上左下均可，两手相互轻握，掌心向上或向下置于腹前。

（三）卧式

临床常用的有仰卧式和侧卧式。

1. 仰卧式 自然平卧于床上，面部朝天，头微前俯，枕头高低以枕部放松舒适为宜，保持呼吸流畅，躯体正直，四肢自然伸直，两手十指松展，掌心向内放在身体两侧，或双手互握置于腹部，足跟相靠，足尖自然分开，口目微闭、面带微笑、全身放松。

2. 侧卧式 侧身卧于床上，左右侧卧均可。一般采用右侧，腰部稍弯身成弓形，头部微缩略向前收，平稳着枕，枕头高低以肩颈部舒适、呼吸流畅为度，四肢位置，于右侧卧时，右上肢自然弯曲、五指舒展掌心向上置于身前枕头上距头约2寸左右，左上肢自然伸直，五指舒展掌心向下置于左侧髋胯部，右下肢自然伸直，左下肢的关节屈曲成120°角，轻轻地放在右下肢膝部，如为左侧卧则四肢位置相反，口目微闭、面带微笑、全身放松。

（四）步行式

步行是轻快散步过程中进行气功锻炼的一种方式，身体自然站立两足分开成平行步，心身放松，心平气和，类似散步式地向前行走，先以左足向前一小步，左膝自然挺直，左足跟着地足尖向上，同时右膝微曲下蹲，然后左足底全部着地左膝稍向前弓出，躯体略向前倾，右腿自然挺直，再慢慢抬起右腿，向前移动，与左足平行，右足尖轻轻点地同时膝部微曲，此时重心在左足，继之右足前移一小步，此后动作如前，左右交替前进，行时保持头端正含胸拔背，两眼平视，呈30°俯角，注意虚实重心的交换和脚步移动与手臂摆动节奏和协调。

以上练功姿势各有其特点和作用，应同时可根据练功者的体质、疾病、辨证及气功锻炼的基础加以选用，卧功有利躯体充分放松、减少能量消耗，久病体弱者甚为适用，也可与其他功种结合锻炼，以加强放松的基础；站功对于增强体质，引导气血下降有一定作用，在体质允许的情况下神经衰弱、高血压病人可以采用，但初练站功较为费力，开始时难以坚持，可以待有一定松静基础后再多加练习；坐功兼具站卧两者优点，且不受场地设备限制，为一般初学者和老年人常用的功式；为了全面体会和运用自如，学功阶段最好站、坐、卧、行四种功式都能体验一下。

二、调心

调心是气功锻炼的中心环节，锻炼时采用一些方法简化思维活动诱导思想入静，并进一步进行意念的调控和锻炼，导入气功功能态，以达到宁心养神、心身和谐。

"心主神明"。中医学中所讲"心神"似可理解为人的意念活动，"主明则下安，以此养生则寿。"也就是说心神安宁、五脏六腑才能各司其职，保持身体的健康。人们在日常生活中接受内外环境的众多信息，通过大脑分析处理并作出相应反应，因此中枢神经系统在维护体内环境稳定和机体与环境间的协调方面起着重要作用，若中枢神经系统功能障碍，调整和控制机能紊乱，将导致疾病的发生和发展，国内外关于气功入静过程中脑电活动观察发现：①脑电活动有序化加强练功时脑电α波明显增加，开始从枕叶向额叶扩散，继而在额叶有较多出现，而频率略有减少；②左右两半球之间脑电活动相干性提高，不同区域脑波呈现同步现象，左右脑α活动强度趋向平衡；③抗干扰能力有所提高，脑诱发电效应检测观察到练功时声光刺激引起α活动强度变化较常人小。进一步研究发现当机体进入松静状态时：①适应力增强，对外界劣性刺激反应缓解，如高血压病人异常高血压反应减轻，具有保护作用；②调控力增强，复杂动作反应加速，条件反射易于建立，记忆力改善，具有增进智力作用；③视力、听力、握力及心肺功能均有改善，具有增进体能作用。从系统论、信息论和控制论的观点来看，气功锻炼所致脑电活动变化提示系统内部有序能量提高，无序能量降低，信噪比提高，信息量增大，因而系统的灵敏度和稳定性以及调整控制能力提高，进而促使机体处于心身和谐的较佳工作状态，我们体会此乃气功发挥祛病养生作用的生理基础之二。

调心炼意的中心内容就是意念的集中，调控和运用，姿势的调整和呼吸的锻炼都是在意念主导下进行的，调心是气功有别于药物治疗和医疗体操的重要特征，也是练功发生疗效的重要因素。人们在日常生活中无时无刻不在进行着丰富多采的思维活动，许多初练功者，由于对疾病的焦虑和对事物的牵挂，练功时心神不宁，紧张惊恐，心烦意乱并可出现一些不适，这在气功中称之为"意念"，有些练功者由于情绪不稳定，学功未入门，练功时一会儿想东，一会儿想西，思想不集中、思绪乱纷纷，这在气功中称之为"杂念"，气功锻炼就是一个化杂念为正念，化万念为一念的逐步简化思维活动、诱导思想入静的过程。以下介绍目前临床上常用的几种调心方法。

（一）放松法

人们日常生活中受到内外环境的影响，处于紧张应激状态，练功时主动地以意念引导躯体各部位放松，并使思想相对集中，以解除心身紧张状态，这是一种简单有效的诱导入静的方法，是初学气功者常用的入静方法，放松法有繁有简，最常用的有以下3种：

1. 三线放松法　沿躯体前面，后面和两侧三条线依次配合默念"松"字进行放松，程序如下：

第一条线（前面）：面部—松、颈部—松、胸部—松、腹部—松、大腿—松、两膝—松、两小腿—松、两脚背—松、两脚十趾—松、然后意守大脚趾1～2分钟。

第二条线（后面）：后脑—松、枕部—松、背部—松、臀部—松、大腿后面—松、腘窝部—松、小腿后面—松、两脚跟—松、两足底—松，然后意守涌泉穴1～2分钟。

第三条线（两侧）：头部两侧—松、颈部两侧—松、两肩部—松、两肘部—松、两腕—松、两手十指—松，然后意守中指1～2分钟。

2. 顺序放松法　临床实践中发现刚学功时，如部位划分过细，不易记牢和掌握，有时反会引起紧张，影响松静，初学练功者采取将躯体分段，按自上而下顺序逐部放松方法较宜，其程序如下：

头部—松、颈部—松、肩部—松、手臂—松、手部—松、胸部—松、腹部—松、大腿—松、小腿—松、两脚—松。这样范围大些，目标具体明确，比较容易捉摸和掌握，一般反复顺序放松2～3遍，大体上可以达到轻松安静了，待心平气和心身放松后，可进一步配合调息法，将意念集中到小腹部，并随着一呼一吸而起伏，保持自然舒畅的静养状态，如果头脑中杂念又起，可以再采用顺序放松法或默念词句等方法排除杂念诱导入静。

3. 整体放松法　经过一个阶段锻炼有一定松静基础后，练功时不一定按三线和分段方式去放松，可以将整个躯体想像为一个部位，按要领摆好姿势后，意念引导下结合呼气默想"松"从头到脚似溶水般气血下沉直达涌泉，这样一下子全身放松，进入心静体松的状态。

（二）默念法

用意默念词句，不要发出声音，良性意念和词句有利于心身积极因素调动和脏腑功能的调整，促使疾病的康复。通过默念良性词句化“杂念”为“正杂”，不仅帮助排除杂念诱导入静，而且通过第二信号系统对人体产生种种有益的影响，是初学者常用的入静方法。默念哪些词句，可根据练功情况，有针对性选择一些词句适当编组灵活应用，如高血压病人可默念：“松”、“静”或“身体松”、“思想静”、“血压低”等词句，默念词句一般与呼吸配合进行，如高血压病人结合顺序放松法，吸气时默念“静”，呼气时默念“松”，并想像气下沉，如溃疡病病人练习停顿呼吸法，默念第一个字时吸气，默念中间字时呼吸停顿一下，默念最后一个字呼气。

（三）数息法

心息相依，心注于息则意不散乱，意守呼吸法是练功中常用的排除杂念诱导入静的方法之一。初学者一般从数息开始，练功中默念自己的呼吸次数，以一吸一呼为 1 次，可以从 1 数到 10，从 1 数到百乃至千，如此周而复始经过几个循环，呼吸逐渐慢下来，思想也伴随安静下来，此时可不必再计数，可采用听呼吸出入的声音的办法以诱导入静（听息），进一步在心平气和思想安静的基础上，用不着再听息，可采用将意念跟随气息自然出入的办法，即意气相随，诱导并保持宁静的状态（随息）。

（四）意守法

意守是气功调心炼意的基本方法，意守是指在气功锻炼中在心静体松后情况下，将意念集中到某一部位并将杂念逐步排除达到入静的境地。可以意守某一固定的穴位（如丹田、涌泉等），也可意守某一特定的病灶（如心区胃脘），广义地讲“守外景”，将注意力放到大自然某一物体上。顺序放松法和周天运气法（动态意守）也可归入意守法之中。

1. 意守丹田法　“意守丹田”是意守法中最常用的，丹田泛指有上中下之分，历代文献对丹田部分论述不一，多数意见认为上丹田为两眉之间泥丸（主神），中丹田为两乳之间膻中（主气），下丹田在脐中或脐下（主精），通常气功锻炼中所讲的丹田指下丹田，似可理解为脐周和（或）小腹部，包括神阙、关元、气海、命门等重要穴位在内的相当广泛的一个区域（田），意守丹田就是在练功时把思想集中到丹田部位，从而排除了杂念使思想逐步安静下来。古代练功实践中对“意守丹田”十分重视，认为丹田是“生气之源”，“意守丹田”不仅能诱导入静守心养神，而且对内气积蓄和发动有积极作用，但学功初期，思想往往不容易一下子集中到丹田，如果过分着意一味追求往往反会导致紧张和不适，应当采取诱导的方法如顺序放松法、意守外景法，待初步松静后，再配合调息气沉法逐步将思想归结到丹田，这样通过反复练习杂念减少气沉丹田进入静养状态。

2. 意守穴位法　经络穴位是人体经气汇集出入之所，不同穴位分属不同经脉，与相应脏腑有着密切的联系，练功时意守某一穴位除诱导入静外，由于意守穴位的不同，对身体内部气血运行和相应脏腑的功能起到不同的效应，除丹田外常用的穴位如百会、膻中、中脘、命门、会阴、劳宫、中冲、足三里、大敦、涌泉等。亦可意守病灶。

3. 意守外景法　意守体外某一景和物，或意想令人心情舒畅的事情或景物，意守内容可以是苍翠的树木、芳香的花草、优美的图画、广阔的田野。按要领摆好姿势后两目微闭或留有余光，宁静地注视着意守的景物，根据辨证调整视线高低，一般采取平视或呈 45°俯角，尽量做到意念集中、心平气和，这类意守法比较简单易于掌握，对诱导入静颇有帮助，某些易紧张、性情急躁情绪不稳的初练功者可以采用。

以上调心方法各有特点和作用，应用时可根据练功者的体质、疾病、辨证及气功锻炼的基础加以选用。顺序放松法较为简便，用意程度易于掌握，初学气功者可从顺序放松法入手，并适当辅以默念法和数息法排除杂念，待松静有一定基础后再采用意守法。“意守丹田”不仅有助于集中思想、排除杂念、诱导入静，而且对真气积蓄、调动和增强脏腑功能有积极作用，历来为练功家所重视，意守法操作时用意要轻，切不可着意和执着，过分追求往往会引起头胀、胸闷、精神紧张等副反应。临床实践中根据病位和辨证选用意守相应穴位，常可起到良好的调整治疗作用。

三、调息

调息是气功锻炼的重要环节，锻炼时采用一些方法进行呼吸与内气的锻炼，不仅指呼吸节律、频率、幅度和类型的调整，而且与意念的运用和内气的运行密切相关，通过半随意运动的呼吸主动调整锻炼架起躯体与内脏的桥梁，从而能动地调整和改善机体内部机能活动，锻炼时力求达到自然平和及气血下沉。

呼吸运动是在中枢神经系统调控之下，由植物神经系统支配的，具有随意活动和不随意活动双重特性，人们可以半直接地对呼吸进行调整和控制，有意识地调整和改善呼吸节律、频率、幅度和类型。实验研究揭示呼吸活动对人体众多生理活动有着广泛的影响，呼吸中枢的兴奋性可以扩散到植物神经中枢、心血管运动中枢，这样就为通过自律神经活动的意念调节来调整自律神经所支配的内脏机能活动提供了可能，练功时调息正是自觉地运用这种机能的治疗性措施。气功锻炼时呼吸调整具有双重作用，大量研究资料表明：①呼吸活动与植物神经功能有密切联系，吸气时交感神经兴奋性增强，呼气时副交感神经兴奋性增强，从高血压病人练功观察中发现当呼气适当延长时，肌肉松弛、血管扩张、肢体容积增加、血压水平下降；②呼吸活动胸腹腔压力变化有密切联系，X线录像观察发现练功中改变呼吸幅度和类型，对膈肌升幅和形态均有明显改变，从溃疡病病人练功观察中发现肠胃的运动和分泌功能随呼吸调整均产生相应的变化。总之，调息时的呼吸变化，可以通过影响呼吸中枢进而调整交感神经和副交感神经的张力，影响心血管运动中枢的兴奋性，最终达到调整相应内脏器官的功能，我们体会此乃气功法祛病养生作用生理基础之三。

调息为炼气的中心内容，不外乎呼吸节律、频率、幅度和类型的调整和锻炼，以及呼吸与意念，动作及读音的配合，呼吸的调整和锻炼一定要顺乎自然、因势利导，如果形体尚未放松，情绪尚未安宁，呼吸尚未匀畅，就片面追求呼吸频率的减少，幅度的增大，必然走弯路出偏差。练功时在松静基础上首先应在意念引导下将呼吸调整得自然匀畅，然后再配合意守丹田，逐步引气下沉，经过一个阶段的锻炼，就能基本上达到细匀深长的要求，腹式呼吸也会自然形成。以下介绍目前临床上常用的几种调息方法。

（一）自然呼吸法

自然呼吸法是呼吸锻炼的基础呼吸法，锻炼时按平时的呼吸方式顺乎自然地进行呼吸，不要急于追求频率的减慢和幅度的增大，但并非听之任之，它是在思想杂念初步排除、躯体紧张逐步放松基础上，通过因势利导适当调控而达到的一种心平气和的状态。采用口吸鼻呼或鼻吸口呼方式均可，一般在刚开始练功时可配合默念“静”、“松”两字，即吸气时默念“静”，呼气时适当延长并慢慢以口呼出默念“松”，数次呼吸后逐渐将注意力从呼吸上移开，让其自然进行，如果在练功过程中出现头胀胸闷气流不畅时，可再采用适当延长呼气来解除。从练功过程中胸腹呼吸图形联合描记分析中发现，经过一个阶段锻炼后，大部分练功者呼吸均能达到比较细匀柔和自然舒畅，在此基础上进一步结合意守引导气沉丹田，逐步向腹式呼吸过渡。

（二）腹式呼吸法

腹式呼吸法是呼吸锻炼的基本呼吸法，一般是在自然呼吸基础上逐渐过渡形成。腹式呼吸分为顺腹式和逆腹式，顺腹式呼吸，吸气时腹肌放松随着横膈的下降，腹部逐渐隆起，呼气时腹肌收缩腹部回缩或稍凹进，横膈随之上升到原来水平。逆腹式呼吸则相反，吸气时腹肌收缩腹壁回缩呈凹状，随着横膈下降腹腔容积变小，呼气时腹肌放松腹部隆起，随着横膈上升腹腔客积变大。逆腹式呼吸时胸腹腔压力变化较大，因而对提升阳气、促进气血运行和按摩内脏、改善肠胃功能影响较大，锻炼时应根据练功者体质、病情及练功基础，决定采用何种腹式呼吸法，初用者采用顺腹式呼吸法较妥，年老体弱且伴心血管疾病患者逆腹式呼吸法应慎用。腹式呼吸具有重要的生理作用，结合意守丹田有利于内气的聚集、贮存、激发和调动，但应指出腹式呼吸的形成有一个实践的过程，切忌过分追求。采用胸、上腹、少腹联合呼吸描记法观察发现相当一部分练功者练功时上腹部不规则的鼓动而少腹部起伏幅度不大，实际上气并未下沉到丹田，不符合“虚上腹实少腹”的基本要求，因此腹式呼吸一定要在心静、体松和较熟练的掌握自然呼吸法基础上循序渐进地逐步锻炼。

（三）发音呼吸法

吸气或呼气时配合发音吐字，以加强气功的作用，吸气时配合发音有补虚之用，呼气时配合发音有泻实之效，六字气诀法是常用的吐音呼吸法，中医学认为心、肝、脾、肺、肾和三焦所属不同病证采用不同的吐音呼吸方法进行补泻，可直接影响脏腑功能起到祛病养生的作用，吹肾、呵心、嘘肝、呬肺、呼脾、嘻三焦就是六字诀与脏腑的对应配合。练功时在做好准备工作，心静体松基础上根据疾病和辨证选用相应的字音，以鼻吸口呼方式进行锻炼，自然匀缓，以鼻吸气，然后默念某一字音呼气并适当延长，六字气诀法是一种以泻实为重的呼吸法，临床应用时应按辨证选用相应的方案，如用于保健，可采用五脏通治法，即顺着嘘呵呼呬吹嘻的次序每个字默念 6 次，呼气与吸气时间相等。如用于治疗，可选用相应脏腑的字音采用适当延长呼气方法去除病邪。老年久病病人往往表实本虚，虚实夹杂，因此吐音次数及呼气延长程度应按具体情况掌握。六字诀呼吸法一般放在一次练功过程首尾进行，以 7～9 次为一单元，不宜过多过度，以免泻之太过引起不适。

（四）停闭呼吸法

呼吸周期中一吸一呼间、或一呼一吸间有一停顿闭气时间，一般进行停闭呼吸锻炼时采用腹式呼吸，并要求与默念活动相结合，常用的停闭呼吸方式有 3 种：①第一种呼吸法（吸-停-呼）按要领摆好姿势后，采用鼻呼吸，吸气时舌顶上腭，气自然吸入并到小腹部，然后稍作停顿，再慢慢将气呼出，舌部随之放下，如此反复进行，操作过程中可同时配合默念，一般从三个字开始，根据体质病情及练功基础默念字数可逐步增加，但最多不超过 9 个字。默念第一个字时开始吸气，默念中间字时停顿，中间字数越多，停顿时间越长，默念最后一个字时将气呼出。②第二种呼吸法（吸-呼-停采用口鼻呼吸），按要领摆好姿势后自然匀缓吸气并引到小腹部，然后将气慢慢地呼出，呼气毕稍作停顿，吸气时默念第一个字，呼气时默念第二个字，停顿时默念下面的字，同时舌顶上腭，字句默念完舌部放下，再吸气作下一次呼吸，如此反复进行。③第三种呼吸法（吸-停-呼-停）：按要领摆好姿势后口目微闭以鼻呼吸，舌顶上腭，默念第一个字同时匀缓吸气少许，随后停顿片刻。此时舌顶上腭不动并默念第二个字，接着较深长地吸气并引到小腹部同时默念第三个字，吸气毕后不停顿地慢慢将气呼出同时舌部放下并默念最后一个字，反复进行。以上调息方法各有特点和作用，应用时可根据练功者的体质、疾病辨证及气功锻炼基础加以选用，呼吸锻炼一定要顺于自然循序渐进，切勿急于求成过分强求做到“莫忘莫助”，刚开始学习气功时，采用自然呼吸法较为稳妥，待心静、体松、气和后结合气沉意守（丹田）逐步向腹式呼吸法过渡。六字气诀法为临床辨证施功提供了具体操作方法，可根据实际情况选用，停闭呼吸法时较大幅度改变腹腔内压，对按摩内脏调整肠胃功能有良好作用，消化系统疾病病人常采用此类呼吸法，但年老体弱，心血管系统疾病病人则应慎用。

（王崇行）

第四节 气功临床应用的基本原则和有关问题

大量气功锻炼和临床医疗实践表明：气功疗法祛病养生确有良好效果，其适应症十分广泛，不仅对许多常见病，多发病有较佳疗效，对某些难治之症亦显示不同程度的治疗和康复作用，因而深受人们的欢迎。但是应当看到，对于气功临床应用还缺乏系统的研究，众多的医学气功工作者提出，在积极开展气功临床医疗工作中，应倡导“开拓、求实”的精神，既要勇于开拓大胆实践，又要实事求是客观评价。王崇行等通过对气功临床应用现状的调查分析，结合多年气功医疗和科研实践认为气功临床应用中必须克服盲目性，增强科学性，其关键在于“合理”和“规范”。合理是指选功、练功、用功方案要合理，所谓合理包括两点：①合乎气功锻炼的基本功理和要领，按照经实践检验行之有效的操作方法和锻炼程序，循序渐进地进行学习和锻炼；②合乎所罹疾病的病理生理变化特征，按照练功者体质、病种、辨证病情，辨证施功，实行个体化指导。规范是指作用（疗效）和副反应（偏差）的评价要规范，所谓“规范”包括两点：①气功治疗作用（疗效）的评价要客观务实，对疗效的认定和报告要有一定的标准和规范，切忌故弄玄虚、掺杂水分，否则不利于医学气功的健康发展；②气功锻炼副反应（偏差）重在防范，对偏差的认定和防治要有一定的标准和规范，切忌扩大化和神秘化，否则不利于气功疗法的推广应用。

一、掌握要领、预防偏差

气功疗法临床应用工作中，辨证选功制订适合练功者锻炼方案后，则是一个更为重要的实施过程，气功锻炼重在实践，医学气功工作者要通过教功、领功、查功，帮助练功者学会并遵循练功要领，坚持锻炼所选功法，以期提高治疗作用（疗效），避免副反应（偏差），保证气功锻炼不断地深化。并取得更大的祛病养生效果。

（一）练功要领探讨

尽管功法众多，但它们之间都有一定的内在联系和共同的准则可以遵循，这些练功者所必须共遵循的基本规律即称之为练功要领。马济人等指出掌握练功要领有助于提高练功质量，加速学功过程，避免不良副反应，取得良好的防治疾病效果，并使练功沿着正确的轨道顺利发展。历代气功文献所归纳的气功锻炼要领大致有以下几方面：松静自然，动静结合，练养相兼，意气相依，准确柔活，循序渐进，现代气功书刊中均有详尽论述，以下根据中西医学理论和现代临床和实验资料略加补充讨论。

上海市高血压研究所认为心静、体松、气和是医学气功锻炼中必须掌握的基本要领，乃气功锻炼发挥祛病养生作用的生理基础（前节已论述），松是指练功中身体和精神上的某些紧张状态的解除和松紧趋于平衡的体会。马济人等人强调练功时不仅要力求解除躯体四肢呼吸等方面的紧张，达到外松，更应力争解除思想情绪注意力方面的紧张，达到内松，经过一个阶段锻炼趋向心身放松，引出松弛效应。静是指练功中思维活动的简化和有序，并保持思想集中心神宁静的状态。柴剑宇等认为气功锻炼的入门方法多数以静功中的简单的调心为基础，即以放松入静为基础，气功锻炼深化过程是不断加强意念调控强化调心锻炼的过程，意念调控作用的研究可以从思想的放松、入静、意守、意念运用等角度着手，探讨在大脑控制下对不同部位进行放松、导引、意守等控制时的机体效应，从而可以了解采用调心方法和练功操作对机体祛病养生的作用，为制订锻炼方案提供客观依据。气和是指练功中呼吸自然匀畅，吐纳适应，处于心平气和的状态。谈清霖等指出气功锻炼调息时要以适当的强度进行锻炼，才能达到细、匀、深、长的呼吸状态，才能促进内气的增强和运行，如果呼吸任其自然则火候不及，难以发挥效应，如果有意加强呼吸勉强用力就火候太过，常易发生偏差，因此一定要做到勿忘、勿助、火候适度。

气功锻炼中在心静、体松、气和基础上，正确认识和妥善处理好动静结合，是练好气功增进功效的重要一环。王崇行等指出动静结合包含三层内容：①静功锻炼时虽然躯体、四肢处于相对静态，但实际上各脏腑无时无刻不在意念主导下进行着积极的调整活动，许多观察表明练功入静时唾液分泌增多、胃肠运动增加，体表红外辐射增强等，提示静功锻炼时机体处于一种积极的活动状态，实质是静中有动，动功锻炼时虽然主要表现为躯体、四肢的外在动态，但它操作过程中是在意念主导下，将意念呼吸及形体动作三者密切结合起来进行的，在做形体动作时要求躯体放松、思想安静、心平气和、用意轻运、离不开松静基础，实质上是外动而内静，所以动功和静功是相对而言，从总体上讲是静中有动、动中有静、动静结合。②气功锻炼方式和编排上常将动功和静功结合起来进行锻炼，一方面动功和静功锻炼发挥的效应略有则重，结合起来锻炼可以效用互补、相辅相成，较全面地改善练功者健康状况；另一方面提供较大的选功余地，便于练功者根据疾病和辨证情况增减调配并按照一定程序进行适应性较强的锻炼。许多练功者有这样的体会，静功前先练九节动功导引一下，静功时就易于入静放松，静功后再练九节保健按摩功和动功，可以使练功者头脑更加清醒，精神更加振奋，这是一个由动到静再由静到动的全过程，从而达到身心的全面锻炼。③静功锻炼过程中有时会出现一些外动现象，对此曾有不同看法，有人认为外动是效应极力提倡，有人认为外动是偏差应当防止，但问题的关键不在于练功中是否出现“动”、“触”现象，或出现“静”、“触”现象是效应还是偏差，而应当全面分析一下练功者的“外动”现象是在什么条件和基础上发生的。若练功松静基础尚未打好，丹田之气尚未充实，意念调控能力欠佳，强求“外动”搞速成必然走弯路，不但得不到效果，甚至还会引起偏差。若练功者松静基础比较踏实，丹田之气亦已充实，意念调控较为自如，锻炼过程中出现外“动”不必紧张，不但不会引起副反应，甚至反会增进锻炼效果。对待“外动”应采取不追求、不助长、不紧张的态度，在心静、体松、气和基础上根据体质和病情，按照练功要领因势利导循序渐进地进行锻炼。

（二）练功偏差防治

气功锻炼过程中练功者由于选择功法不当或操作时未掌握要领，也有部分因指导不妥、宣教不当，而引起的人体机能紊乱偏离正常且难以自制的身心异常反应状态，称为练功偏差，简称出偏。这种情况在气功锻炼人群中虽然不多，但若发生，给练功者精神上和躯体上都带来病苦，在气功疗法应用推广中应予以重视。上海市气功研究所从气功纠偏专科门诊大量病例分析中提出：对气功锻炼中表现出来的种种异常和不适应加以鉴别，做到三个区别：①练功正常生理反应与病理反应相区别：练功者在练功初期因操作未熟练或不适应会出现一些躯体生理性反应如酸胀等，经过适当指导、坚持锻炼一个阶段，不适现象会自行缓解消失。若症状严重、固定、持久、难以自行消失和缓解或伴有精神症状出现者，影响人们工作和生活的身心反应，则应考虑属气功偏差的病理性反应。②原患疾病病情变化的症状与偏差症状相区别：练功者在练功期间原患疾病可能因病情变化而产生许多新症状，应通过细致观察和深入检查加以判别，以免贻误及时治疗。③偏差精神症状与精神疾病相区别：气功偏差中相当一部分有呆滞、易激动、智力下降、情绪低落等精神症状，改进练功方法后症状随之减轻、消失，观察过程中自我意识始终存在，应与精神分裂症相区别。

气功偏差的临床表现主要有躯体症状和精神症状两方面，柴宏寿等根据 153 例练功偏差者的临床表现，分为 3 度：轻度以躯体症状为主，共 110 例，占 71.9%，中度有明显的精神症状，共 38 例，占 24.83%，重度有精神活动障碍幻觉入魔症状，共 5 例，占 3.27%。上海市气功研究所偏差专科门诊对 207 例心理调查结果表明相当多的病例有不同程度的心理障碍、情绪异常占 90%，思维异常占 43.3%，行为异常占 83.3%，注意异常占 50%，记忆减退占 23.3%。单怀海等对气功所致精神障碍临床现象学进行了研究，临床表现有明显感知、情感、思维和行为等障碍表现的气功偏差病人 109 例，按有无分裂样症状分为类分裂样神经障碍（N＝47）、类神经症性精神障碍（N＝62），进行简明精神症评定量表（BPRS）和 Hamilto 抑郁和焦虑量表测定并选择精神分裂症 50 例，抑郁症 65 例，焦虑症 48 例和正常练功者 40 例作对比分析，结果发现：①类分裂样精神障碍组简明精神症评定量表（BPRS）总分均值为 42.87±8.56，与精神分裂症组 44.08±8.22 比较无显著差异，但精神缺乏活力和对猜疑因子分值低于精神分裂症。提示此组病人精神障碍有中等严重程度，BPRS 因子分析显示焦虑抑郁较精神分裂组明显，表明气功偏差的类分裂精神障碍情感反应强烈，但练功偏差者临床表现一般均具有气功锻炼的某些特征，大多数病人对精神障碍有一定自知力。经气功纠偏治疗后精神功能恢复良好，和精神分裂症有所差异。②类神经症性精神障碍组抑郁和焦虑量表分别为 16.9±6.87 和 17.74±5.67，显著高于正常练功组（分别为 3.48±1.60 和 4.05±1.75），与抑郁症比较有显者差异（分别为 21.6±3.80 和 13.00±3.75），而与焦虑症对比无显著差异（分别为 15.95±4.96 和 19.15±3.66），提示类神经症精神障碍组有明显的抑郁和焦虑等情感障碍，尤以焦虑情绪更突出，通过气功纠偏治疗后情绪逐渐稳定。

气功偏差产生的因素是多方面的，王崇行等认为客观上不恰当宣传误导、教功者指导不当，主观上练功者未掌握练功基本要领，片面地追求急于求成均是引起练功偏差的重要因素，应加以克服和防范。练功者自身心理、生理因素及所患疾病病理特征对练功出差的影响，值得进一步探讨。裘玉珍等人对气功偏差病人（N＝30）和正常人（N＝30）采用苏州大学设计的80.8神经类型测试表进行神经类型对比分析，发现：偏差病人大脑分化抑制能力较正常人差，提示偏差病人大脑机能发育水平低于正常人。裘和国等人对气功偏差病人与正常人血浆儿茶酚胺水平对比检测中发现：偏差病人血浆去甲肾上腺素（NE）含量为1.113±0.295（ng/ml），而不练功静坐对照组仅0.645±0.249（ng/ml），经纠偏后血浆NE浓度下降为0.901±0.296（ng/ml），提示气功偏差病人多数有交感神经活动亢进的表现，纠偏治疗后过亢的交感神经兴奋有明显下降。

气功锻炼时应防患于未然，防止偏差的发生，当偏差发生后应首先鼓励练功者消除紧张焦虑情绪，其次应指导病人针对诱发偏差的原因及时进行自我调整。

综合各地报道常用的自我纠偏法有下列几种：

1. 心身放松法　安静舒适地卧在床上或坐在凳子上，两虎口交叉互握平放在小腹部，轻轻地呼一口气，然后意念从头部开始逐渐引起循序向下，并口中默念"松——"，"松——"，"松——"，每天2次，每次15到20分钟，通过诱导达到心平气和，心身放松。

2. 六字气诀法　根据病变所及脏腑和脏腑间相互联系，选择相应字诀，在心静体松基础上默念所选字诀、呼气适当延长。以祛除相应脏腑的邪气。

3. 导气归元法　采取自然站式，吸气时两臂从身体两侧沿弧形路线匀缓上升直到喉部水平（高低依辨证而异或达头顶百会穴或置前膻中穴），呼气时两掌心自下沿前正中徐徐下降直达涌泉，以引导气血下降。

4. 经穴按摩法　自我或他人以后掌、拇指或中指以一定方向和强度按摩太阳、大椎、膻中、涌泉、气海等穴位，促使经脉疏通、气血流畅。

5. 拍击脏腑法　采取自然站式，以自我或他人手掌自上向下按照一定线路和部位，轻轻拍击，以振荡气血、疏通经脉、调整相应脏腑功能。

6. 轻松散步法　采取自然站立式、初步松静后开始向前按行步功基本要点，自然步行，转移紧张的思想，疏通全身的气血，调整脏腑的功能，简便易学易练。

若自我调整难以全部解除偏差，应在有经验的气功医师指导下采取综合性干预措施（如针灸推拿导引、中西药物等）。

二、辨证施功，因病制宜

辨证论治是中医学的基本特点和治疗原则，气功疗法是中医学中常用治疗措施之一，气功临床应用时亦应根据辨证论治的原则，参照医疗体育中倡导的运动处方（综合病人各方面情况提供最佳锻炼方法和最适运动量有效而科学的锻炼方案）精神，进行辨证施功。马济人等复习历代医学文献指出，辨证施功即按不同证候而选用不同功法，在中医古书中论述颇多，气功疗法50年代进入医院是从治疗溃疡病开始，因此以辨病施功为主。但同一疾病因体质病理及病情的不用，临床表现常见较大差异，应根据辨证情况具体指导，将辨病和辨证结合起来，治疗效果会更好。王崇行等汇集大量气功临床应用资料发现：①气功锻炼主要通过增进整体抗病机能而起到祛病养生作用，因此同一功法可以治疗多种疾病，或同一疾病可以选用数种功法，即同功治异病和异功治同病现象。②气功锻炼时各功种中不同操作方法各有其独特的生理效应和作用，同一操作法对某一病种效果较佳，而对另一病种效果欠理想，同一疾病采用某一操作法效果好，而采用另一种操作法不仅效果欠佳还会引起不适。因此建议气功临床应用时应从增进整体抗病机能着手，制订或选择1～2种功法作为基础功法，并在此基础上根据体质、疾病、辨证和练功进度随证加减，调整组合，辨证施功，因病制宜作个体化指导，以加强针对性，适应性提高治疗的效果。

《素问·至真要大论》：强调"调气方焉必别阴阳"，上海市气功研究所复习历代气功文献，主张按中医阴阳、脏腑辨证，循阴阳之道辨证练功，并概括和介绍了古人常用的练功要点和操作方法，如重视体型之阴阳差异而分别采用不同的功法，少阳太阳病人多阴虚，宜以静功为主，并结合意守“涌泉”、“三阴交”等阴穴，以滋阴平阳。少阴太阳病人多阳虚，以动功为主，并结合意守“命门”、“百会”、“泥丸”等阳穴以生阳。又如重视病情的阴阳不同而施功，对寒热虚实的病情针对性地采用不同功法。“虚病宜存整收敛，固密心志内守之功以补之；实症宜按摩，导引吸努掏掇外发之功以散之……”，再如重视动静的阴阳属性不同施功，动为阳、静为阴，练功中动静适宜才能阴阳平衡、气血和畅、百病不生。临床辨证施治时辨别阴阳同时还应判定病位，即是哪一个脏腑产生了病变，治疗脏腑病时不仅要考虑一个脏腑，更要注意调整这一脏腑与其他脏腑的相互关系，促进其功能协调，运用五行生克规律和六字气诀功法，适当调配、辨证选用，可收到良好的治疗效果。

气功锻炼的主要目的在于调养精、气、神，实践中在精、气、神的病证的诊治，包括气功锻炼方面积累了丰富的经验。詹红生等结合临床介绍讨论了“精气神辨证法”，其要点是：①精病之候以虚证居多，精气于虚时脏腑功能减退和水平低下，肾“受五脏六腑之气而藏之”，故精虚之证之首要表现为肾精亏虚，治疗时应根据养精益肾、强固肾关与健运脾胃、培补后天相结合的原则，制订合适的锻炼方案。②气病之证可概括为虚实两类，气滞症表现为气的运行障碍，治以通调气机为主，气虚症表现为相应脏腑机能的减退，心气虚者宜气血双调、益气活血，六字气诀法为脏腑辨证施功提供了选功之便。③神病之候主要表现为心的调控失常，若精亏、气虚、心神失养则出现病态，治疗时一方面消除扰动心神的种种因素，以宁心安神，一方面加强先后天调养，以求益气固精、心神得养。

上海市高血压研究所从以往中西医结合研究中发现中医辨证类型与机体某些病理、生理变化存在着规律性联系，根据气功临床实践经验及现代气功机理研究资料，按照疾病病理生理类型（微观辨证）进行了辨证分型病理生理学基础和分型论治，辨证施功的探索，从气功治疗（心）气虚血瘀型高血压的疗程前后对比观察发现：①（心）气虚血瘀型高血压病人，反映心脏功能的3项指标（EFEFvmnvcf）明显降低，微循环障碍发生率显著上升，血液粘滞性、血小板聚集性和红细胞变形性均有所异常，提示心功能减退、微循环障碍、血流变异常是心气虚血瘀证重要病理生理特征。②气功锻炼6个月后临床心气虚症状减轻同时不仅反映心脏功能指标改善，而且部分病例心肌肥厚逆转，不仅血液流变学异常减轻，而且凝血—纤溶系统失衡得到纠正，不仅微循环管袢清晰度明显好转，流态从粒流向线流转化，而且微血管血流速度增快，以上结果提示气功锻炼能益心气通血脉对心气虚血瘀型高血压有良好的治疗效应。

目前，气功疗法临床应用中，较为常用的辨病与辨证相结合，从“三调”着手，在身体姿势、意念运用、呼吸方法、动作导引与经穴按摩等方面加以选择调整、合理组合，制订出相应锻炼方案。或者选择一个较为合适的功法为主，然后参考病情适当加减，编组以供锻炼。

1. 姿势　调身是气功锻炼的基本环节，锻炼时要求形正、体松、舒适、自然，在此基础上根据辨证姿势方面亦应有所区别。平坐式具有广泛的适应性，为一般练功者特别是初学者常用的姿势，北戴河气功康复医院报告，仰卧式适宜体质较差中气不足脾胃虚弱者，对诱导松弛、调养康复颇有帮助。溃疡病病人可采取站或卧功即臀部稍抬高，从X线下气功对胃机能状态影响的观察中发现，当右侧卧时，胃内容物在胃体以下部位排出较为顺利，因此对胃张力低，胃蠕动功能差，胃内容物不易排出的患者，宜采用右侧卧式，但若胃粘膜脱垂者，则不适宜采用该式，常因胃粘膜本身的重力而致脱垂加重。上海市高血压研究所报告三园式站功，练功时下肢要支持整个身体，肌肉处于静力性运动状态，形成上松下紧，意识较多地关注到下肢，气血也随之下沉，故适宜于肝阳上亢上盛下虚病人，俗语说“人老先老腿”，体质允许时老年人练站功对增强体质、改变上盛下虚症状是有益处的。

2. 意念　调心是气功锻炼的中心环节，练功时要求排除杂念、心宁神敛、集中思想。诱导入静方法众多，一般初练功或心肝火旺、性情浮躁者宜从顺序入松法或意守体外法入手，待较为心平气和后，再采用意守丹田。锻炼中要审视阴阳，按人体阴阳类型、临床阴阳辨证不同而施功，存想或意守内容不同会产生各类的效应，阳时用阴气，存想在阴冷病灶部位，阴时用阳气，存想在火热病灶部位，阴虚火旺意守涌泉引火归元，阳虚意守命门以温阳。王崇行等在指导高血压病人练功时观察到：意守丹田，头脑清醒、心胸宽畅，同时血压下降、气血下沉，若意守鼻准，则头胀胸闷、气血上逆、血压上升，因此高血压病人练功时不宜守身体上部，阴虚火旺上盛下虚症象明显者守涌泉穴，肾阳不足，命门火衰者守命门，伴脾胃功能差者可加守足三里。

3. 呼吸 调息是气功锻炼的重要环节，练功时要求匀缓协调，气沉丹田。不同呼吸方法有不同的作用，“升为阳、降为阴”，“吸为补、呼为泻”，调整呼吸时要合乎阴阳升降补泻的法则，采用不同的呼吸方式、掌握呼吸的比例，如阴虚阳亢型高血压病人，练功时应练呼为主，侧重引导气血下沉，而胃下垂者，要由于脾胃虚弱中气下陷，练功时不宜过分引气下，应练吸为主，着重培育积蓄丹田之元气，使小腹饱满有力，促使下垂的胃体上升。六字气诀法通过呼气时伴同默念一定的字，此影响相应脏腑功能去除病邪，有独到之处。临床应用时可根据疾病所及脏腑选用相应字音。具体实施中要注意脏腑之间的相互联系及掌握好补不足泻有余之尺度。

4. 导引按摩 动静结合是增进气功功效的一个重要方面，按中医学理论动为阳，静为阴，为了促进阴阳动态平衡，练功中应当动功静功两者兼练，并根据辨证调整两者比例。气虚或阳虚病人应适当多练些动功，而阴虚阳亢病人则宜多练些静功，但这也是相对的，动功和静功的比例和程序安排应根据练功者机体阴阳差异和病情的阴阳偏盛灵活掌握，务必动静相宜、阴阳平衡。选练何种动功招式和按摩那一部位根据病种辨证和临床症状决定。同一招式锻炼操作时，也要根据病种辨证和病人体质调整，如高血压病导引操作时手臂上举不宜过高，手臂下放时伴随想象气血下沉。又如下蹲架势高低要根据体质强弱和锻炼基础而定，过分勉强为之反而不妥。

临床上辨证情况较为复杂，锻炼方案还应考虑到四时节气阴阳变化及疾病演变进程而作适当调整。姿势、意识、呼吸和导引按摩几方面是相互促进相互制约的，为了防止太过与不及，在实际操作时常要适当调配结合选用。心肝火旺的高血压病人，采取站式姿势，意守下窍、呼气延长，再结合下降气沉的形体动作的锻炼，气血下降作用因相互协同而较强，临床效果亦较显著。若作形体向上动作并配合吸气时则易导致气血上升，这时可结合意守下窍、运用意念引气下行而相互制约就不致过伤偏颇。王崇行等认为“气功临床应用时只要法于阴阳、辨证施功、因病制宜、合理锻炼，一般均能取得较佳的祛病养生效果。反之，若违背气功锻炼基本要领，不按疾病具体情况盲目施功，不仅难以取得有益的治病强身作用，反会招致某些不良副反应，甚至出现气功偏差。因此倡导气功临床应用中应根据气功功理和疾病病理综合分析制订科学合理的锻炼方案，进行辨证施功，以促进医学气功健康地发展。

（王崇行）

第五节 气功临床治疗初步探讨

气功疗法是我国传统的医疗保健措施，数千年来为中华民族的保健和医疗作出过重要贡献，其养生保健作用，深受人们的欢迎和较为一致的公认，其防治疾病作用，历代医学文献中论述颇多，亦受到人们的关注，限于历史条件，详尽系统的报告较少。50年代开始，气功从民间进入了医院，气功疗法逐渐广泛应用于临床。40年来，气功临床治疗取得到可喜的成绩，积累了宝贵的经验，取得了一批科研成果。近年来气功疗法适应证和应用病种不断扩大，不仅在以气功为主（或为辅）中西医综合治疗多发病，常见病中取得良好的疗效，而且在某些难治之症的综合性防治方案中，气功亦显示出独特作用。鉴于气功临床医疗有一个逐步提高和深化的过程，本节以应用气功治疗效果较为肯定，有一定病例数和客观数据，且经医疗科研单位报道者为依据，从中选择若干具有代表性的病种予以介绍并略加探讨。

气功临床治疗报道，各病种无论从数量、质量和规范化差别颇大，本着“求实”和“存异”的精神，对较为肯定的结果尽可能充分如实的反映，对尚且有所争议的问题，留待进一步工作后再报告。每个疾病论述大体上包含3个方面：①疾病的中西医概念，结合疾病特征探讨治则与辨证施功（选功）要点（具体功法参阅有关功法专著）。②临床和实验观察资料如实反映应用情况和疗效。③注意事项。

一、高血压病

高血压是心血管系统常见疾病一种，以持续性全身动脉压增高为特征，伴有血管、心、脑、肾等器官功能性或器质性异常的全身性疾病，世界卫生组织规定的标准：成年人血压等于或小于140/90mmHg（18.7/12kPa）为正常血压，血压等于或大于160/94mmHg（21.3/12.7kPa）确诊高血压，介于两者之间为临界高血压。高血压是一种患病率很高的慢性进行性疾病，神经—体液调节功能紊乱在疾病发生发展中起重要作用，若不有效控制，往往会引起心、脑、肾严重并发症。根据症状，病理演变和辨证论治的经验，属于中医学中“头痛”、“眩晕”、“肝阳”、“肝风”、“中风”等症的范畴，一般认为系由于七情内伤、食饮失节、内伤虚损等因素引起机体阴阳、气血平衡失调所致，主要病位在肝、肾、心。初病以肝肾阴虚肝阳上亢多见，久病往往气阴两虚并挟痰挟瘀。

上海市高血压研究所等单位根据临床医疗实践认为：鉴于高血压发病与精神心理因素密切有关，以上盛下虚肝阳上亢为重要特征，临床表现多种呈现不同证型，气功锻炼应以心静、体松、气和为基础，并根据辨证分型调整锻炼方案。

1．姿势　刚开始学功时，以坐式松静功较为适宜，心静、体松有助于消除心身紧张状态，促进气血调和、流畅，有一定练功基础、体力允许时，锻炼站桩功对增强体质，引导气血下降、改善上盛下虚症状有积极作用。

2．意念　高血压病人情绪不稳定易激动紧张，练功时可通过顺序放松、默念词句、漫步行走、动功导引等方式排除杂念、诱导思想逐步安静下来，然后再转入意守，如肝阳上亢症象明显可守涌泉，如阴阳两虚可意守命门，但勿守胸部以上穴位。也不可过分着意。

3．呼吸　高血压病人练气功切忌屏气，一般从自然调息法入手，并可配合默念“嘘”适当延长呼气，待心平气和呼吸自然舒畅后，结合意守（丹田）气沉，再逐步过渡到腹式呼吸。

4．导引按摩　静功基础上动静结合有助于气血平衡和运行流畅，动功操作时要匀缓、协调、架子不宜太低，手臂上举不宜过高，选择一些引导气血下沉的招式，以改善上盛下虚、气血上升状况。并可配合作些头部和胸部的保健按摩，以减轻高血压病人相应症状。综合各地报道，高血压气功锻炼以松静功、放松功为首选，站桩功、行步功、“嘘”字气诀法、导气归元法等亦可采用。

从50年代后期国内众多单位开展了气功防治高血压的临床治疗实践，上海市高血压研究所于1958年将气功纳入中西医结合治疗高血压病方案，30余年来以临床疗效、作用机理、功法整理及普及推广4方面进行了系统研究。1959年从“综合疗法治疗高血压病100例分析”，初步看到气功治疗高血压的独特作用基础上，进行了随机分组前瞻性对照研究，具有可比性的135例高血压病人随机分组4年对照观察结果发现：对照组（N＝67）逐年疗效为70.7％～76.7％，而气功组（N＝68）逐年疗效达86.6％～95.6％，气功组疗效明显优于对照组。王崇行等总结39819例高血压病人按严格设计分批分组对照观察，结果发现对照组（N＝1055），1年降压疗效较稳定率为65％～70％，其中30％病人因血压波动而药物增量，而气功组1年降压疗效稳定率达85.0％～90.2％，其中40％病人因血压稳定而药物减量。表明坚持气功锻炼血压稳定，服药减少、疗效巩固。北京市第二医院200例高血压病人分组对照观察发现气功组（N＝1000）练功3个月降压总有效率为74％，而对照组（N＝100）降压总有效率仅38％。浙江省中医药研究院亦观察到气功综合治疗比单纯降压药物治疗效果好，58％长期服用降压药的高血压病人药物减量，浙江中医学院采用松静气功配合音乐诱导治疗高血压发现治疗3个月总有效率达94％，其中显效

32%，李自然等报告以办气功班形式进行群众防治，气功疗法配合生物反馈，共观察高血压病人929例，其中气功组639例，总有效率达85.13%，明显优于对照组，提示气功疗法治疗高血压不但简便易学而且行之有效。王崇行等发现坚持练功锻炼不仅血压稳定而且脑卒中发生率减少，预后改善，血压降低同时血流动力学平衡失调得到纠正（心输出量增加、外周阻力降低、心脏泵血功能增强），血液流变学异常得到改善（血粘度降低、血小板聚集性下降），伴同的代谢功能紊乱得到调整（总胆固醇水平下降、HDL-C水平上升，胰岛素抵抗状态减轻），认为通过气功锻炼能改善机体自我调整控制机能和缓解多项心脑血管疾病危险因素，此乃高血压被控制，脑卒中被预防机理之一。

气功治疗高血压有肯定疗效，在气功治疗中应树立整体保健思想、注意控制危险因素建立健康的生活方式，同时应采取综合治疗方案，将坚持气功锻炼与加强自我保健及规律药物治疗三者有机结合起来效果后更佳。

二、冠心病

冠状动脉粥样硬化性心脏病，简称冠心病，是指多种原因造成冠状动脉发生动脉粥样硬化，使一支或多支冠状动脉血管狭窄或闭塞，导致相应的心肌缺血、缺氧，而引起的心脏病变，又称缺血性心脏病，临床上可分为心绞痛、心肌梗死和隐性冠心病等类型。本病属于中医学的“胸痹”、“心悸”、“心痛”、“类心痛”、“厥心痛”等范畴，与情态失调、饮食不当、寒邪内侵、年老体衰等因素有关，以心、肺、肾为病之本，以血瘀、痰浊、阴寒为病之标，冠心病人气功锻炼应从增加供给（改善供血供氧）和降低消耗（减轻心身负荷）两方面协同进行，此期恢复和维持供需平衡，促使冠心病逐步康复，应选择能促进身心放松、调整高级神经系统活动又能改善心血管机能增强心脏对体力运动适应的动静结合的功法为宜，根据病人体质，心脏功能情况和辨证个体化指导辨证施功。

1．姿势　根据冠心病类型和心脏功能选择练功姿势，一般初学者以坐式或卧位较为稳妥，使机体处于低代谢状态、减少耗氧，体力允许情况下，可适当练站式，下肢松紧结合，有助于静脉回流，改善血流循环。

2．意念　紧张劳累引起神经-内分泌失调在冠心病发病中起着重要作用，练功中根据体质和病情处理好“练”与养的关系尽量通过诱导解除紧张焦虑状态，以利情绪稳定宁心安神；心功能较差时以养为主，一般以意守下丹田为主有益气通阳之效。

3．呼吸　从自然调息法入手，力求自然、舒畅、柔和、协调，不宜过于拉长，切忌屏气，否则会使胸腔内压变化过快、过大，加重心脏负荷，如胸闷气促可配合默念“呵”字适当延长呼气，如病情稳定体质允许可采取吸长呼短呼吸法，如山根呼吸法，这种呼吸法有一定的扩张冠状动脉效应。

4．导引按摩　适当做些调理气机、引导气血下沉的动功，宜匀缓协调，忌屏气和体位变化过快、动作幅度过大，以不引起病人心绞痛发作为原则，配合做些拍击脏腑法，可起到振荡气血改善血流运行的作用。综合各地报道冠心病气功锻炼采用吐纳导引功和膻中开合功均取得较佳效果，松静功基础上适当配合动功导引和脏腑拍击法，简便易学行之有效。

早在60年代上海市胸科医院曾报道11例冠心病人经气功治疗1个月后，其中10例病人的心绞痛发作次数减少，疼痛缓解或消失，每当有心绞痛前兆时，练气功则发作减轻或预防发作。江西医学院第二附属医院报告23例冠心病人经3个月气功治疗，症状减轻，心绞痛发作明显减少，左心室功能改善。上海市中医门诊部采用吐纳导引功治疗冠心病人58例，临床疗效和心血管参数检测研究发现，半年到2年半后，总有效率为75.9%，心电图改善率为65%。心输出量增加，总周围阻力降低，血液动力学平衡失调改善。

上海中医院报道采用膻中开合功治疗冠心病88例，临床疗效和机理研究发现：经10周气功锻炼后症状改善或消失，血甘油三酯水平下降，血粘度降低和血液凝固倾向增高有关的纤维蛋白原（FG）、βTG（血小板球蛋白）、血小板第四因子（FF_4）明显降低，而和抗凝、纤溶降低有关的抗凝血酶原ⅡV（AT-Ⅲ）升高，提示气功锻炼后冠心病人血液中凝血系统与抗凝、纤溶系统之间的动态平衡有所好转，高凝状态减轻。王崇行报道120例高血压合并冠心病人随机分组对照观察结果。发现1年后气功组（N=120）症状改善率为62.65%，其中心区疾病缓解率为62.79%，心电图改善率为52.94%。而对照组（N=120）分别为27.7%、34.83%和22.22%，冠心病危险因素血清胆固醇、甘油三酯增高和血粘度、血小板聚集性增高均有改善，超声心动图显示心脏功能亦有所增强。

冠心病防治中应重视加强自我保健，采取措施消除危险因素控制诱发因素，心肌功能欠佳,缺血较明显病人锻炼气功应加强医务监护，若发生心力衰竭或心肌梗塞时应及早采取其他措施加以抢救。

三、心律失常

心脏平时以一定频率作规律性活动，若心脏搏动的频率或节律失常则称为心律失常，心脏搏动的频率失常是指心动次数比正常过快或过慢,心脏搏动的节律失常是指心动不规律,节律不规则，产生心律失常的原因很多，可能是神经功能性，主要是植物神经系统对心律的影响，多数是心脏器质性病变引起，由于冠心病、风心病、肺心病、心肌病等心脏疾患以及某些药物中毒引起心脏损害、心肌缺血及供给传导系统营养的血管发生病变所致。心律失常属于中医学中“心悸”范畴，通常分为惊悸和怔忡两大类，其发病与心血不足、瘀血内阻、心阳不振、水饮内停等因素有关、每因情志波动或劳累过度而发作，且常伴有失眠、健忘、眩晕、耳鸣等症。

宁波中医医院运用医疗气功治疗心悸实践中体会到治疗心悸重在辨证论治，气功锻炼应根据养心血、宁心神、益心气、通血脉等治则选功编组。放松功、松静功可作为基础功法，以放松身心、排除惊恐、宁心安神，再做一些调理气机开阔心胸的动功，及按摩内关、膻中等穴位，六字气诀法中默念“呵”字法可以采用。体质条件允许时采用调率法：自然站式，若心动过缓或传导阻滞者可采用强吸气呼吸法，以加强交感神经功能，若心动过速可采用加强呼气的呼吸法，以提高副交感神经兴奋性。真气运行法、自控疗法亦适宜心律不齐者锻炼。

上海市胸科医院对16例心律失常病人采用气功治疗，发现气功对9例心动过速病人疗效甚为明显，练功后阵发性室上性心动过速发作停止，心率从180～200次/分降为70～80次/分，窦性心动过速逐步徐缓并恢复正常。同时心悸、心前区不适、气急、胸闷等症状减轻或消失。此外气功对2例房性或室性期外收缩，亦有一定效果，但对5例风湿性心脏病所产生的为时较久的心房颤动,单用气功疗效不明显。王崇行采用气功治疗高血压合并冠心病98例(其中表现有心律失常者32例),分组疗程前后对比观察发现：气功组50例中有心律失常者15例，治疗1年后心律失常消失者9例，改善者3例，不变者3例，总有效率为80.0%。而对照组48例中有心律失常者为17例，1年后心律失常消失者3例，改善者4例，不变者10例，总有效率为41.2%。气功组优于对照组。赵光采用气功治疗心肌炎10例(其中心电图异常8例)，治疗后临床症状好转率70%，心电图改善率50%。宁夏自治区医院报告真气运行法治疗冠心病70例，结果发现疗程（6个月）后症状改善率87.1%，心电图改善率60.7%，其中表现心律失常者19例，疗程后有效者14例(有效率73.7%)。上海市高血压研究所在心电监护仪监视下，观察气功锻炼对早搏的影响，11例冠心病人常态时1小时中早搏次数合计为231次，而进行气功锻炼时，1小时早搏次数仅为89次，早搏频度明显减少，提示气功对心律失常具有良好疗效。

发生心律失常时首应作详细病史询问和有关检查明确原始病因，判断严重程度，针对原始病因采取相应治疗措施，同时在加强自我保健基础上依据心律失常本身的病理生理机理进行药物治疗。

四、脑动脉硬化症

脑动脉硬化症是老年人常见病，近年来其发病率有上升趋势，脑动脉硬化发生除心理社会因素外，高血压、高血脂、高血凝、高血糖及吸烟、大量饮高度酒等均为重要危险因素，若不有效防治，将导致脑供血不足、脑血管意外或（和）认知功能减退、老年痴呆等严重病症，脑动脉硬化症属于中医学中“眩晕”“头痛”等范畴，和心、肝、肾亏损有关。主要症状有头晕、头痛、耳鸣、健忘、失眠等。

根据各地气功防治脑动脉硬化报道资料、

大部分采取动静结合辨证施功，常用静功有放松功、内养功，采取坐式辅以站式，自然呼吸法或腹式呼吸法，通过数息或守外景诱导思想入静、意守丹田，可辅以行步功，功法选用导引吐纳功、回春功或保健功。

许庭输等采用吐纳气功治疗脑动脉硬化症59例，内养功基础上加练吐纳功，每周学练一套，临床常用功式10套，70天为1疗程，疗程后主要症状如头晕、头痛、记忆力减退等均有明显改善。刘之亮等采用导引吐纳功治疗脑动脉硬化症158例，结果发现气功治疗3个月后：① 头晕、头痛、眩晕、失眠、四肢麻木、记忆减退等症状均有改善，症状改善总有效率为91.87%；② 智力减退及有关神经系统阳性征改善，总有效率为80.82%，其中智力减退97人疗程后好转者76人，占78.9%；③ 158例疗程前后脑血流图对比检测显示：治疗前脑血流图波幅低于正常者114例（72.2%），而疗效后脑血流图波幅低于正常者减少为91例（57.6%）；④ 132例疗程前后脑电图对比检测显示：治疗前脑电异常者69例（52.28%），而疗程后脑电异常者减少为48例（36.36%）。上述结果提示气功锻炼不仅症状体征改善，在脑血流图、脑电图对比检测中亦有所证实。沈鹤年等观察44例心脑血管病人脑阻抗血流图的变化、发现波型及重搏波在练功前后基本相近无显著差异。王崇行等观察50例老年高血压病人脑电图的变化，发现锻炼气功1年后原有的数项脑电活动异常指标均有不同程度好转，同时还观察到反映记忆力状况的瞬时记忆、记忆广度等测定亦有改善。山东医科大学附属医院进行了中国古代道家养生长寿术防治老年人心脑血管病的研究，设养生功组（N＝66）和一般运动组（N＝36）进行观察，6个月为1疗程，结果发现：① 养生功组疗程后临床症状明显改善，显效率54.5%（36例），总有效率90.9%（60例）。而对照组显效率22.2%（8例），总有效率77.8%（28例）；② 随机选8例疗程前后采用QFm SYSTEm1000脉冲式多普勒超声定量血流量测定仪测定颅内动脉的血流情况，结果显示脑血流量增加，循环血流阻抗减少，管径扩张，血流速度亦有增快趋势；③ 疗程前后血液流变学和甲皱微循环检测显示血粘度降低、甲皱微循环瘀血减轻，血流增快。山东医科大学附属医院进一步对气功治疗老年前期及老年期脑功能减退者治疗作用进行研究。临床表现就有：记忆力减退、注意力不集中、思维缓慢、反应迟钝、动作协调性差、动作或学习速度减慢、操作能力和反应速度降低、情感平淡、性欲减退、失眠等10项症象中5项以上即拟诊为脑功能减退，100例病人随机分为气功组（N＝50）和对照组（N＝50）进行疗效前后及组间对比观察，不仅发现气功组疗程后症状改善，血脂水平下降，血粘度降低，血清雌二醇/睾酮比值下降，还进一步观察到脑功能改善。① 随机取气功组及对照组各20例疗程前后测定其脑功能变化，发现疗程后气功组脑的感觉协调功能（感觉反应时）、运动功能（握力及手颤）、思维记忆功能（第四例外、图形记忆）均有改善，而对照组无明显差异。② 随机取气功组30例患者疗程前后作脑诱发电位检查，疗效后SFP的P_3波及VEP的$M_1P_2N_2$波幅显著提高。提示练功后脑动脉硬化病人的皮肤感觉通路和视觉通路功能有所改善，这与自觉症状改善相吻合。

脑动脉硬化病人要加强自我保健，保持情绪稳定，要加强体力和脑力的锻炼，饮食要有节，少吃肥甘食品，气功锻炼同时应全面检查，对针危险因素采取有效治疗措施防止病情骤变。

五、脑卒中

脑卒中指急性脑血管疾病，包括短暂性脑缺血发作、脑血栓形成、脑梗塞、脑出血、蛛网膜下腔出血等，其中以脑血栓形成及脑出血较为多见，本病发病率高，死亡率高，致残率高，严重危害人们健康的生命。脑卒中属中医学中“中风”、“类中风”等范畴，情志过极、痰湿过重、精气亏虚等为其重要发病因素，临床主要表现有突然昏倒、口眼歪斜、言语不利，半身不遂（偏瘫）等。

脑卒中急性发作时要积极抢救，同时应当重视预防和康复：① 控制危险因素，建立健康生活方式，预防脑卒中。放松功、松静功基础上根据存在的主要危险因素辨证施功。② 抓好早期系统康复，减少后遗症，提高生活质量，康复早期多练卧式放松功并练一些简易的助动或主动活动的导引动功和穴位按摩，康复后期多练一些加强协调功能及促进肌力增强的招式，促进气血流畅、体质增强。

预防脑卒中关键是控制与消除与脑血管疾病有关的危险因素，心脑血管流行病学研究表明：若能有效地控制高血压，脑卒中发病率就明显下降，上海市高血压研究所在气功高血压获得良好疗效基础上，经严格设计进行了气功预防脑卒中的前瞻性对照观察，具有可比性的原发性高血压病人 242 例随机分为气功组（气功锻炼加规律性服用中等剂量降压药 N＝122）和对照组（仅规律性服用中等剂量降压药，N＝122），进入研究开始 8 周集中学习气功，其后转入经常性随访诊治，每两周一次，气功组病人每天坚持练气功 1 次，每次 30 分钟，经 30 年不间断的随访，发现气功组不仅血压控制佳，而且脑卒中发生率和病死率均低于对照组，30 年随访期间，对照组累计脑卒中发生率为 40.83%（491/120 例），病死率为 32.50%（39/120 例），而气功组则分别仅为 20.49%（25/122 例）和 15.57%（15/122 例）。进一步分析发现气功锻炼预防脑卒中，不仅因为练功后血压下降且得到较好控制，更因为气功锻炼对众多心脑血管危险因素有缓解和消除作用：① 血浆儿茶酚胺水平降低、过亢的交感活性下降；② 血粘度降低、血液流变性异常改善；③ 微血流加速、微循环障碍减轻；④HDL-L 水平上升、脂质代谢紊乱改善；⑤ 心泵功能改善、心肌肥厚部分逆转。早期系统康复明显降低致残率，减少后遗症，气功锻炼对脑卒中康复有良好作用。温州市气功疗养院采用铜钟气功对脑卒中后遗症——偏瘫进行了康复医疗，对照组（采用一般性疗养 N＝20）治疗前上下肢肌力Ⅱ级 4 例、Ⅲ级 13 例、Ⅳ级 3 例，治疗后Ⅱ级 5 例、Ⅳ级 13 例、Ⅴ级 2 例，而气功锻炼组（练铜钟气功，N＝20）治疗前肌力Ⅱ级 4 例、Ⅲ级 13 例、Ⅳ级 3 例，95 天治疗后上下肢肌力均明显提高，Ⅳ级 12 例、Ⅴ级 8 例。气功组肌力提高明显优于对照组。黄美光等采用气功导引治疗偏瘫 19 例取得良好效果。治疗前偏瘫肢体肌力 0～2 级的 13 例、3～5 级的 6 例，治疗后 0～2 级的只有 1 例，3～5 级的增加到 18 例，治疗前 19 例中不能坐轮椅的 2 例、能坐轮椅的 3 例、扶双拐的 3 例、扶单拐但步态异常的 6 例，治疗后恢复正常走路的 4 例、不扶拐的 12 例、扶单拐的 3 例，取得较佳康复效果。

脑卒中是中老年常见病，在树立预防为主的观念，控制危险因素，建立健康生活方式，整体保健基础上，坚持气功锻炼是一项行之有效的措施，凡有脑卒中先兆者应加强防范，注意自我保健。已经发生脑卒中者，要积极进行躯体、脑力、精神三方面康复医疗，同时也要警惕脑卒中的复发。

六、神经衰弱

神经衰弱是中枢神经系统兴奋与抑制过程失调的一种功能性疾病，导致精神活动长期过度紧张等心理社会因素均会促成神经衰弱的发生，有易患素质者受到外界致病因素影响后较易发生本病。神经衰弱属于中医学中“失眠”、“虚劳”、“郁症”等范畴。神经衰弱临床表现甚为多样化，大致表现为注意力难以集中、记忆力差、过度敏感、焦虑易惊。植物神经功能紊乱，可出现血压波动、心动过速、头晕、失眠、情绪波动等症状。气功锻炼增强病人体质，有助于调整大脑皮层兴奋与抑制的紊乱，近年来气功治疗神经衰弱逐渐增多，对神经衰弱病人选择气功功法原则是：动功与静功兼练，以强壮功为主，具体选择时应根据神经衰弱类型及临床症状辨证施功。

姿势：以强壮站功为主，卧式功为辅，站式姿势使下肢处于一种静力性运动状态，从本体感受器发出的低频持续冲动，可导致大脑皮层的有序化加强；从而使中枢神经系统功能紊乱得到有效的调整。

意念：神经衰弱发病时，因其比较内向敏感，思想不易集中，练功时要求选择相对安静场地，采用逐步诱导的方法排除杂念，解除大脑活动的紧张状态，切勿着意和执着，此类病人练自发功要慎重，应在指导下进行，以免出现偏差。

呼吸：心静体松基础上从自然调息法着手，首先要求自然舒畅，然后再结合意守引气下沉，进一步可根据脏腑辨证配合默念六字诀，神经衰弱者体质均较虚，泻之不宜太过。

导引按摩：调整掌握好动静比例，适当多做些动功，按动静结合程序加以编组，根据症状针对性地做些保健按摩功。

唐山气功疗养院和上海气功疗养所采用内养功、放松功治疗神经衰弱，均取得较佳的疗效。方啓行采用站桩功治疗神经衰弱84例，也取得良好的效果，练功1～2个月后头晕、脑胀症状减轻，睡眠好转，体力增强，记忆力增进。治愈53例，进步23例，总有效率90.5%。李宗然等报道以气功为主的综合疗法治疗神经衰弱120例，治疗后症状基本消失者81例(67.5%)，好转37例(30.8%)，未改善2例(1.7%)。胡斌等报道采用综合疗法治疗神经衰弱232例，按下列标准评定疗效：全部进步：所有症状消失或主要症状基本消失，劳动和学习能力恢复；明显进步：主要症状消失或显著减轻，劳动和学习能力改善；有效：症状有不同程度减轻；未变：治疗前后无改善。结果全部进步者57名，占24.2%，明显进步101名，占43.5%，有效45名，占19.5%，总有效率87.5%。李志如等报道气功治疗神经官能症133例，气功锻炼3个月痊愈48例，显效64例，有效7例，无效16例。陈咸生等报告辨证施功治疗61例神经衰弱临床观察结果，发现阴虚型以归一清静法为主，脾胃虚弱型以内养功为主，心肾不变型以放松功为主，各再辅以叩齿咽津及保健按摩。

各地采用真气运行法、鹤翔桩、大雁功等治疗神经衰弱也均取得良好效果。上海医科大学神经病学教研组在"11种神经衰弱中西医结合综合疗法的疗效及其机制"一文中报道，977例经3个月治疗后，有效者870例，占89.5%，无效107例，占10.5%，对疗程结束时疗效欠佳的64例神经衰弱者继续进行随访3个月到1年，观察坚持气功锻炼的20例病情均有不同程度进步，而放弃气功锻炼的42例病情无进步，个别还有退步。临床疗效观察同时对22例病人进行了眼心反射、坐卧反射、及卧坐反射检查，16例病人进行血管容积测定，观察到疗效好坏和体内交感和副交感张力及反应性在治疗前后的改变存在着平行关系，推测植物神经张力和反应性改变，可能与气功锻炼后神经灵活性改善及交感神经的平衡性有所调整有关。

加强自我保健排除精神心理等方面的诱因、鼓励以积极态度对待疾病，培养乐观的情绪和良好的性格，合理安排作息时间，注意劳逸结合，特别要注意脑力活动与体力活动的劳逸结合，坚持气功锻炼并动静结合，顺乎自然。

七、支气管哮喘

支气管哮喘是小支气管痉挛所致的阵发性喘息，属于变态反应性疾病，其临床特征为反复发作的阵发性的伴有哮鸣音的以呼气性为主的呼吸困难。好发于秋冬季。属于中医学"哮症"、"喘症"、"咳嗽"等范畴，其发病与肺、脾、肾三脏有关，多因风寒袭肺、痰湿聚生、肺失宣降所致，证发时以邪实气闭为主，证缓时多表现脾虚痰阻、肾气亏虚之证。

上海第六人民医院等单位根据临床医疗实践认为：鉴于支气管哮喘，以支气管痉挛和肺通气功能障碍为特征，建议气功锻炼应分期，分型辨证运功，气功锻炼以松静为其础，练功时要顺乎自然、导气合和、降气定喘。

姿势：坐式或卧位，为了减少练功者体力消耗，保持呼吸通畅和协调进行，可采用半躺卧式。若体力允许，缓解期采用站式亦可。

意念：心身放松情绪稳定，植物神经系统功能得到调整，则支气管平滑肌放松，通气情况改善。顺乎自然，不可着意，否则造成人为紧张，加重症状。不宜意守膻中穴及其以上部位，阳虚者宜少放多守，以守丹田、命门多用，阴虚者宜多放少守，以守涌泉、丰隆多用，哮喘发作期要加强领功。

呼吸：呼吸困难是支气管哮喘发作时突出矛盾，练功时要因势利导，若一开始就过度把注意力放到呼吸上，往往加剧矛盾，呼吸更加急促，一般应从自然调息开始，适当配合平气法或选做六字气诀呼气延气默念"呬"。

导引按摩：选练一些促使上逆之气下沉，改善呼吸机能、降气平喘、导气令和的招式，并可结合按摩天突穴、内关穴，或撸胸顺气等。

综合各地报道支气管哮喘气功锻炼以放松功、内养功为首选，哂字气诀等亦可选用。

60年代初即有气功治疗支气管哮喘的报道，兴城工人疗养院赵立明练气功治疗支气管哮喘22例观察中发现：经气功治疗后，病人膈肌运动幅度加大1～2.5cm，肺活量显著增加，呼吸节律频度减缓，血痰嗜酸粒细胞减少或恢复正常值范围，症状体征消失，取得良好效果。

上海市第六人民院长期以来坚持进行以气功为主综合疗法治疗支气管哮喘的临床医疗和研究，其治疗原则是哮喘发作时采取气功结合药物、针灸的兼治疗法，用以控制疾病的发作，气功锻炼以松静为主顺乎自然，适当辅以默念“哂”字平喘功法，哮喘缓解时，坚持气功锻炼为主，并根据中医辨证分型适当调整锻炼方法。107例支气管哮喘病人经气功综合治疗3个月以下发现：显著有效71例，有效32例，无效4例，总有效率达96.2%。随着哮喘缓解体质改善，原来服用皮质激素的病人用药剂量减少。并观察到发作期哮喘病人练功后，时间肺活量增加，呼吸趋向缓和，取得平喘的效果。李婉芹采用虚明功治疗支气管哮喘及相自正采用站桩功治疗支气管哮喘亦取得一定效果。黄桦等进一步报告了气功治疗支气管哮喘的远期效果，疗效标准①近控：坚持气功后至少1年不发病；②显效：发作次数、发作程度及发作时间有显著改进，用药量显著减少，劳动力明显提高；③好转：上述5项中2项以上有进步者。99例支气管哮喘病人经4年随访：近控者30例（30.3%），显效者39例（39.4%），好转者24例（24.2%），无效者6例（6.1%），总有效率93.9%。继续随访坚持练功10年以上者83例，总有效率为73.5%。有关生物物理实验发现支气管哮喘病人练放松功后皮肤温度上升、皮肤电位平稳下降、纵膈活动幅度加大、时间肺活量增加。诸云清等观察气功对支气管病人的尿17-酮类固醇排出量的影响，发现阳虚偏重病人尿中17-酮类固醇值处于低水平，当练功3～5天初步掌握松静时，尿17-酮类固醇值上升20%，随练功程度深化呈现规律性递增，练功较好病人尿17-酮类固醇值基本稳定在正常水平。

季节交替气候变化时应注意防寒并尽量避免接触过敏原，减少减轻哮喘发作，注意营养，忌食生冷刺激食物，少吃过咸过甜食物，发作期应采取综合治疗，气功锻炼要持之以恒。

八、慢性阻塞性肺气肿

肺气肿是指肺泡过度膨胀充气，肺组织纤维化，弹性减退，容积增大，肺功能受到不同程度损害的一种肺部慢性疾病，临床上以慢性阻塞性肺气肿最为多见，本病常有多年咳嗽、咳痰，慢性支气管病史，严重者最终可导致肺源性心脏病。阻塞性肺气肿中医学中属于“咳喘”、“肺胀”、“短气”等范畴，因肺虚气弱、痰饮不化、阻塞肺络以致反复咳喘气逆，该病累及脾、肾，气满、血瘀、气逆阻塞，肺胀不收。

各单位运用气功治疗阻塞性肺气肿主张要标本兼治、补肺益肾，与温化痰饮相结合，内养功、自控气功，松静动均可供选择，加强健中理气开合敛肺等动功导引，自然调息基础上加强呬字诀锻炼。

上海第二结核病院报道气功治疗阻塞性肺气肿11例1个疗程（3个月）后，横膈活动幅度平均值从2.1cm增加到5.4cm，潮气量平均值从429ml增加到562ml，气急等症状有不同程度改善。吴根富等报道气功治疗肺气肿23例，1个疗程（2个月）后，症状改善，体质增强，有效12例，显效8例，总有效率达87%。朱育梅等分组对照观察发现：气功组（N=54）坚持气功锻炼两年后，有效率达86.7%，而对照组（N=20）只服药不练功，两年后有效率仅10.0%。两组疗效有非常显著差异。陆孝夫等辨证分型练功治疗慢性支气管炎肺气肿520例，经过1个疗程（3个月）后，慢支肺气肿主要症状咳、痰、喘基本消失，体重、体力增加，精神转佳。52例疗程前后进行肺功能对比检测发现35例肺功能治疗后改善。相献基等在运用气功结合呼吸体操治疗阻塞性肺气肿时，采用横膈运动幅度和肺功能测定等指标观察气功调息对肺生理功能影响，结果27例慢性支气管炎肺气肿病人，横膈活动幅度皆有不同程度增加，平均为4.4cm，肺功能阶段性复查发现，除呼吸频率减慢外，坚持锻炼者潮气量和肺活量均有明显增加。表明气功确是改善肺气肿病人呼吸机能的有效措施之一。吴家蓉等报告何氏小周天功治疗阻塞性肺气肿32例，发现练周天功时肺呼吸功能与自然呼吸相比完全不同，表现为呼吸频率慢，呼吸幅度增加，每分通气量下降，氧耗量下降，通气等量减少等，血气变化观察发现练功时PO_2有所增加，从74.6±10.7（mmHg）上升为77.7±9.5（mmHg）（mmHg×0.1333=kPa），而PCO_2未见明显变化。黎瀛洲报道39例肺气肿病人锻炼观察结果：气急减轻者37例，咳嗽减轻者38例，平均肺活量从

2100ml 增加到 2510ml。

加强自我保健防治感冒和呼吸道感染，戒除烟酒和刺激性食物，减少慢性支气管炎的发作，避免劳累，根据心脏功能状况掌握好活动量，适当加强锻炼，调整运动量，坚持气功锻炼，提高心肺功能。

九、肺结核

肺结核是感染结核杆菌引起的肺部慢性传染病，临床表现根据人体的反应性以及病灶的性质和范围决定，主要症状为咳嗽、咯血或痰中带血、潮热、盗汗、胸痛、消瘦、乏力等，属中医学中“虚劳”、“肺痨”、“劳瘵”等范围，因正气内虚、病邪乘虚而入所致。

早在 60 年代初不少单位就进行了气功治疗肺结核的探索，练功时在注意心身放松，减少能量消耗、休养生息基础上，重视呼吸的调控和锻炼，结合意守丹田从自然呼吸逐步向腹式呼吸过渡，也可配合呬字诀、放松功、内养功、真气运行法等均较适宜。上海第一结核病医院汪仲贤等报道以气功为主的综合疗法治疗肺结核 2 个月后，临床症状均有所好转，疗程前后 X 线摄片对比，病灶显著改善者 11 例，改善者 47 例，不变者 40 例，加重者 2 例，总改善率为 58%。100 例肺结核病人中原有空洞者 83 例，治疗后空洞关闭者 27 例，缩小者 22 例，结合中医辨证分型分析，肺阴虚病人进步较明显，而气阴两虚或五脏俱虚病人则进步较慢。上海第二结核病医院对气功治疗肺结核进行了一系列的观察，据 1 组 357 例治疗分析发现：经 1 个疗程（2 个月）治疗后临床症状明显减轻，X 线摄片检查症状改善者 283 例占 79.2%，357 例中原有空洞 180 例，治疗后关闭的有 49 例占 27.1%，缩小的 60 例占 36.7%，合计有效率 63.8%，357 例中 77 治疗前血沉增高，治疗后恢复到正常值范围的 48 例，357 例中 208 例治疗前菌痰阳性，治疗后菌痰转为阴性者 115 例占 55.2%，不但局灶有所好转，全身整体情况亦有改善。陈天赐等报道气功治疗 120 例肺结核病人，2 个月对比分析，结果：有效率为 80%，其中 20 例患者进行了练功过程中白细胞吞噬能力、吞噬指数检查和 X 线透视下膈肌运动幅度观察，发现练功后 14 例吞噬能力增强，20 例患者直立位练功时，膈肌运动幅度6～7cm 者 4 例，4～5cm 者 16 例，而卧位内养功时膈肌运动幅度均在 10cm 以上，较练功前明显增加。张有为等报道气功治疗 78 例肺结核病人，肺功能变化对比观察结果：发现气功治疗后肺功能特别是最大通气量有显著改善。陆孝夫等报道采用吐纳炼丹田治疗肺结核 124 例，疗效后（2 个月）124 例 X 线摄片病灶进步 98 例，肺空洞 51 例中关闭 14 例，缩小 19 例。其疗效明显优于对照组。肺结核病人外科肺切除后全身机能均受到不同程度损伤，根据气功疗法在 59 例肺切除手术前后应用发现：手术时练功可稳定情绪和帮助麻醉诱导作用，手术后练功可使术后气急胸闷等症状改善较快，全身整体状况改善也较快，横膈活动幅度增加，肺的最大通气量平均增加 17.4%，肺活量平均增加 18.8%，因此气功锻炼不但对内科治疗肺结核病人有良好的疗效，而且对增强和恢复外科手术病人的肺功能亦有较大帮助。

肺结核病特别在活动期，应结合抗痨药物治疗，起居要有规律适当注意劳逸结合，注意加强营养，食物以易消化、有营养、少刺激为原则，根据体力和病情选择适当功法，要坚持锻炼。

十、矽肺

因长期吸入大量粉尘（二氧化硒、水泥、煤粉、石棉等）而引起的以肺实质性、弥漫性、纤维化病变为主的疾病称之为尘肺，其中以矽肺最为多见。矽肺中医学中属“肺萎”、“喘咳”、“虚劳”等病证范畴，咳嗽、咳痰、气急、胸痛是矽肺 4 大症状，常伴发慢性支气管炎、肺结核、肺源性心脏病等。

矽肺久病往往导致肺、脾、肾俱虚，气功锻炼时应注意补肺强肾，并适当加大呼吸的调控，采用导引吐纳法、加强呬字诀，改善呼吸状态，对症选做保健功、按摩功，以开胸理气引导气血下沉。

上海市劳动卫生研究所报道 22 例矽肺病人经气功等中西医结合治疗 3 个月后，临床症状均有明显减轻，尤以顽固性胸痛症状改善最为突出。唐山气功疗养院进行了气功治疗矽肺临床和实验观察，发现坚持气功锻炼 4～5 个月，取得良好效果，胸痛、胸闷、心悸、气急等症状大部分在 30 天左右减轻或消失，不少病人体质增强，恢复了劳动力，血、尿硒含量测定显示治疗后明显减少，肺功能检查显示治疗后肺最大通气量和肺活量明显增加，提示气功锻炼后肺功能改善。湖南省职工疗养院采用气功治疗矽肺合并肺结核10例，发现病人练功1个疗程（3个月）后自觉症状、呼吸功能及体征方面均有良好效果，X线摄片复查较练功前均有不同程度进步。王伽林等报道气功治疗矽肺病人18例，普遍反映练功后体力增强，感冒减少，大部分病人胸痛、咳嗽、气急、乏力等症状减轻或消失，X线摄片复查有4例病人的肺门及肺纹理清晰度好转，18例矽肺结核均无发展趋势。刘汉文报告采用吐纳气功治疗矽肺20例，疗程（50天）结束时自觉症状明显改善，饮食增加、睡眠转佳、肺活量测定较治疗前增加者16例，无变化者4例，平均增加值为299ml，最多者增加750ml。

加强卫生防护是控制预防矽肺的关键，同时应当个人防护与自我保健，注意劳逸结合、避免劳累、严禁烟酒、合理营养，要防止感冒以免继发感染。

十一、溃疡病

溃疡病是消化系统常见疾病，指胃或十二指肠球部发生慢性的溃疡，其发生主要是由于胃的分泌功能异常，保护胃粘膜的屏障作用降低，胃酸和胃蛋白酶对胃粘膜的自身消化作用所致，高级神经活动功能紊乱与本病的发生关系密切。其临床主要特点为慢性周期性发作。并有节律的上腹部疼痛。根据溃疡病临床特点属于中医学的“胃脘痛”、“肝胃气病”、“吞酸”等范畴，其发生主要因情志不遂、饮食不节、外感寒邪、劳倦内伤等，病变部位在胃，与肝脾两脏关系密切。

北戴河气功康复医院等单位根据临床实践认为，鉴于溃疡病发病与情志不遂、饮食不节密切有关，以肝郁气滞、脾胃受损、运化失调为特征，气功锻炼应在松静基础上加强调息锻炼。

1. 姿势　根据体质情况可采用卧式或坐式，体质虚弱首先练卧式，仰卧侧卧均可，右侧卧有助于胃内容物排空，改善胃肠机能，待体力恢复后再加练坐功。

2. 意念　溃疡病发病与大脑皮机能失调，植物神经系统功能紊乱密切有关，练功时强调要宁心安神，入静以默念词句和意守丹田为主要方法。

3. 呼吸　逐步形成腹式呼吸基础上采用停闭呼吸法，即“吸-停-呼”方式配合默念词句如“思想静”“身体松”，如消化不良体质较差，可采用吸-呼-停方式，如肝气犯胃胃脘胀病可采用默念“嘘”字诀方法。

4. 导引按摩　动功升降开合起到调理气机、疏肝、健脾的有益作用，保健按摩经穴以缓解症状，如腹部脐周按摩解除腹胀，改善便秘。叩齿、咽津、揉足三里，增进消化机能均可配合使用。

综合各地报道，溃疡病气功锻炼以内养功为首选，放松功、和带脉、铜钟气功亦可采用。

溃疡病是建国后应用气功治疗并取得较好疗效的病种之一，北戴河气功疗养院报告气功治疗溃疡病121例临床分析结果，发现经钡餐检查评定的疗效中，治愈者63例，好转者40例，无变化15例，中止3例。据兴城疗养院报告：1278例溃疡病人经气功综合治疗后治愈率为77.4%，好转率20.9%，临床总有效率达98.3%。治疗前后X线胃肠钡餐检查对比发现：治疗前有龛影者200例，治疗后消失者154例，龛影消失率82.0%。

据天津人疗养院对气功治疗溃疡病515例临床观察发现，气功锻炼2个多月后，大部分病人症状消失，体重增加，经X线钡餐复查治愈365例，占70.87%，改善好转139例，占26.99%，1个疗程后有500例病人陆续恢复了工作。气功锻炼不仅有良好的近期疗效而且坚持练功疗效巩固，据赵立明等报告351例胃及十二指肠溃疡，采用气功治疗近期好转缓解率达97.3%，对其中175例进行了远期疗效追踪观察，发现坚持气功锻炼者复发率仅1.1%，疗效巩固。

中国医学科学院实验科学研究所生理系等单位对107例溃疡病人进行气功治疗前、治疗中、治愈后阶段性临床和实验对比观察发现：①无论临床症状或X线胃肠检查分析，气功锻炼后均有不同程度的好转，其中治愈率达84.59%。② 从脸眼防御条件反射对比测定和血管条件反射自身对照检查结果提示，气功锻炼后高级神经活动及植物神经中枢机能状态得到有益的调整。王光杰等报道练功时胃酸分泌增加，但练功前后胃液中游离酸和结合酸的比例无明显变化，认为溃疡病人在胃蠕动良好的前提下，胃酸分泌量增加并非是影响愈合的不利因素，相反有助于改善消化机能。金冠采用X线观察练功时横膈和胃的活动，发现在练功过程中横膈和胃的下极移动幅度增加了3到4倍，上极的移动幅度亦有所加大，胃的蠕动加强，胃的张力提高，位置也逐渐上升，胃的排空也增进。许幼如等采用胃电图观察气功时胃电活动的变化，发现练功时胃电波形从不规则趋向规则，波幅增加，波幅减慢，从部分溃疡病人身上发现，若练功前未出现胃运动者练功时显示有节律收缩，若练功前已有明显胃运动者，练功时胃运动减慢。提示气功对胃肠机能活动具有双相调节作用，以上结果为气功治疗多种消化系统疾病提供了部分客观依据。

溃疡病人生活起居要有规律，保持精神愉快，要注意调理饮食，少食多餐，摄取易消化食物，戒烟酒，少吃生冷辛辣食物。溃疡病复发率较高，要坚持规律性治疗和气功锻炼。

十二、胃下垂

胃下垂是由于胃肌韧带和腹壁张力松弛而致胃的位置降到正常水平以下，并出现脘腹胀满、嗳气纳呆、胀坠不适等一系列消化系症状，常见于体弱消瘦体型较长者，有时合并肝、肾等内脏下垂。中医学列为“胃下”、“胃缓”之症，乃脾胃虚弱中气下陷所致。

甘肃省中医院采用真气运行法治疗胃下垂实践中体会到气功锻炼时要加强培育、积蓄丹田之真气，使小腹饱满充实有力，给予下垂的胃体向上的托力，促使胃下垂减轻，据临床有关报道以内养功、强壮功、周天功等较为多用。一般均采用腹式呼吸法伴意守丹田，亦有采用逆腹式呼吸或停闭呼吸法者，贺师海等建议采用臀高仰卧式姿势，并适当配合托天、摩腹等辅助功。

上海市气功疗养所报道252例胃下垂病人经过2个月气功锻炼，主要症状完全消失者占17.5%(44例)，主要症状大部分消失或减轻者占39.9%（98例），部分症状减轻或消失者占43.2%（109例），其中有X线钡餐检查对比的46例中，胃的位置有不同程度上升者35例，最高者上升6cm，张力普遍好转。赵立明等采用气功治疗76例胃下垂，按下列疗效标准分析：治愈：X线复查胃下界恢复到两髂前上嵴连线4cm以上，胃蠕动功能恢复正常，自觉症状消失。显效：胃下界接近髂前上嵴连线4cm，胃蠕动机能显著提高，自觉症状大部消失。好转：治疗后自觉症状与他觉症状有进步。经过一个疗程（51～70天）治疗，治愈27.7%，显效25.0%，好转23%，总有效率76.4%。李少波等采用真气运行法治疗胃下垂55例，发现练功1个月左右，症状开始减轻，随着练功继续，症状进一步改善，精神状况好转，体质增强，胃肠X线钡餐造影检查可见胃下垂有不同程度的上升，且蠕动增强、排空的时间缩短。经1个疗程后（百日功）临床症状消失者71.76%，明显减轻者16.00%，好转者6.20%，无变化者6.07%，总计症状改善率达93.93%。根据临床症状结合胃肠X线钡餐造影检查，进行疗效综合评定其标准如下：痊愈：临床症状基本消失，胃肠X线钡餐造影摄片测量胃小弯角切迹回升到髂嵴连线以上，或胃下极回升6cm以上。显效：临床症状基本好转和（或）主要症状消失，治疗疗胃小弯切迹回升3.6cm，胃下垂回升6cm但尚未恢复正常者。好转：临床症状减轻，胃下极较治疗前回升1.0～3.0cm。无效：不符合上述标准。结果发现痊愈者14例，占25.45%，显效者12例，占21.82%，有效者17例占30.91%，无效者12例占21.82%，总有效率为78.18%。贺师海报告气功治疗胃下垂52例发现40.4%病人症状消失、X线检查恢复正常，50%病人症状消失X线检查接近正常、效果较佳。李志如等采用太湖气功治疗胃下垂176例，除4例外，其余病人胃的位置钡餐X线检查均恢复正常。且观察到在呼吸锻炼中，横膈上下活动幅度加大，胃随横膈上下而升降。

胃下垂病人平时要加强锻炼增强体质提高腹肌张力，注意饮食调节、少量多餐、选择易消化食物，严禁暴饮暴食，餐后躺卧一会再活动，气功锻炼从卧式功开始，加强呼吸调控。

十三、慢性胃炎

慢性胃炎是各种因素引起的胃粘膜慢性炎症病变，通常分为浅表性胃炎、萎缩性胃炎、肥厚性胃炎，其发生与高级神经活动机能障碍和植物神经功能紊乱所致使的胃肠分泌与运动失调、平滑肌痉挛、胃壁营养不良有关。加上饮食失节或食物刺激等因素，可导致胃粘膜炎性病变。慢性胃炎中医学属于“胃脘痛”范畴，主要临床症状有胃脘不适、隐隐胀痛、消化不良、食欲减退等。

各地采用多种功法治疗慢性胃炎均取得一定的疗效，如内养功、真气运行法、智能气功、导引吐纳等，一般采用细、匀、深、长腹式呼吸，坐式、站式均可。慢性萎缩性胃炎易复发且有癌变前期倾向。

上海市气功研究所采用智能气功治疗慢性萎缩性胃炎 88 例，结果发现：① 练功 6 个月后症状显效率 50.6%，有效率 40.2%，无效 9.2%，总有效率为 90.86%。② 练功 6 个月后 38 例进行胃镜复查者中，胃镜检查显示病变显效者 18 例，有效者 11 例，无效 9 例，总有效率为 75.3%。其中接受治疗前诊断为萎缩性胃炎伴肠化生或不典型增生 8 例，疗程结束时均转为浅表萎缩性胃炎，王菊慧对 14 例经胃镜和病理确诊的慢性萎缩性胃炎进行随机分组，1 组采用气功疗法（7 例）治疗 6 个月后，5 例临床症状改善，而另 1 组服用安慰剂对照组（7 例）症状则无明显改善。胃镜及病理复查发现：① 胃窦部炎症情况，气功组检 23 块组织中 14 块好转（60.9%），而对照组检 23 块组织中仅 2 块好转（8.7%）。② 胃窦部萎缩情况：气功组总检 20 块组织，好转 2 块，而对照组无明显好转。提示气功锻炼对改善萎缩性胃炎临床症状和炎症情况有一定疗效，但胃壁萎缩和肠上皮化生尚未能肯定其作用。机械工业部工业卫生研究所采用导引吐纳功治疗萎缩性胃炎 103 例，结果发现临床症状总有效率 97.1%，胃镜复查总有效率 64.5%，病理复查总有效率 87.1%。许幼如等应用纤维胃镜和病理检查及胃电图等现代检查技术对 22 例胃窦炎进行疗程（6 个月）前后对比观察，经气功锻炼 6 个月后临床症状消失或减轻者达 83%，进行纤维胃镜和病理复查的 18 例中，痊愈 2 例，好转 5 例，无变化 11 例。苏州医学院对气功过程中胃液分泌状况进行观察，发现练功过程中胃液中游离酸与结合酸比较无明显区别，但胃液分泌增加，故游离酸的绝对量增加，这对医治萎缩性胃炎是有帮助的。练功时虽然胃液分泌增加、胃酸也随之增加，但因此对胃蠕动状况改善，胃壁营养状况改善，所以不会对胃壁引起不良影响或妨害原已存在的溃疡的愈合。冯养正等对气功过程中胃电变化进行观察，发现萎缩性胃炎病人气功治疗后其胃电振幅明显增高、频率有所增快、节律趋于规整。汪希文等对气功过程中血清胃泌素变化进行观察，发现 10 例萎缩性胃炎病人，血清胃泌素平均值为 251.49±123.57（pg/ml），气功锻炼 6 个月后降为 135.45±92.70（pg/ml），病程前后有非常显著差异。

加强自我保健，心情舒畅，注意饮食卫生，避免吃对胃有刺激性的食物和药物，戒烟酒、积极治疗口腔及咽喉部慢性炎症，以减少胃炎的发生和发作。

十四、慢性肝炎

慢性肝炎是由多种原因引起的肝脏慢性炎症性疾病，反复发作病程超过 6 个月。根据临床表现和病理特点又可为慢性迁延性肝炎和慢性活动性肝炎两个类型。属于中医学“胁痛”范畴，多由脾胃湿热、肝郁气滞等所致。常见临床表现是肝区疼痛、全身乏力、食欲不振、腹胀低热、头晕失眠等。

气功治疗慢性肝炎所报道的功法甚多，如内养功、六字诀、松静功、铜钟气功等，慢性肝炎病人意念尽量做到恬淡虚无、精神内守，刚开始学习锻炼气功或身体虚弱者，应从卧式、坐式开始，卧式有改善肝脏等腹腔内脏的血液供应的作用，根据辨证情况选择六字气诀法。默念“嘘”以泻肝火。

赵立明采用内养功治疗慢性肝炎 51 例，结果治愈 13 例，显效 14 例，好转 22 例，无效 2 例。徐荣海采用鹤翔桩治疗慢性肝炎 35 例，结果治愈 19 例，显效 10 例，好转 4 例，无效 2 例。李大斌采用指玄功治疗慢性肝炎 30 例，结果治愈 25 例，好转 4 例，无效 1 例。有人采用铜钟气功治疗慢性肝炎 81 例，结果显效 76.5%，好转 17.5%，无效 6.2%，均取很良好的临床疗效。罗森等在气功治疗乙型肝炎 HBsAg 阳性 10 例一文中报告：10 例乙型肝炎病人病程均在 2 年以上，练气功 6 个月后主要临床症状减轻，一般肝功能指标恢复正常，其中8例HBsAg阳性转阴。湖北中医学院进行了气功治疗慢性肝炎分组对照观察，发现采用气功配合中医辨证治疗组（N＝75）和采用单纯中医辨证治疗组（N＝64）相比，气功组HBsAg阴转率为52.6%，而对照组28.8%（P＜0.01），气功组HBsAg阳转率为73.3%，而对照组49.2%（P＜0.01）。气功组GPT、A/G复常率以及主要症状改善情况均较对照组为优。

慢性肝炎病程较长，因此必须有信心和恒心坚持治疗和锻炼，注意自我保健，避免服用损害肝脏的药物，忌饮烈性酒，注意劳逸结合，防止过分劳累，体弱者先练静功，按体质循序用卧功、坐功、站功，将体质逐渐增强再加练动功。

十五、糖尿病

糖尿病是一种常见的代谢性内分泌疾病，系由体内胰岛素的绝对或相对不足，而引起的糖代谢紊乱所致的全身性疾病。糖尿病属中医学中"消渴"的范畴，饮食不节、情志失调是导致消渴病的主要原因，临床表现为多饮、多食、多尿、消瘦、糖尿及血糖升高，病久者常伴发心血管、肾、眼、神经系统等病变。

消渴症大多数津液不足及有燥热之象，气功锻炼应重视养阴生津，并辨别上中下三消辨证施功。上消肺热津伤口渴多饮，六字诀中"呬"字功润肺清热，加强叩齿、搅海、咽津保健功；中消胃热炽盛多食易饥，心静体松基础上加强呼吸锻炼，适当延长，呼气默念"呼"字；下消肾阴亏损尿频量多，宜滋阴固肾，意守丹田，适当按摩足三里，揉涌泉。

气功治疗糖尿病早在60年代初已见报道，重庆医学院生理教研室观察5例高血压合并糖尿病人，松静功前后血糖的变化，功前空腹血糖平均130.43mg%，功后平均97.38mg%，下降差值33.03mg%。朱育梅等运用气功穴位按摩治疗非胰岛素依赖型糖尿病20例，按下列标准评价疗效：显效：停止服用一切降糖药物时间超过3个月以上，每月检查空腹血糖1次，连续3次＜120mg%，尿糖长期阴性，症状基本消失，体力明显增加。好转：停止服用降糖药，空腹血糖＜140mg%，尿糖不超过（＋），症状明显好转，体力增加。无效：达不到上述标准者。气功锻炼3个月后，20例中显效4例，好转14例，无效2例。北京中医学院气功科学研究所采用气功疗法治疗糖尿病13例，经26天治疗，血糖、尿糖水平及24小时排糖量下降，临床症状均有不同程度改善。山东中医药研究所采用回春功治疗Ⅱ型糖尿病31例，发现练功后症状明显改善，空腹血糖值下降，同时血脂水平下降，APOA/APOB比值上升。上海市高血压研究所采用祛病养生功治疗高血压合并糖尿病16例，发现练功6个月后血糖平均值从171.55±11.66mg%，下降为151.31±14.91mg%，同时临床症状改善，血脂水平下降，HDL-C上升，血粘度下降、高凝状态减轻。

吴国梁等采用自控气功治疗糖尿病10例，发现气功治疗前馒头餐试验时血糖曲线呈糖尿病型，而练功20天后，馒头餐试验时血糖高峰出现在第1小时，第2小时血糖水平已下降，血浆胰岛素水平的变化与血糖水平变化相似，练功第20天时空腹胰岛素水平明显低于第1天时空腹胰岛素水平。同时还观察到丙酮酸及乳酸水平下降。沈雅舟等报告20例糖尿病病人口服葡萄糖耐量试验，结果：气功锻炼2～3个月后复查，发现葡萄糖耐量试验各时相血糖水平均较治疗前降低，各时相的胰岛素绝对值未见明显增高，但血胰岛素指数有上升趋势。孙承琳等报道气功治疗糖尿病24例，发现练功3周后显效5例，有效12例，无效7例，总有效率70.8%，空腹血糖及餐后血糖均较治疗前明显降低，餐后两小时血糖水平接近空腹血糖水平，3个月随访多数病人血糖水平稳定，42.9%病人减少了降糖药剂量。王守行等报告30例高血压合并糖尿病病人气功锻炼疗效前后血糖、血胰岛素对比检测结果，发现疗程后血糖水平从7.53±2.01（mmol/l）下降为6.55±1.86（mmol/l），血胰岛素水平从21.80±5.13（μu/dl）下降为16.27（μu/dl），I/CT比值比2.88±0.72下降为2.47±0.64。以上结果提示气功锻炼确有降低血糖作用，其机理可能与保护胰岛β细胞功能及促进靶器官对糖利用有关。

糖尿病应采取综合治疗方案，运动锻炼、饮食控制及药物治疗三者综合起来，平时要保持乐观情绪，避免过累，预防感冒。饮食控制是糖尿病治疗的基本措施，进餐要按要求定时、定量并长期坚持，若久病伴有并发症，则必须积极配合其他必要的治疗措施。

十六、慢性肾炎

慢性肾炎即慢性肾小球肾炎，主要是人体特别是肾小球对某些病变的免疫与感染反应所致。病变部分系肾小球炎症性损害，临床主要表现有水肿、蛋白尿、血尿、管型尿、高血压及不同程度的肾功能减退。慢性肾炎属于中医学中“水肿”“虚劳”等范畴。

慢性肾炎临床表现若以面浮身肿突出呈脾肾阳虚类肾病型者，练功时宜温肾健脾，选练内养功、周天功，意守丹田、命门。“呼”字诀呼气不要过分延长。若以血压增高阳亢症状突出，呈气阳两虚、肝阳上亢型高血压者，练功时宜益气、滋阴、潜阳，选练放松功、松静功，意守丹田、涌泉，嘘字诀适当延长呼气，辅以相应穴位按摩。

黄健理报道辨证练功为主治疗慢性肾炎30例，采用下列标准评定疗效：临床治愈：症状消失，尿常规蛋白、红细胞消失，肾功能正常；显著有效：症状基本消失，尿常规蛋白不超过一个“＋”，肾功能正常；有效：症状减轻，尿常规蛋白定性、24小时蛋白定量及肾功能均有改善。结果发现：临床治愈16例，显著有效1例，有效10例，无效3例，总有效率为90％。中国中医研究院西苑医院吕广君等报道气功治疗肾病21例，此组病人系久治疗效欠佳者，加练气功6个月后，按全国统一疗效标准评价显效率53.3％，好转率23.3％，总有效率76.6％，各项检测指标达显效时间平均112天。根据以上资料认为气功综合疗法治疗难治性肾炎优于单纯中药或西药，气功发挥治疗作用有个过程，以4个月为一疗程较宜。上海市气功研究所袁顺兴等进行了气功对慢性肾炎性高血压病人治疗效应的研究，53例确诊为“慢性肾炎”性高血压病人，随机分为两组：即气功组（N＝31）和对照组（N＝22），经3个月气功治疗后发现：① 气功组降压总有效率为96.77％，其中显效率为67.74％，而对照组总有效率为90.91％，其中显效率仅36.36％；② 血管活性物质疗程和组间对比观察发现气功组练功3个月后血浆肾素活性(PRA)，血管紧张素Ⅱ（AT-Ⅱ）及醛固酮（ALP）水平均有下降趋势，其中AT-Ⅱ及ALP有显著差异，而对照组疗程前后变化不大；③ 气功组疗程后血栓素B_2（TXB_2）从254.9±45.60pg/ml降为249.09±47.64pg/ml，6-酮-前列腺素$P_{1\alpha}$（6-keto-$PGF_{1\alpha}$）从12.58±4.06pg/L上升为15.49±4.40pg/L，而对照组疗程前后变化值差较小，以上结果提示气功锻炼对慢性肾炎性高血压有一定降压作用，对有关血管活性物质有一定调节作用。

慢性肾炎病人要加强自我保健，预防急性发作，病情加剧，平时要避免过分劳累，勿受凉受湿，防止呼吸道及泌尿道感染，多进营养丰富，富含维生素的饮食，肾病型病人应低热量。肾功能良好可适当补充蛋白质，坚持锻炼，练功应循序渐进，不要操之过急。

十七、妊娠高血压综合征

妊娠高血压综合征是指在妊娠24周后的孕妇，临床上出现高血压、浮肿、蛋白尿，以及伴头痛、胸闷、呕吐等症状，严重时甚至出现抽搐昏迷，个别病例可有心、肾并发症。妊娠高血压综合征属中医学中“子痫”、“子肿”等症范畴，主要由于脾胃虚弱、脏腑间有停水、肾阳虚致水道泛湿、肾阴不足肝阳上亢等原因所致。

气功防治妊娠高血压综合征是受气功治疗原发性高血压有效的启发而开始的，练功中基本上参照高血压锻炼原则进行，以放松功为首选功法，姿势以平坐式或半卧式为主，心身放松，意守下丹田和命门，自然调息法并适当延长呼气默念“嘘”字诀，选做一些引导气血下沉的动功和解除相应症状的保健按摩功。

上海医科大学妇产科医院报道，应用气功治疗120例晚期妊娠中毒症，发现经学习锻炼达到练功基本要求者，大多数症状改善血压下降（有效率71.6％），而且临产时血压波动小。李宝星等应用气功治疗妊娠中毒症246例，根据气功锻炼方法不同分为两组，其中采用放松功为主者182例（Ⅰ组），放松功和内养功合用者64例（Ⅱ组），经一个阶段气功锻炼后，舒张压降低10mmHg以上者，在第Ⅰ组有109例占59.8％，在第Ⅱ组有47例占73.4％，两组血压均有下降，第二组更明显一些。气功锻炼过程中还对48例进行了体重测定，发现练功1

月中体重不变或减轻者有35例，占72.9%，提示气功锻炼后水钠滞留情况有所减轻。上海卢湾医妇幼保健院运用气功治疗妊娠高血压综合征，并进行了临床和实验研究，80例妊娠高血压综合征病人分组对照观察发现：①锻炼气功病例在1次气功锻炼前后测量血压共680人次，其中388人次（57.1%）血压下降>10mmHg，56人次（8.2%）血压上升>10mmHg，其余236人次（34.7%）血压值变化不大，提示半数以上病例练功时血压下降。②根据全国妊娠高血压综合征协作组制订的"妊高症评分标准"，两组间疗效对比结果：产前评价发现气功组（N=40）36例有效，4例无效，而对照组（N=40）23例有效，17例无效。临产期评价发现气功组36例有效，4例无效，对照组25例有效，15例无效。气功组明显优于对照组。③两组降压药与镇静药使用指征相同情况下，气功组加用硫酸镁20例，加用其他降压药与镇静剂7例，而对照组加用硫酸镁34例，加用其他降压药与镇静剂22例，气功组加用药物明显少于对照组。④从羊水性质比较分析中发现：气功组羊水清晰31例，胎粪污染9例，而对照组羊水清晰16例，胎粪污染24例，分娩时羊水胎粪污染是胎儿宫内缺氧的主要征象之一，气功锻炼组明显少于对照组，提示气功对母婴均有保护作用。周美蓉等从120例妊娠高血压综合征对照检测中发现：①气功组（N=120）治疗前红血球压积>35%者69例，占57.50%，治疗后减少为44例，占36.6%，而对照组（N=56）治疗前后红血球压积>38%者分别为19例（占33.93%）和29例（占51.49），提示气功锻炼可纠正妊高征血液浓缩现象。②甲皱微循环检测发现气功组26例中气功治疗后微血管状态改善者24例，未变2例，而对照组6例中仅1例稍有改善。以上结果表明气功治疗妊娠高血压综合征不但症状改善、血压降低、用药减少，而且改善胎儿宫内氧气供给和防止孕妇临产时血压波动及子痫的发生。

应保持乐观的情绪，勿急躁焦虑；饮食要清淡，限制食盐摄入；注意休息勿做剧烈体力活动，练功量勿过大，不宜仰卧，调息要掌握适度；病情严重者须住院治疗，用药要考虑对胎儿有无不良作用。

十八、更年期综合征

妇女在绝经前后由于卵巢功能衰退而产生的一系列症候群称之为更年期综合征，中医学认为乃因肾气虚衰，冲任失调失致，临床上常表现植物神经功能紊乱的征象，主症为易于激动、紧张、焦虑忧郁、头晕目眩、失眠多梦、心慌气短、潮热多汗等。

气功锻炼对更年期综合征颇有帮助，可选用站桩功或放松功，自然呼吸法意守丹田，若经量过多者守命门，若血压增高者守涌泉，若精神症状明显则以动功为主，宜守外景不可着意。

吴人照等人进行气功治疗更年期综合征的临床研究，50例妇女更年期综合征病人随机分为气功组（桩功结合保健功法，N=32）和对照组（服用VitE、谷维素，N=18），疗效评定采用Kupperman指数（MI）评判法，常见症状分别给予指数1～4，症状严重程度分为1～3，各项症状换算值之和即为更年期症状指数，亦称Kupperman指数。治疗前和治疗后分别评定MI，进而求出MI比=治后MI/治前MI，若MI比<25%为显效，若25%<MI比<80%为有效，若MI比>80%为无效。气功锻炼疗程（一个月）对比分析发现：气功组治疗前MI为31.2±9.7，治疗后MI降为10.2±5.5，而对照组疗前后MI分别28.5±9.2和19.9±10.4，气功组总有效率为93%，而对照组总有效率仅80%，上述结果提示气功和药物均可改善更年期症状，但治疗后气功组MI下降更多，即气功组优于对照组。进一步采用Wenger植物神经平衡因子分析法对比检测发现：气功锻炼对交感神经机能活动偏亢或副交感神经机能偏亢均可发挥调节作用，促使恢复平衡。陈小莲等报告采用冲任督带导引治疗更年期综合征也获得一定的疗效。更年期女性月经停止后往往不仅临床上有更年期综合征表现，而且出现骨质疏松症表现。上海市高血压研究所对停经不久的女性更年期综合征病人进行气功治疗前后组间对比观察，结果发现：①气功组（N=30）病人临床症状明显改善而对照组（N=20）变化不明显，②气功组疗程（6个月）后骨密度从0.578±0.065g/cm²上升为0.63±0.069g/cm²而对照组无显著改变，③气功组疗程后原降低的24小时尿雌二醇排出量上升，而对照组无明显差异。

更年期综合征常表现为一系列植物神经功能紊乱的症候群，应当积极的对待疾病，避免精神刺激，保持情绪稳定，注意劳逸结合，保证充分的睡眠，适当限制脂类和糖类食物的摄入，坚持气功锻炼，静功与动功结合应用。

十九、青光眼

青光眼是以眼球内压增高为特征的一种常见眼科疾病，以头痛目胀、恶心呕吐、视力剧减、瞳仁散大等为常见症状。从临床表现分析属中医学中“绿风内障”“偏头痛”等范畴，若不及时治疗，将导致视野缺损、视神经萎缩，甚至失明。

气功治疗青光眼以放松功、站桩功为首选，配合眼部保健按摩功。若心肝火旺者，以站式为主、先行头部自我按摩、配合默念“嘘”、“呵”呼气适量延长，动功导引气血下沉；若实中有虚，体力欠佳，可练坐式或卧式；头痛者取拍头摩项、摩胁嘘气；恶心者按摩内关、足三里。

气功治疗青光眼有一定疗效，主要反映在锻炼气功后改善症状、减少发作、降低眼内压、增进视觉功能等方面。袁守隅等对通过较长时期药物治疗或手术治疗后眼压仍不能控制的青光眼病人，采取气功治疗并观察其疗效。在眼压方面早期病人疗程较好，16只眼中能控制者有12只眼，占42.8%，并能在1年多的时间中巩固疗效，而中晚期病人较差，14只眼中仅6只眼能控制，占42.8%。在视野方面，经过3个月练功，病人中视野扩大者占66.0%。以上结果提示气功锻炼能维持早期青光眼病人的视力，并能使中晚期青光眼病人视野获得有限度的暂时性改善。上海第一人民医院眼科将230例青光眼分为3组进行疗效比较观察：第1组单用西医方法治疗共104例，其中充血性80例，单纯性24例。第2组采用西药加中医辨证论治结合治疗共72例，其中充血性52例，单纯性20例。第三组采用西药，中医辨证论治加气功联合治疗共54例，其中充血性36例，单纯性18例。结果只滴缩瞳剂、无需内服乙酰唑胺即可控制病情正常眼压者，各组分别为28例（占26.9%），34例（占47.2%）和34例（62.9%），而控制不佳、需进行手术者各组分别为34例（占32.7%）、11例（占32.7%）和5例（占15.2%）。从以上结果可见气功锻炼组维持正常眼压增多、需要进行手术者少，疗效明显优于不练气功的两组。朱知微等采用放松功治疗青光眼20例36只青光眼：练功2月时头痛眼胀症状有不同程度减轻和消失，练功1月时眼压稳定，减少或停用降压眼药水，精神状态大有改善，大多恢复正常生活和工作。上海第六人民医院眼科报道气功治疗37例（70只眼）慢性青光眼，经6个月～13个月随访控制眼压疗效为74.4%，但对周边粘连的病例，气功效果欠佳，通过24小时眼压曲线测量，可以看到气功治疗有缩小眼压波动的调节作用，使过高的眼压下降，也使过低的眼压略升。据蔡松年等比较气功治疗各型青光眼有效率（77例152只眼），发现充血型青光眼为55.9%，对较晚期的单纯性青光眼也有显著疗效，从一次练功前后房水流出速度和流出容量的测定结果提示：早期或充血型原发性青光眼的降压可能通过流出量的增多，而晚期或单纯性原发性青光眼可能通过房水形成量的减少。

心理情绪因素影响眼压的调节，易导致青光眼的发生与发展，应心情舒畅，戒躁戒怒，生活规律、起居有常，饮食宜清淡，少吃辛辣刺激性食物，不要短期内大量饮茶水，避免目力过劳，少看电影电视，注意用眼卫生。

二十、近视眼

外界物象光线进入眼球，经屈光系统的折光调节物像若在视网膜前以致视物不清者，称为近视眼。青少年常因用眼不适当、光线不适宜等因素患近视眼者为数众多。中医学称本病为“能近怯远症”，认为“五脏六腑之精气皆注于目”，眼病与内脏功能失调有关。

上海市气功疗养所与上海市眼病防治所1979年编制推出首部眼保健操，近10余年来开展气功防治青少年近视眼的单位和报道甚多，取得一定的效果，尤其假性近视效果较佳，纵观各地报的防治近视眼功法大体由：①静功凝神内养，滋补肝肾，养心明目；②导引舒展身心，近观远望，运气明目；③点穴按摩，洗面抚头，转睛揉目三部份编组而成。

上海市气功研究所采用“运气眼保健功”防治近视眼并对其疗效和机理进行探讨，经1～5周共5次～10次的练功，59.4%的学生视力有了提高，其中显著提高（0.3以上）者占总数43.3%，气功治疗前后近视屈光度也有一定疗效，下降者占观察眼数的42.2%，提示练功对改善青少年近视确有一定的疗效，进一步采用偏振微屈光计测定1次气功作用前后复试者的明视野下的眼调节静息态（TA），结果显示TA功后较功前明显升高，表明气功作用可以影响近视病人眼的调节功能。而TA的变化一定程度上反映了植物神经系统支配眼睫状肌的功能状态的改变，进而说明气功作用可能通过调整植物神经功能来改善近视病人的视功能。刘长修报告采用古彭防治近视眼功530例，1054只眼。经1个阶段锻炼后治愈（视力恢复到1.0及以上）79只眼，占7.5%，显效（视力提高3行及以上但未达1.0）354只眼，占33.6%，进步（视力提高1～2行）519只眼，占49.2%，无效（视力提高不足1行或下降）102只眼，占9.7%，总有效率90.3%。浙江省温州市红十字会医院以气功导引法治疗近视眼105例206只眼，练功后视力增进两行以上者占94.1%。河南中医学院进行了增视功防治近视眼对照观察：发现气功组45只近视眼中练功6个月后总有效率68.8%，其中视力提高3行以上者7只眼，视力提高2行以上者10只眼，视力提高1行者14只眼，而对照组17只近视眼中，同期总有效率为23.53%，仅4例视力提高1行以上，两组间有显著差异。佳木斯医学院进行了气功操矫治近视眼的临床观察及机理探讨，458例831只眼练气功操疗程（4月）前后对比观察，发现：总有效率达75.60%，其中小学生为83.26%，中学生为71.40%，大学生为33.33%，为了探讨气功矫治近视的机理，对眼气功操锻炼前后生理效应进行了检测：①练功后眼眶血流图波幅增加，且两侧血流图波幅差减少、趋向平衡；②练功后脑血流图波幅增加；③练功后眶区皮肤温度增加。上述结果提示眼气功操可使脑和眶区血流量增加，且两侧血流趋于平衡，血液循环改善。于一视根据中医脏腑理论和辨证施治的原则，编组了一套“明目运气按摩功”，并在江浦二小进行连续追踪观察，发现练功不仅有良好近期增视效果，而且坚持锻炼疗效巩固，更具有预防作用通过几学期（4年半）推广明目运气按摩功，学生患近视率大幅度下降。1982～1986年未推广明目运气按摩功前，学生患近视率17%～31.9%，而1987～1991年推广明目运气按摩功后，学生患近视率为4.38%～10.0%。

近视是一种长期慢性易反复的疾病，因此气功锻炼应当坚持不懈。特别在青少年中应宣传预防为主，经常参加锻炼，适当注意营养，多进食含蛋白质、维生素丰富的食物，增强整体素质。并应注意改善照明条件，养成良好阅读习惯，读书、写字姿势要端正，不要在光线暗处和直射阳光下看书写字，不要长时间看电视，注意用眼卫生。

二十一、颈椎病

颈椎病是老年人常见病之一，主要由于椎体间侧关节、关节突关节或椎体后缘骨唇形成或颈椎韧带或关节囊的退行性病引起，因椎孔、神经根孔及椎动脉孔的狭窄，引起眩晕、椎动脉供血不足和（或）肩臂痛及肢麻等症状。颈椎病属中医学中“痹症”的范畴，颈椎病治疗应内外兼治，改善肝肾亏虚、筋骨失于濡养、气血运行不畅基础上，侧重解除局部压迫症状，气功锻炼要辨明虚实，锻炼放松功、站桩功，同时练习各个方向的旋转俯仰牵拉作用的动功，并结合意念导引、穴位按摩以缓解颈项肌肉痉挛、减轻压迫症状。黄美光等报告医疗体育治疗颈椎病125例，结果显效63.2%，总有效率96.8%。对疗效显著的66例作1～2年随访，3例疗效巩固。上海龙华医院采用练功疗法治疗颈肩、腰、腿痛，发现坚持锻炼对颈椎病症状缓解有良好效果。江西省中医学院采用气功点穴按摩治疗痹症312例，其中颈椎病42例，病人心静体松状态下自行点穴按摩，经一个阶段治疗后症状全部或大部消失，功能基本恢复者39例。刘淅伟等采用气功加颈椎操治疗重症颈椎病14例，采用思维静功结合颈椎操，颈椎操包括自我按摩、点穴和形体功作、并配合呼吸和意念，每周学功带功两次，每次1个半小时，5周为1个疗程，获得满意效果，总有效率达92.8%，随访半年均未复发，病人头晕、目眩、肢麻、酸痛等主要症状基本消失，恢复正常生活和工作。李兴广等报道推拿气功治疗267例颈椎病，以手法配合气功经络点穴治疗，松解颈项肌肉痉挛，缓解对神经、血管压迫，经2周治疗后获得明显效果者248例，占92.1%。上海市高血压研究所对高血压合并颈椎病临床表现有椎动脉供血不足病人20例，采用动静结合加强动功导引和穴位按摩进行治疗，2个月后脑供血不足情况明显改善，头晕、目眩、耳鸣等症状减轻，血压水平亦趋于平稳。

颈椎病预防比治疗更重要、脑力劳动及从事经常性低头或斜颈工作的人要经常适当活动颈、肩、背部，及时消除颈部肌肉的疲劳和痉挛，已患颈椎病者应注意劳逸结合，避免过于劳累和颈部强迫体位太久，适当锻炼运动，多作颈部导引和按摩，锻炼要轻柔，体位变化不宜过大过猛。

二十二、肩关节周围炎

肩关节周围炎是以肩部疼痛及活动障碍为特征的常见病。又称“五十肩”、“冻结肩”，主要由于创伤及风湿引起肩关节周围的滑囊、肌腱、神经产生炎症，早期以疼痛为主，晚期以功能障碍为主。肩周炎属于中医学中“肩痹”“漏肩风”等范畴。

肩周炎时因疼痛和组织粘连，功能活动广泛受限，气功锻炼应以活动导引为主，辅以穴位按摩，促进肩关节主动和被动的外展内收和前旋后旋多方位运动，以松解粘连、活血通络，但动作应轻柔，以免加剧损伤。

上海龙华医院采用练功疗法治疗颈肩腰痛，其操作具有动静结合，吐纳与导引相结合，主动运动与自我按摩相结合的特点，根据下列标准评定疗效：基本痊愈：症状完全消失，活动功能正常，并恢复日常劳动和工作；显效：症状基本消失，可恢复正常劳动，偶有酸痛现象；好转：症状有好转，能从事轻工作；无效：效果不明显或有不良反应。各种颈肩腰痛93例练功后均有不同程度减轻。江西中医学院附属中医院采用气功点穴按摩治疗凝肩症81例，经过1个阶段治疗后治愈加显著有效者75例占92.6%，谢永兴等采用气功点穴按摩治疗凝肩症87例，以症状完全消失、冻结解除功能完全恢复为治愈，功能基本恢复但尚有轻微疼痛或不适为显效。经过一个阶段治疗后治愈65例(87.8%)，显效6例(7.3%)。相自正等报告气功推拿治疗肩周炎24例，以患肢自动上举角达到170°～180°，主动后伸后旋时腕关节达到第一腰椎水平，疼痛消失为有效，经治疗后24人中19人取得显著有效，另5人亦有一定好转。许山辉等采用气功疗法配合推拿治疗肩周炎47例，经一个阶段治疗后，治愈34例，好转10例，无效3例。何彬等报告气功按摩治疗肩周炎98例，治疗后痊愈41例，好转53例，无效4例。欧保祥采用少林达摩医疗保健气功治疗肩周炎30例，经治疗后症状消失、冻结解除、功能恢复者24例占80%。

肩周炎病人要养成良好生活习惯，注意保暖，勿使肩部着凉；注意防护，勿使肩部受伤；要坚持锻炼，动作要轻柔，勿用拙力，以免产生新的损伤，若疾病严重时可适当服些消炎止痛药物。

二十三、腰痛症

腰痛是常见的临床症状，引起腰病的原因很多，除脊柱或躯干的先天性畸形引起腰痛外，大部分是后天性损伤或疾患所致，以增生性脊柱炎、老年性骨质疏松症、腰椎间盘突出症、风湿性脊柱炎以及风寒潮湿或牵拉扭拉伤所引起的慢性腰部软组织损伤较为常见，腰痛症属于中医学中“痹证”范畴，多因肾气亏损、气血瘀滞经络不通所致。

腰为肾之府，气功锻炼中应养精益肾和舒筋活血同步进行，静功动功结合锻炼。站式或坐式均可，摆姿势时臀部稍向后突抬起，腰椎关节略向前突，增加腰椎生理前弯。宁心安神放松躯体并根据虚实寒热辨证调整锻炼方案，适当多练些导引动功和穴位按摩以加强腰背部肌肉锻炼，缓解软组织痉挛，促进气血运行。

刘德华等采用彭祖气功按摩阴阳反应穴为主治疗腰痛202例，按下列标准评定疗效：痊愈：症状和体征完全消失，功能超过发病之前，随访3个月正常工作者；好转：主要症状和体征基本消失，虽然上班但尚不能持久弯腰和负重，劳累或寒冷潮湿尚有腰痛；有效：主要症状与体征已不明显，功能大致恢复，但随访中有时好时差现象，虽已坚持上班，但活动仍有一定困难；无效：症状和体征在治疗期间虽有好转，但不巩固仍有反复发作。经3个月治疗后大部分病人腰痛减轻，其中腰肌劳损 77 例，疗后治愈 21 例，好转 49 例，有效 5 例，无效 2 例。其中腰椎间盘突出 62 例，疗程后痊愈 20 例，好转 36 例，有效 4 例，无效 2 例。提示气功锻炼对缓解腰痛症有良好效果。霍金山等采用气功按摩治疗第三腰椎横突综合征 23 例，经数次治疗疼痛明显减轻。吴大才等报告采用“摇浪摆柳”功法治疗腰部伤痛症 54 例，结果经练功治疗后疼痛减轻 45 例，腰部轻松舒适行走自如者 30 例，向前弯腰功能增进者 51 例。李立群采用倒步返还功治疗腰腿痛 120 例，经 3 个月练功后有效者 100 人，总有效率 83.33%。江西中医学院附属中医院采用气功点穴按摩治疗腰痛症 90 例，经 1 个阶段治疗后，痊愈 69 例，显效 13 例，有效 8 例，均有不同程度改善。南京中医学院曾对 10 例腰椎间盘突出症病人进行动静结合气功治疗，治疗前均有腰部运动障碍，前屈最大者 40 度，最小者 20 度，患肢直腿抬举试验最大者 40 度，经气功治疗（平均 15 次）后基本治愈者 7 例，其余 3 例临床症状亦有减轻。

引起腰痛的原因很多，要明确诊断、区别对待，平时要注意腰背肌的锻炼和腰旋转运动防止慢性腰肌劳损，劳动或运动时要注意腰部保护，防止急性腰扭伤。若有腰椎间盘突出症状则应注意卧床休息，配合推拿按摩，必要时牵引或手术。

二十四、肿瘤

肿瘤系多种原因引起人体细胞反应性异常增生而形成的新生物，又称赘生物，可分为良性和恶性两大类，恶性肿瘤（俗称癌）是严重危害人类健康的重要疾病。肿瘤在中医学文献中属于瘤、癌、岩、癥瘕、积聚范畴，主要由于七情变化，正气虚弱，以致邪毒乘虚而入，蕴集于经络脏腑，导致机体阴阳失调，脏腑功能紊乱，气血运行失常，气滞血瘀痰凝，邪毒相互交结而促使肿瘤的发生。

肿瘤是全身性疾病的局部表现，因此肿瘤治疗中不能仅限于局部机械性（手术）处理，更应重视整体的防治和手术、化疗、放疗及生物疗法的有机结合。中西医结合防治肿瘤医疗实践告诉人们：治疗肿瘤要扶正与祛邪并用，一般讲，早期以祛邪为宜，中期宜攻补并施，晚期重在扶正。气功锻炼主要通过培育真气、补益元神、增强整体抗病机能而发挥祛病养生作用，因此多种气功功法应用得当，在肿瘤综合性防治中均能发挥有益的作用。鉴于肿瘤发生部位不一，对脏腑功能影响各异，发展病程和预后有别，选用功法时要具体分析辨证施功。报道较多的功种有新气功疗法、放松功、内养功、自控疗法及多项因病制宜编组的动功。

气功锻炼促使肿瘤病人临床症状缓解，生存期延长，生活质量提高的个例累见传闻，近 10 余年来，各地在多种肿瘤中应用多种功法进行了气功治疗肿瘤的探索，虽然综合治疗的规范化和疗效评估的客观化尚有待提高，但初步结果令人鼓舞，值得进一步深入研究和总结。徐荷芬报告采用新气功疗法综合治疗乳癌 62 例（均为手术后），结果发现：①自觉症状改善，其中精神状态好转者 57 例，食欲增加者 48 例，睡眠改善 21 例，手臂肿胀减轻者 10 例。②合并化疗 38 例，练功后化疗副反应明显减轻，均能完成疗程。③部分病人进行了 IgG、IgA 和 IgM 检测和玫瑰花环试验和白细胞粘附试验，练功后 IgG 水平提高，细胞免疫亦有改变，提示气功锻炼提高机体免疫功能，增强抗病能力。顾崇毅等报道采用郭林新气功治疗多种癌症 211 例，吴根富报道采用新气功疗法防治各类癌症 210 例，均显示气功锻炼在中西医结合综合治疗中发挥了有益的作用。孙桂芝对 123 例晚期肿瘤患者在药物治疗同时辅助气功疗法进行了临床观察，结果提示：气功疗法有改善肿瘤病人的临床症状，调节饮食增强体质、提高自身抗病能力等方面有一定的作用。罗森等进行了周天命门功治疗肿瘤的实验观察，结果发现气功锻炼通过内分泌、免疫系统的调节作用具有减轻化疗的副反应，提高机体免疫功能的作用。河南省肿瘤研究所报道气功配合常规治疗癌症的临床研究，62 例确诊的中晚期癌症病人，随机分为气功锻炼配合化疗组（N＝32）和不进行气功锻炼化疗组（N＝30）结果发现气功组：①健康分级未下降，部份病人有所提高；②白血球总数大多稳定或下降不明显；③出现食欲不振、恶心呕吐等消化道反应的人数较少、较轻；④完成化疗全疗程者 29 例占 92%。而对照组：①健康分级普遍下降；②白血球总数减少；③

消化道反应严重；④12 例中断化疗，完成化疗全程者仅 18 例占 61%。气功组明显优于对照组。郑荣蓉等从气功综合疗法治疗晚期恶性肿瘤 100 例疗程观察发现：气功锻炼有减轻症状、延长生存期和减轻肿瘤病人化疗、放疗反应，增强免疫功能的作用，坚持练功时间越长康复效果越好。

气功综合治疗肿瘤还只是初步的探索，其临床疗效、治疗机理尚待进一步探索，要鼓励病人心情舒畅，保持积极、乐观的情绪，建立健康的生活方式，气功应在专人指导下进行、针对不同病情和体质辨证，循序渐进。

（王崇行）

第六节 展 望

气功源远流长，理论内涵丰富，功法流派众多，实践效应独特，是我国民族传统文化的瑰宝。气功在防治疾病和中老年保健中的有益作用，经广泛群众健身实践和临床医疗应用，正逐渐为人们所了解和接受，随着现代科学理论和技术的进展，从多学科、多层次、多侧面对气功作用原理和“气”本质的探索中，发现了大量可喜的苗子，提出了许多有启迪性的问题，我国古老的气功学科已发展到一个运用现代科学理论和技术进行整理、研究、应用的新阶段。

气功是应用的科学，实践的科学，气功之所以能经久不衰并深受群众欢迎，主要是因为气功确有祛病养生的作用，近年来气功疗法应用范围不断拓展，试用于治疗多种疾病，均取得令人鼓舞的效果，前景十分广阔和喜人。但应当清醒地看到，对于气功临床医疗还缺乏系统的研究，虽然号称拥有数千万练功队伍、宣称治愈数百种疑难杂症，但深入剖析一下，经严格设计、严密观察取得令人信服的肯定疗效的病种尚不太多，加强医学气功学科建设已成当务之急。当前一是抓学风建设，树立讲科学、开拓求实的科学态度，要干实事、讲实话、出实效。力戒片面，浮夸。二是抓队伍建设，倡导讲功德、敬业奉献的精神，要有事业心和责任感。以保证医学气功事业健康的发展。

气功是古老的学科，新兴的学科。人体科学是当前世界上日益受到重视的一门学科，人体科学研究的客体是人，人体生命现象的研究必须在活的机体中进行，古代医学家和气功家通过锻炼和探讨，在活的机体上体验和发现了人体调控系统活动的规律，粗略地认识和掌握其中某些基本环节、经过历代补充和发展，形成了质朴的辩证整体观，积累了自我身心锻炼的宝贵经验，因此运用现代科学理论和方法开展中医气功理论和“气”本质的研究，对于认识人体自身的生命活动，开发人体的内在潜能具有重大的理论价值和实践意义。钱学森教授认为“这项工作将联系到科学理论最前沿的发展，可以成为人体科学基础的出发点”。通过气功作用机理的进一步探索，将为人们从整体上了解心——身相互作用规律，采用意念调控影响生理机能，调整由于心身失调而引起的机体失衡状态等方面展示广阔的前景。

近年来在观察气功锻炼的作用基础上，提出了内气和外气的问题，一般理解外气来源于内气，内气外放就是外气。群众性气功锻炼基础上，气功锻炼体外效应的探索领域十分广泛，体外效应的实验大致包括两部分，即体外的生物体效应和物理效应，体外的生物体效应的实验包括动物实验和离体细胞的实验，物理效应的实验几乎覆盖电磁波的各个波段，大量资料提示气功之“气”是有其物质基础的，是有一定客观依据的，但应看到气功的作用机理非常复杂，许多效应的测量远非目前技术水平所能解决，部分实验尚欠严密性和可重复性，对某些实验结果认识尚未一致，目前对气功之“气”的探索尚属起步，对包括气功（特别是外气）这一类尚未完全揭示其奥秘的人体科学之谜，应当持实事求是的科学态度，不应拘泥于老的概念和框框轻易加以否定，甚至斥之为伪科学，对于某些应用已有知识可以解释者，则不宜故弄玄虚，甚至加以神秘化渲染、追求轰动效应，经过严肃谨慎的去伪存真、去粗取精，在严密观察下发现了线索，就应当在一定范围内坚持下去、通过多学科协同研究，气功园地必将结出累累硕果。

（王崇行）

参考文献

1. 刘贵珍．在实验研究中的中医气功疗法．中医杂志，1955；10：22
2. 上海市气功疗养所．发扬中医学开展气功疗法研究．中医杂志，1958；10：711
3. 上海市高德压研究所．气功疗法治疗高血压的研究．中医杂志，1959；10：685
4. 上海第一医学院生理教研组．气功生理机理的研究综述．上海中医药杂志，1962；5：6
5. 顾涵森，等．探测气功“运气疗法”物质基础的初步实验结果．自然杂志，1978；创刊号：12
6. 马济人．论气功史研究的若干问题．上海中医学杂志，1987；9：27
7. 王崇行，等．从实验研究谈练功要领．气功杂志，1982；3：100
8. 马济人．气功传统流派功法概述．中国气功，1986；2：16
9. 王崇行．静功锻炼常用功法．邝安堃．气功防治老年病．北京：人民卫生出版社，1988：94
10. 林中鹏．中华气功学．北京：北京体育学院出版社，1988：2
11. 徐定海，等．生物反馈与气功．气功与科学，1982；3：27
12. 王崇行．气功防治心血管疾病．北京：华夏出版社，1990：168～171
13. 刘冰怀，等．气功对人血液内单胺类神经递质含量的影响．第一届国际医学气功学术讲座会论文汇编，1988：34～35
14. 邝安堃．阳虚病人内分泌免疫和环核苷酸变化的初步观察．中华内科杂志，1979；18（2）：106
15. 夏宗勤．中医虚证理论的初步探讨．中医杂志，1979；20（11）：2
16. 王崇行，等．气功治疗高血压病临床疗效和血浆环核苷酸变化对照．中医杂志，1984；25（12）：27
17. 张文汇．阴阳五行在气功中的具体含义．上海中医药杂志，1985；6：40
18. 秦震．气功的电生理研究——练功过程中脑电图的变化．上海中医药杂志，1962；5：10
19. 赵光胜，等．气功及休息前后脑电波积分值的对比研究．中医杂志，1979；20（12）：20
20. 梅磊．气功功能态脑电波研究．自然杂志，1981；9：662
21. 马仁美．“吐纳导引”气功治疗冠心病68例．气功与科学，1986；2：28
22. 王崇行，等．气功改善心气虚型高血压患者心功能和微循环作用观察．中西医结合杂志，1991；11（11）：659
23. 焦秀岩．练功前后脑及肢体血流图的变化．气功杂志，1983；4：183
24. 王崇行，等．高血压患者气功过程中红外辐射现象观察．中医杂志，1982；23（12）：37
25. 修瑞娟，等．采用计算机化微循环与大循环多参数同步监测系统研究气功对人体微循环的影响．第一届国际医学气功学术讲座会论文汇编．北京：1988：11
26. 王崇行，等．气功对高血压血瘀症患者血浆凝血与纤溶指标变化的影响．中西医结合杂志，1993；13（7）：45
27. 邝安堃．中西医结合研究性激素环境及其某些疾病影响和治疗方法的探讨．上海第二医学院学报，1984；4（4）：3
28. 邝安堃，等．气功锻炼对高血压病患者血浆雌二醇变化的影响．中医杂志，1984；25（12）：32
29. 钱岳晟，等．气功对绝经后女性骨质疏松症作用的观察．中西医结合杂志，1996；16（3）：178
30. 王崇行，等．气功对老年高血压者生活质量的影响．中国气功，1994；9：12
31. 王崇行，等．气功祛病养生作用的研究．中日人体科学杂志，1992；2（2）：73
32. 胡松昌，等．气功对老人红细胞 SOD 活性的影响．老年学杂志，1990；10（4）：227
33. 王崇行，等．气功治疗高血压的几个问题．气功与科学，1984；1：16
34. 钱存泽．推广功法要注意科学性、简易性、安全性．气功与科学，1983；6：30
35. 王崇行．从实验研究谈练功要领．气功杂志，1982；3：100
36. 王崇行，等．气功功能态生化效应观察．自然杂志，1988；11（12）：910
37. 马仁美．气功运气时脉象心血管生理状态的实验观察．气功与科学，1983；4：22
38. 赵宝峰．气功姿势心得谈．气功杂志，1983；4：166
39. 梅磊．气功功能态脑电波研究．自然杂志，1981；9：662
40. 王崇行，等．气功对高血压病人自发脑电活动影响的电子计算机分析．自然杂志，1986；9（10）：75
41. 林雅谷，等．练气功过程中皮肤电位变化．自然杂志，1983；10：747
42. 林雅谷．气功入静生理效应的研究．气功杂志，1986；5：195
43. 邝安堃，等．气功治疗高血压病长期疗效及气功调

整机体异常反应性的研究．上海中医药杂志，1962；5：19
44. 翁则权．气功意守方法和入静．浙江中医杂志，1959；11：24
45. 张镜如．呼吸机能与植物神经系统机能之关系．上海医科大学学报，1958；4：257
46. 蒋敏达，等．50例高血压病员呼吸图形观察．中医杂志，1980；21（8）：42
47. 马济人．伟统六字气决法及其临床应用．中国气功，1987；2：39
48. 王崇行，等．气功治疗高血压的几个问题．气功与科学，1984；1：16
49. 李春才．练功要领．天津医药杂志，1960；10：769
50. 马济人．说说气功的练意问题．气功与科学，1983；2：5
51. 王崇行：气功防治心血管疾病．北京：华夏出版社，1990：145～147
52. 柴宏寿．气功的编差与防治．武术健身，1985；5：45
53. 柴宏寿．气功偏差纠治153例临床分析．上海中医药杂志，1987；4：14
54. 单怀海．气功偏差变态心态心理学研究．中西医结合杂志，1988；8（12）：717
55. 裘王珍，等．气功偏差的神经类型分析．气功杂志，1994；5：234
56. 裘和国．气功纠偏前后血中儿茶酚胺变化的观察．中国行为医学杂志，1993；1：69
57. 谈清霖．练功偏差与防治．中医气功学．北京：人民卫生出版，1994：65～70
58. 马济人．实用中医气功学．上海：上海科学技术出版社，1992：472～478
59. 王崇行．气功防治心血管疾病．北京：华夏出版社，1990：163～168
60. 张文江．说说按阴阳学说和辨证施治原则施功．上海中医学杂志，1981；11：43
61. 宋天彬，刘元毫．中医气功学．北京：人民卫生出版社，1994；121～124
62. 王崇行．高血压病微观辨证及气功纠治作用初探．上海中医药杂志，1989；9：1
63. 王崇行，等．高血压心气虚血瘀型病理生理学基础及气功治疗．中西医结合杂志，1995；15（8）：454
64. 柴剑宁．站桩功的辨证施功．气功杂志，1987；4：160
65. 沉鹤年．辨证守穴法．气功杂志，1997；7：296
66. 李光明．呬吹嘘呵嘻对症吐纳功法．气功与科学，1982；3：12
67. 张六戈．辨证施功．气功杂志，1982；23：97
68. 邝安堃，等．近年来我国在高血压病研究工作上的初步成果．中华内科杂志，1960；8（2）：100
69. 邝安堃，等．气功及规律性降压治疗高血压病135例四年疗效比较．中华内科杂志，1979；18（3）：187
70. 王崇行，等．气功改善高血压病合并冠心病患者心功能和缓解心血管病易患因素影响的初步观察．老年学杂志，1988；8（2）：82
71. 王崇行．气功防治心血管疾病．北京：华夏出版社，1992：82～83
72. 刘元亮，等．导引吐纳功治疗158例脑动脉硬化症临床观察．上海中外气功研讨会论集（第四集），1992：66～69
73. 王崇行，等．气功预防高血压脑卒中及其机理的研究．中国老年学杂志，1994；14（2）：90
74. 林中鹏．中华气功学．北京：北京体育学院出版社，1988：308～310
75. 陈涛．气功疗法治疗神经衰弱．新中医，1958；9（2）：6
76. 黄桦．以气功为主综合治疗重症支气管性哮喘107例随访疗效观察．上海中医药杂志，1962；5：6
77. 朱育梅．自控气功治疗慢性支气管炎肺气肿90例．疗效观察．气功，1988；1：5
78. 上海市第二结核病院．气功治疗肺结核346例综合报告．中国防痨杂志，1960；4：226
79. 湖南省职工疗养院．气功治疗矽肺合并肺结核．浙江中医杂志，1960；3（4）：193
80. 赵立明．气功治疗溃疡病1278例综合报告．哈尔滨中医杂志，1962；5（6）：23
81. 童伯年．气功治疗胃下垂．上海中医药杂志，1962；6：27
82. 汪希文，等．气功治疗萎缩性胃炎88例近期疗效观察．第四届中外气功研讨会论文集．上海：1992；77～79
83. 马有忠．铜钟气功治疗慢性肝炎81例临床总结．中华气功，1986；3：35
84. 沈雅舟．气功对糖尿病患者的降血糖作用观察及机理探讨．中国中西医结合杂志，1987；7（3）：146
85. 袁顺兴，等．气功对慢性肾炎性高血压的血压及血浆活性物质的影响．第六届中外气功研讨会论文集．上海：1996；9：35～37
86. 周美蓉．气功治疗妊娠高血压综合征60例观察．中西医结合杂志，1989；9（1）：16
87. 吴人照，等．气功治疗50例妇女更年期综合征的临床研究．第六届中外气功研讨会论文集，上海：

1996：65～68

88. 朱知微，等．放松功治疗青光眼20例疗效观察．气功，1988；4：206

89. 林雅谷，等．气功对青少年近视的疗效及其机理的实验探讨．第四届中外气功研讨会论文集，上海：1992：173～176

90. 李兴广．推拿气功治疗267例颈椎病临床分析．第二届世界医学气功学术交流会论文汇编，北京：1993：49

91. 何彬．气功按摩治疗常见病疗效的观察．按摩与导引，1986；2：14

92. 刘德华，等．彭祖气功按摩阴阳反应穴为主治疗腰痛．第二届中国气功科学研究会学术讨论会论文集，1984

93. 郑荣蓉，等．气功综合疗法治疗晚期恶性肿瘤100例疗效观察．中华气功，1988；2：10

94. 林雅谷．气功中西医结合研究成就．中西医结合杂志　1988；8（特Ⅱ）：82

95. 焦园清．老年保健与气功．中医杂志，1979；7：48

96. 王崇行：气功防治心血管疾病．北京：华夏出版社　1990：189～192

97. 钱学森．开展人体科学的基础研究．自然杂志，1981；4（7）：483

98. 邝安堃：气功防治老年病．北京：人民卫生出版社，1988：308～309

第四卷　药　　学

第一章　中药基本理论的中西医结合研究

中药基本理论泛指与中药采制、生产、应用等有关的各种理论的基础，包括中医基础理论和药性理论两个部分。中医基础理论主要是中医、中药所共有的理论，包括阴阳、五行、藏象、脏腑、经络等理论以及运气、禀赋等古代哲学理论和理论思维。其主要部分在本书第二卷中介绍。药性理论则专指与药性意义、实质、运用等方面有关的理论，这是中药基本理论的核心和主要内容。

所谓药性，或称药之本性、性理、性能，就是药物与药效（医疗、预防、保健）有关的各种性质或属性，或者决定一种物质成为中药的性质或属性。

药性理论大致可分为：基础药性理论、采制应用药性理论和失传的古代药性理论三大类别。

基础药性理论包括：① 抽象药性，指与中医基础理论有直接联系的部分，如阴阳、五行等；② 形性药性，包括形质和性气等，如剂量、形质、五色、五臭、五味、气（性）、有毒无毒等；③ 向位药性，包括归经（经络、脏腑）、气血营卫、升降浮沉等理论；④ 功能药性，包括各种治疗作用、效能的类别概括；⑤ 综合药性；⑥ 配伍药性，包括七情、引经、药对、十八反、十九畏等；⑦ 方剂药性，如君臣佐使等；⑧ 禁忌等。本篇主要讨论抽象药性以外的基础药性理论，兼及新理论的形成与发展。为免重复，涉及毒性与安全性问题及君臣佐使等内容，也略去。

药性理论在现代药学中没有或极少对应的部分，又涉及许多古代哲学思维和古代文字的理解，也是近一个多世纪以来饱受攻讦的内容。对药性理论进行现代科学研究具有相当大的难度，贯彻中医政策以来，中西医结合研究起步较晚，但近年来逐渐加大步伐，做出了许多有意义的工作。据统计，1955 年至 1977 年，18 年间，全国发表的药性理论研究论文只有 178 篇，平均每年不足 10 篇，1977 年至 1985 年，9 年内，发表论文达 485 篇，年平均近 54 篇。1980 年，中国药学会主持召开过一次中药理论研究方法讨论会。1984 年，湖南中医学院中药系、中国中医研究院中药研究所等单位共同发起召开了中药归经理论 1984 年学术会议。1986 年，中国中医研究院、青海省卫生厅等单位联合发起召开了中药理论 1986 年全国学术会议。面向全国征文，短短 5 个月内，应征稿件达 440 多篇，稿件来自除西藏、台湾外的各省、市、自治区。近 10 年来，药性理论研究又有了新的发展，不但有大量的论文发表，还陆续发表了许多有相当水平的药性理论专著。《中华人民共和国药典》自 1963 年版起，分为一二两部，一部为中药专卷，收载中医常用中药材和中药成方制剂（即中成药）。中药材和中成药均列出功能与主治，中药材并收列性、味、反、畏（反、畏以后改称“不宜同用”）以及妊娠禁忌和相当于药性理论的禁忌内容的部分注意事项，1985 年版起，又增加药材归经的内容。与此呼应，《中华人民共和国兽药典》1990 年版二部也成为兽用中药材和成药的专卷，收载性味、归经，以及相当于反、畏（称“不宜同用”）和相当于妊娠禁忌的内容。药典和兽药典的内容，集中反映了近年来药性理论中西医结合研究的成果和进展。

药性理论的中西医结合研究并不局限于经典的化学、药理研究方法，诸如控制论、信息论、系统论、药代动力学、免疫药理学、核医学等方法和理论也大量引用。特别是在微量元素化学、免疫学和放射免疫、酶生物化学、生物物理学等方面，作了大量探索，形成具有特征性的方法和研究领域。诸如药性拮抗理论、双相调节理论、数理中药学新论、西药中药化等理论也在此时期出现，推陈出新，令人瞩目。

药性理论的中西医结合研究已经展现了美好的前景。

第一节 形性药性

一、剂量

剂量是药物功能主治、药性的基础和决定因素。剂量的中西医结合研究大致可分为古今剂量核定和换算、剂量运用规律和理论两个部分。

（一）古今剂量核定和换算

首先是古今度量衡的核定。历来文献关于古今度量衡有许多讨论。算经和史书中律历志也多有记载，但成书年代古远，没有同近代的度量衡换算。而且，在医药文献中还存在大秤、小秤、大升、小升、药秤、药升、神农秤、古秤等记载，更具有医药特征，非医药文献中缺少相应的记载。

实际在许多古方书中的剂量单位并非均用度量衡，有数量，有拟量，还有三指撮、钱匕、杯、盅、刀圭、方寸匕、抄等医药特有的估量单位，更增加了剂量研究的复杂性。

关于古代度量衡的换算，建国前，吴大澂、朱载堉、吴承洛、小岛学古都进行过细致的考证。其中，吴承洛《中国度量衡史》的内容最全，影响深远。小岛学古《经方权量考》因主要内容收入丹波元坚《药治通义》中，流传较广，也有较大影响，只是后者是否用日本度量衡（大宝律）或中国度量衡并没有明确记录，难以直接引用。

1956年，朱颜曾详细考订过与剂量有关的度量衡，可惜没有正式发表。同年，朱晟据文献、成人体重、黍重、同一方剂的历代用量、用水量等比较，认定汉秤约为新秤（1斤＝500g）的1/5。

1961年，赵有臣考定方寸匕折合5mL。1986年，柯雪帆等据“药秤”折算、古代货币和嘉量间接核算、古代衡器权和量器直接核算考订《伤寒论》和《金匮要略》中的药物剂量：1斤＝250g，1两＝15.625g，1升＝200ml。1985年，王伊明考订古药秤权量，特别是根据京郊所产黍子较饱满的作为标准计算，认为药秤每两重1g左右，最多不超过1.6g；据周尺和南朝尺秤量计算，药升为6.34mL～10.4mL。

1963年，胡云川对于中药以数量计量时，计算数量与衡量的差距，24种处方中有数量也有重量的药物，其差距自数倍至数10倍不等；46种以数量计量的药物，其本身大小重量差距自数倍至10余倍不等。建议必须逐步改变以数量计量的方法，一律改用重量为计量单位。

1985年，畅达等直接测量了《伤寒论》中以容积和数量计量的药物重量，并对2版统编教材《伤寒论讲义》所称汉时1两等于今之1钱之说提出不同见解。

上述研究工作对于古研究有重要影响，但尚有争议，特别是对于拟量单位和估量单位，还有许多工作待做。

（二）剂量的运用

主要包括方剂、配伍中的剂量运用以及剂量标准两部分。方剂、配伍中的剂量运用涉及方剂理论、辨证治则、治法、剂型等各方面，为免重复，本篇不再讨论。关于剂量标准问题，近年来讨论较多。

中药有剂量，但没有公认的剂量标准。至今，《中华人民共和国药典》中的剂量都没有约束力，明文注称“必要时均可根据需要酌情增减”。所谓“必要时”、“酌情”主要是依据医务人员的判断，而判断本身涉及基础知识，也涉及师承、学派，还取决于医务人员自己的经验和辨证思维，有相当大的灵活性。

1982年，常敏毅比较同见于日本药典（药局方）和《中华人民共和国药典》40种中药的剂量，除甘草、麦冬、升麻、薏苡仁、泽泻中国剂量略少于日本以外，其余35种，中国剂量均大于日本剂量。认为“中日两国在中药用量方面可能有本质的不同”。就此，也有人对于小剂量用药进行探讨，但最引人注意的是有关大剂量或超大剂量用药的讨论。

1992年，辛增平对于大剂量用药提出7条原则：① 病情危重时剂量宜大；② 组方配伍时君药剂量宜大；③ 疑难顽疾小剂量无效时剂量宜大；④ 单方治病时剂量宜大；⑤ 体质壮实者剂量宜大；⑥ 地区、季节的需要剂量宜大；⑦ 质重、平和、新鲜类药物剂量宜大。同年，朱复南专门讨论了“霸药”。“霸药即超常用量之谓，也称重剂。可以常用量的3倍为度，等于或大于此者，即可称霸药。”文中列举了见于近年文献中的24种药大剂量用药记载，一般超过药典剂量几倍、几十倍甚至上百倍。文章认为：霸药有理，古有根，今有据。用霸之道，贵在必准、必稳。急病、重症，非大剂无以拯其危。使用霸药，卓效与风险并存。霸药以量大为特征，量大，毒副反应亦必然随之增多，因此，必须求稳，稳中求霸，方为两全，要少量递增，中病即止，还应注意配伍监制，讲究煎服法。

大剂量或超大剂量是一个相对的概念，其衡量标准往往或以文献为依据，或以一般经验为依据。但以文献为依据还存在着换算和认识问题，未能统一。有人计算经方大青龙汤、小青龙汤中的麻黄为62g，细辛为45g，大柴胡汤、小柴胡汤中的柴胡为125g。如果照这样计算，则许多目前所称之大剂量都算不得大剂量了。

最典型的是关于细辛剂量的讨论。

中医传说有“辛不过三（分）”、“辛不过五（分）”、“不过七（分）”或“不过钱（3g）”的说法，宋人有“细辛若单用末，不可过半钱匕，多即气闷塞，不通者死，虽死无伤”的说法。钱和钱匕本来不是相同的单位，但后世本草相沿将钱匕改作钱，《本草纲目》《本草备要》都称不可过一钱，《本草求真》称“所用止宜数分”。上述传说应是从上述记载中派衍而来。历版《中华人民共和国药典》细辛剂量都是1～3g，也与上述传说有关。

这种传说近年受到质疑：刘孟钧患风寒牙痛，自服细辛3两（90～150g），煎服2剂而愈。刘沛然自服细辛120g煎液，未感不适。张先河等治头痛，细辛处方用量3～20～30g。刘文汉治疗1例嗜铬细胞瘤头痛，细辛用30g，病势大减，血压复常，头痛亦愈。余梦贤治外伤性截瘫、手足冻伤，处方中细辛有时用到1两（30～50g），治疗满意，未见副反应。潘文奎治疗心动过缓60例，每日剂量最小6g，最大31g。类似的临床、文献研究还可以举出几十篇。实际细辛剂量超过传统剂量几倍乃至几十倍并不少见。

见于文献的大剂量或超大剂量内服用药的至少还有白附片、白附子、白蒺藜、白芍、白术、半夏、苍耳子、柴胡、赤芍、川乌、川芎、大黄、当归、地骨皮、地黄、茯苓、附子、甘草、钩藤、桂枝、黄连、黄芪、苦参、麻黄、秦艽、青风藤、青皮、人参、生地、生附子、生姜、石膏、水蛭、葶苈子、土茯苓、蜈蚣、五味子、香附子、茵陈、䗪虫、紫草等。

这些大剂量用药的经验超过常用剂量若干倍，提示某些中药的有效剂量有相当大的变动幅度，安全系数很高。也有的显示某些药物超大剂量的特殊疗效。对于这些特殊剂量的安全性和必要性值得进一步研究。

但是，毕竟超大剂量对药材资源的消耗令人担忧，对于个别病例固无不可，但如普遍推广必将进一步加大药材资源的紧张，在经济上也值得考虑。

1994年，张仲一等做动物实验观察五味子兴奋呼吸、五苓散利水、黄芪建中汤抗胃溃疡的作用。结果显示：给予动物数倍于治疗量的中药并没有出现强于治疗量的效应。这个结果使人对于某些中药过大剂量用药的意义不得不产生怀疑。

中药的剂量制约因素很多。王智华等的实验证明：在相同剂量下，细辛根末所含挥发油中有毒成分黄樟醚的含量分别是全草煎煮10分钟、20分钟、30分钟后的4倍、12倍和50倍。黄樟醚挥发性强于挥发油的主要成分甲基丁香酚。提示细辛用末不可大剂量，大剂量必须入汤药。其实，不只是细辛，许多中药，包括具有不同剂量的方剂，不同剂型间的等效剂量换算一直是有待解决的问题。即使同一剂型，如汤剂，煎煮时间多少也常常影响药效和毒副反应，但缺乏系统整理研究。

小儿剂量与成人剂量的换算，也是亟待解决的问题。

二、五味

关于味，曾经出现过气味（臭）与味觉（味）的争议，但目前的主流还是以与味觉相联系的味为主要内容，至于气味，多倾向于作为五臭或气臭的别称。

味的研究着重解决与味觉的关系，用了较长时间。

1964年，张季平等尝过356种中药，其中有223种可尝出不同程度的苦味（包括兼味，后同），文献中记载有苦味的177种；144种可尝出不同程度的甘味，文献中记载有甘味的77

种；尝得出酸味、辛味、咸味的，分别为82种、71种、13种，文献中的记载分别为42种、28种、4种。

随后，有许多类似的研究发表。

1983年，耿俊英等比较《中华人民共和国药典》(1977年版)及高校统编教材《中药学》中的药物400余种，认为药味与尝味相同的35.7%～42%，不同的58%～66.3%；以文献最早记载的药味与尝味比较，32%相同，68%不同；比较最早文献与现代文献的记载，56%相同，44%不同。古今药味与实际味道都不完全一致，相同者不及半数，60%以上是不同的。

1985年，王宁比较1977年版《中华人民共和国药典》所载147种植物药性味栏中的味与实际口尝的味，两者基本相同的64种(43.5%)，其中完全相同的57种(38.8%)，部分相同的68种(46.3%)，完全不同的15种(10.2%)。王氏认为“如果说中药的性味与实际味毫无关系，即使相同也只是偶然的巧合，这显然是武断的。但如果说中药性味中的味就等于药材的实际味，或所含化学成分的味，也嫌牵强”。

实际上，《中华人民共和国药典》本身也承认性味的味与直接尝的味并不完全一致，1963年版以后，历代药典都在凡例中声明，药材性味，一般按中医理论对该药材性能的概括，有的性味与性状项下的气味不尽相同。

1986年，高晓山对比《中华人民共和国药典》1977年版和1985年版中有性味和性状记载的中草药，性味是药性，性状是形态、性状特征，分别是714种、446种。性味与性状完全相同的分别为35.89%、30.94%；部分不同的为35.29%、40.58%；完全不同的为28.7%、28.48%。

王儒飞则主张中药之五味应是口尝之滋味，以正常人口尝之滋味作为药性分析的根据。但还没有一篇文献肯定药味都是口尝出来的。曾广植的研究工作支持口尝辨药味的观点，提出板块低频振动机制的生物膜模型，作为舌上分子识别的机构；提出C-9药效规律，认为许多治伤风的中草药均相当于C5-6辣剂，能扰乱膜的C-6前段秩序，降低相变温度，发汗散热，拨乱反正。在同系有机物中，增加分子量和烷基距离，都可增加负活化，减低味感速率，终至无味。认为这可说明为何降温增强苦味。中医视苦味药为寒性，至少一部分是基于这一事实。“神农尝百草”就是分子识别的研究。五味是舌上的分子识别。

既然谈到分子识别，自然涉及同类或近似分子结构物质的味感问题。

1961年，徐国钧等指出：酸味药中大多含有机酸；辛味药大多含有挥发油；苦味药中多数含有甙类及苦味质，少数含有生物碱；甘味药通常含有糖分或特殊的甜味物质；咸味药物中，有的属于海产而带盐分，也有的是动物性药物；淡味是指药味不甚显著而言。

后续工作如严永清等对1978年版统编教材《中药学》459个常用中药的气味与化学成分的关系统计分析，分别研究了甘味、辛味、酸味、咸味等与化学成分的关系，基本与徐国钧的观点一致。类似观点已为多数学者所接受，并收入各类教材中。

宋砚农1986年研究了450种药物气、味与化学成分的关系：味辛的药多含挥发油，其中又以性温、热的最为明显，70种辛味药中，57种（81.43%）性温或性热，133种以辛味为主的药中，94种（70.68%）性温或性热。87种成分比较明确的辛温或热的中药，⅔含有挥发油；而辛寒或凉的17种中，仅4种含挥发油。味苦的药多性寒，占68.97%。90种成分比较明确的苦寒药中，26种含生物碱，17种含皂甙，11种含黄酮，3种含蒽醌，2种含香豆精，21种则兼含这几类成分中的若干类；17种苦温药中有6种含生物碱，而含其余几类成分的苦温药几乎没有。性平的药物味多甘。107种性平药中，57种(53.29%)味甘。味甘的药多含皂甙、脂肪、蛋白质、甾醇、维生素和糖类。味酸的药物常含有机酸或维生素C，或两者兼有。味咸的药物多为动物或动物化石药物。450种药物中以咸为主的22种，其中动物或动物化石18种，性寒的占一半，9种。咸寒的多以无机盐为主，咸温的或咸平的则以蛋白质、脂肪为主。

曾广植认为：“甜味剂是补药，补充营养和能量，促进新陈代谢，如人参、党参、黄芪等，可治虚证。酸能收敛固涩，中和碱性胺为铵盐，增加静电引力，如乌梅、石榴皮、五味子，可止汗、止血、止泻。苦剂增高生物膜表面张力和它的相变温度，如黄连、大黄、黄芩，可健胃、清热泻火。辣剂减少生物膜表面张力，增加其热运动，行气、活血、发汗、退热，用于表证。咸剂增加体液渗透压、溶化解凝、稀释、消散等作用，治便秘等。”

但是，近年来又有人注意到有机成分以外的微量元素与味的关系。1994年，汤学军等研究了典型的辛、甘、苦味的27味植物类中药，检测其中15种稀土元素和27种非稀土元素的含量，经计算机统计分析，认为中药的药味与稀土元素的含量关系非常密切。15个稀土元素辛味药均显著高于苦味药（占100%），而27个非稀土元素中，仅有17个元素（62.9%）的含量辛味药显著高于苦味药；15个稀土元素中，13个（86.7%）甘味药显著高于苦味药，而27个非稀土元素中，只有5个（18.5%）的含量甘味药显著高于苦味药；15个稀土元素中，只有1个（6.47%）辛味药含量显著高于甘味药，而27个非稀土元素中，12个元素（44.4%）辛味药含量显著高于甘味药。大多数的元素含量水平都表现为辛味高于甘味，甘味又高于苦味，稀土族元素的含量水平在不同药味之间的差异表现得更加显著。

1994年，王纪常等主张：对中药味感的研究，不能仅仅局限在古代本草记载上，而应结合临床应用和现代药化、药理进行深层次的研究。大量临床资料证明，抗菌消炎与抗癌药多来自生物碱，强心药多来源于甙类，治冠心病药每与黄酮有关，治气管炎药每与挥发油有关等等。可知相同味感的药物在功能与临床作用上有其相同或相似之处。

1960年，朱颜报告证明，成分不同而都有辛辣味的生姜、胡椒、辣椒，不必经过吸收，但凭味觉就可产生血压升高、热感等相同的生理效应。这一结果说明，辛味药的药理作用基础是味觉，而不是产生味觉的某些物质，从而支持药味的药性理论，也支持了药味是尝出来的见解。而且，成分的化学结构不必完全相同，这与前引曾广植的理论相呼应。但是，人的味觉器官只分布于舌、咽、会厌和软腭等上消化道的最先端，服下的药在下消化道中如何能发挥味觉的作用，则是一个待解决的问题。其次，人的味觉，特别是健康人与病人的味觉并不一致，有的是程度的不同，有的则是质的不同。一个人的味觉会因健康状况不同而发生改变，一种药的味所能达到的治疗作用会不会因这些不同、变异而改变，在理论上也待阐明。还有一个客观事实是，并非所有医药文献对所有药的药味记载都相同，有的在程度上有出入，有的在兼味上有不同，有的则完全不同。至今，没有一个公认的可以依据的标准文献，这为药味的研究增加了困难。

1992年，王育杰等据23部本草著作整理出性味归经的规范功效（含近规范功效）257条，分为20类，主张建立计算机性味归经鉴别系统，经程序处理，使药物功效与性味归经是对应关系，当输入某些规范功效后，即可得出该药的性味归经。这是以功能推断性味的尝试。尽管还存在着困难，还存在着不同的见解，但在药味的研究方面，确实进行了许多有意义的探索。

三、四气（性）

四气，是寒、热、温、凉四种，但实际从性质上常归并为寒凉、温热两类，这就是许多学者以寒、热概括四气（性）的依据。研究的重点主要是基本生理、药理作用和物质基础两方面。

关于寒、热的生理、药理作用，早在60年代，侯灿据文献资料统计72种中药的实验结果，认为：“大多数寒性（包括凉性）药具有退热作用或抗生作用，而没有兴奋刺激作用，相反，如薄荷、牛黄、黄连、天门冬、升麻、石斛等还有局部麻醉、抗惊厥或镇静等抑制性作用。热性药（包括温性药）大都有兴奋刺激作用，而且大多数含有挥发油。”“中药的‘寒性’多与退热、抗生、抑制的作用有关；‘热性’多与兴奋作用或含有挥发油有关。”“‘寒性药’就是能最终改善机体热量过剩的反应状态或适合这种状态的药物；‘热性药’则是能最终改善机体热量不足的反应状态或适合于这种状态的药物。”尽管说这一观点还存在着若干例外，但主要内容已为大多数教科书所接受。

梁月华等则重点观察了寒、热药性的生化效应：动物使用温热药一段时间后，脑中去甲肾上腺素、多巴胺含量渐增，维持高水平；5-羟吲哚醋酸含量增多，而5-羟色胺含量变化不大；尿中肾上腺素和去甲肾上腺素排除量增加。认为温热药对5-羟色胺的合成与降解有促进作用。使用寒凉药后，脑中5-羟色胺含量增多，肾上腺素、去甲肾上腺素及多巴胺的排放均减少。认为寒凉药有促进5-羟色胺合成的作用，抑制交感神经介质的合成与释放。

与能量代谢有密切关系的 Na^{+}-K^{+}-ATP 酶活性变化，也是寒、热药性研究中的注意内容。

知母是寒性药，陈锐群等先后证明知母皂甙元（菝葜皂甙元）对肝细胞或红细胞中的 Na^{+}-K^{+}-ATP 酶活性有明显的抑制作用，认为知母的清热作用可能与此抑制作用有关。

大黄也是寒性药，各地学者进行的一系列研究证明，大黄及其主要成分可以抑制红细胞或其他组织细胞的 Na^{+}-K^{+}-ATP 酶活性，抑制细胞氧化磷酸化过程，抑制多种前列腺素（特别是前列腺素E）的合成或释放，能抑制实验动物发热时血浆中cAMP含量升高与cGMP含量降低，从而影响机体的产热过程。

关于寒、热药性的物质基础，岳凤先等据国外资料分析，认为消旋去甲基乌头碱可能是多种温热药药性的物质基础。王兴文就此作了更细致的阐述："附子的强心有效成分之一为消旋去甲基乌头碱。附子为典型的热性中药，具祛寒、回阳救逆等作用。那么，是否具有祛寒作用的热性中药都含有此类成分？结果发现热性药细辛、吴茱萸、蜀椒、高良姜、丁香等也含有此类物质。消旋去甲基乌头碱的化学结构为环儿茶酚胺类，与儿茶酚胺结构相似，而含儿茶酚胺类化合物的中药就更多了，如麻黄中的麻黄素，陈皮、青皮中的新福林和对羟福林等。儿茶酚胺类即为肾上腺素类，而肾上腺素类的功用确很似中药的热性作用。由此可见，中药的'性'与某些化学成分是有关的。"严若政等主张：结晶水的存在为含结晶水的无机盐类中药产生寒凉药性的重要因素，其最终因素在于各质点组成的电子云密度分布的有序性。也有人根据多种中药的元素分析，主张药性寒热可能与药物中所含微量元素绝对量或相对量（某些元素间量的比值）有关。冯玉明等主张：药性寒热可能与其所含微量元素铁、锰、钴的量有关。有明显壮阳作用的温热药中，这3种微量元素的含量均显著高于寒凉药。陈和利则根据176种中药的元素分析，提出中药药性与铁、锰、锌3种元素含量的比例有关：铁和锌的比例从热到寒逐渐加大，锰的比例从热到寒逐渐减小；铁的含量比例与中药药性呈正相关，锰的含量比例与中药药性呈负相关。铁、锰、锌、铜4种元素组合含量比例的差异，可能是构成中药药性的主要因素之一：铁、锰含量比例，热性药，铁＞锰，寒性药，铁＜锰，比值愈小，药性偏热，比值愈大，药性偏寒。秦俊法等则主张：①热药中锰含量最高，而铁、铜、锌含量最低；②热药和温药中锶、锌有相反的含量变化，热药锶最高，锌最低，温药锌最高，锶最低；③与陈和利观点一致，热、温药中锰高铁低，寒、凉药中铁高锰低；④温药钙最低，凉药钾最高。

胡育筑等对115种中药的32种元素的三电极直流等离子体原子发射光谱数据应用模式识别方法，进行了系统的多变量线性判别分析（LDA），以中药四气（性）理论为依据的温热、平、寒凉3类药中，正确判断能力为70.43%，显示数值分类结果和以中药四气（性）理论为依据自然分类良好的一致性。在温热药中，铬、锰和铷明显高于寒凉药，推断这3种元素可能是主热的，而次序明显相反的钼、镉、镍、锂、锶和硅可能是主寒的。32种元素中，26种的含量水平有规律地呈现寒凉药＞温热药＞平性药的次序。

上述研究结果虽然不同学者间互有出入，但有一点是一致的，就是通过大量检测发现药物所含微量元素，特别是铁、锰、锌等元素含量，与其寒、热药性呈现较好的统计学相关性。这在药性实质的科学研究上，是一个很重要的进步。但是，中药并非都是植物药，动物、矿物的药性未必符合上述观察结果。皂矾、赭石都富含铁，无名异富含锰，炉甘石富含锌，它们的药性并未因而表现得那么突出显著。与此相反，大热的酒中，理论上应不含或极少含这类微量元素，大热的硫黄、砒霜，大寒的芒硝、玄明粉也不会因这些微量元素的含量多少或比例如何而改变其药性，似也不能依据其微量元素含量作出判断。药性是所有药物的共性，并非仅从属于植物药。所有药性实质的研究只有适合所有基源的药物，才会显示真正的规律性。目前，尚非定论。

第二节　向位药性

向位药性的提法首见于《中药药性论》，即作用定位、定向方面的基础理论。所谓定位，是中医关于功能部位的方向、方位概念，其实并不具有严格的空间方向、方位意义。一般包括经络、脏腑、藏象、表里、营卫气血等内容。

一、归经

归经，文献中曾有许多提法，包括归某经、入某经、走某经、通行某经、某经药、某经本药、某经的药、某经行经药等说法。后世也有略去“经”字，而直接称脏腑、气分、血分等名称的。虽然也包含着经络走行、分部、分野、络属等概念，但并不是严格的经络概念，引伸到是动病、所生病的范围，也不具有点、线的形象认识。

归经研究基本是在承认归经现象的基础上，探讨其理论实质。争论最多的是两个问题，其一，归经现象的物质基础；其二，归经现象的现代科学认识。

(一) 归经现象的物质基础

1961 年，徐国钧等曾对 380 种常用中药的已知化学成分报道统计归纳，认为化学成分与药物的气味、归经间有显著联系。

(1) 在肺经药物中，含挥发油的辛温药占较多数。按挥发油的化学组成，以萜烯与倍半萜烯及其含氧衍生物占多数。

(2) 在脾经、胃经药物中，含挥发油的药物占较多数。

(3) 在肺经药物中，部分具有宣肺、清肺或祛痰的功能，如桔梗、沙参、紫菀、远志、前胡等，这些药物含有皂甙。

(4) 在大肠经药物中，含甙类的药物占相对多数。

(5) 部分甘味药物含有糖类。含有糖类的药物不少归入脾经、胃经。

1987 年，严永清等据 153 个辛味药的资料统计，认为辛温（热）药归经范围广泛，作用可及于各脏腑，辛寒（凉）及平性药则作用部位较少，但无论辛温（热）、辛寒（凉）、辛平药物，最多者归肺、脾、胃三经，其次是肝、心、肾三经。辛味药物含有多种化学成分，以含挥发油者最多，其次是各种甙类、生物碱等。但药物作用多数不以某一成分决定，而是多种成分的复合作用。提取的挥发油的作用与多成分共存的水煎剂的药理效应不尽相同。220 个苦味药中，10 个泻下药大多数含蒽醌类和有机酸，都归大肠经，其余归肾和脾经；43 个泻火药多数寒凉，主要归肺经，其次归肝经、大肠经、胃经，再次入心经；8 个清气分实热的药主要入胃经和肺经；8 个清热燥湿药主要入大肠经、胃经，还入肝经和心经，除黄芩含黄酮类成分外，其余都以生物碱为主；18 个降气药中，除海藻不入肺经外，其余均归肺经，还能入肝经和胃经；10 个行气药多入肾经、脾经，其余为肺经、肝经和大肠经，主含挥发油，其次为黄酮甙类、生物碱、糖类、有机酸。除凉血、止血药之外，苦味药以含生物碱成分为多，其次为挥发油（包括萜类）、黄酮甙类和糖类，作用范围可涉及到十二经，其中以入肝、肺、胃三经较多，入大肠、心、脾、肾经者次之。

1988 年又统计归纳了 172 种甘味药的资料，认为甘味药的归经与其作用有关。甘寒（凉）药主含糖类、皂甙、有机酸，补阴药主归肺经、肾经、胃经、肝经；利水渗湿药主归膀胱经、肺经、小肠经。甘平药补气的主含糖类、皂甙，归脾经、肺经；补血的主含蛋白质、无机盐，归肝经、肾经；缓急和中的主含蛋白质、糖类，归脾经、胃经；养心安神的主含甙类、挥发油，归心经、肝经；利水渗湿的主含糖类、蛋白质、甾醇类，归膀胱经。甘温（热）药补气的主含糖类、蛋白质、有机酸，归脾经、胃经、肺经；补阳的主含糖类、甙类，归肝经、肾经；补血的主含糖类、氨基酸、挥发油，归心经、肝经。29 个酸味药中，收敛药以含有机酸为主，有些含鞣质、氨基酸，个别含活性较强的生物碱（罂粟壳），主要入肺经、大肠经及胃经和肝经；固涩药含有机酸和鞣质最多，主要归经依次为大肠经、肺经、肾经和肝经。35 个涩味药中，以含有机酸和鞣质为主，主要入肝经，其次为大肠经和肺经。40 个咸味药中，具有软坚散结作用的多归肝经，较多归胃经、肾经和肺经，所含成分以无机盐为主，还有一些含糖类和氨基酸；有补肾作用的均入肾经，化学成分以蛋白质、氨基酸和无机盐为主；有凉血作用的入肝经血分；有平肝作用的均入肝经，成分以无机成分和蛋白质为主。

以上统计结果至少说明，五味归经并非完全是简单的五行归属。

早在60年代初，就有人进行实验，证明喂饲动物后，某些药物成分按照归经可以在某些脏腑、器官富集。如：大盐、明矾分别在肾、脾中含量最高；桃仁、杏仁中的氰化物在心、肺中含量较高；黄连、黄柏中的小檗碱在心、肾中含量最高。

1984年，陆光伟选择23种有效成分结构清楚并已做过药物动力学实验研究的常用中药，据大鼠或小鼠的实验结果，列表比较其归经文献记载与体内脏器的分布、富集情况：归经所属脏腑与有效成分分布最多的脏腑基本一致的占61%，两者大致相符的占26%，合计为87%，其余13%，有效成分分布多的脏腑与归经无直接联系。陆氏认为，有效成分的选择性作用是中药归经的基础，归经与有效成分在所属脏腑的分布高度相关，一味中药常归几经，可能是该药含多种有效成分，或一种成分具有多种作用的结果。

另一部分学者则注意到药物所含某些微量元素与归经的关系。

1984年，柴立首先提出，微量元素及其配体的富集和亲和是中医的“归经”。微量元素“归经”说包括两个要点：微量元素的选择性富集；微量元素络合物对疾病部位的特异亲合。论述了锌、锰是“归肾经”的物质基础，补肾药是通过锌、锰“归经”而达肾的。这一观点曾为许多作者所重复引述。1987年，徐经采等报告，归肝经明目药与属肝经眼组织（据陈达夫理论，视神经、视网膜、虹膜、睫状体及其韧带均属肝经，眼内一切色素均属肾经）之间，锌、锰、铜的丰度对应一致，中药归经与眼组织六经辨证属性间存在物质基础。孙爱贞等的研究显示，微量元素锌与性激素可能是以正反馈形式影响“肾虚证”的发生与发展，肾虚者，天癸竭，性激素水平低下，锌含量明显不足，二者可能互为因果。董庆滨等的报告指出，4组阳虚模型小鼠的血清中，锌含量降低，铜含量有升高趋势，两组与对照组间有显著性差异。微量元素与归经及辨证的联系成为引人注意的新的发展。

但上述结论的提出大多只限于个别获得的数据分析，实际在中药中微量元素的含量常要受多种因素的影响，不同学者测报的数据间常有较大的出入。以人参为例：陈和利搜集6个文献中4种微量元素的测定数据，最大值与最小值的比值从1.73（铜）到4.50（锰）不等。高晓山列举3篇文献中，可比的9种元素的这一比值从1.25（铜）到8.00（钪）不等。陆龙根等搜集的5篇文献中，锗含量这一比值为9.20。尤为甚者，据报道，日本学者浅井一彦曾报告大蒜中锗含量高达754μg/g，灵芝中锗含量达800～2000μg/g，但陆龙根等测定国内各地29个样品大蒜，锗含量只有16.2～157.7ng/g（1μg＝1000ng），5个样品灵芝锗含量不过41.3～120.2ng/g，相差3至4个数量级。这样相差悬殊的数据会使许多判断难于重复。

其次，各个中药的归经文献记载常有不同。有人采取以多数文献记载为准，但古代中医药文献互相抄引并不少见，“真理”未必在多数一边。对此至今没有一个妥善的抉择办法。

再次，量的富集程度并不等于药效作用的强弱标志。大家都知道，一种元素在内分泌腺中的浓度与在实质脏器、骨骼、肌肉、皮下脂肪中的浓度相同，并不意味着会有相同的生物效应或相同强度的生物效应，丰度与作用强度在不同组织、器官间并不存在平行关系。绝对量或相对量及浓度的计算常会给人以假象，即使统计学上相关或差异显著，也并不意味着存在真正的因果关系。

无论是某些种类的化学成分还是特定的微量元素，尽管许多学者作了多年的探索，但至今还没有找出某一个或几个归经的标识性、特异性成分。

（二）归经与药效

抛开量或浓度所显示的富集可能解释归经实质的讨论，最重要的是自生物效应或药效来认识药物归经。

1981年，刘继林提出，现代药理学认为，当药物被吸收后，与机体的组织器官直接接触时，并不对所有组织或器官都发生同等强度的作用。大多数药物在适当剂量时，只对某些组织或器官发生明显作用，而对其他组织或器官的作用很少或几乎无影响。中药的归经有类似的意义。归经就是药物对机体不同部位的选择作用。1982年，戚祖文也主张，归经就是药物对于脏腑、经络具有选择作用的性能。1987年，雷羽提出，药物归经是指药物的功用经脏腑经络对机体某部位疾病的治疗作用的反映。药物归经与作用趋向的关系必须以脏腑经络的疾病证候和药物功效为基础。

谈到药物的选择性作用，早在70年代末，丁荣施提出中药不管其性味如何，其归经要看其受体分布于哪些脏腑经络功能有关的位置，它能起的作用就归哪一经。1980年，叶显纯提出，古人通过长期的临床实践，对于药物对脏腑经络的选择性有了进一步认识，方才逐步形成了归经理论。归经与受体学说是一个问题的两个方面。

其实，从60年代起，就陆续有报道通过药效来认识药物的归经，包括桃仁、赤芍、丹参、当归、红花、附子、番泻叶、大黄、泽泻。但中医的脏腑、藏象、经络等理论与现代解剖学、生理学之间还有许多方面没有沟通，仍然是从这一思路研究归经理论的主要障碍。

王儒飞依据系统理论提出“五行系统树是小宇宙成象”的“归经理论”，则抛开了物质基础和药效两个范畴。这一理论按照天人相应观，把药物作为一个树，这是与天地人相应的，具有五行属性的系统树，建立五行系统模型，分为五个主要部分(即同构系统)，进行定量描述、演绎推理和系统辨识，简称归经五要素：①禀气相应；②五味相应；③色象相应；④形状、部位之相应（即形位相应)；⑤质地、轻重、升降浮沉成象相应。“同生于天地宇宙，这个大系统中的两个小系统，‘药物’与‘人体’（两个系统整体）之间的，固有的、特定的、客观存在着的不同程度和不同层次的相应归属关系及其在人体作用的方向和位置，亦即所谓‘归经’。”这一理论的提出还需要更多的试用、论证。

经过近40年的探索，已经为归经理论的科学研究积累了大量资料，而且突出了继承整理脏腑、藏象和经络理论研究作为先决条件的重要性。

二、引经

引经的作用性质与归经理论有许多相似处，又是以归经理论为重要理论基础，因此，也应属于向位药性的范畴。但引经主要是指某些药物对其他药物向位药性的影响，也可归属于配伍药性的范畴。

引经在药性理论中是争议较多的内容。通过研究分辨澄清，本来是更为紧迫的课题，但由于归经的实质尚未阐明，中医脏腑、藏象、经络等理论的现代研究尚未终结，引经的现代研究无从着手。

目前，除部分理论性探讨外，尚未见实验研究报告。

刘继斌认为，所谓引经，是指某药能引导其他药物的药力到达病变部位或某一经络而起“向导”作用。归经是引经的前提，引经是归经的发展。归经与引经药物之功能动态趋势，彼多重在“导”，此偏重在“走”。药物的归经所及，就是药物作用之专司。引经药不但在所入经中发挥其治疗作用（有守的一面)，并越出该经范围，在经络之间起到桥梁和引导作用（有走的一面），使方有专主。

张俊荣则提出，引经药的作用不在于“引诸药直达病所”，而在于调节有病脏腑经脉之功能活动。“引诸药直达病所”未必是引经药的作用实质，而调节有病脏腑经络之功能，以利诸药功用更好发挥，从而提高疗效，才是实质所在。

这些探讨虽然不是实验研究，但在理论上还是有所深入，有所发挥的。

三、升降浮沉

升降出入或升降浮沉本来是指人体气机的正常运动。升降浮沉失常则气机逆乱，发生疾病。药性的升降浮沉适所以匡正逆乱。有单纯作用的趋势，无论升降上下、浮沉出入，都具有方向的概念，其达到的目标也包含着部位的概念。但升降浮沉药性也包含参与调整、调节、平衡、恢复气机运动的作用，不是单纯的向、位，而且，所说上下、出入常常是相对的、比较的，并不存在客观的空间坐标或对照物。个别药物还具有类似引经的作用，包含着使其他药物同升、同降、同浮、同沉的意义，是一组独立的向位药性。

升降浮沉是中医药学中重要的理论，既是药性，也是治则，互相对应。但在现代生理学、药理学中却没有对应的内容，这给科学研究形成相当大的难度。

实验研究中，升与浮、降与沉常作为同类药性对待。

1960年，顾小痴等在报告补中益气汤治疗子宫脱垂疗效时，报告了对本方的药理研究：全方对在体或离体子宫及其周围组织呈兴奋作用；当小肠蠕动亢进时，有抑制作用，使蠕动减慢，张力降低；当给够阿托品，小肠蠕动减慢，张力下降时，反有兴奋作用，使蠕动渐渐恢复。本方去掉升麻、柴胡，则作用减小，且不持久。单用升麻、柴胡并不表现上述作用。升麻、柴胡的升提作用首次在药理实验中得到证实。

升降浮沉的研究尚只是开端。

升降浮沉药性本身并不存在客观的表象。王儒飞主张："升降浮沉是指药物在人体作用的不同趋向。升是上升、升提，可升下陷之病势。降是下降、降逆，可降病势之上逆。浮是轻浮、发散、外行，可散在表之病邪。沉是重沉、泻利下行，可降在里之病邪。升浮药上行而向外，有升阳、发表、散寒、催吐等作用。

第三节　配伍药性

配伍药性是方剂组织的理论基础。前述引经药是配伍理论，升降浮沉也有一部分属于配伍理论，"七情"（"单行"是特例，一般不计）、君臣佐使也都属于配伍药性。或者是药物两两的相互药性影响（行为），或者是一味药与其他多种药物群体间的药性影响（行为）。

配伍理论的中心内容是认为药物之间有可能互相影响药效，或者增强药效，或者拮抗、减弱甚至抵销药效；或者产生新的毒性，或者增强原有的毒性。这些配伍后性质不同的效应或机制就是配伍理论。

配伍理论研究工作较多的有药对、十八反、十九畏。

药对理论主要是七情理论中的相须、相使、相恶、相杀理论的应用和引伸。而七情中的相畏、相反又延续、派衍而为十八反、十九畏理论。药对是配伍应用，十八反、十九畏则主要是配伍禁忌。三者是近年来研究最多的配伍理论。

一、药对

药对一词，虽然在南北朝时已经出现，但其涵义与今不同。徐之才《药对》已佚，后世没有类似名称著作。当时及后来文献中出现的对药或药对名称，大约与后世本草文献中的病证主治药相当。对，有针对之义。近现代所说的药对实际指配伍相对固定的两三味药，或称对药、对子药、姊妹药。虽然这一理论发展较晚，但历来文献、流派中，习用、喜用的配伍早有记载，兼之古本草中某药得某药治某证的相当七情相须的记载，从实践到理论基础都为药对理论作了准备。近代时方家喜用群药、药对的也积累了不少经验。整理、总结这些经验，形成近代的药对理论。

药对的组成有的来自传统理论，有的来自临床经验，有的则结合现代科学的研究结果，或者综合上述来源。

来自传统理论的，有的本身就是一个传统名方，如当归配黄芪（当归补血汤）、甘草配干姜（甘草干姜汤）、人参配附子（参附汤，《妇人良方》方）、芍药配甘草（芍药甘草汤）、甘草配桔梗（甘桔汤）、旱莲草配女贞子（二至丸）、黄连配吴茱萸（左金丸）、木香配槟榔（圣功散）、木香配黄连（香连丸）、滑石配甘草（六一散、天水散）、枳实配白术（枳术丸）等；有的则是著名方剂的核心或主要组成，如干姜、细辛与五味子（小青龙汤）、黄连与黄芩（泻心汤）、大黄与芒硝（承气汤）、麦冬与五味子（生脉散）、附子与干姜（四逆汤）、人参与白术（理中汤）、知母与黄柏（大补阴丸）、黄芪与防风（玉屏风散）、大黄与人参（黄龙汤）、当归与川芎（四物汤）、陈皮与半夏（二陈汤）等。

有的理论谓之"相反相成"、"拮抗"。相反，主要指药性的对立，或药性相反，或属于十八反、十九畏的配伍。药性对立如：一阴一阳

（如水银与硫黄，黄连与肉桂之类）、一寒一热（如大黄与附子，黄连配细辛，麻黄配石膏等）、一补一泻（如党参配茯苓，地黄配砂仁之类）、一刚一柔（如麻黄配杏仁，威灵仙与桑寄生，青蒿与鳖甲之类）。以及一升一降、一开一阖、一走一守等。药性相反的配伍如：附子、乌头配半夏，甘遂、海藻配甘草（十八反），人参配五灵脂，肉桂配赤石脂，丁香配郁金（十九畏）等。

也有的利用药性相近或经科学研究认为某些药理作用相同或相似，相近的药物组成药对。这主要是结合现代临床经验，如：天门冬与麦门冬，南沙参与北沙参，赤芍与白芍，谷芽与麦芽，大蓟与小蓟，苍术与白术，黄连、黄芩与栀子，大黄、银花与连翘，桑叶与菊花，桃仁与杏仁，红花与桃仁，丹参与三七，三棱与莪术，虻虫与水蛭，蒲黄与五灵脂，枳实与厚朴，乳香与没药，人参与黄芪，生地与玄参等。

这些药对，许多已由进行了较深入的研究，如芍药配甘草，人参配附子，黄芪配当归，黄芪配白术等。

药对研究是近年来发展较快的药性理论，已有若干专著出版，整理出大量药对。仅苏庆英《中医临床常用药物配伍》就收集509对；肖森茂等《百家配伍用药经验采菁》收集569对；陈可冀《清宫药引精华》中，收集清代宫廷药引，其中2味药药引281个，3味药药引38个，也多是药对；焦树德《用药心得十讲》中，也讲述了大量的药对应用经验。

药对已成为重要的药性理论。

二、十八反

十八反是七情相反的集中，从宋代提出十八反这一名称以来，文献中出现的歌诀有几十种，涉及药物远不只18种，十八反已失去数量词的原义，而成为相反的同义词。

就其本义而论，相反配伍是绝对的配伍禁忌，但实际从汉、唐以迄明、清的历代方书中，应用十八反配伍的方剂几乎涉及通常我们常说的十八反歌诀中的全部内容，历代医案中也可以找出大量应用相反配伍的案例，类似情况在中兽医古今文献中也广泛存在。

基于上述情况，关于十八反，一直存在着三个主要争议：其一是，十八反的内容和意义，是否绝对配伍禁忌，当否禁忌；其二是，十八反配伍是否肯定产生毒害；其三是，十八反在《中华人民共和国药典》中的位置。40多年来，围绕这些争议，在文献、临床与社会调查、实验研究等方面进行了大量研究工作。据刘源统计，截至1988年，已经发表的有关十八反的文献有369篇；至1989年初，有关十八反的动物实验报告有54篇。在药性理论研究中，十八反研究是最广泛、最多的内容。

（一）文献研究

文献研究显示，十八反虽然通常视为配伍禁忌，但从来不视为绝对禁忌。古今方剂中，案例中都存在着应用十八反处方的情况，特别是在治疗痼疾、险症方面，十八反的应用尤具特色，中兽医也有类似情况。说明十八反配伍前人也有从权、变通应用的理论和实践。

文献中，历代相反药的数量陆续增多，即使在金、元时代，相反药也远不只是18种。高晓山等自103部文献中整理出的相反药有186对，这还不是按照分类学的品种分析。十八反歌诀中，“诸参辛芍叛藜芦”，藜芦只1种，但在我国，有药用记录的藜芦属植物至少有16种。而“诸参”，有的歌诀称为“五参”，文献中记载与藜芦相反的参药竟达15种。十八反的范围并没有一个标准的文献可供参考。

（二）临床和社会调查

古代临床应用十八反的配伍有记载，现代临床也不时有报告，除分散报告的乌头与半夏、甘草与海藻、甘遂与甘草等配伍应用以外，林通国等通过一系列的临床研究，以治疗肿瘤为重点应用多种十八反、十九畏的配伍组成方药，并在这一基础上，提出了“拮抗疗法”的概念和理论，13个常用方剂中，都包含着一个或数个十八反配伍组对。

80年代对全国十省市20个医疗单位、28位有临床应用十八反配伍经验的医者调查访问，其中19人结合现代中药化学成分与动物实验作为组方依据，家传或兼受别人经验启发的各3人，师传的2人，采用民间验方者1人。

被调查者多数持慎重态度，有8人提供了应用十八反配伍药物曾见不良反应的经验。资料显示，在一定条件下，应用十八反配伍，即使是甘草、海藻配伍，也可能产生不良反应。一般不良反应似乎关系不大，或可自行缓解，但如舌唇麻木、恶心欲呕、头晕乃至昏迷等症状，则不可轻视。虽然十八反配伍在临床可见确切的疗效，不应视作绝对禁忌，但从产生不良反应的可能来看，十八反配伍禁忌也不可遽尔完全否定。

（三）实验研究

70年代、80年代，有人根据化学、药理推论某些十八反原则上不宜配伍。1984年，陈希琛首先报告，甘草酸能与甘遂甾萜形成易溶于水的复合物，增加甘遂甾萜的溶出。其后，林娜报告，“藜芦莫使酒来浸”，实际是藜芦酒浸，浸出物较水浸明显增多，才使浸液的毒性成倍增加。这些研究先后证明，部分十八反的增加毒性机制，具有物理化学的基础。

李焕荣等报告：人参藜芦混合液的甲醇提取物和乙醇、乙酸乙酯提取物薄层层析的荧光部分，均发现不同的新斑点，提示部分十八反增加毒性机制具有化学基础。

但是，最重要的是还应该通过药理、毒理实验显示十八反配伍后的毒性变化。

早在本世纪30年代，杨华亭就曾亲尝反药甘草与甘遂。据刘源报道，建国至1989年，医者自服十八反的报道有12篇。林通国自制含十八反的13个新方，用于临床前均经本人或家属试服。牛瑞金连续服用含川乌、白蔹的丸剂达10年之久，此期间曾多次查肝、肾功能及心电图。刘俊楠以含十八反的方剂用于临床，为深入研究，将诸药一一试服，剂量渐增，除藜芦服至3g外，其余各相反药均服至9g。此外，甘肃农业大学杨致礼等14人分别服用大戟与甘草、芫花与甘草、甘遂与甘草、海藻与甘草4种相反配伍的煎剂和粉剂，以不同剂量、不同比例观察、记录各单味药或配伍药服后的自我感觉、症状、体温、呼吸、脉搏。据部分十八反歌诀，葱、蜜相反，著名中医蒲辅周早年曾亲自服用半斤蜂蜜加四两葱。

以上医者亲自尝试的记录都没有发现严重的中毒事件，更没有一例死亡。但是有记录，一定剂量的甘草粉与甘遂粉同用，可引起腹痛；与芫花合用可使咽部有持续辣感；服用制川乌、清半夏各三钱的煎液后，自觉心中烦乱、头部昏沉。也有报告，两位专业人员各用白酒送服自采鲜藜芦1条（干重不足30mg），半小时即出现血压下降（80/40mmHg）、呼吸抑制（9次/分钟）。

医者自我感受的记录应是可信的。这些人体尝试的记录可以表明：十八反不是绝对的配伍禁忌，相反配伍不意味着对人体一定会发生剧烈的毒害，但在一定的剂量、一定的机体条件下，某些十八反有可能对人体产生不良的反应。

杨安泰等用发光菌检测了14个十八反配伍组对，也均未发现毒性增加的证据。

刘源搜集的54篇十八反动物实验报告中，接近76%的实验未见毒性增加，几乎涉及通常所说十八反的各个组对，但也有24%左右曾见毒性增加或有条件的增加。在有资料的报告中，有15/21（71.4%）的组对存在互相矛盾的结果。

《中药十八反研究》是一个受卫生部、国家中医药管理局资助的研究课题论文集，收载课题组的实验报告87篇，涉及相反组对30个。综合各报告，健康动物实验的9个组对，有8个组对观察到对机体不利的反应。另外选择一定病理生理条件，或造成病理模型的动物，30个组对中，至少有23个组对（76.7%）观察到对机体不利的反应。结论认为：十八反不是绝对的配伍禁忌，只有个别的十八反组对经口给药对健康动物和病理模型动物都显示一定程度的毒性增强；大多数十八反组对只在特定的病理生理条件下显示不同程度的毒性增强或不利于治疗的效应。因此，十八反并不是绝对安全的配伍；有的组对在一定的病理生理状态下必须禁忌使用。

另一个受到国家自然科学基金资助的课题，注意到在增加毒性之外的十八反配伍效应，称为妨害治疗。通过人参与藜芦、川乌与姜半夏、甘草与海藻、白蔹与川乌等相反组对的实验观察，认定：当某些相反组对在一个方剂中出现时，有可能干扰或妨害原方剂的药效，有可能减少或抵销本可预期的疗效。类似认识在古代文献中偶有谈论，但没有形成一个理论见解。课题主张，在增加毒性之外，妨害治疗应确认为十八反的另一个涵义。

三、十九畏

十九畏是另一组有关配伍禁忌的理论。这

组理论形成较晚，意义不尽同于七情中的相畏，但缺乏更详细的说明。与十八反不同，十九畏的歌诀基本上只是一个，不同文献记载的只有个别文字更动，相同的19种药、12个组对，连韵脚也大致相同。

十九畏历来都作为配伍禁忌，从字面上无从区别十九畏与十八反含义的不同。实际古代文献中，也有的学者将部分十九畏组对列入十八反。《本草分经》附余所说“硫黄反芒硝、乌头反犀角、水银反砒霜、巴豆反牵牛、丁香反郁金、芒硝反三棱、肉桂反石脂”实际都是十九畏里的组对。《东医宝鉴》所说“硫黄反朴硝、乌头反犀角、人参反五灵脂、水银反砒霜、巴豆反牵牛、丁香反郁金、牙硝反三棱、官桂反石脂”，则几乎将十九畏歌诀中的全部组对（只缺草乌与犀角、狼毒与密陀僧两对）都列作相反。《中华人民共和国药典》1963年版虽然分列反、畏，但凡例称：“注明畏、恶、反者，系指一般情况不宜同用。”其中的“畏”，内容实与十九畏相同。即是说二者虽分列，但畏与反基本同义。从1977年版起，畏、反不再列出，而统称为“不宜同用”，即明确认为十八反与十九畏在药性涵义上同是配伍禁忌，不宜同用。

十九畏的研究虽然数量上不如十八反多，但内容则大致相同。文献、临床、实验都有涉及。

陈馥馨从《普济方》和《中药成药处方集》中共找出含十九畏配伍的成药方414个，有外用药，也有内服药，治疗范围涉及多种痼疾、险症，但也包括若干种一般病证。414个方剂中，十九畏配伍都曾出现，以肉桂和石脂出现次数最多。据王天益报道，十九畏在中兽医的古今文献中也有类似情况。可知十九畏从来也不是绝对的配伍禁忌，人医和兽医临床都有应用。

十九畏的实验研究较少，但12个组对基本都有实验报告。早在80年代，研究结果大多未见毒性增加，后续的研究虽然仍然以未见明显毒性增加为主，但也获得了若干值得注意的信息。以人参与五灵脂为例，早期的研究多未见毒性增强，把注意力集中在毒性上。王树荣等报告：抗应激的实验表明，人参、五灵脂合用时，作用弱于单用人参，“呈相畏效应”。人参煎剂可延长实验动物的疲劳游泳时间和常压耐缺氧时间，服用人参五灵脂混合煎液，却见以上作用减弱。人参与五灵脂混煎，可明显提高人参中总固体物的煎出率，提高Rgl的煎出率，但在总固物中Rgl所占比例，混煎液低于人参单煎液。

“官桂善能调冷气，若逢石脂便相欺”。石脂如何欺官桂？如何影响“调冷气”的作用？成荣升、葛胜利都有亲尝肉桂配石脂的经验报告，却没有体会“调冷气”受什么影响。饶伟文等报告，肉桂、赤石脂混煎液与肉桂单煎液比较，薄层层析图谱、紫外吸收光谱均无明显变化，但混煎液的吸收度则明显低于单煎液。进一步研究证明，赤石脂对肉桂的某些有效成分有吸附作用。

十九畏情况与十八反相近，也存在着药理的、物理化学的机制，也存在着妨害治疗的效应。

四、中西药配伍和西药中药化

（一）中西药配伍

为了尽可能提高疗效，尽快奏效，每一个病家、每一个医者，都愿意采取尽可能多的医疗措施。这是一个客观存在的社会心理。特别是贯彻中医政策以来，无论是门诊病人、住院病人，除非已经确定中医或西医无法治疗的病症，少有不愿意采用中西医药综合治疗的。即使中医或西医的专科医院，兼用中药或西药的情况并非少见，特别是重症、难治性疾病，中西医院综合治疗往往是最后的治疗措施。

尽管没有人提倡，但即使在中成药处方中，配伍西药的也非罕见。中国药材公司和国家医药管理局中成药情报中心站联合编印的《全国中成药产品集》共收集全国598家药厂生产的5223种中成药产品，其中部分产品的处方没有公开。有明确记载的处方中，有19个产品中有扑尔敏；10个产品中含扑热息痛；12个产品含维生素C；10个产品含麻黄碱；6个产品含碳酸氢钠；还有的产品含双氢克尿塞、优降糖、阿斯匹林、非那西丁、利血平、胃蛋白酶、胰酶、赖氨酸、维生素E、维生素B、水杨酸、冰醋酸、硼酸、氢氧化铝、咳必清、葡萄糖酸钙等多种西药。

如果不是为了特定的研究工作需要，临床上并没有必要规定只准用哪类或哪种药物，总是以尽快、尽好地治疗疾病为目的的。实际即使规定了用药限制，对于某些重症、危症，也免不了由病人本身或其家属参与的，不通过主管医务人员的多种药物联合治疗。门诊患者尤其是这样。在我国，中西药物联合应用是已经存在了几十年的客观事实。

现在，迫切需要的是相应的指导理论。

已经注意到，某些中药、西药配伍，有可能产生药理、药效学相加或协同作用。如：甲氧苄氨嘧啶与蒲公英、白芍、黄连素以及若干复方联合应用所呈现的抗菌增效作用等；茵陈浸膏或茵陈的利胆成分羟基苯乙酮对灰黄霉素防治真菌病的作用有明显的增效作用。党参与抗癌药物配伍应用，对实验动物肿瘤和荷瘤动物均有明显治疗作用，且优于单用环磷酰胺。丹参单独应用时，能明显促进癌细胞的转移和血行扩散，但与化疗药物联合则对治疗实验动物肿瘤有明显增效作用。叶祖光等报告：已知汉防己甲素的抗癌活性弱于阿霉素和长春新碱，但在敏感株和长春新碱耐药株 MCF-7 和 MCF-7/Ad 以及敏感株和长春新碱耐药株 KB 和 KBv 200 两种人癌细胞体外试验中，发现汉防己甲素对耐药细胞株的 MCF-7/Ad 具有明显的选择作用，而且基本上可以完全逆传 MCF-7/Ad 或 KBv200 对阿霉素或长春新碱的抗药性。查力等报告：当归、汉防己甲素等制剂预防性给药，可以不同程度地对抗羊角拗甙、哇巴因中毒引起的室性心律失常。离体豚鼠心室肌实验显示：当归、汉防己甲素的注射液均能对抗羊角拗甙、哇巴因所致的节律不齐，使转为正常节律。

但是，也有人注意到，并非所有中西药配伍应用都有提高药效、减少毒副反应的效果。既有可能产生药理、药效学的配伍禁忌，如麻黄制剂不宜与降压药同用，麻黄碱不宜与氨茶碱并用，也有可能产生制剂学的配伍禁忌。许多作者主张，含鞣质中药与酶类、生物碱类、抗生素等配伍应用，有可能产生沉淀。

中西药配伍应用有可能产生药理学、药效学的各类效应，也有可能产生药剂学的配伍效应，其效果可能是正的，也可能是负的。从已经发表的研究结果看，中西药配伍应用有良好的前景，也存在着值得重视的问题。临床实践近半个世纪以来，突出地显示出解决中西药配伍应用理论研究的必要性和可行性。中西药配伍应用是不可阻止的既成事实，如何更好地、更有效地运用中西药配伍的研究工作亟待开展。

（二）西药中药化问题

从国外、域外引进的药物经过实践，与原产于我国的药材联合应用，历史上不乏例证。《神农本草经》中的葡萄、胡麻、肉苁蓉当时都不产于中原。后来收入本草的乳香、没药、龙涎香、丁香、芦荟、藏红花、番泻叶等也肯定不产于中国。至于水飞蓟、西洋参更是近一两个世纪才收列到本草中。这些药物收入本草并为历代医家所喜闻乐用，并不是一开始就对它们有药性认识，但经过临床应用，看到它们的疗效，看到它们的适应证，因而逐步认识它们的药性，又在反复实践中对药性有了深入的认识，这些认识对后世的临床起到指导作用。

从《神农本草经》的 365 种，到后来的几千种，乃至现代的上万种中药材，增加了几倍甚至几十倍品种，无论其是否产于中国，都是先有疗效认识，先有临床实践，再有药性认识，这些药性认识再反过来指导临床。这一点无论是动物、植物还是矿物、提炼物，都没有例外。如果肯定这一点，则现代临床应用的西药，经过观察、比较、分析，判定其药性，应该是可行的。在这方面，不少学者作了探索。

王育杰等曾谈到："把某些西药纳入中药理论的轨道。它山之石可以攻玉，中药历来有引进纳新、为我所用的传统，目前使用的药物中有相当一部分为外来药，经过消化多已成为中药。进行中西医结合研究，可以采用现代医药学方法研究西医药学，使之纳入中医药学轨道。如四环素对痢疾杆菌有抑制作用，治疗急性菌痢效果较好，但对慢性菌痢疗效欠佳，长期服用还会引起菌群失调。急性菌痢的临床表现……中医辨证多属脾胃湿热证，用中医药理论分析，四环素应具有清热燥湿止痢功效……药性为苦寒，归经为脾、胃。根据这种药性，四环素显然不适用于脾胃虚寒证所致的泻痢，而且过用会有苦燥伤阴之弊。"很具代表性。

吕士选等通过对利血平治疗无严重心、肾、血管疾病的Ⅰ、Ⅱ期高血压观察，比较治疗前后血压、症状、脉象和舌象，认为利血平味甘，性寒凉，归肝经，具平肝潜阳、清泻肝火的功效。类似报告还见于阿托品、头孢拉定等西药。

近年来，国内学者用西药研制了许多“证”的动物模型。如：短程大剂量氢化可的松或可的松造成实验动物阴虚，时间延长，出现阳虚现象。给予三碘甲状腺氨酸钠（T_3）或甲状腺素（T_4）也可以造成阴虚模型。分别给予氨基导眠能、羟基脲、利血平、甲基硫氧嘧啶、他巴唑等也可以造成阳虚模型。这些模型大多可用相反药性的中药纠治或预防给药保护。这些动物模型多已为学术界所认可。显然，这些制造模型的西药的药性是可以认识的，也是客观存在的。

同理，既然喂饲温热药附子、干姜、肉桂、党参、黄芪、白术可以使儿茶酚胺血清内含量和尿排出量增多，喂饲寒凉药知母、石膏、龙胆草、黄柏可使脑内各区的5-羟色胺含量增多，大鼠的痛阈提高，那么有同样药理效应的西药是否也可以认为是温热或者寒凉的？

这样看来，通过实验和临床认识某些西药的药性在理论上应是可行的。

根据上述情况，西药中药化或西药中化的理论应运而生。

西药中药化或西药中化的理论思维和实践在我国学术界还有争议。但当前亟需寻求一个中西药联合应用的指导理论，这是一个不争的事实。使中药纳入西药范畴，还是使西药纳入中药范畴，以便联合使用，作出抉择，形成一个中西结合的指导理论，进行广泛、深入的探索，应是有意义的。突出中医药理论体系的特色，引进、接受现代科学的新鲜事物，更好地运用中药、西药，提高医疗保健水平，西药中药化不失为一个有意义的理论探索与创新，值得关注。

第四节　禁　　忌

禁忌或称“不宜”，由于程度不同，有时分为禁、忌和慎三类。禁是严格、绝对地不允许；忌是应该、必须避免；慎则是必须小心谨慎、慎重。中医所说禁忌，包括生活、饮食、药物三方面。某些病症、年龄段或生理状态有这三方面的禁忌，某些药物、治疗措施也有这三方面的禁忌。本章专门讨论有关药物的禁忌。

药物的禁忌有三类，即：药物与药物的禁忌，一般指配伍禁忌及服药后若干时间内对其他药物的禁忌；服药前后对饮食、生活的禁忌；特定的生理状态或病证对药物的禁忌。古代文献对这三类药物禁忌有许多论述，近年来研究、讨论最多的是妊娠禁忌。

一、妊娠药忌

妊娠药忌或称妊娠禁忌药、妊娠药禁、妊娠服禁、胎前禁药、胎前药忌、孕妇药忌、产前药忌，亦即一般文献所称的妊娠禁忌或孕妇服禁的主要内容。专指妊娠期间除引产、中断妊娠以外，禁忌使用的药物。

（一）文献整理

妊娠禁忌药的种类繁杂，散见于各家方书、本草中。1956年，秦伯未等首先总结了历代本草文献107种，对照现代文献资料指出，许多古代文献认为妊娠禁忌的药物，包括附子、半夏、大黄、瞿麦、莪术等，现代临床对于妊娠期疾病都有应用。《本草纲目》列举的妊娠禁忌药，大约27%在现代临床上并没有禁忌。主张妊娠禁忌药应用禁忌程度应该有所区别。

禁用药物：包括剧毒药、峻泻药和子宫收缩药，如水银、砒霜、巴豆、牵牛、乌头、益母草、瞿麦、牛膝等。

忌用药物：包括一般祛瘀通经药和激惹药，如红花、䗪虫、地胆、水蛭、虻虫、斑蝥、大戟、商陆、肉桂、麝香等。

慎用药：包括一些辛温香窜药、消导药和利尿药，如桂枝、半夏、枳实、大黄、山楂、冬葵子、车前子等。

1979年、1980年，杨子谦结合个人临床实践，主张据药物的毒性将妊娠禁忌药分为以下几类：

剧毒药类：蚖青、天雄、斑蝥、野葛、水银、巴豆、芫花、大戟、硇砂、地胆、乌头、附子共12味药。除乌头、附子经炮制后在辨证明确、适当配伍的情况下可用外，其余为绝对禁服药。

有毒药类：水蛭、虻虫、蜈蚣、雄黄、雌

黄、牵牛子、干漆、蟹爪甲、麝香共9味药，为慎用药。

无毒药类：除先兆流产、不全流产、跌扑闪挫伤胎和禀赋虚弱者外，不是绝对禁忌。妊娠诸病用药，只要根据辨证，不超过下列剂量，均无堕胎之虞：茅根，鲜品可用至30g，干品15g；瞿麦、牛膝9～15g；薏苡仁，生30g，炒15g；木通、通草6～9g；半夏6～9g。妊娠恶阻方中可配人参9g或太子参24g，赭石3～9g，桃仁、牡丹皮、槐花9g，芒硝、蝉蜕3～6g，肉桂、皂角6g，三棱、干姜、南星（胆星）3g。

再如元胡、红花、生姜、车前子、伏龙肝、神曲、麦芽之类，皆可随证用药，但中病即止，不宜过量、久服。

将妊娠禁忌药明确区分不同禁忌程度是一个创举，已为学术界所接受，《中华人民共和国药典》中分为禁用、忌服、慎用也是上述意见的反映。《中华人民共和国药典》1995年一部中的孕妇禁服药有：三棱、土鳖虫、川牛膝、马钱子、水蛭、甘遂、玄明粉、芒硝、阿魏、附子、京大戟、闹羊花、牵牛子、轻粉、莪术、益母草、猪牙皂、商陆、斑蝥、雄黄、黑种草子、麝香；孕妇忌服药有丁公藤、千金子、千金子霜、天仙子、蓖麻油；孕妇慎用药有制川乌、制草乌、天南星、王不留行、牛膝、片姜黄（温郁金）、三七、干漆、大黄、白附子、西红花、肉桂、华山参、冰片（合成龙脑）、关木通、红花、苏木、郁李仁、虎杖、卷柏、枳壳、枳实、草乌叶、禹州漏芦、禹余粮、急性子、穿山甲、桃仁、凌霄花、常山、硫黄、番泻叶、蒲黄、漏芦、赭石、瞿麦、蟾酥。3类一共64种。如果包括未收入药典的藜芦、博落回、莽草、雷公藤、砒霜、羊踯躅、水银、天雄、乌喙、侧子等毒剧药，则其数量已经超过一般本草所列妊娠禁忌药的总数。

1980年，高晓山搜集38部记载妊娠禁忌药的医药著作，除去重复，共有264种中草药认为妊娠禁忌。其中，38种在半数以上文献中有记载，包括巴豆、斑蝥、半夏、雌黄、大戟、赭石、地胆、粉锡（胡粉）、附子、干姜、干漆、桂、槐角、荆三棱、瞿麦、藜芦、虻虫、茅根、牡丹皮、硇砂、牛黄、牛膝、牵牛子、蝉蜕、麝香、水银、水蛭、桃仁、天南星、天雄、通草、蜈蚣、乌头、蟹爪、薏苡、芫花、蚖青、皂荚。1992年，再次进行古代、现代文献整理，将妊娠禁忌药歌诀据其内容、渊源归并为四组。81部文献中共得妊娠禁忌药716种，见半数文献以上的有24种。依出现频率多少排列：麝香，半夏，附子，荆三棱、芒硝、天南星，乌头，牛膝、薏苡仁，巴豆、皂角，牵牛子，牡丹皮，斑蝥、桂、瞿麦、水蛭、通草，天雄，蜈蚣、芫花，大戟、水银、雄黄。另有16种在30%～50%文献中有记载。

（二）临床研究

妊娠禁忌药也是争议最多的一类药性。原因是，《神农本草经》中并没有妊娠禁忌药的提法，而《黄帝内经素问》中又有“有故无殒，亦无殒也”的理论；对金元医家有重要影响的《圣济经》中说：“苟执方无权，纵而勿药，则母将羸弱，子安能保？……诚能处以中庸，与疾适当，且知半而止之，亦何疑于攻治哉？”都在理论上不支持将妊娠禁忌药绝对化的见解。

现代中西医结合临床有两类实践使妊娠禁忌药的理论不无疑问。妊娠期应用妊娠禁忌药治病未见不良影响报道的至少有：白茅根、半夏、鳖甲、槟榔、车前子、赤芍、川山甲、大黄、丹参、附子、干姜、红花、厚朴、滑石、芒硝、没药、牡丹皮、牛黄、牛膝、乳香、麝香、生姜、桃仁、威灵仙、蜈蚣、乌头、犀角或水牛角、香附、玄胡索、益母草、薏苡仁、郁金、元明粉、泽泻、䗪虫、赭石、枳壳、枳实。这些药品大多数在前述文献资料中属于出现率较多的妊娠禁忌药，妊娠期应用却没有发现明显的不良反应，则禁忌又从何谈起？

其次是，有人企图利用妊娠禁忌药终止妊娠，甚至是超大剂量用药，造成孕妇中毒、死亡，如斑蝥、博落回、夹竹桃、麝香、乌头类（川乌、草乌、附子、雪上一支蒿等），绝少成功堕胎的病例。《中华人民共和国药典》规定斑蝥剂量为0.05～0.1g（1977年版）、0.03～0.06g（1986年版、1990年版、1995年版），潘其英报告一例23岁孕妇一次服斑蝥旧制三钱半（约11g），翁心植等报告一例18岁孕妇一次服斑蝥旧制三钱（约9g），超过药典最大剂量90～180倍。用超大剂量斑蝥堕胎的，均未成功堕胎。斑蝥被秦伯未等列为妊娠忌用药，杨子谦列为绝对禁服的剧毒药，半数以上古代有妊娠禁忌药记载的文献中均有记载。这样重要的妊娠禁忌药，这样大剂量尚且不能堕胎，又有什么禁忌可言？

然而，也不断有相反的事例报道。

以麝香为例：这也是一味重要的妊娠禁忌药，秦伯未等列为禁用药，杨子谦列为慎用的有毒药，半数以上古代有妊娠禁忌药记载的文献中均有记载，《中华人民共和国药典》规定为孕妇禁用药。一般临床用药0.03～0.1g。黄辛奉报告，曾有服麝香0.6g的孕妇引产未遂，超过药典最大剂量5倍。但1965年，李敏清等报告一妊娠足月的33岁孕妇服麝香1个，引起子宫破裂。（同一孕妇，7年前曾于临产前服麝香0.3g，引产成功。）

尽管说许多临床报告谈到妊娠期疾病应用妊娠禁忌药没有见到不良反应，但近年来中药治疗子宫外孕成功的报告，也给人以新的思考。子宫外孕是妇科急症，许多要经急诊手术治疗。现代中西医结合治疗子宫外孕有许多非手术治疗成功的报告，其中主要是运用了妊娠禁忌药。著名的宫外孕Ⅰ号方，由丹参、赤芍、桃仁组成；宫外孕Ⅱ号方由丹参、赤芍、桃仁、三棱、莪术组成。1984年山西医学院第一附属医院妇产科治疗515例子宫外孕，非手术治愈408例（79.22%），死亡1例（0.24%）。在这两方基础上化裁使用的还有更多的病例。徐向春等用活络效灵丹合失笑散治疗子宫外孕，方中有丹参、乳香、没药、蒲黄、五灵脂、牛膝、蜈蚣。显然都是利用了妊娠禁忌药对胚胎的不良影响，达到治疗目的。

舒士健用中药人工流产，34例中30例有效；王纪民用麝角丸堕胎20例；陆蓉芳等用中药中止早早孕；陈珍治用抗早孕方治疗停经40例中，35例（87.5%）胚胎完全排出体外；刘爱玲等用中药为晚期妊娠23例引产，22例成功（95.65%）。这些也都是成功地运用妊娠禁忌药中断妊娠。

这些妊娠禁忌药的临床应用可以证明它们对于某些正常妊娠有可能产生不利的影响。

（三）实验研究

50年代起，陆续有关于妊娠禁忌药的实验研究论文发表，有的没见到对妊娠的不良影响，但也有一些值得注意的结果。除已广泛用于中断妊娠的芫花、天花粉制剂以外，实验报告认为有终止妊娠作用的中草药还有：白矾、半夏（半夏毒蛋白）、冰片、穿心莲、大黄、莪术、甘遂、贯众、姜黄（温郁金）、苦丁茶、雷公藤、骆驼蓬、丹皮酚（牡丹皮或芍药）、蒲黄、麝香（麝香酮）、水蛭、雪莲、寻骨风。这些药大多数属于本草文献中的重要妊娠禁忌药。

实际中医所说妊娠禁忌并不完全是堕胎作用，特别是并非对于健康个体都能终止妊娠。然而，对于先兆流产、习惯性流产的患者，许多能明显兴奋子宫肌的药物则肯定是危险的，应该禁忌的。吴克让等报告：对于离体家兔子宫的活动，附子、白芍、水蛭、虻虫、乳香、蒲黄、五灵脂、三棱、莪术制剂均是兴奋作用，尤以蒲黄、水蛭、虻虫作用最烈，附子为中度兴奋作用，乳香为先兴奋、后抑制，没药也有短暂抑制作用，但后抑制现象较乳香明显。朱传义等报告：麝香和灵猫香对早孕家兔子宫均有兴奋作用，有时出现痉挛现象。

按照文献中记载的情况，除中断妊娠以外，妊娠禁忌药有的还会影响胎儿的发育、生长。现代医学所说的致畸胎作用或者致突变作用，在性质上也影响胎儿的发育。近年来，也有的研究报告注意到某些妊娠禁忌药致畸的可能性，如半夏、大黄，不能不引起警惕。这方面作用的研究工作刚刚起步。

尽管说，至今对于妊娠禁忌药的作用还有争议，著名的妊娠禁忌药半夏，《中华人民共和国药典》1963年版注明孕妇内服宜慎，1977年版以后，1985年版、1990年版、1995年版都不再有这一记载，就是不同见解的反映。如前所述，实际半夏妊娠期是否当禁，还未定论。

结合临床、实验情况看，有关妊娠禁忌药的研究工作已经有了良好的开始，在学术界引起注意，但还有许多方面的工作待完成。

二、服药食忌

服药食忌有两层意思，一是食量的大小；一是食物的种类。本节讲的主要是后者。主要指服用某些药物后一定时间内饮食方面的禁忌，或称药食相反、服药忌食。

中医向来注意饮食与药治配合，服药食忌则是相反方面的理论。高晓山整理历代文献资料，分服药食忌通则（11条）、具体药物忌食（110种药）两个部分，但缺少相应的理论。

自从李时珍引述前人“荆芥反鱼、蟹、河豚”、“凡食一切无鳞鱼忌黄鲶鱼”的说法之后，许多文献记载这一服药禁忌。1990年，侯昕报告一例感冒小儿服银翘散加减方时，吃了带鱼罐头，次日晨，全身出现暗色皮下斑点，并恶心、呕吐。又一例成人女性感冒患者服药中有荆芥、柴胡等发散药，3剂后好转，服第4剂时，吃了鱼虾和猪血，嘴周围皮下出现黑紫色瘀血，并上吐下泻。为证实荆芥的禁忌，作者自取荆芥6g煎服后半小时，吃带鱼2块，3小时后，恶心，胃肠不适，次晨腹痛、腹泻。3例均服荆芥后分别进食不同形式的鱼、虾食物，似可除外食物中毒的情况。是否由于个体体质过敏，没有足够的证据。1985年，应嘉钧等报告：分组观察外科手术病例4357例，一组控制饮食，术后忌食鸡汤、鱼腥、虾蟹、羊肉、猪头肉、葱、韭等发物，另组不予控制。结果无论清洁切口、可污染切口、污染切口，控制组均显优势，$P<0.001$。认为：发物不但对软组织炎症及创伤有影响，且对外科手术切口，甚至肿瘤术后复发也有一定关系。似乎不能说都是个体差异。可以由此得到这样的启迪：中医所说众多的服药食忌其中可能存在着某些值得注意的情况。既然药与药的配伍有可能出现不利的情况，药与食物“配伍”出现不利于机体的情况也应是有可能的。

《中华人民共和国药典》也收载了部分服药食忌的内容。1963年版曾记载：土茯苓服时忌饮茶；使君子服时忌饮热茶；威灵仙服时忌饮茶及面汤。1977年版以至1995年版，都只保留了服使君子时忌饮热茶一条。对于传统的服药食忌保留了一部分，但也否定了一部分。

实际服药饮食禁忌涉及内容很多，涉及学科也很多，有的现在可能还不能予以肯定或否定。目前，在民间流传着相当一部分有关饮食禁忌的通俗读物，说明这些内容也是群众关心的内容，有必要作进一步研究。

参考文献

1. 吴承洛. 中国度量衡史. 上海：商务印书馆. 1957
2. 小岛学古. 经方权量考. 见：丹波元坚. 药治通义. 卷十 方剂分量. 北京：人民卫生出版社. 1983年版聿修堂医书选本 161～170
3. 朱颜. 中国历代医用度量衡考. 中国自然科学史第一次科学讨论会论文提要. 1956
4. 朱晟. 古今汤方异同的考证. 中医杂志 1956；(10)：531～534
5. 赵有臣. 方寸匕考. 江苏中医 1961；(7)：23
6. 柯雪帆，等. 伤寒论和金匮要略中的药物剂量问题. 上海中医杂志 1983；(12)：36～38
7. 王伊明. 古药秤权量考. 见：北京中医学院. 北京中医学院30年论文选（1956～1986）. 北京：中医古籍出版社. 1986：147～150
8. 胡云川. 中药处方用量中重量与数量计算差距问题的商榷. 上海中医药杂志 1963；(12)：37～39
9. 畅达，等. 伤寒论中非衡器计量的初探. 中成药研究 1985；(8)：44～45
10. 中华人民共和国药典. 一部 凡例(十六). 1995年版. 广州：广东科技出版社，1995：XI
11. 常敏毅. 中日两国中药用量的比较. 中成药研究 1982；(8)：43
12. 辛增平. 浅谈大剂量用药. 江西中医药 1992；23(1)：57
13. 朱复南. 抚今追昔论“霸药”量甲天下 霸药近况小巡. 中医药学报 1992；(1)：19
14. 陈承. 别说，自重修政和经史证类备用本草. 卷六 细辛 转引
15. 孙守孟. 浅谈细辛用量. 山东医药 1978；(5)：37
16. 刘沛然. 细辛与临床. 首届生命力杯世界传统医学优秀论文大奖赛（1994，北京）优秀成果汇编. 205
17. 张先河，等. 细辛用量谈. 山东中医学院学报 1987；(4)：22
18. 刘文汉. 细辛用量与用法之我见. 中医杂志 1983；(2)：79
19. 余梦贤. 细辛不过钱之我见. 陕西中医 1983；4(3)：34
20. 潘文奎. 用细辛增快心率的临床撮要. 中医杂志 1993；34(8)：453
21. 吴佩衡. 医案六则. 云南医药 1974；(1)：16
22. 牛元起. 谈半夏的用量. 中医杂志 1986；(10)：67
23. 王心东. 重用苍耳子治疗鼻渊病77例. 北京中医学院学报 1987；(2)：26
24. 蒋森，蒋芳莉. 重用白术治疗肝硬化腹水的临床观察. 上海中医药杂志 1995；(2)：6～7
25. 谭世斌，等. 大剂量生川乌治疗中风、历节病经验谈. 长春中医学院学报 1994；10(3)：31

26. 雍履平. 重用地骨皮一得. 中医杂志　1994；35（2）：120
27. 范准成. 地黄运用浅析. 陕西中医　1993；14（5）：230
28. 王海荣. 单味大剂量黄连治疗室性早搏167例. 实用中西医结合杂志　1993；6（7）：419～420
29. 张龙孙，等. 黄芪在中医内科临床应用的体会. 上海医药　1995；（2）：37～38
30. 牛忻群. 重症感冒重用麻黄. 上海中医药杂志　1995；（3）：35
31. 刘景章. 大剂量参附对危证的运用. 内蒙古中医药　1986；（4）：10～11
32. 王世民，等. 白清佐先生的学术思想及临床经验介绍. 北京中医　1985；（1）：4～6
33. 范国文. 大剂石膏治疗小儿高热40例临床观察. 中医杂志　1989；（10）：604
34. 官济生. 水蛭治疗久咳. 中医杂志　1993；34（6）：434
35. 岳在文. 重用葶苈一得. 中医杂志　1983；（3）：78
36. 刘世举. 大剂量香附治疗原发性痛经. 实用中医药杂志　1992；8（1）：31
37. 陈国恩. 大剂量茵陈治疗急性传染性黄疸型肝炎84例疗效观察. 吉林中医药　1984；（3）：19
38. 丁涸. 紫草重用功效彰. 浙江中医杂志　1992；27（8）：366
39. 张仲一，等. 中药量效关系动物实验观察. 天津中医学院学报　1994；（3）：31～32
40. 王智华，等. 从细辛根末与全草煎剂所含挥发油及黄樟醚的测定分析论细辛用量与剂型的关系. 上海中医药杂志　1987；（9）：2～3
41. 胡世林. 气味论. 中药通报　1986；（中药理论增刊1）：85～96
42. 张季平，等. 中药气味初步研究. 江苏中医　1964；（10）：封1～5
43. 耿俊英，等. 中药五味的探讨. 北京中医学院学报　1983；（2）：22～24
44. 王宁. 谈谈中药的味. 中成药研究　1985；（7）：43～44
45. 高晓山. 论药味的产生和认识. 中日两国中药用量的比较. 中成药研究　1982；（8）：56～64
46. 王儒飞. 数理中药学新论. 西安：陕西科学技术出版社. 1994：32～39
47. 曾广植. 从味觉的分子识别到一个新的生物膜模型. 科学通报　1980；（18）：856～858。板块振动生物膜新模型的应用. 科学通报　1980；（23）：1094～1096。C-9药效新规律. 科学通报　1981；（14）：84。苦味物的结构规律与诱导适应的受体模型. 生物化学与生物物理学进展　1981；（6）：14～21。生物膜结构研究—板块振动模型. 自然杂志　1981；（6）：409～413。味感传导的波动性. 自然杂志　1984；（2）：87～90
48. 曾广植. 味觉探讨. 自然杂志　1980；（1）：72～75
49. 徐国钧，等. 有关气味归经理论的初步探讨. 南京药学院学报　1961；（6）：92～100
50. 严永清. 对中药药性气味理论的探讨. 中药通报　1981；6（4）：39～42
51. 严永清，等. 药物的甘味与归经、作用及化学成分的关系. 中药通报　1988；13（5）：52～55
52. 严永清，等. 药物的辛味与归经、作用及化学成分的关系. 中药通报　1987；12（1）：53～55
53. 严永清，等. 药物的苦味与归经、作用及化学成分的关系. 现代应用药学　1987；4（5）：12～15，11
54. 吴建新，等. 药物的酸味、咸味与归经、作用及化学成分的关系. 现代应用药学　1988；5（1）：3
55. 宋砚农. 气味的物质基础. 中药通报　1986；（中药理论增刊1）：100～102
56. 汤学军，等. 中药辛、甘、苦味与稀土元素的关系. 微量元素与健康研究　1994；11（40）：24～26
57. 工纪常，等. 中药味感论析. 安徽中医学院学报　1994；13（3）：3～4
58. 朱颜. 辛辣刺激对健康人血压的影响. 中医杂志　1960；（6）：47
59. 王育杰，等. 中药性味归经的鉴别研究. 北京中医药学会1992年年会论文汇编. 129～131.
60. 侯灿. "八纲"病理生理学基础初步探讨. 中医杂志　1964；（12）32～37
61. 梁月华，等. 中医寒热本质的初步研究. 中华医学杂志　1979；（12）：705～709。梁月华，等. 寒热和温热药对中枢递质的影响. 中西医结合杂志　1985；（2）：82
62. 陈锐群，等. 知母皂甙元是Na^+-K^+-ATP酶的抑制剂. 生物化学与生物物理学报　1982；（2）：159～164。陆世伦，等. 菝葜皂甙元对整体大鼠红细胞钠泵的抑制. 中成药研究　1984；（增刊1）：46～47
63. 周晓明，等. 中药大黄的生化研究ＸⅪ. 茵醌衍生物对兔髓质Na^+-K^+-ATP酶活性的抑制和利尿作用. 药学学报 1988；（1）：17～21
64. 张英华，等. 大黄对Na^+-K^+-ATP酶和氧化磷酸化的影响. 中西医结合杂志　1990；（5）：300
65. 袁振铎，等. 人红细胞泵活性及大黄浸液对其影响. 首届国际大黄学术讨论会（1990. 承德）论文摘要集. 27

66. 谢恬，等. 大黄对家兔内毒素引起的发热及血浆 cAMP 和 cGMP 含量的影响. 首届国际大黄学术讨论会（1990. 承德）论文摘要集：43
67. 郭昌燕，等. 大黄降温作用及其对中枢神经系统前列腺素 E 的影响. 中西医结合杂志　1986；(2)：106～107。大黄的降温作用及其对中枢体温调节介质的影响. 中国第一次大黄学术讨论会（1988，上海）论文汇编：152。郭昌燕，等. 大黄对体温中枢调节介质 cAMP 的影响. 中国中药杂志　1989；14（6）：50～51
68. 郭昌燕，等. 大黄对兔髓质中花生四烯酸代谢的影响. 中西医结合杂志　1989；(3)：161～163
69. 岳凤先. 中药的现代化研究. 北京：中医古籍出版社. 1987：158
70. 王兴文. 中药药性与微量元素. 见：曹治权主编. 微量元素与中医药. 北京：中国中医药出版社. 1993：133～135
71. 严若政，等. 含结晶水的无机盐类中药寒凉药性探讨. 中药通报　1986；(中药理论增刊 1)：104～106
72. 冯玉明，等. 中药微量元素进展及临床意义. 中药理论 1986 年全国学术会议论文
73. 陈和利. 中药药性与四种微量元素关系的探讨. 微量元素　1990；(2)：48～50
74. 秦俊法，等. "生之本，本于阴阳"——关于药物阴阳与微量元素关系的探讨. 微量元素与健康研究　1992；(2)：27～31
75. 胡育筑，等. 中药四性和微量元素含量关系的初步研究. 中国药科大学学报　1992；23（6）：348～353
76. 徐国钧，等. 有关气味归经理论的初步探讨. 南京药学院学报　1961；(6)：92～100
77. 严永清，等. 药物的辛味与归经、作用及化学成分的关系. 中药通报　1987；12（1）：53～55
78. 严永清，等. 药物的苦味与归经、作用及化学成分的关系. 现代应用药学　1987；4（5）：12～15
79. 严永清，等. 药物的甘味与归经、作用及化学成分的关系. 中药通报　1988；13（5）：52～55
80. 吴建新，等. 药物的酸味、咸味与归经、作用及化学成分的关系. 现代应用药学　1988；5（1）：3
81. 林元荃. 药物归经的初步探讨. 中国药学会 1962 年学术会议论文集. 362
82. 陆光伟. 中药归经及其成分在体内的分布. 中成药研究　1984；(5)：38～39
83. 柴立. 从微量元素及其配位化合物对组织器官的富集、亲合探讨"归经"实质. 微量元素　1984；(试刊号)：24～26
84. 徐经采，等. 明目药的归经与微量元素的关系. 微量元素　1987；(2)：23～28
85. 孙爱贞，等. 性激素、锌与肾虚的关系. 中国微量元素科学（文集）1995；2（2-4）：7～10
86. 董庆滨，等. 四种阳虚动物模型的血清锌、铜的变化. 中国微量元素科学　1995；2（2-4）：28～31
87. 高晓山. 现代科学技术和中药滋补保健品的研究. 见：冉小峰主编. 中国中成药保健品集萃. 北京：科学出版社. 1990：20～34
88. 陆龙根，等. 我国 50 味抗癌抗衰老中药中锗含量评价研究. 中华微量元素科学 1995；2（1）：66～69
89. 刘继林. 中药归经的讨论. 中医杂志　1981；(1)：63
90. 戚祖文. 中药的归经和升降浮沉. 中成药研究　1982；(9)：41
91. 雷羽. 中药归经理论的讨论. 中成药研究　1987；(10)：44～55
92. 丁荣施. 中药归经与受体学说. 老中医座谈会资料汇编. 安康地区卫生局. 1978：110
93. 叶显纯. 论"归经". 山东中医学院学报　1980；(4)：11
94. 郭协熏，等. 5 种中药的离体蛙心灌注实验结果和归经功效的探讨. 上海中医药杂志　1964；(6)：1～6
95. 高其铭. 红花的药理研究与其功效关系的探讨. 中成药研究　1983；(12)：31
96. 吴荣祖. 附子"通行十二经"议. 云南中医杂志　1984；(1)：36
97. 金亚城，等. 从番泻叶的临床及实验研究探讨其归经与功效. 中医杂志 1986；(11)：56～57
98. 高晓山. 从大黄的实验研究探讨大黄的归经及归经的研究途径. 中医杂志　1984；(3)：75～78
99. 刘继斌. 引经药初探. 南京药学院学报　1961；(6)：110～112
100. 刘继斌. 引经药初探. 中药通报　1986；(中药理论增刊 1)：110～112
101. 张俊荣. 中药引经药的作用探讨. 新中医　1982；(11)：51
102. 顾小痴，等. 中药补中益气汤治疗子宫脱垂疗效及其药理学研究的初步报告. 天津医药杂志　1960；(1)：4～12
103. 王儒飞. 数理中药学新论. 西安：陕西科学技术出版社. 1994：60～66
104. 苏庆英. 中医临床常用对药配伍. 北京：人民卫生出版社. 1992
105. 肖森茂，等. 百家配伍用药经验采菁. 北京：中国中医药出版社. 1992

106. 陈可冀．清宫药引精华．北京：人民卫生出版社．1992
107. 焦树德．用药心得十讲．北京：人民卫生出版社．1977
108. 高晓山，等．中药十八反试论．中医杂志 1980；21（3）：7～11
109. 陈馥馨．782个含十八反、十九畏内服成方组成与主治分析．中国医药学报 1987；（2）：26
110. 刘源，等．明清以降129家医案中十八反的临床应用．中医杂志 1989；（9）：10
111. 王天益．兽用中药配伍研究的现状及前景．见：中药十八反研究．北京：中医古籍出版社．1991：53～57
112. 王天益．十八反中兽医古籍文献考．中兽医医药杂志 1990；（6）：33～36。中兽医临症应用反药方例．中兽医科技资料 1977；（12）：28～31
113. 刘源，等．建国以来中药十八反的研究进展．见：中药十八反研究．北京：中医古籍出版社．1991：27～46
114. 王天益．近30年来十八反在兽医临床的应用分析．见：中药十八反研究．北京：中医古籍出版社．1991：60～64
115. 高晓山，等．中药十八反探讨．中医研究资料 1978；（4）：9～23
116. 高晓山，等．历代医药著作记载的相反药资料．见：中药十八反研究．北京：中医古籍出版社．1991：10～21
117. 高晓山，等．藜芦基源和入药部位．见：中药十八反研究．北京：中医古籍出版社．1991：23～27
118. 林娜．藜芦反“诸参”．见：中药十八反研究．北京：中医古籍出版社．1991：260～268
119. 林通国，等．北京中医学院学报 1980；（4）：50～55。成都中医学院学报 1981；（1）：48～52．（2）：49～51. 65～68．（3）：58～61．（4）59. 1983；（1）：17～19。福建中医药 1981；（2）：28～30. 1982；（5）：51～53。吉林中医药 1981；（1）：49～50。广西中医药 1982；950：41～42。中药通报 1986；（11）：48. 1987；（11）：48。江苏中医 1987；（9）：38～39。辽宁中医杂志 1988；（6）：15～16
120. 林通国．中医拮抗疗法．长沙：湖南科学技术出版社，1987
121. 刘源．临床应用十八反情况的调查分析．中国中药杂志 1989；（8）：48～51
122. 乔富渠．新医药资料 1976；（1）：40。李忠．中医药学报 1984；（1）：19～22。李建新，等．南京中医学院学报 1987；（4）：51。季长虹．药学通报 1980；15（10）：26。马建平，等．上海中医药杂志 1983；（11）：23～24
123. 陈希琛．甘草反甘遂及其分子复合物．中成药研究 1984；（5）：41
124. 林娜．藜芦反酒实验初报．中药十八反研究．北京：中医古籍出版社．1991：325～327
125. 李焕荣，等．从化学成分初探人参反藜芦的毒理作用．中药十八反研究．北京：中医古籍出版社．1991：281～284
126. 杨华亭．药物图考．南京：中央国医馆．1935
127. 杨致礼，等．亲自服用“十八反”中部分反药组对的结果报告．见：中药十八反研究．北京：中医古籍出版社．1991：303～305
128. 杨安泰，等．用发光菌研究中药十八反．上海中医药杂志 1989；（6）：2～3
129. 高晓山．病理生理条件下中药十八反实验研究综合报告．见：中药十八反研究．北京：中医古籍出版社．1991：1～7
130. 高晓山，等．中药十八反的新涵义——妨害治疗．中国中药杂志 1992；17（12）：754～761
131. 姚澜．本草分经 附余．上海：上海科学技术出版社．1989影印
132. 许浚，等．东医宝鉴 汤液篇 卷一 相反药 北京：人民卫生出版社．1982影印
133. 王天益．近十年来我国兽医对反畏诸药的研究概况．见：中药十八反研究．北京：中医古籍出版社．1991：57～60。中药十九畏在兽医临证中的应用．西南民族学院学报 畜牧兽医版．1986；（2）：60～65
134. 高晓山，等．十八反十九畏实验工作的设想与展望．中医杂志 1986；（5）：61～63
135. 田家泰．对中药配伍禁忌——十八反十九畏的初步研究．哈尔滨中医 1960；（9）：61
136. 常敏毅．人参和五灵脂同用的研究（简报）．浙江中医杂志 1980；（1）：34。汉方研究 1980；（9）：347～348。“十九畏”的药理学研究——急性毒性实验．中药通报 1985；（12）：40. 1986；（中药理论增刊1）：207
137. 王天益，等．中药十九畏的实验研究．西南民族学院学报 畜牧兽医版．1985；（3）：11
138. 鲁耀邦，等．人参与五灵脂配伍对小鼠抗应激性损伤能力的影响．湖南中医学院学报 1994；（4）：35。人参五灵脂配伍对正常小鼠免疫功能的影响．中药材 1994；（8）：34
139. 郭国华，等．人参与五灵脂配伍对实验动物毒性的影响．中国中药杂志 1994；（4）：247～250。人参五灵脂水煎液配伍对免疫低下小鼠免疫功能

的影响．中草药　1994；(5)：253
140. 王树荣，等．人参、五灵脂合用在药效及有效成分方面的研究．中国中药杂志　1995；20(10)：630～632
141. 成荣生．十八反、十九畏有所非．中医杂志　1983；(3)：79
142. 葛胜利．十九畏配伍作用的探讨．中药通报　1986；(中药理论增刊)：216
143. 饶伟文，等．肉桂畏赤石脂原理初探．中成药研究　1986；(8)：20
144. 王儒飞．数理中药学新论．西安：陕西科学技术出版社．1994：60～66
145. 孙淑卿．TMP对蒲公英的增效作用．中草药通讯　1979；(6)：1
146. 第七军医大学第一附属医院传染科．白蒿与甲氧苄氨嘧啶合用治疗急性典型菌痢近期疗效观察．人民军医　1974；(7)：50
147. 常明向，等．黄连素与TMP联用抗菌作用实验研究．实用中西医结合杂志　1995；(4)：223
148. 解放军254医院传染科．甲氧苄氨嘧啶加苦参合剂治疗急性细菌性痢疾的效果观察．中华医学杂志　1977；(6)：388
149. 四川省广元铁路医院内儿科．苦十合剂加甲氧苄氨嘧啶治疗急性菌痢．赤脚医生杂志　1978；(4)：12
150. 蔡育之．复方苦参软糖加TMP治疗小儿急性菌痢50例．山西医药杂志　1978；(3)：27
151. 张光曙，等．中草药与TMP并用短程治疗细菌性痢疾．人民军医　1982；(5)：15
152. 江苏皮肤病防治研究所皮研室．中药茵陈对灰黄霉素增效作用的临床观察．中草药通讯　1977；(7)：38
153. 傅乃武，等．党参与抗癌药物配伍对肿瘤和荷瘤动物作用的实验研究．中西医结合杂志　1985；(10)：618
154. 傅乃武，等．丹参对动物肿瘤生长和转移的影响及其作用原理的探讨．药学通报　1980；(7)：47
155. 武汉市医学科学研究所，中国人民解放军第161医院．中西医结合提高喜树碱抗癌作用的实验研究．新医药学杂志　1976；(12)：33～35
156. 叶祖光，等．汉防己甲素对阿霉素或长春新碱耐药株人癌细胞的逆转抗药性作用．中国中药杂志　1996；21(6)：367～369
157. 查力，等．与强心甙相互作用的中药当归、汉防己．武汉医学院学报　1980；9(2)：55
158. 黄振东．含中药麻黄制剂与降压药不宜同用．中成药研究　1984；(增2)：73
159. 黄振东．中药麻黄与氨茶碱并用的商讨．中成药研究　1985；(1)：46
160. 吕士选，等．从中医药理论角度探讨利血平的药理作用．中国中医结合杂志　1995；15(3)：177～179
161. 陈天翔．阿托品之性味、功效、归经、升降浮沉特性——西药中药化尝试．实用中西医结合杂志　1995；(8)：567
162. 金亚城，等．头孢拉定的中药特性初探．实用中西医结合杂志　1995；(6)：351
163. 陈奇，等．证的动物模型和中药药理研究方法．见：陈奇主编．中药药理研究方法学．北京：人民卫生出版社．1993：981～1001
164. 卫生部科教司，中医研究院图书情报中心．医学实验动物模型及细胞系研制与应用．62～72
165. 周京滋．虚证病理模型建立方法．见：李仪奎，王钦茂主编．中药药理实验方法学．上海：上海科学技术出版社．1991：272～285
166. 梁月华．中药药性的药理研究方法实例．见：李仪奎，王钦茂主编．中药药理实验方法学．上海：上海科学技术出版社．1991：207～209
167. 岳凤先．试论西药中药化．医学与哲学　1982；(1)：33。试论从中药药理和中药临床的研究范围探讨西药中药化的研究．中药药理与临床　1994；2；1。岳凤先，吕士选．试论西药中药化研究的意义．中国中医基础医学杂志　1995；(3)：6～7。岳凤先，陈晶岩．中药现代化　西药中药化研究．重庆：重庆出版社．1989：119～138
168. 臧坤堂．西药中化浅说．中国中医药学会中药学会(第三届)学术会议论文集．北京．1992：18～20
169. 秦伯未，等．妊娠禁忌药的初步整理．上海中医药杂志　1956；(2)：27～36
170. 杨子谦．我对妊娠禁忌药物的实践体会．赤脚医生杂志　1979；(3)：17～19。对妊娠禁药的实践与探讨．北京中医学会中医学术论文集　1980：150
171. 高晓山．妊娠禁忌药议．浙江中医杂志　1980；(11，12)：564～566
172. 高晓山．妊娠禁忌药．见：高晓山主编．中药药性论．北京：人民卫生出版社．1992：125～150；396～404
173. 翁心植，等．斑蝥中毒——文献复习及一例报告．中华医学杂志　1957；43(1)：48
174. 潘其英．急性斑蝥中毒一例报告．中级医刊　1957；(3)：40
175. 徐楚才．急性斑蝥中毒三例报告．中华内科杂志

1958；6（7）：720～721
176. 梁炳学．斑蝥中毒二例报告．中华内科杂志 1958；6（7）：721
177. 侯汝妙，等．急性斑蝥中毒一例报告．天津医药杂志 1964；（9）：729
178. 南郑县医院，南郑县元坝区卫生所．斑蝥中毒死亡一例报告．陕西新医药 1973；（5）：26
179. 邱海云，等．199例各种原因中毒的分析及治疗．南昌医药 1974；（3）：12～16
180. 庄景富．口服斑蝥致食管粘膜剥脱一例．医药学资料（三明地区第二医院） 1978；（1，2）：73～74
181. 罗德儒，等．斑蝥中毒致神经系统损伤一例报告．新医学 1980；（8）：419
182. 陈金华．斑蝥中毒死亡的检验附五例报告兼论斑蝥堕胎的危险．云南医药 1981；2（1）：15～16
183. 谌剑飞．中草药中毒50例综合分析及文献复习．江西中医药 1981；（2）：45
184. 彭耀光，等．轻信土医引产中毒致死一例的药物鉴定．贵州药讯 1983；（1）：25
185. 贾连旺．博落回中毒发生阵发性心律紊乱所致的阿-斯二氏综合征一例报告．中华内科杂志 1963；11（5）：399
186. 康承绪．夹竹桃中毒二例报告．山西医学杂志 1958；2（10）：9～11
187. 黄奉辛．妊娠禁用的麝香问题初探．浙江中医杂志 1965；9（3）：77
188. 贵阳市第一人民医院内科．乌头类药物中毒 附90例临床分析．贵阳中医学院学报 1987；（2）：42
189. 谢金森．中西医结合治愈乌头碱引起严重心律失常一例报告．（龙岩地区医院）医药科技动态 1978；（5）：37～38
190. 张隆伦．雪上一枝蒿中毒47例临床报告．中级医刊 1983；（11）：57～58
191. 李敏清，等．中药麝香所致晚期妊娠子宫破裂一例．武汉医学杂志 1965；（6）：466
192. 山西医学院第一附属医院．治疗子宫外孕方剂的实验研究．山西医学杂志 1977；（6）：5
193. 山西医学院第一附属医院中西医结合治疗子宫外孕研究室．中西医结合治疗宫外孕的实验研究．中华妇产科杂志 1979；（4）：279
194. 王载畿．中西医结合治疗宫外孕——宫外孕Ⅰ、Ⅱ号方．中西医结合杂志 1984；（4）：239
195. 药朝昕．中西医结合治疗宫外孕的现状与展望．中西医结合杂志 1984；（4）：249
196. 胡乐业．B超监护下应用中西医结合非手术治疗输卵管妊娠2例报道．上海医学 1984；（12）：478
197. 山西医学院第一附属医院妇产科．中西医结合治疗宫外孕404例临床报告．山西医药杂志 1984；（3）：166
198. 徐向春，等．蜈蚣灭胎治疗宫外孕的经验（附五例病例报告）．辽宁省中医学会、全国首届中医学术会议论文汇编．1979：175
199. 舒士健．中药人工流产34例疗效报道．浙江中医学院学报 1980；（6）：51
200. 王纪民．麝角丸堕胎二十例．新疆中医药 1982；（2）：63
201. 陆蓉芳，等．中医药中止早期妊娠的体会．云南中医杂志 1993；14（2）：1～2
202. 陈珍治．抗早孕方治疗65例早孕疗效观察．浙江中医学院学报 1993；17（3）：21
203. 刘爱玲，等．中药促中晚期妊娠宫颈成熟及引产23例分析．中国中西医结合杂志 1993；13（1）：44
204. 李淑莲，等．明矾抗早孕药理实验初探．中医药学报 1995；（5）：14
205. 陶宗晋，等．半夏蛋白的分离、结晶、生物活力和一些化学性质．生物化学与生物物理学报 1981；（1）：77
206. 夏林纳，等．半夏蛋白对小鼠的抗生育作用及抗早孕的机理探讨．上海第一医学院学报 1985；（3）：193
207. 杨守业，等．半夏对大白鼠妊娠及胚胎的毒性研究．中西医结合杂志 1989；（8）：481～483。半夏不同给药时间对大白鼠妊娠和胚胎毒性的影响．中国医药学报 1989；（5）：15～16。半夏对妊娠家兔和胚胎的毒性研究．中国医药学报 1989；（6）：27～29。半夏对妊娠小鼠胚胎毒性和致畸效应的研究．第四届全国环境诱变剂学术讨论会论文集．1988：93
208. 徐莲英，等．中药抗生育药物制剂的实验研究．中国中西医结合研究会第二届全国会员代表大会暨学术讨论会论文摘要汇编．1985：91
209. 北京医学院生理学教研组生殖生理研究组．中药穿心莲对实验动物的终止妊娠作用．生理学报 1978；（1）：75
210. 陈梓璋，等．复方莪术和单味莪术抗早孕作用及毒性比较研究．中草药研究资料 1981；（21）：53。莪术复方和单味莪术的抗早孕作用及毒性的比较．中草药 1982；（5）：32。莪术复方的抗孕激素活性．中草药 1982；（7）：36
211. 韩向阳，等．中药甘遂抗生育作用的研究与其临床应用．黑龙江医药 1980；(1)：37。陈希琛．甘遂引产活性成分的研究．温州医学院学报 1986；16 (1)：47～49

212. 陈琪．贯众抗生育有效成分的药理研究．天津医药 1980；(8)：488
213. 张寅恭，等．姜黄对动物的终止妊娠作用．药学通报 1980；(10)：40 (472)。张寅恭，等．片姜黄对动物的终止妊娠作用．中医杂志 1981；(1)：70～72。张寅恭，等．温郁金对动物的终止妊娠作用．中成药研究 1983；(6)：29～30
214. 宋毛秀，等．中药苦丁香对大鼠抗生育作用．西安医学院学报 1984；(4)：379
215. 王世瑜，等．鸭嘴花生物碱抗早孕作用的研究．中草药 1985；(6)：13
216. 吴波，等．牡丹酚对小白鼠抗早孕作用的研究．辽宁中医杂志 1980；(4)：43
217. 耿群美．蒲黄的引产作用及一般药理实验．中西医结合杂志 1985；(5)：299
218. 张家铨，等．麝香对子宫作用的实验研究．武汉医学杂志 1965；(6)：477～478。张崇理，等．人工合成麝香酮对小鼠早期妊娠的影响．动物学报 1982；(3)：242
219. 周世清，等．水蛭对实验动物终止妊娠的作用．中草药 1984；15 (3)：18
220. 北京医学院基础部药理教研组．雪莲的初步药理研究．北京医学院学报 1976；(1)：43～48。北京医学院基础部生理教研组生殖生理研究组．中药雪莲终止妊娠作用机理分析 I ——雪莲对大鼠蜕膜反应的影响．北京医学院学报 1976；(4)：230～233。中药雪莲终止妊娠作用的实验观察．北京医学院学报 1976；(4)：223～226
221. 何林兴．寻骨风抗早孕成分的研究．药学通报 1980；(9)：44 (428)
222. 吴克让，等．几种中药对家兔离体子宫活动的影响及其配伍作用的实验观察．浙江中医学院学报 1983；(增刊)：2～8
223. 杨守业，等．大黄对小白鼠妊娠和胚胎的影响．中药药理与临床 1991；7 (增刊)：6～8。大黄对大白鼠妊娠和胚胎的毒性研究．中国中西医结合杂志 1992；12 (8)：485
224. 朱传义，等．灵猫香药理作用研究．中成药研究 1981；(8)：39
225. 焦淑芳，等．几种不同炮制半夏对妊娠小白鼠致畸作用的研究．北京中医 1987；(6)：51
226. 高晓山．服药食忌资料．见：高晓山主编．中药药性论．北京：人民卫生出版社．1992：150～155
227. 李时珍．本草纲目．卷十四
228. 侯昕．服荆芥后食鱼、虾致过敏反应二例．中国中药杂志 1990；15 (2)：54
229. 应嘉钧，等．饮食忌宜在外科临床上的意义．中西医结合杂志 1985；(7)：439
230. 林娜．建国以来药性理论研究概述．中药通报 (中药理论增刊) 1986；(1)：40～51

第二章 生药学研究

药物是指具有医疗价值的各类物质，就其来源，可分为天然药物、人工合成药物和生物制品药物三大类。在我国，习惯上将天然药物概称为中草药，包括传统中药、草药和民族药，它们大多取自药用植（动）物的全体、部分、制成品及生理、病理产物，也有的取自矿物。传统中药即今常用的中药（Chinese Crude Durgs），是指那些曾收载于我国历代诸家本草中，按中医治疗原则使用的、中药材公司经营的天然药物，如人参、甘草、大黄、地黄、黄连、天麻等；而且它们一般都需经过炮制以复方的形式，用于疾病的防治，很少单独使用。草药即民间药（Folk Medicine），是指地区性口碑相传、本草文献无记载或少有记载的天然药物，如垂盆草、鸡骨草、一点红、九管血等。民族药（Ethnomedicines）是指少数民族聚居的地方习惯使用的天然药物，如藏药、蒙药、傣药等。药材指供医疗应用的原料药材，即未经炮制的天然药物。此外，在天然药物中，人们还常常将经过简单加工而未精炼的商品药材称为生药（Crude Drugs），兼有生货原药的含意。

综上所述，中草药、中药、草药、民族药、药材、生药这些概念，虽然有一定的区别和范畴，但是，随着天然药物的不断被发掘、研究、应用和推广，有时很难把它们明确地加以划分。

关于“生药”一词的来源，在我国古代文学名著《水浒传》第二十四回、第二十六回中就多次出现“生药铺”（即今之中药店）的记载，又我国明代太医院中规定“凡天下解纳药材，俱贮本院生药库”，“凡太医院所用药饵，均由……各地解来生药制造”；以及清朝太医院及御药房的医事制度中“凡遇内药房取用药材，……俱以生药材交进，由内药房医生切造炮制”的规定来看，生药或生药材是在与切造炮制、制成药饵对比的情况下所用的名称，实质上即指药材而言。

近代生药名词的应用，来源于日本学者将德文 Pharmakognosie 译称为“生药学”，将生药学所研究的“Drogen”译称为“生药”。我国医药院校于本世纪 20 年代开始设立生药学课程，生药一词在医药教育、科研机构遂逐渐流行。

可见，生药就是药材，大多数生药都是我国历代本草收载的药物，稍有不同的是，生药还包括本草未有记载、中医不常应用而为西医所用的天然药物（如洋地黄叶、颠茄、麦角）；在国外生药一般不包括矿物药。此外，在中医药界和药政管理、企业外贸、宣传部门以及一些文件中，一直沿用中药、中药材或药材这些传统名称，随着现代医药学的发展，中西医结合的研究和天然药物的被普遍使用，以及我国生药也包含有矿物药等情况，则“生药”一词，也就逐渐被接受使用了。

生药学（Pharmakognosie，Pharmacognosy）是一门研究生药的科学。在我国，研究生药的对象，主要是中药材。因此，生药学的具体任务，主要是继承中医药学遗产，应用本草学、植物学、动物学、化学、药理学和中医学等学科知识来调查研究中药材的品种和资源，发展中药的生产；研究中药材的鉴别方法和化学成分，以鉴定中药材的真伪优劣；研究药用植（动）物的遗传因素，生长发育的环境条件与有效成分的积累关系，掌握合理的采收、加工和贮藏，以提高中药材的产量与质量，从而为保证人民用药的安全与有效提供质优量多的药物。

自 60 年代至晚近，国际上对生药学科的研讨范围，有了较大的扩展。例如研究对象方面，包括由药用植物或药用动物分离得到的有效成分纯品、抗生素、激素、酶，并涉及致幻、致过敏、致畸胎等有毒植物，以及农业杀虫剂、除莠剂等；在培育方面，涉及植物生长调节剂、细胞组织培养、遗传育种和突变品系；在化学成分方面，包括现代分析技术，基础代谢途径及次生代谢产物的起源，微生物转化在植物中的异常合成，比较植物化学中有关化学成分作为分类学特征，一般代谢产物的次生变异，代谢物的积累，遗传学中的多倍体、化学种；在资源开发利用方面，重视海洋药用生物的研究，并有海洋生药学（Marine Pharmacognosy）这一分支，以及有关生化药效、药效药理评价的临床生药学。生药学科已逐步扩展到应用植物化学、植物化学分类学，生物化学、细胞生物学、分子生物学、植物生理学、遗传学等学科知识来研讨天然药物的来源、分类、资源开发、生产、品质评价、生物合成、药效药理、毒性等内容。

从生药学科的发展，结合我国中药材种类繁多，资源丰富，来源复杂，品种混淆等特点及实际用药现状，在已有研究成果的基础上，我国近期内中西医结合研究生药学科的重点，应在于：1. 中药复杂品种研究（包括中药品种整理、本草考证、品种理论研究）；2. 资源开发研究（包括分布与蕴藏量以及探索可供开发利用成为新的药物或原料药，特别是防治严重病患的有效新药）；3. 细胞、组织培养研究（着重于市场供应紧张的短缺品种，探索所含有效成分的合成过程和提高含量的途径，提出实验室培养的最佳条件，达到工业生产优质产品的目的）；4. 品质评价研究（对多来源的常用中药的品质进行较全面的研究，明确优质品种以及可以利用的类同品）。

（谢宗万）

第一节 中药材资源普查与整理研究

我国地域辽阔，自然条件优越，是世界上药用资源最丰富的国家之一。中药材资源是中医药事业发展的优势所在，也是各族人民防病治病康复保健的物质基础。我国人民研究开发利用中药资源有着悠久的历史和宝贵的经验。

长期以来，在开发中药材资源方面也存在着一些不可忽视的问题。一方面有许多天然的药用资源没有得到充分的开发利用，另一方面却出现了一些常用药材资源的急剧减少，影响了市场供应。所以要保护野生中药资源，扭转当前某些常用药材供不应求的局面，保障全国人民医疗保健的需要，必须查清全国中药资源，客观地认识正确地评价资源现状，研究制定出合理开发、护育管理、科学研究与发展生产的远景目标。

一、全国中药材资源普查

为了查清我国中药材资源，进一步合理开发利用，1982 年国务院第 45 次常务会议决定，对全国中药材资源进行普查，以摸清家底，制定长远发展规划。为此，由国家经济委员会组织国家医药管理局、卫生部、农业部、林业部、对外经济贸易部、中国科学院、国家统计局成立全国中药资源普查领导小组，在中国药材公司设立全国中药资源普查领导小组办公室，具体承担这项工作。从 1983 年开始，在全国开展了大规模的中药材资源普查，各省（市、自治区）、地（市）、县（旗）共有 4 万人参加，历时 4 年。普查人员跋山涉水，历尽艰辛，实地调查取得了大量第一手资料，采集了近 200 万份标本和药材样品，收集了 10 多万个民间验方。在此基础上，由中国药材公司组织各省、市、自治区药材部门，以及农业、林业、科研、测绘等有关单位专业人员，整理编写了《中国中药资源丛书》，极大丰富了中药资源宝库，对发展我国中药事业起到了重要作用。

（一）中药材资源普查工作概况

全国中药材资源普查是一次规模大、范围广、内容多、技术性强，涉及多部门、多学科的系统工程。按照全国中药材资源普查方案的要求，中药材资源普查在占全国 80％的国土面积上展开。

1. 中药材资源普查的任务和要求

根据国务院和国家有关部门关于开展全国中药资源普查的部署，经各级政府批准，全国 29 个省、市、自治区（西藏除外），200 个地（市）近 2000 个县（旗）成立了由医药、卫生、农业等部门参加的普查领导小组，建立了普查机构。由医药、卫生、农林和科研单位抽调生产和技术人员组成普查队伍，结合基层药材收购人员和老药农，深入产区进行调查。普查以县为单位，少数地区因条件限制，以省、自治区、直辖市或经济区为单位统一组织。

中药材资源普查，要求以全国常用大宗地道药材为重点，全面调查其来源、分布、生长环境、野生蕴藏量、产量、收购量、需要量、开发利用现状和存在问题。对野生资源濒危或稀少而扩大繁殖有困难的动物、植物药材以及资源很多而药用量很少的品种，只作一般调查。要在普查中注意发现新品种，发掘新资源。同时，收集整理民间单方验方。

2. 外业调查和内业整理

外业调查是普查工作的基础，是获取第一手资料的重要途径。外业调查要坚持先重点后一般，先山区后平原的做法，专业人员与群众相结合，实地调查与走访群众相结合。根据普查的内容要求和任务，制定外业工作方案，确定调查路线。外业调查的主要内容是野外实地调查药用动物、植物的分布和生长环境，采集制作标本，进行蕴藏量的调查和测算，走访老药农和乡村医生了解情况，同时调查混淆品种和新品种。

内业资料整理是在外业调查的基础上，将大量的原始记录、数据整理分析，去粗取精，并收集中药的历史数据和情况，以及有关部门提供的资料，进行科学分析，整理研究，揭示规律，预测趋势，全面反映全国中药资源概况。同时对标本、实物、混淆品种等进行整理鉴定。通过深入调查和资料整理，全国各级普查办公室都系统地编写了技术报告、专题报告、资源名录等中药资源普查材料共计1858卷10700份，这些资料已全部立档保存。

3. 总结验收

中药材资源普查验收，以全国中药材资源普查验收标准为依据，坚持实事求是和科学严谨的态度，自下而上逐级评审，认真验收。对普查成果要求内容充实，概念准确，数字完整，图表清楚，能全面反映中药资源普查实际。

全国中药材资源普查，经过10年艰苦细致的调查研究，于1995年3月由国家中医药管理局组织了全国中药材资源普查领导小组和有关学科的专家进行了评审验收。专家验收组认为国务院1982年第45次常务会议关于普查药材资源的决策是完全正确的，对药材生产和中医药学术的发展均具有极其重要的现实意义和深远的历史意义。普查方法切实可行，资源丰富，成绩和效益显著。通过跨行业、跨系统、多学科的大协作，取得了具有中国特色的药材资源普查成果。药材资源普查成果具有科学性、实用性和创新性，在国内属于领先地位，总体上达到了国际先进水平。

（二）中药资源普查成果

全国中药资源普查，基本上摸清了我国中药资源家底，取得了一系列成果，为今后资源开发奠定了基础。

1. 据普查统计，全国共有中药材资源12807种，其中药用植物11146种，药用动物1581种，矿物药80种。中药资源种类比70年代出版的《中药大辞典》记载的5767种增加7000种；比90年代编写的《新华本草纲要》收载的种类增加5000多种。普查结果充分表明，我国不愧是世界上天然药物资源最丰富的国家之一。

本次普查揭示了中药材资源分布规律。从普查结果分析，我国中药材资源种类南北差异显著。西南、中南、华东地区拥有的种类约为东北、西北、华北地区的2倍。资源种类最丰富的是西南地区，云南多达5000种，四川、贵州也在4000种左右。中药材资源分布区域差异显著，纬向地带性分布和经向地带性分布与我国自然区域东部季风区、西北干旱区相对一致。青藏高寒区域植物垂直分布带谱十分明显。

2. 首次调查了药材资源蕴藏量，分析了药材资源消长与产、供、销的前景。全国重点调查的362种常用药材，其中植物药材320种，动物药材29种，矿物药材13种。320种植物药材总蕴藏量850万吨，其中根及根茎类药材的野生蕴藏量和产量占50%以上，其次分别为种子果实类、全草类、皮类、花类、叶类、藤木、菌藻、树脂及其他类。本次蕴藏量调查的数据，已经按省为单位建立了数据库，内容包括药材的来源、分布、野生蕴藏量、栽培面积、产量、历年购销量、需要量等，可供今后长期查询检索使用。

从对常用药材蕴藏量和产量的分析中看出，种植药材面积、产量都有大幅度增长，基本上可以满足市场需要。但野生药材，特别是常用动植物野生药材的蕴藏量普遍下降。如资源分布最广，需要量最大的甘草，仅新疆一个区分布面积比 50 年代减少了近 40%，蕴藏量减少了 60%。野麝资源也有类似的变化。

3. 总结了资源开发利用经验。建国以来，通过开发新品种、新资源，发展新产区，引进国外药材，开展野生变家种家养，建设药材商品生产基地，中药材的产量和收购量都有大幅度增长。近 40 年来，对中药资源的开发利用也存在一些不容忽视的问题，如易地引种过程中出现不顾自然条件盲目引种，就地生产就地供应中出现的小而全、大而全，只强调开发利用而忽视资源抚育管理等，造成资源破坏和浪费。这些教训，必须认真总结吸取，以科学的途径和措施，指导中药资源的合理开发利用。

4. 首次确立了全国中药材资源普查系统。中药区划以中药资源分布与中药生产的地域系统为研究对象，通过分析中药资源的区域分布特点、自然条件和社会经济因素，根据区内相似性，区际差异性，将全国划分为 9 大生态类型区（1 级区）和 28 个亚区（2 级区）。根据每个区的自然条件、社会经济条件、中药资源特点，提出其发展方向、途径和措施。中药区划是从一个新的角度来探讨如何使中药生产布局合理和科学指导药材生产这个重大课题。在建立社会主义市场经济的今天和将来，对于继续贯彻“因地制宜、合理布局、扬长避短、分类指导”的基本原则，具有重要的意义。

5. 编写了《中国中药资源丛书》。这套丛书是本次普查成果的集中反映，由 6 部系列专著组成，共约 1000 万字。其中《中国中药资源》从总览全局的角度，概要介绍了我国中药资源的种类、分布、蕴藏量和产量、开发利用的历史和现状、资源保护管理和发展战略研究等；《中国中药资源志要》收载了 12807 种药用植物、动物、矿物的基原、生境、分布和用途；《中国中药区划》以研究生态条件与经济状况相结合的方法，进行主要药材适宜区分析，以道地药材为主体，开展了区域特征研究，以县级普查资料为基础，自下而上进行了中药区划，为制定中药发展规划提供了可靠的基础和科学依据，拓宽了我国农业资源区划研究领域；《中国常用中药材》系统介绍了 137 种常用中药材的来源、分布、栽培（饲养）技术、药材性状及规格标准、商品产销情况等；《中国药材资源地图集》以图文并茂的形式，反映了全国和各省、市、自治区 321 种主要药材的品种分布和 126 种常用药材的产量分布；《中国民间单验方》选编出疗效确切、实用简便、行之有效的单验方 2 万个，反映了民间用药的丰富经验。

该丛书由科学出版社出版，对中药生产、经营、科研、教学、资源保护及各级有关领导决策等，都具有较高的实用意义和参考价值。

（三）中药材资源普查经验、问题和建议

全国中药资源普查历时 10 年，取得了重大成就，是一项功在国家、利在人民、造福子孙后代的千秋功业。这次普查，对实现中医药事业长远发展，保护我国中药资源具有十分重要的现实意义和深远的历史意义。

1. 经验体会

（1）领导重视、机构健全是普查工作的组织保障。中药资源普查工作受到了各级政府的重视和支持，许多市、县的市长、县长亲自担任普查领导小组组长，许多省级领导亲自到会布置中药资源普查工作，并帮助解决普查中的具体问题。普查经费的落实，是普查工作顺利进行的重要条件。中药资源普查经费是通过以中药企业为主，中央财政、地方财政补助和其他部门赞助的多种途径解决的。在经费十分困难的情况下，各级普查办公室，本着勤俭、节约的原则，少花钱，多办事，大部分县、市的普查费用都由企业自身消化了。

（2）部门协作和多方配合是完成普查工作的关键。中药资源普查是涉及多学科、多部门的系统工程。各部门、各专业之间协同作战，互相配合，专业之间相互融合，才能收到事半功倍的效果。本次普查得到了各级科委、农业、林业、卫生、科研、教学等部门的积极配合，如安徽、辽宁、青海、河北、宁夏等省区的农业、卫生部门直接参加并领导普查工作。许多大专院校、研究院所的专家教授对普查的技术工作进行指导，严格把关。全国中药资源普查和资料汇总审核及《中国中药资源丛书》的审定，都得到了国内许多知名专家和学者的大力支持。

2. 问题和建议

（1）由于客观条件的限制，使全国中药资源普查工作的广度和深度受到一定影响。我国幅员辽阔，各地的自然条件、经济技术条件差异很大。中药资源普查的重点在边远山区，但那些地方地域辽阔，山大沟深，加之人力、交通条件的限制，使一些资源潜力大的地区不能得到全面深入的调查。从全国来看，各省、区的技术水平不尽相同。因此，在组织普查时，西北部各省、区的难度大于东南部，因而工作进度也相应受到一定的影响。

(2) 缺乏普查工作经验，准备工作不充分。由于对普查的难度和实际做法认识不够，对这项工作的具体要求不够明确，经费不足，技术力量和技术水平参差不齐，技术培训工作跟不上，因此，普查起步阶段，各地工作进度不平衡，差距较大，直至普查中期，工作才走上正轨。

(3) 本次中药资源普查基本上摸清了全国中药资源种类、分布和开发利用现状。从今后的资源管理和开发利用的实际需要来看，资源调查工作的重点将由全面普查转向重点区域和重点品种的调查。如西藏、青海、新疆、内蒙古、云南等边疆地区仍然是资源调查和开发的重点区域。

(4) 加强资源动态监测和保护管理。由于客观条件和技术水平的限制，本次普查了解了主要品种资源量的一般情况，而资源量随着时间和空间的变化而处于动态平衡之中。要随时掌握资源的实际数量，根据资源的变化趋势，确定如何保护资源，如何开发资源，这就必须在今后的工作中加强资源的动态监测，更深入地研究调查资源量的科学方法，使调查的准确程度及工作效率有较大幅度的提高。

(5) 做好普查成果的宣传和推广应用。本次普查取得了前所未有的丰硕成果。普查编写的系统资料可供科研教学、生产经营等部门应用；通过普查发现的新资源、新品种可开发利用，创造新的经济效益。

二、中国中药材资源

(一) 中药材资源种类

1. 中药材资源种类的构成

中药材资源主要由药用植物、药用动物和药用矿物组成。据普查统计，我国的中药材资源种类有12807种(含种以下单位)，见表4-1。药用植物约占全部种类的87%，药用动物占12%，药用矿物不足1%。

表4-1　中药资源种类分类统计表

类　别	科数	属数	种数
药用植物	383	2309	11146
药用动物	395	862	1518
药用矿物	-	-	80

(1)药用植物种类：我国有药用植物11146种（含9933种和1213种下单位)，见表4-2。

表4-2　药用植物分类统计

类　别	科数	属数	种数
藻类	42	56	115
菌类	40	117	292
地衣类	9	15	52
苔藓类	21	33	43
蕨类	49	116	456
种子植物类	222	1972	10188

药用蕨类植物有446种（含12变种、5变型)，分属49科、116属，见表4-3。

表4-3　药用蕨类分类统计

类　别	科数	属数	种数
石松亚门	3	7	50
松叶蕨亚门	1	1	1
楔叶蕨亚门	1	2	8
真蕨亚门	44	106	387

药用种子植物有10188种（含种以下单位1103个)，分属22科、1972属，见表4-4。

表4-4　药用种子植物分类统计

类　别	科数	属数	种数
裸子植物亚门	10	27	124
被子植物亚门			
双子叶植物	179	1597	8632
单子叶植物	33	348	1432

(2)药用动物种类：我国有药用动物1581种含种以下单位（不含亚种)，分属11门、33纲、141目、415科、861属，见表4-5。

(3)药用矿物种类：我国有药用矿物12类、80种（原矿物)，见表4-6。

2. 各省、市、自治区中药资源种类

我国不同区域的30个省、市、自治区按行政区划所属6大区的种类数量排列，其顺序为：西南区→中南区→华东区→西北区→东北区→华北区。其中西南和中南两区的中药资源

表 4-5　药用动物分类统计

门	纲	目	科	属	种
原生动物门	1	1	1	1	2
海绵动物门	1	1	1	1	2
腔肠动物门	3	9	13	13	20
软体动物门	4	17	52	98	198
星虫动物门	1	1	1	2	2
环节动物门	3	4	8	13	31
节肢动物门	6	27	107	188	311
苔藓动物门	1	1	1	2	2
棘皮动物门	4	8	14	24	38
原索动物门	2	2	2	2	3
脊椎动物门	7	70	215	517	972

表 4-6　药用矿物分类统计

类　别	种类数	类别	种类数
铁化合物	7	汞化合物	2
铜化合物	6	砷化合物	4
镁化合物	16	硅化合物	16
钙化合物	13	有色金属	7
钾化合物	2	古动物化石	4
钠化合物	6	其他类	7

种类约占全国的 50%～60%，所属省区一般有 3000～4000 种，最高达 5000 种；华东和西北两区的种类约占全国种类的 30%，所属省区一般有 1500～2000 种，最高达 3300 种；东北和华

表 4-7　各省、市、自治区中药资源的种类

大区	行政区	药用植物		药用动物		药用矿物	其他	总计
		科数	种类	科数	种类			
华北	北京市	148	901	38	59	13	4	977
	天津市	133	621	68	98	9	0	728
	河北省	181	1442		242	30	0	1714
	山西省	154	953	70	133	30	0	1116
	内蒙古自治区	132	1070	12	240	30	0	1340
东北	辽宁省	189	1237	181	380	63	0	1680
	吉林省	181	1412	128	324	45	0	1781
	黑龙江省	135	818	21	34	1	3	856
华东	上海市	161	829	108	194	0	0	1023
	江苏省	212	1384	76	110	23	3	1520
	浙江省	239	1833	70	614	13	9	2469
	安徽省	250	2167	140	291	45	5	2508
	福建省	245	2024	200	425	13	0	2462
	江西省	205	1576	74	121	14	0	1711
	山东省	212	1299	85	150	17	4	1470
中南	河南省	203	1963	121	270	69	0	2302
	湖北省	251	3354	178	524	61	31	3970
	湖南省	221	2077	96	256	51	0	2384
	广东省	182	2500	62	120	25	0	2645
	广西自治区	292	4035		505	50	0	4590
	海南省	—	497	—	63	18	0	578
西南	四川省	227	3962	60	344	48	0	4354
	贵州省	275	3927		289	78	0	4294
	云南省	265	4758	119	260	32	0	5050
	西藏自治区	—	1460	—	540	4	0	2004
西北	陕西省	241	2730	129	474	40	47	3291
	甘肃省	154	1270		214	43	0	1527
	青海省	106	1461	65	154	45	0	1660
	宁夏自治区	126	917	86	182	5	0	1104
	新疆自治区	158	2014	69	153	43	0	2210

北两区的种类较少，约占全国种类的10%，所属省一般有1000～1500种，最高达1700多种，见表4-7。

在普查过程中，由于各省区选择药用种类的原则不同，以致有些省区在种类的数目方面明显偏少，如黑龙江省、海南省等，均待进一步增订。

3. 传统中药、民族药和民间药

广义的中药概念包括中药、民族药和民间药（草药）。

（1）传统中药：指广义使用，并作为商品在中药市场流通，以传统中医药学理论阐述药理作用并指导临床应用，加工炮制比较规范的天然药物及其加工品。在全国中药材交流会中，交流的中药材一般在800～1000种，最高时达1200种，其中野生种类约占80%，栽培种类约占20%。在全国经营的药材品种中，常用药材约500～600种，次常用药材约200种，不常用药材约100种，还有不少冷门药。从各地经营规模看，北京、天津、上海、广州等大城市一般为700～800种，中小城市在500～600种，县及县以下为300～400种。上海是我国经营药材品种最多的地区，最多时可达1070种。在中药材种类中，植物类药材有800～900种，约占40%；动物类药材100多种；矿物类药材70～80种。在植物类药材中，根及根茎类200～250种，果实种子类180～230种，全草类160～180种，花类60～70种，叶类50～60种，皮类30～40种，藤木类40～50种。此外还有菌藻类约20种，植物类药材加工品20～25种。在动物类药材中，有无脊椎类30～40种，昆虫类30～40种，鱼类、两栖类、爬行类40～60种，兽类60～80种。

中药资源显著的地域性决定了各地生产、收购的中药材种类不同。北方各省、区收购的家野药材一般在200～300种，南方各省、区收购的家野药材约300～400种。

（2）民族药：指除汉族外，各个民族在本民族区域内使用的天然药物。民族药有独特的医药理论体系，受到民族医药学或民族用药经验的指导，多自采自用，或采用行医售药的经营方式。全国55个少数民族，近80%的民族有民族药物，其中自成体系的民族医药约占1/3。我国的民族药种类约有4000多种。

① 藏药：现代藏药应用的地域，除西藏自治区以外，还包括青海、四川、云南和甘肃等省所属的一些藏族自治州和自治县。青藏高原有藏药2436种，其中植物类2172种，动物类214种，矿物类50种。四川阿坝藏族自治州有藏药1000多种，甘孜藏族自治州1127种中药中，有23%为藏医使用。西藏、青海、四川、甘肃、云南、新疆等省区合编的《藏药标准》中收载藏药227种，其中植物药197种，动物药17种，矿物药13种。

② 蒙药：内蒙古自治区和东北、西北一些地区蒙族居住区都使用蒙药。我国约有蒙药2230种。内蒙古自治区有蒙药资源1342种，其中植物药926种，动物药290种，矿物药98种，其他类28种。区内常用蒙药500余种，经营蒙药约400种，还有蒙族专用药260种。

③ 维药：基本上在新疆自治区范围内应用。全区有维药600多种，较常用的维药有360种左右，其中地产资源160种，占维药的27%。

④ 壮药：主要集中用于广西自治区。全区有壮药709种，常用壮药500多种，以动物药使用较为普遍。

我国在收集和整理民族药方面做了很多工作。四川整理了羌族常用药100种；湖南整理了苗族、土家族、瑶族、侗族等民族药361种；云南德宏自治州收集傣药330种，景颇族药123种；广州收集毛难族药556种；广西有瑶族药555种，侗族药298种，仫佬族药259种，苗族药213种，京族药27种，彝族药21种。

（3）民间药（草药）：指具有地方使用习惯的民间药物。有一定的区域性和局限性，多以口传身授方式流传于民间，缺少完整的理论总结，一般未进入市场流通。在中药资源中除去传统中药和民族药外，多属民间药范畴。我国的民间药约在500种左右。如河北省有中药资源1714种，商品药材占13%，其他多作为草药在民间使用；浙江有民间药1171种，占全省中药资源种类的62%；广西的民间药占全省中药资源种类的80%；陕西太白山地区以“七”字命名的民间草药有104种，如桃儿七、红毛七、长春七、金牛七等。

（4）海洋药物：中国海大陆架面积非常广

阔，自然条件优越，海洋药用资源十分丰富，有海洋药用生物资源628种，其中海藻类6门、35科、92种，动物类191科、535种。见表4-8。

（二）中药材资源分布

表4-8 中国海域中药资源种类表

	海藻类	动物表									
		腔肠动物	环节动物	星虫动物	软体动物	节肢动物	苔藓动物	棘皮动物	脊索动物	小计	合计
全国	92	18	5	3	121	36	2	35	266	486	578
渤海、黄海、东海	80	10	5	3	90	35	2	19	250	414	494
南海	66	13	4	1	93	9	2	24	184	323	396

根据综合自然条件的明显差异，我国自然区域可概分为东部季风区域、西北干旱区域和青藏高寒区域。中药资源分布及其规律与自然区域的划分具有相对一致性。

1. 东部季风区域的中药资源分布

本区南端为南沙群岛的曾母暗沙，北至漠河附近的黑龙江主航道，南北跨纬度约50度，占全国总面积的44.4%。区域内热量分布南北差异显著，中药资源呈现纬向地带性分布。依据热量和植被变化，可分为5个区。

(1) 东北寒温带、温带区

包括黑龙江省、吉林省大部分和辽宁省小部分。有中药资源近2000种，其中药用植物约1700种，药用动物约300种，药用矿物约50种。代表性种类药用植物有人参、关黄柏、关木通、平贝母、辽细辛、北五味子、关苍术、刺五加、刺人参、满山红、桔梗等；药用动物有梅花鹿、熊、林蛙等；药用矿物有龙骨、云母、麦饭石等。

大兴安岭北部山地气候寒冷，药用植物种类较少，但蕴藏量大，如细叶杜香、越桔、兴安百里香、山杏、龙胆、草苁蓉、红景天、蓍草、黑水缬草、手掌参等。药用动物有马鹿、麝、狍、獾、刺猬、林蛙等。

东部山地中药资源种类多。长白山地有药用植物900多种。代表性种类多，有紫杉、马鞍树、关黄柏、暴马丁香、毛榛、刺五加、北五味子、东北雷公藤等。药用动物有梅花鹿、黑熊、棕熊、紫貂、水獭、长白蝮蛇、蟾蜍、林蛙等。

(2) 东北暖温带区

包括辽宁、山东低山丘陵、华北平原、冀北山地和黄土高原。有中药资源2000多种，其中药用植物1700种，药用动物300种，药用矿物50种。药用植物主要分布有柴胡、知母、远志、黄芩、北沙参、大黄、九节菖蒲、酸枣、祁州漏芦等。盛产的地道药材有4大怀药（地黄、山药、牛膝、菊花）、紫菀、薏苡、祁白芷、板蓝根等。药用动物有珍珠、蝎、土鳖虫、麝香、石决明等。矿物药有滑石、赭石、石膏等。

华北平原是家种药材主要产区，以安国县为例，种植药材200多种，年产量达$2\times10^5\sim5\times10^5$kg以上。冀北山地分布一些耐寒和耐旱种类，如木贼麻黄、草麻黄、黄芪、防风、黄芩、苦参、柴胡、知母、升麻、北苍术等，动物药有驴皮阿胶、牛黄、刺猬皮、全蝎、五灵脂、土鳖虫、斑蝥等。黄土高原的中药资源种类相对较少，但产量大，主要种类有大黄、连翘、党参、九节菖蒲、麻黄、甘草、枸杞、银柴胡、瑞香狼毒、酸枣等。

(3) 华中亚热带区

包括长江中下游流域，浙江全省，福建大部和两广北部。中药资源种类有3000种，其中药用植物约2400种，药用矿物约50种。本区是我国湖泊密度最大的地区，分布大量水生、湿生药用植物，如芦苇、水烛、香满、黑三棱、石菖蒲、菖蒲、谷精草、半边莲、薄荷、鱼腥草等。动物药有珍珠、蟾蜍、地龙、刺猬皮、土鳖虫、鳖甲、龟板、僵蚕、蝉蜕、水蛭、蜈蚣等。

长江中下游平原分布一些常用药材种类，产量大，质量好，如明党参、葛根、夏枯草、乌药、女贞子、百部、瓜蒌、太子参、夏天无、马兜铃、乌梅等。江南山地丘陵基本上为亚热带种类，如浙江的浙八味（浙贝母、麦冬、玄参、白术、白芍、菊花、延胡索、温郁金）、安徽的四大皖药（白芍、菊花、茯苓、牡丹皮）、江苏的茅苍术、苏薄荷，湖北的黄连、茯苓、独活、厚朴等。动物药主要有穿山甲、蕲蛇、白花蛇、蜈蚣等。矿物药有雄黄、朱砂、信石、石燕等。南岭山地的药用植物有从中亚热带向南亚热带交汇过渡的显著特征。代表性种类有钩藤、红大戟、走马胎、蓖子三尖杉、金毛狗脊、三尖杉、山姜、零陵香、槲蕨、桫椤、广防己、桃金娘、两面针、使君子、半枫荷、罗汉果、薯芋、了哥王、铁包金、巴豆等。

(4) 西南亚热带区

包括四川、云南、贵州三省及陕西、甘肃南部地区。有中药资源种类5000多种，其中药用植物4800种，药用动物约300种，药用矿物约70种。本区是全国药材的主要产区，药材年产量占全国1/3以上。地道药材多，如"云药"中的三七、云木香、云当归等；"川药"中的川芎、川附子、川黄连、川独活等；"贵药"中的天麻、石斛、杜仲、吴茱萸等。矿物药以朱砂、雄黄在国内占重要位置。

秦巴山区的中药资源种类达1500种左右，特有药用植物有太白贝母、太白米、凤凰草、枇杷芋、独叶草、祖师麻、黄瑞香、太白美花草、太白乌头、太白黄连、朱砂莲、独叶草等。药用动物主要有林麝、豹、黑熊、灵猫、大鲵、穿山甲、乌梢蛇等。四川盆地是著名药材产区，栽培的地道药材有川芎、麦冬、附子、郁金、泽泻、白芍、白芷、川明参、补骨脂、巴豆、使君子、川榛子等。云贵高原有中药资源种类约4500种，珍贵、稀有种类有珠子参、三尖杉、冬虫夏草、金铁锁、雷公藤、川贝母、多种重楼、麝香、牛黄等。药用矿物有朱砂、雄黄、滑石、炉甘石、芒硝、钟乳石、赭石等。

(5) 华南南亚热带、热带区

包括粤桂、闽粤沿海及台湾北部、海南岛、南海诸岛、台湾南部、滇南山间谷地。分布有阳春砂、肉桂、儿茶、马钱子、白豆蔻、草果、荜茇、胡椒、石斛、八角茴香、苏木、诃子、余甘子、鸦胆子、丁香、广藿香等热带药用植物。种植的地道药材有木蝴蝶、高良姜、化州橘红、新会陈皮、巴戟天、德庆何首乌等。主要药用动物有穿山甲、蛤蚧、刺猬、金钱白花蛇等。大宗海产药材有海龙、海马、珍珠、海带、昆布、海龟、石决明、海藻、石莼等。

海南岛有药用植物2500种，槟榔、益智为该地区南药的代表品种类。台湾省有药用植物约1000种，仅民间蛇药就有近200种。西双版纳有中药资源种类1766种，成功地引种南药100余种，如儿茶、云南萝芙木、爪哇白豆蔻、檀香、苏木、毒毛旋花子、羊角拗、美登木、金鸡纳，以及国外种类如胖大海、吐根、非洲血竭、印度萝芙木、印度马钱、番泻叶、古柯等。

2. 西北干旱区域的中药资源分布

本区域位于我国西北部，占全国总面积的35.2%。自东向西，由半干旱草原区进入干旱荒漠草原区，以至极端干旱荒漠区，中药资源呈现经向地带性分布的特点。包括新疆、宁夏、内蒙古的全部，以及甘肃、青海、陕西、山西、河北等省的部分地区。

(1) 内蒙古温带区

包括贺兰山以东的内蒙古高原和大兴安岭西坡，有中药资源约1400种，其中药用植物约1200种，药用动物约200种，药用矿物约30种。分布以喜阳光、耐旱、耐寒的种类较多，大宗和地道药材有甘草、麻黄、防风、黄芪、柴胡、赤芍、北苍术、辽藁本、黄芩、郁李、款冬花、银柴胡、远志、知母等。药用动物主要有马鹿、麝、熊、刺猬等。药用矿物以石膏、龙骨为代表，还有云母、白石英、阳起石、禹粮石、麦饭石、蛇含石等。

(2) 黄土高原温带区

包括贺兰山以东的内蒙古高原和大兴安岭西坡。有中药资源约1200种，其中药用植物约1000种，药用动物约200种，药用矿物约30种。主要药材种类有秦艽、赤芍、甘草、锁阳、肉苁蓉、柴胡、款冬花、罗布麻、柽柳、蒺藜、骆驼蓬、沙茴香、苦豆根等。药用动物有麝、马鹿、鹅喉羚羊等。药用矿物有石膏、大青盐、龙骨、芒硝等。

(3) 甘新温带暖温带区

包括内蒙古高原西部、河西走廊和新疆。有中药资源约1400种，其中药用植物约1200种，药用动物约150种，药用矿物近30种。地道药材有甘草、麻黄、枸杞子、肉苁蓉、新疆软紫草、银柴胡、锁阳、秦艽、雪莲花、龙胆、列当等。药用动物有鹿、麝、鼯鼠、鹅喉羚羊、虻虫等。药用矿物有石膏、硫黄、云母石、阳起石、炉甘石、玄精石、芒硝、滑石、鹅管石、礞石、大青石、自然铜等。

3. 青藏高寒区域的中药资源分布

本区域位于青藏高原，占全国总面积的20.4%。中药资源多是耐寒、耐旱的高原特有种类。已经营的野生药材约50种，如川贝母、冬虫夏草、胡黄连、大黄、天麻、秦艽、窄竹叶柴胡、龙胆、雪莲花、羌活、细叶滇紫草、法罗海、珠子参、甘松、甘西鼠尾、岩白菜、麝香、鹿茸、牛黄、五灵脂等。

(1) 青藏东南部区

包括青藏高原东部、南部及横断山脉的北段。以阿坝藏族自治州为例，有药用植物1232种，药用动物225种。地道药材有羌活、金铁锁、岩白菜、川黄芩、珠子七、蒙自藜芦、川赤芍、独蒜兰、鹿含草、多种红景天等。代表性种类还有红毛五加、多种贝母、独一味、滇紫草、天仙子、鸡蛋参、佛手参、雪茶、珠芽蓼、雪灵芝、山岭麻黄等。

(2) 青藏中部区

包括长江河源区、羌塘高原和雅鲁藏布江上游地段。有中药资源约700种，其中野生药材有300种。主要有冬虫夏草、川贝母、黄芪、秦艽、赤芍、龙胆、大黄、甘西鼠尾、党参、鹿茸、麝香、雄黄等。藏药种类较少，如洪连、独一味、山莨菪等。代表性种类有唐古特山莨菪、唐古特瑞香、鹅绒委陵菜、马尿泡等。

(3) 青藏西北部区

包括羌塘高原北部及昆仑山西段和中段。有中药资源约200种，主要种类有瑞香狼毒、火绒草、水母雪莲花、异叶青兰、二裂委陵菜、青海棘参、高山唐松草、珠芽蓼、膜果麻黄、山岭麻黄、马勃、马尿泡、绿绒蒿、大黄、多种红景天等。药用动物主要有藏羚羊、藏绵羊、野牦牛、野驴等。药用矿物有硼砂、大青盐、石膏、芒硝、玛瑙、硫黄、天然碱等。

4. 海洋中药资源区

本区位于我国大陆的东部和东南部，北自鸭绿江口，南至北仑河口，整个海域包括渤海、黄海、东海、南海。有海洋中药资源578种，其中海藻类约92种，动物类486种，矿物与其他类4种。常用药材有海藻、石决明、海马、紫贝齿、瓦楞子、珊瑚、海龙、牡蛎、珍珠母、海浮石等。

(1) 渤海、黄海、东海区

本区位于我国大陆以东，包括渤海、黄海和东海，习称东中国海。全区有中药资源494种，其中有南海未见分布的135种。野生海产药材中以海藻、海龙、海浮石、石决明、瓦楞子等蕴藏量较大。山东、福建、浙江产的海藻，辽宁、山东产的毛底海决，浙江产的鱼脑石，浙江、福建、山东产的海螵蛸等为地道药材。大规模繁殖的有海带、蛤贝、杂色鲍、泥蚶、牡蛎、海参等。

(2) 南海区

本区位于我国最南端，海域辽阔，有中药资源396种，其中主要分布于南海的特有种有40种，以海蛇、海参、珊瑚、贝齿、玳瑁、海龟、鲎等为主要种类，海藻、海胆、海星、沙蚕、鲸、海豚等数量较多。人工养殖面积较大的有珍珠、海马、牡蛎、文蛤、江蓠等。

(三) 中药资源蕴藏量和产量

中药资源的蕴藏量是指药用植物、动物和矿物在一定时间和区域范围内的自然蓄积量。蕴藏量可分为总蕴藏量和可利用蕴藏量。药用植物和药用动物为再生性资源，它们在自然界的总蕴藏量（又称生物产量）是指野生药用植物和药用动物蕴藏量的总和，减去其中不符合药用标准的部分和难于采收的部分，即为可利用蕴藏量（本次普查测算可利用蕴藏量）。药用矿物为非再生性资源，其蕴藏量即为储量。中药资源的产量则是指家种（栽培）的药用植物或养殖的药用动物的生产量。

每种药用资源在具备优良质量的同时，还必须具备可供利用的一定的蕴藏量和产量，两者兼备，才能实现良好的经济效益和社会效益。因此，蕴藏量和产量是正确评价中药资源开发价值的重要因素。只有在明确中药资源种类和质量的基础上摸清资源的蕴藏量和产量，才能有目的、有计划地进行开发利用。所以，加强对中药资源蕴藏量的调查，正确掌握我国中药资源蕴藏量的现状和变化规律，对于中药资源的开发利用和保护都有极为重要的意义。

1. 中药材资源蕴藏量的调查

(1) 调查对象

中药资源蕴藏量的调查是一项技术要求

高、实用价值大的工作。本次蕴藏量的调查选定了 362 个品种作为蕴藏量的调查对象。包括大宗地道药材，资源正在减少的品种，具有显著功效的民族药和民间药。被调查的 362 个品种中，植物药材 320 种，动物药材 29 种，矿物药 13 种。在植物药材中，包括根及根茎类、藤木类、叶类、花类、果实类、皮类、全草类、菌藻类、树脂类、其他类。

(2) 调查方法

中药材资源来源复杂，种类繁多，分布零散，药用部位各不相同。生长于各种不同区域和环境中，各种药材生长年限长短不一，而蕴藏量的调查又涉及农业、林业、牧业等。根据这种复杂的情况，采用了综合估算法，即野外实地调查与有关的历史数据、资料相结合，进行综合分析，确定每种中药资源蕴藏量。

实地调查是取得中药资源蕴藏量第一手材料的重要方法。在充分掌握被调查地区的地形、土壤等有关资料的基础上，制定切实可行的调查路线和调查方案，进行实地调查。调查内容包括药材的来源及其分布范围、标本采制、样方、样地实测。

为了保证实地调查数据和资料的一致性，全国各省、市、自治区根据全国统一制定的中药资源调查表和重点药材购销情况调查表的要求，按照种类填报数据，以县为单位填写，逐级审核汇总。

(3) 蕴藏量的测算

中药材资源蕴藏量的调查，以植物药材为主。植物药材蕴藏量调查重点是分布面积和单位面积蕴藏量的测算。分布面积的确定是蕴藏量测算的第一要素。对于一些分布区域比较集中的品种如甘草、阿魏等，采用直接测算法来确定分布面积；对分布广又零散的种类则利用大比例植被图、土壤类型图、草场类型图等，按照所要调查品种的生态类型来推定分布面积。单位面积蕴藏量的测算，是测算蕴藏量的第二要素。样方法为测算单位面积蕴藏量的主要方法。资源分布广泛、群落单一的种类，宜用样方法测算。植物药材样方面积一般为乔木类 10m×10m 或 5m×5m；灌木类 4m×4m 或 2m×2m；草木类 2m×2m 或 1m×1m。累计样方面积一般不低于分布面积的 1%～2%。

植物药材以根、根茎、花、果实、种子、叶、皮及树脂等入药。蕴藏量的计算应注意区别不同的药用部位。各种药材生长年限不同，除叶、花、果实、种子等植物药材可连年收获外，大部分品种为一次性收获。对不同生长年限的植物药蕴藏量的测算应分别进行。

2. 中药材资源的蕴藏量和产量

(1) 中药材资源蕴藏量概况

在大宗植物药材蕴藏量和产量的调查中，野生蕴藏量在 40 万吨以上的有甘草、麻黄、罗布麻、刺五加 4 种；10 万～40 万吨的有苍术、黄芩等 8 种；5 万～10 万吨的有山豆根、木贼等 23 种。

以栽培为主的药材有 120～150 种。正常年产量约 35 万吨，其中万吨以上的有地黄、山药、茯苓、党参、当归、干姜、薏苡仁 7 种。

(2) 中药材资源蕴藏量的分析

野生药材蕴藏量与产区：调查表明，野生药材的分布高原和山地多于丘陵区，丘陵区又多于平原区，北方多于南方。如长白山、大兴安岭、太行山、天山、大巴山、伏牛山、大别山、秦岭、大娄山等都是野生药材蕴藏量较丰富的区域。由于北方地区气候寒冷，植被类型较南方简单，因此药材的种类少于北方。但是，北方的植物群落结构比较单一，分布地域广阔，因而资源蕴藏量大于南方。如甘草、麻黄、刺五加、罗布麻、苍术、黄芩、赤芍等蕴藏量较大的品种，多数分布在北方各省。

栽培药材产量与产区：我国大兴安岭、太行山至青藏高原以东的广大地区，气候湿润，光照充足，土地肥沃，生产力水平较高，既是粮、棉、油等农产品的主产区，也是药材的主要栽培区，尤以长江、黄河流域药材种植面积和产量最大，其次是珠江中下游平原和杭嘉湖平原。

全国药材种植面积以四川最大，每年种植 30 万亩左右；陕西、甘肃次之，每年种植 20 万亩左右；山西、山东、浙江、河南、湖北、广东均在 10 万亩以上。

全国药材年产量甘肃第一位，四川居第二位，河北、山西、河南和广东也是产量较多的省。

3. 中药材资源蕴藏量的变化趋势

随着市场需要量的大幅度增长，在经过长

时期大量开发之后，常用野生药材蕴藏量都有不同程度下降，而由野生变家种、家养的种类逐渐增加。建国40多年来，栽培药材已达200多种，多数家种药材已能满足市场需要。但是，由于多方面原因的限制，不可能把所有的野生药材都变为人工栽培或养殖。因此，保护野生药材资源，进行人工抚育管理，已经成为不可忽视的长期任务。

野生药材资源急剧减少。目前全国经营的药材品种80%仍然来自野生资源。据调查，甘草、黄芩、远志、川贝母、冬虫夏草、麝、蛇类等许多药材资源蕴藏量逐年减少。

我国边远地区中药资源开发大有潜力，西藏、新疆、青海、云南、黑龙江等边疆省(区)，可供开发利用的药材种类很多，蕴藏量也比较大。但由于交通和经济技术等多方面的原因，资源利用率不高。在今后一段时间里，边远省、区成为中药资源开发的重点地区。

（四）中药材资源的开发利用

我国中药材资源开发利用历史悠久。从神农尝百草到东汉《神农本草经》问世，从明代《本草纲目》到现代《中华本草》的编纂，浩瀚的本草文献反映了我国医药学发展和开发利用中药资源的丰富经验。

新中国成立后，中药资源的开发利用得到了健康而迅速的发展，不断向更高层次及更加广泛的领域开拓。

1. 中药的生产经营

中药包括中药材、饮片和中成药三部分。中药材生产、中药饮片加工和中成药工业的发展，逐步形成了中成药的三大产业。

我国对中药的生产经营十分重视。1955年和1956年，商业部、卫生部、全国供销合作总社两次召开中药专业会议，对110种主要药材和236种一般药材的采集和种植做了安排。1958年，周总理签发了国务院《关于发展中药材生产问题的指示》，明确了中药材生产、供应的方针。从此，中药生产出现了新局面。中药材的80%来自野生，品种繁多，属性复杂，经过不断调整，基本上保持了稳定供应。目前，中药工作日趋开放搞活，由封闭式的经营转向多渠道、少环节的开放式经营，野生药材的采集、收购灵活多样，收购量逐年增加，中药材生产持续、稳定地发展，种植的品种、面积、产量有大幅度增长。据统计，80年代中期，全国每年栽培药材200多种，年平均播种面积200多万亩（不含留存面积），年产药材20万～30多万吨。到80年代末，全国药材种植面积达500万亩，各地建设了一批以地道药材为龙头的生产基地。天麻、细辛、五味子、山茱萸、杜仲、羌活等多种药材引种成功，投入生产。冬虫夏草试育成功。药用动物人工养殖获成功的有全蝎、蜈蚣等19种。积极开发新技术，成功地开展了活麝取香、活熊取胆汁等项研究。南药及进口药材引种形成了一定生产能力的有西洋参、西红花、红豆蔻、丁香、砂仁等30多种，南药进口由50年代的70种减少到80年代的38种。1955年药材收购金额达14亿元，比1957年增长了5倍。全国每年收购药材1000多种，总收购量40多万吨，其中野生药材占60%。

加强了中药饮片工业的技术改造。1989年大中城市的饮片厂基本上实现了机械化、半机械化生产，改进了饮片加工工艺和炮制方法，饮片设计日益美观大方、轻便牢固。仅广东、广西、北京、大连、青岛等地出口饮片已达数万吨，1985年仅加工的党参、当归、怀山药、人参、鹿茸等42种药材饮片出口至德国、意大利、法国、日本和东南亚国家和地区的数量即多达26万千克。

中成药是中药资源开发的产品。40多年来，中成药生产由过去的前店后场发展成初具规模、较为完整的现代工业体系。据1989年统计，全国有中药厂600多家，固定资产115亿元，年产值3000万元以上的大中企业22家。

2. 民族药和民间药的开发

建国以来，民族药的调查整理和开发利用取得了长足进展，陆续出版了一批有影响的民族医药文献和书籍，如藏族的《晶珠本草》《四部医典》，傣族的《档哈雅》等。据不完全统计，已从藏、蒙、维、傣等10多个民族应用的药物中开发了20多种新药，如“傣肌松”、“神衰果素片”、“青叶胆素片”等，还有从蒙药中开发的“金莲花片”，藏药中开发的“藏茵陈胶囊”等。

我国曾多次进行民间药的发掘活动，编写

了各种单方、验方集。本次中药资源普查搜集了民间单方验方数10万个。经整理后，编写了《中国民间单验方》，共载方2万余首，包括200多种病症，书中约有1/5处方应用了民间药。我国已从民间药中发掘和研制出一批新药。80年代，广西开发民间药新产品45个，宁夏发掘了20多种民间药资源，江西将民间药草珊瑚研制成“肿节风针剂”和“复方草珊瑚含片”等。不少民间药已进入经营领域，《中华人民共和国药典》(1990年版）收载了10余种草药，如断血流、满山红、祖师麻、羌活鱼、苦豆子等。

3. 海洋药物开发

我国是世界上利用海洋药物最早的国家之一，历代本草收载的海洋药物有100多种。

海洋药物在中医配方和民间用药方面应用广泛。《中华人民共和国药典》(1990年版)收载了海藻、瓦楞子、石决明等10余种。中成药各种剂型中约有200种含有海洋药物，如牛黄清脑丸、海龙蛤蚧晶、醉虾酒等。近年来，我国已研制了不少海洋新药和新产品。如以海带为原料研制的新药血海灵、甘露醇烟酸片、降醣素等，利用海藻类开发的产品有褐藻淀粉酯钠、藻酸双酯钠、褐藻胶、卡拉胶等。珍珠系列有珍珠片、珍珠胶囊、珍珠膜剂、合珠片等。海洋保健食品的开发十分活跃，如海带饴、海带酱、小球藻昆布茶等。饮料有海马酒、海蛇酒等。应用牡蛎开发的有活性钙、龙牡壮骨冲剂等。

4. 新资源开发

(1) 新资源和进口药的国产资源

在历次中药资源调查中，发现了大量新药源和进口的国产资源。如新疆的阿魏、甘草、紫草、伊贝母，青海的枸杞子、党参，西藏的胡黄连、大黄，云南的诃子、儿茶、芦荟、云南马钱，广西的安息香、龙血树，广东和广西的土沉香、降香、苏木、萝芙木、羊角拗，海南岛的大风子，东北地区的缬草、鼠李皮、野生麦角，黑龙江的刺五加，江西的夏天无，安徽的断血流等。通过对药物近缘种的研究，开发新药，成绩显著。如分布在云南南部的云南萝芙木和披针叶萝芙木中找到了印度蛇根木含有的蛇根碱类成分，可治疗高血压，现已进行工业化生产。从进口药材的国产近缘植物中寻找代用品的实例很多，如安息香、马钱子、胡黄连、大风子、阿魏等找到了国产近缘植物代用品。应用有效成分为指标，对近缘植物做了比较系统和深入的研究工作，已进行这方面研究的主要种类有小檗属、杜鹃属、人参属、薯蓣属、千金藤属、细辛属、鼠尾草属、葛属、术属、乌头属、黄连属、大黄属、萝芙木属、甘草属、三尖杉属、石蒜属、延胡索属、五味子属、丹参属、金银花属、莨菪属、紫草属、蒿属、柴胡属、淫羊藿属、苦参属、山楂属、厚朴属等。

寻找某些有类似活性作用的动物药资源也取得了不少成果。如水牛角具有犀牛角类似作用，黄羊角和山羊角具羚羊角类似作用，灵猫香具麝香的类似作用等。

(2) 提取有效成分做制药原料

从一些药用植物中直接提取有效成分做制药原料和合成药物中间体的种类为数不少。如从小檗属植物中提取消炎药物黄连素，从千金藤属植物中提取催眠镇痛药物颅痛定，从岩白菜属药用植物中提取治疗气管炎的药物岩白菜素等。从植物中提取的原料药还有薯蓣皂甙、山莨菪碱、齐墩果酸、香芙兰素、大麻素、高乌甲素、靛玉红、川芎嗪、大蒜新素、斑蝥素等。从药用植物中提取有效成分，并制成新药的有青蒿素、石杉碱甲、丁公藤碱、樟柳碱、毛冬青甲素、川楝素、芫花酯甲、天花粉蛋白等。

以某些药用植物含有的某种成分作为半合成原料，通过化学合成或改造结构，制成高效、低毒的新药物。如从黄藤茎木中提取巴马汀，经氢化后，得到延胡索乙素。一些天然成分经结构修饰后用于临床的还有抗痫灵、红古豆醇碱、甲基斑蝥素、丹参酮Ⅱ磺酸钠、甲基青蒿素、亚硫酸穿心莲内酯等多种。

(3) 扩大药用部位和传统药物的新用途

通过对某些药用植物的不同部位进行成分分析、药理试验和临床观察，往往可扩大其应用范围或药用部位。如钩藤的茎枝，黄连的地上部分的须根，杜仲叶、苏木根、砂仁叶提取的挥发油等，都已供药用。

通过系统研究，发现了一些传统药物的新用途。如大黄用于治疗急腹症的胰腺炎、胆囊炎、肠梗阻，山楂用于治疗冠心病、高血压、高脂血症等，白芷用于胃病、银屑病，青黛用于白血病和银屑病，贯众用于治疗乙型肝炎等。

5. 中药材资源的综合开发

中药材资源开发在纵深发展过程中，其功能和价值受到越来越广泛的重视，中药资源的产品开发已渗透到日用化工和日常生活的很多方面。

(1) 保健食品和保健饮料

药膳包括食疗、食治和食补。我国许多城市开设了药膳餐馆，开发了许多药膳食品，各种药膳菜肴、饭粥、面点、汤羹、饮料、酒、糖果等有几百个品种，如茯苓夹饼、茯苓包子、龟苓膏、银花露、虫草鸡、川贝雪梨等。据统计，用于药膳的中药种类共120多种，其中大多为常用药材。

目前,市场上有各种的中药口服液制剂,如人参蜂王浆口服液、云南花粉田七口服液、刺五加蛤蚧精口服液、五加参精口服液等等。罐头食品中有以山药为主要原料开发的怀参罐头。应用中药资源开发的饮料、保健茶种类极多，如少林可乐、天府可乐、沙棘饮料、人参茶、北芪茶、绞股蓝茶、菊花晶等。药酒类如人参酒、五味子酒、参茸多鞭酒、三蛇药酒等等。含药保健糖果有润喉软糖、薄荷糖、枸杞水晶糖等。

(2) 日用品方面的开发利用

古代本草中记载了多种美容药物,《本草纲目》收载有美容作用的药物500多种。目前，用于化妆品工业的中药资源种类约200多种。中药化妆品的发展很快，有着广阔的市场和开发潜力。有些种类已形成系列产品，如人参系列、当归系列、芦荟系列、田七系列等等。

中药型牙膏的特点是洁牙并防治牙病及多种口腔疾病。近年来，药物牙膏日益增多，如两面针牙膏、三颗针牙膏、草珊瑚牙膏，以及用人参、千里光为原料生产的各种牙膏。新近又推出了生发乌发牙膏、减肥牙膏等。

中药型卷烟即加药卷烟降低了烟中的焦油含量，有养心安神效果，可减少抽烟引起的气管炎发病率。作为药物应用的主要有洋金花烟、罗布麻烟等。药物型鼻烟是将烟丝磨碎后，与麝香、龙脑等混合制成。另外，中草药还用于戒烟，如戒烟糖、戒烟灵香水等。

多种中药资源用于制造药皂、空气清新剂、保健药枕、电热药毯、药物鞋垫、防裂袜、健身鞋、保健服装等。

中药资源开发利用的范围很广，除上述内容外，在农药、杀虫剂、香精与香料、天然色素、甜味素、苦味素等等方面都有着广泛的应用内容。

(五) 中药资源的保护和管理

中药资源是自然资源的重要组成部分，属于天然药物的范畴。目前全国经营的中药材中，约80%的种类来自于野生资源，而草药和民族药则大部分来自野生植物和野生动物资源。

随着国民经济的迅速发展和人口的急剧增长，医疗、保健、轻工、化学等方面对中药资源的需求量猛增。同时，合理开发利用中药资源，做好保护和管理工作，保证中药资源的可持续利用，已成为必须高度重视和亟待解决的问题。

1. 中药资源保护的必要性

长期以来，由于对合理开发利用中药资源的认识不足，以致在一些地区不同程度上对中药资源进行了过度采伐和捕猎。又由于不适当的垦殖和其他一些原因，使一些药用动物、植物丧失了适宜的生存环境，有些种类趋于衰退或濒临灭绝，一些中药的优良种质正在消失或解体。人类社会的经济活动对中药资源的生长环境也造成了一定的污染和破坏。

目前，野生中药材的蕴藏量普遍存在着不同程度的下降趋势。1980～1990年间，紧缺脱销4年以上的药材品种达82种，其中58.5%为野生药材资源。以甘草为例，全国蕴藏量比50年代减少达40%以上。由于大量采挖，山西、山东两产区已不能提供产品，陕西、甘肃野生甘草只有零星分布，东北的优质“棒草”已不多见，内蒙古甘草产量锐减，主产区已由内蒙古转向新疆。又如江苏道地药材茅苍术，历史最高收购量6.6万公斤，1983年仅收1200多公斤，近年来，每年仅收百公斤了。占商品药材总量约40%的栽培药材其野生种质资源受到很大破坏，有些种类的野生植株已很难找到，如人参、三七、川芎、当归、厚朴、杜仲等。有些栽培药材资源受到了严重破坏，如厚朴、杜仲、黄柏。由于价格猛涨，管理不善，导致在湖北、湖南、陕西、四川、贵州等主产区乱砍乱伐，破坏严重。

动物药资源破坏情况更为突出。如麝香，在30～40年代，我国出口量占世界市场总量的70%；50年代，我国多数省区均有麝的分布，估计有300万～400万头，年收购麝香6万两左右；70年代已下降为100万～200万头，年收购麝香仅2万～3万两，分布地区已仅见于四川、云南、西藏等少数省区了。龟甲、鳖甲、蛤蟆油收购量均比50年代下降了一半多。

矿物药资源在一些地区也有不同程度的破坏，如龙骨、自然金、辰砂等都曾出现滥采乱挖的现象。

当前，我国中药资源明显减少，物种濒危现象普遍存在，资源状况不容乐观。尽管造成资源减少的原因是多方面的，但对中药资源的保护认识不足、保护措施不力、环境遭到人为破坏乃是主要因素。因此，加强中药资源的保护和管理十分必要。

2. 中药资源保护管理的现状

建国以来，我国相继制定了《森林法》《环境保护法》和《野生动物保护条例》等自然资源保护法规，建立了600多个不同自然景观和生态系统的国家级或地方性自然保护区，有效地保护了包括中药资源在内的自然资源。

1987年，国务院颁发了《野生动物保护条例》，不少省、区在保护和管理中药资源的工作中取得了一定成效。新疆、内蒙古、宁夏公布了保护甘草的规定，新疆发布了保护麻黄的规定，广西发布了保护龙血树的规定。广西自治区批发了《关于加强药用资源保护工作的通知》，严禁在安息香、石斛类、金不换、鸡血藤、砂仁、草豆蔻、千年健、麝、穿山甲、蛤蚧等珍贵药材比较集中的龙州弄岗自然保护区等18个保护区内采集捕猎和开荒种田。许多省区建立了大面积的中药资源保护区和轮封轮采区，如黑龙江省组建了药材资源保护管理站，设立了五味子、防风、龙胆、黄柏等36个保护区。广西在龙虎山、龙胜、兴安、龙州、宁明等地建立天然药物保护区，受保护的重要药用植物达450多种。内蒙古的甘草围栏抚育，黑龙江的防风、龙胆等人工防护，河北的酸枣仁及河南的山茱萸、连翘的复垦管理都收到了良好效果。

各类动物园、植物园，特别是药用植物园的建立，体现了中药资源的异地保护。大规模药材种植和饲养，扩大了种群和资源数量。在离体保护方面，在浙江建立了国家种质基因库，很多单位进行了药用植物的组织培养，有的种类已进入了工业化生产的阶段。

3. 中药材资源保护的种类

凡生存发展受到威胁，资源数量明显减少的中药资源种类均应加强保护。保护的重点首先应当是那些具有重要医疗作用和经济价值的珍贵、稀有和濒危的药用种类。

国家环保局公布的《中国珍稀濒危保护植物名录》第一册中收载植物388种，其中药用植物168种，包括稀有种38种，如金钱松、金铁锁、杜仲、明党参等，濒危种46种，如人参、肉苁蓉、海南粗榧、蓖子三尖杉等，渐危种84种，如刺五加、雪莲、巴戟天、厚朴等。国务院颁布的《野生药材资源保护管理条例》将保护等级分为三级。一级：濒临灭绝状态的稀有珍贵野生药材物种；二级：分布区域缩小，资源严重减少的重要常用野生药材物种；三级：资源严重减少的重要常用野生药材物种。根据这一条例，制订并公布的第一批重点保护物种共76种，其中有植物药材29种，包括药用植物58种，分属22科、28属。属二级保护的有人参、甘草等7种药材、13种药用植物，属三级保护的有川贝母、石斛等22种药材、45种药用植物。动物药材13种，包括药用动物18种，分属11科、13属。属一级保护的有虎、豹、赛加羚羊、梅花鹿4种，属二级保护的有马鹿、林麝、黑熊、穿山甲等14种。

4. 中药材资源保护的几点建议

(1) 更新观念，提高认识，把中药资源保护工作放在战略地位上考虑问题。中药资源保护工作是一项长期、复杂的系统工程，需要全社会予以关注和支持。

(2) 加强立法，运用法律手段，通过强化监督管理机构，强化执法力度，加强贸易管制，控制资源利用量等综合方法，强化中药资源的保护和管理工作。

(3)完善资源保护和市场宏观调控体系，正确处理开发与保护的关系，使资源利用进入良性循环，防止价格刺激等引发的资源破坏。

(4) 加强中药资源保护的科研工作，改善保护和管理手段，对资源进行长期动态监测和预测、预报。

（六）中国中药区划

中药区划是以中药资源与中药生产地域系统为研究对象，通过分析中药资源区域分布与中药生产特征，根据区域相似性、区际差异性，将全国划分成不同级别的中药资源保护管理和中药生产区域。中药区划是农业区划的组成部分，既属于农业部门区划，又是具有综合特点的专业区划。

1. 自然条件、社会经济条件与中药资源的关系

(1) 自然条件与中药资源的关系

我国南北跨纬度约50°，寒温带冬长无夏，温带和暖温带四季分明，亚热带冬暖夏热，热带长夏无冬。自然条件的诸多因素综合地影响着中药资源的分布。我国东部季风区域、西北干旱区域和青藏高寒区域之间有着明显的区域差异，在不同的自然环境中，分布着各有特色的中药资源。

中药资源绝大多数种类是有生命的动物和植物。在自然界中，动物、植物与各种自然地理要素诸如地形、气候、水、土壤等与之有着极为密切的关系，自然环境直接影响着中药资源的存在与分布。中药资源的开发和药材生产还受到各地区的社会经济、科学技术等因素的影响。因此，自然条件是影响中药资源的分布、种植和药材质量的决定因素。社会经济条件对合理开发和保护中药资源起着重要作用。

①东部季风区域：地处半湿润、湿润季风气候，雨热同季。东北小兴安岭、长白山、张广才岭一带森林茂密，气候冷凉湿润，分布着耐寒、喜湿、喜肥、忌烈日的多年生药用植物；淮河以北至晋北、坝上以及科尔沁高原为暖温带气候区，分布的药用植物大多耐干旱、喜阳光、忌水涝；江浙一带濒临东海，冬季温暖，夏季潮湿，是喜湿润、喜温暖的药材适宜区；海南岛高温多湿，是我国南药的第一大产区。云贵高原地形错综复杂，形成各种各样的小气候，中药资源种类繁多，西双版纳是我国南药第2大产区。

②西北干旱区域：地处中温带至暖温带，半干旱、干旱气候，热量尚好，水量不足。内蒙古高原、天山南麓分布着旱生的灌木、半灌木荒漠植被；天山山前戈壁、塔里木河流域分布着丰茂的草原植被。

③青藏高寒区域：气候寒冷，降水偏少，地势高拔，地形封闭。植被类型复杂。高原东部和西部气候由湿润到半湿润，有亚热带山地垂直带森林；高原面东部为半干旱环境，高寒草甸、灌丛占优势。

(2) 社会经济条件与中药资源的关系

中药资源的开发和中药材生产紧密地联系着经济的发展和社会的需要。中药的生产和资源开发还受一系列社会经济条件的制约，主要有人口条件、技术条件、交通运输条件、市场消费等。研究分析社会经济条件对中药资源开发和生产布局具有重要的意义。

人口的分布和数量的多寡既反映了社会的需要，也反映了人们进行生产的能力，从而直接制约着生产分布。科学技术是影响生产分布的重要因素，它的发展扩大了人们利用自然资源的广度的深度，使新的资源不断地被开发。农业布局的变化、对土地的利用和生产水平的高低都与技术条件相关。消费市场是资源配置的基础，掌握市场脉搏，分析其发展状况和趋势，为中药生产和资源的开发提供客观依据。交通运输对经济发展和生产布局起着相当重要的作用，而且制约生产的方向和规模。

以上从不同的侧面说明合理的生产分布是自然、社会经济、技术条件有机结合的结果。在生产中按客观规律办事，不断地加深对自然规律、社会经济规律的认识，在提高经济效果的同时，坚持保护资源和环境，使资源开发与生态环境进入良性循环。

2. 中药材区划原则和系统

中药材区划原则是中药生产条件的相对一致性，中药生产特点的相对一致性，中药生产发展方向、途径和措施的相对一致性，中药区划与农业区划相协调，不同等级的中药区划相衔接，保持一定的行政区划单元的完整性。

中药材区划采用二级分区系统：一级区主要反映了各中药区的不同的自然、经济条件和中药资源开发与中药生产的主要地域差异，在一级区内依据中药资源优势种类及其组合特征的生产发展方向与途径的不同，划分二级区。全

国共划分出一级区9个，二级区28个，其中陆域部分一级区8个，二级区26个，海域部分一级区1个，二级区2个。

3. 分区论述

(1) 东北寒温带、中温带野生、家生中药区

本区涉及我国东北部4个省、区，共计86个县（旗）。

①中药材资源主要特点：野生种群大，蕴藏丰富。全区有中药资源2000多种，其中刺五加、黄柏、五味子、防风等几十个优势品种的蕴藏量分别占全国的50%以上。珍稀特产及地道药材品种多。本区为人参、鹿茸、哈士蟆等名贵地道药材的主要产区，如人参产量占全国99%。中成药工业发展迅速，研究成果卓著。

②中药材资源开发的方向与途径：发展地道药材，保持珍稀名贵品种的特色，立足于大兴安岭、小兴安岭、长白山中药材资源的合理开发。建立东部山区人参、五味子、细辛等品种的生产基地；建立防风、中国林蛙等野生药材生产抚育基地。注意提高中药材深加工水平，推动中成药工业的发展。

本区分为2个二级区。

(2) 华北暖温带家生、野生中药材区

本区涉及我国北方12个省（市)、674县(区)。

①中药材资源主要特点：本区药材栽培在国内占重要地位。其中地黄、板蓝根、党参、西宁大黄、亳菊花、济银花、莱阳沙参等产量占全国50%以上。全区有中药资源近1800种，野生酸枣仁、连翘、全蝎等蕴藏量占全国50%以上。中成药工业发达。中药商品市场活跃。天津为我国中成药三大产地之一，也是华北最大的中药材集散市场。西安、百泉、安国、亳州、营口等著名的药材集散地和交流中心分布在本区。

②中药材资源的发展方向与途径：合理布局，发展家种传统药材，建设地道药材商品生产基地；提高质量，增强市场竞争力；重视本区优势野生药材资源的开发和保护，并在陇西龙山、乔山、山西太岳山、宁夏六盘山等地建立野生中药资源保护区；依靠技术进步，着重解决种质退化、广种薄收等技术难点；开拓中药市场，发展中成药工业。

本区分为2个二级区。

(3) 华东北亚热带、中亚热带家生、野生中药材区

本区涉及我国东南部的10个省、市，共514个县（市、区)。

①中药材资源主要特点：门类齐全，品种繁多，蕴藏丰富。全区有中药资源约3300种，其中海洋药用资源300～400种。白术、麦冬、枳壳、浙贝母、延胡索等40多种药材的产量和收购量占全国50%以上。地道药材和珍贵品种较多，浙八味、皖西茯苓、铜陵牡丹皮、建厚朴、江枳壳、鄂北蜈蚣等享誉国内外。本区自然资源保护区64个，保护面积780万亩。中药材经营活跃，樟树、上海、武汉三镇是我国重要的药材交流中心。中成药生产在全国占有举足轻重的地位。

②中药材资源开发的方向和途径：以传统地道药材为主，建立家种药材生产基地；重点发展亚热带暖湿型品种；在浙南沿海、闽西南一带发展南药生产；搞好野生药材收购和半夏、蛇类等野生变家种工作；在研究家种药材稳产高产的同时，研究新用途。

本区分为4个二级区。

(4) 西南北亚热带、中亚热带野生、家生中药材区

本区涉及我国西南部9个省、市，共51个县(市、区)。

①中药材资源主要特点：种类繁多，全区中药资源种类约5000种。秦巴山地为我国南北植物交汇的过渡地带，资源丰富。本区名贵地道药材品质优良，优势品种有：川产药材麝香、冬虫夏草、熊胆、川贝、黄连等；云药三七、茯苓、木香、黄连、当归等；贵州药材天麻、杜仲、半夏、吴茱萸、朱砂、雄黄等；甘肃岷党、纹党、红芪；陕西凤党、天麻；湖北味连、茯苓等。本区民族医药各具特色。

②中药材资源开发的方向与途径：合理布局，以四川盆地、汉中盆地为中心，发展名贵地道药材，巩固家种药材主要产区。重点开发秦巴山区的野生资源。川、鄂、湘、黔山原山地发展杜仲、吴茱萸、木香等药材，开发朱砂、雄黄等矿产药材。滇、黔、桂山地丘陵重点发

展三七、通草、石斛等的生产。云贵高原区在开展野生药材收购的同时，重点发展黄连、木香、茯苓等云药的生产。开发民族药资源。培养人才，提高科技水平，充分发挥中药资源优势。

本区分为6个二级区。

(5) 华南南亚热带、北亚热带家生、野生中药区

本区涉及我国最南端的6个省、区，共计203个县、市。

①中药材资源主要特点：以亚热带、热带为主的中药资源十分丰富。全区陆地和海洋药用资源约4500种。南药品种独具特色，代表品种如槟榔、砂仁、巴戟天、益智、广藿香、高良姜、化州橘红、新会陈皮、德庆何首乌、防城肉桂等是本区的地道药材。以当地中药资源为主要原料的中成药工业发展迅速。

②中药资源开发的方向与途径：在海南岛、西双版纳、雷州半岛、闽南等地建立以砂仁、槟榔、益智、巴戟天为主的南药商品基地。在广东南部建立丁香、白豆蔻、檀香、牛黄、海马的开发试验基地。加强重楼、三七、穿山甲、大灵猫等野生药用动植物资源保护。

本区分为3个二级区。

(6) 内蒙古中温带野生中药区

本区涉及我国中北部6个省、区，154县(区、旗)。

①中药材资源主要特点：野生大宗地道药材资源丰富。全区野生药用植物1000多种，其中草本植物占80%以上。黄芪为本区大宗地道药材，野生蕴藏量占全国的70%以上，南部为全国黄芪的商品基地。赤芍、贝母、知母、防风、黄芩、麻黄等为优势品种。家种家养药材生产缓慢。

②中药材资源开发的方向与途径：建立大宗药材防风、龙胆、知母等野生资源保护区；充分利用本区益母草、草乌、茵陈等野生药用资源；发展家种家养药材，如黄芪、知母等品种。

本区分为3个二级区。

(7) 西北中温带、暖温带野生中药区

本区涉及我国西北内陆4个省(区)，151县(旗、市)。

①中药材资源主要特点：种类少，蕴藏量大，药材种类具西北高原特点。全区中药资源2000多种，甘草、麻黄、肉苁蓉、锁阳、新疆紫草、伊贝母等为本区大宗药材，蕴藏量约15亿千克，其中甘草蕴藏量占全国94%。本区所产麻黄年收购量居全国第2位。中药材资源分布不均匀，开发利用很不平衡。维吾尔族医药、蒙古族医药等民族药使用广泛。野生资源中濒危物种多，如赛加羚羊、林麝、新疆贝母等均需要保护。

②中药材资源开发的方向和途径：建立大宗家生、野生药材甘草、麻黄、肉苁蓉、锁阳等生产抚育基地；合理利用野生药用资源；依靠科技进步，开发本区特有的药用资源。

本区分为3个二级区。

(8) 青藏高原野生中药材区

本区涉及我国西南部4个省、区，共107个县(市)。

①中药资源主要特点：名贵药材多，野生药用资源蕴藏量大。全区药用植物约1100余种，主要野生药材有川贝母、冬虫夏草、麝香、牛黄、甘松、山莨菪等珍稀品种，冬虫夏草、麝香、鹿茸资源均占全国的60%以上。藏医药有较大优势。细花滇紫草、长花滇紫草等新品种新资源亟待开发利用。

②中药资源开发的方向与途径：保护珍稀名贵药用资源，对麝、鹿、雪豹等破坏严重的种类实行封山禁猎；加强藏药和高原药用植物的开发研究。

本区分为3个二级区。

(9) 海洋中药材区

本区包括渤海、黄海、东海、南海。沿海岸分布着12个省、市，共58个县。

①中药材资源主要特点：我国海洋药用生物资源628种，主要海产药材有海藻、石决明、海马、紫贝齿、海龙、牡蛎、海浮石等。海洋药物应用历史悠久，医疗用途广，开发应用潜力大。海洋药物的研究开发发展迅速，但难度较大。

②中药材资源开发的方向与途径：加强海洋药用动物如绿团鱼、黑露脊鲸、灰鲸、蓝鲸、玳瑁、大珠母贝等资源保护；发展海马、海龙、鲍鱼、牡蛎、昆布等药材养殖业；创造条件开发乌鲳、水珍鱼、黄姑鱼、枪乌贼等外海药用

资源；搞好海洋中成药的研制及综合利用。

本区分为 2 个二级区。

（七）中药材资源开发的展望

中药资源的开发利用必须坚持以中药理论为指导，传统的生产和应用与现代科学技术相结合。保护资源，合理利用。实现社会效益、经济效益、生态效益的统一。

1. 中药材资源开发方向和目标

在研究分析我国中药材资源开发利用现状的基础上，中药材资源开发重点是抓好生产潜力大、经济效益高、对缓解市场供求矛盾起决定作用的家（野）药材资源。今后也将集中力量进行淡水水域的水生资源开发，以及民族药、民间药和海洋药用资源的开发。

资源是一个区域得以发展的物质基础，资源优势又是区域整体优势的重要组成部分。我国面积广阔，自然要素和人文要素的区域差异十分突出，按照现有的国力实现均衡开发就不可能取得好的经济效益。为了充分发挥区域优势，要选择资源比较丰富、开发潜力大、交通比较便利、基本建设有一定基础的地区逐片开发。区域内要发展对全局有较大的意义和影响，能提供市场需要的主要品种。按照我国自然、经济、技术条件和中药资源分布特点以及各类资源的开发现状，全国大致分为栽培药材为主的生产发展区、野生药材为主的开发保护区、南药生产开发区、海洋药用资源研究开发区。

（1）栽培药材生产发展区

成都平原、江浙太湖平原和长白山区生态环境优越，生产水平高，商品经济发达，这些地区的药材生产应以巩固提高为主。黄淮海、江南丘陵山地、陇南山地等地区气候条件集南北所长，土地资源和水资源丰富，增产潜力大，江南丘陵山地及山间盆地，水热资源丰富，但山地坡度大，水土流失比较严重，这些地区药材栽培与营造药用林相结合。晋南山间谷地、陇东高原，坡陡沟深，原始植被少，这些地区的药材生产有特定的优势，种植历史悠久，生产基础较好，在全国的药材生产中占有不容忽视的地位，这类地区应精耕细作，克服广种薄收，保护植被。

（2）野生药材开发保护区

大兴安岭、小兴安岭、长白山，寒冷湿润，森林茂密，中药材资源丰富，优势种群大。这类地区的中药资源要合理利用，保护其再生能力，同时开发尚待应用的药用种类。豫西山地，气候温和、湿润，森林景观比较完整，太行山地、冀辽山地地形比较复杂，小气候环境有利于多种药用植物的生长，这些地区的资源开发应辅之以抚育管理，常用中药材要有计划地进行野生变家种。秦巴山地和长江以南丘陵山地，热量丰富，地貌组合复杂，盛产药材，也是药用林集中区，这一类地区的开发应采、护、育并重，注意采挖或采伐强度，有条件的地方要封山育林，抚育资源，保持水土。准噶尔盆地等西北荒漠草地、河谷、平原、盆地，山地相间，资源丰度大，生产量亦大，这类地区生态比较脆弱，在开发资源的同时，注意维护生态环境。

（3）南药生产开发区

海南岛、西双版纳这两个地区热量丰富，雨量充沛，动物、植物资源种类繁多，品种独特。但这两个地区生态环境破坏比较严重，开发利用和资源保护的矛盾比较尖锐。中药资源开发利用与橡胶、粮食、林木和其他热带经济作物之间要全面规划，统筹安排。主要药用品种要建立生产基地，进行人工培育。

（4）海洋药用资源开发区

我国海洋药用资源近 700 种。海洋药物医疗用途广泛，有近百种海洋药物作为饮片配方，也作为原料药用于 200 多种中成药的生产。目前，我国海洋药物开发利用种类还比较少，数量也不大，与资源潜力相差甚远。但近海资源开发过度，外海资源尚未很好地利用。

为了有效地开发海洋药用资源，必须发展海产药材养殖业，建立养殖基地，保护近海药用资源。加强海洋药物的开发研究，创造条件开发外海药用资源。

2. 中药材资源开发利用的途径

中药材资源的开发利用，受自然条件、社会经济条件和资源潜力、市场需求的影响。为正确地处理好相互之间的关系，中药材资源的开发利用应将长远利益与近期利益相结合，克服短期行为：中药材资源的采挖量与资源再生量保持合理的比例；深度开发与广度开发相结合，以深度开发为主，充分挖掘资源的内在潜力；原料生产与多层次的商品生产相结合，强化开发利用。发展优势品种，要放在全国和高层次中比较，要有相当的规模。研究市场机制，从市场需求出发，研究开发品种和方向，适度生产。从发展生态农业的战略出发，注意粮药结合，林药结合，果药结合，牧药结合。

中药资源开发要依据总体设想所研究的开发目标和方向，以及重点开发区域的现状特点，因地制宜，扬长避短，分类指导。

(1) 合理布局，集约经营

为了有利于发挥各地区的生产优势，进一步改变中药材生产布局分散和“小而全”的状况，中药材生产要从自然条件的适宜性、技术条件的可行性和经济条件的合理性以及从地道药材生产的历史性来考虑。合理调整生产布局和品种结构，因地制宜，适当集中。药材生产首先向生态环境适宜、生产潜力大的地区集中。有条件地恢复和发展长白山南麓、黄河下游冲击扇平原、黄河河套灌区、淮北平原、沂蒙山区、陇南山区、汉中盆地、松嘉湖平原、成都平原、秦巴山区、珠江流域等传统产区的药材生产。集中连片，便于推广高新生产技术，进行科学管理，便于在产区进行初加工或半成品加工，逐步向区域化、专业化生产发展。其次要考虑向生态条件相似、生产基础好、技术水平较高、投资少、见效快的地区集中。中药材有一地或几地生产供应全国需要，商品调拨频繁，生产易受自然因素制约的特点。为确保全国药用需要，在巩固老产区的前提下，积极发展新产区。比如，甘肃陇西一带，是党参最适宜发展的地区之一，目前已成为除山西之外的第2个党参产区。第三是逐步压缩生态条件不适宜、产量低而不稳、商品率低、药材质量较差的品种，发展适合于当地自然经济条件、市场又需要的品种。

(2) 加强重点药材的基地建设

在特定的历史产区中，自然环境与药材本身的生物学特性相互作用，形成了许多著名的地道药材。在长期的种植生产中，产区积累了一套传统的生产管理经验和种植栽培技术，形成了地道药材产区。药材的生产基地是选择这些生态条件适宜、栽培历史悠久、生产技术纯熟、商品量大、质量高的地道药材历史产区和新发展的地区进行重点建设。作为药材生产基地必须能够提供良种，推出先进的生产技术和管理经验，稳定地供应国内外需要的优质药材。

(3) 维护生态平衡，保护中药资源

中药材资源的区域开发，不能以浪费资源、恶化环境、牺牲生态效益为代价，要考虑整体利益和长远利益。通过在区域开发中所进行的生产经营活动，实现生态、经济效益的良性循环，维护和发展生态系统的平衡。开发利用中药资源，要因地制宜，按照不同区域的特点，确定开发利用方向，采取不同的保护和抚育措施。总览全局，不能只考虑局部地区的资源利用而忽视整个地区的资源利用，要短期效益和长期效益兼顾。利用动物和植物资源是社会发展的需要，保护动物和植物是保护其再生能力。保护地利用，是长远利益和近期效益的合理调节。

所以，在采集或猎捕植物、野生动物药材时，坚持采挖、抚育和培养相结合。例如，分布于干旱、半干旱荒漠的大宗野生药材，由于所处地区的生态系统比较脆弱，粗放经营，容易引起环境的恶化。对这些品种要实行轮采轮挖、封滩育草、围栏护育，使草地资源有一定的恢复期。市场需求量大，采收量大，资源衰减速度快的品种，应根据其更新能力，规定采收的最适宜数量；对市场需要而分布区域小，资源量少，更新速度慢的品种，要有计划地限制性地开发；对濒危、稀少的品种，禁止采挖，进行人工培育和人工饲养，扩大资源。在珍稀野生药用动物、植物栖息地和繁殖地，建立野生中药资源保护区，保护和保存种质资源。

(4) 发展南药生产，提高自给水平

根据南药的现状、特点，发展南药生产应以槟榔、砂仁、益智、巴戟天四大品种为重点，同步发展丁香、白豆蔻、檀香、海马、沉香、苏木、儿茶、血竭等品种。

合理布局，建立南药商品生产基地，以减少进口，提高自给水平。在海南岛建立槟榔、益智生产基地；在广东西部建立砂仁、巴戟天生产基地；在西双版纳建立砂仁、儿茶、苏木、白豆蔻等生产基地；在广西建立血竭、安息香生产基地。

(5) 发展中成药工业，进行资源的深度开

发

中成药工业是充分利用劳动力资源，实现中药资源转化增值，创造更多的社会财富，变资源优势为商品优势的重要途径。目前，中成药生产剂型有40多种，产品5000多个，中成药生产企业600多家。由于积极研制推广新技术、新工艺，提高了中成药工业的科技内涵，企业素质和技术水平显著提高。这些都为开发中药资源奠定了坚实的基础。

中成药工业应建立在中药资源合理配置的基础上，依靠管理现代化和高新技术，持续、稳定、协调、全面地发展。

中成药的生产布局和我国经济分布的总体状况十分吻合。长江中下游地区、钱塘江流域、京津地区、珠江三角洲、东北地区构成我国中成药产业布局的基本骨架，应以上述地区为中心，带动西部、西南部进行中药资源开发。根据国内外市场的需要，合理调整产品结构，抓好传统骨干品种的生产和产品的更新换代，创优质名牌产品和适销对路产品；稳定生产布局，克服“分散布局”和“重点建设”，使有限的资金、原料等用于主要品种的生产和重点企业，以形成一定的经济规模。以上是中成药工业在一定时期内的发展战略。

(6) 科学技术是开发中药材资源的能力

开发中药材资源，必须高度重视科学技术工作，树立科学技术是第一生产力的观点，积极实施科技兴药的战略。

①研究优质高产，采取低投入高产出的生产措施，是发展药材生产的关键。用现代科学系统地总结传统栽培经验，培养抗病、抗逆性强的优良品种，以优质高产的新品种丰富栽培植物的种类，扩大药用资源，保护珍贵稀少以及濒危物种，进行人工驯化，引种试种。

②加强对药用动物人工饲养的研究。动物药具有极高的药用价值和经济价值。而动物资源破坏严重，动物药的供应一直很紧张，所以对野生药用动物繁殖保护、种群复壮的研究，对野生濒危药用动物人工饲养的研究任务繁重。麝、灵猫、虎的饲养，人工培育天然牛黄，大面积龟、鳖放养，蕲蛇、银环蛇、乌梢蛇的人工养殖，蝮蛇、海蛇等蛇类药用价值的分析研究，是今后动物药研究的重要课题。

③中成药生产要提高科技内涵，向深度和广度发展。中成药品种的开发，要重视处方工艺的研究，重视药理、临床指标考核和质量标准以及中试放大生产的研究。运用高新技术，开发具有地方特色的新品种。从防治常见病、多发病的需要出发，重点开发研制具有独特疗效的新品种。充分利用药用资源的优势，向保健饮料、植物色素、调味剂、日用化工品、化妆品等方面探索。

④中药材资源开发任务艰巨，必须重视科学技术的作用，建立一个辐射全国、布局合理、学科齐全、专业配套的中药科研开发体系，培养一支有足够力量、有一定技术水平的专业队伍，培养专业人才，在本世纪末应培养一批高质量的中药技术骨干和学科带头人，为全面、深入地开发中药资源奠定基础。

(7) 扩大对外贸易

中药要进一步走向世界。随着国际医药市场的发展，对中药的需求将不断地增加。中药国际交流将以贸易为主转向经济、贸易与技术结合。中药对外贸易将在出口中药材、中成药的基础上向新药、医药保健品方向发展。中药进入国际市场既有良好的机遇，又面临严峻的挑战，必须慎重对待，要有长远的战略眼光和有效的对策。扩大对外贸易，必须巩固现有传统出口品种的亚洲市场，扩大新药和保健品的出口，以保健品为龙头，开拓欧美市场，带动治疗性药品进入欧美市场。

实现中药走向世界的战略设想，第一要充分认识科学技术在中药外向型经济中的重要作用，以科学技术为指导，提高产品质量和经营管理水平，加速新产品和高附加值产品的研制。第二要扩大中医药在国际市场上的传播和影响，加强国际间的交流，传播中医药的科学理论，使世界各国了解中医药的长处。第三要了解国际市场对中药需求的动态变化，同时要掌握各国对天然药物的药政管理方面的法令和条例，掌握中药和天然药物的国际市场信息，根据国内外的实际情况，实施中药的外向型战略。

总之，中药材资源的开发和中药材生产，按照因地制宜、合理布局、优势互补的原则，根据市场的需求，发展优势产品，加快对外开放的步伐。以市场的规模和容量，市场的需要和结构决定区域开发规模和结构。根据自然地理特点和经济的内在联系，制定中药材资源的开发战略。

（张惠源　袁昌齐　周　莹）

第二节　中药材的品种研究

一、中药复杂品种概况

（一）研究中药复杂品种，澄清混乱的重要性

中药复杂品种，是指商品中药材存在着以伪乱真、同名异物和同物异名等错综复杂现象和问题的品种。如贯众、紫花地丁、败酱草、透骨草、白头翁、厚朴等均属之。混乱品种或称混淆品种，则是指复杂品种中除正品（真品）以外的异物同名品和同物异名品而言的。伪品算不算混乱品种呢？伪品在没有被确认以前，可以算混乱品种，一旦被确认，性质就变得更加严重，显然这是以牟利为目的以伪乱真的假药，应该立即取缔。研究中药复杂品种，就是要想方设法，弄清它们的历史渊源，还它们的本来面貌，从而正本清源，澄清混乱，去伪存真，拨乱反正。为发展正品药材生产、合理利用药物资源、保证人民用药的安全和有效而服务。

中药混乱品种，不但危害人民身体健康，而且劳民伤财，每年因此而报损的中药材，数字十分惊人。有一些还要造成地区药材经营部门之间的仓库积压、退货换货、往返运输等扯皮现象，对社会主义经济带来不应有的损失。混乱品种还搞乱了人们的思想，由于长期混乱、以讹传讹，致使不少青年药工人员以假当真，以真为假，搞得真假不分，是非颠倒，这对中药业培养年青的接班人来说，为害甚剧。

众所周知，药物是人类与疾病作斗争时应用的重要武器，倘若这种药物质量有问题，则在治病时就会直接影响整个疗效。如果是与生命攸关的疾病，势必贻误病机乃至直接危害人的生命。明代李时珍早就有“一物有谬，便性命及之”的名言。为此，研究中药复杂品种，澄清混乱，拨乱反正，加强管理，保证质量，实为当务之急。因为它是直接关系到中医药学的信誉和人民保健的大事，绝不可等闲视之。

（二）中药混乱品种的由来与形成混乱的原因剖析

1. 中药混乱品种的由来　中药品种之混乱现象，自古即有之。以细辛与杜衡为例：晋·张华《博物志》卷七载：“魏文帝所记诸物相似乱者：武夫怪石似美玉，蛇床乱蘼芜，荠苨乱人参，杜蘅乱细辛……”唐·苏敬（恭）《新修本草》（657～659年）论杜衡谓：“杜衡，叶似葵，形如马蹄，故俗云马蹄香。生山之阴，水泽下湿地，根似细辛、白前等，今俗以及己代之，谬矣；及己独茎，茎端四叶，叶间白花，殊无芳气，有毒，服之令人吐，惟疗疮疥，不可乱杜衡也”。宋·寇宗奭《本草衍义》（1116年）云：“杜蘅用根，似细辛，但根色白，叶如马蹄之下，市者往往乱细辛，须如此别之。《尔雅》以谓似葵而香是也。将杜蘅与细辛相对，便见真伪，况细辛惟出华州者良，杜蘅其色黄白，拳曲而脆，干则作团。”明·李时珍《本草纲目》（1593～1596）在论徐长卿时说：“鬼督邮、及己之乱杜衡，其功不同，苗亦不同也。徐长卿之乱鬼督邮，其苗不同，其功同也。杜衡之乱细辛，则根苗功用皆仿佛，乃弥近而大乱也，不可不审。”显然历代本草文献中记述的中药，不但自魏、晋以来，早就有混乱的记载，而且后世不断扩展，甚至还存在着“大乱”的史实。可见中药品种之混乱，由来已久。

我国唐代大文学家柳宗元（公元773～819年）曾亲受中药混乱品种之害，并深有体会地在一篇《辨茯神文并序》中写道：“余病痞且悸，谒医视之，曰：‘惟茯神为宜’。明日，买诸市，烹而饵之，病加甚，召医而尤其故，医求观其滓，曰：‘吁！尽老芋也，彼鬻药者欺子而获售，子之懵也，而反尤于余，不以过乎？’余戚然惭，忾然忧。推是类也以往，则世之以芋自售而病乎人者众矣，又谁辨焉？”他告诫人们要仔细地辨别药材的真伪，否则不但不能治病，反而会使病情加重。现在就有用旋覆花止呕反而致吐的报道，这就是由于以混乱品种窄叶旋覆花（线叶旋覆花）充代正品旋覆花之故，这样的例子古今都有，今后也仍然还会有。

2. 形成中药混乱品种的原因剖析　现时

中药材存有混乱品种的问题不下200余种，其混乱程度轻重不等，但构成混乱的主要原因不外有如下几条：

(1) 原有的正品药材生产不足，供不应求，客观上需要寻找新的资源，因而混淆品乘虚而入。例如当厚朴货源紧张时，江西、云南、广西等省、区就曾相继出现20余种混淆品。

(2) 药材外形彼此相似，“貌似”而“实异”，错认错采者，如广西曾以交让木科牛耳风的果实充苦木科的鸦胆子；新疆以小檗科阿尔泰牡丹草的块茎充罂粟科的延胡索。误种误收者，如西北地区以河套大黄充大黄等。古人说：“疑似之物，不可不察。”很有道理。

(3) 本草著作对药材形性论述简单，往往从文字上难于确认，加之各人领会不同，每易导致误解。如地丁，《本草原始》记载道：“春生叶，有小花，开有紫白二种，根直如钉，入药宜用紫花者，故俗每呼为紫花地丁。”现在商品紫花地丁非常复杂，凡是开紫花而根直如钉的草本植物，均有混充紫花地丁的可能性。人们就是从这两个所谓特征来理解和认采紫花地丁的。像这样的例子很多，这就是由于古本草对药材形性描述不详而导致的后遗症。

(4) 我国幅员广阔，物种繁多，古代交通不便，南北阻隔，正品药材难得时，往往即以当地的类似品，甚至其他有关种类混充之，药名也是各地有各地的叫法，多数与正品药材之名混同，或与其别名混同，形成异物同名，久而久之，就形成地区习惯用药，而且自以为是，习惯难改，疗效不及正品。如山慈姑、山豆根等就是如此。梁·陶弘景(公元452～536年)早就说过：“诸药所生，皆有境界，……江东以来，小小杂药，多出近道，气力性理，不及本邦。假令荆、益不通，则全用历阳当归，钱塘三建，岂得相似。所以疗病不及往人，亦当缘此”。其所言就是指前述的那一种情景。

(5) 医药脱节，药不对症。陶弘景在本草序例中十分感慨地说：“众医睹(都)不识药，惟听市人，市人又不辨究，皆委采送之家，传习治拙(造作)，真伪好恶(并皆)莫测”。宋·苏颂《本草图经》在论三棱时说：“盖流习既久，用根者不识其苗，采药者，莫究其用，因缘差失，不复更辨。”这就是后来《增订伪药条辨》中所说的“医与药判为两途，药与病离为二致”，“货药者未必知医，而知医者未必货药，虽有良医，而药肆多伪药，则良医仍无济于事”那种医药分家脱节的后果。例如紫参、拳参、蚤休诸药，在来源、药性和主治方面都是不同的，但人们常常把它们混淆起来，不能辨识其各自在古方中所处的地位和作用，在实际应用时，必然会贻害病家。

(6) “盛名之下，实多冒窃。”这是清代《植物名实图考》作者吴其濬的两句名言。中药品种，也正是这种情况，越是名贵珍品，以伪乱真者越多。例如人参、三七、天麻、番红花、牛黄、麝香、虎骨、冬虫夏草等各地伪品，五花八门，主要原因就是一小撮不法分子，不顾民众的健康和安危，一心以谋取私利为目的，不惜采取种种恶劣手段，人为地制造贩卖假药，尽管人数很少，但却为害甚大。像这样的事例，古今中外全都如此，只是程度轻重不同而已。这是一条规律，越是名贵之品，以伪劣药材冒窃者越多，这就更要注意真伪鉴别，究其名实，是否相符。

人参在东汉时就有以伪乱真现象。东汉王符(公元85～126年)在《潜夫论》中明确指出：“治病当得真人参”。说明若误用假人参则无效。以伪乱真，危及病人，不可不慎。

除上述者外，也可能还有其他原因。如各地方言之不同，导致药名之混淆，名同而物异者甚多。如江西把川泽泻叫做“川下”，而在其他一些地区则以“川下”为半夏。“破故纸”在不同地域有分别视为补骨脂和木蝴蝶者。

此外，一物多名，因别名相同而相混者更多。如一些植物的花序或枝叶全形略似马鞭者在不同地区都混称马鞭草，如千屈菜、车前草、玉龙鞭、截叶铁扫帚、大黄草等，其实它们的药性、功能、主治均互不相同。

(三) 中药混乱品种的表现形式

1. 弄虚作假，以伪乱真　宋·苏颂《本草图经》序曰“五方物产，风气异宜；种类既多，赝伪难别，以虺床当蘼芜，以荠苨乱人参，古人犹且患之。况今医师所用皆出于市贾，市贾所得，盖自山野之人，随时采集，无复究其从来。以此为疗，欲其中病，不亦远乎?”明·陈嘉谟《本草蒙筌》曰：“古坟灰曰死龙骨，苜蓿根为土黄芪，麝香捣荔枝掺，藿香采茄叶杂，煮半夏为玄胡索，盐松梢为茯蓉，草仁充草豆蔻，西呆代南木香，熬广胶入荞面作阿胶，煮鸡子及鱼枕为琥珀，枇杷蕊代款冬，驴脚作虎骨，松脂混麒麟竭，番硝和龙脑香，巧诈百般，甘受其污，甚至杀人，畈咎用药，乃大关系，非比寻常，不可不慎也”。明·徐春圃《古今医统》曰：“以西呆为木香，指玄参为续断，明松脂滴作乳香，五灵脂捣充没药，山栀染黑作砂仁，半夏煮黄为胡索，牛蹄作为犀角；虎胫假以驴骱，棉花梗形似藿香，土当归样同独活；川芎杂以藁本，马兰揉于泽兰，末五灵掺入麝香，樟脑伪充冰片，石灰和面作成大附子，紫皮调土捏作小丁香，巧伪百般，不能枚举，精细详察，存乎其人。”古代医家更有对“秦皮世少真者”而感到苦恼。《增订伪药条辨》郑肖岩自序云：“不意四十年来，假药混售，有许多名色，病家罔识，药贩昧良，若不详细研究，大声疾呼，则草菅人命，未始非医者之咎也。”同书曹炳章增订自序谓：“乃今药肆射利，在小铺，则以伪乱真，以紫乱朱，但求名状相似，不别效用冰炭，甚则黑明角充犀角，山羊角混羚羊，只求己利，不惜人害。”由此可见，古今均有弄虚作假，以伪乱真，以贱抵贵，巧诈相尚者，真是夭札生灵，害人匪浅。解放后，虽加强药政管理，但伪药仍未能肃清。如人参、天麻、番红花、虎骨、麝香、犀角、珍珠、冬虫夏草等名贵药材，其赝品常有发现。陈赞图在《增订伪药条辨》序中说：“天下惟似是而非者，辨之不容不早，亦绝之不容不严。”由于它们不具有真品的药效，容易贻误病机，应该坚决取缔。

2. 异物同名，冒名顶替　凡生物来源或矿物来源不同的药材而叫同一个药名，当同一种药物使用的都属于异物同名的范畴。这一类情况，极为复杂。有些虽然原植（动）物有所不同，但其亲缘关系较近，有效成分和疗效也确实相似，可以同作一种药材入药者。如祁白芷与杭白芷，均同作白芷入药；羌活与宽叶羌活均同作羌活入药；药用大黄、掌叶大黄和唐古特大黄均同作大黄入药。另一种情况，如大青叶，其植物来源有十字花科的菘蓝、爵床科的马蓝、马鞭草科的木本大青，还有蓼科的蓼蓝等，它们科属不同，然而却有着相似的疗效，因此在不同地区均以其叶作大青叶入药。板蓝根、昆布等亦有此等类似情况。这相当于李时珍所谓“大名则通”之义。但现在这里重点要讲的与上述情况不同，而是异物同名、冒名顶替的问题。就是说，药物来源不同，成分、疗效各异，可是在不同地区却同叫一个药名而当作同一种中药来使用，这个问题就相当严重了。例如丽江山慈菇的鳞茎，在云南有混称土贝母者，曾冒名贝母或土贝母使用，由于它含有秋水仙碱，致使患者服后发生中毒事故。华东地区曾发现以萱草属植物的根冒名顶替藜芦而发生使患者服后双目失明的事例，因其均同具有“鹿葱”的别名而引起。此外，白头翁、贯众、独活、蒲公英、青风藤、鸡血藤、王不留行等品种极为混乱，每药都有二三十个异物同名品，显然其中有很多种类都是冒名顶替的。

中药之有异物同名，自古就有。晋·葛洪《抱朴子》曰：“如黄精一名白及，而实非中以作糊之白及也，按本草药之与他草同名者甚多，唯精博者能分别之，不可不详也”。吴其濬《植物名实图考》说得好：“按名而求，则悬牛首、市马肉，不相应者多矣”。这说明古今均有很多名实不符的现象，值得引起重视。

“异物同名”的另一个表现形式，是中药店在配方时表现为“一名二付”。如处方开草河车，则有的地方付重楼，有的地方付拳参。泽兰、省头草等也都有此等类似情况。

“同名异物”4个字，见于《本草纲目》卷二十“地锦”条“集解”项下。《纲目》引宋代掌禹锡之言曰“地锦草生近道田野，出滁州者尤佳。茎叶细弱，蔓延于地。茎赤，叶青紫色。夏中叶盛，六月开红花，结细实，取苗子用之。络石注有地锦，是藤蔓之类，与此同名异物”。《证类本草》引《本草图经》谓“本经络石条注中有地锦与此同名而别是一类也”。《证类本草》则谓“虽与此名同而其类全别”。三者说法虽然不同，但均为异物同名之意。

3. 同物异名，种同用异　清·吴其濬说“药物异地则异名”，可见同物异名，自古有之。但这里所说的同物异名，是专指一种药物，在不同的地区而作不同药物使用者属之。例如玄参科的阴行草，在北方主要作刘寄奴使用，而在南方则作土茵陈或铃茵陈使用；黑芝麻分别在不同地区作胡麻子和巨胜子使用；同为菊科的苣荬菜，在内蒙古、山西、陕西、甘肃、青海、广东、贵州、四川、北京等地作败酱草用，习称北败酱，而在东北、天津、河北安国等地则作小蓟应用。同为天南星科的虎掌（掌叶半夏）的块茎；大而有侧芽者称南星（虎掌南星），小而无侧芽者作半夏使用；同为天南星科独角莲的块茎，大而带皮者称独角莲，其鲜品用治淋巴结核，其加工去皮，用鲜姜、白矾浸渍泡制后的干燥品称白附子（禹白附），作为祛风痰的要药，而其小者，在甘肃充土半夏用；同为伞形科的珊瑚菜根，山东以其不去皮者称“洪防风”（日本称滨防风），如加工去皮，则作“北沙参”出售。同为胡椒科的山蒟（Piper hancei Maxim.），福建地区以其藤茎之粗者为“海风藤”，细者作“石南藤”。另外一种情况，就是将一种药物的不同部位分别作不同的药物使用。例如马兜铃科植物马兜铃，其根为青木香（土青木香），藤茎为天仙藤，果称马兜铃，分别入药，功效各殊。何首乌也有类似的情况，即根为何首乌，茎藤为夜交藤。自古如此，这是合理的。但也有不合理的情况，例如菊科植物祁州漏芦，在一些地方将根头带白毛部分作白头翁使用，而将除去根头后剩下的根部作漏芦使用；蔷薇科植物委陵菜，山东地区以地上部分为翻白草，湖北地区以其根部为白头翁。此外，同为一物，还有古今称谓和用法不同者，如五加科植物 Aralia cordata Thunb. 的地下部分，古代称土当归，而现时作九眼独活用。紫花前胡古代也称土当归，现时作前胡用。

4. 交叉混用，事出有因 如上所述，中药中异物同名和同物异名的问题，本来已经相当的复杂了，但竟然还有集同物异名与异物同名这两类不同性质问题于一体而又交叉混用的复杂情况。佩兰与泽兰的问题就是如此。佩兰为中医常用的芳香化湿醒脾药，泽兰为活血祛瘀通经药。佩兰走气分，泽兰走血分，显然二者功能主治有所不同。可是泽兰自古就有两个不同类型的药物统称泽兰，经过考证，已明确它们是唇形科的地笋属 Lyopus 植物和菊科的 Eupatorium 属植物，但是就是这些 Eupatorium 属植物，甚至在同一部本草中同时又被称之为兰草，实即现时药用之佩兰。因此形成现代的佩兰在甲地作佩兰使用而在乙地则叫泽兰作泽兰使用，它们都有本草上的依据。当然，唇形科地笋属植物在全国大多数地区作泽兰使用是正确的，然而也有个别地区错作佩兰使用的，因而形成某些交叉混用的错综复杂情况，其所以如此，一个重要原因，是历史上早就存在的混乱问题没有及时地得到澄清和解决，以致千百年来相沿习用，而且混乱情况愈演愈烈；另一个原因是植物学工作者，没有突出中医药的特点，在处理中药异物同名问题时没有结合到药物的实际疗效来考虑，而是单纯就形态学的观点将 Eupatorium 属考订命名为“泽兰”属，这样就片面地把 Eupatorium 属植物作泽兰应用而予以肯定。植物图鉴上这样写，植物辞典上也这样写，当然中草药书刊上也就跟着如此写了。为了从根本上纠正这种错乱现象，必须首先从正名开始，力求真正做到名实相符，叫这个药名，就得具备该药应有的治病效能。为此，作者建议将 Eupatorium 属由“泽兰属”改称为“佩兰属”（详见本书各论佩兰与泽兰篇），从而确保唇形科地笋属地瓜儿苗为正品泽兰在本草学上的地位。其他问题，在采取一些适当措施之后，一定会迎刃而解。

5. 两药易名，颠倒错用 最典型的例子，莫如白前和白薇，它们虽然是同科同属植物，但白前为降气、下痰、止咳药，而白薇为清热、凉血、除烦药，二者功能主治是有显著差异的，然而现在在不同地区以白前当白薇和以白薇当白前使用的颇不乏其人。这个问题，早在清代张志聪《本草崇原》眉批里有过记载：“苏州药肆，误以白前为白薇，白薇为白前，相沿已久”。解放后作者于 50 年代在全国范围内加以调查研究，基本上澄清了这个问题，搞清了什么是真正的白前和白薇的原植物，《中药志》、《中华人民共和国药典》、《全国中草药汇编》、《中药大辞典》、《中草药学》等重要文献，均先后采纳了这个观点，过去一些错用的地区，一部分已经纠正过来，但一部分仍然维持其旧有的颠倒错用的老习惯，这是不对的。既然国家药典明确规定，就应严格执行，两药易名，不仅是名称的错用，而实质是两种中药的颠倒错用，直接关系到药材本身的疗效是否能得到正确的发挥，起到应有治疗作用的大问题，绝不可等闲视之。

6. 一物多种，玉石难分　柴胡是中医最常用药，功能解表和里，升阳，疏肝，解郁。常用的品种有北柴胡和红柴胡。柴胡属植物种类繁多，在国内分布甚广。因此，各地常就地取材。然就在广开药源当中，发生了医疗事故。黑龙江曾以大叶柴胡 Bupleurum longiradiatum Turcz. 作柴胡入药，用以配制丸散剂，临床服用发生中毒及死亡。药理研究证明蛙、小鼠、豚鼠的大叶柴胡急性中毒均表现为痉挛等中枢兴奋症状，与临床急性中毒表现相似，而对柴胡则均表现为安定状态。另外，旋覆花有数种，其中线叶旋覆花服后有恶心呕吐的副反应。地风皮也有几种，虽均为八角属植物，但以南宁地风皮为佳，而桂林地风皮（假地枫皮 Illicium jiadifengpie B. N. Chang 和大八角 I. majus Hook. f et Thoms.）则有毒。这说明即使同科同属植物，其化学成分、药理作用、毒副反应及疗效剂量等均不尽相同，甚至差异很大，不经科学研究，不能随便乱用，否则玉石不分，后果难以预料。清·吴其濬曾讲过两句话，“形骸仿佛，臭味参差”。说明那时候早有类似这一类的情况。中药里一物多种的例子很多，亦自古有之。宋·寇宗奭《本草衍义》论芍药云：“芍药全用根，其品亦多。须用花红而单叶、山中者为佳。”现芍药、丹皮、大黄、甘草、黄芪、党参等，其同属植物都不少，其成分、疗效均因种类不同而异，必须区别对待，不能混而不分。

7. 相沿袭用，旧习难改　与正品不同，但在某一地区药用历史较久的品种《中药材手册》称之为“地区习惯用药”，即地区习用品之意。例如正品百部应为百部科百部属植物，而西南地区常以百合科天冬属植物羊齿天冬的块根作土百部或百部入药。后者就是地区习惯用药。实际上这种百部早在宋代就有使用。《本草图经》中的峡州百部就是此种，其图《大观本草》及《政和本草》均有转载。由此可知，其从宋代作百部沿用及今，未有改变。诸如此类的例子很多，不胜枚举。地区习惯用药有不少是错用的，但如明知有错，相承不悟，坚持不改，那就害人不浅了。

8. 动矿不分，混淆使用　中药云母应为天然白云母的矿石。然而市售品竟有以动物蝾螺的掩厣（甲香）和海月科云母蛤属窗贝的贝壳充云母石用者。商品鹅管石也有此等类似情景，有钟乳鹅管石（滴乳石、钟乳石）和腔肠动物树珊瑚科栎珊瑚的石灰质骨骼两类型，也是动、矿不分。更有甚者，商品海浮石（浮海石）则是动、植、矿相杂。正品海浮石应属矿物类，为火山喷发出的岩石。而现时福建、浙江则有以动物类孢孔科动物脊突苔虫和瘤苔虫的骨骼（习称“石花”）作浮海石销售者。山东黄县产的海浮石则属于藻类植物珊瑚藻科石枝藻属（Lithothamnium）的几种重度钙化的藻体。这形成动、植、矿不分，混淆使用。

9. 正品短缺，胡乱取代　《救荒本草》论杜当归曰：“今人遇当归缺，以此药代之”。说明在正品当归短缺时，就胡乱以杜当归取代之。

中药杜仲为杜仲科杜仲属植物，该属仅杜仲一种，按理不应混乱。然而由于杜仲供不应求，货源短缺，因而凡是树皮在折断时见有白丝者均有混充杜仲之可能，于是卫矛科卫矛属的多种植物和夹竹桃科杜仲藤属、鹿角藤属、络石属等一些植物的茎皮就分别以土杜仲、金丝杜仲、银丝杜仲、藤杜仲、杜仲藤、藤仲等名目出现而代替杜仲，甚至就直接冒名取而代之。至于药店配方部门事先言明经中医师同意以功效相同或相近之物临时性取代的事例当不在此列。

10. “新异品种”，层出不穷　“新异品种”这个名词是卫生部药品生物制品检定所中药室的同志们在70年代针对当归新产生的一些中药混乱品种而提出的。论点是：“一种中药材由于种种原因供应紧张了，甚至脱销了，往往就应运而生地出现一些新的来源，新的品种，先在局部地区生产、供应、使用，逐渐扩展，有时影响之大，波及全国。但是，由于这些新出现的品种来源不同于正品，形态有所不同，一部分人认可，一部分人不认可，造成认识及处置上的混乱。对于这些新产生的混乱品种，给它一个确切的称呼，就是中药材“新异品种”。新异品种的特点，一是新：新出现；二是异：异于正品。一新二异，故称“新异品种”。全国各地在不同时期，不同地点，都会有一些新的混乱品种随时产生，特别是当重要药材供应不足之时，“新异品种”就会层出不穷。由于“新异品种”是新出现的混乱品种，为时短暂，还不稳固，一经揭露，只要提出科学研究的确实证据来加以否定，问题是比较容易解决的。然而有时就在研究“新异品种”的过程中，也能从中发现新的和好的药物资源。这个问题后面还将进一步加以讨论。

（四）澄清混乱，拨乱反正的主要途径和措施

1. 调查鉴定　调查鉴定是搞清中药品种的首要步骤。如品种不明，来源不清，盲目地光凭一个未经鉴定和证实的“药名”去按“名”用药，如果是名实不符，那将是十分有害的，甚至是危险的。于是在实地调查采集的基础上，首先搞清它的来源，以便准确鉴定中草药的科、属和种名。就弄清品种这一点而言，对决定中药的真伪是起到十分关键作用的。如非正品药材，则其调查内容还应该包括这种药物在当地使用的历史及其临床实际疗效，有无毒副反应等等。当然，作伪的情况，比较复杂。例如番红花，即使植物来源正确，但如以提取过有效成分的药材重新染色后加以出售，亦当以伪品论处。

2. 本草考证　鉴于我国劳动人民在长期生产实践中和对疾病作斗争中所积累的丰富的经验已备载于历代本草之中，如果我们从中搞清历代医药学家传统应用药材的正品，那么我们就能从中正确地继承前人的这种经历长时期无数人临床实践考验的、非常珍贵的传统用药经验，能“古为今用”。这对保证医疗效果和进一步深入研究发扬都有其重要意义。

把中药的调查鉴定和本草考证结合起来，就能科学地阐明什么是传统的药用品种，就能从复杂的异物同名品种中区分出哪个是经受过长期历史考验的传统的药用正品，哪一些是历史上的地区用药，哪一些是后来的混杂品。由于历史在前进，某些中药的品种也是随着历史的演进而逐渐有所变迁。我们要搞清这种历史上所发生的变化，如实反映这个史实，阐明你所研究的那种中药其在不同历史时期所处的地位，这样，才有利于从中药名称上正确的加以区别对待，避免张冠李戴。这对解决中药的异物同名问题，大有裨益。

古今药名矛盾者有之。明·刘文泰《本草品汇精要》就记载道：“有今名而异乎古称者，用必致疑。今以通脱木为木通，木通为通草”。早在明代就发现了这个问题，何况现在所用木通与古代本草木通又不相同，现时通草的原植物为通脱木而非木通。古今药物名实的变迁，要通过本草考证予以澄清。

如前所述，白前、白薇，颠倒错用，严重混乱，但最后分清是非，主要还是凭靠本草依据。功劳叶，市售主流品种为枸骨叶，但30年来很多人一直误认它为伪品，谢宗万经过认真的本草考证，才确认了枸骨叶是我国传统药用功劳叶的正品地位。通过对中药秦皮的本草考察，从《本草从新》关于“今药客俱以此缚北细辛”的论述中找到了核桃楸皮早在清代就有混充秦皮的文献记载。此外，运用本草考证的方法，还能部分解决古方药品考证的问题。然而本草考证并非万能，限于古代历史和技术条件，历代本草对药物的形态记载，往往非常简单，有不少品种很难通过本草考证的办法作出确切的结论，还需要使用其他手段加以综合研究解决。关于本草考证的问题，本书在第二章中有详细论述，此处不赘。

3. 实验研究　采用现代科学方法，特别是采用理化方法和药理手段，对中药复杂品种从药材质量上进行检验评价，是卓有成效的。中药的有效成分，是对人体起治疗作用的物质基础。凡是已经明确有效成分的中药，可以通过有效成分的含量测定来衡量药材的真伪优劣。如果这种成分能发生荧光现象，还可以通过测定荧光强度来加以质量评定。如果这种中药有效成分现在还未明了，则可以适当选择与能反映中医主要疗效相应的有关药理指标，通过动物试验来进行比较。当然，在试验中结合中医辨证分型、制造相应的动物病理模型是非常重要的一环。如此，将需要解决的混乱品种分别通过在动物体上对几个关键指标的研究比较，往往能够说明一些问题。由于动物试验和将来最终用于人体的结果是否能够保持一致，还有待于今后临床实践的证明。但这些实验研究数据和资料，对进一步提供临床验证是十分可贵的和不可缺少的。

在评价中药质量优劣时，如果本草记载与

现代科学研究发生矛盾时，则应以现代科学依据为主。例如李时珍在讨论杜细辛时说："按《土宿本草》云："杜细辛叶圆如马蹄，紫背者良，江南、荆、湖、川、陕、闽、广俱有之"。现据潘炯光、杨春澍等同志研究，紫背细辛具较高含量的致癌物质——黄樟醚，根据这个新近研究的情况，紫背细辛就不宜入药了。因而本草关于杜细辛以"紫背者良"的说法，就不能作为正确的依据。这就要具体问题，具体分析。

4. 临床验证　把好的正品药材按中医处方用药的意旨恰当地用到病人身上，使之发挥最佳的治疗效果，这是医家用药的最终目的。中医治鱼骨鲠喉，一向使用威灵仙，但中药威灵仙是个复杂品种，什么是正品威灵仙还存在着争议。是否可以通过有无这种实际疗效来进行检验呢？当然鱼骨鲠喉，只是检验指标之一，应该还有其他相应的指标相辅而行，方为可靠。又如贯众，品种极为复杂，市售品不下50余种，很多地方用来煎汤预防流感，有的有效，有的无效。何者疗效最佳，各地不妨加以比较和总结。具体进行各种之间的预防效果比较是有着一定困难的，如结合体外抑制流感病毒的实验研究来进行，还是可行的。

上面举的只是运用单味药防病治病的例子。值得重视的问题是中医用药的最大特点，在于辨证论治和使用复方，很多味药加在一起，怎样来检验其中某一味药是否有效或效果究竟有多大？这的确是个难题。何况要将异物同名品在同一条件之下进行比较，那就难上加难了。但是在前述有药理试验的基础上，有目的地和选择性地、重点地、稳妥地进行一些临床观察，也不是绝对办不到的。

有人在使用山豆根的复方中就曾发现有中毒现象，最后总结出来是山豆根的品种和剂量问题（广豆根剂量如超过9g，即产生中毒症状）。这说明虽然使用复方，如果单味药存在问题，在一定的情况下，照样能够把问题反映出来。如服用含有赤小豆的复方而发现有毒蛋白中毒反应时，那就得首先怀疑是不是由于错服了赤小豆的混乱品种"相思子"的缘故。但如某药不存在毒副反应，亦无显著生理活性时，则在复方中的呈现，往往难以被揭露。

5. 具实正名　研究中药复杂品种，在通过调查鉴定、本草考证、实验研究、临床验证等一系列的研究，或其中某几项研究之后，肯定对这些品种的本来面目和来龙去脉会有一个比较清楚的认识。这样，就应该对正品加以肯定，对副品加以说明，对名实不符的混乱品种要根据它们本身的具体不同性质区别对待。重要的一条，是首先要恢复它们的本来面貌。按照它们本来固有的药名去处方入药。如此，就能避免因异物同名而造成的混淆错用。这个办法，自古就有了。例如《大观本草》的校刊者艾晟引陈承《重广补注神农本草并图经》细辛条之说谓："谨案细辛非华阴者不得为细辛用。若杜蘅之类，自应依本性于用尔"。这说明他对"杜衡乱细辛"的处理办法是杜衡只能叫"杜衡"，按杜衡本身具有的药性去用药，但不得混称细辛。我们认为这个办法好，这就是具实正名，依本性于用。这样做，名实相符，实事求是。中药混乱品种除伪品不具药效者应严格取缔外，很多异物同名品可按这条原则处理。从名称上明确地把它们区别开来，使名实相符，各自依本性于用，则彼此相互混淆的问题也就迎刃而解了。

6. 大力发展"道地药材"的生产　"道地药材"出自《牡丹亭·调药》"好道地药材"；《本草品汇精要》也称"道地"。《增订伪药条辨》例言说："诸药有天生地产之正所，则为道地正品"。《本草从新》则称"地道"。陈仁山《药材出产辨》序称"药非地道，虽对症必无功，则选如不选，用如不用"。由此可知，无论是"道地"，或者是"地道"，说法虽有不同，但中药界人士谁都知道它们的含义是一致的。也就是说它们是正品优质药材的同义词。很多道地药材，往往是重要的中药种类。它们在全国药材中享有崇高的信誉。例如五加科的三七，以产于云南和广西者为道地，可谓名闻中外。曾经有一个时期，货源紧张，供不应求，则商品中藤三七、水三七、姜三七等应运而生，有直接冒名顶替者。后来正品三七生产多了，次品、混杂品等也就逐渐销声匿迹。看来发展正品药材的生产，则混乱品种就有自然淘汰的趋势。当然，这种发展，应该有计划地、按需要进行。

7. 行政与组织措施　研究中药复杂品种，把混乱的问题搞清楚，提出鉴别真伪优劣的方法，是学术范畴里的事。但要拨乱反正，去伪存真，那就得依靠药政管理方面的力量（包括由国家制定与颁布“药品管理法”，用加强法制的办法来加以保证），需要有一套切实可行的行政与组织措施。

（1）宣传教育：能起到统一思想增加理性认识的目的。应加强如下工作：①宣传有关国家药政管理条例。②宣传提高执行国家药典和3级标准的自觉性。③宣传混乱品种对人民健康的危害和给国家经济带来的损失。④宣传有关澄清混乱品种的科研成果和合理化建议。⑤设法抢救继承老药工人员对药材的鉴别和保管经验，积极培养青年药工人员，改变后继乏人和后继乏术的状况。⑥对现有的基层药工人员有计划地进行培训，提高他们的业务水平。⑦各省、市出版部门要配合出版适合本地区应用的有关药材真伪鉴别的书籍，包括彩色图谱和宣传画等。⑧宣传药品的特殊性，明确它不同于一般商品的性质，绝不可在药品经营方面以谋取厚利为目标。

（2）控制收购：绝大多数中药材都是通过基层药材收购部门收进来的。牢牢把住基层收购这一关，就能很好地对混乱品种加以控制。问题是：①农村非专业的采药人员对药材鉴别知识不足，常将外形相似的混淆品种一齐采来，这就形成错采的问题。如果药用部分是皮部和根部，则对药材鉴别经验不足的人来说，对此严格把关是不容易的。②药材收购必须强调要由专业人员来担任。应该杜绝非专业人员收购和从事委托收购业务。过去农村竟然发生过由收废品的人兼收药材，它们把药材和废品等同起来，对药材收购不给予重视已达到令人不能容忍的地步。这样办理，如不发生错收现象，才是值得奇怪。

为了解决错采、错收问题，基层收购部门一定要备有一套药材收购品种的标准样品和规格说明书。有些地区工作做得深入细致，他们在药材收购季节，由专业人员带着计划收购品种的“标准样品”和原植（动）物标本，连同有关宣传画，到农村流动宣传展览，凡是坚持这样做的，都能收到良好的效果。各地县级药材公司对下面收购来的药材，要有专人认真的加以鉴别检查，凡是发现错收了的，一定要即时处理，严防上调、外调，造成更大损失。

（3）检查监督：药品检验所是国家专设的药品检验机构，从中央到地方（县、市）都有。它对中、西药品质量都肩负着制定标准和按标准进行检验监督之权。一旦发现伪品，有权予以取缔。对不符合3级标准者则制止生产和行销。有的药材公司也设有检验科或研究室。他们也肩负着监督药材质量的职责。这种组织机构对保障人民健康事业是十分必要的。

近年来，由于农村集市贸易的蓬勃兴起，城市农贸市场也普遍活跃。也还有少数不法分子在市场上贩卖假药，投机倒把。特别是贩卖假人参、假天麻者，屡见不鲜，以致上当受骗者甚多。为此，市场管理部门要加强管理，当地药检机构也要主动下来检查，同时还要加强群众性的监督。一有发现，立即向有关部门报告，严格取缔。对情节严重的投机倒把分子应追究其法律责任。另一方面各经营部门和使用单位应从正常渠道进货。特别是短缺药材，更要把好质量关。

（4）限制使用：对地区习惯用药，应限制在原来习惯使用该品种的地区范围之内。例如一个地区，或者一个省，或者由几个省构成的大行政区，千万不要超出这个范围，要注意不能让它随便扩大到地区以外的地方去。实践证明，凡是不按此原则办事的，必然会带来不良的后果，因为①即使调出，有可能因地区习惯不同，导致名实不符而退货，造成来回运输，互相扯皮和浪费资财的现象。②即使勉强的使用，但达不到预期的治疗效果。这一点，古人早有论述。吴其濬曾经在《植物名实图考》卷二十三“昆明沙参”条中谈过：“因地而用，不可以例他方”。

（5）统一药名：中药混乱品种，很多是由“异物同名”而引起的。如果能做到统一药名，一物一名，则对澄清混乱最为理想。卫生部药典委员会在编制国家药典时必然要慎重考虑统一药名的问题。但是药典收载药物品种的数目有限，出于种种原因，不可能全部都收。那末，其他药物的名称怎么办？要不要统一。我想以统一为佳。究竟怎样来统一？由于这是个大事，特别是确定药材原植（动）物中名的问题很复杂，必须集思广益，妥为研究。建议由卫生部和国家中医药管理局联合成立一个专门学术性的中药名词委员会来讨论、研究解决这些问题。然后出版有关统一中药名称的专书，在全国广泛征求意见，修订后由国家颁布施行。

过去，中国科学院的名词室就曾编写过《种子植物名称》和《孢子植物名称》等书，虽然其中还有少数问题存在，但总的来说，在全国学术交流上起得了良好的作用。

以前，由于药名的不统一，在中药业曾经发生过这样的怪现象。即有人从文献介绍得知某些药材对某种疾病疗效甚佳，即从外地大量调入。后来见货，恍然大悟，方知此种当地资源甚多，只不过名称不同罢了。另外，某些药材经营部门单凭从帐面上看名称订货，但由于药名各地称谓不同，却因之而造成了错订和该订而未订的损失。在药名统一之后，类似这样的差错，就能大大地减少或避免。

(6) 以法治乱：《中华人民共和国药品管理法》已于 1985 年 7 月 1 日起正式在全国范围内实施。这将以我国药政管理中的头等大事而载入史册。《药品管理法》的公布与实施，标志着我国药品监督管理工作已经进入法制化的新阶段，使药政管理工作有法可依和依法办事。

《药品管理法》第 33 条规定："禁止生产、销售假药"。对什么是假药，下了明确定义。其中与中药材有关的是"以非药品冒充药品或者以他种药品冒充此种药品的"是假药。另外，"变质不能药用的"和"被污染不能药用的"也都按假药办理。第 34 条规定：禁止生产、销售劣药。有下列情形之一的药品为劣药：①药品成份的含量与国家药品标准或者省、自治区、直辖市药品标准规定不符合的；②超过有效期的；③其他不符合药品标准规定的。

禁止生产、销售伪劣药品，是《药品管理法》的核心内容。这是针对着一小撮不法分子唯利是图，见利忘义，以伪乱真，以劣充好，欺骗群众，危害人民健康的违法行为而制定的。因为药品是一种特殊商品，只有切实保证药品质量，才能保障用药的安全和有效。

为此，凡是与药品生产、经营、使用、药检和监督管理等有关人员都必须很好的学法、知法、守法、执法。"以法治乱"是切实可行的重要措施，也是"以法治国"的一个不可分割的组成部分。我深信《药品管理法》在全国的贯彻实施，一定会促使全国药品质量大大的提高，这是当前药品质量由日趋下降而转向日趋上升的一个重要转折点，是我国药政管理史上的一个重要里程碑。

二、中药材品种整理

当前，中药事业中存在着两个主要问题。一是品种混乱，二是质量下降。这里所说的品种整理，就是针对品种混乱而言的。品种搞不清，则质量无从谈起，更难以保证用药的安全与有效，所以品种整理、澄清混乱是首先需要解决的重大问题。澄清混乱品种的工作实际上从 50 年代就开始了。当时《药学学报》上发表的白头翁、白前与白薇、芫花、当归、地黄、黄芪、鹤虱等论文，不仅为澄清品种混乱做出了重要的贡献，而且对澄清混乱品种的思路、方法，作出了良好的示范，对承前启后起了关键性的作用。50 年代末和 60 年代初，中国药学会还专门组织老药工人员与中药科研人员、教学人员定期讨论中药品种问题，在总结老药工人员辨药经验的基础上科学地搞清中药的基原（科、属、种），然后在《药学通报》和《中药通报》上发表，这对抢救中药老师傅的宝贵辨药经验，起了一定的作用。较全面整理老师傅辨药经验的专著，要算是中华人民共和国卫生部药政局主编的《中药材手册》（1959 年第一版），收载常用中药 517 种。可惜该书对中药基原未明确写出拉丁学名，这个缺陷在其后中国药品生物制品检定所修订的第二版中给以弥补。建国以来，首次系统研究整理中药材复杂品种的专著要推中国中医研究院中药研究所谢宗万编著的《中药材品种论述》，上册于 1964 年出版，载文 100 篇，该书在中药品种的本草考证、正本清源方面，独具特色，对澄清中药混乱品种起到了良好的推动作用。该书于 1978 年获全国医药卫生科学大会科研成果奖（部级奖）。中册 1984 年出版，载文 50 篇，现上、中册均分别于 1990 年和 1994 年修订后第 2 次出版发行，内容更加丰富，均附原植物图，涉及的异物同名品达 2000 余种。同类性质的书籍，是中国药品生物制品检定所编著的《中药鉴别手册》，从 1991 年起至 1994 年已出版 3 册，载药 208 种，内容也是相当丰富，该书从第 2 册起，部分药材增加了显微鉴别及组织图，对药材真伪鉴别，精确可靠。此外，在此期间，还有一些中药真伪鉴别的书籍或图谱陆续出版。如广西壮族自治区药品检验所编著的《中药材真伪鉴别图谱》(广西人民出版社，1986)，广东省药材公司等编写的《常用中药材真伪鉴别》（广东科技出版社，1988)，北京中医药大学阎文玫主编的《中药材真伪鉴定》(人民卫生出版社，1994）等虽然涉及的品种不是太多，但各有其独到之处。中国医学科学院药用植物研究所等主编的《中药志》，中国中医研究院中药研究所主编的《全国中草药汇编》，中国药科大学编写的《中草药学》和南京中医药大学主编的《中药大辞典》以及中国医药科技出版社出版的《中药辞海》等虽然是中药大型工具书，但对品种整理也起到应有的作用。

值得重视的是六五期间，国家医药管理局将“中药材同名异物的系统研究”列为局级课题，其中贝母、金银花、大黄、石斛类的品种研究，取得了可喜的成果。其后七五期间，将“常用中药材品种整理和质量研究”列入国家重点科技攻关项目。本课题分南北2个协作组。南方组由中国药科大学、上海医科大学等11个单位组成，北方组由北京医科大学、沈阳药科大学等9个单位组成，共研究常用中药123类(专题)。各类专题统一以共同制定的主要内容和技术方案为目标，运用多学科手段对多来源中药材进行系统研究。在品种方面，即在查阅国内外文献和已有研究的基础上，在全国范围进行药源调查，采集原植（动）物标本，作分类学鉴定，要求列出检索表，收集对口药材和商品（一般不少于50件），作性状、显微鉴定和理化分析。最后要求明确主流品种、一般品种、类同品或混用品，并提出药源、生产、开发利用建议，这个全国大协作经数百名专家教授及科研人员的努力，历经5年的共同攻关，全面地完成了研究任务。该成果于1991年8月获七五攻关项目优秀成果奖，同年12月分别获国家中医药管理局1991年中医药科技进步一等奖（党参、防风等24个专题)，二等奖（苦杏仁、漏芦等44个专题)，三等奖（黄连、苦参等37个专题)，党参、防风等68个专题又共获1992年国家科技进步一等奖。据徐国钧、楼之岑教授等报道，该成果的主要内容如下：

药源调查及分类学鉴定方面，各专题基本上调查了全国各产区的药源及采收标本、对口药材，或至少进行了全国主要产区的调研。商品药材收集面向全国，大多在50件以上，有的专题收集商品达200多件，如茵陈等，基本上能反映全国药材经营和使用现状。123个专题共采集药用植物标本近万份，鉴定研究了原植物近千种，收集鉴定了商品药材6000多件，原植物超过10种以上的约近1/2，比较突出的有党参类28种，麦冬类26种，沙参类36种。在分类鉴定研究方面，除运用经典形态分类外，配合应用扫描电镜观察花粉，有的还进行了细胞核型分析、聚类分析、化学分类学等，共发现42个新种（亚种、变种、栽培变种)，还有新组合、新分布。

药材鉴定方面，各专题都进行了性状、组织构造、解离组织或粉末的鉴定比较研究，描述了主要鉴别特征，绘制了特征图，制订了便于应用的检索表。有的还应用扫描电镜进行了辅助研究，摄制了较清晰的照片，观察其超微结构，在显微鉴定中有新发现的，如党参类20种根的导管均为具缘纹孔导管；麻黄类茎的导管穿孔板上有具缘纹孔；草乌类导管分子的侧壁或端壁相接组成框架式组织；蛇床子成熟果实的油管壁为棕色角质层；鸡血藤类美丽崖豆藤根及根茎导管中侵填体发育成石细胞等。

在用理化分析鉴定品种方面，各专题都以有效成分、主成分或特征性成分，对主要种类进行了定性定量分析比较。一般运用薄层层析、气相色谱、高效液相色谱等方法。党参类专题中应用三维高效液相色谱法；木香类等专题应用了闪蒸-毛细管气相色谱；龙胆类专题应用了聚酰胺薄膜色谱光密度法。研究比较深入的如麻黄类专题用HPLC法同时测定6种生物碱(3对光学异构体)的含量；麦冬类以45个甾体皂甙为标准品对16种药材作分析比较；艾叶类用气-质联用测定了挥发油中96个化合物；甘草类用HPLC法测定21种药材中皂甙、皂甙元、黄酮类和香豆素类等12种成分的含量；蛇床子类以11种香豆素为对照品对不同种类、不同产地及数十种商品进行了定性、定量分析。

为了使123个专题研究成果尽快地转化为

生产力，产生社会效益和经济效益，南、北两方协作组决定分别将研究成果编辑成书，分册出版发行。现南方协作组已将其成果汇编成《常用中药材品种整理和质量研究》，第一册收药党参等30类，于1994年由福建科学技术出版社出版，第二册亦即将付梓，北方协作组的出版工作也正在积极进行中。

该套专集内容十分丰富，提供了大量第一手科学实验资料，许多内容为首次发表，具有很强的科学性和实践性。

近20年来，结合中药品种的调查和整理，还出版了一批大型中草药彩色图谱，如全国中草药汇编编写组编写的《全国中草药汇编彩色图谱》，前卫生部长钱信忠主编的《原色中国本草图鉴》（日文版）、肖培根教授主编的《中国本草图录》，卫生部药典会编写的《中华人民共和国药典中药彩色图集》、徐国钧教授主编的《中草药彩色图谱》、中国药品生物制品检定所编写的《中国中药材真伪鉴别图典》等。

上述彩色图谱共收载彩色原植物照片或彩图5000余种。它们都有准确的基原鉴定，多数还有精练的文字说明，这些均属建国以来众多药学家和艺术家共同协作所创造的科研成果。例如《原色中国本草图鉴》，其中有些就是在国外展览过的艺术品，它们把科学性与艺术性结合起来，特别是花的解剖图与文字说明对种的特征结合紧密，这是任何艺术照片所代替不了的。彩色图片，质量都很精致，很多动植物多生于高山、海洋，编著者们和摄影人员不顾环境如何的艰险，气候如何的变幻，他们爬山涉水，亲临现场，拍下了在自然生长条件下的原动植物的形态。不但色彩鲜艳，情态逼真，层次分明，而且重现该种在鉴别上的形态特征，可谓用尽心机，使人看了不仅能学到科学辨药知识，而且还附带有一种艺术享受。

三、中药材品种本草考证

（一）中药材品种本草考证的重要意义

考证并从而确定历代本草中所收中药材的原植（动）物品种，不但对如实反映用药的历史事实，研究不同历史时期药物品种的变迁情况有所帮助，而且特别对正确地继承古人药物生产和临床用药经验有现实意义。

本草单味药的品种考证，是澄清中药材混乱品种重要手段之一，因为它能从复杂的异物同名品种中区分出哪个是经受过长期历史考验的传统的药用品种，为确定药材正品提供文献依据。另外，古本草中有不少药物现在知名而不知物，如能加以彻底考证清楚并予以利用，这也是对古代药学遗产的一种发掘。同时，本草考证还有助于祖国天然资源的开发利用，现在有很多野生植物还不知道它的用途，一旦《本草纲目》和《本草纲目拾遗》以及其他本草上所收载的药物都能考证清楚，则根据植物亲缘关系的线索，也许会给我们不少有益的启示，对药物新品种的开发与合理利用，是将会有好处的。

古方药物的品种考证也很要紧，它有利于医方的发掘与继承，并为新药研究开辟道路。例如青蒿素的发现，就是从研究晋代葛洪《肘后备急方》青蒿治疟病方，再经过科学试验而取得的科研成果。研究中药十八反也须注意中药材品种的考证。例如大戟反甘草的问题，古方大戟为大戟科植物京大戟，倘若以现时茜草科红牙大戟与甘草配伍的反应在来论证中药的十八反，就很有可能提出与前人的不同结论，如竟因此而否定古人长期以来的用药经验，那就不免有失察之处。诸如此类，涉及一些重要问题的是非，中药品种的考证，就收到了实际效果。

（二）中药材品种本草考证的思路与方法

正确的思维是科学的前提，而实现思维则借助于方法学。中国中医研究院中药研究所谢宗万在其《中药材品种论述》（上册，第二版）中详细地论述了“中药材品种本草考证的思路与方法”，即“4个步骤，24个环节”的考证方法。简言之，从实地调查入手，摸清原植、动物形态、采收加工、药材特征、产地分布、生态习性、药名由来、用药历史及实际疗效。然后系统钻研本草，重视原文，搜集旁证，探讨时代背景，药物分类位置，重视历代本草不同版本药图的分析。对特产药材，查考方志，文字训诂，剖析深透，及产地方言也需弄清。最后是普遍联系，全面分析，重点突破，说理充分，既尊重历史，又重视中药品种在不同历史发展阶段中的变迁，提倡师古不泥，古为今用，以疗效为核心，形态为基础，择优选正，去伪存真。

该方法突出了中医药特色，它以传统本草学为主，在研究文献与调查实践的基础上，将本草学与现代药用植物分类学、生药学三者有机地紧密结合，从历代本草中考证出正品药物基原，以达到正本清源，确定正品，区别混乱品种，保证临床用药安全有效的目的。

(三)中药材品种本草考证所取得的主要成绩举例述之如下：

1. 单味药的品种考证

(1) 白头翁：徐国钧、黄胜白等对白头翁的种类进行了调查，发现我国药材市场上所销售的异物同名品分属于7科30多种，通过本草考证，确认毛茛科植物 Pulsatilla chinensis (Bge.) Regel 应是白头翁的正品。

(2) 鹤虱：赵燏黄、马世华“驱虫生药古今鹤虱的研究”一文，考证了历代本草所载的鹤虱，认为鹤虱的应用，可划分为4个时代，第一为唐本草时代，根据“鹤虱出西戎”的记载，可知其所用真正鹤虱的原植物应为山道年花 Artemisia cina (Berg.) Willd.，其后宋元明清本草时代的代用鹤虱，其原植物为大名精 Carpesium abrotanoides L. 及滁州鹤虱 C. divaricatum Sieb. et Zucc.，伪充鹤虱有豨莶 Siegesbeckia orientalis L.，胡萝卜 Daucus carota L. 及野胡萝卜 Osmorhiza aristata Mak. et Yabe.。

(3) 白前与白薇：白前与白薇自古即供药用。白前为镇咳祛痰药，白薇为解热利尿药，但二者古今都长期存在混淆错用情况。清·张志聪《本草崇原》眉批就有“苏州药肆，误以白前为白薇，白薇为白前，相沿已久”的记载。而现时药材商品情况则更为复杂。谢宗万通过实地调查和本草考证，认为白前生于近水的砂碛洲渚之上，而白薇生于山野，在生态习性上，截然不同。柳叶白前 Cynanchum stauntonii (Decne.) Schltr. et Levl. 和芫花叶白前 Cynanchum glaucescens (Decne.) Hand. -Mazz. 均生于江边或溪滩，与《唐本草》白前之记载相符，可视为《唐本草》之药用白前，是中药白前的正品。过去文献均以 Cynanchum japonicum Morr. et Decne. 或其变种 var. purpurascens Maxim. 为药用白前，实属错误。白薇 Cynanchum atratum Bunge 与《证类本草》和《救荒本草》之白薇记载相符亦即自古传统之药用白薇是中药白薇的正品，凡白前、白薇名称倒置的地区均应予以纠正，以统一药名，保证临床用药的准确性。

(4) 芫花：芫花自古用为逐水药，但有异物同名品存在。谢宗万对国内14省39市(县) 52处药材供销部门直接、间接所获得以“芫花”为名的商品药材经鉴定计得2种不同的植物来源，即 Daphne genkwa Sieb. et Zucc. 与 Wikstroemia chamaedaphne Meisn. 2种（均同为瑞香科植物）。考证历代本草认为前者为传统药用正品芫花，其特征为先花后叶，花紫色。《证类本草》之“滁州芫花”与“绵州芫花”均为此种，另“绛州芫花”即《本草图经》之“黄芫花”，其特征为先叶后花，花黄色，植物名为河朔荛花 W. chamaedaphne Meisn.。日本学者中尾万三误以为是 Wikstroemia trichotoma Makino，应予改正。

(5) 茵陈：茵陈原名茵陈蒿，始载于《神农本草经》，《名医别录》载：“茵陈生太山及丘陵坂（坡）岸上”，《本草拾遗》释名说：“此虽蒿类，经冬不死，更因旧苗而生，故名茵陈，后加蒿字耳”，韩保升谓“叶似青蒿而背白”，据此，谢宗万在对我国药用茵陈品种实地调查的基础上进行品种考证，认为我国传统药用正品茵陈植物来源有二：一为猪毛蒿（滨蒿）Artemisia scoparia Waldst. et Kit.；二为茵陈蒿 A. capillaris Thunb.。明代以前的山茵陈，实为野生的茵陈蒿，或称石茵陈，以与家茵陈之名相区别；清代以后的山茵陈为玄参科植物阴行草。以绵茵陈以外的品种混称茵陈，均不应该，以茵陈的老枝混称青蒿或黄蒿，也不应该。为了临床的需要，可以正品茵陈的幼苗统称为绵茵陈，秋季采收的地上部分称茵陈蒿，并建议取消“黄蒿”与“黄香蒿”这两个药名。

(6) 葶苈子：谢宗万对葶苈子的考证结果：①从古本草所言葶苈子的产地生藁城、曹州、彭城和《证类本草》曹州葶苈图并结合现时商品调查，核实古今用药，可知十字花科植物 Lepidium apetalum Willd. 的种子为传统药用正品葶苈子的主流，其同属植物 Lepidium virginicum L. 和 L. ruderale L. 也同供药用，但数量较少。②葶苈之分苦、甜，始于宋代，二者主治大体相似，但缓急有别。大抵苦则下泄，甜则少缓，量病人虚实用之可也。苦葶苈即传统正品葶苈 L. apetalum Willd.，张仲景治肺痈喘不得卧及《金匮要略》葶苈大枣泻肺汤中所用的葶苈子即上述苦葶苈。甜葶苈品种复杂。播娘蒿 Descurainia sophia (L.) Webb ex Engl. et Prantl. 的种子有可能是古代甜葶苈的一种。③Draba 属不能证实为我国古本草中所记载的葶苈，且商品无售。但此与日本有关本草文献相符，并在实际中有所应用，故建议将 Draba 属名由“葶苈”属改称为“和葶苈”属。将 Draleae 由“葶苈族”改称为“和葶苈族”。《救荒本草》中的独行菜，不能证实为 Lepidium 属植物，而古今正品葶苈子确为 Lepidium 属植物，因此建议将 Lepidium 属的中文译名由独行菜属改称为葶苈属，将 Lepidieae 由独行菜族改称为葶苈族。凡涉及此二属诸种的植物中文名，也该适当地作相应的修改。

(7) 厚朴：尚志钧、刘晓龙对《本草图经》厚朴品种进行了考证，认为该书记载“叶如槲叶，四季不凋，红花而青实”的厚朴，应是现今樟科润楠属植物红楠 Machilus thunbergii Sieb. et Zucc. 的树皮，该品在我国唐宋时期曾混作厚朴药用。此外，还对《本草纲目》记载的厚朴品种进行了考订，认为“五六月开细花，结实如冬青子，生青熟赤”的厚朴，也是樟科润楠属植物。

(8) 秦皮：邬家林、谢宗万等通过考证，认为古本草所载秦皮为木樨科梣属(Fraxinus)植物，水渍有蓝色荧光的树皮。胡桃科的核桃楸(Juglans mandshurica Maxim.)皮作为秦皮是清代中期以来的历史误用。汉代高诱在《淮南子》注文中对秦皮荧光现象的记载以及唐《新修本草》将这种荧光观察应用于秦皮鉴别的记载，对世界荧光历史的研究，提供了有价值的材料，从而在世界科学史上为国争了光。

(9) 猪牙皂：邬家林又澄清了多年来一直没有搞清的皂荚与猪牙皂的关系。认为是同一种树上不同发育条件下形成的不同形态的皂荚。同时澄清了《新修本草》谓“此物有三种”的含义是相同的，即同在一株皂荚树上，即有大、中、小三种不同类型果实。本草所指的“形如猪牙”、“长尺二者”、“长六七寸，圆厚节促直者”三种类型与现今民间所称的“牙皂”、“糠皂”和“肉皂”三种不同果形的皂荚正相符合。

(10) 威灵仙：谢宗万以唐贞元年间“威灵仙传”的有关记载为依据，考证出毛茛科铁线莲属(Clematis)植物是历史上最早药用的威灵仙品种，而不是始自清代的《植物名实图考》，从而为《中华人民共和国药典》收载铁线莲属植物作为正品威灵仙，提供了早期本草文献学的依据。

(11) 佩兰与泽兰：据谢宗万考证，古代泽兰有两个类型，一是菊科的兰草类(Eupatorium)，一是唇形科的地笋类(Lycopus)，在中医用药方面，这两个类型的药物，疗效不同，《本草从新》赞同明代李时珍的见解“泽兰走血分，消水肿，涂痈毒，破瘀除癥，为妇人要药。兰草走气分，利水道，除痰癖杀蛊辟恶，为消渴良药”。二者疗效有别，不可混淆。现时中医临床应用泽兰谓有活血祛瘀通经之功。显然这种走血分的泽兰，无疑是指唇形科的硬毛地瓜儿苗 Lycopus lucidus Turcz. var. hirtus Regel.，为保证临床正确用药，解决药名上的混乱问题，建议将菊科的 Eupaatorium 属改称为佩兰属，单叶佩兰 Eupatorium japonicum Thunb. 不应称之为药用的泽兰。

(12) 阴行草：《植物名实图考》的阴行草(Siphonostegia chinensis Benth.，玄参科)在我国南方地区称金钟茵陈、铃茵陈、铃儿茵陈、灵茵陈、角茵陈、土茵陈、山茵陈、黄花茵陈、黑茵陈、铁杆茵陈或直接混称茵陈，其主治用法与中药茵陈相似，但在北方地区则普遍作刘寄奴用。《中药志》1960 版称之为“北刘寄奴”。形成一药二用。据谢宗万考证“金钟茵陈”始见于明《滇南本草》，以之误作“刘寄奴”则始自其后的《本草原始》，为此，“金钟茵陈”应是该药的药用正名，“阴行草”是植物名，不宜作药名用。《植物名实图考》云：“阴行、茵陈南言无别”。显然，“阴行”之名是从“茵陈”之音讹而来。

(13) 连翘：谢宗万通过对中药连翘古今药用品种的考察，认为汉魏六朝至唐宋所用连翘一直为金丝桃科植物湖南连翘(红旱莲) Hypericum ascyron L.，然而自宋至明清直到现在所用品则为木樨科植物连翘 Forsythia suspensa (Thunb.) Vahl，后者作为“新兴品种”取代前者成为目前主流品种和法定正品，前者则退居为地方习用品位置。

(14)虎掌和天南星：胡世林对《本草纲目》虎掌和天南星记载的正误进行了订正，并考证了《神农本草经》的虎掌为天南星科植物掌叶半夏 Pinellia pedatisecta Schott。《开宝本草》的天南星才是同科天南星属(Arisaema)植物。虎掌南星为优质的道地药材，一直大量栽培和销售，建议载入新版《中华人民共和国药典》。

(15) 半夏和由跋：胡世林认为20世纪以前中药半夏的原植物是天南星科植物半夏 Pinellia ternata (Thunb.) Breit. 而前人曾将道地药材“齐州半夏”(产于山东省历城县)误考为只分布于日本的三裂叶半夏 P. tripartita，同时证明古代本草中常混为半夏的“由跋”是同属植物虎掌 P. petatisecta Schott 的幼小块茎。而不是天南星属植物 Arisaema ringens (Thunb.) Schott，但也有人考订由跋是蒟蒻的幼小块茎。对此，谢宗万支持胡世林的观点。

(16) 辛夷：赵中振等认为木兰科植物的望春玉兰 Magnolia biondii Pamp. 的花蕾为最早辛夷使用品种之一，初在陕西，后发展到河南，现今产量最大，为主流商品。玉兰 M. denudata Desv. 在汉代就作辛夷使用。淡紫玉兰 M. denudata var. dilutipurpurascens Z. W. Xie et Z. Z. Zhao 为本草中记载的树高数仞、花白色带紫，产于长江流域的品种，亦为早期使用辛夷品种之一，《植物名实图考》提到玉兰分紫瓣、白瓣2种，这里所说的紫瓣玉兰即指此而言。紫花玉兰 M. liliflora 始载于《本草衍义》，由于历史上入药品种的变迁，已不见于商品中，我国部分地区有零星栽培，供作观赏。本种植物名今后不宜再称“辛夷”。

(17) 延胡索：郝近大通过对延胡索系统地本草考察，明确了最早的延胡索药用品种为产于东北的齿瓣延胡索。但在明代以后逐渐为产于江浙的栽培品所取代。目前在开发延胡索新资源时，齿瓣延胡索应是首选品种。

(18) 狼毒：易三炎对狼毒与蔄茹古今用药的演变作了考证，认为《证类本草》的石州狼毒是瑞香科植物瑞香狼毒 Stellera chamaejasme L. 应属本草最早可查证的正品狼毒。明李时珍描述的蔄茹应是大戟科植物狼毒大戟 Eupharbia fischeriana Steud.。此外，草蔄茹为月腺大戟 Euphorbia ebracteolata Hayata，属今日白狼毒习用品种。

(19) 大青与蓝：黄胜白、陈重明对大青和蓝进行了本草考证，认为蓝和大青之间的混淆，实际上是马鞭草科大青 Clerodendrum cyrtophyllum Turcz. 和各种叫做“蓝”的植物间的混淆。通过医方的核对和本草著作的考察，认为大青和蓝乃是两个不同的药物，马鞭草科的大青应该是大青的正品大青，和蓝不能混为一谈，建议取消 Isatis 的大青属之名，而改为菘蓝属，十字花科的菘蓝 Isatis indigotica Fort. 应该是古代最早记载的蓝。

(20) 南烛：南烛首载于《开宝本草》，也有乌饭树之称，但古今异物同名现象存在。据黄胜白、陈重明考证，认为杜鹃花科植物 Vaccinium bracteatum Thunb. 的果实是古代本草中传统药用的南烛，但现代植物分类学家，将南烛与乌饭树分开，各定一种名，并以 Lyonia 为南烛属，而以 Vaccinium 为乌饭树属，这是欠妥当的，不宜将古代一物的异名给予不同的植物，Lyonia 结实为蒴果，不可食，这和本草上所述结实如朴树子，九月熟，紫色，其味甘酸，小儿食之，以及枝叶捣汁浸米，可煮乌饭的描述不符。此外，本草中尚有以小檗科南天竹 Nandina domestica Thunb. 为南烛的混乱现象，均应予以澄清。

(21) 莽草：黄胜白、陈重明根据本草著作的查对，又参考了现代植物分类学资料，认为古代本草著作所说的莽草乃是对木兰科植物披针叶茴香 Illicium lanceolatum A. C. Smith 和红茴香 Illicium henryi Diels 两种植物的通称，而决不是卫矛科的雷公藤（水莽草）Tripterygium wilfordii Hook. f.。

(22) 功劳叶与十大功劳：功劳叶为十大功劳之简称。以其效用广泛而得名。谢宗万认为“十大功劳”之名，最早见于清《本经逢原》(1695)，其次载于《本草纲目拾遗》角刺茶项下。经过考证，可以肯定上述2书所指的十大功劳就是冬青科的枸骨 Ilex cornuta Lindl. 与现时全国广泛地区使用的“功劳叶”相一致，以枸骨叶为功劳叶，有本草传统应用的依据是完全正确的。但《植物名实图考》较《本经逢原》晚出版153年，较《本草纲目拾遗》晚出版83年，它所记载的十大功劳是小檗科十大功劳 Mahonis bealei Carr. 和狭叶十大功劳 M. fortunei (Lindl.) Fedde，现在很多植物文献即以此为据，并将 Mahonia 译名为十大功劳属，有些地方以其叶为“功劳叶”而与冬青科“枸骨叶”相混，实属误用，应予鉴别。

(23) 木瓜：黄世华对古本草中的木瓜进行了考证，认为宋代《图经本草》中绘述的木瓜是皱皮木瓜，即蔷薇科的贴梗海棠 Chaenomeles speciosa (Sweet) Nakai，另一种与木瓜相似的是榠楂 Chaenomeles sinensis (Thouin) Koehne.。

李时珍云：“其叶光而厚，其实如小瓜而有鼻”，这个“鼻”就是木瓜（皱皮木瓜）的特征。自清代以后，榠楂就代之以木瓜，这是《植物名实图考》中的错误。现在著名的宣城木瓜正与古代本草描述的木瓜相吻合。

(24) 银州柴胡：刘晓龙、尚志钧对古本草记载的银州柴胡原植物进行了考证，认为《雷公炮炙论》、《本草图经》记载的银州柴胡是伞形科植物红柴胡 Bupleurum scorzonerifolium Willd.；《本草别说》、《本草纲目》、《本草原始》等文献记载的银州柴胡应是石竹科植物银柴胡 Stellaria dichotoma L. var. lanceolata Bge.。本文还对伞形科植物银州柴胡 B. yinchowense Shan et Y. Li，非古本草记载的银州柴胡以及银柴胡在古代作柴胡药用等问题进行了详细讨论。

(25) 麦冬：余伯阳、徐国钧、徐珞珊等对中药麦冬进行了考证，认为《证类本草》睦州（浙江建德附近）麦门冬形似麦冬 Ophiopogon japonicus (L. f.) Ker-Gawl.，随州（湖北随州）麦门冬花直立，花柄向上，似山麦冬 Liriope spicata (Thunb.) Lour.。明·《本草纲目》载：“古人惟用野生者，后世所用多是种莳而成……浙东来者甚良，其叶似韭而多纹，且坚韧者为异”。以上看出在明朝以前，我国药用麦冬的主要原植物为麦冬 Ophiopigon japonicus (L. f.) Ker-Gawl.，同时有数种不同的植物来源。《本草纲目》以后的本草著作对麦冬的记述较为详细，《植物名实图考》有麦冬植物图，与今浙江栽培麦冬近似。

(26) 鬼臼及小叶莲：尚明英、徐国钧、徐珞珊等对鬼臼及小叶莲进行了本草考证，认为本草所载鬼臼为小檗科八角莲 Dysosma versipellis (Hemsl. et Wils.) Fu 或六角莲 D. pleiantha (Hance) Woodson 而非桃儿七；小叶莲为小檗科桃儿七 Sinopodophyllum emodi (Wall.) Ying，《中华人民共和国药典》(1990年版) 收载的小叶莲及其他有关书中将鬼臼之名用于桃儿七 Podophyllum emodi Wall. 是缺乏本草依据的。

(27) 沙参：据屠鹏飞、徐国钧等考证，沙参最早记载于《神农本草经》。古时南沙参和北沙参同指 Adenophora 属植物，只是产地不同。现今把珊瑚菜根作北沙参入药是欠妥的。应恢复珊瑚菜根的原名莱阳参。本草所述沙参应是 Adenophora stricta Miq.，杏叶沙参和荠苨同指 A. hunanensis Nannf.，鉴于 Adenophora trachelioides Maxim. 与本草荠苨的产地描述及《本草图经》之润州荠苨不符，建议将其改称为宽萼沙参。

(28) 枳实与枳壳：谢宗万论述了枳实、枳壳古今药用品种的延续与变迁，认为①药用枳实自先秦、汉魏六朝以至唐代，全以芸香科枸橘 Poncirus trifoliata (L.) Raf. 为正品。枳壳之名，始载于唐·甄权《药性论》，古人早知“枳实、枳壳一物也”，言其原植物相同。②宋代本草枳实、枳壳药用品种，已不单纯，“汝州枳壳”、“成州枳实”二图显然仍为枸橘。但此时《本草图经》又有“翻肚如盆口唇状……者为胜”和“臭橘不堪用”的记载。说明酸橙枳实（壳）Citrus aurantium L. 已在此时勃然兴起，并一跃而处于枳实（壳）正品的位置。③明、清本草均以“翻肚如盆”的酸橙枳实（壳）为正品，而将枸橘〔臭橘、绿衣枳实（壳）〕视为枳实（壳）的伪品，无疑显示了以酸橙枳实（壳）作为枳实（壳）正品的地位已得到充分的巩固。④现时《中华人民共和国药典》明确枳实、枳壳的植物基原为酸橙及其栽培品种，而枸橘已经除外，但个别地区如福建、广东、广西、陕西民间仍作绿衣枳实（壳）使用，这充分说明了枳实（壳）古今药用品种既有延续，又有变迁的史实。

(29) 天门冬：张天友、秦松云“天门冬本草考证”一文谓，历代本草所载天门冬的原植物有数种，且异名较多而复杂，通过实地考察认为《本草图经》所云：“高至丈余，有逆刺者，其叶如丝杉而散，白花者”应为药典收载的天门冬 Asparagus cochinchinensis (Lour.) Merr.，而“无刺，叶如茴香，极尖细而疏滑，花黄色者”应是密齿天门冬 A. meioclados Levl.，这就是《四川省中药材标准》所载的小天冬。

(30) 山豆根：据窦金辉、李家实、闫文玫等考证，他们总括历代本草对山豆根的记载和描绘，结合其目前应用情况提出以下几点看法：①古人所用山豆根，其植物来源就不止一种，至少在宋《证类本草》问世之前就已如此。本草最早描述的“广南者如小槐……”一种，与今天全国普遍应用且为药典收录的豆科植物越南槐 Sophora tonkinensis Gagnep. 是相符的，把本种列入正品，已被普遍接受。②紫金牛属(Ardisia)和山豆根属(Euchresta)的一种或几种植物作山豆根用，可分别追溯到《本草原始》和《质问本草》。紫金牛属的百两金、紫金牛《图经本草》、朱砂根《本草纲目》均有治喉痛之功，其山豆根之名可能是由此演化而来的。而山豆根属植物山豆根 Euchresta tubulosa，则和《证类本草》的宜州山豆根图有关。③《证类本草》的果州山豆根无更多证据可考，但和目前全国不少地区使用的木蓝属 (Indigofera) 植物有相似之处。

(31) 独活、九眼独活及羌活：据王忠壮等考证，发现早期本草所载独活为羌活。独活的药用始于南北朝时期而九眼独活则始于明代。理由如下：早期本草仅在独活项下有羌活之名，但文中提及的产地雍州、陇西南安，当时均属“西羌胡地”，“生川谷”证明其为野生品，据二活的现代地理分布看，上述地方并无野生独活，却系中药羌活中西羌的产地，故早期本草所载的独活，应系羌活。

《本草经集注》曰：“此州郡县并是羌地，羌活形细而多节……出益州北部西川为独活，色微白，形虚大……故名独活。”川独活及香独活的原植物均为重齿当归 Angelica biserrata Yuan et Shan，《植物名实图考》谓“云南独活大顺……”系指牛尾独活 Heracleum hemsleyanum Diels 而言。

九眼独活的药用历史较为确切地只能追溯到明代，其原植物为五加科食用土当归 Aralia cordata Thunb.，龙眼独活 A. fargesii Franch. 及柔毛龙眼独活 A. henyri Harms3 种。以根茎及根入药。

羌活属为我国特产属，中药羌活的原植物主要分布于川、鄂、陕、甘、青，与古之西羌胡地基本一致。川羌来源以羌活 Notopterygium incisum Ting ex H. T. Chang 为主，川内虽有宽叶羌活 N. forbesii de Boiss 分布，限于采收及药用习惯极少做药用。又羌活及宽叶羌活均有蚕羌、竹节羌、大头羌及条羌等规格。

(32) 杜仲：顾哲明考证如下：杜仲一名出自《神农本草经》，古本草中记载杜仲的别名有：思仙、思仲、木棉或木绵，李时珍认为：“昔有杜仲服此得道，因以名之。思仲思仙皆由此义。其皮中有银丝如棉，故曰木棉”。现全国各地杜仲的别名尚有：扯丝皮、丝棉皮、玉丝皮、棉树皮、丝楝树皮等等。

杜仲树为乔木，韩保升记载：“树高数丈，叶似辛夷。”陶弘景描述杜仲的药材性状为：“状如厚朴，折之多白丝为佳。”《本草品汇精要》记载：“……其皮全类厚朴，但折之其中有丝光亮如棉相连不断。”杜仲的产地，陶弘景记载为：“生上虞（今河南省）山谷及上党（今山西省）、宜都（今湖北省）”，苏颂记载：“今出商州（今陕西省）、成州（今甘肃省）、峡州（今湖北省）近处大山中。”现杜仲主产于四川、贵州、陕西、湖北、河南、云南等地，生山地林中，甘肃省现已稀少。

总观杜仲一名在我国历代本草的记载都指杜仲科杜仲 Eucommia ulmoides Oliv. 一物，未有其他种类收入。

(33) 紫花地丁：秦波、陈庆平、王宝荣等考证：紫花地丁功能清热解毒，用于治疗疮疽疔痈。本品始载于《本草纲目》，但早在唐宋时代已有用地丁和紫花地丁治疗疔疽的记载，古方医籍、方书和本草著作，对它的原植物从来就没有统一的记载。因此同名异物较多，品种严重混乱、不同地区用不同的药材。据报告作紫花地丁的植物有 40 余种，商品则属于 4 类。

第一类为罂粟科苦地丁，找不到本草与古代医药典籍的依据，但从唐代传入日本的“小草”，经研究确为苦地丁。

第二类为豆科植物米口袋，习称甜地丁，是古代医籍记载最早的紫花地丁之一。经考证《图经本草》中秦州无心草即米口袋，《救荒本草》中有米布袋的描述与图形，可以看出是豆科米口袋属 Gueldenstaedtia 植物。《本草原始》之紫花地丁附图亦为此属植物。

第三类为龙胆科植物华南龙胆和灰绿龙胆(前人误订为石龙胆)这两种植物作为地丁入药的历史沿革无从考查，何时入药也找不到文献依据。

第四类为堇菜科堇菜属多种植物，这也是古代医药典籍中记述最早的一类紫花地丁。据考证《图经本草》的胡堇菜即堇菜属植物，在《植物名实图考》中就收载多种堇菜属植物作紫花地丁，目前中国药典收载的紫花地丁仅光瓣堇菜 Viola yedoensis Makino 一种，但实际商品均为多种同属植物的混合物。目前这类紫花丁主要在江苏、上海、浙江、福建、云南、甘肃、陕西、广东、广西使用；此外，辽宁、山西、湖北、四川、内蒙古、黑龙江部分地区也有这类商品在使用。

(34) 败酱草：据罗集鹏、楼之岑研究认为，前人对中药败酱的本草考证结果表明，①自古以来，败酱就非一种植物，其多品种来源问题有一定的历史渊源，从多数本草的记载看来，败酱应是败酱科植物。②从国内外对十字花科的菥蓂与菊科的几种植物所含化学成分的研究结果，可以看出，它们所含化学成分与败酱属植物有很大的不同。菥蓂 Thlaspi arvensis L. 主要含芥子甙及其分解产物烯丙基硫氰酸酯，后者对粘膜及皮肤有很强的刺激性；而菊科几种“败酱草”则多含有黄酮类、三萜、甾醇等成分；而黄花败酱 Patrinia scabiosaefolia Fisch. 等败酱属植物则主要含有三萜皂甙类及挥发油等成分，它们在化学成分上的差别，必然会反映出药理作用上的差异，因此把它们都作为“败酱草”应用，显然是不妥的。

(35) 九节菖蒲：严智慧等对九节菖蒲进行了考证，他们认为菖蒲的原植物应是天南星科的石菖蒲 Acorus gramineus Soland.，主根茎粗大节疏，侧根茎细小，节密，坚实，香气浓，质量较优，故皆称“一寸九节者良。”后人则将一寸九节的石菖蒲特称九节菖蒲，而现在的不少中草药文献却以毛茛科植物阿尔泰银莲花 Anemone altaica Fisch. ex C. A. Mey. 的根茎作九节菖蒲，而以之作石菖蒲的乃根据《药物出产辨》，实属错误。

(36) 预知子、王瓜和燕覆子：预知子最早著录于宋《开宝本草》，据黄胜白、陈重明考证，《本草纲目拾遗》中指出预知子乃天球草，即葫芦科盒子草 Actinostemma lobatum Maxim. (=A. tenerum Griff.)。明代方以智在《物理小识》中所描述(主要依据为“二子阴阳和合……其状如龟”)的预知子也是盒子草。沈保安对此另有见解，认定古代本草记载的传统正品预知子为葫芦科植物王瓜 Trichosanthes cucumeroides (Ser.) Maxim. 的种子。(主要依据为种子呈十字形，状如飞蛾)，而《中华人民共和国药典》1990 版记载的预知子(木通果实)则为古代本草记载的燕覆子。至于古代本草的王瓜一药，主要品种来源应为葫芦科植物赤瓟 Thladiantha dubia Bge. 和南赤瓟 T. nudiflora Hemsl. ex Forbes et Hemsl.。

(37) 细辛：米秋雯认为古代本草记载的细辛主流品种本身就在变迁，除华细辛 Asarum sieboldii Miq、辽细辛 A. heterotropoides var. mandshuricum (Maxim.) Kitagawa 外，细辛属的其他植物在古代就有做细辛或土细辛的历史。古代本草记载的杜衡，除 A. forbesii Maxim. 外，可能还有细辛属的其他植物，至少包括小叶马蹄香 A. ichangense C. Y. Cheng et C. S. Yang.，原作者认为用细辛属植物补充中医习用的细辛类资源，具有广阔的前景。

(38) 钩吻：陆文光在考证古本草钩吻时有新义。他从古人对钩吻所描述的治疗作用，中毒症状和杀虫功能方面来分析。认为本草中的钩吻，应包括马钱科的胡蔓藤 Gelsemium elegans (Gardn. et Champ.) Benth.，卫矛科的雷公藤 Tripterygium wilfordii Hook. f. 以及其他某些植物，而以雷公藤较为对号入座。

(39) 防风：王建华、楼之岑认为本草所载防风的原植物，除现今所用正品防风 Saposhnikovia divaricata (Turcz.) Schischk. 外，可能包括华山前胡 Peucedanum ledebourielloides K. f. Fu 和泰山前胡 P. wawrii (Wolff) Su，珊瑚菜 Glehnia littoralis (A. Gray) Fr. Schmidt ex Miq. 为古本草所载防风代用品石防风的一种。

(40) 海风藤："海风藤的本草考证"一文中确定海风藤的正品应是胡椒科植物 Piper kadsura 和 P. wallichii，后者又具有石南藤、南藤、丁公藤等不同名称，而松萝和异型五味子等皆不能作为海风藤用。

(41) 买麻藤：郑金生考证了《本草经集注》的诺藤，《本草拾遗》的大瓠藤，《海药本草》的含水藤，就是《本草纲目拾遗》的买麻藤 Gnetum montanum。

(42) 鹿衔草与鹿蹄草：据宋顺考证，本草中鹿衔草的原植物为今鹿蹄草科普通鹿蹄草 Pyrola decorata H. Andres；而鹿蹄草为堇菜科堇菜属 (Viola) 植物。现代文献将两者混为一谈，不符合本草记载。

(43) 阿胶：陈瑞华等从历代百余篇医药文献中记载阿胶名称和煮胶所用的动物皮的演变情况，追溯其最早用于制胶的原料"乃煮牛皮作之"，这种以牛皮制的阿胶沿用长达数世纪后的文献又称之为"黄明胶"。而记载用驴皮制胶称为驴皮胶，见于 8 世纪以后的文献，此后文献就较普遍地在"阿胶"一名下同时记载黄明胶、驴皮胶等名称。说明了古代不同时期用于制胶的动物基原是有变化的。

陈重明近年来还对《植物名实图考》中若干药用植物品种进行考证，并提出不少正误的意见。有人还对《图考》中 18 种无名种植物进行考订。杭悦宇等考证了《图考》记载 97 种同名异物植物，确认两种同名的 84 种，三种的 11 种，四种的 2 种，为不同科植物的 31 种，同种重复的 16 种，引《救荒本草》图的同名植物 7 种，还有数种名实不符的植物。吴征镒、杨竟生对《本草纲目拾遗》中品种进行了系统的考证。尚志钧对《五十二病方》中药物及《神农本草经》中部分品种进行了本草考释。

此外，在国内杂志上公开发表了已经考证的品种有：五加、香薷、黄芪、红芪、续断、桑寄生、商陆、三棱、百合、上党人参、草河车、紫参、银柴胡、地黄、旱莲草、积雪草、石见穿、石打穿、石胡荽、巴戟天、升麻、合州白药子、车前子、杜若、淫羊藿、山茱萸、两头尖、藏红花、牡桂、菌桂、化州桔红、桔柚、鸡血藤、大血藤、邪蒿、牡蒿、白蒿、庵蔺、天名精、黄连、蜀羊泉、赤地利、桐叶、鬼微、菟丝子、烟草、阿片、醋草、萆薢、石菖蒲、白附子、棕榈、薏苡、魔芋、百部、甜远志、水杨柳、滇人参、藕车香、广枣、青风藤、菟葵、羊桃、使君子、钻地风、瓦草、莳萝、马芹、胡麻、冬葵子、辟虺雷、白首乌、旋覆花、鼠曲草、曲节草、鸡苏、菱翘草根、佛耳草、靡芜、角蒿、丁香、透骨草、绞股蓝、卷柏、沙苑子、堵喇、唐冲、谷皮、紫团参、青木香、红芽大戟、藜芦、水晶花、山豆根、板栗、大贝、蚤休、桂枝、毛大丁草、苦菜、昆布、茯苓、蝉花、雪蚕、紫草茸、红娘子、蒲灰、白饮、索饼、新绛、消石、姜石、自然铜、紫石英、寒水石、玄精石、真朱、灵砂、银朱等。

2. 按植物科、属系统进行药用植物的本草考证

近年来有这样一个趋势，即药用植物比较集中的植物科、属，学者往往进行系统的本草考证。如彭广芳进行了"历代本草茄科中草药的考证"，邬家林对紫金牛科的紫金牛属，天南星科的菖蒲属；宋万志对五味子科（五味子属和南五味子属）；林有润对菊科蒿属，陈毓亨对姜科姜黄属植物等。这种考证方法，有它的好处，即对近缘植物的特征能作较为细致深入的比较，使考证结论更接近精确。

3. 古医方中药物品种的本草考证

方是药的组合，药是方的物质基础，如药不对路（即品种不对），纵有良医良方则治病亦属惘然。所以徐大椿《医学源流论》说："古方所用之药，当时效验显著，而本草载其功用凿凿者，今依方施用，竟有应与不应"的现象，显然这与古方中所用之药与今药店所供应之药，在品种上是否名实相符，大有关系，亦即能否确保医方固有疗效发挥的大问题。10 年来医方药物品种的考证，谢宗万考证《伤寒论》"当归四逆汤"方中的通草应是木通科木通 Akebia quinata (Thunb.) Decne.，而非五加科通脱木 Tetrapanax Papyrifetus (Hook.) K. Koch；陈重明等考证了唐・孙思邈《千金月令》方中云

益须发，能驻容颜，兼补暖的“南烛煎”中的南烛为杜鹃花科乌饭树 Vaccinium bracteatum Thunb.，而不是 Lyonia ovarifolia (Wall.) Drude 或南天竹 Nandina domestica Thunb.；屠呦呦从葛洪《肘后备急方》治疟病方“以青蒿一握，水二渍，绞取汁尽服之”治寒热诸病方，考证青蒿的正品应为 Artemisia annua L.，从而开发了新药青蒿素，并阐明 A. apiacea Hance 在种类、成分、功效上和 A. annua L. 都不一致，它不应该是青蒿的正品。张世臣考证了张仲景《金匮要略》治阴中生疮的“狼牙汤”方中的“狼牙”，应与《本经》“牙子”为一物，应为蔷薇科龙牙草 Agrimonia pilosa Ledeb. 的地下根芽，即《中华人民共和国药典》载有驱虫作用的“鹤草芽”。其考证与李钟文的观点不谋而合。杨力人认为宋·许叔微《普济本事方》(1132年）中有“治劳瘵吐血损肺及血妄行之神传剪草膏”，其中剪草应是金粟兰科植物丝穗金粟兰 Chloranthus fortunei (A. Gray.) Solms.，而古代剪草还包含其同属多种近缘植物，如及已 C. seerratus Rolm. et Schult 等。陈修源考证了明·张介宾撰《景岳全书》卷五十一“新方八阵·因阵”载“肠痈秘方”方中“石蠵蚆”一药，应为唇形科香茶菜之根。黄斌考证了《集验方》“天麻草汤”单方中的天麻草为唇形科益母草。从古代医方中考证当时所用药物品种的文章是不少的。如上所述，只是几个比较重要的例证而已。

（四）结语

中药学起源于本草学，由于社会的发展，科学的进步，学科越分越多，越分越细，但现代中药研究，不管是哪一分支学科的研究，都不应脱离本草学，否则就成为无根之木，无源之水。本草学其所以重要，正是由于它文献浩瀚，其中蕴藏着几千年医药学家和劳动人民与疾病斗争的宝贵经验，堪称为发展中医药、保障人民健康的广阔学术源泉，也是从文献中发掘新药的重要途径。“向本草要药”的真义就在于此。

四、中药品种理论研究

（一）中药品种理论研究的重要意义

理论是在广泛实践中经过思维的作用，运用科学抽象的方法，引出事物固有的最本质的特点并加以概括而形成的一种科学概念。因此，理论是客观规律的反映，它必然服务于实践，同时又为指导实践与预见未来发挥作用。为此，在当前强调科学技术进步对生产力起重要作用的时代，更不能忽视理论对科技事业发展的指导意义。

中医药学其所以在世界传统医药学中独树一帜，关键就在于它具有独特的理论体系和丰富的实践经验。因而也就形成了我国独有的中医药特色。

长期以来，中药理论总是局限在药性理论范围之内而未能越雷池一步，更谈不上有什么新的理论突破。谢宗万认为我国幅员辽阔，物产资源丰富，中药品种繁多，是药物的天然宝库，但是当前却存在着中药品种混乱，质量下降和部分品种药源短缺的严重问题，它直接涉及临床方药的应用与疗效的好坏，生命的安全。这已成为影响中医药事业发展的拦路虎。如何从中药品种理论研究着手来探讨解决这些问题的途径，这不仅是学术发展的需要，而且也是生产与临床的需要，能起到“掘井及泉”的深远作用。

（二）中药品种理论的内容

目前已公开发表的中药品种理论有22条，现概述如下：

1. 药材品种延续论

中药品种代代相传而不衰，就是中药品种的延续。其关键所在是由于它具有确切的疗效。例如人参、当归、黄芪、知母、栀子、牡丹皮等常用中药，从汉代就沿用至今，已有2000余年的药用历史，品种未变，无疑这是中药品种的延续。但在后世晚出的品种如三七、党参、银柴胡等其药用历史虽较短，仅有400余年或仅100余年。然而它们都有一个共同的特点，那就是从开始作为药物应用的时期起，直至现代一直沿用，而中期从不间断，且其应用的范围，一般来说，都比以前有所发展。至于早期本草所载某些品种，由于疗效欠佳，其后则被逐渐淘汰，不为后人所用（如本草中“有名未用”的药物），甚至失传，不为人知，因而不能被延续使用者，则不属此范围。

长期以来，在整个中药继承与发展的事业中，药材品种的延续起到了绝对主导作用。

2. 药材品种变异论（药材品种变迁论）

明代医药学家李时珍说的“古今药物兴废不同”,实际上是说古今所用药物品种是有变化的。亦即所用同一药物的品种，可以随着时代的不同而有所变迁。所以药材品种变异论，亦称药材品种变迁论。谢宗万认为发生这些变化的情况，主要表现为：

（1）时代变迁，品种各异：如唐·苏敬《新修本草》以前的本草中和以后明·李时珍《本草纲目》中收载的通草是木通科木通 Akebia quinata (Thunb.) Decne.，与现代五加科通草 Tetrapanax papyriferus (Hook.) K. Koch 不同。

（2）地区习用，异物同名：如不同的地区将菊科的草本植物兰草和唇形科植物毛叶地瓜儿苗同作泽兰使用等。

（3）就地取材，貌似实异：如各地以当地所产的土元胡做中药延胡索 Corydalis yanhusuo W. T. Wang 使用。

（4）弄虚作假，以伪乱真：如天麻以马铃薯、紫茉莉、大丽菊根、菊芋、芭蕉芋、天花粉、赤爬根、慈菇等作伪。

系统分析和掌握中药品种在历代本草中变迁与发展的规律，有利于对中药药用历史渊源的全面正确了解，防止在品种问题上作片面的论断。

研究药材品种变异之所以有其重要性，还在于整个中药品种发展史是处于药材品种的延续和变异二者相互交织之中。

3. 药材新兴品种优选论

新兴品种的含义是凡一种药材，在前代本草中没有记载过，而是新近兴起，与某种传统中药的正品在药名上有一定的联系，在生物来源上有一定的亲缘关系，也可能截然不同，但在药材质量或功能、主治方面，一般认为与之基本等同或较之更优者，即称之为“新兴品种”。这个“兴”字有兴起、勃兴和代表正确具有新生活力的意思。概括言之，“新兴品种”即新兴优质药材品种的简称，是正品中新药的泉源。例如中药紫草，传统正品为紫草科紫草属植物紫草 Lithospermum erythrorrhizon Sieb. et Zucc. 的根。而近代则在新疆地区发现同科软紫草属植物新疆紫草（软紫草）Arnebia euchroma (Royle) Johnst. 的根，其质量较传统正品紫草更优。《中华人民共和国药典》(以下简称《中华人民共和国药典》) 已经收载，行销全国。则此新疆紫草就属于“新兴品种”的范围。类此，伞形科阿魏属植物新疆阿魏 Ferula sinkiangensis K. M. Shen 其茎中分泌的油胶树脂为中药阿魏的“新兴品种”。这一“新兴品种”的发现，减少了药材经营部门对阿魏的大量进口，从而为国家节约了不少的外汇。

历史上呈现的“新兴品种”如宋代有枳壳、枳实 Citrus aurantium L.，连翘 Forsythia suspensa (Thunb.) Vahl，宁夏枸杞 Lycium barbarum L.，晚近呈现的新兴品种有广防己 Aristolochia fangchi Y. C. Wu ex L. D. Chou et S. M. Hwang，巴戟天 Morinda officinalis How 等，它们之所以在不同时代形成有关中药的“新兴品种”，主要是在药材质量上和功能、主治上优于原有品种，并得到公认的结果。因此，“新兴品种”是继传统药材正品之后，通过较长时间临床实践的考验，在该药材多来源品种包括异物同名品中择优选拔出来的一种优质品种或通过现代科学研究从其近缘品种中新开发出来的又一优质品种。

药材“新兴品种”在今后科研工作中和临床应用中还会继续不断地涌现。

4. 药材基原（品种）的单一性与有限多原论

中药材基原《中华人民共和国药典》就有一原、二原、三原和多原之别。一原者即单一性种类，数目最多，此处将三原以上（含二原）者统统归隶于中药材基原的有限多原性。中药材基原的多原性自古有之。《新修本草》注云：“蓝实有三种”。《本草拾遗》云：“三棱总有三、四种”。《图经本草》、《证类本草》一药数图者甚多，柴胡有5图，黄精有10图。《中华人民共和国药典》所收442种中药材，其中多原药约占总数的27.6%，其余均为单一性种类。

多原性药材的主要特点之一，是一味药品种之间，功能、主治极为相似，保证临床应用安全有效，客观标准是药材质量符合规定要求。例如秦皮必须是木犀科梣属中树皮水浸液具有荧光现象者，凡无荧光现象者就一律不得作秦皮使用。黄精则甜的可用，苦的不可用。柴胡属的大叶柴胡有毒，不可用。钩藤在生物碱含量方面有规定，含量高的品种为合格，低者不得使用。诸如此类，对有关品种作出限制性的规定，是符合用药“安全有效”原则的。这就是在多原性品种之前加“有限”两字的深切含义和宗旨。

有限多原性药材的形成：①相近的植（动）物亲缘关系；②合格的形、色、气、味；③相同的较高含量的有效成分；④极为相似的中药疗效。

在中药系统研究的过程中，原先为单一品种的药材，有可能增添一些近缘品种，形成有限多原性药材。但也有可能从原来的有限多原性品种中发现新成分、新疗效，则转而分化出少数品种来，使之摆脱原药名而另立新品，另起新名。这就是有限多原性品种转而分化出新的单一性品种的可能性，对中药的研究与发展也是一种新的贡献。

5. 中药品种传统经验鉴别“辨状论质”论

辨证论治是中医理论结合实际治病原则的精髓，那么，中药品种传统经验鉴别的精髓又是什么？那就是辨状论质，主要是根据药材的外观性状（形、色、气、味）所表现出来的特征来判断药材的真伪优劣。理由是由于生物种遗传上的原因，任何动、植物药种类都有特定的外观性状及某些特性，而外观性状又与药材的内在质量有密切的联系。例如野山人参比园参质量好，所含人参皂甙含量高，为人所共知。经验鉴别形容野生人参“芦长、碗密、枣核丁、紧皮细纹、珍珠须”，仅仅用了14个汉字，就道出了它与栽培的园参的重要区别点；黄柏以色黄者为佳，颜色的深浅与小檗碱的含量多少密切相关等。因此传统经验鉴别具有简便、快速、节省费用和基本准确的优点。当然，全凭这一直观手段也有其局限性，必要时辅助以现代科学鉴定方法，可兼收相辅相成之效。

6. 中药材“地区习惯用药”渐趋分化论

中药材的地区习惯用药，又称地区习用品种，是一个鱼龙混杂的大杂烩，因为它突出的是用药习惯，而不是药材的本质。地区习惯用药随品种性质的判明而渐趋分化：①向新兴品种和新品种方面分化；②未上地方药品标准的地区习用品，经过研究，凡够条件的，向收入地方标准方向分化；③不少品种在弄清本质以后，直接分化出来被列入混乱品种而淘汰。看待地区习惯用药的正确态度，应该是积极研究，促其分化，按其本质，分类处理。地区习惯用药有时也带来危害，那就是借地区习惯之名而将混乱品种保护起来，无形中成为混乱品种的防空洞和保护伞。为此，对地区习惯用药好坏的两个方面，均需有一个清醒的认识为好。

7. 中药混乱品种与伪品隐现有时论

中药混乱品种与伪品的隐现规律分滋生、扩展、隐蔽和复现四段历程，滋生必有其适应滋生的土壤和气候等条件，如当正品道地药材缺货、供求发生矛盾时，则混乱品种与伪品即乘虚而入，混进市场，以伪乱真，尤以珍贵药材为最。混乱品种与伪品一旦滋生出现以后，如不立即纠正、清除，就很容易扩展蔓延，导致恶性流行。其扩展面积和影响的大小，通常随品种而异，或四处扩展，或就近扩散，其作伪手段，表现形式等也常常花样翻新。由于混乱品种与伪品的非法性，一旦遭到公开的揭露，尤其是在遭到卫生行政部门的处理后，其在外地广为流传的嚣张气焰就不得不加以收敛，打击的程度越深，其隐蔽敛迹的程度也越深，但这种隐蔽是暂时性的、阶段性的，而绝非是长远性的，尔后若逢适当时机，还会复现，卷土重来，这就是它们的规律性。总结其特性亦有四，即必然性、危害性、阶段性和顽固性。针对其特性和隐现规律，即可厘订出有效的综合治理措施。

8. 解决中药品种“异物同名”问题的关键在于“统一药名”论

所谓“异物同名”就是药物来源不同，成分、疗效各异，但在不同地区却同叫一个药名而当一种中药使用者。例如丽江山慈菇 Iphigenia indica Kunth et Benth. 的鳞茎，在云南有混称为土贝母的，曾冒名贝母或土贝母使用。华东地区曾发现以萱草属植物的根冒名顶替藜芦使用，而使患者发生中毒与失明事故的。这些都是由于“异物同名”的原因。接着就是“冒名顶替”，“张冠李戴”，而造成品种混乱。所以中药的“异物同名”是构成中药混乱品种的重要因素之一。

中药的“异物同名”，李时珍在《本草纲目》序例中专门设有“药名同异”一节，列举了很多实例。可见“异物同名”问题是自古有之，于今为烈，现在中药贯众、白头翁、厚朴、杜仲、紫花地丁、透骨草等其异物同名品均各有数十种之多。问题的产生既然是出在药名的混乱上，则问题的解决，就应从药名的统一着手来考虑。所以“统一药名”的原则为“一物一名”，使其标准化。对此，谢宗万曾提出了“多原性药材取名的原则与方法刍议”，供同道研究讨论。在研究统一全国中草药名称的基础上，建议由国家中医药管理局主编出版《全国中草药正名名称》，并正式向全国颁布施行，则全国人民望眼欲穿的“统一药名”问题，可望早日获得解决。

9．中药异物同名品，应具实正名，“依本性于用”论

对已发现的中药异物同名品，如何处理，是当前急于要解决和如何正确对待的问题。谢氏认为首先要弄清该异物同名品的本质是什么？它与正品中药品种相混的性质是什么？有意识的以伪乱真，冒名顶替，抑或是与长期的地区用药习惯有关系。把这些问题调查清楚，解决办法也就会应运而生。因此认为对待中药异物同名品种在通过原植物调查鉴定、生药性状鉴别、本草考证、当地药用历史调查、实验研究等一系列的调查研究或其中某几项研究之后，肯定对这些品种的本来面目和来龙去脉会有一个比较清楚的认识。对名实不符的异物同名品，要根据它们本身的具体不同性质区别对待，重要的一条，是首先要恢复它们的本来面貌，按照它们本来固有的药名和药性功能去应用，为此就能避免异物同名而造成的混淆错用。即除不能入药的伪品要及时销毁外，其余不宜统统付之一炬，要物尽其用，也就是宋·陈承《重广补注神农本草并图经》所说的“依本性于用”。

10．优良品种遗传基因是形成“道地药材”的内在因素论

“道地药材”是具有中国特色的对特定产区的名优正品药材的一种特称。所谓正品，首先与生物“种”有直接关系。以大黄为例，驰名中外的西宁大黄和凉州大黄，都来自蓼科大黄属掌叶组的掌叶大黄和唐古特大黄（鸡爪大黄），而西宁、凉州野生或栽培的非掌叶组的其他种大黄如河套大黄等，虽然也可以同样地生长在共同的生态环境中，但其质量则远不如掌叶大黄与唐古特大黄好，也永远成不了大黄的“道地药材”。这就是由于“种”这个重要的内在因素起着决定性的作用。

药农栽培药材，为什么要花力气选育优良品种呢？兹以怀地黄为例说明之。地黄在河南焦作地区（旧怀庆府所辖诸市、县）曾培育过不少栽培品种，但以白状元、金状元、北京一号诸品种为优。它们分别具有个头大、产量高、梓醇含量高、抗旱、抗涝和抵抗病虫害的能力强等优点。这些优点均有遗传给后代的特性。鉴于遗传基因能在生物体内控制有效成分的合成，所以有效成分含量高的优质品种，往往能长期保持其优越性，这就说明了药材质量也受遗传基因的影响。这一点对道地药材来说，无论如何是不可忽视的。为此，可以认为特定的生态环境条件和优良的栽培加工技术，对道地药材的形成虽然是重要的外在因素，但优良品种遗传基因则是形成“道地药材”的内在因素，二者缺一不可。

11．解决伪劣混乱品种问题的根本措施在于发展“道地药材”论

伪劣混乱品种问题发生的原因虽然多种多样，但主要根源在于药源不足，供求矛盾紧张，特别是稀有珍贵药材，尤其如此。为此，解决问题的根本措施在于发展道地药材。如三七 Panax notoginseng (Burk.) F. H. Chen 一度货源紧缺，则商品中藏三七、藤三七、水三七、姜三七、以及伪品三七等层出不穷。有直接冒名接替者，但当后来正品三七发展多了，则次品、混杂品、异物同名品、伪品等也就逐渐销声匿迹了。这是由于发展正品道地药材的生产，则伪劣混乱品种就有被迫淘汰的趋势，这是商品竞争规律的必然结果。当然，这种发展生产必须强调的是有计划地按需要进行，绝不要无计划地超量生产。否则会造成药价大起大落和挫伤药农种药的积极性，不可不加注意。

12．野生药材品种资源开发与护育并举论

我国药材资源虽然丰富，但也不是取之不尽，用之不竭。由于人类活动范围的扩大，天然植被的不断采伐和人民对药材的需求量日益增长，致使许多野生药用植物资源量日渐减少，

而野生动物药材的资源破坏情况更为严重。为了人民的健康，既要求有足够数量的药材供应，同时还要维持大自然的生态平衡与药源的再生和更新。这就要求在做好药材合理开发的同时，要做好对野生药材品种资源的护育工作，特别要对珍稀濒危的药用动植物物种予以保护。面对21世纪，要使野生药材资源永葆繁荣，长盛不衰，则并举论这个理论武器应视为药材生产、经营部门工作的指导思想。开发与护育并举论总的精神是：①对野生药材适时、适度、科学合理的采猎，因中药材资源，除矿物药而外，都属于可更新资源，对其开发利用，要做到适时适度，科学合理。失其时，或早或迟，则变药为草；失其度、过深、过广，则超越生态系统的负荷能力，违反了大自然规律，影响到资源的更新与增长。为了做到科学合理，就要视药材特性的不同，而采取相应的有效措施，要绝对避免杀鸡取卵，一次性的毁伤，必要时在一段时间和一定的地区内实行封山育药，严禁乱采乱挖；动物类药材，要在产卵育仔后捕捉，不影响其正常繁殖，并注意捕大留小，以保持生态平衡。②坚决贯彻《野生药材资源保护管理条例》，要加强宣传，提高群众对环保保持生态平衡重要性的认识和自觉性，同时要严肃法纪，做到有法必依，违法必究。

13. 中药正品认识论

(1) 正品的定义：所谓“正”，就是正宗和纯正之意，是作为主体，与“副”相对而言的。所谓“正品”《辞海》在解释正品工业产品时说“完全符合内在和外观质量标准的工业产品”称之。那么什么是中药的正品呢？谢宗万认为“考证有据，名实相符，质量合格”者可视为中药的正品。当然这里所说的“名”指的是“正名”，中药别名和异物同名品很多，非指后者而言，名实相符，是指药名、基原、药材与文献记载其药性、功能、主治的一致性。质量合格，就是药材在采收、贮藏和外观、内在质量等方面都符合规定标准，这样的中药可以称得上是“正品”，也就是说在品种质量上都符合要求。草药有时无正名，通常因地而异，因时而异，因人而异，也无文献可考，如何名实相符，唯一考察的标准，就是应有的疗效，也就是说应有明确的药性和功能、主治。

(2) 正品的类别：①法定正品：符合政府颁布的国家药典和部颁标准上所收载的中药品种称之为法定正品，正品可以是单一性的如杜仲、银杏，也可以是多原（元）性的，如大黄、黄连等；②传统正品：药典虽未收载，但历代本草有载，经本草考证后确定的传统药用品种，在质量上符合经验鉴别要求者，称之为传统正品。某些道地药材如尚未被药典收载者亦属之；③新正品：中药中的“新兴品种”(如新疆紫草、江香薷）或新近发现的品质优良的中药种类对某些病种具有良好的疗效，经卫生部门新药审评批准者，称之为“新正品”，如塞隆骨（原动物为高原鼢鼠)。

(3) 正品的变迁：①正品可随时代演进而变迁，如枳实、枳壳、连翘等；②正品可随资源、生产及贸易等需要而变迁，如秦皮、阿魏、胡黄连等；③正品可随时代临床应用的不同，将一药二种者，各立新名，均为正品，例如白附子，根据基原、产地与疗效的不同，区别为关白附 Aconitum coreanum (Levl.) Raipaicus 与禹白附 Typhonium giganteum Engl. 两种。

14. 中药代用品认识论

中药应该用正品，根本不应该有什么代用品，但历史上很早就出现有代用现象，汉代张仲景曰：“无猪胆，以羊胆代之”。明·刘文泰《本草品汇精要》二十四项中第二十一曰“代”，言假替也，其解释甚为明晰。所谓代用品只能是在特定条件下，当正品缺货无法获得时，经大夫特殊许可，同意另改处方或加注更换其他药效相同或非常近似的品种以替代之，则称之为代用品。地方标准所收品种，在该省区亦可视为药典同名法定品种的代用品，此均为一时权宜之计，除此以外，中药绝不能轻易随便的胡乱代用，否则应视同伪品处理。

在迫不得已非使用代用品不可时，才使用之。寻找中药代用品的几个途径是：①以传统的中药药性理论为指导，从文献中来寻找或从性味功能、主治类同的中草药中去寻找；②以现代科学客观指标为依据，从生物基原、化学成分、药理作用相近似的药材中去寻找；③通过扩大同种植物的不同药用部位以寻找代用品；④用人工培育、生物工程或人工合成品替代天然药物。这对珍稀濒危野生动植物药材在受国家保护的情况下尤为适用，这是时代的需要。因此，对代用品的认识，应该因时、因地、随品种的不同辩证的看待和处理。

15. 品种相近，性效相似论

中药的品种，直接与药性和临床疗效有关。一般说来，品种相近的中药，特别是同科、同属，甚至必须是同组、同系的药用植物，其药性与疗效基本相似。以黄连为例，中药黄连虽有味连 Coptis chinensis Franch.、峨眉野连 C. omeiensis (Chen) C. Y. Cheng、三角叶黄连（雅连）C. deltoidea C. Y. Cheng et Hsiao、云连 C. teeta Wall. 之分，但它们均为毛茛科黄连属植物，甚至于日本产的日本黄连 C. japonica Makino，也都含有小檗碱 Berberine、黄连碱 Coptisine 和甲基黄连碱 Worenine，均性味苦寒，能清热燥湿，泻心火，解热毒，用于细菌性及阿米巴痢疾，急性胃肠炎，热性病高热，目赤肿痛，痈疖疮疡等。川黄柏 Phellodendron chinense Schneid. 与关黄柏 P. amurense Rupr. 的性效也相似。这种现象之所以产生，主要是受植物化学分类学关于“亲缘关系相近的植物类群，具有相似的化学成分”的这条自然规律的支配。也就是说，在植物系统发育中，亲缘关系相近的品种，其植物形态和药材性状往往多有相似之处，其所含活性成分（次生代谢产物）类型也基本相同或相似，惟其含量略有高低不同罢了。不但植物药是如此，动物药也是如此。这一理论之所以重要；就在于它能指导中药新品种、新原料和新资源的开发和利用。如寻找黄芩类新资源就必须在黄芩属黄芩亚属顶序黄芩组狭叶黄芩亚组的黄芩系及丽江黄芩系中的一些粗根类型的种类中去寻找，则事半而功倍。

16. 品种虽同，在一定条件下，性效可变论

每一种药材，均有其固有的药性与功效。只有当这个生物种在一定条件影响下，方能改变其原有的药效。能影响药材性效改变的条件有：①药用部分不同，性效不同，如麻黄茎发汗，根止汗；②采收季节不同，性效高低有别，如赤芍根，在北方四月末、五月初显蕾期芍药甙含量最多；③生态环境不同，特别是寄生植物，直接受寄主的影响，寄主不同，寄生的性效亦随之而变（如桑寄生与马桑寄生）；④加工炮制方法不同，可使性效发生质的变化，如生姜、干姜、炮姜、姜炭性效全不相同，乌头与附子，性效差别更大；⑤贮藏时间条件不同，药效有变，如陈皮不宜用新，贯众（粗茎鳞毛蕨）贮藏一年以上则失效；⑥剂型、服法不同，药效产生变化，如瓜蒂散用散剂方能起催吐作用，但如改作汤剂则无效。此外，剂量的大小，也能对疗效产生影响。由此可知，品种虽同，功效可变的情况相当复杂，但其中对提高疗效的因素或产生新的功效的因素应值得重视，并应不失时机地加以很好地利用，则不啻增加一批疗效好的新的中药品种。

17. 毒药近缘品种，其毒性毒理作用近似论

这里所称的毒药是指具有一定毒性（毒力）的中药，亦即在对机体产生药理作用治病疗疾的同时，又产生毒性作用，可致毒性损害或引起毒副反应者。其有大毒者，常被视之为虎狼之药。其实，用之得当，则可以疗疾，可以活人；但如用之不当，则可以伤人，乃至可以使人致死。所以关键在于如何合理使用。

毒药种类很多，毒力有大小之不同，毒理作用则有很多类型。要掌握那么多类型的药理作用，非探索其规律性不可。谢氏认为，从生物学的观点来看，最主要的一条是毒药近缘品种，其毒性毒理近似。这中间蕴藏着科学的道理。特别是与亲缘关系相近的植物类群，有其相似的化学成分的论点有着密切的关系，无数事实已证实，药物中含有相同的化学成分，对人体能产生相同或极为相似的药理作用，由此可以引伸为如化学成分是毒性成分，无疑则对人体能产生相同或极为相似的毒理作用，现在已有不少事例，可以证明。本论点的价值，不仅仅对预防医学和临床急救可直接收到社会效益，而且对扩大科研思路，研制新药也有助益。

18. 用药新陈、品种疗效攸关论

长期以来，中药材对用药新、陈有法度，如梁·陶弘景云：“橘皮疗气大胜……须陈久者良”。《本草纲目》序例云：“土地所出，真伪陈新，并各有法”条，引李杲之言曰：“陶隐居本草言狼毒、枳实、橘皮、半夏、麻黄、吴茱萸皆须陈久者良（“六陈”），其余须精新也，然大黄、木贼、荆芥、芫花、槐花之类，亦宜陈

久，不独六陈也……倘不择而用之，其不效者，医之过也”。其实，中药极大多数宜新，只有少数特定者宜陈不宜新。

宜新宜陈均直接与中药品种和疗效攸关。一般用药宜新的道理容易理解，由于多数中药材往往在贮存过程中，随着贮藏时间的日增，加之某些外界条件的影响，致引起酶解、霉败、虫蛀、变色、挥发油的散失等现象，其有效成分的量和质可随之而发生变化，或竟因此而完全失效。中药东北贯众（粗茎鳞毛蕨）贮藏1年即失效，中医处方中，不乏有特别指定使用鲜药者，如鲜薄荷、鲜佩兰、鲜荷叶等，鲜时香气浓郁，用于发表则显效，干则气味淡薄而效差。中医临床往往对急症、表症及伏暑、伤暑、血热等证常以鲜药治之，每获捷效，成为中医用药的特点之一。中药鲜、干之不同而药性有变者莫若生姜与干姜，鲜生地与干地黄为典型。中药鲜干之用且有别，何况贮存久陈之药，其疗效又焉能没有更大的变化。根据临床经验，对某些中药确有必须指定用陈而不用新者，除所含成分有复杂的变化有待进一步的阐明外，对某些毒性较强的药，通过贮藏起减毒作用，使药性变得缓和，也是原因之一。中药用久陈者，在方剂中也有所体现，如《和剂局方》中燥湿化痰的二陈汤即以陈半夏与陈皮为主的方剂，方以陈为名，可知中医对此二者用药的特殊要求。由此可知，用药新、陈，是中医历代临床经验的总结，对一定的品种有一定的要求，它直接影响到药材质量与临床的效果。用药不以中医临床的经验为准绳，则疗效不佳。

19. 增强品种质量意识，确保中药固有效能论

增强品种质量意识，也就是增强防止中药材有伪劣产品混入的意识。在生产科研和临床应用中药的全过程中，有关中医药业务人员，都要时刻牢牢掌握住中药品种质量这条主线，如果在工作中头脑里缺乏、淡化或放松中药品种质量这根弦，则不但中药材的真实性和优良度难保，可能安全性还要受到严重的威胁。因此，只有强化品种质量意识，采取严防伪劣产品混入的措施，才有确保中药固有效能发挥的可能性。偏离了这条主线，罕有不遭失误者。

20. 中药老品种，新药大源泉论

中医药学有着悠久的历史、系统的理论和丰富的临床实践经验，这是中医药学的极大优势，常用中药老品种就是这优势中的重要组成部分。从常用中草药老品种里选题来研制中药新药，具有命中率高、周期短、费用低的优点。着眼中药老品种研制新药的途径与方法，如有下11条：①依附于中药材老品种中的质优近缘品，是新药寻找的好对象；②从中药材老品种中探寻新药用部分的应用；③从中药材老品种中提取有效成分；④应用生物工程学新技术发展老品种为新药；⑤对中成药老品种进行拆方研究，找出主疗单味药物，从中提取有效成分；⑥化裁老方剂，重组新药方；⑦研究中药材的人工制成品，主要以珍稀濒危动物药为对象，如人工麝香、犀角等；⑧改变中药传统给药途径，制成新剂型；⑨改变剂型但不改变给药途径的中成药；⑩扩大治疗范围，增加适应症；⑪仅调整中成药老品种的药物剂量比例而不改变药味组成。以上途径和方法，它们之间的一个共同点，就是源于中医药，发展中医药，其目的为使既古老而又具新生活力的中药业与现代世界药业相接轨，把中药推向国际市场，为实现中药的国际化，更好地为人类保健服务而努力。

21. 从补益中药品种中探求开发调节免疫功能和抗衰老的新药，大有可为论

中药补益药甚多，各类补益药的作用均不是单一的，而是相当广泛，尤其在调节神经-内分泌系统功能、调整物质代谢、提高机体的适应性、改善心血管功能和造血功能、调节免疫等方面具有明显的功效。补益药药性和缓，扶正固本为其主要功能。正气存内，邪不可干是中医重要的扶正祛邪理论。补益类中药的作用本质明显不同于西药，并不是针对某一疾病的特异环节，而在于对机体的某种抗病机制起调节作用，最主要的是对神经-内分泌-免疫系统起调节作用。目前，对于心血管疾病、病毒性疾病、肿瘤自身免疫性疾病、老年病等，西方医学显得力不从心，而补益药的整体调节效应在治疗上述疾病中有较好的疗效。因此，从中药补益药品种中探求开发免疫调节剂和抗衰老新药，大有可为。

22. 研究中药品种，立足本国，放眼世界论

研究中药品种的实际疗效，除重视国内的

经验外，还要放眼世界。凡是好的东西，无论是中国的还是外国的，都要拿来为我们所用，学术上要贯彻双百方针，避免门户之见。遇到不同观点时，要发扬科学态度，探讨其究竟，凡是正确的观点就坚持，不正确的观点就改正，这就是坚持真理，纠正错误。总的目的是使洋为中用，古为今用。例如关苍术 Atractylodes japonica Koidz. ex Kitam.，中国、日本、韩国均有分布和应用，在中国东北地区作苍术应用，而在日本、韩国则均作白术应用。日本文献已提出关苍术接近白术成分的科学依据，我们就应该从化学、药理与临床各方面进行全面研究，以利澄清与合理利用。

伞形科珊瑚菜 Glehnia littoralis Fr. Schmidt ex Miq. 的根，我国从清代起就作北沙参使用，但在日本称“滨防风”，长期在日本和韩国作防风和代用品使用。考证我国古代本草，珊瑚菜可能为防风类石防风的一种。因此，珊瑚菜的实际功效是北沙参类，还是防风类，值得进一步探讨与研究。

木通科木通 Akebia quinata (Thunb.) Decne. 为我国历代本草传统药用的木通，但现时国内反而未见作木通应用。日本学者研究其化学成分与药理作用，阐明了木通利水的机理，《第十改正日本药局方》收载的木通即为此种，我国药典更应该收载。

血竭又名麒麟竭，在1500年前就从国外进口入药，但国际市场血竭品种是多来源的，计有4科17种之多，其中以棕榈科和百合科植物为常见。近年来，我国云南、广西相继发现有以百合科剑叶龙血树 Dracaena cochinchinensis (Lour.) S. C. Chen 的含脂木材可提取树脂作血竭应用的苗头。经谢宗万考证，认为该种就是明·兰茂《滇南本草》中记载的麒麟竭，或称木血竭，可视为我国传统药用血竭品种之一。而且又与非洲、阿拉伯国家所用之龙血树血竭亲缘相近。鉴于血竭是进口药，国家每年要花很多外汇，现在既已发现国内有血竭药用资源，而且证明在国内有传统应用历史，这就更需要在放眼世界的同时加强立足本国的观点予以积极研究，以期早日开发利用，为社会主义中药事业服务。

总之，不立足本国，则基础不牢，不放眼世界，则眼界不宽。立足本国，放眼世界，目的一致，都是使之更好地在结合我国国情的基础上为我所用。

中药品种繁多而复杂，是长期以来形成的。要对混乱情况进行清理，就非下大力气不可。同时，还需要有一系列的理论来指导，如此，方可使之很好地为临床、生产、科研与教学服务。

（三）中药品种理论系统研究的价值

1. 中药品种的延续，有利于正确继承前人生产实践与临床经验　中药品种于历代本草中通常有其连贯性，举凡疗效确切的品种，均能经受得住历史的考验，能够代代相传，长期延续而不衰。“药材品种延续论”认为在明确品种一致的情况下，则此品种在不同历史时期积累的生产经验和医疗实践经验也均能世代延续，并得到正确的继承与发展。没有这一条，就谈不上中医药学的悠久历史和丰富的经验，更谈不上有发展到象今天如此较为系统的中药学。

2. 阐明中药品种的变化与时代变迁的关系，有利于对不同时期所用品种的判断和对古代医方药物品种的分析　中药品种在历代本草中既有长期延续的一面，也有在不同时期发生变化的一面，这随具体不同品种而定。这是“药材品种变异论”的一个主要论点。对这些变化的了解，只有在充分研究历代本草对所载品种有关描述进行分析之后，才能予以阐明。例如木通、通草、威灵仙、枳实（壳）、连翘、紫参等，在不同历史时期其所用品种有所变化，搞清这些变化，就对正确分析古代医方中药物品种以避免发生“种类之异”、“名实之讹”有所帮助，也就不会出现象清代名医徐大椿《医学源流论》中所说的“古方所用之药，当时效验显著，而本草载其功用凿凿者，今依方施用，竟有应与不应”的那种现象了。

3. 阐明地区用药习惯与品种变化间的关系，可避免因异物同名而产生的误用　不同地区，习惯将一些药物来源不同、成分疗效各异的药物同叫一个药名，同作一种药使用，这往往直接影响用药的效果。这种因地域不同、用药习惯不同而发生的品种变化，也是药材品种变异的又一种表现。例如泽兰，有的地区习惯使用唇形科的地瓜儿苗，有的地区则习惯使用菊科的兰草。前者为活血祛淤药，用于血滞经闭、痛经；后者为芳香化湿药，用于湿阻脾胃。它们的气味、归经、功能、主治全不相同。象这样的例子很多，如能阐明地区用药习惯与品种变化间的关系，则可避免因“异物同名”而产生的误用。

地区习惯用药，是一个鱼龙混杂的大杂烩，随着科研工作的深入，在搞清它的“本质”以后，就会渐趋分化，有的可以继续使用，有的则被列入混乱品种而遭淘汰。

4. 全面了解药材品种的延续与变异间的关系，有利于对中药品种发展史的研究 中药品种发展史是整个中药发展史的组成部分之一。中药品种繁多，每种中药均各有其自身的发展历史。但每种中药的形成与发展的经历不尽相同，有的在历代本草中经久不变，延续不断；有的则在不同时期，其所用药物品种发生变迁，所以整个中药品种发展史，就是处于药材品种的延续与变异二者相互交织之中。

在研究中药秦皮的发展史过程中，还在后汉高诱注《淮南子》中找到“梣木剥取其皮，以水浸之正青”；梁代《本草经集注》谓秦皮“水渍以和墨书青色不脱，彻青”；唐代《新修本草》指出秦皮“取皮水渍便碧色，书纸观之皆青色者是”等记述，从而阐明了我国汉代记述的秦皮水浸液的荧光现象，是世界荧光史上最早记载，比1575年Monardes在愈疮木水溶液中发现荧光要早1500多年。而唐代《新修本草》则进一步将荧光观察用于药材鉴别，比19世纪国外才开始利用荧光进行矿石鉴定要早1300多年，如此，对科学发展史也是一个贡献。

此外，在研究乌头发展史时，还发现我国已知最早的药材是乌头，它就是上古时代甲骨文中的“堇”。乌头在几千年前就被发现，这可能与其有剧毒有关。

5. 发掘“新兴品种”，无异发现新的正品药材 一些“新兴品种”通常是在中药“异物同名”品中被发掘出来。其所以被称之为“新兴品种”，主要是由于新近兴起，与某种传统中药的正名在药名上有一定的联系，在药材质量与功能主治方面，一般认为基本相同或较之更优者。如此，视之为新的正品药材，应当之而无愧。新疆紫草、新疆阿魏等均已为《中华人民共和国》药典所收载。历史上的新兴品种，如酸橙枳实（壳）、连翘等，从宋代起就广为中医药界所公认。大力发掘“新兴品种”，无论是历史上的，抑或是当代的“新兴品种”，对生产与临床均有其重要意义。

6. 研究有限多原性品种与单一性品种间的转化，有利于新药源的开发 有限多原性品种的主要特点是一味药品种之间功能、主治极为相似。客观标准是药材质量符合规定要求。但是人的认识总是随着科学研究的逐步深入而有所深化。例如《中华人民共和国药典》里收载的葶苈子就有独行菜 Lepidium apetalum Willd. 与播娘蒿 Descurainia sophia (L.) Webb ex Prantl. 两种；漏芦就有祁州漏芦 Rhaponticum uniflorum (L.) DC. 与禹州漏芦 Echinops latifolius Tausch. 两种，它们彼此都是同科不同属的植物。现在认为它们功能、主治相同，并相等入药，也许将来在深入研究之后，会发现它们的化学成分不尽相同，药理作用也可能各有其特点，到那时就可以独立新品，各自为用。这就是有限多原性品种有向单一性品种转化的潜在可能性。而一般单一性品种如通过其近缘植（动）物的研究，发展为多原性品种的事例就太多了，如黄芩、陈皮等，这就是二者之间的关系，但均有利于新药源的开发利用。

7. 选择优良品种，发展“道地药材”，有利于淘汰伪劣混乱品种 中医用药，喜用“道地药材”，主要目的是使用名优正品药材，以确保临床用药安全高效，这是保持与发扬中医药特色的一种表现。“道地药材”之所以能够形成，优良品种遗传基因为其内在的因素，而特定的生态环境条件和优良的栽培加工技术是其重要的外在因素，二者缺一不可。道地药材长期以来在中国已深入人心，在国际市场上驰名世界。道地药材如能满足市场供应，则伪劣混乱品种，自然相形见绌，有被迫淘汰的趋势，这是商品竞争规律的必然结果。当两广巴戟天供应不足时，假巴戟即应运而生；当云南和广西的田七能保持供应时，则藤三七、水三七、姜三七、伪三七等就没有什么市场了。原因何在，这是由于伪劣混乱品种问题发生的根源在于正品药材的药源不足、供求矛盾紧张而引起的。针对药源不足的主要原因，重视发展“道地药材”，以保证药源供应，则有利于淘汰伪劣混乱品种应是无可非议的。当然卫生行政部门执行“药品管理法”，更是十分重要的。

8. 野生药材品种资源开发与护育并举，可使药材得到合理的永续利用，并保持大自然的生态平衡　在天然植被不断的被采伐、野生药材资源日趋减少的情况下，面对21世纪，要使药材资源永葆繁荣，长盛不衰，必须有一个明确的方针不可，这就是“开发与抚育并举”的方针。绝对避免杀鸡取卵、一次性毁伤的野蛮做法，如此方可维持大自然的生态平衡与野生药源的再生和更新。

9. 探明中药混乱品种隐现的规律性与统一药名有利于“异物同名”问题的解决和混乱品种的澄清　探明中药混乱品种与伪品隐现的规律性（分滋生、扩展、隐蔽和复现四段历程）和特性（必然性、危重性、阶段性和顽固性），对厘定有效的综合治理措施大有裨益。

中药的“异物同名”，是造成中药混乱品种的主要因素。很多“异物同名”品，它们科属不同，疗效怎能一致？鉴于问题的产生是由名称的混同而引起，则问题的解决就应首先在药物的名称上严格的加以区分，亦即采取措施用“一物一名”，统一药名的办法来着手解决。如何统一药名的设想方案，谢氏曾提出了“多原性药材取名的原则与方法刍议”，供同道研究讨论。在研究统一全国中草药名称的基础上，建议由国家中医药管理局主编出版《全国中草药正名名称》并正式颁布施行，则有利全国多年来存在的“异物同名”问题的解决和混乱品种的澄清。

在处理异物同名品方面，在恢复其本来面貌的前提下，提出了“统一药名”与“依本性于用”的观点，使物尽其用，而不致毁弃。

10. 搞清中药品种与性效的相关性，有利于扩展新的药源　“中药品种性效相关论”有三个主要论点：①种类不同，性效有别；②品种相近，性效相似；③品种虽同，在一定条件影响下，性效可变。搞清后两者，与扩展新药源有重要关系。

品种相近，性效相似的主要论据是“亲缘关系相近的植物群，具有相似的化学成分”。既然化学成分这个起治疗作用的物质基础在中间作桥梁，则品种与性、效之间的关系也就容易理解了。

那么，品种相同，为什么说在一定条件影响下，性效可变呢？这就是中药特色的另一个表现了。因为中药的质量，不仅与品种有关，而且与药用部分的不同、采收季节、生态环境、加工炮制、贮藏时间、剂型、服法等条件有关。特别是中药炮制方法不同，其成品、性能即发生变化。蒲黄生用行血破瘀，炒炭后可以止血。甘草生用甘平，功偏泻火解毒，蜜炙后则性味甘温，重在补中益气。临床上对姜的应用，有生姜、干姜、炮姜、姜炭之分。生姜擅于发汗解表，温肺止呕，多用于风寒感冒、咳嗽呕吐；干姜温中散寒，回阳通脉，多用于脘腹冷痛、肢冷脉微、痰饮喘咳；炮姜温中散寒，温经止血，用于脾胃虚寒、腹痛、吐泻、吐衄、崩漏，阳虚失血；姜炭能止血，用于各种虚寒出血症及产后血虚发热者。科学证明，其所以发生变化，是姜的炮制品某些原有成分在炮制过程中产生了质的变化所致。因而一种药材可因炮制方法不同，能够派生出多味性效不同的药材来，这无异是对药源的一种扩展。

中药老品种，是中药里的精华所在，从常用中草药老品种里选题来研制中药新药，具有命中率高，周期短、费用低的优点。

11. 正确认识中药正品与代用品的内涵，有利于临床用药安全有效　中药正品是中药的灵魂。对什么是中药的正品有一个正确的认识，就能从中药材复杂品种中掌握标准，从而清楚地区别混乱品种。中药代用品，自古有之，有利有弊。明·刘文泰《本草品汇精要》释“代”为“假替”，颇为恰当。即用之得当则有利，用之不当，与假药无异。代用必须是在特定条件下，通常是指在缺药情况下，万不得已时才寻求代用品，而且必须在医师的许可下更改处方，方可使用某种代用品，以便起到代替正品发挥医疗作用。如无医师的许可，司药人员不得擅自更改处方，变更药味，否则就是胡乱取代，弄不好，出了医疗事故，还得负法律责任。既害人又害己，为此，必须慎重对待，要辩证地认识代用品有利和有害的双重性质，以便灵活掌握使用。在有利的方面，是要注意到对进口中药品种和珍稀濒危药材品种积极找寻研制和发展代用品并迅速开发为新药，有利国利民之益。

12. 立足本国，放眼世界，有利于药物疗效的充分发挥与临床应用范围的进一步扩大　中药研究，必须立足本国，这主要是因为我国是中药的故乡。中药在国内有悠久的药用历史，有牢固的基础，它积累了极为丰富的医疗知识。例如仙鹤草的研究，国内原先报道主要用于止血治痢，但考证本草，证实即《本草纲目拾遗》的石打穿，有治疗“噎膈翻胃”的记载。70年代，日本报道了仙鹤草具抗癌的药理作用。这样通过中日两国的学术交流，更有利于仙鹤草疗效的充分发挥，进一步扩大了临床应用范围。附子的研究，日本学者找到了区别于乌头毒性成分的强心成分，解释了中医应用附子回阳救逆的原理。又如关苍术 Atractylodes japonica Koidz. ex Kitam. 中、日两国均有生产，在中国，习惯作苍术使用，但在日本则根据其化学成分接近白术的理由作白术使用。两国使用经验不同，这就有从亲缘关系、药理作用、临床验证等方面进一步研究的必要了。所以只有放眼世界，才能扩大眼界，使研究深化。既要重视国内经验，也要参考国外最新科研成就。在科学研究的领域里，在发扬自己特色的基础上，避免门户之见，没有什么国界之分，多吸收一些有益的东西来进一步丰富自己，是符合“取长补短”、“洋为中用”方针的。

中药品种理论除对澄清品种混乱、促进中药生产和指导临床正确用药有意义外，还在于其研究的本身。它启发了人们对中药理论研究领域的扩大，从而向更广阔的方面进军，进一步为发扬祖国药学遗产、丰富与发展中药理论做出新的贡献。

（谢宗万）

第三节　常用中药材的质量研究

中药材是中医防治疾病的重要武器和物质基础。为了切实保证中医临床用药的安全、有效，首先必须保证中药材的质量，即用现代科学的方法与手段来正确评价中药的真伪优劣，确保中医治疗能取得最佳的效果。

因此，对中药材的质量进行深入的系统研究，是促进中药标准化、科学化和现代化，更好地为人民健康和生产建设服务，并促进中医药走向国际的重要战略措施。

我国中药品种多，资源丰富，地区用药名称和使用习惯不同，致使商品流通中的中药材，大多来源复杂，同名异物品种混乱现象普遍存在。为保证中药材质量，“六五”期间，国家中医药管理局将“中药材同名异物品种的系统研究”列为局级课题，其中大黄，贝母等研究，获国家科技进步二等奖。其后，在此基础上增加品种，扩展研究深度，将“常用中药材（123种）品种整理和质量研究”列为“七五”国家重点攻关项目，“常用中药材（97种）品种整理和质量研究”列为“八五”国家重点攻关项目，组织一批重要科研机构进行系统研究。在查阅国内外文献及本草考证的基础上，在全国范围内进行药源和商品调查，采集植物标本和对口药材，收集商品药材，进行植物分类和商品鉴定。通过性状显微鉴别和理化分析的研究，建立药材真伪鉴定的科学指标，结合化学成分和药理实验，阐明主要成分（或有效成分）并研究其含量测定方法，对药材的品质优劣作出科学全面的评价。“七五”课题分别获国家中医药管理局（部级）科学技术进步一等奖（24种），二等奖（44种）和三等奖（37种），并出版《常用中药材品种整理质量研究》共4册，其中68个分题获国家科技进步一等奖。“八五”攻关课题（97种）于1995年分别进行了科研论文总结，召开了验收鉴定会，分别获国家中医药管理局科学技术进步一等奖、二等奖。

中药材质量的研究，在药材的原植物品种确定的前提下，进行化学成分的分离提取、鉴定以及总成分或有效成分的含量测定，并根据中医功效选择适当的药理指标，对主要品种进行总提取物或有效部分或单体成分的药效比较，以确定该中药材的品质优良度。现根据近年这方面的研究进展，摘主要品种进行综述：

1. 李文魁从朝鲜淫羊藿（Epimedium koreanum）地上部分，分离鉴定了44个化合物，其中11个为新化合物分别命名为：朝藿酮 A

(epimedokoreanone A)、朝藿素 A. B. C. D (epimedokoreanin A. B. C. D)、朝藿甙 A. B. C. D. E (Caohuoside A. B. C. D. E)、朝藿菲甙 A (epimedoicarisoside A)。从万山淫羊藿 (E. wanshanense) 全草中分离得到16种已知成分：淫羊藿甙(icariin)、宝藿甙Ⅰ(baohuoside I)、朝藿定C(epimedin C)、箭藿甙B(sagittatoside B)、双叶淫羊藿甙A (diphylloside A) 和双叶淫羊藿甙B (diphylloside B) 等。

施大文等对淫羊藿 (E. brevicornum) 等8种地上茎叶进行淫羊藿甙和总黄酮测定，结果显示总黄酮含量有很大差异 (1%～5%)，即使是同种也因产地、采收季节不同而影响含量，8种间淫羊藿甙含量亦有差异 (0.2%～1.8%)。各种淫羊藿的叶、茎和根茎总黄酮含量比较，均显示出叶和根含量高而茎中很少。

粗毛淫羊藿 (E. acuminatum) 为四川和贵州主要药用种类，应用HPLC分析其中淫羊藿甙、宝藿甙Ⅰ、箭藿甙B、朝藿定B和C、大花淫羊藿甙C和淫羊藿次甙A等7个有效成分的含量，结果说明其中朝藿定B、朝藿定C及淫羊藿甙三者主成分占总量72.4%～96.5%，且本种黄酮类成分不低于药典所列品种，推荐可以作为淫羊藿应用。

20种黄酮单体化合物药理实验结果：金丝桃甙、淫羊藿次甙Ⅰ、朝藿甙B、朝藿素C、宝藿甙Ⅱ等有不同程度的抑制脂质过氧化发生，其中以金丝桃甙最明显。

淫羊藿、朝鲜淫羊藿、柔毛淫羊藿、宝兴淫羊藿 (E. davidi) 和巫山淫羊藿 (E. wushanense) 均有一定的免疫抑制作用，以柔毛淫羊藿 (E. pubescens) 最为显著。

2. 果德安等对漏芦的主流品祁州漏芦 (Rhaponticum uniflorum) 根进行化学成分研究，从中分得8个化合物，一个为新化合物，命名为漏芦甾酮 (rhapontisterone)，其余为蜕皮甾酮 (ecdysterone)、土克甾酮 (turkesterone)、牛蒡子醛 (arctinal)、牛蒡子醇-b (arctinol-b) 等。从挥发油中鉴定了其中19种成分，其中两种成分分别占挥发油的29.1%和30.2%。有研究者从华东兰刺头 (Echinops grijisii) 根中分得12个化合物，其中一个为新化合物，为5-(4-0-异戊酰基丁炔-1)-2,2′-联噻吩，其他为5-卡多帕亭 (Cardopatine)、异卡多帕亭、α-三联噻吩 α-terthienyl)、蒲公英萜醇乙酸酯 (taraxerol acetate) 和地榆皂甙-1 (ziyu-glycoside) 等。

作者对13个产区的祁州漏芦根中3种蜕皮甾酮类成分蜕皮甾酮、漏芦甾酮和土克甾酮进行含量测定，结果随产地不同含量有一定差异，但均以蜕皮甾酮为主成分。并发现此植物的叶和花中均含有以上三种脱皮甾酮，茎和叶含量为根的3～4倍。本结果为祁州漏芦地上部分开发利用提供了初步依据。

通过对祁州漏芦和华东兰刺头（禹州漏芦的主要原植物）的化学分析和药理比较，认为二者在科属和化学成分上相差较大，建议把祁州漏芦作为漏芦正品，华东兰刺头等兰刺头属的根改叫其他名称，以免同祁州漏芦混淆。两种漏芦抗菌作用均不强，祁州漏芦有较好的SOD样活性，宽叶兰刺头次之，华东兰刺头最差，蜕皮甾酮活性最强，漏芦甾酮和土克甾酮亦有一定活性，说明漏芦具有抗衰老和抗氧化等作用。

3. 从白花前胡 (Peucedanum praeruptorum) 根中，分得前胡香豆素A(qianhucoumarin A)、前胡香豆素B、前胡香豆素C，三者为新化合物。继之又分得前胡香豆素D和E，以及nodakenetin、nodakenin、rutarin、isorutarin、白花前胡甙、香草酸、没食子酸等。从云南丽江前胡（二色棱子芹 Pleurospermum govanianum var. bicolor）根中分得13个化合物：角型呋喃香豆素、6-甲氧基当归素 (phondin)、虎耳草素 (pimpinellin)、角型二氢呋喃香豆素白花前胡丙素〔(+)-praeruptorin A〕、角型二氢呋喃香豆素白花前胡丁素〔(+)-anomalin〕、香豆素二聚体走马芹内酯 (meollendorffiline) 及非香豆素化合物槲皮素等。初步药效实验表明有较好平喘、祛痰和平滑肌解痉作用。

4. 孙友富等从羌活 (Notoplerygium incisum) 中分得娠烯醇酮、阿魏酸和R-氨基丁酸等。肖永庆等又从中分出15个香豆素：乙基羌活醇 (ethylnototerol)、羌活酚缩醛 (notoptolide)、环氧脱水羌活酚 (anhydronotoptoloxide)、佛手内酯和异欧芹素乙、羌活滴、紫花前胡甙，其中前三个为新化合物。崔淑莲等从云南羌活（pleurospermum rivulorum）中分得8个香豆素化合物：xanthotoxin、xanthotoxl、8-（3-chloro-2-hydroxy-3-methylbutyloxy）-psoralen和双呋喃香豆素化合物。

王天志等应用HPLC法对羌活（N. incisum）和宽叶羌活（N. forbesis）中异欧前胡素（isoimperatorin）、紫花前胡甙（nodakenin）和羌活醇（notopterol）含量进行测定，结果三省14种羌活样品及四省（区）6种样品中均含有以上三种成分，但含量有明显差异，羌活中羌活醇较高，紫花前胡甙低，而宽叶羌活中前成分低，而后成分高，说明种间在单体成分含量间差异明显。

5. 徐雅娟等从伊贝母（Fritillaria pallidiflora）中分得一新化合物伊贝母碱甙B（yibeinoside C）。扈成浩等从宁夏贝母（F. taipaiensis var. ningxiaensis）中分得宁贝素、川贝酮、西贝素（sipeimine）、贝母乙素（peiminine）、贝母辛（peimisine）和异贝母甲素，其中宁贝素（taipaienine）为一新C-去甲-D-高甾生物碱。

李萍等应用薄层扫描法对暗紫贝母、甘肃贝母、梭砂贝母、太白贝母、新疆贝母（Fritillaria walujewii）和伊犁贝母（F. pallidiflora）等12种进行西贝素含量测定，结果显示与传统习惯认为贝母小籽为优相吻合。

晁若冰等应用反相离子对高效液相色谱法对12种贝母中贝母辛（peimisine）进行含量测定，供药用的贝母均含贝母辛，引种栽培的含量一般高于野生的样品。

赵德永等测定一批叶时采收的野生川贝母，其总皂甙、总碱及西贝素均高于花期的野生川贝母。野生暗紫贝母总甙碱含量低于花期川贝母，总皂甙及西贝素比川贝母略高。

6. 张海军等从乌拉尔甘草根中分得5个黄酮甙类化合物：异芒柄花甙（isoononin）、甘草甙（liquiritin）、异甘草甙（isoliquiritin）、新异甘草甙、甘草素-7，4′-二葡萄糖甙等。其中异芒柄花甙为新化合物。

张如意等从乌拉尔甘草中分得乌拉尔甘草皂甙甲和皂甙乙（uralsaponin A. B）、乌拉内酯（uralenolide）、24-羟基甘内酯（24-hydroxy glabrolide）、甘乌内酯（glyuranolide）和新甘草酚（neoglycyrol）6个新化合物。

杨世林等从胀果甘草（Glycyrrhiza inflata）根中分出12种成分，其中8种为黄酮化合物，即甘草查尔酮甲和乙（licochalcone 甲和乙）、甘草黄酮（licoflavone）、甘草甙、甘草甙元、异甘草甙元、芒柄花甙（ononin）和4，7-二羟基黄酮，另外3种为三萜类化合物甘草酸和甘草次酸等。

邹坤等从此植物中分得7个三萜皂甙，即胀果皂甙Ⅰ（inflasaponin Ⅰ）和胀果皂甙Ⅳ（inflasaponin），并分出一新化合物，胀果香豆素甲（inflacaumarin A），药理实验表明有抗氧化作用。

刘勤等从黄甘草（G. eurycarpa）根和根茎中分得16个单体化合物，其中包括13个黄酮类化合物，一个三萜皂甙，一个酚酸，和一个甾醇。它们是黄甘草甙（glycyroside）（此为一新的天然产物）、甘草甙、异甘草甙、芒柄花甙（ononin）、甘草素-4′-0-芹糖葡萄糖甙、异甘草素-4-0-芹糖葡萄糖甙、南酸枣甙（choerospondin）、广豆根黄酮甙B（Sophoraflavone B）、佛来心甙（Violanthin）、异佛来新甙、夏佛托甙（schaftoside）、新西兰牡荆甙Ⅱ（Vicenin-2）和美迪紫檀素-3-0-葡萄糖甙等。张如意等又从中分得黄甘草皂甙（glyeurysaponin），此为一新化合物，其他分别为甘草酸、乌拉尔甘草皂甙甲和乌拉尔甘草皂甙乙等。

张如意等从云南甘草（G. yunnanensis）中分得10个化合物，其中8个为新化合物，它们的结构通过衍生物制备、光谱解析和结构沟通而确定分别命名为云南甘草皂甙元A、B、C、E、F、G、H、（glyyunnansapogenin A、B、C、E、F、G、H、）及云南甘草次皂甙D（glyyunnanprosapogenin D）。并从粗毛甘草（G. aspera）根中分得7个化合物，即甘草酸、甘草甙、异甘草甙、甘草酚、异甘草酚、甘草香豆素和异甘草香豆素（isoglycycoumarin），后者为一新化合物。

杨岚等应用反相高效液相色谱技术，对乌拉尔甘草、胀果甘草等6种根中，对10个黄酮化合物的含量进行分析，结果表明不同种甘草中所含黄酮化合物的种类不同，且含量差异很大，以产于内蒙的乌拉尔甘草品质最优。同种不同产地的乌拉尔甘草，生长于褐色土的甘草中黄酮类化合物含量比产于盐碱地的高1倍。

曾路等对8种甘草中12个成分（3种皂甙、5种黄酮和4种香豆素）进行了分析，以总甙及总黄酮和香豆素计算，以乌尔甘草含量最高，其次是胀果甘草、黄甘草和光果甘草，其他几种均较低，质量差。各种甘草中含量较高的成分均为甘草酸、甘草甙和异甘草甙。建议黄甘草可以药用。

7. 李从军等从兴安升麻（Cimicifuga dahurica）根茎中分得12个天然产物，它们包括4个新的9，19-环羊毛脂烷型三萜化合物，升麻甙A（Cimiside A）、升麻甙B、升麻甙C和升麻甙D；2个新的桂皮酰胺衍生物，升麻酰胺（Cimicifugamide）和异升麻酰胺（isocimicifugamide）；2个新的酚性甙北升麻瑞（Cimidahurine）和北升麻宁（Cimidahurinine）以及4个已知化合物。

又从升麻（C. foetida）根茎中共分得19个化合物，其中升麻甙E（Cimiside E）、升麻甙F和升麻新甙（niocimiside）为3个新的9，19-环羊毛脂烷型三萜木糖甙，另外16个已知物分别为升麻素、升麻素β-D-吡喃葡萄糖甙、升麻酰胺、北升麻瑞、北升麻宁等。

对升麻、兴安升麻等9种，测定其阿魏酸、咖啡酸和升麻素（Cimifugin）及总有机酸含量，并进行药理解热作用比较，结果升麻类中总有机酸含量与解热作用基本呈线性关系，认为有机酸具有解热作用。

8. 徐文豪等从荒漠肉苁蓉（Cistanche deserticola）分得16个化合物，即肉苁蓉甙A、肉苁蓉甙B、肉苁蓉甙C和肉苁蓉甙H、海胆甙、2′-2酰基麦角甾醇、麦角甾甙等。

屠鹏飞等从此植物花序中分得4个化合物，即6-去氧梓醇（6-deoxycatapol）、黑立脂素甙（liriodendrin）、8-表马钱子酸葡萄糖甙（8-epiloganic acid）和半乳糖醇，其成分与肉质茎基本相同。并发现肉苁蓉有明显降血糖作用。

薛氏等对内蒙、新疆天山南、新疆天山北三地的荒漠肉苁蓉进行分析，结果总糖及多糖含量以内蒙所产为高。三地的肉苁蓉所含游离单糖的种类不尽相同，多糖含量不同，为8.5%～13%。组成多糖的单糖成分也不同。总糖及多糖含量以内蒙所产为高。

作者并从荒漠肉苁蓉中分得两种抗衰老活性成分：D-甘露醇和肉苁蓉多糖（鼠李糖、木糖、阿拉伯糖、半乳糖等单糖缩聚而成的杂多糖）。此二成分在延缓皮肤衰老、增强免疫功能、激活超氧化物歧化酶和降低体内脂褐质堆积方面均有显著作用。

9. 王峥涛等从党参（Codonopsis pilosula）的醇溶性部分分得12个化合物，即苍术内酯Ⅲ（atractylenolide Ⅲ）、苍术内酯Ⅱ、邻苯二甲酸双2-乙基己酯、丁香醛、香草酸、β-D-葡萄糖己醇甙、2-呋喃甲酸钠、丁香甙、α-D-果糖己醇甙等，并得一新天然化合物5-羟基-2-羟甲基吡啶。

王惠康等从党参（C. pilosula）中分得Δ7-豆甾烯醇葡萄糖甙、党参内酯（Codonolactone）及党参酸（Codopiloic acid）。对14种党参属植物进行多糖含量测定，结果表明不同种间多糖含量差异明显，管花党参（C. tubulosa）的多糖含量高于党参，其抗缺氧、耐疲劳作用亦优。本种在四川、云南、贵州资源丰富，建议推广使用。灰毛党参（C. canescen）、球花党参（C. subglobosa）含苍术内酯类化合物，资源丰富，寻甸党参（C. xundianensis）多糖含量高，抗缺氧、耐疲劳作用明显，可考虑加以利用。

10. 张涵庆等从独活（重齿当归 Angelica biserrata）中分得甲氧基欧芹素、二氢欧山芹素、二氢欧山芹醇、异欧前胡素、当归醇等。柳江华等从本植物中分出15个化合物，其中伞形香豆素、尤劳帕替醇、彼西丹醇、水合氧化前胡紫、紫花前胡甙、阿彼斯基姆素为首次从本植物中分出。

黄蕾蕾等应用反相HPLC色谱法，对浙独活、资丘独活、川独活、短毛独活（Heracleum moellendorffii）和食用土当归（Aralia cordata）中4种香豆素类成分（二氢欧山芹素、二氢欧山芹醇乙酸酯、欧芹酚甲醚、佛手柑内酯）进行测定，各种独活所含香豆素的成分和总量均有明显差异，以浙独活含量高。对5种独活中挥发油进行气质联用分析，共鉴定出173个成分。解痉及抗血栓药理实验浙独活、资丘独活和川独活三种作用明显。综合质量以浙独活、资丘独活好，川独活次之，牛尾独活类和九眼独活类不宜作商品独活用。

11. 曹正中等从膜荚黄芪（Astragalus membranaceus）根中分得黄芪皂甙甲（Astragaloside Ⅳ）和黄芪皂甙乙（Astragaloside Ⅱ）。

王志学等又继之从中分得两种，黄酮芒柄花素（formononentin）、毛蕊异黄酮（calycasin）。吕归宝等从蒙古黄芪（A. membranaceus var. mongholicus）根中亦分得毛蕊异黄酮及其葡萄糖甙和 9，10-二甲氧基紫檀烷-3-0-β-D-葡萄糖甙等。

王惠康等从蒙古黄芪根中分出黄芪甙Ⅰ、Ⅱ、Ⅵ及大豆皂甙（sayasaponin）Ⅰ。

黄乔书等从本种分得两种葡聚糖 AG-1、AG-2 及两种杂多糖 AH-1、AH-2。

上海药物所从中分得 3 种多糖：黄芪多糖Ⅰ(Astragalan Ⅰ)、黄芪多糖Ⅱ和黄芪多糖Ⅲ。其中前二者有增强免疫作用。

甘立宪等从新疆绵毛黄芪（A. sieversoianus）中分得绵毛黄芪甙Ⅰ(astrasieversianins Ⅰ）和绵毛黄芪甙Ⅱ、Ⅲ、Ⅴ、Ⅵ、Ⅶ、Ⅷ、Ⅸ、Ⅹ、Ⅺ、Ⅻ、XⅢ、XⅣ、XⅤ、XⅥ共 16 种皂甙。

王惠康等从梭果黄芪（A. ernestii）中分得两种新三萜皂甙梭果黄芪甙 A（asernestioside A)、梭果黄芪甙 B，以及大豆皂甙Ⅰ。

程杰飞等从阿尔泰黄芪（A. sltaicus）分得三个环阿尔庭烷三萜甙，定为棉毛黄芪甙Ⅵ、Ⅳ和Ⅱ。

潘飞等对膜荚黄芪等 11 种黄芪总甙测定，表明不同种间含量有差异，同种不同产地的总皂甙省内差异较小，省间较大。蒙古黄芪不同物候期总皂甙含量，5 月初苗期最低，以后逐渐增高，到 9 月份达高峰，以后含量逐渐下降。

白效令等对栽培于山西不同生态条件下(不同纬度、气温、降水量和海拔)的蒙古黄芪，测定其生长动态、多糖含量，结果显示生长速度由北点至南点有渐快的倾向，多糖含量则生长慢的北点含量高（5.321%），南点低(2.977%)，1～3 年生黄芪，3 年生的多糖含量高。对 6 种黄芪进行体液免疫、细胞免疫、降压、微循环和过氧化脂质试验药理活性比较，证明膜荚黄芪和蒙古黄芪品质最优。

洪庚辛等报道膜荚黄芪根水提物能改善樟柳碱引起的记忆获得障碍及乙醇引起的记忆再现缺失，提示黄芪有改善记忆和脑保护作用。

12. 黄荣清等首次从茜草(Rubia cordifolia）中分出茜草多糖 RCL，实验证明茜草多糖对小鼠造血组织具有明显保护作用。

陈碧珠等从大叶茜草（R. schumanniana）中分得大叶苯草甙丙，为一新的蒽醌类化合物，并分得大叶茜草甙甲和乙。应用 HPLC 法对 15 种茜草根中 10 种蒽醌类成分进行测定，结果显示茜草（R. cordifolia）的总蒽醌和各蒽醌成分的含量均较高，质量最好。并发现大叶茜草甙丙和茜草素对茜草属植物化学分类及茜草类药材鉴别具有重要意义。

徐晓莹等从小红参（R. yunnanensis）中分出茜草乔木醇 A、茜草乔木醇 G 和茜草乔木酮 A 等 5 个已知化合物和一个新化合物茜草乔木酮 B。小红参（云南习用的茜草）总蒽醌及单体成分含量与茜草相当，药理止血等活性方面与正品茜草相同，说明质量较好。

13. 赵玉英等从苦参(Sophora flavescens）中分得苦参碱（matrine)、槐定碱（Sophoridine）等 8 种生物碱，及 8 种黄酮类化合物，即高丽槐素、降脱水淫羊藿素(noranhydroicaritin)、异苦参酮（isokurarinone)、降苦参酮（nor-kurarnone）和芒柄花素等。并对 5 个不同省区的苦参中 7 种生物碱成分进行测定，结果含量差异较大，但各样品中均显示氧化苦参碱及氧化槐果碱含量均较高。不同省区的苦参中总黄酮含量基本相同。

王秀坤等从苦参（Sophora flavescens）根中鉴定出 20 种脂肪酸，主要为不饱和脂肪酸，其中亚油酸占总脂肪酸的 48.95%。应用气质联用鉴定出苦参挥发油中 47 种成分。

苦参总黄酮的抗阴道毛滴虫、溶组织内阿米巴滋养体效果最好，乙醇提取物次之。抗贾弟虫的效果以乙醇提取物最佳，总黄酮次之。

14. 陈碧珠等对 8 种葛属植物的根进行总黄酮及葛根素(Puerarin）等 5 种单体成分的测定，野葛（Pueraria lobata）总黄酮及其他成分均较高，优于粉葛（P. thomsonii)、越南葛(P. montana)、三裂叶葛藤（P. phaseoloides)。药理作用表明解热及抗心肌缺血作用，野葛比粉葛更明显。发了霉的葛根总黄酮及异黄酮各成分含量均明显下降，影响质量。

15. 陈喜奎等从黑柴胡(Bupleurum smithii) 根中分得 10 个化合物，其中柴胡皂甙 K 和 I (SaikosaponinKand I) 为新化合物。

张如意等从本种分得两个新化合物，分别为柴胡皂甙 M (Saikosaponin M) 和柴胡皂甙 N。

罗何生等从小叶黑柴胡 (B. smithii var. parvifolium)根中分得 3 个化合物，其中柴胡皂甙 Q、柴胡皂甙元 Q 为新化合物。

16. 廖矛川从达香蒲(Typhe davidiana)和宽叶香蒲(T. latifolia)花粉中分得柚皮素、异鼠李素、槲皮素、异鼠李素-3-0- (2^G-α-L-鼠李糖基)芸香糖甙、异鼠李素-3-0-芸香糖甙、异鼠李素-3-0-新橙皮糖甙和山柰酚-3-0-新橙皮糖甙。并从长苞香蒲(T. angustata)花粉中分得与上种相同的成分。从综合利用考虑，又从水烛香蒲(T. angustifolia)叶子中分得 6 个黄酮化合物，分别为槲皮素-3, 3′-二甲醚、异鼠李素-3-0-半乳糖甙等，与花粉成分有一定相似性。水烛香蒲叶有明显降血脂作用。

应用 HPLC 法对水烛香蒲等四种花粉进行 5 个单体黄酮成分测定比较，结果显示它们间含量相差不大，且均以异鼠李素-3-0-新橙皮糖甙和异鼠李素-3-0 (2^G-α-L-鼠李糖基)-芸香糖甙含量高。

四种蒲黄药理结果显示均有促凝血和促血小板聚集作用，体内及体外凝血酶元时间测试结果，长苞香蒲能增强凝血酶原活性，缩短纤维蛋白凝固时间，其他三种香蒲的花粉表现不同程度的延长纤维蛋白凝固时间，揭示它们在促凝血的同时对凝血酶原活性有一定抑制作用，这可能是蒲黄兼有活血化瘀功效的药理基础之一。

17. 陈海生等从川赤芍 (*Paeonia veitchii*) 根中分得芍药甙、氧芍药甙和β-谷甾醇-α-葡萄糖甙。

杨秀伟等从卵叶芍药(P. obovata)根中分得芍药甙、芍药内酯甙 (albiflorin)、羟基芍药甙和苯甲酰芍药甙。白芍加工后废弃的支根、须根和栓皮中甙类成分含量明显高于主根，可综合利用。

18. 王瑞等从鸡血藤的一种原植物香花崖豆藤(Milletta dielsiana)茎中分得 6 种成分：刺芒柄花素、阿弗洛莫生 (afromosin)、奥力拉亭(Odoratin)、毛蕊异黄酮、大豆黄素、8-甲雷社辛。

林茂等从密花豆藤 (Spatholobussuberectus) 茎中分得 18 个化合物：芒柄花甙、刺芒柄花素、樱黄素、阿弗洛莫辛、卡亚宁 (Cajinin)、甘草查尔酮、异甘草素和四羟查尔酮等。

陈道峰等对鸡血藤膏的原料异型南五味子(*Kadsura heteroclita*)和内南五味子(K. interior) 以及本属 6 种植物的藤茎进行总木脂素测定，结果发现不同的植物种、药用部位及性别其含量差异较大。雌雄异株的内南五味子，雌株茎含量高达 3.376%，而雄株茎仅 0.483%，与药农认为母株质量最好一致。根和皮中含量高，皮含量是木部的 9 倍。披针叶南五味子 (K. tancilimba) 根中高达 4.926%，窄叶南五味子 (K. angustifolia) 低至 0.340%。

药理研究表明，白花油麻藤、网络崖豆藤的抗凝血酶原引起的凝血作用和抗血小板聚集作用均较药典品种密花豆强。并发现多数鸡血藤对血红细胞凝集作用是高浓度时抗凝，低浓度时促凝。

19. 余伯阳等从湖北麦冬 (Liriope spicata var. prolifera) 块根中分出 12 种甾体皂甙，其中 10 种 (Ls-3-12) 为新化合物。从短葶山麦冬 (L. muscari) 块根中分得 6 种皂甙，其中 5 种 (Lm-2-6) 为新化合物。

对麦冬和山麦冬等 16 种及不同产地、等级、栽培年限的麦冬进行多糖含量的测定。结果表明 16 种麦冬均含大量多糖，主流品种麦冬和湖北麦冬含量较高。同种不同产地、不同等级、不同栽培年限，其多糖含量差异较大。总体上看栽培年限长、等级高者含量较高。又对麦冬、山麦冬和短葶山麦冬中 5 种皂甙麦冬皂甙 B 和 D (Ophiopogonin B、D)、山麦冬皂甙 C 和 J (Ls-2, 10)、短葶山麦冬皂甙 C (Lm-3) 进行含量测定，结果表明同种不同产地的样品其不同皂甙成分的含量有明显差别。

药理研究表明，麦冬、湖北麦冬和短葶麦冬的水煎液及皂甙 Ls-2 和 Lm-3 均可显著延长小鼠存活时间，耐缺氧作用与人参总皂甙相同，且均能显著增加小鼠脾脏重量及网状内皮系统的吞噬功能。研究表明湖北麦冬和短葶麦冬与正品麦冬的药理活性近似，活性成分多糖和皂甙的含量相近，且有20年以上栽培使用历史，建议载入中国药典。

20. 王强等从南重楼（Paris vietnamensis）根茎中分得β-脱皮激素（β-ecdysone）、重楼皂甙A、纤细薯芋皂甙和甲基原纤细薯芋皂甙。

应用HPLC法对重楼属12种植物的根茎进行8种甾体皂甙成分的含量测定，结果可以分成三类：主要含薯蓣皂甙元的糖甙有七叶一枝花、滇重楼、长药隔重楼（P. polyphylla var. pseudothibetica）、金线重楼（P. delavayi）、南重楼和凌云重楼（P. cronquistii）；主要含偏诺皂甙元的糖甙有海南重楼（P. dunniana）和日本四叶重楼（P. tetraphylla）；既含薯蓣皂甙元的糖甙又含偏诺皂甙元的糖甙有球药隔重楼（P. fargesii）、黑籽重楼（P. thibetica）。这对化学分类学研究提供一些有用的信息。

七叶一枝花（P. polyphylla var. chinensis）等6种重楼生药均有抑菌、镇痛镇静、止血作用。重楼皂甙A抑菌、镇痛镇静作用强于纤细薯蓣皂甙。止血作用以偏诺皂甙C为强。另外几种重楼对RNA癌瘤病毒逆转录酶均有一定抑制作用。

21. 简详辉等从云南、四川作紫草应用的露蕊滇紫草（Onoma exsertum）根皮中，提得4种萘醌色素：去氧紫草素（deoxyshikonin）、β-二甲基丙烯酰紫草素、乙酰紫草素和紫草素。

对6种紫草药材测定了萘醌总色素含量和紫草素等3种成分的含量，均以软紫草含量高，是紫草根的2～4倍。3种滇紫草根皮色素含量约是根的二倍。黄花软紫草（Arnebia guttata）和露蕊滇紫草（O. exsertum）根栓皮中色素含量和药理活性均高于紫草（Lithospermum erythrorhizon），且资源丰富，可开发利用。软紫草有效成分含量高，药理活性强，质量最好。

22. 凌云等从蒲公英的主流品种碱地蒲公英（Taraxacum sinicum）全草中分得17个化合物，即蒲公英素（Taraxacin）、芹菜素（apigeinin）、香叶木素（diosmetin）等7个黄酮类化合物；伪蒲公英甾醇正十六酸酯、伪蒲公英甾醇乙酸酯和绿原酸、咖啡酸等。从蒙古蒲公英（T. mongolicum）中分得槲皮素、木犀草素-7-0-葡萄糖甙、槲皮素-3-0-半乳糖甙、绿原酸等7个化合物。

应用HPLC测定19种蒲公英中绿原酸含量，以白缘蒲公英（T. platypecidum）含量最高，其次是西藏蒲公英（T. tibetanum），主流品蒙古蒲公英及碱地蒲公英含量居中，分别为9.129mg/g、6.363mg/g。

23. 张豁中等从中华大蟾蜍（Bufo Bufo gargarizans）皮中分得17个化合物，其中蟾毒它灵3-丁二酰精氨酸酯和去氢蟾蜍色素胺氢溴酸盐为新化合物，并从皮中检出33种烷烃及脂肪酸等。首次从花背蟾蜍（Bufo raddei）耳后腺分泌物中分出南美蟾蜍毒精等5种活性成分，并检出7种挥发性成分。中华大蟾蜍与花背蟾蜍分泌物对血管、抗炎、麻醉等方面有类似作用，花背蟾蜍资源丰富，具有开发利用前途。

24. 茅青等从灰毡毛忍冬（Lonicera macranthoide）花中分得三个常春藤皂甙元的双糖链甙，一个为已知化合物川续断皂甙乙，另外两个为新化合物，灰毡毛忍冬皂甙甲（macranthoidin A）和灰毡毛忍冬皂甙乙（macranthoidin B）

张玲等对山东平邑县栽培的金银花大毛花品种（L. japonica cv. tomentosa）花蕾中挥发油进行分析，鉴定出59个成分，主要为棕榈酸，占全油30.40%，其余含较高的化合物有二氢香苇醇、二十四碳酸甲酯等，芳樟醇仅为0.39%。

25. 郭洪祝自菟丝子（Cuscuta chinensis）分得4种黄酮化合物，即槲皮素、槲皮素-3-0-半乳糖-7-0-葡萄糖甙、金丝桃甙和槲皮素-3-0-半乳糖芹糖甙。自南方菟丝子（C. australis）中分得6种黄酮化合物，即山柰酮、槲皮素、异槲皮甙和紫云英甙（astragalin）。

药理研究发现菟丝子等3种均有增加果蝇性活力作用，对“阳虚”小鼠症状有一定恢复作用，尤其以小粒菟丝子作用更好。

26. 韩桂秋等自海风藤的主要原植物风藤（Piper kadsura）藤茎中分得海风藤酮（kadsurenone）、风藤素B（kadsurinin B）、风藤素C、风藤素K、风藤素L和风藤素M，其中后三者均为新化合物。其后作者从山蒟（P.

hancei）藤茎中分得海风藤酮及其立体异构体denudatinB、山蒟素B（hancinone B）、山蒟素C和山蒟醇（hancinol）等。其中海风藤酮、风藤素B、C、K、L均有抑制血小板活化因子引起的血小板聚集作用。

吴庆立等从海风藤同属植物毛蒟（P. puberulum）藤茎中分得8个化合物，其中有两个新化合物，即胡椒内酰胺S（piperlactam S）和胡椒碱S（piperines）。毛碱（puberulumine）为首次自植物中分出，此外并分得胡椒拉亭（piplartine）、二氢胡椒拉亭和双骈合胡椒拉亭（piplartine-dimer）等。

应用HPLC对9种胡椒属植物藤茎中有效成分海风藤酮及三种生物碱进行分析，结果说明风藤和山蒟中有效成分含量高、质量好。又应用GC-MS法对毛蒟挥发油成分研究，鉴定了54个成分，主要为倍半萜类化合物。

药理依据海风藤祛风湿、通经络功效，选择抗炎、镇痛、抑制血小板聚集指标，实验结果风藤、山蒟作用最强，均具有较好消炎止痛、活血化瘀作用，石南藤（P. wallichii）次之，毛蒟有效成分含量低，药理作用弱，不能作为海风藤混用。

27. 陈迪华等从毛梗红毛五加（Acanthopanax giraldii vaz. hispidus）茎皮中分得6种化合物，即异次黄嘌呤核甙（6-isoinosine）、丁香树脂酚双葡萄糖甙（liriodendrin）、α-芝麻素等，前者系首次从五加属植物中分得。从倒卵叶五加（A. obovatus）茎分得8种化合物，其中丁基甘露糖甙（n-butyl-2-D-mannopyranoside）为一新化合物，其余成分为胡萝卜甙、α-芝麻素、dl-丁香树脂酚和丁香树脂酚双糖甙等，后者有细胞毒作用和抗疲劳作用。

五加皮中紫丁香酚甙（刺五加甙B）和紫丁香树脂酚葡萄糖甙（刺五加甙D）是主要有效成分，作者对14种五加属植物的根和茎皮进行分析，结果除白勒（A. trifoliatus）和其变种刚毛白勒未测出刺五加甙B及D，无梗五加（A. sessiliflorus）未测出B外，其他各种五加甙的含量基本相近，总甙多数在2%以下，甙B及甙D在0.3%以下，但是甙B及甙D在植物种间的分布比例却有不同，因而高效液相谱图亦显示有所差异，这对五加属植物的鉴别具有意义。

28. 王建华等对正品防风（Saposhnikovia divaricata）化学研究，分离鉴定出7个化合物，即D-甘露醇（D-mannitol）、香柑内酯（bergapten）、升麻素（cimifugin）、亥茅酚甙（Sec-0-glucosylhamaudol）、木蜡酸（lignocericacid）等，其中亥茅酚甙、木蜡酸和D-甘露醇具有镇痛作用。防风挥发油有镇痛活性，应用GC-MS与气相色谱-付立叶红外光谱联用法（GC-FTIR），由防风挥发油中鉴定出20种化学成分，并对其中15种成分进行了定量分析。

应用反相高效液相色谱法，测定了防风中显示镇痛和降压活性的四种色原酮（升麻甙、5-氧甲基维斯阿米醇甙、升麻素和亥茅酚甙）的含量，结果显示不同产地的防风，含量差异不大，但均以升麻甙含量高（0.31%～0.51%），亥茅酚甙含量低。植株开花后的根习称母防风，测定结果母防风中四种色原酮总量均低于防风（习称公防风），约为防风的46.6%～86.0%。实验认为母防风有一定药用价值。

药理实验表明正品防风解热镇痛作用明显，松叶防风（Seseli yunnanense）和竹叶防风（Seseli mairei）与正品接近，河南水防风（宽萼岩风 Libanotislaticalycina）有一定解热镇痛作用，但毒性较强，慎用，青海小防风（葛缕子 Carumcarvi）作用差，不能当防风使用。

29. 斯建勇等从云南山楂（Crataegus scabrifolia）果实中分得10种化合物，即槲皮素、芦丁、牡荆素、金丝桃甙、胡萝卜甙、熊果酸、氯原酸和奎宁酸等。从叶子中分得6种化合物，即芦丁、金丝桃甙、胡萝卜甙和熊果酸等。

高光跃等对山楂、野山楂和山里红等8种果实测定其总黄酮、总酸以及单体成分牡荆素、芦丁和金丝桃甙以及苹果酸、柠檬酸等，结果显示总黄酮含量与果实的大小、果肉的薄厚存在着相关性。8种果实除野山楂不含牡荆素外，其他均含有不同量的金丝桃甙、芦丁及牡荆素等有效成分。果实中总酸及柠檬酸含量均以山里红最高。8种山楂叶子中总黄酮含量野山楂最高（3.83%），其次是山楂及湖北山楂（C. hupehensis）。山楂、山里红、云南山楂和湖北山楂叶子中均含有三种有效成分，其含量比果实高2～10倍，说明叶子具有开发利用前途。

采收期实验表明，山楂和山里红中总黄酮、总酸及三种单体黄酮成分的含量，以9月中旬至10月上旬为最高，采收为宜。

药理作用比较，山楂对小肠推进运动、抗心肌缺血、降胆固醇及甘油三酯作用均较强；野山楂抗心肌缺血、降脂作用强；山里红主要对小肠推进作用最好。三种山楂果实在体内可明显提高小鼠血清超氧歧化酶(SOD)的活性，有较强抗氧化作用。

30. 冯孝章等从华钩藤(Uncaria sinensis)中分得钩藤碱(rhynchophylline)、异钩藤碱、帽柱木碱(mitrophylline)、毛钩藤碱(hirsutin)和异翅果定碱(isopteropodine)等生物碱。

刘红梅等从华钩藤(U. sinensis)叶子中分得帽柱木菲酸(mitraphyllicacid)和异帽柱木菲酸。

仲耘等对8种钩藤进行总碱及钩藤碱、异钩藤碱、毛钩藤碱和翅果定碱(pteropodine)的含量测定，总碱以钩藤、华钩藤较高。除披针叶钩藤外均含有钩藤碱，以大叶钩藤(Uncaria macrophylla)含量较高，药理效果显著，分布广，是值得推广的种。

31. 陈迪华等对新疆用的草乌多根乌头(Aconitum karakolicum)块根中分得乌头碱、脱氧乌头碱、新乌头碱(neoline)和准葛尔乌头碱(songorine)。从云南用的丽江乌头(A. forrestii)中分得丽乌碱(liwuaconitina)为一新化合物，其余成分为黄草乌碱丙(vilmorrianine)、粗茎乌碱Ⅰ(crassicauline I)、滇乌碱(yunaconitine)、展花乌头碱(chasmaconitine)等。从玉龙乌头(A. stapfianum)分得5种生物碱，其中8-脱氧-14-脱氢阿康诺辛为一含量微的新生物碱。其余为阿康诺辛(aconosine)、它拉乌头胺、滇乌碱、粗茎乌碱甲等。从直缘乌头(A. transsectum)中分得展花乌头宁(chasmannine)。

高光跃等对16种草乌进行总碱、酯碱、乌头碱及滇乌碱含量分析，结果说明不同草乌品种之间，其总碱、酯碱和单体生物碱含量并不呈相应的比例关系，尤其北方销用的草乌(主含乌头碱)与南方销用的藤乌头及大乌头类草乌(主含滇乌碱)所含主成分不同，因此建议质量控制中除测总碱、酯碱外应增加测乌头碱(或滇乌碱)的含量，以保证用药安全有效。北乌头和乌头镇痛、抗炎作用明显，多根乌头效差且毒性大，不宜直接用于临床。

32. 秦波等从紫花地丁的一种早开堇菜(Viola prionantha)分得七叶内酯(esculetin)、菊苣甙(cichoriin)和早开堇菜甙(prionanthoside)3种香豆素类化合物，其中后者是一新化合物。此三种香豆素对金黄色葡萄球菌、绿脓杆菌等有抗菌活性，为有效成分。早开堇菜抗菌作用最强。

对9种堇菜属植物测定结果，只有早开堇菜、东北堇菜(V. mandshurica)和野堇(V. alisoviana)含有不同含量的3种香豆素。早开堇菜有效成分主要存在地上叶中，根和根茎中含量低。

33. 都恒青等从怀山药(Dioscorea opposita)中分得中性多糖YN1、YN2和酸性多糖YH1及YH2，对小鼠免疫活性测定，免疫功能均有不同程度的提高。以多糖为指标对4种山药进行测定，结果以怀山药最高，其次为山薯(D. fordii)、褐苞薯(D. persimilis)、参薯(D. alata)最低。怀山药质量最佳。

34. 韩淑萍等从泽兰的原植物毛叶地瓜苗(Lycopus lucidus var. hirtus)挥发油中鉴定出46个成分，含量在1%以上有13个成分，以月桂烯含量最高。从地瓜儿苗(L. lucidus)中鉴定出53个成分，其中含量高的成分与上种基本相同。2植物水提浸膏对兔低位悬吊法形成的血瘀症微循环障碍，均能使血流速度明显加快，从而使微循环障碍得以改善，从化学及药理两方面说明地瓜儿苗质量与毛叶地瓜苗相当。

35. 崔征等从海蒿子(Sargassum pallidum)中提得海蒿子多糖SP1-1，证明为褐藻酸(alginic acid)，占海蒿子总多糖的53%，尚有二种多糖类，分别占总多糖的32%及15%。羊栖菜(S. fusiforme)总糖中褐藻酸占62%，其他两种多糖类分别占24%及14%。海藻总多糖对小鼠免疫器官重量的影响结果表明海蒿子优于羊栖菜，此结果与传统习惯大叶海藻(海蒿子)优于小叶海藻(羊栖菜)相符合。

36. 隋长惠等从槲寄生(Viscum coloratum)中分得高圣草素(homoeriodictyol)、槲寄生甙甲和鼠李秦素-3-0-β-D-葡萄糖甙。从枫香寄生（V. liquidambaricolum）中分得圣草酚-7-β-D-葡萄糖甙。从桑寄生（Taxilluschinensis）中分得广寄生甙（avicularin）和槲皮甙。从红花寄生（Scurrulaparasitica）分得没食子酸乙酯、槲皮素及槲皮素-3-阿拉伯糖甙。四川寄生（Taxillus sutchuenensis）分布广，使用地区多，品种与本草记载一致，抗炎作用强，降压作用与槲寄生相似，红花寄生总黄酮含量高，降压作用与桑寄生一致，有开发利用前途。

37. 大青叶的主要原植物菘兰（Isatis indigotica）、蓼兰（Polygonum tinctorium）和马兰（Strobilanthes cusia）的叶，化学研究均提得靛兰（indigo）和靛玉红（indirubin），是大青叶的主要有效成分。作者应用 HPLC 对此三种及马鞭草科植物大青（Clerodendrumcyrtophllum）的叶进行分析，靛兰和靛玉红含量均以蓼兰、菘兰和马兰为高、大青的叶子含量很低。药理抗菌、抗炎和退热作用前三种均有活性，但以菘兰为优。只有蓼兰具有抗甲型流感病毒作用，综合评价以蓼兰的叶为最佳。

38. 麻黄中的化学成分，主要为具有光学活性的三对立体异构体，这六种生物碱虽然结构相似，但它们具有不同的药理作用。因此，应对这六种生物碱分别定量，以评价各种麻黄的品质优良度。

张建生首次报道应用 IIPLC 法，对麻黄中六种生物碱同时进行定量分析的方法，具有灵敏准确和快速的优点。

作者对我国 24 个产区所产的 12 种麻黄进行了麻黄碱、伪麻黄碱、去甲麻黄碱、去甲伪麻黄碱、甲基麻黄碱和甲基伪麻黄碱的定量分析，结果表明：麻黄碱和伪麻黄碱是麻黄中麻黄生物碱的主要成分。草麻黄（Ephidra sinica）、木贼麻黄（E. equisetina）、单子麻黄（E. monosperma）和西藏中麻黄（E. intermediavar. tibetica）的总生物碱含量高，生物碱中以麻黄碱为主，伪麻黄碱较少；在中麻黄（E. intermedia）和窄膜麻黄（E. lomatolepis）中总生物碱含量也较高，但以伪麻黄碱为主；山岭麻黄（E. gerardiana）、藏麻黄（E. saxatilis）和异株矮麻黄（E. minuta var. dioeca）的总生物碱低于草麻黄，但各生物碱之间的比例与草麻黄接近，适当增加用量可以作为麻黄入药；丽江麻黄（E. likiangensis）总碱含量与草麻黄相似，但因产地不同而各生物碱含量之比有差异，云南丽江所产含伪麻黄碱较多；膜果麻黄（E. przewalskii）和斑子麻黄（E. lepidosperma）生物碱含量甚微，不能药用。麻黄碱、伪麻黄碱和甲基麻黄碱的药理作用和临床应用不同，本研究结果为选择麻黄生物碱的生产原料提供了科学依据。

39. 王建华从旋覆花（Inula japonica）中分得旋覆花内酯（inulicin）、去乙酰旋覆花次内酯（deacetyl inulicin）、β-谷甾醇和二十二烷等。并对旋覆花和地方习惯用品湖北旋覆花（I. hupehensis）、水朝阳旋覆花（I. helianthus-aquatica）进行总黄酮测定和药理实验，结果正品旋覆花具镇咳、祛痰和抗炎活性，总黄酮含量最高，与中医传统功效相符合；水朝阳旋覆花具镇咳、抗炎活性；湖北旋覆花具有抗炎、祛痰活性，二者总黄酮含量略低于旋覆花，毒性小，可作地方习惯用品。

40. 田珍等从大蓟（Cirsium japonicum）地上部分分得蒙花甙（linarin）和柳穿鱼甙（pectolinarin）。从刺儿菜（C. segetum）中分得芦丁和蒙花甙。应用聚酰胺薄膜扫描法测定不同产地大蓟中柳穿鱼甙的含量和小蓟中芦丁含量，结果表明不同来源的大蓟和小蓟含量差异较大。药理实验表明小蓟中的芦丁和大蓟中柳穿鱼甙有止血作用，它们总黄酮提取物对金黄色葡萄球菌有较强抑制作用，大小蓟的各部分提取物对绿脓杆菌有效。

41. 王英等应用高效液相法，对六种秦艽中五种苦甙类成分进行了分析，表明龙胆苦甙（gentiopicroside）与总苦甙含量均以甘南秦艽（Gentiana gannanensis）最高，麻花秦艽（G. straminea）、粗茎秦艽（G. crassicaulis）、大叶秦艽（G. macrophylla）次之，细梗秦艽含量最低，小秦艽（G. dahurica）虽总苦甙含量不高，但只有它含微量苦当药酯甙（amaroswerin）。此成分具有很强的苦味，且生理作用较强。抗炎、镇痛作用以粗茎秦艽最强，麻花秦艽次之，大叶秦艽及甘南秦艽较弱。龙胆苦甙、当药甙和当药苦甙均有一定镇痛和镇静作用。

42. 魏峰从川续断（Dipsacus asperoides）根中分得 12 个化合物，其中川续断皂甙 H1、

F、G和E（asperosaponin H1、F、G、E）是新化合物，其他有川续断皂甙A、C、H2、林生续断甙Ⅲ（sylvestroside Ⅲ），常春藤皂甙元(hederagenin)和胡萝卜甙等。应用培养人成骨细胞方法，证明川续断具有促进人成骨细胞增殖作用，即有接骨作用。

43. 钟裕容等自菊科植物艾(Artemisia argyi)叶中分得5,7-二羟基-6,3′,4′-三甲基黄酮和β-谷甾醇。药理证明以上二成分是艾叶抑菌和抗血小板聚集的有效成分。蕲艾为艾的栽培品种，其总黄酮含量、挥发油成分较类似，药理有相近药效，说明湖北产的蕲艾可作正品入药。

44. 罗集鹏从粗糙龙胆（Gentiana scabra）中分得龙胆苦甙、当药苦甙和当药甙。从东北龙胆（G. manshurica）中分得龙胆苦甙、当药苦甙。对不同植物来源的龙胆，进行以上三种成分测定，结果表明：坚龙胆（G. rigescens）、三花龙胆(G. triflora)、德钦龙胆(G. atuntsiensis)、东北龙胆和粗糙龙胆所含龙胆苦甙和总苦甙含量均较高，品质较优。四川、云南以全草药用的头花龙胆（G. cephalantha）和亚木龙胆（G. suffrutescens）的地上和地下部分龙胆苦甙均较低。德钦龙胆资源丰富，所含苦甙成分与坚龙胆相似，毒性较低，可以开发利用。

45. 佩兰是常用于夏伤暑湿，不思饮食的药物，中医认为鲜用为优。鲜、干佩兰挥发油成分比较，二者基本相同，但含量有些差别。干、鲜佩兰均有抗炎及促进淀粉酶活性药理的作用，鲜佩兰比干佩兰作用强，这为鲜佩兰优于干佩兰的临床实践提供了佐证。

近年来的中药质量的研究已注意到植物品种、化学成分及药理作用间的联系，并应用先进的科学技术方法，多学科协作进行质量的综合评价，已使我国中药的质量标准有了很大提高。有些中药的研究比较深入，已经达到国际水平，但还有相当数量的中药，虽进行了化学成分的研究，但未与药理活性相配合，因此，有效成分尚不清楚，以致影响科学地评价药材质量。为了提高我国中药材质量标准，使之科学化、现代化和国际化，增强国际竞争能力，在国家中医管理局领导下，“中药材质量标准的规范化研究”已经列入“九五”国家中医药科技攻关项目。相信通过全国科研、药检、教学等单位的协同努力，“九五”计划完成后，中药材质量的系统研究将全面接近或达到国际水平。

（冯毓秀）

第四节　道地药材的研究

道地药材的学术思想是《内经》“天人相应”理论的延伸。动物、植物、矿物药材的形成无不依赖于环境（地质背景、土壤、气候、水文、地貌、植被、生物圈和驯化技术等）。故唐代《新修本草》有句至理名言：“离其本土，则质同而效异。”于是我们不妨把从《神农本草经》到清末本草所反复论述的道地观概括为“天药相应”。通过初步比较民族药物学(Ethnopharmacology）的研究，该理论未见于希腊、埃及、印度和墨西哥等国家（地区）的著名传统医药学中，故应视为我国本草学的一大精华。但是如不进行现代科学的研究而使之发扬光大，就有可能当成一种“迷信思想”而加以摒弃。

本世纪以来，中药材研究思路大体上沿着以下方向进行：按照亲缘关系和分类学知识去扩大资源；调查整理混乱（淆）品种、代用品、习用品的现状及其鉴别；加工炮制经验和工艺的调查研究；有效成分和品质评价；药理活性和安全性评价。直到90年代国家科技攻关项目“中药材品种整理和质量研究”也基本上没有考虑产地因素对质量的影响，因此认为药材道地性的研究尚处于空白状态或是薄弱环节。农、林、地质部门意识到名特产品与产地有密切关系，但多从农业地质背景和地球化学背景两个因素去探讨成因或关系。由于环境因素是极为复杂的，所谓道地也不仅只是无机元素，故胡世林在进行药材道地性研究课题时并不把重点放在成因和原理的探讨上，而是从药材产品的形态学、生态学、化学、光谱学方面去比较不同产地的异同，个别还进行了临床疗效和药理作用比较，发现白芷和牛膝的野生种的根不能作中药白芷和牛膝用，即道地性不仅表示优劣，有时也存在真伪问题。在大量文献研究、产地调查、形态研究和实验研究的基础上，提出“现代道地论”，对保证和提高药材质量，以及在国际贸易中的信誉的极端重要性，其社会效益、学术水平和潜在的经济效益得到了同行专家的肯定和好评，兹简介如下。

现代道地论是天地生相关学科的集合体，同时还涉及文史哲内容。进行科学研究是一项庞大的系统工程，是在继承古人道地思想的基础上加以提高和升华的结果。

一、文献研究

（一）主流本草关于道地的论述

现存最早药物专著《神农本草经》名例云：“土地所出，真伪新陈，并各有法。”强调了区分产地，讲究道地的重要性。而且，在所收载的365种药物中，不少从药名上看就带有道地色彩，如巴豆、巴戟天、蜀椒、蜀漆、蜀枣（山茱萸别名）、秦椒、秦皮、秦瓜、吴茱萸、阿胶、代赭石（山西代县一带所产）、戎盐等。巴、蜀、吴、秦、东阿、代州都是西周前后的古国名或古地名。从每药下所记无具体产地而只有山谷、川谷、川泽、池泽、大泽、丘陵、田野、道旁、故郊、平土等大略生境来看，《神农本草经》的早期传本，确实具有古朴的特点。《五十二病方》的242种药物中，名称上反映产地者仅蜀菽、蜀椒少数几种。治疗牡痔第一方中云：“青蒿者、荆名曰萩。”“荆”乃荆楚或荆州的简称，系商周时期古国（地）名。《武威药方》（《治百病方》，公元25～88年）62种植物药中，秦艽、蜀椒以及矿物药中代赭石在名称上也具有“道地”色彩。

《内经》从理论上阐明道地药材的意义，指出：“岁物者，天地之专精也。非司岁物则气散，质同而异等也。”王冰注云：“故药工专司岁气，所收药物，则所主无遗略矣。五运有余，则专精之气，药物肥浓，使用当正其气味也。不足则药不专精而气散，物不纯，形质虽同，力则异矣。”《伤寒论》则是医方中最早较多应用道地药材的医书，112首方剂，涉及80余种中药，其中道地药材阿胶、代赭石、巴豆、蜀漆广泛用于临床。

《范子·计然》虽不是公元前5世纪越国范蠡的著作，但从书中记载道地药材的地名来看，当系不晚于东汉时期的作品，且陶弘景《本草经集注》曾引用过，可见其是一部很有参考价值的文献，不能概以伪书而论。该书提出黄连以出蜀郡黄肥坚者善，当归出陇西无枯者善，不仅首先提出产地的质量标准（比单纯记载生境、分布进了一大步），而且加上外观标准，是以双指标判别优劣。从对“肥坚”的黄连和“不枯”的当归的记载，可看出当时此两药已有栽培。因野生的黄连细瘦，野生的当归易枯。

陶弘景著《本草经集注》总结了3000多年前的药学成就，进一步论述了“道地”的重要：“诸药所生，皆的有境界……多出近道，气力性理，不及本邦……所以疗病不及往人，亦当缘此故也。蜀药及北药，虽有去来，亦复非精者……上党人参，殆不复售。华阴细辛，弃之如芥。”又云：“自江东以来，小小杂药，多出近道，气力性理，不及本邦。”则是就地取材产生的混乱和不良后果。尤其可贵的是，他指出，同是“蜀药”、“北药”，也要精选，要注意小环境对药材质量的影响。这是本草学上第一次明确地论述道地与非道地药材对临床疗效的影响，对40多种常用中药的道地性用“第一”、“最佳”、“最胜”、“为佳”、“为良”、“为胜”等加以记述。

公元7世纪，道地药材的概念更加强化。《唐本草》对道地的精辟论述，字字句句闪烁着科学的箴言：“窃以动植形生，因方舛性，春秋节变，感气殊功。离其本土，则质同而效异。”体现在具体药物上，对30余种中药的道地优劣进行了补充、订正。

在《唐本草》稍后由孙思邈编著的《千金翼方》中，首先按当时行政区划的“道”来归纳药材产地，特别强调“用药必依土地”，这可能是为后世正式采用“道地药材”的术语奠定了基础。孙氏在专论“药出州土第三”一节中道出了原委：“按本草所出郡县，皆是古名，今之学者卒寻而难晓。自圣唐开辟，四海无外，州县名目，事事惟新，所以须甄明既因土地名号，后之学者，容易即知。其出药土地凡133州（实为129州，当时共置328州），合519种（实为385种），其余州土，皆不堪进御。”大约抄成于隋唐时期的敦煌医学卷子《张仲景五脏论》《不知名医方》中在中药名之前记有道地者如河内牛膝、上蔡防风、江宁地黄，商州枳壳、华山覆盆子、原州黄芪、潞州菟丝子、澜州蒺藜子等，是临床用药讲究道地的进一步发展，为宋代本草全面记载以产地加药名来标记药物奠定了基础。

公元8世纪韩鄂的《四时纂要》中有关医药卫生内容的有70条。其中药用植物栽培和采集有31条，种藕、薤、地黄、桑、牛蒡、牛膝、白术、枸杞、紫草、蓝、薏苡、红花以及相应的加工方法，都是本书道地药材所收品种。此外，建神曲、蓝靛也属道地药材的范畴。

宋代医药学家进一步继承和发展了前代道地药材的经验，并从理论上加以阐述。如唐慎微的《证类本草》，由于产区扩大，道地的记载较汉、唐时期丰富得多，尤其附图的图题均冠以产地名称如“齐州半夏”、“成得军狗脊”、“银州柴胡”等，共144处（包括州、军、京、府），约250种药材。

《本草衍义》的作者寇宗奭是宋代中央药品高级检验专家，他提出：“凡用药必须择州土所宜者，则药力具，用之有据。”一代名医李杲从临床经验中总结出“凡诸草木昆虫，产之有地，失其地则性味少异，若不折究厥理，治病徒费其功”。

明朝时“道地药材”的专用术语已正式见于本草及文学作品。明初创设医药举提司，公元1370年，在太医院中设惠民药局、生药库，其职责是“凡药辨其土宜，择其良楛，慎其条制而用之”。在官修本草《本草品汇精要》（1505）一书中，大量记载植物中药的道地，全书植物药916种，有明确道地优劣的占268种，包括川药32种，广药27种，怀药8种，其他199种。陈嘉谟在《本草蒙荃》（1565）中也强调：“各有相宜地产，气味功力自异寻常……一方土地出一方药也。”

李时珍在继承历代医药学家关于“道地”思想的基础上，对水土的论述尤为深刻：“性从地变，质与物迁……沧卤能盐，阿井能胶……将行药势，独不择夫水哉？”“水性之不同如此，陆羽烹茶，辨天下之水性美恶，烹药者反不知辨此，岂不戾哉？”并与气候因素相联系：“生产有南北，节气有早迟，根苗异采收，制造异法度。”即使人类本身的疾病、寿命也无不与水土相关：“人乃地产，资禀与山川之气相为流通，而美恶寿夭亦相关涉，金石草木，尚随水土之性，而况乎万物之灵者乎！”“是以昔人分别九州水土，以辨人之美恶寿夭。盖水为万化之源，土为万物之母。”同时也非常强调人与环境的关系：“人禀形于乾坤，而囿形于一气，横目二足，虽则皆同，而风土气习，自然不一，其不能齐者，亦自然之势也。故五方九州，风土各异，其民生长，气息亦殊。”这不仅是对中医体质学说的重要发展，也是能引为道地药材立论的依据之一。总之，李时珍道地观念更广阔、更强烈。在每味药下虽不象《本草品汇精要》那样专列一项，但具体论述很多，如钢铁条下云：“亦有炼尽无钢者，地产不同也。”薄荷条下载：“今人药用，多以苏州为胜。”麦冬条下说：“浙中来者甚良。”均是实践经验的概括。

时至清代，医家从临床上发现药物效用不灵的原因之一是“道地”问题。如徐大椿在《药性变迁论》中指出：“当时初用之始，必有所产之地，此乃本生之土，故气厚而力全。以后移种他方，则地气移而力薄矣……当时所采，皆生于山谷之中，元气未泄，故得气独厚。今皆人工种植，既非山谷之真气，又加灌溉之功，则性平淡而薄劣矣。”徐氏之论强调野生环境的重要性固然是正确的，但对引种之议论，似嫌偏颇。而今日之药材受化肥、农药的污染日趋严重，与“回到大自然”的思潮相比，徐氏之见仍是值得推崇的。

赵学敏的《本草纲目拾遗》，收录多为民间草药，但对浙贝、川姜、于术、抚芎，以至东洋参、西洋参、银柴胡、南沙参等富有道地气息的中药均有较详尽的阐述。

（二）道地药材与方志和贡品

方志一词始见于《周礼·地官·诵训》，唐朝政府规定每隔三五年造一次图经（即方志），明清两朝也是每隔若干年修一次志（包括全国性地理总志）。据不完全统计，宋元以前方志多达2175种，但幸存不到70种，现存8000多种方志多为明清两代。由于修志的延续性和佚亡的逐渐性，现存的这些方志仍为研究古代政治、经济、文化和科技的重要史料和源泉。例如中国科学院天文台和地震委根据现存数千种方志，分别编辑了《中国天文史料汇编》和《中国地震历史资料汇编》，对我国天文学和地震规律与预测产生巨大推动作用。作者注意到历代本草学家都十分重视从方志中吸收营养，为本草学发展作出了重大贡献。如陶弘景在紫草条下引用晋张华《博物志》云“平氏阳山紫草特好”(平氏为河南南部地名)，陶上晋代较近，所引《博物志》是最真实可信的。又如李时珍引据经史百家书目440种中有37种以上是方志，赵学敏引用的方志80种之多，其中尤以《西藏见闻录》《朝鲜志》《滇南志》《边州见闻录》《金沙江志》《峨眉志》等更为知名，遂使其《本草纲目拾遗》有永久的参考价值。另一方面，方志的种类浩翰，本草学家参考的毕竟有限，且对某地特产、土贡的史料引用不多或不详，或略去原产地等重要信息，因此，研究道地药材就不能不对方志进行再考查。

贡品，又称方物，或称异物（土特产之意)。《尚书》禹贡篇记山川、土壤、物产和赋，明言“任土作贡”,“无有远迩，毕献方物”。清楚地表明夏禹时代贡献已成制度，并为后世所承袭和完善，《汉书·五行志》云“使各以方物来贡”，即是证明。5000年文明史上，进贡品目达3000多，涉及食品、织品、珍禽、异兽、药物、乐器、奇玩，种类无奇不有，其中尤以药物品种为最多，各地奇特珍贵药材历朝历代进献，直至末代皇帝所用药物仍有各地贡来之品。不仅如此皇帝赏赐文臣武将或上级赏赐下级的赏品中也有不少是药材，如人参、金鸡纳等。在这种特殊情况下，伪、次品是不大会出现的，因而是研究道地药材又一个视角，又一条思路。

方志和贡品均与道地药材有密切的关系，明确进贡最多的是26史以及《西洋朝贡典录》等专门性文献。本研究的目的是通过正史和代表性地理总志的考查，证明历代主要本草涉猎道地药材尚不够深入，努力挖掘仍有宝可寻。不仅如此，方志记载的一些品种尚未为本草所著录，在资源开发利用上亦有较大参考价值，现将所研究整理的结果报告如下：

五种史籍方志收载药物数目统计见表4-9。《二十六史医学史料汇编》将历代有关医药、兽医学和生物学资料汇成一册，提供了极大的方便。经梳理分类，共涉及药物187种（表4-10)，其中植物类129种，占69%；动物类31种，占16.5%；矿物类27种，占14.5%。其中《纲目》未收的金芙蓉、金莲花、菩提子等均系明以前的贡品。进贡10次以上的有23种（表4-11)，占11%；进麝香83次，名列第一，堪称贵重和常用；进乳香28次，居第5名，全系外国所献，是外国药材中药化的典型代表。

表4-9 部分史籍方志收载药物一览表

文献名	植物	动物	矿物	合计种数
廿六史医学史料汇编[1]	129	31	27	187
(史记——清史稿)	69.0	16.5	14.5	100%
华阳国志[2]	24	9	5	38
(约350AD)	63.2	27.7	10.1	100%
元和郡县志[3]	99	50	30	179
(813AD)	55.3	27.9	16.8	100%
元丰九域志[4]	57	12	18	87
(1085AD)	65.0	14.0	21.0	100%
大清一统志[5]	425	65	57	547
(1730AD)	77.6	12.0	10.4	100%

注:1)李时珍《本草纲目》引据古今经史百家书目自史记至元史；汇编者史记中遗漏了龙骨、半夏丸，汉书中遗漏了椒，后汉书中遗漏了胡椒等药物。2)李时珍列入引据书目，但未引用天椒之名，亦未引证四川中江玄武山出龙骨的分布记录。3)《元和郡县志》所收的白交樱、柏脉根、苞茅、筚豆、草豉子、米豆、特生草、占腊香、悖羊角、海肘子、鲛鱼皮、青虫子、青攒蛇、阴牙角、寒山石不见于《本草纲目》。4)《元丰九域志》所收的詹神香不见于《本草纲目》。5)《大清一统志》所收的奄罗树、芭芒草、白奈、白香、柏脉根、长发草、沉香藤、粗黄、刺榆、地菜、杜官、多罗木、番署、根子菜、勾芒木、古度树、拐枣(枳椇俗名)、果下马、海青、海丝菜、红根草、红木樨、桦皮、花猫、花红、花桑木、竹草、黄连香、黄芽菜、赌尔马果(榴莲)、吉见、鸡萎藤、艰腿竹、鸡文草、鸡雪草、鸡足草、简子藤、金刚子、金毛狗脊、金线重楼、金银香、昆野树、笏竹、龙篘、鹿角草、纶草、伦拔果、罗汉茶、罗汉香、罗斛香、麻藤香、蜜多罗、绵枣儿、抹猛果、南烛子、攀枝花、婆田罗树、菩线草、青皮香、青藤枝、人面竹、人子藤、撒哈利、莎树、山兰、山友花(山茉莉)、麝香木、石发菜、石孤、石栗、苔菜、太华茶、藤竭、天花菌、铁力木、温普、梧竹、五色藤、五子树、乌豆、乌昧草、乌什、稀豆、穰木树、羊刺草、羊肚菜、野竹黄、占腊香、獐花菜、松鸡、五角羊、悖犀角、青虫子、沙鸡、点花石等97种不见于同时代的《本草纲目拾遗》，其中仅少数如金线重楼是蚤休的新别名外，多数均为新资源

表 4-10 二十六史进贡药材统计

分类	药名	次数	分类	药名	次数
植物	阿魏	4(4)*		胡黄连	1(1)
	庵闾	4(7)		胡椒	21(24)
129种	安息香	5(11)		胡桐律	3(3)
69%	巴戟	2(2)		花露	1(1)
	白豆蔻	2(2)		黄柏	3(4)
	白花蛇	1(1)		黄精	1(2)
	白胶香	6(6)		黄连	11(12)
	白蒺藜	1(1)		黄芪	2(2)
	白菊花	2(2)		茴香	4(5)
	白芷	6(6)		鸡舌香	1(2)
	白术	2(2)		假苏	1(1)
	柏子仁	4(4)		姜	2(5)
	贝母	1(1)		降香	9(12)
	荜澄茄	1(1)		降真香	3(3)
	萆薢	1(1)		花椒	3(3)
	槟榔	12(17)		金芙蓉	3(3)
	冰片	2(2)		金莲花	4(4)
	补骨脂	2(2)		荆芥	2(2)
	草豆蔻	2(2)		橘皮	1(1)
	柴胡	6(6)		诃子	4(4)
	车前子	2(2)		狼毒	1(1)
	沉香	14(31)		雷丸	2(2)
	(伽南沉)	3(3)		连翘	3(3)
	大风子	2(4)		零陵香	4(4)
	大黄	3(6)		灵芝	7(17)
	当归	11(11)		龙骨	4(6)
	地骨皮	5(5)		龙脑香	19(31)
	地黄	3(7)		芦荟	2(2)
	丁香	7(10)		麻黄	4(4)
	豆蔻	4(6)		没食子	2(4)
	杜若	3(5)		没药	2(2)
	杜仲	3(3)		木瓜	4(4)
	防风	9(9)		木香	4(6)
	茯苓	9(9)		牡丹皮	4(4)
	覆盆子	3(3)		牛膝	4(4)
	甘草	20(20)		葡萄酒	14(21)
	干姜	4(4)	植物	菩提树叶	1(1)
	干漆	1(1)		羌活	8(9)
	橄榄	1(1)	129种	蔷薇水	10(10)
	高良姜	7(7)	69%	秦艽	1(1)
	桂心	6(9)		人参	25(28)
	枸杞	2(2)		肉豆蔻	1(3)
	瓜蒌	3(3)		肉苁蓉	2(4)
	海藻	2(2)		芍药	1(3)
	恒山	1(1)		乳香	28(35)
	红花	3(5)		山药	2(2)

续表

分类	药名	次数
	蛇床子	4(4)
	升麻	2(2)
	石菖蒲	1(1)
	石斛	20(20)
	石龙芮	1(1)
	蜀漆	1(1)
	薯蓣	3(1)
	松子	1(1)
	苏合香	8(16)
	苏木	10(12)
	酸枣仁	5(5)
	檀香	12(19)
	藤黄	5(6)
	天门冬	7(13)
	天雄	2(2)
	葶苈子	3(3)
	菟丝子	1(2)
	五加	2(2)
	五味子	3(3)
	乌梅	2(2)
	细辛	2(3)
	仙灵脾	2(2)
	香药	17(18)
	杏仁	2(2)
	芎穷	7(10)
	徐长卿	1(1)
	续随子	2(2)
	银花	1(1)
	郁金香	1(1)
	詹糖香	1(1)
	樟脑	1(1)
	枳壳(实)	10(10)
	皂角	1(1)
	栀子	2(4)
	紫草	7(7)
	知母	3(3)
动物 31种 16.5%	阿胶	4(4)
	白蜡	2(5)
	白蜜	6(7)
	鳖甲	2(2)
	玳瑁	1(1)
	地胆	1(1)
	龟甲	3(3)
	海蛤	1(1)
	甲香	12(12)
	黄蜡	32(35)
	羚羊角	8(9)
	龙涎香	3(5)
	鹿茸	4(4)
	蜜	13(13)
	牡蛎	2(2)
	牛黄	12(12)
	人黄	1(1)
	麝香	82(89)
	獭肝	1(1)
	文蛤	2(2)
	腽肭脐	3(3)
	乌蛇脯	1(1)
	乌贼骨	2(2)
	犀角	49(49)
	象牙	47(47)
	熊胆	2(2)
	燕窝	2(3)
	芫青	1(1)
	紫茸	2(2)
	珍珠	12(16)
	紫胶	2(2)
矿物 27种 14.5%	白石胆	1(2)
	白石英	5(5)
	白石脂	3(3)
	雌黄	5(16)
	磁石	1(2)
	代赭	1(1)
	丹砂	12(17)
	矾石	13(15)
	滑石	1(1)
	硫黄	3(10)
	龙骨	4(4)
	芒硝	3(3)
	硇砂	2(3)
	凝水石	1(1)
	硼砂	5(5)
	朴硝	1(1)
	珊瑚	1(6)
	石膏	4(4)
	水银	8(15)
	硝石	1(1)
	阳起石	1(1)
	禹余粮	2(2)
	云母	3(4)
	朱砂	16(29)
	曾青	2(4)
	钟乳	16(17)
	紫石英	4(7)

*:括号内的数字大于扩号外者表明有些不属于进贡性质

表 4-11 二十六史进贡 10 次以上的药物名单

药　名	次　数	药　名	次　数
麝香	83(89)	朱砂	16(29)
犀角	49(49)	钟乳	16(17)
象牙	47(47)	沉香	14(13)
蜜蜡	32(35)	葡萄酒	14(21)
乳香	28(35)	蜜	13(13)
人参	25(28)	檀香	12(19)
胡椒	21(24)	珍珠	12(16)
石斛	20(20)	槟榔	12(17)
甘草	20(20)	牛黄	12(12)
龙脑香	19(31)	丹砂	12(17)
灵芝	17(17)	苏木	10(12)
玳瑁	17(19)	枳壳(实)	10(10)

1.《华阳国志》

《华阳国志》记载的是公元 4 世纪中以前秦岭以南，远向西南至身毒（即印度之古译名）东部一带的史料，此前已有 100 多种方志，但皆失传，东汉的《巴郡图经》的部分史料经《华阳国志》辗转流传下来。物产如巴国江州县有荔枝园、御米田。特别是记载蜀国五城县玄武山出龙骨，其传说“龙升其山，值天门闭，不达，堕死于此，后没地中，故掘取得龙骨”的前半段虽不可信，然后半段讲的却是事实。唐代以至今日中江县玄武山仍有龙骨出土入药，是一考古和研究古生物的重要线索。李时珍虽然参考过此书，但并未在龙骨项下记载此事，可见此志中方物尚需细考。

2.《元和郡县志》

《元和郡县志》为唐代地理总志，为现存最早的地理总志，记述了 10 道 47 节镇的府、州、县、户、山川、道里、贡赋史料。在描述祁连山时特别赞美“美水茂草，山中冬温夏凉，宜放牧，牛羊充肥，乳酪浓好”；并引匈奴失祁连、马支二山乃歌曰：“亡我祁连山，使我六畜不繁息；失我马支山，使我妇女无颜色。”足见古人对环境和畜牧业发展，对人体容颜的影响何等关切，亦是道地药材概念形成的最好背景材料之一。此志在有关医药方面有 4 个特点：

(1) 贡品药材的种类比《唐书·地理志》多 50%，尽量标出了进贡的年代（开元或元和）和数量。如一次进贡干姜达 300 斤，槟榔为 500 颗，椒为 1 石，人参为 30 两，荔枝为 4 斗，麝香 20 颗，犀角 20 斤，鲛鱼皮 100 张，盐 45 万石。这些具体数字和计量单位是其他史料未曾见到的，对了解唐代贡赋制度和贡品的价值与用途极为重要。

(2) 土产药材的生产地十分具体。如记载兴州长举县西北 53 里处的按溪山出朱砂，百姓采之；鸣水县南三里厨山多木蜜（枳俱），百姓资其利，把这两种药材的出产处和经济价值说得如此详尽，相当于指出了新种的模式产地。

(3) 形态描述不亚于本草著作，如记载雷州海康县产米豆“枝叶似柳，花如鸟，豆之一种，数年收实（多年生）”。并引《淮南子》云：“豆之美者，有米豆。”诸家本草未载米豆，由此描述其产地分布，不难考证为豆科植物木豆 Cajanus cajan。民以种子可食而栽培，其根药可治黄疸性肝炎。

(4) 医药史方面如河东泽州道卷内记载内丘县西 36 里鹊山，扁鹊与虢太子游此山采药，为考证扁鹊的生平事迹提供宝贵的资料。又如在岭南道廉州卷内记载：“合浦县自瘴江至此，瘴疠尤甚，中之者多死，举体如墨，春秋两时弥盛，春谓青草瘴，秋谓黄茅瘴……土人谙则不为病。”这对研究合浦县流行病史和疾病免疫史都是很有价值的和不可多得的。综上所述，《元和郡县志》在医药方面的贡献是巨大的，是考证本草和研究医史必须要参考的古籍，在很多方面是本草专著所不能代替的。

3.《元丰九域志》

《元丰九域志》为北宋时期地理总志，首列

四京，次二十三路，分记府、州、军、监之道里、户口、出川、领地和土贡等项，府州土贡一项备载额数，是资考核。初步统计出 87 种药材，每种均载有进贡数量，绝大多数以斤两为单位，仅木药子和枣以“颗”为单位，羚羊角以“对”为单位，犀角以“株”为单位。《宋史·地理志》所列贡物均不注数量和次数，来源仅写到府级（此志写到县级）。值得一提的是，《元和郡县志》和《元丰九域志》均载剑州普安县为唯一贡巴戟天之处，也就是说至少有 400 年的时间，那里是巴戟天的正宗产地，比本草专著更具体地指出了原产地，通过原产地调查和采集标本，应不难查明其原植物，澄清当今关于历史上巴戟天的疑案和纷争。此外，从地名学的角度来研究一些药物产地，如酸枣县、黄连岭、石燕山等也会加深我们对药物发现及其使用历史的认识。

4.《大清一统志》

《大清一统志》为官修最庞大的地理总志，始于康熙 25 年(1679)，1720 年初版为 342 卷，1784 年第 2 次编修为 500 卷，1760 年第 3 次编修为 560 卷。土产和贡品部分的内容由于疆域广阔，且包括俄罗斯、日本和安南等地外国特产而空前丰富，仅药材一项就增至 547 种，其中绝大多数是国内偏远地区的民间药和民族药。同代的本草学家赵学敏穷收博采，查阅诸多方志、游记、笔记、诗文集等，终于拾出几百种《纲目》之所遗。今以赵氏从《诸葛亮集》(李时珍未参此书）中发现有“彝人以芸香草解军士哑泉之毒”而新增此种现时很知名、很常用的草药，充分说明从文献研究中发掘新药有时是一条便捷之路，亦即从民族药物学(Ethnopharmacology）的角度去继承整理。尽管赵氏成就为学术界一直推崇，但与中央集权下官修《大清一统志》相比，就有近 80 种属于赵氏所“遗”,其中肯定有不乏芸香草一类好药，有待我们根据“一统志”提供的线索去查明和验证。从道地药材方面来考察，白芍、丹皮、当归、白芷、川芎、大黄、艾叶、枳壳、花椒、五加皮、石斛、天南星等的优质产地均有记述，是研究道地延续与变迁的第一手材料。

和《元和郡县志》《元丰九域志》一样不见于李时珍引据古今经史百家书目的另一本重要古籍是宋代的《全芳备祖》,收载 430 余种植物，绝大多数是芳香植物，也有像余甘子一类药食两用植物，每种分“事实祖”、“纪要”、“杂著”、“赋咏祖”等项编辑，前两项往往引用不少方志资料，如在余甘子条下引《云南记》云：“泸水南岸有余甘子树，色微黄，味酸苦，核有五棱。”在《纲目》以前本草中未见滇西泸水县有此种植物分布记录和性状描述，其史料价值不言而喻。《全芳备祖》原版保存在日本，1980 年才影印出版，可能在李时珍时代就在国内失传，故未被引用。历代古籍中相当一部分在国内外新发现其珍本而重见于世，考证本草或发扬古药均须参考和再发掘。中华书局出版了《宋元地方志丛刊》《中国地方志集成》，全国性修志工作也已开展，部分县志刊行，如《桃源县志》专立药业卷，载入药材产量、价格等资料。青海省民委整理出版了《青海地方志五种》，收载了 1154～1919 年间青海乐都、湟源等县志，物产一项有许多特产药材，如珍贵药材麝香在清末的收购数量和药价均有记载，对研究麝香的分布和麝香原动物濒危过程很有参考价值。

（三）道地药材与清宫医案

《清宫医案研究》(简称《医案》，下同)，誉为 80 年代值得载入中国医药学史册的重大成果，序者和研究者的共识就在于《医案》是前所未闻的详实记录，时间跨越 268 年，上至帝后，下至宫女及当差的医疗保健档案尽收眼底，名医荟粹，名药云集，是继承发掘的一大宝库，是临床验证和新药开发的源泉，这方面的研究和论述已有不少，本文拟就《医案》中有关道地药材的内容和地位作一初步分析，目的在于继承中药学的精华，并使之发扬光大。

耿序云：“御药房备药极为考究，既求道地，更重质量。”具体作法不外乎征收、采购和进贡 3 个途径。关于药商采购，《历代职官表》称：“内药房所需药材，按例给价，令药商赴部领银采办，以生药交进，院官详验，择其佳者，送药房备贮。”真是把治病之药材当作特殊商品来对待，确保其质量。古今中外的宫庭医疗保健史的共同特点之一就是雇最好的医生，用最好的药，这不仅有帝王权力的保证，更有“太医难当”、“一效难求”的压力。在此种特定条件下记录下来的病证和疗效是十分可贵的，具有极其重要的临床药学价值。讲究道地，既不是“迷信”，也不是“故弄玄虚”。如御药房1730年“清旨以好沉香代伽南香”，说明内庭医药工作者是何等小心谨慎，一丝不苟。

1. 限定产地或产区

川药：川贝母、川萆薢、川独活、川杜仲、川附片、川桂枝、川厚朴（川朴）、川黄柏、川黄连（川连）、川椒、川军（酒军、川大黄）、川楝子、川姜黄、川秦艽、川石斛、川牛膝、川芎、川续断、川郁金。

浙药：杭菊花（杭白菊、杭甘菊）、杭白芍（东白芍）、於术（于潜术、冬术、白术、真野於术，真於术、天生术）、浙贝母。

怀药：怀牛膝、怀山药（淮山药）。

南北：北沙参、辽沙参、潞党参（上党参）、北五味、南沙参、南前胡、南桔梗、南薄荷（苏薄荷）、南红花、南山楂、蕲艾、祁艾、茅术（茅苍术）、建泽泻、建米曲、保宁半夏曲、抚芎、宣木瓜、汉防已、霍（山）石斛。

东西：东山楂、西防风、秦当归。

广云：广木香、广陈皮、广化皮、新会白、新会络、广皮络、广橘红、化橘红、毛橘红、云茯苓（神）、云苓、云连（云黄连）。

其他：高丽参、西洋参、藏红花。

2. 性状要求

形：原枝钗石斛（金石斛、钗石斛）、肥知母、肥玉竹、片姜黄。

色：黄防风、新当归、黄郁金。

气：香白芷、油当归（挥发油含量高）、紫油桂、紫厚朴。

味：苦桔梗、甜桔梗、溏瓜蒌、淡苁蓉。

质：粉丹皮、粉葛根、粉甘草。

上述丰富多彩的处方用名，多见于同时代的本草文献，药材分为川、广、云、浙、南、北、西、怀的格局已初见端倪，尤其是川药味数众多，占有举足轻重的地位。

3. 大胆使用草药

金线重楼、金鸡纳、透骨草、水红花子、青风藤、松萝茶、梭罗子、锦灯笼、城头菊、鲜白菊根、冬虫夏草、鸡血藤膏、大桑虫等。太医们为了追求疗效，在“无方（药）可用”的山穷水尽时，也不得不求助于民间草药。其中冬虫夏草、鸡血藤膏都是来自偏远高寒山区，而今已成为常用中药的例子，说明从草药到中药的历程中，疗效是至关重要的。

4. 道地药材应用范围具有明显的等级色彩

清宫御医等级分明是以医术分高低，但“高手”在为不同级别“病人”治病时，处方用不用道地药材亦有区别，原因之一可能是某些道地药材“物以稀为贵”，这从一个侧面说明道地与不道地药材之间疗效是有差别的。光绪34年（1908）对皇上和皇太后（慈禧）的治疗、抢救，许多方剂集道地药材之大成，使用川药的种类和频率极高，而且从七月十五起，不少御医在开完药方之后，并注明方内药物产地，例如浙贝母下注：出浙江，产者不取，象山平贝母；野于术下注：产浙江于潜县；广陈皮下注：产广东，以新会县署内者最佳。这在清宫200多年浩繁医案中也是绝无仅有的，把对道地药材的尊崇推向前所未有的高度。另一方面，在为内庭下等人员所开处方时则多直书药名：白芍、郁金……“川”、“怀”等限定明显减少。此外，道地名药还是统治者赏赐重臣、笼络人心、巩固政权的一种手段，例如1731年雍正赏赐梁亲王龟龄集3斤1两，被作为赏赐的药材还有人参、金鸡纳等。

5. 疗效分析举例

（1）祁艾与蕲艾：共同点是主要用于妇科病，但蕲艾更受器重，如乾隆年间，宫中常备胎产金丹，即用蕲艾而不用祁艾，并谓“治疗胎前产后危急诸症，百发百中”，其养血荣经、温经养荣之功较强，而祁艾则多用于产后恶露不尽，长于祛风湿。此外，蕲艾用于灸的热穿透力较强，光绪34年（1908）御医用暖腰法治光绪腰膀疼痛，以补汤药之不及，其法是将蕲艾等药粉碎或搓软，以绫绢成6寸宽的腰带系紧于腰间。《本草纲目》云：“他处艾灸酒坛不能透，蕲艾一灸则直透彻，为异也。”《本草蒙荃》称“其治病症，遍求蕲州所产”。《群芳谱》谓“又置寸板上炙，气彻于背”。《妇科玉尺》卷二载有阿胶蕲艾丸，是以道地命名的成药。如此众多的医药学家肯定蕲艾的功效，显然不是盲目的迷信。在清宫医案中艾叶是处方中出现频率较高的药物，很常用，就蕲艾和祁艾的出现频率比而言，约为10：3。虽然祁艾似相对较少使用，但在艾的道地演变上仍有重要意义。因在清代以前未有祁艾之说，由清至今，祁艾声誉逐渐远播，已成为“祁药”的主要品种之一。

(2) 怀牛膝与川牛膝：川、怀（淮）牛膝在清宫御医处方中经常出现，是很常用的中药，且临症遣药时适应证经纬分明。大抵补肝肾用怀牛膝，如御医花映墀、鲁维淳为禄贵人治脚膝无力所拟十全大补汤，郑汝骧为定贵人开有温经养荣丸，苏钰治和妃气滞血虚所用益卫养荣丸，赵永年治大阿哥福晋所用和肝复明汤，甄景芳治丽贵妃肝阴不足的和肝化饮汤等均用怀牛膝；而驱风除湿，消肿止痛多用川牛膝，如聂继昌治定贵人腿膝浮肿，沙维一治三阿哥侧福晋腿膝疼痛，戴家瑜治李莲英风湿腰腿痛等均用川牛膝。特别是许多御医在治同一患者时，针对不同病程或兼证，区分使用川、怀牛膝的方剂也很多，如曹宗岱治四福晋腿膝酸软以怀牛膝入理脾利湿汤内服，治其腿膝肿痛则以川牛膝入除湿拈痛汤，1周即获良效。又如甄景芳在治丽贵妃肝阴不足用怀牛膝内服的同时，又以川牛膝、透骨草作为外熨药以止其左膝及腰间疼痛；李吉祥以此外熨法治佳贵人腰痛，亦很见效（同时服含有怀牛膝的除湿和中饮）。此外，张永清治静贵妃产后儿枕作痛的加味生化汤还以川牛膝为药引，在回乳饮治乳房微胀时，方中用三钱川牛膝。

综上所引，川牛膝在18世纪初已为清宫广泛用于临床，根据其所主病症与怀牛膝的差异，不难推断其原植物即是苋科植物 Cyathula officinalis，而不是四川栽培或野生的 Achyranthes bidentata。《四川中药志》1960年才记载川牛膝的原植物为 Cyathula 属，许多中药学和生药学的文献也认为川牛膝是晚近发展起来的新品种，这种本草学迟后于临床学的现象在历史上也曾有过，问题是，迄今已从清宫医案的分析中找到了川牛膝早已生产应用的根据，就不宜拘泥于本草文献上有无描述或附图，可依清初方书来确定其应用历史，此为拾本草所遗之一例，提请同行共斟酌。

(3) 川芎与抚芎：这两种药的植物来源极为相近，外形也不易区分，但在清宫御医们临症时却是分别使用的，何时何症用川或用抚是大有讲究的。两种均可用于外感风寒，和解化滞，但川芎长于调养，抚芎则长于驱散止痛。如张肇基为淳妃所用疏解化饮汤和武世倬所用清肝四物汤，以及香苏调中汤、疏解正气汤、养荣解肌汤等均用川芎。在疼痛明显的情况下多用抚芎，如马敬伦治嫔妃风寒感冒方及丁进忠所拟调荣定痛汤；又如张肇基等为淳妃开感冒身痛方，为总管孙得禄和三阿哥、大格格所用的理气拈痛汤和除湿拈痛汤均指明用抚芎。特别是商景尉等御医治五阿哥风湿瘰疬用柴胡化坚汤，头三剂用川芎，效果不甚明显，后四剂改用抚芎，且以抚芎外熨患部，患者很快痊愈。这一案例充分说明中医临床是发展中药学的唯一源泉。

(四) 川牛膝的本草考证

迄今为止，川牛膝的药用历史是这样记载的：“川牛膝之名始见于明《滇南本草》，由于无形态记载，很难考订其原植物。张寿颐《本草正义》(1932)载：川牛膝之名，见于古书……但今时肆中所谓川牛膝，则其形甚大，而性质空松。所述与现时药用川牛膝相符。”照此计算，川牛膝药用历史不足百年，故称为新兴品种。但史实完全相反，兹考证如下。

川牛膝之名如见为唐代会昌年间（公元841～846年）的《理伤续断方》（下简称《理方》)，虽然没有形态描述但仍可考证其为苋科杯苋属植物 Cyathula officinalis Kuan，根据如下：

1. 方药分析

《理方》中大活血丹、活血丹和乌龙角（贴药）三方含有川牛膝，主治扑损伤折，瘀血肿痛，妇人血风等。同书大红丸、小红丸、黑丸子当归散、驱风丸、首乌丸等则用牛膝，搜风丸更用土牛膝，由此可以排除川牛膝为川产 Achyranthes bidentata Bl. 的可能性。同样《太平惠民和剂局方》(1151)、《传信适用方》(1180)、《校注妇人良方》(1237)、《济生方》(1253)、《类编沈氏集验方》(1265)、《活幼心书》(1294)、《普济方》(1406)、《万氏女科》(1549)、《保婴撮要》(1555)、《医学纲目》(1565)、《寿世保元》(1615)、《景岳全书》(1615)、《先醒斋广鉴记》(1622)、《一草亭伤科全书》、《异授眼科》(1644)、《嵩崖尊生全书》(1696)、《本草求真》(1769)、《本草汇集》(1863)，以及《清宫医案》(1644～1907)中均有牛膝、川牛膝分别使用的众多案例。这一方面说明众多古代医学家不会舍近求远去用一种广布的普通草药，另一方面又说明川牛膝早已形成商品，为全国所用。

2. 作者分析

《理方》的作者为蔺道人，长安人，生平不详。但以其著作中大量使用川当归（川归)、川独活、川椒、川芒硝、川牛膝、川牵牛、川羌活、川乌、川芎、川续断、川山甲等的事实来看，他或者曾在四川行医多年，或者是安史之乱以后“川药”大量引进长安，在长期临床中体验到川药疗效优于他处所产，故而记录于其著作中。这就是说川牛膝的疗效被发现或验证不是偶然的，《理方》为我国第一部骨伤科学专著，公认为经典，其科学价值的基础就是实践。

3. 药用部位分析

川牛膝迄今以四川天全栽培者为多，为佳，但野生者根部形状与栽培品相似，这与牛膝 Achyranthes bidentata Bl. 野产品分别作牛膝和土牛膝两种药材的情况完全不同。亦即蔺道人时代即使未栽培川牛膝，也存在着有川牛膝药材的资源。而且迄今未见有其他科属植物形成商品川牛膝而出现混乱的情况。

4.《本经逢源》牛膝讨论

查张璐《本经逢原》(1695) 并无独立的川牛膝一条，亦无川牛膝药名，是在牛膝项下云：“怀产者长而无旁须，水道涩渗者宜之。川产者细而微黑，精气不固者宜之……惟川产气味形质与续断仿佛，庶无精滑之虞。”很明显，张璐并不了解和擅用川牛膝，但书中所谓“细而微黑”者又极有可能是川牛膝之野生细根，据《四川中药志》记载：野生者“根条多较瘦……内色较黯褐”，“采挖过早，则根条细，质量亦较差”。说明商品中确有“细而微黑”的药材存在。《本经逢源》的川产者不可能是指产于四川的牛膝 Achyranthes bidentata Bl.，该书牛膝条下就述及“其土牛膝，亦能解毒利窍，专治血鼓”。《四川中药志》川牛膝后附土牛膝就是 A. bidentata Bl.，谓其“直根不明显而细，油质少，不润泽，质地脆，切面白点散乱”，即不符合“细而微黑”特征。《本草正义》的作者张寿颐不知用川牛膝者的古方甚多故有诸多疑惑。此外，《本草纲目拾遗》有山牛膝，别称苏木红，荔枝红、透血红，产（浙江）富阳竹园内，用于活血化瘀、跌打损伤等。据名称、产地和功效分析很可能就是长叶牛膝(红牛膝、活血丹) Achyranthes longifolia (Makino) Makino，浙江民间确用于活血通经，祛风止痛。赵学敏引《汪氏方》云“功胜川产”一语，同样可以理解为与川牛膝相比，因为浙江也广布着 Achyranthes bidentata，不可能去与川产的同种植物相比较。

综上所述，川牛膝 Cyathula officinalis Kuan 是唐代以来就使用的老药。本文所采用的是间接考证法和推理法。这是有先例并认同的，例如有学者在毫无形态记载的情况下，根据产地分布考证出《史记·仓公传》里的芫花为瑞香科植物芫花 Daphne genkua Sieb. et Zucc.；根据“刺蜜”的名义，考证出《本草拾遗》的刺蜜为豆科植物骆驼蓬 Alhagi pseudoalhagi Desv.。从唐代以来使用以牛膝方剂数以千计，比之仓公用芫花治蛲虫一例有更坚实的临床基础。奇怪的倒是《本草纲目》和《本草纲目拾遗》均未为川牛膝列条记述，甚至到了1932年，张寿颐还认为川牛膝不见于古书，可见拾遗或发掘的工作仍未有穷尽。

（五）商州枳壳的本草考证

商州枳壳是历史上著名的道地药材。虽然枳壳最早由宋《开宝本草》别立一条，但唐《新修本草》已经在枳实条下提到了枳壳，而且唐诗中已有“采尽商州枳壳花”和“处处春风枳壳花”的描写，可见在药材生产和临床上早已把商州枳壳视为佳品，特别是《二十六史医学史料汇编》记录了唐、宋时期商州进贡枳壳的史料，更证明商州枳壳的重要性。然而现存宋以前本草仅有《图经本草》的成州枳实和汝州枳壳图，商州枳壳（无图）仅因为产地在北纬 33.8℃而被考定为枸橘 *Poncirus trifoliata* (L.) Raf.。作者认为欠妥，商州枳壳应为柑橘属植物酸橙，其理由如下。

1. 气候条件依据

商州即今陕西商县一带，地处秦岭东段南侧，河流多，气候温和、湿润，据 1953～1973

年间的气象资料，年平均最低温度为0℃，最高温度25℃，无霜期208天，柑橘属植物可耐一8℃低温。因此不能因为纬度在33.8℃就不作具体分析和调查，武断地下结论说商州枳壳的原植物和汝州枳壳一样也是枸橘。应当特别指出的是历史气候存在冷暖周期性变化；殷商时代的安阳、历城和半坡比现在温暖，有竹、象生存，殷墟出土的动物骨骼中甚至还有犀牛。三国时期进入冷周期，曹操在河北临漳种的柑橘不能开花，公元八九世纪的长安尚能种橘，随着生态环境的改变和新的冷周期到来，1329年和1353年太湖柑橘被冻死，1654年和1676年江西柑园被冻毁，因此商州枳壳不再驰名是可以解释的。

2. 原产地依据

《商洛特产》上集写道："枳壳是商州历史名产的中药材，是枳树上结的果实……适应于温暖湿润环境，商洛恰处亚热带向温带过渡地带，又居秦岭之阳，所以枳壳生长得天独厚。古时商州枳树颇多，诗人留有'枳花明驿墙'和'土偶人前枳树多'的佳句。但是由于多种原因，现在商洛的枳树已为数不多……枳树属芸香科常绿小乔木，枝上有粗刺，形状与桔树相似……所结枳壳圆形，比桔子大，似香圆，香味持久。"由此可证：今天的商州（县）依然产枳壳，只是少了；枳树为小乔木，似桔和香圆，药材形状与酸橙一致，故能推论唐宋暖周期时代和商州枳壳即是酸橙之果。

3. 本草依据

《图经本草》云："枳壳生商州川谷，今京西、江湖州郡皆有之，以商州者为佳。如橘而小，高亦五七尺，叶如橙，多刺……今医家多以皮厚而小者为枳实，完大者为壳，皆以翻肚如盆口唇状、须陈久者为胜。"小乔木，叶如橙，果皮厚且切为两瓣后呈翻肚如盆口状等均为酸橙一类果实的特征。李时珍在总结历代本草时非常正确地将枳实与枳壳的原植物定为枳，所绘枳图和枸橘图的特征经纬分明，分别为柑橘属 *Citrus* 和枸橘属 *Poncirus*。遗憾的是近代植物学家把枸橘称为枳，时至80年代末期仍有学者批评李时珍绘错了图，描述的酸橙一类枳壳也是"代用品"。这种论点严重地忽视了目前商品枳壳的原植物为酸橙和中国药典规定枳壳来源于酸橙及其栽培变种的基本事实。建议植物分类学家按优先律原则采用李时珍对枳和枸橘的正确名称。

顺便说明，唐《新修本草》并非最早提到枳壳的文献。《本草衍义》就指出："枳实、枳壳一物也，小则其性酷而速，大则其性祥而缓，张仲景治伤寒仓卒之病，承气汤中用枳实……他方导败风壅之气，可常服者，故用枳壳。"李时珍亦云："张仲景治胸胁痞满，以枳实为要药，诸方治下血痔痢、大肠秘塞、里急后重，又以枳壳为通用。"这种不同采收期作为枳实和枳壳两种药的传统沿袭到今天是有科学依据的，有人分析了酸橙以幼果（枳实）直至成熟果实的辛弗林和N-甲基酪胺含量，表明这两种成分到采收枳壳时（8月）分别由6月初的0.6%和0.2%下降到0.1%和0.03%。

4. 枸橘不是枳实的正品

枸橘适应性强，南北皆产，不存在"橘窬淮而北为枳"，即此种植物不存在受气候制约其分布的问题。枳的原植物只能到柑橘属去寻找，正如陈藏器所论："……既厚且辛，书曰江南为橘，江北为枳，今江南枳、橘俱有，江北有枳无橘。此自别种，非干变易也。"把既厚且辛联系起来可以看出所指枳即为酸橙一类，而非橘和枸橘（其果皮极薄）两种。《图经本草》明确指出："近道所出者，俗呼为臭橘，不堪用。"同时代的韩彦直在《桔录》中说："枸橘，色青气烈，小者似枳实，大者似枳壳……近时难得枳实，人多植枸橘于篱落间，收其实，剖干之，以之和药，味与商州枳实几逼真矣。"《本草纲目》云枸橘"结实大如弹丸，形如枳实而壳薄，不香。人家多收种为藩蓠，亦或收小实，伪充枳实及青橘皮售之，不可不辨。"李时珍准确地抓住枸橘果实只有弹丸大、皮薄、不香的关键性特征，澄清了历史上和文献上关于枳的混乱，并为当今药材生产和药典所遵循，理所当然应以李时珍《本草纲目》为枳和枸橘的命名起点和依据。批评李时珍者恰恰忽略上述关键性特征，而只强调宋代本草图为三出复叶一点。如果以宋图为据，也不能无视图上果实是很大的，这一药用部位的区别十分重要。这是现代本草考证中误正之典型，故为文正之。

二、几种道地药材原植物命名的建议

本文涉及的均为栽培道地药材的原植物，《国际植物命名法规》(以下简称《法规》)第28条规定在栽培中“形成与其祖亲有可以辩认的区别时，采用普通语言加词，以区别于种或变种的拉丁语加词”;第4条允许在不引起混淆或错误的情况下在种以下插入或增加增补性等级。这些规定为中药材来源的精确性提供了科学依据。《中国植物志》已对川芎、蕲艾等地栽培变种作了必要的命名，为了使更多的道地药材的原植物有确切的名称，避免混淆或错误，以保证其质量，现将白芷、牛膝、凤丹、红椒和艾叶的考察结果，以及虫草命名建议报告如下。

(一) 栽培变种的命名原则或标准

胡世林从中药材历史和现实情况出发，建议根据以下标准来命名道地药材，既使名实相符，又防止滥定栽培变种。

1. 与祖亲相比发生了明显的性状改变;

2. 有千年以上的栽培历史，药材性状独特;

3. 现有大面积栽培，已形成庞大的人工居群;

4. 生药学、化学、药效学等方面已有明显区别。

(二) 命名

1. 白芷　新栽培变种。

Angelica dahurica (Fisch. ex Hoffm.) Benth. et Hook. f. ex Franch. et Sav. cv. Baizhi, cv. nov.

Haec cultivarietas oriunda ex Angelica dahurica var. dahurica, a qua differt radice simplici tereti vel conica, albida vel cinereo-albida, maxime farinacea, valde aromatica.

有关名称的说明：A. dahurica var. Paichi Kimura, Hata et Yen in Jour. Jap. Bot. 35 (7)：211. 1960、A. dahurica var. formosana (de Boiss) Shan et Yuan，中草药通讯 7：35. 1979、A. dahurica cv. Hangbaizhi 等3者均仅指杭白芷；A. dahurica cv. Qibaizhi，中国植物志 55 (3) ：36. 1992 则仅指祁白芷。上述命名未能将所有栽培变种包括进来。就目前药材质量而言，禹白芷和川白芷也是有名的道地药材，栽培变种不宜分得过细。至于 A. dahurica forma odora Z. W. Xie，中药材品种论述(中册) 49，1984，这一名称命名虽早，但未能体现栽培驯化在造就道地药材方面的作用。因此作为新的栽培变种来处理。

四川 (Sichuan)：遂宁 (xuning)，July 15，1987，Hu Shilin 870712 (type CMMI)；河北 (Hebei) ：安国 (Anguo)，June 26，1985，He Xirong 850601；河南 (Henan) ：禹县 (Yuxian)，June 30，1987，Xie Yonghong 870614；浙江 (Zhejiang)：杭州 (Hangzhou)，July 6，1982，Fang Shangtu 820703。

《中华人民共和国药典》规定白芷的第一原植物为 Angelica dahurica Benth. et Hook. f. ex Franch. et Sav.，此种植物为野生，东北俗称“大活”，植株高大，根多分枝，细瘦，纤维性强，气浊，历来不作白芷入药。《图经本草》云：“吴地尤多。根长尺余，粗细不等，白色。以黄泽者佳。”当指今日杭白芷而言，除供药用，至迟到唐代就有用于面脂的记载。清宫慈禧所用面脂指明用香白芷，这些用料均不可能是野生的大活。当今白芷除形成川、杭、祁、禹的道地格局外，湖南、江西等地均有栽培。尽管这些栽培品之间确实存在性状上的差异，如川、杭白芷方，祁、禹白芷圆，但毕竟是在可药用范围之内。白芷分类上的主要问题是急需把家、野两者区分开来，故作上述组合。其共同特征是：根呈圆柱形或圆锥形，断面白色或灰白色，粉性足，气芳香。这是长期人工驯化的结果，在栽培措施上要限制其开花，生长周期仅270天左右。

取大活和白芷样品，用水蒸汽蒸馏法提取挥发油，经气相色谱-质谱-计算机联用分析，大活中未检出芳樟醇、壬酮、四癸烷醇十三烷醇，而存在别香橙烯等10余个不同的组分。

取大活和白芷样品，用石油醚、乙醚和水依次提取，经红外光谱测定，分别得到脂、醚、水3张图谱。白芷的脂谱具有1400、1323、895、866cm^{-1}等共同谱带，水谱具有1457、1379、1135、722、575cm^{-1}等共同谱带与大活区别；而大活脂谱具有2673、1133cm^{-1}等共同谱带，醚谱具有1106、675、6136cm^{-1}等共同谱带，水谱具有1607、1455、1158、1104、920、615cm^{-1}等共同谱带与白芷不同。

取大活和白芷样品，经X-射线能谱仪分析其中Sr、Zn、Cu、Fe、Mn、Ca、K等7种元素，测得值经计算机统计处理，计算 A、B、C、D、E 五种特征参数，白芷与大活的 A 值相差近 4 倍，C 值相差 3×10^{-6} 倍，D、E 值相差 12 倍（相差 3 倍即有显著差异），同时计算其关联系数，大活小于 0.898（<0.9 即有显著性），经 t 检验大活与白芷有显著差异（P<0.01）。测定方法经用桃叶和茶叶国际标样校核准确。

以上实验表明：大活和白芷不应同等入药，因而把白芷定为栽培变种是符合实际的。在栽培变种的确定上，张海道等已引入了化学特征。值得注意的是，大活与白芷根部区别如此之大而尚未见研究者提及，两者染色体在第二着丝点中部的重要区别亦未引起足够的重视。

2. 牛膝 新栽培变种。

Achyranthes bidentata Bl. cv. Huainiuxi, cv. nov.

Haec cultivarietas oriunda ex A. bidentata Bl. var. bidentata, a qua differt radice palari fere simplici usque ad 150 cm longa, sulphurea, fere efibrosa.。

河南（Henan）：武陟（Wuzhi）cult. in field, Sep. 10, 1990, Hu Shilin 90901 (type CMMI), ibid., Nov. 20, 1992, Hu Shilin 93011 (CMMI)。

本栽培变种与野牛膝 Achyranthes bidentata Bl. 的花序和果序极相似，由于长期栽培而发生以下变异：直根不分枝，须根不明显，表面米黄色，长达 1.5m。茎直立，高约 50cm，即地上部分与地下部分之比为 1∶3 左右。《本草汇言》的怀州牛膝图表现了药用部位的典型特征。

取牛膝和野牛膝样品，分别用石油醚、乙醚和水依次提取，经红外光谱测定，各得脂、醚、水谱。牛膝脂谱的特征谱带为：3007、1245、972cm^{-1}，野牛膝脂谱的特征谱带为：1600、1075、1040、843cm^{-1}；牛膝醚谱的特征谱带为：3358、1343、1133、961、537cm^{-1}，野牛膝的特征谱带为：1518、1454、1364、1262、592cm^{-1}；牛膝水谱的特征谱带为：2855、699、523cm^{-1}，野牛膝水谱特征谱带为：1518、1454、1364、1262、592cm^{-1}。

7 种元素特征参数，牛膝与野牛膝相比 C 值相差 500 倍，D 值相差 100 倍，E 值相差 33 倍；关联系数牛膝为 0.9979，野牛膝为 0.8742，t 检验有显著差异（P<0.01, n=4）。

3. 凤丹 新栽培变种。

Paeonia suffruticosa Andr. cv. Fengdan, cv. nov.

Haec cultivarietas oriunda e P. suffruticosa Andr. var. suffruticosa, a qua planta circa 50 cm alta; flore solum simplici et eburneo cortce radcis usque 3 mm lato.

安徽（Anhui）：铜陵（Tongling）cult. in field, May 3, 1992, Hu Shilin 921102 (type CMMI). ibid., May 19, 1955, Wei Shengting 550512 (CMMI)。

本栽培变种与牡丹 P. suffruticosa Andr. 相似，但为了药用根皮而选择产地、栽培环境和技术，至迟自宋代本草学家已认识到观赏牡丹的根皮不宜入药，认为“性殊失本真，气味不纯，药中不可用此。”药用牡丹的特征为：株高约 50cm，只开单瓣白花。主根粗壮，根系发达，根皮厚达 3mm。丹皮酚含量在 2%以上。

取凤丹皮和牡丹皮样品，用石油醚、乙醚和水依次提取，经红外光谱测定，分别得到脂、醚、水谱。凤丹皮醚谱具有 1629、1335、1259、1178、1155、1100、1028、976、678cm^{-1}等特征谱带；洛阳和荷泽牡丹皮醚谱具有 1919、1346、1039、900、875cm^{-1}等特征谱带。凤丹皮与洛阳牡丹皮的 7 种元素关联系数为 0.8372，有显著差异。

4. 红椒（《红椒山房笔记》） 新栽培变种。

Zanthoxylum bungeanum Maxim. cv. Hongjiao, cv. nov.

Haec cultivarietas oriunda e Z. bungieanum Maxim. var. bungeano, a quo deffert pericarpio cinnabarino dense glanduloso-punctato, valde aromatico et maxime pungente.。

四川（Sichuan）：汉源（Hanyuan）cult. in field, July 15, 1994, Hu Shilin 940716 (type CMMI), ibid., Aug. 7, 1958, Chuan Da 3402 (CMMI)。

本栽培变种与花椒 Z. bungeanum Maxim. 相似，为川椒或蜀椒的典型代表，自唐代元和年间即向朝庭进贡，迄今仍以其辛香味辣而使川味菜肴甲天下。这也是花椒这种广布植物在特定环境和栽培技术的影响下，产生的定向选择栽培变异：成熟果实外表猩红色，腺点密而突起，果皮内表面洁白，气芬芳，味辛麻。

挥发油气相色谱-质谱-计算机联用分析结果表明柠檬烯、芳樟醇、月桂烯的含量分别在50%、17%、16%以上，其他产地分别在45%、6%、5%以下。

醚溶物红外光谱红椒具有3316、3087、870、853、739等特征谱带。

7种元素特征参数A、B、C值红椒与花椒相差3倍以上。

5. 蕲艾(《中国植物志》)

Artemisia argyi Levl. et Van. cv. Qiai, Y. R. Lin in Guihaia. (1) : 25. 1983. sine diagn. lat.,未见拉丁记载,专指湖北蕲春所产,今建议包括所有栽培变种(如安国祁艾),并附拉丁特征集要:

Haec cultivarietas oriunda ex A. argyi Levl. et Van. var. argyi, a qua differt laminis foliolum crassilabia 2～5 cm diam.。

湖北(Hubei):蕲春(Qichun), cult. in field, June 4, 1990, Mei Quanxi, 900612 (CMMI);河北(Hebei):安国(Anguo),cult. in field, June 20, 1992, Hu Shilin 920607 (CMMI)。

《中华人民共和国药典》规定艾叶的原植物为Artemisia argyi Levl. et Van.,《中国植物志》栽培变种蕲艾一段指出:家野艾的形态、气味和物理性质(能否搓揉成絮状，作艾卷)有本质的区别，故定为栽培变种。作者注意到我国民间栽培艾的历史极久，并有悬挂端午艾“辟邪”(实有空气消毒作用)的习俗，曾以河南汤阴、宁波、蕲春为道地，清初又出现河北安国的祁艾，为清宫御医们所常用，这些都是栽培品，其叶片宽大、肥厚、纤维性小，故能制成优质艾卷，用于艾灸热穿透力强。

经气相色谱-质谱-计算机联用分析，蕲艾中有16.21%侧柏酮、19.22%的1，8-桉叶素、10.82%的樟脑和7.62%的反-丁香烯，祁艾中的后3种成分别为30.65%、24.97%和0.62%。

再查看多处标本馆(室)的腊叶标本及山野考察所见，野生者，特别是生于干旱贫瘠土壤者,植株矮小,叶片分裂多且深,宽1.5～2cm(栽培者多在2cm以上)。因此建议新版《中华人民共和国药典》规定以蕲艾A. argyi Levl. et Van. cv. Qiai(包括各地栽培)为原植物，方能保证药用、灸用、保健用(药枕头、药背心、印泥等)艾叶的质量。

(三) 虫草命名建议

来源名建议用Cordyceps sinensis (Berk.) Sacc. ＋Hepialus armoricanus Oberthur,代表的是虫菌共生的病理阶段的特殊生物体；药材名称用Cordyceps＋Hepialus。《中华人民共和国药典》规定虫草为“麦角菌科真菌冬虫夏草寄生在蝙蝠蛾科昆虫蝙蝠蛾幼虫上的子座及幼虫尸体的复合体”。这种严密的中文叙述应有一个相应的拉丁名来表示，以适应处方、名录等简写场合的需要。《东京法规》规定:“植物的命名与动物和细菌无关。”上述建议用名就是要突破这一限制，体现中药命名的特点。《法规》对植物杂交种的命名采用“X”号，这里用“＋”号似无不妥。国产虫草菌属有26种之多，寄主为鳞翅目不同科属昆虫的幼虫，多数不具有虫草的功效，甚至有毒副反应，蛹草菌C. militaris (L.) Link. 和亚香棒虫草菌为C. hawkesii Gray与虫草最接近，但也难与虫草等效。如果按现行命名，势必给伪劣虫草的上市留下可乘之隙，故急需订正。以菌名代替虫草全体也是不够严密的。

三、道地药材经济学

一种有名的道地药材，其经济效益显著，一国之内，究竟是搞基地生产还是南北东西竟相引种？这里就有一个质量控制和经济合理性的问题。例如南北竟相引种人参和西洋参，连西藏林芝也引种西洋参,且不论前期的科研投资,即使能成为商品,后期的竞争能力也难以预测,目前东北原产地人参发展过快，价格大幅度下降，能与高丽参、西洋参竞争的高品位人参并未形成,这不能不说是人参发源地故土的悲哀。表4-12列出10种药材1990、1991两年度出口数量和金额,可见1991年园参和三七的价格分别为每吨1.87和1.69，前者比1990年落价0.22,而后者升价0.21,表明三七应加快发展,而园参应向提高品位方面努力。当归大幅度升价，说明国际市场对中国当归需求大，应加强科技宣传，开拓更大市场，增加出口。总之，道地药材经济学是一新兴的领域，急需创建，培养人才，以利用中国道地药材占领国际市场。

表 4-12 10种道地药材出口数量与金额

药名	1990			1991		
	数量(公吨)	金额(万美元)	单价(万美元/吨)	数量(公吨)	金额(万美元)	单价(万美元/吨)
元参	1958	4100	2.09	1686	3153	1.87
三七	88	130	1.48	35	59	1.69
当归	1773	276	0.16	1034	367	0.35
甘草	8961	1076	0.12	7634	1071	0.14
川芎	718	79	0.11	682	99	0.15
白芍	980	181	0.18	1260	210	0.17
杜仲	354	266	0.75	329	329	1.00
丹皮	727	192	0.26	767	219	0.29
大黄	522	87	0.17	591	102	0.17
虫草	48	1004	20.9	41	820	20.0

表 4-13 部分药材不同产地收购价格(元/千克)

药名	产地	1989	1990	药名	产地	1989	1990
花椒	四川中等	20.2	17.5	牛膝	河南头肥	3.7	3.6
	陕西中等	13.9	14.2		湖南头肥	3.9	2.5
	河北中等	10.0	7.4		江苏头肥	2.4	2.8
	山西中等	10.2	11.4		江西头肥	2.5	2.2
	山东中等	8.3	8.6		山东头肥	2.4	3.3
	河南大红袍	9.7	9.0		河北北肥	2.7	2.5
	青海中等	25.3	30.4		陕西二等	2.3	2.7
当归	甘肃二等	5.6	3.7	山药	河南毛二	3.7	5.4
	陕西二等	4.8	3.4		湖南二等	4.0	3.0
	宁夏二等	3.0	3.6		广东二等	6.3	6.0
	云南	5.0	3.2		广西三等	3.6	2.9
	湖北二等	5.4	3.8		河北三等	4.7	5.2
川芎	四川统	3.0	4.9		山西三等	4.0	3.2
	上海	6.0	6.0	杜仲	贵州统	36.8	21.2
	福建	3.5	3.6		四川统	13.4	13.8
	江西	3.1	3.2		陕西二等	8.3	13.7
	广东	8.3	4.4		甘肃统	18.5	16.0
	贵州	7.9	7.5		河南统	12.7	18.1
	云南	9.4	9.0		湖南统	25.7	25.0
	陕西	11.1	4.3		广西统	29.1	30.0
白芍	浙江	3.0	3.0		福建统	30.0	31.0
	安徽二等	4.1	5.0		安徽	16.8	22.7
	江苏二等	2.8	2.5	元胡	浙江统	3.6	3.6
	四川二等	4.4	2.2		上海统	5.0	4.0
	陕西二等	3.3	2.6		江苏统	4.3	3.4
	上海	5.0	5.0		山东统	4.5	5.0
	山东	5.8	5.6		湖南统	5.5	4.5
	辽宁	5.7	3.0		陕西二等	4.6	4.1
	河北	3.8	3.0				

从表 4-13 可以看出：川椒优质优价，道地药材地位非常突出（青海价高可能是地区差价的表现，如果从四川进货，加上运费也比在本地收购合算）；秦归 1990 年收购价与他处差别不大，而且作为药材基地，大面积栽培，还可能降价，比其他各省栽培品质量高；川芎上海、广东、贵州、云南等地引种，价格明显高于四川，单纯从经济观点看也是很不合算的，不如与四川签定生产合同；杭芍收购价低的主要原因是产量大，其市场竞争力大于他处，川、杭、亳道地白芍质量优于他处，而价格又很有竞争力，应逐步形成供应全国的格局；怀牛膝与引种牛膝，贵州杜仲和他处杜仲的价格也基本上体现质量差别。

（胡世林）

第五节 植物亲缘关系、化学成分与疗效间联系性的研究

近年来，在科学发展中所出现的一个重要特点，便是学科间的高度渗透和综合，随之而来，出现了一些新的杂交学科。在对我国中草药的研究与开发过程中，愈来愈多的事实表明：在药用植物亲缘关系、化学成分与疗效之间存在着一定的联系性，通过不断实践，一门由植物系统学、植物化学、药理学、中医药学以及信息科学相互渗透的新学科——药用植物亲缘学正在形成和完善，并将在指导中药的整理提高和新药寻找方面发挥其应用基础理论方面的作用。

一、基本概念

中草药绝大部分来源于植物，目前世界上数 10 万种植物都是经历了漫长的历史时期、在它们生活的空间（自然地理环境）中逐渐演化而来，形成了现今自然界生物的多样性（Biodiversity）。在演化的过程中，这些丰富多采的物种，由于遗传上的联系，形成了彼此间或远或近的亲缘关系，这便是植物界系统发育的概念。亲缘相近的物种，它们不但在外形上相似，而且在代谢机理和生理生化的特性方面也有更多的共同点，产生出相同或相似的次生代谢产物，人们在生产实践中，通过对各种性状的“共性”及“个性”的比较，形成了植物分类学（Plant Taxonomy）和化学分类学（Chemotaxonomy）。

人类在长期同自然和疾病的斗争过程中，不断认识并掌握利用周围的植物、动物和矿物来防治疾病。不同民族由于生产水平、文化背景和自然条件上的差异，形成了各种不同的传统医药（Traditional medicine，又称 Ethnomedicine）体系。

中国人民利用中草药防治疾病已有数千年的悠久历史，对一些规律性的认识不断深化。从“神农尝百草”到“神农本草经”的上品、中品、下品药物划分；到明代，李时珍在他的巨著《本草纲目》中，已经认识到一些亲缘相近的药物具有相似的性味和疗效的许多事实，因而他已将现今分类中属于大戟科大戟属的大戟、泽漆、甘遂、续随子等排列在一起，并记述：“续随与大戟、泽漆、甘遂茎叶相似，主疗亦相似，其功皆长于利水。”并将现今分类中属于姜科的山柰、山姜、高良姜、豆蔻、白豆蔻、缩砂密、益智子等排列在一起，并认为它们的性味均属辛温，并具有温中、治肚腹冷痛等方面的作用。在该时代，这些规律性的认识是具有创造性的，也可说是“药用植物亲缘学”最早的雏型。

二、植物次生代谢产物在植物界中的分布

各类植物群在演化的过程中，产生了各种的次生代谢产物，担负着某些特定的生理作用。其中为大家所接受的，即是植物的某些终端次生代谢产物具有防御病虫害侵袭，也即是一种驱避剂（repellant）方面的作用。有趣的是，人类在长期与疾病斗争的过程中，也学会应用含这些成分的植物来防治疾病，例如小檗碱的抗菌；常山碱及青蒿素的抗疟；绵马酸、鹤草酚、川楝素的驱虫；近年来又用来寻找作抗癌药物，如三尖杉酯碱、美登木素、紫杉醇等，这些成分是我们寻找新的化疗药物的源泉。

总的来说，次生代谢产物在植物界的发生和发展，也存在着由低级向高级、由简单至复杂这样的过程。而且，其类型与植物大的分类群之间也有着密切联系。

例如以 Cronquist 被子植物系统为基础来

作一个宏观分析：双子叶植物中的木兰亚纲，主要富含苄基异喹啉类生物碱；金缕梅亚纲则富含三羟基化酚类；石竹亚纲中的石竹目富含含氮的甜菜因色素及三萜皂甙，蓼目则富含蒽醌及鞣质，兰雪目则富含三羟基化酚类及萘醌；第伦桃亚纲除富含三羟基化酚类外，次生代谢产物还富含三萜皂甙、三萜苦味质及含硫甙等；蔷薇亚纲也较普遍地含有三羟基化酚类，并含三萜及三萜皂甙、吡啶型等生物碱、挥发油、香豆精、氰甙等；菊亚纲则含有吲哚类、托品类及双稠吡咯啶类生物碱，环烯醚萜甙分布较集中，菊目还富含聚乙炔及倍半萜内酯。单子叶植物中的姜亚纲富含挥发油；百合亚纲则富含甾体皂甙，甾体生物碱，强心甙，含硫甙等。

植物界与药理活性密切相关的次生代谢产物在一些主要科属中的存在，以及一些主要科属中含有那些主要的次生代谢产物已经有了一个初步的认识和归纳。随着这方面工作的继续深入，对这方面规律性的认识也将更加全面。掌握这些分布规律，对于指导研究和实践将有很大的价值。

三、进口药国产资源的寻找

相物亲缘关系相近，其化学成分和疗效也比较相似这种规律性的认识，在60年代比较成功地应用在进口药国产资源寻找的具体实践中。

当时，蛇根木 Rauvolfia serpentina 及其有效成分利血平(reserpine)已证明对高血压有很好的作用，但蛇根木我国不产，通过对国产萝芙木的综合研究，发现萝芙木(Rauvolfia verticillata)根中利血平含量0.032%～0.043%，总碱含量1.12%～1.84%，云南萝芙木(R. yunnanensis)根的含量更高，含利血平0.40%～0.11%，总碱含量为1.31%～2.74%。药理及临床研究均证明国产萝芙木与蛇根木一样具有很好的降压作用，并很快开发出国产萝芙木制剂——降压灵。

马钱子(Strychnos nux-vomica)也缺乏国产资源，通过对国产马钱属植物的系统研究，找到了马籽马钱(S. wallichiana=S. pierriana)，其种子含总生物碱2.19%，番木鳖碱(士的宁)1.34%，以及马钱子碱及其他微量生物碱，可以与马钱子一样供药用。

安息香(Styrax benzoin)的国产资源发现是又一个成功的例子。在我国广东、广西、云南分布有越南安息香(S. tonkinensis，经考订包括以下异名：S. subniveus，S. hypoglaucus及S. macrothyrsus)，其树脂经醇(90%)中不溶物、总香脂酸、游离香脂酸及总香脂酸中苯甲酸含量等的比较，认为其质量与进口安息香相当，也可一样供药用。

类似找到进口药国产资源的成功例子还有国产沉香(Aquilaria sinensis)、国产阿魏(Ferula sinkiangensis 和 F. fukangensis)、国产胡黄连(Picrorrhiza scrophularflora)、国产大风子(Hydnocarpus hainanensis)、国产阿拉伯胶(Acacia farnesiana，A. decurrens，A. decurren var. mollis)等。

这些例子说明，从同科属亲缘相近的种类来寻找进口药的国产资源，是可以大大提高成功率的。

四、药用原料植物的寻找

在这方面也取得了满意的结果。在我国，最早是用来寻找用于半合成考地松类甾体药物的资源植物上面。通过研究，发现含薯蓣皂甙元(diosgenin)类成分的资源植物，集中分布在薯蓣属植物中地下部分为根状茎的根茎组(Sect. stenophora)的一些植物中(表4-14)。

此项研究，促进了生产的发展，使我国皂甙元原料的供应，不但能够满足国内的需要，而且也成为国际上重要的供应国之一。

在含托品类生物碱的原料植物研究方面，曾系统地对我国茄科植物进行了研究，发现此类生物碱明显地有2个分布中心：天仙子亚族及曼陀罗亚族(Wettstein 系统)，根据这一线索曾推测尚未研究并隶属于天仙子亚族的矮莨菪(Przewalskia tangutica)也应含有此类生物碱。研究结果，不但证实了这一预测，而且还发现它含有较高的托品类生物碱，是一种有前途的、新的托品类生物碱原料植物。

五、指导中药质量研究

大黄是一种常用中药，也是重要的出口商品，具有多种来源。我们通过对国产大黄属(Rheum)分属7个组(Section)的34种植物，开展了测定其蒽醌类成分及泻下作用的综合研究。结果发现，含有番泻甙成分、具有泻下作用的正品大黄，集中分布在掌叶组（Sect. Palmata）植物中，包括了药用大黄（Rheum officinale）、掌叶大黄（R. palmatum）及鸡爪大黄（R. tanguticum），它们在形态上叶缘均具有不同程度的分裂。一些隶属于波叶组（Sect. Rhapontica）的大黄属植物，其根部的外形与上述种类有一定的相似之处，但均不宜作正品大黄药用。

表 4-14 我国薯蓣属根茎组植物中薯蓣皂甙元的含量

植物		皂甙元含量（%）
盾叶薯蓣	Dioscorea zingiberensis	1.05～16.15
穿龙薯蓣	D. nipponica	1.36～2.00
三角叶薯蓣	D. deltoidea	1.80～5.40
黄山药	D. panthaica	1.70～4.20
山萆薢	D. tokora	1.00～2.10
纤细薯蓣	D. gracillima	1.03～2.39
叉蕊薯蓣	D. colletti	0.50～1.0
细柄薯蓣	D. tenuipes	1.28
蜀葵叶薯蓣	D. althaeoides	0.50～2.30
粉背叶薯蓣	D. colletti var. hypoglauca	0.53～2.02

牡丹皮、赤芍及白芍均是属于芍药属（Paeonia）植物的常用中药，其来源曾有某种程度的交叉。通过对国产芍药属 11 种植物的系统研究结果表明：牡丹皮和赤、白芍均普遍含有芍药属的特征性成分——芍药甙（Paeoniflorin）类成分。牡丹皮以植物牡丹（Paeonia suffruticosa）为代表，隶属于木本类型的牡丹组（Sect. Moutan），其化学特征是含有较高和易检出的丹皮酚和丹皮酚甙类，其芍药甙类的含量一般要较草木类型的为低；白芍及赤芍以芍药（Paeonia lactiflora）和川赤芍（P. veitchii）为代表，隶属于草本类型的芍药组，其化学特征是几乎不含丹皮酚及其甙类，或含量较微而不易检出，其芍药甙类量一般较木本类型的略高。赤芍主要取自野生的芍药及川赤芍，而白芍则主要取自栽培的芍药，经去皮加工而成。

常用中药白术及苍术均属于苍术属（Atractylodes）植物，也存在着一定的交叉应用情况。通过本属植物综合性的研究，发现以下的一些规律：叶具有长柄并 3 裂或羽状 5 深裂者为白术（Atractylodesmacrocephala），其化学特征为含较多量的苍术酮（Atractylon）并含白术内酯 A 及 B（butenolide A & B）；而以茅苍术（A. lancea）及北苍术（A. lancea var. chinensis）为代表的苍术，叶无柄，叶的分裂度较小，其化学特征为含较多的茅术醇（hinesol），苍术素（atractylodin）及β-桉叶醇（β-eudesmol），而苍术酮的含量很微或不易检出。而产于东北的关苍术（A. japonica），无论从形态或化学成分方面均与白术接近，不宜作为苍术药用。

对常用中药甘草的研究，发现含甘草酸、根及根茎味甜者集中在甘草属的甘草线（Sect. Glycyrrhiza）的一些植物中，包括：甘草（Glycyrrhiza uralensis）、光果甘草（G. globra）、胀果甘草（G. inflata）、黄甘草（G. eurycarpa）及粗毛甘草（G. aspera），但最后一种根茎较细，质量很差。其余国产甘草属植物因不含甘草酸，不具甜味，一律不能作甘草用。

六、指导中草药的整理研究

乌头属（Aconitum）是一类剧毒药物，民间常用来治疗风湿及跌打等，经常发生中毒。通过对国产本属植物根部形态与亲缘、成分和毒性间相关性的研究，发现直根、多年生牛扁亚属（Subgen. Lycoctonum）植物根部的毒性在乌头属中普遍要较二年生块根的乌头亚属（Subgen. Aconitum）植物小几倍至几十倍，剧毒的乌头，主要集中在具倒圆锥形块根、形如乌鸦头的种类，因而应用时需特别小心谨慎。

又如对中国唐松草属（Thalictrum）植物的化学系统学的研究，发现此属植物主要含苄基异喹啉类生物碱，通过综合研究整理，认为本属中越进化的组，特化的结构类型也越多，为寻找新药提供了更多机会。例如双苄基异喹啉及阿朴菲—苄基异喹啉型生物碱多具有降压、抗菌、抗癌、抗心律失常、解痉、肌肉松弛等方面的作用；阿朴菲型碱则有镇痛、镇静、抗菌、降压等方面的活性；原小檗碱具有抗菌及心血管方面的作用等。这些线索对寻找这方面的药理活性将有较大的指导作用。

中草药的传统疗效是我国人民长期与自然及疾病斗争的经验总结，具有十分珍贵的价值。通过对各地传统疗效的大量收集，再以科、属等为单位通过数学模型加以整理分析，可以将各种传统疗效逐步做到定量化，用以指导中草药的整理研究，并为新药寻找提供有价值的筛选线索。例如升麻属（Cimicifuga）植物，通过整理，其清热解毒的传统疗效系数（TRI）为1370，我们实验室的研究结果初步证明它具有抗突变及抗癌活性；又如鱼腥草属（Houttuynia）植物的清热解毒传统疗效系数（TRI）为2235，通过研究，发现了鱼腥草素，并已开发为抗菌、抗微生物的药物。总之，利用现代计算机技术及数学模型，对我国浩若烟海的中草药传统疗效开展人工智能化的研究，将有广阔前景。

七、帮助预测成分或有效成分

根据亲缘相近则其化学结构也往往相似的原理，在鉴定已分离到的成分时常常能收到事半功倍的效果。例如我们在研究藏药甘青乌头 Aconitum tanguticum 的成分时，由于考虑到它与印度的异叶乌头 A. heterophyllum 亲缘较相近，此类乌头为含毒性较低的阿替辛（atisine）类二萜生物碱，因而较快地鉴定出 bengylheteratisine 及 heteratisine 等成分。

又如在研究治疗气管炎有效的一些杜鹃属（Rhododendron）植物时，通过查阅数据库中有关此属植物的化学成分时，了解到此属植物含有一类比较特殊的碳-甲基化相接的双氢黄酮，因而在鉴定其一系列有效成分杜鹃素（farrerol）（祛痰）；去甲杜鹃素（demethy farrerol）（祛痰）；紫花杜鹃甲素（matteuciol）（止咳）；紫花杜鹃乙素（matteucinol-7-diglucoside）（止咳）时，带来极大的方便。

多年前我们曾在广东韶关发现一种民间广泛用于抗菌的草药苦木（Picrasma quassioides），其木部已知含有两种铁屎木酮类生物碱：苦木酮碱（nigakinone）及甲基苦木酮碱（methyl-nigakinone），在寻找其有效成分时考虑到与上述两种生物碱结构近似的铁屎米-6-酮碱（canthine-6-one）（系从厚皮花椒 zanthoxylum elephantiasis 树皮中得到）对金黄色葡萄球菌、分枝杆菌等有很强的抑菌作用，因而进一步研究证明：苦木酮碱及甲基苦木酮碱对多种细菌确有较强的抑菌作用。以这两种碱为主的针、片剂通过大量临床验证，证明具有很好的抗菌、消炎作用。

综上所述，探索植物亲缘关系、化学成分和疗效间相关性，在不少情况下能对理论及实际应用上提供出一些重要线索。但切不可生搬硬套和牵强附会，应该要进一步通过大量实践，不断加以充实和完善，俾以使它能在中西医结合、提高药学水平方面发挥其应用基础理论的指导作用。

（肖培根　彭　勇）

第六节　药用植物栽培与药用动物养殖的研究

一、药用植物栽培的意义及发展概况

（一）药用植物栽培在国民经济中的重要意义

中药是中医学遗产的重要组成部分，是我国劳动人民自古以来与疾病作斗争的有力武器，是保证人民健康的物质基础，对中华民族的保健事业以至繁荣昌盛起了巨大的作用。至今，中医的丰富经验，中药的卓越疗效，仍为祖国人民和世界人民所重视。

中药绝大部分来源于野生和栽培植物。它资源丰富，价钱便宜，使用简便，很少有副反应，不仅对疾病具有显著的疗效，而且还具有滋补和延年益寿的功能。因此，深受广大群众欢迎。随着我国卫生事业的迅速发展和人民生活水平的提高，广大人民对中药材的需要量逐年增加。就中成药来讲，1984 年年产值 17.4 亿元，比 1981 年增长 74%。在中西药销售总额中，解放初期中药只占 26%，1984 年就上升为

40%。也是由于中药很少出现副反应，国外对中药的需求也与日俱增。据1980年资料，我国中药材外销5大洲的85个国家和地区，出口总额比1957年增加29倍。

由于国内外中药材需要量的迅速增加，市场上供不应求。因此，必须大力发展中药材的生产，扩大药源，以满足国内人民保健事业的需要，还可以扩大出口，增加外汇收入，而且也是我们为世界医药事业的发展应当作出的贡献。

（二）我国药用植物栽培发展概况

我国药用植物栽培有着悠久的历史，积累了极其丰富的经验，成为我国医药宝库中重要的组成部分。我国种植中药材的始期，远在公元以前秦汉两代，我国的医药学已开始进入昌盛时期。汉武帝派张骞出使西域(公元前122年前后)，开辟了从西安经宁夏、甘肃、新疆，到达中亚各地的内陆大道，引入葡萄、红花、胡桃、胡荽等植物，建立了我国有史以来第一个药用植物引种园。《神农本草经》记载的365种药物中，属于植物药的有239种。公元6世纪40年代，贾思勰著的《齐民要术》中，曾记述了地黄、红花、吴茱萸、姜、栀子、桑、竹、胡麻、芡、莲等多种药用植物的栽培法。到隋代（公元581～618年）在太医署下专设“主药”、“药园师”等职，掌管种药。有《种植药法》《种神草》等专著。到唐代，栽培技术有了空前的发展，如《千金翼方》卷14中就记载了百合的种植法。该书中还写有“夫药采取不知时节，不知阴干、曝干，虽有药名，终无药实，故不以时采取，与朽木无殊，虚费人力，卒无裨益”.可见当时已有了一套比较完整的药用植物栽培、保管技术。到了宋代，药用植物引种栽培得到了发展，《经史证类备急本草》中，记述了地黄、牡丹的栽培法。明代李时珍的《本草纲目》仅草部就记述了荆芥、麦冬、附子等62种药材的栽培法。其他，如明代王象晋的《群芳谱》，清代徐光启的《农政全书》，陈扶摇的《花境》，吴其濬的《植物名实图考》对药用植物栽培均有论述，至今仍有参考价值。据统计，我国古代劳动人民引种栽培的药用植物有200余种。

新中国成立以后，党和人民政府为了保障人民的健康，发扬祖国的医药遗产，在全国各地建立许多新的药材产区和药用植物种植场及专门的研究机构，培养了大批科技人才。编撰出版了《中国药用植物栽培学》《中药材栽培技术》等数10部专业书籍，并对中药材的生产制订了一系列的方针政策，使中药材生产得到了蓬勃的发展。1982年，全国植物药种植面积为367万亩，到1984年就增加到500多万亩。收购总值从1982年9.4亿元，至1984年达29.78亿元。目前，药用植物生产无论从品种和规模上均达到了空前未有的水平。其中，人参、大黄、八角茴香等的产量居世界首位。

近几年，由于国内药材的需要量不断增加，生产、科研工作的不断发展，过去局限于小地区的栽培种类，如云南三七、浙江的贝母、白术、玄参、元胡，河南的地黄、山药、牛膝、菊花，四川的川芎、麦冬，东北的人参，甘肃的当归，宁夏的枸杞，还有天麻、黄连、银耳、灵芝、茯苓等名贵药材都得到广泛的栽培。一些进口药材，如洋地黄、颠茄、番红花、水飞蓟、丁香、马钱、胖大海、肉桂、檀香、萝芙木、西洋参等已经引种成功，不少已在各地进行大规模生产，对缓和药材的紧张状况起到了很好的作用。

总之，药材生产在不断的发展，产量、质量不断提高，新药材、新疗效不断出现，进口药材不断减少，出口药材增多，这一切有力地促进了我国医药事业的发展，对增强人民体质，加速我国现代化建设起到了巨大的作用。

我国栽培药材的主要种类有：人参、三七、附子、黄连、贝母、当归、麦门冬、白芍、党参、地黄、川芎、元胡、砂仁、牡丹、红花、郁金、姜黄、莪术、天麻、菊花、玄参、泽泻、黄芪、白芷、巴戟天、云木香、广藿香、紫苏等60多种。属于部分栽培的品种主要有大黄、甘草、细辛、五味子、桔梗、丹参、半夏、百合、何首乌、山茱萸、诃子、石斛、黄柏等20多种。从国外引种的有西洋参、金鸡纳、古柯、丁香、白豆蔻、颠茄、洋地黄、水飞蓟、茴蒿、番泻叶、胖大海、澳州茄、小蔓长春花、印度萝芙木、催吐萝芙木。这些药材中，有不少品种均已投入生产。还有些野生的药用植物正逐步由野生变为家栽，如防风、龙胆、肉苁蓉、知母、冬虫夏草、猪苓、川贝母、紫草、柴胡、天门冬等。

我国还对治疗严重疾病的一些新药材进行野生变家栽的驯化工作。如抗癌药材喜树、紫杉、美登木、长春花、猪苓等；治心血管药材月见草（含丙亚麻酸，对治疗心脏病具有特殊疗效）、黄草、毒毛旋花等；抗衰老药材小蔓长春花、白首乌；对肺脓疡有特殊疗效的金荞麦等。据初步统计，我国引种栽培的药用植物大约有2000多种(包括药材种植场和植物园)。其中中药材有180种，种植面积近500万亩，年产量约2.5亿公斤。

在发展栽培药材的同时，切实注意保护野生药材资源，也是发展中药材生产，保证中药材供应的一项根本性措施。我国野生资源十分丰富，常用的植物药绝大多数来自野生。今后在很大程度上仍然要依靠野生药材。因此，一方面要充分合理利用，另一方面，要切实注意保护、更新。对生产集中的野生药材，应划区封山育药，进行人工管理，采集时应注意挖大留小，边采边种。“采光挖光”、“杀鸡取卵”、不顾长远的做法，对国家、集体和个人都是十分不利的。

二、药用植物栽培与环境的关系

我国幅员广大，各地的气候条件各异，从北向南大致可分为：寒温带、中温带、暖温带、亚热带和青藏高原等6个气候带。药用植物在环境因素的作用下，经过长期的演化和适应，在地理的水平方向和垂直方向构成了有规律的区域化分布，形成了各自特有的与环境相适应的生物学特性，对温度、光照、海拔、空气、土壤条件等形成了一定的要求。

（一）光照

光为植物的光合作用提供能量，是植物赖以生存的必需条件之一。根据药用植物对光强的反应可以分为阳生植物如穿心莲、诃子、安息香、地黄、茴蒿、薏苡等，阴生植物如三七、黄连、人参、西洋参以及耐阴植物萝芙木、肉桂等。阳生植物的光补偿点高，对强光的利用比阴生植物好，为全日照的3%～5%，光饱和点为全日照的100%；而阴生植物与阳生植物相比有较大的基粒，且基粒片层数目多，叶绿素含量又较高，叶绿素b的相对含量也高，能吸收短波的蓝紫光。阴生植物能在较低的光照强度下充分地吸收光线，光补偿点低，为全日照的0.5%～1%，光饱和点为全日照的10%～50%。耐阴植物对光的需要处于阴生和阳生植物之间，它们既可在全光照下生长，同时又可以耐受一定程度的荫蔽。当植物处于光补偿点的光强下，植物会因“消耗灯”积累而不能生存。阴生植物在强光下，阳生植物在弱光下都不能正常生长。

植物的形态建成即生长和分化的功能，也受到光的控制。此外还存在植物对自然界昼夜长短规律性变化的反应即光周期现象。许多植物的休眠、落叶、地下器官的形成及种子萌发等与昼夜长短的变化有关。根据植物开花对日照长度的反应，又可分为长日植物、短日植物、中日照植物和中间植物。短日性的南方植物在北方生长，营养期增长，往往要到深秋短日来临时才能开花，因而易受低温的危害，长日性的北方植物生长在南方的短日条件下，常常会早熟或因温度不合适而不能开花。因此，药用植物栽培必须根据药用植物的光周期的特点制定相应的栽培措施。此外，药用植物在不同生长时期对光照的要求也不一样，如黄连的“前期喜阴，后期喜光”的现象，西洋参春季的透光度应比高温的夏季的透光度稍大为宜。

（二）温度

植物的生长过程存在着生长的最低温度、最适温度和最高温度即三基点温度。温度直接影响植物体内各种酶的活性，从而影响植物的代谢即合成和分解的过程。在最适温度时，各种酶最能协调地完成植物体的代谢过程，最利于生长，当温度低于或高于最适温度时，酶活性受到部分抑制，当温度低于最低温度或高于最高温度时，酶的活性受到强烈的抑制，同时高温和低温对植物的细胞产生直接的破坏，蛋白质变性，植物致死。温度影响光合作用和呼吸作用，但呼吸作用更易受温度的影响。低温对于一年生冬性植物的开花有促进作用即春化作用。此外，许多药用植物种子的萌发需要低温处理，有的甚至需要两或两种以上的温度交替作用才能萌发，如西洋参的种子需要经过较高的温度完成形态后熟，再经过低温完成生理后熟才能发芽。因此，在生产上多采用低温沙藏、遮荫、培土覆盖等措施来满足药用植物在不同生长时期对温度的要求。

（三）水分

水分是植物原生质的主要成分，使植物保持固有的姿态。在光合作用、呼吸作用、有机质的合成与分解过程中都有水分子的参与，水还可以作为植物矿质营养吸收和运输的媒介。植物的供水状态会直接或间接影响植物的光合作用，如植物缺水时，植物根系吸收营养下降，叶子出现萎蔫，气孔关闭，影响CO_2进入，从而光合作用下降。水分过大，植物根系环境缺氧，抑制根系呼吸作用的进行，甚至厌氧细菌会产生有毒物质，不利于根系的生长，也影响光合作用的正常进行。如藏红花生长在水分过大的土壤上会引起藏红花球茎腐烂。植物水分的供应状况也会影响到药用植物的代谢，如金鸡纳树在雨季并不形成奎宁，羽扇豆在湿润年份种子和植株其他器官中生物碱的含量较干旱年份少。

（四）地势

海拔、坡度、坡向、地形外貌影响着当地环境的气温、太阳辐射、湿度等因子。如海拔增高，太阳辐射增强，气温逐渐下降，雨量分布随之增加，但到一定高度却又逐渐减少。药用植物的分布也就随着海拔的升高而出现明显的成层现象，一般喜温的植物达到一定高度逐渐被耐寒植物所代替，从而形成垂直分布带（据四川省峨嵋县的调查，川芎分布在200～800米左右，川牛膝分布在1200～2400米，黄连分布在2000米以上）。海拔高度不仅影响植物的形态和分布，而且可以影响到植物的有效成分。如黄花烟草种植在海拔高度800米时，尼古丁含量为3.58%，而在2000米时为5.44%。

坡度和坡向对药用植物的种植也有很大关系，如黄连喜冷凉气候，可是山高谷深，有寒风吹袭，易造成冻害，要选东北向和西北向坡度缓又避风的地段，如选阳坡种植，早春气温回升快，嫩叶也发得早，由于早春气温常不稳定，若遇寒流突然降温，嫩叶常受冻害。又如广东省培植砂仁的地区，在坡度30度以下三面环山，一面空旷，坡向东南的斜地，首先修成梯田，保持水土，这种条件下砂仁花多，果多，授粉昆虫多，结实率高。由此可见大地形中选择有利于中草药生长的小地形十分重要。

（五）土壤

土壤是植物赖以生存的物质基础，土壤的结构、pH值、肥力、水分等与植物生长密切相关。一般药用植物适宜在有机质含量高，团粒结构、保水、保肥性能良好，中性或微酸性的土壤上生长。如以根部、茎叶、花、果实入药的，则以种在地势平坦高燥、土层深厚、土质疏松肥沃、含有机质较多、理化性质好、保水保肥排灌方便的土壤为宜，而沙质土壤一般质地过分疏松，缺乏有机质，蒸发量大，保水性能差，可以种植北沙参等适于沙质土壤的中药。对于瘠薄粘重缺乏有机质、通透性很差的土壤，可以种植杜仲、黄柏等木本药材，同时增施有机肥料。对于偏碱的土壤可以种植枸杞、麻黄、甘草、薏苡等。药用植物的养分供应状况直接或间接地影响到有效成分的含量，如一年生西洋参幼苗在不同水平Zn、B、Ge的营养液中培养，其茎叶和根的人参皂甙含量也不一样。

三、药用植物的繁殖

每种生物体都具有再生其相似者及遗传给后代的能力，由于具有这种本性，植物“种”得以继续保存，此种复制的过程叫做生物的繁殖。人们运用现代科学理论和方法来改造现有的植物种，使它们通过自然和人工选择，逐渐发生定向的变异，进一步创造新种，这是植物繁殖的意义所在。

种子植物的繁殖可区分为有性与无性繁殖两大类，有性繁殖是植物种子通过一定的培育过程产生出新的植物。

无性繁殖是利用植物的营养器官（根、茎、叶）培育成独立的新个体。按方法的不同，可分为分株、压条、扦插、嫁接、植物组织和细胞培养等。

（一）种子繁殖

药用植物用种子繁殖最为普遍，如人参、西洋参、黄连等。具有利用运输、贮藏、繁殖技术简便，繁殖系数大，利于引种驯化和新品种培育等特点，但是，种子繁殖的后代容易产生变异，开花结实较迟，尤其是木本药用植物，种子繁殖所需年限也长。

1. 种子特性

种子是一个处在休眠期的有生命的活体，

种子休眠受内在或外在因素的限制，一时不能发芽或发芽困难的现象，是植物对外界条件长期形成的一种适应性，种子收获后在适宜发芽条件下由于未通过生理后熟阶段，暂时不能发芽的现象称为生理休眠；由于种子得不到发芽所需的外界条件，暂时不能发芽的现象称为强迫休眠。生理休眠的原因，一是胚尚未成熟；二是胚虽在形态上发育完全，但贮藏的物质还没有转变为胚发育所能利用的状态；三是胚的分化已完成，但胚细胞原生质出现孤离现象，在原生质外包有一层脂类物质，使透性降低。上述 3 种情况均需经过种子自身的后熟作用才能萌发。另外还有 2 种情况：一是在果实、种皮或胚乳中存在抑制发芽的物质如氰酸、氨、植物碱、有机酸、乙醛等，阻碍胚的萌发；二是种皮太厚、太硬或有蜡质，透水、透气性能差，影响种子萌发。种子休眠在生产实践上有重要意义，常可应用植物激素，以及各种物理、化学方法来促进种子发芽。

种子是有一定寿命的，种子的寿命就是指种子的活力，即在一定环境条件下能保持的最长年限。各种药用植物种子的寿命差异很大，寿命短的只有几天或不超过一年。种子寿命与贮藏条件有直接关系，适宜的贮藏条件可以延长种子的寿命。但是，生产上还是采用新鲜的种子，因隔年的种子发芽率均有降低。

2．种子的萌发

种子经过休眠期后，从最低的活动状态，变为生理活性很高的状态，长成幼苗，称为萌发。从形态学的观点看，种子萌发是指从种子吸水到幼根出现的复杂的生理变化过程，大致可分 3 个阶段：

(1) 吸涨：干种子大量吸水，鲜重急剧增加的阶段。种子萌发需要吸收足够水分，才能进行各种生理、生化活动。

(2) 鲜重增长的停顿期：从种子外表看表现静止，没有变化，但内部的生理活动极为活跃，进行着种子萌发的重要的生理过程。种子在发芽过程中发生的各种转化主要在这个阶段发生或开始发生。主要是：

①信息的转化——系统的形成，种子在成熟过程中由于脱水的结果，酶类成钝化状态，种子吸胀后，复合体水解。

mRNA-蛋白⟶mRNA＋蛋白

此 mRNA 为生命信使，mRNA 活化即能合成新的蛋白质，酶从钝化状态变为活化状态，加上在发芽过程中重新合成一些酶，形成一个生长所需要的酶系统。酶系统的形成则依赖于来自胚的激素信号，除去胚即中止。

②物质的转化：各类水解酶形成后，作用于种子中的胚乳或子叶中的各类贮藏物质，使大分子变为小分子，从不溶状转变为可溶状态，运输到胚的新生部位，形成新细胞、新组织所需要的各种蛋白质、核酸和细胞器。

③能量的转化：物质的转化必然伴随着能量的转化，萌发时的各种变化都需要能量的供应，萌发时酶的形成，贮藏物质的分解和转化，胚细胞分裂和生长都需要能量的供应，种子吸水膨胀后，ATP 量很快增加。

(3) 幼根突破种皮：由于根和茎的生长，鲜重再次增加，幼苗出土生长。

(4) 萌发所需的条件

①水分：水是萌发的必要条件，水分被干种子吸收是从吸胀开始的，这是一纯粹的物理过程。亲水基团，即$-NH_2$、$-OH$、$-COOH$ 吸引具有两极性的水分子，并形成水膜包围着它们自已，于是带有这种亲水基团的大分子如蛋白质和高分子的碳水化合物就“膨胀”起来。在膨胀吸水之后紧接着就是吸水同时萌发。特别是发生在萌发过程中的细胞伸长，是以大量吸水为基础的。

②氧气：萌发需要能量，它是由 ATP 的形成来提供的，ATP 是由底物链和呼吸链的磷酸化所产生的。氧气是使呼吸链的运行，也就是氧化磷酸化所需的必不可少的条件。因此，氧的存在常常是萌发的必要条件。

③温度：种子萌发过程中生理生化变化离不开酶的活动，不同的酶均有其活动的最低、最适与最高的温度三基点。因此，种子萌发要求不同的温度条件。如一些冬性一年生植物（于秋天萌发，次年春季或初夏开花结实的一年生植物）优先于 10℃萌发，而夏性一年生植物（在一个夏天内完成其整个发育的一年生植物）则优先在 26℃～30℃萌发。

3．播种

(1) 露地播种

①播种期：根据不同药用植物种子发芽所需温度条件和生长习性，结合当地气候，确定各种药用植物的播种期。在北方分春播如薏苡、决明、荆芥等，秋播如大黄、北沙参等。核果类木本植物如银杏、核桃等则宜冬播。有些短命种子，宜采后即播，如肉豆蔻、细辛、古柯等。播种期又因所处地区的气候、栽培目的而不同。一般春播宜3～4月，秋播在9～10月。

②播种方法：一般分条播、点播、撒播3种。

③播种量：是指单位面积播种时所用种子的数量，播种量与种植密度、千粒重、种子适用率等有关。

$$适用率=\frac{种子净度\times发芽率}{100\times100}$$

(2) 保护地育苗

有些药用植物，为了延长生长期，提高产量、质量，往往提前在保护地育苗待田间气温上升后定植到大田。目前，常用的育苗设施有改良阳畦、塑料温室与玻璃温室等。

①改良阳畦：在拱形覆盖的基础上，于覆盖的北侧筑一土墙，骨架一端固定在土墙上，呈半拱形，防寒性能比拱形的塑料棚更好。

②塑料大棚与玻璃温室：有加温与不加温两种。热源就地取材，可有煤、柴油、汽油或铺设热水管等。近年，工厂化育苗推行电热线并用控温仪加温。由于地温得到保证，大大缩短了育苗时间。在地热线上铺放床土，床土的配比根据所育幼苗的特性而定，小粒种子如毛地黄、穿心莲等厚度约1cm左右；大粒种子可相应增加厚度。

(二) 无性繁殖

植物无性繁殖是植物的营养器官（根、茎、叶）离体后在一定条件下形成新个体的一种繁殖方式。它不通过两性细胞的结合产生后代，而是靠营养器官的再生特性。离体后根能再生出枝条，叶、茎能再生出不定根，叶能再生出根和茎，一个茎和一个根，或两个茎嫁接起来能够结合在一起长成一个新的植株，开始独立生活。这种运用植物的营养器官（根、茎、叶）来繁殖新个体的方法称无性繁殖或营养繁殖。

1. 分株繁殖

分株繁殖就是把某些鳞茎、球茎、块根、根茎以及珠芽等部分从母株上分割下来，另得栽植，培育成独立的新植株。

(1) 鳞茎、球茎繁殖：如贝母、百合、天南星、半夏、番红花等。在鳞茎或球茎四周常发生小鳞茎、小球茎，取下做种繁殖。

(2) 根状茎繁殖：如款冬、薄荷、甘草等可将横走的根茎按一定长度或节数分若干小段，每段保留3～5个芽，做种繁殖。

(3) 块茎或块根繁殖：如地黄、山药、何首乌等按芽和芽眼位置割成若干小块，每小块必须保留一定表面积和肉质部分。

(4) 分根繁殖：如芍药、玄参、牡丹等多年生宿根草本植物，地上部分枯死后，萌芽前将宿根挖出地面，按芽的多少、强弱，从上往下割成若干小块，做种繁殖。

(5) 珠芽繁殖：如百合、半夏、山药、黄独的叶腋部常生有珠芽，取下也可繁殖。

2. 压条繁殖

压条繁殖是使连在母株上的枝条形成不定根，然后再离母株成为一个新生个体的繁殖方法。压条时，以中断来自叶和枝条上端的有机物如糖、生长素和其他物质向下输导，使这些物质积聚在处理的上部，供生根时利用，可进行环状剥皮，在压条时，在环剥部位涂IAB类生长素可促进生根。

3. 扦插繁殖

(1) 扦插生根的生理基础，是由于茎细胞遗传因子和叶、芽中产生的可运输物质相互作用产生的。这些物质中除了植物激素外，还有碳水化合物、氮化物、维生素和其他一些物质。此外，环境因子也起着重要作用。

现在认为枝条中生长素和类细胞分裂素物质间的平衡是扦插生根难易的主要原因。从分子生物化学的观点看，根原体的诱发需要mRNA的合成，植物生长素处理有提高mRNA的合成的作用。而赤霉素高浓度（直到10mol/L）时，表现为抑制不定根的形成。在较低浓度（1.0～10mol/L）下能促使豌豆插穗生根。

除植物激素外，扦插还受环境、光线、植物激素以及其他的物质的作用。

(2) 扦插时期

因植物的种类和性质而异，一般草本植物对于插条繁殖的适应性较大，除冬季严寒或夏季干旱地区不能行露地扦插外，凡温暖地带及有温室或温床设备条件者，四季都可以扦插。木本植物的扦插时期又可根据落叶树和常绿树而决定，一般分休眠期插（冬季落叶、生长停止后至春季萌芽以前）和生长期插（即在生长期间进行扦插）两类。

4. 嫁接繁殖

将一株植物上的枝条或芽等组织(接穗)接到另一株带有根系的植物（砧木）上，使它们愈合生长在一起而成为一个统一的新个体，称为嫁接繁殖。嫁接愈合成活的过程主要是接穗、砧木的形成层和薄壁组织细胞一起分裂，形成愈伤组织，使接穗和砧木彼此长在一起。其过程是当接穗嫁接到砧木上时，两者伤口表面受伤细胞形成一层薄膜，覆被着伤口，受伤细胞受削伤的刺激，分泌愈伤激素，刺激细胞内原生质生长，使形成层和薄壁组织细胞生长旺盛，填满接穗和砧木间的隙缝。由于砧木和接穗间的新生细胞紧密相接，才使两者的营养物质由胞间联丝相互传导，输导组织邻近的细胞也能分化成同型组织，产生新的输导组织，这样砧木和接穗就相互连接，愈合成一整体，故形成层的活动对嫁接的愈合有重要意义。

四、药用植物的田间管理

药用植物田间管理是保证药材生产，获得高产优质的一项重要技术措施。由于各种药用植物的生物学特性以及人们对药用部位需求不同，其栽培管理工作有很大差别，要努力做到及时而充分满足各种药用植物不同生育阶段中对温度、水分、光照、空气、养分的要求，综合利用各种有利因素，克服自然灾害，以确保优质高产。

（一）灌溉

1. 灌溉原则　灌溉量、次数和时间要根据药用植物需水特性、生育阶段、气候、土壤条件而定，要适时、适量合理灌溉。

2. 灌溉的方法　分沟灌、畦灌、喷灌、滴灌、渗灌、浇灌和渠灌。

（二）排水

就是以人工的方法排除土壤孔隙中的水分和地面积水，改善土壤通气状况，加强土壤中好气微生物的作用，促进植物残体矿物化，避免涝害。分为明沟排水和暗沟排水两种。

（三）中耕、除草、培土

中耕除草是药用植物经常性的田间管理工作。其目的是：消灭杂草，减少养分损耗；防止病虫的滋生蔓延；疏松土壤，流通空气，加强保墒；早春中耕可提高地温；可结合除蘖或切断一些浅根以控制植物生长。中耕除草一般在封垄前，土壤湿度不大时进行。中耕深度要看根部生长情况而定。根群多分布于土壤表层的宜浅耕，根群深的可适当深耕。中耕次数根据气候、土壤和植物生长情况而定。苗期杂草易滋生，土壤易板结，中耕宜勤。成株期，枝叶繁茂，中耕次数宜少以免损伤植物。此外，气候干旱或土质粘重板结，应多中耕，雨后或灌水后为避免土壤板结，待地表稍干时中耕。

培土能保护植物越冬过夏、避免根部裸露、防止倒伏、保护芽苞、促进生根。培土时间视不同植物而定，一二年生植物在生长中后期可结合中耕进行，多年生草本和木本植物，一般在入冬结合越冬防冻进行。

（四）覆盖

利用树叶、稻草、麦秆、谷糠、土壤、地膜等撒铺在地面上，叫覆盖。覆盖可改善畦面生态环境，防止土壤水分蒸发及杂草滋生，提高土温使土壤不易板结，改善土壤肥力，有利于药用植物生长。

（五）遮荫与支架

对阴生植物如西洋参、人参、三七等和苗期喜阴的植物，为避免高温和强光危害，需要搭棚遮荫。由于药用植物种类不同及不同发育时期对光的要求不一，因此必须根据不同种类和生长发育时期对棚内透光度进行合理的调剂。至于棚的高度、方向则应根据地形、气候和药用植物生长习性而定。荫棚材料应就地取材，做到经济耐用。

有些药用植物具有缠绕茎、攀援茎或茎卷须不能直立，栽培时需给以支架，以利植株正常生长。

（六）整枝

是通过修剪来控制植物生长的一种管理措施。通过整枝可以改善通风条件，加强同化作用，调节养分和水分的运转，减少养分的无益消耗，提高植物的生理活性，增加植物的产量和改善药材品质。

五、药用植物的引种

（一）引种的意义及其主要内容

药用植物的引种就是通过人工的培育，使野生植物变为家栽植物，使外地植物（包括国外药用植物）变为本地植物的过程。也就是人们通过一定的手段（方法），使植物适应环境的过程。

药用植物引种，大致有以下几种情况：

1. 野生药源不能满足需要，迫切需要人工驯化培育，进行栽培生产。如细辛、巴戟天、川贝母、金莲花、龙胆、冬虫夏草、秦艽、七叶一枝花和金荞麦等。

2. 生长年限较长，需要量大，必须有计划地栽培生产。如山茱萸、黄连、五味子、厚朴和西洋参等。

3. 野生药源虽有一定分布，但需要量很大，不能满足需要的。如射干、何首乌、桔梗、丹参等。

4. 野生药源尚多，但较分散，采集花费劳动力多者，对野生群丛也要加以保护，有条件的地方可适当地进行人工栽培或半野生半家栽。如甘草、麻黄、金钱草、半夏、薯蓣、沙棘等。

5. 已引种成功的药用植物需扩大繁殖，以满足药用需要。如水飞蓟、颠茄、番红花、西洋参等。

6. 急待引种、试种、推广栽培以逐步满足用药的需要。如乳香、没药、血竭、胖大海等。

（二）引种的步骤和方法

1. 引种的步骤

（1）鉴定引种的种类：药用植物种类繁多，据1995年3月29日《中国医药报》报道全国中药资源普查结果，我国药用植物有11,146种左右。其中不少种类存在“同名异物”或“同物异名”的情况。就常用的四五百种中药而言，存在名称混乱的就有200种左右。因此，在引种前必须进行详细的调查研究，对植物种类加以准确的鉴定。

（2）掌握引种所必需的资料：首先要掌握药用植物原产地和拟引种地区自然条件资料，根据引种的药用植物生物学与生态学特性，创造条件，使之适应于新的环境条件。有些药用植物对外界环境要求不太严格，原产地和引种地区条件差别不大，引种驯化就比较容易。有些药用植物对外界环境适应性较弱，原产地和新引种地区之间的环境条件差异也大，特别是不同气候带之间相互引种时则需通过逐步驯化的方法，使之逐渐地适应新的环境。

（3）制定并实验引种计划：根据调查所掌握的材料和引种过程中存在的主要问题来制定引种计划。如南药北移的越冬问题，北部高山植物南移越夏问题，以及有关繁殖技术等，提出解决上述问题的具体步骤和途径，然后付诸实施。

2. 引种的基本方法

主要分简单引种法和复杂引种法。

（1）简单引种法：在相同的气候带（如温带、亚热带、热带），或环境条件差异不大的地区之间进行相互引种。包括以下几个方面：

①不需经过驯化，但需给植物创造一定的条件，可以采用简单引种法。如向北京地区引种牛膝、牡丹、商陆、洋地黄、玄参等，冬季经过简单包扎或覆盖防寒即可过冬；另一些药材如苦楝、泡桐等，第一二年可于室内或地窖内假植防寒，第三四年即可露地栽培。

②通过控制生长发育，使植物来适应引种地区的环境条件的方法也属于简单引种法。如一些南方的木本植物使植物变为矮化型或灌木型，以适应北方较寒冷的气候条件。

③把南方高山和亚高山地区的药用植物，向北部低海拔地区引种，或从北部低海拔地区向南方高山或亚高山地区引种，都可以采用直接引种法。例如：云木香从云南维西海拔3000m的高山地区直接引种到北京低海拔50m的地区，三七从广西和云南海拔1500m山地引种到江西海拔500～600m地区，人参从东北吉林省海拔300～500m处引种到四川金佛山海拔1700～2100m和江西庐山海拔1300m的地区，都获得成功。

④亚热带、热带的某些药用植物向北方温带地区引种，变多年生植物为一年生栽培，也可以用直接引种法。如金荞麦、穿心莲、澳州茄、姜黄、肾茶、蓖麻等。

⑤亚热带、热带的某些根茎类的药用植物向北方温带地区引种，采用深种的方法，也可以用简单引种法获得成功。同样，从热带地区向亚热带引种也可采用此法。如三角薯蓣

(Dioscorea deltoidea) 和纤细薯蓣 (D. gracillima) 引种到北方将根茎深栽于冻土层下面，可以使其安全越冬。

⑥采用秋季遮蔽植物体的方法，使南方植物提早做好越冬准备，能在北京安全越冬，也属于简单引种方法。

(2) 复杂引种法：在气候差异较大的两个地区之间，或在不同气候带之间进行相互引种，称复杂引种法，亦称地理阶段法。如把热带和南亚热带地区的萝芙木通过海南、广东北部逐渐驯化移至浙江、福建安家落户，把槟榔从热带气候逐渐引种驯化到广东内陆栽培等。

①进行实生苗（由播种得到的苗木）多世代的选择。在两地条件差别不大或差别稍稍超出植物适应范围的地区，多采用此法。即在引种地区进行连续播种，选出抗寒性强的植株进行引种繁殖，如洋地黄、苦楝等。

②逐步驯化法即将所要引种的药用植物，沿一定的路线分阶段地逐步移到所要引种的地区。这个方法需要时间较长，一般较少采用。

六、药用植物的良种选育

选育良种是药用植物栽培中的一项重要技术措施，多年来不少的科研单位培育出来不少的优良品种，例如中国医学科学院药植所选育出来的地黄 (Rehmania glutinosa) 优良品种金状元、武陟1号、小黑英比劣种产量提高1～3倍，北京1号、2号品种，在贫瘠土地栽培同样可获得高产；薄荷 (Mentha haplocalyx) 新品种海香1号，含薄荷脑量在85%以上，江西1号品种含薄荷油2.64%～4.24%，比胜利薄荷含油量高1～4倍；红花 (Carthamus tinctorius L.)、川红1号产量比普通品种提高一倍等。此外，选出来不少的优良类型如四川产的附子 (Aconitum carmichaeli Debx.) 有南瓜叶和丝瓜叶型；东北产品人参 (Panax ginseng) 有大马牙、二马牙、长脖和圆膀圆芦型；浙江的贝母 (Fritillaria verticillata wild. Var. thunbergii Bak.) 有宽叶型、铁杆型等；枸杞 (Lycinm barbarum L.) 有江西1号、浙江2号等，这些优良类型之间的产量和有效成分的含量亦有不同。

选种的目标应该根据需要来确定。例如中国医科院药植所多年来选出的金荞麦 (Fagopyrum cymosum (Trev.) Meisn.)、一叶秋 (Securinega suffruticosa (Pall.) Rebd.)、蛔蒿 (Artimisia cina) 和洋地黄 (Digitalis lanta) 等。含量高产量高的品种或类型主要是作为提取有效成分为目的的，贝母、黄连、元胡等是以高产优质为主要目的。近年药植所在人参、西洋参的选种研究工作主要着眼于抗病高产为目标。

选育品种的方法，通常采用杂交和连续的人工选择两种方法。杂交又分有性杂交无性杂交，但经常采用的是有性杂交。

1. 有性杂交　就是采用不同特性的亲本植物进行交配。杂交种子所产生的种子叫杂种，它具有较强的生活力、较优良的性状和容易变异等特征。从杂种中容易选择和培育出人们所需要的优质高产的新品种。

2. 无性杂交　是将两个具有不同性状的亲本植物进行嫁接愈合而获得无性杂种。从无性杂种中亦可选择和培育出优质高产的新品种。

七、药用植物病虫害及其防治

(一) 病害

药用植物在栽培或贮藏过程中，受到有害生物的侵染或不良环境条件的影响，正常新陈代谢受到干扰，从生理机能到组织结构上发生一系列的变化和破坏，以至在外部形态上呈现反常的病变现象，如枯萎、腐烂、斑点、霉粉、花叶等，统称病害。

引起药用植物发病的原因，包括生物因素和非生物因素。由生物因素如真菌、细菌、病毒等侵入植物体所引起的病害，有传染性，称为侵染性病害或寄生性病害。由于非生物因素如旱、涝、严寒、养分失调等影响或损坏生理机能而引起的病害没有传染性，称为非侵染性病害，或生理病害。

在侵染性病害中，致病的寄生生物称为病原生物，其中真菌、细菌常称为病原菌。被侵染植物称为寄主植物。

侵染性病害的发生不仅取决于病原生物的作用，而且与寄主生理状态（如抗逆性）以及外界环境条件也有密切关系，是病原生物、寄主植物和环境条件三者相互作用的结果。

根据病原生物的不同，可分为下列几种病

害：

1. 真菌性病害　由真菌侵染所致的病害种类最多，如人参锈病、西洋参斑点病、三七、红花炭疽病和延胡索的霜霉病等。真菌性病害一般在高温多湿时易发病，病菌多在病残体、种子、土壤中过冬。病菌孢子借风、雨传播。在适合的温、湿度条件下孢子萌发，长出芽管侵入寄主植物内为害。可造成植物倒伏、死苗、斑点、黑果、萎蔫等病状，在病部带有明显的霉层、黑点、粉末等病症。

2. 细菌性病害　由细菌侵染所致的病害如浙贝软腐病、佛手溃疡病、颠茄青枯病等。侵害植物的细菌都是杆状菌，大者具有一至数根鞭毛，可通过自然孔口（气孔、皮孔、水孔等）和伤口侵入，借流水、雨水、昆虫等传播，在病残体、种子、土壤中过冬，在高温、高湿条件下易发病。细菌性病害症状表现为萎蔫、腐烂、穿孔等，发病后期遇潮湿天气，在病部溢出细菌粘液，是细菌病害的特征。

3. 病毒病　如颠茄、缬草、白术的花叶病，地黄黄斑病，人参、西洋参、澳洲茄、洋地黄病等病害都是由病毒引起的。病毒病主要借助带毒昆虫传染，有些病毒病可通过线虫传染。病毒在杂草、块茎、种子和昆虫等活体组织内越冬。病毒病主要症状表现为花叶、黄化、卷叶、畸形、簇生、矮化、坏死、斑点等。

4. 线虫病　植物病原线虫，体积微小，多数肉眼不能看见。由线虫寄生引起植物营养不良，生长衰弱、矮缩，甚至死亡。根结线虫造成寄主植物受害部位畸形膨大，如人参、西洋参、牡丹的根结线虫病。胞囊线虫则造成根部须根丛生，地下部不能正常生长，地上部生长停滞黄化，如地黄胞囊线虫病等。线虫以胞囊、卵或幼虫等在土壤或种苗中越冬，主要靠种苗、土壤、肥料等传播。

（二）虫害

危害药用植物的动物种类很多，其中主要是昆虫，另外有螨类、蜗牛、鼠类等。昆虫中虽有很多属于害虫，但也有益虫，对益虫应加以保护、繁殖和利用。因此，认识昆虫，研究昆虫，掌握害虫发生和消长规律，对于防治害虫，保护药用植物获得优质高产，具有重要意义。

各种昆虫由于食性和取食方式不同，口器也不相同，主要有咀嚼式口器和刺吸式口器。咀嚼式口器害虫，如甲虫、蝗虫及蛾蝶类幼虫等。它们都取食固体食物，危害根、茎、叶、花、果实和种子，造成机械损伤，如缺刻、孔洞、折断、钻蛀茎杆、切断根部等。刺吸式口器害虫，如蚜虫、椿蟓、叶蝉和螨类等。它们是以针状口器刺入植物组织吸食食料，使植物呈现萎缩、皱叶、卷叶、枯死斑、生长点脱落、虫瘿（受唾液刺激而形成）等。此外，还有虹吸式口器（如蛾蝶类）、舐吸式口器（如蝇类）、嚼吸式口器（如蜜蜂）。了解害虫的口器，不仅可以从为害状况去识别害虫种类，也为药剂防治提供依据。

（三）病虫害防治方法

1. 农业防治法

农业防治法是一种通过调整栽培技术措施，达到减少或防治病虫害的方法，大多为预防性的。

（1）合理轮作和间作：在药用植物栽培制度中，进行合理的轮作和间作，无论对病虫害的防治和土壤肥力的充分利用都是十分重要的。比如：许多土传病害，对人参、西洋参危害较严重。种过参的地块在短期内不能再种，否则病害严重，会造成大量死亡或全田毁灭。轮作期限长短一般根据病原微生物在土壤中存活的期限而定。如白术的根腐病（Fusarium oxysporium）和地黄枯萎病（Fusarium sp.），轮作期限均为3～5年。此外，合理选择轮作物也至关重要，一般同科属植物或同为某些严重病、虫寄主的植物不能选为下茬作物。间作物的选择原则应与轮作物的选择基本相同。

（2）耕作：深耕是重要的栽培措施，它不仅能促进植物根系的发育，增强植物的抗病能力，还能破坏蛰伏在土内休眠的害虫巢穴和病菌越冬的场所，直接消灭病原微生物和害虫。如人参、西洋参在播种前，要求土地要休闲一年，进行耕翻晾晒数遍，以改善土壤物理性状，减少土壤中致病菌数量，这已成为重要的防治措施之一。

（3）除草、修剪及清园：田间杂草及药物收获后受病虫危害的残株和掉落在田间的枯枝落叶往往是病虫隐蔽及越冬的场所，是翌年的病虫来源。因此，除草、清洁田园和结合修剪将病虫残株和枯枝落叶烧毁或深埋处理，可以大大减轻翌年病虫为害的程度。

(4) 调节播种期：某些病虫害常和栽培药物的某个生长发育阶段物候期密切相关。如果设法使这一生长发育阶段错过病虫大量侵染为害的危险期，避开病虫害，可达到防治目的。

(5) 合理施肥：合理施肥能促进栽培药物生长发育，增强其抵抗力和被病虫为害后的恢复能力。例如：白术施足有机肥、适当增施磷、钾肥可减轻花叶病。但使用的厩肥或堆肥，一定要腐熟，否则肥中的残存病菌以及地下害虫蛴螬等虫卵未被杀灭，就容易使地下害虫和某些病害加重。

(6) 选育和利用抗病、虫品种：药用植物的不同类型或品种往往对病、虫害抵抗能力有显著差异。如有刺型红花比无刺型红花能抗炭疽病和红花实蝇，白术短杆型抗术籽虫等。因此，如何利用这些抗病、虫特性，进一步选育出较理想的抗病、虫害的优质高产品种，是一项十分有意义的工作。

2. 生物防治法

生物防治是利用各种有益的生物来防治病虫害的方法，主要包括以下几方面：

(1)利用寄生性和捕食性昆虫以虫治虫：寄生性昆虫，包括内寄生和外寄生，经过人工繁殖，将寄生性昆虫释放到田间，用以控制害虫虫口密度。捕食性昆虫的种类主要有螳螂、螺狮、步行虫等。这些昆虫多以捕食害虫为生，对抑制害虫虫口数量起着重要的作用。大量进行繁殖并释放这些益虫可以防治害虫。

(2) 微生物防治：利用真菌、细菌、病毒寄生于害虫体内，使害虫生病死亡或抑制为害植物。

(3) 动物防治：利用益鸟、蛙类、鸡、鸭消灭害虫。

(4) 不孕昆虫的应用：通过辐射或化学物质处理，使害虫丧失生育能力不能繁殖后代，从而达到消灭害虫的目的。

(5) 物理、机械防治：应用各种物理因素和器械防治病虫害的方法。如利用害虫的趋光性进行灯光诱杀，根据有病虫害的种子重量比健康种子轻的特征，可采用风选、水选淘汰有病虫害的种子，利用温水浸种等。近年利用辐射技术进行防治取得了一定进展。

(6) 化学防治：是应用化学农药防治病虫害的方法。主要优点是作用快，效果好，使用方便，能在短期内消灭或控制大量发生的病虫害，不受地区季节限制，是目前防治病虫害的重要手段。其他防治方法尚不能完全代替。

化学农药有杀虫剂、杀菌剂、杀线虫剂等。杀虫剂根据其杀虫功能有胃毒剂、触杀剂、内吸剂、熏蒸剂等。杀菌剂有保护剂、治疗剂等。使用农药的方法很多，有喷雾、喷粉、喷种、浸种熏蒸、土壤处理等。昆虫的体壁由表皮层、皮细胞和基底膜三层所构成，表皮层又由内向外依次分为内表层、外表皮和上表皮。上表皮是表皮最外层，也是最薄的一层，其内含有蜡质或类似物质，这一层对防止体内水分蒸发及药剂的进入都起着十分重要的作用。一般来讲，昆虫随虫龄的增长，体壁对药剂的抵抗力也不断增强。因此，在杀虫药剂中常加入对脂肪和蜡质有溶解作用的溶剂，如乳剂，由于含有溶解性强的油类，一般比可湿性粉剂的毒效高。药剂进入害虫身体，主要是通过口器、表皮和气孔三途径。所以针对昆虫体壁构造，选用适当药剂，对于提高防治效果有着重要意义。如对咀嚼式口器害虫玉米螟、凤蝶幼虫、菜青虫等应使用胃毒剂敌百虫等，而对刺吸式口器害虫应使用内吸剂磷胺、乐果等。另外，要掌握病虫发生规律，抓住防治有利时机，及时用药。还要注意农药合理混用，交替使用注意安全避免药害和人畜中毒等。

但由于近年化学农药的使用量很大，大量农药投入到环境中，又因不合理的使用和滥用农药，人们越来越重视进行生物防治。

八、药用动物的养殖

动物药来源于动物体的各部位，可分为全身入药和局部入药两类：全身入药者如全蝎、地龙等；而局部入药又可分为器官入药（如熊胆），组织入药（如虎骨），衍生物入药（如鹿茸），分泌物入药（如麝香），排泄物入药（如五灵脂），病理产物入药（如牛黄）等。动物药的特点是活性强，药效显著，其生产方式大致有以下几种：

1. 天然采收

天然采收现在仍然是多种动物药的主要生产方式。但是，越是贵重的动物药其资源枯竭越严重，这是由于无计划地盲目采收，形成掠夺式生产而造成的结果。很多重要的药用动物数量急剧下降，甚至频危或灭绝。当前，紧缺的中药材中大部分是动物药，所以，建立珍贵药用动物保护，提倡资源保护和种群抚育复壮，进行合理地、有计划地轮区和定量采收是十分必要的。

2. 交叉生产

动物药的交叉性生产共有两类：①原动物利用价值上的交叉性。如养牛可以役用、肉用和乳用，同时又可用来培植牛黄，与畜牧业结合；养鳖可生产鳖肉，又可获得鳖甲；养鲍可生产鲍肉，又可获得石决明，与水产业结合。②动物产品利用价值上的交叉性。如珍珠既是美丽的装饰品，又是重要的动物药；麝香既是珍贵的动物香料，又是显效的动物药。采取与有关行业交叉性生产共同发展，综合利用，投资少而见效快，生产稳定。

3. 药用动物人工养殖

现在我国人工养殖的药用动物大约有30到40种。从3大虫类（蜜蜂、桑蚕和紫胶虫）的人工养殖历史算起已近千年，随着科学技术的进步，近代又得到飞速发展。

（1）驯化技术的发展：药用动物多属于野生动物，变野生为家养的重要环节是对动物的驯化。以经济生产为目的对动物的驯化，在理论上和应用上我国均走在世界前列，并具有中国特色。驯化可有效地提高动物生产性能和产品质量，并对饲养、繁殖、疾病防治和产品采收带来很多方便。

（2）饲料生产技术的发展：药用动物种类繁多，食性复杂，在野生状态下可主动地选择食物，而在家养条件下靠人类供应。如对动物的食性了解不够，饲食营养不全面，往往会造成繁殖障碍，生长发育受阻，体质衰弱，产品质量下降。我国对鱼类、鸟类和兽类的药用动物饲料已达到科学配比、颗粒化，特别是对添加剂和加速生长的高效饲料等的研究取得了很大进展。

（3）饲养技术的进展：近年来药用动物人工养殖技术发展很快，使动物药产量明显提高。主要有：①鹿和麝等草食兽类人工驯养成功，使鹿茸、麝香的产量成倍增长。②虎的人工繁殖成功，为我国虎的种群复壮和虎骨生产奠定了技术基础。③克服乌骨鸡的就巢性，提高了生活力和产蛋量。④温室化养龟鳖、钳蝎和土鳖虫等，打破休眠以加速生长发育。⑤发展混养技术，如鱼和龟鳖类混养等以增加经济效益。⑥以土鳖虫与钳蝎形成人工食物链，夺取动物药双丰收，形成系列化饲养。⑦移植多层笼养鸡、网箱养鱼等高密度机械化生产技术，促使药用鱼类和鸟类大幅度提高产量。⑧海洋药用动物养殖技术也有很大创造性，人工养殖技术发展很快。

（4）繁育技术的进展：在高等药用动物中应用繁殖新技术较多，如超数排卵，发情同期化，人工授精，胚胎切割和移植等都在研究应用；应用外源激素调节因动物家养而出现的内分泌失调，使多种药用动物人工繁殖成功。另外，在电刺激采精器、发情鉴定仪和妊娠诊断仪等先进设备研制上也有很大的进展。在良种繁育上，根据不同的目的和任务，提纯复壮和杂交选育工作都有很大的成绩。

4. 工程化生产

动物药工厂化生产工艺的发展可以大幅度地提高产量。如从珍珠、僵蚕、虫草的人工培养到蝎、蜈松、蛇类的电刺激采毒；从鹿的控光增茸到麝的激素增香，特别是活麝取香和活熊取胆法及增殖牛黄等工艺的发展使产量提高了许多倍。鹿茸细胞和麝香腺细胞的组织培养使动物药生产进入了生物工程时期。所以，动物药工程化生产的发展在理论与技术上已在我国形成一个独具特色的专门学科。

九、重要药用植物的栽培与药用动物养殖技术举例

（一）人参

人参（Panax ginseng）别名棒槌。为五加科多年生草本。主产于东北三省——吉林省的集安、通化、抚松、靖宇、长白等地，辽宁省的桓仁、新宾、宽甸等地和黑龙江省。此外，河北、云南、陕西等省也有栽培。以根入药。味甘、微寒。功用大补元气，固脱生津，安神。治劳伤诸损，虚咳喘促、晕眩、阳萎、消渴、妇女崩漏、久虚不复，一切气血津液不足之

症。

1. 栽培技术

（1）伐林地栽参

①选地整地作畦

a 选地：原始森林或种过参还林 20～60 年的伐林迹地，植被以阔叶林——柞树、榛柴、桦树、荆条、柳毛塘等为佳。另外，生长灌木、蒿类及撂荒地也可种植。以背风、排水良好、含腐殖质丰富的片麻岩、花岗岩风化土的活黄土最适人参生长。

b 整地作畦：地块确定后，将树木及杂草砍净，干后烧毁，再进行 2 遍以上刨土，捡出树根，耧净杂草、石块等杂物。全荫棚栽参东北阳、东阳、北阳、西北阳都常采用。按畦宽1.20～1.33m，作业道宽 1.00～2.66m，畦高 26～30cm 做成高畦。透光棚可选用适宜的阳口。

②播种：有春播、夏播、秋播 3 种。我国栽参地区绝大部分采用夏播（伏播），在较暖和地区采种后（7 月中旬至 8 月初）及时播种；寒冷地区 6 月份播种一年采收的晾干种子。秋播必须是经过催芽处理的裂口种子。春播必须是裂口后通过低温阶段的种子。主产区采用撒播。播种量 0.35～0.50kg/10m^2。上盖过筛细土 5cm。然后畦面覆盖防寒物——草、树叶、土等。

③移栽：一般 6 年生收获，其间移栽 1 次或 2 次。移栽在 10 月中旬至土壤结冻前进行。春栽即土壤化冻后进行，因时间短促，仅限小面积采用。行株距及覆土深度见表 4-15。

表 4-15　参苗移栽的覆土深度与行株距　　单位：cm

参　龄	地点	大			中			小		
		行距	株距	覆土深	行距	株距	覆土深	行距	株距	覆土深
2 年生	抚松	15.0	4.6	10.0	15.0	4.0	10.0	15.0	3.6	7.9
	集安	14.0	8.9	8.0	11.8	6.3	5.3	11.0	5.9	5.0
3 年生	抚松	20.0	14.0	11.8	20.0	4.0	11.8	20.0	5.6	10.0
	集安	16.0	10.0	10.0	14.0	8.9	7.9	11.8	7.3	5.9
4 年生	抚松	20.0	16.0	12.9	20.0	11.6	11.8	20.0	11.6	10.0
	集安	22.0	11.0	11.8	20.0	10.0	10.0	15.0	8.9	6.9

移栽前选健壮、无病、无伤残的完整参根，按大中小 3 个等级或 4 个等级分别栽植。某些地区栽前将不定根、主根上的须根及部分支根（留 2～3 条）掐掉，称“下须整形”，这是培养体形美观的边条参的一项重要技术措施。

④田间管理

a 早春管理：土壤解冻后，将防寒物耧除，并疏松畦面，弄平，最好呈“瓦背”形，防止触伤芽苞或将根耧出。

b 搭设荫棚：生长季节需搭设荫棚。形式有全荫棚、双透棚、单透光棚、弓形棚、拱形棚、脊棚、高平棚等。棚架上盖芦苇、稻草、蒿杆、紫穗槐条、竹棍、柳条、高粱杆或其他材料编织的帘子。

c 摘蕾：3 年生始开花结子。为了有计划留种和提高参根产量，一般 4 年生、5 年生留种，其他年生均于 5 月中旬开花之前摘除花序。如 6 年生收获，年年摘除花序，根产量可提高 33.6%～48.7%，还提高了参根等级，降低了生产成本，增加了经济效益。

d 施肥：常用的基肥有猪圈肥、堆肥、草炭、炕土、陈墙土、鹿粪、羊粪等有机肥料。常用的追肥为有机肥和无机肥。

e 松土除草：消灭杂草，疏松土壤，第 1 次于 5 月下旬至 6 月上旬，第 2 次于 6 月下旬至 7 月下旬，第 3 次于 8 月上旬进行。松土次数多少对人参产量并没有影响。

f 防旱排涝：旱季要浇水防旱，填平排水沟，刨松作业道土，在作业道上挖鱼鳞坑，尽量保持雨水不流失。单透棚要根据雨水多寡，适时覆盖薄膜，调节畦中土壤湿度。畦面盖草，可防止水分蒸发，保持土壤水分，又能起到防涝作用。近年有的单位已使用微型喷头定向喷灌、渗灌、滴灌，效果好。

（2）农田栽参：农田栽参是人参生产的一种较先进的技术。可以解决参业与林业矛盾。农田多分布于平原，适宜机械化耕作。

农田栽参与伐林迹地栽参方法基本一致，下面只简述农田栽参的特殊栽培措施。

①选地：选择肥沃沙质壤土，粘土通过适

当改良后也可栽参。pH值在7.0以内，平坦或微坡，排水良好，浇水方便的地块均可。前茬以玉米、谷子、小麦、高粱、豆类、苏子等为好。

②改良土壤，休闲整地熟化土壤：种植人参的当年春天开始施肥整地，首先施足基肥，如猪圈肥、堆肥、草炭等，按每平方米施用0.07～0.10m^3肥料。板结的土壤应掺砂，以调节土壤物理性状。用旋耕犁翻耕5～6次，栽前1个月做成土垄，再捣播2次。

③土壤消毒：为防止土壤带病，整地时常用多菌灵、五氯硝基苯、托布津、棉隆进行土壤消毒，以降低根病发生。多菌灵每平方米15～20g，整地时用2～3次。

2. 病虫、鼠害及其防治

(1) 病害：人参病害种类繁多，在中国有26种之多，主要有斑点病、疫病、立枯病、猝倒病、锈腐病、菌核病、根腐病、细菌性烂根及线虫病。

①人参立枯病：该病发生于干湿土交界处的茎部，或芽苞、嫩芽。病组织呈浅黄褐色软腐、缢缩变细；苗倒伏，刚倒伏的苗叶色不变；病部附有土粒，后期病部组织含撕裂状纤维组织。幼菌丝近无色，成熟菌丝细胞壁变黄褐色。菌丝有隔，多分枝，分枝呈直角，分枝处狭细。主要发生于出苗期，5月中旬严重。主要防治方法：整地时每平方米施用10g敌克松。苗期发现立枯病株，立即用50%多菌灵500倍液灌注病区，其范围要达到病株以外5～10cm，深度要达到5cm。

②斑点病：各龄参苗都发生，尤其大龄参苗更重。主要为害叶、茎、果实及花梗。叶部发病呈圆形或不规则形，黄褐或黑褐色斑，中央组织薄，色浅，边缘色深而厚。此病病原菌分生孢子梗橄榄色或褐色，分生孢子棒槌形，黄褐色，纵横分隔成2～17个单孢。发病开始于5月下旬至6月上旬，7～8月份雨季发生严重，9月以后，发病逐渐减少。防治方法：种子消毒，用1%福尔马林消毒10min，多菌灵200～500倍消毒2～4h，多抗霉素200单位浸种24h，早春在参苗未出土前用1%硫酸铜，或300倍代森铵进行床面、作业道、棚架消毒。生长期用1∶120～140倍波尔多液、多抗霉素100～200单位、代森锰锌300～500倍喷洒。

③人参疫病：本病侵染叶、茎、叶柄及根。受害叶呈水渍状圆斑或整片叶呈开水烫状，病部叶色暗绿。茎部顶端和叶柄基部发病，组织呈暗绿色软腐，复叶下垂。根感病后呈黄褐色软腐，表皮易剥离，内部组织呈黄褐色不规则花纹。带有腥臭味。该病病原菌菌丝无色，无分隔。孢子囊卵形或柠檬形，成熟破裂散出数个有鞭毛的游动孢子。疫病多发生于雨季，流行期空气相对湿度83%～95%，土壤湿度达到63.6%～65.5%。防治方法与斑点病同。

④人参菌核病：该病危害参根。病根软腐，呈白色，根皮易剥离，组织布满白色菌丝；该病主要发生在苗出土前，低温高湿发病严重。土温9℃～14℃烂根迅速，接种后4天发病，7天后形成菌核。防治方法：选择没有该菌野生寄主、排水良好的地块。整地时施用菌核利、多菌灵每平方米各10～15g。熏土：菌核在60℃条件下全部死亡，不再传染。

⑤人参锈腐病：该病发生于根的各部位，病斑呈铁锈色，圆形或椭圆形，中间凹陷。病原菌厚垣孢子近球形，串生或单生，茶褐色。一般5月初开始发病，6～7月为发病盛期。气温22℃，土壤湿度大，排水透气不良，则发病严重。防治方法：选择干燥、排水良好、通气透水性好的土地，加多耕翻次数，使土壤充分熟化，用隔年土、黄黑土掺拌及熏土等。栽参土壤可用敌锈钠和退菌特（1∶1）稀释到800倍，每平方米2.5～5.0kg施入栽参层，或用50%多菌灵250倍液，或每平方米施用20～25g粉剂；或抗生菌木梅菌土，每平方米0.5kg进行土壤处理。栽参前参苗用多抗霉素200单位浸根10～15min，或用多菌灵500倍液浸根15min。

(2) 虫害：危害人参的害虫有10多种，其中以蝼蛄、蛴螬、金针虫、小地老虎等为最甚。

危害人参的蝼蛄有两种，一种是华北蝼蛄，另一种是非洲蝼蛄。4～5月开始活动，咬断茎基呈麻状，咬食参根呈孔洞。

危害人参的蛴螬为大黑金龟子的幼虫。5月开始活动，幼虫咬食发芽种子，咬断参苗茎基部，咬食参根呈孔洞。

危害人参的金针虫有两种，即沟金针虫和

细胸金针虫。幼虫春季开始危害，以5月上中旬人参出苗展叶期为害最烈，咬食根、茎基部成缺口，或钻入根及土下茎内咬食内部组织。

小地老虎以幼虫为害参茎。

虫害防治方法：应采用田间管理与药剂防治相结合的综合防治方法。田间管理主要是增加翻耕次数，施充分腐熟的有机肥料，灯光诱杀，搞好田间卫生等。药剂防治可以在耕翻参地时，每亩施用1.5～2.0kg锌硫磷或西维因15～20g/m²。虫害严重地块可用锌硫磷乳油200倍液，或50%可湿性敌百虫0.5kg拌入10kg炒香麦麸或豆饼，加适量水配制成毒饵进行诱杀。

(3) 鼠害：危害人参的鼠害有鼹鼠、花鼠、田鼠。防治方法：鼹鼠用地箭捕杀，也可将磷化锌填入剖开的葱白内，放入洞口毒杀。田鼠可用磷化锌毒饵、食盐水毒饵诱杀，用压板、夹子等捕杀。花鼠用磷化锌毒杀，或用陷坑、套子、夹子等捕杀。

3. 收获与加工

(1) 人参的收获：一般栽培6年收获。为出产大支头高档商品参，部分地区把收获年限延长到8～9年，也有个别地区培养类似野山参体形——灵体，芦长，须长而少，一般12～15年收获。参根收获一般为9月中旬至10月初。中国医学科学院药物研究所研究表明，9月中旬采挖参根，根重达到最高峰，而且干湿比小，只有1：3.31，皂甙含量高。辽宁、黑龙江、吉林等地的试验表明，红参出品率，以9月25日收获为对照，9月5日增产12.5%，9月10日增产8.7%，9月15日增产3.1%，10月5日或10月15日减产。综观上述各项指标，9月中旬左右收获最为经济。

刨参时要防止损伤。挖出参根后，摘除地上茎，装入麻袋或箩筐、木箱运到加工厂。刨挖和运输过程中要防止长时间日晒，要及时加工或低温保存，防止长时间堆放，以免烧热变质霉烂。

(2) 人参的加工：人参的加工品种，常见的有红参、生晒参、糖参、红直须、红弯须、白直须等。

①红参的加工方法

a. 选参：选浆足饱满、完整无病或有轻微病斑的参根。按普通参和边条参标准分为两大类。边条参主根长5～7cm，侧根2～3条，较粗，须根少而长。普通参主根短粗，侧根细而多，无明显粗大的侧根。

b. 刷参：先泡一段时间，再用毛刷将根上的泥土刷洗干净。加工量少的单位可用手工刷洗，大量加工的单位则用刷参机刷洗。

c. 蒸参：蒸参是加工红参的关键技术。刷洗后的参根，按大中小分别蒸。参头朝下放入蒸参盘，盘子装满后上盖白布，即可蒸参。要求温度80℃～100℃，时间为2.5～3.0h。皮老、年龄大的时间长些，皮嫩、年龄小的时间短些。以蒸至根软、内无硬心而不破裂为佳。通化县等地研究出加工似高丽红参方法，色泽呈枣红色。温度控制在30℃～60℃～90℃～96℃～70℃，共需5～6h，蒸后摆于晒参盘中晾晒一段时间，再进干燥室继续干燥。

d. 干燥：日晒干燥只限于小量加工，大量加工则需日晒和烘烤相结合，以烘烤为主，日晒为辅。干燥分为两个阶段，第1阶段温度在70℃～80℃，烘烤10～15h；第2阶段40℃～45℃，直到干燥为止。烘烤过程中应及时排除室内潮气。待侧根干燥后下中尾（剪去支根下端较细部分），再放40℃～45℃烘干室继续干燥，干透为止。

日本加工红参方法：鲜参在冷凉处晾3天，降低水分。用高压水冲洗参根。蒸参6h。首先92℃保持2h；升高到94℃～96℃，保持4h；停止后由92℃下降到88℃需40min，为防止参根破裂，蒸前用白布条单根或二三根捆扎在一起。干燥：出屉后冷却2h，进入48℃～50℃干燥室1d，室内风速保持在0.5m/s，早晨开门窗降温去潮气，使心部冷透。上午5～11时移到晒场日晒，再移进干燥室。

e. 分等：普通红参分1、2、3、4、5g，1支16苗，为0.5kg，以下各等递增16苗，小超81～100苗0.5kg。边条红参分16支、25支、35支、45支、55支、80支和小货。16支即16苗干参为0.5kg。以此类推。

f. 包装：打潮后装入木箱、纸盒或铁盒，边装边压实，每个包装都有一定重量。为适应国际市场需要，高价销售，提高经济效益，可改大包装为小包装，分1支、2支、3支、4支、5

支5个等级。一支为20g，以下每等递增20支。具体做法：经过选、修、馏、摆，压制成方块，干后装木盒或铁盒，抽出空气。

②糖参加工方法

a. 选参：选不符合加工红参要求的，无病，芦、须、主根完整而头不足的根加工糖参。选好后去掉主根和侧根上的毛须，放熏箱中点燃硫黄熏一夜。用硫黄熏后参根色白，软，不易折断。取出刷洗干净，刮去病疤，放沸水中炸20～40min，小的时间短些，大的时间长些，炸到体内烂，再进行排针。

b. 排顺针：多采用排针机扎孔，扎遍主根。顺针即用骨针或铁针纵向由下端扎入，通向上端，但不要穿透，扎3～4针。

c. 灌糖：第1次是将排过针的参根，头朝缸壁，尾向内，辐射形平铺于缸内，压上竹帘，加上石块压牢。把熬好的糖倒入缸内，浸没参根，放置一夜取出。再灌第2次糖，时间也是一夜，取出控干后再行顺针一次，再灌第3次糖。灌完第3次糖后，放到室外晾至不粘手，再放到35℃～40℃干燥室干燥。干燥后用开水淋去体表粘附的糖，控干后放熏箱中熏4小时。

d. 熬糖：灌第一次糖的糖浆配比是50kg糖，加水10～12kg。先将水放入锅内（铜锅），再放糖，煮沸，挑起糖液拉丝不断即可。第2次灌糖是用第1次灌糖的糖浆，再加入25～30kg糖，先放糖浆，再加糖。第3次灌糖是用第2次灌糖用过的糖浆加糖15～17kg。一般1kg鲜参能加工出1kg糖参。

（二）西洋参

西洋参（Panax quinquefolium）别名花旗参、美国人参、广东人参。为五加科多年生草本植物。原产于美国、加拿大。以根入药，具有滋补强壮、养血生津、宁神益智等功能，《医学衷中参西录》上说“西洋参性凉而补，凡欲用人参而不受人参之温补者，皆可以此代之”。目前已成为中药配方中重要药味之一。主要含多种皂甙，总皂甙含量达7%左右，此外尚含有少量挥发油及单糖、双糖、多种氨基酸。

现代医学证明，西洋参皂甙具有抗疲劳、抗惊厥、抗缺氧等作用。对高血压、心肌营养不良、冠心病、心绞痛等心脏病均有较好的疗效，尤其对心脏病引起的烦躁、闷热、口渴等疗效更为明显。对癌症患者可减轻由于放射治疗和化学治疗引起的不良反应，如咽干、恶心、消瘦、白细胞减少、胃口不佳、唾液腺萎缩等。同时还能改变机体应变状态等。

中医临床证明西洋参可治疗咳嗽、肺痿、虚热烦倦、口渴少津、胃火牙痛等症。同时应用在治疗神经衰弱、植物神经紊乱、胸膜炎、感染性多发性神经炎、慢性咽炎以及乙脑和其他急性疾病的恢复期，均有较好的疗效。

我国使用西洋参已有250多年的历史，过去一直依靠进口。本世纪70年代先后在北京、吉林、辽宁、黑龙江、陕西、河北、山东等地引进种植，生长良好，亩产干参可达110kg左右，4年生最大单株重110g，质量与美国进口产品基本相同。

1. 栽培技术

（1）选地整地

①林下栽参：宜选硬木阔叶林地。多为栎树、槭树、白腊树、椴树等树种的天然次生林。树冠宜稀疏，高200～300cm，林内荫蔽度70%～80%，选排水良好的缓坡地带。

作畦：清除灌木后，整地作畦。耕翻土壤深度20～30cm，拣净草根、树根。做出中间略高的瓦背形高畦，畦宽1.4～1.5m，畦高25～30cm，作业道宽50cm。

②农田栽参：宜选前作为禾本科及豆科植物的土地，不宜在烟草、茄、蕃茄、棉花等土地上栽培。土壤宜选透水性能好、肥沃、腐殖质含量较高，并夹有大粒粗砂的砂质土壤。粘土或排水不良容易积水的低洼地区不宜栽培。

土地选好以后休闲1年，并进行翻晒8～10次。在翻晒的同时施入基肥，每亩施经过充分腐熟的厩肥或堆肥10～15吨。翻深30～40cm，以便使土壤充分风化并达到日光消毒的目的。

地整好后，以南北向做畦，畦宽150～180m，畦高25～30cm，作业道宽40～50cm，畦面做成瓦背形。为防止病虫害和清除杂草，有一些地区多用氯化钴进行土壤消毒，把药液灌注土壤中，每亩用药液22kg，15d后经翻动使毒气充分散失后播种。也可用50%多菌灵消毒，用药量10～15g/m²。在地下害虫多的地区可用75%锌硫磷700倍液消毒。

(2) 繁殖方法：用种子繁殖。7～8月果实呈鲜红色时采下，放入筛中搓去果肉，冲洗干净，经水洗漂去病粒及不成熟的籽粒。种子取出后用50%多菌灵500倍液消毒10min，取出稍干，按种子与砂1∶3比例使种子与砂充分混匀放入木箱内，埋于地下，使箱沿与地面平行，上覆10cm稻草。为防鼠害，木箱上下两面可用铁丝网封严。

①生长发育：西洋参种子具有休眠特性，主要是种胚发育缓慢和内在抑制因素引起的。种子要达到完熟，需经过形态后熟和生理后熟两个阶段。

a 形态后熟（种熟-胚熟）：即果实成熟脱离母体后，种胚发育需保持18℃～20℃，约经30～40d；后期需保持10℃～20℃，约3～4个月，种胚逐渐发育分化完善，具有胚根、胚茎、雏形真叶、两片子叶抱合胚茎和真叶，以后种皮开裂，种胚急剧生长。

b 生理后熟（胚熟-发芽）：种胚发育完善，要求0℃～5℃低温阶段约3.5～4个月，此时期低温可促进生长物质的形成，解脱抑制物质的抑制作用。

在生产中，完成这两个后熟阶段，主要采用砂藏处理的方法。

②催芽期间的管理

a 搭棚：为防止强光暴晒和雨水进入箱内，要架设大小适宜的荫棚，周围挖好排水沟，防止积水。

b 倒种：催芽期间要定期倒种，使箱内上、下层温度和水分一致，通气良好以利种胚发育，裂口前每15d倒种1次，裂口后每7～10d倒种1次。倒种次数少，裂口不齐，容易烂种。倒种的方法：将种子从箱内取出，放在塑料布上，用锹充分翻倒，并挑出霉烂种子，砂土过湿可在背阴处晾一晾，但不宜强光暴晒。

c 调节水分：要经常进行检查，发现水分不足，可浇水调节，一般在倒种前一天浇水，浇水量以渗到种层1/3处为度，次日倒种可使种层水分基本均匀适量。如果用纯砂催芽要特别注意水分调节，含水量越大，发芽率越低，当含水量高达25%的饱和状态，全部种子都不能发芽。

d 调节温度：催芽最适宜的温度为18℃～20℃，温度太高会影响种胚的发育，温度达到30℃种子易腐烂；箱内温度低，可揭开棚盖日晒，提高温度。温度过高应盖帘遮荫或置阴凉处，防止温度升高。

e 裂口种子的冬季贮藏：完成形态后熟的种子，要翌年春季播种，需在封冻前选择背阳干燥场面，挖一坑窖贮藏。窖底用木头或石块垫起，将种子箱放入窖内，箱口高出地面15cm，上盖薄膜，培土30cm踏实。待土封冻后，再盖稻草或树叶，浇灌适量水，封冻后，再用帘子压好。周围要挖排水沟，防水和鼠害，翌春取出播种。

亦可使种子与砂按1∶3混均匀，放入直接挖好的坑内，深1m，宽长根据种子量而定；放好后留30cm的上沿，上覆25cm的砂再盖草帘越冬（北方）。

③播种：分春播和秋播。用播种机播种也可用手工播种。手工播种多用点播法，即先在整平的畦面用播种板压穴，行、株距8×5cm、5×5cm、10×5cm都可。每穴放一粒种籽，播后覆土。每亩需种量为7～9kg，上覆盖鲜稻草或麦秸厚10cm，保持一定湿度。第2年春季出苗，从采种到出苗全部过程大约20～22个月。

④移栽：西洋参在美国多采用直播方法，播种后一直到第4年收获。我国多数地区采用一三制或二二制移栽。即播种出苗后第1年或第2年秋移栽。春季在土壤解冻后，芽苞尚未萌动，根毛尚未长出也可移栽。

栽前选健壮参苗，按大中小分级，分别移栽。栽种前用50%多菌灵500倍液或40%代森锌500倍液浸泡5min，或喷雾使根湿为止，稍凉即可移栽。

移栽时，将参侧根顺直，不弯曲，使主根与地面保持30°角。芽苞处覆土深3～4cm。栽后畦面平整，并做到边起苗边移栽。注意不要使芽苞和根皮层部受到损伤。行、株距20cm×10cm，根据参根大小可适当增大或缩小株距。覆土后再盖稻草或麦秸10cm，以利防寒保湿。

(3) 田间管理

①搭棚遮荫：西洋参忌强光直射。目前，我国栽培西洋参主要采用两种不同的遮荫方式：一种是传统的矮棚，一种是平顶高棚。矮棚前檐高90～120cm，后檐高60～90cm，上面盖苇

帘、草帘，也可用竹帘、高粱杆、芦苇、树枝等材料，编制成双透帘。帘宽200～250cm，透光度20%左右。另一种是高棚，棚高200cm，柱间距为200～220cm，水泥柱栽在参床中间，以8号铁丝或其他坚固材料做横梁。要搭牢固以防被风吹倒。遮荫透光度20%～25%，于解冻前搭好。

②合理调节光照：不同时期和不同年龄的参苗对光照条件要求不同。一般夏季比较凉爽的环境，透光度可大些，高温季节透光度可少些。平原地区透光度可以18%～20%，山区凉爽的环境透光度可达22%～25%；一二年生平原地区透光度可达18%～20%，三四年生透光度可达22%～25%，要随年龄和季节变化灵活掌握。合理的光照可以减轻病害，提高保苗率和产量。

③除草追肥：参畦内杂草要及时清除，拔草时注意不要把参苗带出。一定要勤除。

追肥：2年生以上的参苗，特别要注意追肥。生长期间追肥，可施复合肥或用0.5%的磷酸二氢钾液于花前进行叶面喷施，每15d1次；亦可在花果期喷2%的过磷酸钙（1kg过磷酸钙加水50kg浸泡24h，在浸泡过程中要充分搅拌3～4次，取上清液，于傍晚喷于叶面），半月1次。

休眠期追肥：二三年生参苗，待秋季回苗后或春季解冻后将畦面覆盖的稻草取掉，将腐熟好的豆饼或复合肥撒入畦面，轻轻松土，使肥与土混合均匀，再将草盖好，可促进参苗生长，提高产量。

④摘蕾、补苗：西洋参移栽后，有时因病虫害等因素影响，造成缺苗断垄，为使苗全，应在回苗前做好标记，待回苗后及时补栽，确保苗齐，以提高单位面积产量。

2年生以上的参苗，每年开花结果。大量的开花结果，消耗过多的营养而使参根增长缓慢。因此，要注意调节参苗生殖生长和营养生长，这对加速参根增长提高参根产量十分重要。在不留种子的地块，当花茎抽出1～2cm时，选晴天及时摘除，一般可提高小区产量55.9%，平均根重提高52.7%。

2. 病虫害及其防治

(1) 立枯病：病原是真菌中一种半知菌。此病主要发生在出苗和展叶期，一年生参苗发病严重。受害参苗在干、湿土交界处的茎部呈环状缢缩，幼苗倒折死亡。防治方法：①播种前用50%多菌灵或代森锌进行土壤消毒。10～15g/m²；②发病初期可用50%多菌灵500倍液浇灌病区，浇深3cm，参叶用清水淋洗。及时清除病株、病叶，深埋或烧毁。

(2) 斑点病：是真菌中的一种半知菌。此病主要为害叶部。茎叶果实也受害。叶片上发生不规则或近圆形褐色病斑，严重时叶片早期脱落。防治方法：①做好清园工作，及时清除或烧毁病残株；②展叶后可用克菌丹500倍或65%代森锌500倍液，每7～10天1次，以喷洒叶面为佳。

(3) 疫病：病原是真菌中一种藻状菌。此病主要危害叶片，根部亦可受害。病叶呈暗绿色水渍状，根部受害呈浅黄褐色软腐，根皮易剥离，内部组织呈黄褐色不规则花纹。高温多雨季节发病严重。防治方法：①加强田间管理，注意排水；②发病初期叶面喷瑞毒霉或敌克松500倍液，每7～10天1次。

(4) 根腐病：病原为真菌中一种半知菌。此病为害根部，受害根呈灰黑色湿腐。防治方法：①及时拔除病株，并进行消毒；②发病初期用50%多菌灵或50%甲基托布津500倍液浇灌病穴。

(5) 锈腐病：病原为真菌中的一种半知菌。此病主要危害根部和芽苞，茎基部亦可受害，根上部斑，锈红色，逐渐扩大，造成腐烂。防治方法：参见根腐病。

(6) 蛴螬（又名白地蚕）：属鞘翅目金色甲科。以幼虫危害，咬断参苗或咀食参根，造成断苗或根部空洞。

(7) 地老虎（又名乌地蚕）：属鳞翅目夜蛾科。主要有小地老虎和黄地老虎，以幼虫危害，咬断根茎。

(8) 蝼蛄（又名拉拉蛄）：属直翅目蝼蛄科。主要有华北蝼蛄和非洲蝼蛄两种，成虫或老虫咬断幼苗，并在土中做隧道，被害苗断处呈麻丝状。

(9) 金针虫（又名叩头虫）：属鞘翅目叩头虫科。主要有细胸金针虫和沟金针虫两种。以幼虫危害苗根部。

以上4种地下害虫的防治方法基本相同：①施用的粪肥要充分腐熟，最好用高温堆肥；②在虫害发生期间用25%锌硫磷乳油700倍液或90%敌百虫1000倍液浇灌；③毒饵诱杀。

3. 采收加工

美国及加拿大平均0.405公顷（1英亩）产干参681kg，我国产干参每亩110～120kg。一般生长4年后于9～10月枯萎初期采收。

采收时，将根挖出，用水冲洗干净，在室外稍风干，放干燥室的架上摊薄加温或用红外线烘干。开始温度保持21℃～22℃，每天使温度略有增加，并行翻动，适时通风。干燥室的温度不宜超过33℃，3周至1个月时间干透，按大中小分等，即可贮藏或药用。要注意防潮、防蛀。

（三）砂仁

砂仁（Amomum villosum）又名阳春砂仁、阳春砂，为姜科多年生草本。主产于广东省阳春、信宜等县，近年广西、云南、福建等省区有引种栽培。以果实和种子入药。味辛、性温。有行气、温中、健胃、消食、安胎的功能。主治胃腹胀痛、食欲不振等症。

1. 栽培技术

（1）选地整地：宜选择肥沃疏松、保水保肥较好的砂壤土或轻粘壤土，空气湿度大，土壤湿润，常绿阔叶林的山坡，园内或四周植被比较丰富的地方种植为好。种前开荒整地，砍除过密或不适的荫蔽树，调整荫蔽度。开排水沟，并根据地形，开成梯田或梯带，利于水土保持，可旱涝保收。如在平原果树林下种植，可作成拱形畦，有利于排水。

（2）繁殖方法

①种子繁殖：春播于3月，秋播于8～9月进行。秋播出苗率较高。苗圃选择土质肥沃，疏松的阴湿地。精细作畦，畦高15cm，宽1～1.3cm。播前施足基肥。按15cm行距开沟点播。播深1～1.5cm。播种量每亩3～4kg。一般播后20天出苗。待到长出10片真叶时，按行株距20×20cm假植。苗高50cm左右出圃定植。

②分株繁殖：春植在3月底～4月初，秋植在9月，选阴雨天进行，以春植为好。选取壮苗上的带1～2个节的嫩根状茎为种苗，按1m×1m行株距栽植。种时将老根状茎斜埋入土中6～10cm深，压实，嫩根状茎用松土覆盖。种后淋定根水。

（3）田间管理

①除草割苗：幼龄砂仁地，要勤除草，到开花结果年限后，每年于2月和8～9月各除草1次，并结合清园割枯菌、病、弱苗，但要注意避免伤幼笋和根状茎。

②施肥培土：苗期施肥要勤施轻施，一般施1∶8稀尿水或1000倍硫铵水。假植后施1∶3尿素或300倍铵水。对新植砂仁，除施磷钾肥外增施氮肥，以促进植株增殖和生长健壮。已达开花结果年龄时，每年施肥2～3次。第1次于2月，每亩施沤过的过磷酸钙25～40kg，尿素1.5～2.5kg。第2次在收果后，每亩施土杂肥750kg左右，硫酸铵5kg，以恢复生势，促进花芽分化。第3次于11月，亩施熏土1000kg，以防寒保暖。

③调整荫蔽度：根据砂仁不同生育阶段对光照的要求，通过修剪、砍伐和补种荫蔽树来调整砂仁园的荫蔽度。荫蔽树宜选根深、树冠宽，落叶易烂的树种，如榅树、白饭树等。

④人工授粉：在缺少优良传粉昆虫的地区或地块进行人工辅助授粉，可大幅度提高砂仁结实率和产量。人工授粉方法分抹粉法和推拉法两种。抹粉法是用一小竹片将雄蕊挑起，用食指或拇指将雄蕊上的花粉抹到柱头上，再往下斜擦，使大量花粉塞进柱头孔上。推拉法是用中指和拇指横向夹往唇瓣和雄蕊，反复推拉，使大量花粉塞进柱头孔内。

⑤保护或引进传粉昆虫：在砂仁高产区有优良传粉昆虫，是提高砂仁结实率和产量的重要因素。砂仁的主要传粉昆虫有黄绿彩带蜂、埃氏彩带蜂和虹彩带蜂。此外，云南新产区还有排蜂、无刺蜂和本地小型中蜂等。这些传粉昆虫必须加以自然保护和引进利用。主要保护措施是在砂仁园或四周多种蜜源植物，选植被丰富、阴湿、水源充足等生态条件适于传粉昆虫繁衍的地方种植；花期严禁使用化学农药。

2. 病虫防治

（1）幼苗叶斑病：叶部病害。先出现水渍状病斑，后发展连成大片，乃至叶黄干枯。在多雨积水情况下易发病。防治方法：提早播种，注意通风，排水和适宜荫蔽；播前用3石硫合剂消毒土壤；发生初期用50%托布津1000倍液或80%炭疽福美800倍液、喷雾防治。

(2) 幼苗炭疽病：病株叶片出现褪绿斑甚至穿孔，遇连阴雨，则全叶下垂。多阴雨或荫蔽过度发病重。防治方法参见幼苗叶斑病。

(3) 成株叶斑病：罹病植株叶片出现黄褐色斑，中央灰白色。病斑汇合致使叶片干枯。防治方法：清园，处理病残株和枯枝落叶；发生期用富士一号乳剂600倍液喷雾防治。

3. 采收加工

广东于7月底8月初，云南于8月中至10月上旬分批采收。成熟果为紫红色，种子褐色至黑色。采收时用剪刀从果柄处剪下。果实在烤房内焙干。焙筛装鲜果10cm厚，先用90℃～100℃烤2～3h杀青，后待其冷却，使果皮收缩，再置炉中80℃烘干。烘干后在筛内冷却24h，然后装塑料袋保存。

(四) 天麻

天麻(Gastrodia elata)属兰科多年生共生草本植物。别名明天麻、木浦、鬼督邮等。以地下块茎入药。

我国利用天麻治病，已有2000年的历史。天麻味甘、性微寒。能益气、定惊、养肝、止晕、祛风湿、强筋骨。主治风湿腰膝痛、口眼歪斜、四肢痉挛、肢体麻木、眩晕头痛、小儿惊厥等症。

天麻主要分布在我国四川、云南、贵州、陕西、安徽、河南、吉林、台湾等省。过去都为野生，近年野生变家栽成功。全国各地都有引种试种。陕西省汉中地区产量最高，为全国天麻生产基地。

天麻主要化学成分是天麻甙，并含有对羟基苯甲醇、β-谷甾醇、胡萝卜甙、柠檬酸及其单甲脂、以及棕榈酸和蔗糖。

1. 栽培技术

(1) 选择场地：栽培天麻的场地，不但要适合天麻生长，同时也要对蜜环菌生长有利。土壤质地、坡向、荫蔽条件，对天麻和蜜环菌生长都非常重要。培育菌床、栽天麻时都应选择砂土和砂壤土，忌粘土。粘土透气性差，不但影响蜜环菌生长，同时易感染杂菌。如陕西省勉县松坪药场，砂土中栽天麻6穴，收12.3kg，粘土中10穴，由于染杂菌，仅收0.4kg。

(2) 培育蜜环菌材与菌床

①培养菌枝：利用树枝培养菌种，密环菌长的快，培养时间短，容易控制杂菌。菌枝不但可用来培养菌材和菌床，在栽天麻和播种时，还可在菌长得较差的地方补充菌种。种用菌枝培养的菌床，木材新鲜，营养丰富，杂菌少，天麻产量高。3～8月份，选直径1～2cm的阔叶树枝条，砍成6～10cm长，为了缩短培育时间，提高菌枝质量，可先将砍好的树枝浸泡在0.25%硝酸铵溶液中10min左右。接着挖30cm深、60cm见方的坑，在坑底平铺一薄层树叶，然后一根靠一根摆两层树枝，采挖野生带有蜜环菌菌索的树根，或选无杂菌污染已培养好的菌枝或菌材用作菌种，摆在树枝上，覆一薄层腐殖土，在菌种上再摆两层树枝，用同法应当培养6～7层，最后顶覆土5～6cm，再盖一层树叶以保湿。大约40天左右，蜜环菌就可在树枝上长好，称作菌枝。6～7月份培养菌床时就可用来作菌种，温湿度适宜，培养1个月就能应用。

②培养菌材及菌床，一般阔叶树种都可用来培养蜜环菌，但以木质坚实壳斗科(Fagaceae)植物的树干最好，如槲栎(Quercus aliera)、板栗(Castaneamollissima)、栓皮栎(Quercus variabilis)等树种，蜜环菌生长旺盛，且可延长菌材使用时间，桦树(Betula platyphylla)蜜环菌生长快、但不耐腐。选择直径5～10cm的树干，锯成40～60cm长的节，在树棒的两面或三面每隔3～5cm，砍一鱼鳞口，深度以砍透树皮到木质部为宜。

a 培养菌材：挖坑深50～60cm，大小视培养菌材数量而定，一般以100～200根树棒为宜，数量不宜过多。坑底铺一层树叶，平摆树棒为宜，数量不宜过多。两根树棒间加入菌枝2～3根，用土填好空隙，用此法摆放4～5层，顶复土10cm厚。

b 培养菌床：一般在6～8月份培养菌床，当年即可用来栽种天麻，作为种子播种用的菌床，应在冬10月和早春3月培养，种子发芽后，正为蜜环菌生长旺盛季节，可提高接菌率和天麻产量。挖深30cm、60cm见方的坑，坑底先铺一薄层树叶，摆新鲜木材3～5根，棒间距离2～3cm放菌枝2～3段，盖一薄层砂土，如法培养上层。穴不宜过大，每穴5～10根菌材为宜，然后盖土 10cm。

(3) 块茎无性繁殖栽培方法

①栽植期：分冬栽与春栽。11 月份天麻收获季节边收边栽，适合于秦岭以南冬季不十分严寒的地区。春栽在早春 3 月土壤解冻后即可收获移栽，适合我国华北、东北地区。

②种栽的选择：无性繁殖的种麻也称种栽，主要是白麻和米麻。选择种栽时注意以下几个标准。a：白麻个体如手指大小，重 10～20g，个体太大的种麻往往是退化的表现，小麻米是很好的繁殖材料。b：种麻黄白色、新鲜。c：无病虫危害，特别要注意介壳虫危害。d：表面无蜜环菌侵染。e：无机械撞伤。

③栽培穴的大小：栽培天麻以穴（窝）为单位，大穴蜜环菌可互相感染，提高接菌率，但一旦感染杂菌，反而损失更大。据我们在陕西省宁强县东风 3 队调查，穴越大，棒越多，穴单产虽高，但并不因棒数增加而平均每根棒天麻产量相应递增。

④层次：栽培穴的层次，应根据不同地区和海拔高度而定。一般采用栽 2 层的方法，天旱时下层产量高，雨水较多时上层产量高。但雨水多的高山区及东北寒冷地区，应采用栽单层的方法。如栽 4～5 层，因最下层透气性差、温度低，影响蜜环菌及天麻生长，产量不随层数增加而增加。

⑤种麻摆放的方法及栽种量：种栽摆在两棒之间。用白麻作种，每两棒间摆种麻 3 个，两头的两个顶芽向外，在棒的两头还可放两个种麻，等于每棒 3～5 个，重 50g 左右。麻米作种，可撒在靠近菌棒的两边，如 1 穴 5 根棒，撒麻米 50g 左右。

⑥栽培方法：天麻无性繁殖，栽培方法很多，我们仅介绍最基本的菌棒伴栽法和目前较好的菌床栽培法。

a 菌棒伴栽法：菌棒伴栽法是最基本的栽培方法，其他方法都以它为基础。这种方法接菌率高，产量也较稳定。如陕西省宁强东风三队，1971 年采用菌棒伴栽法栽培 83 穴，1973 年 10 月收获，有空穴 5 个，空穴率 7.5%，实收 78 穴，平均穴产 1.56kg。

以每穴放菌棒 9 根为例，开穴深 33cm，穴底顺坡向做 10～15°的斜面。先栽下层，撒一薄层树叶，不宜太厚，以能盖住土壤为宜。将已培养好的菌棒顺坡摆 5 根，顺坡放菌棒比横坡放容易排水。棒与棒的距离为 2～3cm。放好种子后盖土至棒平，然后再撒一薄层树叶。用同样方法栽上层，最后顶盖土 10cm。

菌棒伴栽法目前仍在大量使用。尤其在新引种地区，或利用室内、防空洞等条件栽培天麻时多用此法。但这种方法往往因培养菌材的时间较长，木棒已开始变朽，营养较差。另外，集中培养菌材时，一旦被杂菌污染，损失也大。故我们在此基础上，又研究成功菌床栽培方法。

b 菌床栽培法：菌床栽培法是 1973 年我们试验成功并推广于生产的一种方法。这是目前最好的一种方法。如东风三队 1973 年收获采用菌床栽培法栽的 38 穴天麻，生长期 1 年，每穴 5 根菌棒，菌棒的长度和直径都比往年小 1 倍，空穴率降低到 1.1%，实收 334 穴，总产 526.6kg，平均穴产 1.575kg。宁强县广坪区姚家山药场，1975 年用菌枝培养菌床 856 穴栽天麻，1976 年收获 789 穴，总产 2195.6kg，平均 2.783kg/穴。菌床栽培法能减少空穴，使天麻稳产高产。其主要原因是预先已将菌床培养好，栽种天麻时，挖开菌床，拿出上层菌棒，下层菌棒不动，然手在两棒间用小铁铲挖一个小洞，放入种栽，盖土至棒平。上层栽法同菌棒伴栽法，只是将原穴挖出的菌棒还放回去。这种方法可以调节农活的忙闲，合理安排劳动力。抽 5～7 月份农忙季节的小闲时间就可分散培养菌床，每穴只有菌材五六根，如果感染杂菌，可以弃而不用，浪费不大。同时，菌棒就地培养就地利用，还可避免转运过程中对蜜环菌的不利影响，节省劳力。此外，栽种天麻时，未动下层菌棒和周围的土壤，使天麻能很快和蜜环菌建立共生关系，接菌快，接菌率高，栽后 1 个月左右就可接好菌。这种方法应大力推广。其缺点是预先要占地，但它仍是大面积生产天麻的最好的一种方法。

(4) 有性繁殖播种技术

①培育种子：选择较平坦的树荫下、砂土或砂壤土栽植箭麻，如无遮荫条件，出苗期应搭棚荫蔽。栽植期分春、冬两次。南方冬季不十分寒冷的地区选冬季 11 月份栽箭麻，北方应在 3 月份解冻后栽植。应选 150g 以上，无病虫

危害、顶芽完好的箭麻作培育种子的种麻。栽时应顶芽向上，防止有石块压住顶芽，两箭麻间距5cm左右，覆土3～6cm。箭麻贮存的营养已足可满足抽薹开花结果的需要，故不必再放菌棒。春季出苗后应在花薹旁插一竹杆，将箭杆捆在杆上，防止倒伏。经常浇水防旱。开花后进行人工授粉。左手捏住刚开放的花朵、右手拿小镊子伸入花筒内，将唇瓣压平展，以便利授粉。从另一朵花内捏取冠状雄蕊，放在被授粉花筒内匙形柱头上，移放时花粉粒一端应靠紧柱头，使花粉粘在柱头上。授粉后约20d左右，果子纵缝线突起，在未开裂前，用手轻捏果实，如已变软，即为适宜采收期，可将其上下五六个果子采下，装入纸袋备用。如果果实开裂后采收，则大大降低种子发芽率。

②播种技术：6～7月份种子成熟后应随采随播，不宜久存，播不完的种子应保存在冰箱内。每穴播10～15个果实的种子。播种方法很多，下面介绍两种较好的方法。

a树叶菌床法：播种时揭开预先培养好的菌床，然后在穴底铺一层青冈树落叶，厚度以压实后有半指厚（0.5cm左右）为宜，将种子播种在落叶层上，覆盖一薄层落叶后，摆好下层菌棒，然后在棒间再撒少量种子，盖土至棒平。再铺上层树叶，以同法播上层，顶覆土6～10cm。

b伴菌播种法：ⓐ培养菌种。在无菌条件下，将PDA培养基培养的紫萁小菇菌种，转入2级麦麸培养基中，待菌长满培养瓶后，转入3级树叶（以壳斗科植物树叶最好）培养基中，大约1～1.5月，树叶长满紫萁小菇菌丝，即可播天麻种子；ⓑ播种方法。从培养瓶中取出已培养好的紫萁小菇3级生产菌种，置于盆中分开叶片，把将裂果种子抖出均匀撒在菌叶上，边撒边拌，然后在播种穴底铺树叶一薄层，均匀撒入一半已拌种子的菌叶，放好蜜环菌菌棒，覆土至棒平，然后用同法播上层，撒入剩下一半拌种的菌叶，播后穴顶覆土10cm，最后在穴顶盖一层树叶，可起到保水及调节地温的作用。

2.田间管理

田间管理工作主要有防旱、防涝、防冻和防治病虫危害。天旱时尤其6～8月份正是天麻生长旺季，应及时浇水。雨水过多时，应开好排水沟，引出播种穴内积水。冬季降温时，尤其是初冬，天麻最易遭到冻害，应加厚盖土或用稻草覆盖，防止冻害。

3.天麻的收获与加工

（1）收获：天麻有性繁殖，6～7月份播种，一般播后1.5年，次年11月收获。如果发芽原球茎能早期接上蜜环菌，播种当年11月便可形成适合移栽的白麻和米麻。无性繁殖11月栽种的，次年11月收获，春3～4月栽种的，当年11月或翌春3月皆可收获。

深秋季节，随着气温的下降，天麻在完成一年度的生长发育之后，已“元浆定型”，便开始进入休眠期。此时采收药效高。东北吉林省山区9月下旬至10月上旬采收，南方较温暖的地区如陕南在10月底至11月间收获。

收获时将窝内菌棒挖起，取出箭麻、白麻和米麻，然后将穴的四壁挖动，尤其是靠坡上方最肯长天麻。收获天麻时要轻取轻放，仔细装运，不能碰撞，机械损伤是造成减产和空穴的主要原因。

（2）加工：天麻收获后要及时加工，否则会因麻体鲜嫩，长时间堆放引起腐烂。另外有的麻体上带有蜜环菌，如果将大量收获的天麻堆放在一起，蜜环菌就会侵入天麻体内繁殖生长，引起天麻腐烂。加工天麻有以下几道工序：

①分级：根据天麻大小，可分为3～4等。150g以上的为1等，100g～150g的为2等，100g以下的和挖伤的为3等。

②清洗泥土：将以上3等天麻，分别用水冲洗干净，量多时运输困难，即可在竹篓中用水管急水冲洗。当天洗净的天麻，当天一定要加工处理，如果泡在水中过夜，加工出的天麻为黑色，影响药用。

③刨皮：鄂西加工天麻，都用薄铁片刨净表皮，煮沸后烘干。加工的天麻叫明天麻，也叫雪天麻。现在由于人工大面积栽培，天麻的收获量很大，如果都经过刨皮，不但影响加工进度，而且刨皮后来不及蒸煮，放置过久，就会变质腐烂，失去药用价值。故除出口或特殊用途外，都不进行刨皮。

④蒸煮：蒸煮是天麻加工的重要工序，不经蒸煮直接烘干或晒干，天麻会皱缩，不透明，色泽差。有些地区用蒸的方法，即将天麻洗净

后按不同等级分别放在笼屉上蒸15～30min，以呈无白心为度。这种方法在加工数量较少时适用；加工量较大，一般多采用水煮的方法。水开后，将天麻按不同等级投入水中，一般5kg天麻加100g明矾，150g以上的大天麻，煮10～15min，100～150g的煮7～10min，100g以下的煮5～8min，等外的煮5min，以能过心为准，从暗处往亮处照看，没有黑心，或折断一个天麻检查，白心只占天麻直径的1/5即可出锅。千万不能煮得过软，煮的时间太长，否则会大大提高折干率，有时鲜麻3.5～4kg才能加工干麻0.5kg，损失太大，也影响药效。

⑤熏：天麻煮好后放入熏房，用硫黄熏20～30min。熏过的天麻，色泽白净，质量好。并可防虫蛀。

⑥烘炕：烘烤天麻，火力不可过猛，农村一般用火炕烘烤。炕上温度开始以50℃～60℃为宜，便于麻体中水分迅速蒸发。开始温度过高（超过80℃），麻体外层因水分蒸发过快易形成硬壳；开始温度过低（低于45℃），会长霉菌引起腐烂。当干至7～8成时，取下用手压扁，继续上炕。此时温度应在70℃左右，不能超过80℃，以防药麻干焦变质。天麻全干后，立即出炕，如延长时间，天麻也会烧焦。天麻收获量大，为了要及时加工，可用机械化加工的方法在炕房烘烤。但应经常检查，防止霉变和焦枯。

（五）黄连

黄连（Coptis chinensis）因其根茎连珠而色黄，故名黄连。

黄连主要分布在我国四川、湖北、云南、陕西、湖南、贵州、广西、广东、安徽、台湾等省区。四川、陕西、湖北为家种，其中以四川栽培面积最大，产量占全国之首，其他各省大部为野生，或近年才开始试种。由于产区及种类不同，在商品上有味连、雅连、云连之分。云连分布于滇西北的维西、中甸、丽江、碧江、福贡等县；雅连主产于四川省洪雅、峨眉、峨边、雅安等县；味连栽培面积最大，主要分布在川东、鄂西及陕南等地区，四川省石柱县、湖北省利川市为主产区。味连又分南岸连与北岸连，主要以长江为界，产于长江南岸者为南岸连，江北者为北岸连，北岸连质量优于南岸连。

黄连以根茎入药，其化学成分为多种生物碱，以小檗碱为主，其次为黄连碱、甲基黄连碱、巴马亭、药根碱及木兰花碱、阿魏酸等。根须及叶中也含有小檗碱，常用作兽药。

黄连性寒味苦无毒，有泻火、燥湿、解毒作用，为苦味健胃剂，主治消化不良、呕吐及肠炎，止泻、止腹痛。据近年研究黄连具抗生消炎作用，浸剂外用可治眼结膜炎，也可用作化脓性外症防腐剂，煎剂能杀赤痢菌、伤寒菌、大肠杆菌等，在医疗上用途甚广。

1. 栽培技术

（1）黄连的繁殖：味连可用种子繁殖和扦插繁殖，用芽苞进行扦插，繁殖系数低且费工，故生产上多采用种子育苗。

①采种：5月上旬（即立夏前后）种子成熟，呈黄色，应立即采收，否则种子由果实顶端裂孔处脱落。选晴天将果枝折断，勿倒置，装入布袋，运回室内抖出种子，不能日晒，使裂孔闭合，种子不易脱落。一般亩产5～10kg，多者可收20kg。由于栽植年代不同，有试花、当年、药山、老红山种子之分，以红山种子质量最好，子粒饱满，千粒重及发芽率均高。

②种子贮藏：黄连种子属胚后熟类型，种子采收后胚还未开始分化，仅在靠近珠孔端有一个透明长椭圆形的胚原基。湿润和0℃～5℃的低温是种子完成生理后熟的必须条件。种子收获后，选排水良好10°以下的缓坡地，用树枝盖棚遮荫，荫蔽度在80%以上，使棚内能接受自然雨水，开沟作厢（高畦），厢宽1.3m，长4～5m，两厢间开30cm的沟，挖去厢中间土壤，深10cm，四周留12～15cm厚壁，成一长方形窖，中间窖低压平。用冷水选种，去掉果皮渣滓，待水稍沥干后立即摊放在窖底，厚3cm左右，也可与砂拌和，上盖纯砂或排水透气性良好的腐殖质土3cm厚，棚四周用树枝密编围严，防止鸟雀飞入。种子贮藏后应经常检查。特别是在最初2个月，需3～5天检查1次，如发现霉变现象应立即与砂混合再藏。9月份气温逐渐下降，可1个月检查1次。用这种方法可贮藏大量种子，贮藏时间可延长到11月份不会霉烂。

③育苗：过去育苗技术粗放，多采用"撒茅林"法。即：5月上旬种子采收后，立即撒播

于灌木、小乔木及竹木混交林中，种子播种在茅林中，经过9～10个月，于翌年2月末3月初才能出苗。遭鸟、鼠、虫等为害，及各种不良自然条件的影响，大量种子丧失发芽能力，出苗率很低，每亩播10～15kg种子只能育苗2万余株。现在生产上多采用精细育苗的技术。1kg种子可育苗10～20万株。还可将育苗与栽连结合起来，收到一棚两用的效果。移栽时按株行距10cm×10cm留苗，称“蓄坐蔸”，扯出的秧苗，又可移栽新棚，是发展黄连的一种新方法。

a 选地：选土壤肥沃、腐殖质层深厚、排水良好的沙质土壤，坡度在20°以内，就可选作育苗地。

b 整地：10月份先清除地上杂草、树根，若只作育苗地，可浅挖5～8cm深；若作两用棚，即需深挖10～15cm。耙平后每隔1.3m，开宽20cm深10～12cm的沟作成厢。每亩施腐熟牛马粪1000～1500kg作基肥，打碎后与表土拌匀，表层覆盖2cm厚的熏土。如结合直播栽培，施肥量应增加到每亩4000～5000kg。整平后即可播种。

c 搭棚：幼苗怕日晒，必须搭棚荫蔽。高棚雨滴力量大，常淋出许多小坑，影响种子发芽和幼苗生长。最好搭高70～80cm的矮棚，棚上均匀覆盖松杉树枝。如用阔叶林木树枝，应待枝干叶落后再用，可省去捡树叶用工。搭棚方法与栽连棚相似。如单纯育苗，桩檩可选细小料材，能保持2年左右即可。

d 播种：10～11月份，经贮藏的种子开始裂口，胚已基本分化出雏形，即可播种。每亩播种子1.5～2.5kg左右，可将种子与20～30倍的细腐殖土或干细牛马粪拌匀撒播于厢面，然后盖0.5～1cm厚干细腐熟牛马粪一层。

e 苗床管理

拦边：播种后用树枝、竹枝编篱笆拦严棚边，防止野兽进入和日光直射棚边连苗。

拣叶：盖棚树叶落下覆盖苗床，影响幼苗生长，2月中旬种子发芽前应拣树叶1次，以后每隔20天左右拣1次树叶，共3～4次，第2年2、3月间还需拣1次。

除草、追肥、上土：黄连幼苗生长很慢，应及时除草防止草荒。结合除草可追施速效性氮肥，如化肥、人稀粪尿等。5月下旬连苗第3片真叶出现，即可开始扯第1次草，应小心操作，用手扯草，防止带起连苗。扯草后每亩可撒施硫酸铵等氮肥5kg。撒肥时选晴天及午后叶上无露水时施用，撒后用竹枝轻轻扫一下，使化肥掉落，免生肥害。以后视杂草生长情况再扯草2～3次，并结合施氮肥1～2次，施肥量与第一次相同。10～11月份施冬肥，每亩施人粪尿拌熏土1500～2000kg，或腐熟牛马粪2000kg。施粪后可培一薄层土，厚度以盖住肥为准。播后第3年苗即可出圃移栽，一般1kg种子可育苗10～20万株。

（2）选地：黄连性喜冷凉湿润，忌高温干燥，故宜选半阴半阳的早晚阳山种植。尤以早阳山为佳，坡度应小于25°。以腐殖质深厚的杂木、油竹混交林为最好。不宜选土壤瘠薄的松、杉林。石柱县产区用客土法栽连，多选择保水保肥力较强、土质较粘的紫红泥；湖北利川用厚土栽连，故多喜选疏松的红油砂、灰泡土栽种黄连。林间栽连依靠自然树林荫蔽，选地时除考虑搭棚的条件外，应选择荫蔽良好的小乔木或灌木林。人工造林栽连，可选择半阴半阳的熟地或二荒地均可。

（3）荫蔽：黄连为阴地植物，必须在荫蔽条件下才能正常生长。产区历史上一直都延用砍山搭棚栽连的技术，每栽一亩黄连需用10m^{3}木材，需砍伐3亩森林，造成森林毁坏，水土流失，严重破坏了自然生态平衡，这种办法不应再沿用。1959年我们与湖北、四川黄连产区协作，研究成功林间栽连、人工造林栽连等技术，现已大面积推广应用于生产。

林间栽连与人工造林栽连：据试验统计，搭棚栽连移栽后5年收获时，存苗率一般在45%左右，林间栽连存苗率达59%，不低于搭棚栽连，但棚高坡陡雨水会淋死黄连，故宜选择5m以下的乔木及灌木林栽连，坡度在25°以内。栽后5年收获，林间栽连黄连产量不低于搭棚栽连。由于黄连生产的发展，利用自然林栽连已远不能满足需要，60年代初又试验成功人工造林栽连，由于树林遮荫度较一致，田间管理操作均较方便，黄连产量高，80年代大面积收获，亩产量可达100～150kg。同时管理黄连也相应管理了树林，林木的生长速度比不栽黄连的同龄树快一倍，是目前应大力推广的先进技术。

林间栽连砍山时首先粗砍，将林内竹丛、茅草砍净，保留灌木及乔木林。第二次细砍时应根据树冠的荫蔽情况，将荫蔽度大的地方的小树砍掉；有时靠近密林旁有一块“天窗”，可用藤条将密林间的树枝拉过一二枝，调节荫蔽度；林间小块空旷地，应补棚遮阴。总之砍山宜留密，不应砍的太稀，荫蔽度应保证在70%以上。整地时应注意不能太多挖伤树根，防止风大树倒。整地方法是：挖土深13～16cm，挖净草根树根，用耙耙去，移栽前浅挖一次，耙平即可开厢（作高畦）。作厢前根据地形，开宽50～60cm，深30cm的排水主沟，主沟要直，避免弯曲，使水流畅通，防止雨水冲垮厢。与排水主沟平行开厢，厢宽1.5m（川东习惯用双厢，厢宽3m）。沟宽15cm，深10cm，厢长根据地形而定，一般每隔8～10m开宽30cm的横沟，横沟宜斜开，终点接排水主沟，厢面要求成瓦背形以利排水。

(4) 移栽

①选择秧苗：秧苗的质量与黄连的成活率及产量有密切的关系，壮苗成活率高、生长快，黄连产量也高。故移栽时应选择有4片以上真叶，株高在6cm以上的健壮幼苗。药农经验：“独脚”（一片真叶）、“对叉”（两片真叶）苗子不宜作栽种材料。苗龄不同，质量也有差别，产区根据苗龄分为以下几种秧苗：

当生秧子：为1年生秧苗，尚保留两片子叶，苗小，栽后成活率低。

当年秧子：为2年生秧苗，仍可看到子叶。

原蜂秧子：为3年生秧苗。

疙瘩秧子：为4年生以上的秧苗。

过去药农认为当生秧成活率低，疙瘩秧不“发蔸”，不宜栽植，当年秧及原蜂秧子为最好的秧子。但试验结果证明，当生秧苗龄小，栽后成活率低，产量不高；疙瘩秧子栽后黄连根茎生长良好，不影响产量。

②移栽时间：生产上常在春秋两季移栽。春栽在7月以前（俗称春排）成活率高，生长健壮。秋栽在7月以后（俗称秋排），当年发新叶少，生长不及春栽。尤其是在10月上旬栽的秧子，因气温过低，根未发好即入寒冬，成活率低。在酷热的夏天（7月）与严寒的冬季（11月）移栽者成活率均极低，不宜栽秧。

③扯秧及秧苗准备：扯秧应在晴天进行，以免带泥过多，栽时不易分苗。选4～5片叶生长健壮的幼苗，用手扯出，每100株扎一把，将须根剪短，约留1.5～3cm长。栽前在清水中将须根中的泥沙青苔洗净，栽时容易分苗，同时根部吸收部分水分可提高成活率。

④栽秧方法：株行距10cm×10cm，一亩栽秧5.5～6万株。栽时人背向下坡，由上往下，由左向右一行行用小花铲（黄连刀）栽植。深度视移栽季节、秧苗大小而定。春排或秧小可栽浅些，秋排或秧大可稍栽深点，一般栽3～3cm深，地面留3～4片大叶片即可。

2. 田间管理

(1) 拦棚边：栽后为了防止兽害及棚边厢太阳直射，可用树枝编篱笆拦好棚边。

(2) 扯草：扯草是黄连丰产的关键，药农认为“每扯一次草，可长一批新叶”，故应做到有草必扯，以扯早扯小，扯净为原则。

黄连株行距密，不能用锄除草，一般用手扯草，栽后1～2年苗不能封垄，杂草生长快，故每年4、5、6、10月份各扯草一次，栽后3～4年，在黄连种子收获后（5月），及秋季（8月间），施冬肥前（10月份）扯3次草。

在移植后2～3年结合扯草可用栽连刀松土。尤其是地表生长了青苔，对黄连生长影响很大，一定要松动表土，然后撒一层稻谷壳，即可防止再生。

(3) 追肥：黄连移栽后每亩撒1000～1500kg细牛粪及肥沃的腐殖土，药农叫“刀口肥”。以后各年每年2～3月间发新叶前及秋10月份各追肥一次。春肥以氮肥为主每亩可撒硫酸铵7～10kg或人粪尿和腐殖土1000～1500kg，冬肥每亩施牛粪2500～5000kg。施肥时将肥料打碎撒在连苗上。化肥选晴天上午干后撒入，撒后用竹枝扫叶使肥料掉在地上，防止产生肥害。

(4) 培土：栽后第2年秋季施肥后培薄土，一般厚1.5cm，第三四年培土厚3cm，可提高产量，但过深连桥长质量差。

(5) 亮棚敞阳：搭棚栽连，黄连收获当年，5月上旬种子采收后，可卸下覆盖树枝，阳光直射抑制黄连叶片生长，以利养分向根茎转化，促进根茎充实，提高产量。林间栽连由于施肥管理，树林越长越茂盛，荫蔽度越来越大，如不修枝亮棚，影响黄连根茎充实和产量。因此，移栽后第3年冬季应修枝敞阳，以利黄连生长。

修枝时可砍去过密的树枝条，高大的松杉树，应保留最下层的一两层树枝和树梢的树枝，砍掉中间几层树枝。一方面起敞阳的作用，也不影响树木生长，同时黄连收获后，再栽下批新秧，下层树枝离地面近，下雨时保护连苗，不致被雨水冲死。

3. 病、虫、兽害等防治

(1) 白粉病（东瓜粉）：一般发生在每年6～8月份，当气候干燥，雨后暴晴，受到强光照射或盖材过密，阴雨连绵以及地势低洼，排水不良的情况均易发生此病。染病后叶变黄色，有点水浸状，像开水烫过，后期有的叫“发地火”。在潮湿的条件下，叶子正面出现一层白粉状物，叶背面呈现黄红色不规则病斑，如遇干燥，叶正面呈不规则黑斑，叶背面病斑处产生许多小黑点，发病严重时会引起病叶枯死。

防治方法：用0.2～0.3度波美的石硫合剂喷射；如盖材过密可适当撤掉一些，以减少荫蔽度。

(2) 日灼：7～8月间在遮阴不良的地方发生，叶初变褐色、枯萎，影响植株生长，应注意补棚拦，增加荫蔽度。

(3) 列当（地麻花）：为寄生性杂草，五月上旬出土，6月下旬至7月上旬开花，7月下旬结果，8月上旬地上都凋萎，果实腐烂，应结合除草，在7月前发现后连土壤带黄连植株一块清除，防止蔓延。

(4) 兽害：常见有的有獐子、锦鸡及地老鼠等在早春食黄连花薹，应注意捕捉，在野兽多的地方应拦好棚边，不使其进入棚内。

4. 收获加工

(1)收获期：黄连栽后第5年即可收获，4～5年间黄连抽茎开花结果，消耗大量养料，根茎重量及小檗碱含量都降低，种子收获后，随着根茎重量的增加，小檗碱含量也增高，至10～11月达最高，12月以后黄连开始抽薹，根茎中贮存的养料又向花薹转化，根茎渐空虚，故最适宜的收获季节是10月上旬到11月上冻前。

(2)收获方法：用二齿抓连根抓起连苗，抖散，分开植株。剪去须根及叶，一般1亩可收500～600kg湿托。

(3) 加工：加工前先挖黄连炕，黄连炕长4m，宽1.6m，深1.3m，炕前挖深1m的口小底大的坛形火口及火池，火池与炕腔通连叫喉管，用竹编帘，盖在炕腔顶上，四周拦上30cm高挡板。将黄连置于帘上，火池燃火，进行烘干，加工分两步进行。

①毛炕：每炕可放湿黄连250～800kg，平铺在帘上，因为炕的后部火力较强，厚度应比前炕厚2～3倍，将干柴直插在火池内，点燃发火。开始时火力不宜太强，应徐徐增大，至将近烘干时火力逐渐减弱，防止须根起火，每30～40min用操板翻操1次。至将近烘干时，两手抱操板，碰打黄连，打掉泥土。黄连基本干燥时，即可出炕为毛货。

②细炕：将毛货按大小及干湿程度分等，先将头托铺于帘上，待快要干时加入2托，后加3托，头二三托可供一炕炕干；四五托另炕一炕，细炕烘焙，翻操宜勤，每隔2～3min翻操1次。火力由小到大，否则内湿外焦。黄连全干（折断时声清脆，断面呈甘草色）即可出炕，置于操笼中“打操”，打净泥土和须根，一般1亩可收获干黄连100kg左右。

(六) 鹿茸

梅花鹿 Cervus nippon Temminck 和马鹿 Cervus elaphus L. 是2种主要生产鹿茸的原动物。

1. 生物学特性　野生梅花鹿在森林中生活。其形态构造、生理机能和生活习性均显示出与森林生境密切相关的联系。被毛黄褐色，并均匀分布着白色毛斑，喜群居，性温顺，善跳跃，感官灵敏。具有季节性垂直迁徙习性，夏季鹿群多到高山地带活动。冬季多到低山区的河谷或向阳山坡越冬。植物性食性，能采食上百种植物的枝叶、果实、树皮和杂草。食性广泛，对酸、甜、苦味的食物均可采食，尤对柞树的细枝，嫩叶和果实更喜食。鹿角春季脱落并萌发新角。4～8月份为生茸期，到9月初鹿角停止生长，鹿茸皮脱落，公鹿遗留下分成4个枝杈的裸露骨质角。是为配种期殴斗和冬季雪下寻食的工具。

2. 繁殖技术　梅花鹿为季节性发情的动物。秋季配种，幼鹿到2周岁时性成熟。每年

9～11 月份时，公鹿变得膘肥体壮，颈围粗，毛色暗，阴囊下垂，性暴好斗，常与其他公鹿争偶，母鹿在此时期可发情 3～4 次，每次持续18～36h。鹿的配种方式有几种：①群公群母式，即将 25～30 只参配母鹿与 3～5 只种公鹿组成配种群，直到 11 月底配种结束再分开。②单公群母式，即将 1 只优良种公鹿与 15～20 只母鹿组群配种。但要每隔一段时期中间替换种公鹿。③单公单母定时放对式。即每日早、晚将公鹿拨入母鹿群中与发情母鹿交配，配后即将公鹿拨出。④人工授精，其中包括采精，精液稀释和输精几个步骤。可以充分利用优良种公鹿进行配种。每只发情母鹿要复配 2～3 次才能保证高受胎率。妊娠期为 235 天左右。每年 5～6 月份为产子期。产前要做好准备工作，并对个别难产母鹿要进行接产，梅花鹿多为每胎 1 子，双子率仅占 5%～15%。初生子鹿要保证吃到初乳才能提高成活率。

3. 饲养管理 梅花鹿从野生变为家养，驯化是技术关键。驯化工作要从早期发育阶段开始，如人工哺乳，幼鹿训练等。以期发育到成年后能更好地接受人工饲养管理，促使鹿茸优质高产和提高后裔的繁殖成活率。梅花鹿以各种粮、豆类及农副产品为精饲料；以农作物茎、叶、多种树木枝叶及青草为粗饲料；青贮玉米秸更是人工养鹿的重要饲料。还要每天补给适量的食盐和维生素，为保证营养全面，要力求饲料多样化，公鹿生茸期，母鹿哺乳期和育成期幼鹿要多投给精料。在驯化的基础上可将公鹿、母鹿和育成鹿分别组成放牧群，引导到牧场上去放，大幅度降低饲养成本和提高生产力。放牧管理主要防止鹿只逃失；收茸期管理主要防止鹿茸伤损；配种期管理主要防止公鹿伤亡；产子期管理主要是对难产鹿接产。在日常管理中要建立起完整地定时、定量、定点投料、给水的饲喂制度和每天清扫圈舍，定期消毒等环境卫生制度，严格执行，防止各种灾害给鹿群造成损失。

4. 疾病防治 养鹿人员每天对鹿只活动情况、采食、饮水、排便等进行细致观察。对发病鹿要提倡早发现，早治疗。鹿病基本上可分为疫病和普通病两类：疫病危害大，主要有结核病、坏死杆菌病、布氏杆菌病和血尿病等。要通过定期接种疫苗进行预防。普通病主要有食毛症、饲料中毒、寄生虫病等。主要是通过改善饲养管理阻断病源，并对患病鹿对症治疗来解决。

5. 采收加工 鹿茸每年可采收两槎。头槎茸包括“二杆锯茸”和“三杆锯茸”。另外，还有计划地采收少量的“二杆砍茸”和“三杆砍茸”，砍茸是将鹿杀死取下连同头骨的鹿茸，价格昂贵。头槎茸为高档产品，可出口换汇。鹿茸加工在我国的传统方法为“水煮法”，近年来又研究出“微波及远红外线法”；加工产品也分为“带血茸”和“排血茸”两种。第 2 次采收的二槎茸和幼鹿的“初角茸”均骨化程度高。加工也简单，属低档产品。

6. 马鹿体形较大，生存竞争能力强，野生鹿较多。每年配种、产子和生茸期等都要稍早于梅花鹿，马鹿茸也比梅花鹿茸大，一般都加工成“带血茸”。

（七）麝香

为鹿科动物林麝（Moschus berezovskii F.）、马麝（Moschus sifanicus P.）或原麝（Moschus moschiferus L.）成熟雄麝香囊中的干燥分泌物。

1. 生物学特性 麝属山地森林动物，可栖息在 1000～4000m 的多石针叶林、针阔混交林、阔叶林及灌木丛、草坪地带。性胆怯，孤癖不喜群居，活动有一定的规律，平时多在晨昏活动，白天多在隐蔽的地方休息。行动轻快敏捷，善跳跃，视觉、听觉灵敏。食性广泛，可取食 300 多种植物，包括茎、叶、花、果实及种子，尤其喜食生出的嫩芽、嫩叶、蕨类、苔藓类等。雄麝脐部与阴囊之间有一香囊，为麝香分泌腺所在处。

2. 繁殖 麝为季节性多次发情动物，发情交配期在 10 月到翌年 2 月份，公麝发情期较长，从 9 月开始直到翌年 4 月份，11～12 月份为发情旺期。雌麝在发情季节内有 3～5 个发情周期，妊娠期为 178～189 天，产仔多在 5～6 月；每胎产 1～3 仔。麝一般 1 岁左右性成熟，但在人工饲养条件下，公麝 3.5 岁，母麝 2.5 岁参加配种。

3. 饲养管理 人工养麝应按公母、年龄、健康状况、性情等方面的特点，分群分圈饲养。

不同的麝在不同的生理时期对饲料的要求也有所不同。

4．采收加工 麝在3岁以后产香量多。每年8～9月为泌香盛期，10～2月泌香较少。取香分猎麝取香和活麝取香两种：猎麝取香是捕到野生成年雄麝后，将腺囊连皮割下，除去皮毛杂质，阴干。活麝取香是在人工饲养条件下进行的，目前，普遍采用快速取香法，即将麝直接固定在抓麝者的腿上，立即取香。取香后，除去杂质，放在干燥器内，干后，用棕色密闭的小玻璃器里保存，防止受潮发霉。

（刘铁成）

第七节 中药材贮藏养护技术的研究

中医中药数千年来象一只生命之舟保障着中华民族的生息繁衍。无庸置疑，中药质量的好坏是关系到人民健康的一个大问题。中药质量和疗效与多种因素有关，从药材的栽培生产、采收加工到中药的贮藏、调剂、煎取以及药剂的服法等每一个环节都直接影响中药的质量与疗效。其中，中药的合理贮藏养护对保持质效、安全用药以及提高企业的经济效益具有重要意义。

在我国应用中药的悠久历史中，古代医药学家早已认识到中药贮藏养护的重要性。唐代孙思邈的《备急千金要方》、明代陈嘉谟的《本草蒙荃》等许多医药著作对中药的储藏养护方法均有明确的记述。这些传统经验方法通过行业的师徒间口传身授沿用至今。当然，传统的经验方法远不能适应中药事业发展的需要，新中国建立后，特别是改革开放以来，中药的贮藏和保管工作在理论上和实践中都有了相当大的发展，使这门古老的技术迈上了现代化的道路。

一、中药材的变异和变质

中药来源复杂，有植物、动物、矿物等，所含化学成分也十分纷繁，如无机盐、糖类、淀粉、生物碱、甙类、有机酸、鞣质、挥发油、树脂等等。每一种药材一般含多种甚至几十种化学成分，储存不当，受外界及本身分子活动的影响，就会逐渐发生物理及化学变化，出现变异或变质现象，影响药性，部分或全部丧失疗效。据报道每年由于养护不当造成惊人损失，仅霉烂虫蛀所造成的经济损失就达上千万元，因此为了搞好药材养护工作，了解中药变质与养护的关系十分重要。

中药变异有虫蛀、发霉、泛油、变色、气味散失、溶化、潮解、风化、失油等多种情况。

虫蛀是指药材被虫蛀蚀的现象。一般虫蛀后，有的形成蛀洞，有的外形及内部组织被破坏，变成粉末而改变了中药的原形和性质，因此在采收、运输和贮藏时，要减少害虫来源，其次注意害虫生长繁殖的条件，避免其适宜的温湿度条件，此外虫蛀也与中药材本身性质有关，如富含淀粉、脂肪、蛋白质、糖质、挥发油的药材最易虫蛀，要根据性质分别贮存。

发霉指中药材表面着生霉菌的菌丝体，当药材受到焖热而“发汗”时，其表面的水分有利于霉菌蔓延滋长，其分泌的酵素溶解药材内部组织，并将其中的蛋白质、糖质、脂肪、胶质等有机成分分解，使药材组织腐烂败坏，变质失效。为了防止发霉，重点是掌握药材的含水率，若超过安全水分，应先凉晒后方可入库，特别容易吸湿的中药材还应装坛加盖密封。

泛油指含油的干燥药材的外表出现油样物质，同时伴随变色变质等情况。它不单指含油药材油分的外溢，也包括某些药材在受潮、变色、变质后表面出现油样物质的变化。柏子仁和天门冬、白术、怀牛膝等就是两种不同情况的例子。温度高、贮藏年久使中药材某些成分长期接触空气及药材中含脂肪、挥发油、粘性和糖质等情况最容易引起泛油。防止泛油的办法是干燥、隔离空气和避光。

变色是指药材固有颜色的变异，常常标志着中药材的变质。其原因可分为酶引起的和非酶引起的变色两种。前者是药材中含有黄酮甙类、羟基蒽醌类及鞣质等成分，在酶的作用下经氧化和聚合作用，形成大分子有颜色的化合物，使药材色泽加深；后者据认为是药材中氨基酸与还原糖作用生成大分子的棕色化合物，或糖及糖酸类分解产生糖醛或其类似化合物，与一些含氮化合物缩合形成棕色色素而使药材变色。当然过度翻晒也会使药材退色。将易变色药材储于密闭容器可以预防变色。

此外，中药材贮藏过久，会因有效成分自然分解或起化学变化而变质，如火麻仁、贯众、鸡冠花等。含挥发油类药材容易氧化、分解或自然挥发，使药效降低，如樟脑、冰片、麝香等。苏合香油、藏红花等在干燥处贮藏易变色，固须保持湿润状态。总之，每类药材有不同的变异特性，应采取适于其特点的贮藏养护方法。

二、影响药材变异和变质的因素

中药贮藏过程中出现的上述变异或变质现象，大多与贮藏方法和条件有关。在中药贮藏中有许多因素可以使中药变异或变质，这些因素有内在的和外在的，内因主要指药材所含的化学成分，外因主要是空气、温度、湿度、光照、微生物、昆虫等。

就空气的影响而言，含生物碱的药材长时间与空气、日光接触，部分生物碱会发生氧化、分解而变质。含油脂类的药材如杏仁、桃仁、紫苏子、黑芝麻等经常与空气中的氧和水分接触，并受日光或高温的影响，会发生酸败，产生臭气和难以下咽的哈味。药材中的挥发油受到空气中氧的作用容易引起树脂化并且在温度升高时会加速挥发。空气中的氧对含维生素C较多的药材如蔷薇科的一些植物影响尤其大。空气中的臭氧可以加速有机物特别是脂肪的变质。此外，空气中的微粒、碳粒、煤烟、细菌等微生物也可引起腐败及发酵。

温度的改变对药材的变质速度有很大影响，除了直接影响药材本身外，温度适宜微生物或昆虫生活时，它们就会繁殖和活动起来使药材发生霉烂和虫蛀。温度不适也将使药材过度干燥而影响质量，象含挥发油的陈皮、薄荷、桂皮、八角茴香等。含脂肪的药材在较高温度下贮藏常易融熔，并能促进氧化，增加酶的活动而酸败，尤其夏天温度较高可使药材中酶的作用加速进行并引起某些物质分子间的重新排列。

湿度对药材质量也有很大影响，温度越高，相对湿度越小，药材越易干缩；温度越低，相对湿度越大，药材就越易吸湿。当外界空气的水蒸气压较大时，水蒸气就逐渐扩散到药材中去，有时还会凝结成水即受潮，此时极易发生霉变。象含糖类较丰富的根及根茎类、叶类药材及粉末都易吸湿而分解变质，如大枣、石蒜、麦角等。含甙药材如含强心甙的洋地黄叶、海葱等回吸水分后，有效成分分解成甙元和糖，甙元又可因水分等影响变成无效成分。湿度不仅直接引起药材的物理和化学变化，而且也通过影响微生物和害虫的生长繁殖来影响药材。

光线对微生物和昆虫的生命活动有很大的影响，利用日光爆晒药材可以将其杀灭。但在阳光直射下，一些有效成分如甙类、维生素等也会分解，有颜色的药材的色素会受破坏，如大黄由黄色变成红棕色，玫瑰花瓣变成棕色等。各种光化反应就其作用的形式范围来看，可能是极不相同的，有的仅受直接光线的影响，而另外一些药物甚至受到散射也可引起变化。

三、合理的贮藏方法和最佳贮藏条件

传统的贮藏方法较为简单，如采用干沙贮藏法、自然冷藏法以及中药养护中独具特色的对抗法等。近年来中药材贮藏技术的发展，很大程度上借鉴了国际上有关食品、果蔬贮藏的最新理论和技术，出现了机械吸潮、气调等现代化的贮藏方法，现简述如下。

气调贮藏：是80年代初发展起来的新方法。它将中药材在严密的封闭条件下，通过调节仓库内气体成分，充氮降氧或提高CO_2的浓度，起到杀虫、防虫、抑制霉菌繁殖、防止泛油和泛糖及变色等作用。但采用的置换气体通常湿度较大，现采用气调与机械吸潮相结合，使其更加完善，增强了防治质变的效果。本法已在重庆等地大范围使用，效果好，费用低。目前尚需进一步投资建设密闭库和扩大气调手段的功率以利其推广。

密闭贮藏：在传统缸、坛、罐、箱、柜等容器的基础上，发展到采用封闭性能更高的新材料-塑料薄膜帐、密闭库等密闭储藏药材，防止质变的性能更好。应用包装新技术，将花、果实等类中药材定量小件真空密封，可防止多种质变的发生，如上海市药材公司，用塑料袋对易质变，价格中档以上的品种采用此法。有的中药贮藏还在密闭塑料袋中加入无毒的除氧剂，比真空法、真空充氮法的氧含量还低，但费用较高。

冷藏法：是防止高温引起药材质变而采取

的方法，尤以南方更为需要。由于在低温至常温下就能稳定多数药材的品质并且有利于防治害虫和霉菌，目前行业中有安装制冷机、冷风机、空调器等不同的库房，但费用较高，多用于较贵重的药材，如人参、西洋参、冬虫夏草、银耳、枸杞等。

近年来许多新技术已经应用到中药贮藏中，这些技术涉及：利用控制中药本身含水量及环境温度、湿度的方法进行杀虫防霉，如微波干燥技术、远红外线辐射干燥技术、太阳能集热器干燥技术、气幕防潮技术的应用。在杀灭霉菌和害虫方面，采用了蒸馏加热技术、气体灭菌技术、^{60}Co-γ射线辐射技术、中药挥发油熏蒸防霉技术、埃京氏杀虫技术以及用烘干机械、高频介质电热、黑光灯等新方法诱杀蛀虫。在新材料包装的应用方面，在传统的草、麻、竹、木等材料无定型标准的包装基础上，发展起塑料、铝材、人造革等成为定型定量的包装件。将计算机及微电脑用于仓储管理也是中药贮藏技术走向现代化的重要标志，重庆、苏州、天津等地在计算机用于库内温湿度的自动记录和调控方面作了很好的探索。

另一方面，近年来人们也在中药贮藏的理论上做了有价值的探讨，在仓虫、微生物及药材含水量与空气温度和湿度的关系等方面作深入的研究，由此提出了“最佳中药养护环境”的方案并进行了验证。范新等的研究认为，就我国目前药材养护发展水平而言，养护工作最基本的任务是防止仓虫、霉变和不适合的药材含水量，在此基础上兼而保证其他质量指标。他们提出了确定最佳养护环境的数学模型，使设备按“分区变工况”的方案运行。

对贮藏过程中中药材质量的评价和验证，现已从传统的手摸，眼看，鼻嗅，口尝等感官方法，向其内部有效成分含量的测定等现代方法发展。例如：高伟等的研究表明，在薄荷饮片的贮藏中，其挥发油散失的动力学规律符合一级反应，在25℃时半衰期为66天，20℃时为134天。另一项由张昭所做的研究显示，通过对组织呼吸强度、褐变、相对电导等生理指标的测定，认为在0℃下小包装的鲜用薄荷最长贮藏期为44天。陈立明等对不同灭菌方法对川贝质量的影响的调查发现，在3种灭菌方法中环氧乙烷法最理想，因为不论其总生物碱还是单个生物碱处理前后均无明显变化。孙红祥等研究木香泛油前后成分的变化发现，泛香后其成分种类减少，含量降低，为“中药泛油质次”的传统观点提供了现代注释。

四、近年来在中药材贮藏研究方面所取得的成就

近十几年来国家投入了较大的力量研究中药的科学合理的贮藏养护方法并取得了明显的进展。例如国家医药局在80年代初就将气调养护中药材列为重点科研项目，组织5个省的药材公司进行协作研究，该技术1984年获国家技术进步3等奖，目前该成果正在推广之中。密闭库建设及养护中药材的应用是“六五”国家攻关项目，由重庆中药材公司承担，其主要成果是创建了“四胶一布”密闭库，取得气调与机械吸潮结合的成熟应用。80年代的另一项进展，是全国中药材仓虫调查，这项由省药材公司、高校、科研所等13家单位组成的研究协作组，对14个省市自治区的743个贮存地采集标本17746号，仓虫约65500头，对其科属、来源、生长发育、食性、防治方法等进行了系统研究并于1986年通过了鉴定，1988年获国家医药局技术进步2等奖并出版了专著。由苏州药材采购站研究的仓库温湿度自动测量与调节课题，于1986年通过鉴定，它经隔热处理的密封库房，配备空调器和空气去湿机联接温度自动测量仪，配备微机，从而具备自动测量、记录、显示和调解功能。此外，天津药材公司也将计算机用于仓库管理，所取得的成果获得天津市技术进步2等奖。

近年来有关中药储藏养护的专著和教材的不断涌现，也是中药储藏养护工作取得的重要进展。继张紫洞1958年的《药物贮藏法》和中国药材公司60年代组织编写的《中药材商品养护》之后，近十几年又出版了《中药材气调养护》(中国药材公司1983)、《中药材贮藏保管知识》(朱圣和，1983)、《中药材保管技术》(张紫洞，1983)、《中药保管技术》(中国药材公司，1984)、《中药储藏技术》(孔文彦，1988)、《中药材仓虫图册》(中国药材公司，1990)、《中药储藏养护学》(成都中医学院)等多部著作，与此同时有关刊物还发表了大量经验文谈和研究论文。可以说中药储藏养护不仅是作为一门专门技术有了较快、较大的发展，而且已形成中医药学的一个新的分支。

（马小军）

第八节 中药材生物技术的研究

如果说酿造、奶制品、发酵等生产过程是“古老”的生物技术，中药材中的消导药神曲就是“古老”生物技术产品，而现代生物技术则是指建立在细胞工程、发酵工程、基因工程、分子生物学基础上的生物技术。药用植物生物技术的建立和发展与植物组织培养的发展有密切关系。本世纪 30 年代 White 等报道了无限期植物愈伤组织培养成功，并于 1943 年提出植物细胞“全能性”的理论。所谓“全能性”就是指每个植物细胞就象一粒种子，它包含了一株植物所具有的全部形态和生化上的一切能力。50 年代从银胶菊愈伤组织获得天然橡胶和从胡萝卜体细胞培养成一株完整的植物以及蔓陀罗单倍体植物的培养成功，证实了植物细胞“全能性”的存在，为后来植物细胞工程及其应用奠定了基础。

最初，组织培养技术还只是作为植物生理学、植物病理学实验室的研究方法来使用，以后逐渐在遗传、育种、园艺学、药物学等领域作为一项新技术应用，日益发展进步。

由于人类活动结果，生态环境遭到破坏，生物资源日益减少，许多物种濒临灭绝，要确保药用植物资源的充分供应已日益困难。应用植物组织培养技术来解决药物生产中存在的问题日益引起人们的重视。

药用植物组织培养的研究，主要围绕两个方向进行。一是利用细胞分化做试管苗快速繁殖，其特点是繁殖系数高，短期内即能获得大量试管苗，而且能保持种质的纯度。另一个方向是利用细胞培养技术来生产有用的天然产品，如药物活性成分、色素、香料、食品添加剂等。和野生资源采集及栽培比较，生物技术的利用有许多优点：① 不受地域、气候、土壤等条件的限制，活性成分生产能在可控条件下进行。② 不受植物病虫害的影响。③ 生长周期短，可大大缩短引种、栽培和扩大繁殖的漫长过程。④ 无论快速繁殖或活性成分生产都可以在工厂化条件下大规模生产。⑤ 可利用植物细胞进行特定的生物转化反应，获得有用物质。

60 年代植物组织培养的研究多半与培养技术的改进有关。70 年代以来植物细胞培养技术已逐渐成熟，从组织培养到原生质培养，生物反应器的研制和开发，试管苗的工厂化大规模生产，都有巨大的进展。

随着分子生物学，植物基因工程，细胞工程的进展，如今药用植物生物技术已涉及到基因工程、细胞工程、组织培养、器官培养、整体植物各种层次上的研究，各层次上的研究成果正互相渗透，日益在药用植物栽培、引种驯化、育种、活性成分生产等方面发挥巨大的作用。

早在 60 年代我国罗士韦先生着手研究人参的组织培养。70 年代以来我国已有许多实验室开展了药用植物的快速繁殖方法，研究了人参、三七、西洋参、黄连、紫草、延胡索等 40 多种药用植物细胞培养和活性成分生产，其中已有几种药用植物细胞培养物的活性成分含量已达到或超过原植物的水平。

80 年代后期以来，又开展了农杆菌质粒转化，转基因药用植物的研究，已使我国药用植物生物技术的研究在某些方面逐渐赶上国际先进水平。

一、试管苗快速繁殖技术

试管苗快速繁殖的一般程序是用植物细胞（或原生质体）、组织或器官作外植体，在无菌条件下移植到分化培养基上分化出不定芽或胚状体再成芽，这一步骤可在液体悬浮培养条件下大量增殖。不定芽分化完成后移植到生根培养基上生根，待长成完整的植物后经过练苗阶段最后移植到土壤中成活。

快速繁殖技术于 60 年代首先在兰花繁殖上开发成功，出现了所谓兰花工业，开创了用植物工厂繁殖植物的新纪元。

我国的药用植物快速繁殖技术近 20 年来发展很快，每年大约有 20 种以上的试管苗技术出现，在药用植物繁殖、育种、脱病毒、种质保存等方面发挥了巨大的作用。

人参是名贵的多年生药用植物，快速繁殖

的研究对人参栽培育种都有重要的意义。据报道从人参根、叶、花粉、花药等器官的离体培养都可以获得再生植株。我国台湾学者张维勤，从人参根愈伤组织的胚状体直接诱导开花。后来又从花获得果实状结构的培养物。

地黄因感染病毒而退化是生产上的问题，利用地黄茎尖培养，获得了脱毒苗，可取得增产5～7倍的效果。

利用霍山石斛，铁皮石斛种子在无菌条件下萌发获得试管苗，并在自然条件下移栽成活，这两项研究成果为挽救日益枯竭的石斛野生资源作出了贡献。

快速繁殖技术已经比较成熟，今后将会逐渐纳入药用植物栽培、引种、植物保护、育种、种质保存等各项技术措施中而发挥作用。

表 4-16　已报道过快速繁殖技术研究的我国部分药用植物

乌头	Aconitum carmichaeli
芦荟	Aloe veora
知母	Anemarrhena asphodeloides
当归	Angelica sinensis
马兜铃	Aristolochia elegams
青蒿	Artemisia annua
艾	Artemisia argyi
紫菀	Aster ericoides
黄芪	Astragalus melilotoides
白术	Atractylodes macrocephala
射干	Belamcanda chinensis
白及	Belatilla striata
栀子	Cardenia rodicans
番木瓜	Carica papaya
三尖杉	Cephalotaxus fortumei
鸡冠花	Celosia argentea
橙	Citrus sinensis
菊花	Chrysanthemum morifolium
党参	Codonopsis pilosula
薏苡	Coix lacryma jabi
延胡索	Corydalis yanhusuo
黄连	Coptis chinesis
山楂	Crataegus pinnatifida
番红花	Crocus satirus
徐长卿	Cynanchum paniculatum
贯众	Cyrtomium fortunei
霍山石斛	Dendrobium tosaense
铁皮石斛	D. candidum
瞿麦	Dianthus superbus
盾叶薯蓣	Dioscorea zingiberensis
毛地黄	Digitalis purpuvea
杜仲	Eucommia ulrnoides
吴茱萸	Evodio rutaecarpa
连翘	Forsythia suspensa
伊贝母	Fritillaria pallidiflora
浙贝母	F. thunbergii
平贝母	F. ussuriensis
龙胆	Gentiana scabra
银杏	Ginkgo biloba
甘草	Glycyrrhiza uralensis
绞股兰	Gynostemma pentaphyllum
川芎	Ligusteticum wallchii
百合	Lilium buownii
枸杞	Lycium chineses
山茱萸	Macrocarpium chinense
美登木	Maytenus chookeri
薄荷	Mentha hoplocalyx
罗汉果	Momordica growenosi
巴戟天	Morinda officinals
桑树	Morus aba
滇紫草	Onosma paniculatum
麦冬	Ophiopogon japonicus
桂	Osmanthus fragrans
牡丹	Paenia suffruticosa
人参	Panax ginseng
三七	P. pseudoginseng
西洋参	P. quinquefolium
石防风	Peucedanum teredinthaceum
黄柏	Phellodendron amurense
掌叶半夏	Pinellia pedatisecta
桔梗	Platycodon grandiflorus
虎杖	Polygonum cuspidatum
何首乌	P. multiflorum
太子参	Pseudostellaria heterophylla
补骨脂	Psoralea cozylifolia
梅	Pzunus mume
桃	P. persica
杏	P. sibirica
地黄	Rehmannia glutinosa
丹参	Salvia miltiorrhiza
防风	Saposhnikovia divaricata
北五味子	Schisandra chenesis
莨菪	Scopolia acutangula
赛莨菪	S. lurida
玄参	Scrophularia minpoensis
澳洲茄	Solanum aviculare
苦参	Sophra pharescens
甜叶菊	Stevoa reba

蒲公英 Taiaxacum mongolicum
栝 楼 Trichosanthes kirilowii
小蔓长春花 Vinca major
缬 草 Valeriana officenalis
酸 枣 Zizyphus jujuba var spinosis

二、细胞培养技术和药用活性成分生产

利用药用植物离体细胞、组织和器官培养物来生产有用的活性成分一直是植物生物技术研究的一个热点。现在已有许多种药用植物通过愈伤组织，细胞悬浮培养或发酵罐培养能合成和积累各种活性成分。

1. 生物碱类

(1) 莨菪烷生物碱：曼陀罗、颠茄、莨菪、三分三等。

(2) 吡啶生物碱：烟草等。

(3) 吲哚生物碱：长春花、萝芙木、鸡骨常山等。

(4) 异喹啉生物碱：黄连、黄檗、罂粟、延胡索、千金藤等。

(5) 其他生物碱：水仙、黄果、喜树等。

2. 甾体，甙类，萜烯类

(1)甙类：人参、三七、洋地黄、甜叶菊等。

(2)甾体：薯蓣、胡芦巴、黄果茄、甘草等。

(3) 萜烯：穿心莲、黄花、草木樨等。

3. 色素与酸类物质

(1) 蒽醌：决明、番泻叶、大黄等。

(2) 萘醌：紫草、软紫草等。

4. 蛋白类

油麻藤、十蕊商陆、麦仙翁、瓜蒌等。

尽管如此，至今只有少数品种如紫草，人参细胞培养达到过生产规模，多数植物的细胞培养仍处于基础研究和应用开发研究阶段。主要原因是细胞培养增殖速度不够快，周期较长(一般需要 5～7 周)，产物不稳定，常常低于原植物水平，导致生产成本过高而不能与栽培植物和微生物竞争，成为阻碍细胞培养技术进入商业性开发的主要因素。因此多年来研究方向一直集中在提高培养物的增殖速度和保持产物的稳定高产上。

(一) 高产细胞株选择

在细胞培养过程中常常用调节培养条件的方法，希望获得最好的细胞增殖量和产物积累量，然而并不十分有效。由于植物细胞在离体培养条件下的变异和细胞的异质性，在细胞群体中并不是每个细胞都有合成产物的能力，必须从细胞群体中通过反复筛选，尽可能选择出具有合成产物能力的细胞，并使之稳定地逐代传下去，这就是高产细胞株选择的主要任务。

某些植物产生的活性成分如紫草素、丹参酮等本身就是色素，能合成这些成分的细胞具有特殊的颜色，从细胞培养物中凭肉眼即可挑选出带色的细胞团，经过几代选择后即可获得较纯的高产细胞株。

多数活性成分是无法凭颜色直接挑选的。70 年代 M. H. Zenk 建立了克隆平板选择法，解决了这一难题。

这种方法是先将细胞做克隆平板培养，分别对每个克隆进行繁殖并做成分鉴定，从众多的克隆中选出含量最高的细胞株。如此通过反复选择可筛选出较稳定的高产株。平板选择法要求快速、灵敏、准确的分析方法，以便能在短期内获得大量的样品分析数据。为此 Zenk 等还建立了放射免疫分析法用于高产细胞株的选择。

平板培养克隆选择法是药用植物细胞培养的一次重大突破。现在已有人参、薯蓣、洋地黄、黄连、紫草等 40 多种植物的高产细胞株活性成分超过了原植物的水平。

80 年代初紫草细胞培养达到了工业生产规模，紫草红色素已用于化妆品生产，成为植物细胞培养进入商品生产的首例。

继平板培养选择法之后又相继研究出其他选择方法。如蛇根木培养物在紫外线下有特殊的荧光反应，这种反应与吲哚生物碱利血平的含量有相关关系，于是根据荧光反应选择出含利血平的高产株系。此外，还有利用选择剂，协迫等方式来选择高产株系的方法。为了保持高产亲株系的稳定性，在继代过程中还必须经常选择。

(二)培养细胞的形态分化与活性成分生产

植物细胞在离体培养条件下合成产物的能力常常下降甚至消失。人们发现，当细胞培养物出现某种程度的组织和器官分化时这种能力就会恢复，这些特殊的形态分化又和原植物中活性成分的生物合成和积累部位有关。

1. 组织水平上的分化

某些植物的细胞培养物只要能分化出一些特殊的组织结构，即可恢复产物的生物合成能力。如罂粟细胞培养物中吗啡的合成与乳管系统的分化有关；薄荷细胞培养物芳香油的合成与表皮腺结构的分化关系密切；洋地黄培养物中洋地黄毒甙的含量随着形态发生器官化的程度而增加。

笔者研究延胡索组织培养时发现，单纯的细胞培养物几乎不产生任何生物碱，而具有分化小球茎和根能力的愈伤组织合成生物碱能力即得到恢复（见表 4-17）。

表 4-17 不同延胡索培养物中生物碱的含量

	培养物	总生物碱（%干重）
固体培养	分化小球茎	0.436
	愈伤组织	0.092
悬浮培养	分化小球茎	0.420
	细胞培养物	0.076
植物样品(球茎)		0.410

进一步研究表明，这种具有分化能力的培养物不但能合成几乎全部延胡索生物碱，含量也达到正品延胡索的水平。药理实验证明，它的提取物的镇痛、活血等活性稍高于正品生药延胡索而且毒性小。

2. 器官水平上的分化

用再生器官作为培养物已广泛应用于生产有用活性成分的研究。器官培养物包括根、茎、叶、胚状体等。

天仙子属的愈伤组织中莨菪烷生物碱含量极低，再生茎、叶培养物中生物碱含量仍然很低,再用再生根培养时生物碱含量则迅速提高,这是因为在植物体中莨菪烷生物碱是在根中合成然后运输到茎叶中积累。只要用再生叶做培养物，在光照条件下即可合成强心甙成分。

茴芹属植物的组织培养，只有在愈伤组织分化形成再生植物时才能合成芳香油化合物。

利用培养物的形态分化有助于活性成分的产生，可是他们的生物量大多不如愈伤组织或细胞培养物。只有活性成分积累量和生物量同时兼顾才能达到理想的效果。

（三）质粒转化和毛状根、冠瘿组织培养

80 年代以来随着植物基因工程研究的进展,这一领域的研究成果也渗透到细胞工程研究领域。其中对药用植物细胞培养有重大影响的是农杆菌质粒转化的研究。农杆菌属是一种革兰氏阴性土壤杆菌,也是双子叶植物的广谱病原菌。农杆菌属中主要有发根农杆菌和根癌农杆菌。植物被感染后,发根农杆菌(Agrobacterium rhizogenes)引起毛根病,根癌农杆菌(Agrobacterium tumefaciens)引起冠瘿瘤病。它们的发病机制是在它们的原生质中分别含有Ri-质粒和 Ti-质粒。植物细胞被感染后,农杆菌能将质粒中包含的 T-DNA 片断,经过复制、转化、整合到植物细胞 DNA 基因编码上。作为表现型从被感染处长出毛状根或冠瘿瘤,经过除菌处理后,可在无菌离体培养条件下迅速增殖。利用毛状根或冠瘿组织作为培养系统生产有用的活性成分,具有许多细胞培养物不具备的优点。

1. 毛状根培养

用发根农杆菌感染无菌植物，转化成功后从被感染的部位长出毛状根。将毛状根从母体分离，经除菌处理获得的无菌毛状根可长期继代下去。因 T-DNA 中含有生长素合成基因编码，毛状根的内源激素丰富，所以毛状根培养物能在无激素的培养基上茁壮成长，增殖速度比细胞培养物快得多。某些植物的毛状根在一个培养周期内增殖速度可达千倍以上。毛状根是属于外源基因转化后的器官培养，活性成分含量通常比较稳定，可达到原植物的水平，同时也可在合适的生物反应器内大量培养。

80 年代中期以来已有许多药用植物毛状根研究报道。我国自 1988 年以来也已报道了数种药用植物毛状根的研究。笔者曾将金荞麦的毛状根和细胞培养作过比较（见表 4-18）。

表 4-18 金荞麦细胞培养物和毛状根的增殖及活性成分含量比较

培养物	培养基	增殖倍数	双聚原矢车菊甙元（%干重）
细胞培养物	MS+2，4-D0.5mg/l +kin 0.4mg/l	26.7	0.32
毛状根	MS_0（无激素）	1861.5	2.61

培养期间：2cd；培养条件：25℃，黑暗，液体培养

研究结果表明，毛状根培养物无论在增殖量和活性成分含量上都明显优于细胞培养物。

2. 冠瘿组织培养：冠瘿组织是用根癌农杆菌感染植物，通过 Ti-质粒转化后从冠瘿瘤获得的。像毛状根一样，冠瘿组织也具有激素自养，增殖速度快等特点，也可象细胞培养物一样作悬浮培养。

关于冠瘿组织培养也有一些报道，笔者曾研究过丹参的冠瘿组织培养，丹参冠瘿组织也可产生丹参酮。经过冠瘿瘤选择得到了红色冠瘿组织高产株。不产生红色素的组织在采取调控措施后也能产生丹参酮，并使红色素大量分泌到培养基中。研究结果表明，冠瘿组织也可以作为一个良好的培养系统来利用。

毛状根和冠瘿组织培养是植物基因工程和细胞工程相结合的一项新技术，为利用细胞培养生产药物活性成分的研究和开发开辟了一条新途径。近几年来，我国已有一些实验室开展了这方面的研究，取得了良好的成绩（见表 4-19）。

表 4-19 我国有关药用植物毛状根和冠瘿组织培养和活性成分生产研究部分报道

植物名称	培养物	活性成分	作者
塞莨菪 Scopolia lnrida	毛状根	东莨菪碱 莨菪碱	张荫麟 1988
甘草 Glycyrrhiza uralensis	毛状根	黄酮类化合物	张荫麟等 1990
龙胆 Gentiana manshurica	毛状根	龙胆苦甙	刘伟华等 1992
金荞麦 Fagopyrum cymosum	毛状根	双聚原矢车菊甙元	张荫麟等 1992
蛇根木 Rauvolfia serpentina	毛状根	阿吗碱 利血平	孙敏等 1993
长春花 Cathranthus roseus	冠瘿组织	吲哚生物碱	王宁宁等 1994
丹参 Salvia miltiorrhiza	毛状根	丹参酮	Zhi Bi Hu et al 1993 张荫麟等 1995
	冠瘿组织	丹参酮	张荫麟等 1995

（四）细胞大量培养

在实验室研究的基础上，必须借助于发酵培养装置（生物反应器）研究在大量培养条件下植物细胞组织和活性成分产生的规律，以便进一步扩大生产规模。早期的研究多半借助于微生物用的发酵装置，后来发现植物细胞和微生物发酵培养有很大的差别。

1. 植物细胞在发酵培养时趋向于以细胞团块的形式生长，随着细胞团块的生长，氧传递降低。

2. 植物细胞比微生物细胞一般大 100 倍，抗剪切力低，容易受到破坏。

3. 和微生物比较，植物细胞生长慢，发酵周期通常需要 2～4 周，耗能大，污染率高，这是植物细胞发酵成本高的主要因素。

现已开发了多种适合于植物细胞的发酵装置。主要有转动式、搅拌式、气升式 3 种类型，3 种类型的反应器有培养植物细胞成功的例子。

植物细胞大量培养系统一般可分为批式培养、连续培养及固化培养等系统。紫草细胞大量培养就是用在批式培养系统的基础上发展的 2 步培养法进行的。这种方法是使细胞培养物先在生长培养基的发酵罐中增殖，获得大量增殖细胞（白色）后，泵入生产培养基的发酵罐中，培养一段时间后即可收获含色素的细胞（红色）提取紫草素。

用于大量培养生物反应器的研究与开发，

目前在我国还是比较薄弱的环节。只有西洋参、三七等发酵培养为数不多的报道。

除发酵罐外，还有一些较简便的大量培养方法。丁家宜等用吸水性能好的植物纤维做支持物在玻璃瓶内培养人参细胞，可收获大量的人参细胞团。笔者的实验室曾开发了一种用聚氨脂泡沫塑料做支持物，在改良的柯氏瓶中做静止培养的方法来培养人参、延胡索的愈伤组织，每瓶可收获100g左右的鲜组织块。这种方法效果好，污染率低。最近又有用此法培养丹参冠瘿组织也获较好的效果。上述两种方法虽然简单，但耗能少、成本低，同样也可收获相当数量的培养物，比较适合我国当前的国情。

（五）药用植物细胞培养与活性成分调控

药用植物产生的各种活性成分如生物碱、萜类、黄酮类、甾体等大多属于植物次生代谢物。植物次生代谢物的合成和积累非常复杂，一种产物的生物合成，往往由不同的代谢途径，分许多步骤，在不同酶的参与下完成，因而研究次生代谢的调控是个很复杂的课题。尽管如此，在细胞培养的研究实践中已探索到一些有效的调控方法。

1. 培养条件

植物细胞培养研究一开始，培养条件与活性成分积累的关系就受到重视。人们通过调节培养基成分，如无机盐，NH_4^+ 或-NO_3^- 态氮的施用量；不同的碳源，如各种糖类；不同的浓度；植物激素和生物合成的前体物质；各种物理条件如光照、温度、pH值等。这方面的研究已有许多报道，并在大量培养中得到应用。如二步培养法中使用的生产培养基就是经过改良后适于产物的合成和积累的培养基。实践表明，采用培养条件的调控措施有一些效果，可是还不足以保证细胞培养技术的工业规模生产。

2. 诱导子技术

植物细胞在遭受外界不良因素如微生物入侵、创伤等因素的协迫时，往往趋向于向次生代谢合成方向转变，产生植物防卫素(Alexin)，防卫素中多数是具有抗菌能力或其他活性的次生代谢产物。能引起植物细胞的防卫反应的各种胁迫因子统称为诱导子(elicitor)。已知诱导子可分为生物和非生物诱导子2大类。生物诱导子包括真菌发酵提取物、酵母提取物、葡聚糖、糖蛋白等物质。非生物诱导子如紫外光，渗透压，重金属离子等。诱导子作用机制尚不十分清楚，已知植物细胞在诱导子的胁迫下，可使调节植物细胞次生代谢的关键酶如L-苯丙氨酸解氨酶的活性提高，植物细胞的次生代谢活性加强而产生细胞防卫素。

近年来已有许多关于用诱导子技术促进药用植物细胞培养物产生活性成分的研究报道。其中以使用真菌诱导子较多，通常用植物病源菌的真菌作诱导子。如用大丽花轮技孢处理粗榧细胞培养物，2天后即可提高三尖杉酯碱的含量。

笔者的实验室曾用蜜环菌、灵芝等药用真菌的发酵培养物做诱导子效果也很好。如延胡索培养物在蜜环菌诱导子的胁迫下数小时内即可大幅度提高某些异喹啉的含量。用蜜环菌和紫灵芝做诱导子处理丹参毛状根，不但使培养物丹参酮含量提高到接近原植物的水平，而且还能促使丹参酮分泌到培养基中便于提取。

3. 基因转化与次生代谢调控

用改变次生代谢关键酶基因来调控产物的合成是较理想的途径。尽管难度较大，毕竟已有了这方面的研究报道。如已知莨菪碱6β-羟化酶（H6H）是莨菪碱生物合成途径中催化莨菪碱合成6β-羟基莨菪碱，进而发生环氧化作用合成东莨菪碱的关键酶。

Hashimoto等用发根农杆菌介导，以花椰菜花叶病毒35_s作为启动子改造发根农杆菌的Ri—质粒，将天仙子羟化酶合成基因导入富含莨菪碱的颠茄中并在卡那霉素培养基上筛选出抗卡那霉素毛状根，结果在转化后的颠茄毛状根中羟化酶活性增强，6β-羟基莨菪碱较用野生型（未改造，对照）发根农杆菌诱导的毛状根含量高，东莨菪碱的含量也提高了5倍。此项研究结果表明，利用次生代谢物的生物合成途径中某些关键酶基因转化来调控活性成分的生产是可能的。

三、生物转化

有些化合物的有机化学合成过程中，某些步骤靠常规方法是难以实现的，但可以用微生物来完成。离体的植物细胞也具有这种改造分子结构的能力。和化学合成不同，生物合成的特点是在常温常压下借助于各种酶的催化作用来完成的。这一领域的研究已有多年的历史。如给培养 3 周的长春花细胞喂饲苯甲醚，可通过长春花细胞的脱甲基化而转化为酚。

比较著名的例子是德国吐平根大学的 E. Reinhard 用毛花洋地黄 (Digitalis lanata) 细胞将洋地黄毒甙 (digitoxin) 在甾体骨架的第 12 位上进行专一的羟基化作用，高效地转化为洋地黄甙 (digoxin)。近年来我国学者胡之璧在该实验室工作时筛选出细胞系 GPR_2，能将洋地黄毒甙全部转化为洋地黄甙。经过长期培养，又从细胞系 10/56－s－50 筛选到一个高产细胞系，在遥瓶或发酵罐培养时表现出转化的高度活性。

四、转基因植物

由于分子生物学领域的进展，如今已能利用基因重组、细胞、组织培养技术将外源目的基因导入植物细胞获得具有新性状，能合成新的活性成分的转基因植物。自从 1983 年转基因植物问世以来，转基因技术发展十分迅速，在转化技术上已有许多种有效方法，如农杆菌介导法，基因枪转化法，电击穿孔转化法，激光微束转化法等。

以生产医药生物技术产品（如抗体，干扰素，胰岛素，疫苗等）为目的的转基因动植物研究已是一项热门课题。这些产品具有极高的医疗价值，受到广泛重视，被称为“新一代制药厂”。

现在医药生物技术产品多数是由细胞培养和微生物发酵方法来生产的。这种方法面临着 3 大难题：① 由发酵工程生产的生化药物回收仍有困难；② 生产成本高；③ 某些蛋白质难以由发酵工程获得。用转基因动植物来生产医药生物技术产品有许多优点，它可以在自然状态下表达复杂的天然蛋白质，可以从动物的乳汁、血液中不断获得，或从植物中提取。动物饲养或植物栽培要比细胞培养、微生物发酵容易得多，动植物体本身就象天然的发酵罐，而且可以传代。

用转基因植物生产医药生物技术产品的研究已有相当成功的例子，在我国也有良好的开端。王慧中用根癌农杆菌介导将 npt-11 基因转化到枸杞细胞中，并获得转基因植物。用标记 PcaMVneo 探针质粒进行 DNA 分子点杂交证明在转基因植物的 DNA 中含有 npt-11 基因酮源片断，表明外援基因能在植物水平上表达。

陈炬等用根癌农杆菌介导将人 α-干扰素 cDNA 转化到烟草细胞 DNA 中，并能在烟草植株中表达。

中医理论中有“药食同源”的说法，这是利用食品中具有治疗作用的天然活性物质或是将某些能食的中药加入食品中，以便起到对疾病的治疗作用。转基因植物的研究，将有目的的使某些有药用价值的活性成分和食品结合在一起，做到真正地“药食同源”。目前已经开始用转基因的方法培育有医疗价值的蔬菜、水果等进行基础研究，探索培育功能性食品的可能性。

五、展望

药用植物生物技术的研究已有多年的历史，它在不断吸收细胞工程、发酵工程、基因工程、分子生物学等领域的研究成果的同时获得新的进展。

快速繁殖技术已逐渐成熟，由此而产生出工厂化育苗、脱毒苗技术、人工种子低温种质保存等新技术、新方法，在中药材的繁殖、育种、种质保存、濒危物种的保护方面将发挥它的巨大作用。

大量培养技术与活性成分生产的研究一直具有巨大的吸引力，可是要达到商业性开发，使之有竞争力，的确还有大量的基础研究要做，如各种活性成分的合成和积累的规律及其调控方法；使植物细胞能向微生物一样，产物不断分泌到培养基中，以便不断回收；各种生物反应器的研制和开发等。细胞大量培养技术将会日益具有竞争力，成为生物技术产业的一个组成部分。转基因植物是迫切需要加强研究的课题，它的特点是生产成本低廉而产品价值高。只要加强实验室有关的基因工程和基因转化技术的研究，这一领域将会有飞速的进展。

（张荫麟）

第九节 无公害中药材生产技术的研究

1992年联合国在巴西的里约热内卢召开“世界环境与发展”大会，有183个国家参加，这次会议被世人称之为“地球首脑会议”，通过了全球可持续发展战略框架性文件《21世纪议程》。其核心是强调环境与发展的可持续性，即在保护环境和生态不受破坏、资源可永续利用的前提下发展经济，这是发展中国家和发达国家共同面临的最迫切的课题。很显然，保护生态环境和可持续发展已超越国界而成为21世纪全人类共同面临的两大中心问题。随着我国的经济发展，人民生活质量不断提高，促进了中药多方位的开发利用，改革开放政策的深入贯彻执行，中药也随之走向国际市场。因此，中药材的需求量也会有所增加。中药资源是取自大自然的生物资源，人们向大自然索取的同时，必须保护大自然，促使自然资源的再生。药用植物的引种栽培是中药资源扩大、再生的最基本，也是目前生产上最主要的方法。但在药用植物引种栽培及中药材的贮存运输过程中，各种病虫害的危害直接影响其产量和质量，造成重大经济损失。为防治药用植物的病虫害，目前主要依靠化学农药，由于长期、过量使用化学农药，造成严重的副反应，即农药在中药材中的残留问题，害虫的抗药性问题，造成流水、土壤等的环境污染问题。中药是人们用来防病、治病、保健的特殊商品。中药的质量主要取决于它的有效成分的含量。有些药用植物由于病虫害发生频繁，过量施用农药或施用农药不当，不仅使中药材商品中农药残留量超过世界卫生组织（WHO）及联合国粮农组织（FAO）和我国规定的允许标准，直接影响人体健康，同时造成出口中药材退货，给国家造成经济损失。而且研究表明，某些药用植物施用农药不当，致使有效成分含量降低。如1980年初，本所药物试验场使用有机磷农药防治颠茄害虫，施药后使颠茄的总生物碱含量降低。因此，进一步开展中药材无污染新技术的研究，加速无公害中药的生产刻不容缓。

一、无公害中药材生产中的植物保护新概念

（一）无公害中药材是指无污染、安全、优质的中药材

生产无公害中药材我们认为应立足于植物自身的保健，这是“绿色植物”的植保基础。采用抗病、抗虫品种、优良种苗，提高栽培管理水平，注意调整植物体营养等。这些不仅能提高中药材的产量和改善其品质，而且有助于增强其抗病虫的能力。

（二）防治病虫害对药用植物的危害和防止各种污染物对药用植物及中药材的污染是绿色中药材生产中的植物保护内容。

根据生态学的观点，应用系统论的方法，在试验研究、生产实践和吸收国内外先进技术的基础上，制定对药用植物病虫害的防治措施，根据病虫害危害的经济阈值进行防治。

（三）以自然防治和生物防治为主，招引和培殖天敌，提高生物多样性水平

植物与昆虫、植物与病原微生物长期共同生活，互相适应、演变、分化，在这一协同进行过程中，植物的次生物质起着主导作用。因此，可利用植物中某些对昆虫、病原微生物有强烈生理活性的次生物质作为植物性杀虫、杀菌剂进行开发利用。

（四）选择高效、低毒、低残留的农药品种，合理使用农药，把农药使用量压低到最低水平，使中药材及其加工品中的农药残留量低于FAO、WHO或国家规定的允许标准。

二、中药材无污染新技术、新方法的研究

（一）植物病虫害的生物防治概况

生物防治就是用生物或生物代谢物及生物技术获得的生物产物、抗生素、生物农药、或天敌等来治理有害生物。这些生物产物、药品或天敌，一般对有害生物选择性强、毒性大，而对高等动物毒性小，对环境污染少，一般不造成公害。生物防治在我国有悠久的历史。今天人们对保护一个清洁的自然环境的迫切要求和对地下水质、食品安全性等的忧虑，更把生物防治技术的应用和研究推到了一个前所未有的重要地位，引起政府和社会各界的重视。我国的生物防治已在对“有害生物综合治理”中起

重要作用，有些方面还达到国际领先的水平。如生物农药开创了生物防治应用新局面。生物农药主要包括微生物农药、农用抗生素、生物化学农药。由于生物农药充分发挥工业化生产的有利条件，目前我国的总生产能力已达 9 万吨成品以上，防治面积每年达 1.5 亿余亩，替代了部分化学农药用量。微生物农药 Bt 杀虫剂朝大吨位、多品种的产业化方向发展，围绕产业化的应用基础研究也在不断深化。1994 年以来，Gc91 原粉已批量出口欧美，我国已积累了生产 Bt 工程菌的经验。病原真菌白僵菌生产工艺取得新进展，研究成功“液固两相”生产新工艺，为我国大规模生产准备了条件。我国病毒资源丰富，已从 170 种昆虫中分离到 200 多种昆虫病原病毒，有 10 多株病毒具有良好的大田防治效果，各种病毒制剂的试验应用面积达 100 多万亩。我国农用抗生素的防治对象已有几十种病害，农抗 120 能防治稻纹枯病、麦白粉病、西瓜枯萎病、芦笋茎枯病、苹果树腐烂病、人参、西洋参疫病等多种真菌病害。生物化学农药国内进行研究和推广应用的主要有两个方面：其一是昆虫生长调节剂即几丁质抑制剂研究，开发了灭幼脲和朴虱灵生化农药新品种，受到各界的重视。其二是昆虫信息素的研究，利用信息素诱杀害虫，应用于田间防治。早年人们对生物防治的概念是研究利用天敌控制植物病虫害的理论和实践的学科，因此利用天敌防治病虫害已有悠久的历史。近十几年来天敌工厂化生产的科研工作取得重大进展，研制成功赤眼蜂人工卵卡半机械化生产线，该生产线属国内外首创，已获国家发明专利。利用人工卵卡繁殖的赤眼蜂防治农林害虫面积已达 1.4 万亩。自然天敌保护利用已成为害虫综合治理的核心基础。生物技术开拓了生物防治学科的新领域，利用生物技术的遗传工程将苏云金杆菌的杀虫基因，移植到棉花的原生质体中，并获得具有抗虫基因的新植株，取得了受到国际瞩目的突破性进展。利用生物技术还获得抗病毒的蕃茄基因工程新植株，抗病性可稳定遗传，田间试验能降低病毒指数 50%以上，提高产量 30%～40%，以上这些成果为我国构建抗病虫基因工程研究奠定了基础。

（二）中药材病虫害生物防治研究现状

中药材病虫的生物防治是解决中药免受农药污染的有效途径。近年来对中药材病虫害防治研究取得一定成绩，如人参、西洋参、贝母、菊花病虫害的防治；金银花、山楂、山茱萸、黄芪、瓜蒌害虫的防治等等。对发生普遍、危害严重、经济损失较大的病虫害基本上摸清了与防治相关的害虫习性、生活史及发生消长规律，病害的病原菌、侵染循环及发生发展与环境的关系，为综合治理奠定了基础。中药材无污染技术的研究，“七五”期间被列入国家中医药局的研究课题，通过有关人员的努力，取得较大的成绩。如完成了山楂病虫害无公害综合防治研究，建立了无公害山楂栽培基地，年提供无公害山楂果数 10 万 kg。70 年代来，我们开展了药用植物病虫害的生物防治研究，并取得一定的成绩。

1. 应用管氏肿腿蜂（*Scleroderma guani*）防治蛀茎性害虫　管氏肿腿蜂是某些甲虫、特别是天牛科昆虫的幼虫和蛹的外寄生昆虫。为大量应用于蛀茎性害虫的防治，对其中间寄主及繁蜂技术、贮蜂及田间释放技术进行了系列研究，通过对防治金银花咖啡虎天牛、菊天牛、玫瑰多带天牛等的试验，田间寄生率达 50%～70%，证明用中间寄主繁殖出来的蜂能保持高度的生活力和在田间的适应力。这项成果还推广应用于园林及行道树的蛀干害虫的防治，经试验均取得一定防治效果，如用于防治颐和园的古松柏的双条杉天牛等，有明显的持续效益。

2. 木霉研究进展及在中药材病害防治上的应用　木霉（*Trichoderma* sp.）对多种植物病原真菌表现出强拮抗作用，受到世界许多国家的重视。目前木霉属中应用最多的是哈次木霉（*T. harzianum*），并已走向商品化。美国用哈茨木霉麸皮制剂在大田条件下处理，可降低由 *Rhizoctonia solani* 引起的棉立枯病 60%，并提高出苗率。已报道哈茨木霉至少对 18 属 29 种病原真菌有拮抗作用。在我国 1983 年首次分离培养得到哈茨木霉（又称木霉 82），用于防治白术、菊花的白绢病（*Sclerotium rolfii*）及人参、西洋参的立枯病（*Rhizoctonia solani*）获得成功。应用木霉对中药材土传病害进行生物防治有着广阔的前景。据初步分析，由白绢病菌引起的中药材病害有白术白绢病、菊花白绢病、佩兰白绢病、玄参白绢病等；由立枯病菌引起的中药材病害有西洋参、人参立枯病、三七立枯病、杜仲立枯病、荆芥立枯病、金鸡纳树立枯病等；由猝倒病菌（Pythium sp.）引起的有人参、儿茶、荆芥猝倒病等。作者认为上述药材病害可用哈茨木霉进行防治。作为普遍存在并具有丰富资源的拮抗微生物，木霉在植物病害，尤其是土传病害的生物防治有重要的应用价值。

3. 应用农抗120防治人参疫病的研究 农抗120是由中国科学院生物防治研究所研制的，它对人参疫病菌（Phytophthora cactorum）具有很强的抑制作用，在PDA培养基上，100ppm的浓度下，对疫病菌的抑制率为100%。田间试验结果为在人参、西洋参发病初期，应用2%农抗120水剂100倍灌根或喷施，每隔7～10d施1次，连续使用2～3次，可以减少烂根，提高存苗率。

4. 昆虫病原线虫的研究 此类线虫消化道内携带共生细菌，线虫进入昆虫血腔后，共生菌从线虫体内释放出来，在昆虫血液内增殖，使害虫患败血症迅速死亡。自1985年中沃双方签署利用昆虫病原线虫防治害虫的8451项目在中国开展以来，先进技术的引进，使我国昆虫病原线虫的研究与应用有了长足的进步。中药材中根类药约占70%，地下害虫危害严重，由于土壤吸附作用，往往需大剂量向土中灌、撒农药才能奏效。为解决此问题，1987年我们从中国农科院生防所引进昆虫病原线虫4个品系，1991年我们又从为害天麻的地下害虫蛴螬中分离到一种昆虫病原线虫。经试验 Steinernema spp. 的几个品系对射干钻心虫、枸杞负泥虫及细胸金针虫和蛴螬类害虫等室内感染率均达90%以上。昆虫病原线虫不耐高温，37℃以上就死亡，对人畜无害，不污染环境，分布广，是值得利用的生防资源。

（三）植物性农药的研究

1. 植物性农药在生物防治中的地位和作用 上田富雄（Bio Industry，1992）对生物农药作了分类，他认为生物农药分为直接利用生物和利用源于生物的生理活性物质两大类。植物性农药应该是生物农药的重要组成部分。植物受害不完全是被动的，主要靠其千变万化的代谢类型和反应，产生自然抵御性，表现为杀死、忌避、拒食或抑制害虫正常生长发育。种类繁多的植物次生代谢产物，是潜在的化学因素，构成了各具特色的化学生态，而正是这些次级代谢产物抵御了绝大多数害虫的侵扰。据不完全统计，目前已发现的对昆虫生长有抑制、干扰作用的植物次生物质大约有1100余种，这些均不同程度地对昆虫表现出拒食、驱避、抑制生长发育及直接毒杀作用。不少植物中还可提取出昆虫蜕皮激素和保幼激素类似物，富含这些高生理活性次生的植物均有可能被直接加工成农药制剂。害虫及病原微生物对这类生物农药一般难以产生抗药性，这类农药也极易和其他生物措施相协调，有利于综合治理（IPM）理论的具体实施。总之，植物性农药是一个非常庞大的生物农药类群，是目前国内外人们最为重视的第3代农药的源泉，其类型之多，性质之特殊，足以应付有害生物。因此，植物性农药应在生物防治中扮演重要的角色。

2. 植物性农药研究进展 用植物性物质进行病虫害的防治已经有200多年的历史，但真正有目的、科学地进行开发利用则是近一二十年的事。近些年的研究进展主要表现以下几个方面：从使用的角度看，和50年代的“土农药”有着显著区别，目前只能在取得科学的数据，完整的资料，严格的审批、登记后，才能由正式的工厂定点生产和使用。现在生产上应用的主要品种有烟碱制剂、鱼藤制剂、苦参碱制剂、茴蒿素制剂、川楝素制剂等。国外目前已知的仅有印楝素制剂。所以，在植物性农药的研制及使用方面，无疑我国是处于领先水平的。当前最为重视的是楝科植物，国外主要研究印楝，我国集中对川楝、苦楝进行了系统研究。楝科植物中的杀虫活性成分为四环三萜类物质，它对昆虫的行为和生长发育有很强的干扰作用。华南农业大学研究发现其活性成分可直接破坏昆虫表皮结构，引起昆虫外表皮局部消融，对真皮细胞产生破坏作用，影响表皮几丁质和蛋白质的合成积累和降解吸收。卫矛科的雷公藤、苦皮藤对昆虫有拒食、麻痹、毒杀及内吸作用。除虫菊、黄杜鹃、了哥王等植物中也分离出杀虫效果优异的新化合物。丁布(dimboa)是从玉米等禾谷类植物中提取的一种次生物质，它能有效地干扰玉米螟的生长发育，引起人们的高度重视。近年来在仿生合成方面也投入了很大精力，经深入研究分析，找出先导物质及其活性基因，人工合成结构较简单，活性更高的新化合物，如早熟素等激素类物质及拒食剂等物质的仿生合成已取得一定进展。目前所发现的新植物性物质可分为以下几类：昆虫行为干扰剂，如各种昆虫取食遏止剂、拒食剂、忌避剂、引诱剂和驱避产卵性物质；各种功能不同的信息素类物质，昆虫生长发育干扰剂，如昆虫蜕皮激素、保幼激素类似物，不育性物质及昆虫内分泌系统、表皮形成干扰剂等；植物油类物质，如印楝籽油、苦楝籽油、萘籽油、山苍子油、香矛油、橙油、肉桂油等防治病虫害有较好效果，对天敌、环境安全，实际应用前景广阔。总之，目前人们所关注的是那些作用较为缓和，机理特殊，对有害物种群控制可发生深远影响的植物性物质。

三、无污染新技术应用研究展望

持续农业（Sustainable Agriculture）是当代世界农业的发展趋势。成功地管理各种资源以满足不断变化的人类需求，而同时保持或提高环境质量和保护自然资源是持续农业的基本内容，其核心是在提高生产率的同时，保护环境，保持资源的持续利用。很显然，无公害生产技术在持续农业中具有明显的专业优势。世界环保大会保护环境宣言中指出，到2000年要在全球范围内控制化学农药销售和使用，这对应用及研究无污染新技术无疑起着极大的推进作用。我国地域辽阔，具有丰富的天敌资源，已知具有杀虫的植物至少有1000多种，其中许多是中草药，如雷公藤是抗类风湿的药物，同时也具有杀虫作用。诸如此类，将来可进行综合开发利用，在党和政府的重视下，经过“六五”、“七五”、“八五”全国协作研究，我国的生物防治取得了丰硕成果，有许多成果可以有目的地引入应用到药用植物病虫害的防治中来，并根据药用植物自身的特点开展生物防治研究。建议建立全国中药材的农药残留检测中心。综上所述，当今世界以生物防治为基本手段的无污染新技术的应用研究前景广阔，我们必须抓住机遇、更新观念，从管理及具体措施等方面有所创新，有所发展，促使我国中药优质高产，以满足人民健康的需要。

（程惠珍　肖培根）

第十节　民族药的整理研究

我国有56个民族，是一个多民族、多元文化并存的国家。多彩的民族文化和民族发展历史赋予各民族药物体系以不同的文化内涵和基本特征。我国的民族药以藏药、蒙药、维吾尔族传统药和傣药4大体系为代表。这些民族药体系具有悠久的历史，较完备的理论体系，雄厚的群众实践基础和广泛的社会影响。尽管目前现代医疗已在我国得到充分普及与发展，传统医疗中的民族药仍在诸多地区，特别是少数民族地区发挥着不可忽视的作用，成为西医“替代医疗”体系中的重要组成部分。

我国的民族药作为特殊的文化载体，是世界三大传统医学体系（印度的寿命吠陀Ayurvedic medicine，中草药TCM，伊斯兰教尤纳尼医学Unani medicine）的重要组成部分；藏族民族药体系和蒙药体系与印度的寿命吠陀医学存在渊源，同时，由于它们均形成于特殊的自然和地理环境中，又在发展进程中受到中原文化的深刻影响，逐渐形成了明显的自身特色；傣族药已具有2500年的历史，它与泰国古医学关系密切，但溯其根源，仍与印度寿命吠陀体系存在千丝万缕的联系；新疆维吾尔族传统药物体系以《耆婆五脏论》及“四律”体液学说为代表，被认为导源于伊斯兰教的尤纳尼传统医学体系（难波恒雄，1995）（图4-1）。

事实上，我国的其他少数民族药体系也各具特色，在民族药研究中占有各自的特殊地位。如隶属环北极文化圈的鄂伦春、鄂温克人的传统医疗文化与北美印第安人萨满教的草药文化如出一辙，它们可能共同起源于远东的古老部落文化，尽管而今它们之间在地理上存在很大跨度。又如隶属“雨林文化圈”的基诺族传统药体系，形成于十分局限和特殊的地理和生态环境，其体系中包含了大量关于使用亚热带雨林药用植物资源宝贵经验和治疗当地常见病、多发病的传统方法。然而，基诺族没有本民族的文字。对基诺药的记录、整理和开发性研究，是保护我国少数民族传统文化的重要内容，也是维护雨林地区民族文化多样性及生物资源多样性的必要措施。

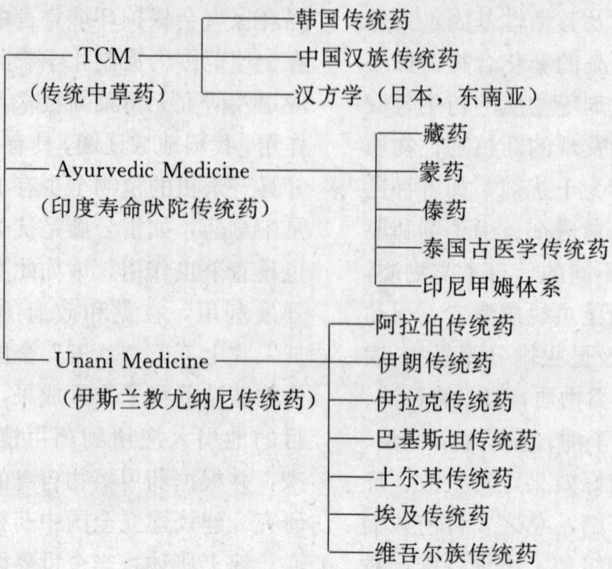

图 4-1　世界三大医学体系与我国民族药体系间的联系

我国的民族药研究，曾在 60～70 年代中西医结合、发展中草药的热潮中获得长足发展。在这一时期，相继出版了一些地区性的民族药物志书，科学工作者开始尝试采用近代科学理论和方法来阐述某些民族药的资源特征、分类学属性和化学组成。70 年代后期至 80 年代，我国的民族药研究开始步入一个迅速发展的阶段。这一时期的发展是以植物化学研究在研究方法和手段、在广度和深度的普遍发展为基本特征。一些天然产物的提取分离及结构测定的现代化仪器和手段的引入，极大推动了研究工作者对生物碱、黄酮、萜类、香豆素、醌类、皂甙等次生代谢产物的研究。这一时期的民族药物研究多侧重于对天然产物骨架结构的研究。80 年代以来，我国民族药研究出现了一个研究方向多元化，研究水平专业化，植化-药理横向联系，理论-应用有机结合的崭新局面。本文侧重就这一时期的进展情况进行讨论。

一、民族药理论研究的新视角——民族生物学和民族药学方法论指导下的新药开发。

80 年代中叶以来，返朴归真、重返大自然的观念已成为民族药理论研究中的崭新意识形态，它深刻影响着全球民族药事业的发展，从客观上引发了现代社会对传统民族药的重新认识和重新发现。在此进程中，无论是政府部门、基金组织还是制药业都越来越清楚地认识到民族生物学（Ethnobiology）方法和民族药学（Ethnopharmacology）方法必将在新药开发过程中发挥积极作用。民族生物学形成于 19 世纪初，是人类学（Anthropology）和生物学（Biology）交叉所形成的边缘学科，其内涵旨在研究少数民族与生物资源之间的相互关系。其研究领域涵盖了文化人类学（Cultural Anthropology）、医学人类学（Medical Anthropology）、民族药学和人类生态学等学科。民族生物学的出现，把民族药与传统文化与人类文明、人类发展和人类健康的需求相联系，因此，这门学科一形成，便被广泛用于新药开发中来。闻名遐尔的奎宁、利血平的发现均受惠于民族生物学的研究，在我国抗癌美登木、鬼臼毒素等的发现也无不都与民族生物学密切相关。

近年来国内外民族药工作者在采用民族生物学方法从民族药资源中寻找新药方面进行了广泛探索。纽约植物园经济植物研究所的 Micheal Balic 及其同事在美国国家癌症研究中心（NCI）从取自洪都拉斯和 Belize 的 17 种和 15 种传统药用植物中筛选抗 HIV 活性成分的过程中，比较了随机取样（Random selecfion）

和民族药学方法（Ethnopharmacological approach）的有效性。结果发现，采用民族药研究方法所获得的、具抗-HIV药理活性的植物要比采用随机取样方法的多（表4-20）。

NCI自50年代中叶至1982年在世界范围内开展了抗肿瘤药物的筛选工作。在此间，采用随机筛选法共对35,000种植物进行了研究。其结果，仅从2种植物中分别得到2种抗癌活性药物——taxol和camptothecin。考虑到所开发的药物与所筛选的植物之比例关系，2/35,000毕竟不是一个十分有效的数字，其效率甚至低于建立在先导化合物（Leading compound）基础上的人工合成方法（开发的药物与筛选对象之比为1/10，000）（Farnsworth，1994）。据世界卫生组织公布的数据，全世界大约52亿人口中的80%集中分布在发展中国家，这大约33亿人口的卫生与健康主要依赖于这些不发达国家的传统医学体系。这一数字从侧面反映出传统民族药的有效性和巨大潜力。

表4-20 NCI所采用的不同筛选新药的方法比较

	随机取样种数 17种	从民族药中选取的种数 15种
筛出的药理活性种	1种	5种

通过跨文化比较不同民族对传统草药的使用，是现代民族药研究的方法之一，也是新药筛选的一种手段。夏泉、孔杰、David E. yang（1992）采用计算机辅助的信息处理方法通过跨文化比较和分析研究藏药（TM）、中草药（TCM）、印度北部Ladakha人的传统药物体系Amchi（Amch.）、尼泊尔的山地部落传统草药体系Lamjung（Lam.）和Jumla（Jum.）（其中Jumla人分布于喜马拉雅山南坡，与藏族人在人种、文化及社会行为方面极为相似）人的传统药物中共同使用的43种传统草药在功效、使用部位、加工炮制方法等方面的差异与共性，筛选具有特定治疗功效的“表征群”（Functional equivalents）（即具有相同或相似治疗功能的一组药用植物）；这一研究还采用多元统计分析技术从医学人类学（MedicalAnthropology）角度探讨了藏药、中草药以及上述3个喜马拉雅地区传统草药体系之间的内在联系，从而将人们对这些传统药物体系的理解引向深入。

由计算机辅助的跨文化比较民族药学研究，使研究人员能够在比较过程中发现更多异域文化在认识和理解天然药物功能方面的交叉点，而这些交叉点则往往是从事新药开发的突破点。寻找这种突破点。为深层开发奠定基础，正是跨文化比较研究的目的所在。

在传统药物开发研究中，化学亲缘学方法也正在受到新药开发者的关注。研究人员根据“生物的亲缘关系接近，其体内所含化学成分亦接近”这一基本原理，从药用植物的亲缘关系研究入手，探索某些药理活性成分在民族药中的分布规律。在题为“苄基异喹啉生物碱在木兰亚纲等植物类群中的分布”一文中，朱敏、肖培根（1991）利用高效薄层层析技术结合扫描仪定量的方法对我国分布的木兰纲11科、50属、181种的323个植物样品进行了分析，从生源，进化趋势及分布等角度探索具有抗肿瘤、解痉、止痛的简单异喹啉、阿朴菲型生物碱、双苄基异喹啉型生物碱及原小檗碱在木兰亚纲11科植物中的分布规律。在研究中揭示了一个有趣现象，即在木兰亚纲植物群中，古老的木本演化分枝中的木兰科、番荔枝科、樟科具有从生源上最原始的阿朴菲型和简单苄基异喹啉型生物碱，而在形态上和结构上均较进化的罂粟科植物含有较为特化的、可作用于中枢神经系统的活性成分——普鲁托品型生物碱；分布于中国植物区系的含有苄基异喹啉类生物碱的植物有32科110属，它们集中分布于木兰亚纲的11科、84属中。这样，就为筛选解痉、止痛、降压、抗炎、抗肿瘤的苄基异喹啉类生物碱的研究工作指明了工作范围和主攻方向。

在“贝母属植物异甾体生物碱的存在及分类学意义”一文中，余世春、肖培根（1992）进一步采用化学亲缘学原理探讨了传统药物贝母属（Fritillaria）植物的特征性成分5-α-cevanine类异甾体生物碱在我国分布区内的存在状态和分布规律。结果表明，5-α-cevanine C13、C17的顺式和反式构型在高海拔种和低海拔种中的分布呈现一定规律性——C13、C17 双氢顺式构型的 5-α-Cevanine 异甾体生物碱仅分布于高海拔种如川贝母（Fritillaria cirrhosa）、伊贝母（F. delavayi）中，而低海拔种如浙贝母（F. thunbergii）、安徽贝母（F. anhuiensis）、鄂北贝母（F. ebeiensis）则含有 C13、C17 双氢反式构型的 5-α-Cevanine 异甾体生物碱。5-α-Cevanine C13、C17R 顺/反构型活性成分随海拔高度不同而在贝母属植物中分布的规律恰与我国传统医学在临床上依疗效而将贝母分为川贝与浙贝的用药经验相吻合。

鉴于民族生物学在少数民族文化保护、生物多样性的保护、新药开发和地区性发展中发挥着越来越重要的作用，联合国教科文组织（UNESCO）、世界野生生物基金会（WWF）、麦克阿瑟基金会等一系列国际机构和基金组织，自 80 年代以来，对我国西南地区（云南、广西、贵州）的民族生物学研究（包括民族生态学，少数民族地区植物资源持久利用，民族药及民族地区的农村发展等方面）进行了一系列重点投资。其中由 1994 年已启动的由 UNESCO、英国皇家植物园、WWF、尼尔山地发展中心及我国昆明植物所民族室共同参与的喜马拉雅地区生物资源的保护和开发项目引人注目，它将把这一地区民族药物的研究进一步引向深入。

1991 年第一届国际民族生物学大会在昆明召开，反映出国际社会和我国政府对民族生物学在我国的发展及其作用的重视。1994 年第 3 届国际传统药物大会在北京召开，更是把我国的传统药物研究推向了一个新的层面。我们有理由相信，在民族药理论和实践研究的新视角中，现代民族药工作者将会更加自觉地从人与自然的内在联系中去探索民族药的基本特性，从保护民族文化和传统知识、保护物种多样性，从而促进世界文明与健康的良性发展这一崇高境界出发去推动民族药的顺利发展。

二、民族药药物化学和药理研究的新热点

1. 民族药的药物化学研究

我国的传统药物研究近年来发展速度快，研究水平有了很大提高。仅以 1987 年 10 月到 1988 年 10 月的统计数字为例，在国内主要学术刊物上和有关天然产物的学术会议上共发表论文近 400 篇，正式发表新化合物约 150 个，无论是在分离技术上还是在结构测定的水平上均取得了可喜进展。

近年来对民族药的植物化学研究热点已集中到那些结构特殊，具抗肿瘤、抗病毒、抗衰老、益智、抗心血管疾病等药理活性的天然产物方面。在此过程中，多元酚类化合物、多糖、及木脂素类化合物受到了更为密切的关注。

多元酚（Polyphenol），是指分子量从几百到 1000 左右的、含有多个酚羟基的植物成分。它们包括儿茶酚类、没食子酸类、羟基桂皮酸及其酯或甙类的衍生物，苯丙素类、黄酮类（双黄酮、黄烷酮、黄烷醇及其衍生物或低聚物），也包括低聚的小分子单宁。近年来发现诸多天然酚性成分具有重要生物活性，如抗癌、抗突变、抗病毒及抑制 ACE（血管紧张收缩酶）活性，降血压的作用。多元酚类及单宁类在植物界的分布极为广泛，它们是诸多民族药的重要活性成分。在藏药中，诃子（Terminalia chebula）、毛诃子（Terminalia bellirica）和余甘子（Phyllanthus emblica）被奉为神药、藏药之王。植化研究表明，这 3 种植物均含有丰富的多元酚类化合物，其中余甘子含有没食子酸（gallic acid）、鞣花酸（ellagic acid）、鞣质云实素（corilagin）、3，6-二没食子酰葡萄糖（3，6-digalloylglucose）、诃子酸（chebulic acid）、诃尼酸（chebulinic acid）、葡萄糖没食子鞣质（glucogallin），在其新鲜果实中还含有丰富的 Vc 和 SOD。药理研究结果表明，余甘子水提物中的成分可有效防止 CCl_4 等环境毒素对小鼠肝脏所造成的损伤以及超量辐射对人体的伤害作用。此外，它同时还是一种有效的抗氧化剂。据此，研究人员指出，余甘子除了具有传统的清热、凉血、消食、健脾、生津、止咳作用外还具有补气、益肝肾的功能（刘昌儿，1995）。人们还发现，一些民族药中的常见种如槟榔、桂皮、麻黄、淫羊藿、牡丹皮、萹蓄、翻白草、大黄等的甲醇提取物均有抑制 ACE 活性与降血压作用，其中的有效成分主要为多元酚类化合物。从表 4-21 可见，黄烷-3-醇及花青定对于 ACE 活性的抑制作用是明显的。

表 4-21 单宁对 ACE 的抑制作用

(浓度 20μg/ml)

化合物	抑制体
(一)表儿茶素	3
(+)儿茶素	4
原花青定 B-1	11
原花青定 B-5	20
表儿茶素-(4β→8)-表儿茶素-(4β→8)-儿茶素	7
表儿茶素-(4β→8)-表儿茶素-(4β→6)-儿茶素	14
表儿茶素-(4β→8)-表儿茶素-(4α→8)-儿茶素	8
〔表儿茶素-(4β→8)-〕3-儿茶素	38
〔表儿茶素-(4β→8)-〕4-儿茶素	69
槟榔单宁	96

化合物	I50 (mol/L)
(一)表儿茶素-3-0-酸酯	8.5×10^{-5}
(一)表儿茶素-3-0-酸酯	7.9×10^{-5}
原花青定 B-2 3,3′-二-0-酸酯	2.2×10^{-5}
原花青定 B-5 3,3′-二-0-酸酯	1.3×10^{-5}
原花青定 C-1 3,3′-3″-三-0-酸酯	1.7×10^{-7}

最近,陈玉武、任丽娟(1995)发现,蜜柑草(Phyllanthus matsumurae)总甙对人鼻咽癌(KB 细胞)具有明显抑制活性(30μg/ml 时平均抑制率为 93.5%)。经药理活性筛选,从酚甙 corilagin 作用最强。in vitro 抗 KB 细胞实验 5μg/ml、10μg/ml 和 20μg/ml 的抑制率分别为 80%,90%,99%;抗 A2780 细胞实验 5μg/ml、10μg/ml 的抑制率分别为 85%、95%;in vitro 抗小鼠 Lewis 肺癌实验,腹腔注射 20mg/kg,其抑制率为 45.7%($P<0.001$)。作者认为,Corilagin 为蜜柑草抗癌作用的主要活性成分。

新近的研究发现,传统药物金荞麦(Fagopyrum cymosum)是一种很有开发前景的资源植物。金荞麦的有效成分是一类原花色素的缩合性单宁的混合物,包括表儿茶素,表儿茶素-3-没食子酸酯及原矢车菊素 B-2Ⅲ,原矢车菊 B-2 的 3,3-二没子酸酯。这种混合物呈抗癌活性。药理实验中,金荞麦根茎的提取物及黄烷醇能增强小鼠腹腔巨噬细胞的吞噬功能,从而大大提高抗感染能力;其根茎提取物在体内对小鼠移植性 S-180 肉瘤、Lewis 肺癌、U14 宫颈癌,在体外对小鼠 P388 白血病细胞均有抑制作用。在临床研究中,金荞麦用于治疗肝癌已取得可喜的疗效,此外金荞麦还被用于治疗细菌性痢疾、麻疹及原发性痛经,均取得较好效果。

茶(Camellia sinensis)在我国西南诸多少数民族中均被作为药用。广西毛难族人用茶叶的水煎剂治热泻、消化不良;瑶族人用茶叶水煎鸡蛋补肾、用干燥茶叶末敷伤口止血;壮族人用茶叶水冲洗伤口、治疗骨折化脓和骨髓炎。植化研究发现,茶叶中含有大量茶多酚,其主要成分是黄烷酮的衍生物:儿茶素、表儿茶素、表儿茶素-3-榕酸酯等。在茶叶中,茶多酚总含量可达 15%~35%。茶多酚具抑制突变的作用。作为一种抗氧化剂,茶多酚的作用强度要优于鞣花酸,丁化羟基苯甲醚,V_E、V_C 和 β-胡萝卜素。不仅如此,茶多酚还可明显抑制 N-亚硝基吗啉在体外合成的作用,减少 3-甲基胆蒽诱发小鼠皮肤瘤数,并显著延长肿瘤发生的潜伏期。茶多酚具有很强捕获自由基的作用,因而与抗衰老机制存在密切联系(陈迪化,1995)。在我国少数民族文化中,茶文化是一个不可忽视的重要内容,少数民族民间常用的保健茶、药茶种类繁多,加工、炮制和饮用方式也各具特色,保护和挖掘这部分文化遗产,民族药学工作者责无旁贷（表 4-22）。

表 4-22 从民族药用植物中分离的多元酚类及单宁化合物

	中文名	学名	化合物
1	诃子	Terminolia chebula	chebulinic acid, chebulic acid, terchebin, ellagic acid, glucogallin
2	毛诃子	Terminalia bellirica	gallic acid, ellagic acid, etgallate, chebulinic acid.
3	余甘子	Phyllanthus emblica	gallic acid, ellagic acid, corilagin, 槲皮素，短叶苏木酚，原儿茶酸，异槲皮素，芸香甙，槲皮素-3-0-D-木葡萄糖甙。
4	叶下珠	Phyllanthus urinaria	gallic acid, ellagic acid, corilagin, geranin, 芸香甙。
5	黄芩	Scutellaria baicalensis	Scutellarin, baicalein
6	仙鹤草	Agrimonia pilosa	agrimophol-B
7	大黄	Rheum pumilum	polmidin-A
8	森林千里光	Senecio nemorensis	Cynarin
9	荆芥	Schizonepeta tenuifolia	Jing-Jie-Ⅰ、Ⅱ、Ⅲ。
10	绿茶	Camellia sinensis	teapolyphenols (Catechin, epigallocatechin, theaflarins gallocatechin)
11	薄荷	Mentha arrensis	rosmarinic acid
12	沙棘	Hippophae rhaminoides	hyperin, filiroside, pedunculagin, casuarictin, strictinin, hippophaenin-A, B, isostrictinin, castalagin
13	大花红景天	Rhodiola crenulata	gallic acid, rhodionin, rhodiosin, P-tyrosol
14	金樱子	Rosa laevigata	laevigatin A, B, C, D, E, F, G, sanguiin H-4, pedunculagin, potentillin, agrimenic acid-A, B.
15	刺梨	Rosa roxburghii	roxbinA, rugosin F, pedunculagin, casuarictin, roxbin B, stachyarin, tellimagrandin, amusiin.

目前一些研究机构已开始系统普查民族药中植物多酚及单宁化学成分。这些研究为科学说明一些民族药的功效及作用机制提供理论依据，并为进一步开发它们的潜在功效奠定了基础。就总体而言，民族药中植物多酚及单宁化学成分的研究在我国方兴未艾，正在逐步形成民族药植化研究中的新热点。

近年来，关于民族药中的木脂素研究也十分引人关注，木脂素（Lignans）为一类由苯丙素双分子聚合而成的天然成分，广泛分布于植物界，为一些保肝、抗肿瘤民族药的活性成分，同时，木脂素还具有抗病毒、降压及适应原（Adaptogen）样的作用，为一类具有多种生理活性的重要天然产物。

鬼臼（Sinopodophyllum emodi）在藏药和蒙药中作为妇科良药，其使用历史已有近 2000 年。由于从该植物中分离出的鬼臼类木脂素大多具有很强抗肿瘤活性，对鬼臼化学成分的研究一直十分活跃。70 年代初，通过鬼臼毒素或 4’-去甲基鬼臼毒素半合成的 teniposide（Vm-26）和 etoposide（VP-16）抗肿瘤药物已应用于临床。此外，通过组织培养，全合成、半合成途径以获得鬼臼毒素的研究以及鬼臼毒素抗肿瘤机理、构效关系、结构修饰等方面的研究也在深入展开。为了实现对鬼臼类植物资源的深层开发，近年来，科研工作者对鬼臼属的近缘属八角莲属（Dysosma）、足叶草属（Poldephyllum）、山荷叶属（Diphylleia）的化学系统学和资源利用进行了深入研究。结果表明，鬼臼毒素为以上 4 属植物共同的特征性成分，它们共有一些相同的鬼臼类木脂素，且其生物合成途径相同（廖矛川，1995），从而为扩大这类植物的药用资源提供了理论依据。

胡椒属植物（Piper）中的荜茇、蒌叶、海风藤、石南藤等具有温中散寒、行气止痛和祛风除湿等作用，为我国少数民族药中的常用药。近年来的药理研究表明，樟叶胡椒（Piper polysyphorum）、毛蒟（P. puberulum）中分离的单环氧木脂素（Monoepoxy lignan）和从山蒟（P. hancei）、石南藤（P. wallichii）中分离出的山蒟素（hancienone）和南藤素（wallichine）等新木脂素（Neolignans）均具有明显的拮抗血小板激活因子（PAF）的作用，与肌体抗炎、抗过敏、抗支气管哮喘等机制密切相关（张顺祥等，1992）。近年来，通过对传统药中的木脂素研究，已筛选出一些具特殊药理活性的成分：松柏（Juniperus sabina）所含松脂素（Salvinin）和牛蒡子（Arctiumlappa）中所含牛蒡子甙、牛蒡子甙素为十分有效的cAMP磷酸二酯酶抑制剂；透骨草中的乙酰透骨草脂素（Leptostachyol acetate）为一种杀虫成分；芝麻脂素（Sesamin），一种双环氧木脂素，虽无直接杀虫作用，但却为一种杀虫增效剂；五味子脂素（ProstalidinA、B、C）对小鼠具温和的镇静作用，而从五味子中分离的另一种木脂素1-丁香脂素二葡萄糖甙则具适应原样作用，它使处在应激状态下的实验动物消除不利环境下的有害反应，迅速恢复正常的代谢机制。

近年来，天然产物中的木脂素研究正在逐步深化，对其结构的分类、命名、色谱分析及结构鉴定等理论和实践体系也在逐渐完备。

2. 民族药中的免疫药物及其药理学

目前，民族药的免疫药理学正在成为一个十分活跃的研究领域。从传统医学与现代医学相结合的高度了解民族医学对免疫机制的认识、理解和表述，发现和认识民族药中的免疫天然药物，是发展我国民族药事业的重要任务，也是从民族药资源中开发新一代免疫药物的重要前提。

就总体而论，民族药中的免疫药物主要包括免疫促进剂、免疫抑制剂和免疫调节剂3大类。根据现代免疫药理学原理，我国民族药中那些具有“扶正固本”功能的补益药类多具有免疫促进剂的功能；如人参、黄芪、淫羊藿、雪莲、红花、冬虫夏草等。它们可以影响特异性和非特异性免疫功能，具有适应原样的作用，调节内分泌系统功能和机体代谢，从而影响中枢神经系统、消化系统和造血系统的功能。在体液免疫水平，人参、黄芪、白术等均能增强B-淋巴细胞功能，提高B-淋巴细胞增殖反应，溶血空斑试验（PFC）反应值，提高血液γ-球蛋白的含量。在细胞免疫水平，民族药中的部分药能明显促进T淋巴细胞增殖反应（如人参、党参、冬虫夏草）。有些药则能促进细胞毒T细胞的杀伤功能，提高迟发型皮肤过敏反应。其他药则可促进NK、K、LAK及吞噬细胞的功能。也有部分药对重要的淋巴因子如IL-1、IL-2、IFNr、TNF等的产生具促进作用（陈奇，1994）。此外，民族药中也不乏能够抑制过强免疫反应的天然药物——免疫抑制剂。这包括传统药物中的那些“祛邪药”、“活血化瘀药”和“清热解毒”药；如在蒙药中黄芩属植物黄芩（Scutellariabaicalensis）和并头黄芩（Scutellaria scordifolia）均被用以清热解毒，而麻黄（Ephedra sinica）、木贼麻黄（Ephedra equisetina）、膜果麻黄（Ephedra przewalskii）则被用于治疗风湿性关节炎、慢性支气管炎和哮喘。免疫药理研究发现黄芩中所含活性成分黄芩甙及其甙元对豚鼠离体支气管过敏性收缩及整体动物过敏性气喘均有缓解作用，并与麻黄碱起协同作用。此外，黄芩甙及黄芩甙元均具很强抗变态反应作用。实验表明，黄芩甙元对于异种或同种抗体引起的被动变态反应都有抑制效果。免疫药理实验还发现，麻黄体内的活性成分可拮抗过敏介质的释放，同时还可抑制补体的生成。这一结果从机制上印证了黄芩和麻黄在传统药物临床应用中的抗炎和免疫抑制作用。除此而外，民族药中具免疫抑制功能的天然药物还有：甘草、当归、桃仁、大枣等，它们能够抑制抗体产生，阻遏过敏介质的释放，延长移植器官的生存时间。当前西医常用的免疫抑制剂主要为激素类和环磷酰胺类药物，它们均具有明显副反应而且作用幅窄、功能单一。民族药中的天然免疫抑制剂虽多为单方，但却多具复合作用，因而，具有独特之处，加上民族药具有得天独厚的自然资源优势，毒副反应小，发展民族药中的免疫抑制药物必将具有广阔前景。

民族药中最富有特色、最引人入胜的免疫药物，当属天然免疫调节剂。这类药多具双向调节作用，可同时在免疫增强和免疫抑制、免疫增强和抗炎症反应、抗炎作用和免疫抑制不同方向上对机体的免疫系统进行整体调节。鉴此，民族药中具双向调节作用的免疫调节剂正在受到新药研究和开发部门的高度重视。目前所知的民族药中的双向免疫调节剂主要为多糖类、甙类和生物碱类。如树舌多糖既可发挥抗炎症的作用，又具有免疫增强剂的功能；白芍总甙、人参皂甙、绞股蓝总甙既具有抗炎作用又为免疫促进剂；Aralasiden 既有抗炎作用，又为免疫抑制剂；川乌总生物碱、氧化苦参碱、雷公藤新碱和雷公藤春碱既有抗炎作用又有免疫抑制剂功能。蒙药中的止血消炎药蒲黄（Typha angustata，Typha angustifolia）对细胞和体液免疫均有抑制作用，但同时亦对巨噬细胞功能具有增强作用；甘草（Glycyrrhiza uralensis）中的甘草酸（Glycyrrhizini acid）则对应激态和静态小鼠腹腔巨噬细胞的吞噬功能分别表现出促进和抑制作用。

从天然产物的角度看，目前所认识到的、与免疫药理有关的化合物可归结为：

（1）多糖类：这是一类低毒的免疫药物，主要包括人参多糖、商陆多糖、枸杞多糖、银耳多糖、鹿茸多糖、党参多糖、黄精多糖、黄芪多糖、云芝多糖等等，它们多为免疫促进剂，但也包括一些具有双向免疫调节作用的多糖类，如雷丸多糖、树舌多糖等同时具有消炎和免疫促进剂的作用；其他多糖如北沙参多糖和 Glehnia littarlis 多糖则具有免疫抑制功能。

（2）甙类化合物：其中包括：甘草甜素、槲皮素、黄芩酮甙、黄芩素、水飞蓟素、木樨草素、芸香甙、甲基橙皮甙、雷公藤总甙、柴胡皂甙等一系列具有免疫抑制作用的甙类以及具有免疫增强作用的甙类：人参皂甙、胡芦素 B、淫羊藿甙；具双向免疫调节功能的甙类有白芍总甙和绞股蓝总甙（抗炎/免疫促进）；柴胡皂甙、茶籽皂甙、商陆皂甙甲和荫风轮总皂甙则为具有抗炎活性的天然产物。鉴于甙类在植物中的分布十分广泛而又具多种免疫药理活性，一些人士认为，甙类物质可能是今后传统药物开发研究的主要方向之一（徐叔云等，1992）。

（3）生物碱类化合物：主要包括川乌总碱、氧化苦参碱、苦刺总生物碱、苦豆碱、苦参碱、老瓜头生物碱、槐果碱等，它们的免疫药理作用主要表现为抗炎和免疫抑制。

（4）有机酸类化合物：马兜铃酸（Aristolochic acid）为一种低分子量的免疫增强剂，阿魏酸能够显著促进单核吞噬细胞的功能，具升白和抗辐射作用，丹皮酚可显著增加小鼠免疫器官脾脏的总重量（韩克慧，1988）。

（5）挥发油类：牡荆油（β-丁烯）具增强体液免疫的作用；莪术油可对 L165 小鼠实施主动免疫保护作用；大蒜油则为大蒜中的免疫增强成分。

综合上述可以看到，我国民族药中的免疫药物研究和开发的确为一个独具特色又很有发展前景的领域。从目前的发展状况看，未来作为临床用药的天然免疫药物中甙类和多元酚类药将会占有较大比重，成为新一代天然免疫药的主流。

三、异军突起的真菌民族药研究

近年来，真菌类免疫药异军突起，在制药界掀起了波澜。在我国少数民族草药中，真菌药占有一定比重，而且有着广泛的使用，如在蒙药中马勃（Calvatia corium）及其近缘种 C. maxima，C. caelata 的子实体为止血、消炎的良药；柳菌（生于柳树上的多孔菌科大型真菌之子实体）可被用于治疗筋骨痛；在藏药中，黑粉菌孢子被用于止血、消炎等等。近年来通过在真菌民族药资源中开展植物化学和药理学研究，筛选出了一批具有免疫促进、抗肿瘤、抗衰老活性的药用真菌及其天然产物，为深层开发奠定了基础。我国民族药中真菌类免疫药的开发潜力十分大，其发展有赖于民族真菌学（Ethnomycology）和民族植物学（Ethnobotany）、植物化学、免疫药理学（Immunopharmacology）的横向联系和纵向深入。

四、民族药中的虫类药研究及其发展现状

我国少数民族药中虫类药是颇具特色又很值得深入研究的领域。与药用植物资源开发和利用状况相比较，民族药中药用虫类资源的开发利用颇具潜力；特别是近年来，由于冬虫夏草、斑蝥、蚂蚁、蚯蚓、蚕蛾、蜜蜂等虫类药的研究和开发，国内外制药界和保健品研制开

发部门已对民族虫类药这个很特殊的领域表现出极大兴趣。

民族昆虫学(Ethno-entomology)是在国际上80年代以来兴起的交叉学科。它利用现代生物学、生态学、药物化学、药理学及昆虫学、人类学的方法研究少数民族对虫类的经济利用，生态利用、文化利用和药用的传统经验，以期在维护人-自然环境-生物多样性和谐发展的基础上开发和利用民族虫类药资源。民族昆虫学是研究和开发民族虫类药的基础。目前在南美洲和非洲，研究人员通过开展民族昆虫学研究成功地从土著人经济昆虫资源中开发出了新的蛋白质资源和众多昆虫食品以扩充发展中国家的食物来源。在我国少数民族中，虫类药的使用已具有十分悠久的历史，在藏药、蒙药、傣族药、维吾尔族传统药及侗族、壮族、仫佬族、毛难族传统药物中，均不同程度地包括了虫类药。

然而，目前缺乏对虫类民族药的系统整理，缺乏对其资源和利用状况的深入考察，对虫类民族药的药化、药理等方面的研究更值得大力提倡。随着近年来对虫类药药物化学和药理学研究的展开，部分虫类药的功效机制已得到揭示。如斑蝥的活性成分斑蝥素(Cantharidin)既是一种芫青科昆虫特有的“他感作用素(allelochemics)”，又为一种抗癌有效成分。蚯蚓中含有蚯蚓解热碱(Lumbrofebrine)、蚯蚓素(Lumbritin)和蚯蚓毒素(Terrestro-lumbrolysis)，它们恰是蚯蚓清热解毒的物质基础，不仅如此，有人还从蚯蚓总蛋白中分得一种可抑制胃癌细胞MGc803生长的活性蛋白(韩苇，1991)。此外，还从蚯蚓全虫提取物脂溶性部位分离到一种类血小板活化因子的水溶性酸性蛋白(程能能，1993)。熄风定惊类虫药中，全蝎的药物化学和药理研究开展得较多。现已明确，蝎毒是全蝎中的抗癌活性物质，它是一类由20～28个氨基酸所组成的多肽，按其作用对象可分为昆虫毒素和哺乳动物毒素。值得注意的是，一些研究人员已从全蝎中分离得到了具强抗癫痫作用的多肽和镇痛活性多肽(周新华等，1988；金鸣，1994；王起振等，1994)，从而从药理学角度进一步印证了全蝎在民族虫药中熄风定惊的功效。

攻坚破积药土鳖、其全虫提取物在药理实验中表现出白血病患者白细胞增多的抑制作用，在in vitro中，对人肝癌、胃癌细胞的生长有抑制作用。清热解毒药蝉蜕的水提物在in vitro中对艾氏腹水癌细胞显示出高度抗癌活性。僵蚕的醇提物对小鼠ECA实体型抑制率为36%，对小鼠S-180也具抑制作用，同时在in vitro中可抑制人体肝癌细胞的呼吸。

以上所涉及的虫类药仅为我国丰富的民族药用虫类资源中的一小部分。在《神农本草经》中记载的虫类药已达28种，而在《本草纲目》中记载的虫类药则有107种之多。近年来一些新的虫类药资源又在不断发现，其种源也在不断扩大。可以预见，具有特色的我国少数民族虫类药的研究和开发将在近年内得到长足发展。

五、民族药的质量控制研究

质量控制是我国民族药开发与国际药业接轨的关键环节，是新药开发和产品流通的技术保障。坚持质量标准，是规范民族药产品开发，规范民族药市场的重要步骤。确立民族药的质量控制标准，旨在识别真伪，标志优劣，以确保药品的安全与有效性。质量控制的内容包括：药材基源，药材取用部位，采收与加工炮制，归经，宏观/微观鉴别，理化鉴别，含量测定，功能主治，用法用量等一系列技术环节的控制。近年来，随着民族药开发研究的深入进行，一些研究者已开始进行某些民族药的质量控制研究，这一领域应该受到我国药业的关注。

(一) 旨在阐明药材基源的分类学研究

近年来，基于药材质量控制的植物分类学研究趋向于传统方法和化学分类学，数量分类学方法的相互渗透和宏观与微观鉴定有机结合的方向发展。这一趋势在“大黄的民族药学研究”一文中得到了体现(肖培根，1984)。大黄在藏药、中草药、蒙药等传统药中均有着广泛的使用。其种源包括：Rheum palmatum；R. palmatum var. tanguticum 和 R. officinale。关于大黄属植物的传统利用，在中草药中可追溯至近1800年前；在藏药中，大黄的应用也已有1200余年的历史。时至今日，无论是在中草药中还是在藏药中，大黄作为重要的清热解毒、活血化瘀、健胃通便药仍在广范使用。然而，在以上两大草药体系中，均有一系列的大黄属中的其他植物被用作药用大黄。这涉及到中草药中的"土大黄类如 Rheum 属，Rheum 组的 R. franzenbachii；R. hotaoense；R. wittrochii，R. undutatum 和 R. emodi 以及藏药中的'Chutsa'系列，包括 Rheum 属的另一组 Spiciformia，其中包括的种有 Rheum spiciforme；R. moocroftianum；R. acuminatum 和 Rheum 组的 R. emodii，Nobilia 组的 R. nobile，Deserticola 组的 R. pumilum。此外，在云南丽江地区，当地少数民族用 Rheum 组的另外两个种 R. forestii 和 R. likangensis 的根茎止血、消炎、止痛。在云南，纳西族人用 Deserticola 组的 R. delavayi 作为清热解毒药和止血剂。为了阐明上述民族药用植物的种间差异与该属植物的药理活性成分蒽醌类化合物（anthraquinones）在这些药用植物中分布规律之间的内在联系，探索植物宏观形态特征与大黄属药用植物泻下作用之间的相关性，作者对大黄属（Rheum）7 个组（Sect. Rheum. Sect. palmata，Sect. Acuminata，Sect. Deserticola，Sect. spiciformia，Sect. Globulosa，Sect. Orbicalaria）共 34 个种进行了蒽醌类化合物的 TLC 分析和计算机辅助的表型聚类分析。其结果表明，大黄素（emodiin）、大黄酚（chrysophano）及蜈蚣苔素（physcion）等游离蒽酮类普遍存在于大黄属各组之中，而芦荟大黄素（aloe-emodin）则集中分布于 Palmata 组，同时还散在分布于 Rheum，Acuminata，Deserticola 中，在 Spiciformia 组中仅有很少量芦荟大黄素分布。强致泻剂番泻甙类化合物（Sennsides）也集中分布在 Palmatum 组中。而丹叶大黄素（rhapentictin）则局限分布在 Rheum 组、Acuminata 组和 Orbicularia 组，其余各组全然不含有此类成分。

与此同时，建立在表型（Phylogeny）基础上的相关分析结果表明，符合药用标准的大黄应具备如下特征：①具番泻甙及其衍生物，其总含量在 0.64%～2.02%；②具有结合态的大黄酸，其含量不少于 1.4%；③具有适当量的芦荟大黄素，这一含量应足以起到辅佐作用。相关分析结果还表明，大黄的致泻作用主要与其所含的蒽醌类化合物有关。数量分类 Q-分析（对类元 OTU'S 的分类）结果与中草药中大黄的分类学概念相吻合，它包括了 Rheum 属中的 Rheum，palmatum，spiciformia 和 Nobilia 组，而其他三个组（Acuminata，Globulosa，Deserticola）的归属似乎应予重新划分；R-分析结果（对分类性状的分类）显示出一个有趣的现象，即叶片开裂的情况（性状 11）与蒽醌（Sennosides）和大黄酸（rhein）（性状 27，28）以及致泻作用（性状 32）密切相关。鉴此，肖培根提出，在国产大黄属植物中，凡是那些叶片具不同程度掌分裂的植物均可作为药用大黄。也就是说，在大黄属，叶片的分裂程度可间接反映出其体内致泻成分，蒽醌类及大黄酸的分布状态、含量和其功效。在此基础上指出：①在大黄属（Rheum）中，有大约 1/2 的种具有药用价值，说明这一类群值得进一步的开发；②充分符合质量控制标准的药用大黄只局限于 Sect. palmata 组的 R. officinale，R. palmatum 和 R. palmatum var. tangnticum；③大黄属的效用应侧重于止血、抗炎、抗细菌和降胆固醇方面。这一研究揭示了药用植物外部形态特征与其内在活性成分含量及其疗效之间的联系，体现了民族药质量控制研究中的新思维与新方法。

（二）民族药活性成分的含量测定

民族药的活性成分含量测定方法近年来有了较大改进，除了采用较传统的滴定法、薄层色谱法、比色法、分光光度法、气相色谱法而外，在液相柱色谱中出现了高效液相色谱法、微量高压液相色谱法，间接光度色谱法（IPC），胶囊色谱等新方法，在薄层层析法方面出现了高效薄层扫描法，微型薄层层析、热微量转移法（TAS）、过压薄层层析（OPTLC）等一些新方法。由于计算机技术的引入，一整套利用计算机寻求最佳薄层色谱展开剂系统及高效液相色谱中多元流动相最佳配比的计算机预测模型已经被开发出来（焦庆才等，1988；焦大庆、陈耀祖，1992）；以上新方法、新技术、新设备的出现，无不预示出一个不容忽视的现实——色谱分析的新时代正在到来。

在民族药活性成分含量测定这一领域中，一些研究工作具有一定代表性。胡梅、肖培根（1989）在对杜鹃属（Rhododendron）的黄酮类成分的含量测定研究中，采用高效薄层扫描法对166种杜鹃中杜鹃素、山柰素、槲皮素、蓼属甙、槲皮甙和金丝桃甙的含量进行了测定，其结果表明，槲皮素在杜鹃属的分布广泛而含量较高，所测3种甙的含量普遍高于其甙元槲皮素，其中金丝桃甙的含量最高，有时可达1%～2%。以上几种成分在不同种杜鹃中的含量大致有平行关系，由高至低依次为：金丝桃甙、槲皮甙或蓼属甙、槲皮素、山奈素或杜鹃素。以上结果提示：影响杜鹃属植物黄酮积累的主导因素是植物种的生物学特性。研究结果表明，除去已得到利用的杜鹃属植物兴安杜鹃（Rhododendron dauricum）含有0.7%的杜鹃素外，丁香杜鹃（R. farreae），卷叶杜鹃（R. roxieanum）和亮毛杜鹃（R. microphyton）等种也含有较高含量的杜鹃素，分别为：1.1、1.0、0.5‰。因杜鹃素（杜鹃属植物中的止咳、抗炎活性成分）在杜鹃属以外的植物类群中较为罕见，这几种杜鹃属植物可作为杜鹃素的新药源植物。作者在研究中发现，杜鹃叶中黄酮类主要以甙的形式存在，且同一甙元与不同糖结合生成的多种甙常共存。这些成分的生理活性不尽相同，仅测定个别成分尤其是甙元的含量难以反映生药的质量高低。利用高效薄层扫描法可同时测定多个化合物，它简便、快速、准确，是一种较好的方法。

六、近年来从民族药资源中开发出的新药及保健品。

近年来，我国的民族药开发呈现升温势头。一些研究机构，制药行业已将注意力集中于这一领域，一些富有民族特色的制剂和保健品应运而生。其中从冬虫夏草、肉苁蓉、沙棘以及从蚂蚁等虫类药中所开发的保健品如冲剂、口服液、干粉和健康饮料等种类繁多，颇受消费者欢迎。由红景天、独一味、杜鹃、乌头、龙胆中所开发的新药也正在产生积极的社会影响。同时，在挖掘民族药古方基础上开发的成药如藏药龙胆泻肝丸、洁白丸、珍珠70丸等在少数民族地区的医疗卫生实践中发挥着重要作用。

七　关于民族药发展的几点思考。

1. 当今，在我国一些少数民族地区，传统的民族药仍然在地区性卫生与健康事业中发挥着不容忽视的作用。这些传统体系往往与西药体系并行存在、彼此相得益彰。就整体构成而言，我国民族药的实践、研究、管理和开发存在着三级结构水平，各级水平之间既相互依赖又相互制约。从理论上认清这三级结构间的内在联系，在实践上理顺各级结构之间的关系，有利于在保护民族传统文化、促进少数民族地区发展的前提下推动我国民族药事业的良性发展。图4-2中，我国民族药的研究、开发和管理

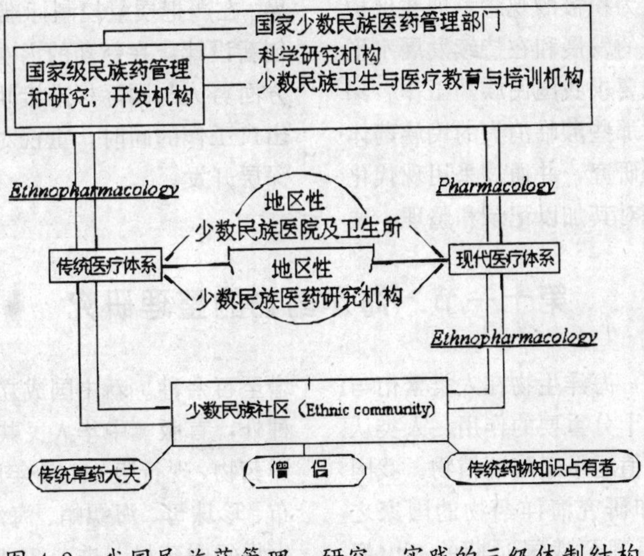

图4-2　我国民族药管理、研究、实践的三级体制结构

目前主要由国家各有关管理机构负责协调并通过教育、研究部门高等院校和企业具体实施。这一层面主要与民族医学有关的政策制定，行政管理，中高等教育和民族药理论和应用在较高水平上的研究相联系，其发展状况体现了我国民族药研究的整体水平。框图中的第二级水平

由地区性民族医药学研究机构和地区性民族医院和诊所而构成。这个层面是沟通现代医药学与传统医学的枢纽，是我国中西结合理论与实践研究的重要环节。在这些地区性的民族医院、诊所和研究机构中，接受过现代医药学良好训练的医药工作者和研究人员与来自传统医药学实践第一线的、具有丰富民间医药学经验的少数民族大夫并肩工作。在这里，传统文化与现代观念，民族医学与现代技术充分地融汇贯通。其结果，造就了具有我国特色的、中西结合的民族医学体系。这一体系的形成，不仅使我国边远地区的千百万少数民族群众受益，更为解决在发展中国家建立行之有效的公共卫生体系提供了成功经验。于此，我们呼吁各级政府和管理部门重视地区性少数民族医疗机构和民族医学研究机构的发展，使第二层面与第一层面的衔接更为自然、更为畅通。框图中的第三层面即为少数民族社区水平。少数民族社区（Ethnic community）是民族医学赖以存在的土壤，少数民族文化则是民族医学不断发展的源泉。在这个层面上，民族医学文化和传统草药知识的载体往往是处在生产实践第一线的传统草药大夫、采药者、僧侣和一般劳动群众。随着现代文明向少数民族社区的渗透，民族医学的发展正在面临新的问题。在民族医学发展过程中，我们希望倡导一种更为积极的观念，即在保护传统医疗文化前提下的发展和在持续发展水平上的提高。这一认识要求我国民族药工作者深入少数民族社区，对那些濒临消失的民族药体系进行保护性挖掘和研究，并通过采用现代化媒体技术如数据库等对其加以记录和整理，要把地区性发展与民族药研究和开发结合起来，使保护-开发-发展环环扣紧，使民族药新药的开发给少数民族社区发展真正带来好处。

2. 由于乱采乱挖而造成的我国甘草资源的迅速枯竭引发了社会各界的反思：究竟是以破坏资源来换取人类健康，还是力求在维护人与自然充分和谐的基础上寻求持久的发展？我们认为，民族药的资源开发应在现实发展基础上着眼未来，把资源-环境-开发作为一个整体来考虑。

3. 我国民族药学研究存在着一个在观念、方法、手段诸方面与国际水准接轨的问题。在目前迫切需要解决的问题之一，首先是建立我国民族药学完整的理论体系，方法论和整体发展战略。随着《中国民族药志》、《迪庆藏药》、《彝族民族药》、《傣医传统方药志》、《广西民族药简编》等志书的出版，一些基础性的工作如民族药资源、分类等已初步完成。我国民族药业的发展呼唤一批更高水准的研究工作以确定那些具重要开发前景的少数民族药用生物的化学组成、药理机制，从而为深层开发奠定基础。在此过程中，鼓励在民族药领域中对新理论、新观点、新手段、新方法的探索，提倡跨领域、跨学科的综合研究。

4. 民族药的产品开发应立足国内，放眼世界。在严把质量控制标准的基础上，更新观念，创新设计，在新药的内在质量和剂型、包装诸方面努力与国际标准接轨。在搞好传统生药材出口工作的同时，重视对民族药中复方制剂的深层开发。

第十一节　海洋药物的整理研究

生命孕育于海洋，海洋生物在人类繁衍与社会演进过程中起了十分重要的作用。人类认识海洋生物的药用价值远早于陆源植物。我国是世界上最早应用和研究海洋药物的国家之一，其文献记载可追溯至战国时期的《山海经》。尔后，随着应用经验的积累与品种的扩展，从汉·《神农本草经》、唐·《新修本草》至明·《本草纲目》、清·《本草纲目拾遗》等重要典藉中均记载了海洋药物的功用，种类自10余种增至百余种。新中国成立以来，除民间应用品种外，首版《中华人民共和国药典》即收载海洋药物，现行版（1995年版）一部收石决明、昆布、珍珠母、海螵蛸、海藻等10余种来自海洋生物的中药材。进入20世纪60年代，以河豚毒素的结构测定成功为标志，国际上掀起了应用现代科技研究海洋生物活性物质的热潮，70年代即完成了河豚毒素的人工合成。20多年来，国外在此领域中取得了可喜的成果，获取了许多结构新颖、生物活性强的化合物。据统计，自1977年以来，已从海藻、海绵、腔肠动物、被囊动物、软体动物、粘皮动物和微生物体内分离得到新化合物3000多种。其中许多具有抗菌、抗病毒、止血、抗凝血、抗肿瘤等药理活性，如自硫酸小诺霉素后的新型海洋抗生素阿糖胞苷已在临床使用。

尽管海洋生物在我国应用具有深厚的传统医学基础，但对其进行深入研究始于70年代末。80年代初，“向海洋要药”“建立中国蓝色药业”已纳入我国实施的战略决策中。十几年来，我国学者在常用海洋药物、海洋生物的应用基础研究方面做了许多工作。如藻酸双酯钠(Polysaccharide sulfate，PSS)，甘糖酯(Propylene glycol mannate sulfate，PGMS)的研制及在心血管疾病中的应用成功显示我国研究这类药物的步伐正在赶上国际先进水平。21世纪为海洋世纪，海洋经济将进入发展的鼎盛时期。中国是海洋资源、海洋生物传统应用大国，海洋药物的研究、生产、应用在我国经济以及保障人民健康方面将占有十分重要的地位。

一、我国海洋药用资源调查与传统医学应用整理

1. 本草记载　汉·《神农本草经》上中下3品均有海洋药物，如龟甲、牡蛎、海藻、海蛤、文蛤、乌贼鱼骨、鲍鱼甲等15种。唐·《新修本草》增魁蛤、石决明、鳗鲡鱼、鲛鱼皮、紫贝、贝子、珂10余种，总数达20多种。明·李时珍《本草纲目》增莼、昆布、水藻、海带、海蕴、海虾、海燕等。清·赵学敏《本草纲目拾遗》又收河豚鱼、带鱼、鲨鱼翅、海龙、海牛、海月、海蜇皮、海螺、海参、蛏壳、蛤蜊肉、西施舌等海洋动物近40余种，使我国本草医籍应用种数超百余种。这些品种功效与应用整理为其在传统医学中的应用提供了依据，并为以后同源生物的药用提供了线索。

2. 近期调查与品种整理　中国海包括渤海、黄海、东海及南海4大海区，有18000公里海岸线和大小6000多个岛屿，有诸多海洋生物为民间散用和地方习用，应用品种远不止本草记载。为此，近20年来，我国有关科研机构与沿海各省在中药资源普查运动中，对海产药物资源进行了调查与总结。如《全国中草药汇编》(1975：中国中医研究院中药研究所等）载海洋药物166种；《中国药用海洋生物》(1977：海军后勤卫生部、上海医药工业研究院）收147种，同科属药用128种，共275种，单验方450个；《中国有毒鱼类和药用鱼类》(1978：伍汉霖，上海水产大学）收250种；《南海海洋药用生物》(1978：中科院南海海洋研究所）收213种；《中国药用动物志》(1979：中国中医研究院中药研究所》载235种；《中华药海》(1994：冉先德等）收237种。《中国海洋生物种类与分布》对中国海域记载的品种进行了全面、系统的研究、审定，从细菌至兽类共确定202778种及其分布。根据中药功效分类依据对现有应用并记载的海产药物进行了归类、整理，结果见表4-23。

表4-23　我国海洋药物应用概况

药用类别	品　名（药用部位）
补益药	三线闭壳龟（肉）、日本扁鲨（肝油）、长毛对虾（肌肉）、鲩鲨白（鳔）、长条蛇鲻（肉）、乌翅真鲨（肉）、海牛（全体）、海燕（全体）、绿刺参（全体）、黄唇鱼（鳔）、蛏肉（缢蛏肉）、黑印真鲨（肉）、双唇鲨（肝油）、杜父鱼（子）、皱唇鲨（肝油）、小黄鱼（肝、肠油）、牙辣茄鱼（肉）、海虾（龙虾肉、全体）、红鳍东方豚（肉）、花刺参（全体）、淡菜（原壳贻贝肉）、灰星鲨（翅）、达氏鲟（鳔）、白斑角鲨（肝油）、白斑星鲨（肝油）、虾（全体、肉）、重唇鱼（肉）、姥鲨肝油（脂肪油）、银鱼（全体）、林氏海燕（全体）、松江鲈鱼（肉）、海龙（全体）、鲅鱼（锯倒刺鲅肉）、海参（刺参肠）、河豚（弓斑东方豚、虫斑东方豚、暗色东方豚肉）、鲟鱼（中华鲟肉）、阔臼真鲨（肝油）、鲈鱼（肉）、鲛鱼（皮）、龟血、龟肉、龟板胶
清热药	丁蛎（贝壳）、三疣梭子蟹（肉）、长条蛇鲻（尾）、双吻前口蝠鲼（鳃）、粗糙盔形珊瑚（全体）、小黄鱼（鳍）、舌状蜈蚣藻（全体）、花点（尾刺）、西施舌（肉）、细斑裸胸鳝（全体）、海蚯蚓（全体）、青鳞鱼（肉）、夜光蝾螺（石灰质厣）、蚌肉（无齿蚌、褶纹冠蚌肉）、蚌泪（体内分泌液）、蚬肉（河蚬肉）、堂皇海菊蛤（贝壳）、黑鳍髭鲷（鳔）、鲛鱼（胆）、横节髭鲷（鳔）、灰星鲨（胆）

续表

药用类别	品　　名（药用部位）
化痰止咳药	闪蚬（贝壳）、飞海蛾（全体）、波纹裸胸鳝（全体）、海蛾（全体）、蚬壳（河蚬等贝壳）、海藻（全体）、海带（根）、黄斑海蜇（全体）、蚌粉（无齿蚌、褶纹冠蚌粉）、堂皇海菊哈（贝壳）、鲎壳（甲壳）、粗糙盔形珊瑚（全体）、函馆锉石鳖、白鳍豚（脂肪）、白短、水晶鱼（太湖短吻银鱼全体）、伶鼠、榧螺（贝壳）、刺额短刺豚（皮）、梅花鲨（皮）
收涩药	乌贼骨（曼氏无针乌或金马贼内贝壳）、海莲（树皮）、黄海葵（全体）、尖齿锯鳐（卵）、吕氏裸胸鳝（全体）、豆点裸胸鳝（全体）、天狗角螺（厣）
平肝药（滋阴潜阳）	牡蛎（长牡蛎、大连湾牡蛎、近江牡蛎贝壳）、凹甲陆龟（腹甲）、海龟（龟板与掌）、海龟胶、紫菜（叶状体）、三线闭壳龟板、珂（凹线蛤利壳）、厚唇重唇（胆）、笋锥螺（干厣）
清肝明目药	玳帽（肉）、石蟹（石蟹等化石）、灰星鲨（肝）、龟板汁（胆汁）、花斑裸鲤（胆）
消导药	石首鱼（大、小黄鱼肉）、禾虫（疣吻沙蚕全体）、大麻哈鱼（肉）、灰星鲨（肉）、牙鲆（肉）、带鱼（血肉）、花斑蛇鲻（肉）、沙带鱼（肉）、厚唇重唇鱼（肉）、黄鲷鱼（黄尾密鲷肉）、章鱼（肉）、灰星鲨（胎）、黑印真鲨（翅心）、鲛鱼（翅）、鲳鱼（肉）、燕尾鲳（肉）
祛湿药	鲮鱼（肉）、鲎肉（东方鲎肉）、鱼脑石（大、小黄鱼耳石）、蛏（壳）、水松（刺松藻全体）、石帆（柳珊瑚石灰质骨胳）、石莼（叶状体）、石蜐（肉）、石鳖（化石）、黄颡鱼（肉、全体）、花斑裸鲤骨、海蛇（青环海蛇与平颏海蛇，去内脏全体）
活血祛瘀药	三疣梭子蟹（壳）、日本蝠鲼鱼（脑）、双吻前口蝠鲼（脑）、日本线螯蟹（全体）、艾氏活额寄居蟹（全体）、花点魟（胆）、黄唇鱼（鳃）、锯缘青蟹（全体）、鲛鱼（白斑星鲨肉）
软坚散结药	日本镜蛤（壳）、网肤藻（全体）、土牡蛎（川南珠蚌沉积贝壳）、卷折馒头蟹（壳）、海胆（马粪海胆、北方刻肋海胆等石灰质骨壳）、海粉（蓝斑肛海兔卵群带）、紫菜（甘紫菜叶状体）、海蜇（口腕部）海蕴（藻体）、海门冬（全藻）、海螺（壳）、黄斑海蜇（全体）、堂皇海菊蛤（贝壳）、淡菜（原壳贻贝肉）、鲛鱼（肉）、横带髭鲷（鱼鳔）
安神药	石东石染（贝壳）、海星（多棘海盘车全体）
止痛药	公鸡馒头蟹（壳）、点鳍燕鳐（肉）、肉绞裸胸鳝（全体）、背斑燕鳐鱼（肉）、海蜇皮（伞部）、方斑东风螺（壳）、瓜螺（卵群）、蛏（壳）
止血药	三线闭壳龟板（炭）、波纹裸胸鳝（血）、豆点裸胸鳝（血）、吕氏裸胸鳝（血）、细斑裸胸鳝（血）、网纹裸胸鳝（血）
解毒疗疮药	日本雷鲼鱼（鳃）、海鳗（肉）、杜父鱼、蛇婆（半环扁尾蛇全体）、蛏肉（缢蛏肉）、河豚（眼睛）、花鱼（氏鲈鲤肉）、菩萨鱼（肉）海屯鱼（海豚皮下脂肪）
杀虫治癣药	河豚子（卵子）、海虾壳（对虾、龙虾甲壳）、黄海葵（全体）、海人草（藻体）、鲎（胆）

整理结果显示虽然某些药物效用有所交叉，但各类药的所占比例大致为补益药22.3%，清热药11.7%，化痰止咳药10.6%，收涩药3.7%，软坚散结药8.5%，消导药9.0%，祛湿药5.9%，活血祛瘀药4.8%，平肝药4.8%，清肝明目药2.7%，止痛药4.3%，止血药3.2%，解毒疗疮药4.8%、杀虫治癣药2.7%与安神药1.1%。可见海洋生物用于补益抗衰老方面占了将近总数的1/5，接近10%的有清热药、化痰止咳、软坚散结与消导药。对于海藻类的整理归类见表4-24。

表4-24显示在统计有一定蕴藏量且使用有发展前景的海藻中，有软坚散结、清热消痰等功效，药理实验证明具抗肿瘤、抗菌等活性的种数占60.3%。其他用于降脂、降胆固醇等为15.1%，驱虫占9.4%，利水、清热解毒有13.2%，中枢与外周神经系统抑制1.9%。

这些药源调查结果为下一步运用现代医学、药理学、药物化学等学科进行重点研究、深层研究打下了基础。

二　我国常用海洋药物的基础研究

虽然千余年的传统医学用药实践证实来自海洋的中药具有确切明显的疗效，但运用现代科学实验阐明其作用机制的工作自建国后才得以开展。中国药典收载石决明、瓦楞子、昆布、珍珠、珍珠母、牡蛎、蛤壳、海龙、海马、海螵蛸、海藻、玳瑁计12种常用海洋中药材。至"八五"计划末，我国学者对除玳瑁外的以上品种均进行了不同程度的单味药系统研究，从化学成分、功效、药理作用3方面着手探讨了活性物质与疗效的相关性等。如海龙、海马属补益药，具温肾壮阳、散结消肿之效，主用于阳瘘、遗尿、肾虚作喘、症瘕积聚、跌打损伤等。研究结果表明2者成分类别大致相似（量有所不同），含胆甾醇类、豆蔻酸、棕榈酸等。药理作用方面，海马提取液有性激素样作用，可诱生和延长雌鼠的动情期，使子宫及卵巢重量增加，又能使雄鼠前列腺、精囊、提肛肌重量增加，海龙作用优于海马，另具抗衰老作用（增加小鼠耐缺氧能力、减少单胺氧化酶的活性、降低过氧脂质体在体内的水平）与钙通道阻断作用，海龙水提液对人癌细胞株有抑制作用，这些均为其传统功效提供了佐证。

表4-24 海洋藻类的应用与研究

功效与生理活性	品　种
轻坚散结，清热消痰等。用于痰结、痞积、瘰疬瘿瘤、小儿结核、甲状腺肿大、淋巴结肿等。具抗肿瘤、抗菌、或抗凝血、降压、降胆固醇等。	坛紫菜（Pouphyra haitanensis）、条斑紫菜（P. yezoensis）、甘紫菜（P. tenera）、海萝（Gloiopeltis fureata）、鹿角海萝（G. tenax）、麒麟菜（Eucheuma maricatum）、珍珠麒麟菜（E. okamurai）、江蓠（Gracilaria verrucosa）、真江蓠（G. asiatica）、海蕴（Nemacystus decipiens）、萱藻（Scytosiphon lomentarius）、鹅肠菜（Endarachne bringhamiae）、昆布（Laminaria japonica）、黑昆布（Ecklonia kurome）、裙带菜（Undaria pinnatifida）、铜藻（Sargassum horneri）、羊栖菜（S. fusiforme）、海蒿子（S. pallidum）、无肋马尾藻、总状托马尾藻、海季子、鼠尾藻、葡枝马尾藻、裂叶马尾藻、半叶马尾藻、三角马尾藻、单条胶粘藻（Dumontia simplex）、粘膜藻（Leathesia difformes）、囊藻（Colpomenia sinuosa）、叉开网藻（Dictyopteris divaricata）、瓦氏马尾藻、条浒苔（Enteromorphe clathrata）
抗菌、降脂、降胆固醇	纯形凹顶藻（Laurenciaobtusa）、海门冬（Asparagopsis taxiformis）、石花菜（Gelidium amansii）、拟花菜、总状藻（Caulerpa racemosa）、海索面（Nemalion helminthoides var. vermiculane）、鸭毛藻（Symphocladia latiuscula）、酸藻（Desmarestra viridis）
驱虫	海人草（Digenea simplex）、树状软骨藻（Chondria armata）、蜈蚣藻（Grateloapia filicina）、松节藻（Rhodomela confervoides）、粗茎软骨藻
利水、清热解毒软坚散结	海雹菜（Brachytrichia quoyi）、礁膜（Monostroma nitidum）、蛎菜（Ulva conglobata）、石莼（U. lactuca）、刺松藻（Codium fragile）、北极礁膜、袋礁膜
中枢与外周神经抑制	膝沟藻（Goryaulax catenella）（含甲藻毒素）

通过对《中华人民共和国药典》收载的常用海洋中药材的研究，发现了许多除传统用药记载外的药理作用。如海螵蛸有接骨、抗肿瘤、抗辐射作用，石决明有免疫抑制作用，珍珠母具抗溃疡作用及牡蛎的保肝作用等。修正了一些品种的用药部位，如海螵蛸传统记载需去壳，经分析表明骨和壳中碳酸钙含量分别为89.4%和84.7%，两者差异不大，但壳占总重量的38.65%，去与不去壳水煎液中碳酸钙含量无差异，而壳角质、粘液质等大分子物质均在壳中，这些成分有利于胃溃疡、出血等治疗，说明本品整体药理作用优于去壳后的海螵蛸，故可不去壳入药。这些结果为老药新用、老药合用、老药深层开发等提供了科学依据。

三　海洋生物的化学成分与生理活性研究

从海洋生物如藻类、海绵等中筛选活性成分，寻找可直接应用于临床或药物合成的先导化合物一直是国外学者研究的热点。我国中山大学生命科学院、中国科学院海洋研究所等单位对此进行了积极的探索，取得了成果或阶段性成果。如中科院海洋研究所于1992年建立了国际上第一个藻类基因工程实验室，我国著名的藻类学家曾呈奎教授指导科研人员从螺旋藻中首次分离了优质蛋白基因，在螺旋藻和红藻中发现了潜在的基因工程载体——质粒，将螺旋藻（蛋白质含量＞70%）的蛋白基因植入海带，培育出了优质海带品种，这一成果具有国际领先水平，为高营养海带的培育和藻类基因工程药物的生产奠定了基础，近又以基因工程技术生产融合别藻兰蛋白并进行抗肿瘤活性的研究。第二军医大学苗小飞等对河豚毒素（Tetradotoxin TTX）单克隆抗体的制备及其对河豚毒素钠通道作用的研究取得了进展。螺旋藻的研究显示具抗辐射、抗缺氧、抗肿瘤、抗衰老等作用，其多糖成分对癌症的防治有较好的效果，其制剂对治疗慢性全血细胞减少综合症、贫血及提高人体血色素方面有显著疗效。另外红藻中的紫球藻，绿藻中的杜氏盐藻也在深入研究，从盐藻中提取β-胡萝卜素已形成产品。中山大学许实波等自海绵中发现的多氮二肽具有较强的生理活性，可望开发成新药。中科院海洋所对我国近海侧花海葵属（Anthopleura）进行了调查、分类、提出了强心多肽海葵素——A、B、C。上海海军医学研究所对鲨鱼骨的抗肿瘤作用进行了研究，可作为抗癌新药进一步开发。山东医科大学生化制药系对海星的补肾保健作用研究后认为其补肾作用优于海胆。南京生物化学制药研究所、中山大学等对甲壳质及其衍生物甲壳胺寡聚糖等的研究均显示其具有抗菌、抗肿瘤作用，在生物医学中有广泛用途。其他较为系统的研究有：

（一）我国南海珊瑚海绵化学成分及药理活性

中山大学龙康侯、李瑞声等科研人员多年来从南海南沙群岛、西沙群岛、海南岛、湛江沿海及北部湾采集到软珊瑚、柳珊瑚以及海绵样品，用现代分离、测定技术鉴定了200多种化合物，其中包括近100种新化合物，有萜类（代表化合物27个，下同），甾醇类（24个），甙类（5个），含氮化合物（16个），肽类（4个），大环酯，高级脂肪醇酸、酯（如C15、C18醇酸、酯、赤藓醇、鲨肝醇）等。对这些化合物进行生理活性研究后，取得了如下成果。

1. 三丙酮胺　分自南海鳞丁心柳珊瑚（Juncella squamata），现已合成成功。具明显的降压作用（降压机制在于外周，且与α、β、M受体无关），抗心肌缺血缺氧作用和降血脂作用。

2. 喹啉酮　本类化合物具抗寄生原虫、抗菌、抗病毒、镇痛消炎、镇咳平喘、抗变态反应等功能，另具明显的心血管系统效应。7-羟基-8甲氧基-4（H）-喹啉酮分自南海短指多型软珊瑚（Sinularia polydactyla）、细枝短指软珊瑚（S. lettoclados），现已合成本品及其九个衍生物。本品能增加小鼠心脏和脑组织血流量，对脑垂体后叶素引起的急性心肌缺血具有保护作用，并显示耐缺氧的显著效应；对乌头碱引起的心律失常有缓解作用，且毒性很低，其主要药理指标均相当于或超过目前临床应用的心血管药物——潘生丁，有希望成为治疗心血管疾病的新药。

3. 柳珊瑚酸　分自南海柳珊瑚。本品活性很高，但毒性也较大，现已合成出一系列活性相近但毒性明显降低的衍生物。后者完全失去其神经毒性，具显著抗神经毒性作用（如丙氟磷、沙林）。

4. 内酯二萜类化合物　分自南海软珊瑚（Clarularia viridis）。这类化合物具有非常明显的抗癌作用，且有心血管效应。

5. 多氮二肽系列化合物　分自海绵（Dysidea fragilis），具有收缩主动脉血管、抑制肠自律活动、促进血小板聚集、抑制电刺激输精管收缩、降血压等作用，为α_2受体激动剂。

6. 环二肽　由苯丙氨酸、精氨酸构成的环二肽，已化学合成，分自软珊瑚（Sinularia-sp）。具免疫功能与抗肿瘤作用。50～100mg/kg环二肽显著增加免疫器官重量，提高吞噬功能及网状内皮系统碳粒廓清功能，对细胞免疫及体液免疫均有增强作用；^{3}H胸腺嘧啶核苷掺入实验证明，淋巴细胞转化增加，环二肽无论在体内或体外均具有抗肿瘤作用，给药途径为非口服。

7. 四羟基甾醇　分自软珊瑚（Nephthea brassica）。本品具有钙拮抗作用、抗炎免疫作用与降压作用。

（二）海蛾提取物

俗称海麻雀（Pegasus laternarius），民间药用。主用于小儿支气管炎、麻疹、腹泻及甲状腺肿瘤等疾病。甲醇提取物对体外接种培养EAC细胞和体内EAC细胞均有明显抑制及杀灭作用，对心、肝、脾、肺、肾、脑等脏器有明显的抗脂质过氧化作用，对体液及细胞免疫功能有促进作用，另有抗炎消肿作用。

（三）海参的研究

刺参的化学成分与药理作用研究均取得了进展。刺参含蛋白76.5%，粗脂肪1.1%，总糖13.2%，$VB_1$0.01mg/100g，$VB_2$0.02mg/100g，11种无机元素，19种氨基酸（包括8种人体必需氨基酸），刺参甙等羊毛甾醇型皂甙；体壁和内脏中分别含有抗肿瘤物质刺参酸性多糖与刺参酸性粘多糖，系具氨基已糖、已糖醛酸和岩藻糖等组成的硫酸粘多糖分子。刺参酸性粘多糖具有广谱抗癌作用，小鼠经腹腔或静脉给药，对移植性肿瘤有较显著的抑瘤效果，尤其是对MA-737乳腺癌抑制达88%，对高度恶性未分化的Lewis肺癌的抑制率可达66%，并具抑制肺癌转移和肿瘤生长的特点。自内脏得到的酸性多糖(40mg/kg. IP)对津白Ⅱ号小鼠MA-737乳腺瘤和艾氏实体癌抑制率分别为42.2%和48.5%,对S-180抑制率为48.4%。刺参酸性粘多糖具有防治急性放射性损伤和明显促进实验动物造血功能恢复的作用,刺参甙也具很强的抗辐射作用。刺参酸性粘多糖又具抗凝血酶活性与增强免疫作用。分离出的海参毒素体外试验表明对星状发癣菌、白色念珠菌等真菌具有明显抑菌作用,但对革兰氏阳性菌和阴性菌则未显示抑制作用。

(四)海藻多糖的研究

从紫菜中分出的紫菜多糖能促进蛋白质生物合成,提高机体免疫功能,抗肿瘤、抗突变、抗肝炎、抗辐射,增强脑、肝中超氧化物歧化酶(SOD)的活力,对多种老年性疾病有防治作用。自蓝藻中的钝顶螺旋藻(Spirulina platensis)分离的螺旋藻多糖有紫菜多糖相似的生理活性,对正常细胞基本上无影响,已开发出抗辐射新药。其他自褐藻类的鼠尾藻、昆布、海带、羊栖菜、海蒿子等分出的多糖亦均属硫酸化多糖,具有抗肿瘤和抗病毒等活性。

(五)糖蛋白类

从背角无齿蚌(Anodonta woodiana)中分离得HB-Ⅱ(为蛋白聚糖)对黑色素瘤抑制率达43.4%以上,S-180的抑制率为54.8%。

(六)氨基糖苷类

已自厦门鼓浪屿海底泥样中分离得一株耐嗜碱放线菌,能产生抗菌谱广、毒性低的抗生物质,也是我国首次发现的海洋新抗。

(七)海生毒素

从岩沙海葵中分离提取Palytoxin(PTX),为极毒非蛋白质毒素,具有极强的抑瘤活性和血管收缩作用。本品属首次发现。

四、我国海洋药物与生物的应用现状

自80年代以来,经过科研、生产、应用人员的协同攻关,将中医学与海洋生物资源、基础研究结果相结合,开发出了一批具有独特疗效的海洋中成药、保健滋补品、化妆品、医药新材料等。据统计,我国正式批准的中成药有40多个剂型7000多种,其中含海洋药物的就占约30%。这些成果与产品的应用取得了显著的社会及经济效益。如我国首次提取河豚毒素(TTX)成功,结束了日本独占国际市场的局面;以中国东方鲎为原料制作鲎试剂,鲎试剂的标准化研究以及在药品检验和临床化验等方面的推广应用;珍珠精母注射液治疗子宫功能性出血;我国首创半合成对缺血性心、脑血管疾病及高血粘度综合症防治有显著疗效的海洋新药——藻酸双酯钠(PSS)与换代产品甘糖酯(PGMS);褐藻胶肠溶空心胶囊;海星胶代血浆等。临床试用产品还有珍珠母(珍珠层)水解液制成滴眼剂用于治疗早期老年性白内障(有效率68.82%,优于白内停滴眼剂);蟹子粉外用治疗闭合性关节软组织扭、挫伤;复方牛磺酸与双氯灭痛配伍用于解热镇痛;刺参粘多糖治疗慢性乙型病毒性肝炎;螺旋藻及乳膏治疗神经性皮炎、慢性湿疹和药疹后瘙痒;海力胃宝用于多种胃肠道疾病等。其他应用情况见表4-25。

从整个初步统计的来自海洋生物的制成品应用现状看,治疗药仅占25.7%,主要为抗肿瘤、止血、心血管系统用药,其余均为保健品或功能食品;以单体成分、有效部位开发的新药所占比例更小,主要为整体应用。

五、展望与建议

海洋药物与海洋生物的药用价值研究将会日益受到国内外的重视。上述资料显示,我国近十年来在这方面取得了长足的进步,创制了一些海洋新特中成药,获得了令国外同行瞩目的基础研究成果,也涌现出了生产海洋中成药的集团化企业。但是,如何更有效地利用海洋药物的资源,如何从海洋生物有效成分尽快研制出新药、提高产品档次使之符合国际标准,打入国际市场等都将是我国面临急待解决的问题,也是建设“中国蓝色药业”的关键所在。从统计数据可看到,目前我国的产品开发仍主要集中于保健品,象藻酸双酯钠、甘糖酯、刺参粘多糖等治疗性药品仅有1/4。因此,我国应从以下几方面着手集中力量找准突破口,力争在“九五”期间开发出一批新药。

(一)利用中医用药经验,在抗肿瘤药物、心血管病用药方面继续取得突破。重点研究海洋药用生物中的软坚散结类、清热解毒类、活血祛瘀类(参见表4-23),以有效成分或有效成分复方进行深层次产品开发。

表 4-25　海洋药用生物产品研究与应用现状

类型	名　　称
抗肿瘤、抗炎、免疫	治疗药：鲨鱼油口服液（消化道肿瘤、有效率达 90%），刺参多糖钾注射液（亦治栓塞性疾病），复方海藻多糖合剂 辅助与保健药：海力特胶囊（主要用于乙型肝炎治疗及各种癌症的辅助治疗，可端藻辐康（主含螺旋藻，化、放疗与免疫功能低下患者），复方海蛇注射液（风湿性关节炎、梨状肌综合症）
补钙剂	治疗药：活性钙冲剂、龙牡壮骨冲剂 保健药：海珍宝口服液（牡蛎、刺参、干贝、龟板等组成，用于胎儿宫内发育迟缓） 功能食品：佳钙宝冲剂、果茶
胃药与止血剂	治疗药：海星粉（用于胃、十二指肠溃疡等），海星止血片（用于妇女功能性子宫出血，月经过多）
降脂、降胆固醇	保健药：金牡蛎胶囊（降脂补血、抗疲劳、保肝、产后康复等），多烯康胶丸，“忘不了”DHA 胶丸，海贻口服液，金贻丸胶囊三和营养保健胶囊
抗衰老、健身	保健药与食品：海力宝口服液（牡蛎肉、壳），海珍精胶囊（文蛤、牡蛎、鲍鱼和海参），金贝皇胶囊（贝类的卵黄），小精灵 DHA 健脑液（鱼类的脂肪 DHA、EPA），复方珍珠口服液，鱼油多不饱和脂肪酸乙酯（粗鱼油），鲸鲨脑保健饮料，DHA 鱼油精健脑胶丸，虫草鲍鱼精，金海马养生液，东方鳖精营养液，海力康，牡蛎全营养片，深海龙
外伤或术后愈后	医械品：“一敷灵”创伤愈合海绵（主成份：甲壳胺）
保肝剂	保健药：海珍养生源胶囊（扇贝、鲍鱼）
润肤剂	化妆品：麦姬皮肤防护系列产品（抗损害皮肤的各种真菌）

（二）利用现有工作基础与国外研究资料，尽快将有明显活性的成分产品化进行深入研究。继续选择重点海洋非食用资源（棘皮、海绵、腔肠等海洋药物）进行化学成分研究，借助药理理性化设计筛选获得进一步研究的先导化合物。

（三）重点攻关海洋生物工程，改良海洋生物品种，获取有特效药用价值生物活性物质，带动蓝色药业的振兴和发展。

（四）继续对常用海洋中药材进行研究，尤其是贝类、海藻类药材。根据研究结果，重新评价其药用部位与药用价值，为充分应用药源和将新的药理活性应用于传统医学提供依据。

（余世春　肖培根）

参考文献

1. 徐国钧，等．中药白头翁的生药学鉴定研究．药学学报　1956；4（1）：25

2. 赵燏黄，等．驱虫生药古今鹤虱的研究．药学学报　1957；5（1）：59

3. 谢宗万，等．白前与白薇生药学的研究．药学学报　1959；7（5）：175

4. 谢宗万．中药芫花的生药学研究．药学学报　1958；6（6）：356

5. 谢宗万．茵陈品种的本草考证．中药材　1988；（2）：50

6. 谢宗万．中药葶苈子品种的本草学研究．中医药研究杂志　1985；（3）：2 及 1985；（4，5）：45

7. 尚志钧，等．《本草图经》厚朴的品种考证．中药材　1994；17（4）：42

8. 谢宗万．威灵仙药用历史渊源考．中医药研究杂志　1986；（4）：1，1986；（5）：23 及 1987；（3）：38

9. 谢宗万．佩兰与泽兰的本草考证．中医药研究　1989；（5）：29

10. 谢宗万．阴行草作“金钟茵陈”和“刘寄奴”的药用历史研究．中国中药杂志　1989；14（6）：7

11. 谢宗万．古今药用连翘品种的延续与变迁．中医药研究　1992；（3）：37

12. 胡世林．虎掌和天南星属种不同．中国中药杂志　1993；18（4）：195

13. 赵中振，等．辛夷的本草考证．中医药研究杂志．1986；（6）：38.

14. 郝近大，等．延胡索古今用药品种的延续与变迁．中国中药杂志　1993；18（1）：7

15. 易三笑．狼毒与蔄茹古今用药的演变．中药材　1994；（4）：43

16. 黄胜白，等．本草学．南京：南京工学院出版社．1988：179

17. 谢宗万．枸骨叶就是传统药用“功劳叶”的本草考

证．药学通报 1978；(1) ：10
18. 黄世华．木瓜考证．中药材科技 1984；(5) ：52
19. 刘晓龙，等．银州柴胡的原植物再讨论．中药材 1994；17 (9) ：40
20. 余伯阳，等．麦冬类专题研究．见：徐国钧，徐珞珊主编．常用中药材品种整理和质量研究．南方协作组．第一册．福州：福建科学技术出版社．1994：56
21. 尚明英，等．鬼臼及小叶莲的本草考证．中国中药杂志 1994；19 (8) ：451
22. 谢宗万．论枳实、枳壳古今药用品种的延续与变迁．中医药研究 1991；(1) ：19
23. 张天友，等．天门冬的本草考证．中药材 1992；15 (12) ：43
24. 沈保安．预知子、王瓜及燕覆子的本草考证．时珍国药研究 1993；4 (1) ：5
25. 宋平顺．鹿衔草与鹿蹄草名实考．中药材 1993；16 (1) ：40
26. 谢宗万．中药品种理论研究．北京：中国中医药出版社．1991
27. 谢宗万，等．中药品种新理论的研究．北京：人民卫生出版社．1995
28. 楼之岑，等．常用中药材品种整理和质量研究．北方编．第一册．北京：北京医科大学、中国协和医科大学联合出版社．1995
29. 楼之岑，等．常用中药材品种整理和质量研究．北方编．第二册．北京：北京医科大学、中国协和医科大学联合出版社．1995
30. 楼之岑，等．常用中药材品种整理和质量研究．北方编．第三册．北京：北京医科大学、中国协和医科大学联合出版社．1996
31. 徐国钧，等．常用中药材品种整理和质量研究．南方协作组．第一册．福州：福建科学技术出版社．1994
32. 王忠壮，等．中药独活、九眼独活及羌活的本草考证和资源调查．中国中药杂志 1995；20 (9) ：515～517
33. 张炎焱，等．中药老鹳草的形态组织学研究．药学学报 1995；30 (1) ：46
34. 李鸣，等．国产黄芪属生药形态组织学研究．药学学报 1994；29 (11) ：862
35. 罗旭，等．中药质量化学模式识别研究进展．药学学报 1993；28 (12) ：936
36. 蔡煜东，等．中药质量的人工神经网络评价方法．中草药 1994；25 (4) ：187
37. 李文魁，等．朝藿素B和藿素C的结构．药学学报 1994；29 (11) ：835
38. 李文魁，等．万山淫羊藿的化学成分．中国药学杂志 1996；31 (6) ：332
39. 孔令义，等．前胡香豆素A、B和C的分离及结构鉴定．药学学报 1993；28 (6) ：432
40. 肖永庆，等．中药羌活中的香豆素．药学学报 1995；30 (4) ：274
41. 徐雅娟，等．伊贝碱甙B的分离及结构测定．药学学报 1993；28 (3) ：192及1994；29 (3) ：200
42. 李从军，等．中药升麻的化学．药学学报 1993；28 (10) ：777
43. 潘飞，等．黄芪类药用植物皂甙类成分分析．中国中药杂志 1995；20 (7) ：391
44. 徐晓莹，等．小红参的化学成分研究．药学学报 1994；29 (3) ：237
45. 张如意，等．柴胡皂甙m和柴胡皂甙n的结构鉴定．药学学报 1994；9 (9) ：684
46. 马迎，等．海风藤新木脂素类PAF拮抗活性成分的研究．药学学报 1993；28 (3) ：207及1993；28 (5) ：370
47. 高光跃，等．山楂类果实化学成分分析及其质量评价．药学学报 1995；30 (2) ：138
48. 中国科学院天文台．中国天文史料汇编．北京：科学出版社．1987
49. 中国科学院地震委员会．中国地震历史资料汇编．北京：科学出版社．1984
50. 黄省曾．西洋朝贡典录．1520
51. 陈邦贤，二十六史医学资料汇编．1982
52. 晋·常璩撰，刘琳校注．华阳国志校注．成都：巴蜀书社．1984
53. 唐·李吉甫．元和郡县志．北京：中华书局．1983
54. 宋·王存撰，冯集梧校．元丰九域志．南京：金陵书局．1882
55. 清康熙政府，大清一统志．1784
56. 宋·陈景沂．全芳备祖．北京：农业出版社影印版．1980
57. 编委会．宋元地方志丛刊．北京：中华书局．1990
58. 编委会．中国地方志集成．北京：书目文献出版社．1989
59. 县志编委会．桃源县志．北京：中国医药出版社．1990
60. 清海省民委．青海地方志五种．青海人民出版社．1989
61. 陈可冀，等．清宫医案研究．北京：中医古籍出版社．1990；498～2245
62. 四川中药所，等．四川中药志Ⅰ．成都：四川人民出版社．1960：62
63. 江苏植物研究所，等．新华本草纲要．第二册．上

海：上海科学技术出版社．1991；60
64. 唐·蔺道人撰，韦以宗点校．理伤续断方．南宁：广西民族出版社．1989：26～45
65. 张璐·本经逢源．上海：上海科学技术出版社．1959
66. 中国科学院四川分院中医中药研究所主编．四川中药志．第一册．成都：四川人民出版社．1960：62～65，图34，照片25
67. 赵学敏·本草纲目拾遗．人民卫生出版社．1983：80
68. 谢宗万·中药材品种论述．上册．第二版．上海科学技术出版社．1990：15～17
69. 苏敬，等．尚志钧辑复．新修本草．合肥：安徽科学技术出版社．1981：326
70. 黄胜白，等．本草学．南京：南京工学院出版社．1988：264
71. 陈邦贤．二十六史医学史料汇编．北京：中国中医研究院中国医史文献研究所．1982：200
72. 唐慎微．重修政和经史证类备用本草．北京：人民卫生出版社．1957：323
73. 李时珍．本草纲目．校点本．第三册．北京：人民卫生出版社．1978：2078
74. 中华人民共和国药典．一部．1990：200
75. 胡世林，等．中国道地药材论丛．北京：科学出版社．1996年待发表
76. J. Lanjoiw 等编，匡可任译．国际植物命名法规．科学出版社．1961：24。F. A. Staflen 等编，赵士洞译．国际植物命名法规．科学出版社．1984：28
77. 单人骅，等．中国植物志．科学出版社．1992，55（2）：35～37
78. 林榕，等．中国植物志．科学出版社．1991，76（3）：87～90
79. 药典委员会编．中华人民共和国药典（一部）．人民卫生出版社．1990：68～86
80. 张海道，等．中药金芎原植物的研究．植物分类学报 1990，28（6）：477～482
81. 袁昌齐．中药白芷药材和原植物的鉴定整理．中草药通讯 1979，（7）：35～38
82. 潘泽惠，等．白芷的核型研究及其分类意义．植物分类学报 1985；23（3）：165～187
83. 明．倪朱谟．本草汇言．大成斋本．卷五．1645
84. 明．李时珍撰．刘恒如校点．本草纲目．第二册．人民卫生出版社．1977：853
85. 陈可冀，等．清宫医案研究．中医古籍出版社．1990：498～2245.
86. W. Greuter et al., International Code of Botanical Nomenclature (Tokyo Code), 1994, Kodeltz Sdiece Books, Konigstein Germany, Principle 1.
87. 戴芳澜．中国真菌总汇．科学出版社．1979：113～116
88. 肖培根．植物亲缘关系、化学成分和疗效间的联系性．药学通报 1978；1：1～5
89. 周荣汉．药用植物化学分类学．上海：上海科学技术出版社．1988. 15～347
90. 中国医学科学院药物研究所药用植物室．植物亲缘关系、化学成分与疗效间的联系性及其在药物研究中的应用．植物学报 1977；19（3）：171及19（4）：257
91. 中国医学科学院药物研究所等．中药志．第一册．532～545，1982
92. 张海道，等．国产马钱的研究工艺．药学学报 1963；10（6）：365
93. 中国医学科学院药用植物资源开发研究所等．中药志．第五册．北京：人民卫生出版社．1994：597～602
94. 肖培根．大风子的初步研究．药物分析杂志 1984；2：92～96
95. 肖培根，等．几种主要莨菪类生物碱在中国茄科植物中的存在．植物学报 1973；15（2）：187
96. Xiao Pei-Gen and He Li Yi: Przzqalskia tangutica——A Tropane Alkalcid-containing plant, Planta Medica. 1982，45：112
97. 肖培根，等．大黄属的植物亲缘关系、化学成分与疗效间联系性的初步研究．药学学报 1980；15（1）：33～39
98. Xiao Pei-Gen, He LiYi and Wang Li-Wei: Ethnopharmacologic study of Chinese Rhubarb, Journal of Ethnopharmacology, 1984; 10：275～293
99. 何丽一，等．芍药甙在芍药属植物中的存在．药学学报 1980；15（7）：429～433
100. 于津，等．芍药甙类与丹皮酚类成分在芍药科植物中的存在．药学学报 1985；20(3)：229～234
101. 于津，等．牡丹与芍药中活性成分的动态研究．药学学报 1985；20（10）：782～784
102. 傅舜谈，等．苍术属药用植物的研究．植物分类学报 1981；19（2）：195～202
103. 郭允珍，等．白术类的研究．见：常用中药材品种整理和质量研究．北方编．第3册．北京：北京医科大学、北京协和医科大学联合出版社．1996：779～808
104. 肖培根，等．中国27种乌头属植物的根部形态与亲缘成分和毒性间相关性．药物分析杂志

1983，3（5）：276～284

105. 朱敏，等．中国唐松草属植物的化学系统学初探．植物分类学报 1991，29（4）：358～369

106. 肖培根，等．中国药用植物传统疗效的计算机统计分析Ⅰ——木兰亚纲．中西医结合杂志 1986；6（4）：253。肖培根，等．中国药用植物传统疗效的计算机统计分析Ⅱ——金缕梅亚纲及大竹亚纲．中西医结合杂志 1989；9（7）：309

107. 全国中草药汇编编写组．全国中草药汇编．上册．北京：人民卫生出版社．1975

108. 李时珍．本草纲目．北京：人民卫生出版社．1982

109. 中国医学科学院药物研究所．中草药栽培技术．北京：人民卫生出版社．1979

110. 中国医学科学院药物研究所．药用植物栽培技术．北京：农业出版社．1979

111. 刘铁成主编．药用植物栽培与加工．北京：科学普及出版社．1990

112. 中国医学科学院药用植物资源开发研究所．中国药用植物栽培学．北京：农业出版社．1991

113. 相继祥主编．药用植物栽培学．北京：农业出版社．1993

114. 张树臣主编．中国人参．上海：上海科技教育出版社．1992.

115. 国家医药管理局中药材情报中心站编著．中国药材栽培与饲养．第一册．广州：广东科技出版社．1995

116. 刘铁成主编．中国人参．北京：人民出版社．1996

117. 中国医学科学院药用植物资源开发研究所．中国药用植物栽培学．北京：农业出版社．1991：233～235

118. 丁家宜，等．药用植物生物工程．见：孙敬三，陈维伦．植物生物技术和作物改良．北京：中国科学技术出版社．1990：204～211

119. chang. W. Cand Y. I. Hsing In vitro tlowering of embryoids derived from mature root callus of ginseng Nature（lond）1980；284：341～342.

120. Wei-chin chang，Fruit-like structure Proliferafion and Flowering in ginseng fruit culture in vitro "Advanced in Developmental Biology and Biotech nology of Higer Planes".1993；1～4. Korean Soc. Plant tissue culture.

121. 徐云鹏，等．霍山石斛种子试管苗的培养．植物生物学通讯 1984；4：35～36

122. 张荫麟，等．元胡的器官分化和生物碱形成的关系．药学通报 1984；19（4）：28～29

123. 张荫麟，等．延胡索的组织培养．中草药 1991；13（10）：463～465

124. 张荫麟，等．金荞麦发状根培养的研究．植物学报 1992；34（8）：603～608

125. 张荫麟．发根农杆菌 Ri-质粒转化和塞莨菪的发根培养．植物学报 1988；30（4）：368～372

126. 张荫麟，等．甘草的发状根培养．中草药 1990；12（12）：23～26

127. 刘伟华，等．发根农杆菌转化龙胆再生植株的研究．遗传 1992；14（5）：27～29

128. 孙敏，等．转化毛状根获得萝芙木生物碱的研究．生物工程学报 1993；9（3）：287～290

129. 王宁宁，等．土壤农杆菌转化的长春花冠瘿细胞培养．生物工程学报 1994；10（3）：244～249

130. Zhi Bi Hu and A. W. Alffermann Diterpenoid production in hairy root cultures of Salvia miltiorrhiza Phytochcmistry，1993；32（3）：699～703.

131. 张荫麟，等．丹参毛状根培养的建立和丹参酮的产生．中国中药杂志 1995；20（5）：269～271

132. 张荫麟，等．丹参的冠瘿组织培养和丹参酮的产生．生物工程学报 1995；11（2）：150～151

133. 周立刚，等．三七细胞（发酵）培养的研究．植物学报 1992；34（1）：76～80

134. 张荫麟，等．一种简便的药用植物组织培养法．中草药 1984；15（4）：31～32

135. 张荫麟，等．密环菌诱导子对延胡索培养物生物碱积累的影响．植物学报 1992；34（9）：658～661

136. 王慧中．枸杞转基因植株的再生．生物工程学报 1991；7（3）：220～223

137. 陈炬，等．人 α-干扰素 DNA 在转化的烟草植株中表达．中国科学（B 辑） 1990；3：253～260

138. 程惠珍，等．论绿色中药材生产技术．中国医药情报 1996；2（4）：225～228

139. 徐同，等．木霉对土传病原真菌的拮抗作用．植物病理学报 1993；23（1）：63～67

140. 张克勤，等．我国杀虫真菌的研究现状与展望．植物保护 1996；22（1）：43～46

141. 程惠珍，等．用玉米螟作寄主繁殖肿腿蜂．生物防治通报 1989；5（4）：145～148

142. 丁万隆，等．木霉防治西洋参立枯病研究．中草药 1994；25（2）：91～92

143. 张国珍，等．农抗 120 防治人参疫病的研究．中药材 1992；15（2）：4～6

144. 徐洁莲．昆虫病原线虫研究进展．昆虫天敌 1985；7（7）：54～62

145. 中国昆虫学会．中国昆虫学会成立 50 周年学术

讨论会论文集．1994：10
146. 中国植物保护学会．全国生物防治学术讨论会论文集．1995：9
147. J. A. lewis and G. C. Papavizas Biocontrol of plant diseases：the approach for tomorrow Crop Protection 1991；10：95～104.
148. R. A. Bedding. low cost，in vitro mass-preduction of Neoaplectana and Heterorhbditis species（nematoda）for Control of Insect Pests. Nematologica 1981 27（1）：104～114.
149. 顾观光．神农本草经．北京：人民卫生出版社．1955：75～76
150. 李时珍．本草纲目．北京：人民卫生出版社．1957
151. 赵学敏．本草纲目拾遗．北京：人民卫生出版社．1957：330～363
152. 卫生部药典会．中华人民共和国药典（一部）．广州：广东科技出版社．1995：74
153. 吴征镒．新华本草纲要．第三册．上海：上海科技出版社．1990：781～807
154. 李熙宜，等．中国辽东半岛40种药用海藻资源简介．中国海洋药物．1994；3：50.
155. 许实波，等．几种不饱和内酯二萜类海洋天然产物的抗肿瘤作用．中国海洋药物 1994；1：1
156. 李瑞声，等．我国南海珊瑚海绵化学成分及药理活性的研究概况．中国海洋药物 1994；1：29
157. 许实波，等．海绵中抗菌、抗病毒、抗肿瘤生物活性物质的研究进展．中国海洋药物 1994；3：31
158. 陈菊娣，等．花刺参酸性粘多糖的分离研究．中国海洋药物 1994；1：24
159. 刘清，等．鲍化学成分的研究进展．中国海洋药物 1995；1：40
160. 张尔贤，等．鼠尾藻醇提物的生理活性和生物化学研究．中国海洋药物 1994；3：1
161. 季宇彬，等．羊栖菜多糖对L615小鼠LPO含量及GR、GSH-PX、CAT和SOD活性的影响．中国海洋药物 1994；2：20
162. 俞振良，等．紫贻贝水提物对大鼠离体子宫、平滑肌的作用．中国海洋药物 1994；3：15
163. 周文华，等．藻酸双酯钠对佛波酯诱导的人红细胞蛋白激酶C激活的影响．中国海洋药物 1994；3：1
164. 刘成玉，等．甘糖酯、藻酸双醋钠对急性脑梗死患者白细胞变形能力的影响．中国海洋药物 1994；4：20
165. 高聆，等．甘糖酯抗实验性动物内皮细胞损伤作用的研究．山东医科大学学报 1994；32（3）：181
166. 缪元美，等．"金牡蛎"治疗高脂血症的临床观察．中国海洋药物 1994；1：40
167. 陈霭芳，等．复方海蛇注射液的配制及其临床应用．中国海洋药物 1995；3：43
168. 季宇彬，等．复方海藻多糖合剂抗癌作用的实验研究．中国海洋药物 1994；3：20

第三章　中药药物化学研究

我国是一个历史悠久的多民族大国，幅员辽阔，天然药用动植物、矿物资源十分丰富。1982年国家曾组织了2万人的专业队伍进行了近十年的全国规模的中药资源普查，汇总的数据表明我国药用植物、动物、矿物种类达1万余种，根据有影响的重要著作统计，目前常用和一般药用植物有五六千种，全国各药材公司经营备有的药材约千种，中医临床通常应用的中药材约500种。

人类的医药化学知识是在生产劳动和同疾病做斗争的过程中不断创造积累起来的。如我国古代药物学家较早的实践了水煎、升华法制备樟脑；用水解、酶解方法制备青黛、没食子酸、饴糖；以及水浸、过滤、浓缩、结晶等步骤分离制备了乌头碱粗结晶等。在欧州自1769年瑞典药师、化学家K. W. Scheele才拉开了将酒石（酒石酸氢钾）转化为钙盐，再用硫酸分解制备酒石酸天然有机化学的序幕；1804～1806年法国药师Derosne和德国药师F. A. W. Sertirner自鸦片中分离出吗啡，成为天然药物化学的开端，比我国要晚上几百年。

近代以来，我国中药药物化学的研究可认为是从本世纪20年代麻黄碱的研究开始，至解放后50年代首次建立了较大的提炼天然麻黄素的工业，使我们的天然药物研究有了新的发展。其中在30年代我国以研究延胡索素取得的成绩较大，发现了天然存在的延胡索乙素（dl-Tetrahydopalmatine）、延胡索丁素、戊素（l-，dl-Tetrahydrocoptisine）等止痛活性成分，40年代从防己中发现了去甲粉已碱（Fangchinolide），直到50年代第一次用化学方法鉴定了其结构。

经过解放后特别是近20余年的努力，我国的中药化学研究已经具有相当深厚的基础。80年代（1980～1989年）从中药、天然药物研究中发现的新结构天然化合物有800余个，有关中药、天然药物生物活性研究论文2400余篇，到90年代，每年有百余个新的天然化合物及400余篇有关论文发表。可以说我国常用中药化学成分和相关的活性研究已取得了显著成绩，已对国民经济和医药保健做出了重要贡献。

我国中药、天然药物化学研究在17世纪前曾有过辉煌的时期，其后百余年间未能得到发展。建国50年来，才加强了这方面的研究，并取得了令世人嘱目的成果。可从以下几个方面进行介绍：

一、中药化学研究的成果促进了中药材质量标准的研究

具体说就是增强了对中药材内在质量的了解；完善了药典内容；促进了中药饮片、中成药质量的提高；强化了技术管理的技术数据。如1995年版药典中收载的中药材采用薄层层析鉴别的品种数量和专属性方面已超过日本药局方第12改正版的数量和质量，处于领先地位。95版药典中收载中药材522种（含单味提取物、油脂及其单列炮制品），有薄层鉴别要求的150种，占28.7%，高于日本的17%，其中中国95版药典里有40个制定了含量测定要求。

二、一些新化学成分已创新为新药

从中药、天然药物中寻找分离有生物活性物质的研究工作，由于近年来使用了快速、微量、灵敏的生物活性测定方法去跟踪分离过程，因此能迅速发现活性物质，缩短了研究的时间，比纯化学法有更强的目的性；化学分离技术和结构测定技术的不断完善，使得更多新的化学结构类型被发现。特别是中草药经历了数千年民间临床使用的筛选，有一批确有疗效的中草药，从中发现有效的化学成分是寻找新药的一条捷径。

有人说“从药物发展历史分析，天然药物研究是今天世界上有效药物之母”，此话颇有道理。因为有很多世界性有效化学药物是从中药、天然药物中提炼出来的；有很多活性高、结构新的先导化合物也是从天然药物、中药里发掘出来的，并因此创造出大量的有显著疗效的新药。

在我国，以下新药就是如此研制出来的：青蒿素（Arteannuin，Qinghaosu）、石杉碱甲（Huperzine A）、丁公藤碱Ⅱ（Erycike alkaloid

Ⅱ)、樟柳碱(Anisodine)、亮菌甲素(Armillarisin A)、焊菜素(Rorifone)、毛冬青甲(llexonin A)、川楝素(Toosandanin)、3-乙酰乌头碱(3-Acetyl-aconitine)、芫花酯甲(Yuanhaucin A)、天花粉蛋白(trichosanthine)、联苯双酯(Bifendate)、鹤草酚(Agrimophol)。以上事实证明我国在中药化学、药物研究中也有相当多的成果是走在世界前列的。特别是青蒿素，是国际公认的高效、低毒抗疟药。它的出现是对传统的抗疟药化学结构类型的突破，更是治疗用药的一个大突破。

三、一些世界各国通用药物有本国资源的已能生产

世界各国人民在漫长的历史中，与疾病做斗争的同时也不断积累和发现了大量的有着它们使用特点的草药。我国幅员广大，作为资源来源有很多草药在我国也是有分布的，使用化学的方法，分离出有效成分，并最终用于临床。例如长春碱(VLB, Vincaleukoblastine)、长春新碱(VCR, Vincristine)、加兰他敏(Galanthamine)、地高辛(Digoxin)、西地兰(Cedilanid D)、芦丁(Rutin)、罂粟碱(papaverine)、咖啡因(caff)、麻黄素(L-Ephedrine)、右旋异麻黄素(d-Pscudoephedrine)、山道年(Santonin)、麦角新碱(Ergometrine)、秋水仙碱(Colchicine)、阿托品(Atropine)、东莨菪碱(Scopolamine)、薄荷脑(Menthol)、樟脑(Camphor)、利血平(Reserpine)、奎宁丁(Quinidine)、洋地黄毒甙(Digitoxin)、那可丁(Narcotine)、水飞蓟素(Silymarin)、奎宁(Quinine)、甘露醇(Mannitol)、橙皮甙(Hesperidin)、可卡因(Cocaine)、左旋多巴(Levodopa)、吗啡(Morphine)等30余种。

四、在我国已作为生产药物或成为制药原料的中药化学成分

这一大类成分初步核实有70余种。大多是解放后特别是近20年来，我国的化学家、药物学家在改革开放的大好形势下，充分利用了发挥其聪明才智和创造力的优良传统，经过艰辛的劳动发明了相当数量的已应用于防病治病的药物。

例如山莨菪碱(Anisodamine, 654)、黄连素(Berberine)、齐墩果酸(Oleanolic acid)、颅痛定(L-Rotundine)、天麻素(Gastrodin)、高乌甲素(Lappaconitine)、靛玉红(Indirubin)、川芎嗪(Tetramethylpyrazine, chuanxiongzine)、斑蝥素(Cantharidin)、千金藤素(Cepharanthine)、葛根素(Puerarin)；还有丹皮酚(Paeonol)、毒扁豆碱(Physostigmine)、毒毛旋花子甙K(K-Strcphanthoside)，葛根黄豆甙元(Daidzein)、铃兰毒甙(Convallatoxin)、杜鹃素(Ferrerol)、松醇(Pinitol)、甘草甜素(Glycyrrhizic acid)、甘草次酸(Glycyrrhetinic acid)、黄芩甙(Baicalin)、黄芩素(Baicalein)、穿心莲内酯(Andrographolide)、积雪甙(Asiaticoside)、雷公藤内酯醇(Triptolide)、光千金藤定碱(Stepholidine)、北山豆根碱(Dauricine)、异可利定(d-Isocorydine)、大黄降脂素(Rhaponticin)、三尖杉酯碱(Harringtonine)、喜树碱(Camptothecine)、羟基喜树碱(10-Hydroxycamptothecine)、野百合碱(Monocrotaline)、木糖醇(Xylitol)、海藻酸(Alginic acid)、蜕皮甾酮(Ecdysterone)、麝香草酚(Thymol)、惕告吉宁(Tigcgenin)、番麻皂素(Hecogenin)等。

五、将天然的化学成分制备成衍生物再用于临床

把中药、草药中提取的化学成分，或是根据临床制剂的需要制备合适的衍生物，或是利用现代化学方法的不断完善，由药物学家、化学家可根据需求来裁剪化学结构，合成、改造出更安全有效的药物。这一类成分有近百种。

例如：丹参酮IIA磺酸钠(Sodium tanshinate IIA)、抗痫灵(Antiepllepsirin)、红古豆醇酯(Cuscohygrinol ester)、甲基斑蝥素(Methyl cantharidimide)、羟基斑蝥素(N-Hydroxycantharidimide)、斑蝥酸钠(Cantharidin disodium)、石蒜碱内盐(Lycodetaine, AT1840)、亚硫酸穿心莲内酯(Ardrographolide sulfonic acid)、鱼腥草异烟腙(Houttuynin bisisonicotinoyl hydrazone)、甲基青蒿素(青蒿醚, Methylarteannuin)、青蒿琥酯(Artesunatum, Sodium arteannuin succinate)、双氢青蒿素(Dihydroarteannuin)、β-甲基地高辛(β-Methyldigoxin)、秋水仙酰胺(Colchicinamide)。

还有：乙酰水杨酸(Acetylsalicylic acid)、双水杨酸酯(Salsalate)、水杨酸二乙胺(Diethylamine salicylate)、可待因(codeine)、溴甲烷阿托品(Atropine methylbromide)、水杨酰胺(Salicylamide)、水杨酸钠(Sodium salicylate)、水杨酸镁(Magnesium salicylate)、乙酰天麻素(Acetyl gastrodin)、安心酮(Oxyfedrine)、二羟丙茶碱(Dihydroxypropyl theophylline)、己酮可可碱(Pentoxifylline)、羟乙基芦丁(Hydroxyethyl rutin)、亚油酸乙酯(Ethyl linoleate)、没食子酸丙酯(Propyl gallate)、二甲氧基香豆素(Scoparone)、福尔可定(Pholcodine)、羟乙基茶碱(Etofylline)、愈创木酚磺酸钾(Potassium guaiacolsulfonate)、愈创木甘油醚(Guaiacol glycerol ether)、止咳酮(Antitussone)、亮菌甲素钠(Sodium armillasisin A)、新鱼腥草素(Neohouttuynin)、咖啡酸胺(Diethylamine caffeiate)、卫康醇(Dianhydrodulcitol)、异靛甲(N-Methylisoindirubin)、没食子酸锑钠(Antimony sidium subgallate)、次水杨酸铋(Bisinuth subsalicylate)、次没食子酸铋(Bismuth subgallate)、傣肌松(Cissampelline methiodide)、丹皮酚磺酸钠(Sodium paeonolsilate)、汉肌松(Tetrandrine dimethiodide)、后马托品(Homatropine)、丁溴东莨菪碱(N-Butylscopolamine)、乙基吗啡(Ethylmorphine)、烯丙吗啡(N-Allylnor-morphine)、阿朴吗啡(Apomorphine)、樟脑磺酸钠(Sodium camphorsulphonate)、维他樟脑(Vitacamphor)、左旋氯甲箭毒(Levocurinimethyl chloride)、氯化筒箭毒(Tubocurarine chloride)、当归素(Sodium ferulate)、溴化二甲基轮环藤碱(Cycleanine dimethobromide)、藻酸双酯钠(Alginie sodium diester)、甘露醇烟酸酯(Mannitol nicotinate)、溴化丙基阿托品(Isopropylatropine bromide)、甘草酸锌(Zinc glycyrrhizinate)、甘草酸铵(Ammonium glycyrrhizinate)、甘草酸铋(Bismuth glycyrrhizinate)、甘草酸铁(Ferric glycyrrhizinate)、甘草酸单钾盐(Potassium glycyrrhizinate)、甘珀酸钠(Carbenoxolone sodium)、黄芩素铝(Aliuminum baicalin)、水飞蓟宾葡甲胺(Silibinin-N-methylglucamine)、脱水穿心莲内酯琥珀酸半酯单钾盐(Kalium anhydro-andrographolide succinate)、长春花碱酰胺(Vindesine,Desacetyvinblastine amide sulfate)、足叶乙甙(Etoposide)、无味奎宁(Quinine ethyl carbonate)、马来酸麦角新碱(Ergonovine maleate)、甲基橙皮甙(Methylhesperidin)、甘草酸二钠(Disodium glycyrrhizinate)等。

六、经过中草药、中成药有效成分研究后开发为新药制剂

目前由单味中药提取的有效部位药物已有800余种;复方中药提取物制备的药物则更为数众多。例如金荞麦片,主要成分为5,7,3′,4′-四羟基黄烷-3-醇C4-C8二聚体;愈风宁心片,主要成分为葛根素(Puerarin)及大豆素(Daidzein);灯盏花素片,主要成分为高黄芩甙(Scutellarin)及芹素7-0-葡萄糖醛酸甙(Apigenin-7-0-glucuriniside);北豆根片,主要化学成分为蝙蝠葛碱(Dauricine)、蝙蝠葛苏林碱(Daurisoline)等;葫芦素片,主要成分为葫芦素B、E(Cucurbitacin B,E)另有重楼皂甙、威麦宁……等。

从以上的介绍可以看出,中药化学既是研究中药的基础学科,又是开发新药的最前沿学科,对中药化学研究的深度与广度在一定程度上将决定我们对中药研究的深度及广度。

本章比较详细地介绍中华人民共和国成立后至今40余年来,我国的科学工作者对中药人参、大黄、三七、川贝、川芎、甘草、青蒿、当归、芍药、金银花、细辛、黄芪、黄芩、黄连、浙贝、党参、钩藤、柴胡、猪苓、蟾酥20种常用中药所进行的化学研究的成果。

我国的中药化学研究具备其独有的特点:我们的研究对象是经中医临床使用数千年的中药,它有着深厚的临床应用基础;我们有一套较完整的中医理论体系,因此很多研究是针对性强、有的放矢;化学学科与研究中药的其他学科能互相渗透,如化学研究与炮制学的结合研究,与中药配伍研究的结合等。

我国学者在近几十年中对人参的化学成分研究做了大量的工作,不仅发现了许多新的化合物,还发现了一些新化合物的新的药理活性,阐述了活性与结构之间的关系,对五加科植物化学分类学亦进行了阐述。几十年来,我国的化学工作者对人参的芦头、茎叶、茎、果、花、花蕾、种子、主根、须根9个不同的药用部位均进行了化学成分的比较研究。分离出近百种化学成分,包括了人参的皂甙类、皂甙元、肽类、蛋白糖、多糖、黄酮类、氨基酸、有机酸、含氮化合物、

挥发性成分、无机元素等十大类化学成分。足可见化学研究的深入。

自1969年开始，我国的科学工作者在中医临床使用青蒿的理论指导下，从中药青蒿中分离鉴定了抗疟活性化合物青蒿素。至今我国已合成类似化合物200余个，并已筛选出一批有意义的衍生物用于临床。国内外学者在化学、药理学及临床方面进行了大量的研究工作，成为当今抗疟药最活跃的研究课题，可以说对中药青蒿的化学及其相关学科的研究，我们的研究是世界水平的。

金银花是忍冬科忍冬属植物。我国产忍冬属植物有90余种可供药用。山东金银花为山东省大宗主特产药材，其产量占全国总产量的60%。山东产金银花的挥发性成分，主要成分为棕榈酸，占全油的30.4%，另一成分芳樟醇含量仅为0.39%，相反其他产地金银花的主要化学成分为芳樟醇。这样的化学研究结果将会引起我们的注意：选择合适产地的金银花做中药金银花使用。化学研究的结果将推动药材的研究。

甘草是中医临床使用频率最高的一味中药。特别是近些年来发现甘草属植物成分对肿瘤和艾滋病毒有抑制作用后，人们对本属植物的研究产生了极大的兴趣。从1986年到1991年全世界从甘草属植物中共发现69种新的化学成分，而我国的化学工作者就占了其中的25种，约占已发表文献的36%，充分显示出我国在该属植物的研究实力。

我们还对17种商品大黄进行了34种化学成分的含量测定，对大黄品质进行了评价，对化学成分与泻下、抗炎、解热、镇痛、抗菌、止血、解痉等活性关系进行了探讨。大黄在使用前的炮制常要“九蒸九晒”，实验中经化学研究发现，如此处理后大黄的总蒽醌量下降72.0%，游离蒽醌含量下降61.8%，结合蒽醌下降82.9%，鞣质下降42.8%，蒽醌与鞣质的含量比例由1：6.7下降为1：13.7。这样的比例很可能是中医临床使用大黄时较适宜的比例。

我国经普查证实可供药用的动、植物、矿物有万余种，数量大、品种杂。这既是全国化学工作者的机遇，更是巨大的挑战。建国近50年来我们虽对其中的一小部分进行了研究，并取得了一些成绩，但是任重道远，与蓬勃发展的中医药事业差距不小，仍需继续努力奋斗。本章举部分中药为例说明这一工作。

第一节 甘 草

甘草是一味重要的中药，我国利用甘草治疗疾病是世界上最早的国家之一，约有二千多年历史。《神农本草经》把它列为上品；东汉时《伤寒论》的113个处方中就有74个含甘草。中医学认为，甘草具有补脾益气、清热解毒、缓急止痛、调和诸药之功效，号称“国老”，早有“十方九草”、“草中之王”的盛誉。在西方国家，甘草也有很多的作用：如做矫味剂和祛痰药。在日本，商品甘草除供药用外，广泛用于提制食品添加剂、防腐剂、化妆品配料等。

豆科甘草属(Glycyrrhiza)植物，全世界有30多个种，我国有8种，即乌拉尔甘草(G. uralensis)、光果甘草(G. glabra)、胀果甘草(G. inflata)、黄甘草(G. eurycarpa)、粗毛甘草(G. aspera)、云南甘草(G. yunnanesis)、刺果甘草(G. pallidiflora)和圆果甘草(G. Squamulosa)。前3个种被列入中国药典，其他品种在民间也供药用。为扩大药源，开发资源，从80年代开始，我国的化学、药理、生药研究学者除继续对乌拉尔甘草等3种药典品种进行深入研究外，还对其他品种甘草开展了较全面的研究。该属植物在抗炎、镇痛、镇咳、抗溃疡、抗肝炎、解毒、治疗内分泌系统疾病等方面广泛用于临床。特别是近几年来，发现甘草属植物成分对肿瘤和艾滋病毒有抑制作用后，人们对本属植物的研究产生了极大的兴趣，尤其对其化学和药理研究都有长足的进展，短短几年间发表在国内外的研究论文近百篇，发现了许多新的化学成分和生理活性，为进一步研究该属植物打下了坚实的基础。

我国学者对甘草属植物的研究主要集中于有较强生理活性的黄酮类、三萜类及它们的甙类化合物。可以说对本属植物的化学研究我国是处于较先进地位的。如从1986年～1991年6

月，全世界从本属植物中共发现了 69 种新成分，其中 39 种为黄酮及其甙类化合物和 30 种三萜及其甙类化合物，中国化学工作者发现 9 种黄酮及其甙类和 16 种三萜及其甙类，约占世界已发表文献的 36%。

一、甘草的三萜类化合物成分

甘草的三萜类化合物成分的骨架均为齐墩果烷型（图 4-3），属于 3β-齐墩果烷型的衍生物。一般在 11 位上有酮基，12 位为双键，构成 α-β 不饱和酮的结构；若无酮基的，常具$\triangle^{11}$或$\triangle^{11,13(18)}$结构。除 C_3 的 β-OH 外还常在 18，19，21，24，28 等位上出现羟基，而在 26，30 位上羟基的情况较少。大多具有羧基，以 C_{30}或 C_{29} 为多见，有的以内酯的形式存在；C_{18}H，除少数为 α 构型外，大多为 β 构型。

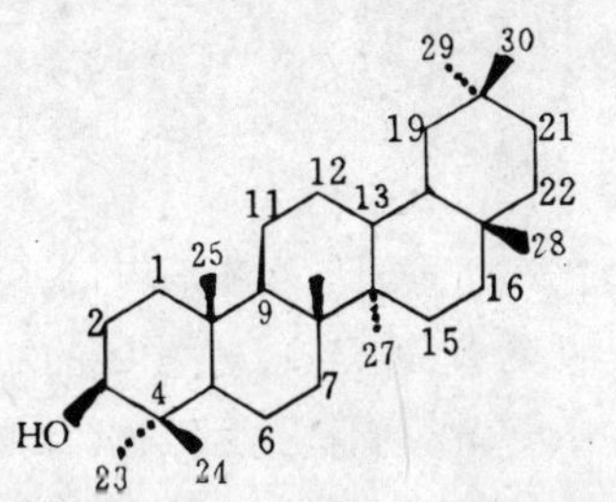

4-3　三萜类化合物骨架

甘草皂甙元的结构测定已广泛应用紫外光谱、红外光谱、核磁共振氢谱或碳谱、质谱等分析手段，在这方面总结了不少规律，为结构的研究提供了不少方便。如紫外光谱可以鉴别具 α，β-不饱和酮或只有孤立双键或共轭双键的甘草皂甙元结构及 18-H 的构型：例如具有 C_{11}-酮基和$\triangle^{12}$结构的三萜皂甙元，由于 α、β 不饱和酮，在 λ238nm 有特征吸收 Σ11000；对只有孤立双键或酮基的皂甙元，在 λ205～250nm 只有微弱的吸收；具有$\triangle^{11'13(18)}$位上共轭双键结构的皂甙元则出现在 242、251、260nm 三个吸收峰。因此，可利用紫外光谱初步判断甘草皂甙元是否具有 α、β-不饱和酮或共轭双键的结构。又可以鉴别 C-18 的构型，C_{18}-H 是 α 构型时，紫外光谱在 λ242～243nm 有吸收；而 C_{18}β-H 时，则在 λ248～249 有吸收。

红外光谱可以用来区别 β-香树酯醇型、α-香树酯醇型以及羽扇豆醇型衍生物。甘草皂甙元均为 β-香树酯醇型衍生物，所以在区域 A（1392～1355cm^{-1}）有两个吸收峰：1392～1379 及 1370～1355cm^{-1}，而在区域 B（1330～1245cm^{-1}）则有三个较强的吸收峰：1330～1315、1306～1299 及 1269～1250cm^{-1}。对 C_{18} 上的 H 构型也有一定意义：18α-H 或 18β-H 齐墩果 12 烯衍生物，当 C_{20}有-$COOCH_3$ 基取代时，18β-H 化合物在 1165 和 1090cm^{-1}处有吸收；18α-H 则在 1117cm^{-1}有吸收。如 C_{20} 是 CH_2OH 基取代，18β-H 在 1210～1205cm^{-1}处有吸收，而 18α-H 化合物在 1193～1189cm^{-1}有吸收。

具有齐墩果烷型三萜化合物的'H-谱已有详细讨论。在甘草皂甙元鉴定上，可用于判断甲基数、烯质子数、羟基构型及 D/E 环的稠合方式。^{13}C-谱在三萜成分的结构阐明中也已广泛地应用，Helmut Dubbeck 等还总结报道了 12 个 18α 或 18β 甘草次酸衍生物的^{13}CNMR 光谱数据。三萜类皂甙的质谱的裂解有一定的规律性，H. Bubsiliciewic 等报导过各类型三萜化合物质谱裂解方式。$\triangle^{12}$齐墩果烷型三萜皂甙元具有比较特征的 RDA 裂解，对具有 11-OXO-$\triangle^{12}$结构的甘草皂甙元也都有特征裂解方式。对于 A、B 和 D、E 环中是否有取代基及其数目能进行推测，并对$\triangle^{12}$齐墩果烷型三萜皂甙元，通过 RDA 裂解碎片的相对强度，确定 C_{17}取代基的性质。

除光谱测定外，一些化学方法也常用于甘草皂甙元的结构测定中，因篇辐有限故不多述。现将 1986～1995 年中国现有的 8 种本属植物的化学研究中发现的新化合物列表归纳总结（见表 4-26）。

二、甘草的黄酮类成分

甘草的黄酮类成分研究很多，研究表明，甘草中的黄酮成分具较强的生理活性。如日本学者 Takagi 等人将东北产甘草除去甘草甜素后对防止消化道溃疡仍有效的 FM_{100}进行了化学研究，证明其主要成分为异黄酮化合物和与其结构上相关联的物质，如甘草西定（Licoricicl-in）、甘草醇（glycyvol）、5-O-甲基甘草酮（5-O-methylglycyrol）、异甘草醇（isoglycyrol）、芒柄花素（formononetin）和甘草利酮（licoricone）等。研究也证明异甘草甙元的镇痉作用最强。

迄今为止已从甘草属植物中分离出黄酮类

表 4-26 甘草的三萜及其甙类化合物

化合物名称	取代基								分子式	$[\alpha]_D$	植物来源	参考文献
	18-H	ene 位置	OXO 位置	OH 位置	COOH 位置	$COOCH_3$ 位置	lac-tone	glyco-syl				
glyyunnansapogenin B_1		12		21α 24	29				$C_{30}H_{48}O_5$		3	1
glyyunnansapogenin B_2		12		21α					$C_{30}H_{44}O_2$		3	1
glyyunnansapogenin A	β	12	16	24	29				$C_{30}H_{48}O_5$		3	2
glyyunnansapogenin B	β	12, 16		24, 21α	30				$C_{31}H_{48}O_5$		3	2
glyyunnansapogenin C		11, 13(18)	16		29				$C_{30}H_{44}O_4$		3	2
glyyunnansapogenin D		11, 13(18)			29			3-g 21α-0-g	$C_{42}H_{62}O_{16}$		3	2
glyyunnansapogenin E		11,16 13(18)		24, 21α	29				$C_{31}H_{48}O_5$		3	2
glyyunnansapogenin F		11, 13(18)	16	24	30				$C_{30}H_{44}O_5$		3	2
glyyunnansapogenin G	α	9(11), 12,16		29α, 21α					$C_{31}H_{48}O_3$		3	2
glyyunnansapogenin H	α	ibid			29				$C_{31}H_{46}O_4$		3	2
glypallidifloric acid		11, 13(18)			30				$C_{30}H_{46}O_3$		7	3
squasapogenol	β	13(18)		22α 24					$C_{34}H_{52}O_4$		2	4
glyeurysaponin	β	12	11		30			4 3-g-g	$C_{42}H_{62}O_{16}$	+22.5	4	5

续表

化合物名称	取代基								分子式	$[\alpha]_D$	植物来源	参考文献
	18-H	ene 位置	OXO 位置	OH 位置	COOH 位置	$COOH_3$ 位置	lactone	glycosyl				
uralsaponin A	β	12	11		30			2 2-g-g	ibid	+42.7	1	6
uralsaponin B	β	12	11		30			3 3-g-g	ibid	+31	1	6
uralenolide		11, 13(18)		24			30		$C_{32}H_{46}O_5$		1	7
24-hydroxy glabrolide		11, 13(18)					30		$C_{35}H_{52}O_6\frac{1}{2}H_2O$		1	7
glycyrrhizin	β	12	11					α2 3-g-g	$C_{42}H_{62}O_{16}$		1	6
inflasaponin Ⅳ	β							3-g-g	$C_{47}H_{72}O_{16}$		6	8
inflasaponin Ⅰ	β							3-g-g	$C_{50}H_{78}O_{16}$		6	8
pallidifloric acid methyl ester		11, 13(18)	21			30			$C_{31}H_{46}O_4$		5	9
glyuranolide	β	12	11			27	29→ 22α		$C_{31}H_{44}O_5$	+46	1	10
18-hydroxy-glycyrrhetic acid methyl ester		12	11	182		30			$C_{31}H_{48}O_5$		1	11

说明：1. 表中各成分骨架结构如图 4-3。

2. 糖基符号：g=β-D-glucruonopyranosyl

3. 植物来源：1. G. uralensis，2. G. glabra，3. G. yunnanesis，4. G. eurycarpa，5. G. pallidifloric，6. G. inflata，7. G. aspera

表 4-27 甘草的黄酮及其甙类化合物

化合物名称	骨架	取代基 OH 位置	OCH$_3$ 位置	* 位置	# 位置	$ 位置	分子式	熔点 (℃)	[α]$_D$	植物来源	参考文献
uralenol		5,4,4′,5′		3′			$C_{20}H_{18}O_6$	171.5～172.5		1	12
neouralenol		3,6,7,3′,4′		2′			$C_{20}H_{18}O_7$	229～231		1	12
quercitin-3,3′-di-methyleter	Ⅰ	5,7,4′	3,3′				$C_{17}H_{14}O_7$	252～254		1	12
7,4′-dihydroxyflavore		7,4′					$C_{15}H_{10}O_4$	314～315		1	13
uralenin		5,7,4′,5′		3′			$C_{20}H_{20}O_6$	212～214		1	12
licoflavone		7,4′		6			$C_{20}H_{18}O_4$	245～246.5		1	14
Glabranine	Ⅱ	5,7		8			$C_{20}H_{18}O_4$	154～155		2	14
Isolicoflavonol		5,7,4′		3′			$C_{20}H_{18}O_6$	117～119		1	15
Licochalcone A		4,4′,5-△	2				$C_{21}H_{22}O_4$	136～138		6	16
Echinatin		4,4′	2				$C_{16}H_{14}O_4$	217～219		5	14
Isoliquiritigenin	Ⅲ	4,2′,4′					$C_{15}H_{12}O_4$	198～200		1	15
Isoliquiritin		2′,4′,4-0-gic					$C_{21}H_{22}O_9$	185～186		2	14
Licuraside		2′,4′				4	$C_{26}H_{30}O_{13}$	150～151		2	14

续表

化合物名称	骨架	取代基 OH位置	OCH$_3$位置	*位置	#位置	$位置	分子式	熔点(℃)	〔α〕$_D$	植物来源	参考文献
Pallidiflorin	Ⅳ	5	4′				$C_{16}H_{12}O_4$	265～268		5	17
glycyroside			4′				$C_{27}H_{30}O_{13}$	126～128		4	18
Licoricidin	Ⅴ	5,2′,4′	7	6,3′			$C_{26}H_{32}O_5$	159～161		1	19
licopyrarocoumarin		2′,4′	4		##6,7		$C_{22}H_{22}O_7$	137	+14		20
neoglycyrol	Ⅵ	7,4′	5	6	##4,2′		$C_{21}H_{18}O_6$	263.5～265		1	21
glycycoumarin		2′,4′	7				$C_{21}H_{20}O_6$	231～233		1	15

说明:1. 骨架类型Ⅰ-Ⅵ见图4-4。
2. *,#,##,$符号代表的取代基见图4-5。
3. 植物来源见表4-26

化合物近百个，分属 10 种类型。同时从甘草属植物中还发现有紫檀烷类（pterocarpans）、coumestans 和 3-芳基香豆素类（3-arylcoumarins），从生物合成角度看，都属于异黄酮类衍生物。另外，一些异黄烷类和异黄烯类化合物也可以从紫檀烷的衍生物衍化而成。异黄烯类结构很不稳定，故甘草中这类成分不多。如表 4-27 是甘草中黄酮及其甙类化合物。

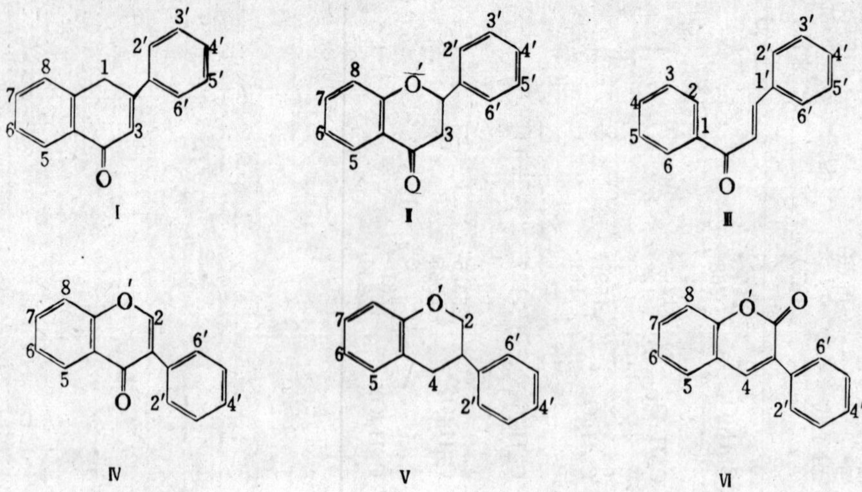

图 4-4 黄酮类化合物骨架

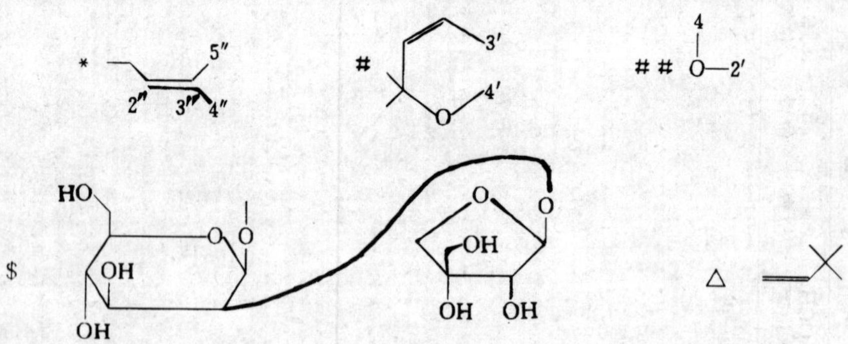

图 4-5 表 4-27 中的取代基

除以上总结的我国化学工作者近 10 年分离出的三萜类、黄酮类化合物外，还从甘草中分离出大量的其他类型化合物。

如对圆果甘草的化学成分研究：

从河南产圆果甘草（Glycyrrhiza Squamulosa Franch.）的 95%EtOH 提取物中分离出 8 个化合物，其中 5 个为黄酮类化合物：异甘草素（isoliquiritigenin）、刺甘草查尔酮（echinatin）、芒柄花素（fovmononetin）、4′、7-二羟基黄酮（4′，7-dihydroxyflavone）、阿芙萝薼辛（afrormosin）。

从河南产圆果甘草 95%乙醇渗漉后残渣以 10%乙醇渗漉，经酸沉淀后得总皂甙，水解，分离得到 5 个化合物。白桦酯酸（berulinic acid）、马其顿酸甲酯（methyl ester of macedonic acid）、黄豆醇 B（Soyasapogenol betulinic acid）、齐墩果 13（18）-烯-22α-氯-3β，24-二醇（Olean-13（18）-ene-22α-cl-3β，24-diol）、圆果皂甙元（Squasapogenol）均为首次从该植物中获得。

对刺果甘草化学成分的研究：

从刺果甘草（Glycyrrhiza pallidiflora Maxim）的根和根茎中分得 42 个化合物结晶，其中晶Ⅷ是新化合物为 3β-hydroxy-oleana-11，13（18）-diene-30-oic acid，命名为刺果甘草酸（glypallidifloric acid），另分出了有抗癌活性的后莫紫檀素（homopterocarpin）。

柳江华等人继水解甙元之后，对该植物的黄酮类成分进行了分离鉴定，从中分得 6 个黄酮类化合物：美迪紫檀素（medicarpin Ⅰ）、4′，7-二羟基-6，8-二戊烯基-二氢黄酮（Ⅱ）、芒柄花素（formononetin Ⅲ）、毛蕊异黄酮（calycosin，Ⅳ)、异甘草素 (isoliquiritigenin Ⅴ) 和 4′7-二羟基黄酮 (Ⅵ)。

云南甘草虽非中国药典法定，但在云南等地曾为药用。为对我国甘草品种整理、资源开发，曾实验对云南甘草 95%乙醇提取物进行了化学研究。由其 EtOAc 组分中分出 4 个化合物：异甘草素 (isoiquiritigenin Ⅰ)、4′，7-二羟基黄酮 (4′，7-dihydroxyflavones Ⅱ)、7′-甲氧基-4′-羟基黄酮 (7′-methoxy-4′-hydroxyflavone Ⅲ)、7′-甲氧基-4′-羟基黄酮醇 (7-methoxy-4′-hydroxyflavonol Ⅳ)，均为首次从该植物中获得，其中Ⅲ、Ⅳ首次从甘草属中发现。

继上次研究，又从云南甘草 Glycyrriza yannanesis 的氯仿提取部分分出 6 个化合物。经理化常数和光谱分析，分别鉴定为：后莫紫檀素 (hemopterocarpin Ⅰ) 美迪紫檀素 (metdicarpin，Ⅱ)、芒柄花素 (formononetin，Ⅲ)、4′-甲氧基-4-羟基查尔酮、云南甘草皂甙元 B (Ⅴ)、和β-谷甾醇 (Ⅵ)。

从新疆产粗毛甘草 (Glycyrrhiza aspera pall) 根中分离到 7 个化合物，经光谱解析和化学关联分别证明为甘草酸 (glycyrrhizic acid)、甘草甙 (liquiritin)、异甘草甙 (isoliquiritin)、甘草酚 (glycyrol)、异甘草酚 (isoglycyrol)、甘草香豆素 (glycycoumarin) 和异甘草香豆素 (isoglycycoumarin)。异甘草香豆素为新化合物。

黄甘草 (Glycyrrhiza eurycarpa P. C Li) (G. Korshinskyinon Grig.) 常混在西北甘草中供药用，该种主要分布在新疆的东疆盘地，和甘肃的河西走廊，在形态上具有乌拉尔甘草和胀果甘草两者的过渡性特征，且常与胀果甘草混合生成在同一环境，为阐明黄甘草的药用价值，以及与同属其他种之间的亲缘关系，对其进行了化学成分的研究。

从采自甘肃金塔县的黄甘草的根及根茎分得多种化学成分。包括 4 个黄酮基化合物。其中一个为芒柄花素-7-O-〔D-β-D-呋喃芹糖基 (1→2)〕-β-D-吡喃葡萄糖甙 (formononetin-7-O-〔D-apio-β-D-furanosyl (1-2)〕-β-D glucopyranoside)，命名为黄甘草甙 (glycyroside) 是一新化合物，另分离鉴定了甘草甙 (liquiritin)、异甘草甙 (isoliquiritia) 和夏佛托甙 (Schaftoside)。

又分得 10 种化学成分，分别为：芒柄花甙 (Ononin)、甘草素 4′-O-〔D-β-D-呋喃芹糖基 (1→2)〕-β-D-吡喃葡萄糖甙 (liquiritigenin 4′-O-β-D-apio-D-franosyl- (1-2) -β-D-glucopyranoside)、异甘草素-4-O-〔D-β-D-呋喃芹糖基 (1-2)〕-β-D-吡喃葡萄糖甙 (isoliquiritigenin-4-O-β-D-apio-D-franosyl- (1→2) β-D-glucopyranosid)、南酸枣甙 (choerospondin)、佛来心甙 (Violanthin)、异佛来心甙 (isoviolanthin)、新西兰牡荆甙Ⅱ (vicenin-2)、乌拉尔甘草皂甙甲 (uralsaponin A)、胡萝卜甙 (daucosterol)、根皮酸 (phloretic acid)。

从甘肃产胀果甘草 (Glycyrrhiza inflata Bat.) 中分出 12 种成分，其中 8 种为黄酮类化合物：甘草查尔酮甲 (ilcochalcone A)、甘草查尔酮乙 (licochalcore B)、甘草黄酮 (licoflavone)、甘草甙 (liquiritin)、甘草甙元 (liquiritigenin)、异甘草甙元 (isoliquiritr genia)、芒柄花甙 (ononin) 和 4′，7-二羟基黄酮 (4′，7-dhydroxy-flavonl)，另外 3 种为三帖类化合物，即甘草酸 (glycyrrhizic acid)、甘草次酸 (glycyrrhetinic acid) 和 11-脱氧甘草次酸 (11-deoxyglycyrrhetinic acid) 及β-谷甾醇 (β-sitosterol)。而赵玉英等人还分离到甘草次酰甲酯 (methyl glycyrrhetate)、甘草次酸乙酰化合物 (glycyrrhetic acid acetrte)、乌拉尔甘草皂甙乙 (uralsaponin B)、异甘草甙 (isoliquiritin)。

其中甘草查尔酮甲 (licochalcone A) 可用以下的途径进行全化学合成：2-甲氧基-4-羟基-苯甲醛与溴代异戊烯作用得异戊烯醚，再经 claisen 重排得一产物再与对羟基苯乙酮缩合成甘草查尔酮。研究者还摸索了提高 claisen 重排率的较佳条件。

畅行若等人发现陕北产甘草 (G. uralensis Fisch.) 的乙醇提取物的氯仿可溶部位有提高垂体、肾上腺皮质系统功能的作用，为了寻找其有效成分，对该种部位进行化学成分分离，结果分离、鉴定了五种化合物：β-谷甾醇、芒柄花黄素 (Formononntin)、甘草西定 (Licoricin)、甘草利酮 (Licoricone) 及一新化合物甘草苯并呋喃 (Liconeolignan)。该化合物 mp 80～81℃，

$FeCl_3$ 反应阴性，分子式为 $C_{21}H_{22}O_5$（M^+ 354.1467)，通过 IR、UV 及'HNMR 光谱测定及甲基化、乙醚化、环化，衍生物的制备，而确定其结构。

我国的化学工作者除对甘草的药用部位—根茎进行了较系统的研究，对甘草的地上部位如甘草叶的化学成分也进行了深入有成效的研究，在这方面的研究首数贾世山等人的工作。

从乌拉尔甘草（Glycyrrhiza uralensis Fisch）的叶中分离到 4 个黄酮类化合物。根据理化性质、光谱（UV、MS、'HNMR）数据分析，分别确定结构为 3、5、7、3′、4′-五羟基-5′-异戊烯基黄酮（Ⅰ），3、6、7、3′、4′-五羟基-2′-异戊烯基黄酮（Ⅱ），5、7、3′、4′-四羟基-5′异戊烯基二氢黄酮（Ⅲ）和槲皮素-3，3′-二甲醚（Ⅳ）。其中Ⅰ、Ⅱ、Ⅲ是新化合物，分别命名为乌拉尔醇（uralenol）、新乌拉尔醇（neouralenol）和乌拉尔宁（uralenin)，化合物Ⅳ在本属植物中为首次发现，Ⅲ为甘草叶中的主要黄酮类化合物。

从甘草（G. uralensis Fisch）的干燥叶中分离到 7 个甙类成分，经化学方法和光谱分析确定结构为原儿茶酸-1-O-β-D-吡喃木糖酯甙（1-O-Protocatechuyl-β-D-xylopyranose，Ⅰ)、洋芹素-6、8-C-二葡萄糖甙（Vicenin-2，Ⅱ）、异鼠李素-3-O-芸香糖甙（narcissin，Ⅲ）、山奈酚-3-O-芸香糖甙（nicotiflorin，Ⅳ）、山奈酚-3-O-β-D-葡萄糖甙（astragalin，Ⅴ）、槲皮素-3-O-芸香糖甙（rutin，Ⅵ）和槲皮素-3-O-β-D-葡萄糖甙（isoquercitrin，Ⅶ)，其中Ⅰ为新化合物，命名为乌拉尔新甙（uralenneoside)。

从叶中分离出以下两种新黄酮化合物：5、7、3′、4′-四羟基-3-甲氧基-5′-异戊烯基黄酮（Ⅰ）、5、6、3′、4′-四羟基-3-甲氧基-6′-异戊烯基黄酮（Ⅱ）和槲皮素（Ⅲ）、Ⅰ和Ⅱ是新化合物，分别命名为乌拉尔醇-3-甲醚（uralenol-3-methylether）和乌拉尔素（uralene)。及 2 个带有异戊烯基黄酮类化合物：3、5、7、4′-四羟基-3′-甲氧基-6-异戊烯基黄酮（Ⅰ）和 5、7、3′、4′-四羟基-8-异戊烯基二氢黄酮(Ⅱ)，Ⅰ是新化合物，命名为甘草宁 P-3′-甲醚（gancaonin P-3′-methylether)、Ⅱ为已知物 8-C-prenyleriodictyol。

畅行若等人从陕北产甘草（G. uralensis Fisch）乙醇提取物的氯仿可溶部分发现一新化合物，命名为甘草木脂素（Liconeolignau)。

马昭礼等人对甘草中微量元素、氨基酸进行分析，如对甘肃民勤甘草（G. uralensis Fisclh）的干燥根及根茎，应用日本 ICPQ-100 型离子体发射光谱仪测定某些微量金属元素，结果表明，它含有对人体必需的 18 种微量金属元素（见表 4-28)。

表 4-28 甘肃民勤甘草灰粉中微量元素含量

元素	铝 Al	硅 Si	磷 P	钙 Ca	铬 Cr	锰 Mn	铁 Fe	钴 Co	镍 Ni
含量（μg/ml)	6.59	0.648	8.69	84.02	0.286	0.315	2.43	2.35	0.047
mg/100g 生药	16.48	1.62	21.37	200.1	0.72	0.79	6.08	5.88	0.12
元素	铜 Cu	锌 Zn	砷 As	钼 Mo	钨 W	铅 Pb	镉 Cd	汞 Hg	镁 Mg
含量（μg/ml)	0.156	0.807	0.465	0.02	0.241	0.147	0.034	0.106	56.77
mg/100g 生药	0.39	2.02	1.16	0.05	0.60	0.37	0.09	0.27	141.9

用离子交换液体色谱方法，对甘肃民勤甘草的干燥根及根茎中总氨基酸及乙醇浸膏中游离氨基酸进行了定量分析，报道如下：共鉴定出 18 种氨基酸，其中 8 种为人体所必需，甘草中总氨基酸量占 5.096%。

（孙有富）

第二节 当 归

中药当归系伞形科当归属的 Angelica sinensis (Oliv·) Diels 植物的干燥根。当归属

(Angelica)植物全世界约有80种，我国计有27种、4变种、1变型和2个栽培种；其中17种、3变种、2个栽培种系我国特产。

中医认为当归味甘而重，故专能补血，其气轻而辛，故又能行血；补中有动，行中有补；诚血中气药，亦血中之圣药也。

中医临床认为当归与其他药伍用时有佐之以补则补，故能养营养血、补气生精；佐之以攻则通，故能祛痛通便、利筋骨等特点；至于不同产地的当归则认为川产力刚可攻，秦产力柔宜补。

临床上根据其补血和血、调经止痛、润燥滑肠之功能，多用于治疗月经不调、经闭腹痛等症。

解放后我国的化学工作者对中药当归及其本属的其他药用植物的化学成分进行了较深入的研究，现总结如下。

我国药学工作者将中药当归制成注射液用于临床，并取得了较好的疗效。为探讨其治病的有效化学物质，林茂等人从当归〔Angelica sinensis (Oliv·) Diels〕的针剂浸膏水溶性部分中分得5种化学成分：阿魏酸(ferulic acid)、丁二酸(Succinic acid)、菸酸(nicotinic acid)、尿嘧啶(uracil)、腺嘧啶(adenine)；在当归针剂浸膏的氯仿溶解部分经GC-MS联用分析仪测定发现该部分主要峰的分子量分别为188、190，后经气层分离得正丁烯基酞内酯(butylidenephthalide)、藁本内酯(ligustilide)。另在浸膏的甲醇部分，用纸层鉴定含有胆碱；用氨基酸分析仪检定出13种常见的氨基酸。

我国的科学工作者从当归的道地性出发，对甘肃岷县产的当归(A·Sinensis)进行了较系统的化学研究。他们的工作有以下内容：使用毛细管气相色谱的方法配合联用的质谱仪，分析了岷县当归根和叶挥发油的化学成分，共分离出61种化学成分，鉴定了其中的53个化学成分，占全部成分的86.9%。其中酸性油成分为苯酚、邻甲苯酚、对甲苯酚、愈创木酚、2、3-二甲苯酚、对乙苯酚、间乙苯酚、4-乙基间苯二酚、2、4-二羟基苯乙酮、香荆芥酚、异丁香酚、香草醛；中性油的成分是：α-蒎烯、月桂烯、β-罗勒烯、别罗勒烯、6-正丁基环庚二烯-1、4、2-甲基十二烷酮-5、二环榄烯、苯乙烯、β-甜没药烯、异菖蒲二烯、菖蒲二烯、反式法尼烯、γ-榄烯、花侧柏烯、α-雪松烯、正丁基四氢化酞内酯、正丁基酞内酯、正丁烯基酞内酯、藁本内酯；另含有下列化学成分：樟脑酸、茴香酸、壬二酸、邻苯二甲酸、肉豆蔻酸、癸二酸。

从当归叶的挥发油中分离鉴定如下化学成分：α-蒎烯、月桂烯、柠檬烯、马鞭草酮、藏花醛、对乙基苯甲醛、3、4-二甲基苯甲醛、优香芹酮、1、1、5-三甲基-2-甲酰基环已二烯-2、5-酮-4胡椒烯、反式β-法尼烯、2、4、6-三甲基苯甲醛、β-芹子烯、佛手柑烯、γ-杜松烯、δ-杜松烯。需强调的是其中性油中藁本内酯含量可达油中的50%。药理研究已证实该化合物能松弛机体平滑肌，有平喘、解痉之作用，是中药当归的一种有效成分。值得注意的是当归根挥发油成分与叶油成分差别很大。

另外从根部的非挥发性成分分离鉴定出18种成分：十四醇-1、棕榈酸、新当归内酯、藁本内酯、香荚兰酸、阿魏酸、6-甲氧基-7-羟基香豆精、菸酸、丁二酸、Brefeldin A、β-谷甾醇、豆甾醇、β-谷甾醇-D-葡萄糖甙、腺嘌呤、尿嘌呤、蔗糖、葡萄糖、果糖；另外还检出19种氨基酸和15种微量元素。合计共分离鉴定出当归中104种化学成分。

其中新当归内酯是五元内酯环，是一新化合物。其结构见图4-6，此结构得到X光衍射所证实。将其命名为Angelicide。

另一化合物Brefeldin A，经紫外、红外光谱、核磁共振碳谱和氢谱及高分辨质谱鉴定其结构为图4-7。这个化合物前人由青霉素菌属霉菌代谢产物中分离得到，是一种抗生素，具有抗菌和抗病毒作用，该化合物是首次在高等植物中发现。

当归中含有磷酯类成分，该类化学成分具有促进人体免疫功能、降脂补血、抗衰老等生理作用。而中药当归〔Angelica sinensin (Olivi) Diels〕为中医传统常用补血单味药，作者对补血药当归的磷脂组分进行了定性定量研究。

历代医家多将当归分头、尾、身应用。甚至有人认为“用者不分不如不使”。据记载，归头止血、归身养血、归尾行血，全当归和血，说明当归头身尾在功效上存在着差异，那么作为治疗的物质基础，化学成分的组成是否有什么差异？为此，芮和恺等对当归头、身、尾所含挥发油、阿魏酸等化学成分进行了研究并得出如下结论：①当归头、身、尾挥发油含量以归尾最高、归身次之、归头最低；特别是归尾的挥发油含量可比归头高出 11.8%～25.6%；油中化学成分藁本内酯含量却以归尾最低；而油中未知成分峰"2"的含量三者之间有着明显差别：归身比归头高出 46.7%～95.7%；归尾比归头高出 307.9%～558.1%。②当归头、身、尾阿魏酸含量属归尾最高，归身次之、归头最低；其中归尾阿魏酸含量比归头高出 20.2%～21.2%，阿魏酸具有明显的扩张冠脉血管、增加冠脉流量、改善心肌缺血等作用，归尾传统上也用于行血，说明归尾的功效与阿魏酸有着密切的关系。

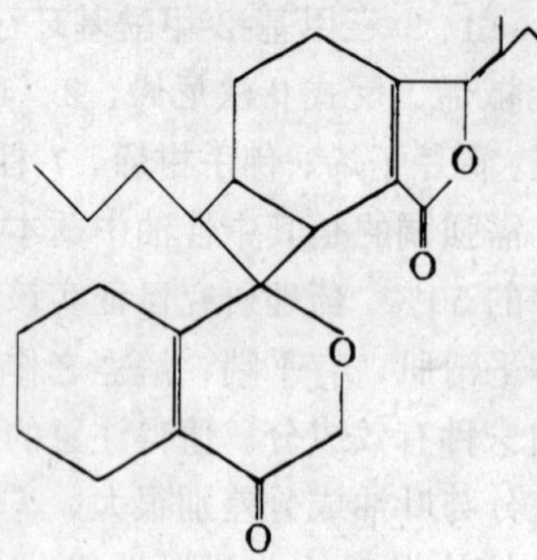

图 4-6 Angelicide

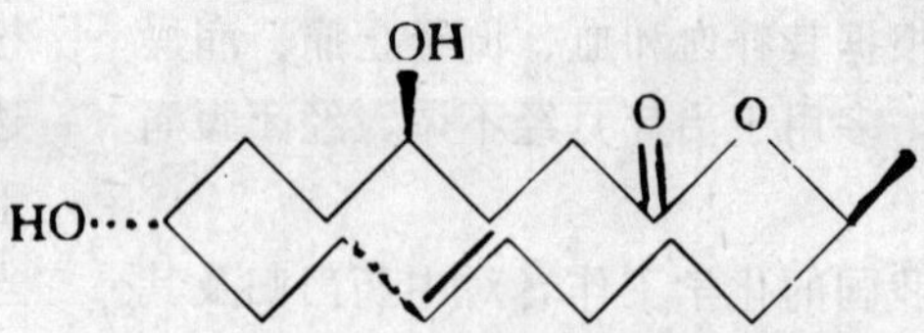

图 4-7 Brefeldin A

当归属植物在我国分布较广泛，对其化学成分的研究除中国药典收载的品种外，对其他品种的当归属植物也进行了较多的研究。

饶高雄等从云南中甸县产的朗都当归(Angelica SP·)的挥发油中，经 GC-MS 方法共检出了 92 个成分，鉴定了其中的 42 个，占挥发油总量的 96.83%。其中藁本内酯(Ligustilide)(73.98%)和顺式-β-罗勒烯(cis-β-ociment)(12.18%)是其挥发油的主要成分。此外从提油后的残渣以 95%EtOH 加热提取，得橙黄粘稠半固状物，经硅胶柱层析又分离到四个化学成分，经光谱测定及文献标准品对照，分别鉴定为木焦油酸(Lignoceric acid)、β-谷甾醇(β-sitosterol)、伞形花内酯(umbelliferone)及蔗糖(Sucrose)。

作者认为藁本内酯是中药当归的主要生理活性成分之一，具镇惊、平喘、解痉等作用，而朗都当归中藁本内酯含量极高，可占植物鲜根重的 0.37%；朗都当归具肥大粗壮的肉质根，单株根鲜重达 100g 左右，该种植物在云南西北高海拔地区多有分布，有一定资源量，在开发和利用上值得注意。

峨眉当归(Angelica Omeiensis shan et Yuan SP. Nov)为伞形科当归属植物，是我国特有品种。其根部除含少量挥发油外，主要含香豆素类化合物。

我国的化学工作者以乙醚冷浸其根部得醚提取物，进行硅胶柱层析，用石油醚、乙酸乙酯梯度洗脱共得到 5 种结晶。经分析它们分别是：异欧前胡素(isoimperatorin)、香豆素、氧化前胡素(Oxypeucedanin)、氧化前胡素水合物(Oxypeucedanin hydrate)、比克白芷素(byakangelicin)。

骨缘当归(Angelica cartilaginomarginata var. Yuan et shen)，别名山藁本、野芹菜(江苏)。在江苏镇江等地用干燥全草作山藁本入药。作者将原生药以石油醚热提，提取物以中性氧化铝柱层析进行分离，以石油醚及石油醚-乙酸乙酯依次洗脱，分离鉴定了正癸酸(n-capric acid)与月桂酸(Lauric acid)、佛手柑内酯(bergapten)和β-谷甾醇(β-sitosterol)，白花前胡素 F(praeruptorin F)和骨缘当归素(cartilaginomarginadin)、蝉翼素(pteryxin)。

另有人对东北产 5 种当归属药用植物：黑水当归(Angelica amurensis)、狭叶当归(A. anomala)、大活(A. danurica)、朝鲜当归(A. gigas)、拐芹当归(A. polymorpha)的根和果实的挥发油成分进行含量测定及气相色谱-质谱-计算机联用分析，共鉴定出 59 个化学成分。α-蒎烯、月桂烯、对聚花素为以上 5 种当归属植物的根、果共有成分，为开发东北地区该属资源提供了依据。

作者还对吉林省长白山区4个野生种的当归属植物：黑水当归、狭叶当归、大活、朝鲜当归所含香豆精类化学成分进行了分离和鉴定。从以上4种植物的根中共分离鉴定出12种香豆素。经理化常数和光谱分析，确定为伞形花内酯（umbelliferone）、佛手柑内酯（bergapten）、欧前胡素（imperatorin）、异欧前胡素（isoimperatorin）、花椒毒素（xanthotoxin）、6、7-二甲氧基香豆素（scoparone）、二氢山芹醇当归酸酯（Columbianadin）、紫花前胡甙元（nodakenetin）、花椒毒酚（xanthotoxol）、前胡醇（decursinol）、东莨菪素（scopoletin）、紫花前胡甙（nodakenin）。

（孙有富）

第三节 芍 药

白芍、赤芍和牡丹皮为芍药科 paeoniaceae 常用中药。约有35种，广布欧亚大陆温带。中国有11种11变种。主产西南、西北各省区，少数种分布于东北、华北、长江流域。本科植物很早就作为药用。我国公元前3世纪就开始将芍药组方配伍应用，到东汉末年《伤寒论》对芍药的认识已达到较为成熟的阶段；自南北朝陶弘景以后，人们又将芍药分为赤芍药与白芍药两种，并一直沿用至今达1380多年。根据近代药物学记载，白芍和赤芍入药加工的主要区别在于刮去粗皮和不刮粗皮之分，也有记载野生种作赤芍用，有活血消瘀散肿之功效，散邪、行血中之滞；白芍药侧重于敛阴益营、益脾，能于土中泻木；而牡丹的根皮即中药所称之丹皮，有清热凉血、活血化瘀之功。这三种中药所含主要化学成分是芍药甙等单萜类化合物和丹皮酚类等有生理活性的成分。经药理研究证明，这些成分具有抑制血小板凝聚、抗血栓形成、抑制中枢神经系统、扩张血管、抗炎、增强免疫系统功能等多种活性。

我国最早开展对芍药的化学研究当属傅丰永等植物化学研究专家。从中药白芍（Paeonia lactiflora pall.）的乙醇提取物中分离到6种单纯的化学成分：蔗糖、苯甲酸、β-谷甾醇、棕榈酸及另2种暂命名为赤芍甲素（$C_{17}H_{24}O_3$，bp 80℃/5mm）和赤芍乙素（mp 256℃），对其化学反应和红外光谱进行了研究。

其后又从上述芍药中分离并鉴定出d-儿茶精、没食子酸、没食子酸乙酯等化学成分。

综合国内外近20余年来开展的芍药的化学成分研究可归纳如下：白芍根中主要含芍药甙（paeoniflorin），其含量约为3.1%；其他化学成分有氧化芍药甙（Oxypaeoniflora）、苯甲酰芍药甙（Benzoylpeaoniflorin）、牡丹酚（paeonol）、芍药花甙（paeonin）及Paeoniflorigenone。

大量的试验研究证实：中药材的质量与产地种植环境中微量元素的含量有着密切的关系，为开发利用道地药材提供科学依据，为进一步了解白芍的药效与微量元素的关系，我国的研究者对不同产地（地道、引种）药材，地道药材的不同部位（根、茎和叶）及其种植环境的土壤、水质等8种微量元素含量，使用原子吸收分光光度计进行了测定，并得出了如下的结论：地道白芍药材中以锶、铁、锌、锰的含量较高。它们都是人体必需的微量元素，它们与人体的生长发育、免疫能力及治疗心血管疾病等均有密切关系。地道药材白芍与引种白芍、微量元素含量有较大的差异，如锶：地道与引种相比，从352.50减至5.08（$P<0.01$），同时根部所含人体必须的微量元素也较高。

川赤芍又名毛果赤芍（paeonio eitchii Lynch），其水溶部分和正丁醇部分有很强的免疫活性和抗癌活性。川赤芍用80%EtOH回流提取，醇提物再分别用石油醚、EtAC和n-BuOH萃取，所得各部位分别经多次柱层析、薄层层析，分离鉴定出β-谷甾醇（β-sitosterol）、β-谷甾醇-α-葡萄糖甙（β-sitosterol-α-glueoside）、芍药甙（paeoniflorin）、氧化芍药甙（Oxypaeoniflorin）和庶糖（Sucrose）；石油醚萃取部分经GC-MS联用仪分析，鉴定出7种化合物：十九碳烷（nonadecane）、棕榈酸乙酯（ethylpalmitate）、棕榈酸（palmic acid）、顺式$\triangle^{9,12}$十八碳二烯酸（cis-$\triangle^{9,12}$-Octadecadienotic acid）、正二十四碳烷（tetracosane）、二十五碳烷（pentacosane）及二十六碳烷（hexacosane）。另含多种硅的有机化合物有待进一步的分析和探讨。后来又有人报道了从乙酸乙酯萃取部分进行进一步分离，又鉴定出苯甲酸、没食子酸、儿茶精、和苯甲酰芍药甙5种化合物。

山芍药有人划归为芍药属植物，在我国常与草芍药统称为卵叶芍药（paeonia japonica）。从其根的甲醇提取物经硅胶柱层析分离鉴定出3个化合物，晶Ⅰ经光谱数据与文献对照鉴定为芍药甙（paeoniflorin）；晶Ⅱ经光谱解析后确定为苯甲酸；晶Ⅲ为白色细针状结晶，mp207℃～208℃。此化合物的光谱及其他数据经与文献对照应为H. Y Lang等从植物P. lactiflora中分离出的并经结构修正的芍药新甙（lactiflorin）。以上3种化学成分均系首次从本种得到。

牡丹皮也是一味常用的中药，于津等人从北京栽培的牡丹（paeonia suffruticosa）的根皮中分离鉴定出6个化合物：芍药甙（paeoniflorin）、苯甲酰芍药甙（Benzoyloxypaeoniflorin）、丹皮酚（paeonol）、丹皮酚甙（paeonoside）和丹皮酚原甙（paeonolide）及首次从自然界分到的新化合物丹皮酚新甙（apiopaeonoside）。该化合物Rf值与丹皮酚甙接近，经酸水解可生成丹皮酚、丹皮酚甙和两种糖，一种为D-葡萄糖，另一种为D-芹糖。

金昌东等人使用计算机对不同采集期芍药根中所含甙类、苯甲酸化学成分含量进行了多元数量化回归分析。分析了4个自变量，11个因变量，经运算得到偏相关系数。研究发现芍药根中化学成分含量（产量）主要受其植物内部自身发育规律的制约，而气温、降雨量等外部因素对其影响占次要地位。

也有人测定不同时间采集的牡丹（paeonia Suffruticosa）和芍药（P. Lactiflora）根中芍药甙、苯甲酰芍药甙、羟基芍药甙、丹皮酚、丹皮酚甙、丹皮酚新甙（apiopaeonoside）、丹皮酚原甙（paeonolide）7个组分的含量。先后选用3个展开的溶剂系统使用薄层扫描的方法测定了以上7个化合物的含量，揭示了不同生长期上述活性化学成分含量变化的规律；芍药和牡丹根中活性成分5～6月和9～10月份含量高；4月中旬和7～8月份的含量低，文献记载的芍药和牡丹的药材——白芍、赤芍和牡丹皮的采收季节为春、秋季，以秋季采收为多，与测定结果一致，为确定药材的最佳采收期提供线索。

为更好的利用和开发芍药甙、丹皮酚类化合物，国内有的学者研究这两种成分在芍药科中存在的规律，使用薄层层析法前后测定了本科23种植物（隶属于19个种6个变种）根中的芍药甙、苯甲酰芍药甙、羟基芍药甙、丹皮酚、丹皮酚甙及丹皮酚厚甙的含量。结果表明：①芍药甙在芍药科中普遍存在，可作为本科植物特征性成分。②木本类型的牡丹组（Sect·Moutan）含有丹皮酚和丹皮酚甙；而草本植物的芍药组（Sect·paeonia）不含这两种成分，这一区别为本科植物的分组提供了依据，同时也为芍药和牡丹皮两类中药的质量鉴别提供了依据。③芍药（paeonia lactiflora）、细叶芍药（P. tenuifolia）中芍药甙的含量高，可进一步发展利用。④草芍药（P. obovata）及川赤芍（P. veitchii）及其变种新疆芍药（P·sinjiangensis）一般不含苯甲酰芍药甙和羟基芍药甙。

丹皮酚是从牡丹皮等中药材里分离鉴定出的一种有活性的天然化合物。为开发和扩展这一化合物在临床上的应用，寻找合成该化合物的新途径，我国的科学工作者参照国内外有关文献，成功的设计并完成了一条与原有文献记载的思路和方法迥异的新合成路线。以间苯二酚为原料，用冰醋酸及$Zncl_2$于140℃～159℃单乙酰化，再以碘甲烷及碳酸钾在TEBA（三乙基苄基溴化铵）相转移催化剂的催化下于30℃～35℃选择性单甲基化。经水蒸汽蒸馏、重结晶，可获得丹皮酚晶体，总产率可达26.5%～31.0%。

（孙有富）

第四节 青 蒿

中药青蒿为菊科艾属植物Artemisia annua L.。我国分布广泛，从海南岛到黑龙江均有生长。青蒿作为常用中药之一，在我国已有2千多年的沿用历史，除截疟外，尚有清热凉血等功效。在民间使用基础上，从1969年开始，中医研究院等一些研究单位，以科研任务促学科的发展，首先进行了抗疟有效成分的研究，分离并鉴定了抗疟活性化合物青蒿素。同时又对青蒿的化学成分的研究，及其类似物的合成，进行了一系列比较深入的研究。时至今日，我国已合成类似化合物200余个，其中筛选出的一批有意义的衍生物，已用于临床。同时开展了青蒿素提取工艺研究、剂型研究、药理毒理研究、青蒿中有效成分分析研究等深入的研究，使我们加深了对中药青蒿的认识，取得了较好的社会效益，20余年来青蒿素及双氢青蒿素及有关制剂等共研制了6个新药，其中4个已获一类新药的新药证书。还有2个四类新药正在完成中。成果分别获国家发明奖、国家科技进步一等奖等。

70年代青蒿素结构发表以来，国内外学者在化学、药理学及临床方面进行了大量的工作，成为当今抗疟药方面最活跃的一个研究课题。可以这样说，对中药青蒿的化学及其他相关学科的研究，我们的研究是世界水平的。

青蒿的化学成分据文献报道有挥发油，油中含有蒿酮（artemisia ketone）、异蒿酮（iso-artemisia ketone）、桉油精（cineol）、左旋樟脑（L-camphor）、丁香烯（caryophyllene）、α-蒎烯（α-pinene）、倍半萜烯醇及酯类等。两种香豆素，一为东莨菪内酯（scopoletin），另为东莨菪甙（scopolin）；烯炔化合物；倍半萜内酯（Arteannuin A及B）；黄酮类化合物；万寿菊黄素6、7、3′，4′-四甲基醚（quercetagetin 6，7，3′，4′-tetramethyl ether）；以及廿九烷、廿五烷、饱和烷酮、烷醇及β-香树脂的乙酸酯（β-amyrin acetate）。

70年代，我国科研工作者从植物石油醚提取物中，除了得到倍半萜内酯Arteannuin B外，还首次分离出一个含过氧基团的新型倍半萜内酯，称其为青蒿素（Arteannuin），已经药理证明是抗疟的有效成分。该化合物mp. 156℃～157℃，$[\alpha]_D^{23}+68°$，高分辨质谱m/e 282.1472（M^+），分子式为$C_{15}H_{22}O_5$，红外光谱证实含有δ-内酯（1745cm^{-1}）及过氧（831，881，1115cm^{-1}）的吸收峰，核磁共振在0.93和1.06分别有一个仲甲基峰，在δ1.36有一个接于氧原子碳上的甲基，与三苯磷反应及质谱中m/e 250（M^+-32）的出现，表示有一个过氧基。与盐酸羟胺反应，呈现饱和内酯的颜色反应，用氢氧化钠滴定，接近于消耗1克分子碱，确证其含有一个内酯集团。青蒿素的化学结构及其相对构型最终为X衍射结构分析所确定。衍射强度数据是由phillips四周衍射仪收集，用直接法获得了全部非氢原子结构信息，确定了青蒿素的分子结构。

青蒿素是我国发现的一种新型的倍半萜内酯，也是一个新型的抗疟药，它的发现打破了抗疟药的化学结构内必须有一个氮原子的传统概念。大量药理及临床研究证明青蒿素是优于氯喹的抗疟新药，具有高效、速效、低毒等特点。

继而探讨了结构与抗疟疗效的关系，得到了双氢青蒿素的活性高于青蒿素；双氢青蒿素的某些衍生物，如经醚化（蒿甲醚）、酯化（青蒿酯钠）等，其抗疟活性都进一步提高，青蒿素中过氧基团的破坏，如去氢青蒿素（过氧基团成为环氧）或青蒿素酸处理物、碱处理物抗疟活性均消失，说明过氧基团是主要有效基团，其羰基在生物活性上亦不可缺少。据认为分子的5个氧原子分布一侧及碳氧键与抗疟活性关系亦甚密切。青蒿素结构中如保留过氧基团，那么内酯的羰基还原成半缩醛可以提高抗疟活性，这也是目前制备各种衍生物的主要途径。

屠呦呦等人又从中药青蒿（Artemisia annua L.）的脂溶部分，经硅胶柱层析，分离到6种结晶。根据光谱数据，化学反应，及X-射线单晶分析确定了化学结构。其中除青蒿素外，又分离到2种新的化合物：青蒿甲素（qinghaosu Ⅰ）、青蒿丙素（qinghaosu Ⅲ），另外又分离到青蒿乙素（arteannuin B）及前报的青蒿素（qinghaosu）。由青蒿中已确定结构的现有的倍半萜内酯的生源关系看，都属于amorphane类型。其特征是AB环顺联，异丙基与桥头氧呈反式关系。青蒿素与青蒿丙素中，A环碳架均被一个氧原子所打断。异丙基的氧化程度则以青蒿甲素为最高，其中两个甲基均已失去。

1982年屠氏等人又从青蒿中分离及鉴定了青蒿内酯Ⅴ（Artemilactone Ⅴ）及青蒿内酯Ⅵ（Artemilactone Ⅵ）两个新化合物。

继而朱大元等人从江西产的青蒿中，使用70%乙醇进行渗漉，收集液经减压浓缩，得浸膏，浸膏用石油醚捏溶，石油醚溶解部分，用硅胶柱层析，不同比例的石油醚——乙酸乙酯洗脱，得到一新微量倍半萜化合物青蒿内酯(artemilactone)，该化合物平面结构与屠氏的青蒿内酯Ⅴ相同，NMR谱基本相似，唯5-C质子δ值为3.87，J=3Hz，5-H与6-H为顺式。因此两者的差异可能在于内酯环构型，青蒿内酯为反式内酯式，2为顺式（即屠氏称青蒿内酯Ⅴ）。

从北京产青蒿中分离得到5个结晶，经光谱学分析分别鉴定为aurantiamide acetate(1)，艾黄素(2)，5-羟基-3、6、7、4′-四甲氧基黄酮(3)，香豆素(4)，β-谷甾醇(5)和豆甾醇(6)，其中（1）、（3）、（5）在青蒿中系第1次报道。

田樱等对山东地区七、八月份所产青蒿全草的化学成分进行了鉴定。全草经丙酮浸提的提取物，如95%乙醇溶解，放置过夜，除去不溶物，浓缩后，用硅胶柱层析分离，除得到青蒿素外，还分离鉴定了青蒿酸、青蒿甲素、氢化青蒿素、青蒿乙素、香豆素及豆甾醇。另外在分离青蒿酸馏分的母液中，还得到两个未知酸，含量很低，结构正在鉴定。

又有研究认为，青蒿酸可能是生物合成前体。从青蒿提取青蒿酸后，在母液中又分离到11R-（−）-双氢青蒿酸。它可能是青蒿酸转化为青蒿素的一个中间体。分离方法是：使用山东青蒿丙酮提取物，用CH_2Cl_2溶解后，使用5% K_2CO_3水液提取。稀HCl酸化，CH_2Cl_2提取，进行快速硅胶柱层析，得青蒿酸。从母液中蒸干，固体物溶于乙醚，滴加重氮甲烷至溶液颜色不变。最后作用制备TLC后，得油状物又进行HPLC分离。最终得到产物。

同时从提取青蒿酸的母液中又得到一个含量极微的倍半萜酸。该化合物IR显示羧酸、烯键和环氧醚键，其甲酯化合物的′HNMR在δ 2.34似应为带环氧的质子，δ 5.50和6.30为亚甲基，δ 1.20为甲基。该化合物及其甲酯的分子量均较青蒿酸多16，即多一个氧原子，因此可推定未知物为$C_{15}H_{22}O_3$。最终又经合成反应证实了其化学结构，命名为环氧青蒿酸。

作者从江西产青蒿（经鉴定为黄花蒿）的乙醇提取物中，除分得青蒿甲素、青蒿乙素、青蒿丙素、青蒿素和棕榈酸外，还分得抗菌有效成分青蒿酸及二个新的倍半萜化合物青蒿酸甲酯和青蒿醇（Artemisinol）。

青蒿酸经琼脂双倍稀释法重复二次抑菌试验，对金黄色葡萄球菌20、109，产碱杆菌、硝酸盐阴性杆菌的有效浓度为0.125mg/ml；对大肠杆菌、伤寒杆菌、宋氏痢疾杆菌的有效浓度为0.5mg/ml。

青蒿酸为无色油状物，n_D^{25} 1.4820，经IR、NMR、MaS光谱分析，及生源的可能转化，青蒿酸氢化后再还原所得产物而确定。青蒿酸甲酯：无色油状物n_D^{25} 1.6200，$[\alpha]_D^{25}+15.10$；经IR、′HNMR及MaS及生源，分离物最终得到确定。

中药青蒿来源于植物，其抗疟作用的青蒿素的含量多少，将影响我们对中药青蒿的使用。为此，我国的科学工作者对青蒿不同产地，采收期，引种等又做了大量的研究工作。

如以五月采集的北京青蒿幼株脂溶性部分，经硅胶柱层析，分离鉴定了青蒿酸，廿八烷醇，3，5-二羟基-6、7、3′、4′-四甲氧基黄酮醇，β-谷甾醇和豆甾醇，5种成分。

北京产青蒿幼株无抗疟作用，但内含大量青蒿酸，而缺乏青蒿素，推测青蒿素等各倍半萜类化合物系由青蒿酸转化而来的，也为合理利用青蒿提供了依据。

以青蒿幼株与花果期的成株比较，其酯溶部分中的中性与酸性比例分别如表4-29：

表4-29　幼株与成株的中性、酸性比例

	酸性部分	中性部分
幼株	3.7%	1.4%
成株	1.3%	2.3%

青蒿（四川酉阳地区产）加丙酮室温浸泡8h×4次，浸出物拌以硅胶，以石油醚，及含6%乙酸乙酯——石油醚洗脱，得青蒿素。结果显示：青蒿根部不含青蒿素，茎含微量青蒿素（0.1‰以下），叶含青蒿素：5～6月份为0.23%～0.37%，7～10月份上旬较高：0.5%～0.72%，9月上、下旬（叶及花蕾）最高（0.69%）（0.71%～0.72%）。10月上旬果

实含量仅为0.32%。作者经比较认为：四川酉阳地区青蒿含青蒿素较高，很有开发价值。

云南保山引种了四川酉阳的青蒿，用紫外分光光度法测定保山引种青蒿（Artemisia annua Linn）叶子中青蒿素含量为0.706%，用汽油提取青蒿素，提取率为0.362%，同时测云南昆明产的青蒿，青蒿素的含量为0.202%，保山引种的青蒿是优质的青蒿素来源，应加以开发和利用。

青蒿所含的青蒿素有抗疟作用，而从青蒿中分离到的青蒿B（Arteannuin B）又是一个有α-次甲基五元环倍半萜内酯化合物。文献报道一些α-次甲基环内酯萜类化合物具有抗肿瘤活性，如模地胆宁（Molephautinin）。特别是为克服青蒿素抗疟近期复燃率高和制剂存在的缺点，我国的化学工作者与世界的同行们在青蒿素衍生物的合成方面进行了大量的工作，取得了很大的成就。

科研人员以双氢青蒿素为中间体，合成了醚类、羧酸类，或碳酸酯类200余个化合物。在研究衍生物的构效关系时，发现当$C_{12}=0$上取代基增大时活性下降，如引进带有羟基的基团时，活性几乎丧失。羧酸酯类、碳酸酯类每个化合物的活性都超过青蒿素，失水还原青蒿素活性与青蒿素相近。

在研究青蒿素衍生物的过程中，发现青蒿素分子中-C-O-C-醚键在醚，羧酸酯类和碳酸酯类中得以递增而抗疟作用随之增强。由此推想这条特殊的-C-O-C-醚链也许对抗疟活性有重要贡献。当这条链加长时，可能更有利于与疟原虫受体部位的结合，因而可能显示出更强的抗疟作用。目前比较成功的衍生物是蒿甲醚及青蒿酯钠。蒿甲醚是由双氢青蒿素和甲醇在催化下生成的一个差向异构体甲基双氢青蒿素，多为β体及少量α体。青蒿酯钠是为解决青蒿素口服剂量大，难溶于水缺点而研制的衍生物。目前制备衍生物的原则是：必须保留结构中的过氧基团；内酯的羰基还原成半缩醛可以提高抗疟活性，这也是目前制备各种衍生物的主要途径。朱海将化学结构与疗效的关系总结成如表4-30，就很说明一些问题。

表4-30　化学结构与疗效的关系

compound	structural formular	Dose mg/kg/day	Clearance of parasies
Qinghaosu	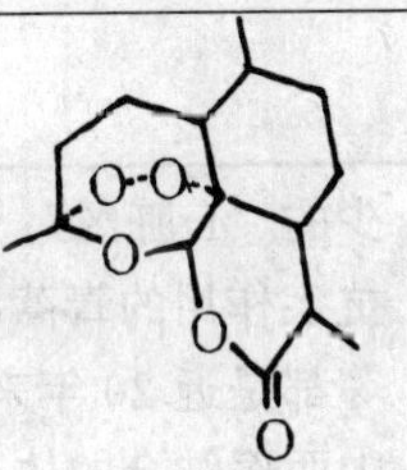	50～100	Yes
Dihydroqinghaosu	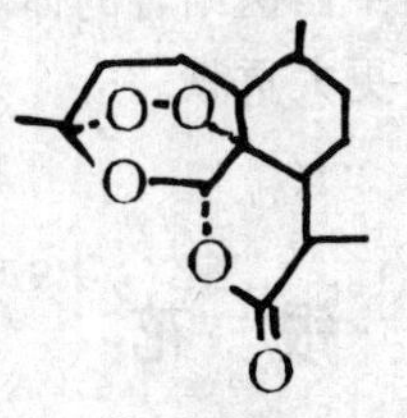	12.5	Yes
Acetate of Dihydroqing haosu	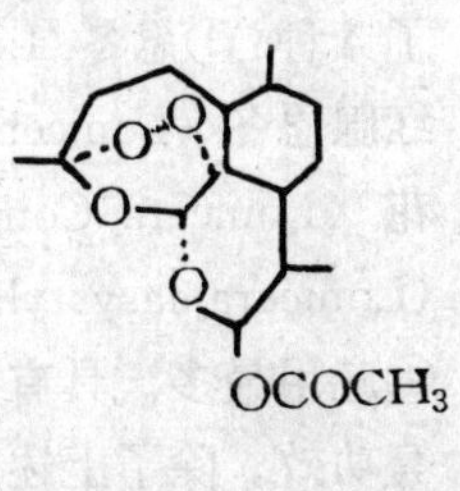	6	Yes

续表

compound	structural formular	Dose mg/kg/day	Clearance of parasies
Deoxyqinghaosu	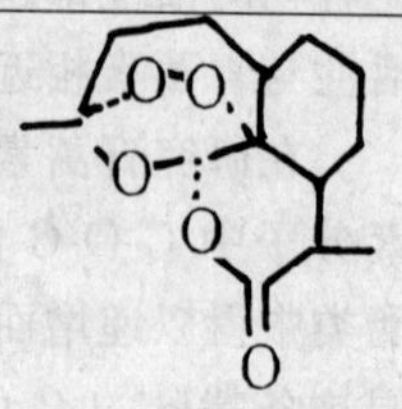	100	NO
Dihydrodeoxyqinghaosu	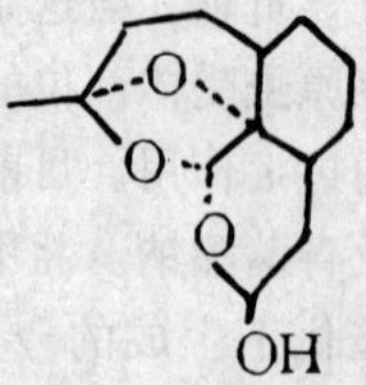	100	NO
Acid treatment product of qiughaosu	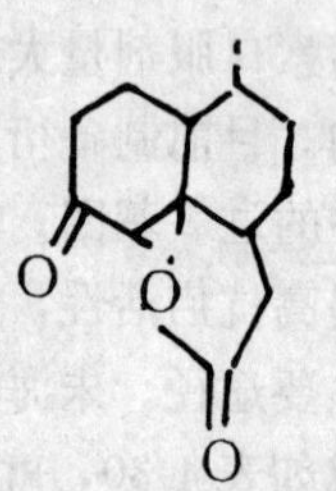	100	NO
Base treatment product of qinghaosu	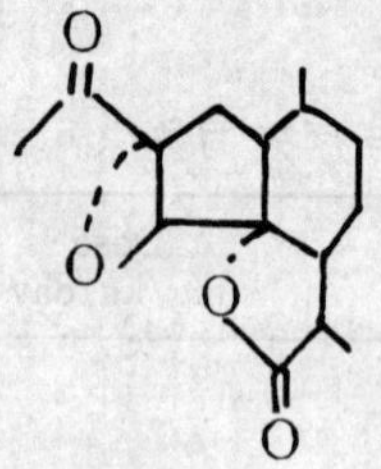	100	NO

总之，化学衍生物的研究还在进行中。据报道，青蒿素的全合成瑞士已完成。但合成品毒性大、成本高，已成为合成的障碍之一。国外研究同系物也发现：过氧基团成为研究的障碍，有人认为青蒿素结构内的过氧基团，成为结构改造的“禁区”；但是它又是全合成不可缺少的“心脏区”。中药青蒿所含化学成分，如有抗疟作用的青蒿素，有抗肿瘤作用的青蒿B素等都是近20年来研究的成果，是中医、西医、中西医结合的体现，理应为人类保健事业做出更大贡献。

（孙有富）

第五节 金 银 花

中药金银花系忍冬科植物忍冬 Lonicera japonica Thunb. 的花蕾，多年生半常绿缠绕灌。其花蕾与茎叶（忍冬藤）均作药用。本属植物世界上共有约200种，我国约有100种，主要分布于温带和亚热带地区。《中国药典》(1963年版）尊重历史习惯，将忍冬作为金银花的唯一来源。《中国药典》1977年版与1985年版根据临床疗效、地区习惯用药等综合考虑，选定了4种：①忍冬（Lonicera japonica Thunb)；②红腺忍冬（Lonicera hypoglauca Miq)；③山银花（Lonicera Confusa DC)；④毛花柱忍冬(Lonicera dasystyla Rehd)。临床上以正品忍冬①应用最多。具有抗菌，抗病毒，保肝，利胆等功效。除了上述药典收载的四种之外，在我国地区习用的还有滇江忍冬(L. acuminata)、短柄忍冬(L. pampaninil)、黄褐毛忍冬(L. fulvotomctosa)、水忍冬（L. dasystyla)、华南忍冬（L. canfusa)、菰腺忍冬（L. hypoganca)、净花忍冬（L. hgpoglaucarar. mudiflora)、西南忍冬（L. boutnei)、灰毡毛忍冬（L. macrthoides)、滇西忍冬（L. buchananii)、皱叶忍冬（L. rhgticlophylla)、峨嵋忍冬（L. omciensis)、细毡毛忍冬（L. similis)、盘叶忍冬（L. tragophylla)。我国产忍冬属植物 90 余种（不包括变种）可供药用。金银花所含化学成分有 30 种以上，其中包括黄酮类、有机酸、有机碱、挥发油及多糖类等。以下就我国药学工作者关于金银花及其同属的化学成分研究进行概述。

一、多糖

金银花经有机溶剂处理后，以水煎煮，煎液用（NH_4）SO_4除蛋白，经透析，冷冻干燥得粗多糖。将此多糖用 DEAE 葡聚糖凝胶柱层析分离，可获白色有光泽固体 A，再以十六烷基三甲基溴化铵（CTAB）在酸性溶液中沉淀酸性多糖的方法，从中分得中性多糖及酸性多糖，酸性多糖进一步纯化得到具有多糖特性的白色粉末。酸性水解后经 PLC 和 TLC 检测，证明含有半乳糖，木糖，阿拉伯糖，鼠李糖，果糖及半乳糖醛酸。

二、黄酮类

金银花及茎叶含有多量黄酮衍生物，已提纯并知其结构者有木樨草素（Luteolin)、忍冬甙（Lonicerin）和忍冬黄素（Loniceraflavone)。金银花茎叶中的忍冬黄素（$C_{15}H_{10}O_5$）熔点 400℃以上。通过衍生物的制备和层析法分析，证明分子中含有三个羟基，其三乙酰衍生物熔点 144℃～145℃，呈典型的黄酮衍生物的颜色反应。

稻垣勳等应用 IR、UV、TLC 及显色反应比较了 Lonicerin 和 Veronicastroside 的理化性质和光谱特征，确定是两种完全相同的化合物，即木樨草素-7-新橙皮糖甙。

郭艳文等从金银花中也分离出黄酮类化合物木樨草素及木樨草素-7-葡萄糖甙。彭广芳等从此药中分出以上两个化合物外，还分离出丁香甙（syringoside）等化合物。

三、有机酸

从金银花及叶茎中分别分离到绿原酸化合物（Chlorogenic acids）和香草酸（Vanillic acid）及绿原酸类化合物，并进行鉴定。煎出液减压浓缩，加入适量石灰乳至 pH10，离心得沉淀物。沉淀物在乙醇中酸化至 pH3，离心除去沉淀，回收乙醇加少量水，以醋酸乙酯萃取，炭回流脱色，浓缩后分次加入适量氯仿，得淡黄色固体，此精制品与对照品绿原酸，异绿原酸（Isochlorogenic acids）紫外光谱一致，纸层析有绿原酸，异绿原酸的相应蓝色荧光点出现。用 1N NaOH 溶解后通入氧气，放置过夜，酸化后以乙醚提取，得晶形粉末，元素分析值、红外光谱均与已知咖啡酸一致。乙醚提取后的水溶液，蒸干用丙酮提取，得奎宁酸。原精制品用逆流分溶法得到异绿原酸，现已证明异绿原酸是三种化合物 A、B 和 C 的混合物。除了从正品金银花中分得绿原酸外，郭艳文等从黄褐毛忍冬，陈敏从灰毡毛忍冬中也分离得到绿原酸类化合物。李焕荣等采用双波长薄层扫描法对吉林省不同产地的“北金银花”的主要成分绿原酸，异绿原酸进行含量测定，绿原酸为 0.97%～2.14%，异绿原酸为 19.6%～3.37%。上海复旦大学郑师章等曾对全国各地所产的 15 种金银花（绝大部分为地区习用药）的主要成分绿原酸进行了测试，结果见表 4-31。

四、挥发油类

吴元鎏研究表明：金银花经水蒸汽蒸馏，乙醚萃取得挥发油，采用 GC，GC-MS 和 TLC 分析，表明含有 30 种以上组分。经柱分离得到两种主要成分纯品，分别鉴定为芳樟醇（Linalool）和双花醇〔（－）顺 2，6，6-三甲基-α-乙烯基-5-羟基-四氢吡喃〕(a)。此外，鉴定了 12 种成分：蒎烯，1-已烯，顺-3-已烯醇-1，顺及反-2-甲基-2-乙烯基-5-（α-羟基异丙基）四氢呋喃，香叶醇，α-松油醇，异双花醇，苯甲醇，β-苯乙醇，香荆芥酚，丁香油酚。

从对黄褐毛忍冬的研究也表明它的挥发油组分为苯甲醇、顺式芳樟醇氧化物、反式芳樟醇氧化物、芳樟醇、β-苯乙醇、异双花醇、双花醇、α-松油醇、香茅醇、香叶醇、丁香油酚。从试验结果可看出各黄褐忍冬花的挥发油含量虽较正品银花低，但油中双花醇、芳樟醇、香叶醇等有效成分含量都不低于正品银花。

王国亮等采用毛细管气相色谱-质谱-计算

表 4-31 15 种金银花绿原酸含量

原植物名称	样品来源	绿原酸含量（%）测定数	平均数
1. 滇江忍冬 Loniccra acuminata	川、滇、藏	0.251～2.725	1.598
2. 短柄忍冬 L. Pampaninii	黔	5.241～5.660	5.451
3. 黄褐毛忍冬 L. fulvotomctosa	桂		6.813
4. 水忍冬 L. dasystyla	桂		3.081
5. 忍冬 L. japonica	鲁、豫、浙、鄂等省（区）	0.125～5.870	1.328
6. 华南忍冬 L. canfusa	桂、粤	1.834～4.192	3.013
7. 菰腺忍冬 L. hypoganca	浙、湘、川等省区	5.366～6.831	2.409
8. 净花忍冬 L. hgpoglaucavar. mudiflora	桂、滇、黔、粤、湘	1.325～10.790	6.359
9. 西南忍冬 L. bou Tnci	滇	0.959～3.459	2.788
10. 灰毡毛忍冬 L. macrthoides	赣、湘、黔、川等省（区）	1.267～12.00	6.196
11. 滇西忍冬 L. buchananii	滇		1.294
12. 皱叶忍冬 L. rhgticlophylla	赣		4.765
13. 峨嵋忍冬 L. omcicnsis	川	3.11～3.145	3.132
14. 细毡毛忍冬 L. similis	川、黔、滇、湘	0.089～5.280	2.511
15. 盘叶忍冬 L. tragophylla	黔		2.489

机联用技术和毛细管气相色谱标准样叠加法，从河南豫北栽培的金银花的干蕾花和鲜花的两种精油中分别鉴定出 27 个和 30 个化合物，主要为单萜和倍半萜类化合物。这些化合物分别占精油的 67.7%和 81.6%，其主要成分有芳樟醇、香叶醇、香树烯、苯甲酸甲酯、丁香酚、金合欢醇等。结果证明两种精油化学组分基本一致。仅主要成分的含量有所差异。

张玲等报道：金银花为山东大宗主特产药材，产量占全国总产量 60%以上。采用 GC/MS 分析结果表明山东金银花（Lonicera Japonica Thunb. CV. tomentosa）干品挥发油主要成分为棕榈酸，占全油的 30.4%，其余含量较高的化合物有二氢香苇醇 8.49%，二十四碳酸甲酯为 8.73%。据文献报道金银花干品主要成分为芳樟醇，而山东金银花主要成分为棕榈酸，芳樟醇含量仅为 0.39%。

五、甙类

段生玉等将短柄忍冬与金银花干燥花蕾同时对照进行化学预试验证明短柄忍冬花蕾中同样含酚性成分，黄酮类化合物，鞣质和皂甙。

茅青等对灰毡毛忍冬进行了研究，经化学方法和光谱分析证明结晶 Ⅰ 为川续断皂甙乙（disacoside B），Ⅱ 和 Ⅲ 为两个新化合物三萜皂甙，分别命名为灰毡毛忍冬皂甙甲（macranthoidin A）和灰毡毛忍冬皂甙乙（macranthoidin B）。

娄红祥等采用大孔树脂柱，Rp-18 HPLC 柱层析等分离得到 3 种三萜皂甙类化合物，经 FAB-MS，^{1}HNMR，^{13} CNMR，DEPT，^{1}H-^{1H}，COSY，^{1}H-^{13}cCOSY，HMBC 谱的测定，确定 3 个三萜化合物的结构为：3-O-α-L-rhamnopyranosyl (1-2) -α-L-arabinopyranosyl hederagenin 28-O-β-D-xylpyranosyl（1-6）-β-D-glucopyranosyl ester(1),3-O-α-L-arabinopyranosyl hederagenin 28-O-α-L-rhamnopyranosyl (1-2)〔β-D-xylpyranosyl (1-6)〕-β-D-glucopyranosyl ester (2) 和-3-O-α--rhamnopyranosyl (1-2) -α-L-arabinopyranosyl hederagenin 28-O-α-L-rhamnopyranosyl (1-2)〔β-D-xylpyranosyl (1-6)〕-β-D-glucopyranosyl ester (3). HMBC 和 FAB-MS 对确定糖的连接位置及糖链的顺序起到了非常重要的作用。

六、其他成分

除上述成分外,从金银花中还分离出肌醇、银杏醇 (Ginnol)、甾醇、鞣质 (Tannins)、咖啡酸甲酯 (Methyl caffeate) 等。还从灰毡毛忍冬中分得 2 个新的双咖啡酰基奎尼酸酯化合物，分别命名为灰毡毛忍冬素 F (macranthoin F, Ⅰ) 和灰毡毛忍冬素 G (macranthoin G, Ⅱ)。李强等从葱皮忍冬中分得单体化合物 2, 3-quinoxaline 1, 4-dihydro。经检索从忍冬属植物中分得此成分尚属首次。该结晶为固体物质，在溶液中发生互变异构，结构Ⅰ在酸性条件下变为结构Ⅱ，结构Ⅱ又可变为结构Ⅰ。吴二喜对金银花的花及茎叶通过等离子体光谱分析，证明含有锰、铬、镍、钴、钼、锶、钛、钒、钡等，利用原子吸收分光光度法测定铜、锌、铁，结果表明茎叶中含量不比花少，其微量元素的分布与土壤有一定关系,锰的含量在叶中最高。蔡传英等对不同种的金银花中微量生物元素的分布进行了测定及归纳，见表 4-32。

表 4-32 不同种金银花中微量元素含量 (ppm)

样号	原植物名称	产 地	元素含量						
			Co	Ni	Cu	Zn	Cr	Mn	Fe
1	忍冬	山东平邑县	<1.5	3.76	8.80	30.00	4.25	41.80	520.00
2	忍冬	河南密县	<1.5	1.77	11.20	28.00	3.53	36.30	365.90
3	忍冬	河南原阳县	—	—	8.80	23.00	—	30.00	265.00
4	忍冬	四川重庆市	<1.5	3.97	11.10	34.30	4.24	41.10	541.70
5	忍冬	山西忻州市	<1.5	5.52	8.10	29.20	3.81	52.00	450.00
6	忍冬	云南下关市	—	—	11.80	26.00	—	38.00	430.00
7	革叶银花	山西太谷县	—	—	13.20	31.00	—	50.00	500.00
8	聚头银花	山西太谷县	<1.5	4.90	14.00	27.00	3.75	50.00	425.00
9	波叶银花	山西太谷县	<1.5	2.05	14.00	22.00	4.12	43.00	400.00
10	小苞叶银花	山西太谷县	<1.5	4.87	13.40	38.50	5.24	41.50	425.00
11	V 型叶银花	山西太谷县	<1.5	2.78	13.70	24.00	3.18	52.10	475.00
12	光叶银花	山西太谷县	<1.5	3.80	13.10	34.40	4.29	50.30	559.70
13	勺叶银花	山西太谷县	<1.5	3.52	8.40	33.00	4.05	40.00	350.00
14	大苞叶银花	山西太谷县	<1.5	3.37	14.00	42.00	5.21	42.10	525.00
15	毛叶银花	山西太谷县	<1.5	2.70	11.50	41.00	3.13	35.00	300.00
16	净花菰腺忍冬	广西全州县	<1.5	1.54	4.40	20.60	2.38	64.00	625.00
17	净花菰腺忍冬	广西永福县	<1.5	2.55	10.00	30.40	3.06	61.20	675.00
18	净花菰腺忍冬	广西马山县	<1.5	2.38	13.10	23.30	2.20	37.60	425.00
19	菰腺忍冬	广东乳源县	<1.5	2.74	11.20	26.00	12.72	180.00	1920.00
20	菰腺忍冬	广西兴安县	<1.5	2.69	10.00	27.10	12.38	150.00	1475.00
21	菰腺忍冬	广西横县	<1.5	4.82	11.70	31.50	8.72	235.00	1975.00
22	菰腺忍冬	湖南安仁县	<1.5	2.37	9.00	21.80	12.30	172.00	1675.00
23	细毡毛忍冬	四川南江县	<1.5	2.65	14.50	21.20	3.91	48.00	725.00
24	细毡毛忍冬	四川南江县	<1.5	3.18	17.50	27.00	5.42	68.00	600.00
25	细毡毛忍冬	四川天全县	—	—	9.40	32.00	—	35.00	340.00
26	细毡毛忍冬	云南马关县	<1.5	3.97	14.80	28.00	4.15	49.80	625.00
27	细毡毛忍冬	四川雅安地区	—	—	20.30	31.00	—	73.00	725.00
28	细毡毛忍冬	四川酉阳县	—	—	8.80	20.00	—	45.00	390.00

续表

样号	原植物名称	产地	元素含量						
			Co	Ni	Cu	Zn	Cr	Mn	Fe
29	灰毡毛忍冬	贵州绥阳县	<1.5	3.34	11.20	24.40	6.91	99.90	1300.00
30	灰毡毛忍冬	广西隆林县	<1.5	2.58	9.40	25.00	5.81	75.40	550.00
31	华南忍冬	广西南丹县	<1.5	2.96	13.10	36.30	8.39	243.50	2450.00
32	华南忍冬	广东台山县	<1.5	3.37	9.20	32.70	7.53	168.00	1675.00
33	华南忍冬	广东阳江县	<1.5	2.84	9.10	24.00	8.10	128.00	1275.00
34	华南忍冬	广东博罗县	<1.5	3.22	8.00	30.00	6.08	82.60	975.00
35	华南忍冬	广东信宜县	<1.5	3.34	10.10	22.00	4.19	46.40	2400.00
36	华南忍冬	华南植物园	—	—	7.00	18.00	—	85.00	800.00
37	短柄忍冬	贵州印江县	<1.5	4.18	15.00	32.20	5.73	68.80	675.00
38	短柄忍冬	四川巫山县	<1.5	4.21	13.70	31.90	3.82	46.10	575.00
39	金银忍冬	山西吕梁地区	<1.5	1.74	6.80	40.00	5.11	42.70	320.00
40	金银忍冬	山西农业大学	<1.5	3.58	10.00	48.00	4.73	45.00	370.00
41	水忍冬	广西扶绥县	<1.5	4.66	15.20	35.20	6.13	71.00	725.00
42	西南忍冬	云南思茅县	<1.5	3.44	9.20	23.00	1.52	25.40	705.00
43	淡红忍冬	四川天全县	—	—	7.50	29.00	—	55.00	675.00
44	淡红忍冬	四川高县	<1.5	4.85	17.30	34.00	2.71	61.90	950.00
45	淡红忍冬	四川雅安地区	<1.5	3.59	11.90	28.50	4.81	52.00	525.00

山西省医药研究所李伯廷对金银花研究作了概况综述，文章中对金银花中的主要化学成分进行了列表陈述，见表 4-33。

（李曼玲）

表 4-33 金银花中的化学成分

类别	名称	分子式	熔点	比旋度	存在部位
黄酮类	木樨草素	$C_{15}H_{10}O_6$	330℃		花
	忍冬黄素	$C_{15}H_{10}O_5$	400℃		茎叶
	忍冬甙	$C_{27}H_{30}O_{15}$	218℃	$[\alpha]_D^{19}-83.5$	花叶
有机酸	绿原酸	$C_{16}H_{18}O_9$	207—9℃	$[\alpha]_D^{26}-35.2$	花、茎叶
	异绿原酸	$C_{25}H_{24}O_{12}$	无熔点		花 茎叶
	香草酸	$C_8H_8O_4$	208—210℃		茎叶
含氮有机物	Venoterpin	$C_9H_{11}NO$	127—8℃	$[\alpha]_D+13$ ($CHCl_3$ C=0.38)	叶
	胆碱	$C_5H_{14}NO$			茎叶
	乙胆酰碱	$C_7H_{16}NO_2$			茎叶
挥发油*	芳樟醇	$C_{10}H_{18}O$	油状液体	$[\alpha]_D^{15}+2.9$ MeOH C=0.67	花
	双花醇	$C_{10}H_{18}O_2$	91—3℃	$[\alpha]_D^{27}-2.27$ ($CHCl_3$ C=4.6)	花
其他	β-谷甾醇	$C_{29}H_{50}O$	140℃	$[\alpha]_D^{25}-37$ ($CHCl_3$ C=2)	花
	银杏醇	$C_{29}H_{60}O$	83—4℃		花
	肌醇	$C_6H_{12}O_6$	225℃		花
	豆甾醇	$C_{29}H_{48}O$	170℃	$[\alpha]_D^{22}-51$ ($CHCl_3$ C=2)	花
	咖啡酸甲酯	$C_{10}H_{10}O_4$	155—6℃		叶
	马钱素	$C_{17}H_{26}O_{10}$	223℃	$[\alpha]_D^{20}-82.1$ (H_2O)	叶

* 其余 12 种请参见文中挥发油项

第六节 细 辛

中药细辛为马兜铃科植物北细辛 Asarum heterotropoides Fr. var. mandshuricum (Maxim) kitag. 汉城细辛 Asaxum sieboldii Miq. Var Seoulense Nakai 或华细辛 Asarum sieboldii Miq. 的干燥全草。功能主治：祛风散寒，通窍止痛，温肺化饮。用于风寒感冒，头痛，牙痛等。我国细辛属植物资源丰富，各地对某些种类有悠久的药用历史。

我国细辛属约有40种，除新疆，青海等少数省区外全国均有分布，除上述《中国药典》收载的3种之外，还有尾花细辛 (A. caudigerum Hance)、花叶尾花细辛 (A. caudigerum Hance Var. cardiophyllum C. Y. Cheng et C. S. Yang)、肾叶细辛 (A. renocordatum C. Y. Cheng et C. S. Yang)、长毛细辛 (A. Pulchellum Hemsl.)、双叶细辛 (A. caulescens Maxim.)、铜钱细辛 (A. debile Franch.)、短尾细辛 (A. caudigerellum C. Y. Cheng et C. S. Yang)、单叶细辛 (A. himalaicum Hook. f. et thoms. cx klotzsch)、地花细辛 (A. geophilum Hemsl.)、川北细辛 (A. chinense Fransch.)、小叶马蹄香 (A. ichangense C. Y. Cheng et C. S. Yang)、福建细辛 (A. fukienense C. Y. Chenget C. S. Yang)、青城细辛 (A. splendens (Matkawa) C. Y. Cheng et C. S. Yang)、杜衡 (A. forbesii Maxim.)、皱花细辛 (A. Crispulatum C. Y. Cheng et C. S. Yang)、川滇细辛 (A. delarayi Franch.)、紫背细辛 (A. porphyronotum C. Y. Cheng et C. S. Yang)、深绿细辛 (A. porphyronotum Var. atrovirens C. Y. Cheng et C. S. Yang)、灯笼细辛 (A. inflatum C. Y. Cheng et C. S. Yang)、大叶马蹄香 (A. maximum Hemsl.)、金耳环 (A. insigne Diels)、南川细辛 (A. nanchuanense C. S. Yang et J. L. Wu)、山慈菇 (A. Sagittarioides C. F. Liang)、长茎金耳环 (A. longerhizomatosum C. F. Liang et C. S. Yang)、五岭细辛 (A. Wulingense C. F. Liang)、祁阳细辛 (A. magnificum Tsiang ex C. Y. Cheng et C. S. Yang)、鼎湖细辛 (A. magnificum Var. dinhuense C. Y. Cheng et C. S. Yang)、红金耳环 (A. petelotii O. C. Schmidt)。

细辛中主要含有挥发油类成分，国内学者对30余种国产细辛属植物挥发油的化学成分进行了研究，并探讨同属植物中化学成分的异同，寻找其内在规律。

徐氏等连续在中药通报发表4篇论文即中国细辛属植物挥发油的气相色谱-质谱分析，先后报道了辽细辛、华细辛、紫背细辛、深绿细辛和短尾细辛、汉城细辛、杜衡、灯笼细辛、鼎湖细辛、花叶尾细辛以及长茎金耳环、双叶细辛、祁阳细辛、小叶马蹄香、大叶马蹄香、五岭细辛、川北细辛、长毛细辛、铜钱细辛、金耳环中挥发油成分。并得知：

辽细辛挥发油得率2.5%；华细辛挥发油得率2.6%；紫背细辛挥发油得率0.9%；深绿细辛挥发油得率1.1%；短尾细辛挥发油得率1.1%。另外，汉城细辛挥发油得率1.0%；杜衡挥发油得率2.6%；灯笼细辛挥发油得率0.9%；鼎湖细辛挥发油得率1.2%；花叶尾花细辛挥发油得率0.4%。见表4-34，4-35，4-36。

徐植灵，杨春澍等报道了细辛属另11种细辛的挥发油成分的研究，如山慈菇、皱花细辛、单叶细辛、尾花细辛、南川细辛、肾叶细辛、青城细辛、细金耳环、地花细辛、川滇细辛、福建细辛。总结了已研究的31种国产细辛属植物挥发油成分的异同，并探讨了中国细辛属植物的亲缘关系——化学成分——疗效之间的某些关联性，初步讨论了中国细辛属化学分类问题。见表4-37。

陈志歆等报道了无土栽培细辛与有土栽培细辛挥发油化学成分的研究。本文采用毛细管气相色谱法分离出62种成分，用质谱法鉴定出其中40种成分。从实验结果可看出挥发油化学成分含量差异显著，主要成分甲基丁香酚、黄樟醚和细辛醚都以无土栽培的含量为高。见表4-37。

左世民等从细辛全草中（北细辛）提取出一种木脂素类化合物——细辛脂素。国外文献报道此类成分曾从马兜铃科植物华细辛以及芸香科植物中得到过，目前国内对细辛中挥发性

表 4-34　5 种细辛属植物挥发油的化学成分

峰号	化学成分	分子量	辽细辛	华细辛	紫背细辛	深绿细辛	短尾细辛	峰号	化学成分	分子量	辽细辛	华细辛	紫背细辛	深绿细辛	短尾细辛
1	α-蒎烯 (α-pinene)	136	+	+	+	+	+	19	萘 (naphthalene)	128		+			+
2	莰烯 (camphene)	136	+	+	+	+	+	20	2-异丙基-5-甲基茴香醚 (2-isopropyl-5-methylanisole)	164	+		+		
3	β-蒎烯 (β-pinene)	136	+	+	+	+	+	21	桃金娘醛 (myrtenal)	150					+
4	香叶烯 (myrcene)	136	+	+	+	+		22	乙酸龙脑酯 (bornyl acetate)	196			+	+	
5	香桧烯 (sabinene)	136	+	+	+	+		23	3，5-二甲氧基甲苯 (3，5-dimethoxytoluene)	152	+	+	+	+	
6	柠檬烯 (linonene)	136	+	+	+	+	+	24	黄　樟　醚 (safrole)	162	+	+	+	+	+
7	1，8-桉叶素 (1，8-cineole)	154	+	+	+	+	+	25	反式-丁香烯 (trans-caryophyllene)	204			+		
8	对一聚伞花素 (p-cymene)	134	+	+	+	+	+	26	β-古芸烯 (β-gurjunene)	204			+	+	
9	γ-松油烯 (γ-terpinene)	136	+	+	+	+	+	27	正十五碳烷 (n-pentadecane)	212		+			
10	异松油烯 (terpinolene)	136	+	+	+	+	+	28	β-库毕烯 (β-cubebene)	204			+	+	
11	芳樟醇 (linalool)	154					+	29	甲基丁香酚 (methyl eugenol)	178	+	+	+	+	+
12	反式-松香芹醇 (trans-pinocarveol)	152					+	30	科绕魏素 (croweacin)	192		+			
13	龙脑 (borneol)	154	+	+	+	+	+	31	反式-β-金合欢烯 (trans-β-farnesene)	204			+	+	
14	萜品烯醇-4 (terpinen-4-ol)	154		+	+	+	+	32	细辛醚 (asaricin)	192	+	+	+	+	
15	优葛缕酮 (eucarvone)	150	+					33	肉豆蔻醚 (myristicin)	192	+	+	+	+	+
16	α-松油醇 (α-terpineol)	154		+	+	+	+	34	榄香脂素 (elemicin)	208	+	+	+	+	+
17	桃金娘醇 (myrtenol)	152					+	35	异榄香脂素 (iso-elemicin)	208				+	
18	爱草脑 (estragole)	148	+	+											

“+”号表示此挥发油中含有该成分

表 4-35　5 种细辛属植物挥发油的化学成分

峰号	化学成分	分子量	汉城细辛	杜衡	灯笼细辛	鼎湖细辛	花叶尾花细辛	峰号	化学成分	分子量	汉城细辛	杜衡	灯笼细辛	鼎湖细辛	花叶尾花细辛
1	α-蒎烯 (α-pinene)	136	+	+	+			22	3，5-二甲氧基甲苯 (3,5-dimethoxytoluene)	152	+	+	+	+	+
2	莰烯 (camphene)	136	+	+	+			23	黄樟醚 (safrole)	162	+	+	+	+	+
3	β-蒎烯 (β-pinene)	136	+	+	+	+		24	反式-丁香烯 (transcaryophyllene)	204′		+	+	+	
4	香叶烯 (myrcene)	136	+	+	+			25	β-古芸烯 (β-gurjunene)	204		+	+	+	

续表

峰号	化学成分	分子量	汉城细辛	杜衡	灯笼细辛	鼎湖细辛	花叶尾花细辛	峰号	化学成分	分子量	汉城细辛	杜衡	灯笼细辛	鼎湖细辛	花叶尾花细辛
5	香桧烯 (sabinene)	136	+	+	+			26	反式-β-金合欢烯 (trans-β-faranesene)	204		+	+	+	+
6	柠檬烯 (limonene)	136	+	+	+			27	β-芹子烯 (β-selinene)	204				+	
7	1,8-桉叶素 (1,8-cineole)	154	+	+	+	+		28	β-库毕烯 (β-cubebene)	204			+		
8	对-聚伞花素 (p-cymene)	134	+	+	+	+		29	甲基丁香酚 (methyl eugenol)	178	+	+	+	+	+
9	γ-松油烯 (γ-terpinene)	136		+	+			30	未鉴定	182	+	+	+		
10	异松油烯 (terpinolene)	136		+	+			31	r-榄香烯 (r-elemene)	204			+		
11	芳樟醇 (linalool)	154				+		32	橙花叔醇 (nerolidol)	222			+	+	+
12	樟脑 (camphor)	152		+	+			33	细辛醚 (asaricin)	192	+	+	+		+
13	龙脑 (born eol)	154	+	+	+	+		34	异甲基丁香酚 (methyl isoeugenol)	178		+	+	+	
14	优葛缕酮 (cucarvone)	150	+					35	肉豆蔻醚 (myristicin)	192	+	+	+		
15	α-松油醇 (α-terpineol)	154	+	+	+			36	榄香脂素 (elemicin)	208	+	+	+	+	+
16	α 羟基-对-聚伞花素 (p-cymen-α-ol)	150	+					37	三甲氧基苯丙烯(Ⅰ) (trimethoxyallylbenzene Ⅰ)	208	+	+	+	+	
17	爱草脑 (estragole)	148	+					38	三甲氧基苯丙烯(Ⅱ) (trimethoxyallylbenzene Ⅱ)	208			+		+
18	2-异丙基-5-甲基茴香醚 (2-isopropyl-5-methyl-anisol)	164	+		+			39	异榄香脂素 (isoelemicin)	208		+	+	+	+
19	乙酸龙脑酯 (bornyl acetate)	196	+		+		+	40	卡枯醇 (kakuol)	194		+			
20	十一酮-2 (undecanone-2)	170			+	+	+	41	三甲氧基苯丙烯(Ⅲ) (trimethoxyallylbenzene Ⅲ)	208	+	+	+	+	+
21	胡椒烯 (copaene)	204				+									

"+"表示此挥发油中含有该成分

表 4-36　10种细辛属植物挥发油的化学成分

峰号	化学成分	分子量	百分含量(%)									
			长茎金耳环	双叶细辛	祁阳细辛	小叶马蹄香	五岭细辛	大叶马蹄香	川北细辛	长毛细辛	铜钱细辛	金耳环
1	α-蒎烯(α-Pinene)	136	0.84	0.90			1.83					
2	莰烯(Camphene)	136	0.71	0.96			1.19					
3	β-蒎烯(β-Pinene)	136	1.60	7.71	0.50		2.14	0.32				
4	香叶烯(myrcene)	136	0.06	1.33	0.64							
5	香桧烯(sabinene)	136	0.42	7.47								
6	柠檬烯(limonene)	136	0.57	3.63	0.19		0.32					
7	1,8-桉叶素(1,8-cineole)	154			0.78	0.14						
8	对-聚伞花素(P-cymene)	134	0.64	17.64			0.73	0.64	0.52		0.09	

续表

峰号	化学成分	分子量	百分含量(%)									
			长茎金耳环	双叶细辛	祁阳细辛	小叶马蹄香	五岭细辛	大叶马蹄香	川北细辛	长毛细辛	铜钱细辛	金耳环
9	异松油烯(terpinolene)	136	0.14									
10	芳樟醇(linalool)	154	8.18	2.05		0.35	0.48		0.33		0.27	
11	壬酮-2(2-nonanone)	142								0.09		
12	樟脑(camphor)	152						0.77				
13	龙脑(borneol)	154	4.86		6.22	37.12	5.38	10.31	13.51			0.60
14	萜品烯醇-4(terpinen-4-ol)	154		5.31							0.82	
15	α-松油醇(α-terpineol)	154	0.46	4.16	0.49	1.46	0.61	0.41	0.42		0.47	
16	α-羟基-对-聚伞花素(p-cymen-α-ol)	150										
17	β-香茅醇(β-citronellol)	156		6.12								
18	萘(naphthalene)	128	0.22		0.22	0.16						
19	2-异丙基-5-甲基茴香醚(2-isopropyl-5-methyl-anisole)	164	0.40	0.88	0.25	0.90	0.19		2.17		0.19	
20	σ-榄香烯(σ-elemene)	204					0.16					
21	乙酸龙脑酯(bornyl acetate)	196	2.95	7.31	1.99	0.82	2.00				0.39	0.60
22	十-酮-2(undecanone-2)	170								52.18	0.71	
23	3,5-二甲氧基甲苯(3,5-dimethoxy-toluene)	152		0.42	20.00	2.37	4.24	7.61	14.53		0.31	1.97
24	黄樟醚(safrole)	162	24.05	0.72	18.18	1.16	3.15	0.44	5.35	0.55	0.56	14.07
25	乙酸松油醇酯(terpinyl acetate)	196									0.92	
26	α-佛手柑油烯(α-bergamolene)	204	1.52									
27	反式-丁香烯(trans-caryophyllene)	204			14.71	1.55	3.44	1.49	1.12		1.72	3.30
28	β-榄香烯(β-elemene)	204		5.18								
29	β-古芸烯(β-gurjunene)	204	1.84	3.50	4.15	3.39	0.74	1.96	0.68			3.24
30	乙酸橙花醇酯(neryl acetate)	196									0.45	
31	反式-β-金合欢烯(trans-β-farnesene)	204	13.56			3.10	2.63	1.76	0.68	0.35	0.63	32.58
32	葎草烯(humulene)	204				2.05		8.40				
33	β-马啊里烯(β-maaliene)	204				0.43						
34	β-库毕烯(β-cububene)	204			1.38							
35	α-姜黄烯(α-curcumene)	204									0.38	
36	甲基丁香酚(methyl eugenol)	178	8.97	1.95	5.73	1.42	3.64	3.58	3.39	0.93	0.98	0.61
37	2,3,5-三甲氧基甲苯(2,3,5-trimethoxytoluene)	182		0.25	0.40	2.12	1.58	3.35	12.64			
38	δ-毕澄茄烯(δ-cadinene)	204					0.35					
39	十三酮-2(2-tridecanone)	198								9.89		
40	科绕魏素(croweacin)	192					0.23					
41	橙花叔醇(nerolidol)	222	0.70	0.27	2.63	0.44		0.31		0.79	3.01	1.32
42	细辛醚(asaricin)	192	0.91	0.51		1.88	3.58	1.18	24.90	1.19		30.81
43	异甲基丁香酚(methyl isoeugenol)	178	1.10		1.84	0.48		0.35			6.61	
44	肉豆蔻醚(myristicin)	192	0.51	0.79		2.83	4.06	1.18	7.15			
45	榄香脂素(elemiein)	208	0.44	1.07	3.26	14.15	21.67	21.26	3.15	4.49	3.55	1.38
46	三甲氧基苯丙烯(Ⅰ)(trimethoxyallylbenzene Ⅰ)	208	2.43		1.90	3.35		11.86			2.03	
47	四甲氧基苯丙烯(tetramethoxyallylbenzene)	238		0.52			20.13			6.29		
48	十五酮-2(2-pentadecone)	226										
49	三甲氧基苯丙烯(Ⅱ)(trimethoxyallylbenzene Ⅱ)	208	1.02									
50	异榄香脂素(isoelemicin)	208			1.13	3.02	0.52	11.68				
51	2,5-二甲氧基-3,4,-甲二氧基苯丙烯(apiol)	222					1.58					
52	2,4,5-三甲氧基丙烯基苯(2,4,5-trimethoxypropenylbenzene)	208	8.99	5.50	1.86	1.36		9.97			69.69	
53	十七酮-2(2-heptadecanone)	254								0.47		

表 4-37 11 种细辛属植物挥发油的化学成分

峰号	化学成分	分子量	山慈菇	皱花细辛	单叶细辛	尾花细辛	南川细辛	肾叶细辛	青城细辛	红金耳环	地花细辛	川滇细辛	福建细辛
			百分含量（%）										
1	α-蒎烯(α-pinene)	136	4.54	4.31			0.29	0.15	3.25		0.42	1.35	
2	莰烯(camphene)	136	2.22	3.44			0.11	0.11	3.32		0.13	1.38	
3	β-蒎烯(β-pinene)	136	6.05	4.49			0.35	0.09	4.29		1.18	1.80	0.42
4	香叶烯(myrcene)	136		1.59			0.56					0.37	
5	香桧烯(sabinene)	136		0.84			0.10					0.29	0.20
6	α-水芹烯(α-phellandrene)	136	2.13										
7	柠檬烯(limonene)	136	1.32	0.52			1.20		0.07		0.05	0.40	0.62
8	β-水芹烯(β-phellandrene)	136	1.64	4.67									
9	1,8-桉叶素(1,8-cineole)	154	2.21				0.43		2.12		0.09	4.61	1.62
10	对-聚伞花素(p-cymene)	134											
11	γ-松油烯(γ-terpinene)	136	0.14									0.15	
12	异松油烯(terpinolene)	136	0.24	0.18					0.56				
13	芳樟醇氧化物(linalool oxide)	170			0.37								
14	芳樟醇(linalool)	154	3.37	1.17	2.62				0.29		0.09		1.23
15	龙脑(borneol)	154	10.09	6.17	9.60	0.08	0.98	0.47		0.82	0.22	10.05	23.99
16	萜品烯醇-4(terpinen-4-ol)	154											
17	樟脑(camphor)	152							5.41				
18	α-松油醇(α-terpineol)	154	2.00	0.46		0.07	0.16	2.20	0.58		0.40	0.68	1.64
19	α-羟基-对-聚伞花素(p-cymen-α-ol)	150											2.17
20	爱草脑(estragole)	148											0.25
21	萘(naphthalene)	128	5.51	0.97	5.29	1.18	0.49	0.25	0.96		1.41		
22	2-异丙基-5-甲基茴香醚(2-isopropyl-5-methylanisole)	164	0.79									0.18	0.43
23	反式-香芹醇(trans-carveol)	152			0.56								
24	乙酸龙脑脂(bornyl acetate)	196	1.65	0.36	29.80	2.67		6.40		0.66	0.48	1.21	7.08
25	十一酮-2(undecanone-2)	170											
26	胡椒烯(copaene)	204			1.00						0.37		
27	3,5-二甲氧基甲苯(3,5-dimethoxytoluene)	152		5.82				3.67	0.45			6.95	8.89
28	黄樟醚(safrole)	162	2.56	29.78	0.77	0.05	83.97	8.80	0.24	0.39	4.12	15.03	1.30
29	β-榄香烯(β-elemene)	204											

续表

峰号	化学成分	分子量	山慈菇	皱花细辛	单叶细辛	尾花细辛	南川细辛	肾叶细辛	青城细辛	红金耳环	地花细辛	川滇细辛	福建细辛
			百分含量（%）										
30	α-古芸烯(α-gurjunene)	204	1.17								1.29		
31	乙酸松油醇脂(terpinyl acetate)	196			2.50	0.39							
32	α-佛手柑油烯(α-bergamotene)	204								1.64			
33	反式-丁香烯(trans-caryophyllene)	204		2.31			1.53		0.28		4.14	0.80	0.93
34	β-古芸烯(β-gurjunene)	204		0.46	2.37						2.05	1.25	0.95
35	正-十五碳烷(n-pentadecane)	212									0.71		
36	反式-β-金合欢烯(trans-β-farnesene)	204	2.61	1.47						0.81			
37	葎草烯(humulene)	204									4.95		1.92
38	γ-毕澄茄烯(γ-cadinene)	204		0.81									
39	α-姜黄烯(α-curcumene)	204	2.14							2.74			
40	α-衣兰油烯(α-muurolene)	204			0.70								
41	甲基丁香酚(methyl eugenol)	178	2.03	0.51	1.59	0.43	0.62	0.18	3.19	0.20	0.55	1.36	
42	2,3,5-三甲氧基甲苯(2,3,5-trimethoxytoluene)	182		2.50			1.69	0.47	7.91			} 2.10	} 12.59
43	3,4,5-三甲氧基甲苯(3,4,5-trimethoxytoluene)	182											
44	异丁酸β-苯乙酯(β-phenylethyl isobutanoate)	192											2.83
45	正-十六碳烷(n-hexadecane)	226									0.84		
46	二氢白菖考烯(calamenene)	202			2.16								1.29
47	r-榄香烯(r-elemene)	204									2.98		
48	橙花叔醇(nerolidol)	222	2.17						2.22			0.57	3.49
49	细辛醚(asaricin)	192	2.23	15.53					2.56	1.14	2.27	24.28	0.39
50	异甲基丁香酚(methyl isoeugenol)	178				0.23		5.70					
51	肉豆蔻醚(myr isticin)	192		2.46		0.31				9.87		17.83	3.44
52	榄香脂素(elemicin)	208	0.40	1.73	5.66	3.81	0.24	1.61	46.95	6.02	3.99	1.33	6.48
53	三甲氧基苯丙烯 I(trimethoxyallylbenzene I)	208					2.96						
54	四甲氧基苯丙烯(tetramethoxyallylbenzene)	238		0.28		2.08		1.10	1.34	37.13			1.16
55	三甲氧基苯丙烯 II(trimethoxyallylbenzene II)	208						2.20					
56	异榄香脂素(isoelemicin)	208	1.32	0.59	0.97	78.15			0.44				
57	2,5-二甲氧基-3,4-甲二氧基苯丙烯(apiol)	222								18.07			
58	2,4,5-三甲氧基丙烯基苯(2,4,5-trimethoxy-propenylbenzene)	208		1.80			0.45	49.25			4.20		

表 4-38　无土栽培与有土栽培细辛挥发油成分含量(%)

峰号	化合物名称	含量(%)		峰号	化合物名称	含量(%)	
		有土	无土			有土	无土
1	甲苯	0.04	0.02	27	萜品烯-4-醇	0.12	0.13
2	乙苯	3.58	2.22	28	对伞花烯-α-醇	0.02	0.03
3	1,2-二甲苯	30.66	19.14	29	α-萜品醇	0.17	0.22
4	1,3-二甲苯	5.40	3.42	30	爱草醚	0.35	0.53
5	1-甲基-2-乙苯	0.17	0.14	31	2-异丙基-5-图香醚	0.06	0.06
6	α-苧烯	0.20	0.16	32	3,5-二甲氧基甲苯	7.67	10.48
7	α-蒎烯	3.74	3.48	33	异胡椒烯酮	0.02	0.09
8	樟烯	1.04	1.00	34	醋酸冰片酯	0.05	0.03
9	桧烯	0.26	0.33	35	黄樟醚	8.60	13.75
10	β-蒎烯	4.09	3.97	36	δ-榄香烯	0.02	0.04
11	香叶烯	0.70	0.60	37	丁香酚	0.02	0.10
12	α-水芹烯	1.35	1.31	38	β-榄香烯	0.06	0.01
13	δ3-蒈烯	2.57	2.36	39	甲基丁香酚	6.39	7.50
14	α-萜品烯	0.18	0.19	40	3,4,5-三甲氧基甲苯	6.40	9.00
15	伞花烃	0.16	0.18	41	三甲氧基甲苯	3.15	4.19
16	苧烯	0.44	0.46	42	反式-β-法尼烯	0.25	0.38
17	β-水芹烯	0.50	0.50	43	葎草烯	0.16	0.27
18	桉油精	0.97	1.10	44	肉豆蔻醚	0.68	0.60
19	β-顺式-罗勒烯	0.08	0.08	45	β-荜澄茄油烯	0.31	0.34
20	α-反式-罗勒烯	0.10	0.12	46	细辛醚	3.28	4.20
21	γ-萜品烯	0.15	0.14	47	未鉴定	0.39	0.42
22	α-萜品油烯	0.49	0.50	48	异榄香素	0.23	0.37
23	异紫苏烃	0.05	0.03	49	橙花椒醇	0.09	0.10
24	樟脑	0.12	0.13	50	榄香素	0.10	0.12
25	优香芹酮	1.30	1.25	51	未鉴定	0.55	0.68
26	冰片	0.69	0.80				

成分报道较多，对不挥发性成分研究较少。

张秀对东北细辛资源的开发与综合利用进行了报道，首先报道了东北细辛（A. heterotropoidesFr. Schmidt. Var. mandshuricum(Maxim) Kitag.）全草含挥发油 2.65%，油中含甲基丁香酚（Methyl-eugenol）51.6%、黄樟醚(Safrole)12.03%、榄香脂素(elemicin)0.57%、细辛醚 (asaricin) 0.57%，是其特征性成分。此外，还含有龙脑（Borneol）1.0%、1，8-桉树脑（1，8-Cineole）0.5%、3，5-二甲氧基甲苯(3,5-Dimethoxytoluene)和优香芹酮的混合物 3%、2-甲氧基黄樟油脑（2-Methoxy Safrol）2%、以及微量反式细辛酮（Tromsasarone）和 0.5%的酚性物质（Phenolic sabst）及棕榈酸(Palmitic acid)。叶中含挥发油 0.65%，其主要成分为β-红没药烯（β-bisabolene 20.36）、β-quaiene（8.68）、β-金石欢烯（β-farnesene 9.64）、榄香素（elemicin 10.13）、甲基丁子香酚（methyleugenol 34.50）等。根、根基中含挥发油 4.06%，其主要成分为茴香脑（anethole4.5）、优黄蒿萜酮（eucarvone 12.30）、α-甲基苯甲酸（α-methoxybenzoic acid 3.57）、甲基丁子香酚（methyleugenol 40.21）等。此外，还含有L-细辛素(L-asarinin)、派立托胺(Pollitorine)、去甲乌药碱、异丁基十二烷四酰胺等。

同时还报道了东北细辛全草含有 16 种以上氨基酸，19 种无机元素。见表 4-39。

闵知大等对马兜铃科植物杜衡进行了研究，从中分离出有麻醉作用的甲基丁香酚等成分，并从 B_3 油状液中用氢氧化钠提取得到一种黄色结晶，经结构测定确定为（3，4 一次甲二氧基-6-羟基）苯基乙基酮，即卡枯醇(kakuol)。

米氏等研究了细辛属植物金属元素，对引

种细辛的48种金属元素(其中Ca、P、K、Na、Mg为宏量元素，进行了测定，结果表明细辛属所含铁元素的平均值是Bowen值的7.9倍，铬元素的平均值是Bowen值的10倍，锂元素是Bowen值的12倍，细辛属Zn/Cu比值的平均值为7.4，低于Bowen值(11.4)，药理实验证明细辛具镇痛降温，抗炎，抗真菌作用，及其有对影响心电、血压、增强心肌收缩力等心血管系统方面的疗效，细辛属的金属元素可能参与了这些药理作用。另外此文还报道了植物亲缘关系与金属元素含量间的关系比较。见表4-40、4-41、4-42。

表4-39　东北细辛无机元素含量(μg/g)及氨基酸含量(%)

元素＼含量＼部位	根、根茎	叶	氨基酸＼含量＼部位	根、根茎	叶
Al	2364.6632	4865.7613	Lys	0.4367	0.5050
Fe	1931.6003	4505.3899	Thr	0.2943	0.3810
Ba	1645.6952	120.6472	His	0.1402	0.1566
Be		0.0955	SeT	0.3327	0.3889
Ca	5664.5671	16992.044	Arg	0.0224	0.4689
Cd	0.4776	0.6472	Glu	0.8176	0.9689
Co	2.4448	2.0265	Pro	0.2927	0.3654
Cr	38.3260	35.5438	Gly	0.4424	0.6622
Cu	15.1916	8.6790	Ala	0.4225	0.5484
Y	32.5291	87.6393	Val	0.3888	0.5334
Mg	2314.2394	5124.9204	Met	0.0198	0.0412
Mn	114.5938	247.4695	Ile	0.2884	0.4127
Mo	2.5302	4.6578	Leu	0.4657	0.5357
Ni	4.6226	7.4589	Tyr	0.2300	0.3184
P	255.1404	1994.8276	Phe	0.2760	0.4140
Sb	5.0496	18.8117	总氨基酸	7.8860	7.6197
Sr	34.2799	77.4748	必须氨基酸	3.7823	3.4479
Ti	62.7415	107.2679	酸性氨基酸	2.8334	1.1305
V	4.7827	8.6472	碱性氨基酸	1.5993	1.8885
Asp	2.0158	0.9196	中性氨基酸	3.4533	4.6007

表4-40　细辛属植物含金属元素量(μg/g)

金属元素	细辛亚属									杜衡亚属
	细辛组					短管组				华细辛组
	细辛系			反被细辛系						
	尾花细辛	花叶尾花细辛	肾叶细辛	长毛细辛	双叶细辛	铜钱细辛	短尾细辛	单叶细辛	地花细辛	华细辛
Li	0.8	1.0	1.0	2.2	1.2	0.4	0.2	0.6	0.2	1.0
Be	—	—	—	—	—	—	—	—	—	—
Na	149.4	50.0	155.0	123.6	232.5	55.4	5.8	145.4	189.8	793.8
Mg	4906.8	10068.8	4322.8	3216.8	3772.8	4084.8	3212.8	7200.8	10182.8	2284.8
Al	940.8	816.8	1348.2	2293.0	1096.5	346.2	227.8	326.0	204.4	898.4
P	1922.2	1049.0	1977.0	1329.8	1965.8	1564.4	1846.8	2230.8	788.4	1014.6
K	21052.6	30172.6	41152.6	30332.6	39562.6	30272.6	31412.6	48852.6	3812.6	27392.6
Ca	49237.8	34397.8	15689.8	29097.8	12442.8	13821.8	12715.8	17571.8	46917.8	12205.8
Sc	—		0.4	0.4	—	—	—	—	—	—
Ti	17.0	30.2	19.2	31.8	29.4	7.8	4.2	8.0	6.0	17.2
V	2.4	2.8	2.2	6.0	2.4	0.8	0.6	1.2	0.8	2.6
Cr	—	—	0.2	2.4	4.0	0.8	1.6	7.6	—	2.6
Mn	53.4	33.8	122.8	83.6	123.9	71.8	40.2	65.4	15.6	61.2

续表

金属元素	细辛亚属									杜衡亚属
	细辛组					短管组				华细辛组
	细辛系			反被细辛系						
	尾花细辛	花叶尾花细辛	肾叶细辛	长毛细辛	双叶细辛	铜钱细辛	短尾细辛	单叶细辛	地花细辛	华细辛
Fe	616.6	717.2	1133.6	2392.0	1099.1	327.2	235.2	416.8	153.4	756.2
Co	0.2	—	0.2	0.6	0.4	—	—	0.4	0.2	0.4
Ni	0.6	1.2	1.2	1.8	1.1	0.4	0.2	0.8	0.4	1.4
Cu	4.8	3.4	11.2	9.6	4.7	6.0	3.6	8.2	6.0	8.2
Zn	18.8	28.4	29.6	30.2	33.3	35.0	32.8	61.2	26.8	31.0
Ga	—	—	—	—	—	—	—	—	—	—
As	—	—	—	—	—	—	—	—	—	—
Ba	12.0	81.2	99.0	43.2	70.7	44.0	37.2	27.2	40.4	15.6
Sr	46.2	36.8	73.8	73.6	70.8	39.4	27.8	81.8	82.2	34.4
Y	0.6	0.4	0.4	1.2	0.4	0.2	—	0.2	0.4	0.2
Zr	0.2	0.2	—	—	—	—	—	—	—	0.2
Nb	—	—	—	—	—	—	—	0.2	—	—
Mo	—	—	—	—	—	—	—	—	—	—
Cd	0.4	0.2	0.4	—	0.2	0.4	—	0.2	—	2.8
In	—	—	—	—	—	—	—	—	—	—
Sn	—	—	—	—	0.3	0.6	0.4	0.6	0.6	—
Sb	—	—	—	—	—	—	—	—	—	—
La	0.8	0.4	0.4	1.2	0.8	0.4	—	—	0.4	0.4
Ce	0.6	—	0.4	2.0	0.5	—	—	—	—	0.8
Pr	2.4	4.4	2.6	1.0	0.6	1.6	3.2	2.6	3.6	—
Nd	—	—	—	0.4	0.2	—	—	—	—	—
Sm	2.8	1.8	0.6	1.6	0.5	0.8	0.4	0.6	2.4	0.8
Eu	—	—	0.2	0.2	0.2	0.2	0.2	0.2	—	0.4
Gd	0.6	—	—	—	—	—	0.2	0.6	0.2	—
Tb	—	—	—	—	—	—	—	0.6	—	0.4
Dy	0.4	—	0.4	0.6	0.4	0.4	0.2	—	—	—
Ho	—	—	—	—	—	—	—	—	0.2	—
Er	—	—	—	—	—	—	—	—	—	—
Tm	—	—	—	—	—	—	—	—	—	—
Yb		—	—	0.2	—	—	—	—	—	—
Lu	—	—	—	—	—	—	—	—	—	—
Th	—	—	—	—	—	—	—	—	—	—
Ta	—	—	—	—	—	—	—	—	—	—
Pb	—	1.4	0.2	—	—	—	—	—	—	—
Bi	—	0.2	—	—	—	—	—	—	—	—

金属元素	杜衡亚属									
	华细辛组		杜衡组							
			顶柱细辛系			杜衡系				
	辽细辛	汉城细辛	川北细辛	宜昌细辛	福建细辛	青城细辛	杜衡	皱花细辛	川滇细辛	紫背细辛
Li	0.4	1.5	0.8	1.8	1.2	1.2	2.0	3.6	1.8	1.8
Be	—	—	—	—	—	—	—	—	—	—
Na	154.4	212.2	207.4	106.0	175.2	106.4	113.8	75.8	134.8	89.8
Mg	1737.4	1930.4	3132.8	3138.8	3790.8	2482.8	3124.8	4870.8	5146.8	3144.8
Al	725.0	2179.0	1533.2	2305.0	1495.0	3011.0	2201.1	3099.0	1891.4	2067.0
P	1582.4	1869.4	844.4	1026.2	1097.6	1660.2	1095.0	1110.0	994.2	1043.6
K	31632.6	15698.6	20472.6	15658.6	17398.6	21032.6	16590.6	22172.6	17502.6	32810.6
Ca	8255.8	4687.8	4931.8	4191.8	4133.8	3363.8	4569.8	5727.8	7775.8	6995.8
Sc	0.2	0.5	— 0.4	—	—	0.4	0.4	0.2	0.2	—

续表

金属元素	杜衡亚属									
	华细辛组		杜衡组							
			顶柱细辛系			杜衡系				
	辽细辛	汉城细辛	川北细辛	宜昌细辛	福建细辛	青城细辛	杜衡	皱花细辛	川滇细辛	紫背细辛
Ti	37.2	60.8	18.6	9.8	18.2	131.8	52.0	44.4	29.0	23.0
V	1.8	4.6	5.4	3.6	2.0	13.4	4.0	5.8	6.4	3.4
Cr	2.8	2.7	—	4.4	2.2	3.8	3.4	0.2	4.0	1.0
Mn	44.2	58.2	47.2	163.6	190.0	45.8	113.2	50.4	65.6	91.2
Fe	662.8	1840.2	1038.4	1495.4	1004.0	3306.0	1692.2	2076.0	1284.0	1507.8
Co	0.4	0.8	0.8	1.0	5.4	1.0	0.8	0.6	0.2	0.2
Ni	1.2	1.4	2.8	6.8	5.6	2.2	2.2	1.8	3.4	2.4
Cu	5.2	7.9	6.4	8.4	5.8	11.4	8.8	5.2	7.0	8.0
Zn	46.6	36.6	38.4	74.2	63.8	19.8	71.6	35.4	52.4	48.4
Ga	—	—	—	—	—	—	—	—	—	—
As	—	—	—	—	—	—	—	—	—	—
Ba	50.6	38.5	478.2	73.4	74.8	33.6	38.8	14.4	14.6	59.8
Sr	74.2	40.0	26.8	25.4	37.6	24.0	48.6	12.8	16.4	39.2
Y	—	0.4	0.2	1.2	0.2	0.2	0.4	0.8	0.4	0.4
Zr	0.4	—	—	—	—	—	—	—	—	—
Nb	—	—	—	—	—	—	—	—	—	—
Mo	0.2	—	—	—	—	—	—	—	—	—
Cd	0.6	0.4	0.2	0.2	0.2	0.2	0.2	0.2	0.4	0.2
In	—	—	1.8	0.2	—	—	—	—	—	—
Sn	0.8	—	—	—	—	—	—	—	—	0.2
Sb	—	—	—	—	—	—	—	—	—	—
La	0.6	1.6	0.6	2.2	1.2	1.0	1.8	1.6	1.0	1.2
Ce	1.0	2.3	1.2	3.6	1.8	3.2	2.8	3.0	1.0	2.4
Pr	—	—	—	0.6	—	—	—	1.4	1.6	—
Nd	—	0.9	0.2	1.2	0.6	0.2	1.2	0.8	0.2	0.6
Sm	0.4	0.4	0.4	0.4	0.4	0.2	0.4	0.6	0.6	0.4
Eu	0.2	0.2	0.2	0.2	0.2	0.2	0.2	0.2	0.2	0.2
Gd	—	—	—	—	—	—	—	—	—	—
Tb	—	—	—	—	—	—	—	—	—	—
Dy	0.4	0.7	—	1.0	0.8	—	0.4	0.4	0.4	0.4
Ho	—	—	—	—	—	—	0.2	—	—	—
Er	—	—	—	—	—	—	—	—	—	—
Tm	—	—	—	—	—	—	—	—	—	—
Yb	—	—	—	—	—	—	—	—	—	—
Lu	—	—	—	—	—	—	—	—	—	—
Th	—	0.8	1.8	3.4	0.8	2.0	1.2	7.4	—	4.2
Ta	—	—	—	—	—	—	—	—	—	—
Pb	—	—	0.6	3.4	6.2	—	—	1.2	1.0	1.8
Bi	—	—		—	—	—	—	—	—	—

金属元素	杜衡亚属										
	杜衡组						长花组				
	杜衡系										
	深绿细辛	灯笼细辛	大叶马蹄香	金耳环	南川细辛	山慈菇	长茎金耳环	五岭细辛	祁阳细辛	鼎湖细辛	红金耳环
Li	1.0	1.2	0.4	2.5	1.0	0.6	0.2	1.4	2.0	1.4	—
Be	—	—	—	—	—	—	—	—	—	—	—
Na	231.6	206.2	144.2	20270.6	74.8	156.2	106.0	135.0	42.2	1359.6	78.0
Mg	3460.8	2814.8	2712.8	4634.8	6242.8	3566.8	4702.8	3158.8	3716.8	3776.8	3572.8
Al	1136.8	1398.8	537.2	5811.0	819.6	685.8	481.2	2073.0	1684.0	3311.0	359.2

续表

金属元素	杜衡亚属										
	杜衡组						长花组				
	杜衡系										
	深绿细辛	灯笼细辛	大叶马蹄香	金耳环	南川细辛	山慈姑	长茎金耳环	五岭细辛	祁阳细辛	鼎湖细辛	红金耳环
P	967.2	726.8	1798.2	1065.0	1013.0	1166.0	1127.6	659.6	1093.2	983.2	1003.4
K	21612.6	12966.6	13296.6	4425.8	40672.6	18124.6	24072.6	17410.6	6736.6	25872.6	19796.6
Ca	8361.8	4717.8	12497.8	4634.8	10599.8	3217.8	5553.8	4901.8	2039.8	2731.8	3127.8
Sc	0.4	—	—	0.3	0.2	0.2	—	—	—	0.6	—
Ti	24.6	19.6	9.4	29.1	14.2	6.8	8.8	17.8	14.8	50.2	4.2
V	3.0	2.4	1.2	3.8	1.6	1.6	1.8	1.4	3.4	2.6	0.8
Cr	0.8	5.6	—	1.4	2.6	8.0	5.6	2.6	1.4	—	3.4
Mn	50.4	51.4	98.4	171.2	58.6	386.8	303.2	136.6	134.6	116.2	385.6
Fe	1118.6	1102.2	471.2	2920.0	544.6	658.6	388.6	693.2	1301.6	1066.0	346.8
Co	0.4	0.6	1.8	1.6	0.2	4.0	0.2	0.4	1.0	0.6	0.8
Ni	1.0	2.0	2.0	3.0	1.0	9.0	6.4	0.6	2.6	0.8	7.8
Cu	7.6	4.2	4.0	9.0	7.0	7.6	10.2	4.0	7.0	7.6	8.0
Zn	46.8	22.2	10.4	71.5	46.8	81.0	137.2	69.6	24.8	84.0	205.2
Ga	—	—	—	—	—	—	—	—	—	—	—
As	—	—	—	—	—	—	—	—	—	—	—
Ba	15.6	28.0	75.6	113.8	13.8	143.4	95.0	59.8	139.0	29.2	80.2
Sr	18.8	24.4	49.8	22.6	10.4	20.2	26.6	31.0	22.4	18.8	27.6
Y	0.4	0.2	0.2	1.0	0.2	—	—	1.0	0.6	0.4	—
Zr	—	—	—	—	0.6	—	—	—	—	—	—
Nb	—	—	—	—	—	—	—	—	—	—	—
Mo	—	—	—	—	—	—	—	—	—	—	—
Cd	—	—	0.8	0.1	—	0.2	0.4	0.2	0.2	—	—
In	—	0.6	—	—	—	0.8	—	—	0.8	1.4	—
Sn	—	—	0.2		—	1.0	1.0	—	—	0.8	0.4
Sb	—	—	—	—	—	—	—	—	—	—	—
La	0.6	0.6	0.4	2.3	0.4	0.4	0.8	1.4	1.6	1.6	0.4
Ce	0.8	0.8	—	5.2	0.8	1.2	1.2	2.2	3.0	3.8	0.6
Pr	—	—	—	—	1.8	—	—	—	—	—	—
Nd	0.4	—	—	1.2	—	—	0.4	0.4	0.6	1.0	0.4
Sm	0.6	0.4	0.6	0.2	0.6	—	0.6	0.2	0.2	0.2	0.4
Eu	0.2	0.2	0.2	0.1	0.2	0.2	0.2	0.2	0.2	0.2	0.2
Gd	—	—	—	—	—	—	—	—	—	—	—
Th	—	—	—	—	—	—	—	—	0.2	—	—
Dy	0.2	—	0.2	0.7	0.2	1.4	1.4	0.8	0.6	0.8	1.8
Ho	—	—	—	0.1	—	—	—	—	—	0.2	0.2
Er	—	—	—	—	—	—	—	—	—	—	—
Tm	—	—	—	—	—	—	—	—	—	—	—
Yb	—	—	—	0.4	—	—	—	0.2	—	—	—
Lu	—	—	—	—	—	—	—	—	—	—	—
Th	—	1.0	—	9.3	—	—	3.2	26.8	1.0	8.2	—
Ta	—	—	—	—	—		—	—	—	—	—
Pb	0.6	0.4	—	3.4	—	5.8	2.0	8.6	1.6	5.6	5.6
Bi	—	—	—	—	—	—	—	—	—	—	—

表 4-41　细辛属植物金属元素平均值与 Bowen 值的关系

细辛属金属元素平均值与 Bowen 值*6的关系	元素名称
高于 Bowen 值的金属元素	Li Mg Al K Sc Ti V Cr Fe Co Ba Sr La Sm Eu Tb Yb
低于 Bowen 值的金属元素	Na P Ca Mn Ni Cu Zn Zr Nb Mo Cd Pb
在 Bowen 值范围内的金属元素	Y Sn Ce Nd
本实验未检测出的金属元素	Be Ga As Sb Er Tm Lu Ta Bi
Bowen 未测的金属元素	In Pr Gd Dy Ho Th

* Bowen 值：陆生被子植物平均值。

表 4-42 细辛属植物各分类单位间金属元素差异的比较

对比项目	有一定差异的金属元素名称*
细辛亚属与杜衡亚属	Li Na Mg Al K Ca Sc Ti V Mn Fe Co Ni Zn Ba Sr Nb Mo Cd In La Ce Pr Nd Eu Sm Gd Tb Dy Th Pb Bi
细辛亚属的短管组与杜衡亚属的长花组	Li Na Mg Al P K Ca Sc Ti V Cr Mn Fe Co Ni Zn Ba Sr Y Nb Cd In La Ce Pr Nd Sm Gd Tb Dy Ho Th Pb
杜衡亚属的华细辛组与杜衡组	Na Mg Mn Co Ni Ba Sr Y Zr Mo Cd In Sn Pr Nd Tb Ho Yb Th Pb
杜衡组的顶柱细辛系与杜衡系	Na Ti Co Ni Ba Zr In Sn Pr Nd Ho Yb Th Pb

* 本文将金属元素含量比值为1.5倍以上，或仅为对比一方所特有的金属元素，称之为有一定差异的金属元素。

（李曼玲）

第七节 黄 芪

中药黄芪为豆科紫云英属植物膜荚黄芪 Astragalus membranaceus (Fisch) Bge. 和蒙古黄芪 A. membranaceus Bge. var. mongholicus (Bge. Hsiao) 的干燥根。该属植物约1600种，分布于除大洋洲外的世界亚热带和温带地区，我国有130种以上，主产于东北，经北部、西北而至西南，可充黄芪作药用者有10种左右，我国药典规定膜荚黄芪和蒙古黄芪作为正品药用，而其同属近缘植物金翼黄芪（A. chrysopterus Bge.）、梭果黄芪（A. ernestii Comb.）、多花黄芪（A. floridus Benth.）、茂汶黄芪（A. maowenensis Hsiao，mss.）、云南黄芪（A. yunanensis Franch.）等在我国四川、云南、新疆等地也作黄芪入药。黄芪是一味重要的中药，具有益卫固表、利水消肿、托毒生肌、补中益气等功效。近年来关于黄芪的化学成分研究报道较多，研究对象除膜荚黄芪和蒙古黄芪以及上述所列地区药用黄芪外，还对其他种类黄芪的根甚至地上部分进行了化学成分研究，如东俄洛黄芪（A. tongolensis ulbn.）、无毛东俄洛黄芪（A. tongolensis ulbn var. glarber.）、毛果金翼黄芪（A. chrysopterus Bunge Var. pilosus.）、单蕊黄芪（A. monadelplus Bange.）等。黄芪广泛地分布于我国北纬27°～50°地区，有很长的药用历史。近年国内研究报道表明黄芪含有多种化学成分，如单糖、多糖、氨基酸、亚油酸、亚麻酸、微量元素、β-谷甾醇、羽扇豆醇等及大量的三萜皂甙类及黄酮类。

一、甙类

曹正中等从膜荚黄芪根中除分离出羽扇豆醇（Lupeol）、β-谷甾醇（β-silosterol）外，尚有胡萝卜甙（Daucosterin）、膜荚黄芪皂甙甲和皂甙乙。胡萝卜甙的甙元为β-谷甾醇，膜荚黄芪皂甙甲和皂甙乙的甙元结构相同。均为：20(S) 24 (R)-环氧阿尔廷烷-3，6，16，25-四醇（20 (S) 24 (R)-eporyczcloartane-3，6，16，25-tetraol)。并谓膜荚黄芪皂甙甲具有降压、稳定红细胞膜、提高血浆组织内cAMP的含量、增强免疫功能、促进再生肝的DNA合成等多种作用。王惠康等从蒙古黄芪的根中得到了黄芪皂甙Ⅰ、Ⅱ、Ⅳ（Astragaloside Ⅰ、Ⅱ、Ⅳ）、大豆皂甙（Soyasaponin）及胡萝卜甙。黄芪皂甙Ⅰ、Ⅱ、Ⅳ都是以环黄芪醇（cycloastragend）为甙元，它与膜荚黄芪皂甙甲和皂甙乙的甙元在构型上有明显的差别，故不是同一物质。吕曙华等首次从蒙古黄芪的地上部分分离出山萘酚-4′-甲氧基-3-葡萄糖甙（Kaempferol-4′-methoxyl-3-glucoside）、异鼠李素-3-β-D-葡萄糖甙（Isorhamnetin-3-β-D-glucoside）。贺正全等从蒙古黄芪中还分离出黄芪异黄烷甙（3S-l-mucronulatol-7-D-glucopyranoside)，属于首次报道。马英丽等从膜荚黄芪中首次分离出两个黄酮甙化合物，经化学反应和光谱分析确定其结构为鼠李柠檬素-3-葡萄糖甙（Rhamnocitin-3-glucoside）及槲皮素-3-葡萄糖甙（quercetin-3-glucoside）。曹正中等又从膜荚黄芪的地上部分分得一种新皂甙。即：膜荚黄芪茎叶皂甙（其甙元也为环黄芪醇，但为仅含1分子葡萄糖的单糖甙）。喻正坤等从此种黄芪中还分出黄芪皂甙Ⅵ（astrageloside Ⅵ）、(3R) 7，2′-二羟基-

5′，6′-二甲氧基异黄烷-7-O-β-D 葡萄糖甙及黄芪皂甙Ⅲ（astraga loside Ⅲ）。甘立宪等报道从新疆绵毛黄芪中分离出绵毛黄芪甙(astrsieversianins）Ⅰ—ⅩⅥ等 16 种皂甙，何侃等从梭果黄芪中分离出 2 种新三萜皂甙梭果黄芪甙(asernestioside）A、B 和大豆皂甙Ⅰ。中国学者还从扁茎黄芪的种子中分离出 3 种化合物，鉴定为鼠李糖柠檬素-3-O-葡萄糖甙，7，3′-二羟基-4′甲氧基异黄酮-7-O-葡萄糖甙（蒡卷豆素-7-O-葡萄糖甙）和 7-羟基-4′-甲氧基异黄酮-7-O-葡萄糖甙（异柄花甙）。

从金翼黄芪中分离出金翼黄芪甙 A（Ⅰ）、绵毛黄芪甙ⅩⅤ（Ⅱ）、7，2′-二羟基-3′，4′-二甲氧基异黄烷-7-O-β-D-葡萄糖甙（Ⅲ）、大豆皂甙Ⅰ、胡萝卜甙等化合物。Ⅰ为新化合物，确定结构为 3-O-〔d-l-鼠李吡喃糖基（1→2）-D-吡喃糖基〕-环黄芪醇，并应用二维核磁共振相关谱对Ⅱ和Ⅲ化合物的化学位移信号进行了全面归属。Ⅱ鉴定为绵毛黄芪甙ⅩⅤ，曾由甘立宪等报道从新疆绵毛黄芪中分得；Ⅲ为 7.2′-二羟基-3′，4′-二甲氧基异黄烷-7-O-β-D-葡萄糖甙，也曾从膜荚黄芪和梭果黄芪中分得过，但都未对其氢和碳的 NMR 进行全面归属，王惠康等运用 H′-H′，H′-^{13}C 和远程′H-^{13}C 2DNMR 相关谱，对Ⅱ和Ⅲ的′H，^{13}C 化学位移信号进行了全面归属，其信号的多重度由 DEPT 实验决定。进一步用 NOE 差谱分析，照射 3′-OCH_3 上质子时，2′-OH 上的质子具有明显的增益，从而确定葡萄糖应连接在 7 位羟基上。

吕归宝等从黄芪中分离得到 3 个黄酮甙类似物，经鉴定为化合物Ⅰ：9，10-二甲氧基紫檀烷-3-0-β-D-葡萄糖甙；化合物Ⅱ：2′-羟基-3′，14′-二甲氧基异黄烷-7-0-β-D-葡萄糖甙；化合物Ⅲ：3-羟基-4′-甲氧基异黄酮-7-0-β-D-葡萄糖甙，即毛蕊异黄酮的葡萄糖甙，这 3 种从黄芪中得到的黄酮甙均未见报道。

程杰飞等从阿尔泰黄芪根部的甲醇提取物通过溶剂分配，在正丁醇可溶部分分得 3 个环阿尔庭烷三萜甙化合物，鉴定为绵毛黄芪甙Ⅵ、Ⅳ及Ⅱ，这些化合物是首次从阿尔泰黄芪中报道。

目前黄芪皂甙类及其甙元的命名尚较混乱，重复命名的屡有所见。图 4-8 及表 4-43 列出了迄今国内学者所分离出的黄芪三萜皂甙，并同时列出同一化合物已有的名称，以供参考。

黄芪皂甙类的结构特点及化学：已分离出的黄芪皂甙除大豆皂甙Ⅰ及 astragaloside Ⅷ以及大豆皂甙元(sayasapogenol)B 为甙元外，其余均以 9，19-环羊毛脂烷型的四环三萜类为甙元，即环黄芪醇(cycloastragenol)(20R，24S)及其差向异构体 cyclosieversigenin(20S，24R)，cycloasgenin C 和 6-oxocycloart-Δ^{24}，3β，16β-diol。前两者的 17 位侧链形成四氢呋喃环，而后两者的侧链均为八碳开链形式。这些化合物在生源上可能有密切关系。目前发现的黄芪皂甙类中的糖链一般连接在 3 位、6 位、16 位的羟基上，个别在 25 位上也有糖链，当 17 位上的侧链为开链时，糖连接在 16 位羟基上，可能是由于此种甙元 16 位空间位阻较小，在体内易于甙化。黄芪皂甙类的糖主要为木糖、葡萄糖、鼠李糖、阿拉伯糖，3 位上均首先连接木糖，如有乙酰基存在，均存在于该木糖上，该木糖一般在其 2 位再进一步连接 1 分子葡萄糖，鼠李糖或阿拉伯糖，6 位上有时连接 1 分子糖，多为葡萄糖和木糖，16 位，25 位上接有糖链的化合物较少，所连接的糖均为葡萄糖，从膜荚黄芪中分出的 asfragaloside Ⅶ是首次从黄芪中分得的天然药物中罕见的三糖链皂甙(tridesmoside)。

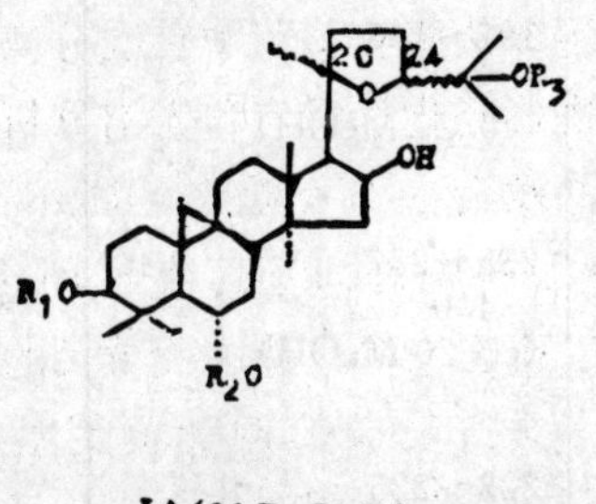

IA(20R，24S)
IB(20S，24R)

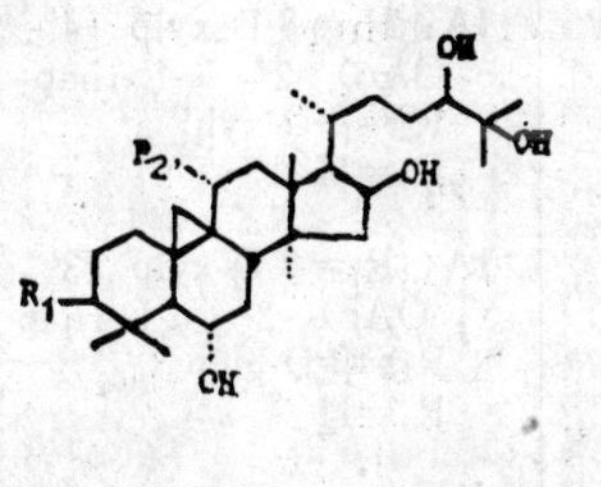

II

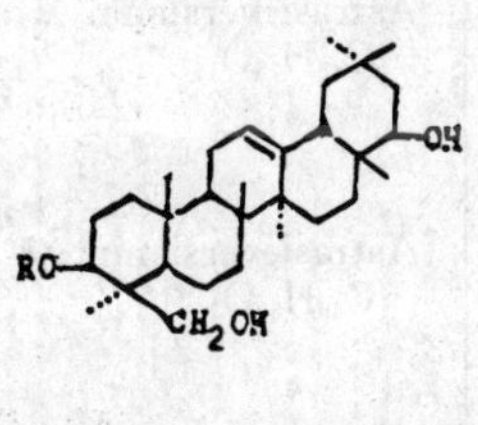

III

图 4-8　黄芪属皂甙（甙元）的结构

表 4-43 黄芪属皂甙（甙元）的结构和物理常数

编号	名称 分子式	结构	MP（℃）〔α〕	植物来原
1	Astragaloside Ⅰ $C_{45}H_{72}O_{16}H_2O$ (Astrasieversianin Ⅰ)	IA：R_1=β-D-xylp（2′ 3′-di-OAc） R_2=β-D-lgcp R_3=H	184～186 +12.7 (c0.64 MeOH)	a b c
2	Astragaloside Ⅱ $C_{43}H_{70}O_{15}H_2O$ (Astrasieversianin Ⅷ)	IA：R_1=β-D-xylp（2′ -OAc R_2=β-D-glcp R_3=H	251～253 +31.2 (c1.4 MeOH)	a b c
3	Isoastragaloside Ⅱ $C_{43}H_{70}O_{15}H_2O$ (Astrasieversianin Ⅶ)	IA：R_1=β-D-xylp（3′ -OAc） R_2=β-D-glcp R_3=H	223～224 +15.0 (c1.1 MeOH)	a c
4	Astragaloside Ⅳ $C_{41}H_{68}O_{14}2H_2O$ (astrasieversanin XIV) (astramembrannin Ⅰ)	IA：R_1=β-D-xylp R_2=β-D-glcp R_3=H	299～301 +24.4 (c1.0 MeOH)	a b c
5	Astrasieversianin Ⅰ $C_{46}H_{72}O_{16}$	IA：R_1=β-D-xylp（2′ 3′，4-tri-OAc） R_2=β-D-xylp R_3=H	236～237 +5.3 (c0.3 MeOH)	c
6	Astrasieversianin Ⅱ $C_{44}H_{70}O_{15}$	IA：R_1=β-D-xylp（2′，3′ -di-OAc） R_2=β-D-xylp R_3=H	239～241 +10.9 (c0.39 MeOH)	c
7	Astrasieversianin Ⅲ $C_{44}H_{70}O_{15}$	IA：R_1=β-D-xylp（2′，4′ -di-OAc） R_2=β-D-xylp R_3=H	250～254 +15.7 (c0.49 MeOH)	c
8	Astrasieversianin Ⅴ $C_{42}H_{63}O_{14}$	IA：R_1=β-D-xylp（3′ -OAc） R_2=β-D-xylp R_3=H	233～234 +12.6 (c0.10 MeOH)	c
9	Astrasieversianin Ⅵ $C_{42}H_{53}O_{14}$	IA：R_1=β-D-xylp（2′ -OAc） R_2=β-D-xylp R_3=H	245～248 +30.4 (c0.5 MeOH)	c
10	Astrasieversianin Ⅸ $C_{43}H_{78}O_{18}$	IA：R_1=β-D-xylp（3′-OAc）-2′-α-L-rhap R_2=β-D-xylp R_3=H	208～209 −6.5 (c0.7 MeOH)	c
11	Astrasieversianin Ⅹ $C_{40}H_{56}O_{13}$	IA：R_1=R_2=β-D-xylp R_3=H	238～241 +26.7 (c0.12 MeOH)	c
12	Astrasieversianin Ⅺ $C_{45}H_{78}O_{18}$	IA：R_1=β-D-xylp（4′-OAc）-2′ -α-L-rhap R_2=β-D-xylp R_3=H	192～193 −9.0 (c0.20 MeOH)	c
13	Astrasieversianin Ⅻ $C_{40}H_{80}O_{19}$	IA：R_1=β-D-xylp（3′ -OAc）-2′-α-L-rhap R_2=β-D-glcp R_3=H	235～237 −4.0 (c0.20 MeOH)	c
14	Astrasieversianin XIII $C_{40}H_{80}O_{19}H_2O$	IA：R_1=β-D-xylp（4′ -OAc）-2′-α-L-rhap R_2=β-D-glcp R_3=H	223～225 −6.3 (c0.18 MeOH-H_2O)	c

续表

编号	名称　分子式	结构	MP（℃）〔α〕	植物来原
15	Astrasieversianin XV $C_{45}H_{76}O_{17}H_2O$	IA：R_1=β-D-xylp-2′-α-L-rhap R_2=β-D-xylp R_3=H	255～256 −6.7 (c0.4 MeOH)	c
16	Astrasieversianin XVI $C_{47}H_{78}O_{18}$	IA：R_1=β-D-xylp-2′-α-L-rhap R_2=β-D-glcp R_3=H	257～260 −1.7 (c0.24 MeOH)	c
17	Astrasieversianin Ⅱ $C_{35}H_{58}O_9$ (CyclogaleginosideB)	IA：R_1=β-D-xylp R_2=R_3=H	289～290 +33.5 (c0.45 MeOH)	a g
18	Cycloastragenol $C_{30}H_{50}O_5$ (Cyclogalegigenin) (Astramembrangenin)	IA：R_1=R_2=R_3=H	243～244 +49 (MeOH)	a g
19	Asernestioside A $C_{47}H_{73}O_{15}$	IA：R_1=β-D-xylp-2′-α-L-rhap R_2=H R_3=β-D-glcp	181～184 +1.59 (c0.21 MeOH)	h
20	Asernestioside B $C_{49}H_{80}O_{18}$	IA：R_1=β-D-xylp（3′-OAc）-2′-α-L-rhap R_2=H R_3=β-D-glcp	204～207 −6.11 (c0.18 MeOH)	h

注：a. Astragalus membranaceus Bunge.　b. A. mongholicus Bge.
c. A. sieversianus Pall.
h. A. ernestii Comb.
g. A. galegiformis L.

黄芪皂甙类的甙元的环丙烷环极易在酸水解时开裂，生成$\Delta^{9,11}$，C_{10}-CH_3次生结构，故一般采用异相酸水解或酶水解以避免环的开裂。环黄芪醇的C_{16}羟基不易被乙酰化，C_{25}羟基的乙酰化更为困难，该化合物的16位羟基氧化成羰基后用碱处理时可导致四氢呋喃环开裂，生成烯酮结构。

二、生物碱

从变异黄芪中分离出结晶Ⅰ，经紫外、红外光谱及液相色谱分析，α-甘露糖苷酶抑制试验，并与苦马豆素（srainsonine）标品进行了比较。确证变异黄芪所含主要有毒成分为吲哚兹定生物碱-苦马豆素，经测定其含量为0.02%。

三、多糖

杨氏首次从川产膜荚黄芪，贺氏及马氏又分别从蒙古黄芪中得到同一蔗糖（sucrose），马氏又得到一水溶性多糖即黄芪葡聚糖，它由单一葡萄糖残基构成，分子量为5×10^{-4}，甲基化、过碘酸盐氧化，Smith降解和部分水解后，揭示了它是以1，4-葡萄糖残基为主链，并在6-0有分枝，重复单元为10个葡萄糖残基的葡聚糖。

黄乔书等从蒙古黄芪中得到了5种多糖，多糖Ⅰ为：α（1→4）（1→6）葡聚糖，（1→4）：（1→6）＝5：2；多糖Ⅱ为：α（1→4）葡聚糖；多糖Ⅲ为：水溶性杂多糖，由己糖醛酸、葡萄糖、鼠李糖和阿拉伯糖组成，其分子式比值为1：0.04：0.02：0.01；多糖Ⅳ为：水溶性杂多糖，由葡萄糖和阿拉伯糖组成，其分子比值为1：0.15。

贺正全等对黄芪的7个品种进行了测定，其总多糖的含量分别为：膜荚黄芪2.53%，梭果黄芪1.58%，多花黄芪1.32%，东俄洛黄芪3.31%，无毛东俄洛黄芪1.84%，毛果金翼黄芪2.12%，单蕊黄芪1.98%。实验证明黄芪多糖具有提高小鼠应激能力、增强免疫功能、调节血糖含量、保护心血管系统、加速遭受放射性损伤机体的修复等作用。

方圣鼎从内蒙古黄芪中分出3种多糖，黄芪多糖Ⅰ（astragalar Ⅰ），它由D-葡萄糖，D-

半乳糖和 L-阿拉伯糖组成，分子量为 36～300；黄芪多糖Ⅱ，分子量为 12300，黄芪多糖Ⅲ，分子量为 34600，多糖Ⅱ、Ⅲ均为葡聚糖。

四、黄酮

王志学等从内蒙古黄芪中分得芒柄花素(foromononentin)、7-羟基-4′-甲氧基异黄酮和毛蕊异黄酮 (Calycosin)、7，3′-二羟基-4′-甲氧基异黄酮。

喻正坤等对膜荚黄芪的成分进行了系统研究，同时用 E-112 顺磁共振仪测定了以芒柄花素为代表的异黄酮类化合物清除超氧自由基的活性，结果证明黄芪中的异黄酮类化合物能够清除超氧阴离子的活性。

刘谦光及吕归宝等分别从太白岩黄芪及膜荚黄芪中分离得到 L-3-羟基-9-甲氧基紫檀烷(V)、芒柄花黄素、毛蕊异黄酮、(3R) -2′，3′-二羟基-7，4-二甲氧基异黄酮，(6aR 11aR)-10-羟基-3，9-二甲氧基紫檀烷及它们的甙类。

五、氨基酸

肖蓉等对四川产膜荚黄芪和金翼黄芪所含游离氨基酸进行了分析，得知膜荚黄芪含有 25 种游离氨基酸，金翼黄芪含有 22 种游离氨基酸。贺正全等对 7 种黄芪进行了分析，表明它们各含有 19 种游离氨基酸，表 4-44 所列的是以上各种黄芪所含人体必需氨基酸的含量及氨基酸总量。

表 4-44　不同种类黄芪中所含氨基酸（%）

	膜荚黄芪（山西）	膜荚黄芪（四川）	梭果黄芪（四川）	多花黄芪（四川）	东俄洛黄芪（四川）	无毛东俄洛黄芪（四川）	金翼黄芪（四川）
苏氨酸	tr	0.0237	0.0021	0.0023	tr	0.0129	0.0010
缬氨酸	0.0156	0.0400	0.0047	0.0033	0.0028	0.0264	0.0124
蛋氨酸	0.0098		0.0036	0.0006	0.0057	0.0019	
异亮氨酸	0.0340	0.0183	0.0035	0.0009	0.0069	0.0091	0.0065
亮氨酸	0.0142	0.0187	0.0015	0.0008	0.0049	0.0108	0.0065
苯丙氨酸	0.0113	0.0278	0.0047	0.0013	0.0012	0.0131	0.0104
赖氨酸	0.0025	0.0293	0.0026	0.0012	0.0034	0.0076	0.0077
色氨酸	0.0113	0.3700	0.0020	0.0024	0.0049	0.0085	0.0145
总氨基酸	3.1600	1.2600	0.2510	0.2720	0.2620	0.4700	0.5020

表 4-45　不同种类黄芪中所含微量元素（μg/g）

		膜荚黄芪（山西）	膜荚黄芪（烟台）	膜荚黄芪（四川）	膜荚黄芪（甘肃）	膜荚黄芪（湖北）	蒙古黄芪（甘肃）	蒙古黄芪（内蒙）	多花黄芪	草木犀（内蒙）	草木犀（甘肃）	紫云英（湖北）	地八角（甘肃）
人体必需元素	Se	0.0200	0.0200	0.0200	0.0175	0.0287	0.0059	0.0093	0.0200	0.0342	0.0109	0.0835	0.0070
	Zn	12.500	10.510	10.570	5.9200	9.3900	7.8200	7.4300	15.070	9.1900	7.7200	12.130	4.3400
	Cu	5.0000			8.0100	4.9900	4.7200	5.1600		4.2600	4.1600	5.2400	6.2900
	Mn	16.600	9.5400	19.060	62.520	11.590	20.770	10.010	16.900	36.950	75.380	33.730	21.270
	Fe	317.10	93.860	566.70	591.30	175.70	570.00	230.00	409.50	415.00	675.00	320.20	837.00
	Mo	0.1100	10.300		1.3900	1.2000	2.4300	2.3500		3.1700	5.3300	0.4600	4.0000
	Co	0.3720	0.1140	0.4610	0.5800	0.0200	0.2200	0.0200	0.3640	0.1800	0.0700	0.4200	0.2400
	Cr	0.8160	0.4180	2.2010	0.2000	0.2000	1.2000	0.2000	2.2380	0.2000	1.4100	0.2000	0.2000
	V				0.9800	0.3000	0.7600	0.2800		0.7000	0.8500	0.7900	1.0900
	Ni				2.7800	1.1200	3.5000	0.6900		1.6800	3.6800	1.8800	1.9200
	B				10.890	15.150	15.150	8.4600		15.950	11.680	11.590	11.820
	As				0.3400	0.3600	0.4500	0.5300		0.1800	0.5500	0.3800	0.6900
有毒元素	Pb				0.7000	1.9000	1.8000	2.0000		0.7200	0.7000	3.4000	0.5000
	Cd				0.0400	0.0400	0.0200	0.0100		0.0900	0.1000	0.1100	0.0700

赵复中等从营养学角度，应用氨基酸自动分析仪对膜荚黄芪中所含氨基酸进行全面分析，结果表明氨基酸 8.05%，游离氨基酸 0.38%，总氨基酸 8.43%。除色氨酸未分析外，含有所有人体必需氨基酸，说明膜荚黄芪除具有药效外，还有丰富的营养价值。邢振荣等对

不同炮制法内蒙古黄芪中γ-氨基丁酸的含量进行了研究，表明不同炮制法γ-氨基丁酸的含量无显著差异。

六、微量元素

人体的生命活动需要多种微量元素，黄芪中含有多种微量元素，它们的含量常因种类和产地的不同而有较大的差异。刁国平等测定了4种黄芪中14种微量元素的含量。候家麟等测定了8种黄芪中23种微量元素的含量。表4-45中所列为黄芪中含有的人体必须微量元素和有毒元素的量。

除此之外，从膜荚黄芪中还分离出β-谷甾醇、羽扇豆醇、棕榈酸、α-联苯双酯、天冬酰胺、二十八烷烃、山奈酚、二十六烷酸、酯酸二十六醇酯、总磷脂类、亚油酸、亚麻酸、淀粉酶、甜菜碱等等。

（李曼玲）

第八节 钩 藤

中药钩藤为茜草科植物钩藤 Uncaria rhynclophylla (Miq) Jacks，大叶钩藤 Uncaria macrophylla wall. 毛钩藤 Uncaria hirsuta Havil. 华钩藤 Uncaria sinensis (oliv) Havil. 或无柄果钩藤 Uncaria sessilifructus Roxbl. 的干燥带钩基枝。主要功能为清热平肝、息风定惊，用于头痛眩晕、感冒夹凉、惊痫抽搐、妊娠子痫及高血压症。除了上述药典收载的之外，在我国还有鹰爪风钩藤 (U. wangii HOW)、攀枝钩藤 (U. scandens (sm) Hutch)、披针叶钩藤 (U. lancifolia Huteh)、东京钩藤 (U. tonkinensis Havil)、平滑钩藤 (U. laevigata Wall ex G. Don)、膜叶钩藤 (U. menbranifolia How)、类钩藤 (U. rhynchophylloides How)、云南钩藤 (U. yunnanensis Hsia K. C.)、线萼钩藤 (U. setiloba Benth)。钩藤属植物主要分布于热带地区，集中在从马来西亚到所罗门群岛的东南亚一带，亚洲的其他地区以及非洲和南美洲也有分布。我国产钩藤植物14种，其中云南钩藤经夏光成等鉴定为一新种。

关于钩藤及其同属植物的化学成分研究报道的比较多，大部分化学成分的研究报道来自国外学者，迄今已从这15种植物中分离得到了75个吲哚生物碱，这些化合物可分成单吲哚生物碱、双吲哚生物碱和信半吲哚生物碱3大类。本文主要概括一下我国药学工作者关于钩藤及其同属植物的化学成分研究。

一、生物碱类

冯孝章从华钩藤中分离出5个新吲哚生物碱，分别命名为 isopteropodic 酸、Pteropodic 酸、mitraphyllic 酸、isorhynchophyilic 酸和 rhynchophyllic 酸。

刘红梅等从华钩藤钩茎的乙醚提取物中分得11个化合物，经理化常数和光谦分析鉴定为四氢鸭脚木碱 (tetrahydroallstonine)，isopteropodine，isorhynchophylline，Pterropodine，钩藤碱A (isoformosanine)，mitraphylline，rhynchophylline，isorhynchophylline N-oxide，以上化合物均系首次从华钩藤钩茎中分得。刘红梅等又从华钩藤叶子的乙醇提取物中分得2个16位羧基氧化吲哚生物碱和它们的葡萄糖酯甙。并命名为帽柱木菲酸 (mitraphyllis acid Ⅰ)、异帽柱木菲酸 (isomitraphyllic acid Ⅱ)。关于钩藤属植物所含生物碱见表4-46。

仲秐等对B种植物总生物碱含量进行紫外分光光度法的测定，并对其中3种类型6种吲哚生物碱的含量进行了HPLC测定与比较，为评价中药钩藤的质量与开发药用资源提供了依据。内容见表4-47。

通过对钩藤属植物生物碱含量测定表明：钩藤、华钩藤、大叶钩藤、白钩藤中其钩藤碱，异钩藤碱及总碱均较其他种高，毛钩藤中钩藤碱，异钩藤碱的含量在检测限下，但其毛钩藤碱及总碱含量较高。药理实验证明，不仅钩藤碱、钩藤总碱具有降压活性，而且毛钩藤碱也具有解痉，抗乙酰胆碱及局麻作用，如果以钩藤碱及总碱含量评价钩藤质量，药典选择这5种植物作中药钩藤原植物是有道理的。

周氏也对华钩藤、钩藤、大叶钩藤、无柄果钩藤、毛钩藤、披针叶钩藤、攀茎钩藤、类钩藤、进行了含量比较。从实验结果看，在8个不同品种钩藤中，生物碱成分存在一定差异，这种差异表现为所含生物碱成分的种类及钩藤碱的含量，以大叶钩藤，披针叶钩藤、华钩藤为高，而以攀茎钩藤，类钩藤为最低。夏氏也对我国的14种钩藤进行了总生物碱的测定，结果表明：大叶钩藤、膜叶钩藤、云南钩藤、毛钩藤及鹰爪风等5种植物的总碱含量平均在0.22%以上，均有生产价值，另有3种含量不稳定，而且高低悬殊很大，余下的4种含量普遍较低，多数都在0.01%以下。而且通过实验还证明，钩藤部位应以自然干燥带钩的枝条较好，商品中应防止干枯钩枝混入，对以往只用钩并以开水烫或蒸的加工方法均宜废除。

表 4-46 钩藤属植物生物碱

编号	化合物名称	植物来源
1	isopteropodic 酸	Uncaria sinensis (oliv) Havil.
2	peeropodic 酸	Uncaria sinensis (oliv) Havil.
3	mitraphyllic 酸	Uncaria sinensis (oliv) Havil.
4	isorhynchophyilic 酸	Uncaria sinensis (oliv) Havil.
5	rhynchophyllic 酸	Uncaria sinensis (oliv) Havil.
6	tetrahydroallstonine	Uncaria sinensis (oliv) Havil.
7	isopteropodine	Uncaria sinensis (oliv) Havil.
8	isorhynchophylline	Uncaria sinensis (oliv) Havil.
9	pterropodine	Uncaria sinensis (oliv) Havil.
10	isoformosanine	Uncaria sinensis (oliv) Havil.
11	mitraphylline	Uncaria sinensis (oliv) Havil.
12	rhynchophylline	Uncaria sinensis (oliv) Havil.
13	isorhynchophylline N-oxide	Uncaria sinensis (oliv) Havil.
14	mitraphyllis acid	Uncaria sinensis (oliv) Havil.
15	isomitraphyllic acid	Uncaria sinensis (oliv) Havil.

表 4-47 中国钩藤属13种植物生物碱含量（%）

	种	采收地点	采收日期	钩藤碱	异钩藤碱	帽栓木碱	毛钩藤碱	翅果定碱	异翅果定碱	总 碱
1	钩藤	江西九江、富阳	91-6-16	0.04224	0.09066	0.13253	*	*	0.15709	1.2128
2		江西九江、赛阳	91-6	0.044	0.1248	0.12672	*	*	0.19094	
3		广西雁山植物所	91-7-3	0.01038	0.02946	0.03366	0.00567	0.01768	0.04896	0.1429
4		广西南宁、茅桥	91-7	*	0.00192	*	0.0032	0.00629	0.00424	0.1044
5		湖北磨山中植物所	91-6-18	0.00393	*	0.00793	0.00357	0.04175	0.00714	0.1888
6		四川金佛山	91-6-24	*	*	0.05017	0.01515	0.15306	*	
7		广西桂林	87	0.00811	0.01920	0.02725	*	*	0.05818	0.2906
8		贵州正安	87-6-24	*	*	*	*	0.04751	0.0508	1.289
9		四川南川(王)	86-秋	*	*	*	0.00872	0.09697	0.03363	0.9301
10		四川南川	87-8-29	*	*	*	0.01461	0.09069	0.03506	
11	类钩藤	广西宾阳	87-5-18	*	*	*	0.3299	*	*	
12		广东鼎湖	91-6-27	*	*	*	0.34354	*	*	0.2087
13	攀茎钩藤	广州华南植物所	91-6-21	0.01590	0.11566	*	0.26747	*	0.03108	
14		云南孟阿	89-6-1	*	0.02720	*	0.27951	*	*	0.669
15		广西上思那当	91-7-12 (1)	*	*	*	0.29577	*	*	
16		广西上思那当	91-7-12 (2)	0.06439	*	*	0.34391	0.07390	*	
17		广西上思那当	91-7-11	*	*	*	0.534	*	*	
18		广西上思那当	91-7-12	*	*	*	0.3554	*	*	

续表

	种	采收地点	采收日期	钩藤碱	异钩藤碱	帽栓木碱	毛钩藤碱	翅果定碱	异翅果定碱	总 碱
19		广西宾阳	87-5-11	*	*	*	0.35378	*	*	
20	王氏钩藤	云南普文	89-5-18	0.01506	0.18896	*	0.34232	0.01985		0.0443
21	华钩藤	贵州古阡亚	87-6-23	0.02014	0.0050	*	0.42324	*	0.05895	1.056
22		四川南川(王)	86-1	0.09313	0.3591	0.04362	*	*	0.04362	
23		四川南川	87-8-29	0.06698	0.14466	*	0.4305	*	0.03299	1.087
24		四川巫山	87-6	0.05048	0.19363	*	0.2735	*	0.03917	1.515
25	膜叶钩藤	广西上思那当	91-7-5	*	*	*	0.42750	*	*	0.3905
26			91-7-8	*	*	0.20656	*	0.00964	0.1594	
27			91-7-12	*	*	0.0229	*	0.03206	0.1080	
28	云南钩藤	云南		0.05857	0.02738	*	0.01521	*	0.05476	0.0750
29	大叶钩藤	广西南宁茅桥	91-7-9	0.16747	0.0083	0.04567	0.40130	*	0.20891	
30		广西	0.17867	0.11504	*	0.02949	*	0.31850	*	
31		广西	0.19003	0.14134	*	0.01571	*	0.36121	*	
32		广西宾阳	87-5-19	0.14572	0.17663	*	0.25751	*	0.17958	0.6518
33		广西上思那当	91-7	0.22297	0.04864	0.02972	0.01356	*	0.40811	
34		云南麻栗坡	89-6-21	0.18767	0.10646	*	0.34121	*	0.27501	
35		太阳河	89-5-18	0.10473	0.00873	0.024	0.40727	*	0.15709	*
36		云南普文	89-5-16	0.03729	*	*	0.3729	*	0.13695	0.7708
37	白钩藤	云南普文	89-5-16	*	*	0.08777	0.21934	*	0.05027	0.657
38		广西南宁茅桥	91-7-9	0.03981	0.12789	*	0.3409	*	*	
39		广西华南植物所	91-6-21	*	0.1219	*	0.41188	*	0.05703	
40		云南	89-6-8	*	0.12520	*	0.4065	*	0.05854	
41		广西	87-5-28	0.02669	0.0816	*	0.41701	*	*	0.639
42	毛钩藤	广西龙州	87-5-28	*	*	0.144	0.33451	*	0.05236	4.000
43		广西靖西	88-6-19	*	*	0.35676	0.42471	*	0.200	0.626
44	披针叶钩藤	云南	87-5-16	*	*	*	0.3647	*	*	0.299
45	平滑钩藤	广西宾阳	87-5-18	*	*	*	0.34227	*	*	
46		云南普文	89-5-18	*	*	*	0.01127	*	0.02103	0.2136
47	东京钩藤	云南麻栗坡	89 6 20	*	*	*	0.3395	*	*	0.285

二、甙类

从华钩藤中还分离鉴定了两种甙。分别为帽柱木菲酸〔16-1〕β-D-吡喃葡萄糖酯甙(mitraphyllic acid〔16-1〕-β-D-glucopyranosylester)和异帽柱木菲酸〔16-1〕-β-D-吡喃葡萄糖酯甙(isomitaphyllic acid 〔16-1〕-β-D-glucopyranosylester),这也是从天然植物中得到的新化合物。

杨成金等从西双版纳产钩藤枝叶的乙醇提取物经脱总碱得到非生物碱部分，再经硅胶柱层析，石油醚-丙酮梯度洗脱，分离得到8个三萜成分，本文报道其中5个。

(李曼玲)

第九节 黄 连

中药黄连为毛茛科植物黄连 Coptis. chinensis Franch. 三角叶黄连 Coptis deltoidea C. Y. Cheng et Hsiao. 或云连 Coptis teeta Wall. 的干燥根茎。以上三种分别习称“味连”、“雅连”、“云连”，为药典所收载。除此之外，中药大辞典上还收载了峨嵋野连 Coptis omeiensis (chen)C. Y. Cheng. 短萼黄连 Coptis Chinensis Franch. Var. brevisepala W. T. Wang et Hsiao. 五裂黄连 C. quinquesecta W. T. Wang. 也一同供药用。

从黄连的化学成分研究报道可看出主要为生物碱类。王宪楷等从四川峨嵋产的黄连 Coptis chinensis Franch var omeiensis chen 根茎中获得小蘖碱 Worenin jatrorrhizin palmatin 及2

种非酚性生物碱（还原产物熔点分别为142.5℃～143.5℃及135℃～136℃），二种酚性生物碱（碘化物熔点分别为218.5℃～219.5℃及207℃～208℃）。又对四川石柱县种植黄连（称石柱连，鸡爪莲）Coptis chinensis franch var. shihchuensis wang根茎进行生物碱部分的研究，于其酒精浸出物中未获得叔胺生物碱，以盐酸沉淀出小蘖碱盐酸盐，经Ao_2O_3柱层析后得其还原产物四氢小蘖碱。继于硫酸沉淀部分中，酒精溶出的硫酸盐，呈橙黄色粉末，其还原产物与tetrahydroworenin混合熔点不下降。其次，次碘化钾溶液处理所得沉淀，于其氢氧化钾溶液可溶部分的还原产物中获得无色针状结晶，紫外光谱和元素分析都与tetrahydrojatrorrhizin一致。又于丙酮难溶物中获得另一种酚性生物碱，从还原产物的非酚性部分中，获得tetrahydrow orenin及一种未知生物碱，熔点142℃～143℃。

吴月秋等为了探讨不同的炮制方法对黄连小蘖碱含量的影响，采用中国药典中黄连测定方法，对生黄连、炒黄连、黄连炭、姜黄连、盐黄连、酒黄连、醋黄连、胆黄连、吴茱萸拌黄连进行了小蘖碱百分含量测定。根据含量测定可看出，虽然黄连根据医疗需要，要用辅料按规定进行加工炮制，但对小蘖碱的含量没有多大影响。

芮和恺等研究采用薄层层析和高效液相色谱分析证明，中国黄连叶片悬浮细胞中存在有黄连的有效成分小蘖碱，当2，4-D浓度在0.3mg～1.5mg/l范围内，随着2，4-D浓度的增加，中国黄连叶片悬浮细胞的生长速度也相应增加，但小蘖碱含量却逐步下降。结果表明，在一个生长期内中国黄连叶片悬浮细胞的生长数量和小蘖碱含量是一条S形曲线。

李汝惠等对黄连及其用酒，姜汁，吴茱萸汁等辅料炮制后的黄连的化学成分和总生物碱含量作了对比研究。从雅连、味连、云连及其酒制品、姜制品、吴茱萸制品的薄层层析和紫外吸收光谱的对比试验结果表明，它们的层析谱一致，在3种标准品相应的位置上均显相同颜色的荧光斑点，紫外吸收光谱图形相似，最大吸收波长和最小吸收波长相同。说明3种植物来源的黄连分别用3种辅料炮制后，主要化学成分小蘖碱，巴马汀，药根碱都存在，炮制前后化学成分无明显变化。从味连，雅连，云连及其酒制品、姜制品，吴茱萸制品总生物碱含量测定结果看出，同一样品炮制前后总生物碱含量无明显差异。不同来源的样品，其总生物碱含量相差显著，其原因系药材质量差异所致。

王浴铭等实验结果表明，黄连与吴茱萸配伍后的水煎液中，二者的化学成分具有加和性，无新成分出现，而配伍后水煎液中黄连的主要成分小蘖碱溶出率较配伍前降低37%。

章育中等报道：测定黄连中小蘖碱含量的方法很多，这里就常见的一些方法略予评述。《中国药典》1953年版第一增补本和日本药局的方法相同，经过实践证明《中国药典》法不但手续麻烦，并且存在着很大的问题。日本学者山口一孝等用分光光度法测得的小蘖碱的量仅为实际含量的92.5%。王宪楷用氧化铝吸附层离法测定黄连中小蘖碱，这样所测得的不完全是小蘖碱，而包含其他可被乙醚提出的生物碱。因此本文报告了一个分离和测定黄连中小蘖碱含量的方法——硅钨酸滴定法。本法优点在于所需样品量少，操作比较简便，在样品滴定液中含小蘖碱的量为20～80mg时，分析结果可靠，本文还报告了黄连中生物碱的纸层析初步试验。

（李曼玲）

第十节 猪苓

中药猪苓为多孔菌科真菌猪苓Polyporus umbellatus (Pers.) Fries的干燥菌核。功能主治为利水渗湿。用于小便不利、水肿、泄泻、淋浊、带下。主产于陕西、河南、河北、四川、云南、陕西、云南产量较大，陕西产者质量最佳。

中国中医研究院中药研究所从70年代中期即开始了对猪苓深入、全面的研究。对猪苓提取物多糖进行了化学成分、药理作用及临床研究，并对猪苓多糖的注射剂质量进行了研究及探讨，做了大量的科学研究工作。但是到目前为止，关于猪苓研究的论文公开报道的不多，本文仅以已公开发表的论文为准，对猪苓的化学成分研究作一概述以供参考。

《中药大辞典》中收载猪苓含有麦角甾醇(Ergosterol)、生物素(Biotin)、糖类、蛋白质。

冯青然等研究报道：猪苓多糖是从真菌纲担子菌亚纲多孔菌科多孔菌属植物猪苓的菌核中提取分离精制得到的一种葡聚糖。由β-1→3，β-1→4 和β-1→6 葡萄糖甙键缩合成。分子中含有不少支链。支链在C^3 和C^6 位上，其纯品为白色粉末，比旋度$[\alpha]_D^{25}$ 为-5°至-15℃（C=$1H_2O$）。为了进一步了解猪苓多糖的分子量分布情况，我们应用葡聚糖凝胶柱层析法将猪苓多糖进行分子量分级洗脱的分级组分采用苯酚-硫酸法对水解生成的葡萄糖测定，从而绘制出猪苓多糖的分子量分布曲线，应用乌氏（ostwald）粘度计测定了猪苓多糖的特性粘数。从实验结果可以看出猪苓多糖的分子量分布曲线为连继形，无明显分级现象，重约在分子量范围1～7万，特性粘数为14.9～22.9。另外，猪苓多糖为一种葡聚糖，在提取和分离精制过程中，大分子会发生降解。大分子和小分子混杂在一起，可能使分子量分布曲线为连续形，无明显分级现象。冯氏等还对猪苓多糖的质量进行了研究，测得结果表明含氮量不超过0.4%，含量测定表明已糖及其衍生物的特征吸收峰在485～490nm，采用比色法，以葡萄糖为标准品测定其样品含糖量不低于80%。猪苓多糖的含量测定，以苯酚-硫酸法比色测定，结果可靠，误差在±5%以内。标准曲线的浓度选择在10～60μg 线性关系较好。猪苓多糖及其注射剂，经多年的实验研究和试生产，采用本文所述质量控制指标，能保证药品质量和用药安全，该品制剂现已批准正式投产。

朱勤等报道：中国中医研究院中药所于1979 年从猪苓菌核上分离获得了猪苓菌丝，采用发酵方法获得的猪苓滤液多糖，药理实验表明具有抑制肿瘤的作用。本文采用气相色谱法，气相色谱-质谱法检定猪苓滤液多糖的组成，以气相色谱法测定多糖组成中单糖的摩尔比。结果表明：猪苓滤液多糖由D-甘露糖，D-半乳糖D-葡萄糖组成，其摩尔比为：man：gal：glu=20：4：1。

郭顺星等对猪苓菌核氨基酸及微量元素的种类与含量进行了测定，结果表明野生和家种猪苓菌核均含有17 种氨基酸，二者的各种氨基酸及总氨基酸含量家种菌核比野生菌核略高，主要含有天门冬氨基酸、苏氨酸、丝氨酸、谷氨酸、甘氨酸、丙氨酸、胱氨酸、缬氨酸、蛋氨酸、异亮氨酸、亮氨酸、酪氨酸、苯丙氨酸、赖氨酸、组氨酸、精氨酸、脯氨酸。

从微量元素含量测定可看出：家种猪苓含有17～21 种元素，野生菌核含有20～22 种。各种元素在野生与家种菌核中的含量无大的差异。但野生与家种菌核年龄不同，其元素含量变化较大。

（李曼玲）

第十一节　黄　芩

中药黄芩为唇形科 Labiatae 黄芩属 Scutellaria baicalensis Georgi 的干燥根。该属植物约有300 多种，全世界均有分布，但热带非洲少见。我国黄芩属植物品种，据《中国植物志》记载有102 种，50 个变种，南北方均有，多为野生。我国药典收载为黄芩（Scutellaria baicalensis Georgi）。此外，在我国北部地区作黄芩使用的有粘毛黄芩（S. Viscidula Bge.）和甘肃黄芩（S. reholeriana Diels）两种。在西南地区作黄芩使用的有滇黄芩（S. amoena C. H. Wright）、丽江黄芩（S. likiangensis Diels）、川黄芩（S. hyperfolia levi.）和韧黄芩（S. tenax W. W. Smith Var. Patentipilosa（H. -M.）C. Y. Wu）等4 种。

黄芩属植物化学成分的研究始于1889 年，但直到1910 年由德国的 Goldschmiedt 和 Lerner 从越南产高黄芩 S. altissima 中才分离出黄芩属植物的第一个黄酮类化合物——黄芩素（Scutellarein），至今已从该属50 多种植物中分离出了多种化学成分。黄芩属植物的化学成分主要分为两大类：即酚性化合物（黄酮、苯乙醇甙、芪类和联苯类）和萜类化合物（环烯醚萜甙、二萜和三萜）。其他成分还有甾醇、多糖、生物碱、有机酸、氨基酸和微量元素等，其中种类最多、生物活性最显著的是黄酮类化合物，其次是二萜类化合物。国内学者主要对其黄酮类成分进行了较系统的研究。

张永煜从我国内蒙古赤峰地区产的黄芩（S. baicalensisGeorgi）中分离得到4个单体化合物，经UV，IR，^{1}H-NMR，^{13}C-NMR，MS鉴定，晶Ⅰ和晶Ⅱ为千层纸素-A（Orxylin-A）、汉黄芩素（wogonin）晶Ⅲ和晶Ⅳ为（2S）-5，7，2′，6′-四OH双氢黄酮（tetnahydxoryflavanone）和（2R，3R）-3，5，7，2′，6′-五-OH双氢黄酮（pentahydronyflavanone），其中晶Ⅲ和晶Ⅳ系国内首次从正品中分得。

曾广方在论文中指出：黄芩素（Baicalin）的化学结构已由日本柴田桂太及其合作者研究过，尤其是将黄芩素水解后得到1分子的黄芩素甙元与1分子葡萄糖醛酸的事实是很明白的。

但是对葡萄糖醛酸与哪一个羟基连结在一起并没有肯定。在1922年柴田氏等曾用定性试验谓黄芩素对Chloropentamincoboltichloride不发生氧化作用，而间接证明葡萄糖醛酸是接于6位置上，又于1931年柴田氏等复因研究Primetin次与黄芩素对Pentamincobaltichloride溶液发生同样的暗绿色反应，同时对三氯化铁也呈绿色反应，以为是有相邻的羟基存在，因此间接证明该酸应接在7位置。1939年W. Baken与Zeniti Hovii用人工合成了Primetin证明了Primetin的结构应是5，8-二羟基黄酮（5，8-二dihydroxyflrvone）而否定了以上的说法。曾广方等认为间接证明黄芩素中葡萄糖醛酸的位置是不可靠的，因此在前报告基础上，自己提取黄芩素甲基化物加碱降解，由降解产物来决定它的位置。本文研究结果证明了柴田等所提的氧化反应不单是酚性相邻羟基可以发生作用，而且对位羟基也可发生。

于留荣等对粘毛黄芩进行了系统研究，在生药的乙醚提取部分通过聚酰胺柱层析获得8个黄酮甙元结晶，在其甲醇提取部分获得2个黄酮甙结晶。根据其紫外光谱、红外光谱、质谱、核磁共振谱分析，黄芩中7个结晶确定为已知化合物，即黄芩甙（baicalin）、黄芩素（baicalein）、汉黄芩甙（wogonoside）和穿心莲黄酮（Panicoin）。有2个经鉴定为新化合物，依据植物来源，分别命名为粘毛黄芩素Ⅰ（viscidulin-Ⅰ）和粘毛黄芩素-Ⅱ（vis cidulin-Ⅱ），另一黄酮甙元结晶（粘毛黄芩素-Ⅲ）的化学结构鉴定，尚在进行中。

董建萍等从川产连翘叶黄芩的醚提取物和Meoll提取物中分离鉴定了7种黄酮成分，即千层纸素-A（Orxylin-A）、汉黄芩素（wogonin）、黄芩素（baicalein）、粘毛黄芩素-Ⅲ（visidulin-Ⅲ）、粘毛黄芩素Ⅰ（visciolulin-Ⅰ）、汉黄芩甙（wogono side）和黄芩甙（bacalin）。上述成分均为首次从该植物中分得。

刘美兰等从甘肃黄芩中分离鉴定了7个化合物，其中6个结晶确认为已知化合物，即黄芩甙、黄芩素、汉黄芩甙、汉黄芩素、千层纸素-A、粘毛黄芩素-Ⅲ，及一个新化合物甘肃黄芩素Ⅰ（rehderianinⅠ），其结构式为5，2′，4′-三羟基-6，8-二甲氧基黄酮，这是首次从甘肃黄芩中分出的新黄酮成分。1986年刘美兰等又发表一篇论文题为“甘肃黄芩素Ⅰ结构修正”。其内容讲到：1984年发表的论文中鉴定为甘肃黄芩素Ⅰ为5，2′，4′-三羟基-6，8-二甲氧基黄酮，最近我们合成了该结构样品（熔点249℃～250℃）其薄层层析Rf值与甘肃黄芩素Ⅰ不一致。此外还合成了若干类似化合物结构，其中只有5，2′，5′-三OH-7、8-二CH_3O黄酮（熔点265℃）与甘肃黄芩素Ⅰ经3个溶剂系统的层离具有相同的Rf值。因此我们比较了这两个样品在加入5种不同诊断性试剂作用下UV谱形变化，以及二者的质谱与核磁共振谱，发现二者完全一致，其中UV谱形除主要的峰外，尚有许多细节变化，二者均完全吻合，可以看出甘肃黄芩素Ⅰ的结构应为5，2′，5′-三OH-7、8-二CH_3O黄酮。

刘永潍等也从甘肃黄芩中分得五种黄酮类成分，其中一个为新黄酮类化合物，命名为甘黄芩甙元（ganhuanenin），其结构为5，7，3′，6′-四OH-8，2′-二CH_3O黄酮，其余4种分别鉴定为黄芩甙、汉黄芩素、黄芩素和千层纸甲素。

刘美兰等又对南方产的韧黄芩和丽江黄芩进行了黄酮类成分的研究。从韧黄芩中分得已知成分黄芩甙、黄芩素、汉黄芩甙、汉黄芩素、千层纸素-A、黄芩新素及近年来从粘毛黄芩中分离得到的粘毛黄芩素-Ⅰ，及在国内属首次发表的，定名为韧黄芩素-Ⅰ（tenaxin-Ⅰ），其结构为5，2′-二羟基-6，7，8-三甲氧基黄酮。从丽江黄芩的醚提物和乙酸乙酯部分经聚酰胺柱层析，分得6个单体，经光谱分析及标准品，文献对照，分别为黄芩素（baicalein）、汉黄芩素（wogonin）、白杨素（chrysin）、千层纸素-A（Oroxlin-A）、韧黄芩素Ⅱ（tenaxinⅡ）和粘毛黄芩素Ⅰ(viscidulin-Ⅰ)，前两种是早年从正品黄芩中得到的成分，最后两种是近年来从正品黄芩或其他品种黄芩中得到的成分，6种成分均为首次从该植物中分离得到。刘美兰早年从粘毛黄芩和甘肃黄芩中分出的同一黄酮甙元（粘毛黄芩素Ⅲ（viscidulinⅢ）经四大光谱初步鉴定为3，5，7，3′-四羟基-2′，4′-二甲氧基黄酮，近年通过X衍射进一步分析，修正其化学结构为5，7，2′，5′-四羟基-8，6′-二甲氧基黄酮。另从韧黄芩中分得-黄芩甙元（tenaxin-Ⅱ）鉴定为5，7，2′-三羟基-6-二甲氧基黄酮，这两化合物与近年日本学者从正品黄芩中所分离得到的新黄酮甙元是一致的。

王永奇等对产于我国吉林省北部的薄叶黄芩进行了系统研究，从中分得7个葡萄糖醛酸黄酮甙和一个甙元，用光谱鉴定了其中6个甙和1个甙元。该文报道了甙Ⅰ为新化合物，命名为薄叶黄芩甙Ⅰ(Ikonnikoside Ⅰ)，而甙Ⅱ只做了初步光谱分析，结构尚不能最后确定。本文通过对糖醛酸的还原及甙的水解确定Ⅱ的结构为：Norwogonin-8 O glucuronide. 其还原产物αⅡ为一新化合物。另外，8位为葡萄糖基取代的黄酮甙迄今尚未见报道。通过甙Ⅱ的结构确定，也提供了8位为葡萄糖基或葡萄糖醛酸基取代的一些光谱特征。王氏在薄叶黄芩成分分离过程中，用反相HPLC分离葡萄糖醛酸黄酮甙，包括柱和溶媒系统等的条件选择，并发现光羟基和葡萄糖醛酸基的取代位置不同时，其保留时间的变化规律。例如：当羟基从4位变化到2位时，保留时间增大，2′，6，8位羟基的存在，保留时间依次增大，而当葡萄糖醛酸基从7位变到8位时，保留时间相应变小。有人提出在相同位置上都存在有羟基的黄酮类化合物在一起时，是用HPLC不能得到很好分离的临界群，如易于与羰基形成内氢键的5位羟基。该文方法解决了这一问题，成功地分离到的7个葡萄糖醛酸黄酮甙，5位都存在有羟基，该文还介绍了两种不同型号的ODS柱对分离葡萄糖醛酸黄酮甙的效果。

刘永漋等分别对滇黄芩(又名西南黄芩)进行了研究。用聚酰胺柱和硅胶薄层制备法分离出物质甲、乙、丙、丁、戊等5种黄酮类成分，经光谱分析，衍生物制备和物理常数的测定，分别鉴定为汉黄芩素、黄芩素、滇黄芩素(hispidulin)、黄芩甙和汉黄芩甙。胡碧煌从滇黄芩中分出8种黄酮类成分，Ⅰ和Ⅱ为新化合物，其结构为(2S)-2′,5,6′-三羟基-7-甲氧基双氢黄酮，(2R,3R)-2′,3,5,6′,7-五羟基双氢黄酮，2′,5,6′,7-四羟基黄酮，去甲汉黄芩素和千层纸甲素，此6种化合物均为首次从该植物中得到。胡氏又继续报道从云南产的滇黄芩中得到6个化合物和从四川产的本种植物中得到1个黄酮化合物。其结果为(Ⅰ)命名为滇黄芩新素(2S)-2′,5,6′-三羟基-7-甲氧基双氢黄酮，(Ⅱ)为2′,3,5,6′,7-五羟基黄酮，(Ⅲ)为2′,5,7-三羟基-6-甲氧基黄酮，(Ⅳ)黄芩新素(Ⅴ)白杨素，Ⅵ和Ⅶ为β-谷甾醇。除化合物Ⅰ为新化合物外，其余6个为首次从该植物中获得。本文同时修正了在第一报(刘永漋等:滇黄芩中黄酮类成分的研究)中物质丙鉴定为4′,5,7-三羟基-6-甲氧基黄酮(hispidulin)，经用高分辨核磁共振仪测定其氢谱及碳谱，现将其结构修正为2′,5,7-三羟基-6-甲氧基双氢黄酮。

关于黄芩的黄酮类成分研究报道的比较多，现归纳于表4-48、表4-49，以供参考。

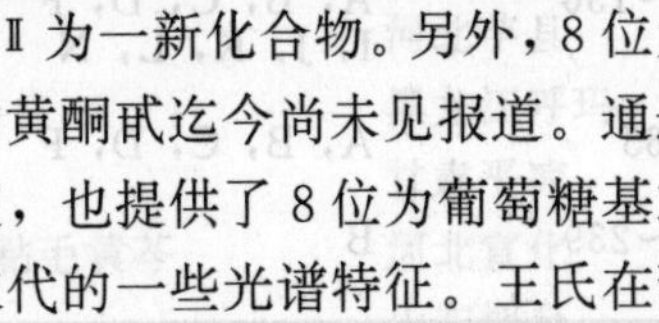
图4-9 黄酮

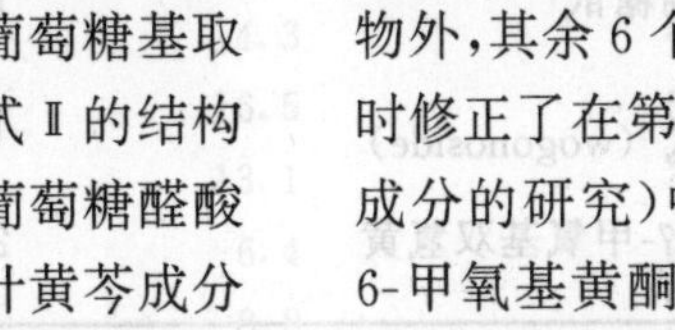
图4-10 二氢黄酮

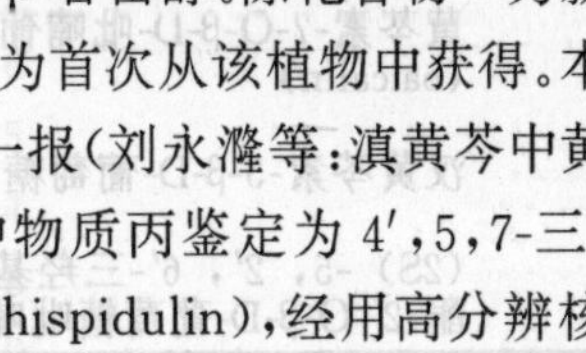
图4-11 查耳酮

续表

样品来源	产　地	黄芩甙%	汉黄芩甙%	甘肃黄芩甙元%
	四川西昌	7.0	2.3	
	四川越西	7.8	2.2	
	四川米易	5.6	2.0	
	云南楚雄	4.4	1.8	
	云南丽江	8.1	2.3	
	云南昆明	5.2	2.3	
	云南合庆	5.2	1.8	
	云南巍山	9.3	3.6	
	云南晋宁	7.6	1.8	
	云南	6.1	4.0	
韧黄芩	四川白玉县	3.5	1.7	

（李曼玲）

第十二节　蟾　酥

中药蟾酥为蟾蜍科动物中华大蟾蜍 Bufo buto gargarizans Cantor 或黑眶蟾蜍 Bufo melanostictus Schneider 的干燥分泌物。多于夏、秋二季捕捉蟾蜍，洗净，挤取耳后腺及皮肤腺的白色浆液，加工干燥。主要功能为解毒，止痛，开窍醒神，用于痈疽疔疮，咽喉肿痛，中暑吐泻，腹痛神昏，手术麻醉。

蟾蜍主要分布在我国浙江、江西、贵州、福建、广东、广西、台湾等地。蟾蜍浆液经加工干燥所成的固体物，名叫蟾酥。浆液成分复杂，本世纪 10 年代分离蟾蜍精（Bufagin）后，陆续分离同类的有效物质，迄今已达数十种之多。此类物质在药理上有强心作用，在化学上属于甾族化合物（Steroids），而其 C_{17}上再接-α-吡喃酮（α-Pyrone）基。凡具有此种骨架的物质总名蟾蜍二烯内酯，是蟾蜍浆液，蟾酥的主要有效成分。本文总结了国内学者关于蟾蜍浆液及蟾酥的化学成分研究情况。

张瑜瑶等研究表明：蟾酥的化学成分，基本上可分为脂溶性和水溶性两大部分。数十年来国内外对蟾酥研究多偏重于脂溶性成分。作者从蟾酥中提取的水溶性总成分，经测定含吲哚碱衍生物、锌、硒等必需微量元素及精氨酸较多。

金向群等研究报道：中华蟾蜍是两栖纲无尾目蟾蜍属动物，资源丰富。现代科学证明蟾蜍还有局麻、强心、升压、抗肿瘤、抗辐射、增强免疫力、改善循环等多方面的作用。早在 1817 年外国学者就开始对蟾蜍的化学成分进行研究，除常规的分离，分析手段外，还有微生物氧化孕烷衍生物的衍变，光化学，全合成及生物合成的报道。从已确定的化合物来看，主要分为蟾蜍毒素类、蟾毒配基类、蟾毒色胺类及其他化合物。为了更好地利用蟾蜍的资源，作者首次对中华大蟾蜍皮的化学成分进行了研究。从乙醚部分分得一组含 14 种直链饱和脂肪烃的混合物和 9 个结晶，分别为：胆甾醇（Cholesterol，Ⅰ）蟾毒灵（bufalin Ⅱ）、日蟾毒它灵（gamabufotahn，Ⅲ）、β-谷甾醇（β-sitosterol，Ⅳ）、蟾毒它灵（bufotalinv）、华蟾毒精（cinobufagin，Ⅵ）、脂蟾毒配基（resnibufogenin，Ⅶ）、远华蟾毒精（telscinobufagin，Ⅷ）、棕榈酸胆甾醇脂（palmitatic acid cholesterylestex，Ⅸ）。另外从乙酸乙酯部分分得一组合 19 种脂肪酸的混合物和 2 个结晶：N-苯基-2-萘胺（N-phenyl-z-naphthglamine，Ⅹ）、去氢蟾蜍色胺氢溴酸盐（dehydrobufoteinine hydrobromide，Ⅺ）。其中Ⅱ、Ⅲ、Ⅴ、Ⅵ、Ⅶ、Ⅷ属蟾毒配基类化合物，Ⅺ为未见报道的新化合物。

花背蟾蜍的耳后腺分泌物为黄色浆液，臧庶声等对它的脂溶性部分通过薄层层析发现有 4 种蟾蜍配基，对蟾蜍的脂溶性部分用硅胶 G

以干法柱层析洗脱，获得2种结晶，经薄层层析，紫外和核磁共振光谱法鉴定分别确定为残余蟾蜍配基和华蟾蜍它灵。

张微等对花背蟾蜍耳后腺分泌物的药物研究结果表明：其强心、升压等作用主要来自其氯仿提取物，作者应用中、低压液相色谱法，首次对花背蟾蜍分泌物的化学成分进行分离，经UV，IR，^{1}H-NMR，MS鉴定确定了其中5种成分，分别为胆甾醇(cholesterol)，南美蟾毒精(Marinobufagin)，日蟾毒它灵(Ganabufotalin)，远华蟾毒精(Telocinobufagin)，阿根迁蟾毒精(Arenobufagin)。

杨立宏等从中华大蟾蜍皮水溶性部分应用制备型反相HPLC分离得到一个新蟾蜍毒素，确定结构为蟾蜍它灵3-丁-二酰精氨酸酯，同时还分到3个已知蟾蜍毒素。

（李曼玲）

第十三节　人　参

人参为五加科植物人参 Panax ginseng C. A. Mey. 的干燥根。栽培的人参根经晒干或烘干，称“生晒参”；鲜参水烫后烘干，加工成“外白里红”者称为“白参”；鲜参蒸制后的干燥品，称“红参”；除了根部入药外，芦头及茎、叶、花、果等地上部分亦已药用。人参、人参叶和红参已被我国药典1995年版逐条收载。

人参的化学成分研究已有上百年的历史。已阐明的成分有皂甙及皂甙元，酶和蛋白质，肽类，氨基酸，糖类，维生素，有机酸及其酯，黄酮，甾醇，无机元素，挥发性成分，含氮化合物等。我国学者在近几十年中对人参的化学成分研究做了大量的工作，不仅发现了许多新的化合物，还发现了一些化合物新的药理活性，并阐述了活性与结构之间的关系，对五加科植物的化学分类学亦进行了阐述。

一、皂甙类成分

人参根及地上部分均含有大量的人参皂甙。按其化学结构可分为3类：齐墩果酸(oleanolic acid)类，如Ro，主要有抗炎、解毒、抗血栓作用；原人参二醇(protopanaxadiol)类，如Rb_1、Rb_2，表现为中枢抑制、抗低温、降低细胞内钙、抗氧化等作用；原人参三醇(protopanaxatriol)类，如Rg_1，表现为中枢兴奋、促进蛋白质、DNA和RNA合成、增加海马突触数等作用。Rh_2则对瘤细胞增殖有抑制作用。

1. 根：人参根中含有人参皂甙(ginsenoside) Ro，Rb_1，Rb_2，Rb_3，Rc，Rd，Re，Rf，R_{20}-glu-f，Rg_1，Rg_2，Rg_3，Rh等。姚新生等从中国辽宁产人参中分离出人参皂甙Re，吕永俊等从辽宁产鲜人参根中分离鉴定了人参皂甙Rb_1、Rb_2、Rc、Re、Rg_1、Rg_2、Rg_3等。

2. 红参：徐绥绪等从吉林红参中先后分离鉴定了人参皂甙Rb_1、Rb_2、Rc、Rd、Re、Rg_1、20(R)-Rg_2、20(S)-Rg_3、Rg_3、20(R)-Rh_1、Rh_2及20(R)原人参三醇。人参皂甙Rh_2的结构为20(S)原人参二醇-3-O-β-D-葡萄吡喃糖甙。其中20(R)-Rh_1、20(R)-Rh_2、20(R)原人参三醇系首次从中国红参中分离得到。用薄层对照未炮制前的白参不含以上3种成分，这可能是红参与白参药理作用上差异的原因之一。

3. 芦头：先后分离得到了人参皂甙Ro、Rb_1、Rb_2、Rc、Rd、Re、Rg_1、Rg_2、Rg_3、20(R)-Rh_1。

4. 叶：分离得到了人参皂甙Rb_1、Rb_2、Rc、Rd、Rc、20-glu-Rf、F、Rg_1、Rg_2、Rg_3、Rh_1、20(R)-Rh_2及20(R)原人参二醇等已知成分。此外，尚分离鉴定了微量的已知成分20(R)-PPD。从桓仁产新鲜人参叶中分离到3个新化合物，通过水解及波谱数据的分析确定了结构。新化合物3β-12β-二羟基-20(22)-24-达玛二烯-3-O-β-D-葡萄吡喃糖甙，命名为人参皂甙Rh_3(ginsenoside Rh_3)，新化合物20(R)原人参二醇-3-O-β-D-葡萄吡喃糖甙，命名为20(R)-人参皂甙Rh_2〔20(R)-ginsenoside Rh_2〕。新化合物3β-6α-12β-三羟基-20(22)-24-达玛二烯-6-O-α-L-鼠李糖基-(1→2)-O-β-D-葡萄吡喃糖甙，命名为人参皂甙Rg_4(ginsenoside Rg_4)。

5. 茎叶：分离得到了人参皂甙Rb_1、Rb_2、Rc、Rd、Re、F_2、Rg_1、Rg_2、Rg_3、Rh_1、(20R)-Rh_2、Rh_3，20(R)原人参三醇，20

(R)-达玛烷-3β-6α-12β-20-25-五醇和20(R)-达玛烷-3β-6α-12β-20-25-五醇-6-O-α-L-鼠李吡喃糖基(1→2)-O-β-D-葡萄吡喃糖甙。20(R)人参皂甙Rh_2在人参茎叶中的含量比红参高出10倍，在浓度为2μg/ml时能明显地抑制人体早幼粒白血病HL-60瘤株。

6. 茎：分离得到了人参皂甙Rb_2、Rd、Re、Rf、Rg_1、Rg_2、F_1。

7. 果：分离得到了人参皂甙Rb_1、Rb_2、Rc、Rd、Re、Rg_1、Rg_2、(20R)-Rg_2、Rh_1。

8. 花及花蕾：分离得到了人参皂甙Rb_2、Rb_3、Rc、Re、Rg_2。

二、皂甙元成分

人参根总皂甙酸解，得到原生药2.16%的总皂甙元，从中检出人参二醇、人参三醇和齐墩果酸。

人参茎叶总皂甙经酸水解后得到了皂甙元人参三醇。

人参果总皂甙经酸水解后分离得到了人参二醇和人参三醇2种皂甙元。

李向高等对人参的主根、须根、根茎(芦)、芽、茎、叶、花蕾、果肉、种子等9个不同药用部位进行了人参皂甙的薄层比较分析。通过稀盐酸酸解，分离得到了齐墩果酸、人参二醇和人参三醇3个皂甙元，并对9个不同部位进行了上述3个皂甙元的含量测定。

三、肽类

王本祥等认为，人参多肽能降低大鼠或小鼠正常的血糖和肝糖元，但对总血脂无明显影响，对肾上腺素、四氧嘧啶及葡萄糖引起的高血糖均有抑制作用，并能增强肾上腺素对肝糖元的分解。

张今等从人参根中分离得到了3个酸性多肽成分，其中14肽的化学结构被确定为Glu(E)-Thr(T)-Val(V)-Glu(E)-Ile(I)-Ile(I)-Asp(D)-Ser(S)-Glu(E)-Gly(G)-Gly(G)-Gly(G)-Asp(D)-Ala(A)。其结构与日本学者报道的人参酸性多肽基本相似，差别在于其中的一个异亮氨酸为一个亮氨酸代之。为了获得人参多肽的二级结构信息，用圆二色谱进行了测定，同时用Chou-Fasman方法进行对照测定。结果表明，该14肽从N端起，1～9个残基构成α螺旋，10～14个残基呈无规则卷曲，并用气相扩散法和分批静止法制备了该14肽的结晶。通过药理实验，认为人参多肽对肾上腺素等激素的作用有拮抗效果，3个酸性多肽均具有不同程度的抗脂肪分解作用，尤以14肽活性最强。

魏俊杰等首次从生晒参中分离出分子量为1000的11肽和1300的12肽。这2个多肽成分的特点是不含苏氨酸。药理结果认为能降低人胚肺二倍体细胞(2BS)内多糖的含量和增强2BS细胞内琥珀酸脱氢酶的活力。

吴庆夫等采用反相高效液相色谱技术，从红参中分离得到2个新的多肽类化合物，鉴定为13肽和14肽，分别命名为RGPI和RGPⅡ。

焦连庆等从红参须根中分离得到一个多肽类化合物，命名为RGHP-$Ⅱ_{B2}$，以SDS-PAGE和HPLC两种方法测得其分子量为3325D和3380D。

四、蛋白多糖

梁忠岩等从人参热水提取物中分离出PA和PB两个蛋白多糖部分。PA分子量约为180万，含蛋白质5.34%；PB分子量约为52万，含蛋白质7.6%。通过氨基酸分析等多种化学和生化分析，确定PA和PB均含有苏氨酸与多糖的糖残基以O-糖甙键相连的共价结合蛋白质。PB中尚存在另一种形式的蛋白质，其中精氨酸等碱性氨基酸丰富，可与多糖中的半乳糖醛酸基以静电力结合。

五、多糖

1. 根　张翼伸等初步认为，人参果胶的骨架由半乳糖醛酸和半乳糖组成，分枝或末端基为阿拉伯糖和鼠李糖。分子中存在线性连接的α-(1→4)-D-聚半乳糖醛酸片段和半乳糖与鼠李糖混杂分布的片段。并认为人参果胶对小鼠移植性肿瘤S-180具有较好的抑瘤效果(60%抑瘤率)。

李润秋等从人参根废渣中提得8%～10%的人参多糖，认为它是由人参淀粉与人参果胶两部分组成。用淀粉酶脱去人参淀粉后，所得的人参果胶经琼脂糖4B柱层析等方法分离，纯化获得SA、SB两种酸性杂多糖。SA的组成以中性糖为主，其中半乳糖、阿拉伯糖、鼠李糖之间的摩尔比为4.7∶2.6∶1，半乳糖醛酸含量为26%。SA部分酸水解，再经Smith降解得到β-（1→3）-D-聚半乳糖。SA经水解后获得的SA-1，所含的半乳糖、半乳糖醛酸、阿拉伯糖和鼠李糖之间的摩尔比为3.7：1.7：1.8：1。SA-1为多分支结构，分子主干由β-（1→3）-D-半乳糖基组成，部分半乳糖基C_6位有支链，尚有部分半乳糖基以（1→6）键连接。该分子的支链由半乳糖醛酸基（1→4），鼠李糖基（1→3或1→2-4），阿拉伯糖基（1→5或1→3-5）组成。SB的组成以酸性糖为主，半乳糖醛酸含量为76%，半乳糖、阿拉伯糖、鼠李糖的摩尔比为3.3：1.8：1。用部分酸水解方法，可从SB获得分子量小于2万的α-(1→4)-D-聚半乳糖醛酸。

2. 红参　李向高等采用咔唑法对不同来源的吉林红参和高丽红参中的多糖进行了含量测定，结果以生晒参含量最高，高于一般红参。表明鲜参经过蒸制、烘烤，有少量果胶水解转化为低聚糖或单糖。

3. 叶　朱果等从人参叶提取人参皂甙后的母液中分得3种多糖，经动物试验表明有较强的免疫作用。这3种多糖PG-Ⅰ、PG-Ⅱ、PG-Ⅲ的分子量分别为2066、2324、1433。组成及摩尔比分别为PG-I鼠李糖：阿拉伯糖：半乳糖：葡萄糖等于0.15：0.7：1：30.87；PG-Ⅱ鼠李糖：阿拉伯糖：甘露糖：半乳糖：葡萄糖等于1：5.07：0.21：20.46：13.03；PG-Ⅲ鼠李糖：阿拉伯糖：甘露糖：半乳糖：葡萄糖等于0.43：1.62：1：4.64：4.36。

刘莉菲等从人参叶中提取的水溶性多糖经分离纯化得杂多糖P_N。经超离心分析、琼脂糖4B柱层析、玻璃纤维纸电泳和醋酸薄膜电泳鉴定等方法证明为均一组份。P_N的分子量约为190万，单糖组成为阿拉伯糖、鼠李糖、木糖、半乳糖醛酸、半乳糖、葡萄糖及少量未知的糖。这些半糖的摩尔比依次为8.1：0.8：1.0：1.6：12.5：4.1（未知糖除外）。分析表明，P_N为多分支结构，分子的主链主要是由β-（1→3）连接的半乳糖组成，并在4-O和6-O上带有分支，平均每3个半乳糖有2个分支。

4. 茎叶　李润秋等从人参茎叶中提取了水溶性粗多糖，经纸层析和气相色谱分析证明其组成为半乳糖、葡萄糖、阿拉伯糖、半乳糖醛酸和少量的木糖、鼠李糖及未知糖。人参茎粗多糖中总糖量为38.4%，其中半乳糖醛酸基占29.6%。人参叶粗多糖中总糖量为48.7%，其中半乳糖醛酸基占24.3%。人参茎和叶粗多糖中蛋白质含量分别为6.5%和8.9%。

5. 茎　台桂花等从人参茎中提取了水溶性的酸性杂多糖混合物。粗多糖经进一步纯化，对均一组份S-1进行了结构研究。S-1的分子量约为190万。通过糖组成分析、高碘酸盐氧化和Smith降解、部分酸水解、果胶酶酶解以及甲基化分析，证明S-1是多分支结构的杂多糖，其主链可能由（1→3）连接的半乳糖残基组成。

周义发等从人参茎粗多糖中分得1种分子量约为50万的酸性杂多糖S-2A，组分为半乳糖、半乳糖醛酸、葡萄糖、鼠李糖和阿拉伯糖。甲基化、部分酸水解等实验表明它的主链主要由1→3连接的半乳糖构成，部分主链残基6位有分支。轻度降解后通过核磁共振和三氧化铬氧化法确定半乳糖是β型，鼠李糖和半乳糖醛酸是α型，葡萄糖既有α型又有β型。

六、黄酮类

王志学等从恒仁产人参茎叶中首次分得3个黄酮类化合物，鉴定结构为山柰酚（kaempferol），三叶豆甙（trifolin）和人参黄酮甙（panasenoside）。人参黄酮甙的连接方式为山柰酚-3-O-半乳糖（2→1）葡萄糖甙。总黄酮部分证明有明显的增加冠脉流量的作用。

七、氨基酸

郑毅男等利用氨基酸分析仪，测得生晒参和红参中均存在止血活性成分三七素，全量分别为0.4906%和0.2605%。三七素能促进组织胺诱导豚鼠主动脉血管的收缩。

鲁歧等测定了新开河白参、高丽白参和日本白参中的游离氨基酸的含量，并发现了白参中的2种特殊氨基酸：具有降压作用的γ-氨基丁酸和具有止血活性的三七氨酸。比较分析表明，新开河白参中各类氨基酸的含量均高于高丽白参和日本白参。

秦波等以高效液相色谱法测定了不同品类人参及红参不同部位中焦谷氨酸的含量，认为鲜人参中含量最高，加工品低于鲜人参，主要分布在须根和芦头中。焦谷氨酸是人参体内一种胰岛素类活性成分，具有抗脂肪分解作用，有抑制血管紧张素转换酶的活力，可能具有降压作用，又能产生血管紧张肽而具有升压的作用。

八、有机酸

张宏桂等对长白山人参中的脂肪酸成分进行了研究。提取的总脂肪酸经甲酯化后采用GC-MS-DS分析，认为其中含有16种脂肪酸，多为不饱和脂肪酸，也含有含硫有机酸及芳香族羧酸，它们是：琥珀酸、安息香酸、酪酸、3-戊烯酸、苯乙酸、3-苯基-2-丙烯酸、10-十一碳烯酸，3-羟基苯甲酸、4-羟基苯乙酸、杜鹃花酸、3-苯甲醛酰基-2-丙烯酸、3-已烯酸、12-乙酰氧基-9-十八碳烯酸、8-11-十八碳二烯酸、10-十八碳烯酸、2-甲叉基-5-10-十一碳二烯酸。

九、含氮化合物

张丽玲等从红参中分离鉴定了既能防腐又具有解热作用的水杨酰胺（salicymide)。

张永鹤等从生晒参芦头中分离鉴定了腺苷成分。

仲崇林等利用高效液相色谱法测定出鲜人参、生晒参和红参中均含有腐胺、精脒和精胺等成分。这些多胺类成分，具有两个或两个以上氨基或亚氨基，具有较强的生物活性，对DNA、RNA和蛋白质的代谢有重要作用。

十、挥发性成分

我国学者利用气相色谱-质谱-计算机联用技术(GC-MS-DS)先后对生晒参、白参、红参、人参叶、芦头、茎叶、花、果汁等不同参制品和人参不同部位进行了挥发性成分的研究。现初步归纳于此。

1. 生晒参　陈英杰等从辽宁桓仁产人参根干品的挥发油中鉴定出：α-愈创烯（α-guaiene)、β-广藿香烯（β-patchoulene)、反式-丁香烯（trans-caryophyllene)、蛇麻烯（humulene)、β-榄香烯（β-elemene)、γ-榄香烯、艾里莫酚烯(eremophilene)、β-金合欢烯、β-古芸烯(β-gurjunene)、2-6-二特丁基-4-甲基苯酚、十七烷醇-1。

刘惠卿等从北京农田栽培人参根的挥发油中鉴定出：β-蒎烯、辛醛、辛醇、辛酸、松油醇、2-异丙基-5-甲基茴香醚、β-古芸烯、顺式-异丁香烯、反式-异丁香烯、β-金合欢烯、α-蛇麻烯、别香橙烯、反式-β-金合欢烯、β-芹子烯、γ-榄香烯、2，6-二特丁基-4-甲基苯酚、δ-杜松烯、橙花叔醇、六氢金合欢基丙酮。其中β-榄香烯含量最高，为15.84%。

李向高等从吉林生晒参的挥发油中鉴定出24个化合物：γ-榄香烯、5-甲基-2-糠塞呋喃、γ-杜松烯（γ-cadinene)、β-榄香烯、α-古芸烯、反式-β-金合欢烯（trans-β-farnesene)、β-愈创烯，β-马阿里烯（β-maaliene)、β-芹子烯（β-selinene)、顺式-异丁香烯、β-古芸烯、δ-榄香烯、十四烷、十五烷、十六烷、2，6-二特丁基-4-甲基苯酚、十七烷、韦得醇（widdrol)、β-甜没药烯（β-bisablene)、四十八烷、喇叭醇（abol)、2，6-二特丁基对苯二酚、α-榄香烯、α-檀香醇(α-santalol)。

2. 白参　鲁歧等从新开河白参的挥发油中鉴定出：β-古芸烯、α-古芸烯、γ-杜松烯、香素烯（aromadendrene)、β-马阿里烯（β-maaliene)、丁香烯、β-恰米烯（β-chamigrene)、艾里莫酚烯、α-榄香烯、α-依兰油烯、喇叭茶萜醇（ledol)、乙酸乙酯、十六酸甲酯、丁二酸单甲酯、丙二酸二乙酯、戊二酸单甲酯、琥珀酸二乙酯、2，6-二甲基庚酸甲酯、苯乙酸乙酯、2-甲基十四烷酸甲酯、十五烷酸乙酯、邻苯二甲酸二特丁酯、己醛、壬醛、壬烯-2-醛、α-丙基-2-呋喃乙缩醛基乙醛、十一碳烯-1，1-苯基乙烯酮、1-甲基-3-5-二特丁基苯、2-2-5-7-四甲基-1-萘满醇、1-1-7-7-四甲基-1a-2-4-5-6-7-7a，7b-八氢-1H-环丙基〔α〕-4-萘酚、2-4-二甲基-1-3-二噁烷、2-戊基呋喃、四甲基吡嗪、1-乙氧基戊烷、2-6-二特丁基氢醌、3-羟基-3-甲基丁酮-2。

鲁歧等从高丽白参的挥发油中鉴定出：β-古芸烯、α-甜没药烯、α-杜松烯、香素烯、β-马阿里烯、莎草烯（cyperene)、葎草烯（humulene)、β-恰米烯、α-榄香烯、喇叭茶萜醇、邻苯二甲酸二特丁酯、α-丙基-2-呋喃乙缩醛基乙醛、2-6-二特丁基-4-甲基苯酚、1-1-7-7-四甲基-1a-2-4-5-6-7-7a，7b-八氢-1H-环丙基〔α〕-4-萘酚。

鲁歧等从日本白参的挥发油中鉴定出：β-古芸烯、α-古芸烯、α-甜没药烯、β-愈创烯、γ-杜松烯、香素烯、β-马榄烯、表-β-檀香烯、β-子丁香烯(β-caryophylene)、异长叶烯(isolongifolene)、丁香烯、桧樟脑(juniper camphor)、杜松烯、α-榄香烯、喇叭茶萜醇、乙酸乙酯、1-庚烯-1-醇乙酸酯、十六酸甲酯、十八碳烯酸乙酯、十六酸乙酯、十八碳二烯酸甲酯、邻苯二甲酸二特丁酯、已酸、8-壬烯酸、辛酸、壬醛、α-丙基-2-呋喃乙缩醛基乙醛、癸烯-1、十一碳烯-1、顺-4-11-11-三甲基-8-亚甲基双环〔7-2-0〕十一碳烯-4,1-苯基乙烯酮、1-甲基-3-5-二特丁基苯、2-6-二特丁基-4-甲基苯酚、2-2-5-7-四甲基-1-萘满醇、4-7-二甲基-1(1-丙基)-1-2-3-5-6-8a-六氢萘、1-1-7-7-四甲基-1a-2-4-5-6-7-7a-7b-八氢-1H-环丙基〔α〕-4-萘酚、戊基苯、已基苯、2-6-二特丁基氢醌。

3. 红参　李向高等从吉林红参的挥发油中鉴定出30个化合物:γ-榄香烯、β-榄香烯、α-古芸烯、反式-β-金合欢烯、β-愈创烯、β-马阿里烯、β-芹子烯、β-古芸烯、α-愈创烯、δ-榄香烯、十四烷、十六烷、2-6-二特丁基-4-甲基苯酚、十七烷、δ-杜松烯、韦绿醇、喇叭醇、2-6-二特丁基对苯二酚、十三烷、γ-广藿香烯(γ-patchoulene)、δ-古芸烯、十二烷、别香榄烯(alloaromadendrone)、反式丁香烯、二十烷、α-蛇麻烯、α-檀香烯(α-santalene)、γ-依兰油烯、帕鲁斯特醇(palustalol)、β-demene、α-檀香醇(α-santalol)。

李向高等从高丽红参的挥发油中鉴定出26个化合物:辛醛、γ-榄香烯、5-甲基-2-糠塞呋喃、γ-杜松烯、β-榄香烯、γ古芸烯、反式-β-金合欢烯、β-愈创烯、β-马阿里烯、β-芹子烯、顺式-异丁香烯、β-古芸烯、δ-榄香烯、十四烷、2-6-二特丁基-4-甲基苯酚、δ-杜松烯、韦得醇、β-甜没药烯、2-6-二特丁基对苯二酚、十三烷、艾里黄酚烯(eremophifene)、γ-广藿香烯、雪松醇(cedeol)、α-檀香醇、β-桉油醇(β-eubesmol)、草酸丁二酯。

4. 芦头　郑友兰等从人参芦头的挥发油中鉴定出:辛酸、β-榄香烯、反式-β-金合欢烯、β-古芸烯、2,6-二特丁基-4-甲基酚、十六酸、十八烯酸甲酯。

5. 人参叶　马家聪等从人参叶干品的挥发油中分离鉴定了32种化学成分:2-甲基-4-戊烯醛、甘油、2-2-二甲基已烷、2-2-二甲基苯乙醇、3-7-二甲基-6-辛烯-1-醇、3-乙基-4-甲基-1H-吡咯-2-5-二酮、壬酸、乙酸-2-2-二甲基苯乙酯、1-(2-甲基苯基)-乙酮、2-6-二特丁基-4-甲基苯酚、1-2-二苯基乙烷、5-6-7-7a-四氢-4-4-7a-三甲-2(4H)-苯并呋喃酮、十二酸、3-羟基-4-甲氧基苯甲醛、1-2-3-4-4a-7-8-8a-八氢-1-6-二甲基-4-异丙基-1-萘醇、2-3-双(乙酰氧基)苯甲酸甲酯、4-(5-羟基-2-6-6-三甲基-1-环已烯-1-基)-3-丁烯-2-酮、十四酸、2-异戊酰基-4-甲基-1,3-环戊二酮、3-二十炔,6-10-14-三甲基-2-十五酮、9-二十炔、1-二十炔、9-12-15-十八三烯-1-醇、14-甲基十五酸甲酯、7-10-13-十六三烯酸甲酯、棕榈酸、亚油酸甲酯、9-12-15-十八三烯酸甲酯、3-7-11-15-四甲基-2-十六烯-1-醇、9-12-15-三烯二十二醇、11-14-17-二十三烯酸甲酯。

6. 人参茎叶　陈英杰等从人参茎叶的挥发油中分离鉴定出:反式-β-金合欢烯、十七烷酮-2、棕榈酸。

7. 人参花　陈英杰等从人参花的挥发油中鉴定出:α-愈创烯、β-榄香烯、α-檀香烯、α-金合欢烯、反式-β-金合欢烯、2-6-二特丁基-4-甲基苯酚、2-甲基十四烷、正十五烷、十七烷酮-2、棕榈酸、棕榈酸甲酯。

马家聪等从人参花干品的挥发油中鉴定出45种化学成分,除了前者报道的成分外还有:3-甲基丁酸甲酯、已醛、羟基乙酸甲酯、丙酸异丙酯、2-庚醛、丙酸戊酯、2-戊基呋喃、2-4-庚二烯醛、2-乙基-1,4-已二烯、3-甲基-4-甲撑基-2-已酮、2-2-二甲基-3-戊醇、2-辛醛、(E)-α-辛烯-1-醇、3-5-二甲基环已醇、辛酸甲酯、辛酸、1-2-3-4-四甲氧基环戊烷、3-乙基-4-甲基-1H-吡咯-2-5-二酮、2-十二烯醛、二氢香芹酮、香芹醛、1-甲氧基-4-甲基双环〔2-2-2〕辛烷、古芸烯、4-甲基十五烷、榄香烯、十七烷、3-二十炔、6-10-14-三甲基-2-十五酮、9-二十炔、1-二十炔、硬脂酸、亚油酸甲酯、16-甲基十七酸甲酯、亚油酸、十七酸甲酯、二十三烷、二十酸甲酯、11-二十烯酸甲酯、二十酸、二十四烷、2-6-10-14-18-五甲基二十烷、5-9-13-17-四甲基十八酸、二十二酸、二十六烷。其中含量最高的成分是亚油酸和硬脂酸。

8. 人参果汁　魏俊杰等从人参果汁的挥发油中分离鉴定了甲酸乙酯、2-丁醇、醋酸、3-

甲基正丁醇、正已醇、2-庚醇、已酸乙酯、4-5-二甲基-1-3-苯二酚、2-(1-1-二甲基乙基)苯酚、十五碳-7-10-二炔酸等共计29个化合物。

十一、无机元素

刘青云通过测定，认为朝鲜参中含有铁、锌、铜等14种必需的微量元素，砷、硼、铝等7种非必需的微量元素和铋、锑、铍等5种有害的微量元素及镓、镧、锑等5种其他微量元素。

赵相等用原子吸收分光光度法测得人参中含有锌、镍等10种微量元素和钾、钙等3种宏量元素。

魏俊杰等测得人参果汁中含有17种无机元素。

十二、其他成分

徐绥绪等从具有较强抗炎作用的鲜人参根醚溶性成分中分离鉴定了二十九烷，三棕榈酸甘油酯，三亚油酸甘油酯，α-γ-二棕榈酸甘油酯，棕榈酸，β-谷甾醇及人参萜醇（panaxynol）。吕永新等从辽宁产新鲜人参根中分离出β-谷甾醇及β-谷甾醇-3-O-β-D-葡萄吡喃糖甙（胡萝卜甙）。

徐绥绪等从朝鲜红参的乙醚提取物中分离鉴定了3-羟基-2-甲基-4-吡喃酮。张丽玲等从中国红参中亦分离到此化合物，并被认为是鲜人参在蒸制和烘干等过程中产生的，为红参的特有成分之一。徐绥绪等从中国红参的75%乙醇提取液中分离出新化合物2-甲基-4-吡喃酮-3-O-β-D-葡萄糖甙。

张永鹤等从生晒参芦头中分离鉴定了β-谷甾醇，胡萝卜甙，蔗糖，二十九烷，三棕榈酸甘油酯和人参萜醇。

陈英杰、何桂霞等从人参叶、茎叶中都分别分离得到了胡萝卜甙。

魏俊杰等测得人参果汁中含有维生素PP、维生素C。

十三、残留农药

人参象其他植物一样，在培植生长期间要施以防病虫害的有机氯农药。通常使用的有六六六（HCH）、滴滴涕（DDT）、六氯苯（HCB）、五氯硝基苯（PCNB）、七氯、氯甲桥萘等。由于这些有机氯农药毒性强，不易降解和代谢，长期积累于植物体内造成很高的残留量。给人参的出口和深加工带来了严重的影响，造成很大的损失。因此，测定人参中的有机氯残留量就显得很有意义。目前的研究还局限于残留量的测定，还没有见到指导生产的报道。

王元鸿等采用高分离效能的毛细管气相色谱柱和高灵敏度的电子捕获检测器，成功地分离和检测了甲体六六六、六氯苯、乙体六六六、丙体六六六、五氯硝基苯、丁体六六六、七氯、氯甲桥萘、对-对′-滴滴伊、对-对-滴滴涕、对-对′-滴滴滴、对-对′-滴滴涕等12种组分。结果显示，生晒参、参须和红参中均存在这些残留农药，残留总量分别为244.7、3776.2、3356.7μg/kg。

李清民等对高丽白参、日本白参、新开河白参和抚松烫参采用气相色谱法测定了α，β，γ，δ四种异构体的六六六及其总量，P-P′-DDE、O-P′-DDT、P-P′-DDD和P-P′-DDT的滴滴涕及其总量等，结果认为，上述4种参的农药残留量无明显差别，均符合我国对食品中有机氯残留量的允许标准。

（巢志茂）

第十四节　三　七

中药三七为五加科人参属植物三七 Panax notoginseng (Burk.) F. H. Chen 的干燥根。三七含有多种类型的化学成分。其主要有效成分为皂甙，具有多种药理活性。止血的有效成分为三七素。其他成分有挥发油、植物甾醇、脂肪酸、脂肪族炔烃类、黄酮、多糖、氨基酸、无机元素等。

三七的化学成分研究最早开始于30年代，我国学者赵承嘏等以药用部位根的皂甙成分为研究对象，进行提取、分离，获得三七皂甙A（arasaponin A）和三七皂甙B（arasaponin B）。两者经酸水解分别得到三七皂甙元A和三七皂甙元B。但限于当时的条件，均未能阐明所分离成分的结构。至60年代，日本学者在研究人参近缘植物的皂甙和皂甙元时，曾对三七的皂甙部分进行过比较分析，认为三七和人参所含皂甙成分相似。云南植物研究所在分析时亦认为三七根中存在多种皂甙，且与人参皂甙相似，并从皂甙的酸水解物中得到了人参二醇（panaxadiol）和人参三醇（panaxatriol）。伍明珠等从三七根中曾分离到人参皂甙（ginsenoside）Rg_1 和 Rb_1。

魏均娴等从三七绒根中分离得到三七皂甙（notoginsenoside））C_1、D_1、E_1、D_3、C_2、E_2。其中 C_1、E_1 分别为人参皂甙 Rg_1 和 Rb_1，D_1 由 20（S）-原人参三醇〔20（S）-protopanaxatriol〕和 2 分子葡萄糖、1 分子鼠李糖和 1 分子木糖组成。

周俊等利用反相高效液相层析，从三七根中分离鉴定了 2 个新的达玛烷型皂甙，分别命名为三七皂甙 R_1（notoginsenoside R_1）和三七皂甙 R_2（notoginsenoside R_2），其结构分别被确定为 20（S）-原人参三醇 6-〔O-β-D-木糖吡喃基（1→2）-β-D-葡萄糖吡喃基〕-20-O-β-D-葡萄吡喃糖甙，20（S）-原人参三醇 6-O-β-D-木糖吡喃基（1→2）-β-D-葡萄吡喃糖甙，并得到已知的人参皂甙 Rh_1 和人参皂甙 Rg_2。随后，与日本学者松浦広道等合作，又从根中分出已知皂甙 20-O-葡萄糖人参皂甙 Rf（20-O-glucoginsenoside Rf），七叶胆甙 XVII（gypenoside XVII）及 3 个新的皂甙，命名为三七皂甙（notoginsenoside）R_3、R_4、R_6。三七皂甙 R_3（notoginsenoside R_3）的结构为 20（S）-原人参三醇 6-O-β-D-葡萄吡喃糖基-20-O-β-D-葡萄吡喃糖基（1→6）-β-D-葡萄吡喃糖甙，三七皂甙 R_4（notoginsenoside R_4）的结构为 20（S）-原人参二醇 3-〔O-β-D-葡萄吡喃糖基-（1→2）-β-D-葡萄吡喃糖基〕-20-O-β-D-木糖吡喃糖基（1→6）-β-D-葡萄吡喃糖基（1→6）-β-D-葡萄吡喃糖甙，三七皂甙 R_6（notoginsenoside R_6）的结构为 20（S）-原人参三醇 6-O-β-D-葡萄吡喃糖基-20-O-α-D-葡萄吡喃糖基（1→6）-β-D-葡萄吡喃糖甙。同时，从三七根块中分离出人参皂甙 Rb_1、Rb_2、Rd、Re、Rg_1 及三七皂甙 R_1。

杨崇仁与日本学者谷保树典等合作，从三七的花中分离鉴定了 5 个达玛烷型皂甙，它们是人参皂甙 F_2、Rd、Rc、Rb_2、Rb_1，其中人参皂甙 Rc 含量高达 1%。

杨崇仁等从我国云南产三七的叶中得到以 20（S）-原人参二醇为甙元的 4 个已知皂甙：七叶胆甙 Ⅸ（gypenoside Ⅸ），人参皂甙 Rb_1、Rb_3、Rc 及 3 个新的皂甙：三七皂甙 Fa、Fc 和 Fe。三七皂甙 Fa（notoginsenoside Fa）的结构为 20（S）-原人参二醇 3-O-β-木糖吡喃基-（1→2）-β-葡萄吡喃糖基-（1→2）-β-葡萄吡喃糖甙-20-O-β-葡萄吡喃糖基-（1→6）-β-葡萄吡喃糖甙。三七皂甙 Fc（notoginsenoside Fc）的结构为 20（S）-原人参二醇 3-O-β-木糖吡喃基-（1→2）-β-葡萄吡喃糖基-（1→2）-β-葡萄吡喃糖基-（1→2）-β-葡萄吡喃糖甙-20-β-木糖吡喃糖基-（1→6）-β-葡萄吡喃糖甙。三七皂甙 Fe（notoginsenoside Fe）的结构为 20（S）-原人参二醇 3-O-β-葡萄吡喃糖甙-20-O-α-阿拉伯呋喃糖基-（1→6）-β-葡萄吡喃糖甙。三七叶中以人参皂甙 Rb_3 含量最高，达 0.71%。杨崇仁等还从三七的果实中分离鉴定了人参皂甙 Rb_1、Rb_3、Rc、Rd，七叶胆甙 Ⅸ，三七皂甙 Fa、Fc。三七果实中以人参皂甙 Rb_3 含量最高，达 1.2%。

杨崇仁等从三七芦头中分离鉴定了 9 个单体皂甙，鉴定结构为人参皂甙（ginsenoside）Rb_1、Rd、Re、Rg_1、Rg_2、Rh_1，三七皂甙（notoginsenoside）R_1、R_2、R_4。

周立刚等从三七细胞的培养物中分离鉴定了三七皂甙 R_1 和人参皂甙 Rb_1、Re、Rg_1 和 Rh_1。

杨崇仁等对三七的根、芦头、叶、花、果共 5 个部位进行了 20 个皂甙的收得率的比较。这些皂甙是 20（S）-原人参二醇型的人参皂甙 Rb_1、Rb_2、Rb_3、Rc、Rd、F_2，七叶胆甙 Ⅸ Ⅹ Ⅶ，三七皂甙 Fa、Fc、Fe、R_4；20（S）-原人参三醇型的人参皂甙 Re、Rg_1、Rg_2、Rh_1，三七皂甙 R_1、R_2、R_3、R_6。结果表明，三七的芦头部位不仅总皂甙含量高，皂甙组分与根相似，且各单体皂甙的含量亦比根为高，是值得加以利用的一种药物资源。同时还表明，叶、花、果等地上部位仅含有 20（S）-原人参二醇型皂甙，不含 20（S）-原人参三醇型皂甙，而根和芦头均含有这两种类型的皂甙。

杨崇仁等对生三七和熟三七进行了皂甙成分的分离和鉴定，认为生三七和熟三七均含有人参皂甙 Rb_1、Rd、Rg_3 和三七皂甙 R_4 等 4 个 20（S）-原人参二醇型皂甙及人参皂甙 Rg_1、Re、

Rg_2、Rh_1 和三七皂甙 R_1、R_2 等 6 个 20(S)-原人参三醇型皂甙,它们的皂甙成分相似,但熟三七的粗皂甙得率低于生三七,并且熟三七的双糖基甙含量一般较低,而单糖基甙得率较高。

由于三七中皂甙的提取和分离技术繁杂,不适于大量制备,杨崇仁等对人参和三七皂甙的提取分离制定了吸附树脂层析法的简易生产工艺,不仅能提取精制总皂甙,还能制备单体皂甙,如人参皂甙 Rb_1、Rg_1、Rd、Re 和三七皂甙 R_1、R_4 等。

魏均娴等将三七根总皂甙酸水解后,分离得到 5 种皂甙元,即三七根皂甙元 A、B、C、D 和 E。三七根皂甙元 B 和 C 经鉴定为人参二醇及人参三醇。三七根皂甙元 A 即三七叶皂甙元 A,系一种人参二醇的含氧庚环衍生物。三七根皂甙元 D 为 20(R)达玛烷 3β-12β-20-25-四醇,即三七叶皂甙元 D。三七根皂甙元 E 被鉴定为 20 (R) -原人参三醇。

魏均娴等将三七的叶所含皂甙水解,得到 4 个皂甙元,它们是人参二醇,人参三醇,达玛-20 (22) 烯-3β-12β-26-三醇,20 (R) -达玛烷-3β-12β-20-25-四醇。

魏均娴等对三七花中的粗皂甙以 5%硫酸酸解,然后分离,得到 5 种皂甙元。除三七花甙元 B 因量微未能确定结构外,其余 4 种皂甙元分别确定结构为三七叶甙元 A,人参二醇,三七叶甙元 C 和三七甙元 D。

鲁歧等测定了三七中的挥发性成分,它们是γ-依兰油烯 (γ-muurolene),莎草烯 (cyperene),α-榄香烯 (α-elemene),γ-杜松烯 (γ-cadinene),δ-杜松烯,α-古芸烯 (α-gurjunene),α-愈创木烯(α-guaiene),α-珐琲烯(α-copaene),β-荜澄茄烯(β-cubebene),子丁香烯(caryophyllene),δ-愈创木烯,α-雪松烯 (α-cedrene),1-9-9-三甲基-4-7-二亚甲基-2-3-5-6-7-8-六氢薁,1-1-5-5-四甲基-4-亚甲基-2-3-4-6-7-10-六氢萘,花侧柏烯 (cuparene),β-榄香烯,γ-榄香烯,α-依兰油烯,β-愈创木烯,2-6-二特丁基-4-甲基苯酚,2-8-二甲基-5-乙酰基-双环〔5-3-0〕癸二烯-1-8,棕榈酸甲酯,棕榈酸乙酯,十七碳二烯酸甲酯,十八碳二烯酸甲酯,十八碳二烯酸乙酯,邻苯二甲酸二特丁酯,邻苯二甲酸二辛酯,邻苯二甲酸二异辛酯,乙酸、庚酸、辛酸、壬酸、棕榈酸、异烯丙基苯,苯乙酮,十八碳二烯酸,3-烯壬酮-2,环十二碳酮,反式壬烯醛-2,十三烯,1-甲基-4-过氧甲硫基双环〔2-2-2〕辛烷,十四烷,十五烷,十六烷,十七烷,十八烷,十九烷,二十烷,二十一烷,二十二烷,α-α-二甲基苯甲醇,1-甲己醚基苯,2-2-2-三乙氧基乙醇,1-甲基-4-异烯丙基环己烷。

鲁歧等从三七水提取物中分离获得了一种具有止血活性的特殊氨基酸,即三七素 (dencichine),鉴定结构为β-N-乙二酸酰基-L-α,β-二氨基丙酸,平均含量为 0.87%。郑毅男等通过含量测定,认为三七中含量最高,达 0.90%,人参次之 (0.5%),西洋参最低 (0.31%)。

魏均娴等从三七绒根中分离得到了化合物β-谷甾醇,胡萝卜甙,槲皮素,蔗糖,槲皮素的葡萄糖、木糖和葡萄糖醛酸甙。

刘润民等采用气相色谱法测得三七种仁油中脂肪酸的组成为:棕榈酸 3.0%,硬脂酸 0.54%,花生酸 0.46%,棕榈油酸 0.53%,油酸 87.48%,亚油酸 7.07%,亚油烯酸 0.21%。并从不皂化部分中分离鉴定了羽扇豆醇,白桦脂醇,16β-羟基羽扇豆醇和豆甾醇。

杨智等对提取了皂甙的三七残渣进行了化学成分的分析,认为残渣中含有 0.224%总皂甙,0.2%粗脂肪,8.56%粗蛋白,还含有维生素 B_2,维生素 E,月桂酸,肉豆蔻酸,软脂酸,硬脂酸,油酸,亚油酸,亚麻酸,花生酸,山嵛酸及 17 种氨基酸,13 种微量元素,认为该部分有必要进行开发研究。

牟淑君等运用薄层色谱法对云南文山产三七进行了农药 DDT 的残留量测定,认为花中 PP′-DDT 的含量最高。

李向高等对云南、广西两地的样品进行了无机元素钠、钾、铷、镁、钙、锶、钡、铝、钪、锰、铁、钴、铜、锌、镧、铯等的含量测定,并作了比较。马成龙等也测定了钾、钠、镁、钙、铁、锰、铜、锌的含量。

(巢志茂)

第十六节　大　黄

中药大黄为蓼科植物掌叶大黄 Rheum palmatum L.、唐古特大黄 R. tanguticum Maxim. ex Balf. 或药用大黄 R. officinale Baill. 的干燥根及根茎。以外表黄棕色，锦纹及星点明显，体重质坚实，有油性，气清香，味苦而微涩，嚼之发粘者为佳。一般以掌叶大黄和唐古特大黄质优，药用大黄较次，大黄性味苦寒，具泻热通肠，凉血解毒，逐瘀通经之功效。用于实热便秘，积滞腹痛，泻痢不爽，湿热黄疸，血热吐衄，目赤，咽肿，肠痈腹痛，痈肿疔疮，瘀血经闭，跌打损伤，外治水火烫伤和上消化道出血。酒大黄善清上焦血分热毒，用于目赤咽肿，齿龈肿痛。熟大黄泻下力缓，泻火解毒，用于火毒疮疡。大黄炭凉血化瘀止血，用于血热有瘀出血症。

大黄中含有蒽醌类，二苯乙烯（芪）甙类，萘酚甙类，色酮类，苯丁酮甙类化合物及鞣质、多糖等成分。

蒽醌类化合物按结构可分为蒽醌及其甙类、二蒽酮及其甙类。蒽醌甙类是大黄中最早被发现的成分。大黄中已知的泻下成分约有20种，包括蒽醌类和二蒽酮类以及它们的甙类。大黄中的主要泻下成分为二蒽酮类化合物——番泻甙。番泻甙A、B、C、D、E、F的泻下活性相似，8-葡萄糖大黄酸蒽酮的作用也较强；8-葡萄糖芦荟大黄素、芦荟大黄素、8-葡萄糖大黄酸、大黄酸等均较弱；蒽醌类化合物大黄酚、大黄素、大黄素甲醚等几乎没有泻下活性。总之，结合型的作用较强，游离型则较弱，以二蒽酮番泻甙的作用最强。

何丽一通过薄层分离及光密度法的研究，认为十一种出口大黄均含有番泻甙及大黄酸、芦荟大黄素、大黄素、大黄素甲醚和大黄酚，但不含土大黄甙。

罗顺德等认为提取温度过高、受热时间过长，大黄的蒽醌含量会降低。

郝淑清等采用不同煎煮方法，通过5种蒽醌衍生物的含量分析后认为，配制大黄煎液以水浴方法煎煮10分钟，提取2～3次，则蒽醌衍生物提出量最高，从而验证了在煎煮大黄的复方制剂时，采用先煎其他药，后下大黄的方法是有一定科学根据的。

洪筱坤等对掌叶大黄的酒炒品、大黄炭和生大黄做了大黄酸、芦荟大黄素、大黄素、大黄素甲醚和大黄酚的含量测定，证实了生大黄炮制后化学成分的量和质的变化致使药性和功效的不同，及对致泻、止血、抗菌消炎的关系。

何民等通过研究认为大黄九蒸九晒后总蒽醌含量下降72.0%，游离蒽醌含量下降61.8%，结合蒽醌下降82.9%，鞣质下降42.8%，蒽醌与鞣质的含量比例由1∶6.7下降为1∶13.7。

罗文毓等采用干酪素法测定了大黄中的鞣质含量。掌叶大黄含10.59%，唐古特大黄含5.25%，药用大黄含5.19%。大黄炮制后鞣质含量均低于炮制前生大黄中的含量。说明大黄中鞣质受热破坏或聚合，其破坏程度与加热时间有关。

郑俊华等对掌叶大黄、唐古特大黄和药用大黄三种正品大黄，以及包括日本市售18种商品大黄在内的17种商品大黄进行了34种化学成分的含量测定。被测定的化学成分和指标有蒽醌及其单糖甙类总量，大黄素，芦荟大黄素，大黄酸，大黄酚，大黄素甲醚，大黄素-8-葡萄糖甙，芦荟大黄素-8-葡萄糖甙，芦荟大黄素-ω-葡萄糖甙，大黄酚-8-葡萄糖甙，大黄素甲醚-8-葡萄糖甙；苯丁酮甙类总量，莲花掌甙，异莲花掌甙，苯丁酮葡萄糖甙；芪甙类总量，4，3′，5′-三羟基芪-4-葡萄糖甙，3，4，3′，5′-四羟基芪-3-葡萄糖甙，4，3′，5′-三羟基芪-4-（6″-没食子酰）-葡萄糖甙，土大黄甙，脱氧土大黄甙；萘酚甙类总量，酸模素-8-葡萄糖甙，决明黄素-8-葡萄糖甙；鞣质及有关化合物总量，1，6-二没食子酰-2-桂皮酰葡萄糖，1-没食子酰-2-桂皮酰葡萄糖，2-桂皮酰葡萄糖，（+）-儿茶素，（−）-表儿茶素，表儿茶素，没食子酸；脂溶性化学成分总含量。根据有关成分的含量多少，对大黄的品质进行了评价，对与泻下、抗炎、解热、镇痛、抗菌、止血、解痉等活性的关系作了讨论。

张思巨等从掌叶大黄的干燥根及根茎中得到2种酸性杂多糖DHP-1和DHP-2，平均分子量分别为11万和2.5万。TLC和GC表明这2种杂多糖的糖组成完全相同，主要由葡萄糖、半乳糖、阿拉伯糖、鼠李糖、来苏糖、木糖、葡萄糖醛酸、半乳糖醛酸组成。DHP-1所含中性单糖的摩尔比为葡萄糖：半乳糖：阿拉伯糖：鼠李糖：来苏糖：木糖：甘露糖：核糖等于6.58：6.01：4.48：1：0.38：0.29：0.22：0.16。DHP-2所含中性单糖的摩尔比为葡萄糖：半乳糖：阿拉伯糖：鼠李糖：来苏糖：木糖：甘露糖：核糖等于3.12：4.02：4.07：1：2.05：3.47：0.71：0.21。

张丙生等从掌叶大黄的根茎中提取了挥发油，得率0.03%。经气相色谱-质谱联用分析，从100个峰中鉴定出51个化合物，占挥发油总量的81.73%，其中脂肪酸类化合物占较高比例，以棕榈酸含量最高（38.13%）、亚油酸次之（10.43%），尚含一定量的呋喃类成分。这些成分是：1-2-二甲氧基苯，2-3-二甲基苯酚，萘，1-4-二甲氧基苯，辛酸，3-4-二甲氧基甲苯，甲氧基二甲苯，3-4-4-三甲基-2-5-环已二烯-1-酮，2-4-二羟基苯乙酮，1-甲氧基-4-（1-丙烯基）苯，壬酸，1-2-3-三甲氧基苯，邻甲氧基苯乙酮，甲氧基乙酰基苯酚，香豆素，2-甲氧基-4-（1-丙烯基）苯酚，2-甲氧基-4-丙基苯酚，3-苯基-2-丙烯酸甲酯，癸酸，2-（1-氨基）乙基-4-氨基-6-二甲胺-5-三嗪，二甲基萘，1-甲氧基萘，2-6-二甲基-6-（4-甲基-3-戊烯基）双环-〔3-11〕-2-庚烯，4-羟基-3-5-二甲氧苯基乙酮，1-2-3-4-四氢-1-甲基-1-2-萘二酚，1-4-二甲基-7-（1-甲基乙烯基）-1-2-3-4-5-6-7-8-八氢薁，芴氧，萘并〔2-1～6〕呋喃，三甲基萘，十二酸，9氢-芴，十六烷，4-甲氧基氧芴，甲基氧芴，2-十二酮，十七烷，9氢-9-芴酮，十四酸，蒽，十八烷，4-9-二丙基二十烷，邻苯二甲酸二异丁酯，十五酸，4-甲基菲，十六酸甲酯，邻苯二甲酸二正丁酯，棕榈酸，十八碳二烯酸甲酯，二十二烷，亚油酸。

丁燕岭等首次从大黄根茎的水溶醇不溶部位中分离纯化到2种新的胰蛋白酶抑制剂Ⅰ和Ⅱ，分子量分别是208910和11220。两者都能抑制胰蛋白酶和胰凝乳蛋白酶。Ⅰ和Ⅱ对胰蛋白酶的重量抑制比值为1：0.94和1：1.35。

大黄根茎中含有钾、钙、镁、铝、铬、镧、铜、锌、锰、铁、铅、钴、镍、钛、铂、汞、锗、锶、铷等无机元素。

（巢志茂）

第十六节 川 贝

川贝为百合科植物川贝母 Fritillaria cirrhosa D. Don、暗紫贝母 Fritillaria unibracteata Hsiao et K. C. Hsia、甘肃贝母 Fritillaria przewaskii Maxium. 或梭砂贝母 Fritillaria delavayi Franch. 的干燥鳞茎。前三者按性状不同分别俗称“松贝”和“青贝”，后者习称“炉贝”。夏秋两季或积雪融化时采挖，除去须根、粗皮及泥沙，晒干或低温干燥。

朱子清通过多年的研究工作，从青贝中分得青贝素，从白炉贝中分得白炉贝素，从黄炉贝中分得炉贝素，从白松贝中分得松贝素，从甘肃产岷贝中分得岷贝素甲和岷贝素乙。这些从不同种贝母中提取的贝母生物碱，大多是C-去甲-D-高甾类甾体生物碱，但是，有关它们的化学结构至今尚未明确。

余世春等首次报道了暗紫贝母中的化学成分，从其干燥鳞茎中分离得到了已知化合物蔗糖，β-谷甾醇，硬脂酸和软脂酸，并分离鉴定了3个新化合物。其中的1个新的白藜芦碱(jervine)类异甾体生物碱命名为松贝辛(songbeisine)，确定结构为22，26-imino-17，23-β-oxido）5α-jerv-12-en-11-oxo-3β-ol。其他2个新化合物为瑟文（cevine）类异甾体生物碱，命名为松贝甲素（songbeinine），确定结构为D/E cis（22R-25S）-20-deoxy-3β-6β-dihydroxy-5α-14α-17β-cevanine；松贝乙素（songbeinone），确定结构为D/E cis（22R-25S）-20-deoxy-3β-hydroxyl-6-carbonyl-5α-14α-17β-cevanine。

贝母辛(peimisine)是1965年首次从Petillium eduardin分得，1967年苏联学者推断了结构。此后，我国学者从平贝母、安徽贝母、宁国贝母中又先后分得，但未作深入研究，报道中出现颇多矛盾。Kawasaki 等从浙贝母中分离出 FR-2，并确定了结构，但没有报道与贝母辛结构之间的关系。王锋鹏等从川产家种华西贝母鳞茎中分离出贝母辛，认为除单晶 X-射线衍射法和核磁共振谱外，应用生源、红外光谱和质谱难以确认此类生物碱分子中螺氧桥的构型，而此类生物碱中螺氧桥构型的证明又一再被学者们所忽视。最后，王锋鹏等通过^{1}H-^{1}H，^{13}C-^{1}H COSY，2D-NOE 等核磁共振谱技术的分析，认为文献报道的 FR-2 及贝母辛与华西贝母中分离出的贝母辛均为同一化合物，确认结构为 FR-2 的结构。另外，由于松贝辛（songbaisine）的碳谱数据与该文的贝母辛颇为吻合，而氢谱几乎完全一致，由此怀疑松贝辛很可能为贝母辛。同时，对湖贝辛（hupehenisine）的结构也提出了质疑。

钟风林等测定了栽培川贝母及其果皮、茎杆和市售青贝、市售炉贝中的总生物碱含量，测定结果分别为 0.261%、0.440%、0.078%、0.169%和 0.192%。

李萍等应用双波长薄层扫描法，以环已烷-乙酸乙酯-二乙胺（6∶4∶1）为展开系统，测定了暗紫贝母、甘肃贝母和梭砂贝母等 12 种贝母 20 个样品中的西贝素（imperialine）含量，为贝母类生药的品质评价提供了依据。

晁若冰等应用高效液相色谱柱，对川贝母、暗紫贝母、甘肃贝母和梭砂贝母等 12 种贝母的野生样品和引种栽培品进行了贝母辛的含量测定，结果认为它们均含有贝母辛，引种栽培品中的含量一般高于野生样品，贝母辛含量与生物碱总量有相关性。

李萍、吴宗好等采用酸性染料比色法测定了梭砂贝母、川贝母等多种贝母中总生物碱的含量。

朱丹妮等对暗紫贝母的组织培养物和商品药材进行了化学成分的比较，认为通过鳞茎组织培养能有效地保持和提高川贝的主要活性成分总生物碱的含量，并提高人体必需元素的含量，降低对人体有害元素的含量。

刘惠娟等应用 SDS-聚丙烯酰胺凝胶电泳法对梭砂贝母、甘肃贝母、暗紫贝母等 20 种贝母的药材样品进行了蛋白质的对比分析。结果表明，蛋白质区带图谱有一定区别，可作为鉴别贝母类药材的依据之一。

钟风林等对川贝母的花、茎杆、果皮等地上部分及鳞芯、鳞茎进行了多类成分的比较，认为各部位均有一致的有效成分，但总的含量趋势是地上部位高于地下部位。

张平、赵德永等测得川贝母中含有钾、镁、钙、铁、铜、镉、锌、锰、钠等金属元素。

赵德永、李泮等测得梭砂贝母中含有钴、铬、铜、锰、钾、钙、锌、铁、钠、镁等多种金属元素。杨卫星等亦测定了梭砂贝母中的金属元素含量。

（巢志茂）

第十七节 川 芎

中药川芎为伞形科植物川芎 Ligusticum chuanxiong Hort. 的干燥根茎。川芎的化学成分按结构大致可分为内酯类、生物碱类、酚类和有机酸类、有机酸酯类等。内酯类化合物中有大量的苯酞衍生物及一定数量的双苯酞衍生物。由于川芎具有特殊的香味，被广泛用于香料配制和用作矫味剂，其挥发油又被认为是川芎的有效部位，因此，我国学者对川芎的挥发油进行了比较深入细致的研究。川芎嗪，即四甲基吡嗪，虽然不是首次从川芎中分离获得，但由于对川芎活血化瘀活性的深入研究，使得人们对川芎嗪有了深入的了解。通过研究认为，川芎嗪对循环系统具有很好的生理活性，现已开发研究成为治疗缺血性脑血管疾病的有效药物。北京地区防治冠心病协作组根据活血化瘀的治疗原则，对以川芎为主药的冠心Ⅱ号方进行了深入系统的研究，临床试验表明对治疗冠心病心绞痛具有较好的疗效，药理实验表明能扩张冠状动脉，改善心肌微循环，降低血小板表面活性，防止血小板聚集等作用。这些作用都以川芎的作用较为明显。

早在 1956 年，柯荣棠和曾广方就开始对川芎进行化学成分研究了。他们将川芎的乙醚浸出部分分成生物碱、有机酸、酚性物质和中性物质4个部分，并分离鉴定了阿魏酸，分子式为$C_{24}H_{46}O_4$（或$C_{23}H_{44}O_4$）的酚性物质，分子式为$C_{12}H_{17}O_3$（或$C_{14}H_{11}O$）的中性物质。限于当时的条件，均未能阐明其化学结构。

北京制药工业研究所从药理活性较显著的总生物碱部分提取分离并鉴定了四甲基吡嗪（tetramethylpyrazine，即川芎嗪 chuanxiongzine），L-异亮氨酸-L-缬氨酸酐（L-isoleucine-L-valine anhydride），1-（5-羟甲基-2-呋喃基）-9H-吡啶-（3-4-b）吲哚〔1-（5-hydroxymethyl-2-furyl）-9H-pyrido-（3-4-b）indole，即佩洛立灵 perlolyrine〕。川芎嗪对脑血栓有较好的疗效，1976年通过技术鉴定后已投入生产用于临床。

北京制药工业研究所从川芎酚性部分中得到已知化合物阿魏酸（berulic acid），大黄酚（chrysophnic acid），瑟丹酸（sedanonic acid）外，还得到一个新的化合物，通过紫外光谱、红外光谱、质谱和核磁共振谱的分析，并通过化学合成，确定了结构为4-羟基-3-丁基苯酞（4-hydroxy-3-butyl phthalide），即川芎酚（chuanxingol）。

曹风银等从川芎中分离出一个β-卡啉类新生物碱，推测结构可能为1-β-丙烯酸乙酯-7-醛基β-卡啉。另外还分离鉴定了1-乙酰基β-卡啉，脲嘧啶，L-缬氨酰-L-缬氨酸酐，盐酸三甲胺，盐酸胆碱，5，5′-双氧甲基呋喃醛，棕榈酸，香荚兰醛。

温月笙等从川芎块根的乙醇提取物中分离提取，并经光谱分析和化学降解，确定了2个新的化学成分，鉴定结构分别为5-羟甲基-6-内-3′-甲氧基-4′-羟基苯基-8-氧杂二环〔3-2-1〕辛-3-烯-2-酮（5-hydroxymethyl-6-endo-3′-methoxy-4′-hydroxyphenyl 8-oxabicyclo〔3-2-1〕-oct-3-en-2-one）和3-正丁基-3-羟基-4-5-6-7-四氢-6-7-二羟基苯酞（3-n-butyl-3-hydroxy-4-5-6-7-tetrahydro-6-7-dihydroxyphthalide）。

余诚方从川芎根茎的挥发油中分离，提取得到2个成分，分别鉴定结构为丁基酞内酯和3（S）-3-丁基-4-5-二氢苯酞。

黄远征等采用毛细管气相色谱和色谱-质谱-计算机联用系统对川芎根茎的挥发油进行了化学成分的研究，在180个峰中，用保留指数测定、标准品叠加和质谱测定三种方法，初步鉴定了40个成分。其主要成分是藁本内酯（ligustilide，58.00%）、3-丁叉苯酞（3-butylidene phthalide，5.29%）和香桧烯（sabinene，6.08%）。其他成分还有：α-侧柏烯（α-thujene），α-蒎烯（α-pinene），莰烯（camphene）、β-蒎烯，月桂烯（myrcene），α-水芹烯（α-phellandrene），δ-3-蒈烯（δ-3-carene），α-松油烯（α-terpinene），对-聚伞花素（p-cymene），柠檬烯（limonene），β-罗勒烯（β-ocimene），γ-松油烯，正辛醇（n-octanol），α-萜品油烯（α-terpinolene），芳樟醇（linalool），月桂烯醇（myrcenol），当归酸正丁酯（n-butyl angelate），樟脑（camphor），正戊酸异戊酯，异龙脑（isoborneol），龙脑（borneol），松油醇-4（terpine-4-ol），α-松油醇（α-terpineol），正癸醛，马鞭烯酮（verbenone），藏茴香酮（carvone），胡椒酮（piperitone），乙酰龙脑酯，十一醛，香芹酚（carvacrol），β-榄香烯（β-elemene），β-石竹烯（β-caryophyl lene），α-葎草烯（α-humulene），γ-广藿香烯（γ-patchoulene），β-芹子烯（β-selinene），新蛇床内酯（neocnidilide），正丁基-4，5-二氢苯酞（senkyunolide）。

李章万等对川芎中内酯类化合物作了GC-MS的分离和鉴定，除了3-丁叉苯酞（3-亚丁基苯酞，丁烯基酞内酯）、正丁基-4，5-二氢苯酞、新蛇床内酯和藁本内酯外，又鉴定了丁基酞内酯（butylphthalide）和蛇床内酯（cnidilide）。

石力夫等也进行了挥发油成分的研究，报道的成分还有2-4-二甲基-3-戊醇（2-4-dimethyl-3-pentanol），磷酸乙烯酯，2-戊醇，3-甲基戊烷，3-乙基戊烷，已醛，2-5-二甲基呋喃，（1-甲基丁基）-环氧乙烷〔1-methylbutly)-oxirane〕，双环〔3-1-0〕已烷-3-酮（bicyclo〔3-1-0〕hexan-3-one），庚醛，N-环亚戊基-甲酰胺（N-cyclopentylidene-methylamine），苯甲醛（benzaldehyde），2-甲基-4-庚酮（2-methyl-4-heptanone），（3-3-二甲基丁基）-环氧乙烷〔（3-3-dimethylbutyl）-oxirane），3-蒈烯（3-carene），β-松油烯，苯乙醛，4-5-辛二醇，3-4-二甲基本乙烯（3-4-dimethyl-styrene），对异丙基甲苯（p-cymol），2-丙叉-1-已酸-3-烯（2-propylene-1-hexanoic acid-3-ene），D-小茴香醇

(D-fenchylalcohol)，侧柏酮 (thujone)，1-苯基戊酮 (fenipentone)，hydroxide 2-methyl-3-phenyl-5-hydroxy-1-3-4-oxidiazolium，1-2-二甲氧基-(2-丙烯基)苯〔1-2-dimethoxy-(2-propenyl)-benzene)，2-甲酰-3-二甲基-2-环戊烯-1-乙醛 (2-formyl-3-dimethyl-2-cyclopentene-1-acetaldehyde)，5-5′-二甲醛-(2-2-双呋喃〔5-5′-dicarboxaldehyde-(2-2-bifuran)〕，3-甲氧基-1-甲基-4 (1H)-喹啉酮〔3-methoxy-1-methyl-4 (1H)-quinolinone〕，1-(1-1-二甲基乙氧基)-2-甲基苯。同时，对挥发油成分的稳定性进行了研究。通过对川芎挥发油蒸馏液经37℃放置3个月后的样品进行了同样条件的第2次气质联用分析，认为以藁本内酯为代表的内酯类活性成分十分不稳定，有可能分解成2-丙叉-1-己酸-3-烯。藁本内酯在放置过程中相对含量不断下降直至消失，而后者的相对含量相应升高。

黄远征等用毛细管色谱和色谱-质谱-计算机联用系统对不同时期采摘的川芎叶精油化学成分进行了研究，初步鉴定出44个组分。其主要成分随采摘季节不同而有所不同。川芎有效成分之一——藁本内酯在早期(3月)采摘的叶的精油中含量只有0.36%，而在较晚期(4月)采摘的叶的精油中含量达到16.92%。说明川芎作为药用有一个适宜的收获期。

郭平等对川芎的地上部分也作了挥发油化学成分的研究，利用气相色谱-质谱联用仪共鉴定了46个化合物。其主要成分为β-芹子烯、新蛇床内酯、藁本内酯等。地上部分挥发油的化学组成与地下部分挥发油的化学组成基本相似，只是在含量上有所差异，因此，认为地上部分有很好的开发利用前景。

另外，王义雄等从川芎中分到了腺嘌呤和腺苷。

(巢志茂)

第十八节　浙　贝　母

浙贝母 (Fritillaria thunbergii Miq.) 的化学成分研究早在50年代即已开始。我国学者朱自清等通过锌蒸馏、硒脱氢等制备衍生物的方法对贝母素甲和贝母素乙进行了系统的研究，最后确定了两者的化学结构。贝母素甲，又名贝母甲素、浙贝甲素、peimine、verticine，贝母素乙，又名贝母乙素、浙贝乙素、peiminine、verticinone。这些是从浙贝母中分离出来的最早的2个C-去甲-D-高甾体生物碱。早期研究的浙贝母中的化合物还有贝母芬 (peimiphine)，贝母定 (peimidine)，贝母替定 (peimitidine)，原贝母碱 (propeimine)，浙贝母甙 (peininoside)，异浙贝甲素 (isoverticine)。

张建兴等以95%乙醇提取浙贝母的生物碱部分。回收乙醇后以2%HCl溶解，过滤，滤液以石油醚和乙酸乙酯依次萃取。酸液用NH_4OH碱化至pH9以上，氯仿萃取。回收氯仿后得到的总生物碱部分反复进行多次的硅胶柱层析，以甲醇-氯仿混合溶剂为洗脱剂，得到一系列生物碱单体。经核磁共振光谱、质谱、X-衍射等光谱数据的分析及理化常数的测定，确定了数个具有C-去甲-D-高甾骨架的新的生物碱结构。这些成分包括①浙贝宁 (zhebeinine)，为浙贝甲素的27-CH_3差向异构体，结构为5α，14α-cevanine-3β-6α-20β-triol；②浙贝丙素 (zhebeirine)，为eduardine的25位差向异构体，结构为5α-14α-cevanine-3β-hydroxy-6-one；③浙贝酮 (zhebeinone)，为浙贝乙素的27-甲基差向异构体，结构为5α-14α-cevanine-3β-20β-dihydroxy-6-one。另外，还从该部分得到了已知成分浙贝甲素、浙贝乙素、eduardine (结构为5α-14α-cevanine-3β-hydroxy-6-one) 和苦鬼臼毒素 (picropodophyllotoxin)。提取总生物碱后的碱水溶液，用正丁醇萃取，回收正丁醇，浓缩后用水稀释，过滤，除去不溶物，滤液通过大孔树脂 (D-21) 柱层析，以不同比例的水和乙醇洗脱，合并50%和70%乙醇洗脱的馏份，进行硅胶柱层析，从80%甲醇水洗脱的馏份中得到一个生物碱单体，命名为浙贝宁甙 (zhebeininoside)，确定结构为5α-14α-cevanine-6α-20β-dihydroxyl-3β-O-β-D-glucoside。

张建兴等还从浙贝母新鲜鳞茎中分离得到了5个已知的化合物，通过光谱分析和理化常数的测定，鉴定为浙贝母，贝母辛 (peimisine)，对映-贝壳杉烷-16β-17-二醇（ent-kauran-16β-17-diol），β-谷甾醇和胡萝卜素。

贝母辛(peimisine)是1965年首次从Petillium eduardin分得，1967年苏联学者推断了结构，此后，我国学者从平贝母、安徽贝母、宁国贝母等贝母中又先后分得，但未作深入研究，报道中出现颇多矛盾。Kawasaki等从浙贝母中分离出FR-2，并确定了结构，但没有报道与贝母辛的结构之间的关系。王锋鹏等从川产家种华西贝母鳞茎中分离出贝母辛，认为除单品X-射线衍射法和核磁共振谱外，应用生源、红外光谱和质谱是难以确认此类化合物分子中螺氧桥的构型的，强调文献所用数据不能直接证明螺氧桥的构型，而此类生物碱中螺氧桥构型的证明又一再被学者们所忽视。最后，王锋鹏等通过^1H-^1H，^{13}C-^1HCOSY，2D-NDE等核磁共振谱技术的分析，认为文献报道的FR-2及贝母辛与华西贝母中分离出的贝母辛均为同一化合物，确认结构为FR-2的结构。另外，由于松贝辛(songbaisine)的碳谱数据与该文的贝母辛颇为吻合，而氢谱几乎完全一致，所以怀疑松贝辛很可能为贝母辛。同时，对湖贝辛（hupehenisine）的结构也提出了质疑。

生物碱为浙贝母的主要有效成分，其总含量及单个生物碱的检测及含量测定是评价和判断浙贝母质量的手段之一。

晁若冰等对浙贝母建立了高效液相色谱分析法，测得浙贝母含有贝母辛。阙良寿等对浙贝母中的总生物碱、浙贝母碱和去氢浙贝母碱的含量进行了测定。李萍等采用双波长薄层扫描法测得浙贝母中贝母碱和去氢贝母碱的含量分别为0.049%和0.019%。

胡梅素对传统加工法、硫黄熏制法和生切片法3种不同加工方法的样品进行了薄层比较，认为浙贝母表面的生物碱含量较高，加工时不损失外皮可提高生物碱的含量。

在研究浙贝母鳞茎的同时，对非药用部位地上部分的研究也正在深入。金向群等从浙贝母地上部分分离出一个新的3-7-二氧杂环〔3-3-0〕辛酮-6类化合物，通过核磁共振谱、高分辨质谱及X-单晶衍射数据的分析，确定结构为2-（3′-5′-dimethoxy-4′-hydroxyphenyl）-3-7-dioxabicyclo〔3-3-0〕octen-6-one，定名为浙贝素（zhebeiresinol）。

严铭铭等从茎叶中分离得到了丁香脂素(syringaresinol)，2，5-二甲氧基苯醌（2，5-dimethoxy-1，4-benzoquinone)，β-谷甾醇（β-sitosterol)，浙贝甲素，浙贝乙素，茄啶(solanidine）等6个化学成分。

另外，张平等采用火焰原子吸收分光光度法测定了浙贝母中钾、镁、钙、铁、铜、镉、锌、锰等8种无机元素的含量。

（巢志茂）

第十九节　党　参

中药党参系桔梗科党参属植物党参、素花党参和川党参的干燥根。对党参的化学成分开展研究始于80年代，而且大多是由我国学者进行的。党参的化学成分主要有甾醇、三萜及其甙，多糖，生物碱及含氮化合物，挥发性成分、氨基酸和无机元素等。

王惠康等从党参中首次分离得到△^{7}-豆甾烯醇葡萄糖甙。陈海生等分离鉴定了△^{7}-豆甾烯醇，α-菠菜甾醇，豆甾醇，棕榈酸甲酯和分子式$C_{15}H_{20}O_3$的未定结构的化合物。王英贞等分离得到了△^{7}-豆甾烯醇-β-D-葡萄糖甙，α-菠菜甾醇-β-D-葡萄糖甙，豆甾醇-β-D-葡萄糖甙，△^{7}-豆甾烯酮，α-菠菜甾酮，豆甾酮，蒲公英萜醇（taraxerol），蒲公英萜醇乙酸酯，木栓酮(friedelin)，脲基甲酸正丁酯。

沙德智等从产于甘肃文县的党参之根——纹党参中提取、分离和鉴定了蒲公英萜醇乙酸酯，木栓酮，蒲公英萜醇，△^{7}-豆甾烯醇和胆碱等5个成分。还对党参的变种缠绕党参的干燥根进行了生化实验，发现其多种溶剂的提取物均能提高人血中过氧化物歧化酶（SOD）的活性，从而增强消除自由基的能力，因而认为缠绕党参具有抗衰老的作用；其不同溶剂的提取物还分别能提高红细胞中2-3-二磷酸甘油酯的含量，对抗丙二醛对血红蛋白红细胞膜的损伤，抑制血小板的聚集等药理活性；在生化、药理实验的基础上，分离鉴定了蒲公英萜醇及其乙酸酯，木栓酮，齐墩果酸，$\triangle^{7}$-豆甾烯醇，$\triangle^{7}$-豆甾烯醇-β-D-葡萄糖甙，$\triangle^{5,22}$-豆甾二烯醇，果糖，5-羟甲基-2-糠醛（5-hydroxymethyl-2-furaldehyde），胆碱和一个烷烃类化合物。

郭亚健等从党参中还分离到5-羟甲基-2-糠醛等化合物。岳雪莲等从党参的益气活血活性部位中分离鉴定的化合物有蒲公英萜醇，蒲公英萜醇乙酸酯，木栓酮，$\triangle^{7}$-豆甾烯醇和胆碱。

刘暾等运用薄层光密度法测定了6个党参、2个素花党参、1个川党参和1个球花党参的样品中蒲公英萜醇及其乙酸酯、木栓酮和豆甾醇的含量，结果认为这4个成分在栽培品和野生品中的含量有一定的差别，山西潞党参一等品中的含量均较二、三等品为低。徐韧柳等对台党参、潞党参两种党参药材进行了脂溶性成分的含量测定，并运用薄层扫描法测定了植物甾醇及其葡萄糖甙、蒲公英萜醇及其乙酸酯的含量，结果表明，所测的几种成分在两种党参药材中无明显差别。

王峥涛等从党参中分离鉴定了丁香甙，β-D-吡喃葡萄糖己醇甙，α-D-呋喃果糖乙醇甙，苍术内酯Ⅲ（atractylnolide Ⅲ），苍术内酯Ⅱ（atractylnolide Ⅱ），丁香醛（syringaldehyde），香荚兰酸（vanillic acid），2-呋喃羧酸酯（2-furancarboxylate）等化合物。苍术内酯Ⅲ为倍半萜内酯类化合物，具有明显的抗炎活性，为党参的特征性成分。采用高效液相层析对苍术内酯Ⅲ进行含量测定，结果认为，党参和其他多种党参均含有苍术内酯Ⅲ，在不同规格、不同产地的党参中，仅发现存在于山西出产的潞党参样品中。由于潞党参药用历史最久，被认为是党参类药材的上乘产品，因此，苍术内酯Ⅲ的存在，可作为潞党参的一个重要鉴别和质量评价手段。

王惠康等首次从党参中分离出党参酸（codopiloic acid），鉴定结构为3-carboxy-3-4-5-6-tetrahydroxazine。还分离出党参内酯（codonolactone，与苍术内酯Ⅲ的结构一致）。韩桂茹等分离得到了丙三醇脂肪酸酯，4种丙三醇脂肪酸酯的葡萄糖甙及党参的一个专属成分党参甙Ⅰ（tangshenoside Ⅰ）。戴敬等通过含量测定，认为野生和栽培的党参均含有党参甙Ⅰ，其含量是野生品比栽培品低，随栽培年限的增加，含量降低。

蔡定国等对占生药量40%的水溶性部位进行了化学成分的研究，认为该部位富含糖类成分。采用Miliporn分子过滤器将该部位按分子量大小划分为三个部分，从中分离提纯和鉴定了主要成分菊糖（inulin）和果糖。

张思巨等从党参的水提液中首次得到了4个水溶性杂多糖CP-1，CP-2，CP-3和CP-4，平均分子量分别是10500，12000，14000和79000。它们的组分相似，但单糖含量相差较大。CP-1的组成是葡萄糖：果糖：半乳糖：阿拉伯糖：甘露糖：木糖＝4.2：3.49：1：0.98：0.53：0.48，CP-2的组成是葡萄糖：半乳糖：果糖：阿拉伯糖：甘露糖：核糖：木糖＝1.77：1：0.43：0.26：0.12：0.023：0.013，CP-3的组成是葡萄糖：果糖：甘露糖：半乳糖：阿拉伯糖：核糖：木糖＝5.94：4.43：1.07：1：0.72：0.20：0.13，CP-4的组成是葡萄糖：半乳糖：阿拉伯糖：鼠李糖：果糖：甘露糖：木糖＝1.5：1：0.6：0.46：0.29：0.13：0.06。因它们均含有己醛糖和己酮糖，故认为是一类新型的多糖。

董立莎等采用苯酚硫酸法对黔产党参、川党参、土党参进行了多糖的含量测定。韩桂茹等对栽培的台党参和潞党参进行了多糖和单糖的含量测定，认为栽培二年的台党参多糖含量高于同年栽培的潞党参，而单糖含量无显著性差异，栽培潞党参中的单糖含量随着栽培年限呈上升趋势。

廖杰等利用薄层色谱、气相色谱-质谱联用技术，对潞党参的挥发油进行了研究，鉴定了32个化合物：已酸、庚酸、辛酸、壬酸、十二酸、壬二酸、十四酸、十五酸、十六酸、十八酸、十八碳二烯酸、2-4-壬二烯酸、2-莰酸、叔丁基苯、正十五烷、1-5-二异丁基-3-3-二甲基〔3-1-0〕环已二酮，α-姜黄烯（α-curcumene）、正十七烷、正十八烷、正十九烷、正二十一烷、正二十二烷、十四酸甲酯、十五酸甲酯、十六酸甲酯、硬脂酸甲酯、十八碳二烯酸甲酯、蒎烯、十六酸乙酯、辛酸甲酯。

阎永红等从党参的根与茎叶的挥发油中鉴

定了40个化合物，认为2个部位共存在13种相同成分，均含有大量的脂肪酸。脂肪酸在根中有11个，约占挥发油总量的50%，茎叶中有12个，约占挥发油总量的63%。酸性成分中，均以棕榈酸的含量最高。茎叶挥发油成分种类主要是脂肪酸及其酯类，其余为烷烃类、醇类、醛酮类，不含烯烃类化合物。根的挥发油中有烯烃类化合物，而醇、醛、酮类化合物的含量很少。

何国耀等对党参的根和茎叶进行了18种氨基酸、游离氨及12种无机元素的含量测定和分析比较，并进行了生物碱、皂甙和淀粉的定性检查，发现茎叶不但含有党参根具备的多种化学物质，而且其中氨基酸和无机元素的含量比党参根高2～10倍，认为党参茎叶大有开发和利用的价值。

蔡定国等较早从水溶性部分检出了至少17种氨基酸，其中有7种人体必需氨基酸，并测出党参中至少含有14种无机元素，其中宏量元素钾、钠、钙、镁和痕量元素铁、铜、钴、锌、锰、铬、钼等为人体所必需。

蒋滢等对党参等中药进行过26种游离氨基酸的分析，认为党参中含有苏氨酸、门冬氨酸、异亮氨酸、丙氨酸、门冬酰胺、谷氨酸、甘氨酸、脯氨酸、缬氨酸和谷氨酰胺等11种游离氨基酸。

王世民等测得山西、山东、内蒙、吉林、甘肃等8个产地的党参和四川、湖北2个产地的川党参等含有铁、铜、钴、锰、锌、镍、钒、钼、氟、砷等9～10种微量元素及二氧化硅。

杨勇等对山西、山东、内蒙、吉林等7个产地的党参和四川、湖北2个产地的川党参等样品进行了16种氨基酸的含量测定。该2种药用党参中，总含量最高的是内蒙凉城产党参，达5.3258%，最低的是湖北产川党参，为2.4498%。

沙德智等对党参的根、地上部分，四川党参和素花党参的根等11个样品进行了17种氨基酸和9种无机元素的含量测定。蔡定国、刘青云等均对党参进行过氨基酸、无机元素的含量测定。

此外，江佩芬等对党参地上部分及根的17种氨基酸、22种微量元素、多糖水解液中的糖类及胆碱等成分均进行了分析，并作了对比研究。

（巢志茂）

第二十节 柴胡

中药柴胡为伞形科植物柴胡 Bupleurum chinense DC. 或狭叶柴胡 Bupleurum scorzonerifolium Willd. 的干燥根。

柴胡的主要有效成分为齐墩果烷型三萜皂甙。含量较高的有柴胡皂甙（saikosaponin）a、d、c三种，柴胡皂甙b为b_1、b_2、b_3、b_4的混合物，被认为是在提取过程中形成的。柴胡皂甙的甙元有柴胡皂甙元（saikogenin）E、F、G和龙吉甙元（longispinogenin）。

董友毅等建立了柴胡中柴胡皂甙a、c、d的高效液相色谱测定法，采用反相柱，示差折光检测，丙酮-水（58∶42）为流动相，甲地孕酮为内标，回收率大于95%，变异系数为3.08%。采用该法测定了国内包括柴胡和狭叶柴胡在内的13种药用柴胡中上述三个皂甙的含量。罗燕等应用薄层扫描定量法，经显色后直接测定柴胡皂甙a、d的含量，样品包括10个产地的柴胡、7个产地的狭叶柴胡在内的10种29个产地的柴胡药材。罗燕燕等还应用高效液相色谱技术对8种14个产地的柴胡药材进行了柴胡皂甙a和d的含量测定，其中包括柴胡9个产地和狭叶柴胡2个产地的药材。这些方法的建立对于控制柴胡药材质量具有重要的意义。

范秦鹤等对不同方法炮制的柴胡中柴胡总皂甙进行了含量测定，结果认为其含量由高到低依次为蜜柴胡、酒柴胡、醋柴胡、柴胡原生药、生柴胡。挥发油的含量由高到低依次为蜜柴胡、醋柴胡、酒柴胡、生柴胡。薄层色谱显示，各种炮制品的柴胡皂甙斑点清晰、相对大小没有明显差别，说明炮制前后柴胡皂甙组分没有明显差异。

对柴胡研究较深入的化学成分是挥发油的化学成分。柴胡挥发油具有解热抗炎作用，有辛辣臭及穿透性。湖北省医药工业研究所等最早对挥发油进行分离和鉴定，确定的化合物有戊酸，已酸，庚酸，2-壬烯酸，2-庚烯酸，辛酸，2-辛烯酸，壬酸，苯酚，邻甲氧基苯酚，γ-庚酸内酯，γ-辛酸甲酯，对甲氧基苯乙酮，γ-癸酸内酯，丁香酚(eugenol)，4-羟基-3-甲氧基苯乙酮，γ-十一酸内酯，γ-壬酸内酯，对乙氧基苯乙醇，玛索依内酯（messoialactone），2-甲基-5-羟基-7-甲氧基色酮，对-甲苯酚，间-乙基苯酚，香芹酚，香草醛（vanillin）。

濮全龙等报道的柴胡挥发油中分离鉴定的化学成分除上述部分成分外，还有百里酚（thymol），香草醛乙酸酯。

郭济贤等对我国柴胡属19种植物的带根全草（花期）样品的挥发油中化学成分特征进行了研究，为该属植物化学分类学的研究提供了一定依据，并进行了植物分类学鉴定。从柴胡中鉴定出的化学成分还有：2-甲基环己酮，柠檬烯（limonene），月桂烯（myrcene），（＋）-香芹酮〔（＋）-carvone〕，反式-葛缕醇（trans-tarved carveol），长叶薄荷酮（pulegone），桃金娘烯醇（myrtenol），α-萜品醇（α-terpineol），芳樟醇（linalool），牻牛儿醇（geraniol），正十二（碳）烷，(E)-牻牛儿基丙酮〔(E)-geranylacetone〕，α-荜澄茄油烯（α-cubebene），δ-荜澄茄烯，葎草烯（humulene），反式-石竹烯（trans-caryophyllene），长叶烯（longifolene），努特卡酮（nootkatone），十六（烷）酸，六氢金合欢基丙酮（hexahydrofarnesylacetone）。从狭叶柴胡中鉴定出的化学成分有：β-萜品烯（β-terpinene），柠檬烯，莰烯（camphene），β-葑烯（β-fenchene），长叶薄荷酮，异冰片（isoborneol），β-萜品醇，芳樟醇，α-胡椒烯（α-copaene），葎草烯，α-法呢烯（α-farnesene），香橙烯（aromadendrene），顺式-石竹烯，反式-石竹烯，β-榄香烯（β-elemene），γ-衣兰油烯（γ-muurolene），绿叶烷（patchoulane），努特卡酮，喇叭茶醇（ledol）。

杨永健等对柴胡和小叶黑柴胡进行了挥发油成分的分析。从柴胡挥发油中鉴定的化学成分还有：环已醇，正已醇，β-蒎烯，二甲基乙缩醛已醛，2-戊基呋喃，辛醛，对聚伞花素（p-cymene），1-2-3-三甲基环已烷，辛醇，邻异丙烯基甲苯，壬醇，(E)-2-烯辛醛，内龙脑，萘，(E)-柠檬醛，桃金娘烯醇（myrtenol），（反，反）-2-4-二烯辛醛，5-甲基麝香草醚，2-丁基环己酮，水芹醛，2-甲基-3-烯-5-癸酮，丙酸龙脑酯，2-4-二烯十二醛，2-4-二烯癸醛，1-4-二乙氧基苯，4-（苯乙烯基）-2-丁酮，2-乙基-4-甲基-1-3-戊二烯基苯，白菖烯，β-瑟林烯，二苯并呋喃，叩巴萜，正十五烷，对苯基苯甲醛，菲，邻苯二甲酸正丁酯。

庞吉海等对狭叶柴胡水蒸汽蒸馏法提取的挥发油进行了气相色谱-质谱-计算机联用分析，鉴定了47个化合物。它们是：2-甲基环戊醇，2-甲基庚烯-1，4-甲基己醛，α-苧烯（α-thujene），α-蒎烯，β-蒎烯，2-戊基呋喃，月桂烯（myrcene），水芹烯（phellandrene），对聚伞花素，β-罗勒烯（β-ocimene），辛烯-2-醛，γ-松油烯，二甲基苯乙烯，α-松油烯，葑酮（fenchone），正十一烷，松香芹醇，萘，γ-松油醇，桃金娘醛（myrtenal），α-松油醇，桃金娘醇，α-侧柏酮（α-thujone），1-特丁基茴香醚，2-甲基-4-特丁基酚，乙酸龙脑酯，2-4-癸二烯醛，牻牛儿醇甲酸酯（geranyl formate），α-雪松烯（α-cedrene），α-姜黄烯，β-石竹烯，1 4 二甲氧基-2-3-5-6-四甲基苯，α-蛇床烯，菖蒲二烯，γ-杜松烯（γ-cadinene），α-榄香烯，β-没药烯（bisabolene），mayurone，橙花叔醇（nerolidol），愈创木醇（guaiol），金合欢醇等。

汪乃兴等采用微分脉冲极谱法对柴胡等中草药中的槲皮素（quercetin）进行了含量测定，结果认为柴胡含有0.23%的槲皮素。

李鸿英等对柴胡的变种烟台柴胡进行了黄酮成分的分离与鉴定，确定的化合物有槲皮素及槲皮甙（quercitrin）。

史英年等从柴胡的茎叶中分离鉴定了山萘酚-7-鼠李糖甙和山萘酚-3，7-双鼠李糖甙。罗思齐等还分离鉴定了山萘酚，福寿草醚（adonitol）及新化合物山萘酚-3-O-α-L-呋喃阿拉伯糖-7-O-α-L-吡喃鼠李糖甙。

狭叶柴胡全草含有槲皮素，异槲皮素等黄酮类化合物。

柴胡的多糖注射液为淡棕色透明液体，张兴权等认为其中酸性多糖占30%，分子量为9900。洪筱坤等应用气相色谱分析法对以不同产地的柴胡制成的注射液进行了戊酸、已酸和对甲氧基苯乙酮三个有效成分的测定，认为注射液中被测组分在含量上有所差异，建议在确保疗效的基础上建立一个内控的含量范围。

（巢志茂）

参考文献

1. 胡金峰．等．云南甘草中新三萜成分的研究．药学学报 1995；30（1）：27
2. 曾路，等．云南甘草新三萜皂甙元结构鉴定．药学学报 1990；25（7）：515
3. 阙毓铭．等．刺果甘草化学成分的研究．中草药 1994；25（1）：3
4. 梁鸿，等．圆果甘草化学成分研究．药学学报 1993；28（2）：116
5. 蔡立宁，等．黄甘草皂甙的结构．药学学报 1991；26（6）：447
6. 张如意，等．乌拉尔甘草中皂甙的研究．药学学报 1986；21（7）：510
7. 舒永庆，等．甘草中三萜皂甙元的分离和结构鉴定．药学学报 1985；20（3）：193
8. 邹坤，等．胀果甘草中皂甙Ⅰ和Ⅱ的结构鉴定．药学学报 1994；29（5）：393
9. 柳江华，等．刺果甘草化学成分的研究．药学学报 1990，25（9）：689
10. 贾琦，等．乌拉尔甘草三萜化合物——甘草内酯的化学结构．药学学报 1989；24（5）：348
11. 舒永华，等．甘草中新三萜皂甙元的分离和结构鉴定．药学学报 1987；22（7）：512
12. 贾世山，等．甘草叶中黄酮类成分的化学研究．药学学报 1990；25（10）：758
13. 杨世林，等．胀果甘草的化学成分．植物学报 1988；30（2）：176
14. 中国科学院上海药物研究所植物化学研究室．黄酮体化合物鉴定手册 北京：科学出版社．1981：4～270
15. 朱大元，等．甘草化学成分的研究——异甘草黄酮醇及甘草香豆素的结构．化学学报 1984；42（10）：1080
16. 徐任生，等．甘草查尔酮的分离、结构与全合成．化学学报 1979；37（4）：289
17. 同（9）
18. 刘勤，等．黄甘草化学成分的研究．药学学报 1989；24（7）：525
19. 畅行若，等．甘草新木脂素的分离与化学结构．药学学报 1983；18（1）：45
20. 曾路，等．粗毛甘草化学成分研究．植物学报 1991；33（2）：124
21. 王彩云，等．乌拉尔甘草中新香豆素的化学研究．药学学报 1991；26（2）：147
22. 梁鸿，等．圆果甘草化学成分研究．药学学报 1993；28（2）：116
23. 阙毓铭，等．刺果甘草化学成分的研究．中草药 1994；25（1）：3
24. 柳江华，等．刺果甘草黄酮类成分的研究．中草药 1992；23（7）：349
25. 高东英，等．云南甘草黄酮成分研究．北京医科大学学报 1993；25（4）：302
26. 高东英，等．云南甘草化学成分的研究．中草药 1994；25（10）：507
27. 曾路，等．粗毛甘草化学成分研究．植物学报 1991；33（2）：124
28. 刘勤，等．黄甘草化学成分的研究．药学学报 1989；24（7）：525
29. 刘勤，等．黄甘草化学成分的研究（Ⅱ）．植物学报 1991；33（4）：314
30. 同（13）
31. 赵玉英，等．胀果甘草化学成分的研究（Ⅰ）．北京医科大学学报 1990；22（4）：283
32. 贾世山，等．甘草叶中黄酮类成分的化学研究．药学学报 1990；25（10）：758
33. 贾世山，等．甘草叶中酚酸和黄酮甙类成分的分离鉴定．药学学报 1992；27（6）：441
34. 贾世山，等．甘草叶中两个新异戊烯基黄酮类化合物．药学学报 1993；28（1）：28
35. 贾世山，等．甘草叶中甘草宁 P-3′-甲醚的分离和鉴定．药学学报 1993；28（8）：623
36. 马昭礼，等．甘肃民勤甘草中微量元素分析．中草药 1986；17（5）：39
37. 马昭礼，等．甘肃民勤甘草中氨基酸分析．中草药 1987；18（2）：23
38. 林茂，等．当归化学成分的研究．药学学报 1979；14（9）：529
39. 陈耀祖．岷县当归化学成分研究综述．甘肃药学 1986；1（1）：4
40. 郭成，等．当归磷脂组分的分析．中国中药杂志 1991；16（12）：741
41. 芮和恺，等．当归头、尾、身有效成分分析．中成药研究 1983；（2）：31
42. 饶高雄，等．郎都当归的化学成分研究．云南植物研究 1991；13（1）：85
43. 周爱玲，等．岷眉当归根的香豆素成分分离．中草药 1982；13（6）：246
44. 叶锦生，等．骨缘当归的化学成分．植物资源与环境 1993；2（3）：61

45. 严仲铠，等．我国东北产当归属药用植物挥发油分析．中国中药杂志　1990；15（7）：419
46. 杨秀伟，等．四种长白山产当归属药用植物香豆精成分研究．中药材　1994；17（4）：30
47. 傅丰永，等．中药芍药化学成分研究．药学学报　1963；10（9）：555
48. 张树花，等．芍药中α-儿茶精、没食子酸及其乙酯的含量测定．中草药　1988；19（9）：10
49. 汤雏清，等．白芍及其种植环境的微量元素研究．浙江中医杂志　1989；24（10）：462
50. 陈海生，等．川赤芍化学成分的研究．中国药学杂志　1993；28（3）：137
51. 陈海生、等．川赤芍化学成分研究．第二军医大学学报　1994；15（1）：72
52. 王栋，等．山芍药化学成分的研究．沈阳药学院学报　1992；9（3）：217
53. 于津，等．牡丹根中新成分——丹皮酚新甙的鉴定．药学学报　1986；21（3）：191
54. 金昌东，等．不同采集期芍药根中化学成分含量的多元数量化回归分析．中国中药杂志　1993；18（6）：333
55. 于津，等．牡丹与芍药中活性成分的动态研究．药学学报　1985；20（10）：782
56. 丁津，等．芍药甙和丹皮酚类成分在芍药科植物中存在．药学学报　1985；20（3）：229
57. 方渡，等．丹皮酚合成路线新探．湖南中医学院学报　1988；8（3）：41
58. 竹本常松．中药正：クリニンジンの精油成分．薬学雜志　77：1307，1957
59. 中岛正：クリニンジンの精油成分．薬学雜志 82：1，323，1962
60. Saitbaeva I. M，et al：coumarins from Artemisia annua. khim prir Soedin 6：758，1970；CA 74：95，433h，1971
61. Bonlmann F，et al：constituents of Artemisia afra. phytochem 11：2，329，1972
62. Jeremic D，et al：A new type of sesquterpene lactone isolated from Artemisia annua L. Tetra Lett 32：3039，1973
63. Jeremic D，et al：The 8th International Symposium on chemistvy of Natural products，New Delhi，222，1972（Cited fvom 11）
64. Djermanovic M，et al：A new flavonol from Artemisia annua. Phytochem 14：1，873，1975
65. Ulubelen A，et al：phyto chemical investigation of the herba of Artemisia annua. Planta Medica 29：258，1976
66. 刘静明，等．青蒿素（Arteannuin）的结构和反应．化学学报　1979；37（2）：129
67. 屠呦呦，等．中药青蒿化学成分的研究Ⅱ．药学学报　1981；16（5）：366
68. Tu，Y-Y，Ni M-Y，Zhong Y-R，Planta medica，1982；44：143
69. 朱大元，等．青蒿内酯的结构．化学学报　1984；42（9）：937～939
70. 屠呦呦，等．中药青蒿化学成分研究（Ⅲ）．中草药　1985；16（5）：8
71. 田樱，等．中药青蒿化学成分的研究．中草药　1982；13（6）：9
72. 黄敬坚，等．青蒿化学成分的研究Ⅰ．11R-（一）-双氢青蒿素的分离和结构鉴定．化学学报　1987；45（6）：609
73. 吴照华，等．青蒿及其一类物结构和合成的研究Ⅺ，环氧青蒿素的分离和鉴定．化学学报　1984；42（6）：598
74. 朱大元，等．青蒿抗菌有效成分研究．中草药　1982；13（2）：6
75. 屠呦呦，等．中药青蒿幼株的化学成分研究．中药通报　1985；10（9）：35
76. 李春玉，等．青蒿中青蒿素含量变化．中草药　1991；22（8）：348
77. 镗建侬，等．保山引种青蒿的青蒿素含量测定．昆明医学院学报　9（4）：14
78. 朱海．青蒿素的研究进展．山东医药工业　1985；4（2）：4
79. 曹采平．金银花抗生育作用的研究．医药工业　1975；7：24
80. 曹采平．金银花抗生育作用的研究Ⅱ．医药工业　1986；3：19
81. 林启寿．中草药成分化学．北京：科学出版社．1977.279
82. 林启寿．中草药成分化学．北京：科学出版社．1977.326
83. 郭艳文，等．黄褐毛忍冬花与金银花的比较研究．药物分析杂志　1990；1：2
84. 彭广芳，等．金银花不同发育阶段绿原酸挥发油的含量比较．中草药　1988；12：30
85. 上海医工院中药室．金银花有效成分的初步研究．1975；7：24
86. 林启寿．中草药成分化学．北京：科学出版社．1977.146
87. 陈敏．灰毡毛忍冬化学成分研究．中国医药工业杂志　1992；10：468
88. 刘柏青，等．北金银花（金银忍冬）研究综述．吉

林中医药 1992；3：41
89. 吴元鎏，金银花挥发油化学成分研究．化学学报 1980；6：573
90. 王国亮，等．豫北平原栽培金银花精油化学成分分析．中国中药杂志 1992；5：268
91. 张玲，等．山东金银花挥发油化学成分的研究．中国药学杂志 1995；11：651
92. 茅青，等．灰毡毛忍冬化学成分的研究．药学学报 1993；4：273
93. 娄红祥，等．金银花中三萜皂甙的分离与结构确定．中国药物化学杂志 1995；3：208
94. 李伯廷．金银花研究概况．山西医药研究 1989；2：18
95. 陈敏，等．灰毡毛忍冬化学成分研究Ⅴ灰毡毛忍冬素F和G的结构测定．药学学报 1994；8：617
96. 李强，等．葱皮忍冬中Z，3-quinoxaline，1，4-dihydxo互变异构体的分离和鉴定．中草药 1994；8：404
97. 吴二喜．忍冬与灰毡毛忍冬微量元素的分析．中草药 1988；6：45
98. 蔡传英，等．不同种的金银花中微量生物元素的分布规律．昆明医学院学报 1991；3：4
99. 徐植灵，等．中国细辛属植物挥发油的气相色谱-质谱分析Ⅰ．中药通报 1984；1：27
100. 潘炯光，等．中国细辛属植物挥发油的气相色谱-质谱分析Ⅱ．中药通报 1984；4：31
101. 徐植灵，等．中国细辛属植物挥发油的气相色谱-质谱分析（第三报）．中药通报 1986；1：47
102. 杨春澍，等．中国细辛属植物挥发油的气相色谱-质谱分析（第四报）．中药通报 1986；7：39
103. 陈志歆，等．无土栽培细辛与有土栽培细辛挥发油化学成分的研究．中草药 1994；3：121
104. 左世民，等．细辛脂素的提取工艺．中草药 1993；8：416
105. 张秀．东北细辛资源的开发与综合利用．中国野生植物资源 1994；1：37
106. 闵知大，等．马辛化学成分的研究（第一报）-麻醉成分的分离．中草药通报 1978；(9)：391
107. 闵知大，等．马辛化学成分的研究（第二报）-卡枯醇（kakuol）的分离．中草药通讯 1978；10：437
108. 米秋雯，等．细辛属植物金属元素的研究．中国药学杂志 1989；12：72
109. 曹正中，等．膜荚黄芪化学成分的研究．中草药 1985；6：38
110. 曹正中，等．膜荚黄芪苷元的结构．化学学报 1983；12：1137
111. 张银娣，等．黄芪皂苷甲的抗炎和降压作用．药学学报 1984；5：333
112. 王惠康，等．内蒙黄芪化学成分的研究．中草药 1987；1：5
113. 吕曙华，等．内蒙黄芪地上部分黄酮成分研究．中草药 1990；6：9
114. 贺正全，等．蒙古黄芪化学成分的分离鉴定．药学学报 1990；9：694
115. 马英丽，等．黄芪茎叶化学成分的研究．沈阳药学院学报 1991；2：121
116. 曹正中，等．膜荚黄芪苷的结构．化学学报 1985；6：581
117. 喻正坤，等．膜荚黄芪活性成分研究．植物资源与环境 1993；4：40
118. 甘立宪，等．绵毛黄芪中的三萜苷．有机化学 1986；1：37
119. 何侃，等．近年来黄芪及其同属近缘植物的化学成分研究进展．药学学报 1988；11：873
120. 黄青龙，等．从扁茎黄芪中分离出黄酮糖甙．川药校刊 1992；4：20
121. 王惠康，等．金翼黄芪甙A的化学结构和绵毛黄芪甙XV及7，2′-二羟基-3′，4′-二甲氧基异黄烷-7-O-β-D-葡萄糖甙二维核磁共振谱的研究．药学学报 1990；6：445
122. 吕归宝，等．黄芪中黄酮类似物的分离鉴定．中草药 1984；10：452
123. 程杰飞，等．阿尔泰黄芪化学成分的研究．中草药 1994；11：25
124. 黄有德，等．变异黄芪有毒成分的分离与分析．兽医医药杂志 1992；4：3
125. 方积年．黄芪葡聚多糖的化学结构．化学学报 1988；11：1101
126. 黄乔书，等．黄芪多糖的研究．药学学报 1982；3：200
127. 李先荣，等．注射用黄芪多糖药理作用研究．中成药 1989；3：27
128. 王德昌，等．黄芪多糖F_B对人血淋巴细胞免疫功能影响．中华肿瘤杂志 1989；3：180
129. 郭琼林．黄芪多糖的药理作用研究．中华放射医学与防治杂志 1989；3：171
130. 方圣鼎．内蒙黄芪多糖的研究．科学通报 1979；16：764
131. 王志学，等．黄芪化学成分的研究．中草药 1983；3：1
132. 刘谦光，等．太白岩黄芪化学成分研究．中草药 1991；8：364
133. 肖蓉．川产黄芪成分研究（第一报）．中药通报

1984；6：30
134. 贺正全，等．五种黄芪属植物根中游离氨基酸成分的比较分析．药学通报　1988；2：73
135. 赵复中，等．黄芪中氨基酸分析．南京医科大学学报　1995；2：270
136. 刁国平，等．中子活化分析法测定中药．黄芪中的微量元素　中草药，2：9
137. 侯家麟，等．黄芪属植物微量元素测定．中成药　1990；7：35
138. 杨立，等．川产膜荚黄芪化学成分的研究．华西药学杂志　1990；4：211
139. 徐燕春，等．华黄芪化学成分的研究．中国中药杂志　1995；5：296
140. 许益民．黄芪蜜炙前后磷脂成分的变化研究．中成药　1992；3：20
141. 冯孝章．华钩藤中的羟吲哚生物碱．中草药　1994；12：653
142. 刘红梅，等．华钩藤化学成分的研究．中草药　1993；2：61
143. 刘红梅，等．华钩藤中新的氧化吲哚生物碱甙．药学学报　1993；11：849
144. 仲耘，等．钩藤及其同属植物生物碱含量的紫外分光、HPLC 测定．中药草　1993；9：462
145. 周珍诚，等．八种钩藤中钩藤生物碱含量测定．药物分析杂志　1988；5：292
146. 王宪楷，等．黄连研究第四报川产野（黄）连根茎中生物碱的研究．药学学报　1964；6：382
147. 王宪楷，等．黄连研究第五报石柱（黄）连根茎中生物碱的研究．药学学报　1964；6：389
148. 吴月秋，等．不同黄连炮制品中黄连小蘗碱含量变化．中成药研究　1987；2：43
149. 芮和恺，等．中国黄连组织培养细胞中小蘗碱含量的研究．中成药　1989；4：17
150. 李汝惠，等．黄连炮制前后化学成分和生物碱含量对比研究．中国中药杂志　1990；11：23
151. 王浴铭，等．黄连配伍吴茱萸对黄连中主要化学成分的影响．中国中药杂志　1994；2：115
152. 章育中，等．黄连中小蘗碱的含量测定．药学学报　1962；7：418
153. 冯青然，等．猪苓多糖分子量分布和特性粘数的测定．中药通报　1987；1：38
154. 冯青然，等．猪苓多糖质量研究．中药通报　1988；11：36
155. 朱勤，等．猪苓发酵滤液多糖组分及摩尔比的测定．新医药杂志　1989；2：19
156. 郭顺星，等．不同年龄的野生和家种猪苓菌核氨基酸及微量元素分析．中国中药杂志　1993；4：205
157. 张永煜，等．黄芩化学成分研究．沈阳药学院学报　1991；2：137
158. 曾广方，等．国药中黄酮类的研究（Ⅶ）黄芩化学成分的研究（第一报）黄芩素中 Glu 醛酸位置的决定．药学学报　1984；1：21
159. 于留荣，等．粘毛黄芩黄酮成分的研究．药学学报　1958；5：397
160. 董建萍，等．川黄芩黄酮成分的研究．中草药　1992；12：619
161. 刘美兰，等．药用黄芩中黄酮类成分的研究 I -甘肃黄芩．中药通报　1984；2：28
162. 刘美兰，等．甘肃黄芩素 I 结构修正．药学学报　1986；9：706
163. 刘永漋，等．甘肃黄芩中的新黄酮——甘黄芩甙元的结构．药学学报　1984；11：830
164. 刘美兰，等．韧黄芩中黄酮类成分的研究．药学学报　1984；7：545
165. 刘美兰，等．中药丽江黄芩黄酮成分的研究．中草药　1988；2：2
166. 刘美兰，等．药用黄芩中黄酮类成分的研究．中草药　1986；10：6
167. 王永奇，等．薄叶黄芩中甙Ⅱ的结构确定．中草药　1991；9：387
168. 王永奇，等．黄芩属植物化学研究Ⅵ薄叶黄芩中葡萄糖醛酸黄酮甙的高效液相色谱．药学学报，1991；5：361
169. 刘永漋，等．滇黄芩中黄酮类成分的研究．中草药　1980；8：337
170. 胡碧煌，等．滇黄芩中新黄酮成分的结构研究．药学学报　1989；3：200
171. 胡碧煌，等．滇黄芩新素的结构研究．药学学报　1990；4：302
172. 湖南医药工业研究所．黄芩甙元 (Baicalein) 的合成．中草药动态　1978；5：3
173. 张清华，等．滇黄芩炮炙的化学研究．中成药研究　1986；1：17
174. 朱士刚，黄芩加工炮制品中黄芩甙的含量变化．基层中药杂志　1991；2：17
175. 贾淑兰，等．黄芩等微量元素的测定与研究．光明中药　1988；6：25
176. 苏薇薇，等．中药黄芩的化学模式识别．沈阳药学院学报　1988；2：89
177. 马林，等．中药黄芩类的品质评价及资源利用．天然产物研究与开发　1993；4：9
178. 张瑜瑶，等．蟾酥水溶性总成分的实验研究．南京中医学院学报　1988；2

179. 金向群，等．中华大蟾蜍的化学成分的研究．中草药 1992；9：117
180. 臧庶声，等．花背蟾蜍耳后腺分泌物化学成分的研究．兰州医学院学报 1990；4：201
181. 张微，等．花背蟾蜍耳后腺分泌物中化学成分研究．沈阳药学院学报 1992；2：98
182. 杨立宏，等．中华大蟾蜍皮化学成分的研究．药学学报 1992；9：679
183. 姚新生，等．辽宁人参有效成分的研究．中成药研究 1982；(10)：33
184. 吕永俊，等．人参化学成分的研究——5．人参甾甙与三萜类皂甙的分离与鉴定．沈阳药学院学报 1985；2(3)：177
185. 徐绥绪，等．人参化学成分的研究——7．红参中的新成分2-甲基-4-吡喃酮-3-O-葡萄糖甙的分离与鉴定。人参化学成分的研究——8．吉林红参皂甙成分研究．沈阳药学院学报 1985；2(4)：302
186. 徐绥绪，等．人参化学成分的研究——11．中国红参中微量成分Rh_2的分离与鉴定．沈阳药学院学报 1987；4(1)：53
187. 徐绥绪，等．中国红参化学成分的研究(Ⅱ)．药学学报 1986；21(5)：356
188. 匡海学，等．人参芦头中人参甙的分离与鉴定．药学通报 1982；17(8)：501
189. 张永鹤，等．人参芦头皂甙类成分的研究．延边医学院学报 1990；13(3)：189
190. 蔡培列，等．吉林人参叶中人参甙的分离与鉴定．药学通报 1982；17(8)：500
191. 蔡培列，等．用国产LBC-1型离心薄层层析仪分离人参皂甙——Rb_2、Rc、20-葡萄糖-Rf、Rd和Rg_1．药学通报 1983；18(5)：284
192. 陈英杰，等．人参叶微量新成分的研究．药学学报 1987；22(9)：685
193. 何桂霞，等．人参叶微量新成分的研究．沈阳药学院学报 1989；6(1)：68
194. 张绍林，等．人参叶中的微量新皂甙．药学学报 1989；24(11)：877
195. 徐绥绪，等．人参茎叶中皂甙类化学成分的研究．植物学报 1986；28(1)：95
196. 陈英杰，等．人参茎叶中微量新成分的研究．沈阳药学院学报 1986；3(3)：191
197. 陈英杰，等．抗肿瘤活性成分人参皂甙-Rh_2的分离与鉴定．中药通报 1988；13(1)：40
198. 陈英杰，等．人参抗肿瘤新成分的研究．中草药 1988；19(3)：100
199. 赵余庆，等．人参茎叶中微量三萜化合物的化学研究．药学学报 1990；25(4)：297
200. 杨智，等．人参茎的化学研究(一)——人参茎皂甙Ⅰ、Ⅱ和Ⅲ的分离与鉴定．中药通报 1987；12(3)：164
201. 杨智，等．人参茎皂甙Ⅳ、Ⅴ和Ⅶ的分离与鉴定．中药通报 1987；12(8)：480
202. 徐绥绪，等．人参化学成分的研究——13．人参果肉的皂甙类成分研究(Ⅰ)．沈阳药学院学报 1988；5(1)：59
203. 邵春杰，等．人参花及花蕾中人参甙的分离与鉴定．药学通报 1982；17(8)：500
204. 邵春杰，等．人参花蕾的化学成分研究——人参皂甙Rb_3和Rc的分离与鉴定．中药通报 1984；9(4)：172
205. 李向高，等．人参皂甙及其皂甙元的提取分离和鉴定．中成药研究 1978；(3)：1
206. 吉林中医中药研究所．人参茎叶有效成分的研究．新医药学杂志 1977；(2)：44
207. 赵澍．人参果成分的研究．中医杂志 1979；(12)：754
208. 李向高，等．人参有效成分的研究．中草药通讯 1979；10(2)：49
209. 王本祥，等．人参多肽降血糖作用．药学学报 1990；25(6)：401
210. 张今．人参中的氨基酸及多肽的研究．高等学校化学学报 1985；16(4)：376
211. 张今，等．人参多肽的提纯与氨基酸序列测定．科学通报 1988；33(12)：952
212. 魏俊杰，等．生晒参多肽的提取分离．白求恩医科大学学报 1990；16(5)：436
213. 吴庆夫，等．红参中多肽成分的分离和鉴定．药学学报 1991；26(7)：499
214. 焦连庆，等．红参须根中多肽成分的分离与鉴定．长白山中医药研究与开发 1992；1(1)：31
215. 梁忠岩，等．人参果胶中蛋白质与多糖关系的研究．植物学报 1988；30(4)：396
216. 张翼伸，等．人参多糖的研究．东北师范大学学报 1982；2：97
217. 李润秋，等．人参果胶的纯化与鉴定．药学学报 1984；19(10)：764
218. 李润秋，等．人参多糖的成分分析．中草药 1985；16(9)：389
219. 李润秋，等．人参果胶的结构研究．药学学报 1986；21(12)：912
220. 李向高，等．吉林红参与高丽红参中多糖的含量测定．中药通报 1987；12(6)：360
221. 朱果，等．人参叶中多糖的研究．中草药 1984；15(8)：344

222. 刘莉菲，等．人参叶水溶性多糖——杂多糖P_N的纯化与结构初步确定．生物化学杂志 1988；4（2）：153
223. 李润秋，等．从人参茎、叶中分离提取多糖．中成药研究 1984；（增刊2）：46
224. 台桂花，等．人参茎中水溶性多糖的研究——I.S-1级份的分离纯化与结构确定．生物化学与生物物理学报 1988；20（2）：119
225. 周义发，等．人参茎水溶性多糖的研究——Ⅱ.S-2A的纯化与结构探讨．生物化学与生物物理学报 1992；24（1）：22
226. 王志学，等．人参茎叶黄酮类成分的研究．沈阳药学院学报 1985；2（4）：284
227. 郑毅男，等．生晒参与红参中三七素含量的比较分析．中成药 1990；12（3）：35
228. 鲁歧，等．新开河白参与高丽参、日本白参中游离氨基酸的比较分析．中国药学杂志 1991；26（1）：33
229. 秦波，等．用高效液相色谱法测定不同品种人参及红参不同部位焦谷氨酸的含量．中草药 1994；25（2）：75
230. 张宏桂，等．长白人参中脂肪酸成分的研究．白求恩医科大学学报 1994；20（4）：365
231. 张丽玲，等．红参中水杨酰胺的分离与鉴定．中药材 1989；12（5）：33
232. 张永鹤，等．人参芦头非皂甙类成分的研究．延边医学院学报 1993；16（2）：132
233. 仲崇林，等．高效液相色谱法测定人参中多胺含量．中国中药杂志 1990；15（11）：682
234. 陈英杰，等．人参挥发油的研究．中药通报 1982；7（4）：29
235. 刘惠卿，等．北京农田栽培人参根中挥发油成分分析．中国药学杂志 1991；26（7）：408
236. 李向高，等．吉林红参与高丽红参比较研究——挥发油成分的分析．中成药研究 1985；（12）：29
237. 鲁歧，等．新开河白参与高丽白参、日本白参挥发油化学成分的比较分析．中国药学杂志 1989；24（10）：590
238. 郑友兰，等．人参芦头挥发油成分的分离鉴定．中国药学杂志 1989；24（5）：305
239. 马家聪，等．人参花、叶挥发油化学成分的研究．中成药 1992；14（4）：35
240. 魏俊杰，等．人参果汁中若干化学成分的研究．人参研究 1990；（2）：34
241. 王元鸿，等．毛细管气相色谱法分析人参中有机氯农药残留量．分析化学 1994；22（9）：931
242. 李清民，等．新开河白参和抚松烫参中有机氯残留量的测定．人参研究 1989；（2）：22
243. 刘青云．朝鲜参（高丽）、生晒参、参须、孩儿参、党参中微量元素的分析．中成药研究 1986；（1）：32
244. 赵相，等．小红参、人参果等中药微量元素含量及其临床意义探讨．中西医结合杂志 1988；8（7）：419
245. 徐绥绪，等．人参化学成分的研究——12．人参脂溶性成分的研究．沈阳药学院学报 1988；5（1）：16
246. 徐绥绪，等．朝鲜红参成分的研究——3-羟基-2-甲基-4-吡喃酮的分离及其鉴定．药学学报 1982；17（7）：549
247. 张丽玲，等．中国红参麦芽酚的分离与鉴定．中成药 1989；11（6）：32
248. 徐绥绪，等．中国红参中2-甲基-4-吡喃酮-3-O-β-D-葡萄糖甙的分离及鉴定．药学学报 1986；21（1）：71
249. 张永鹤，等．人参芦头脂溶性成分的研究．延边医学院学报 1994；17（1）：25
250. 云南植物研究所．人参属植物的三萜成分和分类系统、地理分布的关系．植物分类学报 1975；13（2）：29
251. 伍明珠．滇产植物的皂素成分研究Ⅳ、Ⅳ 中药三七的两种皂甙，云南植物研究 1979；1（1）：119
252. 魏均娴，等．三七的化学研究——Ⅰ．三七绒根的成分研究．药学学报 1980；15（6）：359
253. Zhou J, et al. Dammaraen-Saponins of Sanchi-Ginseng, Roots of Panax notoginseng (Burk.) F. H. Chen (Araliaceae): Structures of new Saponins, Notoginsenosides-R_1 and-R_2, and Identification of Ginsenosides-Rg_2 and -Rh_1. Chem Pharm Bull, 1981; 29 (10): 2844
254. Matsuura H et al. Further Studies on Dammarane-Saponins of Sanchi-Ginseng. Chem Pharm Bull, 1983; 31 (7): 2281
255. Taniyasu S et al. Dammarane Saponins of Flower Buds of Panax notoginseng (Sanchi-Ginseng). Planta Med, 1982; 44 (2): 124
256. Yang T R et al. Dammarane Saponins of Leaves and Seeds of Panax notoginseng. Phytochemistry, 1983; 22 (6): 1473
257. 杨崇仁，等．三七芦头的皂甙成分．药学通报 1985；20（6）：337
258. 周立刚，等．三七细胞大量培养物中主要药用成

分皂甙的分离和鉴定．药学学报 1991；26（11）：876
259. 杨崇仁，等．生三七和熟三七皂甙成分的分离和鉴定．中药通报 1985；10（9）：417
260. 杨崇仁，等．人参和三七皂甙提取分离的一个简易生产工艺．云南植物研究 1984；6（1）：98
261. 魏均娴，等．三七花皂甙元的研究．三七绒根皂甙元的研究．药学通报 1984；19（6）：371
262. Wei J et al. Zwei neue Dammaran-Sapogenine aus den Blättern von Panax notoginseng（Two New Dammaran Sapogenins from Leaves of Panax notoginseng），Planta Med. 1982；45（3）：167
263. 魏均娴，等．三七花皂甙元的研究．中药通报 1984；9（5）：223
264. 鲁歧，等．三七挥发油成分的研究．药学通报 1987；22（9）：528
265. 鲁歧，等．人参三七根挥发油中性成分的研究．中草药 1988；19（1）：5
266. 鲁歧，等．三七止血成分的分离鉴定与含量测定．中成药 1988；（9）：34
267. 郑毅男，等．人参属植物止血成分比较分析．吉林农业大学学报 1989；11（1）：24
268. 刘润民，等．三七种仁油的化学成分研究．中草药 1990；21（6）：242
269. 杨智，等．三七残渣的化学成分分析．中国中药杂志 1993；18（1）：43
270. 牟淑君，等．三七中DDT的残留量分析研究——薄层色谱法．中药通报 1981；6（3）：3
271. 李向高，等．人参属植物三种中药中微量元素的比较分析．中药材 1985；（1）：33
272. 马成龙，等．27种防治冠心病中草药中金属元素的测定．中草药 1985；16（6）：244
273. 何丽一．出口商品大黄中蒽醌衍生物的含量测定．中药通报 1985；10（11）：513
274. 罗顺德，等．几种提取方法对大黄蒽醌含量的影响．中药通报 1987；12（5）：286
275. 郝淑清，等．大黄煎煮方法对有效成分的影响．中草药 1984；15（2）：63
276. 洪筱坤，等．大黄及其炮制品的化学成分研究．上海中医药杂志 1984；（6）：46
277. 何民，等．大黄九蒸九晒对蒽醌和鞣质含量的影响．中成药 1992；14（12）：19
278. 罗文毓，等．大黄中鞣质测定方法的研究-Ⅰ．干酪素法．药物分析杂志 1986；（1）：15
279. 郑俊华，等．正品大黄中34种化学成分的高效液相色谱法定量分析．北京医科大学学报 1989；21（1）：54
280. 郑俊华，等．商品大黄34种化学成分的高压液相色谱法定量分析．北京医科大学学报 1989；21（6）：499
281. 张思巨，等．大黄多糖的研究．中国中药杂志 1993；18（11）：679
282. 张丙生，等．大黄挥发油化学成分的研究．中草药 1992；23（3）：165
283. 丁燕岭，等．大黄中酶抑制剂的研究．医药工业 1984；（4）：44
284. 吴炳辅．大黄中微量元素的测定．中草药 1984；15（7）：12
285. 秦俊法，等．中药大黄的多元素X射线分析．中药通报 1982；7（3）：28
286. 朱子清，等．贝母植物碱研究Ⅷ．贝母素的研究（Ⅴ）碱熔及酸碱处理．化学学报 1956；22：356.
287. 陆仁荣，等．贝母植物碱研究Ⅸ．几种川贝母中的新植物碱．化学学报 1956；22：361
288. 朱子清．贝母植物碱化学结构的研究．化学通报 1979；（4）：302
289. 余世春，等．暗紫贝母化学成分研究（Ⅰ）．中草药 1990；21（1）：2
290. 余世春，等．暗紫贝母生物碱成分研究．植物学报 1990；32（12）：929
291. 余世春，等．暗紫贝母新生碱松贝乙素的研究．植物学报 1992；34（12）：945
292. 王锋鹏，等．贝母辛的结构修正．药学学报 1992；27（4）：273
293. 钟风林，等．川贝母不同器官总生物碱含量的比较．中药材 1987；（1）：40
294. 李萍，等．几种贝母的西贝素含量测定．中草药 1991；22（5）：205
295. 晁若冰，等．高效液相色谱法测定贝母中贝母辛的含量．药学学报 1993；28（9）：705
296. 李萍，等．中药贝母类的研究 XV．21种贝母总生物碱含量测定．中国药科大学学报 1990；21（5）：319
297. 吴宗好，等．皖贝母与浙贝母、川贝母有效成分生物碱的对比分析．中草药 1993；24（7）：351
298. 朱丹妮，等．组织培养川贝母化学成分和药理作用的研究．中国药科大学学报 1992；23（2）：118
299. 刘惠娟，等．二十种贝母药材的蛋白质电泳鉴别．中药材 1992；15（11）：23
300. 钟风林，等．川贝母不同部位化学成分的提取分离及其含量的比较分析．中国中药杂志 1994；19（12）：713

301. 张平，等．湖北贝母与浙贝母和川贝母中8种无机元素的含量比较．中国医院药学杂志 1993；13（8）：348
302. 赵德永，等．川贝母的微量元素测定及其TE图谱．中药材 1993；16（10）：28
303. 李萍，等．中药贝母类的研究Ⅺ.28种元素分析．中国药科大学学报 1990；（2）：127
304. 杨卫星，等．原子吸收光谱法测定贝母中的镁、铜、锌．中草药 1986；17（8）：354
305. 柯荣棠，等．川芎化学成分研究．化学学报 1957；23（4）：246
306. 北京制药工业研究所．川芎有效成分的研究——Ⅰ．川芎生物碱的提取和分离．北京医药工业 1975；（4）：8
307. 北京制药工业研究所．川芎有效成分的研究——Ⅱ．川芎生物碱的结构鉴定．北京医药工业 1975；（4）：12
308. 北京制药工业研究所．川芎生物碱的提取和分离．中草药通讯 1977；8（3）：104
309. 北京制药工业研究所．川芎成分的化学研究．药学通报 1980；15（10）：471
310. 北京制药工业研究所．川芎有效成分的研究——新的苯肽类化合物4-羟基-3-丁基苯肽的结构测定．药学学报 1979；14（11）：670
311. 曹风银，等．川芎化学成分的研究．中草药 1983；14（6）：241
312. 温月笙，等．川芎化学成分的研究．中草药 1986；17（3）：122
313. 余诚方．川芎挥发油化学成分的初步研究．北京医学院学报 1983；15（3）：217
314. 黄远征，等．川芎根茎挥发油化学成分的研究．药学学报 1988；23（6）：426
315. 李章万，等．中药川芎中内酯类化合物的GC-MS分离及鉴定．药物分析杂志 1993；13（3）：187
316. 石力夫，等．川芎干燥根茎挥发油化学成分及其稳定性的研究．药物分析杂志 1995；15（3）：26
317. 黄远征，等．川芎叶精油的化学成分．云南植物研究 1988；10（2）：227
318. 郭平，等．川芎地上部分挥发油化学成分的研究．中国中药杂志 1993；（9）：551
319. 王义雄，等．川芎中的另一类活性成分-腺嘌呤和腺苷．中草药 1985；16（11）：497
320. 朱自清，等．化学学报 1955；21：227
321. 朱自清．贝母植物碱化学结构的研究．化学通报 1979；（4）：302
322. 张建兴，等．浙贝母化学成分研究．药学学报 1991；26（3）：231
323. 张建兴，等．浙贝母化学成分的研究Ⅱ．植物学报 1991；33（12）：923
324. 张建兴，等．浙贝母化学成分的研究——Ⅲ．浙贝酮的分离和鉴定．药学学报 1992；27（6）：472
325. 张建兴，等．浙贝母化学成分研究Ⅳ．植物学报 1993；35（3）：238
326. 张建兴，等．浙贝母新鲜鳞茎化学成分的研究．中国中药杂志 1993；18（6）：354
327. 王锋鹏，等．贝母辛的结构修正．药学学报 1992；27（4）：273
328. 晁若冰，等．高效液相色谱法测定贝母中贝母辛的含量．药学学报 1993；28（9）：705
329. 阙良寿，等．浙江五种商品贝母中总生物碱和主要生物碱含量比较．中草药 1984；15（8）：366
330. 李萍，等．贝母中的贝母碱、去氢贝母碱含量测定．中草药 1993；24（11）：579
331. 胡梅素．3种不同加工浙贝母总生物碱含量的比较．中国中药杂志 1995；20（3）：157
332. 金向群，等．浙贝素的结构测定．药学学报 1993；28（3）：212
333. 严铭铭，等．浙贝母茎叶化学成分的研究．中草药 1994；25（7）：344
334. 张平，等．湖北贝母与浙贝母和川贝母中8种无机元素的含量比较．中国医院药学杂志 1993；13（8）：348
335. 王惠康，等．党参化学成分的研究．中草药 1985；16（11）：484
336. 陈海生，等．党参化学成分的研究（Ⅲ）．中草药 1985；16（7）：7
337. 王英贞，等．党参化学成分的研究（第一报）．中草药 1982；13（1）：1
338. 王英贞，等．党参化学成分的研究（Ⅳ）．中草药 1986；17（5）：41
339. 沙德智，等．纹党化学成分的研究．北京中医学院学报 1987；10（6）：36
340. 沙德智，等．缠绕党参化学成分的研究．药物分析化学 1989；9（1）：13
341. 郭亚健，等．党参中胆碱等成分的分离鉴定．北京中医学院学报 1988；11（4）：43
342. 岳雪莲，等．党参益气活血化学成分的研究．时珍国药研究 1992；3（3）：110
343. 刘暾，等．党参中蒲公英萜醇及其乙酸酯、木栓酮和豆甾醇的薄层光密度法测定．药物分析杂志 1989；9（4）：227
344. 徐韧柳，等．台党参与潞党参脂溶性成分的含量

测定．中国药学杂志 1994；(6)：358
345. 王峥涛，等．Constituents of the Roots of Codonopsis pilosula．生药学杂志 1988；42 (4)：339
346. 王峥涛，等．党参中苍术内酯Ⅲ的HPLC分析．中国药科大学学报 1992；23 (1)：48
347. 王惠康，等．党参的化学成分研究Ⅱ．党参内酯及党参酸的分离和结构测定．中草药 1991；22 (5)：195
348. 韩桂茹，等．党参化学成分的研究．中国中药杂志 1990；15 (2)：41
349. 戴敬，等．台党参与不同栽培年限潞党参中党参甙Ⅰ含量研究．中草药 1995；26 (4)：185
350. 蔡定国，等．党参化学成分的研究（第二报）．中草药 1982；13 (10)：442
351. 张思巨，等．党参多糖的研究．中草药 1987；18 (3)：98
352. 董立莎，等．黔产党参多糖的含量测定．中国中药杂志 1995；20 (6)：329
353. 韩桂茹，等．台党参与潞党参中单糖及多糖含量测定．中国药学杂志 1995；30 (5)：266
354. 廖杰，等．党参化学成分研究Ⅴ．挥发油的成分研究．中草药 1987；18 (9)：2
355. 阎永红，等．党参茎叶中挥发油成分研究．中草药 1993；24 (7)：384
356. 何国耀，等．党参茎叶化学成分的分析．中兽医医药杂志 1987；(2)：12
357. 蒋滢，等．蚕砂、山药、黄芪、当归、党参五味中药中游离氨基酸的分析．中草药 1986；17(3)：105
358. 王世民，等．十一种党参中微量元素含量的比较．中草药 1987；18 (1)：16
359. 杨勇，等．党参中氨基酸成分含量比较．中草药 1988；19 (8)：341
360. 沙德智，等．八种药用党参氨基酸及微量元素的测定．药物分析杂志 1988；8 (3)：143
361. 蔡定国，等．党参的化学成分研究Ⅱ．党参内酯及党参酸的分离和结构测定．中草药 1991；22 (5)：195
362. 刘青云．朝鲜参（高丽）、生晒参、参须、孩儿参、党参中微量元素的分析．中成药研究 1986；(1)：32
363. 江佩芬，等．党参地上部分的营养成分分析．天然产物研究与开发 1992；4 (3)：31
364. 董友毅，等．柴胡主要皂甙成分的高效液相色谱测定．中国中药杂志 1989；14 (11)：678
365. 罗燕，等．柴胡皂甙薄层扫描定量法．药物分析杂志 1987；7 (2)：104
366. 罗燕燕，等．柴胡药材中皂甙a、b的HPLC测定．中国药学杂志 1992；27 (4)：215
307. 范秦鹤，等．柴胡及其炮制品有效成分比较．中成药 1994；16 (2)：20
368. 湖北省医药工业研究所．北柴胡挥发油解热抗炎化学成分的研究．药学通报 1982；17 (4)：202
369. 濮全龙，等．北柴胡挥发油的成分研究Ⅰ．化学学报 1983；41 (6)：559
370. 郭济贤，等．中国柴胡属19种植物挥发油化学成分的研究．上海第一医学院学报 1990；17(4)：278
371. 杨永健，等．柴胡属植物挥发油成分分析．中草药 1993；24 (6)：289
372. 庞吉海，等．狭叶柴胡挥发油化学成分的GC/MS分析．北京医科大学学报 1992；24 (6)：501
373. 汪乃兴，等．柴胡等六种中草药中槲皮素的微分脉冲极谱法测定．中草药 1990；21 (12)：541
374. 李鸿英，等．烟台柴胡茎叶黄酮成分的分离与鉴定．中草药 1987；18 (1)：9
375. 史英年，等．柴胡茎叶中山萘甙与山萘酚-7-鼠李糖甙的提取、分离与鉴定．中草药 1980；11 (6)：241
376. 罗思齐，等．北柴胡茎叶的化学成分研究．中药通报 1988；13 (1)：36
377. 张兴权，等．柴胡多糖的免疫药理作用．中国药理学与毒理学杂志 1989；3 (1)：30.
378. 洪筱坤，等．柴胡注射液中有效成分的气相色谱分析．药物分析杂志 1988；8 (2)：95

第四章　中药药理学研究

近年来，中药药理研究取得了重要进展，特别是对单味中药的药理研究，一直是我国药理研究的主要内容，并正在向更深更高层次发展。据不完全统计，1982～1983年，有关单味中药药理研究的论文，年均发表约500余篇，占年全部中药药理研究论文总数的83.5%；1992～1993年，虽论文数量有所下降，年均约在260篇以上，占年中药药理研究论文总数的40.1%，但研究质量和水平有较大提高，反映在：

一、被研究的药味更趋集中

据不完全统计，1985年以来被研究而发表论文在15篇以上的常用单味药48个，其中，发表论文在40篇以上的有人参、丹参、川芎、雷公藤、大黄、黄芪、牛黄、甘草、沙棘、绞股蓝、黄连、当归、虫草、三七、青蒿、党参等16味，20篇以上的有五味子、大蒜、苦参、西洋参、刺五加、白芍、天花粉、淫羊霍、钩藤、鹿茸、全虫、蒲黄、地黄、葛根、灵芝、防己、元胡等17味。近两年来更集中在补益药和活血化瘀药的研究上，占单味药药理研究论文总数的63.8%，其次为清热药和泻下药，占19.2%。10年前曾一度形成研究热点的温里药、理气药和止咳化痰药，这两年的研究报道较少。

在药理活性研究上，观察单味中药对免疫（1992～1993两年中，占单味药药理研究论文发表总数的18.9%）、益智防衰（12.1%）以及对心脑血管（14.8%）、血液与血液流变性（9.6%）的作用，成为研究的主要领域。

二、新技术新方法新指标得到更大的重视和更多的应用

近10年来在中药药理研究中，应用较传统的观察方法，如整体动物反应，对器官、组织、细胞的作用等仍占重要地位，但方法上已有改进和提高，并重视了病理模型的制备和遗传性病理动物的使用。随着生物活性物质在生理、病理作用中的重要性不断被认识，通过测定它们的量或活性变化观察中药的药理作用，受到较广泛的重视。这些生物活性物质不仅有激素和局部激素、前列腺素及其代谢物、环核苷酸，更有神经递质、神经肽、多种细胞因子和第二信使系统。随着新的生物研究技术的发展，亦较快地被吸收为中药药理研究所用，如斑片钳、细胞内微电极和离子选择性微电极等用以研究中药对动作电位、跨膜电位、离子通道、钙内流等影响；晚近才发展起来的基因探针、细胞重组技术等研究中药对基因表达的影响亦已起步。以近年来新发现的人参皂甙的某些药理活性为例，它能抑制细胞内非程序DNA合成；防止内毒素性休克大鼠肝跨膜电位的降低，纠正肝细胞内Na^{+}浓度升高，K^{+}浓度的下降；能减少大鼠心室肌细胞B型、T型和L型钙离子通道的开放概率，缩短其开放时间；促进人淋巴细胞IL-1、IL-4、IL-6的基因表达，使IL-1、IL-4、IL-6分泌增加，促进老龄化大鼠心房肽的基因表达；抑制截肢应激型小鼠海马、下丘脑神经肽（NPY）的升高，调整儿茶酚胺类递质的改变，降低辐射损伤大鼠下丘脑L-EnK、垂体β-EP的含量，防止血清睾酮水平降低和FSH的增高，都是应用了新技术的研究结果。

三、以中医药基本理论和传统经验指导研究设计的思想更加鲜明

中药药理学是在中医药理论指导下，结合中医临床疗效，用现代科学手段和知识来研究中药的药理作用。中药的应用常以证候为基础，前人按它们的功能已作了解表、清热等作用分类。过去已有人对清热解毒、活血化瘀、补益等类药物作了较全面的比较性药理研究，得出了一些带有共性的药理作用，称之为“证候药理学”。近来进而对温里药如附子、吴茱萸、丁香等开展温通宣肺、温中散寒、温经止痛研究，对附子、肉桂等在“肾阳虚”造模动物上开展了同工酶活性的比较研究，对丹参、红花、桃仁等理血药进行了预防肝硬变发生的实验性比较研究，是“证候药理学”研究的进一步深入。为了揭示中药对骨质疏松和骨代谢的作用机理，有人根据“肾主骨”的理论，从滋阴补肾类中药中进行探讨，发现了它们对雏鸡骨代谢的良好影响。

四、有效部位、有效单体正在成为中药药理研究的主要对象

近10年来，对单味中药中的有效部位、有效单体的药理研究比重正在逐渐增加。最近两年，研究有效部位、有效单体的药理论文已各占单味药药理研究论文总数的30%；研究涉及的有效部位30余个，有效单体约60个。

研究较多的有效部位是人参总皂甙、白芍总甙、黄芪皂甙、枸杞、灵芝、人参、商陆、地黄、当归等多糖，细辛挥发油，甘草、淫羊藿等总黄酮，天花粉蛋白等。例如雷公藤多甙，药理研究发现它可抑制迟发性超敏反应，延长皮肤移植的存活期，抑制PHA刺激所致的淋巴细胞增殖反应，抑制T细胞的IL-2产生能力，降低T细胞亚群OKT4^{-}细胞和T_4/T_8比值，提高OKT8^{-}细胞，通过抑制T辅助细胞，增强T抑制细胞功能，对细胞免疫呈现显著的抑制作用；对免疫复合物性肾炎，包括兔、鼠的Masugi肾炎、牛血清白蛋白性肾炎等以及柔红霉素性肾病，能抑制免疫复合物的生成，干扰和减轻免疫复合物在肾小球上皮细胞基底部和连接处的沉积，抑制炎细胞浸润和基底膜病变，抑制尿蛋白出现，降低血清和肾脏中的MDA水平；对雄性大小鼠，能使精子数量、活力显著降低，使生殖能力可逆性丧失，这种抗生育机制不是直接抑制垂体-睾丸轴的内分泌功能，而是选择性地作用于睾丸生精细胞，抑制精子的变态与成熟而实现的，近年发现其中雷醇内酯(triptolidenol)具有更强的抗生育活性。

这些年来，研究较多的有效单体有川芎嗪、人参皂甙、丹酚酸、牛磺酸、苦参碱、氧化苦参碱、五味子酚、麝香酮、钩藤碱、异钩藤碱、黄芩甙、厚朴酚、紫草素、青蒿素、靛玉红等。虽然尚未从中发现更多的新的独特或突出的药理效应，但对它们的研究更为深入，它们的作用机制进一步得到了阐明。如黄芪甲甙，已知其有镇痛、抗氧化，促进肝脏和血清蛋白质更新，对抗化放疗所致白细胞下降和氢化考的松所致淋巴细胞减少等作用；近来也发现它能促进巨噬细胞中初级溶酶体合成增加，调节巨噬细胞的IL-1分泌，能对抗四氯化碳、D-半乳糖胺、醋氨酚引起的肝损伤，使SGPT降低、肝MDA下降、GSH升高，提高肝微粒体细胞色素P-450活性，是黄芪抗肝毒损伤的有效成分，已被药典收载作为鉴别黄芪的一种指标成分。另外，在被研究的化学单体中，有的正在开发成新药，有的作了一定的结构改造后发展成了新药。自1986年到1993年一季度，经卫生部批准的我国创制的12个一类新药中，5个就来自中药有效单体或其衍生物。

本章仅收载了研究较多或有特点的部分单味中药的药理研究结果，从中可窥对单味中药药理研究的一斑。

（姜廷良）

第一节 解表药

凡以发散表邪、解除表证为主要功效的药物称为解表药。本类药物大多味辛，具有发汗或促进发汗的作用，通过发汗达到发散表邪，解除表证的目的。

表证，是指外邪（外界的各种致病因素）侵犯人体的皮肤、肌肉、经络所出现的证候群，相当于现代医学疾病中的上呼吸道感染（感冒、流感等）及多种传染病初期的证候群。

解表药根据其药性和功效的不同，可分为发散风寒药和发散风热药。发散风寒药多属辛温，故又名辛温解表药，主治风寒表证。代表药物有麻黄、桂枝、荆芥、防风及羌活等；发散风热药多属辛凉，又名辛凉解表药，主治风热表证。代表药物有柴胡、葛根、牛蒡子、薄荷及菊花等。

解表药主要有以下药理作用：

1. 发汗　本类药物一般都有发汗或促进发汗的作用。所谓发汗指促进汗腺分泌汗液。发汗是蒸发散热的方式之一，也是机体维持正常体温的一种方式，发汗还可帮助机体排泄部分代谢产物。实验证明，麻黄水煎液、麻黄碱、麻黄挥发油、麻黄水提物等皆能促使实验动物出汗，其发汗作用与中枢状态和外周神经有关。生姜的挥发油及其辛辣成分（姜酚及姜烯酚）能使血管扩张，促进血液循环，有利于发汗。如受寒后煎服热生姜汤则感觉全身温暖，说明生姜能改善血液循环而协助发汗；桂枝也因能扩张末梢血管，促进体表的血液循环而增强麻黄的发汗作用。

2. 解热、降温　发热是上呼吸道感染的常见症状，是由于致热原（细菌、病毒、毒素等）作用于机体，使体温中枢异常兴奋所致。本类药物中的大多数具有不同程度的解热作用，能使实验性发热动物的体温降低，如柴胡、桂枝、羌活、荆芥、防风、葛根、白芷、紫苏、浮萍、生姜等均有一定的解热作用；有些药物还能使正常动物的体温下降，如麻黄挥发油、柴胡皂甙、葛根素、桂皮醛、藁本中性油、薄荷精油等。其解热和降温作用机理尚不清楚，可能是药物作用于多个环节群体效应的结果。

3. 镇静、镇痛　头痛、身痛是上呼吸道感染的常见症状，研究表明28个解表药中除麻黄外，其余药物均有不同程度的镇静作用，表现为小鼠的自主活动减少或巴比妥类药物所致动物的睡眠时间延长等。本类药物中的绝大多数药物及部分有效成分均有镇痛作用，如柴胡、桂枝、升麻、生姜、细辛、白芷、防风、荆芥、羌活、蔓荆子、薄荷、藁本、桑叶、菊花、辛夷和麻黄等对动物实验性疼痛模型均有明显的抑制作用，镇痛的成分有柴胡皂甙、α-薄荷酮和桂皮醛等。

4. 抗炎、抗过敏　实验证明，本类药物中的绝大多数药物如柴胡（皂甙）、升麻、防风、白芷、藁本、荆芥、羌活、蔓荆子、生姜、麻黄、桂枝、薄荷、辛夷和苍耳子等对多种炎症反应均有明显的抑制作用。麻黄、桂枝、生姜、辛夷、柴胡、蝉蜕、荆芥、防风、羌活和紫苏等分别对各型变态反应有抑制作用，其作用机理较复杂，有的可阻止过敏原进入体内，有的可阻止肥大细胞脱颗粒，有的可阻止生物活性物质作用于效应器官，有的可抑制抗体产生等。这些作用是其治疗过敏性炎症和过敏性疾患（过敏性鼻炎、哮喘等）的重要机理。

5. 止咳、祛痰、平喘　本类药物中的大多数有镇咳、祛痰、平喘作用，如麻黄、白芷、紫苏叶、桂皮油、柴胡皂甙、薄荷醇及柽柳有明显的镇咳作用；麻黄、荆芥、紫苏叶、葱白、薄荷、桂皮油能促进气管排泌而呈现祛痰作用；麻黄、荆芥、紫苏叶、藁本、苍耳子等有平喘作用。

6. 抗菌、抗病毒　体外实验证明，辛温解表药麻黄、桂枝、荆芥、防风、羌活、白芷、生姜、香薷、辛夷、葱白、柽柳和辛凉解表药的柴胡、薄荷、菊花、升麻、桑叶、蔓荆子、牛蒡子等对多种细菌如金黄色葡萄球菌、肺炎链球菌、溶血链球菌、大肠杆菌、伤寒杆菌以及某些皮肤致病性真菌均具有一定的抑制作用；麻黄、桂枝、紫苏叶、防风、藁本、香薷、辛夷、薄荷、蔓荆子和浮萍等对呼吸道病毒也均有一定的抑制作用。

一、麻黄（**Mahuang，Herba Ephedrae**）

本品为麻黄科植物草麻黄（Ephedra sinica stapf）、中麻黄（Ephedraintermedia SchrenK et C. A. Mey.）或木麻黄（Ephedra equiesetina Bgee.）的干燥草质茎。

性味归经　辛、微苦，温。归肺、膀胱经。

功效主治　发汗散寒，宣肺平喘，利水消肿。用于风寒感冒，胸闷喘咳，风水浮肿；支气管哮喘。蜜麻黄润肺止咳，多用于表证已解的气喘咳嗽。

化学成分　主要含生物碱，以麻黄碱（L-ephedrine）、伪麻黄碱（d-Pseudoephedrine）、去甲基麻黄碱（I-norephedrine）、去甲基伪麻黄碱（d-norpseud-oephedrine）、甲基麻黄碱（I-meythylephedrine）和甲基伪麻黄碱（d-methylpseud-ephedrine）为主要有效成分。此外，尚含挥发油，黄酮类，麻黄多糖A、B、C、D、E及Sr、Cr等。

药理作用

1. 中枢神经系统

（1）发汗、解热：麻黄挥发油、水溶性提取物（70～300mg/kg）、麻黄煎剂（10g/kg）、麻黄碱（2mg/kg）灌胃给药，均能促进大鼠足跖部的汗腺分泌，说明对汗腺有兴奋作用，此作用在切断坐骨神经及麻醉状态下消失或明显减弱，提示其发汗作用与中枢有关。

麻黄挥发油乳剂和蜜麻黄水煎剂对动物实验性发热模型均有明显的解热作用。麻黄挥发油及其成分松油醇能使正常小鼠的体温降低。

（2）中枢兴奋：麻黄水提物、麻黄煎剂和

三、生姜（Shengjiang，Rhizoma Zingiberis Recens）

本品为姜科植物姜（Zingiber officinale Rosc.）的新鲜根茎。

性味归经　辛，温，归肺、脾、胃经。

功效主治　发汗解表，温中止呕，温肺止咳。

化学成分　含挥发油，油中主要成分有姜醇（Zingiberol）、姜烯（Zingiberene），辛辣成分生姜酚（姜辣素 Gingerol）、姜油酮（姜酮，Zingerone）、醛类（Aldehyde），尚含姜二酮类（gingerdiones）、脂类等。

药理作用

1．中枢神经系统

（1）镇静、催眠、抗惊厥：生姜有明显的镇静、催眠、抗惊厥作用。生姜油 0.12ml/kg，0.19ml/kg 给小鼠 ip，能明显抑制自发活动和延长戊巴比妥钠的睡眠时间；生姜油 0.24ml/kg，0.3ml/kg 给小鼠 ip 能显著对抗戊四氮惊厥，对印防已毒素和士的宁的惊厥无效。其成分姜烯酚（2.5mg/kg·iv，250mg/kg·ig）、姜酚（2.5mg/kg·iv 和 140mg/kg·ig）均能减少小鼠的自发活动，还能延长环已烯巴比妥的睡眠时间，以及抑制脱氧麻黄碱的中枢兴奋。姜酚（3.5mg/kg）、姜烯酚（7mg/kg）iv 能延长马钱子碱和戊四唑诱发的惊厥死亡时间。

（2）解热、镇痛：生姜有解热、镇痛作用。生姜油（0.375ml/kg）、姜烯酚（1.75mg/kg·iv，140mg/kg·ig）和姜酚（140mg/kg·ig）对酵母所致大鼠发热，均有解热作用。生姜油 0.3ml/kg 灌服对醋酸所致小鼠扭体反应有明显的抑制作用；生姜油 0.4ml/kg 灌胃，鲜姜注射液（5g 或 10g 生药/kg·ip）均能明显抑制热板刺激所致的小鼠疼痛反应。用大鼠 Randall-selitto 法和小鼠扭体法证明，姜烯酚或姜酮 1.75mg/kg·iv，或 70mg/kg～140mg/kg 灌胃给药，亦有明显的镇痛效应。解热、镇痛机理与其抑制前列腺素合成有关。

2．抗炎、抗过敏　生姜有明显的抗炎、抗过敏作用。鲜姜注射液（生药 5g/kg，10g/kg·ip）对大鼠蛋清性和甲醛性足肿有抑制作用；生姜醇 280mg/kg 灌服，对角叉菜胶所致大鼠足肿有抑制作用；生姜油（0.25ml～0.4ml/kg·ig）能明显抑制组织胺和醋酸所致小鼠毛细血管通透性增加；对二甲苯所致小鼠耳廓炎症和大鼠蛋清性足跖肿胀有显著抑制作用，且能明显抑制肉芽组织增生，减轻幼年大鼠胸腺重量并使肾上腺重量增加，表明其抗炎作用可能与兴奋垂体-肾上腺皮质有关。生姜油 0.2ml/kg 灌胃，对豚鼠过敏性支气管痉挛有保护作用；对卵蛋白所致过敏性肠肌收缩有抑制作用；亦能拮抗组织胺、乙酰胆碱引起的豚鼠回肠收缩反应，其作用随剂量加大而增强。生姜的抗炎、抗过敏机理可能与其成分姜醇对花生四烯酸系列的环氧合酶系统的抑制，致使前列腺素合成受阻有关。

3．消化系统

（1）促进胃液分泌、提高脂肪酶活性、止吐：生姜煎剂给结扎幽门的大鼠灌胃，可见胃液分泌增加，胃酸度增加；以 50% 生姜煎剂给动物灌胃，对胃酸及胃液分泌呈双相作用，先抑制，后有较长时间的兴奋作用。生姜能使胃蛋白酶和胰淀粉酶的活性降低，脂肪酶的活性增强；其姜油酮和姜烯酮的混合物以及生姜浸膏对外周性致吐剂硫酸酮所引起的动物呕吐反应有明显抑制作用，但对中枢性致吐剂阿扑吗啡等所致呕吐无效。姜酚和姜烯亦未见镇吐作用。生姜止吐作用，可能与拮抗 5-HT 有关。

（2）抗溃疡：给大鼠灌服姜的丙酮粗提物 1000mg/kg，姜烯 100mg/kg，姜辣素 100mg/kg，可明显抑制盐酸、乙醇引起的胃损害，以姜烯的作用最强。提示姜烯是保护胃损害的主要有效成分。此外，给大鼠灌服生姜提取物 500mg/kg，对乙醇、盐酸、0.2MNaOH 等破坏的胃细胞亦有保护作用，还对消炎痛、阿斯匹林等所致胃溃疡呈显著抑制作用。

（3）对肠道的影响：生姜对肠道有轻度刺激作用，表现为肠张力、节律及蠕动增加，这可能是生姜挥发油所致。但其辛辣成分姜油酮、姜烯、姜酚给家兔灌服，则其肠管松弛，蠕动减慢。

（4）保肝、利胆：生姜蜂蜜封存液给大鼠连续灌服（0.5ml/100g）7 天，对 CCl_4 所致实验性肝损伤有明显的保护作用，表现为血清 SGPT 和 SGOT 水平降低，肝细胞脂肪性变和坏死较模型对照组轻。对半乳糖胺和乙醇所致肝损伤同样有效。生姜丙酮提取液给大鼠十二指肠给药，能使胆汁分泌明显增加而呈现利胆作用，其水提物无利胆作用。利胆的主要有效成分是［6］-姜酚和［10］-姜酚，前者作用更强。姜能抑制体内胆固醇的合成。

4. 心血管系统

(1) 强心：给麻醉开胸狗心脏注入［6］-姜醇 1mg/kg，能使心脏收缩力增加，若注入等同剂量的［8］-姜醇，则作用更强，持续时间更长；［10］-姜醇 0.3mg/kg 的强心作用与［6］-姜醇 1mg/kg 类似。应注意［6］-姜酚（3.6mm）对大鼠离体心房的正性肌力作用在重复给药时消失，而［8］-姜醇对豚鼠离体心房的正性肌力作用有剂量依赖关系。其正性肌力作用几乎不受心得安、扑尔敏或利血平等药物的影响，但可被兰尼定（ryanodine）减弱。有用 Ca^{++} 电极测定囊泡内 Ca^{++} 浓度，结果表明，姜醇可激活骨骼肌和心肌肌浆内质网的 Ca^{++}-ATP 酶，增加心肌细胞肌浆内质网摄取 Ca^{++} 而加强心肌收缩力。

(2) 血压：姜烯酮可使大鼠血压呈现一过性的降低，继则上升，以后又持续下降的三相性表现。一过性降压为兴奋迷走神经而引起心脏抑制所致；当切断迷走神经则无降压及心脏抑制现象。其升压作用，能被切断第一颈椎或利血平化而减弱，说明其升压作用可能与中枢及末梢血管收缩有关。

5. 抗血小板聚集　50%生姜煎剂灌服对家兔血小板自发性聚集和二磷酸腺苷（ADP）诱发的血小板聚集均有明显的抑制作用，并能明显延长小鼠断尾时的出血时间。生姜水提物亦可抑制 ADP、肾上腺素、花生四烯酸、胶原引起的血小板聚集，能明显抑制血小板血栓素生物合成和血小板环氧化酶产物的生成，有剂量依赖关系，还能抑制大鼠主动脉前列腺素（$PGF_2\alpha$、PGE_2 和 PGD_2）的生物合成以及 6-酮 $F_1\alpha$ 和 TXB_2 的合成。其抑制的有效成分之一为姜酚。

6. 抗氧化。生姜水提液给大鼠、小鼠灌服，每日 1 次，连续灌喂 25 天，有清除 O_2 自由基的作用；鲜姜汁对 O_2 诱导透明质酸解聚有明显的保护作用。用化学发光（chemiluminescence）和荧光光谱（spectrofluorimetry）技术研究了生姜对超氧阴离子（O_2）和羟自由基（. OH）的清除作用，结果表明生姜对次黄嘌呤-黄嘌呤氧化酶体系产生的超氧阴离子和紫外线照射 H_2O_2 体系产生的羟自由基均有显著清除作用。以上研究均说明生姜对活性氧的清除可能是其重要的药理机制之一。

7. 抗运动病　自愿受试者分别用生姜粉 940mg，晕海宁 100mg 与安慰剂口服对运动病症状作用的比较试验，结果发现耐受旋转的时间生姜组（335.8±8.25s）＞晕海宁组（216.2±10.00s）＞安慰剂组（90.0±12.2s），证明生姜粉 940mg 的抗运动病效果高于晕海宁 100mg，更高于安慰剂。生姜抗运动病的作用是直接对胃肠的影响，可能是增强胃肠动力（motility），阻止胃肠反应和恶心的神经反馈。

8. 抗菌、抗原虫　生姜水浸剂对伤寒杆菌、霍乱弧菌、堇色癣菌等及阴道滴虫均有不同程度的抑杀作用。生姜还有防止血吸虫孵化作用，特别是水提取物中含的酮性成分尤其如此。

9. 抗肿瘤　生姜乙醇提取物可明显抑制 Datlon's 淋巴腹水癌细胞和人淋巴细胞生长，显著抑制中国大田鼠卵巢细胞和 Vero 细胞生长，并明显抑制 DNA 对胸腺嘧啶核苷酸的摄取，由生姜、美洲血根草（Blood root）和氯化锌所组成的软膏能治疗上皮癌；在抗肿瘤药中加入生姜提取物能减轻抗肿瘤药的副反应等。

10. 其他　姜醇注射液、片剂、胶囊剂作强心剂用；生姜、美洲血根草和氯化锌组成的软膏外涂治皮肤癌；生姜提取物作脱毛剂用，可使毛停止生长；姜粉胶丸口服可防止晕车、晕船，且无副反应，含有生姜成分的喷洒液具清凉消炎作用。姜水提物具有免疫增强作用，姜的应用广泛，国外已有不少专利产品。

毒性　生姜精油给小鼠 ip 的 LD_{50} 为 1.23±0.1ml/kg（P＝0.95），ig 的 LD_{50} 为 3.45±0.28ml/kg（P＝0.95）。小鼠临终前出现活动减少，共济失调，肌肉松弛，静卧，颈腹部接触笼底，最后因呼吸麻醉死亡。三种姜醇给雄小鼠 ip，LD_{50} 均大于 100mg/kg。姜烯酚给 dd 系小鼠的 iv，LD_{50} 为 50.9mg/kg，ip 为 109kg/kg，po 为 687mg/kg。姜酚 iv 的 LD_{50} 为 25.5mg/kg，ip 为 581mg/kg，po 为 250mg/kg。

（沈映君）

四、葛根（Gegen Radix Puerariae）

本品为豆科植物野葛（Pueraria lobata (Willd.) ohwi. 或甘葛藤（P. thomsaniiBenth）的干燥根。

性味归经　甘、辛，凉。归脾、胃经。

功效主治　解肌退热，生津，透疹，升阳止泻。主治外感发热，头痛，项强，口渴，消渴，麻疹不透，热痢，泄泻，高血压，颈项痛等。

化学成分　主要含黄酮类，有大豆甙(daidzin 黄豆甙)、大豆甙元(daidzein 黄豆素)、葛根素（Puerain)、大豆素-4′，7-二葡萄糖甙（4′，7-Dihydroxyisoflavone）葛根素-7-木糖甙(Puerarin-7-xyloside)、4′，6″-O-二乙酰葛根素（4′，6″-O-diacetyl puerarin)、4′-甲氧基葛根素(4′-methoxypuer-arin)，尚含尿囊素（Alloantion)、胡萝卜甙、β-谷甾醇及三萜皂甙等。

药理作用

1. 解热　葛根醇浸液 ig，对伤寒副伤寒所致的发热家兔有较强的解热作用。而葛根丙酮提取物中，既有升温物质也有降温物质的存在，说明解热作用不强。

2. 心血管

(1) 改善心功能：葛根的有效成分葛根素或葛根总黄酮给麻醉犬 iv20～30mg/kg，可使心率减慢，心输出量减少，主动脉压和左室舒张末压稍降，左心室作功减少，心肌耗氧量降低，同时还能改善心肌氧代谢和乳酸代谢，提高心肌工作效率。

(2) 抗心肌缺血：葛根的水浸剂、醇浸剂、提取物及其有效成分葛根总黄酮等对垂体后叶素所引起的急性心肌缺血的犬和大鼠，均有明显的保护作用；葛根总黄酮 iv 能使冠脉前降支结扎犬的心肌代谢改善，冠脉扩张、冠状窦和冠状静脉的血氧含量明显增加等，说明葛根能使心肌耗氧量降低。

(3) 抗心律失常：葛根有抗心律失常作用。葛根醇提物、黄豆甙元和葛根素等，能明显对抗乌头碱或氯化钾所致的小鼠和大鼠心律失常，其抗心律失常的机理可能与影响细胞膜对 K^+、Na^+、Ca^{2+}的通透性和影响儿茶酚胺释放有关。也有认为与其减慢窦性心律、P-R 间期延长、心肌细胞动作电位幅度降低、除极速率减慢和有效不应期相对延长等有关。

(4) 降血压：葛根有一定降低血压的作用。葛根煎剂、酒浸剂口服或静脉注射总黄酮，均能使多数犬的血压下降；给自发性高血压大鼠（SHR）ip 葛根素或灌胃黄豆甙元固体分散物均能使血压明显下降，并能使血浆肾素活性降低。但葛根的丙酮提取物中既有降压物质也有升压物质的存在。

(5) 改善脑循环：将葛根总黄酮（0.1～5.0mg/kg)注入颈内动脉能使犬的脑血流量增加，脑血管阻力下降，且有剂量依赖关系。iv 也有扩张脑血管作用。若用乙酰甲胆碱或去甲肾上腺素引起脑血管功能改变时，葛根又可使脑血流量恢复到给药前水平，说明葛根能使异常的脑循环恢复正常。

3. β-受体阻滞　葛根浸膏和葛根素能明显阻滞异丙肾上腺素(ISO)对动物心脏的兴奋作用。且发现葛根素对心房肌 β_1-受体的选择性强于对气管上的 β_2-受体。iv 葛根素能明显减弱或取消肾上腺素的舒血管降压反应，并能减弱或翻转利血平化动物的降压反应，说明其降压作用与 β-受体阻滞有关，认为葛根素是一种 β-受体的拮抗剂。但也有相反的报道。

4. 其他　葛根素能抑制 ADP 和 5-HT 诱导的大鼠、家兔、绵羊和正常人的血小板聚集；葛根水煎剂和葛根素有降血糖作用；葛根素和葛根的异黄酮类有降血脂的作用；葛根的有效成分 S_{86019} 对人急性早幼粒细胞白血病 HL-60 细胞株增殖有抑制作用；葛根素能对抗溴氰菊酯中毒；并有保肝、抗缺氧等作用。

5. 葛根酒浸膏片、葛根片、葛根素、注射剂和葛根总黄酮等已在临床广泛用于治疗冠心病心绞痛、高血压病、心肌梗塞、心律失常、早期突发性耳聋、偏头痛及解拟菊酯类农药中毒等，疗效较好。

药代动力学　健康自愿者 iv 葛根素 5mg/kg，结果显示体内过程为线性动力学过程，符合开放式二室模型。分布半衰期（t 1/2α)，消除半衰期（t 1/2p)，平均滞留时间（MRT）分别为 10.3、74.0 分钟和 1.28 小时，稳态表观分布容积（Vss）为 0.298/kg。实验表明葛根素在体内分布快且广，消除快，无代谢饱和现象及不易蓄积等特点。

不良反应　葛根毒性低，少数病人口服葛根片后有头胀感；葛根素ig有皮疹、皮肤瘙痒等报告。

毒性　葛根醇浸剂干粉给小鼠10g/kg，20g/kg未见毒性反应；葛根总黄酮的LD_{50}为1.6±0.06g/kg。葛根素给小鼠的LD_{50}为738mg/kg。葛根醇浸剂2g/kg，连续2个月，实质器官未见病理学改变。

（沈映君）

五、柴胡（chai hu，Radix Bupleuri）

本品为伞形科植物柴胡（Bupleurum chinense DC.）或狭叶柴胡（Bupleurum scozronerifolium willd.）的干燥根。按性状不同，分别习称“北柴胡”及“南柴胡”。

性味归经　苦，微寒。归肝、胆经。

功效主治　疏散退热，舒肝，升阳。用于感冒发热，寒热往来，疟疾，胸胁胀痛，月经不调，子宫脱垂，脱肛。

化学成分　主要含柴胡皂甙（Skaikosaponin a、b、c、d四种）、甾醇类（主要有α-菠菜甾醇α-spinasterol，尚有豆甾醇等）、挥发油、柴胡多糖和金属元素等。

药理作用

1. 中枢神经系统

（1）解热：柴胡煎剂、柴胡醇浸膏、柴胡注射液、柴胡皂甙、皂甙元及挥发油等对多种致热源（如伤寒、副伤寒菌苗、啤酒酵母、发酵酸奶、大肠杆菌液和氯化钠等）所致动物实验性发热模型均有明显的解热作用，并能使正常动物的体温下降。

（2）镇静、镇痛：柴胡煎剂及其有效成分柴胡皂甙等能明显地抑制小鼠自主活动，抑制甲基丙胺和咖啡因所致小鼠中枢过度兴奋，并能延长环己巴比妥钠的睡眠时间，表明其有明显的镇静作用。柴胡有镇痛作用，用醋酸扭体法、尾压法、电击鼠尾法等证明，柴胡煎剂、皂甙和皂甙元A等能明显提高小鼠的痛阈值。北柴胡挥发油（300mg/kg）未见镇痛效果。

2. 抗炎　柴胡有明显的抗炎作用。柴胡的有效成分柴胡皂甙对多种致炎剂如角叉莱胶、5-HT、组织胺、蛋清、醋酸、巴豆油等引起的动物实验性急性炎症反应均有明显的抑制作用；并有抗肉芽肿作用，但对佐剂性关节炎模型仅有轻度抑制效果。

抗炎机制，目前认为较复杂，柴胡皂甙除能兴奋垂体前叶分泌促肾上腺皮质激素，刺激肾上腺引起皮质激素的合成和分泌外，尚能抑制致炎物质组织胺的释放以及组胺和5-HT等炎症介质的致炎作用。

3. 降血脂、保肝、利胆　柴胡及其成分柴胡皂甙有降脂、保肝和利胆作用。实验证明柴胡皂甙im能使高脂血症动物的血浆胆固醇、甘油三酯和磷脂的水平下降，并能加速ip的胆固醇-C^{14}从血浆中清除。但对正常动物的血脂无影响。柴胡中的α-菠菜甾醇也能降低高脂血症动物的血浆胆固醇水平。其降低胆固醇的机理，可能与其促进胆固醇从胆汁和粪便排泄有关。柴胡对多种原因如四氯化碳、D-半乳糖胺、α-萘硫氰酸酯、酒精和霉米等所致动物实验性肝损伤有明显的防治效果。如柴胡粗皂甙灌胃或柴胡皂甙、柴胡注射液注射给药对四氯化碳或D-半乳糖胺所致的肝损害有明显的保护作用，给药后能使肝脏变性和坏死明显减轻，肝糖元及核糖核酸含量恢复或接近正常，SGOT、SGPT活性下降等。

柴胡的保肝作用机理与其抗炎作用，促进肝脏蛋白同化，增加肝糖元，改善高脂血症等作用有关。也有认为柴胡皂甙对细胞膜有直接保护作用，能稳定肝细胞器膜的作用，尤其是原生质膜、微粒体膜和线粒体膜。低浓度的柴胡皂甙对细胞增殖的促进作用，可能有促进肝细胞再生的作用。此外，北柴胡的水浸剂和煎剂能使犬总胆汁排出量增加而呈现利胆作用。

4. 抗消化性溃疡　柴胡有较强的抗溃疡作用。柴胡粗皂甙（500mg/kg）对大鼠幽门结扎性胃溃疡有抑制作用，表现为胃液分泌减少，胃蛋白酶活性降低，溃疡指数降低。粗皂甙（10mg/kg）对大鼠醋酸性溃疡也有抑制作用。柴胡多糖对乙醇、消炎痛等所致胃粘膜损伤有明显的保护作用，其保护作用与内源性的前列腺素无关。

5. 促进免疫功能　柴胡多糖（50、100、200mg/kg）能增加脾系数，增加小鼠腹腔巨噬细胞的吞噬功能，提高流感病毒血清中抗体滴度；能使环磷酰胺抑制的小鼠迟发性超敏反应恢复，促进淋巴细胞转化，以及提高天然杀伤细胞（NK）的活性等，说明柴胡有促进免疫功能的作用。

6. 抗菌、抗病毒　柴胡有抗菌、抗病毒作用。体外试验证明，柴胡对结核杆菌、钩端螺旋体、金黄色葡萄球菌均有一定的抑制作用。北柴胡注射液及其蒸馏出的油状物、柴胡多糖以及柴胡皂甙对流感病毒、牛痘病毒均有抑制作用。此外，柴胡煎剂对某些致病性皮肤真菌如红色毛癣菌等也有体外抑制作用。

7. 升高血糖、促进蛋白质合成　柴胡皂甙有升高血糖、促进肝糖元合成的作用。升高血糖的主要成分为柴胡皂甙 a 和 d，其升高血糖的剂量分别在 1.0mg/kg 和 0.5mg/kg 以上，但其升血糖作用时间短暂，且可被六烃季胺几乎完全阻断。

柴胡皂甙 a、c、d 混合物（3：2：2）20mg/kg·im 能明显增加肝脏蛋白质的生物合成。此外，柴胡多糖 5mg 给小鼠 ip，能促进 DNA 的合成。

8. 兴奋垂体-肾上腺皮质　柴胡和柴胡皂甙 ig，可使小鼠和大鼠的胸腺萎缩，肾上腺重量增加；皂甙 a 和 d 能使肾上腺明显肥大，而皂甙 c 作用不明显。皂甙 a 和 d 能兴奋垂体前叶分泌促肾上腺皮质激素（ACTH）从而引起肾上腺皮质酮的合成和分泌。

9. 抗氧化　体外试验证明，柴胡注射液（1g/1ml）0.05～0.3ml 加入小鼠肝匀浆中，能明显抑制肝匀浆丙二醛（MDA）的生成，其作用有剂量依赖关系。对 H_2O_2 引起的兔血浆 MDA 和血浆游离血红蛋白（PHb）升高有明显的抑制作用，表明柴胡注射液有抗脂质过氧化的作用。

10. 抗肿瘤、抗诱变　柴胡有抗肿瘤和抗诱变作用。柴胡皂甙灌服能延长艾氏腹水癌（EAC）小鼠的存活时间，抑制肿瘤的生长；柴胡皂甙 d 也有类似作用。此外，柴胡水溶性提取物对环磷酰胺诱发的小鼠染色体畸变和多染红细胞微核有明显的抑制诱裂效应。

11. 其他　柴胡酒沉提取物有抗辐射作用。柴胡粗皂甙和总黄酮对大鼠和犬有降低血压和减慢心率作用，柴胡粗皂甙有利尿作用；柴胡皂甙 d ip 对氨基核苷性肾病大鼠有治疗作用。柴胡皂甙给大鼠灌胃 400mg/kg 可缩瞳，800mg/kg 有散瞳作用，并有溶血作用。

12. 柴胡注射液已广泛用于治疗感冒、流感等引起的发热及其他病引起的急性发热；还可治疗多种炎症性疾病如单纯疱疹病毒性角膜炎、流行性腮腺炎、高血脂症以及某些皮肤病如扁平疣等寻常疣，收到较好的效果。

药代动力学　柴胡皂甙 a 和 d 口服吸收差，im^{14}C 标记 a 和 d，第 1 天只有百分之几从尿中排泄，第 2 天和第 7 天从粪便中的排出量分别为 50％和 85％。

不良反应　柴胡颗粒口服，小剂量有倦怠感，大剂量可引起深睡、食欲不振和腹胀等。柴胡注射液 im 可引起过敏反应。

毒性　柴胡浸膏（10％）水溶液鼹鼠 sc，MLD 为 100mg/kg。北柴胡总挥发油给小鼠 ip 的 LD_{50}为 1.19±0.12g/kg，总皂甙的 LD_{50}为 1.906±0.21g/kg。另有资料报道，柴胡总皂甙 ig 的 LD_{50}为 4.7g/kg，ip 为 0.112g/kg。也有报道，总皂甙给小鼠 ip 的 LD_{50}为 1.772g/kg。豚鼠 ip 总皂甙的 LD_{50}为 0.583g/kg。浸膏粉 5g 生药/kg 和挥发油 0.7g/kg 对鸽子有强烈致吐作用，而同剂量的北柴胡粉和油未见此反应，柴胡所含的白芷素给大鼠 ip 的 LD_{50}为 165mg/kg，小鼠为 254mg/kg。

（沈映君）

六、葱白（Congbai，Bulbus Allii Fistulosi）

本品为百合科植物葱（Allium fistulosum L.）的鳞茎。

性味归经　辛，温。归肺、胃经。

功效主治　发汗解表，散寒通阳。用于风寒感冒、阴寒腹痛、虫积内阻、疮痈疔毒等。

化学成分　含挥发油，油中主要有蒜素（Allicin）、多种二硫化合物（disulfides）及多硫化物（Polyfulfides）。还含有 s-丙烯基-L-半胱氨酸硫氧化物，多种甾酸类成分，及维生素 C、B_1、B_2、A，粘液质等。

药理作用

1. 抗菌、抗原虫　体外试验表明，葱白对志贺氏痢疾杆菌有抑制作用，水浸液（1：10）对许兰氏毛癣菌、奥杜盎氏小孢子菌等皮肤真菌有抑制作用；其挥发性成分对白喉杆菌、结核杆菌、痢疾杆菌、金黄色葡萄球菌及链球菌等均有抑制作用，抗菌机理与其作用于细菌酶系统有关；葱白中所含的硫化物是其抗菌的有效成分之一。葱白研磨之滤液（1∶4）对阴道滴虫有杀灭作用。

2. 驱虫　葱白研磨的滤液（1∶4）有驱除蛲虫的作用，并以幼儿为佳。

3. 镇静、镇痛　葱白水煎液给小鼠灌服(20g/kg)，能使自主活动减少，痛阈值提高，表明有镇静、镇痛作用。

4. 壮阳　葱白汁按70g/kg、35g/kg给小鼠灌服，能明显增加雄性小鼠的交尾活动，并能明显提高雄性小鼠血浆睾酮的含量，增加幼年雄性小鼠包皮腺、前列腺精囊的重量，表明葱白汁对雄性小鼠有明显的壮阳作用。

5. 抗血栓　分蘖葱头和长梗薤白的精油通过对血小板腊和释放过程的作用以及对 TX_2 合成的抑制作用，发挥抗血栓形成作用。

6. 其他　葱白能促进消化液的分泌，其粘液质有保护胃粘膜和皮肤的作用，含硫化物有轻度的局部刺激作用，可达缓下及驱虫作用；所含的挥发油葱蒜辣素由呼吸道、汗腺、泌尿道排出时，能轻微刺激这些管道分泌而呈现发汗、祛痰、利尿作用。体外实验证明葱白对人子宫颈癌细胞培养株系JTC-26有抑制作用，抑制率在90%以上。大葱匀浆加入胃液，能降低亚硝酸含量。0.667g大葱至少可降低2ug亚硝酸盐，提示大葱可阻断亚硝胺在胃内的合成

7. 葱白煎剂和葱白汁等临床用治感冒、疖痈、蜂窝组织炎、寻麻疹、蛔虫、蛲虫病及高脂血症等均有一定的效果。

（沈映君）

七、藁本（gaoben，Rhizoma liguctici）

本品为伞形科植物藁本Ligusticumsinense Oliv. 或辽藁本 Ligusticum jeholense N akai et Kitag. 的干燥根茎及根。

性味归经　辛，温。归膀胱经。

功效主治　祛风，散寒，除湿，止痛。用于风寒感冒，巅顶头痛，风湿关节痹痛。

化学成分　主要有挥发油[3-丁基内酯(3-Butylphthalide)及蛇床内酯(Cnidilide)、新蛇床内酯(Neo-cnidilide)]、棕榈酸和蔗糖等。

药理作用

1. 抗炎　藁本中性油ig给药可明显抑制二甲苯所致小鼠耳廓肿胀，抑制醋酸致小鼠腹腔毛细血管通透性升高及组胺致大鼠皮肤毛细血管通透性增高，对正常和去双侧肾上腺大鼠的角叉菜胶性足肿胀均有明显抑制作用，作用维持6小时以上；但对大鼠塑料环肉芽肿增生无效，对摘除肾上腺大鼠的存活时间无延长作用，提示其抗炎作用与垂体-肾上腺皮质系统无明显关系，可能与抑制前列腺素合成有关。

藁本水溶液对蛋清性水肿及巴豆油致小鼠耳部炎症有一定对抗作用，其脂溶性部分亦对后者有抑制作用。

2. 平滑肌

(1) 藁本乙醇提取物和中性油均能抑制肠及子宫平滑肌的活动。前者可使离体兔肠平滑肌的收缩幅度明显减弱，并对抗乙酰胆碱的作用；后者可减弱离体兔回肠、空肠和离体豚鼠回肠的收缩活动，对组织胺、乙酰胆碱、烟碱、毒扁豆碱、酚妥拉明和氯化钡引起的肠活动兴奋有对抗作用，还具有抑制兔离体子宫张力、对抗催产素的作用、抑制小鼠小肠运动及对抗小鼠蓖麻油性腹泻的作用。

(2) 藁本有效成分藁本内酯ip豚鼠可缓解组织胺和乙酰胆碱的致喘反应，iv豚鼠可对抗组织胺引起的支气管收缩，对乙酰胆碱、组织胺和氯化钡引起的平滑肌痉挛有解痉作用，且不被心得安阻断；但对豚鼠肺、肠组织内cAMP和cGMP含量影响不明显，提示其可能直接作用于平滑肌本身。

藁本中的苯酞及其衍生物乙烯基内酯、丙烯基内酯、正丁烯内酯等对动物气管平滑肌具有明显松弛作用，作用强度无明显差异，但以上化合物均有一定毒性和胃肠刺激性。

3. 中枢神经系统

(1) 解热：藁本中性油ig家兔，对菌苗所致发热有明显抑制作用，同样剂量ig小鼠可使正常体温降低2℃～3℃，持续2小时以上。不同藁本类药材以9.4g(生药量)/kg·ig大鼠均有解热作用，其中辽藁本、黄藁本作用较藁本、水藁本为强。

(2) 镇静：藁本中性油可抑制小鼠自发活动和苯丙胺引起的运动性兴奋，协同巴比妥类药物的催眠作用；其水提或醇提物ip小鼠对自发活动无明显影响。

（3）镇痛：藁本中性油对酒石酸锑钾及热板刺激引起的小鼠疼痛反应有显著抑制作用；不同品种的藁本 ig 小鼠对醋酸性疼痛均有对抗作用，其中辽藁本作用最强，藁本较差。

4. 心血管系统

家兔iv 藁本水提物（2g/kg）和醇提物（2g/kg）均产生降压作用；藁本水提液可使离体蛙心收缩明显减弱，离体兔耳血管灌流量增加，蛙下肢灌流量显著增加。

5. 其他　藁本煎剂体外对多种致病真菌有抑制作用；其中性油 ig 小鼠可延长常压缺氧和脑缺氧情况下动物的存活时间，对大鼠脑垂体后叶素所致心肌缺血时心电图的异常有对抗作用，提示中性油有耐缺氧作用。

毒性　小鼠 ip 藁本挥发油和醇提取物的 LD_{50}分别为 0.63±0.07ml/kg，42.5±0.89g/kg；寇氏法求得小鼠 ig 藁本中性油 72hrLD_{50}为 70.17±4.95g/kg（以生药量计算）。

八、荆芥（Jingjie，Herba Schizonepetae）

本品为唇形科植物荆芥 Schizonepeta tenuifolia Briq. 的干燥地上部分。

性味归经　辛，微温。归肺、肝经。

功效主治　发表散风，透疹消疮，炒炭止血。用于外感表证，头痛，麻疹不透，风疹瘙痒，疮疡初期兼有表证者，吐衄下血。

化学成分　主要有挥发油，油中主要含右旋薄荷酮（d-Menthone）、消旋薄荷酮和少量右旋柠檬烯（d-Limomene）；另含有单萜类和黄酮类化合物。

药理作用

1. 中枢神经系统

（1）解热：伤寒混合菌苗引起的发热家兔，ig 荆芥煎剂或浸剂（2g 生药/kg）仅见微弱解热作用；由伤寒副伤寒甲菌苗精制破伤风类毒素混合制剂所致发热家兔，荆芥煎剂 ip 生药 4.4g/kg 有明显解热作用；对皮下注射内毒素所致发热大鼠 ig 薄荷酮、胡薄荷酮等未见明显退热作用。

（2）降温：正常大鼠 ig 荆芥油 0.5ml/kg·1hr 后，体温逐渐降低，3hr 时降低 2.2℃。

（3）镇静：家兔 ig 荆芥油 0.5ml/kg，自发活动减少，四肢肌肉略有松弛。

（4）镇痛：小鼠热板法表明荆芥水煎剂（15g/kg）有显著镇痛作用，主要成分为 d-薄荷酮，3-甲基环己酮亦有镇痛作用。

2. 血液系统

（1）止血：家兔、小鼠实验均显示生品荆芥对出血及凝血时间的缩短作用不明显，荆芥炭则可缩短 72.6%、77.7%；众多剂型中荆芥炭混悬剂和荆芥炭挥发油止血作用最明显。荆芥炭在 3.2～4.8g/kg 剂量范围内止血作用呈量效关系，8g/kg 时作用则不明显；荆芥炭挥发油以 0.3ml/kg 剂量止血作用最明显。

荆芥炭提取物止血作用的活性部位主要为脂溶性提取物（StE），一定剂量范围内其对数剂量与小鼠凝血和出血时间的倒数呈显著性线性关系；小鼠、家兔 po StE 后止血作用明显，维持 6hr、12hr。其止血作用是通过体内促凝血及抑制纤溶活性的双重途径达到的，且高剂量时不引起 DIC。

（2）血液流变：荆芥炭提取物 StE 可显著提高实验大鼠的全血比粘度（高切、低切）和 RBC 压积，对血浆比粘度和 RBC 电泳时间影响不明显，但动物红细胞数有上升趋势。

（3）血小板聚集：荆芥炭提取物 StE 体内用药对 ADP 诱导的血小板聚集作用不明显，体外用药 0.625mg/ml 时产生强烈促进作用，剂量高于 5.00mg/ml 是时则呈抑制作用；StE 对实验性血栓形成影响不显著，高剂量似有抑制倾向，提示 StE 对血液系统表现出双向性，即有较强止血作用，又在高剂量时出现活血倾向。

3. 呼吸系统

（1）平喘：荆芥油对豚鼠离体气管有直接松弛作用，并对抗乙酰胆碱或组织胺引起的气管平滑肌收缩；荆芥油以喷雾或灌胃给药均可对抗乙酰胆碱与组胺混合液所致豚鼠哮喘反应，延长引喘潜伏期及减少抽搐动物数。

（2）祛痰：小鼠酚红试验表明荆芥油 0.5ml/kg·ig 或 ip 给药具有祛痰作用。

4. 免疫系统

荆芥油对致敏豚鼠平滑肌的慢反应物质（SRS-A）释放有抑制作用，对大鼠被动皮肤过敏反应（PCA）也有一定抑制作用。

荆芥穗有明显抗补体作用，但分离的单体成分薄荷酮、长叶薄荷酮、橄榄内酯、橙皮素、香叶木素及毛地黄黄酮作用却较弱。

5. 平滑肌　荆芥水煎剂对兔十二指肠平滑肌运动有较强抑制作用；挥发油主要成分薄荷酮 0.03%浓度对兔离体肠肌呈现抑制作用，1.5%浓度使运动停止。

6. 抗菌　荆芥水煎剂体外对金黄色葡萄球菌等多种致病菌有抑制作用，还具抗结核菌作用，对甲型流感病毒 PR_8 株无抑制作用。

7. 其他　荆芥体外对癌细胞生长有较弱抑制作用。荆芥煎剂有抗炎作用，主要成分为L-胡薄荷酮。离体实验证明荆芥 0.01～0.04g（生药）/ml 时有强大抗凝血作用。荆芥还具抑制磷酸二酯酶和腺苷酸环化酶的作用。其甲醇提取物分离而得的藤黄菌素及若斯马林酸相关化合物有较强抑制过氧化脂质（LPO）和脂质氧化酶活性的作用。

毒性　荆芥水煎剂 ip 小鼠的 LD_{50} 为 39.8±1.2g（生药）/kg，ig 荆芥油的 LD_{50} 为 1.1±0.3ml/kg；荆芥炭脂溶性提取物 ip 小鼠的 LD_{50} 为 1.967g/kg。家兔 ig 荆芥油 0.15ml/kg，每日一次，连续 20d，主要脏器功能形态无明显毒性反应。

九、紫苏（Zisu，Folium Perillae）

本品为唇形科植物紫苏 Perilla frutescens (L.) Britt. 的干燥叶（或带嫩枝）。

性味归经　辛，温。归肺、脾经。

功效主治　发汗解表，行气宽中。用于风寒感冒，咳嗽痰多，脾胃气滞，胸闷呕吐及鱼蟹中毒、腹痛吐泻等。

化学成分　主要含挥发油（紫苏醛），尚含黄酮类化合物（芹菜甙元、木犀草素等）及糖类、鞣质类、β-谷甾醇等。

药理作用

1. 神经系统

（1）解热：家兔 ig 紫苏煎剂或浸剂 2g（生药）/kg，对伤寒混合菌苗致发热体温有微弱解热作用；朝鲜产紫苏叶浸出液对温刺发热家兔也有一定作用。

（2）镇静：紫苏可减少大鼠活动次数，协同环己巴比妥钠催眠作用，有效成分初步认为是紫苏醛、豆甾醇组分及莳萝油脑（dillapiol），其中莳萝油脑的 ED_{50} 为 1.57mg/kg。

（3）学习记忆能力：紫苏子油不同剂量（5.4、2.7、1.35g/kg）连续 15d·ig 小鼠，可减少跳台错误次数，提高水迷路测验的正确百分率，其作用与促进动物脑内核酸、蛋白质合成及调节单胺类神经递质含量有关。

（4）神经兴奋传导：2%紫苏叶水提物或 0.2%紫苏醛对刺激蛙坐骨神经引起的动作电位有抑制作用，也使蜗牛食道下神经节兴奋性细胞（RC-1）的自发性动作电位消失。猫 iv 紫苏叶水提物 400mg/kg 或紫苏醛 50mg/kg 可抑制其喉反射。

2. 消化系统　紫苏能促进消化液分泌，增加胃肠蠕动。紫苏酮是促进小鼠小肠运动的有效成分，其 po 的 ED_{50} 为 11.0mg/kg，体外实验证明其能兴奋小肠环状肌，从而促进肠内容物通过小肠。

3. 呼吸系统　紫苏可减少支气管分泌物，缓解支气管痉挛。其化学成分石竹烯具有松弛气管、镇咳祛痰作用，另一成分沉香醇具有平喘作用。

4. 血液系统

（1）止血：紫苏注射液（2g 生药/ml）对动物局部创面有收敛止血作用，有效成分可能为缩合鞣质类。家兔、小鼠、大鼠实验也证明紫苏注射液可明显缩短凝血时间、出血时间，收缩微血管。

（2）抗凝血：紫苏体内外实验均能对抗 ADP 和胶原引起的血小板聚集，体外还可使血浆中 TXA_2 浓度降低，提示其抑制血小板聚集与抑制血小板合成和释放 TXA_2 有关；紫苏可降低全血粘度和红细胞压积。

5. 抑菌　紫苏油对自然污染的霉（酵母）菌的抑制力明显优于尼泊金乙酯和苯甲醛；紫苏醛和柠檬醛为其抗真菌的主要活性成分，二者有协同作用；紫苏液、柠檬烯、蒎烯、1，8-桉油醇等混合可制成抗真菌剂；紫苏醛、蒎烯等具有抗绿脓杆菌作用。紫苏（1∶20）在体外对孤儿病毒（$ECHO_{11}$）有抑制作用。

6. 免疫功能

紫苏叶乙醚提取物可增强脾细胞免疫功能，乙醇提取物和紫苏醛有免疫抑制作用。紫苏叶热水提取物 25mg/kg 对 ConA 和化合物 48/80 诱导的大鼠肥大细胞组胺释放有中度抑制作用。紫苏叶提取物具有干扰素诱导活性。

紫苏叶汁可使MDP及OK432处理过小鼠血中肿瘤坏死因子(TNF)水平明显下降，其水溶性提取物体外可直接抑制巨噬细胞产生TNF的能力，抑制IgE的产生，抑制DNF-IgE抗体和总IgE抗体产生。

7. 其他　紫苏油0.35ml/kg·ig家兔可使血糖升高，紫苏醛制成肟后，升糖作用较紫苏油更强。紫苏油对结肠癌有拮抗作用；具抗氧化作用；苏叶对放射线皮肤损害有保护作用；其化学成分苯基乙烯基有抗痛风活性；亚麻酸可制成预防和治疗心血管疾病的制剂；紫苏粗提物和不纯的乙基亚麻酸盐有避孕活性。

毒性　紫苏醇具有毒性、刺激性和致敏作用。紫苏酮iv19mg/kg、30mg/kg分别给雌山羊和安格斯小母牛可致死，但po40mg/kg仍可存活。紫苏的水提取物有致突变作用，活性成分碱性条件下稳定。

十、白芷(Baizi, Radix Angclicac Dahurica)

本品为伞形科植物白芷Angelica dahurica (Fisch. ex Hoffm.) Benth. et Hook. f. 或杭白芷Angelica dahurica (Fisch. er Hoffm.) Benth. et Hook. f. var. formosana (boiss.) Shan et Yuand的干燥根。

性味归经　辛，温。归胃、大肠、肺经。

功效主治　解表散风，通窍止痛，燥湿止带，消肿排脓。用于感冒头痛，眉棱骨痛，鼻渊，鼻塞，牙痛，白带，疮疡肿痛等。

化学成分　主要含香豆素类化合物(氧化前胡素、欧前胡素、异欧前胡素等)、挥发油及微量元素等。

药理作用

1. 中枢神经系统　白芷挥发油能明显减少小鼠自发活动次数，协同戊巴比妥钠的催眠作用，对抗咖啡因诱发的惊厥反应；白芷和杭白芷煎剂8g/kg对热板刺激及醋酸所致小鼠疼痛反应有显著镇痛作用，挥发油也具镇痛作用。

2. 解热、抗炎　白芷和杭白芷煎剂15g/kg对蛋白胨所致家兔发热有显著解热作用，4g/kg可明显抑制二甲苯致小鼠耳廓肿胀；挥发油对大鼠酵母性发热有显著抑制作用。

3. 心血管系统　白芷中的异欧前胡素对猫有降血压作用，50mg/kg降低动脉压50%，维持时间1～5h。异欧前胡素与N-乙烯吡咯烷酮的共聚物可降低猫动脉压，减弱离体蛙心的收缩力。白芷和杭白芷的醚溶性成分显著扩张离体兔耳血管，前者水溶性成分有收缩血管和显著止血作用。白芷无抗凝血酶作用。

4. 皮肤　白芷中香柑内酯、花椒毒素、异欧前胡素等香豆素类化合物为“光活性物质”，进入机体后，可使受日光或紫外线照射的皮肤发生日光性皮炎，出现红肿、色素增加等表现。光敏活性以花椒毒素最强，香柑内酯次之，异欧前胡素较弱，三者均可用来治疗白癜风。异欧前胡素还为治疗银屑病的有效成分。

5. 其他　白芷煎剂有抑菌作用，有效成分为氧前胡素、欧前胡素和花椒毒素等。白芷中的佛手柑内酯、花椒毒素、异欧前胡素对兔回肠有显著解痉作用。异欧前胡素和自当归素对Hela细胞有细胞毒作用；白芷对动物放射性皮肤损害有保护作用；其热水提取物可影响大鼠肝药物代谢酶(ANH、APD等)的活性。

药代动力学　白芷中欧前胡素ig小鼠，2h后浓度达高峰，$t_{1/2}$为4hr，皮肤、眼球分布最多，脑中亦有分布，主要经肾排泄，原形排出较少。

毒性　白芷和杭白芷煎剂ig小鼠的LD_{50}分别为42.88g/kg，41.97g/kg；白芷醚提取物ig小鼠的LD_{50}为53.82g/kg；花椒毒素、欧前胡素及香柑内酯im大鼠的LD_{50}分别为160mg/kg、335mg/kg、945mg/kg。欧前胡素乙33.33mg/kg连续给幼年大鼠60d可引起肝损害。

十一、香薷(XiangRu, Herba Elsholtziae)

本品为唇形科植物海州香薷Elsholtzia spendens Nakai ex F. Maekawa的干燥地上部分。

性味归经　辛，微温。归肺、胃经。

功效主治　发汗解表，和中利湿。用于暑湿感冒，恶寒发热，头痛无汗，腹痛吐泻，小便不利。

化学成分　主要有挥发油，其中主要有香荆芥酚、百里香酚、对聚伞花素、γ-松油烯、蛇麻烯、α-水芹烯及β-蒎烯等。

药理作用

1. 抑菌、抗病毒 海州香薷和石香薷挥发油抗菌谱广，还能直接抑制流感病毒，有效成分为香荆芥酚、百里香酚和对聚伞花素。海州香薷水煎剂 1∶20 浓度对病毒 $ECHO_{11}$有抑制作用。

2. 平滑肌 香薷挥发油对大鼠、小鼠、豚鼠和家兔离体回肠自发性收缩有显著抑制作用，ED_{50}分别为 35.1、14.2、3.6 和 7.6ug/ml；对蛋清所致豚鼠回肠过敏性收缩及 $BaCl_2$、氯化乙酰胆碱致豚鼠回肠收缩有对抗作用。

不同品种香薷挥发油（青香薷、土香薷、海州香薷、江香薷）对大鼠回肠主动收缩影响不明显，但对 $BaCl_2$、氯化乙酰胆碱引起的收缩有显著对抗作用。

3. 中枢神经系统 四种香薷挥发油（青香薷、土香薷、海州香薷、江香薷）0.3ml/kg 可加强阈下剂量戊巴比妥钠的催眠作用；0.3ml/kg，0.15ml/kg 均能显著抑制醋酸所致小鼠扭体反应，并呈量效关系。

4. 免疫功能 石香薷挥发油 190mg/kg 可明显提高小鼠血清溶菌酶含量、血清溶血素抗体水平及 T 淋巴细胞转化率，并使脾脏重量增加。

5. 其他 在内毒素诱导兔单核细胞产生内生致热原过程初期，含香薷的血清对兔单核细胞内 DNA、蛋白质合成及 Ca^{2+}内流表现出抑制作用，推测为其解热作用机理之一。

毒性 4 种香薷挥发油（青香薷、土香薷、海州香薷、江香薷）ig 小鼠的 LD_{50}分别为 1.333±0.106、4.497±0.368、1.145±0.100、1.304±0.126ml/kg。

十二、辛夷（XinYi，Flos Magnoliae）

本品为木兰科植物望春花 Magnolia Biondii Pamp.、玉兰 Magnolia denudata Desr. 或武当玉兰 Magnolia sprengrei Pamp. 的干燥花蕾。

性味归经 辛，温。归肺、胃经。

功效主治 散风寒，通鼻窍。用于风寒头痛，鼻塞，鼻渊，鼻流涕。

化学成分 主要有挥发油，望春花花蕾中主要有樟脑、1,8-桉叶素、β-蒎烯、松烯等；玉兰花蕾中主为β-蒎烯、柠檬烯、1,8-桉叶素、松烯等；武当玉兰花蕾中主为萜品烯-4-醇、乙酸龙脑酯、1,8-桉叶素等。望春花花蕾中尚含木脂素类化合物、酚性生物碱。

药理作用

1. 局部作用 辛夷挥发油乳剂滴入兔眼结膜囊中，可使结膜血管扩张、充血，瞳孔微有扩大；滴入麻醉兔的皮下组织和肠粘膜面上，可形成一层乳白色蛋白凝固薄膜，微血管扩张明显。辛夷 1∶1 浸剂或煎剂豚鼠皮下给药有浸润麻醉作用；其饱和溶液注射于蛙坐骨神经处，可产生阻断麻醉作用；辛夷醇浸膏可使大鼠鼻粘膜血流量提高。

2. 抗过敏 辛夷油对慢反应物质（SRS-A）所致豚鼠离体回肠收缩的 ID_{50}为 30ug/ml；40ug/ml 可拮抗 SRS-A 致豚鼠肺条收缩；60ug/ml 对卵白蛋白致敏豚鼠的回肠过敏性收缩有对抗作用；sc200mg/kg 对豚鼠过敏性哮喘有显著保护作用。此外，辛夷氯仿、甲醇和水提取物有明显抗组胺作用，其中以氯仿提取物作用最强；1×10^{-4}g/ml 辛夷对组胺致痉的豚鼠离体气管有迅速、强大而持久的拮抗作用；2.5×10^{-3}g/ml、5×10^{-3}g/ml 辛夷对组胺致鹌鹑离体直肠痉挛性收缩有显著拮抗作用；辛夷水和甲醇提取物对大鼠被动皮肤过敏反应（PCA）有抑制作用，有效成分为腺苷类化合物。

3. 抑菌、镇痛、抗炎 100%辛夷煎剂及其水浸膏体外有抑菌作用。15%～30%辛夷煎剂对多种致病性皮肤癣菌有抑制作用，高浓度制剂对白色念珠菌和流感病毒也有一定抑制作用。辛夷 0.75g/ml、1.0g/ml 局部应用对混合致炎液所致小鼠耳廓炎症有显著抑制作用。小鼠热板法实验表明 6.5g/kg 辛夷有明显镇痛作用。

4. 血压与血小板 辛夷水或醇提物 im 或 ip 给药，对麻醉犬、猫、兔和不麻醉大鼠有降压作用，im 对不麻醉犬有降压作用；对实验性肾性高血压大鼠和原发性高血压犬辛夷降压效果明显；对肾性高血压犬效果不明显。

辛夷的木质素成分有对抗血小板激活因子(PAF)的作用，抑制其与兔血小板膜剂的结合。牛凝血酶凝集人血纤维蛋白试验表明辛夷有较弱的抗凝作用。

5. 平滑肌和横纹肌 辛夷煎剂、流浸膏对大鼠和兔离体子宫及犬、兔在位子宫有兴奋作用，加强子宫收缩，有效成分为溶于水和乙醇的非挥发性物质。辛夷中酚性生物碱对蛙腹直肌和神经肌肉标本呈现箭毒样作用，水煎剂有乙酰胆碱样作用。

6. 其他　辛夷煎剂 0.01～0.1g（生药）/kg·iv 犬能明显兴奋呼吸。辛夷热水提取物体外对子宫颈癌细胞有抑制作用。辛夷挥发油体外能明显减少大鼠肝微粒体脂质过氧化物的形成。

毒性　辛夷酊剂（去醇）ip 大鼠的 LD_{50} 为 22.5g（生药）/kg，小鼠为 19.9g（成药）/kg。河南产辛夷（M. biondii）醇浸膏 ig 小鼠的 LD_{50} 为 38.21±5.2g（生药）/kg，四川产辛夷（M. sprengeri）则为 93.55g（生药）/kg。

十三、苍耳子（Cangerzi，Fructus Xanthii）

本品为菊科植物苍耳 Xanthium sibircum Patr. 的干燥或成熟带总苞的果实。

性味归经　辛、苦，温，有毒。归肺经。

功效主治　散风湿，通鼻窍。用于风寒头痛，鼻渊流涕，风疹瘙痒，湿痹拘挛。

化学成分　含苍耳甙（Xanthostrumarin）、苍耳醇（Xanthemal）、异苍耳醇（Isoxanthanol）、苍耳酯（Xanthumin）及脂肪酸类化合物，氨基酸类化合物，有机酸类化合物，挥发油、植物甾醇等，还含有毒成分：毒蛋白、氢醌、苍术甙。

药理作用

1. 抗炎、镇痛　苍耳子甲醇提取物及二萜羟酸苍术甙对大鼠角叉菜胶足肿胀有明显抑制作用，另能抑制小鼠扭体反应。

2. 血糖　兔、大鼠、犬注射或口服羟基苍术甙后血糖明显下降，对四氧嘧啶糖尿病大鼠也有降糖效应。

3. 其他　100%苍耳子煎剂体外有抑菌作用。小鼠溶血空斑试验、巨噬细胞吞噬功能试验和白细胞移动抑制试验结果表明：苍耳子对免疫功能有抑制作用，机理与影响实验小鼠 T 细胞亚群分布和β-内啡肽的产生有关。苍耳子有明显抗氧化作用，能有效地减少脂质过氧化物，避免有害物质对组织细胞结构和功能的破坏。苍耳子粗提物及从中分离而得的叶黄制菌素具有细胞毒活性，其中叶黄制菌素体外试验对小鼠淋巴细胞白血病 P-388、L-1210 和人支气管表皮样瘤 NSCL-N6 细胞株呈现较高细胞毒活性，IC_{50} 分别为 0.018ug/ml、0.009ug/ml 及 0.3ug/ml，体内试验中作用则较弱。苍耳所含苍术酸钾能显著抑制腺嘌呤核苷酸通过线粒体膜的迁移作用。

毒性　苍耳水浸剂 ip 小鼠的 LD_{50} 为 0.93g/kg；25%苍耳子乳剂 ip 家兔的 LD_{50} 为 10ml/kg，ip 小鼠为 7.5ml/kg。羟基苍术钾 ip 小鼠的 LD_{50} 为 10.7mg/kg。

十四、羌活（Qinghou，Rhizom seu Padix Notopterygii）

本品为伞形科植物羌活 Notopterygium incisum Ting ex H. T. chang 和宽叶羌活 Notopterygium forbesii Boiss. 的干燥根茎及根。

性味归经　辛、苦，温。归膀胱、肾经。

功效主治　散寒，祛风，除湿，止痛。用于风寒感冒，头痛，风湿痹痛，肩背酸痛。

化学成分　主要含挥发油 α-蒎烯（α-pinene）、β-蒎烯、柠檬烯及 α-水芹烯（α-phellandrene）等、香豆精类化合物、茴香酸对羟苯乙酯、阿魏酸、β-谷甾醇、多种氨基酸、有机酸和糖类等。

药理作用

1. 中枢神经系统

（1）羌活挥发油 ig 小鼠 1328ml/kg 或 ip0.133ml/kg 连续 3d，能明显减少小鼠醋酸致扭体反应次数，亦能显著提高热板法中小鼠痛阈值；羌活水提液 1.5g/kg 和 6.0g/kg·ig 小鼠，均能减少小鼠扭体反应及提高小鼠痛阈值；其止痛成分为甲醇提取液中的正丁醇组分。

（2）羌活挥发油 1.328ml/kg、0.664ml/kg、0.332ml/kg·ig 或 ip 小鼠，可显著抑制二甲苯耳部炎症、角叉菜胶及右旋糖酐足肿胀；羌活水提液 1.5g/kg、4.5g/kg、6.0g/kg·ig 给药，对小鼠二甲苯耳部炎症、小鼠腹腔毛细血管通透性、小鼠纸片性炎症、大鼠蛋清性足肿胀及弗氏完全佐剂大鼠足肿胀均有明显抑制作用。有研究表明羌活中 NI-1（notoperol）为抗炎活性物质。

（3）羌活挥发油 ig 大鼠 1.328ml/kg 和 ip0.133ml/kg，对 15%啤酒酵母悬液致大鼠发热有明显解热作用。

2. 免疫系统 小鼠 ig1.328ml/kg 和 ip0.133ml/kg 羌活挥发油连续 10d，可抑制 DNCB 所致迟发型超敏反应；羌活水提液可促进佐剂型关节炎模型大鼠全血白细胞吞噬功能和全血淋巴细胞转化，并提高红细胞免疫功能。

3. 心血管系统 羌活水溶性部分 po 给小鼠、大鼠和家兔，可对抗乌头碱、氯仿-肾上腺素诱导的心律失常，延长发生潜伏期及缩短持续时间，宽叶羌活水提物作用较弱。羌活水提物 20g/kg 还可显著延长由氯化钙诱导的大鼠室颤发生时间。

羌活挥发油能扩张冠脉，减慢心率，增加心肌营养性血流量，对大鼠注射脑垂体后叶素引起的急性心肌缺血有明显保护作用。

4. 其他 羌活水提液能明显降低佐剂性足肿胀大鼠的血浆粘度。羌活及宽叶羌活的甲醇提取物一次 ig 小鼠未显示出脂质过氧化抑制作用，但连续 5d 给药可明显抑制因 CCl_4 引起的亢进的肝脏中 MDA、TBA-RS、共轭键荧光物质的生成量，其中羌活提取物的抑制作用比宽叶羌活强，作用的差异可能与两者所含香豆素类、酚类物质不同有关。以对 PTHrp (1-34) 培养的新生小鼠颅盖中钙及无机磷游离的抑制作用为指标研究骨吸收抑制活性，发现羌活甲醇提取物中乙酸乙酯可溶组分呈现用量依赖性的骨吸收抑制活性，分离、确定其活性成分为脱氧鬼臼素，该物质由 10^{-7}M 浓度始显示用量依赖性的钙游离抑制作用，且对 PTHrp (1-34) 诱发的高钙血症模型大鼠有明显降低血清钙值的作用。

毒性 羌活挥发油 ig 小鼠的 LD_{50} 值为 6.64±0.8726ml/kg；羌活水溶部分 ig 小鼠的最大耐受量为 12g/kg；羌活水提液 ig 小鼠的最大耐受量为 40g/kg，ip 为 12.5g/kg。

十五、防风 (Fangfeng, Radix Saposhnikoviae)

本品为伞形科植物防风 Saposhnikovia divavicata (urc. 2) schischk. 的干燥根。

性味归经 辛、甘，微温。归膀胱、肝、脾经。

功效主治 发表散风，胜湿止痛，止痉，止泻。用于感冒头痛，风湿痹痛，风疹瘙痒，破伤风。

化学成分 根含挥发油 0.3%～0.6%，主要成分为辛醛 (Ocanal)、β-没药烯 (β-Bisabolene)、壬醛 (Nonanal)、7-辛烯-4-醇 (7-Octen-4-ol) 等；还含聚乙炔类、多糖类、色酮和香豆素类化合物。

药理作用

1. 中枢神经系统

防风对伤寒副伤寒甲乙三联菌苗或酵母或蛋白胨致热大鼠有明显解热作用，对伤寒副伤寒甲菌苗精制破伤风类毒素混合剂致热家兔亦有明显解热作用。但也有报道三联疫苗致热家兔 ig 或 im 防风未见发热体温下降。

醋酸扭体法、热板法、鼠尾温浴法均证明防风有明显镇痛作用，其镇痛作用部位主要在中枢。

防风可减少小鼠自发活动次数，协同戊巴比妥的催眠作用；其醇制剂可对抗小鼠电休克；对小鼠皮下注射戊四唑或士的宁所致惊厥，防风能使动物惊厥发生潜伏期延长，但对电惊厥无对抗作用。

2. 抗炎、抗过敏 防风能明显抑制巴豆油致小鼠耳廓肿胀及醋酸致大鼠腹腔毛细血通透性的亢进；对 2,4-二硝基氯苯 (DNCB) 致迟发性超敏反应有显著抑制作用，并可明显降低豚鼠离体气管及回肠平滑肌过敏性收缩。

3. 免疫功能 防风能明显提高正常小鼠腹腔巨噬细胞吞噬功能，使免疫器官脾脏重量增加。

4. 其他 体外平板法试验表明防风有抑菌作用。防风能抑制兔肠平滑肌收缩。小鼠断头致急性脑缺氧实验表明防风能提高耐缺氧能力，对体外 NADPH-VitC 诱发的大鼠肝微粒体脂质过氧化物的生成有显著抑制作用。防风还具抗凝血作用。

毒性 文献报道不一。简化机率单位法计算 LD_{50} 为 26.83±6.78g/kg 或 213.8±25.4g/kg；改良寇氏法计算 LD_{50} 为 30.046±0.7657g/kg；孙氏点斜法计算 LD_{50} 为 216.8±8.8g/kg。

十六、西河柳 (Xiheliu, Cacumen Tamaricis)

本品为柽柳科植物柽柳 Tamarix chinensis Lour. 的干燥细嫩枝叶。

性味归经　甘、辛，平。归心、肺、胃经。

功效主治　散风，解表，透疹。用于麻疹不透，风湿痹痛。

化学成分　含柽柳酚（tamarixinol）、柽柳酮（tamarixone）和柽柳醇（tamarixol）。黄酮类成分槲皮素、槲皮素-3′-甲醚、槲皮素-3′，4′-二甲醚等。尚含没食子酸（gallic acid）、并没食子酸（ellagic acid）、β-谷甾醇及树脂等。

药理作用

1. 呼吸系统　西河柳煎剂 5g/kg・ip 小鼠，对氨水喷雾致咳嗽有明显止咳作用，小鼠酚红法实验表明无祛痰作用。豚鼠 ip18g/kg 煎剂无明显平喘作用（组胺喷雾法）。

2. 解热、抑菌　西河柳浸膏溶液 12g/kg 皮下注射于人工发热家兔，表现出一定解热效果。西河柳煎剂体外有抑菌作用，其成分柽柳酮和柽柳醇对抗药金黄色葡萄球菌抑制作用较强。

3. 其他　西河柳对组胺所致正常豚鼠离体气管的痉挛性收缩显示出强大而持久的抗组胺作用。西河柳 70%乙醇提取物对 CCl_4 所致小鼠肝损伤有保护作用；其并没食子酸和没食子酸可抑制烟芽蛾幼虫的生长。

毒性　西河柳煎剂 ip 小鼠的 LD_{50} 为 21.6±1.045g/kg。

（曾　南　沈映君）

十七、薄荷（Bohe，Herba Menthae）

本品为唇形科植物薄荷 Mentha haplocalyx Briq. 的干燥地上部分。

性味归经　辛，凉。归肝、肺经。

功能主治　疏散风热，清利头目，利咽透疹，疏解肝郁。用于外感风热，风温初起，头痛，目赤，咽喉肿痛，口疮，风疹，麻疹，胸胁胀痛。

化学成分　新鲜薄荷叶和干茎叶均含挥发油，油中主要成分为薄荷醇或薄荷脑（menthol），其次为薄荷酮（menthone）、乙酸薄荷酯、莰烯等。薄荷中有异端叶灵（isoraifolin）、木犀草素-7-葡萄糖甙（Luteolin-7-glucoside）、薄荷糖甙（menthoside）等。

药理作用

1. 神经系统　薄荷油对中枢神经系统有抑制作用，同属植物圆叶薄荷精油和欧薄荷精油。能明显延长戊巴比妥钠诱导的睡眠时间（50mg/kg），不同剂量给药能降低小鼠和大鼠的体温。薄荷脑涂于局部可刺激神经末梢而引起凉感，并抑制痛觉神经，作外用止痒，有微弱的局麻作用并能对抗刺激剂。内服小量薄荷可通过兴奋中枢神经系统，而使皮肤毛细血管扩张，促进汗腺分泌，而增加散热，故有发汗解热的作用。

2. 呼吸系统　薄荷醇能减少血液与皂甙等的泡沫，用于支气管炎时，能减少呼吸道的泡沫痰，而使有效通气腔道增大，并能明显地缓解鼻炎、喉炎等症。薄荷脑的抗刺激作用导致气管产生新的分泌，而使稠厚的粘液易于排出，故有祛痰作用。薄荷脑对豚鼠及人均有良好的止咳作用。

3. 消化系统

（1）胃肠平滑肌：薄荷油对小鼠离体肠肌有解痉作用，而对整体肠肌不能促进肠的推进性蠕动，有时甚至表现抑制。薄荷醇、薄荷酮对离体兔肠肌有抑制作用，且后者作用比前者强一倍。薄荷油有健胃作用，可能是由于它刺激嗅觉及味觉引发的继发作用。

（2）保肝：皮下注射薄荷注射液，对四氯化碳造成的大鼠肝损害实验模型，能使血清谷丙转氨酶活性明显降低，但未恢复正常。肝细胞肿胀、气球样变性均较对照组为轻，但坏死病变却较对照组为重。

（3）利胆作用：大鼠口服 260mM/kg 薄荷醇与薄荷酮，表现出强大的利胆作用。给薄荷醇 3～4 小时后，胆汁排出量约增加 4 倍，随后作用减弱。薄荷酮具有相似作用且较持久，服药 5 小时后胆汁排出量增加 50%～100%。实验表明，含有挥发油多的丙酮干浸膏组的利胆效果比 50%甲醇干浸膏组强。这主要是由于挥发油的主要成分薄荷醇有很强的利胆作用。把薄荷醇的醇羟基乙酰化后，其利胆作用减弱，这说明醇羟基在利胆作用的产生上起着重要的作用。

4. 其他　薄荷脑有很强的杀菌作用，d-薄荷脑比 l-薄荷脑的抑菌作用强。体外实验表明薄荷煎剂对金黄色葡萄球菌、白色葡萄球菌、甲型链球菌、乙型链球菌、卡他球菌、肠炎球菌、福氏痢疾杆菌、炭疽杆菌、白喉杆菌、伤寒杆菌、绿脓杆菌、大肠杆菌、变形杆菌、白色念珠菌等均有抗菌作用。薄荷水煎剂1：20浓度，对病毒$ECHO_{11}$株有抑制作用。同属植物欧薄荷（M. piperitaz）水提取物，经鸡胚实验证明，对单纯疱疹病毒、牛痘病毒、Semliki森林病毒和流行性腮腺炎病毒均有抑制作用。薄荷油对小鼠具有一定的抗着床与抗早孕作用，作用强度随剂量增加，ip0.035ml/只，抗着床率100%。终止妊娠的原因可能是子宫收缩加强，也不能排除蜕膜组织等的直接损伤。薄荷水溶部分也对大鼠有抗早孕作用和兴奋子宫作用。薄荷油具有终止家兔早孕及抗着床作用。其作用机理可能与加强子宫收缩无关，对α及β受体及滋养叶的损害有关。

5. 薄荷经配伍在临床上可有效地用于慢性荨麻疹、急性结膜炎、急性乳腺炎等。

毒性　同属植物圆叶薄荷和欧薄荷醇精油的LD_{50}：小鼠皮下注射5000～6000mg/kg；大鼠皮下注射1000mg/kg；猫po或ip混悬液均为800～1000mg/kg。薄荷醇（合成品）LD_{50}：小鼠皮下注射为1400～1600mg/kg；猫po或ip均为1500～1600mg/Kg。在大鼠或小鼠饲料中加入消旋薄荷醇7500ppm或4000ppm，经103周的饲养，未发现有致癌作用。

十八、牛蒡子（niubangzi，Fructus Arctii）

本品为菊科植物牛蒡子Arctium lappa L.的成熟果实。

性味归经　辛、苦，寒。归肺、胃经。

功效主治　疏散风热，透疹利咽，解毒散肿，用于风热感冒，咽喉肿痛，发热咳嗽，麻疹，风疹，痈肿疮毒，痄腮喉痹。

化学成分　牛蒡子中的化学成分较为复杂，其中包括苯丙素类及其缩合物，联噻吩类及其愈创木酚酯的衍生物，三萜，脂肪酸及甾醇类化合物，以及直链烯炔类衍生物，氨基酸，维生素等，而其中的微量元素的含量也较为丰富。

药理作用

1. 肾病变　给大鼠腹腔注射牛蒡子苷元可对抗氨基核苷（PA，100mg/kg·ip）引起的肾病变，减少尿中蛋白质排泄，并改善血清生化指标。而腹腔注射牛蒡苷无此抗肾病变作用，但口服给药可明显抑制尿中蛋白含量。推测牛蒡苷在消化道内水解成苷元而发挥作用。牛蒡苷元对静脉注射抗肾血清（NST）引起的大鼠免疫性肾炎也有对抗作用。腹腔注射给药，可抑制尿中总蛋白的排泄增加，并改善高胆固醇血症；口服给药，可改善尿蛋白，在静脉注射NST后第8日可抑制尿中的N-乙酰-β-葡萄糖胺酰酶活性上升及尿量增加。

2. 肿瘤　用人子宫癌性细胞JTC-26及人体正常胎儿成纤维细胞HE-1进行体外实验，测定IC_{50}，并以此浓度继代培养，测定耐性。结果表明：牛蒡子苷（arctiin），拉帕酚A、C、F（lappaolA. C. F）及牛蒡子苷元（arctigenin），粗提物以IC_{50}长期继代培养，添加试样时，耐性下降，集落形成率降低，同功酶型的肿瘤标记向正常标记变动。此外，用oubain回复体检测亦见类似细胞。各药抑制肿瘤细胞增殖的浓度为1～10μg。

3. 免疫功能　牛蒡子及其醇提取物，能增强机体免疫功能，可使正常小鼠淋巴细胞转化率和小鼠的α-醋酸萘酯酶阳性率显著提高，并可明显增加抗体生成细胞的形成，增强小鼠巨噬细胞的吞噬功能。

4. 其他　牛蒡子中所含的木脂素（lignan）具强烈的Ca^{2+}拮抗样活性。各成分拮抗Ca^{2+}的IC_{50}分别为：二聚体罗汉松树脂酚（matairesinol）1.4×10^{-5}M；牛蒡子苷元（arctigenin）8.6×10^{-6}M；三聚体的牛蒡酚E（lappol. E）6.6×10^{-4}M牛蒡子水浸剂（1：2）在试管内可抑制多种致病真菌。提取物能显著而持久地降低大鼠血糖，对碳水化合物耐量增加。牛蒡苷还有扩张血管、子宫和血管作用，能引起短暂降压，对运动神经及骨骼肌呈麻痹作用。

5. 牛蒡子临床用于预防猩红热，治疗面瘫，并通过适当配伍治疗杂病。

不良反应　牛蒡子偶有过敏反应的报告，表现为服药后约30分钟左右，突然胸闷气急，并有喉头阻塞感，随即头晕、呕吐，皮肤相继出现丘疹，瘙痒难忍，血压下降等。

十九、蝉蜕（chantui，Periostracum Cicadae）

本品为蝉科昆虫黑蚱Cryptotympana pustulata Fabricius的幼虫羽化时脱落的皮壳。

性味归经 甘，寒。归肺、肝经。

功效主治 散风除热，利咽，透疹，退翳，解痉。用于风热感冒，咽痛，音哑，麻疹不透，风疹瘙痒，目赤翳障，惊风抽搐，破伤风。

化学成分 主要含氨基酸类，其中游离氨基酸12种，水解氨基酸17种。以及蛋白质(protein)，甲壳质（chitin）和酸性及酚类化合物，微量元素等。

药理作用

1. 神经系统

（1）小鼠灌胃给予蝉蜕水提液，能降低硝酸士的宁引起的动物惊厥死亡率，有一定的抗惊厥作用。蝉蜕醇提物也能拮抗士的宁引起的惊厥，延长破伤风毒素所致惊厥小鼠的存活期，但不能拮抗戊四氮引起的惊厥。

(2)蝉蜕醇提物尚具有显著的镇静作用，与巴比妥类药物有协同作用；其醇溶的水溶性部分有解热作用。蝉蜕水提液小鼠腹腔注射，证明蝉蜕有明显的镇静作用，并可增强戊巴双妥钠的催眠效力。腹腔注射蝉蜕水提液，可使家兔活动减少、安静、腹及四肢肌张力降低、翻正反应迟钝等，蝉蜕煎剂静注时作用更为明显。

（3）小鼠皮下注射蝉蜕水提液，扭体实验证明有明显的镇痛作用。

2. 免疫系统 小鼠口服蝉蜕提取液，结果证明蝉蜕能明显减轻免疫器官胸腺和脾脏的重量。小鼠碳粒廓清法也证实，蝉蜕液廓清指数K值均明显小于空白组，a值也明显小于空白组。用鸡红细胞法证明，蝉蜕能明显降低腹腔巨噬细胞的吞噬功能。

3. 其他 用小鼠耳异种被动皮肤过敏反应法（PCA）证明，蝉蜕提取液对小鼠耳异种PCA有明显抑制作用。蝉蜕水提物体内试验证明，蝉蜕对艾氏腹水癌细胞显示明显的抗肿瘤活性。其抗肿瘤成分经纯化发现均属高分子化合物。兔耳静脉注射蝉蜕醇浸液60～250mg/kg，能防止静注垂体后叶素（2单位/kg）引起的急性缺血性心电图改变，但对心率及Q-T间期影响不显著，因而认为蝉蜕醇浸液具有阻滞心肌β-受体的作用。家兔静注蝉蜕醇提物后，对血压、呼吸无明显影响，可使心率显著减缓。家兔连续七天静注蝉蜕醇提物，对谷丙转氨酶无明显影响，可使尿素氮下降，肌酐升高，停药后逐步恢复正常。蝉蜕对红细胞有一定的保护作用，与氢化可的松比较，保护作用持续时间较短。蝉蜕还具有降低毛细血管通透性的作用。

4. 蝉衣在临床上用于咳嗽、急性肾炎、夜啼、破伤风、产后潴留、荨麻疹等。

毒性 小鼠腹腔注射蝉蜕醇提物的半数致死量达8000mg/kg，连续用药10d，日剂量必须小于LD_{50}的1/20，才能避免死亡；日剂量达LD_{50}的1/6时，连续用药7d可全部死亡等。但蝉蜕水提物小鼠尾静脉注射，未见死亡。

二十、蔓荆子（Manjingzi，Fructus Viticis）

本品为马鞭草科植物单叶蔓荆 Vitex trifolia L. var. simplicigolia C ham.，Vitex trifolia L. 的干燥成熟果实。

性味归经 辛，苦，微寒。归膀胱、肝、胃经。

功效主治 疏散风热，清利头目。用于风热感冒头痛，目赤多泪，目暗不明，头晕目眩。

化学成分 单叶蔓荆果实和叶中含挥发油，主要成分为莰烯和蒎烯，并含牡荆子黄酮和少量蔓荆子碱。叶中也含有紫花牡荆素、木犀草素-7-葡萄糖甙和四羟基甲氧基黄酮-α-D-葡萄糖甙。

药理作用

蔓荆子镇痛作用以生用优于炒用，醇提取物效果最佳；蔓荆子70%甲醇提取物对缓激肽有一定抑制作用，蔓荆子提取物在兔球结膜及大鼠肠系膜两种微循环障碍模型实验均表明，能改善外周微循环，而且对内脏微循环亦有较好的改善作用。蔓荆子水煎液、石油醚提取液有平喘作用，其醇沉液尚有治疗效果。蔓荆子醇沉液有明显降压效果，且维持时间长，对心电图无明显影响。

蔓荆子临床用于血管性头痛，偏头痛，头痛眩晕以及中耳炎等。

蔓荆子毒性很小，小鼠口服LD_{50}为629.78g/kg。

二十一、桑叶（Sangye，Folium Mori）

本品为桑科植物桑 Morus alba L. 的干燥叶。

性味归经 苦，甘，寒，归肺、肝经。

功效主治 疏散风热，清肺润燥，清肝明

目。用于风热感冒，肺热燥咳，头晕头痛，目赤昏花。

化学成分　主要含黄酮类，包括芦丁(rutin)，槲皮素(quercetin)，异槲皮苷(isoquercitrin)，桑苷(moracetin)，黄芪黄酮(astragalin)。甾醇类，包括β-谷甾醇(β-sitosterol)，β-谷甾醇β-D-葡萄糖苷(β-sitosterol β-D-glucoside)，菜油甾醇(campesterol)。其他类，包括昆虫变态激素，多种酸类，维生素B_1、B_2、C，微量挥发油，糖类，蛋白质，鞣质。

药理作用

1. 血糖　桑叶具有降血糖作用，实验研究证实：桑叶对大鼠四氧嘧啶性糖尿病有抗糖尿病作用；对肾上腺素、胰高血糖素、抗胰岛素引起的高血糖症小鼠有降血糖作用。蜕皮酮能排除体内胆甾醇，降低血脂及抑制血糖上升。桑叶中某些氨基酸能刺激胰岛素分泌，可作为体内胰岛素的分泌释放的调节因素，并能降低胰岛素分解速度。此外，一些无机元素对其降血糖机制也起一定作用。

2. 病原微生物　鲜桑叶煎剂体外实验对金黄色葡萄球菌乙型溶血性链球菌、白喉杆菌、炭疽杆菌均有较强抑制作用；对大肠杆菌、伤寒杆菌、痢疾杆菌及绿脓杆菌亦有一定抑制作用。高浓度桑叶水煎剂31mg/ml在体外有抗钩端螺旋体作用。

3. 其他　桑叶对巴豆油致小鼠耳肿胀、角叉菜胶致足浮肿均有较强的抑制作用，并可抑制醋酸引起的小鼠腹腔液渗出，表现出较强的抗炎活性。桑叶对性周期的鼠子宫有兴奋作用，对鼠肠肌有抑制作用。给麻醉犬股静脉注射稀释桑叶提取液，出现短暂的血压下降，但不影响呼吸。暗皮激素能促进细胞生长，刺激真皮细胞分裂，产生新的表皮使昆虫蜕皮，对虫体也能促进蛋白质合成。用乙醇提取的桑叶植物雌激素，喂饲小鼠可减慢生长率。

4. 临床应用桑叶口服液治疗乳糜尿，皮肤病，生桑叶片治疗丝虫性下肢橡皮肿，内科应用桑叶配伍治疗消渴汗出，咳嗽咯痰，肝阳亢旺等。

毒性　10%桑叶注射液小鼠(20g/WB)一次ip的安全用量相当于人用量的250倍。以相当于人用量的60倍连续给小鼠ip 21天，对肝、肾、肺等无损害。若给予更大剂量，则使上述脏器发生变性和出血。

二十二、菊花(Juhua, Flos Chrysanthemi)

本品为菊科植物菊Chrysanthemum morifolium Ramat.的干燥头状花序。

性味归经　辛，甘，苦，微寒，归肺、肝经。

功效主治　疏风清热，平肝明目，解毒。用于风热感冒，头痛眩晕，目赤肿痛，眼目昏花，疔疮肿毒。

化学成分　本品含挥发油、腺嘌呤、胆碱、菊甙、氨基酸、黄酮、维生素E等。其中挥发油是其重要活性成分之一。

药理作用

1. 心血管系统　菊花水煎醇沉制剂对离体兔心脏有显著扩张冠脉，增加冠脉流量的作用。对菊花水提醇沉制剂以乙酸乙酯、氯仿提取分为不同部分，各部分对增加冠脉流量等均有作用。但均不及原制剂作用强度，说明菊花含多种心脏活性成分，体现对心脏的协同作用。在对菊花酚性成分研究中发现，杭白菊酚性部分可以增加豚鼠离体心脏冠脉流量，提高小鼠对减压缺氧的耐受力，总之菊花制剂能扩张冠脉，从而减轻心肌缺血状态，虽有使心肌收缩力加强与耗氧量增加的作用，但仍以扩张冠脉占优势。

2. 病原微生物作用　菊花水煎剂或水浸剂，体外试验对多种致病菌以及流感病毒PR_8和钩端螺旋体均有一定抑制作用，MIC约为1∶10～1∶80。小鼠体内抑菌试验表明，新鲜全草(地上部分)加水蒸馏所得的挥发油，对金黄色葡萄球菌，大肠杆菌，福氏痢疾杆菌等抑菌作用较强，对绿脓杆菌作用甚弱，对肺炎双球菌无效。菊花乙酸乙酯和正丁醇提取物均能抑制HIV逆转录酶和HIV复制。

3. 其他　大鼠po菊花水煎剂3wk后，抑制其肝微粒体羟甲基戊二酰辅酶A还原酶的活性，并能激活肝微粒体胆固醇7α-羟化酶。菊花与牛膝、熟地、山药合用可延长家蚕龄期，影响小鼠血液谷胱甘肽过氧化物酶活性和过氧化脂质的含量。菊花散剂给兔ig，有缩短凝血时间的效果，焙成炭药的散剂作用较生药有所增强。菊花制剂还能抑制皮内注射组胺所致的局部毛细血管通透性增加，其 10mg 的效力和芦丁 2.5mg 相当。

4. 菊花帽对脑血管疾病、血管神经性头痛、神经衰弱、眩晕等有显著疗效。

二十三、木贼（Muzer，Herba Equiseti Hiemalis）

本品为木贼科植物木贼EquisetumHiemale L. 的干燥地上部分。

性味归经　甘，苦，平。归肺、肝经。

功效主治　散风热，退目翳。用于风热，目赤，迎风流泪，目生云翳。

化学成分　主要含挥发油及黄酮类成分等。

药理作用

1. 心血管系统　木贼醇提液能增加离体豚鼠心脏冠脉流量。木贼注射液对家兔离体心脏收缩力有一定抑制作用，对心率则没有影响；对蟾蜍离体心脏亦有减弱心肌收缩力的作用，能明显减慢心率。0.2ml/kg（100%提取液）iv 对垂体后叶素引起的 T 波升高和心率减慢有一定的对抗和缓冲作用。木贼醇提取物 10～15g/kg·ip 或 20g/kg 十二指肠给药，对麻醉猫有持久的降压作用。降压强度和维持时间与剂量有一定的相关性。并能对抗组胺收缩血管作用，对切断脊髓的猫仍有降压作用，故认为其降压部位是外周性的，对家兔离体血管有明显扩张作用。

2. 木贼醇提取物 40g/kg 和 20g/kg 灌胃能明显增加戊巴比妥钠对中枢神经的抑制作用。木贼有预防实验性家兔动脉粥样硬化斑块形成的作用。木贼提取物对鼠疟模型有一定抑制作用，其中以乙醚提取物的抑制率最高，抑制率达到 80%以上。木贼醇提取物低浓度时对家兔肠和豚鼠回肠有兴奋作用，能使肠肌收缩频率和肌张力增加，收缩振幅加大，高浓度时则呈抑制作用。木贼能降低实验性大鼠高脂血症；木贼水醇提取物对成年小鼠肝、脾、肾组织匀浆过氧化脂质的产生有明显抑制作用。

3. 木贼草膏外敷治疗尖锐湿疣；临床还用于治疗感冒、黄疸型肝炎、小儿疳积、结膜炎、目翳、肾炎、尿路结石、尿血、便血、血崩、痢疾、疥癣及铅中毒等。

毒性　小鼠灌胃及腹腔注射木贼醇提取物的 LD_{50}分别为 249.6g/kg 和 47.56g/kg。木贼注射液静脉注射的 LD_{50}为 33.49g/kg。

二十四、浮萍（Fuping）

本品为浮萍科植物紫萍 Spirodela polyrrhiza（L.）Scgleid. 的干燥全草。

性味归经　辛，寒。归肺经。

功效主治　宣散风热，透疹，利尿。用于麻疹不透，风疹瘙痒，水肿尿少。

化学成分　主要含荭草素，异荭草素，牡荆素，异牡荆素等。以及脂类化合物，蛋白质和氨基酸等。

药理作用

1. 心血管系统　浮萍水浸膏对奎宁引起衰竭的蛙心有强心作用，钙可增强之，大剂量使心脏停止于舒张期，并能收缩血管使血压上升。

2. 泌尿系统　浮萍有利尿作用，利尿成分为醋酸钾及氰化钾。

3. 其他　浮萍煎剂及浸剂 2g/kg，经 po 给予因注射伤寒混合疫苗而发热的家兔，证明有微弱的解热作用。浮萍抗菌、抗疟实验均为阴性。在实验室对库蚊幼虫及蚊蛹有杀灭作用。

4. 临床用浮萍治疗肾炎水肿，湿疹，荨麻疹，慢性鼻窦炎等。

二十五、升麻（Shengma，Rhizoma Cimicifugae）

本品为毛茛科植物大三叶升麻 Cimicifuga heracleifolia Kom.、兴安升麻 Cimicifuga dahurica（Turcz.）Maxim. 或升麻 Cimicifuga loetida L. 的干燥根茎。

性味归经　辛，微甘，微寒。归肺、脾、胃、大肠经。

功效主治　发表透疹，清热解毒，升举阳气。用于风热头痛，齿痛，口疮，咽喉肿痛，麻疹不透，阳毒发斑，脱肛，子宫脱垂。

化学成分　主要为三萜多氧化合物及色原酮，酚酸等。

药理作用

1. 中枢神经系统　从升麻中分离得到的升麻素（cimifugin）有中枢抑制作用，从单穗升麻（C. simplex W.）中得到的维斯阿米醇（visamminol）有镇痛作用，升麻苷（cimicifugo-

side）有降低体温作用。升麻和单穗升麻均含有成分阿魏酸和异阿魏酸，有轻度镇痛作用，咖啡因和异阿魏酸有轻度解热作用，升麻提取物能对抗樟脑或士的宁引起的惊厥。

2. 平滑肌　升麻煎剂对正常离体家兔子宫有兴奋作用，表现为频率增加和短时间的提高张力。对膀胱和未孕子宫呈兴奋作用，并抑制离体肠管和妊娠子宫。升麻中的成分维斯阿米醇（visamminol）和齿阿米素（visnagin）对豚鼠空肠有明显解痉作用，呋喃色胺衍生物开林（khellin）对膀胱和子宫平滑肌有明显解痉作用。

3. 心血管　升麻有抑制心脏，减慢心率及降低血压的作用。

4. 其他　升麻和单穗升麻的不同提取部位灌胃给药能抑制大鼠角叉莱胶性足肿胀和肛门溃疡，升麻的抗炎成分可能是异阿魏酸。升麻煎剂灌胃给药对角叉莱胶空气囊炎症的肉芽组织重量和渗出液量有明显抑制作用。升麻的甲醇提取物灌胃给药，对四氯化碳所致小鼠血清谷草转氨酶和谷丙转氨酶升高有明显抑制作用。0.01～0.04g/ml 的升麻水提物对凝血酶引起的人血纤维蛋白质凝聚时间有显著延长作用。

（许利平　沈映君）

第二节　温　里　药

温里药是以温散里寒，治疗里寒证为主要功用的药物。常用药物有附子、干姜、肉桂、吴茱萸、细辛、花椒、荜茇、荜澄茄、高良姜、小茴香、胡椒、八角茴香、山柰、丁香等。常用方剂有理中汤、附子理中汤、大建中汤、良附丸等。

本类药味辛，性温热，主归脾、胃经，次归肾、肝、心、肺经等。含共同的化学成分有消旋去甲基乌药碱和挥发油，对心血管系统以及消化、呼吸、中枢神经系统具有广泛的药理作用，主要有以下方面。

1. 对消化系统的作用

温中散寒药大多有健胃、祛风、促进消化和肠道运动、排除胃肠积气、止泻及抗溃疡作用，与治疗里寒证之水谷不化、心腹胀满、泄泻、脘腹疼痛等相一致。干姜、丁香、胡椒、高良姜、吴茱萸、荜茇均属辛辣性健胃药，其芳香和辛辣成分能直接刺激口腔化学感受器，使胃酸分泌增加，唾液淀粉酶及胃蛋白酶、脂肪酶活性增强，胃肠蠕动增加，从而提高食欲，促进消化。干姜、花椒、丁香、吴茱萸、胡椒、荜澄茄对胃肠道有缓和刺激作用，并能增加肠道张力和蠕动，有助于排出积气，消除腹胀。干姜、吴茱萸、肉桂、附子、花椒、小茴香、丁香对幽门结扎性、应激性或化学药物引起的胃溃疡具有抑制作用。干姜能降逆止呕，其浸剂、姜酮、姜烯酮能抑制硫酸酮诱发的呕吐。

2. 对平滑肌的作用

本类药对平滑肌作用分为两种类型，一是兴奋胃肠道平滑肌，主要有附子、桂皮、高良姜、小茴香以及小剂量的吴茱萸和花椒等，主要是通过胆碱样、组胺样、抗肾上腺素样作用或通过其中之二或其中之一而兴奋肠管活动。二是抑制胃肠平滑肌活动，主要有丁香、干姜、荜澄茄、白胡椒及大剂量的吴茱萸和花椒，其作用机理主要与抗胆碱样和抗组胺样作用有关。

3. 镇痛作用

温里药有散寒止痛功效。附子、干姜、肉桂、吴茱萸、花椒、小茴香、丁香、高良姜、毕澄茄等能提高热板法、扭体法、电刺激法动物痛阈而发挥镇痛作用，与药物调节胃肠平滑肌作用共同发挥止痛功效。

4. 对心血管系统的作用

温里药具有“温心阳”和“回阳救逆”功效，与现代医学抗心力衰竭和缓慢型心律失常作用相一致。现代药理学研究表明，附子对动物的离体心脏或在体心脏、正常心脏或药物所致的衰竭心脏均具有强心作用，使心肌收缩力加强和心率增快。附子也能增加培养的心肌细胞搏动频率和振幅。附子、肉桂能扩张冠脉，增加冠脉血流量，使心输出量和心肌耗氧量增加，对异搏定所致小鼠缓慢性心律失常或房室传导阻滞能恢复正常，并能改善和恢复病窦动物的窦房结起搏功能。附子的强心成分主要是去甲乌药碱。

干姜醇提取物对心脏也有直接兴奋作用。毕澄茄、荜茇能改善垂体后叶素所致的心肌缺血和抗心律失常。附子、去甲乌药碱、肉桂对一些器官和组织血管具有明显扩张作用，并能增加器官和组织血流量，降低血管阻力。胡椒挥发油、干姜辛辣成分、肉桂水煎剂、桂皮油可使体表血管、内脏血管扩张，使周身产生温热感。吴茱萸醇提物对正常家兔有升温作用，这与中医理论“助阳气”作用有关。

附子还具有抗失血性和心源性休克作用，能提高平均主动脉压、左心室收缩压力，延长动物存活时间，其作用机理主要与强心、扩张血管、改善微循环有关。

5. 对神经系统的作用

附子、干姜、肉桂、四逆汤能兴奋交感神经，使产热增加，达到温里散寒之功效。附子、乌头、细辛、花椒具有局麻作用和粘膜麻醉作用。胡椒、荜茇、细辛、肉桂能抗惊厥。

一、附子（Fuzi，Radix Aconiti Lateralis Preparata）

为毛茛科植物乌头 Aconitum carmichaeli Debx 的干燥根加工品。

性味归经　辛，热。入心、肾、脾经。

功效主治　补火助阳，逐风寒湿，回阳救逆。用于亡阳虚脱，肢冷脉微，阳痿，宫冷，心腹冷痛，虚寒吐泻，阴寒水肿，阳虚外感，寒湿痹痛。

化学成分　含乌头碱、中乌头碱、次乌头碱、新乌碱、氨基酚、消旋去甲乌药碱、附子脂酸、β-谷甾醇及其脂肪酸酯类等。

药理作用

1. 强心　热附片煎剂、乌头碱、去甲乌药碱均具有强心作用。生附子因含大量乌头碱，故毒性大。附子中强心物质对热较稳定，经长时间煎煮，乌头碱被水解为乌头原碱，毒性大减，但强心作用不被破坏。

2. 增加冠脉流量、扩张血管　附子注射液对脑垂体后叶素所致的心肌缺血和心律失常均有明显的对抗作用，并能减少缺血心肌的耗氧量，增加心肌供血供氧，降低血压，减轻心肌梗塞程度。

3. 抗心律失常　附子水溶性部分（不含乌头类生物碱）对由乌头碱诱发的心律失常具有拮抗作用，但对哇巴因、氯仿所致的心律失常无效。然而，乌头碱能使心肌细胞动作电位时限和总动作电位时限下降，使心脏节律减慢，收缩力增加，继而房室传导阻滞、室颤，这是乌头碱的毒性反应。

4. 增强免疫　附子对特异性体液免疫具有促进作用，使血清中抗体滴度及脾脏抗体形成细胞数目明显增加。附子对非特异性免疫具有促进作用，也能提高“阳虚”小鼠特异性体液免疫能力。

5. 抗炎　熟附子水煎剂对多种炎症性动物模型具有抑制作用，去肾上腺大鼠仍有抗炎作用。其抗炎作用的主要有效成分是乌头碱、中乌头碱和次乌头碱。其抗炎机理与兴奋垂体-肾上腺皮质系统，抑制炎症介质释放有关。

6. 镇痛　附子煎剂口服或注射给药均能明显提高痛阈，其镇痛指数为 11.8（吗啡为 142）。其镇痛作用强度为中乌头碱＞乌头碱＞次乌头碱。其镇痛机制可能是抑制兴奋在神经干中的传导或使神经干完全丧失兴奋和传导能力。也有人认为镇痛作用可能主要是通过脑内多巴胺系统而发挥的。另有人认为与中枢去甲肾上腺素有关。

7. 其他　附子水溶性部分具有抗休克作用。附子水煎剂对多种动物溃疡模型具有胃粘膜保护作用，但对肠管运动具有胆碱样、组织胺样和抗肾上腺素样作用。附子煎剂还具有抗凝、抗血栓和中枢抑制作用。

8. 熟附片单味药制剂或复方制剂，用于治疗慢性充血性心力衰竭，缓慢性心律失常，病态窦房结综合征等均具有一定的疗效。

药代动力学　乌头碱可在大鼠食道、胃内吸收，食道吸收能力明显强于胃。药代动力学曲线符合二室模型，分布相半衰期为 1.15 小时，消除半衰期为 17.0 小时。

毒性　附子水溶性部分小鼠 iv LD_{50} 为 589mg/kg，相当于白附子片 13.75g/kg；大鼠 iv 最小致死量为 1037±82mg/kg，相当于白附片 23.40±1.9g/kg。熟附片煎剂小鼠 po 和 iv 的 LD_{50} 分别为 17.42±1.024g/kg 和 3.516±0.409g/kg。毒性研究比较表明，乌头碱＞中乌头碱＞次乌头碱。

二、肉桂（Rougui，Cortex Cinnamomi）

为樟科植物肉桂 Cinnamomum carria Presl. 的干燥树皮。

性味归经　辛、甘，大热。归肝、肾、脾经。

功效主治　补火助阳，引火归源，散寒止痛，活血通经。用于阳痿、宫冷、腰膝冷痛、肾虚作喘、阳虚眩晕、目赤咽痛、心腹冷痛、虚寒吐泻、寒疝、奔豚经闭、痛经。

化学成分　含挥发油1%～2%，油中含桂皮醛、桂皮酸、乙酸桂皮酯等。另外尚含鞣质、粘液、碳水化合物、桂皮苷等。

药理作用

1. 抗溃疡　给大鼠口服肉桂水提取物或桂皮苷对多种因素所致的胃粘膜损害和胃溃疡均具有明显的保护作用，其作用机理与抑制胃酸和胃蛋白酶分泌，增加胃粘膜血流，抑制胃粘膜电位降低有关。肉桂水煎剂也能显著抑制胃肠推进率。

2. 解热、镇痛　肉桂水煎剂口服对多种疼痛模型具有镇痛作用，提高痛阈。桂皮醛及肉桂酸钠对温热刺激引起的发热家兔具有解热作用。

3. 对心血管和血液系统的作用　肉桂水煎剂 po 对垂体后叶素引起的兔急性心肌缺血具有改善作用，对应激所致的血小板聚集和心肌损伤，以及由异丙肾上腺素引起的心功能和血流动力学改变均具有保护作用。体外实验也证明，肉桂水煎剂、肉桂酸等对 ADP 诱导的大鼠血小板聚集均具有明显的抑制作用。肉桂水煎剂和肉桂水溶用醇提取部位能使麻醉犬血压明显下降，表现为直接扩张外周血管作用。

4. 抗辐射作用　桂皮酸钠注射给药对 ^{60}CO 照射所致的犬和小鼠辐射损伤具有保护作用，使外周血白细胞和血小板上升。

5. 其他　肉桂水提取物对糖皮质激素所致阳虚小鼠胸腺萎缩具有明显抑制作用，并对肾上腺皮质功能呈现保护作用。肉桂醇提物、石油醚提取物具有抗菌作用。

毒性　小鼠 iv 肉桂煎剂的 LD_{50} 为 18.48±1.80g（生药）/kg。桂皮醛对小鼠 iv、ip、po 的 LD_{50} 分别为 132.610、225mg/kg。

三、吴茱萸（Wuzhuyu，Fructus Evodiae）

为芸香科植物吴茱萸 Evodia rutaecarpa (Juss.) Benth，石虎 Evodia rutaecarpa (Juss.) Benth. var. officinalis (Dode) Huang 或疏毛吴茱萸 Evodia rutacecarpa (Juss.) Benth. var. bodinieri (Dode) Huang 的干燥将近成熟果实。

性味归经　辛、苦，热，有小毒。归肝、胃、脾、肾经。

功效主治　散寒止痛、降逆止呕、助阳止泻。用于厥阴头痛、寒疝腹痛、寒湿脚气，经行腹痛，脘腹胀痛、呕吐吞酸、五更泄泻，外治口疮。

化学成分　主要含吴茱萸碱、去甲基吴茱萸碱、喹诺酮、吴茱萸烯、吴茱萸啶酮、吴茱萸精、吴茱萸苦素、柠檬苷素Ⅱ等。

药理作用

1. 对消化系统的作用　吴茱萸对胃肠运动具有双相作用，低浓度兴奋离体兔肠的收缩活动，高浓度则抑制收缩活动。吴茱萸水煎剂 po 给药，能明显防止多种因素所致的大鼠胃溃疡产生。吴茱萸亦具有保肝作用，能明显保护四氯化碳所致的肝损伤。

2. 镇痛　吴茱萸煎剂、醇提取物以及吴茱萸肉酯、吴茱萸次碱、异吴茱萸碱均具有镇痛作用。

3. 抗病原微生物作用　吴茱萸煎剂对多种细菌、病毒、致病性真菌均具有明显的抑制作用，在体外试验能杀死猪蛔虫、蚯蚓及水蛭等。

4. 降压　吴茱萸煎剂对正常犬和肾型高血压犬均具有降压作用，其降压机理主要是外周血管扩张而使外周血管阻力下降所致。

5. 吴茱萸单味药物研末或煎服治疗高血压、鹅口疮、子宫阵缩无力和出血、婴幼儿腹泻疗效较好，配伍党参、生姜、大枣治疗神经性呕吐有效。

毒性　给小鼠 iv 煎剂 6.72g（生药）/kg 开始有动物死亡，ip22.4g（生药）/kg 开始有死亡，而 po 煎剂 168g（生药）/kg 未见死亡。

四、干姜（Ganjiang，Rhizoma Zingberis）

为姜科植物姜 Zingiber officinalie Rosc. 的干燥根茎。

性味归经　辛、热。归脾、胃、心、肺、肾经。

功效主治　温中散寒、回阳通脉、燥湿消

痰、温经止血。用于脘腹冷痛、呕吐泄泻、肢冷脉微、痰饮喘咳、腹痛吐泻、吐衄崩漏、阴虚失血。

化学成分　主要含姜醇、姜烯、α-姜黄烯、芳樟醇、桉油素、姜辣素、二氢姜酚、六氢姜黄素、多种氨基酸等。

药理作用

1. 对消化系统的作用　干姜、炮姜煎剂或浸剂对多种实验性溃疡模型均具有抗溃疡作用，并能抑制胃酸、胃液分泌和胃蛋白酶活性。干姜能抑制离体兔肠运动，呈现抗胆碱样作用和抗组胺样作用。干姜的辛辣成分如姜油酮、姜酚、姜烯酮给家兔灌胃，可使肠管松弛，蠕动减慢。6-姜酚和10-姜酚为生姜利胆的主要有效成分，能使胆汁分泌量显著增加。生姜浸膏、干姜浸剂、姜酮、姜烯酮能抑制硫酸铜诱发的呕吐，但对呕吐中枢和延髓呕吐化学感受区无直接作用。

2. 对心血管系统的作用　干姜水提取物po能延长实验性大鼠血栓形成时间。干姜挥发油能增强内源性凝血功能。干姜水提取物及6-姜烯酮、姜烯酮对胶原及ADP诱导的血小板聚集具有明显抑制作用，同时能抑制花生四烯酸诱导的血小板聚集和血小板环氧化酶和血栓素B_2。干姜浸膏、姜烯酮对血压具有双相作用，6-姜酚和6-姜烯酮具有强心作用。

3. 解热、镇痛、抗炎作用　干姜浸膏及姜酚对多种动物炎症性模型具有拮抗作用，并能抑制由酵母所致的大鼠发热，其作用机理可能与兴奋垂体-肾上腺皮质系统有关，也可能与其抑制前列腺素的生物合成有关。姜的有效成分抑制前列腺素合成50%（IC_{50}）的浓度为：6-姜酚5.5μmol、6-脱氢姜酚1.0μmol、10-脱氢姜酚2.3μmol、6-姜烯酮1.6μmol、10-姜烯酮1.0μmol。

4. 其他　干姜具有抗缺氧、抗菌、灭螺、抗血吸虫等作用。

5. 用5%～10%生姜注射液1～2ml进行痛点或反应结节注射，治疗风湿痛和慢性腰腿痛收到明显效果。用单味生姜治疗溃疡病和急性菌痢也收到疗效。

五、丁香（Dingxiang，Flos Caryophylli）

为桃金娘科植物丁香Eugenia caryphyllata Thunb. 的干燥花蕾。

性味归经　辛、温。入肺、胃、肾经。

功能主治　温中降逆，补肾助阳。主治脾胃虚寒、呃逆呕吐、食少吐泻、心腹冷痛、肾虚阳痿等症。

化学成分　含挥发油，油中含丁香酚、丁香烯、乙酰丁香酚等。另含胡椒酚、苯甲醇、齐墩果酸、鼠李素等。

药理作用

1. 对消化系统的作用　丁香水提物po可明显防止小鼠应激溃疡及盐酸所致大鼠胃溃疡。但丁香水浸液能刺激胃酸和胃蛋白酶分泌，其分泌机制有胆碱能神经参与。丁香水煎剂对离体豚鼠或兔小肠以抗胆碱和抗组胺作用抑制肠管活动，也能抑制小鼠胃排空及炭末推进。给大鼠po丁香醚提取物可明显促进大鼠胆汁分泌，但水提物无作用。

2. 对血液系统的影响　丁香水提物和丁香油对体内血栓形成有预防作用，也能抗凝，对胶原和ADP诱导的血小板聚集均有明显抑制作用。

3. 其他　丁香还具有抗缺氧、抗菌、驱虫、抗惊厥等作用。

4. 丁香煎液外搽治疗皮肤霉菌病，丁香粉外敷治疗小儿睾丸鞘膜积液、乳头疮、乳腺炎，丁香乙醇浸出液外用治疗牙痛均具有较好疗效。

毒性　小鼠ip丁香煎剂LD_{50}为1.8g/kg，po为120g/kg；小鼠po丁香油LD_{50}为1.6g/kg，犬服丁香油5g/kg。大鼠po丁香酚LD_{50}为1.93g/kg。

六、花椒（Huajiao，PericarpiumZanthoxyli）

为芸香科植物青椒（川椒）Zanthoxylum schinifolium Sieb. et Zucc. 或花椒Zanthoxylum bungeanum Maxim. 的干燥成熟果皮。

性味归经　辛、温。入脾、胃经。

功效主治　温中止痛，杀虫止痒。用于脘腹冷痛、呕吐泄泻、虫积腹痛、蛔虫症。外治湿疹瘙痒。

化学成分　花椒主要成分为柠檬烯，其次为1，8-桉叶素，月桂烯等。青川椒主要成分为爱草脑。另含有α-蒎烯、β-蒎烯、β-水芹烯等14

种成分。

药理作用

1. 对消化系统的作用 花椒水提取物具有抗溃疡作用，对家兔离体小肠运动呈现小剂量兴奋，大剂量抑制的双相作用，并能抑制小鼠推进运动。此外，丁香石油醚提取物和水提取物对蓖麻油和番泻叶所致腹泻具有止泻作用。水提物还有保肝作用。

2. 对心血管和血液系统的影响 丁香能延长体内血栓形成时间、延长凝血酶原时间，抑制 ADP 和胶原诱导的血小板聚集。花椒对冰水应激状态下儿茶酚胺分泌增加所引起的血小板聚集及心肌损伤具有保护作用，减少心肌内酶及能量的消耗，同时提高机体活动水平，使心肌细胞膜结合酶的异常变化得到一定恢复。

3. 其他 花椒还具有镇痛、抗菌、局麻和驱虫作用。

4. 用花椒治疗胆道蛔虫病、蛔虫性肠梗阻、绦虫病等疗效确切。用花椒油栓剂治疗霉菌性阴道炎总有效率达 90%以上。亦有人以 30%～50%花椒浸液 20ml 用于消化道内窥镜检查，以减轻受检查者的恶心、呕吐反应。

七、荜澄茄（Bichengqie，Fructus Litseae）

为樟科植物山鸡椒 Litsea cubeba (Lour.) Pers. 的干燥成熟果实。

性味归经 辛、温。入脾、胃、肾、膀胱经。

功能主治 温中散寒，行气止痛。用于胃寒呕逆、脘腹冷痛、寒疝腹痛、寒湿、小便浑浊。

化学成分 果实含挥发油 2%～6%，油中主要成分为柠檬醛、柠檬烯、香茅醛、香叶醇、α-蒎烯等。

药理作用

1. 对消化系统的作用 荜澄茄醚提取物口服给药能防止盐酸或应激所致的胃粘膜损伤，并具有利胆、抑制胃肠运动、止泻等作用。

2. 对心血管系统的作用 荜澄茄挥发油能使氯化钡引起大鼠的双向性心动过速的心律失常迅速恢复正常窦性心律，其主要有效成分为柠檬醛。iv 挥发油或柠檬醛能显著降低心肌耗氧量和动脉压，但不影响冠脉流量、冠脉阻力和中心静脉压，而对脑垂体后叶素所致的急性心肌缺血也具有明显改善作用。荜澄茄能显著抑制血栓形成和延长凝血酶原时间，柠檬醛体内外实验表明均能明显抑制胶原或 ADP 诱导的血小板聚集，其作用机理可能与阻止血小板 TXA_2 样物质的生成或释放有关。荜澄茄挥发油和柠檬醛能抑制心肌收缩力和减慢心率，降低血压，其降压作用可能是负性肌力、负性频率和舒张血管三方面作用的结果。

3. 平喘、镇咳、祛痰 挥发油、柠檬醛、香叶醇、芳樟醇、香草醛、樟脑等均具有平喘作用；挥发油能明显延长初咳潜伏期，柠檬醛具有祛痰作用。

4. 抗病原微生物作用 挥发油具有广谱抗菌作用，对多种球菌、杆菌、霉菌均具有明显抑菌作用，也能抗流感病毒和杀灭滴虫。

5. 应用荜澄茄单味药物制剂治疗冠心病、脑血栓形成、慢性支气管炎与慢性气管炎、阿米巴痢疾、牙痛等获得明显疗效。

八、高良姜（Gaoliangjiang，Rhizoma Alpiniae officinarum）

为姜科植物高良姜 Alpinia officinarum Hance. 的干燥根茎。

性味归经 辛、热。入脾、胃经。

功能主治 温胃散寒、消食止痛。用于脘腹冷痛，胃寒呕吐，嗳气吐酸。

化学成分 含挥发油 0.5%～1.5%，油中主要是 1，8-桉叶素、桂皮酸甲酯、丁香油酚、荜澄茄烯、高良姜酚及黄酮类、槲皮素、异鼠李素等。

药理作用

1. 对消化系统的作用 po 高良姜煎剂能促进胃液分泌，兴奋肠管运动，呈现组织胺样和抗肾上腺素样作用，并对抗番泻叶引起的泻下作用。

2. 对血液系统的作用 给大鼠口服水提取或挥发油均具有抗血栓和抗凝作用，对 ADP 或胶原诱导的兔血小板聚集有明显抑制作用。

3. 其他 醚提取物具有抗缺氧作用，水煎液具有抗菌作用。

九、小茴香（Xiaohuixiang，Fructus Foeniculi）

为伞形科植物茴香 Foeniculum vulgare

Mill. 的干燥成熟果实。

性味归经　辛温，入肝、脾、胃经。

功能主治　散寒止痛，理气和胃。用于寒疝腹痛，睾丸偏坠，痛经，少腹冷痛，脘腹胀痛，食少吐泻，睾丸鞘膜积液。

化学成分　含挥发油3%～6%，油中主要含反式茴香脑、柠檬烯等，另含脂肪油，油酸，亚油酸、棕榈酸、花生酸等。

药理作用

1. 对消化系统的作用　给小鼠po小茴香煎剂能抑制胃排空。但离体实验表明能兴奋离体兔肠收缩活动，其作用机理系通过胆碱样作用和组织胺样作用而实现的。经胃和十二指肠给药，小茴香煎剂能抑制胃酸分泌和抗溃疡，并有明显的利胆作用。

2. 其他　小茴香煎剂具有明显的镇痛、抗凝、抗纤溶、祛痰、平喘、抗菌作用。

十、细辛（Xixin，Herba Asari）

为马兜铃科植物北细辛 Asarum heterotropoides Fr. Schmidt var. mamdshuricum (Maxim.) Kitag 或华细辛 Asarum sieboldii Miq. 的带根干燥全草。

性味归经　辛、温。入心、肺、肾经。

功能主治　温肺化痰，主治感冒风寒或肺寒所致之咳嗽痰多症；祛风止痛，用于外感风寒所致头痛、身痛及蛀牙痛；发表散寒，用于阳虚外感，寒邪入里之无汗、恶寒、发热、脉沉，多与麻黄、附子同用。

化学成分　含挥发油2.39%～3.80%，根茎与根4.06%，内含甲基丁香油酚、黄樟醚、细辛醚、优香芹酮、去甲乌药碱、多种氨基酸等。

药理作用

1. 解热、镇痛、抗炎　po细辛水煎剂或ip挥发油能明显抑制醋酸的扭曲反应，并显著提高电击痛阈。其挥发油阿拉伯胶乳剂灌胃，对正常体温、温热刺激、伤寒菌苗、四氢B萘胺引起的体温升高均有降低作用。ip细辛挥发油可明显抑制角叉莱胶等多种致炎因子所致的炎症，降低毛细血管通透性，降低角叉莱胶所致炎性渗出和组织内组织胺含量。

2. 对神经系统的作用　细辛具有镇静作用，iv挥发油对脑皮层、海马、中脑网状结构的影响与巴比妥类相似，均有去同步化低幅快波→高幅慢波→低幅慢波→间断性脑电消失→脑电持续消失的过程。细辛煎剂也能使神经动作电位下降，传导速度减慢，这可能是局部止痛的作用基础。

3. 对心血管系统的作用　细辛挥发油和醇提液能明显兴奋心脏，使心收缩力加强，心率加快，并能对抗因垂体后叶素所致的急性心肌缺血性损伤。

4. 其他　细辛的水和乙醇提取物具有明显的抗组胺及抗变态反应作用，挥发油和醇浸剂均具有抗菌和抑制肠平滑肌活动作用。从细辛中分离的消旋去甲乌药碱具有肾上腺素β受体兴奋剂的生理活性，细辛素则可抑制肾病变大鼠尿蛋白的排泄和改善其血清生化指标。

5. 临床im柴辛注射液治疗感冒、流感，用细辛粉末和水调匀成糊剂贴于脐部治疗阿弗他哇口腔炎，用细辛袋泡茶口服治疗阳痿，用细辛二乌散研末治疗不孕症，用细辛为主的复方制剂治疗肠梗阻、病窦综合征、心绞痛等均获得较好疗效。

毒性　细辛煎剂给小鼠po和iv的LD_{50}分别为12.37及0.778g/kg。挥发油ip的LD_{50}为1.2±0.04ml/kg。细辛挥发油中含黄樟醚毒性较大，在饲料中掺入，两年后使28%大鼠发生肝癌。

第三节　清　热　药

清热药是一类主要用以治疗里热证的药物。根据清热药的主要性能，可概分为清热泻火药、清热凉血药、清热燥湿药、清热解毒药及清虚热药等五类，但一个药物常同时具有多种性能。清热泻火药主清气分大热，适用于壮热、汗出、口渴、烦躁、谵语、发狂、小便短赤、舌苔黄燥、脉洪实有力等里热炽盛之证；清热凉血药能清解营分、血分之邪热，主要用于温病热入营血，症见舌绛、烦躁、神昏谵语或血热妄行之吐血、衄血、血热发斑等；清热燥湿药主要具有清热燥湿作用，常用于烦热口苦、黄疸、泄痢、小便黄赤及痈肿疮毒、关节肿痛、湿疹等湿热内蕴或湿邪化热之证；清热解毒药能清火热，解热毒，主要适用于温热病、疮痈、疖肿、丹毒、斑疹、咽喉肿痛、痄腮、痢疾等热毒病证；清虚热药具有凉血退虚热作用，主要用于骨蒸潮热、手足心热或夜热早凉、低热不退等阴虚内热之证。

里热证是一个重要而常见的中医证型，主要包括了现代医学的多种急性传染、感染性疾病，也包括了许多重要的非感染性疾病，如某些肿瘤、白血病、心血管疾病、变态反应疾病及内分泌代谢性疾病等，以发热不恶寒、口渴、口苦、尿黄、舌红苔黄、脉数为基本证候。其病因多为病原微生物所致急性感染，其基本病理过程有发热、急性炎症、血液循环障碍、神经-内分泌-免疫功能紊乱等。温病各阶段辨证与主要病理变化可参见表 4-52。

表 4-52 温病分期、辨证与主要病理变化归纳表

温病分期	八纲辨证	三焦辨证	卫气营血辨证	脏腑辨证	主要证候	演变趋向	主要病理学变化
恶风期	表、实、热	上焦	卫	肺	寒热、咳嗽	以防御反应为主	相当于急性传染病之前驱期及症状明显期之早期。此期以上呼吸道炎症及体表神经-血管反应为主。
化热期	里、实、热	上焦、中焦	气	肺、胃、肠	发热、便秘、伤津	防御反应，病理性损害开始加重。	相当于急性传染病之症状明显期，以毒血症所引起的症状及由于高热而引起的体液与电解质代谢紊乱为主，实质脏器显示混浊肿胀及功能紊乱，此期可见多种传染病之特异性病变。
入营期	里、实、热	上焦、中焦	营	胃、心包	神昏、斑疹、出血	防御反应开始低下，以病理损害为主	相当于急性传染病之极盛期，除各种传染病之特殊病变进一步深化外，中枢神经系统之变性、坏死较为突出，凝血系统紊乱以及血管壁的中毒性损害进一步发展。
伤阴期	里、虚、热	下焦	血	肝、肾	伤阴、惊厥	失代偿开始，以至衰竭	相当于急性传染病之衰竭期，多种重要脏器如中枢神经系统、心、肺、肾、肝等之损害更为严重，机体反应性及抵抗力下降。暴发型往往可见急性肾上腺皮质机能不全及广泛性出血。

清热药的主要药理作用如下：

1. 抗病原微生物

病原微生物是引起传染、感染、感染变态反应等里热证候的条件。实验研究曾表明，许多清热药对多种病毒、细菌、真菌、螺旋体、原虫等均有不同程度的抑制作用，配伍或组成复方后，作用范围可以互补、扩大以至协同增效。如有报告在人胚肾原代单层上皮细胞培养上研究了150种常用各类中药对流感病毒、副流感病毒、孤儿病毒、腺病毒的影响，结果发现有效药物多属清热解毒药。近报告对艾滋病毒作用筛选性研究也发现清热药如紫花地丁、黄连、紫草、虎杖、穿心莲、金银花、千里光、贯众、夏枯草、螃琪菊等有抑制作用。清热药中具有较强及较肯定抗病

毒活性的药物有黄柏、虎杖、贯众、连翘、螃蜞菊、喜树果等，它们分别对流感病毒、腺病毒、乙脑病毒、肠道病毒（Cox、$ECHO_{11}$、灰质炎病毒）、单纯疱疹病毒及乙肝病毒抗原等具有明显灭活、抑制作用，或是具有较高的抗病毒效价，或是经多个实验室研究结果相似，并经临床研究认为大多对相应病毒感染有效。清热药对致病性细菌影响的研究甚多，许多报告都认为清热药大多具有较为广谱的体外抗菌活性，一些清热药组成复方后抗菌活性增强。但一般而言，清热药在体外的抗菌作用并不强，在常用剂量下很难于体内达到抗菌最高浓度，因而对全身感染而言鲜能起效。但对一些局部感染，如肠道感染、皮肤感染等仍可达抗菌浓度。一些清热药成分则具有较强的抗菌活性，如黄连、黄柏、三棵针中之小檗碱及其他一些生物碱如巴马亭、小檗胺，另如原白头翁素、丹皮酚、鱼腥草素、鹿蹄草素、地锦草素、秦皮乙素、葎草酮、蛇麻酮、矾松素等。

另一方面，病原体于体内的定居是感染得以形成的首要条件，研究表明八正散能抑制致病性大肠杆菌在尿道上皮细胞的粘附，黄柏复方能消除白色念珠菌在小鼠肠道的定居。还有研究表明，黄连、蒲公英、大蒜等在亚抑菌剂量能破坏细菌的超微结构。上述作用均可能影响感染过程而取得临床疗效。

2. 抗细菌毒素

病原微生物毒素是其致病力的重要组成部分，而内毒素则是革兰氏阴性杆菌的主要致病因子。一些清热药有抗病原微生物毒素作用，如曾报告玄参、地锦草、马鞭草等在体外能中和白喉毒素，黄连素能拮抗霍乱毒素的致泻作用，射干有抗透明质酸酶作用，金荞麦有抗金葡菌凝固酶及溶血毒素作用，黄连及黄连素也均可降低金葡菌溶血素和凝固酶效价，黄连、知母等于亚抑菌浓度即可减少金葡菌凝固酶的形成。对于细菌内毒素，一些清热药或能对抗其毒性作用，或能直接使内毒素生物活性降低，以至崩解破坏，抗原性消失，如银花、连翘、黄芩、牛黄、熊胆等，许多清热药均能抑制内毒素所致发热。

3. 解热

发热是里热证最重要的临床表现之一，许多清热药对不同致热原所致发热有不同程度的解热作用，如石膏、知母、黄芩、黄连、栀子、大青叶、金银花、连翘、玄参、紫草、丹皮、穿心莲、犀角、牛黄、地骨皮、青蒿等，但这些药物解热作用的机制尚不明晰。已有研究提示可能与抑制花生四烯酸代谢、抑制内生致热原生成、抑制下丘脑体温调节中枢热敏神经元活性等有关。

4. 抗炎

急性炎症是里热证的主要表现和病理过程之一，许多清热药具有显著的抗炎作用。炎症反应可概分为早、中、晚三期，即血管反应、细胞反应及组织增生三个阶段，早期炎症的主要表现是毛细血管扩张、通透性亢进、渗出和水肿；中期炎症主要是白细胞向炎症病灶聚集及血小板聚集；晚期炎症则以炎症屏障形成和组织增生为特点。里热证的主要病理是早、中期炎症。清热药抗炎作用的主要特点是以抑制早期炎症为强；对中期炎症则因药而异，有的抑制，有的增强，大多无明显影响；对晚期炎症的抑制作用常弱或无。如银花、连翘、射干、蚤休、大青叶、穿心莲、黄连、黄柏、黄芩、紫草、龙胆草、丹皮、秦皮、生地、牛黄、鱼腥草、金荞麦、大蒜等。

5. 抑制血小板聚集、抗凝血

温热病发展至一定阶段常见血小板功能亢进、内外源凝血系统激活、血液流变性改变等血瘀证表现，此即所谓热瘀互结。一些清热药对此有明显影响，如赤芍具有较强的抑制血小板聚集、抗血栓形成、改善血液流变性作用；四季青有效成分原儿茶醛对多种致聚剂所致血小板聚集均有较强抑制作用；板蓝根能显著抑制ADP所致家兔血小板聚集，尿苷、次黄嘌呤、尿嘧啶等是其主要有效成分；野菊花能显著抑制ADP、胶原及金葡菌所致大鼠血小板聚集；牛黄能抑制血小板聚集，并能活化纤溶作用；穿心莲全草有显著抑制血小板聚集作用，有效成分可能为黄酮类化合物。清热药的抑制血小板聚集、抗凝和改善血液流变性等作用有利于缓解热瘀互结，避免热邪入营血。

6. 对免疫功能的影响

机体免疫功能状态对感染过程有重要的影响，尤其在感染发病及转归上起重要作用，炎症反应可认为是最原始的免疫反应，并作为免疫反应的起始和效应阶段，免疫反应还是感染变态反应的病理学基础。曾有许多研究表明清热药能增强机体抗感染免疫能力，抑制变态反应，如曾报告黄连及黄连素、黄芩、栀子、金银花、大青叶、穿心莲、野菊花、鱼腥草、白花蛇舌草等能提高白细胞对异物的吞噬能力；蒲公英、大青叶、大蒜、白花蛇舌草等能促进单核巨噬细胞系统的吞噬活性；败酱、山豆根、白花蛇舌草、蚤休、黄柏、银花等能促进抗体生成，黄连、黄芩、银花、蒲公英、白花蛇舌草、螃蜞菊等能促进细胞免疫。另一方面，许多清热药及其成分又能抑制多型变态反应，如黄芩能抑制过敏介质释放并对抗其作用，黄连、丹皮能抑制肥大细胞脱颗粒，金荞麦能抑制被动皮肤过敏反应，丹皮可抑制免疫溶血反应中补体的下降及 Arthus 反应，穿心莲能抑制迟发型超敏反应等。但由于许多研究都存在着方法学问题，因此对其结果的引述宜慎重，并值得进一步确证和深入。近年有关中药清热药成分对免疫功能影响的研究，发现如紫草萘醌、丹皮酚、青蒿素及其衍生物，苦参、山豆根生物碱、穿心莲内酯等具有抗变态反应活性。

7. 其他

一些清热药还具有增强肾上腺皮质功能、保肝利胆、抗肿瘤、抗蛇毒、降压等作用。如连翘、栀子、黄芩、龙胆草等具有显著的保肝作用。银花、茵陈、穿心莲等有显著的利胆作用。青黛之靛玉红、重楼之皂甙、山豆根、苦参生物碱、紫草萘醌类化合物、大蒜之含硫化合物等具有不同程度的抗癌活性，重楼、穿心莲、苦木、龙葵等有显著的抗蛇毒作用。此外，清热药及其所含主要有效成分还具有广泛的其他药理活性，如山豆根、苦参生物碱之抗心律失常作用，虎杖的降血脂作用，四季青之扩冠效果，黄连素、黄芩甙之降血糖作用等。

综上述，可见清热药具有广泛的药理活性，目前还难于总结出五类不同清热药作用的共性和特点，但作为清热药总体而言，其抑制病原微生物生长繁殖、拮抗病原微生物毒素以消除病因；解热、抗炎、抗过敏、改善血凝及循环功能以消除里热证候；促进免疫、兴奋神经体液调节、保肝等以增强机体抗感染能力等共性表明，清热药是一类以作用于机体为主的抗感染药物，深入揭示清热药作用、作用机制及特点是今后研究的方向。清热药作用一览表见表 4-53。

表 4-53　清热药主要药理作用一览表

分类	药物	抗病原体：抗病毒	抗细菌	抗真菌	抗原虫	抗细菌毒素	解热	抗炎	抑制血小板聚集	免疫：促进抗感染免疫	抗过敏	抗肿瘤	降压	其他作用
清热解毒药	金银花	+	+			+	+	+		+		+		保肝、利胆、降脂、止血、抗生育
	忍冬藤	+	+	+				+		+	+		+	降脂、止咳、祛痰、平喘
	连　翘	+	+			+	+	+			+			保肝、镇吐
	大青叶	+	+				+	+		+				
	板蓝根	+	+			+			+	+				
	蒲公英	+	+							+		+		利胆、保肝、抗胃溃疡
	白头翁	+	+	+	+							+		
	山豆根						+	+			+	+		抗心律失常、降脂、中枢抑制、平喘、保肝、解痉、抗胃溃疡
	北豆根		+					+	+				+	抗心律失常、抗心肌缺血、镇痛、镇咳、祛痰
	射　干	+	+			+	+	+						
	穿心莲	+					+	+	+	+		+		抗蛇毒、抗生育、保肝、利胆
	鸦胆子				+							+		抗胃溃疡
	肿节风	+	+							+		+		抗胃溃疡、促进骨折愈合、祛痰、平喘
	金荞麦					+	+	+	+	+		+		祛痰、镇咳
	贯　众	+	+	+								+		驱虫、兴奋子宫、抗早孕
	鱼腥草	+	+	+				+		+	+	+		镇咳、平喘
	秦　皮	+	+					+	+		+			镇静、抗惊、镇痛、促尿酸排泄、镇咳、平喘
	野菊花	+	+			+	+	+	+	+			+	抗心肌缺血、镇痛

续表

分类	药物	抗病原体				抗细菌毒素	解热	抗炎	抑制血小板聚集	免疫		抗肿瘤	降压	其它作用
		抗病毒	抗细菌	抗真菌	抗原虫					促进免疫抗感染	抗过敏			
清热解毒药	四季青		+					+	+			+		扩冠、抗缺氧
	白鲜皮		+	+								+		
	熊胆		+				+	+				+		镇静、抗惊、镇痛、利胆溶石、解痉、降血脂、抗血栓形成、镇咳
	牛黄	+					+	+	+	+	+	+	+	镇静、抗惊、强心、解痉、利胆、镇咳
	蚤休	+	+									+		止血、镇静、镇痛、平喘、止咳、杀精
	土茯苓											+		
	冬凌草		+									+		
	垂盆草		+									+		保肝、免疫抑制
	石膏						+			+				抗实验性口渴、镇静
清热，泻火药	知母	+	+				+	+				+		调控 βAR-MchoR、抑制钠泵、抑制肾上腺皮质激素代谢、降血糖
	芦根		+											
	天花粉	+	+									+		抗生育
	栀子		+				+							镇静
	夏枯草		+									+	+	利尿
	莲子心												+	镇静、利尿
	密蒙花		+					+						保肝、解痉、利胆、利尿
	淡竹叶						+							利尿
清热燥湿药	黄芩	+	+				+	+	+		+	+	+	降血脂、抗过氧化、抗白内障、利胆、保肝、降压、利尿、镇静
	黄连		+		+	+		+	+	+			+	中枢抑制、降血糖
	黄柏	+	+	+	+	+		+					+	抗胃溃疡
	龙胆草							+		+			+	保肝、利胆
	苦参		+				+	+		+	+	+		抗心律失常、抗心肌缺血、镇静、平喘
	青叶胆													保肝
	苦豆子							+			+			镇静、镇痛、抗心律失常、降血脂
	三颗针		+	+			+	+						
	唐松草		+					+				+		
清热凉血药	水牛角													
	生地黄													强心、止血
	玄参			+			+						+	
	牡丹皮		+	+				+	+	+	+		+	抗血栓形成、抗心律失常、抗心肌缺血、镇静
	赤药		+					+	+		+	+	+	抗血栓形成、扩冠、镇静、抗惊解痉
	犀角						+							镇静、强心
	紫草	+	+	+			+	+	+			+		
清虚热药	青蒿	+	+	+	+	+	+	+		+				
	地骨皮		+				+						+	降血压、降血糖
	胡黄连		+	+										利胆

一、金银花（Jinyinhua，Lonicerae）

本品为忍冬科植物忍冬 Lonicera japonica Thunb.、红腺忍冬 Lonicera hypoglauca Miq.、山银花 Lonicera confusa DC. 或毛花柱忍冬 Lonicera desysthla Rehd. 的干燥花蕾或带初开的花，但尚有多种同属植物的花蕾、花也于不同地区作金银花用，如徐氏通过 16 个省市自治区的 158 个县市 202 件商品金银花样品的研究，鉴定出 14 种原植物、1 新亚种和 2 新变种，在民间习用作金银花的种类在 20 余种以上。

性味功效　金银花味甘，性寒。能清热解毒，凉血散风。主治痈肿疔疮，喉痹，丹毒，热血毒痢，风热感冒，温病发热等。

化学成分

金银花主含多种绿原酸类化合物，如绿原酸(chlorogenic acid)、异绿原酸(Isochlorogenic acid)、新绿原酸(neochlorogenic acid)、咖啡酸(caffeic acid)等。另含黄酮类化合物、肌醇及挥发油。黄酮类化合物有木犀草素(luteolin)、木犀草素-7-葡萄糖甙。挥发油组成成分在30种以上,主要有双花醇(shuang-hua-chun)及芳樟醇(linalool),二者占挥发油总量之49.4%。

药理作用

1. 抗病原微生物作用　曾有许多报告表明金银花在体外对多种致病性细菌有不同程度的抑制作用,少数报告在体内也有一定疗效,这些细菌包括引起中医热毒证的金黄色葡萄球菌、溶血性链球菌、肺炎球菌、脑膜炎球菌,引起肠道急性热性感染的伤寒杆菌、副伤寒杆菌、志贺氏、福氏、施氏痢疾杆菌以及大肠杆菌、绿脓杆菌、变形杆菌、霍乱弧菌等。金银花与连翘合用时抗菌范围可以互补,金银花还能增强青霉素对耐药金黄色葡萄球菌的抗菌效果。金银花在体外可使敏感细菌菌体膨大而革兰氏染色性质不受影响。金银花于体外有一定抗钩体作用,千里光作用更强,以金银花、千里光配伍制备的金九合剂皮下或腹腔注射于豚鼠的实验性钩端螺旋体病或家兔的半体内抗钩体实验中显示一定的保护效果。

金银花有抗病毒作用,在人胚肾原代单层上皮细胞培养上能抑制流感病毒京科68-1株、孤儿病毒$ECHO_{11}$及单纯疱疹病毒的致细胞病变作用;鸡胚试验于感染病毒前或后作模拟预防、治疗给药均能明显抑制流感病毒增殖,但对副流感病毒无效;金银花还能保护68%的感染流感病毒小鼠免于死亡,并呈量效关系地明显抑制流感病毒所致小鼠肺部炎症,明显降低感染鼠肺中病毒血凝素的效价及细支气管内病毒特异性荧光颗粒,这些结果表明金银花水提物于体外、体内均显示抗病毒活性。

金银花的有效抗生成分,一般认为系绿原酸类化合物,且习以绿原酸含量的高低来评价金银花质量的优劣。绿原酸确具抗病毒及广谱抗细菌活性,但这种活性并不太强,一般剂量很难于体内达抗生浓度;而绿原酸于体内又能被蛋白质所灭活;曾报告绿原酸对人有致敏作用,吸入含绿原酸植物粉尘可引起哮喘、皮炎等,而食入则因肠道分泌物作用使其变为无致敏性物质,此时其抗生活性有否改变尚不明晰;金银花抗生作用强弱与其所含绿原酸量是否完全平行也未见严谨研究报告;加之绿原酸本系植物界较为广泛存在的成分,多科亲缘关系甚远的植物均含有;且绿原酸尚具其他多种活性而被视作其他中药药性的代表成分,如茵陈的利胆成分,苎麻的止血和增高白血球成分等,可见有关金银花的抗生成分尚待进一步研究,而作为不可久煎的金银花其所含挥发性成分的作用也值得研究,如双花醇即有较强的体外抗菌活性,而芳樟醇、香叶醇、α-松油醇等也具明显抗菌抗病毒作用。

2. 抗细菌毒素作用　金银花腹腔注射可明显减少绿脓杆菌内毒素所致小鼠死亡,其蒸馏液静注对绿脓杆菌内毒素所致家兔的白细胞下降和核左移等有明显对抗作用,由金银花、黄芩制备的注射液也可显著减轻绿脓杆菌内毒素所致兔的中毒症状,降低死亡率,上述结果表明金银花的抗细菌毒素作用可能在其清热解毒功效的发挥上具有一定意义。

3. 抗炎及解热作用　急性炎症是"热毒"证候的一个重要表现,金银花具有显著的抗炎作用,注射给药时可明显抑制新鲜鸡蛋清、鹿角菜胶等所致大鼠脚爪水肿,能明显抑制巴豆油性肉芽囊大鼠的炎性渗出和炎性增生,金银花于体外还能明显抑制人的γ-球蛋白的Cu^{++}热变性。金银花抗炎作用的有效成分尚不清楚,但从黄褐毛忍冬花中提得的黄褐毛忍冬总皂甙则具有显著的抗炎活性。

发热是"热毒"证候的另一重要表现,金银花有解热作用,以金银花为主制备的多种复方也具有明显的解热效果,如银翘散、双黄连注射液、银黄注射液及由银花、连翘、公英、地丁所组成的清热解毒复方。银翘散对2,4-二硝基酚、内毒素、酵母及内生致热原EP所致发热均有明显的解热效果,由金银花、连翘、荆芥、薄荷4药组成的复方对EP性家兔发热的解热效果与银翘散基本一致,只是用量稍大,表明银翘荆薄可能是银翘散解热作用的主要药物。另有实验表明,银翘散不能抑制内毒素所致单核细胞内生致热原的生成,表明其解热机制与可的松类药物不同,后者则可显著抑制EP生成。对于正常大鼠体温,银翘散能降低之,并能直接作用于正常大鼠下丘脑前部的热敏神经元,使其放电频率升高,而对于2,4-二硝基酚所致发热大鼠下丘脑前部热敏神经元的抑制,银翘散则可解除之，使其恢复正常水平，同时又能抑制冷敏神经元发放冲动，降低机体产热水平，可见银翘散的解热机制又与解热镇痛药有所不同。

4. 利胆、保肝作用　金银花本身的利胆保肝作用尚未见研究，但其所含多种绿原酸类化合物则具有显著的利胆作用，可增进大鼠胆汁分泌，如绿原酸曾被认为是茵陈的利胆代表成分，咖啡酸有显著利胆作用，从菜蓟（Cynara scolymus）中提得的强利胆成分菜蓟素（朝鲜蓟酸，cynarin）即为1，5-二咖啡酰奎宁酸，能明显促进胆汁分泌和肝细胞再生，临床广泛用于多种肝脏疾病。黄褐毛忍冬总皂甙 Ful 皮下注射 200mg/kg 可明显对抗四氯化碳、扑热息痛、D-半乳糖胺所致小鼠 SGPT 的升高，降低肝脏甘油三酯含量，并使中毒肝脏坏死总数及坏死发生率明显为低，表明有显著的保肝作用。

5. 降脂作用　曾报告金银花在体外可与胆固醇相结合而阻止其于肠道中吸收，灌服金银花煎剂可降低血中胆固醇水平，对正常家兔有降血脂作用。黄褐毛忍冬总皂甙也能非常显著地降低正常小鼠肝脏甘油三酯的含量，并使四氯化碳、扑热息痛、D-半乳糖胺中毒小鼠肝脏甘油三酯含量大为降低。前述之菜蓟素临床有显著的降血脂、减肥效果。

6. 抗生育作用　金银花经乙醇提取后的煎剂注射给药时有抗生育作用，腹腔注射对小鼠的早、中、晚孕皆有效，静滴或宫腔给药能抗家犬早孕，羊膜腔给药对三月孕猴也有抗妊娠效果。由于金银花可使早孕大鼠血浆孕酮水平明显降低，金银花的抗早孕作用可被外源性孕酮、HCG 等所完全取消，金银花还可被黄体酮所对抗，消炎痛也能干扰金银花的抗早孕作用，提示金银花抗生育作用的机制既与前列腺素有关，又与其对性激素的影响密切有关。

7. 对免疫功能的影响　本品对机体免疫功能的影响尚未见有系统研究报告，曾有资料报道在体外试验或腹腔给药时的体内试验中可见金银花能促进外周血细胞和小鼠腹腔炎性细胞对异物的吞噬能力。绿原酸、咖啡酸等有升高白细胞作用。另有报告银花可明显降低豚鼠 α 醋酸萘脂酶阳性细胞百分率。

8. 止血作用　金银花临床用治热毒血痢及妇人崩漏，习以炒炭入药。绿原酸、咖啡酸等有显著止血作用，能使凝血及出血时间缩短，为苎麻根止血有效成分，人工合成的咖啡酸二乙胺盐称“血凝酸胺”（咖啡酸胺），能增强微血管，降低血管通透性，提高凝血功能，缩短凝血和出血时间，临床用于外科、内科及妇科止血。由于绿原酸类物质不能耐高热，一般认为加热可使绿原酸破坏而药效降低，但有以小鼠体外凝血时间测定的实验表明，20g/kg 金银花煎剂灌服时以 200℃烘烤 15 分钟或 220℃烘烤 10 分钟样品的止血作用为强。

临床应用

金银花首载于《名医别录》，宋元以后方较多用于临床，主治外科疮疡诸证，至清代随温病学派的发展，金银花广为运用，多首重要的温病方剂均以本品为主药，此外也用于热毒血痢、咽喉肿痛、脱骨疽等多科疾病，于今则在现代药理学研究的基础上发展了许多用途。现主要用于多种急性感染性疾病。如感冒、流感、急性上呼吸道感染、肺炎、急性菌痢、钩端螺旋体病，及呈热毒表现之急性皮肤感染等。常用剂量 12～18g，热毒甚者可达 30g 或以上。

二、连翘（Lianqiao，Fructus Forsythiae）

本品为木犀科植物连翘 Forsythia suspensa（Thunb.）Vahl 的果实。

性味功效　连翘味苦，性微寒。能清热解毒，消肿散结。用于痈疽，瘰疬，丹毒，风热感冒，温病初起，温热入营，高热烦渴，神昏发斑，热淋尿闭。

化学成分

连翘主含木脂体及其甙、苯乙醇甙、五环三萜、黄酮及挥发油等多类成分。如连翘甙（phillyrin）、连翘酯甙 A、C 及 D（forsythoside A、C、D）、白桦脂酸（betulinic acid）、齐墩果酸（oleanolic acid）及熊果酸（ursolic acid）、芦丁（rutin）。连翘心含大量挥发油，可高达 4％以上，有报告连翘挥发油主含 α，β-蒎烯（α，β-pinen）、萜烯醇-4（terpinen-4-ol）等萜类化合物。

药理作用

1. 抗病原微生物作用　曾有许多研究表明连翘在体外对多种病原菌有显著的抑制作用，如金黄色葡萄球菌、溶血性链球菌、多型痢疾杆菌、伤寒杆菌、变形杆菌等。连翘在抑制细菌生长的同时可见部分细菌菌体膨大。连翘抗菌有效成分曾认为系“连翘酚”，连翘酚的 MIC 对金黄色葡萄球菌、志贺氏痢疾杆菌为 1∶5120 及 1∶1280。现知连翘所含挥发性成分及非挥发性成分均有一定抗菌活性，如连翘酯甙 A 的 MIC 对金葡菌为 1875μg/ml、乙型溶血性链球菌为 1250μg/ml、肺炎杆菌为 0.38μg/ml，而对藤黄八叠球菌为 5mg/ml。连翘酯甙 B 有强抗真菌作用。连翘种子挥发油于生药中含量高，具有较强的抗病毒、抗细菌作用。鸡胚试验，连翘对亚洲甲型流感病毒和鼻病毒有抑制作用。连翘种子挥发油在 1∶65536 稀释的情况下仍能抑制流感病毒亚甲型京科 68-1 株的复制，20%连翘子挥发油乳剂 0.2ml/只皮下注射，能明显降低流感病毒滴鼻感染所致小鼠死亡率，连翘子挥发油对 I 型副流感病毒也有抑制活性。连翘子挥发油还有明显抗细菌作用，其对乙型链球菌和金葡菌的 MIC 分别为 1∶512 和 1∶1024，传代 20 代无耐药性产生，并能对抗金葡菌凝固酶所致血凝作用，对乙型链球菌所致小鼠感染有明显的保护，对于静脉感染金葡菌家兔，连翘子挥发油 0.8ml/kg 静注 4 日，可使家兔血中细菌明显减少，且可减少家兔体重的丧失，表明有一定保护效果的连翘还有抗内毒素作用，能拮抗内毒素所致溶血，提高家兔对内毒素的致死的耐受性，促进小鼠内毒素血症降低。

2. 抗炎、解热作用　连翘具有显著的抗炎作用，能显著抑制炎性渗出、水肿，如抑制大鼠蛋清性脚肿，抑制巴豆油性肉芽囊的渗液量，对炎性屏障形成非但不抑制反而增强，能明显减少 ^{32}P 标记的红细胞从囊内的渗出。含连翘的多种复方制剂，如银翘散、复方连翘注射液、清胆注射液等也具有显著的抗炎作用，能抑制炎症早期的毛细血管通透性亢进、渗出及水肿。但连翘抗炎作用的有效成分尚不明。

连翘具解热作用，曾报告 4g/kg 灌服可抑制枯草浸液所致家兔发热，以连翘为主药的多种复方制剂，如银翘散、复方连翘注射液等也对多种致热原所致发热有显著解热作用。连翘注射液能显著拮抗内毒素所致家兔发热。

3. 保肝作用　对于四氯化碳所致大鼠急性肝损伤，连翘有明显保护作用，能使 SGPT 明显降低，并能减轻肝细胞的变性、坏死，促进肝细胞内肝糖原、核糖核酸含量恢复正常。

4. 镇吐作用　连翘可用止呕吐，实验表明连翘有显著镇吐作用，连翘煎剂灌服对洋地黄所致鸽的呕吐及阿扑吗啡所致犬的呕吐均有明显效果，镇吐机制可能在于连翘能抑制延髓催吐化学感受区。

5. 对心血管系统的影响　连翘经口给药时对血压的影响未见系统研究，连翘静注可引起麻醉犬、兔血压明显下降，无快速耐受现象。

6. 其他作用　致敏豚鼠肺切片在抗原刺激下过敏介质的释放可因连翘乙醇提液 10^{-3}g/ml 而明显减少，提示连翘可能具有抗过敏作用。琼脂扩散法测弹性蛋白酶活力发现连翘可明显抑制之，且随药浓度增加而作用增强，7.5mg 的连翘可使 0.095U 的弹性蛋白酶完全失活，由于体内弹性蛋白酶主要来源于中性粒细胞及肺泡巨噬细胞，它可分解肺弹力纤维而在慢性阻塞性肺疾病的发病上有重要意义，连翘的此一作用可能在肺气肿等的治疗上有一定意义。

临床应用

1. 急性感染性疾病

(1) 急性呼吸道感染：温病初期或邪在上焦，如感冒、流感、急性扁桃体炎、上呼吸道感染等，常用方如银翘散、桑菊饮、双黄连注射液等，单用连翘子油治疗急性扁桃体炎也有效果。

(2) 急性皮肤化脓性感染：急性皮肤化脓性感染如疮疡痈肿、疔疖丹毒，均可以本品配伍清热解毒之品治疗，风热而致之颈部痈肿可用牛蒡解肌汤；脓疱疮可用连翘解毒汤；褥疮可用本品配银花、蒲公英、丹皮等治疗；赤游斑毒，连翘一味，煎汤饮。瘰疬则配夏枯草、玄参、牡蛎等。

2. 止呕吐　多种原因所致呕吐用本品有较好疗效，尤以对胃热呕吐效为佳。

三、大青叶（Daqingye，Folium Isatidis）

不同科属多种植物的叶都作大青叶用，但药典规定十字花科植物菘蓝 Isatis indigotica Fort. 的叶为正品大青叶；蓼科植物蓼蓝 Polygonum tinctorium Ait. 的叶称蓼大青叶。

性味功效　大青叶味苦，性寒。能清热解

毒，凉血消斑。用于温邪入营，高热神昏，发斑发疹，黄疸，热痢，痄腮，喉痹，丹毒，痈肿。蓼大青叶性味功效相似而略有不同，味苦，性寒。能清热解毒，凉血消斑。用于温病发热，发斑发疹，肺热喘咳，喉痹，痄腮，丹毒，痈肿。

化学成分

菘蓝主含靛蓝(indigo)、靛玉红(indirubin)等。蓼大青叶主含靛甙(indican)，靛甙水解后生成3-羟基吲哚，即吲哚醇，再被氧化为靛蓝。

药理作用

1．抗病原微生物作用　曾有许多报告认为大青叶具有明显的抗菌、抗病毒作用，如抑制金黄色葡萄球菌、链球菌、脑膜炎球菌、肺炎球菌、卡他球菌、伤寒杆菌、大肠杆菌、流感杆菌、白喉杆菌、痢疾杆菌、钩端螺旋体等的生长，抑制乙型脑炎病毒、腮腺炎病毒、流感病毒、腺病毒等，还报告马鞭草科大青叶对痢疾杆菌有强的抑制作用，MIC对志贺氏痢疾菌为0.035%、弗氏3a及6型为0.6%、弗氏2a、2b、4型、宋内氏、施氏、鲍氏4型等为1.25%，高浓度有杀菌作用，对合霉素、呋喃西林、磺胺噻唑、小檗碱耐药菌株大青叶仍敏感。但迄今未见有大青叶抗病原微生物作用的系统深入研究，故这一作用的临床意义尚待确定。色胺酮对多种皮肤真菌有较强的抗菌作用。

2．抗炎、解热作用　蓼大青叶有显著的抗炎作用，能明显抑制大鼠甲醛性脚肿，降低二甲苯所致家兔皮肤毛细血管通透性亢进。大青甙400mg/kg灌服对大鼠蛋清性及右旋糖甙性脚肿也均有显著抑制作用，强度与保泰松相近。2，4(1H，3H)喹唑二酮有抗炎活性。蓼大青叶煎剂5～10g/kg灌服对伤寒菌苗所致家兔发热有明显的解热作用。

3．其他作用　蓼大青叶煎剂灌服可增强小鼠腹腔炎性细胞对葡萄球菌的吞噬能力。

临床应用

大青叶广用于多种病毒感染性疾病的治疗，如上呼吸道感染、乙型脑炎、肝炎、尖锐湿疣、疱疹性角膜炎、扁平疣等，常与其他清热解毒药、清热凉血药组成复方应用，对于多种细菌性感染也有一定疗效。

四、板蓝根（Banlangen，Radix Isatidis）

本品为十字花科植物菘蓝 Isatis indigotica Fort. 的根。

一些地区还以爵床科植物马蓝 Baphicacanthus cusia(Ness.)Bremek 的根作板蓝根用，习称南板蓝根，菘蓝根习称北板蓝根。

性味功效　味苦，性寒。能清热解毒，凉血利咽。用于温毒发斑，舌降紫暗，痄腮，喉痹，烂喉丹痧，大头瘟疫，丹毒，痈肿。

化学成分

含靛甙(indican)、靛蓝(indigo)、靛玉红(indirubin)、菘蓝甙B(isatan B)、尿苷(uridine)、次黄嘌呤(hypoyanthine)、尿嘧啶(uracil)、水杨酸(salicylic acid)等。

马蓝根含靛蓝、靛玉红、色胺酮(tryptanthrin)、羽扇豆醇(lupeol)、白桦脂醇(betalin)、羽扇酮(lupenone)、大黄酚(chrysophamol)、4(3H)-喹唑酮(4(3H)-quinazolinone)、2，4(1H，^{3}H)-喹唑二酮(2,4(1H,3H)-quenazolinedione)及β-谷甾醇(β-sitosterol)。

药理作用

板蓝根作为清热解毒要药临床应用频度甚高，其多种制剂如板蓝根冲剂，板蓝根注射液也广为使用，但迄今对其药理研究甚少。

1．抗病原微生物作用　曾有体外及鸡胚试验表明板蓝根能抑制流感病毒PR8株及京科68-1株的增殖，并能延缓流感病毒京科68-1株及腺病毒所致人胚肾原代单层上皮细胞的细胞病变。也曾报告板蓝根煎剂在体外能抑制多种细菌的生长，如金黄色葡萄球菌、肺炎双球菌、甲型链球菌、流感杆菌、大肠杆菌、伤寒杆菌、痢疾杆菌及钩端螺旋体等。靛甙无明显抗菌、抗病毒作用。抗生作用有效成分可能为色胺酮和吲哚类衍生物。一般认为系靛蓝、靛玉红，且以此二物作为板蓝根制剂制备工艺探讨及质量指标。体外实验表明，板蓝根丙酮提取物对蜡样短小芽孢杆菌、短小芽孢杆菌、金黄色葡萄球菌、大肠杆菌及绿脓杆菌和枯草杆菌均有不同程度的抑制作用，但水煎液仅对枯草杆菌有一定作用，板蓝根丙酮提取物抗菌作用其溶液浓度与抑菌圈直径呈线性关系，以枯草杆菌为指示菌的抑菌强度检测每克板蓝根相当于苯唑青霉素的效价值为0.893μg，高者可达2.284μg，11～

12月份采集的样品的抑菌作用最强。色胺酮有显著的抗细菌和抗真菌作用，其MIC（μg/ml）对枯草杆菌为25，多粘芽孢杆菌为50，须发癣菌3.1，红色发癣菌3.1，新发癣菌3.1，犬小芽孢菌3.1，石膏样小孢子菌6.3，乳状表皮癣菌3.1。

报告用商品板蓝根注射液直接与内毒素作用1小时，可使内毒素未能引起鲎试剂发生凝胶反应，而称有抗内毒素作用，但五个不同厂家生产者抗内毒素效果有很大差异。

2. 免疫增强作用　从菘蓝根中提得的多糖（IIP）50mg/kg腹腔注射具有显著的免疫增强效果，IIP本身对正常鼠胸腺重量无明显影响，但可使正常小鼠脾重明显增加，并可使氢化可的松所致脾脏萎缩恢复正常水平，但对氢考所致胸腺萎缩无明显拮抗作用；IIP还可使正常鼠外周血白细胞数及淋巴细胞数显著增多，并对氢考所致白细胞及淋巴细胞数的降低有显著拮抗效果；IIP还可明显促进网状内皮系统对惰性碳粒的吞噬廓清，明显升高小鼠在SRBC免疫时溶血素抗体的生成，明显升高小鼠外周血ANAE阳性淋巴细胞数，并拮抗氢考所致ANAE阳性细胞数的减少，明显增强DNCB所致小鼠迟发型超敏反应，并拮抗环磷酰胺对这一反应的抑制，但对Con A诱导的小鼠脾细胞淋转无明显影响。另有报告，板蓝根多糖腹腔注射还可显著增强小鼠脾细胞的NK活性，明显诱导体内的淋巴细胞转化，体外试验中25～400μg/ml浓度均不能刺激淋转，也不影响Con A诱导的淋转。但尚未见板蓝根经口给药对免疫的影响。

3. 抑制血小板聚集　板蓝根对ADP诱导的家兔血小板聚集有显著抑制作用。从中分得尿苷、次黄嘌呤、尿嘧啶、水杨酸等对ADP诱导的家兔血小板聚集也都表现一定的抑制活性，在0.21mg/ml终浓度抑制率分别为18.2%、24.2%、10.8%及20%。

4. 其他作用　靛玉红有显著的抗白血病作用，喹唑酮类化合物具有显著的抗炎、降压作用。

药代动力学　用血药浓度法对板蓝根注射液在家兔体内的药代动力学测定表明，1ml（含板蓝根0.5g）/kg静注后于不同时间取血以靛蓝为指标，测得其K为0.8253h^{-1}，$t_{1/2}$为0.8399h，AUC为246.1mg·h·ml^{-1}，动力学方程为C=202.13e-0.8253t。

毒性　板蓝根毒性的系统研究尚未见报告，但有用其煎剂给小鼠灌服，发现在其骨髓细胞常规染色下染色体结构畸变无明显改变，但染色体畸变数明显增加，提示可能对染色体有损伤。

临床应用

1. 上呼吸道感染　板蓝根及其多种制剂是上呼吸道感染，尤其是病毒性感染的常用药物，如板蓝根片、板蓝根冲剂及板蓝根注射液（201注射液）。其复方制剂疗效似更佳。临床则常以大剂量板蓝根煎服或随证配为复方以治疗。

2. 急性传染性肝炎　板蓝根为急性肝炎常用药物，其煎剂、糖浆剂，冲剂及注射液都曾报告有效，能较快消除症状，促进肝功恢复。对乙型肝炎、慢性迁延性肝炎也有一定疗效。但临证仍以复方治疗为多且效佳。

3. 其他全身性感染　用板蓝根治疗流行性乙型脑炎的报告颇多，均认为有一定疗效，且注射给药疗效为佳。板蓝根能使体温较快下降，其他症状也随之好转，且认为越早应用疗效越好。对于传染性单核细胞增多症，马鞭草科大青的根肌注或同服板蓝根合剂，一般药后3～5天可愈。

4. 皮肤科疾病　板蓝根对多种病毒性皮肤病有较好疗效，对于带状疱疹，可用复方板蓝根注射液治疗，也可用板蓝根注射液外用。对于扁平疣疗效也佳，外涂、口服、注射及至静脉注射均可，还可用于治疗寻常疣。板蓝根对水痘疗效较佳，能迅速退热，并使痘疹很快结痂。

不良反应

板蓝根副反应小，口服时一般无明显毒副反应，但也有报告可引起消化系统症状者。但其注射液则不时见有引起过敏的报告，如荨麻疹、多形性红斑、过敏性皮炎、多发性肉芽肿以及过敏性休克者，值得引起注意。

五、蒲公英（Pugongying，Herab Taraxaci）

本品为菊科蒲公英属植物蒲公英 Taraxacum mongolicum Hand.-Mazz. 或碱地蒲公英

Taraxacum sinicum Kitag. 的全草。

性味功效　味甘、苦，性寒。能清热解毒、消痈散结。主治乳痈、疔毒、痈肿及多种感染性炎症。

化学成分

含蒲公英甾醇（taraxasterol）、蒲公英素（taraxacerin）、蒲公英苦素（taraxicin）等。乳汁含蒲公英素、蒲公英苦素、肌醇及莴苣醇。根含蒲公英甾醇、蒲公英赛醇（taraxerol）、蒲公英苦素及咖啡酸。花含毛茛黄素（flavoxanthin）等。

药理作用

1. 抗病原微生物作用　本品煎剂或浸剂，对金黄色葡萄球菌、溶血性链球菌及卡他双球菌的抑制作用较为显著。超微结构观察可见对金黄色葡萄球菌引起细胞膨大，细胞壁增厚、拟核、核糖体均聚集成块状等形态学改变。煎剂给大鼠每日按 30g/kg 剂量灌胃，连给 4 天，收集各天尿液并测定其抗菌效力，证明尿尚能保持一定的抗菌作用，提示蒲公英的抗菌成分吸收良好，且不易被降解。

组织培养法试验，本品煎剂或水提物能延缓 $ECHO_{11}$ 及疱疹病毒引起的人胚肾、或人胚肺原代单层细胞的病变。

2. 利胆、保肝作用　蒲公英可使麻醉大鼠的胆汁分泌量增加 40%以上，为对肝脏的直接作用所致。用胆囊瘘犬进行试验，蒲公英利胆活性成分主要在树脂部分，挥发油的作用微弱而不稳定，生物碱及苷类对胆汁分泌无影响。

3. 抗癌作用　蒲公英的多糖部分有抗肿瘤作用，可抑制小鼠接种艾氏肿瘤细胞或 MM_{46} 肿瘤细胞足跖厚度增加，对小鼠皮下接种 S-180 或 MM_{46} 肿瘤细胞也有抑制作用。

4. 其他作用　蒲公英有健胃和轻泻作用。和党参、川芎组成两味或三味药配伍的复方，对大鼠应激性或幽门结扎性胃溃疡模型以及无水乙醇所致的大鼠胃粘膜损伤模型，均有不同程度的保护作用。

临床应用

1. 上呼吸道感染、扁桃体炎、咽喉炎　蒲公英片治疗上呼吸道感染可使多数患者在 48 小时体温恢复正常；对急性扁桃体炎和急性咽炎疗效也佳。

2. 急性乳腺炎　疮疖痈肿等急性局部感染早期红肿坚实、脓肿尚未形成之急性乳腺炎等可用本品煎服或取鲜品捣汁，加酒适量内服。

3. 胆囊炎和黄疸性肝炎　国外蒲公英提取物对慢性胆囊炎及结石症可提高胆汁流量并使疼痛缓解。国内报道治疗急性胆囊炎、慢性胆囊炎均有一定疗效。蒲公英治疗急性黄疸性和非黄疸性肝炎对于肝功能及黄疸指数的恢复有显著促进效果。

六、白头翁（Baitouweng，Radix Pulsatillae）

本品为毛茛科白头翁属植物白头翁 Pulsatilla chinensis（Bge.）Regel 的根。

性味功效　味苦，性寒。能清热解毒，凉血止痢。主治热毒血痢，阴痒带下，阿米巴痢。

化学成分

本品主含两类成分：毛茛甙（ranunculin）及其分解产物和三萜皂甙。三萜皂甙含量高，已分得者有白头翁皂甙 A、B、C、D（pulchinenoside A，B，C，D）。

药理作用

1. 抗菌作用　白头翁鲜汁、煎剂等在体外均有明显的抗菌作用，以对金黄色葡萄球菌、绿脓杆菌为敏感，对痢疾杆菌、枯草杆菌、伤寒杆菌、沙门氏菌等也有显著抑制作用。以本品配伍黄连、黄柏、秦皮而成之白头翁汤及其组成四药对志贺氏、施氏、福氏及宋内氏等痢疾杆菌均有明显抑制作用，但各组成药间未见有协同或拮抗效果。白头翁的抗菌有效成分为原白头翁素及白头翁素，二者均具强烈的抗菌作用，原白头翁素的 MIC 对大肠杆菌为 $1.2\sim3\times10^{-5}$，金黄色葡萄球菌为 1.67×10^{-5}，志贺氏痢疾杆菌为 1.67×10^{-6}、结核杆菌为 2.5×10^{-6}，其他一些细菌在 $(1.67\sim2.5)\times10^{-5}$ 之间。白头翁素对白喉杆菌、葡萄球菌、链球菌、大肠杆菌、结核杆菌等的 MIC 在 $8\times10^{-5}\sim2\times10^{-6}$ 之间。白头翁素的抗菌活性还与链霉素有协同作用。

2. 抗阿米巴原虫作用　体外试验白头翁煎剂、皂甙均能减少阿米巴原虫的繁殖，高浓度时能完全抑制阿米巴原虫的生长。感染大鼠的治疗实验表明，煎剂 1g/kg 或皂甙 1g/kg 均能抑制大鼠体内阿米巴的生长。

3. 对其他病原体的抑制作用 白头翁对阴道滴虫有明显杀灭作用，曾报告市售七个品种来源的白头翁在体外抗滴虫试验中，仅毛茛科正品白头翁有效。白头翁、白头翁汤还对多种其他微生物病原体如某些皮肤真菌、酵母菌、锥虫、白色念珠菌等有不同程度的抑制作用。白头翁素也有强烈的杀真菌作用。白头翁对流感病毒所致小鼠感染有弱的抑制作用，白头翁水浸液能延长感染流感病毒 PR8 株小鼠的存活时间，减轻肺部损伤。

4. 抗肿瘤作用 毛茛甙类似物有抗肿瘤作用。毛茛甙在体外具有较强的细胞毒作用，其对 RB 细胞、Bel7420 细胞克隆形成有明显抑制作用，IC_{50}分别为 0.21μmol/L 及 0.35μmol/L，而浓度为 2μmol/L 时两种细胞的克隆形成被完全抑制。毛茛甙对 L_{1210}细胞大分子生物合成的抑制以对DNA 为重，IC_{50}为 0.35μmol/L，对RNA 影响轻微，对蛋白质合成无明显影响，毛茛甙抑制 DNA 合成的作用方式既不同于单线核酸代谢抑制剂三尖杉酯碱，而与模板损伤型药物柔红霉素相似，但又不具有DNA 嵌入效应，不能如阿霉素那样使小牛胸腺 DNA 紫外吸收光谱发生变化。实验还表明，50μmol/L 浓度对DNA 聚合酶Ⅰ的抑制达 61%；另外，毛茛甙能促进超氧自由基的生成，过氧化氢酶及超氧化物歧化酶可使毛茛甙抑制 DNA 合成的作用部分解除，表明毛茛甙细胞毒作用的机制与其能抑制 DNA 聚合酶作用下的 DNA 合成及促进超氧阴离子自由基生成有关。然而在荷瘤动物的体内抗肿瘤试验中毛茛甙仅显示弱的效果。

临床应用

白头翁为中医治疗热毒血痢及阿米巴痢之名药。白头翁单味对于菌痢即有较好疗效。但一般多采用复方，白头翁汤是传统治痢名方，近代临床报告甚多，对于急性菌痢的治愈率一般在 90%以上，并以症状改善快，适应面广（可用于小儿、老人、孕妇），无明显毒副反应为特点。

2. 阿米巴痢疾 白头翁及以白头翁为主的复方对急、慢性阿米巴痢疾及阿米巴性肝脓疡均具一定疗效。曾有报告认为其疗效比吐根碱、药特灵、卡巴胂等为优，副反应小。

药代动力学 毛茛甙于体内、外均可被代谢转化，并降低其抗肿瘤作用。体外试验中大鼠肝微粒体及胞浆液均可使毛茛甙抑制 L_{1210}细胞 DNA 合成作用减弱，分别可下降 46%和 12%；模拟肝脏代谢条件下，与肝微粒体酶共孵 1 小时，可使 33.69%的毛茛甙消失，而发现原白头翁素出现，表明毛茛甙可能在肝脏中转化为原白头翁素。

不良反应

原白头翁素对皮肤粘膜具有强烈的刺激作用，新鲜的白头翁全草捣烂可因原白头翁素逸出而有强烈刺激性气味，接触眼部可引起流泪；吸入可引起喷嚏、咳嗽；内服可引起流涎、胃肠炎症、呕吐、腹痛、肾炎、血尿及心衰，并可因呼吸衰竭而死。干燥久贮者则因原白头翁素聚合为白头翁素，局部刺激作用大为降低。白头翁煎剂毒性也低，一般服用量无明显毒副反应。

七、山豆根（Shandougen，Padix Sophorae Tonkinensis）

本品为豆科植物越南槐 Sophora tonkinensis Gapnep 的根及根茎，豆科植物柔枝槐 Sophora subprostrata Chun et T. Chen 的根也作山豆根用，习称广豆根。

性味功效 味苦，性寒。有毒。能清热解毒，消肿利咽。用于火毒蕴结，咽喉肿痛，齿龈肿痛。

化学成分

山豆根主含生物碱、黄酮、咖啡酸衍生物等。柔枝槐含苦参碱（matrine）、氧化苦参碱（oxymatrine）、甲基金雀花碱（methylcytisine）、臭豆碱（anagyrine）以及槐果碱（sophocarpine）等。

越南槐含苦参碱、氧化苦参碱、金雀花碱（cytisine）、氧化槐果碱（sophocarpine N-oxide）、槐胺（sophoramine）及槐醇（sophoranol）等。

药理作用

1. 抗肿瘤作用 山豆根有抗肿瘤作用，灌服或腹腔注射对多种实验性肿瘤有抑制作用，如小鼠宫颈癌 U_{14}、肉瘤 S-180、大鼠腹水型吉田肉瘤、腹水实体肝癌等。山豆根所含多种生物碱为其抗肿瘤有效成分，苦参碱、氧化苦参碱、槐果碱等对实验性肿瘤均有明显抑制作用。苦参碱 2.5mg/kg 能明显抑制小鼠艾氏腹水癌及 S-180。氧化苦参碱作用更强，1.25mg/kg 即对

S-180有效，其化疗指数为丝裂霉素C的7.8倍；氧化苦参碱375mg/kg可使艾氏腹水癌小鼠生命延长128.9%。苦参碱及氧化苦参碱对宫颈癌U14也有显著抑制作用。此外，苦参碱对由甲基胆蒽诱导的DBA/2小鼠肥大细胞瘤P_{815}肿瘤细胞有直接的毒性，可明显抑制^{3}H-TdR对P_{815}细胞的掺入。氧化苦参碱还能诱导小鼠肝细胞微粒体细胞色素P_{450}，提高其对环磷酰胺的代谢激活，使半量环磷酰胺有相当于原全量时的抑瘤效果。

2. 抗炎、解热作用　苦参碱、氧化苦参碱、槐果碱等均具有显著的抗炎作用，苦参甙对醋酸所致小鼠腹腔毛细血管通透性增高、巴豆油所致小鼠耳部水肿、蛋清或鹿角莱胶所致大鼠足肿胀及棉球肉芽肿均有明显抑制作用，切除肾上腺后苦参碱的抗炎活性仍存，表明其抗炎原理与垂体-肾上腺皮质系统无明显关系，此外，苦参碱还能抑制马血清的热变性，并能稳定红细胞膜。对于急性渗出性炎症的抗炎作用苦参碱强于槐果碱，氧化苦参碱更弱。但在最适剂量下的抗炎作用强度则以苦参碱为最弱，氧化苦参碱最强。氧化苦参碱50mg/kg腹腔注射可使正常大鼠体温显著降低，于10mg/kg即可使四联菌苗引致家兔的发热明显下降，表明有解热作用。

3. 抗心律失常作用　山豆根总生物碱腹腔注射或肌注，对由乌头碱、洋地黄毒甙、氯仿-肾上腺素、氯化钾等所致实验动物的心律失常均有明显对抗作用。其所含多种生物碱如苦参碱、氧化苦参碱、槐果碱等均具有明显抗心律失常作用。

4. 对免疫功能的影响　有报告山豆根灌服可提高小鼠Meth肿瘤细胞中和活性，提高小鼠IgM-PFC数及血清IgM、IgG水平。山豆根制剂及其所含数种生物碱均有较强的免疫药理活性，但报告作用强度及性质时有所不同。苦参碱静注可明显提高小鼠外周血白细胞，增强其吞噬异物的活性，但对巨噬细胞则有明显细胞毒作用，能明显降低其抑制P_{815}细胞增殖的效应，降低其吞噬中性红染料的能力，并明显抑制小鼠脾T细胞的增殖和IL-2的生成，对前者的ID_{50}为0.55～0.65mg/ml，后者为0.1mg/ml。氧化苦参碱皮下注射时于较高剂量可抑制小鼠腹腔巨噬细胞的吞噬能力。另有报告，氧化苦参碱对小鼠T、B淋巴细胞及细胞因子却因剂量不同而呈双向作用，1mg/ml的高浓度时抑制之，而于10^{-5}mg/ml则增强之。氧化苦参碱还能显著降低马血清攻击致敏小鼠的过敏性休克死亡，此可能与其能抑制过敏介质释放有关。氧化苦参碱肌注能抑制家兔被动和主动皮肤过敏反应；此外，该碱尚能抑制家兔血清IgE的抗体生成，表明有显著抗I型变态反应作用。用肿瘤相伴免疫(TCI)、T细胞依赖性抗绵羊红细胞抗体生成、血清溶菌酶活性及RES碳粒廓清试验检测5种苦参型生物碱的免疫活性，发现苦参碱、氧化苦参碱、槐果碱等均能抑制TCI及抗体生成，且以苦参碱的免疫抑制作用为强，而苦参碱则能提高RES吞噬活性。苦参碱还有明显的升白作用。

5. 对中枢神经系统的影响　山豆根有明显的中枢抑制作用，有效成分主要为其所含生物碱。苦参碱、氧化苦参碱、槐果碱等均具有镇静、镇痛及降低体温作用。苦参碱、槐果碱还能升高大鼠纹状体及前脑边缘区的多巴胺代谢产物二羟苯乙酸和高香草酸含量，但对多巴胺DA_2受体、5-HT_1、5-HT_2受体无亲和力。

6. 平喘作用　苦参型生物碱多具有显著平喘作用，如苦参碱、氧化苦参碱、槐果碱等。氧化苦参碱的平喘作用强度与氨茶碱相似，但持续时间较长。槐果碱的平喘作用则较苦参碱、氧化苦参碱为强。苦参碱能明显拮抗组织胺所致离体豚鼠气管的收缩，对组胺H_1受体呈竞争性拮抗作用，并显著对抗乙酰胆碱、氯化钡等的兴奋气管作用，无钙条件下拮抗作用更强。氧化苦参碱对组胺所致豚鼠哮喘有明显平喘作用，由于此碱能显著抑制家兔和大鼠的主动及被动皮肤过敏反应，抑制IgE抗体形成，表明抗变态反应作用可能是此碱平喘作用的一个重要机理。槐果碱具明显镇咳平喘作用，其对支气管平滑肌的解痉机制可能是中枢性的，主要通过兴奋中枢β-肾上腺素能受体，激活腺苷酸环化酶，使脑中cAMP升高而达平喘效果。槐果碱腹腔注射可明显升高大鼠血浆6-酮-$PGF_{1\alpha}$含量而对TXB_2无明显影响，小剂量阿斯匹林可明显阻断其升6-酮-$PGF_{1\alpha}$作用，表明槐果碱的平喘作用还可能与其升高PGI_2有关。

7. 对消化系统功能的影响

山豆根所含多种生物碱均有明显解痉作用，苦参碱对离体豚鼠或大鼠肠肌标本均能显著对抗组胺、乙酰胆碱和氯化钡的兴奋作用。

山豆根有抗溃疡作用，对大鼠幽门结扎性溃疡、应激性溃疡、醋酸性溃疡及小鼠水浸应激性溃疡均有明显效果，苦参碱的作用类似，山豆根所含异戊烯查耳酮也具有抗胃溃疡活性。

山豆根有保肝降酶作用，对于四氯化碳所致家兔和小鼠的急性肝损伤、D-氨基半乳糖所致小鼠肝损伤均有明显保护效果，可使 SGPT 降低、肝细胞坏死减轻。山豆根注射液精制品肝灵于接种 HBV 第5周起肌注，可使感染乙肝病毒的鼠 SGPT 明显下降，HBV 标志物转阴率上升，但肝组织病变改善不明显。

8. 其他作用　山豆根于体外有一定抗菌作用，0.1%的苦参碱对痢疾杆菌、变形杆菌、大肠杆菌、金黄色葡萄球菌、绿脓杆菌等有明显抑制作用，氧化苦参碱抗菌作用较弱。山豆根水煎剂还有较强的抗柯萨奇 B_5 病毒作用。

临床应用

1. 感染性疾病

(1) 咽喉疾病：山豆根为喉科要药，主治喉痈、喉风、喉痹等，山豆根汤方用本品配连翘、射干、花粉等治慢性咽喉炎，山豆根口服液治疗急性咽炎临床疗效均佳。

(2) 肝炎：山豆根对乙肝、慢活肝有一定疗效。山豆根制备之注射液商品名肝炎灵，主要有效成分为苦参碱，临床降酶迅速，并能提高血清白蛋白，降低球蛋白，对 HBsAg 和 HBeAg 也有一定转阴作用。对于乙肝慢活肝治疗结果提示山豆根对 HBV 复制可能有抑制作用。报告治疗慢性活动性乙型肝炎其与 α-干扰素疗效相似，二者合用，疗效提高。其精制品称肝灵注射液，治疗乙肝慢活肝也有一定疗效。

2. 肿瘤　山豆根曾试用于多种癌症，疗效不能肯定。曾用脱氢苦参碱治疗恶性葡萄胎和绒毛膜上皮癌认为有较好效果。

3. 心律失常　报告以山豆根每剂 40g 为主分型治疗心律失常有一定疗效。氧化苦参碱每次 50mg 治疗心律失常也有明显疗效。

4. 哮喘　曾报告用以含苦参碱、氧化苦参碱为主的苦参总碱口服或喷雾治疗喘息型慢性气管炎、支气管哮喘，槐果碱肌注治疗支气管哮喘，槐果碱片治疗喘息型慢性支气管炎均有较好效果。

药代动力学　体内过程　苦参碱静注于家兔符合二室模型。能迅速于体内分布，分布相半衰期 $T_{1/2}\alpha$ 为 4.4 分钟，15 分钟左右达平衡，消除相半衰期 $T_{1/2}\beta$ 为 79.2 分钟，表观分布容积 Vd 为 3.93L/kg。氧化苦参碱给小鼠灌服，在胃肠道中逐渐转化为苦参碱吸收，大鼠静注氧化苦参碱后血液浓度呈双指数下降，表明药物于体内分布广，消降快。^{3}H-氧化苦参碱灌服于大鼠胃、小肠迅速吸收，肌注主要经尿排出，胆汁也是重要排泄途径，但大部分于肠中重吸收，静注呈二室开放模型，$T_{1/2}\alpha$ 为 4.9 分钟，$T_{1/2}\beta$ 相为 2.1 小时，生物转化主要于胃肠道和肝。氧化苦参碱于家兔的 $T_{1/2}\alpha$、$T_{1/2}\beta$ 及 Vd 分别为 5.8 分钟、29.6 分钟及 1.94L/kg。人口服氧化苦参碱后 24 小时排出 51.4%，以转化物苦参碱为主。

毒性　山豆根有一定毒性，煎剂腹腔注射对小鼠的 LD_{50}为 15.6g/kg。山豆根总碱于大于 2.4g/kg 对大鼠心电图有负性频率、负性传导作用并影响心肌复极化。曾报告苦参碱对小鼠的 LD_{50}腹腔注射为 652±47mg/kg、氧化苦参碱腹腔注射为 571±49mg/kg，皮下注射为 953±12mg/kg。后报告苦参碱的 LD_{50}小鼠肌注为 74.2±6.1mg/kg、静注为 64.9±5.4mg/kg；氧化苦参碱腹腔注射、肌注或静注分别为 168±7、257±57 及 125±3mg/kg；槐果碱小鼠灌服、肌注、静注分别为 242±26、92.4±15 及 72±0.4mg/kg，大鼠灌服为 196mg/kg，腹腔注射为 124mg/kg。

不良反应

传统未见有认为山豆根有毒。但近年临床有关山豆根中毒乃至死亡者时有所见，1976 年天津药检所报告 66 例至 1983 年已达 200 余例，至 1985 年版中华人民共和国药典于山豆根项下明确指出“有毒”。主要毒性症状为恶心、呕吐、腹痛、腹泻，有时呕吐十分剧烈；头晕眼花、恶寒、出汗、四肢颤抖、抽搐、昏迷；或见心跳加快，或见呼吸抑制，血压下降。可因呼吸衰竭，肺水肿等死亡。还有报告引起亚急性基底节坏死性脑病者。山豆根一般用量3～10g，超过10g易致毒性反应，成人100g单煎可致死，10岁患儿60g也致死，但也有报告低至6g也出现毒性反应者。毒性反应发生率有报告称313例用山豆根者出现中毒反应34例。另有认为山豆根与大黄配伍颇易发生毒性反应，以头昏眼花、足软无力、手指颤抖为典型症状。山豆根致中毒的毒性成分尚不十分清楚，中毒与山豆根品种基源有无关系也不清楚，故临床应用以慎为宜。

八、射干（Shegan，Rhizoma Belamcandae）

本品为鸢尾科植物射干 Belamcanda chinensis (L.) DC. 的根茎。

性味功效　射干味苦，性寒。能清热解毒，消痰，利咽。用于热毒痰火郁结，咽喉肿痛，痰涎壅盛，咳嗽气喘。

化学成分

射干主含异黄酮：鸢尾甙(tectoridin)、鸢尾甙元(tectorigenin)、野鸢尾甙元(irigenin)、射干定(belamcadin)等。

药理作用

1. 抗炎作用　射干具有显著的抗炎作用，能显著抑制组织胺所致小鼠皮肤及醋酸所致小鼠腹腔毛细血管通透性亢进，并抑制巴豆油所致小鼠耳部水肿，抑制透明质酸酶、甲醛等所致大鼠脚爪水肿及大鼠棉球性肉芽组织增生。对抗大鼠巴豆油性肉芽囊的炎性渗出和炎性增生。射干所含异黄酮类成分是其抗炎有效成分，鸢尾甙及鸢尾甙元在体外即有抗透明质酸酶作用，此作用不为半胱氨酸所阻断，此两种异黄酮还能显著抑制透明质酸酶所致大鼠脚爪水肿，抑制氮芥所致大鼠腹腔渗出。野鸢尾甙也曾报告有抗炎作用，能改善毛细血管通透性。

2. 解热作用　对于酵母所致大鼠发热，灌服射干、白射干、川射干均有显著的解热作用，能抑制大鼠体温的升高。

3. 抗病原微生物作用　曾有一些报告表明射干在体外对多种细菌、致病性真菌等有不同程度的抑制作用，还能抑制某些病毒的生长，如1∶20浓度射干可抑制或延缓腺病毒、$ECHO_{11}$、疱疹病毒等所致细胞病变，射干抗病原微生物作用也与其所含异黄酮有关。

4. 其他作用　射干乙醚提取物涂抹，能明显促进阈下剂量的3-甲基胆蒽所致小鼠皮肤乳头状瘤的发生，但单用射干不引起皮肤肿瘤，表明射干仅能促进小鼠皮肤肿瘤生长。

临床应用

射干对多种呼吸道急性感染有良好疗效，常配伍为射干麻黄汤应用，如报告以该方治疗小儿支气管炎、小儿外感咳嗽及喘息型肺炎有较好疗效。用射干豆根汤治疗慢性鼻窦炎有效。

不良反应

射干服用副反应轻，主要为致泻。有报告用含射干6～10g的疏风解表，清热解毒方治疗急性咽炎、扁桃体炎等患者73例，出现水泻日3～5次者7例，用量日5g以内均无水泻发生，6～10g之间者偶有水泻。治乳糜尿的报告射干日用量15g104例有5例出现轻泻。

九、穿心莲（Chuanxinlian，Herba Andrographitis）

本品为爵床科植物穿心莲 Andrographis paniculata (Burm. f.) Nees 的地上部分。

性味功效　味苦，性寒。能清热解毒，凉血，消肿。用于感冒发热，咽喉肿痛，口舌生疮，顿咳劳嗽，泄泻痢疾，热淋涩痛，痈肿疮疡，毒蛇咬伤。

化学成分

穿心莲主含内酯、内酯甙及黄酮类化合物。穿心莲地上部分，特别是穿心莲叶主含内酯及内酯甙类化合物：穿心莲内酯（穿心莲乙素，andrographolide）、去氧穿心莲内酯（穿心莲甲素，deoxyandrographolide）、脱水穿心莲内酯（穿心莲丁素，14-deoxy-11，12-dideoxyhydro-andrographolide）、氧代穿心莲内酯（14-deoxy-11-oxa-andrographolide）、穿心莲甙（穿心莲丙素，neoandrographolide）等。黄酮类化合物主要含在根中，系多甲氧基黄酮。

药理作用

1. 对病原微生物的影响　早年曾报告穿心莲于体外有一定抗菌作用，其后国内多个报告也认为穿心莲对金黄色葡萄球菌、绿脓杆菌、痢疾杆菌等有抑菌作用。曾有以对痢疾杆菌的抑制作用及临床治疗急性菌痢疗效的比较研究表明，黄酮部分在体外对痢疾杆菌有明显抑制作用，而内酯部分毫无作用，但抗痢效果的临床研究却表明内酯部分有良好疗效而黄酮部分效果差。进一步从内酯中分得穿心莲甲、乙、丙、丁素四种单体，它们在体外均无抗菌活性，而用治多种急性感染疗效良好。上述内酯类化合物大剂量给家兔灌服，于不同时间取血均未能发现它们能于体内转变成有效的抗菌物质；在肺炎球菌、金黄色葡萄球菌、大肠杆菌及钩端螺旋体的实验治疗中穿心莲内酯类化合物也均未能显示明显的保护作用，虽然有报告对于家兔的肺炎球菌性角膜炎，以穿心莲内酯磺化物（AS注射液）、穿心莲总内酯磺化物（喜炎平注射液）及穿心莲内酯亚硫酸氢钠加成物（穿心莲甲素注射液，14-脱羟-11-脱氢穿心莲内酯-12-磺酸钠盐（14-dehydroxyl-11-dehydroandrographolide-12-sulfonic acid sodium salt）静注1周治疗，均能控制炎症发展，加速炎症消退，但此一作用很难用抗菌作用作解释，因而可见，穿心莲治疗多种急性感染的疗效机制很可能不在于其具有的微弱的抗菌作用。

2. 对免疫系统功能的影响　穿心莲对机体免疫功能的影响较为复杂，不同制剂的作用有不同。曾报告穿心莲水煎剂在体外能提高人外周血白细胞吞噬金黄色葡萄球菌的能力，家兔或小鼠的实验表明连续注射穿心莲内酯磺化物（AS注射液），能明显增强外周血白细胞吞噬肺炎球菌或金黄色葡萄球菌，穿心莲甲素注射液、喜炎平注射液也均可增强吞噬细胞功能。含内酯化合物及黄酮类化合物的穿心莲制剂新炎得平粉针肌注，还可增强小鼠腹腔巨噬细胞及中性粒细胞于体外吞噬白色念珠菌或金葡菌的能力，增强小鼠外周血溶菌酶的活力，表明穿心莲的上述制剂抗感染的临床疗效可能与其能增强机体非特异抗感染免疫能力有关。曾报告口服穿心莲能使肿瘤及其他疾病患者或健康人对旧结核菌素所致皮肤迟发型超敏反应增强，而3H-TdR掺入试验表明AS注射液等多种穿心莲水溶性衍生物对PHA淋转率有显著抑制作用。脱水穿心莲内酯琥珀酸半酯（炎琥宁注射液，DAS）对2，4-二硝基氯苯所致小鼠耳的迟发型超敏反应也有明显抑制效果。

另有报告，穿心莲内酯灌服能显著抑制小鼠RES对血流中惰性炭粒的廓清能力，穿心莲内酯与氢化可的松合用时作用增强。此外，穿心莲内酯还能使小鼠胸腺萎缩，外周血T淋巴细胞数减少，并能降低脾中PFC数和血清中抗SRBC抗体效价，抑制迟发型超敏反应，表明穿心莲内酯对T细胞、B细胞及巨噬细胞均有抑制作用。

3. 解热作用　穿心莲有一定解热作用，穿心莲甲、乙、丙、丁素对于伤寒副伤寒菌苗所致发热家免或2，4-二硝基酚所致发热大鼠均有显著解热效果，以丁素作用为强，甲、丙素次之，乙素较弱。多种穿心莲内酯及其衍生物注射剂也对家兔有不同程度的解热活性，如DAS注射液、炎宁-3、AS注射液、穿心莲甲素注射液等。

4. 抗炎作用　穿心莲甲、乙、丙、丁素灌服1g/kg能显著抑制二甲苯、醋酸所致小鼠皮肤或腹腔毛细血管通透性亢进，减少巴豆油性肉芽囊肿中急性渗液量，抑制大鼠蛋清性脚肿，但对肉芽组织增生无明显影响，切除双侧肾上腺后其抗炎作用消失。丁素作用最强，丙素和甲素次之，乙素最弱。炎琥宁（DAS）注射液125～250mg/kg皮下或腹腔注射，对二甲苯、组织胺、醋酸等所致小鼠皮肤或腹腔毛细血管通透性增高、大鼠蛋清性脚肿胀及巴豆油性肉芽囊渗液均有显著抑制作用，切除双侧肾上腺后抗炎作用也消失，可见穿心莲甲、乙、丙、丁素及炎琥宁注射液的抗炎机制均与肾上腺有关。

5. 对垂体-肾上腺皮质系统的影响　穿心莲甲、乙、丙、丁素可使幼年小鼠胸腺萎缩，提示它们可兴奋肾上腺皮质功能。炎琥宁注射液也能使幼年小鼠胸腺萎缩，并明显降低大鼠肾上腺中维生素C的含量，表明其能兴奋肾上腺皮质功能，炎琥宁兴奋垂体-肾上腺皮质系统功能的作用部位可能在皮质下中枢。

6. 抗蛇毒作用　穿心莲于印度用于蛇伤，实验表明穿心莲有显著的抗蛇毒作用。穿心莲乙醇提取物腹腔注射能显著延长眼镜蛇毒中毒小鼠呼吸衰竭和死亡时间。此提取物可致犬血压下降，其降压作用可为毒扁豆碱所增强而为阿托品所阻断，而不受抗组织胺药及β-受体阻断剂的影响。此提取物能抑制在体蛙心，也可被阿托品阻断。还能使豚鼠回肠收缩，此作用可被毒扁豆碱增强而被阿托品阻断，抗组织胺药则不影响，该提取物对蛙腹直肌无作用，可见穿心莲对烟碱受体无影响，而呈毒蕈碱样作用，这可能是其抗毒作用的一个机制。

7. 中止妊娠作用　穿心莲的多种制剂对于多种实验动物，采取多种给药途径时均能显示明显的中止妊娠效果，但以腹腔注射、静脉注射效果为佳，宫腔内注射效果也佳，且用量小。外源性孕酮或黄体生成释放激素均可完全或明显对抗穿心莲的致流产效果，提示穿心莲可能具有对抗体内孕酮的作用。此外，穿心莲还能抑制体外培养的人胎盘绒毛滋养层细胞的生长和激素分泌，不同穿心莲样品中以穿心莲氯仿提取物和穿心莲乙素（穿心莲内酯）作用为强，其他多种制剂也有作用，其次为甲醇提取物，再次为新甙穿心莲内酯磺酸钠A和B，脱氧穿心莲内酯磺酸钠最弱。对于hCG分泌，穿心莲氯仿提取物及穿心莲内酯的MIC为500μg/ml，抑制孕酮作用相似，氯仿提取物对孕酮有效量为500μg/ml，镜下可见穿心莲制剂能引起细胞损伤、并可引起滋养层细胞死亡。上述结果除表明穿心莲的抗生育作用原理可能与其有抗孕激素样作用及直接损伤绒毛细胞外，还提示可能对胎盘绒毛细胞增生过度性疾病有一定疗效。

8. 对血液和心血管系统的影响　穿心莲全草水提黄褐色粗结晶有显著的抗血小板聚集作用，61例体外试验穿心莲该制剂能显著抑制ADP所致的血小板1分钟及5分钟聚集率，8例口服该制剂（23.3g原生药）后2小时血小板聚集率即显著被抑制，整个服药期间抑制作用均存在。该制剂抑制血小板聚集有明显浓度效应关系，0.125mg/ml即有显著作用；在加入ADP前、同时或后30秒、2.5分钟加入穿心莲，均可立即产生抑制效果。此外，口服该制剂后使ELT显著缩短，但对KPTT、PT、TT无明显影响，对血栓弹力图各参数中对反应时间及凝固时间无明显变化，但血栓最大幅度Ma明显变小，表明穿心莲该制剂有强而迅速的抗血小板聚集作用，此作用与其能阻抑血小板的排泌反应有关；该制剂对内、外凝血系统影响不大，但可增强纤溶系统活力。穿心莲根富含多甲氧基黄酮，而多甲氧基黄酮往往有强的心血管系统活性，实验表明，穿心莲根总黄酮能抑制血小板聚集，增强小鼠耐缺氧能力，增加心肌血流量；对抗异丙肾上腺素所致大鼠心肌损伤，对实验性心肌梗塞兔有明显的保护作用，并能使心肌梗塞面积缩小。穿心莲的上述抗血小板聚集、抗血栓形成、改善血液粘度及抗冠状动脉血栓性心肌梗塞等作用的有效成分为黄酮，内酯未见有类似活性。

9. 抗癌作用　脱水穿心莲内酯琥珀酸半酯对瓦克癌256有一定抑制作用，其精氨酸复盐能抑制大鼠乳腺癌SHZ-88细胞株的生长，随浓度增大，抑制作用增强，并能抑制其DNA合成，^{3}H-TdR掺入抑制ED_{50}约为295μg/ml。以穿心莲内酯与亚硒酸钠加成而得之硒化穿心莲内酯对小鼠肉瘤S-180的抑制率为75%～88%，但穿心莲内酯的磺化物无作用。但另有报告，穿心莲内酯、脱氧穿心莲内酯及地下部分分离得到的黄酮成分具有较强的促急性髓性白血病M_1细胞分裂活性。

10. 保肝作用　穿心莲在印度医学中广泛用于对抗肝毒性损伤，实验表明，穿心莲内酯对四氯化碳、D-半乳糖胺及扑热息痛所致肝损伤均有显著对抗作用，100mg/kg的穿心莲内酯能使四氯化碳所致血清谷草转氨酶、谷丙转氨酶、碱性磷酸酶、胆红素和甘油三酯的升高下降85.2%、66.9%、69.8%、59.7%及65.8%，但穿心莲的甲醇浸膏反有毒性，促进肝损伤大鼠死亡。另有报告，穿心莲内酯1.5～12mg/kg对大鼠、豚鼠具有显著利胆作用，能防止扑热息痛所致胆汁含量和体积的减少，促进胆汁、胆盐和胆酸的排泌，作用有剂量依赖关系。

临床应用

穿心莲及其多种制剂曾极广泛地用于多种感染及非感染性炎性疾病的治疗，据称均有良好疗效，如菌痢、肠炎、伤寒等肠道感染，感冒、流感、急性扁桃体炎、支气管炎、大叶性或病毒性肺炎、肺结核等呼吸道感染，钩端螺旋体病、麻风病、肝炎、胆囊炎、肾盂肾炎、蛇伤、皮肤及五官科感染性炎症、血栓闭塞性脉管炎、绒毛膜上皮癌、恶性葡萄胎以及抗早、中孕等。还广泛用于兽医以治疗猪、牛之胃肠炎、菌痢、仔猪白痢、鸡白痢等。但经过较长期的实践检验，穿心莲主要以对肠道及呼吸道感染的疗效为佳。另一方面，研制了一批穿心莲的单体有效成分或其衍生物制剂，而原生药入药已较少，需指明的是不同的穿心莲制剂有不同的药理特性而各有其适应症，临床应用时应加以区别。

药代动力学　^{3}H 穿心莲内酯静注于小鼠体内,分布迅速而消除较慢,分布速率常数 α 为 $0.189min^{-1}$，消除速率常数 β 为 0.0026^{-1}。给小鼠灌服 0.66mg，30.75 分钟即达吸收高峰，血浓峰值为 16μg/ml，利用率为 44.1%，胃、小肠于药后半小时，其余脏器于药后 1 小时达最高浓度，以胆、胃、肝、小肠的放射活性为最强，子宫、肾、卵巢、肺次之，直肠、脾、心、脑等较低，此后各脏器放射活性逐渐下降，但于 48 小时各脏器仍有一定放射活性。灌服药物后 24 小时从尿粪排出 89.7%，48 小时排出 94.25%，其中尿为 48.97%，粪为 45.28%，排出物大多系代谢产物。

^{35}S-穿心莲内酯亚硫酸氢钠加成物静注于大鼠后血中含量迅速下降，并可迅速透过血脑屏障，在中枢神经系统中分布呈下行性定位，以脊髓为最高；各脏器以肾为最高，6 小时后以直肠为最高，主要以原形从尿中排出。

脱水穿心莲内酯琥珀酸半酯 100mg/kg 静注于家兔后分布、消除均迅速，$t_{1/2}\alpha$ 为 1.90±0.0193，$t_{1/2}\beta$ 为 2.802±0.875，AUC 为 747.55±110.6μg·h/ml；C0 557.2±58.21μg/ml、Vc0.327±0.0296L/kg、Vb1.274±0.319L/kg、CL 0.323±0.0463L/h·kg，但灌服 1000mg/kg 仍无吸收，生物利用度极低，可能为被胃酸破坏或肝脏所迅速代谢。

毒性　穿心莲毒性较小，穿心莲数种内酯或制剂对小鼠的 LD_{50} 值为：总内酯灌服为 13.4g/kg，甲、乙、丙、丁素灌服分别为＞20、＞40、＞20 及＞20g/kg，穿心莲甲素注射液（穿心莲内酯亚硫酸氢钠加成物）静注为 1.075～1.145g/kg，炎琥宁注射液（脱水穿心莲内酯琥珀酸半酯）腹腔注射 0.675±0.030g/kg、静注 0.600±0.020g/kg。穿心莲根总黄酮给小鼠静注的 LD_{50} 为 1.15±0.28g/kg。

亚急性毒性试验，穿心莲内酯（乙素）1g/kg 灌服，每日 1 次连续 7 天，对大鼠或家兔无明显毒性，10mg/kg 静注于兔或 30mg/kg 于未孕及中孕家兔子宫角作宫腔内注射对主要脏器及子宫内膜形态结构均无不良影响。穿琥宁注射液 84mg/kg 腹腔注射每日 1 次，连续 10 日对大鼠无毒性作用。但超大剂量穿心莲内酯可影响肝功。自愿受试者每服 0.5g，1 日 4 次，首剂加倍，连续 4 日可使部分人血清 GPO 暂时上升，停药后恢复，但 0.3g，1 日 3 次，连续 5 天，则对肝肾功能未见显著影响。

十、贯众

本品为鳞毛蕨科植物绵马鳞毛蕨 Dryopteris crassirhizoma Nakai 或紫萁科植物紫萁 Osmunda japonica Thunb. 的根茎及叶柄基部，前者又称绵毛贯众或东北贯众，后者又称紫萁贯众。

性味功效　味苦，性微寒。能清热解毒，凉血止血，杀虫驱虫。主治风热外感，温病发斑，吐血，衄血，便血及崩中下血。

贯众的品种极为复杂混乱，据调查全国各地区用作贯众者其原植物分属 6 科 12 属的至少 35 种植物，后经系统研究和实地调查，虽澄清了一些混乱品种，但仍严重存在多品种问题。

化学成分

东北贯众含绵马酸类（filicic acids）、黄绵马酸类（flavaspidic acids）及微量的白绵马素（albaspidin）、新绵马素（dryocrassin），另含东北贯众素（dryocrassin）。目前认为绵马酸及黄绵马酸类为驱虫有效成分，经证明东北贯众素（粗蕨素）是另一种新的四环间苯三酚衍生物，是重要驱虫成分。

紫萁含紫萁甾酮 A（尖叶土杉甾酮 A，panasterone A）、脱皮酮（促脱皮甾酮，ecdysone）、脱皮甾酮（羟基促脱皮甾酮，ecdysterone）、紫萁甙（osmundalin）以及 β-谷甾醇、棕榈酸甲酯、棕榈酸乙酯等。

药理作用

1. 抗病原微生物作用　贯众有显著的抗病毒作用，曾有报告试管稀释法试验中绵马鳞毛蕨水煎剂于 1：800～1600 能抑制各型流感病毒，另还有一些报告表明贯众对多型流感病毒于鸡胚试验中不论先感染病毒后治疗，或先给药后感染病毒均有明显抑制作用。在人胚肾或人胚肺原代单层上皮细胞培养上，贯众对流感病毒、副流感病毒、腺病毒、脊髓灰白质炎病毒、埃可病毒、柯萨奇病毒、流行性乙型脑炎病毒及单纯疱疹病毒等均有明显抗病毒作用。此外，贯众还能抑制乙肝表面抗原、HIV等。有报告表明贯众滴鼻对于感染流感病毒小鼠有明显保护作用，而其所用贯众含鞣质高达14.5%，故曾认为贯众的抗病毒效果恐系所含鞣质的作用，近有用东北贯众所作的研究表明，其水、酒精提取物均能抑制流感病毒京科68-1株、$ECHO_{11}$病毒、疱疹病毒等对原代人胚肾培养细胞的致病变作用，但对副流感病毒、鼻病毒、腺病毒、单纯疱疹病毒无影响，对流感病毒和疱疹病毒为直接杀灭作用。酒精提物在鸡胚试验中于病毒感染后1小时同途径给药可抑制流感病毒和副流感病毒仙台株的增殖，但于感染前6小时异途径给药则无预防效果；对于流感病毒感染小鼠肺部病变，抑制作用能呈明显量效关系，并可降低肺组织中病毒血凝效价；免疫萤光法观察病毒于鼠肺内增殖周期发现贯众可使病毒颗粒增殖受阻；并能降低感染动物死亡率，延长病鼠存活时间。以其配伍金银花、芍药所制抗感冲剂具有强而广谱的抗病毒作用，能抑制流感病毒、副流感病毒、肠道$ECHO_{11}$病毒及疱疹病毒的致细胞病变作用，抑制病毒在肺内的增殖，缓解流感病毒性肺炎的病情。

对于致病性细菌，贯众也有显著而广谱的体外抗菌作用，如对痢疾杆菌、伤寒杆菌、大肠杆菌、绿脓杆菌、变形杆菌以及金黄色葡萄球菌等。

贯众抗病毒作用的有效成分尚不清楚，但东北贯众的抗菌成分则与其所含间苯三酚类化合物有关，如绵马素、白绵马素、绵马酚、黄绵马酸等于0.98～15.6μg/ml浓度即能抑制金黄色葡萄球菌的生长，绵马酚对小鼠、大鼠的实验性葡萄球菌感染还有治疗作用；绵马酚对乳酸杆菌和酵母菌均有强的抑制作用，其对乳酸杆菌的抑菌及杀菌最低浓度分别为4μg/ml及25μg/ml，绵马素则分别为16μg/ml及100μg/ml；黄绵马酸对细菌、真菌也有显著抑制作用。

2. 驱虫作用　东北贯众在体外对猪蛔虫、水蛭、蚯蚓等有效，但需于16%浓度才能抑制猪蛔头段。东北贯众还有强的抗血吸虫作用，其原生药粉可促使小鼠血吸虫肝移，有效成分为东北贯众素，其能明显促使小鼠及兔血吸虫肝移，并有杀虫作用。

紫萁也有一定抗寄生虫作用，能抑制猪蛔虫，并能驱除人体的肠蠕虫，如钩虫、蛔虫、鞭虫等。

3. 兴奋子宫作用　东北贯众可兴奋豚鼠离体子宫，使收缩频率及紧张度均增加，幅度则减小，剂量加大可致痉挛性收缩，但洗去药液后子宫可恢复正常。继从东北贯众中提得一种绵马酸类混合物，于8.9μg/ml即可引起豚鼠离体子宫发生痉挛性收缩，其作用较麦角新碱为强，作用时间维持也久，有时可达1小时，每只豚鼠静注1mg，可使在体子宫明显兴奋。

4. 抗癌作用　东北贯众有显著的抗癌活性，其提取物腹腔注射对宫颈癌14、肉瘤S-180、脑瘤22及ARS腹水型均有显著抑制作用，抗瘤率或生命延长率为30.2%～62.2%。提得贯众B(为总间苯三酚类化合物)为抗癌有效成分，56mg/kg腹腔注射对ARS腹水型小鼠的生命延长率为168%，且有部分小鼠未产生腹水而长期存活。60～80mg/kg腹腔注射对宫颈癌14、Lewis肺癌、MA_{737}乳癌、P_{388}腹水型也有效，抑制率为46.2%～65.5%，但对S-180和艾氏实体瘤无效。灌服时对MA737乳腺癌的抑制率为58.2%。另有报告，东北贯众素60～70mg/kg腹腔注射时对小鼠Lewis肺癌及P388白血病也均有显著抑制作用，至于其抗癌作用机理，研究表明东北贯众素在杀伤癌细胞的同时却不损伤宿主的骨髓造血细胞；药物于体外接触瘤细胞后，可引起DNA单链断裂、DNA合成受阻，并可使线粒体损伤，干扰细胞的呼吸，提示其有异于一般化疗药物。

毒性　不同品种的贯众毒性相差较大。东北贯众曾有报告其注射液对小鼠的LD_{50}为1.7±0.021g/kg。东北贯众素为640mg/kg，主要出现胃肠道反应。从东北贯众中提得的绵马酸混合物对体重为18～22g小鼠的LD_{50}皮下注射为420mg/kg，灌服为670mg/kg，但对体重为40g以上的妊娠小鼠灌服500mg/kg，绝大多数动物未见任何毒性表现；犬口服100mg/kg或200mg/kg间隔4天共两次，或肌注75或200mg/kg连续12天，仅个别动物见肝、肾有轻度损伤，各脏器及视神经等均正常，动物视力也正常，妊娠犬则有终止妊娠表现，似提示其毒性不大。

临床应用

1. 病毒性疾病　贯众对多种病毒感染性疾病有较好疗效。贯众及其复方广用于感冒、流感及上呼吸道感染的防治，临床报告较多。

2. 驱虫　曾报告紫萁制片治疗肠道蠕虫症，对钩虫有明显疗效，能减少虫卵并治愈，对蛔虫、鞭虫也有较好效果。生贯众粉驱钩虫也有效果。贯众复方治疗胆道蛔虫症疗效也佳，如以贯众配苦楝皮之贯众合剂、贯仲雷丸汤等。东北贯众用于畜牧兽医以驱除肝蛭、血吸虫也有良效。

3. 妇产科出血　多种贯众制剂用于妇产科出血取得良好疗效，如用东北贯众注射液可于药后10分钟左右出现宫缩，对于月经过多、过期流产、人工流产后大出血、引产后胎盘残留、产后大出血等均有良效，宫颈注射较宫体或肌肉注射效果快而强。口服贯众复方也有良效，如曾报告用贯众、五灵脂治崩漏症、贯榆知柏四物汤治漏下、贯众炭配伍香附、甘草之贯众汤治疗子宫出血等均有良效。

不良反应

贯众口服一般毒性较小，但欧绵马毒性大，服用大量可致胃肠道刺激症状，呕吐、下泻等，并可损伤视神经引起失明，损伤中枢神经系统引起震颤、惊厥等，现已少用。东北贯众与欧绵马相近，其毒副反应如何值得注意。

十一、鱼腥草(Yuxingcao，Herba Houttuyniae)

本品为三白草科植物蕺菜 Houttuynia cordata Thunb. 的全草，以鲜品入药疗效为佳，也以干品供用。

性味功效　鱼腥草味辛，性微寒。能清热解毒，消痈排脓，利尿通淋。主用于肺痈吐脓，痰热咳喘，热痢，热淋，痈肿疮毒。

化学成分

鱼腥草主含挥发油及黄酮类成分。挥发油主要成分为癸酰乙醛(decanoyl acetaldehyde)，为特殊气味的来源，此外尚含甲基正壬酮(methyl nonyl ketone)、月桂醛(laurinaldehyde)、α-蒎烯(α-pinene)等。癸酰乙醛不稳定，易聚合，人工合成了其亚硫酸加成物，称鱼腥草素钠。

黄酮类化合物主要有槲皮素(quercetin)、槲皮甙(quercitrin)、异槲皮甙(isoquercitrin)、曾报告含少量蕺菜碱(cordarine)。

近报告从鱼腥草地上部分以抑制环氧酶活性为指标分得缺碳金线吊乌龟二酮 B(norcepharadione B)、马兜铃内酰胺 A(aristolactam A)、胡椒内酰胺 A(piperolactam A)及具有很强作用的从已烷部分得到的化合物。

药理作用

1. 抗病原微生物作用　多种体外实验方法均表明鱼腥草对多种致病性细菌、分枝杆菌、钩端螺旋体、真菌及病毒有不同程度的抑制作用，如金黄色葡萄球菌、白色葡萄球菌、溶血性链球菌、肺炎球菌、卡他球菌、白喉杆菌、变形杆菌、志贺氏、施氏、福氏及宋内氏痢疾杆菌、大肠杆菌、猪霍乱杆菌、结核杆菌以及流感病毒亚洲甲型京科68-1株、孤儿病毒等。鱼腥草素抗菌有效成分为挥发油，故鱼腥草鲜汁抗菌作用较强，鱼腥草干品或久煎后抗菌活性降低。

癸酰乙醛是鱼腥草挥发油中的主要抗菌物质，其对多种细菌、抗酸杆菌、真菌等均具显著抑制作用，合成的癸酰乙醛亚硫酸加成物不仅性质稳定，并保留了癸酰乙醛的抗菌活性，且具有类似的特殊香味。实验表明，合成鱼腥草素对多种革兰氏阳性及阴性细菌均有明显抑制作用，以金黄色葡萄球菌及其耐青霉素菌株、肺炎双球菌、甲型链球菌、流感杆菌等为敏感，卡他球菌、伤寒杆菌次之，大肠杆菌、绿脓杆菌、痢疾杆菌等则不敏感。对金葡菌及其耐青霉素菌株的 MIC 为 62.5～80μg/ml，流感杆菌为1.25mg/ml，结核杆菌 H_{37}RV 株于普拜氏液体培养基上为16μg/ml，改良苏通氏半固体培养基上为25μg/ml，合成鱼腥草素并能明显延长感染结核菌小鼠的生存时间，对白色念珠菌、新型隐球菌、孢子丝菌、曲菌、着色霉菌、红色癣菌、叠瓦癣菌、石膏样小孢子菌、铁锈色小孢子菌及鲨癣菌的 MIC 为2mg/ml。

2. 对机体免疫功能的影响　曾报告鱼腥草煎剂于体外能显著促进人外周血白细胞吞噬金黄色葡萄球菌的能力。合成鱼腥草素可提高慢性气管炎患者全血白细胞对白色葡萄球菌的吞噬能力，肌注于家兔或给慢性气管炎患者口服合成鱼腥草素均可见血清备解素水平有上升。近有报告，商品鱼腥草注射液皮下注射1ml/kg，可显著增加大鼠外周血ANAE阳性淋巴细胞百分率，鱼腥草还可明显增加大鼠外周血中性白细胞的吞噬率。

鱼腥草挥发油还具有显著的抗过敏作用，鱼腥草油可明显降低攻击所致致敏豚鼠回肠收缩的幅度；鱼腥草油皮下注射可明显拮抗喷雾卵白蛋白所致致敏豚鼠过敏性哮喘的发生；对于SRS-A所致豚鼠离体回肠收缩，鱼腥草油有显著拮抗作用，对于SRS-A所致豚鼠肺条收缩，鱼腥草油的ID_{50}为66μg/ml；表明鱼腥草油对SRS-A有显著拮抗作用。此外，对组织胺、乙酰胆碱所致豚鼠离体回肠收缩鱼腥草油也有显著对抗作用，ID_{50}分别为31μg/ml及51μg/ml。对于豚鼠离体气管平滑肌，鱼腥草油有直接的舒张作用，ED_{50}为19μgmml，而舒张离体肺条平滑肌的ED_{50}则为13μg/ml。上述结果表明鱼腥草油抗过敏效果与其能抑制过敏介质的释放，拮抗过敏介质的作用及对平滑肌的直接松弛作用有关。

3. 抗炎作用　鱼腥草煎剂对大鼠甲醛性脚肿有抑制作用，对于人r-球蛋白在Cu^{2+}存在下的热变性，鱼腥草也有显著抑制作用。鱼腥草对环氧酶有强的抑制作用，50μg/ml的己烷、氯仿或甲醇提取物对环氧酶的抑制率为98.99%或89%，从已烷部分获得的化合物X于同一浓度的抑制率为94%，缺碳金线吊乌龟二酮B为58%。鱼腥草素能显著抑制巴豆油、二甲苯所致小鼠耳肿胀或皮肤毛细血管通透性亢进，对醋酸所致腹腔毛细血管染料渗出也有显著的抑制作用。鱼腥草所含槲皮素、槲皮甙及异槲皮甙等黄酮类化合物也具有显著抗炎作用，能显著抑制炎症早期的毛细血管通透性亢进。

临床应用

1. 急性感染性疾病　鱼腥草对多种急性感染性疾病有较好疗效，可用鲜品煎服、捣泥外敷，也可入复方，还有鱼腥草注射液、复方鱼腥草片、鱼腥草素片及注射液等可供选用。对于急性呼吸道感染如急性上呼吸道感染、急慢性支气管炎、支气管肺炎、大叶性肺炎及肺脓疡均有较好疗效。对五官科炎症、外科及皮肤科感染、炎症或其他传染、感染性疾病也有良好效果。

2. 前后阴生殖系统、肛肠疾病　合成鱼腥草素治疗宫颈糜烂有较好疗效，可用棉球蘸鱼腥草素水液或置其片剂于表面治疗，新鱼腥草素对宫颈炎、附件炎、盆腔炎等也有较好疗效。另报告以复方鱼腥草素栓治疗宫颈糜烂679例，疗效益佳。

药代动力学　大鼠灌服合成鱼腥草素0.2g/kg，于胃肠道中半衰期为3.5小时。静注20mg/kg 20分钟后，体内以肺分布最高，心肝肾次之，血清中最低，注射后2小时或灌服0.5g/kg后2小时，于体内各组织及血清中均未能测得。此因各组织均可迅速代谢鱼腥草素，离体组织温孵实验中肾1小时可代谢药物的77%～83%，肺、肝、心、血清等每小时代谢率在51%～64%之间。鱼腥草素于血中能与血清蛋白发生可逆性的结合。无论静注或灌服，鱼腥草素于尿中排泄均甚少，粪中则无。可见合成鱼腥草素自胃肠道吸收较慢，进入各组织后能被迅速代谢，故于血或各组织中维持的时间均短。另以^{14}C标记之鱼腥草素20mg/kg给小鼠静注，其放射强度却于血中消失较慢，以气管含量为最高，次为胆囊、肝及卵巢。1次灌服100mg/kg后也以气管为高，经气管呼出之总放射强度于静注后4小时相当于给药量的68.1%，而尿中仅排出4.5%。还有报告给家兔静注合成鱼腥草素后血药-时曲线分快慢两个时期，曲线在23小时处有一明显转折，属二房室开放模型，分布及消除均较慢，$\alpha t_{1/2}$为3.68小时，$\beta t_{1/2}$为75.81小时，中央室分布容积为14.53ml/kg。

不良反应

鱼腥草口服无明显毒副反应，一些地区作蔬菜生食或大量炖服也未见有何不良反应。但鱼腥草注射液则曾有报告可引起过敏性紫癜、剥脱性皮炎、以至过敏性休克者，值得注意。

十二、野菊花(Yeijuhua, Flos Chrysanthemi Indici)

本品为菊科菊属植物野菊 Chtysanthemum indicum L. 的头状花序。叶或全草亦入药。

性味功效 味苦、辛，性微寒。能疏风平肝、清热解毒。主用于目赤肿痛、头痛眩晕、疮疖痈肿、丹毒等症初起。

化学成分

含挥发油量在0.6%～1.29%之间。用气质联用仪测定野菊全草精油共分出50种成分，含量占2%以上的有15种，按含量多少依次排列为：侧柏酮、樟脑、1，8-桉叶油素、龙脑、α-蒎烯、桧烯、异侧柏酮、莰烯、顺-甲酸香芹酯、马鞭草烯酮、月桂烯、β-蒎烯、β-倍半水芹烯、β-石竹烯和α-石竹烯。花挥发油成分和性质与全草挥发油近似。野菊花及其全草（地上部分）含有的成分还有：野菊花醇、黄酮等，花蕾中分出两种苦味成分野菊花内酯及野菊花素。

药理作用

1. 降压作用 野菊花有明显的降压作用。野菊花乙醇浸膏精制提取物（内含结晶性野菊花内酯、黄酮甙、苦味素及部分杂质）50～100mg肠内注射，可使麻醉猫2小时内的降压面积百分比达-19%至-22%。给正常犬一次灌胃100～250mg/kg，或给慢性肾型高血压犬每日灌胃100～200mg/kg，连给3周，均有一定的降压效果，其降压特点为缓慢而持久。

2. 对心脏和冠状动脉的作用 野菊花对实验性心肌梗塞或供血不足犬，能显著提高心肌对^{131}铯的摄取量。野菊花主含黄酮、酚性物和内酯的乙酸乙酯提取物80mg/kg静注，可使犬冠脉流量增加49.6%，冠脉阻力下降45.8%，心率减慢，血压及总外周阻力下降，心输出量及每搏输出量增加，左心作功量减少，较之给药前均有显著差异。多触点心外膜心电图实验，上述剂量野菊花提取物对结扎冠状动脉左前降支所致的犬心肌缺血也有明显的保护作用，而冠脉流量增加更为明显，并能使肾血流量增加51.5%，肾血管阻力降低47.1%，黄酮为有效成分之一。

3. 抗病原微生物作用 野菊花或其枝叶的煎剂，在试管内对金黄色葡萄球菌、大肠杆菌、痢疾杆菌、绿脓杆菌、伤寒杆菌等有抑制作用。对感染金葡菌的小鼠腹腔注射水煎剂，有明显的保护作用。水煎剂并有抑制金葡菌溶血素溶解绵羊红细胞的作用，提示野菊花可以抑制金葡菌产生溶血素，或降低此溶血素的效价；并对金葡菌血浆凝固酶的形成，也有一定抑制作用。

野菊花煎剂还有延缓$ECHO_{11}$病毒、疱疹病毒及流感病毒京科68-1株所致人胚肾或人胚肺原代单层上皮细胞病变的作用。

4. 对血小板聚集功能的影响 野菊花水剂在试管内对ADP、金黄色葡萄球菌和兔肌胶原诱导的大鼠血小板聚集均有明显的抑制作用，静注于大鼠也能显著抑制ADP和兔肌胶原诱导的血小板聚集。

5. 促进白细胞吞噬功能 体外1：1280浓度的野菊花煎剂有促进人体白细胞吞噬金黄色葡萄球菌的作用，野菊花能明显增强小鼠腹腔巨噬细胞的吞噬功能。

临床应用

1. 高血压与冠心病 用野菊花流浸膏治疗Ⅰ、Ⅱ、Ⅲ期高血压有降压效果，并可使头痛，头胀，失眠，晕眩等症状有所改善。以野菊花为主药的菊明降压片、槐菊山楂岩珠饮等对原发性高血压及慢性高血压，均有改善症状及不同程度的降压效果。

2. 预防感冒、流感及流行性脑脊髓膜炎 应用野菊花及以其为主的复方，可以降低感冒、流感等病的发病率，对已发病者也有减轻病情的效果。

3. 各种炎症 临床用野菊花有多种剂型，除在汤剂中或和其他药物随证加减配伍外，尚有注射液、冲剂、片剂、栓剂、洗剂、浸膏、流浸膏和软膏等。广泛用于感染性疾病，如口腔炎、咽炎、扁桃体炎、腮腺炎、肠炎、菌痢、阑尾炎、乳腺炎、流行性结合膜炎、麦粒肿、睑缘炎和支气管炎等。应用栓剂治疗慢性前列腺炎、慢性盆腔炎和肛窦炎，疗效亦佳。浸膏、流浸膏或栓剂局部应用，对子宫颈糜烂亦效著。

4. 疮疖、脓肿和外伤预防感染 野菊花可配金银花、蒲公英、紫花地丁和天葵子组成五味消毒饮内服。

十三、熊胆

本品为熊科动物棕熊 Vrsus arctor L. 或黑熊 Selenarctor thibetanrs G. Cuvier 的干燥胆汁。

习以杀熊取胆，近年为开阔药源，国内广

泛采用导管活体引流熊胆汁再经干燥而制得，称引流熊胆。另有以模拟天然熊胆成份配制之人工熊胆。引流熊胆已批准可作熊胆用，人工熊胆尚在研究中。

性味功效 味苦，性寒。能清热，平肝，明目，杀虫。主治热黄，暑泻，小儿惊痫，疳积，蛔厥，目翳，喉痹，鼻蚀，疔痔恶疮等。

化学成分

熊胆所含成分因产地、捕杀季节、加工方法等的不同而有变化，并影响其质量，一般将天然熊胆分金胆（琥珀胆）、菜花胆及铁胆（墨胆）三种，以金胆品质为优。

天然熊胆主要含胆汁酸类、氨基酸、胆色素及胆固醇等。牛磺熊去氧胆酸（tauroursodeoxycholic acid，TUDCA）为熊胆特异性主要成分，另含牛磺鹅去氧胆酸（taurochenodeoxycholic acid，TCDCA）、牛磺胆酸（taurocholic acid TCA）。

引流熊胆化学成分与天然熊胆颇相一致，主含结合型熊去氧胆酸，鹅去氧胆酸以及少量游离型胆汁酸、胆红素、氨基酸等。

药理作用

1. 解热作用 天然熊胆、引流熊胆及人工熊胆均具有解热作用，对于啤酒酵母所致大鼠发热，2.5g/kg 的天然熊胆或引流熊胆灌服均能显著抑制，对于松节油皮下注射所致家兔发热灌服天然熊胆或引流熊胆也有一定解热效果。另有实验表明，对于2，4-二硝基酚所致大鼠发热，天然熊胆及人工熊胆也均有解热作用。

2. 抗炎作用 天然熊胆、引流熊胆及人工熊胆均有明显的抗炎作用，对于组织胺皮内注射、醋酸溶液腹腔注射所致小鼠皮肤或腹腔毛细血管通透性亢进，或巴豆油所致小鼠耳肿胀，灌服天然熊胆或引流熊胆 3.5g/kg 均有显著抑制作用，腹腔注射 160 或 320mg/kg 也能显著抑制二甲苯所致鼠耳炎症。对于巴豆油性小鼠耳肿人工熊胆的作用强于天然熊胆，对于鹿角菜胶性大鼠足爪水肿，人工熊胆的抗炎作用也略强于天然熊胆。但对于大鼠棉球性肉芽组织增生，天然熊胆或引流熊胆均无明显抑制效果。

3. 对中枢神经系统的影响 天然熊胆、引流熊胆灌服 3g/kg 能明显降低小鼠自发性运动，还能显著增强阈下剂量水合氯醛所致小鼠麻醉，并能在一定程度上对抗去氧麻黄碱的中枢兴奋作用。人工熊胆也能明显抑制小鼠自发活动，协同催眠药作用。上述结果表明天然熊胆、引流熊胆及人工熊胆均有显著镇静作用。熊胆还有显著抗惊作用，明显抑制戊四氮所致小鼠惊厥和电惊厥，抗惊作用与脑内 GABA 含量有平行关系，对于士的宁所致小鼠惊厥，熊胆及人工熊胆也能抑制，且以后者作用为强。

4. 对消化系统的影响

（1）利胆作用：熊胆具有显著的利胆作用，天然熊胆、引流熊胆及人工熊胆均可促进大鼠胆汁分泌，且胆汁中胆酸含量增加。熊胆所含多种胆汁酸均具有显著利胆效果，熊去氧胆酸、鹅去氧胆酸静注均可促进麻醉犬及胆管瘘犬的胆汁和胆汁酸分泌，鹅去氧胆酸口服，也可使猴胆汁及胆酸盐分泌增多，胆酸也可明显提高灌流猪肝的胆汁分泌量。对于麻醉大鼠，熊去氧胆酸 100mg/kg 即有显著利胆作用，临床上 8 名胆石症患者口服熊去氧胆酸每日 1g，可使胆汁酸分泌平均值从 1.8mmol/h 增加至 2.24mmol/h。

（2）对胆石的影响：熊胆所含多种胆汁酸，如鹅去氧胆酸、熊去氧胆酸、去氧胆酸等具有溶解胆石作用，并抑制胆石形成。鹅去氧胆酸、熊去氧胆酸可使胆汁中胆固醇量降低，并使呈过饱和状态的胆固醇胆汁成为不饱和状态，这主要通过抑制胆固醇在小肠的吸收、抑制甲基戊二酰辅酶 A 还原酶活性从而降低胆固醇合成而实现，它们还能抑制胆固醇 7α-脱氢酶从而抑制其他胆汁酸的合成。胆汁中胆固醇浓度的降低不仅可阻止胆固醇结石的形成，并可促进其溶解。猴的试验中，鹅去氧胆酸可增加胆汁酸库（胆汁酸＋卵磷脂/胆固醇比值），增加胆汁分泌，减少胆固醇合成，促进胆固醇溶解；临床运用中经胆囊造影检查确见有溶解胆固醇结石作用。多数胆石症患者体内胆汁酸库减少，给予熊去氧胆酸后可见总胆汁酸库随胆汁分泌量的增加而增加，并迅速为熊去氧胆酸所替代，从而使胆汁中胆固醇饱和度下降，成为胆固醇不饱和胆汁，防止胆固醇沉出，促进胆固醇结石重新溶解。实验表明，于 5.8～10.6mg/kg·d 的小剂量即可使胆汁中胆固醇非饱和化，临床报告熊去氧胆酸 10mg/kg·d 连服 2 月，可使胆固醇饱和指数下降一半。熊去氧胆酸还可显著抑制恒河猴及仓鼠肝中甲基戊二酰辅酶 A 还原酶活性，降低胆固醇生物合成速度，9 例胆石症患者每日服熊去氧胆酸 4.4～7.3mg/kg，此酶活性明显降低，几乎恢复至正常水平。临床上熊去氧胆酸对胆石症患者确有溶石效果。

（3）对胃肠运动的影响：熊胆可显著抑制肠蠕动，并有显著的解痉作用。熊胆所含各胆汁酸对乙酰胆碱的解痉作用强弱顺序依次为①去氧胆酸钠＞②熊去氧胆酸钠＞③牛磺熊去氧胆酸钠＞④鹅去氧胆酸钠＞⑤胆酸钠，解痉原理同罂粟碱。另有实验表明，在豚鼠离体回肠标本上，熊胆及引流熊胆对乙酰胆碱、组织胺所致痉挛的拮抗均属非竞争性拮抗。

5. 对心血管系统的影响

（1）对心脏的影响：天然熊胆、人工熊胆均能增加冠脉流量，降低心肌耗氧量，降低冠脉阻力，且以后者作用为强。还有实验表明，熊胆能降低心肌收缩力，缩短动作电位时程，熊去氧胆酸作用类似。熊去氧胆酸可能因阻滞心肌细胞的钙离子内流而降低心肌收缩力，缩短动作电位时程。

（2）降血脂、抗血栓作用：熊去氧胆酸能抑制胆固醇合成，减少其从肠道的吸收，明显降低血中胆固醇及甘油三酯浓度。熊胆还能明显抑制血栓形成，大鼠颈动脉-颈外静脉血管旁路血栓形成实验，腹腔注射 0.2g/kg 天然熊胆的血栓抑制率为 49.7%，人工熊胆为 60.5%。

6. 对白血病细胞的分化诱导作用　引流熊胆 0.4mg/ml 作用 5 天，可使人早幼粒白血病细胞系 HL-60 80%以上的细胞分化为具有单核-巨噬细胞特征的细胞，分化的细胞具有还原硝基蓝四氮唑和贴壁能力，能吞噬乳胶颗粒，细胞的 α-萘酚醋酸酯酶和酸性磷酸酶活性显著增加，并失去自发形成集落的能力，同时细胞增殖明显抑制，但 0.1mg/ml、0.2mg/ml 浓度的熊胆对 HL-60 的影响不大，而 0.6mg/ml 则可使细胞增殖受抑并大量死亡。对于人组织细胞淋巴瘤细胞系 U-937 细胞，熊胆也有分化诱导作用，0.4mg/kg 的熊胆作用 6 天，约 60% 以上的 U-937 分化为形态和功能上均成熟的单核-巨噬样细胞，α-NAE 和 ACP 活性显著增强，细胞吞噬乳胶颗粒能力及溶菌酶分泌显著升高，细胞表面抗原也有所变化，但熊胆对细胞增殖的抑制不明显，且小剂量维生素 A 酸并不加强熊胆对 U-937 细胞的分化诱导作用，但能提早增加分化成熟的细胞，熊胆对 U-937 细胞的诱导分化作用较对 HL-60 者为弱。

7. 其他作用　熊胆有镇咳作用。熊去氧胆酸还有显著降血糖作用，可显著降低四氧嘧啶糖尿病家兔血糖，对糖尿病患者血糖和尿糖也可降低之。熊胆还有一定抗菌作用，体外试验对甲型链球菌、金黄色葡萄球菌、肺炎双球菌、卡他球菌、流感嗜血杆菌、大肠杆菌、绿脓杆菌、肺炎克雷伯氏菌等均有抑制作用，引流熊胆作用类似。此外，天然熊胆及人工熊胆对烫伤感染均有治疗作用。

毒性　熊胆毒性小，天然熊胆及引流熊胆 15g/kg 灌服对小鼠无毒性影响。有报告熊胆对小鼠的 LD_{50} 灌胃为 8.6g/kg，腹腔注射为 1.165g/kg，皮下注射为 1.0717g/kg。引流熊胆皮下注射的 LD_{50} 为 1.243g/kg。另报告皮下注射之 LD_{50} 天然熊胆为 3.339±0.342g/kg，人工熊胆为 3.142+0.237g/kg。人工熊胆给大鼠灌服 35 天对重要脏器及生长发育、血象、肝肾功能等无明显影响，人工熊胆也无致突变作用，对雄性小鼠生殖细胞染色体无影响。

临床应用

熊胆为珍稀药材，正因为如此其临床应用并不广泛，积累的经验也远无其他常用中药丰富，人工引流熊胆的成功开辟了丰富的药源，为对其药效认识的深化和扩展提供了条件。传统经验熊胆主要用于疳积、明目、惊痫和杀虫。近代对熊胆的应用有所扩展，胆汁酸盐的生理学意义及鹅去氧胆酸、熊去氧胆酸的溶胆石作用也赋予熊胆新的药效。

鹅去氧胆酸及熊去氧胆酸均可用于胆固醇胆石症的溶石治疗，现临床多用它们的人工合成品而非从熊胆或禽胆中分离者。鹅去氧胆酸每日 0.75～1.0g 分 3～4 次口服 3～18 个月治疗胆固醇性结石 234 例，胆石消失与缩小者 93 例，占 39.7%。一份权威的研究报告指出，日量 0.75g 的鹅去氧胆酸 2 年治疗的完全溶石率为 13%，部分及完全溶石率为 41%，对于妇女、瘦弱型体质、小或浮动性胆石、以及血浆胆固醇浓度超过 227mg/dL 者疗效为佳。国内试用日量 0.25g 一次服，部分患者加服利胆醇，经 6～12 个月的治疗 22 例中 10 例有溶石效果。熊去氧胆酸有类似效果但更佳且无肝毒副反应。另报告 36 例治疗 4～24 月 17 例有效。

鉴于内毒素血症与阻塞性黄疸术后肾功衰竭及死亡密切有关，胆盐可使内毒素失活并阻止其从肠道吸收，试用牛磺胆酸钠、去氧胆酸等于术前服用，阻塞性黄疸患者可见术后肌酐廓清率改善，全身及门脉血内毒素水平下降，试用熊去氧胆酸 0.9g 每 8 小时 1 次于术前 48 小时开始服用，20 例阻塞性黄疸患者可见门脉血内毒素水平较对照组显著下降，术前静脉血及术中门脉血总胆酸盐浓度明显升高，但外周血内毒素、肾功能及死亡率未见明显差异。

不良反应

熊胆毒副反应轻微，其腥苦味可致少数患者呕吐，可改胶囊剂服用。20%熊胆液结膜下注射可致疼痛。鹅去氧胆酸每日 0.75g 可致 3%患者肝毒表现，停药后恢复，40%患者可致腹泻，但轻微且不影响继续治疗，还可致血浆胆固醇轻度升高，熊去氧胆酸无明显肝毒和致泻副反应。

十四、牛黄（Niuhuang，Calculus Bovis）

本品为牛科动物牛 Bos taurs domesticus Gmelin 的胆结石。

人工活体培植牛黄，其组成与天然牛黄颇为相近。人工牛黄是以胆酸、去氧胆酸、胆固醇、胆红素及磷酸钙、硫酸镁、硫酸亚铁等无机盐混合而成，与天然牛黄组成差异甚大，但广泛用于制备各种含牛黄的中成药，有鉴于此，正着手第二代人工牛黄、人造牛黄的研制，其基本思路是使人工制成品组成尽可能与天然牛黄相近。

性味功效　味甘，性凉。能清心，豁痰，开窍，凉肝，息风，解毒。用于热病神昏，中风痰迷，惊痫抽搐，癫痫发狂，咽喉肿痛，口舌生疮，痈肿疔疮。

化学成分

天然牛黄主含胆汁酸、胆色素、胆固醇、肽类物质、氨基酸、粘蛋白、多种微量元素以及维生素 D、类胡萝卜素等。由于牛黄实为一胆红素-胆固醇混合结石，而结石的成分又因形成结石的多种原因不同而有较大差异，故牛黄所含主要成分含量常有较大波动范围。胆汁酸主要有去氧胆酸、胆酸；胆红素含量约 12.90%～55.80%，胆固醇含 2.50%～4.30%，卵磷脂 1.0%～2.1%。

药理作用

1. 对中枢神经系统的影响

（1）镇静作用：天然牛黄有一定镇静作用，灌服或腹腔给药可显著减少小鼠自发活动，并能减轻樟脑、咖啡因所致小鼠兴奋，增强水合氯醛、乌拉坦、吗啡、苯巴比妥及戊巴比妥的中枢抑制作用，如能延长戊巴比妥钠所致小鼠睡眠时间，促使阈下剂量的水合氯醛导致小鼠翻正反射消失等。人工培植牛黄有类似镇静作用。

（2）抗惊作用：牛黄具有明显的抗惊厥作用，灌服或腹腔注射可对抗樟脑、咖啡因、可卡因、印防己毒素、戊四氮等所致小鼠惊厥或延长惊厥潜伏期，且对后者的效果为显著，但对士的宁所致惊厥牛黄无任何对抗效果，牛黄抗惊作用具有上行性，以对樟脑、咖啡因所致皮层性惊厥效果较强，对脑干性惊厥的抑制作用弱，对脊髓性惊厥无效。人工培植牛黄抗惊活性与天然牛黄相似。

2. 解热作用　天然牛黄具有解热作用，人工培植牛黄也有类似效果，牛黄及人工培植牛黄灌服对酵母所致大鼠发热有明显的解热效果，并可显著对抗 2，4-二硝基酚所致大鼠发热。但胆红素的解热作用弱。牛磺酸可能作为一种介质在下丘脑起调节体温作用，但较大剂量牛磺酸本身对多种原因所致发热有解热效果。

3. 抗炎作用　牛黄具有显著的抗炎作用，日本报告牛黄对醋酸所致小鼠腹腔毛细血管通透性亢进、多形核白细胞游走及大鼠甲醛滤纸性肉芽组织增生均有强烈的抑制效果。但国内研究虽仍表明牛黄具有显著的抗炎作用，但其作用强度要弱得多。人工培植牛黄作用相似，灌服 1～2g/kg 对巴豆油、二甲苯所致小鼠耳肿及鹿角菜胶所致小鼠脚爪水肿有显著抑制作用；腹腔注射 0.1g/kg 对于二甲苯所致小鼠耳肿、二甲苯皮内注射所致小鼠皮肤通透性亢进、大鼠蛋清性脚肿及甲醛性脚肿，以及棉球所致小鼠肉芽组织增生均有抑制作用。

4. 对心血管及血液系统的影响

(1) 强心作用：牛黄具有显著的强心作用，对于离体蛙心、豚鼠心脏及猫心乳头肌等均能明显增强心肌收缩力，使心率增加。曾报告其强心成分为水溶性，于10^{-7}浓度即对离体蛙心有强心效果，但浓度增至10^{-2}仍不使蛙心停博。猪去氧胆酸、牛胆酸、牛磺酸等均有强心效果，但胆红素反而抑制心脏。牛黄能显著对抗培养小鼠仔鼠心肌细胞高Ca^{2+}时心肌搏动细胞数的减少及心律不齐搏动细胞数和心率的增加。牛黄也能使低Ca^{2+}所致心搏异常正常化，表明牛黄水溶性成分中含有调节心搏异常的物质。由于在牛黄水溶性成分中牛磺酸的浓度为其他氨基酸的10～100倍，具有竞争性抑制牛磺酸向胞内转移作用的β-丙氨酸能取消牛黄的抗心律失常作用，因而牛黄调节心脏活动的主要成分可能即是牛磺酸。此外，牛黄还能抑制内毒素所致大鼠心率减少和心电图ST段升高等缺血性心功能紊乱。

(2) 降压作用：正常大鼠灌服、麻醉家兔静注牛黄均有显著降压效果，人工培植牛黄静注也能使兔血压降低。对自发性或肾性高血压大鼠，牛黄灌服有显著而持久的降压作用。胆酸钙、去氧胆酸、胆红素、SMC以及牛磺酸均有不同程度和特点的降压效果。牛黄的降压作用可能与扩张血管及抗肾上腺素作用有关。胆红素的降压与其心肌抑制活性有关。牛磺酸则系中枢性降压机制，其可能作用于中枢牛磺酸受体，调节血管张力。

(3) 生血、抑制血小板聚集及活化纤溶作用：牛黄能显著促进红细胞生成，能使急性失血家兔网织红细胞急剧增多，红细胞及血红蛋白恢复时间明显缩短。正常兔服用牛黄也可引起红细胞明显增加，摘除脾脏无影响。对于胶原所致血小板聚集，牛黄有弱的抑制作用。对于纤维蛋白溶解，纤维蛋白平板法实验表明牛黄有强的纤溶活化作用。

5. 抗病原微生物作用　体外试验中牛黄能使流行性乙型脑炎病毒直接灭活，于皮下感染乙脑病毒后24小时灌服牛黄对小鼠的实验感染有显著的保护效果，人工牛黄、去氧胆酸钠、胆酸与胆红素都有一定的保护效果，但牛黄对脑内感染的乙脑病毒无效。

6. 对消化系统的影响　牛黄有解痉作用，牛黄水提液可对抗乙酰胆碱所致小鼠离体小肠痉挛，牛黄粉剂及不溶于水部分也有抗Ach效果，去氧胆酸钠约为胆酸钠效力的10倍，胆酸盐于肠道浆膜面产生抑制效果，但对粘膜面则可刺激豚鼠离体回肠收缩，剂量加大可致痉挛。胆红素较大剂量对离体大鼠十二指肠及豚鼠回肠则有兴奋作用。另从牛黄水溶性部分所得多肽成分SMC-S_2、SMC-F等能兴奋离体豚鼠、小鼠小肠，其作用可被阿托品所阻断，为毒扁豆碱所增强，作用与乙酰胆碱相似但较弱。由上可见，牛黄对肠道平滑肌的影响是其各组成成分的综合结果。人胆石也能显著抑制大鼠离体肠管收缩，并强烈抑制小鼠小肠推进功能。

牛黄具有显著的利胆作用，其水提液0.1g/kg灌服即可使大鼠胆汁分泌明显增加。牛黄既能松弛奥狄氏括约肌，又能使总胆管弛缓。对猪奥狄氏括约肌的松弛作用以去氧胆酸为强，胆酸盐次之。但SMC则反使括约肌收缩。

毒性　天然牛黄毒性较低，小鼠灌服的$LD_{50}>15$g/kg或20g/kg，每日灌服牛黄0.6g/kg连续6天无毒性表现，高血压大鼠每日灌服0.1g/kg连续15周未见各重要脏器有病理改变。人工培植牛黄毒性相似，灌服对小鼠的$LD_{50}>15$g/kg，腹腔注射为$LD_{50}>40.0$mg/kg。牛黄各主要成分的LD_{50}为小鼠口服胆酸1.52g/kg，去氧胆酸1.06g/kg，胆酸>2g/kg，去氧胆酸静注为0.15g/kg，胆酸钠皮下注射为0.63g/kg。人工牛黄每日灌服1.5g/kg，连续5天，仅见丛毛现象，但未引起死亡，腹腔注射的$LD_{50}>1$g/kg。

临床应用

牛黄为极常用的贵重中药，但罕见单独应用。以牛黄为主药的许多中药成方成药广泛用于治疗多种疾病，但牛黄药源紧缺且价昂，故今一般冠“牛黄”的中成药多以人工牛黄代替。

1. 高热神昏及惊痫　牛黄为中医急症“三宝”，即安宫牛黄丸、至宝丹、紫雪丹中前二者的主要组成药物，凡是急性传染、感染性疾病而呈高热烦燥，神昏谵语，惊厥昏迷等者均可用三宝顿挫热势，定惊醒神。三宝中清热作用以安宫牛黄丸为最，紫雪丹次之，至宝丹又次；而开窍作用则以至宝丹为最强。三宝最常用于颅内感染所致昏迷以及肝性脑病，以至肺性脑病等，尤以于流行性乙型脑炎应用最广，临床报告甚多，一般认为对于重症患者以早日足量服用为佳；对于重症肝炎、肝性脑病则以安宫牛黄丸为常用，其对苏醒神识效果肯定，对烦躁等症状有持久的镇静效果。此外，宗安宫牛黄丸之意而制成了大量以牛黄为主成分之一的成方成药，如安宫牛黄片、清开灵注射液、醒脑静注射液、安脑牛黄片、清热安宫丸、牛麝散、牛黄醒脑注射液等。如醒脑静在肝昏迷的治疗中常用且效佳，牛黄千金散治小儿急惊风也有疗效。牛黄还可用于脑炎脑膜炎后遗症的治疗。

除昏迷惊痫本身外，牛黄制剂也常用治疗高热，如醒脑静注射液、牛黄醒脑Ⅰ号注射液。后者治疗支气管肺炎、上呼吸道感染等所致小儿高热效较佳。

2. 急性呼吸道感染急性肺炎、支气管炎、流感、上感等伴发热及局部炎症性疾病常用牛黄（实则为人工牛黄）配制的多种成药治疗，如用人工牛黄片治疗小儿肺炎，小儿珍贝散治疗小儿气管炎、支气管炎，以及多种治疗感冒、上感的成药，如速效感冒胶囊等。此外，牛黄还配入止咳化痰药或其本身以治疗咳嗽痰多，如牛黄蛇胆川贝液。另以牛黄清脑片治疗急性支气管炎后咳嗽及上感咳嗽也有较好疗效。

十五、冬凌草

本品为唇形科香茶菜属植物碎米桠 Rabdosia rubescens (Homs). S. Y. Wu et Hsuen，河南省民间用于治疗食管-贲门癌。

化学成分

从冬凌草叶的乙醚提取物中分离出五种二萜类成分，即冬凌草甲、乙、丙、丁及戊素 (rubescensine A，B，C，D，E)，冬凌草甲素即 oridonin，乙素即为 ponicidin。

药理作用

1. 抗肿瘤作用

冬凌草煎剂及醇剂在体外对 Hela 细胞有明显细胞毒作用，最低有效浓度为 1∶3200；冬凌草醇剂对人体食管癌细胞株 (CaEs-17) 及食管癌 109 细胞株亦有明显细胞毒作用，有效浓度为折合生药 10～25mg/ml。冬凌草甲素及乙素对人体肝癌细胞株 BEL-7402 及人体食管癌 109 细胞株均有较强的杀伤作用，甲素及乙素对 BEL-7402 细胞株的 IC_{50} 均为 4μg/ml，并可抑制细胞的再繁殖能力。高浓度时甲素及乙素可干扰 DNA 的合成。食管癌 CaEs-17 及胃腺癌 MGc80-3 对冬凌草甲素最敏感，CNE 鼻咽癌，Hela 宫颈癌及 BEL-7402 肝癌细胞株次之，肺腺癌 SPC-A-1 及肺鳞癌 LTEP-78 最不敏感。甲素于 50μg/ml 浓度时，对敏感细胞株可产生超过 3 个指数的杀灭效应。

冬凌草甲素及乙素于 10mg/kg 腹腔注射时，对 ECA 及 S_{180} 腹水型可使动物平均存活期延长 100%以上，其中部分荷瘤动物可长期存活，对艾氏腹水癌、S_{180}、肝癌及组织细胞肉瘤实体型、L_{1210} 及 P_{388} 白血病亦有一定作用。

冬凌草醇剂还可明显增强乙亚胺 (ICRF-154) 及丙亚胺 (ICRF-159) 对小鼠 S_{37} 的抗肿瘤作用。冬凌草甲素在体外可明显增强博莱霉素 A_5、消瘤芥 (AT-1258) 及顺铂 (DDP) 的细胞毒作用。体内试验亦证明甲素可明显增强博莱霉素 A_5 及消癌芥对 ECA、S_{180} 及 P_{388} 的抗肿瘤作用。抗肿瘤作用机理研究表明，冬凌草甲素对 ECA、L_{1210} 等肿瘤细胞的"指数生长期"及"坪期"细胞均有明显抑制作用，对细胞周期中 (S 期，G_1，G_2 及 M 期细胞) 和非周期细胞均有不同程度的杀伤作用。因此，冬凌草甲素可能为细胞周期非特异性药物，而对指数生长期和周期中细胞的作用更强。冬凌草甲素对 ^{3}H-TdR，^{3}H-UR 及 ^{3}H-亮氨酸掺入 DNA、RNA 及蛋白质均有明显抑制作用，对 DNA 合成的抑制先于 RNA 及蛋白质。冬凌草甲素在体外对 DNA、RNA 合成抑制作用发生较早，恢复亦较快，对蛋白质合成的抑制作用较强而持久。终止药物作用后，^{3}H-TdR 掺入曲线表明，冬凌草甲素对 DNA 合成抑制属于代谢型。

2. 对免疫功能的影响　冬凌草甲素于抗肿瘤有效剂量 (10mg/kg) 可轻度抑制雄性小鼠的溶血素形成，对雌性小鼠的溶血素形成则无影响；而冬凌草乙素于 10 及 20mg/kg 时，均可轻度兴奋溶血素形成，提示冬凌草甲素对体液免疫有轻度抑制，但乙素则有轻度兴奋作用。甲素于抗肿瘤有效剂量时对 GVH 反应无明显影响而冬凌草乙素则可使脾指数升高，提示冬凌草乙素对细胞免疫有一定兴奋作用。

3. 抗菌作用　冬凌草醇剂对金黄色葡萄球菌及甲型溶血性链球菌有明显抑菌作用，抑菌浓度为1∶128及1∶256，去鞣酸不影响其抗菌作用；冬凌草总二萜的抗菌作用大为提高，它对金黄色葡萄球菌的最小有效浓度为1∶12800（78μg/ml），对乙型及甲型溶血性链球菌以及伤寒杆菌的最小有效浓度为1∶6400（156μg/ml），对痢疾杆菌为1∶800。冬凌草甲素对乙型及甲型溶血性链球菌及肺炎双球菌的MIC为1∶25600（39μg/ml）；对金黄色及白色葡萄球菌的MIC为1∶6400；对痢疾杆菌为1∶1600，对大肠杆菌为1∶800。冬凌草乙素对白色葡萄球菌的MIC为1∶51200，对金色葡萄球菌为1∶12800，对甲型及乙型溶血性链球菌为1∶6400，对伤寒及痢疾杆菌的MIC为1∶3200；对变形杆菌为1∶1600。冬凌草挥发油亦有一定的抗菌作用，但较弱。

临床应用

冬凌草作为抗肿瘤及抗菌消炎药主要用于治疗食管癌及肝癌等恶性肿瘤，亦用于治疗多种急、慢性感染性炎症。

1. 癌症　冬凌草粗制剂（糖浆剂及片剂）及冬凌草甲素对食管癌有肯定疗效，对早期食管癌的疗效较为明显，与化疗药物合用对中、晚期食管癌亦有较好疗效。

2. 原发性肝癌　可使食欲增进，肝区疼痛减轻，精神好转，肝肿瘤明显缩小。对于膀胱原发癌及复发癌能部分和完全缓解。

3. 食管上皮增生　冬凌草治疗食管上皮重度增生，经2年的系统治疗，30例中无一例演变成癌，转变为正常者23/30，转变为轻度上皮增生者4/23，持续重度上皮增生者3/30。

4. 急性化脓性扁桃体炎　急性化脓性扁桃体炎患者服用冬凌草片剂，可较快使疼痛消失，体温及白细胞总数降为正常，伪膜及脓点消失。此外，冬凌草对急、慢性咽炎、慢性支气管炎、慢性盆腔炎等亦有良好疗效。

药代动力学　用^{3}H-冬凌草甲素进行实验发现，甲素口服易自胃肠道吸收，5分钟后即可在小鼠血中测出放射性，口服后半小时血中放射性达高峰，1小时后下降，2小时后又略回升，此后放射性缓慢下降。给荷瘤小鼠腹腔注射^{3}H-冬凌草甲素后于药后1小时，放射性强度以胆囊、肠、肝、肾组织中最高，胰、胃、脾、肺、胸腺及食管等组织中次之；肌肉、骨、心、脑组织中分布最少。用药后4小时，肺及食管中放射性略上升，胰及肿瘤等组织中放射性下降缓慢，其他诸组织则下降幅度较大。24小时后，肝、胰、肾及食管中仍有较高的放射性，其他组织中则很低。

给小鼠经口灌胃或静注^{3}H-冬凌草乙素后，很快分布到全身各组织，其中以肺、胆囊和肝等组织中放射性最高，其次为肠、胃、胰等，肌肉、胸腺和骨等组织中最少。静注^{3}H-冬凌草乙素24小时，放射性自粪、尿中排泄占总注入量的58.3%；血中放射-时间曲线符合二房室模型，其各相半衰期分别为$T_{1/2}\alpha=17.9$分，$T_{1/2}\beta=12.7$小时，中心分布容积Vc＝1.4L/kg，表观分布容积Vd＝3.9L/kg；经口灌胃后，血中放射性-时间曲线亦符合二房室开放模型，其动力学参数为：$T_{1/2}ka=17.0$分，$T_{1/2}kc=11.3$小时；以iv和ig ^{3}H-冬凌草乙素血中放射性-时间曲线下面积计算生物利用度（F）为65%。

毒性　不同季节采集的冬凌草的醇剂对小鼠的急性LD_{50}亦不同。苗期冬凌草的毒性大于生长期，成熟期冬凌草的毒性较小，可能与其中萜类成份含量有关。

冬凌草甲素对小鼠的LD_{50}为55.8±5.7mg/kg·ip；大鼠腹腔注射冬凌草甲素5及10mg/kg·d，连用15天，动物的体重、血红蛋白、白细胞及血小板以及肝、肾功能均无影响；犬静注冬凌草甲素2及4mg/kg·d，连用15天，对骨髓及肝、肾功能均无影响。

冬凌草乙素对小鼠的LD_{50}为46.1±4.7mg/kg·ip；大鼠腹腔注射10及20mg/kg·d，连用15天，对动物的骨髓及肝、肾功能均无明显影响；组织学检查，除肝、肾有轻度瘀血外，其他脏器均无异常。

十六、千里光

本品为菊科千里光属植物千里光 Senecio scandens Buch-Ham. 的地上部分或全草。又名九里光等。味苦，性寒。有小毒。能清热解毒，杀虫，明目。主治泄泻、痢疾、疮疖、皮肤痒疹、风火赤眼等，亦捣敷虫蛇犬等咬伤处。

化学成分

含多量毛茛黄素（flavoxanthin）、菊黄质（chrysanthemaxanthin），另含对羟基苯乙酸、水杨酸、香荚兰酸、焦粘酸以及氢醌等。

药理作用

1. 抗菌作用　千里光具有较强的广谱抗菌活性。对革兰氏阳性及阴性细菌有明显抑制作用，以对福氏痢疾杆菌、志贺氏痢疾杆菌及卡他奈氏球菌为敏感，原生药水煎剂的MIC为1：1024，对金黄色葡萄球菌、宋内氏痢疾杆菌、鲍氏痢疾杆菌、伤寒杆菌、甲型及乙型副伤寒杆菌、八叠球菌等也有较强抑制作用，对绿脓杆菌、脑膜炎双球菌等也具一定抗菌效果。

2. 抗钩端螺旋体作用　许多研究报告证明千里光对钩端螺旋体具有强烈的杀灭作用。水煎剂在1：800～1600时于体外即能抑制钩端螺旋体的生长，千里光煎剂的酸性乙醚提取物对钩端螺旋体的MIC为1：16000，而千里光所含成分氢醌的MIC低达1：50万，豚鼠或兔灌服千里光后，其血或尿可具有抗钩端螺旋体活性，且千里光对豚鼠、小鼠的实验性钩端螺旋体感染显示一定的保护效果，但对金地鼠的实验性钩端螺旋体病则无效。

临床应用

1. 急性细菌或病毒性感染性疾病　千里光对多种急性传染或感染性疾病具有较好疗效。以对急性菌痢、急性肠炎、急性阑尾炎、上呼吸道感染、急性扁桃体炎、大叶性肺炎以及丹毒等疗效为佳。对钩端螺旋体病有一定防治效果。

2. 滴虫性阴道炎和宫颈炎　以千里光（或配以花椒3：1）药液涂阴道周壁，治疗滴虫性阴道炎有较好疗效。以千里光为主的复方治疗慢性宫颈炎也有较好疗效。

3. 眼病　应用50%千里光眼药水，每2～4小时滴一次，治疗急性或亚急性结膜炎、慢性结膜炎、沙眼急性期、沙眼慢性期、游泳池结膜炎、浅层点状角膜炎、树枝状角膜炎、角膜溃疡等。

十七、败酱

本品为败酱科植物黄花败酱（Patrinia scabiosaefolia Fisch ex Link或白花败酱Patrinia villosa Juss. 的带根全草或根茎。

我国有败酱属植物10种及3亚种和2变种。历代以败酱为名的中药在5种以上，可以确定者有3种，即黄花败酱、白花败酱及苣荬菜。

性味功效　味苦、辛，性凉。能清热解毒，祛瘀排脓。主治肠痈，下痢，赤白带下，产后瘀滞腹痛，痈肿疔疖。

化学成分

败酱科含多种化学成分，其中以萜类、黄酮、β-谷甾醇及异戊酸为各属所共有。败酱属植物则主要含以齐墩果酸甙元及常春藤甙元组成的三萜皂甙，其次是环烯醚萜甙、香豆素甙和黄酮类化合物，不同种败酱所含萜类、黄酮等的基本骨架、碳原子各自带有的基团及甙元与不同种类的糖结合的位置和方式等均有不同。此外，还含挥发油、有机酸及其他化合物。

黄花败酱为败酱主要品种，根及根茎挥发油的主要成分为α-古芸烯（α-gurjunene），另含多量三萜类皂甙：败酱皂甙A_1、B_1、C_1、D_1、E、F、G、H、J、K、L和M（patrinoside A1～M），甙元为齐墩果酸。

白花败酱主含环烯醚萜甙：白花败酱甙（villoside）、莫诺甙（morroniside）、番木鳖甙（loganin）、白花败酱醇（villosol）及白花败酱醇甙（villosolside）。

异叶败酱和糙叶败酱均含挥发油，前者挥发油主成分为β-蒎烯、δ-橄香烯和α-松油醇（α-terpineol）；糙叶败酱挥发油以β-石竹烯含量为最高，次为α-葎草烯。

药理作用

1. 镇静作用　败酱科植物中具镇静、催眠作用者有多种败酱及缬草。国内早年研究曾发现东北产的黄花败酱有明显的镇静作用，其有效成分为所含皂甙，后进一步研究发现黄花败酱的根和根茎乙醇提取物或挥发油灌服对小鼠均有显著的镇静效果，并能显著延长戊巴比妥钠所致小鼠翻正反射消失时间，挥发油为镇静有效成分，尤其是占油2/3的败酱烯和异败酱烯，而异戊酸无镇静作用，并认为镇静作用机理在于对中枢的直接作用。但近有研究发现黄花败酱挥发油主含以古芸烯为主的9种成分，而非败酱烯或异败酱烯，故黄花败酱挥发油中何者为主要有效镇静成分尚待进一步确认。异叶败酱根和根茎能显著延长戊巴比妥钠所致小鼠睡眠时间，显著协同阈下剂量戊巴比妥钠所致小鼠睡眠，由于同剂量的异叶败酱挥发油连续给药3天可使小鼠肝匀浆细胞色素P_{450}含量增加62%，表明异叶败酱挥发油确有显著中枢镇静作用。糙叶败酱根和根茎挥发油灌服也能显著延长戊巴比妥钠所致小鼠翻正反射消失时间，其镇静作用较黄花败酱挥发油为弱。

2. 抗病原微生物作用　多种败酱在体外试验中均呈一定抗病原微生物作用，但不同种败酱的试验结果不同，败酱体外抗菌作用不强，但未见用败酱挥发油进行抗菌作用研究者。另有研究发现败酱草煎剂体外与内毒素孵后可使内毒素毒性明显减低。对于病毒，有报告败酱在体外对柯萨奇病毒B_1、B_2、B_4所致细胞病变有显著的抑制作用，对合胞病毒也有显著抑制作用，病毒抑制指数为3或4个对数。从黄花败酱种子中提得的含硫皂甙具有明显的抗HIV病毒活性。

3. 升白作用和对免疫功能的影响　黄花败酱有显著的升白作用，能对抗环磷酰胺所致小鼠白细胞下降，但挥发油无明显效果。黄花败酱对环磷酰胺的抗肿瘤作用无明显影响，但可使外周血白细胞数下降明显减轻，并使骨髓有核细胞数明显增加。另报告糙叶败酱茎的乙醇提取物也可增强小鼠腹腔巨噬细胞的吞噬及细胞毒作用，并能提高ANAE阳性淋巴细胞百分率及Ea玫瑰花环形成百分率。

4. 保肝利胆作用　曾报告败酱草能促进肝细胞再生，防止肝细胞变性，此可能与其所含齐墩果酸有一定关系，有报告从黄花败酱根和根茎中提得之齐墩果酸达0.3%以上。黄花败酱根煎剂能促进胆汁分泌。

5. 止血作用　糙叶败酱对大鼠、家兔的创伤性出血具有与云南白药强度相当的止血效果，可缩短出血时间，拮抗5-Fu所致犬和小鼠的血小板数降低，止血作用原理与其对血小板和血管的影响有关。

临床应用

1. 神经衰弱　黄花败酱具有明显镇静催眠效果，临床用其多种制剂治疗神经衰弱失眠症有一定疗效，眠尔静片（黄花败酱干浸膏片，每片相当于原生药1g）对重症精神病恢复期残留神经衰弱症候群及以失眠为主症之神经衰弱症患者有一定疗效。

2. 急性感染性疾病　败酱作为一种主要的清热解毒药常用于多种急性感染性疾病的治疗。如流行性腮腺炎、普通感冒、流感。败酱复方用于多种腹腔、盆腔炎症有较好疗效，如用败酱薏苡红藤汤治疗阑尾脓肿、用败酱合剂治疗慢性盆腔炎。

十八、石膏（Shigao，Gypsum Fibrosum）

本品为硫酸盐类矿物硬石膏族石膏。

性味功效　味甘、辛，性大寒。生石膏能清热泻火，除烦止渴。用于外感热病，高热烦渴，肺热咳喘，胃火亢盛，头痛，牙痛。

化学成分

生石膏主含硫酸钙（$CaSO_4 \cdot 2H_2O$），但有报告石膏混入砷量达0.19gAs_2O_3/g值得注意。

以钙为指标的研究表明，石膏在汤剂中的溶解量不大，且因加热而溶解反降低，久煎也并不增加溶出率，因而重用石膏入汤剂或先煎似均无必要。在复方汤剂中，石膏的溶出率明显增大，如单味石膏煎剂中钙含量为0.71±0.012%～0.76±0.024%，而白虎汤为1.60±0.011%，麻杏甘石汤为1.61±0.016%，石膏熟地煎为1.45±0.012%，竹叶石膏汤为1.36±0.028%。但生石膏中钙的药理学价值颇有争论，作为以治疗急性热病为主要适应症的生石膏，其所含微量元素如铁、锌、铜以及^{34}硫的作用虽有探讨，但尚乏实验研究。

药理作用

1. 对发热的影响　石膏为治疗气分大热要药，白虎汤为气分大热或阳明热盛而呈身大热、大汗出、大烦渴、脉洪大之要剂，且热象越著，生石膏用量须越大。但石膏对实验性发热影响的研究结果颇有争议，一些报告认为石膏有解热作用，而另有些研究却未能证实其解热效果。近年有多个研究表明石膏对实验性发热有明显的解热作用，如报告白虎汤可使发热家兔退热1.3℃，知母退热0.7℃，石膏知母合用退热1.2℃。另有实验也表明白虎汤有明显的解热作用，生石膏煎剂解热作用较弱。麻杏甘石汤灌服对伤寒杆菌所致家兔发热也有显著的解热作用，使体温下降1.27℃，单味石膏下降0.82℃。近有研究表明生石膏对正常家兔体温无明显影响，但对大肠杆菌内毒素所致家兔发热，灌服生石膏煎剂或其水煎醇沉法制备之静注液则均有显著的解热作用，但对发热的潜伏期、热峰时间及发热持续时间无明显影响。至于生石膏解热作用的有效成分，研究表明，白虎汤、生石膏及氧化钙灌胃，均有明显解热作用，静注时解热作用更强，测定给药后家兔血钙水平，则三者灌服均可见血钙增加，白虎汤的退热效果与血钙水平上升密切相关，去钙白虎汤灌服时不增加家兔血钙浓度，也无退热效果，这一结果表明白虎汤退热作用与石膏所含钙密切有关，而肠道对石膏中钙吸收的多少则可明显影响其退热效果。但另有研究表明白虎汤中知母的解热有效成分为杧果甙，纯硫酸钙无解热作用，而推测石膏的解热作用可能来自其所含硫酸钙以外成分。还有研究表明单纯钙剂也无明显退热作用。因此，石膏的解热有效成分及机理还有待进一步研究。

2. 对"口渴"的影响　烦渴是气分大热主症之一，石膏有较好除烦止渴功效。以饮水量判断大鼠"口渴"状态及其改善情况的实验表明，当用"禁水"、皮下注射TTG或20%蛋白水溶液以引起发热、皮下注射利尿磺胺或乙酰唑胺引起大量利尿而致脱水，以及给以高渗盐水引致细胞内脱水等多种方法造成大鼠"口渴"状态时，石膏上清液均能明显减少大鼠的饮水量，表明石膏可显著改善异常的"口渴"状态。

3. 其他作用　曾报告1∶1的石膏Hank's液在体外可明显增强肺泡巨噬细胞对白色葡萄球菌死菌及胶体金的吞噬能力，并能促进吞噬细胞的成熟。

有报告称白虎加人参汤有明显的降血糖作用，可降低四氧嘧啶性糖尿病大鼠的血糖水平，该方组成药中仅人参、知母单用时有降糖作用，但人参配伍石膏，或知母配伍石膏时其降血糖作用均得以增强，而人参知母配伍则降糖作用反而减弱，人参用量越大，作用越弱，但倘于人参知母配伍中加入石膏，则可使已被减弱的降糖作用恢复，且在一定范围内石膏用量增加而降糖作用增强，似表明石膏在这里起着一种特殊的调和效应。

临床应用

生石膏是温病的常用药，对于多种原因所致之高热不退，大热烦渴有较好疗效。温病常用方剂均以石膏为主药之一，如白虎汤、清瘟败毒饮及竹叶石膏汤等。白虎汤用治流行性乙型脑炎、流行性出血热、肺部感染、钩端螺旋体病等有良效。清瘟败毒饮治疗乙脑、流脑、流行性出血热、钩端螺旋体病、败血症或脓毒血症等均有不同程度的疗效。竹叶石膏汤则用治多种急性感染疾病后期而有余热未清，气阴两伤者，如多种热病的恢复期、流行性出血热、无名低热等。

药代动力学　以钙为测定指标对石膏于肠道吸收情况的研究表明，当注入石膏上清液于十二指肠盲囊大鼠60分钟后，于胆管未结扎大鼠钙吸收达90%，而于胆管结扎大鼠钙吸收仅50%～70%，表明胆汁可促进石膏中钙吸收。小鼠离体空肠及大鼠或猫的离体小肠实验表明，石膏中钙的吸收较之其他钙盐如硫酸钙、氯化钙、葡萄糖酸钙、辛酸钙等者为多。石膏上清液给大鼠静注，可使血清钙含量迅速上升，至6小时最高，16小时恢复正常值。

十九、知母（Zhimu，Rhizoma Anemarrhenae）

本品为百合科植物知母 Anemarrhema asphodeloides Bge. 的根茎。

性味功效　知母味苦、甘，性寒。能清热泻火，生津润燥。用于外感热病，高热烦渴，肺热烦咳，骨蒸潮热，内热消渴，肠燥便秘。

化学成分

曾从知母中分得6种皂甙和菝葜皂甙元(sarsasapogenin)，另含杧果甙(mangiferin)及异杧果甙(isomangiferin)。

药理作用

1. 对βAR-MchoR细胞调控机制的影响　临床上阴虚证和阳虚证的表现分别与βAR-cAMP系统及MchoR-cGMP系统相对偏胜有许多吻合之处。某些肾阴虚或肾阳虚证患者可分别出现血cAMP或cGMP占优势。对于氢考或甲状腺激素注射所致"氢考"或"甲高"性动物"阴虚"模型均可见肾、脑β-受体最大结合容量RT明显高于正常，cAMP系统对β-激动剂异丙肾上腺素的反应性也显著增强，甲高模型并有M受体最大结合位点数减少，表明实验性"阴虚"模型可有细胞水平βAR及MchoR

一对调节机制失衡，或为βAR系统一方偏亢，或同时有MchoR系统对应的一方偏衰。知母为滋阴泻火要药，实验表明，知母水煎剂灌服可使氢考或甲高模型鼠注射异丙肾上腺素后血浆cAMP峰值明显降低，βAR的RT值也明显为低，而灌服生地龟板合剂者有类似作用，但灌服附子、肉桂合剂者，βAR的RT值及cAMP系统对异丙肾上腺素的反应性均明显升高。知母可显著提高"甲高"模型的M受体RT降低，表明知母能调节βAR及MchoR这对调节机制的失衡，当它们出现反方向变化时，知母能同时使它们向正常转化，从而使细胞功能异常得到纠正。菝葜皂甙元有知母水煎剂相似的作用，能使"甲高"小鼠脑βAR受体RT的升高下调趋于正常水平，但对亲和力KO无影响，此外知母、菝葜皂甙元均可明显对抗甲高小鼠体重的明显下降。进一步的研究表明，知母对βAR下调作用的机制，主要是使异常升高的受体分子生成速率减慢。

2. 抑制钠泵 Na^+，K^+-ATP酶在机体产热中占有重要地位，阴虚生内热可能是Na^+，K^+-ATP酶活性过高的一种表现，甲亢患者有阴虚生内热表现，甲亢患者机体产热增加与甲状腺素增加钠泵运转，使ATP消耗增多，加速细胞呼吸有关；而阳虚患者的红细胞钠泵活性下降。知母中提得的菝葜皂甙元是Na^+，K^+-ATP酶抑制剂，体外试验对组织切片耗氧率或提纯的兔肾Na^+，K^+-ATP酶都有强烈的抑制作用，抑制率达88.6%。整体试验中给予甲状腺激素可致大鼠肝、肾及小肠粘膜Na^+，K^+-ATP酶显著升高，但脑组织者无明显变化，同时灌服菝葜皂甙元25mg/只，可使肝、肾Na^+，K^+-ATP酶恢复至正常水平，小肠还低于正常，对脑无明显影响，并能使肾切片耗氧率的显著增高也恢复至正常水平。由于钠泵在肠粘膜上皮及肾曲小管中均能促进水分吸收，钠泵活性过高可引起产热增加，大便干结，尿短黄等而与阴虚内热证相符，故认为知母滋阴清热的机理与其抑制钠活性有关。酶抑制动力学研究表明，菝葜皂甙元对兔肾Na^+，K^+-ATP酶抑制的曲线与哇巴因形状相似而较弱，二者均于1mM达最大抑制，其IC_{50}菝葜皂甙元为9.0×10^{-6}M，哇巴因为3.2×10^{-7}M，菝葜皂甙元的抑制性质为对Na^+，K^+均为混合性抑制，对ATP为反竞争性抑制，磷脂不抑制哇巴因，但多种磷脂却可不同程度地降低菝葜皂甙元对Na^+，K^+-ATP酶的抑制。此外，对PNP酶活性也有明显抑制作用，1mM的哇巴因可完全抑制之，而菝葜皂甙元1mM抑制率为68.5%。对整体大鼠红细胞钠泵的研究表明，菝葜皂甙元可显著抑制甲状腺激素所致大鼠红细胞摄取R_b^+能力的亢进，剂量达20mg/鼠·日以上时可抑制90%以上，且大鼠的甲亢表现也见改善。但用知母皂甙2mg/kg给健康人试服，其红细胞钠泵呈多相性变化，多数可见钠泵抑制，但部分可于抑制前1～2小时有短暂上升。

3. 对肾上腺皮质及肾上腺皮质激素的影响 临床用生地知母甘草口服，可拮抗正常人服用地塞米松所致清晨血皮质醇分泌高峰的抑制，对肾病综合征患者也可明显减轻激素所致满月脸、兴奋失眠等副反应，而仍有良好临床疗效。给家兔灌服地塞米松前5天或同时给予知母、生地、甘草的单味、双味或三味合煎也均可使血浆皮质酮含量明显上升，尤以知母作用为强，知母粗提物总皂甙也有类似作用。但如无皮质激素存在，则均无此作用，仅单味生地可使兔血皮质酮浓度显著降低。知母上述作用机理与其抑制肾上腺皮质激素在肝中的分解代谢有关，体外实验表明，知母可抑制皮质醇中$C_{4,5}$双链的打开，抑制A环内C_3酮基的还原，保护$C_{17,21}$二羟C_{20}酮基的变化，从而减缓了皮质激素在肝中的破坏失活。另有实验表明，生地知母甘草本身对豚鼠垂体和肾上腺形态无明显影响，但可减轻或部分逆转长期给予皮质激素所致垂体、肾上腺的形态变化。

4. 对交感神经系统的影响 用苦寒中药给大鼠灌服3周，可见心率降低、尿量增多、肾上腺素排出量减少等与临床寒证病人相似表现，反之用温热药造成与此相反的热证模型。发生寒证或热证的部位主要在中枢，特别是丘脑下部，寒凉药可使大鼠中枢抑制增强，脑内5-HT增多，肾上腺功能降低，儿茶酚胺（CAs）排出量减少，反之热药使中枢兴奋占优势，脑内NE、DA等递质增多，CAs排出增多。以知母为主药的复方（知母、黄柏、石膏、龙胆草）即能抑制大鼠交感神经-肾上腺系统。知母、黄柏、石膏、龙胆草或知母、石膏以及单味知母，均可使大鼠心率减慢；知母、黄柏及单味知母可使肾上腺重量明显减轻；知母、黄柏、石膏、龙胆草使血清及肾上腺内多巴胺-β-羟化酶（DβH）活性降低，NE 合成减少，而知母配黄柏、配石膏或单味知母也能使肾上腺 DβH 活性显著降低。知母、黄柏、石膏、龙胆草复方尚可使脑干、间脑区及前脑区 DβH 活性降低。而以附子、干姜、肉桂复方温热药的表现则相反。故可认为，知母等寒凉药可通过改变中枢递质或其他因素，使大鼠中枢抑制活动增强，抑制交感神经中枢而使心率减慢，同时抑制肾上腺 DβH 活性使 CAs 合成和释放减少，因而交感神经-肾上腺系统机能活动降低。

5. 解热作用　曾报告知母皮下注射对大肠杆菌所致家兔发热有解热作用。白虎汤为中医治气分大热要方，对实验性发热有解热效果，白虎汤中石膏与知母均有解热作用，二者合用解热效果增强，知母解热有效成分为杧果甙。

6. 对血糖的影响　曾报告知母水提物对正常家兔、四氧嘧啶糖尿病家兔和小鼠，以及对胰岛素抗血清所致糖尿病小鼠均有降血糖作用，并可使小鼠血中酮体减少。白虎人参汤也可显著降低四氧嘧啶大鼠血糖，以其组成之单味药试验，仅知母、人参有降糖效果，知母与石膏或人参与石膏配伍均能增效，但知母、石膏合用则反而降糖作用减弱，人参用量越大，减弱越多，在此配伍中加入石膏则作用恢复，且在一定范围内随石膏用量增大作用增强，再依次加入甘草、粳米，降糖作用还有增高。知母对正常大鼠未促进葡萄糖氧化，但可促进横膈、脂肪组织等对葡萄糖的摄取，使横膈中糖原含量增加，但肝糖原含量下降。对于四氧嘧啶糖尿病小鼠，以知母、麦冬、玉竹、山茱萸组成的知母煎剂对血糖无显著作用，但可明显减少尿糖排量，降低异常增高的肝精氨酸酶活性及血 cAMP 及 cAMP/cGMP。

7. 抗病原微生物作用　体外试验中知母对伤寒杆菌、痢疾杆菌、白喉杆菌、肺炎球菌、葡萄球菌等有一定抑制作用。曾报告知母乙醇、乙醚等提取物对结核杆菌 $H_{37}RV$ 也有较强的抑制作用，MIC 为 1∶8000 或 1∶64000，后者有血清存在时为 1∶16000，而皂甙无作用，对于小鼠实验性结核杆菌感染，饲以含知母的饲料可使病变有所减轻，但死亡率不降低。此外，知母对某些致病性皮肤真菌及白色念珠菌也有一定抑制效果。

知母所含成分中，杧果甙对结核杆菌的最低抑制浓度为 200μg/ml，异杧果甙具有显著的抗单纯疱疹病毒作用，于 25～250μg/ml 浓度于不同给药时间均可抑制 HSV-I 的致细胞病变作用，但杧果甙作用较弱，杧果甙及异杧果甙均可阻止 HSV-I 在细胞内的复制。

8. 抗癌作用　知母皂甙能使新生大鼠 AFP 下降，且使肝中 AFPmRNA 降低近 1 倍，而对 ALBmRNA 影响不大，表明其可能是调节癌发育基因表达的调节因子。对于人肝癌移植裸大鼠的生成期，饲以含 0.04% 的知母皂甙水液可明显延长之，肿瘤组织生长较缓慢，但无显著差异，且生存期与肿瘤生长无相关，表明知母皂甙主要不在于对肿瘤的直接抑制，而是对宿主代谢的调节和纠正。由于恶性肿瘤与细胞膜钠泵密切相关，肿瘤细胞和宿主细胞中钠泵活性均明显增高，知母是 Na^+，K^+-ATP 酶的显著抑制剂，抑制钠泵活性可能有助于肿瘤生长的抑制和宿主的存活，也有助于减少机体能量消耗。初步临床试验也见口服知母皂甙可使肝癌病人 RBC 钠泵有所降低，长期服用也有较好的姑息疗效。

9. 其他作用　知母煎剂 5g/kg 灌服对大鼠水浸捆束应激性胃溃疡有显著抑制作用。所含芒果甙有显著抗炎作用，50mg/kg 灌服或腹腔注射，对鹿角菜胶性大鼠脚爪水肿及棉球性肉芽肿均有显著抑制作用。杧果甙 50～200mg/kg 腹腔注射，并能显著抑制大、小鼠自发活动，显示明显镇静效果，此外还有明显利胆作用。异杧果甙则尚有明显的镇咳、祛痰、强心、利尿作用。知母成分 An-Ⅰ及 An-Ⅱ还有强的抗血小板聚集活性，能显著抑制 ADP、5-HT 及花生四烯酸所致家兔及人血小板聚集，对人血小板，IC_{50} 为 An-Ⅰ 2.0×10^{-4}M/L，An-Ⅱ 2.0×10^{-5}M/L。

临床应用

1. 急性传染、感染性疾病　多种急性传染、感染性疾病均可用知母进行治疗，最常用者为白虎汤，用于流行性乙型脑炎、流行性出血热、钩端螺旋体病、肺部感染以及其他多种感染有一定疗效，临床报告甚多。

2. 糖尿病 人参白虎汤对糖尿病有一定疗效，另以知柏地黄汤加减治糖尿病宜于阴虚火旺的患者。

二十、天花粉（Tianhuafen，Radix Trichosanthis）

本品为葫芦科栝楼属植物栝楼 Trichosanthes kirilowii Maxim.、日本栝楼 T. japonica Regel 或双边栝楼 T. rosthornii Harmas 的根。

性味功效 味甘、微苦，性微寒。能清热化痰、养胃生津、解毒消肿。主治痰热咳嗽、津伤口渴、消渴及疖肿疮毒等。

化学成分

含皂苷、豆甾醇、α-菠甾醇以及它们单一或混合的吡喃葡萄糖苷。

自本品鲜品制取的天花粉蛋白（trichosanthin）是一个由 234 个氨基酸残基组成的单一多肽链的碱性蛋白质，系天花粉作用于胎盘滋养层细胞的有效成分。

药理作用

1. 致流产和抗早孕作用 天花粉蛋白对多种动物均有显著的致流产作用和抗早孕效果，可使胚泡坏死、液化，终至完全吸收。天花粉蛋白直接作用于胎盘滋养层细胞，选择性地使胎盘合体滋养层细胞变性坏死，解体的细胞碎片留在血窦中引起凝血，造成循环障碍和进一步的大量组织坏死；大量纤维蛋白阻塞绒毛间隙，并在近底蜕膜处形成闭塞带。胎盘绒毛损伤，绒毛膜促性腺激素和类固醇激素迅速下降到先兆流产的临界水平以下。由于胎盘形态和功能严重损伤的结果，破坏了母体和胎儿之间的内分泌联系和代谢物的交换，使胎儿死亡。此外，其对子宫平滑肌有直接兴奋作用，可能也是导致流产的因素之一。

2. 抗癌作用 天花粉蛋白对绒毛膜上皮癌有独特的疗效，能选择性地损伤绒毛膜上皮癌细胞和黑色素瘤细胞。天花粉蛋白局部瘤组织注射或腹水癌模型上腹腔注射，都能明显地抑制大鼠 Walker256、小鼠网织细胞肉瘤（腹水型）、小鼠宫颈癌（腹水型）和小鼠自发性乳腺癌细胞的生长。腹腔注射 5mg/kg，对小鼠实验性肝癌腹水型也有治疗作用。天花粉蛋白和蓖麻毒蛋白 A 链的作用机理相似，二者都是 RNA N-糖苷酶型的核糖体失活蛋白。

3. 抗病毒作用 天花粉蛋白对艾滋病（AIDS）患者的细胞内人类免疫缺陷病毒（HIV）有较强的抑制复制和蔓延的作用，并降低感染细胞和无感染细胞的比率。其抗 HIV 活性包括全部急性和慢性感染细胞，也包括全部淋巴、单核吞噬细胞系统，表明它是一个抗 HIV 和治疗 AIDS 的强效剂或候选药。在慢性感染 HIV 的 H_9 T-细胞中，抑制 HIV 在 50%细胞内蔓延（^{3}H-胸腺核苷结合体法测定）所需天花粉蛋白的浓度（约 0.17μg/ml）低于影响未感染细胞浓度的 50～60 倍，提示它的毒性较低。

临床应用

1. 流产 天花粉蛋白可用于中期妊娠流产，临床报道众多，成功率为 97.3%；平均流产时间为 6 天 14 小时。

抗早孕 用天花粉蛋白（宫腔内给药）和丙酸睾丸酮、利血平（肌注）于孕期 90 天以内的孕妇完全流产者占 86.6%，不完全流产者（钳取）占 11.6%。

此外，对过期流产及死胎、宫外孕等，天花粉蛋白均有较好疗效。

2. 葡萄胎、恶性葡萄胎、绒毛膜上皮癌 天花粉蛋白肌注，能使葡萄胎胎块组织变性坏死。

天花粉蛋白静脉滴注对恶性葡萄胎、绒毛膜上皮癌也有一定疗效，但对Ⅳ期绒癌的效果差。

不良反应

天花粉蛋白有较强的抗原性，常见的副反应有发热、头痛、皮疹、咽喉痛、周身酸痛和颈项活动不利等。

二十一、夏枯草（Xiakucao，Spica Prunellae）

本品为唇形科植物夏枯草 Prunella vulgaris L. 的果穗。

性味功效 味辛、苦，性寒。能清火，明目，散结，消肿。用于目赤肿痛，目珠夜痛，头痛眩晕，瘰疬，瘿瘤，乳痈肿痛，甲状腺肿大，淋巴结结核，乳腺增生症，高血压症。

化学成分

本品主含萜类及甾醇类、黄酮类、香豆素类、有机酸类化合物及挥发油。萜类、甾醇及其甙类为本品主要成分之一，其中五环三萜以熊果酸、齐墩果酸为主。甾醇及其甙有谷甾醇、豆甾醇、菠菜甾醇等。黄酮类化合物有芦丁、木犀草素、异荭草素（homoovientin）及木犀草甙（cinaroside）。

挥发油为本品另一类主要成分，报告从挥发油中鉴定出14个成分，其中以十六烷酸含量最高为17.115%，1，6-环癸酮二烯次之，为10.935%。

药理作用

1．降血压作用　本品多种制剂、多种途径给药及对多种实验动物都曾报告具有降压作用。本品降压作用并非主要来自无机盐。近有研究将从本品中提取的夏枯草总皂甙静注于麻醉大鼠有明显降压作用，皂甙剂量的对数与舒张压、收缩压下降均具有显著相关性，但降压时对心率无明显影响。另曾有报告也称齐墩果酸与熊果酸的混合物及以它们为主要甙元的总皂甙有降压活性。从本品分得一水溶性组分，于鹌鹑肠管呈组胺样作用，提示本品降压作用的机理可能与血管扩张有关。另有报告称本品二氯甲烷及甲醇提物具有α-肾上腺素能受体拮抗活性。

2．降血糖作用　本品有降血糖作用，报告从本品中提取一种称为降糖素的成分，皮下注射可显著抑制四氧嘧啶所致小鼠之血糖升高，灌服也有效，最低有效剂量为30mg/kg。家兔试验表明其100mg的降糖作用与22.6U的胰岛素相当，其皮下注射于兔的降糖作用起效时间为30分钟，于2h达作用高峰，持续4h，8h血糖回升，24h恢复给药前水平；给小鼠皮下注射连续5日停药后降糖作用可持续5日。夏枯草全草醇提物0.5g/kg灌服也可使正常小鼠血糖显著降低，但对四氧嘧啶性糖尿病小鼠，则需连续给药3天才有显著降糖作用。醇提物还可显著对抗肾上腺素的升血糖作用，促进灌服糖水后肝糖元含量的增加，降低糖负荷后血糖峰值，并加快升高血糖水平的回落，提示其降血糖作用的机制可能与促进胰岛素分泌或增加组织对糖的转化利用有关。

3．抗炎作用　本品可显著抑制巴豆油所致小鼠耳廓肿胀，抑制酵母所致大鼠爪水肿。

4．抗肿瘤作用　本品煎剂皮下注射对艾氏腹水癌及肉瘤S-180有一定抑制作用。后有报告表明本品所含熊果酸及衍生物对P_{388}、L_{1210}及人体肺肿瘤细胞A_{549}均有显著的细胞毒作用。

5．抗病原微生物作用　本品有较强的抗菌作用，体外试验表明，本品煎剂对痢疾杆菌、伤寒杆菌、霍乱弧菌、大肠杆菌、变形杆菌、结核杆菌等有显著抑制作用，醇浸液能抑制绿脓杆菌，水浸液还能抑制多种皮肤真菌，另曾有报告本品对实验性结核病小鼠有轻微治疗作用。近报告从本品水提物中分得的多聚糖夏枯草皂甙有明显的抗艾滋病毒作用。本品在体外还有抗Ⅰ型单纯疱疹病毒作用。

临床应用

1．高血压　本品以对肝阳上亢之高血压有较好疗效，对伴头痛、耳鸣、眼花、烦热汗出、性情急燥及失眠等症状者可用本品30g煎服，或配伍决明子30g煎服。

2．结核病　本品对颈淋巴结核有较好疗效，也用于肺结核的治疗。

3．甲状腺机能亢进症　以本品为主的夏枯草煎随证加减治疗甲亢可见自觉症状消失，甲状腺肿、突眼及有关体征消失，血清T_3、T_4含量下降。

4．眼病　本品以清火明目为主要功效，以目赤肿痛为主治，临床及民间以本品治疗多种急性炎性眼病均云有效。

二十二、密蒙花（Mimenghua，Flos Buddlejae）

本品为马钱科植物密蒙花 Buddleja officinalis Maxim. 的花蕾及其花序。

性味功效　味甘，性微寒。能清热养肝，明目退翳。用于目赤肿痛，多泪羞明，眼生翳膜，肝虚目暗，视物昏花。

化学成分

本品所含黄酮已分得的有蒙花甙（linarin，acaciin）、密蒙花新甙（neobudofficide）、木犀草素-7-O-芸香甙（luteolin-7-O-rutinoside）等。

药理作用

1．对肝脏的影响　本品粗取物对体外培养的肝细胞补体介导的细胞毒性损伤有明显抑制作用，对半乳糖胺所致者也有一定保护效果，但对C_{14}所致肝细胞损伤无任何作用。所含蒙花甙为有效成分之一，其作用与甘草甜素相同，保肝机理可能与抗氧化活性有关。

2. 抗炎作用　所含刺槐素具有显著的抗炎作用，50～100mg/kg 灌服对炎症刺激所致小鼠皮肤及腹腔毛细血管通透性亢进或甲醛所致鼠爪水肿均有显著抑制作用。本品所含木犀草素等黄酮以及一些环烯醚萜甙化合物也具有显著的抗炎作用。

3. 抗菌作用　本品所含多种成分具有显著的抗菌作用，如木犀草素于1∶350000浓度对葡萄球菌、枯草杆菌有抗菌活性，并能抑制卡他球菌、伤寒杆菌、白色念珠菌等的生长，对实验性感染也有一定保护作用。

4. 其他作用　刺槐素具有解痉作用，对氯化钡、组织胺、乙酰胆碱所致大鼠离体小肠的张力增加有抑制作用，刺槐素静注还有轻度的促进胆汁泌泻、利尿等作用。环烯醚萜甙类化合物，如梓甙、梓醇、桃叶珊瑚甙等均有利尿活性。苯丙素酚甙类化合物具有显著的抗氧化活性。

临床应用

本品系中医眼科要药，用于多种眼疾的治疗，既包括有急性感染性眼部炎症，如“目赤肿痛，多泪羞明”，又包括慢性眼球疾病，如眼生翳膜以及视力减退或障碍，如“目暗，视物昏花”。

二十三、黄芩（Huangqin，Radix Scutellariae）

本品为唇形科植物黄芩 Scutellaria baicalensis Georgi 的根。

黄芩属植物约300余种，其中一些种与黄芩亲缘极近，含有相似的化学成分，它们在我国不同地区作黄芩用，如粘毛黄芩 S. viscidula Bge.、滇黄芩 S. amoena C. H. Wright、甘肃黄芩 S. rehderiana Diels、薄叶黄芩 S. ikonnikovii Juz.、丽江黄芩 S. likiangensis Diels、及川黄芩 S. hypericifolia Levl. 等。

性味功效　味苦，性寒。能清热燥湿，泻火解毒，止血，安胎。用于湿温，暑温胸闷呕恶，湿热痞满，泻痢，黄疸，肺热咳嗽，高热烦渴，血热吐衄，痈肿疮毒，胎动不安。

化学成分

主含黄酮类成分，已分离出约40种黄酮，主要有黄芩甙（baicalin）、黄芩素（baicalein）、汉黄芩素（wogonin）、汉黄芩甙（wogonin-7-O-glucuronide）、千层纸素A（oxoxylinA）、千层纸素A-7-O-葡萄糖醛酸甙（oxoxylinA-7-O-glucuronide）、黄芩新素Ⅱ（skullcapflavone Ⅱ）及白杨素（chrysin）等。

药理作用

1. 抗炎、抗过敏作用

(1) 对花生四烯酸（AA）代谢的影响：黄芩及其所含多种黄酮类化合物可在多种环节上作用于AA代谢。黄芩水提液对PG合成有明显抑制作用。对于大鼠腹腔多形核白细胞的AA代谢几种黄芩黄酮均有抑制作用，黄芩素抑制5HETE及内过氧化物转化之HHT的IC_{50}分别为7.13μM和55.3μM；而黄芩甙对HETE的抑制作用弱，对HHT无影响；2'，5，6'，7-四羟基黄酮的IC_{50}分别为670μM及5.63μM，抑制HHT较抑制HETE强；汉黄芩素和2'，3，5，6'，7-五羟基酮抑制HHT的IC_{50}分别为14.6μM和50μM。对于在A_{23187}刺激下大鼠腹腔巨噬细胞合成PGE_2的增高，黄芩甙10μg/ml浓度时有显著效果，100μg/ml浓度时PGE_2生成较无A_{23187}刺激的正常巨噬细胞合成者还显著为低。对于大鼠血小板的脂氧酶活性，黄芩甙有强烈的抑制作用。另一方面，黄芩能显著抑制15-羟前列腺素脱氢酶活性，从而减少PGE_1和PGE_2的失活，升高PGE_1及PGE_2水平，后二者又促进cAMP的生物合成。

(2) 抗炎作用：黄芩有抗炎作用。黄芩甙、黄芩素能明显降低炎症时小鼠耳毛细血管通透性亢进及低气压所致小鼠实验性肺出血，对鹿角菜胶性大鼠脚爪水肿有与阿斯匹林相似的抗炎作用。对于大鼠的酵母性脚肿胀，40g/kg黄芩水提液灌服有显著抑制作用。黄芩70%甲醇提取物及黄芩素、黄芩甙及汉黄芩素也均能明显抑制醋酸所致小鼠腹腔毛细血管通透性亢进及化合物48/80所致大鼠脚爪水肿，但对鹿角菜胶性脚肿及肉芽组织增生无效。对于大鼠佐剂性关节炎，黄芩对继发性损害有预防保护作用，能抑制骨质退化和破坏，但无治疗作用，对原发性损害也无效。

(3) 抗过敏作用：黄芩对多型变态反应有

不同程度的抑制作用，尤以对Ⅰ型变态反应作用为强，有效成分为黄芩甙、黄芩素及其他黄酮类化合物。对于Ⅰ型反应，他们能明显抑制致敏豚鼠离体回肠及离体气管对抗原激发所致过敏性收缩，对Schulz-Dale反应黄芩素的作用较黄芩甙为强，而黄芩甙又强于芦丁。黄芩素、黄芩甙均可抑制组织胺和SRS-A的释放。此外，口服黄芩甙50mg/kg一周，对蛋清致敏豚鼠吸入抗原所致过敏性休克也有明显保护效果。对于豚鼠、小鼠的被动全身过敏反应及豚鼠被动皮肤过敏反应，黄芩素与黄芩甙也均有显著抑制作用，且以黄芩素为强。黄芩水或甲醇提取物100、200mg/kg灌服，对大鼠被动皮肤过敏反应的抑制率分别为水提物46.4%、66.8%，甲醇提取物82.6%、98.6%。另有实验表明，黄芩所含多种黄酮能显著抑制化合物48/80所致大鼠腹腔肥大细胞，黄芩新素、黄芩素的水溶性衍生物黄芩素-6-磷酸三钠对化合物48/80所致大鼠腹腔肥大细胞脱颗粒也有非常显著的保护效果，能保护肥大细胞的完整结构。此外，黄芩对大鼠脑组织制备的腺苷酸环化酶仅有17%的微弱抑制效果，但对磷酸二酯酶则有较强的抑制活性，从而导致肺和支气管cAMP特异地升高；而黄芩抑制15-羟前列腺素脱氢酶，导致PGE_1和PGE_2升高而促进cAMP的生物合成，这些作用在其抗Ⅰ型变态反应中也有一定意义。

2. 改善脂质代谢　对实验性高脂血症大鼠黄芩新素Ⅱ可明显减低血清总胆固醇、肝组织甘油三酯；汉黄芩素降低肝组织甘油三酯并升高血清HLD水平；黄芩新素Ⅱ并能抑制葡萄糖向脂肪的转化。对于乙醇诱导的高脂血症大鼠，黄芩黄酮也有显著降血脂作用，100mg/kg汉黄芩素使血清甘油三酯明显下降；黄芩甙使游离脂肪酸下降，黄芩素使血清HDL明显升高，黄芩素及黄芩甙还均能显著降低肝组织的胆固醇和甘油三酯浓度。而对脂肪组织的脂解，汉黄芩素及黄芩素均显著抑制肾上腺素的脂解作用，汉黄芩素、黄芩素及黄芩甙抑制去甲肾上腺素的脂解作用，黄芩甙抑制多巴胺的脂解作用。

3. 抗脂质过氧化　黄芩具有显著的抗氧化作用，能抑制过氧化脂质的生成，清除自由基，有效成分为其所含多种黄酮，如黄芩甙、黄芩素、汉黄芩素、汉黄芩甙、黄芩新素Ⅱ等在2.5×10^{-4}M浓度时，对维生素C-$FeCl_2$或NADPH-ADP诱导的肝组织生成过氧化脂质都有显著的抑制作用，表明其对酶促和非酶促途径生成过氧化脂质均能抑制，其他黄酮也有相似作用。对于腹腔注射维生素C-$FeCl_2$-ADP所致大鼠肝中LPO生成，黄芩的醋酸乙酯、甲醇或水提物均可抑制。黄芩甙还可抑制LPO所致大鼠血清GPT及GOT的增高。

4. 防治白内障作用　黄芩对实验性白内障有显著防治效果，对于半乳糖性白内障大鼠黄芩煎剂灌服可明显延缓、减少白内障的形成，能使一半动物晶状体保持透明；停止注射半乳糖后，黄芩使逆转为透明晶状体者达90%。黄芩对醛糖还原酶(AR)有显著的抑制作用，对晶状体AR的IC_{50}(M)黄芩素对大鼠为2.0×10^{-7}，对牛为4.6×10^{-7}；汉黄芩素对大鼠为2.7×10^{-7}，对牛为1.2×10^{-7}；黄芩甙作用较弱，于10^{-5}M时对大鼠晶状体AR活性抑制率仅41.7%。国内报告对32种黄酮类化合物对AR抑制作用筛选，以黄芩甙元及异金丝桃甙乙酸盐的作用为强，其于10^{-5}M时的抑制率分别为100%及94%，IC_{50}分别为3.5×10^{-6}M及2.2×10^{-6}M。对于链脲佐菌素所致糖尿病大鼠，黄芩甙150mg/kg灌服对血糖无影响，但红细胞中山梨醇含量显著下降，停药一周后又复上升，表明这一下降是通过黄芩甙对AR抑制而实现的。

5. 对血小板及血凝的影响　黄芩所含多种黄酮有强的抑制血小板聚集作用，黄芩素、汉黄芩素、千层纸素、黄芩新素Ⅱ及白杨素于1.0m mol/L浓度能抑制由胶原诱导的血小板聚集；白杨素、黄芩素、汉黄芩素还能抑制由ADP或AA诱导的血小板聚集；黄芩素及黄芩甙能抑制由凝血酶诱导的纤维蛋白原转化为纤维蛋白，对于由内毒素所致大鼠急性DIC，黄芩有一定对抗作用，能抑制血小板数减少，纤维蛋白元减少及FDP升高，此外黄芩对红细胞膜尚有显著稳定作用。

6. 利胆、保肝作用　黄芩有利胆作用，其乙醇提取物及黄芩素、黄芩甙可促进家兔胆汁分泌。黄芩还有明显的保肝作用，对于乙醇或

LPO 所致实验动物血清 GPT、GOT 升高，黄芩黄酮有显著抑制作用，对半乳糖胺所致大鼠的暴发性肝炎，预先给黄芩口服有保护效果。

7. 降压作用及对心血管系统的影响　黄芩有显著的降压活性，其多种制剂、多种给药途径及对不同的动物均表现降压效果。曾报告其降压原理可能主要在于抑制血管运动中枢，另也与直接扩张血管及刺激血管感受器而引起反射性血压下降有关。近有资料表明，黄芩甙对蟾蜍离体心脏收缩力有轻度抑制作用，对于豚鼠离体主动脉、肺动脉、气管及右心房黄芩甙有显著的抗肾上腺素、去甲肾上腺素、多巴胺等收缩主动脉和去甲肾上腺素收缩动脉条的作用；拮抗异丙基肾上腺素舒张豚鼠气管螺旋条和增加右心房自发频率的作用，但不拮抗肾上腺素收缩主动脉条，黄芩还有 Ca 拮抗作用，汉黄芩素、黄芩新素Ⅱ在 1×10^{-4}M 时的抑制率大于 95%。此外，黄芩水浸液灌服，对家兔的实验性动脉粥样硬化还有预防效果。

8. 解热作用　曾有较多报告认为黄芩对酵母、伤寒菌苗所致家兔发热有解热效果，但也有报告认为其煎剂、醇浸剂口服或肌注对伤寒菌苗发热兔无解热作用。用酵母菌所致发热大鼠的实验表明，12 种中药水提液灌服，仅黄芩、黄柏及豆根有解热作用。

9. 利尿作用　黄芩水提物、醇提物及其黄酮类成分如黄芩甙、黄芩素及汉黄芩素静注均可使麻醉兔尿量增多，浸膏及黄芩甙静注对麻醉犬也有利尿效果，正常家兔口服黄芩醇提物也有利尿作用。黄芩素的利尿作用强于黄芩甙和汉黄芩素。

10. 对肠平滑肌的影响　黄芩煎剂能抑制离体兔肠，煎剂及醇提物能抑制在体犬小肠；对乙酰胆碱所致离体小鼠小肠痉挛，汉黄芩素有解痉作用而黄芩素无效，黄芩乙醇提物并能拮抗毛果芸香碱所致犬小肠兴奋，黄芩醇提物抑制肠肌作用不受切断迷走神经的影响。对于大鼠离体回肠黄芩及黄芩汤均能明显抑制其运动，并明显拮抗乙酰胆碱所致回肠痉挛，2×10^{-2}的黄芩使回肠紧张性降低，收缩幅度变小，并完全拮抗 10^{-5}Ach 的作用。

11. 抗癌作用　黄芩有一定抗肿瘤作用，其酊剂以生长 20 年以上的中龄植物种子近成熟期制备者为优。另报告黄芩乙醚提物对 L_{1210} 细胞有细胞毒作用，IC_{50}为 10.4μg/ml，从中提取黄芩新素Ⅱ之 IC_{50}为 1.5μg/ml，其得量仅 2%，而黄芩甙、黄芩素、汉黄芩素、千层纸素及 2'-甲基化黄芩新素Ⅱ均无明显活性，故认为黄芩乙醚提取物中有对黄芩新素Ⅱ抗癌增效的成分存在，白杨素对人体鼻咽癌 KB 细胞有细胞毒活性，IC_{50}为 13μg/ml。

12. 镇静作用　曾报告黄芩非经口给药时可显著减少实验动物自发活动，抑制阳性条件反射，改善阴性条件反射，加强大脑皮质抑制过程。黄芩煎剂 40g/kg 灌服，可明显增强阈下剂量戊巴比妥钠的麻醉效果。

13. 抗病原微生物作用　早年曾有大量报告表明黄芩的多种制剂具有显著而广谱的抗生作用，如在体外能抑制金黄色葡萄球菌、肺炎双球菌、溶血性链球菌、脑膜炎双球菌、痢疾杆菌、白喉杆菌、炭疽杆菌、变形杆菌、霍乱弧菌、结核杆菌以及钩端螺体等的生长，但也有一些认为并无明显抗菌作用的报告。对于多种真菌，如堇色毛癣菌、奥杜盎氏小芽孢癣菌、犬小芽孢癣菌等 10 余种皮肤真菌、白色念珠菌等也报告有抑菌效力。此外，对于某些病毒黄芩也有一定抑制效果，如流感病毒、鼻病毒等。黄芩所含黄酮成分，如黄芩素、汉黄芩素也曾报告对多种细菌、阿米巴原虫等有抑制作用。虽近仍有一些关于黄芩抗菌作用的报告，但黄芩及其所含黄酮体外抑菌活性都较低，其于体内均难于达抑菌有效浓度，故黄芩临床广用于多种急性感染疾病取效的机理似很难用其抗菌活性以解释。

14. 解毒作用　黄芩醇提物静注可显著对抗士的宁所致蛙、猫、犬等惊厥，能减低惊厥强度，降低死亡率。有效成分为黄芩甙，而黄芩素无抗士的宁毒性效果，黄芩甙皮下注射可明显提高士的宁对小鼠的半数致死量。对于四氯化碳中毒小鼠肝糖元含量，以给葡萄糖醛酸者为最高，黄芩甙次之，黄芩素为低，故认为黄芩的解毒效果可能与其所含葡萄糖醛酸有关。

临床应用

黄芩为清热燥湿要药，以其为主药的名方甚多，现代制剂也不少，前者如清热利湿的黄芩汤、葛根芩连汤，清热解毒的三黄泻心汤、黄连解毒汤，清热安胎的当归散，清热止血的黄芩散等，后者如银黄注射液或口服液、双黄连注射液等。

1. 急性感染性疾病

（1）上呼吸道感染：黄芩以其清热及抗过敏功效广用于上呼吸道感染的临床，对于普通感冒、流感以及急性扁桃体炎、支气管炎等均有较好疗效，银黄注射液或口服液、双黄连粉针用于多种上呼吸道感染有良好疗效。

（2）肺部感染：急性肺部感染治疗常以黄芩配伍他药治疗有较好疗效，如双黄连注射液、黄芩清肺饮等。

（3）肝炎：多型肝炎常用药之一为黄芩，黄芩甙即有明显降酶、保肝效果，临床对急性黄疸性肝炎、无黄疸性肝炎及慢性活性肝炎均有降酶、改善症状效果。黄芩甙肌注或静滴对急性肝炎、慢活肝及慢迁肝能使肝功较快恢复，并可见部分患者双链皮试反应增强，免疫球蛋白均值下降，补体 C_3 明显升高。

（4）肠炎、菌痢：黄芩为清热燥湿止痢常用要药，习配葛根应用，如葛根芩连汤，也配芍药应用，如黄芩汤，临床报告甚多，疗效颇佳。

（5）钩端螺旋体病：对流感伤寒型钩体病患者，以黄芩配伍银花、连翘、板蓝根、紫花地丁共为煎剂治疗有较好疗效，后改为黄芩、银花、连翘三药制为片剂，疗效仍佳，能使体温迅速下降，诸症缓解，对其他临床型别钩体病也有一定疗效。

2. 高血压　黄芩有一定降压效果，曾有单用黄芩酊治疗高血压的报告。

药代动力学　大鼠灌服黄芩素或黄芩甙于血中可查得其多种代谢物，如BDG、BSG、B6G（葡萄糖醛酸、磺酸化等产物），灌服黄芩素60mg/kg，血中代谢物可维持长时间高浓度，而胆管插管大鼠则很快消失；灌服黄芩甙100mg/kg血浓度高峰出现较黄芩素为迟，但浓度曲线相似，而胆管插管动物消失则慢得多，表明黄芩甙于肠中分解为黄芩素吸收，经胆汁排泄的代谢物又可在肠下部被重吸收。另有实验表明，在体大鼠小肠对黄芩甙的吸收率仅20%～40%，胆汁对药动学参数无影响。人体实验表明，口服0.5g或2g的 $t_{1/2}$ 分别为7.2h或5.6h，消除速率常数k为0.0958/h或0.1248/h，24小时尿排药总量为34.134mg或70.171mg，原形药肾排率为8%或4%；肌注0.12g或0.5g的 $t_{1/2}$ 为1.22h或1.2h，K为0.5686/h或0.567/h，尿排率为15%或12.2%，口服吸收缓慢，Tp为7～16h，AUC低，为22%～36%，肌注吸收快，Tp为0.4h，AUC也高，为89.27%。

毒性　黄芩口服毒性甚小，煎剂给小鼠灌服达163.3g/kg也不引起死亡，犬一次口服浸剂15g/kg或每次5g/kg，一日3次，连服8周无明显毒性，但可见粪便稀软。

二十四、黄连（Huanglian，Rhizoma Coptidis）

本品为毛茛科植物黄连 Coptis chineses Franch、三角叶黄连 Coptis deltoidea C. Y. Cheng et Hsiao 或云连 Coptis teeta Wall. 的根茎。

性味功效　黄连味苦，性寒。能清热燥湿，泻火解毒。主用于湿热痞满，呕吐泻痢，黄疸，高热神昏，吐血，衄血，目赤肿痛，痈肿疔疖。

化学成分　黄连含大量生物碱，主要有小檗碱（berberine）、黄连碱（coptisine）、巴马亭（掌叶防己碱 palmatine）、药根碱（jatrorrhizine）、表小檗碱（epiberberine）以及甲基黄连碱（worenine）、非州防己碱（columbamine）、木兰花碱（magnoflovine）等。

药理作用

1. 抗病原体作用　黄连具有广谱的抗病原体作用，有效成分主要为生物碱，如小檗碱、药根碱、巴马亭等，小檗碱的抗病原体作用与黄连大体一致，但小檗碱不能代表黄连的全部作用。

曾有大量研究表明，黄连在体外有较强的抗细菌作用，能显著抑制葡萄球菌、链球菌、肺炎球菌、霍乱弧菌、炭疽杆菌和各型痢疾杆菌的生长，对枯草杆菌、肺炎杆菌、百日咳杆菌、白喉杆菌、鼠疫杆菌、布氏杆菌、大肠杆菌、变形杆菌、伤寒杆菌等也有一定抑制效果，但对绿脓杆菌效果差。此外，对结核杆菌及钩端螺旋体也有显著抗菌作用。经不同炮制方法处理后，如酒黄连、姜黄连、萸黄连的抗菌强度与黄连差别不大，但却能使对绿脓杆菌的抑制作用增强。黄连复方的抗菌作用一般有所增强，并延缓耐药性的产生，如黄连解毒汤、三黄注射液等，但也有无明显改变者，如白头翁汤。黄连所含多种生物碱具有显著体外抗菌作用，小檗碱为最主要抗菌成分，大量研究表明小檗碱具有广谱的体外抗菌效果，小檗碱的抗药菌株产生较多，且无完全交叉耐药性，如小檗碱单用时金葡菌、链球菌、痢疾杆菌都甚易发生抗药性，甚至细菌可利用小檗碱，小檗碱与青霉素、链霉素、金霉素及异烟肼、对氨基水杨酸等也无交叉耐药性。但后有研究报告，小檗碱对大肠杆菌及福氏Ⅱa 痢疾杆菌 D_{14}株的 R 因子有消除作用，小檗碱使耐卡那霉素和氯霉素的大肠杆菌 RS-2 菌株 R 因子的消除可能是通过与 DNA 形成复合物而使细菌附着体 DNA 自我复制功能抑制所致。除小檗碱外，其他生物碱也具有显著抗菌活性，如有报告巴马亭的抗菌作用略低于小檗碱或与其相似，药根碱也有一定抗病原微生物作用。近有研究表明，云连、雅连、味连及草连（线萼黄连）、凤尾连（峨眉野连）等在体外对大肠杆菌、绿脓杆菌、痢疾杆菌、金葡菌、溶血性链球菌、伤寒杆菌及阴沟杆菌 7 种共 16 株细菌均有显著抑制作用，0.5mg/ml 的小檗碱的抗菌作用无论在抑制菌株数或抑菌率方面均较 5mg/ml 的黄连水煎剂为差，可见黄连的抗菌作用是其所含各成分的综合作用。黄连或其成分虽在体外有较强抗菌活性，但对实验性感染其保护效果常不佳。

黄连及小檗碱等对其他多种病原体也有显著抑制作用，如报告黄连、小檗碱对鸡胚试验中 PR_8 株、甲型 56-S8 株、亚甲型 FM1 株、乙型 Lee 株、丙型 1233 株等流感病毒、新城鸡瘟病毒等有抑制作用，黄连煎剂或浸液对堇色毛癣菌、絮状表皮癣菌、狗小芽孢癣菌、白色念珠菌、星形奴卡氏菌等皮肤真菌有抑制作用。此外，黄连或小檗碱对阿米巴原虫、沙眼衣原体、滴虫、热带利什曼原虫、锥虫等均有不同程度抑制效果。巴马亭、药根碱等对卡尔酵母菌、白色念珠菌等有显著抗菌作用。1∶4000 浓度的巴马亭与锥虫作用 1 小时，可使其绝大部分死亡。此外，药根碱对构成植物病害的某些真菌也有抑制作用。

黄连抗病原体作用的机制现尚未阐明，超微结构观察表明，于 MIC 浓度，黄连可引起金葡菌中隔变形、弯曲、宽窄不匀，细胞质及拟核中染色颗粒消失，核糖体出现高电子密度团块。石膏癣菌于 40%黄连液中作用 7 日，可见真菌细胞腔明显皱缩，反折入胞浆内呈憩室样，胞浆完全为电子薄区占据，细胞器消失。并能使大肠杆菌的菌体增大，呈多形性和纤丝状。另曾有研究表明，小檗碱能强烈抑制酵母菌和细菌糖代谢中间环节丙酮酸的氧化脱羧过程，其抗菌作用可被维生素 B_6、维生素 PP、对氨苯甲酸等所拮抗；于偏碱介质中小檗碱可抑制大肠杆菌色氨酸酶系统及粪链球菌的酪氨酸脱羧酶，此作用可被维生素 B_6 拮抗，小檗碱还抑制细菌的蛋白质、核酸代谢，如其能显著抑制肺炎球菌对 ^{13}C-苯丙氨酸、^{14}C-胸腺嘧啶核苷、^{14}C-尿嘧啶核苷的摄取；小檗碱还能使霍乱弧菌的 RNA 及蛋白质合成抑制。小檗碱抑制细菌核酸合成与浓度有关，于 100～500μg/ml 浓度能显著抑制核酸前体的掺入，并随浓度而增强，最高可达 90%；而于低浓度反而促进前体掺入，10μg/ml 可使其增加 10%～50%。另有研究表明，霍乱弧菌于小檗碱中培养 8 小时，其摄入量的 75%结合于细菌脂质部分而使脂肪酸结构改变，小檗碱并可使霍乱毒素失活。综上可见，黄连可能通过多种途径影响病原体而达抗生效果，其也可能系一种细菌细胞膜的毒物。

小檗碱还有抗细菌毒素作用，研究表明，小檗碱可对抗霍乱弧菌和大肠杆菌所致肠分泌亢进、腹泻和死亡，并能对抗霍乱肠毒素所致肠绒毛膜的水肿，显著抑制皮下注射霍乱毒素所引起的局部炎症。其抗细菌毒素作用也当在黄连的抗感染效果中起到一定作用。

2. 抗炎、解热作用 黄连对多种致炎物所致大鼠脚爪水肿及肉芽肿形成均有显著抑制作用，局部用药也可显著抑制炎性肉芽肿的发展。受精鸡胚试验表明黄连所含多种生物碱均有显著抗炎活性，如小檗碱、药根碱、黄连碱等。另有实验表明，小檗碱 30、60mg/kg 灌服，可使醋酸所致小鼠腹腔毛细血管通透性亢进抑制 10.6%及 35.5%；20、50mg/kg 皮下注射对组织胺所致大鼠皮肤毛细血管通透性亢进也有抑制作用；4、8mg/kg 皮下注射，还能使二甲苯所致小鼠耳壳肿胀抑制 73.9%及 84.1%。另如前述，小檗碱还能显著对抗霍乱毒素局部注射所致炎症。

黄连是中医清热泻火要药，但其对实验性发热的影响尚鲜报告，黄连复方具有不同程度解热作用的研究报告则较多，如大黄黄连解毒汤、葛根芩连汤、连朴饮等。

3. 对心血管系统功能的影响

(1) 降压作用：前曾有许多报告表明小檗碱静注于麻醉犬、猫、大鼠、蛙及清醒大鼠均有明确的降压作用，且因剂量加大而降压作用强度及持续时间也随之增加，重复给药无快速耐受现象发生，降压时未见心脏抑制，但伴有脾、肠、肾及四肢容积增加。由于小檗碱还能扩张离体肾血管，并使灌流蛙全身心血管流量增加；能延长刺激迷走神经及乙酰胆碱的降压反应，抑制颈动脉窦的升压反射；阻断交感神经节，使刺激坐骨神经向中端或注射肾上腺素所致升压反应减弱，但不影响刺激颈上交感神经节节前纤维所致猫瞬膜收缩反应，此外并能抑制胆碱酶活性，增强乙酰胆碱降压效果，但其降压作用不被阿托品、苯海拉明、心得安、酚妥明、苯苄胺所阻断，也不被去大脑、切断双侧迷走神经所影响，还与组织胺释放无关。因而表明小檗碱的降压机制可能涉及多种途径，如直接扩张血管及抑制血管运动中枢、抗肾上腺素、抑制多种升压反射、抗胆碱酯酶等。后有研究表明，正常大鼠静注小檗碱 1mg/kg 共3次，或 10mg/kg1 次，其降压作用以舒张压为最，次为收缩压，再次为左室压，后负荷及心率降低同时伴有心肌收缩力增强，表明小檗碱静注时降压作用主要在于心率减慢及外周阻力降低。另有研究表明，于大鼠肛尾肌及兔主动脉条上，0.3、1、3μmol/L 的小檗碱可使 α 受体激动剂去氧肾上腺素所致收缩的积累量效曲线右移，而最大效应不变，表明小檗碱有 α 受体竞争性拮抗作用，此可能是小檗碱降低外周阻力的重要原因。进一步用大鼠输精管及肛尾肌中 α_2 及 α_1 受体的研究发现小檗碱对二者均有显著抑制作用，其 α_1/α_2 阻滞作用的选择比率为8。继用兔主动脉条的研究表明 10μmol/L 的小檗碱仅能拮抗苯所致肾上腺收缩，对 5-HT、组织胺、氯化钾等所致者均无影响，也不影响主动脉条的基本张力。

除小檗碱外，黄连所含其他多种生物碱也有降压作用，如巴马亭、药根碱、木兰花碱等。

(2) 抗心律失常作用：动物实验及临床研究均表明小檗碱具有显著的抗心律失常作用。心电图观察发现小檗碱可拮抗肾上腺素和去甲肾上腺素所致兔心律失常，抑制甲基苯丙胺、二甲氧基去氧麻黄素所致心律过速。后有较多研究均表明小檗碱有抗心律失常作用，可显著降低 $CaCl_2$ 诱发的小鼠室性早搏 (VE)、室性心动过速 (VT) 及室性纤颤 (VF) 的发生率；增加乌头碱诱发小鼠 VE、VT、VF 及心室停搏的用量；对 $BaCl_2$、肾上腺素诱发的大鼠室性心律失常、$CaCl_2$-Ach 诱发的小鼠房颤 (扑) 也均可拮抗之，并可使诱发家兔室颤的电刺激阈值增加；小檗碱静注还可提高电击所致猫、犬室颤阈值，降低冠脉结扎所致心肌缺血性室性心律失常大鼠的死亡率及犬室早、室颤的发生率。小檗碱抗心律失常作用与其具有的降低心肌自律性、延长动作电位时程及有效不应期、消除折返冲动、抑制心肌 Na^+ 内流及可能的 Ca^{2+} 通道阻滞等作用有关。

药根碱也有抗心律失常作用，10mg/kg 静注，可显著抑制心肌缺血和复灌所致大鼠的心律失常，并可推迟心肌缺血发生时间，缩短其持续时间，降低复灌时室性心律失常的发生率及死亡率。

(3) 正性肌力作用：小檗碱对多种动物的离体及在体心脏在一定剂量范围内均可显示正性肌力作用。曾报告小檗碱于较低浓度能兴奋心脏，而浓度过高则反致抑制。0.1～300μmol/L 的小檗碱可呈剂量依赖地增强离体豚鼠乳头状肌的收缩力；于 300μmol/L 浓度可使收缩力增加 50%，对右心房肌也呈正性肌力作用。对麻醉的正常或戊巴比妥致心衰豚鼠心脏也均可使左室内压变化最大速率 (dP/dx) max 增快，其静注对正常大鼠及犬也有强心作用，静注于犬可使其心输出量、射血分数 (EF) 等增加，同时可见外周血管扩张，血压下降，小檗碱增加 Isi 表明其能促心肌细胞外 Ca^{2+} 内流，引致胞内 Ca^{2+} 浓度增加。增加心肌细胞内 Ca^{2+} 浓度是小檗碱正性肌力作用的一个机理。但另一方面，有报告小檗碱 1：1000 灌流可使蛙心阻滞而呈负性肌力作用。另有较多研究也表明小檗碱剂量过大反而抑制心肌，上述情况与小檗碱对 Isi

的影响相似，高浓度的小檗碱反使心乳头状肌Isi减少甚至完全阻断；大剂量长时期灌流呈钙通道阻滞效果，导致心肌收缩力下降。临床曾应用小檗碱静脉给药因剂量过大或过速而致患者心脏严重抑制可能与此有关。

(4)对缺血心肌的保护效果：小檗碱在使离体猫心兴奋的同时使冠脉流量增加但浓度过高反而抑制。在猪冠状动脉条标本上小檗碱对高K^+所致收缩能显著松弛。可保护心肌缺血性损伤，改善梗塞后衰竭的心室功能。对于慢性心肌梗塞犬，小檗碱静注可显著延长其QTC间期、右室有效不应期、左室正常区有效不应期及左室梗塞区有效不应期，缩小梗塞心肌有效不应期差异和左室有效不应期离散性，抑制程捡刺激所诱发的心动过速与心室纤颤的比率，并能防止梗塞后因急性心肌缺血所致自发性心室纤颤。降低心肌耗氧量是小檗碱抗心肌缺血的原理之一。而对于异丙肾上腺素所致小鼠对常压闭塞缺氧耐受力的降低，则无论皮下注射或灌服均能显著对抗之。此外，小檗碱还能延长小鼠断头张口动作持续时间及氰化钾中毒小鼠存活时间，表明小檗碱能显著提高小鼠心、脑及整体耐缺氧能力。另有实验小檗碱于0.02mg/kg·min即可显著降低衰竭心脏的心肌耗氧量，于0.2mg/kg·min可降低正常心肌耗氧量。

4. 对血液系统的影响　小檗碱具有显著的抗血小板聚集作用，能抑制ADP、花生四烯酸、胶原及钙离子载体A_{23187}所致家兔的血小板聚集及ATP释放，尤以对胶原所致者作用为强，其抑制聚集和释放作用的半数有效量IC_{50}分别为0.12及0.08m mol/L。对于正常人及血小板高聚集率患者，小檗碱也能显著降低ADP和肾上腺素所致血小板聚集。小檗碱抗血小板聚集的机理与其增加血小板内cAMP含量、抑制血小板内α_2受体、钙拮抗作用及抑制膜磷脂释放花生四烯酸等作用有关。

5. 对消化系统的影响

(1)对胃肠运动的影响及抗腹泻作用：小檗碱对胃肠平滑肌的影响与剂量有关。如报告其于低浓度兴奋离体豚鼠回肠，引致痉挛，而高浓度时则有解痉效果。兴奋作用似来自其增强胆碱能神经作用，而解痉则系抗乙酰胆碱作用所致。低浓度小檗碱可增强前列腺素所致离体豚鼠回肠收缩，较高浓度则抑制。小檗碱还可抑制乙酰胆碱、氨甲酰胆碱、组织胺、徐缓激肽、氯化钡等所致离体豚鼠回肠痉挛及5-HT所致兔离体子宫收缩，但却增强氯化钙所致去极化豚鼠回肠收缩，且高浓度小檗碱也不减弱氯化钙的这一效应。整体实验表明，小檗碱可显著对抗蓖麻油、番泻叶等所致小鼠腹泻。另外，对于霍乱弧菌及大肠杆菌所致肠道分泌亢进、腹泻及死亡，小檗碱均有显著对抗作用，对前者的效果与其能对抗霍乱肠毒素所致炎症及肠绒毛膜水肿有关。黄连为中医治湿热下痢要药，其抗腹泻作用在其这一功效上有一定作用。

(2)抗胃溃疡作用：黄连及小檗碱均具有抗实验性胃溃疡作用，50%甲醇的黄连提取物1g/kg灌服，对盐酸-乙醇所致大鼠胃粘膜损伤有显著的保护效果，小檗碱对大鼠水浸应激性溃疡形成也有显著抑制效果。

6. 降血糖作用　黄连煎剂灌服可引起正常小鼠血糖剂量依赖性下降。小檗碱50mg/kg灌服1次或连续7日也均能降低正常小鼠血糖，1次给药于药后2～4小时作用最强，且对葡萄糖和肾上腺素所致实验性高血糖症小鼠有降血糖效果，对于自发性糖尿病KK小鼠及四氧嘧啶性糖尿病小鼠，50mg/kg小檗碱连续半月也有显著效果，能改善KK小鼠的葡萄糖耐量。小檗碱降血糖作用的机理与胰岛素无关。由于小檗碱能使肝和膈肌糖原含量降低，抑制以丙氨酸为底物的糖原异生，其降糖作用还与血中乳酸含量升高密切相关，表明小檗碱降血糖作用的机理与其能抑制肝脏糖原异生和(或)促进外围组织中葡萄糖的酵解有关。

7. 抗肿瘤作用　许多双苄其异喹啉生物碱有不同程度抗肿瘤活性，小檗碱及其类似物也具有抗癌作用，如在体外试验中小檗碱对艾氏腹水癌和淋巴瘤NK/LY细胞有一定抑制作用；还能通过抑制黄酶而抑制腹水瘤细胞呼吸，但不影响其糖分解；小檗碱还可抑制癌细胞对羧胺的利用从而抑制嘌呤及核酸的合成；对于肉瘤S-180，于体外试验中小檗碱能抑制其DNA、RNA、蛋白质、脂类等的合成，其机理在于抑制葡萄糖的利用及其与核酸的相互作用。但在整体试验中小檗碱的作用多弱或无。黄连中其他生物碱，如巴马亭、药根碱、尖刺碱等能强烈抑制小鼠腹水癌细胞对氧的摄取。

临床应用

黄连是最重要的常用清热中药，广泛用于各种急性感染特别是重症感染，也用于一些有实热、火毒表现的疾病，近代还用于一些无“热证”表现的疾病。黄连一般均以复方应用，小檗碱则可单用。

1. 感染性疾病

（1）肠道感染：黄连及其所含主要生物碱于肠道吸收缓慢而少，可于肠道保持相对高浓度，故肠道感染是黄连及小檗碱的最主要适应症，大量的研究报告均表明黄连对急性菌痢、急性胃肠炎有很好疗效，小檗碱久已成为对此病的常用药物，疗效也佳。此外，黄连对霍乱、肠伤寒以及胆道感染也有一定疗效。

（2）呼吸系统感染：黄连作为多种中医传统方剂及现代中成药的主要组成药物用于多种呼吸道感染的治疗，如上呼吸道感染、支气管炎、肺部感染以及多种呼吸系统感染病，据说疗效尚可。

（3）其他感染：多种五官科感染应用小檗碱、黄连或黄连复方局部治疗有较好疗效。

黄连也是中医感染性外科疾病常用药物，对于皮肤化脓性感染，如痈、疖、脓肿、淋巴腺炎、痈疽以及乳腺炎等可用黄连制剂局部敷贴并内服以治疗之。另报告治多发性疖肿用如意金黄散外敷，芩连解毒汤内服有较好疗效。黄连解毒汤内服加外洗治疗脓疱疮有效。

2. 心血管系统疾病　小檗碱、黄连的心血管药理研究结果促进了其在这方面的临床研究，尽管小檗碱口服吸收很差，血药浓度甚低，但临床治疗效果却也佳良，如心律失常、高血压等。

药代动力学　小檗碱经胃肠道给药吸收少，入血后很快分布于全身各组织，血药浓度低，可经尿、粪排出体外，但原型少，小檗碱于体内可被迅速代谢。3H 小檗碱灌服或静注于家兔血药时程曲线均符合二室模型，$t_{1/2}\beta$ 分别为 po 35.3±1.3h、iv 35.8±2h、Vd 分别为 20±3L/kg 及 22.1±1.7L/kg，分布以肺为最高，次为肝、脾、肾、心，血浆蛋白结合率为 38±3%。大鼠于 6 天内从尿、粪中排泄分别为 73%和 11%，尿液中排泄者为原形药物，也有代谢产物。人口服 0.4g，半小时后血浓度一般为 0.1mg%，连续每 4 小时 1 次共 5 次血浓度也不升高。大鼠静注后 5 分钟各组织的含量均较血为高，心、肾、肺、肠最多，肌肉、胃、肝、脾次之，胰、眼球、脑中较低。小檗碱于组织中被迅速代谢为无荧光物质，犬离体肝脏灌注实验表明小檗碱被代谢为碳酸盐或带羧基的物质。

不良反应

黄连一般无显著毒副反应。作为大苦大寒药物久服或用药不当、药证不符有可能引起“苦寒伤胃”之不良反应，如腹泻、腹胀、食欲减退、恶心、呕吐、上腹不适等。近有研究以小檗碱治疗心律失常时 14%的患者有上腹不适、便秘或腹泻等消化道症状，但血尿常规及肝功能均无异常改变。另有报告黄连粉或小檗碱外用或口服偶有引起过敏性皮疹者。但小檗碱静注或肌注则可有毒性，如引起药疹、皮炎、血小板减少以致过敏性休克，而静脉给予较大剂量的小檗碱则可引起循环呼吸骤停，值得注意。

二十五、黄柏（Huangbai，Cortex Phellodendri）

本品为芸香科植物黄皮树 Phellodendron chinense Schneid. 或黄檗 Phellodendrn amurense Rupr. 的树皮，前者习称川黄柏，后者习称关黄柏。

性味功效　味苦，性寒。能清热燥湿，泻火除蒸，解毒疗疮。用于湿热泻痢，黄疸，带下，热淋，脚气，痿废，骨蒸劳热，盗汗，遗精，疮疡肿毒，湿疹瘙痒。盐炙黄柏滋阴降火，用于阴虚火旺，盗汗骨蒸。

化学成分

主含生物碱，含量约 1%～3%。主要有小檗碱（berberine）、巴马亭（掌叶防已碱，palmatine）、药根碱（jatrorrhizine）、木兰花碱（magnoflorine）等，另含黄柏碱（phelldendrine）、蝙蝠葛碱（meruspermine）、N-甲基大麦芽碱（candicine）等；苦味质成分主要有黄柏内酯（obakulactone）、黄柏酮（obakunone）；甾体成分有β-谷甾醇（β-sitosterol）。

药理作用

黄柏为重要常用中药，但对其药理作用研究却不多。其主要成分小檗碱药理作用见黄连条下。

1. 抗病原微生物作用　曾有不少报告，在体外黄柏水煎剂或醇浸剂对多种致病性细菌有不同程度的抑制作用，如金黄色葡萄球菌、白色葡萄球菌、柠檬色葡萄球菌、溶血性链球菌、肺炎双球菌、炭疽杆菌、霍乱弧菌、白喉杆菌、枯草杆菌、大肠杆菌、绿脓杆菌、伤寒杆菌、副伤寒杆菌、脑膜炎双球菌、粪产碱杆菌等，对各型痢疾杆菌（福氏、宋内氏、志贺氏及施氏痢疾杆菌）的抑制作用强。以黄柏为主药之一的一些中医名方，如黄连解毒汤、白头翁汤等也具有广谱抗菌作用，在黄连解毒汤中，黄柏、黄连抗菌活性可产生协同效果，但在白头翁汤中，黄柏与该方其他组成药的抗痢疾杆菌作用则未见协同增效，也未见有拮抗作用发生。此外，黄柏对结核杆菌、钩端螺旋体等也有较强的抑制或杀灭作用，近有研究黄柏还能显著抑制变形链球菌的生长。所含之多种季胺生物碱是黄柏抗菌有效成分，如小檗碱、巴马亭、药根碱等均有较强的抗菌活性，巴马亭的抗菌活性与小檗碱基本相同或略低。

黄柏在休外对多种皮肤致病性真菌都有较强的抑制作用，如堇色毛癣菌、絮状表皮癣菌、犬小芽孢子菌、奥杜盎氏小孢子菌、许兰氏毛癣菌、腹股沟表皮癣菌等。对白色念珠菌、阴道滴虫也有显著抑制活性，巴马亭与药根碱都有强的抗白色念珠菌活性。

黄柏抗菌作用的原理与其对细菌呼吸及RNA 合成的强烈抑制有关，黄柏还能明显减少金黄色葡萄球菌毒素的生成并促进白细胞对细菌的吞噬。复方黄柏于 0.05%即可损伤石膏样毛癣菌超微结构，作用 3 小时出现细胞脓缩，电子密度增高，并有不规则空泡出现。作用 24 小时则可引起部分细胞膜破坏，胞质外流，进一步与核膜、线粒体等细胞器结合并使之溶解破坏，细胞崩溃死亡。复方黄柏尚能消除白色念珠菌在卡他霉素处理小鼠肠道的定居，但单味黄柏转阴率不高。综上可见，黄柏抗生作用机理可能涉及病原微生物本身及其感染过程的多个环节。

此外，黄柏还有抗流感病毒等作用。对于乙肝表面抗原，黄柏还有明显的选择性抑制作用，此作用并非所含鞣质所致，其所含小檗碱、巴马亭、黄柏碱等也均无这一作用。

2. 降压作用　黄柏流浸膏或醇提液碱性物质腹腔注射均具有显著的降压效果。黄柏灌服能使睾丸切除高血压大鼠血压降低，由黄柏配伍仙茅、淫羊藿、巴戟天、知母、当归组成的二仙合剂十二指肠给药，对麻醉猫及慢性肾型高血压犬也有一定降压作用，黄柏为此方降压主药。黄柏所含多种成分，如小檗碱、黄柏碱、巴马亭等都具有不同程度的降压活性。小檗碱 作用见黄连条下；黄柏碱静注，对兔、猫、犬等均可引起降压，并能增强肾上腺素及去甲肾上腺素的升压反应，抑制人工窒息及刺激迷走神经向中端所致之升压反应，抑制刺激节前纤维引起的猫瞬膜收缩，巴马亭灌服，腹腔注射或静注均有明显降压效果，其降压机制与小檗碱类似，与阻断神经节、抑制血管中枢及抗交感等神经介质有关。药根碱的降压效果则可能与抗交感神经介质有关。此外，木兰花碱也有降压作用。

3. 对消化系统的影响　黄柏对胰蛋白酶活性有抑制作用，对于盐酸-乙醇所致大鼠实验性胃溃疡，黄柏有显著保护作用，小檗碱也有效，但总提取物抗溃疡活性比小檗碱为强。黄柏有利胆作用，能促进胆汁分泌，并促进胆红素的排出。

临床应用

1. 感染性炎性疾病

（1）肠炎、菌痢：黄柏对肠炎菌痢有较好疗效，急性、慢性者均可治之，但常以复方进行治疗，如白头翁汤。

（2）泌尿生殖系统炎症：黄柏善治下焦湿热，对多种泌尿生殖系统炎症有较好疗效，如黄柏通淋汤。用黄柏液作直流电导入治疗慢性前列腺炎其效颇佳。黄柏也常用于宫颈炎的治疗，如用黄柏矾倍散外治。另黄柏还用于霉菌性或滴虫性阴道炎的治疗。

2. 皮肤科疾病

黄柏配伍苍术而成之“二妙散”是清热燥湿，治湿热下注，筋骨疼痛，脚膝无力，或足膝红肿，或带下黄白量多的名方，对多种渗出型湿疹也有较好疗效，以黄柏或二妙散为主药的多种复方治婴幼儿湿疹、阴囊湿疹等疗效颇佳。

二十六、龙胆（Longdan，Radix Gentianae）

本品为龙胆科龙胆属植物条叶龙胆 Gentiana manshurica Kitag.、龙胆 G. scabra Bge.、三花龙胆 G. triflora Pall. 或坚龙胆 G. regescens Franch. 的根及根茎。

性味功效　能清热燥湿，泻肝胆火。用于湿热黄疸、阴肿阴痒、带下、强中、湿疹瘙痒、目赤、耳聋、胁痛、口苦、惊风抽搐。

化学成分

根及根茎含龙胆苦甙(gentiopicroside)、龙胆碱（gentianine）。

药理作用

1. 健胃作用　龙胆有苦味健胃作用，食前少量服用能刺激胃液分泌。犬人工胃瘘试验证明龙胆苦甙能促进胃液及游离盐酸分泌增加，药物经胃瘘管注入有效而舌下涂抹或静脉注射则无效，认为是对胃的直接作用。

2. 对肝脏的作用　小鼠腹腔注射龙胆注射液，对四氯化碳引起的肝脏损害有一定的保护作用，能减轻给药组动物肝组织坏死和细胞变性，肝细胞内糖原也明显高于对照组。

3. 利胆作用　健康及肝脏损害的大鼠，十二指肠给予龙胆或健康犬静脉给予龙胆均能显著地增加胆汁流量。

4. 抗炎作用　龙胆碱、gentianadine 口服或龙胆腹腔注射可使大鼠蛋清性或甲醛性脚肿减轻，龙胆碱的抗炎作用较水杨酸钠约强 4～7 倍。给小鼠注射 30g/kg 龙胆注射液，可明显促进炎症细胞的吞噬功能，吞噬指数显著高于对照组。

5. 抗菌作用　试管法证明龙胆煎剂对绿脓杆菌、变形杆菌、伤寒杆菌、金黄色葡萄球菌、石膏样毛癣菌、星形奴卡氏菌等有不同程度抑制作用。电镜观察表明，经龙胆作用 2 小时的真菌，核旁出现小斑片状电子薄区，结构消失而为电子薄区所占据，细胞膜皱缩，反折入胞浆内。

毒性　龙胆碱及 gentianadine 小鼠灌服 LD_{50}分别为 460 和 1250mg/kg。龙胆碱小鼠皮下注射的 LD_{50}大于 500mg/kg，静注的 LD_{50}为 250～300mg/kg。另有资料报道龙胆碱小鼠灌服 LD_{50}为 1.3g/kg。

临床应用

1. 苦味健胃　复方龙胆酊是常用的苦味健胃药。龙胆苏打片，亦用于消化不良，食欲不振等。

2. 肝炎　龙胆泻肝汤对多型肝炎有一定疗效，龙胆用于流行性乙型脑炎、百日咳、高血压、中风、白血病、真性红细胞增多症、各种出血（鼻衄、咯血、呕血、便血、血淋、血崩等）、胆囊炎、结膜炎、角膜炎、角膜溃疡、中耳炎、肾盂肾炎、膀胱炎、尿道炎、盆腔炎、宫颈炎、睾丸炎、前列腺炎、外阴炎、湿疹、药物疹、带状疱疹等属肝胆湿热者，均可用龙胆泻肝汤加减治疗。

不良反应

本品饭后服用或用量过大，反可使消化机能减退并有时出现头痛、颜面潮红、眩晕等副反应。

二十七、生地黄（Shengdihuang，Radix Rehmanniae）

本品为玄参科地黄属植物地黄Rehmannia glutinosa（Gaertn.）Libosch. 和怀庆地黄 Rehmannia glutinosa Libosch. f. hueichingensis（Chao et Schih.）Hsiao 的根茎。鲜地黄经不同的加工炮制后，即成生地黄、熟地黄、地黄炭。

性味功效　鲜地黄味甘，性寒。能清热、凉血、生津。主用于高热烦渴、咽喉肿痛、吐血、衄血、尿血、便血等。生地味甘、微苦、性寒。能滋阴清热、凉血、止血。主用于热病烦躁，发斑发疹，阴虚低热，消渴，吐血，衄血，尿血，崩漏。熟地黄味甘，性微温。能滋阴补肾，补血调经。主用于阴虚血少，目昏耳鸣，腰膝酸软，消渴，遗精，经闭，崩漏。

化学成分

地黄主要含 β-谷甾醇、甘露醇、梓醇(catalpol)、地黄素（rehmannin）。新近报道地黄的化学成分以甙类为主，其中又以环烯醚萜甙类为主。从鲜地黄及干地黄中，已分离鉴定了 23 种甙类：梓醇、二氢梓醇、乙酰梓醇、益田草甙，桃叶珊瑚甙，单蜜力特甙，蜜力特甙，rehmaglutin A、B、C、D 等。

药理作用

1. 对垂体-肾上腺皮质系统功能的影响　单味生地或其二味、三味配伍的小复方均具有抗地塞米松对垂体-肾上腺皮质系统抑制的作用，从而使血浆皮质酮浓度升高。

2. 强心利尿作用　地黄有强心作用，对衰弱心脏作用更为明显。麻醉犬静脉注射地黄可使单位时间内尿量增加，利尿原理可能与其强心及扩张肾血管作用有关。利尿有效成分为梓醇甙（cataposide）和去-对-羟基苯梓醇甙（desp-hydroxybenzoyl cataposide），而前者比后者作用强。熟地黄利尿作用减弱。

3. 降压作用　静注地黄对麻醉犬有降压作用，但有明显的快速耐受现象。

4. 对血糖的影响　地黄的降血糖作用文献报道不一致。早年曾报告地黄能降低家兔正常血糖和由肾上腺素引起的高血糖。但也有报道地黄对兔正常血糖无影响。还有报告大鼠灌服地黄后血糖反有升高现象。

5. 补血作用　生、熟怀地黄均可促进血虚动物红细胞、血红蛋白的恢复，加快骨髓造血细胞 CFU-S、CFU-E 的增殖、分化。

6. 对甲状腺功能亢进的影响　生地能显著改善甲亢等阴虚患者交感肾上腺素能神经兴奋症状，使血浆 cAMP 含量趋向正常，但此时血清 T_3、T_4 仍显著高于正常。动物实验生地对 T_3、T_4 水平无明显影响，故认为生地可能是通过某种机制直接调节细胞膜β-受体的最大结合容量，而不是通过改变 T_3、T_4 水平间接影响细胞膜β受体。

7. 抗肿瘤作用　经体外筛选法和噬菌体筛选法均证明地黄有抗肿瘤作用。六味地黄汤可使实验性化学致癌物质（N-亚硝基肌氨乙脂）引起的小鼠前胃鳞状上皮细胞癌发生率显著下降，并能延长荷瘤小鼠的存活时间，提高荷瘤动物的血清白/球蛋白的比值，降低荷瘤动物血清极谱值。

8. 其他作用　还报道生地有镇静催眠作用、抗放射损伤作用、保肝作用、抗炎作用及抗氧化作用。

临床应用

生地黄为滋阴凉血要药，温病中有阴虚表现者常用之，如犀角地黄汤。

生地煎剂治疗风湿性关节炎可使关节疼痛减轻，肿胀消退，关节功能恢复，结节红斑消退，体温渐降，血沉恢复正常，停药后无反跳现象，治疗类风湿关节炎亦有一定的疗效。另外，地黄对支气管哮喘、荨麻疹等疾病的一般症状也有改善效应。此外心肌炎、糖尿病、急性扁桃体炎、传染性肝炎、功能性子宫出血及血小板减少性紫癜等也均可用之。

二十八、玄参（Xuanshen，Radix Scrophulariae）

本品为玄参科玄参属植物浙玄参 Scrophularia ningpoensis Hemsl. 和北玄参 Scrophularia buergeriana Miq.（Sorophularia Oldhami Oliv.）的根。

性味功效　味甘、苦、咸，性微寒，可凉血滋阴，泻火解毒。用于热病伤阴，烦渴、发斑、咽喉肿痛、大便燥结、目赤神昏等。

化学成分

含玄参素（scrophularin）、草萜甙类（iridois）。北玄参尚含有对甲氧基肉桂酸。

药理作用

1. 抗病原微生物和中和毒素　玄参叶制剂的抗菌作用强于根制剂。抑制金黄色葡萄球菌明显，杀菌作用差。含玄参的养阴清肺汤有显著的体外抑制和杀伤白喉杆菌的作用，且对白喉毒素有“中和”作用。也有认为该方剂仅有中和白喉毒素的作用，而无抑菌效力。

2. 抗炎作用　S. grossheimi 中分离的总黄酮类甙元在大鼠有利胆和降低毛细血管通透性的作用。有报道认为玄参对人或动物的肾上腺皮质有兴奋作用。因为以养阴清肺汤等含玄参的方剂饲养过的家兔，其嗜酸性白细胞总数下降，尿中17-羟类固醇含量增高。其制剂无促进巨噬细胞功能的作用，但可使抗体存在时间延长。

3. 心血管系统作用　玄参水浸液，醇浸液和煎剂对麻醉犬、猫及兔等多种动物具有降压作用。

4. 中枢抑制作用　多种玄参浸剂均有镇静和抗惊作用。以 2.5～6g/kg 剂量给小鼠皮下或腹腔注射林生玄参浸剂可抑制其自发活动，延长环己巴比妥的睡眠时间。S. marilandica var. nodosa 的制剂尚有抗戊四氮所致惊厥的效应。

临床应用

治疗咽喉肿痛、咳嗽咳血　养阴清肺汤有良好效果。

二十九、赤芍（Chishao，Radix Paeoniae

Rubra）

本品为毛茛科植物芍药 Paeonia lactiflora Pall. 或川赤芍 Paeonia veitchii Lynch 的根。

性味功效　味苦，性微寒。能清热凉血，散瘀止痛。主治温毒发斑，吐血衄血，目赤肿痛，肝郁胁痛，经闭痛经，癥瘕腹痛，跌扑损伤，痈肿疮疡。

化学成分

赤芍含芍药甙不少于 2%。另含苯甲酰芍药甙（benzoylpaeoniflorin）、芍药内酯甙（albiflorin）、芍药新甙（lactiflorin）、氧化芍药甙（oxypaeoniflorin）、芍药花甙（paeonin）等。

药理作用

1. 对血液系统的影响

赤芍具有较强的抗血小板聚集、抗凝血和抗血栓形成作用，赤芍煎剂灌服，能显著抑制大鼠体外血栓形成，能延长血栓形成时间，减轻血栓湿重和干重，减小血栓长度。

赤芍水煎剂、芍药甙等对 ADP、胶原、花生四烯酸等所致血小板聚集均有显著抑制效果，但并不使血小板数明显降低。对烙铁头蛇毒、肾上腺素所致血小板聚集也有显著抑制效果。赤芍精能使高脂饲料饲养之大鼠血小板内 cAMP 显著升高，此可能是其抑制血小板聚集的机理之一。

赤芍水煎醇沉液于体外能显著延长家兔血浆白陶土部分凝血活酶时间（KPTT）、凝血酶原时间（PT）及凝血酶时间（TT），静注也能显著延长家兔的 KPTT、PT 及 TT，赤芍的抗凝作用不依赖于 AT Ⅲ，而可能系对凝血酶的直接抑制所致。

此外，赤芍煎剂还可通过激活纤溶酶原变成纤溶酶而促进纤维蛋白溶解。赤芍灌服也能明显缩短大鼠优球蛋白溶解时间。

2. 对血脂和血液流变性的影响　对于高胆固醇饲料所致实验性动脉粥样硬化家兔，赤芍可显著提升高密度脂蛋白胆固醇 HDL-C 及 HDL_2-C，显著降低总胆固醇 TC、低密度脂蛋白胆固醇 LDL-C 和极低密度脂蛋白胆固醇 VLDL-C，并显著降低 TC/HDL-C、TC/HDL_2-C、LDL-C/HDL-C 和 LDL-C/HDL_2-C。

3. 对心血管系统的影响

（1）抗心肌缺血：赤芍有明显的扩张冠脉、抗心肌缺血作用。对于电刺激引致室颤的心脏也可使冠脉流量增加。赤芍还可增加犬的冠脉流量，降低冠脉阻力。

（2）心功能保护效果：对于实验性烫伤大鼠的心功能降低，赤芍灌服有显著保护效果，能不同程度地进行性降低左室内压峰值（LVSP）、左室内压最大变化速率（dp/dt max）、等溶压（IP）、dp/dt max/IP、心力环（Lo）等指标，表明赤芍可在一定程度缓解或逆转烫伤后大鼠的心功能损害。

（3）降低肺动脉高压及门脉高压：赤芍对实验性肺动脉高压及慢性肺心病肺动脉高压均有良好的缓解效果。对于 $FeCl_3$ 静注所致家兔的实验性肺动脉高压，赤芍可使肺动脉压显著降低或恢复至正常，此作用优于川芎嗪。

（4）抗动脉粥样硬化：高脂饲料所致实验性动脉粥样硬化家兔，赤芍可使主动脉斑块面积显著减少，赤芍抗动脉粥样硬化的机理可能与改变脂蛋白组成、减少 Ca^{2+} 沉积于动脉壁、抑制 LPO 生成、调节 TXA_2-PGI_2 平衡以及赤芍的抑制血小板聚集和提高 cAMP 等有关。

4. 保肝作用　赤芍具有保肝作用，对于 D-半乳糖胺所致大鼠急性肝损伤，赤芍可明显保护肝细胞膜和细胞器的损伤，减轻肝细胞变性坏死与间质炎细胞浸润；赤芍还可改善肝炎后肝纤维化变化，促进肝纤维组织的重吸收。赤芍保肝和抗肝纤维化的机理可能还与其能显著刺激血浆纤维联接蛋白水平升高、改善肝微循环、降低门脉压等有关。

5. 对免疫功能的影响　曾报告赤芍的不同提取物对免疫功能似有不同的影响。如正丁醇提取物皮下注射可使 RES 吞噬活性显著增强，水提物和 70%醇提取物可显著抑制溶血素生成，赤芍醇提物对小鼠脾脏玫瑰花结形成细胞（RFC）有明显抑制作用；对于迟发型超敏反应（DTH），赤芍水提物及 70%乙醇提物均有显著抑制作用。另报告赤芍能明显提高正常小鼠的 T 淋巴细胞转化，而对 B 淋巴细胞转化无明显影响。对于兔抗小鼠淋巴细胞血清（ALS）所致 T 细胞功能低下小鼠，赤芍煎剂对 T 淋转无明显影响，但可使 Ts 的异常增高平抑至正常水平，并使低下的 IL-3 活性明显增强至正常水平，表明赤芍能调节 Ts 活性。

6. 对中枢神经系统的影响　芍药甙具有显著的镇静、抗惊、镇痛及解热作用。牡丹酚也具有显著的镇静、抗惊作用，此外，有报告赤芍提取物具有改善学习记忆作用。

7. 解痉及抗胃溃疡作用　赤芍煎剂于体外能降低离体兔十二指肠张力，明显降低收缩幅度。芍药甙具有明显的解痉作用，能抑制胃、肠、子宫等平滑肌痉挛，拮抗乙酰胆碱所致痉挛，对抗毛果芸香碱所致大鼠在体胃肌紧张性收缩，对抗垂体后叶素所致在体子宫收缩。芍药甙还能显著抑制大鼠应激性溃疡，牡丹酚也能抑制小鼠的应激性胃溃疡，并抑制大鼠胃液分泌。

8. 抗炎和抗病原微生物作用　芍药甙具有显著的抗炎作用，能显著抑制大鼠鹿角莱胶性脚肿和右旋糖酐性脚肿，牡丹酚则有较强的抗炎作用，对多种致炎剂所致毛细血管通透性亢进、渗出和水肿以及免疫性炎症均有显著抑制作用。

赤芍具有显著的抗病原微生物作用，体外试验赤芍对痢疾杆菌、伤寒、副伤寒杆菌、绿脓杆菌、大肠杆菌、变形杆菌以及葡萄球菌、链球菌、肺炎球菌、百日咳杆菌、霍乱弧菌等均有显著抑制作用。对流感病毒、副流感病毒、疱疹病毒及某些肠道病毒有一定抑制作用。

临床应用

1. 肝病　赤芍对多种肝病有良好疗效，尤以对重度黄疸性肝炎及肝纤维化疗效为佳。对于重度黄疸，赤芍用量须重，对于肝炎后肝纤维化，赤芍可促进纤维化组织学的改善。

2. 肺心病　赤芍对慢性肺心病、肺动脉高压症有较好疗效，可使肺血流图转阴，肺动脉平均压和肺血管阻力明显下降，心电图和心阻抗微分图改善，心搏出量增加，全血粘度、血浆粘度和红细胞压积均有降低。赤芍注射液静注治疗效果尤佳。

三十、虎杖（Huzang，Rhizoma Polygoni Cuspidati）

本品为蓼科植物虎杖 Polygonum cuspidatum Sieb. et Zucc. 的根茎。

性味功效　性寒味苦。具有清热解毒、祛风利湿、利尿通淋、祛痰止咳、破瘀通经等功效。用于治疗湿热黄疸、风湿痹痛、淋浊带下、妇女经闭、产后恶露不下、癥瘕积聚、痔漏下血、跌打损伤、烫伤、无名肿毒、蛇咬伤等。

化学成分

虎杖根中含有多种蒽醌类化合物、芪类衍生物和酚性化合物，如大黄素（emodin）、大黄酚（chrysophanol）、大黄酸（rhein）、白藜芦醇（3，4′，5-三羟基芪，resveratrol）、白藜芦醇甙（polydatin）、原儿茶酸（protocatechnoc acid）、黄酮类化合物等。

药理作用

1. 抗病原微生物作用

虎杖煎剂对金黄色葡萄球菌、白色葡萄球菌、溶血性链球菌、卡他球菌、大肠杆菌、变形杆菌、福氏痢疾杆菌、绿脓杆菌等均有抑制作用，虎杖成分大黄素、大黄素葡萄糖甙和白藜芦醇甙对金黄色葡萄球菌和肺炎双球菌有抑制作用；白藜芦醇、2-甲氧基-6-乙醚-7-甲基胡桃素对得那诺卡氏菌、蜡样芽胞杆菌、金黄色酿脓葡萄菌 209P、志贺氏菌属的 Shige sonnet、大肠杆菌、绿脓杆菌 P3 有抑制作用，且后者较前者作用强；白藜芦醇对顽癣、汗疱状癣的深红色发癣菌、趾间发癣菌有很强的抗菌性能。

用人胚肾原代单层上皮细胞组织培养，虎杖煎液（10%）对流感亚洲甲型京科 68-1 株病毒、埃可病毒（$ECHO_{11}$）、单纯疮疹病毒均有抑制作用。其 3% 煎液对 479 腺病毒Ⅲ型、72 号脊髓灰白质炎Ⅱ型、柯萨奇 A_9 型及 B_5 型、埃可 9 型、乙型脑炎（京卫研Ⅰ株）、140 号单纯疱疹等 7 种代表性病毒株均有较高的抑制作用。近有报道，在上述实验条件下，虎杖煎剂对 COXβ3V 和 $ECHO_{19}V$ 有明显的抑制作用。

2. 镇咳、平喘作用　小鼠恒压氨雾法、电刺激猫喉上神经引咳法试验，虎杖煎剂和白藜芦醇甙均有镇咳作用。虎杖煎剂、复方虎杖煎剂亦能对抗组织胺引起豚鼠离体气管的收缩。

3. 对乙型肝炎抗原的作用　应用对流电泳和放射免疫电泳方法，虎杖煎剂对 HBsAg 均有抑制作用。大黄素和虎杖晶Ⅱ（推测为黄酮）对乙型肝炎抗原可使滴度降低 8 倍，而大黄素葡萄糖甙和白藜芦醇甙的作用较弱。

4. 对肝损伤的影响　对过氧化玉米油所致大鼠肝损伤，白藜芦醇甙可部分降低血清 FFA、GOT、GPT 和肝 LPO；在体外，对 ADP

和 NADPH（双核苷酸磷酸酯）引起大鼠肝微粒脂质的过氧化反应，白藜芦醇和白藜芦醇甙也起抑制作用。认为对肝损害的保护作用机制，可能是抑制了过氧化脂质的进一步产生和抑制过氧化脂质对肝细胞的破坏作用。以卵磷脂脂质体为人工细胞模型，Fe^{2+}和维生素 C 为自由基发生系统，硫代巴比妥酸显色，采用丙二醛（MDA）法测定白藜芦醇甙对自由基发生系统引起的脂质过氧化的抑制作用，结果表明 0.03、0.09、0.15μg/ml 的白藜芦醇甙对脂质过氧化均有很强的抑制作用。从膜水平证明了白藜芦醇甙有保护肝脏的作用，即可抑制类脂过氧化物在肝脏的堆积，从而减轻肝损害。动物实验还证明虎杖煎剂能通过促进肝细胞的修复、再生及减轻炎症等途径，使肝功能恢复正常，黄疸消除。

5. 抗癌抗促癌作用　虎杖水提物对人子宫颈癌细胞 JTC-26 抑制率达 90%以上。虎杖煎剂对艾氏腹水癌实体瘤有明显抑制作用。虎杖中的大黄素对小鼠肉瘤 S-180、小鼠肝癌、小鼠乳腺癌、小鼠艾氏腹水癌、小鼠淋巴肉瘤、小鼠黑色素瘤和大鼠瓦克癌均有显著疗效，抑制率＞30%。虎杖鞣质能显著抑制巴豆油诱发的小鼠耳部肿胀，阻止氨基比林在胃内硝基化，有清除 O^{-2}的效力，提示此鞣质可能具有抗促癌作用。

6. 升白细胞作用　对环磷酰胺所致的大鼠白细胞减少，虎杖煎剂有显著的升白作用，以虎杖为主治疗白细胞减少症患者常取良效。

7. 降脂作用　对玉米油-胆固醇-胆酸混合物所致大鼠高脂血症、白藜芦醇、白藜芦醇甙均有降低血清和肝脏脂质的作用。大鼠在喂饲高脂饲料的同时给予虎杖片（含总蒽醌 13mg 以上/片），能降低血清 TG、TC 和 LDL-C 含量，升高 HDL_2-C 含量，提高 HDL-C/TC、HDL/LDL-C、HDL_2/HDL-C 和 HDL_2-C/HDL_3-C 比值。

8. 对血小板聚集的影响　体外实验白藜芦醇甙 6.7～107.2μmol/L 能明显抑制花生四烯酸（AA）和 ADP 诱导的兔血小板聚集和 TXB_2 的产生。对 Ca^{2+}诱导的兔血小板聚集有明显的抑制作用，白藜芦醇甙对可乐宁诱导的兔血小板聚集有显著的抑制作用，提示白藜芦醇甙可能有阻断血小板 α_2 受体的作用。在体内白藜芦醇甙可明显抑制由 AA 和 ADP 诱导的兔血小板聚集，对 Ca^{2+}诱导的血小板聚集也有一定的抑制作用，以给药后 60 分钟时的抑制作用更为显著。白藜芦醇甙能明显抑制凝血酶非依赖 AA 途径诱导的兔血小板聚集，还能呈剂量依赖性的促进原代培养人脐静脉内皮细胞释放 PGI。对凝血酶诱导内源性 AA 生成或外源性 AA 促使细胞产生 TXA_2 和 PGI_2，白藜芦醇甙均单向降低 TXA_2 量而不抑制 PGI_2 生成，使 TXA_2/PGI_2 比值下降。由上可见，阻断血小板 α_2 受体、抑制 Ca^{2+}的内流、促进 PGI_2 的释放、减少 TXA_2 的生成等。可能是白藜芦醇甙抑制血小板聚集，防止血栓形成的重要机制。

9. 对休克和微血管的影响　重症失血性休克大鼠，注射白藜芦醇甙后，收缩的三级动静脉（A3.V3）管径恢复到失血前水平，血压中度回升，脉压差明显增加或超过失血前水平；并可使增高的外周阻力接近正常，使减低的心输出量和每搏量回升，但未完全恢复正常。随着脉压的增加，毛细血管开口处出现动脉血流，促进停滞的血流恢复，从而改善休克微循环的紊乱，提高动物的存活率。65℃热水直接烫伤家兔耳窗部，静脉注射白藜芦醇甙，可使烫伤部收缩型血管转变为扩张型，血液流行的血管数增加，停滞的毛细血管开放，堵塞的血栓或凝集的红细胞被血流冲脱。用虎杖酊喷涂烫伤部，可使小血管变红，血液流动，毛细血管开放数有所增加。

10. 对心血管系统的影响　白藜芦醇甙能明显加快心肌细胞搏动，可被尼索地平、普萘洛尔和酚妥拉明所阻断，提示可能与 Ca^{2+}、肾上腺素 β 和 α 受体有关；亦可使缺糖缺氧及氯丙嗪损伤后 6～9h 心肌细胞 LDH 释放量显著降低，提示对心肌细胞有保护作用。白藜芦醇甙对正常大鼠离体工作心脏有明显的正性肌力作用，不加快心率，且能对抗普萘洛尔的负性肌力作用，还能拮抗苯巴比妥钠所致心力衰竭。

11. 对心肌营养性血流量的影响　用 ^{86}Rb 测定法，腹腔注射虎杖可使心肌摄取 ^{86}Rb 量增加。心得安可以消除虎杖注射液增加心肌营养性血流量的作用，表明虎杖注射液可能是通过心血管上肾上腺 β 受体而起作用的；氨茶碱能显著增加心肌营养性血流量并与虎杖起协同作用。

12. 对中性粒细胞和补体系统的影响 小鼠烫伤后，中性粒细胞释放H_2O_2的量显著降低，合成和释放溶酶体酶的能力增加，补体过度活化。虎杖对伤后小鼠中性粒细胞释放H_2O_2有一定的改善（抗氧化）作用，能降低溶酶体酶的分泌，对补体的过度活化有一定的调整或改善作用。

13. 对血管内皮细胞的影响 白藜芦醇甙 10mg/kg·iv，可减少大鼠岛状皮瓣瘀血后静脉内血栓形成及内皮细胞的损伤，其机理之一可能是减轻脂质过氧化及纤维蛋白原所致的细胞组织学的损害。

毒性 小鼠腹腔注射给药的LD_{50}大黄素为249.5±34.3mg/kg，白藜芦醇甙为1000±57.3mg/kg。白藜芦醇甙注射可引起局部炎性反应，其700mg/kg投药6周，可引起大鼠白细胞总数明显减少，部分动物骨髓脂肪增生和肝细胞坏死，但对肝功能无明显影响，引起白细胞减少可能与药物对骨髓的毒性有关。

临床应用

1. 肝炎 以单味虎杖煎剂或虎杖浸膏片治疗传染性肝炎，对症状和肝功能的恢复均有良好效果。

2. 消化道出血 用虎杖粉治疗上消化道出血，有较好疗效。

3. 高脂血症 虎杖浸膏片治疗高脂血症患者可使胆固醇、甘油三酯下降。其降脂原理可能与减少外源性胆固醇吸收有关。白藜芦醇甙试用于高脂血症患者也有一定的降脂作用。

4. 银屑病 虎杖甙片治疗寻常型银屑病有效。

三十一、青蒿（Qinghao，Herba Artemisiae Annuae）

本品为菊科植物黄花蒿 Artemisia annua L. 的地上部分，秋季花盛开时采割。

性味功效 性寒，味苦、辛。具清热解暑，除蒸，截疟功效。用于暑邪发热，阴虚发热，夜热早凉，骨蒸劳热，疟疾寒热，湿热黄疸。

化学成分

含甜菜碱（artemisinin）、青蒿酸（artemisic acid）、青蒿内酯（artemisilactone）、青蒿醇（artemisinol）等。

药理作用

1. 抗疟作用 青蒿素是从青蒿中分离出的一种新型结构的新型抗疟有效成分。小鼠灌胃青蒿素对白氏鼠疟原虫的化疗指数为75，对抗氯喹株鼠疟原虫的抗性指数为3.9，对鼠疟抗氯喹株有一定的交叉耐药性。对轻度感染的鼠疟，300mg/kg灌胃每天2次，连续4天，30天内可使原虫不复燃；对重度感染的鼠疟，延长疗程原虫复燃率降低。皮下注射较灌胃对原虫的杀灭速度要慢，但原虫回升时间缓慢，一次皮下注射400mg/kg可使原虫不再复燃。青蒿素的衍生物蒿甲醚、青蒿酯钠也具有抗疟作用；蒿甲醚乳剂的抗疟效果优于还原青蒿素琥珀酸钠水剂。青蒿琥酯2.5、5、10、15mg/kg外搽皮肤，一日二次，连续三天，治疗猴疟均有不同程度的疗效，加入氮酮抗疟作用提高；5与10mg/kg一日两次，连续10天，皮肤外搽即可使猴疟转阴。脱羰青蒿素和碳杂脱羰青蒿素对白氏疟原虫K_{173}株的ED_{50}分别为12.6mg/kg和25.8mg/kg。青蒿素对疟原虫红细胞内期有杀灭作用，而对红细胞外期和红细胞前期无效。青蒿素、蒿甲醚、青蒿酯钠对白氏鼠疟和食蟹猴疟原虫的红细胞内期有良好的效果，以最小清除剂量治疗啮齿动物疟原虫时，这三种药的效果均比氯喹为快。

在体外，青蒿素能明显抑制恶性疟原虫无性体的生长，有直接的杀伤作用，对体外培养恶性疟原虫FCC-1/HN株的抗疟效应以青蒿酯钠的效果最好，为氯喹的16倍，青蒿素的14.3倍；青蒿素和蒿甲醚的抗疟效果与氯喹相近。青蒿素、蒿甲醚和氯喹对恶性疟原虫的IC_{50}分别为75.2、29.4和43.2nmol/L。

青蒿抗疟的主要缺点是复发率高。青蒿素与伯喹合用对抗鼠疟近期复燃的效果显著，给药6天比给药3天的效果强。青蒿素与黄芪、党参配伍可降低复发率，而与周效磺胺无协同作用。青蒿素、周效磺胺、乙胺嘧啶、伯喹四药合用，临床疗效卓著。

电子显微镜观察发现青蒿素主要作用于鼠疟原虫的膜系结构，首先是食物泡膜、表膜、线粒体，其次是核膜、内质网；并对核内染色物质有一定的影响。其作用方式主要是影响了表膜-线粒体的功能，阻断以宿主红细胞浆为营养的供给。并可与原虫内的氯化高铁血红素(hemin)反应，导致副产物活性氧的产生及氧的损害。青蒿酯钠可使疟原虫感染红细胞的活性氧增加和膜脂质过氧化程度均比未感染红细胞显著，这种作用，一方面可能直接杀伤疟原虫，另一方面可氧化红细胞不饱和脂肪酸产生MDA等产物，这些产物有很高的反应活性，可交联脂质和蛋白，它们既可直接作用于疟原虫，也可使红细胞损伤、破溶，而导致疟原虫死亡。

2. 抗吸虫、抗焦虫、抗弓形虫作用　小鼠实验表明青蒿素对血吸虫成虫具有明显的杀灭作用，其促使虫体"肝移"的时间虽较缓慢，但杀虫作用较迅速，对雌虫的作用更为明显。对大鼠华支睾吸虫，青蒿素灌胃剂量为200mg/kg·d×7d以上时，减虫率为100%，其衍生物也有很好的杀虫效果。小鼠感染尾蚴7天后，口服蒿甲醚300mg/kg，能引起童虫体内糖原含量减少，AKP活性减弱。青蒿素、青蒿醚对抗环形泰勒焦虫和双芽巴贝斯焦虫的效果很好，具有杀灭红细胞配子体、减少细胞破裂及虫体代谢产物的致热原作用。通过成纤细胞蚀斑试验，发现青蒿醇提取物能抑制刚地弓形虫在组织培养中的繁殖，蒿甲醚作用强于青蒿素。

3. 解热作用　青蒿水提物对正常大鼠体温有明显的降温作用。对酵母人工发热大鼠，青蒿有明显的退热作用，青蒿花前期水提物的解热作用明显优于青蒿花蕾期的水提物。青蒿(花前期)叶、茎对鲜酵母人工发热的大鼠均有明显的退热作用，其作用时间及强度相近似。青蒿还能提高动物耐高温的能力。

4. 镇痛、抗炎作用　青蒿能明显延迟小鼠甩尾反应时间和减少扭体反应次数，具有一定的镇痛作用。青蒿对大、小鼠酵母性足肿胀有明显的抗炎作用；青蒿中的莨菪亭对小鼠酵母性足肿胀亦有非常明显的抑制作用，说明它是青蒿的抗炎成分之一。对小鼠蛋清性足肿胀和二甲苯性耳部炎症，青蒿水提取物均有明显的抑制作用。

5. 抗癌作用　体外抗癌实验青蒿素对P_{388}、A_{549}和HT-29的细胞毒ED_{50}分别为9.62×10^{-2}、4.16和4.41μg/ml；栎草亭6，7，3'，4'-四甲基醚对P_{388}、A_{549}MCF-7、HT-29、KB的ED_{50}分别为0.49、0.48、2.47、1.25、0.68μg/ml。

6. 对免疫功能的影响　对皮质激素所致免疫功能低下的动物，青蒿素可使降低的淋巴细胞转化率增高，蒿甲醚能明显降低正常小鼠血清IgG含量，增加脾脏重量，还可降低鸡红细胞致敏小鼠血清IgG含量。青蒿素、蒿甲醚有促进脾Ts细胞增殖功能，从而起到抑制IgG的作用。beagle犬肌肉注射蒿甲醚7～15天，出现明显的T、B、Tu及Tr淋巴细胞下降，甚至Tr淋巴细胞降至零，停药28天后T、Tu、Tr淋巴细胞皆恢复至对照组水平。青蒿素可使小鼠腹腔巨噬细胞的吞噬功能增强，淋巴细胞转化率提高。青蒿琥酯能提升大鼠血清补体水平，明显减少外周血白细胞移行指数，明显提高单核细胞的促凝值；对小鼠则可使脾细胞产生抗体的能力增强。青蒿琥酯还可促进Ts细胞增殖，抑制T_H细胞产生，阻止白细胞介素及各种炎症介质的释放，从而起到免疫调节作用。

7. 对心血管系统的影响　离体兔心灌注青蒿素可使心率减慢，心肌收缩力降低，冠脉流量减少。口服或静注青蒿素，也有减慢心率作用。对乌头碱所致兔心律失常20mg/kg青蒿素静注有一定的对抗作用。青蒿素静注于兔有降压作用，青蒿素无肾上腺素α-受体阻断作用，亦无拟胆碱作用或组织胺释放作用，青蒿素的降压作用主要是它对心脏的抑制作用所致。

8. 抗菌、抗病毒作用　青蒿水煎剂对表皮葡萄球菌、卡他球菌、炭疽杆菌、白喉杆菌有较强的抑菌作用；对金黄色葡萄球菌、绿脓杆菌、痢疾杆菌、结核杆菌等也有一定的抑菌作用。青蒿挥发油在浓度为0.25%时，对皮肤癣菌有抑制作用，在1%浓度时则有杀菌作用。青蒿酯钠对金葡菌、福氏痢疾杆菌、大肠杆菌、卡他球菌、甲型和乙型副伤寒杆菌，MIC为12.5～25mg/ml；对铁锈色小孢子癣菌、絮状表皮癣菌的MIC分别为0.0625mg/ml和0.5mg/ml。乳鼠腹腔内接种流行性出血热病毒，在三天内腹腔注射青蒿素有较强的抑制作用。

9. 其他　蒿甲醚对小鼠有辐射防护作用，青蒿素对实验性矽肺有明显疗效。

临床应用

1. 疟疾　青蒿素片剂、油剂、胶囊剂、栓剂对间日疟治愈率99.6%，脑型疟全部治愈，退热时间与氯喹相近，但复燃率高。

2. 发热　青蒿煎水服治发热有效

药代动力学　小鼠口服^{3}H-青蒿素后，吸收较快，排泄也快。薄层扫描法，小鼠腹腔注射青蒿素后，体内过程符合二室开放模型。$t_{1/2}\alpha$ 为0.95小时，$t_{1/2}\beta$ 为1.87小时，血中青蒿素浓度在30分钟后即达高峰。经1小时的分布后，随着青蒿素在血中逐渐消除，代谢产物去氧青蒿素浓度逐渐升高，于4和8小时，其浓度分别为13.0和2.5μg/kg。

毒性　小鼠口服青蒿素的LD_{50}为5105mg/kg，治疗指数为36.8，另有报道为4530±672.7mg/kg。小鼠静注青蒿琥酯的LD_{50}为769±69.7mg/kg，大鼠为553.1±26.5mg/kg；狗单次静注的最大耐受量为70mg/kg，安全剂量为33mg/kg。大鼠和狗每天肌肉注射青蒿素40mg/kg，连续14天；小鼠灌胃2.4～3.4g/kg，肌注2.8g/kg，每天1次，对上述大、小鼠和狗的主要脏器未见组织学异常改变。恒河猴肌肉注射青蒿素96mg/kg后，可引起早期心肌超微结构损伤，但属可逆性，恢复较快。

三十二、地骨皮（Digupi，Cortex Lycii）

本品为茄科枸杞属植物枸杞 Lycium chinense Mill. 的根皮。

性味功效　味甘淡，性寒。能凉血退蒸，清泻肺热。主治骨蒸潮热，肺热咳喘，盗汗等。

化学成分

含甜菜碱（betaine）、β-谷甾醇、蜂花酸及亚油酸。分离得到两种新颖的环状八肽化合物，命名为枸杞素A（lyciumin A）和枸杞素B（lyciumin B），两种含量分别为0.007%和0.01%，具有抑制肾素和血管紧张素转化酶活性。

药理作用

1. 解热作用　地骨皮对热原发热兔有显著解热作用。

2. 降血糖作用　兔灌服地骨皮煎剂可使血糖降低，在第4，5小时降低最显著，平均降低14%，此后维持此种降低情况达4小时尚未恢复；对注射肾上腺素引起的高血糖无明显对抗作用，但可缩短高血糖维持时间。

3. 降血脂作用　地骨皮浸膏按每日灌服10g/kg（生药），连续3周，可使实验性兔血清总胆固醇含量下降36.9%，与对照组相比有显著差别，对甘油三酯含量影响不大。甜菜碱有抗脂肪肝作用，但用地骨皮浸膏灌服家兔，未见对肝脏脂肪含量有明显影响。

4. 对心血管系统的作用　地骨皮对麻醉犬，猫，兔（静注或肌注）与不麻醉大鼠（灌胃）均有明显的降压作用。地骨皮的降压作用除有中枢因素参与外，还可能与阻断交感神经末梢的作用有关。

5. 抗微生物作用　地骨皮煎剂对伤寒杆菌，甲型副伤寒杆菌与弗氏痢疾杆菌有较强的抑制作用，但对金黄色葡萄球菌无作用；对结核杆菌为低效抑菌药物；在胚肾原代单层细胞组织培养上，地骨皮煎剂对流感亚洲甲型京科68-1病毒株有抑制其致细胞病变作用。

临床应用

肺热咳喘、劳热吐血、高血压病、糖尿病。

三十三、白薇（Baiwei，Radix Cynanchi Atrati）

本品为萝摩科植物直立白薇 Cynanchum atratum Bge. 或蔓生白薇 Cynanchum versicolor Bge. 的根及根茎。

性味功效　味苦，咸，性寒。能清热凉血，利尿通淋，解毒疗疮。主治温邪伤营发热，阴虚发热，骨蒸劳热，产后血虚发热，热淋，血淋，痈疽肿毒等。

化学成分

从直立白薇中分得5种C_{21}甾体甙类成分：atratoside A、B、C、D及cynatratoside F、glaucoside H。从蔓生白薇中分得7种C21甾体甙类成分：glaucoside H、白薇甙（cynanversicoside）A、B、C、D、E及白薇新甙（neocynanversicoside）。

药理作用

1. 抗炎、解热作用　直立白薇及蔓生白薇水提物1或2g/kg腹腔注射可显著抑制巴豆油所致小鼠耳肿胀。对于酵母所致大鼠发热，直立白薇水提物3.4～7.0g/kg腹腔注射有显著解热作用。

2. 祛痰、平喘作用　直立白薇水提物1g/kg灌服5天，酚红排泌试验表明有明显祛痰作用，对于乙酰胆碱和组织胺混合引喘豚鼠，蔓生白薇水提物 2g/kg 腹腔注射有明显预防作用。

临床应用

1. 发热　对于发热热盛，疟疾久不解而热不退，或血分有热等均可用本品治之，如以白薇配麻黄、贝母、杏仁治外感发热及发热咳嗽，以白薇配伍青蒿有较好退热效果。

2. 血管抑制性晕厥　本病属中医“厥”证范畴，其表现与《本事方》白薇汤所述颇相符，报告以本品为主配伍党参、当归、炙甘草为主随证加减治疗有一定疗效。

第四节　芳香化湿药

芳香化湿药是一类气味芳香，具有化湿运脾功效，主要用于湿浊内阻、脾胃运化功能失调所致各种病证的药物。湿邪侵犯脾胃，脾阳为湿所困，湿浊内阻，脾胃运化失调可引起食欲不振、消化不良、脘腹胀闷、呕吐泛酸、大便溏薄、食少体倦、口甘多涎和舌苔厚腻等证。芳香化湿药辛香温燥，通过疏畅气机，宣化湿浊、健脾醒胃而发挥治疗作用。

据近代研究，芳香化湿药的主要药理作用如下：

1. 调节胃肠功能　本类药物均含芳香性挥发油，此类挥发油为已知的祛风药，有祛风下气，改善胃肠运动功能，促进消化，有利于胃肠内容物排空等药理作用。如豆蔻、砂仁、厚朴等对豚鼠、大鼠或家兔的离体肠管有低浓度时兴奋，高浓度时抑制的作用；佩兰、草果等有兴奋离体兔肠的作用；砂仁、厚朴和苍术等对 Ach 或 $BaCl_2$ 所致离体肠收缩有明显拮抗作用，并对幽门结扎性或应激性溃疡有显著对抗作用。

2. 抗菌、抗病毒作用　厚朴、砂仁、苍术和佩兰等对变形链球菌、金黄色葡萄球菌、伤寒杆菌、副伤寒杆菌、白喉杆菌等多种细菌在试管内有明显抗菌作用。厚朴、苍术、藿香和草果等有抗真菌作用。砂仁、佩兰、苍术和藿香等对流感病毒和鼻病毒等有明显抑制作用。本类药物抗菌、抗病毒的有效成分主要为挥发油或其中的某些成分。

3. 其他作用　厚朴、苍术等有中枢抑制作用，厚朴、佩兰和苍术等有抗炎作用，厚朴、佩兰、藿香和苍术等有抗癌作用。此外本类药物尚有止咳平喘祛痰，抗组胺，抗血小板聚集，降血压，降血糖，抗缺氧等多种药理作用，详见表 4-54 和各单味药物。

表 4-54　芳香化湿药药理作用一览表

作用/药名	调肠节运胃动	抗溃疡	抗抗菌病毒	抗炎	抗癌	中抑枢制	其他作用
厚朴	+	+	+	+	+	+	保肝，抗血小板，降压，肌松，抗组胺，阻 Ca^{2+}
厚朴花	+	+	+	+		+	抗血小板，降压
藿香	+		+	+	+		阻 Ca^{2+}
苍术	+	+	+	+	+	+	保肝，降压，降血糖，抗缺氧
佩兰	+		+		+		祛痰
砂仁	+	+	+				抗血小板，抗组胺
豆蔻	+		+				平喘，抗疟
草豆蔻	+						
草果	+		+	+			止咳，祛痰，镇痛，抗组胺

（马金凯）

一、厚朴（Houpo, Cortex Magnoliae officinalis）

本品为木兰科植物厚朴 Magnolia officinalis Rehd et Wils 或凹叶厚朴 Magnolia officinalis var. biloba Rehd et wils. 的干燥干皮、根皮及枝皮。

性味归经 苦、辛，温。归脾、胃、肺、大肠经。

功效主治 燥湿消痰，下气除满。用于湿滞伤中、脘痞吐泻、食积气滞、腹胀便秘、痰饮喘咳。

化学成分 厚朴含厚朴酚（magnolol）、和厚朴酚(honokiol)、冰片基厚朴酚(bornyl magnolol)；挥发油 0.3%，油中主成分为β-桉叶醇；少量生物碱厚朴碱(magnocurarine)、柳叶木兰花碱（salicifoline）等。凹叶厚朴含厚朴酚、四氢厚朴酚和异厚朴酚等。

药理作用

1. 抗病原体作用 厚朴乙醚和甲醇提取物对致龋变形链球菌有强抗菌作用，其有效成分为厚朴酚与和厚朴酚，两者对变形链球菌的最低抑菌浓度（MIC）为 6.3μg/ml。另报道两者的 MIC 分别为 10μg/ml 和 8μg/ml；厚朴酚活性成分及其钠盐对变形链球菌的最小抑菌浓度为 10～15ppm，最小杀菌浓度为 60～80ppm。

本品或其粗提成分厚朴碱、挥发油对某些细菌有抗菌作用，本品煎剂对多种皮肤真菌有抗菌作用，本品尚有减弱和抑制肝吸虫运动的作用。

2. 对消化系统的作用 厚朴碱在 0.1～1ml（10mg/ml）范围内使兔离体十二指肠张力逐渐升高；在 1.5ml 时肌张力逐渐下降，频率减慢；至 2.5ml 时，肠收缩完全停止。ig 厚朴水煎剂 6.5g/kg，可使大鼠正常胃肠电快波的频率和振幅指数均增加并持续 3 小时之久，还能使休克时胃肠电抑制明显减弱，表明厚朴有兴奋胃肠运动及改善休克时的胃肠运动抑制。厚朴热水提取物对 Ach 所致离体肠收缩有罂粟碱样拮抗作用。

厚朴醇提物对 HCl-乙醇所致大鼠胃粘膜溃疡有显著抑制作用，其有效成分为和厚朴酚与厚朴酚；厚朴酚对大鼠水浸应激性溃疡也有对抗作用。厚朴生品、姜炙品煎剂 10g/kg·ig，对大鼠幽门结扎型及应激型溃疡均有显著抑制作用。

厚朴酚对实验性肝损伤有降 SGPT 及血氨的作用，并能减轻肝细胞变性与坏死程度，防止免疫性肝纤维化及肝硬化的形成，提高免疫性肝纤维化大鼠血浆 SOD 活性，降低 LPO 含量。

3. 肌松作用 厚朴碱对横纹肌有肌松作用，iv 使兔垂头的剂量为 13.8mg/kg；在大鼠膈神经-膈肌标本，30%厚朴碱使膈肌收缩幅度减少 40%左右。给小鸡 iv 厚朴碱 40mg/kg 以上时，产生弛缓性瘫痪，其作用与 iv 0.5mg/只筒箭毒碱相似，表明有非去极化型肌松作用。实验表明，厚朴酚和异厚朴酚也有中枢性肌松作用，其机理可能与对抗脊髓兴奋性递质谷氨酸的作用相关。

4. 中枢抑制作用 厚朴乙醚提取物可抑制小鼠的自发运动，并能对抗甲基苯丙胺或阿朴吗啡所致的兴奋作用；对士的宁、印防己毒素、戊四氮等所致惊厥也有明显对抗作用，其机理可能与抑制脑干网状结构及丘脑下部的激活系统相关；此外，厚朴酚与和厚朴酚对脊髓反射也有明显抑制作用。

5. 抗血小板作用 厚朴酚与和厚朴酚对胶原和花生四烯酸诱导的血小板聚集及 ATP 释放有明显抑制作用，其机理可能与抑制血栓烷 B_2 形成及抑制花生四烯酸或胶原引起细胞内 Ca^{2+} 升高相关。

6. 抗炎、免疫作用 厚朴酚能降低炎症区毛细血管通透性，抑制白细胞游出及抑制纤维组织增生，表明有抗炎作用。厚朴酚尚能提高机体细胞免疫功能。毛细管法试验表明，厚朴醇提物在豚鼠离体气管有明显抗组胺作用。冰片基厚朴酚有抗变态反应作用。

7. 抗癌与抗诱变作用 厚朴甲醇提取物与厚朴酚对体内二期致癌引起的小鼠皮肤肿瘤有明显抑制作用。在二甲苯并蒽为引发剂，TPA 为促进剂的 ICR 大鼠二期致癌体内试验中，厚朴酚也有明显抗肿瘤作用。厚朴水提取物能明显降低苯芾芘（Bap）诱发 TA_{98} 和 TA_{100} 的突变率。

8. 其他作用 厚朴碱 3mg/kg·iv，使猫血压下降约 20mmHg，持续约 10min。和厚朴酚、厚朴酚能拮抗钙铜素（CaM）对环核苷酸磷酸二酯酶的刺激作用，两者的 IC_{50} 分别为 27μmol/L 和 82μmol/L。在无 Ca^{2+} 及 CaM 体系中，和厚朴酚与厚朴酚对环核苷酸磷酸二酯酶有刺激作用，两者分别在 160μmol/L 和

280μmol/L 达最大刺激活性。实验提示，和厚朴酚在Ca^{2+}存在下，能与CaM结合，从而拮抗其对磷酸二酯酶的激活。厚朴酚与和厚朴酚均有膜电位依存性和α受体兴奋性Ca^{2+}通道阻滞作用，使Ca^{2+}在细胞内积蓄量显著降低。厚朴乙醇提取物有较强抗氧化作用。

药代动力学　厚朴酚大鼠po给药吸收迅速，15min血药浓度达到峰值。厚朴所含毒性成分木兰箭毒碱在胃肠道吸收很慢，吸收后即由肾脏排泄，血中浓度较低。厚朴煎剂家兔po与直肠给药后，直肠给药组的厚朴酚血药浓度曲线下面积（AUC）比po高28.6%，直肠给药比po吸收快，血药浓度高，生物利用度高。

毒性　厚朴煎剂小鼠ip、Sc和po的LD_{50}分别为6.12，51.0和60.0g/kg；猫iv的LD_{50}为4.25g/kg。木兰箭毒碱小鼠ip的LD_{50}为45.55mg/kg。

（赵国斌　马　婧　马金凯）

二、厚朴花（Houpohua，Flos Magnoliae officinalis）

本品为木兰科植物厚朴（Magnolia officinalis Rehd et Wils）或凹叶厚朴（Magnolia officinalis var. biloba Rehd et Wils）的干燥花蕾。

性味归经　苦，微温。归脾、胃经。

功效主治　理气，化湿。用于胸脘痞闷胀满，纳谷不香。

化学成分　厚朴酚(magnolol)、和厚朴酚(honokiol)、樟脑(camphol)及挥发油0.38%等。

药理作用　厚朴花的酊剂水溶物iv或im，对麻醉兔、猫均有降压作用，并使心率加快。

厚朴酚与和厚朴酚的抗病原体、抗溃疡、保肝、中枢抑制、抗血小板及抗炎免疫等药理作用，请详见"厚朴"。

（赵国斌　马　婧　马金凯）

三、藿香（Huo xiang，Herba Pogostemonis et Agastaches）

本品为唇形科植物广藿香 Pogostemon cablin（Blanco）Benth 或藿香 Agastache rugosa（Fisch et Mey）Kuntze 的干燥地上部分。

性味归经　辛，微温。归脾、胃、肺经。

功效主治　芳香化浊，开胃止呕，发表解暑。用于湿浊中阻、脘痞呕吐、暑湿倦怠、胸闷不舒、寒湿闭暑、腹痛吐泻、鼻渊头痛等症。

化学成分　广藿香含挥发油1.5%，油中主成分为广藿香醇（Patechouli alcohol）等。

藿香含挥发油0.28%，油中主成分为甲基胡椒酚（methyl chavicol）等。

药理作用

1. 抗微生物作用　藿香的乙醚、醇和水浸出液，在体外对许兰氏黄癣菌、共心性毛癣菌、堇色毛癣菌、红色毛癣菌等多种致病性皮肤真菌有不同程度的抑制作用。从藿香根中提取的藿香醇（agastanol）对红色毛癣菌也有弱的抑制作用。藿香水煎剂对钩端螺旋体有抑制作用，浓度达31mg/ml时有杀灭作用。从藿香中尚提取出能抑制鼻病毒生长繁殖的黄酮类成分。

广藿香挥发油中所含广藿香酮（pogostone）在体外对白色念珠菌、剖型隐球菌、黑根霉菌等真菌有明显抑制作用；对金黄色葡萄球菌、甲型溶血性链球菌等细菌也有一定抑制作用。0.02%广藿香酮对自然污染霉菌及接种培养的青霉菌均有明显的防腐效果。

2. 对胃肠道的作用　藿香挥发油能促进胃液分泌，增强消化力，对胃肠有解痉和防腐作用。

3. Ca^{2+}拮抗作用　广藿香热水提取物对K^+所致豚鼠带结肠收缩有较强抑制作用，表明有Ca^{2+}拮抗活性，在10和30×10^{-4}g/ml时的Ca^{2+}拮抗活性分别为75%和91%。其有效成分广藿香醇Ca^{2+}拮抗的IC_{50}为4.7×10^{-5}M。

4. 抗癌作用　从藿香根中提取的藿香醇(agastanol)、去氢藿香醇(dehydroagastol)、藿香醇的微生物藿香酮(agastanone)与甲基藿香醇(methylagastanol)，在体外对人体癌细胞系有细胞毒作用。

（赵国斌　马　婧　马金凯）

四、苍术（Cangzhu，Rhizoma Atractylodis）

本品为菊科植物茅苍术 Atractylodes lancea（Thunb.）DC. 或北苍术 Atractylodes chinensis（DC）Koidz. 的干燥根茎。

性味归经　辛、苦，温。归脾、胃、肝经。

功效主治　燥湿健脾，祛风，散寒，明目。用于脘腹胀满、泄泻、水肿、脚气痿躄、风湿痹痛、风寒感冒、雀目夜盲等。

化学成分 茅苍术根茎含挥发油5%～9%，油中主成分为苍术醇（atractylol）、苍术酮（atractylone）、苍术素（atractylodin）；苍术醇为β-桉叶醇（β-eudesmol）和茅术醇（hinesol）的混合物。

北苍术根茎含挥发油1.5%，油中主成分为苍术醇、苍术酮等。

药理作用

1. 对消化系统的作用 苍术挥发油有祛风健胃作用，所含苦味成分也有健胃和促进食欲的作用；苍术醇能促进胃肠运动，对胃平滑肌有轻微收缩作用。苍术煎剂1.0g/kg·ig，对番泻叶所致大鼠脾虚泄泻有对抗作用，可使泄泻及体重减轻程度减轻。

苍术醇提液和水提液对兔离体十二指肠活动有较明显的抑制作用，对大鼠胃平滑肌的收缩有较弱的增强作用，并可对抗Ach或$BaCl_2$所致肠平滑肌收缩，对Adr所致胃肠平滑肌驰缓无明显拮抗作用。苍术煎剂在3.3×10^{-3}g/ml时能对抗Ach和$BaCl_2$所致离体肠鼠回肠收缩，使最大收缩幅度分别降低25%和35%。

苍术煎剂1.0g/kg·ig，能显著对抗HCl所致大鼠急性胃炎及幽门结扎型胃溃疡，并能明显提高胃液pH值，降低胃蛋白酶活性。苍术甲醇提取物200mg/kg，对实验性胃溃疡有强对抗作用，茅苍术中所含β-桉叶醇（β-eudesmol）对H_2受体有拮抗作用，能降低胃液分泌，而表现抗溃疡作用。

苍术煎剂10g/kg·d×7·ig，能明显促进小鼠肝脏蛋白质合成。苍术及其所含苍术醇、苍术酮和β-桉叶醇对CCl_4所致一级培养鼠肝细胞损害均有显著预防作用。

2. 对中枢的作用 苍术挥发油小剂量对蛙有镇静作用，同时使脊髓反射亢进；较大剂量时对中枢有抑制作用，终至呼吸麻痹而致死。其中枢抑制的有效成分主为β-桉叶醇和茅术醇，茅苍术及其所含β-桉叶醇还有对抗电击所致小鼠痉挛作用。

3. 对心血管的作用 苍术对蟾蜍心脏有轻度抑制作用，对蟾蜍后肢血管有轻度扩张作用。苍术浸膏小剂量iv使兔血压轻度升高，大剂量时则降低。

4. 抗缺氧作用 茅苍术丙酮提取物750mg/kg·ig，能明显对抗KCN所致小鼠缺氧，使小鼠存活时间延长，死亡率降低。其有效成分β-桉叶醇在300mg/kg时即有明显作用。

5. 降血糖作用 苍术煎剂或醇浸膏8g/kg，po或sc，使正常家兔血糖略有升高；但煎剂10g/kg·d×10·ig，对四氧嘧啶性糖尿病家兔有明显降血糖作用，停药7～14d血糖也未升至用药前水平。苍术甙对大鼠、小鼠、家兔和犬均有降血糖作用，同时能降低肌糖原和肝糖原，降低糖原生成，使氧耗量降低，血乳酸含量升高。

6. 其他作用 茅苍术煎剂ig无利尿作用，但能显著增加Na^+和K^+的排泄。苍术有抑菌消毒作用，使消毒的手术间菌落数明显减少。苍术挥发油、茅术醇和棕叶醇100mcg/ml在体外对食管癌细胞有抑制作用，其中以茅术醇的作用较强。苍术甲醇提取物对TPA所致小鼠耳廓炎症有明显抑制作用；苍术酮在小鼠二阶段皮肤致癌试验中，能显著对抗致癌剂的致癌作用。苍术尚有显著的抗诱变作用。

（马 婧 赵国斌 马全凯）

五、佩兰（Peilan，Herba Eupatorii）

本品为菊科植物佩兰 Eupatorium fortunei Turcz. 的干燥地上部分。

性味归经 辛，平。归脾、胃、肺经。

功效主治 芳香化湿，醒脾开胃，发表解暑。用于湿浊中阻、脘痞呕恶、口中甜腻、口臭、多涎、暑湿表证、头胀胸闷等。

化学成分 挥发油0.2%，油中主成分为对-伞花烃（p-cymene）、5-甲基-2-异丙基苯乙醚（methyl thymyl ether）和乙酸橙花酯（neryl acetate）。尚含宁德洛非碱（lindelofine）。

药理作用

1. 抗微生物作用 佩兰煎剂在试管内对白喉杆菌、金黄色葡萄球菌、八叠球菌、变形杆菌和伤寒杆菌等有抑制作用。佩兰挥发油及其有效成分对-伞花烃与乙酸橙花酯对流感病毒有直接抑制作用。

2. 祛痰作用 小鼠酚红法试验表明佩兰挥发油及其主成分对-伞花烃有明显祛痰作用，其效价约为氯化铵的2倍。

3. 抗炎作用 干佩兰挥发油0.9，0.45和

0.225ml/kg 和鲜佩兰挥发油 1.0，0.5 和 0.25ml/kg·ig，对巴豆油所致小鼠耳廓肿胀有明显抑制作用，其抗炎作用强度有剂量相关性。

4. 抗癌作用　日本佩兰总生物碱在 104.4μg/ml 浓度对体外培养 HeLa 细胞有 50%的抑制率；体内试验，50mg/kg·d·ig，连续 7d，使腹水型 S_{180} 肉瘤小鼠的存活期显著延长，二次实验的生命延长率分别为 33.93%和 44.43%，与环磷酰胺合用尚有协同作用。

5. 其他作用　干、鲜佩兰挥发油，对唾液淀粉酶水解淀粉的活性均有显著促进作用，其中鲜佩兰挥发油的作用较强。

毒性　鲜和干佩兰挥发油，小鼠 ig 的 LD_{50} 分别为 3.018 和 2.703ml/kg。中毒症状有躁动不安、竖毛、呼吸急促等，死前出现呼吸衰竭、紫绀、四肢抽搐和尿失禁等症状。

（赵国斌　马　婧　马金凯）

六、砂仁（Sharen，Fructus Amomi）

本品为姜科植物阳春砂 Amomum villosum Lour、绿壳砂 Amomum villosum Lour. var. xanthioides T. L. Wu et Senjen 或海南砂 Amomum longiligulare T. L. Wu 的干燥成熟果实。

性味归经　辛，温。归脾、胃、肾经。

功效主治　化湿开胃，温脾止泻，理气安胎。用于湿浊中阻、脘痞不饥、脾胃虚寒、呕吐泄泻、妊娠恶阻、胎动不安等。

化学成分　阳春砂、绿壳砂和海南砂含挥发油约 3%，油中主要成分有乙酸龙脑酯、樟脑、柠檬烯、莰烯、α-蒎烯和龙脑等。此外含皂甙约 0.69%。

药理作用

1. 对胃肠道的作用　阳春砂煎剂 $2.5\text{-}5\times10^{-3}$g 生药/ml 使豚鼠和大鼠离体小肠收缩加强，加大剂量时反而抑制，使张力降低，振幅减小。阳春砂挥发油 1.3×10^{-3}g 生药/ml 使兔肠管先轻度兴奋，后转入明显抑制，使张力降低，收缩频率减慢、振幅变小。阳春砂煎剂和挥发油对 Ach 和 $BaCl_2$ 所致大鼠小肠的兴奋或痉挛有部分或完全拮抗作用。另报道 0.25%～0.75%砂仁水煎剂对离体肠呈兴奋作用，而1～1.25%水煎剂和挥发油饱和水溶液呈抑制作用。

砂仁煎剂 0.5g/kg·ig，促进小鼠肠道炭末推进，表明能增强肠管运动，但挥发油抑制肠管运动。

砂仁水煎剂 10g 生药/kg，十二指肠给药，对幽门结扎性溃疡的形成有显著抑制作用。

2. 抗血小板作用　砂仁 0.6 和 1.2g/kg·ig，对 ADP 诱导的兔血小板聚集有明显抑制作用。

3. 抗组胺作用　毛细管法试验表明，砂仁醇提物和水提物，在豚鼠离体气管有显著抗组胺作用。

4. 保护作用　砂仁 0.6 和 1.2g/kg·ig，对 iv 花生四烯酸或胶原与肾上腺素混合液所诱发的小鼠急性死亡有明显对抗作用。

5. 抗微生物作用　砂仁水煎剂在试管内对金葡菌、伤寒杆菌和副伤寒杆菌等有抗菌作用。缩砂仁水煎剂在体外对流感病毒有直接抑制作用，其最低有效浓度为 2mg/ml。

毒性　砂仁煎剂 25g/kg·ig，观察 3d，未见小鼠出现中毒症状和死亡发生。砂仁热浸液 1.62g/kg·ig，每日 1 次，连续 30d，结果大鼠体重、肝肾功能及病理检查均未见异常。

（马　婧　赵国斌　马金凯）

七、豆蔻（Doukou，Fructus Amomi Rotundus）

本品为姜科植物白豆蔻 Amomum kravanh Pirre ex Gagnep 或爪哇白豆蔻 Amomum compactum Soland ex Maton 的干燥成熟果实。

性味归经　辛，温。归肺、脾、胃经。

功效主治　化湿消痞，行气温中，开胃消食。用于湿浊中阻、不思饮食、湿温初起、胸闷不饥、寒湿呕逆、胸腹胀痛、食积不消等。

化学成分　白豆蔻和爪哇白豆蔻的果实含挥发油，油中主成分为 1，8-桉油精（1，8-cineole）。

药理作用

1. 抗微生物作用　本品 100%壳煎剂对痢疾杆菌有抑制作用。本品所含 4-松油醇对 Bacillus thuringiensis 有体外抑菌作用。从白豆蔻中提取的一种新的二萜类过氧化物对恶性疟原虫有强抗疟作用。

2. 平喘作用　本品所含 α-萜品醇有较强的平喘作用，在剂量为 0.05ml/kg 时，对豚鼠气管平滑肌的作用强于艾叶油。4-松油醇亦有显著平喘作用。

3. 其他作用 本品煎剂对豚鼠离体肠管低浓度时兴奋，高于1%时抑制；其挥发油饱和水溶液也呈抑制作用。

毒性 本品挥发油中所含α-萜品醇，小鼠po的LD_{50}为12.08ml/kg。

（马 婧 马全凯 赵国斌）

八、草豆蔻（Caodoukou，Semen Alpiniae Katsumadai）

本品为姜科植物草豆蔻 Alpinia katsumadai Hayata 的干燥近成熟种子。

性味归经 辛，温。归脾、胃经。

功效主治 燥湿健脾，温胃止呕。用于寒湿内阻、脘腹胀满冷痛、嗳气呕逆、不思饮食等。

化学成分 含山姜素（alpinetin）、小豆蔻明（Cardamonin）和1，8-桉油精、松油醇-4、樟脑等。

药理作用 种子乙醇提取物对小鼠腹水型肉瘤S-180几无拮抗作用。以巴甫洛夫小胃狗实验表明，本品浸出液对总酸排出量无明显影响，但使胃蛋白酶活力明显增强。

（赵国斌 马 婧 马全凯）

九、草果（Caoguo，Fructus Tsaoko）

本品为姜科植物草果 Amomum tsao-ko Crevost et Lemaire 的干燥成熟果实。

性味归经 辛，温。归脾、胃经。

功效主治 燥湿温中，除痰截疟。用于寒湿内阻、脘腹胀痛、痞满呕吐、疟疾寒热等。

化学成分 含挥发油约3%，油中含α-和β-蒎烯，1，8-桉油精和香叶醇等。

药理作用

1. 对胃肠道的作用 生、炒、姜草果煎剂均能使家兔离体十二指肠自发活动的紧张性升高，振幅加大；对Adr所致家兔回肠活动抑制及Ach所致回肠痉挛均有明显拮抗作用，其中姜草果作用较强。香叶醇po，对大鼠的胃肠运动有抑制作用。

2. 镇痛作用 生、炒、姜草果煎剂2.5g/kg·ip，对醋酸所致小鼠扭体反应均有明显对抗作用，表明有镇痛作用，其中姜草果作用较强。1，8-桉油精也有镇痛作用。

3. 抗组胺作用 毛细管法试验表明，草果醇提取物对豚鼠离体气管有明显抗组胺作用。

4. 抗菌作用 香叶醇有抗细菌和抗真菌作用，对发须癣菌和奥杜安氏小孢子菌的最低抑菌浓度为0.39mg/ml。β-蒎烯也有抗真菌作用。

5. 其他作用 α-和β-蒎烯有镇咳祛痰作用，β-蒎烯有较强抗炎作用；1，8-桉油精有解热、平喘作用；香叶醇尚能抑制大鼠的自发活动，小量po有轻度利尿作用，此外还有驱豚鼠蛔虫作用。

毒性 大鼠po香叶醇的LD_{50}为4.8g/kg，兔iv为50mg/kg。

（马 婧 赵国斌 马全凯）

第五节 利水渗湿药

凡能通利水道，渗利水湿的药物称为利水渗湿药。水湿之为病，或泛滥于全身而为水肿；或侵犯脾胃而为湿阻；或同其他外邪（如湿热）相兼侵犯人体某一部位或某一脏腑，如湿热薰蒸而发黄者。

利水渗湿药能消除有形之水在体内潴留而形成的水肿，同时还适用于淋浊（泌尿系统感染或结石）、痰饮（如慢性支气管炎时的痰液积留以及胸水、腹水等体腔内的异常液体）、湿热、黄疸、疮疡等水湿病证。本类药物味甘淡，性平或微寒。偏于利水渗湿，习称为淡渗利湿药；寒能清热，除利水外，并能清利下焦湿热，长于治疗下焦湿热证，习称为清热利湿药。因其多用于淋证，故亦称利尿通淋药。本类药的主要药理作用有：

1. 利尿作用 本类药物中，茯苓、猪苓、泽泻、半边莲、玉米须、木通、萹蓄、瞿麦、金钱草、茵陈等都有不同程度的利尿作用，其中猪苓利尿作用较木通、茯苓强。在上述药物中半边莲及茵陈有明确利尿成分。半边莲的利尿成分为半边莲素B（总碱的一部分），其利尿作用非常显著，静脉注射2mg/kg的利尿强度与10mg/kg的汞撒利相当。茵陈中的绿原酸、咖啡酸及6，7-二甲氧基香豆素具有不同程度的利尿作用。

萹蓄、金钱草、泽泻的利尿作用可能与所含钾盐有关。有些药物如泽泻、茯苓、车前子的利尿效果，各家报道不一，可能与实验对象，有些药物的采集季节、炮制方法、药用部位等有关。

2. 抗病原体作用　本类药物中大部分有抗病原微生物作用。如茯苓、泽泻、半边莲、猪苓、车前子、萹蓄、金钱草、茵陈等具有抗菌作用；车前子、木通、萹蓄、地肤子、茵陈具抗真菌作用；车前子、茵陈等具抗寄生虫（钩端螺旋体）作用。

3. 利胆保肝作用　利水渗湿药中，有些药物具有明显的利胆作用，如半边莲、玉米须、萹蓄、金钱草、茵陈等，其中茵陈所含利胆成分最多，而且金钱草和茵陈尚有扩张奥狄氏括约肌的作用。泽泻、茵陈、垂盆草的保肝作用较显著。

表 4-55　利水渗湿药主要药理作用总括表

药名 \ 作用	利尿	抗病原体	保肝	其他
茯苓	+	+		降血糖、影响免疫功能、抗肿瘤、镇静、抗溃疡
猪苓	+	+	+	影响免疫功能、抗肿瘤。
泽泻	+	+		降压、降血脂、降血糖、影响免疫功能
半边莲	+	+	+	降压、兴奋呼吸
玉米须	+	+	+	降压、降血糖
车前子	+	+		降压、降血脂、抗炎、抗溃疡
木通	+	+		影响免疫功能
萹蓄	+	+	+	降压、增强子宫张力、止血
瞿麦	+			
石韦				平喘、止咳祛痰、升白
地肤子		+		
金钱草	+	+	+	心肌保护
茵陈	+	+	+	降压、降血脂、降血糖、解热、扩冠、平喘、抗早孕、抗癌
垂盆草		+	+	

（包海鹰）

一、茯苓（Fuling，Poria）

本品为多孔菌科真菌茯苓（Poria cocos (Schw) Wolf）的干燥菌核。

性味归经　甘、淡、平。归心、肺、脾、肾经。

功效主治　利水渗湿，健脾宁心。用于水肿尿少、痰饮眩悸、脾虚食少、便溏泄泻，心神不安，惊悸失眠。

化学成分　有茯苓糖（Pachymose $C_{10}H_{24}O_{14}$）、茯苓聚糖（Pachyman）、茯苓酸（Pachymic acid，${}_{33}CH_{52}O_5$）、块苓酸（Tumulosic acid，$C_{31}H_{50}O_4$）、齿孔酸（Eburicoic acid，$C_{31}H_{50}O_3$）、三萜羧酸-松苓酸（Pinicolic acid，$C_{30}H_{46}O_3$）、松苓新酸（3β-Trien-21-oic acid，$C_{30}H_{46}O_3$）、麦角甾醇、树胶、甲壳质、蛋白质、脂肪、甾醇、卵磷脂、右旋葡萄糖、组胺、胆碱、β-茯苓聚糖分解酶等。也含丰富的钙。

药理作用

1. 利尿作用

（1）将茯苓生药用70%酒精冷浸，使用时将浸得液的酒精蒸发，加蒸馏水稀释至一定浓度，然后选择健康免按体重注射给药，慢性实验表明，用药后尿量有明显增加。

（2）给犬iv茯苓煎剂（0.048g/kg），结果尿量并未增加，对大鼠亦无效或功效很弱；以尿排量和氯排泄量为观察指标，用茯苓煎剂给大鼠（禁食12h）灌胃，结果在此条件下茯苓也不能表现其利尿排氯作用。

（3）茯苓不具有抗去氧皮质酮的作用

2. 抗菌作用　茯苓的100%煎剂用平板打洞法对金黄色葡萄球菌、大肠杆菌、变形杆菌等均有抑制作用。茯苓对用试管法的抑菌试验结果是无抑菌作用。茯苓的乙醇提取物在体外能杀死钩端螺旋体，但水煎液无效。

3. 对消化系统的影响

(1)茯苓对家兔离体肠管有直接松弛作用，对大鼠幽门结扎所形成的溃疡有预防效果，并能降胃酸。

(2)羧甲基茯苓多糖对CCl_4中毒小鼠肝损伤有保护作用。将试验小鼠分为3组，按100mg/kg·d，200mg/kg·d，生理盐水分别腹腔注射，共5d，第5d下午3组小鼠均由皮下注射0.15%CCl_4花生油溶液0.1ml/10g·kg。16h后断头处死，取血清测定SGPT。100mg/kg·d和200mg/kg·d的试验小鼠SGPT比注射生理盐水的对照组分别降低27.32%和41.04%。

(3)羧甲基茯苓多糖能明显增加大鼠肝再生能力。大鼠按100mg/kg·d手术前连续给药4日，手术后连续给药3日，可使肝再生度增加73.29%，再生肝重/体重增加18.95。

4. 抗肿瘤作用

(1)若切断茯苓聚糖所含的β-(1→6)吡喃葡萄糖支链，则对小鼠肉瘤S_{180}的抑制率可达96.88%。

(2)把肉瘤S_{180}细胞接种在ICR/JCL小鼠皮下，24h以后ip各种茯苓多糖体，5mg/kg剂量每日1次，连用10d，5W后处死小鼠，剖取肿瘤称重，计算抑瘤率。结果表明，茯苓聚糖未能呈现抗肿瘤作用，而茯苓多糖抑瘤率为95%；羧甲基茯苓多糖抑瘤率为73%；羟乙基茯苓多糖-3抑瘤率为99%；羟乙基茯苓多糖-4抑瘤率为100%。

(3)新型羧甲基茯苓多糖注射液在ICR/JCL小鼠上试验，发现100mg/kg剂量连续给药10d，对肿瘤U-14抑制率92.7%。新型羧甲基茯苓多糖与艾氏腹水癌培养液混合均匀后温育4h，用台盼兰染色观察艾氏腹水癌细胞的死亡率(>50%时表示有效)。当新型羧甲基茯苓多糖浓度为0.25%及0.50%时，死亡率分别为54.7%和61.7%。给接种艾氏腹水癌小鼠连续ip新型羧甲基茯苓多糖(100mg/kg/d)10d，生存期较对照组延长23.49%，腹水量减少71.53%，癌细胞总数减少139.20%。

(4)把^{3}H-胸腺嘧啶核苷(^{3}H-TdR)掺入管内培养的艾氏腹水癌细胞，当羧甲基茯苓多糖浓度为0.75%时，掺入的放射性强度为31919±2624cpm/2×10^4瘤细胞，对照组的掺入放射性强度为40141±1418cpm/2×10^4瘤细胞。试验组较对照组减少了25.76%。结果表明，羧甲基茯苓多糖对艾氏腹水瘤细胞的DNA合成有抑制作用。

(5)给小鼠ip茯苓多糖5～200mg/kg·d，连续10d，10mg/kg以上组均对S_{180}有明显抑制作用。茯苓多糖体腹膜内给药，明显抑制小鼠S_{180}和ED移植性皮下肿瘤的生长，在一定程度上延长皮下荷IMC癌瘤和S_{180}小鼠的生长期。给小鼠ig羧甲基茯苓多糖(250mg/kg·d)25d，对子宫颈癌U-14肺转移有明显抑制作用。

(6)用药剂方法处理茯苓聚糖后得到茯苓聚糖复合物(简称U-P)对S_{180}腹水瘤的抑瘤率为50%左右。其抑瘤作用与剂量有关，以100mg/kg剂量为最佳。能延长荷瘤鼠的生存期，提高脾指数，并对肿瘤细胞有直接作用。

(7)茯苓多糖对小鼠肉瘤S_{180}及艾氏腹水癌(EAC)的抑制作用与口服5-氟脲嘧啶的抑制作用相同。以荷瘤的NIH小鼠腹腔巨噬细胞(PM)和脾脏组织为材料，茯苓多糖(100～200mg/kg，po，$d_{1\sim8}$)能提高荷瘤小鼠体内的肿瘤坏死因子(TNF)水平和明显提高自然杀伤(NK)细胞活性。

(8)观察茯苓多糖(PPS)对小鼠肉瘤S_{180}细胞、人白血病K_{562}细胞体外增殖的影响，发现PPS对两种细胞的增殖均有强烈抑制作用。实验结果提示PPS的抗瘤机理与膜生化特性改变有关，其中对膜磷脂含量、脂肪酸组成和作为膜磷脂组分之一的肌醇磷脂代谢的影响是重要环节。

(9)用茯苓的三种提取物即水提取物(H)、甲醇提取物(M)，甲醇提取物残渣水提取物(MRH)，在移植S_{180}前或移植后连续14天口腔给药。另外自力霉素C(MMC)在移植S_{180}后第二天腹腔给药2～5mg/kg 1次。结果表明MRH的增强MMC的抗肿瘤作用最强，在移植S_{180}前后口腔给与MRH都有同样的作用，但单独给与MRH均无此作用。

(10)茯苓素(Poriatin)对抗癌药的增效作用：茯苓素和抗癌药合并使用能增强对小鼠移植性肿瘤如肉瘤S_{180}、白血病L_{1210}的抑制作用，茯苓素对丝裂霉素C、更生霉素、环磷酰胺、5-

氟脲嘧啶等均有明显的增效作用。

(11) 茯苓素在小鼠体内、外诱生肿瘤坏死因子的实验表明：茯苓素在小鼠体内外能明显增强经BCG预先激活的巨噬细胞产生TNF的能力，且有显著的剂量依赖性关系。茯苓素在体内对小鼠移植性肿瘤S_{180}细胞有明显的抑制生长作用，其作用强弱与TNF的水平呈正相关。诱生出的TNF可通过抗体中和实验得到确证。

5. 对免疫功能的影响

(1) 增强巨噬细胞毒性作用：茯苓多糖、羟乙基茯苓多糖-3、羟乙基茯苓多糖-4，ip可以明显增强小鼠腹膜渗出细胞(PEC)的细胞毒性作用；茯苓聚糖、羟乙基茯苓多糖-1、羟乙基茯苓多糖-2也有一定的作用。用新型羧甲基茯苓多糖进行试验，结果表明能增强PEC细胞毒性作用，使吞噬细胞的吞噬率和吞噬指数明显增加；还能拮抗免疫抑制剂醋酸可的松对巨噬细胞功能的抑制；还能使Lewis肺癌C_{57}纯系小鼠及荷肉瘤S_{180}瑞士小鼠的巨噬细胞功能低下恢复正常。

(2) 羟甲基茯苓多糖能增强小鼠脾抗体分泌细胞数（PEC）以及特异的抗原结合细胞数(SRFC)。以100mg/kg・d经ip 4d后，小鼠BSA诱导的DTH反应明显增强与对照组相比，$P<0.01$；羟甲基茯苓多糖能增强小鼠脾T细胞生长因子（TCGF）的生长，以100mg/kg・d经腹腔连续用药4d后，小鼠脾细胞受ConA刺激生成的TCGF量明显比对照组高，用药组小鼠TCGF的生成量较正常小鼠增加3.5倍。

(3) 增加酸性非特异酯酶(ANAE)阳性淋巴细胞数。采取灌胃法将茯苓多糖配成250mg/kg・d、500mg/kg・d、1000mg/kg・d三种浓度进行试验，连续用药7d，d8检测结果证明茯苓多糖能增强M_{φ}吞噬功能($P<0.01$)，增加ANAE阳性淋巴细胞数($P<0.05$)。还能使小鼠脾脏抗体分泌细胞数明显增加($P<0.01$)，并具有抗胸腺萎缩及抗脾脏增大和抑制肿瘤生长的功能。

(4) 增强T淋巴细胞的细胞毒性：茯苓多糖体能增强T淋巴细胞的细胞毒性作用，即增强细胞免疫反应，并因此而激活机体对肿瘤的免疫监督系统，这与其抗肿瘤活性密切相关。100μg/ml的羟甲基茯苓多糖对NK细胞活性有促进作用。

(5) 茯苓多糖（ASPS）对小鼠脾细胞产生IL-2的影响实验表明，ASPS在5～40mg・L^{-1}之间时均可明显增强小鼠活化脾细胞^{3}H-TdR掺入量（cpm），表明ASPS对小鼠脾细胞产生IL-2有诱导作用，并且存在剂量依赖关系，但当剂量在40mg・L^{-1}时，其作用明显下降，至80mg・L^{-1}时，对脾细胞产生IL-2的促进作用消失。

(6)^{51}Cr释放实验发现羧甲基茯苓多糖仅在100μg/ml浓度时有促进小鼠脾脏NK细胞活性效果。

6. 对血液系统的影响

(1) 能使环磷酰胺所致大鼠白细胞减少加速回升。

(2) 含水溶性小分子多糖的茯苓水提液能使离体健康人红细胞2，3-DPG水平上升约25%，并能有效地延缓温育过程中2,3-DPG的耗竭；静脉给药小鼠整体2,3-DPG水平显著上升。

(3)茯苓水煎剂sc给药和ig给药均可使小鼠血浆皮质酮明显升高。

7. 对中枢神经系统的影响

(1) 茯神煎剂按5～10g/kg・ip，对预先给与咖啡因或未给咖啡因的小鼠均有镇静作用。

(2) 茯神煎剂（10g/kg）未能明显延长戊巴比妥纳的麻醉时间；用40g/kg的剂量则使麻醉时间较对照组更显著延长，随着剂量的加大，镇静指数也随之增加。

8. 其他作用

(1) 乙醇提取物有使兔血糖先升高后下降的作用。

(2) 茯苓的水、乙醇及乙醚提取物对离体蛙心都有增强心脏收缩以及加速心率的作用。

(3) 羧甲基茯苓多糖（100mg/kg・d）ip 12d，可对抗^{60}Co γ射线对小鼠末梢白细胞的抑制作用，使肝匀浆细胞色素P-450含量减少，硫贲妥钠的中枢抑制作用加强。

(4)酪氨酸酶为黑色素生成过程的关键酶，控制其活力即可控制黑色素生成量。白茯苓有显著的竞争型抑制酪氨酸酶的作用。

(5) 茯苓 (12g/kg) 溶液给小鼠灌胃 21d，观察到茯苓能显著提高脾淋巴细胞体外增殖反应及外周血 T 细胞 α-ANAE 阳性率，增强脾细胞 IL-2 和肝脏超氧化物歧化酶活性，抑制肝脏丙二醛生成。具有增强小鼠细胞免疫、免疫调节及清除自由基作用。

(6) 通过给豚鼠灌服茯苓煎剂 (2ml/kg；相当于生药 1g/kg)，以一般中毒症状、耳廓反射阈、脑干听觉诱发电位阈及外毛细胞缺失率为指标，观察了茯苓对卡那霉素中毒性耳损害的影响。结果发现服用茯苓煎剂可明显减轻卡那霉素耳损害，具有对抗作用。

(包海鹰)

二、猪苓 (Zhuling，Polyporus)

本品为多孔菌科 (Polyporaceue) 真菌猪苓 Polyporus umbellatus (Pers.) Fries 的干燥菌核。

性味归经　甘、淡、平。归肾、膀胱经。

功效主治　利水渗湿。主治小便不利、水肿、泄泻、淋浊、带下等水湿滞留之证。

化学成分　含水溶性多聚糖化合物猪苓聚糖化合物猪苓聚糖 I (Gu-1)、麦角甾醇 (Ergosterol)、α-羟基廿四碳酸 (α-Hydroxy-tetracosanoic acid)、生物素 (维生素 H，Biotin)、粗蛋白等。

药理作用

1. 抗癌作用

(1) 通过以刀豆蛋白 A 依赖性凝集活性为指标的短期试验，探讨了组成猪苓汤的五味生药 (猪苓、滑石等) 对 5%SS，3%Trp，2%BHA 及 0.01%BHBN 促进 Wistar 大鼠膀胱致癌的抑制效果。结果表明单独给猪苓 (3.5，7mg/kg·d)，对 SS，Trp 促癌的抑制作用，且有强力的抑制 BHA，BHBN 的作用。

(2) 猪苓多糖 2mg/只，rIL-2 5×10^{4}U/只，腹腔注射 $C_{57}BL/6$ 小鼠，9d。能明显抑制小鼠皮下移植性 B_{16} 恶性黑色素瘤的生长，与对照组及单用 rIL-2 组比较有显著性差异 ($P<0.01\sim0.05$)。^{3}H-TdR 掺入法检测小鼠脾细胞 NK 及内源性 LAK 活性，发现只有猪苓多糖 rIL-2 组的 NK 及内源性 LAK 活性提高显著 ($P<0.05$)。说明猪苓多糖与 rIL-2 有协同作用，可作为生物反应调节剂 (BRM)，用于 LAK rIL-2 为主的肿瘤生物学疗法。

(3) 近年日本从猪苓菌核中分得水溶性葡萄糖 (Glucan) 药理试验证明能明显地抑制小鼠肉瘤 S_{180} 的生长，并证明最合适的剂量为 0.25～1mg/kg·d。中国中医研究院中药研究所通过试验，同样认为猪苓提取物对小鼠肉瘤 S_{180} 有显著的抑制作用。

2. 对免疫功能的影响

(1) 皮下注射猪苓水煎剂，使吞噬指数比对照组明显增大，但口服同样剂量无效，腹腔注射煎剂能对抗环磷酰胺对吞噬指数和小鼠脾脏重量的抑制作用。

(2) 实验证明，猪苓多糖有明显提高荷瘤小鼠抗体产生的能力，使其脾脏抗体形成细胞显著增多，并证明这种作用在免疫之后。使荷瘤小鼠单核巨噬细胞系统维持正常活性，增强吞噬活力，提高荷瘤小鼠受抑制的皮肤迟发型超敏反应，体外不能增加 NK 细胞活性，猪苓多糖对淋巴细胞的转化有促进作用。

3. 对肝脏的作用

(1) 在药理研究中证实，猪苓多糖能提高荷瘤小鼠明显降低的 6 磷酸葡萄磷酸酶，1，6-二磷酸果糖磷酸等糖异生酶活性，不影响磷酸化酶活性，从而增加糖元异生，加速糖元合成，对肝脏和肝糖元的消耗有保护作用，亦能抑制 CCl_4 引起的肝 G-6-Pase 活力下降。猪苓多糖不但能增加正常小鼠腹腔巨噬细胞的数目和释放 H_2O_2 能力明显回升，还能提高正常和肝损伤机体的细胞免疫功能。

(2) 猪苓多糖联合乙型肝炎疫苗和潘生丁联合卡介苗用于治疗慢性乙型肝炎，经观察认为它们在抑制乙型肝炎病毒复制方面有较好的疗效。猪苓多糖和卡介苗体外可增强正常人外周血单个核细胞 (PBMC) 中免疫细胞的杀伤活性，提高 PBMC 细胞膜上白细胞介素-2 受体的表达并促进其分泌白细胞介素-2。

4. 抗诱变作用

利用猪苓多糖对环磷酰胺 (Cyclophosphomidum，Cy) 诱发小鼠体内骨髓红细胞的微核进行试验。猪苓多糖与 Cy 同时给药组 (50mg/kg+0.4，0.8，1.2，1.6，2.0，4.0mg/kg)，共设 6 个剂量组。将猪苓多糖、Cy 分别溶于生理盐水 (normal saline)，采取 ip 1 次性给药，给药24h后，处死动物，取其股骨骨髓，用直接涂片法。结果表明，猪苓多糖在0.8～4.0mg/kg的剂量范围内，与Cy（50mg/kg）同时给药24h，对Cy所产生的微核有一定的抑制作用。随着剂量的增加，其Cy所产生的微核数相应的减少，呈明显的剂量—效应关系。

毒性　猪苓煎剂按20～50g/kg（生药）给小鼠腹腔注射，用药后20min表现安静，剂量较大者抑制较深，应激反应减弱，肌肉无力，但48h后，绝大部分恢复常态，仅大剂量者有少数死亡。

（包海鹰）

三、泽泻（Zexie，Rhizoma Alismatis）

本品为泽泻科植物泽泻 Alisma orientalis (Sam.) Juzep. 的干燥块茎。

性味归经　甘，寒。归肾，膀胱经。

功能主治　利小便，清湿热。用于小便不利，水肿胀满，泄泻尿少，痰饮眩晕，热淋涩痛；高脂血症。

化学成分　含多种四环三萜酮醇衍生物，包括泽泻醇（Alisol）A、B、C，及泽泻醇A乙酸酯（Alisol A monoacetate）、泽泻醇B乙酸酯（Alisol B monoacetate）以及泽泻醇C乙酸酯（Alisol C monoacetate）、表泽泻醇A（Epialisol A）、24-乙酰基泽泻醇A（24-Acetyl alisol A）、23-乙酰基泽泻醇B（23-Acetyl alisol B）、23-乙酰基泽泻醇C（23-Acetyl alisol C），并含胆碱、卵磷脂和一种磷脂物质以及倍半萜类成分：泽泻摩醇（Alismol）和其氧化物（Alismoxide）。

药理作用

1. 降血脂作用

（1）以0.1%的含量加入实验性高脂血症大鼠的饲料中，可使血胆固醇下降50%以上，其中以泽泻醇A-24-乙酸酯作用最强。泽泻的乙醇提取物、乙醇浸膏的乙酸乙酯提取物等对实验性高胆固醇血症家兔和大鼠都有降血脂作用。乙酸乙酯提取物和其不溶于醋酸-水中的残留部分作用最强。乙酸乙酯提取物每日po 1g/kg，对饲以普通饲料的正常大鼠亦有明显的降胆固醇作用。用同位素标记法证明，泽泻醇A有抑制小鼠小肠酯化胆固醇的能力，并可使胆固醇在大鼠小肠内的吸收率降低34%，但不影响亚油酸的吸收。

（2）泽泻对实验性高脂血症大鼠的降血脂作用：泽泻（2ml/只·d，用灌胃饲法，进行2wk）降低实验性高脂血症大鼠血清总胆固醇和血清低密度脂蛋白胆固醇的作用非常显著（$P<0.01$），其降低血清甘油三酯的作用也很明显。

（3）泽泻（初剂量为0.5g/只·d，以后改为4g/只·d；将泽泻提取物参入料块中饲兔）对实验性动脉粥样硬化家兔有降低血脂和抑制动脉粥样硬化作用。能明显地促进实验组家兔血清低密度脂蛋白胆固醇水平升高，而且还明显地抑制主动脉内膜斑块的生成。

（4）幼年大鼠皮下注射大剂量谷氨酸钠，造成大鼠实验性肥胖，观察泽泻（制成水煎剂，含生药1g/ml）对肥胖大鼠的影响。泽泻降低肥胖大鼠的Lee指数、子宫及睾丸周围脂肪指数及血清甘油三酯含量。泽泻可能有一定的减肥作用。

2. 对肝脏的保护作用

泽泻醇A乙酸酯、泽泻醇B乙酸酯和泽泻醇C乙酸酯可保护因CCl_4中毒的小鼠肝脏，其中以泽泻醇C乙酸酯效果最好。

3. 对心血管系统的作用

（1）泽泻浸膏给犬和家兔iv，有轻度降压作用，并持续约30min。泽泻醇提物在体外对肾上腺素引起的兔离体主动脉条收缩有缓慢的松弛作用。

（2）泽泻醇对各种实验动物有轻度降压作用，其降压作用并不明显影响血浆肾素和ACE活性或醛固酮水平；也可抑制由血管紧张素引起的家兔主动脉条的收缩，其收缩作用具有剂量依赖性；用离体心脏灌流技术可减少心输出量和心率以及左心室压力，但可增加冠脉流量。

4. 利尿作用

（1）用盐水负载的小鼠或大鼠做利尿实验，小鼠sc泽泻醇A乙酸酯100mg/kg能增加尿液中K^+的分泌量，但po同样剂量则无效。大鼠po泽泻醇A乙酸酯或泽泻醇B30mg/kg剂量时，明显增加Na^+的分泌量，与对照组比较$P<0.05$和$P<0.01$。

（2）泽泻中4种具生物活性的倍半萜类即Sulfoorientalol A、B、C、D对碳酰胆碱诱导的离体豚鼠膀胱平滑肌收缩的试验均呈现抑制作用，可能有利于排尿失调的治疗。

5. 对免疫系统的影响及抗炎作用

泽泻煎剂10.20g/kg抑制小鼠碳粒廓清速率及DNCB所致接触性皮炎；泽泻20g/kg明显减轻二甲苯引起的小鼠耳廓肿胀，抑制大鼠棉球肉芽组织增生，而对血清抗体含量及大鼠肾上腺内抗坏血酸含量无显著影响。

毒性

1. 泽泻甲醇提取物小鼠iv和ip的LD_{50}分别为0.98和1.27g/kg。po 4.0g/kg。按1%比例拌于饲料中喂大鼠75d，未见明显毒性。以泽泻醇浸剂100mg/kg小鼠ip，观察72h，无一死亡。

2. 以泽泻浸膏粉1g和2g/kg（相当临床用量的20和40倍）拌于饲料中喂大鼠，动物一般健康状况良好，体重增长，血清SGPT活性及血红蛋白量均与对照组无显著差异，但病理检查发现肝细胞和肾近曲小管细胞有不同程度的浊肿和变性，给药组比对照组明显，大剂量组比小剂量组明显，但心脏组织未见明显变化。

（包海鹰）

四、半枝莲（Banzhilian，Herba Scutellariae Barbatae）

本品为唇形科植物半枝莲 Scutellaria barbata D. Don的干燥全草。

性味归经　辛、苦、寒。归肺、肝、肾经。

功效主治　清热解毒，化瘀利尿。用于疮疔肿毒，咽喉肿痛，毒蛇咬伤，跌扑伤痛，水肿、黄疸。

化学成分　含红花素（Carthamidin）、异红花素（Isocarthamidin）、黄芩素（Scutellarein）、黄芩素甙（Scutellarein）、β-谷甾醇、硬脂酸、生物碱和多糖。

药理作用

1. 抑菌作用　半枝莲50%煎剂用平板挖沟法，对金黄色葡萄球菌、福氏痢疾杆菌、伤寒杆菌、绿脓杆菌、大肠杆菌有抑制作用。

2. 解痉祛痰作用　本品所含的红花素有较强的抗组胺引起的平滑肌收缩，并有较好的祛痰作用。

3. 免疫调节作用　本品所含的多糖在体外可促进ConA诱导的小鼠脾细胞淋巴细胞转化，其最适浓度为400r/ml。sc给药1W后可明显提高小鼠外周血淋巴细胞中酯酶阳性细胞的百分率，促进DNCB诱导的迟发型变态反应。但大剂量给药（200mg/kg）可抑制小鼠胸腺指数，对脾指数无影响。

4. 对晶体醛糖还原酶的抑制作用　醛糖还原酶（aldose reductase，AR）以NADPH为辅酶催化醛糖的还原反应。它在糖性白内障的形成过程中起着关键性作用。本实验观察了半枝莲中提取的红花素对猪晶AR的抑制作用。结果表明：红花素（5，7，8，4'-四羟基二氢黄酮）有较强的抑制AR的作用，属于较强的ARI，抑制作用为非竞争性。

5. 抑瘤作用

（1）用美蓝氏试管法筛选试验表明，本品对急性粒细胞型白血病细胞有很轻度的抑制作用；用细胞呼吸器法筛选实验表明，对急性粒细胞型白血病血细胞的抑制率大于75%。

（2）将小鼠腹水肝癌细胞或S_{180}肉瘤细胞培养于1640培养液中，每瓶含5ml溶液，细胞1×10^6。置CO_2培养箱中在35℃下培养15h后加入半枝莲中提取的多糖SPS_4，分别于24h和48h进行细胞计数。结果表明SPS_4对这两种细胞均有一定的抑制作用。

6. 其他作用　本品所含的黄芩素能抑制吲哚-3-乙酸氧化酶与ATP生成。并能抑制Heliothiszea幼虫的生长。黄芩素甙有增加脑血流量，降低脑血管阻力，提高血脑屏障通透性，以及对抗由二磷酸腺二苷引起的血小板凝聚作用。

毒性　半边莲煎剂小鼠iv的LD_{50}为6.10±0.26g（生药）/kg。浸剂大鼠ig的LD_{50}与75.1±13.1g（生药）/kg。大鼠每日ip0.1、0.3和1.0g（生药）/kg，连续3mo，体重、尿沉渣及尿蛋白检查均无异常发现。病理检查，除部分大鼠肾脏有轻度浊肿外，未见显著器质性变化。黄芩素甙小鼠po最大耐受量为10g/kg·iv的LD_{50}为1314mg/kg。

（包海鹰）

五、车前子（Cheqianzi，Semen Plantaginis）

本品为车前科植物车前 Plantago asiatica L. 或平车前 Plantago depressa Willd. 的干燥成熟种子。

性味归经　甘，微寒。归肝、肾、肺、小肠经。

功效主治　清热利尿，渗湿通淋，明目，祛痰。用于水肿胀满，热淋涩痛，暑湿泄泻，目赤肿痛，痰热咳嗽。

化学成分　车前子含有车前子酸(Plantenolic acid)、琥珀酸(Succinic acid)、腺嘌呤(Adenine)及胆碱等。还含油脂、车前子胶、谷甾醇-3-O-吡喃葡萄糖甙、环烯醚萜甙类等物质。

药理作用

1. 利尿作用　经犬、兔等动物及人利尿实验均表明车前子能增加水分、尿素、尿酸及氯化钠的排除，但也有报道车前子无利尿作用。

2. 对关节囊的作用　取2kg左右的健康家兔15只，分为3组，分别在其后腿右侧膝关节，自关节腔的外侧，按时注入5%车前子提取液，结果表明，车前子液有促进家兔关节囊滑膜结缔组织增生，使松弛了的关节囊恢复原有紧张度的作用。

3. 对心血管的作用　小剂量车前甙使家兔心跳变慢，振幅加大，血压升高，大剂量则可引起心脏麻痹，血压降低。

4. 缓泻作用　用车前子水煎煮提取2次滤液的浓缩液（1ml含1g生药）以每10g体重0.2ml的剂量给昆明种小鼠(体重18～22g，雌雄各半）灌胃，用炭末排出时间测定法和炭末推进试验法进行实验。结果表明车前子水煎液有较好的缓泻作用，也能增加小肠推进速度($P<0.01$)。实验中发现，给药组小肠有不同程度的容积增大现象。这提示车前的缓泻作用可能是通过增加肠容积实现的。同时也发现，给药组小鼠排尿次数也增多，证实了车前子的缓泻利尿作用。

5. 车前子按2.5g/kg剂量灌胃给药，观察了对正常家兔瞳孔和眼压影响以及对水负荷高眼压兔的影响。结果表明：连续给药3～6d后，车前子能使家兔眼压有轻微下降。但不能阻止水负荷所致的兔眼压升高。

6. 免疫作用　车前子的主要粘多糖Plantagomucilage A是部分乙酰化多分枝酸性阿拉伯木聚糖。对原多糖和其化学修饰体去乙酰化物、温和Smith分解产物，以及2种温和部分酸水产物的网状皮系统激活活性和淋巴细胞幼稚化活性的测定结果表明：去乙酰化物不再低分子化，温和Smith分解产物，其侧链末端的糖醛酸和木糖被除去。网状内皮系统激活活性因去乙酰化而显著上升，Smith分解产物和80℃处理体失去了活性，但60℃处理显示较低的活性。促细胞分裂活性也因去乙酰化而显著上升，经其他方法处理得到的产物则活性下降。

（包海鹰）

六、车前草（Cheqiancao，Herba Plantaginis）

本品为车前科植物车前Plantago asiatica L.或平车前Plantago depressa Willd.的干燥全草。

性味归经　甘、寒。归肝、肾、肺、小肠经。

功效主治　清热利尿、祛痰、凉血、解毒。用于水肿尿少，热淋涩痛，暑湿泻痢，痰热咳嗽，吐血衄血，痈肿疮毒。

化学成分　全草含有桃叶珊瑚甙（Aucubin)，车前甙（Plantaginin)，3，4-二氢桃叶珊瑚甙，6-O-葡萄糖基桃叶珊瑚甙，乌苏酸(Ursolic acid)，三十一烷，β-谷甾醇，维生素A、C、K，有机酸等。还含芹菜素（Apigenin）等3种黄酮类物质及以香荆芥酚（Carvacrol）等81种成分为主的挥发油。

药理作用

1. 利尿作用　早期报导车前草有利尿作用，经犬、兔等动物及人利尿实验均证明能增加水分、尿素、尿酸及氯化钠的排泄，但也有实验证明车前草无利尿作用。

2. 祛痰、镇咳作用

(1)车前草对猫电刺激引起咳的镇咳作用：取健康猫18只，雌雄不拘，雌猫应孕，体重2～4kg。以戊巴比妥25～75mg/kg浅麻醉，手术连接双银保护电极，测定给药前后致咳的电压阈值。实验结果表明，ig给于车前草煎剂（以生药计）20mg/kg以上时，随着剂量的增加电压阈值明显升高，作用明显增强，剂量60mg/kg时，则可出现咳嗽完全抑制状态。同样的实验灌胃给车前草煎剂（1g/ml）20g/kg和30g/kg后，致咳的电刺激阈值明显升高，$P<0.01$，有显著差异，且随着剂量的增加，作用增强。

(2)车前草对小鼠氨水引咳的镇咳作用：昆

明种小鼠，雌雄不限，体重25～30g，随机分成6组，每组10只，空白组与给药组各分3组。动物经氨水引咳后按体重换算分别ig给药，给药组镇咳作用显著，明显优于对照组。

(3) 车前草对家兔气管分泌物的影响：参照Perry和Bo3d方法，取健康家兔，体重2～3kg，雌雄不限，以25%乌拉坦按1g/kg·ip麻醉，手术插入Y形气管插管，收集兔气管分泌液，与给药后分泌液量比较，结果表明车前草对实验家兔有明显的祛痰作用。

3. 平喘作用

(1) 肺灌流法：取体重3～4kg家兔8只，制备支气管肺标本，插入气管插管以乐氏液灌流，调节仪器装置使灌注压恒定，观察收集肺流出液，时间半小时。然后给车前草(2.0×10^{-2} g/L)，给药后再收集0.5h流出液量。比较给药前后肺流出量，经统计学处理，$P<0.001$，具有非常显著性差异。

(2)对抗组胺对离体豚鼠气管的兴奋作用：①取健康雄性豚鼠，体重350～500g，摘取气管，除去结缔组织后沿长轴45°角螺旋剪成条。取上述气管的3cm，将一端置于恒温Thornton营养液，另一端联接位移换能器，记录收缩位移，结果车前草有对抗组胺所致的离体豚鼠气管的兴奋作用。车前草浓度为11×10^{-2}g/L、1×10^{-2}g/L。②车前草煎剂(1.5×10^{-2}g/L)有对抗组胺(10^{-4}g/L)引起的支气管收缩作用，抑制率为89.4%，$P<0.01$。

(3) 对抗ACH对离体豚鼠气管兴奋作用：①把豚鼠离体气管置于盛有37℃±0.5℃ 20mlK-H液浴管中，通O_2，负荷2g，用DC-001型离体器官测定仪记录气管收缩状态。向浴槽内加入ACH (1.5×10^{-6}g/L)，可使气管收缩达到一定高度，然后冲洗3次，待曲线回复正常后，加入车前草煎剂(10^{-2}g/L)，5min后再加上述浓度ACH，比较前后2次给ACH后支气管收缩幅度，共作6例。结果表明车前草煎剂对ACH所致的支气管收缩有松弛作用。抑制率为74.5% ($P<0.01$)。②车前草有明显对抗氯化乙酰胆碱所致的气管平滑肌的收缩作用。

4. 其他作用

(1) 车前草水煎剂对同心性毛癣菌，羊毛状小芽胞癣菌、星形奴卡氏菌等有不同程度的抑制作用，平板打洞法证明对金黄色葡萄球菌亦有抑制效果；也能增加小鼠小肠推进速度，有缓泻作用。

(2) 车前醇提物15mg/ml有杀死钩端螺旋体的作用。

(3) 车前甙能使家兔心跳变慢，振幅加大，血压升高，大剂量则引起心脏麻痹，血压降低。

(4) 车前果胶粉具有显著降低实验性大鼠溃疡形成指数，延长肾排空时间，减轻离体兔肠的收缩，对抗氯化钠及组胺所致的肠痉挛。

毒性 车前果胶水溶液给小鼠ip，LD_{50}为1.7g/kg；大鼠每天po 2～3g/kg共28天，狗每天po 3～5g/只共3wk，均未见明显异常。另外以寇氏法测定车前草的LD_{50}，采用尾静脉给药，测定结果LD_{50}为7.9g/kg。

(包海鹰)

七、关木通 (Guanmutong, Caulis Aristolochiae Manshuriensis)

本品为马兜铃科植物木通马兜铃Aristolochiae manshuriensis Kom. 的干燥藤茎。

性味归经 苦，寒。归心，小肠、膀胱经。

功效主治 清心火、利尿、通乳。主治膀胱湿热，小便短赤，淋漓涩痛；心火上炎，口舌生疮，心烦尿赤；产后乳少，妇女经闭；湿热痹证。

化学成分 茎含马兜铃酸(Aristolochic acid)约0.091%，尚含齐墩果酸、常春藤皂甙元等三萜成分。

药理作用

1. 心血管系统 关木通煎剂对离体蟾蜍豚鼠心脏有增加收缩作用；可使麻醉兔或犬血压先上升，后降低。

2. 对平滑肌的作用 煎剂对小鼠离体小肠呈现兴奋作用；对离体小鼠未孕和妊娠子宫有抑制作用。

3. 利尿作用 煎剂大鼠灌胃未见利尿作用。

4. 解毒作用 用不同剂量的炮附子醇沉煎剂、炮附子配木通(3∶1)醇沉煎剂、炮附子配木通(4∶1)醇沉煎剂灌胃给小鼠，结果表明：关木通可明显降低附子的毒性，在一定范围内其减毒效应与配伍木通量呈正相关，且附子配伍木通后生物碱含量明显下降。

（包海鹰）

八、萹蓄（**Bianxu，Herba Polygoni Avicularis**）

本品为蓼科植物萹蓄 Polygonum aviculare L. 的全草。

性味归经　苦，微寒。归膀胱经。

功效主治　利尿通淋，杀虫，止痒。用于膀胱热淋，小便短赤，淋沥涩痛，皮肤湿疹，阴痒带下。

化学成分　全草含萹蓄甙（Avicularin）0.194～0.20%、槲皮甙（Quercitrin）、咖啡酸（Caffeic acid）、绿原酸（Chlorogenic acid）、对香豆酸（P-Coumaric acid）、d-儿茶精（d-Catechol）、没食子酸（Gallic acid）、草酸（Oxalic acid）、硅酸（Silicic acid）、各种氨基酸、挥发油、生物碱、蒽醌衍生物、维生素C、皂甙、黄酮类化合物、蜡质。糖类化合物及少量鞣质。

药理作用

1. 利尿作用　萹蓄有利尿作用，煎剂 20g/kg 给大鼠灌喂，可使尿量、钠和钾排出增加，其灰分亦有同样作用，有人认为其利尿成分为其中的钾盐，也有人认为是萹蓄甙。

2. 抗菌作用　浓度为25%的全草煎剂对福氏痢疾杆菌和宋内氏痢疾杆菌皆有抑制作用。1：10浓度的煎剂对须疮癣菌、毛羊状小芽胞菌有抑制作用。40%水煎剂对葡萄球菌、绿脓杆菌、皮肤真菌均有抑制作用。

3. 降压作用　萹蓄水及乙醇提取物iv，对猫、兔和狗均有降压作用。

4. 对子宫的作用和止血作用　萹蓄水及乙醇提取物有加速血液凝固和使子宫张力增高的作用。可用作流产及分娩后子宫出血的止血剂。

5. 其他作用　增强呼吸运动的幅度及肺换气量，有轻度收敛作用，可作创伤用药。萹蓄甙对大鼠、犬有利尿作用。给犬 iv 半数有效量（2.57～4.26mg/kg），可使胆盐的排出增加。

毒性　猫和兔 po 浸剂（10～20%）或煎剂（1：40）的最小致死量为 20mg/kg，iv 水提取物（1：50）则为 2ml/kg。

副反应　萹蓄作为牧草对马和羊有毒，可引起皮炎和胃肠功能紊乱。鸽对萹蓄的毒性作用最敏感。

（包海鹰）

九、瞿麦（**Qumai，Herba Dianthi**）

本品为石竹科植物瞿麦 Dianthus superbus L. 或石竹 Dianthus chinensis L. 的干燥地上部分。

性味归经　苦，寒。归心、小肠经。

功效主治　利尿通淋，破血通经。用于热淋、血淋、石淋、小便不通，淋沥涩痛，月经闭止。

化学成分　石竹含皂甙。花含挥发油，油的主要成分为丁香酚（Eugenol）、苯乙醇、苯甲酸苄酯，水杨酸甲酯等。瞿麦含石竹甙元（Gypsogenin）、丝石竹酸（Gypsogenic acid），地上部分含有高东方蓼黄素（Homo-orientin）等黄酮化合物。此外，含糖类、维生素A样物质，全草尚含少量生物碱。

药理作用

1. 利尿作用　水煎剂 2g/kg 给兔 ig 有利尿作用，并可增加氯化物的排出。

2. 抑菌作用　瞿麦对金黄色葡萄球菌，大肠杆菌，伤寒杆菌、福氏痢疾杆菌、绿脓杆菌均有抑制作用。

3. 兴奋子宫作用　瞿麦乙醇提取物对麻醉兔在体子宫及大鼠离体子宫肌条均有明显兴奋作用，表现在振幅、频率和张力改变，瞿麦乙醇提取物以不同浓度从 10^{-8}～5×10^{-1}g 均使子宫肌条收缩（4.33±2.19cm），较给药前（1.74±1.04cm）有显著性差异（$P<0.01$），与 PGE_2 合用时多数有协同作用。瞿麦兴奋子宫作用似与性周期状态有关。

4. 其他作用　从离体、整体的动力动物实验中证明有兴奋肠管的作用，并有抑制心脏、降低血压的作用。又谓瞿麦的溶血反应较桔梗流浸膏弱。

（包海鹰）

十、地肤子（**Difuzi，Fructus Kochiae**）

本品为藜科植物地肤 Kochia scoparia（L.）Schrad. 的干燥成熟果实。

性味归经　辛、苦、寒。归肾、膀胱经。

功效主治　清热利湿，祛风止痒。用于小便涩痛，阴痒带下，风疹、湿疹、皮肤瘙痒。

化学成分　果实含齐墩果酸（Oleanolic acid）、三萜皂甙、脂肪油15%、生物碱、黄酮类成分。其挥发油中主含高级脂肪酸酯、长链烷烃及芳香族化合物。从其干燥成熟果实中还分得 3-O-〔β-D-吡喃木糖（1→3）β-D-吡喃葡萄糖醛酸〕等 5 个单体化合物和一组混合物。

药理作用

1. 抑菌作用 水浸剂（1∶3）在试管中对许兰氏黄癣菌、奥杜盎氏小芽孢癣菌、铁锈色小芽孢癣菌、羊毛样小芽孢癣菌等皮肤真菌均有程度不同的抑菌作用。50%煎剂用干板挖沟法，对伤寒杆菌有较弱的抑制作用。地肤子中各有效成分对浅部真菌(石膏样小芽孢癣菌、石膏样毛癣菌、紫色毛癣菌、红色毛癣菌及许兰氏黄癣菌及絮状表皮癣菌)除紫色毛癣菌外，均有不同程度的抑制作用。对深部真菌（烟曲霉菌、白色念珠菌及新型隐球菌）无抑制作用。

2. 抗炎作用 取体重 20±2g 的雄性小鼠 50 只，均分为 5 组，分别以 3ml/kg 和 5ml/kg 的剂量灌胃地肤子水煎剂。30min 后各鼠右耳涂 0.2%巴豆油 0.05ml 致炎。实验结果表明地肤子有较强的抑制巴豆油致耳肿的作用。

3. 利尿作用 取体重 150±10g 的雄性大鼠 50 只，预先禁食约 12h 后，均分为 3 组，各鼠按 5ml/100g 以生理盐水灌胃，并轻压下腹使膀胱排空，然后给药组各鼠腹腔分别注射地肤子水煎醇沉淀液 3ml/kg 及 5ml/kg。结果证明地肤子有一定的利尿作用。

4. 对单核巨噬系统及迟发型超敏反应的抑制作用 地肤子水提物 500mg/kg 使小鼠碳粒廓清速率明显降低，同时减少肝脏和脾脏对碳粒的摄取；地肤子 100、500mg/kg 能明显抑制腹腔巨噬细胞对鸡红细胞（CRBC）的吞噬作用，对 PC 诱导的迟发型超敏反应（PC-DTH）及绵羊红细胞诱导的迟发型超敏反应（SRBC-DTH）的诱导相及效应相均有一定的抑制趋势，但对二甲苯所致的炎症反应却无明显影响。表明地肤子水提物抑制单核巨噬系统的吞噬功能及迟发型超敏反应（DTH）。其抑制 DTH 的作用机制可能与它对单核巨噬系统功能的抑制有关。

毒性 小鼠 100 只，雄性，体重 20g，按序贯法进行实验，相邻两组剂量比为 1∶0.8，尾静脉给药，观察给药后 5min 内动物死亡数。结果地肤子的急性毒性 LD_{50} 为 7.15±0.03g/kg。

（包海鹰）

十一、金钱草（Jinqiancao，Herba Lysimachiae）

本品为报春花科植物过路黄 Lysimachia christinae Hance 的干燥全草。

性味归经 甘，咸，微寒。归肝、胆、肾膀胱经。

功能主治 清利湿热，通淋，消肿。用于热淋、砂淋、尿涩作痛，黄疸尿赤，痈肿疔疮，毒蛇咬伤，肝胆结石，尿路结石。

化学成分 含 cAMP、cGMP 样物质、槲皮素（Quercetin）、槲皮素-3-O-葡萄糖甙、山奈酚、山奈酚-3-O-半乳糖甙、山奈酚-3-O-珍珠菜三糖甙等物质。还含 Zn、Cu、Ni、Cd 等 9 种金属元素。

药理作用

1. 利胆排石作用

（1）商品四川大金钱草（Lysimachia hemsleyana）煎剂（1∶1）给大鼠 ig 每日 5ml，连服 6wk，最后麻醉，胆管引流，结果证明有明显促进胆汁分泌和排泄作用。商品广金钱草（Desmodium styracifolium）注射液 8g（生药）/kg 给犬股静脉滴注或相同剂量的煎剂十二指肠给药，从胆管收集的胆汁流量显著增加。

（2）含金钱草为主的排石汤对犬急慢性实验，从胆囊收集胆汁证明，胆汁流量显著增加，7 只麻醉犬，在用排石汤后 10～20min，有 6 只犬的胆汁分泌量较用药前增加 3～20 倍，而胆汁中固形成分显著减少，同时胆道括约肌松弛，且与利胆高峰出现时间相适应。

（3）采用胆色素类结石病人引流出的新鲜胆汁作体外实验证明，排石汤可阻止胆汁中胆色素类结石组分沉淀出来，对胆石生成有预防作用。

（4）大鼠利胆作用比较 采用总胆管插管法进行，大鼠戊巴比妥麻醉后，剖腹于总胆管处插入 0.1cm 塑料管，收集胆汁 30min 作为正常对照，然后于十二指肠给药，均按 40g/kg 给予 5 种金钱草，去氧胆酸钠 60mg/kg 作阳性对照，然后收集 30min、60min、90min 的胆汁。结果表明四川金钱草和广金钱草 40g/kg 在给药 30min 时利胆作用有非常显著差异；30～60min 时四川金钱草仍有非常显著差异，广金钱草有显著差异；90min 时四川金钱草有显著差异，广金钱草则无显著差异。

2. 利尿排石作用

(1)一水草酸钙是尿路结石的主要成分。金钱草多糖对一水草酸钙的结晶生长有抑制作用，且此作用随多糖浓度的增加而增加。精制多糖抑制一水草酸钙结晶生长百分率高于水煎液、醇沉部分。

(2) 兔膀胱瘘急性实验，江苏金钱草 (Glechoma hederacea) 煎剂 20g (生药) /kg，及灰分液(相当于生药 20g/kg)有明显利尿作用，与醋酸钾对照液无明显差异。

(3)对尿排泄正常的大鼠进行利尿观察，5 种金钱草组与乙酸钾对照均按水负荷的总体积 5ml 灌服，给药后立即将动物放入单个的特制粪尿分离笼中，并观察 1,2,4,6 小时的排尿量，并 1h,1～2h,2～4h,4～6h 的 ml/100g 体重计算，剂量为 20g/kg，利尿作用的强度顺序：江苏金钱草＞江西金钱草＞聚花过路黄＞广金钱草＞四川金钱草。江苏金钱草 20g/kg，6h 利尿量与蒸馏水对照组比较有非常显著意义。

(4) 金钱草 120g 煎剂注入麻醉犬十二指肠，出现与双氢克尿噻相似的增强输尿管蠕动和增加尿流量的效应，且两种效应呈平行关系。广金钱草 8g (生药) /kg 注射液犬股 iv 或以煎剂十二指肠注入，增加尿量作用均非常明显。尿路排石汤注入犬小肠，出现输尿管蠕动波幅显著增大，尿流量亦增加。

3. 对心血管系统的作用

(1) 广金钱草水煎液 8g (生药) /kg·iv，可使麻醉犬冠脉及肾血流量明显增加，脑及股动脉血流量亦增加。广金钱草水煎液注射对垂体后叶素引起的兔及犬冠脉流量减少，急性心肌缺血有保护作用。

(2)$^{86}R_b$ 摄取法试验表明，从广金钱草提出的总黄酮可使小鼠心肌营养性血流显著增加，剂量为 1g (生药) /10g 时，摄取$^{86}R_b$ 增加率与 1mg/10g 潘生丁相当。麻醉犬试验，广金钱草黄酮 200mg (生药 20g) /kg·iv，可使冠脉流量显著增加，维持 5～10min，动脉血压与冠脉阻力降低，心率减慢。20mg/kg 颈动脉推注时，可使脑血流量立即或 1～2min 内显著增加，维持 3～9min，脑血管阻力下降。

(3) 常压小鼠缺氧耐受力试验表明，广金钱草黄酮能增强耐缺氧能力，存活延长率随剂量加大而增加，当剂量为 0.5g (生药) /10g 时小鼠存活延长率为 30.23% ($P<0.001$)，但比心得安 0.2mg/10g 延长率低，广金钱草黄酮还有对抗氯化钾引起家兔离体主动脉条片痉挛的作用。

(4) 广金钱草酚有增加小鼠心肌营养性血流作用。体外试验，金钱草能沉淀犬血优球蛋白部分，具有显著的抗凝作用。金钱草能增加肝胆汁分泌，可能影响人胆固醇的“肝肠循环”，从而加速胆固醇的排泄。金钱草对血管平滑肌有松弛作用，对试管内 ADP 及花生四烯酸诱导的人血小板聚集也有一定的抑制作用。

4. 抗菌作用　体外实验表明，四川小金钱草水煎剂及酊剂对白喉杆菌有较强抑菌作用，对金黄色葡萄球菌、溶血性链球菌、枯草杆菌及大肠杆菌也有一定抗菌作用。四川金钱草煎剂对金黄色葡萄球菌，江苏金钱草对金黄色葡萄球菌、伤寒杆菌、痢疾杆菌、绿脓杆菌均有抑制作用。广金钱草醇浸提物对白色念珠菌有一定抑制作用，其水煎剂的作用较差。

5. 抗炎作用　四川大金钱草和广金钱草对动物急性炎症渗出与慢性炎症反应有非常显著的抑制作用，其总黄酮及酚酸物是抗炎的有效部位。

6. 对免疫系统的作用　姚楚铮等报道，金钱草对小鼠的细胞免疫和体液免疫均有抑制作用。又有增强小鼠巨噬细胞和嗜中性白细胞的吞噬功能。金钱草与环磷酰胺并用，可加强免疫抑制。

7. 其他作用　用一次性试验的被动回避性反应方法，观察到广金钱对樟柳碱及氯霉素引起的小鼠记忆障碍均有改善作用，并能延长小鼠急性脑缺氧的死亡时间。

毒性

1. 金钱草毒性较低，江苏金钱草每天 20g/kg 给大鼠 ig 连续 6d 无死亡犬，1 次 ig 100g 以上对血压无明显影响，仅呼吸加深加快。ip 广金钱草黄酮小鼠 LD_{50}为 1583±251mg/kg。以金钱草为主的排石汤给犬、小鼠分别用大于临床剂量的 5 倍 200 倍量，对心肝功能无影响。

2. 取 30 只小鼠均分 3 组，按 40g/kg，60g/

kg 和 80g/kg 灌服 6 次（每天 1 次），广金钱草均未出现 1 只死亡，故根本无法测定其 LD_{50}，所以广金钱草毒性非常小。

（包海鹰）

十二、连钱草（Lianqiancao，Herba Glechomae）

本品为唇形科植物活血丹 Glechoma longituba (Nakai) kupr. 的干燥地上部分。

性味归经 辛，微苦，微寒。归肝、肾、膀胱经。

功效主治 利湿通淋，清热解毒，散瘀消肿。用于热淋、石淋、湿热黄疸，疮痈肿痛，跌打损伤。

化学成分 本品挥发油中主要成分是 L-蒎坎酮 (L-Pinocamphone)、L-薄荷酮 (L-Menthone)、L-胡薄荷酮 (L-Pulegone)、α-蒎烯、β-蒎烯等。还含熊果酸、β-谷甾醇、棕榈酸、琥珀酸等。

药理作用

1. 利尿作用 本品煎剂给大鼠 ig 20g/kg 及兔 10g/kg，均有利尿作用。

2. 抑菌抗炎作用 本品煎剂对金黄色葡萄球菌、伤寒杆菌、福氏痢疾杆菌、宋氏痢疾杆菌、绿脓杆菌均有抑制作用。本品所含的左旋胡薄荷酮有很强的抗炎作用，强度大致与氨基比林相等。小鼠 iv 滂胺天兰。po 左旋胡薄荷酮 100mg/kg，20min 后杀死剖腹，洗出腹内壁的滂胺天兰，测定渗出量，与对照组比较，得出渗出抑制率为 39.8%。100mg/kg 氨基比林抑制率为 46.6%。

3. 本品有治疗胆囊炎利胆排石作用。

（包海鹰）

十三、茵陈（Yinchen，Herba Artemisia scopariae）

本品为菊科植物滨蒿 Artemisia scoparia waldst，et kit. 或茵陈蒿 Artemisia capillaris Thunb. 的干燥地上部分。

性味归经 苦、辛，微寒。归脾、胃、肝、胆经。

功效主治 清湿热，退黄疸。用于黄疸尿少，湿疮瘙痒；传染性黄疸型肝炎。

化学成分 茵陈蒿含 6，7-二甲氨基香豆精、绿原酸和咖啡酸，还含以茵陈二炔酮 (Capillin)、茵陈二炔 (Capillene) 等为主的挥发油及茵陈色酮 (Capillarisin)、茵陈素等。滨蒿含 6，7-二甲氨基香豆精、绿原酸、黄酮类化合物、挥发油、对羟基苯乙酮和水杨酸等。

药理作用

1. 利胆作用

(1) 本品水浸剂 0.25g/kg，或精制浸剂（去除及未去除挥发油）1g/kg · iv 于急性胆囊插管犬，或以精制浸剂 1g/kg 给慢性胆囊造瘘犬 1g，不论对健康或四氯化碳所致肝损害犬均有利胆作用，胆汁分泌量增加时其干重也增加。

(2) 6，7-二甲氧基香豆素 0.2g/kg 或 0.3g/kg 注入麻醉大鼠十二指肠，30min 后胆汁分泌量平均增加 50%或 180%。慢性胆囊造瘘犬 ig 0.3g/kg，3h 内胆汁平均增加 73.86%。

(3) 用 6 周龄 150～180g 的雄性 Wistar/SD 大鼠进行试验，茵陈蒿汤口服用药，6，7-二甲基香豆素口服或静脉投药。应用三维高效液相色谱法对大鼠口服茵陈蒿汤和 6，7-二甲基香豆素后吸收入血的主要成分进行了分析。当 6,7-二甲基香豆素浓度在 0.01～10μg/ml 范围时，定量分析具有高度的重复性。通过静脉给药途径按 2mg/kg 和 5mg/kg 的剂量快速注入给药后，血浆中药-时曲线呈现为一定开放模型。6,7-二甲基香豆素从血浆中清除的半衰期为 11 分钟，整体清除率为 44ml/kg · min，实验表明，茵陈蒿汤中的 6,7-二甲基香豆素和茵陈色原酮是以原形吸收入血的主要成分，茵陈色原酮比 6,7-二甲基香豆素具有更强的利胆作用，但 6,7-二甲基香豆素则是主要有效化合物。

(4) 对羟基苯乙酮对大鼠有明显的利胆作用，能增加胆汁分泌，亦能增加胆汁中固体物、胆酸和胆红素的排出量，对 CCl_4 引起的肝损伤亦有同样作用。

(5) 给麻醉犬 iv 10mg/kg 茵陈色原酮、大鼠 iv 100mg/kg 茵陈色原酮均有明显利胆作用，而 6，7-二甲氧基香豆素作用不明显，茵陈煎剂还能降低麻醉犬奥狄氏括约肌紧张度。茵陈二炔，茵陈二酮、茵陈炔内酯亦有促进胆汁分泌和排泄作用。

2. 对肝脏的影响

(1) 给于 CCl_4 所致肝损害大鼠每天 sc 茵

陈煎剂0.61g，第8d作组织学检查，可见治疗组动物肝细胞肿胀、气球样变、脂肪变与坏死等均较对照组有不同程度的减轻；肝细胞糖原与核糖核酸含量有所恢复或接近正常，血清谷丙转氨酶活性显著下降，表明仍有一定的保肝作用。

(2) 茵陈蒿水煎剂0.25ml/10g ig给于小鼠，每日2次，连续4d，测定肝P_{450}含量。结果表明：茵陈水煎剂能使小鼠肝P_{450}含量增加，肝/体重比增大，异戊巴比妥钠诱导的睡眠时间缩短，初步表明茵陈水煎剂对小鼠肝酶有诱导作用。

(3) 茵陈中某些黄酮和香豆素成分有抗CCl_4或半乳糖诱发的大鼠肝细胞细胞毒性的作用，其强度依次为茵陈色原酮、东莨菪素、6,7-二甲氧基香豆素、茵陈黄酮、槲皮素、异鼠李黄素。茵陈蒿汤复方中的有效成分能非常显著地降低急性黄疸大鼠的血清谷丙转氨酶（SG-PT）和谷草转氨酶（SGOT）含量，对血清胆红素（SB）的作用则较轻微。

3. 解热作用

(1) 对小鼠正常体温的影响：小鼠分别ip茵陈素水悬剂40、80mg/kg，对照组用生理盐水。给药后30min测定体温，给药组的体温均较给药前低，差异非常显著（$P<0.01$），对照组无变化。另按40、20mg/kg剂量，ip两组小鼠，连续测定体温，40mg/kg剂量组降温持续可达6h，20mg/kg组3h左右体温逐渐恢复。

(2) 对大鼠正常体温的影响：取体重40～60g大鼠，分别以po或ip给于茵陈素，分5个剂量组（125，250，500mg/kg和5、20、40mg/kg），并设氯丙嗪阳性对照和正常对照组。给药后0.5，1，2，3，4，8h各测肛温1次。结果给药组大鼠正常体温均有明显的下降，作用的强弱与给药剂量呈正相关，降温幅度随剂量加大而增加，作用时间随剂量增大而延长。一般在给药后0.5h即可出现体温下降，1～2h达高峰，维持时间4h左右。

(3) 对鲜啤酒酵母菌致大鼠的解热作用：po茵陈素（1%西黄芪胶混悬）250mg/kg与po复方安乃近（氨基比林400mg/kg、安乃近600mg/kg）以及po等体积1%西黄芪胶液作为对照。结果茵陈素与复方安乃近对鲜啤酒酵母致热大鼠均有较好的退热作用，均从给药后0.5h出现退热，2h左右可降低体温约3℃，维持时间可达4h左右。

(4) 对2,4-二硝基苯酚致热大鼠的解热和预防作用：ip茵陈素40mg/kg与阳性对照组氨基比林80mg/kg和生理盐水对照组比较，用药组给药3h后的体温下降速度较生理盐水对照组有显著差别（$P<0.05$），且茵陈素的预防发热作用高于氨基比林（$P<0.05$）。

(5) 茵陈素20mg/kg·ip，对过期伤寒菌和2,4-二硝基苯酚所致热的家兔均有良好的退热作用。

4. 降血脂、扩张冠脉及促纤溶作用

(1) 给实验性高胆固醇血症兔ig茵陈煎剂3g/kg，用药2～3wk后，治疗组血清胆固醇分别下降19.2mg%和30mg%，β-脂蛋白亦明显下降，动脉壁粥样硬化较对照组轻，兔主动脉壁胆固醇含量亦较对照组明显降低，表明茵陈有一定的抗动脉粥样硬化作用。

(2) 茵陈注射液和6,7-二甲氧基香豆素均可使离体兔心冠脉流量增加。经复钙时间测定、抗凝血酶作用观察、蛋白电泳、纤维蛋白溶解试验、葡萄球菌聚集试验、纤维蛋白（原）裂解产物测定等证明茵陈有抗凝及促进纤维蛋白溶解作用。

(3) 本实验用高胆固醇脂肪乳剂灌胃法，建立一种小鼠高血脂模型，该模型病理对照组与正常对照组比较，血清总胆固醇（TC）、血清甘油三酯（TG）、低密度脂蛋白胆固醇（LDL-C）、低密度脂蛋白脂固醇（LDL-C）与高密度脂蛋白（HDL-C）之比均有显著地降低，而HDL-C/TC有显著地提高。观察了茵陈蒿汤高剂量组（23g/kg）和低剂量组（12.5g/kg）对TC、TG、HDL-C、LDL-C-水平的影响。茵陈蒿汤组可使高脂血症小鼠血清中的TC、TG、LDL-C水平显著降低，HDL-C/TC比值显著增加，LDL-C/HDL-C比值显著降低。表明茵陈蒿汤组有治疗高脂血症的作用。

5. 降血压作用

(1) 6,7-二甲氧基香豆素0.4～10mg/kg·iv或十二指肠给药，对全麻或局麻大鼠、猫与兔均有显著降血压效果。此作用不被六烃季胺和阿托品阻断，不被苄胺唑啉所加强，也不能对抗肾上腺素的升压作用。以1/50～1/10 iv剂量作动脉注射时，降血压强度和全量大致相等，其降血压作用可能为中枢性的。该成分对在体兔心和猫心的收缩力有增加作用。

(2)滨蒿内酯有显著的降压和安宁作用。降压作用比甲基多巴强，犬iv 10mg/kg可使血压下降58.6%，持续时间160min，在同样剂量下，甲基多巴血压下降12.4%，持续时间120min。滨蒿内酯还有利尿作用。

6. 抗菌、消炎作用

(1) 体外试验证明，茵陈煎剂对金黄色葡萄球菌、白喉杆菌，炭疽杆菌、伤寒杆菌等多种菌有不同程度的抑制作用。10%煎剂能完全抑制人型结核杆菌的生长。1∶100的浓度对人型与牛型结核杆菌均有抑制作用。

(2) 茵陈色原酮体外试验对氯霉素的抗菌作用有拮抗作用。茵陈二炔酮具有较高的抗菌作用，尤其对皮肤病原性丝状菌作用强大，表现为杀菌作用，经长时间100℃以上高温处理，其抗菌力不减低。在0.25μg/ml浓度下还能完全阻止猩红色毛癣菌的生长繁殖。滨蒿内酯对鼠角叉莱胶引起的浮肿有抗炎作用。醋酸扭体法和热板法均显示有镇痛作用。

7. 对平滑肌的作用

(1) 茵陈煎剂和醇浸剂对离体兔肠略有兴奋作用。水浸剂可抑制犬在体与兔离体肠肌活动。挥发油可降低蛙及兔离体肠的活动与张力。精制浸液对兔未孕及豚鼠产后离体子宫有兴奋作用。对未孕豚鼠子宫的兴奋作用可为苯海拉明所拮抗。

(2)对血管平滑肌的作用：溶媒作对照，以10^{-7}mol/L去甲肾上腺素(NE)对兔胸主动脉螺旋条(3～5mm×18～20mm)的收缩反应值为100%，加入茵陈蒿的芽的丙酮提取物10min后再观察NE的作用。丙酮提取物能显著地抑制NE的收缩作用，其中的活性成分为东喘宁。东喘宁能够抑制NE，5-HT，His和At-Ⅱ对血管平滑肌的收缩作用，其对钙调起作用超乎于受体水平或别的兴奋收缩耦联，作用方式和硝酸甘油很相似。

8. 对黄曲霉素的影响

(1) 茵陈蒿水煎剂对致癌剂黄曲霉素B_1(AFB_1)诱导TA_{98}移码型、TA_{100}碱基置换型突变株回复突变抑制实验表明，茵陈蒿水煎剂对AFB_1的致突变作用有显著抑制效果，并呈剂量效应关系。提示可能对预防肝癌有意义。

(2)茵陈蒿煎剂对黄曲霉素B_1诱发的小鼠活体细胞遗传损伤有很好的拮抗作用，剂量为12～50g/kg时，对小鼠骨髓细胞微核(MN)千分率、对AFB_1诱发的染色体畸变(CA)百分率和姐妹染色单体交换数(SCE)/细胞三项实验均有显著作用。

9. 对免疫功能的作用　茵陈具有促进白细胞分裂，增加白细胞数目，提高T细胞的免疫活性，参与机体的免疫调节和诱生干扰素等作用，因而从多方面提高机体的免疫功能。茵陈中的咖啡酸具有升高白细胞数目、利胆止血、抗生育等作用。po茵陈250mg/kg可明显增强移植肿瘤小鼠迟发型超敏反应。

10. 其他作用　本品及其成分还有抗钩端螺旋体、杀蛔虫、平喘、抑杀小鼠艾氏腹水癌细胞、Meth A细胞作用。对糖尿病并发症也可能有预防作用。

毒性

1. 大鼠每日ig50%煎剂5ml，连续2wk，其食欲和体重与对照组无差异。

2. 6，7-二甲氧基香豆素小鼠ip的LD_{50}为497mg/kg，po的LD_{50}为7246mg/kg。死亡大多发生在服药后4h内，死前有阵发性惊厥。30mg～50mg/kg·iv，可使部分猫、兔心电图出现一过性房室传导阻滞及室内传导阻滞。

3. 茵陈二炔酮小鼠急性LD_{50}为6.98mg/kg。对羟基苯乙酮小鼠ip的LD_{50}为0.5g/kg，大鼠po的LD_{50}为2.2g/kg。

4. 小鼠ip茵陈素的生理盐水混悬剂、50%聚乙二醇400混悬剂以及po1%西黄芪胶混悬剂的LD_{50}分别为262.5±28.0mg/kg；105.0±10.5mg/kg；1373.0±79.0mg/kg。茵陈素毒性为中枢抑制，表现为匍伏、思睡、流涎。

（包海鹰）

十四、薏苡仁（Yiyiren，Semen Coicis）

本品为禾本科植物薏苡Coix lacryma-jobi L. var. ma-yuen (Roman) Stapf的干燥成熟种仁。

性味归经　甘、淡、凉。归脾、胃、肺经。

功效主治　健脾渗湿，除痹止泻，清热排脓。用于水肿、脚气、小便不利、湿痹拘挛，脾虚泄泻，肺痈、肠痈，扁平疣。

化学成分 种仁含淀粉、蛋白质、脂肪油、类脂、维生素B_1、亮氨酸、赖氨酸等氨基酸、薏苡仁酯（Coixenolide）、薏苡素（Coixol）、薏苡多糖A、B、C（Coixan A、B、C）等。还含磷、钙、铁等矿物质。

药理作用

1. 早期的药理实验证明薏苡仁有解热、镇痛、镇静作用，对离体心脏、肠管、子宫有兴奋作用。

2. 抗肿瘤作用

（1）荷瘤小鼠ip薏苡仁乙醇提取物，能抑制艾氏腹水癌（ECA）细胞的增殖，显著延长动物的生存时间。从该提取物进一步分离的2个组分，其一可引起癌细胞的原生质变性，另一组分能使细胞核的分裂相停止于中相。

（2）薏苡仁丙酮提取物，小鼠ip也能抑制ECA的生长，此种抗肿瘤活性可转移到石油醚可溶的酸性部分中，若将其皮下注射，可使腹水变透明，肿瘤细胞几乎消失，但这一部分的毒性也相应较高。薏苡仁丙酮提取物还对子宫颈癌14（U_{14}）及腹水型肝癌（HCA）实体瘤有明显抑制作用。

（3）临床应用薏苡仁配伍的煎剂，能观察到对晚期癌症患者有延长生命的效果，并发现给癌症患者ip薏苡仁丙酮提取物后，经腹水检查，癌细胞的原生质发生显著变性。还发现薏苡仁50%乙醇提取物可促进培养的扁平上皮癌细胞的角化。

（4）对Epstein-Barr病毒早期抗原（EBV-EA）激活作用有抑制活性的许多化合物对体内肿瘤促进作用也有抑制活性。二甲基苯并蒽为引发剂、TPA为促进剂的ICR小鼠二期致癌体内试验表明，薏苡仁甲醇提取物和α-单亚麻脂对EBV-EA激活作用具有强烈的抑制活性和抗肿瘤促进活性。薏苡仁是有效的抗肿瘤促进剂，α-单亚麻脂是其活性成分之一。

3. 免疫作用

（1）从薏苡仁热水提取物分得的中性多糖葡聚糖混合物及酸性多糖$\mathrm{II}_{a-1,2,3}$ II_b部分均显示抗补体活性。

（2）中性多糖葡聚糖混合物是高度异质性的，用HPLC可分得7个葡聚糖，它们是在主链0～6位含葡糖基侧链的1→4连接的α-D-葡聚糖，每个经纯化的葡聚糖在碘反应中有不同的最大吸收率（530nm或>550nm），>500nm-葡聚糖比530nm-葡聚糖更为有效，认为有相当的抗补体活性。

（3）酸性多糖$\mathrm{II}_{a-1,2,3}$ II_b进一步分离纯化而得抗补体多糖CA-1和CA-2，分子中含8%～11%蛋白质，分子量分别为160000和70000。在低剂量时，CA-2比CA-1显示更强的抗补体活性。

4. 降血糖、血钙、血压作用 兔sc薏苡仁的乙醚提取物，可使血糖值和血钙值降低。薏苡仁的水提取物，小鼠ip，可显著降低血糖浓度，从中分得3个有效成分，即薏苡聚糖A、B、C。这些成分可引起正常小鼠和阿脲（Alloxan）诱导的高血糖小鼠的低血糖作用。薏苡素iv可引起兔血压暂时下降。

5. 抑制胰蛋白酶作用 从软壳的薏苡种子麸皮中发现一种热稳定的胰蛋白酶抑制剂。为一种简单蛋白质，分子量约12000，含有许多半胱氨酸和胱氨酸残基。

6. 诱发排卵作用 顽固性无排卵症患者服用薏苡仁为主药的方剂后，可显著改善下丘脑的机能。薏苡仁的提取物也诱发金仓鼠排卵，其促排卵的活性物质是阿魏酰豆甾醇和阿魏酰菜子甾醇。9∶1反式阿魏酰豆甾醇和反式阿魏酰菜子甾醇（1）在200μg/d剂量时显示诱发金仓鼠排卵作用。

（包海鹰）

十五、石韦（Shiwei，Folium Pyrrosiae）

本品为水龙骨科植物庐山石韦Pyrrosia sheareri（BaR.）Ching、石韦Pyrrosia lingua（Thunb.）Farwell或有柄石韦Pyrrosia petiolosa（Christ）Ching的干燥叶。

性味归经 甘、苦，微寒。归肺、膀胱经。

功效主治 利水通淋，清热止血。用于热淋、血淋、石淋、小便不通、淋沥涩痛、吐血、衄血、尿血、崩漏、肺热喘咳。

化学成分 石韦全草含黄酮类、皂甙、蒽醌类、鞣质、苯烯-b（Diploptene）、β-谷甾醇（β-Sitosterol）及绵马三萜（Diploptene）。庐山石韦含延胡索酸、杧果甙及异杧果素（Isomangiferin）等。

药理作用

1. 镇咳平喘作用 小鼠 po 庐山石韦提取物（水煎液）及异杧果素均有明显的镇咳作用（二氧化硫引咳法），但不及可待因的作用明显。经小鼠酚红法试验，异杧果素 0.4g/kg·ip 或 3.1g/kg·ig，均有祛痰作用，但庐山石韦水煎浓缩液 15g/kg·ip 和 50g/kg·ig 均无祛痰作用，可能是剂量不够。也有减少支气管液的分泌作用。

2. 抗菌作用 100%石韦煎剂用平板打洞法、对金黄色葡萄球菌及变形杆菌有抑制作用。

3. 抗病原微生物作用 异杧果甙具有显著的抗单纯疱疹病毒作用，在原代人胚肌皮单层细胞培养上 25μg～250mg/ml 的异杧果甙与Ⅰ型单纯疱疹病毒（HSV-Ⅰ）直接作用、药物在病毒感染同时以及先感染病后给药或先给药后感染均能显著抑制 HSV-Ⅰ所致细胞病变，在同样浓度时，其作用较其他药更强；异杧果甙＞碘苷＞无环鸟苷＞杧果甙＞环胞苷（平均空斑减数率分别为 69.5%、67.6%、63.3%、56.8%及 56.6%）。阻止病毒复制的动力学研究表明，异杧果甙及杧果甙均可阻止 HSV-Ⅰ在细胞内的复制。

4. 其他作用 石韦能增强机体吞噬细胞的吞噬活性，并有某些抗癌作用。将石韦以热水浸出再冷冻干燥，使浓度为样品的 750mg/ml 浓度时，在体外试验中，对前列腺素生物合成的抑制率为 42%。

毒性 小鼠 ig 各种提取液其 LD_{50}为17～90g/kg，异杧果素为 4.65g/kg。

（包海鹰）

十六、通草（Tongcao，Medulla Tetrapanacis）

本品为五加科植物通脱木 Tetrapanax papyriferus（Hook.）K. Koch 的干燥茎髓。

性味归经 甘、淡，寒。归肺、胃经。

功效主治 清热、利尿、通乳。主治小便不利，淋漓涩痛；湿温病湿热内蕴，小便短赤；产后乳不多。

化学成分 含肌醇（Inositol）；并含多聚戊糖约 14.3%，多聚甲基戊糖约 3%，以及阿拉伯糖、果糖、乳糖、果胶、半乳糖醛酸等。

药理作用 利尿作用：用代谢笼法观测通草（水煮醇沉浓缩液 0.32g 生药/kg；剂量为 2.5ml/200g，相当于 4g 生药/kg，灌服。）对大鼠尿量及尿氯、尿钠、尿钾排出量的影响，结果表明通草有很强的利尿作用，能明显增加大鼠尿中钾离子的排出，而对尿钠、尿氯无明显影响，故可认为通草利尿与排钾有关。

（包海鹰）

十七、冬葵子（Dongkuizi，Semen Malvae）

本品为锦葵科植物冬葵 Malva verticillata L. 的成熟种子。

性味归经 甘，寒。归大肠、小肠、膀胱经。

功效主治 利水通淋，下乳，润肠。应用于小便不利、水肿、淋漓涩痛；乳汁不行，乳房胀痛。

化学成分 主含多糖等物质。

药理作用：冬葵子以热水提取，粗多糖部分经 DEAE-Sephadex A_{25}及 Con A-sepharose 层析得到多糖 MVS-Ⅰ。具有阿拉伯-3，6 半乳聚糖结构，但β-1，3 葡聚糖部分占多数的多糖。具有显著的抗补体活性和强降血糖活性。对该多糖本身和分解后的产物进一步用改良的碳廓清法测定吞噬指数的结果表明，给药 20mg/kg、40mg/kg 时皆显示显著的网状内皮系统激活活性，过碘酸氧化后的还原体也显示较弱但有意义的活性。

（包海鹰）

十八、海金沙（Haijinsha，Spora Lygodii）

本品为海金沙科植物海金沙 Lygodium japonicum（Thunb.）Sw. 的干燥成熟孢子。

性味归经 甘、咸、寒。归膀胱、小肠经。

功效主治 清利湿热，通淋止痛。用于热淋，砂淋、石淋、血淋、膏淋，尿道涩痛。

化学成分 含绿原酸、异绿原酸、咖啡酸、山柰酚、多种氨基酸，以及赤霉素 A_9-甲（Gibberellin A_9 Me ester）。还含棕榈酸、油酸、亚油酸与（＋）-8-羟基十六酸，（＋）-顺、反-脱落酸〔（＋）-cis，trans Abscisic acis〕。

药理作用 利胆保肝作用：海金沙中的反式对-香豆素有利胆作用，其作用机理是增加胆汁中水分的分泌，但并不增加胆汁中胆固醇和胆红素的分泌。其利胆强度与去氧胆酸相似，但克服了去氧胆酸引起的肝劳损和利胆减退等不良反应，毒性也较低。海金沙中的咖啡酸也有利胆保肝作用。但亦有文献报道海金沙并无利尿作用。

副反应　有文献报道病人一次服海金沙150g（煎服）后不久出现舌麻、恶心，头晕、畏寒、尿频等严重不适症状。

（包海鹰）

十九、赤小豆（Chixiaodou, Semen Phaseoli）

本品为豆科植物赤小豆 Phaseolus calcaratus Roxb. 或赤豆 Phaseolus angularis Wight 的干燥成熟种子。

性味归经　甘、酸，平。归心、小肠经。

功效主治　利水消肿，解毒排脓。用于水肿胀满，脚气浮肿，黄疸尿赤，风湿热痹，痈肿疮毒，肠痈腹痛。

化学成分　赤豆种子含蛋白质为α-，β-球朊（α-，β-Globulin）、脂肪酸、淀粉、糖类、植物甾醇、色素、三萜皂甙、微量的原维生素A，维生素B_1，B_2，硫胺素（Thiamine），核黄素、烟酸等。

药理作用　避孕作用：从赤小豆种子中提取的赤小豆胰蛋白酶抑制是低分子的，以酪氨酸为N-末端，由54个氨基酸残基组成的单一多肽链，对酸碱和热较为稳定，对胰蛋白酶有较强的专一性，为不可逆竞争性抑制作用的抑制剂。赤小豆抑制剂同样也能抑制人体精子顶体酶的活性，似乎可以阻止精子与卵子结合而受精，以达到避孕之目的。

（包海鹰）

二十、青叶胆（Qingyedan, Herba Swertiae Mileensis）

本品为龙胆科植物青叶胆 Swertia mileensis T. N. Ho et W. L. Shih 的干燥全草。

性味归经　苦、甘，寒。归肝、胆、膀胱经。

功效主治　清肝利胆，清热利湿。用于黄疸尿赤，热淋涩痛。

化学成分　含齐墩果酸（Oleanolic acid）、日当药黄素（Swertia japonin）、当药黄素（Swertisin）、獐牙菜甙（Sweroside）、1，8-二羟基-3，7-二甲氧基呫酮（1，8-dihydroxy-3，5-dimethoxy xanthone）、1，8-二羟基-3，5-二甲氧基呫酮、1-羟基-3，7，8-三甲氧基呫酮、1-羟基-2，3，4，5-四甲氧基呫酮、1-羟基-2，3，5-三甲氧基呫酮、獐芽菜苦甙（Swertiamarin）、红白金花内酯（Erythrocentaurin）和青叶胆内酯（Swermirin）。

药理作用

1. 齐墩果酸在100mg/kg、50mg/kg、30mg/kg的剂量水平均能明显降低由CCl_4所引起大鼠SGPT的升高，10mg/kg作用较差。

2. 青叶胆黄酮在20mg/kg，青叶胆苦味质在20mg/kg也能降低由CCl_4所引起的SGPT升高。

3. 日当药黄素对大鼠由CCl_4造成的急性中毒性肝损伤引起的SGPT的升高有降低作用。

（包海鹰）

二十一、滑石（Huashi，Talcum）

本品为硅酸盐类矿物滑石，为单斜晶系滑石的矿石。

性味归经　甘、淡，寒。归胃、膀胱经。

功效主治　利水通淋，清热解暑。用于治疗小便不利，淋漓涩痛；暑热烦渴，湿温胸闷，湿热泄泻；湿疮、湿疹、痱子等皮肤病（外用有清热收涩作用）。

化学成分　主含水合硅酸镁〔$Mg_3(Si_4O_{10})(OH)_2$〕或（$3MgO \cdot 4SiO_2 \cdot H_2O$），通常一部分MgO被FeO所替换，并常含有$Al_2O_3$等杂质。

药理作用　抗癌作用：通过以刀豆蛋白A依赖性凝集活性为指标的短期试验，探讨了组成猪苓汤的五味生药（猪苓、滑石、阿胶、泽泻、茯苓）对多种化学物质促进大鼠膀胱致癌的抑制效果。结果表明：滑石（1，2mg/kg·d），单独给药，对SS，Trp促癌有抑制作用。

（包海鹰）

二十二、泽漆（Zeqi，Herba Euphorbiae）

本品为大戟科植物泽漆 Euphorbia helioscopia L. 的全草。

性味归经　辛，苦，微寒；有毒。归大肠、小肠、肺经。

功效主治　利水消肿，化痰止咳，散结。主治大腹水肿，四肢面目浮肿、肺热咳嗽及痰饮喘咳、瘰疬等。

化学成分 含槲皮素-5,3-二-D-半乳糖甙(Quercetin-5,3-di-D-galactoside)、泽漆皂甙(Phasin)、三萜、丁酸、泽漆醇(Helioscopiol,$C_{21}H_{44}O$)、β-二氢岩藻甾醇(β-Dihydrofucosterol)、葡萄糖、果糖、麦芽糖等。乳汁含间-羟苯基甘氨酸,3,5-二羟基苯甲酸,干乳汁含橡胶烃(聚萜烯)13%,树脂62%,水溶性物25%。

药理作用

1. 退热作用 茎叶煎剂(5.4g(生药)/kg灌胃对人工发热家兔有轻度降温作用,根制剂无明显作用,退热作用似与垂体-肾上腺系统无甚关系。

2. 对平滑肌的作用 根制剂对离体兔耳有血管扩张作用;对离体兔、豚鼠及小鼠肠管有兴奋作用,不能拮抗组织胺对豚鼠的毒性,但能降低毛细血管通透性。

3. 泽漆膏(每克相当生药5g)与蓖麻油(10:1)组成之油膏有预防小鼠感染血吸虫尾蚴的作用。

毒性 毒性颇小,小鼠灌胃125g/kg亦未致死。兔服10%~20%泽漆膏水制剂有刺激性。其乳汁状液含刺激性树脂,接触局部可使皮肤发红甚至溃烂,能腐蚀疣。

(包海鹰)

第六节 祛风湿药

祛风湿药是一类具有祛除风湿,解除痹痛功效的药物,它们均能祛除留着于肌表、经络的风湿,一些药物还分别具有舒筋、通络、止痛、强筋骨等功效,而适用于风湿痹痛、筋脉拘急、麻木不仁、半身不遂、腰膝酸痛、下肢痿弱等症。痹证是这类药物的主要适应证,现代医学的风湿性关节炎、类风湿性关节炎、肌肉风湿痛、坐骨神经痛等都属于痹症的范畴。这类药物主要有以下药理作用:

1. 抗炎作用

本类药物大多具有显著的抗炎作用,如独活、秦艽、五加皮、防已、雷公藤、豨莶草、威灵仙、木瓜、川乌、草乌等,它们对多种实验性炎症及佐剂性关节炎有抑制作用,如秦艽、独活、五加皮和防已能降低毛细血管通透性,抑制炎症渗出和水肿,对白细胞的游走呈剂量依赖性抑制作用;某些药物,如秦艽、五加皮等抗炎作用与其兴奋垂体-肾上腺皮质功能有关系,而短梗五加和木防已碱的抗炎作用则可能与抑制前列腺素E释放有关系,还有些药物则与多种炎性介质或细胞因子的生成抑制有关。

2. 镇痛作用

秦艽、独活、防已等多数抗风湿药均有镇痛作用,可显著提高实验动物的痛阈。清风藤碱、木防已碱等的镇痛作用部位在中枢,粉防已总碱的镇痛效力约为吗啡的1/8。

3. 抑制免疫作用

雷公藤、昆明山海棠、独活、豨莶草和清风藤等对机体免疫功能有明显抑制作用。雷公藤总碱和木防已碱可使动物胸腺萎缩,豨莶草和细柱五加等可明显抑制小鼠腹腔巨噬细胞的吞噬功能。雷公藤红素能可逆性地抑制T淋巴细胞增生,雷公藤总甙可部分抑制局部同种移植物抗宿主反应。雷公藤总甙还能降低IgM和IgG水平,雷公藤甲素能抑制抗体形成细胞的活性。各味药作用详见表4-56。

表4-56 主要祛风湿药的药理作用一览表

药物＼作用	抗炎	镇痛	免疫抑制	其他
独活	+	+		抗肿瘤、抗血栓、抗凝、镇静、解痉、抗血小板聚集、抗心律失常、抗光敏感
秦艽	+	+	+	镇静、解热、解痉、降压、升高血糖
防已	+	+	+	镇静、解热、抗血小板聚集、抗心肌缺血、抗心律失常、降血压、钙拮抗、抗菌、抗矽肺
威灵仙	+	+		抗菌、抗疟
豨莶草	+	+	+	抗血栓、降血压、抗生育

续表

药物＼作用	抗炎	镇痛	免疫抑制	其他
木瓜	+			抗菌、抗肿瘤、保肝
川乌	+	+		局麻、抗癌、降血糖
草乌	+	+		局麻、抗癌、解热
祖师麻	+	+	+	镇静、抗心肌缺血、抗血凝
雪莲	+	+		解痉、抗生育、兴奋子宫
昆明山海棠	+	+	+	抗癌、抗生育
雷公藤	+	+	+	抗癌、抗生育
雪上一枝蒿	+	+		局麻、致心律紊乱
五加皮	+	+		适应原样作用
徐长卿	+	+	+	
香加皮	+			强心
马钱子		+		抗肿瘤、抗真菌、镇咳、祛痰、平喘
青风藤	+	+		镇咳、免疫调节、降血压
蛇蜕	+			
臭梧桐	+	+		降压
寻骨风	+	+		抗生育、抗肿瘤、抗菌
菝葜	+	+		抗肿瘤、抗菌
石吊兰	+	+		抗菌、降压、止咳
蝮蛇	+	+		抗凝血、抗血栓、抗肿瘤、降血脂、降血压
蜂毒	+	+		降压、抗凝血、抗肿瘤、抗菌、抗辐射

一、独活（Duhuo，Radix Angelicae Pubescentis）

独活为伞形科植物重齿毛当归 Angelica pubescens Maxim. f. biserrata Shan et Yuan 的根及根茎。

性味归经　本品辛、苦、微温。归肾、膀胱经。

功效主治　有祛风除湿，通痹止痛等功效，主要用于风寒湿痹，腰膝疼痛，少阴伏风头痛等。

化学成分

含挥发油及香豆精类成分，前者主要有甲氧基欧芹素、百里香酚等。后者有独活醇、佛手柑内酯、伞花内酯、东莨菪素、异白芷内酯等。

药理作用

1. 抗炎作用　独活有显著的抗炎作用，对巴豆油所致兔耳水肿，独活挥发油的 ID_{50} 为 80.89±0.14mg/kg；对大鼠角叉菜胶所致足肿胀，独活挥发油 100mg/kg 的抗炎作用与水杨酸钠注射液 200mg/kg 的作用相当。以独活为主药的独活寄生汤煎剂灌服，对大鼠甲醛及角叉菜胶引起的足肿胀有抑制作用，能减轻炎症反应，加速肿胀消退。对小鼠耳廓炎症反应也有明显抑制作用，并能降低毛细血管通透性。

2. 镇痛、镇静和解痉作用　独活煎剂腹腔注射，能明显延长小鼠热板法疼痛反应时间。独活流浸膏、独活煎剂以及独活寄生汤给小鼠或大鼠灌胃或腹腔注射，动物呈镇静催眠状态，表现明显中枢神经抑制作用。独活所含的活性成分佛手柑内酯、花椒毒素、异虎耳草素、异欧芹属素乙等对兔回肠具有明显的解痉作用；大鼠十二指肠段试验表明，异虎耳草素、虎耳草素、白芷素等能显著对抗氯化钡所致肠痉挛；东莨菪素对雌激素或氯化钡所致大鼠在体或离体子宫痉挛有解痉作用，其 ED_{50} 为 0.09mg/kg。

3. 对心血管系统的作用　从独活中分离出的γ-氨基丁酸静脉注射，可对抗乌头碱和结扎冠状动脉所致的心律失常，可延迟室速开始时间，并提高引致心律失常的乌头碱阈剂量，降低室速发生率，缩短室速持续时间，降低室颤发生率及死亡率。给大鼠心室肌灌流γ-氨基丁酸 5 分钟后，心室肌动作电位的振幅减少，动作电位时程缩短。独活所含活性成分白当归素、异虎耳草素、5-甲氧基-8-羟基-补骨脂素等具有类似凯林的扩张冠状动脉作用，但较凯林为弱，三者中又以异虎耳草素为强、白当归素次之。

独活醇提物能抑制 ADP 诱导的体外大鼠血小板聚集，对血栓的形成也有显著的抑制作用，分得四种对大鼠体外血小板聚集有明显抑制活性的香豆素类成分：二氢山芹醇、二氢山芹醇乙酸酯、二氢欧山芹素和欧芹酚甲醚，1mg/ml 时对血小板聚集的抑制分别为 42.2±11.3%、46.6±2.2%、24.5±11.3%和 50.4±40.5%。欧芹酚甲醚对 ADP、花生四烯酸、PAF、胶原、钙离子载体 A23187 和凝血酶诱导的血小板聚集有抑制作用。

4. 抑菌作用　体外试验独活对大肠杆菌、痢疾杆菌、变形杆菌、伤寒杆菌等多种细菌有抑制作用。伞形花内酯对布鲁氏菌的 MIC 为 1∶2500。花椒毒素等呋喃香豆精类化合物与金色葡萄球菌、大肠杆菌等一起曝光，可因光敏感作用使细菌死亡。

5. 光敏感作用　独活所含佛手柑内酯、花椒毒素、欧芹属素乙等呋喃香豆精类化合物为“光活性物质”，当它们进入机体后，一旦受到日光或紫外线照射，则可使受照射处皮肤发生日光性皮炎。光敏感活性以花椒毒素最强，佛手柑内酯次之，欧芹属素乙为弱，而异虎耳草素等则无光敏活性。光敏感活性物质可用于白癜风的治疗。

6. 其他作用　独活所含佛手柑内脂及虎耳草素对实验性人鼠胃溃疡有中等强度的保护作用，东莨菪碱对化学物质引起的大鼠乳腺肿瘤有一定抑制作用；花椒毒素、佛手柑内酯等对艾氏腹水癌细胞有杀灭作用。

毒性　大鼠肌注花椒毒素的 LD_{50} 为 160mg/kg、欧芹属素乙为 335mg/kg、佛手柑内酯为 945mg/kg。异补骨脂素、欧芹属素乙每日给幼大鼠 33.3mg/kg，60 天未见对动物生长有明显影响，但可引起肝损害，欧芹属素乙致死量为 800mg/kg，600mg/kg 时可见肝脂肪变性及坏死。

临床应用

1. 风寒湿痹　独活常与其他药配伍，治疗风湿性关节炎、类风湿性关节炎、坐骨神经痛、慢性腰腿痛等，如独活寄生汤等。

2. 软组织损伤　独活注射液、独活擦剂用于软组织损伤的治疗。

3. 银屑病　服用独活并配合长波紫外线照射，治疗 92 例，近期总有效率为 93.5%，治愈率为 66.3%，约 25%有消化道反应，饭后服药则可减轻。

二、秦艽（Qinjiao，Radix Gentianae Macrophyllae）

本品为龙胆科龙胆属植物秦艽 Gentiana macrophylla Pail、麻花秦艽 G. straminea Maxim.、粗茎秦艽 G. crassicaulis Duthie、或小秦艽 G. dahurica Fisch.）的根。

性味归经　味苦、辛、性平。归胃、肝、胆经。

功效主治　能祛风湿、清湿热、止痹痛。用于风湿痹痛、筋脉拘挛、骨节烦痛、日晡潮热、小儿疳积发热。

化学成分

秦艽含生物碱秦艽碱甲(即龙胆碱，gentianine)、秦艽碱乙（即龙胆次碱，gentiopicroside）。

药理作用

1. 抗炎作用　秦艽碱甲可减轻大鼠甲醛性脚肿，加速肿胀消退。亦能使大鼠蛋清性脚肿减轻，消退加速。还能明显降低因注射蛋清而引起的毛细血管通透性增高。但在去除两侧肾上腺之大鼠或用戊比妥钠麻醉的正常大鼠，则无此作用。秦艽碱甲可使大鼠肾上腺内维生素 C 含量显著降低，但摘出垂体则戊巴比妥麻醉作用消失，故认为秦艽的抗炎作用是通过神经系统以兴奋垂体-肾上腺皮质功能而实现的。

2. 对中枢神经系统的作用　秦艽具镇静、镇痛、解热作用。小鼠灌服或腹腔注射秦艽碱甲表现出镇静作用，还能增强戊巴比妥钠对小鼠和大鼠的催眠作用。热板法试验秦艽对小鼠有镇痛作用，如与天仙子、延胡索、草乌等伍用可使镇痛作用增强，作用时间延长；但与吗啡合用，则无相互增强现象。光热刺激法腹腔注射秦艽碱甲 90mg/kg 后 20 分钟，大鼠痛阈比给药前提高 47%，但 40 分钟后作用即消失。

3. 抗过敏性休克和抗组胺作用　给兔腹腔注射秦艽碱甲 90mg/kg，能明显减轻因蛋清所致的过敏性休克症状。亦能明显地减轻组织胺喷雾引起的哮喘及抽搐。

4. 升血糖作用　大鼠腹腔注射秦艽碱甲180～250mg/kg，能使血糖升高，秦艽碱甲的升血糖作用主要系通过肾上腺的释放所致。

5. 对心血管系统的作用　秦艽碱甲对麻醉犬和兔有明显而短暂的降低血压和减慢心率的作用。秦艽碱甲的降压作用可能与迷走神经无关。

6. 对平滑肌的作用　秦艽碱甲对离体豚鼠回肠运动无影响，但能拮抗组织胺和乙酰胆碱引起的肠管收缩，1：5000几乎能完全拮抗组织胺的作用，对乙酰胆碱的拮抗作用相对较弱。

7. 抗菌作用　秦艽乙醇浸渍液体外对流感杆菌、炭疽杆菌、金黄色葡萄球菌（209）、白色葡萄球菌、副伤寒杆菌A、肺炎杆菌、伤寒杆菌、志贺氏痢疾杆菌、弗氏痢疾杆菌、异型痢疾杆菌、霍乱弧菌、产气杆菌、变形杆菌OKk、变形杆菌OX_{19}等皆有抑制作用。其水浸液（1：3）在试管内对某些常见皮肤真菌也有不同程度的抑制作用。

毒性　秦艽碱甲小鼠灌胃及腹腔注射的LD_{50}分别为486及300mg/kg。大鼠1次灌服420～520mg/kg；犬1次灌服240mg/kg或静注80mg/kg；猴、猫灌服100mg/kg·d，连续3日，均无明显不良反应。亚急性毒性试验：分别以50、90、120mg/kg秦艽碱甲给大鼠腹腔注射，每日1次，连续14日，各组动物外观无改变，病理切片发现肾小球及肾小管内均有蛋白出现，部分动物有肺水肿现象。

临床应用

1. 风湿性及类风湿性关节炎　秦艽是许多祛风湿方剂如独活寄生汤、大秦艽汤等的重要组成药物之一，主要用于风湿性关节炎。秦艽注射液是含秦艽总生物碱的灭菌水溶液，肌注用于治疗风湿性及类风湿性关节炎，对镇痛、消肿、关节功能的恢复和退热都有显著作用。

2. 系统性红斑性狼疮　秦艽片（含秦艽、乌蛇、黄芪、元参、生地、丹参、茯苓、泽泻、黄柏）在症状消退和狼疮细胞阴转方面有较好效果。

不良反应

曾报导4例风湿性关节炎患者口服秦艽碱甲100mg，1日3次，4～13天，先后均引起严重恶心、呕吐等反应。1例患者服100mg后感心悸及心率减慢，但很快恢复正常。

三、防己（Fangji，Radix Stephaniae Tetrandrae）

防己为防己科千金藤属植物粉防己（Stephania tetrandra S. Moore）的块根。

性味归经　味苦、辛，性寒。归肺、膀胱经。

功效主治　能祛风除湿，利水消肿，可治风寒湿疟、热气诸痫、利大小便、骨节烦疼、中风及毒蛇蛟伤、癣疥疮肿等。

化学成分

含多种生物碱，总量约1.5%～2.3%。主要成分为粉防己碱（汉防己甲素，tetrandrine，Tet），含量约1%；防己诺林碱（汉防己乙素，demethylte trandrine），0.5%；轮环藤酚碱（汉己素，cyclanoline）、汉防己丙素以及水溶性生物碱汉防己B6，近又分离出氧化防己碱（oxofangchirine）和防己菲碱（stephanthrine）。

药理作用

1. 抗炎作用　Tet、乙素具有抗大鼠甲醛性关节炎作用。Tet对家兔实验性耳壳烧伤也有抗炎作用。Tet可使大鼠背部气囊角叉莱胶炎性灶血管通透性降低，嗜中性白细胞游出和β-葡萄糖醛酸酶释放显著减少。Tet亦可升高嗜中性白细胞胞内超氧化物歧化酶（SOD）活性，减少超氧阴离子（O_2^-）生成，Tet可通过抑制炎症细胞合成释放LTB_4，从而减轻吸入伤。

2. 解热、镇痛作用　Tet对人工致热的家兔有退热作用。汉防己丙素对大鼠因大肠杆菌引起发热亦有解热作用。电刺激小鼠尾部法及热板法实验，汉防己总碱及Tet、乙素、丙素均有镇痛作用。总碱作用最强，有效剂量为50mg/kg。Tet、乙素最小镇痛剂量为30及60mg/kg，Tet镇痛指数比乙素高。Tet的镇痛作用可为苯海拉明所加强。丙素较Tet、乙素镇痛作用强，但毒性较大。对于小鼠醋酸、$MgSO_4$所致扭体反应、小鼠甩尾反应以及小鼠热板法，Tet均有镇痛作用，脑室内注射Tet用甩尾法或热板法测痛，均有镇痛作用，Tet可抑制小鼠跳跃反应，提示Tet有可能拮抗吗啡的成瘾性。

3. 抗过敏作用　Tet不论灌胃或静注均能明显抑制大鼠PCA，抑制豚鼠回肠、气管及肺条的Schultz－Dale反应，与剂量呈依赖关系。

雾化吸入能明显抑制大鼠抗原诱发的肺机械功能的气道阻力增加和肺动态顺应性降低；能抑制大鼠 Forssman 皮肤血管炎、反向皮肤过敏反应；对大鼠 Arthus 反应有明显的抑制作用；对小鼠绵羊红细胞诱发的足垫迟发型过敏反应及 DNFB 诱发的接触性皮炎均有明显抑制作用。表明 Tet 对Ⅰ、Ⅱ、Ⅲ、Ⅳ型过敏反应均有抑制作用。Tet 对组胺、乙酰胆碱、SRS-A 有显著拮抗作用，并抑制 Hit、SRS-A 的释放。Tet 能拮抗白三烯 A_4 (LTA_4) 引起的豚鼠气管、肺条的收缩作用，还能拮抗组胺和 5-HT 增加大鼠皮肤血管通透性作用。对花生四烯酸代谢，Tet 对脂氧酶的抑制作用较环氧酶为明显。

4. 对血小板聚集的抑制作用　Tet 在体外对 AA、ADP 和 PAF 诱导兔血小板聚集反应有抑制作用，ID_{50}分别为 2.8、2.8 和 4.0μM，对 AA、ADP 诱导猪血小板聚集反应亦有抑制作用，ID_{50}为 6.4 和 2.6μM/L。对胶原诱导的兔血小板聚集也有抑制作用。Tet 对 ADP 或胶原诱导的大鼠血小板聚集有明显对抗作用，并促进其解聚。Tet 能抑制人血小板，ADP、NE 和胶原的致聚作用。Tet 抑制人血小板 5-HT 以及 5-HT 与 ADP 合用引起的血小板聚集作用。在兔静脉注射 Tet 10mg/kg 也明显抑制 AA、ADP、PAF 诱导的血小板聚集反应。

5. 钙拮抗作用　Tet 对正常大鼠静息中性白细胞的胞浆游离钙 Ca^{+2}无影响，但能对抗 PAF、LTB_4 和 A_{23187}所致 Ca^{+2}的升高，说明 Tet 是通过抑制 Ca^{+2}内流而抑制 Ca^{+2}的升高。

6. 抗矽肺作用　石英粉尘经气管染尘的家兔，4 个月后 X 线胸片显示大团块阴影，肌注 Tet 48mg/kg·wk，3 个月后 X 线胸片团块阴影缩小；肺内苏丹 IV 及 PAS 阳性物明显减少或消失，其主要成分是不饱和脂类与蛋白质物质；结节中心填充物减少，Tet 还能使矽肺肺内胶原含量减少，胶原物质发生改变，可溶性胶原含量相对增加，形态学上可见到胶原纤维有崩解、消散的现象，血清铜蓝蛋白含量普遍低于对照。观察 Tet 治疗矽肺大鼠肺冲洗液成分的变化，与对照组比较，除肺泡巨噬细胞成活率增加外，肺泡巨噬细胞计数、钾离子、总脂和磷脂含量均有明显降低，据分析，Tet 可能在体内有保护肺泡巨噬细胞免受石英损伤的作用。

7. 对心血管系统的作用

(1) 对心肌收缩力、自律性、兴奋性、不应期的影响：静脉注射 Tet 或乙素 3mg/kg，可见猫暂时性收缩力减弱，Tet 能降低豚鼠左心房和猫右心室乳头肌的收缩力、±dp/dtmax (收缩和舒张的最大速率)也同样下降且比收缩振幅下降更为显著。在猫乳头肌，Tet 非竞争性地拮抗 $CaCl_2$ 及异肾上腺素 (ISO) 的正性肌力作用，Tet 的负性肌力作用除与抑制外钙流入胞内有关外，还与减少胞内钙释放有关。Tet 对窦房结的自律性有明显的抑制作用。在兔离体右心房，Tet 能显著对抗 $CaCl_2$ 的正性频率作用。Tet 32μM 能使诱发豚鼠心房或猫心乳头肌产生自动节律所需的肾上腺素阈浓度 (14～18μM) 提高 15 倍以上，还能显著抑制肾上腺素诱发自律性的作用。Tet 可延长窦性心律下豚鼠左室心肌细胞有效不应期，Tet 还可延长兔心房有效不应期。

(2) 抗心律失常作用：Tet 具有很强的抗心律失常作用。Tet 可使 Ba^{2+}性心律失常迅速转为窦性心律；缩短哇巴因 (Oub) 性室性早搏及室性心动过速的持续时间；对大量 Ca^{2+}引起大鼠心室颤动致死具有一定的保护作用。Tet 能显著降低阻断麻醉大鼠冠脉血流复灌所致心律失常的严重程度，减少室速和室颤的发生率。

(3) 扩张冠脉作用：Tet 对离体兔心之扩冠脉作用甚强，对整体猫冠状血管有一定扩张作用，使冠脉流量增加。在猪冠脉螺旋条的实验中，Tet 64μM 对高 K^+去极化所致的冠脉条收缩有明显的松弛作用，此作用可被高 Ca^{2+}浓度所拮抗。Tet 对去甲肾上腺素 (NE) 所引起的依赖于细胞外 Ca^{2+}的收缩没有明显松弛作用，但对 NE 的依赖于细胞内 Ca^{2+}性收缩有明显抑制作用。Tet 1.2mM 可对抗 Oub 引起的猪冠脉挛缩作用。

(4) 对心肌缺血、氧耗量、血流量的影响：静注 Tet 能使犬冠状动脉左前降支结扎引起的心肌缺血的梗塞范围减少，心电图 ST 段降低，梗塞区心肌释放入血流的肌磷酸激酶 (CPK) 减少。Tet 对垂体后叶素性急性心肌缺血损害具有明显预防作用。Tet 100mg/kg 皮下注射可明显减少 ISO 所引起的大鼠急性缺血性心电图变化，Tet 可通过阻止 Ca^{2+} 内流而对心肌发挥保护作用。

(5) 降压作用：汉防已的多种生物碱对多种动物均具有降低血压的作用。Tet 或乙素静注、肌肉注射、灌胃均可使麻醉猫的血压明显下降，静注时降压作用急骤而持久，可维持 1～1.5 小时，肌注及灌胃时降压作用较缓慢，但亦甚持久。麻醉犬静注也有降压作用。乙素降压作用较 Tet 弱，且易产生急速耐受现象。丙素的降压作用较甲素强。汉防已 B_6、汉已素对麻醉犬、兔也有降压作用。Tet 的降压效应，主要是通过扩张阻力血管而产生的。Tet 能抑制交感神经递质释放和减低 α_2 受体介导的血管收缩。Tet 的降压作用与降低血管平滑肌细胞内钙含量有关。

临床应用

汉防已为重要抗风湿药，但其主要成分 Tet 则发展有许多新用途。

1. 心绞痛　Tet 是一个有效的抗心肌缺血药，其中对劳累型心绞痛效果最好。

2. 高血压　Tet 治疗高血压有良好的疗效，连服 3～4 天血压开始下降。

3. 心功能不全　冠心病、高血压性心脏病、心肌病、贫血性心脏病等呈劳累性呼吸困难至肺水肿不等的左心功能不全表现者。Tet 静注 90～150mg，在心功能不全较重的患者中，扩张外周血管和冠状动脉起主导作用，抑制心缩力的因素被抵消，两方面的净作用使心排血量增大，改善心功能，且无明显副反应。

4. 肝硬化门脉高压　Tet 作为钙通道阻滞剂可用治疗肝硬化门脉高压，Tet 及其他钙通道阻滞剂硝苯吡啶、维拉帕米、脑益嗪等能降低食管静脉和门静脉的压力，减少门脉系统的血流量，使食道静脉曲张减轻，减少消化道出血发生，同时对肝、肾功能有不同程度的改善。

5. 矽肺　Tet 治疗煤矽肺，可使大部分病例临床症状有改善。治疗单纯矽肺，大部分患者胸痛、咳嗽、咳痰、易感冒现象等有不同程度好转，胸部 X 线检查显示好转。

药代动力学　Tet 给小鼠 1 次灌胃，生物利用度为 80%。给大鼠静注及灌胃后，均能广泛分布各脏器，主要蓄积在肺、脾、肝、肾。用 ^{14}C-Tet研究病人的代谢转化，血浆中放射活性的 58%～72%与蛋白相结合，尿中排出物的 83%～91%为原形药。大鼠尿中排泄相当大的比例是原形药，但同时也存在去甲汉甲素和氮氧化物。

毒性　汉防已总生物碱腹腔注射 LD_{50} 为 113.1mg/kg，20mg/kg 静注后家兔大部分死亡。犬静注 23～25mg/kg 则无明显不良反应。Tet 大鼠静注 LD_{50} 为 38.0mg/kg，小鼠静注 LD_{50} 为 82.5mg/kg，大鼠肌注 LD_{50} 为 1500mg/kg，口服 LD_{50} 为 2230mg/kg，小鼠肌注 LD_{50} 为 1450mg/kg，口服 LD_{50} 为 3700mg/kg。

Tet 20mg/kg · 日，连续给大鼠用药 21 天时，大部分实验动物的肝、肾和肾上腺均出现不同程度的实质细胞变性、坏死，乃至发生灶状坏死和继发性炎性细胞反应。当剂量增加至 40mg/kg · d 及四倍 80mg/kg · d，实验动物的肝、肾和肾上腺的毒性损害逐渐加重，当剂量加大至 400mg/kg · d，全部大鼠均于 7 日内死亡。

不良反应

Tet 300mg 静注可于注射部位引起疼痛及静脉炎，528mg 出现血红蛋白尿及轻度贫血，675mg 引起恶心、呕吐、呼吸紧迫和窒息感，840mg 出现急性肾小球坏死。当每日注射 2 次总量为 240～300mg 时比较安全，无不良反应。Tet 服药 7、8 个月可引起脸部、前臂、小腿下 1/3、指甲、口腔粘膜和上腭等处有青紫带褐色的多发性对称性色素沉着，停药后可消退。

四、豨莶草(Xixiancao, Herba Siegesbeckiae)

本品为菊科植物豨莶 Siegesbeckia orientalis L.、腺梗豨莶 Siegesbeckia pubescens Makino 或毛梗豨莶 Siegesbeckia glabrescens Makino 的地上部分。

性味归经　味辛、苦，性寒。归肝、肾经。

功效主治　能祛风湿，利关节，解毒。用于风湿痹痛，筋骨无力，腰膝酸软，四肢麻木，半身不遂，风疹湿疮。

化学成分

豨莶主含甙和萜类化合物，从豨莶中分得豨莶甙（darutoside）及其甙元豨莶精醇（darutigerol）、异豨莶精醇 B 和 C（isodarutogerol B、C）、豨莶萜内酯（orientin）、豨莶萜醛内酯（orientalide）、一种新型倍半萜及二种未知结构的二萜等。

腺梗豨莶主含海松烷型及贝壳烷型二萜及其萜，从腺梗豨莶中分得腺梗豨莶萜醇酸〔(—)-17-hydroxy-16β-kauran-19-oic acid〕、腺梗豨莶萜二醇酸〔(—)-16，17-dihydroxy-16β-kauran-19-oic-acid.〕、腺梗豨莶萜四醇〔pimar-8-（14）-ene-6β，15，16，18-tetranol〕，也分得豨莶甙及其甙元豨莶精醇，还含生物碱、苦味质等。腺梗豨莶叶含挥发油，主要成分是吉马烷D（germacene D）和δ杜松烯（δ-cadinen）类化合物。

毛梗豨莶也含豨莶甙及其甙元豨莶精醇，另分得一种新二萜甙豨莶新甙（neodarutoside）、16-acetylkirenol和isopropylidenekirenol等二萜类化合物。

药理作用

1. 抗炎作用　本品为重要的治风湿药物，但曾有报告本品及臭梧桐单独应用对大鼠甲醛性和蛋清所致脚肿均无抑制作用，但二者配伍而成的豨桐丸则具明显的抗炎作用，水煎剂或醇浸剂20g/kg灌服的抗炎作用与300mg/kg的水杨酸钠腹腔注射相近，合用效果看来并非形成了新物质，而是由于发生协同增效之故。后有研究发现本品所含成分则有显著的抗炎效果，如腺梗豨莶萜二醇酸、腺梗豨莶萜醇酸等均有明显抗炎作用，前者50mg/kg灌服对大鼠脚爪炎性肿胀有显著效果，蛋白热凝固抑制试验也提示有抗炎作用。

2. 对心血管系统和血液的影响

（1）降压作用：曾报告本品煎剂水浸液和乙醇浸液均有降压效果。腺梗豨莶二醇酸为降压有效成分之一，50mg/kg灌服可使肾型高血压大鼠、Okamoto-SHR高血压大鼠血压下降。本品的降压作用可能与其扩张外周血管及含有血管紧张素转换酶抑制活性成分有关。

（2）抑制血栓形成：本品水煎醇沉法制备之注射液静注可显著抑制家兔血栓形成，抑制率51.4%。以本品为主制备之豨莶通栓丸0.85g/kg、1.7g/kg灌服5日，可显著抑制血栓形成，于停药后2、4小时均使血栓长度、血栓湿重和血栓干重显著低于对照，并能显著降低特征性血栓形成时间、纤维蛋白血栓形成时间，此外还能明显降低全血粘度，抑制血小板聚集。

（3）改善微循环：本品水煎醇沉液0.6g/ml可显著促进去甲肾上腺素所致小鼠肠系膜微循环障碍的恢复，在促进毛细血管、微小动脉和微小静脉血流恢复方面，其与复方丹参注射液0.3g/ml的作用相似。

3. 对免疫系统的影响　本品煎剂小鼠腹腔注射可使胸腺、脾脏重显著减轻，腹腔巨噬细胞吞噬百分率及吞噬指数均显著降低，血清溶菌酶活性也显著下降；外周血淋巴细胞数显著降低，Ea、Et花环形成明显抑制；血清抗绵羊红细胞抗体滴度明显低下，血涂片细胞内DNA和RNA吖啶橙荧光染色阳性率明显减少，并见细胞核的荧光染色减弱，RNA斑片不明显，核体固缩，看不到核质疏松及明显核仁等，提示本品对巨噬细胞及细胞和体液免疫均有显著抑制，但动物有明显毒性反应。

临床应用

1. 风湿性关节炎　豨莶为中医治疗风湿痹痛常用药物，常用名方有单用本品之豨莶丸、本品配伍臭梧桐之豨桐丸。本品配伍海风藤也有良效。

2. 高血压　本品治疗高血压有一定疗效。可用本品30g配地骨皮10g浓煎分服，或用其片剂治疗。

3. 脑血管意外后遗症　报告以本品制为蜜丸，治疗脑血管意外后遗症有效。另以豨莶通栓丸治疗脑血栓患者，经临床神经功能缺损程度评分、血液流变学测定及CT变化均较低分子右旋糖酐加维脑路通治疗之60例或环扁桃酯胶囊治疗为优。

4. 高胆固醇血症、冠心病　本品复方，如心舒宁片（豨莶草、秃叶毛冬青、柿叶、益母草、葛根、银杏叶）、健心丸（豨莶草、毛冬青根、红花、丹参、三七、降香、冰片）等治疗高胆固醇血症、冠心病有一定疗效，可使血脂下降，心绞痛、心电图等改善。

五、川乌（Chuanwu，Radix Aconiti）

本品为毛茛科乌头属植物乌头Aconitum carmichali Debx的主根。

性味归经　味辛性温，有大毒。归心、脾、肾经。

功效主治　具祛风除湿，温经止痛之功效，

治风寒湿痹，历节风痛，四肢拘挛，半身不遂，头风头痛，心腹冷痛，阴疽肿毒等。

化学成分

含乌头碱(aconitine)、中乌头碱(mesaconitine)、塔拉弟胺(talatisamine)、川乌碱甲及川乌碱乙（卡米查林，carmichaeline)。

药理作用

本品所含乌头碱及中乌头碱等的药理作用见附子项下。

1. 抗炎作用　川乌总生物碱对多种致炎剂如角叉菜胶、蛋清、二甲苯、组胺、五羟色胺所致大、小鼠炎症均有显著的抑制作用；对巴豆油气囊肿渗出、肉芽肿、白细胞游走、PGE合成亦有明显的抑制作用，且能抑制可逆性被动Arthus反应、大鼠迟发型超敏反应及佐剂关节炎等免疫性炎症。

2. 镇痛作用　热板法和扭体法实验川乌总碱对小鼠有明显的镇痛作用。小鼠注射乌头注射液（由川乌、北草乌提制而成）5mg/kg，20分钟后痛阈提高2.4倍，60分钟后提高3倍。

3. 局麻作用　川乌能刺激皮肤粘膜的感觉神经末梢呈兴奋现象，产生瘙痒与灼热感，继而麻痹，丧失知觉。

4. 抗癌作用　乌头注射液200μg/ml时，能抑制所有存活可增殖的胃癌细胞，存活的可育细胞数与药物浓度呈负相关，并可抑制人体外胃癌细胞的有丝分裂。对小鼠肝癌实体瘤及小鼠前胃癌FC和S_{180}瘤也有明显的抑制作用。

5. 降血糖作用　乌头多糖A对正常及葡萄糖负荷小鼠均能降低血糖水平。降血糖作用机制是增强对葡萄糖的利用，而不是通过提高胰岛素的水平。

毒性　生川乌小鼠口服LD_{50}为18.0±1.034g/kg，乌头注射液小鼠静脉注射的LD_{50}为17.52±1.13mg/kg。曾有服用川乌及其复方制剂中毒引起结性逸搏心律、房颤室内差异传导、室性心律失常、心脑综合征及双目失明等的报导。

临床应用

1. 痹证　用川乌大剂量治疗寒邪偏盛的痹证（坐骨神经痛）有较好疗效。

2. 类风湿性关节炎　治疗风寒湿痹证，多重用乌头或以乌头为主药组方，疗效佳良。

3. 癌症　以川乌治疗原发性肝癌、乌头注射液治疗中晚期胃癌，多数患者症状（肝区疼痛）改善，存活期延长。

六、草乌（Caowu，Radix Aconiti Kusnezofii）

本品为野生的毛茛科乌头属植物华乌头(Aconitum chinese Paxt.)、北乌头(Aconitum kusnezoffiiReichb.)或其他同属植物如紫草乌(Aconitum delavayi Franch.)、黄草乌(Aconitum vilmorinianum Kom.)等的块根。川产商品草乌，原植物有6种2变种，主流品种是瓜叶乌头、白花瓜叶乌头，其次是冕宁乌头。

性味归经　草乌性温味辛，有大毒。归肝、脾、肺经。

功效主治　具祛风湿、止痛功效。主治风湿关节痛，中风瘫痪，神经痛，痈疽，疔疮等。

化学成分

含乌头碱(aconitine)、次乌头碱(hypaconitine)、中乌头碱（新乌头碱，mesaconitine)、异乌头碱(isoaconitine)、去氧乌头碱(deoxyaconitine)等。从北乌头根中分得北草乌碱(beiwutine)。从安徽紫草乌中分离出安徽紫草乌碱甲及乙(anhweiaconitine A. B)。

药理作用

本品所含乌头碱、次乌头碱等的药理作用见附子项下。

1. 镇痛作用　电刺激鼠尾法实验，草乌腹腔注射有明显的镇痛作用。小鼠热板法紫草乌碱皮下注射能提高痛阈。黄草乌中的全碱水解产物或北草乌碱亦有显著的镇痛作用。草乌经甘草、黑豆炮制后，毒性降低，而镇痛效力不受影响。乌头注射液（又名泰癌注射液），有显著的镇痛作用，草乌甲素（滇西嘟拉碱甲，bulleyaconitine A）大、小鼠热板、光热及皮下注射甲醛等致痛实验表明有明显的镇痛作用，起效慢但维持时间较长，连续用药不产生镇痛作用的耐受现象。草乌甲素的镇痛作用不被纳洛酮取消，但能被利血平翻转；脑内或外周补充5-HT或其前体5-HTP均能抵消利血平对本品镇痛的影响，表明草乌甲素镇痛作用的发挥与脑内5-HT水平有密切关系。

2. 局部麻醉作用　1%紫草乌碱溶液具表面局部麻醉作用，效力相当于可卡因的2倍。对家兔角膜及蛙蹼的麻醉作用持续15～60分钟以上，对人舌可引起麻木和刺激感，持续1.5～5小时。草乌甲素对小鼠坐骨神经传导阻滞的ED_{50}为0.0029%，紫草乌碱注射于小鼠大腿后侧坐骨神经周围，亦可阻滞神经传导。北草乌碱也有局部麻醉作用。

3. 抗肿瘤作用　泰癌注射液200μg/ml能抑制所有存活、可增殖的胃癌细胞，存活的可育细胞数与药物浓度呈负相关，并可抑制人体外胃癌细胞的有丝分裂；对小鼠肝癌实体瘤、小鼠前胃癌FC和S_{180}，也有抑制作用。

4. 抗炎作用　草乌甲素注射液100～200μg/kg对大鼠角叉菜胶、蛋清、甲醛性足跖肿胀及肉芽增殖均有明显的抑制作用，摘除双侧肾上腺后仍有抗炎作用。其抗炎作用不是通过肾上腺垂体系统，而与抑制PG生成有关。北乌头水煎剂5g/kg，虽不能明显抑制大鼠蛋清性关节炎的产生，但在注射蛋清6小时后，可明显促使肿胀的消退。北乌头总生物碱有抗组织胺作用。

5. 解热作用　草乌甲素100μg/kg，ip，1～2h可使酵母致热大鼠体温明显下降，作用维持6h以上。黄草乌全生物碱的水解产物腹腔注射，对五联菌苗所致家兔发热有解热作用。

临床应用

1. 风湿性关节炎、关节痛　黄草乌全生物碱水解产物治疗风湿性关节炎、关节痛、腰腿痛、神经痛等有一定疗效。草乌甲素注射液治疗风湿性关节炎，药后30min左右止痛即起效，维持9h以上。

2. 慢性软组织疼痛　草乌甲素注射液可用于治疗肩周炎、腰及关节扭伤。

3. 中药麻醉　草乌与洋金花、当归、川芎等配伍用于全身麻醉，取得较好效果。且与洋金花合用，可互相抵消部分副反应，降低毒性，增强麻醉效果。生草乌、生南星、生半夏、杜衡等制成酊剂，可作表面麻醉剂。

4. 肿瘤　乌头注射液（泰癌注射液）用于271例晚期消化道肿瘤患者（胃癌139例，肝癌124例，结直肠癌5例，食管癌3例），有抑制肿瘤生长，缓解晚期癌性疼痛（止痛总有效率达100%，其中显效率为33%），减轻恶心、呕吐、腹胀、吞咽困难等临床症状，尚能缩小部分肿块，多数患者延长了存活期。止痛作用与哌替啶相似，但无成瘾性。本制剂尤其适用于不能进行放、化疗和手术治疗的晚期肿瘤患者。

药代动力学　草乌甲素注射液药时曲线呈开放型三房室模型，$T_{1/2}\pi$为2.87min，$T_{1/2}\alpha$为11.6min，$T_{1/2}\beta$为5h。以肝、肾上腺含量最高，其次为肾、肺、脾、心。药后4h各脏器内含量降低50%。1次剂量在6h内从尿排出46%，粪排出21.9%，以原形排出体外。

毒性　紫草乌碱硝酸盐和异乌头碱硝酸盐小鼠皮下注射的LD_{50}分别为112mg/kg和0.26mg/kg。紫草乌碱对豚鼠皮下注射和静脉注射的LD_{50}为106mg/kg和28mg/kg；家兔静脉注射5～10mg/kg能减慢心率，血压降低，终因呼吸停止而死亡。草乌甲素注射液皮下注射的LD_{50}，小鼠为0.92mg/kg，大鼠为0.51mg/kg。兔、大鼠、犬分别连续给药1～6个月，对血常规、肝肾功能未见明显影响，心电图有一过性变化；大剂量可出现短暂的呼吸抑制，脑水肿、脊髓前角细胞暂时变性改变，窦性心率减慢至出现室性心律异常以及胃肠粘膜受损伤。1/10 LD_{50}量未见畸胎的发生。异乌头碱注射有局部刺激作用，且易吸收中毒。

中毒

草乌有大毒，时有服用中毒的报道。其中毒症状，如口舌、四肢或全身发麻，恶心，呕吐，呼吸急促，视力模糊，言语困难，头晕，昏迷，心律不齐，心率减慢，血压下降，房室传导阻滞，多源性室性早搏，急性肾功能衰竭，心肌炎，并发休克，甚至可致死亡等。救治可根据症状选用阿托品、肾上腺素、普鲁卡因胺、利多卡因、心得安等对症治疗，也可用蜂蜜、绿豆、犀角等解毒。

七、祖师麻

本品为瑞香科瑞香属植物黄瑞香 Daphne giraldii Nitsche的茎皮及根皮。

性味归经　味苦、辛，性温。有小毒。

功效主治　能祛风除湿，活血止痛。主治跌打损伤、风湿痹痛、四肢麻木、心胃疼痛等。

化学成分

含瑞香素（祖师麻甲素，7，8-二羟基香豆素，daphnetin）、瑞香甙（祖师麻乙麻，7，8-二羟基香豆素-7-β-D-葡萄糖甙，daphnin）、紫丁香甙（祖师麻丙素，syringin）。

药理作用

1. 镇痛、镇静作用　祖师麻具有明显的镇痛作用，其有效成分主要为瑞香素。在小鼠热板法、热水刺激小鼠翘尾测痛法、电刺激小鼠或犬测痛法等多种实验模型上，瑞香素均具有明显的镇痛作用。小鼠热板法实验中，瑞香素灌服的ED_{50}为174.3±11.4mg/kg，电刺激小鼠法为296.2±20.6mg/kg。50～100mg/kg静注能明显提高电刺激时犬的痛阈，作用出现迅速，但维持时间也短。于中药麻醉或针刺麻醉患者身上，以两点空间分辨阈、触痛阈、耐痛阈及皮肤电阻测定等方法也证明静滴5～10mg/kg瑞香素可见明显的镇痛作用，给药后5分钟痛阈即见上升，于10～25分钟达峰值，然后缓慢下降，于60～70分钟恢复。瑞香素还具有明显的镇静作用，能明显减少小鼠的自发活动，但不能协同阈下剂量的戊巴比妥钠引致小鼠睡眠。7，8-二甲氧基香豆素、7-羟基-8-甲氧基香豆素于小鼠热板法试验中所表现之镇痛作用均稍强于瑞香素，并具有明显之镇静作用，能协同阈下量之戊巴比妥钠引致小鼠睡眠。

在祖师麻中，除瑞香素外，祖师麻皂甙于2g/kg剂量腹腔注射对小鼠也有一定镇痛作用，祖师麻毒素40mg/kg时能显著增强戊巴比妥钠对中枢的抑制作用，并能明显提高士的宁对小鼠的LD_{50}，但却降低咖啡因的LD_{50}。

2. 抗炎作用　祖师麻醇提物对大鼠的蛋清性及右旋糖酐性脚肿均有抑制作用，对大鼠甲醛性脚肿也有显著抑制作用，还能明显抑制大鼠棉球肉芽组织增生，瑞香素对大鼠蛋清性、右旋糖酐性及甲醛性脚肿均有明显抑制作用，瑞香素的抗炎作用与其对垂体-肾上腺皮质系统的兴奋作用有关，瑞香素兴奋垂体-肾上腺皮质系统功能的作用部位可能不在垂体，而很可能是通过下丘脑的神经体液机制而刺激垂体ACTH的释放，且于促进垂体ACTH释放的同时，可能还可加速ACTH的生物合成，从而使垂体内ACTH含量处于动态平衡。此外，7，8-二甲氧基香豆素及7-羟基-8-甲氧基香豆素对大鼠蛋清性脚肿均有抑制作用，但弱于瑞香素。

3. 对心血管系统的影响　瑞香素静注，对垂体后叶素引致之家兔急性心肌缺血有明显的保护作用。对于离体兔心和在体猫心均能明显扩张冠状血管，增加冠脉流量。瑞香素还可使离体兔耳血管扩张，提示瑞香素对垂体后叶素引起之急性心肌缺血的保护作用机制可能与其能扩张冠脉、增加冠脉流量、扩张末梢血管、降低周围血管阻力、降低心肌耗氧量等有关。此外，对于减压和常压缺氧小鼠，瑞香素均有明显的保护作用，能减少死亡率，延长生存时间。

瑞香素静注对麻醉猫有明显的降压作用，切断双侧迷走神经后此作用仍然存在，降压作用也不被东莨菪碱所阻断，但可被苯海拉明部分阻断。

4. 对免疫功能的影响　瑞香素腹腔注射，可使小鼠胸腺、脾脏指数减少，但却使腹腔巨噬细胞吞噬鸡红血球的能力增强，对于体液免疫，瑞香素可明显降低SRBC免疫所致小鼠血清凝集素滴度和溶血空斑形成细胞数，使HC_{50}也有所下降。对于SRBC所致小鼠迟发型超敏反应瑞香素也能显著抑制之，但对外周血ANAE阳性细胞百分率无明显影响。

5. 其他作用　瑞香甙灌服可降低家兔血液凝固性，凝血活素时间延长，血液对肝素的耐受性降低，第Ⅱ、Ⅶ、Ⅹ因子活性下降，于血块弹力图上也显示反应时间及血块形成时间延长，据其对血凝影响的性质，表明瑞香甙为维生素K的拮抗剂。此外，瑞香甙还能促进体内尿酸排泄。

毒性　祖师麻70%乙醇提取物小鼠腹腔注射与灌服之LD_{50}分别为2.97±0.51及3.67±0.75g/kg，大鼠腹腔注射为3.91±1.26g/kg。瑞香素给小鼠灌服、腹腔注射及静注的LD_{50}分别为3.66±0.28、0.48及0.33g/kg。瑞香素每日以40及80mg/kg剂量连续给药18天，于停药后24小时及5天后解剖，心、肝、脾、肺、肾等均未见明显改变。犬每日静注20mg/kg连续3日，也未见明显毒性，但剂量增大可引起流涎、呕吐和腹泻。猴每日静注75～94mg/kg连续两周，于给药后1周、2周及停药后1周检查，血常规、麝浊、锌浊、谷丙转氨酶、肾功能等均无明显改变，但有心率减慢。大剂量还可见心电图ST段之J点下移，给药期间猴进食略减少，静注后有时发生呕吐、自发活动减少，体重略有降低。

临床应用

1. 镇痛　祖师麻为西北、西南地区民间常用之治疗跌打损伤药，有“打得地上爬，快寻祖师麻”之俗谚。瑞香素已作为一种新类型镇痛药试用于中麻及针麻中，具有确切的镇痛作用和轻度的催眠作用，副反应小，可部分代替杜冷丁。临床应用瑞香素于手术麻醉表现确实的镇痛镇静效果。

2. 风湿及坐骨神经痛　祖师麻片和祖师麻注射液治疗类风湿性关节炎、风湿性关节炎、风湿痛等，用祖师麻注射液作星状神经节封闭治疗风湿性关节炎、类风湿性关节炎、良性关节炎、腰痛以对良性关节炎等疗效为佳。祖师麻注射液治疗坐骨神经痛对原发性者病程愈短，疗效愈好，对病程长及椎间盘突出所致者较差。瑞香素对风湿性和类风湿性关节炎也有一定疗效，用法为每次口服 150mg，一日 3 次，3 日后可加大剂量至每次 300～450mg，服 3 周，停药 1 周。

3. 血栓闭塞性脉管炎　瑞香素治疗，效果优良者，以对Ⅲ期一级寒瘀化热型疗效较好，Ⅲ期二级毒热炽盛型较差，伴感染者无效。瑞香素对此病的疗效可能与其具有防止冻伤或减轻冻伤病变程度、抗炎、扩张末梢血管及抗血凝等作用有关。

不良反应

本品具有强烈的局部刺激性，生品直接外用可致皮肤发赤起泡，这一作用可能与祖师麻毒素有关，后者所具之强烈刺激作用可被生姜、甘草消除。祖师麻膏外贴常可引起局部刺激，口服祖师麻片可引起轻度恶心，但无呕吐。瑞香素于少数患者可引起全身性红痒疹，静注可于少数患者引起血压下降及脉搏加快，此作用与注射速度有关。血压下降时快速输液或以高渗葡萄糖静滴均可于 15 分钟内使血压恢复。祖师麻注射液肌注及祖师麻膏外贴还可引起过敏，均表现为皮肤瘙痒、红斑、灼痛等。

八、雪　莲

本品为菊科风毛菊属 Saussurea DC. 多种植物的全草，如雪兔子亚属（Subgen Eriocoryne（DC.）Hook. f.）植物雪兔子 S. gossypiphora D. Don、绵头雪兔子 S. laniceps Hand. Mazz.（绵头雪莲花）等。

性味归经　味甘微苦，性温。归肝脾肾经。

功效主治　能活血通经，散寒除湿，强筋壮骨。可用治风湿痹痛，月经不调，肾虚阳痿等。

化学成分

雪莲主含黄酮、倍半萜内酯、生物碱、甾醇、挥发油等，但不同品种雪莲所含成分有不同。新疆雪莲含槲皮素（quercetin）、高车前素（hispidulin）、芦丁（rutin）、大苞雪莲内酯（involucratolactone，及紫丁香甙（syringin）、生物碱。从雪兔子中分得芹菜素（apigenin）、槲皮素（quercetin）。

药理作用

1. 抗炎、镇痛作用　雪莲具有明显的抗炎、镇痛作用，所含生物碱和黄酮为抗炎镇痛有效成分。新疆雪莲煎剂、乙醇提取物、雪莲注射液和总碱腹腔注射均可显著抑制蛋清或甲醛所致大鼠脚爪肿胀，乙醇提取物或总碱腹腔注射还可显著抑制二甲苯所致家兔皮肤毛细血管通透性的增高。新疆雪莲黄酮腹腔注射对蛋清所致大鼠脚爪水肿有明显的抑制作用，切除双侧肾上腺后其抗炎作用明显减弱，10mg/kg 可使大鼠肾上腺中维生素 C 的含量明显下降，表明其抗炎作用部分来自其对肾上腺的兴奋。热板法试验雪莲注射液还有明显镇痛作用，腹腔注射时可明显提高小鼠痛阈，雪莲黄酮 20mg/kg 腹腔注射也可显著提高热板刺激时小鼠痛阈。

2. 终止妊娠作用　水母雪莲煎剂腹腔注射，对于小鼠各期妊娠和兔的早期妊娠都有确实而显著的终止妊娠作用。有效成分可能为一种酸性多糖的钙盐。此成分不耐酸，口服时可能由于胃酸的影响而不显效，雪莲终止妊娠作用的机制可能主要由于对蜕膜反应的抑制，可抑制蜕膜形成，但不能使已形成的蜕膜溶解。人胚体外培养时，雪莲对滋养层细胞没有明显损害，胎盘绒毛中与孕激素合成有关的酶的活性也未见降低，也即雪莲似也不抑制孕酮的合成。看来雪莲很可能是作用于子宫水平，使子宫内膜基质细胞不能与激素结合，或对孕激素不能产生反应，因而使蜕膜不能形成，导致动物流产。由于外源性孕酮可拮抗雪莲的作用，提示雪莲与孕激素间可能有竞争作用。

3. 对子宫的作用　水母雪莲煎剂对于大鼠

动情期离体子宫于较低浓度时产生强而节律规则的收缩，作用持续一小时以上，但肌张力不增加。较大量时引起较强的节律性收缩，以后逐渐减弱而停止，不引起痉挛。其作用特点显然与垂体后叶素不同。从水母雪莲中分得的一个有明显终止小鼠妊娠作用的单一组分的多糖(SP_3)于体外 1mg/1ml 对己烯雌酚诱发动情期及非动情期的大鼠子宫肌条均有明显的兴奋作用，使子宫收缩的振幅、张力明显增加，张力-时间面积大为增加，收缩频率明显加快，浓度加大作用增强，动情期子宫尤为敏感。PGE_2 可增强雪莲多糖的子宫兴奋作用，消炎痛则能显著拮抗之，表明雪莲多糖兴奋子宫平滑肌的作用除直接作用外，还与可能促进内源性前列腺素合成有关。

4. 对其他平滑肌器官的作用　新疆雪莲煎剂及其总生物碱对离体兔肠活动有抑制作用，能明显对抗组织胺、毛果芸香碱和乙酰胆碱引起的肠肌痉挛。总黄酮可引起离体兔肠发生强直性收缩，而总生物碱则可对抗之。水母雪莲也有解痉作用，由于其能对抗氯化钡引起的肠肌强直性收缩，但不能对抗毛果芸香碱引起的唾液分泌增加，可见是对平滑肌的直接作用。新疆雪莲总生物碱可部分对抗组织胺引起的离体气管环收缩。

临床应用

本品始载于《西北域记》和《柑园小识》，《本草纲目拾遗》以雪荷花名收载，并将二者合并统称雪莲花。

雪莲的多种单复方制剂对风湿性关节炎有较好疗效，如雪莲注射液、复方雪莲风湿灵胶囊等对多种风湿疾病有显著疗效，70%的患者可于服药10天后疼痛明显减轻，病情较重者服药1月也可有明显疗效。

九、昆明山海棠（Kunming Shanhaitang）

本品为卫矛科雷公藤属植物昆明山海棠 Tripterygium hypoglaucum (Levl.) Hutch. 的根或去根皮的根部木心。

性味归经　味苦、涩，性温。归胃、肝经。

功效主治　能活血通络，祛风除湿，消肿定痛。主治风湿痹痛、类风湿性关节炎、慢性肾炎、红斑狼疮、麻风反应等。

化学成分

本品与雷公藤为同属植物，所含化学成分也颇相似，但二者也有不同。另本品根心与根皮、根与茎枝或所含成分也不全相同。昆明山海棠根主含生物碱、萜类、内酯等类化合物。生物碱有雷公藤次碱(wilforine)、雷公藤碱乙(wilforgine)、雷公藤碱(wilfordine)等。萜类化合物有山海棠酸(hypoglic acid)、雷酚萜甲醚(triptonoterpene methyl ether)、山海棠萜酸(hypoglauterpenic acid)、雷公藤三萜酸A(triptotriterpenic acid A)、雷公藤内酯甲(wilforlide A)、雷藤甲素(triptolide)、山海棠素(hypolide)、雷公藤红素(tripterine)、卫矛醇等。

药理作用

1. 抗炎作用　昆明山海棠具有明显的抗炎作用。对二甲苯、组织胺或鸡蛋清所致小鼠皮肤毛细血管通透性增高均有明显抑制作用，并能抑制腹腔注射醋酸所引起的染料从血管内向腹腔的渗出。对于大鼠的蛋清性及甲醛性脚肿也有显著的抑制作用。在大鼠巴豆油性肉芽囊试验中，昆明山海棠能明显抑制渗出，并能改善巴豆油刺激所致炎性渗出液的血性性质。对于棉球肉芽肿，昆明山海棠也有显著的抑制作用。因此本品所具有的抗炎活性似与垂体-肾上腺皮质系统功能关系不大。

2. 对机体免疫功能的影响　昆明山海棠具有明显的免疫抑制效果。能抑制小鼠网状内皮系统对炭粒的吞噬能力，抑制小鼠对绵羊红血球免疫所致溶血素抗体的生成。对于2，4-二硝基氯苯所致小鼠耳廓的迟发型超敏反应，昆明山海棠具有强的抑制作用。对于卡介苗所致豚鼠皮肤迟发型超敏反应，昆明山海棠也具有明显的抑制作用。昆明山海棠还能明显抑制大鼠同种异体交叉植皮的排斥反应。对于大鼠的佐剂性关节炎，昆明山海棠既可明显抑制其原发性损害，又可抑制其继发性损害，且以对后者的作用为强。但对蛋清所致豚鼠及天花粉所致小鼠的速发型超敏反应，昆明山海棠则均无明显抑制效果。上述结果表明昆明山海棠对单核巨噬细胞系统功能及体液和细胞免疫功能、Ⅲ及Ⅳ型超敏反应均有抑制作用，而以对细胞免疫的抑制作用为强。另一方面，昆明山海棠在一般有效剂量下并不引起胸腺、脾脏等免疫器官的萎缩。

临床研究表明，对于系统性红斑狼疮（SLE）患者的NK细胞及其细胞毒因子的活性，本品煎剂的醇提物于40mg生药/ml时能显著增强之，且对SLE患者的作用较对正常人显著为强，于较低浓度（1mg/ml）下还能显著促进患者的淋转率，而于较高浓度（10mg/ml）反而抑制，而雷公藤仅呈单相抑制效果。对于桥本氏甲状腺炎，用昆明山海棠配合甲状腺片治疗的患者可见血清抗甲状腺微粒体抗体（TMAb）和抗甲状腺球蛋白抗体（TGAb）均显著降低。

3.抗生育作用　本品具有显著的抗生育作用。对于雄性大鼠，本品稀醇提取物1g/kg或2g/kg灌服5周，对体重增长及性行为无明显影响，但可使所有动物均丧失生育能力，同时可见附睾精子活率、密度大为下降，畸形率则大为升高，精子多呈大头型，多数鼠睾丸曲细精管受损，但支持细胞和间质细胞均无明显改变，血清睾酮、K^+、Na^+水平及心、肺、肝、肾、脾等主要脏器也无明显改变。1g/kg连续灌服10周后停药4周其生育力开始恢复，5周后完全恢复，附睾精子活率、密度及畸形率也恢复。表明较低剂量长期(22周)给药所致雄鼠不育也是可逆的。对于雌性小鼠和大鼠，本品醇提物仍有显著的抗生育作用，对雌小鼠的抗着床、抗早早孕均有效，对大鼠早早孕也有显著作用，能使受孕率显著下降，但死胎数、黄体数无明显改变而着床迹数则显著为高，主要作用于早期胚。

4.抗癌作用　本品醇提取物对小鼠子宫颈癌U_{14}的抑制率为40%。本品粗制品对小鼠肉瘤S_{180}及S_{37}四批动物实验的抑制率在33%～52%之间。另有报告本品粗提物对L_{615}白血病有明显治疗作用，其有效成分为雷公藤甲素。

5.其他作用　本品煎剂对腹腔注射醋酸所致小鼠扭体反应有一定抑制作用，提示有镇痛作用。另有报告本品醇提取物或总生物碱腹腔注射，在热板法和醋酸扭体试验中也均有显著镇痛效果。腹腔注射时醇提取物及总碱还能使正常大鼠体温显著下降，并能显著减弱伤寒菌苗所致家兔发热反应。

毒性　本品因采收季节、药用部位及制剂方法的不同，其毒性有较大差异，不同种类的动物耐受情况差异也很大。一般而言，根皮毒性强于根心。本品各组分或成分对小鼠灌服的LD_{50}有报告乙醇浸膏粉为35.2g/kg，总生物碱431mg/kg，昆明山海棠碱A（主要有效成分为雷公藤次碱）为628.4±95.6mg/kg，萜类为770mg/kg，三萜灌服2g/kg无死亡，色素类为720mg/kg，水溶性色素灌服、腹腔注射分别为616.3±129.4mg/kg或39.6±75.5mg/kg。雷公藤甲素腹腔注射为0.86mg/kg，静注为0.82mg/kg，表明本品主要毒性成分为内酯、特别是三环氧化合物的雷公藤甲素，但其在本品中含量仅1/100万。另有报告，本品根水抽提物腹腔注射686mg/kg（70% LD_{50}剂量）及480mg/kg可引起小鼠骨髓细胞有丝分裂指数、C有丝分裂细胞频率显著升高，有丝分裂后期频率显著下降，但于小鼠骨髓嗜多染红细胞中诱发微核却无染色体断裂效应，提示此时其有哺乳动物体细胞非整倍体诱发效应。

临床应用

1.类风湿性关节炎、风湿性关节炎、强直性脊椎炎和纤维织炎等　本品的不同制剂对类风湿性关节炎等病均有不同程度的疗效，根心制剂片剂治疗类风湿性关节炎疗效较佳，本品的50%乙醇浸膏片治疗类风湿性关节炎疗效也很好，但毒副反应较大。在昆明山海棠及其各制剂的治疗中，均以症状改善为最佳，临床血液生化指标检验结果可见部分患者血沉、抗“O”、类风湿因子、粘蛋白等指标也有改善或转阴，血色素、白细胞、血小板等也相应上升至正常值，服药3～4月后X线检查还可见在软组织肿胀、骨质脱钙、关节间隙狭窄等方面有不同程度的好转。

2.红斑狼疮　本品对系统性红斑狼疮有较好疗效。患者皮损消退效果较好，内脏损害及各实验室检查指标也有好转。部分患者白细胞增至正常，血沉速度减小，狼疮细胞，类风湿因子和抗核抗体等转阴，补体C_3上升，γ-球蛋白、IgG及IgA含量下降，尿蛋白转阴等。血液流变学测定可见患者用药后舌、甲皱等微循环障碍改善，患者全血或血浆粘度、红细胞电泳时间、血球压积、纤维蛋白原含量等异常改变得到改善或恢复正常。有报告本品与皮质激素合用有协同互补效果。

3. 慢性肾炎 本品对慢性肾炎疗效佳良，尤以消除尿蛋白疗效为显著。

4. 原发性血小板减少性紫癜 本品对原发性血小板减少性紫癜有一定疗效。

5. 甲状腺机能亢进症 单用昆明山海棠片或加他巴唑治疗，可使症状缓解，血清甲状腺素、T_3、T_4、抗甲状腺球蛋白抗体 TGAb 及抗甲状腺微粒体抗体 MSAb 均明显降低。

6. 皮肤疾病 本品对于多种有自身免疫因素参与或无菌性炎症的皮肤疾患有良好疗效，如血管炎、银屑病、Behcet 综合征、无菌性脓疱性皮肤病或掌跖脓疱病以及麻风反应等。

不良反应

本品与雷公藤系同属植物，所含化学成分相近，临床应用也雷同，雷公藤应用不当或用以自杀而引起严重中毒以至死亡者报告较多，而本品引致之严重中毒者少，有报告 1 例服用昆明山海棠茎枝每次 100g 水煎，每天 2 次，共服用 500g 引起急性肾功能衰竭，后经治愈，可见本品仍有一定毒性。昆明山海棠各种制剂的副反应主要表现为消化道症状及生殖系统副反应，前者主要有胃脘不适、胃痛、食欲减退、恶心、呕吐、腹泻或便秘；后者主要为月经减少以至闭经或精液检查呈少精或无精。对于男性，有报告对用昆明山海棠片治疗的类风湿性关节炎患者 16 例随访发现服药 1～12 月可见精子计数及活力明显下降，畸形率增加，并逐步发展为少精、弱精或无精，但停药 6 个月后精子计数与活力均可基本恢复至正常生育水平，畸形率降至 10%以下。

十、红毛五加

本品为五加科植物 Acanthopanax giraldii Harms 的茎皮和根皮。

性味归经 味苦，性温。归肝肾经。

功效主治 能祛风湿，通关节，强筋骨。主治痿痹，筋脉拘挛疼痛，风寒湿痹，足膝无力，皮肤风湿及阴痿囊湿等症。

化学成分

从红毛五加茎皮中分得紫丁香树脂酚、胡萝卜甙、常春藤皂甙元、齐墩果酸皂甙。

药理作用

1. 抗炎作用 红毛五加醇提物能明显抑制大鼠蛋清性及琼脂性足跖部关节炎症，对小鼠二甲苯或巴豆油所致耳廓炎症也有抑制作用。

2. 对免疫系统的影响 小鼠腹腔注射红毛五加粗多糖可明显提高小鼠网状内皮系统对碳粒的吞噬。皮下注射红毛五加粗多糖，能促进正常小鼠及环磷酰胺所致免疫功能，抑制小鼠迟发性超敏反应的发生，表明其对细胞免疫有明显的促进作用。红毛五加粗多糖对动物体液免疫功能也有一定的促进作用。此外，小鼠腹腔注射红毛五加多糖 5、10、20mg/kg，连续 4 天，可对抗叠氮胸苷（AZT）引起的免疫抑制反应，明显促进脾 T 淋巴细胞增殖功能和产生白细胞介素 2 的能力。

3. 抗应激作用 红毛五加具有明显的抗缺氧作用，其水提物能延长动物在常压或减压缺氧环境生存时间，并对抗缺血性缺氧、亚硝酸钠所致组织中毒性缺氧。红毛五加可使小鼠全身耗氧量降低 46.3%，并对抗异丙肾上腺素所致的耗氧量增加。灌服红毛五加可明显延长小鼠游泳时间，对氢化可的松和利血平所致“阳虚”小鼠的游泳时间，也有明显延长作用。红毛五加多糖对 $^{60}Co\gamma$-射线造成的小鼠辐射损伤有一定的保护作用，使受辐射小鼠脾脏重量和脾结节数增加，保护多能造血干细胞。

4. 对中枢神经系统的影响 小鼠腹腔给予红毛五加醇浸膏 5g/kg，在给药 15 分钟内动物处于安静状态，自发活动明显减少；腹腔或口服途径给予红毛五加提取物，能显著延长戊巴比妥钠睡眠时间，对咖啡因、戊四氮的中枢兴奋效应有一定的对抗作用。

5. 抗心律失常作用 红毛五加可使豚鼠离体心脏冠脉流量增加但缺乏明显的量效关系。麻醉大鼠舌下静脉给予可明显对抗静注 10^{-5} 乌头碱 0.2ml/100g 所致的二联律、室速等心律失常；对 $BaCl_2$ 所致的心律失常，可使多数动物立即转为窦性心律，但作用维持时间较短，平均最长维持 1.7±1.6 分；此外，对花背蟾蜍毒素过量所引起的豚鼠离体心脏以二联律为主的心律失常，及麻醉猫蟾蜍毒素所致的早搏、二联律、室速等，红毛五加均有一定程度的对抗作用。红毛五加可使离体豚鼠心脏冠脉流量增加，离体豚鼠心肌收缩幅度增加。

6. 其他作用 红毛五加具有一定的促进大脑蛋白质合成，加强小鼠学习记忆功能，增加肝脾的核酸代谢，预防急性肝损伤，促进未成年雄性大鼠睾丸发育，以及对抗 AZT 所致造血系统抑制反应，使 AZT 抑制动物外周血白细胞数目，骨髓造血干细胞和粒单系祖细胞数量增加，恢复至正常水平。

临床应用

风湿性关节炎、类风湿性关节炎。

第七节 理 气 药

理气药是一类具有疏通气机、消除滞气，治疗气滞证为主要功用的药物。常用的药物主要有陈皮、青皮、枳实、佛手、香橼、木香、香附、乌药、沉香、川楝子、砂仁、荔枝核、青木香、薤白、檀香、刀豆、柿蒂、甘松、九香虫、八月扎、玫瑰花等。

本类药物味多辛、苦，性多偏温，主归胃、脾、肝经，次入肺、大肠经。味苦能泄，辛能行，可疏泄脾胃大肠之滞气，使脾胃大肠气机通畅，脘腹胀满疼痛可除，呕逆得止。苦、辛亦能疏泄郁滞之肝气，从而缓解肝气郁结之胁肋疼痛、痛经及精神抑郁症状。苦味能降泄肺气和燥湿，故可化痰平喘止咳，以治咳喘痰多之证。

现代药理学研究表明，理气药主要具有以下药理作用：

1. 调节胃肠功能

理气药既能抑制胃肠道运动，又能兴奋胃肠道运动，主要与消化道机能状态有关。

(1) 抑制胃肠运动：多数理气药具有抑制胃肠运动作用，如陈皮、青皮、枳实、枳壳、乌药、木香、香附、土木香、沉香等均能降低动物离体肠管的紧张性，使收缩幅度减少，节律减慢，并能对抗乙酰胆碱、毛果芸香碱、氯化钡所致的肠管痉挛性收缩，陈皮、青皮、枳实、枳壳的作用最显著。

(2) 兴奋胃肠运动：枳实、枳壳、川楝子使在体动物肠管节律性收缩加强，大腹皮、川楝子使动物离体肠管收缩活动加强，紧张性提高。乌药对麻醉动物肠管运动亦具有兴奋作用。

2. 对消化液分泌的影响

理气药具有健胃助消化作用，可能与药物中含有挥发油有关。挥发油对消化道具有缓和刺激作用，能促进胃液分泌和助消化。枳实、香附、佛手、木香、乌药、沉香等所含挥发油均具有上述作用。

3. 利胆作用

沉香、陈皮、青皮、香附等对人和实验动物胆汁均有不同程度的促进作用，使胆汁流量增加。青皮、陈皮能增加胆汁中胆酸盐的含量。

4. 对子宫平滑肌的作用

枳实、枳壳、陈皮能拮抗 5-羟色胺所致的大鼠离体子宫平滑肌收缩，对羟福林为其共同的有效成分。香附流浸膏对多种动物的已孕、未孕的离体子宫均有抑制作用。甘松也具有抑制子宫平滑肌作用。

5. 舒张支气管平滑肌

陈皮、青皮、佛手、木香、香附、乌药、沉香、甘松、藏茴香均能对抗组胺引起的支气管痉挛，使支气管平滑肌松弛。其作用机理可能是直接扩张支气管或抑制迷走神经功能亢进。理气药治疗肺气壅滞的呼吸不畅、胸闷气塞及咳嗽气喘，可能与其松弛支气管平滑肌有关。

6. 对心血管系统的作用

中医学认为，气为血帅，血为气母；气行则血行，气滞则血瘀，故在治血瘀证方药中常常配伍理气药。现代研究发现，枳壳、枳实、青皮、陈皮、香橼都具有较强的抗血栓形成作用。薤白、木香、大腹皮、陈皮、青皮等在体外均可促进纤维蛋白溶解，薤白还有抗血小板聚集作用。枳实、枳壳、青皮、陈皮均含有对羟福林，作注射给药时可发挥强心和升压作用；其所含的某些黄酮类成分能改善毛细血管通透性。香附能强心和减慢心率。

此外，枳实、青皮还具有抗过敏作用。

一、**枳实**（Zhishi，Fructus Aurantii Immaturus）

为芸香科植物酸橙 Citrus aurantium L. 及其栽培变种或甜橙 Citrus sinensis osbeck 的干燥幼果。

性味归经　甘辛酸，微寒。入脾、胃经。

功效主治　破气消积，化痰散痞，下气通

便。用于积滞内停，痞满胀痛，泻痢后重，大便不通，痰滞气阻胸痹，结胸，胃下垂，脱肛，子宫脱垂等。

化学成分　主要含对羟福林，N-甲基酪胺橙皮甙、新橙皮甙、黄酮类、柠檬酸、维生素、果胶、色素、无机盐等。

药理作用

1. 对心血管系统的作用

（1）升压作用：给麻醉犬静脉注射枳实注射液或枳实的有效成分辛弗林或N-甲基酪胺，均具有升压作用。进一步研究表明，辛弗林是通过直接兴奋α和β受体而升压的，但N-甲基酪胺则是通过释放体内儿茶酚胺的间接机制而发挥作用的。

（2）强心作用：枳实注射液及其有效成分辛弗林和N-甲基酪胺均能显著增强心肌收缩力和心脏泵血功能，收缩血管，增高外周阻力。酚妥拉明和心得安均能阻断N-甲基酪胺的正性肌力作用，表明其作用机理是通过兴奋心肌的α受体和β受体而实现的。给小鼠ip N-甲基酪胺50mg/kg，可见心肌内cAMP、cGMP含量明显升高。

（3）给麻醉犬iv枳实注射液1.5g/kg或N-甲基酪胺1mg/kg，使冠脉血流量显著增加，冠脉阻力明显下降，而心肌耗氧量增加不明显。iv枳实注射液也可显著增加脑血流量、肾血流量和显著降低肾血管阻力。

2. 对平滑肌的作用

枳实注射液对离体兔肠平滑肌的收缩均具有抑制作用，且能抑制犬在体肠蠕动。但也有研究报道，po枳实水煎剂1g/kg，可使犬小肠平滑肌张力和运动功能增强。

3. 抗过敏　枳实对被动皮肤过敏反应具有抑制作用，并能明显降低肥大细胞组织胺释放量，其有效成分为密桔黄素、柑桔黄酮。

毒性　小鼠iv枳实注射液的LD_{50}为71.8±6.5g/kg，ip的LD_{50}为267±37g/kg。

临床应用　以枳实注射液治疗各种原因所致的休克和充血性心力衰竭取得明显疗效，以枳实煎液治疗胃下垂和老年性习惯性便秘也疗效显著。

二、陈皮（Chenpi，Pericarpium Citri Reticulatae）

为芸香科植物橘Citrus reticulata Blanco及其栽培变种的干燥成熟果皮。

性味归经　苦、辛、温。入脾、肺经。

功效主治　理气健脾、燥湿化痰。用于脘腹胀满，食少吐泻，咳嗽痰多。

化学成分　主要含挥发油、橙皮甙、川陈皮素、肌醇。挥发油中主要为柠檬烯、α-松油烯、α-蒎烯等。还含有右旋柠檬烯、麝香草酚、β-谷甾醇、黄酮类化合物、对羟福林和维生素等。

药理作用

1. 对消化系统的作用　陈皮水浸液和注射液对离体和在体动物肠道运动具有抑制作用，但其挥发油对胃肠道有温和的刺激作用，能促进消化液分泌和排除肠内积气。陈皮挥发油在体外溶石实验和动物体内溶石实验均表明具有溶解胆固醇结石作用，且作用强大，但药物灌入动物在体胆囊的刺激性亦较大。

2. 祛痰、平喘　陈皮水提液对电刺激所致的离体豚鼠气管平滑肌收缩有明显抑制作用，并能对抗组织胺所致的支气管收缩，从而产生平喘作用。其挥发油也有刺激性祛痰作用，主要有效成分为柠檬烯。

3. 抗氧化　陈皮水提液能清除O_2^-自由基，对离体大鼠肝脏脂质过氧化反应具有较强的抑制作用。

4. 其他　陈皮水提液和橙皮甙还具有升压、抗病毒、降胆固醇等作用。

毒性　小鼠ip陈皮油的LD_{50}为1ml/kg。

三、青皮（Qingpi，Pericarpium Citri reticulatae Viride）

为芸香科植物橘Citrus reticulata Blanco及其栽培变种的干燥幼果或未成熟果的果皮。

性味归经　苦、辛、温。归肝、胆、胃经。

功效主治　疏肝破气，消积化滞。用于胸胁胀痛，疝气，乳核、乳痈，食积、腹痛。

化学成分　类似陈皮。另含升压有效成分左旋对羟福林，多种氨基酸等。

药理作用

1. 对平滑肌的作用　青皮注射液能降低离体豚鼠胃、肠、胆囊及小鼠子宫的紧张性收缩，并使膀胱平滑肌兴奋。对乙酰胆碱、组织胺所致的平滑肌收缩具有解痉作用。对豚鼠在体膀胱及家兔主动脉条的兴奋效应，主要系通过兴奋肾上腺素能α受体。此外,青皮注射液也能解除组胺所致的支气管痉挛以及显著增加大鼠的胆汁流量,并使胆道张力增加。

2. 升压作用 青皮水煎醇沉注射液给麻醉猫、兔、大鼠iv,均有显著的升压作用,且能兴奋呼吸。短时间内反复给药可产生快速耐受性。其他途径给药升压作用不明显。六烃季铵及心得安不能拮抗青皮的升压效应,而妥拉苏林或酚苄明则可取消其升压作用,青皮的升压作用可能与神经节阻滞和β受体无关,而是通过兴奋α受体而实现的。

3. 祛痰、平喘作用 青皮所含挥发油有祛痰作用,其有效成分为柠檬烯。左旋对羟福林可完全对抗组胺引起的支气管收缩产生平喘作用。

4. 抗休克 用犬、猫、兔、大鼠、豚鼠等多种动物,造成内毒素休克、过敏性休克、组胺性休克、创伤性休克、输血性休克、中草药肌粉剂过量休克、麻醉药意外、催眠药中毒等多种病理模型进行实验,表明青皮注射液具有显著作用。

5. 对心脏作用 给蟾蜍腹壁iv青皮注射液对在体心肌的兴奋性、收缩性、传导性、自律性均有明显的正性肌力作用,而注射与青皮等效升压浓度的α受体激动剂新福林则无上述作用,故认为青皮注射液内可能存在除新福林以外的对心脏具有兴奋作用的物质。

6. 用青皮注射液治疗休克、阵发性室上性心动过速具有显著疗效。

四、香附 (Xiangfu, Rhizoma Cyperi)

为莎草科植物莎草 Cyperus rotundus L. 的干燥根茎。

性味归经 辛、微苦、微甘、平。归肝、脾、三焦经。

功效主治 行气解郁、调经止痛。用于肝郁气滞,胸、胁、脘腹胀痛,消化不良,胸脘痞闷,寒疝腹痛,乳房胀痛,月经不调,经闭痛经等。

化学成分 主要含挥发油,国产香附挥发油主要含香附烯、β-芹子烯、α-香附酮、β-香附酮、广藿香酮及单萜化合物柠檬烯、1,8-桉叶素、β-蒎烯、对一聚伞花素、樟烯等。日本产香附挥发油成分不同。

药理作用

1. 对中枢神经系统的作用

(1) 不同剂量的香附挥发油均能明显协同戊巴比妥钠对小鼠的催眠作用。

(2) 香附挥发油缓慢iv注射对家兔具有麻醉作用,并能与苯巴比妥协同,也能明显延长东莨菪碱的麻醉时间。

(3) 香附醇提取物对注射酵母菌引起的大鼠发热有解热作用,其效价约为水杨酸钠的6倍,其解热有效成分为三萜类化合物。三萜类化合物也具有镇痛作用,但挥发油无此作用。

(4) 香附具有降温作用:给正常大鼠ip挥发油30min后可使体温明显下降,其作用较氯丙嗪强,但不及氯丙嗪持久,随后体温逐渐恢复正常。

2. 对心血管系统的作用

(1) 香附水或醇提取物对离体蛙心、以及在体蛙心、兔心和猫心有强心和减慢心率作用,其总生物碱、甙类、黄酮类、酚类化合物的水溶液均具有相同作用。

(2) 给麻醉猫、犬iv香附挥发油或乙醇提取物能使血压缓慢下降,持续0.5~1小时。香附不能影响肾上腺素和乙酰胆碱对血压的作用,但能部分阻断组织胺的作用。

3. 雌激素样作用 去卵巢大鼠实验表明,香附挥发油有轻度雌激素样活性,其主要有效成分为香附烯。阴道内给药,挥发油香附烯和香附酮可致上皮角质化,而香附醇无此作用。有效成分全身给药的有效量不超过局部用药量的一倍,故认为这些成分可能属于雌激素原一类,在体内转化后活性增强。香附的这一作用是治疗月经不调的主要依据之一。

4. 其他 香附挥发油具有抗菌作用;香附醇提取物对多种动物未孕和已孕子宫平滑肌活动均有抑制作用,对家兔离体肠管运动也呈抑制性影响,对组织胺所致的豚鼠支气管痉挛具有解痉作用。香附醇提取物也具有抗炎作用,其有效成分为三萜类化合物。

毒性 毒性较小,饲料中加药比例不超过25%时,大鼠可以接受。加药量达30%~35%时,动物生长受一定抑制。香附醇提取物小鼠ip的急性LD_{50}约为150mg/kg;挥发油ip的LD_{50}为0.297±0.019ml/kg,三萜类化合物

Ⅳ-B 小鼠 ip 的 LD_{50}为 50mg/kg。

五、木香 (muxiang, Radix Aucklandiae)

为菊科植物木香 Aucklandia lappa Decne. 的干燥根。

性味归经　辛、苦温。归脾、胃、大肠、三焦、胆经。

功效主治　行气止痛，健脾消食。用于胸脘胀痛，泻痢后重，食积不消，不思饮食。煨木香实肠止泻，用于泄泻腹痛。

化学成分　含挥发油 0.3%～3%，主要为单紫杉烯、α-紫罗兰酮、β-芹子烯、木香酸、木香醇、α-木香烃、β-木香烃、木香内酯、莰烯、水芹烯、脱氢木香内酯、二氢脱氢木香内酯等。另含豆甾醇、豆甾醇菊糖木香碱、白桦脂醇、树脂及 22-二氢豆甾醇。

药理作用

1. 对消化道的作用　给大鼠 po 木香丙酮提取物具有抗溃疡和胃粘膜保护作用。木香水提液、挥发油和总生物碱对小鼠离体小肠有轻度兴奋作用，随后紧张性与节律性明显降低。对乙酰胆碱、组胺、氯化钡所致肠肌痉挛具有对抗作用。其有效成分去内酯挥发油、总内酯以及木香内酯、二氢木香内酯挥发油与二氢木香内酯作用较强。

2. 对呼吸系统的作用　离体支气管与肺灌流实验表明，木香水提液、醇提液、挥发油及总生物碱能对抗组胺和乙酰胆碱所致的支气管痉挛，其主要有效成分为总内酯、木香内酯、二氢木香内酯等，其中以二氢木香内酯作用最强。ip 木香总内酯或去内酯挥发油对吸入致死量组胺或乙酰胆碱气雾剂豚鼠具有保护作用，延长致喘潜伏期，降低死亡率。上述物质扩张支气管平滑肌的作用特点与罂粟碱相似，但将动物脑破坏后再给药则无支气管扩张效应，提示其作用与中枢抑制有关。

3. 对心血管系统的作用　低浓度木香挥发油及其各种内酯部分均能不同程度地抑制离体兔心、豚鼠心和蛙心活动；在体蛙心和犬心实验表明，小剂量木香水提液和醇提液呈兴奋作用，大剂量反而抑制。去内酯挥发油、总内酯、木香内酯、二氢木香内酯和氢木香内酯等 iv 可使麻醉犬血压中度降低，且较持久，但水提液与醇提液则有轻度升压反应。其降压机理与心脏抑制和扩张血管有关。离体兔耳和大鼠后肢血管灌流实验表明，去内酯挥发油、总内酯具有明显的血管扩张作用。

4. 其他　木香挥发油具有抗菌作用。木香水煎剂对体外纤维蛋白溶解具有增强作用。

5. 用木香与大黄配伍泡服治疗胆绞痛，总有效率 91.1%。应用木香醇浸膏治疗支气管哮喘可控制症状，防止复发，并有祛痰、镇静作用。以木香为主与算盘子根、油茶树根、老姜配伍制成复方治疗溃疡病亦获得显著疗效。

毒性　大鼠 ip 总内酯 LD_{50}为 300mg/kg，二氢木香内酯为 200mg/kg。总生物碱 iv 小鼠最大耐受量为 100mg/kg，大鼠为 90mg/kg。

六、沉香 (Chenxiang, Lignum Aguilariae Resinatum)

为瑞香科植物白木香 Aquilaria sinensis (Lour.) Gilg. 含有树脂的木材。

性味归经　辛、苦、微温。归脾、胃、肾经。

功效主治　行气止痛，温中止呕，纳气平喘。用于胸腹胀闷疼痛，胃寒呕吐呃逆，肾虚气喘等。

化学成分　含挥发油和树脂。挥发油中主要有白木香醇、去氢白木香醇、白木香酸、白木香醛、异白木香醇、苄基丙酮、茴香酸等。

药理作用

1. 解痉　沉香水煎醇沉液能明显抑制新斯的明所致的小肠推进运动，离体肠管运动实验也表明，能抑制肠管自发活动和对抗乙酰胆碱和组胺所致的肠管痉挛性收缩。

2. 抗组胺　沉香醇提物能对抗组织所致的豚鼠支气管收缩。

3. 降压　给麻醉猫 iv 沉香水煎剂呈现血压下降。

七、川楝子 (Chuanlianzi, Fructus toosendan)

为楝科植物川楝 Melia toosendan sieb. et Zucc. 的干燥成熟果实。

性味归经　苦、寒，有小毒；归肝、小肠、膀胱经。

功效主治　舒肝行气止痛，驱虫。用于胸胁、脘腹胀痛，疝痛，虫积腹痛。

化学成分　果实和皮含川楝素、异川楝素、

21-O-乙酰川楝三醇、生物碱、山柰酚、树脂、鞣质。

药理作用

1. 驱虫 川楝子乙醇提取物驱蛔虫作用强，与山道年相比，作用缓慢而持久。其有效成分为川楝素，能直接作用于蛔虫肌肉，使虫体肌肉运动规律破坏，同时虫体ATP分解代谢加快，能量供不应求，虫体不能附着于肠壁而排出体外。

2. 呼吸中枢抑制 大剂量川楝素能抑制延脑呼吸中枢，使大鼠呼吸衰竭。尼可刹米对川楝素所致呼吸衰竭能轻微对抗。

3. 其他 川楝素能阻断神经肌肉接头间的传递功能，并对肉毒中毒动物具有治疗作用。

药代动力学 以20%丙二醇为溶媒的氚标川楝素iv 0.25mg/kg，im 0.3mg/kg和po 0.25mg/kg剂量给猴后，血药时程曲线符合二室模型，吸收较快，分布较广，以胆、肝、十二指肠药物浓度最高，脾、肾次之。po较im的生物利用度低，为30%～42%，消除半衰期为25小时。

毒性 小鼠ip、im、sc、po川楝素的LD_{50}分别为13.8±1.2、14.6±0.9、14.3±1.5或244.2±44mg/kg。小鼠的累积性毒性为LD_{50} 18.7mg/kg。猫对川楝素特别敏感，最小致死量为3～4mg/kg。犬的最小致死量为30～32mg/kg。大鼠po的LD_{50}为120.67±38.5mg。川楝素可引起胃粘膜损害、肝细胞破坏、血管通透性增加、内脏出血、循环衰竭等。

八、佛手（Foshou，Fructus Citri Sarcodactylis）

为芸香科植物佛手Citrus medica L. var. sarcodactylis Swingle的干燥果实，纵切成薄片。

性味归经 辛、苦、酸，温。归肝、脾、肺经。

功效主治 舒肝理气，和胃止痛。用于肝胃气滞，胸胁胀痛，胃脘痞满，食少呕吐等。

化学成分 果皮外部含挥发油，内部含香豆精类化合物，主要为佛手内酯、柠檬内酯。另含少量黄酮类化合物，主要为布枯叶甙和橙皮甙。

药理作用

1. 对胃肠道的作用 醇提取物对动物离体肠管运动具有抑制作用，并能缓解乙酰胆碱、氨甲酰胆碱所致的胆道、肠道平滑肌痉挛。

2. 对呼吸道的作用 柠檬内酯具有抗组胺作用，能对抗组织所致的豚鼠支气管痉挛和哮喘。

3. 对心血管系统的作用 醇提取物能显著增加豚鼠离体心脏的冠脉血流量和提高小鼠的耐缺氧能力，对大鼠因垂体后叶素引起的心肌缺血具有保护作用，对氯仿-肾上腺素引起的心律失常亦有预防作用。佛手甾醇甙对β肾上腺素能受体具有阻滞作用，给麻醉猫iv能产生降压作用，表现为一种β受体阻滞剂样作用。

4. 抗炎、抗病毒 布枯叶甙具有抗炎作用，对角叉莱胶引起的大鼠足跖水肿具有消肿作用。橙皮甙预先处理Hela细胞，能预防流感病毒的感染。

毒性 柠檬内酯小鼠po的LD_{50}为3.95g/kg，布枯叶甙为10g/kg，ip为4g/kg。

第八节 消食药

消食药是指能消化饮食积滞，治疗食积不消的病证为主要功用的药物。常用的药物有山楂、神曲、麦芽、谷芽、莱菔子、鸡内金等。

本类药物以甘味居多，性平或温，主归脾胃二经。药物味甘，故善入中焦脾胃，发挥其消食的功效。其中亦有味辛或酸者，具有顺降气滞和入肝活血之功。

现代药理学研究表明，山楂、神曲、麦芽、谷芽、鸡内金等含有脂肪酶、淀粉酶、维生素B等，具有促进消化和增进食欲的作用。神曲亦含有酵母菌，鸡内金含有胃激素。山楂、鸡内金能增加消化液分泌，促进消化功能。

消食药也能调节消化道平滑肌运动。鸡内金能增强胃运动机能，加快排空速率。莱菔子抑制小鼠胃排空，但能增强兔回肠节律性收缩作用，临床上能消积除胀。此外，莱菔子还具有降压和抗病原微生物等作用。

一、麦芽(Maiya，Fructus Hordei Germinatus)

为禾本科植物大麦 Hordeum vulgave L. 的成熟果实经发芽干燥而得。

性味归经　甘、平。归脾、胃经。

功效主治　行气消食，健脾开胃，退乳消胀。用于食积不消，脘腹胀痛，脾虚食少，乳汁郁积，乳房胀痛，妇女断乳。生麦芽健脾和胃通乳，用于脾虚食少，乳汁郁积。炒麦芽行气消食回乳，用于食积不消，妇女断乳。焦麦芽消食化滞，用于食积不消，脘腹胀痛。

化学成分　主要含淀粉酶、转化糖酶、酯酶、朊酶、氧化酶、催化酶、纤维二糖酶、龙胆二糖酶、地衣聚糖酶、苦杏仁酶、过氧化异构酶。还含有麦芽糖酶、糊精、蛋白质、脂肪油、多种维生素、大麦芽碱等。

药理作用

1. 助消化　含α、β淀粉酶能将食物淀粉分解成麦芽糖和糊精，生用效果较好。麦芽煎剂对胃酸与胃蛋白酶的分泌似有轻度促进作用。

2. 降血糖　麦芽浸剂口服可使家兔与正常人血糖降低。麦芽渣水提醇沉精制品制成的5%注射液，给兔注射200mg，使血糖降低40%或更多。

3. 其他　所含大麦芽碱A和B具有抗真菌活性，并具有类似麻黄碱的作用，使新斯的明引起的猫支气管痉挛扩张和增强豚鼠子宫平滑肌的收缩。对放射性损伤也具有一定的保护作用。

4. 应用麦芽制剂治疗糖尿病、消化不良、食欲不振、营养不良和回奶均获得显著疗效。

毒性　麦芽根中含有毒成分——麦芽毒素，即N-甲基大麦芽碱，能使蛙坐骨神经——缝匠肌标本先短暂兴奋，迅即引起神经肌肉接点阻断，属于快速去极化型肌松剂，但口服不易吸收，故无临床毒理意义，仅作家畜饲料因摄入量大，可能引起中毒，应予注意。

二、莱菔子(Laifuzi，Semen Raphani)

为十字花科植物萝卜 Raphanus sativus L. 的干燥成熟种子。

性味归经　辛、甘，平。归肺、脾、胃经。

功效主治　消食除胀，降气化痰。用于饮食停滞、脘腹胀痛，大便秘结，积滞泻痢，痰壅喘咳。

化学成分　含挥发油、脂肪油。脂肪油中含多量芥酸、亚油酸、亚麻酸、正三十烷、β-谷甾醇、硬脂酸、γ-谷甾醇、莱菔素等。

药理作用

1. 对心血管系统的作用

(1) iv莱菔子注射液能使犬体动脉收缩压(SAP)、舒张压(DAP)、体动脉平均压(MAP)均明显下降，体血管阻力(SVR)、肺血管阻力(PVR)亦明显下降，但心输出量(CO)、心脏指数(CI)、每博输出量(SV)等无明显变化。

(2)莱菔子浸膏po或水-醇提取液iv，对正常动物或肾性高血压模型动物血压均有降压作用，其降压机理可能是通过直接扩张外周血管和部分通过中枢神经系统而实现的。

(3) 莱菔子注射液iv能明显抑制家兔急性缺氧导致的肺动脉高压，同时减少降低体动脉压的副反应。

2. 对胃肠道平滑肌的作用

(1) 莱菔子生、炒、炙三种制剂的水煎剂对小鼠胃排空均具有抑制作用，并使胃幽门部环行肌紧张性和收缩幅度增高。

(2) 炒莱菔子水煎剂对小鼠肠道推进运动具有促进作用，其他制剂作用不明显。

(3) 3种制品均能使离体兔肠的收缩幅度增高，也能对抗肾上腺素所致的肠管抑制，但对肠管的紧张性影响不大。

3. 抗病原微生物作用

莱菔子水提物及莱菔子素对多种细菌、真菌、病毒具有抑制作用。亦有报告从莱菔子中分离出一种芥子油(莱菔子硫素 Sulforaphen)具有较强的抑菌作用，但芥子油也可能与莱菔子素是同一物质。

4. 其他　体外实验表明，莱菔子素对细菌外毒素具有中和作用。莱菔子水提取物亦具有抗炎作用。

5. 用莱菔子片治疗原发性高血压，有效率在85%以上，并使心电图改善和血脂降低。用莱菔子煎剂治疗老年性气滞便秘和崩漏症均获得明显疗效。

毒性 莱菔子水提物 ip，小鼠的 LD_{50} 为 127.4±3.7g/kg，莱菔子浸膏小鼠 po 的耐受量为 161g/kg。

三、山楂（Shanzha，Fructus Crataegi）

为蔷薇科植物山里红 Crataegus pinnatifida Bge. Var. major N. E. Br. 或山楂 Crataegus pinnatifida Bge. 的干燥成熟果实。

性味归经 酸、甘、微温。归脾、胃、肝经。

功效主治 消食健胃，行气散瘀。用于肉食积滞，胃脘胀满，泻痢腹痛，瘀血经闭，产后瘀阻，心腹刺痛，疝气疼痛，高脂血症。焦山楂消食导滞作用增强，用于肉食积滞，泻痢不爽。

化学成分 主要含山楂酸、绿原酸、熊果酸、齐墩果酸等有机酸，黄酮类化合物有槲皮素、牡荆素、金丝桃甙等。此外，尚含有豆甾醇、香草醛、胡萝卜素、多种维生素、脂肪酸、无机盐等。

药理作用

1. 对心血管系统的影响

（1）山楂提取物对蟾酥在体及离体正常和疲劳心脏均具有一定的强心作用，其心脏收缩增强率在 20%～30%之间。

（2）山楂提取物能明显增加离体家兔心脏冠脉血流量。山楂浸膏对在体犬心脏冠脉流量也具有明显增加作用，同时降低心肌耗氧量和心肌氧利用率。

（3）采用小鼠心肌摄取 R_b^{86} 实验研究表明，10%山楂流浸膏、5%山楂黄酮、5%山楂水解物均能明显增加小鼠心肌营养性血流量，除山楂浸膏外，其作用强度均较潘生丁为大。其作用机理可能与扩张冠脉血管床，改善冠脉循环有关。

（4）北山楂提取物 sc 能有效地防止异丙肾上腺素所致的豚鼠急性心肌缺血和心肌坏死，能明显预防和对抗由垂体后叶素所致的家兔急性心肌缺血。山楂浸膏对由垂体后叶素所致的家兔心律失常亦具有抑制作用。

（5）扩张血管作用：山楂浸膏和山楂水解物对 25%KCl 所致的家兔离体主动脉血管条痉挛具有一定的缓解作用，并能扩张血管，改善由去甲肾上腺素所致的小鼠肠系膜微循环障碍。

（6）降压作用：山楂水解物、黄酮、三萜类物质对脑、犬、家兔、蟾蜍血压均有降压作用，其作用强度以三萜类为佳，水解物和黄酮次之。

2. 降血脂作用 给家兔 po 山楂乙醇浸膏或山楂粉，能明显降低家兔实验性高脂血症动物血脂水平，使血清总胆固醇、低密度和极低密度脂蛋白水平下降，并使血清高密度脂蛋白胆固醇水平和卵磷脂蛋固醇酰基转移酶活性提高。山楂醇提取物也能明显减少胆固醇在动脉壁的沉积，降低动脉粥样斑块发生率，防止实验性动脉粥样硬化的发生和发展。山楂的总三萜酸、熊果酸为降血脂的主要有效成分。

3. 增强免疫功能 给家兔 sc 山楂注射液能使动物体液与细胞免疫明显提高，表现为血清溶菌酶含量、血清血凝抗体滴度、T 淋巴细胞转化率和 E 玫瑰花环形成率均明显增高。

4. 其他 山楂煎剂 po 能增加基础胃液分泌量，也具有明显的抑菌作用。山楂水提液具有抗氧化作用，能显著抑制小鼠肝匀浆脂质过氧化反应和抑制白酒慢性诱导的小鼠（整体）肝脏脂质过氧化物的生成。对自由基诱导透明质酸解聚具有保护作用，并能明显抑制慢性酒精中毒模型小鼠肝腺苷脱氨酶活性，表明具有保护肝脏的作用。

5. 应用单味山楂或以山楂为主的复方制剂治疗高脂血症、高血压病、冠心病、肝炎、菌痢、肾盂肾炎等疾病以及助消化和外用止痛均收到较好疗效。

第九节 驱 虫 药

驱虫药是一类下气宽中，行水消肿，具有杀虫消积功效的药物。主要用于蛊毒所致肠道寄生蠕虫证的药物。虫寄生于肠道，导致脾胃健运失调，气机郁滞，吸食水谷精微，导致化源不足引起消瘦、面色苍白、恶心、大便秘结、腹泻、乏力、头晕等气血两虚的证候。虫上窜胆道，集结成团可引起腹胁剧痛、腹胀、肠道阻塞。驱虫药通过急性期以杀虫、解蛊毒为主，辅以解表清里、滋养气阴为基本治则，力求灭虫彻底，以达到根治目的。

据近代研究，驱虫药的主要药理作用如下：

1．驱虫作用　本类药物均含有驱虫成分，此类驱虫成分对钩虫、蛔虫、绦虫、血吸虫有抑制、麻痹、杀死等药理作用。如槟榔、使君子、鹤草芽、苦楝皮等对绦虫、蛔虫都有抑制作用。槟榔、使君子、鹤草芽等对蛔虫、蛲虫具有麻痹作用。榧子、槟榔、芜荑、使君子、鹤草芽对血吸虫、绦虫、蛔虫等具有杀死作用。

2．抗癌作用　槟榔、鹤草芽、雷丸都具有抗癌作用。从槟榔所得的聚酚化合物对艾氏腹水癌有显著的抑制作用。对Hela细胞有中度细胞毒作用。鹤草酚对癌细胞也具有一定杀灭作用，并可将癌细胞全部杀死。

3．抗菌抗病毒作用　槟榔、芜荑、使君子对许兰氏黄癣菌与董色毛癣菌等皮肤真菌均有不同程度的抑制作用。鸡胚实验表明槟榔有抗流感病毒作用。

4．其他作用　槟榔、苦楝皮有中枢抑制作用。雷丸有抗炎作用。此外本类药物尚有抗肉毒中毒、兴奋子宫、潜在致畸胎、免疫刺激作用、抗阴道毛滴虫作用、血压升高、强心作用、抑制平滑肌、杀精子、止血、抗疟等各种作用。详见表4-57和各单味药物。

表4-57　驱虫药药理作用一览表

作用 药品	驱虫作用 抑制	 麻痹	 杀死	抗抗 病 菌毒	抗癌	抗炎	中抑 枢制	其他作用
榧子	＋		＋					
大腹皮	＋							使兔离体肠管紧张
槟榔	＋	＋	＋	＋	＋			抑制肝移兴奋胆碱受体、抗高血压 能引起子宫痉挛
芜荑	＋		＋	＋				抗疟
使君子	＋	＋	＋	＋				
南瓜子	＋		＋					肌肉糖元减少、脂肪增加
鹤草芽	＋	＋	＋		＋			杀精子作用、止血作用
雷丸	＋		＋		＋	＋		血压升高、强心作用、抑制平滑肌 免疫、刺激作用、抗阴道滴虫作用
贯众	＋	＋	＋					兴奋子宫
鹤虱	＋	＋	＋					潜在致畸胎
苦楝皮	＋	＋	＋				＋	抗肉毒中毒

（张劲波）

一、使君子（**Shijunzi，Fructus Quisqualis**）

本品为使君子科植物使君子（Qulsqualis indicaL.）的干燥成熟果实。

性味归经　甘，温。归脾、胃经。

攻效主治　杀虫消积。用于蛔虫、蛲虫病、虫积腹痛、小儿疳积等。

化学成分　主要有油酸、棕榈酸、硬脂酸、亚油酸，肉豆蔻酸、使君子酸钾、葫芦巴碱等。

药理作用

1．驱虫作用

（1）驱蛔作用使君子在体外对蚯蚓、水蛭、猪蛔等均有较强的抑制作用，10％的使君子水浸膏于0.5～2h内可使蚯蚓昏迷或死亡，但95％乙醇浸膏无效。使君子仁的提取物有较强的麻痹猪蛔首部作用。使君子酸钾在体外对整体猪蛔有明显的抑制作用，但不能杀死它。从毛使君子中提得的使君子酸，对猪蛔也有明显作用，能引起整体猪蛔运动失调，其最低有效浓度为1：1000。从使君子提得吡啶类有杀虫及驱虫效能，故认为使君子的驱蛔作用可能与此成分也有关。使君子油与蓖麻油混合物对人与动物均有明显的驱蛔效果。使君子仁、壳及叶100％煎剂对蚯蚓有麻痹作用，叶作用引于仁、壳，而毒性较小。

（2）驱蛲虫作用：对于自然感染鼠、蛲虫

的小鼠的实验结果表明，使君子粉、使君子与百部粉合用均有一定的驱蛲作用，对于幼虫，使君子粉剂无效，但使君子粉剂和百部粉剂合用，则稍有效果。

2. 抗皮肤真菌作用　使君子水浸剂在体外对堇色毛癣菌、许兰氏黄癣菌、腹股沟表皮癣菌、同心性毛癣菌、奥杜盎氏小芽胞癣菌、铁锈色小芽胞癣菌，羊毛状小芽胞癣菌，星形如卡氏菌等皮肤真菌有不同程度的抑制作用。

毒性　使君子毒性不大，但胃肠外给药则有明显毒性。用使君子浸膏水溶液给小鼠 sc，数分钟后即呈明显毒性反应，1～2h 后全身轻度痉挛，呼吸停止而死亡，其 MLD 约为 20g/kg。使君子粗制品给犬 po，于 26.6g/kg 剂量可引起动物抑制，呃逆，呕吐。其树胶于 0.83g/kg 时也产生相似的反应，而提出的油于 0.75g/kg 时无上述毒性反应，但可致微泻，使君子油 5～10g/kg 给小鼠或家兔 ig，未见中毒表现。

（张劲波）

二、苦楝皮（Kulicmpi，Cortex meliac）

本品为楝科植物川楝（Melia toosendan Sieb et Zucc）或苦楝（Melia azedarach L.）干燥树皮及根皮。

性味归经　苦，寒，有毒。归肝、脾、胃经。

功效主治　驱虫疗癣，用于蛔虫、蛲虫病、虫积腹痛、外治疥癣瘙痒。

化学成分　主要有川楝素（Toosendanin）为呋喃环的三萜化合物。

药理作用

1. 驱蛔作用

（1）川楝素具有较强驱蛔作用：低浓度时使虫体肌肉异常兴奋，高浓度时使虫体肌肉麻痹。其驱蛔虫作用机理可能是抑制乙酰胆碱释放，阻断神经肌肉接头传递功能。

（2）从苦楝叶中分离出了一种能扰乱 Mexican beean betle，Epilachna rarivestis 生长的特性物质。苦楝的地面叶提取物能抑制和破坏昆虫 E. rarivestis 的 instar 幼虫。用＜2ppm 的纯物可引起幼虫 100％的死亡。

（3）苦楝皮中分离到一种具有抗病毒活性的肽，具较高抗病毒活性，能抑制 Prv、HSV-1、Junin、Tacaribe 和 Sindbis Virus 的复制。

（4）从川楝果实中分离出的具细胞毒性的 Limonid）。浓度在 50μg/ml 和 0.25μg/ml 之间，此化合物对 Hepalclc7 和 $HepG_2$ 显示出很强的细胞毒性的活性，并且它们对 Hepatcbaa 细胞株的 GI_{50}分别是 0.238μg/ml 和 0.805μg/ml，它对 Lymphocyte 鼠的作用比对 hepatoma 细胞株的强，它们的 polyclonal antibidy 反应 ED_{50} 是 0.011μg/ml，细胞生活力 ED_{50} 是 0.039μg/ml。

（5）Azedarachin C，一个从苦楝中得到的柠檬苦素类驱虫剂。

从国产 Magedarach 的根皮中提取到一种新的柠檬苦素类化合物，作为害虫 Spodoptera exigua Hubner 幼虫的杀虫剂。

（6）从中国产的苦楝中提取的一种新印苦楝子素（Ⅰ），以 3μg/cm^2 浓度该物质完全可以抑制昆虫（Spodoptera exlgua Boisdral）的幼虫进食。

2. 抗肉毒中毒　对致死量 A 型肉毒中毒的小鼠，中毒后 6h 给予川楝素，有明显治疗作用；对致死量 A 型肉毒中毒的猴子，中毒后 24h 给予川楝素，可治愈半数以上的动物；对 B 型肉毒中毒的小鼠，川楝素也有保护作用。此外，川楝素能明显增强抗毒血清对肉毒中毒小鼠和家兔的治疗作用。

3. 对中枢神经系统的作用　川楝素能抑制大鼠呼吸，im 川楝素后 1h 或 iv 后 10min；动物呼吸变慢，此后呼吸中枢发出的节律性放电与其同步的肌电活动一起逐渐消失，im 后 2h 或 iv 后 30min，呼吸停止。神经肌肉接头仍能传递，将 iv 或 im 剂量的 1/20 或 1/15 的川楝素直接注入第四脑室，也发现上述反应，而呼吸中枢兴奋剂尼可刹米延长动物存活时间，说明川楝素引起的呼吸抑制作用主要在呼吸中枢。

4. 对心血管系统的作用　川楝素可使离体蛙心收缩节律异常，持续 1h 左右可自动恢复，iv 川楝素对家兔心血管系统无明显影响。

5. 消化系统　川楝素能使在位和离体兔肠肌张力及收缩力增加，在较高浓度时使肠肌呈痉挛性收缩，此作用不被阿托品阻断，而对苯海拉明对抗，提示川楝素对肠肌有组胺样或组胺释放作用。

6. 药物代谢 用氚标记川楝素，在恒河猴身上作药代动力学研究表明，其在体内分布迅速而广泛，在组织中贮存量较大，分布浓度由高到低依次为胆肝—脾—胃—延脑。

毒性

1. 急性毒性 小鼠、大鼠及猫 ig 川楝素 LD_{50}分别为 244.2、120.67 及 3mg～4mg/kg，川楝素对不同动物的毒性差异颇大，其敏感程度顺序为猪、猫、猴、犬、兔、大鼠、小鼠，ig 川楝素后，大鼠胃粘膜发生水肿、炎症及溃疡，部分犬呕吐，还可引起犬、兔、猴肝细胞肿胀变性，肝窦极度狭窄，小鼠血浆 SGPT 异常升高，ig 大剂量川楝素，可引起动物急性中毒致死，死亡原因系血管通透性增加，内脏出血，血压下降而形成急性微循环衰竭。

2. 蓄积性毒性 小鼠蓄积性毒性的 LD_{50}为 18.7mg/kg，蓄积系数为 1.13，属强蓄积性药物。

3. 亚急性毒性 猴亚急性中毒最明显的表现是 SGPT 升高，其次是肌张力。大体解剖发现，各剂量组的动物均有不同程度的内脏瘀血，显微镜检查发现，猴小血管内膜表面有棕黄色颗沉积，其剂量越大沉积越多，肝细胞肿胀，胞浆疏松，可见枯氏细胞及吞噬颗粒；脑血管扩张充血，部分血管内皮细胞肿胀，胶质细胞和小血管周围间隙明显增加。

（张劲波）

三、槟榔（Binglang，Semen Aresae）

本品为棕榈科植物槟榔（Areca catachu L.）的种子。

性味归经 苦，辛，温。入脾、胃、大肠经。

功效主治 杀虫，破积，下气，行水。治虫积、食滞、脘腹胀痛、泻痢后重、疟疾、水肿、脚气、痰癖、癥结等。

化学成分 主要含生物碱、缩合鞣质、脂肪及槟榔红素等。

药理作用

1. 驱虫作用

（1）槟榔的水煎醇沉液 1×10^{-2}、1×10^{-3}和 1×10^{-4}对肝吸虫均有明显的体外抑虫作用，且在 1×10^{-2}和 1×10^{-3}浓度的抑虫作用最强。

（2）对肝吸虫神经系统作用：将槟榔的水煎醇沉液 1×10^{-2}作用 20min 后麻痹的肝吸虫继续留在槟榔 1×10^{-2}液中观察，发现虫体始终伸展麻痹不动；而将麻痹的虫体放置阿托品（1×10^{-4}mol/L）和五羟色胺（1×10^{-4}mol/L）溶液中后，均可使虫体恢复运动，以阿托品最为迅速。

（3）胆碱酯酶力的影响：乙酰胆碱酯酶组织底物浓度 Asch 18mg/ml、Bach 19mg/ml 除咽下神经节（脑神经节）极弱阳性外，其他神经组织的酶反应均为阴性。

（4）槟榔煎剂，体外槟榔碱 2×10^{-7}mol 与 15×10^{-6}mol/L 浓度，均有麻痹曼氏血吸虫吸盘与肌体的作用。

（5）对绦虫、蛲虫、蛔虫的作用：30%槟榔煎剂 40min 可使犬短小绦虫强直乃至死亡。1%～2%去鞣酸的槟榔提取物可使猪肉绦虫、牛肉绦虫与短小绦虫呈弛缓性麻痹。25%浓度 45min 可使鼠蛲虫呈抑制状态。槟榔 50%水-丙酮提取物对犬蛔虫蚴体具有很强的杀灭活性，可出现“爆烈”性效应。槟榔的直链脂肪亦有较强的杀犬蛔虫螺体活性，其中以月桂酸（十二烷酸）的活性最强。

2. 对胆碱受体的作用 槟榔碱具有兴奋 M 胆碱受体的作用，嚼食槟榔可使胃肠平滑肌张力升高，增加肠蠕动，消化液分泌旺盛，食欲增加。犬 ig 槟榔煎剂 9.98kg，开始下泻平均时间为 65min，下泻次数平均为 5.4 次，故可促进虫体排出。20%槟榔水提醇沉液对犬或猫的离体或在体胆囊均有兴奋，引起强有力的收缩作用，槟榔碱可使兔心率减慢与冠状动脉，子宫平滑肌收缩。有增强阿托品对小鼠下肢血管的收缩作用。槟榔碱也能兴奋 N-胆碱受体，表现为兴奋骨骼肌、神经节与颈动脉体。此外对中枢神经系统尚有拟胆碱作用。小鼠 sc 10mg/kg 氢溴酸槟榔碱衍生物可引起流涎与震颤。猫 iv 小量槟榔碱可引起皮层惊醒反应，阿托品可减小或阻断这一作用。小鼠 sc 槟榔可减轻由四氢戊二烯（Pentetrazole）引起的惊厥或脑外伤引起的记忆减退。

3. 槟榔的中枢作用 槟榔碱 0.2～0.4mg/kg 给兔侧脑室注射出现抽搐、流涎、咀嚼、心率减慢、呼吸兴奋，但维持时间短暂，多数兔 EEG 呈双相反应。

4. 抗病原微生物的作用 槟榔水浸剂(1∶1)对许兰氏黄癣菌与堇色毛癣菌等皮肤真菌均有不同程度的抑制作用。鸡胚实验表明槟榔有抗流感病毒的作用，体外作用的 MIC 为 0.08mg/ml，体内作用是 25mg/ml。小鼠感染流感病毒 PR_8，从鼻孔滴入槟榔浸出液并加入饮水中服用，对感染流感病毒有一定效果。从槟榔种子中分得多种杀病毒物质(NF-86I、NF-86Ⅱ、NPF-86IA、NPF-86IB、NPE-86ⅡA 和 NPE-86ⅡB)，它们的硫酸盐已投入批量生产，由其制成的片剂可用于治疗病毒感染性人类免疫缺陷疾病。

另有报道，从槟榔的种子中分离出一种新的 5'-核苷酸酶抑制物，将其命名为 NF-86Ⅱ，这种化合物是属多酚类。在体外实验中，由无硫的 NF-86Ⅱ合成的两种硫酸化合物 NF-86Ⅱ-S-13.3 和 NF-86Ⅱ-S-6.2 对人体免疫缺陷病毒(HTV)感染 MT-4 细胞的抑制作用，NF-86Ⅱ-S-13.3(13.3%的含硫量)在大于 6.3μg/ml 的浓度时，完全抑制了在 MT-4 细胞中的 HIV 细胞致病作用及 HIV 特异性抗原表达。NF-86Ⅱ-S-6.2(6.2%的含硫量)的抑制 HIV 感染的作用比 NF-86Ⅱ-S-13.3 的弱得多。另外，无硫的 NF-86Ⅱ则完全显示不出任何活性。

5. 抗高血压作用 槟榔种子中分离的 ArecaⅡ-5-C 物质体外实验具有明显抑制血管紧张素转换酶(ACE)的活性。给自发高血压大鼠 po 或 iv ArecaⅡ-S-C 物质，有持续抗高血压作用，并显示量效关系，100mg/kg 和 200mg/kg 的 ArecaⅡ-S-C 与 30～100mg/kg 的巯基甲基氧丙基左旋脯氨酸相当；iv 10mg 和 15mg/kg ArecaⅡ-S-C 是相同剂量 Captopiil 的 3 倍，虽然 iv 50mg/kg ArecaⅡ-S-C 对去甲肾上腺素，缓激肽和乙酰胆碱几乎无反应，但对血管紧张素Ⅰ和Ⅱ的升压反应则产生量效抑制作用。提示 ArecaⅡ-S-C 可成为一良好的降血压药物。

另据报道用 20μg/ml 的槟榔鞣酸可阻止 90%的 ACE 活性，腹腔内注射 10mg/kg，口服 100mg/kg 的槟榔鞣酸，对先天性高血压大白鼠(SHR)有明显降压作用，但对 Wistar 大白鼠(正常血压)仅显示出降压倾向。

6. 抗癌作用 从槟榔所得的聚酚化合物对艾氏腹水癌有显著的抑制作用，对 Hela 细胞有中度细胞毒作用。

7. 其他作用 槟榔乙酸乙酯提取液对大鼠妊娠子宫能引起痉挛。槟榔粗提物对 5'-核苷酸酶的抑制作用强于对其他磷酸脂酶的作用，大鼠巨噬细胞可直接被激活。

8. 体内代谢 大鼠分别 po 给予 N-nitrosoguracoline 和 N-nitrosoguracine 50mg 和 500mg，从尿中以给药剂量 68%～85%的量 N-nitronipecltic acid 和 2%～8%以 N-nitrosoguracine 排泄。只有从同时给予槟榔和亚硝胺组，从大鼠尿中能检测到 N-nitrosopecotic acid (NNIP)，说明槟榔生物碱在动物体内产生了槟榔特有的亚硝铵化。

毒性 槟榔煎剂给小鼠 ig 的 LD_{50} 为120±24g/kg。槟榔碱给小鼠 ig 的 MLD 为 100mg/kg，犬 MLD 为 5mg/kg，马 MLD 为 1.4mg/kg。大鼠 ig 槟榔铋碘化物的 MLD 为 1g/kg，给药后 15min 出现流涎、腹泻、呼吸加快、烦躁等症状，1.5～2h 死亡。犬用 0.44mg/kg 氢溴酸槟榔碱 ig，可引起呕吐或惊厥。给怀孕 6-15d 大鼠以 1.3mg 和 5mg/d/只槟榔的总水溶性提取物，结果发现槟榔对大鼠胚胎具有一定的毒性作用，可使活胎儿体重减轻，骨骼成熟延迟，甚至造成死胎。槟榔总水提物及鞣质对小鼠骨髓细胞姐妹染色体交换(SCE)频率的影响，给小鼠 ip 槟榔总水提物 12.5mg，25mg 或 50mg/g·5d，结果显示 SCE 频率随剂量增加而升高，而连续注射 50mg/g·10d，25mg/g·15d 或 50mg/g·15d，槟榔总水提物后，SCE 频率显著下降，说明槟榔总水提物在低剂量短时间作用下可产生诱变作用。给小鼠 ip 槟榔鞣质 50，100 或 200mg/g·15d，结果表明，SCE 频率未见明显升高而连续注射 200μg/g·10d，100μg/g·15d，200μg/g·15d，槟榔鞣质后，SCE 频率则显著升高，说明槟榔鞣质在长时间高剂量作用下具有诱变作用。

另据报道，给大鼠饮服含 5ppm 诱癌物质 4-硝基喹啉 1-氧化物(Ⅰ)的水 16wk 后，加服含 20%槟榔碱的饲料 40wk，结果发现加服槟榔的大鼠舌上癌肿的发病率明显高于只饮Ⅰ的大鼠；另给大鼠po含200ppm的另一种诱癌物质N-2-芴基乙酰胺（FAA）饲料8wk后，加服含槟榔的饲料16wk，结果发现加槟榔的大鼠肝细胞发生癌变的数目显著高于只服FAA的大鼠。这一结果表明，饮食槟榔4-硝基喹啉1-氧化物诱发的口腔癌N-2-芴基乙酰胺诱发的肝癌具有促癌变作用。

（张劲波）

四、大腹皮（Dafupi，Pericarpium Arecae）

本品为棕榈科植物槟榔（Areca cate chu L.）的干燥果皮。

性味归经　辛，微温。归脾、胃、大肠、小肠经。

功效主治　下气宽中，行水消肿，用于湿阻气滞、脘腹胀闷、大便不爽、水肿胀满、脚气浮肿、小便不利等。

化学成分　果皮含α-儿茶素（α-Catechin）。

药物作用　对肠平滑肌的作用：$1.5\times10^{-3}\sim1.5\times10^{-2}$g/ml的大腹皮煎剂能使兔离体肠管紧张性升高，收缩幅度减少，其作用可被阿托品（浓度为2×10^{7}g/ml）所拮抗。

（张劲波）

五、南瓜子（Nanguazi，Semen Cucurbitae Moschatae）

本品为葫芦科植物南瓜（Cucurbita moschata Duch）的种子。

性味归经　甘、平。归

功效主治　治绦虫、蛔虫，产后手足浮肿、百日咳、痔疮。

化学成分　含南瓜子氨酸（Cucurbitine）、脂肪油、蛋白质及维生素A、B_1、B_2、C，又含胡萝卜素（Carotene）。脂肪油中的主要成分为亚麻仁油酸、油酸、硬脂酸等的甘油酯。

药理作用

1. 驱虫作用　蚯蚓实验法证明南瓜子乙醇提取物有驱虫作用。猫用南瓜子浓缩制剂100～300mg/kg 1次灌胃，对绦虫、弓蛔虫等有明显的驱虫作用。40%南瓜子粉煮液和30%的瓜子提取物在体外对牛肉绦虫或猪肉绦虫的中段及后段都有麻痹作用，使之变薄变宽，节片中段凹陷（中段节片尤其明显），而对其头及未成熟节片则无此作用。曾用合成dL-南瓜子氨酸饲喂犬及小鼠，对犬包囊带虫、豆状带虫及小鼠短膜壳绦虫皆有效；体外实验证明1：500溶液使犬绦虫明显兴奋，甚至挛缩，并与氢溴酸槟榔碱有协同作用。

2. 抗日本血吸虫作用　南瓜子有遏制日本血吸虫在动物体内向肝脏移行的作用。口服南瓜子能抑制和杀灭体内日本血吸虫幼虫，对雌虫作用更强，但对血吸虫成虫无杀灭作用，只在服药1wk后（每天3g）开始发生形态上的退行变化。南瓜子浆粉与生南瓜子仁同样有抑制和杀灭血吸虫幼虫的作用，改用发酵法制作的浆粉也有同样预防作用。

3. 其他作用　小鼠以南瓜子浓缩制剂2～10g/kg灌胃，并无毒性，但口服4g，对肝、肺、肾等可产生暂时性病理损害，使肝内糖元减少和脂肪增加，南瓜子氨酸使肝细胞呈轻度萎缩，肝内有少量脂肪浸润，停药后则迅速恢复正常。感染血吸虫的兔喂服南瓜子后，血清转氨酶和胆碱脂酶等有所变化。以大量南瓜子氨酸给小鼠口服或腹腔注射，可使动物兴奋狂躁，而兔与猫则表现安静，但能使兔血压升高和呼吸加快，对离体兔肠有抑制作用。

（张劲波）

六、鹤草芽（Hecaoya，Gemmagarimonia）

本品蔷薇科龙芽草属植物仙鹤草（Agrimonia pilosa）根茎的芽。

性味归经　甘，平。归肺、肾经。

功效主治　补肺益肾，止血化痰。用于久咳、虚喘、劳嗽咯血、阳痿、遗精、腰膝酸痛。

化学成分　主要为鹤草酚（agnmophol）和仙鹤草内酯（Agrimonolide）。

药理作用

1. 杀虫作用

（1）对血吸虫的驱杀作用：体外培养的两性血吸虫接触鹤草酚4μg/ml 4min左右，即见虫体兴奋，呈急速蠕动；6min后，腹吸盘自瓶壁脱落，但可反复吸着，约持续2～3min后即完全丧失吸着能力；当药液浓度为8μg/ml雄虫与药液接触6～15min后即停止活动，雄虫则在接触药液2h内停止活动。当两性血吸虫停止活动后加入阿托品（1×10^{-3}M）或5-羟色胺（1×10^{-3}M），均不能使虫体恢复活动。

（2）对绦虫与蛔虫的杀灭作用

①对猪囊尾蚴的作用：剥取包囊完整的囊尾蚴，放入恒温38℃的80%的胆汁生理盐水中温孵，观察1h内孵出幼虫的百分率。5×10^{-4}浓度可完全抑制幼虫的孵出。

②对猪幼小绦虫的作用：鹤草酚溶液与猪幼小绦虫接触后5～30min完全停止活动，平均停止活动时间为15.5min，取出幼虫放新鲜营养液仍不恢复，可见该浓度鹤草酚可完全杀死猪幼小绦虫。

③对莫氏绦虫作用：10^{-4}、10^{-5}、2×10^{-6}、10^{-6}、鹤草酚溶液与虫体接触后1min内自发活动增强，虫体变狭变厚，边缘锯齿状，呈挛缩状态，对电刺激反应阳性。5min虫体极度挛缩呈螺旋体状，对电刺激无论局部或全身均失去反应。

④对短膜壳绦虫病鼠的实验治疗：人工感染短膜壳绦虫的小鼠，分别1次ig鹤草酚0.1g和1次服用0.1g/kg，驱绦率为66.7%。0.2g/kg给药后3d处死，剂量为0.2g/kg时，可使人工感染的小鼠肠内短膜壳绦虫全部驱净。

鹤草酚杀绦虫的原理可能与它显著和持久地抑制虫体细胞代谢，切断维持生命的能量供给有关。

⑤对离体猪蛔虫作用：取新宰猪蛔虫浸入10^{-5}、10^{-4}、10^{-3}鹤草酚溶液后5min均产生兴奋作用，10～30min作用最强，虫体伸缩卷曲异常激烈，相互缠绕成团或虫体挺起伸出杯外，此时虫有一定程度的痉挛，40min后活动有所减弱，60min后浸药组蛔虫仍比对照组活动强烈。可见鹤草酚对照组活动强烈，鹤草酚对蛔虫有持久的兴奋作用。

2. 杀精子作用

（1）对动物精子的影响：鹤草酚悬液1×10^{-4}和2×10^{-4}g/ml浓度，均可在5min内杀死小鼠、豚鼠与家兔的全部精子；3×10^{-4}和5×10^{-4}g/ml均可在1min杀死3种动物精子。仙鹤草根芽石油醚提取物悬液含鹤草酚3.1×10^{-4}和6.2×10^{-4}g/ml浓度，均可在5min内杀死小鼠全部精子。

（2）对人精子的影响：鹤草酚悬液2×10^{-4}和3×10^{-4}g/ml浓度对人的稀释精液，在5min内可杀死全部精子，4×10^{-4}和5×10^{-4}g/ml，在1min内即可杀死全部精子；而对人的原精液则需较高浓度，1×10^{-3}g/ml在5min内可杀死全部精子，2×10^{-3}g/ml在1min内可杀死全部精子。石油醚提取物悬液含鹤草酚5×10^{-4}g/ml浓度对人的稀释精液，在3～7min内可杀死全部精子；含鹤草酚2.5×10^{-3}g/ml浓度对人的原精液在1～5min内可杀死全部精子。

3. 抗肿瘤作用

（1）对癌细胞的影响：0.16mg/ml鹤草酚对癌细胞已具有一定的杀灭作用，1.25mg/ml时可在1h内将癌细胞全部杀死。

（2）对动物实体瘤影响：鹤草酚注射液30mg/kg·d、ip对小鼠S_{37}和U_{14}具有明显的实验治疗作用，对肿瘤生长的抑制率分别为47.0%（$P<0.01$）和38.7%（$P<0.05$）。对S_{180}和肝癌肉瘤也有一定的抑制作用，其抑制率分别为26.3%和23.5%（$P<0.05$）。鹤草酚对S_{180}抑制率为67.7%（$P<0.01$），对S_{37}抑制率68.1%（$P<0.01$），如从ip给药后5d开始，每只动物瘤体内注射鹤草0.25mg，连续1d，结果可见此种给药方式的疗效比单独腹腔给药疗效明显。

（3）对肝癌腹水的影响：鹤草酚30mg/kg·d、ip，连续给药7d，观察30d内各鼠死亡时间，计算生命延长率，结果，给药组平均存活26.2d，对照组平均存活17.5d。生长延长率为49.6%（$P<0.01$）表明鹤草酚对肝癌腹水动物有明显的延长生命的作用。

（4）对S_{180}的影响：仙鹤草根醇提取物1.5g/kg·d，连续10d，ip，3次实验对小鼠S_{180}的抑制率分别为57.2%（$P<0.001$）、53.2%（$P<0.01$）和56.2%（$P<0.01$）。镜检发现给药组瘤细胞核分裂相减少，退变坏死严重，胞浆呈网状或空泡状，乃至透明，核膜增厚，核染色质凝集成粗颗粒状，严重者，核碎裂和核固缩。

4. 对平滑肌的作用　水提部分的乙醇提取物对兔和豚鼠离体肠管，低浓度则抑制，仙鹤草内酯能降低离体兔肠的收缩幅度及张力，而后使肠运动停止于松弛状态，对大鼠在体小肠的蠕动亦呈抑制作用。

药代动力学　大鼠 po 该药水悬液和碱性液，吸收均很缓慢，服后 12h 胃肠道中分别存留服用剂量的 58.2%和 31.5%，碱性液比水性液吸收速度快约一倍，从大鼠尿中排泄均较慢和较少，口服鹤草酚碱性液和水悬液后 4d 内，从尿中排出总量分别为剂量的 0.61%和 1.63%，大鼠及犬的实验证明，该药从胆汁中排泄较多。po 或 im 给药后，在体内分布均以肝脏最高，脑中最低。肝肾组织能代谢该药，在有氧条件下肝脏对该药的代谢作用明显增加。主要分布于血流丰富的大循环组织。经肝脏消除为主，经肾排泄量仅占剂量的 4.4%。

毒性　鹤草酚小鼠 ip 的 LD_{50} 为 90.7±4.9g/kg；鹤草酚小鼠 po 给药的 LD_{50} 为 599.8mg/kg；给药后再服用酒和食用豆油则 LD_{50} 分别为 540 和 453.3mg/kg。小鼠服用大剂量鹤草酚后约 10min，动物活动有所增加，随后大部分鼠俯卧，闭眼，低头或活动减少，死前部分动物有挣扎，多数动物肌肉僵直死亡，服药后 1h 即有死亡，多数在 24h 内死亡。鹤草酚的毒性症状主要表现在胃肠道及神经系统反应，应用较大剂量时可使犬双目失明，病理观察也证明了上述损害，但猕猴 po 大剂量鹤草酚，除产生肠道反应外并未发现视力障碍。

（张劲波）

七、雷丸（Leiwan，Omphalia）

本品为白蘑科真菌雷丸（Omphalia lapidescens Schroet.）的干燥菌核。

性味归经　微苦，寒。归胃、大肠经。

功效主治　杀虫消积。用于绦虫、钩虫、蛔虫、虫积腹痛、小儿疳积。

化学成分　含有一种水溶性多糖 OL-1 和非水溶性（碱溶性）多糖β-D-葡聚糖（OL-2），蛋白酶等。

药理作用

1. 抗炎作用　雷丸多糖 2.5、5、10、20、40mg/kg·iv，对小鼠巴豆油所致耳部炎症有明显的抗炎作用。500mg/kg 对犬鼠琼脂性关节肿有明显的抗炎作用。

(1) 对大鼠酵母性关节肿的作用：2.5、10、40、160mg/kg 对大鼠酵母性关节肿有明显的抗炎作用。20mg/kg·iv，对 ip1-羟甲基纤维钠 2ml 所致炎症，有明显的抑制作用。

(2) 对大鼠肾上腺维生素 C 含量的影响：正常大鼠分别 sc S-400I 100mg/kg 或生理盐水，1h 后取肾上腺，测定维生素 C 含量，S-400I 不降低大鼠肾上腺维生素 C 含量。

(3) 正常大鼠分别 sc S-400I 100mg/kg 和生理盐水 2.5h 后断头取血，测定皮质酮含量。S-400I 能明显增加大鼠血浆皮质酮的含量。

2. 免疫作用

(1) 对小鼠刚果红染料廓清的影响：正常小鼠分别 sc S-4001 50mg/kg·d 连续 4 天，结果能明显增强小鼠吞噬刚果红染料廓清的功能。

(2) 对 615 纯种小鼠免疫溶血反应的影响：正常 615 纯种小鼠 iv 10%绵羊红细胞悬液 0.2ml 免疫，并每日 sc S-4001 100mg/kg·d，连续 6 天，结果表明能明显增强 615 纯种小鼠免疫溶血反应的作用。

(3) 大鼠体内的β-1，3-D-葡萄糖对于以 LPS 起动的 TNFa（肿胀坏死α-因子）型免疫反应有增强作用。

3. 驱虫作用

(1) 驱绦虫作用：将绦虫节片分别置于 37℃的 5%～30%雷丸浸出液，生理盐水与蒸馏水中，结果雷丸组的绦虫节片于 2 小时 40 分钟至 9 小时内死亡。雷丸蛋白酶在碱性 pH8 溶液中分解蛋白质的活力最强，在酸性溶液中无效。因此在肠道内有较强的分解蛋白质作用，使虫体节片溶解破坏，达到驱虫功效。

(2) 驱蛔虫作用：雷丸乙醇提取物对蛔虫有明显的抑制作用。

(3) 对阴道毛滴虫的作用：在含 5%雷丸煎剂的培养液中，经 5min 后，大部分虫体产生颗粒性变形，但个别虫体仍有活动。

4. 抗肿瘤作用

(1) 雷丸蛋白酶 im 或 ip 对小鼠 S_{180} 均有一定的抑制作用，其抑制率为 33.3%～69.3%。

(2) 从雷丸中分离出来的葡聚糖的 OL-2 的降解产物-OL-2-Ⅰ、QL-2-Ⅱ、OL-2-Ⅲ均有抗 ICR 鼠 180 型固状肿瘤的活性。

从雷丸中分离出的多分枝β-1,3-D-葡聚糖的物理化学性质及抗肿瘤活力进行了检测，对于 S_{180} 型肿瘤小鼠的腹水是有作用的，在给小鼠服用 5-氟尿嘧啶的同时，OL-2 表现出很强的抗 MH-134 型肿瘤的活力。

从雷丸中分离一种碱溶性葡聚糖及其较少的分枝衍生物对补体及凿凝固系统的激活作用。OL-2 较少分枝的衍生物比 OL-2 显示更强的抗肿瘤活性，同样较多分枝的衍生物通过宿主本身防御机理抑制（1→3）-β-D-葡萄糖的识别。

（张劲波）

八、鹤虱（He Shi，Fructus Carpesii）

本品为菊科植物天名精（Carpesium abrotanoides L.）的干燥成熟果实，又称北鹤虱。此外尚有三种鹤虱其中南鹤虱为伞形科植物野胡罗卜（Daucus carotu L.）的果实。华南鹤虱为伞形科植物（Torilis japonica DC）的果实。东弱鹤虱为紫草科植物东北鹤虱（Lappula echinata Cilib）的果实和蒙古鹤虱（Lappula intermidia）

性味归经　苦，辛，平，有小毒。归脾、胃经。

功效主治　杀虫消积。用于蛔虫、蛲虫、绦虫病、虫积腹痛、小儿疳积。

化学成分　天名精果中含有缬草酸、正已酸、右旋亚麻酸、三十一烷、豆甾醇及天名精倍半萜内酯化合物。

药理作用

1. 驱虫作用　1%天名精子酊 5 滴加入生理盐水 25ml 中，加温 37℃再放入犬绦虫，结果 1～2min 即死。东北鹤虱的果实，试管内对蚯蚓、猪蛔虫、水蛭均有杀虫作用；10%鹤虱酒精提取物 1ml 于试管内猪蛔头部作用不明显，须加入 25ml 才能使之挛缩停止，50%及 25%浓度的鹤虱液体外实验，20h 后仅有少数的鼠蛲虫 Aspicularis tetraptera 死亡，临床证明对钩虫和蛔虫也有明显驱虫作用。

2. 其他作用

（1）野胡罗卜籽挥发油体外实验浓度为 50、100kg/ml，对大鼠胚胎中脑和肢芽细胞的分化无抑制作用；体内试验为 625.0，312.5 和 156.3mg/kg，亦无母体毒性、胚胎毒性，对胎鼠亦无致畸胎作用，也不影响其生长发育。两种试验均提示挥发油对 SD 大鼠无致畸胎作用。

（2）野胡萝卜果实抽提液中有凝集素对人 A、B、O 血型无专一性。能凝集兔、小鼠、牛及鸡的血，但不凝集蟾蜍的血。

（张劲波）

九、榧子（Fei Zi，Semem Torreyae）

本品为红豆杉科植物榧（Torreya grandis Fort）的干燥成熟种子。

性味归经　甘，平。归肺、胃、大肠经。

功效主治　杀虫消积，润肠通便。用于钩虫、蛔虫、绦虫病、虫积腹痛、小儿疳积、大便秘结等。

化学成分　含脂肪油，油中主要成分为亚油酸、硬脂酸、油酸等。

药理作用　本品有驱除猫绦虫的作用　其浸膏在体外对猪蛔虫、蚯蚓、蚂蝗有毒性作用；5%煎剂 21h 可杀死血吸虫尾蚴；榧实油有驱钩虫作用。

（张劲波）

十、芜荑（WuYi，Fructus Ulmi）

本品为榆科植物大果榆（Ulmus macrocarpa Hacme）果实的加工品。

性味归经　苦辛，温。入脾、胃经。

功用主治　杀虫消积。治虫积腹痛、小儿疳泻、冷痢、疥癣、恶疮。

药理作用

1. 驱虫作用　芜荑醇浸提取物在体外对猪蛔虫、蚯蚓、蚂蝗皆有显著驱虫效力。

2. 抗真菌作用　芜荑浸液（1∶2）在试管内对堇色毛癣菌、奥杜盎氏小牙胞癣菌等 12 种皮肤真菌有不同程度抑制作用。

3. 抗疟作用　用含芜荑亲脂性提取物丙（C）的药物观察 5 天，结果对小鼠约氏疟原虫配子体有显著杀死作用。

（张劲波）

十一、贯众（绵马贯众）（Guan Zhong，Rhizoma Dryopteoris Crassirhizomae）

本品为鳞毛蕨科植物粗茎鳞毛蕨（Dryopteris crassirhizoma Nwkai）的干燥根茎及叶柄残基。

性味归经　苦，凉。入肝、胃经。

功能主治　杀蛔、绦、蛲虫，清热，解毒，凉血。治风热感冒、温热瘢疹、吐血、衄血、肠风便血、血痢、血崩滞下。

化学成分　绵马素（Filmarone）、挥发油、

显防治作用　可降低血清谷丙转氨酶（SGPT）和谷草转氨酶（SGOT）水平，改善肝的组织损伤。三七对乙醇损伤也有保护作用。在小鼠可减少乙醇损伤所致睡眠鼠数，增加爬杆时间和肝脏排泄酚四溴酸钠（BSP）；在大鼠可降低乙醇造成的高甘油三酯和胃粘膜溃疡数。三七皂甙能减轻庆大霉素造成的大鼠肾损害。

8. 三七有调节免疫的作用，但不影响正常的免疫反应。三七总皂甙可增加小鼠溶血空斑数和提高小鼠腹腔巨噬细胞功能。

9. 三七对脂肪、糖和蛋白质代谢的影响有不少研究，但结果不大一致。研究发现生三七有一定的降血清胆固醇的作用，但经高温处理的熟三七却有促使高脂饲料喂养的大鼠血脂下降作用。三七总皂甙有升血糖作用，而其中三七皂甙 C_1 却有对血糖先升后降的作用以及降低四氧嘧啶所致小鼠的高血糖。三七有一定的促进蛋白质的作用，对肝脏DNA合成有促进作用，但对肾脏DNA合成却无影响。

10. 其他作用　研究表明，三七有提高小鼠耐缺氧、耐寒、耐热和抗疲劳的能力，可延长果蝇生存期、增强其飞翔能力，清除超氧离子自由基，促进学习记忆能力，抗肿瘤、抗真菌、抗病毒等。三七茎叶皂甙可降低小鼠组织内的MDA，升高血、脑的SOD。三七还可减轻小鼠的辐射损伤。三七及其制剂安全无明显毒性。

临床应用　三七及三七配以其他药物用于治疗各种出血性疾病有良好的效果，如：咯血、衄血、眼出血、消化道出血、血尿、子宫功能性出血、月经过多、血吸虫晚期呕血泻血、癌症晚期出血，以及外伤性出血等。由于三七有消肿止痛、止血化瘀的作用，所以用于跌打损伤有很好效果。近些年来，三七及其配方用于治疗冠心病、心绞痛也有很好效果。也还用于治疗癌症，降血脂等。个别患者用量过大，可能出现如下副反应：恶心、呕吐、厌食、头昏、头痛等。

二、大蓟（Daji，Herba Cirsii Japonici）

是菊科植物大蓟（Cirsium japonicum DC）的地上干燥部分或根。

性味归经　性凉，味甘苦；归心、肝经。

功效主治　有凉血止血、祛瘀消肿的功能，用于衄血、吐血、尿血、便血、崩漏下血、外伤出血、痈肿疮毒。

化学成分　大蓟根富含糖分，是生产菊糖、果糖、酒精、丙酮的原料。大蓟含生物碱、挥发油，以及脂醇（乙酰香树脂醇）、卅一烷醇、豆甾醇、β-谷甾醇和黄酮（5,7-羟基-6，4-二甲氧基黄酮）。从日本蓟属植物中得到糖苷，定名为蓟素（cirsimarin）是葡萄糖与6,7二甲氧基黄芩配质形成的苷。从另一种蓟素植物中得到柳穿鱼苷（pectolinarin），木犀草素-7-葡萄苷（luteolin-7-glucoside），和刺槐素鼠李糖葡萄糖苷（acacetin rhamnoglucoside）。大蓟还含有七种微量元素：Cu、Fe、Mn、Zn、Ca、P、Si。

药理作用

1. 止血　动物实验表明，大蓟对凝血过程第一阶段，即凝血酶原激活物的生成，有促进作用。

2. 降压　大蓟水浸液、醇浸液和醇-水浸液，对麻醉犬、猫、兔等动物均有降压作用。大蓟根水煎液和根碱液的降压作用，强于叶水煎剂和25%及50%酸性浸出液。而叶碱液、全草水煎液和全草碱液降压作用不明显。大蓟有抑制蛙心和兔心率及心收缩力的作用。大蓟在降低犬血压时，有快速耐受性，且可抑制BCO的加压反射。提示大蓟的降压作用与抑制心率及心收缩力有关。

3. 抗菌　大蓟（品种未鉴定）的根煎剂或全草蒸馏液，体外在1∶4000浓度时，能抑制人结核菌的生长。而其酒精浸剂1∶30000浓度时，对人结核菌就有抑制作用。

临床应用

1. 止血　民间早已用于治疗吐血、衄血、尿血、血淋、血崩等。有报道，应用鲜大蓟和小蓟各50g，洗净捣叶，慢火炖开，加糖服下，可治血尿。大蓟根膏2.6g，配木叶膏1.3g，和白及2.1g，名为“见血宁”，治疗各种上消化道出血，有效率达84.3%，平均止血天数为5天。大蓟与小蓟虽都有凉血止血之功效，但两者作用各有所长。大蓟长于散瘀消肿，用于跌打损伤、痈肿疮毒和兼有瘀肿的各种出血热症。小蓟则祛瘀利尿，用于各种出血症、湿热黄疸和肾炎等。

2. 肺结核　大蓟水煎剂用于治疗肺结核

病例不多，文献报道18例的有效率为60.1%；另报道治疗26例，有效率为84.6%。

3. 高血压病 用水煎剂治疗72例，有效率达86.1%；用片剂治疗30例，有效率为50%。

4. 鲜大蓟汁外敷，可治疗浅表烫伤。

三、小蓟（Xiaoji，Herba Cirsii）

是菊科刺儿菜属植物小蓟 Cephalanoplos segetum (Bunge) Kitam. 的带花全草。根茎也可入药。

性味归经 性凉，味甘苦；归心、肝经。

功效主治 凉血止血、祛瘀消肿；用于各种热证出血，如咯血、尿血、鼻衄、崩漏出血等。中医认为它长于治尿血。还可内服、外敷，治疗痈肿疮毒。

化学成分 含有生物碱、皂甙、胆碱等。其止血有效成分是刺槐素-7-鼠李糖葡萄糖甙(acacetin-7-rhamnoglucoside)、芸香甙(rutin)、原儿茶酸(pro-tocatechuic acid)、咖啡酸(caffeic acid)等。还含有升压成分4-羟基-β-苯乙胺，即酪胺(tyramine，hydroxyphenylathylamine)。小蓟地上部分还含有蒲公英甾醇、谷甾醇、豆甾醇等。

药理作用

1. 止血 经实验表明，小蓟及其成分有缩短凝血和出血时间的作用。其作用主要是促进凝血第一阶段。

2. 抗菌 早有文献报道，小蓟水煎剂及乙醇浸剂对多种细菌，如金黄色葡萄球菌、溶血性链球菌、肺炎球菌、白喉杆菌、绿脓杆菌、变形杆菌、大肠杆菌、伤寒、副伤寒杆菌、福氏痢疾杆菌等，在试管内均有抑制作用。

3. 对心血管系统作用 经80～90年代科学家的研究，小蓟对心血管作用的有效成分是酪胺。是一种肾上腺能作用，其对β_1受体的作用大于对β_2和α受体的作用。

4. 对平滑肌的作用 此作用也与小蓟所含酪胺有关，是一种肾上腺能受体的兴奋作用。

5. 小蓟对肝有一定的保护作用。

临床应用 文献报道，在45例病人上，观察到单用小蓟浸膏有收缩子宫、制止出血的效用。在30例崩漏病人上，也有减少出血或止血的作用。用小蓟制成药膏可治疗外伤性感染和出血。小蓟煎剂治疗221例小儿急性、迁延性和慢性黄疸性和非黄疸型传染性肝炎。其有效率，急性为77.9%，迁延性为42.8%～69%，慢性为2%。小蓟煎剂用于预防菌痢，也有良好效果。

四、地榆（diyu，Radix Sanguisorbae）

是蔷薇科植物地榆 Sanguisorba officialis L 或长叶地榆 Sanguisorba officialis L. var. longifolia (Bert.) Yu et Li 的干燥根。

性味归经 性微寒，味苦、酸、涩。归肝、胃、大肠经

功效主治 有凉血止血的功效，主治便血、痔血、血痢、崩漏、水火烫伤 痈肿疮毒。

化学成分 地榆含有大量鞣质（17%）。经研究，以150°烘制地榆炭的鞣质含量最高，止血作用好，促进血小板聚集作用明显。如炒焦，则鞣质几完全破坏，止血作用差。地榆中还有三萜皂甙，其甙元分子式近似齐墩果酸。近来分得4个化合物，其中3个经分析鉴定为，β-谷甾醇、坡模醇酸(pomolic acid)和suavisimoside F_1。还含有没食子酸，以及微量元素（钙、镁、铁、锌、铜、锰、铬，等)。

药理作用

1. 止血 实验表明，生地榆、地榆水提物、地榆炭，均有止血作用，能缩短凝血时间。其主要有效成分是鞣质。鞣质中，3,3’4-三-O-甲基，没食子酸有很强的止血作用，能增加血小板活性。

2. 抗菌 体外实验，地榆可抑制多种细菌。

3. 地榆粉外用，可治疗烧伤和烫伤，有生肌、收敛、抑菌、减轻组织肿胀、减少渗出等作用。

4. 地榆有抗炎作用，可抑制甲醛引起的足趾肿胀、巴豆油所致小鼠耳壳肿，以及PGE引起的皮肤微血管通透性增加，和大鼠棉球肉芽肿。

5. 其他 地榆有一定的镇吐作用，能延长小鼠动情期。有报道，地榆水煎液能抑制番泻叶所致小鼠腹泻，抑制肠的推进运动，减轻乙醇引起的胃损伤，还能抑制小鼠的自发活动。地榆鞣质可减轻氨基比林合并亚硝酸所致肝损伤，清除羟自由基，抑制氧的产生。

临床应用　地榆或单用或配伍，可治疗上消化道出血、咯血、功能性子宫出血、鼻衄、痔疮出血、急慢性肠炎、肿瘤等。外用可治烧伤、烫伤。

五、仙鹤草（Xianhe cao，Herba Agrimoniae）

是蔷薇科植物龙牙草（Agrimonia pilosa Ledeb.）的地上部分。

性味归经　性平，味苦、涩；归心、肝经。

功效主治　有收敛、止血、截疟、止痢、解毒之功效；主治咯血、吐血、崩漏下血、疟疾、血痢、阴痒带下、痈肿疮毒等。

化学成分　含儿茶酚鞣质和焦性没食子酸鞣质，以及少量维生素K，是其止血作用的主要成分。有仙鹤草素甲、乙、丙、丁、戊，除丙素外，经实验表明均无止血作用。还有香草酸、鞣花酸、L-双氢槲皮素，以及两种黄酮甙。此外，仙鹤草酚和假绵马酚是驱绦虫的有效成分。还含有钙、锌、锰、铁等元素，有助于止血。近来报道，从仙鹤草分得三个化合物：(2S，3S)-(－)-花旗松素-3-葡萄糖甙、(2R，3R)-(＋)-花旗松素-3-葡萄糖甙和金丝桃甙。

药理作用

1. 止血　仙鹤草素有缩短凝血时间和增加血小板数的作用。

2. 仙鹤草有升高血压、收缩血管、增大心脏收缩等作用。

3. 仙鹤草对肠肌有抑制作用。

4. 仙鹤草在体外实验，对多种细菌（枯草杆菌、大肠杆菌、绿脓杆菌、福氏痢疾杆菌、伤寒杆菌、金黄色葡萄球菌）有抑制作用。

5. 仙鹤草酚对绦虫有类似胆碱能和抑制其糖代谢的作用，使之死亡。仙鹤草和硝唑咪合用，可提高杀灭动物血吸虫的作用。

6. 在动物实验，仙鹤草对多种移植瘤（S_{180}、U_{14}、B_{22}、W_{256}、EAC-ESC、B_{16}，等）有较好的抑制作用。

7. 在体外，仙鹤草有抑制家兔血栓形成的作用。

临床应用　在临床用于止血时，仙鹤草多与其他药物配伍使用。可用于治疗上消化道出血、血小板性紫癜，还可治湿热型带下病。仙鹤草浓缩叶外用可治疗滴虫性阴道炎。用仙鹤草冬芽全粉及仙鹤草酚治疗绦虫，有良好效果。仙鹤草和其他药物配伍还可治疗慢性结肠炎、痢疾、肿瘤、内痔、咳嗽、血吸虫病等多种疾病。最近报道用仙鹤草治疗美尼尔氏病66例有很好效果，与用眩晕宁治疗的50例效果相比，有显著差异。仙鹤草的临床应用已有综述。

不良反应：口服仙鹤草应补充维生素B_1，以免发生多发性神经炎、消化不良、食欲不振等症状。仙鹤草含鞣质，不宜与酶制剂同服，以免降低药效。

六、白及（Baiji，Rhizoma Bletillae）

是兰科植物白及Bletilla striata（Thumb）Reichb. 的干燥块茎。

性味归经　性微寒，味苦、甘、涩；归肺、肝、胃经。

功效主治　有收敛、止血、消肿、生肌的功效；主治咳血、吐血、溃疡病出血、外伤出血、疮疡肿痛等。

化学成分　主要成分为白及胶。还含有葡萄糖、淀粉，以及白及甘露聚糖。

药理作用

1. 止血　白及粉或白及煎液掺加淀粉敷于出血处，出血可很快停止。白及胶液能显著缩短凝血时间和凝血酶原时间，并加速红细胞沉降。

2. 实验表明，白及粉可堵住人为造成犬的胃和十二指肠穿孔，以及盐酸造成的大鼠胃粘膜损伤。在无水乙醇、幽门结扎和乙酸造成胃溃疡的大鼠上，白及能增加胃壁粘液分泌量和胃粘膜血流量，降低溃疡指数。

3. 体外实验显示，白及有抑制革兰氏阳性菌和结核杆菌的作用。

4. 其粘液质多糖有抗癌作用。

临床应用　近十几年来有关白及的临床应用，已有综述。其临床应用简述如下：①服用白及粉对肺结核及咯血有良好治疗效果。②单用白及粉或配以大黄粉，白及3∶大黄1，或其他中药，能有效地治疗上消化道出血和胃、十二指肠溃疡，以及穿孔。③白及配以其他中药能治疗其他内脏出血，外用可治创伤出血。白及粉调敷患处，可治疗肛裂、肛瘘术后、手足癣及冻疮等。④有报道，白及粉作肝动脉栓塞治疗肝癌 21 例的效果优于用明胶海绵治疗的 11 例。另报道，白及粉作肝动脉栓塞治疗肝癌 56 例，其效果也明显好于明胶海绵栓塞治疗 50 例的效果。白及粉也可用来在摘除前列腺后填充止血。

七、艾叶（Ai ye，Folium Artemisiae Argyi）

是菊科植物艾 Artemisia argyi Le vl. et Vant. 的干燥叶。

性味归经 性温，味苦、辛；归肝、脾、肾经。

功效主治 有温经止血、散寒止痛的功效；主治虚寒出血诸症，还治宫冷不孕。外用治皮肤痛痒。

化学成分 艾叶油是主要有效成分。其组成成分随产地与气候不同而有些差异。其中主要是烯类和醇类挥发油。有报道，生艾叶炒炭后，止血作用加强，其原因未见提及。

药理作用

1. 止血 艾叶可抑制纤溶，缩短凝血时间。

2. 艾叶挥发油能松弛气管平滑肌从而有平喘作用。还有镇咳祛痰的作用。还能抑制大鼠速发变态反应（被动皮肤过敏反应），对抗组胺引起的豚鼠离体气管和肠管平滑肌收缩。

3. 艾叶油还能增加胆汁流量，抑制心脏搏动，延长戊巴比妥引起的小鼠睡眠时间，对抗戊四氮唑惊厥。在豚鼠，艾叶油可抑制蛋清所致的过敏性休克和 5-羟色胺引起的血管渗透性增强。艾叶对多种革兰氏阳性、阴性菌有抑制作用，对真菌也有抑制作用。艾叶的药理作用已有人予以综述。

临床应用

1. 艾叶可温经止血，用于治疗各种虚寒型的出血症。

2. 艾叶油可治疗慢性气管炎、哮喘以及一些过敏性疾病（过敏性皮炎、鼻炎、荨麻疹，加局部用药）。

3. 艾叶煎剂可治疗菌痢和结核性喘息症。

4. 艾叶注射液肌注可治慢性肝炎。

5. 有报道用生艾叶碾碎拌以陈米醋，裹以纱布，热敷肩痹患处，1 日 2 次，每次 15～30min，10 天一疗程，辅以肩部活动。58 例肩痹患者，治愈 49 例，显效 6 例，总有效率达 94.8%。

八、紫珠（Zizhu，Folium Callicarpae）

是马鞭草科植物杜虹花 Callicarpa pedunculata R. Brown 的叶。同属植物还有：白棠子树 Callicarpa dichotome (Lour.) K. koch.、紫珠 Callicarpa japonica Thunb)、大叶紫珠 Callicarpa macrophylla Vahl、华紫珠 Callicarpa cathayaus H. T. Chang)、裸花紫珠 Callicarpa nudiflora Hook et Arn、红叶紫珠 Callicarpa rubelia Lindl、广东紫珠 Callicarpa kwangtungen-sis Chun 等，也作紫珠用。关于紫珠属 11 种药物，有人做过考证，澄清了同物异名等混淆问题。

性味归经 性寒，味苦、涩；归肝、肺、胃经。

功效主治 有止血、活血、散瘀、消肿、清热、解毒的功效；主治各种出血，创伤出血，崩漏，痈疽肿毒等。

药理作用

1. 止血 紫珠草注射液对人和兔均有增加血小板数，缩短出血时间、血块收缩时间和凝血酶原时间的作用。局部用药有良好的止血效果。

2. 体外实验，紫珠草对多种细菌有抑制作用。

临床应用

1. 紫珠可用于治疗各种出血症，也可外敷止血，均有良好的止血效果。

2. 紫珠有抗菌、收敛、促上皮生长、加快创面愈合的作用，具煎剂外敷可治疗烧伤，有良好效果。其煎剂为酸性，有一定刺激性，可在创面先喷以普鲁卡因液，免除刺激。

九、白茅根（Baimaogen，Rhizoma Imperatae）

是禾本科植物白茅 Imperata cylindrica Beauv. var. major (Nees) C. E. Hubb 的干燥根茎。

性味归经 性寒，味甘；归肺、胃、膀胱经。

功效主治 有凉血止血，清热利尿的功效；主治各种热性出血，热病烦渴，黄疸水肿，热淋，急性肾炎水肿等。

化学成分　含钾盐和粗糖类混合物，草酸、柠檬酸、苹果酸等。还含有三萜类化合物。

药理作用　有止血作用，能加速第二阶段的凝血过程，即促进凝血酶元的形成。此外，还有降低血管通透性、利尿、抗菌（抑制福氏、宋内氏痢疾杆菌）等作用。白茅根还能提高小鼠巨噬细胞的吞噬率与吞噬指数，增加 TH 细胞数，促进 IL-2 的产生，但未见有解热作用。

临床应用　白茅根煎剂治疗各种热性出血以及再障性贫血的出血，有良好效果。治疗急性肾小球肾炎急性水肿，也有良好效果。治疗急慢性肝炎也有较高的疗效。

十、槐花（Huaihua，Flos Sophorae）

是豆科植物槐 Sophora japonica L. 花朵。

性味归经　性凉，味苦；归肝、大肠经。

功效主治　有清热、凉血、止血的功效；主治各种出血、赤白痢下、血淋、崩漏、风热目赤、痈疽疮毒。

化学成分　槐花含芦丁等黄酮类物质。芦丁在酸或酶的作用下，可水解为槲皮素(quercitrin)。还含有鞣质和维生素 A 类物质。花蕾中含有三萜皂甙。芦丁等黄酮类和皂甙水解后可产生桦皮醇(betulin)、槐二醇(sophoradiol)、甾醇类物质（槐花乙素、丙素）和鞣质。有报道，槐米在炒炭后止血作用加强，是由于有止血作用的槲皮素含量增加，而抗止血成分的异鼠李黄素含量减低之故。

药理作用

1. 缩短出血和凝血时间，从而有止血作用。

2. 芦丁可使细小血管收缩，改善血管通透性。

3. 芦丁和槲皮素可抑制蛋清、组胺、5-羟色胺、甲醛以及透明质酸酶引起的大鼠足趾肿。

4. 芦丁和槲皮素可降低肠道和气管平滑肌张力；芦丁可减少大鼠幽门结扎引起的胃溃疡数。

5. 芦丁和槲皮素可增加离体和在体蛙心的收缩力、输出量和减慢心率。槲皮素和槐米能扩张冠脉，增加冠脉血流。

6. 槲皮素可降低胆固醇，增加胆固醇-蛋白复合物的稳定性。

临床应用　槐花合并其他中药，可治疗各种出血病症和内痔。

不良反应　生槐花可引起过敏反应，也可引起恶心、呕吐、腹痛、腹泻等消化道症状。

第十一节　活血化瘀药

活血化瘀药又称活血祛瘀药，具有行血、散瘀、通经、利痹、消肿及定痛等功效，适用于血行失畅、瘀血阻滞等证。以现代医学方法研究血瘀证的结果表明，血瘀证患者以疼痛、肿块、瘀斑为主要特征，伴有多种系统的生理异常及病理变化，其中血液循环障碍是其主要病理过程，表现为①血液具有“浓、粘、凝、聚”的倾向。浓，一般指血液的浓度增高，如血浆蛋白及血脂浓度升高，血细胞压积增加等。粘，指血液粘稠，全血和血浆比粘度增加。凝，指血液的凝固性增加，凝血时间缩短。聚，指血细胞聚集性增加，红细胞电泳减慢，沉降率加快，血小板聚集性增加，易形成血栓。②微循环障碍，微血管变形、缩窄或闭塞，微血液缓慢和瘀滞，出现血管内凝血。③血流动力学异常，常表现为血管狭窄或闭塞，器官血流量降低，重要脏器或身体局部出现供血不足。

活血化瘀药疏通血脉、祛瘀通滞功效的现代药理学基础涉及许多方面，其中以对心血管系统及血液系统的作用显著，某些活血化瘀药还有镇静、镇痛、抗炎抗菌以及抗肿瘤等作用。

1. 对血流动力学的作用　活血化瘀药具有改善血流动力学作用，能扩张外周血管，增加器官血流量。观察 22 种活血化瘀药对狗股动脉血流量和血管阻力的影响。发现大多数药物均有增加股动脉血流量和降低外周阻力作用，其中以穿山甲、水蛭、益母草、莪术、桃仁，五灵脂等作用显著，蒲黄、乳香、丹参、白芍等作用较弱，苏木无明显作用。丹参、川芎、延胡索、赤芍、红花、益母草等具有显著的扩张冠状动脉，增加冠脉血流量作用。川芎、延胡索及益母草等还能增加心肌营养性血流量。丹参、川芎、益母草、红花、五灵脂及桃仁等对脏器及组织微循环均有显著改善作用，能对抗高分子右旋糖苷等引起的微循环障碍，使微血流加速，毛细血管网开放数目增加，血细胞聚集程度减轻。

2. 对血液系统的作用　活血化瘀药可改善血液流变学特性，川芎、丹参、益母草、莪术、五灵脂、姜黄、水蛭等可不同程度地降低血液粘度，对血球压积、红细胞电泳时间等有调节作用。许多活血化瘀药能抑制血小板聚集，抗血栓形成。除上述药物外，红花、桃仁、虎杖等均可延长血栓形成时间，缩短血栓长度，减轻血栓重量，对胶原、ADP 等诱导的血小板聚集有明显抑制作用。丹参、川芎、益母草等抗血小板聚集作用可能是通过提高血小板内 cAMP 的浓度，使 TXA_2 合成减少起作用。川芎、丹参、赤芍、桃仁、红花等均有较强的钙拮抗作用，也与其抗血小板聚集作用有关。益母草、红花等还可以增加纤溶酶活性，使纤维蛋白溶解而产生抗血栓作用。

3. 兴奋子宫　红花、桃仁、益母草及蒲黄等具有活血调经功效，对多种动物的离体和在体子宫产生兴奋作用，使子宫的紧张性及节律性收缩加强。

4. 镇静镇痛　丹参、川芎、当归、延胡索等均能产生中枢抑制作用，主要表现为减少小鼠自主活动，协同戊巴比妥钠等中枢抑制剂的催眠作用。延胡索、乳香、没药、当归、五灵脂等具有不同程度的镇痛作用，其中延胡索镇痛作用显著，镇痛强度虽不如吗啡，但长期使用无明显成瘾性。

除上述作用外，丹参、当归、桃仁、红花、牛膝等具有明显的抗炎作用；莪术、郁金、姜黄等具有抗肿瘤作用；丹参、虎杖等具有保肝作用。

一、川芎（Chuanxiong，Rhizoma Chuanxiong）

本品为伞形科植物川芎 Ligusticum chuan-xiong Hort. 的干燥根茎。

性味归经　辛，温。归肝、胆、心包经。

功效主治　活气行气，祛风止痛。用于月经不调，经闭痛经，癥瘕腹痛，胸胁刺痛，跌扑肿痛，头痛，风湿痹痛。

化学成分　主要有川芎嗪（tetramethylpyrazine 或 chuanxiongzine）、阿魏酸、藁本内酯、以及酚类、烯类、醇类以及其他内酯等。

药理作用

1. 对心血管系统作用　川芎煎剂对在体及离体蛙心有加强收缩力作用，剂量过大可使在体蛙心停搏。川芎嗪静脉注射，5～20mg/kg，能使兔、清醒或麻醉犬的心脏收缩幅度加大，心率加快，心肌耗氧量增加。川芎嗪能增加冠脉血流和脑血流，降低冠脉、脑血管及总外周阻力，去迷走神经后，此作用不受明显影响。心得安可消除川芎嗪对心脏的作用，而利血平不能完全对抗。川芎嗪可对抗垂体后叶素引起的兔心肌缺血和再灌注损伤。椎动脉注入大量川芎嗪对心血管无明显影响。川芎嗪以不同剂量、不同途径给药，对不同动物（兔、猫、大鼠）有不同程度的降压作用。川芎嗪能缓解肾上腺素和氯化钾引起的血管痉挛，并能降低去甲肾上腺素所致肺动脉环收缩，促进肺动脉合成与释放 PGI_2，消炎痛可对抗川芎嗪对肺动脉的作用。川芎嗪也能抑制氯化钾、氯化钙和去甲肾上腺素引起的兔基底动脉环和犬椎动脉环的收缩、由 5-羟色胺引起的兔基底动脉和隐静脉环的收缩、以及大鼠门静脉条的自律性收缩。川芎嗪临床用于治疗冠心病、高血压、脑血栓等心脑血管病有明显疗效。

2. 改善血液流变性　川芎嗪对凝血酶、胶原、ADP 等诱导的血小板聚集有抑制作用，并有解聚集作用。能增加红细胞及血小板表面电荷，降低血液粘度，改善血液流变性。以上作用可能与川芎嗪能降低血小板 TXA_2 合成酶活性，降低磷酯酰肌醇-4，5-二磷酸（PIP_2）水平、抑制蛋白磷酸化和阻滞钙通道有关。

3. 抗放射　川芎粗制剂腹腔注射、肌肉注射和口服给药，均能预防和治疗放射致动物损伤，腹腔注射给药作用最强，肌肉注射其次，口服给药最弱。

4. 对平滑肌作用　川芎浸膏或煎剂能使子宫收缩，其所含丁酰基酞内酯（butylidenephtha-lide）及丁基酞内酯（butylphthalide）都能抑制子宫收缩和松弛气管平滑肌。藁本内酯腹腔注射，能缓解组胺及乙酰胆碱致豚鼠哮喘，对抗组胺乙酰胆碱及氯化钡引起的气管平滑肌痉挛性收缩。

5. 镇静 川芎煎剂灌胃给药能抑制大鼠、小鼠的自发活动，延长戊巴比妥引起的小鼠睡眠时间，对抗咖啡因引起的兴奋作用，但对戊四氮所致大鼠惊厥无明显影响。

6. 其他作用 体外实验表明，川芎能抑制多种细菌生长。川芎嗪能抑制平阳霉素引起的肺纤维化，增加兔肾血流量及尿量。川芎嗪能改善微循环，增加开放的毛细血管数目，增加毛细血管血流量和白细胞游走。川芎嗪能增强细胞免疫，增加^{3}H-TdR 掺入到大鼠血中淋巴细胞。川芎嗪有抗肿瘤转移作用，能抑制小鼠黑色素瘤转移并增强 NK 细胞活性。川芎嗪还能抑制血管平滑肌细胞增殖。

药代动力学 正常人口服 300mg 磷酸川芎嗪（相当于川芎嗪 174.4mg），其药代动力学模型为二室开放型。药后 30min 血药浓度达高峰，半衰期为 0.486±0.188h，中央室的表现分布容积为 17.76 升，总表现容积为 66.77 升，消除半衰期为 2.89±0.56h。川芎嗪在动物上的药代动力学过程与人相似，具有吸收快，分布广、消除快的特点。在脾虚大鼠，川芎嗪的吸收加快分布减少，从二室变为单室模型，生物利用度却增加。

毒性 川芎粗制剂小鼠腹腔注射和肌肉注射的 LD_{50}分别为 65.86 和 66.42g/kg。川芎嗪静脉注射的 LD_{50}为 239mg/kg。川芎嗪小鼠灌胃 5～10mg/kg，连续 4 周，体重、血象、肝功能和组织学检查，均无异常改变。

二、丹参（Danshen，Radix Salviae Miltiorrhizae）

本品为唇形科植物丹参 Salvia miltiorrhiza Bga. 的干燥根及根茎。

性味归经 苦，微寒。归心、心包、肝经。

功效主治 活血祛瘀，凉血消痈，养血安神。用于月经不调，血滞经闭，产后瘀血，癥瘕积聚，胸腹刺痛，疮痈肿痛，心烦失眠等。

化学成分 分为脂溶性成分和水溶性成分，脂溶性成分多为醌、酮类化合物，如丹参酮（tanshinone）、隐丹参酮（cryptotanshinone）、异丹参酮（isotanshinone）以及二萜萘嵌苯酮（saloilenone）等。水溶性成分有丹参素，丹参酸，原儿茶酸，原儿茶醛等。

药理作用

1. 对心血管系统作用

（1）对冠脉循环的影响：给麻醉犬或猫，静脉滴注丹参注射液 3～4g/kg，可使冠脉阻力下降，冠脉流量明显增加，心肌耗氧量也有所增加。对急性实验性心肌梗塞犬和猫的冠状动脉，离体猫和猪的冠状动脉，恒速灌注丹参素能明显扩张冠状动脉，使冠脉流量增加，并能对抗吗啡、普萘洛尔收缩冠状动脉的作用。原儿茶醛、丹参二萜酸混合物以及丹参酮 $Ⅱ_A$ 的磺酸钠在一定的剂量下，显示收缩猪冠状血管的作用。另有实验证明，静注丹参酮 $Ⅱ_A$ 的磺酸钠后，对冠脉结扎形成的缺血区与非缺血区之间的侧支血管，有促进其开放作用，增加侧支循环血流量，改善缺血区血液供应。利用^{131}I 马尿酸作冠脉流量指数测定，发现冠心病人在注射丹参液之后，冠脉流量指数有不同程度的增加。丹参扩张冠状血管的作用可能与其阻止 Ca^{2+} 内流有关。

（2）对心肌缺血和心肌梗塞的作用：对垂体后叶素引起的家兔或大鼠心肌缺血心电图改变，丹参煎液、复方丹参注射液等均有改善作用。丹参 iv 能减轻缺氧引起的小鼠心肌超微结构的改变。大鼠离体心脏缺血后再灌注，造成左室舒张压的改变，经丹参处理过的心脏左室舒张压的恢复明显优于未处理过的心脏。麻醉犬结扎冠脉前降支后出现心肌梗塞，丹参酮 $Ⅱ_A$ 磺酸钠 8mg/kg iv（分 4 次），使心梗后 ST 段恢复加快，心肌梗塞面积明显缩小，但对心率、血压及心肌耗氧指数无明显影响，上述作用不如普萘洛尔组作用显著。

（3）改善微循环：利用高分子右旋糖酐造成家兔眼球结膜微循环障碍，丹参注射液 3.0g/kg·iv 可使微循环流态显著改善，血流基本恢复正常，毛细血管网交点明显增加。丹参对犬肠系膜微循环也有改善作用。老年大鼠红细胞变形能力明显比青年大鼠减弱，丹参水煎液连续灌胃 14d，可明显改善红细胞变形能力。丹参素及丹参酮 $Ⅱ_A$ 磺酸钠均有改善微循环作用。

（4）对血流动力学的影响：对电刺激驱动豚鼠右心室乳头肌标本，丹参酮 $Ⅱ_A$ 磺酸钠显示剂量依赖性负性肌力作用，增加细胞外 Ca^{2+}

浓度可逆转负性肌力作用。丹参酮ⅡA磺酸钠20mg/kg·iv，对麻醉犬的血压、心率及外周阻力无明显影响，而心输出量和左心室作功稍有增加。给麻醉犬或兔静注丹参注射液、复方丹参注射液等均显示不同程度的降压作用。利用豚鼠离体心肌钙反常模型进行实验，发现丹参酮ⅡA磺酸钠对心肌钙反常损伤具有明显保护作用，抑制Ca^{2+}内流。

2. 对血液系统的作用　丹参及其有效成分可改善血液流变性，降低冠心病、急性心肌梗塞患者、肺心病病人血浆粘度，对红细胞电泳时间、血球压积、纤维蛋白原等指标均有调节作用。丹参还具有抑制血小板聚集、激活纤溶酶原和抗血栓形成作用。

3. 保肝作用　给大鼠连续灌胃丹参水煎液6日，对CCl_4所致急性肝损伤有明显保护作用，血清SGPT降低，肝内甘油三酯含量减少，肝坏死和炎症反应减轻。丹参注射液对CCl_4损伤的大鼠离体灌流肝脏具有保护作用，降低灌流液中SGPT减轻肝脏病理损伤。丹参对体外培养肝细胞DNA合成也有增强作用。慢性实验性肝硬化大鼠，丹参注射液治疗3周后，明显减轻肝纤维增生，降低肝内胶原蛋白含量，促进已形成的胶原纤维降解及肝纤维重吸收，丹参护肝作用机理与其抑制脂质过氧化，诱导P_{450}合成有关。

4. 对中枢神经系统作用　丹参水提醇沉液能明显抑制小鼠自主活动，增强戊巴比妥钠、氯丙嗪等的中枢抑制作用。丹参无明显抗惊厥作用。丹参具有中枢性镇痛作用。

5. 抗菌、抗炎作用　体外实验结果证明，丹参的多种成分对金黄色葡萄球菌、结核杆菌及某些癣菌有抑制作用。丹参酮具有明显的抗炎作用，能降低毛细血管通透性、减轻甲醛、角叉菜胶引起的大鼠关节肿胀，抑制白细胞游走。其抗炎作用可能与降低血中$PGF_{2\alpha}$和PGE含量有关。

6. 抗氧化作用　丹参对生物膜过氧化损伤有很强的保护作用，显著提高老龄小鼠红细胞、心、肝及肾中SOD活性。水溶性成分丹酚酸A等对由维生素C-NADPH或由Fe^{2+}-半胱氨酸诱发的大鼠脑、肝、肾微粒体的脂质过氧化都有很强的抑制效应，能有效地清除超氧阴离子。目前认为，丹参对心肌缺血再灌注损伤的保护作用、对肝损伤的保护作用以及对动脉内皮细胞的损伤保护作用，均与其抗氧化作用有关。

7. 其他　丹参素有抗动脉粥样硬化和降血脂作用。丹参对肺纤维化、肺损伤有明显保护作用。丹参具有抗肿瘤作用，但对该药是否具有促进癌转移的作用，尚存争议。

药代动力学　丹参酮ⅡA磺酸钠iv，在小鼠及大鼠体内以肝、肺和肠分布最多，肾、脾、心和胃次之，脑最低。72小时内尿中排出16.5%，粪中排出75.7%。尿中排出物除原型物外，尚有一个代谢产物。

毒性　丹参水提醇沉溶液给小鼠一次ip，LD_{50}为80.5±3.1g/kg，丹参注射液及复方丹参注射液的LD_{50}分别是36.7±3.8g/kg和61.5±5.3g/kg。给家兔连续ip丹参或复方丹参注射液2周，未见明显毒性反应。

三、延胡索（元胡）（Yanhusuo，Corydalis yanhusuo W. T. Wang）

本品为罂粟科植物延胡索Corydalis yanhusuo W. T. Wang的块茎。

性味归经　辛、苦、温。归心、肝、脾经。

功效主治　活血，行气，止痛。主治脘腹、胸胁疼痛，经行腹痛，血瘀疼痛，跌打伤痛等。

化学成分　主要为生物碱，近20多种，其中以延胡索甲素（延胡索碱，d-Corydaline）、延胡索乙素（消旋四氢巴马汀，dl-tetrahydro-palmatine）、延胡索丑素（Corydalis L）以及去氢延胡索甲素等活性较强。

药理作用

1. 镇痛　延胡索“专治一身上下诸痛，用之中的，妙不可言”（《本草纲目》）。电刺激小鼠尾法证明，延胡索粉灌胃产生镇痛作用，其强度为阿片的1/10。作用持续2h。兔光热刺激法和电总和刺激法证明，延胡索乙素（15～20mg/kg）、丑素（10～15mg/kg）、甲素（30～40mg/kg）分别静脉注射，均有镇痛作用，其中乙素和丑素的作用较甲素强。左旋四氢巴马汀能增加大鼠纹状体亮氨酸脑啡肽含量，加强电针镇痛强度并延长电针镇痛后效应。多种成瘾性实验结果均未显示延胡索乙素具有成瘾性。曾发现大鼠对乙素及丑素的镇痛作用能产生耐受性。

2. 镇静、催眠　较大剂量的延胡索乙素具有明显的镇静、催眠作用，减少小鼠自主活动，对抗咖啡因和苯丙胺的中枢兴奋作用，增强巴比妥类的催眠作用。延胡索乙素能对抗戊四氮所致惊厥，但对士的宁所致惊厥反而有增强作用。延胡索乙素的中枢抑制作用与氯丙嗪的安定作用相似，如加大剂量不引起动物麻醉，对条件反射有选择性的抑制作用等。左旋四氢巴马汀可阻断突触后DA受体，是一个新型的脑内DA受体阻断剂。

3. 对心血管系统作用　给麻醉犬iv延胡索醇提取物，能使心输出量增加，外周阻力降低，血压下降，但对心肌收缩力无明显影响。该提取物还能显著扩张冠状动脉，对股动脉也有扩张作用。左旋四氢巴马汀给大鼠iv，显示剂量依赖性降压作用，伴有心率减慢。其降压作用与阻断α-R有关。延胡索醇提取物ip，可提高小鼠心肌对^{86}Rb的摄取量，改善心肌营养性血流量，并能提高小鼠对常压及减压缺氧的耐受能力。延胡索总碱能增加离体兔心冠脉流量，对抗脑垂体后叶素所致豚鼠异常心电图的改变。延胡索乙素对豚鼠左心房具有浓度依赖性负性肌力作用。对异丙肾上腺素量效反应的影响与戊脉安相似而不同于普萘洛尔，为非竞争性拮抗作用。能明显缩短离体豚鼠心乳头肌细胞动作电位时程APD_{20}和APD_{50}，但延长APD_{90}和有效不应期，降低静息膜电位。延胡索注射液还能对抗乌头碱所致心律失常。进一步研究提示，延胡索乙素以阻止心肌细胞膜Ca^{2+}内流作用为主，对Na^+内流、K^+外流也有阻滞作用。

4. 对消化系统的作用　延胡索乙素有抑制胃液分泌、降低胃液酸度的作用。延胡索乙素能抑制兔离体肠管活动，并能阻断Ach、氯化钡及脑垂体后叶素等的兴奋作用。四氢巴马汀抑制KCl所致豚鼠结肠带平滑肌细胞的$^{45}Ca^{2+}$内流。延胡索乙素对气管平滑肌，子宫平滑肌以及骨骼肌均有松弛作用。此外，对垂体-肾上腺皮质系统有一定兴奋作用。

药代动力学　延胡索乙素口服，吸收迅速而完全，主要分布在脂肪、肺、肝及肾等脏器组织，易透过血脑屏障。主要从肾脏排泄。

毒性　延胡索醇浸膏小鼠灌胃的LD_{50}为100±4.5g/kg，延胡索乙素小鼠静脉注射的LD_{50}为146mg/kg。大剂量延胡索乙素静脉可引起兔的呼吸抑制。给猴一次灌胃乙素100mg/kg，无明显毒性，剂量增大到180mg/kg，先出现短时的兴奋，继而引起较严重的抑制效应，其后出现四肢震颤性帕金森氏综合征。临床用治疗剂量延胡索无明显不良反应，大剂量左旋四氢巴马汀（颅通定）能引起呼吸抑制及帕金森氏综合征。

四、益母草（Yimucao，Herba Leonuri）

本品为唇形科植物益母草Leonurus heterophy-llus Sweet的干燥地上部分。

性味归经　苦，辛，微寒。归肝，心包经。

功效主治　活血调经，利尿消肿。用于月经不调，痛经，经闭，恶露不尽，水肿尿少。

化学成分　主要含益母草碱、益母草定、水苏碱等生物碱类，另含二萜类、黄酮类衍生物、脂肪酸类及其他有机物。

药理作用

1. 对子宫的作用　益母草煎剂及益母草碱对兔、猫、犬及豚鼠等多种动物的子宫均呈兴奋作用。益母草煎剂用于兔离体子宫，无论未孕、早孕、晚期妊娠或产后子宫，均显示兴奋作用。益母草总碱对豚鼠离体子宫的兴奋作用，类似麦角新碱。益母草碱的作用，在浓度为0.2～1.0mg/ml的范围内，呈量效关系。当浓度超过20mg/ml时，对子宫显示抑制作用，可能与其对子宫肌膜产生局部麻醉作用有关。

2. 对心血管系统作用　益母草具有显著的增加冠脉流量和减慢心率作用，离体豚鼠心脏灌流益母草或麻醉犬静脉注射益母草均显示上述作用。益母草提取物浓度在20mg/ml时，可使离体心肌细胞团的搏动频率平均减慢49.77%，对异丙基肾上腺素引起的心率加快也有对抗作用。益母草注射液对犬实验性心肌梗塞有保护作用，能减轻病变程度，缩小梗塞范围，保护心肌超微结构。益母草还具有扩张血管，降低血管的通透性，改善肾上腺素及异丙基肾上腺素引起的肠系膜微循环障碍等作用。

3. 对血液凝固的影响　给大鼠灌胃益母草煎剂可使血栓形成时间延长，血栓长度缩短，重量减轻，血小板数减少，聚集功能减弱，凝血酶原时间及凝血活酶时间延长。益母草对血小板聚集、血小板血栓形成、纤维蛋白血栓形成、红细胞聚集等均有抑制作用。

4. 其他作用　益母草碱给麻醉猫静脉注射，使呼吸频率及振幅均显著增加。家兔静脉注射益母草碱显示一定的利尿作用。益母草二萜化合物—前益母草素对由 ConA 活化的 T 淋巴细胞有较强的促进增殖作用，提高机体的细胞免疫功能。

毒性　小鼠静脉注射益母草碱的 LD_{50} 为 572.2±37.2mg/kg，大鼠喂食 50%益母草干粉的饲料 80 天，未出现明显毒性。

五、红花（Honghua，Flos Carthami）

本品为菊科植物红花 Cathamus tinctocius L. 的干燥花。

性味归经　辛，温。归心、肝经。

功效主治　活血通经，散瘀止痛。用于经闭，痛经，恶露不行，癥瘕痞块，跌打损伤，疮疡肿痛。

化学成分　主要含红花甙(cathamin)及红花黄色素(safflower yellow)。前者包括红花醌甙及新红花甙，从后者中分出红色素及黄色素。红花还含有挥发油及糖类和氨基酸等。

药理作用

1. 对心血管系统作用　红花黄色素能增加冠脉血流量及心肌营养性血流量，而红花乙醇提取物作用不明显。红花煎剂腹腔注射对脑垂体后叶素引起的大鼠及家兔急性心肌缺血有明显的保护作用，但口服给药则无效。红花还可使反复短暂阻断冠脉血流造成的麻醉犬急性心肌缺血程度减轻，缺血范围减小，改善心电图缺血变化。红花对外周血管的作用与其机能状态有关，用含微量的肾上腺素或去甲肾上腺素的洛氏液灌流离体兔耳及豚鼠后肢血管，使其保持一定的紧张度，红花注射液有明显扩张血管作用。进一步研究表明，这种扩血管作用与α-受体阻断有关。红花煎液对正常蟾蜍内脏血管以及离体兔耳血管有不同程度的收缩作用。对高分子右旋糖苷所致兔眼球结膜微循环障碍，红花黄色素可使血流加速，毛细血管网开放数目增加，血细胞聚集程度减轻。

红花煎剂小量可使蟾蜍离体心脏及兔在体心脏轻度兴奋，而加大剂量则产生抑制作用。

红花注射液还能减轻实验性沙土鼠缺血性脑卒中引起的脑水肿程度，并降低脑卒中发生率及死亡率。

2. 对血液系统的影响　红花有抑制血小板聚集和增强纤维蛋白溶解作用。红花醇提物可延长动物全血凝固时间、血浆复钙时间及凝血酶元时间。红花黄色素、红花醌甙等对 ADP 或胶原诱导的家兔血小板聚集有抑制作用。红花有效成分还能延长大鼠体外血栓形成时间，缩短血栓长度，减轻血栓重量。红花油对高胆固醇血症小鼠有降血脂和肝脂作用。

3. 对动物耐缺氧能力的影响　红花注射液、红花甙、红花醇提取物能显著提高小鼠的耐缺氧能力，并具有抗疲劳作用。

4. 对子宫的作用　红花煎剂对小鼠、豚鼠、兔及犬等多种动物的离体及在体子宫均有明显兴奋作用，使子宫的紧张性及节律性收缩加强，甚至引起痉挛性收缩。红花煎剂阴道周围放射，可使摘除卵巢小鼠子宫重量明显增加，提示红花有雌激素样作用。

5. 其他作用　红花黄色素有镇痛和镇静作用，抑制冰醋酸引起的小鼠扭体反应，协同戊巴比妥钠及水合氯醛催眠作用。红花黄色素有抗炎作用，对大鼠甲醛性足肿胀有明显抑制作用，降低组胺引起的大鼠毛细血管通透性增加，并能抑制大鼠棉球肉芽肿。红花多糖对免疫功能显示调节作用。

毒性　红花甙小鼠 iv LD_{50} 为 2.35±0.14g/kg，醇提液为 5.3g/kg。红花黄色素给小鼠 ig 及 ip 的 LD_{50} 分别为 5.53g/kg 及 5.49g/kg。红花甙混入饲料中喂养大鼠，每日量为 0.015～1.5g/kg，连续 3 个月，未见明显毒性反应。

六、牛膝（Niuxi，Radix Achyranthes Bidendatae）

本品为苋科植物牛膝 Achyranthes bidentata BL. 的干燥根。

性味归经　苦，酸，平。归肝、肾经。

功效主治　补肝肾，强筋骨，逐瘀通经，引血下行。用于腰膝酸痛，筋骨无力，经闭癥瘕，肝阳眩晕。

化学成分　主要含三萜皂甙，水解后生成齐墩果酸和糖，又含蜕皮甾酮、牛膝甾酮等甾体类，以及多糖类。其他尚有多种氨基酸、生物碱及微量元素等。

药理作用

1. 蛋白质同化作用　蜕皮甾酮具有较强的促进蛋白质合成作用，小鼠腹腔注射或灌胃后2h，即可见肝脏细胞核、线粒体及微粒体中氨基酸前体掺入量增多。另外，给幼鼠蜕皮甾酮连续60d，能明显促进动物体重增长，肝肾蛋白质合成水平提高。

2. 对心血管系统作用　牛膝醇提液对离体蛙心、麻醉猫在体心脏均有抑制作用，静脉注射可使麻醉犬、猫、兔等血压短时下降，并无快速耐受性。怀牛膝具有降低大鼠全血粘度，红细胞压积、红细胞聚集指数的作用，并能延长大鼠凝血酶元时间和血浆复钙时间。

3. 对子宫的作用和抗生育作用　牛膝总皂甙有明显兴奋大鼠离体子宫平滑肌的作用，可使子宫收缩振幅加大，频率加快，张力增加，表现为节律性收缩加强，而很少有强直性收缩。对子宫的兴奋作用呈量效关系，但大剂量重复给药子宫兴奋作用明显减弱。怀牛膝苯提物和氯仿提物均有显著的抗生育和抗早孕作用，怀牛膝总皂甙灌胃对小鼠有一定抗生育作用，使小鼠怀孕率明显降低，死胎率增加，但该药对大鼠未显示明显抗生育作用。

4. 抗炎和镇痛作用　牛膝对小鼠二甲苯引起耳肿胀以及大鼠甲醛性足肿胀均有抑制作用，对醋酸引起的小鼠扭体反应也有明显抑制作用，说明牛膝有一定的抗炎和镇痛作用。

5. 其他　牛膝煎液或醇提液静脉注射对麻醉兔和犬有轻度利尿作用。牛膝煎剂腹腔注射对士的宁、戊四氮及咖啡因引起的小鼠惊厥无对抗作用。牛膝醇提取液对家兔离体小肠有明显兴奋作用，使收缩力加强，紧张性提高。

毒性　促蜕皮甾酮小鼠腹腔注射的LD_{50}为6.4g/kg，牛膝甾酮为7.8g/kg。牛膝煎液连续灌胃，每次60g/kg，qd，共30d，对小鼠血象，肝、肾功能以及体重行为等均无明显影响。

七、莪术（Ezhu，Rhizoma Curcumae）

本品为姜科植物蓬莪术 Curcuma phaeocaulis valeton、广西莪术 Curcuma kwangsiensis S. G. Lec et C. F. Liang 或温郁金 Curcuma wenyujin Y. H. Chen et C. Ling 的干燥根，后者习称“温莪术”。

性味归经　辛，苦，温。归肝、脾经。

功效主治　行气破血，消积止痛。用于癥瘕痞块，瘀血经闭，食积胀痛；早期宫颈癌。

化学成分　主要含挥发油。从广西莪术挥发油中鉴定有β-蒎烯、1，8-桉叶素、芳樟醇、龙脑、樟脑等13种成分；温郁金中含有α-蒎烯、β-蒎烯、樟脑、1，8-桉叶醇、龙胆等成分。

药理作用

1. 抗肿瘤作用　温莪术注射液给小鼠腹腔注射对肉瘤S_{180}有较好疗效，抑制率平均达50%以上，但对艾氏腹水癌无效。从温郁金挥发油中得到的莪术醇、莪术二酮皮下注射对小鼠肉瘤$_{37}$、宫颈癌U_{14}、艾氏腹水癌ECA均有较高的抑制率，但对肉瘤S_{180}的抑制作用则较弱。体外实验结果表明，温莪术有效成分β-榄香烯使艾氏腹水癌细胞核酸含量明显减少，其细胞毒作用可能与抑制RNA聚合酶，使DNA损伤或降低模板活性有关。

2. 对血栓形成及血液流变学的影响　莪术水提醇沉液对体内血栓形成有显著抑制作用。莪术水提液给大鼠灌胃9.0g/kg，连续7d，可显著抑制血小板聚集，降低全血粘度。

3. 其他作用　温莪术挥发油于体外能抑制多种细菌的生长，莪术静脉注射液对呼吸道合胞病毒有直接灭活作用，治疗婴幼儿合胞病毒性肺炎有较好疗效。莪术挥发油对大鼠实验性溃疡有保护作用。莪术使犬股动脉血流明显增加，莪术油注射液静脉滴注可用于治疗血栓闭塞性脉管炎。

毒性　莪术油注射液小鼠腹腔及肌肉注射的LD_{50}分别为819.8mg/kg及789.1mg/kg。

八、虎杖（Huzhang，Rhizoma Polygoni Cuspidati）

本品为蓼科植物虎杖 Polygonum cuspidatum Sieb. et Zucc. 的干燥根茎和根。

性味归经　微苦，微寒。归肝、胆、肺经。

功效主治　祛风利湿，活血定痛，止咳化痰，清热解毒。用于风湿痹痛，跌打损伤，经闭，湿热黄疸，水火烫伤，痈肿疫毒以及肺热咳嗽。

化学成分　主要含蒽醌类、二苯乙烯类、水溶性多糖和鞣质等成分。蒽醌类有大黄素、大黄素-6-甲醚、大黄酚、大黄酸及蒽甙A（anthraglycoside A）和蒽甙B（anthraglycoside B）。根中尚含白藜芦醇、虎杖甙等。从虎杖中分离出3，4，5-三羟基芪-3-β-单-D-葡萄糖苷，又称虎杖晶Ⅳ号（Polydatin，PD），具有显著药理活性。

药理作用

1. 对心血管系统作用 白藜芦醇甙50～60mg/kg静脉注射，可使麻醉猫血压下降，但对心率及收缩幅度无明显影响。离体豚鼠心脏，白藜芦醇甙大剂量可使之收缩幅度明显增大。静脉注射白藜芦醇甙，能使犬冠脉血流量增加，冠脉阻力下降，对微血管有扩张作用。虎杖结晶4号可非竞争性地拮抗去甲肾上腺素收缩家兔离体肺动脉，该药松弛肺动脉作用可被β受体阻断剂普萘洛尔减弱。虎杖晶4号于体外6.7～107.2μmol/L明显抑制花生四烯酸和ADP诱导的兔血小板聚集和TXB_2的产生。

2. 保肝、利胆 虎杖结晶4号、白藜芦醇对喂饲过氧化玉米油所致大鼠肝损害有一定保护作用，抑制过氧化脂质在肝中的堆积，减轻肝损伤。虎杖能明显促进肝胆汁分泌，松弛奥狄氏括约肌。

3. 抗菌、抗病毒 虎杖有效成分大黄素、白藜芦醇甙等对金黄色葡萄球菌、肺炎球菌等有抑制作用。白藜芦醇对多种致病性皮肤癣菌有很强的抑制作用。虎杖水煎液对单纯疱疹病毒、流感病毒、柯萨奇及埃柯病毒均有明显抑制作用。

4. 其他作用 虎杖粗品及白藜芦醇甙均有镇咳作用。虎杖煎液能对抗组胺引起的离体豚鼠气管收缩，但对乙酰胆碱引起者无对抗作用。虎杖煎剂灌胃，连续给药10d，对小鼠艾氏腹水癌有明显抑制作用，并能延长动物的存活时间，虎杖中的大黄素对小鼠肉瘤S_{180}，小鼠肝瘤、淋巴肉瘤，艾氏腹水癌等均有抑制作用，抑瘤率在30%以上。虎杖还有降血糖、降血脂、以及催眠镇痛等作用。

毒性 虎杖甙及白藜芦醇甙给小鼠腹腔注射的LD_{50}分别为1363.9±199.4mg/kg和1000.0±57.3mg/kg白藜芦醇甙给大鼠腹腔注射，50，150及700mg/kg，连续42d，各组部分动物均出现不同程度的肝细胞坏死、腹膜炎，骨髓脂肪增生，大剂量组并引起白细胞减少。虎杖蒽醌衍生物9g/kg给小鼠灌胃，观察1wk，未见死亡。

九、五灵脂（Wulingzhi，Faeces Trogopterori）

本品为鼯鼠科动物复齿鼯鼠Trogopterus xanthipes Miline-Edwards的干燥粪便。

性味归经 苦、甘、温。归肝经。

功效主治 活血化瘀，止痛、止血。用于胸胁脘腹胀痛，痛经、经闭，产后血瘀疼痛，蛇虫咬伤。

化学成分 主要为三萜类化合物，其次是含氮化合物，酚酸，二萜酸及维生素A等。

药理作用

1. 增强免疫功能 给小鼠灌服五灵脂煎液，连续15d，可明显提高T淋巴细胞转化功能，对腹腔注射兔抗小鼠淋巴细胞血清（ALS）所致小鼠免疫功能低下反应，也有明显保护作用，提高ALS模型小鼠的T淋巴细胞转化功能，并使异常升高的抑制性T细胞（Ts）功能恢复正常。

2. 对血液流变学的影响 五灵脂给大鼠静脉注射，可抑制血小板聚集，慢性支气管炎患者服用党参五灵脂合剂1～2个月后，全血比粘度、血浆比粘度，全血还原比粘度、红细胞压积等各项指标，均比治疗前明显下降。

3. 其他作用 五灵脂能增加狗肢动脉血流量，其水提物能促进小鼠肠系膜微循环障碍改善，使体外培养的乳鼠心肌细胞耗氧量减少。五灵脂对实验性胃粘膜损伤有保护作用，并能抑制胃液分泌量，调节改善胃粘膜血流。五灵脂对结核杆菌及多种皮肤真菌有抑制作用。

十、姜黄（Jianghuang，Rhizoma Curcuma Longae）

本品为姜科多年生宿根草本植物姜黄Curcuma longa L. 的根茎。

性味归经 辛、苦，温。归肝、脾经。

功效主治 破血行气，通经止痛。主治胸胁疼痛，经闭腹痛，风湿痹痛以及跌扑伤痛。

化学成分 主要含姜黄素、去甲氧基姜黄素，去二甲氧基姜黄素。姜黄素约占0.3%～1%。姜黄中含挥发油4.0%～6.0%，内含α-莪烯，β-莪烯，柠檬烯、桉叶素等。

药理作用

1. 对心血管系统作用　给大鼠灌胃姜黄素能对抗静脉注射脑垂体后叶素引起的缺血性心电图改变。姜黄素灌胃还能增加小鼠心肌营养性血流量。姜黄素静脉注射对动物血压无明显影响。

2. 对血液流变学影响　体外实验显示，姜黄素能显著抑制正常人血小板聚集。大鼠连续灌胃姜黄素5天，血小板聚集作用减弱，全血及血浆粘度降低。姜黄醇、姜黄素及挥发油对实验性高脂血症大鼠和家兔，均有明显的降低血浆胆固醇和β-脂蛋白的作用，对肝胆固醇也有降低作用，并能纠正α和β-脂蛋白比例失调。

3. 抗炎作用　姜黄素能对抗角叉莱胶引起的大鼠足趾肿胀，呈一定的量效关系，用大剂量时，抗炎作用消失。姜黄素钠能可逆性地抑制尼克丁、乙酰胆碱、5-HT、组胺等诱发的豚鼠离体回肠肌收缩。

4. 抗肿瘤作用　用鼠Dalton氏淋巴腹水瘤细胞进行组织培养及在体实验，姜黄醇提取物能抑制癌细胞生长，对中国仓鼠卵巢细胞生长也有抑制作用。姜黄抗癌活性成分主要是姜黄素。姜黄素能减少突变原致癌的可能性。

研究显示，色姜黄（Cureuma longa L.）与片姜黄（C. wenyujin）比较，降脂、抗炎及抗癌作用均较强。

5. 其他作用　姜黄具有利胆、抗氧化作用，对小鼠早、中、晚期妊娠均有明显抑制作用。

毒性　小鼠灌胃姜黄素的LD_{50}大于2g/kg，小鼠灌胃姜黄醇浸液，每只40～100g生药，观察3d，未见死亡。给大鼠喂饲料有姜黄浸膏（5.2及0.5g/kg）的饲料，连续30d，动物体重、食量及活动未见异常。

十一、水蛭（Shuizhi，Hirudo）

本品为水蛭科动物蚂蟥Whitmania pigrs Whitman，水蛭Hirudo nipponica Whitman及柳叶蚂蟥Whitmania acranulata Whitman的干燥体。

性味归经　咸、苦，平。有小毒。归肝经。

功效主治　破血，逐瘀，通经。用于癥瘕痞块，血瘀经闭，以及跌打损伤等瘀血阻滞之证。

化学成分　主要含蛋白质。水蛭素（hirudin）是其有效成分，为含有65个氨基酸的多肽。水蛭素存在于水蛭的唾液腺中，在干燥药材中已被破坏。水蛭分泌的唾液中还含有肝素、抗血栓素以及组胺样物质。

药理作用

1. 对血液系统影响　①抗凝血作用：水蛭水煎液于体外能显著延长纤维蛋白原凝聚时间。蚂蟥的五种不同提取液对凝血酶引起的家兔血液凝固有不同程度的抑制作用。水蛭素与凝血酶有极强的亲和力，能与其形成非常稳定的非共价键复合物，使凝血酶失活。水蛭素不仅能抑制纤维蛋白原形成纤维蛋白凝固过程，也能抑制凝血因子Ⅴ，Ⅷ的活化及凝血酶诱导的血小板反应。②抗血栓作用：水蛭的水煎醇沉液在体外对纤维蛋白有较强的纤溶作用。静脉注射水蛭素1g/kg，能明显抑制大鼠体内血栓形成，并能溶解凝血酶引起的血栓。水蛭素对弥漫性血管内凝血也有很好的治疗作用。水蛭的水提物、水蛭素等具有抗血小板聚集作用。③对血液流变学的影响：水蛭提取物能明显降低全血比粘度和血浆比粘度，可使红细胞电泳时间缩短。

2. 对心血管系统作用　水蛭能显著增加狗股动脉血流量，降低外周血管阻力。水蛭素腹腔注射30g/kg，能明显增加小鼠心肌营养性血流量。对垂体后叶素引起的心律不齐及缺血性心电图改变也有明显保护作用。家兔长期服用胆固醇形成高胆固醇血症及动脉粥样硬化模型，水蛭干粉同时使用，可使家兔血清总胆固醇及甘油三酯含量降低，主动脉粥样硬化斑块明显消退。

3. 其他作用　水蛭对肾功能损伤有明显保护作用，大鼠肌肉注射甘油引起急性肾小管坏死，在初发期给大鼠灌胃水蛭煎液，可使48h内血肌酐、动脉血尿素氮值均低于阳性对照组，肾脏组织损伤明显减轻。水蛭还有终止妊娠、抗肿瘤等作用。

药代动力学　狗、兔、大鼠静脉注射水蛭素的消除半衰期为1h左右。水蛭素分布于细胞外液，水蛭素以原形经肾排泄消除。

毒性　水蛭煎液小鼠皮下注射的LD_{50}为15.24±2.04g/kg，水蛭素静脉或皮下注射无明显毒副反应，对血压、心率和呼吸均无明显影响。水蛭素用后，未发现血浆中有其抗体。

十二、桃仁（Taoren，Semen Persicae）

本品为蔷薇科植物桃 Prunus persica（L.）Batsch 或山桃 Prunus davidiana（Carr.）Franch. 的干燥成熟种子。

性味归经　苦，平。归心、肝、肺、大肠经。

功效主治　活血祛瘀，润肠通便。主治经闭，痛经，癥瘕积聚，跌打损伤，肠燥便秘。

化学成分　含苦杏仁甙，挥发油，脂肪油，苦杏仁酶以及蛋白质等。油中主要含油酸、甘油脂和少量亚油酸甘油酯。

药理作用

1. 扩血管及抗凝作用　桃仁提取液静脉注射，可使家兔脑血管及外周血管流量增加，脾动脉注射，能改善大鼠肝脏微循环。桃仁能延长小鼠出凝血时间，所含三油酸甘油酯具有抗凝血活性。桃仁可使血小板内 cAMP 水平提高，抑制 ADP 诱导的血小板聚集。

2. 润肠通便　桃仁含脂肪油 45%，对肠壁及肠内容物均起润滑作用，易于排便。

3. 抗炎抗过敏　桃仁多种提取物对急性渗出性炎症以及慢性增殖性炎症均有明显对抗作用，其有效成分可能是苦杏仁甙。水溶性部分所含二种蛋白质（PR-A 和 PR-B）对二甲苯所致小鼠耳肿胀有抑制作用。桃仁提取液能抑制巩膜瓣下小梁切除术后滤床纤维母细胞增生作用。桃仁水提取物能抑制小鼠血清中的皮肤过敏抗体及豚鼠脾溶血性细胞的产生。

4. 其他作用　苦杏仁甙口服水解产生氢氰酸和苯甲醛，具有镇咳作用。桃仁能兴奋产后子宫平滑肌，促进子宫收缩止血。口服桃仁水煎剂能抑制小鼠扭体反应，产生镇痛作用。苦杏仁甙能抗实验性肝纤维化，对肝脏产生保护作用。

毒性　小鼠口服山桃仁 LD_{50} 为 25.42±0.03g/kg。桃仁的毒性主要是大量的苦杏仁甙在体内分解出较多的氢氰酸，引起中枢抑制，眩晕、头痛、心悸、瞳孔扩大，呼吸衰竭而死亡。

第十二节　化痰止咳平喘药

凡能祛痰或消痰的药物称化痰药。中医学中，痰不仅是指咯吐出来的有形可见的痰液，还包括瘰疬、痰核及停滞在脏腑经络等组织中未被排出的痰液，这种痰液为“无形之痰”。化痰药主要用于痰多咳喘，咳痰不爽等证，也用于与痰有关的瘰疬、瘿瘤等病证。能缓解或制止咳嗽、喘息的药物称止咳平喘药，主要用于咳嗽气喘等证。痰多会引起咳嗽喘息，咳喘又常挟痰，因此，痰、咳、喘三者关系密切，互为因果。镇咳利于平喘，祛痰而能止咳。

化痰止咳平喘药主要有以下药理作用。

1. 祛痰　化痰药通过促进气管腺体分泌增加以稀释痰液，使之易于咳出，或者通过增加气管纤毛运送痰液的速度产生排痰作用。最常用的动物实验是测定药物对动物气管酚红排泌量的影响以确定药物的祛痰作用。化痰药中桔梗、天南星、前胡、贝母、满山红、瓜蒌及蔊菜均有明显的祛痰作用，止咳平喘药紫菀、款冬花、白果、牡荆叶及马兜铃等也有祛痰作用。桔梗祛痰作用的有效成分是桔梗皂甙，口服后对胃粘膜和咽部粘膜产生刺激作用，引起恶心、反射性地增加呼吸道粘膜腺体分泌，使痰液稀释。含有皂甙成分的化痰止咳平喘药具有相似的祛痰作用。除皂甙外，产生祛痰作用的有效成分还有川贝母所含生物碱，蔊菜素、杜鹃素、牡荆油等。

2. 止咳平喘　常用镇咳实验是利用二氧化硫、氨水等具有刺激性气体吸入以引起动物咳嗽，观察药物对咳嗽潜伏期及咳嗽次数的影响。另外也常用电刺激猫喉上神经致咳法观察药物的镇咳作用及作用部位。桔梗、半夏、旋复花、贝母、满山红、苦杏仁、紫菀、百部、牡荆油等均具有镇咳作用。半夏、浙贝母、苦杏仁甙和百部生物碱等的镇咳作用部位在中枢。半夏止咳作用较强，但仍比可待因弱。利用组胺喷雾引起豚鼠哮喘发作，或豚鼠、家兔等离体肺灌流实验，发现旋复花、前胡、浙贝母、银杏叶、百部、蔊菜、牡荆油、马兜铃、洋金花等具有不同程度的平喘作用。

3. 抗肿瘤　半夏、天南星、苦杏仁及紫菀对实验性肿瘤有抑制作用。半夏蛋白具有凝集素作用，能够凝集人肝癌细胞、小鼠艾氏腹水癌细胞等。苦杏仁甙在体内水解产生氢氰酸，肿瘤细胞内硫氢化酶较正常细胞少，解毒能力差，易被氢氰酸杀伤。

4. 其他作用　银杏叶所含黄酮类化合物以及满山红所含梫木毒素、白果二酚、浙贝母碱等具有降压作用，银杏叶黄酮还能使离体豚鼠冠脉扩张、动物脑血流量增加。前胡丙素对大鼠离体缺血再灌注心脏有保护作用。旋覆花、葶苈、满山红、紫菀、百部和枇杷叶等具有抗菌作用，百部还具有显著的杀虫作用，能杀灭头虱、衣虱、阴虱以及鸡羽虱等。半夏制剂具有明显的镇吐作用，而生半夏有催吐作用。本类药中半夏、天南星、浙贝母、葶苈、苦杏仁、白果、枇杷叶等大量应用均有显著毒性，使用时应注意用量和用法。

一、桔梗 (Jiegeng, Radix Platycodi)

本品为桔梗科植物桔梗 Platycodon grandiflorum (Jacg.) A. DC 的根。

性味归经　苦、辛，平。归肺经。

功效主治　开宣肺气，祛痰，排脓。用于咳嗽痰多，胸闷不畅，咽痛音哑，以及肺痈胸痛，咳吐脓血，痰黄腥臭等证。

化学成分　主要含皂甙，水解产生的皂甙元为二萜酸的混合物，一种为桔梗皂甙元(platycodigenin)，另一种为远志酸(polygalacic acid)。除皂甙外还含有桔梗酸、α-菠菜甾酸-β-O-葡萄糖甙，多种氨基酸和微量元素。

药理作用

1. 祛痰镇咳　给麻醉犬灌胃桔梗煎剂 1g/kg，能明显增加呼吸道粘液的分泌量，对麻醉猫也有类似的祛痰作用。桔梗祛痰作用强度与氯化铵相似。桔梗皂甙是祛痰作用的有效成分，口服后对胃粘膜和咽喉部粘膜产生刺激作用，引起恶心，反射性地使呼吸道粘膜腺体分泌增加，痰液被稀释而易于咳出。桔梗粗制皂甙具有一定镇咳作用，给豚鼠腹腔注射桔梗皂甙，产生镇咳作用的 ED_{50} 为 6.4mg/kg。

2. 抗炎　桔梗皂甙有抗炎作用，灌胃给药能明显抑制大鼠角叉菜胶性足肿胀、大鼠棉球肉芽肿，对大鼠佐剂性关节炎也有抑制作用。桔梗粗皂甙还能降低过敏反应小鼠毛细血管通透性。

3. 抗溃疡　大鼠灌胃桔梗粗制皂甙对应激性溃疡、醋酸性溃疡均有明显抑制作用，并能抑制胃液分泌。

4. 降血糖、降血脂　家兔灌服桔梗的水或乙醇提取物 200mg/kg，可使血糖下降，连续灌胃给药对实验性四氧嘧啶致糖尿病兔也有降低血糖作用，且能抑制高糖饮食引起的血糖上升。桔梗醇提物降血糖作用较水提物强。桔梗粗皂甙还能降低大鼠肝脏中胆固醇含量，促进胆固醇和胆酸的分泌及排泄。

5. 对心血管作用　大鼠静脉注射桔梗皂甙，可引起血压下降，心率减慢，呼吸抑制。桔梗降压作用可能与其直接扩张血管有关。

5. 其他作用　桔梗无明显抗菌作用。桔梗水提取物可增强巨噬细胞的吞噬能力、增强嗜中性白细胞的杀菌力，提高溶菌酶的活性。桔梗菊粉对小鼠艾氏腹水癌等实验性肿瘤有抑制作用。桔梗粗皂甙尚具镇静、镇痛、解热作用，能抑制小鼠的自发活动，延长环已巴比妥钠的睡眠时间，抑制醋酸引起的小鼠扭体反应，并对致热小鼠有显著的解热作用。桔梗粗皂甙能减弱小鼠肠蠕动，松弛肠平滑肌。

毒性　桔梗口服一般无毒副反应，大剂量时可引起恶心、呕吐。桔梗粗皂甙有较强的溶血作用，应避免静脉注射给药。桔梗粗皂甙灌胃，小鼠及大鼠的 LD_{50} 分别为 420mg/kg 和大于 800mg/kg。

二、半夏 (Banxia, Rhizoma Pinelliae)

本品为天南星科植物三叶半夏 Pinellia ternata (Thunb.) Breit. 的干燥块茎。

性味归经　辛，温，有毒。归脾、胃、肺经。

功效主治　燥湿化痰，降逆止呕，消痞散结。用于痰多咳喘，胃气上逆恶心呕吐，胸脘痞闷，梅核气以及瘿瘤痰核、痈疽肿毒等。

化学成分　含β-谷甾醇、胡萝卜甙、3，4-二羟基苯甲醛葡萄糖甙、多种氨基酸、生物碱、半夏蛋白及鞣质等。

药理作用

1. 镇咳　生半夏、姜半夏、明矾半夏的水煎液灌胃，对电刺激猫喉上神经引起的咳嗽有明显抑制作用，且可持续5h以上。半夏镇咳作用部位在中枢、其镇咳作用强度不如可待因。家种半夏的醇提液对氨水引起的小鼠咳嗽以及枸橼酸引起豚鼠咳嗽均有明显抑制作用。

2. 镇吐和催吐 半夏加热炮制或加姜汁、明矾炮制的各种制剂，对去水吗啡、洋地黄、硫酸铜等引起的呕吐均有一定的抑制作用。以上三种药物致吐作用机理不同，而半夏均有对抗作用，提示半夏镇吐作用部位在呕吐中枢。生半夏及未经高温处理的半夏流浸膏对动物具有催吐作用。半夏镇吐作用的有效成分可能是葡萄糖醛酸甙、生物碱、甲硫氨酸等；催吐作用成分是3，4-二羟基苯甲醛葡萄糖甙，其甙元有强烈的刺激性。

3. 抗生育 半夏蛋白有抗小鼠早孕作用，能终止早期妊娠。半夏蛋白与子宫内膜、腺管上皮细胞及胚胎部分细胞团呈专一性的结合而产生抗生育作用。半夏蛋白还有很强的抗兔胚泡着床作用。

4. 抗肿瘤 半夏蛋白是一种具有凝集素作用的蛋白质，小鼠脾细胞、人肝癌细胞、艾氏腹水癌和腹水型肝癌细胞均可被半夏蛋白凝集，此种凝集作用具有动物种属专一性和细胞类别专一性。半夏的稀醇或水浸出液对动物多种实验性肿瘤都有明显的抑制作用，据认为这与半夏所含葫芦巴碱和β-谷甾醇有关，这二种成分已被证实有抗动物实验性肿瘤作用。

5. 对消化系统作用 半夏能显著抑制胃液分泌，降低胃液酸度。它能促进家兔胆汁分泌，并降低奥狄氏括约肌的张力。半夏能显著促进在体肠道推进功能，但对离体肠管收缩活动的影响比较复杂，一方面能增强豚鼠离体肠管的收缩活动，另一方面又能对抗乙酰胆碱、组胺、氯化钡等引起的平滑肌收缩活动。

毒性 生半夏口服对口腔、喉头、消化道粘膜有强烈刺激性，引起水肿、疼痛、失音、流涎、呼吸困难，甚至因窒息而死亡。生半夏浸膏小鼠一次腹腔注射的LD_{50}为325mg 生药/kg，生半夏混悬液口服的LD_{50}为42.7±1.27g/kg。生半夏汤剂和制半夏汤剂给小鼠连续灌胃，总量达100g/kg，未见对小鼠有明显的毒性作用。生半夏粉灌胃，9g/kg，对妊娠母鼠和胚胎均有显著的毒性，制半夏粉的毒性低，同等剂量灌胃对母鼠及胚胎无明显影响，与正常对照组比无明显差异。制半夏汤剂30g/kg（相当于临床常用量的150倍）能引起孕鼠阴道出血，胚胎早期死亡的数量增加，胎儿体重显著降低。

三、旋覆花（Xuanfuhua，Flos Inulae）

本品为菊科植物旋覆花 Inula japonica Thunb. 或欧亚旋覆花 Inula britannica L. 的干燥头状花序。

性味归经 苦、辛、咸，微温。归肺、脾、胃、大肠经。

功效主治 降气，消痰，行水，止呕。用于风寒咳嗽，痰饮蓄结，胸膈痞满，喘咳痰多，呕吐噫气，心下痞硬。

化学成分 旋覆花的地上部分（包括头状花序）含旋覆花内酯（inulicin）、蒲公英甾醇等。欧亚旋覆花含旋覆花内酯、天人菊内酯（gaillardin）、槲皮素、槲皮黄苷、异槲皮苷、槲皮万寿菊苷、咖啡酸、绿原酸等多种化合物。

药理作用

1. 平喘镇咳 旋覆花黄酮对组胺引起的豚鼠支气管痉挛性哮喘有明显的保护作用，并对组胺引起的豚鼠离体气管痉挛性收缩也有对抗作用，此作用比氨茶碱弱，作用出现缓慢。小鼠氨水吸入致咳法及小鼠酚红气管排泌法实验结果表明，旋覆花黄酮无明显镇咳及祛痰作用。旋覆花煎剂腹腔注射对小鼠有显著的镇咳作用，但祛痰效果不明显。

2. 抗菌 体外抗菌实验结果显示，旋覆花煎剂对金黄色葡萄球菌、炭疽杆菌和福氏痢疾杆菌有明显的抑制作用，但对溶血性链球菌、大肠杆菌、伤寒杆菌、绿脓杆菌、变形杆菌及白喉杆菌等多种致病菌的作用弱或无抑制作用。

3. 保肝 旋覆花的热水提取物对细菌脂多糖（LPS）所致免疫学肝损伤小鼠有保护作用，使小鼠存活率增加。旋覆花有效成分 IB-3-2能降低四氯化碳和半乳糖胺引起肝损伤小鼠 SGOT 及 SGPT。

毒性 旋覆花煎剂小鼠腹腔注射的LD_{50}为22.5g/kg，给药后小鼠出现呼吸加快、兴奋、抽搐、举尾、四肢震颤而死亡。

四、天南星（Tiannanxing，Rhizoma Arisaematis）

本品为天南星科植物天南星 Arisaema erubescens（Wall.）Schott.，异叶天南星 Arisaema beterophyllum Bl. 或东北天南星 Arisaema amurense Maxim. 的干燥块茎。

性味归经　苦、辛，温，有毒。归肺、肝、脾经。

功效主治　燥湿化痰，祛风止痉。用于顽痰咳嗽。胸膈胀闷、风痰眩晕、中风痰壅、口眼㖞斜、癫痫及破伤风。外用能散结消肿止痛，用于痈疽肿痛。

化学成分　含多种氨基酸，如γ-氨基丁酸、鸟氨酸、瓜氨酸、精氨酸、谷氨酸、天门冬氨酸及亮氨酸等。此外还含有三萜皂甙、安息香酸、β-谷甾醇、生物碱及多种金属元素。

药理作用

1. 祛痰　日本天南星煎剂灌胃 1g/kg，对麻醉兔有一定祛痰作用。小鼠气管酚红排泌法实验证明，天南星水剂有显著祛痰作用。

2. 镇静、抗惊厥　兔、大鼠腹腔注射天南星水煎剂后，自主活动减少，翻正反射迟钝，呈现安静。该药还能协同戊巴比妥钠的催眠作用，明显延长小鼠的睡眠时间。日本天南星腹腔注射能提高兔的电惊厥阈，但不能防止小鼠或大鼠最大电休克发作。小鼠腹腔注射日本天南星水浸剂，能明显降低士的宁、戊四氮、咖啡因所致惊厥率。

3. 镇痛　小鼠热板法实验表明，天南星有明显的镇痛作用。

4. 抗肿瘤　鲜天南星水煎醇沉的浓缩制剂，于体外对 Hela 细胞有抑制作用，对小鼠实验性肿瘤也有效，如对肉瘤 S_{180}、HCA 实体瘤、U_{14} 等均有一定抑制作用。抗癌有效成分被证明为 d-甘露醇。

毒性　生天南星对粘膜有较强刺激性，误食可引起口舌麻木、粘膜糜烂、水肿、流涎、张口困难，严重时可出现窒息。皮肤接触生天南星可致搔痒。经粘膜刺激性实验、急性和亚急性毒性试验比较，证明炮制能够使天南星的毒性降低或消除。

五、前胡（Qianhu，Radix Peucedani）

本品为伞形科植物白花前胡 Peucedanum praeruptorum Dunn 或紫花前胡 Peucedanum decursivum Maxim. 的干燥根。

性味归经　苦、辛，微寒。归肺经。

功效主治　降气祛痰，宣散风热。用于肺气不降、喘咳、痰稠，以及外感风热。

化学成分　主要含有多种类型的香豆素类化合物及其糖苷，其他尚含三萜糖甙、甾体糖苷及挥发油等。

药理作用

1. 祛痰　给麻醉猫灌服前胡煎剂 1g/kg，能增加呼吸道腺体分泌、显示祛痰作用。用碘液注入猫的肋膜腔引起咳嗽，灌服前胡煎剂未见明显镇咳作用。

2. 松弛内脏平滑肌　家兔离体气管实验发现，白花前胡石油醚提取物对乙酰胆碱和氯化钾所致收缩状态的气管平滑肌呈现舒张作用，当浓度分别为 1×10^{-4}，5×10^{-5}，1×10^{-5} g/ml 时，对乙酰胆碱所致家兔气管平滑肌收缩的最大反应的抑制率分别为 78%，37%和 22%，呈明显的量效关系。白花前胡乙醚提取物使乙酰胆碱引起的支气管平滑肌收缩反应曲线右移，但不平行，使最大反应降低。紫花前胡甲醇提取物能非竞争性地抑制由乙酰胆碱及组胺引起的豚鼠小肠收缩。前胡提取物对平滑肌的松弛作用与其钙拮抗作用有关，白花前胡甲素能抑制因细胞外 Ca^{2+} 的流入引起的豚鼠结肠带收缩。大鼠子宫平滑肌细胞的 Ca^{2+} 逆转试验发现，紫花前胡素 Pα-Ia 等有 Ca^{2+} 拮抗作用。

3. 对心血管作用　大鼠腹腔注射前胡丙素，使离体缺血再灌注心脏收缩和舒张性能在 35min 时得到改善，尤以舒张性能改善明显，并能促进 CO、CF、SV 及 HR 恢复，提高心脏工作效率，减少 CK 释放和心肌线粒体 Ca^{2+} 含量。前胡丙素对心肌缺血的保护作用与硝苯吡啶相似。利用培养的乳鼠心肌细胞测定 $^{45}Ca^{2+}$ 的摄入及细胞内游离 Ca^{2+} 的浓度，结果表明，前胡丙素可浓度依赖性地抑制 $^{45}Ca^{2+}$ 的摄入，并对去甲肾上腺素、氯化钾引起的 $^{45}Ca^{2+}$ 摄入增加也有抑制作用，提示前胡丙素对心肌细胞的作用与其阻滞钙通道有关。白花前胡提取粗晶和正丁醇提取物能增加麻醉猫的冠状窦血流量，对心率和心电图无明显影响。白花前胡石油醚提取物对人离体肺动脉环具有舒张作用。

4. 其他作用　紫花前胡能抑制 ADP 诱导

的人血小板聚集，此作用可能与其抑制 Ca^{2+} 内流有关。紫花前胡素等对刀豆球蛋白 A 引起的肥大细胞组胺释放有抑制作用。前胡还有一定的抗菌、抗癌、镇静等作用。

六、浙贝母 (zhebeimu, Bulbus Fritillariae Thunbergii)

本品为百合科植物浙贝母 Fritillaria thunbergii Miq. 的干燥鳞茎。

性味归经　苦，寒。归肺、心经。

功效主治　清热化痰、散结解毒。用于风热咳嗽、肺痈喉痹、瘰疬、疮疡肿毒等。

化学成分　含多种生物碱，有浙贝母碱 (peimine)、去氢浙贝母碱 (peiminine) 等，此外尚含甾类化合物贝母醇、浙贝母碱葡萄糖甙。

药理作用

1. 镇咳祛痰　浙贝母碱和去氢浙贝母碱对小鼠吸入氨气引起的咳嗽有抑制作用，灌胃 4mg/kg 的作用强度与可待因 8mg/kg 相当。以上二种成分对电刺激猫喉上神经引起的咳嗽也有抑制作用，提示其镇咳作用部位在中枢。浙贝母能增加小鼠酚红气管分泌量，显示祛痰作用。

2. 平喘　浙贝母碱有松弛支气管平滑肌作用，以低浓度浙贝母碱灌流猫和家兔离体肺，能松弛支气管平滑肌，而高浓度则使之收缩。

3. 对心血管系统作用　大剂量浙贝母碱和去氢浙贝母碱可使犬、猫、兔的血压下降。这二种生物碱以 1∶5000～1∶1000 浓度灌流离体蛙心，可使心率减慢，房室传导阻滞。

4. 其他作用　浙贝母碱滴眼能使瞳孔扩大，对光反射消失，扩瞳作用较阿托品或后马托品强大而持久。去氢浙贝母碱能短暂抑制犬的唾液分泌，作用较阿托品弱。低浓度的浙贝母碱能加强离体家兔子宫的收缩，使张力增加，甚至引起痉挛性收缩，对已孕子宫作用强于未孕子宫。双苄胺能阻断浙贝母碱兴奋子宫作用，说明此作用与兴奋肾上腺素受体有关。浙贝母和去氢浙贝母碱还有中枢抑制作用。

毒性　大剂量浙贝母碱和去氢浙贝母碱均能引起动物血压下降，呼吸抑制。去氢浙贝母碱毒性较高，中毒症状为呼吸抑制、瞳孔散大、震颤、惊厥，最后呼吸衰竭而死亡。

七、川贝母 (Chuanbeimu, Bulbus Fritillariae Cirrhosae)

本品为百合科植物川贝母 Fritillaria Cirrhosa D. Don、暗紫贝母 Fritillaria unibracteata Hsiao et K. C. Hsia.、甘肃贝母 Fritillaria Przewalskii Maxim. 或棱砂贝母 Fritillaria delavayi Franch. 的干燥鳞茎。

性味归经　苦、甘，微寒。归肺、心经。

功效主治　清热润肺，化痰止咳。用于肺热燥咳、干咳少痰、阴虚劳嗽、咯痰带血。

化学成分　含多种生物碱，川贝含有青贝碱 (chinpeimine)、松贝碱 (sonpeimine)、川贝碱 (fritimine) 及西贝母碱 (sipeimine) 等。暗砂贝母除含生物碱外，还含有蔗糖和皂甙等。

药理作用

1. 镇咳祛痰　小鼠氨水引咳法实验结果显示，川贝母总生物碱及非生物碱部分灌胃，每只小鼠 0.25～0.5mg 具有镇咳作用，但川贝母乙醇提得的流浸膏灌胃未见镇咳作用。小鼠二氧化硫引咳法试验结果显示，川贝母生物碱无明显镇咳作用，但其皂甙可使小鼠咳嗽潜伏期延长。小鼠酚红气管排泌法显示，川贝母流浸膏、生物碱及皂甙均有不同程度的祛痰作用。

2. 其他作用　西贝母碱对动物在体及离体肠管均有明显松弛作用，而对豚鼠离体子宫有兴奋作用，使子宫张力增加。川贝母碱可使兔血糖升高并维持 2 小时以上。川贝母碱和西贝母碱均使动物血压降低。

毒性　川贝母碱小鼠静脉注射 MLD 为 40mg/kg，兔静脉注射 MLD 为 12～15mg/kg。

八、蔊菜 (Hancai, Herba Rorippae)

本品为十字花科植物蔊菜 Rorippa montana (Wall.) Small 的全草。

性味归经　苦、辛，微寒。归肺、肝经。

功效主治　祛痰止咳，清热解毒，利湿退黄。用于咳嗽痰喘、感冒发热，咽喉肿痛，湿热黄疸。

化学成分　含蔊菜素 (rorifone)、蔊菜酰胺 (rorifamide)，尚含黄酮类化合物、生物碱及有机酸等。

药理作用

1. 祛痰平喘　动物气管酚红排泌法试验结果显示，给家兔灌胃蔊菜素有明显祛痰作用；给小鼠灌胃蔊菜素，酚红排泌量是对照组的二倍。豚鼠灌胃蔊菜素160mg/kg，能明显对抗组胺与乙酰胆碱混合喷雾引起的哮喘，使潜伏期延长。小鼠灌胃蔊菜素80mg/kg，对二氧化硫引起的咳嗽无明显对抗作用。

2．抗菌　体外抗菌试验结果表明，蔊菜素对肺炎球菌、金黄色葡萄球菌、大肠杆菌、流感杆菌、变形杆菌、绿脓杆菌及痢疾杆菌均有一定的抑制作用。

3．体内过程　小鼠口服蔊菜素，6～8小时后血中浓度达高峰。在胃组织中分布最多，脑组织中最低。24小时尿中排出蔊菜素达87%。蔊菜素主要在肝脏中代谢，代谢产物为硫氰酸盐。

毒性　小鼠灌胃天然蔊菜素的LD_{50}为423～302mg/kg。中毒症状表现为小鼠出现呼吸先抑制，后兴奋，再转入抑制，共济失调，惊厥，24小时内死亡。蔊菜素的毒性与所含氰基有关，当家兔灌胃致死剂量（400mg/kg）的蔊菜素后约半小时出现中毒症状，立即静脉注射氰基解毒药硫代硫酸钠，可使家兔完全恢复正常。蔊菜素去氰基衍生物的毒性比蔊菜素降低10倍以上。

九、胖大海（Pangdahai，Semen Sterculiae Lychnophorae）

本品为梧桐科植物胖大海 Sterculia lychnophora Hance. 的干燥成熟种子。

性味归经　甘，寒。归肺、大肠经。

功效主治　清热润肺，利咽解毒，润肠通便。用于肺热声哑，干咳无痰，咽喉干痛，热结便秘，头痛目赤。

化学成分　本品种子外层含西黄芪胶粘素，果皮含半乳糖、戊糖等。

药理作用　给兔灌服胖大海种子浸出液，产生缓和的泻下作用，其作用机理是胖大海口服后能增大肠内容积，刺激肠壁，反射性地引起肠蠕动增加的结果。胖大海仁（去脂干粉）制成25%溶液，注射或灌胃给药均可使犬、猫的血压明显下降。胖大海仁提取物静脉注射，产生利尿作用。给豚鼠皮下注射胖大海的各种提取物，能使电刺激引起的痛反应阈值升高，显示镇痛作用。

小鼠口服胖大海的LD_{50}为12.96g/kg，曾有服用胖大海20g沸水浸泡液过敏的报道。

十、满山红（Manshanhong，Folium Rhododendri Daurici）

本品为杜鹃花科植物兴安杜鹃 Rhododendron dauricum L. 的干燥叶。

性味归经　辛、苦、温。归肺、脾经。

功效主治　止咳、祛痰。用于急慢性支气管炎。

化学成分　主要含黄酮类，挥发油及有机酸等。黄酮类有杜鹃素（farrerol）、金丝桃甙、萹蓄甙、杜鹃黄素、二氢槲皮素等。挥发油含大牻牛儿酮、桉油素、愈创木薁等。另含梫木毒素、氢醌等。

药理作用

1．镇咳、平喘、祛痰　大牻牛儿酮给小鼠灌胃具有镇咳作用，每只5mg作用强度与可待因2mg相当。大牻牛儿酮腹腔注射能对抗组胺引起的豚鼠支气管痉挛作用。家兔气管内注入少量墨汁，测定气管纤毛运送粘液速度，腹腔注射杜鹃素后可使运行速度明显加快，显示祛痰作用。临床观察发现杜鹃素祛痰作用较强，止咳次之，平喘作用较差。

2．抗炎抑菌　愈创木薁等成分有抗炎作用，杜鹃素对金黄色葡萄球菌有抑制作用。丁香酸和香草酸有抗细菌及真菌作用，茴香酸也有抗菌防腐作用。

3．降压、利尿　梫木毒素静脉注射对麻醉猫产生降压作用。萹蓄甙口服或腹腔注射对大鼠均有显著利尿作用，静脉注射对麻醉猫也有降压作用，且随剂量加大作用增强。

4．其他作用　梫木毒素有一定的镇痛作用。丁香酸有镇静和局部麻醉作用。杜鹃素在体外能抑制大鼠气管—肺组织呼吸，降低耗氧量。

毒性　梫木毒素小鼠腹腔注射的LD_{50}约为1.3mg；萹蓄甙小鼠腹腔注射LD_{50}为1.173g/kg；杜鹃素小鼠口服的LD_{50}为1500±23mg/kg；大牻牛儿酮小鼠口服的LD_{50}为970mg/kg；氢醌大鼠口服LD_{50}为320mg/kg。

十一、苦杏仁（Kuxingren，Semen Armeniacae Amarum）

本品为蔷薇科植物山杏 Prunus armeniaca L. Var. ansu Maxim.、西伯利亚杏 Prunus sibirica L.、东北杏 Prunus mandshurica (Maxim.) Koehne 或杏 Prunus armeniaca L. 的干燥成熟种子。

性味归经 苦，微温，有小毒。归肺、大肠经。

功效主治 降气止咳平喘，润肠通便。用于咳嗽气喘，胸满痰多，血虚津枯，肠燥便秘。

化学成分 含苦杏仁甙(amygdalin)、苦杏仁酶 (amygdalase)，苦杏仁甙分解产生苯甲醛和氢氰酸。另含脂肪油，其中油酸含量最高。苦杏仁中还含有挥发性成分及蛋白质和氨基酸等。

药理作用

1. 止咳平喘 苦杏仁甙口服后在体内缓慢分解产生氢氰酸，氢氰酸对呼吸中枢有抑制作用，产生镇咳平喘效应。苦杏仁甙可促进动物肺表面活性物质的合成，使油酸型呼吸窘迫综合征实验动物病变得到改善。

2. 对消化系统作用 苦杏仁含脂肪油，口服对肠壁及肠内容物起到润滑作用，产生润肠通便功效。苦杏仁甙水解产物苯甲醛在体内外均能抑制胃蛋白酶活性。杏仁水溶性部分的胃蛋白酶水解产物对四氯化碳肝损伤大鼠，可降低血清 SGOT 及 SGPT 水平以及抑制羟脯氨酸含量的升高，并抑制优球蛋白溶解时间的延长，该产物还能抑制鼠肝结缔组织的增生，但不能抑制 D-半乳糖胺引起的鼠 SGOT 和 SGPT 水平升高。

3. 抗肿瘤 苦杏仁甙抗肿瘤作用研究结果颇不一致。苦杏仁甙、苯甲醛、氢氰酸体外试验证明均有微弱的抗肿瘤作用。对接种 W_{256} 癌肉瘤大鼠，苦杏仁甙可使其平均生存期延长。幼年大鼠长期吸入氢氰酸蒸气，能使体重增长停止，并能延缓移植性大鼠 Jensen 肉瘤的生长，使肿瘤退化，但有效量接近致死量。小鼠自由摄食苦杏仁，可抑制艾氏腹水癌的生长，延长生存期。苦杏仁甙抗肿瘤作用机理可能因为癌细胞内硫氰化酶较正常细胞少，对苦杏仁甙水解产生的氢氰酸的解毒能力较弱，而使苦杏仁甙对肿瘤细胞有选择性的杀伤作用。另一方面，认为苦杏仁甙没有抗肿瘤作用的试验报道也较多，如苦杏仁甙对 P_{388} 淋巴细胞及 P_{815} 肥大细胞白血病无效，对小鼠 BW_{5147} 淋巴性白血病及 B_{16} 黑色素瘤、移植肿瘤 S_{180}、血细胞瘤 LPC-1，白血病 L_{1210}，Mecca 淋巴肉瘤、骨肉瘤、乳腺癌、肝癌等均无效。可见苦杏仁甙的抗肿瘤作用值得进一步研究确定。

4. 其他作用 苦杏仁甙有抗突变作用，镇痛及抗炎等作用，并能促进小鼠脾脏 T 淋巴细胞的增殖。

药代动力学 苦杏仁甙体内过程符合开放二室模型，静脉给药分布半衰期为 6.2min，消除半衰期为 120.3min。苦杏仁甙主要经肾脏排泄。

毒性 苦杏仁甙分解产生大量氢氰酸，能抑制细胞色素氧化酶，使细胞氧化反应停止，引起组织窒息，严重者可导致死亡。苦杏仁甙口服在胃肠道更易分解产生氢氰酸，使其毒性比静脉注射给药更强。中毒解救宜选用亚硝酸化合物及硫代硫酸钠。苦杏仁甙大鼠口服的 LD_{50} 为 0.6g/kg。

十二、紫菀 (Ziwan, Radix Asteris)

本品为菊科植物紫菀 Aster tataricus L. f. 的干燥根及根茎。

性味归经 辛、苦，温。归肺经。

功效主治 润肺下气，消痰止咳。用于痰多喘咳，新久咳嗽，劳嗽咳血。

化学成分 根内含紫菀皂甙 (asterprosaponin)、紫菀酮 (shionone)、紫菀醇、槲皮素、无羁萜、表无羁萜醇等。另含挥发油成分，毛叶醇、乙酸毛叶醇、茴香醚以及烃、脂肪酸、芳香酸等。紫菀的地上部分含紫菀皂甙。

药理作用

1. 祛痰 紫菀水煎剂及其粗提物灌胃，对麻醉兔和大鼠均有较明显祛痰作用，使气管分泌增加。紫菀的苯及甲醇提取物也有祛痰作用。进一步研究提示，丁基-D-核酮糖甙 (butyl-D-ribuloside) 是紫菀祛痰有效成分。

2. 镇咳 紫菀煎剂对碘液注入猫右肋膜腔引起的咳嗽无明显作用。紫菀酮小鼠腹腔注射对氨水喷雾引起的咳嗽有较好的镇咳作用。

3. 抑菌 体外试验证明，紫菀对大肠杆菌、宋氏痢疾杆菌、变形杆菌、伤寒杆菌、绿脓杆菌、霍乱弧菌，以及常见致病皮肤真菌等均有一定的抑制作用。紫菀水煎剂在鸡胚尿囊内对流感病毒有明显的抑制作用。

4. 抗肿瘤 表无羁萜醇对艾氏腹水癌有

一定抗癌作用。紫菀根中分离出的环肽类化合物对 S_{180} 有抗肿瘤作用。

毒性　紫菀皂甙具有较强的溶血作用。

十三、款冬花（Kuandonghua，Flos Farfarae）

本品为菊科植物款冬 Tussilago farfaral. 的干燥花蕾。

性味归经　辛、微苦，温。归肺经。

功效主治　润肺下气，止咳化痰。用于新久咳嗽，喘咳痰多，劳嗽咳血。

化学成分　含黄酮类，有芸香苷、金丝桃苷、槲皮素及山柰素等；倍半萜类，有款冬酮（tussilagone）、款冬素（tussilagin）等；生物碱类，千里碱（senecionine）；挥发油成分，香芹酚（carvacrol）、十六烷酸甲酯，以及款冬二醇（faradiol）及降香醇等。

药理作用

1．镇咳、祛痰、平喘　给狗灌胃款冬花煎剂有显著镇咳作用，小剂量对小鼠镇咳作用不明显，加大剂量可产生明显的镇咳作用。款冬花乙醇提取物有镇咳作用，其乙酸乙酯提取物对猫有一定祛痰作用。兔和豚鼠离体气管——肺灌流试验证明，款冬花醚提取液小量时略有支气管舒张作用，加大剂量反见收缩作用。对组胺引起的豚鼠气管痉挛，无肯定的解痉作用。

款冬花醇提取物和醚提取物静脉注射，对麻醉猫和兔有呼吸兴奋作用，有时伴有呼吸兴奋前和后的呼吸暂停现象。

2．对心血管系统作用　款冬花醇提液和煎剂静脉注射，对猫血压有短暂的微降作用，随后使血压急剧上升，并维持较长时间。醚提取物对猫、兔、犬和大鼠血压，一般无早期短暂的降压作用，但升压作用更强。醚提取物对失血性休克猫的升压作用极显著，且具有用量小、作用强、出现作用快、持续时间长的特点，反复给药无快速耐受性。款冬酮升压作用呈剂量依赖性，其升压作用不被六烃季胺阻断，但可被 α 受体阻断剂酚妥拉明减弱，也可被利血平减弱。款冬酮收缩兔主动脉条作用不被酚妥拉明和维拉帕米阻断，但在无 Ca^{2+} 溶液中作用显著减弱。以上试验结果提示，款冬酮的升压作用部位在外周，通过促进儿茶酚胺类释放、直接收缩血管平滑肌等环节产生作用。款冬酮收缩血管，增加外周阻力，而对心肌纤维等容收缩速度、中心静脉压、冠状动脉及肾动脉血流量无明显影响。对失血性大，款冬酮可使心肌纤维缩短速度及心输出量明显增加，并使心肌力量——速度向量环的形态恢复，接近于正常。

3．其他作用　款冬花醚提取物对胃肠平滑肌呈抑制作用，可对抗氧化钡引起的肠管收缩。对在体和离体子宫，小量时兴奋，大量时抑制。款冬素等还有抑制血小板聚集作用。

毒性　款冬花煎剂小鼠灌胃给药 LD_{50} 为 124g/kg，醇提取物腹腔注射的 LD_{50} 为 112g/kg，醚提取物腹腔注射的 LD_{50} 为 43g/kg。动物中毒表现为狂躁不安、呼吸兴奋、肌肉紧张、颤动、阵挛，最后惊厥死亡。

十四、白果（Baiguo，Semen Ginkgo）

本品为银杏科植物银杏 Ginkgo biloba L. 的干燥成熟种子。

性味归经　甘、苦、涩，平，有小毒。归肺经。

功效主治　敛肺平喘，收涩止带。用于痰多喘咳，带下白浊，遗尿尿频。

化学成分　含黄酮类，有山柰酚、山柰酚-3-鼠李葡萄糖甙、槲皮素等；双黄酮类有白果素（Bilolbetin）、银杏素（Ginkgetin）等；儿茶素类有（+）-儿茶素五乙酯等；酚类有白果酸（ginkgolic acid），白果酚（ginkgol）等；另外还含有多种有机酸、醇类及生物碱。

药理作用

1．对呼吸系统的作用　小鼠腹腔注射银杏乙醇提取物，可使呼吸道酚红排泌量增加，似有祛痰作用。对离体豚鼠气管平滑肌有较弱的松弛作用。灌胃给药对小鼠氨水吸入引起的咳嗽，无明显对抗作用。复方银杏喷雾剂对二氧化硫所致大鼠慢性气管炎有一定保护作用。

2．对循环系统的影响　白果二酚对兔有短暂的降压作用，对豚鼠、大鼠及兔，可使其毛细血管的通透性增加。白果二酚能促进组胺释放，引起毛细血管通透性增加，导致水肿。此作用可被抗组胺药扑尔敏对抗。银杏提取物对健康人血压及心率均无明显影响。银杏外种皮水提物 0.02g/kg 能显著降低麻醉犬血压，去甲肾上腺素及心得安对此作用无明显影响，重复给药有快速耐受性。同等剂量水提物能使犬左心室内压（LVP）明显降低，体外灌流能使大鼠心输出量减少，冠脉流量增加。

3. 清除自由基　银杏外种皮水溶性成分能清除在有氧存在下黄嘌呤氧化酶系统产生的超氧自由基，抑制化学发光。老年小鼠口服12d后，能阻止脾脏组织的老年色素颗粒形成，并使已形成的色素颗粒变得分散，数量减少。

4. 抗菌　体外试验表明，白果肉，白果汁、白果酚及白果酸对人型结核杆菌和牛型结核杆菌均有抑制作用。白果提取物灌胃，对感染人型结核杆菌的豚鼠有明显治疗作用。白果对多种细菌及致病性皮肤真菌也有一定的抑制作用。

毒性　生白果有毒，大量食用能引起呕吐、腹泻、抽搐、烦躁不安，呼吸困难等症。白果外果皮含有银杏毒，白果酚和银杏毒均有溶血作用。银杏毒可引起皮炎，对蛙的中枢神经系统有麻醉作用。银杏毒给家兔静脉注射，引起血压下降，呼吸困难，惊厥死亡。银杏仁中所含的中性成分皮下注射能引起小鼠惊厥死亡。

十五、银杏叶（Yinxingye，Folium Ginkgo）

银杏叶为银杏科植物银杏 Ginkgo biloba L. 的树叶。

性味归经　甘、苦、涩，性平。归肺、肾经。

功效主治　敛肺、平喘、活血止痛。用于肺虚咳喘、高血脂、高血压、冠心病及脑血管痉挛性疾病。

化学成分　黄酮类成分含量较高，有黄酮、黄酮醇及其甙类，银杏双黄酮、异银杏双黄酮（isogindgetin），白果素，槲皮素、山柰素、鼠李素、异鼠李素、山柰素-3-鼠李糖葡萄糖甙，银杏内酯（ginkgolide）及白果内酯（bilobalide）等。

药理作用

1. 对心脑血管作用　银杏叶所含的黄酮类化合物能使离体豚鼠冠脉扩张，使在体豚鼠后肢血管及离体大鼠后肢血管扩张，使兔颈动脉和耳动脉血流量增加。银杏叶的乙醇提取物能对抗肾上腺素所致离体兔耳血管收缩。银杏叶能显著增加猫、犬的脑血流量，降低脑血管阻力。银杏叶所含黄酮类化合物治疗量对大鼠、豚鼠、兔和猫的心率、血压及呼吸均无明显影响，但加大剂量能引起豚鼠血压中等度降低、呼吸加快、心率减慢。

2. 抗血栓形成　银杏叶所含异银杏双黄酮能使大鼠血栓长度缩短，血栓的湿、干重减轻。银杏苦内酯具有抑制血小板活化因子（PAF）以及环氧合酶或脂氧合酶的作用。银杏叶提取物还能降低红细胞聚集性，增加血流速度。

3. 清除自由基作用　银杏叶总黄酮大鼠腹腔注射，能提高超氧化物歧化酶的活性，降低血液粘度。

4. 松弛平滑肌　银杏叶的乙醇提取物对气管平滑肌有直接松弛作用，能对抗组胺及乙酰胆碱引起的离体豚鼠气管平滑肌痉挛，制止组胺引起的豚鼠哮喘发作。银杏叶所含黄酮类，在豚鼠肺溢流实验或组胺喷雾实验中，均显示支气管扩张作用，β-受体阻断剂心得安能对抗此作用。银杏叶的乙醇提取物与黄酮甙类对豚鼠离体肠管有解痉作用，对抗组胺、乙酰胆碱及氧化钡所致的痉挛。

5. 其他作用　银杏绿叶粗提物对EB病毒有抑制作用。银杏叶醇提物及水提物均能明显改善亚硝酸钠和东莨菪碱引起的小鼠记忆损害。

毒性　给犬每天注射大剂量的银杏叶乙醇提取物，连续1周，可引起流涎、恶心、呕吐、腹泻、食欲减退等胃肠道症状。组织学检查，可见小肠粘膜分泌亢进。银杏叶所含黄酮类亚急性毒性实验中，未发现对动物的心、肝、脾、肺、肾及动脉的形态亦有影响。异银杏双黄酮小鼠静脉注射 LD_{50} 为242mg/kg。

十六、百部（Baibu，Radix Stemonae）

本品为百部科植物直立百部 Stemona sessilifolia（Miq.）Miq.、蔓生百部 Stemona japonica（Bl.）Miq. 或对叶百部 Stemona tuberosa Lour. 的干燥块根。

性味归经　甘、苦，微温。归肺经。

功效主治　润肺下气止咳，杀虫。用于新久咳嗽，百日咳，肺痨咳嗽。外用治疗头虱、体虱、蛲虫病及阴痒症。

化学成分　含多种生物碱，有百部碱（stemonine)，百部次碱（stemonidine），异百部次碱，原百部碱（protostemonine）、对叶百部碱（tuberostemonine）、直立百部碱（sessilistemonine）等。

药理作用

1. 镇咳平喘　百部生物碱能降低动物呼吸中枢的兴奋性，抑制咳嗽反射，产生镇咳作用。另有报道，百部煎剂灌胃 0.6～0.9g/kg，对1%碘液注入猫的右肋膜腔引起的咳嗽无明显抑制作用，对二氧化硫引起的小鼠咳嗽，百部生物碱腹腔注射也未显示镇咳作用。百部生物碱提取液对组胺引起的离体豚鼠支气管平滑肌痉挛有松弛作用，其作用强度与氨茶碱近似，但较缓慢而持久。利用兔气管酚红排泌法试验，未能证实百部生物碱灌胃有祛痰作用。

2. 杀虫　体外试验证明，百部水浸剂及醇浸剂对头虱和衣虱均有杀灭作用，且能杀灭虫卵，其中对头虱的作用较强，醇浸剂的效力大于水浸剂。百部乙醇浸剂对阴虱有杀灭作用，但水浸剂无效。百部粉浸剂对蝇蛆、孑孓、柑桔蚜等十多种害虫均有杀灭作用。5%百部水提液对鸡羽虱有明显的杀灭作用。

3. 抗病原微生物作用　百部煎剂能降低亚州甲型流感病毒对小鼠的致病力，对已感染的小鼠有治疗作用。百部对新城鸡瘟病毒也有对抗作用，能延长鸡胚寿命。百部醇浸剂在体外对 $H_{37}RV$ 人型结核杆菌有抑制作用。百部煎剂及复方百部皂剂对多种细菌、致病皮肤真菌等均有一定的抑制作用。

毒性　服用过量的百部生物碱能抑制呼吸中枢，出现恶心、呕吐、头痛、面色苍白、呼吸困难，严重者可致呼吸中枢麻痹而死亡。

十七、枇杷叶（Pipaye，Folium Eriobotryae）

本品为蔷薇科植物枇杷 Eriobotrya japonica（Thunb.）hindl，的干燥叶。

性味归经　苦，微寒。归肺，胃经。

功效主治　清肺止咳，降逆止呕。用于肺热咳嗽，气逆喘息，胃热呕逆，烦热口渴。

化学成分　含多种三萜类化合物，如委陵菜酸（tormentic acid）、熊果酸、齐墩果酸等。含挥发油成分，有橙花椒醇（nerolidol），反式金合欢醇（Trans-fornesol）以及少量α-蒎烯、莰烯、月桂烯等，其他尚含有倍半萜糖苷、苹果酸、柠檬酸、苦杏仁苷及鞣质等。

药理作用

1. 抗炎　枇杷叶的乙醇提取物对角叉菜胶引起的大鼠足肿胀有明显抑制作用，其中所含三萜类成分也有抗炎作用。

2. 降糖作用　枇杷叶中分离得到的倍半萜糖苷丙给小鼠灌胃 200mg/kg，对小鼠糖尿有明显抑制作用，但倍半萜甲、乙 300mg/kg 对小鼠糖尿无明显抑制作用。多羟基三萜成分灌胃对小鼠糖尿均有抑制作用。

3. 抗菌作用　体外平板稀释法试验发现，5%枇杷叶煎剂对金黄色葡萄球菌有抑制作用，但枇杷叶提取物无抑菌作用，甚至能刺激金黄色葡萄球菌的生长。

毒性　服用未去毛的枇杷叶，可引起咳嗽加剧，喉头水肿，痉挛等症状。

十八、桑白皮（Sangbaipi，Cortex Mori）

本品为桑科植物桑 Morus alba L. 的干燥根皮。

性味归经　甘，寒。归肺经。

功效主治　泻肺平喘，利尿消肿。用于肺热咳喘、痰多，面目浮肿，小便不利。

化学成分　含多种黄酮衍生物，如桑皮素（mulberrin）、桑皮色烯素（mulberrochromene）、环桑皮素、环桑皮色烯素等；含香豆精衍生物，有东莨菪素、伞形花内酯；含三萜类化合物，有桦树酸等。其他尚含α-和β-香树精、多糖、挥发油等。

药理作用

1. 利尿与泻下作用　给兔灌胃桑白皮煎剂 2g/kg，产生利尿作用，桑白皮水提取物或正丁醇提取物给大鼠灌胃或腹腔注射，也均有利尿作用，可使尿量以及钠、钾离子、氯化物排出量增加。小鼠灌胃桑白皮水提取物 3g/kg，产生泻下作用，排出液状粪便。

2. 对心血管系统作用　桑白皮煎剂和水、乙醇、正丁醇或乙醚等多种溶媒提取物，经静脉、十二指肠或灌胃给药，对正常犬、兔、大鼠或高血压动物，均有不同程度的降压作用，作用比较持久，并伴有心动徐缓。桑白皮提取物能抑制离体蛙心，轻度抑制离体大鼠心房收缩活动。提取物对蛙下肢血管表现收缩作用，对离体兔耳血管有扩张作用。

3. 对神经系统作用　桑白皮水或正丁醇提取物 50mg/kg 腹腔注射、可产生镇静作用，小鼠自主活动减少，触觉及痛觉反应降低。正丁醇和水提取物能轻度对抗小鼠电休克，使动物死亡数明显减少。小鼠醋酸扭体法及压尾法试验证明，水提取物能提高痛阈，显示镇痛作用。

4. 其他作用　正丁醇提物能增加犬的胃肠道活动，而水提取物无明显作用。正丁醇提取物小鼠腹腔注射有降温作用。桑白皮尚有抗菌、抗炎、轻度镇咳等作用。

毒性　桑白皮经石油醚、乙醇、乙醚、醋酸酐、水、乙酸乙酯等反复处理所得黄色粉末，给小鼠静脉注射的 LD_{50} 为 32.7mg/kg。正丁醇及水提取物给小鼠灌胃、腹腔注射或静脉注射均无明显毒性。

十九、牡荆叶 (Mujingye，Folium Viticis Negundo)

本品为马鞭草科植物牡荆 Vitex negundo L. var. cannabifolia (Sieb. et Zucc) Hand. Mazz 的新鲜叶。

性味归经　微苦、辛，平。归肺经。

功效主治　解毒祛痰，止咳平喘。用于咳喘，慢性支气管炎。

化学成分　主要含挥发油（牡荆油），其主要成分有α-蒎烯、香桧烯、对伞花烃、1，8-桉叶素、醋酸冰片酯、β-丁香烯、环氧丁香烯等 40 余种成分。牡荆叶还含有黄酮及其糖苷，联苯烯类化合物及其他萜类化合物。

药理作用

1. 祛痰、镇咳、平喘　利用小鼠气管酚红排泌法试验发现，牡荆叶油及牡荆子油等均有明显祛痰作用，切断迷走神经可使祛痰作用减弱，说明祛痰作用主要通过迷走神经引起。牡荆叶油乳剂灌胃，能明显对抗浓氨水喷雾引起的小鼠咳嗽，显示镇咳作用。牡荆黄酮苷静脉注射，对电刺激猫喉上神经引起的咳嗽也有抑制作用。牡荆油乳剂灌胃能明显延长豚鼠因组胺引起抽搐倒伏的潜伏期、降低发生率，显示一定的平喘作用。牡荆黄酮苷能对抗乙酰胆碱或组胺引起的豚鼠支气管痉挛。从牡荆子中分离出的牡荆木脂素可使豚鼠气管片张力基线降低，部分对抗组胺引起的气管收缩，对组胺所致肺溢流量增加有明显对抗作用。

2. 对免疫功能的影响　小鼠腹腔巨噬细胞吞噬鸡红细胞试验发现，灌胃牡荆叶挥发油 (1/20 LD_{50}用量) 无明显提高吞噬能力的作用。大剂量牡荆叶油能抑制小鼠网状内皮系统对炭粒的吞噬能力。慢性支气管炎患者巨噬细胞吞噬功能显著降低，经牡荆叶挥发油治疗后，巨噬细胞的吞噬百分数及吞噬指数均有明显升高。

3. 其他作用　牡荆叶油乳剂十二指肠给药，100mg/kg，能引起兔血压下降，平均下降为原水平的 31%，作用持续在 2h 以上。牡荆煎剂体外有较弱的抗菌作用。牡荆根黄酮能使麻醉犬冠脉流量增加，冠脉阻力降低，并能降低心肌耗氧量。

4. 体内过程　牡荆油成分β-丁香烯在小鼠体内分布较广，心、肝、脾、肺、肾中均有分布，血中浓度在给药后 3h 达高峰。

毒性　牡荆叶油小鼠灌胃的 LD_{50} 为 8.7±0.4ml/kg，牡荆叶油乳剂小鼠灌胃的 LD_{50} 为 5.2±0.75g/kg，腹腔注射的 LD_{50} 为 0.34±0.24g/kg。牡荆油连续灌胃 14d，每日 1/10 或 1/20 LD_{50}剂量，对小鼠无明显影响。

第十三节　安　神　药

安神药是一类具有安定神志功效的药物，主要用于心气虚，心血虚或心火盛以及其他原因所致的心神不宁、心悸怔忡、失眠多梦以及惊风、癫痫狂妄等证。

安神药从药材上分析，较多应用矿物药与种子类植物药。矿物药质重性降，故多具有重镇安神的作用；种子类药质润性补，故多具养心安神的作用。其主要药物作用如下（见表 4-58）：

1. 镇静催眠作用　酸枣仁对小鼠、大鼠、家兔、猫、狗等多种动物都有显著的镇静催眠作用，用药后使动物自发活动减少，出现安静

表 4-58 几种安神药主要药理作用

药物 \ 作用	镇静	催眠	抗惊厥	降温	其他
酸枣仁	+	+	+	+	安定、镇痛、抗心律失常、降血脂、降血压、祛痰、兴奋子宫、抑菌、溶血
远志	+		+		
琥珀	+	+	+	+	

嗜睡状态。酸枣仁和远志均能明显延长戊巴比妥钠所致小鼠的睡眠时间。琥珀含琥珀酸，对中枢神经具有抑制作用。

2. 抗惊厥作用　酸枣仁和远志能对抗戊四唑或士的宁所致的惊厥。琥珀酸有抗惊厥作用，能对抗大鼠听源性惊厥、小鼠电惊厥及士的宁等药物性惊厥。

3. 降温作用　琥珀酸可使正常小鼠体温降低。酸枣仁煎剂对大鼠及猫均有降温作用。

（刘永强）

一、朱砂（Zhusha，Cirrabaris）

本品为硫化物类矿物辰砂族辰砂，主含硫化汞（HgS）。

性味归经　甘，凉，有毒；入心经。

功效主治　安神，定惊，明目，解毒。治癫狂，惊悸，心烦，失眠，眩晕，目昏，疮疡，疥癣。

化学成分　主要成分为硫化汞，纯者相当于 HgS。理论上含汞 86.2%，硫 13.8%，但常夹杂种种物质，其中最常见者为雄黄，磷灰石，沥青等。

药理作用

1. 对中枢神经系统的作用　10g/kg 小鼠灌胃，连续 7 天，能使安纳咖引起的惊厥时间推迟 1 分 20 秒，有明显抗惊厥作用。大鼠 50g/kg 灌胃，可使其脑电图频率减慢，波幅增大，说明朱砂对中枢神经系统有抑制作用。

2. 对心血管系统的影响　50g/kg 朱砂给大鼠灌服，心电图无明显变化；给家兔灌服 0.6g/kg 朱砂，对心率无影响，但能明显缩短氯仿-肾上腺素和草乌注射液所致心率失常持续时间。

药代动力学　小鼠单次口服朱砂的吸收半衰期为 0.2h，消除半衰期为 13.35h。口服朱砂后在动物的心、肾、肝、脾、肺、大脑、小脑等组织中均有不同程度的分布，而且随着服药次数的增加，组织中含汞量逐渐增大，其中以肾、肝突出。朱砂中汞可透过胎盘屏障进入胎儿体内。

毒性　朱砂 90g/kg·d 给小鼠口服，连续 1 个月，行为无异常，无急慢性中毒症状，对心、肝、脾、肺、肾、大脑、小脑作病理观察，无明显病理变化。

（刘永强）

二、合欢皮（Hehuanpi，Cortex Albiziae）

本品为豆科植物合欢皮 Albizia julibrissin Durazz 的干燥树皮。

性味归经　甘，平。归心、肝、肺经。

功效主治　解郁安神，活血消肿。用于心神不安，忧郁失眠，肺痈疮肿，跌扑伤痛。

化学成分　树皮甲醇提取物乙酸乙酯溶解部分有3′4′7-三羟基黄酮（3′4′7-Trihydroxyflavone）和α-菠菜甾醇-D-葡萄糖甙（α-Spinasteryl-D-glucoside）及四种五环三萜化合物：Machaerinic acid Lactone、Machaerinic acid methyl ester、Accigenin B 和 Acaeic acid Lactone21-〔4-（ethylitdene）-2-teferahydrofuramethaeryloyl〕machaerinie acid 尚含鞣质，皂甙等。

药理作用

1. 对子宫平滑肌作用　合欢皮水提液 0.3ml（每 ml 相当于 0.13g 生药）对 5、6 月及足月人妊娠子宫肌均有兴奋作用，可使收缩力，幅度变化增加 200%以上，频率变化减少一倍，为节律性收缩，加大剂量也不出现强直性收缩。

2. 合欢皮提取液 0.2ml 与 0.2ml 生理盐水分别注入大鼠不同胎仔的羊膜腔内，以自身作对照，其余胎仔不注任何药液，缝合伤口，继续饲养 5d，再次剖腹观察，结果 7 只中期妊娠大鼠胎仔经注入合欢皮提取液似均萎缩，色泽苍白呈坚韧状，对照及未用药者均正常。

3. 合欢皮温水提取物经甲醇溶出部分，具有较强的拮抗血小板活化因子（PAF）受体的作用。

（刘永强）

三、合欢花（Hehuanhua，Flos Albiziae）

本品为豆科植物合欢 Albizia julibrissin Durazz 的干燥花序。

性味归经　甘，平，归心、肝经。

功效主治　解郁安神，用于心神不安，忧郁失眠。

化学成分　合欢花挥发性成分有乙酸、异戊醛等25种成分，其中主要赋香成分为反一氧化芳樟脑醇（呋喃型）含量高达44.0%，顺一氧化芳樟醇（呋喃型）5.17%，芳樟醇4.35%，α-罗勒烯12.66%等几种萜类物占有较大比重。异戊醇17.21%和4-戊烯-2-酮，5.10%含量也较高。

药理作用　合欢花水煎剂22.5和45g/kg灌胃给药，可明显抑制小鼠的被动活动和自发活动，可显著增加异戊巴比妥钠所致小鼠入睡的只数，说明有较强的镇静，催眠作用。

（刘永强）

四、柏子仁（Boziren，semen Biotae）

本品为柏科植物侧柏 Platycladus orientalrs（L.）Franco 的干燥成熟种仁。

性味归经　味甘，平，微凉。入心、肝、脾经。

功效主治　养心安神，润肠通便。治惊悸，失眠，遗精，盗汗，便秘。

化学成分　含脂肪油约14%，并含少量挥发油，皂甙。

药理作用

1. 对学习记忆的影响　对正常小鼠学习能力无影响，水及乙醇提取物在跳台试验中对东莨菪碱所致的记忆存储障碍有改善作用。对惊厥休克所致的记忆巩固障碍有明显改善作用。水提物还可改善乙醇诱导的记忆获得障碍。柏子仁乙醇提取物250、500mg/kg，灌胃给予前脑基底破坏的小鼠，在避暗法试验中对损伤造成的记忆再现障碍及记忆消失显示有意义地改善，对损伤所致的记忆获得障碍有改善倾向。跳台实验表明，柏子仁对损伤所致短期及长期记忆获得障碍，记忆再现障碍，记忆消失促进有明显的改善，但对损伤造成的运动低下无拮抗作用。

2. 镇静作用　柏子仁霜20g/kg，生柏子仁20g/kg给小鼠腹腔注射，与阈下剂量的异戊巴比妥钠有显著的协调作用。柏子仁乙醇提取物250、500mg/kg给小鼠灌胃有明显镇静作用，但对大脑皮层，海马，丘脑下部的ChAT活性无影响。

（刘永强）

五、酸枣仁（Suanzanoren，Semen Ziziphi Spinosae）

本品为鼠李科植物酸枣 Ziziphus spinosa Hu 的干燥成熟种子。

性味归经　甘、酸，平。归肝、胆、心经。

功效主治　补肝，宁心，敛汗，生津。用于虚烦不眠，惊悸多梦，体虚多汗，津伤口渴。

化学成分　含有约32%脂肪油，挥发油、粘液质、糖分、枣酸、蛋白质、谷甾醇、苦味质、有机酸、维生素C、枣仁皂甙、黄酮甙等。

药理作用

1. 镇静催眠作用　酸枣仁水溶性提取物，每ml相当于7.5g生药，将原液稀释至1∶1，1∶0.5，1∶0.25 3种浓度，pH为9，用量每20g用1.0ml。

(1)对小鼠一般活动的影响：①直接观察法试验，小鼠给予不同浓度提取物1.0ml/20g·ig，结果药物浓度为1∶1及1∶0.5组，有明显镇静作用。

②光电镇静法试验，结果表明药物浓度为1∶1与1∶0.7组小鼠活动显著减少。

③排水量法试验，小鼠分为大剂量组（1∶0.5），小剂量组（1∶0.25）和对照组，1次ig给药，30min后开始观察15、30min内排水量。结果1∶0.5组比对照组排水量显著减少（$P<0.01$）。

④抖笼法试验，结果表明药物浓度1∶1组自发活动明显降低。

酸枣仁石油醚提取液，正丁醇萃取液、乙酸乙酯萃取液（以上的提取液每1ml相当原生药10g）水煎剂（浓度为每1ml相当原生药1g），Spinosin配成每1ml相当原生药1mg。采用抖笼法自身对照试验结果表明，除石油醚提取液无效外，均显示明显的降低自发活动。

(2)降低协调运动：用滚笼法进行实验，结果表明药物浓度1∶1，1∶0.5，1∶0.7组，与盐水组对照，有非常显著差异。

（3）对动物睡眠的影响：酸枣仁水溶性提取物与戊巴比妥钠作用的影响，结果表明，酸枣仁水溶液提取物（1：1组）能加强戊巴比妥催眠作用。酸枣仁水溶性提取物还能显著延长戊巴比妥钠对小鼠的睡眠时间（$P<0.05$），但不及氯丙嗪（$P<0.01$）。炒枣仁煎剂对实验组大鼠总睡眠时相（TS）和慢波睡眠第2期（SWS_2），持续时间明显延长，而慢波睡眠第1期（SWS_1）和快波睡眠（PS）持续时间无明显变化。

(4)对抗中枢兴奋剂及对抗戊四氮的作用：酸枣仁水溶性提取物（1：1浓度）1.0ml/20g，分2次ig，中间相隔30min，用药30min后动戊四氮半数惊厥量50mg/kg，对照用生理盐水。结果表明，酸枣仁水溶性提取物对戊四氮引起的惊厥有对抗作用。对抗咖啡因的作用，浓度1：1酸枣仁提取物，分2次给药，中间相隔30min，末次给药30min后，给苯甲酸钠咖啡因50mg/kg。用抖笼描记法记录2组小鼠30min内活动曲线。结果酸枣仁水溶性提取物可使描记曲线降低。抗士的宁所致小鼠惊厥作用表明，小鼠ip酸枣仁0.3ml/10g无明显的对抗作用。

2.对心血管系统的作用

（1）酸枣仁对实验性心律失常的影响：对氯化钡所致大鼠心律失常的作用：结果注射氯化钡后，大鼠立即出现以双相性室性心动过速为主的失常波形。酸枣仁给药后平均在20s即转为窦性正常节律，观察至10min未再出现心律失常波形；对照组给生理盐水后心电图无明显变化，心律失常持续时间为1～10min。对乌头碱所致大鼠心律失常的作用：大鼠以0.002%乌头碱1mg/kg舌下iv，当出现心律失常后，给药组iv酸枣仁溶液2ml/10g，对照组iv同量生理盐水。结果，注射乌头碱后，数秒至4min内均出现室性早搏二联律、室性心动过速等心律失常波形。酸枣仁组的14只大鼠中有8只心电图形有好转；而生理盐水组全部在15min内持续出现心律失常波形。二者相差非常显著（$P<0.01$）。

（2）酸枣仁对脑垂体后叶素引起大鼠心肌缺血的影响：结果表明ip及iv的酸枣仁组与生理盐水组出现心肌缺血的差异，结果都非常显著（$P<0.01$）。

（3）对心脏的作用：酸枣仁液可使离体和在体蛙心的心率减慢，心收缩力加强，有强心作用。

3.对微循环的作用　酸枣仁液可使微血管径扩张极为显著。

4.对动物抗缺氧能力的影响　酸枣仁液可显著提高减压缺氧条件下小鼠的生存率，且用药后显著减少脑组织的耗氧量。

5.免疫增强作用　酸枣仁乙醇提取物可明显提高小鼠淋巴细胞转化值，对小鼠抗体溶血素生成也明显高于对照组，能明显增强小鼠的单核巨噬细胞的吞噬功能，可明显增加小鼠的迟发型超敏反应并能拮抗PCA引起的迟发型超敏反应的抑制。酸枣仁口服能增强小鼠的体液免疫和细胞免疫功能，并且对放射性损伤小鼠有一定保护作用。

毒性　酸枣仁（炒）煎剂：小鼠150g/kg·po未出现毒性，ip的LD_{50}为14.3±2.0g/kg，死亡前，小鼠正反射尚存，未出现麻醉现象。酸枣仁醇提取物：小鼠sc给药致死率，100g/kg为2/5，150g/kg为3/5，200g/kg为7/7。生炒枣仁煎剂对不同动物中毒死亡率，小鼠：50～75g/kg·po，生品为1/10，炒品为0/10；ip生品为3/20，炒品为0/20。5～7.5g/kg·iv，生品为4/4。豚鼠ip：2.5g/kg生品和炒品均为0/5；5g/kg生品为2/10，炒品为3/10；10g/kg生品和炒品均为5/5。家兔2.5～5g/kg·po，生品和炒品均为0/5；ip生品为1/5，炒品为0/5；耳iv，生品为1/10，炒品为0/10；心内注射，生品为1/6，炒品为0/6。家犬：1～1.5g/kg·ip，生品和炒品均为1/3；iv，生品和炒品均为0/5。

酸枣仁煎剂20g/kg·po，30d，给药后动物呈现出安静现象，平均体重增长比对照组快，食欲与对照组比无明显差异。

（刘永强）

六、远志（Yuanzhi，Radix Polygalae）

本品为远志科植物远志Polygala tenuofolia willd或卵叶远志Polygala sibirica L. 的干燥根。

性味归经　苦、辛温。归心、肾、肺经。

功效主治　安神益智，祛痰，消肿。用于心肾不交，失眠多梦，健忘惊悸，神志恍惚，吐痰不爽，疮伤肿毒，乳房肿痛。

化学成分 远志根乙醚提取物中分离得到4种具荧光的化合物，分别为1,2,3,7-四甲氧基呫酮（1,2,3,7-Tetramethoxyxanthone）、1,2,3,6,7-五个氧基呫酮（1,2,3,6,7-pentathoxyxanthone），6-羟基-1,2,3,7-四个氧基呫酮（6-Hydroxy-1,2,3,7-tetramethoxyxanthone）3,4,5-三甲氧基桂皮酸（3,4,5-Trimethoxycinnamic acid）。及七种三萜皂甙，命名为远志皂甙A、B、C、D、E、F、G。另还含有远志糖醇、N-乙酰-D-氨基葡萄糖、葡萄糖、果糖、远志碱。

药理作用

1. 祛痰作用 远志的祛痰作用可能是由于其所含皂甙对胃粘膜的刺激作用，反射性促进支气管分泌液增加所致。

2. 镇静，抗惊厥 远志根皮，未去木心的远志全根和根部木心对巴比妥类药物均有协同作用，小鼠ig 3.125g/kg，可促使注射阈小鼠催眠量的巴比妥钠的小鼠入睡，远志根甲醇提取物100和200mg/kg ip给小鼠可非常显著地延长环己烯巴比妥钠（90mg/kg）和盐酸氯丙嗪（3mg/kg）的睡眠时间。小鼠ig 3.125g/kg对五甲烯四氮唑所致惊厥的对抗作用，以远志全根最强，根皮次之，木心则无效。

3. 抗水肿和利尿作用 远志根50%甲醇冷浸液浓缩后制成的混悬液200mg/kg·po给于结扎两侧颈静脉，引起的水肿大鼠其利尿作用为8.0±1.11ml/100g体重，与对照组比较$P<0.01$，对充血性水肿发生的抑制率为100，$P<0.001$。

4. 对cAMP磷酸二酯酶的抑制作用 远志根的热水提取物和甲醇提取物的氯仿和正丁醇可溶和不溶部分对cAMP磷酸二酯酶均有一定的抑制作用，其中以氯仿和正丁醇可溶部分的抑制率最高（在100μg/ml），分别为72.9%，73.3%，远志皂甙B、E、F、G对cAMP磷酯二酯酶的IC_{50}（$\times10^{-5}$M）分别为6.0，3.1，2.9，3.7，对照的罂粟碱为3.0。

5. 对大鼠po远志提取物4.28g/kg研究对穿梭行为及脑区域性代谢率的影响。结果表明，服药后第5-9α条件反应及非条件反应次数均增多，间脑中辅酶Ⅰ（NAD^+）浓度显著增高，海马、尾状核和脑干内的辅酶Ⅰ和还原型Ⅰ（NADH）浓度均增高。表明具有促进动物体力和智力作用。

6. 抑菌作用 用纸片法测得10%远志煎剂对肺炎双球菌有抑制作用。远志乙醇浸液在体外对革兰氏阳性菌及痢疾杆菌和人型结合杆菌均有明显抑制作用。

7. 抗突变、抗癌作用 Ames发现远志的水溶性提取物对黄曲霉素B_1（AFB）诱发的回变菌落也有显著的抑效应，对TA_{98}菌株回变菌数有明显抑制效应，但对TA_{100}菌株无抑制效应。另外，远志提取物有抑制小鼠P_{388}淋巴细胞性白血病作用。

8. 其他作用 试管溶血性试验表明，远志有强的溶血作用。远志所含的呫酮类化合物对醛酮还原酶有抑制作用。

毒性 远志根皮小鼠ig的LD_{50}为10.03±1.98g/kg远志全根的LD_{50}为16.95±2.01g/kg，而根部木心用至75g/kg仍无死亡。10%远志注射液ig对小鼠的LD_{50}为22.52g/kg。

（刘永强）

第十四节 平肝息风药

平肝息风药是指具有平肝潜阳、平肝息风功效的药物。主要用于治疗肝阳上亢及肝风内动等证。

肝阳上亢多因肝肾阴虚，阴不能制阳所致。多呈现头目眩晕、头痛、耳鸣、心烦。常见于高血压病。所谓“动风”是指在病变过程中出现的抽搐、震颤、头晕眼花等一类具有“动摇”特点的症状。此等表现主要为肝经病变的征象，一般称为肝风。为了区别于外感风邪所致的外风证，常将肝风归属内风，称为肝风内动。平肝息风药主要用于平息内风。“肝风”临床常见有①热极生风，是温热病时高热所至，表现为颈项强直，甚则角弓反张，多见于乙型脑炎，流行性脑脊髓炎及其他急性传染病之高热惊厥。②肝阳上扰，虚风内动。由肝阳上亢病情进一步发展而来，除久眩晕，头痛，肢体麻木等症状外，甚或突然跌扑、神志不清、口眼歪斜、舌强、半身不遂、高血压、脑血管意外及其后遗症，可见上述临床表现。此外，癫痫、神经官能症、美尼尔氏症、破伤风等疾病，亦可见到肝风内动的现象。

肝阳上亢的治疗原则是平肝潜阳，常用钩藤、天麻、地龙等以平肝，用石决明、生牡蛎等以潜阳，亦宜加用滋肝肾之阴的药如熟地、枸杞、麦冬等。肝风内动治以平肝息风，常用羚羊角、钩藤、天麻、地龙、全蝎、蜈蚣等。

本类药的平肝息风功效，可能与下述药理作用有关（见表 4-59）。

表 4-59　平肝息风药药理作用

作用／药物	抗惊厥	镇静催眠	降压	其他
天麻	+	+	+	镇痛，解痉
钩藤		+	+	解痉
羚羊角	+	+	+	解热、镇痛、抗菌
地龙	+	+	+	平喘、解热、弱抗菌
蜈蚣	+		+	抗肿瘤、抗真菌
全蝎	+		+	骨骼肌松弛
僵蚕	+	+		抑菌
僵蛹	+			抑菌

1. 镇静、抗惊厥作用　平肝息风药中多数有镇静、抗惊厥作用。天麻及其共生菌密环菌液（汁）、地龙、僵蚕、僵蛹、全蝎、蜈蚣、羚羊角等分别对不同致惊厥剂，如戊四氮、咖啡因、士的宁、烟碱或电惊厥有对抗作用。天麻、钩藤并能制止实验性癫痫的发生，钩藤、天麻、羚羊角、地龙、僵蚕可使动物自主活动减少，增强中枢抑制剂戊巴比妥、硫喷妥钠、水合氯醛等的作用，表现出明显的镇静效果。

2. 降压作用　钩藤、天麻、地龙、全蝎、羚羊角等均有不同程度的降压作用。钩藤的降压有效成分为钩藤碱，天麻的主要成分天麻素亦有使血压下降的作用：从实验结果和临床报道来看，钩藤的降压作用较确实，对多种血压正常或高血压动物，急慢性给药皆能引起明显的降压效应，其总碱对高血压的疗效也已得到临床证实，对阴虚阳亢型高血压的效果显著，药物的平肝潜阳功效，似为降压与镇静等中枢抑制作用的综合表现，而非单纯降压。

3. 解热、镇痛作用　平息内风在对阳邪亢盛，热极生风诸证的治疗中，常从清热、息风等多方面考虑用药。本类药物中的羚羊角、地龙与多种清热药一样，具有良好的解热作用，羚羊角水解液临床用于感染所致各种高热病症有效，天麻、羚羊角、僵蚕经实验证明尚有一定的镇痛和/或抗菌作用。临床应用天麻注射液治疗 39 种疼痛的 1000 例病人，缓解疼痛的效果较好。这些效应有助于说明本类药物用于平肝息风，治疗惊痫抽搐的合理性。

（董素华）

一、羚羊角（Lingyangjiao，Cornu Saigae Tataricae）

本品为牛科动物赛加羚羊 Saiga tatarica Linnaeus 的角。猎取后锯其角，晒干。

性味归经　咸，寒。归肝、心经

功效主治　平肝息风，清肝明目，散血解毒，用于高热惊痫，神昏痉厥，子痫抽搐，癫痫发狂，头痛眩晕，目赤翳障，温毒发斑，痈肿疮毒。

化学成分　主含角质蛋白。其含硫量仅 1.2%，是角蛋白中含硫量最少者之一。此外，尚含多种磷脂（脑磷脂、卵磷脂、神经鞘磷脂、N-乙酰脑磷脂、磷脂酰肌醇），游离氨基酸以及磷酸钙，维生素 A 等。羚羊角还含多种微量元素，其中含量最丰富的微量元素是 Zn，其次有 Al，Sc，Cr，Mn，Cu 等。

药理作用

1. 镇静和抗惊厥作用

(1) 羚羊角水煎液 ip 10～20g (生药) /kg，可显著减少小鼠的自主活动，延长水合氯醛引起的小鼠睡眠时间，对抗苯丙胺的兴奋作用。ip 羚羊角醇提液或注射液，也能使小鼠的自发活动减少。其外皮浸出液能降低小鼠朝向性运动反应，并可使巴比妥及乙醚麻醉的诱导期缩短。小鼠分别注射羚羊角醇提液 10g/kg、水煎剂 2g/kg 和水解液 80mg/kg，均能明显延长硫喷妥钠的睡眠时间，结果表明羚羊角水解后镇静作用大为增强。

(2) 10%羚羊角煎剂，每只蟾蜍淋巴囊注射 0.1g，对咖啡因惊厥的发生率无明显降低，但恢复率显著增加。小鼠 ig 10g/kg，能显著降低咖啡因惊厥率，增加其恢复率，但抗士的宁惊厥的效果不明显，小鼠 ip 羚羊角注射液 80mg/kg，则可对抗士的宁所致惊厥作用。

2. 解热作用　给人工发热兔分别 iv 羚羊角水煎剂和醇提液各 2g/kg，水解液 40mg/kg，注射液 800mg/kg，均有明显的解热作用。给人工发热兔 ig 羚羊角煎剂 4g/kg，给药后 2h 体温下降，6h 后逐渐恢复正常。

3. 对循环系统的作用　羚羊角 50%煎剂 2ml/kg · iv，使麻醉猫血压下降，切断两侧迷走神经后，降压作用有所减弱，说明降压反应可能与中枢神经有关。煎剂或醇提液小剂量使离体蟾蜍心脏收缩加强，中等剂量可致心传导阻滞，大剂量则引起心率减慢，振幅减小，最后心跳停止。

4. 其他作用　体外试验表明，羚羊角注射液对多种革兰氏阳性和阴性致病菌均无抑制作用。羚羊角外皮浸出液能增加小鼠对缺氧的耐受能力，并有镇痛作用。

毒性　小鼠 iv 40%羚羊角水解液 8ml/kg (相当于成人量的 100 倍)，给药后 3h 内活动略有减少，余未见任何异常。小鼠 ig 10%羚羊角煎剂 2g/kg，连续给药 7d，除体重增长缓慢外，余未见明显改变。

(董素华)

二、珍珠母 (Zhenzhumu, Concha Margaritifera Vsta)

本品为蚌科动物三角帆蚌 Hyriopsis Cumingii (Lea)、褶纹冠蚌 Cristaria plicata (Leach) 的蚌壳或珍珠贝科动物马氏珍珠贝 Pteria martensii (Dunker) 除去角质层的贝壳经煅烧而成。

性味归经　咸，寒。归肝、心经。

功效主治　平肝潜阳，定惊明目。用于头痛眩晕，烦躁失眠，肝热目赤，肝虚目昏。

化学成分　马氏珍珠贝壳的珍珠层和棱柱层含的无机成分氧化物有 $CaCO_3$、SiO_2、Al_2O_3、SO_2、K_2O 和 NaCl，其中以 $CaCO_3$ 含量最高约占 96%以上，其他的在 0.01%～0.5%之间。无机成分元素的含量为 Ca 97%以上，Si、Al、S、K、Cl 等均在 0.01%～0.55%之间。

药理作用

1. 抗溃疡作用　大鼠 ig 和 ip 去钙珍珠层粉注射液 1.4ml/100g 体重 (相当于珍珠层粉 500mg)，连续 14d，能显著促进大鼠醋酸性胃溃疡的愈合，1 次给药 (ig) 可显著减少大鼠幽门结扎 5h 后胃液排出量和降低胃液酸度，从而显著减少总酸排出量。

2. 对免疫功能的影响　中老年人 (146 名) 每日服珍珠层粉 3.0g、1.5g，连续 2mo，记忆力和精神，运动能力有所改善，血清滤泡刺激素浓度增加，细胞免疫功能有所提高，体液免疫指标有所降低。

3. 作用比较　淡水珍珠层粉镇静作用强，抗胃溃疡作用较好。海水珍珠层粉明目作用较强。

毒性　按中国通用的急性毒性分极标准，大鼠 po LD_{50} >5,000mg/kg，属于实际无毒，为此珍珠母应属于低毒性药物。

(董素华)

三、牡蛎 (Muli, Concha Ostrea)

本品为牡蛎科动物 Ostrea gigas Thunberg、大连湾牡蛎 Ostrea talienwhanensis Crosse 或近江牡蛎 Ostrea rivularis Gould 的贝壳。

性味归经　咸，微寒。归肝、胆、肾经。

功效主治　重镇安神，潜阳补阴，软坚散结，收敛固涩。用于惊悸失眠、眩晕耳鸣、瘰疬、自汗盗汗、遗精崩带、胃痛泛酸。煅牡蛎收敛固涩，用于自汗盗汗、遗精、崩漏带下。

化学成分　主含碳酸钙，约占 90%以上，尚含镁 (0.09%)、铁 (0.10%)、磷酸根 (0.05%)、硅酸根 (0.75%)、硫酸根 (0.32%)、氯（0.03%）离子等，以及有机质1.72%和水0.16%。煅烧后碳酸盐分解，产生氧化钙等有机质则被破坏。

药理作用

1. 免疫功能　以牛磺酸100、200mg/kg腹腔和肌肉注射于小鼠，可显著降低其炭粒廓清速度、抑制腹腔巨噬细胞吞噬功能、抑制迟发型超敏反应及溶血素形成，200mg/kg还可明显减轻小鼠胸腺重量、在体外实验中200μmol/L显著抑制小鼠脾淋巴细胞增殖牡蛎软体部份水溶性抽提物具有明显提高小鼠脾脏T淋巴细胞转化功能及NK细胞活性。

2. 抗辐射作用　排除了药物的细胞毒作用后（1∶100～200），鲜活牡蛎（I）肉提取液和I肉干粉水溶液两种药液均有明显的强化γ射线杀灭癌细胞的效应，放射增敏率达34.5%～52.5%（$P<0.001$）。但放射前给药无增敏作用。牛磺酸能明显减少组织中MDA含量，说明牛磺酸可有效地清除γ射线辐射损伤所产生的氧化自由基，抑制组织细胞的脂质过氧化反应。此作用可能是牛磺酸辐射防护作用机理之一。牛磺酸能明显增强小鼠对γ射线照射的耐受性。

3. 其他作用

(1)牛磺酸I对肝脏溶解体具有直接的稳定作用，I的稳膜作用，可能是其细胞保护作用的重要机理之一，用合成的I(1%浓度液体)口服治疗，可有效地抑制血管内膜增殖，显著降低其血管组织^{3}H-TdR掺入和^{3}H-Leu掺入增加程度，实验结果提示，I作为血管成型术的辅佐剂，对于防治再狭窄可能具有潜在临床应用前景。

(2) 牛磺酸I无臭、无毒、无副反应，对生长发育很重要，还有预防动脉粥样硬化和解毒以及抗高血压，抗心律失常，改善兔血性心力衰竭，促进大鼠脑发育的作用，临床用于治疗癫痫，保护视觉功能，精神分裂症、偏头痛、辅助治疗胆固醇增高及心血管机能失调等。

(3) 牡蛎多糖具有降血脂、抗凝血、抗血栓、促进机体免疫功能和抗白细胞下降的作用。

（董素华）

四、钩藤（Gouteng，Ramulus Uacariae Cam uacis）

本品为茜草科植物钩藤Uacaria rhyachophylla（Miq）Jacks、大叶钩藤Uacaria macrophylla Wall、毛钩藤Uacaria hirsata Haril、华钩藤Uacaria sinensis（Oliv.）Havil.或无柄果钩藤Uacaria sessilifractus Roxb.的干燥带钩茎枝。

性味归经　甘，凉。归肝、心包经。

功效主治　清热平肝，息风定惊。用于头痛眩晕，感冒夹惊，惊痫抽搐，妊娠子痫；高血压症。

化学成分　含钩藤碱（Rhyncyophyuine，$C_{22}H_{28}O_4N_2$）、异钩藤碱（Isorhynchophylline、$C_{22}H_{28}O_4N_2$）、赛鸡纳碱（Corynoxeine，$C_{22}H_{26}O_4N_2$）、异赛鸡纳碱（Isocorynoxeine，$C_{22}H_{26}O_4N_2$）、毛帽柱木碱（Hirsutine，$C_{22}H_{28}O_3N_2$）、去氢毛帽柱木碱（Hirsutine，$C_{22}H_{26}O_3N_2$）、兜花木碱（Corynantheine，$C_{22}H_{28}O_3N_2$）、二氢兜花木碱（Dihydrocorynantheine，$C_{22}H_{26}O_3N_2$）。前二者为降压有效成分。另含阿枯米精(Akuammigine)、缝糖嗪甲醚（Geissoschizine methyl ether)、嗒尔满（Harmane)、安枯斯特定碱（Angustidine)、安枯斯特林碱（Angustoline)、Strictosamide、vallesiachotamine、喜果甙（Vincoside lactam)、钩藤芬碱（Rhynchophine)、卡丹宾碱（Cadambine)、3α-二氢卡丹宾碱、3β-异二氢卡丹宾碱，以及金丝桃甙和Trifolin。大叶钩藤含柯诺辛（Corynoxine)、柯诺辛B。

药理作用

1. 心血管系统

（1）降压作用：钩藤煎剂10g/kg（相当于生药），可显著抑制自发性高血压大鼠血压的升高，0.1、0.3、1.0mg/ml浓度的钩藤，对内皮细胞完整的大鼠离体胸主动脉血管，有显著的松弛作用，且作用强度与剂量成正比；对去掉内皮细胞的大鼠离体胸主动脉血管，仅有较弱的松弛作用。通过钩藤碱Ⅰ和异钩藤碱Ⅱ对麻醉犬血压及器官血流作用的实验，结果提示Ⅱ的降压作用强于Ⅰ且对左侧肾血流（RBF)无不良影响。

6种钩藤对大白鼠降压作用表明：大叶钩藤（Ⅰ）、披针叶钩藤（Ⅱ）、年钩藤、毛钩藤具正品钩藤（Ⅲ）类似的降压作用，其中Ⅰ、Ⅱ

由于总碱含量高，降压效果较好，而白钩藤的降压效果可疑，Ⅲ的降压作用可能与心肌收缩力减弱，心率减慢有关。

(2) 对血流动力学的影响：钩藤碱对清醒大鼠的血流动力学效果表明：LVSP，V max，dp/dtmax 立即显著下降，其下降幅度分别为－7.8%、－15.9%和－23.2%，维持5,10,20min不等，然后逐渐恢复至药前水平，而LVSP至90min时显著高于给药前，SAP，DAP及MAP亦均立即显著下降，其中SAP下降的维持时间较后两次短，于30min时恢复，DAP在30min时亦虽略有回升，但至60min又低于正常，而MAP在观察内一直低于正常水平。从SAP和DAP下降的绝对值和百分率来看，DAP均大于SAP，LVEDP在刚给完药时明显上升，1min后又降压低于药前水平，HR立即显著下降，其最大变化值为－35.3%，在观察的90min内一直明显低于药前水平，LVP、dp/dtmax、PL00P明显缩小，给药后1min时最为明显，随后逐渐恢复正常。

(3) 抗心律失常的作用：钩藤总碱（Ⅰ）对大鼠心电图（ECG）和蟾蜍坐骨神经干动物电位幅度（APA）的影响，并与抗心律失常药奎尼丁做了对比，结果表明Ⅰ与奎尼丁对大鼠ECG改变相似——剂量依赖性延长P-R、P-P、Q-T间期，增宽QRS波群；两药都随浓度增高而使蟾蜍坐骨神经干APA显著降低，提示Ⅰ可能具有“奎尼丁样”作用。

2. 镇静和抗惊厥作用

(1) 钩藤煎剂及醇提物0.1g/kg·ip，能抑制大鼠自发活动，维持3～4h，并能对抗咖啡因所致动物自发活动增强，但即使剂量加大至2.5g/kg也不能增强戊巴比妥钠所致催眠作用，却能延迟大剂量戊巴比妥钠引起的动物死亡时间，剂量增至5～10g/kg，仍不能使动物翻正反射消失。钩藤钩和茎的煎剂1g/kg·ip，能使大鼠大脑皮层兴奋性降低，冲动总合能力减弱，部分大鼠阳性条件反射受影响，使反射时间延长，而对分化抑制和非条件反射却无明显的影响。钩藤醇浸剂2g/kg·sc给药，对豚鼠的实验性癫痫病有防治作用，能制止癫痫发生，但停药3d会复发；同时，还能防止豚鼠致癫痫区剪毛引起的暴殄。

(2) 钩藤碱能抑制离体和在体蛙心、兔心，并能抑制蛙和小鼠的呼吸和缩小瞳孔的作用。毛帽柱木碱和去氢毛帽柱木碱ia麻醉犬3～1000μg/只，有剂量依赖性的舒张后肢血管，其强度与罂粟碱相似。

(3) 钩藤碱使小鼠的自发活动减少，加强戊巴比妥的镇静催眠作用。钩藤碱能增加下丘脑和杏仁核5-HT含量，而皮层、杏仁核和脊髓的DA减少，培养的大鼠脑片中钩藤碱使DA释放增加，5-HT释放增加见于皮层和杏仁核，但下丘脑5-HT释放减少，对高K^+所致的5-HT及DA释放则表现为抑制作用。

3. 对子宫平滑肌收缩反应的影响 平滑肌细胞的收缩反应必须在Ca^{2+}的参与下激发收缩蛋白的活动方能实现。用高K^+溶液使子宫平滑肌去极化，开放细胞膜上的电位依赖性Ca^{2+}通道（PDC），促使Ca^{2+}内流诱发子宫较长时间的收缩。钩藤碱表明也可能抑制PDC，还能抑制催产素所致大鼠离体子宫的收缩，且随剂量的加大而增强，并被加入过量的$CaCl_2$（2mM）所对抗。

4. 其他作用

(1) 钩藤碱具有显著抑制血小板聚集和抗血栓形成作用，对心肌电生理作用随剂量增加而增强。

(2) 钩藤碱对乙酰胆碱或高钾去极化后Ca^{2+}诱发的结肠带收缩均产生剂量依赖性抑制作用，量效曲线显示，钩藤碱显示非竟争性拮抗$CaCl_2$作用。钩藤碱Ⅰ和异钩藤碱Ⅱ对电位依赖性钙通道具有阻滞作用。Ⅰ和Ⅱ的负性变时和变力作用，似与二药抑制心肌细胞膜Ca^{2+}转让有关。Ⅰ的抗心律失常作用除了Ca^{2+}通道阻断外，与其K^+通道抑制作用有关。

毒性 钩藤煎剂对小鼠ip的LD_{50}为26.1±4.3g/kg或29.05±0.8g/kg，钩藤嫩枝煎剂则为35.2±5.4g/kg钩藤总碱盐酸盐对小鼠ig和ip的LD_{50}分别为514.6±29.1mg/kg和144.2±3.1mg/kg。钩藤碱对小鼠ip和sc的LD_{50}分别为162.3mg/kg和165mg/kg。家兔ig钩藤煎剂5g/kg，每日2次，连续10d，无明显中毒症状。幼年大鼠ig钩藤总碱盐酸盐50mg/kg（治疗剂量），每日1次，于14d后解剖观察，未见内脏发生病理形态改变，但剂量加倍时，肝脏出现轻度炎性改变，停药后可很快恢复。断乳大鼠 ig 钩藤总碱盐酸盐 50～100mg/kg，每日1次，连续 2mo，停药后再观察 1mo，小剂量（50mg/kg）对动物生长、发育、肝肾功能及血象均无明显影响，病理检查仅见肾脏轻度营养性障碍。大剂量（100mg/kg）则可使动物致死，死亡的动物心、肝、肾均有明显的改变。

（董素华）

五、代赭石（Daizheshi，Ochra）

本品为氧化物类矿物赤铁矿的矿石。

性味归经　苦甘，平。入肝、胃、心包经。

功效主治　平肝镇逆，凉血止血。治噫气呕逆，噎膈反胃，哮喘，惊痫，吐血，鼻衄，肠风，痔瘘，崩漏带下。

化学成分　主含三氧化二铁（Fe_2O_3），其中铁 70%，氧 30%，有时含杂质钛、镁、铝、硅和水分。另报道本品除含大量铁质外，并含中等量硅酸及铝化物，小量镁、锰、钙。

药理作用　麻醉兔注射赭石溶液对血压影响不大，可使肠蠕动亢进，对离体豚鼠小肠也有明显兴奋作用。对离体蛙心，大量时抑制。

（董素华）

第十五节　开　窍　药

开窍药为具有辛香走窜之性，以开窍、醒神为主要功效的药物。开窍药多归于心经，主要用于热陷心包或痰浊阻蔽所致的神昏谵语以及惊痫、中风等病出现卒然昏厥之证。窍闭证主要表现有神志昏迷、牙关紧闭、握拳等，按其他症状的不同可分为热闭与寒闭。热闭兼有高热、谵语、脉数、抽搐等症状，常见于某些严重的全身感染，如流脑、乙脑的高热昏迷，某些脑血管意外及癫痫大发作、肝昏迷、中暑等以凉开法治疗，伍用开窍药和清热解毒药。寒闭伴有面青、脉迟、苔白等症状，多见于中风、中毒等所致昏迷，宜温开，伍用辛温行气药。

据近代研究，开窍药可能与下列药理作用有关（见表 4-60）。

1. 对中枢神经系统的作用　开窍药能使昏迷病人苏醒，似与现代药理学中苏醒药相似，但某些开窍药有镇静作用，显然与苏醒药不同。如石菖蒲有镇静作用；麝香小剂量能缩短异戊巴比妥钠的睡眠作用，表现为中枢兴奋，而大剂量能延长其睡眠时间而表现为中枢抑制，显然麝香对中枢神经有双向调节作用。

2. 抗心绞痛作用　开窍药中的麝香、苏合香和冰片均有抗心绞痛作用。麝香有扩冠和增加冠脉流量及降血压作用，能降低心肌耗氧量。苏合香有抗血小板聚集和抗凝血作用，对心梗犬有增加冠脉流量和降低心肌耗氧作用。

3. 抗炎作用　多数开窍药有抗炎作用。麝香的抗炎作用明显，在炎症早期，抑制毛细血管通透性增加及白细胞游走，减轻局部水肿；在炎症后期抑制肉芽组织增生。

表 4-60　开窍药药理作用

药物＼作用	中枢神经系统		抗心绞痛	抗炎	其他
	兴奋	抑制			
麝香	＋（小剂量）	＋（大剂量）	＋	＋	强心，雄激素样作用，抗早孕，抗药，抗肿瘤，免疫增强
石菖蒲		＋		＋	解痉，增强记忆，抗癌，抗真菌
苏合香			＋	＋	抗菌，局部刺激，祛痰，抗血小板聚集
冰片			＋		抗菌，局部刺激，抗早孕
安息香					防腐，祛痰

（马金凯）

一、麝香（Shexiang，Moschus）

本品为鹿科动物林麝 Moschus berezovskii Flerov、马麝 Moschus Sifanicus Przewalski 或原麝 Mosehus mosohiferus linnaeus 成熟雄体

香囊中的干燥分泌物。

性味归经　辛，温。归心、脾经。

功效主治　开窍醒神，活血通经，消肿止痛。用于热病神昏，中风痰厥，气郁暴厥，中恶昏迷，经闭，癥瘕，难产死胎，心腹暴痛，痈肿瘰疬，咽喉肿痛，跌扑伤痛，痹痛麻木。

化学成分　主要有麝香大环化合物，C_{19}甾族化合物，蛋白质、肽类和氨基酸，胆固醇，酯和蜡，无机盐。此外，还有尿囊素、尿素，纤维素等。

药理作用

1. 对中枢神经系统的作用

(1) 小鼠 ip 麝香 25～100mg/kg；合成麝香酮或天然麝香酮 0.02～0.5mg/kg 或天然麝香 2mg/kg 均可缩短环己巴比妥钠 100mg/kg 或戊巴比妥钠引起的睡眠时间。

(2) 大鼠多次 ig 麝香混悬液 200mg/kg 或麝香酮 5mg/kg 均能明显缩短戊巴比妥钠睡眠时间。

(3) 麝香 60～200mg/kg·ip 对常压缺氧有明显对抗作用，可延长小鼠存活时间。

2. 抗炎作用

(1) 麝香乙醚提取物 65～130mg/kg 和麝香混悬液 500mg/kg·ip 对小鼠巴豆油引起的耳部炎症肿胀的抑制率分别为 29.7%～33.7%和 27%～29.4%，而氢化可的松 12.5mg/kg 为 39%～60%。

(2) 麝香水提物对小鼠巴豆油耳部炎症，大鼠琼脂性关节肿，酵母性关节肿，佐剂型多发性关节炎均有显著抑制作用。

(3) 麝香 0.2mg/kg 培养液对离体心肌细胞的自主节律有抑制作用。

(4) 麝香对由于血栓引起的缺血性心脏障碍有预防和治疗作用。

3. 对心血管系统的作用

(1) 天然麝香 0.5～2mg/kg 可使离体蟾蜍心脏收缩振幅加大，收缩力加强及心输出量增加，而麝香酮 0.04～1mg/kg 则表现心脏抑制作用，不具天然麝香的强心作用。

(2) 麝香水混悬液对离体兔冠脉流量及麝香注射液对狗冠脉流量均无明显影响。

(3) 麝香制剂 iv 对麻醉家兔、猫及结扎和未结扎冠脉左前降支的麻醉狗均有明显的降压作用。

4. 对肾上腺素β受体的作用　用麝香水浸膏剂（0.1mg/kg）处理的猫乳头肌及豚鼠气管平滑肌，能增强异丙肾上腺素（ISOP）、肾上腺素（Ad）及去甲肾上腺素（NA）对它们的舒张作用，其中 ISOP 最强，Ad 次之，NA 最弱。

5. 抗早孕作用　天然麝香对妊娠大鼠、家兔或流产后的豚鼠的离体子宫有明显的兴奋作用。

6. 雄激素样作用　麝香醚溶性部分每日 1mg，麝香酮油剂每日 74mg，连用 7d，以及从麝香中提出的 3β-羟基-雄烯（5）-17 酮，5α-雄烷-3，17 二酮，3β-羟基-17-酮基 Δ5-雄烯-3-醋酯和 3β-羟基-17-酮基-5-α 雄烷均能增加去势大鼠前列腺和精囊腺的重量。

7. 对免疫功能的影响　麝香水溶性蛋白成分对体液免疫和细胞免疫有增强作用。实验表明麝香对 ip 绵羊红细胞免疫小鼠产生抗体 IgM 无抑制作用。

8. 抗肿瘤作用　天然麝香或麝香酮对小鼠艾氏腹水癌，S_{37}及 S_{180}的细胞呼吸抑制率均高于正常小鼠抑制率。

9. 其他作用　2%麝香酊的 1∶400 稀释液，体外能抑制猪霍乱弧菌，大肠杆菌及金葡菌的生长。麝香水提物能明显提高肾上腺维生素 C 及血中皮质酮、cAMP、PGE、$PGF_{2\alpha}$的含量，并有抑制血小板聚集作用。麝香酮临床用于治疗冠心病，2% WH-1 滴眼液对 EAU 无抑制，甚至有一定刺激作用。0.5% WH-2 滴眼液降低了房水中抗体反应和房水蛋白含量，眼球病理也证实明显抑制 EAU 的炎症反应。麝香对大鼠胃溃疡有治疗作用，麝香具有促进雪旺细胞的分裂和生长，小鼠按 200mg/kg 腹腔注射麝香注射液，能明显延长小鼠常压下缺氧存活时间。

药代动力学　小鼠单次 ivH-麝香酮的动力学模型为多室模型。小鼠单次^{3}H-麝香酮 ig 给药的动力学模型为单室模型。H-麝香酮单次 iv，其分布 $t_{1/2}$ 为 1.4min，单次 ig 吸收 $t_{1/2}$ 为 12.6min，说明该药吸收快，发挥药效迅速，为用于急症提供了理论依据。麝香酮在家兔和狗体内过程符合三室开放模型。

毒性　麝香水剂小鼠 ip 的 LD_{50} 为

331.1mg/kg，药量增大至600mg/kg时，可见小鼠竖毛，没发生特殊毒性反应。狗im人工麝香酮400～800mg/kg，连续14d，结果所有动物食欲增加，行动自如，肝肾功能和血象未见异常。猴每只注射1.2g，连续2d亦没有中毒反应。

（杨海滨）

二、石菖蒲（Shichangpu，Rhizoma Acori Tatarinowii）

本品为天南星科植物石菖蒲（Acorus tatarino wiischo tt.）的干燥根茎。

性味归经 辛、苦、温。归心、胃经。

功效主治 化湿开胃，开窍豁痰，醒神益智。用于脘痞不饥，噤口下痢，神昏癫痫，健忘耳聋。

化学成分 石菖蒲含挥发油、糖类、有机酸、氨基酸等。挥发油中含34种成分，主要为β-细辛醚，占63.2%～81.2%；α-细辛醚占3.4%～13.7%；其次为欧细辛醚及细辛醛、石竹烯等。

药理作用

1. 神经系统

（1）抗惊厥：α-细辛醚ip给与小鼠（剂量为90～150mg/kg），能对抗电惊厥发作及戊四氮（38mg/kg）所致阵挛性惊厥。但不能消除士的宁、咖啡因引起的小鼠强直性惊厥。

（2）镇静：α-细辛醚（24或48mg/kg）ip给与小鼠，对阈下剂量的戊巴比妥（15mg/kg）有一定的协同作用。石菖蒲水煎剂1～10g/kg及去油水煎剂10～30g/kg·ip使小鼠自主活动明显。

（3）镇痛作用：石菖蒲0.1213g/kg·sc给与小鼠能明显对抗酒石酸锑钾（0.2ml/只）引起的扭体反应。

2. 解痉作用

（1）40μg/ml的α-细辛醚能完全对抗Ach引起的豚鼠气管平滑肌收缩，对抗组胺和5-HT的最低有效浓度为10μg/ml。

（2）20μg/ml的α-细辛醚能对抗组胺引起的离体豚鼠回肠痉挛，对抗Ach和5-HT的最低有效浓度为10μg/ml。

3. 对小鼠学习记忆的促进作用

（1）石菖蒲药液0.1、0.2g/10g，相当于LD_{50}的1/54、1/27，ig给与小鼠，能促进正常小鼠学习和记忆获得，但对正常小鼠的记忆巩固能力无促进作用。

（2）对化学药品所致小鼠记忆障碍的改善作用。

①石菖蒲0.1、0.2g/10g给与小鼠对东莨菪碱造成的小鼠记忆获得障碍有明显的改善作用，推测该药可能具有胆碱能样效应。

②石菖蒲对亚硝酸钠（120mg/kg）造成的小鼠记忆巩固不良有明显的改善作用。表明石菖蒲能保护大脑因缺氧引起的脑功能减退，改善缺氧造成的记忆巩固障碍。

③石菖蒲对ip40%乙醇0.1ml/10g所引起的小鼠记忆再现缺失有明显改善作用，说明石菖蒲可能改善大脑去甲肾上腺素能，胆碱能神经功能和调节脑内5-羟色胺水平。

④石菖蒲0.1、0.2、0.3g/10g腹腔注射给予小鼠，能显著改善氰化钾（10mg/kg腹腔注射）所致的小鼠细胞缺氧状态，并且剂量增加，抗缺氧作用增强。

4. 其他作用

（1）石菖蒲20%煎剂能在体外全部杀死小鼠腹水癌细胞，1：2的煎剂使蛔虫麻痹和死亡70%。体外试验，高浓度浸出液对常见致病性皮肤真菌有抑制作用。

（2）石菖蒲0.1、0.2g/10g腹腔注射给与小鼠，对小鼠结扎两侧颈总动脉造成的缺血缺氧状态有明显的改善作用。

（3）α-细辛醚40mg/kg·iv，能对抗垂体后叶素引起的家兔心肌缺血。

（4）α-细辛醚40mg/kg·ig，可显著降低高胆固醇血症小鼠的血清胆固醇。

（5）石菖蒲挥发油中的某些成分能抑制金葡菌、肺炎双球菌。

（6）5%的石菖蒲挥发油3ml/kg腹腔注射给予大鼠，对大鼠由乌头碱诱发的心律失常能明显缩短心律失常的时间。

（7）能对抗家兔由肾上腺素和氯化钡诱发的心律失常。石菖蒲治疗量时，有减慢心率的作用。

（8）β-细辛醚在一定浓度下，能使豚鼠冠状动脉扩张。

（9）石菖蒲煎剂内服能促进消化液的分泌

及制止胃肠异常发酵，并有延缓肠管平滑肌痉挛的作用。所含细辛醚能对抗氯化钡引起的离体肠管的兴奋作用。

(10)石菖蒲挥发油对小鼠有较强的降温作用。能对抗垂体后叶素的缩宫作用，体外试验证明，对絮状表皮癣菌、黑色毛癣菌、白色念珠菌等10余种真菌均有抑制作用。

毒性　石菖蒲水煎剂小鼠ip的LD_{50}为53g/kg，38g/kg时出现中毒症状。其挥发油小鼠sc的LD_{50}为0.157ml/kg。α-细辛醚按寇氏法测定得小鼠ip LD_{50}为338.5±9mg/kg。点样试验和掺入平板法试验一致证实α-细辛醚为诱变阳性物质，能引起鼠伤寒沙门氏菌突变种TA_{100}，TA_{98}的致突作用。α-细辛醚剂量在185.2mg/kg时可诱发大鼠骨髓细胞染色体畸变率增加（$P<0.01$）。且随剂量加大，各组的畸变率亦随之上升。但α-细辛醚不能诱发小鼠骨髓微核率显著上升。

（杨海滨）

三、苏合香（Suhexiang，sty Rax）

本品为金缕梅科植物苏合香树 Liquidambar orientalis Mill. 的树干渗出的香树脂，经加工精制而成。

性味归经　辛，温。归心、脾经。

功效主治　开窍，辟秽，止痛。用于中风惊厥，卒然昏倒，胸腹冷痛，惊痫，温疟。

化学成分　含有苏合香树脂醇，齐墩果酮酸，3-表-齐墩果酸，苯乙酸，桂皮酸乙酯，桂皮酸桂皮脂，桂皮酸苯的酯，香荚兰醛及桂皮酸。

药理作用

1. 抗血小板聚集功能

(1) 对体外血栓形成的影响：兔耳中央动脉采血1.8ml与药液或对照液0.2ml混匀，注入聚乙烯管环内，启动旋转环使血液在37℃环境中以17γ/min转动15min，取血栓长度和湿重，结果血栓长度7.6±2.3cm，湿重207±48.1mg，干重55.7±14.1mg，苏合香组：血栓长度3.7±0.4cm，湿重116.2±20.7cm血栓干重105.6±21.4mg。具有抑制体外血栓形成的作用。

(2) 对血小板内cAMP含量的影响：对照组7.4±2.8pmol/mg蛋白，苏合香大剂量2mg/ml为14.7±4.1pmol/mg蛋白，小剂量组1mg/ml为7.5±3.1pmol/mg蛋白。与对照组比较可显著提高血小板内cAMP含量。

(3) 对凝血功能的影响：体外实验能明显延长血浆复钙时间，凝血酶原时间，白陶土凝血活酶时间，提高纤溶酶活性。体内实验表明苏合香po给药能明显延长复钙时间，凝血酶原时间和白陶土部分凝血酶时间，降低血浆蛋白含量，促进纤溶酶活性。

2. 对心血管影响　可使实验性心肌梗塞犬的冠窦血流量明显增加，减慢心率，降低心肌耗氧量；对非心肌梗塞犬的冠窦血流量无明显影响。

3. 抑菌，抗炎作用　用于局部可缓解炎症，并能促进溃疡和创伤的愈合。

（杨海滨）

四、安息香（Anxixiang，Benzomum）

本品为安息香科植物白花树（Styrax tonkinensis (pierre) Caraib ex Hart.）的干燥树脂。

性味归经　辛、苦、平。归心，脾经。

功效主治　开窍醒神行气，活血，止痛。用于中风痰厥，气郁暴厥，中恶昏迷，少腹疼痛，产后血晕，小儿惊风。

化学成分　含树脂20%～80%，主要成分为泰国树脂酸（siaresinolic acid）和苯甲酸松柏醇酯。还含苯甲酸11.7%，苯甲酸桂皮醇酯2.3%和香荚兰醛0.3%。

药理作用

安息香的酊剂为刺激性祛痰药，置于热水中吸入其蒸气，则能直接刺激呼吸道粘膜而增加其分泌；可用于支气管炎以促进痰液排出。它还可外用作局部防腐剂。

毒性　500mg/kg安息香给小鼠灌胃，连续给药，第8天解剖小鼠，未观察到肉眼可见的病变。250mg/kg安息香给猫喂药，未观察到呕吐，腹泻等胃肠道反应及其他异常反应。

（杨海滨）

五、冰片（Bingpian，Dryobanops aromatica）

本品为龙脑香科植物龙脑香树脂的加工品，或为樟脑、松节油等化学方法合成的加工制成品。

性味归经　辛苦，凉。入心、肺经。

功效主治　通诸窍，散郁火，去翳明目，消

肿止痛。治中风口噤，热病神昏，惊痫痰迷，气闭耳聋，喉痹，口疮，中耳炎，痈肿，痔疮，目赤翳膜，蛲虫病。

化学成分　主要有右旋龙脑，多种萜类成分。还有葎草烯、β-榄香烯、石竹烯等倍丰萜。齐墩果酸、麦珠子酸，积雪草酸、龙脑香醇酮，龙脑香二醇酮、古柯二醇等三萜化合物。

药理作用

1. 用于局部对感觉神经的刺激作用很轻，而有止痛及防腐作用。

2. 较高浓度有抑菌作用，用于神经痛或消炎。

3. 用大鼠作实验，葡萄糖醛酸内酯或葡萄糖醛酸钠对龙脑的毒性有所拮抗。

4. 具有促进雪旺细胞的分裂和生长作用。

5. 根据伤口情况，发挥清热止痛，消炎消肿，防腐生肌之功效。

6. 冰片对早期妊娠无明显引产作用，对中、晚期妊娠小鼠具有明显作用。

7. 冰片具有一定的抗真菌作用。

8. 冰片有增加血脑屏障通透性作用。

（杨海滨）

第十六节　补　虚　药

补虚药是一类具有补益正气、增强机能的药物，常用于治疗虚损病证。虚证有气虚、血虚、阴虚、阳虚之异，宜分别选用补气、补血、补阴、补阳之品治之，故有补气药、补血药、补阴药、补阳药之分。然而，在临床上常常证候交错或夹杂，并非单一气虚或血虚等等，故补虚药也常常相互配伍使用，组成某类方剂治疗相应病证。

补气药常用药物有人参、西洋参、党参、太子参、黄芪、灵芝、白术、山药、扁豆、甘草、大枣等。代表性补气方剂有独参汤、四君子汤、补中益气汤、人参养荣汤、玉屏风散等。

补血药常用的药物有当归、熟地黄、何首乌、白芍、龙眼肉、阿胶等。但在临床上常根据“气为血之帅，血为气之母”的理论，将补气药与补血药同用，组成补血或气血双补方剂，如当归补血汤、八珍汤、十全大补汤、四物汤、归脾汤等。

补阴药常用的药物有麦冬、黄精、北沙参、天门冬、石斛、玉竹、百合、枸杞子、桑椹子、墨旱莲、女贞子、龟板、鳖甲等，代表性方剂有六味地黄丸、鳖甲煎丸、大补阴丸等。气阴双补方剂有生脉散等。

补阳药常用的药物有鹿茸、巴戟天、肉苁蓉、仙茅、淫羊藿、胡芦巴、杜仲、续断、狗脊、骨碎补、补骨脂、益智仁、冬虫夏草、蛤蚧、胡桃肉、紫河车、菟丝子、阳起石、锁阳等。临床上阴阳互相依存，故“善补阳者必于阴中求阳”，将补阳药与补阴药相互配伍组方，代表性方剂右归饮、附桂八味丸等。

各类补虚药的药理作用与临床功效有所异同，兹归纳如下：

1. 对免疫系统功能的影响

本类药物多含有多糖的糖甙类等生物活性物质，具有免疫增强、免疫调节和抗炎等作用。

(1)促进白细胞或/及巨噬细胞系统细胞数增加或/及功能增强：具有此药理作用的药物主要有人参、党参、黄芪、当归、熟地、何首乌、阿胶、枸杞子、鸡血藤、麦冬、黄精、女贞子、桑椹、鹿茸、淫羊藿、菟丝子、补骨脂、冬虫夏草、巴戟天、杜仲等，方剂有玉屏风散、四君子汤、生脉散、补中益气汤、六味地黄丸等。本类药物促进白细胞和巨噬细胞数量增加，功能增强，在防治感染性疾病方面具有重要意义。

(2) 能促进T细胞数量增加或/及功能增强：具有此作用的药物主要有人参、党参、黄芪、灵芝、当归、何首乌、枸杞子、黄精、女贞子、天冬、旱莲草、鳖甲、桑椹、菟丝子、淫羊藿、王屏风散、四君子汤、生脉散、黄芪建中汤、补中益气汤、当归补血汤等。

(3) 促进体液免疫：主要有人参、党参、灵芝、枸杞子、麦冬、黄精、女贞子、天冬、桑椹、鹿茸、菟丝子、淫羊藿、补骨脂、锁阳、仙茅、四君子汤、补中益气汤、生脉散、王屏风散、六味地黄汤等。黄芪、何首乌能调节免疫功能。

(4) 抗炎作用：人参、党参、黄芪、甘草、当归、鸡血藤、鹿茸、淫羊藿、冬虫夏草、杜仲、骨碎补、肉苁蓉等药物具有一定的抗炎作用，对慢性感染性疾病具有一定的治疗作用。

2. 对消化系统的作用

具有调节消化道平滑肌运动，缓解平滑肌痉挛、抗溃疡、抑制胃分泌的药物主要有人参、党参、黄芪、灵芝、白术、甘草、四君子汤、补中益气汤、黄芪建中汤等。此外，人参、大枣、甘草、白术、党参、黄芪、灵芝、当归、何首乌、枸杞子、女贞子、四君子汤、补中益气汤等具有保肝作用。

3. 对内分泌系统的影响

临床观察证明，虚证病人的内分泌功能呈现不同程度的退行性变化，内分泌功能低下。人参、党参、黄精、何首乌、冬虫夏草、杜仲、甘草、五味子等具有促进肾上腺皮质激素分泌或对其内分泌有双向调节作用，地黄、鹿茸也具有促肾上腺皮质激素分泌作用。人参、黄芪、菟丝子、淫羊藿、仙茅、肉苁蓉、巴戟天、蛤蚧、紫河车、海马、枸杞子、续断、八味地黄丸、寿胎丸等能增加性激素分泌。龟板能拮抗 T_3 造成的阴虚阳亢模型动物一系列组织及功能变化。人参、麦冬、黄精、玉竹、桑椹具有降血糖作用。

4. 对心血管系统的作用

具有强心作用的药物主要有人参、黄芪、黄精、麦冬、北沙参、南沙参、玉竹、补骨脂、骨碎补、锁阳、生脉散、参附汤等。能增加冠脉血流量及/或保护心肌缺血的主要有人参、当归、何首乌、鸡血藤、麦冬、黄精、女贞子、旱莲草、淫羊藿、补骨脂、冬虫夏草、菟丝子、生脉散、芪附注射液等。人参、当归、麦冬、冬虫夏草、生脉散、参附汤具有抗心律失常作用。

人参、党参、黄芪、白术、当归、灵芝、何首乌、鸡血藤、冬虫夏草、四君子汤、生脉散、参附汤等能扩张外周血管，但对血压的影响，人参、党参呈现调整作用，黄芪、当归、熟地、鸡血藤、淫羊藿、杜仲、肉苁蓉、六味地黄丸等具有降压作用。

能降低血脂的药物有人参、甘草、灵芝、何首乌、枸杞子、黄精、玉竹、杜仲、骨碎补、沙苑子、补中益气汤等。当归、何首乌、女贞子能抗动脉粥样硬化。

5. 对血液系统的作用

人参、党参、灵芝、当归、阿胶、鸡血藤、女贞子、鹿茸、四君子汤、补中益气汤能促进红细胞和血红蛋白增加。人参、当归、黄精等还能增强骨髓造血机能。黄芪、当归、菟丝子、淫羊藿、冬虫夏草具有抗血小板聚集作用，白术、熟地、旱莲草、冬虫夏草等具有抗凝作用；对纤维蛋白的溶解，旱莲草具有促进作用，黄芪则有抑制作用。

6. 对神经系统的作用

能调节大脑皮质功能的有人参，增强学习记忆功能药物有人参、灵芝、黄芪。具有镇痛作用的有甘草、党参、黄芪、当归、北沙参、石斛、鹿茸、杜仲、骨碎补、四君子汤等。具有镇静作用的有人参、西洋参、党参、灵芝、黄芪、大枣、当归、熟地、阿首乌、麦冬、鹿茸、淫羊藿、冬虫夏草、杜仲、骨碎补、四君子汤、补中益气汤等。人参、甘草、灵芝、党参、麦冬、四君子汤、补中益气汤具有抗惊厥作用。甘草、北沙参、石斛等具有解热作用。

7. 对机体适应能力的影响

补虚药中的许多药物能增强机体抵抗各种应激刺激，如人参、刺五加能增强抗辐射应激作用；人参、刺五加、玉竹、地黄、淫羊藿等均能提高动物耐缺氧应激能力；人参、阿胶具有抗失血性休克作用；人参、刺五加、五味子等均能提高动物和人的抗疲劳能力。

补虚药具有广泛的抗应激作用，其机理非常复杂，可能系通过调节神经-内分泌系统的机能活动，达到机体与内外环境的统一，使机体受到保护。

8. 对物质代谢的影响

人参能增加 RNA 聚合酶的活性，从而使肝脏 RNA 和蛋白质合成增加。此外，人参对睾丸、骨髓细胞 RNA、DNA 和蛋白质合成均有促进作用。人参、鹿茸等对性腺细胞核酸及蛋白质合成均有促进作用。人参、党参、黄芪、灵芝、甘草、四君子汤、生脉散，补中益气汤能影响环核苷酸代谢。

9. 其他

甘草、灵芝、当归、天冬、麦冬、百合、淫羊藿、补骨脂、冬虫夏草能舒张支气管平滑肌，甘草、灵芝、天冬具有镇咳作用，甘草、灵芝、南沙参、天冬等具有祛痰作用。黄芪、白术、灵芝、熟地能利尿，但甘草能缩尿。人参、当归、何首乌、枸杞子、女贞子、菟丝子、补骨脂具有抗自由基作用。黄芪、何首乌、补骨脂、黄精能抗衰老。当归能调节子宫舒缩功能，桑椹则起兴奋作用，灵芝反而抑制子宫平滑肌活动。采用动物实验室肿瘤模型或肿瘤细胞体外实验模型研究表明，人参、党参、黄芪、白术、甘草、大枣、女贞子、天冬、补骨脂、冬虫夏草、四君子汤、补中益气汤、六味地黄汤等具有抗癌作用。黄芪、党参、白术、甘草、当归、黄精、淫羊藿、补骨脂具有抗病原微生物作用。此外，当归能抗维生素E缺乏，补骨脂抗光敏，人参、甘草能解毒。

综上所述，补虚药的药理作用非常广泛，几乎影响机体的各个系统，既为临床应用提供了一定的实验依据，又为进一步研究展示了广阔的前景。

一、人参（Renshen Radix Ginseng）

本品为五加科植物人参 Panax ginseng C. A. Mey 的干燥根。

性味归经　甘、微苦，平。归脾、肺、心经。

功效主治　大补元气，复脉固脱，补脾益肺，生津，安神。用于体虚欲脱，肢冷脉微，脾虚食少，肺虚咳喘，津伤口渴，内热消渴，久病虚羸，惊悸失眠，阳痿宫冷，心力衰竭，心源性休克。

化学成分　含人参皂甙30种以上，主要有Ro、Ra_1、Ra_2、Ra_3、Rb_1、Rb_2、Rb_3、Rc、Rd、Re、Rf、Rg_1、Rg_2、Rg_3、Rh_1、Rh_2。皂甙元为人参二醇、人参三醇、齐墩果酸等。含挥发油人参烯、β-榄香烯、人参炔醇等。糖类成分有葡萄糖、果糖、阿拉伯糖、木糖、蔗糖、麦芽糖、鼠香糖、人参三糖A、B、C、D等。尚含有维生素、有机酸、淀粉、粘胶质、酶类、谷甾醇、豆甾醇、胡萝卜甾醇、低分子肽、脑碱、精胺、胆胺、无机元素、氨基酸、生物碱、萜类、肽类化合物等。

药理作用

1. 对中枢神经系统的作用

人参对高级神经活动的兴奋和抑制过程均有增强作用，尤以对前者的增强作用明显。人参可调节中枢神经系统功能活动，使紧张造成的紊乱的神经过程得到恢复。人参皂甙Rb类有中枢镇静作用，Rb_1、Rb_2、和Rc混合皂甙具有安定作用，Rg类具有中枢兴奋作用。人参皂甙均能明显降低小鼠由戊四氮、士的宁引起的死亡率。

人参对脑电图的影响表现为促进兴奋和抑制的双向作用。其中人参皂甙Rb_1、Rb_2、Rd、Re、Rf等均可中等度抑制猫的行为和脑电，并抑制电刺激脑中枢所引起的脑电觉醒反应。人参对中枢的作用与剂量有关，小剂量兴奋，大剂量抑制。人参对中枢神经系统的作用可能与影响脑单胺类物质有关。小剂量能使脑干多巴胺、去甲肾上腺素明显增加，5-HT减少，皮质内5-HT、腺苷酸环化酶、无机磷增加，并能促进^{14}C标记的苯丙氨酸透过血脑屏障。而大剂量则使皮质及脑干中腺苷酸环化酶活性下降，cAMP含量减少。

人参可易化学习记忆的获得，具有益智作用。此作用在人与动物实验中均已获得证实。记忆过程的加强涉及多重作用机制，如促进脑内蛋白质的合成和ACTH的释放以及增强胆碱系统功能，消除神经细胞内钙超负荷，降低脑内5-HT含量和抑制自由基的形成等。所有这些加强或抑制作用均利于记忆过程的巩固和加强。人参能影响上述过程而发挥益智作用。Rb_1和Rg_1可明显增加小鼠海马CA_3区锥体细胞上层的突触数目，故认为人参皂甙益智作用具有组织形态学基础。进一步研究发现，人参皂甙Rb_1、Rg_1具有抗海马细胞缺氧损伤作用。能明显延长培养大鼠海马神经细胞的存活时间、降低神经细胞的死亡率，对抗谷氨酸介导的神经毒性作用，其机制主要在于选择性抑制大剂量谷氨酸引起的钙离子浓度异常升高。

人参总皂甙能降低大鼠大脑中动脉阻断所致大脑梗塞范围，减轻神经功能障碍并抑制缺血和再灌期间腐胺含量增加，从而保护脑组织免疫损伤。

2. 对循环、血液系统的作用

人参对心脏机能具有调节作用。对多种动物心脏，小剂量能提高其收缩力，大剂量则减弱心收缩力和减慢心率。有认为人参皂甙对离体和整体动物心脏均有正性肌力作用。研究证明，心肌细胞蛋白激酶C激活可介导心肌的负性变时变力作用，人参二醇组皂甙能抑制十四酰佛波乙酸酯（PMA）诱导的心肌细胞蛋白激酶C的移位激活，从而消除蛋白激酶C激活所致的负性变性变时变力作用，从而达到正性肌力作用。人参二醇组皂甙对烧伤大鼠心功能具有保护作用，其机制与降低MPA含量及SOD活性增高有关。

人参具有抗心律失常作用，对氯仿-肾上腺素和刺激下丘脑引起的动物心律失常具有拮抗作用。新近研究表明，人参二醇组皂甙 Rb_1、Rb_2、Rb_3、Rc能使大鼠心室肌细胞膜钙通道开放时间缩短、关闭时间延长，开放概率减少，呈现钙通道阻滞作用；同时能拮抗黄嘌呤所致的自由基含量增多，呈现抗自由基作用。有报道人参三醇组皂甙对大鼠心室肌细胞亦具有钙通道阻滞作用。

人参具有心肌保护作用。人参对动物缺血性心肌梗塞与坏死呈现明显保护。其心肌超微结构观察显示，人参总皂甙能保护心肌毛细血管内皮细胞，减轻线粒体的损伤。给实验性心肌梗塞麻醉犬静注人参总皂甙能降低磷酸肌酸激酶的血栓素 A_2 值，增高前列环素值，使 PGI_2/TXA_2 比值升高，这可能是人参保护心肌的作用原理之一。

人参对血压具有调整作用。小剂量人参能使犬血压升高，可能与内脏血管收缩有关。较大剂量出现暂时性降压作用，可能与血管扩张有关。人参对动物冠状动脉、脑血管、眼底血管能直接扩张，给犬静注人参皂甙能降低后肢血管和脑血管阻力。人参具有抗休克作用，能使过敏性休克和烫伤性休克、失血性休克动物的生存时间延长。其抗休克机理与人参的正性肌力作用与改善微循环及血压调整作用有关。

人参对血液与造血系统功能具有促进作用。口服人参能使红细胞、白细胞、血红蛋白、骨髓集落形成单位、粒系定向干细胞增加。人参根、茎叶皂甙可明显抑制血瘀大鼠的血栓形成，降低红细胞压积以及血浆比粘度，同时增加血瘀动物的红细胞膜流动性。体外实验表明人参总皂甙能抑制胶原诱导的大鼠血小板聚集，同时抑制血小板5-HT释放，提高血小板内cAMP含量。

3. 对内分泌系统的作用

人参对垂体-肾上腺皮质系统具有兴奋作用，并且认为药物的抗应激、抗损伤、抗疲劳作用的部分作用机理与影响这一系统有关。人参煎剂使正常和切除一侧肾上腺大鼠肾上腺肥大，同时尿17-酮类固醇排泄量增加。人参皂甙 Rf_5、Rf_6 腹腔注射能显著增加大鼠血浆内ACTH和皮质酮含量，地塞米松能阻断上述作用。人参皂甙能有效保护强烈应激条件下所致动物肾上腺皮质功能衰竭。人参能使肾上腺中cAMP含量迅速增加，摘除垂体后或预先给予地塞米松后作用消失，但给予ACTH后cAMP含量又明显上升。提示人参主要是通过下丘脑或/和垂体分泌ACTH，从而增加肾上腺皮质的cAMP，刺激皮质类固醇激素在肾上腺皮质内的合成与分泌，而不是直接作用于肾上腺皮质。

人参具有抗应激与抗损伤作用，有人认为其作用原理可能部分通过中枢神经-内分泌系统调节而发挥作用。人参根总皂甙能使电休克、高温、低温应激条件下小鼠脑中5-HT含量显著降低。另有研究表明，红参皂甙对小鼠血清皮质酮、脑内5-HT、肝糖原、DVA、RNA及蛋白质合或的影响，随给药时间（时辰）不同而发生周期性改变，其作用的强度或有无，取决于给药的昼夜阶段。

人参具有促性腺作用。口服人参制剂在人与动物均呈现精力增加，活力增强，卵巢重量增加，成熟卵洵增多。用X线辐射照射损伤大鼠生殖内分泌轴进行实验，表明人参三醇总甙可减轻大鼠下丘脑L-EnK、垂体β-EP含量和血清睾丸酮水平的降低及血清FSH水平的增高。说明人参三醇总甙能保护生殖内分泌轴功能，并促进其辐射损伤的修复。用顺铂造成大鼠肾损害模型，口服人参皂甙能有效地防止其损害，其机制主要与其抗自由基和抗过氧化作用有关。

4. 对免疫功能的作用

人参具有免疫促进作用，对正常状态或免疫抑制状态的机体的细胞与体液免疫机能均具有促进作用。在机体应激、损伤、中毒等紧急性况下，人参能调动与调整机体免疫机能，使之渡过难关。在细胞水平上，人参对中性白细胞、巨噬细胞、淋巴细胞群的免疫功能均具有促进作用。采用大鼠冷水游泳应激实验观察到，人参总皂甙 ip 能完全拮抗应激所致的免疫功能抑制，促进 T 淋巴细胞增殖反应与腹腔巨噬细胞吞噬功能，同时降低血清皮质酮水平。皮下注射人参茎叶皂甙能明显拮抗撞击创伤小鼠活化 T 细胞内 cAMP 含量，腺甙酸环化酶、蛋白激酶 A（PKA）活性的升高以及 cAMP-磷酸二酯酶活性的降低，表明药物对创伤后 T 细胞功能受抑状态具有纠正作用。采用环磷酰胺造成小鼠免疫功能低下模型实验，人参煎剂能明显增加小鼠胸腺重量，促进溶血素抗体形成，提高腹腔巨噬细胞的吞噬率和吞噬指数。人参多糖对正常豚鼠免疫机能无明显影响。但对经过眼镜蛇蛇毒因子（CVF）处理后的低补体豚鼠的补体下降、吞噬率下降有促进恢复作用。

从基因表达方面阐明药物对免疫机能影响的分子、基因水平作用机理，是近年来人参药理研究的重要进展之一。人参三醇皂甙具有较强的促细胞因子诱生效应。采用 mRNA 体外转译反应和生物活性检测，观察到人参三醇皂甙明显促进 PHA 活化人淋巴结细胞分泌 IL-1，最大促进效应为 40%。人参三醇皂甙也可明显促进 PHA 活化人淋巴细胞分泌 IL-4，最大促进效应可达 63.33%。人参三醇皂甙加 PHA 共同刺激后人淋巴细胞胞浆 IL-4mRNA 转译 IL-4 的量明显高于单纯 PHA 组，最大促进效应为 95%。人参总甙在体外对小鼠骨髓基质细胞 RNA 的代谢与表达具有明显促进效应，并且细胞培养上清液中 IL-3、IL-6 活性明显升高。

有人认为人参的作用主要是改善因应激、耗竭、抑制或衰老所致的免疫机能低下，而对正常机体作用甚微。观察比较人参皂甙 Rg_1 对成年鼠和老年鼠（24 至 27 月龄）的 T 淋巴细胞功能及 IL-2 基因表达和 IL-2 受体表达的影响，发现老年鼠的 T 淋巴细胞功能、IL-2 基因和蛋白表达以及 IL-2 受体 α 链的表达全面衰减，口服 Rg_1，可使老年鼠的上述各项指标几乎可恢复到成年鼠水平，但 Rg_1 对成年鼠的免疫功能和 IL-2 的基因表达均无明显影响。

人参煎剂具有抗小鼠基因突变作用。

5. 其他

人参具有"适应原样"作用，能加强机体的适应性，增强机体对物理、化学以及生物学等各种有害刺激与损伤的非特异性抵抗力，使紊乱的机能恢复正常。

人参能促进蛋白质、DNA、RNA 的生物合成，提高 RNA 多聚酶的活性与血清蛋白合成率。人参对高胆固醇饮食大鼠和高脂血症患者的血清低密度脂蛋白胆固醇的增加和脂肪肝具有改善作用，并能促进胆固醇的排泄。人参对实验性糖尿病犬和高血糖小鼠均具有降血糖作用。

人参是一种有效的抗衰老剂，能延长雄性小鼠寿命。人参提取物可以清除体内致衰老的自由基和保护红细胞免受 OH 及 H_2O_2 的损害。

人参皂甙、原人参二醇型和原人参三醇型皂甙具有抗肿瘤作用。人参提取物对二甲氨基偶氮苯胺所致大鼠肝癌也有预防作用。人参皂甙 Rh_2 能明显抑制体外培养人白血病细胞 HL-60，小鼠黑色素瘤细胞 B_{16} 和小鼠淋巴白血病细胞 L_{1210} 的生长。

人参还具有肝脏保护、抗胃溃疡、抗利尿、抗炎、抑菌、抗病毒等广泛的药理作用。

毒性　人参的毒性很小，但亦有报告因长期服用人参制剂引起腹泻、皮疹、失眠、神经过敏、高血压、欣快症、忧郁症、性欲亢进等。人参根粉给小鼠口服 LD_{50} 在 50g/kg 以上。人参提取物或人参皂甙对小鼠 ip 时的急性 LD_{50} 在 300～700mg/kg 之间。人参皂甙单体对小鼠 ip 的 LD_{50} 分别为 Rb_1 1110，Rb_2 为 305，Rc 为 410，Rd 为 325，Re 为 465，Rf_1 为 340，Rg_1 为 1258mg/kg，Ro 的 $LD_{50}>1000$mg/kg。

二、西洋参（Xiyangshen Reclix Panax quinquefolium）

本品为五加科植物西洋参 Panax quinquefolium L. 的根。

性味归经　甘，微苦，凉。归心、肺、肾经。

功效主治　益肺阴，清虚火，生津止渴。治肺虚久嗽，失血，咽干口渴，虚热烦倦。

化学成分　含人参皂甙 17 种，有机酸、齐墩果酸、聚炔类、糖类成份，挥发油成分 30 多种，氨基酸 16 种以上，微量元素等。

药理作用

1. 对中枢神经系统的作用　西洋参对大

脑具有镇静作用，对生命中枢则有中度的兴奋作用。西洋参茎叶中总皂甙25、50mg/kg腹腔注射或425、850mg/kg灌胃能显著抑制小鼠自发活动，并使戊巴比妥钠阈下剂量所致小鼠睡眠时间延长。

2. 对心血管系统的作用

西洋参茎叶总皂甙iv给犬可明显增加心肌血流量，降低冠脉阻力，减少心肌耗氧量及心肌耗氧指数。对大鼠与家兔实验室心肌缺血与心肌梗塞具有明显保护作用，使梗塞面积明显缩小以及抑制梗塞后高凝状态的发展，同时降低损伤心肌的游离脂肪酸含量，并使乳酸脱氢酶活性提高。西洋参茎叶皂甙50和100mg/kg体重能明显降低阿霉素诱导的大鼠全血和心肌组织中丙二醛含量，保护超氧化物歧化酶及谷胱甘肽过氧化物酶活性，说明其具有抗氧化作用。用在体心脏冠脉流量测定法，观察国产西洋参茎叶总皂甙iv25，50mg/kg对麻醉开胸犬心肌血流量及氧代谢的影响，结果表明50mg/kg可明显增加心肌血流量、降低冠脉阻力，并减少心肌耗氧量及心肌耗氧指数，对心肌氧利用率则无明显影响。

西洋参皂甙及其茎叶皂甙对哇巴因、氯化钡、氯仿-肾上腺素等诱发的心律失常和结扎左冠状动脉引起的心律失常具有预防和对抗作用。小剂量茎叶皂甙能增加豚鼠心脏乳头肌收缩力，大剂量则降低其收缩力，并显著延长不应期，降低乳头肌自律性。小剂量茎叶皂甙可提高交感神经的兴奋性或阻止胞浆内游离Ca^{2+}增多，而大剂量可抑制交感神经的兴奋性或阻止胞浆内游离Ca^{2+}浓度上升。从西洋参茎叶皂甙中分离提取的Pseudoginsenoide-F_{11}使培养的大鼠心肌细胞动作电位幅值、时程、阈电位、最大舒张电位、0期最大除极速率和复极50%的动作电位时程呈剂量依赖性增大，其作用可被维拉帕米所对抗。而西洋参茎叶皂甙单体$Rb_3$300mg/kg体重可使麻醉大鼠在体心脏的平均动脉压、左心室内压和室内最大上升速率下降，同时证明Rb_3具有钙通道阻滞作用，其作用与异搏定相似。

3. 对免疫功能的影响　西洋参能促进幼鼠胸腺器官的发育。其茎叶总皂甙能在体内外协同ConA所致小鼠脾细胞增殖及产生淋巴因子的能力；明显增强小鼠脾NK细胞活性；在体内能增强LPS刺激脾细胞的增殖反应，增强小鼠对胸腺依赖性抗原的初次抗体反应应答能力。西洋参煎剂及其总皂甙具有抗疲劳、抗缺氧、抗应激作用，并认为其机制与促进肾上腺皮质激素有关。

4. 其他　西洋参总提取物和总皂甙能降低豚鼠肝糖元含量，增加肝脏DNA和RNA含量，后者对环磷酰胺所致睾丸和脾脏DNA损伤具有明显对抗作用。其茎叶总皂甙对高脂血症大鼠脂蛋白-胆固醇代谢具有抑制性影响。西洋参茎叶皂甙对单纯疱疹病毒Ⅰ型感染细胞具有保护作用，其有效成分为Rb_2等。其并与人参茎叶皂甙进行比较，其作用相当。

毒性　西洋参茎叶皂甙给小鼠腹腔注射和口服的LD_{50}分别为204±2.6mg/kg和8511±1061mg/kg。给大鼠口服2、100、200mg/kg·d，连续90d，各内脏器官病理检查未见异常。

三、党参（Dangshen Radix Codonopsis）

本品为桔梗科植物潞党参Codonopsis pilosulae (Franch.) Nannf.、素花党参Codonopsis pilosulae Nannf. var. modesta (Nannf.) L. T. Sheu或川党参Codonopsis tangshen Oliv.的干燥根。

性味归经　甘、平，归脾、肺经。

功效主治　补中益气，健脾益肺。用于脾肺虚弱，气短心悸，食少便溏，虚喘咳嗽，内热消渴。

化学成分　含皂甙、菊糖、植物甾醇类10种，糖甙类21种，生物碱及含氮成分5种，挥发性成分34种，三萜及其他类成分13种，以及多种人体必需的无机元素和氨基酸。

药理作用

1. 神经系统

(1) 党参对学习记忆具有改善作用：党参煎剂能增进小鼠Y水迷路法学习记忆，并能改善樟树碱引起的记忆获得障碍。党参20%乙醇提取物可拮抗东莨菪碱造成的小鼠记忆获得不良以及亚硝酸钠造成的小鼠记忆巩固障碍。其作用机制可能与胆碱能通路有关。

(2) 党参煎剂对小鼠自发活动具有抑制作用，并能拮抗士的宁、戊四氮所致小鼠惊厥发生。党参水提取物能延长戊巴比妥钠所致小鼠睡眠时间以及协同小剂量氯丙嗪的镇静作用。有人认为党参对中枢神经系统的抑制作用主要与其中所含党参多糖有关。

(3)以党参部位提取物给家兔脑室注射，其酯溶性皂甙可使清醒家兔脑电图出现高幅慢波，而水溶性皂甙无明显影响。

2. 心血管系统

(1) 党参粗提物（相当于生药20～60g）连服两周能明显改善冠心病心绞痛病人症状。进一步研究表明，大剂量党参对患者血液高凝状态指标和左心室功能均有改善作用。其石油醚提取物可明显抑制大鼠血小板聚集功能和血栓素 A_2 的合成，其水提物可降低全血粘度。

(2)党参对离体蟾蜍心脏具有抑制作用，但能明显增加冠心病患者的左室收缩力，其作用机理可能与抑制心肌细胞的磷酸二酯酶有关。党参对垂体后叶素所致实验性心肌缺血具有保护作用。

(3) 党参浸膏可使多种动物血压下降，但党参注射液对晚期失血性休克家兔可使动脉血压回升。

3. 血液与造血系统

(1) 党参能使红细胞数目和血红蛋白量明显增加，对化疗及放疗所致白细胞减少具有升高作用。党参还具有抗纤溶、促血凝及血小板解聚作用。党参能抑制血小板内磷酸二酯酶活性与血小板钙调蛋白活性。

(2) 党参小剂量对体外培养人淋巴细胞有丝分裂具有促进作用，但大剂量时反而抑制。

4. 消化系统

(1) 党参煎剂、党参多糖、正丁醇提取物对应激法、幽门结扎法、消炎痛法所致的大鼠胃溃疡模型具有良好的保护作用，使溃疡发生率和溃疡指数明显降低。

(2) 党参煎剂对无水乙醇、0.6N 盐酸、0.1N 氢氧化钠所致的大鼠胃粘膜损伤保护作用明显，使胃粘膜损伤发生率和损伤指数明显降低。

(3) 党参水提取物分离物（部位Ⅶ-Ⅱ）对多种胃粘膜损伤模型保护作用良好。其作用机制与提高胃粘膜中前列腺素 E 含量和前列环素与血栓素 A_2 比值，提高胃粘膜电位差，增加胃壁结合粘液含量以及抑制胃液与胃酸分泌、抑制胃肠运动有关。

5. 免疫机能

(1) 党参具有免疫增强作用：对小鼠腹腔巨噬细胞吞噬功能具有增强作用，同时使细胞内 DNA、RNA、糖类、ACP 酶、ATP 酶、酸性酯酶、琥珀酸脱氢酶活性均显著增强。对环磷酰胺所致小鼠免疫抑制和营养不良所致小鼠免疫器官抑制，党参具有改善作用。

(2) 党参对过度疲劳、高温、低温、缺氧、γ-射线照射等所致的机体损伤具有保护和改善作用。党参对氰化物或亚硝酸钠中毒，能明显延长小鼠存活时间。

6. 其他

(1) 党参煎剂能明显提高小鼠血浆皮质酮水平，其作用机制可能与药物对垂体肾上腺系统兴奋和调节作用有关。

(2) 党参能使小鼠血浆、脾中的 cAMP 含量增加，肝脏中的 cAMP 含量下降。党参能促进大鼠肝细胞腺苷酸激酶转化活性，使 ADP 转化为 ATP 增加。

(3) 党参与环磷酰胺合用或党参复方制剂四君子汤具有抗肿瘤与抗突变作用。

(4) 明党参水提物具有明显镇咳、祛痰、平喘作用。

毒性 党参水提醇沉物小鼠 ip 的 LD_{50} 为 79.1±3.6g/kg。小鼠一次 po 党参多糖 10g/kg，观察 72h 无动物死亡，外观无明显变化。

四、黄芪 (Huanqi Radix Astragali)

本品为豆科植物蒙古黄芪 Astragalus membranaceus (Fisch.) Bge. var. mongholicus (Bge.) Hsiao 或膜荚黄芪 Astragalus membranacers (Fisch.) Bge. 的干燥根。

性味归经 甘，温。归肺、脾经。

功效主治 补气固表，利尿托毒，排脓，敛疮生肌。用于气虚乏力，食少便溏，中气下陷，久泻脱肛，便血崩漏，表虚自汗，气虚水肿，痈疽难溃，久溃不敛，血虚痿黄，内热消渴；慢性肾炎蛋白尿，糖尿病。蜜炙黄芪益气补中，用于气虚乏力，食少便溏。

化学成分 主要含黄酮类、异黄酮类、二氢黄酮类，三萜皂甙 40 多种。还含有单糖、多糖、氨基酸、微量元素、蛋白质、核黄素、叶酸、维生素 P、有机酸、香豆素、β-谷甾醇、胡萝卜甙、羽扇豆醇、正十六醇、胆碱、甜菜碱等多种成分。

药理作用

1. 对免疫机能的影响

（1）黄芪对机体细胞免疫机能具有促进作用：主要表现为激活网状内皮系统与巨噬细胞系统，使细胞吞噬机能增强；提高T淋巴细胞转化率；促进NK细胞活性，黄芪对细胞免疫影响的主要环节可能与促进淋巴细胞白细胞介素有关。这种作用随机体状态不同有所差异，如黄芪煎剂及其多糖对正常小鼠IL_2活性无影响，但能明显增强亚适剂量ConA引起的大黄脾虚模型小鼠的脾淋巴细胞产生IL_2。黄芪多糖是黄芪中免疫活性较强的一类物质，它可明显提高创伤小鼠脾脏、胸腺、肠系膜淋巴细胞质膜、线粒体膜及微粒体膜的流动性，降低创伤小鼠血清及淋巴细胞中过氧化脂质水平，并增加超氧化物歧化酶活性。

（2）黄芪对正常机体的抗体生成具有明显促进作用，可使脾抗体形成细胞数增加或呈调节作用。黄芪可促进小鼠及人体细胞诱生干扰素的能力，从而一定程度地抑制病毒繁殖。黄芪多糖可显著提高小鼠脾脏抗体形成细胞数。黄芪膏可使感冒易感者鼻腔分泌液中sIGA含量升高。黄芪对免疫抑制剂造成的免疫功能低下有明显的保护作用，认为是具有双向作用的免疫调节剂。

2. 抗损伤与抗衰老作用

（1）对实验性肝炎与肝损伤的保护作用：给急性四氯化碳中毒性肝炎小鼠口服黄芪煎剂，能有效地防止肝损伤，使肝糖原增加，溶酶体及组织脱氢酶活跃。黄芪皂甙甲（ASI）和绵毛黄芪苷XI（SK）对D-半乳糖胺、醋氨酚所致的小鼠肝损伤具有保护作用，使肝病变减轻，SGPT降低，GSH升高和MDA下降。从离体大鼠肝细胞制备法也证明ASI和SK在0.75μmol/L～0.18nmol/L浓度范围内，可对抗CCl_4引起的SGPT升高。给小鼠连续灌服ASI 12，50mg/kg或SK6，20mg/kg能提高微粒体细胞色素P_{450}活性。

（2）对辐射损伤的作用：黄芪煎剂对^{60}Co r射线照射小鼠，能提高动物的30d存活率，降低骨髓嗜多染红细胞的微核率。药物对造血和免疫系统具有明显的保护作用，表现为外周血白细胞、骨髓有核细胞数量增加，促进造血干细胞分化、增殖。

（3）对内毒素损伤的作用：黄芪多糖能明显提高内毒素中毒小鼠的存活率，完成解除内毒素的致死作用；对内毒素中毒鼠肝脏内ATP含量及EC值下降具有拮抗作用，同时使肝中MDA降低和GSH升高。电镜下观察到给药组动物肝线粒体损伤明显减轻。

（4）对自由基及其细胞损伤的作用：黄芪总黄酮（TFA）和总皂甙（TSA）对超氧阴离子自由基（O_2^-）、羟自由基·OH有显著的清除作用，其中TFA效果较TSA为佳。采用中国仓鼠肺细胞（V_{79}）进行研究，观察TFA对羟自由基致V_{79}细胞代谢酶类和脂质过氧化物生成的影响，结果表明TFA对羟自由基所致V_{79}细胞的多种损伤皆有不同程度的保护作用。可降低细胞脂质过氧化物的生成，升高细胞SOD活性，维持细胞正常代谢。

（5）抗衰老作用：黄芪能使家蚕生成时限延长，身长、体重缓慢增加。黄芪能延长金黄地鼠体外培养细胞的生长寿命，亦能增加人胎肾和乳鼠肾细胞以及人胎肺二倍体细胞（74-1株）体外培养的结代数，并使每代细胞存活延长。

3. 对心血管系统的作用　黄芪具有强心作用，此作用对因中毒或疲劳而陷于衰竭的心脏更为明显，认为其作用机制与影响心肌细胞膜Na^+，K^+-ATP酶有关。黄芪具有降压作用，其作用迅速、短暂，无快速耐受性。黄芪多糖能改善急性心肌梗塞犬心肌收缩性能、缩小梗塞面积、减轻心肌损伤。

4. 其他

黄芪具有促进血细胞生成作用，增强骨髓造血机能。黄芪能明显对抗肾上腺素所致的小鼠血糖升高和苯乙双胍引起的小鼠低血糖，发挥双向调节作用。黄芪能促进核酸代谢和肝脏蛋白质合成速率，同时使小鼠血浆和组织内cAMP和cGMP含量升高。

黄芪具有肾脏保护与利尿作用。给肾毒血清性肾炎大鼠po黄芪粉，能显著减少尿蛋白，同时使肾病变明显减轻。其利尿作用强度中等，可增加尿量与氯化物的排泄。

黄芪煎剂可增强环磷酰胺的抗肿瘤活性，同时促进环磷酰胺所致造血功能损伤后的修复，降低骨髓嗜多染红细胞的微粒率。

黄芪还具有胃酸抑制、抗溃疡、镇痛、镇静、加强记忆、抗菌等作用。

五、甘草（Gancao，Radix Glycyrrhizae）

本品为豆科植物甘草Glycyrrliza uralensis Fisch、胀果甘草Glycyrrliza inflata Bat. 或光果甘草Glycyrrliza glabra L. 的干燥根及根茎。

性味归经　甘，平。归心、肺、脾、胃经。

功效主治　补脾益气，清热解毒，祛痰止咳、缓急止痛、调和诸药。用于脾胃虚弱，倦怠乏力，心悸气短，咳嗽痰多，脘腹、四肢挛急疼痛，痈肿疮毒，缓解药物毒性、烈性。炙甘草补脾益气复脉，用于脾胃虚弱，倦怠乏力，心动悸、脉结代。

化学成分　主要含甘草甜素，水解后产生葡萄糖醛酸和甘草次酸。黄酮类化合物，主要有甘草黄甙、异甘草黄甙、甘草素、异甘草素。异黄酮类部分FM100。尚含有7-甲氧基香豆素，伞花内酯、阿魏酸、多种氨基酸、生物素、β-谷甾醇、甘露醇、糖类、柠檬酸、微量元素等。

药理作用

1. 抗炎与抗变态反应作用　甘草且有保泰松或氢化可的松样的抗炎作用，对多种动物炎症性模型具有抑制作用，其抗炎效价约为可的松或氢化可的松的1/10。其抗炎成分为甘草甜素和甘草次酸。其抗炎机理认为与抑制毛细血管通透性以及影响细胞内生物氧化过程有关。

甘草还具有显著地抗过敏作用。对大鼠皮肤过敏反应、Forssman 皮肤血管炎反应，Arthus 反应、迟发型超敏反应等均有显著的抑制作用。

2. 对肾上腺皮质功能的影响　甘草具有肾上腺皮质激素样作用。同时也能增强肾上腺皮质激素的作用，故甘草与糖皮质激素合用可减轻外源性激素所致的副反应以及激素依赖现象和激素撤退时的反应。其有效成分认为是甘草次酸，其结构与皮质激素相似。甘草也具有盐皮质激素样作用，大量长期应用可致水钠潴留。

3. 对免疫机能的影响　甘草能增强网状内皮系统功能，但对小鼠腹腔巨噬细胞的吞噬功能因机体状态不同呈双向作用，即在机体抵抗力受到耗损时能明显促进，而在安静状态下呈抑制作用，故甘草之补系用于虚弱之体。

甘草对机体特异性免疫功能具有促进作用。甘草次酸能促进体外培养单核细胞在PWM 刺激下产生抗体，同时使IL-1 显著增加。甘草酸也能促进抗原诱导下的抗体产生。甘草还可明显促进ConA 活化的脾淋巴细胞DNA 和蛋白质的生物合成以及γ-干扰素（γ-IFN）的产生，但对PHA 诱导的γ-IFN 水平无影响。小鼠口服甘草酸铵能显著抑制肺肾PGE_2和$PGF_{2\alpha}$的合成。甘草酸铵对小鼠NK 细胞活性具有增强作用。

4. 抗病毒作用　甘草皂甙、甘草甜素具有抗艾滋病毒（HIV）活性，能抑制MT-4 细胞中的HIV 诱导的空斑形成，抑制HIV 致细胞病变效应或HIV 特异抗原表达，与已知有AIDS 治疗药物AIT 联合应用呈相加作用效果。其抑制HIV 机理不明，可能与抑制细胞膜蛋白激酶C（PKC）和蛋白激酶P（PKP）活性有关。甘草甜素能使HIV 无症状携带者淋巴细胞CD4/CD8 比例上升，但对AIDS 患者和AIDS 相关综合征患者无此现象。有研究报道甘草甜素能抑制血中HIV 的增殖，但不能抑制中枢神经组织中的HIV 增殖，提示甘草甜素不能通过血脑屏障。AZT 可通过血脑屏障，甘草甜素与AZT 抗HIV 作用呈相加作用，故以甘草甜素与AZT 合用应用处理输血用血制品，以预防输血引起HIV 传播，这一方法已获美国专利。

甘草酸、甘草次酸具有较强的抗肝炎病毒作用。甘草甜素被公认是治疗慢性肝炎较好的药物，广泛应用于慢性肝炎、重症肝炎及肝硬化的治疗。甘草制剂治疗乙肝的机理不明。甘草甜素具有抗鸭乙型肝炎病毒效果，但对肝细胞内病毒增殖无影响，也不具直接灭活病毒作用。有研究认为诱生γ-IFN 参与抗病毒可能是其作用机理之一。

甘草多糖具有明显的抗水泡性口炎病毒、腺病毒3型、单纯疱疹病毒、牛痘病毒等活性，能显著抑制细胞病变的发生，使组织培养的细胞得到保护。

甘草酸差向异构α体（18α-glycyrrhetinic acid）能明显阻止D-氨基半乳糖引起的大鼠肝损伤，使动物存活率提高。

5. 对心血管系统的作用　炙甘草提取液能明显拮抗乌头碱所致家兔心律失常。甘草甜素能兴奋离体蟾蜍心脏。甘草甜素与甘草次酸盐具有降血脂与抗动脉粥样硬化作用。

6. 对消化系统的作用　甘草浸膏、甘草甙元、异甘草甙元和甘草根甲醇提取物对大鼠实验性胃溃疡具有明显保护作用。其作用机制与胃酸抑制与胃肠运动抑制有关。

7. 对呼吸系统的作用　甘草浸膏和甘草合剂po能覆盖发炎的咽部粘膜，缓和炎症对它的刺激，从而发挥镇咳作用。对电刺激猫喉上神经所致的咳嗽也有明显镇咳作用，故认为甘草镇咳作用与其抗炎作用无关而是通过中枢产生的。甘草还能促进咽喉及支气管的分泌使痰容易咳出，呈现祛痰镇咳作用。

8. 其他　甘草成分FM100具有镇痛作用，且与芍药甙具有协同作用。

甘草甜素具有一定的解毒作用，对水合氯醛、士的宁、乌拉坦、可卡因、咖啡因、乙酰胆碱等均有明显的解毒效果。对药物中毒、食物中毒、体内代谢产物中毒、细菌毒素等都有一定的解毒作用，与维生素B_1合用可增强其效果。其作用机理与药物对肝药酶的诱导作用有关。

甘草酸、甘草次酸对多种实验性癌肿具有抑制作用，后者对由苯并芘所诱发的DNA损伤具有一定的保护作用，同时降低强致癌剂苯并芘所引起的非程序DNA合成，提示甘草次酸可能是一种有前途的癌化学预防药。

甘草还具有一定的抗菌、解热和抗利尿作用。

毒性　甘草水浸膏小鼠LD_{50}iv为1.9432±0.467g/kg，ip为6.8466g/kg，sc为7.8192g/kg；甘草浸膏小鼠sc LD_{50}为3.6g/kg；甘草甜素小鼠sc MLD为1g/kg；甘草次酸小鼠sc的LD_{50}为308mg/kg，ip为101mg/kg。

六、灵芝（Linzhi，Canoderma Lucidum seu Japonicum）

本品为多孔菌科赤芝Ganoderma lucidum（Leyss. ex Fr.）Karst. 和紫芝Ganoderma japonicum（Fr.）L loyd的子实体或菌丝体。

性味归经　甘、淡，湿。归肺、脾、心经。

功效主治　益气血，补精髓，养心安神，止咳平喘。治气血不足，心虚失眠，惊悸，脾虚食少，久病咳喘，久病体虚等。

化学成分　含多糖、多种氨基酸、蛋白质、多肽、甾类、三萜类、挥发油、香豆精甙、生物碱、树脂、油脂、多种酶类、微量元素等。

药理作用

1. 对神经系统的作用　灵芝具有镇静作用，能减少小鼠自主活动，延长戊巴比妥钠睡眠时间，拮抗苯丙胺的中枢兴奋作用。灵芝对热板法、电刺激法所致小鼠疼痛具有镇痛作用。

2. 对心血管系统的作用　灵芝具有强心作用，能加强离体、在体动物心脏收缩力。能改善冠脉循环，保护急性心肌缺血性损害。灵芝具有抗血凝和血小板聚集作用，能阻止内毒素引起的血小板减少和纤维蛋白原减少。

3. 对机体免疫机能的影响　能增强网状内皮系统吞噬功能，提高腹腔巨噬细胞吞噬能力，促进PHA激活的T淋巴细胞增殖。灵芝多糖不仅能增强正常小鼠的免疫功能，还使免疫抑制药、抗肿瘤药引起的免疫功能抑制和衰老所致免疫功能障碍明显恢复。其作用机制主要与促进细胞因子IL-1、IL-2生成，影响淋巴细胞亚群数量及功能，增加淋巴细胞内ATP酶及DNA多聚酶α活性，促进淋巴细胞DNA、RNA和蛋白质的合成有关。

4. 对消化系统的作用　灵芝具有抗溃疡作用，能预防大鼠应激法与幽门结扎法溃疡发生以及促进乙酸法慢性溃疡愈合，此作用机制与抑制迷走神经兴奋及胃酸分泌有关。灵芝对家兔离体肠管运动呈现小剂量兴奋、大剂量抑制作用。

5. 其他　灵芝具有一定的降血脂和抗动脉粥样硬化作用，能保护肝脏，降低转氨酶，促进肝脏合成血清白蛋白速率与解毒能力。灵芝具有抗损伤、抗肿瘤、抗过敏、抑菌作用。灵芝对呼吸系统具有一定的镇咳、祛痰、平喘作用。灵芝具有一定的补血作用，能使红细胞、白细胞数与血红蛋白量升高，并能促进2，3-二磷酸甘油酸的合成。

6. 灵芝制剂治疗慢性支气管炎、支气管哮喘、冠心病、高血压病、心律失常、急性高原不适应症、克山病、白细胞减少症、传染性肝炎、自身免疫性疾病等已取得较好疗效。

毒性 赤芝恒温渗滤液 ip 小白鼠 LD_{50}为 38.3±10.4g/kg 体重，热醇提取液 ip 小鼠 LD_{50}为 6.75g/kg 体重。

八、白术 (Baizhu，Rhizoma Atractylodis Macrocephalae)

本品为菊科植物白术 Atractylodes macrocephala Koidz. 的干燥根茎。

性味归经 苦、甘、温。归脾、胃经。

功效主治 健脾益气，燥湿利水，安胎。用于脾虚食少，腹胀泄泻，痰饮眩悸，水肿，自汗，胎动不安。土白术健脾，和胃，安胎。用于脾虚食少，泄泻便溏，胎动不安。

化学成分 含挥发油，主要为苍术酮、苍术醇、白术内酯；倍半萜化合物，α-甲基丁酸酯类。

药理作用

1. 对胃肠平滑肌的作用 白术能增强家兔离体小肠自发性收缩活动，使其收缩幅度加大；白术油抑制肠管的自发活动，对乙酰胆碱、氯化钡所致的家兔离体小肠强直性收缩有明显的拮抗作用；对肾上腺素所致肠管抑制，白术亦能明显拮抗。白术煎剂每天 10g/kg 体重给小鼠 ig 能明显促进小肠蛋白质的合成；白术提取物 50mg 和 200mg/kg·ig 给药，对动物水浸束缚应激性溃疡具有明显抑制作用。

2. 对机体免疫机能的影响 白术煎剂 ig 给药能促进小鼠体重增加和增强游泳耐力，并能增强小鼠网状内皮系统和腹腔巨噬细胞吞噬功能。在白细胞减少症时，白术有升高白细胞作用。白术还能提高淋巴细胞转化率和自然玫瑰花形成率，且使 IgG 含量明显提高。

3. 抗肿瘤作用 白术挥发油 50～100mg/kg·ip 对艾氏腹水癌有显著抑制作用，其中性油部分呈现对食管癌细胞明显抑制。全身给药时，对实质性实体癌的疗效则报道不一致。对 358 种植物药、中药单方和复方进行筛选时，白术挥发油对小鼠肉瘤 S-180 的抑制作用最强。白术还能显著增强 MethA 肿瘤的迟发性超敏反应。

4. 其他 白术煎剂与浸膏对大鼠、兔、狗具有利尿作用，且明显而持久；并能促使电解质，特别是钠的排出。其利尿作用可能是由于抑制肾小管的重吸收所致。白术煎剂具有降血糖作用，能保护肝脏，防止四氯化碳所致肝糖元减少。白术对血小板聚集具有明显抑制作用，并能显著延长大鼠凝血酶元时间和凝血时间。白术对家兔、豚鼠、大鼠、小鼠子宫平滑肌具有明显抑制作用，并且在体内呈现抑菌作用。白术对心血管系统呈现轻度抑制作用，使血管扩张，血压下降、心脏抑制。

毒性 白术煎剂对小鼠 ip 的急性 LD_{50}为 13.3g/kg，多数动物表现为先兴奋后抑制。给大鼠 ig 白术煎剂，10d 后发现白细胞中度减少，主要为淋巴细胞减少。

八、山药(Shanyao，Rhizoma Dioscoreae)

本品为薯蓣科植物薯蓣 Dioscorea opposita Thunb. 的干燥根茎。

性味归经 甘，平。归脾、肺、肾经。

功效主治 补脾养胃，生津涩精。用于脾虚食少，久泻不止，肺虚咳喘，肾虚遗精、带下，尿频，虚热消渴。

化学成分 主要含多糖、糖蛋白、粘液质、氨基酸、薯蓣皂甙 (Dioscin)、淀粉、胆碱、淀粉酶、碘质、多酚氧化酶、尿囊素 (Allantoin) 以及酚类化合物等。

药理作用

1. 降血糖 给小鼠 ig 山药水煎剂能显著降低正常小鼠和四氧嘧啶糖尿病小鼠血糖，并对抗肾上腺素引起的小鼠血糖升高。对外源性葡萄糖引起的小鼠血糖升高，山药也具有对抗作用。山药水煎剂预先给药，能对抗四氧嘧啶引起的小鼠血糖升高。

2. 对免疫功能的影响 ip 山药水煎剂给小鼠，显著增加小鼠的脾脏重量，而对胸腺无明显影响。山药水煎剂能增强小鼠非特异性免疫功能，使碳粒廓清指数提高，并且生品强于麸炒品和土炒品，提示补气用山药以生品为宜。ip 山药多糖溶液给小鼠，能有效地对抗环磷酰胺的免疫抑制作用。

3. 耐缺氧 给小鼠 ip 山药水煎液，能明显提高动物耐缺氧能力，使存活时间延长，并明显减轻小鼠脏器受缺氧环境的损害，提高耐受性。

4. 对肠道运动的影响 山药水煎剂能刺激小鼠小肠运动，促进肠内容物排空。生山药、清炒、土炒、麸炒4种山药炮制品煎剂均能对抗肾上腺素引起的家兔离体小肠活动抑制，但以清炒、生用品较好。

九、红芪 (Hongqi，Radix Hedyzari)

本品为豆科植物多序岩黄芪 Hedyzarum polybotryo Hand-Mlazz. 的干燥根。

性味归经 甘，温。归肺、脾经。

功效主治 补气固表，利尿托毒，排脓，敛疮生肌。用于气虚乏力，食少便溏，中气下陷，久泻脱肛，便血崩漏，表虚自汗，气虚水肿，痈疽难溃，血虚萎黄，内热消渴；慢性肾炎蛋白尿，糖尿病。蜜红芪益气补中，用于气虚乏力，食少便溏。

化学成分 主要含γ-氨基丁酸、硬脂酸、乌苏酸、β-谷甾醇、阿魏酸木蜡醇酯，多种氨基酸、棕榈酸甲酯、挥发油以及微量元素等。

药理作用

1. 抗炎 红芪水提物ip给大鼠，能显著抑制5-羟色胺所致的足肿胀，并能明显抑制5-羟色胺、磷酸组胺所致的毛细血管通透性增加。红芪水提物对小鼠二甲苯性耳壳炎症和大鼠棉球肉芽增生均有抑制作用，并能明显降低大鼠肾上腺内抗坏血酸含量，但对肾上腺重量无明显影响。

2. 镇痛 小鼠ip红芪水提物(8g/kg)能明显提高热板法致痛痛阈，并能明显抑制醋酸引起的小鼠扭体反应。

3. 对心脏功能的影响 iv不同剂量的红芪多糖复合物能显著降低麻醉家兔左心室压力，这种作用在0.125～0.75g/kg剂量下随剂量的加大而增强，但到0.75g/kg时不再随剂量的增加而加强。同时药物能明显减慢家兔窦性心率。阻断心肌β_1受体，切断心迷走神经及心交感神经后，上述作用依然存在。

4. 对免疫功能的影响 红芪多糖ip给小鼠，能明显提高巨噬细胞吞噬指数和E-玫瑰花环形成率。药物对机体非特异性免疫功能具有促进和调节作用，能显著增加小鼠脾细胞总数和血小板形成细胞(PFC)，还可完全纠正低剂量环磷酰胺(50mg/kg)所致小鼠PFC的降低。但药物对小鼠溶血素与血清凝集素水平无明显影响。

5. 延缓衰老 红芪多糖能增强有害刺激的非特异性抵抗力。50、150mg/kg·ip给小鼠，作负重游泳试验，结果对幼年小鼠无明显影响，而对老年小鼠游泳时间能明显延长；50mg/kg·ip给老年小鼠，能显著提高动物的耐高温和耐低温能力。在含1%红芪多糖的培养基上培养果蝇成虫，结果果蝇的寿命明显延长。

红芪多糖50、150mg/kg剂量ig给药，能明显降低小鼠和大鼠血浆中过氧化脂质含量，并能减少小鼠脾脏血浆中过氧化脂质含量，并能减少小鼠脾脏脂褐素含量。ig红芪多糖150mg/kg，连续15d，能显著提高老年大鼠红细胞内SOD含量，但对幼年大鼠红细胞内SOD无影响。药物还能明显提高老年雄性大鼠的皮质醇和睾丸酮含量以及提高成年小鼠各脏器的RNA含量。

6. 抗肿瘤 红芪多糖50mg/kg·ig对小鼠艾氏腹水癌和肝癌的瘤株具有一定的抑瘤作用，抑制率达35%，但对荷瘤小鼠的体重、脾重及胸腺重量无影响。

毒性 幼年小鼠分别ip和ig红芪多糖50、100、150、200、250mg/kg剂量，观察72h未见任何毒性反应。给幼年小鼠ig红芪多糖50、100mg/kg剂量，连续5d，未见动物死亡，并且15d后动物体重分别比对照组增加23.36%和28.08%。

十、大枣 (Dazhao，Fructus Jujubae)

本品为鼠李科植物枣 Ziziphus jujuba Mill. 的干燥成熟果实。

性味归经 甘，温。归脾、胃经。

功效主治 补中益气，养血安神。用于脾虚食少，乏力便溏，妇人脏躁。

化学成分 主含皂甙类物质如桦木酸，齐墩果酸、山楂酸，枣皂甙Ⅰ、Ⅱ、Ⅲ和酸枣仁皂甙；异喹啉类和环肽类生物碱；糖类、氨基酸类、维生素类以及微量元素，有机酸类及高含量的cAMP。

药理作用

1. 抗肿瘤 长期喂食大枣给大鼠，对N-甲基-N-硝基-N-亚硝基胍(MNNG)诱发大鼠胃癌具有抑制作用；以桦木酸、山楂酸连续给药7d(25mg/d)，对小鼠肉瘤S-180增殖具有抑制效应，特别是山楂酸，连续给药14d，其抑制率达61%，比5-Fu抑制率更强。

2. 抗Ⅰ型变态反应作用 大枣提取物能对抗IgE刺激所致人外周血嗜碱性白细胞释放(LTD_4)，其提取物中的乙基-α-果糖甙对IgE抗体的产生具有特异性抑制作用，对5-羟色胺和组胺亦能明显拮抗。

3. 其他 大枣所含苯甲醇糖甙、柚配质具有显著降压与抑制中枢神经系统作用。给雄性小鼠ip大枣煎剂，能增加动物体重与增强肌力，使游泳时间延长。大枣水煎剂对四氯化碳所致的实验性肝病变家兔血清白蛋白下降具有改善作用，治疗给药1周，其白蛋白/球蛋白比值明显提高。

毒性 台湾大枣中的Spinosa A和B作为催眠药用时，发现毒性反应，其他成分未见毒性反应。

十一、扁豆（Biandou，Semen Dolichoris）

本品为豆科植物扁豆Dolichos lablab L.的白色种子。

性味归经 甘，平。归脾、胃经。

功效主治 健脾和中，清暑化湿。治暑温吐泻，脾虚呃逆，食少久泻，小儿疳积。

化学成分 主要含蛋白质、多糖、磷脂、氨基酸、植物血凝素、胰蛋白酶抑制物，无机盐等。

药理作用

给印度产扁豆Dolichos biftorus喂食大鼠，有降低血糖及血清胆甾醇的作用。扁豆中含对人红细胞的非特异性凝集素，它具有某些球蛋白特性，煮沸1h后其活力损失86%～94%。

十二、蜂蜜（Fengmi，Honey）

本品为蜜蜂科中华蜜蜂Apis cerana Fabricus或意大利蜜蜂Apis mellifera L.等酿造的蜜。

性味归经 甘，平。归心、肺、脾、大肠经。

功效主治 润肠通便，补中润肺，解毒止痛。治体虚阴亏，有肠燥便秘，肺燥咳嗽，脾胃虚弱，乌头中毒。

化学成分 主要含果糖、葡萄糖、蔗糖、糊精、有机酸以及花粉粒、挥发油、色素、酵母、酶类、维生素、生物素等。

药理作用

1. 强壮补血 以蜂蜜饲养大鼠可见体重迅速增加，并见贫血改善，血色素增高。

2. 缓泻 蜂蜜中含大量果糖，具有润滑性通便作用。

3. 其他 蜂蜜中含无机盐类，服用后能中和体内酸性代谢产物。外用于创面有营养、抑菌、减少肉芽水肿，促进创面愈合的作用。

十三、鹿茸（**Lurong，Cornu cervi pantotrichum**）

本品为鹿科动物梅花鹿Cervus nippon Temminck或称马鹿Cervus elaphus Linnaeus的雄鹿未骨化密生茸毛的幼角。

性味归经 甘、咸、温。归肾、肝经。

功效主治 壮肾阳，益精血，强筋骨，调冲任，托疮毒。用于阳痿滑精、宫冷不孕、羸瘦、神疲、畏寒、眩晕、耳鸣耳聋、腰脊冷痛、筋骨痿软、崩漏带下、阴疽不敛。

化学成分 含氨基酸19种、磷脂类、多胺类、胆固醇及酯类，雌激素、性激素、前列腺素、无机盐等。

药理作用

1. 对心血管系统的作用 小剂量鹿茸作用不明显，大剂量鹿茸精使动物心脏收缩幅度变小，心率减慢，外周血管扩张，血压降低。

2. 对神经系统的作用 鹿茸具有镇静、镇痛作用。给麻醉猫舌动脉注射鹿茸精5mg/kg或乙酰胆碱100μg/kg，引起同等程度的瞬膜收缩作用。其磷脂类化合物能促进学习与记忆能力。

3. 强壮作用 鹿茸精能提高机体的工作能力，改善睡眠和食欲，并能降低肌肉的疲劳。能改善糖酵解和三羧酸循环的能量代谢，改善营养不良和蛋白质代谢障碍，认为能改善阳虚时能量代谢低下的病理变化。增进年老体弱者的健康，促进病后复原。增强耐寒耐高温能力。促进幼年动物生长与新陈代谢。

4. 对性功能的影响 能增强性腺功能，使大鼠前列腺及精索增重，促进排卵与子宫收缩。

5. 增强免疫功能 提高正常与受免疫抑制剂抑制小鼠的白细胞与巨噬细胞吞噬功能。促进淋巴细胞转化与抗体生成。鹿茸及其多肽具有抗炎作用，对特异与非特异性炎症反应均能明显抑制。鹿茸多肽可使大鼠肾上腺中抗坏血酸与胆固醇含量降低，但用地塞米松或去肾上腺抗炎作用仍然存在，认为其抗炎作用并不完全依赖于垂体-肾上腺系统。

6. 其他　鹿茸对造血机能具有促进作用，对肝、肾组织蛋白质和 RNA 合成具有促进作用。鹿茸乙醇提取物具有抗氧化作用，可明显降低大鼠肝、脑组织的丙二醛含量。鹿茸多糖具有抗溃疡作用，主要与促进 PGE_2 合成有关。鹿茸精能促进伤口愈合。

毒性　鹿茸精给小鼠 ip LD_{50} 为 104mg/kg，大鼠 LD_{50} 为 82mg/kg。大剂量鹿茸精可引起红血球容积、血红素、血总蛋白降低。动物中毒时出现颤抖、安静、喘气、流泪。

十四、肉苁蓉（Rouchonron，Herba Cistanches）

本品为列当科植物肉苁蓉 Cistanche deserticoda Y. C. Ma 的干燥带鳞片的肉质茎。

性味归经　甘、咸、温。归肾、大肠经。

功效主治　补肾阴、益精血，润肠通便。用于阳痿、不孕、腰膝酸软、筋骨无力，肠燥便秘。

化学成分　主含 D-甘露醇、β-谷甾醇、胡萝卜甙、丁二酸、三十烷醇、糖甙、甜菜碱、咖啡酸糖酯、多糖类化合物与多种氨基酸、睾丸酮与雌二醇类似物。

药理作用

1. 对免疫功能的影响　肉苁蓉具有抗炎作用，使小鼠脾、胸腺重量及血清溶血素，溶血空斑数、淋巴细胞转化率、迟发超敏反应的强度、巨噬细胞吞噬率均增加，腹腔巨噬细胞内 cAMP 上升，cGMP 下降。肉苁蓉多糖能明显提高因环磷酰胺引起的小鼠红细胞，白细胞和骨髓有核细胞的降低，同时能使荷瘤小鼠的体液免疫和细胞免疫功能降低具有增强作用。

2. 通便作用　肉苁蓉能显著缩短小鼠的通便时间，其有促进排便作用。盐生肉苁蓉也具有相同作用。肉苁蓉与盐生肉苁蓉均对大鼠胃底条和豚鼠回肠具收缩作用。肉苁蓉能增强肠蠕动，改善肠肌运动功能，并能对抗阿托品的抑制排便作用。肉苁蓉对大肠水分吸收具有抑制作用。

3. 调整内分泌、促进代谢与壮阳作用　肉苁蓉多糖对 CCl_4 所致小鼠肝损伤具有保护作用，并能使大黄所致脾虚大鼠全身状态改善，同时胃蛋白酶活性与唾液淀粉酶活性上升。肉苁蓉对阳虚和阴虚动物的肝脾核酸含量下降和升高具有调整作用，并能激活肾上腺释放皮质激素。肉苁蓉可增强下丘脑-垂体-性腺轴功能，同时促进 RNA 的合成与核酸代谢。肉苁蓉能促进动物生长发育和延长某些动物的寿命。

4. 其他　肉苁蓉可提高利血平化小鼠下丘脑 NE、纹状体 DA 和脑干 5-HT 含量，并能降低 5-HIAA 的含量。但有报道肉苁蓉提取物给药 40d 可增加大鼠下丘脑去甲肾上腺素和 5-HIAA 含量，并增加多巴胺与二羟苯乙酸比值，对边缘脑区单胺类神经递质无明显影响。

十五、淫羊藿（Yingyanhuo，Herba Epimedii）

本品为小檗科植物淫羊藿 Epimedium brevicomum Maxim. 箭叶淫羊藿 Epimedium sagittatum (Sieb. et Zucc.) Maxim. 朝鲜淫羊藿 Epimedium koreanum Nakai 柔毛淫羊藿 Epimedium pubescens Maxim. 巫山淫羊藿 Epimedium wushaense T. S. Ying 的干燥地上部分。

性味归经　辛、甘，温。归肝、肾经。

功效主治　补肾阳，强筋骨，祛风湿。用于阳痿遗精，筋骨痿软，风湿痹痛，麻木拘挛，更年期高血压。

化学成分　主含黄酮类如淫羊藿甙，淫羊藿次甙 I、槲皮素及 3-O-β-D-葡萄糖甙。另含木脂体类如淫羊藿次甙 E_6、E_7 和淫羊藿醇 A_1、A_2。

药理作用

1. 对性腺功能的影响　淫羊藿具有促进性腺功能作用，使多种雄性动物前列腺，精囊、提肛肌重量增加。慢性支气管炎病人服用淫羊藿后，尿中 17-酮类固醇明显上升。

2. 对免疫功能的影响　淫羊藿多糖及其粗黄酮能使正常或免疫受抑小鼠腹腔巨噬细胞吞噬功能增强，也能提高肾虚病人单核巨噬细胞系统吞噬功能。淫羊藿多糖能使叠氮胸苷所致小鼠骨髓造血和免疫功能抑制得到纠正，提示本品可以减少叠氮胸苷的毒副反应。川产淫羊藿和柔毛淫羊藿提取物对羟基脲所致“阳虚”模型小鼠血浆中分子物质降低，巯基升高。认为这是药物“助阳”机理之一。淫羊藿甙能显著促进ConA诱导的小白鼠淋巴细胞增殖，可能是通过产生集落刺激因子(CSF)增强T细胞功能而产生免疫激活作用。淫羊藿总黄酮还能促进机体体液免疫机能。

3. 对心血管系统的作用　淫羊藿煎剂与乙醇提取物具有降压作用，与交感神经阻断和扩张外周血管有关。能增加冠脉与心肌营养性血流量，改善心肌缺血。淫羊藿具有β-受体阻滞作用，能预防肾上腺素、毒毛旋花子甙K所致的心律失常。淫羊藿多糖对大鼠血小板聚集具有促聚作用，但对人血小板聚集的作用相反。本品还有一定的降血脂与降胆固醇作用。

4. 对代谢的影响　淫羊藿煎剂、多糖、淫羊藿甙对正常或“阳虚”小鼠肝脾合成DNA具有促进作用。淫羊藿提取物ig能明显降低大鼠血糖水平，对地塞米松所致大鼠红细胞钠泵活性低下恢复正常。

5. 其他　淫羊藿具有镇咳、祛痰、平喘作用，其作用可能是中枢性的。其甲醇提取物具有抗炎作用，并能降低毛细血管通透性。淫羊藿煎剂具有抗缺氧作用。

十六、巴戟天（Bajitian，Radix Morindae officinalis）

本品为茜草科植物巴戟天 Morinda officinalis riow 的干燥根。

性味归经　甘、辛、微温。归肾、肝经。

功效主治　补肾阳，强筋骨，祛风湿。用于阳痿遗精，宫冷不孕，月经不调，少腹冷痛，风湿痹痛，筋骨痿软。

化学成分　含甲基异茜草素、蒽醌化合物，β-谷甾醇，大黄素甲醚、棕榈酸，十九烷，水晶兰甙、无机元素以及黄酮类、甾体、三萜类、有机酸、氨基酸等。

药理作用

1. 对免疫功能的影响　有报道巴戟天具有使小鼠胸腺萎缩作用，但亦有报道能抑制小鼠胸腺萎缩及增加血中白细胞数的功能。

2. 增加体重与抗疲劳作用　巴戟天长期给药能显著增加小鼠体重，延长持续游泳时间。

3. 对内分泌功能的影响　使大鼠垂体前叶、卵巢、子宫重量增加，HLC/LH受体特异结合力增加，血中皮质酮含量升高。

十七、杜仲（Duzhong，Cortex Eucommiae）

本品为杜仲科植物杜仲 Eucommia ulmoides Oliv 的干燥根皮。

性味归经　甘微辛，温。归肝、肾经。

功效主治　补肝肾，强筋骨，安胎。用于肾虚腰痛，筋骨无力，妊娠漏血，胎动不安，高血压症。

化学成分　含木脂素类成分，杜仲醇、杜仲醇葡萄糖甙，绿原酸等。

药理作用

1. 对免疫功能的影响　杜仲皮、叶、枝再生皮水煎剂能激活单核巨噬细胞系统的吞噬活性，提高小鼠网状内皮系统的吞噬功能，同时也具有增强小鼠腹腔巨噬细胞吞噬功能的作用。杜仲能抑制2,4-二硝基氯苯所致小鼠迟发型超敏反应。对正常小鼠T细胞功能无明显影响，但能对抗氢化可的松所致的免疫抑制。杜仲对小鼠体液免疫功能无明显影响。

2. 对心血管系统的作用　杜仲煎液具有降压作用，但有快速耐受现象。松脂醇二葡萄糖甙是降压有效成分。杜仲乙醇提取物具有一定的强心、扩张血管、降低胆固醇作用。

3. 增强肾上腺皮质功能　杜仲煎剂、醇提液，水煎醇沉液大鼠口服具有抗炎作用，同时使血浆皮质醇上升，肾上腺中维生素C下降，使小鼠胸腺萎缩，血中淋巴细胞减少，肝糖原及血糖上升。

4. 其他　杜仲煎液可使考的松造成的阳虚小鼠下降的红细胞超氧化物歧化酶活性复常。杜仲煎剂或醇提物能抑制垂体后叶素和乙酰胆碱所致的大鼠、兔离体子宫兴奋。杜仲还具有镇静、镇痛、利尿和缩短出血时间作用。

毒性　杜仲注射液给小鼠iv LD_{50}为574.1±1.0g/kg，小鼠ip 600g/kg 1次，动物出现卧伏，安静，2小时后恢复正常活动。

十八、骨碎补（Gushuibu，Rhizoma Drynariae）

本品为水龙骨科植物槲蕨 Drynaria fortunei（Kunze）J. Sm 或中华槲蕨 Drynaria

baronni (Christ) Diels 的干燥根茎。

性味归经 苦，温。归肾、肝经。

功效主治 补肾强骨，续伤止痛。用于肾虚腰痛，耳鸣耳聋，牙齿松动，跌扑闪挫，筋骨折伤，外治斑秃，白癜风。

化学成分 主含双氢黄酮甙、柚皮甙、糖类，β-谷甾醇、豆甾醇等。

药理作用

1. 对骨损伤的作用 骨碎补水煎剂对大鼠骨性关节炎模型，能改善软骨细胞、推迟细胞退行性变，降低骨关节病变。将大鼠后腿股骨下端造成实验性骨缺损，然后给动物口服骨碎补煎剂 14d，表明本品具有明显的促进骨损伤愈合作用。通过组织培养和同位素示踪发现，骨碎补注射液能促进培养鸡胚蛋多糖的合成与鸡胚骨原基的钙化。

2. 降低抗生素毒性 骨碎补水煎剂能减轻链霉素、卡那霉素对耳蜗的毒性。

3. 对心血管系统的影响 骨碎补多糖对家兔实验性高血脂症与动脉硬化具有改善作用，同时能降低血脂与胆固醇含量。

4. 其他 双氢黄酮甙能增强家兔心肌收缩力和小鼠耐缺氧，还能镇静与镇痛。

十九、补骨脂（Buguzhi，Fructus Psoraleae）

本品为豆科植物补骨脂 Psoralea corylifolia L.）的干燥成熟果实。

性味归经 辛、苦、温。归肾、脾经。

功效主治 温肾助阳，纳气，止泻。用于阳痿遗精，遗尿尿频，腰膝冷痛，肾虚作喘，五更泄泻；外用治白癜风，斑秃。

化学成分 含香豆素类化合物，如补骨脂素，异补骨脂素，黄酮类化合物如补骨脂查尔酮，异补骨脂查尔酮等；另含细胞毒活性成分补骨脂酚、豆甾醇、β-谷甾醇葡萄糖甙，三月桂精；脂类化合物、微量元素等。

药理作用

1. 对心血管系统的作用 补骨脂乙素对离体动物心脏有扩张冠脉作用，并能对抗垂体后叶素所致冠脉收缩，同时加强心肌收缩力。补骨脂中药复方能增加营养性心肌血流量，对垂体后叶素所致小鼠急性心肌缺血具有保护作用。

2. 光敏作用 补骨脂加黑光疗法对皮肤病损伤常见致病性真菌和细菌的抑制作用，异补骨脂素加黑光照射具有抗皮肤移植排斥反应。补骨脂粗制剂内服或局部用药后，使皮肤对紫外光敏感，易出现色素沉着，这可能与治疗白癜风有关。

3. 抗着床和雌激素样作用 异补骨脂素，补骨脂酚对小鼠有显著的抗着床作用。补骨脂酚对去卵巢雌鼠可引起动情期变化，使子宫重量增加。

4. 其他 补骨脂水煎剂被认为是一肝药酶诱导剂，能显著增加成年和幼龄雄性小鼠肝脏蛋白含量和 P-450 含量。补骨脂能使支气管扩张而平喘，同时还具有一定的免疫增强，抗衰老、清除自由基、护肝、抗癌、止血、抑菌、止血等作用。

5. 临床药理学证明补骨脂于双侧定喘穴注射能改善支气管哮喘患者肺功能，使气道呼气阻力，流速受阻减轻。补骨脂素对白血病细胞具有较强的杀伤作用。

药代动力学 补骨脂素混合结晶在健康和 S_{180} 小鼠体内均属一室模型，两组的 $t_{1/2}$、K、Cmax、AVC 分别为 3.73、8.50h，0.2336、0.0816h；5.1197、8.1193μg/ml；29.5923、150.2500μg/ml。8-甲氧基补骨脂素进入裸鼠体内，以皮肤含量最高，其次是胃肠、肌肉和肝脏。其血药浓度与药效和毒副反应存在相关关系。

毒性 补骨脂酚对小鼠肾脏具有一定的毒性作用。大剂量补骨脂素类加紫外光照射能引起小鼠轻微的肝脏、生殖器、肾上腺皮质的脂肪样变、睾丸萎缩、体重减轻。

二十、菟丝子（Tusizi Semenusizi Cuscutae）

本品为旋花科菟丝子 Cuscuta Chinensis Lam. 或大菟丝子 C. japonica Choisy 的成熟种子。

性味归经 辛、甘、平。归肝、肾、脾经。

功效主治 补肾益精，养肝明目，益脾止泻。治肾阳或肾精不足之阳痿、遗精、尿频、眩晕、耳鸣、男女不育，肾虚腰痛，视朦，脾肾两虚泄泻。

化学成分 主含黄酮、树脂甙、糖甙、维

生素A类物等。

药理作用

1. 增强性腺功能　菟丝子具有雌激素样作用，使子宫重量增加及阴道上皮角化，血浆中LH增加，卵巢HCG/LH受体特异结合力及HCG/LH受体数增加。对下丘脑-垂体-性腺轴功能有兴奋作用。

2. 对造血系统的影响　菟丝子对粒系祖细胞的生长具有促进作用，并能拮抗环磷酰胺对造血干细胞的毒害作用以及减轻小鼠骨髓微循环障碍。

3. 对心血管的作用　菟丝子对实验性心肌缺血具有保护作用。用菟丝子黄酮静注，对实验性犬心肌缺血具有明显的预防和治疗作用，同时能增加冠脉血流量，减慢心率，降低心肌耗氧量。能抑制花生四烯酸诱导的血小板聚集。

4. 增强免疫机能　菟丝子能促进淋巴细胞转化，提高小鼠腹腔巨噬细胞吞噬功能以及E-玫瑰花结形成率。

5. 菟丝子有清除超氧阴离子自由基和一定的抗衰老作用。

6. 临床应用证明治疗先兆流产、再生障碍性贫血、骨质疏松症，小儿遗尿，乳糜尿等具有较好疗效。

二十一、冬虫夏草（Dongchon, xiachao Cordyceps）

本品为麦角菌科冬虫夏草菌 Cordyceps sinensis (Berk.) Sacc. 的子座及其寄主蝙蝠蛾科昆虫蝙蝠蛾 Hepialus armoricanus oberthur 幼虫尸体的复合体。

性味归经　味甘，性温。归肾经。

功效主治　滋补肺肾，益精气，止血化瘀。治肾虚阳痿、遗精、腰酸、精气虚证，虚证咳喘，咯血、病后体虚等。

化学成分　含多糖、腺苷、氨基酸、D-甘露醇等。

药理作用

1. 对免疫机能的影响　能增强单核-巨噬细胞吞噬功能，并且拮抗可的松对巨噬细胞吞噬功能的抑制。促进细胞免疫功能，促进淋巴细胞转化和E-玫瑰花结形成；对抗免疫抑制剂所致的免疫机能抑制。

2. 对肾上腺皮质功能的影响　虫草或虫草菌液给小鼠ip、po或皮下注射能使血浆皮质醇、皮质酮增加，并能拮抗氢化考的松所致肾上腺重量减轻。

3. 对心血管系统的作用　虫草及虫草菌能扩张冠脉，增加心肌营养性血流量，对抗垂体后叶素引起的心肌缺血，降低心肌耗氧量。对大鼠应激性心肌梗塞具有一定的保护作用。对外周血管具有扩张作用，与兴奋血管M-受体有关。对氯化钡、乌头碱、氯仿、肾上腺素所致的心律失常具有拮抗作用。

4. 其他　虫草及虫草菌液具有抗炎作用。其作用机理与增强肾上腺皮质激素的合成与分泌有关。能降低血清胆固醇和甘油三酯。虫草乙醇提取物能抗血小板聚集，抑制血栓形成。虫草、虫草菌尚有镇静、平喘、祛痰、升血糖、抗疲劳、抗肿瘤、抗流涎等作用。

5. 临床应用　治疗性功能低下、心律失常、高脂血症、慢性肾炎、慢性活动性肝炎、变态反应性鼻炎等已获良效。

二十二、益智仁（Yizhiren, Fructus Alpiniae oxyphyllae）

本品为姜科植物益智 Alpinia oxyphylla Miq. 的成熟果实。

性味归经　辛，涩，温。归脾、肾经。

功效主治　补肾固精，缩小便，温脾止泻，摄涎唾。治肾虚遗精，遗尿，白浊，脾虚脘腹冷痛、湿泻、呕吐、时唾清涎等。

药理作用　对前列腺素合成有一定抑制作用，对环磷酰胺所致小鼠的白细胞下降有一定的治疗作用。

二十三、蛤蚧（Giejie, Gecko）

本品为脊椎动物蛤蚧 Gekko gecko L. 除去内脏的干燥体。

性味归经　咸，平，有小毒。归肺、肾。

功效主治　补益肺肾，纳气定喘。治肺肾两虚之咳嗽气喘，虚劳咳嗽，咯血，阳痿，不孕。

药理作用　增强机体对冷、热、缺氧的适应能力，增强吞噬功能，对抗强的松免疫抑制作用。尚具有雌、雄激素样作用。

二十四、紫河车（Ziheche, Placenta Hominis）

本品为人的胎盘。

性味归经 甘，咸，温。归肺、肝、肾经。

功效主治 补肾益精，益气补血，补肺止咳。治肾阳肾精不足之不育、阳痿、遗精、气血不足证。小儿五迟，成人早衰，产妇体虚乏乳，虚证咳喘。

药理作用 含多种抗体、干扰素、雌激素、雄激素、尿激酶抑制物等。能增强体力、抗感染力和男女性腺功能。

二十五、阳起石（Yanqishi，Actinolitum）

为硅酸盐类矿物阳起石 Actinolite 或阳起石石棉 Actinolite asbestus 的矿石。

性味归经 咸温。归肾经。

功效主治 温肾壮阳。治阳虚阳痿，女子宫冷，腰膝冷痛等。

药理作用 含硅、钙、铁、锰的氧化物。可使机体白细胞增加，巨噬细胞吞噬增强。细胞免疫与体液免疫机能增强。

二十六、锁阳（Shuoyang，HerbaCynomorii）

本品为锁阳科肉质寄生植物锁阳 Cynomorium Songaricum Rupr. 肉质茎。

性味归经 甘，温。归肝、肾、大肠经。

功效主治 补肾壮阳，益精固肾，润肠通便。治肾虚阳痿，遗精，肝肾虚之筋骨痿软、瘫痪，肠燥便秘等。

药理作用 对小鼠粒细胞生长有促进作用。能增强细胞及体液免疫机能。增加离体兔心灌流量，强心，增加心肌耗氧量。

二十七、当归（Danggui，Radix Angelicae Sinensis）

本品为伞形科植物当归 Angelica sinensis (Oliv.) Diels 的干燥根。

性味归经 甘、辛、湿。归肝、心、脾经。

功效主治 补血活血，调经止痛，润肠通便。用于血虚萎黄，眩晕心悸、月经不调、经闭痛经、虚寒腹痛、肠燥便秘、风湿痹痛、跌扑损伤、痈疽疮疡。

化学成分 挥发油成分主要有藁本内酯、正丁烯酞内酯、当归酮、月桂烯等；水溶性成分有阿魏酸、丁二酸、烟酸、尿嘧啶等，还有多种氨基酸、当归多糖、多种常量和微量元素等。

药理作用

1. 心血管系统

(1) 当归煎剂或所含挥发油、当归流浸膏能明显抑制心肌收缩，使心脏收缩频率下降。当归流浸膏能增加小鼠心肌摄取^{86}Rb 的能力，缓解由垂体后叶素所致的心肌缺血。

(2) 当归注射液和当归浸膏能明显扩张冠状动脉，增加心肌血流量，降低心肌耗氧量和外周阻力，改善心肌缺血和心肌损害。

(3) 当归水提取物、乙醇提取物、阿魏酸钠注射液、当归浸膏等对肾上腺素、强心甙、氯化钡等引起的心律失常具有拮抗作用，表现为类似奎尼丁样作用，减慢传导，延长有效不应期，消除折返，延长平台期，抑制异位节律点，提高颤阈。

(4) 当归水提醇沉液 iv 给药能扩张外周血管，使外周阻力下降，血压下降，器官血流量增加，其作用不受心得安或酚妥拉明的影响，但阿托品和苯海拉明可减弱其作用，提示其扩张血管作用与α或β受体无关，而与 M 受体及组胺 H_1 受体兴奋有关。阿魏酸不是其主要成分。

(5) 口服当归粉或使用复方当归注射液（当归、川芎、红花）能明显降低家兔实验性高脂血症的血脂含量，并能保护动脉粥样硬化损害。高脂食物添加阿魏酸喂饲大鼠，可显著抑制血清胆固醇水平的升高，其作用机理与抑制肝脏合成胆固醇有关。但对甘油三酯和磷脂无明显影响。

2. 血液系统

(1) 当归及其成分阿魏酸对 ADP 和胶原诱导的大鼠血小板聚集具有抑制作用，其作用较阿斯匹林为强。当归中藁本内酯和丁烯基酞内酯也具有上述作用。

(2) 当归及阿魏酸能明显抗血栓，使血栓干重显著减轻，血栓增长速度减慢。急性脑缺血性中风病人，经当归治疗后，血液粘滞性明显降低。其主要有效成分可能主要为阿魏酸和藁本内酯。

3. 造血系统

(1) 当归为补血要药：当归多糖能增加外周血红细胞、白细胞、血红蛋白和骨髓有核红细胞数，其作用在外周血细胞减少和骨髓受到抑制时尤为明显。当归多糖可能是当归中促进造血的有效成分之一，其机理可能与刺激CFU-S、造血祖细胞增殖、分化有关。

(2) 阿魏酸钠具有抗O_2及H_2O_2对红细胞的氧化作用，明显降低由OH和MDA引起的溶血。

(3)当归水浸液po能显著促进血红蛋白及红细胞生成，其作用可能与含维生素B_{12}、烟酸、亚叶酸、叶酸等有关。

4. 免疫系统

(1) 当归水煎液、当归多糖、阿魏酸能明显提高正常小鼠或因环磷酰胺、强的松龙抑制的免疫功能低下的小鼠网状内皮系统功能和腹腔巨噬细胞吞噬功能，同时使免疫器官重量增加。当归补血汤（黄芪、当归）也具有上述作用。当归及其所含某些成分对非特异性免疫功能具有显著地刺激作用，对免疫机能处于抑制状态的机体也有调节和恢复作用。

(2) 当归及当归补血汤对健康人淋巴细胞转化具有促进作用。当归多糖对正常小鼠、荷瘤小鼠和受X线照射的荷瘤小鼠的外周血T、B细胞均具有明显促进作用。

(3) po当归或当归补血汤水煎液能明显提高小鼠SRBC抗体溶血素的产生和血清中抗体的效价。当归提取物水脂性部分（ASDP）及脂溶性成分（ASDE）均可提高HBsAg的免疫活性，具有一定的免疫调节作用。其有效成分阿魏酸也能明显促进机体的体液免疫作用。

(4)当归多糖具有很强的干扰素诱生作用。当归、阿魏酸能活化T细胞，促进活化的T细胞产生IL-2，但此种作用只能当用ConA刺激下方可产生，并且不能拮抗PGE_2对IL-2产生的抑制作用，说明当归对IL-2的诱生作用可能不是通过灭活PGE_2的途径，而是通过直接对胸腺细胞的激活作用来实现的。

5. 其他

(1) 子宫平滑肌：当归对子宫平滑肌呈双向作用，并与子宫的功能状态有关。其抑制作用的主要成分为挥发油成分，非挥发性成分呈兴奋作用。

(2) 保肝、当归煎剂、当归注射液、当归素（SF）对四氯化碳等引起的小鼠急性肝损伤具有保护作用。

(3) 抗肿瘤作用：当归多糖对多种大鼠移植性肿瘤具有拮抗作用，其机理可能与增强机体抵抗力有关。

(4) 抗辐射作用：当归多糖对辐射损伤小鼠和小鼠急性放射病具有保护作用。

(5) 抗炎镇痛作用：当归煎剂po对多种小鼠、大鼠炎症性模型具有改善作用，并能减轻醋酸扭曲法疼痛反应，其作用机理与抑制炎症组织PGE_2合成和降低毛细血管通透性有关。

6. 当归及其复方制剂在临床上广泛用于治疗妇科疾病、心律失常、血管闭塞性脉管炎、急性缺血性中风、脑动脉硬化、上消化道出血、偏头痛、腰腿痛、贫血等。

毒性　当归流浸膏po对小鼠的最大致死量为30～90g/kg，当归iv给药于小鼠的LD_{50}为100.6g/kg，阿魏酸钠iv于小鼠的LD_{50}为1.71g/kg。当归挥发油1ml/kg iv给药可使麻醉动物血压下降，呼吸抑制。

二十八、熟地黄（Shudi，Radix Rehmanniae）

为玄参科植物地黄 Rehmaninia glutinosa Libosch 干燥的块根炮制而成。

性味归经　甘，微温。归脾、肾经。

功效主治　滋阴补血，益精填髓。主治肝肾阴虚之腰膝酸软，骨蒸潮热、盗汗遗精、内热消渴、血虚萎黄、心悸怔忡、月经不调、崩漏下血、眩晕、耳鸣、须发早白。

化学成分　主要有梓醇，地黄素，桃叶珊瑚甙，地黄甙A、B、C、D，益母草甙，单密力特甙，双氢梓醇及多种糖类，氨基酸等。

药理作用

熟地水提取物和醇提取物对小鼠免疫器官和免疫功能无明显影响，但小鼠腹腔注射熟地提取物F_{108}可以活化腹腔巨噬细胞，提高吞噬活性。F_{108}在低剂量（400μg/只以下）时，无论ip抑或po给药均可抑制小鼠淋巴细胞DNA合成以及ConA和LPS所诱导的T和B淋巴细胞转化，而高剂量（1～2mg/只）时po给药可促进TC转化。体外细胞培养实验结果与体内实验相近。

熟地水煎剂口服一个半月可明显提高动物血中谷胱甘肽过氧化物酶活性，降低血清中过氧化脂质含量。熟地水煎剂具有一定的抗大鼠甲状腺机能亢进作用。

二十九、何首乌(Heshouwu, Radix Polygoni Multiflori)

为蓼科蓼属植物何首乌 Polygonum multiflorum Thunb 的块根。

性味归经 苦、涩、平。制首乌性温。归肝、心、肾经。

功效主治 生首乌润肠，解疮毒，用于肠燥便秘，痈疽及瘰疬。制首乌补肝肾，益精血，壮筋骨，用于头晕耳鸣、头发早白、腰膝酸软、肢体麻木等。

化学成分 主要含羟基蒽醌类衍生物，卵磷脂、二苯乙烯甙三类有效成分。

药理作用

1. 抗衰老 何首乌煎剂 po 能保护小鼠超氧化物歧化酶活性，并使体内谷胱甘肽过氧化物酶活力明显上升，起到抗氧化和加速体内超氧化物的清除。何首乌也能抑制脑中单胺氧化酶活性以及延长老年鹌鹑的寿命。

2. 增强免疫机能 何首乌能明显抑制强的松龙的免疫抑制作用，使小鼠胸腺萎缩减轻，并能促使老龄小鼠胸腺退化逆转。po 制首乌不仅能提高小鼠的腹腔巨噬细胞吞噬功能，增强机体的非特异免疫功能，而且能使机体 T、B 淋巴细胞功能增强。

3. 促使肾上腺皮质功能 制首乌 po 能增加小鼠肾上腺重量和增加去肾上腺饥饿小鼠的肝糖元含量。

4. 对造血细胞的影响 何首乌富含卵磷脂，是血细胞及其他细胞膜的重要组成成分，故能促进血细胞新生和发育。ip 何首乌提取物 PM_2可使小鼠骨髓造血干细胞(CFU-S)数量明显增加和外周血网织红细胞比例上升，这可能是何首乌“养血益肝补肾”的药理作用基础之一。

5. 降血脂及抗动脉粥样硬化 何首乌对大鼠、家兔、鸽、鹌鹑等高血症动物模型，均显示有降低胆固醇、甘油三酯、β-脂蛋白含量，减少动脉粥样硬化斑块形成，脂质沉积及增加高密度脂蛋白-胆固醇作用。

6. 对心血管系统的影响 何首乌煎剂 po 能增加冠脉血流量和预防心肌缺血，20%何首乌注射液能减慢离体蛙心心率。

7. 其他 何首乌具有保肝作用，使四氯化碳所致小鼠肝损伤减轻，也能降低醋酸强的松龙引起的小鼠肝脂肪蓄积，其作用机理与抑制过氧化脂质的产生有关。何首乌的均二苯烯成分对过氧化玉米油所致大鼠肝脏损害明显减轻。何首乌也具有一定的抗菌和抗寒作用。

8. 何首乌临床广泛用于治疗白发、脱发、高脂血症、贫血、失眠等症以及减肥、精神分裂症等。

毒性 制首乌毒性甚小，生首乌则有一定毒性。生首乌小鼠一次 po 的 LD_{50}为50g/kg，制首乌1000g/kg 口服仍无死亡发生。ip 生首乌小鼠的 LD_{50}为2.7g/kg，制首乌为169.4g/kg。

三十、白芍(Baishao, Radix Paeoniae Alba)

为毛茛科植物芍药 Paeoniae lactiflora Poll 的干燥根。

性味归经 苦、酸、微寒。归肝、脾经。

功效主治 平肝止痛、养血调经、敛阴止汗。主治头痛眩晕、胁痛、腹泻、四肢挛痛、血虚萎黄、月经不调、自汗、盗汗等。

化学成分 主要有芍药甙、芍药内酯甙、氧化芍药甙、苯甲酰芍药甙、芍药花甙、羟基芍药甙。还含有苯甲酸、鞣质、挥发油、β-谷甾醇、微量元素等。

药理作用

1. 免疫系统

(1) 白芍总甙(TGP)具有抗炎作用，使大鼠佐剂性关节炎程度明显减轻，并使佐剂性关节炎大鼠腹腔巨噬细胞增高的 H_2O_2和 IL-1 释放降低，并使低下的胸腺细胞致分裂素反应和脾淋巴细胞产生 IL-2恢复，呈现抗炎和功能依赖性的免疫调节作用。

(2) TGP 对小鼠自身免疫性肝炎具有治疗作用，亦呈功能依赖性的免疫调节作用。

(3) TGP 能使由环磷酰胺诱导的升高或降低的小鼠细胞和体液免疫反应恢复或接近正常，呈功能依赖性双向免疫调节作用。

(4) TGP 不仅促进超适量 DNFB 和 SRBC 分别诱导环磷酰胺敏感的特异性 Ts 细胞，而且增强辐照输注受训胸腺细胞诱导特异性 Th 细胞，这种功能依赖性诱导 T 调节细胞的作用，可能是 TGP 使过高和过低的细胞或体液免疫反应恢复的主要机制之一。TGP 对体外诱生抗SRBC抗体和ConA增殖反应的双向调节作用，亦与其浓度依赖性地促进不同T调节细胞的诱生有关。

(5)低浓度TGP促进ConA增殖反应和诱生Th细胞是经激活巨噬细胞而产生的。高浓度TGP对LPS诱导B细胞增殖反应和巨噬细胞产生IL-1的负调节作用，可能主要是由巨噬细胞及其产生的PGE_2介导的。

(6) TGP对大鼠下丘脑-垂体-肾上腺轴(HPAA)的影响有轴功能依赖性。对正常大鼠HPAA呈现小剂量兴奋，大剂量抑制的双向调节作用。在大鼠轻度应激下，TGP可轻度兴奋HPAA，而在重度应激下，TGP可抑制极度兴奋的HPAA。

2. 镇痛　TGP ip给药可明显抑制小鼠扭体反应和大鼠热板反应，并可加强吗啡和可乐定的镇痛作用，但纳络酮不影响TGP的镇痛作用，提示其与兴奋阿片受体关系不大。

3. 保肝　TGP可明显对抗CCl_4引起的小鼠肝损伤，其作用机理不明。

4. 耐缺氧　TGP可明显降低小鼠的整体耗氧量，延长小鼠减压缺氧存活时间，且与肛温度变化成正相关，说明其降温作用可能是TGP提高耐缺氧的一个因素。

5. 其他　TGP具有镇静、抗菌、兴奋心脏、收缩血管、促进胃肠运动，抑制胰淀粉酶活性等作用。

6. TGP临床用于治疗类风湿性关节炎、乙型病毒性肝炎等。白芍复方制剂用于治疗三叉神经痛、颈椎骨质增生、急性胰腺炎等。

药代动力学　犬静脉注射芍药甙11.25mg/kg后，2h达高峰，血浆-时效曲线符合二室模型，$T_{1/2}\alpha$为6.29±1.80dmin，$T_{1/2}\beta$为133.41±4.89min^{-1}。TGP以原型从尿中排出。

毒性　小鼠po白芍LD_{50}为81g/kg，家犬po白芍3g/kg·d，连续6个月，未见毒性反应。TGP于小鼠ip LD_{50}为125mg/kg，大鼠为301mg/kg。

三十一、阿胶(Ejiao, Colla Corii Asini)

为马科动物驴Equus asinue L的皮去毛后熬制而成的胶块。

性味归经　甘、平。归心、脾、肾经。

功效主治　滋阴补肺，补血止血。主治血虚萎黄，眩晕心悸，肌萎无力，心烦不眠，虚风内动，肺燥咳嗽，劳嗽咯血，吐血尿血，便血崩漏，妊娠胎漏。

化学成分　主要含蛋白质和18种氨基酸。

药理作用

阿胶具有补血作用，对犬、兔等失血性贫血模型均有明显的改善作用，使血红蛋白、白细胞、红细胞数上升。对受^{60}Co γ射线照射的小鼠，阿胶口服亦使血红蛋白、红细胞数和红细胞压积上升。iv5%～6%阿胶溶液具有良好的抗休克作用，能使心输出量，心脏指数，体循环总阻力，血细胞比容等明显改善。阿胶po对豚鼠持续喂以葛巴二氏所致的进行性营养性肌变性症具有明显改善作用，其机理可能与其所含的多种氨基酸有关。阿胶还具有耐缺氧耐寒冷，抗疲劳，抗辐射和正钙平衡作用。阿胶对小鼠细胞免疫功能具有增强作用，并使小鼠受抑的细胞免疫功能恢复。阿胶也能降低毛细血管通透性，并且具有止血作用。

阿胶临床上广泛用于贫血性和出血性疾病治疗，阿胶复方制剂也可用于治疗流行性出血热休克，再生障碍性贫血，先兆流产，手足搐搦，支气管扩张等。

三十二、龙眼肉(Longyanrou, Arillus Langan)

为无患子科植物龙眼Dimocarpus longan Lour的假种皮。

性味归经　甘、温。归心、脾经。

功效主治　补益心脾，养血安神。主治气血不足，心悸怔忡，健忘失眠，血虚萎黄等。

化学成分　含多种维生素，葡萄糖等。

药理作用

龙眼肉能增强机体免疫机能，显著提高小鼠对碳粒的廓清指数和增加小鼠免疫器官重量并具有抗应激，耐缺氧，耐低温，耐高温，抗衰老等作用。

三十三、麦冬(Maidong, Radix Ophiopogonis)

为百合科沿阶草属植物麦冬Ophiopogon japonicus (Thunb.) ker-Gawl.)及麦冬属植物大叶麦冬Liriope Spicata Lour. 的干燥块根。

性味归经　味甘、微苦，性微寒。归肺、胃、心经。

功效主治 养阴润肺、益胃生津、清心除烦。主治肺燥干咳、肺痈咯血、虚劳烦热、热病津伤、咽干口燥、消渴吐血等。

化学成分 主要含多种甾体皂甙、β-谷甾醇、豆甾醇等。

药理作用

1. 对心血管系统作用 麦冬注射液对蟾蜍、大鼠和兔离体或在体心脏以及体外培养的乳鼠心肌细胞均有一定的抗心律失常作用，并能改善心肌缺血、增强心肌收缩力和减慢心率。麦冬注射液 iv 能迅速使 $BaCl_2$引起的大鼠双向性心动过速或心室扑动转变为正常的窦性心律。麦冬总皂甙（OTS）能作用于心肌细胞的钠、钙通道，减少细胞外 Na^{2+}和 Ca^{2+}的内流，使细胞自律性降低，传导减慢。麦冬也能改善心脏血流动力学，防止因结扎犬左冠状动脉前降支引起的急性实验性心脏排血功能减退得到改善。麦冬具有促进心肌损伤愈合和缩小心肌梗塞范围及坏死区域的作用；麦冬注射液合用小剂量 $MgSO_4$可预防犬实验性急性心肌梗塞后心律失常的发生，降低心肌氧耗量，增加心肌能量供给，限制心肌梗塞范围。麦冬的抗心肌梗塞作用可能与降低心肌梗塞时升高的血浆中 cAMP 和 cGMP 含量有关，使 cAMP/cGMP 比值恢复正常。对心肌缺氧时亚微结构变化的研究表明，麦冬具有心肌细胞保护作用，使心肌亚微结构损伤得到保护。

2. 抗休克 麦冬注射液具有明显改善大鼠失血性休克时血压和心功能作用。

3. 对免疫功能的影响 麦冬具有免疫促进作用，能显著增加小鼠的脾脏重量、增强巨噬细胞的吞噬作用和对抗由环磷酰胺所引起的小鼠白细胞减少。

4. 其他 ip 麦冬注射液能明显提高小鼠的常压和减压耐缺氧能力。并具有降低血糖和促进胰岛细胞恢复作用。麦冬粉对多种球菌和杆菌具有抑制作用。

5. 麦冬注射液、生脉散制剂等对冠心病等治疗具有明显疗效。

三十四、枸杞子（Gouqizi，Fructus lycii）

为茄科植物宁夏枸杞 Lycium barbarum L. 的干燥成熟果实。

性味归经 甘、平。归肝、肾经。

功效主治 滋阴补血，滋补肝肾，明目，润肺。主治肝肾阴虚，精血虚损所致头晕目眩、耳鸣、视力减退、腰膝酸软、遗精等。

化学成分 主要含氨基酸、微量元素、多糖类、甜菜碱、维生素类及色素类等成分。

药理作用

1. 免疫增强 枸杞子水提取物、枸杞多糖等能显著增强小鼠腹腔巨噬细胞吞噬功能和网状内皮系统功能，并能拮抗环磷酰胺对巨噬细胞 C_3b 和 Fc 受体的抑制作用。枸杞多糖也能显著增强 ConA 诱导的小鼠脾淋巴细胞增殖反应，但对 LPS 诱导的小鼠脾淋巴细胞增殖反应无明显影响。枸杞多糖也能显著增强 T 细胞依赖性抗绵羊红细胞（sRBC）免疫小鼠的空斑形成细胞（PFC）反应，增强脾 PFC 数量。枸杞多糖对老年小鼠 IL-2促进淋巴细胞转化具有促进作用，对体外小鼠胸腺淋巴细胞由 IL-2刺激所致细胞增殖亦具有促进作用。

2. 抗应激 枸杞总皂甙可显著增强小鼠耐受缺氧的能力以及延长小鼠游泳时间。枸杞多糖具有抗应激作用，能使应激刺激所致的脾和大脑皮质总脂含量明显降低得到改善，同时使丙二醛（MDA）含量明显下降。

3. 保肝 枸杞水提物或甜菜碱对 CCl_4引起的肝损害均有保护作用，能明显抑制由 CCl_4引起的血清及肝中的脂质变化。

4. 其他 枸杞提取物具有降血脂、降血糖、降压、抑制心脏、兴奋肠道等作用。

5. 枸杞子及其复方制剂临床用于治疗多种慢性虚弱性和贫血性疾病及妇女月经不调等。亦有人用于老年保健收到良好效果。

三十五、黄精（Huangjing，Rhizoma Polygonati）

为百合科黄精属植物黄精 Polygonatum Sibiricum Redoute，多花黄精 Polygonatum cyrtonema Hua，热河黄精 Polygonatum macropodium Turcz. 滇黄精 Polygonatum kingiamum coll. et Hemsl. 和卷叶黄精 Polygonatum cirrhifolium（Wall.）Royle 等的干燥根茎。

性味归经 甘、平，归心、脾、肾经。

功效主治 补中益气，润心肺，强筋骨。主治虚损寒热，肺痨咳血，病后体虚食少，筋骨软弱，风湿骨痛等。

化学成分　主要含粘液质、淀粉、多糖、低聚糖和多种氨基酸。

药理作用

1. 对心血管系统的作用　黄精醇制剂及注射液具有增强心肌收缩力、增加冠脉血流量、保护心肌缺血性损害等作用，同时使血压下降。

2. 对血脂及动脉粥样硬化的影响　黄精煎剂能使甘油三酯、β-脂蛋白和血胆固醇明显下降，同时使主动脉壁内膜上斑块及冠状动脉粥样硬化程度明显减轻。

3. 对超氧化物歧化酶（SOD）和心肌脂褐素的影响　黄精煎剂 po 能明显降低心肌脂褐素含量和提高肝脏中 SOD 活性，从而发挥抗衰老作用。

4. 降血糖　黄精甲醇提取物 ip 对正常小鼠和链脲霉素诱发的血糖升高能使其降低，也能对抗肾上腺素所引起的血糖升高，故认为其降糖机理可能与其抑制肝糖酵解系统的功能有关。

5. 增强免疫功能　黄精能提高机体免疫功能和促进 DNA、RNA 和蛋白质的合成。黄精多糖及黄精复方制剂均能使动物免疫器官重量增加和促进淋巴细胞转化。

6. 其他　黄精对肾上腺皮质机能亢进所致的脂肪、糖代谢紊乱具有一定的改善作用并使血浆 cAMP 和 cGMP 含量下降。给小鼠 po 黄精煎剂，能使红细胞膜 Na^+-K^+-ATP 酶活性升高。黄精水提取物对多种细菌、病毒、皮肤真菌均具有明显的抑制作用。

7. 黄精复方制剂用于治疗冠心病、病态窦房综合征、高脂血症、缺血性中风、糖尿病、植物神经功能失调、头痛、流行性出血热、肺结核、百日咳、慢性迁延性肝炎、癣菌病、白细胞减少症等均有明显疗效。采用黄精注射液治疗药物性耳毒也收到较好疗效。

三十六、女贞子（Nüzhenzi，Fructus Ligustri Lucidi）

为木犀（Oleaceae）科植物女贞 Ligustrum lucidum Ait 的干燥成熟果实。

性味归经　甘、苦、平。归心、肝、肾经。

功效主治　滋补肝肾、强腰膝、明耳目。主治肝肾阴虚、头晕目眩、耳鸣、头发早白、腰膝酸软、老年习惯性便秘等。

化学成分　主要含女贞子甙、齐墩果甙、齐墩果酸、油酸、亚麻仁酸、棕榈酸等。挥发油中含有大量酯类、醇类和醚类。

药理作用

1. 对免疫功能的影响

（1）女贞子提取物和齐墩果酸乳剂均能促进淋巴细胞转化和促进 PHA、ConA 和 PWM 刺激淋巴细胞增殖。

（2）女贞子水煎剂能对抗环磷酰胺所致的小鼠体液免疫功能抑制，使血清溶血素抗体活性和 IgG 含量升高。对绵羊红细胞所致小鼠迟发超敏反应具有显著的增强作用。

（3）女贞子多糖具有显著的免疫增强作用，并能对抗环磷酰胺所致的免疫抑制。

（4）小鼠口服齐墩果酸能使肺肾等组织中 PGE_2 和 $PGF_{2\alpha}$ 水平明显升高，同时 cAMP 水平上升。

2. 对心血管系统的影响　100%女贞子水煎醇沉液能增加冠脉流量，抑制心肌收缩力，保护心肌缺血和改善心肌缺血的心电图。

3. 降血脂及抑制动脉粥样硬化形成　女贞子粗粉口服对家兔实验性主动脉脂质斑块形成及冠状动脉粥样斑块形成具有消减作用。其有效成分齐墩果酸亦可明显降低动脉壁胆固醇含量和血清丙二醛含量，升高 PGI_2/TXA_2 比值。

4. 其他　女贞子煎剂口服或齐墩果酸均能明显保护染色体损伤，降低过氧化脂质、升高肝超氧化物歧化酶（SOD）活性、升高白细胞、保护肝脏、降低转氨酶、抗炎、耐缺氧、抗癌、抗菌、降低眼内压等作用。

5. 应用女贞子针剂肌肉注射预防和治疗肿瘤患者因放疗和化疗所致白细胞减少症，可使白细胞回升至正常水平。女贞子注射液治疗冠心病心绞痛亦有明显疗效。采用齐墩果酸治疗急、慢性肝炎亦收到明显效果。女贞子复方制剂用于治疗糖尿病、呼吸道感染、肿瘤、眼部疾病等均有较为可靠的疗效。

三十七、墨旱莲（Mohanlian，Herba Ecliptae）

本品为菊科植物鳢肠 Eclipta prostrata L. 的干燥地上全草。

性味归经　甘、酸、寒。入肝、肾经。

功效主治　凉血止血、清热解毒、滋补肝肾、用于肝肾阴虚所致头晕目眩、须发早白；阴虚内热之吐血、咯血、衄血、尿血、便血、崩漏等。

化学成分　主要含蟛蜞菊内酯、异黄酮甙类、鳢肠素、丁香烯、鞣质、皂甙等。

药理作用

1.止血　用旱莲草粉直接用于创口处具有明显止血效果。

2.保肝　旱莲草提取物对四氯化碳肝损伤具有明显保护作用。

3.其他　旱莲草醇提液具有耐缺氧、升高外周白细胞、增加冠脉血流量等作用。

4.旱莲草内服外洗均有退热作用，其流浸膏能改善冠心病患者症状。旱莲草复方制剂用于止血、急性黄疸型肝炎、乳痈、蛋白尿等均有较好效果。

三十八、龟板(Guiban，Plastrum Testudinis)

本品为龟科动物乌龟 Chinemys reevesii (Gray) 的腹甲。

性味归经　甘、咸，微寒。入肝、肾经。

功效主治　滋阴潜阳、益肾健骨、养血补心。主治阴虚潮热、盗汗、头晕目眩、虚风内动、腰膝痿软、热病伤阴、心虚健忘、小儿囟门不合症等。

化学成分　主要含动物胶、角蛋白、脂肪、钙、磷、骨胶原、多种氨基酸等。

药理作用

1.对生殖系统的影响　龟板对离体和在体子宫均有明显兴奋作用，并对子宫角或子宫体兴奋有明显选择性。口服龟板煎剂能增加幼鼠睾丸和子宫重量，并能增加去势雄鼠副性腺器官重量、龟鹿补肾口服液能防止“肾阴虚”小鼠肾上腺和胸腺的萎缩，并使睾丸重量增加。

2.对“阴虚”动物模型的影响　龟板、生地合剂能降低小鼠皮下注射T_4或异丙基肾上腺素所致的动物耗氧量增加和cAMP升高，也能纠正由于β激动剂引起的cAMP系统反应异常。龟板煎剂口服也能使T_3造成的“甲亢型”动物体重增加，饮水量减少，尿量增加，血浆粘度及血清T_3、T_4含量降低以及脏器重量增加。

3.对免疫机能的影响　龟鹿补肾口服液能提高网状内皮系统吞噬功能，并使正常及免疫抑制状态下小鼠的脾脏、胸腺有明显的增重作用，同时外周血白细胞数增加。

4.其他　龟板复方制剂具有抗肿瘤、抗高脂血症、抗动脉粥样硬化、耐缺氧、调节核酸代谢等作用。

5.龟板复方制剂用于治疗特发性精子减少症、神经衰弱、崩漏带下、阴虚型慢性肾炎、肺结核之骨蒸劳热、潮热、盗汗等具有较好作用。

三十九、鳖甲

为鳖科动物鳖 Trionyx sinensis Wiegmann）的背甲。

性味归经　咸，微寒。入肝、脾经。

功效主治　滋阴潜阳，退虚热，软坚散结。主治阴虚潮热、劳热骨蒸、虚风内动、闭经、癥瘕、疮疡不愈合等。

化学成分　含动物胶、骨胶原、碳酸钙、磷酸钙、角蛋白、碘、维生素D、微量元素、多种氨基酸等。

药理作用

1.增强免疫功能　中华鳖多糖能提高小鼠空斑形成细胞的溶血能力和溶血素含量，也能增强迟发型超敏反应。

2.抗肿瘤　鳖血清对多种癌症动物模型癌细胞具有抑制作用，对正常小鼠骨髓细胞也有抑制作用，但对前者的作用明显大于后者。鳖甲粉末对移植实质性癌也具有抑制作用，但对腹水癌作用不明显。鳖甲复方制剂消积软坚片可降低AFP的浓度和促进其阴转，延缓、阻断或逆转肝细胞的癌变过程。以鳖甲为主的中药鳖甲散丸也具有明显的抑制肿瘤细胞生长作用。

3.其他　中华鳖多糖能提高耐缺氧能力，并具有抗疲劳、耐寒、降低组织耗氧量作用。

4.黄芪鳖甲汤、消积软坚片对肝癌等多种肿瘤具有抗癌作用。鳖甲煎丸治疗晚期血吸虫病肝脾肿大，能不同程度促进软化和缩小。复方鳖甲制剂对红斑性狼疮、紫癜、肺部疾病、低热、盗汗、月经过多、崩漏等均具有一定的治疗作用。

四十、桑椹(Sangshen，Fructus Mori)

为桑科植物桑 Morus alba L. 的干燥花穗。

性味归经　甘酸、寒。入肝、肾经。

功效主治　补肝益肾、养血生津。主治头晕、目眩、耳鸣、心悸、头发早白、津亏口渴、肠燥便秘。

化学成分　主要含芦丁、胡萝卜素、维生素类、蛋白质、糖类、脂类、芸香甙、挥发油等。

药理作用

1.增强免疫功能　桑椹煎剂口服能促进小鼠T淋巴细胞成熟，从而使衰老的T细胞功能得到恢复。体外实验也证明桑椹煎液能促进淋巴细胞转化和促进小鼠脾脏抗体形成细胞（PEC）作用。

2.对血液系统的影响　皮下注射桑椹醇提取物对小鼠粒系祖细胞具有明显促进作用。口服桑椹醇提液对环磷酰胺所致小鼠白细胞减少具有保护作用。桑椹煎剂能明显降低幼、中年小鼠的红细胞膜 Na^+，K^+-ATP 酶活性，但对老年动物作用不明显，而黄芪、鹿茸可升高老年动物的红细胞膜 Na^+，K^+-ATP 酶活性，这可能是滋阴、助阳的作用原理之一。

3.桑椹复方制剂用于治疗再生障碍性贫血、高血压、老年便秘、失眠、眼科疾病、血虚头晕、耳鸣、消渴等具有较好疗效。

四十一、玉竹（Yuzhu，Rhizoma Polygonati Odorati）

为百合科黄精属植物玉竹 Polygonatum odorutum（Mill.）Druce 的根状茎。同属植物热河黄精 Polygonatum macropodium Turcz. 小玉竹　Polygonatum involucratum Maxim. 和毛筒玉竹 Polygonatum inflatum komar. 也同等入药。

性味归经　甘、平。入脾、胃经。

功效主治　养阴润燥、除烦止渴。主治热病伤阴、虚劳发热、消谷易饥、咳嗽烦渴、小便频数。

化学成分　根茎主要含铃兰苦甙、铃兰甙、槲皮醇甙、维生素A、淀粉、粘液质。

药理作用

1.对心血管的作用　100%玉竹注射液对垂体后叶素所致的兔急性心肌缺血具有一定的保护作用，并对外周血管具有直接扩张作用，使血压短暂下降。对实验性家兔高脂血症及动脉粥样硬化也具有一定的缓解作用。

2.其他　给家兔肌肉注射玉竹浸剂可使血糖升高，而灌服其浸膏，使血糖先升高后降低。玉竹煎剂对小鼠离体肠管也先兴奋后抑制。

3.以参竹丸（玉竹、党参）治疗高脂血症具有明显疗效。玉竹对多种慢性充血性心力衰竭也有一定的辅助治疗作用。

四十二、百合（Baihe，Bulbus Lilii）

为百合科植物卷丹 Lilium lancifolicom Thunb）、百合 Lilium brownii F. E. Brown var. viridulum Baker）、细叶百合 Lilium pumilum DC.）鳞茎的干燥肉质鳞叶。

性味归经　甘、微苦，微寒。归心、肺经。

主治功效　养阴润肺止咳、清心安神、补中益气。主治肺热伤阴，或阴虚肺燥之燥咳、肺痨、吐血、咯血及虚烦惊悸、失眠多梦。

化学成分　含秋水仙碱等多种生物碱、淀粉、蛋白质、脂肪及多种糖、脂肪等。

药理作用

1.止咳、祛痰、平喘　百合煎剂对氨水所致小鼠咳嗽具有止咳作用，并使肺灌流量增加。百合水提取口服能对抗组织胺所致的蟾蜍哮喘，也能使小鼠呼吸道酚红排出量增加。

2.催眠　po 百合水提液能使戊巴比妥钠所致的睡眠时间延长，并与戊巴比妥钠具有协同作用。

3.抗疲劳、耐缺氧　po 百合水提液能显著延长锯末烟熏所致的“肺气虚”小鼠的游泳时间，具有抗疲劳效能。对由肾上腺皮质激素所致的“阴虚”模型小鼠，百合也具有类似作用。卷丹水提液能显著延长小鼠耐常压缺氧时间，而川百合对异丙肾上腺素所致心肌耗氧增加状态下动物，能延长耐缺氧时间。

4.其他　百合能防止环磷酰胺所致的白细胞减少。百合复方煎剂 po 能有效地保护消炎痛所致的胃粘膜损伤，并能明显抑制 TXA_2升高。百合也能显著抑制2,4-二硝基氯苯（DNCB）所致的小鼠迟发型过敏反应。

5.临床应用百合及其复方制剂治疗咳嗽、肺痨吐血、失眠、支气管扩张等具有较好疗效。

四十三、北沙参（Beishashen，Radix Glehniae）

为伞形科珊瑚属植物珊瑚菜 Glehnia littoralis F. Schmidt et Miq. 的干燥根。

性味归经　甘苦淡，性凉。归肺胃经。

功效主治　养阴清肺、祛痰止咳。主治肺热燥咳、虚痨久咳、骨蒸劳热、肌皮枯燥、阴伤咽干、口苦口渴等。

化学成分　主要含生物碱、淀粉。香豆素类成分、多糖。

药理作用

1. 对免疫功能的影响　北沙参多糖(GLP)可抑制由绵羊红细胞致敏引起的小鼠脾脏PFC反应及血清凝集素效价。GLP也能抑制由2，4-二硝基氯苯所致小鼠耳迟发型超敏反应，并能提高小鼠同种植皮的存活率，但不引起脾脏和胸腺萎缩，说明GLP仅对免疫应答有抑制作用，而对免疫器官影响不大，且在停药后免疫功能的恢复较快，这使GLP有可能成为抗器官移植排斥反应的药物。

2. 解热镇痛　北沙参根的乙醇提取物能使正常家兔体温降低，并能降低发热兔的体温。其镇痛作用亦较好。

3. 对心血管系统的作用　北沙参水浸液在低浓度时能使离体蟾蜍心脏收缩力加强，浓度增加则出现心脏抑制。

第十七节　收　涩　药

凡以收敛固涩为主要功用的药物称为收涩药。这类药物多为酸涩之品，分别具有敛汗，止泻、固精、缩尿、止咳等作用，用于治疗久病体虚，元气不固所致的自汗、盗汗、泻痢、脱肛等各种滑脱不禁的证候。

收敛固涩属于治标应急之法，临床常与补益药同用，治标固本兼顾，根据具体的证候，配伍他药，本类药物大都含有鞣酸。

五倍子含鞣酸约70%～80%。鞣酸作用于粘膜、创面溃疡，可使蛋白质沉淀凝固，成为不溶解的化合物，形成薄膜，将患部覆蔽。对于分泌细胞也有同样作用，可使其干燥，因组织表面紧缩，小血管受到压迫，使血液凝固，从而达到止血的作用。对轻微的肠道炎症，其收敛作用，又可以止泻。此外，还有防腐作用，常用于消炎。所以，在发生出血，下痢、肠溃疡、多汗症以及粘膜炎症时，比较适用。但对于急性炎症应避免应用。因可使炎症表面结痂，遮盖感染，妨碍正常组织的生长。如大量吸收，可伤害肝脏。五倍子体外实验对多种球菌（葡萄球菌、链球菌）及杆菌（伤寒、副伤寒、痢疾、炭疽、白喉、绿脓、大肠杆菌）有抑菌、杀菌作用。其抗菌不是由于酸性作用，而是由于所含的鞣酸凝固蛋白，以及其他成分所致。

石榴皮含鞣质10.4%～21.3%。临床观察证明，石榴皮碱与鞣质结合者驱虫效果好。因为鞣质能使生物碱变成难溶难吸收的化合物，从而对肠寄生虫发挥充分的作用。石榴皮在体外试验对绿脓杆菌，福氏痢疾杆菌，伤寒杆菌等有抗菌作用，对多种皮肤真菌也有不同程度的抑菌作用，还有抗流感病毒的作用。石榴皮因有收敛涩肠作用，适用于久泻久痢，便血脱肛等。近代临床用以治疗急慢性痢疾均有效。

赤石脂为单斜晶系的多水高岭土，当赤石脂在150℃～200℃，尚含二分子水时，即成为高岭土。含硅酸铝及氧化镁等，对粘膜有收敛和吸附作用，能吸收消化道内的有毒物质、细菌毒素及食物异常发酵的产物，并保护消化道粘膜，又能涩肠止血，治久痢便血等。研末外用治疮痈溃后久不收口，能生肌收口。

金樱子含鞣质，其煎剂对金葡菌的抑菌作用最强，其次对变形杆菌，伤寒杆菌，福氏痢疾杆菌也有抑制作用；对流感病毒 PR_8 抑制作用较强，在1:3200的水溶液中，对流感病毒仍有抑制作用。用金樱子治疗家兔实验性动脉粥样硬化，可以降低血清胆固醇及β肽蛋白，肝脏脂肪沉着与粥样硬化程度均较轻微。

乌梅乙酸浸液，煎剂及粉剂，体外对革兰氏阳性菌，大肠杆菌，痢疾杆菌，变形杆菌，伤寒杆菌，副伤寒杆菌，绿脓杆菌，霍乱弧菌，枯草杆菌及人型结核杆菌等皆有显著的抗菌作用。乌梅煎剂在试管内对絮状表皮癣菌、石膏样小芽胞菌等致病真菌也有抑制作用，并能减少豚鼠蛋清性及组胺性休克动物的死亡数。临床用A型超声波检查，口服乌梅有收缩胆囊的作用，剂量增大，胆囊收缩和排胆石作用也更明显，故适用于胆石症、胆囊炎及胆道蛔虫症。

五味子对中枢神经系统、心血管及呼吸系统，消化系统及降低谷丙转氨酶，都有明显作用。五味子能增强大脑皮质的兴奋及抑制过程，促使两种过程相互平衡。中医学认为五味子是补虚益气的强壮滋补剂，可能与中枢神经系统的调整有关。又五味子的镇咳作用，与中医书中记载的敛肺气而止喘咳是一致的。

各种收涩药主要药理作用见表4-61。

表4-61 收涩药主要药理作用

作用 / 药物	收敛作用	抗菌作用			其它
		细菌	真菌	病毒	
五味子	+	+			降谷丙转氨酶，抗肝损伤、调节中枢神经系统兴奋和抑制过程，镇静、镇痛、镇咳、兴奋子宫、加速糖代谢
五倍子	+	+			
乌梅		+	+		抗过敏，收缩胆囊
赤石脂	+				吸附作用
金樱子		+		+	降血脂
石榴皮	+	+	+	+	驱虫

（王明雷）

一、诃子（**Hezi，Frustus Chebulae**）

本品为使君子科植物诃子 Terminalia chebula Retz. 或绒毛诃子 Terminalia chebula Retz. var. tomentella kurt. 的干燥成熟果实。

性味归经　苦、酸、涩、平。归肺、大肠经。

功效主治　涩肠敛肺，降火利咽。用于久泻久痢，便血脱肛，肺虚喘咳，久咳不止，咽痛止哑。

化学成分　果实含鞣质23.60%～37.36%，其成分为诃子酸(Chebulinil acid)，诃黎勒酸（Chebulagic acid），1，3，6-三没食子酰葡萄糖（1，3，6-Trigalloyl-β-glucose)，1，2，3，4，6-五没食子酰葡萄糖（1，2，3，4，6-Pentagalloyl-β-glucose)，鞣云实精（Corilagin)，原诃子酸（Terchebin)，葡萄糖没食子鞣甙(Glucogallin)，并没食子酸（Ellagic acid)，没食子酸（Gallic acid）以及其他成分：Terchebulin，Punicalagin，Terflavin A。又含莽草酸(Shikimic acid)，去氢莽草酸（Dehydroshikimic acid)，奎宁酸（Quinic acid)，阿拉伯糖（Arabinose)，果糖（Fructose)，葡萄糖（Glucose)，蔗糖（Sucrose)，鼠李糖（Rhamnose)，氨基酸(Amino acids)，毒八角酸（Shikimic acid)，去氢毒八角酸（Dehydro shikimic acid)，还含番泻甙A（Sennoside A)，诃子素（Chebulin)，鞣酸酶（Tannase)，多酚氧化酶（Polypheol oxidase)，过氧化物酶（Peroxy dase)，抗坏血酸氧化酶（Ascorbic acid oxidase)。近年来报道含有β-谷甾醇（β-Sitosterol)，胡萝卜甙（Daucosterol)，三十碳酸（Triacontanoic acid)，软脂酸(Palmitic acid)，诃子次酸三乙酯（Triethyl ester of chebulic acid)，没食子乙酯（Ethyl ester of gallic acid）及2-Hydroxy-micromeric acid。树皮含β-谷甾醇、鞣质，并没食子酸，没食子酸和焦性儿茶酚（Catechol)。诃子叶含莽草酸，去氢莽草酸，奎宁酸，阿拉伯糖，果糖，葡萄糖，蔗糖等，还含鞣质约10%。

药理作用

1.抗菌作用　诃子水煎剂（100%）除对痢疾杆菌有效外，对绿脓杆菌，白喉杆菌作用较强，对金葡萄球菌，大肠杆菌，肺炎球菌，溶血性链球菌，变形杆菌，鼠伤寒杆菌亦有作用，对痢疾杆菌，金葡萄球菌，绿脓杆菌的有效浓度分别为1:32，1:128，1:64（试管法），诃子提取物对流感有灭活作用。

2.对平滑肌作用　诃子素对平滑肌有罂粟碱样解痉作用。

3.泻下作用　本品所含番泻甙A经胃小

肠吸收后在肝中分解，分解产物经血行而兴奋胃肠神经节以收缩大肠，引起腹泻，其作用广泛而强烈。

4.对活性氧的清除和对抗十四酰基佛手醇乙酯（TPA）对人白细胞DNA的损伤有影响。

毒性 诃子素对小鼠LD_{50}为550mg/kg。

（王明雷）

二、肉豆蔻（Roudoukou，Semen Myristicae）

本品为肉豆蔻科植物肉豆蔻 Myristica fragrans Houtt. 的干燥种仁。

性味归经 辛，温。归脾，胃，大肠经。

功效主治 温中行气，涩肠止泻。用于脾胃虚寒，久泻不止，脘腹胀痛，食少呕吐。

化学成分 种仁含挥发油5%～15%，脂肪油25%～40%及淀粉等。挥发油含蒎烯（Pinene），桧烯（Sabinene），樟烯（Camphene）等。脂肪油主要成分为肉豆蔻酸甘油酯（Myristin）及油酸甘油酯（Olein）。

药理作用

1.镇静催眠作用 挥发油中所含甲基异丁香酚有抑制中枢神经作用。

2.抗菌作用 甲基异丁香酚对金黄色葡萄球菌和肺炎双球菌，MIC分别为0.4mg/ml和0.6mg/ml。马拉巴酮B对金黄色葡萄球菌、枯草杆菌和坚忍链球菌有较强的抑菌作用。前两者的MIC为1μg/ml，后者为2μg/ml，马拉巴酮C对枯草杆菌的MIC为2μg/ml。

3.麻醉作用 挥发油中甲基丁香酚和榄香脂素对小鼠、兔、猫和狗，iv给药后有麻醉作用。

4.其他作用 挥发油对胃肠道有刺激作用，且具有祛风作用。少量能促进胃液分泌和刺激胃肠蠕动，大量则抑制。另可降低大鼠血清谷丙转氨酶。

毒性 肉豆蔻醚对猫的LD_{50}为0.5～1.0ml/kg，sc 0.12ml可引起广泛肝脏变性。猫服肉豆蔻粉1.9g/kg可引起半睡眠状态，并于24小时内死亡。肉豆蔻醚和榄香脂素对正常人有致幻作用。

（王明雷）

三、罂粟壳（Yingshuqiao，Pericarpium Papaveris）

本品为罂粟科植物罂粟 Papaver somniferum L. 的干燥成熟果壳。

性味归经 酸、涩、平；归肺，大肠，肾经。

功效主治 敛肺、涩肠、止痛。用于久咳，久泻，脱肛，脘腹疼痛。

化学成分 含吗啡，那可汀，那碎因，罂粟碱，可待因，原阿片碱，罂粟壳碱。另含多糖，景天庚糖（Sedoheptulose），D-甘露庚醛糖（D-Mannoheptulose），D-α甘油基-D-甘露辛酮糖（D-Glycero-D-Mannooctulose）等。

药理作用

1.对中枢神经系统的作用

（1）镇痛作用：吗啡有显著的镇痛作用并有高度选择性。对持续性疼痛效力胜过其对间断性的疼痛。可待因的镇痛作用约为吗啡的1/4。右旋吗啡的抑制中枢作用很弱，在剂量低于3200mg/kg时对小鼠无镇痛作用，而左旋吗啡在剂量5mg/kg时即有镇痛作用。

（2）催眠作用：吗啡有催眠作用，而可待因并不导致睡眠。

（3）呼吸抑制与镇咳作用：吗啡对呼吸中枢有高度选择性抑制作用，在低于镇痛剂量时对呼吸已有抑制。呼吸中枢麻痹为吗啡中毒的直接死亡原因。可待因对呼吸抑制的作用远较吗啡为轻。吗啡的止咳作用很强，主要是对咳嗽中枢的抑制。可待因镇咳作用不及吗啡强，但无成瘾性强，易致便秘，抑制呼吸等作用。那可汀具有与可待因相等的镇咳作用，那碎因止咳作用约与可待因相等。

（4）罂粟碱对大鼠单胺神经递质的影响：罂粟碱能显著增加大鼠纹状体及边缘区多巴胺代谢物二羟苯乙酸和高香草酸，而对脑及心脏内的单胺递质本身含量未见明显影响。

2.对心血管系统的作用 吗啡有舒张外周小血管及释放组织胺的作用。罂粟碱能松弛各种平滑肌（包括冠状动脉、脑动脉、外周动脉及肺动脉）。那可汀也能抑制平滑肌及心肌。

3.对消化道及其他平滑肌器官的作用 吗啡可致便秘。可待因抑制肠蠕动作用弱于吗啡不易引起便秘。罂粟碱能抑制肠平滑肌，但作用很弱。吗啡还有显著的缩瞳作用。

4.其他作用 反复应用吗啡后可产生耐药

性，但只有中枢抑制作用有耐受性，其兴奋作用及其对瞳孔、平滑肌等作用则无耐受性。凡服用吗啡2wk以上，即可成吗啡瘾者。可待因的“欣快”症与成瘾性均很低，罂粟碱与那可汀没有成瘾性。

毒性　吗啡对小鼠的LD_{50}为（mg/kg）：sc531，ip 500，小鼠sc盐酸可待因LD_{50}为300mg/kg。罂粟碱小鼠po的LD_{50}为2500mg/kg。那可汀对小鼠的LD_{50}(mg/kg)：po为1090，sc为725，iv为47及83。那碎因LD_{50}：1.8～2.2g/kg。可待因毒性较吗啡少而轻，罂粟碱口服毒性低，那可汀则无明显毒性。煎服罂粟壳液可引起紫癜性肾炎。

（王明雷）

四、山茱萸（Shanzhuyu，Fructus Corni）

本品为山茱萸科植物山茱萸Cornus officinalis Sieb. et Zucc. 的干燥成熟果肉。

性味归经　酸，涩，微温。归肝，肾经。

功效主治　益肝肾，涩精固脱。用于眩晕耳鸣，腰膝痠痛，阳痿遗精，遗尿，尿频，崩漏带下，大汗虚脱，内热消渴。

化学成分　果实含山茱萸甙（Cornin)，乌索酸（Ursolic acid)，莫罗忍冬甙（Morroniside)，7-O-甲基莫罗忍冬甙（7-O-Methyl morroniside)，獐牙莱甙（Sweroside)，番木鳖甙（Loganin)，没食子酸，苹果酸，酒石酸，原维生素A，皂甙，鞣质等。另外，从果实鞣质部分分离出Tellmagrandin Ⅰ，Ⅱ及异诃子素（Isoterchebin)，1，2，3-三-O-没食子酰-β-D-葡萄糖，1，2，3，6-四-O-没食子酰-β-D-葡萄糖，Gemin D，2，3-二-O-没食子酰-D-葡萄糖以及栋木鞣质A，B。从果核中分得白桦酸，乌索酸，β-谷甾醇，没食子酸，没食子酸甲酯，石蜡烃，羰基化合物，多种脂肪酸及无机元素。

药理作用

1.降血糖作用　山茱萸醇提物10，20g/kg·7d，ig可降低正常小鼠血糖和血脂；10，20g/kg·3d，ig可降低四氧嘧啶高血糖小鼠的血糖；1.0，5.0g/kg，iv能抑制正常家兔血小板聚集和降低血液粘滞度。有明显的抗肾上腺素性高血糖作用。

2.对免疫系统的影响　山茱萸降低小鼠的胸腺指数，对肝、脾影响不显著。可降低小鼠廓清指数及校正廓清指数。山茱萸10g/kg明显升高小鼠血清溶血素抗体含量。不同剂量山茱萸可升高小鼠血清IgG含量。另外还可抑制SRBC所致小鼠迟发型足垫肿胀及DNCB所致接触性皮炎。

3.抑制炎症反应作用　可抑制小鼠腹腔毛细血管通透性，抑制致炎剂引起的大鼠足垫肿胀和大鼠棉球肉芽组织增生以及降低大鼠肾上腺内抗坏血酸含量。

4.抗菌作用　可抑制金黄色葡萄球菌，志贺氏痢疾杆菌，水浸剂（1:3）在试管内对堇色毛癣菌有抑制作用，从果肉中得一黑红色液体对伤寒，痢疾细菌有抑制作用。

5.其他作用　具有抗癌，利尿，降压作用。并可延缓衰老及抗氧化。

毒副反应　果肉LD_{50}为53.55g（生药）/kg，果核LD_{50}为90.8g（生药）/kg。

（王明雷）

五、金樱子（Jinyingzi，Fructus Rosae Laevigatae）

本品为蔷薇科植物金樱子Rosa laevigata Michx的干燥成熟果实。

性味归经　酸，甘，涩，平。归肾，膀胱，大肠经。

功效主治　固精缩尿，涩肠止泻。用于遗精滑精，遗尿尿频，崩漏带下，久泻久痢。

化学成分　果皮含Potentillin，Sangulin H-4，Pedunculagin，仙鹤草酚A，B等水解性鞣质单体和Ugrimoniin以及Laevigatin A，B，C，D，E，F，G。

药理作用　醚溶性成分涩肠作用较强，鞣质并非其主要涩肠成分。

（王明雷）

六、石榴皮（Shiliupi，Pericarpium Granati）

本品为石榴科植物石榴Punica granatum L. 的干燥果皮。

性味归经　酸，涩，温。归大肠经。

功效主治　涩肠止泻，止血，驱虫。用于久泻，久痢，便血，脱肛，崩漏，白带，虫积腹痛。

化学成分　果皮含没食子酸，苹果酸，熊果酸，异槲皮甙，石榴皮素B（Granatin B)，安

石榴甙(Punicalagin)与安石榴林(Punicalin)

药理作用 抑菌作用：石榴皮煎剂试管稀释法，1∶2560对白喉杆菌，1∶1280对金黄葡萄球菌，史氏及福氏痢疾杆菌及变形杆菌等有抑制作用，水浸剂1∶40对堇色毛菌，红色表皮癣菌等10种皮癣真菌有抑制作用。

毒性 生物碱部分是石榴皮根皮的主要毒性成分，对骨骼肌有藜芦碱，或箭毒样作用。

（王明雷）

七、莲子（Lianzi，Semen Nelumbins）

本品为睡莲科植物莲（Nelumbo nucifera Gaertn）的果实或种子。

性味归经 甘、涩、平。归心、脾、肾经。

功效主治 养心，益肾，补脾，涩肠。治夜寐多梦，遗精，淋浊，久痢，虚泻，妇人崩漏带下。石莲子并能止呕，开胃，常用治噤口痢。

化学成分 含多量的淀粉和棉子糖(Raffinose)，蛋白质（16.6%），脂肪（2.0%），碳水化合物（62%），钙（0.089%），磷（0.285%），铁（0.0064%）。子荚含荷叶碱，N-去甲基荷叶碱，氧化黄心树宁碱（oxoushinsuine）和N-去甲亚美罂粟碱（N-Norarmepavine）。

药理作用

主要是对心血管系统的作用

1.心血流 莲心总碱（Ⅰ） 小鼠静注Ⅰ的LD_{50}值为20.0±0.5mg/kg。不同剂量的Ⅰ对大鼠血流动力学的影响：给大鼠静注Ⅰ后，动脉收缩压及舒张压、左室收缩压，左室压最大上升及下降速率迅速降低，随剂量由0.5，1.0至1.5mg加大，下降的幅度增加，持续时间延长。实验还显示，莲心碱对血流动力学的影响较甲基莲心碱强。抗心肌缺血实验显示，Ⅰ可缩小心肌梗塞范围（P<0.05）。

iv莲心碱（Ⅰ）3mg/kg可一过性地抑制麻醉成毁脊髓大鼠血流动力学诸指标。Ⅰ 1～100μmol/L可浓度依赖性地抑制左房收缩力和右房频率。

2.电肌电 莲心碱（Ⅰ）10～100μmol/L可浓度依赖性地降低离体兔窦房结（SAN）起搏细胞慢反应动作电位幅度（APA）及零相最大上升速率（V_{max}），延长窦性周长（SCL），并可明显拮抗Bayk 8644增大SAN起搏细胞及高K^+诱发的豚鼠乳头肌慢反应动作电位的APA和V_{max}作用，莲心碱1～100μmol/L还可浓度依赖性地抑制大浦氏纤维慢内向电流（Isi），3和100μmol/L分别使Isi峰值下降14%和88%。结果表明，Ⅰ具有拮抗钙作用。对Na^+、K^+、Ca^{2+}的跨膜转运均有非特异性阻滞作用。

3.抗心律失常 莲心中莲心碱，甲基莲心碱及异莲心碱等三种双苄基异喹啉单醚型生物碱能显著提高乌头碱诱发的大鼠心律失常作用。莲心碱抗实验性心律失常作用可能主要与其阻滞Ca^{2+}内流有关。

（王明雷）

八、五味子（Wuwei zi，Fructus schisandrae）

本品为木兰科植物五味子Schisandra chinesis（Turcz.）Baill.或华中五味子Schisandra sphenathera Rehd. et wils.的干燥成熟果实，前者习称“北五味子”，后者习称“南五味子”。

性味归经 酸、甘、温。归肺，心、肾经。

功效主治 收敛固涩，益气生津，补肾宁心，用于久嗽虚喘，梦遗滑精，遗尿尿频，久泻不止，自汗，盗汗，津伤口渴，短气脉虚，内热消渴，心悸失眠。

化学成分 五味子果实中总木脂素含量为18.1%～19.2%。有五味子素(schisandrin)、五味子醇（Schisandrol）、去氧五味子素（Deoxyschisandrin），γ-五味子素(γ-schisandrin)及伪-γ-五味子素(pseudo-γ-schisandrin)等成分。又有五味子酯甲，五味子乙、丙、丁、戊(schisantherin B. C. D. E）及五味子醇甲和醇乙。戈米辛（Gomisin）A、B、C、D、E、F、G、H、O、N，当归酰戈米辛P、H、Q，惕各酰戈米辛H（Tigloylgomisin H)、苯甲酰戈米辛H，表戈米辛O，蓟戈米辛，戈米辛丁，(—)-戈米辛K_1，（+）-戈米辛K_2，（+）-戈米辛K_3，（—）-戈米辛L_1，（—）-戈米辛L_2，（±）-戈米辛M_1，（+）-戈米辛M_2，惕各酰戈米辛P，当归酰戈米辛O，当归酰异戈米辛O，苯甲酰异戈米辛O，异五味子素，戈米辛R，戈米辛S，戈米辛T和二种新的木脂素成分。从五味子石油醚提取物还分离得到一个新型木脂体Ganschisandrine，属四氢呋喃衍生物，是Galbelyin，Galgrarin varaguensin的异构体。

五味子鲜果中含有蛋白质1.1%，脂肪0.9%，还原糖10.9%，总花青素类0.2%及有机酸；北五味子种子的油中含挥发油，木脂体8%，甾醇0.1%及游离脂肪酸，挥发油大部分为萜类成分，尚含少数醛酮及醇酸酯等含氧成分。

药理作用

1.对中枢神经系统的作用　五味子果实挥发油缩短戊巴比妥钠引起的睡眠时间，其机理可能是对肝药酶诱导作用所致；与戊四唑及士的宁均无协同作用。五味子醇甲可使大鼠纹状体及下丘脑多巴胺含量明显增加，其中枢抑制作用可能与多巴胺系统有一定联系。五仁醇仅在中毒剂量时才影响被动活动，一般剂量对小鼠的共济协调运动或肌力等并无明显影响。po五仁醇10g/kg可明显增强中枢安定药氯丙嗪及利血平对自主活动的抑制作用，并对抗中枢兴奋药苯丙胺对自主活动的兴奋作用。五仁醇的中枢作用，更多表现为抑制性，而且明显加强利血平的作用。

2.对肝脏的保护作用

(1)对蛋白质合成和肝糖原生成的影响：醇甲，醇乙，甲素、乙素能明显促进肝糖元的生成，作用以醇乙最强，五味子部分成分的作用主要不是影响垂体-肾上腺系统，而是本身所具有；五仁醇明显促进肝糖原的生成；给小鼠po五味子果仁乙醇提取物及其有效成分-乙素，每日1次，连续3d后，由ip^{14}C-苯丙氨酸，结果发现该氨基酸掺入肝脏蛋白质速率显著增加，表明蛋白质合成增加。

(2)对化学毒物所致肝脏损伤的保护作用：五仁醇可使CCl_4引起的小鼠高SGPT明显降低，同时能使动物的肝脏明显增大，脂肪油部分也有此作用。给五味子脂肪油的动物，其SGPT值虽较对照组为低，但经统计处理后，差别不显著；五仁醇可对抗扑热息痛肝脏毒性作用，可能是通过对肝微粒体细胞色素P_{450}的诱导作用，调整肝微粒体对扑热息痛代谢的途径，减少毒性代谢产物的生成量。五仁醇对慢性肝损伤具有保护作用；五味子可减轻肝细胞内网质体及线粒体变性，促进肝细胞病变修复；五味子乙素抗肝损伤和解毒作用的机理及引起肝脏增大的问题，可能主要是由于其诱导药酶作用；五味子乙素和五味子酚能提高大鼠肝胞浆液中GSH-S-T的活性，对微粒体UDPG-T代谢4-NP的活性无明显影响。另外，丙素、醇乙、酯甲、酯乙均能明显抑制CO的生成及NADPH和氧的消耗，而这些化合物对CCl_4中毒小鼠均有降SGPT作用。根据这些结果，五味子的某些有效成分在与肝微粒体温孵过程中，很可能有某种活性中间物生成，该活性中间物与P_{450}结合形成配基化合物，从而部分地阻断CCl_4与P_{450}的结合，使CCl_4的代谢不能正常进行，减少毒性代谢物（自由基）的生成，因而肝细胞损伤相应减轻。

3.对消化系统的作用　去氧五味子素有显著抗溃疡作用，此作用基于胃酸分泌抑制作用，此乃五味子治疗胃溃疡的机理。去氧五味子素、乳糖和硬脂酸镁按一定比例混合，能够制得一种消化道抗溃疡药物。

4.对心血管系统的作用　戈米辛A、B、D、G、H、五味子素，五味子素丙和前戈米辛等成分对由$PGF_{2\alpha}$和$CaCl_2$所引起的离体狗肠系膜动脉收缩分别产生缓解和抑制作用。戈米辛A、B、C、D、J和（＋）-去氧五味子素对于由去甲肾上腺素引起的收缩具有抑制作用，其中戈米辛丁作用最强。人工合成的戈米辛丁钠盐对由去甲肾上腺素引起的收缩具有抑制作用（$ID_{50}=131.8\pm0.11\times10^{-6}$ mol/L），对由$PGF_{2\alpha}$引起的收缩具有缓解作用（$ED_{50}=9.72\pm0.36\times10^{-6}$mol/L），对由$CaCl_2$引起的收缩也有抑制作用（$ID_{50}=6.96\pm0.16\times10^{-6}$mol/L）。戈米辛丁钠盐对大鼠离体心脏具有增加冠脉血流的作用，而且还能够使麻醉狗的冠状动脉血流增加。体外试验表明，戈米辛H，J，N和G具有抑制Ca^{2+}引起的狗肠系膜动脉收缩的功能，IL值分别为5.3×10^{-4}，1.2×10^{-5}，1.1×10^{-4}和1.0×10^{-4}，而且这四种五味子木脂素成分还具有抑制$PGF_{2\alpha}$引起的狗肠系膜动脉收缩作用；五味子有提高同龄动物心肌细胞内核糖核酸（RNA）的作用，能提高心肌细胞，心脏小动脉和肾脏小动脉的ATP，5'N和ALP膜酶的活性，说明五味子有加强和调节心肌细胞和心脏，肾脏小动脉的能量代谢，改善心肌的营养和功能等作用。另外，五味子（I）12g/kg喂养老年大鼠2个月，I显著提高心肌cAMP含量，cAMP/cGMP 比值和腺苷酸环化酶（AC）肾上腺素激活活性较基础活性的提高率，降低 cAMP 磷酸二酯酶活性，提示 I 通过环核苷酸系统途径改善心肌功能。

5. 对呼吸系统的影响　有呼吸兴奋作用，同时血压显著下降，此作用系对呼吸中枢有直接兴奋作用的结果。五味子可明显减少由氨水刺激而引起小鼠咳嗽次数（$P<0.01$），五味子能增加酚红排出量（$P<0.001$），提示五味子有祛痰作用；五味子对支气管上皮细胞功能有一定增强作用。

6. 对免疫系统功能的作用　五味子油乳剂对^{3}H-TdR 掺入人体外周血淋巴细胞 DNA 合成有明显促进作用，五味子油乳剂1mg 剂量组，2mg 剂量组均在作用48h 对刺激指数影响较大，随着作用时间延长，刺激指数下降，而10mg 剂量组在作用48h 后，刺激指数也无明显上升；五味子可诱导 G-6-P 酶活力升高，从而增强组织对糖的代谢作用。五味子有增强细胞合成蛋白的功能，五味子还有增强细胞免疫和体液免疫的作用，对巨噬细胞吞噬功能具有降低作用。

7. 延缓衰老作用　五味子组红细胞超氧化物歧化酶活性增高8.42%，全血谷胱甘肽过氧化物酶活性增高59.26%，红细胞膜脂质过氧化物降低34.32%，血浆脂质过氧化物降低30.95%，红细胞膜 Na^+，K^+-ATP 酶活性降低12.54%。五味子（Ⅰ）果实浸出液能延缓老龄小鼠大脑皮质毛细血管基膜增厚，降低毛细血管月增长率（3%），改善大脑皮质内的血液供应，通过对小鼠寿命试验，给药组较对照组寿命显著延长（116d），这说明 I（10%浸出液最佳）确有延年益寿的作用。

8. 抗过敏作用　其机制与抑制组胺释放，对抗化学调节介质和抑制钙转移有关。

9. 其他作用　70%五味子浸剂等制剂对兔在体和离体未孕子宫，妊娠子宫和产后子宫均有诱发自律性收缩的作用。但对张力的影响不明显，不引起挛缩，作用性质与催产素相似，而与麦角不同；五味子具有适应原样作用，能增强机体对非特异性刺激的防御能力及明显延长小鼠游泳耗竭时间（$P<0.05$），五味子乙醇提取物体外试验对炭疽杆菌，金黄色葡萄球菌及伤寒杆菌等均有抑制作用。五味子10%的水溶液对皮肤癣菌敏感，有抑制作用；五味子乙素能维持大鼠肝细胞膜在氧化性损伤状态下的稳定性。五味子酮（Ⅰ）、五味子乙素（Ⅱ）、五味子二醇（Ⅲ）对由维生素 c-NADPH 或由 Fe^{2+}-半胱氨酸诱发的大鼠脑微粒体的脂质过氧化都有显著抑制作用。以 I 的作用最强，Ⅲ最弱，I 和Ⅱ有 SOD 同等效应，对黄嘌呤——黄嘌呤氧化酶系统产生的超氧阴离子自由基有清除作用，而Ⅲ和维生素 E 未表现此作用。五味子酚具有对抗阿霉素的心脏线粒体毒性作用，此作用与其直接消除-OH 有关。

10. 临床上五味子可用于治疗病毒性肝炎。

药代动力学　给予小鼠 iv H-五味子酯甲23mg/kg，药时曲线属于开放型二室模型，动力学参数为 $t_{1/2}\alpha$ 0.133h，$t_{1/2}\beta$ 18.14h，k_{12} 4.24h^{-1}，k_{11} 0.27h^{-1}，kel 0.735h^{-1}，Ve 8.2ml/kg，Vd 155.7ml/kg，C_1 6.027ml/h，ig 组曲线为单室模型，动力学参数为：$t_{1/2}$ka 518h，$t_{1/2}$ke 20.6h，Tmax 14.1h，Cmax 202/3dpm/ml，C_1 4.21ml/h，F 45.36%，说明药物在血液中分布迅速、消除缓慢，在胃肠道吸收差；五味子酯甲主要分布肝、胆、脾，主要在肝脏代谢，在体内存留时间长，排泄缓慢；醇甲自胃肠道吸收快而完全，iv 后由血循环迅速分布到组织，代谢及排泄也很快。

毒性　五味子无明显的毒副反应，五味子挥发油 ig 的 LD_{50} 为8.75±2.41g/kg。

（王明雷）

九、乌梅（Wumei，Fructus Mume）

本品为蔷薇科植物梅 Prunus mume (sicb.) sieb. et zucc. 的干燥近成熟果实。

性味归经　酸、涩、平。归肝、脾、肺、大肠经。

功效主治　敛肺、涩肠、生津、安蛔，用于肺虚久咳、久痢滑肠、虚热消渴、蛔厥呕吐、腹痛、胆道蛔虫症。

化学成分　果实含较多量的枸橼酸以及含少量的苹果酸、琥珀酸、酒石酸、谷甾醇及齐墩果酸。新鲜乌梅含果胶（0.33%）、种子含苦杏仁甙。乌梅的氯仿提取物经反复层析分离后得到5-羟甲基-α-糠醛Ⅱ〔5-(Hydroxy-methyl)-α-furaldehyde〕，为无色油状物。另有报道，乌梅中还含有苦味酸（picric acid），苦扁桃甙（Amygdalin）和超氧化物歧化酶（SOD）。

药理作用

1.抗菌作用　乌梅成熟果实水浸出液用试管稀释，1:50对金黄色葡萄球菌，1:25对伤寒杆菌、副伤寒杆菌、枯草杆菌、福氏痢疾杆菌、大肠杆菌、结核杆菌均有抑制作用。水煎液对须疮癣菌，絮状表皮癣菌，石膏样小孢子菌等致病性真菌亦有作用。

2.对平滑肌的作用　100%乌梅煎剂对离体兔肠有抑制作用，并可收缩肠壁促进肠蠕动，消除炎症。

3.其他作用　乌梅体外试验对人子宫颈癌JTC26株抑制率达90%以上，并能增强机体免疫功能。对胆囊有轻度收缩及对蛔虫有兴奋、刺激其后退作用。

（王明雷）

十、五倍子（Wubeizi，Galla Chinensis）

本品为漆树科植物盐肤木 Rhus chinensis Mill. 青麸杨 Rhus potaninii Maxim. 或红麸杨 Rhus punjabensis stew. var. sinica (Diels) Rehd. et wils、叶上的虫瘿，主要由五倍子蚜 Melaphis chinesis (Bell) Baker 寄生而形成。

性味归经　酸、涩、寒、归肺、大肠、肾经。

功效主治　敛肺降火，涩肠止泻，敛汗止血，收湿敛疮，用于肺虚久咳，肺热咳嗽，久泻久痢，盗汗，消渴，便血痔血，外伤出血，痈肿疮毒，皮肤湿烂。

化学成分　五倍子中含五倍子鞣质(Gallotannin）含量约为60%～70%，有的达78%以上，五倍子鞣质主要由6～8个分子的没食子酸和一分子葡萄糖缩合而成。另含没食子酸2%～4%，脂肪、树脂及蜡质等，还有若干缩合没食子鞣质。

药理作用

1.收敛作用　五倍子鞣酸对蛋白质具有沉淀作用，皮肤溃疡面，粘膜与鞣酸接触后，组织蛋白质即被凝固，引起分泌抑制，使粘膜干燥，形成保护膜而起收敛作用。

2.抗菌作用　体外试验对金葡萄球菌，链球菌，肺炎球菌以及伤寒、副伤寒、绿脓杆菌等均有明显的抑制或杀灭作用。

3.其他作用　鞣酸能使许多重金属离子，生物碱及甙类形成不溶性复合物，故可作为化学解毒剂，没食子酸及其酯类能抑制缓激肽（Bradykinin）对豚鼠回肠的收缩作用；五倍子注射液有止血作用。

毒性　小鼠 ip 100%五倍子0.25ml，均于12h 内死亡，减少1/10量时则未见异常，五倍子鞣质按1.875mg/kg 剂量给94只小鼠 sc，3d 内死亡72只，豚鼠 po 煎剂20g/kg 未见异常，而改用 sc 后，局部发生腐烂、坏死、动物表现不安，并于24h 后死亡，鞣酸进入机体后几乎全部被分解，但极大量亦可引起灶性肝细胞坏死。

（王明雷）

十一、麻黄根（Mahuanggen，Radix Ephedrae）

本品为麻黄科植物草麻黄 Ephedra sinica stapf 或中麻黄 Ephedra intermedia schrenk et C. A. Mey、的干燥根及根茎。

性味归经　甘，平。归心肺经。

功效主治　止汗。用于自汗、盗汗。

化学成分　从麻黄根中分得多种生物碱，包括麻根素（Maokonine，即1-酪氨甜菜碱1-tyrosine betaine）、大环精胺类生物碱麻黄根碱A、B、C、D（Ephedradines A、B、C、D）及阿魏酰组胺（Feruloylhistamine）等。麻黄根尚含麻黄宁 A、B、C、D（Mahuannins A、B、C、D）和麻黄酚（Ephedrannin）等双黄酮类成分。

药理作用　麻黄根甲醇提取物2g/kg（相当于生药）能使大鼠血压明显下降，但首先分离的麻根素对大鼠却显示弱的升压作用，进一步分离获得了多种降压成分。麻黄根碱 A、B、C、D 3mg/kg 对大鼠有降压和减低心率作用，其中麻黄根碱 B 的作用最强，0.1～3mg/kg 对大鼠和自发性高血压大鼠减低血压和心率的作用与剂量相关。麻黄根碱 A 和 B 对狗有相似的降压和减低心率活性，B 微弱地加强去甲肾上腺素和明显地减少二甲基苯基哌哔嗪的加压作用，其降压活性被阿托品和苯海拉明所抑制。B 还能抑制豚鼠由电刺激前神经和乙酰胆碱用于神经节所诱导的输精管收缩，但对血管紧张素Ⅱ引起的血压升高没有影响，据此推测 B 的降压活性不经由血管紧张素受体的阻断，而主要由神经节的传导阻滞所致。阿魏酰组胺盐酸盐5mg/kg 可使大鼠产生有意义的降压。几种双黄酮麻黄酚和麻黄宁 A、B、C、D 都具有降压作用，麻黄酚10mg/kg 可使大鼠明显降压，其作用相似于麻黄根碱。

（王明雷）

十二、椿皮（Chunpi，Cortex Ailanthi）

本品为苦木科植物臭椿 Ailanthus altissima（Mill.）swingle 的干燥根皮或干皮。

性味归经　苦、涩、寒、归大肠、胃、肝经。

功效主治　清热燥湿，收涩止带，止泻止血，用于赤白带下湿热泻痢，久泻久痢，便血崩漏。

化学成分　根皮含苦楝素（mersosin），鞣质，赭朴酚（phlobaphene），根及树干含苦木素（Quassin），树皮含臭椿苦酮（ailanthone），臭椿苦内酯（amarolide），乙酰臭椿苦内酯（acetylamarolide），苦木苦素，新苦木苦素（neoquassin）及脂肪油，蜡醇（cerylalcohol），甾醇，臭椿苦素（ailanthin），鞣质，皂甙，羟基香豆素等，还含11-乙酰臭椿苦内酯（11-acetylanarolide），臭椿双内酯（shinjudilactone），丁香酸（syringic acid），香草酸（vanillic acid），β-谷甾醇，壬二酸（azelaic acid），D-甘露醇（D-mannitol）和1-甲氧基铁屎酮（1-methoxycanthin-6-one）。

药理作用　臭椿酮和苦木素均有抗肿瘤作用，臭椿酮对人体鼻咽癌（KB）细胞有细胞毒活性，其 ED_{50} 为 10^{-2}～10^{-3}mg/ml，在0.12～4.00mg/kg 剂量时，对淋巴细胞白血病 P_{388} 显示一定活性。苦木苦素在4mg/kg 时对小鼠白血病 P_{388} 的生命延长率为65%，剂量降到50mg/kg，生命延长率仍高于25%，对人体鼻咽癌 KB 细胞的 ED_{50} 为 10^{-2}mg/kg。

（王明雷）

参考文献

1. 张建生，等. 十二种麻黄的品质评价. 药学学报 1989；24（11）：865
2. 贾元印，等. 草麻黄和木贼麻黄挥发油成分的比较研究. 中国药学杂志 1989；24（7）：402
3. 张建生，等. 中药麻黄中50种无机元素的含量测定. 药物分析杂志 1989；9（6）：329
4. 刘志，译. 麻黄的成分、药理和生化研究. 国外医学中医中药分册1981；3（4）：12
5. 沈映君，等. 麻黄、桂枝药对的发汗解热作用的实验研究. 中药药理与临床 1985；1（1）：21
6. 沈映君，等. 麻黄桂枝协同发汗作用的实验研究. 成都中医学院学报 1986；（1）：31
7. 黄金炜，等. 蜜沫麻黄与蜜麻黄中麻黄碱含量测定及药理作用研究. 中成药 1990；12（4）：19
8. 加漱义夫，等. 麻黄中所含麻黄碱在麻黄提取物药理效应中所起的作用. 国外医学中医中药分册 1984；（1）：51
9. Langwinski R. Stereotyped behavior induced by (－)-ephedrine in rats. J. Pharm. Pharmacol 1970；22（11）：874
10. CA 1984；101，16821h
11. CA 1978，88：115366h
12. 孙静艺. 麻黄新的有效成分研究. 中草药 1983；14（8）：9～10
13. Kasahara Y et al. antiinflammatory Actionsof Ephedrines in Acute Inflammations. Planta Med 1985；（4）：325
14. 骆永珍摘译. 麻黄抗支气管哮喘作用的研究. 国外医学中医中药分册 1984；（3）：42
15. 袁文学. 麻黄挥发油的药理研究. 药学通报1986；21（4）：235
16. 中医研究院中药研究所病毒组. 中草药对呼吸道病毒致细胞病变作用的影响（续报）. 新医药学杂志 1973；（12）：147
17. 湖北省卫生防疫站微生物检验室. 中药对流行性感冒病毒影响的报告. 中华医学杂志 1958；（9）：888
18. 刘兴祥. 麻黄的药理作用及其临床应用. 中西医结合杂志 1989；9（4）：255
19. 欧兴长，等. 126种中药抗凝血酶作用的实验观察. 中草药 1987；18（4）：21
20. CA 1972；77：29204V
21. 王浴生. 中药药理与应用. 人民卫生出版社，1983；1082
22. 束怀德. 麻黄碱对小鼠输精管平滑肌的作用. 生理学报 1983；35（2）：142
23. 束怀德，等. 麻黄碱对神经肌肉的传递作用. 中国药理学报 1987；8（4）：313
24. 陈新谦，等. 新编药物学. 第二版. 1982；298
25. 程大敦. 右旋伪麻黄碱应充分利用. 药学通报1986；21（6）：365
26. 江明竞. 麻黄素治疗小儿遗尿症疗效初探. 中华儿

科杂志　1989；27（4）：231
27. 周金黄. 中药药理学　上海：上海科技出版社　1986；29
28. 原田正敏. 他，桂皮の药理学研究（第1报）：Cinnamaldehydeの中枢作用. 药学杂志　1972；92（2）：135
29. 张训凯，等. 十二种祛风止痛中药镇痛药理活性比较. 中药药理与临床　1985；1（1）：87
30. 王浴生主编. 中药药理与应用　人民卫生出版社　1982；862
31. 中国医学科学院药物研究所，等. 中药志（第三册）人民卫生出版社　1984；343
32. 沈映君，等. 麻黄、桂枝药对的发汗解热作用研究，中药药理与临床　1985；1（1）：21
33. 中国医学科学院药物研究所抗菌工作组. 545种中药的抗菌作用筛选. 药学通报　1960；8（2）：59
34. 王岳，等. 70种药用植物抗菌效能的实验. 植物学报　1954；3（2）：121
35. 施水德，等. 对50种中药体外抗凝血作用的观察. 中草药　1981；12（6）：26
36. 欧长兴，等. 126种中药抗凝血酶作用的实验观察. 中草药　1987；18（4）：21
37. 黄正良，等. 1982～1984我国中药药理研究概况. 中药通报　1985；10（7）：3
38. 佐藤昭彦. 新 VY 抗がこ生药の研究. 汉方研究　1979；（2）：51
39. 王序，等. 现代生物分析法对常用中药的筛选研究. 北京医科大学学报　1986；18（1）：31
40. 何裕民，等. 桂枝半数致死量的昼夜差异观察. 中药通报　1988；13（12）：49
41. 江苏新医学院　中药大辞典　上海人民出版社　1977；880，1771
42. 张竹心，等. 生姜油对中枢神经的抑制作用. 中草药　1988；19（9）：23
43. 孟海琴，等. 生姜和干姜的药理作用. 中西医结合杂志　1990；10（10）：638
44. 池田正树，等. 生姜的药理研究（第1报）. 国外医学中医中药分册　1981；（2）：53
45. 张竹心，等. 生姜油的抗炎作用研究. 中草药　1989；20（12）：17
46. 张竹心，等. 生姜油的抗过敏作用. 中成药　1992；14（11）：30
47. 朱川守，等. 关于生姜的药理学研究（第Ⅳ报）. 国外医学. 中医中药分册　1987；9（3）：32
48. 彭平健. 生姜的药理研究和临床运用. 中医中药杂志　1992；17（6）：370
49. 张勤摘译. 生姜二萜成分 Galanolactone 的抗5-羟色胺作用. 国外医学中医中药分册　1992；14(2)：47
50. 谷口久美子，等. 生姜中二萜化合物的抗溃疡作用. 国外医学中医中药分册　1992；14（5）：40
51. 黄启荣，等. 生姜的辛味成分［6］-姜酚对胃粘膜损伤作用. 国外医学中医中药分册　1989；11(6)：32
52. 张建新、李兰芳. 生姜的药理作用. 河北医药　1993；15（6）：374
53. 李宗友摘译. 姜中胆固醇生物合成的抑制成分. 国外医学中医中药分册　1994；16（4）：40
54. 李兆龙. 国外对生姜的药用研究. 中国药学杂志　1990；25（4）：231
55. 池田正树，等. 生姜的药理研究（4报）. 国外医学中医中药分册　1983；（3）：49
56. 孙庆伟，等. 生姜对血小板聚集性的影响. 赣南医学院学报　1992；12（2）：69
57. 王伟，等. 从抗氧化反应探讨"药食同源"的含义. 中西医结合杂志　1991；11（8）：159
58. 曾兆丰，等. 生姜对超氧阴离子及羟自由基的清除作用. 中国中药杂志　1993；18（12）：750
59. 国外抗运动病的研究. 中国药学杂志　1993；28（4）：530
60. Unnikrishnan，et al. Nutr Cancer 1988；11（4）：251
61. 朱兴雷，等. 葛根素对犬血液动力学及生理不应期的作用. 山东医学院报　1985；23（4）：48
62. 范礼理，等. 葛根的药理研究Ⅱ. 葛根黄酮对犬冠脉循环、心脏血流动力学和心肌代谢的作用. 中华医学杂志　1975；55（10）：724
63. 中国医学科学院药物研究所. 葛根的临床应用和实验研究. 医学研究通讯　1972；（2）：14
64. 周远鹏，等. 葛根药理作用的研究Ⅲ. 葛根黄酮对急性心肌梗塞犬正常区和梗塞区心肌血流和代谢的作用. 中华医学杂志　1977；57（9）：550
65. 范礼理，等. 葛根素对急性心肌缺血狗区域性心肌血流动力学的作用. 药学学报　1984；19（11）：801
66. 李小鹰，等. 静脉注射葛根素对犬急性心肌梗塞范围的影响. 山东医学院学报　1984；22（3）：9
67. 范礼理，等. 葛根黄酮抗心律失常作用. 药学学报　1985；20（9）：647
68. 柴象枢，等. 葛根素的抗心律失常作用. 中国药理学报　1985；6（3）：166
69. 曾贵云，等. 葛根的药理研究Ⅰ，葛根对犬血压、血管反应性、脑循环及外周循环的作用. 中华医学杂志　1974；54（5）：265
70. 刘玉兰，等. 葛根黄豆甙原固体分散物对自发性高血压大鼠血压的影响，沈阳药学院学报1991；8（2）：105

71. 吕欣然，等. 葛根素对含β-肾上腺素能受体的离体器官和整体动物的阻断作用. 中国药理学报 1986；79（6）：537
72. 吕宝璋，等. 葛根素对β-肾上腺受体结合作用和腺苷酸环酶活性的影响. 解放军医学杂志 1985；10（2）：97
73. 冯亦璞，等. 葛根素和黄豆甙元衍生物对肾上腺素受体的影响. 中国药理学报 1984；5（4）：238
74. 申竹芳，等. 葛根素与阿司匹林复方的降血糖作用. 药学学报 1995；20（11）：863
75. 陈发春. 天然降血脂化合物的研究进展. 中草药 1989；29（4）：37
76. 焦鹭，等. 葛根有效成分 S_{86019}对 HL-60细胞的分化诱细胞周期移行作用研究. 中华血液学杂志 1990；11（2）：83
77. 邵国贤，等. 葛根有效成分黄豆甙元及其衍生物的合成及结构与抗缺氧作用关系. 药学通报1980；15（9）：538
78. 杨国君，等. 葛根素抗冠心病心绞痛疗效观察及对血栓素 A2和对前列环素的影响. 中西医结合杂志 1990；10（2）：82
79. 李小鹰，等. 葛根素对急性心肌梗塞范围的影响. 中华心血管病杂志 1985；13（3）：175
80. 娄兹漠，等. 葛根素抗心律失常作用疗效观察. 山东中医杂志 1985；（6）：25
81. 金昔陆，等. 葛根素在健康志愿者的药代动力学. 中国临床药理学杂志 1991；7（2）：115
82. 王浴生主编. 中药药理与应用. 北京：人民卫生出版社1983；1136
83. 李龙灿，等. 柴胡茎叶提取物的药理作用. 中草药 1985；16（5）：32
84. 吴泽芳，等. 柴胡注射液解热抗炎作用的初步研究. 药物分析杂志，1983；3（5）：293
85. 张黎霞，等. 不同工艺的柴胡注射液疗效比较. 中成药 1989；11（12）：7
86. 周重楚，等. 北柴胡和大叶柴胡药理作用比较. 药学通报 1979；14（6）：252
87. 张本. 柴胡属植物的化学成分和药理作用的研究概况. 国外药药. 植物药分册 1982；3（5）：2
88. 柴田丸. 柴胡の药理学研究（第4报）Crude saikosides saikogenin a お よびsyrupy Residueの药理作用药学杂志 1973；93（12）：1660
89. 中国医学科学院药物所等. 中药志. 第二册. 北京：人民卫生出版社，1981；481
90. 朱式欧，等. 北柴胡挥发油解热和抗炎作用. 中药药理与临床 1985；1（1）：150
91. 王本祥，等. 柴胡皂甙的抗炎作用，中国药理学报 1981；2（1）：60
92. 于庆海，等. 柴胡皂甙抗炎作用的研究. 中药药理与临床 1985；1（1）：154
93. 阿部博士子，等. 柴胡剂の药理学的研究（第4报）糖质ステロイド剂の抗炎症作用じ对するサイロサおニソの影响. 日薬理志， 1982；80：155
94. 王筠默译. 柴胡皂甙的作用机制. 国外医药植物药分册 1982；3（4）：43
95. 山东昌弘，等. 关于柴胡剂治疗慢性肝炎的基础临床研究. 国外医学中医中药分册 1983；5（5）：49
96. 陈泽霖译. 汉药成分和生物膜. 国外医学中医中药分册 1983；5（3）：38
97. 王素英译. 柴胡皂甙的作用机制. 成都中医学院学报 1982；（1）：65
98. 靳怀建译. 慢性肝炎的中药治疗. 国外医学中医中药分册 1984；6（2）：12
99. 耿俊贤，等. 柴胡多糖的分离和鉴定. 中国中药杂志 1989；14（1）：37
100. 张兴权，等. 柴胡多糖的免疫药理作用. 中国药理学与毒理学杂志 1989；3（1）：30
101. 吕宝璋，等. 柴胡多糖和猪苓多糖的生化作用及抗辐射损伤作用原理研究. 解放军医学杂志 1984；9（1）：9
102. 刘德祥，等. 102种中药水溶性提取物的抗诱变性筛选. 中国中药杂志 1990；15（10）：41
103. 李诗梅，等. 中药对放射线皮肤损害有保护作用. 中成药 1991；13（2）：25
104. 李广勋. 中药药理毒理临床. 天津：天津科技翻译出版公司 1992；8～9
105. 曹仁烈，等. 中药水浸剂在试管内抗皮肤真菌的观察. 中华皮肤科杂志 1957；5（4）：71
106. 江苏新医学院. 中药大辞典（下册）. 上海：上海人民出版社，1977：2316
107. 沈映君，等. 解表方药研究思路与实践. 中医杂志 1992；33（5）：51
108. 李峰、徐叔云. 安徽中药志. 合肥：安徽科技出版社，1992：448
109. 林宝奎，等. 鲜大葱对降低胃液内亚硝酸盐含量的实验报告. 肿瘤防治研究 1984；11（1）：11
110. 康振家，等. 葱白、生姜、食盐治疗感冒. 中级医刊 1965；（9）：580
111. 马庆增，等. 葱白蜂蜜糊剂治疗急性皮肤化脓性炎症100例观察. 吉林卫生 1960；（1）：40
112. 王治国. 葱汁香油治愈小儿蛔虫性肠梗阻. 中医杂志 1966；（4）：30
113. 梁新成，等. 葱蜜栓治疗蛲虫病. 中国肛肠病杂志 1987；7（3）：48

114. 蔡学熙. 葱白汤治疗荨麻疹100例. 中医杂志 1987；22（1）：16
115. 刘维兰，等. 藁本类的药理活性比较. 中药药理与临床 1992；8（增）：60
116. 汤臣康，等. 藁本中性油对耐缺氧的影响. 中国中药杂志，1992；17（12）：745
117. 丁安伟，等. 荆芥炒炭前后止血作用的研究. 中药通报 1986；11（3）：23
118. 丁安伟，等. 荆芥炭提取物止血活性部位研究. 中国中药杂志 1993；18（9）：535
119. 丁安伟，等. 荆芥炭提取物止血机理的研究. 中国中药杂志 1993；18（10）：598
120. 丁安伟，等. 荆芥炭提取物对大鼠血液流变学的影响. 南京中医学院学报 1994；10（4）：37
121. 丁安伟，等. 荆芥炭提取物对血栓形成及血小板聚集功能的影响（简报）. 中国中药杂志 1994；19（7）：412
122. 卞如濂，等. 荆芥油的药理研究. 浙江医科大学学报 1981；10（5）：219～223
123. Hiroshi Hikino. 荆芥和连翘的化学及药理研究. 国外医学中医中药分册 1991；13（4）：28～30
124. 欧兴长，等. 126种中药抗凝血作用的实验观察. 中草药 1987；18（11）：38
125. 李延福. 用现代药理学方法研究中草药作用. 中草药 1987；18（11）：38
126. Kanatani H. et al：Search for adenylate cyclase activator in medicial plants. Planta Med，1985；（2）：182
127. 柳泽利彦. 荆芥中抑制脂质氧化酶及过氧化脂质产生的化学成分研究. 国外医学中医中药分册 1992；14（3）：56
128. 周丹，等. 紫苏子油对小鼠学习记忆能力的影响. 中草药 1994；25（5）：251
129. 管谷爱子，等. 苏叶的药理学研究. 药理杂志 1981；101（7）：642
130. 于占洋，等. 紫苏植物的研究及其新进展. 国外医学药学分册 1986；13（3）：173
131. 赵子文，等. 紫苏的药理研究 I 紫苏注射液对动物出血凝血时间影响的进一步实验研究. 中药药理与临床 1985；1（1）：132
132. 曹毅，等. 紫苏的药理研究 II 紫苏注射液对动物微血管的影响初步报告. 中药药理与临床 1985；1（1）：133
133. 曹毅，等. 紫苏抗凝血作用的实验研究（摘要）. 实用中西医结合杂志 1991；4（3）：148
134. 丁树利，等. 紫苏属植物研究进展. 国外医学植物药分册 1994；9（1）：4
135. 杜德极. 日本对紫苏抗炎和抗过敏的研究. 中药材 1995；17（12）：37～38
136. 刘威，等. 大活挥发油对中枢神经系统的影响. 中药药理与临床 1992；8（4）：21
137. 凤良元，等. 五种不同产地白芷药理作用的比较研究. 安徽中医学院学报 1990；9（2）：56
138. 欧兴长，等. 126种中药抗凝血酶作用的实验观察. 中草药 1987；18（4）：21
139. 李诗梅. 中药对放射线皮肤损害有保护作用. 中成药 1991；13（5）：43
140. 小泉九仁弥，等. 白芷、黄芩对大鼠肝药物代谢酶的影响. 国外医学中医中药分册 1995；17（4）：30～31
141. 吴延楷，等. 四种香薷挥发油药理作用比较研究. 中药材 1992；15（8）：36
142. 贾宗训，等. 华荠宁挥发油对免疫应答的影响. 中国免疫学杂志 1988；4（2）：30
143. 杨奎，等. 含香薷、羌活胜湿汤和九味羌活丸血清对内生致热原产生的影响. 中药药理与临床 1995；（4）：1～3
144. 永岛节子，等. 辛夷抗组织胺样作用的成分分离. 国外医学中医中药分册 1982；4（2）：21
145. 向仁德，等. 100种中草药对豚鼠离体气管抗组胺的研究. 中草药 1985；16（2）：22
146. 中岛淳子，等. 辛夷的抗变态反应作用成分. 国外医学中医中药分册 1983；5（3）：56
147. 三川潮. 生药的生物活性成分. 国外医学中医中药分册 1988；10（3）：26
148. Jing-Xin Pan，et al. Lignans with platelet activating factor an tagonist activity from Magnolia biondii. Phytochemistry 1987；26（5）：1377
149. 欧兴长，等. 126种中药抗凝血酶作用的实验观察. 中草药 1987；18（4）：21
150. 范欣生，等. 辛夷挥发油及辛夷与麻黄、细辛配伍对大鼠体外肝微粒体过氧化损伤的影响. 中成药 1995；17（8）：31～32
151. 零陵地区卫生防疫站：561种中草药抗菌作用筛选报告. 湖南医药杂志 1994；（4）：50、（5）：49
152. 章育正，等. 苍耳子和细辛和免疫抑制作用. 上海免疫学杂志 1993；13（6）：334
153. 樊景坡. 苍耳子、细辛、枸杞子、白术对小鼠组织自由基代谢的影响. 中医药信息 1994；11（2）：48
154. Roussakis C 等，苍耳的粗提物及叶黄制菌素的细胞毒活性. 国外医学中医中药分册 1995；17（2）：51
155. 王一涛，等. 羌活的药理学研究. 中药药理与临床

1996；（4）：12～15

156. Okuyama E 等，羌活中的止痛成分. 国外医学中医中药分册 1994；16（4）：45

157. 王幼平，等. 中药羌活的研究. 天然产物研究与开发 1993；5（4）：40

158. 杨秀伟. 羌活的脂质过氧化抑制作用. 国外医学中医中药分册 1993；15（1）：37

159. Yang XW. 比较羌活和宽叶羌活地下部分的抗脂质过氧化作用. 国外医药植物药分册 1992；7（4）：178

160. 宫川克郎. 川羌活的骨吸收抑制成分. 国外医学中医中药分册 1995；17（5）：40

161. 马红. 防风近年研究概述. 中草药 1994；25（8）：438～440

162. 王建华，等. 中药防风的研究概况. 中国药学杂志 1992；27（6）：323～327

163. 马红，等. 防风耐缺氧及抗脂质过氧化的实验研究. 中药药理与临床 1996，12（6）：21～22

164. 向仁德，等. 100种中草药对豚鼠离体气管抗组织胺的研究. 中草药 1985；16（2）：22

165. 阎凌霄，李亚明. 牛蒡子提取物对小鼠免疫功能及血糖的作用. 西北药学杂志 1993；8（2）：75

166. 冉先德. 中华药海. 哈尔滨：哈尔滨出版社，1993；16

167. 山东省医学科学院. 山东医学科学研究资料汇编，1960；323

168. 丁涛. 中草药不良反应及防治. 第1版. 北京. 1992. 95

169. 王喜云，等. 湖北中医学院附属医学院学术论文汇编，1986：139

170. 王浴生，等. 中药药理与应用，北京：人民卫生出版社. 1983；1223

171. 山西省中医研究所. 中西医结合研究资料汇编，1973；第二集：77

172. 江苏新医学院. 中药大辞典. 上海：上海科学技术出版社，1977；1963

173. 冉先德等. 中华药海. 哈尔滨：哈尔滨出版社. 1993；95

174. 北京医学院等编. 中草药化学成分. 北京：人民卫生出版社，1980；420

175. Sharaf A A et al. Planta Med，1964；12（1）：71

176. 陈福君，等. 桑的药理作用研究（2）—桑叶、桑枝、桑白皮抗炎药理作用的初步比较研究. 沈阳药科大学学报 1995；12（3）：222～224

177. 中国医学科学院药物研究所等. 中药志（5）. 北京：人民卫生出版社. 1994；99

178. 王培义，等. 桑叶口服液治疗乳糜尿疗效观察. 山东中医杂志 1991；10（5）：20

179. 王培义，等. 生桑叶片剂治疗下肢象皮肿的疗效观察. 中医杂志 1992；33（10）：36～37

180. 孟爱媛. 桑叶在儿科的应用体会. 浙江中医杂志 1995；（4）：177

181. 王浴生. 中药药理与应用. 北京：人民卫生出版社. 1983

182. 李智. 菊花帽临床运用800例总结. 中医药研究 1933，（1）：58

183. 徐朝峰，等. 木贼对大鼠实验性高脂血症的影响及急性毒性实验研究. 中国中药杂志 1993；18（1）：52

184. 隋少庚，等. 木贼草膏外敷治疗尖锐湿疣24例. 中国中西医结合杂志 1993；（6）：339

185. 周京滋，等. 附子、四逆汤镇痛. 抗炎作用的药效学研究. 中国中药杂志 1992；17（2）：104

186. 周远鹏，等. 附子中乌头碱及其化合物的药理作用. 中药药理与临床 1992；8（5）：45

187. Hikino Hisoshi，et al. 单胺类化合物对中乌头碱镇痛作用的影响. 国外医学中医中药分册 1981；3（3）：56

188. 郑平. 乌头碱镇痛作用部位及其与中枢去甲肾上腺素能系统的关系. 中国药理学报 1988；9(6)：481

189. 张明发，等. 温里药兴奋离体肠管作用机理探讨. 中药药理与临床 1990；6（3）：15

190. 张银娣，等. 附了毒性研究. 药学学报 1996；13（5）：350

191. 董月丽，等. 乌头碱及其5种同系物诱发心律失常作用的比较. 中国药理学报 1981；2（3）：173

192. 朱伯卿，等. 附子治疗病态窦房结综合征的临床观察. 上海医学 1983；（9）：509

193. 友田正司，等. 桂皮中得到的网状内皮系统激活性阿拉伯木聚糖. 国外医学中医中药分册 1990；12（6）：53

194. 晶利明，等. 桂皮的抗溃疡成分药理学研究. 国外医学中医中药分册 1988；10（1）：44QD

195. 孟海琴，等. 生姜与干姜的药理作用. 中西医结合杂志 1990；10：638

196. 未川守，他. 生药に関する薬理学の研究（第Ⅳ报）日本药理学杂志 1986；88：263，339

197. 唐山市第二医院新医疗法组. 鲜姜注射液治疗风湿痛、慢性腰背痛113例初步分析. 河北医药学. 1972；（3）：31

198. 李在疏，等. 丁香、高良姜、草豆蔻对胃液分泌的影响. 中医杂志 1980；21（2）：148

199. 陈光娟，等. 丁香温中止痛作用研究. 中国中药杂志 1991；16（7）：429
200. 许青媛，等. 丁香及其主要有效成分的抗凝作用. 中药药理与临床 1990；6（6）：31
201. 张明发，等. 温里药兴奋离体肠管作用机理探讨，中药药理与临床 1990；6（3）：15
202. 许青媛，等. 花椒提取物对应激性心肌损伤的保护作用. 中草药 1993；24：277
203. 徐凌云，等. 花椒油制霉阴道栓的制备及临床应用. 药学通报 1988；23：29
204. 赵光荣，等. 花椒浸液在上消化道内窥镜检查前的应用. 中西医结合杂志 1993；13：441
205. 查仲玲，等. 柠檬醛的抗实验性心律失常作用 中国医院药学杂志 1985；5：435
206. 许青媛，等. 荜澄茄粗提取物对实验性体内血栓形成及凝血系统的影响 中药药理与临床 1991；7（6）：29
207. 胡祖光，等. 柠檬醛对大鼠及人血小板聚集作用的影响 中药药理与临床 1988；4（1）：16
208. 陈立峰，等. 细辛、去甲乌药碱和多巴胺对狗心源性休克的作用. 中草药 1985；16（10）：24
209. 徐应坤，等. 单味细辛治疗阳痿. 中国中药杂志 1989；（14）：56
210. 邓松如. 细辛二乌散治疗女性不孕症. 湖北中医杂志 1984；（1）：53
211. Monthgginoul C，et al. Ann Pharm Fr，1989，46：223
212. Pala G，et al. Arzneimtte-Forsch，1962，12：1204
213. Tsuchihashi H，et al. J Pharmacobiodyn，1989，12：170
214. 周金黄，王筠默主编. 中药药理学. 上海：上海科学技术出版社，1985；112
215. 孙考洪. 芳香化浊药的研究近况. 浙江中医杂志 1983；18（8）：380
216. 黄泰康. 常用中药成分与药理手册. 中国医药科技出版社 1994；956
217. 李伟，等. 草果的无机元素及药理作用. 中国中药杂志 1992；17（12）：727
218. 徐国钧，等. 常用中药材品种整理和质量研究 南方协作组，第一册，福建科学技术出版社 1994；606～647
219. 胡丽萍，等. 厚朴及其炮制品对大鼠急性实验性胃溃疡的作用. 中草药 1991；22（11）：509～510
220. 刘嘉森主编. 中药研究文献摘要. 第五卷，（1985～1987）. 北京：中国医药科技出版社，1993；577～580
221. 井上和子，等. 厚朴的抗乙酰胆碱作用与芍药的活性增强作用 国外医学中医中药分册 1995；17（5）：29
222. 孙迅. 中药对某些致病性皮肤癣菌抗菌作用的研究. 中华皮肤科杂志 1958；（3）：310～3
223. 刘国声，等. 中药的抗流感病毒作用. 微生物学报 1960；8（2）：64～69
224. 梁晓天，等. 佩兰挥发油的研究，药学学报 1959；7（4）：131～5
225. 孔祥麟. 从藿香中提取抗病毒成分. 日本医学介绍 1983；（5）：封4
226. 许环淑，等. 厚朴酚药效学及其作用机理的研究. 北京中医杂志 1993；（3）：51～52
227. 孙绍美，等. 佩兰挥发油药理作用的研究. 西北药学杂志 1995；10（1）：24～26
228. 李美丽，赵香兰. 日本佩兰生物总碱抗癌活性的研究. 癌症 1993；12（3）：203
229. 黄泰康. 常用中药成分与药理手册. 北京：中国医药科技出版社. 1994；1401
230. 孟丽珍，等. 中药厚朴、茵陈防龋成分的提取. 佳木斯医学院学报 1992；15（3）：76
231. 芦金清，等. 厚朴含漱液的研制与应用 中国医院药学杂志 1993；13（10）：441
232. 彭小玉，等. 厚朴酚性成分及其钠盐对致龋变异链球菌的抑杀作用. 江西医学院学报 1991；31（3）：20
233. 孙迅. 黄连黄芩等煎液抗皮肤真菌作用的研究. 中华医学杂志 1995；41（6）：536～6
234. 查传龙，等. 槟榔厚朴等对肝吸虫作用的体外观察. 中国药学文摘 1992；9（3）：84
235. 次秀丽，等. 厚朴对正常和内毒素休克大鼠胃肠电活动的影响. 友谊医刊 1994；16（4）：43
236. 井上和子，等. 厚朴的抗乙酰胆碱作用与芍药的活性增强作用. 国外医学中医中药分册 1995；17（5）：29
237. 胡丽萍，等. 厚朴及其炮制品对大鼠急性实验性胃溃疡的作用. 中草药 1991；22（11）：509
238. 许环淑，等. 厚朴酚药效学及其作用机理的研究. 北京中医杂志 1993；（3）：51
239. 王浴生主编. 中药药理与应用. 北京：人民卫生出版社. 1983；770～4
240. 向仁德，等. 100种中草药对豚鼠离体气管抗组胺作用的研究. 中草药 1985；15（2）：70
241. Konoshima T et al. 厚朴中新木脂素对 Epstein Barr 病毒激活的抑制作用和抗肿瘤促进活性. 国外医学中医中药分册 1992；14（1）：60
242. Sakai，Y，Nagase，H，Ose，Y，et al. Effect of medicinal plant extralts from chinese herbal

medicines on the mutagenic acfivity of bemzo [α] pyrene, Mutation Res. 1988; 206:327

243. 刘飞. 黄树模和厚朴酚与厚朴酚对钙调素及其依赖性环核苷酸磷酸二酯酶活性的影响. 南通医学院学报 1992; 12 (4) :301

244. 刘飞. 黄树模和厚朴酚对钙调素拮抗作用的研究. 中国药理学通报 1993; 9 (1) :48

245. 山原條二, 等. Ca^{2+}-Blocker 作用を有すろ天然物のScreeing 试验. コウボクの活性成分. 药学杂志 1986; 106 (10) :888

246. 周玉兰, 等. 中药抗氧化性能的研究. 中国中药杂志 1992; 17 (6) :368

247. 谭毓治, 等. 厚朴直肠给药的研究. 中国中药杂志 1995; 20 (1) :30

248. 王秀文, 等. 常用中草药的半数致死量 (续表). 新疆中医药 1988; (1) :44

249. 王浴生. 中药药理与应用. 北京: 人民卫生出版社. 1983; 772.

250. 孙迅. 中药对某些致病性皮肤癣菌抗菌作用的研究. 中华皮肤科杂志 1958; (3) :310

251. 孙迅, 等. 中药 (丁子香、藿香、桂皮、大黄) 浸出液对致病性真菌抗菌作用的研究. 中华医学杂志 1958; 44 (8) :754

252. 孔祥麟译. 从藿香中提取抗病毒成分. 日本医学介绍 1983; (5) :封4〔译自《汉方の研究》1982; (3) :30〕

253. 广东省测试分析研究所一室, 等. 中药广藿香抗真菌成分——广藿香酮(pogostone)的分离及结构测定. 科学通报 1977; 22 (7) :318~320

254. 孔庚星. 广藿香酮对内服液体药剂的防腐效果. 中草药 1984; 15 (3) :112~3

255. 邹忠梅, 等. 藿香的研究进展. 湖北中医杂志 1990; (1) :44~48. (转引自 phytochemistry 1981; 20 (6) :1458)

256. Jchikawa, K, Kinoshita, T, et Sankawa, U, The Screening of chinese Crude Drugs for Ca^{2+} Antagonist Activity: I dentification of Active Principles from the Acrial Part of Pogostemon cablin and the Fruits of Prunus mume. Chem. Pharm. Bull, 1989; 37 (2) :345

257. 黄泰康. 常用中药成分与药理手册. 北京: 中国医药科技出版社. 1994; 979~985

258. 谢露, 苍术的药理研究. 中药药理与临床 1992; 8 (4) :25

259. 刘嘉森. 中药研究文献摘要, 第五卷, (1985~1987). 北京: 中国医药科技出版社. 1993; 577~580

260. 李育浩, 等. 苍术的抗缺氧作用及其活性成分. 中药材 1991; 14 (6) :41

261. 王浴生. 中药药理与应用. 北京: 人民卫生出版社. 1983; 503

262. Sakai, Y, Nagase, H, Ose, Y, et al. Effects of medicinal plant extracts from chinese herbal medicines on the mutagenic activity of benzo [α] pyrene Mutation Res. 1988; 206:327

263. 黄泰康. 常用中药成分与药理手册. 北京: 中国医药科技出版社. 1994; 1256

264. 梁晓天, 等. 佩兰挥发油的研究. 药学学报 1959; 7 (4) :131

265. 蔡定国, 等. 佩兰祛痰有效成分的研究. 中药通报, 1983; 8 (6) :30

266. 孙绍美, 等. 佩兰挥发油药理作用的研究. 西北药学杂志 1995; 10 (1) :24

267. 李美丽, 等. 日本佩兰生物总碱抗癌活性的研究. 癌症 1993; 12 (3) :203

268. 黄泰康. 常用中药成分与药理手册. 北京: 中国医药科技出版. 1994; 1393

269. 徐国钧, 等. 常用中药材品种整理和质量研究. 南方协作组, 第一册. 福州: 福建科学技术出版社. 1994; 606

270. 向仁德, 等. 100种中草药对豚鼠离体气管抗组胺的研究. 中草药 1985; 15 (2) :70

271. 刘国声, 等. 中药的抗流感病毒作用. 微生物学报 1960; 8 (2) :64

272. 黄泰康. 常用中药成分与药理手册. 北京: 中国医药科技出版社. 1994

273. 李伟, 等. 草果的无机元素及药理作用. 北京: 中国中药杂志 1992; 17 (12) :727

274. 黄泰康. 常用中药成分与药理手册. 北京: 中国医药科技出版. 1994; 1376~7

275. 向仁德, 等. 100种中草药对豚鼠离体气管抗组胺的研究. 中草药 1985; 15 (2) :70~72

276. 陈春霞. 羧甲基茯苓多糖的生理活性. 中国食用菌 1990; 9 (4) :12~14

277. 王云萍, 等. 茯苓聚糖复合物抗肿瘤活性的实验研究. 中成药 1992; 14 (10) :29~30

278. 陈宏, 等. 茯苓多糖的抗肿瘤作用及其机理的研究. 中药药理与临床 1995; 11 (2) :33~36

279. 吴波, 等. 茯苓多糖抗肿瘤作用与机理的实验研究. 中国药理学通报 1994; 10 (4) :300~303

280. 李电东, 等. 茯苓素对抗癌药的增效作用. 中国抗生素杂志 1990; 15 (1) :63~74

281. 周立, 等. 茯苓素诱生肿瘤坏死因子 (TNF) 的作用. 中国抗生素杂志 1994; 19 (5) :376~380

282. 方询信，等. 中药多糖对小鼠脾脏NK细胞活性的影响. 中药理药与临床 1990；6（1）：24～26
283. 佟丽，等. 三种植物多糖对小鼠脾细胞产生IL-2影响. 中国药理学通报 1994；10（6）：473～474
284. 尚靖，等. 七种增白中药在体外对酪氨酸酶的影响. 中国药学杂志 1995；30（11）：653～655
285. 林晓明，等. 银耳、茯苓绞股蓝对小鼠免疫功能和清除自由基的作用. 北京医科大学学报 1995；27（6）：455～456
286. 刘耀春，等. 茯苓对豚鼠卡那霉素中毒性耳聋的对抗作用. 中国中西医结合杂志 1995；15（7）：422～423
287. 黄泰康. 常用中药成分与药理手册. 北京：中国医药科技出版社. 1994年4月
288. 横田正实. 茯苓对自力霉素抗肿瘤作用的增强效果. 国外医学中医中药分册 1992；14（5）：40
289. Sugiyama K. 猪苓汤组成药物对刀豆蛋白A诱发大鼠膀胱癌的抗促癌作用. 国外医学中医中药分册 1995；17（5）：22～23
290. 李金锋，等. 猪苓多糖对小鼠NK、LAK活性的影响. 中华微生物学和免疫学杂志 1995；15（2）：89～91
291. 汪友永. 抗乙肝新药-猪苓多糖注射液. 中国医院药学杂志 1992；12（10）：477～478
292. 王辉. 部分中草药生物反应调节剂的研究现状. 实用中西医结合杂志 1992；5（2）：90～91
293. 李立新，等. 猪苓多糖. 乙型肝炎疫苗和卡介苗对外周血单个核细胞免疫活性的影响. 中华内科杂志 1995；34（6）：392～395
294. 张辉，等. 猪苓多糖抗诱变性的研究. 中成药 1993；15（3）：29
295. 陶晋舆，等等. 泽泻抗动脉粥样硬化作用系列研究（二）. 北京中医学院学报 1991；14（6）：51～53
296. 戴岳，等. 泽泻对谷氨酸钠肥胖大鼠的影响. 中成药 1992；14（2）：28～29
297. Yoshikawa M. 泽泻中4种具生物活性的倍半萜类. 国外医学中医中药分册 1994；16（5）：45～46
398. 戴岳，等. 泽泻对免疫系统的影响及抗炎作用. 中国中药杂志 1991；16（10）：622～624
399. 黄泰康. 常用中药成分与药理手册. 北京：中国医药科技出版社. 1994
300. 赵惠仁，等. 红花素对晶体醛糖还原酶的抑制作用. 中国药理学与毒理学杂志 1993；7（2）：159～160
301. 孟延发，等. 半枝莲多糖 SPS_4 组分的纯化性质及分析. 生物化学杂志 1993；9（2）：224～228
302. 黄泰康. 常用中药成分与药理手册. 北京：中国医药科技出版社. 1994
303. 董而博. 三种车前缓泻作用的研究. 辽宁中医杂志 1995；22（3）：138
304. 李文明，等. 四子汤对家兔瞳孔和眼压影响的拆方研究. 云南中医杂志 1990；11（4）：27～28，36
305. 友田正司（日）. 车前子的主要粘多糖 Plantago-mucilage A 和化学修饰体的免疫激活活性. 国外医学中医中药分册 1992，14（6）：44
306. 黄泰康. 常用中药成分与药理手册. 北京：中国医药科技出版社. 1994
307. 王丽萍，等. 车前草的镇咳祛痰作用及毒性研究. 哈尔滨医科大学学报 1992；26（5）：400～401
308. 董而博. 三种车前缓泻作用的研究. 辽宁中医杂志 1995；22（3）：138
309. 黄泰康. 常用中药成分与药理手册. 北京：中国医药科技出版社. 1994
310. 丁国明，等. 木通对附子解毒作用的初步观察. 中国中药杂志 1992；17（5）：310～312
311. 徐国钧，等. 生药学. 1990. 北京：人民卫生出版社. 152～156
312. 黄泰康. 常用中药成分与药理手册. 北京：中国医药科技出版社. 1994
313. 玉玉洁，等. 地肤子与藜芦的药效及毒性比较. 现代应用药学 1995；12（4）：10～12
314. 戴岳，等. 地肤子对单核巨噬系统及迟发型超敏反应的抑制作用. 中国药科大学学报 1994；25（1）：44～48
315. 徐国钧，等. 常用中药材品种整理和质量研究. 福州：福建科学技术出版社. 1994.
316. 黄泰康. 常用中药成分与药理手册. 北京：中国医药科技出版社. 1994.
317. Kano Yet al：. 6，7-二甲基香豆素在大鼠体内的药代动力学研究. 国外医学中医中药分册 1995；17（6）：34～35.
318. 贡瑞生，等. 茵陈蒿汤降血脂的药理研究. 中成药 1992；14（7）：34～35.
319. Yamahara Jel al：茵陈蒿芽的提取物及活性成分的血管舒张作用. 国外医药植物药分册 1990；5（3）：133～134.
320. 洪振丰，等. 茵陈蒿对黄曲霉素 B_1 诱发的遗传损伤的影响. 中医杂志 1992；33（8）：44～45.
321. 官内纪明，等. 对糖尿病并发症有效的天然药物的研究：茵陈蒿活性成分的探讨. 国外医学中医中药分册 1995；17（5）：30
322. Tokuda Het al. 薏苡仁对 Epstein-Barr 病毒激活的抑制作用和抗肿瘤促进活性. 国外医学中医中

药分册 1992；14（1）：60
323. 贾敏如，等. 七种通草对大鼠利尿作用的初步研究. 中药材 1991；14（9）：40～42.
324. 清水训子等. 冬葵子成分中主要中性多糖 MVS-I 的结构和网状内皮系统激活活性. 国外医学. 中医中药分册 1992；14（6）：43～44.
325. 杨同成. 赤小豆胰蛋白酶抑制剂的避孕作用. 福建中医药 1993；24（3）：39～41
326. Sugiyama K. 猪苓汤组成药物对刀豆蛋白 A 诱发大鼠膀胱癌的抗促癌作用. 国外医学中医中药分册 1995；17（5）：22～23.
327. 江苏新医学院. 中药大辞典. 上海科学技术出版社，1985.
328. 毕庆和，等. 枳实对小肠电活动的影响. 中国医药学报 1991；6（1）：39
329. 董汉良. 枳实与老年性便秘. 江苏中医杂志 1985；（9）：20
330. 周群，等. 桔油溶解胆石的初步观察. 贵州医药 1981；（2）：2
331. 王筠默，等. 青皮升高血压作用机制的研究. 中草药 1980；11（4）：168
332. 李仪奎，等. 青皮注射液对蟾酥心肌生理特性的影响. 中草药 1980；11（4）：168
333. 陈汝兴，等. 青皮注射液抗休克作用的临床观察. 上海中医药杂志 1987；（2）：21
334. 马贵同，等. 青皮注射液对室上性心动过速即刻转律49例报告. 中医杂志 1987；28（3）：198
335. 石坚. 大黄木香泡服治疗胆绞痛45例. 中西医结合杂志 1991；11（3）：183
336. 黄世楷. 川楝素对小鼠神经肌肉接头的超微结构的影响. 生理学报 1980；32·385
337. 李培忠，等. 川楝素对肉毒中毒动物的治疗效果. 中草药 1982；13（6）：28
338. 邹镜，等. 川楝素的药代动力学研究. 中草药 1982；13（9）：24
339. 李培忠，等. 川楝素的药理毒理研究. 中草药 1982；13（7）：29
340. 王筠默，等. 佛手甾醇甙对β-肾上腺素能受体的阻滞作用. 中草药 1982；13（12）：552
341. 莱萌，等. 治疗血压新药—莱菔子降压片的研究. 医学研究通讯 1986；15（6）：185
342. 李文惠，等. 莱菔子不同炮制品对动物胃和小肠运动的影响. 成都中医学院学报 1985；（2）：47
343. 王浴生，等. 中药药理与应用. 北京：人民卫生出版社. 1983：876
344. 刘继增. 莱菔子治疗高血压病疗效观察. 中西医结合杂志 1986；6（2）：110
345. 吴炳章. 莱菔子治便秘. 四川中医 1986；4（4）：24
346. 赵玉梅. 莱菔子治疗崩漏症. 中医药学报 1987；（2）：封四
347. 褚衍芸，等. 山楂核醇提物对鹌鹑血清和动脉壁胆固醇水平的影响. 中草药 1988；19（1）：25
348. 褚衍芳，等. 山楂核及其有效成分对实验性动脉粥样硬化预防作用的研究. 中药药理与临床 1988；4（2）：22
349. 王伟，等. 从抗氧化反应探讨"药食同源"的含义. 中西医结合杂志 1991；11（3）：159
350. 黄泰康. 常用中药成分与药理手册. 北京：中国医药科技出版社. 1994
351. 江苏新医学院编. 中药大辞典下册. 上海：上海科学技术出版社. 1995；1558
352. 蔡东联，等，野胡萝卜籽挥发渍碳氢部位对SD大鼠体内和体外的潜在致畸胎作用. 第二军医大学学报 1991；12（5）：449.
353. 刘毅，等. 南鹤虱凝集素的研究. 生物化学杂志 1991；6（7）：679
354. 黄泰康. 常用中药成分与药理手册. 北京：中国医药科技出版社. 1994；1741
355. 江苏新医学院. 中药大辞典. 上海：上海科学技术出版社. 1995；1050.
356. 赵灿熙，等. 芜荑抗疟作用实验研究. 海南医学，1993；（4）：1～2
357. 江苏新医学院. 中药大辞典. 上海：上海科学技术出版社. 1995；1484.
358. 魏均娴，等. 三七植物各部位的研究和开发利用. 天然产物研究与开发 1992；4（3）：93～100
359 潘鑫鑫，等. 人参. 西洋参及三七总皂甙对大鼠血小板功能及血栓形成的抑制作用. 中国药理学与毒理学杂志 1993；7（2）：141～144
360. 苏雅，等. 三七三醇皂甙对动物血小板功能及血栓形成的影响. 中草药 1996；27（11）：666～668
361. 但汉雄，等. 三七二醇甙对大鼠实验性心肌梗塞的保护作用. 中药药理与临床 1993；9（4）：26～28
362. 李学军，等. 三七中人参三醇甙对羊心浦氏纤维内向电流的影响. 北京医科大学学报 1993；25（4）：258～260
363. 缪丽燕，等. 三七皂甙单体 Rb_1 对心肌细胞 Ca^{2+} 内流作用的研究. 中国药理学通报 1996；12（1）：39～42
364. 彭宝岗，等. 三七总皂甙对大鼠肝细胞钙内流的阻断作用. 中国药理学通报 1997；13（1）：70～73
365. 马丽焱，等. 三七总皂甙对突触体钙摄取功能的影响. 中国药理学报 1997；18（3）：213～215

366. 简道林，等. 三七总皂甙对完全性脑缺血损伤复苏效应的实验研究. 中华麻醉学杂志 1993；13（4）：261～264
367. 许长庚. 脑缺血后脑组织 NO 含量和 NOS 活性变化及三七总皂甙的影响. 中国神经精神疾病杂志 1997；23（2）：77～79
368. 姜开余，等. 三七总皂甙对神经细胞在体外缺氧损伤的作用. 中国药理学报 1995；16（5）：399～402
369. 刘惠，等. 三七皂甙防治大鼠庆大霉素肾损害的实验研究. 昆明医学院学报 1997；18（2）：27～29
370. 洪息君，等. 三七茎叶皂甙（TSSLPH）对小鼠脂质过氧化物和 SOD 的影响. 广西医学院学报 1992；9（4）：9～12。
371. 金宏勋，等. 四种草药对辐射小鼠的防护效果. 中华放射医学与防护杂志 1996；16（3）：188～189
372. 韩金安，等. 三七总皂甙导对缺血性脑损伤保护作用的研究进展. 中国中西医结合杂志 1996；16（8）：506～507
373. 李琦，等. 三七水溶性化学成分及其药理研究进展. 高等学校化学通报 1996；17（12）：1886～1892
374. 费震宇，等. 三七用于冠心病治疗的药理研究. 时珍国药研究 1997；8（1）：17～18
375. 王永发. 三七总皂甙片、冲剂临床疗效概述. 云南中医中药杂志 1996；17（3）：25
376. 刘品，等. 大蓟微量元素的含量测定. 中医药学报 1997；25（2）：50～51
377. 姜云梅，等. 中药地榆化学成分的研究. 西北药学杂志 1993；8（1）：17～19
378. 王晓丹，等. 地产黄芪、防风、地榆、苦参中微量元素的测定. 佳木斯医学院学报 1997；20（1）：15
379. 曾万玲，等. 地榆水煎液抗实验性腹泻及其他药理作用研究. 贵阳医学院学报 1992；14（4）：55～57
380. 傅乃武，等. 地榆和虎杖鞣质抑制体内亚硝酸生成对抗巴豆油对皮肤的炎症反应和抗氧化作用的研究. 中药药理与临床 1994；10（2）：13～16
381. 李霞，等. 仙鹤草化学成分的研究. 北京医科大学学报 1995；27（1）：60～61
382. 顾丽贞，等. 仙鹤草对家兔体外血栓形成的抑制作用. 中国中医药科技 1995；2（2）：21～22
383. 朱尚峰，等. 仙鹤草提取物治疗美尼尔氏病66例疗效观察. 现代应用药学 1997；14（7）：50～51
384. 陆曙. 仙鹤草在中医急症中的应用现状. 江西中医药 1995；26（2）：13～14
385. 刘海鹏. 党参、白及、制大黄及其配伍抗大鼠实验性胃溃疡的作用. 中国临床药理学与治疗学杂志 1997；2（2）：92～94
386. 何敏. 白及的临床新用途. 湖南中医学院学报 1993；13（1）：56～58
387. 朱乐善. 白及的临床新用途. 基层中药杂志 1996；10（4）：49～50
388. 傅志泉. 白及粉口服治疗肺胃出血疗效观察. 实用中西医结合杂志 1996；9（2）：102
389. 田俊. 大黄白及粉治疗上消化道出血. 时珍国药研究 1993；4（3）：37
390. 李宝杰，等. 中药白及、明胶海绵栓塞治疗中晚期原发性肝癌疗效的对比观察. 哈尔滨医科大学学报 1993；27（6）：488～489
391. 刘兆祥，等. 前列腺摘除术中应用白及粉止血57例. 中国中西医结合杂志 1996；16（3）：183
392. 赵钦祥，等. 生艾叶及其不同炮制品凝血作用研究. 时珍国药研究 1996；7（4）：238～239
393. 杨红菊，等. 艾叶挥发油对速发型（1型）变态反应作用的研究. 沈阳药科大学学报 1995；12（2）：124
394. 梅全喜. 艾叶的药理作用研究概况. 中草药 1996；27（5）：311～314
395. 晁尚勇，等. 艾叶热敷治疗肩痹58例. 陕西中医 1994；14（2）：78
396. 姚振生，等. 柴珠属药物的本草考证. 中药材 1996；19（11）：577～580
397. 吕世静，等. 白茅根对 IL-2和 T-细胞亚群变化的调节作用. 中国中药杂志 1996；21（8）：488～489
398. 李军，等. 槐米炒炭的意义及其止血物质探讨. 辽宁中医杂志 1996；23（3）：134
399. 王本祥主编：现代中药药理学. 天津：天津科学技术出版社. 1997
400. 吕爱刚，等. 四甲基吡嗪对兔基底动脉环和犬椎动脉环的作用. 中国药理学报 1992；13（6）：524
401. 王雨润. 川芎嗪与能量合剂治疗冠心病的疗效对比分析. 中国实用内科杂志 1993；13（2）：753
402. 张成莲，等. 用川芎嗪治疗妊高征的临床研究. 中华妇产科杂志 1993；28（4）：232
403. 安存昌，等. 大剂量川芎嗪联用蝮蛇抗栓酶治疗脑血栓. 山东医药 1994；34（1）：27
604. 侯连兵，等. 川芎嗪和多巴胺对兔肾血流的影响及利尿作用的比较性研究. 中国药理学通报 1992；8（4）：296
405. 刘锦蓉，等. 川芎嗪抗肿瘤转移作用及其机理. 中国药理学与毒理学杂志 1993；7（2）：149
406. 黄 熙，等. 脾虚大鼠的川芎嗪药物代谢动力学特征与血液流变学. 第四军医大学学报 1994；15

(1)：71
407. 淤泽溥，等. 丹参注射液对大鼠离体灌流肝及门静脉血管条的影响. 中国中药杂志　1992；17（12）：749
408. 邓和军，等. 丹参护肝机理的研究. 中国中药杂志　1992；17（4）：233
409. 郭忠兴，等. 丹参对老龄小鼠 SOD 和 LPO 的影响. 中成药　1993；15（11）：27
410. 黄治森，等. 丹参中三种水溶性成分的体外抗氧化作用. 药学学报　1992；27（2）：96
411. 王新星，等. 丹参酮 $Ⅱ_A$ 对低密度脂蛋白引起牛血管内皮细胞损伤的影响. 中国药理学与毒理学杂志　1993；7（2）：157
412. 吴超伟，等. 丹参对大鼠实验性矽肺疗效观察. 职业医学　1993；20（2）：85
413. 张玉五，等. 活血化瘀药丹参抗肿瘤作用研究进展. 西安医科大学学报　1990；11（2）：191
414. 吴　钢，等. 左旋四氢巴马汀及其同类药加强兔电针镇痛. 中国药理学报　1990；11（2）：116
415. 姚　兵，等. 左旋四氢巴马汀的降压作用. 徐州医学院学报　1991；11（1）：16
416. 李明亚，等. 四氢小檗碱对离体兔主动脉环的作用和离体豚鼠结肠带平滑肌 $^{45}Ca^{2+}$ 内流的影响. 中国药理学与毒理学杂志　1990；4（3）：184
417. 中医研究院西苑医院药理组、病理组、内科心血管病组. 活血化瘀及益气活血方药对犬实验性心肌梗塞的影响. 新医药学杂志　1978；（7）：57
418. 张陈福，等. 益母草的活血化瘀实验性研究进展. 中西医结合杂志　1984；4（10）：639
419. 徐杭民，等. 前益母草素（Prehispanolone）对小鼠 T. B 淋巴细胞的影响. 药学学报　1992；27(11)：812
420. 周远鹏，等. 红花和当归对实验性心肌缺血的影响. 中国医学科学院学报　1981；（3）：36
421. 鲍善芬，等. 红花油对小鼠实验性高胆固醇血症影响的初步实验　药学通报　1984；19（5）：59
422. 黄正良，等. 红花黄色素的药理研究. 中草药　1984；15（8）：12
423. 李学林，等. 牛膝活血作用的实验研究. 中医研究　1990；3（2）：27
424. 郑宝灿，等. 怀牛膝多倍体、单体和二倍体的药理作用比较. 药学通报　1988；23（11）：666
425. 翟秀云，等. β-榄香烯对 RNA 聚合酶活性的抑制及与 DNA 的结合. 中国药理学通报　1991；7（3）：228
426. 阎田玉，等. 莪术静脉注射液治疗小儿呼吸道合胞病毒肺炎及其作用原理的研究. 中国中西医结合杂志　1992；12（12）：711
427. 单春文，等. 3，4，5-三羟基芪-3-β-单-D-葡萄糖苷在体外对兔血小板聚集和产生血栓素 B_2 的影响. 中国药理学报　1990；11（6）：527～530
428. 骆苏芳，等. 虎杖结晶4号对兔血管的舒张作用. 第一军医大学学报　1992；12（1）：10
429. 董　平，等. 虎杖中的藜芦醇甙对脂质体脂质过氧化的抑制作用. 中国药学杂志　1991；26（6）：363
430. 董杰德，等. 四种中草药抗柯萨奇及埃柯病毒的实验研究. 山东中医学院学报　1993；17（4）：46
431. 冯世伦，等. 党参与五灵脂的临床合理应用. 中药通报　1986；11（3）：56
432. 李庆明，等. 五灵脂对大白鼠胃液分泌及胃粘膜血流的影响. 中西医结合杂志　1990年基础理论研究特集 P86
433. 佟丽，等. 姜黄素对血小板聚集及血液粘度的影响. 第一军医大学学报　1990；10（4）：364
434. 马　瑛，等. 中药色姜黄与片姜黄药理作用比较. 中国医院药学杂志　1993；13（11）：506～
435. 丁家欣，等. 宽体金线蛭5种提取分离法的比较. 中国中西医结合杂志　1994；14（3）：165
436. 李　凡，等. 水蛭素对溶栓作用的研究. 天津中医　1989（3）：26
437. 石纪才，等. 水蛭防治初发期急性肾功能衰竭的实验研究. 中国中西医结合杂志　1992；（5）：295
438. 汪素萍，等. 桃仁提取液抑制巩膜瓣下小梁切除术后滤床纤维母细胞增殖的实验研究. 上海医科大学学报　1993；12（1）：35
439. 王浴生. 中药药理与应用. 北京：人民卫生出版社. 1983：866
440. 赵　杰，译　关于桔梗的抗肿瘤作用. 国外医学中医中药分册　1984；（5）：55
441. 薛建海，等. 颖半夏的药理作用研究. 时珍国药研究　1991；2（4）：153
442. 陶宗晋，等. 半夏蛋白在小鼠早期妊娠子宫部位的检测. 生理学报　1983；35（1）：107
443. 饭岛　宏治，等. 旋覆花对免疫学肝损伤的影响. 和汉医药学会志　1991；8（3）：346
444. 王浴生. 中药药理与应用　北京：人民卫生出版社. 1983：161
445. 杨守业，等. 天南星不同炮制法对饮片毒性的影响. 中成药　1991；13（2）：16
446. 金鑫，等. 白花前胡石油醚提取物对家兔离体气管平滑肌的作用. 中国中药杂志　1994；19（6）：365
447. 李庆平，等. 前胡丙素与硝苯吡啶对大鼠工作心脏缺血再灌注损伤的保护作用. 药学学报　1992；27（10）：729

448. 王洪新，等. 前胡丙素对培养心肌细胞$^{45}Ca^{2+}$摄入及细胞内游离钙的影响. 中国药理学与毒理学杂志 1995；9（3）
449. 康 健，等. 白花前胡石油醚提取物对人离体肺动脉环的舒张作用. 中国医科大学学报 1993；22（2）：120
450. 钱伯初，等. 浙贝母碱和去氢浙贝母碱的镇咳镇静作用. 药学学报 1985；（4）：306
451. 张清华. 川贝母镇咳、祛痰的有效部位的研究. 四川医学院学报 1978；9：44
452. 王浴生. 中药药理与应用. 北京：人民卫生出版社. 1983：1217
453. 刘永潍，等. 满山红化学成分的研究. 中草药1980；（4）：152
454. 刘秉锟. 苦杏仁对家兔肺表面活性物质含量的影响. 中华医学杂志 1987；67（7）：408
455. Hideaki Matsuda, Hedemi Shiomoto, Kensuke Namba, et al. Effect of Pepsin-Hydrolysis Products of Water-Soluble Portion from Almond on Experimental Hepatitis. Shoyakugaku Zasshi 1990；44（2）：112
456. 彭平建. 苦杏仁甙—为何是一种假药. 中医药学报 1992；（5）：44
457. 朱友平，等. 苦杏仁甙的镇痛作用和无身体依赖性. 中国中药杂志 1994；19（2）：105
458. 赵素莲，等. 苦杏仁甙对小鼠免疫功能的影响. 山西医药杂志 1993；22（3）：166
459. 秦永祺，等. 紫菀祛痰有效提取物的研究. 药学通报 1984；19（11）：58
460. 严述常，译. 紫菀的环肽. 国外医学中医中药分册 1987；9（1）：57
461. 李一平，等. 款冬酮的升压机理. 中国药理学报 1986；7（4）：333
462. 李一平，等. 款冬酮对清醒狗和失血性休克狗血流动力学影响. 药学学报 1987；22（7）：486
463. 顾维戎，等. 银杏外种皮对心血管的药理作用. 南京医学院学报 1989；9（2）：129
464. 顾维戎，等. 银杏外种皮的抗疲劳和抗衰老作用. 江苏中医1989；10（8）：32
465. 贺玉琢，等. 银杏叶中抑制EB病毒的活性成分研究. 国外医学中医中药分册 1990；12（1）：158
466. 耿秀芳，等. 银杏叶总黄酮对SOD活力及血粘度的影响. 山西中医 1992；8（6）：42
467. 潘苏华，等. 异银杏双黄酮抑制血栓形成作用的研究 江西医药 1990；25（2）：75
468. 王浴生. 中药药理与应用. 北京：人民卫生出版社. 1983：419
469. 姜昌富，等. 复方百部皂剂灭虱、抑菌作用的实验研究. 同济医科大学学报 1992；21（5）：357
470. 丁 涛. 中草药不良反应及防治. 北京：中国中医药出版社. 1992：240
471. 阴健. 中药现代研究与临床应用. 北京：中国古籍出版社. 1995：219
472. 丁涛. 中草药不良反应及防治 北京：中国中医药出版社. 1992：244
473. 王浴生. 中药药理与应用. 北京：人民卫生出版社. 1983：927
474. 刘懋生，等. 牡荆木脂素平喘作用的实验研究. 药学通报 1985；20（9）：563
475. 杨守业，等. 黄荆、荆条和牡荆挥发油对小鼠腹腔巨噬细胞吞噬活力影响的研究. 中药通报 1981；6（4）：34
476. 黄启福，等. 牡荆叶挥发油复方对慢性气管炎病人巨噬细胞吞噬活力的影响. 北京中医学院学报 1981；（3）：33
477. 中医研究院中药研究所. β-丁香烯的药理作用及其在大鼠体内的吸收和分布. 中药研究资料 1980；（1）：1
478. 江苏新医学院：中药大辞典. 上海：上海科技出版社. 1995；912
479. 黄泰康. 常用中药成分与药理手册，北京：中国医药科技出版社. 1994
480. 王筠默 中药药理学 上海：上海科学技术出版社. 1985；4：92～107
481. 黄泰康 常用中药成分与药理手册 北京：中国医药科技出版社. 1994；1642～1643
482. 卢慧卿，等. 珍珠粉、珍珠层粉药用价值的比较天然产物研究与开发 1991；3（3）：35～42
483. 彭慧敏，等 牛磺酸对小鼠免疫功能的影响. 中药药理与临床 1994；10（3）：38～40
484. 陈伟平，等. 牡蛎水溶性抽取物对小鼠脾脏T淋巴细胞转化功能和NK细胞活性的影响 现代应用药学 1994；11（3）：6～7
485. 曹弈元，等. 牡蛎提取物的体外放射增敏作用 中国药学杂志 1993；28（4）：219～221
486. 窦学术，等. 牛磺酸对辐射小鼠脂质过氧化作用的影响. 中华放射医学与防护杂志 1994；14（5）：301
487. 窦学术，等. 牛磺酸对小鼠^{60}Co γ射线照射损伤的保护效应. 中华放射医学与防护杂志 1994；14（6）：419
488. 陈岳祥，等. 牛磺酸对大鼠肝脏溶酶体的稳膜作用 第四军医大学学报 1992；13（3）：221～222
489. 卫宏，等. 牛磺酸对球囊导管损伤大鼠主动脉血管

壁增殖的影响. 衡阳医学院学报　1994；22 (2)：119～122

490. 张秀珍，等. 牛磺酸在新生大鼠生长发育中的作用. 青岛医学院学报　1994，30 (3)：202～205

491. 陈玉珍. 牛磺酸的生理功能及其应用. 解放军预防医学杂志　1994；12 (4)：329～332

492. 林钧明，等. 牡蛎肉中牛磺酸的研究近况. 中国海洋药物　1991；10 (4)：23～25

493. 胡婷，等. 牡蛎多糖防治心血管病及其他生物活性. 中国生化药物杂志　1993；(1)：53～56

494. 初杰，等. 钩藤对自发性高血压大鼠的抗高血压作用及其机理探讨. 中药药理与临床　1993；9 (4)：14～16

495. 石京山，等. 钩藤碱和异钩藤碱对麻醉犬血压及器官血流的作用. 中国药理学报　1992；13 (1)：35～38

496. 刘民，等. 六种钩藤对大白鼠降压作用的比较. 中药研究　1991；(2)：51～52

497. 余丽梅，等. 钩藤总碱对大鼠心电图和蟾蜍坐骨神经干动作电位的影响. 贵州医药　1993；17 (5)：274～275

498. 石京山，等. 钩藤碱对小鼠活动和大鼠脑内5-羟色胺及多巴胺的影响. 中国药理学报　1993；14 (2)：114～119

499. 黄燮南，等. 钩藤碱和异钩藤碱对$^{45}Ca^{2+}$转运的影响. 中国药理学通报　1993；9 (6)：428～429

500. 朱毅，等. 钩藤碱和异钩藤碱对豚鼠心房的负性变时和变力作用. 中国药理学与毒理学杂志　1993；7 (2)：117～121

501. 王晓良，等. 钩藤碱对大鼠和豚鼠心肌细胞钾离子通道的影响. 药学学报　1994，29 (1)：9～14

502. 周金黄，等. 中药药理学. 上海：上海科学技术出版社，1986；154

503. 李仪奎，等. 中药药理学. 北京：中国中医药出版社. 1992；172

504. 朱耀伟，等. 麝香酮在大鼠、家兔和狗体内的药代动力学. 药学学报　1993，28 (3)：177

505. 胡士星，等. WH-1和WH-2滴眼液对实粒性过敏性葡萄膜炎的影响. 第一军医大学学报　1992；12 (3)：212

506. 姜干，等. 中草药　1987；17：454

507. 刘德福，等. 麝香和冰片促进雪旺细胞生长作用的研究. 哈尔滨医科大学学报　1986；(4)：6

508. 李仪奎，等. 麝香对中枢耐缺氧能力的影响. 中草药　1985；16 (3)：19

509. 周金黄. 中药药理学. 上海：上海科技出版社. 1986；157

510. 刘新民. 石菖蒲的研究现状. 中医药研究　1992；(4)：57～58

511. 周大兴，等. 石菖蒲的促进小鼠学习记忆和提高耐缺氧力作用. 现代应用药学　1993；10 (4)：4～6

512. 申军，等. 石菖蒲挥发油抗心律失常的实验研究. 广州医药　1993；(3)：44～45

513. 杨永年，等. 石菖蒲主要成分 α-细辛醚致突变研究. 南京医学院学报　1986；6 (1)：11～13

514. 黄泰康. 常用中药成分与药理手册. 北京：中国医药科技出版社. 1994；998～1000

515. 中国医学科学院药物研究所药用植物室. 国产安息香的研究简况. 新医药学杂志　1973；(4)：26～27

516. 刘德福，等. 麝香和冰片促进雪旺细胞生长作用的研究. 哈尔滨医科大学学报　1986年；(4)：6

517. 侯桂芝，等. 冰片对激光烧伤创面的镇痛及抗炎作用. 中国药学杂志　1995；30 (9)：532

518. 徐莲英，等. 冰片的抗生育作用及剂型研究. 中成药研究　1986；(3)：1

519. 赵晓洋，等. 冰片抗真菌作用的超显微结构观察. 哈尔滨医科大学学报　1992；26 (3)：295

520. 王宁生，等. CT 动态扫描观察冰片对兔血脑屏障作用的影响. 中药新药与临床药理　1992；3(4)：28

521. 张均田. 人参研究的回顾和展望. 药学学报　1995；30 (5)：321～325

522. 杨迎，等. 人参皂甙 Rb_1和 Rg_1促智作用机制的探讨. 药学学报　1994；29 (4)：241～245

523. 王福庄，等. 人参皂甙抗海马培养细胞缺氧损伤的作用. 中国药理学报　1995；16 (5)：419～422

524. 刘忞，等. 人参皂甙 Rb_1和 Rg_1对原代培养大鼠海马神经细胞的保护作用. 药学学报　1995；30 (9)：674～678

525. 张英鸽，等. 人参总甙对大鼠大脑中动脉阻断所致梗塞范围和脑内多胺含量的影响. 中国药理学与毒理学杂志　1994；8 (4)：251～255

526. 徐学萍，等. 人参二醇组皂甙对佛波酯诱导心肌细胞蛋白激酶 C 活力的影响. 药学学报　1994；29 (6)：464～463

527. 王中峰，等. 人参二醇组皂甙对烧伤大鼠心功能的保护作用. 中国药理学报　1995；16 (4)：345～348

528. 钟国赣，等. 人参二醇组皂甙 Rb_1、Rb_2、Rb_3、Rc 和 Rd 的钙通道阻滞作用和抗自由基作用. 中国药理学报　1995；16 (3)：255～260

529. 张文杰，等. 人参二醇组和三醇组皂甙对大鼠心室肌细胞钙通道阻滞作用的单通道分析. 中国药理学报　1994；15 (2)：173～176

530. 杨晓静，等. 3种人参皂甙对血瘀大鼠血液流变学及红细胞膜流动性的影响. 中草药　1992；23（4）：195～196

531. 李红才. 红参皂甙抗应激的时辰药理学研究. 中国药理学报　1988；9（1）：22～24

532. 龚宋良，等. 人参三醇总甙对辐射损伤大鼠生殖内分泌轴功能的保护作用. 中国药理学报　1993；14（4）：358～360

533. 刘立英，等. 人参皂甙对顺铂所致大鼠肾损害的保护作用. 中国药理学与毒理学杂志　1995；9（1）：27～29

534. 罗运满，等. 人参根总皂甙和人参皂甙 Rb_1 对冷水游泳应激鼠免疫功能的作用. 中国药理学报　1993；14（5）：401～404

535. 张艳，等. 人参茎叶皂甙对创伤小鼠活化 T 细胞内 cAMP 代谢、蛋白激酶 A 活性的影响. 中药药理与临床　1995；11（3）：28～30

536. 郭国华，等. 人参五灵脂水煎液配伍对免疫低下小鼠免疫功能的影响. 中草药　1994；25（5）：253～255

537. 庄茂辛，等. 黄芪、党参、人参多糖对豚鼠免疫功能的影响. 中国药学杂志　1992；27（11）：653～655

538. Tian EG，Yang GZ. Effect of panaxatriol saponin（PTS）on human lymphokine prduction and its characteristics，chem Pharm Bull　1990；6：37～42

539. 田志刚，等. 人参三醇皂甙促进人白细胞介素-1基因表达. 中国药理学报　1993；14（2）：159～161

540. 田志刚，等. 人参三醇皂甙对人白细胞介素4基因表达的促进效应. 中国药学杂志　1992；27（1）：10～11

541. 杨尧成，等. 人参总皂甙对小鼠骨髓基细胞 RNA 表达及其细胞因子诱生的影响. 中国药理学通报　1994；10（1）：40～42

542. 宋为民，等. 人参、绞股蓝的抗变作用. 中草药　1992；23（3）：136～137

543. 夏丽娟，等. 人参皂甙 Rh_2 对肿瘤细胞的杀伤及对小鼠黑色素瘤细胞的分化诱导作用. 中药药理与临床　1995；11（增刊号）：57

544. 方坤泉. 西洋参茎叶总皂甙中枢作用研究. 西北药学杂志　1990；5（4）1～5

545. 吕忠智，等. 国产西洋参茎叶总皂甙对犬心肌血流量及氧代谢的影响. 中国药学杂志　1992；27（5）：272～27

546. 边城，等. 西洋参茎叶皂甙对实验性心肌坏死的保护作用. 中国药理学通报　1994；10（6）：442～444

547. 马春力，等. 西洋参茎叶皂甙在阿霉素诱导大鼠心肌损伤中的抗氧化作用. 中国药理学与毒理学杂志　1993；7（4）：267～269

548. 张宝凤. 西洋参皂甙抗心律失常作用研究. 沈阳药学院学报　1985；2（4）：273～276

549. 赵光东. 西洋参茎叶皂甙对豚鼠心肌细胞活动的影响. 第四军医大学学报　1987；8（5）：309～313

550. 杨世杰，等. 西洋参茎叶皂甙单体 P-F_{11} 对培养大鼠心肌细胞动作电位的作用. 中国药理学通报　1994；10（4）：284～286

551. 杨世杰，等. 西洋参茎叶皂甙单体 Rb_3 对大鼠血流动力学及单钙通道活动的影响. 中国药理学通报　1995；11（1）：39～42

552. 杨春隆. 西洋参茎叶皂甙免疫作用机制研究. 中国免疫学杂志　1992；8（3）：188～191

553. 李吉平，等. 西洋参茎叶皂甙对高脂血症大鼠脂蛋白-胆固醇代谢的影响及其抗氧化作用. 中国药学杂志　1993；28（6）：355～357

554. 李静波，等. 人参茎叶皂甙和西洋参茎叶皂甙对单纯疱疹病毒感染细胞的保护作用. 中草药　1992；23（5）：249～251

555. 王硕仁，等. 党参治疗冠心病心绞痛的疗效和药理学及相关植物化学的研究. 中药药理与临床研究进展，第三册. 北京：军事医学科学出版社. 1995：54～67

556. 刘良，等. 党参的胃肠药理及临床. 中药药理与临床研究进展，第三册，北京：军事医学科学出版社. 1995：68～85

557. 陈汝美，等. 明党参水提液的镇咳祛痰平喘作用. 中药药理与临床　1995；11（增刊）：36～37

558. 梁华平，等. 黄芪多糖、人参茎叶皂甙对创伤小鼠淋巴细胞膜流动性及脂质过氧化作用的影响. 中国中药杂志　1995；20（9）：558～560

559. 张银娣，等. 黄芪皂苷抗实验性肝损伤的作用. 药学学报　1992；27（6）：401～406

560. 全宏勋，等. 黄芪抗辐射作用的实验研究，中草药　1993；24（8）：423～425

561. 王立新，等. 黄芪多糖对内毒素致小鼠毒性损伤的作用. 药学学报　1992；27（1）：5～9

562. 汪德清，等. 黄芪的三种提取成分对氧自由基作用的影响. 中国药理学通报　1994；10（2）：129～132

563. 汪德清，等. 黄芪总黄酮对羟自由基所致哺乳动物细胞损伤的保护作用. 中国中药杂志　1995；20（4）：240～242

564. 吕文伟，等. 黄芪多糖对急梗犬心的保护作用及其机制分析. 中草药　1994；25（11）：586～589

565. 全宏勋. 黄芪水煎液对环磷酰胺抗肿瘤活性与毒

性的影响.中药材　1985；18（7）：356～358

566. 李铁民，等.甘草提取物及其衍生物的抗病毒研究现状.中草药　1994；25（12）：655～658

567. 吴锡铭，等.甘草酸差向异构体对大鼠肝损害的治疗作用.中国药理学报　1992；13（4）：370～374

568. 陈晓光，等.甘草次酸对苯并芘诱发 DNA 损伤及非程序 DNA 合成的影响.药学学报　1994；29（10）：725～729

569. 森昌夫.灵芝对小鼠的镇痛、镇静及其耐力的作用.中成药　1992；14（7）：31～34

570. 北京医学院药理教研组.灵芝的药理研究 I 北京医学院学报　1974；（4）：246～248

571. 森昌夫.灵芝浸膏对实验性血栓形成及对人体红细胞变形能力的影响.中成药　1992；11（3）：28～31

572. 万阜昌.人工紫芝的抗炎镇痛作用研究.中国中药杂志　1992；17（10）：619

573. 林志彬，等.灵芝多糖的免疫调节作用及其机制.见：周金黄、李晓玉、荣康泰：免疫药理学进展.中国科学技术出版社.1003；P192～218

574. 肖军军，等.灵芝多糖引起的小鼠脾细胞核 DNA、RNA 含量及核质比的变化.中国药理学与毒理学杂志　1994；8（3）：196～198

575. 程彰华，等.灵芝对应激性溃疡的影响和抗乙酰胆碱作用.中草药　1994；25（9）：472～473

576. 张志强，等.鹿茸多肽的抗炎作用，中国药理学报　1994；15（3）：282～284

577. 孙云，等.肉苁蓉多糖对环磷酰胺所致小鼠血细胞降低的改善作用.中药药理与临床　1995；11（增刊）：76

578. 徐文豪，等.肉苁蓉和盐生肉苁蓉化学成分与药理作用的比较.中草药　1995；26（3）：143～146

579. 张洪泉，等.肉苁蓉多糖对四氯化碳肝郁型脾虚的作用.中药药理与临床　1995；11（增刊）：75

580. 林安平，等.肉苁蓉多糖对大黄脾虚模型的影响.中药药理与临床　1995；11（增刊）：75

581. 谢继红，等.肉苁蓉乙醇提取物对大鼠脑中单胺类神经递质含量的影响.中草药　1993；24（8）：417～419

582. 丁雁，等.淫羊藿多糖对叠氮胸苷抑制小鼠造血和免疫功能的对抗作用.中国药理学与毒理学杂志　1994；8（3）：203～205

583. 郑军，等.川产淫羊藿对“阳虚”模型动物血浆中分子物质与巯基含量的影响.中国中药杂志　1995；20（4）：238～239

584. 李书桐，等.淫羊藿甙体外对小鼠脾细胞增殖及产生集刺激因子的影响.中药药理与临床　1995；11（增刊）：59

585. 周铜水，等.骨碎补对大鼠实验性骨损伤愈合的影响.中草药　1994；25（5）：249～250

586. 马克昌，等.骨碎补注射液对培养中鸡胚骨原基钙化的促进作用.中国中药杂志　1995；20（3）：178～180

587. 宓穗卿，等.补骨脂对肝脏蛋白和 P_{450} 含量的影响.中药药理与临床　1995；11（增刊）：39

588. 王凤楼，等.当归对犬实验性心肌梗塞的影响.中西医结合杂志　1984；4（6）：357

589. 庄学煊，等.当归注射液对大鼠心肌缺血再灌注时心律失常的保护作用.中西医结合杂志　1991；11（6）：360

590. 徐理纳，等.当归对麻醉犬外周血管的扩张作用.中华医学杂志　1980；60（2）：80

591. 王浴生.中药药理与应用.北京：人民卫生出版社.1983；424

592. 马兰芳，等.当归多糖对造血细胞生成影响的实验研究.中华血液学杂志　1988；9（3）：279

593. 兰中芬，等.当归化学成分（总酸、中性油、多糖）对小鼠免疫功能影响的观察.兰州医学院学报　1986；36（2）：56

594. 吴梧桐，等.当归及其成分阿魏酸对小鼠脾淋巴细胞的作用.中国药科大学学报　1989；20（4）：219

595. 柳钟勋，等.当归的免疫药理作用研究.中国中西医结合杂志　1992；12（6）：378

596. 山田阳城.生药中的生物活性多糖.国外医学中医中药分册　1991；13（2）：16

597. 翁晓春，等.免疫调节剂对大鼠 IL-2产生的影响.中国免疫学杂志　1987；3（2）：70

598. 曹中亮，等.熟地黄提取物对小鼠 T 淋巴细胞的影响.河南中医　1989；9（3）：36

599. 殷植彰，等.熟地具有免疫调节作用的成分 F_{108} 对小鼠免疫细胞的作用（摘要）.华北、西北地区第三届中药　天然药物化学学术会议资料　1988；106

600. 刘世昌，等.四大怀药对小鼠血清中谷胱甘肽过氧化物酶活性和过氧化脂质含量的影响.中药材　1991；14（4）：39

601. 侯士良，等.怀庆熟地滋阴作用的初步研究.中国中药杂志　1992；17（5）：301

602. 姚鸣春，等.何首乌、柴胡对小鼠胸腺、肾上腺以及超氧化物歧化酶和血清蛋白的影响.成都中医学院学报　1983；（4）：49

603. 戴光仁，等.某些药对小鼠单胺氧化酶活性的影响.中医药信息　1985；（1）：12

604. 魏锡云，等.黄芪和何首乌对老龄小鼠胸腺的形态

计量研究. 中国药科大学学报 1992；22 (6) ：359
605. 周志文，等. 何首乌浸膏提取物对小鼠 T、B 淋巴细胞免疫功能的作用. 中药药理与临床 1989；5 (1) ：24
606. 叶定江，等. 何首乌及其炮制品的免疫药理学研究. 中药通报 1987；(3) ：21
607. 周志文，等. 何首乌提取物对正常小鼠造血功能的影响. 中药药理与临床 1991；7 (5) ：19
608. 梅美珍，等. 降低胆固醇药物快速筛选法的研究. 药学学报 1979；14 (1) ：8
609. 刘成基，等. 炮制何首乌对小鼠实验性肝损伤后肝脂代谢的影响. 中国中药杂志 1992；17(10) ：595
610. 邓文龙，等. 何首乌研究进展. 中草药 1987；18 (3) ：42
611. 梁君山，等. 白芍总甙对大鼠佐剂性关节炎及其免疫功能的影响. 中国药理学通报 1990；4(4) ：258
612. 周金黄. 中药药理与临床研究进展. 第一册. 中国科学技术出版社，1992；49
613. 张泓，等. 白芍总甙的免疫调节作用及机理. 中国药理学与毒理学杂志 1990；4 (3) ：190
614. 王兴旺，等. 白芍总甙对小鼠 Ts 细胞的作用. 中国免疫学杂志 1990；6 (4) ：243
615. 王兴旺，等. 白芍总甙调节小鼠免疫功能的机理. 中国药理学通报 1990；6 (6) ：363
616. 王永祥，等. 白芍总甙的镇痛作用. 中国药理学与毒理学杂志 1988；2 (1) ：6
617. 高本波，等. 丹皮总甙和白芍总甙的细胞保护作用、自由基清除作用及肝保护作用的比较研究. 安徽医科大学学报 1991；20 (3) ：234
618. 章家胜，等. 白芍总甙耐缺氧作用的实验研究. 中国药理学通报 1989；5 (3) ：172
619. 潘国宗，等. 白芍对大鼠离体胰腺腺泡淀粉酶活力及分泌的影响. 中西医结合杂志 1986；(2) ：100
620. 陈崇宏，等. 芍药甙的药代动力学研究. 中国药理学通报 1990；6 (5) ：299
621. 黄冬度. 加味芍药甘草汤治三叉神经痛42例. 中医杂志 1983；(11) ：9
622. 李宗铎，等. 阿胶的药理作用. 河南中医 1989；9 (6) ：27
623. 王浴生. 中药药理与应用. 北京：人民卫生出版社. 1983；563
624. 李宗铎，等. 阿胶冲剂的药理作用. 临床医学 1991；11 (6) ：258
625. 路承彪，等. 中药阿胶对正常小鼠细胞免疫功能的影响. 中药药理与临床 1991；2 (4) ：25
626. 程孝慈，等. 阿胶对兔血管通透性影响的实验研究. 中药通报 1986；11 (12) ：47
627. 农兴旺，等. 桂圆肉和蛤蚧提取液的药理作用. 中国中药杂志 1989；14 (6) ：46
628. 韦德蕙，等. 麦冬注射液的抗实验性心律失常和对离体心脏的作用. 中草药 1982；13 (9) ：27～32
629. 韦德蕙，等. 麦冬注射液对大鼠心肌细胞团搏动的影响. 第一军医大学学报 1986；6 (6) ：306
630. 陈敏，等. 麦冬总皂甙抗心律失常作用及其电生理特性. 中国药理学报 1990；11 (2) ：161～165
631. 虞天锡，等. 麦冬对心肌缺血时心脏血液动力学影响的临床和实验研究. 上海中医药杂志 1985；(12) ：3～7
632. 舒乃华，等. 麦冬及小剂量 $MgSO_4$ 对急性心肌梗塞后血液动力学、心律失常及心梗范围影响的实验研究. 中西医结合杂志 1984；4 (5) ：295
633. 李文萍，等. 麦冬注射液对实验性心肌梗塞时环核甙酸代谢的影响. 中西医结合杂志 1989；9(2) ：100
634. Trump BF, et al. Studies on the subcellular pathophysiology of ischemia, Circulation 1976；53：1～17
635. 黎雪如，等. 枸杞多糖对小鼠腹腔巨噬细胞 C_3b 受体的影响. 中华微生物学和免疫学杂志 1990；10 (1) ：27
636. 耿长山，等. 枸杞多糖对小鼠白细胞介素-2活性的增强作用. 中国药理学与毒理学杂志 1989；3 (3) ：175
637. 詹皓，等. 枸杞多糖对物理应激刺激和四氯化碳所致组织脂质代谢异常的保护作用. 中国药理学与毒理学杂志 1989；3 (3) ：163
638. 李东阳，等. 宁夏枸杞提取物的临床初步观察. 中草药 1989；20 (10) ：26
639. 加藤笃. 黄精的药理作用. 国外医学中医中药分册 1992；14：(2) ：117
640. 刘中申，等. 黄精对小鼠超氧化物歧化酶和心肌脂褐素的影响. 中医药学报 1990；(3) ：44～45
641. 吕维善，等. 现代老年医学. 长沙：湖南科技出版社. 1984；53
642. 王浴生主编. 中药药理与应用. 北京：人民卫生出版社. 1983；998
643. 凌树森，等. 黄精对^{3}H-TdR 掺入小鼠心肌等脏器的影响. 江苏医药 1982；(5) ：5
644. 丁安荣，等. 黄精等六种补益药对小鼠红细胞膜 Na^+, K^+-ATP 酶活性的影响. 中成药 1990；12 (9) ：28
645. 戴兵，等. 女贞子煎剂对小鼠免疫系统的作用. 中

国药科大学学报　1987；18（4）：301
646. 任骏，等. 齐墩果酸对前列腺素及环核苷酸的影响. 中国药理学通报　1991；7（1）：179～181
647. 赵瑛，等. 女贞子对小鼠脑、肝过氧化脂质含量及对肝SOD活性的影响. 中国药学报　1990；（6）：47
648. 章金球. 女贞叶治疗冠心病100例临床小结　中医杂志　1982；23（3）：24
649. 朱恒瑞. 墨旱莲止血有神效. 浙江中医杂志　1988；2：55
650. 朱莉芬，等. 龟鹿补肾口服液的药理研究　中成药　1993；15（2）：24～25
651. 冯国平，等. 滋阴药生地龟板对甲亢大鼠肾脏β肾上腺素能受体的调整作用. 上海第二医学院学报　1985；（2）：17
652. 郑宝灿，等. 中华鳖多糖的药理作用研究. 中国药学杂志　1991；26（5）：275～277
653. 黄如彬，等. 鳖血清抑癌活性的研究. 北京第二医学院学报　1986；7（3）：186～188
654. 冯红. 鳖和鳖甲的抗癌作用. 国外医学中医中药分册　1992；14（4）：51
655. 张英华，等. 几种中药及其复方抗肿瘤作用的实验研究. 中药药理与临床　1992；8（4）：7
656. 工必发. 鳖苋敷剂治肝癌剧痛. 江苏中医杂志　1986；7（4）：4
657. 钱伯文. 鳖甲煎丸的临床应用. 江苏中医杂志　1982；（6）：36
658. 钱瑞琴，等. 益阴填精益气助阳方药对青老年小鼠淋巴细胞ANAE及PFC的影响. 北京医科大学学报　1987；19（3）：173
659 陈林，等. 桑椹、鹿茸与黄芪对增龄过程中小鼠红细胞膜与大脑细胞 Na^+，K^+-ATP酶活性的影响. 北京医科大学学报　1987；19（5）：315
660. 徐济民，等. 17种降脂药物临床疗效的初步报告. 新药与临床　1982；1（2）：7
661. 李卫民，等. 百合的药理作用研究. 中药材　1990；3（6）：31
662. 王长洪，等. 复方黄芪汤对消炎痛损伤胃粘膜的保护作用. 北京中医药大学学报　1994；17(1)：66
663. 方新德，等. 北沙参多糖的免疫抑制活性. 药学学报　1986；21（12）：931
664. 王筠默. 中药药理学. 上海：上海科学技术出版社　1985，4：118～120
665. 黄泰康　常用中药成分与药理手册　北京：中国医药科技出版社. 1994
666. 何迎春. 煎服罂粟壳液引起紫癜性肾炎1例. 中国中药杂志　1993；18（7）：442
667. 黄泰康. 常用中药成分与药理手册. 北京：中国医药科技出版社. 1994；368～376
668. 刘保林. 山茱萸醇提取物对实验动物血糖、血脂和血小板聚集的影响. 中国药科大学学报　1992；23（1）：12～21
669. 臧连碧. 山茱萸抗衰老实验研究. 浙江中医学院学报　1993；17（5）：34
670. 黄泰康. 常用中药成分与药理手册. 北京：中国医药科技出版社. 1994：1284～1285
671. 南云生. 金樱子炮制研究. 中药材　1993；16（11）：18～21
672. 黄泰康. 常用中药成分与药理手册. 北京：中国医药科技出版社. 1994；696～697
63. 江苏新医学院. 中药大辞典　下册. 上海：上海科技出版社. 1977：1690.
674. 王嘉陵，等. 莲心碱对大鼠血流动力学及兔心房特性的影响. 药学学报　1992；27（12）：881～885
675. 王嘉陵，等. 莲心碱对心肌慢反应动作电位及慢内向电流的影响. 药学学报　1993；28（11）：812～816
676. 王嘉陵，等. 莲心碱对心肌电活动及机械活动的影响. 中国药理学与毒理学杂志　1994；8（1）：46～48
677. 王嘉陵，等. 莲子心中四种生物碱抗心律失常作用的比较. 中国药学杂志　1991；27（6）：359
678. 王嘉陵，等. 莲心碱抗实验性心律失常作用的研究. 同济医科大学学报　1992；21（5）：317～319
679. 张林魁，等. 五味子醇甲对中枢神经系统单胺类递质的影响. 中国医学科学院学报　1991；13（1）：13～16
680. 陈国千，等. 五味子和刺五加对老年大鼠心肌环核苷酸系统的影响　中药药理与临床　1992；8（2）：36～37
681. 许志奇，等. 红参五味子防治小鼠慢性支气管炎的实验研究　中药药理与临床　1992；8（6）：28～29
682. 王荣光，等. 五味子和刺五加抗衰老作用研讨. 中药药理与临床　1991；7（6）：31～32
683. 周忠光，等. 五味子对小鼠大脑皮质内毛细血管超微结构影响的研究—抗衰老实验. 中医药学报　1992；（4）：41～48
684. 赵晓洋，等. 五味子、半夏等几种中药抗真菌作用的初步观察. 哈尔滨医科大学学报　1991；25（2）：118～120
685. 张铁梅，等. 五味子乙素对大鼠肝脏质膜过氧化损伤的影响. 中国药理学报　1992；13(3)：255～258
686. 黄诒森，等. 五味子三种成分对脑细胞的保护作用

贵州医学院学报 1991；16（4）：301～304

687. 林童俊，等. 五味子酚对阿霉素引起大鼠心肌线粒体损伤的保护作用. 中国药理学与毒理学杂志 1991；5（2）：100

688. 黄泰康 常用中药成分与药理手册. 北京：中国医药科技出版社. 1994

789. 吴培俊. 五倍子注射液治疗食管静脉曲张破裂出血的实验及临床研究. 时珍国药研究 1994；5（2）：18～19

790. 黄泰康. 常用中药成分与药理手册. 北京：中国医药科技出版社. 1994

第五章　中药炮制学研究

一、基本概念和基本内容

中药炮制是中国独特的一门传统制药技术。是指原中药材通过净选、切制和炮炙等3大工序，将其制成一定规格的薄片（或粗粒），通称为中药饮片，以适应中医诊疗的要求及处方调配、成药配制的需要，以保证中医用药质量标准的安全和有效。

净选：又称净制，经净选后的药材称为“净药材”。药材在切制、炮炙或调配时均应使用净药材。净选药材可根据其具体情况，分别选用挑选、风选、水选、筛选、剪切、刮削、剔除、刷擦、碾串及泡洗等方法，以达到规定净度的质量标准。

切制：药材切制时，除鲜切、干切外，都须经水浸润软化，软化时应掌握“少泡多润”的原则，以防药效成分流失，软化前须将药材按大小、粗细、软硬程度等分档处理，并需注意掌握气温、水量、时间等条件，以达到润透的软化标准。切制时要求一定规格的厚薄度和粒度，切制时的饮片应及时加以干燥，保证质量。

炮炙：取用经净制或切制的净药材、净饮片，根据中医理论制定炮制法则，采用一定的炮制工艺进行制作。有经过加热处理的如炒制、烫制、煅制、制炭、蒸制、煮制、炖制等或加入特定的辅料再经加热处理的如酒制、醋制、盐制、姜制、蜜制、酥制及药汁制等，此外还有采用制霜、水飞等工艺，以保证中医临床用药的质量标准。

中药炮制历史悠久，它是在中医辨证用药的基础上发展而成的一门传统制药技术。早期文献上又称为炮炙、修制、修治、修事等。现今多采用“炮制”一词作为中药制药传统技术的通称。随着医学科学知识的发展，中药制药技术内容亦越加丰富了。早在南北朝时期（5世纪），就有专论中药炮制技术的著作，如雷敩的《雷公炮炙论》。继后，明代《炮炙大法》和清代《修事指南》等专书先后刊出。这些专书都是当时炮制技术经验的总结，促进了中药炮制技术的发展。50年代以来，对这门传统的制药技术又进行了一次全国性的继承和整理，先后编辑出版了《中药炮制经验集成》、《历代中药炮制资料辑要》和《历代中药炮制法汇典》等书，对研究和提高中药炮制技术提供了较为完整的炮制技术资料。现今，中药炮制已列为专门学科，第一本《中药炮制学》教科书在80年代初业已问世。

中药炮制学研究内容应包括在继承传统中药炮制技术特色的基础上，运用现代科学技术和方法，研究中药炮制的历史沿革和研究改进中药炮制原有的传统工艺技术，发展中药炮制现代化的新技术、新工艺和新设备；研究制订全国性炮制规范和中药饮片的质量标准，以保证中医临床用药的质量和疗效；研究中药饮片的药效主成分和药理作用，阐明中药炮制的基本原理，以便更好地掌握药性和临证处方用药的正确性，以提高中药的治疗效果和发展炮制新理论等。中药炮制学是门综合性的应用学科，为此，整理和研究这门传统技术，对阐明和发挥中医辨证施治用药的理论和特色，促进和发展中药炮制的生产和提高饮片质量，对实现中药炮制技术的工业化、标准化都是具有一定的重要意义的。

二、传统炮制理论

中药炮制法则是根据中医药理论而制定的中药炮制的传统基本理论，主要体现在生熟理论和药性理论方面。

（一）生、熟理论

中国第一部药学专著《神农本草经》中明确提出了“生、熟”有别的概念。“熟药”是指炮制品。在临床用药中，有生、熟之分，在理论和实践上是中药学重要特色所在。

明代《审视瑶函·用药生熟各异论》中指出：“药之生熟，补泻在焉，利害存焉。盖生者性悍而味重，其功也急，其性也刚，主乎泻；熟者性淳而味轻，其功也缓，其性也柔，主乎补。……如补药之用制熟者，欲得其醇厚，所以成其资助之功。泻药制熟者，欲去其悍烈，所以成其攻伐之力。用生用熟，各有其益。”

中药大都具有一药多效。这是由中药含有多种成分所决定的。为适应临床治疗的需要，在组方配伍时，往往需要对药材固有的性能进行取舍，使其突出或减弱某些作用，以更好地发挥整个方剂的治疗作用。中医则采用炮制手段，把生药制成不同的炮制品（熟药），以备辨证用药时所选用。故有“药之生熟”，要求“生熟有定，依主拣采”之说。

中药饮片炮制生熟异效论主要表现：

1. 生泻熟补

许多中药，生用偏于清泻，制熟则长于补益。如甘草生用功偏清热解毒，多用于疮疡肿毒，咽喉肿痛及食物中毒等症；炙后功偏益气补虚，缓急止痛，多用于脾胃气虚，中气不足，气虚血少，心中动悸等症。又如何首乌生用能通便解疮毒，制熟则补肝肾，益精血，乌须黑发。若肝肾两虚病人用生首乌，非但不能补，却反会导致泻下，绝非疾病所宜。

2. 生峻熟缓

有些中药生品作用猛烈，制熟后作用缓和。如以通腑著称的大黄，炮制后可明显降低致泻作用，甚至全不致泻，但清热、化瘀、活血等效用仍存。峻泻寒积的巴豆，制霜后峻烈之性大减，可用于小儿痰食壅滞、疳疾等症。

3. 生毒熟减

许多有毒性中药，大都是通过不同炮制，制成炮制品使用，使其由大毒减至低毒甚至无毒，以保证临床用药的安全有效。如乌头、附子、马钱子、斑蝥、甘遂、芫花等，在临床中均系以应用熟品为主。

（二）药性理论

中药药性理论，主要包括四气五味、升降浮沉、归经等。它是在长期的医疗实践中通过中药对机体作用的认识，加以总结提高的，从不同方面说明中药的作用，以指导临床用药。

中药经炮制分生熟，生熟异治在传统中药理论的解释上，主要显示其药性不同。因此，炮制对中药药性的影响，是中药炮制基本理论的另一个主要内容。

1. 炮制对中药四气五味的影响

中药的四气，指寒、热、温、凉4种不同的药性，五味指辛、甘、酸、苦、咸5种不同的味道。四气五味是药性理论，是解释中药作用的主要内容。气与味的不同组合构成了中药的不同功效，性味不同或改变，中药的治疗作用也随之改变。

炮制可通过加热使药材由生变熟，以及通过辅料气味的相辅、相制来调整中药的气味，影响或改变中药的疗效。如生地黄性味甘、寒，有养阴生津、清热凉血作用，用于清营汤等方中；炮制成熟地黄后，其性味转为甘，微温，具滋阴补血功效，则用于四物汤、六味地黄汤等方中。黄连为大苦大寒之品，经辛温的生姜汁制后，能减低其苦寒之性，称之为“反制”；若用苦胆汁炮制黄连，则能加强黄连的苦寒之性，所谓寒者益寒，为之“从制”。这样就相应扩大了中药饮片的作用范围，使其能更好地适应临床用药的需要。

2. 炮制对中药升降浮沉的影响

升降浮沉，是指中药作用于机体上下表里的作用趋向，与中药的气味与质地有关。一般而言，辛、甘、温、热，质轻的中药属阳，作用升举。苦、酸、咸，寒、凉，质重的中药属阴，作用沉降。

炮制可以改变中药的气味和质地，转化其升降浮沉，使中药饮片更好地适应临床用药的需要。如莱菔子生用能升能散，可涌吐风痰，炒熟则功专沉降，能下气化痰，消食除胀。黄柏系清下焦湿热药，功在沉降。经酒制后，由于酒的甘、辛、温升浮之性，使酒黄柏能兼清上焦之热，宜用于还睛丸等方中；经盐制后，则加强了其咸寒之性，可缓和其苦燥之性，不伤脾胃，而能增强清相火之功。多用于知柏地黄丸、大补阴丸之方中。

3. 炮制对中药归经的影响

归经是指中药对于机体某部分的选择性作用，即说明中药对某经（脏腑及其经络）或某几经发生明显的作用，而对其他经则作用较小，或没有作用。

中药通过不同的加热和加入不同的辅料炮制，可对药材的归经产生影响。或改变其归经，或引药归经，使药力直达病所，在一定的脏腑、经络更好地发挥治疗作用。如生姜发散风寒，和中止呕；干姜则温脾胃，回阳救逆；煨姜则主用于和中止吐；姜炭则长于温经止血，祛小腹寒邪。辛温之生姜，经炮制4种不同药用规格后，则分别主要适应于肺、心、胃、脾4经的疾病。再如知母生用功能清热泻火，润肺止咳。经盐炙后，可引药力下行，专入于肾，增强其滋阴降火，退虚热功效。用于知柏地黄丸等方中，能更好地适应治疗需要。

此外，炮制与中药的补泻、毒性、体、色、臭、禁忌等药物理论也有一定关系，亦是中药炮制的传统基本理论的内容。

三、炮制目的

中药炮制是根据中医中药的基本理论、中医临床用药和中药生产的要求而制定的。其目的主要是使药材在临床上提高医疗效果，保证药品的质量和用药的安全。概括起来，中药炮制主要目的有以下几点：

(一)要求中药饮片达到一定的净度和纯度标准

中药是采集野生或栽培、饲养的植物、动物或矿物的全体，或部分自然状态的干燥品，往往夹有其他杂物或带入非药用部分及霉败品等，因此，在中药炮制前，都必须经过严格的分离和洗刷，使其达到一定的纯净度，以保证临床用药剂量的准确。例如根和根茎类药材，常残留有芦头（残茎）和泥沙；皮类药材常附有粗皮（栓皮）和附生的苔藓杂物；果实、种子类药材常附有果柄、果壳等；花类、叶类药材，常附有花梗、碎叶、叶柄和毛茸等。动物、昆虫类药材，如常残留有筋肉、脂肪和足、翅及头部等，这些杂物都须在净选时要求除净。

(二）消除或减低中药的毒性或副反应

中药品种较多，各具有一定的性能。其中对人体生理作用强烈的或有毒害的，中医分列为大毒、小毒和峻烈性、燥性等。为了达到医疗上用药安全，中药供内服时，都必须严格按要求炮制。比如川乌类中药生品含有毒性较大的成分乌头碱，中医认为有大毒，必须先经炮制合格后才能安全供内服用。当炮制经过洗、漂、蒸煮等加热处理后，其毒性成分乌头碱含量大大降低，同时乌头碱受热水解而成毒性弱的苯甲酰乌头胺或乌头胺等，方可以达到安全服用的标准，而起到中医临床用来“回阳救逆”的作用。半夏、白附子、天南星均含有强烈刺激性物质，能使人体粘膜受刺激，发生水泡、红肿、失音、腹泻等症状，经过洗漂和白矾等辅料炮制后，即可消除其刺激物质，才能达到中医的药用标准，而具有化痰止咳的功效。千金子、巴豆等含有多量引起人体峻泻的油质成分，经过炮制，除去部分脂肪油而成千金子霜、巴豆霜入药，则可达到了临床用药的安全和有效。

(三）改变和增强中药饮片固有的性能，以提高医疗效果

中药饮片的生品和制品（熟品）是具有不同性能和治疗作用的。因此，中医在辨证施治时，则根据其不同病症而选用不同规格的饮片。例如中药地黄的生品性味为甘，寒，具有滋阴凉血的作用。而经炮制后的制品（熟品）性味转为甘，微温，则起到滋阴补血的作用。中药甘草的生品其性味甘，平；具有泻火、镇咳、解毒等作用。而经蜜制后，其性味转为甘，温，则起到补中益气的作用。又如醋制元胡，即可提高有效成分生物碱在汤剂中的溶解度，而增强其镇痛作用等。总之，这类中药饮片都是依据中医临床用药的需要，或改变其性能，或改变其升降，或改变其归经等而进行炮制的，以适应中医临床用药的需要。

(四)适应于中药制剂的配制和中药的贮备

中医治病用药大多是采用中药汤剂，而汤剂多是临时配方调剂的，但也有依据病症的需要而选用一定的成药，中药传统的制剂（成药）有丸剂、散剂、膏剂、酒剂等，为了适应中药制剂的配制，则须将原药材改变成不同的粉碎度。对一些质地坚硬的矿石类、贝壳类和骨骼类药材等，则须采用高温煅制和烫制等，使其质地松脆而有利于粉碎和有效成分的煎出。此外中药的生产供应，都须经一定的贮存期，由于中药饮片在炮制时经过洁净、烘烤及炒制、煨煅等加热处理，则可达到杀灭虫害和微生物的作用，以防止中药饮片在贮存期中因霉败或虫害而影响疗效，以保证中药的质量。同时对一些含甙类有效成分的中药，经过炮制的加热处理后，可使其共存的酶受热而失去活力，以避免因酶解而失去疗效等。

四、科学内涵

中药在炮制过程中，由于经水漂、洗、浸

及酒、醋、药汁等处理或加热处理，致使某些中药内含物发生量和质改变，并直接影响到临床疗效。现代科学研究初步阐明了炮制机理，证明炮制是有一定的科学内涵的。

(一) 炮制对含生物碱类成分中药的影响

生物碱是一类含氮的有机化合物，不但植物来源的中药可含有生物碱，而且动物来源的中药有的也含有生物碱(如蟾酥)，多数味苦而且大都具有一定的生物活性。

游离生物碱一般溶于乙醇等有机溶剂，难溶于水，但却可与酸成盐而溶于水，所以含生物碱的中药常加入醋、黄酒或白酒等辅料进行炮制，有时用甘草水制，也是这个道理。因为生物碱的醋酸盐在水中的溶解度较大，有利于有效物质从饮片内煎出，而且服用后也容易吸收，加速疗效的发挥；而生物碱的甘草酸盐，则因甘草酸的分子量较大，成盐后在水中的溶解度比较低，苦味也可以降低，因而含生物碱的药材经甘草水制后，服用时苦味缓解，而且生物碱的甘草酸盐到胃肠才逐渐分解而发挥疗效，因而作用缓和。

有些小分子生物碱如槟榔碱，是易溶于水的，一些季铵类生物碱如小檗碱也能溶于水，在炮制过程中如用到水时是要注意的。在切制这类药材时，宜采取少泡多润的原则，以尽量减少在切浸泡过程中生物碱的损失，以免影响疗效。

有的生物碱在高温下可水解、分解，如乌头、附子类药材中的剧毒成分乌头碱，在高温条件下就水解而成为毒性小得多的乌头原碱，炮制就利用这种性质进行高温处理以减低其毒性，保证临床用药的安全、有效。但石榴皮、龙胆草、山豆根等中药，其中所含的生物碱遇热活性降低，而所含生物碱又是有效物质，因而炮制过程中要尽量减少热处理才好。

由于生物碱在植物各部分分布并不统一，所以要区分药用部位进行净选处理。如黄柏的有效成分小檗碱等，分布在树皮中，所以只取皮而去除无用的木栓质；麻黄碱主要集中在麻黄茎的髓部，而伪麻黄碱则以节中为多，故临床用麻黄要求去节，这都是有科学道理的。

(二) 炮制对含甙类成分中药的影响

甙类成分是一类广泛存在于药材中的成分，它是糖分子中环状缩醛上的羟基与非糖部分(甙元)中的羟基(或酚基)缩合(失水)而成的环状缩醛衍生物。

甙类通常易溶于水、乙醇中。其溶解度受糖分子数目和甙元上极性基团的影响，如果糖部分多，甙元上极性基团多，则甙在水中的溶解度就大。因为甙类易溶于乙醇，所以用酒为辅料炮制中药是有道理的。

由于甙类成分易溶于水，故中药在炮制过程中用水时要尽量少泡多润，以免甙类物质溶于水而流失或发生水解而减少。常见如大黄、甘草、秦皮等，均含有可溶于水的各种甙类，切制用水处理时要特别注意。

含有甙类成分的药材往往在不同的细胞中含有可水解这种甙类成分的酶，在一定温度和湿度条件下这种酶可分解同一药材中所含的甙类成分，从而使有效成分减少，影响疗效。如槐花、杏仁、黄芩等含甙药材，采收后长期放置，相应的酶便可分解芦丁、苦杏仁甙、黄芩甙，从而使这些药材失效；花类药材所含的花色甙也可因酶的作用而变色脱瓣，所以含甙类成分的中药常用炒、烘、焯或日光下曝晒的方法破坏或抑制酶的活性，以保证药材有效物质免受酶解，保存药效。

甙类成分在酸性条件下容易水解，对药材的影响很复杂，因此除医疗上有特殊需要外，一般含甙类成分的药材较少用醋等酸类进行炮制处理。

(三) 炮制对含挥发油类成分中药的影响

挥发油类成分可以随水蒸气蒸馏，多具有芳香气味，在常温下可以自行挥发而不留油迹，比重一般比水轻，少数比重比水重，易溶于有机溶剂和脂肪油中，可溶于70%的乙醇中，难溶于水，呈油状液，也是一类具有生理作用及临床意义的活性物质，止咳、平喘、发汗解表类中药多含有挥发油。

药材含有的挥发油很容易挥发散失，所以凡含有挥发油的药材应及时加工处理。干燥宜阴干；加水处理宜“抢水洗”(快速洗涤并及时取出，稍润或不润)，以免挥发油损失；对加热处理尤须注意，要尽量少加热或不加热，以免损失或破坏挥发油而影响疗效。对此，古人也早已注意到了，如宋代《太平惠民和剂局方》就要求芳香的木香“不见火”，明代《本草纲目》更明确指出：“凡入理气药只生用，不见火；若实大肠，宜面煨熟用。”可见，人们很早就认识到许多药材（如具有香气的理气药材）中含有的有挥发性具香味的物质是不能用火加热处理的。但也有些因为需要通过炮制以减少或除去挥发油，以达到医疗的需要。如蜜炙麻黄，通过蜜炙加热处理，麻黄中具有发汗作用的挥发油可损失1/2以上，从而使所含的具有平喘作用的麻黄碱含量相对提高，再加上蜂蜜的辅助作用，更适用于平喘作用的发挥。更有典型意义的是苍术的炮制，苍术含挥发油较多，甚至能析出结晶，具有刺激性。为了适当减少其刺激性，就要设法去除部分挥发油，为此，李东垣提出：“泔浸火炒，故能出汗”，这里所谓出汗，就是去除挥发油的意思。这种方法的建立，可能是摸索了很多条件的结果，因挥发油难溶于水，而米泔水是一种含有大量淀粉的悬浊液，能吸收相当部分的挥发油成分，从而降低了燥性。李时珍在《本草纲目》中确切指明了这一点，说：“苍术性燥，故以糯米泔浸，去其油，切片焙干用，……以制其燥者。”这是很不简单的。

据一些实验研究报道，米泔水制、麸炒、醋制、酒制、盐制可减少挥发油10%～15%，土炒或煨制可减少20%，炒焦可减少40%，炒炭可减少80%，故可根据临床需要选用适当的炮制方法。

药材经炮制处理后，可使挥发油的性质有所改变，如颜色加深，折光率增大，有的还可改变生理作用。如肉豆蔻的挥发油，经煨制后增强了对家兔离体肠管收缩的抑制作用，从而起到实肠止泻的作用。

有些药材如乳香，所含挥发油从“鱼毒”试验和对家兔的刺激实验看，具有明显的毒性和强烈的刺激性，通过炮制处理后可大部分除去，有利于临床应用。

（四）炮制对含油脂类成分中药的影响

油脂的主要成分为长链脂肪酸的甘油酸，通常存在于植物的种子中，多有润肠通便或致泻的作用，有的作用峻烈，有一定毒性。为了保证临床用药的安全、有效，往往要去掉一部分油脂类成分。如柏子仁，去油制霜以后，可避免滑肠致泻，以适用于便溏而心神不安的患者。千金子（续随子）去油制霜，可缓和峻烈的泻下作用，并降低毒性。巴豆油是致泻的成分，同时又是有毒成分，在巴豆中大约含有40%～60%的脂肪油，它不但能泻下寒积、逐水消肿，而且毒性极强，若口服半滴至1滴即能造成严重的口腔刺激症及胃肠炎，有服用20滴死亡的报道，而加热、去油制霜，不但使具有溶血、致组织坏死的毒性蛋白变性失去毒性，也使巴豆油含量容易控制，便于临床安全应用。

（五）炮制对含树脂类中药的影响

树脂类是复杂的化合物，通常存在于植物组织的树脂道中，植物体在外伤刺激下就能分泌出树脂来，成为固体或半固体物质。很多树脂有一定生理活性而被药用，如乳香、没药、苏合香、阿魏、血竭等。炮制对树脂是有影响的，如牵牛子炒制以后，泻下作用变得缓和了，就是因为牵牛子中具泻下作用的牵牛子树脂在炒制过程中，由于热处理而部分破坏的缘故。另外，树脂经高温处理会变性，影响药材疗效，因而乳香、没药等树脂类药材在炮制时温度不宜过高。

（六）炮制对含鞣质类成分中药的影响

鞣质是一类复杂的多元酚类化合物。药用常作为收敛剂，用于止血、止泻及烧烫伤的治疗，有时也可用作生物碱及重金属中毒的解毒剂，又由于鞣质能与蛋白质结合生成鞣酸蛋白沉淀而用于制革。

由于鞣质含有多数酚羟基，极性较强，所以易溶于水，尤其易溶于热水，因而以鞣质为主要药用成分的药材在炮制过程中用水处理时要格外注意。

鞣质为强的还原剂，能被空气中的氧气氧化，生成鞣红。中药槟榔、白芍等切制成薄片时露置空气中有时泛红，就是这些药材所含的鞣质氧化成为鞣红所造成的。鞣质在碱性溶液中变色更快，所以在炮制过程中要特别注意。

鞣质能耐高温，所以经高温处理变化不大。如大黄含有致泻作用的蒽甙和具收敛作用的鞣质，经酒炒、酒蒸、炒炭炮制后，蒽甙的含量明显减少，但鞣质含量变化不大，故可使大黄致泻作用减弱，而收敛作用增强，若煎煮时间过长，蒽甙破坏殆尽，不但不能泻下，反而能导致便秘。也有些鞣质经高温处理能影响疗效，如制地榆，温度过高其抑菌作用大大减低，因此炮制时要掌握火候。

鞣质遇铁能发生化学反应，生成黑绿色的鞣酸铁盐沉淀，因而在炮制含鞣质类成分的中药材时，有用竹刀切、木盆中洗的要求，煎药时要用沙锅，都是为了避免鞣质与铁的反应。

（七）炮制对含有有机酸类成分中药的影响

有机酸是植物药中广泛存在的物质，尤其果实类中药中含量较多，大多具有一定的生理作用和临床价值。

小分子的有机酸多能溶于水，因此炮制过程中用水处理时宜采用少泡多润的方法，以防止有机酸类成分的损失。

中药中的有机酸往往可因加热处理而破坏，如山楂炒炭以后，约68%的有机酸被破坏，刺激性随之大大降低。

有些有机酸能与金属锌、铁等作用产生有毒物质，因而在炮制含有较高浓度有机酸的中药时，不宜采用铁、锌等金属器皿，以防金属器皿腐蚀和药材变色、变味。

（八）炮制对含有蛋白质、氨基酸类成分中药的影响

蛋白质是生物体内所有化合物中最复杂的物质。蛋白质水解产生多种氨基酸，很多种氨基酸都是人体生命活动所不可缺少的。另外，所有的酶——这些生命物质中化学反应的真正的“发动机”和催化剂也都是蛋白质。

中药中普遍存在的蛋白质和氨基酸，有的具有明显的生理活性而被广泛用于临床。如中药雷丸，是寄生于竹根上的一种菌体，因为含有蛋白质分解酶，故能驱除肠道寄生虫（如绦虫）；中药天花粉（TrichoSanthes kirilowii Maxim.）的根含有蛋白质，有中期妊娠引产及治疗绒癌和恶性葡萄胎的功效，现在已有可供肌肉注射的天花粉针剂供用。

但是，也有些蛋白质有明显毒性，如前面曾述及的巴豆等药材就含有具有毒性的蛋白质。而有些中药中还含有不能忽视的酶类成分，这都要求在炮制过程中予以重视。

蛋白质是一类大分子的胶体物质，多数可溶于水，生成胶体溶液，一经煮沸，由于蛋白质变性凝固，便不能再溶于水中。有鉴于此，提取天花粉蛋白质就要避免加热处理。蛋白质加热以后可以变性，一些含有毒性蛋白质的中药便可通过加热处理，以使毒蛋白变性而解除毒性，如巴豆、白扁豆、蓖麻子等的加热处理。另外，一些含甙类药材如黄芩、苦杏仁经沸水煮，破坏酶的活性，也基于此种考虑。

蛋白质加热处理以后，往往还能产生一些新的物质，而取得一定的治疗作用，如鸡蛋黄、黑豆、大豆等经过干馏处理，能得到含氮的吡啶类、卟啉类衍生物而具有解毒、镇痉、止疡、抗菌、抗过敏的作用。

氨基酸多为蛋白质的组成部分，可由蛋白质水解产生，发挥疗效，如阿胶等。也有些氨基酸可由植物药中直接提取，如中药使君子（Quisqualis indica L.）种仁中含有的使君子氨酸，是驱蛔有效成分；南瓜（Cucurbita moschata (Duch)Poir.）子中含有的南瓜子氨酸，对绦虫、血吸虫有明显的驱杀作用；大蒜（Allium sativum L.）鳞茎中含有蒜氨酸，在蒜酶的作用下可分解出具挥发性的蒜辣素，是大蒜的杀菌成分。可见氨基酸的生理活性是多方面的。

纯净的氨基酸多为无色结晶体，易溶于水，故含氨基酸类成分的中药不宜长期浸泡水中，以免有效物质损失，影响疗效。

氨基酸还能和单糖类在少量水分存在的情况下发生化学变化，产生杂环化合物，为一类具有特异香味的类黑素。如缬氨酸和糖类能产生强烈的面包香味，所以麦芽、稻芽等炒后变香而具健脾消食作用。

由于蛋白质能与很多蛋白质沉淀试剂，如鞣酸、重金属盐产生沉淀，所以含蛋白质类成分的中药不宜与含鞣质类成分的药材共同炮制处理。酸碱度对蛋白质、氨基酸的稳定性、生物活性影响很大，在加工炮制时也要根据药材性质注意妥善处理。

（九）炮制对含糖类成分中药的影响

糖类成分对于植物体具有重要意义，它约占构成植物有机体物质的85%～90%，是植物细胞与组织的重要营养物和支持物质。其在植物体内的存在种类很多，有单糖、寡糖和多糖。很多中药含有的糖类物质过去不为人重视，随着科学研究的深入开展，糖类物质的生物活性愈来愈引起人们的重视。如柿霜，主要成分为

甘露醇，是治疗小儿口疮的良药，并有轻微的致泻作用，而晚近更发现由7个分子以上单糖缩合成的高聚物——多糖，如猪苓多糖、香菇多糖、茯苓多糖等，可表现明显的抗癌活性，更引起人们的重视。

但单糖及小分子寡糖易溶于水，在热水中溶解度更大，多糖虽然难溶于水，但能被水解成寡糖或单糖，所以在炮制含糖类成分的药材时，要尽量少用水处理，需要水泡时要少泡多润，尤其要注意与水共同加热的处理。

糖与甙元可结合成甙，故一些含糖甙类药材在加热处理后，可分解出大量糖，如生地制成熟地后甜度增加；何首乌制后，具泻下作用的结合性蒽醌衍生物水解成无泻下作用的游离蒽醌衍生物，同时还原糖含量也随之增加，这都是糖类成分变化的结果。

（十）炮制对含有无机成分中药的影响

无机成分广泛存在于中药中，尤其以矿物药和贝壳类药材为最多，植物类药材所含的钾、镁、钙等元素，多与组织细胞中的有机酸结合成盐而存在。

很多无机物表现一定的临床功效，如芒硝（$Na_2SO_4 \cdot 10H_2O$），能泻热通便，润燥软坚，泻火解毒；石膏（$CaSO_4 \cdot 2H_2O$）清热泻火，除烦止渴；明矾（$KAl(SO_4)_2 \cdot 12H_2O$）内服止血止泻、祛除风痰，外用燥湿止痒，解毒杀虫；硼砂（$Na_2B_4O_7 \cdot 10H_2O$）清热消痰，解毒防腐，为咽喉口腔科要药；代赭石（Fe_3O_4）平肝潜阳，降逆、止血；炉甘石（$ZnCO_3$）解毒明目退翳，收湿止痒敛疮。而植物药中含有的无机成分也有一定的生物活性，如夏枯草中含有大量钾盐，有利尿作用。

基于这种认识，在炮制时要分情况予以注意，如钾盐易溶于水，不可长时间以水浸泡，否则会因钾盐损失而降低了利尿作用。

含结晶水的矿物药经火煅处理，因失水而表现出新的临床功效。如生石膏煅制成熟石膏后，有收敛生肌的功能，可外用于疮口不敛及烫伤、湿疹等；明矾煅制制成枯矾后，有凝固蛋白、增强吸水、干燥、收敛、防腐及抑菌作用，适用于生肌长肉，止血及久痢脱肛、溃疡脓漏等。

有些药材火煅可产生新的化合物，而表现疗效，如炉甘石为碳酸盐，煅后生成氧化锌（ZnO）而表现退翳、解毒、止泪、敛疮的作用。

一些矿物药（如代赭石等）和贝壳药（如石决明等）经过火煅至红再淬处理，则变得质地酥脆，可以增加药材在汤液中的溶解度，有利药材的吸收和发挥疗效，也有利于粉碎，以利调剂和制剂。

综上所述，中药经过不同的加工炮制处理以后，对各类成分的理化性质发生了各种质和量的变化，其中有些变化已为人们所了解，但绝大多数还有待人们去探讨。这就要求我们一定要以中医药理论为指导，应用现代科学的方法进行研究，通过炮制对药材成分理化性质的影响来解析中药炮制机理，提高炮制学科学水平，使传统的中药炮制学在新的历史条件下，得到更大发展。

（曹　晖）

第一节　炮制文献研究

一、炮制传统经验的整理

历代炮制经验多是由“师徒相传，口传心授”继承下来的，各地遵循沿用的不同，造成炮制工艺各地各法极不统一的状况。从50年代至60年代初期，全国各地调查和总结了本地区老药工的炮制经验，整理出版了地方性的《中药饮片炮制规范》。1957年，《中药炮炙经验介绍》不仅将京津地区226种常用中药炮制经验作了系统介绍，而且对炮制的起源、发展过程及炮制作用等亦作了部分论述。

为了更好地发掘整理传统炮制技术，统一各地中药饮片的质量。1959年在卫生部药政局领导下组织了全国各中药厂、药检和科研等有关单位协作，有计划地对常用中药500余种的传统炮制技术，进行了一次全国性的整理和总结。就此将长期分散，依老中药师口传心授的炮制经验，再次转变成系统的文字资料。在此基础上，1963年中医研究院中药研究所等单位，在全国28个大中城市炮制经验整理研究的基础上，汇集出版了《中药炮制经验集成》一

第二节 现代炮制理论研究

一、中药炮制制毒论

中医采用“毒药”来治病，有其丰富的经验，很早就有“以毒攻毒”之说。临床证实中医既能很好地发挥“毒药”的治疗作用，又能严格控制其毒副反应对人体的危害，以达到安全用药。其中主要是依靠炮制来处理的。为探知中医用药这一特点，近年来，不少研究人员对其毒性成分较为清楚的如乌头(附子)、草乌、半夏、马钱子、巴豆、甘遂、芫花、雄黄等几个品种进行研究。初步证实中药炮制“制毒”是有科学道理的，从此亦加深认识到中医临床采用炮制后的饮片入药，有其独到之处。

乌头类（川乌、附子、草乌、关白附）中药，中医认为药性大辛、大热，有大毒；临床证实生品毒性极大，内服要求用炮制品。黑龙江祖国医药研究所等单位初步分析了乌头类中药炮制历史概况，早在汉代就采用高温的“炮”法来处理，至宋代始改用水浸漂或采用辅料（黑豆、醋、姜、盐）煮制等法以达其“制毒”的目的。四川中药研究所等对附子炮制工艺过程作了化学和药理研究，初步证明附子炮制经水漂能使其所含的有毒成分的乌头碱类成分含量降低78%～82%，其毒性亦降低了。经水漂后再采用不同辅料（如甘草、黑豆、银花、皂角、醋、姜、豆腐等，选其中一种或两种）煮剂，结果均能起到进一步的解毒作用，达到安全的药用标准。此外研究证实采用高压蒸制（压力1.5kg/cm^2，温度110℃～115℃，时间40min）或采用干烘（温度100℃，时间5h）等加热处理，亦同样可达到“制毒”的作用。上述研究说明：乌头类中药炮制的“制毒”原理一是经过水漂制时可使水溶性的有毒成分随水漂流失而达到减毒；二是通过加高热处理（蒸、煮、干烘等）可将其毒性极大的双酯型乌头碱，水解为毒性极弱或无毒性的乌头胺，而达到完全“制毒”的目的。

半夏类（半夏、水半夏、天南星、掌叶半夏、禹白附）中药，中医列为毒药类。其毒性反应文献早指出：“戟人咽”、“令人吐”等。因此，半夏入药多采用其炮制品。为了消除其毒性反应，历代医药学家对半夏的炮制，均不断地进行试制和改进，见于文献记述的炮制方法就有70多种。至今各地沿用的有清半夏、法半夏、姜半夏等9种。这些制品都需加辅料来炮制的。中医研究院中药研究所对半夏炮制辅料及制法如生姜、白矾、皂角、甘草、石灰、芒硝，水漂（30天），水煮（4小时），单蒸（3小时），干烤（120℃，3小时）对消除半夏麻辣感的效果作了比较，发现其中白矾和石灰为最好辅料。虽然目前对半夏的毒性和药效成分尚不清楚，但经过动物实验证明：半夏生品确能使家鸽呕吐；使家兔眼粘膜出现水泡和充血；亦使豚鼠出现不同程度的失音；能引起小鼠不同程度的死亡。而经白矾或石灰水溶液炮制后，在短期内确能达到消除半夏类毒性反应的目的。而其新制品经动物实验和临床验证证实仍具有良好祛痰、镇咳等作用。生姜对半夏的镇吐和镇咳有协同作用。利用8%浓度的白矾水溶液浸制天南星、白附子亦同样能达到消除其麻辣刺激感的毒性反应。

苦杏仁是中医常用止咳平喘药，其药性传统认为有“小毒”，古来需经（沸、焯、去皮尖和炒制）炮制后入药。结合中医用药的炮制和剂型特点，认为其有毒成分为氢氰酸，是由其所含苦杏仁甙经共存的苦杏仁酶水解后的产物。亦是其止咳、平喘的药效成分。当剂量过大时则出现中毒，抑制呼吸中枢而死亡。通过化学及动物实验证明其炮制原理主要是破坏苦杏仁酶的活力，保存苦杏仁甙，并认为苦杏仁甙经口服后，在体内可缓缓分解而产生微量氢氰酸，起到镇静呼吸中枢的作用，既起到止咳平喘的药效而又不致引起中毒。实验证明当酶存在时，苦杏仁甙即易被水解，苦杏仁生品在冷水煎煮时，苦杏仁甙因水解而损失达95%～98%，而用沸水煎杏仁，即可保留甙达65%。杏仁皮和油不含甙。若采用杏仁霜入药，即可在煎煮最后10分钟内加入，习称“后下”。

硫黄中医列为补火助阳药，传统认为有毒，内服需经炮制。宋代采用萝卜制，明代采用豆腐煮制，其目的在于“制毒”。已知砷是硫黄中所含微量的有毒成分，沈阳药学院研究证明：硫黄炮制可能与砷含量有关。硫黄经不同方法炮制，其含砷量均有所减低，其生品为29.8ppm；而萝卜制为17.88ppm；融熔法为8.9ppm；油炙法即为2.98ppm。初步说明了硫黄的炮制道理所在，其中以油炙法的制品含砷量为最低。

甘遂和芫花为中医峻下逐水药，具有毒性。两者自宋代始用醋制法炮制，其目的在于减低毒性。研究证明，生甘遂泻下作用较强，毒性较大。而炙甘遂的泻下作用和毒性都比较小。生芫花经醋制后确使其毒性降低。芫花醇浸制毒性较大，而芫花经水浸制和煎剂毒性较小，后两者的毒性相近。但在3种制剂中，生芫花的毒均比醋芫花大。在水浸制和煎剂中生芫花的毒性较醋芫花大7倍多。以上研究均能初步说明，醋制甘遂和芫花，确能达到减低毒性的炮制目的。

马钱子中医认为有大毒，入药传统是采用砂烫或油炸等法炮制，制品可达到减毒的目的。经临床和现代研究认为马钱子中毒是与其所含成分番木鳖碱（士的宁）的含量有关。研究证明马钱子炮制时，其受热温度和时间的不同，对其士的宁的含量有显著的影响，由于士的宁在268℃～290℃时可熔融分解，当炮制温度超过270℃时其士的宁含量就相应地减少，如生品含士的宁为1.18%而经油制（200℃～300℃）即减低为0.58%，经砂烫（250℃～300℃）即减低为0.89%，制炭后即全部破坏。从中医临床常用含马钱子中成药的调查和观察。其一次服用剂量内，含士的宁最低为1.56mg，而多数在3～5mg，最高达8.02mg。服用中成药时当一次服用剂量中含士的宁在7.27mg时，未发现明显中毒反应。认为含马钱子中成药可控制一次服用剂量中含士的宁在6mg左右是比较安全的。由于马钱子原药料所含士的宁量不同，不同炮制方法对其成分影响也不同，因此在大生产中，马钱子经炮制后再测定其士的宁的含量，以控制投料则更为安全。

巴豆中医用作峻下药，有毒。为达到安全用药自宋代始创制成巴豆霜入药。结合临床和实验研究得知巴豆引起强烈的致泻作用的主要成分是巴豆油，当油入肠后与碱性肠液作用，析出巴豆酸而发生剧烈泻下作用。研究证明巴豆制霜入药，巴豆油的含量有大幅度地减少。巴豆生品含油量为40%～60%，而霜的含油量平均在18.29%～18.86%。初步说明巴豆炮制成霜主要是去掉大量巴豆油。采用其油粕入药，以缓和其峻下作用，达到其“制毒”的目的。

以上资料不难看出，中药炮制可通过：①消减有毒成分的含量。②破坏或改变其有毒成分的化学结构；③与特定的炮制辅料起解毒作用；④破坏共存酶的活力，防止其酶解作用等，以达到其“制毒”的目的，保证临床用药安全和有效。

二、中药炮制增效论

中医在长期药物疗法的实践中，加深中药对人体作用的认识，积累了宝贵的用药经验，提出了中药有“生、熟”有别之说，这是指中药饮片生品、熟（制）品具有不同性能和治疗的，通过炮制可使中药改变其药性，使其在临证上发挥更大的作用，以提高其医疗效果。

延胡索是中医常用的止痛良药，为了提高临证的止痛效果，传统自宋代始采用其醋制品。已知延胡索含有多种生物碱成分，其中延胡索甲素、乙素均有其镇痛作用，以左旋延胡索乙素镇痛作用较为明显。研究证明：当元胡生品和醋元胡入汤剂时，其生物碱的煎出量是不同的。生元胡水煎液中的总生物碱含量（相对值）为25.06%，而醋元胡即为49.33%。初步说明醋制元胡的水煎剂中其总生物碱含量要比生品高1倍量。其止痛效果亦增强。这是元胡经醋制后，其生物碱与醋酸作用生成易溶于水中的生物碱盐有关。

槐花是中医的理血药。多用于凉血止血。自宋代始用其制品（炒槐花、槐花炭）入药。提高疗效。槐花主要含有芸香甙（芦丁）(Rutin)、槲皮素和缩合鞣质等药效成分。芸香甙能防治毛细血管脆性过大及毛细血管渗透性过高而引起的出血，并有降低血压等作用。缩合鞣质能与粘膜表面蛋白质结合形成一层致密的保护膜，因而可减弱炎症的局部反应呈收敛止泻止血等作用。研究证明：槐花生品经炒制可破坏与槐花共存鼠李糖转化酶的活力，使不受酶解而保留其药效成分。同时当入汤剂时亦提高芸香甙的煎出量，槐花生品芸香甙煎出量为3.53%，而炒槐花为7.23%，制炭后其鞣质含量亦比生槐花高，槐花生品鞣质含量为0.66%，而槐花炭为2.57%，当槐花中芸香甙含量愈高则制炭后鞣质含量也愈高。

大黄中医临床有多种用途的经验。常用于攻积导滞，泻火凉血，凉血止血和润肠化滞等，这些都是通过其炮制品而发挥效用的。这亦与其药效成分蒽醌甙类、游离蒽醌类和鞣质等有关。研究说明：大黄经不同炮制对其内在成分是有变化的。经浸润切制的大黄生片，其成分无显著改变，泻下作用影响不大。而经酒制后结合性蒽醌含量减少了，从而使其泻下作用缓和，大黄制炭其结合性蒽醌含量减少很多，而保留有一定量的鞣质。相应的其泻下作用极微弱而起到良好的收敛止血作用。这和中医临床攻下用生大黄，清热通便用制大黄，凉血止血用大黄炭的经验是相一致的。这说明了大黄经炮制后是改变其内在成分而达到临床用药要求以提高其效用的。

何首乌入药有生品和制品，中医经验首乌经炮制而改变了药性。生品性味苦、涩，微温。用于润肠，解疮毒。而其制品味兼甘，起到补肝肾的作用。据报道：制首乌可使其部分致泻作用的蒽醌甙类成分水解成为无泻下作用的游离蒽醌衍生物，其含量随时间延长而递增。而其制品的含糖量要比生品约增高1倍，生品含量为5.80%，而制首乌为10.84%。同时制首乌可使去肾上腺饥饿小鼠肝糖元的积累增加，与对照组相比约增加6倍。而生品无此作用。由此可认为何首乌炮制在于消除其泻下作用，以相应地突出其滋补作用。

胆南星的炮制始于宋代，南星经胆汁制后，传统认为可改变其药性，以增强其熄风定惊的作用。胆汁含胆汁酸的盐类，胆红素，胆绿素等，其中胆酸盐是具有良好的镇痉和解热作用。实验研究表明：南星和胆汁均有抗惊厥和中枢抑制的作用，胆汁越多作用就越强，两者起协同作用。而胆汁作用要比南星作用强。由于猪、牛、羊的胆汁活性成分胆汁酸含量比较接近，认为三者均可采用。可见胆南星是通过胆汁的协同作用而达到“增效”的目的。

炭药在中医临床应用比较广泛，历史也比较早，成书于春秋战国之际的古医方《五十二病方》中就有制炭入药的记述。在制法上汉代曾提出“烧灰（炭）存性”的制炭标准。传统有“炒炭止血”之说。各地沿用的中药炭药有70多种，药典正式收载有20多种，这与西药的炭素并不相同。研究证明：各种炭药不同程度保存有固有成分：如香附、苍术等制炭后仍保留20%左右的挥发油，茜草炭中除茜素受破坏外，茜草酸部分受破坏，紫色素不受破坏。据报导：血余炭确有加速血凝作用，可使粘膜毛细血管收缩。在血余炭煎剂中测得含有大量钙、铁离子，除去这两种离子，其凝血时间就减弱，认为其止血作用可能与此离子有关。凝血实验证明：体内有陈棕、陈棕炭，藕节、藕节炭，侧柏、侧柏炭，槐花、槐花炭，血余炭等；体外有山楂炭、蒲黄炭等均有较满意的凝血作用。又有报导侧柏炭、血余炭、棕榈炭皆有明显凝血酶凝固时间缩短的作用，在炭药悬液的浓度为50mg/mL以下时，药材浓度愈高则凝固时间愈短。这3种炭药中以棕榈炭的作用最强，也明显地较用活性炭为短。棕榈炭可使血凝固时间从19秒缩短至7秒，而活性炭自20秒缩短至13秒。说明中药炭药，不是纯粹的“炭”，是还保留固有药性，而各炭药在体外对凝血的影响亦不一致。从临床和药理试验证明，炭药有止血作用，其作用是通过缩短凝血时间而达到。

以上资料可以看出中药炮制主要是通过：①增高药效成分在汤剂中的煎出量；②破坏共存酶的活力，保存药效成分含量；③消减或破坏与治疗无关的成分，而充分发挥治疗所需的成分；④与某种炮制特定辅料起到协同作用等。以达到其“增效”的目的，提高临床的治疗效果。

三、中药炮制原理

中药炮制的科研工作，是在继承整理基础上结合中医用药的经验而进行探索性的研究，初期主要在于观察炮制对中药内在物质和药理作用是否有一定的影响。1951年和1956年先后发现炮制对槟榔所含的药效成分槟榔碱的含量和杜仲生品、制品煎剂的降压作用确有差别。继后许多学者为了发掘和发扬这门古老的传统的制药技术，开始运用现代药学（包括生药学、中药化学、药理学、工艺学等）和临床医学及有关学科进行了综合性的研究，取得一定的成果，初步阐明了一些问题。

探讨中药炮制的作用原理，了解炮制药材对内在药效成分和药理作用的变化，以及这些变化的临床意义，就能对炮制方法做出较科学的评价，指导和促进炮制方法的改进，制订饮片质量标准，提高药品质量，确保临床用药安全有效。至目前看来，这方面的研究已取得了一定的进展。现从药材炮制高温处理、加辅料处理、加水处理和净选处理等 4 个方面加以说明炮制原理。

（一）中药高温处理的原理研究

1. 高温处理可以消减中药的毒副反应

毒性中药一般可分成两类，一类是与治疗无关的毒性成分，炮制须将其消除。如干漆中含大量的漆酚（50%～65%），毒性较大，一般不宜生用，入药前须经焖煅成炭，破坏部分漆酚，才能降低其刺激性和毒性。白扁豆中含有对人的红细胞的非特异性凝集素，它具有某些球蛋白的性质，经焯或炒后，其毒性可大大降低。另一类是毒性成分又是药效成分，要通过炮制控制其达到一定的含量，或转变成毒性较低的物质。如马钱子中所含的士的宁（Strychnine）和马钱子碱（Brucine），既是有效成分，又是有毒物质。马钱子中士的宁和马钱子碱的含量大致相等，药理作用相似，但马钱子碱的疗效只有士的宁的 1/40，毒性却是士的宁的 1/20，且有箭毒样作用，熔点低（178℃）。马钱子经砂烫或油炸处理，可使马钱子碱大量破坏，而士的宁部分破坏，从而达到减缓毒性的目的。士的宁的熔点为 268℃～288℃，当炮制温度达到 270℃以上时，其含量即减低，且温度越高，受热时间越长，含量损失越多。据报道，含马钱子炮制品的中成药，一次服用剂量含士的宁控制在 6mg 左右，既可达到治疗目的，又不致引起中毒反应。

乌头中含多种生物碱，以双酯型乌头碱（Aconitine）、中乌头碱（Mesaconitine）和下乌头碱（Hypaconitine）毒性最强，其水解后生成的苯甲酰单酯型乌头次碱类，进一步水解生成的氨基醇型乌头原碱类，以及酯碱型生物碱类毒性皆较低。乌头次碱的毒性约为乌头碱的 1/200～1/500，乌头原碱的毒性约为乌头碱的 1/2000～1/4000。乌头经用干热处理，或湿热处理，一方面可使乌头碱类分解或水解成相应的乌头次碱及乌头原碱，使毒性降低。另一方面可能是由于炮制过程中脂肪酰基取代了双酯型乌头碱 C_8OH 上的乙酰基，生成毒性较低的酯碱（Lipoalkaloid）之故。炮制加热温度越高，加热时间越长，乌头碱脱乙酰基越多。蒸、煮等湿热处理能加速乌头碱的水解和分解，降低毒性，但总生物碱量损失较水处理少，特别是蒸法保留总生物碱量多，因此能达到降低毒性，保留药效的目的。这进一步说明，乌头毒性强弱取决于乌头碱的分解和水解程度，而与总生物碱含量不成平行关系。

斑蝥中含有斑蝥素（Cantharidin），外用斑蝥可作为皮肤、粘膜的引赤发泡药，多用于治疗疥癣、恶疮等症，内服用于治疗瘰疬癌肿，但刺激胃肠粘膜，易引起胃肠炎。若斑蝥素被吸收后，经肾脏排泄时，产生严重的刺激作用，易引起肾炎。人内服斑蝥素 30mg 或斑蝥粉 1.5g 左右即可致死。斑蝥素在 85℃开始升华，米炒斑蝥可使斑蝥素部分升华，含量降低而毒性随减。用米炒的目的还在于使斑蝥受热均匀，并借米的颜色变化来控制炮制的程度。

牵牛子含牵牛子甙（Pharbitin），内服后在肠道内分解成牵牛子素，刺激肠道，增进蠕动，而有强烈的致泻作用。但牵牛子甙为树脂甙类，经炒制后可受到部分破坏，使泻下作用缓和。同时牵牛子经炒后易于捣碎和煎出有效成分。

苍耳子全株均有毒，其中以果实的毒性最大，其有毒成分为水溶性的苍耳甙。苍耳子中毒可致肝肾功能病变，尤以肝脏坏死为甚，可导致死亡。经炒焦等热处理，可破坏苍耳甙，降低毒性。

2. 高温处理可抑制或破坏甙类药材中所含的酶，以保留药效成分

白芥子经炒后其白芥子酶大部分受到破坏或抑制，使白芥子甙不致分解成白芥子油而挥发损失，以保存疗效。黄芩经用沸水煮或蒸软后切片，其色黄而鲜艳，若用冷水泡软切片，则饮片变绿色，这是因黄芩中含有酶，冷水能使其中的黄芩甙和汉黄芩甙酶解后产生葡萄糖醛酸和两种甙元，即黄芩素和汉黄芩素，而其中的黄芩素是一种邻位三羟基黄酮，本身不稳定，容易氧化转为醌类衍生物而变绿色。蒸、煮等

加热处理可使黄芩酶受到破坏，不致酶解有效成分，又能软化切片。

3. 高温处理可缓和或改变药性，或产生新的药效成分

槐花米采后立即以蒸汽处理10分钟左右，可避免所含芦丁的分解。因此，生槐米现多用于高血压病。槐米若经炒炭后，在一定的温度条件下，所含芦丁可以部分转化为鞣质，使鞣质含量增加2～4倍以上，故槐米炭止血功能增强，临床多用于热性出血病症。荆芥经炒炭后，不仅挥发油含量显著降低，而且挥发油中所含成分也发生了质的变化。生品中原有的8种挥发油成分在炭中未检出，而在炭中检出9种挥发油新成分。黄柏经炒炭后寒性降低，其小檗碱的含量几乎损失殆尽，抗菌消炎作用随之相应减弱。故中医用黄柏炭治疗崩漏以止血，而不用其治疗痢疾是有道理的。北山楂消食化积，经炒焦后其所含的有机酸破坏较多（与温度有关），酸性降低，对胃的刺激性也随之降低。炒制程度越深，山楂总黄酮的含量损失越多，生品为2.6%，炒品为2.2%，焦品为2.0%，炭品为1.3%。

明矾、石膏等含结晶水的药材经加热煅制后，使失去结晶水，成为无水化合物，增强收敛燥湿等功能。炉甘石主含碳酸锌，经煅制后可产生氧化锌，而具有消炎、止血、生肌的作用，并可减轻对眼的刺激性。猪蹄甲、血余等一般不生用，经焖煅制炭后用于治疗出血性病症。从血余炭醇提取液中得到的粗结晶物，能显著地缩短家兔白陶土部分凝血酶的时间，对ADP诱导大鼠血小板凝集有较明显的增强作用，并能明显地降低大鼠血浆cAMP的含量。粗结晶所具有的内源性系统止血功能，其原理与血浆cAMP含量降低有关。

4. 高温处理利于药材的粉碎、煎煮和保存

矿物类、贝壳类药材，质地坚硬，很难粉碎，不便于调剂和制剂。通过加热炮制，使其质地酥脆易碎，便于煎出成分，利于胃肠吸收。例如，自然铜经火煅醋淬后，水煎液中亚铁离子的含量显著增高。铁离子的含量与煅制温度密切相关，温度在650℃以上，主要为Fe_3O_4及其他一些低熔点金属的烧结物，可溶性铁离子的含量必然降低。赭石经煅淬后，有毒成分砷的含量大大减少，Mn、Fe、Al、Ca、Mg、Si等的溶出量皆增加，尤其钙的溶出量增加30倍。以650℃煅至暗红色，氧化亚铁含量最高。

种子类药材炒后均可使质酥易碎，炒后研碎，更能提高成分的煎出量，且气变芳香。桑螵蛸经蒸后可杀死虫卵，利于贮存。

（二）中药加辅料处理的原理研究

药材在炮制过程中有的需与特定的辅料如麦麸、米、酒、醋、蜜、盐水、姜汁、药汁等共制，以促进药效成分的浸出，或使某些有毒副反应的成分减失，而达到提高疗效，降低毒副反应的目的。如大黄的泻下成分约20余种，其中以番泻甙类泻下作用最强，大黄酸甙类（蒽醌甙类）次之，但含量最多。有采用测定番泻甙A含量作为大黄泻下效力的化学评价方法。以测定结合性大黄酸氧化型与还原型含量，分别代表大黄酸甙量及番泻甙量，结果表明，酒炒、醋炒大黄中大黄酸甙、番泻甙的含量与生大黄无明显变化，酒炖、醋煮大黄中大黄酸甙含量减少1/2～2/3左右，番泻甙仅含微量；但酒炒、醋炒大黄的泻下效力降低30%左右，酒炖、醋煮大黄的泻下效力降低95%左右。亦有报道，酒炒、醋炒大黄仅总游离蒽醌类衍生物减量，而大黄酸由于升华温度较高（210℃），并未减少，结合型蒽醌类衍生物含量也未受影响；酒炖、醋煮等结合型和游离型蒽醌类衍生物皆明显降低。综上看来，番泻甙是大黄泻下效力的主要成分，大黄中还有其他泻下活性较强的物质，或起协同作用的物质，这些物质可能比已知泻下成分对热更不稳定。

延胡索的止痛成分为延胡索生物碱，尤以延胡索乙素的镇痛效果最强。延胡索经用醋煮或醋炙后，可使呈游离状态的延胡索生物碱形成盐，增加水溶性，提高煎出量，增强镇痛作用。现已证明，延胡索经醋炙、酒炙后均能提高其生物碱和乙素的煎出量，且经醋炙后，其叔胺碱含量降低。

何首乌经用黑豆等辅料蒸制后，其中大黄素、大黄素甲醚的含量降低，蒸制时间愈长，降低愈多。当蒸50小时后，泻下作用完全消失，毒性降低。制首乌能使去肾上腺饥饿小鼠肝糖元含量升高6倍。制首乌醇提取物能提高血浆中HDL-C/TC值，显著抑制高血脂症鹌鹑的血

浆 TC、TG、FC 和 CE 的升高，延缓鹌鹑快速动脉粥样硬化的形成和发展。经免疫药理学指标研究后认为，以黑豆汁拌蒸 32 小时的首乌质量最好，其具有增强机体非特异性免疫和细胞免疫的作用，并有对抗强的松龙免疫抑制剂的作用。而生首乌无此作用。

五味子经酒制、醋制后具镇咳作用的挥发油略有减少，而具有强壮作用的木脂素类成分含量比生品偏高，这说明古人认为五味子“入补药熟用，入嗽药生用”是有一定科学道理的。

麻黄挥发油能抑制流感病毒，并能兴奋汗腺有解热作用；麻黄碱能松弛支气管平滑肌，有平喘作用；伪麻黄碱有明显的利尿作用和轻微的缓解支气管平滑肌痉挛的作用。麻黄经蜜炙后，其挥发油含量减少约 1/2，而麻黄碱减少甚微，且蜂蜜又能润肺，故蜜炙麻黄发汗作用减弱，止咳平喘作用增强。

（三）中药加水处理的原理研究

不少药材在炮制过程中需经过水洗、漂、泡、浸、煮、焯等加水处理，以除去泥沙、杂质，使药材洁净、用量准确，便于润软切片，某些毒性成分随水流失。如雄黄中夹杂有 As_2O_3，毒性极大，其能溶于水，故水飞法制取雄黄细粉，能大大降低雄黄中 As_2O_3 的含量，降低毒性。陈皮中所含的有效成分陈皮甙(Hesperidin)，易溶于水，因此，前人皆用“抢水洗”使之既润软，又不伤水。槟榔中所含的驱绦虫的有效成分槟榔碱（Arecoline）能溶于水，过去为使槟榔软化切片，须先用水浸 20 天左右，并不断换水，造成槟榔碱流失。故有采用直接打成碎粒入药，或采用 70℃左右的温水浸泡 4 小时左右软化切片者。近来又有人采用减压冷浸软化切片的方法，可缩短浸泡时间，保证饮片质量。再如，苦参中所含的苦参碱（Matrine)、黄连、黄柏、三棵针中所含的小檗碱(Berberine)、麻黄中所含的麻黄碱(Ephedrine)、诃子中含较多的鞣质(23.60%～37.36%）等皆易溶于水，应尽量缩短其浸泡的时间。甘草以水浸泡 48 小时，水溶性浸出物损失 49.84%，甘草酸损失 48.40%；而以水浸润 48 小时，水溶性浸出物只损失 7.22%，甘草酸损失 4.49%。这说明药材质量与软化切片工艺有很大关系。

（四）净选处理的原理研究

中药多是天然产物，有的含有泥沙等杂质，有的有枯朽部分，有的部位有毒副反应，有的部位无药效或质量低劣，有的部位不同，其药效亦不同，因此，药材多需经净选处理，以符合入药的质量标准。如远志入药传统要抽去木心，取其根皮部，即远志肉。但实验表明，远志皂甙含量皮部为 12.1%，木心部为 0.482%，相差达 25 倍。在同等剂量时，全远志和远志皮的祛痰作用强度相似，而远志木心，剂量增至 4 倍时仍无祛痰作用；抗惊厥作用以全远志最强，远志皮次之，远志心无效；溶血作用和急性毒性，以远志皮最强，全远志次之，远志木心最弱。所以远志去心的目的不在于去除其毒副反应，而在于去除祛痰作用极弱的部位。远志心约占全远志重量的 1/4，传统要求远志去心是合理的。又如，麦冬传统经验认为木质心能“令人烦”。经研究表明，麦冬心与麦冬肉（皮部）化学成分基本相似，麦冬肉的水浸出物高于麦冬心，但心约占全麦冬的 3%；临床服带心麦冬亦未发现“烦”的表现。故认为麦冬入煎剂时可以不去心，切碎或砸扁后即可入药用。再如，连翘历代有带心用或单用心的情况，经挥发油的测定表明，带心连翘含量为 1.5%，青翘心含量为 2%，青翘壳仅含 0.4%，老翘不出油。青翘与青翘心的抑菌效力基本一致，老翘抑菌力小，老翘心具有一定的抑菌作用，青翘、老翘的毒性皆比连翘心大，故认为以青翘入药为佳，且不必去心。

传统皆要求人参“去芦”入药，认为参芦具有轻微的催吐作用，用于虚弱病人的催吐。经化学研究表明，人参芦和人参主根所含的皂甙完全一致，均为 20S-原人参二醇、20S-原人参三醇和齐墩果酸。且参芦中总皂甙的含量比人参主根高 2 倍以上，总皂甙元的含量，参芦也高于人参主根。人参芦头中挥发油含量较人参主根中高，氨基酸及多肽种类相似，含量相近；二者所含无机元素种类也大致相同，除铬、镉元素外，其他所含的无机元素含量均以人参芦中较高。上述成分研究为人参入药不去芦提供了一定的依据。

第三节　炮制工艺研究

中药炮制工艺合宜与否对中药饮片质量是有密切影响的。由于我国历史悠久，各地所沿用的炮制方式、辅料、工具等各不相同，辅料的质量、用量亦有差别。此等无疑会影响中药饮片的质量。为了使中药饮片质量的标准化，不少学者在探讨中药炮制原理的基础上对传统炮制老工艺进行了改进试制，制订出合宜的炮制新工艺及其新制品的质量标准。

中药切片前须经软化处理，传统是采用冷水来浸润。因此在软化过程中，致使水溶成分有不同程度的流失，影响中药饮片的质量。北京、天津中药饮片厂比较研究水浸泡和水滋润软化法对水溶成分的影响，结果表明：水浸泡软化其水溶成分流失量比水滋润软化高。如大黄、青皮、川芎等用水浸泡损失达13%左右，而用滋润法损失仅达2.4%～3.7%，而甘草所含甘草酸成分流失达10%，黄柏所含的小檗碱成分流失达50%。鉴此，为了提高饮片质量，减低中药水溶成分在浸润过程中的流失，试制了冷压软化法和原药材破粗粒的新工艺。结果表明：冷压软化切片法可缩短工时达84%～99%。而水溶成分的流失量亦比滋润软化为低。原药材破粗粒，以川芎、黄芩、白芍等18种中药统计，可提高功效2.65倍，降低损耗达10.5%。上海扬浦区中药切制厂研制了真空加温润药的新工艺，防止了水溶成分流失和软化时发霉变质问题、提高了饮片质量，并缩短了润药和干燥时间，提高成品获得率。

为了缩短药材与水的接触时间，减少药效成分的流失，采用减压冷浸法，对26种不同类型的中药材进行浸润软化实验。结果表明，该法比传统的泡润法提高生产效率4.5倍，水浸出物流失量由2.3%降至0.9%，饮片中挥发油含量有所增加。此项工作还刚开始，但从天津中药饮片厂研究课题《中药饮片工业生产浸润、干燥工艺基础数据的研究》可看出其对促进炮制生产、提高饮片质量和实现炮制现代化等方面是具有重要意义的。

龟板入药前必须去除其皮膜、筋肉，传统方法是采用水浸泡法使腐烂、脱离，只能夏季生产，时间长达40～50天，近年来有用悬挂式转鼓，在转动搅拌下，采用蛋白酶进行水解，约6～8小时皮肉基本去掉，大大缩短了生产周期。以蛋白质含量为指标，比较水蒸、高压蒸、水煮及砂烫等4种工艺的龟板炮制品，认为蒸法较佳。用食用菌净制龟板或用水蒸法炮制的龟板含氮量及氯仿提取物均高于旧法。从龟板入汤剂的角度出发，以水煎出物量、氨基酸、总氮、灰分为指标比较生龟板、砂烫龟板、砂烫醋淬龟板等3种炮制工艺，以砂烫醋淬工艺为佳。

黄柏中小檗碱的含量与其质量密切相关。以小檗碱为指标，观察不同干燥方法对黄柏饮片质量的影响，认为阴干法最好。烘干法和阴干法对饮片外观及内在质量影响不大。晒干法饮片颜色改变，小檗碱含量明显降低。

生半夏具有一定的毒性，经水浸透后115℃，150分钟或121℃，100分钟热压后，成人口服粉剂10g，或煎剂30g，均无不良反应，且对其所含成分损失小，较传统法炮制半夏缩短时间半月以上。用6%～8%矾水浸泡生半夏2～3天，冬季4～5天，至内无干心，即可达到消除半夏麻辣味的要求，较传统清半夏炮制工艺缩短生产工序，降低了耗损率。生半夏以清水浸泡至内无白心，加入按原药重量20%白矾粉，3%干姜片煎汁（或鲜姜18%绞汁），拌匀，腌泡2～6天，至口嚼5分钟后，舌喉无麻辣感，清水洗去白矾，切片，干燥。此法能达到去麻存性，减少损耗的目的，较传统姜半夏炮制工艺为佳。生半夏以清水浸泡至透，撤水后加入石灰甘草混悬液浸制（半夏100kg，用石灰10～15kg，甘草15kg。石灰先以80℃水化开，过筛去渣，然后加入甘草汤制成石灰甘草混合液），每日搅拌1～2次，并维持浸液pH值在12以上，浸2～3天，至“口尝微有麻感，切面黄色均匀”为度，用清水洗净石灰，干燥。此法达到传统法半夏炮制减毒的目的，且工艺缩短3周，减少了辅料用量，提高了成品的收得率。

用发酵法加工制成胆南星，耗时1～9年，胆汁用量相差亦很悬殊。改进此工艺，将每

100kg 南星粉用胆汁 600kg，先将胆汁过滤浓缩至 170kg，趁热加入 60 度白酒 15kg，随即加入南星粉，混匀，制坨，切成小方块，用 100℃以下温度干燥即可。此工艺只需 6 天时间，大大提高了生产率，并保证了药品质量。熟大黄的传统制法有清蒸、酒蒸等 5 种之多，工艺落后，饮片质量不稳定。经系统研究，已制定出“加酒热压法”炮制新工艺。用高压法代替现行药典法炮制草乌，能降低毒性，保持药效，且总生物碱含量高，生产周期大大缩短。以药理和免疫学指标比较蜜炒黄芪无显著性差异，认为以 70℃～80℃烘 2 小时的蜜炙黄芪新工艺，完全可以取代传统蜜炙（炒）黄芪，适于工业化生产。

巴豆的炮制工艺传统是制霜入药，巴豆霜含油量，据测一般在 18%～20%左右。以药效成分巴豆油为指标，控制其含油量，制定出巴豆仁加淀粉制霜和带种皮巴豆仁加淀粉制巴豆霜的新工艺。此工艺成分利用老法制霜所弃去的巴豆油，而有节约原药材的优点。

传统炮制杏仁时，均需开水焯制。经研究其焯制的目的是在于破坏苦杏仁酶的活力，保留其药效成分。为了防止药效成分的流失，将传统水焯法改为常压蒸制法的新工艺。天津市中药饮片厂为了充分利用杏仁油，又将苦杏仁改为苦杏仁霜入药，并制定杏仁制霜的新工艺。

近年来不少学者应用正交试验法，对单味药的炮制工艺参数进行了优选，如自然铜、赭石、炉甘石、香附、延胡索、马钱子、紫石英等。对不同温度下煅制的白矾进行抑菌实验，找出 180℃～260℃之间，煅 4 小时，应用砂锅等惰性耐火材料为最佳煅制条件。此外，有人对雄黄、藤黄、珍珠等 40 余种中药炮制新工艺亦进行了初步探讨。

（曹　晖）

第四节　饮片质量标准研究

质量标准是控制药品质量，保证人民用药安全有效的重要内容。评价一个药品的质量应包括 3 个方面，即真实性、纯度和品质优良度。真实性是通过药材来源、性状和鉴别项目来体现的，纯度是通过有关检查项目来检验的，品质优良度是由浸出物测定和含量测定来予以衡量的。《中国药典》在这 3 个方面充实了较多规定的内容，但对药材的炮制品多数未作规定，炮制品的规格标准仍主要依据形态、质地、色泽、气味等传统经验判断的情况下，很难掌握一致。近年来有关部门已注意到饮片质量标准的研究工作。国家中医药管理局在“七五”，“八五”期间将中药的科研课题立项招标，其中列有饮片质量研究。40 种中药饮片质量标准研究已取得可喜成果。国家药典委员会已逐步增订饮片质量标准的数量和范围。不少学者也开始对饮片质量标准进行了初步的探索和研究。例如，采用薄层层析-光密度法分离和测定草乌及其炮制品中乌头碱、中乌头碱和下乌头碱的含量，结果表明此法具有简便、分离效果满意，重现性好等优点，可作为控制乌头类药材中此 3 种毒性生物碱含量的方法之一。结合传统经验，从外观性状、显微检查、溶解性及 $AlK(SO_4)_2$ 的含量控制枯矾的质量。对槐花炭质量标准的研究结果，初步认为以炒至黄棕色或橘黄色，于 60℃干燥 6 小时，测芦丁含量应在 10%～15%之间，鞣质含量应在 2%～3%之间。有人从白附子、商陆、芫花等生、制饮片的性状、显微及理化鉴定方面进行研究，为白附子、商陆、芫花等饮片质量标准的制定提供了科学资料。

此外，有人对中药饮片的质量控制项目提出了建议，可供炮制研究时参考。我国药典 1995 年版收载中药材 522 种，制剂 348 种，其中有 14 个单列炮制品种。因此，今后饮片质量标准的研究必须将经验鉴别与现代方法和手段紧密结合，可从炮制品性状、净度、水分、灰分、浸出物量、有效成分和（或）有毒成分的含量等方面加以研究。可以相信，在各级有关部门的重视和支持下，经过中医药工作者的共同努力，饮片质量将会得到迅速提高，饮片质量标准化的目的一定能达到。

（曹　晖）

第五节　炮制机械设备研究

传统中药炮制技术，虽然随历代科学技术发展而发展。但受历史条件所限，长期以来停留于小生产的手工制作，生产分散、设备简陋，处于“切药靠把刀，磨粉靠碾槽”的状况，难于适应大生产的需要。建国以来，经过中药饮片行业生产、科研人员的技术攻关，中药炮制各工序均有了初型的筛选、清洗、浸润、切片、粉碎、炒药、干燥、包装的单机。

一、中药净选设备

主要有分选机、风选机、去毛机和洗药机等。如多口风选机（天津市中药饮片厂）、转式电动筛（北京中药四厂）、双转式卧筛（杭州胡庆余堂）、钢丝分筛器（苏州雷允上制药厂）、八角形滚筒式去毛刮皮机（广州中药二厂）、74型卧式脱皮机（浙江药材公司）等。

湖南常德地区中药厂研制的GQ-1A型滚筒式去毛机、兰州佛慈制药厂立式碾毛机、湖南常德药材公司活动圆筒齿轴旋转式除毛机是利用机械旋转造成药材与机械间、药材间相互摩擦，而达到除去药材之非药用部位的目的。常用于加工香附、狗脊、骨碎补、盐知母、桃仁、杏仁、蔓荆子、栀子、鲜半夏、枳壳、金樱子、苍耳子、刺蒺藜等药材。一般较手工操作可提高工效10倍以上，一些药材每小时的加工量可达200kg左右。为了能更好地适应加工不同中药材的需要，目前的这类机械尚需从控速定时，进出料自 动化，多功能化等方面进行改进发展。

有人将食品机械引用于净选加工，收到满意效果。如用碾米机去苍耳子刺、去诃子核；将糖衣机用于知母、骨碎补、狗脊等去毛。有人将切药机、炒药机等引用于净选加工，亦收到满意效果。如将小型圆盘式切药机的刀片改换成桐木刀片，用于苦杏仁脱皮。将SGP-100型圆盘式切药机的刀刃斜面制成菱形块面，可脱除杏仁、桃仁、白扁豆等的种皮；将HY-WZQ型卧式转盘切药机刀盘上的刀口，用厚薄两种刀片封闭，调节刀床（或刀盘）与出料口的距离，可脱除杏仁、桃仁等的种皮；利用旋转式切药机，还可加工去金樱子毛与内核，能提高工效20倍左右；加工大腹皮，每100kg仅用4.5小时即能完成。利用滚筒式炒药机可去除骨碎补表面的绒毛（小鳞片）。湖北阳新县药械制造厂生产的鄂TP-2型脱皮机，除主要用于杏仁、桃仁去皮外，还可用于益智等去壳。碾米机、磨粉机亦被用于药材的“去刺”、“去毛”、“去果壳”、“去核”、“去心”、“去皮”等加工，收到满意效果。

在洗药设备方面，如滚动式淘药机（上海中药一厂）和加压水冲型滚筒式洗药机（长春人民制药厂）等。目前有滚筒式、刮板式、链板式洗药机等几种类型。从使用情况看，均不同程度地存在着净选效果欠佳，污水排放不畅，耗水量大，物料输出、输入多靠人工等不足之处。但北京中药机械厂研制生产的喷射式洗药机以其洗净度高、破损率低等特点，克服了滚筒式洗药机的缺点。

二、中药饮润（软化）、切制设备

（一）软化设备

药材切制前的软化工序，传统主要采用淋、洗、泡、润等水处理方法，不仅费工费时，且药材成分流失严重。中药软化设备方面主要是润药机。如冷压饮润设备（天津中药饮片厂）、减压蒸汽润药机（上海杨浦区中药切制厂）等。据报道，用减压冷浸软化装置，经对甘草、槟榔等5种类型，40种药材批量生产试验，既可使药材达到软化要求，又可保证饮片质量，提高工效约30倍。上海杨浦中药切片厂生产的减压蒸汽润药机，其性能亦较传统浸润设备优越。此外，用多能提取罐加压快速引润法或真空喷气快速引润法，可大大缩短药材软化时间，同时可保证饮片质量。有人对甘草、白芍、天麻等23种药材，用蒸汽加热法代替用水浸润法软化药材，以减少成分流失。对鹿角胶、龟板胶、天麻、白及、羚羊角等富含角蛋白、壳蛋白、胶质、粘液质等高分子物质和质地坚硬、难以切割的药材，用干燥箱烘烤软化处理后切制。对泽兰、仙鹤草等草质类及叶类药材，使均匀地放在输送带上，通过装有喷水和喷蒸汽的通道，使药材迅速软化后直接送至切药机上切片，便于流水作业，提高生产效率。

天津中药饮片厂等单位，在总结历代中药切制浸润经验的基础上，对中药全浸润工艺进行了系统的研究，并研制成功全浸润工艺技术设备（浸润罐）。在天津浸润罐基础上，由国家中医药管理局组织定点重庆永川机械厂、江西庐山制药机械厂和长春制药机械厂又成功地研制成“回转式中药材浸润罐”，并在四川绵竹中药饮片厂、南昌中药饮片厂和吉林中药饮片厂试用。实践表明，使用这种设备可减少药材药效成分的流失，节约用水，节省工时，减少环境污染，保证和提高饮片质量和临床疗效。

（二）切制设备

目前国产切药机存在精密度差、功能单一，切出的饮片厚薄不均、长短不齐、整碎差异大、切制损耗大等不足。目前主要的切药机有剁刀式切割机（上海中药二厂）、辊刀式切药机（山东周村中药机械厂）、圆盘式切片机（天津市中药饮片厂）、刨片机（江苏无锡医药公司）等。浙江海宁刀具厂研制生产的冲剪式切药机，省力、耐用、加工质量高、结构紧凑，特别适用于医院药房饮片切制。

提高切制质量、增加切制功能是改进现有切药机的主要内容。如有人对转盘式切药机进行改装，不改变原机的主要结构，只分别在原进料斗侧面即切段刀盘处增置进料斗各 1 个，在原刀盘（三片刀）主轴上增加一个板式，只上两片刀的盘，用于草类药材的切段。对转盘式切药机进行改装后，既可用于切横片及球茎类药材，又能切斜片、切段，并能连续进料。又有人通过改进 G4-10 型剁刀式切药机的刀门结构，解决了枝条较细的把子货药材送料不顺的问题。将单冲压片机改装成切药机，用于梅花鹿鞭、海狗鞭、广狗鞭等坚韧难切药材的切制，提高工效 2 倍。采用木工多用电动刨床，对苏木、降香、沉香、檀香等木质坚硬药材的刨片，收到良好的效果。采用 SF-170 型高速粉碎机加工麻黄绒收到满意的效果，既保证质量，提高工效，又减轻劳动强度。

三、中药炒制、蒸煮设备

传统炒制法劳动强度高，操作条件差，常因火源不稳定，翻炒不均匀、不及时，影响药材炮制质量。在炒制设备方面，目前多用转鼓（滚筒）式和平锅式两种炒药机，第一代炒药机主要有回转筒炒药机（天津市中药饮片厂）、电子顺控炒药机（天津市中药饮片厂）、圆筒翻转蒸煮罐（武汉中联制药厂）等。就其设备的性能看，均存在温度不易控制等缺点。为此，有人对转鼓式炒药机调速部分改进，备有 3 种不同的转速，基本上能满足各类中药的炮制要求。在滚筒式炒药机上加一个简单的喷头装置，就可用于需边炒药边喷洒液体辅料的炙制。

目前出现的第二代炒药机如吉林省长春市白山洗净设备厂的 CYJ-90 型中药饮片炒药机，长春市桂林电讯材料厂生产的 ZHC600/800 型、800/1000 型红外线中药烘炒机，山东淄博饮料泵厂的 DZC-640 型电热式炒药机等。同第一代炒药机相比，主要具有以下特点：①采用远红外等现代加热技术，升温快，能控温定时，无明火，减少煤烟污染，生产安全。②进出料迅速、彻底。③转速可控，运转平稳、操作方便，噪音小等。

天津中药饮片厂试制成的电子顺控炒药机，采用 SK2-9 型顺序控制器，使上料、炒药、出料、过筛、风选、吹冷、包装均能自动操作，炒出的药品符合质量要求，车间环境亦符合制药卫生标准。

中国中医研究院中药研究所与电子工业部 12 所等单位协作研制的中药微机程控炒药机是依照中药传统炒制的特点和要求，采用先进电子技术研制成的多功能机电一体化新型炒药设备。采用了密闭负压排烟式锅体和烘烤加热与底锅加热双给热式炒药新结构，具有高效多段无极控速搅拌系统、定温自控开门的进料系统、定炒药时间自控底开门的快速出料系统、玻璃窗插板双层门观察取样口、按时控速定量喷淋的液体辅料供给系统和喷水灭火系统，同时有转换式手动控制与微机自动控制两套操作系统等项新技术。该机具有自动升温，恒温，多段程序控温，自动进料，自控搅拌，自喷辅料，自动排烟气，自动喷水灭火，自动出料，自动降温，微机屏幕自动显示工艺变化，自动打印工艺参数和炒药温度变化曲线及采用汉字人机对话操作等多种功能，实现中药炒药的现代化。是传统经验操作向工艺数据化控制的一大转变。经过 50 多种中药炒制实验和炒制品质量检测，结果表明：该机可广泛应用于中药饮片的炒黄、炒焦、炒炭、醋炙、酒炙、盐制、姜汁制、蜜制、麸炒、土炒、砂烫、蛤粉烫、滑石粉烫等，能完成炒、炙、烫、煨等多种类型的饮片炮制。炒制品具有色泽均匀，外观与内在质量重现性好等优越性,饮片质量也明显提高。

有人用爆米机代替传统砂烫法,对穿山甲、龟板、鳖甲、鸡内金、马钱子、狗脊、毛姜、益智仁等进行了初步探讨。此法能使药材膨胀疏松、外表美观。但由于普通爆米机采用铅作罐盖填垫材料，在爆制时药材易产生铅污染，有待改进。要将普通爆米花机改进为爆药机，便于药材加工生产，应从密封材料、加热方式、出料时的噪音控制等方面进行改进工作，同时对爆制药材进行相应的科研工作。

中国中医研究院中药研究所结合国内煅药生产实际，研制了控温精度高，具有恒温、程序升温等多种功能的煅药炉，适用于不同质地的中药的煅制。如矿物类的自然铜、磁石、赭石、炉甘石、石膏、龙骨等及贝壳的牡蛎、石决明、蛤壳、瓦楞子等10种已完成中药传统煅制工艺的数据化研究，系统地完成了煅药火候对煅制品性状与内在质量影响的规律，提出了指导现行煅药生产的煅制温度、时间、煅淬次数、饮片粒度、辅料用量等数据化工艺条件和煅制品内在质量的检测的科学依据。

凤翔县中药饮片加工厂研制了一种“密闭式煅炉”，通过对牡蛎、龙骨等贝壳类药材的煅制实验,证明该煅炉能提高产量及药材成品率，降低煤耗，提高经济效益，值得继续改进，推广使用。还有人采用Rx3-75-9型箱式加热电阻炉，煅烧醋淬磁石，亦取得较好的效果。烘烤法具有能控温定时，操作简单等优点，常在小生产及科研工作中得到应用。该法原用于饮片干燥及其他药材干燥,近年来已发展用于炙法、烫法、炒法、制炭等。

传统蒸、煮、炖法费工费时，产量低。因此，一些药材如大黄、草乌、地黄、首乌、黄精、女贞子、桑螵蛸等，已逐渐为热压法所代替。热压法较传统蒸、煮法大大缩短生产周期,损失小,成本低,穿透性好,辅料利用率高,能保证饮片质量，有利于大规模生产。

四、中药饮片干燥设备

在饮片干燥设备方面，全国各地在生产实践中，设计并制造出多种干燥设备，主要有直火式、蒸汽式、电热式、红外线式、远红外线式及微波式等。这些设备的干燥效果和干燥能力较自然干燥明显提高。目前主要有翻板式烘干机（上海虹口中药切制厂)、振动热风干燥机（上海黄浦中药厂)、微波干燥设备（南京中药厂)、YHW806A 型远红外辐射干燥箱等。太阳能干燥技术不仅能保证饮片质量，而且可节约大量的能源，降低生产成本，应研究推广。目前已有 CFC-2 型回流内反射式太阳能干燥器问世，占地面积 $60m^2$，投资 1.3 万元左右，每年干燥饮片约 5 万 kg。

综上所述，国内在中药炮制机械化革新方面作了不少工作，取得了一定成绩。中药饮片已开始逐渐向“生产机械化、自动化、电脑控制化、工艺数据化、质量标准化”的方向发展。总之，目前国内的炮制机械，较传统手工操作大大提高了劳动生产率，减轻了劳动强度，改善了劳动条件。为了进一步完善和发展国内的炮制机械，应在继承传统经验的基础上，不断引用新技术,改进现有炮制设备及研制新设备。同时，由于炮制技术革新引起的工艺改变，常造成新旧炮制品间的某些差异，因此炮制技术设备革新还应加强同炮制原理研究及工艺研究的结合。

此外，当前各单位又在原有的单机的基础上，不断改进试制，向联动化、自动化方向发展。为实现炮制生产现代化展示了美好前景。

（曹　晖）

第六节　常用药物炮制研究

一、白附子（禹白附）

白附子始载于《名医别录》。据本草考证认为：自古以来其植物来源并非单一品种。早期入药的白附子主心痛血痹，形似天雄等，主产在我国的东北及辽东沿海一带，仍系毛茛科植物，商品称“关白附”。元、明时期以后出现另一种白附子主治风痰，药材椭圆形生有横纹等，系天南星科植物，现主产河南、四川等地区，商品称“禹白附”。本品采用《中国药典》收载的天南星科植物独角莲 Typhonium giganteum Engl. 的干燥块茎。以河南禹州产为道地。中医列为镇咳化痰药。具有祛风痰、定惊搐、解毒散结、止痛的功效。其生品有强烈的麻辣刺舌感，传统列为毒性中药，一般内服采用其炮制品。白附子炮制作用在于“制毒”和增强疗效。近年来吴连英、王孝涛等对其炮制工艺作了较为系统的改进。

炮制文献研究　吴连英等在考证入药品种变异的基础上，对其炮制沿革作了研究，其历代炮制法见于文献至少有16种之多。宋代以前未见有炮制史料的记述，《太平圣惠方》中始有：炮裂及姜制等。同期文献中还有酒制、醋面煨、炒制和姜、甘草制等。元、明时期多沿用前人的制法。至清代新增有童便、酒制、姜汁蒸制两法。现今沿用有7种，其中矾制，姜、矾煮（蒸）制两法沿用最广。此外还有姜制，矾、姜、豆腐制，矾、姜、黑豆、甘草制，矾、皂角、黑豆制及矾、皂角、甘草制等。《中国药典》收载有姜、矾煮制法。可以看出沿用各种制法中，辅料“矾”的应用最为多见。

炮制工艺研究　吴连英等在文献研究的基础上，采用药典规定“口尝微有麻舌感”并结合小鼠毒性反应为指标，模拟生产条件，制出10余种样品，进行了“制毒”效果的比较，表明：除矾制品外，其他如姜制、黑豆制、甘草制、皂角制等样品虽能使麻舌感程度有所减轻，但均未能达到药典规定的合格标准，对小鼠毒性亦较大。经过试制，确定了白附子矾制法的新工艺，通过中试和传统质量鉴定，可达到药典规定的合格标准。

化学已知成分含量测定　白附子生品、矾制品（新法），姜、矾制品（老法）均含有17种氨基酸，其中生品含量高于制品30%左右，矾制品与姜矾制品总氨基酸及总氮含量相近。β-谷甾醇含量生品高于制品；矾制品高于姜矾制品一倍。油酸含量，矾制品与生品相同，而高于姜矾制品的9倍。表明炮制对白附子水溶成分有一定的影响，而对脂溶性成分影响不明显。

炮制药理研究　吴连英等报道刺激实验表明：白附子生品混悬液对兔眼结膜、家鸽胃粘膜具有明显的刺激作用，可引起兔眼结膜水肿和家鸽呕吐。其冷浸液涂兔耳可引起耳壳明显的肿胀，而新法（矾制）与老法（姜矾制）制品一样较生品有明显减弱或消失。毒性实验表明：白附子生、制品混悬液以最大浓度和体积15g/kg1次灌胃，3天内未见死亡和异常表现，其混悬液和煎剂分别以60g/kg，160g/kg24小时内分4次灌胃，结果7天内未见有明显毒性反应。采用冷浸液和煎剂155g/kg，1次腹腔注射，结果生品呈明显的毒性反应，有半数以上小鼠死亡。姜矾制品较生品减弱，矾制品与对照组一样未见有明显毒性反应。亚急性毒性：采用混悬液每日12g/kg，给大鼠连续灌胃21天，表明生品组体重增长值明显低于新、老法制品和对照组，而新、老法制品和对照组一样体重均较药前明显增加。用药21天后，对大鼠的红细胞、白细胞、血红蛋白含量、肝功（SGPT）、肾功（Bun）（小鼠），3组均未见明显影响。药效实验，镇静作用：白附子生、制品水浸剂1次腹腔注射，均能明显增加小鼠睡眠只数，有明显协同戊巴比妥钠催眠作用。抗炎作用：口服生、制混悬液和煎剂，对大鼠蛋清性和酶母性关节肿，均有明显的抑制肿胀作用，对大小鼠棉球肉芽肿增生和炎性渗出均有明显的抑制作用。止痛作用：采用醋酸扭体法，生、制品水浸剂，1次腹腔注射，均能明显减少小鼠扭体发生次数，说明有轻度的止痛作用。抗惊厥作用：白附子生、制品水浸剂与混悬剂均未见明显的抗惊厥作用。上述表明：炮制能降低白附子生品的毒副反应，炮制对镇静、抗炎、镇痛等药效影响不明显。

饮片质量研究　白附子生、新、老制品的饮片呈类圆形或椭圆形，生品饮片切面显浅白色粉性，边缘黄棕色，具有麻辣刺舌感。新法制品切面显类白色，味淡，微有麻舌感。老法制品切面显黄棕色，角质，边缘棕红色，微有麻舌感。粉末组织：生品为黄白色，新法制品为类白色，两者其淀粉粒众多，球形、半圆形或碗形，脐点点状或人字状，针晶成束或散在，导管细少为螺纹或环纹等相同。老法制品粉末为土黄色，细砂状，淀粉粒糊化或块状。铬天箐S试液反应：生品显橙色，矾制品显蓝紫色，

姜矾制品显紫褐色。8-羟基喹啉试液反应：生品显黄色，矾制品显浅黄色，姜矾制品显黑褐色。荧光反应：生品、矾制品切面及粗粉均显亮白色荧光，姜矾制品无荧光。在饮片质量研究基础上，暂订了新法矾制品饮片质量标准。其安全性增加规定了兔眼结膜水肿反应率和家鸽呕吐率的限度。

白附子生品具有明显的毒副反应，中医列为毒性中药之一。入药内服多用炮制品。其毒性主要表现在对口腔、咽喉、眼结膜、胃粘膜及皮肤等有很强的刺激作用。改进的新法矾制品达到了老法姜矾制品相同的“制毒”效果，其毒副反应有明显减弱或消失。新法炮制对药效影响不明显，在镇静、抗惊厥、抗炎及镇痛等方面保持了与老法制品相同的药效。研究表明：传统认为白附子炮制作用在于“制毒”是有其科学内涵的。改进的新工艺是可行的，其制品能达到药典规定的合格标准。但对白附子内含药效、毒性成分及炮制对其影响等尚待进一步研究。

（王孝涛　吴连英）

二、天南星（虎掌南星）

虎掌南星始载于《神农本草经》，系采用天南星植物掌叶半夏（Pinellia pedatisecta Schott.）的干燥根茎入药，多为栽培品，商品通称为天南星。经调查考证，本品系《神农本草经》记述的正品，是历史上的优质道地药材。中医列为镇咳化痰药，具有燥湿化痰、祛风解痉、消痈肿的功效。其生品有强烈的激舌感，传统列为毒性中药。一般内服多采用其炮制品。天南星炮制作用是在于“制毒”和增加疗效，《普济方》中有“白矾汤泡去毒水”的记载。近年来吴连英、王孝涛等对虎掌南星的工艺作了较系统的研究。

炮制文献研究　天南星入药炮制始见于唐代，其制法有煨、火炮、姜制、醋制及石灰制等。宋代增加有胆汁、甘草、白矾等辅料制达30余种。元明时期新增有17种制法，其中有姜、矾制，姜、矾、皂角制，姜、胆汁制，姜、皂角、蜜制等。清代增加胆汁、酒制，胆汁、桃仁共制等3种制法。现代沿用炮制方法有姜制，矾制，姜、矾制，姜、甘草制并新增了姜、矾、甘草制和姜、矾、甘草、皂角制两种等。《中国药典》收载有姜、矾煮制法。

炮制工艺研究　采用药典规定的质量鉴定标准“口尝微有麻舌感”和实验动物小鼠的毒副反应为指标，在模拟传统炮制生产条件制备有10余种炮制样品进行比较研究的基础上，经研究试制，制订出白矾浸制和矾水热压法两种新工艺。通过中试验证，这两种新工艺制品均能达到药典规定的合格标准，表明两种新工艺用于炮制生产是可行的。

药效成分含量比较　生品、制品中含有相同的成分，制品含量较生品低，但新法制品含量高于老法制品，其中腺嘌呤（掌叶半夏碱乙）成分生品为0.018%，含量最高，而矾浸制品为0.005%，矾热压制品为0.007%两者相近，比老法制品（0.002%）高1～2倍。其β-谷甾醇成分矾浸制品为0.37%，生品为0.04%两者相近，而比老法和矾热压法（均为0.02%）高1倍左右。

炮制药理研究　急性毒性比较了生品、矾姜制品（老法）、矾浸制（新法）、矾热压制（新法）4种不同制品在同等剂量下的混悬液，1次小鼠空腹灌胃给药，结果制品的毒性比生品有明显降低，水煎剂毒性不明显。亚急性毒性比较表明：生品可影响大鼠体重的增长。生品、制品对大鼠血象（RBC、WBC及Hb）、肝功能（SGPT）、肾功能等生理、生化指标未见有明显影响。对其主要脏器的病理组织学检查，生品、矾浸制品对动物各主要脏器均属正常。老法和矾热压法制品除个别大鼠肝脏有病变外，其他脏器均属正常。对家兔眼结膜和小鼠腹膜刺激作用比较：新法制品的刺激性明显低于生品和老法制品，当每日15g/kg剂量时有明显的祛痰作用（$P<0.01$），老法制品也有祛痰的趋势。镇静、抗惊厥作用：生、制品热浸剂以10g/kg，1次小鼠腹腔注射给药，结果生品、新老制品均能明显减少自主活动的次数（$P<0.05$和$P<0.01$）和明显协同戊巴比妥钠的催眠作用（$P<0.01$）。对戊四唑所致小鼠阵发行走抽搐，未见有明显对抗作用（$P>0.05$）。抗炎作用：当每日30g/kg剂量水煎剂灌胃给药。矾浸制和老法制品对大鼠蛋清性关节肿有明显的抑制作用（$P<0.01$），生品和热压制品亦有抗关节肿的趋势。当每日25g/kg水煎剂灌胃给药，新法制

品对调鼠耳壳肿胀有明显的抑制作用（$P<0.05$），生品和老法制品亦有明显的抑制鼠耳壳肿胀的趋势。当每日20g/kg水煎剂灌胃给药7日，生品和矾浸制品对小鼠棉球肉芽增生有明显的抑制作用（$P<0.01$）。镇痛作用比较，当每日20g/kg煎剂灌胃给药，生品和新法制品对醋酸所致小鼠扭体反应有明显的抑制作用，老法制品作用较弱。上述研究表明新法制品在祛痰、镇静、抗惊厥、抗炎及镇痛作用方面，保持了同老法制品相近水平的药效。

饮片质量研究 虎掌南星生品、制品饮片外形近似，生品味辣而激舌，矾浸制品味涩，微有麻舌感。老法制品色泽较深，质坚硬，角质状。矾热压制品除表面带有细小白色晶体外，余与老法制品相同。粉末特征：矾浸制品与生品在色泽、淀粉、组织、草酸钙晶形、导管等方面大致相同外，矾浸制品尚见有方晶和不规则棱晶。老法和矾浸制品粉末呈浅棕色，淀粉糊化，多有方晶和棱晶，余与生品同。理化反应：生品蓝紫色，老法制品显淡黄色，矾浸和矾热压制品显浅蓝色和淡蓝色。铬天箐S试液反应：生品显樱红色，矾浸制品显淡紫色，老法和矾热压制品显深紫色。醇浸出物含量，制品较生品低，但矾浸制品高于老法和矾热压制品。以上述资料为基础制订暂行虎掌南星新制品的质量标准。

（王孝涛 吴连英）

三、大黄

大黄始载于《神农本草经》，系采用蓼科植物掌叶大黄 Rheum palmatum L. 或唐古特大黄 R. tanguticum Maxim. ex Balf. 等的干燥去皮根茎及根入药。多为野生品或栽培品。传统以西北青海地区产品为道地。中医列为泻下药，具有泻下攻积、清热泻火、解毒、活血化瘀的功效。大黄入药饮片有生大黄、熟大黄、大黄炭等多种规格。炮制作用在于改变药性，增强疗效。《本草蒙筌》中有“欲使上行，须资酒制，……如欲下行，务分缓速，欲速生用投滚汤一泡便吞，欲缓熟宜同诸药久煎方服”的记述。近年来江文君等对熟大黄作了较系统的研究。

炮制文献研究 黄泰康等报道，大黄入药炮制见于文献至少有22种，熟大黄有12种之多。始见于汉代，有“炮、皆去黑皮，酒制及蒸制”等。南北朝新增蜜蒸制等。唐代增有薄切蒸熟、破如米豆熬（炒）令黑、醋制、纸煨制等。宋代新增酒炒制、酒蒸制、醋炒制、醋蒸制、米泔水制、酥制及姜制等。元至清时期又新增有酒煨制、酒煮制、醋煨制、醋煮制、石灰炒制、韭汁制等。现今沿用有生大黄、酒大黄、酒熟大黄、醋大黄、大黄炭、清宁片、蜜大黄等。《中国药典》收载有大黄、酒大黄、熟大黄及大黄炭等4种。

炮制工艺研究 王志光报道采用热压法（$1kg/cm^2$，120℃，2h）炮制大黄的新制品与传统酒大黄作了比较，认为其气味、色泽相同，热压法可达到炮制目的。江文君等在文献、药理及临床的科研基础上，对熟大黄传统炖制和蒸制的炮制工艺作了改进，制定了熟大黄酒热压法的新工艺，经生产中试用和临床验证，认为新工艺制品保持较好的药效。既有传统酒炖制的优点，又改进隔水炖制受热不均，费工时等缺点。有人认为熟大黄蒸制时间以10小时为宜。

炮制化学研究 李胜华等研究表明生大黄总蒽醌减少1/10，主要减少是游离蒽醌，鞣质含量没有减少。酒大黄总蒽醌减少约1/10，其中结合性蒽醌减少了1/4。熟大黄总蒽醌量减少1/4以上，其中结合性大黄酸减少近1/2，鞣质含量也减少1/3。大黄炭总蒽醌只减少约1/10，而结合性蒽醌减少约4/5，结合性大黄酸也减少2/3，鞣质含量仅减少1/3。有报道：酒炒与醋炒大黄总游离蒽醌类衍生物量下降1/7～1/5，游离大黄酸及结合型蒽醌类衍生物未受影响，大黄炭全部蒽醌类衍生物量均剧烈下降，仅保留有1/3左右。经番泻甙及大黄酸甙测定表明：酒炒与醋炒品未受影响，而酒炖品、清宁片、醋煮品及大黄炭等制品，其大黄酸甙减量1/3～1/2。番泻甙仅微量或完全破坏。有报道：酒熟大黄与蒸熟大黄均不再含番泻甙。蒸熟大黄中蒽醌类成分量高于酒熟大黄。熟大黄经HPLC法测不出番泻甙，仅测出芦荟大黄素0.57%，大黄素0.52%和大黄根酚2.7%提示降低了泻下作用。炒大黄和大黄炭中的大黄酚含量为生品的2.7倍，大黄素-6-甲醚分别为生品4.5～4.1倍，芦荟大黄素和大黄素，炒大黄为生品的2.7倍和3.4倍，大黄炭为生品的

1.9倍和2.8倍。炒制品总鞣质量下降约18%，大黄炭减少约80%，酒炖大黄降低50%；炒制品中没食子酸减量50%以上，而大黄炭仅减量30%多，大黄炭等制品中儿茶素未检出。大黄及其制品酒精提取物定量其药效成分表明：炮制对大黄药效成分番泻甙A、B有不同程度减量而对芦荟大黄素，大黄酸和大黄素均有不同程度的增量见表4-62。

表4-62 大黄及其制品酒精提取定量比较（mg/g）

	番泻甙A	番泻甙B	芦荟大黄素	大黄酸	大黄素
生品（原药材）	1.367	0.162	0.027	0.145	0.039
熟大黄（酒蒸）	0.747	0	0.316	1.991	0.211
酒炒制	1.122	0	0.170	0.949	0.124
醋炒制	1.181	0	0.118	0.743	0.125
炒制（黄）	1.043	0	0.199	0.197	0.161
炒炭	0.163	0	1.697	1.142	0.819

炮制药理研究 李胜华等报道生大黄对泻下和收敛效力没有影响；酒大黄和熟大黄泻下作用显著减弱，成为较缓和的泻药；大黄炭则泻下作用极弱，收敛及吸附作用较强，因而可具有一定止血的效能。吴连英等通过大黄的泻下ED_{50}值测定表明：酒炒、醋炒制品的泻下效力比生大黄降低约30%，但其泻下出现的时间、次数、性状与生大黄无明显差别；酒炖制、清宁片等泻下效力降低约95%，其泻下时间和次数明显延长和减少并多为软便，大黄炭几乎无泻下作用。说明熟大黄等制品既使泻下缓和，又能达到排除肠内积滞的作用。大黄制品的泻下作用幅度与大黄酸甙含量变化幅度不平行，较平行于番泻甙量的变化幅度。大黄及其制品的酒精提取物其泻下率：以生品（炒制前）为100%，炒黄制品与酒炒品为83%，酒蒸品为53%，石灰炒品11%。九制大黄（九蒸九晒）的致泻力不及生品的1/10，大剂量汤剂灌胃妊娠小鼠和大鼠未见引起胚胎毒性。大黄的酒炒、醋炒、酒炖及大黄炭等制品和生品一样具有明显的解热作用，持续时间达3小时以上，说明炮制对大黄解热作用无明显影响。大黄的酒炒与醋炒制品及生品均有明显的消炎作用，酒炖品与大黄炭的消炎作用有所减弱。大黄制品、生品、鲜品的水和乙醇提取物的急性毒性较生品小，实验检测未发现有致突变作用和明显促癌活性。大黄的抑菌作用，酒炖与酒炒大黄对绿脓、伤寒杆菌抑制优于生品；醋制、石制品及大黄炭对绿脓杆菌和金黄色葡萄球菌保持了较好的抑制效力；石灰制品对大肠杆菌抑制作用明显优于生品及其制品。大黄生品、酒炖品和大黄炭对实验动物造成胃粘膜糜烂性大出血，均有良好的止血效果。大黄及其制品酒精提出物其止血率：生品与石灰炒最高为74.8±58%和73.4±3.9%，炒黄品次之为69.9±6.5%，酒炒品为45.0±6.2%，酒蒸品最低为37.0±4.6%。有报道炒大黄和大黄炭中的大黄酚和大黄素-6-甲醚的含量高于生品约2.7～4.0倍。说明止血成分增加，可增加其止血作用。高晓山等研究表明大黄对胰蛋白酶活性作用：醋制品抑制能力最强，酒炖制品有较弱的抑制能力，大黄炭没有明显影响。对胰淀粉酶活性作用：酒炒品和清宁片抑制能力最强，酒炖品及大黄炭没有明显影响。对胰脂肪酶活性作用：酒炖品和大黄炭抑制能力最强。大黄生品、熟大黄对慢性肾功能不全的尿毒症物质：血清尿素氮（BUN）、肌酐（Cr）、甲基鸟嘌呤（MG）、胍乙酸琥珀酸盐（GSA）及血中无机磷、钙离子等检测表明：除对钙离子有上升外，其余指标均有降低作用，说明经炮制大黄仍保持与生品一样的改善尿毒症状的作用。

炮制临床研究 屠文彬用大黄炭等处理晚期血吸虫病食道静脉破裂出血的临床观察表明：一般在20天中能达到迅速止血，容易恢复呕血前的体征。赵淑颖等报道生、熟大黄治疗急性上消化道出血（31例）均有较好的止血作用。对治疗急性细菌性痢疾180例中提示生、熟大黄与西药组（痢疾灵、黄连素、庆大霉素

等）其疗效一致，退热作用优于西药组，熟大黄组副反应少。熟大黄煎剂治疗上呼吸道感染61例，具有明显解热作用，对咳嗽、咽痛、流鼻涕等症状亦有一定治疗作用。熟大黄（片剂）治疗小儿化脓性或成人急性扁桃体炎各155例和146例，效果良好，均显示有较好的解热、消炎及抑菌药效，临床未发现有不良反应及副反应。

中药大黄入药历史悠久，中医在临床辨证用药中积累有丰富经验，由大黄生品而发展创制了酒制、醋制、蒸制、制炭等多种规格的饮片，拓宽了临床用药的范围，提高了药效，可谓中医用药的一大特点。此等已被证实是由于大黄在炮制过程中受到不同程度的加热处理后，对其内含的多种药效成分起到了量或质的变化，因而改变了生大黄固有的药性和功效，使有的饮片由其攻下改变为缓下作用，有的饮片发挥了良好的清热解毒或凉血止血等作用，提高了临床治疗效果。目前仅对熟大黄传统炮制工艺作为较了系统的研究，但对其他规格饮片的炮制工艺尚须进一步研究，积累科研数据，为实现中药炮制工艺的规范化，饮片质量标准化提供科学资料。

（王孝涛　吴连英）

四、黄芩

黄芩始载于《神农本草经》。系采用唇形科植物黄芩 Scutellaria baicalensis Georgi. 的干燥根。多野生。主产于河北、山西、陕西及内蒙等地区。中医列为清热解毒药，具有清热燥湿，泻火解毒，止血安胎的功效。其入药多采用生品、酒制品。传统认为酒制可引药上行，并缓和黄芩苦寒之性，增强其原有的功效。明·《本草正》："欲其上者酒炒，欲其下者生用"。近年来对黄芩切制、酒制工艺等作了整理研究。

炮制文献研究　黄芩入药炮制始见于唐·《外台秘要》。宋代要求："去皮并黑腐，细剉，桶剉，竹筛齐用"。相继出现了炒制、煅制、姜汁制及酒制法。金、元时期沿用了宋代的姜制、酒制外，新增加了醋制、土炒制两种。明、清时期除沿用前代的部分方法外，新增加有童便制、胆汁制、米泔水制及药汁制（皂角侧柏制和吴茱萸制）。其中酒黄芩、黄芩炭、炒黄芩沿用至今。《中国药典》收载了酒黄芩。

炮制工艺研究　黄芩切制工艺研究：黄芩切制前软化，遇冷水易变绿而影响质量。研究提出蒸、煮软化后切片，蒸时间不超过1小时，煮时间以10分钟为宜。有认为黄芩蒸10分钟，30和60分钟或焯煮10分钟、30分钟的黄芩片、黄芩甙与甙元含量与原药材相比无明显差异。黄芩冷浸12小时或浸润、淋润36小时，黄芩甙因酶解其含量明显降低，而其甙元的含量相应增加。黄芩经过蒸10和30分钟或焯煮30分钟切制的黄芩片，依法进行酶解，其黄芩甙与甙元含量与酶解前比无明显差异，说明达到了杀酶的目的。通过比较提出了：将黄芩洗净置笼内蒸30分钟，取出，闷透，切薄片，干燥，筛去灰屑为切制的新工艺。张兆寰等以黄酮及浸出物含量为指标，探讨了焯、蒸时间、切制厚度、干燥温变对质量的影响。结果表明黄芩采用沸水焯、5～10分钟，蒸30分钟，切制成1～1.5mm片，80℃左右干燥的炮制方法质量最佳。还有人提出在热压灭菌柜内（1.0kg/cm^3）热压30分钟后取出，切片，干燥。黄芩酒制工艺研究：袁俊贤等以黄芩甙含量为指标对酒炙黄芩不同加酒量、加酒方式、炒炙温度3个因素，以正交设计法进行优选试验。拟订每100kg黄芩片，用黄酒10kg，拌匀，闷润30～60分钟，以药温100℃～120℃炒干或烘干的酒制新工艺。

炮制化学研究　采用无粘合剂纤维素粉薄层层析和紫外分光光度计相结合的方法，测定了生黄芩及切制品中四种黄酮成分的含量。结果冷浸黄芩中两种甙大大减少，两种甙元增多，而其总黄酮甙含量也最低，证明酶的活力对黄芩主成分变化是有影响的。于留荣等应用聚酰胺薄层层析法和薄层扫描法测定了粘毛黄芩各种炮制品中主要有效成分两种黄酮甙的含量。结果生黄芩为14.87%，蒸黄芩为14.12%，焯黄芩为12.67%，煮黄芩为12.51%，冷浸黄芩为11.79%，炒黄芩为11.89%，酒炒黄芩为11.18%，黄芩炭为2.95%。指出导致黄芩中黄酮甙类成分含量降低的主要因素有酶解作用、高温分解破坏、水液浸煮流失等。因此，在黄芩切制软化过程中，采用蒸30分钟或焯煮10分钟的方法，能减少有效成分的损失，有利于保证药品质量。采用HPLC测定了黄芩及3种炮制品中黄芩甙的含量，结果生品为14.70%，酒黄芩为11.26%，炒黄芩为6.45%，黄芩炭为0.35%。表明加热对黄芩甙的含量影响很大。采用薄层层析和紫外分光光度相结合测定了滇黄芩中黄芩甙和汉黄芩甙的含量。结果表明酒蒸品、清蒸品两种甙的含量均较生品略有降低，而两种炮制品二种成分含量相近。

炮制药理研究 不同方法切制品体外抑菌度实验表明，对白喉杆菌、溶血性链球菌、绿脓杆菌、大肠杆菌的抑菌作用，生黄芩、冷浸切制品，比经过煮、蒸黄芩切制品作用低。生黄芩、冷浸黄芩、烫黄芩中和白喉毒素也比蒸、煮切制品效价低。又报道生黄芩、冷浸黄芩、酒炒黄芩、黄芩炭煎剂，在体外对所试10种病菌均有不同程度的抑制作用，生品效力优于炮制品（个别菌种外），酒炒黄芩对宋氏痢疾杆菌活性高于生品，大黄炭抑菌活性较生品对某些菌种有明显减弱，但对绿脓杆菌、金黄色葡萄球菌仍保持较好的抑菌作用。通过小鼠耳壳肿胀，腹腔毛细血管通透性和碳粒廓清实验比较了生品和酒炙品的差异。结果表明，对耳壳肿胀和毛细血管通透性方面生品明显优于酒炙品，而碳粒廓清方面酒炙品免疫吞噬能力强于生品。

饮片质量研究 生黄芩片为不规则的薄片，表面黄色，中间红褐色，外周（皮部）质硬而脆，气微，味苦。酒黄芩片：形如黄芩片，表面深黄色，略有焦点，质脆，有酒香气，味苦。黄芩炭：为不规则碎片，表面炭黑色，断面焦黄色，有焦香气，味苦。规定生黄芩片中黄芩甙含量不得少于4%，酒黄芩片不得少于3%，黄芩炭不得少于1%。

黄芩冷浸软化切制时变绿，是由其所含的黄芩甙和汉黄芩甙经酶解而生成葡萄糖醛酸及黄芩素、汉黄芩素有关。其中黄芩素性质不稳定易氧化变绿。变绿后黄酮类有效成分受到破坏而质量降低。采用热处理可以破坏酶，有利于保存黄酮甙，以煮10分钟或蒸30分钟为宜。黄芩炮制药理和质量问题，有待进一步研究。

（王孝涛　吴连英）

五、商陆

商陆始载于《神农本草经》，系采用商陆科植物商陆 Phytolacca acinosa Roxb 或垂序商陆 P. amerrcana L. 的干燥根。多为栽培品或野生品。垂序商陆主产于河南禹州、安徽、湖北等地。中医列为峻下逐水药，具有泻下利水、消肿散结等功效。鲜品外用治痈肿疮毒。列为毒性中药。入药多用其醋制品。炮制作用在于降低毒性和转变药性增加药效成分的煎出。《唐本草》称商陆“有赤白二种，白者入药用，赤者见鬼神，甚有毒但贴肿外用，若服之伤人乃至痢血不已而死也。”近年来原思通等对商陆炮制工艺作了系统的研究。

炮制文献研究 商陆入药其炮制法见于文献有8种之多。始见于汉代《金匮玉函经》，载有熬制等。南北朝时期增加净制、切制和豆叶蒸制等。唐代沿用前人制法。宋代增有炒制等。明清时期增加豆汤浸制、醋制、酒制和绿豆煮制等。现今沿用最广为醋炒制和醋煮制两法。《中国药典》收载有醋炒制法。研究认为加热可能是一影响商陆毒性及效用的重要因素，辅料用醋的作用需进一步观察。

炮制工艺研究 原思通等报道，由于产地不同，商陆商品药材加工为厚块、粗细不等，不符合饮片标准。因而对切制工艺作了改进，研究表明，软化前按大小分档，分别采用淋润法为宜，饮片切制规格以切细丝（3×3×30mm^3）较切小块（10×10×10mm^3）工耗稍低。水溶性浸出量比较，商陆丝或块高于原药材厚片1倍左右，原厚片为11.365，切制后细丝为24.6%、小块为22.26%，表明商陆切制规格以切丝或丝块并存为佳。在文献、化学、药理及切制研究的基础上，以商陆的内含物和毒理、药效为指标：根据研究所获的商陆毒素、组织胺、γ-氨基丁酸（G-ABA）等18种氨基酸及钾、钠等8种无机元素的含量和刺激性降低、LD_{50}提高、祛痰及利尿的指数等可比性指标，对商陆各种炮制工艺作了综合评价（评分法），表明清蒸法的综合优势高于传统工艺（生品和醋制品），除利尿和祛痰指数较低外，而在其降低毒性（刺激性及LD_{50}）、减少毒性成分（商陆毒素及组织胺）的含量更为明显。醋煮法祛痰作用最佳，生品有较好的利尿作用。新工艺的清蒸法（笼蒸）和醋煮法经过中试，其制品均能达到降低毒性，其LD_{50}均显著高于老工艺的醋炒品和生品，商陆毒素含量低于老工艺制品，认为新工艺用于生产是可行的。

炮制化学研究　殷玉生报道，商陆经醋制其商陆皂甙甲的含量低于生商陆，毒性亦小。王祝举等采用薄层扫描法和比色法对商陆及其饮片中商陆毒素和组织胺等毒性成分含量作了检测，结果表明：炮制后饮片中的商陆毒素含量均较原药材和生品有不同程度的降低。与原药相比其降低率生品为 34.29%，醋炙品为 50.51%，醋煮品为 75.23%，醋蒸品为 77.835，水煮品为 83.71%，清蒸品为 80.76%，而组织胺含量与原药材相比其降低率生品为 23.3%，醋炙品为 16.5%，醋煮品为 18.45%，醋蒸品为 20.39%，水煮品为 19.42%，清蒸品为 20.39%。炮制后饮片中组织胺含量均有不同程度的减少，而生品经不同方法加热炮制后，其组织胺含量似有不同程度的回升。炮制工艺对商陆饮片中各无机元素（K、Na、Fe、Cu、Mn、Cr 和 Sr 等）的含量均有不同程度的影响。其中醋炙、醋煮、醋蒸 3 种饮片较明显的增加，这有可能与炮制所用金属用具和辅料醋中所含无机元素的介入有关。商陆不同饮片均含有门冬氨酸等 18 种氨基酸，其中包含苏氨酸、结氨酸、蛋氨酸、异亮氨酸、亮氨酸、苯丙氨酸、赖氨酸、组氨酸和精氨酸等机体不能合成而必需由外界提供补充的氨基酸。炮制后，尤其是醋制后的饮片中总氨基酸及人体必需的氨基酸均呈现非常显著的增加趋势，水煎剂高于乙醇（50%）提取液。

炮制药理研究　赵　等报道商陆经不同方法炮制后，与原药材、生品饮片比较毒性均有不同程度的降低。其中清蒸品局部刺激性降低最多，降低率达 83.3%（$P<0.01$），按刺激性从小到大依次为：清蒸品<水煮品<醋蒸品<醋煮品<醋炒品、生品和原药材。炮制后 LD_{50} 均有提高，即毒性降低，其中清蒸品提高最多达 10.47 倍。按 LD_{50} 从大到小依次为：清蒸品>醋蒸品>醋炒品>醋煮品>水煮品>生品>原药材。可知原药材和生品毒性最大。药效实验表明：祛痰作用，商陆原药材、生品及各制品与空白对照品比较均呈现程度不同的祛痰作用（$P<0.01$），与原药材比较其祛痰指数均有所提高。利尿作用，商陆原药材、生品及各制品与空白对照组比较均有不同程度的利尿作用，其中生品及原药材比较利尿指数略有提高外，其他制品均有所降低。

饮片质量研究　张静修等报道，生品丝条状稍弯曲，切面白色或黄白色，有黄棕色条纹，具粉性，味甘淡，口尝有麻舌感。醋煮品：形同生品，显棕红或棕黄色，有土黄色条纹，角质样，醋香气。清蒸品：形同生品，显棕黄色，有土黄色条纹，角质样，气微香。醋炙品：形同生品，显土黄色，有黄棕色条纹，偶见有焦斑，具有焦香及醋气。粉末特征：生品：显灰色或类白色，口尝有麻舌感，淀粉粒众多，单粒呈类圆形，长圆形，卵形不等。针晶散在或成束，导管网纹或缘纹等。醋煮品：显黄白色，偶见红棕色碎片，气微香，味微酸，淀粉糊化，脐点不表，余同生品。清蒸品：显棕黄色，味略有麻舌感。淀粉开裂或糊化团块，余同生品。醋炙品：显黄白色，偶有焦化的红棕色碎片，部分淀粉开裂或糊化团块状，余同醋煮品。荧光反应：均呈白色荧光，强弱顺序生品>清蒸品>醋煮品>醋炙品。薄层层析：商陆毒素斑点，生品略大于各炮制品。水浸出物量，两种醋制品略高于生品和清蒸品。并制订了新工艺制品质量标准。

商陆古称当陆，入药历史悠久，是一味常用的利水、通便的中药。民间有采用鲜品入药用于妇科病症，一般与母鸡或瘦猪肉久炖后用。近年来多用于防治慢性气管炎、乳腺增生、银屑病等多种新用途，但亦出现中毒病例。本品在《神农本草经》中列为下品，性味辛、平，有毒。其生品当粉碎时吸入粉末，刺激呼吸道而引起较严重过敏反应，一般多炮制后入药。商陆在河南等地已由人工栽培，产地采收后为了便于干燥，加工成大块片的商品药材，不符合入药饮片标准。研究将原大块片药材改进而切成细丝条或小块入药，定为饮片的规格，是有利提高汤剂中药效成分的煎出率。建立和采用薄层扫描法和比色法的含测方法，来控制商陆的毒性物质商陆毒素和组织胺的含量，并在质量研究所获得数据基础上制订了新工艺制品的质量标准等，提高了临床用药的安全性和有效性。为饮片质量控制提供了可靠的科技资料，尚有待于推广和应用。

（王孝涛　王祝举）

六、芫花

中药芫花始载于《神农本草经》，系采用瑞香科植物芫花 Daphne genkwa Sieb. et Zuec. 的干燥花蕾。多系野生。主产于河北、安徽、江苏、浙江、四川、河南、山东等地区。中医列为泻下逐水药，具有泻水逐饮、祛痰止咳，杀虫疗疮（外用）的功效。入药生品毒剧，故多用其醋制品。传统认为炮制作用在于"制毒"，明代《医宗必读》："好醋煮过，晒干则毒减"。近年来，原思通等对中药芫花炮制工艺、饮片质量、炮制原理等作了系统的研究。

炮制文献研究　芫花入药炮制始见于《金匮玉函经》"熬"法。唐代采用炒制法。宋代新增有醋制法、酒制法、烧灰（制炭）、浆水浸炒及巴豆共制等法。醋制法又出现醋炒、醋浸、醋煮、醋熬膏等不同工艺。金元时期多沿用前人的制法，明代又新增有"炮"法、醋面裹煨法，醋麸炒法及酒浸法等。清代沿用前人炒制，醋炒醋煮等法外，又新增有醋泡焙法等。现今，各省、市、自治区多沿用醋炙法，《中国药典》收载入醋炙法。

炮制工艺研究　原思通等在探明醋芫花炮制原理基础上，设计了清蒸法、高压蒸法、醋煮法及水煮法。并以生芫花和药典醋炙法为对照，比较了其 LD_{50}、家兔皮内刺激性、利尿作用及芫花素、芫花酯甲、芫花挥发油等含量多项药理和化学指标，考察其炮制效果作出了综合评价，其优劣依次为：醋炙品、生品、高压蒸品、清蒸品、醋煮品、水煮品。以醋炙芫花毒性最小（LD_{50}值最高，皮内刺激性降低指数最大、毒性成分芫花酯甲含量最低）而且利尿作用、平喘止咳药效成分芫花素含量降低率最小。芫花醋炙工艺中试验证和质量分析，说明醋炙新工艺是可行的。

炮制化学研究　张瑞等对芫花生品、醋炙品中黄酮类成分含量作了比较，表明两者无明显差异，醋煮法对两者有所不同。有报道醋制品中的芫花素和羟基芫花素含量均高于生芫花，不同方法的醋制品中其含量亦有差别。原思通等采用气质联用法分析炮制对芫花挥发油的影响，结果表明：芫花生品、清蒸品、高压蒸品、醋炙品，醋煮品的挥发油含量均有不同程度降低，降低率依次为：醋炙＜清蒸＜高压蒸＜水煮＜醋煮。其组分亦有较大变化，其中以醋炙和醋煮产生的未知成分较多。挥发油模拟醋制后，除三个小分子化合物未检出外又产生了四个新化合物；分子量在 270 以下的较小分子化合物含量大多升高，其中主成分十六酸增加约 60%；分子量大于 270 者含量大都大幅度降低，其中十六酸甲酯降低率约 80%。采用 HPLC 法分析芫花不同炮制品中芫花素含量变化，结果表明：芫花不同制品中芫花素含量均有所降低，其中以醋炙品降低最少。其降低率依次为醋炙品（18.3%）＜水煮品（27.3%）＜高压蒸品（63.2%）、清蒸品（66.2%）＜醋煮品（79.8%）。芫花素模拟醋炙后芫花素的质和量均无明显变化，说明醋酸并非醋炙引起芫花素含量下降的主要因素。用 HPLC 法分析芫花不同制品中芫花酯甲的含量，表明：除水煮品含量比生品高约 11%外其他制品均有所降低，其中以醋炙品为显著。其降低率依次为：清蒸品、高压蒸品（10%）＜醋煮品（18%）＜醋炙品（45%）。芫花酯甲模拟醋制后其含量降低近 22%，还产生一个芫花酯甲分解物。

炮制药理研究　卞如濂等比较了芫花生品和醋制品的毒性和泻下作用，表明生制品两者的水浸剂和煎剂中生品毒性较醋制品大一倍，而醇浸剂中生品较制品大 7 倍多。生品对家兔离体回肠的抑制作用较醋制品明显。对小鼠肠蠕动作用，生品醇浸剂呈抑制作用，而醋制品似有轻度兴奋作用，二者醇浸剂对小鼠与大鼠均无导泻作用，对家兔有轻度导泻作用，对犬产生呕吐和轻度导泻作用。赵一等研究了炮制对芫花的毒性和药效的影响，表明，在家兔皮内及眼结膜刺激实验及 LD_{50}测定比较，以醋炙品毒性较小、利尿作用较强。芫花素及其模拟醋炙品均有镇咳、祛痰作用。芫花酯甲及其模拟醋炙品均可引起离体子宫及肠管收缩，对大鼠未孕及妊娠子宫作比较，妊娠大鼠子宫更敏感。

饮片质量研究　张静修等对芫花生品及醋炙品的饮片性状、显微特征、显色反应、浸出物、芫花素、芫花酯甲及乙酸等作了较系统的研究。认为总灰分不得超过 15%，酸不溶性灰分不得超过 7%，水溶性浸出物不得少于 19%，醇溶性浸出物不得少于 7%。芫花素为药效成分，未见明显的毒副反应，其含量不得少于

0.08%，而芫花酯甲具有明显的毒副反应，为其毒性成分故不得高于0.015%，并拟订出中药芫花饮片质量标准。

中药芫花生品药力峻猛且有毒性，传统列为毒性中药，入药多用其醋制品。历代对芫花炮制曾有20多种方法。其目的主要在于减毒。芫花含有芫花素、芫花酯甲及挥发油等多种成分。芫花酯甲毒性较大，对皮肤、粘膜有强烈的刺激作用。而芫花素有较好镇咳、祛痰的药效作用。炮制对芫花素有所降低而以醋炙品降低最小，而对芫花酯甲以醋炙法降低最为显著，降低率达45%，药理表明醋炙品毒性最小，利水作用较强，说明传统以醋炙法炮制是有科学内涵的。炮制对其他成分影响尚可再行研究。

（王孝涛）

七、红娘子

中药红娘子一名始见于《图经本草》，是作为樗鸡的别称。据本草考证和实地调查，樗鸡入药始于《神农本草经》。其性味有苦、平，有小毒的记述。而后历代本草或医方书中均有两名出现，考其形态和药效的记述亦大致相同，可认为属于同物异名。并认为本草上正品应是樗鸡科昆虫的樗鸡（斑衣蜡蝉）Lycorma delicatula White。而现今商品中出现了另一品种的红娘子，经鉴定系蝉科昆虫的黑翅红娘子Huechys Sanguinea De Geer的干燥全虫。考其功效方面亦不尽相同。文献上在清代以前所记述的樗鸡（红娘子）主阴痿、益精、强志等作用，而清代文献有主散瘀、行血、解毒等作用的记述，而后又增有外治疥癣和狂犬咬伤等。现今有谓含有毒成分斑蝥素等，这也许可旁证了樗鸡与红娘子有衍变为异物、异名、异效的可能。红娘子现今商品均为野生品，主产于湖北、河南、浙江、四川等地区，中医列为活血化瘀药，具有攻毒、通瘀、破积、外用治瘰疬等，并被列为毒性中药。至于红娘子何年代衍变为蝉科昆虫入药，尚无定论，有说始于明代，有说始于晚清，有待进一步考证。其炮制作用传统认为在于“制毒”。近年来，应钶等对红娘子的品种、入药炮制等均进行了较为系统的研究。

炮制文献研究　文献上红娘子和樗鸡为名的入药炮制始见于宋代。樗鸡有“微炒”、“去足翅”；红娘子有“糯米炒”等记述。元代红娘子沿用“去足翅”等。明代樗鸡增有炙法“去足翅火炙干用”或“去足翅，水略润，同糯米微火炒透熟，去米另研。”而红娘子沿用米炒制，唯改糯米为粳米“粳米同炒，粳米黄色，去粳米不用”。清代，樗鸡和红娘子均沿用前代糯米炒制的方法。现今除北京、天津等地区以净红娘子生品入药外，其他各省市多沿用米炒制品入药“去头、足、翅，米（或糯米）同炒黄色，去米。”。可见历代采用的炮制方法两者大致相同。

炮制工艺研究　据全国各省市炮制规范的规定，大多数地区采用米炒制品和生品入药两类。经对10个省市的实地调查，结果发现尽管这些省市的炮制规范中有“去足翅”、“米炒”的规定，但除有医嘱外，一般多不按规定炮制，而是采用净红娘子生品直接入药配方，临床上也从未发现有中毒病例。又据化学成分的提取、分离、鉴定和毒性实验的结果，证实红娘子“不含斑蝥素”，“无毒”。认为红娘子和樗鸡入药不需经米炒制，而改为净全虫生品入药即可。

炮制化学研究　实验表明，中药红娘子和樗鸡不含斑蝥素。通过有机溶剂和升华两种方法提取，并结合显微镜检别，再以标准品（斑蝥和斑蝥素）作对照，进行了薄层层析法和气相层析法检测，结果两种样品在层析图的相应位置上均未见出现斑蝥素所特有的斑点和斑蝥素峰；将其提取液涂抹在皮肤上也没有看到斑蝥素所特有的发泡现象。再次说明无论是红娘子还是樗鸡均不含有斑蝥素。氨基酸测定结果表明，两者均含有谷氨酸、丙氨酸、精氨酸等16种氨基酸。樗鸡的氨基酸含量高于红娘子，炮制对两者氨基酸含量影响不大。又证明樗鸡含有18种氨基酸，其中人体不能合成的8种必需氨基酸如异亮氨酸、亮氨酸、赖氨酸等含量都较高。樗鸡的醇提液部分发现有3～4种生物碱，经高压液相制备获得了三种单体化合物，经鉴定为吲哚类生物碱，一为β-育亨宾（yohimban-16-carboxylic acid-17-hydroxy methyl ester（3α，16α，17β）），一为阿马里新（Oxayohimban-16-carboxylic acid，16，17-didehydro-19-methyl，methyl ester，（19α）），另一种单体化合物的结构尚在鉴定中。经过微量元素分析表明，樗鸡含有19种微量元素，其中9种都是人

体所必需的，如锌（Zn）、铁（Fe）、铬（Cr）、磷（P）等较为丰富，而有害的镉（Cd）、铅（Pb）等含量都很低，认为微量元素的存在可能与樗鸡的补益作用有关。

炮制药理研究 急性毒性实验（最大耐受量）：取红娘子和樗鸡的头、足、翅、及其躯干部分，分别采用0.75%的羧甲基纤维素钠制成的混悬液给小鼠灌胃，结果其耐受量与50kg的正常人的常用量相比均大于1000倍。认为供试样品较安全，可供临床试用。用手捕捉红娘子和樗鸡并将其分泌物涂抹在手背或将手伸入其粉末中揉擦，均未出现发泡或任何其他症状。樗鸡40%乙醇浸液与10%斑蝥浸液对照，结果斑蝥组全部出现水泡，而樗鸡组未发现对皮肤有明显的刺激作用。斑蝥组悬浮液的LD_{50}为131.8mg/g，煎剂为457mg/g，耐樗鸡混悬液安全量为斑蝥的151倍，煎剂是其200倍。

药效作用（壮阳作用）研究 樗鸡水提取液对大鼠脏器系数和血浆中睾丸酮（TESTOSTERON）含量的影响与空白对照组相比在统计学上无显著差异（$P>0.05$）；对大鼠睾丸及副性器官重量影响无显著差异（$P>0.05$）；其炮制品小剂量组对大鼠的前列腺有较大的影响（$P<0.01$）。电生理实验表明，无论是生品组还是炮制品组的大、小剂量对大鼠的外部性行为质量的改善方面与对照组相比在统计学上具有显著差异（$P<0.01$），尤其是小剂量组更为明显。它大大地加快了大鼠的阴茎勃起速度，此与古代本草上记述其具有"补中，益精，生子，好色"的壮阳作用是相符的。

中药红娘子原是樗鸡的别称，本草考证认为在明清时期以前属同物异名，其本草正品应是樗鸡科昆虫的樗鸡（斑及蜡蝉）Lycorma delicatula White，而后出现另外一品种的红娘子入药，经鉴定为蝉科昆虫的黑翅红娘子 Huechys Sanguineal De Geer。现各地炮制规范多采用此种，其功效主要用于攻毒、通瘀、破积等。此一功效与古本草记载的主"阴痿，益精，强志"等有所不同。现代中医药文献中将红娘子列为毒性中药，并含有毒性成分斑蝥素等记述。研究证实无论是樗鸡还是红娘子均不含有斑蝥素，并不见有其他毒副反应，其生品入药是安全的。认为历史上有关此一记述实属讹传。建议红娘子和樗鸡可不列为毒性中药。据文献、药理、药化、炮制等的综合研究，认为可改变红娘子和樗鸡传统炮制的米炒制法，建议两者均可采用经净制后的生品入药。药效研究表明樗鸡具有壮阳作用，此与古代文献记述的功效是相符合的。但红娘子以蝉科昆虫入药是起于何年代，尚需进一步考证。其药效作用及两者所含药效成分等均有必要加以研究，以保证中医临床正确组药配方。

（王孝涛　薛公达）

八、肉豆蔻

中药肉豆蔻始载于唐代《本草拾遗》："……生胡国，胡名迦拘勒。"系采用肉豆蔻科植物肉豆蔻 Myristica fragrans Houtt. 的干燥成熟种仁。中医列为收涩药，具有温中行气，涩肠止泻的功效。为进口药。肉豆蔻入药多用其炮制品，传统认为炮制作用在于降低生品滑肠的副反应。《本草便读》云："煨熟又能实大肠，止泻痢。"近年来贾天柱等对肉豆蔻炮制工艺质量标准等作了较为系统的研究。

炮制文献研究 肉豆蔻入药炮制始见于《雷公炮炙论》："糯米粉裹，塘灰炮法"。宋代新增面裹炮法、面煨、醋面煨、湿纸煨，丁香姜汁面煨、炒制、粟米砂等法。元、明时期又增加乳香面煨法、盐酒浸、破故纸同炒法、纸裹炮、枣肉煨、麸裹煨、纸包压槌去油、面炒等法。清代沿用前人面煨法外，又增加滑石粉煨、麸蒸、土炒、蛤粉炒等法。现今多沿用面煨法，滑石粉煨，蛤粉炒，麸煨，纸煨及制霜等，《中国药典》收载有面煨法。

炮制工艺研究 陈中峰等比较了麸煨、面煨、滑石粉煨及滑石粉覆盖烘箱煨法，认为滑石粉煨制品较好。又认为用炒药机麸炒为好。有认为泥煨法可代替面和麸等辅料，或用蛤粉中火慢烫去油效果好。亦有提出了肉豆蔻打碎炒或包上湿纸再包面皮煨的新工艺。贾天柱等在炮制化学、药理比较研究基础上，筛选出肉豆蔻炮制湿热蒸制法的新工艺，并用正交设计优选出最佳工艺参数，新工艺经过中试验证，认为湿热法的新工艺是可行的。

炮制化学研究 贾天柱等采用气质联用对肉豆蔻生品、面煨品、麸煨品、滑石粉煨品中挥发油组分作了比较分析，表明炮制对化学组

分变化不大，其中肉豆蔻醚、黄樟醚降低，甲基丁香酚有所增加。用气相色谱法分析不同制品中挥发油变化。表明挥发油及肉豆蔻醚均有所降低，一般减少19.2%～45.4%。采用薄层扫描法和HpLe法测定炮制对肉豆蔻醚、黄樟醚的影响，认为炮制对这两种成分均有降低，其中肉豆蔻醚含量是面煨<麸煨<滑石粉煨<生品。认为其毒性降低与肉豆蔻醚降低有关。肉豆蔻醚是随存放时间增长而增加。经提取分离认为其止泻成分为甲基丁香酚、甲基异丁香酚，炮制对这两种成分的含量明显增加，认为肉豆蔻煨后增强涩肠止泻作用与其止泻成分增加有关。研究表明：肉豆蔻衣中的挥发油和脂肪油含量均高于种仁，脂肪酸种类也是衣多于仁。

炮制药理研究　研究发现肉豆蔻制品可增强对家兔离体肠管的抑制作用，生品水煎液对家兔肠管略有兴奋作用，而制品水煎液低浓度兴奋，高浓度先兴奋而后抑制，认为符合制品去滑肠作用的说法。贾天柱等对肉豆蔻不同炮制品止泻作用及急性毒性的比较，表明止泻作用是面煨>麸煨>生品>滑石粉煨，而其毒性则是生品>滑石粉煨>麸煨>面煨。对家兔离体肠管，小鼠小肠推进作用及止泻作用，结果表明各种制品均有很好的肠管抑制作用和止泻作用，其中以土炒和蒸制品作用较好。对抗血小板聚集作用比较，表明肉豆蔻挥发油有很好地抑制家兔由凝血酶诱导的血小板聚集作用，依次为热压蒸制品>蒸制品>面煨品>麸蒸品>麸煨品>生品。

饮片质量研究　贾天柱等对肉豆蔻新制品的质量作了研究。进行显微鉴别，描述了组织和粉末特征；制品水分不超过8%，水溶性浸出物不得低于15%，醇溶性浸出物不得于低于10%。含量测定：制品挥发油不得少于4.0%(ml/g)，并就新制品的性状、鉴别、检查、含量测定等项制订了其质量标准。

肉豆蔻入药多用其炮制品，研究表明炮制后止泻成分的甲基丁香酚和甲基异丁香酚含量的成倍增加，而其毒性成分肉豆蔻醚含量降低，此等可说明传统炮制原理“实大肠、止泻痢”的科学内涵。至于对两种止泻成分何者更强及炮制对其抗癌作用的影响等均有待再深入探讨。

（贾天柱）

九、肉苁蓉

中药肉苁蓉始载于《神农本草经》。系采用列当科植物肉苁蓉 Cistanche deserticola Y. e. Ma 的干燥带鳞叶的肉质茎入药。多系野生。主产于内蒙古、甘肃、新疆等地区。中医列为补阳药，具有补肾壮阳、润肠通便的功效。入药多用其生品和酒制品。炮制作用在于酒制可降低生品滑肠致泻，增强温阳补肾作用。主品多入润下剂，近年来，陈妙华等对肉苁蓉的炮制工艺等作了较为系统的研究。

炮制文献研究　肉苁蓉入药炮制始见于汉代《华氏中藏经》：酒浸制。南北朝时期增加有酒浸蒸、酥炙法等继后，宋代至明代多沿用前人的酒制法（酒浸）、酒蒸酥炙法外，增有酒煮法及酒炒法、酒蒸法等。至清代增加水煮法和白酒煮制法等。现今多采用酒蒸法，酒炖法、清蒸法，个别地区用油炒制法，黑豆汁炖法等。《中国药典》收载有酒蒸法和酒炖法2种。

炮制工艺研究　周忠俊等报道采用高压法，0.8kg/cm^2，时间20分钟，新产品颜色透亮质好。研究表明：酒炖肉苁蓉饮片比生品、清蒸品、清炖品及高压炖制品为好。酒炖品经过正交试验法，筛选出最佳炮制工艺参数是用黄酒量为30%，水量25%，炖制时间为12小时。经过中试认为酒炖新工艺是符合传统质量标准。

炮制化学研究　陈妙华等对肉苁蓉不同炮制品，采用比色法测定了甜菜碱（betaine）的含量，结果表明肉苁蓉生品为4.3%，酒炖品为7.52%，清炖品为9.16%，清蒸品为7.88%，水浸泡品为2.47%，高压酒炖品为7.68%，白酒炖品为5.99%。说明肉苁蓉加热后甜菜碱含量明显升高，温度是使含量变化的主要因素，水浸泡品含量最低，几乎损失一半。辅料白酒炮制不如黄酒好。张思巨等采用高效液相色谱法测定了肉苁蓉不同制品中麦角甾甙(acteoside)的含量，结果表明：生品为0.34%、酒炖品0.14%、清蒸品为0.17%、清炖品0.14%、高压酒炖品为0.060%，浸泡制品为0.31%。说明生品含量高于炮制品，炮制品中炮制温度越高时间越长含量越低。应用高碘酸钾氧化法甘露醇含量，结果生品为8.21%，酒炖品为7.59%、清炖品为7.71%、清蒸品为7.96%、

浸泡品为8.59%、高压酒炖品为7.86%。说明生品甘露醇含量均高于炮制品，以酒炖品为最低。采用经色法及高效液相色谱法测定了鳞叶及中心白膜的甜菜碱及麦角甾甙含量，结果:野生肉苁蓉中心白膜甜菜碱含量为9.56%，栽培品为4.08%，鳞叶中含量为5.32%；麦角甾甙野生品为0.053%，栽培品为0.60117%，鳞叶中为0.66%。不同制品中游离氨基酸含量测定，结果:(mg/100mg提取物)生品为0.0589，酒炖品(12小时)为0.0703，清炖品为0.0207，酒炖品（24小时）为0.0327，高压清炖品为0.0152，高压酒炖品为0.0572，辅料黄酒为5.0764/ml。说明黄酒中含有丰富的氨基酸，用黄酒炮制肉苁蓉可以提高氨基酸含量，但加热时间不宜过长，加热12小时比加热24小时更合适。

炮制药理研究　何伟等研究表明：对大小幼鼠的促激素样作用观察，无论是生品或炮制品均可增加大小鼠精囊，前列腺及睾丸的重量，生品还明显增加大鼠的脾重，制品则明显增加胸腺重，但生品与制品之间无显著性差异。对去势大鼠的雄激素样作用观察，无论生品或制品均能非常明显增加精囊、前列腺重量，但两者之间无明显差异，制品可明显增加胸腺重量。对小鼠腹腔巨噬细胞吞噬功能作用，无论生品或制品对雌性小鼠均可显著增强巨噬细胞的吞噬百分率及吞噬指数，可使被强的松抑制低下的非特异免疫功能恢复到一定水平，但两者之间无显著性。说明肉苁蓉具有促激素样作用和雄激素作用，但无睾丸素样的副反应，不会使大鼠的肾上腺及胸腺萎缩，不会使胸腺和脾脏增重，并使肾阳虚时低下的免疫功能显著提高。研究表明肉苁蓉及肉苁蓉的粗提物均具有一定的补肾壮阳作用，两者作用强度相似。甜菜碱(betaine）和麦角甾甙（acteoside）能显著增加去势大鼠精囊、前列腺等副性器官的重量与肉苁蓉粗提取物的结果一致。两者可能是其雄性激素样作用的主要活性成分。肉苁蓉水煎液能明显增高小鼠小肠推进度，缩短小鼠通便时间，抑制大肠的水分吸收。实验证明甘露醇具有推进肠蠕动的作用，它是肉苁蓉润肠通便的有效成分。通便作用及甘露醇的含量比较，生品高于制品。说明传统“肉苁蓉润大便不须炙”是有科学内涵的。急性毒性试验表明：肉苁蓉生品及制品给予小鼠40g/kg的剂量，除当天有腹泻现象外，没有死亡，再加大剂量有个别死亡，故最大耐量为40g/kg没有毒性，生品与制品相似，因而在一般常用剂量下是很安全的。

饮片质量研究　陈妙华等对肉苁蓉饮片的性状、显微特征、理化性质及有效成分的含量测定等进行较系统的研究，并制定了饮片的质量标准。肉苁蓉生品为椭圆形或扁圆形的厚片，片面棕色，有淡棕色点状锥管束，排列成波状环纹，中心髓部较大、气微、味甜微苦。酒苁蓉形如生品，显黑色或深褐，锥管束深棕色，具有酒气。近周有白霜，日光下可见明显闪光点。粉末、生品为深棕色，淀粉多单粒，类圆形。脐点层纹明显，导管网纹。酒制品粉末为黑棕色，淀粉糊化成团块，理化鉴别，采用薄层层析法，对甜菜碱和甘露醇作定性鉴别，确定采用比色法对甜菜碱作含量测定。生品甜菜碱不得少于3.5%，咸生品不得少于1%，酒制不得少于5.5%，咸酒制品不得少于3%。并制订了肉苁蓉饮片质量标准及其起草说明书。

肉苁蓉入药是采生品和酒制品，酒制品多用于补肾壮阳，生品用于润肠通便，这与其所含有激素样作用的甜菜碱、麦角甾甙和通便作用的甘露醇成分有关。酒制可提高甜菜碱的含量，但麦角甾甙有所减低，通便作用及甘露醇的含量比较，生品高于制品，这亦说明传统认为“肉苁蓉润大便不须炙”是有科学道理的。炮制如何保留麦角甾甙，经加热如何使甜菜碱增加以及栽培品内在成分低于野生品等问题有待再研究。

（王孝涛　张思巨）

十、决明子

中药决明子始载于《神农本草经》，系采用豆科植物决明子Cassia obtusifolia h.或小决明C. Lera L.的干燥成熟种子。多系栽培或野生。主产于安徽、广西、四川等地区。中医列为清热泻火药，具有清热明目、润肠通便的功效。入药多用其生品和炒制品。炮制作用传统认为在于缓和药性，利于药效成分煎出，明代《医宗粹言》：“凡药中用子者，俱要炒过研碎，入煎方得味出，若不碎，如米在谷，虽煮终日味岂能出哉”。近年来，张启伟等对决明子的炮制工艺等作了较系统研究。

炮制文献研究　决明子入药炮制始见于梁代《本草经集注》：打碎。唐代新增有醋制"苦酒渍经三日暴干"。宋代又增有炒制法。继后元明时期沿用前人的炒制法入药，至清代增有酒制法"酒煮暴干为末"。现今除云南地区使用盐制法外，其余大部分地区沿用炒制法，《中国药典》收载有炒制法。

炮制工艺研究　张启伟等采用正交试验设计，安排决明子炒制工艺参数筛选试验，并结合化学成分的测定和药理实验结果，优选出决明子量佳炒制工艺条件是：140℃热锅下药，炒至药温升至140℃，保持10min的新工艺，新工艺经中试验证表明是可行的。

炮制化学研究　张启伟等采用高效液相色谱法比较了不同烘烤温度决明子游离大黄酚含量和保肝类成分。其大黄酚可随烘烤温度升高而增高，其保肝成分则下降，说明受温度影响决明子中的结合大黄酚甙键发生断裂，使结合大黄酚含量下降，游离大黄酚含量升高，认为可考虑以大黄酚为指标来监测炮制火候。其具有保肝作用的大黄酚甙和萘并-γ-比喃酮甙，则随温度升高及受热时间延长而含量下降：生品中含量最高，150℃，5min时，其含量约为生品的1/2，15min时约为生品的1/4。说明若需保留决明子保肝成分，炒制时温度不宜太高，受热时间不宜太长，对决明子生品、制品比较，制品游离大黄酚含量升高，结合大黄酚下降，制品中保肝类成分含量下降。而在煎剂中结果恰恰相反。经实验证明，造成的原因为：种子的酶在煎煮初期水解甙类，使游离大黄酚含量升高，结合大黄酚含量下降；另一方面制品因质地疏松，易于捣碎使甙类成分易于煎出。

炮制药理研究　研究证明，决明子烘烤温度升高，其对抗四氯化碳急性肝损伤作用和通便作用减弱。认为"生决明子性微寒，其疏风清肝及润肠通便力胜，多用于风热上犯，肝胆郁热。而其制品性平，以益肾明目力强，多用于肾肝不足，青盲内障"。经过炮制可起到减弱决明子清热通便作用，因此炒制决明子应尽可能保留其保肝作用。

饮片质量研究　建立了测定决明子结合大黄酚含量的反相高效液相色谱方法，用于控制决明子的质量。并拟定出决明子的炮制工艺，成品性状、鉴别及含量测定等指标的决明子饮片质量标准草案。

中药决明子入药多用其生品和炒制品，并要打碎。炒制温度可使其所含的游离大黄酚含量升高，而保肝成分的大黄酚甙和萘并-γ-比喃酮甙则下降。发现在入煎剂中其结果恰恰相反这可能与其酶解甙类、制后质地疏松和打碎入药易使甙类成分煎出有关。炮制如何更好保留保肝成分在炮制工艺上还有待改进。

（王孝涛、张启伟）

十一、补骨脂

中药补骨脂始载于《雷公炮炙论》。系采用豆科植物补骨脂 Psoralea corylifolia L. 的干燥成熟果实入药。多系栽培。主产于河南、四川、陕西等地区。中医列为补阳药；具有温肾助阳，纳气、止泻的功效。入药多用其生品及盐制品。炮制作用在于增强补肾纳气、减低毒性等作用。近年来姚三桃等对补骨脂的炮制工艺等作了较系统的研究。

炮制文献研究　补骨脂入药炮制始见于南朝《雷公炮炙论》："酒浸蒸制。"宋代增加有酒炒制、炒制、姜制、盐制及芝麻制、斑蝥制等法。元代沿用了酒制和炒制外，新增有醋炒制等法。至明代增加有酒麸炒制、盐酒制及药汁制（以泽泻、蒜、胡桃及盐酒芝麻，盐酒黄柏等为辅料共制）。清代又增有面炒制、麸炒制童便制、乳蒸制及药汁制（以童便、乳盐，芪、术苓、甘，米泔黄柏、盐、胡桃油等多种辅料或煎汁共制）等。见于文献至少有15种炮制法之多。现今多沿用盐炒制、盐蒸制、炒制、及羊脂炒等。《中国药典》收载有盐水灸法。

炮制工艺研究　杨滨等报道通过正交设计对不同的炮制因素（加盐量、闷润时间，炒制温度和时间）进行综合比较，提出补骨脂盐制法的最佳炮制工艺参数和路线。经中试的产品通过老中药师的经验鉴定和产品所含补骨脂素类成分的检测，证明炮制新工艺优于老工艺。

炮制化学研究　丁少纯等采用薄层层析和紫外扫描图谱法进行定性比较，表明补骨脂的炮制前后其内含成分均有变化，但对盐制品、生品的乙醇、50％乙醇和水温浸三种提取液中均可检出补骨脂素，认为炮制对主成分基本无变化。对补骨脂制品中所含成分的含量结果，制品的挥发油低于生品；清炒品、盐制品中的补骨脂素和异补骨脂素高于生品。又报道炒制品和盐炙品中香豆精略低于生品，而煎出率明显高于生品，说明炮制后使其质地疏松，有利于成分溶出。补骨脂中微量元素 Zn、Mn 等含量较高，炒制后可使溶出量增加。增强其补阳的作用。

杨滨等采用气相色谱法对不同制品所含药效成分呋喃香豆精类——补骨脂素、异补骨脂素和毒性成分——补骨脂酚作了含量测定，表明雷公法的酒浸蒸制品药效成分含量高于盐炙品的 3～4 倍，有毒成分有下降的趋势。补骨脂素含量依次为雷公法＞酒浸炒＞蒸法＞盐炙法＞清炒＞生品；异补骨脂素依次为雷公法＞酒浸炒＞盐炙法＞清炒＞蒸法＞生品。补骨脂酚炮制前后含量变化范围在 1.4%～1.6%。补骨脂酚为挥发性成分加水蒸可使含量下降、毒性减低。姚三桃等对补骨脂素成分含量升高的炮制原理作了探讨。认为可能有两个途径，一为高温作用，一为酶的作用，实验证明补骨脂中有酶的存在，用水溶液浸泡可使酶激活，将邻位羟基桂皮酸转化为呋喃香豆素，使含量升高。若沸水等处理后使蛋白质变性，阻止酶解，使含量停留在原水平上。这两个途径，酶的作用要远远强于高温作用。

炮制药理研究　姚祥珍等研究表明补骨脂的不同制品水提物，除酒浸炒品外均能显著提高环磷酰胺引起小鼠白细胞的降低，有明显的升白作用。对大黄致泻有不同程度的对抗作用。其中盐炙品作用均较盐蒸品、雷公法（酒浸蒸品）、清炒品、生品为优。而雄性幼鼠的性器官和附性腺体的生长发育似也有一定程度的促进，而生品在以上指标中作用较弱，并对幼鼠包皮腺的重量似有降低的趋势。这说明现行的盐炙法确有其科学性。补骨脂经盐炙后其毒性有所下降，小鼠口服 LD_{50}，生品为 37.71±0.54g/kg，盐炙品为 43.25±0.61g/kg。酒制品和盐炙品对动物的睾丸、包皮腺、前列腺和精囊腺的湿重指数均无明显影响，而生品、清炒品、雷公法（酒浸蒸品、盐蒸品）对上述器官均有不同程度的抑制。生品和清炒品对睾丸重量明显降低。对肾脏的病理形态学检查表明 5.0g/kg 剂量，连续给药 14 天，未见有明显毒性损害，但给药 21 天的动物，均有程度不等中毒表现，其中酒制品对肾小球毛细血管丛毒性比蒸制、炒制、雷公法品为低，对肾曲管上皮的毒性亦似呈低于其他炮制品的趋势，但无显著性差异。对补骨脂盐炙的新、老炮制工艺制品的药效和毒性比较，新工艺制品的升白作用优于老工艺制品；在止泻和对性器官重量影响上，两者无显著差异，新制品灌胃 LD_{50}及对肾组织的损伤等毒性上则小于老制品，结果提示新工艺制品有助于增效、减毒作用。

饮片质量研究　姚三桃等对补骨脂新工艺制品的饮片性状、显微特征、理化鉴别及含量测定等项指标进行系统的研究并制订了质量标准（草案）。补骨脂生品略扁、质坚硬、果皮与种子不易分离，断面黄白色，而盐制品微鼓起、质松脆、果皮与种子易分离，断面棕褐色。本品显微观察：制品表面丘状突起不明显，附有白色盐结晶。粉末黄棕色，制品胚乳细胞变形，内含淀粉糊化，含量测定，对其所含药效成分的补骨脂素，异补骨脂素及毒性成分补骨脂酚采用气相色谱法测定，作为质量指标。

补骨脂为常用的补阳药，历史上炮制方法有 15 种之多，现今多用盐制品。补骨脂药效成分为补骨脂素和异补骨脂素；毒性成分为补骨脂酚。炮制后可使其药效成分高于生品，其升白作用、止泻作用及对性器官和附性腺体生长发育的促进亦较生品强，而对其毒性成分和作用有所降低，显示了炮制有助于增效和减毒作用。其毒性与补骨脂酚量关系尚待再研究。

（王孝涛　姚三桃）

十二、关白附

关白附原称白附子，入药始载于梁代《名医别录》，系采用毛茛科植物黄花乌头（Aconitum coreanum（Levl.）Rapaics）的干燥块根，多系野生。中医作为镇咳化痰药。具有祛寒湿，止痛的功效。关白附生品有毒，一般内服需采用炮制品。传统认为炮制作用在于“制毒”。近年来毛淑杰等对关白附炮制工艺，饮片质量等作了较系统的研究。

炮制文献研究　关白附原称白附子，入药炮制始见于宋代《太平圣惠方》。其历史沿革参见白附子。现今各地沿用有姜矾煮制、矾煮制、

豆腐煮制等，豆腐制为近代新增加的炮制法。

炮制工艺研究 吕秉森等对关白附自制高压蒸制，（高压120℃，加热70min）。水煮制，清蒸制三种不同样品，通过饮片外形及总生物碱含量比较，认为高压蒸制品为佳。毛淑杰等在炮制原理研究的基础上，对关白附传统加辅料煮制工艺进行改进，制定了关白附清蒸新工艺。经实验证明新工艺药效成分含量高于老法煮制工艺制品4倍，并较好的保持了药效及降低了毒性。经中试验证，炮制新工艺是可行的，新工艺有省时、省辅料、减少生产损耗等优点。

炮制化学研究 李先端等探讨了关白附加辅料炮制对其有效成分的影响。结果表明加辅料豆腐、生姜、白矾炮制比清水煮制样品总生物碱降低1～10倍，关附甲素降低3～17倍。导致这一结果的原因，可能其一是生物碱遇到豆腐中所含大量蛋白质生成沉淀而被除去。二是白矾主要成分为$KA1(SO_4)_2$，豆腐中还含有$CaSO_4$，都属于强酸弱碱盐，在水中酸根呈游离状态，在与关白附共煮过程中和关白附中本来水溶性很小的生物碱形成新的盐，从而使这部分生物碱增加了在水中的溶解度，导致含量比水煮还明显下降。吕秉森等对关白附的不同制品作了总生物碱含量测定，从乌头碱计算，高压制品与生品含量相似，只下降1%左右。而水煮炮制品则下降55%左右。傅梅红等采用薄层扫描测定，表明关白附中药效成分关附甲素随加热时间增加而下降，蒸3小时比生品下降15%，蒸4小时下降25%。用高效液相法测定有毒成分次乌头碱含量表明：蒸1～4小时含量分别是0.0013%；0.00096%；0.00090%；0。以上说明两类成分随加热时间增加，都呈下降趋势。炮制方法不同，对药效成分影响也不一致，煮法炮制可使有效成分下降80%～90%，而蒸法炮制下降为25%左右，说明煮法炮制工艺使有效成分流失较严重。

炮制药理研究 柯青等观察关白附饮片煎剂抗心律失常作用。采用抗氯仿引起小鼠心律失常，抗乌头碱引起小鼠心律失常，抗$CaCl_2$引起大鼠心律失常3种模型，结果表明关白附蒸制品保持了生品同样抗心律失常作用，而老法煮制品疗效明显减弱。李文等证明关白附生品、炮制品水煎剂有较好的体外抗血小板聚集作用，其中新工艺蒸制品抑制率为最高在68%左右。毛淑杰等通过小鼠扫体法证明关白附蒸制品、姜矾煮制品、豆腐煮制品都保持了生品相似的镇痛作用。而热板法证明关白附生品及蒸制品有较好的镇痛效果，但作用时间持续较短，在1.5小时达高峰后逐渐消失。而煮制品作用明显减弱。炮制对关白附毒性的影响，采用一次腹腔给药同剂量下，生品小鼠死亡93%，而蒸制品、姜矾煮制品，豆腐煮制品未见动物死亡及毒副反应。关白附乙醇提取物LD_{50}生品为192.44±0.025g/kg；蒸制品257.6±0.025g/kg；姜矾煮制品为125.58±0.021g/kg。说明蒸制品炮制降低了关白附毒性，确实起到了“制毒”作用。

饮片质量研究 李先端等对关白附饮片形状、组织粉末特征、理化鉴别及含量测定做了较系统的研究探讨。根据生、熟饮片外形、味（麻、苦）等不同制定了详细的鉴别标准。寻找出了生、熟饮片粉末显微特征，描述了生熟饮片粉末颜色、淀粉粒、石细胞、导管的不同。制定了详细鉴别特征对照表。理化鉴别探讨了生、熟饮片的生物碱反应、荧光反应、氨基酸反应等工作，从中优选出生物碱层析图谱、试管反应、和荧光反应作为快速、简便的理化鉴别标准。同时根据新工艺大、小生产几批样品含量测定之结果，制定了合理的生物碱和关白附甲素含量标准。

关白附为常用中药，目前对其炮制文献、工艺、饮片质量标准、对化学、药理等作了较系统的研究，但对炮制原理方面还需深入探讨。

（毛淑杰）

十三、女贞子

女贞子入药始见于《神农本草经》。系采用木樨科植物女贞（Ligustum Lucidum Ait.）的干燥成熟果实。栽培或野生，主产浙江、江苏、湖南、江西等地区。中医列为补阴药，具有滋补肝肾，明目乌发的功效。入药多采用酒制。认为酒制可增强滋补肝肾的作用。近年来，李曼玲等对女贞子的炮制作了较系统的研究。

炮制文献研究 女贞子炮制入药始见于宋《疮疡经验全书》“饭上蒸”法，明清时期有了很大发展，新增加有酒制、酒蜜制、药汁制、焙制、盐制等。现今沿用了酒制、盐制、蒸制法

外，增加有醋制法。《中国药典》收载有酒制法(酒蒸或酒炖)。

炮制工艺研究　李曼玲等采用正交试验对女贞子酒蒸制和酒加压制法进行了筛选。结合化学、药理指标。通过方差分析，确定了最佳工艺条件。通过女贞子外观色泽、化学成分、药理作用及副反应比较，认为酒蒸制工艺优于酒加压制工艺。并将酒蒸制新工艺进行了中试，表明新工艺是可行的。

炮制化学研究　殷玉生等采用双波长扫描仪测定生品及四种不同炮制品中齐墩果酸含量，结果表明：酒蒸品为1.8980%，酒炒品为1.5960%，酒炙品为1.3060%，清蒸品为1.2290%，生品为1.0660%。以酒蒸品含量为最高。女贞子和六种不同炮制品中，均含有17种水解氨基酸，其总量制品高于生品，黄酒制品及醋制品氨基酸总量增加较多。女贞子生品及5种不同炮制品中甘露醇含量在3.711%～3.860%之间，变化不大。

炮制药理研究　戴岳报道，女贞子酒蒸品水煎剂对二甲苯引起小鼠耳壳肿胀，乙酸引起小鼠腹腔毛细血管通透性增加，角叉莱胶、蛋清、甲醛所致的大鼠足跖肿胀，均有明显的抑制作用。能降低大鼠炎症组织PGE的释放量，并能增加大鼠肾上腺重量。使小鼠免疫器官胸腺、脾脏重量增加，能明显提高小鼠血清溶血素抗体活性，能升高正常小鼠血清IgG含量，且能对抗环磷酰胺所致小鼠IgG含量降低，说明女贞子酒蒸制品有增强体液免疫的功能。女贞子生品及七种不同炮制品除醋蒸、单蒸品外，酒蒸品、酒加压品、酒炖品、盐蒸品、白酒蒸品及生品，均能对环磷酰胺所致小鼠白细胞数下降有提升作用，其中酒蒸、白酒蒸品作用较强。女贞子酒蒸品、酒炖品、加压品及生品粉末提升作用，亦以酒蒸品为强，而酒蒸不同时间对升白作用似无明显影响。女贞子酒蒸品能明显提高环磷酰胺所引起的RES吞噬功能下降，加压品亦有一定的作用。女贞子水煎生品、酒炙品、酒炒品、清蒸品、酒蒸品，均能降低血清SGPT含量，以酒蒸品保肝作用最强。

饮片质量研究　女贞子外形肾形或椭圆形，黑紫色，表面皱缩，有果柄痕或宿萼及短梗，气微，味微酸涩女贞子除霜后表面呈黑色或黑褐色，质地油润，霜为白色粉末状，手搓无粘腻感，显微镜下可见分生孢子柄，具酒香气而无霉气，味甘平。女贞子酒蒸、酒炖制品干膏含量分别为16.05%和16.15%，比生品和清蒸品高出6%～7%。女贞子生品和酒蒸品水浸出物，石油醚浸出物及齐墩果酸含量均相近，其内在质量基本相同。薄层层析生品、酒蒸品均出现齐墩果酸玫瑰红色斑点，但水浸出液中均不含齐墩果酸，酒蒸对其无明显影响。

女贞子生品及不同炮制品中均含有齐墩果酸，有认为酒制品明显高于生品。有认为含量基本相同，有待进一步商讨。女贞子酒蒸品对实验性急、慢性炎症，均有抑制作用，并能增强机体免疫的功能。生，制品均有提升白细胞作用。生品及四种炮制品均有降低血清SGPT的作用，其中以酒蒸品作用最强。可见女贞子传统以酒制品入药是有其科学内涵的。

（吴连英）

十四、马钱子

马钱子始载于《本草纲目》，系采用马钱子科植物马钱 Strychnos nux-vomica L. 或云南马钱子 Strychnos Pierriana A. W. Hill 的干燥成熟种子入药。多系野生品。主产云南、广东等地。中医列为外科用药，具有通络止痛，散结消肿的功效。马钱子入药饮片有马钱子、砂烫马钱子、油炸马钱子等多种规格。炮制目的在于降低毒性，便于制剂。《增辑验方新编》中有“用此物最毒，倘炮制不透，服之必发战而死，是不可不慎也”的记述。近年来蔡宝昌等对马钱子作了较系统的研究。

炮制文献研究　叶定江报道，马钱子在明代有豆腐制、炒黑、油炸法。清代除了沿用炒黑、油炸外，又增加了土炒、麸炒、面炒、甘草制、甘草麻黄制、酥油蜜炙、牛乳制等法。现代又增加了砂烫、绿豆制、生姜制、尿泡法。炮制方法虽多，但衍变至今仍以砂烫、油炸为主，尤以砂烫居多。去毛操作始于明代，一直沿用至现代。据研究因去毛操作未获充分的科学依据，《中国药典》1977年版以后，不再要求去毛操作。《中国药典》收载有马钱子、马钱子粉。

炮制工艺研究　传统去毛操作有过许多改进。据研究，将去毛和不去毛的马钱子总提取物分别给小鼠做毒性试验，结果两者无显著差异。据纸层析结果，茸毛中未检出与仁不同的其他生物碱，仁中的总生物碱含量及士的宁含量均比毛茸中所含者几乎多一倍，因此建议马钱子可不去毛炮制后运用于临床。

马钱子炮制以砂烫为多，用远红外箱模拟其温度和条件，100℃～110℃烘干水分，180℃再烘8分钟，得到的炮制品外观与砂烫法相同。正交设计法用烘箱烘制马钱子。结果表示：温度200℃～240℃，炮制5～10分钟范围内，马钱子中士的宁含量可达传统砂烫炮制的结果。从生品和各种炮制品的总生物碱含量及急性毒性试验结果可以看出，马钱子炮制主要通过改变母核吲哚类成分的结构，而不单纯地降低其含量来降低毒性。如砂烫和油炸炮制品的总碱含量与生品比较只降低7.9%和8.4%，而毒性却下降51.5%和47.8%。传统的各种炮制方法均能降低马钱子的毒性，但从经济效益考虑以230℃～240℃砂烫3～4分钟的炮制方法为佳。

炮制化学研究 马钱子碱的作用与士的宁相似，但疗效只有士的宁的1/40，毒性是士的宁的1/20，马钱子碱mp·178℃，士的宁mp·268℃～288℃，马钱子经炮制后，总生物碱、士的宁、马钱子碱均有下降，但以士的宁下降最少，马钱子碱降低最多，这样就大量地去掉了毒性大、疗效差的马钱子碱，降低了毒性。薄层扫描测定结果表明，马钱子皮毛中士的宁、马钱子碱的含量远低于生品，分别只有生品的30.7%和16.1%。也有文献报道，马钱子皮毛中士的宁二种主要成分远远低于胚乳内外层的含量。从马钱子炮制品中提取分离得到异马钱子碱、异马钱子碱氮氧化物，异士的宁氮氧化物、2-羟基，3-甲氧基士的宁、异士的宁等化合物。士的宁和马钱子碱在炮制过程中经高温加热，局部开环形成异型生物碱和氮氧化物，当温度在230℃～240℃，砂烫3～4分钟时，士的宁转化达10%～15%，马钱子碱转化达30%～35%，而此时士的宁和马钱子碱的异型的氮氧化物含量最高，温度过低，时间过短，则转化率低，反之，许多成分被破坏成杂乱无章的化合物。比较了砂烫、油炸、甘草制、尿泡、尿泡后砂烫、醋制、醋制后砂烫、生马钱子，结果表明：士的宁、马钱子碱、士的宁次碱、伪士的宁、甲基伪士的宁、β-可鲁勃林、16-羟基，α-可鲁勃林和马钱子甙的含量都有不同程度的下降，但总生物碱含量下降甚微与生品比仍达92%～98%，而毒性下降显著。用尿、醋、甘草汁或水浸泡或煮制时间过长的炮制品，其总生物碱的含量较低，这是在炮制过程中部分生物碱随水流失的缘故。另有报道各种炮制方法均有一定的降低生物碱含量和毒性作用，麻黄制的马钱子在所有的炮制品中的士的宁含量最高，甘草水制马钱子含士的宁最低，而毒性最大，用绿豆制、鲜姜汁制的马钱子毒性最低，毒性大小不与士的宁含量呈线性关系。

炮制药理研究 士的宁及马钱子碱氮氧化物的毒性分别是士的宁和马钱子碱的1/10和1/15。马钱子碱氮氧化物的毒性虽比马钱子碱显著降低，而其热板法及醋酸扭体法镇痛效果则强于马钱子碱，其镇痛效果与吗啡类同，且马钱子碱氮氧化物具有药效发挥时间迟，药力持久的特点。马钱子碱氮氧化物抑制大鼠角叉莱胶所致关节炎和角叉莱胶致胸腔渗出液白细胞游走作用明显强于马钱子碱，马钱子碱氮氧化物还能显著抑制小鼠由巴豆油所致的耳肿及小鼠腹腔毛细管的通诱性。

马钱子碱及其氮氧化物无论口服或皮下注射，与对照组比较均有明显的化痰作用，但马钱子碱氮氧化物化痰作用较强；马钱子碱氮氧化物在抑制引咳潜伏期和2分钟内咳嗽次数方面都明显优于马钱子碱。

马钱子碱、马钱子碱氮氧化物与阿斯匹林一样，体外给药能抑制由二磷酸腺苷和胶原诱导的血小板聚集，体内给药能抗血栓的形成，有利于改善微循环，增加血流，促进炎症渗出物的吸收，改变局部组织营养状况，降低致痛化学因子的浓度，使疼痛得以缓解。

通过体外培养肿瘤细胞的方法，发现士的宁、马钱子碱、士的宁氮氧化物、马钱子碱氮氧化物、2-羟基，3-甲氧基士的宁、异士的宁、异士的宁氮氧化物、异马钱子碱、异马钱子碱氮氧化物对肿瘤细胞K_{652}、Helα、HEP-2具有抑制其生长及形态损伤作用，并以异士的宁氮氧化物对Helα细胞和K_{652}细胞抑制作用最强；异马钱子碱氮氧化物对HEP-2细胞抑制作用最强。

通过膜片钳方法，证明异马钱子碱能显著

激动 Witar 大鼠乳鼠的心室肌细胞 T、L、B 型 3 种钙通道活动，使其开放时间延长，关闭时间缩短，开放概率增加，而对通过每一种离子流幅值无明显影响。用电子显微镜观察到异马钱子碱和异马钱子碱氮氧化物能明显地抵消黄嘌呤一黄嘌呤氧化酶 X-XOD 引起的破坏培养的心室肌细胞肌丝和线粒体等超微结构的作用，而马钱子碱则无此作用，这说明异马钱子碱、异马钱子碱氮氧化物对心肌细胞具有保护作用。以小鼠骨髓细胞的姐妹染色体互换和微核为指标的遗传毒理学研究证明：2-羟基，3-甲氧基士的宁三个剂量组均无致突变效应，但有较强的抗突变效应，这与马钱子类生物碱抑制肿瘤细胞的实验结果是一致的。

士的宁、马钱子碱及其氮氧化物，马钱子生品总碱及其砂烫炮制品对麻醉犬血压、心率、心电图无明显影响，但对呼吸有兴奋作用。马钱子碱及其氮氧化物能使血压下降，心率减慢，并有明显呼吸兴奋作用。上述 6 种化合物对肌电活动和肌电积分能明显增加，尤以马钱子生品总碱为甚，提示对脊髓有明显兴奋作用。

饮片质量研究　传统方法对马钱子炮制程度的掌握是通过外观色泽变化来判断，这种方法简便，但经验性强。马钱子的品种不同，批号不同，其士的宁等成分含量相差很大，应将士的宁含量调整至一定范围。有文献提出，马钱子的药品标准中有增加马钱子碱含量测定项及规定相应限度的必要，然而，从较全面地评价马钱子品质优劣及安全性方面考虑，似以士的宁和马钱子碱含量的总和作为马钱子质量控制指标较为合理。马钱子中主含生物碱，其中以士的宁和马钱子碱含量最高，根据各地产品和自制产品分析结果，马钱子总生物碱含量可定为 0.80%～1.20%，比药典规定 0.78～0.82%稍高；士的宁可定为 0.50%～0.90%，马钱子碱可定为 0.20%～0.30%，水分不超过 10%，总灰分不超过 4%。

马钱子通过加热处理，使士的宁、马钱子碱等结构发生改变，产生毒性小、疗效高的异构化合物和氮氧化物，这是马钱子炮制解毒的基本原理。通过多种炮制方法筛选，从疗效及经济效益等考虑，以砂烫方法为好，烫制程度完全与传统经验相吻合，说明传统经验的科学性。至于辅料的作用，如绿豆制、鲜姜汁制法也能显著降低毒性，其作用机理尚有待研究。马钱子经提取生物碱后临床应用仍具有明显降低“血沉”和“抗 O”的作用，炮制对生物碱以外成分的作用仍未阐明，亦有待进一步深入研究。

（叶定江）

十五、草乌

唐以前统称乌头，至唐侯宁极《药谱》单独分出草乌头，系采用毛茛科植物北乌头 *Aconitum kusnezoffii* Reichb. 的干燥块根入药。均为野生，全国大部分地区均产。中医列为温里药，具有祛风除湿，温经止痛的功效。草乌入药饮片有煮草乌、蒸草乌、甘草制草乌、黑豆甘草制草乌、甘草银花制草乌、生姜豆腐制草乌等多种规格。《本草纲目》中有“草乌头或生用，或炮用，或以乌大豆同煮熟，去其毒用”的记述。近年来蔡宝昌、李飞等对草乌作了较系统的研究。

炮制文献研究　唐代有醋煮、姜汁煮等法。宋代增加了米泔水浸、黑豆煮等法。明代以后有醋煮、豆腐煮、姜汁煮等约 70 余种炮制方法，所用辅料有 20 多种，历代炮制方法基本与川乌类同。现今沿用有生草乌、煮草乌、甘草黑豆制草乌、豆腐制草乌等。《中国药典》收载有生草乌、制草乌 2 种。

炮制工艺研究　草乌有大毒，炮制均为降低毒性。《中国药典》1963 版用甘草、黑豆汤煮制法。上海比较了豆腐制与清水煮制法，结果清水煮法提高了总生物碱含量，而毒性却有下降，节约了豆腐，降低了生产成本。清水煮制的新工艺：取净草乌用清水浸润至内无干心，取出，置锅内加清水高出药面，连续煮 4～5 小时，拣个头大者切开，内无白心，口尝无麻或微有麻舌感为度，取出，切片。《中国药典》1977 版后采用了清水煮法。孙秀兰等根据蒸法、煮法、甘草黑豆法、加压蒸法、干热法等试验结果，提出蒸法（蒸 5 小时）比甘草黑豆法操作简便，毒性低，又具有一定的镇痛效果，认为蒸法、高压蒸法可作为下一步研究方向。沈道修等报道，用高压蒸法代替清水煮法，经 LD_{50} 测定和离体蛙心试验证明，二种炮制方法和生草乌比较均能降低毒性。从镇痛试验和维生素 C 含量测定证明，二种炮制方法和生草乌均能保持疗效。二种不同炮制方法不仅在毒性或疗效方面差别不大，且用薄层层析法比较，二者化学成分相同。但高压法较药典法却有总生物碱含量高，原药材损失少，方法简便，周期缩短，节约大量人力物力的优点，因此认为高压法完全可以代替药典法。另有在110.5℃热压蒸3～6小时，总生物碱含量反而升高的类似报道。以口尝无麻辣味及炮制品的水溶性浸出物、醇溶性浸出物含量为指标，比较了水漂法、水煮法、常压蒸法及热压法（改进法）的炮制效果，证明采用热压法7磅/吋约6小时，口尝最大者内心无麻辣味为度，可降低毒性。以普通用量的两倍即7g 1次煎服和0.3g散剂内服，无任何不良反应。蔡宝昌等提出润蒸、润煮相结合的方法：原药材除去杂质，洗净，置不漏水的容器内润36小时后取出，切成2mm厚的饮片，置容器内蒸1小时，然后再润36小时，取出连续蒸6小时的炮制方法为A法；取出后接着煮4小时的炮制方法为B法。两法产品双酯型生物碱几乎同样大幅度下降，A、B两法生物碱含量分别达到药典法的2.56倍和2.88倍，说明新法达到了既降低毒性，又减少内在成分损失之日的。后又改常压蒸为115℃（0.5kg/cm²）加压蒸2小时，总生物碱的含量是药典法的1.68倍，是生草乌的0.78倍，酯型生物碱只有生品的0.43倍（药典法是生品的0.41倍）。刘斌等用正交设计，以草乌炮制前后总生物碱和酯型碱含量变化为指标，研究草乌炮制工艺。试验数据经用多指标试验公式评分法处理，选择出草乌的最佳炮制工艺为水浸润透，切厚片，加压（127℃，0.15mPa）蒸3小时。还有文献报道，草乌炮制的关键为水漂透彻，因草乌含有淀粉，如不将药材浸泡润透，则在蒸煮过程中会出现“夹生”现象，煮时再长时间也无法煮透，达不到“内无干心”的要求。

炮制化学研究　用薄层扫描法测定草乌炮制前后乌头碱含量，结果生品含乌头碱为0.159％，制品含乌头碱0.057％。采用薄层层析-光密度分离法比较了草乌及其炮制品（煮草乌、高压蒸草乌）中的乌头碱、中乌头碱和次乌头碱三种毒性生物碱含量，结果煮草乌含量最低，高压蒸草乌次之，生草乌毒性成分含量最高。以不同压力蒸制草乌，用滴定法测定总生物碱，用反相HPLC法分别测定剧毒乌头碱、中乌头碱、次乌头碱的含量，结果表明随着压力与温度增高，总生物碱含量无显著变化，而剧毒生物碱含量显著下降。对不同区域的销售草乌进行生物碱含量分析，结果合格率仅为33.3％，制草乌总生物碱含量普遍偏低，而双酯型生物碱大多高出《中国药典》规定限量，毒性偏高；另外，制草乌的外观优劣及麻辣感程度，不与其毒性成分成平行关系。另有文献对蒙药草乌的不同炮制品：清水泡草乌、童便制草乌、盐水制草乌、诃子水制草乌、甘草水制草乌、酯奶制草乌及高压制草乌作了初步研究，结果高压蒸的草乌含生物碱量较高，甘草水制、盐水制、诃子制、清水泡制的草乌含量较低。还对诃子制草乌进一步研究，用滴定法测定总生物碱的含量，用薄层扫描法测定三种剧毒性乌头碱含量，实验证明，用诃子汤炮制草乌，部分毒性生物碱在水中水解而毒性降低，同时诃子中大量鞣质与生物碱生成难溶性盐，在体内减缓吸收而进一步降低毒性，说明用诃子炮制草乌以降低毒性是科学的。

炮制药理研究　水火共制是目前应用最广泛的一种，草乌经加水加热处理，更能降低毒性，促进水解。毒性降低与乙酰基降低成正变数关系。乌头碱含量也有不同程度的减少，但与毒性关系不大。草乌毒性以蒸法降低最多，约降低原生药LD_{50}的1/59，加压蒸法约降低为1/28，黑豆甘草煮约降低为1/26，煮法降低1/2，干热法降低毒性甚微，与原生药相近似。草乌具有提高痛阈效果，采用煮法、加压蒸法提高痛阈作用明显减弱，蒸法降低毒性最多，而提高痛阈的效力也与生草乌相近似。为了探讨草乌浸泡过程中的水溶液是否须要弃去，比较了生草乌①，弃去浸泡水煮草乌②，加浸泡水煮草乌③，结果总生物碱含量与毒性①>③>②。有异常显著差异，而镇痛、消炎、镇静作用③和②却无显著性差异，故认为浸泡过草乌的水溶液以弃去为宜。还比较了草乌润后加压新法炮制品和药典法炮制品、生品的急性毒性及对心律和呼吸的影响，结果证明新法炮制品具有毒性低，对心律失常影响小，抑制呼吸作用弱等优点。抗炎实验表明，润蒸炮制品有较强的抑制小鼠巴豆油所致的耳肿和小鼠腹腔毛

细管通透性，以及抑制大鼠角叉莱胶所致的关节炎和炎症组织中 PGE_2 的含量，其抗炎作用强于药典法。小鼠热板法及醋酸扭体法镇痛试验表明，润蒸炮制品总提取物的镇痛效果优于药典法炮制品，和生品比较无显著性差异，稍差于盐酸吗啡。该品对血液流变性、血浆纤维蛋白原的含量和血小板聚集率的改善作用也比药典法炮制品和生品强。

草乌的炮制方法非常丰富，随着时代发展与研究深入，炮制方法日趋简化。多数研究集中在草乌解毒方面，结果提示，加热促使有毒成分乌头碱水解是炮制解毒关键，水解过程的化学变化也基本被揭示；饮片亦有可供监测的质量标准，取得了较大的研究成果。但是炮制对药效成分的影响，炮制辅料对药效及毒性的影响研究报道尚不多见，因此搞清加入各种辅料炮制草乌的实质，其成分的变化如何？药理作用有什么变化？临床应用的价值等仍有待进一步研究。

（叶定江）

十六、藤黄

藤黄始载于《海药本草》，系采用藤黄科植物藤黄 Garcinia hanburyi Hook. F. 或 Garcinia morella Desv. 等的胶树脂入药。均系野生品。主产于泰国、印度、越南、柬埔寨等地。中医列为外科用药，具有消肿排脓、散郁解毒、杀虫止痒的功效。藤黄入药有生藤黄、山羊血制藤黄、豆腐制藤黄等多种规格。炮制作用在于降低毒性。近年来叶定江等对藤黄作了较为系统的研究。

炮制文献研究　孔令东等报道，藤黄净制始载宋代《证类本草》。但净制要求并不明确，作为一种产地加工达到去杂的目的。之后对其炮制记载甚少，直至清代有山羊血制、清水煮制、荷叶制的炮制方法出现。藤黄与豆腐蒸法已被全国 21 个地区作为标准收载。现今沿用有生藤黄、豆腐制藤黄、荷叶制藤黄、山羊血制藤黄等。《全国中药炮制规范》收载有藤黄和豆腐制藤黄二种。

炮制工艺研究　比较了生品、荷叶制、豆腐制、山羊血制及清水制藤黄，以毒性及抗菌为指标，实验结果表明以清水煮 6 小时的炮制方法最好。继后以藤黄酸含量为指标，认为清水制法能最大限度保留藤黄酸，确保临床疗效，且生产工艺简单，不需用任何辅料，降低生产成本，易于接受和推广，明显优于其他制法。亦有提出 147℃烘 25 分钟的炮制方法。藤黄各种炮制方法都需要经过长时间的加热，温度的影响可能起到重要作用，故而又增加高压蒸法。比较藤黄各炮制品的抗菌、抗肿瘤、抗炎、镇静、镇痛、急性毒性、致突变作用，均以高压蒸法为好，且藤黄酸、新藤黄酸的含量无显著性的差异。在此基础上又将高压蒸法的时间和温度，以抗炎、抗菌、抗肿瘤（K_{562}）及藤黄酸、新藤黄酸含量作为指标，进行正交试验法优选，结果以 126℃条件下，蒸 30 分钟为最佳工艺。

炮制化学研究　藤黄中主含藤黄酸和新藤黄酸。对藤黄生品、山羊血制品、豆腐制品、荷叶制品、水煮品、高压蒸制品和不同温度和时间（温度 105℃，115℃，126℃；时间 0.5，1，2 小时及 4 小时）的高压制品以及各地藤黄炮制品用薄层扫描法进行含量测定，并用高效液相色谱法进行对照，两者结果基本一致。测定结果是：藤黄酸含量在 30%～36%，新藤黄酸含量在 25%～30%。炮制品含量多数较生品稍有降低，而高压蒸品似乎比生品稍高，但经数理统计，各炮制品之间无显著性差异。而不同地区的藤黄炮制品含量无规律性，差异较大，说明制订藤黄炮制品质量标准很有必要。

炮制药理研究　细胞培养法对 K_{562} 肿瘤细胞生长抑制作用研究表明，各炮制品均有较好的抑制作用，其半数杀伤剂量生藤黄为 18.6μg/ml，水煮藤黄为 16.6μg/ml，豆腐制藤黄为 14.8μg/ml，山羊血制藤黄为 12.6μg/ml，荷叶制藤黄为 7.2μg/ml，高压蒸制藤黄为 6.3μg/ml，藤黄酸为 4.2μg/ml。对 SP2/0 骨髓瘤、艾氏腹瘤各炮制品中以高压制品和荷叶制品杀伤作用较强，其半数杀伤剂量 SP2/0 分别为 3.9μg/ml 和 7.8μg/ml；艾氏腹水瘤均为 2μg/ml。对 HEP-2 肿瘤细胞山羊血制品、荷叶制品、高压蒸（126℃，4 小时），生藤黄、水煮藤黄无作用，其他炮制品的半数杀伤剂量：豆腐制品为 13.5μg/ml，高压制品（126℃，0.5 小时）为 11.2μg/ml。不同温度、时间的藤黄炮制品对 K_{562} 细胞的抑制以 115℃，2 小时为好，126℃，0.5 小时亦与其相似。

用平皿和试管法测定抑菌效价结果表明，各藤黄炮制品对革兰氏阴性大肠杆菌、伤寒杆菌、痢疾杆菌、绿脓杆菌均无明显的抑制作用，对金黄色葡萄球菌和白色葡萄球菌有显著的抑菌、杀菌作用，其中以高压制品和荷叶制品效果最好。对不同温度、时间的抗菌作用以126℃，0.5小时为最佳。

用小鼠巴豆油法和大鼠蛋清及角叉莱胶性足趾肿胀法比较了藤黄各炮制品的抗炎作用，结果表明，各炮制品均有抗炎症作用，其中以荷叶制品和高压制品为好。还比较了不同温度、时间蒸制藤黄的抗炎作用，结果表明，以115℃，2小时和126℃，0.5小时相对较佳。

小鼠戊巴比妥钠阈下催眠剂量实验表明，藤黄各炮制品均有明显的镇静作用，与对照组比较，除水煮藤黄外，均有显著差异，但各炮制品之间比较，差异不甚明显。小鼠醋酸扭体反应实验表明，藤黄各炮制品除山羊血制品外，均有明显的镇痛作用，与对照组比较，均有明显差异，其中以高压蒸制品相对较佳。

小鼠急性毒性试验表明，各炮制品均有不同程度的降低，其中以高压蒸制品较为显著。各种藤黄炮制品对小鼠正常腹巨噬细胞的毒性都比较小，除豆腐制品外，体外安全指数均可达到16～125。以小鼠骨髓细胞中嗜多染红细胞微核和姐妹染色体互换为指数，观察不同炮制品藤黄对致变性的影响，结果表明，藤黄经炮制后可降低其致变性，各炮制品之间无显著性差异。

藤黄有毒，唐代开始入药，清代才有山羊血制、水煮，现代还有荷叶煮制、豆腐煮制，其目的都是为了解除藤黄的毒性。从诸多的实验结果分析，加热对藤黄炮制起到重要作用，加热不仅能降低毒性，还能增强疗效。当然像荷叶等辅料亦有较好的作用，不过各种辅料制时均要经过较长时间的加热处理，相比之下，高压蒸制藤黄方法简便，确系一种较好的炮制方法。至于加热究竟引起藤黄内在发生何种变化？有待进一步深入研究。

（叶定江）

十七、荆芥

荆芥始载于《吴普本草》，《神农本草经》称假苏。系采用唇形科植物荆芥 Schizonepeta tenuifolia Briq. 的干燥地上部分入药。多为栽培品。主产于江苏、浙江、江西、湖北等地。中医列为发表药，具有解表散风，透疹的功效；炒炭能止血，用于便血、崩漏、产后血晕。荆芥入药饮片有荆芥、荆芥穗、荆芥炭、荆芥穗炭等规格。炮制作用在于改变药性，产生新效。《得配本草》有“止晕用穗，止血炒炭，散风生用，敷毒醋调，止崩漏，童便炒黑”的记述。近年来丁安伟等对荆芥作了较多的研究。

炮制文献研究　宋代纸裹焙、烧灰法。明代新增炒黑色、炒、微炒等。清代又增加了童便制、醋制。《中国药典》收载有荆芥、荆芥穗、荆芥炭、芥穗炭四种。

炮制工艺研究　杨中林等报道，在炮制荆芥炭过程中温度是关键因素，以止血、凝血实验为指标，得出最佳的炮制条件是180℃，加热5分钟，采用铁锅炮制。

炮制化学研究：叶定江等对荆芥不同药用部位及炒炭后挥发油成分进行研究，挥发油含量：荆芥穗＞全荆芥＞荆芥梗＞荆芥炭。经GC/MS/DS检测，荆芥和荆芥穗的化学成分类似，但具有镇痛活性成分薄荷酮的含量梗＞穗。荆芥经炒炭后，不仅挥发油含量显著降低，而且挥发油中所含成分也产生了质的变化。除伞花烃和葎草烯没有变化外，其他各组分的含量都发生变化，生品中原有的3-甲基环戊酮、β-蒎烯、桉树脑、新薄荷醇、薄荷醇、香芹酮、二氢香芹酮、马鞭烯酮等8种成分经炒炭后未能检出，但主要成分薄荷酮、胡薄荷酮等仍存在。而在荆芥炭挥发油中检出了乙酰呋喃、1，3，5-三甲基苯、苯甲酸甲酯、2-甲基-2-丙烯基苯、香荆芥酚、香桧醇、3-甲基-4-苯基-3-丁烯-2-酮、4，5，7-三甲基-1，2-二氢萘、2，3-二氢-3，3，6-甲基茚-1-醇等9种新成分。另有报道收割期和贮存时间均能影响挥发油含量，按正常收割期提前5～7天收获含油量最高，贮存期越长，挥发油含量越少，折光率无明显变化。

炮制药理研究　为了探讨炒炭前后止血作用的变化，丁安伟等对荆芥、荆芥炭水煎液；荆芥、荆芥炭提取挥发油后水煎液；荆芥炭混悬液；荆芥、荆芥炭挥发油乳剂等样品的止血作用进行了研究，结果表明，荆芥炭混悬液和荆芥炭挥发油乳剂具有较明显的止血作用，且该

作用与剂量有一定的关系。荆芥炭混悬剂3.2g/kg～4.8g/kg时其止血作用随剂量提高而增强，但达到8g/kg时未见明显止血作用；荆芥炭挥发油300μg/kg时作用非常显著，而达到450μl/kg时作用复又消失。荆芥及其有机溶媒提取物的止血作用，在一定剂量范围内，对数剂量与小鼠的凝血时间均呈显著性的线性相关，整个量效关系曲线呈"V"形。这一特异性的量效关系提示，荆芥炭对小鼠体内凝血系统可能有双相作用，其止血成分为除去挥发油后的脂溶性物质。荆芥炭提取物StE可显著缩短实验动物的凝血酶原、凝血酶、白陶土部分凝血活酶、血浆复钙时间，并具有体内抗肝素作用。同时可显著缩短优球蛋白溶解时间，并增强纤溶活性。StE的止血作用是通过体内促凝血时间和抑制纤溶活性的双重途径来实现的。鱼精蛋白副凝试验和乙醇胶试验均为阴性，排除了在大剂量使用StE时引起的弥漫性血管内凝血的可能性。StE体内用药对实验动物血小板聚集无明显影响，体外用药低浓度（$<$0.625mg/ml）时可强烈促进血小板聚集，而在较高浓度（$>$5.000mg/ml）时，呈抑制作用；对血栓形成基本无影响，唯大剂量（84mg/kg）似有抑制倾向；对血液系统作用似具有双向性，即既有很强的止血作用，又在大剂量使用时表现一定活血倾向。StE能明显增加实验动物的全血比粘度（高切、低切）和受红细胞压积，而血浆比粘度和红细胞电泳时间无明显改变，使用StE组动物受红细胞数有上升趋势。StE对实验动物的呼吸、心率、心电图以及神经系统均无明显影响；小剂量StE对家兔离体肠管平滑肌呈兴奋作用，该作用可被阿托品拮抗；大剂量StE则呈抑制作用，且可拮抗由氯化钡所致肠管痉挛性收缩。StE的LD_{50}（PO）为2.652±0.286g/kg，LD_{50}（Cip）为1.445±0.207g/kg。

饮片质量研究 对国内10个地区的荆芥炭饮片进行了测试和分析，各样品外观色泽差别不大，一般均为黑褐色，但饮片内部色泽则存在一定差异，其主要原因是炒制时锅温不同所致，若温度升至250℃以上，样品外部色泽较深，内部色泽较浅，而在200℃以下炒至外部呈黑褐色时，内部已达棕褐色。各样品含水量一般在10%以下，总灰分和酸不溶性灰分大多分别在15%和7%以下。浸出物和挥发油含量则与样品炒制程度有明显关系，样品内部色泽较浅者，一般浸出物和挥发油含量均较高，而炭化严重的样品，其水浸出物，醇浸出物及挥发油含量均较低。为保证"炒炭存性"，三者含量应分别不得少于10%（g/g），7%（g/g）和0.04（ml/g）。经测定，生荆芥挥发油折光率为1.473，炒炭后挥发油折光率明显增大至1.496左右。

炮制临床研究 荆芥提取物StE的胶囊试用于临床，治疗内科、五官科和妇科各类出血症107例，具有迅速而可靠的止血作用，有效率为98.13%，显效率达83.18%，而阳性对照组的有效率和显效率分别为81.72%和47.31%，经统计，两者具有显著性差异。

荆芥古代多去梗取穗用，明、清以后有连枝梗用者。荆芥生品解表、散风、透疹；炒炭止血。荆芥穗效用相同，惟发散力较强，梗中含止痛活性成分薄荷酮的含量较高。通过实验证实，生荆芥无止血作用，炒炭后能止血，其止血成分为脂溶性的物质，尚须进一步分离、鉴定。以上研究提示，荆芥各炮制品各具特点，可供临床根据病情选用。

（叶定江）

十八、常山

常山始载于《神农本草经》，系虎耳草科植物常山Dichroa febrifuga Lour.的干燥根入药。多为野品或栽培品。主产于、湖北、贵州等地。中医列为涌吐药，具有截疟，劫痰的功效。常山入药饮片有常山、炒常山，酒常山等规格。炮制作用在于降低毒副反应。《医学入门》有"生用令人大吐，酒浸一日蒸熟或炒，或醋浸煮熟，则善化痞而不吐"；《本草纲目》有"生用则上行必吐，酒蒸炒熟用则气稍缓，少用亦不致吐也"等记述。

炮制文献研究 孙红祥等报道，晋代有酒渍、酒煮。南北朝刘宋时代有酒敖。唐至金元基本沿用前代炮制方法外，还有酒蒸的炮制方法。明、清以后又增加了酒浸炒透、醋炒、醋焙、水煮、醋煮、清炒、甘草瓜蒌汁制等炮制方法。现今沿用有常山、炒常山、麸炒常山、酒常山、醋常山等。《中国药典》收载有常山、炒

常山2种。

炮制工艺研究　叶定江等测定了江苏各地常山饮片的生物碱含量，比较了生、浸、酒炒、清炒常山的含量，毒性和疗效。结果表明，生物碱含量与疗效、毒性有关。药物经浸泡、炒制等处理后，虽然能降低毒性，但也降低了疗效和含量。常山生品与炮制品生物碱含量仅相差1.47～1.93倍，而毒性却相差5.52～7.58倍。同样，在取各自LD_{50}的1/2量测定效价时，炮制品所用剂量中生物碱含量较生品高3.4～4.4倍，但抗鼠疟效价却低于生品，两者具有显著性差异。可见在炮制过程中除了有部分生物碱损失外，可能尚有部分高效生物碱转化为低效或无效成分。通过酒制、醋制仍然不能解决常山的呕吐的副反应，因此认为常山用于治疗疟疾以常山原药材直接切片或打成粗末生用为宜。徐勇比较了常山原药材和常山饮片中抗疟有效成分常山碱含量，饮片中含量仅为原药材的一半左右，常山碱乙在最小剂量下致家兔呕吐率为100%，所以认为以降低常山碱含量达到降低呕吐的炮制方法不足取，应改为产地趁鲜切片，便于以后制颗粒省工省时。

饮片质量研究　测定了江苏省各地常山饮片生物碱含量结果最高含量与最低含量相差3.4倍；全国各地常山饮片生物碱最高含量与最低含量相差5.5倍。采用当地购入的生常山饮片加工炮制成酒炒常山、醋炒常山、炒常山等不同炮制品，常山碱的含量生常山＞黄酒炒常山；醋炒常山＞炒常山＞白酒炒常山。贮存4年后，常山碱含量有较大幅度降低，依次为生常山粉末＞生常山饮片＞炮制品粉末＞原药材。说明常山由于产地、加工炮制方法及贮藏条件、时间的不同，使常山碱含量有较大差异。认为有必要制定以常山碱含量为指标的质量标准。《中国药典》规定临床服用量为5～9g。曾有超量服用常山、瓜蒂、藜芦致中毒死亡的报道。

常山用于治疗疟疾已有数千年历史，由于有致呕等毒副反应，历代多用炮制、配伍来降低其毒副反应。药材经过浸泡、炒制等处理，虽能降低毒副反应，但也降低了疗效和生物碱的含量，且仍不能消除呕吐副反应。李时珍云：“酒蒸炒熟用则气稍缓，少用亦不致吐也”。确是临床经验之总结。常山配伍槟榔、草果不仅能增强抗疟效价，也能减少呕吐的副反应，表现出复方的优越性。古人认为“醋制善化痞”，对此尚未涉足，亦是今后研究课题之一。

（叶定江）

十九、何首乌

何首乌始载于《日华子本草》，系蓼科植物何首乌 Polygonum mulliforum Thunb. 的干燥块根入药。多为野生品或栽培品。主产于河南、湖北、贵州、四川、江苏、广西等地。中医列为补血药，具有解毒、消痈、润肠通便、补肝肾、益精血、乌须发、强筋骨的功效。何首乌入药饮片有何首乌、黑豆制首乌、酒蒸首乌等规格。炮制作用在于改变药性，增强疗效。《本草便读》中有“大抵生用则流利，制用则固补”的记述。《中国药典》记载：“生首乌解毒、消肿、润肠通便”；“制首乌补肝肾、益精血、乌须发、强筋骨”。近年来应久皓等对何首乌的炮制作了较系统的研究。

炮制文献研究　唐代有黑豆蒸、黑豆酒煮、醋煮、水煮熟等炮制方法，并提出“忌铁器”。宋代还有米泔水浸后，九蒸九暴，甘草、生姜、牛膝等药汁制法。明代新增黑豆人乳制、黑豆牛膝人乳制。清代又新增乌羊肉制、牛乳制。甄汉深报道，何首乌传统多以炮制品入药，据统计，历代使用的何首乌炮制品有30种之多，其中黑豆拌蒸法从唐代一直沿用至今，其应用历史最长。现今沿用有单蒸、酒蒸、黑豆蒸、黑豆煮、熟地汁蒸、黑豆生姜煮等。《中国药典》收载有何首乌、黑豆制首乌两种。

炮制工艺研究　凌罗庆等报道，以游离蒽醌衍生物的含量作为指标，炮制时间应控制在32小时。叶定江等对生首乌、黑豆汁拌蒸32小时首乌、黑豆汁拌九晒首乌中所含主要成分蒽醌类衍生物作定性定量分析，结果表明，蒸32小时的首乌颜色乌黑发亮，外观质量好，成分含量适中。免疫药理指标表明，生首乌、黑豆拌蒸32小时首乌、黑豆九蒸九晒首乌三种炮制品对小鼠免疫器官（胸腺、脾脏、腹腔淋巴结、肾上腺）的重量，正常白细胞及免疫抑制剂引起的白细胞下降和脾脏器重量下降的对抗免疫抑制剂的作用，腹腔巨噬细胞免疫功能，红细胞C_{3b}受体花环及免疫复合花环的影响，以黑豆

汁拌蒸 32 小时首乌最好，黑豆汁九蒸九晒次之，生首乌无影响。应久皓等以蒸气压力锅内加压蒸，选择时间、温度、饮水率以及焖制时间为因素，并以 1，8-二羟基蒽醌为测定指标，用正交试验方差分析法找出最佳炮制工艺，试验结果得出：120℃、6 小时，饮水率 60%，不焖为最佳。亦有建议采用何首乌饮片加入豆浆拌匀后，于蒸气灭菌柜中，1kg 压力（98kPa）蒸 4 小时，再焖 4 小时的方法。另有用 λmax 为 310nm 的吸收度为指标，测定不同炮制品的成分含量变化，认为炮制时间控制在 70 小时较为适宜。采用 10%黑豆汁或 10%黑豆汁加 15%黄酒的方法，炮制效果基本相同。

炮制化学研究 生首乌经炮制后，外表颜色随炮制时间增加而加深，其中游离蒽醌衍生物的含量随炮制时间延长而递增，而结合蒽醌衍生物的含量，随炮制时间的延长而减少。二苯乙烯甙的含量亦随蒸制时间延长而降低。对比生、制首乌中所含蒽醌衍生物，两者无质的差异，主要是量的差别。孙秀杰等研究何首乌在炮制过程中蒽醌类含量随时间变化规律，根据数据分析，其结合蒽醌的变化符合一级化学反应的特征，并建立了动力学方程式，根据此方程式，可以确定蒸制时间和结合蒽醌相互依赖关系。常向明等报道，磷脂、总糖及还原糖的含量随着蒸制时间延长而增加，使补益作用更加突出。亦有报道，首乌炮制后磷脂成分明显减少，其含量顺序为：生何首乌＞酒制首乌＞豆制首乌＞清蒸首乌＞豆加酒制首乌。炮制品中以酒制首乌和豆制首乌中磷脂含量较高，这与传统方法中豆制、酒制为主是相符的。马长华等测定何首乌炮制前后二苯乙烯甙的含量是：生品＞清蒸品＞豆制品＞豆加酒制品，由于清蒸品加热时间较短，所以含量也较高。

炮制药理研究 制首乌具有增强机体非特异性免疫及增强细胞免疫作用，九蒸九晒首乌能使肾上腺增重。沈道修等报道，制首乌能使去肾上腺饥饿小鼠肝糖元积累较生首乌组升高 6 倍；同时实验表明，生首乌中所含还原糖及非还原糖不能使肝糖元升高，生首乌亦不能使肝糖元升高。高压蒸法（120℃，蒸 8 小时）在对血虚小鼠 RBC、Hb 恢复方面及对去肾上腺饥饿小鼠肝糖元积累方面药效基本相同，但制首乌高压法在对血虚小鼠 RBC 增加值方面优于药典法。王魏等报道，制首乌能显著抑制其血浆中总胆固醇、甘油三酯、游离胆固醇和胆固醇酯的升高，提高血浆中高密度脂蛋白胆固醇和总胆固醇的比值，延缓动脉粥样硬化的形成和发展。生品和多种炮制品体外抑菌实验证明对多种致病菌有不同程度的抑制作用，其中生首乌抗金黄色葡萄球菌作用均比其他炮制品强，而黑豆制品对白色葡萄球菌、酒蒸首乌和地黄汁制首乌对白喉杆菌的抑制力优于生品和其他炮制品。制首乌毒性甚小，生首乌则有一定毒性，如醇渗漉液，生首乌的 LD_{50} 为 50g/kg，但制首乌达 1000g/kg 仍无死亡发生；当腹腔给药时，生首乌的 LD_{50} 为 2.7g/kg，制首乌为 169.4g/kg。张树球等报道，高温炮何首乌的水提液和醇提液 8、32、80g/kg·d 给大鼠灌胃，8、15g/kg·d 给小鼠喂饲 1 个月，肝、肾功能和血常规正常，心、肝、肾脏器的病理检验也未有异常现象。首乌的泻下作用随蒸的时间延长而逐渐减弱，当蒸至 36，50，70，83，100 小时后则看不到泻下作用，并且也证明生首乌的泻下作用主要是由于结合甙引起的。

何首乌的炮制从唐代开始用辅料和采用不同的炮制方法，其中黑豆汁拌蒸法从唐代一直沿用至今，其应用历史最长。现代研究结果表明，在继承传统的基础上以蒸 32 小时为宜，其制品乌黑发亮，外观质量最好，霉变情况明显减少，并有较多的药效、毒理的实验依据。高压蒸法有省时、省料、操作简便等优点，但研究工作着眼于蒽醌类的质量变化，缺乏足够的药效、毒理实验，还须做更多的工作才有推广应用的可能性。

（叶定江）

二十、川楝子

川楝子原名楝（练）实，始载于《神农本草经》。系采用楝科植物川楝 Melia toosendan Sieb. et Zucc. 的干燥成熟果实入药。多为野生或栽培品。主产于四川、云南、贵州、湖南、湖北等地。中医列为理气药，具有舒肝行气止痛、驱虫的功效。川楝子入药饮片有川楝子、炒川楝子、盐川楝子、醋川楝子等多种规格。炮制作用在于缓和药性，增强疗效。《得配本草》中有“清火生用，治疝煨用，气痛酒蒸用”；《本草害利》中有“近惟酒炒，亦有去肉取皮用，则苦寒性减”的记述。近年来天津药物研究院等对川楝子作了较系统的研究。

炮制文献研究　南北朝刘宋时代有酒蒸去皮取肉去核的炮制方法。唐代有炒去核。宋代有炒令黄、炮、麸炒，并有童便浸、醋煮、酒浸等辅料炮制。元代出现酥制和盐制法。明代有巴戟麸制、盐茴香制、斑蝥麸制、僵蚕制等以药制药的炮制方法。现今沿用有川楝子、炒川楝子、盐炙川楝子、醋炙川楝子、麸炒川楝子及盐蒸川楝子等。《中国药典》收载有川楝子、炒川楝子二种。

炮制工艺研究　用卧式转盘切药机加工川楝子，每小时可切250kg，比人工提高工效几百倍，且片形好，碎米少。沈济木介绍的采用湖南长沙黎托医疗器械厂生产的OVJ-250型切药机切片与上述方法基本一样。以上切制方法都要求药材先浸润透，但在浸泡过程中，果皮已稀烂，果核仍坚硬，故有改蒸软法，“湿热砂闷烫”法。还有介绍干切、打粉等方法。天津药物研究院通过用药习惯、药理、化学、外观等指标考察，川楝子的炮制方法多以清炒为主，其炮制的主要目的是降低毒性，经炒后毒性降低，川楝子及其炮制品的药效学没有明显差别，从而确认了炒川楝子的炮制工艺：将控温炉加热至恒温300℃，取川楝子块或厚片，置锅内徐徐翻动（25次/分钟），约炒11分钟左右。

炮制化学研究　川楝子经炮制后，其中川楝子素含量降低，炮制方法不同，降低程度也不同，其含量次序为生川楝子＞炒川楝子＞醋炙川楝子＞盐炙川楝子。水溶性浸出物测定，热浸出物高于冷浸出物，而炒制品的热浸出物一般高于生品；虫蛀、霉变明显影响浸出物的含量，说明水浸出物的测定对控制质量有参考价值。川楝子的水溶性浸出物受产地、炮制、贮藏等因素的影响较大，就炮制而言，各地区的生品和炒品的水溶性浸出物相差甚远，从已测数据分析，炒川楝子的热水溶性浸出物以控制在不得少于30%为好。

炮制药理研究　川楝子经炒后毒性显著降低，静注给药，生川楝子 LD_{50} 为 11.86±0.012g/kg，炒川楝子 LD_{50} 为 15.0±0.011g/kg，经统计学处理，有显著性差异。灌胃给药，生品91g/kg，炒品97g/kg，观察7天均未出现毒副反应。扭体法和热板法镇痛试验表明，生品、炒、醋炙、盐炙川楝子均有显著的镇痛作用，但生品和炒制品之间无明显的差别。驱虫试验表明生品及炒制品川楝子对猪蛔虫的活动有抑制作用，作用强度相互之间无明显差别。

川楝子的炮制方法自宋至明，应用了多种辅料或药物炮制，内容丰富，如盐炙引药入肾而疗疝，与巴豆同炒以治疝；炒以缓和川楝子的寒性等。古代常见应用酒炙法，借酒大热之性而改变川楝子的苦寒，可用于气痛和疝气，但此法已失传。目前仅对其切制与炒制有较多的研究，因此对这些传统的方法，还需要进一步发掘整理，以科学手段进行研究探讨。

（叶定江）

二十一、五味子

五味子始载于《神农本草经》，系采用木兰科植物五味子 Schisandra chinensis (Turcz.) Baill. 或华中五味子 Schisandra sphenanthera Rehd. et Wils. 的干燥成熟果实入药。前者习称“北五味子”，后者习称“南五味子”。多为野生品或栽培品。北五味主产于辽宁、吉林、黑龙江、河北等地；南五味子主产于四川、湖北、陕西、山西等地。中医列为收涩药，具有收敛固涩、益气生津、补肾宁心的功效。五味子入药的饮片有五味子、蒸五味子、醋五味子、酒五味子等规格。炮制作用在于改变药性，增强疗效。《仁术便览》中有“入补药熟用，入嗽药生用”的记述。近年来侯觉明等对五味子作了较系统的研究。

炮制文献研究　汉代有打碎法，此法唐以后一直沿用。南北朝有蜜浸蒸法。宋代有去梗、炒、酒浸、蜜蒸等法。明代有焙、麸炒、酒蒸等法。清代还有蒸、蜜酒拌蒸、炒炭等炮制方法。现今沿用有蒸五味子、酒蒸五味子、醋蒸五味子、蜜蒸五味子、炒五味子等。《中国药典》收载有五味子、醋五味子、醋北五味子、醋南五味子四种。

炮制工艺研究　由于传统的酒蒸五味子加热时间长，酒味挥发殆尽，因此有人提出用密闭钢制罐，通过高压蒸制（147kPa）蒸1.5小时，所需时间短，可以达到炮制品“酒制升提散寒”的质量要求。侯觉民等调查了五味子炮

制现状，以总木脂素含量和催眠作用为指标，制订出炮制工艺：取净五味子，用清水淘净，捞起，沥干水分，放在蒸笼内蒸至上气后4小时，取出，晒干或烘干。用时捣碎。

炮制化学研究　将五味子制品分别制成50%醇溶液和水煎液，作了酸度及树脂的对比实验。结果制五味子水煎液的pH值为3.40；制五味子醇浸液的pH值为3.35；生五味子水煎液pH值为3.30；生五味子醇浸液pH值为3.15。树脂反应则以生五味子的醇浸液最为明显，其次为制五味子的醇浸液，而制五味子及生品五味子的水煎液的树脂反应均呈微量。认为提取制剂用五味子时以生五味子50%醇浸较佳，汤剂、成药内用五味子同样可以采用生品。

有文献报道，五味子经炒制后，由于受到高温的影响，其中有祛痰作用的酸性成分及有镇咳作用的挥发油均受到一定程度的破坏或损失，酒制、醋制后挥发油亦略有减少，而各炮制品中具有强壮作用的木脂素成分含量则均比生品偏高，由此提示古人"入补药熟用，入嗽药生用"的说法具有一定的科学道理。醋制有利于成分煎出，与醋制增强收敛作用之说相符。炮制后其挥发油的折光率、气相色谱略有变化，可能是由于各组分的相对含量改变所致。炮制品水煎液中总木脂素量只有种子的1/6～1/5。亦与"烤五味子粉或蜜丸疗效最高，而水煎剂、生五味子粉疗效较差"的临床结论相一致。另有研究表明，五味子全果中总木脂素含量顺序：清蒸五味子>醋蒸五味子>生品；催眠作用亦是清蒸五味子>醋蒸五味子>生品。认为"入补药熟用，入嗽药生用"的说法具有一定的科学道理。

（叶定江）

二十二、延胡索

延胡索始载《本草拾遗》，系采用罂粟科植物延胡索 Corydalis yanhusuo W. T. Wang 的干燥块茎入药。多为栽培品。传统以浙江地区产品为道地。中医列为活血祛瘀药，具有活血、利气、止痛功效。延胡入药饮片有延胡、炒延胡、醋延胡、酒延胡等多种规格。炮制作用在于易于煎出有效成分，增强疗效。《本草通玄》中有"生用破血，炒用调血，酒炒行血"；《药品辨义》中有"用醋炒止产后血晕，暴血上冲，胸膈胃气痛，小腹肝气痛。……生用破血，炒用调血，凡血凝滞者，悉可治之"的记述。近年来上海市中药研究所、上海市药检所等对延胡索作了较多的研究。

炮制文献研究　宋代有炒、醋炒、米炒、醋煮、盐炒等法。明以后又增加了酒蒸、酒煮、酒炒、煨炒制、醋纸包煨熟、酒润蒸等炮制方法。现今沿用有醋炒、醋煮、酒炒、炒等法。《中国药典》收载有延胡、醋延胡二种。

炮制工艺研究　陈大成等提出延胡索用粗末炒热后拌醋炒干，或用酒石酸、柠檬酸代替醋，试验结果：若延胡索总生物碱100%，则生延胡索水煎液为25.06%，醋炒水煎液为49.33%，酒炒水煎液为22.60%；改进法醋延胡含量52.00%，酒石酸延胡含量63.02%，柠檬酸延胡含量64.66%，故认为酒炒法缺乏实际意义，用酒石酸、柠檬酸代醋是适宜的。对醋延胡的药典法（醋炒）和上海法（醋煮）等炮制方法，以电位滴定法测定其水煎液中总生物碱的含量作为衡量炮制优劣的指标。实验结果证明，用醋25%比用醋15%为优，用醋量相同则药典法优于上海法，而醋拌法则逊于醋炒法。王名洲等比较了延胡炮制品水煎液中延胡索乙素的含量，认为醋蒸、醋煮法略优于醋炒法，醋的用量以20%为宜。但亦有研究认为就醋制工艺而言，醋炙省时省料，操作简便，以目前采用的20%醋炙法为延胡炮制的最佳工艺之一。用正交试验法选择醋炒元胡的炮制工艺。其中"用醋量"、"闷润时间"和"拌醋和炒的次序和次数"作为三个因素进行试验，结果先将元胡炒至深黄，用40%醋拌后，闷润2小时，70℃烘干为最佳工艺。另有报道，取颗粒度为8～14目的延胡，置于普通烘箱内80℃烘至深黄色，升温到100℃后加热10分钟，取出立刻趁热拌入20%的食醋闷润4小时，70℃烘干也为最佳工艺。以延胡索水煎液中总生物碱为指标，用正交设计法对烘制延胡索进行了实验比较，经数据统计处理，结果表明：烘制100kg延胡索，用20kg醋，闷润4.5小时，120℃烘干为最佳。亦有100℃恒温烘烤至干的报道。张成元等对炮制延胡是否加热进行了实验分析，认为各样品层析斑点相同，但面积大

小不同，斑点面积按醋延胡粉微火炒，醋炒，醋煮，生品依次减少；总生物碱煎出量亦按上述次序减少，但小鼠痛阈试验却按上述相反次序增高，试验表明，新工艺醋炒延胡粉能明显提高药效，且工艺简便易行。还有采用正交设计测定各样品的氯仿提取液和水煎液中总生物碱含量，提出延胡以煎剂入药时，可将鲜延胡先用食醋烫至无白心；若提取总生物碱浸膏剂制备中成药时，可将鲜延胡个用含1/2食醋的醋水液烫至微沸。延胡产地鲜品醋制，其总生物碱及延胡索乙素含量高于传统醋制法。

炮制化学研究　刘成基等报道，延胡索经醋制或酒制后均能提高其水煎液中总生物碱和延胡索乙素的煎出量，并可增强其止痛作用，其中以醋制品较为显著，与临床上用醋制一致，与酒制后生物碱含量下降的报道不一致。对市售的醋制延胡索饮片进行了薄层分析，认为水煎液中的总生物碱含量基本一致，但延胡索乙素含量相差较大。总生物碱和延胡索乙素含量之间并不呈平行关系。采用分光光度法分别测定了延胡索生品及醋炒、酒炒、盐炒三种延胡索炮制品中的季铵碱含量，实验结果表明，延胡索炮制后，季铵碱含量明显降低，就延胡索炮制品而言，季铵碱含量：醋炒品＞盐炒品＞酒炒品。产地醋制元胡片中的延胡索乙素含量较产地醋制元胡个为低，可能是醋烫切片后，使元胡暴露于空气中面积增大，致使较多的延胡索乙素氧化为季铵生物碱，从而减少了延胡索乙素的含量。生晒干燥的元胡总生物碱含量较低，而延胡索乙素含量较高，经过加工炮制，干燥后，总生物含量较高，而延胡索乙素含量较低，由此说明元胡在加工、干燥，炮制过程中，可能存在着生物碱之间与其他成分相互转化。药材中的总生物碱、延胡索乙素二者随药材保存期延长而含量有所下降。

炮制药理研究　醋制元胡水煎液中叔胺碱含量明显高于元胡，说明醋制确能提高元胡的止痛作用。从两种止痛试验结果，即"扭体法"、"热板法"都证实了传统醋制和产地醋制均有镇痛作用。而产地醋制元胡的镇痛作用比传统醋制元胡的镇痛作用较强。从热板法止痛试验结果看，传统醋制元胡止痛效果曲线和产地醋制元胡止痛效果曲线相似。产地醋制元胡痛阈提高百分率稍高，止痛效果好。急性毒性试验表明产地醋制元胡的毒性稍低。由实验结果表明产地醋制元胡的毒性较传统醋制元胡为低，其止痛效果较好。以酒石酸水溶液代替醋制元胡，用慢性迁移性肝炎患者的镇痛效应作临床验证，表明酒石酸法炮制的元胡止痛效果优于醋元胡。另外，采用先将元胡碾为颗粒，再拌醋闷的方法亦可使小鼠痛阈提高。醋制延胡索对小鼠耐缺氧实验中，灌已除去叔胺碱的延胡索和醋制延胡索水液的小鼠，仍具有明显的耐缺氧作用，与灌以延胡索和醋制延胡索水煎液小鼠比较，无明显差异。说明延胡索中叔胺碱无增强小鼠耐缺氧能力作用，这与文献相一致。近年研究证明，延胡索中的季铵碱在缺氧条件下能延长动物的存活时间。醋制延胡索水煎液中季铵碱含量明显低于延胡索，灌以醋制延胡索水煎液小鼠的耐缺氧能力明显低于灌以延胡索水煎液的小鼠。因此，初步认为，若将延胡索用于治疗冠心病，以生品为好。

饮片质量研究　用电位滴定法测定了醋制延胡索中总生物碱的含量，用高效液相色谱法测定了延胡索炮制品中延胡索乙素，研究了醋制延胡索的质量控制方法，测定五种延胡索样品，其总生物碱平均含量为0.360%，0.363%，0.367%，0.376%和0.382%，据此，规定制延胡索总生物碱含量不得少于0.350%。

当代对延胡索的研究较多，也取得了较大的成果，但多着眼于炮制工艺及延胡索素方面的研究，对不同炮制品的药理作用、临床应用及对其他多种成分的影响研究不多，这就不利于临床疗效的提高和阐明它的基本原理。

（叶定江）

二十三、熟地黄

熟地黄始载于《本草图经》，系采用玄参科植物地黄 Rehmannia glutionsa libosch. 的干燥地黄炮制加工品。多为栽培品。传统以河南地区产品为道地。中医列为补血药，具有滋阴补血、益精填髓的功效。熟地入药饮片有蒸熟地、酒熟地、姜制熟地、砂仁制熟地等规格。炮制作用在于改变药物性味功效。《汤液本草》中有"生则性大寒而凉血，熟则性寒而补肾"；《本草纲目》有"盖地黄性泥，得砂仁之香而窜，合和五脏冲和之气，归宿丹田故也"的记述。近年来天津药物研究院等对熟地黄作了较为系统的研究。

炮制文献研究 王孝涛报道，地黄入药已有两千多年历史，汉代其炮制品就应用于临床。熟地黄的炮制方法始于唐代，多入“服食”，宋以后多入药用。酒蒸熟地始于唐代，以后又有酒煮、酒炒、酒拌、酒炖法，其中蒸、炖法沿用至今。宋代地黄有炒炭与煅炭两法，目前仍然两法同存。明代有姜汁炒、砂仁炒法。现今沿用有蒸熟地、酒熟地、姜熟地、砂仁熟地、熟地炭等。《中国药典》收载有酒炖熟地及蒸熟地两种。

炮制工艺研究 李庆华报道，对于传统蒸制熟地的方法近年来有许多改进，作者比较研究了熟地黄加工炮制时不同条件对其所含糖类成分的影响，拟定新工艺如下：取每块20～40g的生地100kg，用水润透，以3～4磅热压蒸10小时，焖一夜，取出干燥。邢安之提出加压蒸熟地法，将地黄个洗净，加水浸泡1小时，外表发软内心无改变时，68.6kpa，温度90℃进气30分钟，再将阀门开至“干燥”处，继续进气10分钟，关闭进气阀，保温1小时取出，切厚片；再加50%量黄酒，闷24小时，在117.6kpa，温度110℃蒸40分钟，该法能符合药典规定的要求，且缩短工时。也有报道采用热压炮制熟地，与笼蒸法比较质量相同，但操作简便。建昌帮的炮制地黄是一种传统的炆制法，即加陈皮、米酒、砂仁和药料在坛内，加盖，置谷壳中炆烧，认为此法简便易行，其滋补力胜于单蒸法。有文献用薄层扫描法控制炮制终点，在炮制过程中，生地特征峰逐渐减少，到传统的炮制终点时基本消失；而熟地的特征峰在炮制过程中产生并逐渐加大，到达终点时峰高不再增加，认为传统的炮制终点“黑如漆，甜如饴”的经验，可用扫描图谱加以说明。刘美丽等研究结果为：生地每100kg，用水或黄酒40kg浸润，并经常翻动，使其润透变软，置于罐内加热蒸24小时，取出，将汁拌入，烘成八成干，切片，干燥；或在137.2kpa压力下，在加压罐内蒸4小时亦可。

炮制化学研究 都恒青等报道，鲜地黄含葡萄糖1.56%，熟地黄含8.57%，说明地黄经加工炮制后部分多糖转化为单糖。另有研究结果表明，熟地中单糖含量比生地高2倍以上，这是由于生地在经炮制后成熟地时部分糖和低聚糖类物质水解生成的。日本学者比较研究了生地黄炮制对所含成分的影响，结果表明：生地中除水苏糖（stachyose）外，蜜三糖（raffinose）、蔗糖等寡糖类在蒸过程中水解，游离出果糖；炮制后的熟地中基在不存上述糖类，那些糖分别变为甘露三糖（mannotriose）、蜜二糖（melibiose）及葡萄糖。另有报道，炮制后水苏糖、棉子糖含量显著下降。

对生干地黄与单蒸、九蒸九晒，加50%酒蒸1次，加100%酒蒸1次，加100%酒九蒸九晒等几种地黄炮制品进行水煎出物量及酒浸出物量的比较，结果认为各种熟地黄的水或醇提取物较生干地黄多，但各种炮制方法的熟地黄，水或醇提取物相差不大。国外学者对中国产干地黄的化学成分进行了比较，结果认为，干地黄中含有特有的环烯醚萜及环烯醚萜甙，在熟地中几乎没有。熟地中的糖类及酚性糖甙的构成及含量等也有明显变化。地黄的环烯醚萜甙，干地黄或熟地黄其分解程度不同，其分解程度决定于甙所含糖的数目：即三糖甙-地黄甙D几乎不分解（降血糖主要成分），而双糖甙-地黄甙A和地黄甙B减少到1/3，单糖甙-桃叶珊瑚甙及梓醇约减少到1/10，这是生地黄、干地黄、熟地黄之间甙的差异。生地中氨基酸亦因炮制而迅速减少，熟地黄中氨基酸含量低，主要是由于糖类生成果糖或5-羟甲基糠醛与氨基酸类反应形成蛋白黑素（melanoi-din）之故。近年有文献认为，地黄及其炮制品水溶性游离氨基酸总量分别为：干地黄61.533mg/g；熟地黄加酒炖为22.244mg/g；不加酒炖为5.231mg/g；干地黄含15种游离氨基酸，其中6种为人体所需，水溶性游离氨基酸得量与日本友田正司所报道基本一致，也与龚跃新基本一致，只是不存在甲硫氨酸与组氨酸，但存在脯氨酸与胱氨酸。

熟地中微量元素加酒与不加酒炮制含量顺序基本一致，只是不加酒炖制者Ca<Mg的含量。从微量元素溶出率看，Mg、Ca在熟地黄与干地黄中溶出率基本相同；Sr、Mn在熟地中溶出率稍在降低；Cu在熟地中溶出率有所增高；Zn、Al、Fe在熟地中加水炖制的溶出率比加酒

炖制的有所增加。Na、K、Mg 溶出率与铃木章所报道的基本一致，而 Cu、Zn 的溶出率差别较大。从水的煎出次数看，第一煎只煎出 55%～59%，说明只煎一次溶出不完全。

对地黄炮制前后 11 种脂肪酸相对含量比较结果表明，炮制前后对脂肪酸的相对含量影响不明显，除二十、二十一、二十二烷酸果酯的相对含量在炮制品中略高外，其余各种脂肪酸相对含量顺序基本一致。

炮制药理研究 比较研究了酒熟地与蒸熟地的利尿、镇静等药理作用，以及临床降血压、降血脂效率，结果表明，两种熟地都具有利尿作用和类似戊巴比妥钠的协同作用；临床上降压有效率分别是 83.3%和 90.7%，胆固醇的降低率分别是 22.4%和 23.8%，两者无显著性差异。日本比较了熟地黄对血管内血栓形成综合症的作用，结果表明：中国产的狃胆状的粗熟地能够强烈抑制肝脏出血性的坏死灶及单纯性坏死。对用高脂食物致纤溶机能低下的高脂血症、脂肪肝、大鼠内毒素所致肝内静脉出血症，中国产地黄对血栓形成有显著抑制作用。抗凝血酶的作用，中国产熟地作用弱。应用纤维蛋白平板法通过纤维蛋白溶酶原激活作用探讨纤溶系统的活化作用，发现熟地具有活化作用，而生地无此作用。地黄炒炭前后均有止血作用，炒炭后并无增强止血作用。生地和熟地都能明显增加蟾蜍心脏的收缩幅度；都具有抗血小板聚集的作用，但作用强度两者无明显差异；熟地对小鼠脾脏有增重作用，作用强度明显强于生地黄，但常压蒸熟地、加压蒸熟地、酒熟地三种炮制品之间无明显差异，提示熟地能增强免疫作用，对造血有促进作用，这和熟地具有滋阴补血作用的理论相符合。

饮片质量研究 地黄炮制成熟地黄后，5-羟甲基糖醛含量增加 20 倍左右。常压蒸制 24 小时或加压蒸制 4 小时，均能达到“黑如漆，甜如饴”的传统质量标准，其 5-羟甲基糖醛含量在 0.2%～0.3%，因此可以此含量来确定其质量标准。

地黄经炮制后药性、归经、成分、药理作用均产生多方面的变化，临床应用也有很大的不同，这已被古代文献与现代实验部分证实；但熟地是否须要炒炭应用？是否须要加酒蒸制？虽有一些研究报道，也还难以定论。熟地的质量标准也不完善，炮制原理还不甚清楚，均有待今后进一步探索研究。

（叶定江）

二十四、厚朴

厚朴始载《神农本草经》，系采用木兰科植物厚朴 Magnolia officinalis Rehd. et Wils. 或凹叶厚朴 Magnolia officinalis Rehd. et Wilis. var. biloba Rehd. et Wils. 的干燥干皮、根皮及枝皮入药。多为栽培品或野生品。传统以四川、湖北产品为道地。中医列为芳香化湿药，具有燥湿消痰，下气除满的功效。厚朴入药饮片有姜厚朴、紫苏生姜制厚朴等规格。炮制作用在于消除对咽喉的刺激性，增强疗效。《本草衍义》中有“味苦。不以姜制，则棘人喉舌”的记述。近年来虞清等对厚朴作了较系统的研究。

炮制文献研究 于留荣等报道，历代使用厚朴炮制饮片品种有 14 种之多。汉代有炙制，切制（斜削如脯法）。南北朝起要求去粗皮，此法沿用至今。唐代有姜炙法，此后历代均以姜制法为主。宋代新增有糯米粥浸、青盐炒。元、明还有火煅、炒、蜜炙、酒浸煮、巴豆同炒、水煮、醋淬法。清代尚有醋炒、苏油炙法。现今沿用有姜汁炒厚朴、姜汁煮厚朴、姜汁蒸厚朴、姜汁浸厚朴等。《中国药典》收载有厚朴、姜厚朴二种。

炮制工艺研究 《中国药典》1963 年版以来的历版药典对厚朴的炮制都作了明确的规定，都要求“刮去粗皮，洗净”。1963 年版药典采用“姜汤煮”法，辅料量为每 100kg 厚朴，用生姜 10kg。自 1977 年版药典后均采用“炙炒”法，辅料用量不变。对姜汁炒、姜汁煮、姜汁浸三类炮制方法的 17 个炮制样品进行了对照测试，以其主要成分厚朴酚与厚朴酸为指标，证明不同工艺的炮制品在加入辅料姜汁并经过适当的加热处理，厚朴酚与厚朴酸的含量有所变化，从姜炙 9 个炮制品中以 10%姜汁炒干、10%姜汁炒微焦两种炮制品中酚性成分含量较高；姜汁煮和姜汁浸的 8 个炮制品中分别以 10%姜汁煮、10%姜汁浸两种炮制品中酸性成分较高，质量较好。有文献报道，清炒品厚朴酚含量最高，姜炙、姜煮、姜浸品中以姜炙品含量最高。虽然清炒品的含量高于姜炙品，但

药理实验证明，清炒品没有抗胃溃疡作用，而姜炙品有显著的抗胃溃疡作用。因此认为厚朴应以姜炙品入药。辅料生姜可使厚朴酚含量有所增加，但其用量多少对厚朴酸影响不大(3%、10%、20%)。另有文献报道，用HPLC测定7种不同方法炮制的厚朴中厚朴酚含量。结果表明，厚朴丝加姜汁炮制后厚朴酚含量略有增加，厚朴原生药水浸泡时间越长厚朴酚含量越低。用水煮后再切丝加姜汁炮制品厚朴酚含量最低。

炮制化学研究　采用薄层扫描法测定厚朴的生品、姜炙品、姜焙品、姜煮品中的厚朴酚含量，结果三种姜制厚朴的厚朴酚含量均低于生品，但减少量均未超过20%，符合药典所规定的限量标准。采用薄层扫描法测定生品、炒黄、炒焦、姜炙厚朴及市售商品厚朴中厚朴酚、和厚朴酚的含量，结果表明，厚朴炮制后，该2成分含量均有下降，炒焦降低30%以上，炒黄、姜炙降低约20%，市售商品厚朴含量差异较大。另有文献报道，厚朴经不同姜制后，对其成分有影响，但以姜汁浸的方法含量稍高。原药材中厚朴酚的含量高低对炮制品质量有影响，故认为厚朴药材的厚朴酚和厚朴酚总量不宜低于5%（《药典》为3%）。

炮制药理研究　厚朴炮制品与生品相比，挥发油含量略有减少，比重增大，折光率微有增加，比旋度减少明显。薄层层析结果表明，生品与炮制品的挥发油及醇浸液化学组分基本无变化。通过上述分析，说明厚朴刺人喉舌的副反应不是挥发油所致，而是挥发油以外其他成分。另有报道，厚朴水煎液、挥发油乳浊液对家兔眼结膜均无刺激性，而对家兔股四头肌存在一定的刺激性反应。厚朴纯挥发油对家兔肌肉有较强的刺激性，但由于厚朴中挥发油含量很低，致使其乳浊液对家兔肌肉的刺激性作用表现不明显，不能正确地反映刺激性与气相色谱法所测得挥发油的量之间的内在联系。因此对挥发油与刺激性的关系只是初步探讨。鉴于厚朴水煎剂也有一定的刺激反应，因而，挥发油是否为厚朴中有刺激性的物质还有待进一步研究。厚朴经姜制后小鼠LD_{50}值虽增大，但无显著性差异。厚朴及其炮制品的醚提取物对枯草杆菌、金黄色葡萄球菌、白色葡萄球菌及肺炎双球菌均有较好的抑菌作用，但各炮制品之间无显著性区别。对豚鼠回肠平滑肌作用实验表明，10%姜汁炒干、10%姜汁炒微焦对豚鼠离体肠管的作用与生品比较无显著性差异；10%姜汁煮、10%姜汁浸对豚鼠离体肠管的作用与生品比较有非常显著的增强作用。

厚朴自汉代就有炮制记载，在净制方面一直强调去粗皮，这一操作一直沿袭到现代。炮制方面应用最久最广泛的是姜制法，姜汁辛温起到消除刺激性与增强温中行气和胃作用。炙法要求用文火，从实验结果分析，操作时温度不宜过高，以文火炒干或将厚朴丝与姜汁拌匀，浸泡闷润至姜汁基本吸尽，80℃以下干燥即可。厚朴经炮制后确能消除对喉舌的刺激性，其刺激物质是什么？如何消除等问题仍然不明，有待进一步深入研究。

（叶定江）

二十五、白术

“术”最早见于《尔雅》，谓山蓟、扬抱蓟，《神农本草经》称为术，白术始载于《陆川本草》。系采用菊科植物白术 Atractylodes macrocephala koidz. 的干燥根茎入药。多为栽培品。传统以浙江地区产品为道地。中医列为补气药，具有健脾益气、燥湿利水、止汗、安胎功效。白术入药饮片有白术、土炒白术、麸炒白术、焦白术、白术炭等多种规格。炮制作用在于缓和药性，增强疗效。《医学入门》有“泻胃火生用，补胃虚土炒”；《本草汇纂》有“麸皮炒，消胀”等记述。近年来第二军医大学生药学教研室作了较系统的研究。

炮制文献研究：唐代有炒黄、土炒等方法。宋代增加去芦、米泔浸、麸炒、醋浸法。元、明时期还有煨法、牡蛎炒、蜜炙、姜汁炒等。清代增加枳实水浸炒、酒炒、酒浸九蒸九晒等法。现今沿用有白术、土炒白术、麸炒白术、焦白术、泔白术、白术炭等。《中国药典》收载有白术、土白术、炒白术（麸炒）3种。

炮制工艺研究　杨永华等对七味白术散袋泡剂中白术烘烤条件进行了探讨，以白术中苍术酮的相对含量和水分含量为指标，综合考察了白术饮片和颗粒的烘烤条件，结果表明烘烤诸因素中对白术酮含量影响最大的是白术的加工类型，温度次之，而时间的影响不明显。白术饮片在60℃，30分钟下烘烤最优。根据对粗粒含水量测定，认为需60℃，1.5小时。有些地区用烧制红砖细粉代替传统的灶心土作辅料，中药汤剂在煎煮过程中，又把附在白术饮片上的红砖细粉溶在汤剂之中，增加了药物杂质，红砖细粉随药而进入体内，久服此炮制品的病人恐对身体有害。麸炒的质量受炒制温度、炒制时间、加入麸皮数量、和翻拌速度等有关，采用正交设计选用了多种条件进行试验，根据6名老药工经验判断，结合不同组别的常数分析，选出最佳工艺为加10%麸皮，420℃～470℃，炒50～70秒钟制得麸炒白术质量最好。

炮制化学研究 王承颂等比较了白术炮制前后及其煎剂的挥发油含量和成分，结果用蒸馏法测定挥发油含量（W/W%）：生白术0.39，麸炒白术0.36，生白术煎剂0.02～0.05，麸炒白术煎剂0.02～0.05；用溶媒提取：生白术0.52，麸炒白术0.42，生白术煎剂0.01，麸炒白术煎剂0.01。可见白术炮制后挥发油含量有所减少，而煎剂中挥发油均大量减少。从层析图谱来看，麸炒后成分有所增加，尤其内酯类成分含量增多，在溶媒法提取时生白术煎剂所得结晶多于麸炒白术煎剂，而麸炒白术煎剂所得油液多于生白术煎剂。龚千锋的实验结果，白术炮制后其挥发油含量均有不同程度的降低，这说明炮制可去其油，可增强健脾和胃，补脾下泻的作用；炮制前后白术挥发油的折光率变化不大。冯敬群等报道，与生白术比较，麸炒、土炒白术挥发油的比重、折光率均有所增大，比旋度有所下降，挥发油含量土炒降低，麸炒略有增高；薄层层析结果表明，生品与炮制品、不同炮制品之间、挥发油化学组分及各组分相对含量均变化，炮制对挥发油化学成分有一定影响。另有报道，白术麸炒挥发油含量比生品下降20%～30%，麸炒白术和土炒白术的挥发油含量均大于焦白术，很明显，焦白术在高温炮制下经历的时间要长于其他两种白术炮制品，挥发油的损失也较大，而麸炒白术与土炒白术的差别不明显。根据29省市35种商品的白术饮片分析结果，认为作为白术炮制品的质量指标麸炒白术及土炒白术挥发油含量应不低于0.8ml/100g，焦白术挥发油含量应不低于0.6ml/100为好。通过对三种白术气相色谱分析，麸炒白术与生白术比较，挥发油虽也较生白术少，但差别不很大，说明白术在加工炮制过程中，从原药材到饮片阶段损失大，从生饮片到麸炒阶段，虽也有损失，但量不大。几个主要成分都存在，只是存在相对含量的差异。还发现苍术酮的含量在三种白术挥发油中都是最高的，但以原药材为最高。麸炒白术中菊糖的溶出较易，其水溶性浸出物最多，这些可能和麸炒白术的机理有关，也能从成分和制剂角度说明中医麸炒炮制的必要。

炮制药理研究 白术水煎剂能使家兔离体肠管自发活动紧张性升高，收缩幅度加大，生白术较炒白术为强。白术药材及土炒、麸炒白术水回流提取物，对小鼠小肠炭末推进作用较明显，但炒炭白术对炭末推进作用几乎消失。用二甲基亚砜在碱性条件下产生超氧阴离子自由基，以电子顺磁共振测定白术及其炮制品对该系统产生超氧阴离子自由基的抑制作用，结果证明经麸炒或土炒后仍保留其原药材的抑制超氧阴离子自由基产生的作用，其抑制率可达73%以上。现已证明超氧阴离子自由基对生物机体有多方面的损害作用，此工作再次证明麸炒白术对机体的补益作用及防止自由基的损害作用。

（叶定江）

二十六、炮姜

姜始载于《神农本草经》，《金匮要略方论》有“干姜亦炮，是炮姜之用”。即为炮姜。系采用姜科植物姜 Zingiber officinale Rosc. 的干燥根茎加工炮制而成。均为栽培品。中医列为温里药，具有温中散寒，温经止血的功效。为干姜的一种炮制品。炮制作用在于改变药性。《汤液本草》有“本味辛，及见火候稍苦，故止而不移，所以能治里寒”的记述。

炮制文献研究 周成灿报道，炮姜始于汉代，晚清开始相混，《本草汇纂》尚曰：“干姜（有）炒黑、炒炮”。至《时病论》即云：“（干姜）炒黑（即）炭”。认为列为二品并非多余。历代有“炮”、“炮令裂”、“炮去皮”、“慢火炮”等。清代尚有酒蒸炮姜。现今有武火急炒至发泡鼓起、砂炒至鼓起等。《中国药典》收载有炮姜。

炮制工艺研究 将清炒法改为砂炒法，即

取河砂与适量菜油置锅内炒烫，再将干姜片倒入锅内共炒，不断翻动，炒至发泡，鼓起，表面呈棕褐色时取，筛去砂子，摊凉。此法容易掌握温度，炮制品质量好，符合炮制规格。亦有采用直火炮法，即取工业用圆形铁筛（要求$\phi \leqslant 1cm$，中心凹下），然后置无烟火炉上，将净干姜块倒入铁筛内，不断翻搅，约95%以上爆裂时，取出，喷洒清水少许，凉干。

炮制化学研究　对姜的不同炮制品生姜、干姜、炮姜及姜炭的挥发油及醚提取物进行薄层扫描比较。干姜较生姜的挥发油含量相对较高，再经制成炮姜后含量下降并不明显，姜炭挥发油含量则下降约57%。色谱分析表明炮姜与姜炭无明显区别。对这几种炮制品进行气相-质谱-计算机检测，从生姜、干姜、炮姜、姜炭中各检出25、22、23、23个组分。四种炮制品多数组分相同，但各组分含量都发生变化，有些成分产生质的变化，生姜中检出的八氢化-1，9，9-三甲基-4-亚甲基-1H-3α，7-甲撑薁、1-特-J基-3-环己基-3-甲基-2-氮丙啶-2-酮、4，8，12-三甲基-3，7，11-十三碳三烯腈、衣兰烯四种成分在干姜和炮姜中均未能检出。从干姜中检得1-乙烯基-1-甲基-2-甲基乙烯基-4-（1-甲基亚乙基）环己烷。从炮姜中检得4-乙烯基-4-甲基-3-（1-甲基乙烯基）-环己烯和1，2，4α，5，6，8α-六氢化4-，7-二甲基-1-（1-甲基乙基）-萘，这三者都是生姜中未曾见到的。生姜的四种炮制品中均检出二磷酸四乙酯，这种物质易为人体所利用。卢长庆等对干姜、炮姜、姜炭中提取挥发油进行了研究，结果干姜为淡黄色，含量为1.3%，炮姜为黄色，含量为6.5%，姜炭为棕黄色，含量为0.3%。另有对姜炮制品的挥发油理化性质作了比较，结果表明，生姜不同方法炮制后挥发油含量、物理常数、化学组分均发生了不同程度的变化，与煨姜、炮姜、姜炭相比，鲜姜比旋度为右旋，从层析图谱看鲜姜较不同炮制品多2个斑点，挥发油颜色较浅。

含糖量测定结果　干姜为0.30%，炮姜为0.03%，姜炭为0.01%。干姜、炮姜、姜炭都含有15种常见氨基酸，而相对含量炮姜和姜炭较干姜为少，且炮姜和姜炭各种氨基酸减少幅度不同，经紫外吸收光谱测定，干姜和炮姜在283nm波长处有明显呼吸峰，姜炭没有；而干姜在228nm处有吸收峰，炮姜没有。炮姜与姜炭的水溶性浸出物含量有极显著的差异（$P<0.01$），炮姜的浸出率大于姜炭。

炮制药理研究　吴皓等报道，干姜水煎液4.5g/kg灌胃对大鼠实验性胃溃疡的影响与对照组比无明显差异，而炮姜水煎液同剂量灌胃对大鼠实验性溃疡除消炎痛模型外，均具有明显的抑制作用。两种炮制品在胃溃疡模型上的作用差异很大，说明干姜经砂炒后内部成分发生变化。小鼠急性毒性试验表明，炮姜水煎液灌胃毒性增大，说明炮制后水溶性毒性成分可能较干姜有所变化，提示在临床应用时，久服或大剂量者应引起注意，特别是禁忌证者慎用。另有研究报道，海洋胃药是以海星为主的海洋药物制剂，对胃及十二指肠溃疡等有较好的疗效，为了进一步提高疗效，将原方干姜改为炮姜，并进行药理作用比较，结果表明，对急性溃疡发生的预防作用（如应激性及幽门结扎性胃溃疡实验），虽炮姜组对溃疡发生的抑制率均有所提高，但经统计学处理未见显著性差异。然而在治疗已发生溃疡愈复实验（醋酸法）中，炮姜组明显优于干姜组，且有统计学意义（$P<0.01$）。炮姜组的高、低剂量组溃疡愈合率分别较干姜组提高32.93%及27.23%。炮姜、姜炭醚提取物、水煎液、混悬液均有明显缩短小鼠凝血时间的倾向，生姜、干姜水煎液、醚提取物均无明显缩短小鼠凝血时间作用，姜炭水煎液对小鼠的凝血随剂量增加而增强，这与中医临床用炮姜、姜炭作为温中止痛，温经止血药配伍入方而不用生姜、干姜的用药经验是一致的。

饮片质量研究　对炮姜、姜炭、干姜的性状、显微、浸出物等进行观察与测定。干姜炮制后结构发生了变化。干姜粉末呈浅蓝色荧光，而炮姜、姜炭无荧光；淀粉粒、木栓细胞、纤维、导管、油细胞和树脂细胞内含物的颜色随干姜、炮姜和姜炭逐渐加深。从购自山东、南京、常州、镇江、芜湖等地样品分析，挥发油的折光率无明显差异；挥发油平均含量炮姜为0.84%，姜炭为0.48%；水分在9.44%～12.77%，平均10.55%，两者相差不大；总灰分炮姜在3.72%～7.18%，姜炭在3.55%～13.38%；酸不溶性灰分炮姜在1.00%～

3.20%，姜炭在0.96%～4.82%；冷水浸出物炮姜在9.45%～19.63%，姜炭在10.17%～18.76%；热水浸出物炮姜在18.50%～38.80%，姜炭在11.50%～33.20%；70%乙醇浸出物炮姜在7.84%～12.51%，姜炭在8.40%～12.83%。

炮姜、姜炭为两种炮制品，晚清以后有些地区两者混用。从药性而论，两者均辛少苦多，燥散之性已减，渐守之力独优。而炮姜偏于温中散寒，姜炭偏于温经止血。从化学成分及药理研究提示，两者虽有共同之处，亦有不同之处，如炮姜、姜炭均有凝血作用，但姜炭的凝血作用在符合临床用药剂型水煎液方面优于炮姜。在炮姜中检出的某些成分在姜炭中未能检到，故而认为应将炮姜与姜炭分别入药为妥。

（叶定江）

二十七、远志

远志始载于《神农本草经》，系采用远志科植物远志 Polygala tenuifolia Willd. 或卵叶远志 Polygala sibrica L. 的干燥根入药。多为野生品或栽培品，主产于山西、陕西、河南等地。中医列为安神药，具有安神益智、祛痰、消肿的功效。入药饮片有远志、制远志、蜜远志等规格。炮制作用在于消除刺激性，增强疗效。《本草害利》中有："甘草汤渍一宿，因苦下行，以甘缓之，使上发也。漉出曝干，制过不可陈久，久则油气戟人咽喉为害"的记述。近年来黄德杰等对远志作了较系统的研究。

炮制文献研究　南北朝刘宋时代提出用时须去心，"若不去心，服之令闷"。并要用甘草汤浸，此法沿用至今。宋代有炒黄、甘草煮、姜汁炒、酒煮等法。明代还有米泔浸、米泔煮、甘草水黑豆煮去骨后姜汁炒、猪胆汁煮后姜汁炒等法。清代增加炙、炒炭等方法。现今沿用有甘草水煮远志、甘草水泡远志、炒远志、蜜炙远志、朱远志等。《中国药典》收载有远志、制远志（甘草汤煮）2种。

炮制工艺研究　远志自古有药用根皮，需去掉木心。赵守训等报道，远志木心溶血作用较皮部低。远志皮部皂甙含量相当于木心部的25倍，证明我国自古重用远志皮部的实践经验可贵，并有科学根据。另有报道，远志的溶血作用和毒性远志皮大于全远志，全远志又大于远志心。这可能与其中所含的皂甙含量有关，经测定远志皮为12.1%，而远志木为0.482%，相差达25倍，实验说明远志心的毒副反应比远志皮部小。全远志和远志皮的祛痰作用强度相似，而远志心则无效。但若用远志皮和全远志的水煎液，在给予25，10，5，2.5，1.25g/kg剂量时，均有明显的祛痰作用，再减少剂量，二者则均无祛痰作用，远志心的存在似乎不影响远志的祛痰作用。全远志，远志皮和远志心在用同等剂量时，都可加强戊巴比妥钠的催眠作用，但在抗五甲烯四氮唑致惊厥作用方面，以全远志最强，远志皮次之，远志心无效。带心的全远志不仅毒、副反应较远志皮小，而且镇静作用强，祛痰作用亦不弱，所以没有去心之必要。

黄德杰等比较了药典法和《上海市饮片炮制规范》法，以远志皂甙的含量和祛痰药理作用为指标，探讨各种炮制方法对成分和药理作用的影响。远志皂甙含量测定采用薄层层析-紫外分光光度法；祛痰采用小鼠酚红法。实验结果两种炮制方法所得远志皂甙A、B的含量上海法高于药典法，含量约高1%以上。其两法工艺主要区别是上海法比药典法增加清炒环节。实验结果表明，远志皂甙的含量随炮制时清炒增删而升降，而且仅用生远志清炒也能增加远志皂甙的含量。药理实验结果，各炮制品祛痰作用强度为上海制品>生远志>药典法制品>未加甘草上海法制品，与对照组比较，上海法制品的祛痰作用差异显著性较大（$P<0.05$），四样品组间差异不显著。认为上海炮制工艺优于药典炮制工艺。后来又提出具体工艺：先取生远志，用6%甘草片加水煮两次，第一次20分钟，第二次15分钟，合并煎液，煎液浓度为2%，再将远志投入上述热甘草煎液中，上压重物，避免远志浮起，浸泡15分钟后将远志捞出，并用水快速冲洗远志，除去粗梗和杂质，干燥，干燥远志文火炒微焦即得。但有人提出，将远志浸于甘草液中20分钟左右捞起，抢水洗净的方法，由于该法远志在甘草液中浸渍的时间短，甘草尚未完全进入远志组织中产生作用就捞起，抢水洗净，因而去毒不完全，口尝时仍稍有刺喉感。而药典法系用甘草煎汁拌远志，文火煮至汤吸尽，该法甘草汁与远志作用完全，口尝时无刺喉感，而略带甜味，且有效成分不易

损失。

炮制药理研究 对远志炮制前后作了对阈下催眠剂量异戊巴比妥钠的协同作用，祛痰作用进行实验。结果表明：生远志、蜜远志、甘草水炙远志与对照组比较均有非常显著的镇静、祛痰作用。远志生品与炙后在药理和层析结果无显著差别，临床上多用蜜炙、甘草水炙远志，其目的是减轻对胃肠道的刺激作用。

远志去心操作始于南北朝，甘草制始于宋代，蜜炙法始于近代，上述诸法一直沿用至今。近有文章对去木质心提出不同看法，这是值得进一步讨论的问题。从现有资料看，心含皂甙极微，无抗惊厥、祛痰作用。实验材料是未经炮制过药材对比去心与否的毒、副反应，故显得根皮部分尤为显著。生远志确有刺激咽喉的作用，但经炮制后即能消除。二千年来的经验应作大量的多指标的研究才能得出正确结论。现今不去心的一个很主要原因是由于资源破坏性的挖掘，致使不够采集年限的药材大量采挖，由此产生无法去心的操作，这不等于不去木质部分是合理的，而要求经营部门拒收不合格药材，才能真正提高质量。

（叶定江）

二十八、半夏

半夏始载于《神农本草经》，系天南星科植物半夏 Pinellia ternata ［Thunb］ Breit 的干燥块茎、多为野生品或栽培品，中医列为化痰药，具有燥湿化痰，降逆止呕，消积散结等功效，生品辛温有毒。半夏入药饮片有生半夏、清半夏、法半夏、姜半夏、竹沥半夏、京半夏、仙半夏等规格。炮制作用在于降低或消除毒副反应，增强疗效，陶弘景云："先汤洗十许过，令竭尽，不尔戟人咽喉，方中有半夏必须生姜者，亦以制其毒故也。"《本草纲目》有"痰分之病，半夏为主，造而为曲尤佳。""法制半夏清痰化饮，壮脾顺气"等记载，近年来中国中医研究院中药研究所及上海市中药研究等单位作了较为系统的研究。

炮制文献研究 汉以前有"治半夏"的记载。汉唐时期主要有汤洗、姜制、水煮、微火炮等炮制方法。宋代有制曲、矾制、姜矾制、姜与萝卜制、姜与甘草制。明代有酒姜制、皂角明矾生姜制、法制半夏。清代有姜与青盐制等。已见文献的炮制方法共有 70 多种。《中国药典》收载有生半夏、清半夏、姜半夏、法半夏等四种。

炮制工艺研究 在这方面的研究报道，主要集中在如何既能保持疗效，又以省时省力省材料等方面。1977 年中医研究院改进了半夏炮制工艺。以口尝微有麻辣感为指标，以 8%的矾水浸制，约 2～3 天，可达到消除麻辣味的标准，此法被国家药典采用。北京同仁堂药酒厂对传统法半夏的石灰甘草液泡制工艺进行了改进。并将改进后的工艺制品进行了不同的药理指标测定，结果表明，新工艺能达到与老工艺相同的解毒效果，而且新工艺具有缩短生产周期，减少辅料用量，提高成品得率等特点。对于矾制半夏，有研究报道，采用新方法后，白矾、生姜均比原法节约三分之一左右，从而增加了疗效，炮制简单，半夏损失亦较少。但亦有文献从中医理论角度，认为仲景诸方中所用的半夏应以生半夏（入汤剂）或恢复"汤洗涎尽"的方法为好。有报道认为用一定条件下的高温高压，可消除半夏的麻辣味和刺激性。还有对法半夏过程中甘草酸的含量变化进行动态分析，并作为指标，来筛选较佳的炮制工艺。最近还有人用正交设计法，对半夏炮制工艺进行了研究，采用三因素，四水平，即甘草煎次数，煎煮液浓缩体积，浸泡时间为因素，外观断面颜色，麻舌感及甘草酸含量为水平，最后得出最佳工艺炮制的法半夏为每 100g 半夏用甘草 15g，石灰 10g，浸泡 6 小时为宜。最新研究报道，用纯碱稀溶液在常温下浸泡，并能消除半夏麻辣味。

炮制化学研究 研究主要集中在半夏炮制前后氨基酸、麻黄碱、β-谷甾醇、总生物碱的含量变化方面。还有关于微量元素的损失及增多等。比如有文献对半夏不同炮制品已知化学成分进行了比较，结果总生物碱含量依次为生半夏＞法半夏＞姜半夏＞水半夏。有人对矾水浸制半夏的生物碱有效成分与生品作了比较，结果没有明显差别。半夏经过炮制后，其中的氨基酸含量受到很大影响，按同等条件，氨基酸的含量大小顺序为清半夏＞姜半夏＞生半夏＞法半夏。国外研究表明，半夏中的活性成分乌苷，在炮制过程中有较大的损失。还有文献报

道，用薄层层析法测定半夏五个炮制品β-谷甾醇的含量。结果表明，经单纯加热后的姜煮半夏含量最低为0.018%，生半夏最高0.057%。其含量顺序依次为生半夏＞矾半夏＞姜浸半夏＞姜矾半夏＞姜煮半夏。还用重量法和酸性染料比色法测定总生物碱含量。结果表明，姜矾半夏含量最高，姜煮半夏含量最低。其顺序为姜矾半夏＞姜浸半夏＞生半夏＞矾半夏＞姜煮半夏。对半夏中麻黄碱作了研究。结果表明，经炮制后，麻黄碱的含量顺序依次为姜矾半夏＞生半夏＞姜浸半夏＞姜煮半夏＞矾浸半夏。说明矾水浸跟单纯加热对麻黄碱的含量影响较大。其次是对半夏各炮制品中微量元素的研究。由于辅料中含有丰富的微量元素，因而引起了各炮制品中含量的增高，而且不同的炮制品，增高元素的种类及幅度都有所不同。由于半夏各部位的微量元素含量不一样，皮中的，内层的都有显著差异，导致了半夏经过去皮加工预处理后微量元素发生显著不同。

炮制药理研究　有研究报道，生半夏有刺激咽喉导致失音的作用，但入汤剂以后，这种毒性可以被消除，包括矾制半夏在内，都是一样，这也可说明，导致失音的原因是由于直接接触所致，而不是经胃肠吸收而产生的刺激性，对生半夏、姜半夏、法半夏的致畸毒性研究表明，法半夏毒性几乎与空白组接近，没甚毒性，而生半夏、姜半夏则具有同步致畸效应。对于半夏炮制前后对小鼠急性、亚急性和蓄积性毒性的研究表明，以剂量80g/kg的矾制半夏来说，相同剂量的生半夏组比较，它不具有任何毒性；在另一指标，即对小鼠的体重有无影响方面，生半夏各组均有明显的抑制小鼠体重增长，而矾制半夏则无影响，在对小鼠肝脏，肾脏和死亡影响中，也可看到矾制半夏的毒性小于生半夏。这都证明了白矾炮制半夏降低和消除毒性有一定的科学道理，但炮制的机理及物质基础，都有待进一步探索和研究。最近吴皓、蔡宝昌还报道，用半夏5种炮制品的混悬液给小鼠灌胃，进行祛痰止咳试验，结果表明，5种半夏炮制品均不能增加小鼠呼吸道酚红排出量，矾半夏还出现明显的抑制作用。生半夏、药典法半夏、姜浸半夏均表现出明显的镇咳作用，而矾半夏、姜半夏则未表现明显影响，另外他们还报道，以姜汁炮制半夏，观察姜半夏各炮制品对动物刺激和毒性，发现姜汁煮半夏能明显降低对动物的刺激性和毒性，其降低作用与矾半夏相似；姜汁冷浸半夏的作用不如姜汁煮半夏；小鼠口服姜汁对生半夏的腹腔刺激有对抗作用；姜矾半夏则可明显降低对动物的毒性。还有报道，半夏姜制对胃肠道功能的影响。结果表明，姜矾半夏和姜煮半夏不影响正常大鼠胃液中前列腺素PGE_2的分泌和胃蛋白酶的活性；姜矾半夏可以显著增加胃液分泌量、胃酸度。姜煮半夏则影响不大。两炮制品对小鼠的整体胃肠道运动呈抑制作用。生半夏对于正常大鼠的胃液分泌量略显抑制，而对胃液酸度，胃蛋白酶活性及胃液中前列腺素PGE_2的分泌呈显著的抑制作用，对胃粘膜损伤较大，对小鼠的胃肠道运动，生半夏呈强的促进作用。

半夏古今都认为有毒，其毒性归纳为对咽喉刺激、吐、泻3个方面，“其制可用，去其毒也。”历代曾提出数十种炮制方法以去毒，并用以药制药等法以增其效，内容非常丰富。前人所用之法，大多可行有效。可以保证临床用药安全。衍变至今，仍有清半夏、法半夏、姜半夏、醋半夏、京半夏、苏半夏等十余种炮制品。其中以清半夏、姜半夏、法半夏、半夏曲为最常见。

关于半夏的药效成分与毒性成分虽有多种报道，但至今仍然不明，有人认为半夏的刺激性成分为3，4-二羟基苯甲醛葡萄糖甙、半夏蛋白；毒性成分为尿黑酸（2，5-二羟基苯乙酸），但均未得到进一步证实。半夏经姜、矾、酸、碱处理后均能减少或消除刺激性，其机理尚未阐明。只有搞清半夏的药效与毒性成分，炮制中的问题就能迎刃而解。

（叶定江）

二十九、棕榈

棕榈始载于《日华子本草》，系采用棕榈科植物棕榈 Trachyca Hpus fortunei H. Wendl. 的干燥叶鞘纤维及叶柄入药。多为栽培品或野生品。中医列为收涩止血药，具有收敛止血的功效。棕榈入药饮片有棕榈、棕榈炭等规格。炮制作用在于改变药性，增强收涩止血攻效。《本草蒙筌》中有“药求陈者，烧研汤调，止鼻洪吐衄殊功”的记述。近年来王琦等对棕榈炮制作了较系统的研究。

炮制文献研究　王孝涛等报道，棕榈入药炮制见于文献记载至少有3种，均为制棕榈炭。始见于唐代，有“烧灰，研”等。宋代新增焖煅炭。元至清时期又新增有炒炭、炒焦、炒黑等。现今沿用有棕榈、煅棕榈炭、炒棕榈炭、烧棕榈炭等。《中国药典》收载有棕榈、棕榈炭。

炮制工艺研究　王琦等报道，经对棕榈及其炮制品的成分予试、薄层色谱分析、鞣质含量、凝血作用比较。结果表明，棕榈制炭入药，以炒轻炭为佳，焖煅棕榈炭成分损失严重，止血效果减弱。王爱芳等采用燃气焖煅法炮制陈棕炭，无灰化和夹生，得率高，质量优。王琦等经对炒棕炭、焖煅棕炭、砂烫棕炭进行薄层层析、浸出物、鞣质含测、高效液相色谱分析、药理作用比较、临床验证。从而优选出了砂烫棕榈炭炮制新工艺，即以砂温250℃，加热烫制8min左右，烫至棕榈表面深褐色，内部棕褐色。成品收得率为70%。棕炭存活适中，质量均匀，有效成分含量高，止血效果好。

炮制化学研究　丁安伟等报道，经对煅陈棕炭成分予试，其结果鞣质、酚类等成分表现明显阳性反应。薄层层析结果提示，陈棕经煅炭后，其内含成分发生了一些质的变化。王琦等测试分析了棕榈及其炒轻炭、炒中炭、炒重炭、焖煅炭、烫轻炭、烫中炭、烫重炭的原粉末和水提液中5种微量元素，结果表明，各样品均可检出钙、镁、铁、铜、钴，以钙含量最高，钴含量最低。原粉末中的微量元素含量随存性程度下降，收得率减少而相对升高。如钙含量炒轻炭为3565ppm、炒中炭为5833ppm、炒重炭为7685ppm。水提液中微量元素变化与原粉末测定结果相一致。孙立立等应用HPLC法测定结果，从棕榈生品中检出19个成分，制炭后检出成分最多者为26个。5种主要成分中以对羟基苯甲酸含量变化尤为明显。没食子酸和原儿茶酸含量变化为烫棕炭＞炒棕炭＞棕榈＞煅棕炭；原儿茶醛含量变化为炒棕炭＞烫棕炭＞棕榈＞煅棕炭。d-儿茶素在生棕榈中未检出，但在制炭品中含量高达0.60%。其含量变化为烫炭品＞炒炭品＞煅炭品和烧炭品。

炮制药理研究　叶定江等报道，以小鼠凝血时间为指标，对棕榈的叶鞘纤维和叶柄、新品与陈品、生品与炭品作了止血作用比较，结果表明，药用部位以叶鞘纤维为好，陈久者为良，焖煅后入药为宜。任遵华等对棕榈及其不同炮制品进行了血小板聚集、血液粘度、凝血时间和复钙等药理实验比较，结果表明，药理作用变化与制炭方法及存性程度有关，依次为烫棕炭＞炒棕炭＞生棕榈＞焖煅棕炭，烫制品和炒制品均比生品作用强，焖煅品不如生品好，认为砂烫棕炭炮制法最佳。又经十地区市售棕榈炭饮片凝血实验比较，其结果棕炭成品性状不同，凝血作用有明显差异，炒棕炭比煅棕炭凝血时间短，存性程度愈大，凝血效果愈好。

饮片质量研究　郭长强等报道，经对十省市棕榈炭饮片性状、水浸出物、薄层色谱分析、鞣质含量比较，结果表明，各地棕榈炭饮片存性程度不同，成品性状和内在质量区别显著。水浸出物最高者达6.879%，最低者仅为2.188%；鞣质含量最高者达1.319%，最低者仅为0.263%，存性程度愈大，成分含量愈高，饮片质量愈好。并经棕榈四种不同入药部位的化学成分测试和药理作用比较，其结果棕骨、棕皮比棕绳、棕毛内含成分多，水浸出物和鞣质含量高。从而认为以前两者入药为宜，中国药典的规定有科学道理。有报道：限定棕榈段含鞣质不得少于2.30%、对羟基苯甲酸含量不得少于0.01%；棕榈炭水浸出物含量不得少于6.0%、鞣质含量不得少于0.40%、对羟基苯甲酸含量不得少于0.20%。并分别建立了质控检测方法。

炮制临床研究　王琦等报道，采用双盲法对焖煅棕炭、炒棕炭和砂烫棕炭三种不同炮制工艺制得的饮片，按一般常规制法，制成棕榈炭Ⅰ、Ⅱ、Ⅲ号口服液，用于鼻衄、崩漏等出血症，进行了临床疗效验证。治疗结果表明，烫棕炭口服液的治愈率比炒棕炭和煅棕炭口服液高0.4倍和2.5倍。从而说明砂烫棕榈炭炮制工艺可行，确能保证饮片质量，提高药效。

中药棕榈入药历史悠久，中医临床辨证用药积累了丰富经验，由棕榈生品进而发展创制烧制、炒制、煅制等规格饮片，从而拓宽了临床用药范围，唯以制炭后入药，提高了药效。现有研究证实，棕榈经不同程度和方法加热炮制处理后，使其内含的多种药效成分发生了量和质的变化，改变了生棕榈固有的药性和功效，适用于多种出血症，发挥了良好的收涩止血疗效，提高了临床治疗效果。但为使棕榈炮制工艺规范化，饮片质量标准化，尚须进一步深入研究，积累科研数据，提供科学资料。

（王 琦）

三十、槟榔

槟榔始载于《名医别录》，系采用棕榈科植物槟榔 Areca catechu L. 的干燥成熟种子入药。多为栽培品。传统以东南亚地区产品为道地。中医列为驱虫药，具有杀虫消积，降气行水的功效。槟榔入药饮片有槟榔、炒槟榔、焦槟榔、槟榔炭等多种规格。炮制作用在于改变药性，增强疗效。《医学入门》中有“急治生用，经火则无力，缓治略炒或醋煮过”的记述。近年来孙立立等对槟榔炮制作了较系统的研究。

炮制文献研究 冯宝麟等报道，槟榔入药炮制见于文献记载至少有 23 种，制槟榔有 6 种之多。始见于唐代，有“捣末，碎制、煮制”等。宋代新增炒制、炮捣制、烧研制、面煨制、茱萸炒制、火煅制等。元至清时期又增有石灰制、斑蝥制、米泔制、麸炒制、醋制、酒浸制、童便制等。现今沿用的有槟榔、炒槟榔、焦槟榔、槟榔炭、蜜炙槟榔等。《中国药典》收载有槟榔、炒槟榔、焦槟榔等 3 种。

炮制工艺研究 浸润软化方法研究。品秉森报道，原药含槟榔碱 0.3042%，冷水浸 21 天后降为 0.2126%，损失达 30.09%；原药含醚溶性生物碱 0.3739%，浸泡 6 天，每日换水一次，切片阴干后为 0.313%，损失 16.79%。槟榔不换水浸泡则槟榔碱损失约 7%，但易变色变质；换水浸泡槟榔碱损失达 18%～20%，其饮片含量为 0.2583%，达不到中国药典规定要求，可见传统浸泡软化方法不理想。天津市药材公司饮片加工厂采用加压冷浸法，可减少槟榔碱流失。庄立品等改用减压冷浸软化法，浸泡时间由夏季 7 天，冬季 40 天减至 2～6 天，浸泡液无酸败，生槟榔片食生物碱 98.12%，损失减少许多。吕秉森等则采用减压温浸法即减压 260mmHg，70℃温水浸，趁热切片，可缩短软化时间，减少损失。有报道：采用“少泡多润”原则，可减少有效成分损失。将槟榔浸湿埋入洞中闷润，槟榔碱几乎不损失；或埋入潮湿的糠壳中，闷润切片；或用砂渍法，槟榔碱仅损失率为 7.91%，而水浸泡法则损失率为 15.27%；或采用淋润法软化，槟榔损失率仅约 2.0%，饮片煎出率高达 44.81%；或用蒸气蒸 1 小时后切片，水浸物及醚溶性生物碱损失最少，优于减压冷浸法，减压温浸法和直接粉碎法；或用 10% 的米醋水喷润至软切薄片，阴干，效果较好。曾祥林等对八种槟榔浸润软化方法，以生物碱、水溶物和水溶物中总生物碱为指标进行测试比较，其结果醚溶性生物碱含量依次为蒸法＞粉碎法＞润法＞砂埋法＞热浸法＞减压冷浸法＞浸润法＞浸泡法。从而认为蒸法优于其他软化方法。

切制方法研究 王文惠等报道，经对不同颗粒的槟榔粉末及其煎剂进行槟榔碱含测，其结果粉末愈粗，生物碱煎出愈少，即使过 80 目筛的细粉，槟榔碱损失近 50%，可见煎煮法不能将粉末中的生物碱全部煎出。曾祥林等认为槟榔软化后切制成 1～1.5mm 极薄片，润的切制工艺最佳。陈菊华等认为槟榔不经软化切片，自接用过 8 日筛的粗颗粒入煎剂，煎出有效成分快而多。有报道：采用直接粉碎法炮制槟榔，认为该法加工后槟榔碱含量没有损失，且制备工艺简单。但槟榔颗粒在汤剂中的煎出率比饮片低 8%～10%，煎出量为 0.114%，比浸泡法煎出量（0.1163%）还低，不宜作为汤剂饮片。该法还存在粉碎粒度不易控制，产生少量细粉，难以保管，易糊锅底等缺点，失去中药传统饮片特色。品秉森将槟榔切片与原药轧碎如黄豆粒进行比较，认为切片比轧碎品能提高炮制质量，较多的利用原中药材。

饮片干燥方法研究 覃葆报道，槟榔饮片曝晒至干者，其槟榔碱含量为 0.2255%，比阴干或烘干品多损失 23.40%，认为干燥方法以阴干或烘干为宜。有报道：阴干法效果好，省工省时，片型完整美观，生物碱含量较高。槟榔饮片干燥方法，以阴干最好。

炮制方法研究 孙立立报道，对槟榔浸润软、经饮片切制、干燥、炮制作了系统研究，运用正交实验法筛选出了槟榔置减压浸润软化装置内，减压至真空度达 20mmHg，加水量为药材量 75%，加水时保持压力不变，继续减压

40～60min，取出，润软，使吃水量达45%，切厚度为0.5mm以下极薄片，阴干；制槟榔即将槟榔片置微波炉内，以温度70℃，加热5min，得率100即为槟榔饮片最佳炮制工艺。

炮制化学研究 刘国声报道，经槟榔碱含测结果表明，槟榔个为0.4%～0.52%、槟榔片为0.30%～0.36%、炒槟榔为0.23%～0.27%，切制和炮制均使生物碱大量损失，有的相差达50%。唐盈经薄层扫描法测槟榔及其炮制品的槟榔碱含量，其结果颗粒与饮片分别为生品0.278%与0.184%，清炒品0.257%与0.160%，炒焦品0.111%与微量。这与传统认为槟榔"经火无力，见水无功"的说法相符。有报道：槟榔炒黄品、盐炒品的生物碱含量较生品低；炒焦品含量最低，主片以生品入药为佳。孙立立等报道，槟榔饮片厚度不同，其水煎液中槟榔碱含量也不一致，0.5mm（0.124%）＞1～1.5mm（0.077%）＞2～3mm（0.044%）＞黄豆大颗粒（0.070%），认为直接粉碎颗粒不宜入煎剂。并对槟榔及其炮制品中槟榔碱、鞣质、氨基酸、微量元素进行了测试比较，其结果见表4-63所示。生品和炮制品均有17种水解氨基酸，其总量和必需氨基酸总量依次生品＞制品＞炒品＞焦品；并均含有12种微量元素，7种人体必须微量元素，以K和Ca含量最高。

表4-63 槟榔不同炮制方法成分含量比较

	槟榔碱%	鞣质%	总氨基酸 mg/100g	微量元素 μg/g	
				K%	Ca%
生槟榔片	0.282	13.42	5836.7	0.21	0.073
制槟榔片	0.250	15.44	4891.2	0.20	0.074
炒槟榔片	0.206	14.35	4629.1	0.18	0.330
焦槟榔片	0.139	12.91	4401.7	0.21	0.250

炮制药理研究 孙立立等报道，药理实验结果表明，槟榔和制槟榔具有增加在体小鼠胃肠推进作用，拮抗阿托品对小鼠胃肠推进的抑制；增强离体家兔小肠收缩幅度、增加收缩次数，拮抗阿托品对离体家兔小肠运动的抑制，这与槟榔行气消积功效是一致的。但同其他炮制品相比未见显著性差异。经抑菌实验比较，其结果生品与炮制品及炮制之间对金黄色葡萄球菌等5种细菌抑菌作用对比，其结果基本一致，说明槟榔炮制对其抑菌作用无明显影响。

饮片质量研究 孙立立等报道，采用《中国药典》法对九地区市售槟榔饮片进行质量分析，结果表明，外观性状有明显差异，内含水分、水浸出物、醇浸出物、醚溶性生物碱和鞣质含量各不相同。水浸出物量最低为14.4%，最高为17.58%，相差21.32%；醇浸出物量最低为18.59%，最高为23.34%，相差25.5%；醚溶性生物碱含量为0.31%～0.48%，相差35.42%，说明市售槟榔饮片质量差异显著。初拟有薄层层析等定性鉴别；水分不得超过10%；醚溶性生物碱以槟榔碱（$C_8H_{13}NO_2$）计算，槟榔片不得少于0.3%、制槟榔片不得少于0.27%、炒槟榔片不得少于0.24%。

炮制临床研究 赵铁初报道，将醋润后的槟榔配伍于化虫丸、集效丸等中成药制剂，治疗肠胃诸虫等症病人30例；配伍于四磨汤中治疗气逆不降，上气喘急，胸腹满闷等症病人25例，均获良好效果。还有的提出对于邪实之症，槟榔生用为宜，虚寒之症炒用为妥。小儿用量常在6～10g之间，成人多在15～30g之间。

中药槟榔入药历史悠久、中医临床辨证用药积累了丰富经验，由槟榔生品进而发展到创制了煮制、炒制、煨制、蜜制、煅制等多种规格的饮片，从而拓宽了临床用药范围，提高了药效。现有研究证实，槟榔经不同浸润软化切制法和不同程度加热炮制处理后，使其内含的多种药效成分发生了量和质的变化，改变了生槟榔固有的药性和功效，有的饮片消积下气力强，有的饮片药性缓和，有的饮片增强了消积治血痢等功效。优选出了槟榔炮制最佳工艺，拟有饮片质量标准及其检测方法，确保了临床治疗效果。但为使槟榔炮制工艺更加规范化，饮片质量更为标准化，尚须进一步深入研究，积累科研数据，提供科学资料。

（王　琦）

三十一、侧柏叶

侧柏叶始载于《神农本草经》，系采用柏科植物侧柏 Platycladus orientalis (L.) Franco 的干燥枝梢及叶入药。我国特产，几遍全国。多为栽培品。中医列为止血药，具有凉血止血，祛痰止咳，生发乌发的功效。侧柏叶入药饮片有侧柏叶、炒侧柏叶、侧柏叶炭、蒸侧柏叶等规格。炮制作用在于改变药性，增强疗效。《本草纲目》中有"常用或生或炒，各随本方"的记述。近年来孙立立等对侧柏叶炮制作了较系统的研究。

炮制文献研究　王孝涛等报道，侧柏叶入药炮制见于文献记载至少17种，酒侧柏叶有4种之多。始见于南北朝，有"去两畔并心枝，糯泔浸，酒拌蒸，黄精自然汁浸焙"等。宋代新增炙制、炒制、蒸制、制炭、白矾水煮制等。元至清时期新增有煮制、酒浸制、盐制等。

炮制工艺研究　蒋纪洋等报道，经焖煅侧柏叶炭与炒侧柏叶炭炮制方法比较，其结果前者挥发油损失少，钙含量增高，认为采用焖煅法制侧柏叶炭为妥。丁安伟等认为以270℃，煅制40min为侧柏叶炭最佳炮制工艺参数。孙立立等经不同炮制方法对比，结果表明，烘制工艺加热温度160℃～180℃，烘烤时间20min烘至侧柏叶表面焦黄色，内部黄色为度。认为此法温度易控制，成分损失少，止血效果好，优于炒炭法。

炮制化学研究　陈国佩等报道，侧柏叶饮片的黄酮和鞣质含量依次为生品＞烘品＞炭品；薄层定性结果表明，烘品和炭品均不含芦丁；微量元素按折合率计算呈现生品＞烘品＞炭品的规律。孙立立等对侧柏叶及其炮制品中的主要化学成分进行了测试，结果表明，不同炮制品挥发油含量均较生品降低，炮制适度鞣质含量增加。以异海松酸为对照品的薄层色谱结果显示，各样品的斑点大小和颜色深浅依次为烘品1＞生品＞烘品2＞烘品3＞烘品4≥侧柏梗＞烘品4＞炭品，其含量差异与加热炮制温度有关。采用GC-MS分析，从挥发油中分离鉴定了生品57种化合物、烘制品53种化合物、炒炭品50种化合物，依此说明侧柏叶炮制前后，其挥发油含量和组分都有不同程度的变化。

炮制药理研究　山东省中医药研究所药理组报道，生侧柏叶能缩短小鼠的出血和凝血时间，但炒炭后作用减弱。有报道：炒侧柏叶炭和煅侧柏叶炭均可缩短小鼠的凝血时间，增强止血作用。侧柏叶饮片的抑菌作用为生品＞烘品＞炭品。孙立立等实验结果表明，生品具有一定止血作用，炒炭后止血效果较差，烘制品止血效果最好，明显高于生品及其他炮制品。经对各样品水提液和醇提液抑菌作用比较，其结果炮制对侧柏叶抑菌效果无明显影响，挥发油抑菌作用微弱，若炮制程度适中则对乙链、肺炎等菌有增强抑菌作用的趋势。

饮片质量研究　孙立立等报道，对十地区市售侧柏叶饮片进行了质量分析比较，其结果饮片性状差异悬殊，内含成分差异显著。侧柏叶总黄酮含量为0.82%～1.52%、鞣质含量为1.58%～2.94%；侧柏叶炭总黄酮含量在0.13%～0.51%、鞣质含量在0.33%～1.53%之间。并依据诸多科研数据，拟定侧柏叶、烘侧柏叶、侧柏叶炭饮片的薄层色谱法定性鉴别，检测方法及主成分含量限度。总黄酮（芦丁）含量均以干燥品计算，侧柏叶不得少于0.8%，烘侧柏叶不得少于0.6%、侧柏叶炭不得少于0.2%；鞣质含量均以干燥品计算，侧柏叶不得少于1.45%、烘侧柏叶不得少于1.50%、侧柏叶炭不得少于0.50%，以保证侧柏叶饮片质量和临床疗效。

中药侧柏叶入药历史悠久，中医临床辨证用药积累了丰富经验，由侧柏叶生品进而发展创制了炒制、蒸制、煮制、酒制、矾制、泔制、盐制、制炭等多种规格的饮片，从而拓宽了临床用药范围，提高了药效。现有研究证实，侧柏叶经不同方法和不同程度加热炮制处理后，使其内含的各种药效成分发生了量和质的变化，改变了生侧柏叶固有的药性和功效，有的饮片缓解了燥性，有的饮片增强了收涩止血作用，寒热虚实之出血证均可使用。目前大多认为侧柏叶以烘制或微炒入药为宜。但为使侧柏叶炮制工艺规范化，饮片质量标准化，尚须进一步深入研究，积累科研数据，提供科学资料。

（王　琦）

三十二、当归

当归始载于《神农本草经》，系采用伞形科

植物当归 Angelica sigelica sinensis (oliv.) 的干燥根入药。多为野生品或栽培品。传统以西北甘肃地区产品为道地。中医列为补血药，具有补血活血，调经止痛的功效。当归入药饮片有当归、酒当归、土当归、当归炭等多种规格。炮制作用在于改变药性，增强疗效。《汤液本草》中有“头止血，身活血，梢破血。治上酒浸，治外酒洗，血病酒蒸，痰用姜汁炒”的记述。近年来陈汉平等对当归炮制作了较系统的研究。

炮制文献研究　冯宝麟等报道，当归入药炮制见于文献记载至少有26种，酒当归有8种之多。始见于南北朝，有“去尖并头，酒浸制”等。宋代新增焙制、炒制、酒炒制、醋炒制、米炒制等。元至清时期增有盐水炒制、酒煮制、姜汁炒制、土炒制、药汁制、煅炭等。现今沿用有酒当归、土炒当归、当归炭、炒当归、蜜当归等。《中国药典》收载有当归、酒当归等两种。

炮制工艺研究　陈汉平等报道，经对酒炒当归不同用酒量，不同炒制温度和时间比较，认为当归用10%黄酒拌匀吸尽，加热温度为120℃，炒制时间为15min，归片表面呈微黄色，并溢出特有气味时为佳。闵贵春采用在适宜容器内装入净当归，每层厚约5～10cm，喷酒1次，如此喷铺至满酒尽，密闭过夜，次日切薄片，能完全达到用酒炮制的目的。

炮制化学研究　秦俊法等报道，当归头、身、尾中的微量元素含量有显著差异。归头中的Ca、Cu、Zn最高，为归身和归尾中的1.5～6.8倍；归尾中的K、Fe含量最高，为归头和归身中的1.5～2倍。芮和恺等对当归作了成分分析，其结果挥发油含量，归尾比归头高11.8%～25.0%，但挥发油中藁本内酯含量却以归尾中最低。挥发油中峰2的含量有明显差异，归身比归头高出46.7%～95.7%，归尾比归头高出307.9%～558.1%。阿魏酸含量以归尾最高，归身次之，归头最低，归尾比归头高20.2%～21.2%。阿魏酸具有良好活血化瘀功效，这与传统经验认为归尾长于行血相吻合。于少军等经无机元素测定结果表明，酒当归Cu、Ni含量增加，Pb降低至原含量的1/5；土炒品Fe、Ni、Cu、Mn、Zn含量显著升高，Pb降至原含量的1/6；当归炭中Ca、Ni含量增加，Pb降至原含量的1/4，其他元素的含量也显著降低。无机元素的含量在饮片和水煎液中不同，提示当归入丸、散、汤、膏等剂型不宜轻易改变。高逢喜等测试当归及其炮制品中阿魏酸含量分别为生品0.0529%、酒炒品0.0329%、清炒品0.0422%、炒焦品0.0372%、炒炭品0.0101%。认为加热炮制不利于有效成分阿魏酸的浸出。许益民对当归与酒当归中总磷脂及各磷脂组分含测结果表明，酒炒品总磷脂下降4.95%，溶血磷脂胆碱和磷脂酸的摩尔百分比酒当归比生品高，其他组分有所降低，说明高温可使部分磷脂成分破坏损伤。陈汉平等对当归生品和酒炒品进行了挥发油和非挥发性成分的TLC比较，其结果基本一致。经GC和GC-MS测定，从挥发油中检出25个成分，并首次发现了3-甲基丁醇、辛醇、棕榈酸乙酯、亚油酸乙酯和一个未知酸乙酯等新成分，这些成分不存在于当归和当归饮片中，只在酒炒品中检出，可能由黄酒带入。挥发油其他成分含量无明显差异。酒炒品中未检出乙醇。应用HPLC法测定了当归酒炒前后的藁本内酯含量，其结果生品和酒炒品的含量无明显差异，$P>0.05$。有报道：酒当归水溶物增高，阿魏酸和鞣质含量几无变化。土炒当归鞣质含量是生品的1.4倍，水、醇浸出及阿魏酸含量有所降低。制炭后仅鞣质含量增加为生品的2倍，其他成分则均成倍降低。当归的氨基酸含量以归头最高为30941.13μg/g，归身次之为27235.82μg/g，归尾最低为20616.43μg/g。

炮制药理研究　冯宝麟报道，当归头、身、尾的煎剂，均有明显兴奋家兔子宫平滑肌的作用，但无明显差异。陈汉平等药理实验结果表明，当归生品和酒炒品都具有相同的抗血小板聚集的作用；抑制小鼠离体子宫的自发性收缩，对抗垂体后叶素和马来酸麦角新碱引起的紧张性收缩，两者之间无明显差异，为妇科疾病的临床治疗提供了依据。其结果均与中医用于活血，调经相吻合。

炮制饮片研究　陈汉平等报道，经对三省市5种当归片和酒当归片的水浸出物、醇浸出物、挥发油、藁本内酯、阿魏酸测定分析，其结果酒炒品挥发油均下降，水溶性和醇溶性浸出物，有效成分藁本内酯、阿魏酸的含量，均无明显差异，且薄层图谱完全一致。拟定酒当归含水分不得过12%；含藁本内酯（$C_{12}H_{14}O_2$）不得少于0.15%。

中药当归入药历史悠久，中医临床辨证用药积累了丰富经验，由当归生品进而发展创制了炒制、酒制、醋制、土制、姜制、制炭等多种规格的饮片，从而拓宽了临床用药范围，提高了药效。现有研究证实，当归头、身、尾作用不同，化学成分有差异；当归经不同程度加热炮制后，使其内含的多种药效成分发生了量和质的变化，改变了生当归固有的药性和疗效、有的饮片增强了活血散瘀的作用，有的饮片能补血又不致滑肠，有的饮片则具有止血作用，提高了临床治疗效果。但为使当归炮制工艺规范化，饮片质量标准化，阐明炮制原理，尚须进一步深入研究，积累科研数据，提供科学资料。

（王　琦）

三十三、乳香

乳香始载于《名医别录》，系采用橄榄科卡氏乳香树 Boswellia carterii Birdw. 或鲍达乳香树 Boswellia bhaw dajiana Birdw. 及野乳香树 Boswellia neglecta M. Moore. 皮部渗出的干燥胶树脂入药。多为野生品。中医列为活血祛瘀药，具有活血止痛，消肿生肌的功效。乳香入药饮片有乳香、醋乳香、煮乳香、炒乳香、制乳香等多种规格。炮制作用在于改变药性，增强疗效，矫臭矫味，便于粉碎等。《证类本草》中有“入丸散微炒杀毒，得不粘”的记述。近年代卢究伟等对乳香炮制作了较系统的研究。

炮制文献研究　王孝涛等报道，乳香入药炮制见于文献记载至少有27种，药汁制乳香有6种之多。始见于宋代，有“细研，米醋熬令熟、姜制、米制、醋制、酒制、竹叶制、黄连制”等。元至清时期新增有烘制、熨制、煮制、煅制、灯心制、乳制等。现今沿用有乳香、醋乳香、炒乳香、麸炒乳香、煮乳香、灯心炒乳香、熨乳香等。《中国药典》附录中有醋乳香、炒乳香等两种。

炮制工艺研究　袁坤祥等报道，经清炒、水煮、灯心草制、夹层水煮、夹层浓缩法炮制乳香对比，其结果夹层水煮法成品收得率最高为91.0%，夹层浓缩法成品收得率最低为54.2%，认为以夹层水煮法炮制乳香为宜。罗迈经烘制法和炒制法比较，认为可改用烤箱以150℃恒温烘制3min，亦可喷醋或水以代醋炙或水炙乳香。有报道：通过清炒、醋炒、灯心炒、茯苓炒、香附末炒等炮制过程中烟雾多少、成品性状、收得率比较，认为以香附末炒乳香为好，并能增强乳香的活血止痛作用。采用水蒸气蒸馏去油，直接分离树脂的水火炮制法；或用粗糠炒乳香；或松木锯末（1∶4）炒乳香；或恒温80℃，烘制30min，趁热喷醋的方法炮制乳香等。王爱芳等研究认为乳香作中成药配料时，可采用打粉清炒法，作处方配用时可采用打粉水炒法。醋乳香以锅温140℃炒熔后喷醋炒至醋被吸尽为度。

炮制化学研究　陈振飞等报道，经乳香炮制品挥发油测定，其结果水制乳香含油量最高，清炒品次之，灯心制者最少，认为灯心制法好。孙向红测定了乳香及其炮制品中的挥发油含量，其中水制乳香油含量可由生品的2%减少至0.3%。江涛等对烘烤品与其他方法炮制品进行挥发油含测比较，其结果烘烤品含油量为0.9%，减少70%。挥发油减少率依次为烘品＞灯心草炒品＞麸炒品＞醋炒品＞清炒品＞生品，从而认为烘烤法为乳香最佳炮制方法。卢究伟等对乳香生品、炒品、烘品、醋制品、酒制品中挥发油进行含测，其结果均在3.24%～3.33%，无显著性差异。并用GC法测定乳香炮制前后挥发油各组分含量变化，其结果有所改变。运用GC-MS法分析了生乳香挥发油，从中鉴定出29个成分，经不同方法炮制后，29个成分的组分和含量有所减少。

炮制药理研究　钱百炎等报道，经乳香树脂及挥发油“毒鱼”试验，乳香树脂、成品及挥发油镇痛和挥发油刺激试验，证明乳香树脂有一定镇痛作用，与中医用于活血镇痛等疗效一致，认为不含挥发油的树脂可供药用。沈道修等经动物镇痛作用实验比较，乳香生品和炒品有明显镇痛作用，煮品无明显镇痛作用。三者中的挥发油均有镇痛作用，以生品挥发油尤为显著。并给狗和猫口服乳香生品、制品及挥发油量至人常用量的20～417倍，均无催吐作用。从而认为乳香镇痛作用的有效部位是挥发油，可以生品入药或提取挥发油应用。殷玉生

等通过镇痛和毒性实验，结果表明，乳香挥发油具有较好的镇痛作用，但毒性比较大。卢宛伟等对乳香挥发油、树脂、树胶分别进行了活血化瘀、镇痛、急性毒性及乳香不同炮制品的镇痛实验比较。其结果三者均能明显加快小鼠耳廓小动脉血流速度，改善微循环，对出、凝血时间及血液粘度均无明显影响。乳香挥发油能明显延长小鼠热板镇痛时间，树胶能明显延长小鼠扭体潜伏期，减少扭体次数，树脂既能明显延长小鼠热板镇痛时间，又能明显延长小鼠扭体潜伏期，减少扭体次数。小鼠灌胃乳香挥发油的 LD_{50} 为 27.48ml/kg，树脂和树胶的最大耐受量为 9g/kg 和 6g/kg。乳香及其炮制品均能明显延长小鼠热板镇痛时间，各炮制品之间相比均无显著意义。

饮片质量研究　卢宛伟等报道，经对 7 个地区市售乳香和醋乳香的总灰分、水分、水浸出物、醇浸出物、挥发油含量、相对密度和折光率，薄层层析，挥发油中乙酸辛酯含量测定。其结果总灰分为 2.0%～2.5%、水分均在 5.0%左右、水浸出物 5%～5.5%、醇浸出物均在 14.0%以上、生品和各炮制品挥发油为 1.7%～2.2%和 1.5%～2.2%、生品和炮制品挥发油中乙酸辛酯为 36.0%～64.0%和 51.0%～64.0%。生品和炮制品挥发油的相对密度亦有差异，但其折光率无明显改变。并依此拟定乳香和制乳香饮片质量标准、水分：生乳香不得过 6.0%，制乳香不得过 5.5%。总灰分：生乳香和制乳香均不得过 2.5%。水浸出物：生乳香和制乳香均不得少于 5.0%；醇浸出物：生乳香和制乳香均不得少于 14.0%。挥发油：生乳香和制乳香均不得少于 1.5%(ml/g)。

炮制临床研究　劳药功等报道，水制乳香经临床观察，未出现不良反应及副反应，且功效增强。有人主张生用或用其挥发油。历史上不论配方或作丸散均用制品，在伤科使用配合其他药物作为活血化瘀来处理。在“牛黄醒消丸”中用制乳香，功效为清热解毒，消肿止痛。如果仅认为止痛的机理在于生用或挥发油的作用，不够确切。

中药乳香入药历史悠久，中医临床辨证用药积累了丰富经验，由乳香生品进而发展创制了炒制、醋制、蒸制、煮制、烘制、灯心草制等多种规格的饮片，从而拓宽了临床用药范围，提高了药效。现有研究证实，乳香经不同程度加热炮制处理后，使其内含的多种药效成分发生了量和质的变化，改变了生乳香固有的药性和功效，有的饮片降低辛烈气味，不刺激胃，有的饮片发挥了良好的活血止痛，收敛生肌等作用，提高了临床治疗效果。现行饮片规格以醋乳香为主流。为使乳香炮制工艺规范化，饮片质量标准化，尚须进一步深入研究，积累科研数据，提供科学资料。

（王　琦）

三十四、蔓荆子

蔓荆子始载于《神农本草经》，系采用马鞭草科植物单叶蔓荆 Vitex trifolia L. var. simplicifolia cnam. 或蔓荆 Vitex trifolia L. 的干燥成熟果实入药。多为野生品。中医列为辛凉解表药，具有疏散风热，清利头目的功效。蔓荆子入药饮片有蔓荆子、炒蔓荆子、蔓荆子炭等规格。炮制作用在于缓和辛散之性，质酥易碎，利去衣蒂，便于煎出。《本草蒙筌》中有“炒研去衣才用”的记述。近年来郭长强、王琦等对蔓荆子炮制作了较系统的研究。

炮制文献研究　王孝涛等报道，蔓荆子入药炮制见于文献记载至少有 15 种，酒制蔓荆子有 4 种之多。始见于南北朝，有“去蒂子下白膜，酒浸后蒸，晒干”等。唐代新增捣汁等。宋代新增有揉去白膜，酒浸蒸焙干、酒煮制、炒制、蒸制等。元至清时期又增有去萼、破研、酒蒸炒、酒炒制、制炭等。现今沿用有蔓荆子、炒蔓荆子、蔓荆炭等。《中国药典》收载有蔓荆子、炒蔓荆子等两种。

炮制工艺研究　郭长强等报道，经不同程度炒蔓荆子成分分析比较，从而认为蔓荆子炮制，以微炒捣碎入药为优。有报道：采用红外线烘烤柜，以 100℃干燥 2 小时，冷后用碾米机去膜破开为度。应用 10%黄酒或 5%白酒拌润，曝干或微炒干，临用捣碎。经炒制法与烘制法比较，并用 Cr550X～900mm 型 25 转/min 筒式旋转炒药机试行生产验证，优选出以投药时和炒制过程中加热温度为 106±7℃，炒制时间为 7±2min，出锅药温在 135±5℃为最佳炮制工艺，收得率为 92%以上。

炮制化学研究　郭长强等报道，采用紫外

分光光度法等，对蔓荆子及其炮制品进行了水浸出物、醇浸出物、挥发油、总黄酮测试比较，其结果见表4-64。又经采用GC-MS计算机联用仪分析，结果表明，蔓荆子炮制品挥发油含量减少，质量发生变化，其分离鉴定出26个成分，生品和微炒品检出26个，炒焦品检出20个，炒炭品检出16个。

表4-64　蔓荆子不同炮制方法成分含量比较

蔓荆子	水浸出物（%）	醇浸出物（%）	挥发油（%）	总黄酮（%）
生品	4.50	—	0.20	9.060
微炒品	5.00	7.324	0.15	9.124
炒焦品	4.55	9.768	0.05	13.186
炒炭品	3.40	11.156	0.02	11.400

炮制药理研究　曹晖等报道，蔓荆子生品的水、醇浸出物含量及小鼠镇痛作用，优于炒黄品和炒焦品，醇浸出物的镇痛效果最佳。孙蓉等经小鼠热板法和扭体法镇痛作用比较，结果表明，蔓荆子果实有镇痛作用，宿萼无镇痛作用。微炒品，炒焦品均能明显提高痛阈，与对照组相比，微炒品有显著性差异（$P<0.05$），炒焦品有较显著性差异（$P<0.01$），炒炭有一定提高痛阈的趋势，生品无明显镇痛作用。挥发油、总黄酮均有镇痛作用，尤以总黄酮较挥发油的镇痛作用更强。

炮制饮片研究　郭长强等报道，经对13地区市售炒蔓荆子饮片质量分析比较，其结果成品性状差异较人，醇浸出物含量高低悬殊，最高者为11.272%，最低者仅为6.660%；挥发油含量均在0.550%以下，其中5种饮片未测出挥发油。从而认为中药蔓荆子以微炒捣碎入药为佳，拟定水浸出物量：蔓荆子不得少于4.44%，炒蔓荆子不得少于5.10%；醇浸出物量：炒蔓荆子不得少于6.81%；挥发油含量：蔓荆子不得少于0.20%，炒蔓荆子不得少于0.15%（ml/g）。并初步确定了检测方法。

中药蔓荆子入药历史悠久，中医临床辨证用药积累了丰富经验，由蔓荆子生品进而发展创制了炒制、酒制、蒸制、制炭等多种规格的饮片，从而拓宽了临床应用范围。现有研究证实，经不同方法不同程度加热炮制处理后，使其内含的多种药效成分发生了量和质的变化，改变了生蔓荆子固有的药性和功效，达到了降低辛燥之性，提高药效目的。以微炒捣碎入药为要。但为使蔓荆子炮制工艺规范化，饮片质量标准化，尚须进一步深入研究，积累科研数据，提供科学资料。

（王　琦）

三十五、千金子

千金子始载于《开宝本草》，系采用大戟科植物续随子 Euphorbia lathyris L. 的干燥成熟种子入药。多为栽培品。中医列为峻下逐水药，具有逐水消肿，破血消癥的功效。千金子入药饮片千金子、千金子霜等规格。炮制作用在于缓和泻下，降低毒性。《本草纲目》中有“去壳，取色白者，以纸包压，去油取霜用”的记述。近年来李群等对千金子霜作了较系统的研究。

炮制文献研究　王孝涛等报道，千金子入药炮制见于文献记载至少有6种。始见于宋代，有去皮、去壳、研碎、煮研、制霜等。明代增有炒制、酒浸制等。现今沿用有生千金子、千金子霜等。《中国药典》收载有千金子、千金子霜等两种。

炮制工艺研究　王德满等报道，对冷法、干热法、蒸法压榨去油制千金子霜方法进行了比较，结果证明，以热法和蒸法制备千金子霜为好，霜中含油量在18%～20%之间较为合适。袁劲松等经不同制霜方法比较，认为千金子霜的炮制方法宜选用传统纸吸油法，压榨法去油应参照纸吸油法确定去油程度。李群等优选出制千金子霜的“提油返油法”新工艺，即将千金子仁捣成泥状，用石油醚提尽脂肪油，加入全部通过六号筛的千金子残渣粉中，加油量按成品含量21%计算，并用6倍量的石油溶解，搅匀，70℃水浴挥尽石油醚，过6号筛即得千金子霜。

炮制化学研究　王德满等报道，经千金子种子、种仁及冷霜、热霜、蒸霜不同炮制品含油量测定，其结果种子为49.09%、种仁为67.69%、冷霜为25.64%、热霜为20.43%、蒸霜为18.10%。层析结果表明，种仁中所含的脂肪油与不同制霜品中的脂肪油成分相同，各种残渣水煎液也基本无差别，只有醇提液样品蒸霜原点附近的斑点消失，可能其中水溶性成分被反复多次加热处理后水解之故。李群等对千金子生品、炒品、酒制品、冷霜、热霜、蒸霜的总溶出成分测试比较，结果表明，炮制品浸出物均明显低于生品（P＜0.001），热霜、蒸霜则显著低于冷霜（P＜0.01），详见表4-65。经对千金子及其炮制品的脂肪油含量及其相对密度、析光率和薄层层析分析，结果表明，各炮制品脂肪油含量显著下降（P＜0.001），分别为生品68.28%、炒品65.84%、酒制品60.40%、冷霜品20.40%、热霜品15.75%、蒸霜品10.05%。脂肪油的相对密度差异不大，而折光率各炮制品则显著低于生品。层析结果表明，各样品脂肪油均显示出多种成分，可分11个组分，但无大差别，说明炮制对脂肪油成分影响较小。还对千金子及其炮制品中的秦皮乙素和七叶树甙含量进行了测定，结果表明，秦皮乙素、七叶树甙的含量，各炮制品除冷霜外，均有不同程度的下降。秦皮乙素以蒸霜和热霜降低最为显著，七叶树甙以蒸霜和酒制品含量最低，说明加热炮制对二者含量均有影响。

表4-65　千金子炮制品溶出成分测试

（%）	得　率	水　分	水溶性浸出物		醇溶性浸出物	醚溶性浸出物
			冷　浸	热　浸		
生　品	100	2.60	8.42	7.79	29.50	76.10
炒　品	97.00	0.84	6.33	6.39	23.91	72.55
酒炒品	96.00	1.91	6.00	5.61	27.40	65.75
冷　霜	44.70	5.12	6.82	6.27	12.48	22.46
热　霜	39.43	3.98	5.70	5.72	9.05	18.49
蒸　霜	32.02	7.14	3.82	4.62	6.89	11.66

炮制药理研究　李群等报道，经小鼠灌胃剂量5g/kg，相当于成人剂量的100倍（3g/60kg），连续灌胃10天，结果表明，冷霜、热霜组无明显毒性，蒸霜组第10天死亡1只。生品及酒制品、炒制品组有明显的毒性，各组死亡率分别为42.8%、71.4%、50.0%。病理切片提示其毒性部位主要在肝脏。

饮片质量研究　王德满等报道，初步认为千金子霜含油量，以控制在18%～20%为宜。袁劲松等认为千金子霜成品含油标准宜定为30±2%。中间质量控制方法为：以用纸吸油法可按理论得霜率67%控制霜重；压榨法可按理论去油率33%控制榨出的油重，只要使榨出的油量占种仁重量的33%即可。其质量标准宜定为28%～32%，能保证临床用药（1～2g/次）安全有效。李群等经对六地区市售千金子饮片测定分析后，拟有千金子饮片薄层层析等定性鉴别方法，并限定千金子和千金子霜含水分均不得过7%；千金子霜脂肪油含量为18%～21%；千金子和千金子霜含秦皮乙素均不得少于0.01%。

中药千金子入药历史悠久，由千金子生品进而发展创制了炒制、煮制、酒制、制霜等多种规格的饮片，从而拓宽了临床应用范围。现有研究证实千金子经不同程度加热炮制处理后，使其内含的多种药效成分发生了量和质的变化，改变了千金子固有的药性和功效，提高了临床治疗效果，确保了安全有效。有的饮片即千金子霜缓和了腹泻作用，降低了毒性，使千金子不只限于外用，而且可以内服。但为使千金子炮制工艺规范化，饮片质量标准化，尚须进一步深入研究，积累科研数据，提供科研资料。

（王　琦）

三十六、斑　蝥

斑蝥始载于《神农本草经》，系采芫青科昆

虫南方大斑蝥 Mylabris phalenita pallas. 或黄黑小斑蝥 Mylabris Cichorii Linnalus 的干燥体入药。均为野生品。中医列为外用药，具有破血消癥，攻毒蚀疮，发泡冷灸的功效。斑蝥入药饮片有生斑蝥、米斑蝥、制斑蝥等规格。炮制作用在于降低毒性，矫正气味。《本草蒙筌》中有“去翅足、同粳米炒熟，生者误服，吐泻难当”的记述。近年来王琦、王正益等对斑蝥炮制作了较系统的研究。

炮制文献研究 冯宝麟等报道，斑蝥入药炮制见于文献记载至少有22种，米斑蝥有5种之多。始见于南北朝，有“用糯米、小麻子同炒，去翅足并头、熬制”等。宋代新增研如泥、酒浸制、酒炙制、姜汁制、荷叶煨制、酥炙制、焙制等。元至清时期又增有葱汁制、醋炙制、煅制、鱼鳔制等。现今沿用有生斑蝥、米斑蝥、制斑蝥等。《中国药典》收载有生斑蝥、米斑蝥等两种。

炮制工艺研究 夏光成等报道，斑蝥不同部位的斑蝥素含量不同，以斑蝥胸腹部含量最高，头足含量最低；无虫蛀比虫蛀的斑蝥含斑蝥素高。彭智聪比较了斑蝥去头足翅及生品、米炒品和麸炒品斑蝥含量，结果表明，斑蝥头、足、翅斑蝥素量极微，仅占总含量的2%～2.5%，故认为可以不去头足翅，以减少毒性刺激。辅料温度达到110℃以上，米炒时2min，麸炒时4min，其结果麸炒斑蝥比米炒斑蝥的蝥素含量略低，麸炒法可节约粮食，又不影响斑蝥质量，故以该法为好。王正益、张振凌等以斑蝥素、甲酸、脂肪油为指标，筛选出以110℃恒温干燥26～30min的烘制斑蝥新工艺，认为可用烘制法代替米炒法，不去头足翅。并进一步优选出了用碱处理斑蝥的炮制新工艺。王琦等经米炒法与烘制法比较，优选出以120℃恒温，烘制时间为36min的最佳斑蝥炮制工艺，具有设备简单，操作方便，质量稳定，安全可靠等优点，认为可以烘法代替米炒法。

炮制化学研究 江林等报道，经对斑蝥入药部位和不同炮制品中斑蝥毒含测，结果表明，斑蝥胸腹部为1.79%、头部为0.15%、翅为0.038%、足为0.27%。条样品含量分别为：生品1.74%、80℃烘60min 1.49%、110℃烘30min 1.41%、110℃烘60min 1.26%、米炒品1.61%、清炒品0.25%。依此说明头足翅毒性非剧，且三者总重只占全虫约20%，故无必要去之。古人采用加热方法降低斑蝥毒性有科学道理。杨兆芬等测定结果表明，斑蝥素含量：虫体为2.21%、雌雄虫体分别为0.55%和0.51%、腹部分别为0.72%和1.04%，两性腹部含量均高于虫体含量。高温炮制过的虫体含斑蝥素0.53%，经加热炮制后至少损失50%。说明斑蝥素贮存于斑蝥生殖腺和卵内，以更正去头足翅可减其毒性的提法。

炮制药理研究 王正益等报道，烘斑蝥与米斑蝥的LD_{50}无显著差异（$P>0.05$）。经斑蝥去头足翅前后的生品、米炒品、碱处理品（用低浓度氢氧化钠溶液炮制）的急性毒性、亚急性毒性及体内外抗肿瘤实验比较，结果表明，炮制品毒性小于生品，去头足翅后毒性增大，碱处理新炮制法优于《中国药典》收载的米淡法。李贵海等也证明米炒法和烘烤法均能明显降低斑蝥的急性毒性，小鼠LD_{50}值由生品230.66mg/kg，分别变为346.74mg/kg和338.84mg/kg（$P<0.001$）。斑蝥炮制品对大鼠肝肾毒性有一定降低，对体重与肝脏毒性均无明显影响（$P>0.05$）。

饮片质量研究 王琦等报道，经七地区市售斑蝥炮制前后进行斑蝥素含测比较，烘制品薄层层析行为一致，斑蝥素含量在0.70%～1.55%之间。拟定了烘斑蝥、米斑蝥的薄层层析定性鉴别和酸碱滴定法进行含测，并限制斑蝥素（$C_{10}H_{12}O_4$）含量不得少于0.6%。中药斑蝥入药历史悠久，中医临床辨证用药积累了丰富经验，由斑蝥生品进而发展创制了炒制、米炒制、酒制、醋制等多种规格的饮片，从而拓宽了临床用药范围，确保临床治疗安全有效。现有研究证实，生斑蝥经不同程度加热炮制处理后，使其内在的多种药效成分和毒性成分斑蝥素发生了量和质的变化，改变了生斑蝥固有的药性和功效，达到了增效减毒目的。但为使斑蝥炮制工艺规范化，饮片质量标准化，尚须进一步研究，积累科研数据，提供科学资料。

（王　琦）

三十七、紫石英

紫石英始载于《神农本草经》，系采用氟化物类矿物石族荧石入药。多为野矿产品。中医列为安神药，具有镇静安神、温肺、暖宫的功效。紫石英入药饮片有紫石英、醋淬紫石英、煅紫石英等规格。《太平惠民和剂局方》中有"火煅，醋淬七遍，捣研水飞令极细"的记述。近年来张贞丽等对紫石英炮制作了较系统的研究。

炮制文献研究 王孝涛等报道，紫石英入药炮制见于文献记载至少有 8 种之多。始见于唐代，有"七日研之"等。宋代新增煅制、醋煅制等。明至清时期又增有烧制、葵菜制、煨制等。现今沿用有紫石英、醋煅淬紫石英、煅紫石英等。《中国药典》收载有紫石英、醋煅淬紫石英等两种。

炮制工艺研究 刘灿坤报道，经煅淬法与水飞法比较，认为紫石英炮制以醋煅淬法为好，水飞法不宜采用。曾祥林等认为紫石英的合理炮制方法，采用 $1cm^3$ 左右的碎块，在 700℃温度下，恒温煅制 10min，用醋量为 40%，反复煅淬至醋尽。用醋量和煅制温度是影响煅紫石英质量的主要因素，恒温时间对结果几无影响。张贞丽等运用正交设计法，对煅淬紫石英的加热温度、时间，米醋含酸量、煅淬次数等因素进行了比较，从而优选出以 30mm×30mm×20mm 的紫石英碎块，加热 600℃，保持 30min，趁热投入含酸量为 5%、用量为 30%的米醋中，凉后取出的最佳紫石英煅淬工艺。

炮制化学研究 刘灿坤等报道，紫石英经火煅醋淬后钙的溶出增加，氟的溶出变化不大。曾祥林认为紫石英炮制前后主含成分 CaF_2 无变化，煅淬后提高了钙盐的水溶性。张贞丽等采用 X 衍射、显微镜鉴定、原子发射光谱分析等手段，对紫石英生品、煅淬品、煅制品进行了测试比较，结果表明，紫石英经炮制后其物相组成、光学特征，内含微量元素的种类及数量，均没有发生变化，仅是炮制品沿一定解离方向裂成小块而变酥脆，这即是炮制后易于粉碎的原因，从而揭示了古人的炮制目的。应用电位测定法测试了紫石英及其炮制品水煎液和人工胃液的氟含量，其结果人工胃液含氟量约是水煎液的 30～35 倍。依此认为醋煅紫石英入煎剂服用为宜，以免因含氟量太高对人体产生不良后果。

炮制药理研究 张贞丽等报道，经镇静作用实验，结果表明，紫石英及其炮制品均能减少小鼠走格数，降低自主活动；均有增加小鼠入睡率的趋势；均有镇静和协同催眠作用。从作用趋势来看，紫石英炮制品优于生品，但统计学上无差异。

饮片质量研究 张贞丽等报道：经对紫石英饮片质量测试分析，建立了定性鉴别指标和方法，并拟有主成分限量标准及其检测方法，控制紫石英饮片的氟化钙（CaF_2）含量，均不得少于 85.0%，以便保证用药质量，安全有效。

中药紫石英入药历史悠久，中医临床辨证用药积累了丰富经验，由紫石英生品进而发展创制了醋煅制、火煅制、煨制等多种规格的饮片，从而拓宽了临床用药范围，提高了药效。现有研究证实，紫石英经不同程度加热炮制处理后，使其内含的药效成分发生了量和质的变化，改变了生紫石英固有的药性和功效，煅后质地酥脆，便于粉碎，易于煎出药效成分，醋煅紫石英为现行主流饮片规格。但为使紫石英炮制工艺规范化，饮片质量标准化，尚须进一步深入研究，积累科研数据，提供科学资料。

（王　琦）

三十八、山　楂

山楂始载于《唐本草》，系采用蔷薇科植物山里红 Crataegus pinnatifida Bge. Var. major N. E. Br. 或山楂 Crataegus pinnatifida Bge. 的干燥成熟果实入药。多为栽培品。传统以"北山楂"为道地。中医列为消食药，具有消食健胃，行气散瘀的功效。山楂入药饮片有山楂、炒山楂、焦山楂、山楂炭等多种规格。炮制作用在于改变药性，提高疗效。《得配本草》中有"去核用，核能化食磨积，治疝、催生，研碎化瘀，勿研消食。童使浸、姜汁炒炭，去积血甚效"的记述。近年来杨书斌等对山楂炮制作了较系统的研究。

炮制文献研究 王孝涛等报道，山楂入药炮制见于文献记载至少有 8 种。始见于宋代，有"炒磨去子"等。元至清时期新增有炒制、蒸制、酒制、姜汁制、童便制等。现今沿用有山楂、炒山楂、焦山楂、山楂炭、糖麸炒山楂、麸炒山楂、蜜炙山楂等。《中国药典》收载有山楂、炒山楂、焦山楂等 3 种。

炮制工艺研究 梁艳霞报道，采用砂烫法

烫制山楂炭，收得率比炒山楂炭提高 50%。封银海使用碾米机去山楂核，去核率为 60%，提高功效 2 倍多。汪新久等测试了不同炮制温度对山楂中总酸性物质和总黄酮含量的影响，其结果 220℃时分别下降 60%和 58%以上。180℃烘 8min 的样品含量与炒山楂接近。220℃烘品与焦山楂相近。260℃烘品与山楂炭相近。杨书斌等运用正交法实验，对炒山楂与烘山楂进行炮制工艺筛选，其结果烘制法优于炒制法，并经稳定性试验表明，采用 101-2 电热鼓风烘箱烘制山楂温度为 170℃，时间为 8min，样品厚度 1cm；烘制焦山楂温度为 180℃，时间为 14min，样品厚度为 1cm，此法科学可行，从而认为烘法可以代替炒法。

炮制化学研究 陈奇云报道，经测定山楂及其炮制品中总黄酮含量，其结果为生品 2.6%、炒品 2.2%、炒焦品 2.0%、炒炭品 1.3%。有报道用薄层扫描法测得生、焦山楂中熊果酸含量分别为 0.274%和 0.265%，表明炒焦对其影响不大。毛淑杰等测定结果表明，山楂果核中总黄酮和总有机酸含量甚微，说明传统炮制去核是合理的。加热 175℃以上两种成分均降低，焦山楂和山楂炭中黄酮类成分分别保留 41.9%和 25.8%，有机酸类成分仅存 10.7%和 2.8%。说明炒焦和炒炭对其影响较大。有报道：山楂生品和炒品比焦品和炭品的亚硝酸盐含量较低。高温炮制造成山楂中总磷脂（A）含量下降，各磷脂组分的摩尔百分比亦发生相应变化。随炒制温度增高，溶血磷脂酰胆碱和磷脂酸含量有所增加，其他 A 组分则有所降低。经测定从山楂及其炮制品中共检出 21 种微量元素，炒制程度对其微量元素含量：均有不同程度降低。杨书斌等经对山楂不同炮制方法，不同加热温度和时间制取的样品，进行了有机酸、总有机酸和总黄酮定性定量测试分析，结果表明，随加热温度升高，时间延长，两种成分含量均降低。炒制品有机酸的下降率为生品＜炒品＜炒焦品＜炒炭品。烘制品比炒制品的成分下降率小。

炮制药理研究 山东省中医药研究所药理组报道，体外抑菌实验结果表明，生山楂与焦山楂均有很强的抑制痢疾杆菌、宋内氏痢疾杆菌、变形杆菌、大肠杆菌等作用，两者无明显差别。其乙醇提取物抑菌作用较水煎剂有所增加。南云生等实验结果表明，山楂生品和炒品的促进胃蛋白酶分泌和胃肠推进功能优于炒焦品和炒炭品，认为用于消食时以生品或炒品为好。有报道：山楂炭和 260℃烘制品未显示推进胃肠运动作用，说明无消食作用，而是明显的收敛作用，与传统炮制认识相吻合。经炒山楂与烘山楂对小鼠胃肠推进、降血脂、血液粘度及大鼠胃酸和胃蛋白酶活性影响等实验结果表明，炒品、炒焦品与烘品、烘焦品基本一致，验证了烘法可行。

饮片质量研究 杨书斌等报道，经对山东不同地区 9 个市售山楂及其炮制品饮片性状、总有机酸、总黄酮测试比较，其饮片质量大部分达不到《中国药典》规定要求，内含成分差异很大。有机酸含量范围，炒品 5.31%～10.09%、炒焦品 4.52%～8.89%；总黄酮含量范围，炒品 1.00%～2.07%、炒焦品 0.63%～1.47%。拟定了烘山楂和炒山楂的定性鉴别，其含量测定均以含有机酸，以枸橼酸（$C_6H_8O_7$）计，山楂片不得少于 5.0%；烘山楂和炒山楂不得少于 4.3%；烘焦山楂和炒焦山楂不得少于 3.0%，并建立了检测方法。

炮制临床研究 刘同辉报道，临床中应用蜜炙山楂，30g 水煎服，1 日 1 剂，对腹胀、腹痛、大便次数增多，便带粘液或脓血者，疗效确切，一般 1～2 剂即愈。

中药山楂入药历代悠久，中医临床辨证用药积累了丰富经验，由山楂生品进而发展创制了炒制、酒制、蒸制、制炭等多种规格的饮片，从而拓宽了临床用药范围。现有研究证实，山楂经不同程度加热炮制处理后，使其内含的多种药效成分发生了量和质的变化，改变了生山楂固有的药性和功效。有的饮片酸味减弱，药性缓和，不致伐脾，有的饮片产生苦味，增强消胀止泻痢作用，有的饮片则能治血积。但尚须为实现山楂炮制工艺规范化，饮片质量标准化，积累科研数据，提供科学资料。

（王 琦）

三十九、桃仁

桃仁始载于《神农本草经》，系采用蔷薇科植物 Prunus persica (L.) Batsch. 或山桃 Prunus daviana (Carr.) Franch. 的干燥成熟种

子入药。多为栽培品。中医列为活血祛瘀药，具有活血祛瘀，润肠通便的功效。桃仁入药饮片有生桃仁、焯桃仁、炒桃仁等规格。炮制作用在于改变药性，增强疗效。《本草纲目》中有“行血宜连皮尖生用；润肠活血宜汤浸去皮尖炒黄用。或麦麸同炒；或烧存性，各随本方”的记述。近年来吕文海等对桃仁炮制作了较系统的研究。

炮制文献研究　王孝涛等报道，桃仁入药炮制类似苦杏仁，见于文献至少有15种之多。始见于汉代有“去皮尖，泡去皮乃熬，勿取两人（仁）者”等。南北朝新增汤揉，达去皮，破研、去皮捣、去皮炒切等。唐代增有炒熟等。宋代新增麸炒制、石炒制、盐炒制等。元至清时期又新增有吴茱萸炒制、干漆炒制、酒制、烧炭、童便、酒制、焙制等。现今沿用有生桃仁、焯桃仁、炒桃仁、麸炒桃仁、桃仁霜等。《中国药典》收载有桃仁、焯桃仁、炒桃仁等3种。

炮制工艺研究　金建忠等报道认为桃仁活血祛瘀应以生用为宜，不必加热炮制，以保证药效，但每日剂量不宜超过4.5g。有报道采用机械脱皮新工艺，将转盘切药机刀改换为木刀去皮。亦有采用CXDM—300型小电磨加工桃仁，每小时可去皮150kg。又有报道改进桃仁焯制工艺，将沸水浸泡过的桃仁，拌入约5%的湿润细砂，在自动旋转式炒药机中助擦去皮，工效提高30倍以上。

炮制化学研究　吕文海等研究报道，经对桃仁生、焯、炒、蒸四种不同炮制规格进行水、醇、醚溶性浸出物和苦杏仁甙含测结果表明，按得率折算，焯、炒品水浸出物较生品分别降低16.1%和12.1%，只有蒸品近似于生品。醇溶性浸出物含量以生品最高，炮制后均不同程度地降低。焯、炒、蒸品较生品分别降低22.0%、21.4%和5.0%。醚溶性浸出物含量，焯品与生品基本相同，炒品、蒸品则较生品分别降低8.5%和3.1%。苦杏仁甙含量，焯、炒、蒸品较生品分别降低30.24%、38.94%和13.08%，如按得率折算实际降低幅度更大详见表4-66。

表4-66　桃仁及其炮制品水、醇、醚溶性浸出物、苦杏仁甙含量（折算）%

样品	水浸出物	醇浸出物	醚浸出物	苦杏仁甙		
生桃仁粉	15.031	19.617	44.76	2.874	生品煎液	0.030
焯桃仁粉	12.613	15.309	44.01	1.788	焯品煎液	0.168
炒桃仁粉	13.218	15.426	40.96	1.543	炒品煎液	1.442
蒸桃仁粉	15.141	18.658	43.38	2.486	蒸品煎液	1.972

炮制药理研究　吕文海等报道，焯桃仁及桃仁皮均有显著的小鼠体内抗血栓作用，蒸桃仁和炒桃仁作用缓和，同时照组比较无显著差异。小鼠抗炎作用实验结果表明，生品与对照组相比呈现明显减轻鼠耳肿胀的作用（P＜0.01）。焯品和桃仁皮与对照组比较无显著性差异。炒品和蒸品看不出有减轻鼠耳肿胀的趋势。对小鼠肠推进作用除桃仁皮外，其他各样品均有显著的促进小肠推进作用，以生品和焯品作用尤强，但无显著性差异。综合药理实验结果，认为桃仁宜净制后捣碎应用为主流用药规格，焯炒、蒸等炮制品仅适用于临床中的某些特例。

中药桃仁入药历史悠久，中医临床用药积累了丰富经验，历代传统认为桃仁有毒，因此由应用生品而发展创制了焯制、炒制、麸制、酒制、药制、制炭及制霜等多种规格的饮片，从而拓宽了临床用药范围，提高了药效。现有研究证实，焯、炒等加热炮制处理，使其内含药效成分发生了量和质的变化，改变了生桃仁固有的药性和功效，有的饮片活血力强，有的饮片则偏于润燥和血等。目前现行以焯炒桃仁入药为主，亦有主张桃仁捣碎生用，尚须进一步研究，为实现桃仁炮制工艺规范化，饮片质量标准化，提供科学资料。

（王　琦）

四十、柏子仁

中药柏子仁始载于《神农本草经》，系采用柏科植物柏 platycladus orientalis (L.) Franco 的干燥成熟种仁入药。我国特产，几遍全国。多为栽培品。中医列为安神药，具有养心安神，润肠通便，止汗的功效。柏子仁入药饮片有柏子仁、炒柏子仁、柏子仁霜等规格。炮制作用在于缓和药性，以免滑肠致泻。《本草新编》中有“去油者，恐过滑以动便”的记述。近年来王琦等对柏子仁炮制作了较系统的研究。

炮制文献研究　王孝涛等报道，柏子仁入药炮制见于文献至少有17种之多，酒柏子仁有7种。始见于南北朝有“先以酒浸，用黄精自然汁煎制”等。唐代新增熬制等。宋代增有制霜、炒制、酒制等。明至清时期又新增蒸制、焙制等。现今沿用有柏子仁、炒柏子仁、柏子仁霜等。《中国药典》收载有柏子仁、柏子仁霜等两种。

炮制工艺研究　王昭云报道，采用去铁筛板的高速粉碎机或电研船粉研为泥团状，瓷盘平铺草纸数层，再铺药泥一层，如此层层相叠，上压重物，电烘箱内65℃恒温12小时，结块揉碎后70℃恒温12小时，凉后即为柏子仁霜。赵厚松报道认为用于养心安神者，用柏子仁霜，应炒制加热后，压去油取霜，如柏子养心丸；用于润肠通便者则用柏子仁，应炒后碾碎入药。王琦等研究结果表明，目前全国以柏子仁生品入药为主流规格，尚有炒用者，而很少制霜应用。经对柏子仁生品、炒制品、制霜品化学成分测试比较，从而认为临床使用柏子仁应以生用为主，尚可炒后入药。

炮制化学研究　张志杰报道，采用纸层析比较，其结果表明，柏子仁和柏子霜有很大差别，柏子仁在Rf值0.74处有一淡黄色荧光斑点，而柏子仁霜在相应处则为淡蓝色荧光斑点。在Rf值0.70处柏子仁有一深蓝色斑点，而柏子仁霜没有斑点。王琦等报道，不同产地的柏子仁，不同单位的炒柏子仁，不同地区的柏子仁霜，其脂肪油含量有明显差异，检测结果为生品＞炒品＞制霜品。

炮制药理研究　张志杰报道，柏子仁霜较柏子仁有明显的镇静安眠作用，认为润肠通便用生柏子仁，用于养心安神则应制霜后使用。王琦等研究报道，经对小鼠灌服煎液后的致泻作用和胃肠推进作用的实验观察，用药量在0.72ml/20g和0.36ml/20g的炮制品与生品进行比较；用药量在0.72ml/20g给药组与对照组进行比较，实验结果表明，对小鼠胃肠运动功能的影响，均无明显差异。样品的动物用量比成人最大用量大至15倍和100倍时，均未见致泻作用，小鼠粪便仅略显光润，并无显著性差异（$P>0.05$）。从而认为柏子仁制霜后入药，尚无任何特殊意义。

饮片质量研究　王琦等报道，经对柏子仁、炒柏子仁、柏子仁霜的炮制文献、化学成分、药理作用研究，从而提出以脂肪油为指标，达到控制柏子仁霜饮片质量的目的，其含油量不得超过4.0%为宜，并建立有含量测定方法。

柏子仁入药历史悠久，中医临床用药积累了丰富经验，自古至今生、熟兼用，并由柏子仁生品入药，进而发展创制了炒制、酒制、蒸制、制霜等多种规格的饮片。通过研究证实加热或制霜使内含脂肪油发生了量和质的变化，从而改变了柏子仁固有的药性和功效，确能增强养心安神作用，可免滑肠致泻，使之适用于老年体弱便溏而心神不安者。但为使之达到炮制工艺规范化，饮片质量标准化，尚须进一步研究，提供科学资料。

（王　琦）

四十一、黄　柏

黄柏始载于《神农本草经》，系采用芸香科植物黄柏树 Phellodendron chinense schneid. 或黄檗 Phellodendron amurense Rupr. 干燥树皮入药。多为野生品或栽培品。传统以我国西南四川地区产品为道地。中医列为清热燥湿药，具有清热燥湿，泻火除蒸，解毒疗疮的功效。黄柏入药饮片有黄柏、盐黄柏、酒黄柏、黄柏炭等多种规格。炮制作用在于改变药性，增强疗效。《本草纲目》中有“黄蘗性寒而沉，生用则降实火，熟用则不伤胃，酒制则治上，盐制则治下，蜜制则治中”的记述。近年来南云生等对黄柏炮制作了较系统的研究。

炮制文献研究　冯宝麟等报道，黄柏入药炮制见于文献记载至少有约30种，酒制黄柏有4种之多。始见于南北朝有“削去上粗皮，细剉，蜜涂火炙，冷蜜尽为度”等。唐代新增炙制、醋制等。宋代增有酒浸制、烧制炭、炒制炭、胆汁制、药汁制等。元至清时期又新增蜜渍制、蜜炒制、酒洗制、酒炒制、盐炒制、姜汁制、乳汁制、童便制及米泔制等。现今沿用有黄柏、盐黄柏、酒黄柏、蜜黄柏、黄柏炭等。《中国药典》收载有黄柏、盐黄柏、黄柏炭等3种。

炮制工艺研究　冯宝麟等报道，黄柏水浸

软化切丝可导致小檗碱含量降低约50%，宜采用水洗润软或产地趁鲜切制等方法，以减少有效成分流失。有报道：黄柏切制后以阴干或100℃烘干为宜，如曝晒可影响饮片色泽，并使小檗碱含量降低30%左右。经实验证明，盐黄柏、酒黄柏在烘箱中160℃加热10min，翻动搅拌80～90次/min，对其质量无明显影响，从而认为可以烘代炒。亦有认为黄柏炮制品应首先蜜炙用于临床。南云生等经黄柏不同炮制方法比较，认为以170±5℃，加热8min和以240±5℃，加热5min的清炒法，作为黄柏饮片炮制的较佳制备工艺。

炮制化学研究 李忠报道，黄柏经盐炒、酒炒后小檗碱含量有一定程度的降低，盐黄柏降低4.0%，酒黄柏降低13.0%，黄柏炭降低84.0%，说明小檗碱含量与炮制温度和时间有关。有报道：黄柏酒炒后小檗碱含量略有增加，但炒炭后小檗碱损失殆尽。黄柏清炒品浸出物量较生品降低，盐制品和酒制品则略有增加；炮制品中生物碱含量明显下降。王静竹等采用反相高效液相法对黄柏及其炮制品中盐酸小檗碱含量进行比较，结果表明小檗碱含量分别为黄柏1.10%、酒黄柏1.16%、盐黄柏0.80%、黄柏炭0.00%，故炮制时温度不宜过高，时间不宜过长。黄柏炭大部分成分被破坏，这与临床用于治疗崩漏而不治疗痢疾是相吻合的。周蓉华等采用薄层光密度法紫外描记测定，其结果黄柏炮制后比生品的小檗碱的含量降低11.8%～98%。以生黄柏为100%，盐黄柏降低11.79%，酒黄柏降低16.98%，黄柏炭降低94.01%。

炮制药理研究 南云生等报道，黄柏的炮制品对小鼠胃液分泌的抑制作用减弱。经抑菌、抗炎、解热实验表明，炒品2对金黄色葡萄球菌抑制作用最强；生品、炒品2对甲型链球菌作用最强；炒品1、炒品5对白喉杆菌作用最强；炒品3对肺炎球菌抑制作用最强。各样品对福氏志贺氏乙型抑制作用均弱，炒品4最弱。以生品、炒品1、炒品2的抗炎作用尤为显著。随炒品温度升高，对急性炎症的抑制作用也下降，炒品4抗炎作用极弱，酒制品、盐制品的抗炎作用都弱于生品。黄柏及其炮制品的解热作用缓慢，且无明显区别。从而认为黄柏用于急性炎症时，生品优于其他炮制品。

中药黄柏入药历史悠久，中医临床辨症用药积累了丰富经验，由黄柏生品发展创制了酒制、盐制、蜜制、制炭等多种规格的饮片，从而拓宽了临床用药范围，提高了药效。此等现已被证实是由于黄柏经不同程度的加热炮制处理后，使其内函的多种药效成分发生了量和质的变化，改变了生黄柏固有的药性和功效。有的饮片缓和了苦燥之性，不伤脾胃，增强了泻相火之力，有的饮片能治上焦湿热和血分之病，有的饮片清湿热之中有收涩之性，常用于出血症，提高了临床治疗效果。尚须进一步深入研究，为实现黄柏炮制工艺规范化，饮片质量标准化，提供科学资料。

（王　琦）

四十二、枳壳

枳壳始载于《神农本草经》，系采用芸香科植物酸橙 Citrus Qurantium L. 及其栽培变种的干燥未成熟果实入药。多为载培品。传统以湖南、四川地区产品为道地。中医为理气药，具有理气宽中，行滞消胀的功效。枳壳入药饮片有枳壳、麸炒枳壳等规格。炮制作用在于缓和燥性，增强疗效。《医宗粹言》中有“消食去积滞用麸炒，不尔气刚，恐伤元气”的记述。近年来王琦等对枳壳炮制作了较系统的研究。

炮制文献研究 冯宝麟等报道，枳壳入药炮制见于文献记载至少有24种，麸炒枳壳有6种之多。始见于南北朝，有去瓤，麸炒，单捣如粉等。唐代新增有炒制、炙制等。宋代增有醋熬制、烧制炭、酒浸制、浆水制、泔浸麸炒制、面炒制、火炮制、煨制等。元至清时期又新增有水浸制、皂角水浸制、麸面炒制、清油润焙、醋炒制、炒炭、泔浸面炒制、面煨制、米炒制、萝卜制、巴豆醋制、蒸制、盐制、蜜制等。现今沿用有枳壳、麸炒枳壳、炒枳壳、焦枳壳、蜜炙枳壳、盐炒枳壳及蜜麸炒枳壳等。《中国药典》收载有枳壳、麸炒枳壳等两种。

炮制工艺研究 崔翔等报道，采用正交法实验结果表明，麸炒枳壳以温度180℃，加热时间5min，麸量为药：麸100∶5是最佳工艺条件。有报道：经研究认为枳壳喷湿后润30min，用170℃温度烘烤20min，烘枳壳中挥发油含量与麸炒枳壳相近似，黄酮类成分含量高于麸炒

法。亦可将鲜枳壳切成3～5mm薄片，干燥，用挖瓤机去瓤核，放入滚筒式炒药机内，拌炒至呈淡黄即可。杨书斌等认为净制去瓤后的枳壳为最佳入药部位，其瓤核应视为非药用部分，自古以来枳壳去瓤切片有科学道理。有经常压与减压浸润软化方法比较，结果表明，减压法比常压法时间短，水溶性成分流失少，流失率分别为0.98%和2.33%。

炮制化学研究　殷玉生等报道，经枳壳果皮与瓤中挥发油含量比较，其结果净枳壳片为0.91%，枳壳瓤为0.00%。另有报道：经对枳壳及其果瓤和中心核不同部位比较，其挥发油含量枳壳为3.16%，果瓤为0.05%，中心柱为0.07%。果瓤中不含左旋柠檬烯，且柚甙含量比枳壳低，组分亦有差异。但三者的辛弗林和Ⅳ-甲基酪胺含量基本一致。冯敬群等报道，经对枳壳及其炮制品中挥发油含测，其结果生品为0.33%，清炒品为0.16%，麸炒品为0.25%，炮制品的挥发油均降低，且化学组分亦发生改变。杨书斌等采用OV-101弹性石英毛细管柱在EC-MS系统上对枳壳与麸炒枳壳挥发油成分进行定性鉴别和定量分析，经鉴定的45个成分的总含量占挥发总量的99.33%以上，单萜化合物柠檬烯是挥发油的主成分，含量在85%以上。但柠檬烯的含量有所降低，约为0.93%，其他低沸点的成分亦略有下降，多数高沸点成分含量略有增加。枳壳与麸炒枳壳的挥发油成分基本一致，炮制对其几无影响。从而认为通过炮制以缓和枳壳燥性有科学根据。有报道：枳壳炮制品的总成分溶出量，麸炒品为28.75%，清炒品为23.25%，麸烘品为22.83%，认为麸炒法是合理的。朱正义用薄层色谱法和高效液相色谱法，对麸炒枳壳与生枳壳进行新橙皮甙和柚皮甙测定比较，结果表明，麸炒前后各6个供试品甲醇提取液色谱行为基本一致。麸炒枳壳比生枳壳的含量新橙皮甙减少1.80%～13.7%，柚皮甙减少1.53%～13.82%。

炮制药理研究　刘孝乐报道，麸炒枳壳水煎液对兔离体肠管、离体子宫及对小鼠胃肠蠕动作用的强度均低于生枳壳水煎液。李贵海等以小鼠在体胃肠推进作用为指标，对枳壳、麸炒枳壳、去挥发油枳壳、枳壳挥发油进行促进胃肠推进作用比较。其结果枳壳挥发油具有明显促进小鼠在体胃肠推进作用，挥发油含量高者作用明显。而炮制品推进作用降低，去挥发油枳壳几乎没有推进作用。麸炒枳壳达到了缓和药性，行气而不伤胃的目的。

饮片质量研究　王琦等报道，经枳壳与麸炒枳壳饮片质量研究，拟定了其质量控制指标、标准和检测方法。限定枳壳片含挥发油不得少于1.0%(ml/g)；麸炒枳壳片含挥发油不得少于0.9%(ml/g)。枳壳片含辛弗林(syneprine，$C_9H_{13}O_2N$)不得少于0.06%；麸炒枳壳片含辛弗林不得少于0.04%。

中药枳壳入药历史悠久，中医临床用药积累了丰富经验，由枳壳生品而发展创制了炒制、煨制、麸炒制、醋制、蜜制等多种规格的饮片，进一步拓宽了临床用药范围，提高了药效。现有研究证实枳壳经不同程度加热炮制处理后，使其内含的多种药效成分发生了量和质的变化，改变了生枳壳固有的药性的功效。有的饮片破至高之气，有的饮片缓和药性，不伤元气，助其消导，现行枳壳和麸炒枳壳为主流饮片规格，并初步制定最佳炮制工艺，饮片质控指标和标准，以及检测方法。为使枳壳炮制工艺更加规范化，饮片质量更加标准化，饮片生产现代化，尚须深入研究，提供科学资料。

（王　琦）

四十三、白芍

白芍始载于《神农本草经》，系采用毛茛科植物芍药 Paeonia lactiflora pall. 的干燥根入药。多为载培品。传统以浙江地区产品为道地。中医列为补血药，具有平肝止痛，养血调经，敛阴止汗的功效。白芍入药饮片有白芍、炒白芍、酒白芍等多种规格。炮制作用在于改变药性，提高疗效。《本草纲目》中有“今人多生用，惟避中寒者以酒炒用，入女人血药以醋炒耳”的记述。近年来黄德杰等对白芍炮制作了较系统的研究。

炮制文献研究　王孝涛等报道，白芍入药炮制见于文献记载至少有32种，酒白芍有11种之多。始见于南北朝，有“以竹刀刮上粗皮并头土，剉之，蜜水拌蒸”等。唐代新增熬制、炙制、炒制等。宋代新增焙制、煮制、酒炒制等。元至清时期又新增有酒浸制、酒蒸制、米

泔制、煅制、醋炒制、药汁制、盐炒制、土炒制等。现今沿用有白芍、炒白芍、焦白芍、酒白芍、土炒白芍、醋白芍、麸炒白芍、酒麸炒白芍、盐沙白芍、白芍炭等。《中国药典》收载有白芍、炒白芍、酒白芍等三种。

炮制工艺研究 殷文达报道，采用砂温140℃，翻炒15～20min，去砂喷酒，即为酒白芍。吕文海认为白芍可以不去皮应用。有报道：白芍洗润切片，白芍甙含量最高，与生品无显著差异。水浸泡或蒸气软化，均可使芍药甙大量流失，认为《中国药典》规定闷润软化法是合理的。白芍煮烫去皮会导致芍药甙等成分流失，故中国出口日本的白芍改为直接刮皮干燥。采用10%黄酒拌润，与蜜炙麸皮拌匀，置远红外干燥箱内加热180℃，烘14min。黄德杰等经浸润法，蒸软法，真空热润法试实比较，其结果白芍以少浸多润的浸润软化切制法为佳。并经白芍及其12种炮制方法进行小试和中试验证，筛选出以10%黄酒拌润吸尽，用5%～10%的蜜炙麦麸炒白芍的炮制工艺。程立方等经四种白芍软化方法比较，芍药甙的损失率常压浸润为9.96%、加压冷浸为5.43%，减压冷浸为4.68%、减压温浸为2.80%，以后者为最佳软化工艺。

炮制化学研究 全卫国等报道，白芍外皮含有与白芍相同的成分，也含有白芍不具有的其他化学成分，水煮后不论是否去皮，其芍药甙含量都明显高于未经水煮者。白芍炒品、酒炙品芍药甙含量降低，部分其他成分完全破坏。有报道：酒炒白芍中的总磷脂含量较生品下降10.00%，溶血磷脂胆碱和磷脂酸的摩尔百分比，酒炒品较生品高，其他组分有所降低。说明高温炮制造成部分磷脂成分破坏损失。黄德杰运用高效液相色谱法，薄层扫描法对白芍及其12种炮制品进行了芍药甙、安息香酸、没食子酸含量测定，其结果以生品和酒麸炒品含量较高，没食子酸含量基本一致。而各样品中的安息香酸含量有明显差异。殷玉生等测得白芍炒黄品、酒制品、醋制品中芍药甙含量均高于生品，尤以炒黄品含量最高，约为生品含量的3倍。有报道：经高效液相测定，白芍及其炮制品中芍药甙含量依次为生品＞麸炒品＞醋炒品＞炒黄品＞炒焦品＞酒炒品。毫白芍及其炮制中氨基酸(A)含量较高，其中谷氨酸含量最高，总A含量顺序为生白芍＞土炒白芍＞焦白芍＞原药材＞酒白芍＞醋白芍＞麸炒白芍。

炮制药理研究 孙秀梅等报道，生、制白芍的水煎液，均能使离体兔肠自发收缩活动振幅加大，以醋炒品作用最强。对氯化钡引起的兔肠收缩加强，生品有明显的拮抗作用，生品和麸炒品作用不明显，清炒、酒炒、醋炒品均有不同程度的拮抗作用，其中醋炒品作用较强。有经小鼠镇痛实验结果表明，白芍炮制品镇痛作用均较生品明显。但炒黄品的镇痛作用低于醋制品和酒制品，说明芍药甙可能不是唯一的镇痛成分。黄德杰等经白芍及其炮制品的小鼠毒性、镇痛、豚鼠离体小肠、大鼠体外形成血栓等药理实验比较，其结果各炮制品作用近似，无明显差异。

饮片质量研究 黄德杰等报道，经对多种白芍饮片成分测试和药效对比，拟定以40%乙醇冷浸出物量：白芍片与酒炒白芍均不得少于12%；总灰分：白芍片与酒炒白芍均不得过4.5%；用高效液相色谱法进行芍药甙含量测定，白芍片与酒白芍均不得少于1.0%。

中药白芍入药历史悠久，中医临床辨证用药积累了丰富经验，由白芍生品进而发展创制了炒制、酒制、醋制等多种规格的饮片，从而拓宽了临床用药范围，提高了药效。现有研究证实，白芍经不同方法和不同程度加热炮制处理后，使其内含的多种药效成分发生了量和质的变化，改变了生白芍固有的药性和功效，有的饮片酸寒之性缓和，有的饮片善于养血敛阴等。但为使白芍炮制工艺规范化，饮片质量标准化，尚须进一步深入研究，积累科研数据，提供更多科学资料。

（王　琦）

四十四、水蛭

水蛭始载于《神农本草经》，系采用水蛭科动物蚂蟥 Whitmania pigra Whitman、水蛭 Hirude nipponica Whitman. 或柳叶蚂蟥 Whitmania acranulata Whitman 的干燥体入药。多为野生品。中医列为活血祛瘀药，具有破血，逐瘀，通经的功效。水蛭入药饮片有水蛭、烫水蛭、炒水蛭等规格。炮制作用在降低毒性，便于粉碎，矫其腥气，提高药效。《证类本草》中有“细剉，炒令色黄乃熟，不尔入腹生子为害”的记述。近年来王琦、吕文海等对水蛭炮制作了较系统的研究。

炮制文献研究 王孝涛等报道，水蛭入药炮制见于文献记载至少有16种之多。始见于汉代，有“暖水洗去腥，熬去子，杵碎”等。宋代新增有切制、水浸制、炒制、煨制、米炒制、石灰制、米泔猪脂制、麝香炒制等。元至清时期又增有糯米煎制、盐炒制、炙制、油炒制等。现今沿用有水蛭、烫水蛭、油制水蛭、石灰制水蛭、炒水蛭等。《中国药典》收载有水蛭、烫水蛭等两种。

炮制工艺研究 吕文海等报道，经对水蛭生品、段状片、丝状片的溶出效果比较，实验结果表明，水蛭以托水洗净，湿润48小时，切2～3mm丝片，干燥后入药为优。此法可减少1/2的干燥时间，1/3～1/4的炮制时间，溶出效果较切段片提高21.5%～37.9%。创制了以40%的黄酒闷润5～6小时，用20%的麦麸炒黄的炮制新工艺，达到了传统炮制目的和要求。

炮制化学研究 王曙东等报道，经对日本水蛭及其炮制品中水解氨基酸含测比较，结果表明，清炒品与砂炒品的氨基酸总量，人体必须氨基酸总量，均较生品大为降低；滑石粉炒品的氨基酸总量增至66.7%、人体必须氨基酸总量增至59.9%。从而认为临床应用以滑石粉炒制品为宜。吕文海等经水蛭、烫水蛭、制水蛭溶出效果、蛋白质、氨基酸定性定量分析，其结果水、醇浸出物、蛋白质的含量依次为制品>生品>烫品，但17种氨基酸的含量无显著差异。故认为水蛭以生品或制品入药为宜。

炮制药理研究 吕文海等报道，经水蛭、烫水蛭、制水蛭的抗凝血、抗血栓作用比较和安全性考察，结果表明，生水蛭显著优于炮制品，且安全，并无毒副反应；制水蛭的作用，远比生品缓和，而较烫制品为优。又报道以体内、外抗凝及体内抗栓作用为指标，对宽体金线蛭3种炮制品进行小鼠急性炎症模型的抗炎作用、免疫吞噬能力比较，生品、烫品、制品3种供试样品均有确切的抗炎作用；烫品与制品有增强抗炎作用趋势；生品与制品能明显增强小鼠的非特异性吞噬能力；生品具有显著的体内、外抗凝及体内抗栓作用；经烫制后其抗凝、抗栓作用明显降低。依此认为临床应用水蛭，以生品研末灭菌后冲服或装胶囊吞服为佳，亦可入复方煎服。武继标等对水蛭生品、烫品和制品进行调脂作用比较，其结果制品有显著的降TC/HDL-C比值作用（$P<0.01$）。烫品和生品仅有一定的降低趋势（$P>0.05$）。

饮片质量研究 吕文海等报道，水蛭入药应以宽体金线蛭为主流药材商品，其饮片规格定为丝状片为宜。水蛭丝的水浸出物量限度为20.4%～25.8%。制水蛭丝的收得率、成品性状、溶出效果，保存内含成分都明显优于传统烫制品其水浸出物量限度为18.7%～22.6%。可以亮氨酸为对照品，采用薄层层析法作为水蛭饮片质量的定性检测方法。

中药水蛭入药历史悠久，中医临床辨证用药积累了丰富经验，由水蛭生品进而发展创制了炒制、煨制、米制、烫制、油制等多种规格的饮片，从而拓宽了临床用药范围。现有研究证实水蛭经不同切制和不同程度加热炮制处理后，使其内含的药效成分发生了量和质的变化，由此改变了生水蛭固有的药性功效，有的饮片增进净度，毒性降低；有的饮片质地酥脆，易于粉碎，便于溶出；有的饮片有利保存成分，矫其腥气等作用，提高了临床治疗效果。现今研制有水蛭丝和制水蛭炮制新工艺、饮片规格及其质量标准，并主张生水蛭研末灭菌后吞服者居多。尚须为使水蛭炮制工艺更加规范化，饮片质量更为标准化，进一步深入研究，积累科研数据，提供更多科学资料。

（王 琦）

四十五、小蓟

小蓟始载于《名医别录》，系采用菊科植物刺儿菜 Cirsluml setosum (Willd.) MB. 的干燥地上部分入药。多为野生品。中医列为上血药，具有凉血止血，祛瘀消肿的功效。小蓟入药饮片有小蓟、小蓟炭、炒小蓟等规格。炮制作用在于增强止血疗效。《本草述钩元》中有“消肿，捣汁用；止血，烧灰存性用”的记述。近年来刘晓等对小蓟炮制作了较系统的研究。

炮制文献研究 王孝涛等报道，小蓟入药炮制见于文献记载至少有7种。始见于唐代，有“捣取自然汁；细切”等。元至清时期新增有烧存性、童便制、酒制等。现今沿用有小蓟、小蓟炭、炒小蓟等。《中国药典》收载有小蓟、小蓟炭等两种。

炮制工艺研究　丁安伟等报道，小蓟炭炮制工艺优选结果表明，在210℃时，加热炒制5min，成品收得率74.2%为最佳工艺。刘晓等运用正交实验法，优选出最佳炮制工艺，加热温度为200℃，炒制时间为3～4min，至小蓟黑褐色，内部淡褐色，成品得率76.12%。又经滚筒式炒药机中试验证，并与中国药典炮制法对比，从而证实小蓟炒炭新工艺适用可行。

炮制化学研究　龚跃新等报道，小蓟制炭后较其生品的含钙量明显上升。小蓟与小蓟炭中鞣质含量甚微。有报道，小蓟炭比其生品的微量元素明显升高；水、醇浸出物量亦略有升高。刘晓等对小蓟及其不同程度炒炭品进行成分予试，薄层层析和柱层析，其结果生品与炒轻炭的内含成分基本一致，而炒重炭的成分则降低，证实制炭存性程度愈大，内含成分愈多。

炮制药理研究　山东省中医药研究所药理组报道，小蓟生用能显著缩短出血时间和凝血时间，炒炭后此作用反而降低。有报道炒小蓟炭比小蓟止血作用增强。刘晓等对去钙和不去钙的小蓟与小蓟炭，进行出血、凝血时间，优球蛋白溶解的抑制作用实验，结果表明，与生理盐水比较 $P<0.05$，其他组之间两两相比没有显著差异。

饮片质量研究　刘晓等报道，经对六地区市售小蓟生品与制炭品饮片的薄层层析比较，并通过柱层分离，结果表明，各地样品中均不同程度含有芦丁、绿原酸和原儿茶酸。由此说明市售小蓟饮片质量不尽一致。初步拟定水浸出物量：小蓟段不得少于5.0%，小蓟炭不得少于4.0%；绿原酸含量：小蓟段不得少于2.0%，小蓟炭不得少于4.0%，并建立了检测方法。

炮制临床研究　任仓孝报道，临床应用鲜小蓟，捣烂敷患处，可治痈肿疮毒。鲜小蓟捣取汁，加红糖内服，可治疗鼻衄。

中药小蓟入药历史悠久，中医临床辨证用药积累了丰富经验，由小蓟生品发展创制了炒制、制炭、酒制等规格的饮片。小蓟为凉血止血药，生用或炒炭应用均有止血作用，传统经验认为炒炭后能增强止血功效。经研究证实，由于加热炮制处理，使其内含的多种药效成分产生量和质的变化，对止血效果有不同程度影响，故有主张小蓟生用为妥。为达到小蓟炭炮制工艺规范化，饮片质量标准化，尚须进一步研究其炮制原理和凉血止血机理，积累科研数据，提供科学资料。

（王　琦）

四十六、穿山甲

穿山甲始载于《名医别录》，系采用鲮鲤科动物穿山甲 Manis pcntadactyla L. 的鳞甲入药。多为野生品。中医列为活血祛瘀药，具有通经下乳，消肿排脓，搜风通络的功效。穿山甲入药饮片有穿山甲、炮山甲、醋山甲等规格。炮制作用在于改变药性，矫其腥臭，有利粉碎和溶出，增强疗效。《本草纲目》中有“方用或炮，或烧，或酥炙、醋炙、童便炙，或油煎，土炒，蛤粉炒，当各随本方，未有生用者，仍以尾甲为力胜”的记述。近年来黄德杰等对制穿山甲作了较系统的研究。

炮制文献研究　冯宝麟等报道，穿山甲入药炮制见于文献记载至少有32种，炒穿山甲有5种之多。始见于唐代，有“烧之作灰，炒黄”等。宋代新增童便制、炙制、蚌粉炒制、醋制蛤粉炒制、酒制、土炒制等。元至清时期又新增有石灰炒制、桑灰制、皂角灰制、酥制、焙制、煨制、麸炒制、砂炒制等。现今沿用有炮穿山甲、醋穿山甲、油制穿山甲、滑石粉制穿山甲等。《中国药典》收载有穿山甲：炮穿山甲、醋穿山甲等3种。

炮制工艺研究　九江地区医院等报道，采用油砂250℃高温炒穿山甲，或用滚筒式CY型转锅机砂炒醋淬穿山甲，成品饮片色泽鲜艳，质变酥脆。刘波等认为砂烫穿山甲温度，以230℃～250℃为宜，成品性状较好，煎出率及蛋白质含量高。黄德杰等经不同砂烫穿山甲温度比较，以砂温230℃～240℃，时间20～30秒，即有爆裂声，全部鼓起，色泽金黄。有报道认为穿山甲炮制方法，以土炒醋淬法优于砂烫醋淬法，二者有显著差异。

炮制化学研究　马雪梅等报道，运用薄层层析和高效液相色谱法，对穿山甲炮制前后样品中的L-丝-L酪环二肽和D-丝-L-酪环二肽进行测试分析，结果表明，生品与炮制品的化学成分基本相同，但炮制品中的两个环二肽含

量显著增高，分别为生品的7.14倍和44倍。黄德杰等经对穿山甲生品、炮山甲、醋山甲中的微量元素、浸出物、蛋白质含测比较，含量依次均为醋山甲>炮山甲>生山甲，以醋穿山甲为佳。

炮制药理研究 黄德杰等报道，经对生穿山甲、炮穿山甲、醋穿山甲饮片的小鼠耐缺氧和豚鼠离体心脏冠脉灌流试验，其结果以醋制品的生理活性最强，耐缺氧时间大于其他样品，并能显著提高心肌张力，达到给药前水平的314%，远高于其他炮制品。

饮片质量研究 黄德杰等报道，以水煎出物为指标，对炮山甲丝、炮山甲大颗粒（蚕豆大）、炮山甲小颗粒（黄豆大）进行了煎出率比较，其溶出物量分别为2.27%、2.11%、2.74%，以碎成黄豆粒样大小规格为好。并经九种醋山甲热水浸出物量比较，拟定醋穿山甲水浸出物量不得少于5.0%。有报道：经膨化法与砂烫醋淬法穿山甲饮片质量比较，膨化法质地松脆，体积增大3～4倍，硬度为烫淬品的1/3，总煎出量为烫淬品的1.66倍。18种氨基酸含量膨化品比烫淬品平均高4倍，膨化穿山甲为优质饮片。砂炒、砂炒醋淬和油灸穿山甲饮片煎煮和释放液中的蛋白质含量，均明显高于生品，2小时内的释放液中蛋白质含量为煎煮量的86.8%，认为研末冲服可行，粉碎度影响内容物的释放粉碎度愈大，释放度亦愈大。

炮制临床研究 董绍缓报道，临床应用醋制穿山甲达到了去弊增效的作用。但盐制穿山甲的总灰分较醋穿山甲高10%～20%，以NaCl计的总盐量比醋穿山甲高9%～11%，对疗效有影响，盐制穿山甲不合理，临床用药应取缔。

中药穿山甲入药历史悠久，中医临床辨证用药积累了丰富经验，由穿山甲生品发展创制了炒制、醋制、蛤粉制、土制、酒制、盐制、煨制等多种规格的饮片，改变了药性，提高了药效。现有研究证实，穿山甲经不同程度加热炮制处理后，使其理化性质发生了变化，改变了生品固有的药性和功效。有的饮片酥脆易碎，便于煎出药效成分，有的饮片增强入肝散瘀止痛功效，且无腥气，提高了临床疗效。现行砂烫醋淬穿山甲为主流规格饮片，尚须为使穿山甲炮制工艺规范化，饮片质量标准化，积累科研数据，提供科学资料。

（王 琦）

四十七、吴茱萸

吴茱萸始载于《神农本草经》，系采用芸香科植物吴茱萸 Evodia rndaecarpa (Luss.) Benth. 石虎 Evodia rndaecarpa (Juss.) Benth. Var officinalis (Dode) Huang. 或疏毛吴茱萸 Evodia rudacarpa (Juss.) Benth. Var bodinieni (Dode) Huang 的干燥近成熟果实入药。多为栽培品。中医列为温里药，具有散寒止痛，降逆止呕，助阳止泻的功能。吴茱萸入药饮片有吴茱萸、制吴茱萸、黄连吴茱萸等多种规格。炮制作用在降低毒性，改变药性，增强疗效。《本草害利》中有“阴干，须深滚汤泡去苦烈汁，七次始可焙用，治疝盐水炒，治血醋炒，止呕姜汁炒，疏肝胃黄连木香汁炒”的记述。近年来王琦等对吴茱萸炮制作了较系统的研究。

炮制文献研究 王孝涛等报道，吴茱萸入药炮制见于文献记载至少有30种，酥炙吴茱萸有6种之多。始见于南北朝，有“水浸去粗皮，酥炙，细切，炙制”等。唐代新增蜜炙制，烧制等。宋代增有熬制、童便制、醋炙制、炒制、盐水浸制、姜汁制、黑豆制、酒炒制、煨制等。元至清时期又新增有火煅制、火炮制、矾制、焙制、煮制等。现今沿用有甘草制吴茱萸、盐制吴茱萸、酒制吴茱萸、黄连制吴茱萸等。《中国药典》收载有吴茱萸、制吴茱萸等两种。

炮制工艺研究 王琦等报道，采用正交实验法，优选出甘草制吴茱萸最佳炮制工艺，即甘草用量为6%，用甘草煮水浸泡6小时，加热温度为230℃，炒制时间为10min，待至制吴茱萸干燥，放凉。经对制成品的水浸出物、挥发油和总生物碱含量考察，按此炮制工艺制得的产品质量稳定，操作简便，易于推广应用。

炮制化学研究 王易宾等报道，运用气相色谱—质谱—计算机联用的方法，对吴茱萸不同炮制品中挥发油的化学成分进行了分析比较，从OV-101石英毛细管柱中分出60多个峰，鉴定了其中30个组分，约占总挥发油量的92.6%，其主要成分为β-反-罗勒烯和β-顺-罗勒烯。在不同炮制条件下的制吴茱萸，其挥发油的相对含量略有变化，但未产生质的影响。又

报道采用高效液相色谱法，对吴茱萸与三种甘草制吴茱萸中的吴茱萸碱和吴茱萸次碱进行了测试比较，结果表明，烘制吴茱萸的粗粉和水煎液中的生物碱含量最低，炒制吴茱萸水煎液中的生物碱含量明显高于生品。李群等经过吴茱萸及其炮制品水煎液中总生物碱含量测定，其结果生品与晒品的总碱含量无显著性差异($P>0.05$)，烘品比生品的总碱含量明显降低($P<0.01$)，而炒品含量明显高于其他制品。从而证实炒法优于其他炮制方法。张韬等应用气相色谱法，对吴茱萸及其炮制品中挥发油进行了分析，结果表明，按生品、醋制品、甘草制品、盐制品的收得率，其挥发油总量依次下降，盐制品含量下降最多，仅为生品的1/2。生品挥发油的组分共79个，检索出47个化合物。吴茱萸经甘草制后挥发油各组分含量发生了改变，其中β-水烯、β-罗勒烯及月桂烯等主要成分含量有较大变化，尤其盐制法对去苦烈味有特殊的有利作用。制吴茱萸可减轻其毒副反应。又报道采用薄层扫描法，对吴茱萸炮制前后的生物碱含量进行了含测。其结果盐制品中的吴茱萸及吴茱萸次碱含量均较生品高，从而证实盐制有利生物碱溶出，用于治疗寒疝腹痛等症有一定道理。刘斌等应用835-50氨基酸自动分析仪，对吴茱萸及其炮制品中氨基酸进行了分析比较。结果表明，水解氨基酸总量为生品11.3886%、盐制品10.6617%、醋制品10.6401%、甘草制品11.1962%。吴茱萸炮制前后氨基酸总量虽有所下降，但变化不大，提示吴茱萸炮制后可降低毒性，似与内含氨基酸成分无关。

炮制药理研究　李群等报道，急性毒性实验结果表明，吴茱萸生品及其甘草制品，均未见明显毒性反应。经蓄积毒性实验结果显示，心、肝、脾、肺、肾等脏器均未见明显异常。吴茱萸炮制前后无显著性差异，说明吴茱萸的毒性甚小。

饮片质量研究　王琦等报道，经对不同地区市售制吴茱萸10个样品的生物碱定性鉴别及总生物碱、挥发油、浸出物含量测定，探讨了制吴茱萸饮片质量，并拟定了饮片质量标准及其检测方法。制吴茱萸水浸出物量不得少于5.5%，总生物碱含量以吴茱萸碱($G_{19}H_{17}N_3O$)计算，不得少于0.20%。

中药吴茱萸入药历史悠久，中医临床辨证用药积累了丰富经验，由吴茱萸生品发展创制了炒制、酥制、醋制、盐制、黄连制、甘草制等多种规格的饮片，从而拓宽临床用药范围，提高了药效。现有研究证实吴茱萸经不同方法不同程度的加热炮制处理后，致使其内含药效成分发生了量和质的变化，从而改变了生吴茱萸固有的药性和功效，有的饮片只供外用，有的饮片降低了干烈辛燥之性，有的饮片发挥了良好的止呕、散寒或治血、治疝等作用。现今已对甘草制吴茱萸主流饮片规格，初步拟定了质量标准及其检测方法。但吴茱萸炮制问题尚须进一步深入研究，为实现其炮制工艺规范化，饮片质量标准化，确保质量和药效，积累科研数据，提供科学资料。

（王　琦）

四十八、苍耳子

苍耳子始载于《神农本草经》，系采用葡科植物苍耳 Xanthium sibircum Patr. 的干燥成熟带总苞的果实入药。多为野生品。中医列为辛温解表药，具有散风寒，通鼻窍的功效。苍耳子入药饮片有苍耳子、炒苍耳子等规格。炮制作用在于降低毒性，便于净制，有利煎出，提高药效。《证类本草》中有“炒令香，捣去刺，使腹破”的记述。近年来张典瑞等对苍耳子炮制作了较系统的研究。

炮制文献研究　王孝涛等报道，苍耳子入药炮制见于文献记载至少有12种之多。始见于南北朝，有“黄精细切拌之，同蒸”等。唐代新增烧作灰等。宋代增有炒制等。元至清时期又新增有炒作灰、焙制、酥炙制、酒蒸制等。现今沿用有苍耳子、炒苍耳子、麸炒苍耳子等。《中国药典》收载有苍耳子、炒苍耳子等两种。

炮制工艺研究　鹿启鹏等报道，苍耳子炒后用碾米机去刺，提高了生产效率。刘赞清用温度为180℃～200℃的油砂炒苍耳子，碾米机去刺，去刺率达98%，增加出片率10%。张典瑞等以水浸出物和脂肪油为指标，对苍耳子生品，炒品，烘品进行炮制工艺筛选，以炒制温度230℃，炒制时间11分钟为佳。

炮制化学研究　单镇报道，苍耳子的有毒成分为苍耳子甙，经加热炮制后不但便于去刺，

更使脂肪中的蛋白质变性，苍耳子甙凝固在细胞中不易煎出而达到去毒目的。张典瑞等对苍耳子及其炮制品进行了水浸出物和脂肪油含测比较，其结果两者含量分别为生品 9.01%和 17.80%、炒品 9.61%和 18.07%、烘品 9.32%和 18.62%。炒品和烘品优于生品。

炮制药理研究　张典瑞等报道，经对苍耳子及其炮制品的急性毒实验，并对小鼠肝、肾脏器的显微病理观察，结果表明，苍耳子去刺和加热制后可降低毒性，减少对主要脏器的病理损害。并对苍耳子及艾炮制品的脂肪油和水煎液作了金黄色葡萄球菌、肺炎双球菌等 5 种菌的抑菌作用比较，其结果苍耳子炮制品对化脓球菌的作用较生品稍强。

饮片质量研究　张典瑞等报道，经对七地区市售苍耳子饮片的成品性状、水浸出物、脂肪油测试分析比较，初步拟定炒苍耳子饮片质量标准为水浸出物含量不得少于 8%，脂肪油含量不得少于 12%。

炮制临床研究　周凤梧等报道，苍耳子有毒，须炮制后适量应用，才能安全有效。临床应用苍耳子，焙黄去壳取仁，研末，同鸡蛋炒熟（不放油盐）食用，治疗顽固性牙痛，疗效确切。用苍耳子油，治疗慢性鼻炎 207 例，疗效显著。

中药苍耳子入药历史悠久，中医临床辨证用药积累了丰富经验，由苍耳子生品发展创制了蒸制、炒制、烧制、酒制等多种规格的饮片，从而拓宽了临床用范围，提高了药效。现有研究证实，苍耳子经不同程度加热炮制处理后，使其内含药效成分发生量和质的变化，改变了生苍耳子固有的药性和功效，有的饮片毒性降低，有的饮片质松刺酥，易于去刺，利于煎出药效成分，炒苍耳子现为主流规格饮片，并初拟有饮片质量标准。但尚须搞清炮制原理，为使苍耳子炮制工艺规范化，饮片质量标准化，积累科研数据，提供科学资料。

（王　琦）

第七节　展　望

建国以来，中药炮制在发掘整理、科学研究、工艺改进、饮片质量标准以及新设备的研制等方面均取得显著的进展和可喜的成果。目前全国各地使用的炮制经验基本得到了汇集；炮制历史文献资料亦基本上得到整理，这为中药炮制研究的选题、设计奠定了基础；部分中药炮制的作用原理得到初步阐明，为改进炮制工艺、制订饮片质量标准提供了依据；炮制工艺和饮片质量标准的研究对中药饮片生产起到了一定的促进和保证作用，但研究的广度和深度不够，研究手段和指标单一；炮制加工设备正处于由半机械向机械化、自动化、电脑控制化逐步过渡的阶段，但现有的设备多数还存在着性能欠佳、规格型号不全，效率不高等问题。与中药学其他学科和炮制现代化要求相比，差距可说是极大的。中药炮制科研工作，当前仍是项新课题，仅处于探索性阶段，缺乏成熟的经验和途径。科研队伍尚未形成，后继乏人，这就大大限制了这门学科的发展。

炮制科研目前还存在不少问题：如不少地区对中药师丰富的炮制制作和饮片质量鉴别等经验，还缺乏系统的继承总结；中药炮制的传统理论，有待科学的阐明；中药炮制工艺和饮片质量很不统一，必须及时加以改进，实现工艺、制品的标准化；炮制生产多数地区仍靠手工或单机制作，现有机器设备尚须经鉴定和批量投产等等。鉴此，对中药炮制科研工作，提出几点初浅看法，供深入开展炮制研究和探讨时作参考。

第一，继承整理古今中药炮制传统工艺及文献，结合中医临床用药经验，探索中药炮制的发展沿革及其理论依据。我国医药学历史悠久，中药炮制传统技术经验及文献资料亦极为丰富，这些技术经验有些地区正在开始整理，地区之间的炮制工艺还不统一，仍有“一药数法”的现象。对每类炮制法的起源、沿革和各药的不同炮制沿革和临床用药的关系等，尚须进一步加以科学的整理。分析其历史演变和饮片药效作用关系以及其理论依据。只有更好地掌握有关炮制的古今技术资料，探知炮制目的所在，才有可能提高这一传统制药技术，以指导中医临床、生产和科研实际。

第二，结合生产实际，研究改进传统炮制技术，制订出中药合宜的新工艺及其饮片的质量标准。从探讨炮制原理的工作中，初步说明炮制合理性和中医临床用饮片的经验的科学性。对各地区所沿用的不同炮制老工艺，应结合文献进行系统地比较研究，从而在提高质量的基础上，优选出最佳工艺并制订出统一的炮制新工艺和新制品的质量标准及其鉴别方法，确保中医用药的准确性。

第三，研究中药饮片的药效成分和其药理作用，对比生、制品内在物质和作用的变化，阐明中药炮制原理的科学依据，科研资料说明经过炮制的中药饮片，对其内在的药效成分是有影响的，有的不仅仅是量变，而值得重视的是起到质的变化。由此亦相应出现不同的药理作用。从已有资料看，多数炮制品与中医临床用药目的是符合的。这就值得深入开展中药炮制理论方面的探讨。鉴于目前大多数中药药效成分、毒性成分及其药理作用等尚不完全清楚，还未说明中医临床应用中药的经验，在中药炮制原理探讨中起不到应有的作用。因此，只有搞清饮片的药效成分和药理作用的变化，探知炮制的原理，才有可能对中药炮制工艺有根本性改革。今后还必须更多地运用现代科学的先进技术、摸索出适应中药炮制科研的新方法和途径，加速探明炮制对其内在物质的影响。

第四，进一步总结中医临床应用饮片的经验，研究不同规格饮片与临床疗效的关系，对中药饮片质量作出科学的评价。中药饮片是中医用药经验的发展，据不同病证，可选用其所需规格的饮片，以发挥其预期的治疗效果。因此进一步总结中医用饮片的经验，掌握不同饮片与疗效关系，对研究炮制工艺和制品质量的提高是有重要意义的。中药炮制的新工艺和新制品，还必须通过中医临床验证和疗效的总结，在取得可靠的临床数据后，才可能作出确切的药效评价。这项工作目前仅是开始，今后更需与中医密切协作，共同对中药饮片作出确切的科学评价。

第五，探索适应中药炮制科研的新技术和新途径。中药炮制科研是处于探索性阶段、是门新兴科学，缺乏成熟的科研途径。从已有的经验看，应是进行多学科的综合性研究，单一学科研究只能解决部分问题，很难作出全面的评价和解决全面问题。今后应在研究古今传统炮制技术和文献的基础上，采用现代的科学技术和临床医学等多学科的综合研究，更重要的是吸取现代先进科学技术，以加速中药炮制科研工作的发展。

总而言之，中药炮制学是我国独特的一门传统制药技术，是中国传统医学遗产的一个重要组成部分。建国以来，正确贯彻党的中医药政策，使这门古老学术得到新的发展。这门学科必须坚持中西医结合的方针，深入发掘和提高，要以传统炮制技术经验和中医用药特点为基础，运用现代先进科学技术包括医学科学的新成就进行研究阐明原理。进而发展其新技术、新工艺和新标准，为发展我国医药学做出更多的贡献。

（曹　晖）

参考文献

1. 吴连英，等．中药白附子炮制历史沿革研究．中成药　1989；11（2）：22
2. 吴连英，等．白附子炮制工艺改进研究．单行本　1990：27
3. 姚兰桃，等．白附子新老制品化学成分比较．中国中药杂志　1993；18：（4）：212
4. 吴连英，等．白附子不同炮制品毒性比较研究．中国医药学报　1992；7（1）：13
5. 吴连英，等．白附子不同炮制品镇静、抗惊厥作用研究．中国中药杂志　1992；17（5）：275
6. 常东明，等．白附子炮制前后药理作用比较初步观察．中药通报　1981；6（4）：23
7. 吴连英，等．白附子不同炮制品抗炎作用比较研究．中国中药杂志　1992；17（6）：339
8. 张静修，等．白附子饮片质量研究．中国中药杂志　1989；14（6）：22
9. 胡世林．虎掌和天南属种不同　中国中药杂志　1993；18（4）：195
10. 朱橚．普济方．北京：人民卫生出版社，1959：卷46，60页
11. 仝燕．天南星炮制历史沿革研究．中国中药杂志　1990；15（5）：28。
12. 毛淑杰，等．天南星镇静抗惊厥作用比较研究．中国中药杂志　1994；19（4）：218
13. 刘岱，等．天南星不同炮制中掌叶半夏碱乙的含量比较．中国中药杂志　1992；17（11）：659

14. 毛淑杰，等．天南星（虎掌南星）生、制品中成分及辅料含量测定．中国中药杂志　1992；17(10)：597
15. 吴连英，等．天南星（虎掌南星）炮制工艺改进研究（单行本），北京：1994
16. 黄泰康．大黄炮制历史沿革研究．中成药研究　1983；（5）：11
17. 江文军．熟大黄炮制历史沿革的研究．中国中药杂志　1988；13（10）：579
18. 王孝涛．历代中药炮制法汇典（古代部分）．南昌：江西科技出版社，1986：5
19. 王志光．大黄酒制法．中成药研究　1982；(10)：47
20. 江文君，等．熟大黄炮制工艺研究(单行本)，北京；1984
21. 李庆华，等．中成药研究　1984，（10）：18
22. 李胜华，等．中药大黄制炮后蒽醌类成分及鞣质含量变化．药学通报　1980；（8）：1
23. 吴连英，等．中药大黄炮制研究Ⅱ．炮制对大黄泻下作用与成分的影响．中药通报　1983；8（2）：20
24. 高晓山．首届国际大黄学术讨论会论文摘要集．北京：a. 60，b. 50，c. 107，d. 56，1990
25. 杨守业，等．北京：全国第二届中药炮制学术会议论文汇编，1993
26. 吴连英，等．中药大黄炮制研究Ⅶ．炮制对大黄解热作用的影响．中药通报　1986；11（6）：24
27. 吴连英，等．中药大黄炮制研究Ⅴ，炮制对大黄消炎作用的影响．中药通报，1985；10（6）：18
28. 江文君，等　炮制对大黄抑菌作用与成分的影响．中药通报　1983；8（3）：18
29. 江文君，等．大黄及其炮制品对大鼠实验性胃溃疡的影响．中药通报　1985；10（2）：17
30. 洪筱坤，等．大黄及其炮制品的化学成分研究．上海中医药杂志　1984（6）：46
31. 高晓山，等．中药通报　1981；（3）：25
32. 江文君，等．中药大黄炮制研究Ⅰ．炮制对大黄蒽醌类衍生物影响的初步探讨．中药通报　1981；（5）：20
33. 赵云生，等．炮制熟地黄加酒与否对化学成分的影响．药学通报　1984；（7）：33
34. 江文君．大黄炮制研究．中药通报　1986；11（12）：3
35. 王孝涛．历代中药炮制法汇典(古代部分)．南昌：江西科学技术出版社　1986；144
36. 于留荣，等．黄芩炮制饮片质量标准研究．中药材　1989；12（4）：25
37. 中国中医研究院中药研究所第二研究室．中药黄芩炮制质量的研究．新医药学杂志　1973；2：31.
38. 袁俊贤，等．黄芩切制工艺研究．中成药　1993；15（11）：20
39. 张兆寰，等．黄芩炮制方法的研究．中成药 1990；12（6）：20
40. 王正璜．简述黄芩炮制方法改进．基层中药杂志　1994；8（4）：18
41. 于留荣，等．黄芩炮制的研究——炮制对粘毛黄芩主成分的影响．中成药研究　1982；6：16
42. 王静竹，等．高效液相色谱法对黄芩炮制品的研究．中国中药杂志　1994；19（6）：340
43. 张清华，等．滇黄芩炮制的化学研究（Ⅱ）．中成药研究　1986；3：16
44. 宋霄宏，等．炮制对黄芩体外抗菌作用的影响．中药材　1988；11（5）：34
45. 杨中林，等．黄芩炮制研究．中药材　1993；16（6）：27
46. 原思通，等．中药商陆的炮制历史沿革研究．中药通报　1988；13（2）：50
47. 原思通，等．中药商陆饮片切制工艺研究．中药材　1991；14（8）：26
48. 原思通，等．商陆炮制工艺的综合评价及中试验证．中药材　1991，14（10）：27
49. 殷玉生．商陆炮制方法的探讨．中成药　1989；11（11）：18
50. 王祝举，等．薄层扫描法测定商陆饮片中的商陆毒素含量．中国中药杂志　1990；15（9）：21
51. 程明，等．比色法测定商陆饮片中组织胺的含量．中国中药杂志　1990；15（10）：19
52. 原思通，等．炮制对商陆饮片中主要毒性成分含量的影响，中国中药杂志　1991，16（11）：659
53. 原思通，等．中药商陆炮制工艺必讲研究（单行本），北京：1990：61
54. 赵一，等．炮制对商陆毒性和药效的影响．中国中药杂志　1991；16（8）：467
55. 张静修，等．中药商陆饮片质量研究．中国中药杂志 1993；18（9）：532
56. 原思通，等．中药芫花历史沿革研究．中国中药杂志　1996；21（5）：311
57. 原思通，等．芫花炮制工艺的综合评价及中试验证．常用中药芫花饮片研究，北京：1995：73～76
58. 张瑞．芫花醋炙对其毒性的影响．吉林中医药　1985；（2）：30.
59. 李孟广．芫花炮制的初步研究．山东中医杂志　1988；7（3）：34
60. 原思通，等．气质联用法分析炮制对芫花挥发油的影响．中国中药杂志　1993；18（10）：595.
61. 原思通，等．气质两用法分析芫花挥发油模拟醋制前后的变化．中国中药杂志　1995；20(11)：668.
62. 张保献．等．HpLc法测定芫花中芫花素含量．中国中药杂志　1996；21（4）：237
63. 原思通，等．HpLc法分析炮制对芫花中芫花素的影响．中国中药杂志　1996；21（12）728
64. 原思通，等．HpLc法分析芫花素模拟醋炙前后的变化．中国中药杂志　1996；21（11）：665
65. 原思通，等．炮制对芫花中芫花酯甲含量的影响．中国中药杂志　1995；20（5）286
66. 原思通，等．芫花酯甲模拟醋制品的HpLc法分析．中国中药杂志　1996；21（8）469
67. 卞如濂．生芫花与醋芫花的毒性和作用的初步比较．浙江中医药　1978；（6）：27
68. 赵一，原思通，等．炮制对芫花毒性和药效的影响．常用中药芫花饮片研究，北京：（单行本）1995：56～72
69. 张静修，等．中药芫花饮片质量研究．中国中药杂志　1997；22（2）85
70. 应钶，等．中药樗鸡和红娘子的品种考辨．中草药　1989；20（3）：42～44
71. 应钶，等，毒性中药炮制工艺改进研究（红娘子），杭州（单行本）：1989：10
72. 薛公达，等．中药樗鸡的炮制研究．单行本，1995：11
73. 李孟广，等．中药红娘子不含斑蝥素．中药通报　1986；11（1）：50
74. TSUNEO NAMBA，etc. Pharmacognostical Studies on the Chinese Crude Drugs Derived from Insects（Ⅲ）On "Hongniangzi". Shoyakugaku Zasshi 1983；37（3）：262～271
75. 胡酶素，等．红娘子和樗鸡的化学成分探讨．现代应用药学　1990；7（1）：19～21
76. 李杨，等．红娘子、樗鸡毒性的探讨．中药材　1989；12（10）：37～38
77. 丁瑞，等．中药樗鸡、红娘子与斑蝥毒性的比较研究．北京中医　1990；（3）：33～35
78. 贾天柱，等．肉豆蔻炮制的历史沿革．中药饮片　1990；（2）：20
79. 王孝涛主编．《历代中药炮制法汇典》．南昌：江西科学技术出版社，1986：257
80. 陈中峰．肉豆蔻炮制之我见．中药饮片　1991；（1）：15
81. 刘超．肉豆蔻用炒药机擦作去油法．中药饮片　1991；（6）：20
82. 张清河，等．泥煨肉豆蔻．基础中药杂志　1992；6（1）：14
83. 阮建本，等．烫煨肉豆蔻．中药材 1992；15（2）：28
84. 崔学义，等．肉豆蔻炮制工艺研究．中国中药杂志　1992；7（10）：599
85. 贾天柱．等．肉豆蔻炮制工艺改进研究．常用中药肉豆蔻饮片研究．单行本　1995：81
86. 贾天柱，等．肉豆蔻工艺正交设计研究．常用中药肉豆蔻饮片研究．单行本 1995：88
87. 贾天柱，等．肉豆蔻新工艺中试验证6常用中药肉豆蔻饮片研究．单行本 1995：92
88. 李铁林，等．炮制对肉豆蔻挥发油成分及肉豆蔻醚含量影响的研究．中国中药杂志　1990；15（8）23
89. 贾天柱，等．肉豆蔻不同炮制品中肉豆蔻醚，黄樟醚的薄层扫描测定．中国中药杂志　1991；16（5）：275
90. 贾天柱，等．肉豆蔻不同炮制品挥发油中肉豆蔻醚、黄樟醚的HpLc法测定．中国中药杂志　1997；22（7）：410
91. 贾天柱，等．肉豆蔻不同炮制品挥发油中丁香酚，甲基丁香酚、甲基异丁香酚的含量测定，常用中药肉豆蔻饮片研究．单行本 1995：45
92. 贾天柱，等．肉豆蔻与肉豆蔻衣的比较研究．常用中药肉豆蔻饮片研究，沈阳：（单行本）1995：49
93. 北京中医学院中药研究班．中药炮制研究的初步体会．中医杂志　1961；（2）：29
94. 王正益，等．肉豆蔻炮制的初步研究．河南医药　1984；（6）：386
95. 贾天柱，等．肉豆蔻不同炮制品止泻作用及急性毒性比较．常用中药肉豆蔻饮片研究．单行本　1995：63
96. 赵蕴馥，等．肉豆蔻不同炮制品对家兔离体肠管及小鼠止泻作用比较．常用中药肉豆蔻饮片研究．单行本　1995：67
97. 贾天柱，等．肉豆蔻不同炮制品抗血小板聚集作用比较．常用中药肉豆蔻饮片研究．单行本 1995：71
98. 贾天柱，等．肉豆蔻制品质量标准研究．常用中药肉豆蔻饮片研究．单行本　1995：95.
99. 雷敩撰，王兴法辑校．雷公炮炙论，上海：上海中医学院出版社，1986：22
100. 王孝涛．历代中药炮制法汇典．南昌：江西科技出版社，1986
101. 陈妙华，等．肉苁蓉的炮制历史沿革研究．中药饮片肉苁蓉的研究．北京：（单行本）1995：7
102. 周忠俊．大云加工方法的改进．中成药研究　1982；（3）：41

103. 陈妙华，等．肉苁蓉最佳炮制方法的筛选．中药材 1996；19（10）：508
104. 陈妙华，等．肉苁蓉不同加工炮制品的甜菜碱含量比较，中药饮片肉苁蓉的研究．单行本 1995：2
105. 张思巨，等．肉苁蓉生品及不同制品麦角甾甙含量比较研究．中国中药杂志 1996；31（6）：335
106. 陈妙华，等．肉苁蓉不同炮制品的甘露醇含量比较．中药饮片肉苁蓉的研究．单行本 1995：27
107. 陈妙华，等．肉苁蓉去浮甲及中心白膜的原理探讨．中药饮片肉苁蓉的研究．单行本 1995：30
108. 陈妙华，等．肉苁蓉不同炮制品中游离氨基酸的含量．中药饮片肉苁蓉的研究．单行本 1995：29
109. 何伟，等．肉苁蓉炮制前后补肾壮阳作用的研究．中国中药杂志 1996；（9）：534
110. 宗桂珍，等．不同品种肉苁蓉药材一些药理作用比较．中国中药杂志 1996；21（7）：436
111. 何伟，等．肉苁蓉中雄性激素样作用活性成分的初探．中国中药杂志 1996；21（9）：564
112. 张勇，等．肉苁蓉类药材及其炮制品通便作用的比较研究．中成药 1993；15（5）：20
113. 陈妙华，等．肉苁蓉炮制前后甘露醇的含量变化及润肠通便有效成分的研究．中药饮片肉苁蓉的研究．单行本 1995：25
114. 陈妙华，等．肉苁蓉饮片质量的研究．中药饮片肉苁蓉的研究．单行本 1995：45
115. 张启伟，等．决明子炮制历史沿革研究．中成药 1996；18（2）：23
116. 张启伟，等．炒决明子最佳条件的正交筛选．中药材 1995；18（12），618
117. 张启伟，等．决明子炒制工艺的中试生产验证．常用中药决明子饮片研究，单行本 1995：21
118. 张启伟，等．温度对决明子化学成分和药理作用的影响．中国中药杂志 1996；21（11）：663
119. 张启伟，等．生、炒决明子及其煎剂中部分活性成分的比较．中草药 1996，27（2）：79
120. 张启伟，等．决明子质控方法的研究．中国中药杂志 1996；21（11）：646
121. 姚三桃，等．补骨脂炮制沿革的研究．基层中药杂志 1996；10（1）：17
122. 王孝涛．历代中药炮制法汇典（古代部分）．南昌：江西科技出版社，1986；284～287
123. 中医中药研究所编．中药炮制经验集成．北京：人民卫生出版社，1963：273
124. 杨滨，等．补骨脂炮制工艺正交试验．常用中药补骨脂饮片研究，北京：（单行本）1995：46
125. 杨滨，等．补骨脂炮制新工艺中试及量测定．常用中药补骨脂饮片研究，北京：（单行本）1995：50
126. 丁少纯，等．补骨脂盐炙前后化学成分的比较实验，中成药 1988；（11）：19
127. 施大文，等．补骨脂的炮制研究，中成药 1989；11（2）：18
128. 沙德智，等．补骨脂炮制机理的研究，西北药学杂志 1991；6（1）：28
129. 阎文启．某些中药与微量元素．河北中医 1986；（3）：41
130. 董海，等．炮制对中药微量元素及其功能的影响．中成药 1989；11（9）：37
131. 杨滨，等．补骨脂古今主要炮制品化学成分的比较．中国中药杂志 1996；21（9）：537
132. 姚三桃，等．补骨脂原理探讨．常用中药补骨脂饮片研究．单行本 1995：43
133. 姚祥珍，等．补骨脂古今主要炮制品药理作用的比较．中国中药杂志 1996；21（9）：539
134. 姚祥珍，等．补骨脂主要炮制品的毒性比较．中药材 1997；（4）：182
135. 张玉顺，等．补骨脂不同炮制品对小鼠肾脏毒害作用的病理研究．中成药 1994；16（12）：17
136. 姚祥珍，等．补骨脂生品、老品及新品的药效和毒性比较．中国中药杂志 1997；22（6）：341
137. 姚三桃．补骨脂新法炮制品质量标准（草案）及起草说明．常用中药补骨脂饮片研究．单行本 1995：55～58
138. 吴连英．白附子（关白附）炮制历史沿革研究．常用中药关白附饮片研究．单行本，1995：8～12
139. 吕秉森，等．四种乌头属中药材传统炮制方法及其改革初探．上海中医杂志 1982；（20）：20
140. 李先端，等．加辅料炮制对关白附已知成分的影响．中药材 1997；20（2）：74
141. 傅梅红，等．炮制对关白附中关附甲素含量的影响．中国中药杂志 1996；21（10）：601
142. 傅梅红，等．炮制对关白附中毒性成分次乌头碱含量的影响．中国中药杂志 1997；22（5）
143. 柯青，等．关白附不同炮制品抗心律失常研究．中国中药杂志 1996；21（1）25
144. 李文，等．关白附不同炮制品抗血小板聚集作用比较．常用中药关白附饮片研究．单行本1995：1～2
145. 毛淑杰，等．关白附生品、炮制品药效及安全性研究．中国中药杂志 1997；22（3）：152
146. 李先端，等．关白附饮片质量研究．常用中药关白附饮片研究．单行本 1995：56

147. 李曼玲，等．中药女贞子炮制沿革的研究．基层中药杂志 1989；4：15
148. 李曼珍，等．女贞子炮制工艺的实验研．宜昌：全国第二届中药炮制学术会议论文汇编．1993：93
149. 殷玉生，等．女贞子炮制品化学成分和保肝作用实验研究．中成药 1993；15（9）：18
150. 李曼玲，等．女贞子及其炮制品中游离及水解氨基酸的分离测定．中药材 1995；8（1）：28
151. 李曼玲，等．女贞子不同炮制品中甘露醇含量测定．中药材 1995；18（5）：246
152. 戴岳，等．女贞子的抗炎作用．中国中药杂志 1989；14（7）：47
153. 戴岳，等．女贞子煎剂对小鼠免疫系统的作用．中国药科大学学报 1987；18（3）：301
154. 周爰香，等．女贞子不同炮制品药理作用的比较．中药材 1993；16（8）：25
155. 陈沪宁．女贞子与鸦胆子的区别．中药材 1987；（6）：32
156. 纪青华．酒蒸女贞子与霉变女贞子鉴别．中国中药杂志 1989；14（8）：10
157. 苏作林，等．不同炮制方法对女贞子质量影响．中药饮片 1991；3：25
158. 黄秉廉，等．女贞子生品与酒蒸品质量比较．中药材 1987；（5）：30
159. 叶定江．马钱子炮制历史沿革的研究．中国中药杂志 1993；18（5）：259
160. 林继晓．马钱子的炮制与使用．中药通报 1983；8（3）：24
161. 韩克慧，等．马钱子中生物碱在炮制前后的变化．药学通报 1964；（12）：555
162. 吴楚玉，等．用“烘”法炮制马钱子．中成药研究 1986；（11）：17
163. 郇宜俊．用正交试验探讨烘箱法炮制马钱子．中成药 1989；11（4）：18
164. 吴皓，等．炮制对马钱子生物碱的影响．中国中药杂志 1994；19（5）：277
165. 叶定江，等．马钱子炮制目的小议．中药通报 1983；8（1）：18
166. 吴绍安．马钱子生品．炮制品及其皮毛的生物碱含量比较．中成药 1988；（12）：20
167. 沙德智，等．马钱子中生物碱量分布及其与炮制的关系．中国中药杂志 1989；14（1）：22
168. Bao-Chang Cai，Masao Hattori，Tsuneo Nambo. Processing of Nux-vomica Ⅱ．生药学杂志 1990；38（5）：1295
169. 吴皓，等．士的宁加热反应的研究．中国中药杂志 1994；19（5）：302
170. 蔡宝昌，等．炮制对马钱子甙的影响．中国中药杂志 1994；19（6）：345
171. 蔡宝昌，等．马钱子不同炮制品中总生物碱的测定及急性毒性试验的比较．中国中药杂志 1994；19（10）：598
172. 吴车凤，等．A study of the Methods of processing Strychnos nux-vomica. Oriental Healing Arts International Bulletin. 1986；11（3）：31
173. 沙德智．马钱子炮制研究概况．中成药 1989；11（3）：20
174. 马骋，等．士的宁和马钱子碱及其氮氧化物的毒性比较．南京中医学院学报 1994；10（2）：37
175. 南京中医药大学．常用中药马钱子饮片研究（“八五”科技攻关资料） 1995；23～150
176. 陆敏仪，等．双波长法测定马钱子中马钱子碱和士的宁含量及马钱子炮制原理探讨．中国中药杂志 1990；15（12）：722
177. 王孝涛．历代中药炮制法汇典（古代部分）．南昌：江西科技出版社，1986；113
178. 上海虹口区中药切制厂．制川（草）乌炮制工艺的改革．中成药研究 1978；（2）：14
179. 孙季兰，等．草乌炮制工艺和质量的初步研究．哈尔滨中医 1963；6（5）：55
180. 沈道修，等．草乌炮制方法的研究．中成药研究 1982；（8）：19
181. 江苏新医学院药剂教研组．江苏省草乌炮制方法的探讨．江苏医药 1976；（2）：26
182. 解放军第58医院制药厂．草乌炮制方法的改进．中草药通讯 1972；（2）：56
183. 蔡宝昌，等．草乌炮制方法的研究．中国医药学报 1990；5（3）：30
184. 何亚维，等．草乌几种炮制新工艺研究．中药饮片 1992；（1）：23
185. 刘斌，等．正交设计法优选草乌炮制工艺．中国中药杂志 1994；19（4）：220
186. 曹子文．川草乌类毒品水漂工艺改良．中药饮片 1992；（4）：15
187. 蔡宝昌，等．草乌炮制前后乌头碱含量分析．中成药研究 1985；（10）：14
188. 刘成基，等．草乌及其炮制品中毒性生物碱的分离和测定．中药通报 1987；12（2）：19
189. 邹恩济，等．压力对蒸草乌生物碱含量的影响．中药通报 1988；13（11）：19
190. 王琦，等．十地区制川、草乌饮片质量分析．中药材 1990；13（12）：27
191. 李凤琴．十二批制乌头中生物碱的含量分析．中药材 1992；15（10）：33

192. 叶毓琳，等．药检工作通讯　1980；(2)：66
193. 邹恩济，等．蒙药草乌炮制研究．中成药研究　1991；13(9)：18
194. 叶定江，等．几种草乌制品的成分、毒性及药理作用比较　中成药研究　1981；(1)：29
195. 马聘，等．草乌几种炮制品毒性实验比较　中国中药杂志　1994；19(4)：216
196. 孙小玉，等．不同草乌炮制品抗炎作用比较．南京中医学院学报　1995；11(1)：26
197. 陈龙，等．草乌几种炮制品的镇痛比较．中国中药杂志　1995；20(1)：20
198. 六慧敏，等．草乌不同炮制品对“寒凝血瘀”证动物模型血液流变学的影响．中国中药杂志　1995；19(2)：84
199. 孔令东，等．藤黄的炮制及其现代研究概况．中国中药杂志　1995；20(2)：89
200. 王爱芳，等．藤黄炮制工艺初步研究．中成药　1988；(9)：20
201. 王爱芳，等．藤黄炮制工艺再探．上海中医学院上海中医药研究院学报　1988；2(2)：52
202. 沈海葆，等．藤黄不同炮制品中藤黄酸的测定和比较．中成药　1992；14(9)：19
203. 王德花，等．藤黄炮制工艺初探．中药饮片　1990；(4)：20
204. 孔令东，等．正交试验法优选高压蒸制藤黄炮制工艺．中药材　1996；19(1)：24
205. 南京中医药大学．常用中药藤黄饮片研究（“八五”科技攻关资料）1995；1～58
206. 郭戎，等．炮制对藤黄中藤黄酸含量的影响．中成药　1994；16(6)：23
207. 叶定江，等．藤黄及其炮制品中藤黄酸的含量比较．中国中药杂志　1995；20(10)：106
208. 刘幸平，等．炮制对藤黄中新藤黄酸含量的影响．中成药　1996；18(3)：17
209. 刘幸平，等．薄层扫描法测定不同温度藤黄炮制品中藤黄酸及新藤黄酸的含量．南京中医药大学学报　1995；11(6)：33
210. 刘幸平，等．薄层扫描法测定不同地区藤黄炮制品中藤黄酸及新藤黄酸的含量．中成药　1995；17(10)：22
211. 陆跃鸣，等．藤黄及其炮制品对K_{562}肿瘤细胞生长抑制作用的研究．中国中药杂志　1996；21(2)：90
212. 陆跃鸣，等．不同温度、时间的藤黄炮制品对K_{562}肿瘤细胞生长抑制作用的研究．南京中医药大学学报　1996；12(3)：26
213. 叶定江，等．不同温度时间蒸制藤黄抗炎作用比较．南京中医药大学学报　1995；11(2)：67
214. 孔令东，等．藤黄炮制品急性毒性及抗炎作用的研究．中国中药杂志　1996；21(4)：214
215. 王孝涛．历代中药炮制法汇典（古代部分）．南昌：江西科技出版社，1986；376
216. 杨中林，等．荆芥炮制的最佳条件正交筛选实验．中药材　1994；17(9)：27
217. 叶定江，等．荆芥不同药用部位及其炒炭后挥发油成分研究．中药通报　1985；10(7)：19
218. 胡寿康，等．不同收获期对荆芥挥发油含量的影响．中国中药杂志　1993；18(7)：414
219. 丁安伟，等．荆芥炒炭前后止血作用的研究．中药通报　1986；11(3)：23
220. 丁安伟，等．荆芥炭止血作用研究（Ⅰ）．中国医药学报　1988；3(6)：20
221. 丁安伟，等．荆芥提取物止血机理的研究．中国中药杂志　1993；18(10)：598
222. 丁安伟，等．荆芥炭止血作用研究（Ⅱ）．中国中医药学报　1989；4(2)：30
223. 丁安伟，等．荆芥炭提取物对血栓形成及血小板聚集功能的影响（简报）．中国中药杂志　1994；19(7)：412
224. 丁安伟，等．荆芥炭提取物对大鼠血液流变学的影响．南京中医学院学报　1994；10(4)：37
225. 许慧琪，等．荆芥炭提取物一般药理作用研究．南京中医学院学报　1994；10(6)：25
226. 丁安伟，等．荆芥提取物止血活性部位研究．中国中药杂志　1993；18(9)：535
227. 丁安伟，等．荆芥炭饮片质量标准的研究．中药材　1992；15(1)：25
228. 丁安伟，等．荆芥炭提取物StE临床疗效观察．中医药理论与临床研究论丛．北京：中国商业出版社，1996；124
229. 孙红祥，等．中药常山炮制历史沿革．山东中医学院学报　1993；17(6)：53
230. 叶定江，等．常山炮制方法的研究．中成药研究　1981；(2)：19
231. 徐勇．常山饮片的质量分析．中草药　1989；20(8)：17
232. 叶定江，等．常山饮片中常山碱含量差异初步研究．中成药研究　1985；(7)：22
233. 夏远录．超量内服瓜蒂、藜芦、常山致中毒，死亡报告．中药通报　1988；13(9)：52
234. 王孝涛．历代中药炮制法汇典（古代部分）．南昌：江西科技出版社，1986；96
235. 甄汉深．何首乌炮制历史沿革的研究．中成药研究　1987；(8)：17

236. 凌罗庆，等．何首乌炮制初步研究（二）．中成药研究 1980；(4)：21
237. 叶定江，等．何首乌及其炮制品的化学成分研究．中药通报 1986；11 (12)：23
238. 叶定江，等．何首乌及其炮制品的免疫药理学研究．中药通报 1987；12 (3)：21
239. 应久皓，等．何首乌炮制工艺的研究．中成药研究 1985；(11)：14
240. 黄为雄．制首乌工艺改进．中药材 1989；12 (5)：29
241. 廉方，等．何首乌最佳炮制条件的测定．中药通报 1988；13 (2)：21
242. 凌罗庆，等．何首乌炮制的初步研究．上海中医药杂志 1966 (2)：78
243. 孙秀杰，等．何首乌炮制的化学动力学研究．中成药 1988；(7)：20
244. 常向明，等．何首乌的炮制研究．中草药 1988 (7)：17
245. 马长华，等．何首乌炮制前后磷脂成分比较．中国中药杂志 1991；16 (11)：662
246. 沈道修，等．何首乌的药理研究．中成药研究 1982；(1)：21
247. 沈道修，等．何首乌炮制方法的研究．同济医科大学学报 1987；(3)：177
248. 王魏，等．制首乌醇提取物预防鹌鹑动脉粥样硬化的研究．中西医结合杂志 1984；4 (12)：748
249. 甄汉深，等．何首乌不同炮制品体外抑菌实验的研究．中药通报 1986；11 (3)：53
250. 应久皓．何首乌炮制工艺研究．中成药 1993；15 (2)：17
251. 马长华，等．何首乌炮制前后二苯乙烯甙含量比较．中药材 1995；18 (7)：350
252. 王孝涛．历代中药炮制法汇典（古代部分）．南昌：江西科技出版社，1986：225
253. 喻红专，等．川楝子加工方法改进．中药通报 1986；11 (10)：25
254. 沈济木．川楝子加工方法的改进．中成药研究 1987；(1)：46
255. 梁觉民．制川楝子机械工艺初探．中成药 1991；13 (6)：46
256. 马金保，等．川楝子加工方法的改进．中药饮片 1990；(4)：12
257. 何富章，等．川楝子炮制方法的改进．基层中药杂志 1989；3 (1)：17
258. 于士隐．川楝子的加工方法．中药材科技 1984；(1)：32
259. 天津药物研究院．中药炮制研究——川楝子（“七五”科技攻关资料）1990；27～41
260. 王孝涛．历代中药炮制法汇典（古代部分）．南昌：江西科技出版社，1986：238
261. 李欣．五味子等炮制新方法．中成药 1990；12 (1)：46
262. 上海市中药研究所．中药炮制——五味子（“七五”科技攻关资料） 1990；11～15
263. 天津市中药研究所．关于五味子的炮制问题．天津中药 1975；(1)：30
264. 饶伟文，等．五味子炮制的初步研究（第一报）．中药通报 1986；11 (3)：26
265. 王孝涛．历代中药炮制法汇典（古代部分）．南昌：江西科技出版社，1986；85
266. 陈大成．中药延胡炮制的初步化学研究．广东医学中医学版 1963；(2)：25
267. 严修，等．醋元胡的炮制方法研究．中成药研究 1982；(7)：21
268. 王名洲，等．元胡炮制工艺研究．中成药研究 1982；(5)：16
269. 张仁学．元胡炮制方法对总生物碱含量的影响．中药材 1986；(5)：30
270. 严修瑔，等．醋元胡的炮制方法研究 (11)．中成药研究 1983；(7)：14
271. 丛繁滋，等．醋炒元胡炮制工艺的研究．中成药 1989；11 (2)：20
272. 陈成．醋制元胡改进．中国医院药学杂志 1988；8 (4)：33
273. 刘灿坤，等．正交法研究烘制延胡索．中成药 1989；11 (5)：20
274. 黄敏，等．烘烤法炮制醋元胡的实验研究．中药材 1987；(6)：33
275. 张成元，等．醋元胡加热与否的实验分析．中药材 1990；13 (6)：25
276. 王浴铭，等．元胡产地醋制法最佳工艺条件探讨．中国中药杂志 1990；15 (12)：22
277. 王浴铭，等．元胡产地醋制法的化学评价．中国中药杂志 1990；15 (9)：19
278. 刘成基，等．中药延胡索炮制研究．南京药学院学报 1986；17 (2)：81
279. 姚文滨，等．延胡索炮制工艺的优选优化．中成药 1993；15 (4)：42
280. 刘成基，等．市售醋制延胡索的质量分析．中成药 1991；13 (5)：18
281. 刘成基，等．延胡索及其炮制品中季铵碱含量的测定．中成药 1988；(9)：18
282. 刘成基，等．延胡索醋制对小鼠耐缺氧成分的影响．中草药 1987；18 (4)：9

283. 朱风云，等．产地醋制元胡质量标准的研究．中药饮片 1991；(2)：7
284. 上海市药检所．中药炮制研究——延胡索（“七五”科技攻关资料）．1990；15
285. 张志杰，等．延胡索的炮制研究．黑龙江中医药 1984；(5)：39
286. 刘利军，等．产地醋制与传统醋制元胡镇痛作用比较．中国中药杂志 1990；15(11)：26
287. 曹琬如，等．醋制延胡索质量标准研究．中成药 1993；15(3)：20
288. 王孝涛．中药地黄炮制沿革研究．中华医史杂志 1982；(3)：139
289. 李庆华．熟地黄炮制工艺初探．中成药研究 1980；(3)：29
290. 邢安之．熟地黄的高压蒸法．中药材 1985；(4)：37
291. 胡成俊．熟地黄炮制方法改进．山东医药 1985；(1)：8
292. 上官贤．“建昌帮”四味中药的传统炮制法．中成药研究 1985；(4)：19
293. 华伟义，等．熟地黄炮制终点控制．中草药 1986；17(9)：8
294. 天津药物研究院．中药炮制研究-熟地（“七五”科技攻关资料） 1990；28～34
295. 都恒青，等．怀地黄的几个主要品种及其鉴别．中草药通讯 1976；(9)：43
296. 刘中煜．生地与熟地黄含单糖量比较．中药通报 1984；9(1)：17
297. 川口义夫，等．地黄的炮制对所含成分的变化．国外医学中医中药分册 1984；(5)：44
298. 边宝林，等．地黄及其炮制品中总糖及几种主要糖的含量测定．中国中药杂志 1995；20(8)：469
299. 冯宝麟．古今中药炮制初探．济南：山东科学出版社，1984；168
300. 罗宽．炮制加工对人参、附子、地黄的影响．中医药研究杂志 1986；(4)：36
301. 大盐春治，等．地黄的环烯醚萜甙的定量分析．生药学杂法 1981；35(4)：291
302. 倪慕云，等．地黄及其炮制品中游离氨基酸的分析比较．中国中药杂志 1989；14(3)：21
303. 倪慕云，等．地黄及其炮制品微量元素的分析比较．中药通报 1988；13(4)：18
304. 边宝林，等．地黄及其炮制品石油醚提取物中酸性成分的分离鉴定和比较．中国中药杂志 1991；16(6)：339
305. 豫北医学专科学校等．炮制熟地时加酒与不加酒的比较．药学通报 1982；17(2)：50
306. 石桥博文等．地黄的比较研究．国外医学．中医中药分册 1983；(3)：52
307. 刘成基，等．国外中药炮制研究．中药材 1990；13(5)：25
308. 甄汉深，等．地黄炒炭前后止血作用比较，中成药研究 1983；(12)：20
309. 刘美丽，等．熟地黄中5-羟甲基糖醛的提取分离及含量测定．中草药 1995；26(1)：13
310. 于留荣，等．中药厚朴炮制沿革的探讨．中成药研究 1985；(12)：15
311. 卫生部药典委员会．中国药典1995年版．广州；广东科技出版社 1995；218
312. 虞清，等．厚朴不同炮制品中厚朴酚的高效液相色谱分析．中国中药杂志 1992；17(7)：404
313. 胡丽萍，等．高效液相色谱法测定不同厚朴饮片中厚朴酚含量及厚朴姜制原理的研究．中国中药杂杂 1991；16(9)：535
314. 战喆．HPLC法测定7种不同方法炮制的厚朴中厚朴酚的含量．中成药 1993；15(12)：20
315. 潘三红，等．厚朴不同炮制品中厚朴酚的扫描测定．中药材 1988；11(2)：31
316. 曾诠，等．厚朴及其炮制品中厚朴酚与和厚朴酚含量测定．中草药 1996；27(1)：11
317. 林世俊，等．厚朴不同炮制品含量测定比较．中国中药杂志 1993；18(1)：27
318. 冯敬群，等．厚朴炮制初探．陕西中医 1990；11(3)：133
319. 上海市中药研究所．中药炮制研究——厚朴（“七五”科技攻关资料）．1990：31～43
320. 王孝涛．历代中药炮制法汇典（古代部分）．南昌：江西科技出版社，1986：56
321. 杨永华，等．七味白术散袋泡剂中白术烘烤条件的探讨．中国中药杂志 1989；14(5)：29
322. 凌小牛．红砖细粉炒制白术有害．中国中药杂志 1992；17(4)：216
323. 第二军医大学．中药炮制研究——白术（“七五”科技攻关资料） 1990；13～37
324. 王承颂，等．关于麸炒白术炮制的讨论．中药通报 1983；8(5)：18
325. 龚千锋．白术不同炮制品对其挥发油的研究．江西中医药 1987；18(1)：54
326. 冯敬群，等．白术炮制的初步研究．中成药 1988；(8)：17
327. 马允慰，等．白术对家兔离体肠管活动的影响．中成药研究 1982；(12)：26
328. 周成灿．炮姜、姜炭辨．中药材 1985；(3)：33

329. 张存龙，等．炮姜的沿革述要及工艺探讨．陕西中医 1994；15（9）：429
330. 胡金林．炮姜炮制方法改进．中成药 1987；（3）：46
331. 丁安伟，等．姜不同炮制品的主要成分含量比较．中药通报 1988；13（11）：17
332. 叶定江，等．姜的不同炮制品的成分研究．中国中药杂志 1989；14（5）：22
333. 卢长庆，等．姜炮制品的组织结构及化学成分的变化．中成药研究 1988；（5）：16
334. 冯敬群，等．炮制对生姜挥发油的影响．中成药 1992；14（1）：20
335. 李文圣，等．炮姜与姜炭的实验研究．中成药 1992；14（12）：22
336. 吴皓，等．干姜、炮姜对大鼠实验性胃溃疡的影响．中国中药杂志 1990；15（5）：22
337. 张芝菊，等．海洋胃药以炮姜代干姜的药效学研究．中成药 1992；14（9）：47
338. 吴皓，等．姜炮制品对小鼠凝血时间的影响．中国中药杂志 1993；18（3）：147
339. 叶定江，等．姜炭某些质量指标的研究．中药饮片 1990；（4）：28
340. 王孝涛．历代中药炮制法汇典（古代部分）．南昌：江西科技出版社，1986；88
341. 赵守训，等．华东药学院学报 1956；（1）：37
342. 郭一敏，等．远志的薄层分离和分光光度测定．中草药通讯 1975；（3）：19
343. 山西药检所药理室．远志药材应否去心的研究，新医药杂志 1975；（4）：46
344. 王德杰，等．远志不同炮制法的质量研究．中成药研究 1986；（3）：13
345. 上海市中药研究所．中药炮制研究——远志（“七五”科技攻关材料）1990；25
346. 高万山，等．远志的炮制工艺比较．中药通报 1987；（12）：25
347. 李光巍，等．远志的炮制研究．黑龙江中医药 1994；（5）：41
348. 王孝涛．历代中药炮制法典（古代部分）．南昌．江西科技出版社，1986：65
349. 包智．半夏炮制沿革的探讨．中医药文献参考．1976；（4）：25
350. 北京同仁堂药酒厂．半夏炮制工艺的改进．中成药研究 1981；（3）：20
351. 邓东云，等．半夏炮制工艺的改进．中国医院药学杂志 1987；（9）：421
352. 魏全素．试述矾制半夏的益与弊．中药通报 1988；13（8）：22
353. 中国人民解放军五八医院制药厂．半夏炮制的研究，中草药通讯．1975；（3）：26
354. 天津中药饮片厂，半夏炮制工艺的改进．新医药学杂志 1977；（6）：44
355. 中国人民解放军五八医院制药厂．半夏炮制的研究，天津医药，1975；（9）：461
356. 卢文清．论七味汤制法半夏．江西中医药 1988；（3）：18
357. 杨锡，罗兴平．正交设计法研究半夏炮制工艺．中成药 1993；15（8）：18
358. 薛建海，等．半夏炮制品中已知化学成分的比较．中成药 1991；16（4）：220
359. 魏其才．白矾对半夏浸出性成分的影响．中成药 1990；12（11）：17
360. 刘成基，等．国外中药炮制研究．中药材 1990；13（5）：25
361. 吴皓，等．半夏姜制对麻黄碱含量的影响．中国中药杂志 1996；21（3）：157
362. 江林，等．炮制对中药微量元素的影响．中国中药杂志 1990；15（4）：19
363. 李光瑞，等．半夏不同炮制品微量元素分析．中国中药杂志 1991；16（5）：279
364. 上海医药工业研究所．中药半夏炮制的研究．药学通报 1960；（5）：264
365. 熊素芳，等．几种不同炮制半夏对妊娠小鼠致畸作用的研究．北京中医 1987；（6）：51
366. 杨守业，等．半夏炮制前后对小白鼠急性、亚急性和蓄积性毒性的研究．中成药 1988；（7）：18
367. 吴皓，等．半夏姜制对动物刺激性及毒性的影响．中国中药杂志 1993；18（7）：408
368. 吴皓，等．半夏姜制对动物胃肠道功能的影响．中国中药杂志 1994；19（9）：535
369. 王孝涛．历代中药炮制法汇典（古代部分）南昌：江西科学技术出版社，1986：198～199
370. 王琦，等．常用中药棕榈炮制研究（单行本）．1990：8～31
371. 王琦，等．棕榈炮制演变探讨．中国中药杂志 1991；16（11）：695
372. 王琦，等．棕榈炭炮制工艺研究．中成药研究 1983；（9）：29
373. 王爱芳，等．陈棕炭炮制工艺初步研究．中药材 1991；14（5）：29
374. 王琦，等．棕榈炮制工艺改进研究．中成药 1992；14（8）：21
375. 丁安伟，等．棕榈皮及其炮制的初步分析．中成药研究 1986；（6）：18
376. 王琦，等．棕榈及其炮制品中微量元素分析比

较.中药饮片 1992；(3)：19
377. 孙立立，等.HPLC 法测定棕榈饮片主要化学成分的含量.中药材 1994；17(9)：28
378. 叶定江，等.棕榈不同药用部位及煅炭后止血作用的比较.中药通报 1983；8(2)：23
379. 任遵华，等.棕榈及其炮制品的药理作用比较.时珍国药研究 1992；3(1)：7
380. 郭长强，等.十地区棕榈炭质量比较.中成药 1991；13(11)：19
381. 郭长强，等.棕榈不同药用部位有质量研究.山东中医杂志 1992；11(4)：35
382. 王琦.山东省中药炮制规范.济南：山东科学技术出版社，1991：194～195
383. 王琦，等.棕榈炭口服液临床疗效观察.中药饮片 1991；(6)：32
384. 冯宝麟.古今中药炮制初探.济南：山东科学技术出版社，1984：292～295
385. 王孝涛.历代中药炮制法汇典(古代部分).南昌：江西科学技术出版社 1986：346～347
386. 乔立新.槟榔炮制历史沿革探讨.中成药 1993；15(8)：19
387. 孙立立，等.常用中药饮片研究论文集(下) 1995：5～56
388. 吕秉森.丹皮和槟榔切片工艺的改进.中成药研究 1981；(7)：17
389. 梅全喜，等.槟榔炮制方法探讨.中药通报 1987；12(3)：46
390. 胡珊梅，等.江西传统软化法对槟榔炮制质量的影响.江西中医药 1988；(3)
391. 天津市药材公司饮片加工厂.药材冷压浸润实验.中草药通讯 1973；(2)：23
392. 庄立品，等.槟榔饮片切制工艺改进的研究.中成药研究 1982；(12)：18
393. 吕秉森，等.槟榔切制的新方法.中药通报 1988；7(1)：24
394. 潘日新，等.试论常用含生物碱类药物的炮制.中成药研究 1985；(5)：16
395. 徐建斌.介绍槟榔炮制方法.中国中药杂志 1989；14(4)：28
396. 刘卧畊.槟榔、鳖甲炮制方法的改进.中药通报 1986；11(6)：27
397. 陈顺烈，等.两种槟榔炮制方法对其槟榔碱的影响.中成药 1988；(11)：20
398. 陈顺烈，等.槟榔加工法的试验.中国医院药学杂志 1988；8(9)：423
399. 徐南才.槟榔炮制方法的比较.中药通报 1987；12(10)：21
400. 曾祥林，等.槟榔不同炮制工艺的质量研究.中药饮片 1993；(2)：24
401. 王文惠，等.煎煮条件对槟榔煎中醚溶性生物碱含量的影响.药学通报 1956；4(1)：1
402. 曾祥林.利用正交设计研究槟榔切制工艺.中药饮片 1992；(5)：27
403. 张修真，等.饮片加工对槟榔中醚溶性生物碱的影响.药学通报 1963；9(4)：181
404. 唐盈，等.槟榔炮制的研究.中成药研究 1988；(2)：18
405. 覃葆.槟榔饮片干燥方法初步探讨.中成药研究 1982；(11)：21
406. 赵铁初.槟榔醋润切制方法.中成药研究 1988；(6)：43
407. 张定佳.不同炮制方法对槟榔有效成分的影响 中国中药杂志 1990；15(12)：24
408. 孙立立，等.六地槟榔饮片质量分析.中药材 1993；16(12)：23
409. 王孝涛.历代中药炮制法汇典(古代部分)·南昌：江西科技术出版社，1986：194～196.
410. 王琦，等.古今侧柏叶生熟炮制品应用探讨.中成药 1995；17(8)：20.
411. 蒋纪洋，等.侧柏叶炮制研究初探.中药通报 1987；12(11)：20.
412. 丁安伟，等.侧柏叶炭炮制工艺及质量标准研究.中药材 1994；17(11)：24.
413. 孙立立，等.侧柏叶炮制工艺探讨.中成药 1995；17(7)：20
414. 孙立立，等.常用中药侧柏叶饮片研究(鉴定资料单行本).1995：10～69
415. 陈国佩，等.侧柏叶炮制的实验研究.中药材 1994；17(5)：24
416. 山东省中医药研究所药理组.30种中药炒炭前后的止血作用研究.药学通报 1965；(12)：562
417. 冯宝麟.古今中药炮制初探.济南：山东科学技术出版社，1984：172～176
418. 王孝涛.历代中药炮制法汇典.南昌：江西科学技术出版社，1986：79～81
419. 陈汉平，等.中药当归炮制研究.单行本，1990：5～46
420. 闵贵春.酒洗当归切制法和醋蒸莪术切制法.中药饮片 1990；(3)：20
421. 秦俊法，等.当归头、身、尾中的金属元素测定.上海中医药杂志 1982；(1)：46
422. 芮和恺，等.当归头、身、尾有效成分分析.中成药研究 1983；(2)：31
423. 于少军，等.从无机成分看当归的炮制及其意

义.中国中药杂志 1989；14（8）：21
424. 高逢喜，等.不同炮制方法对当归成分阿魏酸的影响.中国医药学杂志 1989；9（8）：363～364
425. 许益民.炮制对当归、白芍和杜仲磷脂含量及组成变化的影响.中药饮片 1990；（6）：10.
426. 于少军，等.从水溶性成分的变化探讨当归的炮制意义.中国中药杂志 1991；16（3）：148
427. 龚跃新.当归头、身、尾的氨基酸成分研究.中药饮片 1993；（1）：29
428. 王孝涛.历代中药炮制法汇典（古代部分）.南昌：江西科学技术出版社，1986：409～411
429. 卢兖伟，等.常用中药饮片研究论文集（下）.1995：5～54
430. 袁坤祥.乳香炮制工艺的研究.中药通报 1983；8（1）：23
431. 罗迈.乳香炮制方法的探讨.中国医院药学杂志 1985；5（11）：24
432. 王德花，张忠良.介绍炮制乳香的一种新方法.陕西中医 1989；10（10）：472
433. 钱百炎.乳香炮制方法及成分分析的探讨.中成药研究 1982；（12）：15
434. 段富奎，等.滴乳香炮制工艺改进.中成药研究 1988；（2）：43
435. 程运来.乳香炮制工艺改进.中药饮片 1990；（3）：17
436. 庞士统.乳香、没药去油新法.时珍国药研究 1991；2（2）：70
437. 王学明，等.介绍炮制乳香、没药快速方法.中国中药杂志 1991；26（2）：117
438. 王爱芳，等.乳香炮制工艺研究 中药材 1991；14（4）：29
439. 陈振飞，等.不同炮制方法对乳香挥发油的影响.中成药研究 1982；（6）：20
440. 孙向红.乳香新炮制方法.中草药 1985；16（6）：7
441. 江涛，等.乳香炮制工艺的改进.中成药 1994；16（7）：24
442. 沈道修，等.乳香炮制方法的研究.中成药研究 1983；（7）：12
443. 殷玉生，等.乳香炮制方法的探讨.中药通报 1986；11（10）：22
444. 劳药功.关于保持和发扬中药炮制特色的探讨.中药通报 1985；（10）：19
445. 王孝涛.历代中药炮制法汇典.南昌：江西科学技术出版社，1986：355～356
446. 王琦，等.蔓荆子炮制沿革探讨.中成药 1988；（5）：17
447. 郭长强，等.蔓荆子炮制质量初步研究.中成药 1988；（8）：16
448. 刘赞清.蔓荆子炮制新法.中成药 1993；15（8）：46
449. 贾传春.蔓荆子炮制问题初探.中国中药杂志 1994；19（2）：90
450. 曹晖，等.蔓荆子炮制的初步研究.中药通报 1988；13（5）：24
451. 郭长强，等.常用中药蔓荆子饮片研究（鉴定资料）.1995：37～61
452. 郭长强，等.蔓荆子及其炮制品的总黄酮初步分析.中成药 1995；17（1）：20
453. 王琦主编.山东省中药炮制规范.济南：山东科学技术出版社，1991：153
454. 王孝涛.历代中药炮制法汇典（古代部分）.南昌：江西科学技术出版社，1986：224～225
455. 李群，等.常用中药千金子饮片研究（鉴定资料）.1995：10～50
456. 王德满，等.千金子霜含油量分析.中草药 1987；18（1）：14
457. 袁劲松，等.千金子霜炮制品含油标准及其中间质控方法研究.中成药 1995；17（5）：19
458. 李群，等.炮制对千金子总溶出成分的影响.时珍国药研究 1994；5（1）：23
459. 李群，等.千金子炮制中脂肪油成分的研究.中成药 1994；16（4）：24
460. 李群，等.高效液相色谱法测定千金子中七叶树甙的含量.中国中药杂志 1994；19（7）：403
461. 冯宝麟.古今中药炮制初探.济南：山东科学技术出版社，1984：278～281
462. 王孝涛.历代中药炮制法汇典（古代部分）.南昌：江西科学技术出版社，1986：446～448
463. 王琦，等.中药斑蝥炮制研究单行本.1990：1～30
464. 夏光成，等.斑蝥的资源利用.中草药通讯 1978；（12）：30
465. 彭智聪.改进斑蝥的炮制方法.1982；（5）：23
466. 王正益，等.斑蝥烘法新工艺刍探.中药通报 1986；11（7）：22
467. 张振凌，等.斑蝥不同炮制品药理作用的研究.中国中药杂志 1990；15（4）：22
468. 江林，等.斑蝥不同炮制方法对斑蝥素含量的影响.中成药 1990；12（6）：19
469. 杨兆芬，等.黄黑小斑蝥的炮制及斑蝥素提取.中国中药杂志 1995；20（2）：91
470. 李贵海，等.炮制斑蝥对小鼠 LD_{50} 和大鼠肝、肾毒性的影响.中成药 1992；14（11）：19

471. 王琦．山东省中药炮制规范．济南：山东省科学技术出版社，1991：276～277
472. 王孝涛．历代中药炮制法汇典（古代部分）．南昌：江西科学技术出版社，1986：560～561
473. 张贞丽，等．常用中药紫石英饮片研究（鉴定资料单行本）．1995：10～48
474. 刘灿坤，等．紫石英不同炮制方法的成分比较．中草药　1988；19（1）：19
475. 曾祥林．正交试验法研究紫石英的炮制．中成药　1989；11（8）：21
476. 王孝涛．历代中药炮制法汇典．南昌：江西科学技术出版社，1986：221～222
477. 杨书斌，等．山楂炮制历史沿革．中成药　1995；17（9）：21
478. 梁艳霞．砂烫山楂成炭．中成药　1993；15(2)：45
479. 封银海．山楂去核新方法．中成药研究　1982；(6)：43
480. 汪新久，等．山楂炮制品的工艺及质量研究．沈阳药学院学报　1993；10（4）：263
481. 杨书斌，等．常用中药山楂饮片研究（鉴定资料）．1995：10～51
482. 陈奇云．不同炮制方法对山楂中总黄酮的影响．中药通报　1986；11（12）：29（733）
483. 贾元印，等．北山楂炮制前后熊果酸的含量变化．中国中药杂志　1989；14（8）：18
484. 毛淑杰，等．炮制对山楂中总黄酮及有机酸含量的影响．中国中药杂志　1989；14（9）：20
485. 南云生，等．山楂炮制研究．中成药　1992；14（4）：18
486. 郭戎，等．炮制对山楂中磷脂成分的影响．中成药　1993；15（9）：20
487. 李飞，等．山楂炮制前后微量元素的对比．中药材　1994；17（8）：29
488. 山东省中医药研究所药理组．30种中药炒炭前后的止血作用研究．药学通报　1986；11（12）：29
489. 刘同辉．蜜炙山楂治疗痢疾．河北中医　1985；(1)：20
490. 王孝涛．历代中药炮制法汇典（古代部分）．南昌：江西科学技术出版社，1986：321～323.
491. 吕文海，等．桃仁炮制药用研究．中药材　1993；16（8）：29
492. 金建忠，等．对当前桃仁炮制方法的商榷．中成药研究　1984；(6)：15
493. 肖宏．桃仁机械脱皮新工艺．中药饮片　1991；(6)：11
494. 郝丽萍，等．桃仁杏仁去皮方法改进．中成药　1992；14（2）：48
495. 沈国林．杏仁桃仁烨制法去皮工艺改进方法．中国药房　1993；4（6）：47
496. 吕文海，等．桃仁炮制的初步实验研究．中国中药杂志　1993；18（4）：214
497. 吕文海，等．桃仁炮制品的初步药理研究．中药材　1994；17（3）：29
498. 王孝涛．历代中药炮制法汇典（古代部分）．南昌：江西科学技术出版社，1986；301～302
499. 胥戈，等．柏子仁历史沿革初探．中药饮片，1992；(3)：18.
500. 王昭云．柏子仁用干燥箱制霜法简介．中药通报　1987；12（5）：29
501. 赵厚松．柏子仁炮制工艺的商榷．中药通报　1986；11（11）：24
502. 王琦，等．柏子仁炮制方法初探．河南中医　1989；(增刊)：34
503. 张志杰．酸枣仁、柏子仁的炮制研究．黑龙江中医药　1983；(2)：52
504. 王琦主编．山东省中药炮制规范．济南：山东科学技术出版社，1991：129
505. 冯宝麟．古今中药炮制初探．济南：山东科学技术出版社，1984：268～272
506. 王孝涛．历代中药炮制法汇典（古代部分）．南昌：江西科学技术出版社，1986：178～182
507. 唐恢天．不同干燥方法对黄柏质量的影响．中药通报　1986；11（2）：27
508. 张兆震，等．黄柏烘制的研究．中成药　1992；14（7）：21
509. 祝之友．黄柏蜜炙与临床应用考释．时珍国药研究　1992；3（2）：75
510. 南云生，等．黄柏炮制工艺研究．中药材　1994；17（1）：20
511. 李忠．炮制黄柏小檗碱的变化．广东医学（中医学版）　1964；(4)：26
512. 王静竹，等．高效液相色谱法对黄柏炮制品的研究．中草药　1994；25（6）：293
513. 周蓉华，等．薄层光密度法测定川黄柏及其炮制品中小檗碱的含量．中国中药杂志　1995；20（7）：205
514. 南云生，等．炮制对黄柏部分药理作用的影响．中药材　1995；18（2）：81
515. 冯宝麟．古今中药炮制初探．济南：山东科学技术出版社，1984；228～230
516. 王寿涛．历代中药炮制法汇典（古代部分）．南昌：江西科学技术出版社，1986；297～299
517. 王琦，等．古今枳壳炮制演变探讨．中成药

1992; 14 (10) : 21
518. 崔翔，等．枳壳炮制初步研究．中成药研究 1986; (5) : 15
519. 王和平，等．枳壳新炮制法的研究．中医药学报 1987; (4) : 46
520. 刘前进．枳壳加工一次成饮片初探．中成药 1988; (12) : 43
521. 杨书斌，等．从化学成分看枳壳去瓤的意义．中成药 1989; 11 (10) : 20
522. 张典瑞，等．枳壳浸润软化方法的研究．中药饮片 1991; (6) : 16
523. 殷玉生，等．浅淡枳壳炮制．中药通报 1982; (2) : 23
524. 冯敬群，等．枳壳炮制的初步研究．中药饮片 1990; (3) : 29
525. 杨书斌，等．枳壳及其炮制品挥发油成分测定．中草药 1992; 23 (1) : 14
526. 张典瑞，等．不同炮制方法对枳壳总溶出量的影响．中药饮片 1992; (2) : 23
527. 朱正义．枳壳麸炒前后黄酮甙的分析比较．中药材 1994; 17 (6) : 30
528. 刘孝乐．炮制对枳壳药理作用的影响．中成药研究 1987; (10) : 17
529. 李贵海，等，枳壳挥发油含量对小鼠胃肠推进的影响．中药饮片 1993; (1) : 20
530. 王琦．山东省中药炮制规范．济南：山东科技术出版社，1991 : 127～128
531. 王孝涛．历代中药炮制法汇典（古代部分）．南昌：江西科学技术出版社，1986; 75～77
532. 黄德杰，等．中药白芍炮制研究（单行本）. 1990; 2～20
533. 李群．白芍炮制沿革的探讨．中成药 1992; 14 (2) : 20
534. 段文达．砂烫喷酒制酒白芍．中成药研究 1983; (6) : 40
535. 吕文海，等．芍药炮制商榷．中药材 1986; (4) : 37
536. 王和平，等．白芍不同软化方法的研究．中成药 1988; (12) : 19
537. 薛建海，等．亳白芍的产地加工．基层中药杂志 1989; (3) : 19
538. 马加坤．利用烘箱制酒白芍．中成药 1990; 12 (2) : 43
539. 程主方，等．不同浸润方法对白芍中芍药甙含量的影响．中药材 1993; 16 (7) : 28
540. 全卫国，等．白芍炮制的初步研究．中成药研究 1987; (5) : 16
541. 许益民．炮制对白芍、当归和杜仲磷脂含量及组成变化的影响．中药饮片 1990; (6) : 10
542. 殷玉生，等．白芍炮制方法的研究．中成药 1991; 13 (10) : 16
543. 杨建国，等．不同炮制方法对白芍中芍药甙煎出量的影响．中药材 1992; 15 (2) : 26
544. 薛建海，等．亳白芍不同炮制品中氨基酸成分分析．中国中药杂志 1992; 17 (7) : 408
545. 孙秀梅，等．白芍不同炮制品的成分分析及对离体兔肠活动的影响．中国中药杂志 1990; 15 (6) : 24
546. 王孝涛．历代中药炮制法汇典．南昌：江西科学技术出版社，1986; 425～426
547. 吕文海，等．水蛭炮制考论．中成药 1991; 13 (2) : 18
548. 吕文海，等．水蛭古今药用炮制研究．中国中药杂志 1994; 17 (2) : 28
549. 刘斌．水蛭炮制历史沿革研究．时珍国药研究 1994; 5 (3) : 23
550. 吕文海，等．水蛭饮片规格质量的调查及实验研究．中国中药杂志 1995; 20 (11) : 665
551. 王暑东，等．水蛭及其炮制品中氨基酸的分析．中国中药杂志 1993; 18 (8) : 479
552. 吕文海，等．炮制对水蛭性状及成分溶出的影响．中药材 1994; 17 (7) : 22
553. 吕文海，等．水蛭炮制的初步药理研究．中国中药杂志 1994; 19 (7) : 407
554. 吕文海，等．宽体金线蛭不同炮制品抗炎作用及使用方法的药理研究．中药材 1994; 17 (12) : 21
555. 武继标，等. 3 种水蛭炮制品调脂作用比较．中国中药杂志 1994; 19 (6) : 343
556. 王孝涛．历代中药炮制法汇典（古代部分）．南昌：江西科学技术出版社，1986; 364～365
557. 丁安伟，等．小蓟炭炮制工艺及质量标准研究．中草药 1995; 26 (7) : 351
558. 刘晓，等．常用中药小蓟饮片研究（鉴定资料），1995; 30～65
559. 龚跃新，等. 20 味中药炒炭前后的溶出液中微量元素的研究．中国中药杂志 1991; 16 (2) : 85
560. 龚跃新，等. 20 味中药炒炭前后的鞣质含量测定．中国中药杂志 1991; 16 (1) : 664
561. 山东省中医药研究所药理组. 30 种中药炒炭前后的止血作用研究．药学通报 1986; 11 (12) : 562
562. 任仓孝．生小蓟汁加红糖治疗血衄验案．成都中医学院学报 1989; 12 (1) : 22
563. 冯宝麟．古今中药炮制初探．济南：山东科学技

术出版社，1984；248～250
564. 王孝涛．历代中药炮制法汇典（古代部分）．南昌：江西科学技术出版社，1986；487～490
565. 九江地区医院中药加工炮制室．穿山甲的炮制方法．中成药研究 1984；(4)：18
566. 张建平．提高甲片炮制质量的方法．中成药研究 1986；(4)：19
567. 刘波，等．穿山甲炮制品砂烫温度的实验研究．山东中医杂志 1988；7 (4)：42
568. 黄德杰，等．中药穿山甲炮制研究（单行本）．1990；7～20
569. 卓河先，等．穿山甲两种炮制方法的比较．中药饮片 1991；(1)：39
570. 马雪梅，等．炮制前后穿山甲中环二肽成分的HPLC定量测定．中草药 1990；21 (9)：19
571. 孔凡贞，等．膨化法与砂烫法炮制穿山甲片质量比较．中成药 1993；15 (11)：17
572. 严襄陵，等．穿山甲炮制品释放度的研究．中成药 1992；14 (6)：19
573. 董绍媛．穿山甲的炮制方法及原理．陕西中医 1993；14 (9)：422
574. 王孝涛．历代中药炮制法汇典（古代部分）．南昌:江西科学技术出版，1986；271～274
575. 王琦，等．吴茱萸古今炮制概述．河南中医．1989；(增刊)：47
576. 蒋纪洋．吴茱萸炮制历史沿革研究．时珍国药研究 1994；5 (2)：26
577. 李群，等．正交法探讨吴茱萸炮制工艺．中药材 1991；14 (12)：24
578. 王琦，等．制吴茱萸炮制工艺稳定性考察．中成药 1992；14 (7)：20
579. 王易宾，等．吴茱萸炮制前后挥发油成分的研究．中药材 1992；15 (6)：18
580. 王易宾，等．吴茱萸及其炮制品中主要生物碱高效液相色谱法分析．中药材 1993；16 (9)：28
581. 李群，等．吴茱萸炮制前后生物碱及毒性比较．中成药 1993；15 (4)：19
582. 张韬，等．中药吴茱萸炮制前后挥发油成分分析．中国中药杂志 1994；19 (6)：341
583. 张韬，等．吴茱萸及其炮制品中生物碱的含量测定．中国中药杂志 1994；19 (7)：409
584. 刘斌，等．吴茱萸及其炮制品氨基酸的分析．中国中药杂志 1995；20 (10)：603
585. 王琦．山东省中药炮制规范．济南：山东科学技术出版社．1991；117～118
586. 王琦，等．制吴茱萸的质量研究．中药材 1992；15 (4)：24
587. 王孝涛主编．历代中药炮制法汇典（古代部分）．南昌：江西科学技术出版社，1986；281～282
588. 鹿启鹏．苍耳子碾米机去刺法．中成药研究 1984；(5)：43
589. 刘赞清．苍耳子炮制方法的改进．中成药 1994；16 (12)：45
590. 张典瑞，常用中药饮片研究论文集（下） 1995；19～35
591. 单镇．几种含甙中药炮制原理初探．山西中医 1991；7 (5)：25
592. 张典瑞，等．苍耳子炮制工艺的探讨．中成药 1992；16 (11)：22
593. 周凤梧主编．实用中药学．济南：山东科学技术出版社，1985；99～100

第六章　中药制剂学研究

制剂学是研究、论述药物剂型的制备与应用的科学。由于历史原因，在中医药学领域直到本世纪初仍未能形成一门独立的学科。因此，当涉及药剂学时便习惯地认为药剂学当以西药为主体。其实药物剂型在我国创造甚早，从夏商时代（约公元前12世纪至前11世纪）酒剂、汤剂已经出现并被应用，尔后历代医药文献中有关药剂的理论和经验亦有很多记述。任何事物、学术、技术的结合，都应是两种以上的主体中某些部分的互相渗透、吸收并促进新的发展，制剂学的中西结合亦是如此。故应简述中药药剂的历史，了解背景才能体会结合的成就。

“酒”与“汤”为药物剂型初始，春秋战国时期（公元前221年以前）编著的《黄帝内经》是我国现存医药学文献最早的一部典籍，收载方剂13首。书中有《汤液醪醴论篇》，论述了汤液与清酒、混酒的制法和用途。另外还记载了丸、散、膏、丹等剂型，各种剂型均有较明确的制法、用法、用量和适应症。本书不仅创立了中医学的理论体系，而且亦实为中药药剂学的先河。汉代伟大的医药学家张仲景（公元142～219年）编著了《伤寒论》和《金匮要略》，此两部书共收方剂314首，其中属成方则有60多个。书中记载有煎剂、浸剂、丸剂、散剂、酒剂、浸膏剂、糖浆剂、洗剂、软膏剂、栓剂及脏器制剂等10余种剂型。各种药剂的处方、药味剂量、药料质地、生熟、加工炮制、加水量、煮取量、用法用量等项均有明确规定。书中各条的适应症明确、处方组成严谨、制备方法完备、用法用量考究，其中很多内容具有相当的科学道理。另外，书中首次记载了用动物胶汁、炼蜜和淀粉糊做丸剂的赋形剂，至今仍在沿用。仲景先师对汉代以前医药学出色的总结和创造性成就，为我国后世医药学（包括药剂学）的发展奠定了坚实的基础并树立了典范。晋代葛洪（公元281～341）著《肘后备急方》，书中记载了铅硬膏、干浸膏、蜡丸、浓缩丸、锭剂、条剂、尿道栓剂、饼剂等剂型，并将成药、防疫药剂及兽用药剂列为专章载述，说明晋代时药物剂型已相当丰富。宋代于公元1076年设立了太医院卖药所（即太平惠民药局），制备丸、散、膏、丹等成药出售，为我国商业性药房之始。其后又开办了官营制药工厂（修合药所），专制“熟药”供太平惠民药局销售。为了给成药生产与销售提供依据，于1080年由陈师文等人修订《太平惠民和剂局方》出版，尔后又经增补使该书载方达755首。卷首载有《和剂局方指南总论》，文中对处方、合药、服饵、用药、三品药畏恶相反、服药食忌和药石炮制等均有专章讨论。中成药肇始于两晋，发展具一定规模则在两宋，《太平惠民和剂局方》即成为我国第一部中药制剂规范。书中收载的很多方剂和制法至今仍为传统中成药制备与应用时所沿用，该书可谓中药制剂发展史上的第一个里程碑。明代伟大的医药学家李时珍（公元1518～1593年）编著的《本草纲目》收载药物1892味，方剂11096首，药物剂型近40种。从药剂学角度本书充分展示了中医药学中药剂型的绚丽多彩！清代前期中国的医药学虽尚有一定发展，但是到了后期，即19世纪初至20世纪初近百年间，由于固步自封，外敌入侵，大量洋药、伪药的输入，使国药业受到严重的摧残。至全国解放前夕，中药业已经涉于灭亡的边缘。

综上所述，在中医药学领域中有关药剂学的理论、知识与技术早已形成自身体系，并在历史长河中取得辉煌的成就，只是近代落后了。因此在制剂学中的中西结合，则应以“理、法、方、药”为总原则，即按中医药理论与经验为主而组方，借鉴西医药尤其药剂学的理论、知识与技术，研制中药制剂。例如传统中药剂型的机械化生产、内在质量的检测、药效与疗效的试验观察等；现代中药剂型大都是借鉴西药剂型而研制的，从剂型、工艺、质量标准，到药效试验，临床疗效验证均吸取现代西医药理论与技术。80年代出版的我国高等医药院校教材《中药药剂学》已比较全面地系统地体现出药剂学中西结合的范畴与内容；近年出版的《中成药学》（第二版）和《中成药质量标准与标准物质研究》等著作更是全面系统地总结了中药剂型、制备工艺与设备、质量控制与稳定性、新辅料及生产管理等方面的中西结合成就。《中华人民共和国药典》（一部）和《卫生部药品标准》（中药成方制剂）则更为制剂学中西结合的集中体现。建国50年来我国广大医药工作者，在党的方针政策指引下进行着包括药剂学在内的中西结合，并将进一步实现中药药剂的现代化，使其更大地发挥中医药实现现代化的桥梁作用。

一、中药剂型的中西结合研究

（一）中药传统剂型的改进

中药剂型在长期发展历程中创制出40多种药物剂型，当代常用的传统剂型则有20多种，即丸、散、膏、丹、酒、露、汤、饮、胶、茶、锭等等。上列各种（类）剂型排法仅为中医药界的习惯称谓，其实有的代表种，而多数则代表类。例如“丸”则包括水丸、蜜丸、糊丸、蜡丸等各种丸剂；“膏”则包括内服膏（膏滋）、外用膏，外用膏又分为油蜡膏、黑膏药等各种膏剂；“丹”系指含砷、汞、铅的炼丹药，而广义的“丹”不是一种剂型，则指疗效显著的丸散等品种。建国以来由于人口增加，人民生活水平的改善，随之防治疾病的药品需求量则不断增大，还有人民群众用药习惯的改变。适应客观要求，中药传统剂型借鉴西药剂型或发掘历史剂型的优点做了不少改进。例如蜜丸近代形式是以“大蜜丸”为主，近20年来有不少品种改为“小蜜丸”，有的改为“水蜜丸”；由于原粉蜜丸或水丸服用剂量大，因此将原处方中部分药料经提取制成“浓缩丸”。散剂发扬“紫雪丹”浓缩散的优点，有的品种也将部分药料进行提取制成浓缩散或半浸膏颗粒剂。膏剂中内服膏服用方便，改进为流浸膏；外用膏油蜡膏易污染衣服，改进为凡士林（石蜡）软膏。汤饮剂煎药麻烦，将协定处方或成药改进为中药合剂即浓煎剂。胶剂以阿胶为代表，传统形式为长方形扁块，生产与服用均不方便，借鉴西药明胶等形式改进为粒状，还有的改进成泡腾散剂等。茶剂近年改进为袋泡茶，有的将药料提取精制后制成速溶袋泡茶剂，此为受用药者欢迎有发展前途的一种中药剂型。

（二）中药剂型引入西药剂型

由于历史原因中药剂型近代发展缓慢，而西药剂型发展较快，不仅创制出适于大生产的多种剂型，更为临床提供发挥药效的新剂型。中药是在中医药理论指导下组方用药，然而当处方拟定后，其特点则为天然药料为主，如果采取一定制备工艺制备为西药剂型则是可行的。因此从建国以前国内有识药物学家便开始研制以中药为原料，经过提取精制后制成西药剂型，例如在抗日根据地于1938年研制出“柴胡注射液”，建国后在党的方针政策指引下，克服保守思想束缚，从1951年北京成立“同仁堂提炼厂”，按中药成方将药料“提炼”（提取精制）制成中药片剂，到60年代中期已经研制成功40多种中药片剂，产量大应用广的“银翘解毒片”、“桑菊感冒片”、“牛黄解毒片”等。先后在全国各地陆续研究生产中药片剂，40多年来研制出中药片剂数百种，在临床应用较好的品种约有近百种。中药片剂早已成为中药剂型中主要剂型。

从50年代初与北京同时中南（广州、长沙、武汉等地）进行中药单味药提取，制成流浸膏剂、浸膏剂等剂型，据《中药单味药提取工艺规程》记载，研制出400多种中药西制的品种；另外，四川重庆、上海等亦进行了中药剂型改革，有的制成中药合剂，有的进行中药注射剂等剂型的研制。在60年代后期到70年代开展的“中草药运动”，虽然带有一定盲目性，但广大医药工作者的实践，不仅将西药绝大部分剂型引入中药，而且开始创制出中药新剂型，其中中药注射剂的研制则为又一实例。中药注射剂从柴胡注射液诞生后到建国后50年代中期又进行研制，湖南省研制出“常山注射液”；尤其从60年代后期到70年代中期，约10年间全国各地纷纷搞中药注射剂，《中药制剂汇编》收载中药注射剂约1000种。虽然大部分后来未能推广，但先后则有1000多种中药注射剂曾批量生产，至今尚有近30种中药注射剂在生产应用，并取得较好的效果。其中具有代表性的如银黄注射液、清开灵注射液、生脉散注射液、当归注射液、复方丹参注射液等等。

中药剂型不仅成功的引入西药大剂型片

剂、注射剂、胶囊剂等；还成功的引入了酊剂、流浸膏剂、浸膏剂、糖浆剂、软膏剂、橡胶硬膏剂、栓剂等等；另外还引入了西药新剂型，如微型胶囊、脂质体、膜剂、离子透入剂、气雾剂等剂型。

（三）中药新剂型的创制

半个世纪以来，我国广大医药工作者，在不断改进中药传统剂型，改入西药剂型的大量实践中，根据中药特点和人民群众用药习惯，借鉴西药某些剂型优点，结合实际创造性地研制出的多种中药新剂型。中药冲剂、口服液剂等剂型研制成功便是典型实例。中医用药在多数情况下以汤剂为主，一般一剂汤药要开数味或十味以上，其剂量一般为几十克甚至过百克。当以某汤剂处方为基础取得较好的疗效，若进行扩大推广，而汤剂不便推广常需改进剂型，以往中西药剂型每次服用量有限，又与汤剂区别较大。因此需要一种即保持汤剂特点，又可成批生产，便于运输、携带及服用的剂型。中药冲剂在上述需求下，借鉴日本汉方药的颗粒剂，从 60 年代末研制出少数品种，又经近 20 年的发展提高，中药冲剂已经成为中药剂型中较大的剂型之一。

随着人民对中药服用要求的提高，另一种中药新剂型，即口服液（起初称为口服安瓿剂）又相继问世，此种剂型是将药料经提取精制后配制成的一种单剂量口服液体制剂。它是汤剂、糖浆剂与注射剂 3 种剂型相结合的一种中药新剂型。于 60 年代初第一个品种，即竹沥口服安瓿剂问世，尔后众多品种相继研制出产品。后来因用安瓿灌装易与注射剂混淆，由卫生部统一规定用管状瓶灌装，定名为“口服液”。近十几年来，中药口服液在制备方法、质量控制等方面均有提高，其品种也在不断增加，如生脉饮口服液、四逆汤口服液、参茸王浆口服液等用于临床颇受欢迎。此种剂型由于服用方便，加上改进包装，作为营养品的中药保健产品多为采用。其实作为治疗品种，只要处方和病证适合，仍是一种较好的中药新剂型。

近年来另一种中药新剂型“袋泡茶剂”正在兴起，它是在汤饮剂、煮散和“泡服”传统制剂的基础上发展起来的一种中药新剂型。初级形式是将饮片打碎成粗粒装入棉纸袋中，即全原粉粒型，其质量难以控制；近年则有发展提高，将饮片部分或全部提取精制，用某种载体吸附，经干炼制成粒状物定量装入棉纸袋中而制成。如最近研制出治疗消渴症（糖尿病）的中药新制剂——消糖净（速溶）袋泡茶剂，则是将处方中药料绝大部分提取精制，仅留少量适于作载体的药料打成粗末，混匀真空干燥后定量装于棉纸袋中而制成，经药效和一定临床试验效果满意。中药袋泡茶剂属茶剂之一种类型，《中国药典》1995 年版一部已正式收载此种剂型，它是继承与发扬中药剂型的又一例证。

二、中药制剂厂房、设备与工艺的中西结合研究

建国初期我国的国药业处于“前店后厂”的作坊式状态，厂房破旧更无设备可讲，仅是一些手工操作的工具，生产则按传统工艺进行。虽然历代积累不少中成药制作经验，但因厂房“设备”落后加上失传，因此当时的生产工艺亦相当落后。全国国药业首户北京同仁堂制药厂，生产车间为旧式平房或工棚，生产器具有石碾、切药刀、铜罐、大缸、乳钵和罗筛等，尚无生产机械。全厂人员总共仅有 40 多人，参加生产的工人只有 20 多人，全部为手工操作。至于其他药店（厂）其规模更小，人员更少，生产方式更落后。

从 1954 年国药业和全国各个行业一样进行公私合营，北京同仁堂先实现公私合营，全国各地国药业相继也实现了公私合营，生产规模开始扩大，各类人员进行充实，生产工人队伍逐步形成，并且调动出极大的积极性。生产厂房进行修建并扩大，生产设备开始增添。如药料粉碎由石碾改为粉碎机；煎煮药料由直火加热改为蒸汽锅炉加热；生产量最大的丸剂，水丸由手工改为泛丸罐，大蜜丸由“准子”改为搓板后来改为蜜丸机……原称“国药”后称“中药”逐渐走上了工业化的道路。在中国共产党和人民政府的领导下，经过 40 年尤其近 20 年的发展，中成药生产已经实现了工业化，又不断地朝着现代化迈进！

近 15 年来，中药制剂厂有了突飞猛进的发展，厂房在翻新，设备在配套，品种在换代。新建的中药制药厂占地 100 亩以上，建筑面积

8000 米^2 以上的大中型中药厂在全国约有 300 家，共新建、改建中药制药厂近 800 家，大多数中药制药厂系按国家中医药管理局制定的《中成药生产管理规范》进行设计与建造的，目前已有一些大型中药厂基本达到了中药 GMP 的标准。

中药制剂设备从手工器具起步，经过半机械化、机械化、目前多数设备已经实现自动化。将中药饮片按处方要求制备成中成药，一般需要粉碎与筛析、浸提与分离、蒸发与干燥；还要进行各种剂型的成型制备。到 80 年代全国大中型中药制药厂已具备粉碎设备有：锤击式粉碎机（俗称榔头机）、柴田式粉碎机、万能粉碎机、球磨机、角类粉碎机、三杆式捣臼粉碎机、腭式破碎机、SF170 型（虫蜡）粉碎机，有的已采用了粉碎与筛析的联合机组，安装在封闭式粉碎塔内，并基本实现电子数控自动化操作。近年来中药粉碎已引起新工艺与设备，有流体能量磨是一类超微粉碎机械，国内生产的气流粉碎机有 CQF50、CQF350、BQF200、NQ25 等型号；胶体磨在北京、天津中药厂已经利用此类机械粉碎珍珠、朱砂等中药，其效果较好。筛析设备小型的用电动筛药箱，大量的用滚筒式筛、摇动筛粉机或悬挂式偏重筛粉机等，在联合装置上还应用筛网与风析进行中药粉的筛析，提高了效率，减少了污染。药粉混合设备按操作方式分为分批混合与连续混合，均可采用回转式、固定式或复合式的混合机，使中药粉混合均匀度得以提高。从前粉碎车间、水丸等车间粉尘飞扬，严重影响中成药质量，随着厂房、设备改进，其中注意除尘，有的采用沉降法，多数采用袋滤器滤过除尘法，也有的应用电力或洗涤除尘法，现在中药生产车间分级控制粉尘，使中成药生产卫生条件大大改观，实现了文明生产。

现代中药制剂最主要工艺步骤是提取，因中成药原料绝大多数为植物、动物、矿物的药材，经过提取精制才能提高有效成分含量，减少服用量，才能制备成现代剂型。中药生产落后，主要是提取精制的设备与工艺落后，40 多年来中药提取精制的设备与工艺有了本质的改变，普遍采用工业锅炉蒸汤供热，提取车间成为中药制剂厂的主体车间，气动多功能提取罐则为主要提取设备，所谓多功能即能加水煮提，也可加醇回流，又可进行蒸馏等工艺操作。另外配备渗漉或浸渍的单级或多级装置，当前中药制剂厂提取设备已经实现机械化，可适用于水、醇或其他有机溶剂及蒸汽蒸馏等提取工艺，对提取药物的质量比较有保障。中药提取多数用水或醇等溶剂，提取后要滤过、蒸除回收溶剂，因此中药厂的设备中滤过蒸发浓缩到干燥等设备必须与提取设备配合。滤过设备常用三足式离心过滤机、板框压滤机、加压过滤机及真空过滤机；亦有采用高速离心机进行固液分离。在精滤时近十年来有的中药厂中药房制剂车间（室）采用超滤器，有平板式膜组件、筛式膜组件、卷式膜组件、中空纤维膜组件等，使药液经过滤并达到精制目的。蒸发浓缩是大多数中药制剂必须采取的工艺步骤，目前中药厂使用较多为 SPB-913-09 型真空浓缩罐与升膜式膜蒸发器，也有用球型真空蒸发浓缩罐及离心薄膜蒸发装置。若制成固体制剂，则需将提取物干燥。现在中药制剂厂普遍采用真空干燥箱或喷雾干燥装置，这两种干燥设备生产效率较高，适于大批量生产；也有采用微波干燥器及其他干燥设备，如近年有的中药厂已经安装了冷冻干燥装置（冻干箱），对保证中药制剂质量又前进一大步。

中药现代剂型不仅要将药料提取，而且还要精制，尤其是中药注射剂及眼用制剂更必须精制。当将药料提取得到药液、浸膏或干浸膏后，再进行按要求的精制。通常的方法是采用水提醇沉法或醇提水沉法，同时配合滤过、蒸发或蒸馏操作；高速离心与“超滤”亦具有精制作用。另外尚有重蒸馏、配碱法、石硫醇法、萃取法、透析法、盐析法、树脂交换法、分子筛法、结晶法等精制方法，同时配装相应的设备。上列各种精制法在不同剂型不同品种采用得当，均会收到较好的效果。

将药料粉碎提取并经精制后，则需制备成各种剂型。按剂型物态大体分为 3 类，即液体制剂（合剂、酒剂、酊剂、流浸膏剂、糖浆剂、口服液、滴鼻剂、注射剂、滴眼液等）、半固体制剂（内服膏、油膏、软膏、铅硬膏等）、固体制剂（散剂、颗粒剂、冲剂、胶囊剂、丸剂、片剂、锭剂、栓剂等）均需配制成型。大中型中药厂生产各种剂型已经实现机械化、联动化、自动化，如口服液、注射剂从配液到灌封至灭菌甚至灯检；软膏的配制、灌装；颗粒剂（冲剂）、胶囊剂、丸剂、片剂的混合、制粒、成型、包装等。

总之，中药制剂生产从场地、厂房、车间，到设备与工艺基本实现了现代工业化生产。并且配备各种分析检测仪器，用现代分析化验方法控制中成药质量。

三、中药制剂质量控制的中西结合研究

中药制剂的质量是综合反映中药制剂真伪优劣的体现，包括对证（功能主治）、处方组成，药材与饮片、辅料，剂型与工艺等方面。

中药制剂大多为复方制剂，传统中药制剂缺乏内在质量控制，因此常讲："神仙难辨丸散膏丹"。中药制剂的内在质量主要指各品种中所含药材的有效成分（或指标物质）的定性定量分析，并制订出质量标准。中药制剂（主要为中成药）的内在质量控制研究国内外均起步较晚，因为必须在生药学（药材学或中药鉴定学）、植物化学、生物化学、天然药物化学等学科研究的基础上，才能开展中药制剂中相应有效成分的研究。常规方法分析中成药从50年代已经有少数品种对成分明确进行检测，而仪器分析则从60年代才有数种，到70年代后期尤其近10年来由于光电仪器普及，中成药的质量分析则有条件普遍开展，除对生产应用量大的传统中成药进行内在质量分析外，大多数为中药新药（制剂），因为卫生部颁布的《新药审评办法》及《补充规定》均有明确要求，须对研制品种中主要药味主要有效成分进行定量；对其他药料中有效成分也应做数个定性鉴别。《规定》推动了新中成药的研制，其中亦促进了质量标准的研究。

国家药典（《中华人民共和国药典》）是代表我国医药发展水平的标准水平。1953年版药典共收载药品531种，但本版药典没有收载广大人民习用的中药，是个很大缺陷。1963年版药典共收载药品1310种，分一二两部。一部收载中医常用的中药材446种和中成药197种，中成药质量开始纳入国家标准，但缺少内在质量标准。1977年版药典分一二两部，共收载药品1925种。一部收载中草药材（包括少数民族药材）、中草药提取物、植物油脂以及一些单味药材制剂等882种，中成药（包括少数民族成药）270种，共计1152种。此版药典对中药提取、单味药制剂及成方制剂的某些品种规定了内在质量标准。1985年版药典分一二两部，共收载药品1489种。一部收载中药材、植物油脂及单味药制剂506种，中成药207种，共计713种。1990年版药典分一二两部，共收载品种1751种。一部收载784种，其中中药材、植物油脂等509种，中药成方及单味药制剂275种。本版药典在1985年版药典的基础上有较大的改进和提高，一部中的中成药质量检测大多数有显微或薄层层析鉴别，还有少数品种首次选用高效液相色谱法和气相色谱法进行含量测定。《中国药典》1995年版，即现代版仍分一二两部，收载品种共计为2375种。一部收载920种，其中中药材、植物油脂等522种，中药成方及单味制剂398种，新增142种。本版药典应用现代分析技术方面在质量标准中有进一步扩大，一部采用薄层测定的品种有17种。作为药品质量检测标准与方法的通则，有了明显的改进和提高。在附录中制剂通则新增有露剂、茶剂、栓剂、口服液剂、混悬剂、乳剂和颗粒剂（含冲剂）；通用检测方法有灰屑检查法、酸败度检查法、最低装量检查法、释放度检查法、有机溶剂残留量检查法、结晶性试验、细菌内毒素检查法、微生物限度检查法等，并将崩解时限和融变时限检查法从制剂通则中分出单列，在溶出度检查法中增加了小杯法……。从而使药典附录更加严谨、完善和规范化。

中药制剂尤其中成药的质量标准研究工作，近10年来有了长足进步。很多常用传统中成药补充了定性定量的内控质量内容，中药新药（制剂）已获卫生部批准的600多种均有定性定量的内在质量标准。1994年出版的《中成药质量标准与标准物质研究》一书则是此项研究工作具代表性的总结。该部书首先在总论中对中药质量标准的特性、前提、内容、制定原则、方法和实验设计中的有关问题作了论述；各论中第一部分收载代表性的中成药20多种剂型，167种中成药的质量标准研究成果。本部分对不同剂型、不同处方药味、不同化学成分的检测方法和实验结果作了重点介绍；第二部分为标准物质的检定研究，收载标准物质（对照品）50种的研究成果，包括对高纯度标准物质确证结构的实测数据及清晰的光谱图，纯度检定方法及应用于含量测定的色谱条件等内容，有些内容则为首次发表。另外，本书还收录了目前国内外对中药中重金属与农药残留量广泛引起重视的内容，介绍了国内常用的检测方法，对提高中药和中药制剂质量亦有裨益。中药制剂主要是中成药的品种繁多，大多数品种又为复方甚至为大复方制剂，内在质量的检测与评价确实难度大，从总体讲目前的质量标准，主要是内在质量标准尚不够完善，但此项工作基本是从无到有，由少至多使中成药的质量控制标准化已具一定水平与规模，对促进中药现代化起着重要作用。

中药制剂包括医师处方制剂（如汤剂、丸散等），协定处方制剂即医院制剂，中成药等3类制剂。建国以来中药制剂有了很大发展，据初步统计有临床报道的达4种以上；中成药传统剂型品种约为4000种，中西结合的现代剂型品种约为6000种。但是中药制剂在处方、工艺等方面保密性很大，尤其近年来研制出的新品种更十分注意保密，因此在反映中药制剂中西结合的成果时，只能以公开的并且应属成熟的品种选录。故本章所收录的品种则以《中国药典》各版，卫生部《药品标准》（中药成方制剂）为主要依据，共选收21种剂型中的部分品种为实例，介绍剂型学研究的概貌。

（曹春林）

第一节　合　剂

一、二陈合剂

【处方】　陈皮325g，半夏（姜制）325g，茯苓195g，甘草（蜜炙）97.5g，生姜65g。

【制法】　以上5味，半夏照《中国药典》流浸膏剂与浸膏剂项下的渗漉法，用70%乙醇作溶剂，进行渗漉，漉液回收乙醇；陈皮蒸馏提取挥发油；药渣与其余茯苓等3味加水煎煮3次，合并煎液，滤过，滤液浓缩至适量，与漉液合并。静置，滤过，再浓缩至约1000mL，加入防腐剂适量，放冷，加入上述挥发油，加水至1000mL，搅匀，即得。

【性状】　本品为棕褐色的澄清液体；气香，味苦、微甘、辛。

【检查】　相对密度　应不低于1.03。

其他　应符合合剂项下有关的各项规定。

【功能与主治】　燥湿化痰，理气和胃。用于咳嗽痰多，胸脘胀闷，恶心呕吐。

【用法与用量】　口服，1次10～15mL，1日3次，用时摇匀。

【贮藏】　密封，置阴凉处。

二、八正合剂

【处方】　瞿麦118g，车前子（炒）118g，萹蓄118g，大黄118g，滑石118g，川木通118g，栀子118g，甘草118g，灯心草59g。

【制法】　以上9味，车前子用25%乙醇浸渍，收集浸渍液。大黄照《中国药典》流浸膏剂与浸膏剂项下的渗漉法，用50%乙醇作溶剂，浸渍24h后进行渗漉，收集渗漉液，减压回收乙醇。其余7味加水煎煮3次，滤过，合并滤液，浓缩至约1300mL，与浸渍液、漉液合并，静置，滤过，浓缩至约1000mL，加入苯甲酸钠3g，加入使成1000mL，搅匀，即得。

【性状】　本品为棕褐色的澄清液体；味苦。

【检查】　相对密度　应不低于1.02。

其他　应符合合剂项下有关的各项规定。

【功能与主治】　清热，通淋，通尿。用于湿热下注，小便短赤，淋沥涩痛，口燥咽干。

【用法与用量】　口服，1次15～20mL，1日3次，用时摇匀。

【贮藏】　密封，置阴凉处。

三、川贝止嗽合剂

【处方】　紫菀150g，紫苏叶150g，川贝母10g，桔梗150g，清半夏20g，甘草50g，杏仁水40mL，薄荷水2mL。

【制法】　以上八味，除杏仁水、薄荷水外，其余紫菀等6味加水煎煮2次，第1次2h，第2次1.5h，合并煎液，滤过，滤液浓缩至相对密度为1.15～1.18（30℃测）的清膏，加入等量的乙醇，待沉淀完全，滤过，滤液加收乙醇，减压浓缩至相对密度为1.12～1.14（30℃），再加入等重量的水，待沉淀完全，滤过，滤液减压浓缩至相对密度为1.14～1.16(30℃)，另取蔗糖150g，加水150mL加热溶解，煮沸，滤过，与药液合并，加防腐剂适量，加水至适量，滤过，100℃加热30分钟，放冷，加入杏仁水、薄荷水后，再加水至1000mL，混匀，即得。

【性状】 本品为红棕色的液体；气香，味甜、微苦。

【鉴别】 (1) 取本品5mL，置试管中，加等量水，猛烈振摇5分钟，应产生持久性泡沫。

(2) 取本品20mL，加氨试液15滴，以乙醚20mL振摇提取，提取液于水浴上蒸干，残渣加0.1%盐酸1mL使溶解，加碘化铋钾试液2滴，即生成橘红色沉淀。

【检查】 pH值应为4.0～5.5。

相对密度 应不低于1.08。

其他 应符合合剂项下有关的各项规定。

【功能与主治】 解表宣肺，止咳化痰。用于外感咳嗽。

【用法与用量】 口服，成人1次20mL，1日1次，小儿减半或遵医嘱。

【规格】 每瓶装10mL。

【贮藏】 密封，置阴凉干燥处。

四、小青龙合剂

【处方】 麻黄125g，桂枝125g，白芍125g，干姜125g，细辛62g，甘草(蜜炙)125g，法半夏188g，五味子125。

【制法】 以上8味，细辛、桂枝提取挥发油，蒸馏后的水溶液另器收集，药渣与白芍、麻黄、五味子、甘草加水煎煮至味尽，合并煎液，滤过，滤液和蒸馏后的水溶液合并，浓缩至约1000mL。法半夏、干姜照流浸膏剂与浸膏剂项下的渗漉法，用70%乙醇作剂，浸渍24h后进行渗漉，漉液浓缩，与上述药液合并，静置，滤过，滤液浓缩至1000mL，加入苯甲酸钠3g与细辛、桂枝挥发油，搅匀，即得。

【性状】 本品为棕黑色的液体；气微香，味甜、微辛。

【鉴别】 (1) 取本品10mL，加浓氨试液数滴使成碱性，用氯仿振摇提取2次，每次15mL，合并氯仿液，蒸干，残渣加甲醇1mL使溶解，作为供试品溶液。另取盐酸麻黄碱对照品，加甲醇制成每1mL含1mg的溶液，作为对照品溶液。照薄层色谱法试验，吸取上述两种溶液各5μl，分别点于同一以羧甲基纤维素钠为粘合剂的硅胶G薄层板上，以正丁醇-冰醋酸-水(8：2：1)为展开剂，展开，取出，晾干，喷以茚三酮试液，在105℃加热至斑点显色清晰。供试品色谱中，在与对照品色谱相应的位置上，显相同颜色的斑点。

(2) 取本品10mL，用乙醚振摇提取2次，每次10mL，弃去乙醚液，水溶液用正丁醇振摇提取2次，每次15mL，合并正丁醇液，加水20mL洗涤，弃去水溶液，正丁醇液蒸干，残渣加甲醇1mL使溶解，作为供试品溶液。另取芍药甙对照品，加甲醇制成每1mL含2mg的溶液，作为对照品溶液。照薄层色谱法试验，吸取上述两种溶液各2～3μl，分别点于同一以羧甲基纤维素钠为粘合剂的硅胶G薄层板上，以氯仿-醋酸乙酯-甲醇-浓氨试液(8：1：4：1)为展开剂，展开，取出，晾干，喷以5%香草醛硫酸溶液，热风吹至斑点显色清晰。供试品色谱中，在与对照品色谱相应的位置上，显相同颜色的斑点。

(3) 取甘草对照药材0.5g，加水10mL，加热回流30分钟，滤过，取滤液同供试品溶液制备方法制成对照药材溶液。另取甘草酸铵对照品，加甲醇制成每1mL含2mg的溶液，作为对照品溶液。照薄层色谱法试验，吸取[鉴别](2)项下的供试品溶液及上述对照药材溶液、对照品溶液各1μL，分别点于同一用1%氢氧化钠溶液制备的硅胶G薄层板上，以醋酸乙酯-甲酸-冰醋酸-水(15：1：1：2)为展开剂，展开，取出，晾干，喷以10%硫酸乙醇溶液，在105℃加热至斑点显色清晰，置紫外光灯(365nm)下检视。供试品色谱中，分别在与对照药材及对照品色谱相应的位置上，显相同颜色的荧光斑点。

【检查】 应符合合剂项下有关的各项规定。

【功能与主治】 解表化饮，止咳平喘。用于风寒水饮，恶寒发热，无汗，喘咳痰稀。

【用法与用量】 口服，每次10～20mL，每日3次，用时摇匀。

【贮藏】 密封，遮光。

五、白虎合剂

【处方】　石膏 500g，知母 188g，甘草 63g，粳米皮 250g。

【制法】　以上 4 味，石膏、知母、甘草加水煎煮 3 次，每次 2h，合并煎液，滤过，滤液浓缩至约 1000mL；粳米皮照《中国药典》流浸膏剂与浸膏剂项下的渗漉法，用 70％乙醇作溶剂，浸渍 24 小时后进行渗漉，漉液回收乙醇，与浓缩液合并，再浓缩至约 1000mL，加入苯甲酸钠 3g，加水至 1000mL，搅匀，即得。

【性状】　本品为棕黑色的澄清液体；味微苦。

【检查】　相对密度　应不低于 1.025。

其他　应符合合剂项下有关的各项规定。

【功能与主治】　清热生津。用于高热大汗，口干舌燥，烦渴引饮。

【用法与用量】　口服，每次 20～30mL，每日 3 次。

【贮藏】　密封，置阴凉处。

六、补中益气合剂

【处方】　黄芪（蜜炙）280g，党参 84g，甘草（蜜炙）140g，白术 84g，当归 84g，升麻 84g，柴胡 84g，陈皮 84g，生姜 28g，大枣 56g。

【制法】　以上 10 味，白术、陈皮、当归提取挥发油，蒸馏后的水溶液另器收集；药渣和生姜照《中国药典》流浸膏剂与浸膏剂项下的渗漉法，用 50％乙醇作溶剂，浸渍 24 小时，进行渗漉，漉液回收乙醇；其余黄芪等 6 味加水煎煮 3 次，每次 2h，合并煎液，滤过，滤液浓缩至 1000mL，与上述水溶液、漉液合并，静置，滤过，浓缩至约 1000mL，加入苯甲酸钠 3g，放冷，加入上述挥发油，调整总量至 1000mL，搅匀，即得。

【性状】　本品为棕褐色的液体；气香，味甜、微苦。

【检查】　相对密度　应不低于 1.08。

pH 值　应为 4.0～5.0。

其他　应符合合剂项下有关的各项规定。

【功能与主治】　补中益气，升阳举陷。用于脾胃虚弱，中气下陷，体倦乏力，食少腹胀，久泻，脱肛，子宫脱垂。

【用法与用量】　口服，每次 10～15mL，每日 3 次。

【贮藏】　密封，置阴凉处。

七、荆防合剂

【处方】　荆芥 97g，防风 97g，羌活 97g，独活 97g，柴胡 97g，前胡 97g，川芎 97g，枳壳 97g，茯苓 97g，桔梗 97g，甘草 32.4g。

【制法】　以上 11 味，荆芥、防风、羌活、独活、枳壳、川芎和前胡分别蒸馏提取挥发油，蒸馏后的水溶液另器收集；川芎、枳壳药渣与茯苓照《中国药典》流浸膏剂与浸膏剂项下的渗漉法，用蒸馏后的水溶液配成 25％乙醇作溶剂，进行渗漉，收集漉液，减压回收乙醇。其余 5 味药渣与柴胡、桔梗、甘草加水煎煮 3 次，滤过，合并滤液，浓缩至约 1300mL，与漉液合并，静置，滤过，浓缩至约 1000mL，加入苯甲酸钠 3g 和上述挥发油，搅匀，加水使成 1000mL，即得。

【性状】　本品为棕黑色的澄清液体；气芳香，味微苦。

【检查】　相对密度　应不低于 1.04。

其他　应符合合剂项下有关的各项规定。

【功能与主治】　发汗解表，散风祛湿。用于感冒风寒，头痛身痛，恶寒无汗，鼻塞流涕，咳嗽。

【用法与用量】　口服，每次 10～20mL，每日 3 次，用时摇匀。

（曹春林）

第二节　流浸膏剂

一、当归流浸膏

本品为当归经加工制成的流浸膏。

【制法】　取当归粗粉 1000g，照《中国药典》流浸膏剂与浸膏剂项下的渗漉法，用 70％乙醇作溶剂，浸渍 48h，缓缓渗漉，收集初漉液 850mL，另器保存，继续渗漉，至漉液近无色或微黄色为止，收集续漉液，在 60℃以下浓缩至稠膏状，加入初漉液 850mL，混合，用 70％乙醇稀释至 1000mL，静置数天，滤过，即得。

【性状】　本品为棕褐色的液体；气特异，味先微甜后转苦麻。

【检查】　乙醇量　应为 45％～50％。

总固体　精密量取本品 10mL，置称定重量的蒸发皿中，置水浴上蒸干后，在 100℃干燥 3h，遗留时残渣不得少于 3.6g。

其他　应符合流浸膏剂与浸膏剂项下有关的各项规定。

【功能与主治】 调经。用于月经不调、痛经。

【用法与用量】 口服，每次 3～5mL，每日 9～15mL。

【贮藏】 密封，置阴凉处。

二、益母草流浸膏

本品为益母草制成的流浸膏。

【制法】 取益母草 1000g，切碎，加水煎煮 3 次，合并煎液，滤过，滤液浓缩至约 500mL，放冷，加入等量的乙醇，搅匀，静置，沉淀，滤过，滤渣用 45%乙醇洗涤，洗液与滤液合并，减压回收乙醇，放冷，滤过，调整乙醇量使符合规定并使总体积为 1000mL，静置，俟澄清，滤过，即得。

【性状】 本品为棕褐色的液体；味微苦。

【鉴别】 取本品 5mL，加无水乙醇 10mL，搅匀，滤过，滤液加活性炭约 0.5g，置水浴上加热回流 10min，放冷，滤过，滤液蒸干，残渣加酸性无水乙醇（无水乙醇：盐酸＝9：1）0.5mL 使溶解，作为供试品溶液。另取盐酸水苏碱对照品，加无水乙醇制成每 1mL 含 2mg 的溶液，作为对照品溶液。照薄层色谱法试验，吸取供试品溶液 4～6μL、对照品溶液 2μL，分别点于同一硅胶 G 薄层板上，以正丁醇-盐酸-水（8：2：1）为展开剂，展开，取出，晾干，喷以改良碘化铋钾试液。供试品色谱中，在与对照品色谱相应的位置上，显相同颜色的斑点。

【检查】 乙醇量　应为 16%～20%。

总固体　精密量取本品澄清液 5mL，置称定重量的蒸发皿中，于水浴上蒸干，在 105℃干燥至恒重，遗留残渣不得少于 0.375g。

其他　应符合流浸膏剂与浸膏剂项下有关的各项规定。

【功能与主治】 活血调经。用于调经及产后子宫出血，子宫复原不全等。

【用法与用量】 口服，每次 5～10mL，每日 15～30mL。

【注意】 孕妇禁用。

【贮藏】 密封。

（曹春林）

第三节　酒　　剂

一、十全大补酒

【处方】 党参 80g，白术（炒）80g，茯苓 80g，甘草（蜜炙）40g，当归 120g，川芎 40g，白芍（炒）80g，熟地黄 120g，黄芪（蜜炙）80g，肉桂 20g。

【制法】 以上 10 味，粉碎成粗粉，照《中国药典》流浸膏剂与浸膏剂项下的方法，用白酒 1720mL 作溶剂，浸渍 48h 后，以每分钟 1～3mL 的速度缓缓渗漉，收集漉液，加入蔗糖 172g，搅匀，静置，滤过，即得。

【性状】 本品为红棕色的澄清液体；气香，味微甘。

【检查】 乙醇量　应为 42%～50%。

其他　应符合酒剂项下有关的各项规定。

【功能与主治】 温补气血。用于气血两虚，面色苍白，气短心悸，头晕自汗，体倦乏力，四肢不温，月经量多。

【用法与用量】 口服，每次 15～30mL，每日 2 次。

【注意】 外感风寒、风热，阴虚阳亢者不宜服用。

【贮藏】 密封，置阴凉处。

二、冯了性风湿跌打药酒

【处方】 丁公藤 2500g，桂枝 7.5g，麻黄 7.5g，羌活 7.5g，当归 7.5g，川芎 7.5g，白芷 7.5g，补骨脂 7.5g，乳香 7.5g，猪牙皂 7.5g，陈皮 13.1g，苍术 7.5g，厚朴 7.5g，香附 7.5g，木香 7.5g，枳壳 5g，白术 7.5g，山药 7.5g，黄精 20g，菟丝子 7.5g，小茴香 7.5g，苦杏仁 7.5g，泽泻 7.5g，五灵脂 7.5g，蚕砂 16g，牡丹皮 7.5g，没药 7.5g。

【制法】 以上 27 味，除乳香、五灵脂、木香、没药、麻黄、桂枝、白芷、小茴香、羌活、猪牙皂外，其余丁公藤等 17 味混匀，蒸 2h，取出，放冷，与上述各味合并，置容器内，加入白酒 10000g，密闭浸泡 30～40d，滤过，即得。

【性状】 本品为棕黄色至红棕色的液体；气香，味微苦、甘。

【鉴别】（1）取本品 10mL，蒸干，加无水乙醇 10mL 使溶解，滤过，取滤液 1mL，蒸干后加水 1mL，水溶液呈浑浊，加氢氧化钠试液 1 滴，摇匀，溶液即澄清，加稀盐酸 1 滴，溶液变浑浊。

（2）取本品，作为供试品溶液。另取丁公藤对照药材 1g，加无水乙醇 10mL，加热回流 30min，滤过，滤液作为对照药材溶液。照薄层色谱法试验，吸取上述两种溶液各 10mL，分别点于同一硅胶 G 薄层板上，以苯-丙酮-甲酸（16：4：0.3）为展开剂，展开，取出，晾干，置紫外光灯（365nm）下检视。供试品色谱中，在与对照药材色谱相应的位置上，显相同颜色的荧光斑点；喷以氢氧化钠试液，斑点荧光明显增强。

（3）取本品 30mL，蒸去乙醇，浓缩至约 2mL，加乙醚 10mL 与浓氨试液 1mL，密塞，放置 2h，时时振摇，分取醚层，加盐酸 1 滴，挥去乙醚，加甲醇 2mL，滤过，滤液作为供试品溶液。另取盐酸麻黄碱对照品，用甲醇制成每 1mL 含 1mg 的溶液，作为对照品溶液。照薄层色谱法试验，吸取上述两种溶液各 10mL，分别点于同一硅胶 G 薄层板上，以氯仿-甲醇-浓氨试液（20：3：0.5）为展开剂，展开，取出，晾干，喷以茚三酮试液，在 105℃烘约 10min。供试品色谱中，在与对照品色谱相应的位置上，显相同颜色的斑点。

【检查】 乙醇量 应为 35%～45%。

总固体 精密量取本品 25mL，置称定重量的蒸发皿中，蒸干，在 105℃干燥至恒重，遗留残渣不得少于 1.2%。

其他 应符合酒剂项下有关的各项规定。

【功能与主治】 祛风除湿，活血止痛。用于风寒湿痹，手足麻木，腰腿酸痛，跌扑损伤。

【用法与用量】 口服，每次 10～15mL，每日 2～3 次。外用，擦于患处。若有肿瘤黑瘀，用生姜捣碎炒热，加入药酒适量，擦患处。

【注意】 孕妇禁内服，忌擦腹部。

【贮藏】 密封，置阴凉处。

三、胡蜂酒

本品系景颇族验方。为胡蜂科昆虫胡蜂 Vespa Manifica Smith 的虫体酒浸液。

【制法】 取鲜胡蜂 100g，加白酒 1000mL，浸泡 15d，滤过，即得。

【性状】 本品为棕色的澄清液体；有特异腥香气，味苦、麻、微辛。

【检查】 pH 值 应为 4.0～5.0。

乙醇量 应为 40%～50%。

总固体 精密量取本品 25mL，置称定重量的蒸发皿中，于水浴上加热蒸干，在 100℃干燥 3h，遗留残渣不得少于 2.5%。

其他 应符合酒剂项下有关的各项规定。

【功能与主治】 祛风除湿。用于急性风湿病，风湿性关节炎。

【用法与用量】 口服，每次 15～25mL，每日 2 次。

【注意】 服后偶有皮肤瘙痒，次日可自行消失。

【贮藏】 密封，置阴凉处。

四、舒筋活络酒

【处方】 木瓜 45g，桑寄生 75g，玉竹 240g，续断 30g，川牛膝 90g，当归 45g，川芎 60g，红花 45g，独活 30g，羌活 30g，防风 60g，白术 90g，蚕砂 60g，红曲 180g，甘草 30g。

【制法】 以上 15 味，除红曲外，其余木瓜等 14 味粉碎成粗粉；另取红糖 555g，溶解于白酒 1110g 中，照流浸膏剂与浸膏剂项下的渗漉法，用红糖酒作溶剂，浸渍 48h 后，以每分钟 1～3mL 的速度缓缓渗漉，收集漉液，静置，滤过，即得。

【性状】 本品为棕红色的澄清液体；气香，味微甜、略苦。

【检查】 乙醇量 应为 50%～57%。

其他 应符合酒剂项下有关的各项规定。

【功能与主治】 祛风除湿，舒筋活络。用于风寒湿痹，筋骨疼痛，四肢麻木。

【用法与用量】 口服，每次 20～30mL，每日 2 次。

【注意】 孕妇慎用。

【贮藏】 密封，置阴凉处。

（曹春林）

第四节 酊 剂

一、七叶莲酊

本品为七叶莲制成的酊剂。

【制法】 取七叶莲 250g 粉碎成最粗粉，照《中国药典》流浸膏剂与浸膏剂项下的渗漉法，用 60%乙醇作溶剂进行渗漉，收集漉液为原生药的 1.5 倍量，滤过，滤液加 60%乙醇至 1000mL，即得。

【性状】 本品为绿褐色的澄清液体；味苦、辛。

【检查】 乙醇量 应为 40%～50%。

其他 应符合酊剂项下有关的各项规定。

【功能与主治】 祛风除湿，活血止痛。用于风湿痹痛，胃痛，跌打骨折，外伤疼痛。

【用法与用量】 口服，痛时服 5～10mL，每日 3～5 次。

【注意】 孕妇忌服。

【贮藏】 密封，置阴凉处。

二、人参首乌精

【处方】 红参 400g，制何首乌 600g。

【制法】 以上 2 味，粉碎成粗粉，照《中国药典》流浸膏剂与浸膏剂项下的渗漉法，用 30%乙醇作溶剂，浸渍 24h，以每分钟 1～3mL 的速度进行渗漉，收集初漉液 830mL，另器保存，继续渗漉至无色，回收乙醇后，于 70℃浓缩至约 170mL，放冷，与初漉液合并，加水至 1000mL，静置 3d，取上清液，即得。

【性状】 本品为深棕色的澄明液体；味苦涩。

【鉴别】 (1) 取本品 10mL，加正丁醇 10mL，振摇提取，分取正丁醇液 5mL，加醋酐硫酸溶液（19∶1）2mL，两液接界处由红色变为红棕色，最后呈暗棕色。

(2) 取本品 10mL，加 10%氢氧化钠溶液 5mL，振摇，溶液呈红色，再加稀盐酸 5mL，溶液由红色变为黄色。

【检查】 相对密度 应不低于 1.05。

乙醇量 应为 20%～25%。

其他 应符合合剂项下有关的各项规定。

【功能与主治】 补肝肾，益气血。用于气血虚弱，须发早白，神经衰弱，健忘失眠，食欲不振，疲劳过度等。

【用法与用量】 (饭前温开水冲服)，每次 1～2mL，每日 3 次。

【注意】 高血压及动脉硬化患者忌服。

【贮藏】 密封，置阴凉处。

三、牙痛药水

【处方】 荜茇 250g，高良姜 250g，细辛 250g，丁香 91g，冰片 8g。

【制法】 以上 5 味，荜茇、高良姜、细辛用 60%乙醇加热回流提取，提取液全量为 5232mL；丁香用乙醇提取，提取液全量为 1540mL。将上述 2 种乙醇提取液与甘油 800mL 混合，冰片用乙醇适量使溶解，加上述溶液中；搅匀，用乙醇与水调整含乙醇量使全量成 8000mL，静置 3 天，滤过，即得。

【性状】 本品为浅棕色的澄明液体；气香，味辛、凉。

【检查】 乙醇量 应为 58%～62%。

装量差异 取本品 5 瓶，将内容物分别倒入经校正后的干燥量筒内，在室温下检视，每瓶装量应不少于标示量，如有 1 瓶少于标示量时，不得超过标示装量的 5.0%。

其他 应符合酊剂项下有关的各项规定。

【功能与主治】 止痛杀菌，防蛀。用于风火牙痛，牙龈红肿，虫蛀牙痛及一切神经牙痛。

【用法与用量】 用药棉蘸药水涂于患处。

【规格】 每瓶装 5mL。

【贮藏】 密封，置阴凉干燥处。

四、止痛水

【处方】 闹羊花 300g，防己 300g，延胡索 150g，细辛 150g。

【制法】 以上 4 味，闹羊花、防己、延胡索用 60%乙醇加热回流提取，提取液回收乙醇，浓缩至适量；细辛用 60%乙醇加热回流提取，滤过，与上述浓缩液合并，静置 3d，滤过，用乙醇与水调整含乙醇量，使全量成 1800mL，再静置 3d，灌装，即得。

【性状】 本品为浅棕色的澄清液体，气香，味辛。

【检查】 乙醇量 应为 38%～42%。

装量差异　取本品5瓶，将内容物分别倒入经校正后的干燥量筒内，在室温下检视，每瓶装量应不少于标示量，如有1瓶少于标示量时，不得超过标示装量的5.0%。

其他　应符合酊剂项下有关的各项规定。

【功能与主治】 镇静止痛。用于头痛、牙痛、关节痛、痛经及各种神经痛。

【用法与用量】 饭后服，每次5mL，每日2次。

【注意】 孕妇忌服。

【规格】 每瓶装5mL。

【贮藏】 密封，置阴凉干燥处。

五、感冒水

【处方】 羌活30g，麻黄60g，桂枝45g，荆芥穗45g，防风30g，白芷30g，川芎30g，石菖蒲15g，葛根45g，薄荷15g，苦杏仁60g，当归30g，黄芩60g，桔梗30g。

【制法】 以上14味，荆芥穗、薄荷提取挥发油至油尽，并滤取药液，浓缩至相对密度1.20（50℃热测）的清膏，其余羌活等12味，用80%乙醇加热回流2次，第1次3h，第2次2h，滤过，收集第1次提取液的1/10量作母液，其余滤液合并，回收乙醇至相对密度为1.20（50℃热测）的清膏，与上述清膏搅匀，加一倍量乙醇，混匀，与上述母液合并，静置48～72h，滤过，滤液再静置48～72h，滤过，加水至总量640mL，加入薄荷及荆芥穗挥发油，混匀，灌装，即得。

【性状】 本品为棕红色澄清液体；气香，味苦、辛。

【鉴别】 (1) 取本品15mL，蒸至无醇味，加水15mL，移至分液漏斗中，加浓氨试液调节pH至11～12，加乙醚20mL振摇提取，分取乙醚层，蒸干，残渣加酸性乙醇（乙醇10mL与盐酸0.5mL）10mL溶解，蒸干，残渣加乙醇1mL使溶解，作为供试品溶液。另取盐酸麻黄碱对照品，加乙醇制成每1mL含2mg的溶液，作为对照品溶液。照薄层色谱法试验，吸取上述两种溶液各5μL，分别点于同一硅胶G薄层板上，以氯仿-甲醇-浓氨溶液（20：3.5：0.5）为展开剂，展开，取出，晾干，喷以茚三酮试液，于105℃烘灼5～10min。供试品色谱中，在与对照品色谱相应的位置上，显相同颜色的斑点。

【检查】 相对密度　应为0.85～1.05。

乙醇量　应为40%～45%。

【功能与主治】 疏风散热。用于外感风寒引起的头痛身烧，鼻塞流涕，恶寒无汗、骨节酸痛，咽喉肿痛。

【用法与用量】 口服。每次5mL，每日2次。

【规格】 每瓶装15mL。

【贮藏】 密封。

六、藿香正气水

【处方】 苍术160g，陈皮160g，厚朴（姜制）160g，白芷240g，茯苓240g，大腹皮240g，生半夏160g，甘草浸膏20g，广藿香油1.6mL，紫苏叶油0.8mL。

【制法】 以上10味，苍术、陈皮、厚朴、白芷分别《中国药典》照流浸膏剂与浸膏剂项下的渗漉法，用60%乙醇作溶剂，浸渍24h后进行渗漉，前3种各收集初漉液400mL，后一种收集初漉液500mL，备用，收集续漉液，浓缩后并入初漉液中。茯苓加水煮沸后，80℃温浸2次，第1次3h，第2次2h，取汁；生半夏用冷水浸泡，每8小时换水一次，泡至透心后，另加干姜13.5g，加水煎煮2次，第1次3h，第2次2h；大腹皮加水煎煮3h，甘草浸膏打碎后水煮化开；合并上述水煎液，滤过，滤液浓缩至适量。广藿香油、紫苏叶油用乙醇适量溶解。合并以上溶液，混匀，用乙醇与水适量调整乙醇含量，并使全量成2050mL，静置，滤过，灌装，即得。

【性状】 本品为深棕色的澄清液体（久贮略有浑浊）；味辛、苦。

【检查】 乙醇量　应为40%～50%。

【功能与主治】 解表化湿，理气和中。用于外感风寒，内伤湿滞，头痛昏重，脘腹胀痛，呕吐泄泻；胃肠型感冒。

【用法与用量】 口服，每次5～10mL，每日2次，用时摇匀。

【规格】 每瓶装10mL。

【贮藏】 密封。

（曹春林）

第五节 露 剂

一、地骨皮露

本品为地骨皮经蒸馏制得的水溶液。

【制法】 取地骨皮125g，加水蒸馏，收集蒸馏液1000mL，加防腐剂适量，混匀，灌封，灭菌，即得。

【性状】 本品为无色的澄清溶液，气香。

【检查】 本品目检应无杂质或絮状沉淀。

pH值 应为5.0～7.0。

【功能与主治】 凉营血，解肌热。用于体虚骨蒸，虚热口渴。

【用法与用量】 口服，每次60～120mL，每日2次。

【贮藏】 密封。

二、金银花露

本品为金银花的蒸馏液。

【制法】 取金银花，用水蒸汽蒸馏，每100g的金银花收集蒸馏液1600g。取蒸馏液，滤过，灌封，灭菌，即得。

【性状】 本品为无色透明的液体；气芳香。

【检查】 本品应澄清，无杂质或絮状沉淀。不得有异臭。

【功能与主治】 清热解毒。用于暑热口渴，疮疖，小儿胎毒。

【用法与用量】 口服，每次60～120mL，每日2～3次。

【规格】 每500g相当于金银花31.25g。

【贮藏】 密封，置阴凉处。

（曹春林）

第六节 糖 浆 剂

一、蛇胆川贝糖浆

【处方】 蛇胆汁2g，川贝母30g，桑白皮15g，麻黄15g，枇杷叶140g，桔梗12g，牛白藤90g，白薇40g，肿节风100g，百部30g，薄荷油0.24g。

【制法】 以上11味，取川贝母，粉碎成中粉，照《中国药典》流浸膏剂与浸膏剂项下的渗漉法，用70%乙醇作溶剂，浸渍18h后进行渗漉，收集初漉液20mL另器保存，继续渗漉，至漉液无生物碱反应为止，收集续漉液，回收乙醇并浓缩至适量加入初漉液和蛇胆汁，混匀，静置，滤过，从滤器上加70%乙醇，使成32mL，加入用乙醇适量溶解的薄荷油，混匀，备用；取其余的枇杷叶等八味加水煎煮2次，每次2h，合并煎液，滤过，滤液浓缩至约400mL，加入枸橼酸1g及防腐剂适量，混匀，静置，滤过，备用。另取蔗糖800g加水适量煮沸溶解，滤过，放冷，与上述各备用液合并，加水至2000mL，搅匀，即得。

【性状】 本品为棕色的澄清液体；味甜、微苦，有清凉感。

【鉴别】 取本品25mL，用10%氢氧化钠溶液调节pH值至10～11，加氯仿25mL，振摇，分取氯仿层，氯仿液用水10mL洗涤后，冲去洗液，氯仿液置水浴上蒸干，残渣加稀盐酸5mL使溶解，滤过，滤液分3支试管中。一管中加碘化铋钾试液1～2滴，即生成棕红色沉淀；一管中加碘化汞钾试液1～2滴，即生成淡黄色沉淀；另一管中加硅钨酸试液1～2滴，即生成淡黄色沉淀。

【检查】 相对密度 应不低于1.13。

其他 应符合糖浆剂项下有关的各项规定。

【功能与主治】 清热润肺，化痰止咳。用于痰热咳嗽。

【用法与用量】 口服，每次10～15mL，每日3次。

二、川贝枇杷糖浆

【处方】 川贝母流浸膏45mL，桔梗45g，枇杷叶300g，薄荷脑0.34g。

【制法】 以上4味，川贝母流浸膏系取川贝母45g，粉碎成粗粉，照《中国药典》流浸膏剂与浸膏剂项下的方法，用70%乙醇作溶剂，浸渍5d后，缓缓渗漉，收集初漉液38mL，另器保存，继续渗漉，俟可溶性成分完全漉出，续漉液浓缩至适量，加入初漉液，混合，继续浓缩至45mL，滤过；将桔梗和枇杷叶加水煎煮2次，第1次2.5h，第2次2h，合并煎液，滤过，滤液浓缩至适量，加入蔗糖400g及防腐剂适量，煮沸使溶解，滤过，滤液与川贝母流浸膏混合，放冷，加入薄荷脑和适量杏仁香精的乙醇溶液，随加随搅拌，加水至1000mL，搅匀，即得。

【性状】 本品为棕红色的粘稠液体；气香，味甜、微苦、凉。

【检查】 相对密度 应不低于1.13。

其他 应符合糖浆剂项下有关的各项规定。

【功能与主治】 清热宣肺，化痰止咳。用于感冒咳嗽及支气管炎。

【用法与用量】 口服，每次10mL，每日3次。

三、川贝清肺糖浆（川贝清肺露）

【处方】 枇杷叶250g，苦杏仁50g，川贝母5g，麦冬50g，地黄50g，甘草50g，桔梗30g，薄荷15g。

【制法】 以上8味，苦杏仁加温水浸泡24h，加热蒸馏，蒸馏液导入盛有90%乙醇的容器中，俟馏液量到达40mL时，停止蒸馏，蒸馏液测定苦杏仁甙含量（照《中国药典》苦杏仁项下含量测定方法测定），并稀释至每100mL含苦杏仁甙1.7g；薄荷加热蒸馏，收集蒸馏液100mL，另器保存；其余枇杷叶等6味与上述2种药渣加水煎煮2次，每次2h，合并煎液，滤过，滤液静置，取上清液浓缩至适量。另取蔗糖600g加水煮沸溶解，滤过，制成单糖浆，加入防腐剂适量与上述浓缩液，混匀，滤过，加入上述杏仁水40mL和薄荷蒸馏液，加水至1000mL，混匀，即得。

【性状】 本品为棕褐色的粘稠液体；气芳香，味甜。

【检查】 相对密度 应不低于1.22。

其他 应符合糖浆剂项下有关的各项规定。

【功能与主治】 清肺润燥，止咳化痰。用于风热感冒引起的燥咳，咽干，咽痛。

【用法与用量】 口服，每次15～30mL，每日3次，小儿酌减。

【贮藏】 密封，置阴凉处。

四、小儿止咳糖浆

【处方】 甘草流浸膏150mL，桔梗流浸膏30mL，氯化铵10g，橙皮酊20mL。

【制法】 以上4味，取蔗糖650g。加水适量，煮沸溶解后，滤过，放冷，滤液加甘草流浸膏、桔梗流浸膏、橙皮酊、氯化铵与苯甲酸钠5g（用适量水溶解），搅匀，滤过，加水制成1000mL，即得。

【性状】 本品为红棕色半透明的粘稠液体；味甜。

【鉴别】 取本品2mL，加水6mL，摇匀，滤过，滤液照下述方法试验：

（1）取滤液1mL，加稀盐酸数滴，生成沉淀，再加氨试液适量，沉淀可溶解。

（2）滤液显铵盐与氯化物的鉴别反应。

【检查】 相对密度 应为1.20～1.30。

其他 应符合糖浆剂项下有关的各项规定。

【含量测定】 精密量取本品10mL，置500mL凯氏烧瓶中，移液管内壁用少量水冲洗，洗液并入凯氏烧瓶中，加水250mL，摇匀，加玻璃珠数粒，再加氢氧化钠溶液（1→5）10mL，立即用氮气球将凯氏烧瓶与冷凝管连接，冷凝管的尖端浸入硼酸溶液（1→25）50mL的液面下，加热蒸馏，至⅔的溶液馏出时，将冷凝管提出接受液面，让蒸汽冲洗1min，用水淋洗尖端后，停止蒸馏，馏出液加甲基红-溴甲酚绿混合指示液10滴，用硫酸液（0.05mol/L）滴定，至溶液由蓝绿色变为灰紫色，并将滴定的结果用空白试验校正，即得。每1mL的硫酸液（0.05mol/L）相当于5.349mg的NH_4Cl。

本品含氯化铵（NH_4Cl）应为标示量的90.0%～110.0%。

【功能与主治】 祛痰，镇咳。用于小儿感冒引起的咳嗽。

【用法与用量】 口服，2至5岁每次5mL；2岁以下酌情递减，5岁以上每次5～10mL；每日3～4次。

【贮藏】 遮光，密封，置阴凉处。

五、小儿化痰止咳糖浆

【处方】 桔梗流浸膏10mL，桑白皮流浸膏15mL，吐根流浸膏3mL，盐酸麻黄碱0.375。

【制法】 以上4味，除盐酸麻黄碱外，其

余桑白皮流浸膏等3味，加等量水及滑石粉适量，搅匀，静置使沉淀，吸取上清液，滤过。另取蔗糖600g加水300mL煮沸使溶解，滤过，滤液与上述上清液混合，放冷，加入盐酸麻黄碱、枸橼酸0.208g、枸橼酸钠2.08g、苯甲酸2g、氯仿2mL、香精1.77mL、八角茴香油0.06mL的乙醇溶液适量，随加随搅拌，加水调整总量至1000mL，搅匀，即得。

【性状】 本品为棕红色的粘稠液体；气芳香，味微苦、甜。

【鉴别】 取本品20mL，加氨试液调至碱性，加乙醚20mL提取，提取液蒸干，残渣加甲醇1mL使溶解，作为供试品溶液。另取盐酸麻黄碱对照品，加甲醇制成每1mL含1mg的溶液，作为对照品溶液。照薄层色谱法试验，吸取上述两种溶液各5μL，分别点于同一硅胶G薄层板上，以氯仿-甲醇-浓氨试液（20∶5∶0.5）为展开剂，展开，取出，晾干，喷以茚三酮试液，在105℃烘约5min。供试品色谱中，在与对照品色谱相应的位置上，显相同的红色斑点。

【检查】 相对密度 应为1.19～1.26。

其他 应符合糖浆剂项下有关的各项规定。

【功能与主治】 祛痰止咳。用于小儿咳嗽，支气管炎。

【用法与用量】 口服，1～2岁每次2～3mL，2～5岁每次5mL，6～10岁每次5～10mL，一岁以内酌减；每日3～4次。

【贮藏】 密封，置阴凉处。

六、止咳平喘糖浆

【处方】 麻黄45g，苦杏仁45g，石膏90g，水半夏（制）75g，陈皮45g，茯苓60g，桑白皮100g，罗汉果30g，鱼腥草60g，甘草20g，薄荷油0.1mL。

【制法】 以上11味，除薄荷油外，其余麻黄等10味加水煎煮2次（同时提取挥发油，将收集的冷凝液，加入0.5%～1%的氯化钠，静置后分出油层，另器保存），第1次1.5h，第2次1h，合并煎液，滤过，滤液浓缩至相对密度为1.10～1.15（80℃测）的清膏，放冷，加入乙醇2倍量，搅拌，静置24h，滤过，滤液浓缩至适量。另取蔗糖650g，加水煮沸溶解，滤过，滤液与上述浓缩液混匀，放冷，加入薄荷油、收集的挥发油、枸橼酸0.5g与香精0.1mL，再加水至1000mL，混匀，即得。

【性状】 本品为棕至褐色的粘稠液体；味甜、微酸。

【鉴别】 取本品10mL，加乙醇10mL，氯仿10mL，振摇，放置使分层，取上层液蒸干，加乙醇5mL使溶解。取溶液1mL，加入四氢硼钾少许，滴加浓盐酸数滴，即显红色。

【检查】 相对密度 应不低于1.23。

其他 应符合糖浆剂项下有关的各项规定。

【功能与主治】 清热宣肺，止咳平喘。用于风热感冒，急性支气管炎等引起的咳喘，气粗痰多，周身不适，咽痛等。

【用法与用量】 口服，每次10～20mL，每日3次，小儿酌减。

【注意】 高血压患者慎用。

【贮藏】 密封，置阴凉处。

七、安神宁

【处方】 刺五加浸膏20g，灵芝50g，五味子25g。

【制法】 以上3味，灵芝、五味子粉碎成粗粉，加60%乙醇浸渍2次，每次170～200mL，每次1周，每天搅拌1次，分次滤过，药渣压榨，榨出液与滤液合并，加刺五加浸膏，搅匀，静置24h，分取上清液；取蔗糖300g制成单糖浆，与上述溶液合并，加防腐剂适量，加水至1000mL，搅匀，即得。

【性状】 本品为红棕色的液体，味甜、酸、微辣。

【鉴别】 取本品10mL，置水浴上浓缩，加甲醇10mL，振摇10min，滤过，取滤液0.5mL，加3%碳酸钠溶液0.5mL与新配制的重氮对硝基苯胺试液1～2滴，即显红色。另取滤液0.5mL，加硫酸汞试液0.5mL及高锰酸钾试液0.5mL，加热数分钟，生成白色沉淀。

【检查】 乙醇量 应为20%～25%。

相对密度 应为1.10～1.12。

其他 应符合糖浆剂项下有关的各项规定。

【功能与主治】 扶正固本，益气健脾，补肾安神。用于神经衰弱，食欲不振，全身无力等。

【用法与用量】 口服，每次15～20mL，每日2次。

【贮藏】 密封，置阴凉处。

（曹春林）

第七节　口服液剂

一、小儿退热口服液

【处方】 大青叶150g，板蓝根90g，金银花90g，连翘90g，栀子90g，牡丹皮90g，黄芩90g，淡竹叶60g，地龙60g，重楼45g，柴胡90g，白薇60g。

【制法】 以上12味，将牡丹皮、柴胡、连翘用水蒸汽蒸馏，收集蒸馏液，药渣与其余大青叶等9味加水煎煮2次，每次1h，合并煎液，滤过，滤液浓缩至适量，加乙醇使含醇量为70%，静置。取上清液回收乙醇，浓缩至约200mL，加水搅匀，静置，取上清液，滤过，滤液浓缩至适量。另取蔗糖400g制成糖浆，与上述药液及蒸馏液合并，再加入矫味剂及防腐剂适量，调整总量至1000mL，搅匀，滤过，灌浆，灭菌，即得。

【性状】 本品为红褐色液体；味苦、辛、微甜。

【鉴别】 (1)取本品50mL蒸馏，收集蒸馏液2mL，加三氯化铁试液2滴，显紫红色。

(2)取本品3mL，加5%硝酸钠试液与10%硝酸铝试液各0.3mL，生成黄色沉淀；再加5%氢氧化钠溶液使成碱性，沉淀即溶解，溶液显棕红色。

【检查】 相对密度　应不低于1.10。

pH值　应为4.0～6.0。

其他　应符合合剂项下有关的各项规定。

【功能与主治】 疏风解表，解毒利咽。用于小儿风热感冒，发热恶风，头痛目赤，咽喉肿痛，痄腮，喉痹。

【用法与用量】 口服，5岁以下每次10mL，5～10岁每次20～30mL，每日3次，或遵医嘱。

【规格】 每支10mL。

【贮藏】 密封，置阴凉处。

二、止咳橘红口服液

【处方】 化橘红66g，陈皮44g，法半夏33g，茯苓44g，款冬花22g，甘草22g，瓜蒌皮44g，紫菀33g，麦冬44g，知母22g，桔梗33g，地黄44g，石膏44g，苦杏仁（去皮炒）44g，紫苏子（炒）33g。

【制法】 以上15味，石膏加水煎煮2次，每次1h，滤过，滤液备用。化橘红、陈皮、款冬花、苦杏仁等4味用水蒸汽蒸馏，收集馏液250mL，蒸馏后的水溶液滤过，滤液加乙醇使含量达60%，静置，滤过，滤液备用，其余法半夏等10味与上述药渣用60%乙醇依法渗漉，收集渗漉液2700mL，与上述滤液合并，回收乙醇至无醇味，与石膏水煎液合并，浓缩至相对密度1.06（50℃），加入蔗糖80g，对羟基苯甲酸乙酯0.3g，苯甲酸0.5g，煮沸，静置24h，滤过，调整总量至950mL，冷藏48h，吸取上清液，灌封，灭菌，即得。

【性状】 本品为棕黑色的液体；气香，味甜、微苦。

【鉴别】 (1)取本品2mL，加草酸铵试液1mL，即生成白色沉淀，分离沉淀，所得沉淀不溶于醋酸，但溶于盐酸。

(2)取本品40mL，加盐酸3mL，置水浴中加热1h，放冷，加乙醚30mL振摇提取，分取乙醚液，蒸干，残渣加氯仿1mL使溶解，作为供试品溶液。另取麦冬对照药材2g，加水煎煮30分钟，滤过，滤液浓缩至40mL，同法制成对照药材溶液。照薄层色谱法试验，吸取上述两种溶液各5～10μL，分别点于同一硅胶G薄层板上，以氯仿-丙酮（8：2）为展开剂，展开，取出，晾干，喷以10%硫酸乙醇溶液，在105℃烘灼5min。供试品色谱中，在与对照药材色谱相应的位置上，显相同颜色的斑点。

(3)取本品20mL，加盐酸3mL，加热回流1h，放冷，加氯仿振摇提取2次，每次15mL，合并氯仿提取液，蒸干，残渣加乙醇1mL使溶解，作为供试品溶液。另取甘草次酸对照品，加无水乙醇制成每1mL含1mg的溶液，作为对照品溶液。照薄层色谱法试验，吸取上述两种溶液各 15μL，分别点于同一硅胶 G 薄层板上，以石油醚(30℃～60℃）-苯-醋酸乙酯-冰醋酸（10：20：7：0.5）为展开剂，展开，取出，晾干，喷以 10％磷钼酸乙醇溶液，在 105℃烘约 5min。供试品色谱中，在与对照品色谱相应的位置上，显相同颜色的斑点。

【检查】 相对密度 应为 1.05～1.15。

pH 值 应为 4.5～6.0。

其他 应符合合剂项下有关的各项规定。

【功能与主治】 清肺，止咳，化痰。用于痰热阻肺引起的咳嗽痰多，胸满气短，咽干喉痒。

【用法与用量】 口服，每次 10mL，每日 2～3 次。儿童用量遵医嘱。

【注意】 忌食辛辣油腻。

【规格】 每支 10mL。

【贮藏】 密封，置阴凉处。

三、玉屏风口服液

【处方】 黄芪 600g，防风 200g，白术(炒）200g。

【制法】 以上 3 味，将防风酌予碎断，提取挥发油，蒸馏后的水溶液另器收集；药渣及其余 2 味加水煎煮 2 次，第 1 次 1.5h，第 2 次 1h，合并煎液，滤过，滤液浓缩至适量，加适量乙醇使沉淀，取上清液减压回收乙醇，加水搅匀，静置，取上清液滤过，滤液浓缩。另取蔗糖 400g，制成糖浆，与上述药液合并，再加入挥发油及蒸馏后的水溶液，调整总量至 1000mL，搅匀，滤过，灌装，灭菌，即得。

【性状】 本品为棕红色至棕褐色的液体；味甜、微苦、涩。

【鉴别】 (1) 取本品 10mL，置分液漏斗中，加乙醚 15mL，振摇 10min，分取醚层，滤过，挥干乙醚后，加 10％香草醛硫酸溶液，显紫红色。

(2) 取本品 10mL，用水饱和的正丁醇振摇提取 3 次，每次 20mL，合并正丁醇液，用氨试液洗涤 3 次，每次 20mL，正丁醇液蒸干，残渣加甲醇 1mL 使溶解，作为供试品溶液。另取黄芪甲甙对照品，加甲醇制成每 1mL 含 1mg 的溶液，作为对照品溶液。照薄层色谱法试验，吸取上述两种溶液各 2～4mL，分别点于同一硅胶 G 薄层板上，以氯仿-甲醇-水（13：7：2）10℃以下放置的下层溶液为展开剂，展开，取出，晾干，喷以 10％硫酸乙醇溶液，在 105℃加热至斑点显色清晰。供试品色谱中，在与对照品色谱相应的位置上，日光下显相同颜色的斑点；紫外光灯（365nm）下显相同颜色的荧光斑点。

【检查】 相对密度 应不低于 1.16。

pH 值 应为 4.0～5.5。

其他 应符合合剂项下有关的各项规定。

【功能与主治】 益气，固表，止汗。用于表虚不固，自汗恶风，面色㿠白，或体虚易感风邪者。

【用法与用量】 口服，每次 10mL，每日 3 次。

【规格】 每支 10mL。

【贮藏】 密封，置阴凉处。

四、生脉饮

【处方】 人参 100g，麦冬 200g，五味子 100g。

【制法】 以上 3 味，粉碎成粗粉，照《中国药典》流浸膏剂与浸膏剂项下的渗漉法，用 65％乙醇作溶剂，浸渍 24 小时后进行渗漉，收集漉液约 4500mL，减压浓缩至约 250mL，放冷，加水 400mL 稀释，滤过，另加 60％糖浆 300mL 及适量防腐剂，并调节 pH 值至规定范围，调整总量至 1000mL，搅匀，静置，滤过，灌封，灭菌，即得。

【性状】 本品为黄棕色至淡红棕色的澄清液体，久置可有微量混浊，气香，味酸甜、微苦。

【鉴别】 (1) 取本品 20mL，用正丁醇 20mL 振摇提取，取正丁醇液蒸干，加硫酸的 45％乙醇溶液（7→100）15mL，加热回流 1h，挥去乙醇，用氯仿 10mL 振摇提取，分取氯仿层，用适量无水硫酸钠脱水，滤过，滤液浓缩至约 1mL，作为供试品溶液。另取人参二醇、人参三醇对照品，加无水乙醇制成每 mL 各含 1mg 的混合溶液，作为对照品溶液。照薄层色谱法试验，吸取上述两种溶液各 10μL，分别点于同一硅胶 G 薄层板上，以环己烷-丙酮（2：1）为展开剂，展开，取出，晾干，喷以硫酸甲醇溶液（1→2），在 105℃烘约 10 分钟，置紫外光灯（365nm）下检视。供试品色谱中，在与对照品色谱相应的位置上，显相同颜色的荧光斑点。

(2)取本品10mL，加盐酸0.5mL，水1mL，加热煮沸5min，放冷，用氯仿20mL振摇提取，分取氯仿液，浓缩至约1mL，作为供试品溶液。另取麦冬对照药材1g，加水20mL，煎煮10min，滤过，滤液加盐酸0.5mL，同法制成对照药材溶液。照薄层色谱法试验，吸取上述两种溶液各5μL，分别点于同一硅胶G薄层板上，以氯仿-丙酮（4∶1）为展开剂，展开，取出，晾干，喷以10%硫酸乙醇溶液，在100℃烘至斑点显色清晰。供试品色谱中，在与对照药材色谱相应的位置上，显相同颜色的主斑点。

【检查】 相对密度 应不低于1.08。

pH值 应为4.5～7.0。

其他 应符合合剂项下有关的各项规定。

【功能与主治】 益气复脉，养阴生津。用于气阴两亏，心悸气短，脉微自汗。

【规格】 每支装10mL。

【贮藏】 密封，置阴凉处。

五、蛇胆川贝液

【处方】 蛇胆汁20g，平贝母75g。

【制法】 以上2味，取平贝母，加80%乙醇加热回流提取，提取液滤过，滤液浓缩成流浸膏；另取蔗糖560g，蜂蜜80g制成糖浆，加入蛇胆汁、平贝母流浸膏、杏仁水30mL及薄荷脑、防腐剂适量，混匀，加水使成1000mL，即得。

【性状】 本品为棕黄色的澄清液体；味甜、微苦，有凉喉感。

【鉴别】 (1)取本品20mL，加水10mL搅匀，加正丁醇50mL分3次（20、20、10mL）振摇提取，合并正丁醇提取液，用水35mL分2次洗涤，分取正丁醇液，置水浴上蒸干，残渣加无水乙醇1mL使溶解，作为供试品溶液。另取蛇胆汁适量，加乙醇制成每1mL含5mg的溶液，作为对照药材溶液。照薄层色谱法试验，吸取上述两种溶液各3μL，分别点于同一用羧甲基纤维素钠为粘合剂的硅胶G薄层板上，以甲苯-异丙醇-冰醋酸-甲醇-水（8∶4∶2∶3∶1）为展开剂，展开，取出，晾干，喷以30%硫酸乙醇溶液，在105℃烘约3min，置紫外光灯（365nm）下检视。供试品色谱中，在与对照药材色谱相应的位置上，显相同颜色的荧光斑点。

(2)取本品40mL，用10%的氢氧化钠溶液调节pH值至12以上，用氯仿50mL分2次振摇提取，合并氯仿提取液，置水浴上蒸干，残渣加无水乙醇0.5mL使溶解，作为供试品溶液。另取平贝母对照药材2g，用80%乙醇加热回流2h，滤过，滤液置水浴上蒸至近干时移入分液漏斗，用氨水调至碱性。用氯仿20mL分2次提取，合并提取液，置水浴上蒸干，残渣加无水乙醇0.5mL使溶解，作为对照药材溶液，照薄层色谱法试验，吸取上述2种溶液各6μL，分别点于同一用羧甲基纤维素钠为粘合剂的硅胶G薄层板上，以苯-醋酸乙酯-二乙胺（5∶4∶0.5）为展开剂，展开，取出，晾干，喷以稀碘化钾试液。供试品色谱中，在与对照药材色谱相应的位置上，显相同颜色的斑点。

【检查】 相对密度 在25℃时应为1.20～1.24。

pH值 应为3.5～4.2。

溶液颜色 取本品1mL，加水使成10mL，与黄色标准比色液比较，应在黄色标准液5～7号之间。

其他 应符合合剂项下有关的各项规定。

【含量测定】 精密量取本品150mL，置500mL凯氏烧瓶中，加水100mL，附冷凝管，通水蒸气蒸馏，馏出液导入10mL90%乙醇的吸收液中，接收瓶置冰浴中冷却。至馏出液全量达150mL时停止蒸馏，在馏出液中加碘化钾试验与氨试液各2mL，以硝酸银溶液（0.01mol/L）缓缓滴定，至溶液显出的黄白色浑浊不消失，将滴定结果用空白试验校正，即得。每1mL硝酸银溶液（0.01mol/L）相当于0.5mg的HCN。

本品含杏仁腈以氢氰酸计，应为1.5%～3.0%。

【功能与主治】 祛风止咳，除痰散结。用于风热咳嗽，痰多气喘，胸闷，咳痰不爽或久咳不止。

【用法与用量】 口服，每次10mL，每日2次，小儿酌减。

【规格】 每支10mL。

【贮藏】 密封。

注：蛇胆汁为眼镜蛇科、蝰科、游蛇科动

物蛇的胆，保存于含乙醇为50%以上的白酒中，蛇胆与酒的比例为1∶1（g/g），用时除去胆衣，混匀，即得。

（曹春林）

第八节 内服膏剂（膏滋）

一、二冬膏

【处方】 天冬500g，麦冬500g。

【制法】 以上2味，加水煎煮3次，第1次3h，第2、3次各2h，合并煎液，滤过，滤液浓缩成相对密度为1.21～1.25（80℃～85℃）的清膏。每100g清膏加炼蜜50g，混匀，即得。

【性状】 本品为棕黄色稠厚的半流体；味甜、微苦。

【检查】 应符合煎膏剂项下有关的各项规定。

【功能与主治】 养阴润肺。用于燥咳痰少，痰中带血，鼻干咽痛。

【用法与用量】 口服，每次9～15g，每日2次。

【贮藏】 密封，置阴凉处。

二、竹沥膏

【处方】 竹沥油30g，饴糖500g。

【制法】 以上2味，将饴糖置锅内，加热浓缩至相对密度1.30（98℃测），再将竹沥油兑入，加热搅拌均匀，使其色泽一致，浓缩至相对密度1.31～1.33（98℃测），滤过，即得。

【性状】 本品为黑褐色稠厚的半流体，味甜微苦。

【检查】 相对密度 1.36～1.38。

其他 应符合煎膏剂项下有关的各项规定。

【功能与主治】 清热化痰，止咳平喘。用于咳嗽、咽痛，痰黄粘稠，口舌干燥，气促胸闷，舌边尖红。

【用法与用量】 口服，每次15g，每日2次。

【规格】 60g；30g。

【贮藏】 密封，置阴凉干燥处。

三、养阴清肺膏

【处方】 地黄100g，麦冬60g，玄参80g，川贝母40g，白芍40g，牡丹皮40g，薄荷25g，甘草20g。

【制法】 以上8味，川贝母照流浸膏剂与浸膏剂项下的渗漉法，用70%乙醇作溶剂，浸渍18h后，以每分钟1～3mL的速度缓缓渗漉，俟可溶性成分完全漉出，收集漉液，回收乙醇；牡丹皮与薄荷分别用水蒸气蒸馏，收集蒸馏液，分取挥发性成分另器保存，药渣与其余地黄等五味加水煎煮2次，每次2小时，合并煎液，静置，滤过，滤液与川贝母提取液合并，浓缩至适量，加炼蜜500g，混匀，滤过，滤液浓缩至规定的相对密度，放冷，加上牡丹皮与薄荷的挥发性成分，混匀，即得。

【性状】 本品为棕褐色稠厚的半流体；有薄荷及牡丹皮的香气，味甜，有清凉感。

【鉴别】 （1）取本品10mL，加水20mL及碳酸钠试液5mL，搅匀，置分液漏斗中，用乙醚分2次振摇提取，每次10mL，合并乙醚液，再用2%盐酸溶液6mL振摇提取，取盐酸液，分置3支试管中。一管加碘化铋钾试液1滴，生成红棕色沉淀；一管加碘化汞钾试液1滴，显黄色浑浊；另一管加硅钨酸试液1滴，显白色浑浊。

（2）取本品约2g，置100mL烧杯中，加水10mL，搅匀，烧杯口平铺一张用水湿润的滤纸，滤纸上加少量氯亚胺基-2，6-二氯醌1份与四硼酸钠32份的混合粉末，稍铺匀，上盖一表面皿，小火加热至微沸时停止加热，滤纸即显蓝色。

（3）取本品25mL，置具塞锥形瓶中，加1mol/L盐酸-甲醇（3∶1）混合溶液4mL，摇匀，浸泡1h，移至分液漏斗中，用氯仿提取3次（30、15、15mL），合并氯仿液，减压回收氯仿至干，放冷至室温，加乙醇50mL使溶解，作为供试品溶液。另取丹皮酚对照品，加乙醇制成每1mL含1mg的溶液，作为对照品溶液。照薄层色谱法试验，吸取上述两种溶液各10μL，分别点于同一硅胶G薄层板上，以环已烷-甲醇（3∶1）为展开剂，展开，取出，晾干。照薄层色谱法进行扫描，波长：$\lambda_s=274nm$，$\lambda_R=365nm$。供试品与对照品在相同位置显示吸收。

【检查】 相对密度 应不低于1.37。

其他 应符合煎膏剂项下有关的各项规定。

【功能与主治】 养阴润燥，清肺利咽。用于阴虚肺燥，咽喉干痛，干咳少痰，或痰中带血。

【用法与用量】 口服，每次10～20mL，每日2～3次。

【贮藏】 密封，置阴凉处。

（曹春林）

第九节 散 剂

一、一捻金

【处方】 大黄100g，牵牛子（炒）200g，槟榔100g，人参100g，朱砂30g。

【制法】 以上5味，朱砂水闷或粉碎成极细粉；其余大黄等四味粉碎成细粉，与上述粉末配研，过筛，混匀，即得。

【性状】 本品为黄棕色至黄褐色的粉末；气微，味微苦而涩。

【鉴别】 （1）取本品，置显微镜下观察：草酸钙簇晶大，直径60～140μm。草酸钙簇晶直径20～68μm，棱角锐尖。种皮栅状细胞淡棕色或棕色，长48～80μm。内胚乳碎片无色，壁较厚，有较多大的类圆形纹孔。不规则细小颗粒暗棕红色，有光泽，边缘暗黑色。

（2）取本品1.5g，加甲醇25mL，浸渍1h，滤过，滤液蒸干，残渣加水20mL使溶解，再加盐酸2mL，置水浴上加热30min，立即冷却，用乙醚振摇提取2次，每次20mL，合并乙醚液，蒸干，残渣加醋酸乙酯1mL使溶解，作为供试品溶液。另取大黄对照药材0.1g，同法制成对照药材溶液。照薄层色谱法试验，吸取上述两种溶液各1～2μL，分别点于同一硅胶G薄层板上，以石油醚（30℃～60℃）-甲酸乙酯-甲酸（15∶5∶1）的上层溶液为展开剂，展开，取出，晾干。置紫外光灯（365nm）下检视，供试品色谱中，在与对照药材色谱相应的位置上，显相同的5个橙黄色荧光斑点；置氨蒸气中熏后，日光下检视，斑点变为红色。

（3）取本品3g，加7%硫酸的45%乙醇溶液15mL，加热回流1h，放冷，滤过。取滤液加氯仿10mL，振摇片刻，分取氯仿层，加无水硫酸钠适量，摇匀，滤过，滤液浓缩至约0.5mL，作为供试品溶液。另取人参二醇、人参三醇对照品，加无水乙醇制成每1mL各含1mg的混合溶液，作为对照品溶液。照薄层色谱法试验，吸取上述两种溶液各10μL，分别点于同一硅胶G薄层板上，以氯仿-乙醚（1∶1）为展开剂，展开，取出，晾干，喷以硫酸甲醇溶液（1→2），在105℃烘约10min，置紫外光灯（365nm）下检视。供试品色谱中，在与对照品色谱相应的位置上，显相同颜色的荧光斑点。

【检查】 应符合散剂项下有关的各项规定。

【功能与主治】 消食导滞，祛痰，通便。用于小儿停乳停食，腹胀便秘，痰盛喘咳。

【用法与用量】 口服，1岁以内每次0.3g，1～3岁每次0.6g，4～6岁每次1g，每日1～2次，或遵医嘱。

【规格】 每袋装1.2g。

【贮藏】 密封。

二、七厘散

【处方】 血竭500g，乳香（制）75g，没药（制）75g，红花75g，儿茶120g，冰片6g，麝香6g，朱砂60g。

【制法】 以上8味，除麝香、冰片外，朱砂水飞或粉碎成极细粉；其余血竭等五味粉碎成细粉；将麝香、冰片研细，与上述粉末配研，过筛，混匀，即得。

【性状】 本品为朱红色至紫红色的粉末或易松散的块状；气香，味辛、苦，有清凉感。

【鉴别】 （1）取本品，置显微镜下观察：不规则块片血红色，周围液体显姜黄色，渐变红色。不规则团块由无色油滴和小颗粒聚集而成，加苏丹Ⅲ试液，油滴呈红色。不规则碎块浅黄色，碎块洞穴中含有微黄色油滴，加苏丹Ⅲ试液，油滴呈红色。花冠碎片黄色，有红棕色或黄棕色分泌管；花粉粒球形或椭圆形，直径约60μm，外壁有刺，具3个萌发孔。无定形团块淡黄棕色，埋有细小方形结晶。不规则细小颗粒暗棕红色，有光泽，边缘暗黑色。

(2) 取本品 0.2g，加乙醇 2mL，振摇，滤过。取滤液 5 滴，置白瓷皿中，加 1% 盐酸溶液 3 滴与 0.5%对二甲氨基苯甲醛的乙醇溶液 2mL，置水浴上加热，溶液周围应显紫色或紫红色。

(3) 取本品 0.2g，加乙醚 5mL，密塞，振摇 10min，滤过，滤液作为供试品溶液。另取血竭对照药材 0.1g，同法制成对照药材溶液。照薄层色谱法试验，吸取上述两种溶液各 10μL，分别点于同一硅胶 G 薄层板上，以氯仿-甲醇 (19：1) 为展开剂，取出，晾干。供试品色谱中，在与对照药材色谱相应的位置上，显相同颜色的 2 个斑点。

【检查】 应符合散剂项下有关的各项规定。

【浸出物】 取本品约 2g，称定重量，用乙醇作溶剂，照醇溶性浸出物测定法项下的热浸法测定，浸出物不得少于 60.0%。

【功能与主治】 化瘀消肿，止痛止血。用于跌扑损伤，血瘀疼痛，外伤出血。

【用法与用量】 口服，每次 1～1.5g，每日 1～3 次。外用，调敷患处。

【注意】 孕妇禁用。

【规格】 每瓶装 1.5g；3g。

【贮藏】 密封。

三、丁桂温胃散

【处方】 丁香 500g，肉桂 500g。

【制法】 以上 2 味，粉碎成细粉，过筛，混匀，即得。

【性状】 本品为棕色的粉末；气芳香，味辛。

【鉴别】 取本品，置显微镜下观察：花粉粒极面观三角形，赤道表面观呈双凸镜形，具 3 副合沟。石细胞类圆形，或类长方形，壁一边菲薄。

【检查】 应符合散剂项下有关的各项规定。

【功能与主治】 温胃散寒，行气止痛。用于寒性胃痛及寒性腹痛。

【用法与用量】 口服，每次 0.6～1.5g；外用，将药粉少许，放于膏药中，贴患处。

【规格】 每袋装 500g；每盒装 6g。

【贮藏】 密闭，防潮。

四、九分散

【处方】 马钱子粉（调制）250g，麻黄 250g，乳香（制）250g，没药（制）250g。

【制法】 以上 4 味，除马钱子粉外，其余麻黄等 3 味粉碎成细粉，与马钱子粉配研，过筛，混匀，即得。

【性状】 本品为黄褐色至深黄褐色的粉末，遇热或重压易粘结；气微香，味微苦。

【鉴别】 (1) 取本品，置显微镜下观察：可见单细胞非腺毛，形似纤维，多碎断，其膨大，如石细胞。表皮细胞碎片淡黄色，细胞长方形，内含微小草酸钙结晶；气孔特异，保卫细胞侧面观呈哑铃状。不规则团块淡黄色或淡黄棕色，由无色或淡黄色油滴和小颗粒聚集而成加苏丹Ⅲ试液，油滴呈红色。不规则碎块淡黄色，碎块洞穴中含有微黄色油滴，加苏丹Ⅲ试液，油滴呈红色。

(2) 取士的宁、马钱子碱、盐酸麻黄碱对照品各适量，前二者用氯仿溶解，后者用甲醇溶解，分别制成每 1mL 各含 0.4mg 的溶液，作为对照品溶液。照薄层色谱法试验，吸取含量测定项下的供试品溶液与上述 3 种对照品溶液各 10μL，分别点于同一用 0.2mol/L 氢氧化钠溶液制备的硅胶 G 薄层板上，以氯仿-乙醇-环己烷 (3：1：1) 为展开剂，展开，取出，晾干，喷以茚三酮试液，在 105℃烘约 10min。供试品色谱中，在与盐酸麻黄碱对照品色谱相应的位置上，显相同颜色的斑点。再喷以稀碘化钾试液，在与士的宁和马钱子碱对照品色谱相应的位置上，显相同颜色的斑点。

【检查】 装量差异 不得过±3.0%。

其他 应符合散剂项下有关的各项规定。

【含量测定】 取本品 10 包，混合研匀。精密称取 2g，置具塞锥形瓶中，精密加氯仿 20mL 与浓氨试液 1mL，轻轻摇匀，称重，于室温放置 24h，再称重，补足氯仿减失的重量，充分振摇，滤过。精密量取滤液 10mL，用硫酸溶液 (3→100) 分次提取，至生物碱提尽，合并硫酸液，置另一分液漏斗中，加浓氨试液使呈碱性，用氯仿分次提取，合并氯仿液，蒸干，放冷，残渣中精密加氯仿 5mL 使溶解，作为供试品溶液。

另取士的宁对照品，加氯仿制成每 1 mL

含0.4mg的溶液，作为对照品溶液。照薄层色谱法试验，吸取上述两种溶液各5μL，分别点于同一硅胶GF_{254}薄层板上，以甲苯丙酮-乙醇-浓氨试液（8：6：0.5：2）的上层溶液为展开剂，展开，取出，晾干。照薄层色谱法进行扫描，波长：$\lambda_S=254nm$，$\lambda_R=325nm$，测量供试品吸收度积分值与对照品吸收度积分值，计算，即得。

本品按干燥品计算每包含马钱子以士的宁（$C_{21}H_{22}N_2O_2$）计，应为4.5～5.5mg。

【功能与主治】　活血散瘀，消肿止痛。用于跌扑损伤，瘀血肿痛。

【用法与用量】　饭后服，每次2.5g，每日1次。外用，创伤青肿未破者以酒调敷患处。

【注意】　本品含毒剧药，不可多服；孕妇禁用；小儿及体弱者遵医嘱服用；破伤出血者不可外敷。

【规格】　每包装2.5g。

【贮藏】　密闭，防热，防潮。

五、血见宁（散）

【处方】　大蓟根浸膏260g，继木叶浸膏130g，白及210g。

【制法】　以上3味，分别粉碎成细粉；另取蔗糖200g，研成细粉，与上述粉末混匀，过筛，即得。

【性状】　本品为米黄色的粉末；味苦而微涩。

【检查】　应符合散剂项下有关的各项规定。

【功能与主治】　止血。用于消化道出血，肺咯血。

【用法与用量】　口服，每次3g，每日3次。

【规格】　每瓶装3g；9g。

【贮藏】　密封。

注：大蓟根浸膏制法

取大蓟根加水加热回流2次，每次1.5h，滤过，合并滤液，静置，滤过，滤液减压浓缩至相对密度为1.25（热测），加乙醇2.5倍量，搅拌，静置，滤过，沉淀物抽滤至干，减压干燥备用；滤液减压浓缩至适量，减压干燥，加入上述沉淀物，混匀，即得。

2. 继木叶浸膏制法

取继木叶加水煎煮2次，每次1.5h，滤过，静置，取上清液加热浓缩至适量，干燥，即得。

六、益元散

【处方】　滑石600g，甘草100g，朱砂30g。

【制法】　以上3味，朱砂水飞或粉碎成极细粉；滑石、甘草粉碎成细粉，与上述粉末配研，过筛，混匀，即得。

【性状】　本品为浅粉红色的粉末；味甜，手捻有润滑感。

【鉴别】　（1）取本品，置显微镜下观察：不规则块片无色，有层层剥落痕迹。纤维束周围薄壁细胞含草酸钙方晶，形成晶纤维。不规则细小颗粒暗棕红色，有光泽，边缘暗黑色。

（2）取本品约2g，照六一散的［鉴别］（2）项试验，显相同的结果。

【检查】　应符合散剂项下有关的各项规定。

【含量测定】　取本品约2.5g，精密称定，置250mL烧瓶中，加硫酸10mL与硝酸钾1.5g，小心加热使朱砂溶解，放冷，加1%硝酸溶液10mL，摇匀，再冷却后，用垂熔漏斗滤过，用1%硝酸溶液40mL分次洗涤漏斗和烧瓶，洗液并入滤液中，滴加1%高锰酸钾溶液至显粉红色（以2分钟内不消失为度），再滴加2%硫酸亚铁溶液恰至红色消失，加硫酸铁铵指示液2mL，用硫氰酸铵滴定液（0.05mol/L）滴定，即得。每1mL的硫氰酸铵滴定液（0.05mol/L）相当于5.815mg的硫化汞（HgS）。

本品含朱砂以硫化汞（HgS）计，应为3.5%～4.2%。

【功能与主治】　清暑利湿。用于感受暑湿，身热心烦，口渴喜饮，小便短赤。

【用法与用量】　调服或煎服，每次6g，每日1～2次。

【贮藏】　密闭，防潮。

（曹春林）

第十节　冲　　剂

一、九味羌活冲剂

【处方】　羌活150g，防风150g，苍术

150g，细辛 50g，川芎 100g，白芷 100g，黄芩 100g，甘草 100g，地黄 100g。

【制法】 以上 9 味，白芷照流浸膏剂与浸膏剂项下的渗漉法，用 70% 乙醇溶剂，浸渍 24h 后进行渗漉，收集漉液，备用。羌活、防风、苍术、细辛、川芎提取挥发油，蒸馏后的水溶液另器收集；药渣与黄芩、甘草、地黄加水煎煮 3 次，每次 1h，合并煎液，滤过，滤液与蒸馏后的水溶液合并，浓缩至约 900mL，加等量的乙醇使沉淀，取上清液与漉液合并，回收乙醇，浓缩至相对密度为 1.38～1.40（60℃～65℃）的清膏。取清膏一份，加蔗糖粉 2.5 份，糊精 1.5 份，制成颗粒，干燥，喷入上述羌活等挥发油，混匀，即得。

【性状】 本品为棕黄色的颗粒；气芳香，味甜、微苦。

【检查】 应符合冲剂项下有关的各项规定。

【功能与主治】 解表除湿。用于恶寒发热，无汗，头痛口干，肢体酸痛。

【用法与用量】 用姜葱汤或开水冲服，每次 5g，每日 2～3 次。

【规格】 每袋装 5g。

【贮藏】 密封。

二、小青龙冲剂

【处方】 麻黄 100g，桂枝 100g，白芍 100g，干姜 100g，细辛 50g，甘草（蜜炙）100g，法半夏 150g，五味子 100g。

【制法】 以上 8 味，细辛、桂枝分别提取挥发油后，药渣加水煎煮 1 次，滤过；白芍、麻黄、五味子、甘草加水煎煮至味尽，滤过。合并以上各药液，浓缩至约 1000mL；法半夏、干姜照流浸膏剂与浸膏剂项下的渗漉法用 70% 乙醇作溶剂，浸渍 24h 后，进行渗漉，漉液回收乙醇，与上述药液合并，静置，滤过，滤液浓缩至相对密度为 1.35～1.38（热测）的清膏，加入蔗糖粉适量，混匀，制成颗粒，干燥，喷加细辛、桂枝挥发油，混匀，分装成 50 袋或压制成 50 块，即得。

【性状】 本品为浅棕色的颗粒或长方形块；气微香，味甜、微辛。

【鉴别】 (1) 取本品 5g，研细，加氨试液 5 滴，使湿润，加氯仿 10mL，研磨提取，滤过。滤液置 2 支试管中，一管加氨制氯化铜试液 5 滴，振摇，再加二硫化碳 5 滴，振摇，静置，氯仿层显淡棕黄色；另一管为空白，以氯仿 5 滴代替二硫化碳 5 滴，振摇后，氯仿层无色或显微黄色。

(2) 取本品 2g，研细，加石油醚 5ml，浸渍 15min，时时振摇，滤过，滤液挥干，残渣加 1% 香草醛硫酸溶液 2 滴，渐显紫色。

【检查】 应符合冲剂项下有关的各项规定。

【功能与主治】 解表化饮，止咳平喘。用于风寒水饮，恶寒发热，无汗，喘咳痰稀。

【用法与用量】 口服，每次 13g，每日 3 次。

【规格】 每袋或每块重 13g。

【贮藏】 密封。

三、少阳感冒冲剂

【处方】 柴胡 100g，黄芩 149.4g，生晒参 50g，甘草 100g，半夏 149.4g，干姜 100g，大枣 100g，青蒿 149.4g。

【制法】 以上 8 味，将柴胡、干姜提取挥发油，药渣与其余黄芩等 6 味，加水煎煮 3 次，第 1 次 3h，第 2 次 2h，第 3 次 1h，合并煎液，滤过，滤液浓缩至相对密度为 1.40 的清膏，喷雾干燥，加白糖 446g，糊精 150g，混匀，以 70% 乙醇制粒，干燥喷入挥发油，混匀，即得。

【性状】 本品为棕褐色颗料；气芳香，味甘、微苦。

【检查】 应符合冲剂项下有关的各项规定。

【功能与主治】 扶正解表，清热和中，用于寒热往来，口苦咽干，头晕目眩，不思饮食，心烦恶心。

【用法与用量】 口服，每日 2 次，每次 1 袋；小儿酌减。

【规格】 每袋重 8g。

【贮藏】 密闭，防潮。

四、止咳枇杷冲剂

【处方】 枇杷叶 391g，白前 125g，桔梗 78g，桑白皮 234g，百部 94g，薄荷脑 2.5g。

【制法】 以上 6 味，除薄荷脑外，其余 5 味，加水煎煮 3 次，合并煎液，滤过，滤液浓缩至相对密度为 1.32（70℃～75℃）的清膏。取清膏1份，加蔗糖5份，混匀，制成颗粒，干燥，加入薄荷脑，混匀，即得。

【性状】 本品为棕黄色或棕褐色的颗粒；气香，味甜、微苦。

【鉴别】 (1) 取本品1g，加乙醇4mL，研磨，滤过，取滤液1mL，置试管中，蒸干，加醋酐0.5mL，振摇溶解，沿试管壁加硫酸0.5mL，两液接界处即产生红棕色环。

(2) 取本品5g，加水15mL使溶解，加氨试液使成碱性，用氯仿提取2次，第1次10mL，第2次5mL，合并氯仿液，蒸干，加稀盐酸2mL使溶解，加碘化汞钾试液2滴，即生成白色沉淀。

【检查】 应符合冲剂项下有关的各项规定。

【功能与主治】 清肺、止咳、化痰。用于咳嗽多痰，支气管炎。

【用法与用量】 开水冲服，每次10g，每日3次。

【规格】 每袋重10g。

【贮藏】 密封。

五、风热感冒冲剂

【处方】 板蓝根194g，连翘145.3g，薄荷145.3g，荆芥穗97g，桑叶145.3g，芦根145.3g，牛蒡子145.3g，菊花145.3g，苦杏仁145.3g，桑枝145.3g，六神曲145.3g。

【制法】 以上11味，薄荷、荆芥穗提取挥发油，药渣与其余板蓝根等9味，加水煎煮2次，第1次3h，第2次2h，第3次1h，合并煎液，滤过，滤液浓缩至相对密度为1.40的清膏，喷雾干燥，加白糖566g，糊精151g，混匀，以70%的乙醇制粒，干燥，喷入挥发油，混匀，即得。

【性状】 本品为棕褐色颗粒；气芳香，味甘、微苦。

【检查】 应符合冲剂项下有关的各项规定。

【功能与主治】 清温解毒，宜肺利咽。用于感冒身热，鼻塞，头痛，咳嗽，多痰。

【用法与用量】 口服，每次1袋，每日3次；小儿酌减。

【规格】 每袋重10g。

【贮藏】 密闭，防潮。

六、风寒感冒冲剂

【处方】 麻黄100g，葛根150g，紫苏叶150g，防风150g，桂枝100g，白芷100g，陈皮100g，苦杏仁150g，桔梗100g，甘草100g，干姜100g。

【制法】 以上11味，紫苏叶、防风、白芷提取挥发油，药渣与其余桔梗等8味加水煎煮3次，第1次3h，第2次2h，第3次1h，合并煎液，滤过，滤液浓缩至相对密度为1.40的清膏，喷雾干燥，加白糖444.5g，糊精150g，混匀，以70%乙醇制粒，干燥，喷入挥发油，混匀，即得。

【性状】 本品为棕褐色颗粒；气芳香，味香、微苦。

【检查】 应符合冲剂项下有关的各项规定。

【功能与主治】 解表发汗，疏风散寒。用于感冒身热，头痛，咳嗽，鼻塞，流涕。

【用法与用量】 口服，每日3次，每次1袋；小儿酌减。

【规格】 每袋重8g。

【贮藏】 密闭，防潮。

七、仙灵脾冲剂

本品为淫羊藿浸膏制成的冲剂。

【制法】 取淫羊藿浸膏100g研细，加辅料适量，混匀，用70%～80%乙醇适量，制成颗粒，干燥，制成500g，即得。

【性状】 本品为棕色的颗粒；味涩、微苦。

【鉴别】 取本品5g，加水25mL，振摇，滤过。取滤液2mL，加5%三氯化铁乙醇溶液2滴，显污绿色；另取滤液滴于滤纸上，晾干，置紫外光灯（365nm）下观察，显蓝紫色的荧光，滴加1%三氯化铝溶液，晾干，则显黄绿色荧光。

【检查】 应符合冲剂项下有关的各项规定。

【功能与主治】 补肾强心，壮阳通痹。用于阳痿遗精，筋骨痿软，脑闷头晕，气短乏力，风湿痹痛等(也用于性机能减退的阳痿遗精，也可用于冠心病，更年期高血压，胸闷气短及风湿症)。

【用法与用量】 口服，每次10g，每日2～3次。

【规格】 每袋装 10g。

【贮藏】 密封。

注：淫羊藿浸膏的制法 取淫羊藿切碎，加水煎煮 2 次，每次 1h，合并煎液，滤过，滤液浓缩至相对密度为 1.18～1.25（80℃），即得。每 1g 浸膏约相当于生药 5g 。

八、外感平安茶（冲剂）

【处方】 外感平安浸膏 142g。

【制法】 取干浸膏 1 份、蔗糖粉 6 份，加入适量润湿剂，制成颗粒，75℃以下干燥，雾化喷入提炼收得的挥发油，闷润，制成 1000g，即得。

【性状】 本品为棕褐色的颗粒；气香，味甜、微苦。

【鉴别】 (1) 取本品 25g，加水 60mL 使溶解，用乙醚 30mL 提取，弃去乙醚液，水层用醋酸乙酯提取 2 次，每次 40mL，合并醋酸乙酯，用水洗涤 2 次，每次 10mL，弃去水洗涤液。回收醋酸乙酯至 1～2mL，加层析用中性氧化铝约 15g，拌匀，挥干残留溶媒。加 70%乙醇 30mL，冷浸半小时，滤过，滤液浓缩至干，加无水乙醇 1mL 使溶解，作为供试品溶液。另取枳壳对照药材 5g，加水煎煮 2 次，每次 1h，滤过，合并滤液，用醋酸乙酯提取 2 次，每次 20mL，合并醋酸乙酯液，水洗涤 2 次，每次 10mL，弃去水洗涤液，浓缩至 1mL，作为对照药材溶液。照薄层色谱法试验，吸取上述两种溶液各 5μL，分别点于同一硅胶 G 薄层板上，以氯仿-醋酸-甲酸（16：4：0.5）的下层溶液为展开剂，展开，取出晾干，置紫外光灯(365nm)下检视，喷以氢氧化钠试液，晾干后，再置紫外光灯(365nm)下检视。供试品色谱中，在与对照药材色谱相应的位置上，显相同颜色的荧光斑点。

(2) 取本品 20g，加水 50mL 溶解，置分液漏斗中，用醋酸乙酯提取 2 次，每次 30mL，合并醋酸乙酯提取液，置水浴上蒸干，残渣加甲醇 1mL 使溶解，作为供试品溶液。另取汉黄芩素对照品，加乙醇制成每 1mL 含 1mg 的溶液，作为对照品溶液。照薄层色谱法试验，吸取上述两种溶液各 2μL～4μL，分别点样于同一硅胶 G 薄层板上，以甲苯-甲酸乙酯-甲酸（10：4：1)为展开剂，展开，取出，晾干，置紫外光灯（365nm）下检视。供试品色谱中，在与对照品色谱相应的位置上，显相同颜色的荧光斑点。

【检查】 应符合冲剂项下有关的各项规定。

【功能与主治】 清热解表，化湿消滞。用于四时感冒，恶寒发热，周身骨痛，头重乏力，感冒挟湿，胸闷食滞等症。

【用法与用量】 开水冲服，每次 7g，每日 2～3 次。

【规格】 每包重 3.5g；7g。

【贮藏】 密封。

注 外感平安茶浸膏处方及制法

【处方】 金丝草 1234g，连翘 1234g，香薷 1234g，土荆芥 1234g，山芝麻 1234g，布渣叶 1234g，大腹皮 1234g，土茯苓 1234g，广藿香 1234g，水翁花 1234g，金刚头 1234g，芒果核 1234g，枳壳 1234g，甘草 413g，厚朴 822g，大头陈 1234g，岗梅 1234g，葛根 1234g，地胆草 1234g，苦瓜干 413g，茵陈 1234g。

【制法】 以上 21 味，广藿香、土荆芥、枳壳、厚朴粉碎成粗粉，蒸馏提取挥发油；药渣与其余金丝草等 18 味加水煎煮 2 次，合并煎液，滤过，滤液浓缩至 1：1.12（药液：药材），放冷至室温，加入乙醇，使含乙醇量达 45%，静置，滤过，残渣用 45%乙醇洗涤一次，滤过，合并滤液，回收乙醇，浓缩至含水量少于 30%的稠膏，测定稠膏干物含量，折算得干浸膏量。

九、荆防冲剂

【处方】 荆芥 75g，防风 75g，羌活 75g，独活 75g，柴胡 75g，前胡 75g，川芎 75g，枳壳 75g，茯苓 75g，桔梗 75g，甘草 25g。

【制法】 以上 11 味，荆芥、防风、羌活、独活、前胡、川芎和枳壳分别提取挥发油，川芎、枳壳蒸馏后的水溶液另器收集；川芎、枳壳的药渣与茯苓照流浸膏剂与浸膏剂项下的渗漉法，用上述水溶液配成 25%的乙醇溶液作溶剂，进行渗漉；荆芥、防风、羌活、独活和前胡的药渣与其余柴胡、桔梗、甘草等 3 味加水煎煮 2 次，每次 1.5h，合并煎液，滤过，滤液浓缩成稠膏；合并漉液和稠膏，混匀，静置，滤过，滤液浓缩成相对密度为 1.30（80℃～85℃）的清膏，取清膏 1 份，加蔗糖 6 份，混匀，制成颗粒，干燥，加入上述荆芥等挥发油，混匀，即得。

【性状】 本品为棕色的颗粒；气香，味甜、微苦。

【检查】 应符合冲剂项下有关的各项规定。

【功能与主治】 发汗解表，散风祛湿。用于感冒风寒，头痛身痛，恶寒无汗，鼻塞流涕，咳嗽。

【用法与用量】 开水冲服，每次15g，每日3次。

【规格】 每袋重15g。

【贮藏】 密闭，防潮。

（曹春林）

第十一节　硬胶囊剂

一、人参首乌胶囊

【处方】 红参400g，制何首乌600g。

【制法】 以上2味，粉碎成粗粉，照《中国药典》流浸膏剂与浸膏剂项下的渗漉法，用30%乙醇作溶剂，浸渍24h后，以每分钟3～5mL的速度缓缓渗漉至漉液无色，收集漉液，静置24h，滤取上清液，浓缩成稠膏，干燥，粉碎，加辅粉适量，均匀，装入胶囊，制成1000粒，即得。

【性状】 本品为胶囊剂，内容物为黄棕色粉末；味微苦。

【鉴别】 （1）取本品2粒，倾出内容物，加10%氢氧化钠溶液10mL，煮沸2min，放冷，滤过，滤液加盐酸使成酸性，再加等量乙醚，振摇，醚层显黄色；分取醚液4mL，加氨试液2mL，振摇，氨液层显红色。

（2）取本品3粒，倾出内容物，加水10mL，温热溶解，放冷，滤过，滤液加乙醚10mL，振摇提取，弃去醚层，水层加正丁醇提取3次，每次5mL，合并正丁醇提取液，浓缩至约5mL，作为供试品溶液。另取人参皂甙Re对照品，加乙醇制成每1mL含2mg的溶液，作为对照品溶液，照薄层色谱法试验，吸取上述两种溶液各5μL，分别点于同一硅胶G薄层板上，以正丁醇-醋酸乙酯-水（4：1：5）的上层溶液为展开剂，展开，取出，晾干，喷以硫酸溶液（1→10），在105℃烘约5min。供试品色谱中，在与对照色谱相应的位置上，显相同颜色的斑点。

【检查】 应符合胶囊剂项下有关的各项规定。

【功能与主治】 补肝肾，益气血。用于气血虚弱，须发早白，神经衰弱，健忘失眠，食欲不振，疲劳过度等。

【用法与用量】 口服，每次1～2粒，每日3次，饭前服用。

【注意】 高血压及动脉硬化等症忌服。

【规格】 每粒装0.3g。

【贮藏】 密封。

二、毛冬青胶囊

本品为毛冬青干浸膏制成的胶囊。

【制法】 取毛冬青加水煮两次，第1次4h，第2次2h，合并煎液，滤过，滤液浓缩成稠膏，放冷，加入乙醇沉淀，滤过，滤液回收乙醇，浓缩至稠膏状，低温干燥，粉碎成细粉，加入淀粉适量，混匀，装入胶囊，即得。

【性状】 本品为胶囊剂，内容物为黑褐色粉末；味苦。

【鉴别】 取本品10粒，除去胶囊，取内容物加30%乙醇10mL研磨使溶解，滤过，滤液照下述方法试验：

（1）取滤液滴于滤纸上，置紫外光灯下观察，显黄绿色荧光；喷以10%三氯化铝的乙醇溶液，干燥后，置紫外光灯下观察，荧光加强。

（2）取滤液1滴。加水1mL与磷钼酸乙醇溶液（20→100）1滴，即显绿色。

（3）取滤液1滴。加水1mL与三氯化铁试液1滴，即显绿色。

（4）取滤液1mL，置磁皿中，水浴蒸干，冷后，残渣加醋酐数滴使溶解，随即沿磁皿边缘滴加浓硫酸2滴，溶液显紫红色，渐变蓝紫色。

【检查】 应符合胶囊剂下有关的各项规定。

【含量测定】 对照品溶液的制备　取芦丁对照品（相当于无水芦丁约20mg），精密称定，置100mL量瓶中，加60%乙醇适量，置水浴上加热使溶解，放冷，用60%乙醇稀释至刻度，摇匀，精密量取25mL置50mL量瓶中，用水稀释至刻度，摇匀，即得。

供试品溶液的制备　取本品10粒，除去胶囊，取内容物，加30%乙醇适量研磨使溶解，移入100mL量瓶中，加30%乙醇稀释至刻度，摇匀，即得。

测定法　精密量取供试品溶液与对照品溶液各4.0mL，分别置10mL量瓶中，各精密加入亚硝酸钠溶液（1→20）0.3mL，摇匀，放置6min，再各精密加入硝酸铝溶液（1→10）0.3mL，摇匀，放置6min，各加氢氧化钠液（1mol/L）4mL，分别用30%乙醇稀释至刻度，放置10min。另取供试品溶液与对照品溶液各4.0mL，分别置10mL量瓶中，分别用30%乙醇稀释至10mL，摇匀。以30%乙醇作空白，照比色法，分别在510nm的波长处测定吸收度，计算，即得。

每粒含毛冬青提取物以无水芦丁计算，应为0.085～0.115g。

【功能与主治】　心血管疾病用药，有扩张血管及抗菌消炎作用。用于冠状动脉硬化性心脏病，血栓闭塞性脉管炎，并用于中心性视网膜炎，小儿肺炎。

【用法与用量】　口服，每次3粒，每日3次。

【规格】　每粒含毛冬青提取物以无水芦丁计算，应为0.1g。

【贮藏】　密封。

三、风痛安胶囊

【处方】　防己150g，通草100g，桂枝75g，姜黄100g，石膏300g，薏苡仁200g，木瓜150g，海桐皮100g，忍冬藤200g，黄柏150g，滑石粉150g，连翘200g。

【制法】　以上12味，取滑石粉100g量与其余防己等11味加水煎煮3次，第1次3h，第2次2h，第3次1h，合并煎液，滤过，滤液浓缩成稠膏，加入剩余的滑石粉，混合，干燥，粉碎，过筛，混匀，装入胶囊，制成600粒，即得。

【性状】　本品为胶囊剂，内容物为黄棕色的粉末，味苦。

【鉴别】　取本品的内容物3g，加乙醇20mL，回流1h，滤过，滤液蒸干，加1%盐酸15mL溶解，加浓氨水调节pH值至9，用氯仿提取两次，每次10mL，合并氯仿液，滤过，滤液蒸干，加乙醇1mL使溶解，作为供试品溶液。取粉防己碱对照品和盐酸小檗碱对照品，分别用乙醇制成每1mL含1mg的溶液，作为粉防己碱对照品溶液和盐酸小檗碱对照品溶液。照薄层色谱法试验，吸取上述溶液各2μL，分别点于同一硅胶G薄层板上，以氯仿-甲醇-浓氨试液（50：10：0.5）为展开剂，展开，取出，晾干，置紫外光灯（365nm）下检视。供试品色谱中，在与盐酸小檗碱对照品色谱相应位置上显相同的亮黄色荧光斑点；再喷以稀碘化铋钾试液、吹干。供试品色谱中，在与粉防己碱对照品色谱相应位置上，显相同的橘红色斑点。

【检查】　应符合胶囊剂项下有关的各项规定。

【功能与主治】　清热利湿，活血通络。用于急、慢性风湿性关节炎，慢性风湿性关节炎活动期。

【用法与用量】　口服，每次3～5粒，每日3次。

【注意】　急性风湿性关节炎两周为1疗程。慢性风湿性关节炎1个月为1疗程。

【规格】　每粒装0.3g。

【贮藏】　密封。

四、丹参舒心胶囊

本品为丹参提取物制成的胶囊剂。

【制法】　取丹参提取物200g，加淀粉88g，滑石10g，硬脂酸镁2g，混匀，装入胶囊，制成1000粒，即得。

【性状】　本品为胶囊剂，内容物为深棕色粉末；味淡、微涩。

【鉴别】　取本品1粒的内容物，加乙醚5mL，振摇，放置1h，滤过，滤液浓缩至约1mL，加中性氧化铝适量，拌匀，干燥后装入一预先装填好的中性氧化铝柱（8g，内径15mm）顶部，以醋酸乙酯洗脱，收集最先流出的洗脱液1mL，作为供试品溶液。另取丹参酮ⅡA对照品，加醋酸乙酯制成每1mL含2mg的溶液，作为对照品溶液。照薄层色谱法试验，吸取上述两种溶液各5μL，分别点于同一硅胶G薄层板上，以正己烷-醋酸乙酯（17：3）为展开剂，展开，取出，晾干。供试品色谱中，在与对照品色谱相应的位置上，显相同颜色的斑点。

【检查】 应符合胶囊剂项下有关的各项规定。

【功能与主治】 活血化瘀，镇静安神。用于冠心病引起的心绞痛，胸闷及心悸等。

【用法与用量】 口服，每次1～2粒，每日3次。

【规格】 每粒重0.3g。

【贮藏】 密封。

注：丹参提取物制法 取经水煎后的丹参，干燥，粉碎，加90%乙醇回流3次，第1次2h，第2、3次各1.5h，分别滤过，合并滤液，减压浓缩成浸膏，加入浸膏10倍量的常水，边加边搅拌，静置，滤过，沉淀物低温干燥，粉碎，过筛，即得。

五、心安胶囊

本品为山楂叶经乙醇提取而制成的胶囊剂。

【制法】 取山楂叶，加50%的乙醇回流提取，滤过，回收乙醇，浓缩成膏，烘干，粉碎成细粉。测定含量，加辅料混合均匀，制成颗粒，干燥，装胶囊，即得。

【性状】 本品为胶囊剂，内容物为棕褐色的颗粒；味微苦。

【鉴别】 取本品0.2g，加乙醇5mL，研磨溶解，滤过，滤液照下述方法试验：

(1) 取滤液2mL，加盐酸1mL和镁粉少许，微热，溶液显橙红色。

(2) 取滤液1滴点于滤纸上，滴加1%三氯化铝乙醇溶液，晾干，置紫外光灯（365nm）下观察，显黄绿色荧光。

【检查】 应符合胶囊剂项下有关的各项规定。

【含量测定】 对照品溶液的制备：精密称取120℃真空干燥至恒重的芦丁标准品20mg，置100mL量瓶中加60%乙醇适量，加热溶解，放冷，稀释至刻度，摇匀，精密吸取25mL，置50mL量瓶中，加水稀释至刻度摇匀，即得（每1mL含无水芦丁0.1mg）。

供试品溶液的制备：取本品内容物混匀研细，精密称取适量（相当于总黄酮64mg）。置50mL量瓶中，加30%乙醇适量，微热溶解，放置室温加30%乙醇至刻度，摇匀，用干燥滤纸滤过，弃去初滤液，精密量取滤液2mL，置25mL量瓶中，用30%乙醇稀释至刻度。

测定法：精密吸取上述两种溶液各2mL，分别置10mL量瓶中，各加入30%乙醇3mL，摇匀，精密加入亚硝酸钠溶液（1→20）0.3mL，摇匀，放置6min，精密加入三氯化铝溶液（1→10）0.3mL，摇匀，放置10min，加入1mol/L氢氧化钠溶液4mL，再加30%乙醇至刻度，摇匀，放置10min，同时另取上述两种溶液各2mL，分别置10mL量瓶中加30%乙醇至刻度摇匀作为空白，照分光光度法在510nm波长处分别测定吸收度，计算含量，即得。

本品含总黄酮量以无水芦丁（$C_{27}H_{30}O_6$）计算，应为标示量的100.0%～120.0%。

【功能与主治】 扩张冠状血管，改善心肌供血量，降低血脂。用于治疗冠心病，心绞痛，胸闷心悸，高血压等。

【用法与用量】 口服，每次3粒，每日2～3次。

【规格】 每粒含总黄酮80mg。

【贮藏】 密封。

六、复方五仁醇胶囊

【处方】 五仁醇浸膏适量（以五味子乙素计10g以上），白芍、茵陈干浸膏150g，碳酸钙150g。

【制法】 以上3味，将白芍、茵陈干浸膏粉末与碳酸钙及适量淀粉混匀，再加入五仁醇浸膏，混匀，过筛，干燥，装胶囊制成1000粒，即得。

【性状】 本品为胶囊剂，内容物为灰白色至淡灰棕色的粉末；味苦。

【鉴别】 取本品1粒，倾取内容物，加乙醇10mL，于水浴上加热至沸，放冷，滤过，滤液做下述试验：

(1) 取滤液0.5mL，加乙醇10mL，振摇，吸取0.5mL，置试管中，加10%变色酸0.5mL，硫酸2mL，振摇，于沸水浴中加热15min，呈紫红色。

(2) 取滤液1mL，加三氯化铁试液1滴，呈黑绿色。

(3) 取滤液滴于滤纸上，干后置紫外光灯（254nm）下观察，呈黄白色荧光。

【检查】 干燥失重 取本品，在105℃干燥 6h，减失重量不得过 7.0%。

其他　应符合胶囊剂项下有关的各项规定。

【含量测定】 对照品溶液的制备　取在 105℃干燥至恒重的五味子乙素对照品 12mg，精密称定，置 1000mL 容量瓶中用氯仿适量溶解并稀释至刻度，摇匀，即得（每 1mL 中含五味子乙素 0.12mg）。

标准曲线的绘制　精密量取对照品溶液 0.1、0.2、0.3、0.4、0.5mL，分别置 20mL 试管中，蒸干氯仿，加 10%变色酸水溶液 0.5mL，浓硫酸 3mL，水 1.5mL，摇匀，在沸水浴上加热 30 分钟，放置至室温，以相应的试剂为空白，照分光光度法，在 370nm 的波长处测定吸收度，以吸收度为纵坐标，浓度为横坐标，绘制标准曲线。

测定法　取本品 10 粒，倾出内容物，取约 150mg 精密称定，置 10mL 容量瓶中，用乙醇溶解，并稀释至刻度，摇匀。精密吸取 1mL 拌入 1g 硅胶中，烘干，装柱（1×15cm），用氯仿洗脱至 10mL 容量瓶中，并稀释至刻度，摇匀后，精密吸取 1mL 氯仿液移至 20mL 试管中，照标准曲线的绘制项下的方法自“蒸干氯仿”起，依法测定吸收度，从标准曲线上读出供试品溶液中五味子乙素的含量，并计算每粒的含量，即得。

本品按干燥品计算，含有效成分按五味子乙素（$C_{23}H_{28}O_6$）计算，每粒不得低于 10mg。

【功能与主治】 清热利胆，平肝养血，降低血清谷丙转氨酶。用于治疗迁延性、慢性肝炎。

【用法与用量】 口服，每次 3 粒，每日 3 次，4 周为 1 疗程。肝功正常后再服 2 个疗程，药量可酌减。

【规格】 每粒装 0.45g，含五味子乙素 10mg。

【贮藏】 密封。

注：(1) 白芍、茵陈干浸膏的制备方法：白芍 1000g、茵陈 500g 加 10～12 倍量水，浸泡 1h，煎煮 1h，滤过，药渣再加 8～10 倍量水煎煮 1h，滤过，合并两次滤液，静置 12h，滤过，减压浓缩至相对密度 1.3 以上（60℃～80℃测）真空干燥成干浸膏，粉碎成粗粉（约得干膏 150g）。

(2)五仁醇浸膏的制备方法及含量测定法：

制法　取五味子种子的粗粉，用 70%乙醇回流提取 3 次，第 1 次加入 4 倍量提取 3h，第 2 次 3 倍量 2h，第 3 次 3 倍量 1h。合并提取液，放置 48h，弃去沉淀，虹吸上清液，减压回收乙醇得稠状物，再用 90%以上乙醇倍量、半倍量回流 2 次，滤过，收集滤液，减压回收乙醇即得浸膏，干燥，粉碎成粗粉。

含量测定　精密称取浸膏 70mg，加乙醇溶解于 10mL 容量瓶中，精密吸取 1mL，拌入 1g 硅胶中，烘干，装柱，用氯仿脱洗至 10mL 容量瓶中，精密吸取 0.5mL 氯仿液，照复方五仁醇胶囊含量测定项下的方法从“移至 20mL 试管中”起，依法测定，并计算百分含量。

（曹春林）

第十二节　软胶囊剂

一、牡荆油胶丸

本品为牡荆油与适量稀释剂经加工制成的胶丸。

【性状】 本品为黄棕色透明胶丸，剥开后内含淡黄色橙黄色的油质液体；有特殊的香气。

折光率　取〔含量测定〕项下的挥发油，依法测定，折光率为 1.485～1.500。

【鉴别】 取含量测定项下的挥发油，照牡荆油的鉴别项试验，显相同的反应。

【检查】 应符合胶囊剂项下有关的各项规定。

【含量测定】 取本品 100 丸，加醋酸溶液(1→10) 500mL，照挥发油测定法测定，所得油量按相对密度为 0.897 计算，即得。

本品含牡荆油应为标示量的 85.0%～110.0%。

【功能与主治】 同牡荆油。

【用法与用量】 口服，每次 1～2 丸，每日 3 次。

【规格】 20mg。

【贮藏】 密封，遮光，置阴凉处。

二、降脂胶丸

【处方】 蒲黄提取物250g，菜油250g。

【制法】 以上2味，混匀，压胶丸，约制成1000丸，即得。

【性状】 本品为深红色或棕色胶丸，内容物为黄绿色油状物；气微，味淡。

【鉴别】 取本品20丸，切开丸壳，取出内容物，用乙醇40mL振摇提取，分取油层，置水浴上挥干乙醇，残渣加氯仿40mL使溶解，照下述方法试验：

(1) 取上述溶液，点于滤纸上，喷以二硝基苯肼试液，低温烘干后，显黄色，再滴加氢氧化钠试液1滴，显红色。

(2) 取上述溶液1mL，置试管中，沿管壁滴加硫酸0.5mL，氯仿层显红色，置紫外光灯(365nm)下观察，硫酸层显绿色荧光。

【检查】 钙盐　取本品10丸，切开丸壳，取出内容物，用水10mL提取，分取水液2mL，滴加草酸铵试液数滴，不得产生白色沉淀。

其他　应符合胶囊剂项下有关的各项规定。

【功能与主治】 活血化瘀，祛痰。用于因血瘀痰阻而致的胸闷，胸痛，头晕乏力。

【用法与用量】 口服，每次5粒，每日3次。

【贮藏】 密封，遮光，置阴凉处。

注：(1) 蒲黄提取物的制法：取蒲黄加乙醇回流提取3次，合并提取液，回收乙醇至适量，静置，取油层调pH值至碱性，弃去沉淀，上清液调pH值至中性，继续回收乙醇，浓缩至相对密度约为0.95（70℃～80℃），即得。

(2) 菜油的质量要求：

相对密度　在25℃时，应为0.909～0.915。

折光率　应为1.472～1.476。

酸值　应不大于3.0。

碘值　应为94～106。

皂化值　应为170～180。

三、感冒软胶囊

【处方】 羌活30g，麻黄60g，桂枝45g，荆芥穗45g，防风30g，白芷30g，川芎30g，石菖蒲15g，葛根45g，薄荷15g，苦杏仁60g，当归30g，黄芩60g，桔梗30g。

【制法】 以上14味，荆芥穗、薄荷提取挥发油，并滤取药液；其余羌活等12味，用80%乙醇加热回流2次，第1次2h，第2次1h，滤过，合并滤液，回收乙醇至无醇味，与上述滤液合并，浓缩至相对密度为1.30(50℃热测)的稠膏，减压干燥，粉碎成细粉，加入植物油及上述挥发油，混匀，制成软胶囊，即得。

【性状】 本品为软胶囊，内容物为深棕色粘稠状液体；气香，味苦、辛。

【鉴别】 (1) 取本品内容物5g，加1%盐酸溶液10mL，搅匀后，移至分液漏斗中，再加石油醚10mL，振摇提取，分取石油醚层蒸干，残渣加乙醇1mL使溶解，作为供试品溶液。另取防风对照药材0.5g，加乙醇10mL，超声处理10min，滤过，滤液作为对照药材溶液。照薄层色谱法试验，吸取上述两种溶液各10μL，分别点于同一硅胶G薄层板上，以石油醚（60℃～90℃）-醋酸乙酯（8：2）为展开剂，展开，取出，晾干，置紫外光灯（365nm）下检视。供试品色谱中，在与对照药材色谱相应的位置上，显相同颜色的荧光斑点。

(2) 取〔鉴别〕(1) 项下石油醚提取后的水溶液，加浓氨试液，调节pH至11～12，加乙醚20mL，振摇提取，分取乙醚层，蒸干，残渣加酸性乙醇（乙醇10mL与盐酸0.5mL）10mL溶解，蒸干，残渣加乙醇1mL使溶解，作为供试品溶液。另取盐酸麻黄碱对照品，加乙醇制成每1mL含2mg的溶液，作为对照品溶液。照薄层色谱法试验，吸取上述两种溶液各5μL，分别点于同一硅胶G薄层板上，以氯仿-甲醇-浓氨试液20：3.5：0.5）为展开剂，展开，取出，晾干，喷以茚三酮试液，于105℃约5min。供试品色谱中，在与对照品色谱相应的位置上，显相同的红色斑点。

【检查】 酸度　取本品1g，加乙醚25mL，振摇使溶解，滤过，滤液置锥瓶中，蒸干。另取乙醇与乙醚25mL，置锥形瓶中，加酚酞指示液0.5mL，滴加氢氧化钠（0.1mol/L）至微显粉红色，将此溶液倾入上述溶液中，摇匀，用氢氧化钠（0.1mol/L）滴定，不得超过1.0mL。

其他　应符合胶囊剂项下有关的各项规定。

【功能与主治】 散风解热。用于外感风寒引起的头痛身烧，鼻塞流涕，恶寒无汗，骨节酸痛，咽喉肿痛。

【用法与用量】 口服，每次 2～4 粒，每日 2 次。

【规格】 每粒装 0.425g（相当于总药材 1.8g）。

【贮藏】 密封，置阴凉处保存。

（曹春林）

第十三节 片 剂

一、山楂精降脂片

本品为山楂提取物制成的片剂。

【制法】 取山楂提取物 60g，加辅料适量，制成颗粒，低温干燥，压制成 1000 片，包糖衣，即得。

【性状】 本品为糖衣片，除去糖衣后显棕褐色；气特异，味涩。

【鉴别】 取本品 10 片，除去糖衣，研细，加氢氧化钠溶液（0.1mol/L）10mL，搅拌，滤过，滤液用正丁醇提取二次（10mL，5mL），合并正丁醇液，置水浴上蒸干，残渣加乙醇 2mL 溶解后，供以下试验：

（1）取上述乙醇液 1mL，置水浴上蒸干，残渣加醋酐 1mL 使溶解，沿皿壁加硫酸 2～3 滴，显紫红色，渐变污绿色。

（2）取上述乙醇液点于滤纸上，挥干后，置紫外光灯（365nm）下检视，显明显的黄色或黄绿色荧光。

【检查】 应符合片剂项下有关的各项规定。

【含量测定】 对照品溶液的制备 精密称取在 105℃干燥至恒重的槲皮素 14mg，置 100mL 量瓶中，加乙醇 40mL 溶解后，加水至刻度，摇匀，即得。

标准曲线的制备 精密吸取对照品溶液 1.0、2.0、3.0、4.0、0.5mL 分别置 10mL 量瓶中，依次用 40%乙醇稀释至 5.0mL，分别加 8%的亚硝酸钠溶液 1.5mL，摇匀，放置 6 分钟，再分别加入 10%的硝酸铝溶液 0.3mL 及 4%的吐温-80 溶液 0.5mL，摇匀，静置 5min，分别加入氢氧化钠溶液（1mol/L）0.75mL，加水稀释至刻度，摇匀，照分光光度法，在 510nm 波长处，立即测定吸收度，并用空白校正。以吸收度为纵座标，浓度为横座标，绘制标准曲线。

测定法 取本品 10 片，除去糖衣，精密称定，研细，精密称取适量（约相当于总黄酮 6mg），加盐酸溶液（1mol/L）5mL，置 80℃水浴中加热 20min，放冷，滤过，残渣用水洗涤至洗涤液呈中性后，置索氏提取器中，加乙醇加热回流提取 2h，提取液浓缩至约 25mL，移入 50mL 量瓶中，放冷，用乙醇稀释至刻度，摇匀；精密吸取 2.0mL，置 10mL 量瓶中，加水 3.0mL，摇匀，照标准曲线制备项下的方法，自“分别加入 8%的亚硝酸钠溶液 0.5mL”起，依法测定吸收度，从标准曲线上读出供试品溶液中无水槲皮素的重量，计算，即得每片中含总黄酮以无水槲皮素计算的 mg 数。

本品含总黄酮以无水槲皮素（$C_{15}H_{10}O_7$）计算，不得少于 4.5mg。

【功能与主治】 降血脂。用于治疗高脂血症，亦可作为冠心病和高血压的辅助治疗。

【用法与用量】 口服，每次 1～2 片，每日 3 次。

【贮藏】 密封。

注：山楂提取物质量标准

【制法】 取山楂，加 70%乙醇加热回流提取 3 次，每次 2h，合并提取液，减压回收乙醇浓缩至相对密度为 1.08（热测），趁热滤过，滤液加入等量的盐酸溶液（6mol/L），置 95℃水解 30min，放冷，滤过，滤渣用水洗涤至洗涤液呈中性后，置 80℃干燥，即得。

【性状】 本品为棕褐色的粉末；气特异，味涩。

【鉴别】 取本品 1g，照山楂精降脂片项下的鉴别法试验，显相同的反应。

【检查】 水分 不得过 4.5%。

炽灼残渣 不得过 0.6%。

【含量测定】 对照品溶液的制备 照山楂精降脂片项下的方法制备。

标准曲线的制备　照山楂精降脂片项下的方法制备。

测定法　取本品约75mg，精密称定，照山楂精降脂片含量测定项下的方法，自“置索氏提取器”起，依法测定吸收度，从标准曲线上读出供试品溶液中无水槲皮素的重量，计算，即得本品中总酮以无水槲皮素计算的百分含量。

本品按干燥品计，含总黄酮以无水槲皮素计算，不得少于8.0%。

二、川芎茶调片

【处方】　川芎120g，白芷60g，羌活60g，细辛30g，防风45g，薄荷240g，荆芥120g，甘草60g。

【制法】　以上8味，白芷和甘草粉碎成细粉，过筛，取90g细粉，备用，剩余粉末另存；川芎、羌活、细辛、防风、薄荷、荆芥提取挥发油，蒸馏后的水溶液另器收集；药渣与剩余粉末加水煎煮2次，每次1h，滤过，合并滤液，合并滤液，加入蒸馏后的水溶液，浓缩成稠膏，加入备用的白芷、甘草细粉，混匀，干燥，粉碎成细粉，过筛，制粒，干燥，加入川芎等挥发油，混匀，压制成片，即得。

【性状】　本品为棕褐色的片；气香，味辛、微苦。

【鉴别】　取本品10片，研细，加石油醚(60℃～90℃)20mL，密塞，时时振摇，浸渍4h，滤过，滤液挥散至1mL，作为供试品溶液。另取川芎对照药材0.2g，同法制成对照药材溶液。照薄层色谱法试验，吸取上述两种溶液各10μL，分别点于同一含0.5%羧甲基纤维素钠为粘合剂的硅胶G薄层板上，以苯-正己烷（4：1）为展开剂，展开，取出，晾干，置紫外光灯（365nm）下检视。供试品色谱中，在与对照药材色谱相应的位置上，显相同的亮天蓝色荧光斑点。

【检查】　应符合片剂项下有关的各项规定。

【功能与主治】　疏风止痛。用于风邪头痛，或有恶寒、发热、鼻塞。

【用法与用量】　饭后清茶送服，每次4～6片，每日3次。

【规格】　每片重0.48g。

【贮藏】　密封。

三、小儿金丹片

【处方】　朱砂80g，橘红40g，川贝母40g，胆南星30g，前胡30g，玄参30g，清半夏30g，大青叶30g，关木通30g，桔梗30g，荆芥穗30g，羌活30g，西河柳30g，地黄30g，枳壳(炒)30g，赤芍30g，钩藤30g，葛根20g，牛蒡子20g，天麻20g，甘草20g，防风20g，冰片10g，水牛角浓缩粉10g，羚羊角粉5g，薄荷脑0.1g。

【制法】　以上26味，除薄荷脑外，冰片粉碎成细粉，朱砂水飞或粉碎成极细粉；川贝母、天麻、胆南星粉碎成细粉；与羚羊角粉、水牛角浓缩粉、朱砂粉末酸研，过筛，混匀；荆芥穗、橘红、羌活、前胡提取挥发油，药渣与其余甘草等14味，加水煎煮2次，第1次3h，第2次2h，合并煎液，滤过，滤液浓缩成膏。将上述混合粉末及辅料适量加入浓缩膏中，混匀，干燥，粉碎成细粉，过筛，制成颗粒，干燥。再加入冰片、薄荷脑及荆芥穗等挥发油，混匀，压片，即得。

【性状】　本品为暗红色的片；气辛，味苦。

【鉴别】　取本品4片，研细，加乙醚10mL，研磨溶解，滤过，滤液挥干，残渣加乙醇0.5mL使溶解，作为供试品溶液。另取冰片对照品，加乙醇制成每1mL含2mg的溶液，作为对照品溶液。照薄层色谱法试验，吸取供试品溶液5μL，对照品溶液2μL，分别点于同一硅胶G薄层板上，以石油醚（60℃～90℃）-苯-醋酸乙酯（9：4：2）为展开剂，展开，取出，晾干，喷以10%磷钼酸乙醇溶液，热风吹至显色。供试品色谱中，在与对照品色谱相应的位置上，显相同颜色的斑点。

【检查】　应符合片剂项下有关的各项规定。

【含量测定】　取本品20片，精密称定。研细，精密称出细粉适量(约0.5g)，置250mL锥形瓶中，加硫酸25mL，硝酸钾2g，加热使成乳白色，放冷，加水50mL，滴加1%高锰酸钾溶液至显粉红色，再滴加2%硫酸亚铁溶液至红色消失后，加硫酸铁铵指示液2mL，用硫氰酸铵滴定液（0.1mol/L）滴定，即得。每1mL的硫氰酸铵滴定液（0.1mol/L）相当于11.63mg的硫化汞（HgS）

本品每片含朱砂以硫化汞（HgS）计，应为

48～58mg。

【功能与主治】 祛风化痰，清热解毒。用于感冒发热，头痛，咳嗽气喘，咽喉肿痛，呕吐，高热惊风。

【用法与用量】 口服，1岁每次2片，周岁以下酌减，每日3次。

【规格】 每片重0.3g。

【贮藏】 密封。

四、支气管炎片

【处方】 矮地茶312.5g，黄芩（酒制）156.25g，地龙93.75g，甘草93.75g，盐酸麻黄碱1.014g。

【制法】 以上5味，矮地茶、黄芩、甘草加水煎煮2次，每次2h，合并煎液，滤过，滤液浓缩至相对密度约1.30（20℃）的稠膏；地龙加水同上法煎煮，浓缩至上述相对密度后，加乙醇2～3倍量，搅拌，静置，滤过，滤液回收乙醇，浓缩至相对密度约1.30（20℃）的稠膏，再与上述稠膏合并，干燥，粉碎，加入盐酸麻黄碱，混匀，过筛，加乙醇适量制粒，约压制成260片，包糖衣，即得。

【性状】 本品为糖衣片，除去糖衣后显棕黑色；味苦。

【鉴别】 取本品10片，除去糖衣，加水70mL煮沸使溶解，趁热加入饱和醋酸铅溶液12mL，搅拌，趁热滤过，沉淀用适量热水洗涤，洗液与滤液合并，用氢氧化钠试液调节pH值至9，加氯化钠20g搅拌使溶解，用乙醚提取4次（30、25、25、20mL），分取乙醚层及水层，照下述方法试验：

（1）取上述乙醚液，置水浴上蒸干，残渣加0.5%盐酸溶液4mL加热使溶解，放冷，用活性炭少量温热脱色。滤过，滤液用20%氢氧化钠溶液中和，缓缓滴加硫酸铜-氢氢化钠混悬液数滴（每1mL水中加硫酸铜试液和20%氢氧化钠溶液各3滴）。溶液即显紫堇色。

（2）取上述水层，用盐酸调节pH值至中性，用醋酸乙酯提取3次（30、25、20mL），合并提取液，置水浴上蒸干，残渣加乙醇3～4mL，置水浴上加热使溶解，滤过，滤液点于滤纸上，喷以2%三氧化铝的甲醇溶液，待干，置紫外光灯（254nm）下观察，显黄色荧光。另取溶液1mL，加盐酸0.5mL及镁粉少量，置水浴中加热，溶液即显橙红色。

【检查】 应符合片剂项下有关的各项规定。

【功能与主治】 清热化痰，定喘止咳。用于哮喘型慢性支气管炎。

【用法与用量】 口服，每次5片，每日3次。

【贮藏】 密封。

五、止血片

【处方】 墨旱莲250g，地锦草125g，拳参100g，土大黄125g，珍珠母（煅）100g。

【制法】 以上5味，拳参、珍珠母粉碎成细粉。墨旱莲、地锦草、土大黄加水煎煮2次，第1次3h，第2次1h，合并煎液，滤过，减压浓缩至相对密度为1.04～1.10（50℃）的清膏，加饱和白矾水30%搅匀，静置24h，滤过，减压浓缩至相对密度为1.35～1.40（50℃）的清膏，加入拳参、珍珠母细粉，混匀，干燥，粉碎成细粉，制粒，干燥，压制成800片，包糖衣，即得。

【性状】 本品为糖衣片，除去糖衣后显棕褐色；气微香，味甘、微苦。

【鉴别】 （1）取本品，置显微镜下观察：草酸钙簇晶直径约至40μm。珍珠层碎块灰白色、灰黄色或淡黄棕色，小块近无色，表面不平整，呈明显的颗粒性，有的块片呈片层结构，较松散，边缘作不规则锯齿状，小碎片几为单片。

（2）取本品15片，除去糖衣，研细，加乙醇20mL，超声处理20min，滤过，滤液蒸干，残渣加乙醇1mL使溶解，作为供试品溶液。另取墨旱莲对照药材1g，同法制成对照药材溶液。照薄层色谱法试验，吸取上述两种溶液各5μL，分别点于同一硅胶G薄层板上，以正已烷-醋酸乙酯（9：1）为展开剂，展开，取出，晾干，置紫外光灯（365nm）下检视。供试品色谱中，在与对照药材色谱相应的位置上，显相同颜色的荧光斑点。

【检查】 应符合片剂项下有关的各项规定。

【功能与主治】 清热凉血，止血。用于因血热引起的月经过多，鼻衄，咳血，吐血，咯血。

【用法与用量】 口服，每次4片，每日3次；中量或大量出血，每次8片，每日3～4次；可配合其他药物。

【贮藏】 密封。

六、牛黄解毒片

【处方】 牛黄5g，雄黄50g，石膏200g，大黄200g，黄芩150g，桔梗100g，冰片25g，甘草50g。

【制法】 以上8味，雄黄水飞或粉碎成极细粉；大黄粉碎成细粉；牛黄、冰片研细；其余黄芩等4味加水煎煮2次，每次2h，合并煎液，滤过，滤液浓缩成稠膏，加入大黄、雄黄粉末，制成颗粒，干燥，再加入牛黄、冰片粉末，混匀，压制成1000片（大片）或1500片（小片），或包衣，即得。

【性状】 本品为素片或包衣片，素片或除去包衣后的片心显棕黄色；有冰片香气，味微苦、辛。

【鉴别】 (1) 取本品，置显微镜下观察：草酸钙簇晶大，直径60～140μm。不规则碎块金黄色或橙黄色，有光泽。

(2) 取本品1片，研细，进行微量升华，所得的白色升华物，加新配制的1%香草醛硫酸溶液1～2滴，液滴边缘渐显玫瑰红色。

(3) 取本品6片（包衣片除去包衣），研细，加乙醇100mL，温热10分钟，滤过，取滤液5mL，加少量镁粉与盐酸0.5mL，加热，即显红色；另取滤液4mL，加氢氧化钠溶液，即显红色，再加浓过氧化氢溶液（30%），加热，红色不消失，加酸成酸性时，则红色变为黄色。

(4) 取本品2片，研细，加氯仿10mL研磨，滤过，滤液蒸干，加乙醇0.5mL使溶解，作为供试品溶液。照牛黄解毒丸〔鉴别〕(3) 项下自“另取胆酸”起试验，显相同的结果。

【检查】 应符合片剂项下有关的各项规定。

【功能与主治】 清热解毒。用于火热内盛，咽喉肿痛，牙龈肿痛，口舌生疮，目赤肿痛。

【用法与用量】 口服，大片每次2片，小片每次3片，每日2～3次。

【注意】 孕妇禁用。

【贮藏】 密封。

七、石淋通片

本品为广金钱草浸膏片。

【制法】 取广金钱草，加水煎煮2次，每次1.5h，合并煎液，滤过，滤液减压浓缩，加5倍量85%乙醇，充分搅拌，静置24h，滤过，滤液浓缩成稠膏状，干燥成干浸膏，加辅料适量，制成颗粒，压片，或包糖衣，即得。

【性状】 本品为糖衣片或棕褐色浸膏片；味苦、涩。

【鉴别】 (1) 取本品粉末1g，加乙醇10mL，温热10min，滤过，取滤液2mL，加镁粉少量与盐酸数滴，显红棕色。

(2) 取本品粉末1g，加1%盐酸的70%乙醇溶液10mL，温热10min，滤过，滤液蒸去乙醇，加水5mL使溶解，滤过。取滤液各1mL，分置2支试管中，一管中加碘化铋钾试液2滴，生成橘红色沉淀；另一管中加三硝基苯酚试液2滴，生成黄色沉淀。

【检查】 应符合片剂项下有关的各项规定。

【功能与主治】 清湿热，利尿，排石。用于尿路结石，肾盂肾炎，胆囊炎。

【用法与用量】 口服，每次5片，每日3次。

【规格】 每片含干浸膏0.12g。

【贮藏】 密封。

八、四季青片

本品为四季青浸膏片。

【制法】 取四季青4000g，除部分烘干后粉碎成细粉外，其余加水煎煮2次，每次2h。合并煎液，滤过，滤液浓缩至约2000mL，加乙醇4000mL，搅匀，静置，取上清液浓缩成膏，再加4倍量水搅匀，浸渍，滤过，滤液浓缩至稠膏状，加入四季青细粉，混匀，烘干，粉碎，制成颗粒，压制成1000片，包糖衣，即得。

【性状】 本品为糖衣片，除去糖衣后显棕褐色；味苦、涩。

【鉴别】 取本品4片，除去糖衣，研细，加水15mL，微热，搅拌，滤过，照下述方法试验：

(1) 取滤液5滴，加水1mL，摇匀，用蓝色石蕊试纸试验，即显红色；溶液中加三氯化铁试液1滴，即显墨绿色。

(2) 取滤液4mL，加乙醚4mL，振摇提取，醚液置水浴上蒸干，残渣加乙醇4mL，使溶解，取溶液 2mL，加氨制硝酸银试液 5～6 滴，显棕褐色，置水浴上加热后，显银镜反应；另取溶液 2mL，加二硝基苯肼试液 5～6 滴，显橙红色。

【检查】 应符合片剂项下有关的各项规定。

【功能与主治】 清热解毒，凉血止血。用于咽喉肿痛，腹痛泄泻，下痢脓血，肛门灼热，小便淋沥涩痛，色赤灼热。

【用法与用量】 口服，每次 5 片，每日 3 次。

【贮藏】 密封。

九、北豆根片

本品为北豆根中提取的总生物碱片。

【性状】 本品为糖衣片，除去糖衣后，显黑棕色；味苦。

【鉴别】 取本品 4 片，除去糖衣，研细，加稀盐酸 10mL，振摇提取 30min，滤过。取滤液 2mL，加碘化钾碘试液 2 滴，即生成红棕色沉淀；另取滤液 2mL，加三硝基苯酚试液 2 滴，即生成黄色沉淀。

【检查】 应符合片剂项下有关的各项规定。

【含量测定】 取本品 20 片，精密称定，研细，精密称取适量（约相当于总生物碱 80mg）置具塞锥形瓶中，加醋酸乙酯 25mL，振摇 30min，滤过，用醋酸乙酯 10mL 分 3 次洗涤容器及滤渣，洗液与滤液合并，置水浴上蒸干，加无水乙醇 10mL 使溶解，精密加硫酸滴定液（0.01mol/L）25mL 与甲基红指示液 2 滴，用氢氧化钠滴定液（0.02mol/L）滴定，即得。每 1mL 的硫酸滴定液（0.01mol/L）相当于 6.248mg 的蝙蝠葛碱（$C_{38}H_{44}N_2O_6$）。

本品含生物碱以蝙蝠葛碱（$C_{38}H_{44}N_2O_6$）计，应为标示量的 90.0%～110.0%。

【功能与主治】 清热解毒，止咳，祛痰。用于咽喉肿痛，扁桃体炎，慢性支气管炎。

【用法与用量】 口服，每次 4 片，每日 3 次。

【规格】 15mg。

【贮藏】 密封。

十、归参补血片

【处方】 羊睾丸浸膏 12g，枸杞子 30g，牛鞭胶粉 50g，当归 30g，牛骨髓提取物 1mL，龙眼肉 30g，猪脾脏浸膏粉 30g，红参 28g，猪肝脏粉 30g，三七 30g，何首乌（制）30g，黄芪 30g。

【制法】 以上 12 味，取当归、龙眼肉、红参、三七、黄芪、何首乌、枸杞子粉碎成细粉，加入牛鞭胶粉、猪脾脏浸膏粉及猪肝脏粉，混匀；取羊睾丸浸膏与牛骨髓提取物，加乙醇适量，使其溶解，与上述粉末混匀，制成颗粒，干燥（60℃），压制成 1000 片，包糖衣，即得。

【性状】 本品为糖衣片，除去糖衣后显黄棕色；味微腥、微苦。

【鉴别】 （1）取本品，置显微镜下观察：草酸钙簇晶直径 20～18μm，棱角锐尖。纤维成束或散离，壁厚，表面有纵裂纹，两端断裂成帚状或较平截。

（2）取本品 10 片，除去糖衣，研细，加乙醚适量，充分振摇，滤过，取滤液加氨试液 2mL，振摇，溶液显桃红色。

【检查】 应符合片剂项下有关的各项规定。

【功能与主治】 温补脾肾，益气荣血。用于脾肾两虚引起的虚劳贫血（缺铁性贫血），面色苍白，体弱肢冷，心悸，发斑（原发性血小板减少性紫癜）。

【用法与用量】 口服，每次 5～7 片，每日 3 次。

【贮藏】 密封。

注：（1）羊睾丸浸膏：系羊睾丸（牛科动物山羊 Copra hircus L 或绵羊 Ovis aries L. 的睾丸）去掉外皮，绞碎，于 60℃以下干燥后，加乙醇回流提取 3 次，每次 4h，合并提取液，回收乙醇，浓缩至 1g 浸膏相当鲜睾丸 33g。

（2）牛骨髓提取物：系牛骨髓（牛科动物黄牛 Bos taurus domesticus Gmelin 或水牛 Bubalus bubalis L 的骨髓）经绞碎后，加等量的 55%乙醇，再按体积每 100mL 加入氯化钠 0.9g，在搅拌下提取 24h 后，滤过，收集滤液，使每 1mL 乙醇提取液相当骨髓 1g。

（3）牛鞭胶粉：系牛鞭（牛科动物黄牛 Bos taurus domesticus Gmelin 或水牛 Bubalus bubalis L 的鞭）去掉外皮，加水煎煮 3 次，每次 3h，滤过，合并滤液，浓缩成膏，真空干燥，粉碎成细粉，使 1g 鞭胶粉相当于鲜牛鞭 7g。

(4) 猪肝脏粉：系猪肝脏（猪科动物猪 Sus scrofa domestica Brisson 的肝脏）去掉结缔组织，绞碎，于 50℃真空干燥，粉碎成细粉，使 1g 肝脏粉相当于鲜肝 4g。

(5) 猪脾脏浸膏粉：系猪脾脏（猪科动物猪 Sus scrofa domestica Brisson 的脾脏）去掉脂肪，绞碎，于 80℃加水提取 3 次，滤过，合并滤液，于 60℃真空浓缩成膏，干燥（60℃），粉碎成细粉，使 1g 脾脏浸膏粉相当于鲜脾脏 14g。

十一、冬凌草片

本品为冬凌草浸膏片。

【制法】 取冬凌草 3000g，粉碎成粗粉，置罐内加入乙醇 10 倍量，加热加压（0.15mPa），提取 16h，收集提取液，回收乙醇至稠膏状。烘干，加入淀粉适量，制成颗粒，加润滑剂适量，混匀，压制成 1000 片，包衣，即得。

【性状】 本品为黄色糖衣片，除去糖衣后显黑绿色或褐棕色。

【鉴别】 (1) 取本品 5 片，除去糖衣，研细，称取 0.4g，以甲醇 5mL 振摇提取 30min，滤过，滤液加醋酸铅试液数滴，产生土黄色沉淀。

(2) 取本品 5 片，除去糖衣，研细，称取 0.5g，加乙醚 10mL，浸渍提取，振摇 4h，滤过，滤液在水浴上浓缩至干，加甲醇 5mL，振摇 30min，在 5℃～10℃静置 4h 以上，取上清液 2mL，置 50mL 干燥烧瓶中，加 2，4-二硝基苯肼的饱和甲醇液 1mL 及盐酸数滴，于 50℃水浴中温热 30min，冷却后，加 10%氢氧化钾的 80%甲醇溶液 5mL，振摇，溶液先呈黑色，继而转变为较深的樱红色。

【检查】 应符合片剂项下有关的各项规定。

【功能与主治】 清热消肿。用于急慢性扁桃体炎、咽炎、喉炎、口腔炎，试用于抗癌。

【用法与用量】 口服，每次 2～5 片，每日 3 次。

【贮藏】 密封。

十二、加味灵芝菌片

【处方】 深层培养灵芝干膏 150g，桑寄生干膏 90g，香附 55.3g。

【制法】 以上 3 味，分别粉碎成细粉，混合，加入辅料适量，混匀，压制成 1000 片，包糖衣，即得。

【性状】 本品为糖衣片，除去糖衣后显棕褐色；味苦、微咸。

【鉴别】 取本品 10 片，除去糖衣，加入 50%乙醇 15mL，研磨 5min，滤过，滤液照下述方法试验：

(1) 取滤液 1mL，加入 0.2%茚三酮乙醇溶液，置水浴中加热 10～15min，溶液显蓝紫色。

(2) 取滤液 1mL，加氢氧化钠试液 1～2 滴与新配制的碱性酒石酸铜试液 1mL，置水浴中加热数分钟，生成橙黄色沉淀。

【检查】 应符合片剂项下有关的各项规定。

【功能与主治】 补气养血，安神通络。用于冠心病，心绞痛，高血脂，也可用于心律紊乱。

【用法与用量】 口服，每次 5～7 片，每日 3 次。

【贮藏】 密封。

注：(1) 深层培养灵芝干膏的制备：取深层培养灵芝粉，依次加入 5 倍量 80%、60%乙醇回流提取 2 次，每次 4h，合并提取液，滤过，滤液回收乙醇，灵芝渣再加适量水煎煮 2 次，每次 1h，残渣压榨，合并煎液，滤过。将乙醇提取液与滤液合并，浓缩成膏，于 80℃干燥，即得。

(2) 桑寄生干膏的制备：取桑寄生，加入 8 倍量的水煎煮 3 次，每次 2h，合并煎液，滤过，滤液浓缩成膏，80℃干燥，即得。

十三、决明降脂片

【处方】 决明子 437.5g，茵陈 437.5g，何首乌 262.5g，桑寄生 262.5g，维生素 C8.4g，维生素 B_2 0.84g，烟酸 2.8g。

【制法】 以上 7 味，何首乌 200g 粉碎成细粉，过筛；决明子、茵陈、桑寄生与剩余的何首乌加水煎煮 3 次，每次 2h，合并煎液，滤过，滤液浓缩至稠膏状，加入上述何首乌细粉与其余维生素 C 等 3 味，混匀，制成颗粒，干燥，压制成 1000 片，包糖衣，即得。

【性状】 本品为糖衣片，除去糖衣后显棕色；味微苦、涩。

【鉴别】 （1）取本品，置显微镜下观察：草酸钙簇晶直径约至 80μm；淀粉粒类球形或盔帽形，直径 4～39μm，脐点人字状、星状或短缝状，复粒由 2～9 粒复合而成。

（2）取本品 1 片，除去糖衣，研细，加稀硫酸 10mL 与氯仿 10mL，置水浴上微沸回流 15min，放冷后，移入分液漏斗中，分取氯仿液，加氢氧化钠试液 10mL，振摇，放置，碱液层显红色。

【检查】 应符合片剂项下有关的各项规定。

【功能与主治】 降血脂，降血清胆固醇。用于冠心病或慢性肝炎所引起的高脂血症、血清胆固醇增高症。

【用法与用量】 口服，每次 4～6 片，每日 3 次。

【贮藏】 密封。

十四、护肝片

【处方】 保肝浸膏 181g，五味子浸膏 48g，猪胆膏粉 20g，绿豆粉 128g。

【制法】 以上 4 味，取五味子浸膏与绿豆粉 27g 混匀，减压干燥，粉碎成细粉；取保肝浸膏与绿豆粉 101g 混合，减压干燥，粉碎成细粉；取猪胆膏粉与上述细粉混匀，制粒，干燥，压制成 1000 片，包糖衣，即得。

【性状】 本品为糖衣片，除去糖衣后，显褐色；味苦。

【鉴别】 （1）取本品，除去糖衣，研细，称取 2.5g，置烧瓶中，加正已烷 50mL，冷浸过夜，80℃～85℃加热回流提取 2h，滤过，滤液置水浴上低温蒸干，残渣加醋酸乙酯 2mL 使溶解，作为供试品溶液。另取五味子乙素对照品，加甲醇制成每 1mL 含 1mg 的溶液，作为对照品溶液。照薄层色谱法试验，吸取上述两种溶液各 2μL，分别点于同一硅胶 GF_{254} 薄层板上，以甲苯-醋酸乙酯（9：1）为展开剂，展开，取出，晾干，置紫外光灯（365nm）下检视。供试品色谱中，在与对照品色谱相应的位置上，显相同颜色的荧光斑点。

（2）取【鉴别】（1）项下正已烷提取后的药渣 0.5g，挥尽正已烷，加 10%氢氧化钠溶液 5mL，120℃水解 4h，冷却后加盐酸调解 pH 值至 2～3，移至离心管中，以水洗容器，洗液并入离心管中，离心，取上清液移至分液漏斗中，用醋酸乙酯 10mL 提取，残渣用醋酸乙酯洗涤 3 次，每次 5mL，分次离心，上清液并入提取液中，置水浴上蒸干，残渣加乙醇 5mL 使溶解，作为供试品溶液。另取猪去氧胆酸对照品，加乙醇制成每 1mL 含 1mg 的溶液，作为对照品溶液。照薄层色谱法试验。吸取上述两种溶液各 5μL，分别点于同一硅胶 G 薄层板上，以异辛烷-乙醚-冰醋酸-正丁醇-水（10：5：5：3：1）为展开剂，展开，取出，晾干，喷以 10%硫酸乙醇溶液，105℃加热至斑点显色清晰。置紫外光灯（365nm）下检视。供试品色谱中，在与对照品色谱相应的位置上，显相同颜色的荧光斑点。

【检查】 应符合片剂项下有关的各项规定。

【含量测定】 用高效液相色谱法测定。

色谱条件与系统适用性试验 用十八烷基硅烷键合硅胶为固定相；甲醇-水（18：7）为流动相；检测波长为 254nm；理论板数按五味子乙素峰计算，应不低于 6000。

对照品溶液的制备 精密称取五味子乙素对照品适量，加甲醇制成每 1mL 含 0.1mg 的溶液，摇匀，即得。

供试品溶液的制备 取本品，除去糖衣，研细，精密称取约 2.5g，置索氏提取器中，加正已烷适量，先浸泡过夜，然后于 80℃～85℃加热回流 6h，提取液减压回收至干，残渣加甲醇微热使溶解，并转移至 25mL 量瓶中，加甲醇稀释至刻度，摇匀，即得。

测定法 分别精密吸取对照品溶液与供试品溶液各 20μL，注入液相色谱仪，测定峰面积，计算，即得。

本品含五味子以五味子乙素计，不得少于 0.039%。

【功能与主治】 疏肝理气，健脾消食。具有降低转氨酶作用。用于慢性肝炎、迁延性肝炎及早期肝硬化等。

【用法与用量】 口服，每次 4 片，每日 3 次。

【贮藏】 密闭，防潮。

十五、降压平片

【处方】 夏枯草 2182g，葛根 2182g，珍珠母2182g，菊花2182g，淡竹叶2182g，芦丁55g，槲寄生2182g，黄芩2182g，薄荷脑1.82g，地龙2182g，地黄1091g。

【制法】　以上11味，葛根400g粉碎成细粉；夏枯草、地龙、地黄、淡竹叶、菊花、珍珠母及剩余葛根1782g，加水煎煮2次，第1次3h，第2次2h，合并煎液，滤过，滤液浓缩成膏，干燥，粉碎，过筛；黄芩加水煎煮2次，第1次3h，第2次2h，合并煎液，滤过，滤液用盐酸调pH至1～2，加热至80℃，保温30min，放冷，滤过，沉淀用水洗至中性，干燥。将上述浓缩膏粉、葛根粉200g、黄芩提取物、芦丁和辅料适量混匀，过筛，制粒，干燥；薄荷脑与剩余葛根粉末配研后加入颗粒中，混匀，压制成10000片，包糖衣，即得。

【性状】　本品为糖衣片，除去糖衣后显棕褐色；味微苦、辛。

【检查】　应符合片剂项下有关的各项规定。

【功能与主治】　降压，清头目。用于高血压及高血压引起的头晕、目眩。

【用法与用量】　口服，每次4片，每日3次。

【贮藏】　密封。

十六、珍黄安宫片

【处方】　牛黄20g，珍珠5g，冰片10g，竹沥20g，朱砂50g，大黄60g，郁金100g，青黛30g，石菖蒲100g，胆南星40g，天竺黄10g，水牛角片1000g，珍珠层粉50g，黄芩提取物13.5g，小檗根提取物7.5g。

【制法】　以上15味，取郁金、石菖蒲蒸馏提取挥发油，另器保存，药渣、药液备用；另取水牛角片加水煎煮2次，第1次10h，第2次7h，滤过，药渣与上述药渣、药液共煎煮3h，滤过，滤液与水牛角片煎液合并，浓缩至相对密度为1.20（80℃）的清膏；将冰片、牛黄研细；另取珍珠、朱砂，分别水飞或粉碎成极细粉；其余黄芩提取物等8味粉碎成粗粉，拌入上述清膏，干燥，粉碎成细粉，与珍珠等极细粉混匀，过筛，制成颗粒，加入冰片、牛黄、挥发油，混匀，压制成每片0.24g，包糖衣，即得。

【性状】　本品为糖衣片，除去糖衣后显墨褐色；气香，味苦。

【鉴别】　(1) 取本品，置显微镜下观察：草酸钙簇晶大，直径60～140μm。草酸钙针晶成束或散在，长约90μm。不规则细小颗粒暗棕红色，有光泽，连续暗黑色。不规则碎块无色或淡绿色，半透明，有光泽，有时可见细密波状纹理。不规则块片或蓝色颗粒。

(2) 取本品少量进行微量升华，升华物置显微镜下观察：呈不定形的无色片状结晶。

(3) 取本品3g，研细，加氯仿15mL，充分振摇，滤过，滤液置水浴中加热浓缩，放冷，缓缓加入等量硫酸，两液面交界处显棕红色环。

【检查】　应符合片剂项下有关的各项规定。

【功能与主治】　镇静安神，清热解毒。用于治疗高热，烦躁不安，失眠多梦，神昏谵语，惊风抽搐，癫狂痫症，头痛，眩晕。

【用法与用量】　口服，每次4～6片；每日3次。

【注间】　孕妇忌服；虚寒、脾胃虚弱者慎服；忌食辛辣食物。

【贮藏】　密封。

注：(1) 小檗根为小檗科植物小檗 Berberis Poiretii Schneid，大叶小檗 Berberis amurensis Rupr，及其同属植物的干燥根。

小檗根提取物制法：取小檗根饮片或粗粉加8倍量水，加硫酸调至pH为1～2，浸渍24h，共浸2次，合并浸液，滤过，滤液用石灰乳调pH为12，静置12h，滤过，滤液加8%氯化钠，用盐酸调pH为8～9，静置12h，滤取沉淀，干燥，即为粗制品。将粗制品加入15倍量蒸馏水，加热至80℃搅拌溶解，保温过滤，滤液加盐酸调pH为1～2，静置24h，倾去上清液，取结晶，并用蒸馏水洗去多余的盐酸，于80℃以下干燥，即得。

(2) 黄芩提取物制法：将黄芩饮片加水8倍量，煎煮2h，滤过，药渣再加8倍量水煎煮1h，滤过，合并药液，加盐酸调节pH为1～2，加热（80℃），析出黄芩素粗品，滤过，沉淀物加水适量搅拌，用40%氢氧化钠液溶解，滤过，沉淀物用60%乙醇洗，再用5倍量95%乙醇洗涤，干燥，即得。

十七、冠通片

【处方】　葛根干浸膏250g，海金沙藤干浸膏 600g，陈皮干浸膏 500g，野菊花干浸膏 250g，抗坏血酸 100g，异去氧胆酸 400g。

【制法】 以上 6 味，将葛根、陈皮、海金沙藤、野菊花照流浸膏剂与浸膏剂项下的渗漉法，用 80%乙醇作溶剂，浸渍 24h，以每分钟 5mL 的速度缓缓渗漉，收集漉液，滤过，浓缩，干燥，制成干浸膏，粉碎成细粉，过筛，混匀，加抗坏血酸、异去氧胆酸以及淀粉适量，制成颗粒，低温干燥，压制成 15000 片，包糖衣，即得。

【性状】 本品为糖衣片，除去糖衣后，显棕色；味苦。

【鉴别】 取本品 20 片，研细，加乙醇 50mL 振摇，滤过，滤液照下述方法试验：

(1)取滤液 1mL，加 1%三氯化铁乙醇溶液 1～2 滴，显褐绿色。

(2)取滤液 1mL，加盐酸 4～5 滴及少量镁粉，在水浴中加热 3min，显棕红色。

(3)取滤液 1～2 滴，点于滤纸上，干后置氨蒸气中，黄色加深。置紫外光灯（365nm）下显淡蓝色荧光。

(4)取滤液 5mL，置水浴上蒸干，残渣加氯仿 3mL 溶解，加硫酸 1mL，振摇，硫酸层显红棕色。

(5)取滤液 5mL，加活性炭脱色，滤过，滤液蒸干，再加乙醚 3mL 提取，蒸干，残渣加冰醋酸 2mL 溶解，加入醋酐-硫酸溶液（19：1）2mL，混合均匀，颜色由黄转污绿色，加热后变为红棕色。

【检查】 应符合片剂项下有关的各项规定。

【功能与主治】 增加冠状动脉血流量，降低冠状动脉阻力，减少心肌耗氧量，并有降低血压的作用。用于冠状动脉粥样硬化，心肌梗塞，心绞痛及高血压等。

【用法与用量】 口服。每次 5 片，每日 3 次。

【贮藏】 密封。

十八、香连片

【处方】 黄连（吴茱萸制）800g，木香 200g。

【性状】 本品为糖衣片，除去糖衣后，显黄褐色；气微，味苦。

【鉴别】 (1)取本品 10 片，除去糖衣，研碎，加氯仿 10mL，回流提取 20min，滤过，挥去氯仿，残渣加乙醇 2mL 使溶解，作为供试品溶液。另取木香挥发油对照品 0.1mL，加乙醇 10mL，混匀，作为对照品溶液。照薄层色谱法试验，吸取上述两种溶液各 4μL，分别点于同一硅胶 G 薄层板上，以氯仿-醋酸乙酯（10：1）为展开剂，展开，取出，晾干，喷以 5%香草醛硫酸溶液。供试品色谱中，在与对照品色谱相应的位置上，显相同颜色的斑点。

(2)取〔含量测定〕项下剩余的盐酸-甲醇提取液作为供试品溶液。另取盐酸小檗碱对照品，加盐酸-甲醇（1：100）制成每 1mL 含 1mg 的溶液，作为对照品溶液。照薄层色谱法试验，吸取上述两种溶液各 5μL，分别点于同一以羧甲基纤维素钠为粘合剂的硅胶 G 薄层板上，以正丁醇-冰醋酸-水（7：1：2）为展开剂，展开，取出，晾干，置紫外光灯（365nm）下检视。供试品色谱中，在与对照品色谱相应的位置上，显相同颜色的荧光斑点。

【检查】 应符合片剂项下有关的各项规定。

【含量测定】 取本品 20 片，除去糖衣，精密称定，研细，精密称出适量（约相当于盐酸小檗碱 60mg），置索氏提取器中，加盐酸-甲醇（1：100）适量，加热回流提取至提取液无色，将提取液（必要时浓缩）移至 50mL 量瓶中，用盐酸-甲醇（1：100）少量洗涤容器，洗液并入提取液中，并稀释至刻度，摇匀，照柱色谱法试验，精密量取 5mL，置已处理好的氧化铝柱（内径约 0.9cm，中性氧化铝 5g，湿法装柱，用乙醇 30mL 预洗）上，用乙醇 25mL 分次洗脱，收集洗脱液，置 50mL 量瓶中，加乙醇稀释至刻度，摇匀，精密量取 2mL，置 50mL 量瓶中，加 0.05mol/L 硫酸溶液至刻度，摇匀，照分光光度法试验，在 345nm 的波长处测定吸收度，按盐酸小檗碱（$C_{20}H_{18}ClNO_4$）的吸收系数（$E_{1cm}^{1\%}$）为 728 计算，即得。

本品每片含总生物碱以盐酸小檗碱（$C_{20}H_{18}ClNO_4$）计，大片不得少于 48mg，小片不得少于 17mg。

【功能与主治】 清热燥湿，行气止痛。用于湿热痢疾，里急后重，泄泻腹痛；菌痢、肠炎。

【用法与用量】　口服。每次 5 片（大片），每日 3 次；小儿每次 2～3 片（小片），每日 3 次。

【贮藏】　密封。

十九、复方杜仲片（杜仲降压片）

【处方】　复方杜仲流浸膏（按干膏汁）150g，钩藤 150g。

【制法】　以上 2 味，将钩藤粉碎成细粉，与复方杜仲流浸膏混合均匀，干燥，粉碎，制成颗粒，压制成 1000 片，包糖衣，即得。

【性状】　本品为糖衣片，除去糖衣后显棕褐色；气微，味涩、微苦。

【鉴别】　(1) 取本品，置显微镜下观察：韧皮纤维众多，多成束，直径 16～42μm，壁厚，非木化或木化；木化薄壁细胞众多，成片，类方形、类圆形、不规则形或细长方形，直径17～72μm，壁稍增厚，微木化，具多数椭圆形或圆形单纹孔，孔沟大多明显。

(2) 取本品 3 片，研细，另石油醚 5mL，浸渍 1h，取浸出液 1mL，挥干，残渣加少量氯仿使溶解，加 5% 香草醛硫酸溶液 1 滴，初显黄棕色，迅速变为红色、红褐色，最后显紫红色。

(3) 取本品 3 片，研细，加冰醋酸酸化的乙醚 5mL 浸渍，取浸出液 3mL，自然挥干后，残渣加甲醇 1mL 使溶解。溶液分置 2 支试管中，一管加入钼酸铵固体少量与硫酸 1 滴，初显棕黄色，后变紫红色；另一管中加入三氯化铁试液，显灰褐色。

(4) 取鉴别 (3) 项下乙醚浸渍后的残渣，加乙醇 5mL 浸渍 1h，分取浸出液 0.5mL，加镁粉少量与盐酸数滴，待气泡消失后，溶液呈樱红色，加热煮沸颜色更显。

【检查】　应符合片剂项下有关的各项规定。

【功能与主治】　补肾，平肝，清热。用于肾虚肝旺之高血压症。

【用法与用量】　口服，每次 5 片，每日 3 次。

【贮藏】　密封。

注：复方杜仲流浸膏处方及制法

【处方】　杜仲（炒）469g，益母草 469g，夏枯草 281g，黄芩 281g，钩藤 131g。

【制法】　以上 5 味，加水煎煮 3 次，每次 1h，合并煎液，滤过，静置 24h，吸取上清液，浓缩至相对密度为 1.35～1.38（80℃）的流浸膏，即得。

（曹春林）

第十四节　丸　剂

一、二妙丸

【处方】　苍术（炒）500g，黄柏（炒）500g。

【制法】　以上 2 味，粉碎成细粉，过筛，混匀，用水泛丸，干燥，即得。

【性状】　本品为灰黄色的水丸；气微香，味苦涩。

【鉴别】　(1) 取本品，置显微镜下观察：草酸钙针晶细小，长 5～32μm，不规则地充塞于壁细胞中。黄色纤维大多成束，周围细胞含草酸钙方晶，形成晶纤维，含晶细胞壁木化，增厚，可见黄色不规则分枝状石细胞。

(2) 取本品粉末 2g，置具塞试管中，加乙醚 10mL，振摇 10min，分取上清液 2mL 置具塞试管中，加高锰酸钾试液 2 滴，振摇 1min，红色即消失。

(3) 取本品 0.1g，研碎，加甲醇 5mL，置水浴上加热回流 15min，滤过，滤液补加甲醇使成 5mL，作为供试品溶液。另取黄柏对照药材 0.1g，同法制成对照药材溶液。再取盐酸小檗碱对照品，加甲醇制成每 1mL 含 0.5mg 的溶液，作为对照品溶液。照薄层色谱法试验，吸取上述 3 种溶液各 1μL，分别点于同一硅胶 G 薄层板上，以苯-醋酸乙酯-甲醇-异丙醇-浓氨试液（12：6：3：3：1）为展开剂，置氨蒸气预饱和的层析缸内，展开，取出，晾干，置紫外光灯（365nm）下检视。供试品色谱中，在与对照药材色谱相应的位置上，显相同的黄色荧光斑点；在与对照品色谱相应的位置上，显相同的一个黄色荧光斑点。

【检查】　应符合丸剂项下有关的各项规定。

【含量测定】　取本品粉末 1g，精密称定，置索氏提取器中，加乙醚适量，加热回流1～2h，弃去乙醚液，残渣挥去乙醚，加甲醇适量，回流提取至提取液无色，将提取液（必要时适当浓缩）定量转移至50mL量瓶中，用甲醇稀释至刻度，摇匀，作为供试品溶液。另取盐酸小檗碱对照品，加甲醇制成每1mL含0.06mg的溶液，作为对照品溶液。照薄层色谱法试验，吸取供试品溶液1μL、对照品溶液1μL和3μL，分别交叉点于同一硅胶G薄层板上，以苯-醋酸乙酯-甲醇-异丙醇-浓氨试液（12∶6∶3∶3∶1）为展开剂，置用氨蒸气与展开剂同时预饱和15min的双槽层析缸内，展开，取出，晾干，照薄层色谱法进行荧光扫描，激发波长λ＝365nm，测量供试品吸收度积分值与对照品吸收度积分值，计算，即得。

本品按干燥品计算，含黄柏以盐酸小檗碱（$C_{20}H_{18}ClNO_4$）计，不得少于0.30％。

【功能与主治】 燥湿清热。用于湿热下注，足膝红肿热痛，下肢丹毒，白带，阴囊湿痒。

【用法与用量】 口服，每次6～9g，每日2次。

【贮藏】 密闭，防潮。

二、牙痛一粒丸

【处方】 蟾酥240g，朱砂50g，雄黄60g，甘草240g。

【制法】 以上4味，朱砂、雄黄分别水飞或粉碎成极细粉；蟾酥、甘草分别粉碎成细粉，将上述粉末配研，过筛，混匀，用水泛成小丸，干燥，即得。

【性状】 本品为黄褐色的水丸；气微，味辛、有麻舌感。

【鉴别】 （1）取本品0.1g，研细，加水湿润后，加氯酸钾饱和的硝酸溶液2mL，振摇，放冷，离心，取上清液，加氯化钡试液0.5mL，摇匀，溶液生成白色沉淀，离心，弃去上层酸液，再加水2mL，振摇，沉淀不溶解。

（2）取本品0.2g，研碎，加50％乙醇10mL，加热回流1h，滤过，滤液蒸干，残渣加乙醇1mL使溶解，作为供试品溶液。另取甘草对照药材50mg，同法制成对照药材溶液。照薄层色谱法试验，吸取上述两种溶液各2μL，分别点于同一硅胶G薄层板上，以氯仿-甲醇-水（13∶7∶2）的下层溶液为展开剂，展开，取出，晾干，喷以10％硫酸乙醇溶液，在105℃烘至斑点显色清晰。供试品色谱中，在与对照药材色谱相应的位置上，显相同颜色的斑点。

（3）取本品0.5g，研碎，置索氏提取器中，加氯仿70mL，加热回流2h，提取液浓缩至约1mL，作为供试品溶液。另取脂蟾毒配基对照品，加氯仿制成每1mL含1mg的溶液，作为对照品溶液。照薄层色谱法试验，吸取上述两种溶液各5～10μL，分别点于同一硅胶GF_{254}薄层板上使成条状，以环己烷-氯仿-丙酮（4∶3∶3）为展开剂，展开，取出，晾干，置紫外光灯（254nm）下检视。供试品色谱中，在与对照品色谱相应的位置上，显相同颜色的条斑。

【检查】 干燥失重 取本品1g，在105℃干燥至恒重，减失重量不得超过7.0％。

其他 应符合丸剂项下有关的各项规定。

【功能与主治】 镇痛消肿。用于各种风火牙痛，牙龈肿痛，龋齿引起的肿痛。

【用法与用量】 每次取1～2丸，填入龋齿洞内或肿痛的齿缝处，外塞一块消毒棉花，防止药丸滑脱。

【注意】 将含药后渗出的唾液吐出，不可咽下。

【规格】 每125丸重0.3g。

【贮藏】 密闭，防潮。

三、羊胆丸

【处方】 羊胆干膏53g，百部150g，白及200g，浙贝母100g，甘草60g。

【制法】 以上5味，甘草、白及分别粉碎成细粉；其余羊胆干膏等3味粉碎成细粉，过筛，混匀。取部分羊胆干膏等粉末起模，剩余的粉末与白及粉末混匀，用水泛丸，再用甘草粉末包衣，干燥，即得。

【性状】 本品为灰黄色的水丸；气微腥，味甘、苦。

【鉴别】 （1）取本品，置显微镜下观察：淀粉粒卵圆形，直径35～48μm，脐点点状、人字状或马蹄状，位于较小端，层纹细密。草酸钙针晶成束，长27～88μm。纤维束周围薄壁细胞含草酸钙方晶，形成晶纤维。导管旁木薄壁细胞类长方形，壁稍厚，有较大的圆形纹孔。

（2）取本品粉末少量，加硫酸2滴，再加水1滴，显玫瑰红色。

【检查】 除溶散时限不检查外，其他应符合丸剂项下有关的各项规定。

【功能与主治】 止咳化痰，止血。用于咳嗽，痰中带血，百日咳。

【用法与用量】 口服，每次3g，每日3次。

【贮藏】 密闭，防潮。

四、熊胆救心丹（丸）

【处方】 熊胆2g，蟾酥16.7g，冰片20g，麝香2g，人参67g，珍珠34g，牛黄5g，猪胆膏15g，水牛角浓缩粉16.7g。

【制法】 以上9味，除熊胆、蟾酥、冰片、麝香、牛黄分别研成极细粉外，其余珍珠等4味粉碎成细粉，与上述熊胆等5味极细粉及辅料配研，过筛，混匀，以水泛丸。低温干燥，制成10000粒，挂百草霜衣，即得。

【性状】 本品为黑色的水丸：气香，味先苦而后有持久的麻辣感。

【鉴别】 (1) 取本品，置显微镜下观察：无定形团块淡黄棕色，埋有细小方形晶体，不规则碎块多呈无色，淡紫红色，淡黄绿色，半透明，具光泽，有时可见细密波状纹理。

(2) 取本品1粒，研细，加三硝基苯酚饱和的乙醇溶液5～7滴，置热水中1min，滤过，滤渣加乙醇洗至洗液色淡为止，取滤渣加水合氯醛液封藏，置显微镜下观察：不规则碎块鲜黄色，具裂隙和细小棕色色素粒或小孔。

(3) 取本品1粒，直接进行升华，升华物置显微镜下观察：呈雪花状或不定形的无色片状结晶。

(4) 取本品10粒，研细，加乙醇5mL，置水浴上加热至沸，放冷，滤过，取滤液1mL，加乙醚3mL，振摇，滤过（滤液备用）向漏斗中的残渣加甲醇1mL，取滤液数滴，于蒸发皿中蒸干，加三氯化锑饱和的氯仿溶液数滴，再蒸干，显紫色。

(5) 取上述【鉴别】(4) 项下的备用滤液，置试管中，蒸干，残渣加60%冰醋酸0.5mL使溶解，加新制的1%糠醛溶液0.5mL和硫酸溶液（硫酸50mL与水65mL混合）5mL，置70℃水浴中渐显暗紫色。

【检查】 应符合丸剂项下有关的各项规定。

【功能与主治】 强心益气，芳香开窍。用于心气不足所致的胸痹心痛，胸闷气短和心悸等证。

【用法与用量】 口服，每次2粒，每日3次。

【注意】 小儿及孕妇忌服。

【规格】 每10粒重250mg。

【贮藏】 密封。

五、蟾麝救心丸

【处方】 牛黄100g，麝香10g，珍珠400g，蟾酥100g，红参60g，三七300g，冰片100g，猪胆膏100g，广角10g，赭石50g，水牛角浓缩粉100g，丹参提取物100g。

【制法】 以上12味，珍珠、丹参提取物和赭石分别粉碎成最细粉，人参和三七粉碎并逐量加入猪胆膏混匀，粉碎成最细粉，将牛黄、麝香、蟾酥、水牛角浓缩粉、冰片和广角粉碎成最细粉，与上述除赭石外的粉末配研，过筛，混匀，以水泛丸，包赭石衣，干燥，即得。每百粒未包衣丸重2g。

【性状】 本品为深棕色小水丸，味苦而后有持久的麻辣感。

【鉴别】 (1) 取本品，置显微镜下观察：无定形团块，淡棕黄色，埋有细小方形结晶。不规则碎块，多呈无色或浅粉色、浅黄绿色，有光泽，可见细密波状纹理。

(2) 取本品1粒，研细，加三硝基苯酚饱和的乙醇溶液5～7滴，置热水中1min，滤过，滤渣加乙醇洗至滤液呈淡黄色为止，取滤渣加水合氯醛溶液封藏，置显微镜下观察：呈不规则碎块鲜黄色，表面具有波状细缝和黑棕色颗粒状色素。可见鲜黄色破碎的圆形、椭圆形囊长径100～200～400μm及囊的凹陷中心髓部，长径40～68μm。

(3) 取本品粉末少许，进行微量升华，升华物置显微镜下观察，呈不定形无色片状结晶。

(4) 取本品5粒研细，加乙醇5mL，置水浴上加热至沸，放冷，滤过，取滤液1mL，加乙醚3mL，振摇，滤过，滤液备用。向漏斗中的残渣加甲醇1mL，取滤液数滴置蒸发皿中蒸干，加三氯化锑的饱和氯仿溶液数滴，蒸干显紫色。

(5) 取【鉴别】(4) 项下的备用滤液，蒸干，残渣加60%醋酸溶液3滴使溶解，加入新制备的1%糠醛溶液3滴和硫酸溶液（硫酸50mL与水65mL混合）3mL，置70℃水浴中，渐显紫色。

【检查】 应符合丸剂项下有关的各项规定。

【功能与主治】 扩张冠状动脉，改善心肌供氧，增强心脏功能等作用。用于冠心病引起的心绞痛、胸闷、气短和眩晕等症。

【用法与用量】 口服，每次2～3粒，每日3次。

【注意】 小儿及孕妇忌服。

【规格】 10粒0.22g。

【贮藏】 密封。

注 猪胆膏标准：辽宁省药品标准（1987）版P187～188。

丹参提取物 按《中国药典》（1990年版）477页“复方丹参片”中的“丹参浸膏”的工艺制备。

六、七味广枣丸

本品系蒙古族验方。

【处方】 广枣450g，肉豆蔻75g，丁香75g，木香75g，枫香脂75g，沉香75g，牛心粉75g。

【制法】 以上7味，粉碎成细粉，过筛，混匀。每100g末加炼蜜80～100g制成大蜜丸，另取朱砂粉末包衣，即得。

【性状】 本品为红色的大蜜丸，除去外衣后，显棕褐色；气香，味甘、苦、辛、微酸。

【鉴别】 （1）取本品，置显微镜下观察：内果皮纤维淡黄色，多上下层纵横交错排列，壁稍厚，内含黄棕色物。花粉粒三角形，直径16μm。纤维管胞壁略厚，有具缘纹孔，纹孔口人字状或十字状。菊糖团块形状不规则，有时可见微细放射状纹理，加热后溶解。横纹肌纤维无色或淡黄色，横纹细密平直或微波状。

（2）取本品12g，剪碎，加硅藻土4g，研匀，加醋酸乙酯30mL冷浸过夜，滤过，滤液低温蒸干，残渣加甲醇5mL使溶解，作为供试品溶液。另取木香对照药材1g，加醋酸乙酯5mL，同法制成对照药材溶液。再取丁香酚对照品，加甲醇制成每1mL含1μL的溶液，作为对照品溶液，照薄层色谱法试验，吸取上述3种溶液各5μL，分别点于同一硅胶G薄层板上，以苯-醋酸乙酯（19：1）为展开剂，展开，取出，晾干，喷以5%香草醛硫酸溶液，热风吹至斑点显色清晰。供试品色谱中，分别在与对照药材和对照品色谱相应的位置上，显相同颜色的斑点。

【检查】 应符合丸剂项下有关的各项规定。

【功能与主治】 养心益气，安神。用于胸闷疼痛，心跳气短，心神不安，失眠健忘。

【用法与用量】 口服，每次1丸，每日1～2次。

【规格】 每丸重6g。

【贮藏】 密封。

七、大黄䗪虫丸

【处方】 熟大黄300g，土鳖虫（炒）30g，水蛭（制）60g，虻虫（去翅足，炒）45g，蛴螬（炒）45g，干漆（煅）30g，桃仁120g，苦杏仁（炒）120g，黄芩60g，地黄300g，白芍120g，甘草90g。

【制法】 以上12味，粉碎成细粉，过筛，混匀。每100g粉末加炼蜜30～45g与适量的水，泛丸，干燥，制成水蜜丸；或加炼蜜80～100g制成小蜜丸或大蜜丸，即得。

【性状】 本品为黑色的水蜜丸、小蜜丸或大蜜丸；气浓，味甘、微苦。

【鉴别】 （1）取本品，置显微镜下观察：草酸钙簇晶大，直径60～140μm。草酸钙簇晶直径18～32μm，存在于薄壁细胞中，常排列成行，或一个细胞中含数个簇晶。薄壁组织灰棕色至黑棕色，细胞多皱缩，内含棕色核状物。纤维淡黄色，梭形，壁厚，孔沟细。纤维束周围薄壁细胞含草酸钙方晶，形成晶纤维。体壁碎片黄色或棕红色，有圆形毛窝，直径8～24μm，有的具长短不一的刚毛。体壁碎片金黄色或棕色，毛窝双圈状，有时表面可见疣状或针尖状突起。体壁碎片淡黄色，毛窝边缘为重圈状。

（2）取本品6g，切碎，加硅藻土3g，研匀，加乙醇40mL，超声处理30min，滤过，取半量的滤液，蒸干，残渣加水10mL使溶解，加盐酸1mL，置水浴上加热30min，立即冷却，用乙醚振摇提取2次，每次15mL合并乙醚液，挥干，残渣加醋酸乙酯1mL使溶解，作为供试品溶液。另取大黄对照药材50mg，同法制成对照药材溶液。照薄层色谱法试验，吸取上述两种溶液各1～2μL，分别点于同一以羧甲基纤维素钠为粘合剂的硅胶H薄层板上，以石油醚（30℃～60℃）-甲酸乙酯-甲酸（15∶5∶1）的上层溶液为展开剂，展开，取出，晾干，置氨蒸气中熏。供试品色谱中，在与对照药材色谱相应的位置上，显相同的橙红色斑点。

（3）取【鉴别】（2）项下的剩余滤液，蒸干，残渣加水40mL使溶解，用水饱和的正丁醇提取3次，每次20mL，合并正丁醇液，用正丁醇饱和的水洗涤3次，每次20mL，正丁醇液蒸干，残渣加乙醇1mL使溶解，作为供试品溶液。另取黄芩甙对照品，加甲醇制成每1mL含2mg的溶液，作为对照品溶液。照薄层色谱法试验，吸取上述两种溶液各6μL，分别点于同一用4%醋酸钠溶液制备的以羧甲基纤维素钠为粘合剂的硅胶G薄层板上，使成条状，以醋酸乙酯-丁酮-甲酸-水（5∶3∶1∶1）为展开剂，展开，取出，吹干，喷以1%三氯化铁乙醇溶液。供试品色谱中，在与对照品色谱相应的位置上，显相同颜色的条斑。

【检查】 应符合丸剂项下有关的各项规定。

【功能与主治】 活血破瘀，通经消痞。用于瘀血内停，腹部肿块，肌肤甲错，目眶黯黑，潮热羸瘦，经闭不行。

【用法与用量】 口服，水蜜丸每次3g，小蜜丸每次3～6丸，大蜜丸每次1～2丸，每日1～2次。

【注意】 孕妇禁用；皮肤过敏者停服。

【规格】 大蜜丸每丸重3g。

【贮藏】 密封。

八、安宫牛黄丸

【处方】 牛黄100g，水牛角浓缩粉200g，麝香25g，珍珠50g，朱砂100g，雄黄100g，黄连100g，黄芩100g，栀子100g，郁金100g，冰片25g。

【制法】 以上11味，朱砂、珍珠、雄黄分别水飞或粉碎成极细粉；黄连、黄芩、栀子、郁金粉碎成细粉；将牛黄、水牛角浓缩粉、麝香、冰片研细，与上述粉末配研，过筛，混匀，加适量炼蜜制成大蜜丸600丸，即得。

【性状】 本品为黄橙色至红褐色的大蜜丸；气芳香浓郁，味微苦。

【鉴别】 （1）取本品，置显微镜下观察：不规则碎片灰白色或灰黄色，稍具光泽，表面有灰棕色色素颗粒，并有不规则纵长裂缝。无定形油脂状团块淡黄棕色，包埋有细小方形结晶。不规则细小碎块半透明，具彩虹样光泽。碎块表面有的可见浅弧状纹理，遇稀盐酸迅速产生气泡。不规则细小颗粒暗红色，边缘暗黑色，中央亮枣红色。不规则细小颗料中央亮黄色或鲜艳橙黄色，边缘具棱角，色稍暗。纤维束鲜黄色，壁稍厚，纹孔明显；石细胞鲜黄色。韧皮纤维淡黄色，梭形，壁厚，孔沟细。果皮含晶石细胞类圆形或多角形，直径17～31μm，壁厚，胞腔内含草酸钙方晶。含糊化淀粉的薄壁细胞无色透明或半透明。

（2）取本品2g，剪碎，加乙醇20mL，加热回流1h，放冷，滤过，滤液作为供试品溶液。另取胆酸对照品，加乙醇制成每1mL含1mg的溶液，作为对照品溶液。照薄层色谱法试验，吸取上述两种溶液各10μL，分别点于同一硅胶G薄层板上，以氯仿-乙醚-冰醋酸（2∶2∶1）为展开剂，展开，取出，晾干，喷以10%磷钼酸乙醇溶液，在105℃烘约10min。供试品色谱中，在与对照品色谱相应的位置上，显相同颜色的斑点。

（3）取盐酸小檗碱对照品和黄芩甙对照品，分别加乙醇制成每1mL含0.2mg和0.5mg的溶液，作为对照品溶液。照薄层色谱法试验，吸取【鉴别】（2）项下的供试品溶液20μL及上述两种对照品溶液各10μL，分别点于同一用4%醋酸钠溶液制备的硅胶G薄层板上，以醋酸乙酯-丁酮-甲酸-水（10∶7∶1∶1）为展开剂，展开，取出，晾干。日光下检视，供试品色谱中，在与黄芩甙对照品色谱相应的位置上，显相同颜色的斑点。置紫外光灯（365nm）下检视，供试品色谱中，在与盐酸小檗碱对照品色谱相应的位置上，显相同的一个黄色荧光条斑。

（4）取本品3g，剪碎，照挥发油测定法，加苯0.5mL，缓缓加热至沸，并保持微沸约2.5h，放置0.5h后，取苯液作为供试品溶液。另取麝香酮对照品，加苯制成每1mL含2.5mg的溶液，作为对照品溶液。照气相色谱法试验，柱长为2m，以苯基（50%）甲基硅酮（OV-17）为固定液，涂布浓度为9%，柱温为210℃。分别取对照品溶液和供试品溶液适量，注入气相色谱仪。供试品应呈现与对照品保留时间相同的色谱峰。

【检查】 酸不溶性灰分 取本品1g，剪碎，精密称定，依法检查，不得过1.0%。

其他 应符合丸剂项下有关的各项规定。

【功能与主治】 清热解毒，镇惊开窍。用于热病，邪入心包，高热惊厥，神昏谵语。

【用法与用量】 口服，每次1丸，每日1次；小儿3岁以内每次1/4丸，4～6岁一次1/2丸，或遵医嘱。

【注意】 孕妇慎用。

【规格】 每丸重3g。

【贮藏】 密封。

九、十全大补丸（浓缩丸）

【处方】 党参80g，白术（炒）80g，茯苓80g，甘草（蜜炙）40g，当归120g，白芍（酒炒）80g，川芎40g，熟地黄120g，黄芪（蜜炙）80g，肉桂20g。

【制法】 以上10味，取党参、白术、白芍、黄芪、甘草、茯苓40g及当归40g加水煎煮2次，第1次3h，第2次2h，合并煎液，滤过，滤液浓缩成相对密度为1.30～1.35（20℃）的清膏；取熟地黄加水煎煮3次，第1次3h，第2次2h，第3次1h，合并煎液，滤过，滤液浓缩成相对密度为1.30～1.35（20℃）的清膏；取肉桂及剩余的茯苓、当归粉成细粉，与上述各清膏混匀，制丸，干燥，打光，即得。

【性状】 本品为深棕色的浓缩丸；味甘而微辛。

【鉴别】 取本品，置显微镜下观察：不规则分枝状团块无色，遇水合氯醛液溶化；菌丝无色或淡棕色，直径4～6μm。纺锤形韧皮薄壁细胞，壁略厚，有极微细的斜向交错的网状纹理。石细胞类圆形或长方形，壁一面菲薄；草酸钙针晶散在或成束，长短不一。螺纹导管直径8～23μm，加厚壁互相联结，似网状螺纹导管。

【检查】 应符合丸剂项下有关的各项规定。

【功能与主治】 温补气血。用于气血两虚，面色苍白，气短心悸，头晕自汗，体倦乏力，四肢不温，月经量多。

【用法与用量】 口服，每次8～10丸，每日3次。

【规格】 每8丸相当于原生药3g。

【贮藏】 密封。

十、归脾丸（浓缩丸）

【处方】 党参80g，白术（炒）160g，黄芪（蜜炙）80g，甘草（蜜炙）40g，茯苓160g，远志（制）160，酸枣仁（炒）80g，龙眼肉160g，当归160g，木香40g。

【制法】 以上11味，党参、当归、甘草、木香粉碎成细粉，其余白术等7味，加水煎煮2次，第1次3h，第2次2h，合并煎液，滤过，滤液浓缩成相对密度为1.30～1.35（20℃）的稠膏，与上述粉末混匀，制丸，干燥，打光，即得。

【性状】 本品为棕色的浓缩丸；气微，味甘而后微苦、辛。

【鉴别】 取本品，置显微镜下观察：木纤维多成束，黄色，呈长梭形，壁厚，纹孔口呈横裂状或人字形。乳汁管直径12～15μm，含细小颗粒状物。薄壁细胞纺锤形，壁略厚有极微细的斜向交错纹理。纤维束周围薄壁细胞含草酸钙方晶，形成晶纤维。

【检查】 应符合丸剂项下有关的各项规定。

【功能与主治】 益气健脾，养血安神。用于心脾两虚，气短心悸，失眠多梦，头昏头晕，肢倦乏力，食欲不振，崩漏便血。

【用法与用量】 口服，每次8～10丸，每日3次。

【规格】 每8丸相当于原生药3g。

【贮藏】 密封。

（曹春林）

第十五节 锭 剂

万应锭

【处方】 胡黄连100g，黄连100g，冰片6g，香墨200g，熊胆20g，麝香5g，牛黄5g，牛胆汁160g。

【制法】 以上9味，胡黄连、黄连、儿茶、香墨粉碎成细粉；将牛黄、冰片、麝香研细，与上述粉末配研，过筛，混匀。取熊胆加温水适量溶化，牛胆汁浓缩至适量，滤过，与熊胆液混合，泛制成锭，低温干燥，即得。

【性状】 本品为黑色光亮的球形小锭；气芳香，味苦，有清凉感。

【鉴别】 (1) 取本品，置显微镜下观察：纤维束鲜黄色，壁稍厚，纹孔明显。无定形团块淡黄棕色，埋有细小方形结晶。不规则团块棕黑色或黑色。淡黄色色素颗粒与淀粉粒聚成团。升华物结晶淡黄绿色，呈针状、针簇状或长片状。

(2) 取本品1粒，研细，进行微量升华，升华物置显微镜下观察：呈不定形的无色片状结晶，加新配制的1%香草醛硫酸溶液1滴，渐显紫红色。

(3) 取本品6g，研碎，加甲醇20mL，置水浴中温浸1h，滤过，取滤液10mL，蒸干，成渣加5%氢氧化钠溶液5mL，置水浴中加热8h，放冷，加盐酸调pH值至2～3，加水10mL，摇匀，用乙醚提取2次，每次30mL，合并乙醚液，挥干，残渣加甲醇1mL使溶解，作为供试品溶液。另取熊去氧胆酸、胆酸、去氧胆酸、猪去氧胆酸对照品，加甲醇分别制成每1mL含1mg的溶液，作为对照品溶液。照薄层色谱法试验，吸取上述5种溶液各2μL，分别点于同一硅胶G薄层板上，以异辛烷-醋酸乙酯-冰醋酸(15：7：5)为展开剂，在相对湿度40%以下展开，展距约18cm，取出，挥尽溶剂，喷以硫酸乙醇溶液（10→100），在110℃烘数分钟。供试品色谱中，分别在与各对照品色谱相应的位置上，日光下显相同颜色的斑点；紫外光灯（365nm）下显相同颜色的荧光斑点。

(4) 取【鉴别】(3) 项下的甲醇滤液5mL，用甲醇稀释至10mL，作为供试品溶液。另取黄连对照药材50mg，加甲醇5mL，同法制成对照药材溶液。再取盐酸小檗碱对照品，加甲醇制成每1mL含1mg的溶液，作为对照品溶液。照薄层色谱法试验，吸取上述3种溶液各2μL，分别点于同一硅胶G薄层板上，以苯-醋酸乙酯-甲醇-异丙醇-浓氨试液（12：6：3：3：1）为展开剂，置氨蒸气饱和层析缸内，展开，取出，晾干，置紫外光灯（365nm）下检视。供试品色谱中，在与对照药材色谱相应的位置上，显相同的黄色荧光斑点；在与对照品色谱相应的位置上，显相同的一个黄色荧光斑点。

【检查】 应符合锭剂项下有关的各项规定。

【功能与主治】 清热，镇惊，解毒。用于小儿高热，烦躁易惊，口舌生疮，牙龈、咽喉肿痛。

【用法与用量】 口服，每次2～4丸，每日2次，3岁以内小儿酌减。

【注意】 孕妇慎用。

【规格】 每10丸重1.5g。

【贮藏】 密封。

（曹春林）

第十六节 软 膏 剂

一、丹皮酚软膏（丹皮酚霜）

【处方】 丹皮酚50g，丁香油7mL。

【制法】 取由硬脂酸110g、碳酸钾9g、单硬脂酸甘油酯25g、三乙醇胺3mL、甘油100g、水720mL制成的基质，加热至70℃，加入上述2味药，混匀，即得。

【性状】 本品为白色或微黄色的软膏。

【鉴别】 取本品0.4g，加乙醚20mL，密塞，振摇10min，滤过，滤液挥干，残渣加丙酮2mL使溶解，作为供试品溶液。另取丹皮酚对照品，加丙酮制成每1mL含5mg的溶液，作为对照品溶液。照薄层色谱法试验，吸取上述两种溶液各10μL，分别点于同一硅胶G薄层板上，以环已烷-醋酸乙酯（3：1）为展开剂，展开，取出，晾干，喷以盐酸酸性5%三氯化铁乙醇溶液，热风吹至斑点显色清晰。供试品色谱中，在与对照品色谱相应的位置上，显相同的蓝褐色斑点。

【检查】 pH值 取本品1份，加新沸过的蒸馏水4份，混匀，依法测定，应为7.0～7.8。

其他 应符合软膏剂项下有关的各项规定。

【含量测定】 取本品0.5g，精密称定，用无水乙醇分次研磨提取，提取液转入100mL量瓶中，加无水乙醇稀释至刻度，摇匀，滤过，弃去初滤液，精密量取续滤液1mL，置50mL量瓶中，加无水乙醇稀释至刻度，摇匀，照分光光度法在274nm波长处测定吸收度，按丹皮酚($C_9H_{10}O_3$)的吸收系数($E_{1cm}^{1\%}$)为908计算，即得。

本品含丹皮酚($C_9H_{10}O_3$)应不低于4.5%。

【功能与主治】 抗过敏药，有消炎止痒作用。用于各种湿疹，皮炎，皮肤瘙痒，蚊虫叮咬红肿等各种皮肤疾患，对过敏性鼻炎和防治感冒也有一定效果。

【用法与用量】 外用，涂敷患处，每日2～3次；防治感冒可涂鼻下上唇处；鼻炎涂鼻腔内。

【贮藏】 密封。

二、红色正金软膏

【处方】 薄荷脑150g，薄荷油100g，肉桂油30g，樟脑50g，樟油50g，桉油60g，丁香罗勒油30g。

【制法】 以上7味，混匀，加至经加热熔融、滤过并冷至100℃以下的基质中，再加入适量氨水，混匀，制成1000g，即得。

【性状】 本品为红棕色的油膏；气芳香。

熔点 应为42℃～54℃。

【鉴别】 取【含量测定】项下的挥发油1mL，加入醋酸乙酯10mL混匀，作为供试品溶液。另取薄荷脑、薄荷油、丁香罗勒油各1mL，分别加醋酸乙酯10mL，混匀，作为对照品溶液。照薄层色谱法试验，吸取供试品溶液2μL、对照品溶液各2μL，分别点于同一硅胶G薄层板上，以苯为展开剂，展开，取出，晾干，喷以香草醛试液，于105℃加热数分钟。供试品色谱中，在与对照品色谱相应的位置上，显相同颜色的斑点。

【检查】 应符合软膏剂项下有关的各项规定。

【含量测定】 取本品约5g，精密称定，照挥发油测定法中甲法测定，即得。

本品含挥发油，不得少于45%(mL/g)。

【功能与主治】 有祛风、兴奋、局部止痒、止痛等作用。用于中暑、头晕、伤风鼻塞、虫咬、蚊叮等。

【用法与用量】 外用，涂搽于太阳穴或患处。

【贮藏】 密封，置阴凉处。

三、紫花地丁软膏

【处方】 紫花地丁稠膏8334g。

【制法】 取蜂蜡555g加热熔化，滤过，与滤过后的麻油1111g加热搅匀，保温110℃～120℃。再与保温40℃～45℃的紫花地丁稠膏充分搅匀，即得。

【性状】 本品为紫黑色细腻状软膏；气香。

【功能与主治】 抗菌消炎。用于一切疖肿，乳腺炎。

【用法与用量】 外用，根据患部面积大小，适量涂敷，每日换药1～2次。

【规格】 每支12g。

【贮藏】 置阴凉干燥处。

注：紫花地丁稠膏制法：将紫花地丁洗净，加水煎煮2次，第1次加10倍量水(1.5h)，第2次加5倍量水(1h)，合并2次煎液，静置沉淀。取上清液浓缩至稠膏(44°Be)，加0.5%苯甲酸钠或0.05%对羟基苯甲酸乙酯，搅匀，即得。

(曹春林)

第十七节 橡胶膏剂

一、气管炎橡胶膏(咳喘橡胶膏)

【处方】 赤芍650g，乌药485g，白芷650g，桂枝650g，生草乌485g，紫苏子485g，白附子485g，荜澄茄400g，生天南星400g，罂粟壳400g，白芥子242.5g，皂荚400g，冰片242.5g，樟脑202.5g，薄荷脑67.5g，松节油230g，水杨酸甲酯232.5g。

【制法】 以上17味，除冰片、樟脑、薄荷脑、水杨酸甲酯、松节油外，其余赤芍等12味粉碎成粗粉，用乙醇为溶剂，照流浸膏剂与浸膏剂项下的渗漉法，进行渗漉，漉液回收乙醇，约得浸膏750g；将冰片、樟脑、薄荷脑溶于水杨酸甲酯、松节油的混合液中；另加7.5～3.0倍重量由橡胶、松香等制成的基质，制成涂料，进行涂膏，切段，盖衬，切成小块，即得。

【性状】 本品为淡黄色的片状橡胶膏；气味芳香。

【检查】 含膏量　照橡胶膏剂含膏量测定法测定，用乙醚做溶剂，每100cm² 应不少于1.7g。

其他　应符合橡胶膏剂项下有关的各项规定。

【功能与主治】 温肺化痰、平喘止咳。用于受寒引起的气管炎，并有预防气管炎的作用。

【用法与用量】 贴于甲组穴位（大椎、肺俞），如遇皮肤发痒等反应，可贴于乙组穴位（天突、膻中、灵台），每次临睡前贴，每次12h，20d为1个疗程，每季用1疗程，可酌情增加1个疗程。

【禁忌】 有咳血史和高血压患者忌用。

【贮藏】 密封，置阴凉处。

二、伤湿止痛膏

【处方】 伤湿止痛流浸膏50g，水杨酸甲酯15g，薄荷脑10g，冰片10g，樟脑20g，芸香浸膏12.5g，颠茄流浸膏30g。

【制法】 以上7味，伤湿止痛流浸膏系取生草乌、生川乌、乳香、没药、生马钱子、丁香各1份，肉桂、荆芥、防风、老鹳草、香加皮、积雪草、骨碎补各2份，白芷、山柰、干姜各3份，粉碎成粗粉，用90%乙醇制成相对密度约为1.05的流浸膏；按处方量称取各药，另加3.7～4.0倍重的由橡胶、松香等制成的基质，制成涂料。进行涂膏，切段，盖衬，切成小块，即得。

【性状】 本品为淡黄绿色至淡黄色的片状橡胶膏；气味芳香。

【鉴别】 (1) 取本品2片，除去盖衬，剪成小块，置100mL圆底烧瓶中，加乙醇50mL，加热回流1h，取乙醇液，浓缩至约2mL，加5%硫酸溶液20mL，搅拌，滤过，滤液置分液漏斗中，加氨试液使成碱性，加氯仿20mL，振摇，分取氯仿层，蒸干，残渣加无水乙醇1mL使溶解，浓缩至0.2mL，作为供试品溶液。另取硫酸阿托品对照品，加无水乙醇制成每1mL含2mg的溶液，作为对照品溶液。照薄层色谱法试验，吸取上述供试品溶液15μL、对照品溶液5μL，分别点于同一以羧甲基纤维素钠为粘合剂的硅胶G薄层板上，以氯仿-丙酮-甲醇-浓氨试液（70∶10∶15∶2）为展开剂，展开，取出，晾干，喷以稀碘化铋钾试液。供试品色谱中，在与对照品色谱相应的位置上，显相同颜色的斑点。

(2) 取本品8片，除去盖衬，剪成小块，置250mL平底烧瓶中，加水100mL，连接挥发油测定器，自测定器上端加水使充满刻度部分，并溢流入烧瓶为止，再加醋酸乙酯5mL，加热回流40min，将挥发油测定器中的液体移至分液漏斗中，分取醋酸乙酯层，用铺有无水硫酸钠的漏斗滤过，滤液作为供试品溶液。另取樟脑对照品20mg、薄荷脑对照品10mg、冰片对照品10mg与水杨酸甲酯对照品15mg，加醋酸乙酯10mL使溶解，作为对照品溶液。照气相色谱法试验，柱长为2m，以聚乙二醇戊二酸酯为固定液，涂布浓度为2.5%，柱温为75℃。分别取对照品溶液和供试品溶液适量，注入气相色谱仪。供试品应呈现与对照品保留时间相同的色谱峰。

【检查】 含膏量　照橡胶膏剂含膏量测定法测定，用乙醚作溶剂。每100cm² 应不少于1.7g。

其他　应符合橡胶膏剂项下有关的各项规定。

【功能与主治】 祛风湿，活血止痛。用于风湿关节、肌肉痛，扭伤。

【用法与用量】 外用，贴于患处。

【注意】 孕妇慎用。

【贮藏】 密封。

三、关节止痛膏

【处方】 辣椒流浸膏200g，颠茄流浸膏120g，薄荷油40g，水杨酸甲酯80g，樟脑200g，碘28g，碘化钾16g，盐酸苯海拉明13g。

【制法】 以上8味，按处方量称取各药，混匀，另加由橡胶680g、氧化锌760g、松香640g、凡士林240g、羊毛脂80g制成的基质，制成涂料，进行涂膏，切条，盖衬，切片，即得。

【性状】 本品为淡棕色的片状橡胶膏；气味芳香。

【鉴别】 (1) 取本品半片，以氨试液20mL

振摇浸泡 15min，用氯仿振摇提取 2 次，每次 10mL，分取氯仿层，蒸干，加发烟硝酸 5 滴，置水浴上蒸干，即得黄色残渣，放冷，加乙醇制氢氧化钠试液 2～3 滴，即显紫色。

(2)取本品半片，加乙醇 20mL 水浴回流半小时，放冷，滤过，取滤液 10mL 水浴蒸干，残渣加浓硫酸 1 滴，初显黄色，随即变为橙红色，滴加水即成乳白色。

【检查】 含膏量 照橡胶膏剂含膏量测定法测定，用乙醚作溶剂。每 $100cm^2$ 应不少于 1.6g。

耐寒试验 取本品 3 片，膏面向上，置 0℃ 冷藏 72h，取出放至室温，用手指触试，应仍有粘性。

其他 应符合橡胶膏剂项下有关的各项规定。

【功能与主治】 活血，消炎，镇痛，对局部血管有扩张作用。用于风湿性关节痛，关节扭伤及寒湿引起的其他疼痛。

【用法与用量】 贴患处。

【注意】 本品含刺激性药物，忌贴于创伤处，有皮肤病者慎用。

【贮藏】 密封，置阴凉处。

四、咳喘膏

【处方】 芥子 192g，甘遂 192g，延胡索 62g，细辛 62g，洋金花 62g，干姜 50g，樟脑 33g，盐酸异丙嗪 2g。

【制法】 以上 8 味，芥子粉碎成极细粉，取芥子粉末 8g，用汽油 55g 分 2 次浸泡，滤除溶剂后，药渣阴干，待汽油挥发后，过 7 号筛备用，其余除樟脑、盐酸异丙嗪外，甘遂等 5 味粉碎成最粗粉，与剩余芥子粉末混匀，用 90% 乙醇提取 4 次，合并提取液，滤过，回收乙醇，浓缩成膏；基质按橡胶膏剂项下第 1 法制备。加入上述浸膏、樟脑、盐酸异丙嗪及经脱脂后的芥子粉末，充分搅拌，制成涂料。进行涂膏，切段，盖衬，切成小块，即得。

【性状】 本品为淡绿色的片状橡胶膏；气味辛辣。

【检查】 含膏量 照橡胶膏剂含膏量测定法测定，用氯仿做溶剂。每 $100cm^2$ 应不少于 2.20g。

其他 应符合橡胶膏剂项下有关的各项规定。

【功能与主治】 止咳平喘，利湿祛痰。用于单纯型慢性气管炎，喘息型慢性气管炎，哮喘（除心脏引起的）等症。

【用法与用量】 贴于胸、背部支气管分布区的穴位，每日更换 1 次。

【贮藏】 密封，置阴凉处。

五、疤痕止痒软化膏

【处方】 复方五倍子浸膏 700g，冰片 250g，薄荷脑 200g，樟脑 200g，水杨酸甲酯 150g。

【制法】 以上 5 味及二甲基亚砜 75g，加入由橡胶 1750g，氧化锌 2000g，松香 1000g，羊毛脂 250g，凡士林 150g，液状石蜡 100g 及汽油适量制成的基质中，搅匀，滤过，静置 24～48h，制成涂料，进行涂膏，切段，盖衬，切成小块，即得。

【性状】 本品为淡灰褐色的片状橡胶膏；气味芳香。

【检查】 含膏量 取本品 2 片（规格 7×$10cm^2$ 取 1 片），照橡胶膏剂含量测定法测定，用氯仿作溶剂。每 $100cm^2$ 含膏量应不低于 1.7g。

其他 应符合橡胶膏剂项下有关的各项规定。

【功能与主治】 活血柔皮，除湿止痒。用于灼伤或手术后的增殖性疤痕等。

【用法与用量】 按疤痕大小剪取本品，贴在疤痕表面，每 2～3 日换药 1 次。

【规格】 (1) 5×$7cm^2$；(2) 7×$10cm^2$

【注意】 如疤痕表面有破溃或起泡者，应暂停使用，孕妇慎用。

【贮藏】 密封，置阴凉处。

注 复方五倍子浸膏：

【处方】 五倍子 500g，威灵仙 500g，牡丹皮 250g，泽兰 250g。

【制法】 以上 4 味，粉碎成粗粉，加 90% 乙醇，加热回流 3 次，每次 1h，滤过，合并滤液，回收乙醇，减压浓缩至相对密度为 1.05～1.10（20℃）的浸膏，即得。

六、活血镇痛膏

【处方】 生川乌 800g，防己 256g，山柰 256g，透骨草 160g，延胡索 160g，干姜 128g，

辣椒 32g，蟾酥（粉）3g，水杨酸甲酯 80g，樟脑 25g，薄荷脑 30g，冰片 25g，麝香草酚 5g。

【制法】 以上 13 味，取蟾酥细粉分别用 2 倍量 80%及 60%乙醇浸渍 2 次，每次 24h，合并浸液，回收乙醇，制成浸膏；生川乌、防已、山柰、透骨草、延胡索、干姜、辣椒粉碎成粗粉，照流浸膏剂与浸膏剂项下的渗漉法，用 90%乙醇作溶剂，缓缓渗漉，收集漉液，浓缩成相对密度为 1.22 的稠膏，与蟾酥浸膏合并。其余樟脑、薄荷脑、冰片、麝香草酚及香精 1g 依次溶于水杨酸甲酯中，混匀。另取橡胶 640g 轧成薄片，加入汽油 1600g，浸泡 24h 后，置打胶机内打匀，依次加入凡士林 170g、氧化锌 725g、液状石蜡 80g、松香 640g 及上述稠膏、水杨酸甲酯等药液，打匀，90 目铜筛滤过，制成涂料，进行涂膏，烘干，切段，盖衬，切成小块，即得。

【性状】 本品为淡黄白色的片状橡胶膏；气味芳香。

【鉴别】 （1）取本品 20 片，加硫酸（0.5mol/L）150mL 浸泡 24h，倾出硫酸液，取倾出液 3mL，分置 3 支试管中，第一管加碘化铋钾试液 2 滴，生成红棕色沉淀；第二管加碘化汞钾试液 2 滴，生成类白色沉淀；第三管加硅钨酸试液 2 滴，生成灰白色沉淀。

（2）取【鉴别】（1）项下的剩余硫酸提取液，加氢氧化钠液（4mol/L）调 pH 至 8～9，用氯仿提取 3 次，每次 30mL，合并氯仿提取液，置水浴上蒸干，残渣加氯仿 0.5mL 使溶解，作为供试品溶液。另取粉防己碱对照品，加氯仿制成每 1mL 含 1mg 的溶液，作为对照品溶液。照薄层色谱法试验，吸取上述两种溶液各 10μL，分别点于同一硅胶 G 薄层板上，以氯仿-丙酮-甲醇（6：1：1）为展开剂，展开，取出，晾干，喷以稀碘化铋钾试液。供试品色谱中，在与对照品色谱相应的位置上，显相同颜色的斑点。

【检查】 含膏量　照橡胶膏剂含量测定法测定，用乙醚作溶剂。每 $100cm^2$ 应不少于 1.7g。

【功能与主治】 舒筋，活血，散寒，止痛。用于筋骨痛，急性挫伤，风湿痛，关节痛，肝区痛及肌肉酸痛。

【用法与用量】 贴患处，3 次 1 片，或根据疼痛面积确定用量。

【规格】 每片 5cm×7cm。

【注意】 凡对橡胶膏过敏、皮肤破裂、糜烂者不宜贴用。

【贮藏】 密封。

七、精制狗皮膏

【处方】 生川乌 500g，防已 160g，山柰 160g，透骨草 100g，延胡索 100g，干姜 80g，辣椒 20g，蟾酥 3g，樟脑 80g，冰片 30g，薄荷脑 60g，水杨酸甲酯 38g。

【制法】 以上 12 味，除樟脑、冰片、薄荷脑、水杨酸甲酯外，蟾酥粉碎成粗粉，用 70%乙醇浸泡至稀糊状，滤过，滤液备用。其余川乌等 7 味用 85%乙醇回流 3 次，每次 1.5h，合并滤液，回收乙醇并浓缩至相对密度为 1.30～1.35（55℃～60℃热测）的稠膏，与上述滤液合并，加入樟脑等 4 味，混匀，另取 1.7～2 倍重量由橡胶、松香等制成的基质，制成涂料。进行涂膏，切段，盖衬，切成小块，即得。

【性状】 本品为淡黄色的片状橡胶膏；气味芳香。

【鉴别】 （1）取本品 4 片，置 100mL 圆底烧瓶中，加 70%乙醇 50mL，加热回流 1h，滤过，滤液蒸干，残渣加乙醇 1mL 使溶解，作为供试品溶液。另取粉防己碱对照品，加氯仿制成每 1mL 中含 1mg 的溶液，作为对照品溶液。照薄层色谱法试验，吸取上述两种溶液各 5μL，分别点于同一硅胶 G 薄层板上，以甲苯-丙酮-乙醇-氢氧化胺（20：20：3：1）为展开剂，展开，取出，晾干，喷以稀碘化铋钾试液。供试品色谱中，在与对照品色谱相应的位置上，显相同颜色的斑点。

（2）另取延胡索对照药材 0.5g，加 70%乙醇 20mL，置水浴上加热回流 0.5h，滤过，滤液蒸干，残渣加乙醇 3mL 使溶解，作为对照药材溶液。照薄层色谱法试验，吸取【鉴别】（1）项下供试品溶液及上述对照药材溶液各 5μL，分别点于同一硅胶 G 薄层板上，以正丁醇-冰醋酸-水（7：1：2）为展开剂，展开，取出，晾干，置紫外光灯（365nm）下检视。供试品色谱中，在与对照药材色谱相应的位置上，显相同颜色的荧光斑点。

【检查】 含膏量 照橡胶膏剂含量测定法测定，以氯仿作溶剂。每 $100cm^2$ 应不少于 1.5g。

其他 应符合橡胶膏剂项下有关的各项规定。

【功能与主治】 舒筋、活血、散寒、止痛。用于筋骨痛，急性挫伤，扭伤，风湿痛，关节痛，胁痛，肌肉酸痛等症。

【用法与用量】 贴患处。

【注意】 凡对橡胶膏过敏、皮肤破裂、糜烂者不宜贴用。

【贮藏】 密闭，置阴凉处。

（曹春林）

第十八节 油 剂

一、十灵油

【处方】 冬绿油 650g，茴香油 5g，桉油 25g，玫瑰油 10g，薄荷油 300g，樟脑 10g。

【制法】 将各种油混合均匀，再将樟脑溶解制成 1000g，即得。

【性状】 本品为微黄色澄清液体；有特殊香气。

【检查】 应符合油剂项下有关的各项规定。

【功能与主治】 祛风、局部刺激药。用于伤风，鼻塞，局部冻伤。

【用法与用量】 外用，局部涂擦。

【贮藏】 密闭。

二、丁香风油精

【处方】 桉油 460g，丁香酚 150g，薄荷油 120g，樟脑 10g，香精油 100g，叶绿素 1g。

【制法】 以上 6 味，取薄荷油、樟脑，加液状石蜡适量溶解后，加入桉油、丁香酚、香精油、叶绿素，再加液状石蜡制成 1000g，混匀，静置，滤过，即得。

【性状】 本品为淡绿色油状液体；气特异，味凉而辣。

【鉴别】 取本品 2 滴，加乙醇 5mL，振摇后，加三氯化铁试液 1 滴，生成绿色沉淀。

【含量测定】 取本品，按中国药典 1990 年版一部丁香罗勒油含量测定项下的方法测定，即得。

本品含丁香酚（$C_{10}H_{12}O_2$）应为 14.0%～18.0%（ml/ml）。

【功能与主治】 清凉散热，止痛止痒。用于感冒头痛，蚊虫蜇咬，晕船晕车，亦可用于龋齿止痛。

【用法与用量】 外用，涂擦于太阳穴或患处，每日 2～3 次，治疗龋齿痛时，可蘸以小棉球，嵌入蛀孔内。

【规格】 每瓶装 3mL。

【贮藏】 密封，置阴凉处。

注：丁香酚（$C_{10}H_{12}O_2$）系从丁香罗勒油经提炼而成，含量应不低于 98%。

三、风油精

【处方】 薄荷脑 320g，水杨酸甲酯 260g，樟脑 30g，桉油 30g，丁香酚 30g。

【制法】 以上 5 味，取薄荷脑、樟脑，加入液状石蜡适量，再加入桉油、水杨酸甲酯、丁香酚、香精 100g、叶绿素适量，加液状石蜡使成 1000g，混匀，静置 24h，取澄清液，分装，即得。

【性状】 本品为淡绿色澄清油状液体；有特殊的香气，味凉而辣。

【含量测定】 照气相色谱法测定。

系统适用性试验 具备程序升温的气相色谱仪，聚乙二醇 20M 交联柱，柱温为 90℃～200℃，程序升温，每分钟 13℃，选择适当的载气流速，使理论塔板数按薄荷脑峰计算，应不低于 10000。

对照品溶液的制备 精密称取桉油精 0.025g，樟脑 0.03g，薄荷脑 0.32g，水杨酸甲酯 0.26g，丁香酚 0.03g，环已酮（内标）0.20g，置 10mL 量瓶中，加无水乙醇稀释至刻度，摇匀。

供试品溶液的制备 取本品约 1g，精密称定，置 10mL 量瓶中，加环已酮 0.20g，加无水乙醇稀释至刻度，摇匀。

测定法 取对照品溶液和供试品溶液各 0.5～1.0μL，注入气相色谱仪，按峰面积计算各组分的校正因子，并用其平均值计算供试品中各检测峰组分的含量，即得。

本品含薄荷脑、水杨酸甲酯应为标示量的90.0%～110.0%；含樟脑、桉油应为标示量的85.0%～115.0%；含丁香酚应为标示量的90.0%～120.0%。

【功能与主治】 消炎，镇痛，清凉，止痒，祛风。用于伤风感冒引起的头痛、头晕以及由关节痛、牙痛、腹部胀痛和蚊虫叮咬、晕车等引起的不适。

【用法与用量】 外用，涂擦于患处。口服，每次4～6滴，小儿酌减或遵医嘱。

【注意】 禁用于深Ⅱ度以上的烫伤（水疮破后易产生刺激疼痛）。

【规格】 每瓶装（1）3ml；（2）6ml；（3）9ml。

【贮藏】 密闭，置阴凉处。

四、风痛灵

【处方】 乳香25g，没药25g，血竭2g，麝香草脑10g，冰片30g，樟脑30g，薄荷脑280g，氯仿20.3mL，香精80mL，丁香罗勒油40.1mL，水杨酸甲酯适量。

【制法】 以上11味，取乳香、没药粉碎成细粉，取没药粉加水杨酸甲酯适量，搅拌1h后，静置过夜，再加入乳香细粉，于38℃搅拌3h，滤过，滤液备用。药渣加氯仿，搅拌0.5h，滤过，滤液备用。药渣再加水杨酸甲酯适量于38℃提取2次，第1次搅拌3h，第2次搅拌2h，滤过，合并上述各滤液，加入血竭等7味，搅拌，溶解，滤过，加水杨酸甲酯至1000g，即得。

【性状】 本品为橙红色油状液体；有特殊香气及清凉感。

【鉴别】 （1）取本品1mL，滴加新制的香草醛试液0.5mL，显红紫色。

（2）取本品0.6g，加醋酸乙酯10mL使溶解，作为供试品溶液。另取樟脑20mg，冰片20mg，薄荷脑30mg，水杨酸甲酯30mg，加醋酸乙酯10mL使溶解，作为对照品溶液。按照气相色谱法试验，柱长2m，以聚乙二醇20M为固定液，涂布浓度为10%，柱温为100℃。分别取对照品溶液和供试品溶液适量，注入气相色谱仪。供试品应呈现与对照品保留时间相同的色谱峰。

【检查】 相对密度　应为1.05～1.07。

【功能与主治】 活血散瘀，消肿止痛。用于扭挫伤痛，风湿痹痛，冻疮红肿。

【用法与用量】 外用，适量涂擦患处；每日数次。必要时用湿毛巾热敷后，随即涂擦。

【注意】 孕妇慎用。

【规格】 每瓶装（1）6ml；（2）9ml。

【贮藏】 密封，置阴凉处。

五、四季油（同仁油）

【处方】 水杨酸甲酯490g，松节油10g，薄荷油430g，肉桂油2.5g，薄荷脑15g，八角茴香油17.5g，樟脑15g。

【制法】 以上7味，混匀，加香精适量，混匀，滤过，即得。

【性状】 本品为橙黄色或淡红色的澄清油状液体；有特臭。

【鉴别】 （1）取本品1mL，加醋酸乙酯稀释至10mL，作为供试品溶液。另取薄荷脑对照品，加醋酸乙酯制成每1mL含1mg的溶液，作为对照品溶液。照薄层色谱法试验，吸取上述二种溶液各2μL，分别点于同一硅胶G薄层板上，以苯为展开剂，展开，取出，晾干，喷以5%香草醛硫酸溶液，热风吹至斑点清晰。供试品色谱中，在与对照品色谱相应的位置上，显相同颜色的斑点。

（2）取水杨酸甲酯对照品，加醋酸乙酯制成每1mL含1mg的溶液，作为对照品溶液。照薄层色谱法试验，吸取对照品溶液及【鉴别】（1）项下的供试品溶液各2μL，分别点于同一硅胶G薄层板上，以环己烷-苯（7∶3）为展开剂，展开，取出，晾干，喷以5%三氯化铁溶液，热风吹至斑点清晰。供试品色谱中，在与对照色谱相应的位置上，显相同颜色的斑点。

【检查】 相对密度　应为1.014～1.020。

折光率　应为1.488～1.501。

其他　应符合油剂项下有关的各项规定。

【功能与主治】 有祛风兴奋作用。用于伤风感冒，舟车晕眩，中暑。

【用法与用量】 外用，涂擦额角、眉心等处。

【贮藏】 密闭，置阴凉处。

六、叶绿油

【处方】 薄荷油50mL，丁香油50mL，桂皮油30mL，薄荷脑300g，冬青油200mL，桉叶油 50mL，冰片 50g，樟脑 50g。

【制法】 以上 8 味，取薄荷脑、冰片、樟脑等 3 味，研成细粉；另取叶绿素 3g，加液状石蜡适量，使溶化，加入上述细粉及剩余的薄荷油等 5 味和香精 50mL，并加液状石蜡至 1000mL，搅拌使完全溶解，静置 24h，取上清液分装，即得。

【性状】 本品为深褐色的透明液体；气特异。

【鉴别】 (1) 取本品 2 滴，加乙醇 5mL，摇匀，加三氯化铁试液 1 滴，显紫色。

(2) 取本品 2 滴，加乙醇 2mL，摇匀，加新配制的 1%香草醛硫酸溶液 2 滴，显红紫色。

(3) 取本品数滴，加冰醋酸 1mL，摇匀，加硫酸-硝酸（6：1）混合液 2 滴，显橙红色，摇匀，放置，溶液渐变成黄绿色。

【检查】 相对密度 应为 0.970～0.980。

折光率 应为 1.484～1.494。

【功能与主治】 芳香开窍，消疲提神，祛风除湿，理气止痛。用于关节痛，神经痛，扭挫伤痛，伤风感冒引起的头痛及蚊虫叮咬痒痛，晕车，中暑和疖疮初起，小伤出血，轻度烫伤；内服祛除肠胃积气，止痛，止泻。

【用法与用量】 外用擦抹患处；口服每次 3～5 滴。小儿酌减。

【规格】 每瓶装 3mL、5mL、10mL。

【贮藏】 密封，置凉暗处。

七、复方丁香罗勒油（红花油）

【处方】 配制桂叶油 426mL，丁香罗勒油 202mL，水杨酸甲酯 372mL，血竭适量，黑油适量。

【制法】 取配制桂叶油、丁香罗勒油和水杨酸甲酯混匀，用血竭和黑油调色，滤过，即得。

【性状】 本品为红棕色的澄清液体；具丁香的特异香气。

【鉴别】 (1) 取本品 4 滴，加乙醇 1mL 溶解后，加新制的 5%香草醛的盐酸溶液 1mL，摇匀，即显蓝绿色。

(2) 取本品数滴，加水 5mL，振摇，加三氯化铁试液 1 滴，即显紫色。

【检查】 相对密度 应为 1.08～1.10。

折光率 应为 1.530～1.545。

其他 应符合油剂项下有关的各项规定。

【含量测定】 精密量取本品 10mL（A），置 100mL 的测醛瓶中，加氢氧化钾液（1mol/L）75mL，振摇 5min，置水浴上加热 10min，放冷，使分层，添加氢氧化钾液（1mol/L）适量，使油层浮升至瓶颈的刻度处，放置俟澄清（约 18h），检读析出油层的 mL 数（B），(A－B)×10 即为本品中含总酚量的百分数。

本品含总酚量不得少于 75.0%（mL/mL）。

【功能与主治】 祛风镇痛。用于风湿骨痛，感冒头痛等。

【用法与用量】 外用，涂搽患处。

【注意】 不可内服。

【贮藏】 遮光，密封，置阴凉处保存。

注：配制桂叶油：取丁香罗勒油 850mL、姜樟脑（取姜酊，加入樟脑使之饱和，滤过即得）25mL、肉桂油 50mL、桂皮醛 50mL 和柠檬醛 25mL，混匀，即得。

黑油：取栀子 190g 和艾叶 180g，分别炭化；另取血竭 100g，粉碎成细粉，与上述炭化物共置茶油 1000g 中，浸渍 1 个月，滤过，将滤出的油加热炼至滴水成珠，放冷，加入冰片 80g 使溶解，混匀，即得。

（曹春林）

第十九节 栓 剂

一、小儿消炎栓

【处方】 金银花 250g，连翘 500g，黄芩 250g。

【制法】 以上 3 味，连翘、黄芩加水煎煮 30min 后，加入金银花继续煎煮 2 次，每次 45min，合并煎液，滤过，滤液浓缩成稠膏，放冷至 50℃以下，加乙醇使含醇量达 75%，静置 12h，取上清液，滤过，滤液回收乙醇，再加乙醇使含醇量达 85%，静置 12h，滤取上清液，回收乙醇并浓缩成稠膏，减压干燥，粉碎备用；另取半合成脂肪酸酯 78g，置水浴上加热使熔，保持在 40℃左右，在搅拌下缓缓加入上述干膏粉，混匀，浇模，制成100粒，即得。

【性状】 本品为棕色的栓剂。

【鉴别】 取本品1粒，置锥形瓶中，加75%乙醇30mL，加热使溶解，放冷滤过，取滤液2mL，置蒸发皿中，挥干，加三氯化锑饱和的氯仿溶液4～5滴，应显紫红色，另取滤液滴于圆形定性滤纸上，挥干，滴加三氯化铝试液1～2滴，挥干，置紫外光灯（365nm）下观察，应显蓝色荧光。

【检查】 应符合栓剂项下有关的各项规定。

【功能与主治】 清热解毒，抗菌消炎。用于上呼吸道感染、急性扁桃体炎，喉炎等症。

【用法与用量】 直肠给药，小儿每次1粒，每日2～3次。

【规格】 每粒重1.5g。

【贮藏】 密闭，置阴凉干燥处。

二、小儿解热栓

【处方】 黄芩提取物（以黄芩甙计）121.6g，金银花提取物（以绿原酸计）50g，安乃近300g。

【制法】 以上3味，分别干燥，粉碎成细粉，混匀，加到适量融化的脂肪性基质中，搅匀，注入模内，制成1000粒，或1333粒，或2000粒，冷却，出模，包装，即得。

【性状】 本品为棕黄色或棕红色鱼雷形或圆锥形的栓剂。

【鉴别】 取本品1粒，加水适量，加热至50℃搅拌使溶解，滤过。取滤液1mL，加5%硝酸钠溶液与10%硝酸铝溶液各0.3mL，即生成黄色沉淀，再加氢氧化钠溶液（1mol/L）使成碱性，沉淀即溶解，溶液呈棕红色。另取滤液10mL，加稀盐酸数滴，生成沉淀，滤过，滤液加次氯酸钠试液2滴，产生瞬间即消失的蓝色。

【检查】 应符合栓剂项下有关的各项规定。

【含量测定】 取本品10粒，精密称定，切成小块，混匀，精密称取适量（约相当绿原酸75mg），加水30mL，于温水浴中加热至基质熔化，搅拌约5min，取出，于冰浴中放冷至基质凝固，将水溶液过滤至200mL烧杯中，基质再用水重复操作2次，每次30mL，并用适量水洗涤烧杯和滤器，合并滤液，并使总体积为100mL，加0.05%吐温$_{80}$ 14mL，加温至78℃搅拌，缓缓加入盐酸液（3mol/L）1.2mL，保温30min。放置2h后，用4号垂熔漏斗抽滤，以盐酸液（0.2mol/L）洗涤烧杯和沉淀，合并滤液备用。

将沉淀加水转移至烧杯中，用适量水和氢氧化钠液（0.1mol/L）调节pH至中性，使溶解后转移至250mL量瓶中，加水至刻度，摇匀，精密吸取1mL，置100mL量瓶中，用盐酸液（0.2mol/L）稀释至刻度，摇匀，以盐酸液（0.2mol/L）作空白，照分光光度法在279nm处测得吸收值，按（$C_{21}H_{18}O_{11}$）的吸收系数（$E_{1cm}^{1\%}$）为673计算黄芩甙的含量，即得。

将上述滤液转移至250mL量瓶中，用盐酸液（0.2mol/L）稀释至刻度，摇匀，精密吸取1mL置100mL量瓶中，用盐酸液（0.2mol/L）稀释至刻度，摇匀，以盐酸液（0.2mol/L）作空白，照分光光度法在324nm波长处测得吸收值，按（$C_{16}H_{18}O_9$）的吸收系数（$E_{1cm}^{1\%}$）为515计算绿原酸含量，在240nm波长处测得吸收值，按下列公式计算安乃近的含量：

$$\frac{\left(240\text{nm 总 }A-324\text{nm 绿 }A\times\frac{280}{515}\right)\times\text{稀释倍数}\times\text{平均栓重}}{232\times100\times\text{样重}\times\text{每粒含量}}\times100\%$$

本品含黄芩甙（$C_{21}H_{18}O_{11}$）、安乃近（$C_{13}H_{16}N_3NaO_4S$）、绿原酸（$C_{16}H_{18}O_9$）均应为标示量的80%～115%。

【功能与主治】 解热，消炎。用于小儿感冒和上呼吸道感染等小儿发热。

【用法与用量】 本品分大、中、小号；6～11岁用大号，2～5岁用中号，8个月至2岁用小号，每次1粒，将栓剂塞入距肛门口约2cm处。每日2～3次，或遵医嘱。

【规格】 每粒①重1.0g，含黄芩甙60.8mg、安乃近150mg、绿原酸25mg；③重1.5g，含黄芩甙91.2mg、安乃近225mg、绿原酸37.5mg；③重2.0g，含黄芩甙121.6mg、安乃近300mg、绿原酸50mg。

【贮藏】 密闭，置凉暗处。

注：本品放置过程中析出白霜，系基质所致，属正常现象，不影响疗效。

三、苦参栓

【处方】 苦参总碱 200g，羊毛脂 64g，半合成脂肪酸酯 1283g，共制成栓剂 1000 粒。

【制法】 以上 3 味，苦参总碱与羊毛脂混合，研匀，边研磨边加入微温熔化的半合成脂肪酸酯，研匀，要凝时，迅速倾入涂有润滑剂的栓模内，待凝后出模，即得。

【性状】 本品为棕褐色鸭嘴形的栓剂；气微臭。

【鉴别】 取本品含量测定项下的盐酸提取液，加入适量活性炭脱色，滤过，取滤液 3 份，分别加入硅钨酸试液，硫化汞钾试液及苦味酸试液各 1 滴，分别发生白色、淡黄色及黄色沉淀。

【检查】 应符合《中国药典》栓剂项下有关的各种规定。

【含量测定】 取本品 5 粒，置分液漏斗中，加氯仿 30mL 振摇，使溶解，用盐酸液（0.2mol/L）25mL、20mL、10mL、10mL 分次提取，酸液合并于 100mL 容量瓶中，加水至刻度，摇匀，精密吸取 20mL，置另一分液漏斗中，加氯化钠约 6g 使饱和，再加入用氯化钠饱和的氢氧化钠液（0.1mol/L）5mL，用氯仿 25mL、20mL、10mL、10mL、10mL 分别提取，氯仿液依次用同一饱和氯化钠液 5mL 振摇，洗涤，再依次通过装有无水硫酸钠的漏斗，滤入另一分液漏斗中，漏斗以 5mL 氯仿分三次洗涤，合并氯仿液，再精密加入硫酸液（0.05mol/L）10mL 及水 20mL，振摇 30min，分取酸液于三角烧瓶内，氯仿层再用水洗涤 3 次，每次 10mL，水液与上述酸液合并，置水浴上加热至无氯仿臭，放冷，加入甲基红指标液 2 滴，用氢氧化钠液（0.1mol/L）滴定，即得。每毫升的硫酸液（0.05mol/L）相当于 26.44mg$C_{15}H_{24}N_2O_2$。

每粒含苦参总碱以氧化苦参碱（$C_{15}H_{24}N_2O_2$）计算，应为标示量的 80.0%～120.0%。

【功能与主治】 抗菌消炎。用于宫颈糜烂，赤白带下，滴虫性阴道炎及阴道霉菌感染等妇科慢性炎症。

【用法与用量】 每晚 1 粒，塞入阴道深处或遵医嘱。

【规格】 每粒 1.5g。

【贮藏】 密封。

四、保妇康栓

【处方】 莪术油 82g，冰片 75g。

【制法】 以上 2 味，将莪术油置于干燥容器内，加入 75g 吐温$_{80}$，混匀。冰片加入 150g 乙醇中溶解，与上述溶液混合均匀。另取甘油明胶基质 3400g 置水浴上加热熔化，加入上述药液，搅拌均匀，灌入栓剂模型中，制成 1000 粒，每粒重 3.5g，即得。

【性状】 本品为半透明棕黄色鸭舌型的栓剂；气香。

折光率 取含量测定项下所得的挥发油，依法测定折光率，为 1.500～1.510。

【鉴别】 取本品 1 粒加水适量，置水浴上熔化，放冷，加石油醚（30℃～60℃）10mL，置水浴回流 10min，放冷，分取石油醚层，挥去石油醚至 1mL 作为供试品溶液；另取莪术对照药材 0.5g，加石油醚 10mL，同法制成对照药材溶液。照薄层色谱法试验，吸取上述两种溶液各 10uL，分别点于两块含 0.2%羧甲基纤维素钠为粘合剂的硅胶 G 薄层板上，一块以石油醚为展开剂，另一块以石油醚（60℃～90℃）-醋酸乙酯（90∶10）为展开剂。展开，取出，晾干，分别喷以 1%香草醛硫酸溶液，两种展开剂所得的供试品色谱中，在与对照药材色谱相应的位置上，均显相同颜色的斑点。

【检查】 应符合栓剂项下有关的各项规定。

【含量测定】 取本品 10 粒，照挥发油法测定，所得油量按相对密度 0.980 计算，即得。

本品含莪术油应为标示量的 85.0%～115.0%

【功能与主治】 行气破瘀，消炎，生肌，止痛。用于霉菌性阴道炎，宫颈糜烂等妇科疾病。

【用法与用量】 洗净外阴部，将栓剂塞入阴道深部，或遵医嘱。每晚 1 粒。

【规格】 每粒重 3.5g（含莪术油 80mg）

【贮藏】 密封，避光，置阴凉处。

（曹春林）

第二十节 气雾剂

止喘灵气雾剂

【处方】 洋金花总生物碱6.5g，盐酸克仑特罗2.0g。

【制法】 取洋金花总生物碱盐酸和盐酸克仑特罗用乙醇溶解，滤过，并稀释至5000mL，灌装于特制阀门系统耐压容器中，制成1000瓶，封口，压装二氯二氟甲烷，即得。

【性状】 本品贮于耐压容器中的药液为淡黄色澄清液体；揿压阀门药液即成雾粒喷出。

【鉴别】 本品经微孔排气法除去二氯二氟甲烷后，撬开铝盖，取出药液，照下述方法试验：

(1) 取药液2mL，水浴蒸发至干，加发烟硝酸2～3滴，水浴蒸干，放冷，加乙醇制氢氧化钾试液2滴与氢氧化钾一小块，即呈深紫堇色。

(2) 取药液4mL，水浴上蒸去乙醇至干，加稀盐酸约0.5mL溶解残渣，除去不溶物，滴加10%亚硝酸钠溶液3滴和α-萘酚试液4～5滴，应呈樱红色。

【检查】 安全防爆试验 取本品10瓶，放入带有盖的铁丝笼中，于40℃恒温下加热1h，不得有爆破现象发生。

其他 应符合气雾剂项下有关的各项规定。

【含量测定】 标准曲线的绘制：取盐酸克仑特罗对照品约30mg，精密称定，置50mL量瓶中，加水稀释至刻度，摇匀，精密量取5mL置100mL量瓶中，加水稀释至刻度，摇匀，精密量取1mL、2mL、3mL、4mL、5mL于25mL量瓶中，分别用水稀释至10mL，摇匀（约相当于30μg，60μg，90μg，120μg，150μg），加入盐酸液（2mol/L）10mL，混匀，加4%亚硝酸钠溶液0.5mL，振摇约2min，加入10%氨基硫酸铵溶液1mL，振摇至无气泡产生，再加2%二盐酸乙萘基乙二胺溶液0.5mL，振摇2min，加水稀释至刻度，振摇2min，照分光光度法在500nm波长处测定吸收度，以吸收度为纵座标，浓度为横座标，绘制标准曲线。

测定方法 取本品用微孔排气法，排尽气体后，精密量取2.5mL于50mL量瓶中，加水至刻度，摇匀，精密吸取3mL于25mL量瓶中，加水至10mL，摇匀，照标准曲线的绘制项下的方法自“加入盐酸液（2mol/L）10mL”起，测定吸收度。以水10mL代替样品液，同法操作，为空白对照，从标准曲线中读出供试品溶液中含盐酸克仑特罗的量，计算，即得。

本品含盐酸克仑特罗（$C_{12}H_{18}Cl_2N_2O \cdot HCl$），应不低于标示量的90.0%。

【功能与主治】 本品为抗胆碱药和选择性β-受体兴奋剂的中西药复方制剂，有舒张支气管作用。用于治疗支气管哮喘，哮喘型支气管炎等病症。

【用法与用量】 哮喘发作或预兆感时喷雾吸入，每次喷口腔吸入两下，不可过量，儿童酌减。

【规格】 每瓶净重14g；内含药液5mL，每1mL药液含洋金花总碱1.3mg，盐酸克仑特罗0.4mg。

【贮藏】 密封，置阴凉处。

注：洋金花总生物碱含量测定、精密称取本品50～100mg，用氯仿2mL使溶解后，照洋金花（《中国药典》1990年版一部236页）含量测定项下自“精密加硫酸液（0.01mol/L）”起，依法测定，即得。

本品含生物碱以东莨菪碱（$C_{17}H_{21}NO_4$）计算，应不得少于80.0%。

（曹春林）

第二十一节 注射剂

止喘灵注射液

本品为麻黄、杏仁等药味经加工制成的注射液。

【性状】 本品为浅黄色的澄明液体。

【鉴别】 (1) 取本品20mL，加氨试液使成碱性，用氯仿提取两次，每次10mL，合并氯仿液，取氯仿液4mL，分置2支试管中，一管加氨制氯化铜试液与二硫化碳各5滴，振摇，静置，氯仿层显黄色至黄棕色；另一管为空白，以氯仿5滴代替二硫化碳，振摇后氯仿层应无色或显微黄色。

(2) 取【鉴别】(1) 项下的氯仿液2mL，置水浴上浓缩至近干，置载玻片上，挥干，加0.5%三硝基苯酚溶液1滴，置显微镜下观察，可见众多淡黄色油滴状物质。

(3) 取【鉴别】(1) 项下的氯仿液10mL，蒸至1mL，加甲醇1mL，充分振摇，滤过，滤液作为供试品溶液。另取盐酸麻黄碱对照品，加甲醇制成每1mL各含1mg的溶液，作为对照品溶液，照薄层色谱法试验，吸取上述两种溶液各5μL，分别点于同一硅胶G薄层板上，以氯仿-甲醇-浓氨试液（20：5：0.5）为展开剂，展开，取出，晾干，喷以茚三酮试液，在105℃烘约5min。供试品色谱中，在与对照品色谱相应的位置上，显相同的红色斑点。

【检查】 pH值：4.5～6.5。

异常毒性 取本品，加灭菌生理盐水制成每1mL含0.1mL药液的溶液，依法检查。按腹腔注射法给药，应符合规定。

其他 应符合注射剂项下有关的各项规定。

【含量测定】 总生物碱 精密量取本品10mL，置分液漏斗中，加1mol/L氢氧化钠溶液0.5mL，用氯仿提取4次（10mL、10mL、5mL、5mL），合并氯仿液，置具塞锥形瓶中，精密加硫酸测定液（0.01mol/L）10mL及新沸过的冷水10mL，充分振摇，加茜素磺酸钠指示液1～2滴，用氢氧化钠滴定液（0.02mol/L）滴定至淡红色，并将测定结果用空白试验校正，即得。每1mL的硫酸测定液（0.01mol/L）相当于3.305mg的麻黄碱（$C_{10}H_{15}NO$）。

本品每1mL含总生物碱以麻黄碱（$C_{10}H_{15}NO$）计，应为0.50～0.80mg。

东莨菪碱 对照品溶液的制备：精密称取氢溴酸东莨菪碱对照品15mg，置10mL量瓶中，加甲醇稀释至刻度，摇匀，即得（每1mL中含氢溴酸东莨菪碱1.5mg）。

供试品溶液的制备 精密量取本品25mL，置分液漏斗中，加氨试液调节pH值至9，用氯仿提取3次（25mL、20mL、20mL），合并氯仿液，置温水浴上回收氯仿至干，残渣加甲醇溶解并移至2mL量瓶中，加甲醇稀释至刻度，即得。

测定法 照薄层色谱法试验，精密量取对照品溶液与供试品溶液各50μL，分别点于同一硅胶GF_{254}薄层板上，使成条状，用醋酸乙酯-甲醇-浓氨试液（17：2：1）为展开剂，展开，取出，晾干，置紫外光灯（254nm）下检视，分别刮取供试品和对照品相应的位置上的条斑，置分液漏斗中，同时刮取同一块层析板上与供试品条斑等面积的硅胶GF_{254}作为空白。各加溴甲酚绿溶液〔取溴甲酚绿50mg与邻苯二甲酸氢钾1.021g，加0.2mol/L盐酸溶液1.6mL使溶解后加水稀释至100mL，必要时滤过〕4mL，摇匀，分别精密加入氯仿10mL，振摇提取后，静置1h使分层，分取氯仿液，照分光光度法试验，在415nm处测定吸收度，计算，将结果与0.6921相乘，即得供试品中含东莨菪碱（$C_{17}H_{21}NO_4$）的量。

本品每1mL含东莨菪碱（$C_{17}H_{21}NO_4$）应为40～100μg。

【功能与主治】 平喘，止咳，祛痰。用于哮喘，咳嗽，胸闷痰多；支气管哮喘、喘息性气管炎。

【用法与用量】 肌注。每次2mL，每日2～3次。7岁以下儿童酌减。1～2周为1疗程，或遵医嘱。

【注意】 青光眼禁用。严重高血压、冠心病、前列腺肥大、尿潴留患者在医生指导下使用。

【规格】 每支2mL。

【贮藏】 密闭，避光。

二、生脉注射液

【处方】 人参100g，麦冬312g，五味子156g，吐温$_{80}$ 5mL，制成注射液1000mL。

【制法】 以上3味，取人参加75%乙醇闷润，切成薄片，置入回流器中，加入4～5倍量的75%乙醇，加热回流2h，共回流5次。合并5次乙醇提取液，滤过使澄明，滤液回收乙醇至无醇味。放出浓液放冷，加浓醇使含醇量达

80%，冷藏24h，滤过，回收乙醇至尽，浓缩成糖浆状，保存。取五味子用水洗净，用水蒸气蒸馏法取馏液1∶1，冷藏保存；取麦冬用水洗净，装入煮提器中，再将五味子药渣加入，加水(10倍、8倍、6倍)煮提3次，每次为(90min、60min、30min)，滤过，合并煎液，减压浓缩至糖浆状，取出放冷，加3倍量95%乙醇，冷藏24h。取出滤过，滤液回收乙醇至尽，浓缩成糖浆状保存。

将人参、麦冬、五味子浓缩液混合后，加入五味子水蒸气蒸馏液与吐温$_{80}$，混合均匀，调节pH至7，加注射用水至全量，煮沸30min，补加注射用水，冷藏12h滤过（可加滑石粉为助滤剂），再将澄明滤液过G_4垂熔漏斗，灌封于2mL安瓿中，100℃流通蒸气灭菌30min，取出放冷，经检查后印字包装。

【性状】 本品为棕黄色澄明水溶液。

【鉴别】 (1)呈现色反应：①取本品2mL置于带塞试管中，用力振摇1min，产生多量蜂窝状泡沫，放置10min，泡沫无显著消失（皂甙）。②取本品1mL，置小蒸发皿中，于水浴上蒸干，滴加醋酐0.5mL，使稍有溶解，移入小试管中，沿管壁加浓硫酸约0.5mL，两液界面呈现紫红色环（皂甙）。③将本品滴于滤纸上，滴加10%三氯化铝甲醇溶液，干燥后，呈黄色斑点；在紫外线荧光灯下（254nm）观察，显现明显荧光（黄酮甙类）。④取本品1mL，加10% α-萘酚乙醇溶液数滴，摇匀，沿管壁滴加浓硫酸0.5mL，两液界面呈显紫红色环（糖类）。

(2)薄层层析：取本品约5mL置蒸发皿内，于水浴上蒸干，加95%乙醇1mL，搅拌使溶解，取上层液供点样用。用微量点样管吸取样液，点样3～5μL于硅胶G板上，用氯仿-甲醇-水(80∶20∶2)为展开剂，倾斜上行展开15cm，取出挥去展开剂，喷10%磷钼酸乙醇液显色剂，于120℃加热5min，呈显蓝色斑点，层析谱不得少于12个色斑。

【检查】 pH值：5.5～7.0。

其他应符合《中国药典》注射剂项下规定。

【含量测定】 标准曲线的绘制：精密称取人参二醇皂甙元约5mg，加甲醇溶解，移入5mL容量瓶中并稀释至刻度。精密吸取10mL、20mL、30mL、40mL、50mL、60mL置玻塞试管中，用热风挥去溶剂，加5%香荚醛-冰醋酸溶液（新配制）0.2mL，高氯酸0.8mL，于60℃恒温水浴上加热15min，立即置冰浴内冷却，加冰醋酸5mL，摇匀，于560nm处进行比色测定，同时以试剂作空白。测得吸收度数据经回归分析处理，绘制浓度—吸收度曲线。

供试品溶液制备：精密吸取本注射液10mL，于水浴上蒸干，残留物加甲醇分次充分搅拌使溶解，残渣一并移入5mL容量瓶中，加甲醇至刻度，混匀即得。

薄层层析—比色测定：用微量点样器吸取供试品溶液。点样15～30μL（约含皂甙100μg）于硅胶G薄层板上（105℃活化1h），挥干，置层析缸内。加氯仿—甲醇—水（70∶50∶8）展开剂，并置一盛少许冰醋酸的小玻杯，饱和后展开。取出挥去溶剂，置碘蒸汽缸中显色，黄色斑点出现后，立即取出，用针描记色斑位置后，于通风处或用冷风吹，使碘挥尽。仔细将皂甙色斑处硅胶G刮下，置玻塞试管中；并在薄层板下方刮取与上区相当量的硅胶G，置玻塞试管中作为空白。按上法显色稀释后离心分离，吸取上层清液置比色皿中，于560nm处比色测定。测得吸收度从标准曲线求出相当人参二醇皂甙元的量，按下式计算出人参总皂甙含量：

$$注射液中人参皂甙含量\ (mg/ml)=\frac{C\times 2.5}{2\times V}$$

C——相当人参二醇皂甙元含量（mg）

V——点样量（mL）

2.5——人参二醇皂甙元组皂甙平均分子量与人参二醇分子量之比值。

本注射液每mL含人参总皂甙不得少于1.35mg。

【功能主治】 益气强心，生津复脉。用于急性心肌梗塞，心源性休克。

【用法用量】 肌肉注射或静脉点滴。每次2～4mL或20～40mL。应在监护下用药。

三、心脉灵注射液

【处方】 人参、猪胆膏、生附子、干姜、甘草。

【制法】

1. 药物的提取工艺

(1) 人参中人参总皂甙的提取

将生晒参用70%乙醇浸泡至软，切片，用

70%乙醇回流4次。用量分别为8、8、7、7倍；时间分别为2h，1.5h，1.5h，1.5h。过滤，合并滤液，回收乙醇，浓缩，真空干燥，得粗提物。

将粗提物加入等量的无水硫酸钙混合均匀，加入10倍量95%乙醇回流6次，每次1h，过滤，合并滤液，回收乙醇。浓缩液水沉，过滤，滤液浓缩，真空干燥，得干燥物，送检。

(2) 生附子中乌头总碱的提取

取生附子粉碎，用90%乙醇回流3次，用量分别为8倍，6倍，6倍，时间分别为2h，1h，1h。回收乙醇，酸水溶解，过滤，滤液于0.1Mpa压力下水解3h，放冷，过滤，滤液过阳离子交换树脂，水洗至无色，95%乙醇洗至无色。氨性醇浸泡，洗脱至无生物碱反应。回收乙醇，浓缩至干，得干燥物，送检。

(3) 猪胆膏中猪去氧胆酸的提取

将猪胆膏加入10倍量10%NaOH加热皂化16h。放冷，静置过夜，取出皂化液中黑棕色蜡样漂浮物，将其溶于15倍量的热水中，放冷，用5%HCl调pH至2，将析出物取出，用蒸馏水洗至中性，室温干燥，得粗胆酸。

将粗胆酸粉碎，加入4～5倍量乙酸乙酯，10%～15%活性炭加热回流至溶解。加入粗胆酸量为2%无水Na_2SO_4脱水，冷藏，过滤，回收乙酸乙酯至原体积的1/3，冷藏3天，待结晶析出完全后，过滤，抽干，干燥，送检。

(4) 甘草的提取

称取甘草饮片，加入蒸馏水煎煮3次，用量分别为10倍，8倍，8倍，时间分别为1h，1h，1h，合并煎液，浓缩，用10%HCl调pH2，放置，过滤，沉淀物干燥，得粗提物。

将粗提物研细，用10倍量95%乙醇回流3次，每次1h，过滤。滤液回收乙醇，浓缩，真空干燥。送检。

(5) 干姜挥发油的提取

将干姜饮片，加入5倍量蒸馏水，加热提油8h，得干姜挥发油，送检。

2. 注射剂的制备工艺

(1) 将猪去氧胆酸置乳钵中，加入10%NaOH研匀，再加入姜油研磨乳化。将部分人参及少量蒸馏水加入，研磨至表面无油花。

(2) 将另一部分人参提取物用注射用水溶解，并用10%NaOH调pH至7.5～8。并将1缓缓加入。

(3) 将甘草提取物用注射用水溶解，并用10%NaOH调pH至7.5～8，将其缓缓加入到2项之中。

(4) 将附子提取物用注射用水溶解，并用10%NaOH调pH至7.5～8，将其缓缓加入到3项之中。加注射用水至1000mL，用10%NaOH调pH8.5～9.5，加入0.3%针用活性炭水浴煮沸30min，趁热过滤，滤液冷藏24h。取出滤液，过微孔滤模。灌封于10mL安瓿中，100℃流通蒸气灭菌1h。

【性状】 本品为红棕色澄明液体。

【鉴别】

(1) 取本品10mL，置于已处理好的大孔吸附树酯柱上（D—201型，2g，过2号筛，∅12mm），以蒸馏水洗脱100mL，弃去水液；继续以70%乙醇洗脱约50mL，水浴减压浓缩至近干，残渣以95%乙醇溶解转移至5mL容量瓶中，作为供试品溶液。另取人参对照药材粉末1g，加水饱和正丁醇10mL，超声处理30min，取上清液蒸干，残渣加甲醇1mL溶解，作为阳性对照液。取人参皂甙Rb_1、Re、Rg_1对照品，加甲醇制成每1mL各含2mg的混合溶液，作为对照品溶液。照薄层色谱法（《中国药典》1995版一部附录35页）试验，吸取上述3种溶液各1～2μL，分别点于同一块硅胶G薄层预制板上，以氯仿-醋酸乙酯-甲醇-水（15：40：22：10）10℃以下放置的下层溶液为展开剂，展开，取出，晾干，喷以10%硫酸乙醇溶液，在105℃烘数分钟，分别置日光及紫外光灯（365nm）下检视。供试品色谱中，在与对照药材色谱相应的位置上，分别显相同颜色的斑点或荧光斑点；在与对照品色谱相应的位置上，日光下显相同的3个紫红色斑点，紫外灯下，显相同的1个黄色和2个橙色荧光斑点。

(2) 取（1）中样品供试液或样品原液。另取猪去氧胆酸对照品，加乙醇制成每1mL含2mg的溶液，作为对照品溶液。照薄层色谱法（《中国药典》1995版一部附录35页）试验，吸取上述2种溶液各1～3μL，分别点于同一块硅胶G薄层板上，以异辛烷-醋酸乙酯-冰醋酸

(15∶7∶5)为展开剂，展开，取出，晾干，喷10%磷钼酸乙醇液，在105℃烘至显色，日光下检视。供试品色谱中，在与对照品相应位置上，显相同颜色的蓝色斑点。

(3)取本品20mL，置于50mL分液漏斗中，以乙醚萃取(20mL×1，10mL×2)，合并乙醚液，浓缩转移至1mL容量瓶中，作为供试品溶液。再取干姜原药材2g，加乙醚20mL，超声提取30min，取上清液浓缩转移至2mL容量瓶中，作为阳性对照液。照薄层色谱法(《中国药典》1995版一部附录35页)试验，吸取上述2种溶液各24μL，分别点于同一块硅胶G薄层板上，以石油醚(60℃～90℃)-醋酸乙酯(7∶3)为展开剂，展开，取出，晾干，喷香草醛-硫酸试剂，热风吹至显色。在供试品色谱中，在与对照药材相应位置上显相同颜色的斑点。

(4)取(3)中乙醚萃过的水液20mL，以氨水调pH至9～10，以醋酸乙酯萃取(20mL×1，10mL×2)，合并醋酸乙酯溶液，浓缩并转移至2mL容量瓶中，作为供试品溶液。另取附子对照药材半成品50mg，加2mL乙醇溶解制成阳性对照液。照薄层色谱法(《中国药典》1995版一部附录35页)试验，吸取上述阳性对照液2μL，样品供试液20μL，分别点于同一块硅胶G薄层板上，以氯仿-甲醇-二乙胺(15∶1∶0.2)为展开剂，展开，取出，晾干，改良碘化铋钾显色，日光下检视，供试品色谱中，在与阳性对照相应位置上，有3个橙红色斑点。

【检查】

酯型生物碱限量检查，按《中国药典》1995版一部29页制川乌项下酯型生物碱检查方法检查

pH值测定：按《中国药典》1995版一部附录45页测定，本品pH值范围应为6.8～7.5。

溶液颜色检查：按《中国药典》1990版一部附录62页测定，本品溶液应澄明。

炽灼残渣检查：按《中国药典》一部附录55页测定，本品炽灼残渣含量不得超过1.5%。

热原检查：按《中国药典》一部附录67页测定，本品应符合注射剂该项下要求。

无菌检查：按《中国药典》附录68页方法检查，本品应无菌。

异常毒性检查：按《中药注射剂研制指导原则及有关规定汇编》31下方法检查，应符合注射剂该项下要求。

【含量测定】

1. 精密吸取本品10.00mL，置于已处理好的大孔吸附树酯柱上(D—201型，2g，过2号筛，∅12mm)，以蒸馏水洗脱并定容至150mL，作为供试液①，再以70%乙醇洗脱并定容至150mL，合并乙醇液，水浴减压浓缩至干，残渣以甲醇溶解，并定量转移至10mL容量瓶中，作为供试液②。

(1)取人参皂甙Re对照品，加甲醇制成每1mL含2mg的溶液，作为对照品溶液。照薄层色谱法(《中国药典》一部附录35页)试验，吸取上述供试液60～80μL，对照品溶液50～60μL，以带状形式(宽3cm)点于同一块硅胶G薄层板上(15cm×15cm，4.5g以0.5%CMC调制铺板，105℃活化30min)，以冰醋酸饱和30min后，以氯仿—甲醇—水(65∶60∶10)为展开剂，展开，取出，晾干，碘熏定位，画出色带及相应空白位置，将薄层板置空气中挥去碘，将色带及空白位置吸附剂分别刮入10mL离心管中，精密加入0.2mL5%香草醛冰醋酸溶液，0.8mL高氯酸溶液，混匀，60℃水浴加热15min，取出，冰水冷却，精密加入5mL冰醋酸，混匀，高速离心。吸取上清液于560nm处测定，计算，即得。

本品含人参总皂甙，以人参皂甙Re计，每10mL不得低于11mg。

(2)精密取供试液①10mL，水浴蒸干，残渣以50%乙醇溶解，并转移至2mL容量瓶中，作为供试液。另取果糖对照品，以50%乙醇制成每1mL含2mg的溶液，作为对照品溶液。照薄层色谱法(《中国药典》一部附录35页)试验，吸取上述供试液50μL，对照品溶液20～30μL以带状形式点于同一块硅胶G薄层板上(15cm×15cm，4.5g，水铺)，以异丙醇—水(5∶1)为展开剂，展开，取出，晾干，刮去果糖色带相应位置上的吸附剂，分别置于10mL离心管中，分别加入2.5mL蒸馏水振摇，置于冰水浴中，再精密加入5mL 0.2%蒽酮浓硫酸试剂，快速混匀，60℃加热10min，取出，以冷水冷却至室温，高速离心，吸取上清液于

625nm 测定吸收，计算，即得。

本品含果糖，不得低于 2mg/10mL。

2. 取猪去氧胆酸对照品，加乙醇制成每 1mL 含 2mg 的溶液，作为对照品溶液，照薄层色谱法（《中国药典》一部附录 35 页）试验，吸取样品原液 2μL，对照品溶液 2μL、4μL，点于同一块硅胶 G 预制板上，以异辛烷-醋酸乙酯-冰醋酸（15：7：5）为展开剂，展开，取出，晾干，以 10%磷钼酸乙醇液浸板，105℃烘至显色，上面覆盖以洁净玻璃板，四周以胶布密封，置于薄层扫描仪中，以 λ_s=650nm，单波长反射法锯齿扫描测定斑点峰面积，并以外标二点法计算含量，即得。

本品含猪去氧胆酸，不得低于 10mg/10mL。

3. 照高效液相法（《中国药典》1995 版一部附录 37 页）测定

系统适应性试验：用十八烷基硅胶键合相为填料，10μm，250mm×4.6mm，乙腈-稀醋酸（1→15）（2：3）为流动相，流速 1mL/min，测定波长 252nm，柱温为室温。理论塔板数以甘草酸单铵盐计算应不低于 1900。

对照品溶液的制备：精密称取甘草酸单胺盐对照品约 10mg，置 10mL 容量瓶中，加 80%乙醇溶解并稀释至刻度，摇匀，作为对照品溶液。

供试品溶液的制备与测定：精密吸取 1 中供试液①15，00mL，置 100mL 分液漏斗中，用浓 HCl 调 pH 至 1，以水饱和正丁醇萃取（15mL×1，10mL×3，5mL×8），合并丁醇液，以少量水洗 2～3 次，水液再用正丁醇萃取 2～3 次，水洗 2 次后，合并丁醇液，水浴减压浓缩至干，残渣用 50%甲醇溶解，洗涤烧瓶（有轻微混浊），并定容于 25mL 容量瓶中，取适量用微孔滤膜（∅0.45μm）过滤，取滤液 1mL，用 50%甲醇稀释至 10mL，摇匀，作为供试品溶液。分别吸取对照品液与供试液 20μL，注入高效液相色谱仪，测定峰面积，以外标法计算，即得。

本品每 10mL 含甘草酸以甘草酸单胺盐计，不得低于 5mg。

4. 取本品一定量，以氨基酸自动分析仪测定其中游离氨基酸含量。

本品每 10mL 含游离氨基酸总量不得低于 1mg。

【功能与主治】 补气固脱，回阳救逆，益阴复脉；用于厥脱中阳气暴脱证，心源性休克及感染性休克。

【用法与用量】 静脉滴注，每次 10mL。

【贮藏】 室温。

四、清开灵注射液

【处方】 （1000mL 注射液中各药投料量）牛黄——牛胆酸 3.25g；猪胆酸 3.75g；水牛角粉 25.0g；“混氨酸” 12.5g；海珠母粉 50.9g；黄芩——黄芩素 5.0g；金银花——银花提取物 5.0g；栀子 25.0g；板蓝根 200.0g。

【制法】 1. 注射剂原料的提取与精制

（1）牛胆酸的提取与精制

取牛胆膏，称重验质，放入容器（烧杯或铁锅）中，加入 1 倍量固体氢氧化钠（NaOH），再加 9 倍量水。加热煮沸，至胆膏与碱全部溶解后。保持微沸进行皂化 16～20h（以近 20h 为好），随时补充沸水。然后放冷至室温，用 2：1 浓度的硫酸酸化至 pH=1，此时有灰褐色粘稠物浮于液面（母液呈灰白色）。捞取粘稠的块状物（如尚未结块可放水中煮沸使成块状物），再撕成碎块，用水漂洗至无酸性，沥干称重。即为粗胆酸。

将粗胆酸投入回流器（圆底烧瓶）中，加入 3 倍量 75%乙醇（醇浓度宜高些，不宜低），装好回流装置，加热回流 1～2h，趁热滤取回流提取液；残渣再加入 1.5～2 倍量 75%乙醇，回流至近全部溶解（约 0.5～1h），趁热过滤、合并滤液（必要时回收一定量乙醇，至剩原量的 2/5～3/5 体积，为易析出结晶再补加适量浓醇），放冷后置冷库 10℃以下放置一周左右，待结晶析出完全，取出滤取结晶；母液保留供下一批回流用（最后一批母液可回收酒精，还可析出一定量的胆酸），结晶用少量 80%冷乙醇洗涤（洗液与母液合并），抽干，取出即得牛胆酸，称重。

取牛胆酸再置回流器中，加入 4 倍量 95%乙醇，加胆酸量 10%的活性炭。加热回流至全溶，趁热过滤；其炭残再用 95%乙醇适量回流一次，趁热过滤。合并滤液，回收乙醇至剩原滤液体积之 1/3～1/4 量时，取出放冷，冷藏3～

5d，待结晶析出后，滤取结晶，结晶用95%冷酒精少量洗涤（母液与洗液合并，供下次套用）抽干，取出于80℃以下干燥，得精制胆酸。送检合格后，贮藏备用。

附注：(1) 牛胆膏的制备

收取新鲜健康的牛胆，剪破胆囊收集胆汁，胆皮用水洗净残留胆汁，洗液并入胆汁中，用纱布过滤，滤液置蒸发皿中（或置减压蒸发器中），在水浴上蒸发，使胆汁蒸发浓缩，至浓缩液体积减至原体积的1/4时，取出浓缩液，放冷，在搅拌下加入95%乙醇等量，继续搅匀，放置一定时间，使不溶物沉淀，倾泻滤过，滤渣用少量45%乙醇洗净，洗液与滤液合并，抽滤，滤液减压回收乙醇。然后继续蒸发浓缩，使之浓缩至稠膏状，停止加热，取下放冷得棕黑色稠膏（胆酸含量应在45%以上），置密闭器中或冰箱中保存备用。

(2) 猪胆酸的提取与精制

猪胆酸的提取，小量时取鲜猪胆剪取猪胆汁，用双层纱布过滤；称重，置反应器中，加入猪胆汁10%量的固体氢氧化钠，加热煮沸进行皂化（大量的是利用从猪胆汁中提取胆红素后的母液，经酸化析出的粗猪胆汁酸，水洗后，再加碱煮沸皂化），防止泡沫溢出，不断补充热水，保持体积与原体积相近，共煮沸20h左右（后2h可不再加水，以免在酸化时液体体积过大）。停止加热，取出放冷，静置过夜。有棕黑色蜡样物浮于上层或沉于下层。取出蜡样物热溶于15倍左右的水中，放冷后，在搅拌下用50%盐酸（或稀硫酸）调pH至2，此时有疏松的粒状物析出，浮于水面或有少量沉于水底。取出后用水洗至近中性，低温或室温干燥，得干粗猪胆酸，粉碎并称量。

称取干粗猪胆酸，置回流器中，加入4～5倍量乙酸乙酯，再加入粗猪胆酸量10%～15%的活性炭，装好回流器，加热回流至粗猪胆酸溶解（约0.5～1h），趁热过滤；不溶物再用2～3倍量乙酸乙酯回流一次，趁热过滤。合并滤液，加入粗胆酸量20%的无水硫酸钠，放置过夜（脱水），过滤，滤液回收乙酸乙酯，至浓缩液量为粗胆酸2倍量左右（即为原体积的1/2～1/3量），取出放冷，冷藏3～5d，待结晶析出完全，抽滤，用少量冷乙酸乙酯洗涤，抽干。于75℃以下干燥即得猪胆酸，送检合格后，贮藏备用。

(3) 黄芩素的提取与精制

预先将生黄芩打成碎块，称取一定量，置塘瓷锅中，加入8倍量沸水，并快速加热至沸。然后保持微沸（不宜大沸）热浸1h，用滤布过滤；药渣再加5～6倍量水，再热浸30～40min，过滤，弃去药渣。合并滤液，用盐酸调pH至2，30℃保温30min，然后放置过夜。

待沉淀沉于低部，溶液澄清后（注意，勿振摇或搅动），用虹吸法吸除上清液，再将下部沉淀抽干或甩干。将所得之黄色沉淀用6～8倍量水混悬，搅匀，用10%NaOH液调节pH值稍大于7，不断搅拌使沉淀溶解，过滤，滤液再用稀HCl调节pH值稍小于7（注意测准pH值，不能大于7，又不能过低），在搅拌下加入等量95%酒精，过滤，滤液用HCl调pH至2，在60℃保温30min而后放置过夜。

当黄芩素沉淀析出后，虹吸出上清液（保留回收酒精），抽干或甩干后得淡黄色结晶物，用4～6倍水混悬，调节pH稍大于7，搅拌使溶解，加黄芩素量3%～4%活性炭，搅拌，加热保温（80℃以上）30～40min，取出过滤（得棕红色澄明滤液）。滤液加入稀HCl，pH调稍小于7，仍保持滤液之澄明度，在搅拌下加入等量95%酒精，抽滤，用HCl调pH至2～3，60℃保温30～40min，放置过夜。待精制的黄芩素沉淀完全，虹吸出上清液（回收酒精）。再将沉淀抽干，得淡黄色黄芩素“结晶”，于70℃以下（有条件减压干燥）干燥所得黄芩素。送检合格后，贮存备用。

(4) 金银花提取物的提取

称取金银花置提取器中，加入15倍量水，加热至沸，保温热浸（90℃以上）1h，滤取提取液；药渣加10倍量水，再热浸0.5～1h，滤取药液，弃去药渣。合并2次滤液，加热蒸发浓缩（或减压蒸发浓缩），至浓缩液体积剩原体积的1/8～1/9时，取出放温后用20%石灰乳调节pH至12，滤取沉淀物。

取沉淀物于容器中，在搅拌下加入沉淀物2～3倍量95%酒精，使其混悬，用50%硫酸调pH至3～4，充分搅拌后，过滤，滤液用40%氢氧化钠中和，调pH至6或5～7，过滤（滤净勿带入Ca^{++}等杂质），滤液回收乙醇，再浓缩至稠膏状，置干燥箱（或真空干燥箱）中80℃烘干，得棕红色干燥的银花提取物。在防潮下粉碎，放入保干器中防潮保存备用。

（5）水牛角和海珠母水解液的制备

①水牛角和海珠母的水解处理：按处方量称取水牛角粉，置圆底烧瓶中，加入8倍量$4NBa(OH)_2$热溶液，直火加热至沸，不断搅拌并注意防止暴沸，在沸腾下进行水解8h，待水牛角粉全部被水解（无褐色颗粒）止。放温至50℃～60℃时，倾取上清液，再保温过滤，滤渣用一定量沸水洗2～3次，过滤。合并水解液和洗液。（冷后有大量灰白色片状结晶析出即$Ba(OH_2)$，无妨，不必除去。）放置备用。

另按处方量，称取海珠母粉，投入圆底烧瓶中，加入6倍量$6NH_2SO_4$溶液（开始加时注意：因有大量CO_2放出，产生大量气泡，勿使药液溢出），待气泡消失再加热至沸腾后，继续加热水解8h，待海珠母粉末由灰色转为黄白色沉淀物（$CaSO_4$），停止加热，放温至40℃～50℃，过滤，滤渣用一定量沸水（或煮沸）洗涤2～3次，洗液与滤液合并，放冷后又有白色针状结晶析出（$CaSO_4$），再过滤除掉，得淡黄色透明溶液。

②中和除去硫酸钡（$BaSO_4$）等杂质：取水牛角粉水解液，水浴温热使$Ba(OH)_2$溶化后，在搅拌下加于海珠母粉水解液中，此时有大量白色$BaSO_4\downarrow$沉淀产生，将全部水牛角粉水解液加完后，如混合液过酸，再补加适量固体氢氧化钡（当中和接近“终点”时，可加氢氧化钡水溶液），不断搅拌调节pH至4（注意：因有大量沉淀存在，往往pH值调不稳，需搅拌一定时间再测定），放置使沉淀下沉，滤取混合水解液（用$10\%H_2SO_4$液检查Ba^{++}，应呈阴性）；沉淀用一定量注射用水煮沸洗涤2～3次（至洗液对茚三酮试液呈阴性），过滤。合并水解液与洗液，用10%NaOH液调pH至6～7，抽滤，得淡黄色澄明溶液。

③混合水解液浓缩与醇处理：将澄明的混合水解液置蒸发器中，加热蒸发浓缩至剩相当原料总量2～3倍量时，放冷。在搅拌下加入95%乙醇，使含乙醇量达60%，冷藏24h，过滤，滤液回收乙醇至近无醇味止。放冷，密闭冷藏供配液用（送检测定氨基酸含量）。

（6）板蓝根提取液的制备

按处方量称取板蓝根饮片，用水洗净，置提取锅内，加入6～7倍时注射用水，加热煮沸1h，滤取提取液；药渣再加入4～5倍量的注射用水，再煮沸半小时，滤取提取液，弃去药渣。合并滤液，放蒸发锅内加热蒸发，使药液浓缩至剩原料重量相当体积时，放冷，在搅拌下加入浓乙醇，使含醇量达60%，冷藏1～2天，抽滤，滤液减压回收乙醇，浓缩液蒸至无醇味止，放冷。量体积后，再在搅拌下加入浓乙醇使含乙醇量达70%，冷藏24h以上，抽滤，滤液减压回收乙醇，至无醇味止，（必要时补加一定量注射用水），放冷，过滤得澄明的棕红色浓缩液。

取浓缩液在搅拌下滴加氨水，充分搅拌，使pH值调至8.5～9.0，冷藏放置24h（勿让氨气挥散），然后以纸浆饼抽滤，滤液在水浴上加热，在不断搅拌下除氨至氨味消失，即pH到5.5～6.0时，补加一定量注射用水，用1%～2%的活性炭处理，抽滤得澄明药液，冷藏贮存供配液用（时间不宜过长）。

（7）栀子提取液的制备

按处方量称取栀子，用水快速冲洗至净，放入煮提锅中，加入6～7倍量水加热煮沸，保持微沸1h，滤取煎汁；药渣再加4倍量水，再煮提0.5h，滤取煎汁。合并2次煎汁，加热蒸发浓缩（或减压蒸发浓缩）至与原料重量相当（或稍多一些）的体积，放冷后在搅拌下加入95%乙醇，使含醇量达60%，冷藏1～2d，抽滤，滤取澄清滤液；沉淀用60%乙醇洗涤，合并洗液和滤液，减压回收乙醇至无醇味，取出放冷。冷藏24h后，过滤。滤液量体积，再在搅拌下加入95%乙醇，使含醇量达70%，冷藏2～3d，抽滤滤取澄清滤液；沉淀用70%乙醇洗涤，合并洗液与滤液，减压回收乙醇至无醇味，取出放冷（补加一定量注射用水，使溶液体积为原料重量的2～3倍），用纸浆饼抽滤，滤取澄明的栀子提取液。冷藏密闭放置（时间不宜过长）供配液用。

2. 清开灵注射液的配制

（1）配制工艺流程图见图4-12

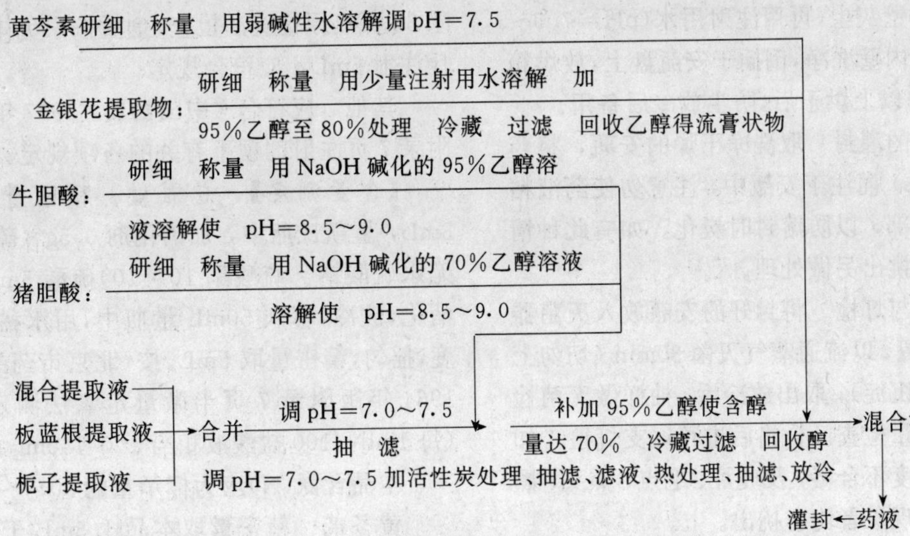

图 4-12　清开灵注射液配制流程图

(2) 注射液配制工艺操作过程

①提取药液的混合：取水牛角和海珠母混合提取液，在搅拌下缓缓兑入板蓝根提取液；混合均匀后，再兑入栀子提取液，再搅拌混合均匀。调节 pH 至 7.0～7.5 抽滤，得橙红色澄明的混合溶液。

②牛胆酸和猪胆酸的溶解：取约为牛胆酸量 100 倍的 95％乙醇，用固体 NaOH 碱化使 pH 值呈强碱性。放入敞口容器中，在搅拌下逐渐撒入牛胆酸细粉，继续搅拌，补加 NaOH 使溶液 pH 至 8.5～9.0，待全部溶解后，过滤，滤取澄明的牛胆酸醇溶液。

另取 70％乙醇适量(相当于猪胆酸 20～30 倍量)，用 40％NaOH 溶液调 pH 至 9.0 以上，置敞口的容器中，在搅拌下徐徐撒入猪胆酸细粉，补加 NaOH 溶液，使 pH 值为 8.5～9.0，使其全部溶解后，过滤，滤取澄明的猪胆酸醇溶液。

在搅拌下将猪胆酸醇溶液兑入牛胆酸的醇溶液中，混合均匀，得混合胆酸的醇溶液。再将水牛角和海珠母等混合溶液，徐徐兑入混合胆酸的醇溶液中（水牛角等混合溶液可事先加 95％乙醇一定量使混合溶液含醇量达一定浓度），搅拌均匀。过滤，滤取混合药液。

③混合药液的醇处理：量取混合药液，计算已加入的乙醇量，再在搅拌下补加 95％乙醇，在药液之含醇量达 70％调节 pH 至 7.0～7.5，混合均匀冷藏 2～3d，过滤，滤液减压回收乙醇至无醇味，取出后补加一定量 pH 至 7.0～7.5 的注射用水。

④黄芩素和银花提取物的溶解与处理：量取适量注射用水，用 10％NaOH 溶液调 pH 至 7.5～8.0 在搅拌下撒入黄芩素细粉，使其悬于水溶液中，逐渐滴加 10％NaOH 液，使黄芩素全部溶解后，调 pH 至 7.0～7.5。

称取金银花提取物，置容器中，加入少量注射用水使其溶解，调 pH 至 7.0～7.5。在搅拌下逐渐加入 95％乙醇使含醇量达 80％冷藏 24h，抽滤，沉淀用 80％乙醇洗涤（注意充分洗净)，合并洗液与滤液，减压回收乙醇至无醇味，得金红色流膏状物。

再用黄芩素溶液去溶解经处理的金银花提取物。然后并入混合药液中，得总混合药液。

⑤总混合药液的配制与处理：量取总混合药液，补加注射用水（pH＝7.0～7.5）至全量搅拌均匀，调节 pH 至 7.0～7.5，加入针用活性炭适量（0.5％～1.0％)，水浴加热至沸后保持 0.5h，放温后抽滤，滤液冷藏放置过夜，抽滤，(必要时用纸浆饼)，滤液再水浴加热煮沸 1h，取出补加 pH＝7.0～7.5 注射用水放冷后，再冷藏过夜，抽滤，得深橘红色的澄明药液，pH 值为 7.0～7.5。如果再调节 pH 值，应再过滤。并且注意勿使药液再遇到偏酸性的水或容器，否则会有沉淀产生，影响药液的澄明度。送检，合格后，供灌封用。

(3) 注射剂的制备

①安瓿的处理　选取合于质量的安瓿(2mL 或 5mL)，进行切割，圆口，先用离子交换

水洗去内外壁灰尘，再用注射用水(pH＝7.0～7.5)冲洗至内壁洗净，倒插于安瓿盘上，放烘箱内，于105℃以上烘干后，防尘放冷后备用。

②药液的灌封　取洗净干燥的安瓿，将药液（2.20mL）灌注于安瓿中，注意勿使药液粘附于安瓿颈部，以防熔封时炭化。如有此种情况发生，应挑出另做处理。

③灭菌与灯检　将封好的安瓿放入灭菌器内，装好装置，以流通蒸气灭菌30min（切勿上压以防产生沉淀），取出放冷后，抽样做无菌检查与各项质量检查。合格后进行逐支灯检，如发现有澄明度不合格，及玻片、毛点、焦头、黑块、漏气等现象者均应挑出。

④印字与包装　将灯检后的合格安瓿擦净(注意擦去外壁，尤其在安瓿颈与身相交处)，然后于每支安瓿外壁印以白色：清开灵〔1〕注射液、批号装纸盒，并加说明书。外贴标签。再装大箱放室温（10℃以上）贮存。

【性状】本品为橘红色澄明溶液。

【鉴别】(1)取本品0.5mL，加新制的糠醛溶液（1∶100）1mL，与硫酸溶液（取硫酸50mL，加水65mL，混合）10mL混匀，在70℃水浴中加热，溶液呈灰紫色。

(2)取本品0.1mL，加水5mL，取稀释液2mL，加8%香草醛乙醇液10滴，摇匀，再沿管壁滴加硫酸约2mL，界面显棕色环，振摇后，溶液呈棕红色。

(3)取本品0.1mL，加水10mL，取此稀释液2mL，加氢氧化钠试液1～2滴，溶液显黄色，加稀盐酸，黄色即消失。

(4)取(3)项的稀释液2mL，加0.3%二氯氧锆水溶液1～2滴，溶液呈黄色，加盐酸1～2滴黄色不得消失。

【检查】pH值　应为6.8～7.5(按《中国药典》1977年版一部附录42页)。

重金属　精密量取本品1.0mL，置坩埚中，蒸发至干，再缓缓炽灼至完全炭化，放冷，依法检查（按《中国药典》1977年版一部附录46页第一法）含重金属不得超过2/10万。

安全试验　按《中国药典》1977年版二部附录60页安全试验检查，剂量按每只小鼠注射本品原溶液0.5mL，应符合规定。

热原　按照《中国药典》1977年版一部附录53页热原检查法检查，剂量按家兔体重每公斤注射5mL，应符合规定。

其他　应符合《中国药典》1977年版一部附录7页注射剂项下有关的各项规定。

【含量测定】总氮量　精密量取本品3mL，置凯氏瓶中，加消化剂0.5g（硫酸钾或无水硫酸钠∶硫酸酮10∶10)硫酸5mL，加热消化，放冷，移入50mL量瓶中，用水稀释至刻度，摇匀，精密量取5mL，按《北京市药品规范》1964年版附录7页半微量定氧法测定，即得(每1mlN/100盐酸液相当于0.140mg的N)。

本品含氮(N)应为标示量的90%～120%。

黄芩甙　精密量取本品1.5mL于离心管中，滴加6N盐酸2滴，搅拌均匀即析出沉淀，离心分离，弃去上清液（切勿使沉淀损失)，沉淀用N/5盐酸液5滴洗涤一次，用70%乙醇（约5mL）溶解（微热）转入50mL量瓶中，用70%乙醇稀释至刻度，摇匀，精密量取1mL置25mL量瓶中，加N/5盐酸液稀释至刻度，摇匀，置1cm的石英吸收池中，以70%乙醇1.0mL于25mL量瓶中，加N/5盐酸至刻度，摇匀，作空白，在267nm±2波长处测吸收度，以黄芩甙的吸收系数($E^{1\%}_{1cm}$)为631计算，即得。

本品含黄芩甙（$C_{21}H_{18}O_{11}$）应为标示量的85%～105%。

【功能与主治】清热解毒、镇静安神。主治热邪内陷，对急性中风证、急慢性重症肝炎、有较好的疗效，并可用于上呼吸道感染，肺炎，高烧等症。

【用法与用量】重症患者静脉滴注，每日20～40mL(稀释于10%葡萄糖注射液200mL，或生理盐水100mL)肌肉注射：每日2～4mL，儿童酌减。

【规格】(1)每支2mL。含黄芩甙：10mg，总氮5mg。

(2)每支5mL。含黄芩甙：25mg，总氮12.5mg。

【注意】(1)本品与葡萄糖注射液或生理盐水混合后，若出现混浊，不得注射。

(2)本品放置如产生沉淀或混浊者，不得注射。

【贮藏】置阴凉处保存。

（曹春林）

第七章　方剂学研究

中医用药，经历了从简单到复杂、从低级到高级、从单方到复方、从实践到理论的发展过程。战国时代，用复方治病已很普遍。马王堆《五十二病方》中已载有方剂280多首。东汉张仲景所撰《伤寒杂病论》收载成方360余首，其组成严谨、疗效确切，被后世奉为“经方”。晋唐的《肘后备急方》《千金要方》，宋明的《太平圣惠方》《圣济总录》，方剂的收载均丰，到《普济方》已收录成方61739首。目前，方剂已是中医治疗用药的最主要形式，临诊处方或中成药基本均为复方。以1995年版《中华人民共和国药典》收载的398个中药成方制剂为例，单味药制剂38个，仅占总数为9.5%，其余均为复方制剂。

中药复方的组成，不是各种药物的机械堆积而是贯穿了中医药基本理论。它是在诊断明确、根据病机确定治法之后，在治法的指导下按照组方的规律，选择适当的药物，规定必要的剂量，制成一定的剂型而成，是所谓“以法立方”、“以法统方”。方剂虽由单味中药组成，单味中药的性味归经、升降浮沉、炮制加工等影响着方剂的作用。但方与药有区别，药仅有个性的特长，方却有合群之妙用；药有益亦有害，方则利多弊少；药物治病范围较小，方则能随证化裁，应变无穷。方剂是“理、法、方、药”中上承下联的纽带与关键。

方剂是中成药和中药新药的重要来源。目前，在市场流通的四千余个中成药中，绝大部分为复方制剂；中药新药的研制开发，主要也源于复方。以1985～1992年卫生部批准生产的223个新的中药制剂为例，11个来自单味药及其有效部位，占4.9%，其余均源于中药复方。在西药新药创制过程中，中药也起了重要作用。1985～1992年卫生部批准生产的11个一类新的原料药中，5个来自中药有效成分及其衍生物，其中一个就来自复方。

方剂的疗愈机理孕育着药学发展的新内涵。建国以来，对300多个经方古方（指见诸于1911年以前中医典籍所载的方剂）和1000余个现代经验方（指民国以来当今名老中医和中医临床实验积累起来、行之有效的新组方）的实验研究表明，凡运用适当的实验设计，方剂的传统功效不仅能得到现代科学的印证和说明，还发现一些新的功效，促进现代难治性疾病防治的进展。如对当归龙荟丸的研究，开发出了治疗慢性粒细胞白血病的靛玉红；对华佗麻沸散的研究，推动了中药麻醉和莨菪生物碱的开发。对方剂组成配伍的实验研究还说明，很多被研究的方剂，其全方作用优于其组成的任何单味药物；方中减去某一组成药味，即使该组成药味本身并无方剂呈现的作用，也影响全方的功效；方剂中药味及其用量大小，常是实现药效的最佳配比；多组份的功效优于单组份、单一化合物的功效。提示多成分复合使用有其优点和特点。已有的实验也说明，方剂的作用具有多效性，存在着双向调节作用（同一方剂的同一剂量对同一生理功能，如受抑时可使之兴奋，如兴奋时可使之抑制，均使之向正常水平方向调整），为现代药学关于药物作用的特异性、单向性的认识，以及多个成分作用及其相互影响，提出了研究。

由于方剂是中医临床用药的主要形式，它的组成贯穿了中医药基本理论，是中成药和中药新药的重要来源，对其疗愈机理的研究有可能促进药学发展和新生长点的形成，对方剂的现代科学研究，越来越受到中西医结合工作者的重视，正在成为中药研究的重要构成部分。

以往的中药药理研究以单味中药为主，近来已转向为对复方的研究为主。在对国内150余种专业期刊上发表的论文统计，1982～1983年两年中，共发表中药药理研究论文1315篇。其中单味药研究论文1098篇，占83.5%；复方药理研究论文217篇，占16.5%。十年后的1992～1993年两年中，共发表的中药药理研究论文1293篇，其中单味药519篇，占40.1%，复方774篇，比重上升到59.9%。

对中药复方药理研究的论文数量也在逐年上升，据不完全统计，自1956年国内第一次发表有关复方现代药理研究论文以来，到1994年底，先后共发表论文3100余篇。1956～1959年，年均发表复方药理研究论文6.75篇；1960～1966年，年均6.71篇；1971～1974年，年均11.4篇；1975～1979年，年均21.6篇；1980～1984年，年均74篇；1985～1989年，年均167.2篇；1991～1994年，年均达374.5篇。

在方剂现代研究中，主要研究对象为现代经验方。建国以来到1994年底，研究涉及的经验方约1700个以上，占研究论文总数的63.8%。以往被研究的经验方主要是作用于心脑血管和外周循环、抗菌消炎解热、防治神经精神系统疾病的复方；近些年来，被研的经验方主要集中在补益药、防治心脑血管病药和胃肠药。

对经方古方的研究，以往主要以探讨其药效作用为主，目前已开始向作用机理、方剂组成、方剂配伍等多方位发展，并出现了一些如中药复方的药物动力学研究等新的生长点。在药效学研究上，也从过去的单一指标向多指标研究发展；其中，为配合新药的研制和制剂提高的需要，剂型改进与药效的相关研究也占了相当比例。以1991～1994年四年间发表的484篇对经方古方的实验研究论文分析，单纯药效学研究的243篇，占全部论文数的50.2%，其中，通过3种以上药理模型的多指标研究论文126篇，占26.0%；研究作用机理的占17.8%，研究方剂组成配伍的占8.3%，研究方剂加减变化的占3.1%，研究方剂药物动力学的占2.7%，其他占18%。四年中，研究涉及的经方古方166个，来自58部中医药典籍。其中，源自《伤寒论》《金匮要略》的44方，宋《和剂局方》的19方，李东垣方10个，《温病条辨》7个，《景岳全书》6个，《丹溪心法》5个，《医宗金鉴》4个。就作用分类而论，属于补益剂的42方，清热剂16方，解表和理血剂各13方，和解剂10方，祛湿和理气剂各9方，泻下剂8方，其余为安神、治风、祛痰、固涩、消导、外用、温里、治燥、开窍和救逆剂。

以往对复方的研究，绝大部分以整体动物反应和最基本的药理实验方法、设计进行研究。近年来，虽然仍以整体动物试验为主，但已开始努力吸取最新科技成就应用于科研。从1991～1994年发表的1498篇科技论文调查分析，47.0%的论文以研究整体动物反应为主，20.3%的观察组织、细胞反应，8.8%的论文应用生化测定技术，7.4%的观察神经递质、激素和细胞因子等的变化，6.9%研究对自由基的影响，其他还有观察离子通道、基因表达或受体功能的改变。

复方研究正在吸引着越来越多的科技工作者的投入。据不完全统计，近4年里共有305个单位发表过中药复方的研究论文。

对方剂的研究，同样受到国外和境外有关学者的重视。日本是实验研究中医方剂最早、较深入的国家，50年代已有方剂配伍的研究，60年代开展了机体不同功能状态与方剂药效的相关研究，70年代进行了大量的药效学试验，80年代应用新的科技成就进行作用机理的研究，90年代围绕着现代难治性疾病开展方剂新功效的探讨，虽然在研究的广度上不如我国，但对某些方剂如小柴胡汤、八味地黄丸、桂枝茯苓丸、当归芍药散、黄连解毒汤等研究较为深入。韩国研究中医方剂虽始于70年代，但现亦很活跃，研究涉及的方剂年均在15～20个，主要探讨方剂对中枢神经和胃肠功能的影响。台湾地区，对方剂的学术研究最近也已起步，主要是建立方剂品质评估的方法学研究。国外、境外的研究思路、方法及其研究成果，对我国的方剂研究也是一种促进和充实。

几十年来，在医药卫生工作者包括中西医结合工作者的共同努力下，我国的方剂研究取得了巨大的进展。本章所列举的方剂仅是众多研究成果中的具有代表性或研究较多的一小部分，从中已不难看出丰硕的科技成果积累，它将进一步鼓舞中西医结合工作者为之奋斗的积极性，有力地促进中医学的现代化步伐。但也应该指出，在方剂研究上还存在不足，如对现代经验方的研究较为肤浅、对基本方剂的研究不够深入；研究对象过分集中于抗衰老、益智、补益等方剂，且研究手段较陈旧，研究指标较单一；当前对方剂的药理研究相对较好，化学研究则较薄弱，更由于方剂的多组份、多效能，深入研究难度大，因此在研究方法上亟待探索、积累和提高。

（姜廷良）

第一节 解 表 剂

【定义】 凡以发散表邪、解除表证为主要作用的方剂，统称为解表剂。

【功效】 解表剂的主要功效有如下3个方面：

1. 发汗 该类方剂可促进发汗以解除表证。所谓表证，是指外邪侵犯人体浅表部位(皮肤、肌肉、经络)所出现的症候群，如恶寒、发热、鼻塞、流清涕、头身痛、咳嗽、脉浮等。症状中尤以恶寒最为重要，是诊断表证的重要依据。由于解表剂具有不同程度的发汗作用，因此，解表剂可祛除在表之邪，也可防止病邪传里。

2. 解肌 解肌作用与发汗作用具有相似含义，解肌是指解除已侵入肌肉的病邪，而缓解发热、多汗、身热不易汗出等。桂枝汤可起到疏通肌表，解除肌表之邪的作用。

3. 透疹 解表剂可引导气机向表，促使斑疹透发。

4. 其他 部分解表剂尚具有止咳、平喘、止痛、利尿、升阳举陷等功效。

【研究概况】

目前研究的主要解表剂有下列方剂：麻黄汤、桂枝汤、九味羌活汤、正柴胡饮。

近代研究表明，解表剂主要有如下共同的药理作用：

1. 促进发汗 这类方剂一般都有发汗或促发汗作用。通过发汗使表邪从汗而解。如麻黄汤就是其中最典型的发汗方剂。实验证明：麻黄汤、麻黄配桂枝、麻黄水提取物以及桂枝、防风、薄荷等挥发油对汗腺有兴奋作用，可使汗液分泌增加。临床研究也具相似的结果：将人受试者置于高温环境中，给予麻黄碱后，出汗量比未置于高温环境者要快得多，提示麻黄碱对汗腺有兴奋作用。实验证明麻黄汤、桂枝汤等的发汗作用与中枢机能状况和外周神经传导有关。

2. 解热 解表剂大多都具有解热作用，可使致热动物体温降低，如桑菊饮、桂枝汤、银翘散、九味羌活汤、大青龙汤、正柴胡饮、柴葛解肌汤、麻杏石甘汤等。其作用方式可能通过发汗、抗炎、抗菌和抗病毒等作用而促使体温下降。

3. 抗炎、抗过敏 桂枝汤、麻黄汤、桑菊饮、银翘散、麻杏甘石汤等对实验性炎症模型有抑制作用，这是该类药物解除表证的重要机理之一。另有一些方剂，如小青龙汤、银翘散、麻杏石甘汤等具有一定的抗过敏作用。

4. 抗菌、抗病毒 表证是外邪客表所致。细菌、病毒可视为外邪之一。体内外实验证明：麻黄汤、桂枝汤、正柴胡饮、银翘散等对致病细菌如金黄色葡萄球菌、溶血性链球菌、白喉杆菌、钩端螺旋体、伤寒杆菌等以及流感病毒有一定的抑制作用。

5. 镇痛、镇静 头痛身痛是表证的常见症状之一。实验证明，麻黄汤、桂枝汤、人参败毒散等对实验性疼痛模型有明显的抑制疼痛作用。另外，桂枝汤、人参败毒散等也具有一定的镇静作用。

6. 其他 部分方剂尚具有止咳、平喘、祛痰、利尿等作用。

一、桂枝汤

【方剂来源】 汉·张仲景《伤寒论》

【方剂组成】 桂枝三钱，芍药二钱，甘草(炙)二钱，生姜三钱，大枣十二枚。

【功能主治】 解肌发表，调和营卫。用于外感风寒表虚证。

【药效研究】

1. 抑制流感病毒增殖和所致肺部病变 以桂枝汤煎剂8.75g～35g生药/kg·d口饲小鼠，能显著减轻流感病毒引起的肺部炎症，呈量效相关。用特异性免疫荧光测定感染动物肺组织中增殖的病毒颗粒，给药组动物的病毒颗粒比对照组显著性降低，抑制率31%。

2. 解热 5g生药/kg煎剂口饲，能显著降低酵母所致的大鼠发热，作用持续达5h以上。5g生药/kg静脉注射能降低三联菌苗诱致的家兔发热，有量效、时效相关。5g～10g生药/kg口饲能降正常大鼠肛温；5g生药/kg腹腔注射可降低正常小鼠皮肤温度，有量效相关。

3. 发汗 3.5g～10g生药/kg煎剂口饲，

能显著增加正常大鼠足趾部汗液分泌。

4. 抗炎 8.75g～35g 生药/kg 煎剂口饲，能明显对抗小鼠皮肤毛细血管通透性增高，抑制角叉莱胶性足肿胀的形成和发展，呈量效相关。15g 生药/kg 腹腔注射，能抑制小鼠甲醛性足肿胀。

5. 镇痛 8.75g～35g 生药/kg 口饲，可显著降低因醋酸刺激腹膜引起的扭体次数；17.5g 生药/kg 腹腔注射，能提高小鼠对热刺激的拟疼痛阈值，作用强度与 20mg/kg 吗啡相似。

6. 镇静 6.7g 生药/kg 腹腔注射，使小鼠自主活动明显减少，并与巴比妥钠有协同作用，提高入睡率、延长睡眠时间。

7. 增加心肌血流量 15g 生药/kg 口饲 20min 后，能明显提高正常家兔心肌血流量，作用持续 2h。

8. 对胃肠功能的影响 30g 生药/kg Bid 口饲 8d，能抑制大鼠醋酸性胃粘膜溃疡的形成，使造型动物胃粘膜、肝组织中降低了的琥珀酸脱氢酶、ATP 酶、碳酸酐酶活性恢复并接近正常。腹腔注射桂枝汤煎剂，能抑制小鼠中唾液、泪液分泌，抑制蟾蜍口腔粘膜上皮纤毛细胞。

9. 对呼吸系统的影响 8.75g～35g 生药/kg 口饲小鼠，能延长氨水诱致的咳嗽时间、提高气管内酚红排泄量；2.0g～8.0g 生药/kg 口饲豚鼠，能延长组织胺所致哮喘发生的潜伏期，有镇咳、祛痰、平喘作用。

10. 对免疫功能的影响 相当于成人剂量 50 倍的桂枝汤煎剂，能提高正常小鼠巨噬细胞的吞噬指数，并随给药次数的增加而增加；8.75g～35g 生药/kg 对流感病毒感染所致巨噬细胞吞噬功能下降有提升作用。对小鼠体液抗体凝集素的产生，给药初期呈抑制，7d 后则促进。口饲、肌注或静注，均能抑制小鼠的玫瑰花环形成细胞的产生；抑制绵羊红细胞、牛血清白蛋白、二硝基氯苯引起的迟发性超敏反应，以及淋巴细胞对 ConA 和 LPA 引起的增殖反应。

11. 双向调节作用 ①发汗：以 3.5g～14.0g 生药/kg 桂枝汤煎剂口饲大鼠，能抑制因注射安痛定引起的汗腺分泌亢进，也能拮抗注射阿托品引起的汗腺分泌减少；②体温：给大鼠分别以酵母致热或安痛定降温，口饲同剂量桂枝汤，对发热动物有解热作用，对体温低下动物有升温作用；③肠道运动：以 8.75g～35g 生药/kg 口饲小鼠，能抑制因注射新斯的明引起的肠蠕动亢进，也能拮抗因注射肾上腺素引起的肠蠕动抑制；④免疫：口饲同剂量桂枝汤，对病毒感染小鼠已下降的血清凝集素、溶血素效价和外周血中 T 细胞百分率能提高到正常水平，对因注射左旋咪唑而升高的血清凝集素、溶血素效价和外周血中 T 细胞百分率可降低到正常水平。

【作用机理研究】

以 10g 生药/kg 桂枝汤煎剂口饲酵母致热和安痛定诱致体温低下大鼠，从体温调节的基本过程，测定相应的细胞因子、介质和神经递质的含量和作用，观察了桂枝汤的双向调节作用机理。

在发热机体，桂枝汤可阻断发热激活物和内生致热原（白介素 1、干扰素、肿瘤坏死因子）的作用，降低前列腺素 E_2 和环核苷酸 cAMP 等中枢发热神经介质在下丘脑中的含量及其作用，促进体温调节中枢发热递质 5-羟色胺的降解灭活、抑制乙酰胆碱的作用，激活致冷神经调质蛙皮素受体的活性，从而发挥其解热作用。

在低体温机体，桂枝汤可提高前列腺素 E_2 和 cAMP 等中枢发热介质在下丘脑中的含量，阻断体温调节中枢发热神经递质 5-羟色胺的降解灭活、提高 5-羟色胺含量，拮抗致冷神经递质去甲肾上腺素作用，抑制致冷神经调质蛙皮素同其受体结合，拮抗蛙皮素、神经降压的降温作用，激活传出神经 α-肾上腺素能受体，从而发挥其升体温作用。

【药物动力学研究】

给大鼠口饲 5g 生药/kg 桂枝汤煎剂，用解热和发汗的药效法估测其最低起效剂量、效应呈现半衰期、效应达峰时间、效应消除半衰期和效应维持时间，对解热效应依次是 0.42g 生药/kg、0.29h、6.08h、2.96h 和 10.62h，对发汗效应依次是 0.47g 生药/kg、0.59h、1.64h、2.62h 和 8.95h。

给小鼠口饲 10g 生药/kg 桂枝汤煎剂，用抗炎和抑制肠蠕动亢进的药效法估测其上述动力学参数，对抗炎效应依次是 0.19g 生药/kg、0.42h、1.31h、2.76h 和 15.72h，对抑制肠蠕动亢进效应依次是 0.19g 生药/kg、0.91h、2.89h、5.87h 和 33.74h。

【组方配伍研究】

1. 桂枝汤组成药物的药理作用　以桂枝汤各组成药物在原方中的用量比例，以三种不同剂量口饲感染流行病毒小鼠，1.8g～7.4g 生药/kg 的芍药能抑制病毒性肺炎病变，2.6g～5.2g 生药/kg 的甘草和 1.8g～764g 生药/kg 的大枣能提高单核巨噬细胞系统的吞噬活性（K 值）。

2. 正交实验法的组方分析　用桂枝汤煎剂口饲小鼠，以抑制流感病毒性肺实变、角叉莱胶性足肿胀、碳末廓清功能为指标所作正交实验设计，结果表明：①全方抑制病毒性肺实变、增强吞噬功能的作用显著强于方中诸药味的各种组合，全方减去任何一味药都会影响疗效。②方中诸药在全方中所起作用不同，桂枝在抗炎、芍药在抑制流感病毒性肺实变、大枣在提高单核巨噬细胞系统吞噬功能上，分别是主要的。③方中药味间有协同或拮抗：桂枝伍芍药，抗炎作用增强；桂枝伍生姜，抗炎和提高吞噬活性的功能增强；芍药伍甘草，抑制肺实变、抗炎和提高吞噬活性的功能增强；芍药伍大枣，抑制肺实变的作用增强，但对吞噬活性的提高作用有拮抗；甘草伍大枣，抗炎和提高吞噬活性的功能增强。

3. 桂枝汤组成药物药量加减的药效变化　对桂枝汤、桂枝去芍药汤、桂枝加桂汤（桂枝用量加倍）、桂枝加芍药汤（芍药用量加倍）各方平行做了对流感病毒性肺实变、巨噬细胞吞噬活性、二硝基氯苯性皮肤迟发性超敏、扭体实验、对肠蠕动、对巴比妥钠的入睡率和睡眠时间等影响，各方对肺实变、巨噬细胞吞噬功能、迟发性超敏和抑制肠蠕动亢进上，均有不同程度的作用，而桂枝加桂汤呈现更强的镇静作用，桂枝加芍药呈现更显著的镇痛作用。

4. 桂皮醛在组方配伍中的浸出量变化。桂皮醛是桂皮的有效成分，能抑制中枢神经系统活动，有镇静作用。测定桂枝汤及其加减方煎剂中桂皮醛的溶出率（以单味桂枝煎剂的桂皮醛溶出率为 100%），桂枝汤（桂枝、甘草、生姜、芍药、大枣的用量比例为 3：2：3：3：6）为 60.9%，桂枝甘草生姜汤（诸药用量比例为 5：2：3：3：6）为 80.2%，桂枝去芍药汤为 72.4%，桂枝加芍药汤为 41.4%，芍药、甘草能降低桂皮醛的溶出率，大枣似能提高桂皮醛的溶出率。

【制剂研究】

用对流感病毒性肺实变、抗炎、镇痛的作用，比较了桂枝汤全方合煎液（合煎）和各组成药物分别煎煮后的合并液（分煎）在药效作用强度上的差异，合煎液的作用强于分煎液。为达到相同的药效，分煎液的用药量比合煎液的用药量增加 35%以上。

【用法研究】

1. 桂枝汤宜白昼服　对昼伏夜行的小鼠、大鼠时间药理学研究表明，其体温、发热和对热刺激的痛阈值均有显著的昼夜差异。桂枝汤对活动期（人类活动为白昼）动物的解热作用强于对静止期动物。

2. 啜粥和温覆以助药力　以流感病毒感染小鼠，口饲桂枝汤煎剂后灌以温热的小米粥汤，随将动物置于比正常室温提高 6℃的环境中 1h，模拟啜粥温覆。发现桂枝汤抑制流感病毒在肺组织内的增殖和肺炎的严重程度、提高单核巨噬系统吞噬活性上，对模拟组的作用均强于对非模拟组的作用。

3. 服药方案　在小鼠以巨噬细胞吞噬功能为指标，一日 2 剂的作用强于一日 1 剂，连日服的作用强于非连日服。以抗炎作用为指标，将一日总剂量分 3 次口饲小鼠，每次间隔 1h，比总剂量一次服的作用显著增强。以解热作用为指标，将总剂量分 3 次口饲小鼠，每次间隔 1.5h，比总剂量一次服的作用也显著增强。

【安全性研究】

桂枝汤煎剂腹腔注射给瑞士种小鼠的 LD_{50} 为 25.79g 生药/kg（有的报导为 28.13g 生药/kg），最小有毒剂量为 11.94g 生药/kg。

以 30g 生药/kg 煎剂在不同时间腹腔注射给 ICR 小鼠，死亡率不同；中午 12 时、下午 3 时的死亡率最高，为 65%；夜 12 时、晨 4 时的死亡率最低，为 30%，用药后，动物呈中枢神经系统抑制状态，活动减少，协调运动障碍，嗜睡，直至死亡。

二、麻黄汤

【方剂来源】 汉·张仲景《伤寒论》

【方剂组成】 麻黄（去节）三两，桂枝二两，杏仁（去皮尖）七十个，甘草（炙）一两。

【功能主治】 发汗散寒，宣肺平喘。用于外感风寒，恶寒发热，头痛身痛，骨节疼痛，无汗喘咳等。

【药效研究】

1. 发汗 麻黄汤水溶性提取物和麻黄碱均能促使实验动物汗腺分泌增加，提示该方有兴奋汗腺作用。

2. 解热 给家兔耳静脉注射四联菌苗1ml/kg，待肛温升高1℃以上时，由耳静脉注射本药1g/kg，可使体温明显下降。以5g/kg给小鼠腹腔注射本药，结果能迅速降低小鼠皮肤温度。

3. 抗病毒 实验证明本方有抗呼吸道合胞病毒的作用。

4. 镇咳、祛痰、平喘 实验证明，本方可显著延长氨雾刺激所致小鼠咳嗽的潜伏期，减少咳嗽次数；显著促进小鼠支气管对酚红的排泌；抑制蟾蜍口腔粘膜纤毛的运动，提示该方具有镇咳祛痰作用。在小鼠肺支气管灌流实验中，本方可使灌注时间缩短20.4%，并能对抗乙酰胆碱所致灌流时间延长。表明本方能扩张支气管，并能抗乙酰胆碱所致支气管收缩。

【药物动力学研究】

给大鼠口饲3.5g/kg麻黄汤，用解热和发汗的药效法估测其最低起效量、效应消除半衰期和效应维持时间，对解热效应依次为0.18g生药/kg，1.48小时和6.39小时。对发汗效应依次为0.04g生药/kg，2.54小时和16.39小时。

给小鼠口饲5g/kg麻黄汤，用抗炎和抑制肠蠕动亢进的药效法估测上述参数，对抗炎效应依次为0.616g生药/kg，26.22小时和12.13小时；对抑制肠蠕动亢进效应依次为0.18g生药/kg，1.60小时和3.08小时。

三、大青龙汤

【方剂来源】 汉·张仲景《伤寒论》

【方剂组成】 麻黄六两，桂枝二两，甘草（炙）二两，杏仁四十枚，石膏如鸡子大，生姜三两，大枣十枚。

【功能主治】 发汗解表，清热除烦。用于外感风寒，兼有里热、恶寒发热、身疼痛，无汗烦躁，脉浮紧。

【药效研究】

1. 解热 大青龙汤可使发热家兔肛温2h后平均降低0.9℃。

2. 免疫增强作用 给小鼠每天口饲大青龙汤药液0.6ml，连续3d，结果显示本方可明显提高小鼠腹腔巨噬细胞的吞噬功能。

3. 抗菌 本方对金黄色葡萄球菌、溶血性链球菌、肺炎球菌等多种细菌有抑制作用，但作用强度较弱。

四、九味羌活汤

【方剂来源】 元·张元素《此事难知》

【方剂组成】 羌活一钱半，防风一钱半，苍术一钱半，细辛五分，川芎一钱，白芷一钱，生地黄一钱，黄芩一钱，甘草一钱。

【功能主治】 发汗散寒，兼清里热。用于外感风寒湿邪，恶寒发热，无汗，头痛项强，肢体酸楚疼痛，口苦而渴者。

【药效研究】

1. 解热 本方对内毒素诱导的内生致热原所致家兔发热有拮抗作用。可抑制单核细胞DNA合成。其作用在给药后30min和90min最强，60min作用最弱。用疫苗或啤酒酵母致热证明：本方水煎液给发热动物（家兔、大鼠）口饲后，可明显降低体温。

2. 镇痛 本方煎剂对小鼠扭体法和热板法所致的疼痛有明显的抑制作用。用电刺激鼠尾法、电刺激家兔齿髓神经和扭体法等实验证明，本方煎剂均具有较好的镇痛效果。

3. 抗炎 用鼠耳肿胀法和大鼠足趾肿胀法，对九味羌活汤的抗炎作用进行实验研究。结果表明，本方有明显的抗炎作用。

五、正柴胡饮

【方剂来源】 明·张景岳《景岳全书》

【方剂组成】 柴胡一二三钱，防风一钱，陈皮一钱半，甘草一钱，芍药二钱，生姜三五片。

【功能主治】 辛温解表。凡外感风寒、发热恶寒、头痛身痛、痎疟初起等症及气血平和、宜从平散者，此方主之。

【药效研究】

1. 解热　给家兔口饲本方（3.1g，6.2g/kg）可解除因静注三联菌苗（0.5ml/kg）所致的体温升高，解热持续时间5h以上并具量效、时效关系。

2. 降温　给小鼠口饲本方（10g/kg，口饲两次，中间间隔2h），第2次给药后每间隔1h测定体温一次。结果表明本方可降低正常体温。

3. 抗菌、抗病毒　以0.63亿金黄色葡萄球菌腹腔注射攻击小鼠，两天内的死亡率对照组70%，本方96.1%；攻击菌量提高到0.6亿，对照组全部死亡，给药组则降低到54.4%。体外抑菌实验表明；正柴胡饮0.5g浸膏/ml，对流感杆菌、肺炎双球菌、金黄色葡萄球菌均有较强的抑菌作用，对金黄色葡萄球菌抑菌作用最强。此外，对大肠杆菌、绿脓杆菌、福氏痢疾杆菌等常见致病菌亦有较强的抑制作用。

5.7g/kg·d正柴胡饮能降低流感病毒致死性感染引起的小鼠死亡，及延长病鼠的存活时间。该剂量的正柴胡饮给小鼠灌胃，能显著抑制病毒引起的肺炎病变。以5.70g，4.28g，2.85g和1.43g/kg/d的不同剂量给予感染的小鼠，其肺指数值与所用剂量呈非常显著的量效关系。

用不同给药剂量（7g～14g/kg/d），均能抑制病毒在小鼠肺内的增殖，其抑制作用呈明显的量效关系。剂量降低到3.5g/kg/d仍有显著的抑制作用。

正柴胡饮在2mg/ml浓度时，对副流感1、RSV、$CoxB_4$、B_5、B_6、HSV-Ⅱ病毒致细胞病变有抑制作用，当药液浓度增至4mg/ml，AdV_3、HSV-Ⅰ病毒也有抑制作用。

正柴胡饮3个剂量组（6g，12g，24g/kg/d）对小鼠的肺指数值均显著低于病毒对照组，表明本方对流感病毒感染小鼠所致肺病变有抑制作用。本方在该3个剂量下对小鼠肺内流感病毒增殖量均有显著的抑制作用。

4. 抗炎　给小鼠口饲4.5g/kg的本方，能明显抑制足跖肿胀，经三次重复实验，剂量在2.25g～18g/kg范围内均有显著的抗炎作用。5g/kg正柴胡饮能显著抑制毛细血管对染科-血浆蛋白结合物的通透性。

5. 镇静　以5g，10g，20g/kg三种剂量，分两次，间隔2h给小鼠灌胃，于末次给药后1h，观察本方的反正反射作用。结果表明在所用剂量范围内对小鼠的反正反射无明显影响。给小鼠口饲本方10g/kg，3h后，腹腔注射戊巴比妥钠30mg/kg，结果对照组入睡率20%，给药组65%。以10g/kg的正柴胡饮口饲小鼠，2h后腹腔注射戊巴比妥钠55mg/kg，结果本方能明显延长戊巴比妥钠的睡眠时间。

6. 镇痛　采用小鼠尾根部加压法进行本方镇痛实验，于测定前3h和1h各给药一次，总剂量为10g/kg，能显著提高小鼠的痛阈。

采用小鼠热板法，于实验前3h和2h各给药一次，总剂量为5g/kg。从末次给药后1.5h开始，痛阈明显提高，3h达高峰，4h仍有作用。

采用小鼠扭体法，本方分两次口饲，间隔2h，末次给药后1h腹腔注射1.2%醋酸0.2ml，20min后观察扭体次数，结果表明：正柴胡饮1.375g～11g/kg可降低小鼠扭体频率的49%～88%，并具有显著的量效关系。

7. 免疫增强作用　以正柴胡饮6g/kg/d给健康或感染流感病毒（FM_1）小鼠灌胃，连续5d，测胸腺及肝脾系数，结果与对照组相比，均未见明显差异。

给正常或感染流感病毒的小鼠口服正柴胡饮能明显增强正常小鼠腹腔巨噬细胞的吞噬指数和吞噬百分率。小鼠感染病毒后，巨噬细胞功能下降，给予正柴胡饮（6g/kg·d）则吞噬功能明显升高。

以口饲本方5d，6g/kg/d，对正常或感染流感病毒小鼠进行实验，尾静脉注射印度墨汁。正柴胡饮既能增强正常小鼠的网状内皮系统的吞噬功能，又能显著提高因病毒感染而抑制单核巨噬系统的功能。

以羊红细胞免疫正常或感染小鼠，免疫前一天开始给药，连续5d，结果显示，6g/kg/d的正柴胡饮对正常或感染小鼠的抗体水平没有影响。

用5%三硝基氯苯致敏小鼠，于致敏同时，致敏后16h、20h分别口饲正柴胡饮12g/kg，并以30mg/kg可的松作阳性对照药。结果未发现所用剂量对迟发型过敏反应有明显影响。

【组方配伍研究】

1. 正柴胡饮全方各药味合煎、分煎的效果比较　合煎法系将全方合煎，而分煎系将各药味分煎，取其煎出液，按比例混合，结果显示：不用药对照组肺指数为 1.790±0.07，全方合煎组为 1.45±0.10，分煎法组为 1.42±0.08。说明全方合煎法和分煎法对病鼠肺指数值的降低均有相似的作用。

2．各构成药味对流感病毒性肺炎的抑制作用　用正柴胡饮全方中各构成药味的含有量及其 2 倍、4 倍含有量的水煎液进行观察，发现单味 1 剂量时，仅芍药能降低肺指数值；当给药剂量提高到 4 倍时，除芍药外，甘草也能降低肺指数值；其余诸药都不表现明显效果。

3．构成药味间的复合作用　将正柴胡饮中各构成药味作俩俩配伍，观察其对流感病毒性肺炎的抑制效应，相伍药味的所用剂量，均为该二药的 1 剂量。实验表明：单一实验均无显著作用的柴胡和陈皮相伍，作用增强；单一实验均无明显作用的柴胡和防风相伍，作用有增强的倾向；单一实验均无明显作用的陈皮和防风相伍，作用增强；单一实验均无作用的防风和生姜相伍，作用增强。其余诸药相伍，除芍药伍陈皮或防风外，均未见明显的相使、相恶效应。全方中各药味在 1 剂量的水平上，而芍药的剂量作一些改变，分别为 1，1/2，1/4 剂量范围内，进一步作了实验观察，发现呈明显的剂量——肺指数值的相互关系。当芍药用药量为 1/2 剂量时，肺指数还显著低于对照组，但当降至 1/4 剂量时，即无明显作用。以 1～1/4 剂量的芍药与 1 剂量的柴胡、陈皮、防风、甘草、生姜等分别相伍发现：在芍药单用的无效剂量（1/4 剂量）下，伍以柴胡，可显著降低病鼠肺指数值；在芍药单用就能显著降低病鼠肺指数的有效剂量（1/2 剂量）下，伍以陈皮或防风，这种抑制作用消失；但用 1 剂量的生姜、甘草，对芍药的作用无显著影响。以无效或有效剂量的芍药，伍以不同剂量的柴胡或陈皮、防风则发现：以无效剂量的芍药伍以柴胡，随着柴胡用量的增加，降低病鼠肺指数的作用增强；以有效剂量的芍药伍以陈皮或防风，随着陈皮或防风剂量的增加，降低病鼠肺指数的作用减弱。

4．正柴胡饮减味对流感病毒性肺炎的影响　将全方分别减去 1 味构成药味，结果发现全方中减去任何一味药味，均使全方的作用减弱，其中以去芍药、生姜、陈皮尤为显著。

5．正柴胡饮组方过程对药效的影响　按正柴胡饮原方遣药次序，将各构成药味，依次累积相加，发现单用柴胡明显作用，伍以陈皮则出现功效；再累加防风效果稍有下降；再加芍药，作用明显增强；再累加甘草，效果又稍有下降；再累加生姜，效果则非常显著。

6．生姜在正柴胡饮中的作用　由于单味生姜并无明显抑制病鼠肺病变的作用，但全方中减去生姜，则功效明显下降。为此，对生姜与另 2 药相伍，另 3 药相伍，另 4 药相伍，另 5 药相伍，结果发现柴胡-陈皮、柴胡-芍药、柴胡-防风或陈皮-防风、陈皮-芍药相伍中加入生姜，并不增加效果；而防风同芍药相伍中加入生姜，则显著增强它们的作用；在含有芍药，防风的多药相伍中，加入生姜，增效作用又相当显著。

【安全性研究】

1．急性毒性　以 22g/kg 剂量口饲小鼠，观察 3 天，动物活动自如，未见异常。由于药液已达饱和，无法求得 LD_{50}。

2．亚急性毒性　以 2.2，11，22g/kg·d 的剂量分别连续给小鼠 ig 15 天，中、小剂量组的体重增加的趋势与对照组相同，大剂量组则呈迟缓增加的趋势。给药前后，外周血象和 SGPT 均在正常值范围波动。大剂量组的食物利用指数有所降低。对主要脏器（心、肝、脾、肺、肾、胸腺等）的重量均无明显影响。病理检查未见异常。4.5g/kg/天给狗口饲，发生严重呕吐，以 3.0，1.5，0.3g/kg/天连续灌胃 15 天，并不影响体重增加。外周血象的各项指标，SGPT 及肌酐、尿素氮等均在正常范围内波动。各脏器的病理检查未见异常。

六、桑菊饮

【方剂来源】　清·吴瑭《温病条辨》

【方剂组成】　桑叶二钱五分，菊花一钱，杏仁二钱，连翘一钱五分，薄荷八分，桔梗二钱，甘草八分，苇根二钱。

【功能主治】　疏风清热，宣肺止咳。用于风热感冒、头痛、咳嗽、咽痛。

【药效研究】

1．解热　5g 生药/kg 煎剂口饲，能显著降低酵母所致的大鼠发热，解热作用持续时间长。

2. 发汗 5g 生药/kg 煎剂口饲，能明显增加正常大鼠足趾部汗液分泌。

3. 抗炎 本方水煎剂能抑制蛋清性大鼠足趾炎症，明显增加大鼠肾上腺中胆固醇含量，以及升高大鼠血浆中醛固酮和皮质醇的水平，能明显降低大鼠肾上腺 VitC 的含量。

4. 对胃肠功能的影响 本方能明显抑制由新斯的明所致的肠蠕动亢进作用。

【药物动力学研究】

给大鼠口饲 5g 生药/kg 桑菊饮煎剂，用解热和发汗的药效法估测其最低起效剂量、效应消除半衰期、效应维持时间。解热效应依次是 0.45 生药/kg、3.88h、12.15h；发汗效应依次是 0.11g 生药/kg、6.20h、34.23h。

给小鼠口饲 10g 生药/kg 桑菊饮煎剂，用抗炎和抑制肠蠕动亢进的药效法估测其上述动力学参数。对其抗炎效应依次是 0.31g 生药/kg、4.83h、24.28h；对抑制肠蠕动亢进效应依次是 0.10g 生药/kg、4.20h、27.70h。

七、银翘散

【方剂来源】 清·吴瑭《温病条辨》。

【方剂组成】 银花一两，连翘一两，苦桔梗六钱，牛蒡子六钱，荆芥穗四钱，薄荷六钱，淡豆豉五钱，淡竹叶四钱，甘草五钱。另加芦根适量。

【功能主治】 辛凉透表，清热解毒。用于温病初起，发热无汗，或有汗不畅，微恶风寒，头痛口渴，咳嗽咽痛，舌尖红，苔薄白，脉浮数。

【药效研究】

1. 解热 银翘散能抑制实验性动物（小鼠、大鼠、家兔）的发热作用。口饲本药煎剂 3.8ml/kg（8.8g/kg），可使体温明显下降，且作用持续时间较长，于给药后 2、4、6h 测定体温，比给药前体温分别下降 0.6、1.0、1.0℃，与对照组相比有非常显著差异，但与 0.2mg/kg 复方阿斯匹林无显著差异，复方氨基比林注射液（0.6ml/kg）的解热作用要强于本药。给大鼠皮下注射内毒素 400u/kg 使体温升高，口饲本药（35g/kg）后可使体温明显降低，给药后 50min，体温平均下降 0.43℃。银翘散袋泡剂灌服大鼠可抑制 2,4-二硝基苯酚（15mg/kg，ip）所致的发热效应；10g/kg 可完全抑制大鼠体温的升高。给药 30min 后发挥解热作用，90min 后则使体温恢复正常。给家兔耳静脉注射内生致热原（由 1×10^{6} 单核细胞/ml·kg 释放的），30min 后该药可使体温下降，1h 可使体温恢复正常。银翘散的 6h 体温反应指数（TRI6）为 0.45±1.67（对照组为 2.85±1.04），麻桂方（麻黄、桂枝）则为 1.54±0.72。给大鼠尾静脉注射伤寒、副伤寒三联菌苗 1.5ml/kg 所致的体温升高，口饲本药片剂（5g/kg）后，可明显降低升高的体温，作用维持时间 8h 以上。

2. 抗菌、抗病毒 经体内外实验证实本方对革兰氏阳性、阴性菌均有抑制作用。体外抗病毒实验表明，本方对甲型流感病毒的明显的抑制作用。体内抗病毒实验也有类似的作用，能明显减少体内感染病毒小鼠的死亡率。

3. 抗炎 银翘散对大鼠蛋清性足蹠肿胀有明显的抗炎消肿作用；对角叉菜胶所致的炎症则无明显的抗炎作用；对巴豆油所致小鼠耳肿胀，有明显的抑制作用，并呈明显的量效关系。银翘散的各种制剂（片剂、煎剂、袋泡剂）对组织引起的小鼠毛细血管扩张和血管通透性增加都有明显的抑制作用。对前列腺素所致的毛细血管通透性增高，本方袋泡剂有效，而对二甲苯和 5-HT 所致的炎症，本方则无抑制作用。

4. 抗过敏 对天花粉所致小鼠被动皮肤过敏有明显的抑制作用；而对天花粉所致小鼠速发型超敏反应，本方袋泡剂能明显减轻该反应的强度；对二硝基氟苯所致小鼠耳部皮肤迟发型超敏反应，本方各种剂型对该反应均有明显的抑制作用。

5. 镇痛 腹腔注射银翘解毒片溶液（50、100mg/kg），能明显延长对小鼠热刺激引起疼痛的影响，可维持 1h 以上，并呈明显的量效关系。同法注射该片 125、250mg/kg 后，对小鼠进行醋酸刺激致扭体反应，结果该方对小鼠扭体次数均具有明显的抑制作用，其抑制率分别达到 52%、76%。

6. 免疫增强作用 对小鼠分别使用银翘散袋泡剂（5，10g/kg）、煎剂、片剂（各 10g/kg），连续 5 次，结果表明银翘散袋泡剂对小鼠腹腔巨噬细胞吞噬异物能力有明显的促进作用。而对网状内皮系统吞噬功能如吞噬指数及胸腺、肝、脾均无明显影响。

7. 其他 本方片剂，煎剂各25g/kg，10min后ip大肠杆菌内毒素（2mg/kg），观察小鼠扭体次数，腹腔毛细血管通透性。结果显示，三种剂型对上述指标均无明显影响。

【作用机理研究】

家兔体内实验表明，银翘散对内生致热原（EP）引起的发热有明显的抑制作用。以伤寒、副伤寒甲乙混合菌苗作为激活物观察银翘散和氢化可的松对体外培养MNC合成释放EP的影响。结果表明银翘散对EP合成无明显影响，氢化可的松则可明显抑制EP的释放，说明本方的解热作用在于阻断EP产生后的其他环节。以2% 2，4-二硝基酚（ip，10mg/kg）为致热原，以2.5g/ml银翘散（ip，12.5g/kg）为所试药物进行进一步实验，对大鼠进行视前区/下丘脑前部单个温度敏感神经元自身对照实验。结果显示，银翘散能解除致热原对温度敏感神经元的作用，提示该方为中枢性解热药。

【药物动力学研究】

给大鼠口饲银翘散煎剂，用解热和发汗的药效法估测其最低起效剂量，效应消除半衰期和效应维持时间，解热效应依次是0.43g生药/kg、1.93h和8.49h；对发汗效应依次是0.27g生药/kg、3.90h和23.71h。

给小鼠口饲银翘散，用抗炎和抑制肠蠕动亢进的药效法估测其最低起效剂量，效应消除半衰期和效应维持时间，对抗炎效应依次是1.50g生药/kg、4.53h和16.23h；对抑制肠蠕动亢进效应依次是0.21g/kg、4.25h和27.18h。

【安全性研究】

给小鼠口饲本方袋泡剂，LD_{50}为30g/kg，煎剂为100g/kg，片剂为75g/kg。袋泡剂组小鼠于给药后数分钟内出现呼吸抑制，多数在半小时内死亡。

八、麻杏石甘汤

【方剂来源】 汉·张仲景《伤寒论》

【方剂组成】 麻黄四两，杏仁五十个，甘草（炙）二两，石膏半斤。

【功能主治】 辛凉宣泄，清肺平喘。用于外感风热，身热不解、咳逆气急，鼻煽、口渴、有汗或无汗等。

【药效研究】

1. 解热 麻杏石甘汤对伤寒-副伤寒三联菌苗所致家兔体温升高有显著降低作用。本方对2，4-二硝基苯酚所致发热大鼠有较好的退热作用，维持时间可达4h以上，降低体温2℃左右。

2. 镇咳、平喘 本方对氨水刺激所致的小鼠咳嗽、猪毛刺激豚鼠气管粘膜所致的咳嗽、电刺激狗气管粘膜引起的影响均有明显的抑制作用。本方所含的麻黄碱通过β-肾上腺素受体的激动，使支气管扩张而达到平喘作用。

3. 抗炎 本方大小剂量对二甲苯致小鼠耳部炎症均有明显抑制作用，对大鼠蛋清性足跖肿胀有明显且持久的抑制作用。

4. 抗过敏 本方提取物能明显抑制大鼠腹腔肥大细胞脱颗粒及致敏大鼠肠管释放组胺作用。成人1日量的本方温浸液能使豚鼠的支气管平滑肌及肠管平滑肌呈抗组胺作用。哮喘病人使用本方后能降低免疫球蛋白IgE含量，提示本方具有抗Ⅰ型变态反应作用。

5. 免疫增强作用 267%麻杏石甘汤口服液加生理盐水（5：3）混合后给小鼠灌胃，0.4ml/天，连用8天，能提高小鼠巨噬细胞吞噬指数和脾指数，提高血清溶血素含量，增强皮肤迟发反应。急性下呼吸道感染患儿口服麻杏石甘汤后能提高T淋巴细胞功能，也能提高免疫球蛋白IgG水平。

本方加味进行免疫研究，用4个指标进行观察，即小鼠血清溶菌含量，巨噬细胞吞噬功能，抗体滴度和淋巴细胞转化率，结果显示本方能提高小鼠巨噬细胞的吞噬率和血清溶菌酶的含量，促进淋巴细胞转化等作用。

6. 抗菌、抗病毒 本方（麻黄、石膏各2份，杏仁、甘草各1份）煎剂对金黄色葡萄球菌、绿脓杆菌有明显的抗菌作用，其抑菌最小浓度分别是1：240和1：60，而对正常大肠杆菌及致病性大肠杆菌均无抑菌作用；另外，本方煎剂对陕西61-1株甲型流感病毒有明显的拮抗作用，体外实验表明，本方煎剂对鸡胚陕西61-1株流感病毒有抑制作用。

7. 升血压作用 给家兔口饲本方，30min后可使血压明显升高，并可维持2h左右，心率出现一过性加快，持续20min后开始减慢。

8. 对肠平滑肌的影响 给家兔口饲本方后可使家兔肠蠕动明显增强，给药1.5～2h，肠蠕动波由无到有，由弱到强，波幅明显增高。

【安全性研究】

临床连续口服10剂以上者，偶见食欲不振，腹胀。

九、葛根汤

【方剂来源】 汉·张仲景《伤寒论》

【方剂组成】 葛根四两，麻黄（去节）三两，生姜（切）三两，桂枝二两，甘草（炙）二两，芍药二两，大枣十二枚。

【功能主治】 解肌发汗，生津舒筋。用于外感风寒表实证，恶寒发热、头痛、身痛无汗、腹微痛、或下利、或干呕、或微喘、舌淡苔白、脉浮紧者。

【药效研究】

1. 抗菌、抗病毒 葛根汤提取物颗粒的水溶液能明显抑制唾液酸酶，从而抑制细菌、病毒等微生物感染和增殖。体外实验表明本方对金黄色葡萄球菌、大肠杆菌等均有抑制作用，对志贺氏痢疾杆菌也有抑制作用。

2. 抗炎 给老年人口服葛根汤提取物颗粒0.65g·d，结果上呼吸道感染的老年人用葛根汤后可使CRP值降低、淋巴细胞增加，提示该方具有抗炎作用。本方对羊红细胞诱发的迟发型足跖肿胀反应有明显的抑制作用。

3. 解热 葛根汤水提物对实验性动物发热有明显的解热作用。

4. 抗变态反应 葛根汤水溶液提取物能明显提高各类颗粒细胞内cAMP的水平而达到对抗Ⅰ型变态反应。本方提取物连续给小鼠口饲（2g/kg），能明显抑制羊红细胞引起的Arthus反应而对抗Ⅲ型变态反应；明显抑制羊红细胞引起的小鼠迟发型足跖肿胀等变态反应；明显抑制羊红细胞引起的小鼠IgM抗体形成系统及刀豆素A引起的小鼠迟发型变态反应。实验证明：葛根汤20g/kg对小鼠同种PCA有显著抑制作用。加葛根汤5ml（20g/L）后可使豚鼠回肠收缩幅度下降98.7%，加扑尔敏后，肠段完全松弛，洗脱后不加药，只加组胺，回肠达到最大收缩后不松弛，说明葛根汤和扑尔敏均可直接对抗组胺所致的回肠收缩，并呈量效关系。本方对大鼠腹腔肥大细胞脱颗粒有明显的抑制作用，其作用强度高于息斯敏。给大鼠灌服本方20g/kg能明显抑制大鼠颅骨骨膜肥大细胞颗粒。

5. 降血脂 5～10g/kg本方给予小鼠，可使实验性升高血清胆固醇的含量降低20%以上。

6. 免疫调节作用 本方可使巨噬细胞的异物吞噬能力活化，使初期感染状况下的异物排除功能增强，同时，溶化的巨噬细胞对细胞性免疫施以影响。

7. 抗血栓形成 体内实验表明，葛根汤能显著对抗血栓形成；体外实验证明，本方可显著抑制ADP诱导的家兔血小板聚集。

8. 扩张脑血管 0.25g或0.65g/kg葛根汤注射液能显著扩张麻醉狗和麻醉猫的脑血管，降低脑血管阻力，增加脑血流量，但对下肢血流量及下肢血管阻力无明显作用，亦不影响动物的血压和心肌张力时间指数。剂量增加（1g/kg）可使麻醉猫出现降低心肌张力时间指数的作用。

9. 减轻抗肿瘤药物的副反应 给小鼠口服溶于生理盐水的本方，每日1次，每次100mg/kg，连续7d。在投药后第3d皮下注射抗癌剂顺铂45μm/kg，测投顺铂后每8d小鼠生存率。结果：单独皮下注入顺铂的小鼠均死亡，而顺铂与葛根汤联用组有10%小鼠生存，说明本方有减轻抗癌剂副反应。

【安全性研究】

葛根汤用量安全范围较大，按成人用量的17倍给小鼠口饲2.5g/kg连续用药也未见毒副反应。口饲本方水提取物7.5g·d则出现轻微一过性恶心、呕吐，疲劳、便秘等症。

（谭余庆　姜廷良　富杭育）

第二节 清 热 剂

【定义】 凡以清热药为主组成，具有清热、泻火、凉血、解毒等作用，主治里热证的方剂或制剂，统称为清热剂。

【功效作用】 具有清热凉血、泻火、解毒、清暑、祛湿等作用。用于表证已解，热已入里的各种里热证，并根据症状的“虚”、“实”，辨证运用。

【研究概况】 目前研究的主要清热剂有黄连解毒汤、仙方活命饮、五味消毒饮、白虎汤、清瘟败毒饮、香薷散、清胃散、葛根芩连汤、白头翁汤、龙胆泻肝汤、香连丸、三黄泻心汤、梅花点舌丹、温清散等。其作用机理主要有解热、抗病原微生物、解毒、抗炎、调节免疫功能、抗肿瘤等7个方面。

据近代研究状况，清热剂的主要药理作用为：

1. 解热 清热剂中有许多清热药，对不同致热原所引起的动物实验性发热模型均有明显退热作用，还有些清热剂能明显降低发热动物的体温。

2. 抗病原微生物 清热剂不仅对致病菌(包括真菌)、病毒有抑制作用，而且对螺旋体、阿米巴原虫与滴虫也有作用。

3. 解毒 本类方剂中养阴清肺汤可降低白喉杆菌外毒素毒性；而六神丸、黄连解毒丸等则对致病菌的内毒素有减毒作用。广西南通蛇药对用致死量眼镜蛇与银环蛇毒的动物有明显保护作用，减少死亡率；而南通蛇药尚有抗破伤风毒素的作用。

4. 抗炎 清热剂对感染性疾病的炎症过程有抑制或消除作用。

5. 调节免疫功能 清热剂对机体免疫功能有调节作用。

6. 抗肿瘤 有些清热剂在动物体内外实验，证明有抗肿瘤的作用。例如当归龙荟丸、梅花点舌丹、犀黄丸、紫金锭、苦参片、肿节风片等都有不同程度的抑制肿瘤生长或杀灭肿瘤细胞作用。

一、黄连解毒汤

【方剂来源】 唐·王焘《外台秘要》

【方剂组成】 黄连三两，黄芩二两，黄柏二两，栀子十四枚（擘）。

【功能主治】 泻火解毒，治一切火毒实热，三焦热盛之证。

【药效研究】

1. 解热降温作用 黄连解毒汤灌胃给药，连续3周，可使正常大鼠体温显著降低。对皮下注射15%酵母混悬液引起体温升高的大鼠也有显著降温作用。对内毒素所致发热的家兔有缓慢而持久的降温作用，给药6h后家兔体温仍持续下降。

2. 抗菌、解毒作用 25g/kg生药煎剂灌胃，能显著降低金黄色葡萄球菌腹腔感染小鼠死亡率；感染同时给药，死亡率为30%；提前一天给药，死亡率为67%，对照组死亡率则为90%。以本方100%，200%浓度小煎液作体外抑菌实验，能有效抑制金黄色葡萄球菌活性。黄连解毒汤还可降低金葡菌溶血素、凝固酶的效价，对抗内毒素引起的发热，还能对抗内毒素引起的低血糖及体温严重降低，增加内毒素血症时肾、脑的血流量；降低内毒素所致大、小鼠的死亡率。

3. 抗炎和镇痛作用 7.5g/kg剂量的黄连解毒汤对大鼠角叉菜胶、蛋清和甲醛性足肿胀及0.58～2.32g/kg剂量对二甲苯诱发的小鼠耳廓肿胀都有明显抑制作用；对血管通透性亢进也有抑制作用；扭体法和热刺激法还证明本方有明显镇痛效应。本方还能增强小鼠及兔网状内皮系统吞噬活性，有显著抗炎效果。

4. 降压作用 本方给正常大鼠长期口服，对血压无明显影响；以21～105mg/kg的黄连解毒汤提取物的水溶液，可使大鼠出现一过性血压下降，且伴有心率增加。大鼠静注本汤剂离心上清液的冷冻干燥制品，亦可产生同样效果。饮服1g/kg·d黄连解毒汤热水提取液1周，可使MH大鼠血压下降。本方1g/kg对热应激及甲吡酮所致轻中度高血压症大鼠(MHR)可迅速产生降压作用，给药翌日即可见血压下降，5～7d血压恢复至正常。本方可使大鼠血压下降，但不会降至正常以下。对自发性脑卒中大鼠(SHRSP)以0.3%的黄连解毒汤饮服，可使血压随增龄的升高在用药5周后受到抑制，至19周血压降低，血钠升高，β-脂蛋白显著降低。还能使SHRSP大鼠脑卒中发作减少。另外用自发性高血压大鼠（SHR）实验提示：本方能改善中枢神经系统的功能异常。

5. 止血作用 1g/kg本方提取物可有效延缓双香豆素（华法令）所致小鼠出血死亡时间。

6. 增加脑血流量，改善脑缺血 150mg/

kg 口饲，每日 2 次连续 2 周后用 C^{14} 碘安替比林定量放射自显影法测定脑血流量，结果表明：该方可增加脑缺血动物脑缺血区边缘组织血流量，减小缺血区域。以 30mg/kg 口饲大鼠 4 周，经放射自显影测定，大鼠整个脑部平均血流增加，与记忆有关的海马部尤为明显。本方 300mg/kg 口饲局部脑梗塞大鼠，连续 2 周后，超声波诊断仪检查，脑缺血部位血流增加，梗塞部位范围缩小。给予早老性痴呆和脑缺血性痴呆大鼠黄连解毒汤，两组中分别有 60%和 80%病情好转。

7. 防止动脉硬化 0.2g/kg/日黄连解毒汤长期口饲可抑制钙在动脉壁沉积（一般认为：组织中钙含量会随动脉硬化的进展而增加）和胶原含量的增加，因而有防止动脉硬化的作用。

8. 对脑及中枢神经的影响 5%的本方可使大鼠脑匀浆丙二醛（MDA）的生成量明显少于对照组（$P<0.01$），提示本方有抗自由基作用。对小鼠低氧性脑障碍有保护作用，可使 KCN 3.0mg/kg 诱发小鼠昏睡时间缩短，延长致死小鼠生存时间，并使 5%～10%的小鼠存活；对 KCN 引起的小鼠脑组织过氧化脂质升高有明显抑制作用。跳台实验表明：本方对东莨菪碱所致小鼠记忆力获得性障碍有显著改善作用。对小鼠高级神经有兴奋作用。

9. 抗溃疡作用 黄连解毒汤能防止实验性胃溃疡的发展，对乙醇引起的胃损伤的保护作用优于其他中药，其对乙醇引起的损伤程度与其防止乙醇引起的电位差降低的作用相一致。其对小鼠应激性胃溃疡的发生，也有显著抑制。

10. 对肝、胆及血糖的影响 黄连解毒汤能降低中毒性肝炎小鼠的血清转氨酶，对 CCl_4 所致肝损伤有显著保护作用，能抑制 SGPT 的上升。对四氧嘧啶中毒的家兔有抑制血糖和胆固醇的作用。

11. 对子宫的影响 最高浓度的黄连解毒汤能引起离体子宫的异常运动，而 3×10^{-8}～10^{-3}/ml 浓度对离体子宫无影响。

【作用机理研究】

1. 降压作用机理 黄连解毒汤提取物 70mg/kg 体重给予实验大鼠，结果表明：其不影响乙酰胆碱、去甲肾上腺素，异丙肾上腺素，血管紧张素和血管加压素Ⅱ的降压效果，其降压效应也不因用阿托品阻断受体，或用 6-羟多巴胺使末梢去甲肾上腺素耗竭和摘除肾上腺以及用复合物 48/80 处理等而减弱。预先给予实验动物心得安，则该方的降压效果明显受到抑制。黄连解毒汤可使利血平引起的末梢和中枢儿茶酚胺耗竭的大鼠心率加快，且与药量呈量效相关。因此认为：黄连解毒汤的降压效果是通过β-肾上腺素能神经起作用的。

2. 止血的作用机理 40mg/kg 双香豆素引起的低凝血酶原症的小鼠若同时口饲 1g/kg·d 黄连解毒汤，能显著延长小鼠的存活时间；提前 6d 给予黄连解毒汤，实验小鼠的存活时间反而缩短；若将双香豆素剂量减半，实验小鼠存活时间明显比全剂量小鼠存活时间延长；说明该方止血效果主要是通过促凝机制完成的。家兔凝血酶原时间测定表明其对外凝系统无影响，其凝血止血作用似与影响Ⅷ因子、Ⅸ因子等内凝因子活性有关。

3. 抗乙醇引起的胃损伤机理 研究表明，黄连解毒汤的细胞保护活性是由于维持了胃粘膜屏障的完整性，它是组成该方剂四味药相互增效作用的结果，尽管这种作用主要归因于黄连和黄柏中的成分，但与其所含的小檗碱关系不大，即预防作用的机制并不是由于这些药的抗胃酸分泌活性。

【组方配伍研究】

黄连解毒汤的降压作用，以黄连、黄柏为最强，去黄连、黄柏后其降压作用消失，但其降压成分不是黄连素；全方去黄芩后降压作用增强；单去黄连后可快速产生耐药性。对 MH 型、高血压大鼠黄连解毒汤饮服 1 周即有效；而单味黄柏在高血压发病前给药，能阻止高血压发病，但发病后给药则无效。黄连解毒汤组成药物在抗菌作用上有协同作用；黄连、黄柏抗菌力可因协同而增强。黄连、黄柏、黄芩配伍对结核杆菌的 MIC 可达 1：12800，其注射液 MIC 为 1：4000，含血清时为 1：2000。本方各药的协同作用使细菌较难产生耐药性：对单味黄连产生耐药性的细菌可在原抑菌浓度的 32 倍环境中生长；对黄连解毒汤产生耐药者，仅能于原抑菌浓度 4 倍环境中生长。黄连解毒汤的退热作用在去黄柏后作用更强。

【制剂研究】

以小檗碱含量为指标，用薄层层析法对黄连解毒汤合剂的煎煮及醇沉工艺进行考察，结果表明：黄连解毒汤合剂以煎煮3次为宜，制备工艺中不经醇沉处理，改为冷藏方法去杂质可使制剂中小檗碱含量损失最少。

二、仙方活命饮

【方剂来源】 明·薛己《校注妇人良方》

【方剂组成】 白芷、贝母、防风、赤芍药、当归尾、皂角刺（炒）、穿山甲（炙）、天花粉、乳香、没药各一钱，金银花、陈皮各三钱。

【功能主治】 清热解毒，消肿溃坚，活血止痛。用于痈疡肿毒初起，热毒壅聚，气滞血瘀。

【药效研究】

1. 抗菌抗炎　仙方活命饮时乙型链球菌、金黄色葡萄球菌都有很强的抑制作用；还能显著降低毛细血管的通透性，抑制棉球肉芽组织增生，减少炎症渗出，促进炎灶的分解，吸收。

2. 增强免疫功能　本方能提高小鼠巨噬细胞吞噬功能和血清γ-球蛋白含量，具有激活和增强机体免疫功能的作用。

三、五味消毒饮

【方剂来源】 清·吴谦等《医宗金鉴》

【方剂组成】 金银花三钱，野菊花一钱二分，蒲公英一钱二分，紫花地丁、紫背天葵子各一钱二分。

【功能主治】 清热解毒，消散疔疮。主治火毒结聚的痈疮疖肿。

【药效研究】

1. 抗病原微生物作用　高浓度的五味消毒饮注射液原液能抑制大肠杆菌生长；临床痰菌培养可见金黄色葡萄球菌、白色葡萄球菌、肺炎双球菌转阴。对大肠杆菌、绿脓杆菌、变形杆菌、枯草杆菌等有很强抑制作用。本方水煎液以55g/kg灌胃给药，还可使腹腔注射金黄色葡萄球菌液的小鼠死亡率显著降低。

2. 解毒作用　通过石硫法精制成的五味消毒饮注射液能对抗蛇毒毒性，已在临床应用。

四、白虎汤

【方剂来源】 汉·张仲景《伤寒论》

【方剂组成】 石膏一斤（碎），知母六两，甘草二两（炙），粳米六合。

【功能主治】 清热生津。用于阳明气分热盛。

【药效研究】

1. 解热、止渴、止汗　白虎汤对内毒素所致发热家兔有明显的解热作用，可使发热家兔体温下降1.3℃，同时还可抑制出汗和烦渴感。日本文献也报道，该方能抑制皮下注射TTG 50r/100g或20%胨水0.5ml/100g所致高体温大鼠的饮水量。

2. 抗病毒　白虎汤可有效地用于多种病毒性感染。小鼠皮下感染流行性乙型脑炎病毒24h后，灌服白虎汤，小鼠死亡率降低，白虎汤组为63.2%，而对照组为94.7%。

【作用机理研究】

白虎汤退热的作用机理与石膏中所含钙密切相关，肠道对石膏中钙的吸收多少则是影响退热作用强弱的重要因素。脑内钠/钙比例升高可引起高热不退，服用白虎汤后，Ca^{2+}吸收使此比例下降，从而高热消退。

另据研究，在人体有不同感染时，体内微量元素含量改变，铜、锌、铁含量降低。石膏中铜、铁含量较高，知母中锌含量较高，所以石膏、知母的使用有效地补充了人体的不足，可能这也是降温的机理之一。

【组方配伍研究】

1. 白虎汤解热止渴止汗成分的分析　白虎汤具有显著解热作用，其主要药物是石膏和知母。实验表明，单用石膏可降温0.63℃，单用知母可降温0.7℃，而二者合用可降温1.2℃。从知母中分离出来的芒果甙则能使体温下降1.1℃，故认为芒果甙是知母降温的主要成分；石膏的降温则主要是其中所含的钙，而钙的吸收因机体的生理限制及反馈调节则不尽相同，但与钙的品种似有关。实验研究发现，小鼠离体空肠及大鼠或猫的离体小肠，对石膏中钙的透过率与吸收率比其他钙（如硫酸钙、氯化钙或葡萄糖酸钙）都高。有材料表明，凡钙量增加超过0.499mmol/L（2mg%）均有较好的退热效果，去钙白虎汤则无退热作用。这表明血钙水平与其退热作用密切相关。

2. 对肾上腺皮质功能的影响　白虎汤中的知母能保护肾上腺皮质功能，延缓肝细胞对皮质醇的分解代谢，对抗地塞米松对清晨皮质醇分泌高峰的抑制作用，减少肾上腺上皮质激素的副反应。若与糖皮质激素合用则显著升高血浆皮质酮浓度。

3. 对免疫功能的影响　白虎汤中的石膏能促进吞噬细胞的成熟及其吞噬能力。甘草的肾上腺皮质激素样作用具有免疫调节功效，并能抑制肥大细胞脱颗粒，从而阻止过敏介质的释放，并抑制特异性抗体的生成。

4. 降血糖　白虎汤加味方白虎加人参汤可降低四氧嘧啶大鼠实验性糖尿病的血糖水平。以245mg/kg灌服该方提取物，血糖可降低50%。

【制剂研究】

将白虎汤改为散剂，且其中生石膏研末以药汤冲服，可提高药效。其解热功效散剂一钱相当于汤剂半两；其通便力一钱相当于汤剂一两。

【用法研究】

原方用法有“煮米熟，汤成去滓”。研究表明，粳米增加汤液粘稠度，有利于石膏及其他药物微细颗粒悬浮，增加药物的实际服入量。

五、清瘟败毒饮

【方剂来源】　清·余师愚《疫疹一得》

【方剂组成】　生石膏大剂六两至八两，中剂二两至四两，小剂八钱至一两二钱；小生地大剂六钱至一两，中剂三钱至五钱，小剂二钱至四钱；乌犀角*大剂六钱至八钱，中剂三钱至五钱，小剂二钱至四钱；黄连大剂四至六钱，中剂二至四钱，小剂一钱至一钱半；栀子、桔梗、黄芩、知母、赤芍、玄参、连翘、甘草、丹皮、鲜竹叶各适量。

*原方中用犀角，现均改为水牛角浓缩粉或水牛角片，本文药效研究中所用者为水牛角加酸的水解物。

【功能主治】　清热解毒，凉血泻火。用于温热病，疫毒邪火炽盛，气血两燔。

【药效研究】

1. 解热　本方以10ml/kg的剂量灌胃给药能使伤寒杆菌引起发热家兔的体温明显降低，给药后2h达到显著水平（与对照组相比）。若改为直肠点滴，解热作用更为明显、快捷，给药后1～2h体温即可复常。

2. 解热　谢氏以内毒素诱发家兔形成温病气血两燔证，研究了清瘟败毒饮的解热作用。研究结果表明，本方对发热有显著抑制作用，用药组家兔平均发热曲线降低，最大发热高度均数（△T）较小，体温反应指数（TRI_5）也较小，与对照组比较，有极显著差异（$P<0.001$）。

3. 活血化瘀　本方的实验研究还证实，它能使聚集的血小板解聚，并可降低血液粘稠度，稀释血液，具有拮抗瘀血形成的作用，可能是本方活血化瘀的机理之一。

【作用机理研究】

1. 清瘟败毒饮能使内毒素所致气血两燔证家兔血浆中升高的cAMP降低，下降的cAMP升高。具有调整cAMP/cGMP比值的作用。由于cAMP与cGMP的比值变化与阴阳失衡有相互关联，因此，本方似是调整cAMP/cGMP而使阴阳平衡。

2. 注射内毒素后5.5h，尸检肺、心、肝、脾、肾等脏器，可见该方对脏器组织有较好的保护作用，病变较轻，因而有效地控制传变，扭转病势。

六、香薷散

【方剂来源】　宋·《太平惠民和剂局方》

【方剂组成】　香薷1斤，白扁豆（微炒）半斤，厚朴（去粗皮，姜汁炙熟）半斤　入酒一分

【功能主治】　祛暑解表，化湿和中。主治夏月乘凉饮冷，外感于寒，内伤于湿。

【药效研究】

1. 解热　以人用剂量40倍的香薷饮口饲可降低啤酒酵母所致发热大鼠的体温。

2. 对离体肠肌的作用　香薷散对家兔离体肠肌自发收缩活动有很强的抑制作用，并能明显对抗乙酰胆碱，$BaCl_2$对家兔离体肠肌的兴奋作用。

【作用机理研究】

香薷散对家兔离体肠肌有很强抑制其自发收缩活动的作用，当阻断M受体后，抑制作用仍然显著，而阻断β受体后，其作用有所减弱；通过血清药理学实验表明，给药家兔血浆对离体兔肠肌无明显抑制作用；但薄层层析结果显示该血浆中含有药物成分，提示香薷散一部分有效成分未经吸收，在肠道中直接产生抑制肠肌作用，而吸收的部分，主要发挥解表等药效。

【制剂研究】

在香薷散煎液中加入少量乙醇，能增加其所含挥发油的乳化作用，疗效可以提高，为“煎时加酒少许”的制剂工艺提供了科学依据。

【用法研究】

在传统的香薷饮煎液中加少量乙醇的药液，给实验动物一次性口服，仅呈现短暂的退热作用，对整个发热过程的体温指数（TRI）则无明显影响，若连续3次给药，则能使退热时间延长，对发热过程的体温反应指数也有明显影响，验证了本方需“连二服，随病不拘时”的传统服用方法有一定的科学依据。

七、清胃散

【方剂来源】 元·李杲《兰室秘藏》

【方剂组成】 生地黄、当归身各三分，牡丹皮半钱，黄连六分，夏月倍之，大抵黄连临时增减无定，升麻一钱。

【功能主治】 清胃凉血。用于胃有积热证。

【药效研究】

1. 抗炎　腹腔注射5%清胃散煎液每日2次，连续3日，可显著抑制大鼠的蛋清性足趾肿；连续给药7天，对纸片法引起的肉芽肿也有显著抑制作用；同等剂量对小鼠的甲醛性足趾肿有明显抑制效果。

2. 增强免疫功能　清胃散能增强巨噬细胞吞噬功能。用5%清胃散药液给小鼠灌胃，0.5ml/只，每日1次，连续3日，能明显增强小鼠腹腔巨噬细胞的吞噬功能，显著提高吞噬百分率和吞噬指数。

【作用机理】

清胃散在体外抑菌实验中对金黄色葡萄球菌、绿脓杆菌的抑菌作用并不明显，因而其清热作用可能是通过增强机体的非特异免疫功能实现的。

【安全性研究】

以人用药量（公斤/体重）的150倍清胃散煎剂灌胃，观察3天，给药小鼠无死亡。

【其他】 在《医方集解》中，清胃散有石膏，并认为君药应是黄连才名实相符。

八、葛根芩连汤

【方剂来源】 汉·张仲景《伤寒论》

【方剂组成】 葛根半斤，甘草二两，黄芩三两，黄连三两。

【功能主治】 解表清热。主治外感表证未解，热邪入里。

【药效研究】

1. 解热作用　葛根芩连汤5g/kg灌胃可降低因五联疫苗所致发热家兔的体温。对内毒素所致发热也有明显降温效应，给药2h后见效，4h后体温降低0.9℃。

2. 抗菌及增强腹腔巨噬细胞吞噬力　体内、外抑菌实验表明，本方体外对金黄色葡萄球菌抑菌作用最强，对肺炎双球菌、痢疾杆菌作用显著，体内对金黄色葡萄球菌作用较弱。对鼠伤寒杆菌感染的小鼠，本方有显著的治疗作用，能降低死亡率，延迟死亡时间，尸检可见小鼠脾脏比对照组重量轻，感染病灶小。腹腔巨噬细胞体外吞噬活性试验表明，服用葛根芩连汤的小鼠其活力比对照组明显增强。

3. 抗缺氧作用　葛根芩连汤水醇法提取液5g/kg腹腔注射，对氰化钾、亚硝酸钠、结扎两侧颈总动脉、异丙肾上腺素、加常压下缺氧等方法所致的小鼠急性缺氧均有显著对抗作用。

4. 解痉作用　葛根芩连汤对离体豚鼠气管平滑肌、肠道平滑肌均有松弛作用，且有对抗乙酰胆碱作用。

5. 减慢心率及抗心率失常作用　葛根芩连汤能减慢水合氯醛麻醉后大鼠的心率，对离体鼠的右心房窦房结自动频率有抑制作用。本方水煎醇沉液静脉注射能显著减慢正常大小鼠心率：对异丙肾上腺素引起的家兔和大鼠心率加快也有显著抑制作用；还能对抗乌头碱及氯化钙诱发的大鼠心率失常，亦能对抗氯仿-肾上腺素所致早搏的发生，对氯仿所致小鼠室颤的发生也有保护作用。

【作用机理研究】

葛根芩连汤可对抗小鼠因氰化钾、亚硝酸钠、异丙肾上腺素、结扎两侧颈动脉和常压缺氧，其作用可能与其有抗异丙肾上腺素加快心率和降低肾上腺素系统功能，增强心肌耐缺氧能力，提高脑对缺氧的耐受力和降低脑组织的耗氧量，因此减少了整体耗氧量，从而产生明显的抗缺氧作用，延长缺氧动物的存活时间。

【安全性研究】

1. 本方水醇法提取液静脉注射给药，用序贯法测得昆明种小鼠的 LD_{50} 为13.5g/kg。

2. 对大鼠心脏的毒性　对乌拉坦组麻醉大鼠每隔2.5min股静脉注入葛根芩连汤提取液1g/kg，观察不同累加剂量对Ⅱ导联ECG影响，剂量为1g/kg时，大鼠心率明显减慢（$P<0.01$），剂量加至3g/kg以上时，心率减慢，P-R间期延长，T波升高均很显著（$P<0.01$）。

3. 对离体右心房毒性　葛根芩连汤能显著减慢豚鼠离体右心房收缩节律和加大收缩幅度。

九、白头翁汤

【方剂来源】 汉·张仲景《伤寒论》

【方剂组成】 白头翁二两，黄柏三两，黄连三两，秦皮三两。

【功能主治】 清热解毒，凉血止痢。用于热痢证。

【药效研究】

1. 抗菌　白头翁汤煎剂及不同剂型产品对志贺氏、福氏、施氏、宋氏等痢疾杆菌均有明显抑制作用。作用效果以志贺氏菌最为敏感，施氏菌次之，福氏菌再次，最后是宋氏菌。本方对金黄色葡萄球菌、表皮葡萄球菌和卡他球菌有较强的抑菌作用；对羊毛样小孢子菌、红色毛癣菌等皮肤真菌也有显著抑制作用。

2. 抗阿米巴原虫　白头翁汤对阿米巴原虫有抑制其生长的作用。

3. 抗炎　白头翁汤抑制或缓解肠道感染时局部炎症病变及不适。

4. 增强免疫功能　本方可促进机体免疫功能。它不仅增强白细胞吞噬金黄色葡萄球菌的能力，而且增强网状内皮系统的吞噬功能。

【作用机理研究】

白头翁汤组成四药均有较强的抗病原微生物作用。其中主药白头翁的鲜汁、煎剂或乙醇提取物均有显著抗菌作用，尤其对金黄色葡萄球菌、绿脓杆菌敏感。其抗菌有效成分为原白头翁素及白头翁素，此二种成分均有强烈抗菌活性。黄连抗菌谱广且作用强烈，有效成分有黄连素、巴马亭及小檗胺等。黄连素不仅具有与磺胺相似的抗痢疾杆菌活性，而且其作用不受血清影响。黄柏的有效成分小檗碱对多型痢疾杆菌抑制作用均很强。秦皮抑菌有效成分为秦皮乙素。虽各药均对菌痢有效，四药合为白头翁汤后却未见协同增效。

【组方配伍研究】

研究表明，组成本方的四味药，其抗菌作用相互间既无协同作用亦无拮抗作用。其中白头翁抗阿米巴作用较强，因而治疗阿米巴痢疾时宜加大其用量；治疗细菌性感染则应减少白头翁的用量，而加大其他药用量。就抗菌作用而言，四味药同用的全方不如黄连、秦皮；打孔法抑菌实验表明，当方中四味药为等量时，其抑菌作用是：金黄色葡萄球菌是22mm，表皮葡萄球菌是20mm，福氏痢疾杆菌是18mm，宋氏痢疾杆菌是16mm，得比氏沙门氏菌为零。若其中的黄连用量加倍，则抑菌圈加大，分别是28mm，30mm，22mm，20mm和16mm。因而侯氏认为，本方君药不是白头翁，而应是黄连，方符合其本义。

【其他】

白头翁汤除水煎剂外，还有合剂及片剂，都是原方以不同浓度的乙醇渗滤制备，较为合理。而有的改为复方白头翁合剂或冲剂，皆为原方去黄连，水煎制备。

十、龙胆泻肝汤

【方剂来源】 清·汪昂《医方集解》

【方剂组成】 龙胆草（酒炒）二钱，黄芩（炒）三钱，栀子（酒炒）三钱，泽泻四钱，木通三钱，柴胡二钱，车前子三钱，当归（酒洗）一钱，生地黄（酒炒）三钱，生甘草二钱。

【功能主治】 泻肝胆实火，清下焦湿热。主治肝胆实火上扰和湿热下注之证。

【药效研究】

1. 抗菌作用　体外抑菌实验表明，本方水煎液及单提液对乙型链球菌有一定抑制作用。对该菌腹腔注射感染小鼠也有一定保护作用，可降低其死亡率。本方水提醇沉液对大肠杆菌、金黄色葡萄球菌等有抑制作用。

2. 抗炎作用　10g/kg龙胆泻肝汤水煎剂灌服，对醋酸刺激所引起的小鼠腹腔毛细血管通透性增高的抑制率约为50%（$P<0.01$）。本方对大鼠蛋清性足肿胀有明显抑制作用（$P<0.05$）。

3. 抗过敏作用　本方对大鼠被动皮肤过敏反应有显著抑制作用：其10g/kg水煎液对豚鼠过敏性休克、死亡有显著保护作用。

4. 增强免疫系统功能　50g/kg·d 龙胆泻肝汤腹腔注射给药连续6天，能显著增加小鼠幼鼠的胸腺重量，但对脾脏则无影响；连续5天给药，能明显提高小鼠巨噬细胞的吞噬能力，包括吞噬率、吞噬指数等及促进淋巴细胞转化。

5. 对心血管系统的作用　本方能增加兔耳血管灌流量（P＜0.05），使大鼠心率减慢，心肌收缩力先弱而后强。实验还证明：本方对麻醉猫有显著降压效果，剂量越大，作用越强。

6. 利尿作用　家兔膀胱插管收集尿液自身对照法，可见龙胆泻肝汤有利尿作用（P＜0.05）。

7. 对肠道的作用　龙胆泻肝汤能显著抑制小鼠肠道推进功能，明显减慢肠内容物推进速度；对离体豚鼠肠肌也有抑制作用。

【制剂研究】

1. 对龙胆泻肝汤合煎液Ⅰ（原方按汤剂制备浓缩至1：1）及各组成药分别提取后的合并液Ⅱ（当归、柴胡分别先提取挥发油后再按水醇法提取，浓缩，加入挥发油。其余各药均按水醇法提取，浓缩。研究结果表明：Ⅰ能明显对抗豚鼠过敏性休克，死亡；Ⅱ则无此作用。

【安全性研究】

序贯法测得小鼠尾静脉注射半数致死量为72g/kg。

十一、香连丸

【方剂来源】宋·《太平惠民和剂局方》

【方剂组成】黄连二十两，用吴茱萸十两炒令赤，去吴茱萸不用　木香四两八钱二分

【功能主治】清热化湿，行气止痛。用于湿热内滞大肠之下痢。

【药效研究】

抗菌：香连丸对志贺氏、弗氏、宋氏及斯氏痢疾杆菌均有抑制作用。章氏研究了香连丸对志贺氏痢疾杆菌小鼠的保护作用。小鼠经腹腔注射最小致死量的志贺氏痢疾杆菌，并于不同时间同途径注射1：30香连丸煎剂。结果表明，感染细菌前24小时或48小时注射此煎剂，可使半数动物免于死亡，若感染前72小时或感染后8小时给药，则无效。提示香连丸的作用与一般抗生素不同。

【作用机理研究】

香连丸的主要药理活性与黄连有关，木香有重要辅助作用。黄连在香连丸中占8%，其有效成分主要是黄连素。黄连素能抑制多种肠道感染菌如多型痢疾杆菌、伤寒杆菌、大肠杆菌、变形杆菌等。黄连素在低浓度下抑菌，高浓度下杀菌。黄连中其他生物碱如小檗胺、巴马亭，药根碱等亦可拮抗上述细菌。另外，黄连还能与DNA形成复合物，选择性地抑制附着体DNA自我复制，从而消除耐卡那霉素和氯霉素的大肠杆菌的R因子。

【组方配伍研究】

香连丸加味方（黄连、白芍、吴茱萸、元胡、木香）的拆方研究发现，抗菌作用以黄连最强。黄连与广木香二药的提取物合用，其抗菌作用未见协同增效，反而略有减弱。

【用法研究】

香连丸中黄连所含黄连素的量已达治痢剂量。以原生药极细末用水泛丸能保证黄连素的足够剂量，只是服用量较大是其缺陷。但浓缩丸却因提取黄连素不完备，甚至提取率低至18.13%，难免影响治疗效果。

十二、三黄泻心汤

【方剂来源】汉·张仲景《金匮要略》

【方剂组成】大黄二两，黄连一两，黄芩一两。

【功能主治】泻火解毒，燥湿泻痞。用于心胃火炽或三焦实热证。

【药效研究】

1. 抗菌　50年代刘氏报告本方对葡萄球菌能抑制其生长；另据报告，三黄丸对佛氏痢疾杆菌、大肠杆菌等也有显著的抑制作用；10%煎剂还能抑制羊毛样小孢子菌等皮肤真菌。

2. 降血脂、降血压，抗动脉粥样硬化　胥氏报道，自制三黄泻心片能显著抑制由高胆固醇饲料引起的大鼠血清胆固醇升高。还有人证明，本方能使低密度脂蛋白胆固醇、胆固醇和甘油三酯等降低。日本文献报道，三黄丸不仅降低苯肼引起的胆固醇及磷脂升高，抑制红细胞、血红蛋白及白细胞的降低，减轻家兔的动脉粥样硬化；还能使正常家兔及切除甲状腺家兔的血脂降低和恢复正常，并证明该方的降脂作用与肝脏、空肠的某些因素有关。

3. 对肝肾功能的影响　有实验表明，三黄

汤可改善苯肼中毒家兔的肝肾功能，使血中尿素氮降低。

4. 抗应激性溃疡 三黄汤提取物（相当于生药1g/kg）对小鼠的水浸应激性胃溃疡有显著抑制作用。

【作用机理研究】

1. 大黄、黄连、黄芩单用无降压效果，合用后却表现出降压作用 因合方含有某些可影响调节血压的酶系统成分，如增强酪氨酸活性，抑制组氨酸脱羧酶及透明酯酸酶等。另据报道，本方还能显著降低去甲肾上腺素浓度及肾素-血管紧张素-醛固酮系统活性。

2. 三黄泻心汤腹腔注射，可使大鼠血清尿素氮明显下降 其有效成分为大黄鞣质，给鞣质后8小时血清尿素氮降低约30%，此乃通过抑制机体蛋白质分解，提高氮对谷酰胺生成的利用率，从而使尿素氮含量降低。实验还发现大黄鞣质可抑制腺嘌呤所致肾功能不全大鼠肾重量的增加，使血尿素氮和肌酐降低。

【组方配伍研究】

1. 本方中黄连、黄芩均有明显抗菌活性，大黄却不明显，但三药中任何两药合用或三药合用为方时抑菌作用均可增强。本方之变方三黄液（由黄连素、黄芩和土大黄组成）对金黄色葡萄球菌及其耐药菌株、普通变型杆菌、宋氏及福氏痢疾杆菌、伤寒及副伤寒杆菌等均有抗菌作用，并可使庆大霉素、卡那霉素对绿脓杆菌和大肠杆菌的抗菌作用增强10余倍。

2. 单味黄芩、黄连、大黄均无降血脂作用；黄连、黄芩合用可使血中胆固醇下降，黄芩、大黄合用降低总脂质和中性脂肪，黄连、大黄合用还可使血中中性脂肪减少。三药合用时，大黄量大则降血脂作用增强；大黄量少则作用弱，至三者等量，降血脂作用最强。以黄柏代替黄连也能降低高脂饲料引起的大鼠血胆固醇的升高。

3. 体外抗凝实验表明，泻心汤全方有抗血凝及抑制血小板聚集作用。前者以单味黄连及黄连、黄芩组合较好；单味大黄或黄芩不呈抗凝作用，但两者组合同用则呈协同抗凝效应。在三对组合药中（大黄、黄连，大黄、黄芩，黄芩、黄连），如将药物浓度降低（组合药物比例不变），则反呈促凝效应；在抗血小板聚集实验中，除黄芩仅有促凝作用外，均有不同程度的抑制聚集作用，其作用以黄连最强，依次是全方，黄芩、黄连，大黄、黄连，大黄、黄芩及大黄。

4. 三黄泻心汤腹腔注射，可使血中尿素氮降低，其中以大黄作用最强，下降值为对照组的58%，黄连为64%，而黄芩为84%。

十三、梅花点舌丹

【方剂来源】 山西省卫生厅·《山西省药品标准》（1983年版）

【方剂组成】 藏红花40g，红花80g，麝香4g，熊胆2g，冰片40g，沉香80g，珍珠2g，血竭40g，雄黄200g，乳香120g，没药（炙）120g，葶苈子40g，硼砂80g，蟾酥128g，朱砂320g，蒲公英240g，大黄120g，蜈蚣7.5g，金银花160g，牛黄4g，穿山甲（炮）160g

【功能主治】 清热解毒，止痛。主治各种恶疮初起，无名肿毒，疔疮发背等症。

【药效研究】

1. 对免疫系统的影响 梅花点舌丹能显著地增加正常小鼠及应用环磷酰胺、荷瘤小鼠的胸腺、脾脏的重量；能显著增强正常小鼠被氢化考的松抑制的腹腔巨噬细胞的吞噬功能；并对血清溶血素（HCSO）有明显促进作用。

2. 抗肿瘤作用 梅花点舌丹对小鼠移植性肿瘤有抑制作用：1.0g/kg·d本方连续注射给药10天对小鼠肉瘤180抑制率为54.92%；500mg/kg·d接种前7天、14天、21天预防性注射给药，抑制率为58.97%；剂量不变，预防性给药天数延长，抑制率增高。梅花点舌丹和化学治疗药丝裂霉素C（MMC）联合使用，可提高MMC抗癌活性；梅花点舌丹500mg/kg口饲小鼠，并腹腔注射MMC/mg/kg·d连续10天，肿瘤抑制率为61.81%，比独用MMC高30%以上。

3. 抗白血病作用 梅花点舌丹能延长L_{7212}白血病小鼠的生存期，提高L_{7212}白血病小鼠和昆明种小鼠正常GM-cFVC的生长。脾细胞移植生物学试验结果表明：梅花点舌丹能明显抑制白血病细胞生长。细胞遗传学试验表明：其对含有41条标记染色体的白血病细胞也有抑制作用。

【安全性研究】

小鼠口饲给药LD_{50}为2.475±0.268g/kg。

21天亚急性毒性试验表明：各剂量实验组和对照组在动物体重、外周血象、脏器重量系数均无明显差异；各实验组动物的内脏组织病理学观察，均未见中毒性改变。

十四、温清散（解毒四物汤）

【方剂来源】 明·龚廷贤《万病回春》

【方剂组成】 当归、白芍、熟地黄、川芎、黄连、黄芩、黄柏、栀子各一钱半。

【功能主治】 养血清热，调营解毒。

【药效研究】

1. 对免疫功能的影响　温清散具有双向免疫调节作用；抑制迟发型变态反应T细胞（TDTH）和杀伤T细胞（TC）；并能增强单核-巨噬细胞吞噬功能，增加免疫器官重量。

2. 解热、抗炎　本方能降低正常小鼠的皮肤温度，给药30分钟后降低2.3℃±0.7℃，持续2～4小时；本方的煎剂及胶囊剂对二甲苯引起的小鼠耳肿胀都有抑制作用；7.5g/kg的剂量口服给药，可以抑制角叉菜胶蛋清及甲醛引起的肿胀，并能抑制血管通透性的亢进。

3. 镇静、镇痛、抗溃疡　本方能增强异戊巴比妥钠的催眠作用，7.5g/kg的剂量有着与消炎痛相似的减少扭体次数的作用；还能对抗小鼠的水浸应激性胃溃疡。

4. 抗凝血　本方能明显抑制血液凝固，使家兔血浆再钙化时间延长。

【作用机理研究】

温清饮能抑制小鼠局部移植物抗宿主反应（GVHR），提示该方抑制了TDTH及TC，似是该方抑制Ⅳ型变态反应的依据。

第三节　泻　下　剂

【定义】 凡以泻下药为主组成，具有通导大便、排除胃肠积滞、荡涤实热，或攻逐水饮、寒积等作用，以治里实证的方剂，统称为泻下剂。

【功效】 根据功效的不同，本类方剂可分为寒下、温下、润下、逐水和攻补兼施五类；在具体治法上，又有峻下和缓下之别。

【研究概况】 泻下剂的现代研究以大承气汤、小承气汤等方剂的药效和作用机理为主要研究内容。如对代表方剂大承气汤的研究取得了突出的进展，从而对泻下剂作用轮廓及机理，尤其是其独特作用的揭示和深入认识，以主要来自于对方剂本身的深入研究，而非来自于对其主药大黄作用的推导；攻下法对急腹症的显著临床疗效促进了对大承气汤疗效原理的研究，围绕其对急腹症基本病理过程的研究，发现大承气汤对急腹症有多方面的良好作用，因而从梗阻、血运障碍及感染等方面揭示了大承气汤对急腹症疗效的主要机理及物质基础。

一、大承气汤

【方剂来源】 汉·张仲景《伤寒论》

【方剂组成】 大黄（酒洗）四两，厚朴（去皮）八两，枳实五枚，芒硝三合。

【功能主治】 峻下热结。用于①阳明腑实证；②热结旁流；③里热实证。

【药效研究】

1. 对胃肠平滑肌的影响　运用同位素技术，研究了大承气汤对实验性肠梗阻大鼠离体平滑肌^{45}Ca内流的影响，结果表明，本方能够显著抑制梗阻结肠平滑肌^{45}Ca的内流含量，而对正常结肠平滑肌^{45}Ca内流无明显影响。

2. 对胃肠功能的影响　给小鼠口服本方煎剂15g/kg，10分钟后，有明显增加胃肠推进及增加肠容积的效应；但尾静脉注射，则无此作用。家兔人工肠扭转实验证明，本方有使扭转转复的作用。对家兔实验性肠套叠模型研究发现，于肠内注入本方后，约15分钟可使动物的单腔逆向肠套叠全部还纳，并可促进肠内容物通过部分梗阻点下行；切断迷走神经后，还纳时间仅稍慢；静脉注射给药无效。应用记录反转小肠和结肠囊葡萄糖转运电位的方法研究表明，本方能抑制肠管对葡萄糖Na^{+}和水的吸收，引起肠容积的增大，继而刺激肠壁反射性地使肠蠕动增强。

3. 对胃运动的影响　应用十二指肠给药的方法，证实大承气汤能加强胃尾区平滑肌的收缩力，使胃内压升高，并能增加单位时间内胃的收缩频率，但主要是在大承气汤经小肠吸收后出现的，且大承气汤对胃运动的影响表现为先抑制后兴奋的特点，给药后1.3小时胃运动（蠕动）呈逐渐加强趋势，4小时后作用逐渐减弱，可持续6.8小时。

4. 对肠血流量的影响 人工造成大鼠缺血性肠梗阻病态模型，给予本方一定时间后处死动物，发现给药组缺血肠段肌色正常，微循环血流通畅，血色鲜红。而对照组缺血肠段肌色暗紫、肿胀、瘀血，并且缺血肠段与周围组织有粘连、坏死或穿孔。对小鼠肠系膜血管血流速度在微循环显微镜下观察，发现给药组大部分微循环出现线流和线粒流，而对照组大部分则是粒线流和粒流。证明本药确能使微循环血流速度加快，改善血管因受阻而出现的血行不畅的症状。

5. 对胃肠激素的影响 完全性兔小肠梗阻24小时后，在经十二指肠灌流大承气汤后，血浆中肠壁组织血管活性肠肽（VIP）含量下降50%，且肠管充血水肿减轻，肠腔内渗液减少；对照组则升高65%。家兔不完全性肠梗阻24小时后，对实验组以大承气汤灌胃，对照组则给予等量生理盐水，结果实验组家兔在24小时、48小时后血浆的去甲肾上腺素（NA）水平明显降低，并至正常水平。

6. 对消化液的影响 大鼠实验表明，大承气汤能促进胃液分泌，明显增加胃内留滞的胃液量，降低胃酸，提高胆磷脂与胆固醇含量，但对肝胆汁流量无明显影响，使胰液分泌量有增多倾向，而胰淀粉酶活力则呈降低趋势。

7. 抗炎作用 采用^{125}I-白蛋白放射活性测定小鼠腹部血管通透性的方法，证明经尾静脉注入^{125}I-白蛋白后，本方可降低腹部血管通透性，抑制其从血液循环渗出，减少其进入腹腔的数量；而^{125}I-白蛋白经腹腔注入，本药又增加了血管的吸收过程，加速腹部对其异物的排除。因而认为本药对腹部血管通透性的作用是以减少“异物”为转移的双向调节作用。给小鼠腹腔或腋窝分别注入经多次反复增毒的金黄色葡萄球菌，造成急性腹膜炎及腋窝脓肿模型，服用本方后，可因炎症部位、病程及程度的不同而显示多种双向调节效应，如抑制腋下脓肿的渗出而增强腹膜炎的渗出；对于不同程度的急性腹膜炎的渗出不能抑制轻症而能显著抑制中、重症的渗出；对于24小时的急性腹膜炎能抑制渗出而促进吸收。

8. 抗菌作用 用金黄色葡萄球菌进行大鼠细菌感染手术，服用本方5天，第6天处死动物，结果治疗组形成脓肿、粘连和腹膜炎的发生率为13.9%，而对照组为91.7%，表明本方对大鼠体内感染金黄色葡萄球菌有抑制和杀灭作用，并对该菌引起的肠脓肿和粘连有控制和治疗作用。

9. 抗内毒素作用 给家兔从耳静脉间隔24小时，分别注入20μg/kg、30μg/kg的内毒素，并于内毒素的第一次注入时、过12小时、第2次注入时和处死前2小时，分别灌胃100%的大承气汤，结果表明大承气汤能降低血浆与肝组织的LPO，升高肝组织与红细胞内SOD，降低血浆酸溶性蛋白，降低全血粘度及血浆粘度，因而具有明显抗内毒素所致的自由基损害及改善血液粘度的作用。以鲎试剂定量测定法进行的实验证明，正常大鼠经口服大承气汤后，其血浆对外加内毒素脂多糖灭活能力增加；经口服大承气汤于肠源性内毒素血症模型大鼠后，肝组织血流量和肝胆汁流量增加，其肝胆汁对外加内毒素脂多糖的灭活能力增强。以大承气汤经口投于肠源性内毒素血症大鼠，大鼠的肺灌洗液中总磷脂、白蛋白水平、表面张力值、肺泡单核/巨噬细胞NBT吞噬百分率、肺组织6-keto-PGF1α/TXB比值均较模型组明显不同，呈显著的保护效应。

10. 对免疫功能的影响 大承气汤对小鼠免疫功能影响的研究表明，大承气汤对正常小鼠的免疫功能无影响，但对感染模型小鼠的免疫功能则有明显影响，大剂量（100%）大承气汤使感染模型小鼠的胸腺指数、脾指数及血清溶血素生成减少，而中（50%）、小（25%）剂量组则使之增高，提示大承气汤在体内对免疫功能的影响与机体机能状态有关，低剂量的大承气汤可提高机体的免疫功能，大剂量大承气汤则降低之。

【作用机理研究】

应用测量平滑肌细胞电活动的微电极记录方法研究表明，大承气汤有促进细胞膜去极化，加速慢波电位发放，并能增加峰电位的发放频率，其作用随药物浓度的增大而加强；本方能直接增强肠管平滑肌细胞的电兴奋性，从而促进肠道收缩运动，可能是其泻下作用的一种细胞水平的机理，其离子基础可能是药物降低了细胞膜上的 K^+ 通道电导。

【组方配伍研究】

应用正交设计（L9（3）^{4}）方法对本方进行小鼠还纳、泻下、肠容积、肠容物移行速度实验，并认为此四项指标与中医"通里攻下"法相符。综合上述4项指标结果发现，本药全方及原剂量作用最强。各单味药的特点为大黄主泻下，配伍芒硝则作用更强，枳实配伍厚朴对套叠肠管的还纳作用明显。

【制剂研究】

对于该方用经典法、后下法及群煎法制得的3种煎剂，进行了大黄酸及其蒽醌类溶出量的对比测定，发现以经典法溶出的量最多，为11.14%；同时经典法的煎出液对小鼠的致泻、肠道的推进及对大鼠离体大肠的蠕动作用，均比用其他两法煎出液显著，因此，认为先煎枳实、厚朴，取药液煎大黄，煎沸15分钟，最后向药液溶入芒硝的煎煮方法为最佳。

对大承气汤进行紫外光谱研究发现，在相应波长下的吸光度，大黄后下的吸光度比先煎的吸光度值高，提示大黄的煎法对大承气汤中水溶性成分的浸出量有影响；大黄后下，缩短了水煎的时间，可避免致泻成分番泻甙的水解，而增强该方的攻下作用。

【用法研究】

应用粪便色点法测定了择时应用大承气汤对小鼠泻下作用的影响，结果表明，在酉（18：00）、子（24：00）、卯（6：00）、午（12：00）4个时辰分别用大承气汤（22g/kg）灌胃，引起小鼠泻下作用以卯时最强，与其他各时辰给药组有显著差异。

二、小承气汤

【方剂来源】 汉·张仲景《伤寒论》

【方剂组成】 大黄四两（酒洗），厚朴二两（去皮，炙），枳实三枚大者（炙）。

【功能主治】 轻下热结。用于阳明腑实证。

【药效研究】

1. 小鼠尾静脉注入^{125}I-白蛋白，测定小鼠腹腔液中的放射活性表明，小承气汤能降低血管通透性，抑制异物从血循环渗出，减少异物进入腹腔的数量。

2. 对大鼠肝脏的作用 小承气汤组与 CCl_4 肝损伤组比较，肝小叶损伤区缩小，肝细胞脂滴减少，RNA增多，糖原增加，琥珀酸脱氢酶（SDH）等酶活性增强，经图象分析仪测定，小承气汤组SDH活性为 0.4079 ± 0.0512（平均积分光密度/μm^2），与肝损伤组比较，$P<0.05$；电镜观察显示，小承气汤组粗面内质网排列密集，线粒体结构恢复正常，数量增加。

【制剂研究】 运用紫外光谱研究发现，小承气汤中3味药同煎，大黄煎煮时间较长，致使部分致泻成分水解破坏，提示大黄的煎法对小承气汤中水溶性成分的浸出量有影响。

（李兰芳 姜廷良）

第四节 温里剂

【定义】 凡以温热药物为主组成，具有温中散寒、回阳救逆、温经散寒作用，能祛除脏腑经络寒邪，治疗脾胃虚寒、经脉寒凝及亡阳欲脱等里寒证的一类方剂或制剂，统称为温里剂。

【功效】 温中散寒、回阳救逆、温经散寒。

【研究概况】 目前研究的主要温里剂有理中丸、连理汤、小建中汤、黄芪建中汤、吴茱萸汤、四逆汤、参附汤、真武汤，附子汤、阳和汤等。调整消化系统、心血管系统功能、免疫调节作用等及其机理是温里剂的研究重点。

据近代研究，温里剂主要有改善胃肠功能抗溃疡、强心、抗休克、抗心肌缺血、抗心律失常、改善血液循环、抗缺氧、增强免疫、镇痛、镇静、解痉等药理作用。

一、理中丸

【方剂来源】 汉·张仲景《伤寒论》。

【方剂组成】 人参、干姜、炙甘草、白术各三两。

【功能主治】

温中祛寒，补气健脾。主治中焦虚寒，阳虚失血，小儿慢惊以及胸痹等由中焦虚寒所致者。

【药效研究】

1. 调整蛋白质合成代谢 给"类脾阳虚证"小鼠连续服用理中汤，可使大、小肠增高的蛋白质合成速率恢复于近正常水平，一次给药即可使大肠的蛋白质合成速率显著下降，而对肝脏的蛋白质合成速率，则无论一次或连续多次给药均有增加趋势。但对于正常动物则能明显促进肝及十二指肠蛋白质合成，对大、小肠作用则不明显，表明理中汤对脾阳虚动物模型的蛋白质合成速度有调整作用，能使其恢复正常水平。

2. 抗消化性溃疡 理中汤能降低胃液中游离盐酸浓度，并促进醋酸型胃溃疡愈合。

3. 调整肾上腺皮质功能 24小时尿17羟和17酮含量降低患者给予理中汤后，含量均有显著增加。

4. 提高中枢神经系统兴奋性 理中汤能降低血中胆碱酯酶活性，改善内脏副交感神经占优势的情况，从而提高中枢神经系统兴奋性。

5. 促进骨髓造血机能，提高基础代谢率。

【组方配伍研究】

1. 对于脾阳虚证动物，给予理中汤不论一次或多次对于增加肝脏蛋白质合成速率的作用不明显，加大人参剂量，则这一作用显著，但以二倍量之党参代替人参之党参理中汤，不能促进正常或脾阳虚动物肝蛋白质的合成，却可使脾阳虚动物十二指肠蛋白质合成速率显著增加，表明以党参代人参，与原方相比不仅有量的差异，更有质的不同，提示不宜盲目用党参代替人参。

3. 以大黄和大黄合剂造成的脾虚泄泻模型，理中丸的加味方附子理中丸可明显改善其消瘦虚弱症状，提高其耐寒和耐疲劳能力，并使溶血空斑试验（PEC）和特异性玫瑰花试验（RFC）为指标的免疫功能显著提高。

二、吴茱萸汤

【方剂来源】 汉·张仲景《伤寒论》

【方剂组成】 吴茱萸一升，人参三两，生姜六两，大枣十二枚。

【功能主治】 温中补虚，降逆止呕。主治胃中虚寒，厥阴头痛以及少阴吐利。

【药效研究】

1. 对胃肠运动的影响 吴茱萸汤对苦寒攻下药生大黄的冷浸液灌胃引起的小鼠泄泻有明显的止泻效果；能抑制兔离体十二指肠的自发性活动及乙酰胆碱、氯化钡引起的肠段痉挛；显著降低小鼠小肠推进率，并能对抗新斯的明引起的小肠推进机能亢进，促进肠内水分和电解质的吸收。另外，还可明显抑制胃排空，显著提高小鼠胃残留率，对硫酸铜所致家鸽呕吐有显著抑制作用。

2. 抗胃溃疡作用 吴茱萸汤能明显减少大鼠之胃液分泌，并明显降低其胃液酸度；对冷水浸渍所致大鼠应激性胃溃疡出血和溃疡形成以及幽门结扎所致实验性胃溃疡形成均有明显的抑制效果。

3. 对免疫功能的影响 本方可增加脾虚证小鼠免疫器官胸腺的重量（$P<0.05$），提高小鼠单核巨噬细胞系统的吞噬指数（$P<0.01$），延长小鼠的游泳时间（$P<0.05$）。

【组方配伍研究】

经正交实验探讨本方组成各药对全方镇吐作用的影响发现，吴茱萸作用最强，配伍生姜效果增强，而4药皆用之全方则表现出最强的镇吐效果。

三、当归四逆汤

【方剂来源】 汉·张仲景《伤寒论》

【方剂组成】 当归三两，桂枝三两，芍药三两，细辛三两，炙甘草二两，木通二两，大枣二十五枚。

【功能主治】 温经散寒，养血通脉。主治血虚受寒，手足厥冷，舌淡苔白，脉细欲绝或沉细；寒入经络，腰、股、腿、脚疼痛。

【药效研究】

扩张血管，改善血液循环：家兔实验表明，灌服本方后，兔耳小血管扩张充血，血管数显著增多，作用持久。在人体可使血液粘滞度降低。

第五节 补益剂

【定义】 由补益药物为主组成，具有补益人体阴、阳、气、血不足，治疗各种虚证的方剂，称为补益剂。

【功用】 其功用是补益脏腑的阴阳气血，以恢复和改善脏腑的功能，补充物质的不足，加强体质，提高机体抗病能力。补血和补阴是补精血不足，以增加物质基础，即所谓“精不足者，补之以味”。补气和补阳是补热量不足和机能衰退，即所谓“形不足者，温之以气”。

【研究概况】 补益剂可以分为补阴、补阳、补气、补血四大类。

1. 补阴 阴虚证出现五心烦热，潮热颧红，形体消瘦，失眠盗汗，腰酸遗精，口干，咽燥，舌红少苔，脉细数等，宜用补阴剂。常用地黄、麦冬、知母、龟板、玄参、沙参、女贞子、玉竹、百合等为主组成方剂，如六味地黄丸、大补阴丸、左归丸、一贯煎、二至丸等。

2. 补阳 阳虚证多出现面色苍白，形寒肢冷，神疲乏力，腰膝酸软，男子阳痿，女子宫寒不孕，舌淡苔白，脉沉细无力等。宜用补阳剂。常用附子、肉桂、杜仲、补骨脂、肉苁蓉、巴戟天、仙茅、仙灵脾等为主组成方剂，如右归丸治肾阳虚，理中汤治脾阳虚。

3. 补气 气虚证出现少气懒言，神倦肢软，动则气短汗出，食欲不振，舌质淡，脉虚弱以及内脏下垂等，宜用补气剂。常以人参、黄芪、白术、甘草为主，再根据病情，配以行气、渗湿、生血养阴之药，如补中益气汤、四君子汤、参苓白术散、生脉散等。

4. 补血 血虚证出现面色萎黄，唇色指甲淡白，心悸乏力，头晕眼花，舌淡脉细，妇女月经量少色淡，宜用补血剂。常以当归、芍药、熟地、阿胶等为主，如四物汤、归脾汤、当归补血汤、芍药甘草汤等。

【药理作用】 虚证大多数为物质代谢、免疫系统、神经内分泌、血液循环等功能减低为其主要表现，故补益剂主要增强各系统机能。但阴虚者常甲状腺机能、交感肾上腺机能亢进，能量代谢增高，六味地黄丸、知柏地黄丸则使之降低。

补益剂药理作用主要如下（见表 4-64）：

表 4-64 一些补益剂主要药理作用及临床应用

	内分泌		物质代谢			心血管系统				促进造血	免疫功能	消化道平滑肌	临床应用
	肾上腺皮质	甲状腺	血糖	蛋白质合成	肝糖元合成	强心	促进循环	抗休克	抗心律失常				
炙甘草汤							+		+				
生脉散	+			+		+	+	+	+		+	±	休克、心肌梗塞、心绞痛、心律失常、肺心病
四君子汤	+		↓	+				+		+	+	±	慢性消化不良、溃疡病、慢性胃炎、慢性肠炎、慢性肝炎、贫血
补中益气汤						+				+	+	±	内脏下垂、慢性胃炎、慢性腹泻、慢性肝炎、贫血
四物汤		—	↓				+			+			月经不调、痛经、闭经、子宫出血、贫血
八珍汤				+						+			贫血、病后虚弱、慢性肝炎、神经衰弱
六味地黄丸	+	—	↓						+		+		甲状腺机能亢进、慢性肾炎、糖尿病、高血压、神经衰弱

+促进 —抑制 ±双向

1. 物质代谢 补血、补气、补阳药能促进蛋白质和核酸的合成，改善糖的代谢。如四君子汤、补中益气汤、生脉散。而补阴药如六味地黄丸则降低血糖。

2. 内分泌系统　补益剂有兴奋垂体-肾上腺皮质系统作用，但补阴剂六味地黄丸则使过高的甲状腺水平降低。

3. 免疫机能　大多数补益剂可提高机体特异性和非特异性免疫功能，如四物汤、四君子汤、六味地黄丸、补中益气汤等。

4. 心血管系统　补益剂补中益气汤，生脉散有强心作用，生脉散、四物汤等有改善血液循环作用。

5. 胃肠平滑肌　四君子汤、补中益气汤、参苓白术散及八珍汤对胃肠蠕动有双向调节作用，当肠管蠕动亢进时呈抑制作用，当肠管处于抑制状态时，则使之蠕动增强，促进消化机能。

【临床应用】　主要用于机能不足或紊乱性疾病，如内分泌腺疾病、心血管病、贫血、神经衰弱、体质虚弱、消化系统疾病等。

（陈　奇）

一、生脉散

【方剂来源】　金·李杲《内外伤辨惑论》

【方剂组成】　人参五分，麦冬五分，五味子七粒。

【功能主治】　益气生津，敛阴止汗。用于暑热汗多，耗气伤液或久咳肺虚，气阴两伤证。

【药效研究】

1. 强心作用　生脉散及其制剂对离体兔心乳头肌，在位兔心及猫血流动力学研究表明，使心肌收缩力增强，收缩幅度增加，心输出量增加，使心肌病伴发心衰患者及冠心病、肺心病患者心肌收缩力加强和心搏出量增加。其强心作用有以下特点：①缩短收缩期，收缩幅度增大同时收缩速度加快，使收缩敏捷，收缩效能提高。②对心率、血压无明显影响，降低心肌氧和能量消耗，提高心肌对缺氧的耐受性，延长心脏存活时间。③增加心输出量。④与机体机能状态有关，心衰越严重，其强心作用越明显。

2. 改善左心功能　生脉注射液静脉给药，对健康成年人，冠心病伴中医辨证为心气虚、气阴两虚病人，急性心肌梗塞以及慢性心衰病人的左心功能均能改善。改善左心功能主要表现以下几项指标：心脏射血前期（PEP）、等容收缩时间（ICT）及等容舒张时间（IRP）缩短，左室射血时间（LVET）延长，PEP/LVET 比值减少。①PEP：认为左室功能不全均有不同程度PEP 延长。PEP 延长，则左室功能越差。PEP 可作为估计心室收缩性能的指标，注射生脉液后 PEP 及 PEPI 排出前期指数缩短，很可能是心肌收缩力加强和心搏出量增加的结果。②LVET：认为其缩短表明左心室功能的降低，并与心输出量的减少相关。注射生脉液后，LVET 明显延长提示有增加心搏出量的作用。③ICT：认为 ICT 反映左室内压上升率，可作为左室心肌收缩力的指标，ICT 过长，心肌收缩力弱，心功能较差。注射生脉液后 ICT 缩短，提示有增强心肌收缩力的作用。④PEP/LVET：认为此项比值指标增加是反映左室功能降低，是左室功能敏感指标，静注生脉液后 PEP/LVET 比值明显减少，表明生脉散有改善左心功能的作用。此外，注射生脉液后，心肌梗塞患者，心率减慢，体循环血管阻力下降，这对减轻心脏负担有利。

3. 增加冠脉流量，抗心肌缺血　生脉液 0.5ml/kg 静注麻醉犬，能使冠脉流量增加 33.2%，生脉注射液亦能使大鼠离体心脏灌流量明显增加，生脉散煎剂并能延长缺血性心脏的存活时间，大鼠自腹主动脉剪断出血至心脏停搏的时间，对照组平均存活时间为 13.3 分钟，生脉散煎剂使大鼠心脏停搏时间显著延长，平均为 45.6 分钟。0.2ml“生脉Ⅱ号”注射液灌流离体兔的冠脉，可显著扩张冠脉，1 分钟扩冠作用可达峰值，峰值时能使冠脉流量平均增加 57.8%，扩冠作用平均持续 6.8 分钟，平均增加冠脉流量 40.1%。^{86}铷示踪试验表明，生脉液还能显著增加小鼠心肌对同位素的摄取，平均增加率为 15.7%，表明可增加心肌营养性血流量。生脉液对急性心肌梗塞犬缺血区的返回血流及心内膜下区灌注压有影响，在结扎冠脉前降支后 30 分钟，左心室收缩期峰压降低，左心室舒张末期压升高，给药后左心室舒张末期压较给药前明显降低，心内膜下区灌流压在给药后明显升高，左心室舒张末期压降低与临床所见一致。10ml 生脉散注射液加于 10%葡萄糖注射液 10ml 静脉推注，使急性心肌梗塞患者左心室舒张末期压降低，使心内膜下区灌注压升高，能改善急性缺血区心肌血流量，从而改善氧的利用，推测生脉液可能改善缺血区的营养血流。

4. 促进心肌细胞核酸和蛋白质合成代谢 用异丙肾上腺素及常压缺氧的方法，造成小鼠急性心肌缺氧，1g/kg 生脉液腹腔注射小鼠，每天1次，共3～4次，可使心脏中的脱氧核糖核酸（DNA）合成率显著提高。而复方丹参及潘生丁无此作用。此作用可被心得安减弱，因此认为本药提高心肌 DNA 的作用可能是通过β-受体而起效的。这一作用对促进心肌细胞恢复及保护缺氧条件下的心肌细胞都很重要。生脉液于125μg/ml，250μg/ml，500μg/ml 剂量均有不同程度的促进心肌细胞 DNA 合成作用，提高平均10%～20%，剂量低至62.5μg/ml 时作用不明显，而剂量高达100μg/ml 则抑制 DNA 合成。对于丝裂霉素（MMC）所致心肌细胞 DNA 合成抑制，恰当剂量的生脉液也可拮抗之，125μg/ml 或250μg/ml 浓度可使被抑制的 DNA 合成平均升高23%，但剂量过低过高则保护作用均不明显。体外培养的心肌细胞的实验研究表明，MMC 可使心肌细胞释放至培养基中之乳酸脱氢酶（LDH）量显著升高，而加入生脉液，则可显著对抗 MMC 这一毒性。整体实验中也可见 MMC 可使小鼠心肌超显微结构明显改变，并有3/10只小鼠死亡，而给予生脉液，则不仅无死亡发生，还可显著拮抗 MMC 所致小鼠心肌的超显微结构改变，特别是对肌原纤维及细胞核之损伤有明显保护作用。由于 MMC 对 DNA 合成的抑制可能是造成心肌损伤的主要机制，故可认为生脉液对抗 MMC 所致心肌细胞 DNA 合成抑制作用，是其抗 MMC 致心肌损伤保护作用的主要机制之一。生脉液还可促进肝脏的蛋白质代谢，其影响依浓度而异，为2.6μl/ml 药液浓度时，能非常显著地促进^{3}H-TdR 及^{3}H-μR 的掺入，但浓度达5.3μl/ml 时，仅促进^{3}H-μR 掺入而不影响^{3}H-TdR 掺入，而至13.3μl/ml 时则均无明显影响。生脉液促进机体组织的合成代谢，促进损伤组织的修复，可能是本方益气养阴功效的作用机理之一。

5. 改善心肌能量代谢 生脉液能抑制心肌细胞 ATP 酶活力，减少能量消耗。生脉液还能明显提高严重缺氧心脏的 ATP 含量。缺氧条件下，心肌代谢障碍，三羧酸循环障碍，氧化磷酸化过程减弱，能源物质明显升高，乳酸明显降低。能提高缺血心肌中 ATP、RNA 含量并增加 DNA 的合成率，对促进心肌细胞恢复以及保护在缺氧条件下的心肌细胞有一定意义。

6. 增强机体耐缺氧能力 生脉散能延长动物在常压和低压缺氧环境下存活时间，可明显延长动物急性失血的存活时间，对冠心病心绞痛和心肌梗塞患者，生脉液能减慢心律，降低体循环阻力，以降低心肌耗氧量。本方能增强机体耐缺氧能力，还与调节血液中2，3-二磷酸甘油酸（2，3-DPG）有关。2、3-DPG 是红细胞中血红蛋白对氧亲合力的一个有力调节者，2，3-DPG 含量增加，可使氧合血红蛋白释放氧增加，而改善组织缺氧状态。生脉液能提高小鼠、大鼠在低压缺氧状态下血液中 PaO_2 和血红蛋白及红细胞中2，3-DPG 含量，以增加红细胞携带氧能力和增加对组织释放氧，增强机体耐缺氧能力。

7. 保护心肌细胞和抗过氧化脂质 1%生脉散（0.57g 生药/ml）灌注大鼠离体心脏，对心肌细胞缺氧后再给氧造成的损伤有较好的防治作用，可使心肌细胞结构基本正常，胞内轻度水肿，线粒体稍有肿胀、核染色质分布较均匀，肌丝排列较整齐，心肌酶活力明显恢复，丙二醛（MDA）显著下降。本药对心肌缺氧再给氧造成的心肌超微结构的损伤明显好转，SDH、SOD、GSH-PX 活性明显恢复，MDA 含量减少，这对防治心肌再给氧损伤有一定作用。另外，本药可能还具有提高线粒体呼吸链功能，改善细胞的能量代谢活动，抑制氧自由基生成和抗脂质过氧化的作用。本药能显著降低含氧灌注心肌（大鼠）及缺氧心肌 MDA 含量，并能非常显著地降低缺氧后再给氧心脏的 MDA 含量。老龄小鼠心肌的 SOD 活性明显低于低龄小鼠，本药能使高龄小鼠心肌 SOD 活性明显增高。另外本药能明显降低家兔心肌细胞内 LDH 及雌性动物溶酶体标记酶（ANAE）及6-G-P 的活性，也说明本药有保护心肌细胞之功能。本药可显著延长大鼠缺血心肌的停搏时间，心电图可见除各种缺血性损害出现较迟外，其心率、T 波、S-T 段等改变也较对照组为轻。并能提高缺血心肌糖原、核糖核酸的含量。从家兔左心室一次采全血的三分之一，造成急性心肌缺血的动物模型，口服给与本药，连续5天，可使心肌缺血的心电图变化恢复正常，与对照组相比有显著差异。0.1ml/kg和0.5ml/kg生脉散灌流大鼠离体心脏，能显著降低含氧灌注和缺氧再给氧灌注大鼠心肌过氧化脂质MDA含量，并且可显著增高老龄小鼠心肝SOD活性。给心绞痛患者服用生脉散颗粒剂，每次6g，每天2次共20天，能促进线粒体琥珀酸脱氢酶及抗自由基酶活性提高，增强心肌细胞对半醌式自由基的清除能力，促使过氧化脂质(LPO)含量减少，但对SOD升高不显著。给在体心脏缺血再灌注损伤大鼠模型注射1ml/kg生脉散注射液，能明显减少再灌流的血浆肌酸磷酸激酶(CPK)的释放，降低LPO含量，升高GSH-Px的活性。

8. 抗急性心肌梗塞 临床及实验研究表明，生脉液对急性心肌梗塞（AMI）有显著的保护作用，能减轻AMI对心肌的损害，加速其修复。结扎冠状动脉左前降支（LAD）的家兔，进行心电图标测及硝基四氮唑蓝（N-BT）大体标本染色，静注0.75ml/kg，每8小时1次，共6次，在结扎LAD后0.5、2.5、20小时所有导联ST段偏移毫伏数的总和(ΣST)与对照组相比明显降低，出现病理性Q波的导联数（NQ）在结扎后2～50小时均较对照组显著降低，并降低N-BT大体标本染色梗塞心肌的绝对重量，显著降低梗塞心肌占全心室心肌重的百分数，说明本方能缩小急性心肌梗塞范围。0.5ml/kg生脉液股静脉注射结扎冠状动脉前降支的犬，可见左心室舒张末期压，在用药后5～15分钟比用药前有明显降低，心内膜下区灌流压在用药后1～10分钟可明显升高，在用药后5～30分钟其返回血流量与用药前相接近。由于心内膜下区心肌需要较大的血流量及供氧量，而急性缺血心肌内膜下区灌流压是舒张期末梢冠脉压力与左心室舒张末期压之差，本药可使后者降低，从而使心内膜下区灌注压显著升高，说明可改善急性缺血区心肌的血流量。对家兔及大鼠急性心肌梗塞，生脉液能促进梗塞后心肌细胞炎症的吸收，缩短炎症反应期，加速梗塞后心肌的恢复。

9. 改善微循环 本方对大分子右旋糖酐(HMWD）所致微循环障碍和弥漫性血管内凝血大鼠有较好的保护作用，使大鼠死亡率明显降低。生脉散注射液耳缘静脉缓慢推注家兔，能显著降低实验性心源性休克家兔的肠系膜微循环障碍，降低死亡率。另外，本药对甲皱微循环有良好的改善作用。使甲皱底色由暗红转为橘红，出血点消失，毛细血管襻形态及管袢内血流恢复正常。

10. 抗休克 本药对多种实验性休克都有保护效果。1.28ml/kg生脉液滴注烧伤休克犬，可使休克出现时间明显推迟，使死亡时间明显延长，使烧伤动物血压维持在较高水平。另外，本药尚能减轻烧伤后血液浓缩的发生，维持较好的心率，使心跳强而有力。对剪断股动脉造成家兔失血性休克，能明显延长其存活时间，并保护部分动物不死亡，给药组动物出血时间较短，出血量也较少。对剪断腹主动脉造成急性失血大鼠之心脏，可显著延长其停搏时间。对阻断肠系膜上动脉造成的家兔肠缺血性休克，能明显地延长其存活时间。本药对静脉注射橄榄油所致的家兔休克，能显著提高其存活率，降低休克状态下中心静脉压升高的状态。并且能显著延长热水烫伤小鼠休克死亡的存活时间，提高烫伤后不同时间的存活率。10ml/kg生脉散注射液静注小鼠，每天1次，连续3天，对内毒素所致的小鼠休克死亡，有显著保护作用，能显著降低死亡率，延长死亡时间，其机制在于本药能强烈兴奋网状内皮系统吞噬活性，增强对内毒素的吞噬廓清率。10ml/kg本药静脉注射小鼠，每天1次，连续3或4天对大肠痢疾或金葡菌所致的小鼠致死性感染有明显的保护作用，使动物的死亡率较对照组明显降低。

11. 调节血压 生脉液对血压的作用，报导不一致。多数报道认为本药具双向调节作用，对高血压患者可使其血压降低，而对休克等低血压状态则可使其升高，对正常血压多无明显影响。

12. 抗心律失常 4.4g/kg生脉散口服液灌服家兔，能明显对抗电刺激下丘脑引起的心律失常，13.75g/kg和8.25g/kg生脉散口服液灌服小鼠，均能明显对抗氯仿引起的室颤；2.75g/kg和1.38g/kg生脉散口服液静注大鼠，均能明显对抗氯化钙引起的室颤所致死亡。

并能对抗电刺激离体大鼠心脏引起心律失常的作用。对脑垂体后叶素所致的大鼠心律失常有明显的对抗作用，使各种心律失常的发生率较给药前明显降低。本药的酒精沉淀物亦有明显对抗脑垂体后叶素引起的家兔心律失常的作用。

13．增强垂体-肾上腺皮质功能　20ml/kg 生脉液静注大鼠，可使正常大鼠肾上腺中维生素 C 含量下降，同时可使血浆皮质酮含量升高。健康人用生脉液后，血浆皮质酮含量也增加。表明本药能明显兴奋肾上腺皮质功能。生脉液的这一作用具有以下特点：①本药在兴奋肾上腺皮质功能的同时，不引起胸腺萎缩，肾上腺增生肥大或萎缩，因此不会出现因胸腺萎缩而造成机体免疫功能抑制。这也是有别于 ACTH 肾上腺皮质激素及其他许多兴奋肾上腺皮质功能中药及合成药的特点之一。②生脉液兴奋神经-垂体-肾上腺皮质系统功能的作用部位可能在皮质下中枢。生脉液升高内源性皮质激素水平是其抗感染性休克原理之一。5ml/kg 生脉液腹腔注射大鼠，连续 5 天，能显著降低大鼠外周血白细胞糖皮质激素受体（GCR）的含量。糖皮质激素参与靶细胞中 GCR 的“反向调节”，因此本药引起的 GCR 含量降低可能是内源性糖皮质激素水平升高后导致“反向调节”的结果。

14．抗炎　本药对角叉菜胶所致大鼠足爪炎症性肿胀有明显的抑制作用，对蛋清所致的大鼠足爪肿胀也有明显抑制作用。但切除双侧肾上腺后，对大鼠蛋清性足肿胀的抑制作用完全消失，10ml/kg 生脉注射液静注小鼠或家兔，对组织胺引起的小鼠及家兔皮肤毛细血管通透性增加有非常显著的抑制作用，对钴 60（^{60}Co）100rad 全身照射 3 分钟所致的小鼠毛细血管通透性增加亦有显著的对抗作用。生脉散的抗炎作用与能促进人体皮质醇的分泌，降低血浆中 PGE 的水平有关。

15．增强免疫功能　①增加白细胞：0.4ml/只生脉注射液静注大鼠，间隔 5 日 1 次，连续 5 次注射生脉液，可使大鼠外周血白细胞总数，嗜中性及单核细胞增加，淋巴细胞绝对值也有增加尤以单核细胞增加为著。②使巨噬细胞吞噬功能活跃：每天 10ml/kg 生脉注射液静注小鼠，连续 4 天，可使小鼠网状内皮系统（RES）对血流中胶体惰性碳粒的吞噬能力明显增强，并能使脾脏有不同程度的增重，给药组动物吞噬指数 K 及吞噬系数 α 值均明显高于对照组，提示其增强 RES 吞噬功能作用不仅在于巨噬细胞的增殖，还能使其功能明显活跃。对小鼠血中 ^{32}P 标记的金葡菌，本药能明显降低其血中放射强度，同时明显增加脾脏的总放射强度。对胶体碳粒封闭 RES 的小鼠本药的 RES 激活效果不受阻断，作用仍很明显，对荷瘤动物 RES 也有明显的激活作用。③对抗内毒素致 RES 损害：内毒素可毒害 RES，使其吞噬活性下降，给予本药再静注痢疾杆菌内毒素，可见本药有对抗内毒素的作用，使小鼠吞噬活性明显增强，并明显高于正常动物，说明本药对内毒素所致 RES 损害有明显保护作用。同时证明，本药能明显减轻痢疾杆菌内毒素所致的小鼠腹泻。④生脉液有抑制 IgE 抗体引起过敏介质释放的作用：本药对健康人血清免疫球蛋白无明显影响，给药前后血清中 IgG、IgA、IgM 无明显差异，均在正常范围内。

16．抗血栓形成、抗凝血　冠心病患者口服本药后，可使 4.4μmol ADP 诱导的 PAgT 明显降低，血浆 βTG、TXB_2、$6KPGF_{12}$ 也都明显下降，PF_4、$TXB_2/6KPGF_{12}$ 比值无明显变化。2ml/kg 生脉液静注家兔，2 小时可使体外血栓形成时间显著延长，血栓湿重明显减轻，血栓长度也有所减少，对血液中血小板总数无明显改变，也不能对抗 ADP 所致血小板聚集，但在 2.5μmol/ml 浓度的 ADP 作用下 5 分钟血小板解聚率显著增加，而对 5 或 1.25μmol/ml 浓度 ADP 所致血小板聚集无显著影响。生脉液对外凝及内凝系统均有非常显著的抑制作用，能使血浆凝血酶原时间及凝血酶原消耗时间均显著延长。此外，生脉液还能明显抑制凝血系统活性，抑制血栓形成，并有一定的促纤溶作用。用食饵性动脉粥样硬化（AS）模型研究本方对家兔主动脉内膜 AS 斑块形成的影响，结果表明，本药对 AS 斑块中内膜增生、结缔组织生成和脂质沉积均有明显的抑制作用。其机制可能与本方抑制血小板聚集和释放反应有关。另外，本药能调节血脂代谢，降低血清 LDLC、升高 HDLC 和 HDLEC。

17. 改变血液流变性　注射生理盐水加大分子右旋糖酐（HMWD）24 小时死亡率为 72.2%，注射生脉散加 HMWD 死亡率则为 36.8%，表明生脉散使大鼠死亡率明显降低。血液流变学指标显示生脉散使全血比粘度、血球压积明显降低，红细胞电泳时间显著缩短，提示对 HMWD 所引起的病理变化，有一定对抗和保护作用。

18. 改善肝功能　生脉散能促进肝细胞 DNA、RNA 的合成，提高肝细胞 DNA、RNA 的含量，增强肝脏内琥珀酸脱氢酶活性和调节肝糖原贮存，提示对肝细胞损伤和蛋白代谢失常疾病的治疗提供了帮助。在犬肝缺血再灌注损伤实验中，术前每日注射生脉注射液 0.4ml/kg，共 2 日，能显著提高 SOD 活性，而降低肝组织中 MDA 及 ALT 含量，减少肝细胞变化、坏死的程度和范围。

19. 镇静　生脉散对中枢兴奋药有不同程度对抗作用，小鼠腹腔给予本药，20 分钟后，由尾静脉注射咖啡因、戊四唑，可见二者的半数致死量显著提高。小鼠腹腔给药 10ml/kg，对士的宁（1.2mg/kg）所致的惊厥无明显对抗作用，但能明显延长小鼠的死亡时间，15ml/kg 虽不能防止戊四氮（55mg/kg）所致的小鼠惊厥，却可推迟其出现惊厥的潜伏时间。对士的宁所致惊厥，生脉饮能明显延长小鼠出现惊厥的潜伏时间。本药对小鼠运动协调性和肌力无明显影响，但能显著减少其自主活动数。本方能明显加强戊巴比妥钠和水合氯醛对中枢神经系统的抑制作用，延长二者对小鼠的睡眠时间。与苯丙胺合用，有明显的拮抗作用。

20. 解热　0.2ml 生脉饮口服液灌服小鼠，每天 1 次，共 5 天，能明显提高小鼠的耐高温和耐低温能力。显著降低高温和低温环境小鼠的死亡率。本药及其醇沉物对正常大鼠及家兔体温均无明显影响，但对家兔注射伤寒副伤寒甲乙三联菌苗（0.5ml/kg）所致的发热，在给予本药后 0.5、1、2、3 小时，具有显著的降温作用。

21. 镇痛　0.2ml/10g 和 0.3ml/10g 生脉注射液腹注小鼠，30 分钟后，即有明显的镇痛作用，此作用可持续 120 分钟以上。醋酸扭体法实验给药 20 分钟后，腹注 0.7% 醋酸 0.1ml/10g，能明显减少小鼠的扭体次数，有实验以醋酸扭体法比较了生脉饮袋泡剂与煎剂的作用，结果表明袋泡剂能显著减少小鼠的扭体次数，而煎剂则无此作用。

22. 抗突变及抗癌　14g/kg 及 28g/kg 生脉散口饲小鼠，每天 1 次，连续 10 天，可降低由环磷酰胺引起的小鼠骨髓微核率升高，对香烟烟雾吸入致突变，也有明显的抑制作用，14g/kg 口饲小鼠，连续 10 天，每日并给予香烟 20 支，分上、下午两次熏烟染毒，本药可降低香烟烟雾引起的微核升高。将小鼠艾氏腹水癌（EAC）、小鼠肝癌（H_{22}）、小鼠肉瘤 180（S_{180}）3 种癌细胞，接种于小鼠右腋皮下，0.2ml 生脉液腹注小鼠，每天 1 次，连续 15 天，本药对移植性肿瘤的生长无明显抑制作用，但若用本药液预先处理癌细胞，然后再接种于小鼠右腋皮下，同时腹腔给药 15 天，结果本药对 S_{180}、EAC 的生长有十分明显的抑制作用。对小鼠 Lewis 肺癌的自发转移有显著的抑制作用，0.4ml 复方生脉注射液（1g 生药/ml，生理盐水稀释 10 倍），腹腔或静脉注射小鼠，隔日 1 次，共 6 次，可使肺转移灶数显著减少，若在后肢肌肉接种瘤细胞后 9 或 10 天截去该侧肢体，或在皮下接瘤后第 10 天摘除肿瘤，于术前静脉给与本药 6 次，也能显著预防肿瘤术后转移，使肺转移灶数显著减少，体外实验证明，本药无直接杀癌作用，本药能显著增强荷瘤小鼠的 RES 吞噬活性，并可使 Lewis 肺癌荷瘤 21 天小鼠的吞噬活性维持在正常水平，防止荷瘤小鼠吞噬活性的明显下降，还可显著减少切瘤手术后吞噬指数下降幅度。对荷瘤 21 天小鼠之有 Ig GFC 受体的 TG 细胞数也能显著提高。肌肉接种 Lewis 肺癌第 10 天手术切除瘤体的癌巢内外和肺转移灶周围，给药组均可见明显的淋巴细胞浸润，而对照组则未见此反应。临床对肺癌患者静注本药后，对切除的组织用组织学及超微结构观察也可见淋巴细胞、浆细胞聚集在癌周围。出现多核异物巨细胞反应，癌细胞尤其是在细胞浆可见线粒体等细胞器退变，空泡形成，癌细胞退变和坏死程度较严重。另外，该复方对小鼠移植性黑色素瘤 M-HP，无论是瘤周注射或静注均有显著抑制作用，并可见瘤体和瘤周出现明显的淋巴细胞反应。显著增强

M-HP荷瘤35天小鼠之RES吞噬活性，使其T、B细胞比值维持在正常水平，防止荷瘤引起的T细胞明显下降和B细胞上升，并能显著提高有IgGFc受体的TG细胞数。以上结果说明，该复方抗癌作用机理主要在于激活机体免疫功能，特别是对巨噬细胞及T细胞功能的激活。

【作用机理研究】

以10g生药/kg生脉散注射液腹腔注射低压环境（7.33kPa）中1小时的大鼠，实验前12及1小时给药，能显著增加心肌细胞中ATP含量，使平均每克湿组织中ATP含量平均增加50.03μg。以加味生脉液灌流大鼠离体心脏，能明显抑制心肌细胞膜Na^+-K^+-ATPase活性。说明本方强心作用是通过抑制心肌细胞膜Na^+-K^+-ATPase活性，提高其ATPase含量而实现的。并且生脉散对心肌细胞膜Na^+-K^+-ATPase活性和心肌线粒体ATPase的抑制作用强度，均随药液浓度的加大而增强。

【制剂研究】

用耐高温、耐低温、耐缺氧、抗惊厥、对戊巴比妥钠的作用及对自主活动的作用，比较了人参方和党参方两种生脉饮口服液的药效作用强度，每天0.2ml生脉饮口服液灌服小鼠，连续5天，在耐高温实验中，二者均能提高小鼠的耐高温能力，其中人参方组死亡率为9.1%，党参方组为18.2%；在耐低温实验中，二者均能增强耐低温能力，人参方组死亡率为10%，而党参方组为20%；对戊巴比妥钠所致小鼠睡眠二者均能延长其睡眠时间，但两者无显著差异；对小鼠自主活动，人参方能明显减少其自主活动数，而党参方则无明显影响。0.2ml/只灌服小鼠连续7天，人参方能明显提高小鼠耐缺氧能力，而党参方作用不明显。0.2ml/只灌服小鼠连续3天，对士的宁所致惊厥，人参方能明显延长出现惊厥的潜伏时间而党参方无此作用。可见人参方生脉饮口服液的效果明显好于党参方生脉饮口服液。

用常压耐缺氧法对3种不同方法制取的生脉注射液（Ⅰ.3药分别提取，然后各提取液混合；Ⅱ.人参单独提取，余两药共煎，提取液混合；Ⅲ.3药共煎的水提醇沉提取液）进行研究证明3种注射液均能显著延长小鼠存活时间，而3者的作用强度无明显差异。

【安全性研究】

用改良寇氏法测得静脉给药本药注射液的LD_{50}为34.64±3.5g/kg。而静脉给药0.4g/20g，72小时后未发现动物死亡及极度兴奋等不良反应。腹腔注射0.9ml/10g（浓缩三倍后注射），48小时后，小鼠无一死亡。注射液注射速度为1ml/分时其LD_{50}均大于50ml/kg，注射过快则毒性增加，如以3ml/分速度静注，经两批产品的LD_{50}测定，分别为30.3ml/kg和25.5ml/kg。

二、炙甘草汤

【方剂来源】 汉·张仲景《伤寒论》

【方剂组成】 甘草（炙）四两，生姜三两，人参二两，生地黄一斤，桂枝三两，阿胶二两，麦门冬半升，麻仁半升，大枣（擘）十二枚。

【功能主治】 益气滋阴，补血复脉。用于气虚血弱和虚劳肺痿证。

【药效研究】

1.抗心律失常 30g生药/kg炙甘草汤灌服小鼠，能明显降低氯仿诱发室颤的发生率，该作用与0.1g/kg奎尼丁作用相似。11.4g生药/kg，1天1次，连续4天，能显著缩短乌头碱（Aco）诱发大鼠室性心律失常持续时间；并能显著降低Aco诱发大鼠室速（VT）和室颤（VF）发生率。11.4g生药/kg炙甘草汤灌服大鼠，1天1次共4天，能非常显著地降低结扎大鼠在冠状动脉前降支诱发的室早（VP）、室速（VT）和心律失常总发生率。4ml/kg加味炙甘草汤注射液（炙甘草汤加苦参、茵陈）按1ml/分钟速度后耳缘静脉注射家兔，能明显缩短川乌浸出液所造成的家兔心律失常（以室性心动过速为主）的持续时间，并能显著减轻川乌浸出液所致实验性家兔心律失常的严重程度。5g生药/kg加味炙甘草汤注射液左侧颈外静脉注射麻醉大鼠，能明显降低25μg/kg乌头碱（0.002%）所致室性早搏（PVCs）和室性心动过速（VT）的发生率；10g生药/kg该制剂颈外静脉注射由25μg/kg乌头碱（0.002%）诱发心律失常5分钟后的大鼠，能显著提高窦性心律短时转复率；5g生药/kg该制剂左侧颈外静脉注射大鼠能明显推迟由120μg/kg氯化钙（$CaCl_2$，4%）所致PVCs和VT的出现时间，降低其发生率，并能使窦性心律恢复时间明显提前，复律率明显提高。10ml/kg 炙甘草汤水煎液（100%）灌服家兔，对由 50mg/kg 盐酸肾上腺素快速静注后家兔的心率和心电图无明显影响，也不影响心律失常的发生，但能显著缩短心律失常的持续时间，并且正常心律恢复时间明显加快。

2. 影响离体心肌生理特性　取健康大鼠带窦房结的右心房，悬吊于盛有 20ml 台氏溶液的浴槽中，加入 6.4g/L 炙甘草汤（4g 生药/ml），10 分钟后，能明显抑制离体右心房的自律性，其搏动频率明显减慢。取豚鼠右心室乳头状肌悬吊于 20ml 改良台氏溶液中，加入炙甘草汤 3.2g/L 和 6.4g/L，均能显著提高肾上腺素阈浓度，尤以 6.4g/L 的作用明显，表现为明显抑制肾上腺素诱发乳头状肌出现的自发性节律活动，6.4g/L 炙甘草汤能显著降低乳头状肌的兴奋性，使其强度-时间曲线右移。3.2g/L 和 6.4g/L 炙甘草汤均能延长心房肌的功能不应期（FRP），而以 6.4g/L 剂量的作用为明显。但是 3.2g/L 和 6.4g/L 剂量的炙甘草汤对乳头肌的收缩性均无明显影响。

3. 影响离体心肌的动作电位　取豚鼠右心室乳头状肌置于改良台氏溶液中，循环灌流，加入炙甘草汤 6.4g 生药/L，能明显延长豚鼠乳头状肌细胞的动作电位时程（APD）和有效不应期（EPR），降低乳头状肌细胞的最大除极速率（Vmax），但是对其静息电位（RP）无明显影响。

4. 抗心肌缺血再灌注损伤　在大鼠离体心脏冠状动脉前降支（LAD）结扎再灌注损伤研究中，炙甘草汤注射液 4.8g/L 能显著降低大鼠缺血期室性心动过速（VT）和再灌注时室颤（VF）及心律失常的总发生率，并能抑制心肌细胞中磷酸肌酸激酶（CPK）和乳酸脱氢酶（LDH）的释放。2、4、8g/L 炙甘草汤均能显著降低再灌注心肌组织中脂质过氧化产物丙二醛（MDA）含量，增强过氧化物歧化酶（SOD）活性。炙甘草汤的以上作用与钙拮抗剂维拉帕米（Verapamil 0.5μmol/L）的作用相似。

在麻醉犬 LAD 结扎再灌注损伤的实验中，炙甘草汤注射液（1.6g/kg，iv）能显著降低麻醉犬再灌注期 VF 和心律失常总发生率，抑制血清中 CPK 的释放，增强缺血再灌注期心肌组织中 SOD 活性，降低 MDA 含量，并能抑制心肌细胞的钙超载。

11.4g 生药/kg 炙甘草汤灌服大鼠，每日 1 次，连续 4 天，能显著降低缺血再灌注诱发的室性早搏（VP）和心律失常的总发生率。同剂量炙甘草汤灌服大鼠，能显著降低心肌缺血再灌注后血清中肌酸激酶（CK）活性和乳酸脱氢酶（LDH）活性，降低丙二醛含量，并能显著缩小再灌注后心肌梗塞的范围。

5. 抗“阴虚”大鼠实验模型　每天 0.5mg/kg 左旋甲状腺素皮下注射大鼠，连续 5 天，复制“阴虚”模型。①抗“阴虚”大鼠心律失常。0.5ml/kg 炙甘草汤注射液静脉注射“阴虚”大鼠，能明显减慢心率，清除窦性心律不齐，降低室性早搏（VP）发生率。静脉注射同剂量炙甘草汤注射液，能显著改善“阴虚”大鼠静注肾上腺素所致心律失常，主要表现在 VP、VT 及传导阻滞（AVB）等各种心律失常发生时间推迟，发生率下降，而诱发心律失常所用的肾上腺素剂量显著增加，与健康大鼠相比较，炙甘草汤注射液对“阴虚”大鼠的心律失常效果更好。②改善“阴虚”证候：每天 5g/kg 炙甘草汤（1g/ml）灌服“阴虚”大鼠，连续 10 天，能明显降低血清促甲状腺激素释放（TRH）浓度，但对 T_3、T_4 水平无显著影响；使血浆中 cAMP 水平明显降低，并能减慢心率，消除心律失常，降低体温，增加单位时间自主活动量。

【安全性研究】

尾静脉注射小鼠，炙甘草汤注射剂的 LD_{50} 为 53.8g 生药/kg，95%可信限为 47.2g～60.6g 生药/kg。

三、四君子汤

【方剂来源】　宋·《太平惠民和剂局方》

【方剂组成】　人参（去芦）、白术、茯苓（去皮）、甘草（炙）各等分。

【功能主治】　益气健脾。主治脾胃气虚。

【药效研究】

1. 抑制胃肠运动　①对离体小肠的作用：100%四君子汤煎剂 1.0ml 可使家兔离体十二指肠紧张性下降，收缩幅度减小，抑制其自发活动；对乙酰胆碱引起离体小肠的强直性收缩有拮抗作用；对氯化钡的拮抗作用较弱，抗组胺作用明显；并能部分解除肾上腺素所致肠管的抑制。可见本方能使亢进者抑制，抑制者兴奋，呈双向调节作用。②对在体胃肠的作用：本方煎剂灌胃给药4g/kg，每日2次，连续3日，对正常大鼠的胃肠推进有抑制作用；对利血平化或对肌注新斯的明后大鼠胃肠推进运动均有明显的抑制作用，但对阿托品肌注后大鼠胃肠推进运动无明显的影响。本方及其组成白术、茯苓、甘草25g/kg灌胃对小鼠小肠炭末推进无明显影响，但党参在6.25g～25g/kg剂量有明显抑制作用，同一剂量的四君子汤，党参、茯苓能对抗新斯的明引起小肠炭末推进的加快，白术、甘草无明显作用，③对正常及脾虚大鼠十二指肠和空肠移行性综合肌电（MMC）的影响：胃饲本方25%和100%水煎剂各1ml/100g，MMC波形中断，代之以持续30分钟不规则峰电运动，恢复后MMC Ⅰ相时程显著延长，MMC周期也显著延长，这种变化随四君子汤浓度的增加而加强；动态记录大黄造型和四君子汤复健过程中MMC变化情况，200%大黄造型5天后MMC Ⅱ相时程显著延长，Ⅲ相略有延长，致使MMC周期显著延长，经100%四君子汤胃饲4天，MMC各相参数恢复正常，提示本方可抑制小肠位相性收缩运动。

2. 促进消化　①对正常动物的影响：本方5mg/kg或20mg/kg灌胃对小鼠胃液量、胃酸pH值无明显影响，但能提高胃蛋白酶的活性。②对脾虚动物的影响：食醋法致大鼠脾虚以本方灌胃治疗，分别为每日3.5mg/kg，7mg/kg连续5天，脾虚症状消失，3.5mg/kg组胃主细胞内酶元颗粒明显增加，7mg/kg组胃主细胞内酶元颗粒非常丰富。

3. 促进吸收　食醋法造大鼠脾虚，10天后分别以每日3.5mg/kg及7mg/kg灌胃本方，连续5天，第16天灌胃10%，D-木糖10ml/kg，1小时后测得大鼠血清中D-木糖含量明显升高；同时镜检发现小剂量组大鼠空肠吸收上皮细胞微绒毛排列整齐，糖元丰富；大剂量组微绒毛密集，排列整齐，糖元丰富，有利于营养物质的吸收。

4. 抗胃溃疡　本方加五灵脂、香附之水煎剂皮下注射20g/kg，能明显降低幽门结扎大鼠胃溃疡发生率，减少胃溃疡平均面积，降低胃液pH值；本方加黄芪，其水煎剂对大鼠实验性胃溃疡模型（应激法、消炎痛法）有良好保护作用，其胃溃疡指数较对照组显著下降；对乙酸法慢性溃疡模型有明显促进溃疡愈合作用，也能明显降低胃酸、胃蛋白酶的排出量。

5. 改善脾虚症状　①对中枢及外周神经的影响：本方能减缓利血平化脾虚小鼠内去甲肾上腺素、多巴胺，5-HT及其代谢产物5-HIAA含量的下降，但对正常小鼠无明显影响。②对代谢的影响：本方可对抗半饥饿所致脾虚小鼠引起的胸腺中RNA和DNA含量的降低，但对肝脏中RNA和DNA下降无作用；对大黄所致脾虚小鼠，^{3}H-μR在肝的掺入率明显减少，本方加黄芪灌服后，^{3}H-μR掺入率显著增多，表明可使肝细胞合成RNA的能力明显恢复；本方还可对抗大黄所致脾虚金黄地鼠胰腺细胞^{3}H-μR、3^{H}-Leu掺入率减低，从而促进胰腺细胞RNA及蛋白质的合成。③对脏器组织学及超微结构的影响：对跑步法致“脾虚”大鼠，每日灌胃加味四君子汤（加黄芪、陈皮）2mg/只，连续10天，脾虚大鼠体重、胸腺、脾重胸腺皮质、胃肠粘膜厚度、空肠隐窝上皮细胞核分裂数增加；同时电镜检察，大鼠小肠微绒毛、心肌小灶性肌纤维、胸腺皮质淋巴细胞等超微结构病变得到基本恢复。④对外观症状的影响：灌胃本方可消除大黄、大黄加芒硝及甘蓝加猪脂所致脾虚小鼠的体重减轻，体温下降，脱肛，纳呆，活动减少，反应迟钝，毛色枯槁，游泳耐力及耐寒力明显下降等症状。

6. 增强吞噬细胞的吞噬功能　①对吞噬细胞吞噬功能的影响：小鼠灌胃本方水煎剂，每日1mg/只，连续5天，能明显提高腹腔巨噬细胞吞噬功能。按20～40g/kg剂量每日口服本方1次，连续12天，碳粒廓清法检测得网状内皮系统吞噬功能显著增强；以40g/kg每日口服一次连续8天，可增强氢化可的松所致免疫抑制小鼠的网状内皮系统的吞噬功能。本方能提高小鼠腹腔巨噬细胞的吞噬功能，且其方中组成（除甘草外）两两配伍或3药配伍也具增强小鼠腹腔巨噬细胞吞噬功能的作用，其配伍基本呈相加作用，而甘草为一拮抗剂，其拮抗作用与炙甘草在配伍中的量有关。腹腔注射地塞米松后，四君子汤可使小鼠腹腔巨噬细胞吞噬功能上升至正常水平。②对腹腔巨噬细胞介导的细胞毒作用的影响：用^{51}Cr、^{125}I-UdR 释放法，检测四君子汤对正常和免疫抑制小鼠腹腔巨噬细胞介导的肿瘤细胞溶解作用和抗体依赖细胞介导的细胞毒作用的影响。结果发现：四君子汤 0.4ml/20g 每天 1 次连续灌胃 7 天，对正常小鼠腹腔巨噬细胞介导的细胞毒活性并无明显提高。给小鼠腹腔单独注射环磷酰胺（Cy 100mg/kg）后，腹腔巨噬细胞介导的细胞毒活性均显著降低、当加用四君子汤处理小鼠后，上述两种细胞毒活性比单用 Cy 组明显提高，增强率分别为 74.40%和 121.03%。表明四君子汤能拮抗 Cy 对小鼠腹腔巨噬细胞介导的细胞毒活性的抑制作用，而对正常小鼠影响不明显。提示四君子汤对小鼠的免疫调理作用与机体的免疫状态有关。

7. 增强细胞免疫　①活性花斑试验：四君子汤 100%煎剂和水煎醇提液的活性花斑形成率均高于正常对照组（34%），表明四君子汤 100%水煎剂和水煎醇提液均能明显促进活性花斑形成，水煎醇提液作用优于 100%煎剂。②淋巴细胞转化试验：四君子汤 100%煎剂和水煎醇提液的淋巴细胞转化率均高于空白对照组（15%）。表明四君子汤 100%煎剂及水煎醇提液均有刺激淋巴细胞发生转化的作用。用^{60}Co照射受损伤的大鼠，四君子汤能显著增强其迟发超敏反应，表明本方剂对放射性损伤具有保护作用。但对正常大鼠外周血 T 淋巴细胞数，$ANAE^+$淋巴细胞数量均无明显影响。当小鼠受到免疫抑制而表现出淋巴细胞转化率和 $ANAE^+$淋巴细胞百分率下降时，或因限制食量导致营养不足，使外周血 T 淋巴细胞数量减少时，四君子汤可使 T 细胞数量达到或接近正常。如果在本方配伍中，去除一味甘草让病人内服后，则能使自然玫瑰花环形成率较服药前显著升高。

8. 增强体液免疫　绵羊红细胞（SRBC）免疫小鼠注射四君子汤 100%煎剂 0.2ml，每天 1 次，连续 4 天，溶血空斑数明显多于空白对照组、表明四君子汤有刺激抗体生成细胞，促进抗体生成作用。该方对处于不同免疫状态机体的免疫影响结果不尽相同，当用绵羊红细胞（SRBC）免疫小鼠，并加用免疫抑制剂环磷酰胺（Cy）后，小鼠血清抗 SRBC 抗体水平显著下降；若在加用 Cy 同时并用四君子汤，则能显著提高抗 SRBC 抗体水平。对一次性大剂量电离辐射所造成的急性放射性损伤大鼠，及时给予四君子汤，连续灌胃 10 天，同样能显著提高损伤大鼠的血清总补体活性和溶菌酶含量。如果正常状态的小鼠，四君子汤尚能抑制血清 SRBC 凝集效价和溶血清 HC_{50}水平。可见不同免疫状态的机体，四君子汤产生的效应有别。此外，将四君子汤中甘草除去，病人内服后血清 IgG 含量较显著上升。

9. 抗突变、抗肿瘤　①抗突变：小鼠每日灌胃本方 1 次，每次 0.2mg/只，能对抗环磷酰胺所致突变，降低微核出现率。②抗肿瘤：四君子汤可延长右侧腋窝皮下和腹腔内接种 S_{180}〔A〕肿瘤细胞小鼠的存活时间。采用盖玻片培养法试验发现四君子汤的水煎醇提液，对 Eca 食管癌细胞及肺鳞癌细胞均有抑制分裂作用，使分裂停止于中期极多，且见癌细胞部分或大部分脱落失活，核内染色体凝集。其机理可能是通过细胞内 cAMP 含量增加以抑制癌细胞 DNA 的合成，阻止分裂繁殖所致。全肝移动条野放射疗法结合四君子汤治疗大肝癌，完成治疗计划者 5 年生存率 30.83±7.77%，中位生存期 25.8 个月，比单独使用放射疗法疗效有显著提高。

10. 抗衰老　小鼠灌胃四君子汤水煎剂 6、12g/kg，20 天后明显改善衰老模型出现的体力下降，御寒能力和对缺氧的耐受力降低，并降低脂质过氧化物 LPO 含量和脑 MAO-B 活力，升高血清超氧化物歧化酶 SOD 活力，并随剂量增大作用增强，证明四君子汤具有抗自由基损伤的功能，能延缓衰老。采用应激过劳和饥饱法经 21 天造成脾虚证模型后，每日灌胃加味四君子汤 1ml（100 浓度）10 天，发现用药后全血中 SOD 活力明显升高，并达到正常水平，血浆 MDA 含量下降。用 2 月、12 月和 18 月龄大鼠每日给 1.2g/ml 浓度四君子汤 2ml，每周给药 5 天，6 个月后，大鼠下丘脑 5-HT/NE，5-HT/5-HTAA、血清 T 明显降低，腺垂体、血 LH 明显升高，显示本方通过改善下丘脑-垂体-性腺轴机能来实现抗衰老作用。脾虚患者口服四君子汤煎剂（常用量），早晚各 1 次，共 11～78 剂后，患者自由基清除能力下降及脂质过氧化反应增强现象得以逆转。

11. 增强垂体-肾上腺皮质功能 用强的松造成大鼠垂体-肾上腺皮质系统功能低下，四君子汤具有明显对抗外源性强的松对垂体-肾上腺皮质系统的抑制作用，使大鼠肾上腺中抗坏血酸含量恢复到接近正常水平。

12. 升压 四君子汤配合四物汤可明显升高休克动物血压，给药后1～2小时升压作用最显著，12小时后还继续升高血压。

13. 抗血小板聚集 本方对ADP诱导的家兔血小板聚集有对抗作用。对四君子汤证26例病人甲皱微循环检查发现，服本方可使管襻模糊转为清晰，血液状态转为均匀持续，血流速度由慢转快。加味四君子汤能明显促进脾虚大鼠的红细胞聚积指数，全血粘度由低切变率恢复正常。

14. 其他 本方具抗小鼠的实验性失血性贫血作用。体外抑菌实验表明，对伤寒杆菌、甲型副伤寒杆菌、福氏痢疾杆菌、大肠杆菌均有不同程度的抑制作用。

【作用机理研究】

用利血平造成脾虚证大鼠模型，用RIA测定发现其血浆和近段空肠组织MOT的含量明显下降，降结肠和直肠组织PGE_2的含量明显升高，在四君子汤每日4g/只，连续灌胃14天后，上述改变明显恢复正常，提示四君子汤益气健脾作用与其调整胃肠激素失衡有关。

四、补中益气汤

【方剂来源】 金·李东垣《脾胃论》

【方剂组成】 黄芪五分，炙甘草五分，人参（去芦）三分，当归（酒焙）二分，橘皮（不去白）三分，升麻三分，柴胡三分，白术三分。

【功能主治】 补中益气，升阳举陷。用于脾胃气虚，气虚下陷。

【药效研究】

1. 抗胃溃疡 本方以10g/kg、15g/kg、20g/kg给大鼠灌胃，可降低应激性溃疡、幽门结扎性溃疡、利血平性溃疡及乙酸法胃溃疡的溃疡发生率和溃疡指数。本方汤剂大鼠十二指肠给药能明显降低胃液分泌量、总酸排出量和胃蛋白酶排出量。体外试验，随剂量增大，对胃蛋白酶活性抑制作用增强。离体胃肌条运动实验，本方汤剂药物浓度为20mg/ml使胃条张力下降，收缩度减少，其抑制率为51.2±10.3%。对乙酰胆碱或氯化钡引起胃条强直性收缩有明显拮抗作用，主要表现张力明显下降，同时收缩幅度有所恢复。

2. 改善胃肠机能 ① 兴奋或抑制小肠运动：本方对小肠运动呈双向调节作用。本方水煎剂皮下注射（10g/kg、5g/kg）能明显抑制正常小鼠小肠推进运动，延缓小鼠胃排空，以及明显抑制新斯的明引起的小鼠小肠推进运动；灌胃给药30g/kg对盐酸吗啡引起小肠蠕动的抑制则呈拮抗作用。本方也能抑制大黄造型之“脾虚”大鼠消化道的排空时间。离体试验对家兔十二指肠自发活动的影响，小剂量兴奋，大剂量则呈抑制作用；对乙酰胆碱或氯化钡引起肠管强直性收缩有拮抗作用，对肾上腺素引起肠管抑制作用也有明显拮抗，主要表现肠管收缩幅度加大。② 对胃酸、胃蛋白酶分泌的双向调节：对正常大鼠胃酸、胃蛋白酶分泌的影响，其作用随剂量不同而异。大鼠结扎法胃酸分泌试验，本方水煎剂十二指肠给药，小剂量（10g/kg）可提高胃蛋白酶活性和增加其排出，但剂量较大时（30g/kg）则抑制胃酸、胃蛋白酶分泌，胃液分泌量、总酸排出、胃蛋白酶分泌明显减少。本方还能明显拮抗乙酰胆碱、五肽胃泌素、组织胺的促泌酸作用。③ 增强小肠吸收功能：本方可促进小肠葡萄糖吸收的作用。给药组小鼠连续灌胃10天，每天1次，每次25g/kg，其小肠对^{3}H-葡萄糖的吸收作用明显增强，肠腔残存^{3}H-葡萄糖量明显降低，血液中^{3}H-葡萄糖含量则明显升高。④ 促进胰液分泌：亚急性大鼠胰腺外分泌试验，用本方水煎剂十二指肠给药（30g/kg）对清醒大鼠胰液的分泌有一定程度的促进作用。给药后30分钟，胰液流率轻度增加，胰蛋白浓度及其排出较给药前明显增加。对急性麻醉大鼠胆汁分泌未见明显影响。

3. 升血压 大鼠以25%补中益气丸1.25、2.55、5.0g/kg十二指肠给药，观察2小时，收缩压、舒张压、平均压均缓慢升高，作用皆持续2小时以上，且随剂量升高作用增强，量效关系呈正比例。

4. 抗缺氧 小鼠用25%补中益气丸1.25、2.5、5.0g/kg分别灌胃给药，每日1次连续3天。第3天灌胃给药后1小时或皮下给药后30分钟，将小鼠放入广口瓶内，上接CY-Ⅱ型测氧仪进行观察，结果给药组的生存时间明显延长，死亡时氧分压也较水对照组有明显降低，且生存时间及耐缺氧能力随剂量增加而增强。本方还能延长对亚硝酸钠中毒小鼠存活时间及延长小鼠断头后呼吸次数和呼吸时间。提示本方对脑缺血缺氧有一定对抗作用。

5. 对心脏的双向调节作用　本方小剂量使心肌兴奋、收缩加强，过量呈抑制作用。

6. 增强免疫功能　用补中益气汤化裁治疗，测定其服药后淋巴细胞转化率和免疫球蛋白（IgG、IgM、IgA）及补体C_3的指标，结果服药前淋巴细胞转化率为45%～78%，服药后为54%～84%，较服药前平均增加10.27%，其差异非常显著。而免疫球蛋白及补体C_3含量服药前后均无显著差异，说明本方有提高细胞免疫功能的作用。研究促甲状腺激素释放素（TRH）与补中益气汤合用对手术应激小鼠脾脏自然杀伤细胞（NK）活性及下丘脑-垂体-甲状腺轴激素的影响时发现，补中益气汤能拮抗由于手术应激造成的小鼠脾NK活性降低，能使受抑的下丘脑-垂体-甲状腺轴功能恢复正常，TSH、T_4、T_3恢复正常水平。认为本方一方面影响T细胞亚群及免疫调节因子，以利免疫细胞更进一步活化，另一方面，又诱导机体产生α-IFN、IL-2等使NK等免疫细胞活化，从而拮抗由应激造成的小鼠免疫功能抑制。

7. 抗肿瘤、抗突变　①抗肿瘤：本方对移植性S_{180}有明显抑制作用，并可延长腹水型S_{180}（A）小鼠的存活时间；对N-亚硝基肌氨酸乙酯诱发的小鼠胃鳞瘤的发生率有降低作用；对接种宫颈癌（U_{14}）小鼠能延长其死亡时间，使瘤结缩小。对正常小鼠可明显降低血清谷丙转氨酶活性和丙种球蛋白水平。对荷瘤机体可增加外周血液的血细胞数，提高血清白蛋白、球蛋白的比值，增加白蛋白，提高甲种白蛋白量，降低丙种球蛋白量，并可延长游泳时间。以上结果说明，本方可改善荷瘤机体的蛋白质代谢，防止贫血的发展，并可增加体力，对荷瘤机体有某些有益影响。有研究表明，本方可显著提高环磷酰胺的抗癌活力，用时可明显降低化疗药物的毒副反应。克隆检验法观察发现本方有温和而直接抗癌效果，作用强于小柴胡汤。另有实验证明本方对P_{338}白血病小鼠无抑制效果，但可使用艾氏腹水癌小鼠生存时间延长。灌服本方提取物150mg/kg，腹腔注射300mg/kg组的生存日数分别较对照组延长30.8%和44.7%。②抗突变：对小鼠给予本方，同时给予致突变剂环磷酰胺，连续给药10天，测定微核出现率，结果表明，本方具有明显的抗突变作用。本方对实体癌病人外周血淋巴细胞微核率影响的实验观察，实体癌患者淋巴细胞微核率明显高于正常人，前者为9.60%，后者为2.04%，而补中益气汤在一定程度上可降低微核率，微核出现率为5.79%。补中益气汤对小鼠癌细胞膜上LPO的升高有明显的抑制作用。体外用药时当浓度为2.5mg/kg时抑制率为69%，这种抑制作用在2.5×10^{-2}mg～2.5×10^{-1}mg/ml的范围内呈量效正相关。体内试验，补中益气汤对小鼠癌细胞膜LPO的抑制作用在3.9g～15.6g/kg，范围内呈效应与剂量的依赖性。

8. 促进代谢　①促进蛋白质合成：本方按每日3.6g/kg，小鼠灌胃给药，连续2天，能明显促进^{3}H-亮氨酸掺入肝蛋白合成。②提高机体细胞活性：在肌注氢化可的松造成小鼠“阳虚”模型的实验中，“阳虚”动物肝细胞内RNA含量下降，本方可使RNA含量升高，并使降低的谷氨酸脱氢酶（GOH）、葡萄糖-6-磷酸酶（G-6-P）、酸性磷酸酶（ACP）、非特异性酯酶（N-Ease）、单胺氧化酶（MAO）、乳酸脱氢酶（LDH）以及脾脏内白髓和淋巴细胞含量均有不同程度升高。其次对胸腺淋巴细胞和肾上腺N-Ease，也有一定的升高，说明本方有提高机体细胞活性和促进机体代谢，达到消除虚证的效果。③增强血糖调节能力和改善“脾虚”动物电解质紊乱：给大鼠长期服用大黄，造成实验性“脾虚”证模型，本方能增强大鼠饥饿时的血糖调节能力，使其能量代谢调节适应能力增强，促使造型动物早日康复。对“脾虚”动物钾离子明显降低，给予本方后可使血钾显著上升。提示本方能改善脾虚动物的电解质紊乱。

9. 抗造精机能障碍　本方对阿霉素引起的小鼠造精机能障碍可恢复其睾丸中精子的形

成（质和量）。在给予本方后，动物睾丸的重量较单独给予阿霉素者明显增加，睾丸中精细胞减少的程度比阿霉素单独投与者减轻，特别是精细胞已消失，只有支持细胞的精曲小管比阿霉素单独投与组少。另有报道，补中益气汤中含有直接使精子运动延长时间的成分，它可以使精子维持活力的时间明显延长，从而对精子运动能力低下的男性不育症可能有效。

10. 兴奋子宫　本方醇提剂静脉注射对在体或离体子宫及周围组织有选择性兴奋作用，本方加益母草、枳壳等药物时，其作用更为突出，其对子宫兴奋作用不受阿托品的影响，说明是直接作用子宫。

【作用机理研究】 为探讨抗胃粘膜损伤机理，有人从能量代谢角度观察了本方对胃粘膜 ATP-Na^+ K^+-Mg^{++}-ATPase-ADP 系统和 ATP-腺苷酸环化酶-cAMP 系统平衡的调整作用。实验结果显示：正常大鼠胃粘膜 Na^+K^+-Mg^{++}-ATPase 活性（微克分子磷/毫克酶蛋白．小时，$\overline{X}\pm SD$）蒸馏水对照组为 1.38±0.46，补中益气汤 10g/kg，15g/kg、20g/kg 组分别为 2.04±0.49、2.58±0.97、3.25±1.14，与对照组均有显著差异，表明补中益气汤能激活正常大鼠胃粘膜 Na^+K^+-Mg^{++}-ATPase 的活性，并呈量效关系。而消炎痛有抑制胃粘膜 Na^+ K^+-Mg^{++}-ATPase 活性的作用，补中益气汤有缓解消炎痛对该酶的抑制作用。补中益气汤对正常大鼠胃粘膜 cAMP 含量无明显影响。消炎痛可降低胃粘膜 cAMP 含量，补中益气汤则拮抗消炎痛降低粘膜 cAMP 含量。实验表明：用消炎痛造成胃粘膜损伤模型，Na^+K^+-Mg^{++}-ATPase 活性降低，cAMP 含量下降。而补中益气汤对病理状态的胃粘膜有激活 Na^+K^+-Mg^{++}-ATPase 活性，提高 cAMP 含量，提示补中益气汤对胃粘膜 ATP-膜 ATPase-ADP 系统和 ATP-腺苷酸环化酶 cAMP 系统平均的调整作用，是其抗胃粘膜损伤的重要机制。现已知前列腺素（PG），特别是 PGE 可增加大多数组织内 cAMP 的含量，如用 PG 受体阻滞剂，不但阻断了 PG 释放；还可影响 cAMP 的含量。在消炎痛诱导的胃粘膜损伤模型中，由于消炎痛首先抑制和阻断 PG 合成和释放，导致胃粘膜 Na^+K^+-Mg^{++}-ATPase 活性抑制，cAMP 含量降低，而补中益气汤具有拮抗此种作用，故推测补中益气汤调整胃粘膜 ATP-膜 ATPase-ADP 和 ATP 腺苷酸环化酶-cAMP 系统的动态平均途径之一可能由 PG 介导。

【制剂研究】

研究补中益气汤 3 种剂型——补中益气合剂、补中益气丸、补中益气口服液对动物肠肌、子宫肌和影响机体免疫功能等方面的作用差异。实验时先将动物禁食 1 天，然后给药组按 0.2ml/10g 剂量灌胃，3 种剂型药液的浓度均为 100%，对照组给等剂量生理盐水。结果显示，三者都能极显著地增强肠肌的蠕动。其中合剂和丸剂的作用极显著地强于口服液，但丸剂与合剂无显著性差异；3 种剂型的补中益气汤都能明显抑制子宫的运动。其中合剂的作用极显著地强于口服液和丸剂，而口服液与丸剂的作用无显著性差异。3 种剂型的补中益气汤均可极显著地提高气虚小鼠外周 T 淋巴细胞百分率，其中丸剂强于口服液，但合剂与丸剂之间，合剂和口服液之间的作用无显著差异。

【安全性研究】

以 166g/kg 灌胃给予小鼠，每日 2 次，连续 3 天，观察 7 天未发现死亡及其他任何明显异常现象。证明该药毒性低。

五、十全大补汤

【方剂来源】 宋·《太平惠民和剂局方》

【方剂组成】 人参，肉桂（去粗皮，不见火），川芎，地黄（酒洗、蒸焙），茯苓（焙），白术（焙），甘草（炙），黄芪（去芦），当归（洗、去芦），白芍各等分。

【功能主治】 温补气血。用于气血两亏证。

【药效研究】

1. 增强免疫功能　对小鼠离体培养的脾脏、胸腺及淋巴细胞，用^{3}H-TdR 掺入法进行试验，在 50～200μg/ml 浓度下，十全大补汤对脾细胞和淋巴细胞显示剂量依赖性的促细胞分裂活性，而对胸腺细胞则完全无作用。十全大补汤的促细胞分裂活性是依赖 B 细胞，而不依赖 T 细胞的反应。

0.25g/kg 十全大补汤灌服小鼠，每天 1 次，连续 7 天，对小鼠腹腔细胞（PEC）及骨髓细胞（BMC）的吞噬活性无明显影响；当剂量增至每天 1.0g、2.0g 及 4.0g/kg，对 PEC 及

BMC 的吞噬功能有明显的增强作用，而尤以 2.0g/kg 剂量作用最显著。在体外试验中，对正常小鼠的 BMC 在 3～1000μg/ml 的浓度吞噬活性均有增强作用，以在 100μg/ml 浓度时吞噬活性最强；在 100μg/ml 药物的影响下，PEC 的吞噬活性也显著增强。

0.5g、1.0g 及 2.0g/kg 十全大补汤热水浸出物灌服小鼠，共 7 天，均能使绵羊红细胞体外一次免疫小鼠的脾脏溶血空斑数(PFC)明显增加，并显示剂量依赖性的 PFC 增多。

本药能增强各种免疫反应（尤其是荷瘤动物受损伤的免疫状态），而延长实验性感染动物的生存期。

2. 调节中枢神经活动　十全大补汤 100% 水煎剂或 50% 乙醇提取物 10g/kg 或 20g/kg 灌服小鼠，连续 3 天，末次给药后 50 分钟腹腔注射东莨菪碱 3mg/kg，再过 10 分钟进行跳台法训练，24 小时后检验，表明十全大补汤的醇提物或水煎剂均能对抗东莨菪碱所致记忆获得不良。

3. 提高机体适应性　① 延长游泳时间。十全大补汤灌服小鼠，连续 7 天，实验前 1 小时加服 1 次，能显著延长小鼠的沉水死亡时间，平均持续游泳时间比对照组延长 44%。② 延长耐缺氧死亡时间。十全大补汤灌服小鼠，连续 7 天，实验前 1 小时加服 1 次，能显著延长小鼠在缺氧状态下的生存时间，平均缺氧生存时间比对照组延长 67%。③ 耐寒作用。十全大补汤灌服小鼠，连续 7 天，能显著延长小鼠的耐寒生存时间，比对照组延长 25%。

4. 增进造血功能　3g、5g、7g 及 14g/kg 十全大补颗粒液灌服大鼠，于 21 天服后采血测定治疗后的 RBC 和 Hb，均能使失血后大鼠的 RBC 和 Hb 数量显著增加，且剂量越高，作用越明显。32g/kg 十全大补颗粒液和 16g/kg 十全大补丸灌服大鼠，共 16 天，在给药前后的第 4 天，第 12 天腹腔注射 75mg/kg 环磷酰胺，于末次给药 2 小时后眼球采血，二者均能明显提高环磷酰胺所致白细胞下降数。

5. 促进机体代谢　胆囊切除，总胆管探查 T 管引流手术后的病人口服十全大补汤 15 剂能明显升高病人的血浆白蛋白含量（平均升高 2.1g/L），说明对该手术病人有一定的营养治疗作用。

6. 降血糖　20g/kg 十全大补汤水煎剂和 50% 乙醇提取物分别灌服小鼠，连续 3 天，均能显著对抗静脉注射四氧嘧啶（100mg/kg）所致的高血糖作用。

7. 抗肿瘤活性　采用双重软琼脂培养基，以克隆形成细胞检测法的研究表明，对人乳癌细胞体外培养，本方热水提取物于 37℃作用 1 小时（抗癌药活性常规检测法），对于激素依赖性（雌激素受体 ER 及雄激素受体 PgR 均阳性）细胞 MCF-7 株及 ER、PgR 阴性之细胞株 RS79-1 克隆形成率均无明显影响；但倘加药于培养基中与癌细胞一起孵育 2 周，则可显著抑制两株细胞之克隆形成，在 0.8～500μg/ml 浓度时呈浓度依赖性抑制，且以对 ER79-1 为敏感，而在 100μg/ml 浓度时癌细胞的存活率均为 40%，在 500μg/ml 时仅 17%；而对 MCF-7 株则在 500μg/ml 时为 40%。当培养基中加入 17×10^4 个正常淋巴细胞时，能使 100μg/ml 或 500μg/ml 浓度的十全大补汤对 MCF-7 的抑制在 70%以上，即说明正常人的淋巴细胞可显著增强本方的抗癌活性。该研究表明十全大补汤有直接的抗癌活性，但需作用较长时间才有显著效果。25mg/kg 十全大补汤腹腔注射接种 TMC 癌小鼠，能显著延长 IMC 癌小鼠的存活时间，但每天用此药治疗实体瘤，未观察到抗癌作用。本药并非各种癌症的“普抗剂”。对小鼠接种欧利希氏腹水癌（EAC）疗效显著，而对 P_{388} 白血病则无效。单用本药亦不能抑制路易斯肺癌的转移。其抗癌活性可能与其增强机体免疫功能，促进肿瘤坏死因子生成及对人肝癌腹水中癌毒素活性的抑制等有关。

8. 减低抗癌药物毒副反应　十全大补汤不仅能增强丝裂霉素 C 及 5-Fu 等药物的抗肿瘤作用，而且还能拮抗抗癌药的毒副反应。对于 P_{388} 移植性白血病小鼠，丝裂霉素 C（MMC）可显著延长其生存时间，倘在接种癌细胞后第 1 天开始，同时每日灌服十全大补汤热水提取物 2g/kg，则可使小鼠生存时间更为延长；同时，对于 MMC 所致正常小鼠之白细胞减少和体重降低，十全大补汤均有显著拮抗效果，并能明显降低大剂量的 MMC 所致小鼠死亡。在体外试验中，十全大补汤能增强 MMC

对鼠胸腺白血病细胞 S_{49}、人白血病细胞的细胞毒性作用，又能减轻其对人体 B 细胞的 B_{95-8} 和 WI-L_2 正常细胞的毒性。

十全大补汤 100mg/kg 每天口饲小鼠，第3天后皮下注射 45μmol/kg 顺铂，测投药后第8天的生存率，发现单独皮下注射顺铂的小鼠均死亡，而给予十全大补汤 100%小鼠生存。给小鼠腹腔注射 MMC 和 cisplatin (CDDP)，其中一组于给药前7天开始每天口服本药 2.0g/kg，另一组于给药前2小时给予本药 2.0g/kg，均能增高其 LD_{50}，连续7天给药组能明显延长致死量的 MMC 和 CDPP 引起的死亡，明显改善生存曲线。本药除具有促进 MMC 所致睾丸、胸腺、脾萎缩恢复的作用外，还有减轻白细胞减少、贫血和体重减轻的作用。

对放射线照射所致毒性作用，本方能促进造血机能的恢复，抑制出血现象，减少死亡率。

【安全性研究】

用甘草 1.5g，其余9味药均 3.0g 为1剂，用水 285ml 于 100℃煎煮1小时，过滤干燥得干粉 2.3g，小鼠或大鼠灌服时的 LD_{50} 超过 15g/kg。

六、四物汤

【方剂来源】 宋·《太平惠民和剂局方》

【方剂组成】 当归（去芦酒浸炒），川芎，白芍，熟干地黄（酒蒸）各等分。

【功能主治】 补血调血。用于冲任虚损，月经不调，血虚血滞；妊娠胎动不安，血下不止，及产后恶露不下。

【药效研究】

1. 抗贫血　本方的正丁醇提取物能降低由甲基纤维素（MC）腹腔注射引起的实验性贫血小鼠的死亡率，血液学观察也表明有抗贫血作用，但对此模型的大鼠则未见有效。对于注射苯肼所致的溶血性贫血，本方水提物稍有抑制作用，而正丁醇提取物反而有促进溶血性贫血的倾向。皮下注射 2%N-乙酰苯肼生理盐水溶液，造成大鼠贫血后，每日灌胃给予四物汤 1g/100g 于第11天后，给药组 Hb、RBC、WBC 及血清中 Zn、Cu、Cr、Mn、Fe 等微量元素较贫血组有明显升高。

2. 抗血栓　本方 1g/kg 大鼠每日灌胃1个月后，血浆 TXB_2 含量均明显低于空白对照组；血浆 6-Keto-PGF_{12} 含量与空白对照组无明显差异；3g/kg 本方对血浆 6-Keto-PGF_{12} 含量明显低于空白对照组。健康成人全血分别注入 0.1ml（0.1mg/ml）本方水提液，四物汤具有明显抑制体外血栓形成作用。

3. 对免疫的双向调节　人外周血淋巴细胞转化实验及活性斑实验，本方能增加淋巴细胞的数目，并能促进其功能。对细胞免疫有明显的促进作用。本方能抑制羊红细胞免疫作用，小鼠脾脏中空斑形成细胞（PFC）的生成及血凝素效价，表明本方有抑制体液免疫的作用。对白色念珠菌感染后，小鼠 T 淋巴细胞亚群变化的调控作用研究，本方具有明显调节机体免疫作用，有明显促进机体对 T 细胞亚群的调节作用，从而促进白念菌感染所引起的小鼠细胞免疫功能低下的恢复。

4. 抗衰老　观察四物汤对臭氧（O_3）造成的自由基损伤的实验性衰老模型的影响，四物汤能明显改善衰老模型出现的体力下降、御寒能力和对缺氧的耐受力降低。四物汤可减弱体内脂质过氧化作用，使脂质过氧化物（LPO）含量降低，脑B型单胺氧化酶（MAO-B）活力降低及血清超氧化物歧化酶（SOD）活力升高。

5. 抗缺氧　腹腔注射本方水醇法提取液 10g/kg，能延长异丙肾上腺素引起的缺氧、亚硝酸钠中毒所致细胞缺氧和结扎颈总动脉引起的脑缺氧的小鼠存活时间。

6. 抗放射线损伤　给正常小鼠全身照射 X 线前 5～120 分钟腹腔注射本方甲醇提取物 2g/kg，可显著延长小鼠的存活时间，在照射前 30～60 分钟注射本方水提物 0.25g/kg，也具有此作用，但在照射后给予本方两种提取物则无明显作用。拆方研究认为其抗放射线效果与川芎有依存关系，当归和芍药有辅助作用。

7. 其他　本方对肉芽组织湿重及新生血管呈抑制作用，其机理是通过抑制血管平滑肌细胞的增殖而发挥作用。

【作用机理研究】

大鼠连续口服给予本方 30 天后取血清用 ^{3}H-TdR 骨髓细胞掺入法检测血清中集结刺激因子（CSF）活性。生理盐水组 CSF 活性（Cpm±SD）为 474（平均值），2.64g/kg，药物组为 566；8g/kg 药物组为 652；24g/kg 药物组为930。证明本方能显著增高血清中CSF活性，并且能随着剂量的升高而升高。量效关系成正比。提示四物汤补血作用可能是通过其促进机体产生造血因子达到的。

本方对离体大鼠主动脉条有较强的收缩作用，这种收缩作用能被α-受体阻断剂酚妥拉明所阻断，提示本方对大鼠主动脉条的肾上腺素能α-受体有激动作用。

【安全性研究】

实验表明，小鼠口服或腹腔注射2g/kg本方甲醇提取物未发生死亡；口服2g/kg或腹腔注射0.5g/kg水提物时也未发现死亡，但腹腔注射1.0g/kg死亡率达60%，故认为其水提物毒性较大。

七、六味地黄丸

【方剂来源】　宋·钱乙《小儿药证直诀》

【方剂组成】　熟地黄八钱，山茱萸四钱，干山药四钱，泽泻三钱，茯苓去皮三钱，丹皮三钱。

【功能主治】　滋补肝肾。用于肝肾阴虚。

【药效研究】

1. 增强细胞免疫　①淋巴细胞转化试验：本方100%煎剂和水煎醇提液能提高淋巴细胞的转化率，对淋巴细胞转化具激发作用，且水煎醇提液作用优于100%煎剂。给小鼠灌胃六味地黄丸5g/kg，每日1次连续1周，能对抗环磷酰胺所致胸腺、脾脏重量减轻，使淋巴细胞转化功能恢复到正常水平。②活性花斑试验：本方100%煎剂和水煎醇提液能提高活性花斑的形成率，促进活性花斑的形成。

2. 增强吞噬细胞的吞噬功能　本方对氢化可的松所致的幼鼠胸腺萎缩有明显对抗作用；能抑制地塞米松所致小鼠腹腔巨噬细胞功能下降和血液中淋巴细胞降低；对青、老年小鼠，ANAE阳性淋巴细胞百分率及PEC均有增强作用，能增强青年小鼠巨噬细胞C_3b受体活性而对Fc受体无明显影响；对老年小鼠巨噬细胞Fc及C_3b受体均有增强作用。将鼠巨噬细胞与本方水提液一起培养，能增强巨噬细胞的免疫活性，浓度在50μg～3000μg/ml范围内，增强效果显著，提示本品的免疫调节作用可能是通过增强巨噬细胞的吞噬活性而实现的。

3. 增强诱生干扰素作用　本方能促进人扁桃体细胞诱生干扰素的产生。对急性肾炎患者用六味地黄汤治疗后血清干扰素水平有所提高。

4. 抗肿瘤　①对化学致癌物质诱发肿瘤的作用：小鼠灌胃本方水煎液，每日1次，每次15～20g/kg，连续1周，可降低N-亚硝基肌氨酸乙酯引起的前胃鳞癌及氨基甲酸乙酯所致肺腺瘤的诱发率。②对移植性肿瘤的影响：灌胃本方水煎液15～20g/kg，每日1次，连续1周，可延长移植u_{14}所致荷瘤小鼠的寿命。体内MTT法证实本方加川芎、莪术及鸡血藤等所成新方对六株人肿瘤细胞（胃腺癌MGC-803，BGC-823，肺腺癌A_{549}。肺巨细胞癌PG，乳腺癌BCap-37及横纹肌肉瘤Rd）的增殖有明显抑制作用。③对瘤细胞内cAMP含量及DNA合成的影响：六味地黄汤可提高小鼠宫颈癌细胞内cAMP的含量。对DNA合成无明显抑制效应。有研究表明该药对瘤细胞G_2和M期有阻断作用。④对荷瘤机体的作用：实验证明本方能增强荷瘤小鼠淋巴细胞对瘤细胞的杀伤破坏力，能增强或保护荷瘤小鼠骨髓干细胞的作用，能恢复荷瘤小鼠甲状腺吸碘功能。皮下接种腹水型宫颈癌u_{14}的荷瘤小鼠，口服本方可使其血清白/球蛋白比值、单核巨噬系统吞噬活性明显升高。裸鼠荷瘤实验证实该方有明显抑瘤效应，与阿霉素（ADM）同用效果更好，且显著优于单用ADM者。此外，六味地黄汤能提高肿瘤动物的血清白/球蛋白比值，降低荷瘤动物的血清极谱值。临床观察28例食管上皮细胞重度增生患者，治疗前平均值为0.992±0.212，治疗后下降至0.221±0.019，有显著差异。

5. 抗化疗药物毒副反应　S_{180}小鼠每日灌胃1次0.4ml（1g/ml）六味地黄口服液，连续10天。探讨六味地黄口服液抗肿瘤化疗药物ADM、DDP、VCR、CTX、5-Fu毒副反应的疗效。六味地黄口服液在化疗药物用药期间能明显延长生存率，保护血红蛋白、白细胞、血小板功能，防止心、肝、肾功能的损害，保护NK细胞活性，T、B淋巴细胞转化功能的作用，与单纯化疗组对比均有显著性差异。研究证实，六味地黄口服液具有显著的抗肿瘤化疗药物毒副反应的功效。

6. 抗突变　六味地黄汤能降低正常的和

化学诱变的动物骨髓多染细胞微核出现率。连续投药60周后，动物肿瘤的自发率随用药剂量的增大而降低，其中，大剂量组的自发率明显低于对照组，说明本品对突变和癌变皆具有一定的防护作用。本方小鼠灌胃每日20.0g/kg，连续7日，对环磷酰胺引起的微核率增高有明显对抗作用，对染色体损伤有保护作用。

7. 抗衰老　家蝇羽化后饲以1%本方汤剂，生存时间延长，3%浓度时脑SOD活性和蛋白质含量增高，而脂褐素降低。1%浓度时SOD活性提高，脂褐素降低，但对蛋白质含量影响不明显。四君子汤合六味地黄汤（1g/ml）以每日0.02ml/g给小鼠灌胃连续10天后，室内紫外光辐射每日1次，每次40分钟，连续10天后处死小鼠，LPO含量显著降低，SOD活力显著提高，证明六味地黄汤具抗氧化损伤，抗衰老作用。小鼠每日灌胃20g/kg六味地黄汤，连续7天，高龄小鼠血清过氧化脂质及肝脏脂褐质含量得到显著降低，且降至与低龄小鼠相似，同时发现本方的"三补"、"三泻"两种组方对高龄小鼠的过氧化脂质含量无明显影响，对肝脏脂褐质作用也不如全方。

8. 提高微量元素含量　小鼠口服六味地黄冲剂（每日15.625g/kg）连续1周，断头测试显示小鼠血浆中cAMP、E_2、Zn^{++}、Cu^{++}，含量较"阴虚"小鼠明显降低，对甲亢"阴虚"雄性小鼠每日0.6mg/只腹腔注射六味地黄汤，连续10天，肝脏血液中Fe含量升高，肺和血液中的含Ca量升高，血液中的含Zn量升高，Zn/Cu值、血液、肝、脾、睾丸处均明显升高。

9. 降血糖　以2.4g/kg量的六味地黄汤水提物，口饲糖尿病大鼠，3天后，能降低血糖尿素氮和甘油三酯；5天后，能降低血钾，提高血钠和血蛋白，降低尿中酮体水平；六味地黄汤能增加小鼠肝糖元的含量，明显地降低实验性高血糖小鼠的血糖水平，但对正常小鼠血糖无明显影响。在大鼠口服糖负荷试验中对糖耐量有明显的改善作用。本方灌胃每日0.5g/只连续7天，能明显降低正常动物和"阴虚"动物的血糖含量。腹腔注射本方每日1g/100g，30天可降低"肾虚"大鼠血糖浓度为97.91±7.93%，14天可降低为103.00±16.30%。

10. 降血脂，抗动脉硬化　①降血脂：口服六味地黄煎剂10ml/kg（2次/日），能明显降低实验性高血脂大鼠的总胆固醇（TC）和肝中脂肪含量，还能明显升高血清高密度脂蛋白-胆固醇（HDL-C）及HDL-C/TC比值，对肝、脾、肾上腺重量则无明显影响。口服不同剂量六味地黄丸能明显降低高血脂小鼠的TC和明显升高（HDL-C）/TC，即相对升高HDL-C。证明六味地黄方对动脉粥样硬化有良好的防治作用。对高脂饲料喂养的小鼠，在饮料中加入本药提取物每日0.4g/kg，自由饮用12个月，本药可使肝脏甘油三酯含量明显降低，肝总胆固醇含量也有降低倾向。对实验性高血脂家兔，服用本方6周后可使其血清胆固醇和甘油三酯含量明显下降，对照组分别为329.43±126.14mg%和112.49±38.46mg%，给药组则为105.0±46.6mg%和63.53±31.07mg%。同时使肝、脾、肾上腺重量较对照组明显下降。病检肉眼见，对照组肝脏等脏器都呈现较明显的脂肪沉积，而给药组脏器色泽均较正常。②抗动脉硬化：有研究表明该方具有降低心肌羟脯氨酸浓度，减少心肌胶原沉着及主动脉壁脂质作用。同时还能使心脏磷脂下降，主动脉总胆固醇、甘油三酯和磷脂含量也呈下降趋势。主动脉Ca值明显降低，并能降低主动脉和心脏组织结合^{45}Ca的能力。

11. 降血压　六味地黄煎剂2.10ml/kg（浓度1:1）十二指肠给药能明显降低麻醉大鼠血压。本方有明显的降压作用，大鼠经十二指肠给药（2ml/kg和10ml/kg），于给药后15分钟血压明显下降，低剂量组在给药后35分钟降至最低点，为给药前血压的74%；高剂量组在35分钟后继续下降，75分钟时降至给药前血压的63%。对心率，Ⅱ导程心电图和心肌收缩力均无明显影响。表明该药的降压作用可能是通过扩张外周血管、降低外周阻力来实现的。有实验证明本药确有扩张血管的作用，对肾结扎型高血压大鼠有明显的降低血压作用，并能降低其死亡率。用^{131}碘标记的醋碘苯酸钠测定肾功能，发现本药能明显改善高血压大鼠之肾功能，对肾动脉狭窄性高血压也有明显的降压作用及改善肾功能的效果。但也有研究表明，对大鼠肾皮质再生型高血压（切除一侧肾脏及肾上腺，另一肾上腺切去髓质和大部分皮质，术后饮1%食盐溶液)，二肾-夹型高血压(左肾动脉用0.2或0.25mm内径银夹狭窄，右肾完整)，一肾-夹型高血压(左肾动脉银夹狭窄，右肾切除)本药均无明显降压作用，可使二肾-夹型高血压大鼠血清血管肾张素Ⅰ转换酶活性(ACE)明显降低，但对血浆肾素活性(PRA)，尿激肽释放酶活性(URa)和尿醛固酮浓度(UA)均无明显影响，该型大鼠脑组织的脑啡肽(甲-脑啡和亮-脑啡肽)含量明显低于正常大鼠，脑啡肽的缺乏可使交感活性增高。本药可使高血压大鼠下丘脑、脑干及纹状体的甲-脑啡肽和亮-脑啡肽含量明显升高，向正常范围回升，从而可使交感活性降低。

12. 改善血液流变性　冠心病患者服用六味地黄丸2次/日、1丸/次连服28天后，全血粘度、血浆粘度、红细胞压积和纤维蛋白原均比用药前有明显下降，血液流变性得到显著改善，对冠心病有较好的防治作用。

13. 抗心、肾缺血　六味地黄煎剂灌胃3天，每天0.5g/kg，能明显对抗大鼠由于左冠脉结扎而引起的心肌中超氧化物歧化酶(SOD)活性的降低及丙二醛(MDA)含量的增加。提示它能明显抑制梗塞心脏中氧自由基的大量生成。形态指标亦证实，能明显缩小心肌缺血再灌犬鼠的梗塞区面积，同时增加灌流区面积。对大鼠肾缺血有一定的保护作用。而对大鼠脑缺血及小鼠肾、脑缺血均无明显作用。

14. 抗缺氧　六味地黄煎剂(1∶1)口服高、低剂量(20，29ml/kg)均能明显延长小鼠常压耐缺氧时间，对预先给予异丙肾上腺素的小鼠，则高剂量有明显效果而低剂量无效。口服不同剂量六味地黄丸和普萘洛尔，进行小鼠常压耐缺氧试验，结果表明本方高剂量及普萘洛尔均能明显提高给异丙肾上腺素的小鼠常压下耐缺氧能力、延长其存活时间，但本方作用比普萘洛尔弱。同时实验还表明，本方“三补”、“三泻”无明显抗缺氧作用，只有“三补”、“三泻”合用才能降低心肌耗氧量。

15. 延长游泳时间　本方能显著延长雄性小鼠的持续游泳时间，连续口服给药2周后，对照组游泳时间为11.5±0.5分，给药组为14.9±1.7分，比对照组延长29.6%，差异显著。给6周龄小鼠连续灌服本药1周，其体重增长幅度较对照组提高38.5%，差异非常显著。另有实验也证明，小鼠口服本方1小时后，其游泳持续时间比对照组延长54.2%，连续服药10天后游泳时间比对照组延长44.1%，用药10天后给药组动物的体重增长速度也较对照组明显为快，本方可明显延长小鼠在减压缺氧环境中的存活时间，作用强度基本与单味人参一致。

16. 耐寒　六味地黄丸20g/kg对-15℃所致小鼠冷冻死亡本方具有显著保护作用，但对高温所致小鼠死亡本方无保护作用。

17. 抗心律失常　六味地黄汤口服1g/kg每天1次，连续5天，显著对抗Langendorff灌流大鼠心脏低灌-再灌注诱发的心律失常，降低室颤发生率及持续时间，且能明显抑制甲状腺素引起的心脏肥厚，并降低心脏对心律失常易损性的增加，使肥厚心脏低灌-再灌注损伤引起的组织内SOD的进一步降低及MDA含量的进一步升高减轻，提示六味地黄汤的抗心律失常及对肥厚心脏的保护作用均与其抗氧自由基作用有关。六味地黄汤煎剂10ml/kg(浓度1∶1)十二指肠给药对麻醉大鼠心电和心率无明显影响，5ml/kg(浓度1∶1)十二指肠给药对麻醉大鼠心肌收缩力无明显影响。六味地黄丸提取物能对抗氯仿、乌头碱、哇巴因及异丙肾上腺素所致小鼠、大鼠、蛙等动物在体、离体心脏及离体心房的心律失常。在氯仿诱发的小鼠室颤模型中，六味地黄丸有类似心得安的作用，在乌头碱诱发大鼠心律失常模型中，从心电图观察与奎尼丁有同样作用，且抗室性早搏作用强于奎尼丁。

18. 增强性功能　正常小鼠腹腔注射六味地黄汤20g/kg，每天1次，连续10天，除附睾重量显著增加外，其他性器官及附性器官重量变化不明显，小鼠每天肌肉注射醋酸氢化可的松1.2mg/只，同时腹腔注射六味地黄汤20g/kg，连续9天，结果发现六味地黄汤可减轻氢化可的松所致雄性小鼠性器官及附性器官的萎缩，还可减轻体重下降和肾上腺萎缩，减少小鼠死亡，说明六味地黄汤对病理状态下的小鼠有保护作用。幼年大鼠、小鼠、鹌鹑每天腹腔注射六味地黄汤20g/kg，分别给药14天、10天、20天，其精子数量大幅度增加。雄性鹌鹑按每天20g/kg量将六味地黄汤拌入饲料喂养，连续10天，其交配能力显著增强，用家兔试验，也发现有增强交配能力的趋势。大鼠每天腹腔注射六味地黄汤20g/kg，连续10天，其肾上腺VC和胆固醇含量明显降低，显示具有一定兴奋下丘脑-垂体-肾上腺系统作用，这也可能为本方增强性功能原理之一。更年期综合症患者口服9g/日六味地黄丸2个月后，应用放射配体结合测定法发现患者的白细胞ER含量及血浆雌二醇(E_2)水平明显增高。男性不育患者口服六味地黄丸12g/日（分3次）3个月为1疗程，第1疗程后复查精液精子数量显著增多，精子活动率也有显著增加。同时测得患者血清中LH、T明显升高。由此推断六味地黄丸通过作用于下丘脑-垂体-性腺轴而改善性激素分泌，从而促进精子生成。

19. 保肝　六味地黄水煎剂5g/kg小鼠连续灌胃7天，对Ca_4中毒小鼠SGPT活性升高有明显抑制作用。实验表明其对强地松龙、硫代乙酰胺诱导小鼠SGPT活性升高亦有显著抑制作用，对体外温孵SGPT活性无影响，表明本方对SGPT活性无直接抑制作用。用分光光度法测定BSP潴留量，结果表明本方能明显促进Cd_4中毒小鼠对BSP的排泄，有助于恢复和改善肝脏的正常解毒排泄功能；六味地黄煎剂能明显缩短正常小鼠和CCl_4中毒小鼠戊巴比妥钠的睡眠时间，提示本方可能具有酶诱导作用。

20. 保护听神经　本方加鸡血藤对卡那霉素造成的豚鼠中毒性耳聋有较好的预防作用。在造模前5天口服给予本药，结果造模对照组动物22只耳中有12只对2、4、8KH_2三个频率的听力均下降，给药组26只耳中仅3只下降；耳蜗微音器电位（CM）及听神经动作电位(N_1)的阈值，造模组动物大大提高，给药组也有提高，但与造模组相比，受影响程度要轻得多，两组差异非常显著。另外，给药组动物的内耳酸性磷酸酶活性也较造模组明显升高，提示给药组内耳毛细胞的损伤程度明显轻于对照组，本药还可明显对抗由于卡那霉素中毒所致的豚鼠体重下降。以上结果表明，本药对豚鼠卡那霉素中毒性耳聋确有较好的预防作用。

21. 促肾上腺皮质功能　对氢化可的松所致的小鼠肾上腺萎缩，本药有明显的对抗作用，连续用药9天，与单纯氢化可的松组相比，雄鼠肾上腺重量平均增加35.8%，雌鼠平均增加20.5%，差异显著。大鼠服用本药后，其肾上腺内维生素C含量明显降低，与对照组相比平均降低23.3%；作用强度优于单味人参组，说明本药具有兴奋肾上腺皮质功能的作用。

22. 修复牙周组织损伤　在甲状腺素所致"阴虚"模型基础上加以粪食喂养动物，并人工造成创伤等因素，降低了牙周组织的抗病能力和修复能力，灌服六味地黄汤对由甲状腺素所致"阴虚"模型动物的牙周组织有保护作用，且具有修复牙周组织损害的作用。

23. 治疗实验性肾炎　尾静脉注入抗肾血清，造成大鼠Masngi型肾炎至38天时，每天喂六味地黄丸1.5g，连续30天，对病鼠的体重、血清蛋白量，尿蛋白量及血清胆固醇均无明显影响，但治疗组血清尿素量低于对照组，说明能促进肾脏排泄体内代谢产物——尿素。

24. 抗甲亢　六味地黄丸及熟地黄均能降低甲亢"阴虚"大鼠T_3、T_4值，以及ADP水平并趋于正常。

此外，本方还有显著的抗炎作用，能明显减轻小鼠棉球性肉芽肿的形成。

【制剂研究】

采用六味地黄冲剂（含药2.08g/袋），六味地黄丸（含药4.5g/丸）分别对麻醉猫一次性十二指肠给药10g/kg，结果冲剂较丸剂降血压作用增高54.12%，而两者均对心率、心电图无明显影响。冲剂10g/kg及20g/kg，丸剂10g/kg分别每日给大鼠连续灌胃，结果显示六味地黄冲剂除在降低肾上腺内维生素C含量、镇静、耐疲劳方面与丸剂相似外，尚能明显提高小鼠血中碳末的吞噬指数。

用六味地黄丸及其口服液对肾阴虚患者进行分组治疗，发现两者疗效并无显著差异。另有研究显示六味地黄冲剂、汤剂、丸剂对提高肾阴虚病人血液中AMP、Zn^{++}、Cu^{++}含量具有相同效果。

【安全性研究】

1. 微核试验　小鼠连续服药10天，其微核率为2.8±0.8‰，对照组为3.5±1.5‰，说明本药无致突变作用。腹腔注射环磷酰胺100、50、12.5mg/kg，其微核率分别为17.8±

15.2‰、16.5±7.1‰和9.4±4.4‰；若先经口服给予本药，则微核率分别降为15.2±8.8‰，12.4±7.6‰和3.4±3.0‰，两者的回归线截距有明显差异，提示本药对环磷酰胺致突变有保护作用。

2.致癌试验　将本药按高、中、低3个剂量（30g、3g和0.6g/kg）给小鼠连续口服14个月，结果3组动物的肿瘤自发率分别为1.5%，8.9%和16.1%，对照组为14.3%；肿瘤的发生部位对照组与给药组基本相同。说明本药在所用剂量范围内对小鼠无致癌作用，且能降低肿瘤自发率。

3.生殖毒性试验　三期生殖毒性试验结果表明，本药无明显的生殖毒性。各组未见畸胎，平均活胎，着床数及黄体数等与对照组无明显差异。生殖期各给药组中，5%～10%的胎鼠呈轻度脑积水，囟门增宽，但无量效关系。同时发现，本药能促进生殖期和敏感期孕鼠的胎盘增重，并使围产期给药的仔鼠体重增长加快。

八、金匮肾气丸（八味丸）

【方剂来源】汉·张仲景《金匮要略》

【方剂组成】干地黄八两，山药四两，山茱萸四两，泽泻三两，茯苓三两，牡丹皮三两，桂枝一两，附子一两。

【功能主治】温补肾阳。用于肾阳不足以及脚气、痰饮、消渴、转胞等证。

【药效研究】

1.抗衰老　青年期、老年前期小鼠服药后耐寒能力、耐力均较对照组显著提高。青年期用药对肝组织过氧化脂质（LPO）和脑组织单胺氧化酶（MAO）无抑制作用，而老年前期用药组LPO、MAO显著降低，且小鼠的免疫器官明显增重。该方可提高氢化可的松所致的“肾阳虚”模型小鼠血液和脑组织中超氧化物歧化酶（SOD）的活性，降低小鼠体内脂质过氧化产物含量，血液及脑组织中过氧化氢酶含量则明显增加。

24个月龄小鼠口服肾气丸提取物，每日1g/kg，给药12个月后，血液中还原型谷胱甘肽（GSH）含量给药组比对照组高，睾丸中还原型谷胱甘肽（GSH）、氧化型谷胱甘肽（GSSG）含量给药组比对照组显著增加，脑、肝、肾、血浆中GSH、GSSG无显著差异。血红蛋白测定，给药组比对照组稍有升高，血浆维生素E值明显增高。从血液粘度、红细胞膜的组成，血小板凝聚等各指标观察，随着大鼠的老化，高比重的红细胞增加，变形能力降低，本方能明显抑制其降低。给老龄大鼠负荷胆固醇，使变形能力再降低，给本药后也能抑制其降低。同时测定红细胞的ATP含量，红细胞膜脂质组成，表面电荷等都显示该方对这些指标有良好的作用。13个月大鼠给予含肾气丸10%与1%的固体饲料，饲养至37个月，1%药物组动物体重比对照组稍有抑制，而10%药物组却明显增加，1%药物组及对照组的50%生存率均为29个月，10%药物组为25个月；而35个月时生存率以1%药物组为最高，其次为对照组，10%药物组反而最低。肿瘤发生率对照组>10%药物组>1%药物组。此外，给药组的大腿肌肉萎缩，皮肤萎缩，毛根减少等老化指标和35月及37月龄鼠血清脂质TG、TC均降低。

2.抑制白内障形成　给24月龄大鼠灌服本方提取液，每日1g/kg，连续12个月，测定给药后3b月龄大鼠水晶体中还原型谷胱甘肽（GSH）和氧化型谷胱甘肽（GSSG）的含量，较对照组显著增加。而老年性白内障水晶体中GSH、GSSG明显降低，提示此药能预防老年人水晶体的GSH降低，防止白内障的发生。

3.抗动脉粥样硬化　本方提取物加入小鼠饮水中，使其自由饮用，12个月后对高胆固醇饲料喂养的小鼠的肝、心、主动脉脂质，有降低倾向。投药前后对主动脉的Ca、P、Mg值及^{45}Ca结合量有降低倾向，胶原量降低，说明长服此药有防止动脉硬化的作用。用家兔实验，本方加活血药山楂、桃仁、川芎、陈皮，对高脂饲料喂养的家兔用药18周后，给药组肝脏小叶周围性脂肪变及脂滴含量减少，对照组肝脏呈小叶中心性脂肪变，脂滴含量较多；主动脉粥样硬化斑块稍重，给药组较轻，对照组酸性磷酸酶较多，治疗组较少。

对42例健康老人，12例脑血管病及10例老年人，连续服药2～3个月后，其血中游离脂肪酸降低，高密度脂蛋白-胆固醇水平上升，尤以女性为显著，同时致动脉硬化指数亦均降低。对15例高脂血症者给予本方，有7例胆固醇降低，8例低密度脂蛋白-胆固醇（LDL-C）有下降倾向。口服本方5g～7.5g/日，连续服3个月，观察高密度脂蛋白-胆固醇（HDL-C）低于45mg/dL患者10例，用药后与用药前相比HDL-C明显上升，上升的病例以女性患者为主。

4. 降血糖　大白鼠饲以高糖饮食61天后，服用本方并同时服高糖饮食组与正常对照组相比，血清胰岛素含量增加，血脂升高，但与高糖饮食组相比，大鼠体内血清TG和胰岛素水平下降，血清LPO稍微下降；相反，血清HDL-Ch水平升高，而血清TC、葡萄糖和肝中TG、LPO水平没有变化。以5倍或10倍于人常用量给成年大鼠服用本方，大鼠糖耐量曲线改善，血糖值恢复迅速。在大鼠的右心房及口腔中留置导管，给清醒大鼠口服及静脉注射葡萄糖，分析血中葡萄糖和胰岛素动态及用本药后的影响。实验表明口服葡萄糖时，本药可使血糖呈轻度降低倾向；在作口服耐糖试验时，血糖值明显升高，但若同时持续注入八味丸注射液，则血糖值明显降低。

5. 调节内分泌　① 肾上腺皮质激素样作用：临床与实验研究表明，肾阳虚的患者有下丘脑-垂体-肾上腺皮质系统不同部位、不同程度的功能紊乱。本方对支气管哮喘等多种疾病有一定疗效，而且可以改善肾阳虚患者的垂体肾上腺皮质系统功能，使17-羟排泄量增加，并可减少激素依赖性患者可的松用量，甚至达到激素完全撤除。应用本方治疗支气管喘息患者，可见肾上腺皮质激素样作用。② 促进性腺功能：对21天龄小鼠连续给予本方28天，剂量为成人剂量的10倍（按体重计算），最后放血致死，经测定发现，精囊腺、前列腺明显增重，垂体中卵泡刺激素明显增加，提示该方可促进下丘脑-垂体-性腺功能。

6. 改善植物神经系统功能　本方加牛膝、车前子治疗糖尿病性神经障碍病例，与植物神经功能障碍有关的症状排尿障碍，发热感、性欲减退、阳萎、起立眩晕、出汗、腹泻、便秘等八项中除发汗外，改善率均优于对照组。本方对有疗效的糖尿病或非糖尿病患者的植物神经系统有关指标、R-R间期变化测定、Valsalva比值、起立性低血压的程度、握拳试验、神经传导速度均有改善。

7. 降压　本方对自发性高血压大鼠（SHR）的实验表明，能降低SHR心脏左室壁、胸主动脉的羟脯氨酸含量，增高尿激肽释放酶的排出，且明显降低SHR的血压，但本方也相应提高SHR的尿醛固酮排出和降低中枢纹状体中甲硫氨酸-脑啡呔和亮氨酸-脑啡呔的含量。对升汞所致急性肾功能衰竭家兔的血压上升和电解质紊乱，给予本方水提液可使血压下降，并随剂量增加而作用增强，还可使尿量增加，促进钠、氯的排泄。

8. 增强免疫功能　小鼠口服本方0.3g/只，可增强小鼠外周淋巴细胞转化率，提高血清中抗体含量，促进抗体产生。但对迟发型变态反应未见有增强作用。70岁以上老年人服药1～2个月，结果表明IgA明显减少；IgM抗体量明显增加；IgA1个月时基本无变化，但在给药2个月时，比对照组显著增高。血清弓形体没有变化，血清补体效价（TcH_{50}），在1个月时增高5.6%，2个月时增高8.6%。对细胞免疫精制结核菌素(PPD)皮内反应阴性和假阳性健康老人投给本方，皮内反应增强，对阳性者投给本方，呈显著增强或反而减弱，由此推断本方有调节免疫功能的作用。以^{3}H-TdR掺入试验测定本药与其组成药物对淋巴细胞转化的影响，适量药物可刺激指数SI上升2.2～2.7，对青年或老人均无大差别，而用PHA刺激后，健康青年SI较老人上升为高。

【作用机理研究】

金匮肾气丸对肾阳虚患者进行治疗观察，对肾上腺皮质无直接作用，服药后患者外周血单个核白细胞的糖皮质激素受体（GR）全部明显升高，通过升高GR，使靶细胞对GR反应性增加，从而纠正肾上腺皮质功能不全。

【制剂研究】

以抗尿糖作用为指标，对八味丸浸膏粒剂，八味丸饮片制成的散剂分别试验，体重200g左右的大鼠停食45小时后，静注链脲菌素65mg/kg，1小时后给予以上各制剂。结果表明，饮片制成的散剂对饮水量、排尿量、血糖量、尿糖量均有显著抑制作用，颗粒剂仅有抑制尿糖量的作用，对其他3项指标均无作用。用金匮肾气丸及口服液对“阳虚”模型动物进行实验，表明两种剂型均可对抗羟基脲所致小鼠“阳虚”作用。在体重、脾脏和肾上腺重量方面金匮肾气丸与口服液之间无显著差异。在皮温、冷水游泳时间方面金匮肾气丸 2.2g/kg 与口服液(4.5g/kg)无显著差异，但优于同等剂量的口服液(2.2g/kg)。灌胃给予金匮肾气丸 1.117g/kg，口服液 1.117g/kg 和 2.234g/kg，每日 1 次，连续 8 天，两种剂型均可抑制氢化可的松所致“阳虚”大鼠皮温降低，两种剂型无显著差异。

【安全性研究】

本方煎剂提取物(得量 1/11)给大鼠灌服，每日 1 次，连续 6 个月，40mg/kg 剂量组无明显变化；20mg/kg 剂量组仅雄鼠胆固醇降低，血糖增高，雌鼠 LDH 降低，雄鼠心肺与雌鼠肾上腺、垂体湿重减轻；1000mg/kg 剂量组则可见 GOT、HBD 与中性脂肪明显增高，雌鼠 AKP、LDH 升高，雄鼠肺、肾、甲状腺、肾上腺、垂体与雌鼠垂体较对照组为低，雌鼠颌下腺增重。上述结果表明在一般剂量下该药毒性很小，而大剂量时有使转氨酶、脱氢酶与中性脂质含量升高的可能。

（李文宏）

第六节　固涩剂

【定义】　凡以收敛固涩药物为主组成，治疗气、血、精、液耗散滑脱病证的方剂或制剂，统称固涩剂。

【功效】　补益脾胃、滋阴养精、敛汗固表、涩肠止泻、敛肺止咳、摄精缩尿、固崩止带、收敛止血。

【研究概况】　目前研究的主要固涩剂有金锁固精丸、桑螵蛸丸、四神丸、真人养脏汤、玉屏风散、完带汤等。经现代研究证明固涩剂主要药理如下：

1. 调节免疫功能　有些固涩剂如玉屏风散等具有调节免疫的功能。

2. 抗病原微生物作用　如金樱了膏、缩泉丸、桃花汤对金黄色葡萄球菌、大肠杆菌、流感病毒、钩端螺旋体、阴道滴虫、堇色毛癣菌等病原微生物具抑菌和杀灭作用。

3. 镇静作用　桑螵蛸散等具有镇静作用。

4. 调节心血管作用　桑螵蛸散、缩泉丸具有调节心血管系统功能。

5. 调节消化道平滑肌功能　四神丸、养脏汤、泻痢固肠丸等涩肠固脱剂有调节肠道平滑肌作用。

一、玉屏风散

【方剂来源】　元·朱丹溪《丹溪心法》

【方剂组成】　防风、黄芪各一两，白术二两，姜三片。

【功能主治】　益气固表止汗。用于表虚自汗，易感风邪。

【药效研究】

1. 对免疫功能的影响　玉屏风散水煎剂灌胃给药对小鼠的胸腺、脾脏明显增重，血 T 细胞酶染色率升高，中性粒细胞体外培养对白色葡萄球菌吞噬率增加，吞噬指数及血浆免疫球蛋白 A：G 也有增加趋势。周氏也报告水煎液能增加小鼠溶血素抗体和呼吸道分泌液中 SIg 的产生，并增加小鼠血清 IgG、IgG_1 含量；还能减少小鼠 Ts 细胞数，增加 T_H 细胞数，明显增加 B 淋巴细胞的百分数，同时提高 T 淋巴细胞转化率。其加味方能促进脾淋巴细胞母化，使分裂增殖加速，延缓免疫细胞衰老，增强机体免疫功能。

2. 对肾上腺皮质功能的影响　实验研究发现，玉屏风散可有效地改善阳虚小鼠的肾上腺皮质功能。

3. 对实验性肾炎的保护作用　玉屏风散浸膏对家兔的实验性肾炎有一定的保护作用。以相当于 14.67g/日剂量给药 7 周，病理学检查肾脏的病变显著减轻，好转率可达 83.3%。

4. 抗病毒　玉屏风口服液对鸡胚尿囊腔或卵黄囊给药的流感病毒有明显抑制作用，并且能使病毒灭活。

5. 对胰岛功能的影响　玉屏风散可以调整甲低阳虚模型兔所表现的胰岛细胞反应低下及储备功能不足。

【作用机理研究】

1. 通过小鼠脾脏溶血空斑细胞(PFC)试

验证明，玉屏风散有双向调节作用，对PFC偏低者有升高作用，而PFC偏高者有降低作用。进一步研究表明，玉屏风散使cAMP低者升高，而PFC降低；cAMP降低则PFC升高；与cAMP呈正相关，对cAMP/cGMP变化呈逆相关。临床研究表明，本方能使免疫功能不良者得到纠正和恢复。

2. 玉屏风散水煎剂灌胃能明显提高血流速度，改善血流状态，这可能正是该方益肺气作用、增强卫外功能的本质。

【组方配伍研究】

1. 玉屏风散对免疫功能的双向调节作用与黄芪密切相关，而黄芪对免疫细胞中环核苷酸含量有影响：当黄芪使PFC升高时，cAMP降低，cGMP升高；当黄芪使PFC降低时，cAMP升高而cGMP降低。有人观察到黄芪的水提醇沉上清液是玉屏风散或黄芪起双向调节作用的一个重要有效部位。而防风与黄芪的作用又是相辅相成的：当机体免疫功能过盛时，二者共同作用使之趋向正常；免疫功能偏低者，黄芪使之升高，而此时白术、防风却不能使之提高。

2. 玉屏风散的加味方（加当归）口服给药能减少慢性支气管炎大鼠对细菌气溶胶吸入后感染数、感染率和菌落数，扫描电镜观察证明，其能抑制细菌在受损气管粘膜表面的粘附，与对照组比较差异显著。

【其他】

玉屏风散在教科书中一般都列入固涩剂，但从药味组成和药性理论来说，应当是通过补益脾肺之气来实现的，并没有真正的收涩之功。而通过近代的研究更证明：黄芪为方中主药，几乎有着与全方同等的作用，因此归属于补益剂类为妥，邓氏即将其列入补益剂。

二、四神丸

【方剂来源】 明·王肯堂《证治准绳》

【方剂组成】 肉豆蔻二两，补骨脂四两，五味子二两，吴茱萸（浸炒）一两，生姜八两，大枣一百枚。

【功能主治】 温补脾肾，涩肠止泻。用于脾肾虚寒之五更泄泻。

【药效研究】

四神丸水煎液对离体家兔小肠的自发活动在适当剂量下有明显的抑制作用，并能对抗乙酰胆碱和氯化钡引起的肠管痉挛。

【作用机理研究】

四神丸能对抗乙酰胆碱引起的肠管痉挛，作用与阿托品相似，提示该方可能通过阻断M受体而起作用；四神丸和肾上腺素对肠管自发活动影响的比较研究表明，妥拉苏林不能阻断四神丸对肠管的抑制作用，说明四神丸并非是通过α受体起作用的。

【组方配伍研究】

四神丸对肠管主要是起抑制作用。拆方研究表明，组成该方的两个小方五味子散（五味子、吴茱萸）和二神丸（补骨脂、肉豆蔻、生姜、大枣）均有拮抗乙酰胆碱和氯化钡引起的肠管痉挛的作用，但后者需用较大的剂量，而五味子散则与全方作用相似，说明五味子、吴茱萸是抑制肠管运动的主要药物。

【制剂研究】

四神丸原方为水丸，崩解缓慢，服用量大。王氏等改制成胶囊剂，定性鉴别可行，溶散时限较丸剂缩短。

第七节 理 气 剂

【定义】 以理气药物为主组成，具有调畅气机，调整脏腑功能的作用，用以治疗气滞、气逆之证的方剂，统称理气剂。

【功用】 理气剂具有调理气机、解郁散结或降逆止呕，使气机通畅而脏腑功能协调，升降正常，阴阳平衡之功用。

【研究概况】 人体之气来源于脾肾，出入升降治节于肺，升发疏泄于肝，帅血贯脉而周行于心，与脏腑功能关系非常密切。若外感内伤，脏腑受病，则气机郁结或气逆不降，发为“气病”。气病涉及的范围，从广义上说，有气滞、气逆、气虚等，包括实证和虚证两个方面。而这里所指的“气病”，是从狭义上来说的，仅仅是指实证而言，不包括气虚证。气虚治法，则另有所主。气病实证多见气滞和气逆。气机郁结者，须行气解郁为治；气逆上冲者，则须降气以降逆平冲为治。

1．行气　适用于气机郁滞的病证。主要以脾胃气滞和肝气郁滞为多见。脾胃气滞主症见有脘腹胀满，嗳气吞酸，呕恶食少，大便失常等，常以疏理脾胃气滞的药物为主组成方剂。肝气郁滞主症见有胸腹胁肋胀痛，疝气痛，妇女月经不调，痛经，乳房胀痛等，常以疏肝理气，解郁散结的药物为主组成方剂。行气药物如陈皮、木香、川楝子、乌药、香附、厚朴、枳实、小茴香、橘核等。方如木香顺气丸、逍遥散、金铃子散，越鞠丸、瓜蒌薤白白酒汤、半夏厚朴汤等。

2．降气　适用于肺胃气逆不下，气机上逆的病证。肺气上逆的主症见有气喘咳嗽等，常以降气平喘药物为主组成方剂。胃气上逆的主症见有呕吐、反胃、呃逆等，常以降逆止呕药物为主组成方剂，由于气逆证有寒、热、虚、实之分，因而在降气法中应分别与散寒、清热、化痰、化瘀等药配伍，气逆与气滞证候常同见于临床，故降气和行气法常结合使用。肺气逆而咳喘者，常用降气祛痰、止咳平喘药如苏子、杏仁、沉香等，方如苏子降气汤、定喘汤。如属胃气逆而呕吐、呃逆者，常用降逆和胃止呕药如旋覆花、代赭石、半夏、陈皮、丁香、柿蒂等，方如旋覆代赭汤、小半夏加茯苓汤等。

理气剂的组成多辛温香燥之品，容易耗气伤阴，应适可而止，勿使过度，对气虚、阴虚的患者慎用。

【药理作用】　气滞郁结大多与内脏功能失调及炎症有关。理气剂药理作用主要可归纳如下（见表 4-65）：

1．影响内脏平滑肌活动　许多理气剂对胃肠、子宫平滑肌活动有影响。如半夏厚朴汤、木香顺气丸、苏子降气汤、金铃子散、越鞠丸。

2．镇咳、祛痰、平喘、止吐作用　如瓜蒌薤白半夏汤、半夏厚朴汤。

3．抗菌　苏子降气汤、金铃子散、木香顺气丸等均有抗菌作用。

【临床应用】　主要适用于消化系统，呼吸系统疾病，也可用于冠心病、心肌炎、肺心病等。

表 4-65　部分理气剂主要药理作用及临床应用

	平滑肌		胃液分泌	止吐	镇咳	平喘	祛痰	镇静	祛痛	抗菌	改善循环	临床应用
	胃肠	子宫										
瓜蒌薤白半夏汤					＋		＋	＋	＋	＋	＋	冠心病、心绞痛、慢性支气管炎、慢性胆囊炎
半夏厚朴汤	±			＋	＋	＋	＋	＋				溃疡病、胃神经官能症、慢性支气管炎、妊娠呕吐
木香顺气丸	±		＋							＋		胃肠炎、消化不良
金铃子散	＋	＋						＋	＋	＋		溃疡病、胃炎、肝炎、胆囊炎、痛经
苏子降气汤	±			＋	＋	＋	＋					慢性支气管炎、哮喘、肺源性心脏病、胸膜炎
越鞠丸		−						＋	＋	＋		溃疡病、胃炎、肝炎、胆囊炎、痛经
瓜蒌薤白白酒汤									＋		＋	冠心病、心绞痛

＋：增强　－：抑制　±：双向

瓜蒌薤白白酒汤

【方剂来源】　汉·张仲景《金匮要略》

【方剂组成】　瓜蒌实一枚，薤白半斤，白酒七升。

【功能主治】　通阳散结，行气祛痰。用于胸痹痰浊证。

【药效研究】

1．抗缺氧　瓜蒌薤白白酒汤可明显增强正常小鼠和异丙肾上腺素引起心肌缺氧小鼠的常压缺氧的耐受能力。10g/kg 腹腔给药正常小鼠生存时间为 21.9±5.8 分钟，对照组为 16.3±4.0 分钟。心得安 0.02g/kg 组为 20.8±2.6 分钟。与对照组比，给药组生命延长率为 34.7%，心得安组为 27.7%。对特异性心肌缺氧小鼠给药组生存时间为 15.7±1.5 分钟，生命延长率给药组为 27.0%，心得安组为 19.5%。所以结果表明，本方具有很好的抗缺氧作用。

2. 保护缺血心肌　瓜蒌薤白白酒汤注射液 5.0g/kg 腹腔注射对垂体后叶素所致大鼠和家兔心电图 T 波高尖有缓解作用，表明其对垂体后叶素所致的动物急性心肌缺血的心脏有保护作用。

3. 扩张冠脉　本方≥1mg/ml 对豚鼠和家兔离体心脏灌流，能明显扩张冠脉血管，增加冠脉流量，并能拮抗垂体后叶素所致的冠脉血流量减少。这对改善缺血心肌的能量和氧的供需平衡有利。

4. 扩张外周血管　本方≥50mg/ml 浓度时大鼠和家兔离体主动脉条实验表明，能明显拮抗高 K^+ 和去甲肾上腺素引起的血管平滑肌收缩；此外，≥200mg/ml 浓度时，还有直接松弛血管平滑肌的作用。这些作用能降低外周血管阻力，改善血液循环。

5. 抑制心脏　本方≥5.0mg/ml 浓度对豚鼠和家兔离体心脏灌流可使心率明显减慢，含量≥10.0mg/ml 就能使心肌收缩力明显减弱；≥100mg/ml 时可使心脏完全抑制，停止跳动。作用强度随含量增加而提高，量效关系成正比。

6. 抑制血小板聚集　本方浓度≥5.0mg/ml，家兔和小鼠血小板体外聚集实验，可明显抑制 ADP 诱导的家兔血小板聚集，并能促进血小板聚集体的解聚，10.0mg/ml 瓜蒌薤白白酒汤的作用比 0.2mg/ml 潘生丁的效果好。瓜蒌薤白白酒汤注射液≥10g/kg 腹腔注射对 ADP 和胶原诱导的大鼠血小板聚集均有明显抑制作用，而对循环血液中的血小板计数无明显影响，其作用强度比腹腔注射潘生丁 20.0mg/kg 为强。

7. 降低血液粘度　瓜蒌薤白白酒汤≥10g/kg 灌胃给药可使家兔全血比粘度降低，红细胞电泳加快，而对血浆比粘度和红细胞压积无明显影响。

【安全性研究】

瓜蒌薤白白酒汤注射液小鼠腹腔注射的 $LD_{50}=48.72\pm1.79$g/kg，其水煎剂小鼠灌胃的最大耐受量≥80g/kg，（大于人临床常用量的 200 倍）。这表明该方毒性较小。小鼠的中毒表现是活动减少，四肢乏力，软瘫，抽搐。

（陈　奇　周丽娟）

第八节　理　血　剂

【定义】　以理血药为主组成的，具有调理血分作用，主治血分病的方剂，称为理血剂。其主要功效是调理血分，促进血行，消散瘀血及制止出血，使血瘀者化，血滞者行，出血者止，血虚者养。

【研究概况】

血瘀证与血液循环和微循环障碍以及血液流变性异常有密切关系。活血化瘀剂大多能改善和纠正血液循环和微循环障碍以及血液流变性异常，见表 4-66。

表 4-66　一些理血剂主要药理作用及临床应用

	扩张血管	改善微循环	改变血液流变性	抑制血小板聚集	抗炎	增强免疫	镇静	镇痛	其他	主要临床应用
血府逐瘀汤	+	+	+	+	+	+		+		冠心病、中风后遗症、痛经、慢性肝炎
补阳还五汤	+	+	+	+	+	+		+	降压	脑血栓
少腹逐瘀汤		+	+		+	+		+		痛经、闭经、不孕症、慢性盆腔炎
桂枝茯苓丸	+			+	+		+	+		盆腔炎、宫外孕、冠心病
桃红四物汤	+				+		+			偏头痛、痛经、闭经、不孕症、慢性胃炎
失笑散				+			+		收缩子宫	痛经、冠心病、上消化道出血
生化物				+	+			+	收缩子宫	子宫内膜炎、子宫肌瘤、产后子宫复旧不良
十灰散							+		促进凝血	咯血、胃出血、尿血、月经过多

1. 改善血流动力学和微循环　活血祛瘀剂一般均有扩张血管，改善微循环，增加器官

血液灌流量的作用。如桃红四物汤、瓜蒌薤白汤等。

2. 改善血液流变学和抗血栓形成　活血祛瘀剂一般能改善血瘀患者血液的浓、粘、凝、聚状态。如血府逐瘀汤、补阳还五汤等。

3. 抗炎　对急性、慢性炎症，能促进炎症的局限化及吸收，有利于损伤组织的修复，如少腹逐瘀汤、桂枝茯苓丸等。

4. 其他　有些活血化瘀剂可抑制胶原的合成，促进增生的结缔组织软化吸收，对细胞、基质、纤维及胶原的合成或分解具有多方面的影响，临床用于治疗结缔组织疾病，如硬皮病、象皮肿、肉芽肿，组织粘连以及肝脾肿大等。一些活血化瘀方剂对体液免疫和细胞免疫功能有调节作用。如桃红四物汤、血府逐瘀汤等。

【临床应用】　主要用于脑血管、心血管疾病、妇产科疾病及各种出血。

一、血府逐瘀汤

【方剂来源】　清·王清任《医林改错》

【方剂组成】　桃仁四钱，红花三钱，当归三钱，生地黄三钱，川芎一钱半，赤芍二钱，牛膝三钱，桔梗一钱半，柴胡一钱，枳壳二钱，甘草一钱。

【功能主治】　活血祛瘀，行气止痛。用于胸中血瘀，血行不畅证。

【药效研究】

1. 抑制血小板聚集　2.5g/kg 血府逐瘀汤灌服大鼠，每天 1 次共 10 天，能明显抑制胶原引起的血小板聚集，降低其最大聚集率，并能延长 ADP 引起的血小板聚集发生的时间。10.0g/kg 灌服大鼠，每日 1 次共 7 日，能显著降低急性血瘀证大鼠模型血小板最大聚集率，延长血小板聚集时间。

2. 改善血液流变性　50%浓煎剂口饲家兔 3 周，能使全血还原粘度有显著下降，红细胞电泳速度显著加快。2.5g/kg 血府逐瘀汤灌服大鼠，每日 1 次共 10 日，与对照组相比能显著降低血浆粘度，红细胞压积及血沉。给血栓闭塞性脉管炎患者口服水煎剂 3000ml/天，共 15 天，能使体外血栓的长度、湿重、干重等指标显著降低。

3. 改善微循环　0.6ml/100g 血府逐瘀汤水煎（200%）小肠推注，用 10%高分子右旋糖酐（0.5ml/100g 体重）静注所造成急性微循环障碍的大鼠，20 分钟后，能使肠系膜细动脉和细静脉口径明显扩张，毛细血管开放数量明显增多，血流速度加快，红细胞聚集及白细胞贴壁、滚动及堆积等现象明显改善，血流停滞现象消失。同时，该方还能防止急性微循环障碍造成的血压急剧下降，有利于组织器官血流灌注，促进微循环障碍恢复。

4. 抗炎作用　8.0g/kg 和 16.0g/kg 血府逐瘀汤口饲大鼠，均可显著抑制塑料环埋于皮下所引起的慢性肉芽肿形成。比较血府逐瘀汤和氢化可的松（70mg/kg）的抗炎作用发现，两者虽均有显著的抗炎作用，但具体表现有差别，血府逐瘀汤能显著地升高肾上腺指数而降低胸腺指数和脾指数，肝指数有升高的趋势。

5. 降血脂　16g/kg 灌服大鼠，每天 1 次，共 10 天，可降低血清胆固醇，但对血糖和血清甘油三酯无明显影响。用高脂饲料喂饲大鼠，血府逐瘀汤对血清及肝组织的 TC、TG 同对照组相比均有明显降低，血府逐瘀汤组血清 LDL-ch 明显低于对照组，对 HDL-ch 影响不明显，血府逐瘀汤组的肝指数较对照组明显降低。认为本方不仅能降低高脂血症大鼠升高的血清脂质，而且能减少其肝脏的脂质沉积。

6. 对心血管系统的影响　25%血府逐瘀汤水煎剂 0.05ml 灌流蟾蜍离体心脏，心率立即减慢，收缩振幅降低，加入 50%药液时心率仍减慢，并有少数心脏停止跳动，进入抑制状态，心室停留在大部舒张状态，心率及振幅与给药前相比均显著降低。血府逐瘀汤在低剂量时，可使蟾蜍外周血管明显扩张，但是随着剂量的增加反而出现收缩血管作用，与给药前相比均有非常显著差异。1.5g/kg 血府逐瘀汤水煎液静注家兔，可使心率下降，脉压差增高，血压降低。

7. 增强免疫功能　本方胶囊制剂明显促进小鼠腹腔巨噬细胞的吞噬功能，并能拮抗氢化可的松对巨噬细胞吞噬功能的抑制作用，从而增强非特异性免疫功能，能激活 T 淋巴细胞和 B 淋巴细胞参与免疫调节。溶血空斑实验表明本方不仅能使小鼠抗体生成细胞数量增加，也能使抗体生成细胞生成抗体和分泌抗体的能力加强，分泌抗体的时间延长。

8. 抗心律失常　2.5g/100g 本方（50%）灌服小鼠能显著对抗氯仿诱导心律失常，降低心室纤颤的发生率。

9. 镇痛　15.2g/kg 本方煎剂灌服小鼠，能显著延长痛反应时间，比用药前痛阈有显著提高，用药 60 分钟后，痛阈能提高到 154.98%。该作用与颅痛定相比发生较缓慢，消退也迟。

10. 抗缺氧　2.5g/100g 血府逐瘀汤水煎剂（50%）腹腔注射小鼠，能明显延长小鼠的耐缺氧存活时间。

11. 对实验性呼吸窘迫综合征的影响　20ml 血府逐瘀汤灌服用油酸（0.08ml/kg）静注造成的实验呼吸窘迫综合征（RDS）家兔，能改善通气/血流比例而提高血氧分压，给药组的肺脏病理改变较轻，显微镜下可见肺泡层毛细血管扩张，充血减轻并极少见有血栓形成。血府逐瘀汤有明显的改善肺脏微循环障碍的作用。

12. 对实验性眼底损伤的影响　血府逐瘀汤加味口服液 9ml/kg 灌服用红宝石激光造成的家兔眼内出血模型，3 周后，视网膜电图（ERG）振幅明显恢复。a 波最大恢复及最终恢复均为 33%，b 波最大及最终恢复分别为 34% 和 28%，比尿激酶组和空白对照组恢复程度高且稳定持久。

二、补阳还五汤

【方剂来源】清·王清任《医林改错》

【方剂组成】黄芪四两，当归二钱，赤芍一钱半，地龙一钱，川芎一钱，红花一钱，桃仁一钱。

【功能主治】补气，活血，通络。用于中风后遗症。

【药效研究】

1. 扩张脑血管　1.5ml/kg 补阳还五汤注射剂静注家兔，给药后 5 分钟，脑电阻图和肢体 min 电阻图波幅明显增高，0.5mg/kg 去甲肾上腺素静脉注射家兔，待其波幅达最低值时，静脉注射 1.5ml/kg 补阳还五汤，波幅有明显增高。表明补阳还五汤能扩张家兔脑血管，并能对抗去甲肾上腺素收缩脑血管的作用。0.25g～0.5g/kg 静注麻醉犬，能显著增加脑血流量，并使脑血管阻力下降，作用均可维持 1 小时以上。0.5g/kg 和 1.0g/kg 静注麻醉猫，均能显著增加脑血流量，降低脑血管阻力。本方尚可增加脑组织对 ^{86}铷的摄取率，显著增加脑的营养性血流量。

2. 对神经系统损伤的修复　3.0ml/只补阳还五汤（50%）灌服造成脊损伤的豚鼠，每天 2 次，连续 7 天，能显著减少神经元损伤。32～40g 生药/kg 灌服腓总神经损伤后的大鼠，每天 2 次，用药组观察周期运动神经传导速度均快于对照组，损伤后神经纤维传导速度的恢复率和伤肢的功能恢复用药组亦快于或早于对照组。

3. 抗脑缺血再灌注损伤　3.9g/kg 补阳还五汤静注对血管夹闭所致脑缺血再灌注损伤模型兔：①能明显抑制再灌注后脑组织丙二醛（MDA）的升高，并能提高脑组织抗氧化酶 GSH-Px 活性。②能抑制再灌注组织 TXB_2 的升高，提高脑组织 6-Keto-$PGF_{1\alpha}$ 含量，即本方能调节脑内 TXA_2/PGI_2 平衡。③能显著抑制再灌注后脑组织 Ca^{++} 含量的升高，而对抗脑缺血再灌注后脑细胞的钙超载。④本方不能明显抑制再灌注后脑组织 cAMP 的升高。

4. 强心　0.5g、1.0g、2.0g/kg 补阳还五汤注射液静脉注射麻醉家兔，能显著增强心肌收缩幅度，该作用可维持 20 分钟以上。并且 1.0g、2.0g/kg 能降低心肌张力时间指数，且分别于给药后 15 分钟和 1 分钟最显著。并且增加心肌收缩力时并不增加心耗氧量，反而有降低的作用。同西地兰相比，二者虽均有增强心肌收缩力的作用，但西地兰升高血压、减慢心率，而补阳还五汤则能降低血压，不影响心率。

5. 增加心肌营养性血流量　分别以 4g、8g、16g/kg 补阳还五汤灌服小鼠，均能增加小鼠心肌对 ^{86}铷的摄取量，而 4g、8g/kg 剂量的增加量最为显著。100mg/kg 潘生丁腹腔注射小鼠，其作用更为显著。本方尚能缓解脑垂体后叶素所致急性及慢性心肌缺血。

6. 降压　0.5g/kg 补阳还五汤静脉注射麻醉家兔，对血压无明显影响。1.0g/kg 静注家兔则有缓和持久的降压作用，可持续 20 分钟以上。1.5g/kg 补阳还五汤水煎醇沉剂静脉注射麻醉兔，也可降低血压。0.25g～0.5g/kg 本方静注麻醉犬，对血压、心率则无明显影响。

7．抗凝　①抑制血小板聚集。30g/kg 和 15g/kg 补阳还五汤浓液给家兔直肠推注，能显著抑制胶原及 ADP 诱导的血小板聚集，并能显著降低血小板的粘附率。②抗血栓形成。6.3g 生药/kg 补阳还五汤耳缘静脉注射家兔，能显著延长凝血酶原时间，从而抑制体内凝血酶—纤维蛋白原反应过程，该作用在给药后 10 分钟最显著，随着时间的推移，药效逐渐降低，能持续 2 小时。同时，注射本方后 2 小时，激活部分凝血活血酶时间（KPTT）仍较给药前明显延长，表明补阳还五汤对内源性凝血途径具有较强的抑制作用。2g/kg 补阳还五汤静注大鼠，能明显抑制血栓的形成，使血栓重量显著降低。

8．改善血液流变性　1.5g/kg 补阳还五汤水煎剂静脉注射麻醉家兔，能显著降低因结扎双侧颈动脉而引起的血清纤维蛋白原的升高。每天 10ml/只补阳还五汤灌服用地塞米松磷酸钠造成的家兔脑血栓模型，连续 20 天，能显著降低全血高低切粘度、红细胞压积、血浆比粘度和血小板聚集率，同时降低血清胆固醇和甘油三酯含量，改善瘀血模型的瘀血症状。

9．抗动脉粥样硬化　用高脂饲料喂养家兔 90 天后，头 7 天用 2.5ml/kg 补阳还五汤耳静脉注射 1 次，其余时间每天用 2.5ml/kg 口饲家兔，共 30 天，能明显降低血清胆固醇和甘油三酯含量；对动脉粥样硬化斑块有非常显著的消退作用；对因造型引起的心率加快有显著降低作用；并能对抗因造型引起的体重增加。

10．抗炎及增强免疫功能　10g/kg 和 20g/kg 补阳还五汤水煎醇沉剂灌服小鼠，每天 1 次，连续 7 天，能明显抑制小鼠耳廓炎症，对腹腔毛细血管通透性的增加亦有显著的对抗作用。对角叉菜胶所致大鼠踝关节肿胀和塑料环引起的肉芽肿均有明显抑制作用，而显示对抗渗出性炎症及增殖性炎症的功能。并可显著增加免疫器官的重量，促进巨噬细胞吞噬功能，显著增加特异性抗体溶血素的含量。本方尚能升高小鼠腹腔巨噬细胞的吞噬率及吞噬指数，增强腹腔巨噬细胞吞噬功能。

11．提高机体适应性　0.505g/25g 补阳还五汤煎剂（2.02kg 生药/L）灌服小鼠，每天 1 次，连续 10 天，能显著延长小鼠耐缺氧生存时间和耐疲劳游泳时间，从而提高机体对不利环境的适应能力。

【安全性研究】

补阳还五汤注射液的 LD_{50} 为 149g 生药/公斤体重，95％可信区间为 136g～163g 生药/公斤体重。LDo/EDx 比值为 15.7。

三、桂枝茯苓丸

【方剂来源】　汉・张仲景《金匮要略》

【方剂组成】　桂枝、茯苓、丹皮、桃仁（去皮尖）、芍药各等分。

【功能主治】　活血化瘀，缓消癥块。用于瘀血留结胞宫诸证。

【药效研究】

1．改善血液流变性　①降低血粘度：2g/kg 静注或 6g/kg 口饲家兔，1.5 小时后，全血还原比粘度（高切、低切）、全血比粘度（高切、低切），血浆比粘度及纤维蛋白原浓度均明显降低，红细胞电泳时间减少，但对红细胞数、白细胞数、血红蛋白含量及血浆中胆固醇浓度均无明显影响，表明本方降低血粘度的作用不是由于血红细胞数量或血中胆固醇浓度降低所致，而是与血浆中链状高分子物质，主要是纤维蛋白原浓度降低有关。②改善红细胞变形能力；通过对老龄大鼠的研究发现，老龄大鼠红细胞变形能力降低，而本药能抑制其变形能力下降，如果给老龄大鼠负荷胆固醇，使变形能力再降低，本方仍有明显的抑制降低之功能。利用脑卒中易发性高血压自发性大鼠（SHRSP）对本药进行研究。在 SHRSP 中，在血压上升的同时，其红细胞变形能力显著降低。给予本方后，血压上升被抑制，红细胞变形能力明显被改善。另外，给 SHRSP 投予右旋糖酐，可使大鼠平均生存日数减少，红细胞变形能力明显降低，若与本方合用，则平均生存日数延长，红细胞状态改善。

2．抗血小板聚集　500mg/ml 及 250mg/ml 口服本药的水煎剂不论以胶原或 ADP 为致聚剂，对血小板的聚集率有抑制作用，并且作用比阿斯匹林强。100％桂枝茯苓丸稀释至 50％和 25％，对部分凝血活酶时间（α-PTT）有轻度抑制，对凝血酶原时间（PT）则无明显作用，对纤溶剂尿激酶有抑制作用，表明本方对血凝及血小板系统抑制强，而对纤溶系统作用较弱，这些有助于改善血瘀证之血液高凝、高聚状态。900、300、100mg/kg，桂枝茯苓丸口饲大鼠，连续3天对细菌内毒素引起的弥漫性血管内凝血（DIC）具有一定的预防作用，能明显抑制纤维蛋白原、纤维蛋白降解产物、凝血酶原时间、部分凝血酶时间、血小板及有纤维素沉着的肾小球百分率，并呈量效关系，但等量的单味药则无此作用，表明本方抗DIC的效果是五味生药混合后而产生的。

3. 对内分泌的影响　按300mg/kg给予大鼠，连续14天，血浆黄体生成素（LH）和促卵泡激素（FSH）同对照组相比均有明显降低。胸腺嘧啶激酶（TK）活性和子宫湿重都有明显的降低。服用17-β雌二醇（E_2）后，TK活性和子宫湿重的增加分别为对照组的21倍和2.4倍，而同时服本药，可使E_2诱导子宫TK活性和子宫湿重的增加均有不同程度的降低。提示本方可能具有催乳素释放激素(LHRH)类似物及弱抗雌激素的特性，对于“激素型血瘀证”模型大鼠的肾上腺萎缩，血中皮质激素水平降低及ACTH试验反应性降低等有一定改善作用，认为本方可能对垂体-肾上腺皮质有一定保护作用。但临床上发现妇产科患者服本方后，卵泡素及雌二醇量增加，并认为临床疗效与其雌激素样活性有关。

4. 抗炎　桂枝茯苓丸60g/kg口饲或10g/kg腹腔注射大鼠，可抑制蛋清、甲醛等所致大鼠关节肿。半小时起效，持续时间在72小时以上，其强度相当于腹腔注射20mg/kg氢化可的松。若按此剂量连续给药7天，能显著对抗大鼠炎性棉球肉芽肿增生，提示本方对大鼠急性、亚急性、慢性炎症均有抑制作用，并能抑制组织胺、5-羟色胺所致的毛细血管通透性增高。连续给药7天，未发现肾上腺重量显著变化。对去肾上腺大鼠的关节肿，仍有明显对抗作用，表明本方抗炎作用的主要途径不是通过垂体-肾上腺系统的调节，而是对炎症过程中的许多环节起直接对抗作用所致。

5. 抗肿作用　2g桂枝茯苓丸与麦秆半纤维素B和卵白糖肽的葡萄糖液（WOG）混合口饲小鼠，共90天，对甲基胆蒽诱发皮下癌的小鼠生存时间无延长作用，但能完全抑制脾的淀粉样变性，如果将本方与灵芝一起和WOG合用，则可使给药组小鼠生存时间明显延长。

6. 镇痛　桂枝茯苓丸100g/kg口饲或10g/kg皮下注射小鼠，可使其热板致痛反应的潜伏期明显延长，且作用持续时间可延长到注射后4小时。桂枝茯苓丸对冰醋酸引起的小鼠扭体反应也有明显的抑制作用。桂枝茯苓丸及其单味药物芍药、丹皮、桃仁均有镇痛作用。

7. 镇静　桂枝茯苓丸100g/kg口饲或10g/kg皮下注射小鼠，均可明显抑制小鼠的自发活动，同时也可提高巴比妥阈下催眠小鼠翻正反射消失的百分率，并且可明显延长小鼠的睡眠时间。桂枝茯苓丸及其单味药桂枝，芍药及丹皮均有镇静作用。

【安全性研究】

桂枝茯苓丸皮下注射给药，小鼠半数致死量（LD_{50}）为82.0±10.9g/kg，灌胃口服250g/kg剂量，腹腔注射51.8±6.98g/kg，25只小鼠无一死亡，并未出现明显毒性反应。

（陈　奇　李文宏）

第九节　祛痰剂

【定义】　由祛痰药为主组成，能够促进痰液的排出，或消除致痰原因，用以治疗各种痰病的方药，统称为祛痰剂。

【功能】　祛痰剂的功效是以祛痰为主，兼能止咳平喘。痰的成因很多，六淫、七情、食欲不节皆可生痰。痰又为病理产物，脏腑经络，头颈四肢无处不到。故痰邪致病除常见咳嗽喘外，亦可见头痛、眩晕、胸闷、呕吐、中风痰厥、癫狂惊痫，以及痰核瘰疬等。凡此者均可以祛痰剂治之。

【研究概况】　近10年来，在对祛痰方剂的研究中，郑作文就三子养亲汤（以下简称三子汤）的功效进行了较系统的研究。证实三子汤可舒张离体气管平滑肌，增加离体肺灌流、延长Ach诱发的哮喘潜伏期；增加血浆中cAMP/cGMP的比值，增加小鼠气管酚红排泄量，延长浓氨水引发的引咳潜伏期。对金黄色葡萄球菌、乙型溶血性链球菌、白色葡萄球菌、绿脓杆菌，白喉杆菌有明显抑制作用；也可抑制醋酸所致小鼠腹腔毛细血管通透性增高。刘继林除对三子汤的平喘、镇咳、祛痰作用进行研究外，还证实三子汤对小鼠肠道的输送功能有显著的抑制作用；对巴豆油所致小鼠耳部炎症无明显抑制作用。郭传勇等在家兔急性缺氧性肺动脉高压病理模型上证实：三子汤静脉给药能明显降低急性缺氧所致家兔肺动脉高压，作用与酚妥拉明相近。合方与拆方研究表明：紫苏子、白芥子均有明显的祛痰和平喘作用，紫苏子的平喘作用较白芥子强，但白芥子的祛痰作用较紫苏子强；镇咳却以莱菔子作用较强；白芥子还能提高小鼠血浆中 cAMP/cGMP 的比值。由白芥子、莱菔子、紫苏子三者组成的三子汤其祛痰、止咳、平喘作用优于各单药味，三者配伍后既可增强药效又可取各药之所长协同发挥作用。降肺动脉高压作用莱菔子效果最佳、白芥子次之，三药合用可增加降压幅度和延长降压时间。对苓桂术甘汤的研究，主要侧重于心血管损伤的保护作用，证明此方剂能明显延长小鼠缺氧状态下的存活时间，预防氯仿所致小鼠室颤的发生，改善异丙基肾上腺素所致大鼠心肌的缺血状态、增强心肌收缩力。在类似方剂的研究中，苓桂术甘汤、苓姜术甘汤、苓桂甘枣汤、苓桂味甘汤 4 种方剂组成药味较少，相同的生药较多为其同共点，均被认为属茯苓剂。通过中枢神经系统作用、对大鼠子宫的收缩作用、利尿作用、角叉菜胶足趾浮肿、镇痛作用对此 4 种方剂进行了比较性研究，结果：对神经系统作用的筛选表明，苓桂术甘汤、苓桂味甘汤（4g/kg，口服）对戊巴比妥的睡眠时间有延长作用；对大鼠自发运动，苓桂术甘汤连续给药可见运动量明显减少；对大鼠子宫的自动收缩四种方剂均有抑制作用。祛痰剂中另一种被研究较多的为白金丸，主要针对白金丸降血脂作用展开。陈奇等证实：白金丸对高脂饲养所致大鼠的高胆固醇和甘油三酯血症有明显的预防和治疗作用；可降低高脂饲养大鼠血浆和全血比粘度，增加主动脉中 cAMP 的含量。在组方配伍研究中，郁金对高脂血症有明显治疗作用；郁金、白矾均可降低血浆和全血比粘度；郁金、白矾对主动脉内和血中 cAMP 均无升高作用。西药组合后的白金丸对以上 3 方面的作用均较单药为优。

一、三子养亲汤

【方剂来源】 明·韩懋《韩氏医通》

【方剂组成】 白芥子、紫苏子、莱菔子各等份。

【功能主治】 降气消食、温化痰饮。用于咳嗽喘逆，痰多胸痞，食少难消，舌苔白腻，脉滑。

【药效研究】

1. 平喘 ①25%和 50%的三子养亲汤 0.5mg/ml 有明显抗 Ach 所引起离体肺灌流量减少的作用。②$8\times10^{-2}$g 生药/ml 三子养亲汤有明显舒张正常豚鼠离体气管平滑肌的作用，并能对抗 1×10^{-7}g/ml 的 Ach 和 1×10^{-6}/ml 的 Hst 所引起的离体气管平滑肌的收缩。③三子养亲汤 4.5g 生药/kg、9.0g 生药/kg 给豚鼠灌胃，1 小时后可明显延长由 Ach 所诱发的引喘潜伏期。④以 15g 生药/kg 小鼠灌胃给药、每天 1 次，连续 10 天，可明显提高小鼠血浆中 cAMP/cGMP 的比值。

2. 镇咳 以 4.5g 生药/kg、9.0g 生药/kg 小鼠灌胃，1 小时后可延长由浓氨水诱发的小鼠引咳潜伏期。

3. 祛痰 以 20g 生药/kg 和 40g 生药/kg 小鼠灌胃给药，可明显增加小鼠气管的酚红排泄量。

4. 抗菌 三子养亲汤 1∶4 浓度稀释时对金黄色葡萄球菌、白色葡萄球菌、乙型链球菌、绿脓杆菌和白喉杆菌均有明显抑制作用。

5. 消食 按 40g 生药/kg 给小鼠灌胃后，对肠道的输送功能有非常明显的抑制作用。

6. 抗炎 40g 生药/kg 灌胃小鼠，对巴豆油所致耳缘炎性肿胀无明显抑制作用。

7. 降肺动脉压 三子养亲汤静脉给药可明显降低家兔缺血性肺动脉高压。降压程度与酚妥拉明基本相等。降压维持时间高于酚妥拉明。

8. 抑制甲状腺功能 以 5.8g 生药/kg 灌胃小鼠，每天 1 次，连续 4 天，可明显抑制小鼠甲状腺 ^{131}I 摄取率，对甲基硫氧嘧啶的促甲状腺肥大有协同作用。

【作用机理研究】

以 15g 生药/kg 灌胃小鼠，每日 1 次，连续

10天，可提高血浆中cAMP/cGMP的比值。以40g生药/kg灌胃后，对小鼠肠道输送功能有明显抑制作用。

【组方配伍研究】

1. 平喘 三子养亲汤、紫苏子、白芥子、莱菔子4.5g生药/kg、9.0g生药/kg灌胃豚鼠，均有明显平喘作用。以三子养亲汤作用最强，紫苏子作用较白芥子强，莱菔子最弱。三子养亲汤，白芥子还能显著提高小鼠血浆cAMP/cGMP比值。

2. 祛痰 三子汤、紫苏、莱菔子20g生药/kg灌胃小鼠有明显祛痰作用，以白芥子最强，三子汤次之，其次为紫苏子。

3. 镇咳 三子汤、莱菔子9g生药/kg灌胃小鼠有明显镇咳作用。以三子养亲汤最强，莱菔子次之，紫苏子、白芥子镇咳作用不明显。

4. 三子养汤组成药物中，莱菔子降肺动脉压效果最佳，白芥子次之，三药合用可增加降肺动脉压幅度和延长降肺动脉压的时间。

【安全性研究】

小鼠分别1次灌胃三子养亲汤120g生药/kg，白芥子80g/kg，紫苏子20g/kg，莱菔子200g/kg均无死亡。三子养亲汤腹腔注射的LD_{50}为41.5±1.5g/kg，口服LD_{50}无法测得。也有报道，三子养亲汤以40g生药/kg、80g/kg、120g/kg、160g/kg、200g/kg五个剂量灌胃小鼠，测得最大耐受量为120g/kg。

二、白金丸

【方剂来源】 清·王洪绪《外科全生集》，宋·《本事方》

【方剂组成】 白矾、郁金各等份。

【功能主治】 豁痰安神。用于喉风、乳蛾及痰阻心窍。

【药效研究】

1. 对血脂的影响 白金丸6g生药/kg大鼠灌胃给药，每日1次，连续15天，有明显预防胆固醇增高的作用。治疗组高脂喂养第16天起，每日1次，连续4周灌胃给药，有明显降低血中胆固醇和甘油三酯的作用。

2. 对血液流变学的影响 白金丸6g生药/kg灌胃大鼠，每日1次，连续4周，可使高脂大鼠血浆和全血比粘度明显降低。

3. 对环核苷酸的作用 白金丸6g生药/kg灌胃大鼠。1日1次，连续4周，可使高脂饲养大鼠主动脉内cAMP水平明显升高，对血浆中cAMP无明显影响。

【组方配伍研究】

1. 对血脂的作用 给高脂血症的大鼠分别口服白金丸6g生药/kg，郁金4.29g/kg，白矾1.8g/kg，连续4周，结果：白金丸和郁金有明显降低血中胆固醇和甘油三酯的作用，白矾作用不明显。

2. 对血液流变学的作用 白金丸、郁金剂量、用法同上，均有明显降低高脂大鼠血浆和全血比粘度的作用。

3. 对环核苷酸的作用 白金丸有升高大鼠主动脉内cAMP水平的作用，对血浆中cAMP无影响。而郁金、白矾对主动脉及血浆cAMP水平均无影响。

【质量研究】

制备工艺研究时干燥时间开始时控制在45℃，10小时以后升至90℃，干燥6小时即可。这样的产品经检验均符合标准，且降菌效果明显。

三、苓桂术甘汤

【方剂来源】 汉·张仲景《金匮要略》

【方剂组成】 茯苓12g，桂枝9g，白术9g，甘草6g。

【功能主治】 健脾渗湿、通阳利水。用于脾阳虚、痰饮内停而致的胸胁支满，目眩、心悸、短气、小便不利等症。

【药效研究】

1. 耐缺氧实验 苓桂术甘汤40g生药/kg小鼠腹腔注射，可明显延长缺氧状态下小鼠存活时间。若腹腔注射后给予异丙基肾上腺素2mg/kg，仍可明显延长小鼠存活时间。

2. 抗心律失常作用 苓桂术甘汤40g生药/kg小鼠腹腔注射，对氯仿所致小鼠室颤有明显抑制作用。也有报道：苓桂术甘汤12g生药/kg灌胃3天，可明显减少氯仿所致小鼠室颤的发生率。6g生药/kg灌胃大鼠3天，对氯仿肾上腺素所致大鼠心律失常发生时间无影响，但可显著缩短心律失常的持续时间。6g生药/kg灌胃3天，能明显使$CaCl_2$诱发大鼠心律失常出现的时间延迟，缩短持续时间，但对乌头碱诱发大鼠心律失常无效。

3. 抗心肌缺血作用　苓桂术甘汤 26g/kg 大鼠腹腔注射，可明显改善由异丙基肾上腺素所致大鼠心电图的缺血性改变，且给药后 20 分钟大鼠心率明显减慢。

4. 正性肌力作用　苓桂术甘汤 12g 生药/kg 家兔腹腔注射，对戊巴比妥所致家兔心衰的多项指标有明显的改善作用。LVSP、LVDP±dp/dtmax、Vmax 以及 CFLo 的恢复时间明显优于对照组。

5. 对神经系统作用　苓桂术甘汤水煎剂口饲大鼠对戊比妥所诱发的睡眠时间有明显延长作用；连续给药可明显减少大鼠的自发活动；对大鼠子宫的收缩有抑制作用。

【制剂研究】

对该方采用不同的煎制方法观察微量元素 Zn、Cu、Mn、Fe 的变化，结果显示：①不论各药单煎或四药合煎，第一煎微量元素的溶出量最大，随着煎次的增加，含量逐渐降低。②各药单煎 3 次，各微量元素的加和量与单煎合并后再测得的含量相比，合并后测得的 Mn 值明显低于单煎的各加和量。③复方煎液和单煎后合并相比，差异显著：Zn、Cu 含量有所下降，Mn 含量是成倍增高。

第十节　安　神　剂

【定义】　凡由重镇安神或滋养心神药为主组成，具有安定心神作用，用于治疗神志不安的方药均称为安神剂。

【功效】　安神剂具有调理脏腑偏盛偏衰，使其功能恢复正常平衡之功效。用于治疗失眠、心悸、惊恐、躁症、抑郁等神志不安之疾患，以达安定心神之目的。

【研究概况】　在安神剂的药理研究中，对甘麦大枣汤的研究较多。谢强敏等证实：甘麦大枣汤具有明显抗惊、镇静、抑制小鼠自发活动的作用，且对家兔呼吸、血压、心电图、雌性小鼠性腺均无明显影响。宋氏观察甘麦大枣汤对外周白细胞的作用时，发现其对环磷酰胺所致小鼠白细胞减少有明显抑制作用，并对环磷酰胺所引起的毒性反应有明显的保护作用。日本学者探讨甘麦大枣汤中枢抑制作用机理时发现，其有抑制中枢多巴胺能神经的作用。毒性研究：甘麦大枣汤安全毒性小。对柴胡加龙骨牡蛎汤的研究涉及面较广。日本学者中西幸三主要研究了其对血小板凝集的作用，发现柴胡加龙骨牡蛎汤本身无直接促血小板凝集的作用，但对不引起二次凝集的低浓度的肾上腺素和 ADP 有增强其凝集作用，对低浓度的胶原无增强凝集作用。并在机理研究中发现，这种增强凝集作用不被哌唑嗪和育亨宾所阻断，不受乙基马来酰胺的影响。组方配伍研究中：柴胡、大黄、桂皮、黄芩、龙骨、甘草有增强肾上腺凝集作用；桂皮、大黄、大枣、黄芩、甘草有增强 ADP 凝集作用，其余药无增强作用。复方及各单药均无增强胶原凝集作用。去掉有凝集作用的各药后的组方失去促凝作用。增加组方中人参比例，促凝作用减退。对类似的柴胡方剂大柴胡汤、小柴胡汤、柴胡桂枝汤进行比较性研究，结果：4 种方剂均有增强肾上腺素 2 次凝集的作用；大柴胡汤、柴胡加龙骨牡蛎汤可增强 ADP 的 2 次凝集；4 种方对胶原凝集均无增强作用，且 4 种方剂本身均无直接凝集血小板的作用。我国唐朝枢研究了柴胡加龙骨牡蛎汤对心血管损伤的保护作用，证实其有拮抗肾上腺素对家兔心肌的损伤作用，使心功能多项指标及病理检查接近正常。另外还有报道，柴胡加龙骨牡蛎汤可防止动脉硬化和改变小鼠脑内单胺类物质含量的作用。对朱砂安神丸药效研究主要结果有：可缩短清醒期、延长慢波睡眠一期和总的睡眠时间，对慢波睡眠二期和异相睡眠期无影响。

一、甘麦大枣汤

【方剂来源】　汉·张仲景《金匮要略》

【方剂组成】　甘草三两，小麦一升，大枣十枚。

【功能主治】　养心安神，健脾宁心，和中缓急，用于妇人脏躁、喜悲伤、欲哭、数欠伸。

【药效研究】

1. 镇静　甘麦大枣汤 10g 生药/kg 灌胃小鼠，每日 1 次，连续 7 天，可明显延长由戊巴比妥诱导的小鼠睡眠时间，呈量效相关。在小鼠对戊巴比妥钠阈下催眠剂量的实验中，甘麦大枣汤10g生药/kg灌胃小鼠，每日1次，连续10天，能明显提高戊巴比妥钠阈下催眠剂量小鼠的入睡数。

2. 抗惊厥　①甘麦大枣汤2g生药/kg、6g生药/kg灌胃小鼠，每日一次，连续7天，可明显减少回苏灵所诱发小鼠惊厥的发生率，发生率为9.1%；若10g生药/kg1次给药惊厥发生率为0，作用与安定相似，且呈量效相关。②甘麦大枣汤2g生药/kg小鼠灌胃，每日1次，连续7天，可明显减少由士的宁诱发小鼠惊厥的发生率，发生率为9.1%。日本有研究甘麦大枣汤对1.6mg/kg回苏灵和15mg/kg士的宁所诱发小鼠惊厥无抑制作用。③甘麦大枣汤5g生药/kg，7g生药/kg1次小鼠灌胃给药，对硫代胺基脲和印防己素、戊四氮诱发小鼠惊厥无抑制作用，惊厥率分别为100%、100%、80%，但可明显降低戊四氮诱发小鼠的死亡率，死亡率分别为45%和70%，呈量效相关性。④甘麦大枣汤17.1g生药/kg灌胃小鼠，连续5天和连续10天，对小鼠电惊厥率均无影响，惊厥率分别为80%和70%。还有报道：2g生药/kg、6g生药/kg、10g生药/kg灌胃小鼠，每日1次，连续7天，对小鼠电惊厥无对抗作用。

3. 对小鼠自发活动的影响　①甘麦大枣汤10g生药/kg、15g生药/kg灌胃小鼠，每日1次，连续5天能明显抑制正常小鼠的自发活动，呈时效相关。也有报道：2g生药/kg，连续7天，能明显减少正常小鼠的自发活动，但作用不及安定。②甘麦大枣汤3g生药/kg、5g生药/kg1次给药后均能拮抗由苯丙胺诱发的小鼠活动增强，呈时效性和量效相关性。

4. 对小鼠电激怒作用的影响　甘麦大枣汤2g生药/kg、6g生药/kg、10g生药/kg，每日1次，连续7天灌胃小鼠，均能明显提高激怒小鼠的阈电压，呈明显量效相关，且10g/kg时使激怒阈电压大于95v者达30%，但作用明显弱于盐酸氯丙嗪。

5. 对小鼠格斗的影响　甘麦大枣汤2g生药/kg、10g生药/kg，每日1次，连续7天，可明显延长小鼠格斗的潜伏期，减少小鼠格斗的发生率。

6. 对小鼠转棒的影响　甘麦大枣汤2g生药/kg、6g生药/kg、10g生药/kg灌胃小鼠，每日1次，连续7天，对转棒实验无明显影响。

7. 对雌性小鼠性腺的影响　甘麦大枣汤2g生药/kg、10g生药/kg小鼠灌胃，每日1次，连续7天，对幼鼠子宫无增重作用。并且对去卵巢小鼠阴道角化细胞无任何影响，均与苯甲酸雌二醇差别显著。

8. 对家兔血压、呼吸、心率的影响　甘麦大枣汤10g生药/kg灌胃家兔后4小时内测得血压、呼吸、心率及心电图与生理盐水对照组比较均无显著差异。

9. 升外周白细胞作用　甘麦大枣汤每天66.8g生药/kg、33.4g生药/kg灌胃小鼠，连续9天，对环磷酰胺所致小鼠外周白细胞降低有明显的升高作用，呈量效相关。

10. 对小鼠体重和一般状况的影响　甘麦大枣汤每天66.8g生药/kg、33.4g生药/kg，连续9天灌胃，可明显拮抗由环磷酰胺所引起的小鼠体重下降。且对小鼠注射环磷酰胺后出现的活动减少、闭目、竖毛、脱毛等症状有明显改善作用。呈量效相关，时效相关。

11. 对中枢多巴胺能神经的作用　甘麦大枣汤0.05～1.0g生药/kg，给大鼠口饲后可明显减少由他利克索诱发的呵欠动作。

【作用机理研究】

1. GABA为脑内重要的神经递质，其含量下降可引起惊厥，硫代胺基脲为GABA合成抑制剂、印防己素为GABA受体阻滞剂，两者均能诱发动物惊厥。甘麦大枣汤不能对抗二者引起的小鼠惊厥，表明其抗惊厥作用与GABA系统无关。

2. 利他克索为中枢多巴胺D_2受体激动剂，甘麦大枣汤可明显减少其诱发的小鼠呵欠动作，说明具有抑制中枢多巴胺能神经的作用。

【安全性研究】

1. 急性毒性实验　小鼠1次口饲给药的LD_{50}为14.4±2.5g/kg（简化机率单位法），也有报道：甘麦大枣汤小鼠灌胃给药的LD_{50}＞80g/kg。小鼠口饲给药一次75.8g/kg，1日2次，除给药后3～5小时内呈安静嗜睡外，无其他中毒症状，7日内无动物死亡。

2. 长期毒性实验　从第1周和第2周起，雌性大鼠10g生药/kg，20g生药/kg组；雄性大鼠10g/kg，20g/kg，30g/kg组的体重增加均明显高于对照组同期的体重增值，增重趋势持续3个月之久，雄性比雌性更明显；血清GPT、BUN、血红蛋白、白细胞总数和分类值与生理盐水对照组比较均无显著改变；给药期间大鼠活动自如，饮食、粪便正常规则，无耸毛等不良反应，给药3个月后心、肺、肝、肾、脾肉眼检查和切片检查均无改变。

二、朱砂安神丸

【方剂来源】　金·李杲《医学发明》

【方剂组成】　朱砂半两，黄连六钱，炙草五钱半，生地黄两钱，当归两钱半。

【功能主治】　镇心安神，清心养血，用于心烦失眠，心悸怔忡，夜寐难眠，记忆力减退等症。

【药效研究】

1. 对猫睡眠觉醒周期的影响　朱砂安神丸1丸（9g）口饲体重为2.5～3.0kg的家猫，做给药前后比较，显示：给药后可缩短清醒期，延长慢波睡眠Ⅰ期，增加总的睡眠时间，对慢波睡眠Ⅱ期和异相睡眠期无影响。

2. 对猫睡眠潜伏期的影响　家猫给朱砂安神丸1丸（9g）口饲后，慢波睡眠Ⅰ期，慢波睡眠Ⅱ期及异相睡眠期的潜伏期均明显缩短。

3. 对PCPA效应的翻转作用　侧脑室注射PCPA（对氯苯丙氨酸）20mg/kg后，即刻用朱砂安神丸1丸口饲猫，24小时后记录结果显示：清醒期、慢波睡眠Ⅰ期、慢波睡眠Ⅱ期和异相睡眠均与给药前无差别。

【作用机理】

朱砂安神丸1丸口饲猫后可翻转PCPA引起的睡眠剥夺，说明该方可阻断PCPA对色氨酸羟化酶的抑制作用，提高脑内5-HT含量，从而影响睡眠觉醒周期，以发挥其药理作用。

【组方配伍研究】

朱砂安神丸、朱砂分别给家兔口饲，均能明显缩短氯仿-肾上腺素和乌头碱诱发的心律失常持续时间，减少心脏异常搏动的次数。以朱砂安神丸作用最强，其次为朱砂，若从组方中去除朱砂则抗心律失常作用骤减。

【质量研究】

1. 鉴别实验　①方中四味药材的薄层鉴别：取样品粉末各3g，加氯仿、超声过滤，硅胶Gf254板上点样，展开后观察结果，样品液于对照液在相应的位置上显相同的荧光斑点。②朱砂的鉴别：取样品粉末0.5g，水淘洗，有少量红色沉淀；加盐酸，铜片，加热煮沸，铜片由黄变白；加热烘烤后白色消失。

2. 含量测定　①朱砂含量测定：用NH4SCN液滴定，测得4家样品，其中3个厂家含HgS11%～13%。②黄连生物碱测定：用分光光度计，将样品在345nm波长处测定吸收度，测得3家样品含量为1.68%～1.91%。

3. 净选降菌探讨　①单味药材净选前后细菌数比较：朱砂水飞后80℃干燥2小时；甘草、地黄洗净80℃干燥2小时；黄连、当归水洗后60℃干燥2小时，各药材做杂菌、霉菌培养，结果净选后较净选前细菌数明显减少。②配伍粉碎后细菌比较：将各净选后的药材按处方的配伍炼蜜丸，进行细菌检查，将选后蜜丸细菌数明显少于净选前蜜丸的细菌数。

三、柴胡加龙骨牡蛎汤

【方剂来源】　汉·张仲景《伤寒论》

【方剂组成】　柴胡四两，大黄二两，半夏二合半，龙骨、黄芩、生姜、铅丹、人参、桂枝、茯苓、煅牡蛎各一两半，大枣六枚。

【功能主治】　调和气血、安神镇惊。用于胸满烦惊，小便不利，谵语，一身尽重，不可转侧。

【药效研究】

1. 对家兔心血管损伤的保护作用　柴胡加龙骨牡蛎汤12.6g生药/kg给家兔口饲、连服10日，有明显拮抗去甲肾上腺素和肾上腺素所致家兔心血管损伤的作用，使中心静脉压、舒张期末压及总外周阻力明显降低；而使心肌收缩力及心输出指数明显增高；对主动脉压和心输出量无明显影响。病理检查：家兔的肺淤血、肺出血、肺间质和肺泡水肿明显减轻；心脏扩大，心肌肥厚，心内膜炎及心肌出血、变性、坏死等指标较损伤组明显减轻；肺湿重、肺干重的比值明显低于损伤组，接近正常。

2. 对小鼠自发活动的影响　柴胡加龙骨牡蛎汤10g生药/kg、5g/kg灌胃小鼠，进行给药前后比较，可发现给药后小鼠走动时间和前肢抬举数明显减少。也有报道，柴胡加龙骨牡蛎汤 40mg 生药/kg、200mg/kg、1000mg/kg 灌胃小鼠，对正常小鼠自发活动无明显影响。200mg 生药/kg 灌胃小鼠对苯丙胺所诱发小鼠活动量的增强有明显抑制作用，并呈时效相关；对戊巴比妥所引起的小鼠自发活动量减少有明显促进作用，呈时效相关。

3. 对戊巴妥钠所致小鼠睡眠时间的影响 柴胡加龙骨牡蛎汤 1.0g 生药/kg，1.5g 生药/kg 口饲小鼠可明显延长戊巴比妥纳阈剂量所诱发小鼠的睡眠时间。

4. 对血小板凝集功能的影响 ①柴胡加龙骨牡蛎汤的冻干粉按 5 mg/ml 的浓度加入 200ul 的健康人血小板血浆中，没有直接致血小板凝集的作用。②对没能引起二次凝集的低浓度的肾上腺素和二磷酸腺苷有增强其凝集作用；而对不能引起血小板凝集的低浓度的胶原没有增强其凝集作用。对低浓度肾上腺素的增强凝集作用不受时间、浓度、温度以及加药顺序和开始加药时间的影响。

5. 对脑内单胺类物质的影响 ①对大脑皮质中单胺类物质含量的影响：单次给柴胡加龙骨牡蛎汤 500mg/kg，给药组中只有 DOPAC 和 HVA 含量比对照组明显增大，400mg/kg 剂量没有作用，反复给药没有变化。②对视网膜下部的单胺类物质含量的影响：单次给柴胡加龙骨牡蛎汤 50mg/kg，给药组只有 NF 含量比对照组有意义降低，400mg/kg 剂量无作用，反复给药时，除发现 50mg/kg 剂量下，NF 含量明显降低外，DOPAC 含量明显增大。③线粒体中单胺类物质含量的变化：柴胡加龙骨牡蛎汤单次给药，给药组 50mg/kg 剂量下 DA、DOPAC、HVA、5-HIAA 含量，400mg/kg 剂量下 NF 和 5-HIAA 含量比对照组明显增大，但对其他的单胺类物质含量没有影响。反复给药，发现 MHPG 含量也明显增大。④海马中单胺物质含量的变化：单次给药 50mg/kg 和 400mg/kg 均无作用，反复给药，50mg/kg 给药组的 MHPG 含量明显增大，400mg/kg 给药组的 HVA 含量明显降低。

6. 预防动脉硬化作用 柴胡加龙骨牡蛎汤提取剂按 0.4g 生药/kg 每日口饲高脂喂养小鼠 12 个月，对肝胆固醇、甘油三酯、磷脂、心脏内甘油三酯、主动脉内 Ca、Mg、P 及羟脯氨酸含量均有明显降低作用；对主动脉内脂质、总胆固醇、甘油三酯、磷脂降低作用不明显。

【作用机理研究】

1. 育亨宾及哌唑嗪的影响 柴胡加龙骨牡蛎汤增强低浓度肾上腺素对血小板的凝集作用，可被 100μM 的育亨宾所阻断，而 500μM 的哌唑嗪对其作用则无影响。

2. 加药顺序及加药时间的观察 对于育亨宾和哌唑嗪对血小板凝集的影响，改变肾上腺素，育亨宾（或哌唑嗪）及柴胡加龙骨牡蛎汤三者的添加顺序和时间，所得结果均不受影响。

3. 乙基马来酰胺的影响 柴胡加龙骨牡蛎汤增强肾上腺素对血小板的凝集作用，不被高浓度的乙基马来酰胺所阻断。

【组方配伍研究】

1. 方剂的组成成分对血小板凝集的增强作用 ①对不引起血小板二次凝集的低浓度肾上腺素，柴胡加龙骨牡蛎汤及柴胡、桂皮、大黄、黄芩、龙骨、甘草有增强其凝集作用，而半夏、茯苓、人参、生姜、牡蛎、大枣则没有增强作用。②对不引起血小板二次凝集的低浓度 ADP，柴胡加龙骨牡蛎汤、桂皮、大枣、黄芩、大黄、甘草能增强其凝集作用，而柴胡、半夏、人参、茯苓、生姜、龙骨、牡蛎则没有增强作用。③对不引起二次凝集的低浓度的胶原，柴胡加龙骨牡蛎汤及组成方剂的各种生药均无增强其凝集的作用。

2. 改变配方对血小板凝集的影响 将柴胡加龙骨牡蛎汤作为 A 汤，将有增强凝集作用的各药去掉后的方剂作为 B 汤：①A 汤和 B 汤均无直接凝集血小板作用。②肾上腺素凝集：B 汤和 0.03μM 的肾上腺素无凝集血小板的作用；但 A 汤和 0.03μM 的肾上腺有凝集血小板的作用。③ADP 凝集：B 汤和 2μM 的 ADP 无凝集血小板作用。A 汤和 2μM 的 ADP 有凝集血小板的作用。

3. 改变方剂中人参的配伍比例对血小板凝集的影响 将原方中人参的剂量增加 1 倍作为 C 汤，测定其对血小板凝集的影响。C 汤加 0.03μM 的肾上腺素和 C 汤加 2μM 的 ADP 均不能引起血小板的凝集。

（崔晓兰）

第十一节 祛湿剂

【定义】 主要由祛湿药物组成，具有化湿利水、通淋泄浊作用，治疗湿邪为病的方剂，统称为祛湿剂。

【功效】 祛湿剂具有利水渗湿、燥湿和胃、清热祛湿、祛风胜湿、温化水湿的作用，能祛除体内的湿浊水液，主要适用于小便不利、水肿、痰饮、湿温、黄疸、湿疮等病证。

【研究概况】 目前研究的主要祛湿剂有平胃散、藿香正气散、茵陈蒿汤、八正散、甘露消毒丹、二妙散、五苓散、猪苓汤、泽泻汤、独活寄生汤、豨桐丸等。利尿、保肝、抗菌、抗炎等作用及其机理是祛湿剂的研究重点。

据近代研究状况，祛湿剂的主要药理作用为：

1. 利尿 祛湿剂各方均有不同程度的利尿作用，尤以五苓散、猪苓汤作用较为突出，用药后尿量增加，对水肿患者或水负荷的动物作用尤其明显。

2. 利胆 茵陈蒿汤等具有明显的利胆作用，可使胆汁分泌增多，减轻或消除黄疸。

3. 保肝 茵陈蒿汤、五苓散、甘露消毒丹等方剂对化学毒物所致肝损害具有保护作用，能减轻肝细胞的损害，增加肝细胞的解毒功能。

4. 抗炎 独活寄生汤、豨桐丸等具有较明显的抗炎作用。对多种炎症模型如巴豆油致耳廓肿胀、甲醛致足肿胀等均有抑制作用。

5. 镇痛 独活寄生汤、藿香正气散等方剂可提高热刺激致痛的痛阈值，减少化学刺激致扭体的次数。

6. 抗菌 藿香正气散、平胃散、茵陈蒿汤、猪苓汤、独活寄生汤等方剂均有较好的抗菌作用，对革兰氏阳性、阴性菌，真菌，病毒等均有抑制作用。

7. 对免疫功能的影响 藿香正气散、二妙散、独活寄生汤等可不同程度地提高机体的免疫功能；甘露消毒丹对机体的免疫功能呈现抑制作用。

8. 其他 独活寄生汤可改善微循环，猪苓汤具有抗癌作用，五苓散具有降压作用，藿香正气散的解痉作用尤其明显，甘露消毒丹可呈现解热作用。

一、藿香正气散（水、胶囊、冲剂）

【方剂来源】 宋·《太平惠民和剂局方》

【方剂组成】 藿香（去土）三两，紫苏、白芷、茯苓、大腹皮各一两，白术（炒）、陈皮（去白）、半夏、厚朴（去粗皮，姜汁炙）、桔梗各二两，甘草（炙）二两半。

【功能主治】 解表化湿，理气和中。用于外感风寒、内伤湿滞。

【药效研究】

1. 解痉 藿香正气胶囊浓度为 8.55×10^{-4}g/ml 时，可抑制家兔离体十二指肠平滑肌的自发收缩，抑制率为 73.8%；并能对抗乙酰胆碱、氯化钡所致兔肠的紧张性收缩，其抑制率分别为 61.0%和 68.3%。低浓度对离体兔小肠运动有双向调节，而高浓度时则完全呈现抑制作用。浓度为 16.7×10^{-4}ml/ml 时，豚鼠离体十二指肠自动收缩 15～30s 后停止；浓度为 33.3×10^{-4}ml/ml 时，对组胺所致离体回肠的抑制指数为 86.2%；浓度为 33.6×10^{-4}ml/ml 时，对乙酰胆碱所致离体回肠紧张性的抑制率为 78.8%；几乎完全对抗氯化钡所致回肠收缩。对拟胆碱药引起的犬及兔在体肠痉挛也有明显抑制作用。0.1ml/10g ig 小鼠，可抑制肠道输送机能及垂体后叶素引起的子宫收缩。对乙酰胆碱所致的豚鼠胆囊收缩以及乙酰胆碱、组胺引起的膀胱平滑肌收缩无抑制作用。

2. 镇痛 藿香正气水 10ml/kg ig 给药，对醋酸引起的小鼠扭体反应有明显抑制作用，使扭体次数明显减少。热板法实验，90 分钟痛阈提高 10%。

3. 镇吐 11.4%藿香正气水胶囊溶液 20ml/kg ig 给药，对硫酸铜所致家鸽呕吐有抑制作用，使呕吐潜伏期延长，呕吐次数减少。

4. 抑菌 对滕黄八叠球菌、金黄色葡萄球菌作用较强，对大肠杆菌、沙门氏菌、枯草杆菌、短小芽孢杆菌、痢疾杆菌和绿脓杆菌也有一定的抑制作用。对甲、乙型副伤寒杆菌、大脑样毛癣菌、石膏样毛癣菌、絮状表皮癣菌、红色毛癣菌、石膏样小孢子菌、白色念珠菌、新生隐球菌及皮炎芽生菌均有较强的抑菌作用。

5. 增加胃肠道吸收功能　藿香正气丸溶液（0.25g/ml）0.5ml/只 ig 给药，可使硫酸镁致腹泻小鼠血液及肝组织中葡萄糖和水分吸收增加。

6. 增强细胞免疫功能　藿香正气丸溶液(0.25g/ml)0.5ml/只 ig 给药，可使硫酸镁致腹泻小鼠外周血淋巴细胞、小肠段组织渗入 ^{3}H-TdR 指数均增高。

【作用机理研究】

本方能对抗水杨酸毒扁豆碱引起的肠痉挛，与阿托品作用相似，表明其解痉作用与阻断 M 受体有关；换液后作用仍存在，提示与 M 受体结合较牢固。妥拉唑林不能对抗本方对平滑肌的抑制作用，说明本方不是通过兴奋 α 受体而起作用。本方能对抗氯化钡引起的肠痉挛，表明对平滑肌尚有直接作用。

【制剂研究】

藿香正气胶囊和藿香正气水二者均有抑制离体肠管收缩、抑制胃肠推进功能和体外抑菌作用，不同的是藿香正气胶囊体外抑菌作用弱于藿香正气水。

经在体法、离体法试验，藿香正气冲剂高剂量（1g/kg）和低剂量（0.2g/kg）均可显著抑制乙酰胆碱诱发的兔肠管张力变化，与藿香正气水剂比较，无显著差异。

在藿香正气水的制备工艺中，将渗漉法和乙醇热回流法两种工艺进行结合，即将陈皮、白芷两种热回流操作困难的原料进行渗漉，将白术、厚朴两种原料进行回流，新工艺生产周期短，操作容易，产品质量好。

常用量的微晶纤维素、羧甲基淀粉钠、海藻酸和淀粉均对藿香正气水的溶解时限缩短非常显著，羧甲基淀粉钠作用最强，而淀粉与羧甲基淀粉钠比较仍有非常显著差异，与微晶纤维素、海藻酸比较无显著差异。加入崩解剂后均不同程度缩小了溶散时限的批间差异。

【质量研究】

用气相层析法可测定藿香正气水中主要成分 β-桉叶醇、厚朴酚的含量。用薄层层析法可定性鉴别藿香正气颗粒剂及由十三味生药组成中的陈皮、白术、干生姜、甘草、桔梗。

【安全性研究】

用 53.2%藿香正气胶囊溶液 25ml/kg（相当于人用量的 583 倍）给正常小鼠 ig，每日 2 次，观察 7 天，动物活动正常，无 1 只死亡。藿香正气冲剂急性毒性试验表明无毒副反应。

二、茵陈蒿汤

【方剂来源】　汉·张仲景《伤寒论》

【方剂组成】　茵陈六两，栀子（擘）十四枚，大黄（去皮）二两。

【功能主治】　清热利湿，解毒退黄。主治湿热黄疸。

【药效研究】

1. 利胆　50%醇提液能使大鼠胆汁分泌增加 51.28%，胆汁中固体物增加 85%，水煎剂分别增加 45.85%和 11.9%。

茵陈蒿汤加味 20g/kg ig 给药，连续 30 天，可使胆石症模型地鼠胆囊结石成石率降低为 71.4%，巨大结石比例降低（9.58%，模型对照组为 15.28%）。

2. 保肝　茵陈蒿汤 sc 给药，可对抗 CCl_4 所致大鼠血清谷丙转氨酶（GPT）的升高，减轻肝细胞肿胀、气球样变及脂变坏死，使肝细胞糖元及核糖核酸含量增多。

3. 降脂　11.5g～23g/kg ig 给药，连续 7 天，可使高脂动物模型小鼠血清总胆固醇（TC）、低密度脂蛋白胆固醇（LDL-C）及肝脏甘油三酯（TG）值明显降低，血清高密度脂蛋白胆固醇（HDL-C）/C 比值明显升高，LDL-C/HDL-C 比值明显降低。

4. 对胰腺炎的影响　1ml/100g ig 给药，可提高去氧胆酸钠致胰腺炎大鼠肝组织中线粒体琥珀酸脱氢酶（SDH）活性和胰腺、肝脏中 cAMP/cGMP 比值，降低血清 GPT，提高血前白蛋白含量；使胰腺腺泡溶酶体标志酶——酸性磷酸酶释放量显著降低，胰腺线粒体 KPO 含量降低；减轻动物胰腺组织的病理改变；降低外周及门脉血内毒素。

【作用机理研究】

大鼠急性胰腺炎模型，以胰腺和肝脏 cAMP 和 cGMP 含量、胰腺腺泡细胞溶酶体膜稳定性、胰腺 SDH、牛心脏 cAMP 磷酸二酯酶活性为指标，正交分析显示：

1. 恢复胰腺 cAMP/cGMP 比值的作用以大黄最佳，升高 cAMP 和降低 cGMP 含量的药效则分别以栀子和茵陈为优。用各种含茵陈的组方处理动物，其肝脏 cGMP 含量均显著低于生理盐水组；而调整肝脏 cAMP/cGMP 比值的作用则以单味茵陈居首位。

2. 胰腺腺泡细胞溶酶体酸性磷酸酶总酶活性比降低效应依次为栀子、大黄、茵陈蒿汤和茵陈组，即栀子和大黄的膜稳定作用最佳。

3. 恢复胰腺 SDH 活性以大黄、茵陈蒿汤为最强，其次为茵陈、栀子、茵陈＋栀子、栀子＋大黄、茵陈＋大黄。

4. 以抑制牛心脏 cAMP 磷酸二酯酶活性为指标，构成本方的 3 味生药皆有较强的抑制作用。去大黄处方、去茵陈处方的抑制作用降低，而山栀子处方抑制活性无变化。大黄—茵陈（1：4）、大黄—山栀子（1：3）配伍方的抑制活性与其他的配伍比例（1：1～1：1.5）的处方相比抑制活性最高。大黄的鞣质组分、游离型及结合型蒽醌部分与各种山栀子水提物的互相组合中，游离型蒽醌部分与山栀子水提物以 1：3 的配伍比例显示出最高值。

【质量研究】

从茵陈蒿汤水煎剂中可析出结晶 A-1，其熔点、薄层层析、红外光谱图均与栀子甙标准品完全一致，混合熔点不下降，薄层共层析无异点，含量为 0.17%。

利用三维 HPLC 对本方进行定性及定量分析，有效成分 6,7-二甲氧基香豆素为 0.093%，茵陈蒿色原酮为 0.0207%，都桷子甙为 1.0715%，番泻叶甙 A 为 0.0485%。

三、独活寄生汤

【方剂来源】 唐·孙思邈《备急千金要方》

【方剂组成】 独活三两，寄生、杜仲、牛膝、细辛、秦艽、茯苓、肉桂心、防风、芎劳、人参、甘草、当归、芍药、干地黄各二两。

【功能主治】 祛风湿、止痹痛、益肝肾、补气血。主治痹症日久、肝肾两亏、气血不足。

【药效研究】

1. 抗炎、镇痛 10g～20g/kg ig 给药，连续 7 天，对醋酸所致小鼠腹腔毛细血管通透性增加有明显抑制作用。ig 给药 10g～20g/kg 或外涂耳廓，对巴豆油致耳廓炎症均有明显的抑制作用，强度与阿斯匹林（2mg/10g，ip）相似。本方外涂大鼠后肢踝关节及足趾，对甲醛所致足肿胀有明显的抑制作用，强度优于阿斯匹林（400mg/100g，ip）。8g/kg ig 给药，可明显抑制大鼠角叉菜胶性关节炎。对棉球肉芽肿无明显影响。0.13g/kg ig 给药，热板法实验显示可明显提高小鼠痛阈值，作用优于度冷丁（0.1mg/10g，ip），并可显著减少醋酸致小鼠扭体次数。

2. 对免疫功能的影响 8g/kg ig 给药，可使大鼠胸腺重量增加 32.9%，脾脏重量增加 33.5%。10g/kg ig 给药，连续 7 天，可显著增加小鼠单核巨噬细胞对血中胶粒碳的廓清速率，使单核巨噬细胞的吞噬指数增加 115.38%。10g/kg ig 给药，明显抑制 2,4-二硝基甲苯所致小鼠迟发型皮肤过敏反应，其作用强度与氢化可的松 25mg/kg 剂量相当。

3. 对微循环的影响 10g/kg ip 给药显著增加小鼠耳廓毛细血管管径，增加毛细血管开放数，延长肾上腺素引起的毛细血管收缩的潜伏期，对抗肾上腺素引起的毛细血管闭合。5g/kg 十二指肠给药能明显增加麻醉狗的脑血流量，峰值血流量可增加 38.4%，降低脑血管阻力，峰值脑血管阻力降低 31.3%。5μ 1-30μl 的独活寄生汤对二磷酸腺苷（ADP）诱导的家兔血小板聚集有明显的抑制作用，并呈量-效关系。

【安全性研究】 小鼠 ig 给药，未能测出 LD_{50}，最大耐受量为 50g/kg。

四、五苓散

【方剂来源】 汉·张仲景《伤寒论》

【方剂组成】 猪苓（去皮）十八铢，泽泻一两六铢，白术十八铢，茯苓十八铢，桂枝（去皮）半两。

【功能主治】 利水渗湿、温阳化气。主治表邪未解，内停水湿。

【药效研究】

1. 利尿 家兔 iv 100%五苓散水煎剂，30 分钟后尿量增加，作用缓和，排尿时间可维持 70 分钟，平均排尿量大于呋喃苯胺酸组。本方对正常及慢性肾功能不全的大鼠也有明显的利尿作用。小鼠 ig 五苓散 45 分钟后，血浆心钠素明显增加，从 5.42±0.96ng/ml 升至 8.85±1.54ng/ml，推测这一作用是其利尿作用的物质基础之一。

2. 对水、电解质代谢的影响　正常大鼠ig本方后，尿量增加，尿中虽排出电解质，但全身水分布、细胞外液及各脏器中电解质含量基本无影响，表明本方在不破坏水、电解质平衡的情况下具利尿作用。对慢性肾功能不全的大鼠，按1g/kg给药，连续12个月，尿量比对照组增加，并可促进Na、K、Ca、Mg等电解质的排泄。本方对乙醇中毒症的水分布紊乱有调节作用，可增加细胞内液，减少细胞外液。

3. 对乙醇代谢的影响　小鼠ig 20g/kg乙醇，连续12周，可引起中毒。如同时ig五苓散1g/kg，体重与对照组接近，呈现出良好的生长曲线，白细胞数及红细胞压积亦与对照组基本相同，并可对抗乙醇所致的脂质过氧化物(LPO)、总胆固醇(TC)、甘油三酯(TG)的升高，同时对抗乙醇所致的肝、肾、脑中还原型谷胱甘肽(GSH)和氧化型谷胱甘肽(GSSG)的降低及谷胱甘肽还原酶(G-R)、葡萄糖-6-磷酸脱氢酶(G-6-PD)、6-磷酸葡萄糖脱氢酶(6-PGD)和谷胱甘肽-S-转移酶(G-ST)的活性下降，升高肝中醇氢酶(ADH)和醛脱氢酶(ALDH)含量，促进乙醇的氧化，减轻乙醇的中毒。

4. 对急性肾型高血压的影响　在大鼠急性肾型高血压模型上，以0.6ml/100g iv本方(煎液)，血压明显下降，作用温和，维持时间较长。

5. 其他　本方可使具有P菌毛的尿道致病性大肠杆菌粘附到尿道上皮细胞的数量减小，抑制率达26.3%。

【组方配伍研究】

1. 利尿作用　五苓散及方中去猪苓后使大鼠尿量分别增加12%和31%，其他药未见有利尿作用，单味生药提取剂配伍在一起也未见利尿作用。

2. 对实验性尿毒症的作用　只有泽泻有明显地延长生存时间的作用，但泽泻与其他生药配伍则此作用消失。

3. 对应激性溃疡的预防作用　对水浸寒冷应激的预防作用五苓散具有10%的抑制率，从五苓散中去除一味生药的抑制率为10%～40%，桂皮及从五苓散中去掉泽泻有明显的抑制效果；而白术、猪苓、泽泻则相反，有使之恶化的倾向。

【制剂研究】

用原子吸收光谱法测定五苓散在人工胃液中K、Na、Mn的溶出率最高达96%～99%，Cu、Ca、Zn、Fe、Mg、Ni、Co、Pb、Cd 9种元素溶出率从4%～89%不等。

【质量研究】

以单味药材为对照，用薄层扫描法可对五苓散成药中各个组分进行鉴别。正己烷、氯仿两种提取液缺少茯苓和猪苓的组分，只有乙醇提取液包含各味药的组分，具有鉴定意义。苯-丙酮(6：1)展开剂分离效果好，五味中药均得到易于辨认的特征峰。

五、猪苓汤

【方剂来源】　汉·张仲景《伤寒论》

【方剂组成】　猪苓(去皮)，茯苓，泽泻，阿胶(碎)，滑石(碎)各一两。

【功能主治】　利水、滋阴、清热。主治水热互结、内热伤阴。

【药效研究】

1. 利尿　低剂量(1g/kg)ig给药，可使大量(10ml/100g)水负荷的大鼠尿量增加，大剂量应用，反见排尿量减小；在少量(5ml/100g)水负荷条件下，则难以呈现利尿作用。大鼠ig10倍于正常用量的猪苓汤1个月，24小时尿量明显增加。猪苓汤合四物汤0.6g/kg～1.3g/kg ig给药，可使水负荷大鼠的尿量增加。0.6g～2.5g/kg ig，可使大鼠K的排泄量增加，但不影响Na的排泄。

2. 对药物间质性肾炎的影响　1000mg/kg ig大鼠，连续5天，可对抗庆大霉素所致的急性药物间质性肾炎，减少尿N-乙酰-β-D-氨基葡萄糖苷酶(NAG)，降低24小时尿蛋白，提高肌酐清除率，降低血肌酐，肾脏病理亦有明显改善。

3. 对慢性肾功能不全的影响　1g/kg混在饮料水中给药，连续12个月，对慢性肾功能不全的大鼠可降低血浆尿素氮、肌酐，血浆中Mg、K降低；可使尿量增加，尿量Na、K、Mg、cA电解质增加；体重增加曲线比对照组好，且有延长寿命的效果。

4. 抗促癌作用　大鼠270，540mg/kg ig

给药，对 SS、TrP 的促膀胱癌作用有抑制作用。

【作用机理研究】

以刀豆蛋白 A 依赖性凝集活性为指标，研究猪苓汤及其配伍药物对膀胱癌抗促癌作用。结果显示：猪苓（3、5、7mg/kg·天），滑石（1、2mg/kg·天）以及阿胶（250、500mg/kg·天）对 SS、TrP 促癌的抑制作用与猪苓汤（270、540mg/kg·天）相同。猪苓汤去猪苓、猪苓汤去滑石、猪苓汤去阿胶、猪苓汤去猪苓和阿胶较猪苓汤的抗促癌作用分别降低 38％、31％、23％和 54％。

六、甘露消毒丹

【方剂来源】 清·王士雄《温热经纬》

【方剂组成】 滑石十五两，茵陈十一两，黄芩十两，菖蒲六两，川贝母、木通各五两，藿香、射干、连翘、薄荷、白豆蔻各四两。

【药效研究】

1. 保肝 16.1％、64.4％的本方水煎连续 12 天 ig 大鼠，9.3％、18.6％、37.2％的本方水煎剂连续 7 天 ig 小鼠均可对抗 CCl_4 所致肝损伤鼠血清丙氨酸氨基转移酶（ALT）的升高，并增加血清溶血素的形成。

2. 解热 24g/kg ig 给药，对内毒素所致大鼠发热有解热作用，作用可持续 2 小时以上。

3. 对免疫功能的影响 200％水煎剂 ig 给药，可使小鼠胸腺指数、脾脏指数明显降低；非特异免疫功能降低，表现为腹腔 MΦ 吞噬功能降低，血清溶菌酶含量降低；抑制细胞免疫功能，表现为淋巴细胞非特异性酸性酯酶（ANAE）阳性细胞百分率降低，小鼠对牛血清白蛋白诱发的迟发的超敏反应明显降低；对体液免疫功能无影响。

100％水煎剂 ig 给药，连续 20 天，对马血清造成的家兔Ⅲ型变态反应具有显著抑制作用，并能明显降低血清免疫复合物浓度和总补体活性，但对血清特异性 IgG 的增长趋势和效价均无明显影响。

【制剂研究】

正交试验表明，提取时间对甘露消毒颗粒剂中黄芩甙得率具有影响，以 1.0 小时为最佳时间比例，加水量对此无明显影响。

七、二妙散

【方剂来源】 元·朱震亨《丹溪心法》

【方剂组成】 黄柏（炒）、苍术（米泔浸，炒）各五钱。

【功能主治】 清热燥湿。主治湿热走注，筋骨疼痛。

【药效研究】

100mg/kg ig 给药，对 1,4,6-三硝基氯苯（PC）所致小鼠接触性皮炎的诱导相和效应相均有显著的抑制作用。本方所含生物碱组分是其免疫活性成分之一。

【质量研究】

采用反相高效液相色谱法，测得二妙散中含小檗碱 0.91％，巴马汀 0.609％，药根碱 0.0247％，黄柏碱 0.0839％，HB-1 0.313％。二妙散中各生物碱的含量均低于黄柏，其中小檗碱和巴马汀的含量减少幅度最大。

【安全性研究】

小鼠口服二妙散水提液 LD_{50} 为 47.04±2.08g/kg。

（霍海如 姜廷良）

第十二节 消 导 剂

【定义】 由消导药组成，具有消食导滞，化积消瘕作用，治疗食积痞块、癥瘕积聚的方剂，统称为消导剂。

【功效】 消食导滞，消痞化积．适用于脾失健运、胃失和降，或饮食失调而致的伤食证，或变生痞满、下痢等疾病。

【研究概况】 目前研究的消导剂主要有保和丸、大山楂丸、香砂养胃丸、枳术丸、枳实导滞丸、木香顺气丸等。消导剂的药理作用大致有：

1. 增强消化功能 保和丸、大山楂丸、健脾丸、木香顺气丸等均含有淀粉酶、蛋白酶和脂肪酶，促进食物消化。还有些消导剂能促进消化液的分泌和促进胃肠运动。

2. 调节胃肠平滑肌 木香顺气丸、香砂养胃丸等可增强胃肠蠕动，促进消化功能，排除积滞，又能解除胃肠平滑肌痉挛和抑制胃肠的过激蠕动。

3. 抗病原微生物　有些消导剂对金黄色葡萄球菌、大肠杆菌、痢疾杆菌有抑制作用。

枳术丸

【方剂来源】 元·李杲《脾胃论》引张元素方

【方剂组成】 枳实一两，白术二两。

【功能主治】

健脾消痞。主治脾虚气滞，饮食停聚，胸脘痞满，不思饮食。

【药效研究】

1. 对消化系统的影响　枳术丸以8g/kg剂量给药，可增加大鼠的胆汁分泌；9g及18g/kg剂量有抑制正常小鼠胃肠推进的趋势。80年代的实验也表明，对离体兔小肠，可使其自发运动的张力下降，振幅有增大或不变。

2. 对血糖的影响　4g/kg/日枳术丸灌服，连续8天，能明显增加正常小鼠肝糖元，而明显降低血糖。

3. 对免疫功能的影响　8g/kg·日枳术丸连续6天灌服，能明显提高正常小鼠对碳末的吞噬能力。

4. 对正常小鼠脑缺氧的影响　枳术丸4g/kg/日灌服即可提高小鼠脑的耐缺氧能力。

【作用机理研究】

枳术丸对机体不同病理生理状态的作用不同，对植物神经系统有双向调节作用：枳术丸有明显的抗Ach作用。使处于兴奋的小肠恢复正常；又能对抗Adr，纠正胃肠运动的减弱，使腹胀、痞满等得到以解除。

【组方配伍研究】

在抗乙酰胆碱对离体家兔小肠的实验中表明:枳术丸的作用较单味白术剂量小而作用大。

第十三节　治　风　剂

【定义】 凡是运用辛散祛风或熄风止痉的药物为主组成,具有疏散外风或平熄内风作用,治疗风病的方剂，统称为治风剂。

【功效】 本类方剂根据功效可分为疏散外风和平熄内风两类，分别用于外风所致诸病和内风之病证。

【研究概况】 治风剂的现代研究主要以传统理论为指导，应用现代科学方法，对川芎茶调散、大活络丹、地黄饮子、天麻钩藤饮等方剂的药效学进行了研究,发现治风剂具有抗炎、止痛、解热、镇静、改善血液循环、降血压、改善中枢神经系统功能、抗衰老等作用，初步揭示了本类方剂的作用机理。另外，中成药大活络丹的质量控制研究也受到了一定的重视。

一、川芎茶调散

【方剂来源】 宋·《太平惠民和剂局方》

【方剂组成】 川芎四两，荆芥（去梗）四两，白芷二两，羌活二两，甘草二两，细辛（去芦）一两，防风（去芦）一两半，薄荷（不见火）八两。

【功能主治】 疏风止痛。用于外感风寒头痛。

【药效研究】

1. 解热作用　川芎茶调散水浸液(5%)以20ml/kg灌胃后，可以抑制致热后家兔的最高体温，缩短发热维持时间，具有明显的解热作用。

2. 镇痛作用　热板法实验表明，川芎茶调散水浸液（5%）以20ml/kg灌胃小鼠2小时后，即表现显著的镇痛作用，痛阈提高，持续时间达5小时以上。

3. 抗炎作用　以5%、2.5%川芎茶调散水浸液2mg/100g分别灌胃给大鼠30分钟后，于足底皮下注射0.2%组织胺溶液0.1ml/只，测量120、180分钟的肿胀百分率，表明本方可以抑制组织胺引起的炎症反应,促进炎症的恢复,具有一定的抗组织胺作用。本方煎剂对二甲苯所致小鼠毛细血管通透性增高有明显的抑制作用，能明显对抗蛋清所致大鼠足爪炎性水肿和鹿角菜胶所致足爪炎症，但对大鼠炎灶内白细胞游走性无影响。

4. 镇静作用　川芎茶调散煎剂（33g/kg）能延长小鼠静脉注射硫喷妥钠(25mg/kg)的翻正反射恢复时间。

5. 耐缺氧作用　对小鼠常压耐缺氧、两侧颈总动脉结扎后生存时间、脑缺氧影响的研究表明，川芎茶调散煎剂能降低小鼠耗氧量，延长小鼠存活时间，增加脑耐缺氧的时间。

6. 对小鼠^{86}Rb 心肾脑血流量的影响 川芎茶调散煎剂 16.5g/kg 连续 5 次给药，对小鼠^{86}Rb 心肾脑血流量未见明显影响。

【药物动力学研究】

C^{57}BL/6 小鼠灌服川芎茶调散袋泡剂后，于给药后不同时间腹腔注射 0.6%醋酸 0.2ml/只，观察扭体次数。结果表明，灌服袋泡剂后 15 分钟便达镇痛高峰，镇痛作用持续 3 小时，随剂量增加，其作用也更明显。

【制剂研究】

采用显微镜-校正因子法测定了不同工艺制备的川芎茶调气雾剂粒度。以原药液 5.4ml，丙二醇 0.8ml，1%司盘-60 乙醇液 0.02ml，二氟二氯甲烷 7.0g 为最佳配比。

【安全性研究】

昆明种小鼠灌服川芎茶调散煎剂浓缩液(1g/ml)，给药 3 天，每天 2 次，1 次 1ml/只(间隔 1 小时)，药后呈安静状态，自发活动减少，1 小时后活动、觅食均正常；观察 1 周，最大剂量为 100g/kg 时，未见动物死亡。

另以小鼠每日灌服 17g/kg 本方煎剂，连续 8 天，结果表明，本方较对照组动物体重增加更快，各脏器重量及肉眼观察外观均无明显影响。

二、大活络丸（丹）

【方剂来源】 清·徐大椿《兰台轨范》

【方剂组成】 白花蛇、乌梢蛇、威灵仙、两头尖（俱酒浸）、草乌、天麻（煨）、全蝎（去毒）、首乌（黑豆水浸）、龟板（炙）、麻黄、贯众、甘草（炙）、羌活、官桂、藿香、乌药、黄连、熟地黄、大黄（蒸）、木香、沉香（用心）各二两，细辛、赤芍药（去油）、丁香、乳香（去油）、僵蚕、天南星、青皮、骨碎补、白豆蔻仁、安息香（酒熬）、黑附子（制）、黄芩（蒸）、茯苓、香附（酒浸，焙）、玄参、白术各一两，防风二两五钱，葛根、虎骨（炙）、当归各一两五分，血竭七钱，地龙（炙）、犀角、麝香、松脂各五钱，牛黄、冰片各一钱五分，人参三两。

【功能主治】 除风扶正，活络止痛。用于中风瘫痪，痿痹，阴疽，流注。

【药效研究】

1. 降压 麻醉猫经十二指肠给药，多于给药后 90 分钟血压下降至最低，平均下降为原血压水平的 20.4%，降压时间维持 2～4 小时；对呼吸、心电图无影响。

2. 扩张血管 按离体兔耳灌流法，给予大活络丸乐氏液（经滤纸过滤，浓度为 6.6×10^{-3}），灌流量较给药前每分钟增加 12.75×3.96 滴，扩张兔耳血管显著。麻醉狗经十二指肠给药（0.14g/kg）用 MF/46 型重磁流量记录颈内动脉每分钟血流量，给药后脑血流量比给药前平均增加百分率为 39.54%，静脉给药亦能选择性地扩张麻醉狗和猫的脑血管，增加脑血流量，降低脑血管阻力。

3. 抗血栓 对大鼠实验性血栓形成有抑制作用，抑制率为 37.45%；对小鼠血小板计数无显著影响。

4. 兴奋骨骼肌 用蟾蜍制得坐骨神经-腓肠肌标本，用生理多用仪刺激坐骨神经，找出引起肌肉收缩的阈刺激，将大活络丸滤液滴于腓肠肌表面，用电刺激坐骨神经，结果肌肉收缩力较给药前显著增加。

5. 抗炎 大活络丸 0.315g/kg 灌胃给予大鼠，每天 1 次，共 4 天，用蛋清法造型，以排水法测量脚掌肿胀程度，于造型后 2 小时对蛋清性关节炎有抑制作用；对小鼠棉球肉芽肿无抑制组织增生作用，对小鼠腹腔血管通透性亦无影响。

【制剂研究】

正交实验结果认为，大活络丹制备工艺中，细粉控制水分为 8.4%，炼蜜选用老丸，合坨后，水分稳定在 11%～13%范围内，药条温度为 55℃～60℃，选用的出条铜膜内径为 14.6mm，其半成品质量符合标准。

【质量研究】

应用强碱性溶液蒸馏法，将大活络丹所含组分分为两大组成部分，其中蒸馏液含麻黄碱和挥发油类组分，用于麻黄、冰片的鉴别；余下碱液含生物碱类（小檗碱）和非挥发性组分，用于大黄、黄连的鉴别。

采用 HPLC 法，以茴香醛作内标，测定大活络丹中的微量麻黄碱，经蒸馏接收麻黄碱，并定量氧化生成苯甲醛，可提高检测灵敏度。

三、天麻钩藤饮

【方剂来源】 胡光慈·《中医内科杂病证

治新义》

【方剂组成】 天麻三钱，钩藤（后下）四钱，石决明（先煎）六钱，山栀三钱，黄芩三钱，川牛膝四钱，杜仲三钱，益母草四钱，桑寄生三钱，夜交藤三钱，茯神三钱。

【功能主治】 平肝熄风，清热活血，补益肝肾。主治肝阳偏亢，肝风上扰之头痛、眩晕、失眠之证。

【药效研究】

1. 降压作用 天麻钩藤饮给正常猫口服30分钟后，血压明显下降，持续时间在120分钟以上，与对照（生理盐水）组相比，差异非常显著（$P<0.01$）；对SHR高血压大鼠经口服及腹腔给药均有明显的降压作用，其降压作用从30分钟开始，与对照（生理盐水）组相比，$P<0.05$。而且其降压作用强度随药物剂量增大而加大。

2. 抗组织脂质过氧化作用 天麻钩藤饮提取液体外给药能显著抑制大鼠肝、心、脑、肾组织过氧化脂质的生成，体内给药能显著抑制小鼠肝、心、脑组织过氧化脂质的生成，但其作用较维生素E弱。

【作用机理研究】

天麻钩藤饮的降压作用与中枢神经系统有关。对脊髓猫给药后，其降压作用与正常猫相比明显减弱（$P<0.05$），且其降压强度随药量增大而加大；切断迷走神经后，本药降压作用有所减弱，但无统计学意义（$P>0.05$），证明本方的降压作用与中枢神经系统有关。蛛网膜下腔给药后，血压稍有下降，但无统计学意义，说明本药的中枢作用部位不在脊髓，而是在脊髓以上的高位中枢。

天麻钩藤饮的降压作用与β-受体阻滞、α_2-受体兴奋、外周血管扩张有关。本方对肾上腺的升压作用无抑制作用，反能增强其升压效应，证明其在整体情况下对α-受体阻断作用不明显；离体右心房实验证明，本方使其收缩频率明显减慢，收缩幅度明显加强；给予心得安后再给该方，其作用强度明显减弱；且此方能明显的对抗异丙肾上腺素的正性肌力及正性频率作用，使异丙肾上腺素的这两个作用明显减弱。证明本方中既有兴奋β-受体的成分，又有阻断β-受体的成分，它可使心收缩力增强，而此作用可被心得安所阻断，证明有β-受体兴奋作用，可使心率减慢，与心得安有协同作用，证明β-受体的阻断作用较强。同时，实验证明本方的降压作用与M-受体、N-受体、H-受体无关。

【安全性研究】

小鼠口服LD_{50}在100g/kg以上，静脉给药LD_{50}为10.26g/kg，95%可信限为10.26±1.13g/kg。

四、地黄饮子

【方剂来源】 宋·刘河间《黄帝素问·宣明论方》

【方剂组成】 熟干地黄、巴戟天（去心）、山萸肉、石斛、肉苁蓉（酒浸，焙）、附子（炮）、五味子、官桂、白茯苓、麦门冬、葛根、远志（去心）等分。

【功能主治】 滋肾阴，补肾阳，开窍化痰。用于喑痱证。

【药效研究】

1. 抗氧化作用 实验研究表明地黄饮子能显著增强小鼠红细胞SOD活性，抑制肝脏过氧化脂质（LPO）的生成，并对小鼠大脑LPO和脂褐素的生成有显著抑制功效，表明本方具有明显的抗自由基损伤作用。本方能降低3月龄小鼠血浆LPO，升高红细胞谷胱甘肽（$20g\cdot kg\cdot^{-1}\cdot d^{-1}\cdot 28d$，ig，$p<0.05$或$p<0.01$）；显著减低9月龄小鼠随增龄增加的血浆LPO（$1.0g\&2.5g\cdot kg^{-1}\cdot d^{-1}\cdot 16w$，ig，$p<0.05$）；能抑制体外大鼠肝、脑匀浆LPO生成（$P<0.01$），抑制率与剂量呈良好相关。

2. 抗衰老作用 地黄饮子能够延长小鼠游泳和常压下耐缺氧时间（$20g\&12g\cdot kg^{-1}\cdot d^{-1}\cdot 8d$，ig，$p<0.05$）；并且，以含2%和4%地黄饮子培养基饲果蝇观察其对果蝇寿命的影响，结果表明，较之对照组，地黄饮子两个剂量组均能增加果蝇平均和最高寿命，使果蝇生存曲线显著右移，并显著降低95%的相对死亡比，提示地黄饮子益寿作用主要影响老年期。

3. 改善记忆 应用避暗法观察地黄饮子对东莨菪碱所致小鼠记忆损伤模型作用的研究表明，地黄饮子（1g/ml）给药1周能明显减少注射东莨菪后小鼠的错误次数和延长错误潜伏期，提示地黄饮子对于老年或增龄中枢M-胆碱中枢功能障碍引起的学习记忆减退有改善作用。

4. 对实验性脑栓塞局部、下丘脑和肾上腺组织化学变化的影响　地黄饮子对83%的脑栓塞动物可以明显增强正中隆突与垂体门脉直接有关的血液循环，对脑栓塞动物第Ⅲ脑室管膜上皮的NsE反应也有一定程度加强，可促进肾上腺皮质增殖和类固醇类激素释放增加，而对脑栓塞动物局部病变改变不明显，糖与酯类代谢亦未见明显改善现象。

（阴赖宏　姜廷良）

第十四节　治燥剂

【定义】　主要由轻宣辛散或甘凉滋润药物组成，具有轻宣燥邪或滋养润燥的作用，用于治疗燥症的方剂统称为治燥剂。

【功效】　治燥剂具有滋生津液，润泽肌肤，濡养筋脉，滑利肠道，滋润脏腑之燥的功用。

【研究概况】　目前研究的主要治燥剂有养阴清肺汤、麦门冬汤、增液汤、琼玉膏等。燥症大多是呼吸系统、消化系统等病证，炎症、免疫功能低下等为其主要表现，故治燥剂的抗炎、镇咳、对免疫功能的影响等作用是目前研究重点。

1. 抗炎　养阴清肺汤、增液汤等对多种炎症模型具有抑制作用。

2. 镇咳、祛痰　麦门冬汤等有明显的镇咳、祛痰作用。

3. 对免疫功能的影响　养阴清肺汤、增液汤等能提高机体的免疫功能。

4. 其他　增液汤尚具有增加唾液分泌、解热、促进胃肠蠕动等作用；麦门冬汤具有抗组胺作用。

一、养阴清肺汤

【方剂来源】　清·郑宏纲《重楼玉钥》

【方剂组成】　生地二钱，玄参一钱半，麦冬一钱二分，白芍（炒）八分，丹皮八分，贝母八分，薄荷五分，生甘草五分。

【功能主治】　养阴润燥、清肺解毒。主治白喉，初起发热，鼻干唇燥，咽喉干痛，干咳无痰，便秘，尿赤等症。

【药效研究】

1. 抗炎　养阴清肺汤加减方7ml～14ml/kg ig给药，连续2天，对10%醋酸所致豚鼠咽喉部急性炎症有明显防治作用，病理改变明显减轻。

养阴清肺汤加减方14ml～28ml/kg ig给药，连续3天，对醋酸所致小鼠毛细血管通透性的增高、二甲苯所致耳廓炎症均有明显的抑制作用。

2. 对免疫功能的影响　本方能明显提高正常豚鼠肺吞噬细胞功能和肺冲洗液中溶菌酶含量；对正常小鼠的淋巴细胞转化率和溶血空斑数无明显影响，但对环磷酰胺所致免疫功能低下的小鼠可使淋巴细胞转化率及溶血空斑数恢复到正常或接近正常水平。

二、麦门冬汤

【方剂来源】　汉·张仲景《金匮要略》

【方剂组成】　麦门冬七升，半夏一升，人参三两，甘草二两，粳米三合，大枣12枚。

【功能主治】　滋养肺胃，降逆下气。主治阴虚肺痿，胃阴不足。

【药效研究】

1. 镇咳、祛痰　1g/kg ig给药，可完全抑制由血管紧张素转化酶抑制剂所致的辣椒素诱发豚鼠咳嗽次数的增加；对血管活性物质及缓激肽所致咳嗽的抑制率达72%。

对体外气管炎模型，1mg/ml几乎完全对抗P物质诱发的分泌亢进，明显抑制过氧化氢诱发的分泌亢进，对弹性蛋白诱发的分泌亢进无影响；可使家兔气管纤毛运动频率增加30.4%。

2. 抗组胺作用　对脱颗粒剂促进剂（化合物48/80）所致小鼠腹腔内肥大细胞脱颗粒及组织胺游离具有抑制作用。

三、增液汤

【方剂来源】　清·吴瑭《温病条辨》

【方剂组成】　玄参一两，麦冬（连心）八钱，细生地八钱。

【功能主治】　增液润燥。主治阳明温病，津液不足。

【药效研究】

1. 抗炎　本方水煎剂8.3g/kg ig给药，连续7天，对二甲苯所致小鼠耳廓肿胀有明显的抑制作用。增液口服液75g/kg ig给药，对巴豆油所致小鼠炎症的抑制率为14.12%，对腹腔毛细血管通透性亦有一定的抑制作用。增液口服液25g/kg、50g/kg ig给药，对角叉莱胶所致大鼠炎症有明显的抑制作用。

2. 解热　50g/kg ig给药，对酵母及2，4-二硝基酚所致大鼠发热均有明显的解热作用，对正常体温无影响。

3. 对氧代谢的作用　37.5g/kg、75g/kg ig给药，明显降低小鼠耗氧量，增强小鼠耐缺氧能力，并呈量-效关系。

4. 对微血管血流的影响　增液口服液对正常小鼠耳壳微血管血流速度、流态、微动脉管径无影响，对高分子葡萄糖造成的微血管血流速度流态障碍有明显改变，并显著扩张微动脉管径。

5. 对免疫功能的影响　增液汤口服液50g/kg、75g/kg ig给药，能明显对抗环磷酰胺所致小鼠胸腺重量的降低，增加血清溶血素的生成。37.5g/kg、75g/kg ig给药，明显抑制2，4-二硝基氯苯丙酮所致小鼠迟发型变态反应)。

6. 促进胃肠蠕动　8.3g/kg ig给药，可促进正常小鼠肠蠕动。

7. 增加唾液分泌　8.3g/kg ig给药，可使正常大鼠唾液分泌增加，并可对抗阿托品所致唾液分泌减少。

【质量研究】

采用薄层色谱法，可鉴别增液口服液中玄参、地黄、麦冬的主要成分玄参甙（巴哈甙）、梓醇、罗斯考皂甙元，所示斑点清晰，重现性好。

（霍海如　姜廷良）

第十五节　和解剂

【定义】　凡以和法为指导，选择适宜的药物组成，具有和解、调和作用，以治疗脏腑、表里、营卫等失于和谐之证的方剂，统称和解剂。

【功效】　和解剂具有和解少阳、疏肝理脾、调和肠胃等功用。

【研究概况】　目前和解剂研究较多的有小柴胡汤、逍遥散、四逆散、半夏泻心汤、柴胡桂枝汤、柴芩汤等。

和解剂药理作用可归纳为：

1. 神经系统　和解剂中多数具有解热、镇静、镇痛作用，有些尚有麻醉和抗癫痫作用。

2. 消化系统　小柴胡汤、逍遥散、四逆散等能解除平滑肌痉挛，具有抗溃疡作用。此外还有保护实验性肝损伤作用。

3. 抗炎　含有柴胡的方剂多数具有显著抗炎作用，表现为抑制血管通透性，抑制纤维细胞增生，抗肉芽肿形成等。

4. 抗病原微生物　小柴胡汤、逍遥散、痛泻要方、达原饮对多种病原微生物都有不同程度的抑制作用。

一、小柴胡汤

【方剂来源】　汉·张仲景《伤寒论》

【方剂组成】　柴胡半斤，黄芩、人参、炙甘草、生姜各三两，半夏半升，大枣十二枚。

【功能主治】　和解少阳。用于伤寒少阳证；妇人伤寒，热入血室；以及疟疾、黄疸和内伤杂病而见少阳证者。

【药效研究】

1. 抗菌、抗炎、解热作用　本方对金黄色葡萄球菌，白色葡萄球菌，甲型、乙型链球菌，大肠杆菌，变型杆菌，伤寒杆菌及粪产碱杆菌均有不同程度的抑制作用。对角叉莱胶所致的大鼠脚趾肿胀，4小时抑制率可达56.50%；并有抗渗出和抗增生的作用，后者强于前者。对伤寒、副伤寒混合菌苗引起的家兔发热有明显的解热作用，但对正常动物则无此作用。

2. 保肝、利胆　本方对四氯化碳及D-半乳糖胺性肝损伤有拮抗作用，使SGOT、SGPT降低，减少肝脏的胶原量，脾指数及肝纤维化，促进肝实质细胞的再生性增殖及细胞分裂指数的早期增加，对氟烷引起的肝细胞坏死和肝功异常有抑制作用和膜稳定作用，还可见切除肝脏后有促进胰高血糖素分泌的作用，对灌胃白酒、橄榄油、吡唑造成的大鼠酒精性肝损伤有良好的防护作用，可抑制脂肪肝的发生并降低肝内过氧化脂质的水平。此外，本方还有显著的利胆作用，能增加胆汁排泄量，提高胆汁中胆酸及胆红素含量，增大胆固醇-胆盐系数。

3. 抗过敏和免疫调节　本方灌服，可显著抑制大鼠同种皮肤过敏反应和小鼠皮肤迟发型超敏反应。实验表明本方可显著激活补体系统，并显著增强单核-巨噬系统的吞噬能力，对人末梢血液免疫单核细胞的抑制性T细胞活动性及辅助细胞活性均有激活作用，还可改善小鼠免疫能力，提高抗病力。

4. 抗癫痫　本方对由N-苯酰胺脒、外伤、大鼠脑内注射铁盐诱发的癫痫模型及E_1-小鼠模型的发作波均有抑制作用。

5. 内分泌调节　本方长期服用，可减轻大鼠胸腺重量，光镜可见胸腺皮层淋巴细胞减少。本方灌服，可增加小鼠的肾上腺重量，抑制强的松所致的肾上腺重量减轻，减少脾细胞中的溶血斑形成细胞，又能抑制强的松导致的减少；可促进肾上腺皮质激素的分泌，并同时抑制肝脏的皮质激素代谢，使血中内源性皮质激素浓度上升。此外，本方能抑制环氧化物酶活性，抑制血中PGE_2的形成。

6. 对血液及循环系统的影响　本方能改善小鼠急性X线损害所致的造血机能障碍；0.03～0.18g/kg小柴胡汤可使冠脉流量增加，2.0～4.0g/kg剂量可使肾血流量增加；小柴胡汤（1.1g/kg）口服，可抑制胶原诱发的血小板聚集；对血凝纤溶因子α_2-纤溶酶抑制物和抗凝血酶Ⅲ均有明显激活作用；对不同机制引起的高脂血症均有改善作用；能使豚鼠高胆固醇血症的血清LDL-ch下降，同时使HDL-ch增加；可使血粘度下降，通过改善血流变减轻血管壁的损害，预防和改善动脉硬化。

7. 对消化系统的影响　对离体豚鼠回肠，本方可对抗Ach，$BaCl_2$及组胺引起的痉挛；可显著抑制返流性胃炎的大鼠模型的胃粘膜水肿、充血及瘀血等病变，减轻胃细胞浸润及腺体增生性改变。本方胃内注射或十二指肠注射10g/kg，均未显示有促进HCO_3^-分泌作用，而十二指肠给药可显著增加大鼠胃壁结合阿利新盐量，显示促进胃粘液分泌作用。

8. 抗癌和对抗癌药的影响　本方可抑制小鼠艾氏腹水癌及3-Me-DAB诱发之肝癌；延长丝裂霉素C所致小鼠死亡的时间，也可增强5-Fu的抗癌作用，提高动物存活率，但小柴胡汤剂量过大，存活率反而下降。

9. 其他作用　本方对离体豚鼠心房有显著的抑制作用；对离体大鼠子宫有显著兴奋作用。

【作用机理研究】

1. 本方抗炎解热作用不仅是通过增强促进垂体-肾上腺糖皮质激素的分泌和糖皮质激素受体结合，发挥间接地抗炎作用，也可直接作用于炎症细胞，抑制花生四烯酸的耦联过程。

2. 本方抗癫痫作用机理是阻止Na^+、K^+、Ca^{++}引起的膜电流，抑制BA时Ca^{++}的病理性移动，并抑制细胞内5～7千道尔顿蛋白质的增加和细胞膜附近Ca^{++}的结合状态，可使cAMP含量增加；纠正PTZ导致的脑电图功率谱变化；促进胎生大鼠大脑皮质初代培养神经细胞突触作用，并能激活老化的星形胶质细胞；竞争性地抑制MAO-B活性，使延髓、中脑的5-HT水平和视丘下部的儿茶酚胺浓度增加。

3. 在体外实验中本方对癌细胞无直接影响，也不降低5-Fu或MMC对癌细胞增殖的抑制作用，但可改善5-Fu所致大鼠的摄食量及体重的降低，还可防止5-Fu所致白细胞减少，但对5-Fu所致胸腺萎缩、免疫蛋白合成下降等免疫功能低下无改善，反有恶化倾向。故而认为本方的协同抗癌效果，不是对病原的直接消灭，而是在于增强机体外特异性抵抗力，使机体病态正常化而治愈疾病。

【组方配伍研究】

1. 本方对鹿角菜胶所致大鼠脚跖水肿的4小时抑制率为56.5%，而生姜、黄芩、人参和柴胡之抑制率分别为69.5%、49.2%、35.0%及25.2%，甘草仅有抑制趋势，而半夏、大枣未见抑制效果。本方除去生姜、黄芩、柴胡后，抑制率较全方减少一半，除去人参则无影响；全方对大鼠佐剂性关节炎之体特异性炎症及免疫性炎症的抑制率分别为18.8%和14.9%，而人参、甘草分别为1.9%及1.8%，余5味药组方分别为18.8%和23.2%。

2. 对Ach所致离体豚鼠回肠痉挛，人参、甘草的解痉作用较余5味药组方为弱，合为小柴胡时解痉作用最强；但对$BaCl_2$所致者全方效果与5味药组方一致；而对组织胺所致者人参、甘草解痉作用较余5味药组方为强，合为全方时也显示最强的解痉活性。进一步拆方分析发现，柴胡、半夏、黄芩、生姜抗Ach痉挛作用最强，半夏、黄芩、柴胡具协同作用。

【制剂研究】

1. 薄层分析表明，小柴胡汤口服液等醇沉法制得的小柴胡汤所含脂溶性黄酮类、皂甙类、氨基酸成分基本一致。小柴胡汤冲剂和口服液均有明显的抑制角叉菜胶诱发大鼠足跖肿胀的作用，明显抑制小鼠由二甲苯所致耳壳肿胀；对脾脏/体重的比值有提高作用。

2. 以黄芩甙含量为指标，考查了小柴胡汤口服液在25℃条件下的稳定性，推算其有效期可达3年，与自然条件下留样观察结果基本一致。

3. 小柴胡汤合剂系采用蒸馏（生姜、柴胡）、煎煮（人参、姜半夏、炙甘草、大枣）和低浓度醇沉及单独提黄芩甙等综合工艺制备，经检测该制剂不仅药效主要成分与同批药材制备的原汤剂完全一致，而且其挥发性气味浓厚，黄芩甙的含量也比原汤剂提高9.16%以上，由于该合剂的pH7.0为中性，更增强了其稳定性。

【安全性研究】

本方毒性很低，大鼠慢性毒性试验表明，每日灌服本方浸膏粉40mg/kg，160mg/kg，640mg/kg，连续半年，动物一般情况、体重、摄食量及饮水量、末梢血象以及主要脏器肉眼和组织学检查均未见异常变化。

二、柴胡桂枝汤

【方剂来源】 汉·张仲景《伤寒论》

【方剂组成】 柴胡四两，桂枝、黄芩、人参、芍药、生姜各一两半，炙甘草一两，半夏二合半，大枣六枚。

【功能主治】

和解少阳，解肌发表。主治太阳少阳合病。

【药效研究】

1. 抗溃疡及解痉　实验表明本方能抑制平胱胺所致大鼠胃溃疡的形成，降低溃疡指数。对于乙酰胆碱所致离体豚鼠回肠收缩、氯化钡和组胺所致痉挛，本方均有解痉作用。

2. 保肝作用　对于D-半乳糖所致大鼠肝损害，本方有显著的保肝效果，能抑制SGPT的上升及肝透明变性。

3. 抗炎作用　本方对大鼠巴豆油性肉芽囊的渗出和棉球肉芽肿增生均有显著抑制作用，以对前者为强，对葡聚糖所致的大鼠水肿也有抑制作用。对于大鼠佐剂性关节炎之非特异性炎症及免疫性炎症，本方之抑制率分别为20.7%和32.5%。

4. 对神经系统的影响　①抗癫痫实验表明，本方2%的溶液对戊四氮（PT_2）所致日本蜗牛食管下神经节的D神经细胞放电有显著的抑制作用。进一步用小鼠的实验表明，本方在4g/kg时不能减少最大电惊厥的惊厥数，但可显著减少死亡数，连续用药可提高E_1系小鼠行为惊厥的阈值，也可对DBA小鼠之听源性惊厥有显著抑制效果，但对于PT2、士的宁所致小鼠惊厥非但无保护作用，反而有增强的趋向，对于在新皮质运动区和扁桃核区植入电极后方波刺激所致大鼠痉挛和脑电变化也无明显影响。饭塚进等用成熟猫作实验时结果表明本方0.5g/kg、1.0g/kg可抑制兴奋猫的全身性惊厥，并且对癫痫全身发作的阈值的增高呈剂量依赖性。②局部麻醉作用：本方溶液能使蛙的离体坐骨神经纤维的复合活动电位消失，其强度约为0.5%的普鲁卡因的0.3倍。③对脑缺血的保护作用：本方对大鼠海马回锥体细胞层的CA_1神经元的缺血性损伤具有保护作用。④本方尚可增加老龄大鼠下丘脑中NE水平，小脑中5-HT水平以及皮质中牛磺酸水平，从而抑制老化引起的活性氧自由基反应的加速，使由老化引起的神经功能的减退得到恢复。

5. 增强免疫功能　0.65%柴胡桂枝汤溶液可促进Wistar大鼠造血干细胞向淋巴细胞的分化，结果显示本方可使正常幼鼠的免疫机能活化。

6. 其他　本方可增强离体大鼠子宫自发运动，对于离体豚鼠心房本方有抑制作用。还曾报告本方对葡萄球菌和大肠杆菌有抑制作用。

【作用机理研究】

1. 胃液检测本方可抑制胃酸分泌，尤其能明显抑制胃蛋白酶的分泌，血清胃泌素测定表明本方尚可抑制胃泌素分泌和防止半胱胺所致胰泌素的下降。提示本方可通过直接促进胰腺

分泌 HCO_3^- 和加强 Brunner 腺体分泌 HCO_3^-，加强十二指肠粘膜的防御能力，从而取得防止半胱胺所致溃疡的效果，即本方的抗溃疡作用是从增强机体对胃溃疡形成的防御因子和对抗攻击因子两方面而获效的。

2. 本方抗癫痫机理是抑制 BA 时胞内 Ca^{++} 向胞膜的病理性移动，抑制细胞内 5 千道尔顿蛋白质的增多以及 Ca^{++} 与之的结合状态，阻止 Na^+、K^+、Ca^{++} 的跨膜离子流。本方提高 E_1 系小鼠的阈值有赖于其增高了 E_1 系小鼠的中脑和延髓中的 5-HT 水平，并可抑制 E_1 系小鼠惊厥发作时环核甙酸的升高。本方抗癫痫作用还可能依赖于其对过氧化物基的消除作用，本方不仅能消除有机溶液中的 DPPH 基及水溶液中的过氧化物阴离子基和羟基自由基，而且能消除哺乳动物组织中的过氧化物中间基。此外，75μg/ml 柴胡桂枝汤在 24 小时以内可抑制细胞松弛素-B 导致的体外培养的 17 日龄的 Wistar 大鼠大脑皮质神经轴突的成环现象，并保护神经轴突的生长，尚可对抗细胞色素-B 导致的 GM_1 神经节苷酯的消失，故而本方既有镇静作用，又可保护神经，在保证疗效的基础上，减少了副反应。

【组方配伍研究】

将本方分解为柴胡、半夏、黄芩、生姜、大枣 5 味药组方及芍药、桂枝、人参、甘草，4 味药组方（附加组），可见对于 Ach 所致离体豚鼠回肠收缩的抑制作用，全方强于 5 味药组方，更强于附加组方；对于氯化钡所致痉挛，本方的解痉作用与 5 味药组方相同，加入附加组方时未见对解痉作用有影响；本方对葡聚糖所致的大鼠水肿的抑制作用来自 4 味药组方，而 5 味药组方无效，对于大鼠佐剂性关节炎之非特异性炎症及免疫性炎症，5 味药组方的抑制率分别为 18.8%及 23.2%，4 味药组方对免疫性炎症无效，而全方抑制率分别为 20.7%和 32.5%，表明 4 味药组方似可增强 5 味药组方的抗炎效果，实验证明，2%的柴胡、桂枝、芍药、生姜溶液具有与 2%的柴胡桂枝汤相同的抑制 PT_2 引起的蜗牛神经异常放电的作用，说明这四味药是本方发挥抗惊厥作用的主要成分。同时，增加柴胡桂枝汤中芍药的含量可使其抗惊厥作用高于原配方。

【制剂研究】

对于 PT_2 所致蜗牛神经细胞放电模型，本方之减压干燥浸膏、冷冻干燥浸膏的抑制作用很明显，而喷雾干燥浸膏则基本无效，测定这 3 种制剂中桂皮醛、桂皮酸、柴胡皂甙及芍药甙的含量发现，这 3 种制剂以桂皮醛、桂皮酸及柴胡皂甙含量差异为大，研究发现桂皮酸无效，桂皮醛及柴胡皂甙分别在 0.2%及 0.7%浓度时有效，提示喷雾干燥剂抗癫痫效果差是因为所含桂皮醛和柴胡皂甙低之故。

【安全性研究】

本方毒性小，大鼠连续口服 4 周，对生长发育，肝、脾、肾上腺、胸腺的重量等均无明显影响，电镜观察肝脏之超微结构变化以及生化检测等均表明本方对肝脏蛋白含量、葡萄糖-6-磷酸酶、5-核苷酸酶等活性也无影响。

三、柴苓汤

【方剂来源】　清·沈金鳌《杂病源流犀烛》

【方剂组成】　柴胡，猪苓，泽泻，白术，人参，半夏，茯苓，桂枝，大枣，生姜，甘草。

【功能主治】　清热和解，利水消肿。主治寒热往来，小便淋涩以及水肿等病证。

【药效研究】

1. 抗炎及对肾上腺皮质激素的影响　柴苓汤口服，对大鼠的皮下棉球肉芽肿无明显抗炎作用，若与皮质激素并用，可提高皮质激素的抗炎作用，且与剂量有关。还有实验表明，柴苓汤提取物对甾体激素的副反应特别是电解质的代谢紊乱具有减轻效果，而对器官中谷胱甘肽的含量未见特殊变化。

2. 对实验性肾炎和肾病的影响　对大鼠的抗 GBM（抗肾小球基底膜）新月体肾炎模型，用人的 10 倍量之柴苓汤能明显减少尿中的蛋白量，若用 50 倍量则与正常对照组相似；对低蛋白血症，高脂血症和血小板聚集也有一定的作用。病理学检查可见，肾小球基底膜肥厚，新月体形成减少，系膜与色曼氏囊粘连受到明显抑制，纤维素样坏死也有所减轻，对氨基核苷酸（AN）诱发的实验性肾病综合征，柴苓汤对尿蛋白有明显的抑制作用，并能抑制血清总蛋白的减少，但抑制白蛋白减少的作用不明显，还有报道，在肾炎及其他肾病的治疗中，柴苓汤有阻止病变向肾小球硬化症发展的作用。

四、柴胡疏肝散

【方剂来源】 明·张景岳《景岳全书》

【方剂组成】 陈皮（醋炒）、柴胡各二钱，川芎、香附、枳壳（麸炒）、芍药各一钱半，甘草（炙）五分。

【功能主治】 疏肝行气，和血止痛。主治胁肋疼痛，寒热往来。

【药效研究】

以柴胡疏肝散提取液 1ml/kg 的剂量对家兔脑、肝阻抗血流图和心阻抗微分图的影响。实验表明，给药后即刻、5 分及 10 分时，脑阻抗血流图收缩波波幅显著增高；即刻及 15、20 分钟时，肝阻抗血流图收缩波波幅也显著增高。给本方后即刻开始，直至 20 分钟时，心阻抗微分图 C 波振幅都显著增高。

【作用机理研究】

柴胡疏肝散可使脑血管充盈度增加，搏动性血液供应增加，因而有利于改善脑循环；增强肝脏血液循环强度，增加肝动脉的血流量，改善肝脏血液循环；同时，心阻抗微分图的结果表明，本方能改善心肌收缩力，增加心搏出量。这都为本方治疗肝郁气滞血瘀所导致的疾病提供了依据。

五、半夏泻心汤

【方剂来源】 汉·张仲景《伤寒论》

【方剂组成】 半夏半升，黄芩、干姜、人参、炙甘草各三两，黄连一两，大枣十二枚。

【功能主治】 和胃降逆，开结除痞。主治胃气不和。

【药效研究】

1. 防治胃溃疡　本方对大鼠幽门结扎性胃溃疡有一定预防作用，对醋酸性胃溃疡有明显治疗作用，但对胃液量、胃酸、蛋白酶等无明显影响。

2. 抗缺氧作用　用半夏泻心汤的水醇法提取液，每 10g 体重给药 200mg 时，对常压下小鼠整体缺氧、异丙肾上腺素所致心肌缺氧，氰化钾所致小鼠细胞缺氧、亚硝酸钠中毒所致小鼠细胞缺氧、结扎双侧颈总动脉致小鼠缺氧均有拮抗作用。

【组方配伍研究】

半夏泻心汤中甘草、人参、半夏、干姜、黄连均有防治胃溃疡的功能，但全方的作用明显优于单味甘草或人参、干姜等复合药组。

六、逍遥散

【方剂来源】 宋·《太平惠民和剂局方》

【方剂组成】 柴胡、当归、白芍、白术、茯苓各一两，炙甘草五钱，生姜一块，薄荷少许。

【功能主治】 疏肝解郁，健脾和营。主治肝郁血虚证。

【药效研究】

1. 保肝作用　对于四氯化碳所致大鼠之急性肝损害，本方能使血清转氨酶降低，并能减轻肝细胞的脂肪性变及退行性变，促进肝细胞的再生。

2. 对中枢神经系统的影响　①本方 10g/kg、20g/kg 口服，2 次/日，连续 6 日，应用高效液相色谱电化学检测结果表明，可显著升高下丘脑 NA 含量，同时升高纹状体 DA 含量，降低 3、4-二羟基苯乙酸含量，但对各脑区 5-HT 及 5-HIAA 含量无任何影响，提示本方选择性地作用于中枢儿茶酚胺能神经系统，与其治疗神经精神疾病及内分泌功能失调有关；②逍遥散能增强硫贲妥钠、戊巴比妥钠等对小鼠的麻醉作用，延长其麻醉时间，增强麻醉效果，使阈下剂量的戊巴比妥钠引起小鼠麻醉，表明具有显著的镇静活性；③逍遥散对戊四氮所致小鼠惊厥有明显保护作用，能降低死亡率，减轻惊厥程度；④醋酸扭体法实验表明，本方能显著减少小鼠扭体次数，具有明显的镇痛作用。

3. 对性腺功能的影响　连续灌服本方 7 天，可使幼龄小鼠子宫增重，摘除卵巢时小鼠阴道上皮不出现角化细胞，表明本方具有温和的雌激素样活性，而且此作用是通过卵巢实现的。另外的实验还发现本方能使雄鼠精囊减重，也表明本方具有一定的雌激素样活性。

4. 对器官营养性血流量的影响　^{86}铷摄取试验表明，逍遥散可显著增加小鼠心、肾及脑组织的放射强度，表明本方能明显增加心、肾及脑的营养性血流量。

【组方配伍研究】

逍遥散全方对四氯化碳所致大鼠急性肝损伤有显著的治疗作用，能使血清谷丙转氨酶活力下降，肝细胞变性坏死减轻，在本方组成各药中，以茯苓、当归之作用为强，甘草、柴胡单用无显著效果，而合用并加量为甘柴合剂时，其抗肝损伤作用较逍遥散原方还要强得多。

七、四逆散

【方剂来源】 汉·张仲景《伤寒论》

【方剂组成】 炙甘草，炙枳实，柴胡，芍药各十分。

【功能主治】 透邪解郁，疏肝理脾。主治少阴病、四逆之证。

【药效研究】

1. 抗溃疡 大鼠十二指肠腔内注射 8ml/kg 四逆散醇提液，对大鼠结扎幽门形成的实验性溃疡有抑制作用。

2. 对平滑肌的影响 100%四逆散醇沉液 0.4ml 对兔离体肠有抑制作用，使频率减慢，幅度减小，并能解除乙酰胆碱、氯化钡所致肠痉挛，且与肾上腺素所致肠管抑制有协同作用，而对离体子宫呈抑制作用，对未孕在体子宫静脉给药时反呈兴奋作用，使收缩力、张力均增加，频率加快。

3. 对骨骼肌的影响 用蛙坐骨神经腓肠肌实验，表明本方可增强腓肠肌的收缩力，可不完全对抗硫酸镁对神经-肌肉接头处的阻断效应。在腓肠肌收缩效应完全被司可林抑制后，四逆散仍能使其显示微弱的收缩效应。

4. 降体温 于室温 20℃，以 20g/kg 四逆散煎剂给小鼠灌胃，发现对小鼠的正常体温有降温效能。

5. 镇静 小鼠腹腔注射 10%四逆散煎剂 0.1mg/kg 能增强 300mg/kg 巴比妥钠的催眠效应；24 例神经衰弱患者口服 1 剂四逆散煎剂后 1h，脑电图获改善：波形变规整，α 波量及波幅增加，α 指数增大，β 波减少或消失，表明本方对中枢神经机能有调整作用。

6. 抗休克 本方能对抗多种实验性休克，如对内毒素性、心源性、失血性以及麻醉意外引起的休克，均可使血压急剧上升。对胰岛素性惊厥也有一定对抗作用。

7. 对心血管系统的影响 ①升血压：兔静脉注射 1g/kg，狗和猫静脉注射 0.5g/kg 本方醇提液，能使健康动物正常血压升高，其升压效应比去甲肾上腺素弱而升压的持续时间稍长。②改善微循环：100%优化四逆散煎剂能使有甲襞毛细管袢数增加，球结膜动、静脉扩张，舌毛细血管饱满，乳头下静脉丛排数增加和小鼠耳廓动静脉血管明显扩张。③抗心律失常：实验表明本方静脉注射能显著延长小鼠之 P-R 间期，使心率变慢，并能对抗乌头碱诱发之大鼠心律失常，腹腔注射时也能降低氯仿所致小鼠室颤率，本方 100%醇提液腹腔注射 0.5mg/100g 体重，可显著对抗 $CaCl_2$ 引起的心律失常。但剂量加大时可引起 I 度房室传导阻滞和 T 波高耸等毒性表现。

8. 抑制血小板聚集，抑制体外血栓形成 本方腹腔注射或静脉注射，对小鼠或家兔外周血血小板数量等均无显著影响，对家兔全血粘度，血浆比粘度及红细胞压积等血流变指标也无明显影响，但对 ADP 诱导的家兔血小板聚集则有抑制作用，并随药物浓度增高而增强，并使兔体外血栓形成的长度缩短，血栓重量下降。

9. 抗缺氧、增加脑血流量 小鼠灌胃四逆散后，在常压缺氧，异丙肾上腺素诱发的心肌缺氧和结扎双侧颈总动脉所致的脑缺氧条件下，生存时间均获延长。对轻、中度脑动脉硬化者 1 次口服 100%四逆散煎剂 60ml 后，脑血流图波型、波幅、上升时间及流入容积速度均有明显改善。

10. 抗病毒及诱生干扰素 四逆散可直接灭活水泡性口炎病毒（VSV），抑制 VSV 的繁殖和对 VSV 攻击细胞有保护作用。同时本方对新城鸡瘟病毒（NDV）诱生干扰素有促进作用，并具有直接诱生干扰素作用。

11. 对机体免疫功能的影响 本方醇沉剂可显著增强小鼠腹腔巨噬细胞对异物的吞噬活动。

【作用机理研究】

1. 本方静脉注射能使麻醉犬的血压明显升高，α-受体阻断剂妥拉苏林可阻断这一效果，表明本方的升压作用与兴奋 α 受体有关。此外，本方水煎醇沉液 0.5g/kg 静脉注射，可显著增加麻醉猫的心脏泵血功能，本方还可加强离体蛙心收缩力。

2. 血气分析发现，小鼠（20g/kg）及正常人口服四逆散煎剂 1 剂后 1h 的 PaO_2 显著升高，本方降低机体耗氧量，提高 PaO_2，对轻、中度脑动脉硬化者，还能扩张脑血管，增加脑血流量，故可增强耐缺氧能力。

【组方配伍研究】

1．拆方分析发现，方中枳实、柴胡、芍药配伍比单味枳实的升压作用强而持久。四逆散原方可显著增加小鼠及家兔动脉血氧分压，但单味枳实无效，而强心升压作用，单用枳实而有类似全方的作用，其有效成分是N-甲基酪胺和对羟福林。

2．四逆散复方的毒性较单味枳实为低。对兔和小鼠的亚急性毒性试验中，注射本方水提醇沉液1g/kg时病理观察未见毒性，而单用枳实0.25g/kg即有毒性表现。

【安全性研究】

1．急性毒性　小鼠腹腔注射LD_{50}为122.8g/kg，静脉注射的LD_{50}为22.4g/kg。大鼠和家兔连续注射的剂量为1/5LD_{50}，1/6.4LD_{50}，1/5LD_{50}，1/3.2LD_{50}时，分别引起大鼠和家兔P-R间期的延长，同时使大鼠T波高耸、传导阻滞，并明显减慢大鼠、家兔的心率，使家兔S-T段下移。

2．亚急性毒性　大鼠以15g/kg四逆散煎液灌胃，日1次，连续20天，体重、GPT、BUN均无变化，而以20g/kg醇提液小鼠腹腔注射，日一次，连续20天，则体重下降，血小板减少。病理形态学证明心、肝、肾、脑等组织也均有不同程度的细胞变性和微血栓形成，结果认为血小板下降与组织血管中微血栓形成有关。兔亚急性毒性实验也获相同结果。

第十六节　急　救　剂

【定义】　由开窍药或回阳救逆药为主组成，具有芳香开窍，通关醒神或回阳救逆的作用，用于治疗神昏内闭或阳微欲绝的方剂，统称急救剂。

【功效】　开窍醒神，通灵启闭，回阳救逆。

【研究概况】　目前研究较多的急救剂有两大类：一为用于闭证治疗的紫雪丹、牛黄清心丸、安宫牛黄丸、冠心苏合丸等；二为用于亡阳欲脱，四肢厥逆的人参四逆汤、参附汤、芪附丸等。

开窍类急救剂主要药理作用有：

1．中枢神经系统的作用　兴奋呼吸中枢和血管运动中枢。

2．心血管系统的作用　增加冠脉血流量，促使心肌缺血的恢复，明显减慢心率并减少心肌耗氧量。

3．抗菌、抗炎

4．提高机体代谢功能　温开剂配合大量温里药，有强心、扩张血管、松弛平滑肌、增强脂质代谢及升高血糖作用。

5．解热作用　部分凉开剂如安宫牛黄丸、牛黄醒脑丸等均有明显的解热作用。

回阳救逆类急救剂主要药理作用有：

1．对心血管系统　有抗休克、强心、抗心律失常、增加冠脉流量、增强耐缺氧能力、改善血液微循环、改善血液流变性等作用。

2．对免疫系统作用　参附汤、四逆汤能显著提高网状内皮系统的吞噬活性，增加肾上腺皮质功能、促进免疫功能。

一、紫雪丹（散）

【方剂来源】　宋·《太平惠民和剂局方》

【方剂组成】　石膏、寒水石、滑石、磁石各三斤，犀角屑、羚羊角屑、青木香、沉香各五两，玄参、升麻各一斤，甘草（炙）八两，丁香（捣碎）一两，朴硝（精制）十斤，硝石（精制）四升，麝香（研）五分，朱砂（飞研）三两。

【功能主治】　清热开窍，镇静安神。用于温热病热邪内陷心包。

【药效研究】

1．解热作用　以0.3mg/kg紫雪丹灌胃给予伤寒三联疫苗所致的发热家兔有迅速的解热效果，两小时内与复方阿斯匹林的作用无显著差异，但4小时优于复方阿斯匹林，6小时后作用减弱。另有研究表明，给家兔灌服紫雪丹2g/kg，对伤寒三联疫苗引起的体温升高作用快而持久。

2．抗惊厥　经紫雪丹0.1g/20g灌服给药，能显著延长戊四氮及硝酸士的宁所致小鼠惊厥的发生时间、降低惊厥率和死亡率。另有研究指出，对于戊四氮所致小鼠惊厥，紫雪丹的抑制率为70％，与苯巴比妥的作用无显著差异。

3. 对白血病小鼠 L_{7212} 骨髓细胞增殖动力学的影响。采用定量细胞化学技术，应用 MSP（显微分光光度技术）对用药组及对照组实验性白血病小鼠 L_{7212} 骨髓细胞增殖动力学的变化进行测试，发现紫雪丹组 S 期细胞比率较对照组高，表明紫雪丹对白血病小鼠骨髓细胞增殖动力学变化有一定影响，提示该药可试用于临床白血病的治疗。

4. 镇静作用　对于 BALB/C 系纯种小鼠的自发活动，紫雪丹抑制率为 75%，与三溴合剂比较无显著差异，但作用持续时间较长。

【制剂研究】

1. 李氏等除对紫雪丹中的羚羊角、犀角、麝香、甘草、升麻等进行薄层定性分析外，还对方中的 HgS、KNO_3、硫酸盐和几种贵重动物药的总含氮量做了定量分析，根据三批样品测定结果认为 HgS 含量可控制在 18%～20%之间，KNO_3 可控制在 9%～11%，硫酸盐可控制在 8%～40%，总含氮量可控制在 11%～13%。

2. 紫雪散改制成紫雪口服液，两种剂型均用 2g/kg 灌胃给药，对二硝基酚所致家兔的发热有很好的解热作用（$P<0.05$），并可维持 6 小时以上，而且口服液的作用快而平稳。两种制剂在等剂量时，对啤酒酵母引起发热的大鼠也有很好的解热作用。以 5g/kg 剂量给药，口服液及散剂对小鼠士的宁惊厥发生的时间分别延长 1.3 倍和 1.5 倍，死亡时间延长 1.6 和 1.7 倍。但对戊巴比妥的催眠作用无明显影响。

【安全性研究】　紫雪口服液不论是灌服或腹腔注射给药，其 LD_{50} 均明显小于紫雪散。

二、牛黄清心丸

【方剂来源】　宋·《太平惠民和剂局方》

【方剂组成】　白芍、麦门冬、黄芩、当归、防风、白术各一两半，柴胡、桔梗、川芎、茯苓、杏仁各一两二钱半，神曲、炒蒲黄、人参各二两半，羚羊角末、麝香、龙脑各一两，肉桂、大豆黄卷、阿胶各一两七钱半，雄黄八钱，干山药七两，炙甘草五两，大枣一百枚，金箔一千二百箔。

【功能主治】　清热镇惊，化痰熄风，补益气血。主治诸风及心气不足。

【药效研究】

1. 镇静安定作用　本方口服可显著减少小鼠自发活动次数，对抗苯丙胺、咖啡因的兴奋作用，明显提高小鼠电激怒阈值。

2. 抗惊厥作用　本方灌胃、腹腔注射或皮下给药均能明显提高戊四氮致小鼠惊厥的阈值，以 3g/kg 剂量腹腔注射给药还可明显抑制小鼠电惊厥的发生率。

3. 解热降温作用　本方腹腔给药对酵母所致大鼠发热和细菌毒素所致之家兔发热有明显解热作用，且能降低大鼠正常体温。

4. 抗应激作用　本方腹腔给药能明显提高小鼠常压耐缺氧能力，对大鼠还有提高耐高温能力的作用。

5. 降压作用　本方腹腔给药，可明显降低麻醉猫的血压，约可维持 30 分钟以上。

【安全性研究】　本方以 15g/kg 剂量灌胃给药，观察 3 天未见死亡，每日灌胃 6.0g/kg，连续 7 天，未见异常而体重还有所增加。

三、人参四逆汤（四逆加人参汤）

【方剂来源】　汉·张仲景《伤寒论》

【方剂组成】　甘草（炙）二两，附子（生，去皮，破八片）一枚，干姜一两半，人参一两。

【功能主治】　回阳益气，救逆固脱。主治四肢厥逆。

【药效研究】

1. 抗休克　人参四逆汤对大鼠及猫失血性低血容量休克，家兔纯缺氧性休克、橄榄油引起的猫血管栓塞性休克及结扎家兔冠状动脉引起的心源性休克均有明显对抗作用，表现为生存率提高，血压轻度升高，呼吸运动加强，心电图缺氧状态有所改善。另外，人参四逆汤对在体或离体心脏均有加强心脏收缩力作用。

2. 耐缺氧　本方能提高小鼠常压耐缺氧能力，虽不能改变因缺氧所出现的异常心电图波形，但可推迟这些异常心电图出现。对纯缺氧性休克家兔，不仅能使血压回升，尤其对晚期的血压陡降和中心静脉压陡升均有明显抑制作用。

四、参附汤

【方剂来源】　明·薛己《正体类要》

【方剂组成】　人参四钱，附子（炮、去皮）三钱。

【功能主治】　回阳固脱。主治阳气暴脱。

【药效研究】

1. 抗休克　参附注射液对家兔失血性休克有一定对抗作用，使血压达最高值所需时间缩短且维持时间显著延长，同时使血乳酸含量及血浆组织蛋白酶（PCA）活性降低。

2. 强心　离体兔心灌流给予参附汤后心脏收缩幅度即刻略为减少，但随后10分钟内收缩幅度增加8±5.3%，心率略有减慢，对离体大鼠乏氧心脏能增加冠脉流量、使心缩幅度增加44.4±11.2%。对戊巴比妥钠诱发的豚鼠心衰有明显改善作用，使平均动脉压、左心室压、左心室压上升最大速率明显升高。参附注射液还能明显改善麻醉犬实验性心肌梗塞模型的血流动力学和心脏功能。

3. 抗心肌缺血及耐缺氧　参附注射液能增加离体兔心灌流的冠脉流量及对抗垂体后叶素所致大鼠心电图S-T段下降，连续腹腔给药2日，可明显缩小雌性大鼠结扎左冠状动脉主干造成的心肌梗塞范围；静脉注射可改善麻醉开胸犬结扎冠脉前降支后的血流动力学变化及心外膜心电图S-T段的异常变化，即减轻心肌缺血程度，缩小心肌梗塞范围。病理学证明，参附汤口服对他巴唑甲减大鼠具有促进心肌病变修复的作用。此外，参附汤还能显著增强小鼠的常压耐缺氧能力，延长窒息死亡时间。

4. 改善血小板聚集及流变性　参附液对ADP诱导的血小板聚集有明显的抑制作用，且有起效快、持续时间长、作用强的特点，并有降低胆固醇、甘油三酯和对抗纤维蛋白原作用。还能降低正常家兔血液粘度和细胞聚集性，使其血液流变性明显增加，血流速度明显加快，同时还能降低血浆蛋白质和脂质含量。

5. 对肝脏影响　参附汤可明显促进肝细胞呼吸，非常显著地提高离体肝细胞的耗氧量，延长离体肝细胞的存活时间，提示它能促进肝细胞的氧化，增强其代谢解毒能力，有利于乳酸的糖异生作用，并能明显促进戊巴比妥麻醉大鼠的复苏。生化学实验也表明，参附汤能明显抑制小鼠肝匀浆丙二醛（MDA）和H_2O_2引起的兔血MDA、PHb（血浆游离血红蛋白）升高，并随着用药剂量的增加而增强，说明其有抗脂质过氧化作用。光镜和电镜观察表明参附汤确有促进他巴唑甲减大鼠的肝糖元分解和琥珀酸脱氢酶活性增强的作用。

6. 免疫促进作用　参附汤的100%水煎液及水煎醇沉剂都有不同程度免疫促进作用，提高淋巴细胞转化率，增加活性花环形成率和溶血空斑值，表明对细胞免疫和体液免疫均有促进作用。

【作用机理研究】

实验表明，对于失血性休克家兔，参附液静滴有缓慢而持久的升压作用，同时还能降低动物血中乳酸及血浆组织蛋白酶（PCA）活性，而对休克有明显的保护作用；参附液对心脏有正性肌力作用，对大鼠心肌细胞膜ATP酶活性的抑制作用随剂量的加大而增强，对家犬、豚鼠和大鼠的缺氧性心衰，参附液都有显著的强心作用；对于心源性休克，参附液静滴，可在心肌缺血的早期缩小急性心肌缺血的范围和减轻缺血的程度，即有保护心肌的作用。并能抗心律失常和扩张冠脉而增加血流量，这些都是参附液强心抗休克的机理所在。

【药物动力学研究】

用小鼠急性死亡法测定结果表明，参附注射液活性成分在小鼠体内的动态变化符合二室开放式模型，其t1/2α＝0.63小时，t2/2b＝2.70小时，分布过程相当迅速，消除则较缓慢，提示在体内易产生蓄积。

【组方配伍研究】

1. 参附汤中的附子有毒，如小鼠静注参附注射液，其LD_{50}＝27g/kg，而单用附子为19.5g/kg，说明人参能显著降低附子的毒性；人参还能对抗附子加快心率及易引起心律失常的毒副反应；人参还能促进肝细胞的呼吸，但参附汤的作用较单用人参显著，且能延长肝细胞的耗氧过程，即两者伍用有相加作用。

2. 参附合用对心脏的影响更为明显，如对心肌的收缩功能，单用人参或附子均不如参附液强，表明其间有协同作用；对于乌头碱引起的大鼠室性或室上性心律失常、传导阻滞、结性心律，参附液均有显著对抗作用，有效率为87.5%，而单味附子为75%，单味人参仅9%；对氯仿引起室颤发生率，参附也表现出协同作用。

3. 对冠脉的扩张和增加血流量的作用，都是参附同用的参附汤明显地强于各单味药；对周围血管的扩张作用也很类似，离体兔耳及大鼠下肢灌流实验也证明，参附注射液作用最强，人参次之，附子的作用最弱。

【制剂研究】

参附汤中的附子有明显毒性，但经久煎后乌头碱分解而毒性大降；与人参同用也能显著降低其毒性；人参和附子的提取物——人参总皂甙、附子总生物碱或两者同用的制剂，其对心脏的作用均不如参附液。

人参、附子再加入青皮制备的参附青注射液也有显著地抗休克和强心作用，参附代血浆是参附汤的加味方，以给狗和大鼠换血的实验观察了其救生效果，与6%羟乙基淀粉、低分子右旋糖酐比较，参附代血浆最好，动物死亡率最低，而低分子右旋糖酐组动物死亡率最高(100%)。

【安全性研究】

参附静脉注射给药其LD_{50}为27g/kg；而另有报道，参附液对小鼠的LD_{50}有昼夜节律的不同，其最低值在午时，为8.308g/kg，最大值在子时，为9.862g/kg，两者相较$P<0.001$。

五、芪附汤

【方剂来源】 宋·魏岘《魏氏家藏方》

【方剂组成】 黄芪二钱，炮附子二钱。

【功能主治】 益气温阳，回阳救逆。用于卫阳不固，汗出不止而欲脱者。

【药效研究】

1. 抗心肌缺血及抗心律失常　芪附注射液以5mg/100g的剂量静注给药对垂体后叶素诱发大鼠的心肌缺血和心律失常均有明显的保护作用和对抗作用，其效果优于单用附子和黄芪。

2. 耐缺氧作用　50%的芪附注射液腹腔给药能拮抗小鼠的常压缺氧，显著延长死亡时间。

【组方配伍研究】

芪附注射液对心肌缺血和心律失常的拮抗与保护作用，明显地优于单用附子和黄芪。如单用附子S-T段的降低，5分钟后与对照组比较即无显著差异，且不能对抗垂体后叶素引起的大鼠心律减慢和第一期EKG的改变。而芪附同用却可持续15分钟，抗心律失常的作用亦是优于单用附子。

【安全性研究】

芪附注射液按序贯法静脉给药，半数致死量为50%注射液0.18ml/10g，折合黄芪、熟附片各9g/kg。

六、金铃子散

【方剂来源】 金·刘完素《素问病机气宜保命集》

【方剂组成】 金铃子、玄胡各一两。

【功能主治】 疏肝行气，活血止痛。用于肝郁有热，心腹胁肋诸痛等。

【药效研究】

1. 镇痛、镇静、抗惊厥　金铃子散以相当于生药10g/kg体重灌服，小鼠扭体法、热板法和光热甩尾法均有明显的镇痛作用，10g/kg灌服有一定的减少小鼠活动的作用(吊笼法)，且可延长40mg/kg戊巴比妥钠睡眠时间及延长10mg/kg士的宁致惊潜伏期。

2. 对胃肠功能的影响　5g/kg、10g/kg金铃子散能抑制小鼠胃肠酚红的推进，对豚鼠的离体回肠则稍一松弛即呈现兴奋作用，且可对抗10^{-7}g/ml的乙酰胆碱、5×10^{-4}g/ml氯化钡、10^{-8}g组胺/ml的收缩肠管作用，5g/kg灌服戊巴比妥钠麻醉豚鼠，可明显减小其电波波幅，不影响胃电波频率。金铃子散还可使戊巴比妥钠麻醉兔在体肠运动略为减弱，并有收缩频率和收缩幅度呈周期性变化的现象。金铃子散10g/kg间隔1小时两次灌胃后对大鼠结扎性实验胃溃疡有保护作用。

3. 兴奋离体子宫作用　金铃子散在pH值为7.0左右能短时间兴奋乙烯雌酚处理过的小鼠子宫，但几乎不影响其收缩频率。

【组方配伍研究】

金铃子散有明显的镇痛作用，其中元胡索的作用与之相同，在扭体法中川楝子10g/kg剂量也有一定的镇痛作用而全方的作用有强于元胡索的趋势。

对胃肠运动金铃子散有抑制作用，但川楝子、元胡索则无此作用。

【安全性研究】

小鼠口服半数致死量为70.6±7.19g/kg。

第十七节 驱虫剂

【定义】 由驱虫药组成，具有驱虫、止痛、消积之功效，用于治疗人体各种寄生虫病的方剂统称为驱虫剂。

【功效】 本类方剂具有驱逐、安伏、杀灭人体寄生虫的作用。部分方剂兼有健脾化食作用。

乌梅丸

【方剂来源】 汉·张仲景《伤寒论》

【方剂组成】 乌梅三百枚，细辛、炮制子、桂枝、人参、黄柏各六两，干姜十两，黄连十六两，当归、川椒各四两。

【功能主治】 温脏、补虚、安蛔，主治寒热错杂的蛔厥症、久痢症。

【药效研究】

1. 抗疲劳实验 乌梅丸 0.1g 生药/10g 小鼠灌胃、每天两次，连续 8 天，能明显延长小鼠负重游泳的时间。

2. 耐缺氧实验 乌梅丸 0.1g 生药/10g 小鼠灌胃，可明显延长缺氧状态小鼠的存活时间。

3. 对人体胆囊的收缩作用 乌梅丸 1 剂口服后 20 分、60 分、90 分、120 分进行胆囊造影，可显示 90 分时胆囊显著缩小。超声波检查，服药后 90 分、120 分胆囊明显缩小。

【组方配伍研究】

1. 将乌梅丸中乌梅的剂量加大至 60g，给人一剂口服后 30 分、60 分、90 分、120 分进行胆囊造影，显示 60 分、90 分胆囊明显缩小，超声波检查 30 分、60 分、90 分时胆囊明显缩小。

2. 单纯口服乌梅后缩胆囊作用不明显。

（崔晓兰）

第十八节 外用剂

【定义】 凡应用于体表皮肤、体腔粘膜、创伤组织等以达到消肿、止痛、排脓、收敛等作用的药物，统称外用剂。

【功效】 外用剂主要用于疮、疖、痈、疽、创伤出血、局部发炎、溃疡、烧伤、烫伤、跌打损伤、瘀血肿痛、皮肤瘙痒等患处，起到消肿、止痛、生肌、收敛、止血、止痒等作用。

一、冰硼散

【方剂来源】 明·陈实功《外科正宗》

【方剂组成】 冰片五分，朱砂六分，元明粉和硼砂各五钱。

【功能主治】 清热解毒，消肿止痛。用于口腔、咽喉急慢性炎症，慢性结肠炎。

【药效研究】

1. 对动物口腔正常粘膜的影响 在正常家兔口腔粘膜的一个固定位置贴上冰硼散贴片。每次用药 3 小时（片子完全溶化）后，去除口腔外的胶片等，使其自由活动。同时，连续给药 10 天后，观察用药部位粘膜及膜下组织的变化，与对照组比较未见有不良反应。

2. 对家兔口腔溃疡的影响 在家兔口腔溃疡处分别贴上冰硼贴片。连续用药，直至溃疡愈合。结果表明：给溃疡动物用药 3 天，可使溃疡愈合，并与对照组有显著差异。

二、锡类散

【方剂来源】 清·张瑞符《金匮翼》

【方剂组成】 冰片三厘，珍珠（飞）三厘，人工牛黄二厘，象牙屑三分，青黛（飞）六分，人指甲（炙）五厘。

【功能主治】 清热解毒，化腐生肌。用于咽喉红肿，痰涎壅盛，喉闭喉风。适用于风热、毒火所致咽喉溃烂等症，口腔粘膜溃疡，咽喉糜烂肿痛、口腔炎、鹅口疮、急性会厌炎等症。

【药效研究】

1. 抗胃溃疡 本方合剂给小鼠口饲 0.4ml/10g，每天 1 次，共 15 天和 30 天给药，可对小鼠应激性胃溃疡有治疗作用。锡类散（4g/kg）给大鼠口饲可有效地抑制动物幽门结扎性和束缚水浸应激性胃溃疡的形成，其对胃酸碱度、胃蛋白酶活性、胃溃疡指数等指标，作用与西米替丁（0.24g/kg）类似（$P>0.05$），但其胃液量较多（$P<0.05$）。

2. 抗菌 本方 3%药液，对大肠杆菌具有抑制作用。

【作用机理研究】

对消化性溃疡患者，经锡类散治疗4周后，血浆与胃十二指肠粘膜组织 PGE_2 含量明显高于治疗前，治疗后幽门螺旋杆菌转阴率为63.3%，且分布密度减低，与治疗前相比有极显著差异。锡类散使溃疡愈合可能与该方促进胃肠粘膜组织合成 PGE_2 增多和抑制HP的生长、繁殖以及清除有关，而不是由于抑制胃酸分泌和胃泌素释放所致。

（谭余庆 姜廷良）

参考文献

1. 富杭育，等．桂枝汤功能的药理研究．中医杂志 1990；31（12）：41
2. 田安民，等．桂枝汤药理作用的初步研究．中成药研究 1983；（3）：25
3. 戴敏，等．桂枝汤对家兔心肌血流量的影响．中国中药杂志 1995；20：431
4. 张清苓，等．桂枝汤调补脾胃的实验研究．北京中医药大学学报 1994；17（3）：24
5. 吕秀凤，等．桂枝免疫抑制作用的实验研究．中西医结合杂志 1989；9：283
6. 富杭育，等．桂枝汤对体温双向调节作用的机理探讨．中药药理与临床 1994；10（3）：1．1994；10（4）：1．1995；11（2）：1
7. 富杭育，等．以抑制肠蠕动亢进作用再探麻黄汤、桂枝汤、银翘散、桑菊饮的药效动力学．中成药 1993；15（1）：35
8. Sheu SJ, et al. Investigation of the extraction yield oh cinnamaldehyde from cimmamon-containing herbal formulas. Internat. J. Orient Med. 1989；14（2）：92
9. 宋建国．中药方剂桂枝汤的时间药理学．中国中药杂志 1994；19（3）：178
10. 魏德煜．试从巨噬细胞变化探讨张仲景对桂枝汤的用法．福建中医药 1983；3（1）：61
11. 富杭育，等．根据桂枝汤的效应消除半衰期和表现消除半衰期制订给药方案的探讨．中药药理与临床 1993；9（5）：1
12. 周爱香，等．以药物体内累积法再探麻黄汤、桂枝汤、银翘散、桑菊饮的药物动力学．中药药理与临床 1993；9（2）：1
13. 沈映君，等．麻黄桂枝协同发汗作用的实验研究．成都中医学院学报 1986；（1）：31
14. 田安民，等．麻黄汤与桂枝汤药理作用的比较．中医杂志 1984；25（8）：63
15. 冈部信产．麻黄汤对呼吸道合胞病毒的影响．国外医学．中医中药分册 1987；9（6）：48
16. 富杭育，等．以解热的药效法初探麻黄汤、桂枝汤、银翘散、桑菊饮的药物动力学．中药药理与临床 1992；8（1）：1
17. 富杭育，等．以发汗的药效法再探麻黄汤、桂枝汤、银翘散、桑菊饮的药物动力学．中药药理与临床 1992；8（5）：1
18. 富杭育，等．以抑制肠蠕动亢进作用再探麻黄汤、桂枝汤、银翘散、桑菊饮的药效动力学．中成药 1993；15（1）：35
19. 郭伟琪，等．大青龙汤解热作用的实验和临床观察．中国医药学报 1987；2（6）：17
20. 杨奎，等．含香薷、羌活胜湿汤和九味羌活丸血清对内生致热原产生的影响．中药药理与临床 1995；11（4）：1
21. 许俊杰，等．古典清热方对家兔体温的影响．中药通报 1986；11（1）：51
22. 蒋孟良．九味羌活汤镇痛抗炎作用的研究．中成药 1992；14（2）：25
23. 阎应举．抗癫痫中草药的初步实验探讨．中华医学杂志 1977；57（8）：479
24. 富杭育，等．正柴胡饮的药理研究．中药通报 1986；11（5）：47
25. 富杭育，等．正柴胡饮对流感病毒和致病菌作用的实验研究．中药通报 1986；11（40）：46
26. 贺玉琢，等．正柴胡饮抗病毒作用的实验研究．中国实验方剂学杂志 1996；2（1）：12
27. 富杭育，等．正柴胡饮的方剂学研究．中医杂志 1986；（2）：58
28. 富杭育，等．以解热的药效法初探麻黄汤、桂枝汤、银翘散、桑菊饮的药物动力学．中药药理与临床 1992；8（1）：1
29. 富杭育，等．以发汗的药效法再探麻黄汤、桂枝汤、银翘散、桑菊饮的药物动力学．中药药理与临床 1992；8（5）：1
30. 杨奎，等．桑菊饮的抗炎作用的研究．中药药理与临床 1994；10（3）：4
31. 富杭育，等．以抑制肠蠕动亢进作用再探麻黄汤、桂枝汤、银翘散、桑菊饮的药效动力学．中成药 1993；15（1）：35
32. 许俊杰，等．古典清热方对家兔体温的影响．中药通报 1986；11（1）：51
33. 谭毓治，等．九个方剂对大鼠实验性发热的影响．中国中药杂志 1989；14（5）：50
34. 邓文龙，等．银翘散的药理研究．中医杂志 1986；27（3）：59

35. 杜力军，等．银翘散解热机理的研究Ⅰ．银翘散等药对内生致热原致热家兔体温的影响．中药药理与临床 1991；7（3）：4
36. 周运鹏，等．银翘解毒片的药理作用．中成药 1990；12（1）：22
37. 杜力军，等．银翘散解热机理的研究Ⅱ．银翘散对体外培养单核细胞产生内生致热原的影响．中药药理与临床 1992；8（1）：8
38. 杜力军，等．银翘散解热机理研究Ⅲ．银翘散对大鼠视前区/下丘脑前部神经元放电频率的影响．中药药理与临床 1992；8（5）：6
39. 富杭育，等．以抑制肠蠕动亢进作用再探麻黄汤、桂枝汤、银翘散、桑菊饮的药效动力学．中成药 1993；15（1）：35
40. 王胜春，等．麻杏石甘汤的清热解毒作用．中成药 1996；18（12）：32
41. 杨群智，等．石膏再生前后，石膏及麻杏石甘汤之退热作用研究．中成药研究 1984；（6）：21
42. 陈永辉，等．麻杏石甘煮散的解热抗炎实验研究．中医研究 1995；8（5）：20
43. 吕秉森．研究中药古方组成——麻杏甘石汤．中成药研究 1987；（4）：47
44. 细谷英吉．关于汉方方剂的构成的药理研究（1报）——以镇咳作用为指标探讨麻杏甘石汤的构成（1）．国外医学 中医中药分册 1984；6（1）：52
45. 李健春，等．麻杏甘石汤对第Ⅰ型变态反应影响的实验研究．辽宁中医杂志 1983；（8）：43
46. 周耀群，等．麻杏石甘汤治疗内源性哮喘47例临床体会．实用中医内科杂志 1989；3（4）：23.
47. 乐芹，等．麻杏石甘汤加味对急性下呼吸道感染患儿免疫功能的影响．中国中西医结合杂志 1990；10（10）：600
48. 向希雄，等．麻杏石甘汤免疫药理实验研究．湖北中医杂志 1993；15（3）：48
49. 马振亚，等．麻杏石甘汤对甲型流感病毒等病原微生物的影响．陕西中医学院学报 1988；11（4）：40
50. 张一军，等．麻杏石甘汤治疗荨麻疹的实验研究．吉林中医药 1984；（6）：21
51. 文麒．加味麻杏石甘汤治疗嗜酸细胞增多性肺炎26例临麻观察．中国中西医结合杂志 1985；5（9）：540
52. 峰尾哲．天然药物对唾液酸酶的抑制作用．国外医学·中医中药分册 1984；6（6）：30
53. 李楚銮，等．四十四种中药草药及其复方对各种痢疾的抗菌作用观察．福建中医药 1960；5（7）：38
54. 石冈忠夫．葛根汤的抗炎作用．国外医学·中医中药分册 1991；13（4）：47
55. 久保道德．葛根的药理作用．国外医学·中医中药分册 1993；15（3）：23
56. 冯维希，等．与“中药汤剂改革的新设想”一文作者的商榷．中药材 1990；13（3）：45
57. 西泽芳男．葛根汤提高颗粒细胞内 cAMP 的功能．国外医学·中医中药分册 1984；6（2）：46
58. 志贺隆．葛根汤对 Arthus 反应及迟发型变态反应的作用．国外医学·中医中药分册 1989；11（2）：30
59. 么雅娟，等．葛根汤抗过敏药理作用实验研究．沈阳药科大学学报 1995；12（4）：283
60. 冯英菊，等．中药复方对动物血脂的影响．中成药 1991；13（1）：45
61. 谢人明，等．葛根汤对动物体内血栓形成与体外血小板聚集性的影响．陕西中医 1988；9（9）：423
62. 谢人明，等．葛根汤对动物脑循环的作用．中药药理与临床 1987；4（4）：14
63. 涉谷清．汉方药对抗癌剂副反应的减轻作用——对小鼠顺铂毒性效果的探讨．国外医学·中医中药分册 1987；9（2）：48
64. 佐野和生．葛根汤对颞颌关节症的治疗经验．国外医学·中医中药分册 1989；11（1）：52
65. 郭月英，等．黄连解毒汤实验药理研究．中成药 1993；15（8）：29
66. 孟庆棣，等．古典清热方对体温影响的实验观察．中国中西医结合杂志 1985；5（6）：378
67. 佟丽，等．古典清热方抗菌作用实验研究．中成药研究 1986；（12）：39
68. 赵国采．温病病因辨证的物质基础．湖南中医杂志 1986；（6）：7
69. 邓文龙．中医方剂的药理与应用．重庆出版社．1990
70. 荒田和男等．杨连卿节译．黄连解毒汤的降压作用．国外医学·中医中药分册 1982；（6）：7
71. 荒田和男，等．李毓华摘译．黄连解毒汤的药理作用成分Ⅵ，黄连解毒汤对 MH 高血压大鼠的作用．国外医学·中医中药分册 1987；（1）：40
72. 邓文龙．中医方剂的药理与应用．重庆出版社．1990年：102～106
73. 长泽治夫等．王建明摘译．黄连解毒汤对实验性慢性脑缺血的作用．国外医学·中医中药分册 1988；10（2）：56
74. 原中琉璃子等．任卫华摘译．八味地黄丸、柴胡加龙骨牡蛎汤、大柴胡汤、黄连解毒汤对动脉硬化的

影响．国外医学·中医中药分册 1987；9（5）：49
75. 陈奇．中成药与名方药理及临床应用．海天出版社．1991：137
76. Takase H et al 仇伟欣译：黄连解毒汤及其构成草药抗溃疡作用的特点．国外医学·中医中药分册 1990；（2）：28
77. 马振亚．三黄注射液等七种中药制剂对结核杆菌的抗菌作用．陕西中医学院学报 1982；5（1）：40
78. 郭乃燕，等．黄连解毒汤（合剂）的研究．中成药 1990；12（7）：17
79. 王黎曼等．邹建华摘译．温清饮及黄连解毒汤的抗炎作用．国外医学·中医中药分册 1984；16（4）：39
80. 宋鲁成．黄连解毒汤对大脑脂质过氧化物影响的实验研究．陕西中医 1993；14（4）：185
81. 秦秀兰，等．黄连解毒汤镇痛抗炎作用的实验研究．中药药理与临床 1994；（6）：9
82. 周金黄，王筠默．中药药理学．上海科技出版社．1986：184
83. 张军，等．仙方活命饮临床应用与药理实验．中成药 1992；14（5）：39
84. 北京朝阳医院内科肺心病组．五味消毒饮注射剂静滴治疗肺心病肺部感染．浙江中医药 1978；（1）：封3
85. 天津南开医院．中西医结合治疗急腹症理论研究的一些设想．中华医学杂志 1973；（1）：33
86. 佟丽，等．古典清热方抗菌作用实验研究．中成药研究 1986；（12）：39
87. 邓文龙．中医方剂的药理与应用．第1版72页 重庆出版社．1990：72
88. 陈奇．中成药与名方药理及临床应用．海天出版社．1991：127
89. 梁兵，等．白虎汤临床研究概况．云南中医杂志 1993；（1）：44
90. 张丽丽，等．中医学“肾”的研究中有关滋阴泻火药作用的探讨．上海第一医学院学报 1980；7（1）：37
91. 邓京振，等．中药汤剂动物直肠给药实验研究．中药通报 1986；11（5）：30
92. 谢恬，等．清瘟败毒饮对内毒素诱发家兔温病气血两燔证的疗效和机理．中国中西医结合杂志 1993；13（2）：94
93. 陈奇：中成药与名方药理及临床应用．海天出版社．1991：51
94. 韦力，等．香薷散对离体肠肌药理作用的实验研究．中药药理与临床 1993；（特刊）：10
94. 韦力，等．香薷散煎服法的实验研究．成都中医学院学报 1992；15（2）：39
95. 李成林．清胃散的药理作用研究．中华口腔科杂志 1986；21（1）：44
96. 许济群：方剂学．66页．上海科技出版社．1985.
97. 佟丽，等．葛根芩连汤解热抗菌作用的研究．中药通报 1987，12（6）：49
98. 许俊杰，等．古典清热方对家兔体温的影响．中药药理与临床 1985（创刊号）：20
99. 邓文龙．中医方剂的药理与应用．重庆出版社．1990：171～173
100. 李在，等．葛根芩连汤的抗缺氧作用．辽宁中医杂志 1987；（6）：37
101. 李在．等，田秋芳．葛根芩连汤的药理作用研究．中药药理与临床 1990；6（5）：14
102. 邓文龙．中医方剂的药理与应用．重庆出版社．1990：176
103. 周邦清．白头翁汤的临床应用及其抗菌作用．四川中医 1986；（8）：封三
104. 曹松年，等．中药复方及单味药对真菌的抑菌作用．中华医学杂志 1962；（12）：781
105. 陈奇．中成药与名方药理及临床应用．海天出版社．1991：198
106. 骆龙江，等．应用经方白头翁汤及其各组成药治疗菌痢249例的综合报道．浙江中医杂志 1957；（6）：242
107. 谭毓治，等．龙胆泻肝汤的药理作用研究．中药药理与临床 1991，7（1）：5
108. 陈奇．中成药与各方药理及临床应用．海天出版社．1991：187
109. 王喜云，等．龙胆泻肝汤的药理作用．中药药理与临床 1985，（创刊号）：17。
110. 吴贺算，等．龙胆泻肝汤的药理作用研究．中药药理与临床，1991，7（1）：5
111. 章育正，等．古方香连丸在试管内及动物体内的抗菌作用．中华医学杂志 1958；44（6）：592
112. 张远名．香连丸中小檗碱含量测定与工艺改进．中成药研究 1982；（6）：11
113. 邓文龙．中医方剂的药理与应用．重庆出版社．1990：152
114. 孔侃．黄连及广木香抑制细菌的实验．中华医学杂志 1955；41（5）：449
115. 刘国声．中药方剂的抗菌作用．中医杂志 1955；（10）：36
116. 邓文龙．中医方剂的药理与应用．重庆出版社．1990：120

117. 曹松年，等．中药复方及单味药对真菌的抑菌作用．中华医学杂志　1962；(12)：781
118. 胥保生，等．三黄泻心片对大鼠血清胆固醇含量的影响．中成药研究　1981；(5)：34
119. 鲍军，等．泻心汤体外抗凝及抗血小板聚集作用的研究．中成药研究　1988；(6)：24
120. 李先荣，等．梅花点舌丹免疫药理作用的研究．山西中医　1986；2(4)：26
121. 李先荣，等．梅花点舌丹抗肿瘤作用实验研究．中成药研究　1982；(6)：28
122. 高月，等．梅花点舌丹对白血病作用机理的研究．中国中西医结合杂志　1990；10(2)：103
123. 杜旭，等．古方温清饮的免疫调节作用．中医药信息　1987；(3)：10
124. 陈奇．中成药与各方药理及临床应用．海天出版社．1991：208
125. 刘瑞梅，等．温清饮的药理作用及对复发性口疮的疗效．中医药信息．1986；(4)：12
126. 邹建华摘译．温清饮及黄连解毒汤的抗炎作用．国外医学·中医中药分册　1994；(4)：39
127. 康毅，等．大承气汤对肠梗阻大鼠离体结肠平滑肌^{45}Ca内流影响的实验研究．中国中西医结合杂志　1991；11(2)：107
128. 于守志，等．大承气汤对胃肠道推进机能及胃肠容积的影响．天津医药杂志　1965；7(10)：790
129. 毛会亭，等．大承气汤对家兔实验性肠套叠还纳过程的影响．天津医药杂志　1965；7(10)：792
130. 崔志清，等．大承气汤及其主药大黄对小鼠离体肠管葡萄糖转运电位的影响．中草药　1993；24(12)：635
131. 岳华，等．大承气汤对家兔胃运动影响的实验研究．河北中医　1995；18(6)：26
132. 尤胜义，等．肠梗阻家兔血管活性肠肽改变及大承气汤对其的影响．中国中西医结合杂志　1991；11(3)：162
133. 林秀珍，等．大承气汤对家兔实验性肠梗阻血浆NA水平的影响．中草药　1992；17(7)：427
134. 田在善，等．大承气汤治疗痞满燥实证机理的实验研究．中国中药杂志　1993；18(3)：171
135. 孙爱贞，等．从大承气汤对血管通透性双向调节探索中药复方的作用．中成药研究　1983；(10)：28
136. 孙爱贞，等．从大承气汤对血管通透性的影响看祛邪类药物的双向调节．中国中西医结合杂志　1984；4(11)：689
137. 赵亚灵，等．中医方剂的药理学研究——应用中医治则研究大承气汤的药理作用．中药药理与临床　1988；4(3)：1
138. 王文俊，等．清解灵和大承气汤抗自由基损伤的实验研究．实用中西医结合杂志　1994；7(1)：49
139. 田在善，等．大承气汤介导肝脏、胆汁、血浆灭活内毒素的实验研究．中国实验方剂学杂志　1997；3(1)：15
140. 田在善，等．大承气汤对内毒素致肺损伤保护作用的实验研究．中国实验方剂学杂志　1997：3(1)：15
141. 张京玲，等．大承气汤及大黄对小鼠免疫功能影响的初探．中国实验临床免疫学杂志　1996；8(6)：32
142. 杨文修，等．大承气汤和大黄对豚鼠结肠带平滑肌细胞电活动的影响．中国中西医结合杂志　1993；13(1)：33
143. 顾维章，等．不同煎法对大承气汤的大黄蒽醌类溶出量及药理作用的影响．中草药　1985；(1)：8
144. 金耀荣，等．大小承气汤的紫外光谱研究．新疆中医药　1993；(3)：40
145. 罗卫芳，等．择时应用大承气汤对小鼠泻下作用的时辰差异．中药药理与临床　1995；11(3)：7
146. 孙爱贞，等．从大承气汤对血管通透性双向调节探索中药复方的作用．中成药研究　1983；(10)：28
147. 罗炽玲，等．小承气汤对大鼠肝脏作用的实验研究．中药新药与临床药理　1992；3(4)：11
148. 金耀荣，等．大小承气汤的紫外光谱研究．新疆中医药　1993；(3)：40.
149. 邓文龙．中医方剂的药理及临床．重庆出版社．1990：336
150. 郎毓珑，等．加味理中汤治疗脾阳虚型胃脘痛30例临床观察．陕西中医　1984；5(1)：13
151. 李惠林．理中汤抗大鼠实验性胃溃疡作用的观察．陕西中医　1987；8(7)：333
152. 胡隐恒，等．脾虚泄泻动物模型的复制及附子理中丸的调整作用．上海中医药杂志　1981；(8)：45
153. 唐映红，等．吴茱萸汤温脾止泻作用的实验研究．中药药理与临床　1990；6(1)：6
154. 窦昌贵，等．吴茱萸汤温胃止呕作用的初步研究．中药药理与临床　1987；3(增刊)：49
155. 唐映红，等．吴茱汤治疗脾虚证的实验研究．辽宁中医杂志　1990；14(10)：43
156. 游国雄，等．当归四逆汤防治偏头痛52例的疗效

和机理探讨．中华医学杂志．1981；61（1）：57
157. 邓文龙．中医方剂的药理与临床　重庆：重庆出版社　1990：272
158. 张尊仪．生脉注射液对麻醉动物血流动力学及心肌耗氧的影响．华西药学杂志　1986；（2）：86
159. 燕纯伯，等．生脉液对心肌病左心室收缩功能的影响——用收缩时间间期和超声心动图评价．四川医学院学报　1983；14（4）：377
160. 廖家桢，等．生脉散对冠心病心绞痛患者左心室功能的影响．中医杂志　1981；22（6）：424
161. 张均华，等．生脉散注射液对急性心肌梗塞不同血流动力学分型的效应．中华内科杂志　1985；（11）：651
162. 何友作，等．生脉液对慢性出血性心衰的急性血流动力学作用的超声心动图研究．四川中医　1993；（5）：11
163. 徐翠华，等．生脉散对体外培养肝细胞$^3H^-$胸腺嘧啶核苷、$^3H^-$尿嘧啶核苷掺入的影响．中药通报　1986；11（3）：47
164. 廖家桢，等．生脉散对红细胞2，3-二磷甘油酸作用的初步研究．中药药理与临床　1986；2（1）：25
165. 姚睦，等．心肌细胞再灌损伤机制及生脉散防治作用的实验研究．中华医学杂志　1988；68（6）：313
166. 李亚民．生脉散对实验性心肌梗塞修复作用的影响（摘要）．中西医结合杂志　1985；5（6）：346
167. 宋崇顺．生脉散对大分子右旋糖酐所致微循环障碍和弥漫性血管内凝血的影响．辽宁中医杂志　1984；（12）：36
168. 鲁升化，等．生脉注射液、桃红四物汤注射液对犬烧伤休克的防治作用．中药药理与临床　1987；3（3）：4
169. 邓文龙，等．生脉注射液的药理作用研究．中药药理与临床　1987；3（1）：22
170. 楚延，等．生脉注射液对内源性糖皮质激素水平的影响．中成药研究　1983；（10）：25
171. 叶松柏，等．生脉注射液对大鼠外周血白细胞糖皮质激素受体（GCR）含量的影响．中药药理与临床　1988；4（2）：28
172. 楚延，等．生脉注射液的抗炎作用及对免疫功能的影响．药学通报　1984；19（7）：23
173. 许青媛，等．生脉注射液对家兔体外血栓形成及凝血系统功能的影响．中西医结合杂志　1986；6（7）：428
174. 汤铭新，等．复方生脉注射液对肺癌转移抑制作用的实验研究和临床病理组织学及超微结构的观察．中华肿瘤杂志　1983；5（3）：176
175. 汤铭新，等．复方生脉注射液对黑色素瘤抑制作用的研究．中医杂志　1982；23（12）：94
176. 丛月珠．生脉散注射液研究·中成药研究　1980；（2）：41
177. 欧阳卓志，等．两种生脉饮口服液的药理学研究．中成药研究　1988；（2）：30
178. 连晓媛，等．炙甘草汤抗心律失常实验研究．中药药理与临床　1993；9（6）：1
179. 王立斌，等．加味炙甘草汤抗心律失常作用的实验性观察．天津中医　1989；（5）：20
180. 崔志清，等．加味炙甘草汤注射液对大鼠实验性心律失常的防治作用．中国中西医结合杂志　1993；13（7）：423
181. 李宏森，等．炙甘草汤抗肾上腺素诱发心律失常的实验观察．河北中医　1993；15（4）：32
182. 沈玲，等．炙甘草汤对离体心肌生理特性的影响．中药药理与临床　1994；10（6）：1
183. 沈玲．炙甘草汤与炙甘草汤加味方对离体心肌生理特性和动作电位的影响．江西中医学院硕士研究生毕业论文　1993
184. 胡因铭，等．炙甘草汤对大鼠实验性心肌缺血及再灌注损伤的影响．中国实验方剂学杂志　1995；（创刊号）：18
185. 连晓媛，等．炙甘草汤对心肌缺血再灌注损伤的保护作用．中药药理与临床　1994；10（5）：6
186. 李萍，等．炙甘草汤注射液对正常及“阴虚”大鼠心律失常影响的实验研究．中药药理与临床　1994；10（4）：5
187. 康毅，等．“阴虚”大鼠实验模型评估及炙甘草汤的反证研究．中药药理与临床　1995；11（特刊）：149
188. 黄树明，等．四君子汤对大鼠胃肠推进运动的影响．中医杂志　1988；（9）：60
189. 朱自平．白术、苍术及其复方对离体家兔小肠运动的影响，中成药研究　1983；（7）：25
190. 闻集普．四君子汤对正常及脾虚大鼠小肠移行性综合肌电（MMC）的影响，中药药理与临床 1994；（3）：13
191. 彭成．四君子汤对消化运动、吸收作用的实验研究．中药药理与临床　1995；（5）：6
192. 陈国志．加味四君子汤对脾虚大鼠脏器的组织学及超微结构的影响．中药药理与临床　1995；（1）：1
193. 胡祖光．四君子汤及其配伍对小白鼠腹腔巨噬细胞吞噬功能的影响．中西医结合杂志　1984；（6）：363

194. 吴秉纯．四君子汤复方药理作用研究．黑龙江中医药 1990；(2)：52
195. 窦骏．四君子汤对小鼠巨噬细胞细胞毒功能的影响．中国中西医结合杂志 1990；10(10)：612
196. 冯璞．四君子汤对小鼠腹腔巨噬细胞功能的调节作用．甘肃医药 1991；10(3)：135
197. 窦骏．四君子汤的免疫药理研究概况与展望．中成药 1992；14(11)：38
198. 庞来祥．四君子汤药理作用的研究进展．中医药信息 1991；(1)：23
199. 于尔辛．全肝移动条野放射结合中药治疗大鼠肝癌的临床研究．中华肿瘤杂志 1992；14(1)：57
200. 孙云．四君子汤抗自由基损伤的研究．中药药理与临床 1992；8(4)：1
201. 陈国志．脾虚大鼠超氧化物歧化酶，丙二醛的改变及加味四君子汤对其影响．中药药理与临床 1992；8(4)：16
202. 张新民．补益中药对老龄雄性大鼠下丘脑神经递质-性腺轴机能作用的研究．1991；18(5)：373
203. 吴玉生．四君子汤治疗脾气虚型胃肠病 SOD、MDA 变化的研究．中药药理与临床 1995；(11)：45
204. 李炳如．补脾中药对强的松反馈抑制作用的影响．江西中医药 1984；(2)：42
205. 任平．四君子汤对脾虚模型大鼠胃动素和前列腺素 E_2 含量的影响．中药药理与临床 1994；(6)：7
206. 王汝俊．补中益气汤的药理作用研究．中药药理与临床．1991；7(5)：1
207. 王汝俊．白术、苍术及其复方对家兔小肠运动的影响．中药药理与临床．1987；(2)：4
208. 王汝俊．补中益气汤调理脾胃毒药理作用研究—对胃酸、胃蛋白酶分泌的影响．中药药理与临床．1988；(3)：16
209. 王汝俊．补中益气汤调理脾胃药理作用研究．中药药理与临床．1988；(4)：5
210. 谢人明．补中益气丸的心血管作用及耐缺氧作用．中药药理与临床．1991；7(6)：9
211. 俞丽霞．补中益气口服液的药理研究．现代应用药学．1989；(5)：45
212. 杨永进．黄芪建中汤、补中益气汤对脾胃虚证免疫功能影响的临床观察．上海中医药杂志．1983；(2)：28
213. 汤斌．TRH 与补中益气汤合用对应激小鼠 NK 活性及内分泌的影响．中国中西医结合杂志．1994；14(2)：104
214. 季宇彬．补中益气汤和四君子汤抗突变及抗肿瘤作用．中成药研究．1985；(12)：27
215. 季宇彬．补中益气汤和四君子汤对环磷酰胺毒性作用的影响．中医药学报．1989；(4)：39
216. 韩冰虹．补中益气汤对实体癌病人外周血淋巴细胞微核率的影响．黑龙江中医药．1992；(1)：41
217. 季宇彬．补中益气汤对 EAC 小鼠癌细胞 LPO 含量的影响．中药药理与临床．1992；8(增刊)：14
218. 施玉华．右归丸及补中益气丸等的研究．中医杂志 1983；25(5)：62
219. 周安．中国中西医结合研究会第二届全国会员代表大会暨学术讨论会论文摘要汇编．1985；96
220. 蔡辛福．补中益气汤对阿霉素引起小鼠造精机能障碍的疗效．中成药 1990；(3)：41
221. 张永锋．补中益气汤的药理作用研究．中药药理与临床．1992；8(6)：1
222. 李玉纯．补中益气汤剂型与药效关系的实验研究．四川中医 1990；(6)：8
223. 武元则人，等．十全大补汤对小鼠脾淋巴细胞的促分裂活性．中药药理与临床 1990；6(1)：46
224. 邵金莺，等．十全大补汤、杞菊地黄汤和归脾汤的一些药理作用．中药药理与临床 1990；6(5)：4
225. 王艳，等．十全大补汤抗衰老作用的实验研究．中成药．1993；15(2)：40
226. 樊湘红，等．十全大补颗粒剂的药理研究．湖南中医杂志 1994；10(2)：49
227. 马新民，等．十全大补汤外科营养治疗作用研究．新疆中医药 1991；(3)：56
228. 伊藤均．汉方医学 1984；8(5)：14
229. 梅沢严，等．十全大补汤增强抗癌药效果的作用．国外医学·中医中药分册，1988；10(2)：53
230. 涉谷清，等．汉方药对抗癌剂副反应的减轻作用．国外医学·中医中药分册，1987；9(2)：48
231. 饭岛治，等．十全大补汤对抗癌药物毒副反应的减轻作用．国外医学·中医中药分册，1988；10(2)：54
232. 汤厚勇夫．关于四物汤的作用——对贫血模型的影响．国外医学·中医中药分册 1984；(5)：48
233. 龚跃新．四君子汤、四物汤和八珍汤治疗血虚大鼠的实验研究．山西中医 1992；8(4)：32
234. 周亚伟．活血化瘀系列古方对大鼠血浆 TXB_2 及 6-keto-$PGF_{1α}$ 含量的影响．中医药信息 1995；1(2)：46
235. 任青华．生化汤、四物汤及加减补阳还五汤抗体

外血栓的研究．中成药　1992；(3)：44
236. 孙洁民．丹参、桑椹子、四物汤对小鼠免疫功能影响的实验研究．中医药研究　1991；(3)：50
237. 王虹．中药BRM—号对感染白色念珠菌小鼠T细胞亚群影响的实验研究．辽宁中医杂志　1990；(3)：45
238. 林安平．四物汤抗自由基损伤的研究．辽宁中医杂志　1992；(8)：45
239. 李在邠．四物汤抗缺氧作用的实验研究．中国中西医结合杂志　1991；(7)：335
240. 太田节子．四物汤对放射线损害的防护效果．国外医学·中医中药分册　1984；(5)：305
241. 木村正康．四物汤构成生药对肉芽新生血管及血管平滑肌细胞的增殖作用．国外医学·中医中药分册　1988；10(1)：41
242. 郑钦岳．四物汤升高大鼠血清中CSF活性．中药药理与临床　1992；8(增刊)：14
243. 郑钦岳．四物汤对大鼠主动脉条的收缩作用．中药药理与临床　1992；8(增刊)：14
244. 李玲．六味地黄丸(汤)研究新进展．中国中药杂志　1995；20(5)：310
245. 姜廷良．六味地黄汤防治肿瘤的实验研究．中医杂志　1983；24(6)：471
246. 许继平．六味地黄口服液抗肿瘤化疗药物毒副反应的研究．中国中西医结合杂志　1992；12(12)：734
247. 李耐三．六味地黄煎剂研究Ⅲ．中国药科大学学报　1990；21(4)：246
248. 候公林．四君子汤合六味地黄丸抗氧化损伤的实验研究．浙江中医杂志　1991；(12)：555
249. 蒋茔．六味地黄汤及其配伍对过氧化脂质及脂褐质量的影响．中国中药杂志　1991；16(3)：175
250. 朱秀英．六味地黄冲剂对肾阴虚病人血浆中锌铜含量的影响．哈尔滨医科大学学报　1992；26(6)：465
251. 杨美东．六味地黄汤对“阴虚”动物模型各个脏器组织元素含量的影响．中国中药杂志　1993；18(11)：690
252. 刘玉琦．六味地黄汤对虚症动物的影响．中成药　1994；16(6)：38
253. 王秋娟．六味地黄煎剂对高血脂、耐缺氧及麻醉动物血压的影响．中国药科大学学报　1990；(1)：43
254. 邝安堃，等．中医阴阳的实验性研究．中西医结合杂志　1984；(12)：742；1985；(1)：48；(2)：105；(3)：167
255. 赵梦华．六味地黄丸对冠心病患者血液流变学的影响．中成药　1992；(4)：46
256. 戴德哉．六味地黄煎剂对心、肾、脑缺血的实验治疗．中国药科大学学报　1990；21(5)：276
257. 安鲁丸．六味地黄汤实验治疗离体心脏低灌-再灌注心律失常及心肌病诱发心律失常．中药药理与临床　1995；(3)：1
258. 陈青．六味地黄丸抗心律失常的实验研究．中国药理学会中药药理学会第三届全国会议论文．兰州．1990：33
259. 禹志领．六味地黄汤对实验动物性功能的影响．中成药　1991；13(7)：45
260. 张家庆．更年期综合征患者白细胞雌激素受体的变化及六味地黄丸的疗效．中国中西医结合杂志　1991；11(9)：521
261. 毛良．六味地黄丸对大鼠MAasugi型肾炎的实验治疗．中成药研究　1982；(12)：23
262. 赵树仪．六味地黄冲剂与六味地黄丸药理作用比较．中草药　1991；22(4)：165
263. 朱秀英．六味地黄冲剂与六味地黄汤、丸剂对肾阴虚病人血液中部分指标及临床疗效的对比研究．中药药理与临床　1995；(3)：44
264. 刘宏阳．按照肾气发育周期(择)时抗衰的实验研究．北京中医学院学报　1987；10(6)：33
265. 姚晓渝．金匮肾气丸对“阴虚”模型动物的影响．中国药学杂志　1989；24(5)：283
266. 小曾户洋．八味地黄丸对高龄小鼠的影响—八味地黄丸与谷光甘肽代谢．近大医志　1981；6(2)：58
267. 顾德宫．中医阴阳的实验性研究(Ⅱ)．中西医药杂志，1985；(1)：48；(2)：105；(3)：67
268. 横泽隆子　和汉医药学会志　1985；2(1)：126
269. 原中琉璃子．六味丸、八味地黄丸、柴胡加龙骨牡蛎汤对动脉硬化的影响．和汉医药学会志　1985；2(3)：562
270. 许继平．中日对八味丸的实验研究．浙江中医杂志　1987；(5)：230
271. 水岛宣昭．八味地黄丸的疗效及其对HDLC的影响考察．国外医学·中医中药分册　1983；(6)：49
272. 蔡亲福．八味丸对饲以高糖饮食的大白鼠脂质代谢的影响，中成药　1988；(8)：47
273. 原中流璃子．八味地黄丸对鼠糖耐量的影响，国外医学·中医中药分册　1982；(2)：14
274. 岛津孝，用小动物检定糖尿病治疗药的方法及八味地黄丸的效果．国外医学·中医中药分册　1984；(1)：56
275. 周超凡．中药复方药理学研究探讨．中成药研究

1980；（3）：4
276. 于世家泽．八味丸可提高肾上腺皮质机能．日本医学介绍 1984；5（4）：30
277. 佐藤佑造．糖尿病性神经障碍的东洋医学治疗—牛车肾气丸与钴宾酰胺的对比．国外医学·中医中药分册 1986；8（5）：56
278. 吉天途男．八味丸对糖尿病性神经病变效果．国外医学·中医分册 1980；2（1）：38
279. 周六贵．金匮肾气丸对小鼠免疫功能影响．成都中医学院学报 1985；（4）：40
280. 吉田浩．八味丸对人免疫系统的影响．国外医学·中医中药分册 1987；9（5）：1
281. 吉田浩．八味丸对免疫系统的影响．汉方医学 1986；10（11）：24
282. 刘志国．金匮肾气丸助阳作用观察及研究．黑龙江中医药 1991；（3）：14
283. 孙蓉，等．玉屏风散的初步实验研究．中药药理与临床 1990；6（3）：7
284. 周然，等．玉屏风散对小白鼠体液免疫功能的影响．中药药理与临床 1991；7（5）：6
285. 周然，等．玉屏风散对小白鼠体胞免疫功能的影响．中药药理与临床 1990；6（4）：9
286. 甄彦君，等．加味玉屏风散对小鼠脾淋巴细胞增殖影响的流式细胞术分析．河北医学院学报 1993；14（2）：805
287. 陈梅芳，等．玉屏风散治疗实验性肾炎的研究．中国中西医结合杂志 1986；6（4）：229
288. 邹莉玲，等．玉屏风口服液在鸡胚内对流感病毒的抑制作用．江西中医药 1989；20（6）：40
289. 陈革新，等．玉屏风散对甲低阳虚兔模型胰岛功能的影响．广州中医学院学报 1991；8（1）：17
290. 邓文龙．中医方剂的药理与应用．重庆：重庆出版社，1990：706
291. 陈梅芳，等．玉屏风散治疗肾小球肾炎的适应症和原理探讨．上海中医药杂志 1979；（6）：16
292. 易宁育，等．中医扶正方剂玉屏风散的药理研究．中药通报 1981；（1）：33
293. 徐锡鸿，等．加味玉屏风散抗慢支大鼠呼吸道粘膜细菌粘附的实验．浙江中医杂志 1991；(1)：39
294. 胡隐恒，等．四神丸及其组成对家兔离体小肠运动的影响．中成药研究 1981；（9）：31
295. 王晓琦，等．四神胶囊的剂型研究．中草药 1995；（5）：271
296. 贝伟剑，等．瓜蒌薤白汤的药理作用研究．1987年上海中医药国际学术会论文集
297. 贝伟剑．瓜蒌薤白白酒汤的药理研究报告（内部资料）1988：12
298. 程秀娟，等．血府逐瘀汤的活血化瘀作用．中药药理与临床 1993；9（1）：8
299. 邓国刚，等．血府逐瘀汤的实验研究．中国医药学报 1990；5（4）：33
300. 吴启富，等．血府逐瘀汤的作用机制研究．中国医药学报 1990；5（4）：28
301. 樊巧玲，等．血府逐瘀汤对微循环作用的实验研究．中成药 1988；（7）：29
302. 冯英菊，等．血府逐瘀汤抗炎及对糖、脂代谢的影响．中药药理与临床 1987；3（增刊号）：37
303. 冯英菊，等．血府逐瘀汤抗炎及对糖脂代谢的影响．陕西中医 1988；（3）：126
304. 程新．血府逐瘀汤的近代研究．北京中医 1993；（6）：39
305. 邓俊国，等．活血化瘀治疗实验性眼内出血的ERG 研究．中国中西医结合杂志 1989；9(10)：609
306. 张子彬，等．补阳还五汤对家兔脑血管的扩张作用．中成药研究 1982；（7）：34
307. 谢人明，等．补阳还五汤对血小板聚集及体内血栓形成的影响．云南中医学院学报 1989；4（8）：491
308. 殷国庆，等．补阳还五汤对豚鼠脊损伤后神经元影响的初步观察．中国中西医结合杂志 1984；4（8）：491
309. 赵翠萍，等．加味补阳还五汤对周围神经损伤后神经机能恢复的实验研究．中药新药与临床药理 1993；4（4）：35
310. 刘志龙，等．补阳还五汤和益气活血方抗脑缺血再灌注损伤机理的比较研究．中药药理与临床 1995；11（5）：14
311. 谢人明，等．补阳还五汤对心脏功能及心肌营养性血流影响的实验研究．中药通报 1987；12（2）：51
312. 贺石林，等．补阳还五汤对血液凝固影响的实验研究．湖南中医学院学报 1989；9（4）：212
313. 胥保生，等．补阳还五汤煎剂、水煎醇沉剂及冲剂在心血管系统方面的药理作用．中成药研究 1986；（3）：28
314. 解建国，等．补阳还五汤对家兔脑卒中影响的研究．中药药理与临床 1993；9（4）：1
315. 赵新先，等．补阳还五汤对家兔动脉粥样硬化的药理研究．新中医 1984；（1）：48
316. 段泾云．补阳还五汤抗炎免疫药理作用．中国中西医结合杂志 1989；9（3）：164
317. 张华，等．用补阳还五汤对小鼠的耐缺氧及抗疲

劳试验．浙江医科大学学报 1993；22（2）：64
318. 谢家骏，等．桂枝茯苓丸对血液流变学的影响．中成药研究 1986；（5）：24
319. 织田真智子，等．桂枝茯苓丸对末梢循环的作用．国外医学·中医中药分册 1984；6（5）：49
320. 织田真智子，等．桂枝茯苓丸对脑卒中易发生性高血压自发性大鼠的作用．国外医学·中医中药分册 1987；9（2）：42
321. 西本隆．活血化瘀药对血小板功能的影响—桂枝茯苓丸及冠心Ⅱ号方对血小板聚集的抑制作用．国外医学·中医中药分册 1987；9（2）：32
322. 樱川信男，等．祛瘀血药的凝血学探讨，国外医学·中医中药分册 1983；5（4）：206
323. 村上正志，等．桂枝茯苓丸对实验性弥漫性血管内凝血的预防效果．国外医学·中医中药分册 1985；7（1）：46
324. 板木忍．桂枝茯苓丸对大鼠性腺的影响．国外医学·中医中药分册 1988；10（4）：45
325. 谢家骏，等．桂枝茯苓丸的抗炎作用．中药药理与临床 1985；（创刊号）：13
326. 杉原芳夫．抗癌中草药的实验病理学研究．国外医学·中医中药分册 1984；（2）：51
327. 谢家骏，等．桂枝茯苓丸对中枢神经系统的药理作用．中成药研究 1987；（7）：29
328. 郑作文，等．三子养亲汤的药理研究．中药药理与临床 1992；8（3）：15
329. 郑作文、赵一．三子养亲汤药理研究简报．广西中医药 1988；11（3）：43
330. 刘继林，等．三子养亲汤药理实验研究．四川中医 1989；11：10
331. 郭传勇，等．三子养亲汤对家兔急性缺氧性肺动脉高压的降压作用研究．中成药 1993；7：45
332. 潘洪平．三子养亲汤的研究进展．中成药 1995；17（10）：42
333. 陈奇，等．中成药与名方药理及临床应用，广州：海天出版社，1991；595
334. 陈奇，等．白金降脂丸对实验性高脂血症大鼠血脂、血液流变性和环核苷酸变化的影响．中药通报 1985；10（12）：38
335. 朱国强．白金降脂丸制备工艺探讨．中成药研究 1983；10：5
336. 傅廷龄，等．苓桂术甘汤对心血管的药理作用．北京中医学院学报 1990；13（4）：47
337. 张惠勤，等．苓桂术甘汤对心律失常的保护作用．中国心血管药理通讯 1991；10：17
338. 保田和美，等．苓桂术甘汤及类似处方的药理学研究．国外医学·中医中药分册 1984；5：49
339. 邱德文，等．苓桂术甘汤不同煎制方法的微量元素变化（摘要）（内参）
340. 谢强敏，等．甘麦大枣汤的药理作用．中药药理与临床 1992；8（6）：6
341. 覃文才，等．甘麦大枣汤中枢抑制作用．中药药理与临床 1994；（5）：9
342. 宋霄宏，等．甘麦大枣汤升白细胞作用的实验研究．浙江中医学院学报 1990；14（5）：27
343. 木村博．甘麦大枣汤抑制呵欠的效果：关于对中枢多巴胺能神经的作用．国外医学·中医中药分册 1994；16（8）：21
344. 孙兵，等．朱砂安神丸药理作用的实验研究．中成药 1995；17（7）：30
345. 熊少希．青年药学工作者最新成果学术交流会论文集．北京市中国药学会．1986：10
346. 韩家荣，等．朱砂安神丸质量控制的研究．全军第八届药学会议．1988：9
347. 李兰荣．朱砂安神丸净选降菌的控讨．中药通报 1986；11（6）：37
348. 唐朝枢，等．柴胡加龙骨牡蛎汤对儿茶酚胺心血管损伤的保护作用．中医杂志 1985；1：60
349. 廖圣宝，等．柴胡加龙骨牡蛎汤的新用及实验研究，安徽中医临床杂志 1996；8（6）：284
350. 伊腾忠信等．柴胡加龙骨牡蛎汤、抑肝散、加味逍遥散、加味归脾汤对小鼠自发运动量的影响 国外医学·中医中药分册 1986；8（6）：30
351. 中西幸三，等．柴胡加龙骨牡蛎汤对血小板凝集功能的影响．国外医学·中医中药分册 1988；10（2）：21
352. 中西幸三等．柴胡加龙骨牡蛎汤对血小板凝集功能的影响．国外医学·中医中药分册 1991，13（3）：10
353. 曹静懿．柴胡加龙骨牡蛎汤对脑内单胺类物质的影响．中成药 1995；17（12）：51
354. 原中硫璃子，等．六味丸、八味地黄丸、柴胡加龙骨牡蛎汤对动脉硬化的影响．和汉医药学会志 1985；2（3）：562
355. 田文艺，等．藿香正气胶囊和藿香正气水药理作用的比较．中成药 1990；12（4）：31
356. 陈朝风，等．藿香正气丸对家兔离体小肠段运动双向调节作用的观察．新中医 1987；19（2）：52
357. 刘中煜，等．藿香正气水解痉、镇痛和抗菌作用实验观察．中草药 1984；15（12）：15
358. 陈德宇，等．藿香正气水抗真菌作用实验和临床观察．泸州医学院学报 1992；15（3）：192
359. 陈芝喜，等．藿香正气丸的药理研究．中成药研

究 1988；(1)：45
360. 周雪仙，等．藿香正气丸（水）对肠平滑肌的作用．中成药研究 1984；(5)：18
361. 尹宝莲，等．藿香正气冲剂的药理及临床观察．中草药 1992；23（9）：479
362. 刘秀．藿香正气水工艺改革的探讨．中草药 1996；27（11）：663
363. 罗世江，等．四种崩解剂对藿香正气水丸溶散时间的影响．中国中药杂志 1991；16（4）：227
364. 陈妙女．气相层析法测定藿香正气水中β-桉叶醇的含量．中成药研究 1997；(4)：9
365. 徐宇，等．藿香正气散颗粒剂的薄层鉴别．华西药学杂志 1994；9（2）：117
366. 孙学惠，等．茵陈蒿汤利胆作用的实验研究．中药药理与临床 1987；8（增刊）：52
367. 赵俊宏，等．茵陈蒿汤加味对地鼠胆石症并发胃窦炎防治作用．南京中医学院学报 1992；8(4)：221
368. 韩德五，等．茵陈蒿汤治疗传染性肝炎及退黄作用的初步探讨．中草药通讯 1976；(8)：23
369. 贡瑞生，等．茵陈蒿汤降血脂作用的实验研究．药学情报通讯 1992；10（2）：2
370. 李冬冬，等．急性胰腺炎时肝脏和血内毒素的变化及茵陈蒿汤的影响．中国中西医结合外科杂志 1996；2（6）：459
371. 李冬冬，等．茵陈蒿汤及其组分对急性出血坏死性胰腺炎防治作用的正交设计研究．中国中西医结合脾胃杂志 1996；4（3）：163
372. 季晓鹏，等．茵陈蒿汤对大鼠胰腺炎时胰腺及肝脏环核苷酸的影响．大连医学院学报 1992；14（4）：49
373. 刘博，等．茵陈蒿汤及其组分对实验性急性胰腺炎的胰腺腺泡细胞溶酶体膜稳定性的影响．中国实验方剂学杂志 1995；1（2）：47
374. 裴德恺，等．茵陈蒿汤对肝胆胰功能的影响系列研究——从整体到细胞水平和角度的研究．中西医结合学会急腹症委员会成立十周年纪念性学术交流会论文汇编．天津．1992：140
375. 三代川成彦．汉方处方的酶抑制活性的研究(6)——关于茵陈蒿汤．国外医学·中医中学分册 1991；13（2）：55
376. 魏慧芬，等．茵陈蒿汤的化学成分及含量测定初探．贵阳中医学院学报 1993；(1)：63
377. 王喜军，等．茵陈蒿汤的三维 HPLC 分析．中成药 1993；15（12）：33
378. 段泾云．独活寄生汤抗炎免疫药理作用研究．中成药研究 1988；(5)：28
379. 莫新民，等．独活寄生汤的镇痛和抗炎作用．中草药 1992；23（3）：133
380. 白平．独活寄生汤对微循环的影响．中成药 1991；13（3）：26
381. 谢人明，等．独活寄生汤对动物脑循环和血小板聚集性的实验研究．中药药理与临床 1990；6（6）：7
382. 张仲一．五苓散与呋喃苯胺酸利尿作用的动物实验观察．天津中医 1988；(3)：22
383. 原中琉璃子．利尿剂（猪苓汤、五苓散、柴苓汤）的作用机理第1报：对生长、水代谢、利尿效果、肾功能的影响．国外医学·中医中药分册 1981；3（2）：57
384. 原中琉璃子．猪苓汤及五苓散对慢性肾功能不全大鼠的影响．国外医学·中医中药分册 1983；5（3）：43
385. 周联，等．五苓散及其组分对正常小鼠血浆心钠素的影响．中国中西医结合杂志 1995，15(1)：36
386. 原中琉璃子．八味地黄丸、五苓散、猪苓汤对实验性病理代谢的影响．国外医学·中医中药分册 1984；6（2）：14
387. 望月奈绪子．五苓散对乙醇代谢的动物实验研究．国外医学·中医中药分册 1983；5（3）：54
388. 张仲一．五苓散对大白鼠实验性急性肾型高血压影响的实验观察．天津中医 1994；11（4）：29
389. 孙大锡，等．治则不同方剂对尿道致病性大肠杆菌的血凝作用和粘附尿道上皮细胞的影响．中医杂志 1985；266（8）：57
390. 田端守．五苓散的利尿和抗溃疡作用．国外医学中医中药分册 1983；5（6）：44
391. 迟文俊，等．五苓散在人工胃液中微量元素溶出率．中国中药杂志 1990；15（11）：31
392. 高光恩，等．五苓散薄层扫描法鉴定．沈阳药学学报 1991；8（2）：99
393. 池田正树．猪苓汤的药理研究．国外医学·中医中药分册 1983；5（3）：53
394. 原中琉璃子．利尿剂（猪苓汤、五苓散、柴苓汤）的作用机理第1报：对生长、水代谢、利尿效果、肾功能的影响．国外医学·中医中药分册 1981；3（2）：57
395. 戴宝强，等．猪苓汤合四物汤对大鼠利尿作用研究．中国实验方剂学杂志 1996；2（2）：28
396. 许庆友，等．猪苓汤抗急性药物间质性肾炎的实验研究．中国实验方剂学杂志 1996；2(6)：15
397. 原中琉璃子．八味地黄丸、五苓散、猪苓汤对实验性病理代谢的影响．国外医学·中医中药分册

1984；6（2）：14
398. 怡悦摘译．猪苓汤组成药物对刀豆素蛋白 A 诱发大鼠膀胱癌的抗促癌作用．国外医学·中医中药分册 1995；17（5）：22
399. 郭建生，等．甘露消毒丹水煎剂对实验性动物肝损伤的影响．中国中药杂志 1993；18（10）：625.
400. 谭毓治，等．九个方剂对大鼠实验性发热的影响．中国中药杂志 1989；14（5）：50.
401. 郝钰，等．清热化湿方药对机体免疫功能影响的实验研究．中国实验临床免疫学杂志 1994；6（6）：38.
402. 赵琳，等．甘露消毒丹、三仁汤对家兔Ⅲ型变态反应和血清免疫复合物的影响．中国实验临床免疫学杂志 1995；7（3）：41.
403. 鲁岩，等．正交法探讨甘露消毒颗粒剂的提取工艺．中成药研究荟萃(全国首届中成药研讨会)论文集．青岛．1992：233.
404. 徐强，等．二妙散对迟发型变态反应的抑制作用．中国免疫学杂志 1993；6（4）：244
405. 陈婷，等．二妙散免疫抑制活性成分的研究．中国实验方剂学杂志 1995；1（1）：7
406. 陈婷，等．反相高效色谱测定二妙散中生物碱的含量．中国药科大学学报 1996：27（3）：178
407. 陈婷，等．二妙散生物碱类成分的定量分析．中国实验方剂学杂志 1995；1（2）：20
408. 阎惠勤，等．枳术丸的药理研究．中药药理与临床 1991；7（1）：8
409. 朱自平，等．白术、苍术及其复方对离体家兔小肠运动的影响．中成药研究 1983；（7）：25
410. 李治淮，等．川芎茶调散的解热镇痛抗炎作用．滨州医学院学报 1992；15（1）：18.
411. 邓治文，等．川芎茶调散袋泡剂的药理作用研究．中药药理与临床 1992；8（1）：11.
412. 王隶书，等．川芎茶调气雾剂处方的选择．中成药 1995；17（4）：4.
413. 何功信，等．大活络丹的药理作用．中成药研究 1984；（5）：20.
414. 谢人明，等．大活络丹注射液对动物脑循环的药理作用．西北药学杂志 1988；3（2）：10.
415. 朱国强．大活络丸制备工艺探讨．中成药研究 1985；（2）：7.
416. 岑路，等．古方大活络丹中大黄、黄连、麻黄和冰片的薄层鉴别研究．中国中药杂志 1983；18（9）：539.
417. 胡家炽，等．HPLC 法测定中成药大活络丹（古方)中微量麻黄碱的含量．药物分析杂志 1994；14（5）：33.
418. 段富津，等．天麻钩藤饮药理作用的实验研究．中药新药临床与临床药理通讯 1991；1(2)：21.
419. 杜贵友，等．天麻钩藤饮提取液对组织脂质过氧化作用的影响．中国中药杂志 1991；(6)8：497
420. 封银曼．地黄饮子的抗氧化作用．实用中西医结合杂志 1996；9（9）：534
421. 谢鸣，等．古方地黄饮子抗衰老作用的研究．中国药科大学学报 1996；（5）：300
422. 谢鸣，等．地黄饮子对果蝇寿命的影响．中国实验方剂学杂志 1996；2（2）：20
423. 谢鸣，等．地黄饮子对东莨菪碱所致小鼠记忆损伤模型的影响．中国实验方剂学杂志 1996；2（3）：47
424. 葛子，等．地黄饮子对实验性脑栓塞局部、下丘脑和肾上腺的组织化学变化观察．中医杂志 1991；32（9）：48
425. 周少君，等．养阴清肺汤加减方的药理研究．吉林中医药 1991；（6）：327
426. 农光民，等．养阴清肺汤对部分免疫功能的影响．中草药 1991；22（9）：409
427. 高滨和夫，等．麦门冬汤对ACE 阻碍剂的咳反射增强效果的作用．南京中医学院学报 1993；9（4）：56
428. 礒滨洋一朗．麦门冬汤对体外气管炎症模型分泌亢进的作用．国外医学·中医中药分册 1996；18（1）：34
429. 千代谷厚．麦门冬汤、清肺汤、补中益气汤对家兔气管纤毛上皮细胞纤毛运动频率的影响．国外医学·中医中药分册 1995；17（2）：40
430. 户田静男．汉方方剂的变态反应的研究（5）——柴朴汤、麦门冬汤对小鼠肥大细胞脱颗粒及组织胺游离的作用．国外医学·中医中药分册 1989；11（6）：38
431. 苏简单，等．增液汤的药理作用研究．中医药研究 1995；（4）：49
432. 黄建平，等．增液口服液的药理作用．中成药 1996；18（7）：29
433. 林毅宏，等．增液口服液的制备和质量标准研究．中国医院药学杂志 1994；14（4）：165
434. 黄文风，等．增液口服液的薄层鉴别．福建中医药 1993；24（5）：49
435. 刘国声．中医方剂的抗菌作用．中医杂志 1955；（10）：36
436. 邓文龙．中医方剂的药理与应用．重庆：重庆出版社，1990：231～241
437. 史正刚．小柴胡汤解热作用的动物实验观察．陕

西中医　1990；11（8）：376
438. 史正刚．小柴胡汤对正常家兔降温作用的实验观察．甘肃中医学院学报　1991；8（3）：39
439. 雨谷荣等(唯稼等摘译)．小柴胡汤对急性肝炎模型的应用．国外医学·中医中药分册　1981；(4)：222
440. 早川政兼等（赵杰译）．柴胡剂（小柴胡汤、大柴胡汤）对CCl_4小鼠肝硬变的效果．国外医学·中医中药分册　1984；6（5）：307
441. 山本昌宏等(肖田等摘)．关于柴胡剂治疗慢性肝炎的基础临床研究．国外医学·中医中药分册　1983；（6）：369
442. 何福金，等．小柴胡汤对大鼠酒精性肝损伤的防护作用．中西医结合肝病杂志　1994；（3）：19
443. 山内浩，等(瞿幸摘译)．对慢性乙型肝炎长期应用汉方制剂的临床效果．国外医学·中医中药分册　1989；11（1）：44
444. 雨谷荣，等．从药理和药化探讨小柴胡汤．国外医学·中医中药分册　1990；12（5）：5
445. 侯家玉，等．三种方剂水煎液对大鼠实验性返流性胃炎保护作用的研究．中国中药杂志　1992；17（11）：682
446. 洪缨，等．小柴胡汤及香砂六君子汤对胃粘液-碳酸氢盐屏障功能影响的实验研究．中药药理与临床　1994；（6）：3
447. 沟口靖拔，等．小柴胡汤对花生四烯酸代谢的影响．国外医学·中医中药分册　1988；10（5）：52
448. 黄倬伟摘．小柴胡汤的药理及临床研究新进展．中成药　1992；14（11）：36
449. 余世春．小柴胡汤口服液与汤剂化学成分对比分析．基层中药杂志　1991；5（2）：25
450. 戴静芝，等．小柴胡汤冲剂和口服液药理作用比较．中草药　1993；24（3）：142
451. 余世春，等．小柴胡汤口服液稳定性动力学实验．中草药　1993；24（12）：267
452. 刘淑珍，等．小柴胡汤合剂的制剂工艺研究．中成药　1994，16（3）：4
453. 楢崎义一，等(李定国摘译)．柴胡桂枝汤对十二指肠溃疡的疗效及实验研究．国外医学·中医中药分册　1985；7（6）：35
454. 邓文龙．中医方剂的药理与应用．重庆：重庆出版社，1990：257～261
455. A. Sugaya, et al. Effect of Chinese Medicine "Saiko-keishi-To" on the Abnormal Bursting Actirity of Snail Neurons. Planta Medica. 1978；(34)：294
456. Michiaki Takato, et al. Eflect of Chinese Medicine " Saiko-keishi-To " on Audiogenic Seizure Mice, Kindling Animals and cenventional Pharmacological Screening Procedures. Planta Medica. 1982；(10)：86
457. 平松绿等（王建明译）．柴胡桂枝汤对E_1系小鼠惊厥及脑中5-羟色胺水平的影响．国外医学中医中药分册　1988；10（3）：61
458. 饭塚进等(王建明译)．柴胡桂枝汤对兴奋动物的抑制作用．国外医学·中医中药分册　1988；10（3）：61
459. A. Sugaya, et al. Local Anaesthetic Action of the Chinese Medicine " Saiko-keishi-To ". Planta Meclica. 1979；(3)：274
460. 杉木晃等(王建明译)．柴胡桂枝汤对脑缺血的保护作用．国外医学·中医中药分册　1988；10（3）：63
461. 平松绿等(王建明译)．柴胡桂枝汤对老龄大鼠脑中单胺、氨基酸、过氧化脂质及过氧化物歧化酶的影响．国外医学·中医中药分册　1988；10(3)：62
462. 周本宏，等摘．柴胡桂枝汤的药理作用及临床应用研究进展．中成药　1993；15（10）：36
463. 刘国声．中医方剂的抗菌作用．中医杂志　1955；（10）：36
464. A. Sugaya et al. Eeffect of Chinest Herbal Medicine "Saiko-keishi-To" on Intracellular Calcium and Protein Behavior During PTZ Inolucecl Bursting Activity in Snail Neurons. Planfa Medica. 1985；(1)：80
465. A. Sugaya, et al. Effect of Chinese Herbal Medicine "Saiko-keishi-To" on Transmembrane Ionic Current of Snail Neurons. Planta Medica 1985；(1)：80
466. 关口协二，等(王建明译)．柴胡桂枝汤和突变型E_1小鼠中的环核苷酸．国外医学·中医中药分册　1988；10（3）：62
467. 平松绿，等(王建明译)．柴胡桂枝汤对自由基的消除作用．国外医学·中医中药分册　1988；10（3）：62
468. A. Sugaya. et al. Normalizing Effect of SK Commercial Formula on Cytochalasin-B Distorted Neurites Using Primary Cultured Neurons of Rat Cerebral Cortex. Journol of Ethnopharmacology. 1987；(21)：193
469. 石毛敦，等(王建明译)．两次戊四唑用药法测定柴胡桂枝汤对PT_2引起的脑电波能量改变的抑

制作用．国外医学·中医中药分册 1988；10（3）：61
470. 陈奇．中成药与名方药理及临床应用．广州：海天出版社 1991：97～98
471. 原中琉璃子，等（禾川，等综合摘译），柴苓汤对给强的松小鼠的影响——电解质及谷光甘肽的代谢．国外医学·中医中药分册 1983；（3）：53
472. 张文高，等．疏肝理气活血方“柴胡疏肝散”和益气活血方“冠心灵”对家兔脑、肝阻抗血流图和心阻抗微分图的影响．中药药理与临床 1987；4（4）：17
473. 陈奇．中成药等名方药理及临床应用．广州：海天出版社 1991：121～122
474. 邓文龙．中医方剂的药理与临床．重庆：重庆出版社，1990：307
475. 吴春福，等．逍遥散对大鼠脑中单胺类神经递质含量的影响．中药药理与临床 1993；9（2）：8
476. 邓文龙．中医方剂的药理与临床．重庆：重庆出版社 1990：309
477. 韩德五，等．逍遥散对实验性肝损伤的治疗作用．中华内科杂志 1977；2（1）：13
478. 高金亮，等．四逆散治疗胃溃疡的临床报告．天津中医 1987；（5）：18
479. 郑有顺，等．四逆散对家兔离体肠管活动的影响．中药药理学临床 1985；（创刊号）：28
480. 邓文龙．中医方剂的药理学临床．重庆：重庆出版社．1990：279～284
481. 龚传美，等．四逆散对人、小白鼠微循环的影响．中药药理学临床 1991；7（2）：6
482. 龚传美，等．四逆散的抗休克作用研究．中药药理学临床 1989；5（2）：1
483. 李庆岚，等．四逆散抗VSV病毒和诱生干扰素的实验研究．中药药理学临床 1992；8（6）10
484. 周春祥，等．四逆散研究及临床应用概况．中医药学报 1989；（6）：49
485. 龚传美，等．四逆散对麻醉猫心功能的影响．中药药理学临床 1985；（创刊号）：18
486. 陈奇．中成药学名方药理及临床应用．广州：海天出版社 1991：107～109
487. 李云谷，等．紫雪散质量标准及药理作用的研究．中成药研究 1985；（1）：12
488. 许俊杰，等．古典清热方对家兔体温的影响．中药通报 1986；11（1）：51
489. 许俊杰，等．紫雪丹的实验研究．中药药理与临床 1985；（创刊号）：29
490. 陈泽涛，等．传统急救中成药对白血病小鼠L_{7212}骨髓细胞增殖动力学的影响．山东中医学院学报 1994；18（5）：352
491. 王钦茂，等．紫雪制剂的药效学及急性毒性．中药药理与临床．1992；8（增刊）：12
492. 陈奇．中成药与名方药理及临床应用．广州：海天出版社，1991：395
493. 蒋燮荣，等．牛黄清心丸药理作用的研究．中成药研究 1986；（11）：29
494. 李合意，等．人参四逆汤抗休克作用的实验研究．中草药 1981；12（12）：16
495. 邓文龙．中医方剂的药理与应用．重庆：重庆出版社 1990：350～351
496. 兰庆荣，等．参附注射液对失血性休克家兔血乳酸和PCA的影响．中成药研究 1984；（3）：28
497. 陈奇．中成药与名方药理及临床应用．广州：海天出版社 1991：230
498. 邓文龙．中医方剂的药理与临床．重庆：重庆出版社 1990：361
499. 任宏义，等．参附汤对甲状腺机能减退症大鼠心、肝影响的病理形态学观察．中国中西医结合杂志 1988；（基础理论研究特集）：79
500. 石山，等．参附注射液对动物缺氧和急性心肌缺血的保护作用．中草药 1982；13（3）：27
501. 吴树勋，等．参附汤的药理研究．中成药研究．1982；（6）：32
502. 田凤居，等．参附注射液对血小板聚集功能的影响．中药药理与临床 1985；（创刊号）：19
503. 田力，等．参附注射液对血流变学的影响．中药药理与临床 1985；（创刊号）：26
504. 范金茹．参附注射液与柴胡注射液抗脂质过氧化的作用．中成药 1991；13（2）：25
505. 郑家驹，等．四种中药补方对免疫功能的影响．中成药研究 1981；（12）：28
506. 龚文贤．小鼠急性死亡法测定参附注射液药物动学表现参数．华西医科大学学报 1993；24（4）：385
507. 丛月珠．参附代血浆换血实验及临床疗效观察．中成药研究 1982；（7）：26
508. 石山，等．芪附注射液对动物缺氧和急性心肌缺血的保护作用．药学通报 1981；10（10）：9
509. 石山，等．中药附子对动物耐缺氧和急性心肌缺血的保护作用．中医杂志 1980（9）：67
510. 陈奇．中成药与名方药理及临床应用．广州：海天出版社 1991：395
511. 宋俊生，等．乌梅丸的药理实验研究．天津中医学院学报 1995；3：44
512. 李世忠，等．乌梅汤对人体胆囊的作用．中成药研究 1983；9：1

513. 田景振，等．冰硼贴片的药理作用及对动物口腔正常粘膜影响的研究．山东中医学院学报 1995；19（2）：79
514. 谢以若，等．锡类散对小鼠应激性溃疡的影响．中药药理与临床 1989；5（6）：36
515. 杨香媛，等．锡类散对实验动物的抗溃疡作用．中成药 1992；14（5）：27
516. 卓焕慈．以锡类散为主治疗重型慢性溃疡性结肠炎．中国中西医结合杂志 1988；8（8）：485
517. 张安田，等．锡类散治疗消化性溃疡作用机制的研究．哈尔滨医科大学学报 1994；28（4）：328
518. 张安田，等．锡类散治疗消化性溃疡作用机制的研究．中国中西医结合杂志 1995；15（4）：216

第八章　中西医结合中药新药的研究与开发

中西医结合是两个不同学术体系的结合，包括理论与实践、医与药等各方面的结合，两者取长补短，相辅为用，充分体现“洋为中用，古为今用”的优势，在继承的基础上加以创新发展，形成更高水平，更完善的医学体系，提高防病治疗能力，更好的保障人类健康，推动21世纪的医学发展。

中药是防病治病的武器，资源丰富，历史悠久，历代医学不断发展，至今中药已达12807种（其中，植物药11146种，动物药1531种，矿物药30种），方剂10万首，临床常用的中成药制剂5100种。中药品种之多，用途之广，资源之丰富，开发前景之广阔，是任何一个国家或民族所无法比拟的，的确是我国的伟大宝库，也是全人类共有的巨大财富，理应对人类作出更大的贡献。但是，由于近百年来闭关锁国，固步自封，政治、经济、文化、科学等各个领域的落后，也影响到我国医药卫生事业的发展，特别是中医药的发展。

建国以来，由于国家的重视，中医药事业有了空前的发展，在医疗科研、教学等方面取得一系列重大成就。但是对中西医结合的必要性、重要性及历史意义，缺乏正确的认识。中医药学的发展，封闭保守、因循守旧、固步自封、排斥新鲜事物、否定中西医结合等，使中医药事业发展迟缓，长期停留在古人的水平上，过分强调继承，否定发扬，不能充分利用人类共有的知识财富，大量吸收国内外最新医学成就，因而也就影响了中医事业高速度的向前发展。

目前我国常用的西药4000多种，其中97%以上是仿制国外的产品，由于知识产权问题，仿制工作将受到限制，而自己研制新药，每种西药投资需1亿～3亿美元，研制期6年～8年，人力、物力、财力及时间的耗费极大，在近期不可能发明创造足够的西药新药来满足我国防病治病的需要。更加上西药固有的一些缺欠，如毒副反应严重，药源性疾患日益增多，疗效不够理想，药价昂贵等，使我们不得不寄希望于中药，积极开展中药研究与新药开发，以摆脱目前的困境。

中医药学历史悠久，几千年来积累了大量宝贵的经验，为研制高效、速效、长效、低毒、优质的新药提供了极为有利的条件，奠定了可靠的基础。在继承的基础上发展创新，研制新药，具有成功率高，投资少，周期短，安全有效，符合国情，满足12亿人口大量需要等优点，可迅速填补临床用药的某些空白，特别是当前的供需矛盾。积极研究中药开发新药的迫切性与重要性不言而喻。但是传统中药发展缓慢，汤剂服用不便，不能满足当前高效率、快节奏的社会需要；老的中成药生产工艺落后，剂型粗糙，质量不稳定，疗效不理想，缺少足够的科学研究，甚至一些起码的药理毒理试验及临床研究都未作过，无法保证安全有效、质量可控。传统中药材及中成药的落后局面，已不能适应当今社会发展的要求，跟不上时代前进的速度，更无法走向世界。中药发展落后于时代，已成为不容忽视的问题，它进一步说明了积极开展中药研究，开发新药的重要性与迫切性。

如何提高中药研究与新药开发水平，应从两方面努力：首先是加强中医药学的继承发扬工作，继承与发扬并重，继承的目的是发扬，而发扬的基础是继承，两者是不对立的，不可偏废。在中医理论指导下，在继承古人用药经验的基础上，充分吸收近代科学成果，大胆加以发展创新，使传统中药向科学化、现代化、国际化发展。其次是加强中西医结合工作，这是提高中药研究与开发新药水平的必由之路，既要继承传统中医药的精华，又要吸收现代医学的最新成就，古为今用，洋为中用，充分运用现代科学的理论、方法、手段，才能加速中医药的发展，提高科学水平，促进中药新药的开发工作。

（李连达）

第一节 中西医结合在中药新药研究与开发工作中的重要意义

中药新药研制工作是多学科合作的系统工程，共有21项工作，包括药学部分（药材的品种与质量鉴定，生产工艺剂型的优选研究，质量标准及稳定性研究等），药理学部分（主要药效学、一般药理学、常规毒理学及特殊毒理学研究）及临床研究等三大部分工作。

研制中药新药所需完成的21项工作中，除一、二及三项外，其余18项工作均需中西医结合才能很好地完成任务。近年来通过中、西、医、药各个学科、各类专家的密切合作，取得一系列重大进展，积累了很多宝贵的经验，使中西医结合对中药新药研制工作做出了巨大贡献，也使新药水平不断提高。

一、中药材品种与质量鉴定

中药材数量大，品种混乱，质量不稳定，是几千年来存在的一大难题。由于同名异物、同物异名、一药多名的混乱状态。及同一药物的不同品种、产地、采收季节、定存条件及炮制加工等，均可影响药物的疗效，影响中药研究及新药开发的质量。为了保证材料品种及质量的稳定，生药学家、植化专家与中医药专家密切合作，先后对900种混乱品种进行了系统研究与澄清，并对品种、质量等有关问题作了大量研究，为研制新药的质量保证奠定了基础。

二、生产工艺与剂型的优选研究

传统工艺落后，剂型粗糙，质量不稳定，服用不便，难于发挥最佳药效，亟待改进。近年中西药学工作者在遵古炮制的基础上，大量吸取现代药学的最新进展与先进技术，对生产工艺的路线、步骤、条件的优选研究及充分提取中药的有效成分、减少有害成分、提高疗效、降低毒副反应提供了物质保证。对剂型的改进工作也取得重大进展，目前已由丸、散、膏、丹等少数传统剂型发展到40多种新剂型，可根据药物的特点及临床的需要，选用最合理的剂型，以满足临床需要。中西医药结合对生产工艺及剂型的优选研究，使古老的中成药有了质的飞跃，进入了现代化科学制药的行列。

三、质量标准与稳定性研究

过去中药制剂缺乏严格的质量控制标准，稳定性差，无法保证中成药的质量与稳定，严重影响了中药的发展与提高。近年在中西药学工作者的共同努力下，采用古老的经验判断与现代的检测技术相结合，使所有的中药新药及大部分老药建立了科学的质控标准（采用了原料、半成品及成品三级质控标准），以君药、贵重药及有毒药物进行含量测定，并对其他药物进行鉴别，以严格控制中成药的质量，这对于提高中药质量及稳定性起到决定性作用。

四、药效学研究

中药新药的有效性评价，主要依赖于实验药理学及临床药理学研究。中药药理学研究始于30年代，近年虽然有很大发展，但仍不成熟。由于中药的一些特殊性，在进行中药药理学研究时存在一些特有的困难，与西药不完全相同。既要求符合中医理论，体现中药特点；又要求符合现代药学的要求，达到现代药理学标准，充分证实中药新药的有效性，为临床研究奠定可靠的基础。在中西医药专家共同努力下，在尊重中医理论，借鉴现代科技技术的前提下，建立了中药药理学，并逐步使之完善、发展、提高。先后建立了100多种中医“证”的动物模型，编写了《中药新药药效学研究指南》，对40多种常见病证的中药药效学研究，作了较为系统的介绍，经全国试用对于提高中药新药研制水平，使中药药效学研究规范化、标准化、现代化等方面有了明显提高。中西结合的药效学研究，成为提高中药研究与新药开发水平的坚强柱石。

五、毒理学研究

安全有效、质量可控，是研制新药的基本要求。中药与西药相比，相对安全低毒，但有些人误认为“中药安全无毒”，对新药的安全性不够重视，以致盲目用药，超剂量用药，甚至发生毒副反应，近年引起广泛重视。由于中药新药多采用现代化工业生产，工艺复杂，影响因素多，中药在化学成分、药效及毒性等方面都发生了新的变化，在浓集有效成分、提高疗效的同时，也可能加强了毒性或产生新的有害物质。新药上市后，产量大，供应面广，用药者多，发生毒副反应的机率增多。因而，中药新药的毒理学研究不可忽视。近年中西医结合对中药（特别是新药）的毒理学研究作了大量工作，编写了《中药新药毒理学研究指南》，在尊重中医理论及用药习惯的基础上，充分借鉴现代毒理学研究，提出了详细的规范化要求，以保证中药新药的安全性。

六、临床研究

中药新药研究共有21项技术要求，其中最重要的是临床药理学研究，对新药的安全性，有效性作出最后的评价。对新药的功能、主治、适应范围、作用特点、治标还是治本等治疗作用，作出详细、准确的科学评价。通过临床研究还要对新药的安全性、毒副反应的强度、时间、靶器官、严重程度、危害性及解毒处理等问题作出可靠的评价。通过临床研究还应提出最佳治疗方案，包括新药的最佳有效剂量、给药次数、疗程、注意事项及配伍用药规律等。

为了高质量、高水平的进行中药新药的临床药理学研究，必须中西医结合在中医理论指导下，借鉴现代临床药理学的方法指标，进行周密的科研设计，采用双盲对照，随机分组，选用学术界公认的诊断标准，病例选择条件，观测指标及疗效判断标准等，进行全面、细致的临床研究，排除各种干扰因素，取得可靠的科学结论。

几千年来，中医临床疗效判断，主要是靠经验积累，个案分析及回顾性总结，在提高临床疗效，发展新药等方面，曾起到重要作用，但这些已不能满足当前科学发展及新药研制的要求，必须上升到临床药理学的先进科学水平，既要继承古人千百年来积累的大量宝贵经验，又要充分借鉴现代科学的一切先进方法，使中药临床药理学从无到有，从不完善到逐步完善，发展成为一个新兴学科，推动中医临床和中药事业的发展。

近年在卫生部及国家中医药管理局领导下，组织数十位中西医药专家，编写《中药新药临床指导原则》，对数十种常见病、多发病、疑难重症的中药临床药理学研究，制定了规范化及标准化的技术要求，经全国试用取得良好的效果，明显提高了中医临床研究水平，对中药新药安全性及有效性的临床评价，对整个中医药事业的发展与提高，起到了推动作用。

中西医药的密切结合，在中药研究与新药开发工作中，提高了命中率，提高了工作效率，提高了科研水平，提高了中药新药的安全性与有效性，对中医药的学术发展及应用性开发，对中医药跟上时代发展，走向世界，做出了前所未有的贡献。

第二节　中药新药发展概况

一、有关中药新药政策法规的制定

自1985年6月公布了《药品管理法》、《新药审批办法》后，使中药新药的研制与管理纳入法制化的轨道，1992年又制定了《（新药审批办法）有关中药部分的修订和补充规定》，使中药新药发展的有关政策法规更加合理、完善、强调中医药理论指导，立足国情，在继承的基础上加以发展提高，使中药新药发展跟上时代步伐，走向国际市场，使中药新药的研制工作向法制化、科学化、标准化、系统化健康发展。在此基础上，根据中药特点，结合现代药学发展的要求，先后编写了《中药新药学研究指南》、《中药新药药效学研究指南》、《中药新药毒理学指南》、《中药新药临床研究指导原则》、《中药新药研究与申报》等，作为中药新药研究的技术参考资料。使中药新药的研制与管理，不仅在政策上有法可依，在技术上也有了规范化、标准化及科学化的要求，从而保证新药研制工作的健康发展。

二、10年来中药新药发展概况

自1985年实行新药审批办法以来，至1995年6月底，共审批中药新药504个，具体分析如下。

1．中药新药的类别及数量　从表4-67可以看出，其中一类药36个，二类药22个，三类药201个，四类药242个，五类药3个。一二三类共259个，四五类共245个。每年研制审批的新药数呈年递增的趋势。此外还有下列特点：

表4-67 1985～1995年上半年中药新药分类

时间 \ 类别	一	二	三	四	五	共
87	2	3	4	2	0	11
88	3	2	14	16	1	36
89	3	3	13	11	1	31
90	7	4	23	17	0	51
91	2	1	31	25	0	59
92	4	2	36	40	0	82
93	9	7	22	36	0	74
94	2	0	34	60	1	97
95（上）	4	2	22	35	0	63
合计	36	22	201	242	3	504
%	7.14	4.37	39.88	48.02	0.60	100

表4-68 1985～1994年审批中西药品种

种类	原料药	药材	药用辅料	制剂及成药	进口分装	合计
西药	203	0	12	650	13	878
中药	6	20	0	339	0	365
合剂	209	20	12	989	13	1243

表4-69 1985～1995年上半年中药新药功效分布

时间 \ 功效	补益剂	理血剂	清热剂	祛湿剂	解表剂	止咳剂	理气剂	温里剂	祛风剂	和解剂	泻下剂	消导剂	固涩剂	安神剂	开窍剂	其他	合计	
87	6	2	2	0	1	0	0	0	0	0	0	0	0	0	0	0	11	
88	5	12	6	1	3	4	1	1	0	0	1	0	1	1	0	0	36	
89	9	3	4	2	2	7	2	0	0	0	0	1	0	1	0	0	31	
90	14	9	7	6	0	8	0	0	3	0	0	2	0	2	0	0	51	
91	18	4	16	5	3	2	2	0	3	1	4	0	1	0	0	0	59	
92	24	22	11	7	4	2	3	0	4	0	1	0	0	1	1	2	82	
93	11	14	16	7	3	4	1	1	1	2	3	1	1	1	6	2	74	
94	22	26	17	8	2	4	5	1	3	3	1	0	0	1	2	2	97	
95（上）	14	16	10	4	3	4	4	0	2	3	0	0	0	0	0	3	63	
合计	123	108	89	40	21	35	18	3	16	9	10	4	3	7	9	9	504	
%	24.40	21.43	17.66	7.94	4.17	6.94	3.57	0.60	3.17	1.79	1.98	0.98	0.79	0.60	1.39	1.79	1.79	100

（1）一、二类药少：一类中药有：肤疡散（凹凸棒石）、金水宝胶囊（发酵虫草菌粉C_{8-4}），百令胶囊（发酵虫草菌粉C_6—C—Q_{80}）、槐耳冲剂（槐耳菌质）、塞隆风湿酒（塞隆骨）、人工麝香（由麝香酮、芳活素、海可素Ⅰ、海可素Ⅱ等配制）、广西血竭、脘贝母、龟甲、培植牛黄、熊胆粉、西洋参等。二类中药有：安胃疡（甘草提取物）、安榆止血粉、地奥心血康、绞股蓝总甙、香菇多糖、云芝糖肽、止喘灵注射液（含麻黄、洋金花等）、苦黄注射液（含苦参、大黄等）。

（2）重复研制及审批：从表4-67中可以看出，一二类中药共有58个，而实际只有20余种，按卫生部药政局公布的1985～1995年新药品种资料汇编，我国研制的新药共有1243种，如表4-68所示，其中中药新药365个，而从1985～1994年按审批新药数计为441个，相差85个，说明重复研制现象严重。

表 4-70　1985～1995 年上半年中药新药剂型分布

时间＼剂型	药材及原料药	胶囊剂	片剂	冲剂	颗粒剂	口服剂	丸剂	散剂	糖浆剂	内服剂	外用剂	乳剂	滴丸	酒剂	气雾剂	滴眼剂	滴鼻剂	擦鼻剂	外用剂	热敷水剂	糊剂	灌肠剂	栓剂	合剂	茶剂	袋泡剂	酊剂	外用剂	擦剂	针剂	合剂
87	2	2	2	1	0	2	0	1	1	0	0	0	0	0	0	0	0	0	0	0	0	0	0	0	0	0	0	0	0	0	11
88	3	8	6	1	0	4	3	0	0	1	2	2	0	1	0	1	0	0	0	1	1	1	0	0	0	0	0	0	1	0	36
89	3	4	5	2	0	8	4	0	0	0	1	0	0	0	0	0	0	0	1	0	0	1	0	0	0	0	0	0	0	2	31
90	8	4	10	5	0	13	2	1	1	0	2	0	1	1	0	0	0	0	0	0	0	0	1	0	1	0	0	1	0	0	51
91	1	5	12	11	0	19	2	0	0	2	2	0	0	0	3	0	0	0	0	0	0	0	1	1	0	0	0	0	0	0	59
92	3	14	12	13	0	21	3	3	0	1	3	0	0	0	1	0	0	1	2	0	0	0	0	2	0	0	0	1	1	1	82
93	13	12	5	7	8	12	1	4	1	0	3	0	2	1	0	0	0	0	1	0	0	0	0	1	0	1	0	0	0	1	74
94	1	36	16	8	8	14	4	2	0	0	2	0	0	1	0	0	0	0	0	0	0	0	0	1	0	1	1	0	0	3	97
95(上)	4	17	7	3	9	18	1	0	0	0	0	0	1	1	0	0	1	0	0	0	0	0	0	1	0	0	0	0	0	0	63
合计	38	102	75	51	25	111	20	11	3	4	15	2	4	5	4	1	1	1	4	1	1	2	2	6	1	2	1	2	2	7	504
%	7.54	2.24	14.88	10.12	4.96	22.02	3.97	2.18	0.6	0.8	2.98	0.4	0.8	0.99	0.8	0.2	0.2	0.2	0.8	0.2	0.2	0.4	0.4	1.19	0.2	0.4	0.2	0.4	0.4	1.39	100

(3) 单体及有效成分少：中药新药的组成中，从中药提取的有效成分的数量是极少的，只有发酵虫草菌粉 (C_6—4，C_6—C—Q_{80})、香菇多糖、槐耳菌质、绞股蓝总甙、甘草提取物有效成分、灯盏细辛醇提取物、穿心莲内总酯总黄酮及人工麝香等。而中国中医研究院中药所创制发明的青蒿素及其衍生物双氢青蒿素却属于西药新药。在中药新药中绝大部分是复方制剂，单味中药制剂只有41种，如三七、丹参、大黄、芋头、血竭、小蓟、月见草、平贝母、西洋参、华山参、竹叶椒、天麻、红参、白榆皮、八角麻、龟甲、阿胶、松花粉、罗布麻、槲叶、珍珠粉、独一味、祖师麻、柴胡、水蛭、益母草、牛黄、银杏叶、羚羊角、番泻叶、塞隆骨、熟大黄、潞党参、熊胆粉、槐耳菌质等。

2. 中药新药的功效分类　从表4-69中可以看出，中药新药中以补益剂、理血剂、清热剂、祛湿剂、止咳化痰剂及解表剂新药居多。

3. 中药新药的制剂分类　从表4-70中可以看出，中药新药中绝大多数为口服制剂，以口服液为最多，其他依次为胶囊、片剂、冲剂、颗粒剂、丸剂，共占总数的76.19%。

4. 中药新药的现代医学系统分类　从表4-71中可以看出，中药新药以作用于循环系统、呼吸系统及消化系统的居多，占总数的57.34%。

5. 中药新药的临床分类　从表4-72中可以看出，中药新药中，供内科临床使用最多，占80.95%。

根据上述分析，可以看出，我国自颁布《药品管理法》及《新药审批办法》10年来，中

表4-71　1985～1995年上半年审批中药新药按现代医学分类情况

时间＼系统	血液循环	呼吸	消化	神经	泌尿内分泌	其他	合计
87	4	4	0	0	1	2	11
88	7	8	8	2	0	11	36
89	2	10	8	2	2	7	31
90	16	8	6	3	5	13	51
91	6	11	14	1	4	23	59
92	13	13	10	8	4	34	82
93	10	15	11	9	8	0	74
94	14	26	22	14	5	0	97
95（上）	13	20	10	0	7	13	63
合计	85	115	89	39	36	140	504
%	16.87	22.82	17.66	7.74	7.14	27.78	100

表4-72　1985～1995年上半年中药新药按科目分类情况

时间＼科目	内科	外科	妇科	儿科	五官科	合计
87	10	1	0	0	0	11
88	27	3	2	1	3	36
89	25	4	0	2	0	31
90	44	2	2	2	1	51
91	47	5	3	3	1	59
92	59	14	5	2	2	82
93	61	6	4	3	0	74
94	83	6	3	4	1	97
95（上）	52	1	2	4	4	63
合计	408	42	21	21	12	504
%	80.95	8.33	4.17	4.17	2.38	100

药新药发展迅速，数量增加，质量提高，品种多样化，适用范围扩大化，中药新药在科学化、现代化、标准化等方面都有了明显提高，使中医药事业进入了新的发展阶段。但在另一方面也暴露出一些问题，特别是低水平重复，相当严重，有些研制单位，重经济效益，轻社会效益，急功近利，过分强调“短平快”，避难就易，大搞四、五类新药，不愿研制一二类新药，三类新药也多为互相重复，改头换面，小修小改，忽视发展创新，忽视基础研究及科研水平的提高，在中药现代化、科学化、规范化及标准化等方面，存在不少问题，有待进一步努力，逐步加以解决。

当前中药新药的发展方向，应该是：“社会急需、疗效显著、发展创新、优质高水平”。首先应选择“社会急需”的品种进行新药开发，常见病、多发病、危害人类健康严重的疾病、疑难重症，以及中医药有明显优势的品种，例如恶性肿瘤、艾滋病、心脑血管病、肝病、感染性疾患、风湿类疾患，以及急救药、止痛药、扶正免疫药等高效、速效、长效、低毒的新药。其次应“疗效显著”，中药新药应优于现有同类中药，或具有新的优点、新的发展与突破。目前治疗感冒的中药近百种，治疗心脑血管病的中药50余种，治疗各类疾患的同类中药也都有数10种，同类药的品种虽多，但疗效相似，新药无明显优点，疗效无明显提高，这样大量低水平重复，不利于国计民生，更不利于中医药事业的发展。第三是“发展创新”，新药贵在“新”字，应有新的发展，新的提高，新的优势，新的治疗作用，新的更好的疗效，否则，“新药不新”，疗效没有提高，便失去了开发新药的意义。第四应该“优质高水平”，“优质”，即选用优质的原料药材，优选生产工艺与剂型，优化质量标准，对新药进行三级质量控制（包括原料药材、中间产物及成品的三级质量控制），以确保中药新药成品的优质与稳定。“高水平”则指新药研制的整个过程应该高水平，充分运用传统医学及现代科学（特别是现代医药学）的理论、方法、手段，多学科配合，进行系统研究，以提高中药新药的科学化、现代化、规范化及标准化，并为中药走向国际奠定基础。

第三节 积极开展中药新药研究 提高中药新药水平

中药历史悠久，曾对人类做出巨大贡献，特别是在1985年药品管理法及新药审批办法颁布后，10年来，中药新药发展迅速，数量增加，质量提高，在保证我国人民健康，推动中医药事业发展等方面取得举世瞩目的成就。在今后一个世纪里，中药将成为医药卫生事业中的主力军，在防病治病，提高人民健康体质等方面作出更大的贡献。但在中药研究与新药开发的工作中，还存在一些问题应予重视，妥善解决。

一、研制中药新药的指导思想是发展创新

中医药在几千年的发展过程中，不断发展创新，从《神农本草经》365多种中药，发展到《本草纲目》1892种中药，到今天已有12807种中药。科学发展的历史就是不断发明创造，发展创新的历史，中医药学的历史也是在大量实践的基础上，不断总结提高，发展创新的历史。

目前在中药新药研制工作中，一个十分突出的问题就是低水平重复，新药不“新”，疗效不显著，与已有同类药相比缺乏优点、特色。低水平重复的形式多种多样，其核心问题是疗效提高不够明显；低水平重复的原因也是多种多样，其主要原因是学术指导思想因循守旧，固步自封，缺乏创新发展。因此，在继承的基础上，大胆发展创新，敢于突破旧框框，发明创造；敢于超越传统理论与经验的束缚，发现新的药物，新的有效方剂，创造新的生产工艺、新的剂型，发明新的高效、速效、长效、低毒、优质的新药；创造新的理论，用以补充、修改传统理论中某些不足之处，使新药研制工作达到新的水平，才能创造更多更好的中药新药。

二、研制中药新药的关键是人才

中药新药的研制工作是多学科合作的系统工程，需要高水平的中西医、药各方面的人才，既要有统筹全局、学识渊博的帅才，掌握系统工程的各个环节，各部分工作，统筹兼顾，协调工作，又要有各个学科的将才，高质量、高水平的完成药材、制剂、质控、药效、毒理、临床等各部分工作，才能研制出安全、有效、优

质的新药来。培养学科带头人及中青年骨干，中西医学并重，临床与基础并重，掌握多学科知识的博学之才与掌握某一学科的专科人才并重。只有各类人才团结合作，形成一支高水平的科研梯队，才能研制出高水平的新药。

三、研制中药新药的正确途径是中西医结合

我国宪法规定“发展现代医药和我国传统医药”及“中西医并重”的方针，对于发展我国医药卫生事业，保证人民健康十分重要。中西医结合也同样是发展中药新药的必由之路，是提高新药研制水平的正确途径。

在中医药发展史中曾出现过两种错误认识：一种是民族虚无主义，否认中医的科学性，不承认中药的特殊性，不相信中药能治病救人，对中医药采取否定态度。另一种是封建复古主义，认为中医药学在两千年前张仲景时代已经发展到了完美无缺的境地，只需继承，不需发展，古人的经验和理论是神圣不可侵犯的“圣经”，否定发展创新的必要性。这两种认识都是片面的，中西医结合，古为今用，洋为中用，取长补短，发挥两个学术体系的优势，实现优势互补，对于提高临床疗效，发展中医药事业，丰富现代医学内容，都有重要意义，特别是在中药新药研制工作中，中西医药结合是唯一正确的道路。只有正确贯彻执行中医政策，坚持中西医结合方针，才能更好的发展我国中医药事业，研制出更多高水平的中药新药来。

（李连达 靖雨珍 李映欧）

第五卷　附　篇

第一章　中西医结合大事记

第一节　大　事　记

1950年

8月　召开第一次全国卫生大会。毛泽东主席为大会题词:“团结新老中西各部分医药卫生工作人员组成巩固的统一战线，为开展伟大的人民卫生工作而奋斗”。大会确立“面向工农兵，预防为主，团结中西医，卫生工作与群众运动相结合”卫生工作方针。

1955年

12月19日　中医研究院成立，同时召开首届西医离职学习中医研究班开学典礼。

1956年

8月24日　毛泽东同志在《同音乐工作者的谈话》中指出:“要向外国学习科学的原理。学习了这些原理，要用来研究中国的东西，我们要西医学中医，道理也就是这样。”“就医学来说，要以西方的近代科学来研究中国的传统医学的规律，发展中国的新医学。”

这一年，在天津、上海、武汉等地分别举办了西医离职学习中医班。

1958年

7月　中医研究院首届西医离职学习中医研究班毕业。有25名学员分别荣获卫生部颁发的奖章和奖状。

9月25日　卫生部党组向党中央汇报关于西医学中医离职班情况、成绩和经验。卫生部于1955年12月开始组织西医离职学习中医班六个班，共培养303人。为了进一步办好离职学习班，更多、更快、更好、更省地培养出既懂西医又懂中医，掌握两套学术，具有共产主义觉悟的新型医生，建议今后由各省、市、自治区自行规定举办。

10月11日　毛泽东主席对卫生部党组《关于西医学中医离职班情况、成绩和经验给中央的报告》批示:“此件很好，卫生部党组的建议在最后一段，即今后举办西医离职学习中医的学习班，由各省、市、自治区党委领导负责办理。我看如能在1958年每个省、市、自治区各办一个70～80人的西医离职学习班，以两年为期，则在1960年冬或1961年春，我们就有大约2000名这样的中西结合的高级医生，其中可能出几个高明的理论家。”并指出:“这是一件大事，不可等闲视之。中国医药学是一个伟大的宝库，应当努力发掘，加以提高。”

11月28日　《人民日报》发表题为“大力开展西医学中医运动”的社论，号召西医学习中医。

1963年

9月10日　卫生部发出“关于当前中医工作中若干问题的意见”，指出西医离职学习中医班结业学员的工作安排，必须适当掌握集中使用的精神，妥善地分配到中医药研究机构、中医学院、中医院、西医学院和大型综合医院的中医科或中医力量较强的临床单位。

1970年

11月28日　全国中西医结合工作会议在北京召开。

1971年

2月6日　周恩来总理接见了全国中西医结合工作会议代表及全国中草药和新医疗法展览会工作人员，并做了重要讲话。

1976年

6月1日　卫生部上报国务院《关于加强中西医结合工作的报告》。报告总结了中西医结合工作在各方面取得的成就和进展，提出制定中西医结合工作10年发展规划，并要求各地有计划地积极试办中西医结合医院、卫生院。

1977年

7月22日～8月15日　卫生部组织召开全国中西医结合规划工作座谈会，讨论制定了《1976～1985年全国中西医结合工作10年发

展规划》

规划提出要取中西医药之长，逐步融汇贯通，不断有所发明，有所创造，积累起来，实现创造中国统一的新医学新药学的伟大理想。在第五个五年计划期间，培养6000名左右中西结合的高级医生，把七百所左右的县以上综合医院办成中西医结合医院。第六个五年计划期间，要造就2万名左右的中西医结合高级医师，中西医结合医院要达到1700所左右。医学教育要走中西医结合的道路，各地可举办中西医结合的试点班。有条件的省、市要在1980年前建成一所或几所中西医结合科研基地。一切医药科研机构和高等医药院校都要从事中西医结合研究。各级卫生出版部门要积极组织编辑出版中西医结合的临床、科研成果和教材等书籍，供给临床、科研和教学的需要。要认真办好中西医结合各科刊物。

1978年

4月17　卫生部发出关于举办西医离职学习中医班的通知，要求各省、市、自治区卫生局认真总结过去办西医离职学习中医班的经验，举办为期两年的西医离职学习中医班，并长期坚持把它办好。

9月24日　《中共中央转发卫生部党组"关于认真贯彻党的中医药政策，解决中医队伍后继乏人问题的报告"》指出："要培养一支精通中医理论和有丰富临床实践经验的高水平的中医队伍，造就一支热心于中西医结合工作的西医学习中医的骨干队伍"。

1979年

12月　在广州召开的全国医学辩证法会议上，发起了成立中西医结合研究会的倡议，季钟朴等192人在倡议书上签名，建立了全国的联系组织，确定了各省的联系人。会后即进行了成立中国中西医结合研究会的筹备工作。

1980年

3月6～13日　卫生部组织召开全国中医和中西医结合工作会议。会议总结经验，重申党的中医政策和中西医结合方针，提出中医、西医、中西医结合三支力量都要发展，长期并存，要依靠这三支力量，发展具有我国特点的新医药学，推进医学科学现代化。

4月1日　卫生部发布《关于中西医结合高级医师的培养使用和晋升的规定(试行)》，对中西医结合高级医师的培养和提高、安排使用、晋升及技术考核标准等都做了详细的规定。

5月18日　经党中央、国务院同意，并批示卫生部印发《关于加强中西医结合工作的报告》，提出当前发展中医和中西医结合工作的指导方针是：中医、西医和中西医结合这三支力量都要大力发展，长期并存，团结依靠这三支力量，推进医学科学现代化，发展具有我国特点的新医药学。

报告中要求各省、市、自治区应选择一至二所中西医结合工作开展较好的综合医院，建成中西医结合的基地，重点进行中西医结合的科研工作。要尽快成立全国中西医结合研究会，争取在明年召开中西医结合学术会议。要继续组织西医学习中医，重点办好以两三年为期的西医离职学习中医研究班。

1981年

2月20日　在北京召开中国中西医结合研究会筹委会扩大会议，全国28个省、市、自治区代表、总后卫生部、铁道部卫生局、邮电部卫生处及筹委会委员等57人出席会议。会议决定1981年11月在北京召开中国中西医结合研究会成立大会和全国中西医结合学术研讨会。并准备在1981年7月创刊《中西医结合杂志》。

7月20日　《中西医结合杂志》创刊号发行。聘请邝安堃教授为名誉总编辑，季钟朴为总编辑，陈可冀、沈自尹、侯灿为副总编辑。岳美中、任应秋、周金黄、邓铁涛、姜春华、祝谌予和金荫昌为顾问。编辑部设在中国中医研究院西苑医院。

11月8～12日　中国中西医结合研究会成立大会暨全国中西医结合学术讨论会在北京举行。出席会议的有来自全国29个省市、自治区及解放军的代表共280人。大会收到论文900多篇。国务院副总理陈慕华、中国科协副主席裴丽生、卫生部副部长王伟、崔月犁、总后卫生部副部长马伦、中医司司长吕炳奎等出席了开幕式。陈慕华、裴丽生、崔月犁、王伟等领导在开幕式上作了重要讲话。中国中西医结合研究会筹委会负责人季钟朴同志作了题为"团结起来，坚持中西医结合方针，为发展具有我国特点的新医药学而奋斗”的工作报告。讨论通过了中国中西医结合研究会章程。选举产生了第一届理事会，由65名理事（其中台湾省保留2名）组成。季钟朴教授当选为第一届理事会理事长，邝安堃教授、吴咸中教授、祝谌予教授当选为副理事长，陈可冀兼秘书长，危北海、吕维柏、高辉远为副秘书长，戴朝极任专职副秘书长。理事会聘请了7位著名的中医、西医专家岳美中、姜春华、邓铁涛、朱仁康、周金黄、谢少文、陶寿淇为研究会顾问。卫生部部长钱信忠因公出国，出国前亲自撰文《立志创业、瞩目世界》以祝贺中国中西医结合研究会的成立。

1982年

4月28～30日 《中西医结合研究丛书》编委扩大会在北京召开。成立了丛书编写委员会，决定在3～5年内组织编写出版《中西医结合研究思路与方法》等23种中西医结合研究专著。

11月25～29日 卫生部在石家庄召开“全国中西医结合和综合医院、专科医院中医科工作会议”。会上讨论制订了《关于加强中西医结合工作的意见》，总结了1980年全国中医、中西医结合工作会议以来的经验，提出了今后中西医结合工作主要在综合医院和中西医结合基地开展。会议还表彰了全国中西医结合工作开展较好的单位和个人。

12月29日 卫生部下发了《关于加强中西医结合工作的意见》，为了进一步加强中西医结合工作，明确提出：①认真贯彻党的中医政策。团结中西医，开创中西医结合新局面。②认真解决中西医结合基地。适当使用西学中人员，是保证中西医结合出人才、出成果的重要条件。③在中医机构工作的西学中和其他学科人员，要更好地学习中医，团结协作。在保证和发扬中医特色的前提下，研究中医中药。④认真加强中西医结合队伍建设。⑤进一步加强对中西医结合工作的领导。

1983年

8月3日 卫生部颁发《关于进一步解决学徒出师的中医药人员和“西学中”人员职称问题的通知》，通知规定高等西医院校本科毕业，从事医药工作3年以上，参加二三年制的离职学习中医班结业后，可参加中西医结合主治医师的晋升考核。凡二三年制西学中班结业后，一直从事中西医结合工作15年和20年者，可分别参加中西医结合副主任医师和主任医师的晋升考核。

11月7日 卫生部在西安召开“全国中医、中西医结合科研工作会议”，会后印发了《关于加强中医、中西医结合科研工作的意见》。提出中西医结合机构的研究工作，要遵循中、西医两种理论体系，可着重探讨中医、西医的异同点，寻取中西医结合的途径，逐步形成中西医结合新的见解或理论。并就近期科研任务、研究基地、科研队伍建设和加强科研工作的领导等方面提出详细的意见。

1984年

4月10～14日 在北京召开了“2000年的中国”中西医结合研究论证会。中国科协、卫生部中医司、中国中医研究院有关负责同志出席了会议。40多位专家学者作了大会发言，对中西医结合理论和临床研究各个领域的现状进行了“两个水平，一个差距”的客观评价。对2000年各个学科中西医结合研究发展的前景进行了预测和展望，提出了今后15年的努力方向。

9月14日 卫生部决定在中医司设中西医结合处，从事中西医结合科研、医疗、教育等方面的管理工作。

1985年

6月20日 中共中央书记处关于卫生工作的决定中指出：“根据宪法‘发展现代医药和我国传统医药’的规定，要把中医和西医摆在同等重要的地位。一方面，中医药学是我国医疗卫生事业所独具的特点和优势，中医不能丢，必须保存和发展。另一方面，中医必须积极利用先进的科学技术和现代化手段，促进中医药事业的发展。要坚持中西医结合的方针，中医西医互相配合，取长补短，努力发挥各自的优势。”

8月10～16日 卫生部在合肥市召开全国中医和中西结合工作会议。讨论制定了《中医、中西医结合事业“七五”发展规划》，提出“七五”期间计划增加中西医结合病床8000张。尚未建立中西医结合基地的省、自治区、直辖市，“七五”期间要尽快建立起来。“七五”期末中西医结合机构总数达到45所。有条件的医学院校试办中西医结合专业或班，积极创造条件培养中西医结合研究生，各省、自治区、直辖市要继续举办西医离职学习中医班。“七五”期间计划培养中西医结合人员2000人。

11月17～21日　中国中西医结合研究会第二届全国会员代表大会暨学术讨论会在北京召开。全国二十九个省、市、自治区近400名代表出席了大会。全国人大常委会委员长彭真、全国政协主席邓颖超以及全国政协副主席陆定一分别为大会题词。彭真的题词是：“中西医互相学习和结合将对人类作出重大贡献。”邓颖超题词是：“中西医结合，为人民服务！”陆定一题词是：“中西医结合为人类医学发展作贡献。”中国科协王顺桐副主席、卫生部部长崔月犁、副部长胡熙明、北京市副市长陈昊苏及原卫生部副部长黄树则等同志到会，王顺桐、崔月犁及陈昊苏同志并作了重要讲话。会议听取并讨论通过了第一届理事长季钟朴同志所作的“坚持中西医结合方针，办好研究会，为继承发扬我国传统医药学作贡献”的工作报告。修订通过了研究会章程。选举产生了第二届理事会，由87名理事组成。卫生部部长崔月犁同志当选为理事长，吴咸中、田景福、陈可冀、廖家桢、唐由之、沈自尹、祝谌予为副理事长，吕维柏为专职秘书长。陈士奎、危北海为副秘书长。理事会聘请了著名医学专家王玉川、邓铁涛、邝安堃、印会河、朱仁康、关幼波、李介鸣、季钟朴、辛育龄、周金黄、金荫昌、姜春华、梁乃津、陶寿淇、谢少文为名誉理事。这次大会收到学术论文1000余篇，会上交流800多篇，反映了我国当前中西医结合研究工作所取得的新进展。

12月2日　卫生部发布《关于中西医结合人员技术职务任职条件（试行）的通知》，对中西医结合主任医师、副主任医师、主治医师和医师的任职条件做出了具体规定。

1987年

8月24～28日　由中国中西医结合研究会召开的“中西医结合在中医发展中的地位和作用研讨会”在新疆乌鲁木齐市举行。卫生部部长崔月犁、卫生部副部长兼国家中医药管理局局长胡熙明参加会议并分别在开幕式和会议中作了讲话。参加会议的代表有国家中医药管理局科技司的负责同志、24个省、市、自治区卫生厅局长、中医处处长、中医学院和医学院院长、中医研究所所长、中西医结合医院和研究所的院所长及正、副主任医师、教授、研究员等共163名。大会收到论文221篇。代表们就如何领会和贯彻执行中共中央书记处关于卫生工作的决定及中西医结合的概念、中西医结合在中医发展中的地位和作用、2000年中西医结合的主要发展任务和战略等进行了广泛讨论和交流。

1988年

10月11～15日　在北京召开了“中西医结合30周年纪念暨表彰座谈会”，出席会议的中西医结合专家、教授及有关领导250余人。卫生部部长兼中国中西医结合研究会理事长崔月犁致开幕词，大会还宣读了毛泽东同志1958年10月11日关于西医学习中医的批示以及中央领导同志对这次纪念会的题词。为大会题词的领导同志有李先念、彭真、聂荣臻、徐向前、习仲勋、洪学智、陆定一、崔月犁、陈敏章、钱信忠、黄树则等。会上向坚持中西医结合工作30年以上的同志颁发了表彰状。《中西医结合杂志》向获1987年优秀论文奖的同志颁发了优秀论文证书及奖品。著名老中医董建华、关幼波，著名中西医结合专家邝安堃到会并讲了话。李先念题词：“中西医结合是我国医学独特的优势之一，必须努力发展这一优势”。彭真题词：“希望中西医家合作，进一步系统地研究整理提高发展并推广我国传统医药学”。聂荣臻题词：“把中西医结合工作继续推向前进”。徐向前题词：“中西医结合为人民服务”。习仲勋题词：“中西医结合，为中国和世界人民服务。”洪学智题词：“继承发扬中医药学，为人民健康服务”。陆定一题词：“中西医结合大有可为，必须长期坚持下去”。崔月犁题词：“为了八亿农村人民的健康，要普遍提高农村基层医务人员的中西医结合临床水平，为了对中国和世界医学作出贡献，要培养大批的中西医结合专家人才”。陈敏章题词：“继承发扬中医药学，积极利用现代科学方法，坚持中西医结合方针”。钱信忠题词：“中西医结合，是我国医学优势之一，努力发展，为人类健康服务”。黄树则题词：“中西医结合有极大的潜力，有广阔的前途。”

1989 年

10 月 22～25 日　中国中西医结合研究会第三届全国会员代表会议在北京召开。出席会议的代表来自全国 30 个省、市、自治区以及部队系统、铁道系统、邮电系统等共 210 名。卫生部副部长兼国家中医管理局局长胡熙明、中国科协组织人事部副部长田光华、中国中医研究院院长陈绍武等同志出席开幕式并讲了话。会议听取并讨论通过了第二届理事会理事长崔月犁同志做的工作报告。修订通过了《中国中西医结合研究会章程》。选举产生了第三届理事会，由 97 名理事组成。著名外科专家吴咸中教授当选为理事长，田景福、唐由之、陈可冀、沈自尹、廖家桢当选为副理事长，廖家桢兼秘书长，陈士奎为专职副秘书长，危北海为兼职副秘书长。讨论制订了第三届理事会今后四年任期的重点工作。成立了第三届理事会 8 个工作委员会。理事会聘请了著名医学专家王玉川、邓铁涛、邝安堃、印会河、朱仁康、关幼波、季钟朴、辛育龄、周金黄、金荫昌、姜春华、祝谌予、梁乃津、陶寿淇、谢少文等同志为第三届名誉理事。表彰了为中西医结合工作做出贡献的卸任第二届理事。

11 月 22～25 日　国家中医药管理局在天津召开了全国中西医结合医院工作会议。出席会议代表 90 余名。卫生部副部长兼国家中医药管理局局长胡熙明在会上做了《加强机构建设，促进学术发展，为建设具有中西医结合特色的医院而奋斗》的工作报告。会议重点讨论和修改《关于中西医结合医院工作若干问题的规定》和《全国中西医结合医院建设检查标准》。

1991 年

10 月 19 日　李鹏总理在接见出席国际传统医药大会的专家和代表时说：“我们的政策是中医与西医并重，中医与西医相结合，事实上也就是传统医药与现代医药相结合。”

10 月 24～27 日　中国中西医结合学会成立十周年学术发展研讨会在北京召开。中共中央政治局委员、国务院副总理田纪云为大会题词“中西医结合，造福于人民。”中共中央政治局委员、书记处书记、国务委员李铁映为大会题词：“坚持中西医结合的方针，发展医学科学。”彭冲、廖汉生、洪学智、胡乔木、吴阶平、钱信忠、崔月犁等同志也为大会题词祝贺。

会议交流了近几年在中西医结合研究方面取得的成就和进展，提出了发展中西医结合的一系列战略思想和思路方法，以及促进中西医结合发展的建议和措施。总结了中国中西医结合学会成立 10 年来的工作和成绩，表彰了 6 个优秀分会、7 个优秀专业委员会和 39 名先进学会工作者。

11 月　著名中西医结合专家、中国中西医结合学会副会长、中国中医研究院西苑医院陈可冀教授当选为中国科学院院士。

1993 年

10 月 13～16 日　中国中西医结合大会在北京召开，来自中国、美国、日本等国家的 260 名代表出席会议。卫生部副部长兼国家中医药管理局局长张文康到会并作了重要讲话。他总结了 35 年来中西医结合取得的成就和进展，指出全国已培养中西医结合人才 58000 余人，现有中西医结合博士培养点 28 个、硕士培养点 87 个，已培养博士生 76 名，硕士生 1109 名。全国有市级以上中西医结合医院 28 所，中西医结合研究所 17 所。临床、科研工作也取得了大批成果，有些项目居世界领先地位。中西医结合是继承发扬中国医药学的一个重要途径，是符合我国国情的正确方针，今后要继续贯彻党的中西医结合方针。会议代表进行了为期 2 天的学术交流活动，就中西医结合的有关问题进行了广泛的探讨。

1994 年

11 月《中西医结合实用临床急救》杂志创刊。该刊由中国中西医结合学会主办，天津市天和医院承办。

12 月　《中国中西医结合外科杂志》创刊，该刊由中国中西医结合学会主办，天津市中西医结合急腹症研究所承办。

1995 年

5 月 18～21 日　中国中西医结合学会第四届全国会员代表大会在北京召开。全国人大常务委员会副委员长吴阶平、国科委员彭珮云、卫生部部长陈敏章、卫生部副部长兼国家中医药管理局局长张文康分别为会议题词祝贺。吴阶平、张文康、张玉等到会并讲话。会议对第三届理事会期间的学会工作做了认真总结，讨论并修改了学会章程，选举产生了第四届理事会，著名中西医结合专家、中科院院士陈可冀当选第四届会长。于生龙、沈自尹、陈士奎、张亭栋、张瑞祥、唐由之、黄世林、谢竹藩、廖家桢当选为副会长，陈士奎兼任秘书长。穆大伟、危北海、马晓昌任副秘书长。

会议期间还进行了广泛的学术交流，展示了近几年来取得的中西医结合新成果和新进展。

12 月　著名中西医结合专家、中国中西医结合学会名誉会长、天津医科大学吴咸中教授当选中国工程院院士。

12 月　国家中医药管理局科教司与中国中西医结合学会在京联合召开“中西医结合教育工作座谈会”。国家教委、国家中医药管理局、北京医科大学、北京中医药大学、上海医科大学、上海中医药大学、广州中医药大学和中国药科大学等单位的领导及部分中西医结合专家出席会议。会议就建立和完善中西医结合教育体系进行了专题讨论，论证了建立中西医结合本科专业的必要性和迫切性，大家一致认为建立这一专业的条件已基本成熟，建议有关部门尽快落实，这是解决中西医结合后继有人的根本措施。

1996 年

4 月　经国家科委批准，《中国中西医结合耳鼻咽喉科》杂志创刊。该刊由中国中西医结合学会主办，安徽省安庆市第一人民医院承办。

12 月　著名中西医结合专家、中国中西医结合学会副会长、上海医科大学沈自尹教授当选中国科学院院士。

1997 年

10 月 27～29 日　由中国中西医结合学会主办的首届“世界中西医结合大会”于 1997 年 10 月 27～29 日在北京隆重召开。来自中国、美国、日本、韩国、英国、德国、新加坡、俄罗斯以及香港、台湾等 22 个国家和地区的 1106 名专家、学者出席会议，其中国内学者 849 名，海外学者 257 名。全国人大常务委员会副委员长吴阶平、卫生部副部长曹荣桂、中国科协副主席王连铮、国家中医药管理局副局长李振吉、世界卫生组织传统医学处官员张晓瑞医师、美国国家卫生研究院替代医学办公室顾问委员会主席詹姆斯·戈登教授、美国 FDA 新药化学处主任邱圆圆博士、日本国会议员水岛峪教授、美国加州大学洛杉矶分校东西方医学中心主任许家杰教授、韩国园光大学韩医科大学校长郑遇悦教授、中国香港特别行政区卫生署署长陈冯富珍医师、中国台湾台大医学院原院长杨思标教授等领导和来宾出席开幕式。吴阶平副委员长宣布大会开幕，曹荣桂副部长代表卫生部向大会表示祝贺。卫生部副部长兼国家中医药管理局局长张文康发表重要讲话（由李振吉副局长代读），他指出：近些年来，中西医结合事业越来越引起国际社会的普遍关注，之所以如此，是因为中西医结合采用了中医和西医两种医学的方法，并发挥了各自的优势，在防病治病、保护人类健康方面取得了令人满意的效果。张文康副部长全面总结了 40 年来中西医结合取得的成就，强调今后要坚持中西医并重的方针，努力促进中西医结合。

世界中西医结合大会收到来自国内外的学术论文 1800 余篇，择优编印中、英文论文摘要文集各一册。会议上大会报告 32 篇，专题讨论会 3 个，卫星会议 3 场，分会场交流 500 篇，壁报交流 250 篇。这次会议学术气氛浓厚，学术水平较高，基本反映了当前我国中西医结合的水平和进展，反映了世界各国传统医学与现代医学结合领域的水平和发展状况。有 7 位中国科学院和中国工程院院士出席会议。陈可冀、吴咸中、韩济生、黎磊石、肖培根、沈自尹、尚天裕、辛育龄、孙燕、韩锐、王宝恩、屠呦呦、王今达、曹小定、吕维柏、危北海等著名专家都在会议上作了精彩的学术报告，受到海内外学者的高度重视和赞誉。

世界中西医结合大会在国内外引起较大反响，被评为 1997 年中国医药科技十大新闻之一。

（穆大伟）

第二节 领导题词

彭真同志1985年题词：

中西医互相学习和结合，将对人类医学作出重大贡献。

邓颖超同志1985年题词：

中西医结合，为人民服务！

陆定一同志1985年题词：

中西医结合，为人类医学发展作贡献！

薄一波同志1986年为《中西医结合》杂志创刊5周年题词：

中西医结合，为人民造福！

叶飞同志1986年题词：

中西医结合之路。

陆定一同志1986年题词：

中西医结合是我国医学的一大优势，要发展。

崔月犁同志1986年题词：

加强中西医团结，发展中西医结合事业，培养中西医结合专家，总结中西医结合向疾病作斗争的经验，提高中西医结合的学术水平，为我国和世界医学的发展作出新贡献。

洪学智同志1986年题词：

中西医结合，为人民造福。

钱信忠同志1986年为《中西医结合》杂志创刊5周年题词：

中西医团结合作共同前进；祖国医药科学生机勃勃！

陈敏章同志1986年题词：

以现代科学技术的新进展新成就来开拓和发展祖国传统医学之宝！

卢嘉锡同志1986年题词：

沿着中西医结合的正确方向，一定能为发展具有我国特色的医药科学作出又好又多的贡献！

黄树则同志1986年为"中西医结合之路"专集题词：

用现代科学方法研究祖国传统医学，走中西医结合之路，提高疾病防治效果，为人民造福。

顾方舟同志1986年为《中西医结合》杂志创刊5周年题词：

黄辽源流万里长，华夏文明五千载；
端赖神农尝百草，繁育炎黄十亿人；
针刺麻醉惊天下，中西璧合建奇勋；
《杂志》创刊五周年，继续奋斗为人民。

廖汉生同志1991年题词：

中西医结合，造福人类。

彭冲同志1991年为中西医结合学会成立10周年题词：

中西医结合走向世界

李铁映同志1991年题词：

坚持中西医结合的方针，发展医学科学。

田纪云同志1991年题词：

中西医结合，造福于人民。

洪学智同志1991年题词：

中西医结合，为人类造福。

胡乔木同志1991年题词：

中西医结合，努力把祖国传统医学现代化。

吴阶平同志1991年为中西医结合学会成立10周年题词：

坚持中西医结合，为人民健康服务。

崔月犁同志1991年为中西医结合学会成立10周年题词：

发展中西医结合，走向世界，为人类造福。

黄树则同志1991年为中西医结合学会成立10周年题词：

中西医结合前途广阔，要继续大力发展。

朱杰同志1991年为中西医结合学会成立10周年题词：

争论推动发展，综合就是创造。

彭珮云同志1994年题词：

促进中西医结合，为人类健康服务。

吴阶平同志1994年为中西医结合学会第四届全国会员代表大会题词：

坚持中西结合，为人类健康服务。

张文康同志1994年为中西医结合学会第四届全国会员代表大会题词：

全面贯彻中医药政策，坚持中西医结合方针。

钱信忠同志1994年为中西医结合学会第四届全国会员代表大会题词：

发展中西医结合事业，为人类医学作出贡献。

陈敏章同志 1994 年题词：

发展中西医结合事业，为人类健康作贡献。

吴阶平同志 1997 年为世界中西医结合大会题词：

提倡中西医学结合，促进国际学术交流

张文康同志 1997 年为世界中西医结合大会题词：

促进中西医结合，为人类健康作贡献。

陈敏章同志 1997 年为世界中西医结合大会题词：

继承发展传统医药，促进中西医结合，为人类健康作贡献。

第二章　主要中西医结合和中医现代化科研成果

科学技术成果是科学技术管理诸环节中的最后一个环节，包括整理总结、鉴定评价、划定密级、归档、推广使用等内容，并与科学技术管理中的计划、财务等工作构成整体，互相促进。科技成果奖励是对科研技术人员的业务素质、水平及其在科研工作中的业绩及贡献的较全面的肯定，也是对科研工作的一个综合评价。科学技术成果，是一个国家人、财、技术总体水平的体现。从国际科学技术成果，可纵观世界经济、军事、政治等方面的发展趋向，进而预测未来。我国的科学技术成果奖励，是按国务院或有关部、委颁布的行政法规，由专设机构及评审组织，制定专门的工作办法与程序，从而承认科技人员所做贡献和激励科学技术人员的活动。我国自 1955 年 8 月 5 日国务院第 17 次会议通过中国科学院（自然科学部分）科学奖金为自然科学奖的前身后，从 1979 年开始，国家的科学技术成果奖励分为国家级奖、省（部、委）级奖和民间奖（人民团体、知名人士奖）。

国家奖中的国家自然科学奖从 1979 年 11 月国务院颁布《中华人民共和国自然科学奖励条例》设立至 1995 年，基本每两年颁奖 1 次，累计奖励项目 505 项中，有医药项目 48 项，其中中西医结合项目 18 项；国家发明奖是一项鼓励科技领域中创造发明、促进创造性科学技术新成果应用的科技奖励，与国家自然科学奖相同，设一、二、三、四等 4 个等级，自 1979～1995 年，逐年颁奖 1 次，其中中西医结合项目 39 项；国家科学技术进步奖，旨在奖励那些虽无发现、发明，但在各种科学技术岗位上进行创造性劳动，为推动科技进步，提高经济和社会效益作出重大贡献的科技工作者。该奖设一、二、三等 3 个等级，自 1985～1995 年，基本逐年颁奖 1 次，累计奖励 6291 项中，有医药项目 449 项，其中中西医结合项目 59 项。

自 1978 年 3 月的全国科学大会后，至 1995 年，与中西医药科学技术研究关系密切的部、局级部门，基本逐年颁发科学技术进步奖 1 次，如国家医药管理局累计奖励的 497 项成果中（有 22 项专利成果奖），有中西医结合项目 267 项（包括 7 项专利奖）；卫生部累计奖励的 2104 项成果中，有中西医结合项目 322 项；国家中医药管理局自 1986 年成立后至 1995 年，逐年累计奖励 490 项成果（有 25 项中医药基础研究奖），其中中西医结合项目 432 项（包括 16 项中医基础研究奖）。

鉴于资料收集及统计等诸因素的影响，从检索考虑，将建国以来省、部、委级以上的国家科学技术获奖成果项目中的 1118 项中西医结合成果（内有 7 项专利），以专业或学科，分基础理论、内科、急腹症、外科、骨伤科、计划生育、妇科、儿科、肿瘤科、神经精神科、皮肤科、耳鼻及眼科、针刺麻醉及机理研究、针灸、中药麻醉、中药材、中成药、中草药、制药工艺、医疗制药器械、实验模型和软件及微机系统、软课题及其他等，进行概述，并逐项予以简介。

一、基础理论　1978 年 3 月，从通脉灵治疗全身硬皮病、冠心Ⅱ号和川芎治疗心脑血管病、化瘀方治疗 ABO 型新生儿溶血史孕妇，至 50 多种血瘀病 5000 多例疗效分析，近百种活血化瘀中药实验研究，建立家兔、狗、Wistar 大鼠等动物模型，研制低剪切-30 流变测定仪等检测工具，由血液流变学、微循环、血液弹性参数及证型等方面，阐明活血化瘀治则。用现代医学结合中医，进而以电子显微镜、显微分光光度术及舌象仪，定性并定量地观察常见舌苔包括病理舌苔细胞的变化规律。从 17 种脉象的实验结果及濒湖脉学中的 27 种脉分析，研制 MX-5 型脉象仪，与中医切脉符合率达 75%～90%，实现了细、濡、弱、洪脉的客观检测。在肾阳虚证的下丘脑-垂体-甲状腺、性腺、肾上腺皮质轴功能的对比观察中，结合补肾法的临床和实验研究，观察了肾虚证和β-肾上腺素受体、M胆碱受体环核苷酸系统的关系，发现补肾益髓延缓衰老及防治冠心病、高血压、糖尿病等作用。建成驴和大鼠脾气虚模型，从消化、运动及植物系统、免疫机能及细胞膜蛋白、组织线粒体、胃肠粘膜屏障功能和结构变化，阐明脾主运化及脾与肌肉的关系。还以血清胃泌素检测脾虚证患者及实验动物，获低于正常人的结果。大鼠灌喂寒性黄柏、黄连和热性的附子、肉桂等中药后，脑内5-羟色胺含量增多，痛阈增高；胃寒、热证患者胃液中前列腺素中PGE_2和6-酮$PGE_{2\alpha}$含量变化，为证型鉴别提供了依据。经穴冷光测试2万多穴及940例急性感染性疾病泻热汤等水煎服，为中医诊治机理奠定了一定的基础。

二、内科 多脏器、多系统功能衰竭(MSOF)时，通腑护脏的中西医结合综合疗法，可提高抢救成功率。抗病毒口服液及热必宁多种口服剂型的抗病毒作用，毛蚶细胞内典型甲肝病毒颗粒，以绵茵陈、板蓝根等中药组成肝炎预防基本方，6912注射液治疗病毒性肝炎高胆红质血症，并用西药等治疗流行性结膜炎的有效率达100%，外感高热完全降至正常时间平均为36小时；治疗各型甲肝2888例后，有66.9%患者黄疸消退；高胆红质血症183例，治后10天，黄疸降低总有效率86.25%。从五味子丙素中提取的活性成分联苯双酯，可使85%以上的慢性迁延性、活动性肝炎患者血清谷丙转氨酶(SGPT)在较短时间内降至正常。穴位辨证施治、中药液熏洗、手术等中西结合治疗脊髓灰质炎后遗症、中医药制剂治疗流行性出血热、秋泻灵和温肠宁口服液治疗婴幼儿秋季腹泻、针灸防治菌痢、654-2治疗中毒性痢疾、暴发型流行性脑脊髓膜炎、加味四逆散愈慢性布病等，提示中西医结合治疗传染病是一种有效的途径。

挑刺治疗淋巴结核，中药回生灵8种型号丸剂治疗难治性肺结核，提示其加强机体非特异性免疫功能及对人型结核杆菌具有一定的抑制作用。

骨苓通痹丸治疗地方氟病305例，总有效率93.8%，氟骨症Ⅰ号，中西医结合治疗重症氟骨症；鹤草芽有效成分鹤草酚治愈3000例人绦虫病；由中国中医研究院、中国科学院上海药物所、广西桂林制药厂等21个单位，从1971年开始，经20年研究，从菊科黄花蒿Arfemisia annua L.中发现抗疟有效成分青蒿素，为世界抗疟提供了一个带过氧基团新型半倍萜内酯的新化合物，救治脑型疟及抗氯喹疟方面达国际前沿水平，继而又制成青蒿素栓剂、蒿甲醚注射剂、青蒿琥酯钠注射液及双氢青蒿素片等治疗疟疾，均获较好疗效。针刺淋巴结和小剂量青霉素注射足三里等穴位，治愈钩端螺旋体病；草药山独企根配合用西药治疗松毛虫病等均获一定疗效。

肺动脉高压以穴位埋针、气血注射液和川芎嗪等防治；莱菔子、川芎嗪等防治高血压；气功预防高血压脑卒中；参仙升脉液治疗病态窦房结综合征和稳心冲剂治疗气虚血瘀快速性心律失常的有效率达92.66%～93.58%；宽胸气雾剂、麝香保心丸、生脉散、益气活血注射液、冠心Ⅱ号方、心痛口服液、心通口服液、丹参、黄芪、党参等药物，为冠心病心绞痛、心肌梗塞、脑血管疾病的治疗提供了诸多剂型的有效制剂，并就气血理论进行了探讨。还用改良的同身寸度量电极，度量食道心房调搏导管深度，一次到位成功。

以加味参芪仙补汤、大菟丝子饮、血障平等方为主，治疗再生障碍性贫血的总有效率为50%～83.4%；治疗慢粒有效方剂当归芦荟丸拆方研究，先以青黛，后以靛玉红、甲异靛等合成制剂、开发出有效的新药。海南粗榧及癌灵Ⅰ号治疗白血病，各有9例急性白血病、24例急性早粒白血病获完全缓解，其中8例生存10年以上；江南卷柏、生血宁治疗原发性血小板减少性紫癜，蛇毒因子微量血溶血试验诊断阵发性睡眠性血红蛋白尿方法的推广应用，为中西医结合诊治血液系统疾病提供了途径。

从复方阴阳莲、洋金花、复方樟柳碱片、扶正培本Ⅱ号、复方杜鹃油、照山白、侧柏叶、复方通光散、热参、牡荆及多种活血、消炎、止咳、平喘中药防治慢性气管炎、肺气肿及早期肺心病，直至慢性支气管炎多指标诊断分型，温阳片、平哮液及复方银黄平喘气雾剂治疗哮喘，青白汤治急性咯血的疗效，提示中医药在呼吸系统慢性疾病治疗中具有重要作用。

大黄醇提片、血宁冲剂、紫地合剂、复方五倍子液等治疗各种上消化道出血的总有效率达95.4%，治愈率93.1%～98.1%；桃仁提取物为主或汉防己甲素等有效地防治肝硬化病程进展；温胃汤化裁、藏药、老中医多种经验方治疗萎缩性胃炎的症状有效率约87.7%，胃粘膜病理有效率约58.4%，并经金黄大鼠慢性胃炎模型证实疗愈进程。

藏红花、毛冬青甲素、雷公藤等可不同程度地降低家兔膜性肾炎时蛋白尿，肾炎液亦具有减轻病理变化的过程，治慢性肾炎前期318例，总有效率为68.87%；中药结肠灌注液Ⅰ号、肾衰系列方、肾康注射液及栓剂治疗急、慢性肾功能衰竭的有效率为31.70%～84.4%，有的经Wistar大鼠慢性肾衰(CRF)模型证实，可促进肾小管上皮修复。老中医方药中治慢性肾衰方，张琪治慢性肾盂肾炎、膀胱炎等劳淋的泌炎康冲剂，黄芪、当归等中药对肾病综合征的减症作用，为各种肾病提供了有效的方药。

降糖甲片、降糖通脉宁、山莨菪碱、加味桃核承气汤治疗糖尿病及其合并症的有效率63.3%～86.6%，与Wistar大鼠模型的实验治疗结果相符。甲亢重方、消瘿冲剂治甲亢；蒲黄、荜茇、脂可清降血脂；补益中药、衡法Ⅱ号、复方锁阳冲剂、五参保乾及五参保坤冲剂抗衰老等，有效地防治了一些内分泌及代谢性疾病。

解毒活血法治疗多发性大动脉及免疫性血管炎；痹苦仍停和痹隆清安、那如注射液、益肾蠲痹丸、尪痹冲剂等治疗风湿性关节炎的总有效率为95.4%，治疗类风湿性关节炎的总有效率为86.3%～95.3%；益肾通督片治疗强直性脊柱炎获疗效，接近西药对照组及Wistar大鼠、昆明种小鼠模型的实验治疗。狼疮合剂及冲剂，治疗352例系统性红斑狼疮，中西医结合治疗组总有效率95.8%，随访存活率及缓解率均明显优于单纯中药或西药组。

中西医结合治疗急性放射病、大面积烧伤、重度冻伤、高原病、蛇咬伤等理、化、生物因素性疾病的瞻目疗效，使我国一些临床医学的研究，接近国际前沿水平。

三、急腹症　1962～1978年，我国开展急性阑尾炎、溃疡病急性穿孔、急性胰腺炎、急性肠梗阻、急性胆道感染及胆道蛔虫病等4155例急腹症中西医结合治疗后，已有3384例经非手术疗法治愈，非手术率81.4%，并由此对急腹症的理、法、方、药如甘遂黄硝散、宫外孕方、清解片、化瘀片、巴黄片、阑尾炎1号、排石汤等方剂的实验研究，中西医结合“总攻”排石疗法治疗肝胆管结石、急性胆管炎等，进而建立了肝胆波动、胆囊胆汁、胆管系统结构及系列动力学关系，提出某些胆道疾病诊治的生物流变学新方法。研制推按运经仪治胆囊结石410例，排石率92.7%。当前，国内外对急腹症的定义虽有待商榷，但其所获确切疗效，已成为中西医结合临床治疗的一个特殊领域。

四、外科　中西医结合治疗破伤风、淋巴结结核、慢性窦道、严重创伤、慢性前列腺炎、痔、直肠脱垂、硬皮病、血栓闭塞性脉管炎等均获较好疗效，如枯痔钉、枯痔注射液等治疗各期痔数万例，基本治愈率达95%左右，6%明矾注射液治疗137例直肠脱垂，随访总有效率达83.2%；通脉灵为主，加中药穴位注射或局部注射及外洗，治疗各型硬皮病123例，总有效率达97%以上；中药挂线加外用药，治浆细胞性乳晕瘘管、疏肝活血治疗乳腺增生、理气化瘀治疗慢性硬膜下血肿、假蜜环菌甲素治疗急性胆道感染2万多例，痊愈率高于联合抗生素加利胆解痉剂对照组；以523粉剂、25号外用止血剂口服或外用止血率94.3%～97%；用中药水蛭汤防治断肢等微血管术后血管危象，使手术成功率达96.2%，有效地改善了微循环，解除了血管痉挛。

五、骨伤科　1958年天津医院创制小夹板局部外固定中西医结合治疗骨折新方法，至1978年验证10多万例，统计95%患者骨折复位良好，97%患者肢体功能恢复好，且骨折愈合时间较西医疗法平均缩短1/3，1988年尚天裕等在原工作基础上，以家兔模型，进行小夹板治疗骨折生物力学研究，提出其他内外固定方法的适应症，还由此观察了淫羊藿注射液、三七活血丸、接骨丹、平乐内服接骨丹等的续骨作用，生肌膏偎脓长肉、骨质增生丸、局疗加压垫法治疗腕舟骨骨折、气囊夹板治疗闭合性跟腱断裂、充气式弹性脊柱固定牵引器、跟骨靴和弹性滑轮及多种手法治疗软组织损伤、骨折复位和气功治疗等，从临床、实验、运动及生物力学等方面对骨骼及软组织损伤进行了较系统的研究，获显著进展，成为中医药与西医药结合较密切并具有中国医学特点的一个迅速发展的学科。

六、计划生育 男用节育药棉酚、输精管注射绝育、中期引产药天花粉、甘遂、滋肾育胎丸、电针促排卵、引产Ⅰ号、益气填精通络法治疗女性不孕症等的研究成果，有效地用于计划生育工作的同时，从理论上丰富了与此相关的中医理论。

七、妇科 活血祛瘀、软坚散结方药为主治疗子宫内膜异位症464例，治后有效率为82.7%～91.6%；龙芽穗木胶囊、调经Ⅰ号、参茜固经冲剂等治疗万余例痛经或月经不调症的总有效率为84.1%～97%，制剂药源丰富，具消炎、针痛或止血等作用；骶珍珠贝生巢内精卵所制30%珍珠精母水溶液注射液，治疗各类子宫出血966例的总有效率84.87%，其中顽固性子宫功能性出血158例的有效率为94.3%，实验发现其对子宫平滑肌具特异性收缩作用；以补肾中药、二仙汤及其拆方与性腺轴关系、月经与月经周期的调节、更年女宝及补肾药等的激素及免疫调节作用到康复灵、妇炎净胶囊、妇炎洁中药复方泡腾片、消炎栓、维吾尔药“阿那尔”妇洁液等多种中药制剂治疗外阴炎等女性生殖器官炎症的总有效率达80%～98%，还有口服活血祛瘀中药加导管扩张术治疗113例输卵管阻塞、当明液Ⅱ号主韧带注入治疗418例子宫脱垂等中西医结合治疗，亦均获较好的疗效。

八、儿科 茵枝黄注射液静滴，治疗新生儿溶血症116例，全部有效；以经穴注射、活血化瘀中药治疗小儿病毒性肺炎，清肺口服液、热速清口服液和清宫冲剂等治疗各种小儿高热等，均获较好疗效；益气养阴、活血化瘀法组心复康治疗275例小儿病毒性心肌炎，治愈率42.5%；止泻退热微丸治疗小儿病毒性腹泻的3日治愈率达74%，轮状病毒3天转阴率72.6%；还有半刺法和泻速停冲剂治疗小儿腹泻的治愈率亦高达80.41%～87.1%；东莨菪碱穴位注射治疗小儿瘫痪、复力冲剂治疗小儿重症肌无力、健儿散和强力散治疗小儿厌食症、健脾益气糖浆治疗小儿缺铁性贫血等获较好疗效的同时，还分析了5432例次新生儿疾病时，104种中药的剂量及其与成人的剂量比值等。

九、肿瘤科 在刺梨汁、绿茶、麦饭石、六味地黄丸、健脾补肾类中药防治食管及其他恶性肿瘤的基础上，研制贲门癌吞水音图诊断仪，定量分析223例贲门癌的特异性达99%，假阳性率1.2%，为生理状态下，无创伤性重复检测食管、贲门癌提供了依据。中药辨证分型治疗术后脑胶质瘤；健脾理气中药合并放疗或化疗，甲基斑蝥胺、肝复方、槐耳等治疗各型中晚期肝癌713例，治后1年生存率29.3%～59.64%，优于对照组，与实验治疗结果相符；鹤蟾片、滋阴温阳中药治疗中晚期原发性肺癌409例，治后有效率及生存期均优于对照组；健脾益肾方治Ⅲ～Ⅳ期术后胃癌326例，Ⅲ期术后胃癌患者治后5年生存率达55.32%，并使95%患者完成化疗疗程，提高机体免疫功能，与实验治疗结果相符；掌叶半夏、三品一条枪锥切、宫颈Ⅰ号栓等中药，有效地防治宫颈癌；华蟾素注射液、抑瘤丸、河车大造胶囊、月华丸加减方和克癌7851等治疗多种恶性肿瘤，获效同时无明显毒副反应；薏苡仁酯乳剂静注，为肺癌患者提供了一种抑癌并具高能量的新抗癌制剂；蟾酥膏外贴治疗癌性疼痛、中药叶绿素衍生物诊治体表恶性肿瘤的疗效，展示了中西医结合治疗恶性肿瘤确是一个值得探索的领域。

十、神经精神科 益髓冲剂治疗脊髓空洞症104例，总有效率80.7%；冠心Ⅱ号注射液、逐瘀化痰口服液、通腑舒络液合汤剂、化痰通腑饮、清开灵注射液、腹龙抗栓丸、秦归活络口服液等制剂，治疗各种急、慢性脑血管病1318例，总有效率74.6%～89.2%；发现人参皂甙、漏芦等中药对动脉内皮细胞脂质过氧化损伤具保护作用；醒脑开窍针刺改善脑组织血流，降低昆明小鼠模型的高血压；马桑寄生治疗960例精神分裂症的有效率为62.2%～83.8%；还有脾虚重症肌无力的辨治、芹菜甲素、黄皮酰胺及人参皂甙等抗早衰促智作用、针麻中药提高射频热凝术治疗原发性三叉神经痛的疗效等项目，显著地提高了一些疑难病的疗效。

十一、皮肤科 克银方、鱼鳞汤、银屑汤等治疗1291例银屑病，痊愈720例，复发率5.4%～23%；消积排通汤治疗病程半年至3年的各种蟹足肿440例，治后总有效率93.27%；清热、祛腐、收敛、杀菌中药所制五妙水仙膏治疗疣、白斑、痣、带状疱疹、疥疮、黄斑瘤等皮肤粘膜表面病变3865例，痊愈2255例，愈后无瘢痕及色素沉着，且药源丰富、方简价廉；紫铜消白方治白癜风197例，总有效率93.4%，明显高于8-甲氧补肾脂素内外兼治组；青蒿油制剂治疗神经性皮炎及皮肤真菌病342例，治愈率各为80%和77.27%，疗效与地塞米松相近，且无皮质激素样毒副反应，经临床验证10年后，已批准为四类新药投产。

十二、耳鼻及眼科 葛根合剂治疗突发性耳聋303例（329耳），痊愈114耳（34.7%）；补肾聪耳片为主治疗感音神经性耳聋310例，有效率70.7%；还有鼻敏宁、鼻康复等治疗变态反应性鼻炎及慢性鼻炎；清通泪道液治疗慢性泪囊炎、764-1滴眼剂治疗角膜瘢痕、病毒Ⅰ号滴眼液治疗单纯疱疹性角膜炎等亦均获较好疗效。1959～1966年在金针拨障实验及临床验证基础上，中西医结合进行白内障针拨术治疗364只眼，矫正视力1.0～1.5者为57只眼(71.3%)，术中改进了手术操作方法和器械，提高了疗效，减少了并发症；障眼明片或丸治疗老年性白内障380例750只眼，有效以上者682只眼，鉴于中西医结合治疗方法的简、廉，一些发展中国家及国内很多医疗单位仍常用中药或针拨治疗白内障。丁公藤碱Ⅱ治疗青光眼，按摩视神经及球后埋线、活血化瘀中药治疗各种视网膜疾病，明目逍遥汤及“971”穴位注射治疗视神经萎缩及视网膜微循环观察、眼与十二经脉、针刺与视觉功能电生理变化观察等充实了中西医结合临床验证五官科疾病的疗愈机理。

十三、针刺麻醉及机理研究 针刺麻醉是我国中西医结合的一个突出的成就。建国46年以来，我国广大科技人员从神经、内分泌、体液、传导体系等方面，较系统地阐述针刺麻醉的镇痛机理，并结合猫、家兔、大鼠、猪、猴等动物实验，以机体各个平面的立体结构变化，观察到针刺镇痛中大脑皮层、缰核、中缝核、蓝斑核、弓状核等核团、脑和延髓及脊髓等神经元及投射系统、5-羟色胺（5-HT）和乙酰胆碱及儿茶酚胺和吗啡样物质等中枢神经介质的作用。对中枢神经系统中脑啡肽、内啡肽、强啡肽三类阿片肽的镇痛作用；阿片肽对肾上腺素和催乳素等内分泌及血压的调控作用；不同频率电针致不同类阿片肽的释放等现象；P物质的镇痛作用穴位与针感与传入纤维间的关系；内脏痛与内脏牵拉反应的原理研究等，使我国的疼痛及麻醉学研究，进入了一个全新的阶段。

从1966年至1996年，我国已用针麻或以针麻为主进行了10多万例手术，至今在国内将针麻或以针麻为主进行的手术有口腔颌面部、甲状腺、骨科、肺叶切除、心内直视、颅脑、剖腹产、子宫全切、输卵管结扎、胃大部分切除等10多种手术，并多数作为医院的常规麻醉方法，为患者接受，增强了手术的安全性。

从60年代开始进行的经络感传现象、经络实质的研究及经络规律等方面的研究，虽无突破性的进展，但为中医基础理论的功能与结构、整体与局部关系提供了数据。

十四、针灸 是中医治疗的一种常用方法，1956～1995年，从临床应用中，对针灸取穴、各种针灸的疗愈机理、研制治疗仪等方面，结合实验进行了有效的探索。如杨甲三针灸取穴法、子午流注按时取穴快速推算法、针刺手法量学针感感受器图示手法及计算机针刺手法模拟操作系统等，为针刺时手法及频率、穴位的规范化定位，奠定了基础；针刺具有抗炎、中枢神经调控、免疫调节等作用，治疗急性菌痢1330例，治愈率80.0%～92.7%；针刺新明穴治疗各种眼病2797例，4757只眼，总有效率84.3%；针刺治聋哑2万余例，总有效率50%；针刺治乳腺病、胃动力障碍症、癫痫、面痛、三叉神经痛、类噎膈、变态反应性疾病、骨折、休克等多种疾病；艾灸至阴穴，观察1000余例臀位孕妇的7天转正率达80.9%，现已成为国内很多医院产妇转正胎位的常规疗法；激光穴位麻醉或指压麻醉进行8000余例五官科手术的成功率达95%；杵针、腕踝针、耳针、电针、冷针、冷灸等从针型直至物理因素，探索疗效；一些动物疾病的疗效，佐证了针灸治病的科学性；电热针仪及中英文针灸文献分析和检索系统推动了针灸的研治水平，促进了国际间的学术交流。

十五、中药麻醉 自1977年以洋金花为主复方中麻药配冬眠药手术成功后，就其肌肉松弛及催醒问题进行了探索，全国一些单位协作研究出傣肌松、汉肌松、银不换、氯甲左箭毒、解毕灵等药，用中麻（东莨菪碱复合液）治疗1000人次血栓闭塞性脉管炎，显效50%以上，中麻药还救治了数千例微循环障碍的患者。

十六、中药材 建国以来，我国在动植物药驯化、栽培引种、病虫害防治、品种整理及质量控制等方面的研究，在解决药源和保护资源的同时，提高了药材的质量。如斑蝥、五倍子、蚕蛹、地鳖虫、蜈蚣、东亚错蝎、白花蛇、蕲蛇、田鸡、羊角、牛黄、林麝、羚羊、龟鳖等多种动物饲养及其药材制作成功，除满足临床应用外，还出口至国际市场；龙胆草、白前草、丽江牛尾秦艽、明党参、丹参、霍山石斛、雪上一枝蒿、胡黄连、铜陵贝母、平贝母、桃儿七、黄芩等一些常用中药的野生变家种，保护了国家植被资源的同时，稳定了药材质量；土木香等8种植物、洋苏木、中国莨菪、剑麻皂素、防己、白芍、甘草、中国山楂、黄褐毛忍冬、金银花、郁金、姜黄、莪术、地黄等资源开发；黄柏皮及杜仲皮的环剥再生；贝母繁植技术及品质评价；柴胡人工栽培及质量研究；山茱萸稳产试验；番红花球茎复壮及增产技术的推广；沉香人工结香；猪苓、猴头菌、冬虫夏草人工养殖；肉桂、白豆蔻、砂仁、半夏、甘草、肉苁蓉等引种、栽培；巴戟天、黄芪、川芎、补骨脂等高产栽培技术，使一些常用中药材保持较稳定质量的同时，达到国产化；怀牛膝多倍体及单体育种、天麻野生变家种直至其种子与紫萁小菇等萌发菌伴播技术的推广；洋地黄、人参、滇紫草等细胞培养，运用生物工程技术，进行了中药材的工业化生产；马钱子、草乌、乳香、棕榈、白附子等炮制；中药材减压冷浸软化工艺、药菊病毒病、元胡霜霉病、浙贝母灰霉病、库存中药材霉菌分离、黄芪及金银花害虫的防治，气调养护及磷化铝熏蒸中药材，在增加中药材有效成分及利用度的同时，运用生物或物理因素防治霉变及虫害；西洋参、人参等300种药用植物种子生理及形态鉴别、续断和淫羊藿等品种鉴别、超声波制作植物腊叶标本，及全国协作分南、北方片对同名异物的数千种中药，进行品种整理和质量研究，及由此建立的质量检测技术、粉末药材显微镜鉴定、特别是药材中重金属、农药残余量及微量元素等含量测定，提高了我国中药材在国际市场中的竞争力。

十七、中成药 1977～1995年，在中药丸、栓、散、膏、丹、片等传统制剂的基础上，发展了冲剂、胶囊、气雾剂等新剂型，在减少用药量的同时，提高了疗效，如鱼腥草等中药组方所制抗病毒冲剂，由珍珠等组方所制溃疡宁胶囊；以补脾益肠中药，胃肠分溶双层丸（分内、外层）治疗慢性或溃疡性结肠炎122例，总有效率97.5%；心痛气雾剂验证540例851例次冠心病心绞痛，服药后3分钟内止痛者，寒证占50.55%，热证占54.02%，总有效率各为74.41%和73.81%；此外，还有中药与铁粉所制的热敷散剂，治疗各种软组织损伤668例，有效率达92.9%，该散剂发热温度达40℃以上，持续24小时；由金荞麦制的片剂，治疗肺脓肿629例，治愈率72.7%，治疗中促使脓腔闭合外，无显著副反应。

十八、中草药 1978～1995年，从中草药有效成分、药理作用、临床验证、直至人工合成，进行了较系统的研究，扩大了中草药的应用范围。如从刺五加叶、楤木、雪胆中提取齐墩果酸、从转盘塔中提取麻黄素、用柠檬桉叶油合成麝香草酚等，得率高、质量稳定；从唐古特山莨菪碱（654）分离出山莨菪碱人工全合成消旋山莨菪碱或称氢溴酸山莨菪碱（654-2），对兔、猫、大鼠及狗等多种动物的多种类型的休克模型，均具明显抗休克作用，且优于常用升压药及α交感阻断剂。用山莨菪碱治疗小儿中毒性痢疾610例，使病死率降至1.1%；治疗小儿暴发性流脑532例，病死率仅8.97%。654-2治疗多种微循环障碍病症如出血性坏死性肠炎、过敏性休克等，可与用654-2治疗获同样好的疗效。葛根及其有效成分、γ-月见草油、毛冬青甲素、汉防己甲素、艾叶油、甜瓜蒂、三尖杉酯类生物碱、喜树碱、美登素等全合成成功，给心脑血管疾病、慢性气管炎、慢性肝炎和恶性肿瘤等常见疾病的防治提供了有效的药物；资源植物的化学研究、中草药有效成分的X衍射晶体结构、中草药化学成分晶体结构图谱库系统、全国中草药名鉴数据库等，为快速开发新药提供了重要依据；银杏叶、五味子类木脂素、沙棘等资源的开发利用；人参皂甙免疫调整作用、大蒜及绿茶的防癌作用、鸦胆子乳注射液的抑癌作用等，提示从天然动植物中开发新药是一条可行的途径。

十九、制药工艺　从神曲发酵工艺改革、茶叶脱咖啡因、厚叶岩白菜提取岩白菜素工艺、抗癌药多相脂质体、^{60}Co-γ射线辐中药杀菌、人参的加工、保鲜及各种制剂工艺、外用涂膜剂、口腔冰硼贴片至药酒生产工艺改进、中药颗粒散剂工艺及中药汤剂系列袋剂、中药复方软胶囊制剂和一些固、液体制备专利等，较快地改变了中药制剂种类不多、质量不够稳定、外包装不规范等缺点，但与国际同行业相比，尚存在一定的差距。

二十、医疗、制药器械　从我国整体工业水平出发，以中医药理论为指导，研制了舌诊仪、腹诊仪、电子脉象教学仪、脉象摸拟装置等诊断仪，有的还与计算机处理系统联接，提高了仪器存贮数据及分析能力，这些仪器与中医临床经验的相符率虽有待商榷，但其对中医诊断客观化的研究具有可鉴之处。ZX-861型组织血流计专用计算机、WX型多部位微循环显微镜、MC-Ⅱ型微循环多参数综合监测系统和MCIP动态微循环数字图像测量系统等光电仪器，给中医气血理论的阐述，提供了可重复的数据。YT型手摇荚肉机、XD-4B中药洗涤机、QY-120-3型切药机、饮片切片、烘干、过磅、包装连续装置、TF-700型粉碎机组、微机程控炒药机、真空炼蜜机组、药丸塑料皮自动扣合机、LZ-720蜜丸蜡壳装封机、中药自动小丸机、花粉连续灭菌装置、多功能自控电热中药煎煮装置、超滤制备中药注射液、YGIOA型易拉瓶灌封机等多种制药器械，提高了各种中药制剂的质量。还有古九针、MB-2型脉冲水力按摩机、抓髌器、活塞式红外真空罐、高温治癌"单针多点测温系统"等研制并用于临床，扩大了中西医结合治疗疾病的适应证。

二十一、实验模型、软件及微机系统　是近20年来，特别是近10年来研究进展较快的项目。以家兔失血性休克和风湿性关节痛模型；Wistar大鼠血瘀模型、劳倦饥饱伤脾模型、大黄脾虚模型、脾不统血模型、急性肾衰模型；豚鼠气管炎模型；SD大鼠脾虚模型；昆明种小鼠脾虚模型；鸭乙型肝炎等多种动物模型，观察了山莨菪碱、活血化瘀方、四君子汤、人参皂甙等多种中草药的疗效；用培养的心肌细胞观察丹参酮、儿茶精和川芎嗪的免疫损伤保护作用；用心肌细胞搏动失常模型，研究了去甲乌药碱及秃毛冬青Ⅱ号对细胞搏动的影响；还用猪心缺血再灌注损伤模型证实654-2的抗缺血再灌注损伤；用所建10余种脑缺血动物模型，观察丹参、山莨菪碱、灯盏花素、黄芪提取物等对脑所具的保护作用；还经阴阳计量辨症模型与辨识系统、人体经穴和头穴及耳穴的微机化模型、胃肠电信息检测处理系统、运气学说电脑应用系统、中药显微电脑识别系统及智能化中医专家系统等多种微机模型或软件，探索了中医理论、中药药理和老中医的诊疗经验。

二十二、软课题及其他　1990年以来，用计算机处理中医药文字、整理中医古籍，提高了检索及分析速度；对国家"七五"攻关重点课题的情报分析及中国图书分类法（R类）与MeSH词表与中医药学主题词表对应表的项目，为"八五"攻关课题的制订及中医药书刊的检索具有重要的应用价值；蛇种快速诊断、眼镜蛇毒血清的研制、圆斑蝰蛇毒及其磷脂酶A_2的生化药理特性等研究结果，对生物致病因素所致疾病提供了诊治方法；大蒜防治甲基汞对细胞膜损伤的毒性、汉防己甲素及小蘖胺防治矽肺、长沙马王堆一号汉墓古尸及陪葬中草药的研究等，提示中西医结合防治职业病、促进保健医学等方面，亦均有较好效果。

（李敏民　陈贵庭）

第一节 基础理论研究

一、活血化瘀治则的研究

1978年3月由中国医学科学院分院等10个单位完成。1960～1964年医科院血研所以通脉灵治全身硬皮病104例、瘢痕23例、橡皮病10多例及与结缔组织有关、血管有关疾病均获效。研究23种常用活血药，证明有止痛、增加外周血流量作用；观察冠心Ⅱ号方和通脉灵等方药物间协同及拮抗作用。初步阐明气滞血瘀与循环障碍，软坚散结可使硬化皮肤及瘢痕变软，萎缩外阴恢复，炎性包块消失。

二、中医活血化瘀治则原理的研究

1978年3月由中医研究院西苑医院等3个单位完成。辨证用活血化瘀治则，以冠心Ⅱ号、川芎等药治心肌梗塞、脑卒中、高血压及血栓形成，具较好疗效。在临床验证基础上，对冠心Ⅱ号、川芎、丹参、赤芍、红花、益母草、蒲黄、莪术、当归等活血化瘀药进行生化、药理、心肌血小板超微结构等实验，初步阐明活血化瘀的一些作用原理。①大、小鼠及人血小板及体外血栓的聚集及形成，证明其具抗血栓形成作用。②家兔摸拟肺循环血栓，证明有溶血栓作用。③家兔及大鼠实验证实具改变血栓结构、降低纤维蛋白血栓稳定性作用。④犬冠状动脉结扎及家兔抗垂体后叶素实验证实具抗心肌缺血及坏死作用，缩小心肌梗塞范围，有保护缺血心肌作用。

三、活血化瘀中药对机体体液免疫影响的实验研究

1978年3月由北京中医学院完成。用益母草、当归、川芎、白芍、木香活血化瘀方治11例12胎有ABO型新生儿溶血史孕妇，治后10胎新生儿正常，仅2胎发生轻度溶血，未经换血治疗有核黄疸后遗症或死亡。对照11例产妇妊娠20次，除2例流产外，18个足月胎儿中有13例发生新生儿溶血症，其中8例死亡。北京中医学院用益母草、当归、白芍、木香等组成1号方，经A型脐血免疫小鼠，观察抗体影响。对IgM有明显抑制作用；对抗体形成细胞有一定抑制作用。Ⅰ号方加减组成Ⅱ号方（益母草、当归、赤芍、桃仁、红花、制大黄、甘草）实验，对盐水凝集抗体和抗体形成细胞抑制作用较Ⅰ号方明显。

四、血液流变学、微循环、血流动力学与血瘀本质及活血化瘀原理的研究

1978年3月由上海第一医学院基础部等9个单位完成。统计50多种血瘀病5000多例疗效。①全身或局部微循环障碍导致缺血、缺氧、青紫等血瘀表现，血流缓慢，血细胞聚集，有不同程度出血。②多数血瘀者血液变浓粘聚，组织水肿、变性、坏死、增生，出现溃疡、糜烂、硬化等变化。活血化瘀作用原理：①静注丹参后，促进微循环血液流速，解除红细胞瘀滞和聚集。②可改善血瘀者的血流变性，减轻血液浓、粘、聚程度。③调节全身血流分布。④实验观察该药物（活血化瘀）可促进组织的修复和再生。⑤活血化瘀药对机体代谢、免疫、凝血和纤溶均有一定的影响和作用。

五、中国人血粘弹性参数正常值及其临床应用

1994年由华西医科大学基础医学院等3个单位陈槐卿等5人完成。1988年1月～1992年12月研究结果：①研制低剪切-30流变8测定仪，提供正弦剪切流测血液粘弹性参数新方法。并研究了血细胞压积、血浆浓度和正弦剪切流频率等因素与血液粘弹性参数间的定量关系。②测定561名健康中国人（从新生儿至80岁）血浆粘弹性参数，发现性别与年龄对参数有明显影响，人生过程中有新生儿期和中年期两个高峰值。③药物治疗研究证实，藻酸双酯钠（PSS）、丹参（SM）、甘露醇等治疗剂量时，有助于改善血液粘弹性。

六、血瘀证证型研究

1991年由江苏省中医药研究所顾亚夫等5人完成根据血瘀证理论，结合临床建立家兔外伤、热毒、寒凝、气滞、血瘀5种动物模型。实验提示，5种模型均具有显著或非常显著的血浆粘度增高，纤维蛋白原增加，血沉加快，肢体血流量降低和微循环异常。病理改变均有肺出血、瘀血、肾小球毛细血管扩张瘀血、脾窦瘀血、脑实质毛细血管瘀血等。所建5种血瘀

重症模型，均有明显多器官形态与功能的变化，尤其是肺，为反应最强烈的受损器官，强烈致病因子均可致肺损伤，与中医"肺为娇脏，易感外邪"理论相一致。重症血瘀模型均有显著的 TXB_2 升高、Fb 升高、SOD 降低、ANAE 下降，红细胞变形力下降，血浆粘度升高，组织血流量下降，微循环改变等。

七、肝郁气滞血瘀的临床和实验研究

1991 年由中国研究院基础理论研究所李凤文等 5 人完成。①总结历代肝郁证、血瘀证文献。②经 100 例肝郁证者（高血压、冠心病和胃溃疡病肝郁证）的临床治疗、诊断标准，发现情志异常是肝郁证的主要病因，肝郁症多伴有血瘀证，用疏肝理气药后，症状及实验指标改善。证实气血相关。③复制"怒伤肝"肝郁致血瘀大鼠模型，及"大鼠带枷"复制肝郁血瘀模型，以此探讨气滞的发生。④提出"肝郁"是高级神经活动紊乱，情志异常（5-羟色胺增高）是肝郁证的主要病因。气滞病理过程的三个层次，最高层次为交感中枢调控异常；继而神经体液异常儿茶酚胺升高致血小板功能及形态异常；还有交感特异通路紊乱致心、血管功能变化。交感肾上腺系统分泌水平异常致免疫调节紊乱，证实了"肝为将军之官"的理论。血瘀是在气滞 3 个层次影响下发生的。

八、《舌诊研究》

1978 年 3 月由上海第一医学院附属华山医院等 2 个单位完成。作者积累 10 余年的资料，参阅大量古今中外有关舌诊的文献，结合各型舌象的临床观察，把中西医结合融会贯通写成本书。本书为我国中西医结合的专著之一。作者运用现代医学的解剖、生理、组织、生化、病理等知识，阐述中医学的正常舌象及各型病理舌象的形成机理，结合临床实践，提出了自己的独创的看法。附有彩色及黑白照片 80 余幅。1965 年出版。目前正在修订再版。

九、舌象的研究

1980 年由上海第一医学院华山医院完成。5403 例正常人及 650 例病理舌象观察：1046 例肿瘤患者青紫舌 49.6%，为正常人 4 倍，舌胖 30.2%、剥苔 13.9%、裂纹舌 25.4%，均较正常人多（P＜0.001）。100 例白塞氏病 87%舌尖蕈状乳头减少或消失，与正常人或其他病种比较有显著意义。

十、舌苔的电子显著微镜研究

1981 年由上海第一医学院附属中山医院等 2 个单位完成。用扫描及透射电镜对 6 例健康人舌粘膜上皮的超微结构和 57 例各种病理舌象的形态观察研究结果如下：厚苔是与舌上皮增殖加速，细胞退化延迟，剥脱减慢，细胞间粘着力增加有关（桥粒持续存在）。腻苔与人体内各种原因导致的细胞内膜颗粒增加有关。剥苔是舌上皮角质化过程发生障碍，张力微丝和透明角质颗粒均减少，缺乏次级乳头和膜被颗粒，细胞粘着力减低所致。黄苔可见局灶性炎症渗出和很多产色微生物。淡白舌以固有层水肿、毛细血管减少等变化为主；红绛舌以固有层毛细血管增多，管腔扩张，吞噬细胞和红细胞渗出等变化为主；青紫舌以乳头内毛细血管增多，管腔闭塞、出血、淋巴细胞浸润为主。

十一、青紫舌的综合研究

1982 年由上海第一医学院附属中山医院完成。采用了血小板聚集仪、电子显微镜、血液回旋粘度计、活体舌尖微循环显微摄影等技术对 108 例患者青紫舌临床及病理资料分析、舌上瘀斑和瘀点形态学研究结果表明：青紫舌和血瘀证的形成与血小板、红细胞聚集性增高、舌尖微循环瘀滞、血浆成分改变、血液粘滞度升高、色素沉着等多种病理因素有关；通过 9 例青紫舌患者的病理解剖资料分析，认为其内脏器官的瘀血、病理性肿块及门静脉、肝静脉、腔静脉的瘤栓形成和全身的广泛出血可以是青紫舌和瘀证形成的病理解剖学基础。

十二、常见舌苔细胞化学变化规律的定性定量研究

1993 年由湖南中医学院周小青等 5 人完成。用显微分光光度术对 117 例 7 种舌苔上皮细胞化学定性定量研究，并从植物神经、环核苷酸、内分泌微量元素及红细胞免疫角度综合探讨各种舌苔形成机理。①对 117 例薄黄、黄厚、薄白、白厚、花剥、光剥舌苔作舌上皮细胞化学 7 种成分的定性定量分析，证明细胞化学变化可能是病理舌苔形成的内因。②初建不同舌苔细胞化学计量诊断函数，作为舌苔客观化、定量化的探索。③探索各种舌苔与植物神经平衡状态、环核苷酸、微量元素及红细胞免

疫相互关系，其中环核苷酸与细胞化学变化同步。

十三、中医舌诊客观化定量化的研究——光谱光度法中医舌象仪的研制及临床应用

1991年由上海市浦东中心医院等2个单位余永敏等5人完成。以中医理论，用光学多道分析技术，结合临床，制成光谱光度法中医舌象仪。该仪能测舌质、舌苔色度学参数、苔厚指数、舌血红蛋白含量和血氧饱和度等多项参数。检测896例，其中患者590例，证实该仪器定量测定临床常见的大部分舌象，并阐明其色度学的特征。所提出的苔厚指数能客观反映舌苔的厚薄，为舌苔的分类提供了有依据的定量标准。

十四、舌诊生物工程研究

1992年由天津中医学院张伯礼等5人完成。该课题包括舌色测定仪、舌象摄影仪和舌津液测定仪。舌色测定仪1988年12月通过鉴定，专利号88213465.5，该仪器与沈阳仪器仪表工程研究所协作研制，用导光型光纤传感测头，测头外型尺寸ϕ24×150cm，测量直径ϕ5cm，整体由光线测头和控制箱组成，以12项色度学参数及6种参考舌色，与临床符合率达85%。医用舌津液测定仪根据不平衡电桥原理设计，可测舌表面津液，所测数据由液晶显示，重复性好，误差≤0.5%。

十五、17种脉象的实验研究

1988年由北京中医学院基础部傅聪远等5人完成。17种脉象的实验研究结果：①特征脉搏图。确定临床脉象后，用硅杯脉搏传感器，描记脉搏图，对浮、沉、迟、数、虚、实、弦、滑、平、涩、细、动、紧、芤、促、结、代等17种脉象作定性、定量分析。②按潮汐变化规律，将脉搏图分为12种类型，编制出一种微机自动测算脉搏图数据程序，保证了测算精确度。③回归临床，提供了反证临床和实验的客观验证资料，如观察到2种生理性滑脉与2种病理性滑脉之间的显著差异；外感实证患者的脉搏力>正常人，结核虚证患者脉搏力弱于正常人，较好的体现了“虚证脉虚、实证脉实”的中医理论等。

十六、中医脉象客观化的研究及分析

1994年由上海市中医门诊部张镜人等5人完成。根据脉象原理及切脉经验，对《濒湖脉学》所载的27脉分析后，归纳出脉形、脉力、脉体、脉位、脉率、脉律、脉势为主要物理量，研制MX-5型脉象仪。基本总结出浮、沉、迟、数、滑、涩、虚、实、缓、弦、濡、弱、洪、细、伏、动、结、代、促等19种典型图谱。其中浮、沉、伏脉脉图和切脉符合率达82%～86%；迟、数、结、代、促脉符合率为95%以上；滑、弦、缓脉的符合率90%；细脉符合率86%；虚、实、濡、弱、涩、洪、动脉等符合率75%～85%之间。

十七、肾阳虚证的下丘脑-垂体-甲状腺、性腺、肾上腺皮质轴功能的对比观察

1981年由上海第一医学院附属华山医院完成。对肾阳虚证患者组、正常对照组、同病异证组及老年人组的下丘脑-垂体-甲状腺、性腺、肾上腺皮质轴进行放射免疫测定。检测指标有总T_3、总T_4、TSH、TRH兴奋试验；睾丸酮、雌二醇、LH-HCG、LRH兴奋试验；尿17-羟测定、ACTH静脉滴注试验、血浆ACTH测定、血皮质醇昼夜节律观察等。测试数据统计处理发现，异病而同为肾阳虚者在此三轴上均有不同程度、不同环节功能紊乱，而两轴平行观察未见相互影响。推论下丘脑（或更高中枢）的调节功能紊乱是肾阳虚发病的一个重要病理因素。证明“证”具有客观物质基础。

十八、补肾法对老年男性下丘脑-垂体-性腺轴作用的临床和实验研究

1987年由上海医科大学中西医结合研究所王文健等5人完成。60岁以上的肾虚者占45%，测47例60～72岁正常男性的下丘脑-垂体-性腺轴功能，并与22例24～49岁健康男性对比，实验治疗结果：①老年人LH升高，LH-RH兴奋试验呈延长反应，睾酮呈下降趋势；②老龄大鼠下丘脑DHT受体亲和力下降，睾酮对HCG刺激的反应减弱，如进一步给刺激则有再分泌的潜力。老人性腺轴各层次腺体功能减退基础上，下丘脑调节功能的钝化，可能是老人调节内环境稳定力下降的原因，补肾治疗后，睾酮升高，LH-RH兴奋试验延迟反应减少。

十九、性激素在男性冠心病、高血压、糖尿病等疾病中的变化和中医虚证（肾虚）的联

系以及应用不同的中医治疗方法的效果

1983年由上海内分泌研究所完成。1979年后，观察193例男性冠心病、高血压、糖尿病、病态窦房结综合征、急性心肌梗塞患者的性激素变化及其与中医虚证的联系及治疗。主要指标是雌二醇（E_2）、睾酮（T）及E_2/T比值。标准用1982年全国中医虚证与老年病防治会议提出的中医虚证参考标准。结果：上述5种病的肾虚见证各为88.6%、82.9%、100%、93%、100%。本组患者及正常人对照组97例放免测定E_2及T值，肾虚见证者的E_2及E_2/T比值显著高于正常人，无肾虚者此变化不明显。

二十、中医“肾主耳”理论的实验性研究

1989年由上海中医学院曾兆麟等5人完成。用内耳生物电、形态学、组织化学、超微结构及药理学方法，从肾上腺皮质激素、甲状腺激素和补肾药三方面阐明肾主骨机理。实验证明，醛固酮可减弱利尿酸对内耳生物电的抑制作用，醛固酮受体竞争拮抗剂-安体舒通可增强利尿剂的内耳毒性作用；甲状腺素能增强内耳SDH酶的活性，加速细胞生物氧化过程；作内耳生物电及组织学观察，证明甲状腺激素能对抗利尿酸的耳毒性作用，减轻卡那霉素、庆大霉素对豚鼠的致聋作用；六味地黄汤组动物，卡那霉素听力下降程度小，电镜检查细胞损害程度明显小于对照组。

二十一、肾虚证和β肾上腺素受体M胆碱受体环核苷酸系统的关系及某些滋阴助阳药的调整作用

1991年由上海第二医科大学易宁育等5人完成。①临床：制成高比活度^{125}I-心得静，可稳定地供应需用单位。建立外周血淋巴细胞β受体测定法，特异性强、灵敏度高。测54例正常人和96例肾虚者的外周血，发现肾虚证时淋巴细胞β受体的变化是受其支配功能紧密相联，由此证明β受体与阴阳虚间的关系。②实验：建立甲状腺激素过多（甲高）和皮质激素过多（氢考）的阴虚模型及甲减模型，建立测组M受体的技术。经40批1600只小鼠，观察3种虚证模型β受体cAMP系统和M受体cGMP系统的变化，平行观察用2种助阳及滋阴中药后指标变化，助阳剂为附子肉桂合剂和仙灵脾，滋阴药为生地（或生龟合剂）及知母，证实一些常用助阳及滋阴药治肾虚证与其对β受体cAMP系统和M受体cGMP系统的双向调节有密切关系。

二十二、补肾益精法延缓衰老作用的机理研究

1991年由上海中医学院等3个单位赵伟康等5人完成。以还精煎和肉苁蓉、首乌等6味中药组成固真方，探讨延老的机理及五脏虚损的实验依据。发现老年雄性SD大鼠睾丸、脑、心、肝、肺、肾上腺、胸腺、皮肤等组织均出现老年性改变，如脑组织中单胺氧化酶（MAO-A和MAO-B）活性升高，肾上腺素能受体、多巴胺受体等活性降低。研究发现，中药可显著提高鼠脑中α_1、β、DA、GABA受体结合容量（Rt）和海马胆碱乙酰化转移酶活性；提高老人和老年SD大鼠外周血淋巴细胞DNA修复力；显著提高老年SD大鼠新生和可溶性胶原含量；能同步延缓老年大鼠脑、睾丸、心、肝、肺、肾上腺、胸腺、皮肤等老年性改变。

二十三、中医理论“肾主生长”与温肾益精中药作用的形态学研究

1992年由上海中医学院施玉华等5人完成。从形态学研究以龟龄集为主的温肾药对Wistar雄性甲减大鼠、甲减幼大鼠和垂体功能低下Wistar大鼠模型的垂体、甲状腺、肝及长骨组织学、组织化学及亚微结构的影响。实验观察到三种动物模型垂体、甲状腺、肝及长骨组织结构、组织化学和亚微结构等均有显著病理变化。温肾益精药对大鼠模型的肝及甲状腺病理皆有改善作用。能使肝的RAN、PAS反应、5′-Nase、G6PDH、CCO、TPO、SDH等酶活性趋于正常。温肾药可增加长骨重量，增加垂体生长激素细胞及促甲状腺细胞，使之趋于正常。

二十四、“急病伤肾”的病理研究——“恐伤肾”及“外伤伤肾”实验研究

1992年由上海中医药研究院匡调元等5人完成。从中医肾病现代科学理论研究的基础中，选睾丸和腺垂体器官研究“急病伤肾”的病理观察，发现各种急病均可致睾丸曲细精管生殖上皮和间质细胞的变性，垂体促性腺激素细胞的改变和小鼠胚胎发育的障碍，其他脏器无明显改变。烧伤Wistar大鼠血清中T、E_2含量明显降低，而LH含量明显升高，提示烧伤大鼠内分泌机能明显减退，而垂体对其有代偿性分泌增加。同时血清Cortson含量无变化，说明垂体-肾上腺皮质功能无明显变化，提示应重点研究生殖器官。该成果为补肾中药的验证提供了依据。

二十五、“脾主运化”的实质研究和健脾益气法则的作用探讨

1980年由北京市中医研究所危北海等5人2个单位完成，从消化系统分泌、吸收、运动及植物神经系统活动和免疫机能等方面，观察到脾虚者小肠吸收功能、胃泌素分泌功能和胰分泌淀粉酶功能均减弱，唾液淀粉酶分泌及小肠运动功能亢进，交感神经系统活动处于相对抑制状态，免疫功能低下。实验用大黄、利血平或新斯的明建成动物脾虚模型。用四君子汤为主治疗，可改善脾虚证患者及动物模型的各种功能，并可减少呼吸道易感儿的发病率，提高免疫功能。木糖试验、血清胃泌素水平和胰分泌淀粉酶功能测定，均可作为脾失健运的辅助性客观检查指标，对阐明脾主运化实质有一定意义。脾虚本质是以消化系统的吸收、分泌和运动功能障碍为主，并伴全身性适应性调节和营养代谢失调的一种疾病状态。

二十六、脾气虚证发生机理研究

1993年由中国中医研究院基础理论研究所王安民等9人完成。遵中医理论，多因素复合，复制驴和大鼠脾虚模型。结果显示：①脾主肌肉包括骨骼肌、胃肠平滑肌、心血管平滑肌及血小板肌球蛋白结构及肌力收缩的组织。②模型动物红细胞膜蛋白结构、肝细胞糖元含量、ATP酶和SDH活性降低。③心肌和血管平滑肌线粒体改变、心肌糖元、酯类及酯酶活性降低、毛细血管脆性增加、血小板变形和粘附聚集力下降，是脾不统血的主要表现。④脾旺不受邪包括免疫调节和屏障功能。脾气虚发生主要环节为脾主运化，实验发现相互影响的3个方面：一是红细胞膜蛋白变构使其携氧力降低；二是各组织线粒体破坏及能源物质储存降低，导致氧化磷酸化作用受阻和酶解代谢增强；三是胃肠粘膜屏障和微绒毛破坏影响吸收功能；但脾气虚发生不局限于消化吸收功能障碍。

二十七、中医脾虚证的研究——脾虚证与肌肉之间的关系

1993年由北京中医学院杨维益等5人完成。临床与实验结合，从脾主肌肉理论入手，发现肌肉能量的3个供能系统，磷酸原系统、有氧氧化系统、糖酵解系统均出现障碍。脾气虚患者及动物模型CPK及其同功酶CPK-MM活性降低，M-ATPase、肌糖原含量均降低。经健脾治疗后，上述指标均有所回升。还进行了大鼠骨骼肌组织学、超微结构及形态计量学研究，发现治后肌纤维面积及体积减少、线粒体形态异常、面积密度减少等亦有恢复。研究为脾气虚的计量诊断提供了依据。

二十八、胃泌素的研究

1980年由北京市中医研究所等2个单位完成。胃泌素（Gastrin）是一种重要的胃肠道激素，其分子结构有多种形式，以小胃泌素（G-17）的生物活性最强。根据Schrumpf和Sand法改良的血清胃泌素（G-17）放射免疫测定法具灵敏、精确、简便等特点。检测发现脾虚证患者胃泌素水平显著低于正常人（$P<0.001$），脾虚型动物与脾虚患者结果相同。

二十九、雨蛙肽对胃运动的影响及其机制的研究

1986年由吉林省延边医学院生理学教研室李在琉等4人完成。1983～1985年研究发现：雨蛙肽对大鼠的胃电和胃运动具有兴奋和抑制两种作用。在整体内，由于雨蛙肽的中枢性抑制效应占相对优势，其兴奋效应不易显现。其机制是雨蛙肽作用于中枢神经系统，刺激迷走神经中的非肾上腺素能抑制神经和内脏大神经，使这些神经的传出冲动增加，导致胃电和胃运动的抑制。在离体条件下，雨蛙肽刺激壁内神经丛中的胆碱能神经元，使胃的电活动和收缩运动亢进。

三十、胃寒证、胃热证与胃液中前列腺素的关系及其机理探讨

1992年由兰州医学院第一附属医院付关孺等4人完成。在既往研究胃寒、热证与胃蛋白酶活性与胃壁温度密切有关的基础上，用放射免疫测定胃寒、热证患者胃液中的前列腺素中PGE_2和6-酮$PGF_{2\alpha}$含量。发现胃热证时胃液中PGE_2、PGI_2含量较高，$PGF_{2\alpha}$含量较低，而胃寒证时则相反，此规律不受性别影响，提出

胃热证中 PGE_2 起主要作用，还发现此种慢性胃病对寒、热证间虽有显著差异，但仍需深入探索。测定胃液中 cAMP、cGMP 含量及 K^+、Na^+浓度后，发现 cAMP 在胃热证与寒证的形成中起参与作用。研究结果为中医的证型鉴别提供了依据。

三十一、肺表面活性物质及中西医结合预防实验性肺水肿出血研究

1995 年上海医科大学儿科医院金勤立等 5 人完成。肺水肿（PE）和肺出血（PH）为重患者肺部严重病变。经清洁级 SD 大鼠、新西兰家兔模型，观察到新生儿 PE、PH 病例及动物实验性 PE、PH 模型均降肺表面活性物质（PS）并降活性。改进用高分子右旋糖酐加凝血酶活酶、大肠杆菌 $O_{111}B_4$ 内毒素、肾上腺素均可制备中→重非急性死亡 PE、PH 模型，以 SD 大鼠小剂量肾上腺素静注法最简、廉；PE、PH 与中医"血瘀症"有关，增高血凝及血粘度法，可制备动物 PE、PH 模型，并与肺经有关。用活血化瘀中药及激光肺经穴位照射，均有效，还结合电镜观察与 PS 有关板层小体变化。

三十二、中医寒热的临床和实验研究

1991 年由北京医科大学中西医结合研究所等 2 个单位谢竹藩等 5 人完成。在植物神经系统研究病证寒热的基础上，分析各种寒证、热证患者儿茶酚胺（CA）排出量与虚实无关。将阴虚、阴虚虚热、气虚（广义阳虚）和阳虚虚寒四组比较，发现虚热者 CA 增高，虚寒者降低，无明显寒象热象的气虚和阴虚则在正常范围。结果说明植物神经机能变化与病证寒热有特异性关系。动态观察发现随病证寒热消失，CA 排出量亦恢复正常。正常人服黄连 3 天后，尿中 CA 排出量减少。实验大鼠灌喂寒性的黄连、黄柏和热性的附子、肉桂。结果知母、黄柏使血清、肾上腺和脑内多巴胺 β 羟化酶（DβH）活性降低，附子、干姜、肉桂使血清肾上腺和脑内 DβH 活性增强。动物灌喂寒药和热药后，脑内 5-羟色胺含量增多，痛阈增高，证实其对中枢性的植物神经系统的作用。

三十三、以经穴冷光为指标对中医诊断客观化及经络学说的研究

1980 年由中国科学院生物物理研究所等 3 个单位完成。用高灵敏光电倍增管技术检测超微弱冷光（光波 3800～4200 埃）及变化曲线。1976～1980 年 200 多人的 20 000 穴次测试，健康人组双侧对应部位经穴发光强度对称；各疾病组病理发光信息与正常人比较，均有显著性差异。不同疾病组体表经穴观测 1 至几个病理发光不对称信息点；70 多例患者及健康人 1 万多次测试，针刺后经穴病理发光信息失衡→平衡，与针刺前比较差异显著。

三十四、中国人 ph296DNA 指纹图的研究

1991 年由上海第六人民医院项坤三等 5 人完成。从人基因组 DNA 文库筛选出能与不定数串列重复区顺杂交的重组片段，将其克隆入质粒，制成人 ph296DNA 指纹探针。用^{32}-磷-ph296 与 54 名无亲缘关系的中国汉族人基因组 DNA Hinf I 酶解片段杂交，制成个体高度特异 DNA 指纹图。个体间 ph296 DNA 指纹图完全相同的机率为 2.0×10^{-9}，即在 20 亿中国汉族人中仅 2 人完全相同。DNA 指纹图在个体的任何体细胞及生殖细胞内均一致，且仅需微量组织或体液内的有核细胞 DNA 即可检测，具广阔的应用前景。

三十五、生地、龟板和附子、肉桂对 β 受体——cAMP 系统的调整作用

1987 年由上海第二医科大学基础部易宁育等 5 人完成。从细胞水平调节机制（第二信使）和分子水平（细胞膜 β 受体）入手，通过动物模型，再现甲亢及皮质激素过多综合征时，β 激动剂-cAMP 反应性亢进及 β 受体最大结合容量（RT）数量的增加，及两种病阴虚证相同的着眼点，从正反面探讨生地、龟板和附子、肉桂两组中药作用机理，结果：生地、龟板能使两种模型的 β 受体 RT 增加值↓、使 cAMP 反应性亢进趋向正常，助阳药附桂对此均有相反作用，进一步升高受全 RT 值并使反应性亢进进一步恶化。实验证实：生龟滋阴作用的重要机制是降低 β 受体 RT 值，附桂作用则相反；生龟经调整 β 受体改善阴虚证。

三十六、下法的临床应用及实验研究

1983 由北京市友谊医院完成。验证 940 例急性感染性疾病、上消化道大出血及尿毒症患者。用泻热汤〔大黄、元参各 15g，芒硝 9g（冲），甘草 6g〕；或单味大黄 30g 水煎或酌情灌肠，重症加 1～2 天抗生素。结果：下法对急性感染退热优于抗生素（$P<0.05$），中毒症状缓解快。下法可止消化道出血，防止出血后肝昏迷。大黄灌肠暂时缓解尿毒症。动物实验结果：下法能增强机体防御机能、抗内毒素作用，泻热汤有末梢散热及抑制中枢介质-PGE合成，大黄有止血及局部促凝作用等。

第二节 内 科

一、老中医张琪研究员学术经验的整理研究

1989年黑龙江省中医研究院王克勤等5人完成。对张琪老中医学术经验整理后，出版专著。全书分学术特点、医案整理、专题研究3部分。医案研究部分从张老300余例临床验案中精选出百余例，包括热病、急症、中风、痉厥、咳喘、黄疸、淋症、血证、消渴、虚劳等常见病或疑难病；专题研究心律失常、肝病、肾病、脑脊髓病、神志病、痹证等；总结退热八法、治血尿七法、治痹十方、治中风八法等，具较高学术价值。还探讨了张老成才之路及其学术观点。

二、高色氨酸玉米的营养价值及其防治癞皮病的研究

1981年由新疆维吾尔自治区卫生防疫站等2个单位完成。以高色氨酸玉米（简称O_2玉米）供农民食用防治癞皮病取得良好效果。①O_2玉米的蛋白质含量比当地普通玉米高23%、色氨酶含量比普通玉米高2倍，总烟酸高约1倍，尤其游离烟酸可高达2～3倍。②1979年和1980年两次人体实验证实，食用O_2玉米40天和3个月后，空腹2小时晨尿中N-甲基烟酰胺平均排出量由0.12mg分别上升到0.19mg和0.21mg（接近当地机关职工0.24mg水平）；食用普通玉米对照组始终处于0.13mg。③100天实验期内，食用O_2玉米的421名农民无人发病，对照组162人的发病率1.85%。④单食O_2玉米治疗1个月后，大部分病人临床症状消退，尿中N-甲基烟酰胺排出量明显增加，其程度接近药物治疗组。

三、重症感染合并多系统脏器功能衰竭的临床研究

1990年由北京友谊医院王宝恩等5人完成。多脏器、多系统功能衰竭（MSOF）是急重症研究的重点课题。1985～1990年以中西医理论及实验研究为基础，经临床与计算机多元逐步回归分析，提出重症感染合并多脏器功能衰竭的发生、发展规律。临床以防治呼衰为主，有效供氧、通腑护脏的中西医结合综合疗法，阻断病程，提高抢救成功率，降低死亡率，疗效可靠。

四、抗病毒口服液的研制

1991年由沈阳药学院等3个单位徐绥绪等5人完成。1985年12月研制后，1989年获新药证书，属国家中药四类新药。具对抗流感和副流感病毒、腺病毒、核胞病毒、乙脑病毒、新城鸡瘟病毒、艾柯病毒等12种病毒的作用。无明显毒副反应。验证229例，治后总有效率达91.27%。对已分离81例患者感染病毒的阳性者的有效率为100%，对流行性结膜炎的有效率亦达100%。

五、热必宁治疗急症外感高热的临床及实验研究

1991年由湖北中医学院附属医院涂晋文等5人完成。根据清、解、和、下联用原则，设计了热必宁煎剂、合剂及安瓿口服液。治疗急症外感高热（卫气分证、卫气同病）的上感、肺炎、急性支气管炎、慢性气管炎急性发作期、泌尿系感染等患者300例，西药抗生素对照组112例。治疗组平均体温39.39℃，治后体温首次降至正常平均时间为12小时44分，完全降至正常时间平均为21小时55分；对照组入院平均体温39.01℃，治后体温首次降至正常时间平均为18小时零5分，完全降至正常时间平均为36小时30分。两组相比，$P<0.01$，有显著性差异。多法联用优于单法（清解法）。

六、毛蚶对甲型肝炎的传播研究

1986年由上海医科大学等2个单位李子华等5人完成。研究组织257名专业人员，按统一调查计划，对暴发原因进行了调查，通过对病例配对数调查、地区随机抽样、典型病例调查和全市历年病毒性肝炎疫情资料分析等方法，应用组织培养方法对在一定实验条件下模

拟性感染的贝壳类组织进行甲肝病毒分离。结果表明，毛蚶在污染海水中生活一定时间后，可摄入和浓缩甲肝病毒，其浓缩倍数至少达 15 倍以上，原始消化腺组织提取液感染滴度为 $10^{-1.81}$/ml。感染细胞抽提物应用免疫电镜检查可见有典型的甲肝病毒颗粒。

七、中医药治疗病毒性甲型肝炎 2888 例临床研究

1989 年由上海市南市区中医医院等 5 个单位孟宪益等 5 人完成。甲肝属中医瘟疫范畴。自拟肝炎预防基本方（由绵茵陈、板蓝根、川黄柏、连翘、生甘草等组成）和辨治 3 型的主要治则（清热解毒、通腑排邪、疏肝和胃为主，恢复期症状不愈者以清利余邪、疏肝健脾、化瘀养肝为主）治各型甲肝 2888 例，治后 20 天，黄疸消退者 66.9%，对照组为 17.62%；1 个月内 SGPT 达正常者 94.6%，对照组 76.68%；虚证甲肝辨治病死率 1.2%，对照组为 5.6%，均有显著性差异。

八、6912 注射液治疗病毒性肝炎高胆红质血症

1978 年由 302 医院等 2 个单位完成。该院与西苑医院协作，1969 年 12 月，将茵陈、栀子等组成的退黄方，制成 6912 注射液，6 年来与中药并用，治急、慢性肝炎高胆红质血症 183 例（血清总胆红质 15mg%以上者 118 例），治疗时除 23 例并用皮质激素外，均为单独用药。治疗 6 天内黄疸开始下降的显效率 48.75%；10 天内黄疸开始下降的有效率 37.5%，总有效率 86.25%。

九、治疗慢性迁延性、慢性活动性肝炎新药——联苯双酯

1980 年由中国医学科学院药物研究所等 4 个单位谢晶曦等 11 人完成。1974 年测出药理活性成分五味子丙素的化学结构，发现其结构类似联苯化合物-联苯双酯能明显降低小鼠血清谷丙转氨酶（SGPT），减轻其对肝脏毒性。以没食子酸合成临床应用的联苯双酯。1975～1980 年用工业试剂原料，简化了制作方法，用于大量生产。1977 年起，10 个临床单位验证 377 例肝炎患者，证明该药对迁延性慢性肝炎和慢性活动性肝炎有明显降 SGPT 的近期效果，其特点是降酶幅度大、速度快、副反应小，可改善肝炎症状。可使 85%以上患者的 SGPT 在较短时间内降至正常，优于国内外常用治肝炎药物。

十、中医中药治疗乙型肝炎的临床及实验研究

1991 年由北京中医医院等 5 个单位陈增潭等 5 人完成。在 4 年研究中共筛选出 3 个中药配方。①复肝 32 号（解毒养肝冲剂）以清热利湿凉血解毒、调补气血为主，适于慢性乙型肝炎病毒复制增殖活跃者。②慢性乙肝病毒携带者 88 例用中药抗毒丸 848，服药 1 年后，HBeAg 阴转率 33.3%；服药半年 HBeAg 阴转率 6.7%；HBV-DNA 阴转率服药 1 年为 51.1%。③完成大鼠获免性肝纤维化胶原代谢的研究和肝纤维化血清标志物的研究，从人癌性腹水中提纯 PⅢP，免疫家兔获抗血清，进行 ^{131}碘标，建立 RIA 检测。

十一、乙肝宁冲剂治疗慢性乙型肝炎实验与临床研究

1992 年由湖南省中医药研究院等 2 个单位张壁姿等 5 人完成。乙肝宁由黄芪等 13 味中草药组方，具健脾理气、养肝利胆、活血化瘀等功效。对 CCl_4 引起的实验动物肝损伤具明显保护作用。能明显降低 ALT，提高肝脏解毒功能，促进肝细胞的恢复与再生，诱生干扰素，改善鸭乙肝病毒病理。

十二、乙肝 6 号治疗乙型肝炎的临床及实验研究

1995 年由湖北中医学院附属医院王伯祥等 5 人完成。从治肝炎有效方药中，辨证筛选有效方药乙肝 6 号，以祛邪补肾治则，每疗程 3 个月，治疗前后肝穿观察慢性乙型肝炎 131 例，治后总有效率 95.8%。实验证实该方有清除乙肝病毒、恢复肝功能、改善肝脏病理组织的作用。与对照组相比，无明显毒副反应。以该方治慢乙肝年治疗患者 3000 人次以上，现正按中药第 3 类新药进行开发，已完成申报临床前各项实验及资料整理，1995 年 6 月 15 日报湖北省新药评审。

十三、中西医结合治疗脊髓灰质炎后遗症

1978 年由沈阳军区 208 医院完成。1968～1977 年治疗全国脊髓灰质炎后遗症 3.5 万余例，其中住院患者 1.1 万余人。基本治愈和显效者从1972年的20.7%提高至42.6%，在600张住院病床中，不断健全组织机构。治疗方法由既往单纯穴位刺激结扎疗法发展至辨证施治，中草药液熏洗、被动伸展、外科手术、药物注射、中药内服、电针及电兴奋、功能练习和按摩。1970～1976年，与沈阳医学院和昆明医学生物研究所协作，用近百只恒河猴进行2次穴位刺激结扎治疗猴脊髓灰质炎后遗症的实验，初步阐明了该结扎疗法的作用机理。

十四、清热解毒4号治疗流行性出血热的研究

1981年由南京中医学院附属医院等2个单位完成。清热解毒4号（简称清解4号）静脉注射液（含大青叶、金银花、草河车、半边莲和龙胆草），1973～1980年丹阳、常州等地医院以此药为主治疗流行性出血热病人358例，证明此药能退热，减轻毒血症状，使大多数病人越过低血压期和少尿期，缩短病程，降低病死率。

十五、中医药治疗流行性出血热的临床和实验研究

1988年南京中医学院等2个单位周仲瑛等9人完成。10多年临床验证后认为病因是外感温疫热毒，病理表现是温病卫气营血的传变过程，病理中心在气营，重点是营血。治法：发热期用清瘟合剂、清气凉营注射液；低血压休克期用升压灵；少尿期用泻下通瘀合剂，出血者辨证用凉血化瘀方，兼证者辨证治疗。结果：1127例野鼠型出血热，病死率降至1.11%，对照组5.08%（P＜0.01）；越期率治疗组97.98%，对照组92.6%（P＜0.01）差异显著。平均住院天数，治疗组12.30±3.24，对照组17.62±4.36（P＜0.05），全组中的943例重症者病死率，治疗组1.75%，对照组7.02%（P＜0.01）。

十六、犀角地黄口服液制备及其对肌肤出血为主的血证治疗

1992年由成都中医学院附属医院邓道昌等5人完成。以犀角地黄汤口服液制剂，治疗以DIC为对象的血证，制剂按中药三类新药有关规定进行研究。实验以大肠杆菌为毒素静注制成家兔实验性DIC模型，发现犀地液对家兔DIC凝血指标有改善作用。治疗流行性出血热（EHF）所致DIC 105例，有效、死亡率各92.4%和7.6%；对照组有效、死亡率各80%、20%（P＜0.05）。治疗中，危重型死亡率显著低于对照组（P＜0.01）；DIC低凝期治疗组有效率89.7%，对照组63.6%（P＜0.05）。提示犀地液对急性DIC中晚期疗效优于对照组。

十七、秋泻灵治疗小儿轮状病毒肠炎的研究

1994年由昆明医学院第一附属医院等3个单位陈世德等5人完成。用中医药制剂秋泻灵治疗轮状病毒肠炎642例，第一批74例，治后72小时止泻率73.92%，西药对照组为56.25%；第二批389例，治后72小时止泻率83.1%，西药对照组为61%。实验观察动物模型治后肠粘膜绒毛具有修复过程，为轮状病毒腹泻（肠炎）提供了一种新的治疗药物。

十八、温肠宁口服液治疗婴幼儿秋季腹泻临床与实验研究

1995年由宝鸡市中医医院张卫东等3人完成。该口服液是在老中医刘云山经验方基础上，按卫生部3类中药新药研制有关规定，治疗轮状病毒所致婴幼儿秋季腹泻寒湿型238例，治愈率、显效率、总有效率各81.9%、89%、92.9%，较对照组痊愈率、显效率、总有效率、止泻时间、临床症状消失时间，均有极显著性差异（P＜0.001）。动物实验及临床观察均无明显毒副反应。实验观察，该口服液3个剂量组对SD大鼠轮状病毒腹泻的粪便性状恢复及病毒转阴率均优于藿香正气水对照组（P＜0.05或0.01）；对ICR小鼠模型有明显抗腹泻和抑制小肠推进运动。

十九、针灸防治菌痢的疗效及机理

1988年由甘肃皇甫谧针灸研究所等2个单位张涛清等5个完成。在1983年卫生部乙级成果基础上，作疗愈机理研究。通过菌痢高发区1853人普查防治，22例无症状带菌者针灸治疗，效果显著。建立家犬急性菌痢模型，获得23项检测新指标，大部分均在临床经37例患者治疗中得到验证。结果：证明针灸可提高机体免疫功能、杀菌、抗炎；纠正机体生理功能紊乱；改善血液循环。同时证实针灸疗愈机理中的扶正、祛邪、清热解毒、活血化瘀等理论是有客观物质基础的。

二十、微循环功能障碍在中毒型痢疾、暴发型流行性脑脊髓膜炎等疾病发病学上的意义

1978年3月由北京友谊医院等4个单位完成。1958年友谊医院用人工冬眠疗法治疗中毒性细菌性痢疾，使病死率从22.8%降至4.9%，而后用大剂量阿托品、654-1或654-2治疗暴发型流行性脑脊髓膜炎，使病死率从60%降至1%。临床验证其他的具微循环功能障碍疾病如出血性肠炎、急性单纯型阑尾炎、青链霉素过敏、误输异型血及急性肾炎合并高血压脑病或急性心功能衰竭等均经654-1和654-2治疗后，改善微循环后而获疗效，从而为研究上述疾病的发病提供了线索。

二十一、加味四逆散治疗慢性布氏杆菌病的临床与实验研究

1994年河南中医学院等3个单位周文川等5人完成。通过抑菌、动物试验及临床治疗3方面观察证明：①加味四逆散有较强的抑菌作用，其中连翘、豨莶草尤著。②对试验小鼠有明显排菌作用。③能消除试验性小鼠脏器病理组织的炎症反应，基本恢复损伤组织。④经4种血清学指标检测感染小鼠抗体，治疗后呈下降趋势。⑤实验组小鼠PFC反应明显低于对照组。⑥127例慢性布氏杆菌病分组治疗，治疗组76例，总有效率及治愈率各98.6%、84.2%；对照组51例总有效率及治愈率各82.36%、25.49%。远期疗效，治疗组基本稳定，总有效率98.68%，治愈率78.95%；对照组总有效率降为30.46%，无效率升至49.61%。治疗组患者治后细胞免疫功能均有所提高。

二十二、挑刺治疗淋巴结结核的临床研究

1990年由黑龙江省中医研究院于锦岚等5人完成。1956～1990年，用民间治老鼠疮（淋巴结核）的截根术，治疗2000例，近期和远期治愈率各40.4%、56.2%，有效率94.7%。为使该挑刺法的局部刺激改进为三棱针挑刺，提高疗效。对比挑刺法优于毫针和火针，治愈率高；划拨挑刺优于切割挑刺（原法）（$P<0.05$），该法还优于石吊兰注射法。结节型挑刺疗法，有效率100%，溃破型有效率65.9%。随访1～7年，穴位埋线复发率高，溃破型治愈后不易复发，结节型易复发。原切割挑刺法3年内复发率30%，改进后的划拨挑刺法3年内复发率降至8.6%。

二十三、中药“回生灵”系列药品治疗难治性结核病

1994年由山西省运城市中医结核医院焦安国等5人完成。回生灵系用数十味中药制成的回生膏及丸剂，治疗难治性肺结核。回生膏以患者体表、穴位或病变反应点贴敷；丸剂则以中医辨证分型服用。645例结核者用药后，症状改善统计，用药2个月内显效率59.2%，总显效率92.9%；12例复治结核菌阳性肺结核患者，治后1个月痰菌阴转2例，治后6个月痰阴转8例；治难治性肺结核26例，治疗4～6个月，临床有效率77%；实验观察8种型号丸剂，有一定抑制人型结核杆菌的作用。个别患者用后有过敏。

二十四、骨苓通痹丸及其治疗地氟病的研究

1995年由泸州医学院等2个单位袁明辨等5人完成。骨苓通痹丸（骨痹通天丸、抗氟益肾丸）为老中医从三焦辨治氟骨症的一个有效验方。由麻黄、白土苓、淫羊藿等12味中药组成浓缩水密丸。该丸经显微鉴别、化学鉴别、含量测定、色谱分析等技术鉴定，室温留样18个月，各项质量指标均无显著变化。Wistar大鼠、昆明种小鼠、家兔急性毒性试验、长期毒性试验均未见明显毒性反应。1987年古蔺县氟病区以该丸治氟骨症二批共90例，总有效率93.3%～95%，症状综合改善显效85%，有效6.2%。治疗305例，服药6个月，治后显效、有效各54.4%、39.4%，总有效率93.8%；对照组104例，服药6个月后，显效、有效各3.9%、11.5%，总有效率15.4%。

二十五、“氟骨症Ⅰ号”治疗重度氟骨症的临床研究

1994年山西省忻州市义井氟骨症专科医院郭培华等5人完成。以氟骨症Ⅰ号为主中西医结合疗法，治疗31例，治后治愈7例、基本治愈5例、有效8例、无效1例，总有效率96.7%。发现治疗中达“氟骨症Ⅱ号”中毒量时，效好，总结出递增用药、穴位注射等安全有效的用药原则和方法，对未固定的挛缩、畸形等体征可获显著改善，可恢复基本生理功能

和劳动力。

二十六、驱绦虫新药鹤草酚（鹤草芽有效成分）及鹤草芽制剂

1981年由沈阳药学院等5个单位朱廷儒等14人完成。仙鹤草根芽制剂有杀绦虫作用。从中分离提取的鹤草酚经测定、分析确定其化学结构为一种全新化合物。其合成工艺已研究成功。鹤草酚杀绦虫力强，毒副反应小，杀绦作用优于槟榔和南瓜子，疗效好，治愈率高。治疗273例绦虫患者，治愈94.5%，复发5.5%。1972至1975年治愈3000多例。该制剂对人绦虫病疗效好，对猪、牛囊虫病也有效。辽宁抚顺峡河公社治猪囊虫病，1972年全公社囊虫猪屠检率从1971年的25.2%降至9%，1973年又降至1.05%，此外，鹤草酚已试用于牧区羊肝片吸虫病的治疗。

二十七、青蒿抗疟的研究

1978年3月由中医研究院中药研究所等21个单位完成。1971年发现菊科黄花蒿 Arfemisia ammua L. 提取物对鼠疟及猴疟有显著抗疟作用，临床试用效好。1972年从中分离出有效单体青蒿素，是一个带过氧基因新型半倍萜内酯的新化合物。治2000多例疟疾，统计对间日疟特别是恶性疟和抗氯喹疟疾均有满意疗效。较现有抗疟药具有速效、低毒的特点。救治脑型疟及抗氯喹疟方面达国际先进水平。1975年后中国中医研究院、中科院上海药物所、广西桂林制药厂等单位为主，各制成青蒿素栓剂、蒿甲醚注射剂、青蒿琥酯钠注射液，实验证明能明显损伤疟原虫超微结构，临床共治1000多例恶性疟疾，统计原虫转阴时间32～36小时，脑型疟昏迷平均清醒时间22～25小时，对氯喹无交叉抗药性。

二十八、青蒿素结构改造的研究——青蒿酯（代号804）的抗疟研究

1977年6月由桂林制药厂等3个单位刘旭等3人完成。青蒿素难溶于水，口服量大而作水溶性衍生物研究。青蒿酯系以青蒿素为原料经钾硼氢还原后再用丁二酸酐酯代制成，得率58%。青高酯抗疟效价较青蒿素高3倍（灌胃）或7倍（腹注），化疗指数和安全系数与青蒿素相当。对猴疟原虫超微结构影响试验证明，青蒿酯较青蒿素快速而强。急性和亚急性毒性试验证明毒性较小，对兔狗血象、肝、肾功能、心电图、体重等均无有意义变化。青蒿酯钠对心血管毒性较氯喹低53.6倍，水溶性好，可制针剂。青蒿酯片总剂量800mg，口服治疗恶性疟、间日疟13例，青蒿酯钠针总剂量400mg，肌注240例，均临床治愈。二药对抗氯喹者有效。

二十九、青蒿素栓、青蒿琥酯、蒿甲醚临床研究

1988年由广州中医学院热带病研究所李国桥等7人完成。1982年开始，按国际标准开展Ⅰ、Ⅱ期临床研究。Ⅰ期临床：61名健康志愿者药物耐受性试验，青蒿栓102mg/kg/3d，注射用青蒿琥酯15mg/kg/3d，蒿甲酯注射液12mg/kg/5d剂量时耐受良好。Ⅱ期临床：282例恶性疟剂量分组、二盐酸奎宁等对照随机比较，青蒿素栓56mg/kg/3d、注射用青蒿琥酯4.8mg/kg/3d、蒿甲醚注射液9.6mg/kg/5d。共治恶性疟978例、间日疟160例，均临床治愈。退热时间：恶性疟14.6～29小时，间日疟9.9～18.5小时；原虫转阴时间：恶性疟32～76小时，间日疟37～44.7小时。脑性疟54例，治愈率94.4%，毒副反应轻。原虫复燃率，蒿甲醚肌注原虫复燃率为6.7%。青蒿琥酯静注为49.4%，口服琥酯片为51.2%（3天疗程）或46.4%（5天疗程)，表明延长疗程可降低复燃率。

三十、青蒿素及其一类物的全合成、反应和立体化学

1987年由中国科学院上海有机化学研究所周维善等9人完成。青蒿素类似物是从青蒿素中分离出的新倍增萜内酯，研究在测定结构基础上，1979年～1986年完成全合成，阐明了一系列化学反应和立体化学。①1983年解决了架设过氧桥的关键。②合成一个青蒿素类似物，证明与青蒿素具相同抗疟活性。③用光化学反应，首次合成青蒿乙素，并合成若干异构体，确定其立体化学。④合成青蒿甲素、丁素、戊素和己素，全合成青蒿丙素（脱氧青蒿素）及其异构体和青蒿酸。⑤研究环氧的开环反应，发现若干环氧物不生成反式双竖键开环产物，并提出反应机理。⑥深入研究青蒿素碱降解反应，经化学转化结合新物理测试法测定产物的结构

和构型。⑦深入研究青蒿素碱降解反应，用新物理测试结合化学反应，测定产物结构和构型，提出新的反应处理。

三十一、抗疟新药——双氢青蒿素及双氢青蒿素片剂研究

1992年由中国中医研究院中药研究所屠呦呦等4人完成。1985年研究双氢青蒿素及片剂，按西药一类新药审批要求，完成化学、药理、药代、临床等22项研究工作。该制剂较青蒿素衍生物制备简便、价廉、片剂生产工艺稳定、稳定性可保持两年以上。药效学试验，提示体内外实验指标抗疟效果均高于青蒿素多倍。一般药理实验证明，在抗疟作用有效剂量范围内，对神经系统、心血管系统、呼吸系统均无明显毒副反应，仅在剂量达40mg/kg时，具有一定的镇痛镇静作用。该药安全性较大。

三十二、鼠伯氏疟原虫抗青蒿脂钠机理的研究

1993年由山东省中医药研究所刘爱如等5人完成。抗青蒿脂钠原虫脱氧核糖核酸和核糖核酸含量、核酸分子构象、原虫膜及感染红细胞膜的受体行为、膜流动性及药物掺入量影响等，研究证明，抗性原虫的细胞动力学、核糖核酸含量及其分子构象，原虫及寄生红细胞膜的分子结构状态等均发生变化；因抗性原虫核酸代谢及寄生红细胞膜的结构和功能变异，影响了红细胞内药物浓度，从而揭示了抗性原虫的特点及原虫产生抗性的机理。提示，经人工调控可提高疗效或逆转抗性。研究为寻找与青蒿脂钠无交叉抗性的抗疟新药，确立联合用药及抗性机理的深入研究提供了虫系，为延长青蒿脂钠（或青蒿素类）的使用寿命提供依据。

三十三、青蒿素透皮吸收的研究

1994年中国中医研究院中药研究所周钟鸣等5人完成。用改进的流通扩散小室系统，以裸鼠皮肤为实验材料，经动物体内外试验，系统研究青蒿素（QHS）透皮吸收过程。用HPLC法，报告QHS透皮吸收的药代动力学参数，研制透皮控释制剂（TTS），获该制剂较理想的药代动力学曲线，一次透皮给药，恒速控释有效血药浓度达5天以上，透皮给药无明显毒副反应，QHS透皮制剂制成TTS，开辟了QHS新的给药途径，减少患者给药时间，尤适于儿童及昏迷者。

三十四、对－苤烷二醇－3.8驱避剂

1978年3月由广东地区五二三驱避剂协作组等6个单位完成。对-苤烷二醇-3.8驱避剂（命名驱蚊灵）是从柠檬按树中分离提取的一种新结构的植物驱避剂。为双翅目吸虫昆虫的驱避药。以50%驱蚊灵与DETA（N.-二乙基间甲苯甲酰胺，是美国市场公认的驱避剂）对照，有效时间较DETA长，比率1.5，最低有效剂量，较DETA小3倍多。30%驱蚊灵酊剂，具有微芳香味，涂皮肤后油腻感少于一般驱避剂，毒性低、使用安全、省内外试用已达200多万瓶，未见毒性反应，与塑料制品接触，无腐蚀作用。

三十五、钩端螺旋体病早期快速诊断和中西医结合治疗

1978年由第四军医大学附属二院完成。1971～1976年研究乳凝试验法诊断钩端螺旋体病。特点是3分钟出结果，早诊断率高，阳性符合率达97.4%，操作简便，无需特殊仪器及设备，用针刺穴位、针刺淋巴结和小剂量青霉素穴位注射的短程疗法，每日1次，共2次，选足三里及曲池穴，治疗93例，治愈率95.7%。

三十六、松毛虫病研究

1981年由汕头医学专科学校完成。松毛虫病原为松毛虫毒毛和毒腺中的毒素。骨关节病变为原发刺激所致，细菌感染为继发性。8～10月为汕头地区流行高峰，97例患者200多次心电图异常率为28.8%，表现ST段下降及Q-T时间延长，T波平坦，少数患者可能有中毒性心肌炎。治疗予解毒及消炎。草药山独企的根、茎对轻、中度疾病有效，伍用抗生素及消炎痛等药可提高疗效。

三十七、川芎嗪防治肺动脉高压的研究

1988年由同济医科大学基础医学部病理生理教研室等2个单位王迪浔等5人完成。结果：①本剂可扩张肺血管，抑制大鼠肺血管对急性缺氧的收缩反应。②长期用川芎嗪可防治大鼠慢性缺氧所致的慢性肺动脉高压，并预防右心肥大。③对心肌起负性变力和负性变频效应，减弱心肌舒张功能，扩管作用降低了心脏后负荷所致。④观察49例失代偿性肺源性心脏病，发现本品可降低肺动脉压增加心输出量；改善血液流变性；本研究为肺循环中活血化瘀原理提供了依据。

三十八、肺动脉高压发生发展规律及其防治的实验研究

1992年由中国医学科学院基础医学研究所蔡英年等7人完成。1980年1月～1990年9月，经狗、兔、大鼠等动物实验，从缺氧时肺动脉压（PAP）的调节及心、血管功能结构动态变化及其相互关系等方面，探讨缺氧性肺动脉高压（HPH）的发生发展规律及其相应防治措施。研究在阐明HPH阶段性进展时，发现HPH早期属PAP生理适应性升高阶段，随CO增加，进而发展到病理性肺动脉高压阶段。以内关、三阴交穴位埋针、气血注射液、川芎嗪、异搏定等药物，可防治HPH。

三十九、治疗高血压病新药——莱菔子降压片的研究

1985年由长春中医学院莱萌等2人完成。1976～1984年，对莱菔子的降压作用作系统的研究，药理实验表明，莱菔子浸膏灌胃对家兔及两肾型高血压大鼠均有明显的降压作用；静注其水醇提取液对麻醉动物的降压作用更为明显。莱菔子具有扩张血管作用，椎动脉给药亦可使兔和猫的血压下降，故其降压机制除直接作用于血管扩张外，部分系通过中枢神经系统发挥作用。临床用莱菔子降压片治疗Ⅱ期高血压病人467例，总有效率为86.9%；症状改善总有效率为92%。莱菔子降压的有效率与利血平相似，而优于其他各药，并且没有副反应。

四十、钙、钙调素及其活化因子在高血压发病中的作用

1989年由中国医学科学院基础医学研究所生理研究室文允镒等5人完成。1983年开始研究钙有关因子在高血压发病中的作用。①在大小鼠的3种高血压实验动物模型上，系统研究发现高血压动物心肾及培养的主动脉传代细胞中存在钙调素活化因子，可能是导致高血压病的重要因素。②发现钙通道阻断剂硝苯吡啶和川芎嗪可纠正高血压时细胞内钙水平的升高，阻断Ca^{++}内流，直接激活高血压动物红细胞膜钙泵活性，川芎嗪可能具有拮抗钙调素的作用。③经改变饮食钙钠的摄入，发现慢性高钙摄入能明显降低大鼠血压、减少血浆肾素和血管紧张素Ⅱ，慢性低钙及高钠摄入能明显升高大鼠血压、血浆钙调素活性明显升高，24小时尿钙明显降低。

四十一、生物活性肽、肾素和血管平滑肌在血压调节机制中的作用研究

1992年由中国医学科学院基础医学研究所陈孟勤等5人完成。1986～1990年，以血管平滑肌细胞钙运转为重点，从各个方面对高血压的血管机制及纠正血管功能障碍的药理进行了研究。发现川芎嗪能抑制高血压动物血管平滑肌（VSM）Ca^{2+}泵活性，增加Ca^{2+}外流，阻断VSM细胞肾上腺素能α受体，并拮抗CaM活性，还发现一种类似川芎嗪化合物，对血管肾上腺素能受体的阻断作用较川芎嗪强5倍。

四十二、气功预防高血压性脑卒中204例20年随访对照观察

1986年由上海市高血压研究所邝安堃等5人完成。用多项现代科学，对204例高血压作20年系统随访。①具可比性的204例随机分气功组（伴规律性服小量药物，n＝104）和对照组（单纯规律性服小量药，n＝100）。两组服药方案相同。20年系统随访，有效稳定气功组85%～90.20%，对照组66.67%～69.07%；气功组累计病死率17.31%，脑卒中病死率11.54%，对照组累计病死率和脑卒中各32.00%和23.00%。②多项指标检测气功：ⓐ气功具促进皮层有序化、调整大脑功能的功效；ⓑ提示气功能调整植物神经功能，降低过亢的交感神经活动；ⓒ有升高HDL-C，改善血液流变学异常的有益作用；ⓓ具平秘阴阳，培本补肾作用，具客观物质基础。

四十三、参仙升脉液治疗病态窦房结综合征的研究

1990年由北京中医学院实验药厂等3个单位龙致贤等5人完成。参仙升脉液治病态窦房结综合征疗效较好，服用方便，无明显毒副反应。3所医院试治109例病态窦房结综合征（心肾阳虚、血脉瘀阻型）有效率92.66%，平均提高心率10～15次/分；40例随访1～3年，远期有效率80%，停药后复发8%，重复服药有效，安装起搏器12%。试治中用全国通用诊疗标准，以舌质光学信息、舌血流量、脉搏图、食道心房调搏体表窦房结电图、心电监护、超声心动、运动试验等检测，发现治后增加心率，且SNRI及SACT明显缩短，使异位心律转为窦性心律，增加心肌供血量。药理试验，明显提高心率等作用与临床疗效相符，明显抑制人血小板TXB_2的生成；增加冠脉血流量；明显延长动作电位4期自动去极化斜率值；增加Ⅱ期自发性活动等。

四十四、稳心冲剂治疗气虚血瘀型快速性心律失常

1994年由中国中医研究院广安门医院周玉萍等5人完成。经证候分析，气虚血瘀为主要病机，确立益气活血为主治法，研制稳心冲剂。用前瞻性随机对照，按全国统一标准选择病例与评定疗效。临床观察265例，症状改善有效率93.58%，心电图有效率90.18%，与胺碘酮组对照，疗效显著。实验观察，该制剂可扩张微血管、改善心肌缺血，药效毒理学证实安全有效。

四十五、宽胸气雾剂的临床和实验研究

1980年由中医研究院西苑医院等3个单位完成。1972年西苑医院进行本研究，1972～1980年全国16个医院共317例2924例次临床交叉验证结果：冠心病心绞痛急性发作3分钟内止痛有效率47.6%～58.1%，与国产硝酸甘油有效率（49.1%）近似；1980年本药与国产及美国Parke-Davis产硝酸甘油中止冠心病心绞痛急性发作即时有效率各50.6%、41.9%、56.4%，经统计学处理疗效近似国产药略逊于美国硝酸甘油。实验结果表明本药能缓解平滑肌痉挛、对脑垂后叶素诱发的犬冠状动脉痉挛及心肌缺血有明显保护作用。本药重复性好，无明显毒副反应，已确定生产工艺及质量规格标准。

四十六、麝香保心丸治疗冠心病心绞痛的临床应用

1989年由上海医科大学附属华山医院等2个单位戴瑞鸿等5人完成。从苏合香丸、冠心苏合丸、苏冰滴丸组方中筛选麝香保心丸。1981年与日本救心丸作双盲对照，两者疗效相仿，而该品副反应较少。1982年上海华东医院等8个单位治疗心绞痛344例次，其中3天疗法209例次；即刻疗法135例次。症状有效率前者为75.6%，后者为80.0%；心电图有效率3日疗法36.4%，即刻疗法55.0%；副反应轻微。经实验，找出了适宜剂量，经STIs、OCG漂浮导管和Hotter检查，提示该丸可减少冠心病人PEP及PEP/LVET，改善缺血左室后壁心肌活动度，明显缩短心电图缺血性ST段压低持续时间，具起效快、强心等效应。

四十七、心气虚的实质及生脉散对左心室功能作用的研究

1981年由北京中医学院东直门医院完成。以心气虚或心气阴两虚患者185例为对象，研究结果说明：①血浆cAMP含量、cAMP/cGMP比值心气虚者低于心气阴两虚者，而cGMP前者高于后者，差异显著。②心电图表明心气虚者有不同程度的左心功能不全，表现为PEP/LVET比值等指标明显异常。③心气虚者血液流变性明显异常，表明有血瘀存在。④心气虚者细胞免疫功能明显低于正常。⑤心气虚者肾上腺皮质功能正常。⑥心气虚者肺功能基本正常。另外对生脉散的研究结果，生脉散确有增强左室功能作用（用药后PEP/LVET比值明显变小），抑制大白鼠心肌细胞ATP酶活性，降低血浆cAMP含量作用。

四十八、中西医结合益气活血注射液治疗急性心肌梗塞临床及实验研究

1982年由中医研究院广安门医院等6个单位完成。以静脉滴注的益气注射液（黄芪、党参等）与活血注射液（赤芍、郁金等组成）研究。

结果：16个单位共观察急性心肌梗塞病人654例，随机分中西医结合组和对照组（单用西医办法治疗）各327例，结果中西医结合组与对照组的病死率分别为6.7%和13.5%，差异显著；三大并发症则中西医结合组亦明显低于对照组。对大鼠、家兔及犬急性心肌梗塞模型的实验性治疗，见益气活血注射液能显著缩小梗塞范围（$P<0.001$），减轻心肌损伤度（$P<0.05$），对心肌细胞膜及线粒体有一定保护作用，能提高2.3-DPG含量、降低机体基础代谢

率和耗氧量、增加心肌营养性血流量，并有抗凝作用。

四十九、中医气血理论指导冠心病治疗的临床及实验研究

1985 年由北京中医学院附属东直门医院廖家桢等 4 人完成。该研究以“心主血脉”、“气为血之帅、血随之而运行”的气血相关中医理论为指导，于 1980～1984 年就益气，益气活血治则及其方药在冠心病治疗中的作用进行了较系统的临床及实验研究。①临床研究：应用次极量活动平板运动试验方法，证实应用益气活血治则组成的“气血注射液”(由人参、黄芪、当归组成)治疗冠心病心绞痛确有显著疗效，与安慰剂对照组相比，运动耐受量明显提高。②实验研究，表明益气或益气活血可明显增加左心室收缩功能（但单纯活血则无明显作用）及心肌营养性血流量，明显改善血液的粘滞性及外周循环，益气可明显增加红细胞 2,3-DPG 含量，从组织获取更多的氧量；单纯活血及益气活血可增加纤溶酶的活性，但单纯益气则有抑制纤溶酶活性的趋势。

五十、气血相关理论及其在冠心病治疗中的作用

1988 年由上海医科大学附属华山医院等 4 个单位戴瑞鸿等 5 人完成。用黄芪、丹参治疗冠心病气虚血瘀型研究证明：静脉或口服黄芪与党参、单纯补气，能明显改善心功能，改善异常的血液流变学指标，但未能抑制血小板聚集功能；用丹参单纯活血，能明显改善异常的血液流变学指标与抑制血小板聚集功能，心功能稍有改善，丹参加黄芪的补气活血法，既能明显改善心功能，又能改善异常的血液流变学指标及明显抑制血小板聚集功能，为广泛应用补气活血法治疗心脏病提供了可靠的依据。

五十一、心气虚证的临床辨证规律及党参、黄芪治疗作用的研究

1990 年由北京中医学院附属东直门医院等 2 个单位廖家桢等 5 人完成。①经 344 例心气虚证（包括 19 种西医病种）观察表明，其共症为心悸、气短、疲劳、脉沉细、苔薄白。在共性症状基础上 80%病例有不同兼症。心主血脉之气不足所致血脉运行异常的病谱的心血管病常见标证是血瘀（70%以上）、湿浊（34.13%）、水邪（21%）；心主神，神之气亏所致心神不宁者主要病谱是神经官能症等，主要兼证是健忘、失眠等（90.2%），西医各病种如冠心病和风心病之气虚兼证亦有差异。②用 16 种现代科学方法研究心气虚证微观辨证，心气虚帅血无力呈不同程度的左室功能不全，肺功能测定可鉴别脾气虚。③补气药参芪对心气虚有效率 85.7%，丹参对照组为 23.9%；参芪强心功能，主要抑制 PDE 活性，促进心肌细胞 ATP 合成，增加细胞钙离子含量，提高细胞体液免疫。

五十二、复方 161 胶囊治疗冠心病心绞痛 304 例临床观察及实验研究

1991 年由天津市第三医院等 2 个单位马慧文等 5 人完成。中医认为心绞痛本虚标实证，生化示高铜低巯基。复方 161 胶囊具壮阳、补命门和化铜的作用。铜元素值随年龄在体内增加，铜可使自由基增加而加速人的衰老过程。铜增高导致体内胆固醇紊乱和心肌坏死，巯基低可增加铜的毒性，巯基可激活体内重要酶，而起酯类过氧化保护剂的功能。80 例血铜兰蛋白冠心病患者治疗后，铜兰蛋白显著下降，较治前有显著差异（$P<0.01$），发现心绞痛者治后巯基含量普遍降低。161 胶囊验证 304 例冠心病，抗心绞痛显效、有效率各 53.9%、98.6%，明显改善缺血、缺氧心电图。延长小鼠低氧状态下的存活时间，无毒副反应。

五十三、中西医结合治疗急性心肌梗塞的研究

1978 年 3 月由北京地区冠心病防治研究协作组等 27 个单位完成。1972 年后协作 6 年。①总结 1971 年前 1539 例及 1972～1976 年每年收治急性心肌梗塞者，观察发病有增高趋势。②普遍开展中西医结合治疗，以益气活血或益气养阴活血或活血化瘀祛痰浊等，治疗心源性休克，针对阴虚阳脱，用滋阴回阳救逆复脉等治则，开展简易心电监测，及时观察治疗、精心护理患者，每年总结疗效，及时交流经验。治疗急性心肌梗塞 5000 余例，住院平均病死率由 1971 年前的 27.5%（1539 例）降至 1976 年的 14.6%（963 例）接近国际先进水平。1976 年有 6 个医院病死率降至 10%以下，早期并用中药病死率为11.6%，未用药或住院24小时后合用中药病死率为19.0%，有的医院早期合用中药，配合严密的床边医疗护理、仪器监测心原性休克及心力衰竭发生率较低。有心原性休克者并用生脉、人参四逆针或汤剂治疗，病死率为11.0%。③完成1342例急性心梗后1～5年随访。

五十四、丹参治疗冠心病等的研究

1978年3月由上海第九制药厂等7个单位完成。研制4种制剂。①复方丹参及丹参注射液：治疗心绞痛有效率复方丹参及丹参注射液各82.8%、87%；心电图好转有效率复方丹参及丹参注射液各48.62%、53%；复方丹参治14例血栓闭塞性脉管炎，有效率92.9%。②丹参舒心片：治冠心病心绞痛有效率75%，心电图好转有效率55%，与上述药物一样，治疗心肌梗塞亦有效。③丹参酮$Ⅱ_A$磺酸钠注射液：治疗心绞痛有效率86%，心电图好转有效率54.7%，治急性心肌梗塞也获较好较果。丹参制剂能增加冠脉流量、扩张周围血管、增强心肌吞噬细胞作用、对血小板有明显减聚作用。

五十五、心通口服液的研制与应用

1995年由山东省立医院李树功等5人完成。心通口服液（心通合剂）为该院李树功医生经验方，主治胸痹心痛，治法是益气养阴、活血化瘀、软坚化痰、标本同治。实验明显改善大急性心肌缺血，与心外膜电图所测结果一致。有明显抗血小板聚集作用。LACA小鼠、SD大鼠灌胃，无明显急性毒性反应，自然放置2年制剂质量稳定。Ⅱ期临床验证374例，另设冠心苏合丸134例对照，结果治疗组缓解冠心病心绞痛显效、总有效率各53.87%、95.86%；改善缺血性心电图显效、有效率各20.43%、58.51%；服心痛口服液后即停硝酸甘油率为93.87%，显著优于对照组（P<0.001），9项证候疗效优于对照组（P<0.001），其中胸闷、心痛、气短等症有效率各94.85%、93.93%、91.52%。

五十六、心痛口服液临床和实验研究

1992年由中国中医研究院基础理论研究所等6个单位组成的国家中医药管理局医政司胸痹急症协作组沈绍功等5人完成。1984年卫生部中医司组建全国胸痹心痛协作组，由中国中医研究院基础理论研究所牵头。1987年2月制成心痛口服液后，组织国内16个单位与湖北咸宁制药厂共同攻关。1991年9月23日获卫生部颁发2本新药证书和2个准字号生产批文，由咸宁制药厂投产。①临床冠心病心绞痛662例，心绞痛止痛有效率84.87%，心悸等症状缓解率86.60%，硝酸甘油停减率82.95%，心电图缺血改善率44.92%。经299例双盲对照，与消心痛相比，P<0.025～0.005，明显优于西药组。该剂对心气虚损型、心阴不足型疗效优于其余4型，有明显辨证论治特点。②用犬、兔、鼠等实验证实该剂具明显扩冠脉作用。

五十七、镇心痛口服液的研究

1994年由河南中医学院第一附属医院袁海波等5人完成。该制剂1993年10月经卫生部批准为治疗心绞痛的三类新药。质量标准具可控性，实验证实该制剂可增加冠脉血流量，增加心肌供血，降低血压、减少左室功能、降低心肌耗氧量及耗能量，而缩小梗塞及缺血的范围。治疗冠心病心绞痛310例，总有效率达87.7%，显效率47.4%。该药疗效显著优于复方丹参，具较好的经济和社会效益。

五十八、冠心Ⅱ号方治疗心、脑血管病及其作用原理的研究

1978年3月由中医研究院西苑医院等7个单位完成。1971年西苑医院研制该方（丹参、川芎、红花、赤芍、降香），1973年治100例心绞痛统计1年效果：心绞痛及心电图有效率各90%及45.46%，硝酸甘油停减率93%。1977年与阜外医院共同总结164例1、2、3、4年不同疗程治心绞痛有效率各37.41%、46.66%、55.55%及66.67%；其中128例合并高血压者治疗中未发生脑卒中；4例心肌梗塞（2.43%）均治后康复。1976年该方静注治52例急性闭塞性脑血管病，10天/疗程，经1～2疗程治疗后有效率97%。经生化、药理及血小板超微结构等研究，证实本方似有预防血栓形成、溶红血栓、降低第十三因子活性、抗心肌及周围血管内血小板聚集性、扩张血管、增加冠脉流量等作用。

五十九、冠心病动脉粥样硬化斑块消退药

物及其机理研究

1991年由宁夏银川市中医医院马浩亮等5人完成。冠心病冠脉动脉粥样斑块形成除血瘀外，痰亦起重要作用。痰瘀结合是斑块形成的主因。提出用化痰软坚、活血化瘀合用，选化痰和胃、软坚散结、活血化瘀中药组成复方，在甲方反复验证基础上精选出乙方，证实化痰软坚、活血化瘀合一法的甲及乙方，具消退及预防斑块形成作用，较单用化痰软坚之丙方及化痰软坚益气补肾之丁方消斑作用明显，研究除开拓冠心病研究思想外，尚可降低冠心病的发病及死亡率。

六十、中医学中指中节同身寸与食道心房调搏导管深度关系的研究

1993年由江西医学院第一附属医院黄绍烈等5人完成。在中医中指同身寸量穴法理论指导下，用改良同身寸度量电极一次到位成功，以度量食道心房调搏导管深度。改良同身寸的界定是中指中节背面的第一指关节中纹与第二指关节中纹间之长度。实践组30例，获双相P波振幅最大，电刺激夺获心房最好的基础上，测导管深度及左、右手改良同身寸，各取3次均值，左手同身寸3.59±0.35cm，右手同身寸3.59±0.35cm，导深36.23±1.22cm，统计学处理，左、右手同身寸差异；同身寸与导深拟合直线回归方程：28.27±2622X，导深折合约为本人10～11倍同身寸。应用组20例拔出导管测量导深与理论值相符。该法简便易行，患者痛苦小，尤适于急救及监护设备差的条件下使用。已在20个省、市、自治区的50多所大、中医院应用4000余例，均可一次到位，夺获心房。

六十一、中西医结合治疗急性再生障碍性贫血及其电子计算程序

1986年由河北省廊房地区人民医院梁冰等5人完成。1975～1984年，提出“急劳髓枯湿热型”为首届中国中西医结合治疗血瘀病学术会议采纳，并列入全国统一中医分型标准(试行)。以此分型为指导，制定“凉血解毒”法则，拟定了“凉血解毒汤”及加味“参芪仙补汤”。以服中药为主，雄激素治疗为辅。统计34例，治后基本治愈11例（32.35%）；缓解9例(26.5%)；明显进步2例（5.88%）；无效6例(17%65%)；死亡6例（17.65%）；总有效率64.7%，优于其他疗法。1985年将梁冰诊治再障经验输入微机，编成软件程序，用树突论和三度分类法，根据中医特点，加药测证法，基本反映症状变化、药味加减灵活的中医辨证思想。用该程序对152例病例作前瞻性诊断，西医诊断和鉴别诊断的准确率为100%，中医辨证施治完全符合率为95%，该程序已于1986年7月开始投入门诊病房使用。

六十二、大菟丝子饮为主治疗慢性再生障碍性贫血

1986年由中国中医研究院西苑医院周霭祥等5人完成。20多年来以补肾的大菟丝子饮为主，随证加减，治169例慢性再生障碍性贫血（再障），以1981年全国统一诊断及疗效标准统计，总有效率83.4%，其中治愈及缓解率占47.3%，远期疗效较稳定，长期服药无副反应。据国内19篇中西医结合治疗再障19篇文献的1038例统计，有效率50%～79.3%，其中治愈及缓解为40.9%。实验研究：长期给药无毒性反应，与临床观察相符。对造血干细胞、祖细胞CFU-S、CFU-D、CFU-E增生有明显促进作用，并能提高巨噬细胞吞噬率和吞噬指数，提高耐缺氧能力，促进多种氨基酸合成，提高小鼠金黄色葡萄球菌感染存活率，初步阐明疗愈机理。

六十三、血障平治疗再生障碍性贫血的研究

1994年由浙江省中医药研究院魏克民等5人完成。据蚕砂性湿，入肝脾经，有活血通络作用，再障属中医虚劳、血证范畴，从蚕砂中提取叶绿素，植化分析证实，其基本结构与血红蛋白极相似，能参与血红蛋白合成，促进生血。实验将叶绿素有关离子置换后，研制的叶绿素盐对小鼠再障模型的造血干细胞、红系祖细胞、粒-单祖细胞、骨髓有核细胞的恢复均有明显促进作用，对骨髓基质细胞的修复亦具显著调节作用，急、慢性毒性试验无明显毒副反应，临床验证120例再障，有效率80%，基本治愈率20%，无明显不良反应。

六十四、青黛治疗慢性粒细胞白血病

1978年3月由中国医学科学院分院附属医院等5个单位完成。从当归芦荟丸治慢粒获效后发现有效部分靛红等。临床及实验观察结果：不抑制细胞免疫功能，可使异常染色体恢复正常。治22例慢粒，统计治疗2年以上7例中死亡2例，余5例平均病程3.8年；全组急性变者1例；全组完全、部分缓解各2、9例；全组病例无抑制骨髓细胞及降低免疫等副反应。

六十五、治疗慢性粒细胞白血病新药靛玉红

1981年由中国医学科学院血液学研究所等7个单位完成。靛玉红治慢性粒细胞白血病，疗效与马利兰相当，缩脾效果较马利兰快，对造血系统副反应明显小于马利兰，可治疗马利兰无效者。该药经16个省市的52所医院对314例慢性粒细胞白血病患者治后统计，完全缓解82例占26.11%，部分缓解105例占33.44%，进步87例占27.71%，总有效率87.26%。靛玉红已合成和半合成成功。

六十六、海南粗榧治疗白血病

1978年广州军区187医院完成。1972年5月，从海南粗榧（红壳松）提出总生物碱（红碱Ⅰ、Ⅲ号）后，与中国医学科学院药物研究所协作，从红碱Ⅰ号中，分离提取出三尖杉酯碱、高三尖杉酯碱、异三尖杉酯碱、脱氧三杉酯碱等4个有效单体。上述总碱和单体，对部分肿瘤有明显抑制作用，特别对白血病细胞的抑制更为突出。四个单体中，以三尖杉酯碱效果最好。1972年后，用红碱Ⅲ号治急性白血病36例，完全缓解、部分缓解各9、22例。三尖杉酯碱治疗87例，完全缓解、部分缓解各29、48例，总缓解率88.5%，其疗效不次于当前治白血病最有效药物柔红霉素和阿糖胞苷。该药副反应是明显抑制骨髓，有不同程度的消化道症状，大部分病例心率加快。

六十七、癌灵Ⅰ号治疗急性早幼粒细胞白血病长期存活19例临床与实验研究

1993年由哈尔滨医科大学附属第一医院张亭栋等5人完成。1974～1985年癌灵Ⅰ号收治急早白35例，治后完全及部分缓解各24、4例，总缓解率80%，死亡7例，均在入院2周内因脑出血及严重感染死亡。据1987年苏州全国白血病化疗讨论会标准，至1992年7月统计，长期生存19例，占54.28%，其中13例达临床治愈（生存10～14年者8例，15年以上者5例，最长者已达18年）；19例长期生存者中均参加不同程度的体力和脑力劳动，其中8例均结婚生子。实验发现，该药对白血病细胞膜的破坏、DNA、RNA合成抑制及克隆增殖力的丧失具较强作用。体内、外实验均证实显著杀伤白血病细胞作用。可促进骨髓造血功能恢复，通过血脑屏障，超微结构证实疗效确切，三次试验阴性，临床用量安全。应用中配合益气、清热、镇肝中药以防砷、汞积蓄中毒。

六十八、江南卷柏治疗原发性血小板减少性紫癜的研究

1993年广州军区第一五七医院等3个单位陈德钊等5个完成。在文献及资源调查基础上，从卷柏科植物江南卷柏中提出4个单体，实验证实该提取物可促进家兔体内凝血作用，增加血小板计数。急、慢性毒性试验证明无毒副反应。治疗310例原发性血小板减少性紫癜及其他出血性疾病，总有效率87.42%，特别对强的松及其他治疗无效者，可抑制血小板表面相关抗体。

六十九、生血宁治疗原发性血小板减少性紫癜的临床观察和免疫调控机理研究

1995年由上海中医药大学黄振翘等5人完成。据中医理论，结合临床经验研制的生血宁（生血灵）制剂（冲剂、颗粒细粉）口服3个月，每次10g，日3次。治原发性血小板减少性紫癜（ITP）124例，总有效率95.97%（显、良效率74.19%），优于强的松对照组61.54%（$P<0.01$），且无明显不良反应，多数患者治后出血症状控制、全身症状改善、束臂试验由阳性转阴、血小板明显升高，血小板粘附（PAdT）、血小板聚集（PAgT）有所增加，T淋巴细胞亚群比例趋向正常、自然杀伤细胞活性（NKa）、白细胞介素2（IL_2）等显著增加，骨髓巨核细胞趋向成熟；细胞培养、免疫性血小板减少动物模型和药理、毒理等实验证实，其能调节机体免疫功能、促进骨髓巨核细胞分化成熟，治疗ITP疗效良好。

七十、蛇毒因子溶血试验在阵发性睡眠性血红蛋白尿溶血机制研究与临床诊断中的应用

1993年由中国医学科学院基础医学研究所等2单位冯立明等5人完成。1978～1992年研究证实，用中华眼镜蛇的蛇毒因子（CoF）建立的 CoF 溶血试验用血量仅 2%血球悬液 100μL，1 个半小时即可完成实验，操作简易，可用于各级医院。试剂所配溶液，可保存 2～3 个月，干燥粉剂可保存 2～3 年，实验结果较糖水试验特异性高，较 Ham 试验敏感性强。研究铝离子与晒离子对 PNH 红细胞膜的影响；天花粉凝集素对红细胞补体敏感溶血的影响；阿魏酸钠对补体溶血作用的抑制。1978 年开始用于临床诊断，试用 15 年，1987 年全国血液病学术会议将该溶血试验列为 PNH 诊断的标准之一，国内现有 30 多所医院将 CoF 用于 PNH 的临床诊断。

七十一、复方阴阳莲防治慢性气管炎

1978 年由广州军区 303 医院完成。复方阴阳莲由阴阳莲（虎杖）等中药组成。1971 年后，治疗广西、广东、湖南、辽宁、山东、甘肃、河南 7 省（区）23 个地区的 3435 例慢性气管炎患者，有效率 90%以上，临床治愈率为 45%～65%。随访 6 年，年复发率 2.5%～15%（平均年复发率 7.96%）。与第一军医协作研究，发现该片剂止咳、祛痰作用较好，平喘较差，有抑菌作用，并对改善肺循环、提高肺功能有一定作用。动物急性、亚急性毒性实验证实，安全范围大，无明显毒副反应。

七十二、洋金花治疗慢性气管炎

1978 年由北京军区 113 师医院等 2 个单位完成。经军内 21 个单位协作，以洋金花治慢性气管炎 16000 余例，临控率达 60%以上，显效率 80%，总有效率 95%。治疗中，20%～30%患者有口干。洋金花有效成分除东莨菪碱外，还有少量其他生物碱。其治疗作用是降低副交感神经亢进状态，调节植物神经功能，抑制支气管腺体过度分泌，松弛支气管平滑肌，缓解咳、喘、痰，提高机体抗病力。该药用量小，治疗剂量对血液、心、肾、消化、神经系统等均无损害。个别口干反应者，酌情减量即可。该药适于慢性气管炎迁延期，对伴有青光眼，各种出血倾向及重度前列腺肥大的气管炎患者禁用；伴严重心、肝、肾病患者慎用。

七十三、复方樟柳碱片治疗慢性气管炎

1978 年由兰州军区第 4 医院等 2 个单位完成。该院与青海高原研究所及北京、天津、成都等 12 个单位协作完成。复方樟柳碱片是由氢溴酸樟柳碱等组成，治疗慢性气管炎毒性低于阿托品，平喘作用较强。验证 854 例慢性气管炎，治疗 3 个疗程，临控率 47.31%，显效率 77.05%，有效率 95.32%；141 例治疗 6 个疗程，治后临控率 70.21%，显效率 84.39%，有效率 96.45%。该药对咳、痰、喘、哮 4 症均有较好的疗效，临控率均在 40%以上。治疗中 41.90%患者有口干、9.82%有上腹不适感、6.25%患者有头晕，上述患者的症状多可自行缓解。青光眼患者禁用该药。

七十四、扶正培本Ⅱ号治疗慢性气管炎

1978 年由兰州军区防治慢性气管炎协作组完成。1972 年由杜鹃油等组方，制成扶正培本Ⅱ号糖衣片，每日 3 次，每次 4 片，10 天为一疗程，连服 3～6 个疗程。治疗 880 例慢性气管炎，服药 3 个疗程的有效率 96.7%，显效率 75.4%，临控率 34.45%，随疗程延长，疗效尚可提高，单纯型疗效优于喘息型。91 例治后随访 1 年，治愈 23 例（25.28%），疗效稳定率 57.13%，除 9 例外，患者治后，体力均有不同程度改善。部分患者治后痰中坏死纤毛上皮检出率减少 47%，炎症细胞减少 33%。多数患者服药后食欲增加，睡眠良好，体力增强，痰稀易咳。少数患者服药后有头昏、口干、耳鸣、腹胀等不适，可不治自愈。

七十五、复方杜鹃油治疗慢性气管炎

1978 年由兰州军区防治慢性气管炎协作组完成。该油从紫花杜鹃、三棵针和苦杏仁中提取，对慢性气管炎的常见菌具一定的抑制及消炎作用。经陕、甘、宁、青、新、豫、浙等农村、部队、厂矿的 980 例患者验证，总有效率 94%～97%，显效率 65%～70%，单纯型疗效优于喘息型。对咳、痰、喘的有效率各 97%、96%、87.7%，止咳效果优于止痰。该药服用中，约有 5%患者出现口干、头晕、胃脘不适等，个别患者有腹胀和腹泻，可自行消失，无需特殊处理。

七十六、照山白治疗慢性气管炎

178 年由北京军区 70 师医院等 2 个单位完成。以照山杜鹃总黄酮制成片剂，成人 200mg，日服 3 次，10 天为一疗程，连服 3 个疗程。治疗 1168 例慢性气管炎，治后临控率

51.5%，显效以上75.9%，总有效率95.8%。未见毒性反应，副反应较少。少数患者服药后有轻微口干、胃部反酸感，无需处理即可自行消失。随访停药2～4年的142例患者，治愈率83.1%，复发率10.5%。现正作有效成分的分析。

七十七、侧柏叶治疗慢性气管炎

1978年由第四军医大学完成。从1971年开始研究，6年来制成各种剂型，在四川重庆、黑龙江绥化及陕西泾阳交叉验证中，筛选出侧柏片及复方侧柏片，其有效率各为96%和94.1%；显效率各为4.2%及70.4%，总计治疗6000多例。随访重庆防治点71例患者5年，总有效率92.7%，显效率78.2%。完成侧柏叶化学成分的提取、分离、结构测定、药理和毒理等工作；完成侧柏叶的生产工艺和质量鉴定标准的实验研究，发现该制剂治疗患者后，痰中IgA及血的E玫瑰花瓣形成率普遍提升。该制剂止咳、祛痰作用较好，无明显毒副反应。

七十八、复方通光散治疗慢性气管炎

1978年由昆明军区63医院等2个单位完成。1970年从民间发掘出该草药，1971年用生药煎剂和浸膏片治疗260例慢性气管炎获较满意疗效。1972～1976年为增强消炎作用，又加用其他草药，制成复方通光散浸膏片、粗提片、总甙片等，治疗慢性气管炎患者1797例，治后有效率85%，临控率40%以上，具止咳、祛痰、平喘、消炎作用，以平喘作用为著。103例服复方通光散喘息型慢性气管炎患者随访4年，其中40例临床治愈，治愈率38.8%，复发率30%以下。现已批量生产。与上海医药工业研究院协作，分离出有效成分I号结晶，基本弄清了化学结构。药理实验，通光散各种制剂对动物有明显平喘作用，亦有一定祛痰、镇咳作用。

七十九、热参治疗慢性气管炎的研究

1978年3月由河南省防治慢性气管炎热参协作组完成。热参是茄科植物漏斗泡囊草，别名山烟、华山参，药用根部。1971年驻马店和洛阳地区用热参煮大枣、热参水治疗慢性气管炎获得初步疗效。1972年后，用单味及各种剂型治疗7000多例慢性气管炎，其中983例近效观察，显效70%以上，有效率90%。各种剂型中以气雾剂平喘作用较高、快、持续时间较久。远期疗效必须配合防治感冒、扶正固本等中西医综合措施，方获较好疗效。热参治疗168例，治疗3年，临床治愈9.6%，疗效稳定及不稳定者各占45.2%，另84例患者热参治后经综合防治措施，随访3～4年，临床治愈率52.4%，疗效稳定者35.7%，不稳定者11.9%。

八十、治疗慢性气管炎新药——牡荆、荆条、黄荆叶挥发油的研究

1978年3月由中医研究院中药研究所等22个单位完成。5年来，6省大协作，对牡荆、荆条、黄荆叶挥发油治疗慢性气管炎进行实验及临床研究。该3种药材均属马鞭草科植物，黄荆分布于沿长江各省及长江以南、东南、西南各省，北部地区仅见于河南；牡荆分布于江苏、浙江、江西、福建、湖北、四川等省；荆条分布于辽宁、吉林、黑龙江、河北、山西、陕西、甘肃、山东、江苏、河南、四川等省，药源丰富。江西、河北等地用牡荆、荆条、黄荆各治慢性气管炎4600例，总有效率60%，显效50%～60%以上，每次20～40mg，该制剂起效快、用量小、无明显副反应。药理证实，牡荆类药可裂解酸性粘多糖纤维，使痰变稀。该3种挥发油均含α-蒎烯、香松烯、1，8-桉叶素、对-聚伞花素、丁香酚、榄香烯、β-丁香烯氧化物，其中以β-丁香烯含量最高，验证60例慢性气管炎，疗效满意。

八十一、中西医结合治疗肺气肿和早期肺心病

1978年3月由中国医学科学院分院等3个单位完成。以活血化瘀的丹参、鸡血藤、郁金和扶正固本的川断、淫羊藿、黄芪、女贞子为主，随症用清热解毒、消炎、止咳、平喘中西药，治疗四川简阳县解放公社53例肺气肿、早期肺心病者，随访3年，检查X线胸片、心电图、血液气体分析、肺功能、甲皱及舌微循环、^{32}P皮肤吸收时间、舌象、脉象图等项目。结果28例肺气肿患者中，总有效率80%，其中显效率25%。25例肺心病的总有效率80%，其中显效率24%，治后患者症状好转，70%以上患者食欲、睡眠、体力改善，少数早期肺心病者扩大的心脏逐渐缩小。

八十二、房山县对“呼吸四病”的研究

1978年由北京市房山县卫生局防治慢性气管炎办公室等3个单位完成。从1971年开始，将感冒、气管炎、肺气肿、肺心病四病结合，普查普治慢性气管炎。普查全县43万多农业人口，普查率为农业人口的90%，6年来治慢性气管炎31000多人次，统计5个公社23个大队，1973～1976年治疗977例患者，治愈155例，平均治愈率15.87%。广泛宣传防感冒知识，提倡体育、呼吸和耐寒锻炼，用野菊花、板蓝根、大青叶、苏叶、黄芩、贯仲等预防感冒，460例肺心病、肺气肿、老年慢性气管炎进行了800多次益气活血、扶正固本治疗后，多数患者体质都有不同程度改善。用复方龙葵丸、陀罗一粒丹、中华卷柏（地柏灵）、大柿子叶、荆芥丸的总有效率70%～90%，总治愈率10%～25%。

八十三、慢性气管炎中西医结合的研究

1978年3月由福建省厦门中医院等3个单位完成。在实验基础上，标证分热痰（热喘）寒痰（寒喘）；本证分肺气虚、脾阳虚、胃阳虚和阴阳两虚，并建立数百种指标，用计算机评价国内7个有代表性的分型方案，证实该分型的合理性，说明慢性气管炎的本质及发病规律，证实不同型别在各种观察检查上的病理特征。在慢性气管炎者中，30%合并溃疡病，一般人群中仅5%，提示存在植物神经功能紊乱。对照观察354例患者，阳虚型以副交感神经功能亢进为主，阴虚型交感神经功能亢进为主，阳虚并热痰出现交感神经功能亢进。

八十四、中西医结合分型诊断及治疗慢性气管炎

1978年3月由广州医学院附属医院完成。用中医四诊、体检及多项实验室检查，包括咳痰清除力、肺功能、免疫功能、痰液、支气管镜检等26项检查，反复对比。经753例慢性气管炎临床观察，提出中医脏腑辨证与西医支气管病理结合的诊断分型。中医分肺络痰滞、肺虚脾湿、肺脾肾气虚3型；西医分分泌亢进型、感染渗出型、过敏渗出型、漏出型、萎缩型等5型。针对以上分型，采用11种中西药进行治疗。200例观察3年，有40%未发病，后又进一步简化分型为根据中医四诊和痰液外观分型。

八十五、中西医结合防治慢性气管炎的研究

1978年由第一军医大学完成。6年来，经鼠和猴的慢性气管炎、肺气肿、肺心病模型，结合中西医理论，进行多学科系统观察中，发现慢性气管炎局部病变是由粘膜慢性炎症浸润→粘膜增厚、粘液腺体增生分泌亢进→细支气管狭小、痉挛，周围组织纤维化的连续过程。并同时出现机体免疫、内分泌、植物神经（特别是副交感神经偏亢）功能紊乱，而形成以咳、痰、喘为特征，常伴消化、内分泌、泌尿系症状的综合征。总结出中西医结合诊断分型和防治方案，治疗2460例，显效率87.5%，2年治愈率30%，年复发率降至25%以下。以该方案的肺虚咳嗽、脾虚咳痰、肾虚咳喘型辨证组方治疗，47例随访3～5年，其中8例肺气肿基本复原。

八十六、慢性支气管炎中西医结合标本诊断分型

1981年由天津市气管炎协作组等9个单位完成。用多学科、多指标、数据统计和电子计算机对国内有代表性的若干诊断分型方案进行评选，提出中西医结合标本诊断分型方案。标证分寒痰、热痰，本证分肺气虚、脾气虚、肾阳虚和阴阳两虚四型。临床和实验研究证明本方案的优点：①能较好地反映疾病的发生发展规律。发现不同证型者，其病理学特征亦异，由于标实与本虚交互作用，病理变化恶性循环，迁延不愈。本证沿着肺、脾、肾虚的过程演变，这在一定程度上符合西医的生理病理的不同发展阶段。②能指导临床治疗，提高疗效。根据急则治标，缓则治本原则，1481例患者的近期临床控制率为62.9%，总有效率为95.5%；470例患者的远期疗效观察为临床治愈者占21.1%，巩固及稳定者占46.4%。

八十七、中医学扶正固本法研究固本丸（片）防治慢性支气管炎研究

1983年由中医研究院西苑医院完成。该片1号（含黄芪、党参、白术、防风、茯苓、甘草、陈皮、半夏、补骨脂、紫河车）、2号（含党参、白术、茯苓、甘草、麦冬、五味子、补骨脂）均为0.3mg浸膏片，4片/3次/日。用法：脾肾阳

虚、肺气虚损者服1号，素体阴虚或久服1号致津液不足者服2号；3个月/疗程，从秋末冬初服至次年春天。1年后对比疗效。1971～1979年防治400余例慢性阻塞性肺疾患，连续服药3个疗程以上的140例慢性气管炎，病情稳定及基本稳定者97例（70.7%）；有效125例（89.3%）。

八十八、温阳片防治支气管哮喘及其内分泌和免疫方面的研究

1983年由上海第一医学院附属华山医院脏象研究室完成。1978～1983年，自制温阳片，验证5批284例哮喘患者，以小青龙汤冲剂和空白片对照13批共81例。统计温阳片组显效63.4%～75.0%，对照组仅18.5%～22.2%。实验观察血浆皮质醇浓度和昼夜节律、血浆ACTH浓度，提示温阳片对下丘脑-垂体-肾上腺皮质轴不同水平功能有调整作用；能提高Ts功能，抑制IgE季节性升高，预防季节性哮喘发作，研究结果为补肾法机理提供了依据。该片剂可调整肾上腺皮质功能而无激素应用中的弊端，可明显改善体质。

八十九、青白汤治疗咯血的临床与实验研究

1991年由湖北中医学院附属医院刘耀先等5人完成。用中医清肺、泻肝、化痰、止咳法组成青白汤口服液，住院治疗急性咯血205例，西药对照组95例，青白汤组加支持治疗，治后平均止血时间各3.77及6.03天（$P<0.001$）；治疗组痊愈率92.8%，对照组79.0%（$P<0.01$）。该药药源广泛、价廉、无明显毒副反应。药理实验证明，青白汤有明显止咳作用，能降低小鼠腹腔毛细胞管通透性、缩短出凝血酶原时间、加速凝血时间。对肝、心、肾功能无影响，并明显增强自身抗病力。

九十、“平哮液”治疗支气管哮喘急性发作的临床及实验研究

1992年由上海中医学院附属曙光医院王左等5人完成。以动物药制剂，验证100例支气管哮喘患者，总有效率77%，临床缓解率51%，平均起效时间8.1039±4.4709分。与舒喘灵气雾剂组对照，无显著差异。治疗前后肺功能与6-KPGF$_{1\alpha}$与TXB_2测定结果，显示FEVe、FEV_1明显改善，6-KPGF$_1$与TXB_2比值增加。实验证实，平哮液能延长豚鼠过敏性哮喘及组织胺所致的哮喘潜伏期，并减轻其发作程度；对皮肤被动过敏反应有部分抑制作用，能解除离体支气管平滑肌的痉挛，对新西兰大白兔抗原致敏后的皮肤炎症反应有抑制作用，能增加豚鼠哮喘血浆中6-KPGF$_1$与TXB_2的比值。

九十一、中药复方银黄平喘气雾剂治疗哮喘的研究

1993年吉林省中医中药研究院王玉等5人完成。以麻黄、白果、苦参、黄芩等制成中药气雾剂，治疗热哮为主哮喘135例，总有效率94.9%，显效65.71%，与105例热参气雾对照，疗效优于对照组。该剂无激素速效平喘气雾剂副反应，又改进了中药汤剂起效慢的缺陷，操作方便，药源丰富，组方符合中医辨证论治原则。实验发现该药具平喘、止咳、化痰、抗炎及抗过敏等作用。自1991年获卫生部新药证书后，已创效益几百万元。

九十二、大黄醇提片、血宁冲剂治疗急性上消化道出血的综合研究

1985年由上海市卢湾区中心医院等4个单位焦东海等5人完成。①大黄醇提片治疗急性胃、十二指肠出血的综合研究。该研究用掌叶大黄为生药药源。在碱性条件下使大黄钙盐从醇溶液中沉淀的方法，除去大黄酚等大部分游离蒽醌及亲脂性杂质，降低了番泻甙含量，使其既保留了大黄的止血效果，又克服了恶心、呕吐等副反应；疗效稳定；药片1分钟即可起效。②血宁冲剂（《金匮》三黄泻心汤）治疗上消化道出血的研究。该研究1983年证明其毒性小、安全范围大。1985年临床对103例因胃、十二指肠溃疡和炎症所致上消化道出血疗效观察总有效率为95.1%。该冲剂采用具有泻火降逆、止血化瘀的传统古方《金匮》三黄泻心汤研制而成。

九十三、紫地合剂治疗胃、十二指肠溃疡及胃炎所致上消化道出血

1987年由全国血证协作组——广州中医学院丘和明等5人完成。在500多例各种血证治疗基础上，筛选出紫珠草等止血药。观察398例急性上消化道出血，治愈率93.1%，总有效率95.4%，便潜血试验阴转时间平均4.06天，

疗效明显优于对照组（$P<0.05$ 及 $P<0.01$），中医证型间无明显疗效差异（$P<0.05$）。该品止血迅速，疗效确切。对急性上消化道大出血，用该品冰冻后大剂量灌注洗胃法，快速止血率达 90.9%，为当前抢救急性上消化道大出血切实可行的有效措施。

九十四、复方五倍子液治疗上消化道出血的实验和临床研究

1989 年由中国医科大学王纯正等 5 人完成。复方五倍子液是五倍子、诃子、明矾 3 味中药煎成的合剂。家兔实验，胃粘膜创伤出血滴药后，2 分钟出血量和出血时间均少于对照组。其止血功效明显优于孟氏溶液、去甲肾上腺素和冰盐水。该药可使正常人空腹胃液分泌量减少 28.8%～33.1%，胃游离酸分泌量减少 49%～58.1%，人工胃液加药后胃蛋白酶消化蛋白的活性明显降低，抑制率为 32%～74.7%，加五倍子液后，使正常肠管蠕动曲线振幅降低 74.1%～95.6%。经内窥镜喷洒治疗胃出血患者 365 例，口服给药治急性胃出血 142 例和食管静脉曲张 320 例，用药后立即止血者 531 例（98.8%），一次给药止血成功 527 例（98.1%），经本溪市中心医院验证，疗效确切。临床观察食管静脉曲张破裂出血 30 例的硬化治疗，证明五倍子液是一种较好的硬化剂。

九十五、王玉润教授治疗肝硬化经验的临床与实验研究

1990 年由上海市中医药研究院王玉润等 5 人完成。在王玉润 30 多年防治肝硬化基础上，用桃仁提取物静注合虫草菌丝胶丸内服，以 25%葡萄糖注射液及淀粉胶丸对照组，观察肝硬化 127 例（肝炎后肝硬化 85 例，血吸虫病肝硬化 42 例，其中治疗组 86 例，对照组 41 例），腹腔镜观察，治疗组 5 例肝炎后肝硬化中有 3 例肝质地变软，表面纤维结缔组织减少，血管曲张减轻，6 例血吸虫病肝硬化者有 3 例肝肿大减轻或恢复正常，表面纤维沉积显著减少；电镜下粗面内质网脱粒和线粒体肿胀明显好转，细胞间胶原纤维减少或消失，细胞间隙正常。对照组中除 1 例表面纤维条索略有减少外，余例无明显变化。治疗组血浆白蛋白显著提高，门、脾静脉管径及脾体积显著缩小，家兔血吸虫病肝纤维化和 CCl_4、高脂低蛋白大鼠纤维化模型实验治疗结果证实，补虚与活血祛瘀药并用，有护肝作用。

九十六、钙通道阻滞剂在肝硬化门脉高压患者中的应用

1991 年由上海第二医科大学附属新华医院等 2 个单位李定国等 5 人完成。经 Magnus 法实验（离体门静脉收缩效应），经纤维胃镜直接测曲张门静脉压力（EVP），以 494 只大鼠及 321 例患者，评价硝苯吡啶（Nif）、异搏停（Ver）、脑益嗪（Cin）、汉防己甲素（Tet）等钙通道阻滞剂(CCB)防治肝硬化食管静脉曲张破裂出血的作用。147 例患者测 EVP 时，作脉冲多普勒超声检查，口服 Tet 或 Cin50mg，tid，1 周后，EVP 较服药前后各下降 19.1%、9.0%，优于 Ver（40mg，tid）、Nif 或心得安（Prop）（各 20mg，tid）组，并在服药后 1 月、3 月后，持续呈下降趋势。统计 Tet 组对门静脉（PV）的血流量影响最大，服药 3 个月后下降 27.4%，Ver 对肠系膜上静脉（SMV）影响最大。探索 CCB 抑制肝纤维化作用，随访患者服药前后血清Ⅲ型前胶原肽（PⅢP）含量，分组随访提示，Tet 可能对肝纤维化具抑制或传送作用。证实汉防己甲素降低食管静脉曲张破裂再出血的发生率较传统的心得安疗效高 3 倍。

九十七、老中医治疗慢性胃炎经验总结

1986 年由上海市第一人民医院张镜人等 2 人完成。第 1 阶段：制定基本方及加减法，系统探索本病辨证规律，总结处方用药经验。第二阶段：重点观察慢性胃炎（包括浅表性及萎缩性胃炎）患者治疗前后的胃镜及胃粘膜病理改变。122 例统计，症状及病理有效率各 87.7%、58.4%，第三阶段：重点研究萎缩性胃炎病理改变，筛选有效药物，寻找治法，以调气活血治则治 52 例萎缩性胃炎，随访 3～5 年，症状及病理有效率各 88.46%和 73.08%；胃粘膜病理对照，腺体萎缩改变，$P<0.01$，肠腺化生率 $P<0.05$，7 例伴不典型增生全部消失。

九十八、李东垣温胃汤化裁治疗萎缩性胃炎的研究

1987 年由安徽中医学院等 2 个单位苏椿郎等 2 人完成。用温胃汤化裁治萎缩性胃炎。以扶正固本为治则，脾胃阴虚型用Ⅰ号方，阳虚型用Ⅱ号方。检测证候治疗前后改变；免疫指标（IgA、IgG、IgM、C_3、CH_{50}）L、E壁细胞抗体；血清胃泌素治疗前后改变；治疗前后胃酸分泌功能变化；治疗前后病理（部分电镜）变化。治疗183例，对照组42例，近控18.03%，显效43.17%；好转34.98%；总有效率96.18%，与对照组比（P＜0.001），治疗组优于对照组，药理实验，多数药物具改善免疫之功能。

九十九、藏药治疗萎缩性胃炎临床随访研究

1988年由西藏自治区人民医院外科胃镜室等4个单位王极平等5人完成。1983～1985年以芒角和唑台等5种藏药为主，治疗94例（藏族88例、汉族6例）萎缩性胃炎（CAG）并作随访观察。1. 全组病例（住院患者46例，门诊患者48例）均符合全国内窥镜协作组制订诊断标准，以藏医分为三个组，将临床症状、内窥镜及活组织病理检查结果等3项作为临床总有效率的指标，还作了部分患者治疗前后血、尿、便、胃液等常规生化检查，以鉴定药物的影响，治后全组症状缓解率96.8%，人均日进食量较治前增加3.47两，治后活检病理总有效率64.9%，显效及好转各31.9%、33.0%；胃镜观察总有效率58.2%，有31.9%萎缩性胃炎逆转为浅表性胃炎。2. 治后萎缩性胃炎伴肠上皮化生胃酸分泌明显低于萎缩性胃炎非肠化者（P＜0.05）。

一〇〇、名老中医何宏邦对慢性萎缩性胃炎辨证施治的临床观察研究

1991年由大连市中心医院何宏邦等5人完成。①1981～1985年选3000例包括萎缩性胃炎（CAG）在内的胃部疾病，研究舌、脉象及证。结合胃镜、病理微观变化与证属性，分为“三类”、“八证”总结21个方剂，近百种加减药。三类中以虚为主，虚类中又以气阴两虚为主，以益气养阴、方用养阴益气汤。②546例CAG中，胃脘痛87.55%、痞满12.45%，在确诊基础上，进行治疗后，随访3月～5年（平均11±9.6个月），疗效稳定87.1%。③研究发展了传统的辨证，补充了有诸内必有诸外的不足之处，以中医诊断与胃镜、病理对照，说明四诊的临床应用价值。治疗组49例肠上皮化生，治后有8例颗粒增生消失，138例经2次以上病理检查，显效率83.33%。

一〇一、脾虚型萎缩性胃炎的临床及实验研究

1991年由天津中医学院等2个单位高金亮等5人完成。验证脾虚型萎缩性胃炎的演变规律，因滞致虚，因虚夹邪。治疗用萎缩性胃炎系列冲剂，住院观察319例，每疗程3个月。据治疗前后临床症状和病理检查结果，统计治后综合疗效，治愈率14.15%，显效率70.18%。提示胃炎冲剂能改善和恢复患者脾虚证候，较显著降低胃粘膜萎缩程度及肠上皮化生、不典型增生程度，能促进病损胃粘膜的修复，阻断癌前病变。进行脾虚——萎缩性胃炎（GAG）病证结合造模及药物反治，为辨证论治GAG、进行规范化治疗提供了依据。

一〇二、中医药治疗幽门螺杆菌感染性胃病的临床与实验研究

1994年由江苏省中医院单兆伟等5人完成。据幽门螺杆菌生物学特性、致病特点及临床表现、证候演变，引入邪气概念，提出病机为脾胃虚弱，主要表现气滞、血瘀、郁热、湿阻；证候特点为本虚标实，虚实夹杂；治法为益气活血清热。研制益气活血方，治幽门螺杆菌感染性胃病258例，临床有效率92.7%，胃镜病理检查有效率91.3%，优于庆大霉素对照组。建立NaOH损伤幽门螺杆菌SD大鼠模型，揭示“证”与“菌”及“菌”与组织变化间的联系，治疗组好转率明显优于对照组，加重率显著低于对照组。实验证明该方能直接抑制幽门螺杆菌，可抗乙酸所致胃粘膜损伤，改善血粘度和胃血液循环，提高SOD、降低自由基对胃粘膜损伤等。

一〇三、不同证型胃脘痛胃粘膜病变与幽门螺杆菌的关系及江苏省幽门螺杆菌感染的病理流行病学调查

1994年由江苏省中医院朱云华等5人完成。23个单位，3013例幽门螺杆菌（HP）前瞻性调查发现：①有症状人群胃粘膜组织检出率58.7%。②胃癌高发区HP感染检出率，南京69.9%、西宁21%。③515例老人HP检出率46.41%，低于其他年龄组，HP检出率具有随年龄下降趋势。④HP感染均与炎症活动明显相关。⑤947例前瞻性资料多元逐步回归分析，28个临床变量因素中与HP感染呈正相关因素依次为男性、胃镜诊断溃疡病、病程、气候变化、出血。⑥对比HP相关胃炎与返流性胃炎，提示生物性和化学性因素所致胃炎有本质区别，提出HP感染对慢性胃炎中以虚留滞与其他证候不同，有显著差异。

一〇四、慢性胃炎实验模型的建立及其应用

1993年由大连医学院高静涛等5人完成。在国外用去氧胆酸钠建慢性胃炎基础上改进，即加用60%酒精2ml/只，制备成功与人类慢性胃炎极相似的模型。而造型时间缩短½，可重复性好，与临床所见颇为一致。观察指标包括胃液pH、游离酸、蛋白酶、粘液和胆汁酸含量、胃血流、胃粘膜组织学及DNA含量、弯曲样菌检测等，评价中药治疗对胃粘膜功能、代谢和结构的影响。并注意动态观察1、3、6月的病理组织变化，证实模型以3月时为好。

一〇五、中药对慢性胃炎的实验研究及临床研究

1995年由北京中医药大学东直门医院赵凤志等5人完成。以董建华治虚痞（慢性萎缩性胃炎GAG）方实痞通、甘平养胃、胃乐、调胃煎进行疗效、病因和发病学机理研究，与三九胃泰、胃复安、维酶素对照。金黄大鼠建GAG模型实验，观察4种方剂水煎液中，实痞通理气健脾，消食导滞，清热解毒；调胃煎调气活血和胃、对中和重度浅表性胃炎有显效，从pH值、胆酸、胃泌素、PGE_2、G细胞等指标检测。证实方剂具调整胃运动功能；三种方剂抗炎抗GHLO作用实痞通＞胃乐＞甘平养胃；调节胃粘膜营养，促进修复，G细胞增多。检测中用电镜、免疫组化、酶组化、图象分析仪、功能形态等指标进行检测，有可比性。

一〇六、炎宁灌肠液治疗非特异性结直肠炎的临床与实验研究

1995年由上海中医药大学附属曙光医院柏连松等4人完成。100例结肠炎及108例急慢性直肠炎，以中医不同组方及柳氮磺胺吡啶(SASP)对照灌肠治疗2个月，治疗组临床治愈率及总有效率各62%、94%；对照组临床治愈率及总有效率各48%、72%。随访1年，治疗组复发率4.3%，无毒副反应；对照组复发率30.6%，副反应出现率26%；急性直肠炎治疗组临床治愈率、总有效率各60%、85%，对照组临床治愈率、总有效率各30%、45%。随访1年，治疗组复发率为5.9%，无毒副反应；对照组复发率33.3%，副反应出现率25%；慢性直肠炎组治愈率及总有效率各61.8%、85.2%，对照组治愈率、总有效率各41.2%、52.9%。随访1年，治疗组复发率6.9%，对照组复发率38.9%，且副反应出现率20.6%。实验证明，1号方能降低异常增高的IgG水平，提高Ea-RFC、Et-RFC、LTR、IL-Ⅱ等水平，调节体液及细胞免疫，病理示直肠粘膜病变好转。

一〇七、消溶肝胆结石片治疗肝胆结石病研究

1994年由四川省郫县中医药研究所等4个单位谢石方等5人完成。该片经四川省5所医院盲法验证171例（治疗组117例，对照组54例）。用全国统一诊疗标准，治疗组治愈率39%、显效率41%、有效率13%，总有效率93%。消炎利胆片对照组治愈率2%，总有效率24%。扩大验证2090例，治愈率31.29%、显效率38.09%，有效率28.02%、无效率2.58%。体外溶石试验证明对人体胆红素、胆固醇、混合型三种结石均有不同程度的溶石作用，其中对胆红素、混合型结石的溶石作用较好。动物体内植入人体结石溶石试验，有一定溶石效果，且能降低胆汁、血清中游离胆红素。

一〇八、肾小球肾炎（膜性）发病机理及防治的系列研究

1993年由中山医科大学肾脏研究所李士梅等5人完成。1983～1991年系列研究，改进了Border家兔膜性肾炎模型的制作方法，提出并证实肾TXA_2/PGI_2比值失衡是影响肾炎发展的一个重要因素。用眼镜蛇毒因子于膜性肾炎大鼠，破坏其补体，使大鼠蛋白尿明显减轻，但无明显病理形态改变。中药藏红花、毛冬青甲素、丹参、雷公藤等干预家兔膜性肾炎，除丹参外，3种中药均可不同程度地降低蛋白尿、改善肾功能、减轻病理变化，其作用机理可能与抑制血小板聚集有关。

一〇九、肾炎液治疗慢性肾炎（前期）的临床与实验研究

1995年由北京中医药大学东直门医院吕仁和等5人完成，以肾炎液治318例慢性肾炎(前期)，以肾炎四味片作对照组，治后肾炎液组显效、总有效率各37.11%、68.87%；对照组显效、总有效率各5.55%、38.88%，(P<0.01)。实验提示，肾炎液治后显著提高肌酐清除率，降低肾蛋白，提高患者免疫球蛋白。该肾炎液治家兔膜性肾炎后，两次肾活检和杀检，系膜细胞减少、炎细胞浸润、肾小球囊内渗出及新月体形成等方面均较对照组明显减轻。

一一〇、中药结肠灌注液Ⅰ号治疗急性肾功能衰竭研究

1985年由成都中医学院附属医院等2个单位叶传蕙等4人完成。药物组成：大黄、黄芪、丹参、红花分别浸取后除钾分装，每ml含生药1mg。实验结果：能增加肾血流量，改善肾微循环，减轻肾小管坏死程度，促使坏死肾小管上皮细胞再生修复。小鼠急毒及大鼠亚急毒试验对动物血象及肝肾功能等均无明显影响；亚急毒试验40g/kg/日组见肝、肾、小肠有一定损害，但停药后可恢复。结果：1979～1984年以1982年全国危重病急救医学学术会制订的急性肾衰诊断及分级标准，参照全国急性三衰会制订的急性肾衰疗效标准，成都中医学院附院、泸州医学院附院等173例急性肾衰者中97例统计，治愈88例(90.7%)；对照组76例中治愈53例(69.7%)，P<0.05。方法：成人用灌注1号100ml加4%碳酸氢钠注射液20ml/次灌注结肠，日6次，依病情酌减或停用。

一一一、"肾衰系列方"治疗慢性肾功能衰竭的临床及实验研究

1991年由天津市中医医院张大宁等5人完成。根据中医治"水肿、关格、癃闭"理论、大法及经验基础上，制订肾衰(CRF)方。提出"虚、瘀、湿、逆"四大病机，其中虚、瘀为本，湿、逆为标，并经动物实验证实。提出补虚活血为本，祛湿降逆为标，整体与局部相结合，理论及治病相结合，多种治法相结合的总体治疗原则。该方由补肾扶正和活血化瘀胶囊，肾衰灌肠液等组成。慢性肾衰者晚期出现高血钾症，予脱钾处理。选病例按1977年北戴河会议制定的全国统一标准。治43例慢性肾衰，总有效率84.4%、显效率51.5%，特别对CRF一、二期患者效果更为显著。四川所用治流行性出血热致急性肾衰的肾衰灌肠方不属该课题。

一一二、中药肾康注射液及栓剂治疗慢性肾功能衰竭

1992年由成都中医学院附属医院等2个单位叶传惠等9人完成。以固本、化瘀、泄浊、行水治标，制成治慢性肾衰的肾康注射液和栓剂、口服剂，验证肾康注射液疗效明显优于后两种剂型，尤对中度以上肾衰者效好。制剂按1985年版中国药典及卫生部《医院中药注射剂(水针)临床前质量控制要求》等有关规定项目进行。临床药理实验小鼠、家兔、狗等动物急、慢性毒性试验，各主要脏器无明显实质性病理改变。建成Wistar大鼠慢性肾衰(CRF)模型，观察用药后可改善氮质血症、促进尿性毒物排出体外，提高肾血流量、减轻残留肾的过度肿大及肾小管损伤，促进肾小管上皮修复等。治疗CRF患者221例，有效率31.7%，其中显效19%，明显优于对照组。

一一三、著名老中医方药中对慢性肾功能衰竭的临床诊治经验研究

1991年由中国中医研究院研究生部方药中等5人完成。①提出该病机以脾肾虚衰为本，风、热、湿、燥、寒、瘀为标的正虚邪实证，可兼损五脏，处于动态变化之中；以补益脾肾为主；提出脾肾两大系列方药和兼挟症、合并症、危重症及饮食处理；18例危重症实例的理、法、方、药运用。②制订慢性肾衰诊治体系，详列脾肾两大系列方药及兼挟症、危重症的常用方药。③收治107例，总有效率及显效率各75.56%、47.78%。④输入电脑，验证27例，诊断符合率达96.33%。

一一四、著名老中医张琪治疗劳淋经验的临床和实验研究

1991年由黑龙江省中医研究院张琪等5人完成。劳淋属慢性肾盂肾炎、慢性膀胱炎、前列腺炎、尿道综合征等。以慢性肾盂肾炎、慢性膀胱炎为对象，以张琪老中医标本兼顾治劳淋治则，治326例，治愈率82.52%，远期痊愈率87%，明显高于西药组的33.33%和41.18%，证实益气养阴兼清利湿热是治劳淋基本法。从患者治疗前后的T细胞亚群、Ig、补

体 C_3 和尿 SIgA 含量，证实劳淋患者免疫功能紊乱，以益气养阴兼清利湿热法治疗后，实验证明，泌炎康冲剂除抗菌作用外，还具抑制尿道致病性大肠杆菌对尿路上皮细胞的粘附作用。

——五、我国成人原发性肾病综合征系列研究

1995 年由北京医科大学肾脏病研究所王海燕等 5 人完成。1980～1994 年，由国家及教委 3 个基金资助，完成我国原发性肾病综合征（PNS）规律和特点的认识研究。提出 PNS 诊断前必须除外继发性肾病综合征（SNS），认为肾穿刺鉴别原、继发 NS 具重要意义。证实黄芪、当归能促进肝脏合成白蛋白，改善 NS 机体的负平衡，减轻 NS 症状，配合激素及细胞毒药物，从不同角度治疗 NS。

——六、降糖甲片治疗成年人消渴

1986 年由中国中医研究院等 3 个单位张鸿恩等 5 人完成。以益气养阴为主，观察 290 例成年人气阴两虚型糖尿病，并观察阴虚热盛和阴阳两虚型患者 115 例，扩大验证 202 例，总计 607 例。气阴两虚型患者显效 51.04%，有效率 81.38%；阴虚热盛型 55 例，治后有效率 65.45%；阴阳两虚型 60 例，有效率 63.33%；气阴两虚型较其他两型疗效有显著性差异（$P<0.01$）。中轻型患者疗效较为满意。较当前常用西药降糖药疗效相仿，且对心肝肾无明显毒副反应。经沈阳中国医科大学附属三院等 8 个医院临床扩大验证 202 例，有效率为 66.67%～81.25%，平均 74.26%，疗效较稳定。

——七、"降糖通脉宁"治疗糖尿病血管合并症的临床及实验研究

1992 年由中国中医研究院广安门医院林兰等 5 人完成。①该剂经广安门医院、北京建筑工人医院、解放军海军总医院、山西医学院附院等 5 年医院临床验证 966 例糖尿病兼血瘀证患者 966 例，总有效率 77.28%，其中气阴两虚型达 81.89%，显著优于对照组（$P<0.05$）。该剂能纠正血液流变学、纤溶系统、血小板聚集等异常指标，提高胰岛及免疫功能，改善糖脂代谢。②降糖通脉宁能改善心肌缺血缺氧状况，纠正异常心电图、提高左心功能；颅脑 CT 证实，能改善脑组织的血流状况、防治脑栓塞。超声多普勒显示，该剂能扩张下肢动脉内径；眼底荧光造影及光镜证实，能防治早期视网膜病变，改善肾病有关指标。③家兔、Wistar 雄大鼠、雄日本大耳白兔模型实验，发现该制剂具较强的抗凝、改善微循环的作用。

——八、糖尿病血氧转运失常的研究

1992 年由湖南医科大学第二附属医院周智广等 3 人完成。自 1984 年后，以红细胞 2，3-二磷酸甘油酸（2，3-DPG）和肢端静脉血氧分压（PVO_2）为主要指标，对血氧转运失常及其与糖尿病微血管并发症、代谢状况及补磷治疗等关系进行了系统的研究。研究提示，高血糖及血脂均影响血氧运转，且高血糖为关键因素。补磷可改善葡萄糖利用，提高红细胞 2，3-DPG 水平而促进血氧释放，临床治无氮质血症的糖尿病患者，每日补磷量不超过一倍 RDA（约 1.2～1.5g 无机磷）是安全的，补磷时间以血糖控制和（或）负磷平衡纠正为限。用山莨菪碱综合治疗糖尿病肢端坏疽，可降低截肢率；治糖尿病性肾病，可改善肾血流量，降低尿蛋白；亦可减轻视网膜渗出性病变；显著减轻周围神经病变症状。

——九、加味桃核承气汤对糖尿病患者及糖尿病动物模型的临床及实验研究

1993 年由广州中医学院熊曼琪等 5 人完成。以仲景学说为依据，结合临床，提出糖尿病病机为气阴两虚，瘀血燥结。以益气养阴、活血通腑之加味桃核承气汤。治Ⅱ型糖尿病 216 例，总有效率 86.6%，显效率 53.7%。与优降糖组相比，无显著性差异。但桃核承气汤中远期降糖作用及改善微循环、改善症状、降血脂作用明显优于优降糖。实验发现该汤剂对链脲佐菌素所致大鼠模型有降糖、降脂、减少饮水量及尿量、阻止体重降低等作用。该药能增加内源性胰岛素分泌；抑制胰高血糖素分泌；增加胰岛素受体数目，增加靶细胞对胰岛素的敏感性；提高胰岛素的生物效应。并可改善糖尿病的血管并发症，减轻肾小球毛细血管基底膜的增厚。

——二〇、夏少农老中医治疗甲亢的研究

1988 年由上海中医学院附属曙光医院等 2 个单位夏少农等 5 人完成。夏老认为甲亢主要病因是正虚、肾不足。创制甲亢重方，以补益气阳达到阴复阳平。本方临床及实验结果：①甲亢重方近期治愈率62.2%，总有效率89.8%，随访0.5～9年，治愈者复发率低。②重用黄芪，不仅显著改善症状，调整机体免疫功能、降低血清T_3、T_4。③随症加减，甲亢患者随心火旺、肝火旺证候的改善，尿儿茶酚胺和17-羟也分别趋向正常。④本方可提高甲亢大鼠下降的下丘脑、垂体去甲肾上腺素水平和下丘脑、垂体及纹状体多巴胺水平，提示其对上述脑区有不同程度的保护作用。⑤加黄连，对甲亢小鼠糖皮质激素代谢亢进有明显纠正作用。⑥加黄连、龙胆草能降低甲亢大鼠增加的肝细胞核T_3受体数和肝RNA聚合酶、Na^+-K^+-ATP酶活性，减少ATP消耗，改善机体代谢。

一二一、消瘿冲剂治疗甲状腺机能亢进临床及实验研究

1994年由天津医学院附属医院等3个单位曲竹秋等5人完成。确立酸泄肝木治则及消瘿冲剂方治疗甲状腺功能亢进患者300例，治后完全控制率53.3%，总有效率97.3%；他巴唑对照组150例疗效与消瘿冲剂相同，但毒副反应冲剂组优于对照组。急性毒性试验及慢性毒性试验未见异常，该制剂为无糖型颗粒、工艺先进、药量少、疗效较好、价廉、服用方便。成果已转让药厂，即将开发为3类新药。

一二二、蒲黄对高脂血症降脂作用的研究

1985年由湖南省中医药研究院张壁姿等5人完成。1975～1984年研究，肯定蒲黄总提取物及其有效部位A_3的效果。①药化研究：从蒲黄降脂有效部位A_3中分离获得8个单位，降β-谷甾醇和25烷外，其他6种尚未见国内外报导。②药理研究：采用正常大鼠、高脂大鼠及乳幼大鼠三种动物模型实验，结果表明，蒲黄总提取物、A、A、A_3、A_1-1的降脂活性较强，蒲黄总提取物和A_3的降脂作用与升高高密度脂蛋白有关。还表明31烷醇（DF-Ⅱ）是降甘油三酯的主要成分；β-谷甾醇酯是降胆固醇的主要成分。急性和亚急性试验均表明A_3无明显毒性。③临床研究：先后用蒲黄制剂治疗330例，另设安妥明组和安慰剂组共160例进行双盲对照。结果蒲黄总提取物（浸膏）及A_3（油剂）有明显降脂作用，未发现毒副反应。

一二三、蒙药荜茇降血脂作用的研究

1990年由内蒙古医学院吴恩巴维尔等5人完成。从蒙药复方中筛选出光明四盐四味汤具降脂作用，从四味汤中筛出荜茇，又在荜茇组分中发现荜茇油不皂化物降家兔实验性高胆固醇血症作用显著。分析不皂化物成分，确定了12个化合物结构，其中2个新化合物，并发现胡椒酸甲脂降血脂作用最大。急性毒性实验测小鼠灌肠不皂化物的JD_{50}为479.2mg/kg是最有效剂量的21.7～26.2倍，不皂化物片（每片20mg）称格根欲。试治114例高脂血症，每日3次，每次20mg，服1个月后，胆固醇显著降低，300mg/dl以上甘油三酯也下降，无副反应，优于现有降脂药。

一二四、降脂药物脂可清的研究

1994年由吉林省中医中药研究院苏瑞君等5人完成。高血脂属中医痰湿范围，研制出以葶苈子等中药组方的方剂，实验证实脂可清可降低高脂血症小鼠的血清总胆固醇、甘油三酯的含量，并提高血清高密度脂蛋白含量，具有抗动脉粥样硬化作用。临床观察高脂血症患者306例，总有效率94.1%，总显效率70.9%，无明显毒副反应，使用安全。

一二五、补益中药对延年益寿和治疗机理的实验

1986年由北京中医学院陈文为等3人完成。补益药灵芝注射液、清宫寿桃丸、脾肾剂及去甲乌药碱实验结果：①灵芝注射液可增强血浆羟和氧自由基（体内外）的作用。②清宫寿桃丸粉剂和脾肾剂及其组成的单味药都有不同程度清除羟和氧自由基及抑制鼠肝匀浆脂质过氧化反应。③去甲乌药碱不仅具较强清除自由基，并有抑制氨基多糖的解聚作用（透明质酸和牛关节滑液）。上述结果说明，补益中药含不同的抗氧化活性物质，具清除自由基和保护组织受损伤的作用，也是延年益寿、扶正培本和防治一些疾病的物质基础，并证明中医辨证施治和立方配伍有科学依据。

一二六、瘀血与衰老的关系——衡法Ⅱ号抗衰老的临床和实验研究

1989年由上海铁路局中心医院颜德馨等5人完成。从瘀血与衰老的关系，提出人体衰老气血失衡学的新观点。认为人体气血充盈、调和、平衡是人体长寿的主要因素，进而提出人体衰老的气血失衡学说。107例健康老人及121例健康中青年血液流变学观察；又对51例健康老人及51例健康中青年作甲皱微循环对比观察，还对老龄家兔主要脏器作给药及对照组的组织切片观察，发现老年确有血粘度增高，血流缓慢，血管硬化，管腔狭窄，血清白蛋白减少，球蛋白、脂蛋白、纤维蛋白增多等血瘀病理变化和生化指标异常。以衡法Ⅱ号方，验治150例，证明对健康老人有抗衰老作用，对老年病患者有治疗作用，可使衰老机体气血失衡状态重新恢复平衡。

一二七、复方锁阳冲剂类糖皮质激素样作用临床观察及实验研究

1992年由湖南中医学院萧佐桃等5人完成。经临床及实验，证实该方具有调节内分泌、抗过敏、调节免疫、抗感染与抗炎、抗老防衰等作用，毒副反应较小。以该方取代糖皮质激素治疗原发性血小板减少性紫癜97例、哮喘70例，其他疾病血清皮质醇降低者39例，疗效明显后，以冲剂治疗男性性功能障碍62例、高血脂症33例，观察17例健康老人衰老积分值等，疗效明显。同时，从理论上总结萧佐桃教授关于虚损与命门学说的论点。1988年已作为国家中药3类新药申报并通过评审，还通过2期临床验证。据厂家估计，该产品年产值可达1800万元，临床用于原发性血小板减少症等需长期大量使用糖皮质激素治疗的疾病。

一二八、五参保乾（坤）方防治老年前期虚证的临床及实验研究

1993年由天津市中医药研究院等2个单位高金亮等5人完成。经704例老年前期流行病学调查，总结老年前期虚证发生规律及抗老防衰应重视老年前期的观点。提出气虚失煦，血瘀失养是老年前期虚证发生的主要病机。确立了益气活血的防治原则。从男女异治原则，研制五参保乾、五参保坤2种冲剂。系统治疗306例老年前期虚证，治愈、显效率17.48%、70.57%；对常见衰老见证显效率68.29%，对女性更年期综合征显效率76.47%；建立气虚血瘀证动物模型，观察上述方药的药效，发现其多项指标改善优于维生素E。

一二九、解毒活血法治疗多发性大动脉及免疫性血管炎的临床研究

1995年由哈尔滨医科大学附属第二医院初洁秋完成。以中医病证结合，解毒活血法组方，制成脉炎消静注液，治疗多发性动脉炎急性和慢性炎症期患者。1990～1992年治疗270例，总有效率97.34%，临床痊愈和显效率87%，优于对照组（46.6%）。1993年，又据异病同治理论，扩大免疫性血管炎及周围血管病患者治疗，亦获较好疗效。治后，血压、脉搏、肢体肿胀、间歇跛行距离、疼痛、麻木、肢体苍白范围、红斑消退等情况均优于对照组。治疗时用脉炎消60～80ml加入5%葡萄糖溶液300～400ml中静点，每日1次，2周为一个疗程，治疗中酌情予抗炎、抗结核、抗风湿等治疗，并注意原发病症如糖尿病、类风湿，及降压、利尿等治疗。

一三〇、痹苦乃停和痹隆清安治疗顽痹

1986年由河南中医学院等3个单位娄多峰等5人完成。以家传秘方为基础，制出成药痹苦乃停和痹隆清安。总计观察345例顽痹（类风湿性关节炎），总有效率痹苦乃停组94.41%；痹隆清安组95.41%；小活络丹对照组51.42%。两组与对照组相比均有显著差异（$P<0.05$）。两组服药前后血沉各为31.55±4.97mm/h、44.26±6.55mm/h，服药后各为17.24±3.47mm/h、18.82±4.9mm/h，$P<0.01$。服药前类风湿因子（RF）阳性率79.76%，治疗后阳性率降至27.38%，$P<0.01$，差异显著。治后1年随访，复发率痹苦乃停组5.3%，痹隆清安组为6.6%。实验表明两药对小鼠耳壳二甲苯致肿有明显抑制作用（$P<0.01$）；对磷酸组织胺所致大鼠皮肤毛细血管通透性有明显抑制作用（$P<0.01$）；对大鼠肉芽肿增生有明显抑制（$P<0.05$），可提高痛阈值（$P<0.01$）；对重要脏器无明显影响。

一三一、那如注射液的研制

1986年由内蒙古中蒙医研究所顾维彰等5人完成。该注射液由传统蒙药“那如·苏木株尔”经剂型改革制成的新药。由草乌、荜茇等药组成，以草乌总生物碱及荜茇挥发油制成无色透明液，按药典法检查热原，急性毒性、亚急性毒性、溶血及刺激性试验均符合注射剂有

关规定。动物实验证明，该注射液有非常显著的镇痛（P＜0.01）及抗炎（P＜0.01）作用。治疗328例患者，对坐骨神经痛治愈和总有效率各为59.7%、94.5%；对风湿性关节炎及类风湿性关节炎的总有效率各为95.4%及86.3%，治疗中未见毒副反应。该注射液组方合理、制备工艺科学、荜茇挥发油增强和延长草乌总碱的镇痛、消炎作用的同时，可降低其毒性，此发现具重要实用价值。

一三二、益肾蠲痹丸治疗顽痹（类风湿性关节炎）的临床与实验研究

1990年由江苏省南通市中医院等2个单位朱良春等5人完成。顽痹即类风湿性关节炎，1940～1990年创制该药丸，以益肾治本，通络治标，由草木药及虫类药组方。治疗361例，总有效率95.3%，其中临床治愈、显效、好转各29.3%、41%、25%；较对照的尪痹冲剂有较显著差异（P＜0.0001），其类风湿因子转阴率67%；血沉复常率70%；抗关节炎作用（消肿、止痛、改善功能障碍）非常显著（P＜0.001）；明显改善贫血；调节免疫功能；关节X片显示部分控制进行性骨破坏；促进骨质修复；长期服用，增强体质。随访100例，未见心、肝、肾功能损害。实验证明，该药可使研究创制的Ⅱ型胶原加寒湿因素所致大鼠痹证模型的关节滑膜组织炎症减轻，软骨细胞增生修复；对大鼠角叉莱胶性肉芽肿增生有显著抑制作用；未见明显毒性反应和病理变化；制品检测17种氨基酸和11种微量元素，生产工艺可行。

一三三、中医治疗尪痹（类风湿）的临床机理和实验研究

1991年由中日友好医院等2个单位焦树德等5人完成。①研究了尪痹（类风湿病名），确立病名及其学术价值。明确病机为肾虚、寒湿深侵入肾为主，本证为肾虚寒盛，标证为邪郁化热，基本摸清该病主要诊治规律。②研制第2代治疗的中成药，根据辨证论治原则，结合标本证候，研制“尪痹复康冲剂”，主治肾虚寒盛证，“尪痹清宁冲剂”，主治肾虚标热证。③辽宁省本溪第3制药厂提供药物，中日友好医院等12所医疗科研单位共验证401例，治后临床治愈7.73%，显效率32.92%，总有效率86.53%。实验观察，该制剂可抑制急、慢期关节肿胀，无毒副反应，对人体免疫功能有明显调节作用。

一三四、益肾通督片治疗强直性脊柱炎的临床与实验研究

1995年由北京中医医院齐岩等5人完成。以该经验方建成Wistar大鼠角叉莱胶性足肿胀模型等。设3个剂量，观察该片抗炎作用与强地松相似，镇痛作用与阿斯匹林相似，并具免疫增强功能和改善血液流变性作用，剂量及药效学提示其安全无毒。临床随机单盲分三组观察，3个月为一个疗程，治疗以腰骶椎疼痛为主以中期居多的强直性脊柱炎（AS）151例，治后总有效率94.7%，优于双氯灭痛及大活络丹组，治疗后AS患者炎性介质5-HT（5-羟色胺）及LSA水平降低，其中阴虚内热型血浆5-HT降低更为显著，总有效率、显效率各94.7%、42.38%，优于中药对照组，接近西药对照组疗效。

一三五、中西医结合治疗系统性红斑狼疮临床及实验研究

1995年由北京中医医院张志礼等5人完成。对符合1982年美国风湿病学会（ARA）关于系统性红斑狼疮SLE诊断标准的677例作临床验证。其中中西医结合组485例，单纯中药组84例，以皮质类固醇激素为主单用西医药组108例。中医辨证分毒热炽盛、气阴两伤、脾肾两虚、脾虚肝郁等4型。每疗程3个月。中西医结合组总有效率95.8%，显效率51.4%，长期随访存活率、缓解率均明显优于其他两组，疗效居国内领先水平。1992年开始，将治脾肾两虚型SLE基本方制备“狼疮冲剂”，用美国引进的小鼠狼疮模型作药效学实验，证实中药能抑制抗体形成与沉积、降低肾损害与蛋白尿的作用。

一三六、治愈4例急性放射病人及10年医学观察和处理

1978年由军事医学科学院等5个单位完成。1963年收治4例受大剂量照射的急性放射患者。全身照射剂量各为200、400、600和800拉德。经营养、中西药物、手术、体疗及锻炼等，总结出损伤恢复规律，治愈后4例经神经、内分泌系统、脑电图、造血功能、外周血染色体、眼晶体、骨骼、生殖系统及所生子女的10

年随访，所生后代健康。

一三七、烧伤防治研究的成果

1978年由第三军医大学附属一院完成。系统总结20年来烧伤防治学的经验，经实验及临床验证，提出中西医结合败血症的分型等。

一三八、中西医结合治疗烧伤

1978年由北京军区汽车七团卫生队完成。自1969年开始，以自制烧伤1～4号外用脱痂膏为主，结合中药内服，西医抗休克、抗感染、切痂植皮等中西医结合治疗方法，进行治疗。方法：经抗休克处理，创面喷3号药粉后，再喷1号药液或2号药液；陈旧创面，严重感染，形成肉芽者，用4号粉。一般每隔2～4小时喷药一次，结痂后停用3号药。7年中治各种烧伤3000余例，总治愈率99%，其中重度以上烧伤治愈率96.47%。抑菌试验及动物实验，证实烧伤1、2、3号对绿脓杆菌、葡萄球菌有较强的杀灭和防止结痂自溶作用。

一三九、大面积烧伤治疗

1978年3月由上海第二医学院等2个单位完成。自1958年抢救邱财康成功后，19年来共救治严重烧伤者4407例，总治愈率91.5%。19年来治烧伤的创新：①1964年用异体皮打洞嵌入自体皮法治大面积三度烧伤；1966年结合分期分批切痂，异体皮打洞嵌入自体头皮，治愈1例烧伤面积98%，三度烧伤达90%的钢铁工人。②用改进中草药愈疮10号脱痂，用药1周后，暴露新鲜肉芽组织以供植皮。③1973年开始用热风疗法，使深二度烧伤获痂下愈合，某些三度烧伤获痂下无菌，防止早期败血症。

一四〇、中西医结合治疗大面积烧伤

1978年3月由北京积水潭医院完成。1958～1976年，共收治烧伤面积达80%以上患者95例，成活率42%（40例）。主要内容：①中西医结合抢救休克。②早期分次切痂、削痂、异体皮盖创面、异体皮打洞植入自体皮。③中西药控制感染。④用中西药，加强营养，扶正祛邪。⑤选用头针麻醉进行切痂植皮术。1976年对3例大面积黄磷烧伤患者（总面积/三度面积分别为80%/50%、51%/20%和43.5%/33%）在抗休克全身综合治疗下，创面用新解毒药（硫酸铜、碳酸氢钠、羧甲基纤维素和十二烷基硫酸钠的混悬液）去除坏死组织和残余磷。及早给予大量利尿剂、碱性药和解毒药保肝护肾，2个月治愈。

一四一、大面积烧伤治疗

1967年3月由北京医学院第一附属医院完成。1968年在北京、上海、天津等兄弟单位支援下，采用分期焦痂切除、异体皮移植和开窗嵌自体皮方法，成功地抢救了烧伤总面积98%，三度面积为88%的青年女工王世芬。现患者能自理大部分生活和参加一定的社会活动。自1968年11月后，该院共收治烧伤总面积88%以上，三度面积46%以上患者8例，成活4例（烧伤总面积/三度面积分别为98%/88%、90%/70%、98%/63%和88%/46%）；死亡4例（烧伤总面积/三度面积分别为94%/84%、98%/90%、98%/78%和91%/70%）。

一四二、烧伤收敛结痂中草药的毒性研究

1980年由上海第二医学院烧伤研究室等3个单位完成。1973及1976年对18种中药鞣质毒性作实验观察，用高锰酸钾法或国际皮粉法测受试中药鞣质含量；用显色法鉴别水解型鞣质或缩合型鞣质；以0.5%五倍子鞣质为标准，注受试药于小鼠，观察死亡数及谷丙转氨酶和肝组织学变化，发现虎杖、四季青、裸花紫珠、鱼岭素、红树皮、杨梅树皮、杞木、山槐、柚柑等9种中药含缩合型鞣质；石榴皮、桉叶、地榆、诃子、酸枣根皮、五倍子、老虎泡叶、黄泡叶、橡椀等9种含水解型鞣质。含缩合型鞣质者毒性低，对肝无损或仅轻度损害；含水解型鞣质者毒性高，对肝有严重损害。

一四三、重度冻伤治疗药物蒲公英呋喃西林霜和呋喃西林糖酐霜

1978年3月由吉林医科大学基础部等2个单位完成。1970～1976年吉林医科大学和长春制药厂协作筛选，研制成治疗重度（3、4度）冻伤药物——蒲公英呋喃西林霜和呋喃西林糖酐霜。动物实验和临床治疗结果证明疗效显著，达国际水平。①家兔实验疗效：蒲公英呋喃西林霜的组织保存率为74.27%。呋喃西林糖酐霜的组织保存率为68.82%。②猴体冻伤实验疗效：猕猴足重度冻伤后，经两药治疗，其组织保存率分别为75.93%和70.77%。③临床冻伤治疗效果：以此2药为主的综合疗法治疗9例重度冻伤患者，3例治愈，1例基本治愈，

5 例冻区大部组织保存。

一四四、高原低氧环境与气虚、血瘀证关系的研究及高原中药防治气虚、血瘀证疗效分析

1990 年由青海省中医院等 2 个单位的张早华等 5 人完成。研究证实：①高原气虚、血瘀证的发病率与居住地的海拔高度、居住年限呈正相关;外环境自然清气不足导致宗气虚、无力、血瘀为基本病机。②初拟了高原气虚、血瘀证定义及中医诊断标准。③提出心功能、心钠素检测高原气虚证有定性、定位、定量诊断价值;血栓素 B_2、6-酮-前列腺素 F_{1a}及其比值可作为高原血瘀证的可靠诊断指标。④狭叶红景天兼有生脉饮和丹参川芎合剂的益气活血作用,是防治高原气虚、血瘀证安全有效的药物。

一四五、高原医学研究

1978 年由第二军医大学完成。在高原人体营养素需要量、营养状况调查及高原蔬菜、野菜及野果营养成分调查中,鉴定了 9 种野果、52 种野菜、4 种茶叶代用品可供食用。

一四六、中西医结合治疗毒蛇咬伤

1978 年由广州军区蛇伤防治研究组完成。1970 年从民间草药中筛选出半边莲等药，制成蛇伤解毒片及蛇伤解毒注射液，7 年来中西医结合治疗金环蛇、银环蛇、眼镜蛇、蝮蛇、五步蛇、海蛇等各种毒蛇伤 893 例，其中危重型 84 例,治愈率 99.1%。救治 1 例血红蛋白 2g 的五步蛇咬伤患者，被抢救者中还有自主呼吸停止 400 小时以上者 4 例。与湖南医药工业研究所协作，分离出有效成分琥珀酸钠等，并人工合成，制成片剂用于临床，又研制出局部用的高锰酸钠液，用于咬伤早期，疗效显著。提出排毒解毒、通利泄毒、对症抗毒等系列救治措施。

一四七、蛇药、蛇毒的研究

1978 年 3 月由中山医学院等 5 个单位完成。发现：①小鼠实验证明该片剂与针剂对眼镜蛇、眼镜王蛇、银环蛇、蝮蛇、海蛇中毒均有明显保护作用（$P<0.001$)，临床治疗 308 例各种蛇咬伤患者，治愈 305 例（治愈率 99%)，救活 7/9 例呼吸麻痹的银环蛇咬伤患者（无后遗症)。②急性和亚急性动物实验证明该药口服及肌注对肝肾无害，数百例临床应用中仅少数有轻微胃肠反应。③大白鼠横膈肌模型中标记蛇毒在蛇药作用下分布明显减少；猫肾上腺灌注实验证明蛇药注射剂可兴奋 N 受体。④蛇毒毒理及蛇毒综合利用研究。

一四八、精制抗蝮蛇、五步蛇、银环蛇毒血清

1978 年 3 月由上海生物制品研究所等 4 个单位完成。①在江浙两省临床应用精制蝮蛇抗毒素治疗蝮蛇咬伤患者 530 例，治愈 524 例(治愈率为 98.9%),死亡 6 例(病死率 1.1%),发生过敏反应 13 例（抗过敏处理，反应消失)。②浙江、湖南、江西和广西临床应用精制五步蛇抗毒素治疗五步蛇咬伤患者 62 例,死亡 1 例(病死率 1.6%)，过敏反应 6 例（抗过敏处理,反应也消失),但对少数患者未能阻止其蛇毒所致的局部组织坏死。③在佛山、广州梅县临床应用精制银环蛇抗毒素治疗银环蛇咬伤患者 29 例，全部治愈。

第三节 急腹症

一、中西医结合治疗急腹症

1978 年 3 月由天津市南开医院等 2 个单位完成。1962 年开展急性阑尾炎、溃疡病急性穿孔、急性胰腺炎、急性肠梗阻、急性胆道感染及胆道蛔虫病等急腹症的中西医结合治疗和有关中医理论及药物的研究，至今已治疗近万例患者。据 6 种急腹症 4155 例分析，其中 3384 例经非手术疗法治愈，非手术率 81.4%，减轻了患者痛苦，提高了疗效。从 1964 年开始，以此法为突破口，通过抓法求理的途径，进行了 70 多项实验研究，初步证实中药及针刺对急腹症梗阻、感染、血运及功能障碍等 4 个基本病理过程有一定影响。10 多年来临床与实验研究总结,提出急腹症发生发展过程中内因与外因、局部与整体、功能障碍与器质改变的相互关系,实现了诊、治、护、药 4 个方面的结合。

二、甘遂黄硝散治疗外科急腹症

1988 年由北京市第六医院张增仁等 5 人

完成。本剂源于《伤寒论》大陷胸汤，易汤为散而成。创立以“水热结聚肠胃”为辨证新法，指出急腹症治疗适应证应属实、热证者，不宜用于虚寒证。方法：方中3味药，以散剂冲服或胃管注入，药量为汤剂量的1/10～1/20，结果：治急性腹膜炎82例，治愈率96.3%；急性肠梗阻248例，治愈率91%。此外，还经实验及对照观察，初步探索了本剂治疗急腹症的机理。

三、中西医结合非手术方法治疗宫外孕

1978年3月由山西医学院第一附属医院等3个单位完成。19年来治疗各类宫外孕800多例，非手术率达90%左右。该疗法使患者免除手术痛苦，且无后遗症。某些宫外孕兼有部分肠粘连或盆腔炎者，服用宫外孕方后，获不同程度的好转。1974年开始实验研究后，已就宫外孕方剂对促进腹、盆腔内血液和血肿包块的吸收作用、宫外孕方剂作用原理、宫外孕Ⅰ、Ⅱ号方剂临床应用、治疗宫外孕腑实证兼证药物对肠管作用、宫外孕方剂对全身影响及组方、拆方等方面，进行了初步的探讨。

四、中西医结合非手术方法治疗宫外孕临床及实验研究

1988年由山西医学院等2个单位于载畿等5人完成。1985年开始，进行非手术疗法治疗。①1198例次中，非手术率80%～90%，总结出治疗规律、辨证分型、各型治疗方法及护理常规。②70年代用天花粉杀胚，提高了疗效，缩短了疗程。③研究腑实证方药，提出休克型、不稳定型腑实证发生多的规律，以预防服药使其发生率由原42.2%降至15.8%。④临床验证中借助现代监测手段，提高诊断水平，尤其对未破损型宫外孕的诊断，积累了可贵的经验。⑤大量病例随访，证明本疗法无后遗症，并部分保存了患者的生育力。⑥对兼有盆腔炎及肠粘连者，达到了异病同治的目的。⑦1966年以来通过全国性进修班进行推广。⑧药理研究证明中药能促血块吸收、舒张血管、提高细胞吞噬功能及抗炎镇痛效能。宫外孕Ⅱ号方可降解纤维蛋白原，提高血浆纤溶性和胶原酶活性。

五、腹腔镜与中西医结合保守治疗宫外孕

1994年由北京中医医院吴育宁等5人完成。经腹腔镜于局灶性部位注入MTX，结合中药口服治疗宫外孕86例，全组患者有效率100%，较国外大量MTX冲击疗法（300mg/m^2）毒性低，又较纯中药治疗缩短疗程，输卵管再通率达82.96%，保留了生育功能，减少患者痛苦。该方法杀灭胚胎并清除包块，具有较大的应用价值。

六、中西医结合清解片、化瘀片、巴黄片治疗急性阑尾炎临床观察及实验研究

1983年由天津市中西医结合急腹症研究所完成。1979年后，根据清热解毒、活血化瘀、通里攻下3法常用单味药有效成分混压，制成清解、化瘀、巴黄3种片剂，每片重0.35g。①临床：天津、河南11个临床单位单用“三片”治疗急性单纯性和轻型化脓性阑尾炎300例，住院日首服清解片8片，以后日3次，每次4片；巴黄片日1次，每次1～2片，血瘀者加化瘀片日3次，每次2～4天。便通，腹痛缓解后停用巴黄片，诸症缓解，热象退则单用化瘀片。治愈率92%，总有效率>95%，住院7～8日痊愈出院，无毒性及过敏反应。②实验：大鼠、家兔、小鼠实验结果与临床相符。

七、中西医结合非手术治疗急性阑尾炎穿孔合并弥漫性腹膜炎的临床和实验研究

1993年由天津市第二中心医院王朝珍等5人完成。以阑尾炎1号为主，对大量病例进行系统观察，建立该病分型治疗，采用通里攻下、清热解毒、活血化瘀3法，酌情用广谱抗生素，治疗274例，优良及有效率各84.3%、96%，远期随访68例，优良率85%。实验证实该方具有减毒、抑菌及免疫作用。

八、中西医结合治疗急腹症及肝胆管结石

1978年3月由遵义医学院完成。1958年后，中西医结合治疗常见急腹症11722例，总治愈率92.7%，病死率由4%降至1.1%；使2/3患者免除了手术。创用总攻疗法，使肝胆管结石的排石率由49%提高到64.4%；输尿管结石由31%提高到61%，排石时间平均由38天缩短至21天，并开展了扶正祛邪、以通为用理论的研究。对急腹症的发生、发展、诊断、治疗等方面提出了一些新观点和新认识。1958年用中西医结合法治肝胆管结石，排石率49%，1971年用总攻疗法治疗肝胆管结石163例，排石率提高到64.4%，排净率26.6%，病死率降至0.6%，排石时间由6～7天，缩短至1～2

天。并以临床和实验证明排石汤可明显增加胆汁流量和一定程度的舒张括约肌作用。加用硫酸镁及吗啡等可提高排石率。

九、中西医结合“总攻”排石疗法治疗肝胆管结石

1986 年由遵义医学院等 2 个单位贺瑞麟等 5 人完成。1971 年创立“总攻”疗法，在中药排石汤（柴胡、黄芩、木香、枳壳、元胡、川楝子、大黄、芒硝）利胆效应基础上加小剂量吗啡，胆压可迅速增高 1～2 倍，胆囊也进一步充盈，就在此作用高峰之际，利用亚硝酸异戊酯、脂餐、硫酸镁及稀盐酸、电针等协调作用，使胆石加速排出。全国 27 个省市地区 62 个单位，应用该疗法，治疗肝胆管结石 4235 例，排石率平均 60%，排净率 30%。临床观察 217 例患者，经统计学处理结果，有 2/3 病例可经非手术治愈，排石率为 65%，完全排净率为 27%，远期随访良好者 69%。与单用排石汤治疗的 195 例（排石 49%）相比，疗程明显缩短，疗效提高。

十、中西医结合治疗胆石症

1978 年由成都军区 372 医院完成。提出急性与慢性、高脂与低脂餐、动与静、综合与单一疗法的辨证关系，胆石症急性发作时，进高脂餐增加胆汁分泌，加强体育锻炼，以综合疗法促胆石排出。1977 年将排石汤改为排石冲服剂，药物由 10 种减至 3 种组方。509 例患者中，中西医结合排石 483 例，排石率 94.9%，其中胆囊结石 141 例，排石率 87.2%；胆道结石 368 例，排石率 97.8%。临床治愈、好转各 231、252 例。结石最大 3.8×2.5×1.7cm。该法虽使多数患者经非手术疗法排出结石，但疗程较长，且对胆囊结石效果较差。

十一、中西医结合治疗泌尿系结石

1978 年 3 月由中医研究院广安门医院完成。泌尿系直径 0.8cm 以上的结石既往以手术为主，但常有合并症，10 年内复发率高达 62.8%～80%。用中西医结合法治泌尿系结石 610 例，排石率 68%，其中直径小于 0.5cm 者，排石率为 91%；0.6～0.8cm 者为 67%；大于 0.9cm 者 53%；大于 1cm 者为 30%（最大 1.8cm×1.1cm）；多发结石排石率 58%。提出结石小于 0.8cm 者，以渗湿行气为主；有感染者加清热药；久病者加温补脾肾药；因结石移动，输尿管痉挛而绞痛者，以理气开郁为主，辅以利尿；横径 0.8～1.0cm 者，久停不移动时，先用破血化瘀药，再以破气行气利湿法，促其排石。

十二、泌尿系结石的病因和发病机制的系列研究及其在临床及预防上的应用

1992 年由北京医科大学泌尿外科研究所沈绍基等 5 人完成。30 年来，对含钙结石、结石的成分和结构、肾损害与成石的关系、食物与结石的关系、溶石、尿粘蛋白等方面进行了系列的研究。发现食糖、菠菜负荷与草酸钙结石形成有密切关系，测定了菠菜、水果、茶叶等草酸含量，对比豆腐与肉食对成石的影响，开发了电子计算机食物成分分析软件。经动物实验及临床验证，证实中药复方有防石作用，如结石通、南京排石冲剂、排石汤、加味八正散、阿胶、野菊花、酸角等。在胱氨酸和尿酸石的溶石实验中，发现三乙醇可提高尿酸结石的溶解率，开发了海藻制剂-外源性酸性粘多糖，可有效地抑制草酸钙结石。

十三、温肾利水法治疗输尿管结石嵌顿性肾积水症及治愈原理研究

1986 年由上海医科大学附属华山医院等 2 个单位沈自尹等 4 人完成。1980～1984 年，确诊为尿石嵌顿积水症 100 例，共有结石 112 枚，长度＞1cm47 枚，横径＞0.7cm37 枚。服用附子、桂枝等组成的方剂，治愈率为 71%（梗阻解除，积水消失），有效率为 88%，复发率低于其他各种疗法。药理研究：温肾利水药在排除肾内结石和改善肾小管扩张上，均明显优于利水药组和生理盐水组。在狗肾积水模型上，观察药物对肾盂输尿管生理活动的影响，表明温肾利水药在不增加肾血流量的情况下，肾盂内压力明显升高，肾盂输尿管蠕动频率加快，振幅增大，提示药物对肾盂输尿管的直接作用。证实温肾利水药有可能通过神经递质和激素信使调节促使肾脏生理活动增强，克服梗阻，消除积水。

十四、中药化瘀尿石汤治疗上尿路结石症的研究

1982 年由中医研究院广安门医院泌尿外科完成。以化瘀软坚治则为主，总结出化瘀尿

石汤及其减味方。1970～1982年共治疗纵径1.0～1.7cm、横径0.6～1.1cm的上尿路结石209例，经用本方治疗后的排石率达67%，有效率85.2%。其中肾结石排石率为40.5%，输尿管结石排石率为72.6%。本方对合并肾积水者亦有清除或改善作用。动物实验表明，本方对大鼠实验性草酸钙结石的形成有预防作用，抑制结缔组织增生、松解瘢痕粘连及增强输尿管蠕动的作用，防治肾小管萎缩及肾纤维组织增生，可使含钙结石的表层结构趋于光滑而利于排石，且无毒副反应。

十五、胆道流变学理论及应用研究

1987年由重庆大学吴云鹏等6人完成。成果：①建立人体胆液的本构关系，对胆囊胆汁和胆管胆汁的流变特性及其生化组成关系进行研究。②建立了胆管壁和胆囊壁的本构关系。③确定胆道系统动力学中重要参数的相互关系。④研究了压力波在胆道系统中的传输特性。⑤测定术后炎性胆汁流变特性并建立胆道术后流变学方法。⑥提出某些胆道疾病诊断治疗的生物流变学新方法。上述研究对胆道系统病理生理学、外科学及生物医学工程有关领域具有重要价值。

十六、"推按运经仪"治疗胆囊结石410例

1988年由北京积水潭医院针灸科吴佳起等5人完成。根据针灸经络学说、信息论和黑箱理论结合按摩手法，用电子技术循经辨证取穴、程控式尖杂脉冲波刺激经穴。1985年开始共治疗410例胆囊结石，B超跟踪检查。结果：排石率92.7%，排净率17.3%。实验观察：仪器可增加胆囊收缩力，利于胆石排出。仪器性能与疗效与同类电子产品相比，处于国内前沿水平。

十七、中西医结合治疗急性重症胆管炎

1990年由天津市中西医结合急腹症研究所鲁焕章等3人完成。经十二指肠镜及时行胆管引流是解除胆管梗阻、降压和排除脓性胆汁的方法，该法损伤小、起效快、无需麻醉和剖腹；服用柴胡、蒲公英、玄参、败酱草等组成的清解灵，可直接杀灭肠道内的内毒素，还可提高网状内皮系统吞噬功能，加强对内毒素的吞噬及消化力，消除肝、脾、肺等脏器的内毒素，达到一般抗生素难达的作用，为重型急性胆管炎的治疗提供了一个新的有效方法。以该法治急性重症胆管炎的治愈率98.2%，死亡率1.8%，其住院日、抗生素用量及全程治疗费均较一般疗法低1/2～1/3，具有显著社会效益和推广应用价值。

十八、单味大黄治疗急性胰腺炎（水肿型）的临床与基础研究

1993年由上海市香山中医医院等2个单位焦东海等5人完成。用单味大黄治急性水肿型胰腺炎428例，全部有效，显效率81.3%，可缩短病程，减少并发症，重用大黄中西医结合治疗出血坏死型胰腺炎，可减少手术率、降低死亡率。建立2个Wistar雄性大鼠急性水肿型、2个出血坏死型胰腺炎模型，证明大黄对厌氧杆菌具明显抑菌作用，对内毒素有降解作用，并改善前列腺素代谢与血液流变性，从而预防及改善微循环障碍。从大黄中分离出8个有效单体，具有抑制胰蛋白酶、胰脂肪酶、胰淀粉酶、胰激肽释放酶等作用。从所建家兔发热模型治疗，证实大黄的退热作用。

第四节　外　　科

一、中西医结合治疗破伤风

1978年3月由广东省中医医院完成。1964年后，中西医结合治疗破伤风231例，治愈222例，占96.11%，死亡9例，占3.89%。治疗以驱风镇痉、清热解毒为原则。中药基本方用红骨蓖麻根、蝉蜕、全蝎、胆星、钩藤、葛根、田基黄、半枝莲组成，另见发热、恶寒、脉洪数、腹胀、便秘等症加减，便秘时用大黄、玄明粉煎剂灌肠。小量破伤风抗毒血清蛛网膜下腔注射，成人7500～10000单位，儿童4500～7000单位，每个疗程仅作1次注射。其他治疗给少量镇静、催眠药物，必要时作气管切开。该疗法较单纯西医治疗时间缩短三分之一，费用较其他方法降低。

二、治疗颈腋淋巴结结核脓肿型和破溃型的经验

1982年由中医研究院西苑医院外科等2个单位完成。1958～1982年以清创手术结合用抗结核药并外用及内服中药的方法治疗颈腋部淋巴结结核共356例559个脓肿和破溃病灶，脓肿直径2～17cm，瘘管窦道长2～20cm，二者均以3～5cm者为最多。结果全部获愈，22例(6%)经2次以上清创获痊愈。伤口愈合时间平均为15.3天，清创术后予以缝合者平均9.3天愈合，清创术后不缝合者而于局部用中药者平均32.9天愈合。随访1～15年的289例中25例复发，复发原因多系清创不彻底，术后未合理应用抗结核药或中药者。本疗法疗程短，治愈率高，复发率低，病灶疤痕小。

三、去腐生肌治疗慢性窦道

1986年由天津中医学院中医研究所李竞完成。以中西医结合方法治疗手术后形成的慢性窦道，使用具有去腐生肌作用的药捻时，注意取净被污染的线结。该治疗组166例中124例找到227个线结，平均治疗时间23.2天，较对照组缩短28.6天，并基本无需行搔刮术。对深而较复杂的窦道用冲洗灌药法，清除深部的脓腐或加用α糜蛋白酶加速去腐，灌注敏感抗菌药物控制感染或再配合抽吸加速脓腐排除，使一些西医治疗无效的复杂病例获治愈。对个别先天性窦道，灌注10%～20%三氯乙酸，以毁灭窦道内壁的上皮细胞，促进伤口的愈合。该法简便、有效、易掌握、疗程短、痛苦小、价廉。

四、治疗急性胆道感染新药假蜜环菌甲素

1987年由南京药物研究所等4个单位程培元等6人完成。商品名亮菌甲素，$C_{12}H_{10}O_5$，化学名3-乙酰基-5-羟甲基-7-羟基香豆素。兼具利胆、解痉、止痛、消炎等作用。单用治疗非严重梗阻型急性胆道感染的痊愈率高于联用抗生素加利胆解痉剂对照组（$P<0.01$）。该药特点是起效快、活性高、剂量小（0.4～0.8mg/次）、安全、毒性小、重复使用无耐药性，费用仅为抗生素联用治疗的1/2。1977年通过鉴定后投产，已化学合成并有水针剂、粉针剂及片剂，用针剂治疗1.4万多例，片剂治疗1.3万多例，产品已投放市场。

五、523研制及其止血消肿功效的临床验证

1985年由上海市崇明县新河卫生院黄炳良等3人完成。1979年研制童便粉剂（代号523），1981～1983年并进行了临床观察。"523"粉剂系采用体检合格的十周岁以下男性儿童小便，用碱性沉淀法制成后，以巴斯德消毒法（60℃ 10小时）灭菌并分装安瓿（0.5g和1.0g二种规格）。每次口服0.5～1.5g，每日服2～3次，以温开水加适量黄酒或生姜红糖茶送服，3～5天为一疗程。该剂经杂菌检验符合卫生标准，HBsAg测定阴性，毒性试验表明对脏器无损害，临床验证表明治疗急性损伤血肿，明显优于三七片、多糖类；治疗崩漏等妇科出血症53例亦获得94.3%的近期止血疗效。

六、25号外用止血剂

1978年由南京军区总医院完成。1966年5月至1972年5月，从300多种中草药中筛选制成11号、18号、25号甲型、新甲型25号外用止血剂，经5000余次动物实验，制成止血粉、止血纸、止血栓等各种剂型。甲型、新甲型25号外用止血剂由中西药物组成。具有止血、止痛和消炎作用。试用1703例，止血率达97%，已用于各种手术所致组织及脏器损伤性出血和外伤性出血，对慢性溃疡、炎症、湿疹、褥疮等亦具较好效果。该制剂于1972年5月在南京通过鉴定后，已批量生产，除用于国内，还多次援外，颇受欢迎。

七、中药水蛭汤防治微血管术后血管危象的应用研究

1994年由山东省文登市整骨医院韩明涛等5人完成。以活血化瘀、抗凝防栓、解痉活络、益气生肌、改善循环、通则养荣为原则，观察94例断指、断腕、断掌再植、手指再造、各种皮肤移植，手术成功率96.2%，血管危象发生率仅6.3%，避免了西药的不足之处。实验证明，水蛭汤可有效地改善微循环、解除血管痉挛、增加血液灌流量而利于移植组织的成活，能明显抑制血小板凝集，而防止吻合微小血管发生血栓和栓塞，并有一定的抗炎镇痛作用。研究结果为中医药用于显微外科手术提供了有效药物。

八、中西医结合治疗严重复合伤

1988年由中日友好医院刘维等5人完成。用本法治疗结果：41例严重复合伤，死亡1例（2.44%），参照全国骨愈合标准，40例共157处不同部位骨折均临床治愈，除3例胸腰椎骨折合并截瘫功能未恢复外，其余37例均获满意功能恢复。体会：发挥中医药治疗的重要作用，骨损伤与其他脏器损伤同步治疗；复合伤伴休克时，待休克复苏后，在检查并修补脏器的同时处理骨折，开放伤清创缝合时作骨折对位并以金属外固定器固定；闭合性骨折用夹板外固定；伴脑外伤昏迷者行切开内固定，以防止骨折移位。患者住院后重点作好中西医结合医疗和护理工作，重用中药调正伤后脏器不平衡状态及外伤后的组织坏死，用中药处理大面积皮肤撕脱伤。此外，还需注意严重创伤患者营养及恢复期功能锻炼。

九、慢性前列腺炎血瘀证型的机理研究——前列腺汤（通淋胶囊）的治疗作用原理

1993年由中国中医研究院广安门医院刘猷枋等5人完成。以该方治疗561例慢性前列腺炎，其中前列腺汤治愈率81.6%，通淋胶囊80.3%。该方还可明显降低患者前列腺液的pH值，增加前列腺液锌含量，增强前列腺抗感染力。实验发现，上述制剂能明显降低家兔模型的全血粘度、血小板聚集性及粘附率。对实验性微循环障碍小鼠微动脉血流停止有明显推迟发生作用。对大鼠前列腺炎模型的前列腺炎性细胞浸润及纤维母细胞增生有明显抵抗抑制作用，可使模型的腺上皮细胞恢复分泌功能。该方药有明显抑菌、镇痛、促进吞噬细胞功能等作用。

十、中西医结合治疗肛肠疾病

1978年由北京军区291医院完成。1969年开始，用自治枯痔液治疗14356例各期内痔、脱肛等为主肛肠疾病，治愈率95.2%。第38野战医院用该药治疗各期子宫脱垂8000余例，治愈率70%。治疗时，每个痔核注射0.5～1ml，3～5天为一个疗程。多数患者经2～3个疗程后，即可治愈。脱肛者取截石位，在3、5、9、11点处注药，5～7天为一个疗程，一般2～3个疗程即可治愈。治疗时注药后有下坠感，个别患者有水肿，48小时后可自行消失。患者有严重心、肝功能不全、高血压病、冠心病、心绞痛发作期、经期、妊娠3个月内、产前及产后3个月内禁用。

十一、枯痔疗法

1978年3月由福建省人民医院完成。1955年后，用枯痔疗法治疗。①枯痔钉插入法，内痔吸出固定，红汞消毒，内痔如小指头大者插入枯痔钉3条，食指大者插入4～5条，有肝、肾病史者用无吡枯痔钉。治疗1万例，治愈率94%。还研究了治疗中炎症反应、T道引流、纤维组织新生而愈的全过程。②注射法用于初期、二期内痔，合并严重心、肺疾病及贫血者，注枯痔液治疗。治2415例，初、二期内痔治愈率97%。③结扎法用于纤维硬化内痔及混合痔，内扎外切，肛门皮肤消毒后，注1%普鲁卡因1～2ml，单纯内痔贯穿结扎，治9000例，治愈率99%。

十二、枯痔注射及外痔切除疗法治疗痔核的研究

1978年3月由重庆市中医研究所完成。硇砂和石灰水制成枯痔注射液，注入内痔，痔核由内向外坏死后，自行脱落。治外痔时，将习用的环状及钳夹切除术，改为小切口切除术，创用肛沿点状小量局麻。用枯痔注射及外痔切除术治3270例，治愈率96.2%，随访664例，3年内复发率5.6%，5～10年复发率19.62%，很多单位重复证明，该法疗效稳定，具有安全、疗效高、疗程短、痛苦小、并发症少、简、廉等特点，适用于农村及厂矿医疗单位，尚待探索疗愈机理。

十三、母痔基底硬化疗法及局部长效止痛注射液

1978年3月由山西省稷山县蔡村公社痔瘘医院完成。1970年起，以该法治痔核16500余例，观察6453例，治愈和基本治愈率达93.6%，母痔基底硬化疗法，用明矾、甘油等制成硬化剂，注入痔核基底部，使变粗大的痔动脉硬化萎缩，直肠下端松弛的粘膜重新粘连，造成痔核萎缩，结扎大痔核，效果较好。局部长效止痛注射液主要由亚甲兰、祖师麻等制成。手术前4小时在肛周注射，用于内痔结扎、外痔剥离、肛瘘手术等，局麻作用可维持7～24天，解除了手术中及术后的疼痛，且无阻滞神经传导的副反应。

十四、6%明矾液注射疗法治疗成人完全性直肠脱垂的临床和实验研究

1981年由中医研究院广安门医院完成。6%明矾注射液（6%硫酸钾铝和1.5%枸橼酸钠）治疗成人完全性直肠脱垂获良好疗效。方法是将该注射液（常用25～45ml）注射到左右两侧骨盆直肠间隙和直肠后间隙，使直肠与侧直肠韧带、骶前筋膜及周围组织粘连而达治愈目的。1958～1979年治疗该病者214例，对其中137例随访1～20年，痊愈96例，好转18例，复发23例，总有效率83.2%。全部病例无直肠狭窄、结肠功能紊乱，排便障碍或性机能减退等后遗症。研究未发现4%～10%明矾对机体的毒副反应。

十五、肛肠科信息资料计算机检索系统

1993年由南京市中医院潘宝宁等5人完成。收集建国以来与肛肠科有关国内外、中西医期刊、杂志326种，1万多条题录，涉及肛肠有关的生理、病理、解剖及内、外、妇、护、传染、肿瘤等学科，覆盖了国内肛肠文献。根据资料性质，给出其内部特征、分类、主题词等。分类用国际疾病分类代码，予相应的肛肠病名，并可与国际分类接轨。程序用模块化技术，实现组合、查询、打印。通用性较强，对肛肠专科的医、教、研有一定的促进作用。

十六、中西医结合以中医中药为主治疗血栓闭塞性脉管炎

1978年3月由南京中医学院附属医院等2个单位完成。1960～1963年，辨证施治配合针灸治疗血栓闭塞性脉管炎。主方含当归、潞党参等。肢冷者加制附、鹿角、干姜；坏死、溃疡者加蒲公英、玄参并用抗生素，针刺上肢合谷、内关、曲泽，下肢足三里、三阴交、阳辅，治100例，高位截肢率6%。1964～1968年分型治疗配合坏死部分切除，抗生素控制感染，辨证脉络痹阻症以脱疽汤加减，血瘀化热症用顾步汤加减，热毒壅滞症用四顾汤加减，治188例，治愈、显效、好转各56、98、29例，均未作高位截肢。1972～1976年用当归、潞党参、生黄芪、石斛、红花、玄参、生甘草、牛膝组成八味合剂，治各期患者100例，统计73例，治愈、显效、进步者各23、39、7例，1例高位截肢。120例随访6～9年，优39例，良26例，差37例，其中6例高位截肢。

十七、中西医结合治疗脉管炎

1978年3月由广州市中医医院完成。1964年后，以西医确诊后，分虚寒、血瘀、热毒、气血两虚和肾虚5型，并制定治疗方案。热毒型治疗中，掌握了扶正祛邪（即活血化瘀与清热解毒）的辨证关系，在控制炎症的同时，促进了侧支循环。使易致截肢的热毒型患者的肢体大部分得到了保存。总结出缺血、坏死、感染、物理等因素所致疼痛的有效减痛、止痛方法，避免因不能忍受疼痛而要求截肢者。总结出一种较中医不作手术和西医“清创”为优的逐步清除坏死组织的蚕食方法，6例患者获成功，植皮成活率占80%以上，缩短疗程，无因手术不当导致截肢者。截肢时，除2例股动脉消失者外，均予低位截肢成功。

十八、中西医结合治疗血栓闭塞性脉管炎

1978年3月由山东中医学院附属医院完成。用中药麻醉，以通脉安和针灸疗法，控制患者肢体剧痛有显效。用中药麻醉后，患者可安睡6～8小时，有的用药1次后，即可使剧痛消失，安全、无明显副反应，且具扩张肢体血管的作用，同时合理应用抗菌治疗，发展了手术切除坏死组织的方法。该中西医结合方法，疗程缩短、疼痛减轻、促进创口愈合，使多数肢体溃烂者避免了截肢，恢复了健康。治疗401例，肢体溃烂（坏死期）者291例，占72.6%。全组治愈186例，占46.4%；显著好转79例，占19.7%；截肢者38例，占0.5%，较单纯西医治疗者截肢者少20%，获较满意疗效。

十九、通脉灵治疗硬皮病、血栓闭塞性脉管炎

1980年由中国医学科学院血液学研究所等2个单位完成。1960～1966年用通脉灵治各型硬皮病188列，治后多数病例的症状及体征均有不同程度好转。1977～1979年以通脉灵为主配合中药穴注或局部注射及外洗治各型硬皮病123例，总有效率达97%以上，其中系统性硬皮病43例的显效率为37.2%，局限性硬皮病80例的显效率为46.3%，病理活检及超微结构观察，发现治后形态学有明显改善，并改善微循环，调整结缔组织代谢。1964年用通脉灵和通脉灵加低分子右旋糖酐输注治疗闭塞性脉管炎242例，有效率68%，其中单用通脉灵治疗109例的有效率为63.3%。通脉灵对一级坏死期以下的患者疗效较好，实验发现其具有扩张中小血管、解除血管痉挛及降低血管外周

阻力等作用，利于形成侧支循环。

二十、通塞脉片治疗血栓闭塞性脉管炎的研究

1982年由江苏省中医研究所等4个单位完成。1962年以来，采取中医辨证论治为主，中西医结合治疗方法，总结筛选出治疗血栓闭塞性脉管炎的有效方药，研制成“通塞脉片”（当归、金银花、党参、玄参、黄芪、牛膝、石斛和甘草）。1976～1982年共治疗135例（病程1～21年）除给患者服用本药外，还结合创面处理及中西药物辅助治疗。结果显效率95.6%，总有效率为97.8%，高位截肢率0.74%，对84例随访1～4年，优良率为66.6%。实验研究初步证明本药具有抗凝溶栓、扩张血管、促进血液循环等作用，未见明显毒副反应。进行了药物品种鉴定、制剂工艺流程、质量规格研究。

二十一、“清脉791”恢复缺血肢体血液循环的实验和临床观察

1983年由上海市虹口区中心医院中医科等2个单位完成。1979年1月～1981年以清热解毒为主的清脉791治疗急性坏死期血栓闭塞性脉管炎130例，创面愈合率80.8%，总有效率97%，平均疗程2.4个月，截肢率1.5%。1982年第九人民医院用60只家兔，后肢臀大肌注新鲜无菌牛奶摹拟热型体征，建成急性缺血模型，分3组饲清脉791、丹参汤及凉水。观察肢体外形、皮温、血流图、经皮氧分压及股动脉造影24周。统计清脉791确可使缺血组织中原有毛细血管和微动脉开放重建血液循环，作用优于自然恢复过程，较丹参强50%。以清脉791治下肢动脉缺血19例（血栓闭塞性脉管炎急性坏死10例、动脉硬化下肢闭塞等9例），证实该药治疗急性坏死期感染性脉管炎确可扩张血管、促进血液循环的建立。

二十二、先天性巨结肠症的中西医结合治疗和组织化学诊断

1980年由武汉医学院第二附属医院等2个单位完成。1972年来研究结果：①中西医结合治疗。用耳针、穴位注入人参液或新斯的明，辨证给予导滞化瘀、补气助阳及益气养血润燥等中药，直肠狭窄区用研制的可调周径的直肠扩张器进行持续扩张。治疗55例，随访1～8年，疗效良好、好转者各33例、7例，总有效率73%，无效15例。疗效良好者可维持正常排便功能，腹胀减轻，食欲增加。X线证实，有些患儿扩张的肠管明显缩小，肠蠕动和张力恢复。②组织化学诊断。1974年后组化诊断132例标本，确诊率96%。③建立动物模型。1979年建成大白鼠实验性巨结肠模型。在135次实验中成功率45%。

二十三、同种尸体肾移植

1978年3月由上海第一医学院完成。1970年1月该院中山及华山医院用于临床，1975年7月以来，两院作13例尸体肾移植术，首例已存活2年4个月，患者肾功能正常，能作轻体力劳动。华山医院1例也存活1年5个多月后死于肺部感染。本组病例，因供肾源限制，淋巴细胞混合培养多在30%以上，此配型虽差，但用活血化瘀及清热解毒中药进行抗排斥和感染治疗中并用小量免疫抑制剂及抗菌素而获较好效果。

二十四、肝门区域血管阻断的肝段切除术的系列研究

1993年由华西医科大学第一医院郑光琪等5人完成。1987～1992年11月，用肝门区域血管阻断行肝段切除术研究。经口服葡萄糖耐量试验（OGTT）、胰岛素分泌试验（IST）和血浆内毒素含量测定（PEP）等肝储备功能测定，预测手术风险并正确选择患者。实验结果，证实肝再灌注损伤的发生机理可能与脂质过氧化有关。中药丹参和生脉散注射液均能显著减轻肝再灌注损伤的程度，缩短损伤时间。

二十五、老中医治疗浆细胞性乳晕瘘管经验

1986年由上海中医学院附属龙华医院顾伯华等3人完成。1958年用中药挂线加外用药治32例乳晕瘘管获满意疗效，1978～1985年治84例，治后总计治愈、好转各112、2例。其中54例随访0.5～6年，无复发。该疗法手术简便、疤痕小、疗效好，多数患者治后可保持乳房外形。

二十六、调摄冲任疏肝活血法纠正乳腺增生病激素失调的研究

1995年由上海中医药大学附属龙华医院陆德铭等5人完成。实验：去卵巢新西兰兔雌

二醇和黄体酮刺激制成乳腺增生模型，将调摄冲任疏肝活血法与天冬素片、三苯氧胺等对照，提示该法能减轻乳腺组织病理损伤，降低乳腺组织ER、PgR含量。临床治疗75例，痊愈率和总有效率各32%、93.33%；天冬素片对照组23例，痊愈率和总有效率各8.7%、73.91%。治疗组疗效明显优于对照组（$P<0.05$）。检测161例患者黄体期血中E_2、P、睾丸酮（T）、卵泡刺激素（FSH）、黄体生成素（LH）、催乳素（PRL），结果提示，性激素E_2与P分泌紊乱，T水平明显低于正常值（$P<0.001$），FSH和LH水平亦低于正常，PRL水平明显高于正常水平。提出乳腺增生病发生，是黄体期血清激素大环境中多项激素分泌紊乱及性激素与垂体激素间平衡失调所致。

二十七、益气化瘀法治疗慢性硬膜下血肿

1986年由上海中医学院龙华医院基础部施杞等5人完成。根据临床经验及大量中、西医文献，用益气化瘀治则治32例，优良率94%。实验研究证实本方能明显改善软脑膜微循环、消退脑水肿及加强单核吞噬细胞系统功能。本法动物实验疗效与临床验证相同。方法简便、药源充足，为慢性硬脑膜下血肿及脑内血肿提供了一条非手术治疗的新途径。

第五节　骨　伤　科

一、中医学治疗骨折理论体系的实验研究

1978年3月由上海市伤科研究所等2个单位完成。①小夹板固定骨折动静结合，同位素观察石膏固定后有肢体肌肉萎缩及充血，而小夹板固定可免除上述缺点。②创伤后活血化瘀研究，观察家兔桡骨骨折后，同位素标记观察肢体、皮肤、肌肉、尺桡骨4种组织血容量变化，发现骨折后皮肤、肌肉出现早期血容量增加高峰是因血肿周围大量新生血管所致，以后逐步恢复，丹参有增加局部血容量的活血作用；用同位素^{32}P，观察腹腔内注射同位素^{32}P后，骨折局部血肿及颅骨脉冲测定结果，证实内服中药有活血作用。骨折血肿内注射^{32}P后，骨折局部、颅骨及全血脉冲测定，说明外敷药有化瘀作用。

二、中医学治疗骨折的理论研究

1980年由上海市骨伤科研究所等3个单位完成。以形态学、生化学、组化学、生物物理、同位素、透射电镜及扫描电镜观察骨折愈合，整体及局部施治间的关系，研究中医治骨折的理论依据。该研究包括3个部分23项研究课题。①骨折愈合理论研究8项。②整体施治理论12项，包括活血化瘀理论研究4项；理气理论1项；肾主骨理论研究7项。③局部施治理论研究3项。自1958年后，研究提出：①整体施治可改善和增进局部血液循环，消除局部瘀滞；改善创伤后机体的全身应激反应。②局部施治可减少受伤部位的骨质吸收，加强骨坚硬度，改善并促进局部血循环。

三、中西医结合治疗骨折

1978年3月由天津医院完成。1958年创制小夹板局部外固定是中西医结合治骨折新方法。提出4项原则（动静结合、内外兼治、筋骨并重、医患协作），经10多万例验证，证明该疗法较单纯传统中医疗法的应用范围大，较西医疗法骨折愈合时间平均缩短1/3，功能恢复好（功能恢复缩短1/4时间），95%骨折复位满意，97%肢体功能恢复好），基本无合并症。近年来，已从闭合性骨折治疗发展到开放性骨折，由新鲜骨折到陈旧性骨折，由四肢骨折到躯干骨折，已有90%的骨折部位采用中西医结合治疗。该法已在很多省、市、自治区推广。

四、中西医结合手法复位治疗外伤性陈旧性关节脱位

1978年3月由河南正骨研究所等2个单位完成。1958年后用该法治疗外伤性陈旧性关节脱位，减少了切开复位的一些缺点，为该病治疗开辟了途径。手术复位方法：全麻下，以轻到重力量，活动范围由小到大，使脱位的关节内收、外展、前屈后伸、旋转拔伸牵引，局部按摩等方法剥离关节周围软组织粘连后，以杠撬法、旋转复位法、拔伸推压屈肘等手法使之复位。配合内服、外用中药及适当固定和开展功能锻炼等，治疗肩、胯、肘陈旧性脱位245例（多为2～4个月），成功者199例（包括胯关节72例、肩关节70例、肘关节57例），复

位成功率81.2%；陈旧性髋关节脱位33例，远期随访，功能恢复优良者76%。

五、中草药促进骨折愈合的研究

1978年3月由贵阳中医学院等2个单位完成。1972年后，从实验证实中药接骨Ⅰ号、草药（闭经药、刺老包、水冬瓜）、九节茶可促进骨折愈合，治疗1000多例骨折，疗效满意。中药接骨Ⅱ号服药31天时，骨折全部愈合，实验观察对照组骨折半数未愈合。骨折愈合时间较对照组约早1周，病理观察，服药组骨内膜成骨细胞增生突出。骨痂早期形成，髓腔内有大量多核巨细胞或破骨细胞活动，P.A.S反应，服药组服药31天的骨抗折力达到对照组42天的承担重力。实验证明，草药促进骨内膜成骨细胞增生，增强破骨细胞活动，软骨骨痂较少，髓腔毛细血管扩张充血。

六、小夹板固定治疗骨折的生物力学

1988年由中国中医研究院骨伤科研究所尚天裕等2人完成。1984年开始，通过陈旧骨干骨折及前臂骨干骨折资料分析，选择骨折的绝对与相对固定为关键，用电测试夹板固定治疗四肢骨干骨折的力学参数，探讨夹板相对固定的条件；用电子万能试验机建立家兔闭合骨折模型，探讨夹板固定对骨折愈合过程的影响。证明：夹板固定对骨折端无应力遮挡作用，对血运无破坏，对骨折自然愈合过程无干扰，对肢体外型无损伤。并提出其他内外固定方法的适应症，骨折愈合的自身辨证规律及探索新的骨折固定方法的观点。

七、压应力与骨折愈合适应性在离体培养骨组织和成骨细胞水平的研究

1993由中国中医研究院骨伤科研究所李可心等5人完成。设计了能实现间断和持续性纵向加压的机械装置，成功地运用于鸡胚绒泌尿囊膜上培养的半截断骨组织，建成培养骨组织骨折愈合生物力学模型，用X线片、光镜、电子显微镜和扫描电镜观察间断压应力和持续压应力。发现在等力值压应力下，间断压应力能更快地促进骨折愈合，并增加成骨细胞及碱性磷酸酶活性；一定范围内应力值大小与骨折愈合程度呈正比。研究结果阐明了小夹板固定中所形成的特有纵向间断压力有促进骨折愈合的肯定作用，证明动静结合原理指导下的小夹板固定优于其他固定方法，并补充了骨折愈合的基础理论。

八、淫羊藿注射液对试管内股骨生长的促进作用

1983年由河南省洛阳正骨研究所完成。引进国外试管内培养鸡胚股骨法，观察淫羊藿对鸡胚股骨生长的影响。每批实验取9天鸡胚15个，将同一鸡胚的两个股骨随机分为用药及对照两组，用药组培养液中加淫羊藿注射液（每毫升相当于生药1克的注射液：培养液＝2～3：100），于第5天加入同位素（$Na_2{}^{35}SO_4$）标记24小时。培养6天后，用药组鸡胚股骨长度及干重、增长值各为对照组的116%和112%、股骨蛋白多糖合成活性有促进作用，其股骨^{35}S掺入强度为对照组的133%，两组间有显著差异。认为淫羊藿注射液明显促进损伤关节软骨修复，是一个治疗关节软骨损伤有价值的药物。

九、骨科名医系列接骨中药——三七活血丸、接骨丹、壮筋续骨丸

1986年由吉林省中医药研究院胡黎生等4人完成。三七活血丸、接骨丹、壮筋续骨丸（简称A、B、C）系以骨科名医胡黎生主任祖传六世接骨方研制。临床验证及药理实验证明：A药具早期改善血循环、化瘀、消肿、止痛作用；B药使中药骨折端骨折新生旺盛，钙盐沉着并加速骨折愈合；C药可增强机体细胞及体液免疫功能，利于骨组织修复重建。该系列药使用中，无明显毒副反应。治疗时辨证用药，全组治疗499例，对照163例，疗效差异显著（$P<0.01$），给药组肿胀消退较快（消肿$\overline{X}$6.32天），临床愈合时间显著缩短（临愈$\overline{X}$32.49±12天），临愈时连续骨痂生成率96.79%；功能障碍转阴率47.14%，治疗前后主要临床观察指标改变显著（$P<0.01$）。

十、内服平乐接骨丹

1986年由河南省洛阳整骨研究所孙炳烈等5人完成。①临床验证：选伤后7日内闭合性股骨干骨折200例，分2组，每组100例。用药组服平乐接骨丹，治后X线检查和临床观察，用药组骨折愈合时间较对照组提前6.2天（$P<0.01$）。②实验：瑞士大白鼠120只，日本种家兔44只，建立家兔0.8cm、大白鼠0.3cm桡骨中段缺损，另一部分大鼠建成闭合性骨折

模型，分组观察，平乐接骨丹用药组经X线检查、组织学及组织化学、^{3}H-胸腺嘧啶核苷（^{3}H-TdR）放射自显影证明，该接骨丹可促进骨缺损的愈合。用药组较对照组提前36.62%（P<0.01）。^{3}H-TdR放射自显影证明用药组标记细胞计数较对照组多211‰（P<0.01）。

十一、中西医结合治疗感染性开放性骨折

1980年由天津市中西医结合治疗骨折研究所等2个单位完成。以治溃疡中药为主，内服中药及西医疗法，治24例严重感染性开放性骨折，其中19例保存了肢体，仅5例截肢。对中医“偎脓长肉”学说进行了探讨。发现生肌象皮膏可明显增加溶菌酶和巨噬细胞，增进局部噬菌、抗炎作用。研究了骨的肉芽岛和皮岛的发生发展过程，证明生肌象皮膏促进肌肉蛋白质的合成，使裸露骨面形成骨的肉芽岛，使瘢痕组织柔软，血运充足。实验发现中药无明显抑菌作用，主要经提高机体免疫力，加速创面愈合。该疗法特点：①操作方便、易推广。②加速创面肉芽组织生长，缩短疗程。③愈合后瘢痕松软，富有弹性。④多数患肢可保留功能。

十二、中医治疗慢性化脓性骨髓炎

1988年由河北省新乐县中医院谢景龙等5人完成。该病属中医外科附骨疽范畴。方法：内治与外治法同步应用。内治以骨炎汤重用明矾引药入髓，使之解痼热、除痹通络、改善微循环、复活待死之骨，促进病理骨折愈合；外治用简易手法摘除死骨，辨肉芽脓液开放换药，促进肉芽生长，破历载待死骨形成，骨壳坚固后再手术的常规，同时以辨证分型研制5种药。结果：治愈率95%。

十三、生肌膏等外用中药“偎脓长肉”作用机理研究

1995年由天津中西医结合治疗骨折研究所李秀兰等5人完成。①建立家兔偎脓长肉模型，制小孔不锈钢管埋置法收集创面细胞和渗出液，以创面局部微血管通透性检测和改良的Saber整体法证实脓来自创面微血管。②证实创面巨噬细胞是富含C_3b和Fc受体，并具高分泌活性的细胞亚群。③证实创面细胞功能活跃，渗出液中有多种免疫活性因子，如激活因子、趋化因子、迁移因子和生长因子等，创面细胞与活性因子互相调节，对创面加速愈合起重要作用。④检测创面调节因子纤维结合蛋白（Fn），肯定外用中药激活的创面细胞可释放Fn，创面愈合程度与创面Fn含量密切相关。

十四、中西医结合治疗骨折生物力学实验研究

1983年由天津大学力学系等2个单位完成。1981年开始，对骨折生物力学原理进行研究。①椎体压缩骨折后，如前后纵韧带或椎间盘二者之一保持完整，过伸复位可使被压缩的椎体复位且稳定性好；椎体压缩严重则复位力小，枕垫应稍低，一般以压缩程度轻者，枕垫以高12cm为宜；②前臂双骨折用小夹板和分骨垫，克服骨折移位，使尺桡骨分离恢复至正常距离及骨膜间张力，以维持骨折断端间的稳定，肱骨干骨折用小夹板及纸压垫外固定后，在布带约束下，压力主要集中于纸压垫下，而达到复位固定的作用。③布带的约束力以700～800g为宜。

十五、意念导引功治疗颈椎病临床研究

1992年由河北省北戴河气功康复医院等2个单位赵宝峰等5人完成。1987年开始用意念导引气功治疗各型颈椎病患者121例，总有效率90%，特别对脊髓型颈椎病者疗效较好。中国中医研究院西苑医院气功科以此法治17例颈椎病，有效率82.4%。部分患者治疗前后测体感诱发电位和液态智能，发现治疗前后此二种指标差异显著。71例患者治后随访半年，疗效巩固者63人。

十六、旋转复位手法与治疗颈椎性血压异常疗效研究

1991年由广西中医学院韦贵康等3人完成。用旋转复位手法治疗颈椎性血压异常患者243例，手法治后显效123例（50.6%）、有效93例（38.3%），总有效率88.9%。该手法简便、安全。已推广至国内20多个单位及港澳、新加坡等地，并获近似疗效。该课题国家投资3万元，创收约3000万元。

十七、钳持端提回旋手法复位经皮逆行穿针内固定治疗锁骨骨折的应用研究

1994年由山东文登骨伤研究所等2个单位杨茂清等5人完成。用端提钳机械性能，提高手法复位锁骨的成功率，经皮逆行穿刺针内固定，能维持复位后的位置，保证了骨折的正

常愈合，克服了其他方法的不足之处，对粉碎性骨折的疗效优于其他方法。经端提钳上提回旋、理顺筋骨等手法，使骨片复位。随访188例，优良率达97.87%。在15个单位推广治疗1218例，获相近疗效，未见迟缓愈合、不愈合或畸形愈合者，该法较其他方法平均每例可提前参加劳动55天，手术操作简便、损伤小，便于推广。

十八、局部加压垫法治疗腕舟骨骨折

1981年由中医研究院广安门医院完成。用局部加压垫法治疗腕舟骨骨折197例，其中1个月内的新鲜骨折94例，93例获骨性愈合（愈合率98.9%），平均愈合时间56天；1个月以上的陈旧骨折103例，96例获骨性愈合（愈合率93.2%），平均愈合时间93天。1979年后国内12家医院应用本法治疗168例的随访结果，157例中140例获骨性愈合，10例未愈者，7例仍在治疗中。按骨折线方向提出舟状骨骨折（不包括粉碎性骨折）的分型固定意见；桡骨线型用尺偏位固定；尺斜线型用桡偏位固定；水平线型和撕脱型均用中立位固定。此分型固定法能减少骨折断端剪力，增加纵向挤压力，有利骨折愈合。

十九、中西医结合治疗成人孟氏骨折

1988年由天津市天津医院苏宝恒等4人完成。经400例成人骨折观察、104例受伤姿势分析、6例新鲜尸体标本生物力学测试，1985年始随访77例成人孟氏骨折，平均随访时间2.5年，优良率93.5%。提出观点：①伸直型孟氏骨折损伤主要是旋转和冲击复合暴力所致，需先复脱位后整复骨折。②提出划点法诊断桡骨脱位，比传统的划线法准确。③以尺骨近折段移位方向判断伸直型（向前）或屈曲型（向后），较传统分型实用。④前臂中立位固定最稳定，伸直型以极度屈肘中立位石膏托固定；屈曲型用伸肘中立位石膏固定，2～3周后改夹板固定、练功。⑤尺骨斜形骨折背对背移位，用两个90°回旋手法整复，尺骨横断骨折用外翻牵引前臂法整复，小儿内收型用拳击法整复。

二十、尺骨鹰嘴骨折复位固定器（体外张力带）治疗尺骨鹰嘴骨折

1992年由山东文登骨伤研究所等2个单位王菊芬等5人完成。

根据生物力学原理，用零铬13（OCr13）材料制成加螺杆、钩形爪和固定钳连为一体的复位、加压、固定装置。重80～100g。钩形爪钩持尺骨鹰嘴骨块，可沿8个方向变位或移动，调节螺母能使骨折自动复位。治疗时肘关节能伸屈活动，除生活自理外，还能作一般工作。治疗158例，随访治疗后解剖和近解剖复位99.3%，恢复功能及原工作者达100%，明显高于国内外的手术疗法及体内张力带法。

二十一、治疗肱骨外髁翻转骨折经验总结

1986年由中国中医研究院广安门医院葛云彬、李祖谟等4人完成。用闭合复位夹板固定治疗肱骨外髁翻转骨折，并进行临床试验。1966年4月报告临床治疗。1974年将骨折按移位的不同阶段分度，从解剖、生理及尸体标本实验，提出骨折块移位机理，形成新的理论。1959年至1985年4月共治新鲜严重移位骨折60例，优良率91.5%。60例中有43例随诊2年以上，平均随诊15年半，随诊18岁以上者24例。临床验证：该法治疗新鲜骨折，夹板固定可靠，疗效肯定，愈合快，疗程短，功能恢复好，无坏死、创伤性关节炎和尺神经炎等并发症，方法简便，易推广。

二十二、内翻背伸固定夹治疗外翻外旋型踝部骨折的临床和实验研究

1989年由黑龙江中医学院黄殿栋等5人完成。将石膏与夹板合理配合使用。将患足有效地固定在内翻背伸位，克服单纯夹板或石膏外固定的不足，治疗104例不稳定外翻、外旋型踝部骨折，用全国统一疗效评定标准，近、远期优良率各96.7%和96.0%。创伤性关节炎发病率减至11.5%，还对内翻背伸固定法进行了实验解剖及生物力学分析。该法安全、简易、有效、便于推广，是目前国内外较理想的外固定方法之一。

二十三、四种固定方法对兔胫骨骨折愈合生物适应性的实验研究

1990年由中国中医研究院骨伤科研究所尚天裕等2人完成。用光导棒法对家兔骨折端显微位移作活体观察，发现：①常用钢板、髓内针内固定与小夹板外固定对骨折端显微位移的影响，找出骨折端局部纵轴活动的客观数据，提出骨折纵轴显微位移在一定范围内可促进骨折愈合。用图象分析法，将钢板、髓内针、石膏、小夹板4种常用固定方法固定骨折后，其骨痂内成骨细胞的大小、面积、灰度值进行比较和统计学处理，小夹板组的数值均较高。扫描电镜和元素分析固定后的骨质和骨痂，证实各种固定法对骨折吸收、骨痂形成及钙磷代谢的影响是夹板组骨质吸收少、骨痂质量好、钙磷含量高。②4种固定法的骨折愈合过程，发现小夹板局部外固定血肿吸收快、骨痂出现早、愈合迅速。证实局部相对固定的骨折Ⅱ期愈合较内固定骨折Ⅰ期愈合速度快、功能恢复好。

二十四、钩拉复位固定器治疗胫骨平台骨折

1990年由河南省洛阳正骨医院宋广赋等3人完成。该固定器由钩拉器和侧方挤压器构成。前者钩拉下移骨折块，后者挤压侧方分离移位的骨折块。该器械用机械力量，使骨折获满意复位及坚固固定，适于骨折向正后移位外的不同年龄组的各类平台骨折。航天部洛阳613例研究所力学测定，钩拉器机械力达71kg，侧方挤压机械压力70kg，摸拟手法整复平台骨折，一般力量为40～60kg。治疗30例，关节功能恢复优良率达93.3%，优于国内外其他疗法。该器械优点是闭合复位，成功率达100%，可早期活动膝关节，可使骨折愈合与功能复位同步进行，器械结构简单、使用方便，无需特殊设备，可用于各级医院。

二十五、充气式弹性脊柱固定牵引器治疗屈曲型胸腰脊柱骨折

1991年由山东文登整骨医院孙文学等5人完成。①牵引器结构：由腰围、腰背气囊、弹性撑杆、腋托、胸托5个部分组成。②临床：110例中，腰1者52例，胸12者39例，腰2者9例；患者住院后卧硬板床，住院1周带牵引器下床活动，3月后解除牵引。③疗效：解剖复位或近解剖复位72例，占67%，变位2/3以上36例，占33%，侧弯完全矫正62例，占82%。40例长期随访1～3.5年，其中30例无症状及畸形，8例有间歇性腰痛，功能不受限，20%恢复原工作。该器械是外固定与机器有机结合，替代部分脊柱功能，使患者生活可以自理，并不出现骨折再移位。

二十六、中西医结合“自身调节体外复位固定支具”治疗胸腰段脊柱压缩骨折

1991年由天津医院宫文清等5人完成。支具由合金铝条、铝板、弹性钢带、调节螺旋撑杆、毡等制成桶架状五柱结构。其腰背纵柱呈“井”字形，对伤椎复位起千斤顶作用。前柱可伸缩、胸、耻两端与腰背纵柱对伤椎起三点挤压的过伸复位作用。用该支具，可使伤者用后1～4天下地，用支具时配合功能锻炼，达到动静结合的目的。受伤后12周不再使用。伤后半年即可恢复工作。生物力学测定，支具设计合理，作用力可靠。胸腰段骨折患者，用该支具，下地早，一个支具售价150元，每个伤员的治疗费只需200多元，较手术或单纯卧床“垫枕练功疗法”可节省1.5～2万元人民币。

二十七、应用调节固定器治疗股骨髁间骨折的研究

1992年由天津医院等2个单位朱式仪等5人完成。以中西医动静结合原则，用较简便方法，控制了股骨髁间骨折多向移位，特别是髁间分离和远端后倾，为早期锻炼和功能恢复创造了良好的条件，避免了病残。临床应用30例，优良率85.7%，高于手术及非手术平均优良率(73.5%及62.2%)；膝活动度111.4°，大于文献报道的手术与非手术平均活动范围（101.3°和94°)；合并症13.3%，明显低于文献报道(39.8%)。该装置简便、易操作，可一器多用，节省医疗费用50%，减少1/3的住院时间。已在国内7个省市的11个医院推广应用，治疗股骨髁间骨折31例，随访半年至3年，均获满意疗效。

二十八、经跟距反弹固定器治疗跟骨骨折

1993年由河南省洛阳正骨医院张春健等5人完成。在针拨基础上，设计经跟距反弹固定器，治疗跟骨骨折58例，其中新鲜骨折51例，陈旧性骨折7例，按Arnesen分类法分型，跟骨体部3例，鸟嘴型1例，舌型23例，压陷型14例，冲压型9例，压碎型9例，治后随访43例，结果跟结节角平均恢复30.2°，跟骨轴角平均18.9°，跟骨高长比恢复正常者40例，优良率90.7%。该器具简便、实用，有广泛推广前景。

三十、手法复位夹板固定治疗不稳定型踝部骨折

1985年由河南省洛阳正骨研究所孟宪杰等3人完成。研究平乐郭氏正骨疗法的基础上，对复杂的病例也采用闭合复位和小夹板固定的方法治疗，获得满意的近期和远期疗效。在外固定方面，根据踝部的生理形态和造成踝部骨折的外力作用，研制成每套四块的超踝关节塑形夹板。1980～1983年共治疗不稳定型双踝、三踝骨折106例，除43例手法失败致手术治疗外，全部采用上述手法复位和小夹板固定的方法。结果复位良好率达68.9%，夹板固定良好率达88.7%；平均愈合时间30天，功能恢复时间平均4月，对52例随访22月～4½年，远期功能良好率达92.3%。本组病例的手法复位良好率、夹板固定良好率和远期疗效高于报道。

三十一、闭合性矫治骨折畸形愈合的基础与临床研究

1994年由黑龙江中医学院邓福树等5人完成。经骨折畸形愈合动物模型，在骨折后4～12周内用光学显微镜下作骨痂分布、各部位骨痂体积及成熟程度的组织学观察，用电子万能实验机测试愈合骨试件在不同方向上的抗衡强度作技术指标，连续观察畸形状态下骨折端在不同时期、部位的生长修复特点及力学特性。将实验数据用Hocelling T试验方法作统计学处理，以提高骨折畸形愈合的生物畸态组织学修复规律和闭合性矫治法治骨折畸形愈合者78例，治后均恢复了生活及工作能力，优良率达98%以上。该法闭合性矫治骨折畸形愈合方法具有操作简单、使用安全、损伤小、痛苦小、疗程短、价廉等特点。

三十二、气囊夹板治疗闭合性跟腱断裂技术

1995年由江苏省常州市第一人民医院朱亚平等3人完成。用朱普生老中医以传统小夹板跟腱加压固定，配合中药及手法治疗足跟断筋基础上，以气囊内气体膨胀压力挤压小夹板，夹持固定跟腱断端，使其在完整的腱鞘内沿夹板压出的轨迹接近对合，完整的腱鞘内滑液营养跟腱断端使之愈合。治疗中用捏合断筋复位和疤痕塑形按摩手法，外敷自制活血、消肿、止痛方和酒浸方，辨证分期。1976～1994年12月，治疗闭合性跟腱断裂38例40侧（多为武功演员），获跟腱完全愈合，功能恢复良好，随访13年，多数患者平均4周断裂处愈合，6周下地行走，6个月后足跟有力。

三十三、肩锁关节固定带外固定治疗肩锁关节脱位

1988年由中国中医研究院广安门医院等2个单位赵胜华等5人完成。本固定带由主带、副带及胸壁护板组成。治法：脱位分Ⅲ度。Ⅰ、Ⅱ度脱位闭合复位后用主带及胸壁护板固定；Ⅲ度脱位加用副带。固定时间4～8周，陈旧性脱位酌情延长1～2周。结果：60例肩锁关节脱位治后优良率98.3%。机理：肩锁关节固定带外固定可上提肩胛骨、下压锁骨，因固定带粘合力强而牢固固定位置，直至损伤部位软组织愈合。经临床验证及病理观察，提出：①脱位主因是暴力使肩锁韧带、斜方韧带、锥状韧带断裂；②复位成功的关键是上提肩胛骨，下压锁骨。

三十四、双8字固定治疗婴幼儿先天性髋关节脱位的临床研究

1994年由河南中医学院张建福等5人完成。在中医手法及生物力学原理基础上，吸收蛙式石膏体位优点，研制了“双8字带”，治疗167例225个婴幼儿先天性髋关节脱位，治后优157例（69.8%）、良67例（29.8%）、失败1例（0.4%），总优良率99.6%。该8字带固定合理、减少了股骨头坏死、功能恢复良好，可随意调整，利于动静结合，方便护理，利于X线检查，较其他固定缩短疗程2～3个月。

三十五、治疗骨折局部外固定器材的改进和对普及工作的促进

1978年3月由广西壮族自治区中西医结合治疗骨折协作组等4个单位完成。1972年后，举办24期骨折学习班，使该疗法普及到82个县医院，落实到75个县医院、8个地区医院、4个市的9个医院、272个公社卫生院、512个重点大队卫生室、10个厂矿医院，共治疗4万多例骨折，平均每个患者约10元。既往外固定选用柳木夹板，广西气候潮湿，夹板易变形，改用竹夹板，并对其弹性、韧性、塑性作力学测定，观察5000例，尺桡骨骨折美国石膏固定平均56～98天，竹夹板56天；胫腓骨骨折，美国石膏固定治愈时间平均84～140天，竹夹板63天。竹夹板价廉、质轻，不易受潮变形，有利于推广。

三十六、下肢骨折局部牵引固定架

1978年由北京军区253医院完成。使用时将承力板用螺钉固定于大腿托板后部臀沟下2cm处，据患者肢体长度，连接大、小腿托板，托板绑于腰部，安装牵引器后，在针麻或局麻下，于胫骨结节或股骨髁上穿司氏针，针两端连于牵引器下端，各种骨折先手法复位后再上牵引架。体质好的患者，固定一周后可扶双拐下地活动。固定230余例骨折患者，其中包括辽宁、唐山地震患者，一般固定后经2个多月可出院参加劳动，但此架对上1/3骨折效果较差。

三十七、外展支具治疗股骨粗隆间骨折

1986年由天津市中西医结合治疗骨折研究所李汉民等4人完成。外展支具既可防止下肢内收，又可早期下地活动，具有牵引、固定、外展、加压的功能，又十分强调手法复位，结合小夹板的作用。为保持对位、防止内移及外翻成角畸形，螺杆可调节，使患肢保持外展位，一般内侧杆稍长于外侧杆，减轻内侧弓的压力及肢体支撑展力，防止颈干角内侧压力增大，在固定与下地活动时，其肢体压力的承受点，均分于夹板螺杆顶点及固定圈上，固定圈上端外侧压力，直接对抗粗隆后端向内挤压，防止向外成角，始终保持外展位（30°）。治疗骨折100例，固定有效率99%，无髋内翻、死亡，可早期下地活动。

三十八、骨盆弹力夹板治疗不稳定性骨盆骨折

1986年由天津市中西医结合治疗骨折研究所赵文宽等4人完成。该板由2块状似髂骨的铝合金夹板，内衬毛毡，外包皮革，在固定侧夹板上有前、后走行的各3根弹力带，活动侧夹板背侧有3行尼龙搭扣，用于根据患者体形调整两侧夹板距离，使弹力带和夹板形成有力的弹性环。此夹板可用于骨盆前、后环骨骨折分离移位的复位和固定。用于：①耻骨联合分离移位及耻骨支骨折。②骶髂关节脱位同时有分离移位。③耻骨联合分离移位，同时同侧骶髂关节分离或耻骨支骨折，髂骨翼粉碎骨折（半盆向患侧扭转者）。随访24例，疗效满意21例（87%）。

三十九、应用跟骨靴和弹性踏轮治疗跟骨骨折的临床疗效及机理研究

1987年由天津市天津医院等2个单位顾云五等5人完成。在新治疗理论基础上，制定出一套治疗跟骨骨折的方法。改进复位手法（包括闭合及针撬复位），使复位成功率（包括跟距骨、后关节面及横径）由39%提高到96%。研制新型外固定器和功能锻炼装置-跟骨固定靴和弹性踏轮取代传统石膏外固定，经固定靴两侧压垫对跟骨侧壁持续、向心局部调节挤压力而达到固定。伤后24小时，患者可藉弹性踏轮练习关节活动，四周，小腿三头肌力恢复近正常值，踏轮弹性反作用力对损伤骨及足弓起塑形作用，使疗程缩短1/2～1/3，骨折后遗症由62%降至10%以下。

四十、医用骨伤科射针器的研制和临床应用

1989年由河南省洛阳正骨研究所等2个单位孙维琰等5人完成。在骨伤科拔伸牵引技术基础上，吸取骨牵引术的优点，研制成医用骨伤科射针器。该器由动力部分、导向与控制装置和瞄准装置三部分组成。利用无头子弹击发时产生的动力，将带栓的骨圆针有控制地经套筒及导向制动头，在瞬间使骨圆针向前作直线运动，稳、准地穿入骨的预定部位。该针器穿针快速、稳、准、无痛、无需麻醉。在动物及尸体实验基础上，治疗122例，射针120次，6个部位均获成功。无出血、感染、骨碎裂等合并症。1989年3月被国家专利局授予实用新型专利。

四十一、DX-1型X射线骨矿密度分析系统

1995年由南京市中医院黄伯灵等5人完成，该系统特点是可直接与X线相联接，可准确、实时作人体前臂去髓腔纯骨矿密度定量分析及测前臂骨大面积区纯骨密度分布，测四肢骨干的骨质指数及各种透视图像的放大缩小、边缘增强、正负像反转、线性拉伸等优化处理后，打印分析报告及图示影像。该系统总体测量精度≥97%、准确度≥99%，可与国外双能X射线骨密度仪及CT相比，患者测检费仅为进口仪器的十至十五分之一。该系统可广泛用于临床各科及中医基础理论的研究。

四十二、关节骨折经皮治疗法

1983年由上海市骨伤科研究所损伤研究室等2个单位完成。1972年后，以经皮撬拨复位、经皮内固定和经皮缝合3种方法治疗关节骨折。经皮撬拨复位常用于移位的骨折片或不易整复的关节脱位。经皮内固定常用于手法复位后，钢针或钢针经皮固定骨折片、韧带附着和牵拉的骨折片，改善复位状况。用上述3法，治关节内骨折、撕脱骨折、关节邻近骨折或脱位20种492例，均获较好疗效。该法改进研究了一套治疗关节骨折的方法。

四十三、魏氏伤科手法治疗“肘后血肿”的疗效与机理研究

1990年由上海市伤骨科研究所符诗聪等5人完成。从解剖、组织形态、放射性核素示踪法等阐明肘后血肿产生部位、手法、治疗转归，并对血肿的病因病机进行研究，为中医伤科手法治疗各种血肿提供了科学依据，解决了人体同位素示踪及组织学观察，突破了软组织损伤的量化统计。观察29例，其中24例用手法，功能完全正常仅需4±2天，无并发症；对照组5例，功能恢复14±3天，手法治疗较对照组提前10天恢复正常，提示挤散手法治血肿较一般保守疗法疗程短、关节功能恢复迅速、操作简便、患者痛苦少。

四十四、软组织损伤手法治疗

1978年由空军第七航校卫生所完成。在民间伤筋脱位整复法基础上，对腰腿痛之类疾病进行系统提高。常用手法有拢伸法、按揉法、归挤法、捋顺法、弹拨法、摇晃法、搬提法、捏拿法、顿拉法、旋转法等10种手法。急性损伤隔日手法治疗1次，3～5次为一疗程。慢性损伤每日治疗1次，15次为一疗程。疗程间歇期，加强功能锻炼，数日后再行下一疗程治疗。较大关节错位之脱位，手法复位后卧床休息，肢体制动2周。肩、肘关节脱位则仅制动受伤关节即可。1975年后，共诊治13000余例，治愈率及显效率各40%及25%，总有效率90%。该法简便易行，疗效较好。

四十五、新医正骨疗法

1978年由空军总医院完成。1969年冯天有医师在北京双桥民间医师正骨经验基础上，整理提高提出“新医正骨疗法”。从脊柱或损伤部位内外平衡失调理论，阐述脊柱或软组织损伤性疾病的发病和诊治机理，创造以手法为主治疗诊断软组织损伤的方法。以该法治腰椎间盘突出症84例，临床治愈65例，总有效率93%；梨状肌损伤综合征96例，临床治愈69例，显效16例，总有效率93.9%。1975年，该疗法通过学习班形式，培训国内学员493人，培训11个国家的外国医师后，外国学员用该法治疗765例患者，近期总有效率达97.4%。

四十六、穴位指压推拿治疗腰痛的镇痛机理研究

1990年由上海中医学院附属龙华医院杨治良等4人完成。1986～1990年国家自然科学基金研究课题。经神经电生理、神经生化、经外热象、超声、微循环摄影录象等测试技术和穴位形态组织学方法，在患者穴位指压前、后观察记录，经统计学处理，有显著性变化。穴位指压的镇痛机理是穴位激起的信息经中枢神经（高、低位各节水平）抑制痛机制和中枢内源性镇痛神经元释放镇痛物质（B-Ep）及下丘脑、延脑脊髓内植物神经调节、改变病痛处微循环（气血），利于致痛、致炎物质排除综合作用的结果。证明古人关于经络气血阻滞、不通则痛、痛则不通的经络气血理论的科学性。

四十七、推拿手法测定仪数据采集处理

1990年由上海中医学院沈国权等4人完成。用微机实行数据图形处理技术，对推拿手法测定仪输出信号，解决手法力学信号的转换、存储、图形显示和对手法操作技能客观评价。用此技术，提出㨰法、一指禅推法动力曲线波型的命名和分类法，发现常见操作错误的特征曲线，编制了曲线模拟类型的㨰法、一指禅推法辅助训练软件。结果证明，㨰法和一指禅推法操作技能的各项指标能真实反映个体与群体的操作差异，初步确定了各项指标的标准范围。该处理系统，图形清晰、速度快、重复性好，为推拿教学和考核提供了新方法。

四十八、手法治疗腰椎后关节紊乱症的生物力学测定

1993年由中国中医研究院骨伤科研究所蒋位庄等5人完成。用微型传感器及金属标记、X线摄片对新鲜尸体脊椎运动时的腰椎后关节作关节内压力测定、关节突位移测定和腰神经后内侧支张力测定等实验。发现：①后关节活动以下关节突移位为主，同一水平两侧后关节活动并不一致。②脊柱活动时，腰椎后关节内压力变化主要集中在关节的上、下两极。③前屈运动时，腰后内侧支神经的张力最高。④模拟手法复位时，下关节突呈全方位的移动，关节内的压力变化很大，手法前半程压力较低而后半程压力明显增高。研究为手法治疗腰椎后关节紊乱症提供了依据。

四十九、第三腰椎横突综合征

1978 年由兰州军区第一医院完成。不少腰腿痛患者第三腰椎横突末端附近组织有固定的局限性触痛，肌紧张或肌痉挛，疼痛可局限于腰的单侧或双侧，也可放射至其他部位。部分病例可出现消化道、妇科症状及其他交感神经紊乱症状，称为第三腰椎横突综合征。1971 年，用新针疗法和局部封闭疗法，针刺痛点后强刺留针。1971 年 7 月～1977 年 6 月，针刺治疗 1238 例，近期有效率 95.44%。临床治愈 250 例（20.19%）、显效 27 例（22.19%）、有效 657 例（53.06%）。随访 232 例，随访 6 月～4 年，总有效率 97.01%，临床治愈 101 例（43.1%）、显效 60 例（25.86%），有效 65 例（28.05%）。

五十、重症椎间盘源性腰腿痛分型辨证论治临床研究

1985 年由中国中医研究院骨伤科研究所蒋位庄完成。1978～1983 年共治疗椎间盘源性腰腿痛患者 1289 例，非手术组采用手法、内服中药、牵引、封闭和功能锻炼的整体疗法，即根据中医理论为血瘀、湿热、风寒、肾虚四型予以不同方药，按弹力、退变失稳、增生狭窄三个类型施以不同手法，结果疗效满意，对其中 106 例随访 1～6 年，优良率 92.4%，治愈率为 61.3%；手术对照组随访 120 例，优良率为 91.6%，治愈率为 73.3%。两组治愈率无显著性差异（P>0.05），但观察到非手术组随访时间越长其治愈越高。本研究以疗练相辅和医患配合四项原则，提高了非手术治疗重症椎间盘源性腰腿痛的治愈率。

五十一、颈性视力障碍及手法治疗的研究

1989 年由中国中医研究院骨伤科研究所张长江等 5 人完成。1976～1986 年，与广安门医院协作，观察手法治颈椎病后，减轻或消失颈椎症状，且可恢复伴发的失明，提高视力。研究认为，颈椎病不仅是一个症状，也可出现在头、颈、软组织损伤后，定名为“颈性视力障碍”为宜。观察 5046 例，发病率为 2.1%。对 114 例 206 只眼颈性视力障碍者手法治疗后，除改善颈椎病症状外，视力增加 6 行以上者 77 只眼，3 行以上者 56 只眼，2 行以上者 38 只眼，有效率 83%。101 只眼随访半年～2 年，视力稳定和继续提高者 91.1%。实验研究发现，颈性视力障碍可能与植物神经功能紊乱及椎动脉供血不良有关。研究成果已在国内推广，并获美、日、新加坡、马来西亚、泰国等学者承认。

五十二、中药治疗腰椎间盘突出症

1994 年由大连市中医医院王殿喜等 2 人完成。用补肾、益气、活血中药方，辨证治疗腰椎间盘脱出症 300 例，治后优 266 例（88.66%）、良 31 例（10.33%）、可 3 例（1.12%）；治后 30 例后髓核突出 CT 检查优、良、可各 12、10、8 例。治后 6 月～3 年随访，随访率 100%，优 266 例，复发 1 例，良 31 例中有 3 例达到优。远期疗效优 89%，与近效无显著差异，P<0.05。

五十三、推拿时腰椎及其后部结构的运动学研究

1995 年由上海第二医科大学附属第九人民医院侯筱魁等 4 人完成。以中医推拿与生物医学工程学结合研究结果：①推拿时腰椎后部结构动态观察和生物力学分析中，用 Banjabi' 电-机械测量法，模拟推拿手法加载，自动检测，纪录人体新鲜尸体腰椎运动节（腰 4、5 或腰 5 骶 1）的三维空间运动，发现脊柱推拿手法是一种复杂的三维立体运动，每种手法存在主运动，主导腰椎运动方向。用 Moire 光栅法、放射学和组织学方法，在国内首次提出脊柱推拿手法的安全范围。②推拿时腰椎三维立体运动规律及影响因素研究中，将实验对象改为腰 1 到骶骨的完整标本，研制多方向滑动加载以模拟推拿手法，自行设计光三维运动测量系统，获推拿时腰椎总运动幅度和各椎体分配比例。在计算机椎管三维图形重建基础上，对斜搬手法与椎管有效截面积动态变化关系进行研究。

五十四、骨质增生丸

1992 年由长春中医学院刘柏龄等 5 人完

成。由刘伯龄教授经验方组成的骨质增生丸，实验经 Wistar 大鼠、昆明种小鼠证实，该制剂可抑制炎性肉芽囊肿的增生和渗出；有一定的镇痛效应，其抑制增生作用，可能是刺激垂体-肾上腺皮质系统释放肾上腺糖皮质激素的结果。该制剂经 10 年研究，已获吉卫药准字（81）121163 号生产批文号，由长春市人民制药厂批量生产，1982 年获吉林省优质产品奖，1987 年获长春发明一等奖。用该药丸治疗骨质增生 3 万多例，总有效率 90%。验证发现，该丸剂具有补肾治骨、通经镇痛的作用。该药已畅销国内 29 个省、市，治疗中无明显毒副反应。

五十五、现代中医骨伤科 30 家流派专长的研究

1995 年由中国中医研究院骨伤科研究所丁继华等 5 人完成。经调研及学术交流，对国内 30 家骨科流派的学术思想和技术，流派的形成过程及其发展进行系统分析，通过论著、摄影、录像、电脑文库形式进行总结，为中医骨伤科继承、发扬及决策和学术发展提供了依据。研究专著《现代中医骨伤科流派菁华》32 开本，20.5 万字，中国医药科技出版社 1990 年 10 月第 1 版，印 7000 册。该研究具医、史结合特点，又具视、听、检索功能，对医、教、研具有重要的实践意义。

第六节 计划生育

一、男用节育药棉酚（1971～1977 年）

1978 年 3 月由中国医学科学院等 12 个省市所组成全国男用节育药棉酚协作组完成。从棉花根、茎、种子提取黄色有机化合物棉酚，雄大鼠口服后，即失去生育力，停药后 4～5 周开始恢复生育，经 1～2 周后完全恢复生育力，与雌鼠交配产生的第二代及第三代均健康成长。棉酚可使大鼠副睾尾部精子丧失活力，不少精子头尾断裂死亡。随剂量增加，精母细胞和精原细胞也退化脱落。间质细胞形态和 3β-脱氢酶活性均无明显改变。电镜未见大鼠睾丸作用部位性能变化。用国内合成^{14}C 标记棉酚，对大鼠及恒河猴体内代谢试验，用人避孕量 1～100 倍口服，未见心、肝、肾及内分泌的明显毒副反应。4000 多例健康男子口服棉酚，每日 20mg，连服 2 个月，产生避孕效果后每月 150～200mg 口服，避孕成功率 99.89%。

二、棉酚抗生育作用机理、体内分布、代谢及毒性毒理的研究

1987 年由中国医学科学院基础理论医学研究所薛社普等 5 人完成。睾丸生精上皮和生精细胞是对棉酚最敏感和最先遭受损伤的组织和细胞类型，是棉酚抗生育的主要作用部位；精原细胞对棉酚的相对耐药性是停药后恢复生精过程和生育力的物质基础，但过大剂量亦可杀伤精原细胞而导致绝育。服用抗生育剂量的棉酚只损伤生精细胞，对睾丸间质细胞、性功能、附属性腺及性激素水平则无严重影响。棉酚的毒性毒理研究：棉酚在有效抗生育剂量下无毒性反应。棉酚无致畸和致突变作用。

三、棉酚的药理、化学研究

1988 年由中国医学科学院药物研究所雷海鹏等 5 人完成。①药理：醋酸棉酚最小抗生育剂量 7.5mg/kg·d（口服），破坏睾丸生精上皮，生精力恢复后雌鼠生第二、三代幼鼠正常。30mg/kg·d，8 周以上，可能破坏精原细胞，致生育力不能恢复。棉酚抑制睾丸酮分泌，使大鼠子宫内膜萎缩，大剂量可中断大鼠早期妊娠，抑制黄体酮分泌，醋酸棉酚抗生育作用及毒性主要是棉酚。②化学：苯胺法从棉籽中提取醋酸棉酚，达药理及临床试用的纯度。用外水滴定测含量，薄层析查杂质，醋酸棉酚及棉酚稳定性试验，避光室温下置 3 年无明显变化。

四、输精管注射绝育法

1980 年由重庆第一工人医院等 2 个单位李顺强等 4 人完成。用注射针头经阴囊皮肤直刺输精管，注入粘堵药阻塞管腔，减少损伤所致机械及精神因素并发症。该法自 1971 年 8 月开始动物实验及临床研究。1972 年 5 月用于人体。先用皮外输精管固定钳将输精管固定于阴囊皮下表浅处，以 8 号针头刺破输精管前壁后，用 6 号钝针头从刺开孔道插入管腔内，经精囊灌注试验及输精管盲腔加压注气试验等确认无误后，注入 504 混合剂 0.02ml 后，待药液凝固后拔出针头，穿刺孔盖无菌纱布。7年来，用该法绝育918例，分段随访，复查7年左右精液494例，其中无精子者469例，精子消失率94.9%，并发症3例，为0.33%。

五、BA-ELISA检测精子抗体与透明带抗体及其在不育诊疗中应用研究

1994年由上海医科大学妇产科研究所李大金等4人完成。1985～1993年开展生物素-亲合素酶联免疫吸附法（BA-ELISA），在检测兔抗人精子抗体及兔抗猪卵透明带抗体基础上，研制出测人体精子抗体及透明带抗体的BA-ELISA成套试剂盒，其敏感性为传统的精子凝集试验及精子制动试验的2000倍及16000倍，是经典的卵透明带间接免疫荧光试验的4000倍，是常规ELISA的4～8倍。竞争抑制试验证明，该法检测精子抗体及透明带抗体具有特异性。临床用知柏地黄丸治精子抗体和/或透明带抗体阳性的免疫性不孕症患者的抗体阴转率达81.3%，其中8例在精子抗体及透明带抗体呈阴性后1～9个月受孕，受孕率达25.0%，并足月分娩。

六、中期引产药——天花粉针剂（1965～1977年）

1978年3月由湖北省中西医结合研究所等17个单位完成。以天花粉中期引产2万余例，有效率约达96%，给药方式为肌注及腹腔注射，以羊膜腔注射效果较好。总结部分过敏患者冬眠法的抢救常规，以避免意外事故。该针剂对死胎、过期流产引产引胎、葡萄胎、恶性葡萄胎、宫外孕均有独特疗效，对绒癌也有一定疗效。天花粉疗效机制，是其作用于胎盘的滋养层细胞，致形态及功能损伤，破坏母胎体间的内分泌关系及代谢物质的关系，经某些作用，增加前列腺素，发生宫缩而导致流产。

七、流产新药——结晶天花粉蛋白

1983年由中国科学院上海有机化学研究所等3个单位金善炜等6人完成。结晶天花粉蛋白是天花粉经丙酮分级沉淀精制制备而成。为一种碱性植物蛋白，分子量24000，等电点pH 9.4，由19种氨基酸234个氨基酸残基组成，含α蛋白95%以上，烧灼残渣约2%，不含汞、铅、镉和金属离子和砷等。水溶液pH 6.4。280毫微米处克分子消光系数18720，注射液无热源。对胎盘绒毛滋养层合体细胞有损伤作用，抗早孕成功率92%以上，其中完整流产率90%以上，中期引产（妊娠3～6个月）成功率98%以上。临床应用安全、可靠、出血少（一般不超过月经量），副反应轻（发热不超过37.5℃），剂量小（1.2mg/人），价廉。

八、中药甘遂中期引产作用的研究

1983年由哈尔滨医科大学计划生育科研协作组完成。50%甘遂注射液（无水醇溶液），每支1ml，每毫升相当于生药500mg，以腹式羊膜腔穿刺给药5～6mg/kg体重，常用总剂量0.5～0.7ml。9个临床单位共观察3050例孕期14～27周孕妇，引产成功率99.31%；从注药到胎儿娩出时间，平均27小时11分；胎盘残留10.66%；胎儿娩出后，出血50～100ml；宫颈裂伤0.36%；子宫峡部破裂0.033%（2例）。观察160例孕妇的心、肝、肾功能均无变化，随访180例妇女，均于引产后1～3个月恢复月经。不影响再次妊娠。光镜观察胎儿重要脏器和胎盘病理组织变化，电镜观察胎盘组织化学改变。还观察了分娩前后孕妇血中前列腺素变化。该药机理是甘遂注入羊膜腔后，被羊膜及胎儿吸收，亦可进入胎儿及母体血循环内，使胎儿因药物中毒致死。药物促成内生性前列腺素合成及释放，诱发宫缩。

九、滋肾育胎丸

1983年由广州中医学院完成。该方为罗元恺教授应用20多年的经验方。治胎漏、胎动不安、滑胎等124例，年龄23～38岁，孕期4个月以上，其中半数有1～5次自然流产史。就诊时阴道流血或兼腰酸、腹痛坠者86例，明显腰酸、腹痛坠者38例。全组病例予丸剂5g，日3次，饭前淡盐水送服。出血多或症状明显者加吉林参、艾叶煎服。忌萝卜、苡米、绿豆芽。治后有效率达94.4%，用药时间1～3个月。17例男女肾虚不育症用药3～9个月，均有效。实验证实该方可促进雌兔黄体生成，无明显毒副反应。

十、电针促排卵的临床研究

1989年由上海医科大学妇产科医院俞瑾完成。1981年开始，取关元、中极、子宫、三阴交穴位，进针得气后留针30分钟作电针促排卵的研究。①单纯针刺治疗可促排卵，31例确诊为无排卵型月经失调，于经期第14～16天，电针上述4穴后，51.6%患者排卵。②无排卵月经失调者中，电针后手指皮温上升者排卵多于皮温下降者。③电针后手部皮肤温度和血β-EPIS(β-内腓肽样免疫活性物质)水平变化呈负相关（P<0.05），④电针促排卵前后血促卵泡成熟激素（FSH）、促黄体生成素（LH）分泌变化观察结果，提示电针可调节下丘脑-垂体功能。电针促排卵简单易行，使促排卵率由51.6%提高到81.5%，易于在国内推广。

十一、“引产Ⅰ号”的临床应用及实验研究

1990年由天津市中心妇产科医院等2个单位王淑雯等4人完成。以民间验方，由蓖麻油和蛋黄等组成引产1号，用于引产、催产及促宫颈成熟。引产和催产有效率各96.3%、100%，促宫颈成熟有效率与进口药Mglis效果相同，与前列腺素栓剂或注射剂相似，但时间较短、方法简单、安全可靠、药源丰富、价廉。①临床：1987～1989年引产组272例，促宫颈成熟组30例，催产132例，适用组75例，总计509例；初产妇495例，终产妇14例，各测孕妇血浆、羊水、胎盘组织、蜕膜组织中PGS变化。②动物实验：小鼠口服引产1号100ml/kg，大剂量时，除个别稀便外，无其他异常。12只妊娠小鼠，服35ml/kg～70ml/kg1次量者，3只小鼠提前分娩；服2次量者6只提前分娩；妊娠家兔按4ml/kg服引产1号2次量后，24小时全部娩出胎兔。各类家兔引产有效率80%，实验见其加快宫缩频率，宫血量增多。

十二、男女不孕症诊断和中医治疗研究

1992年由山东中医学院附属医院金维新等5人完成。①男性不育症经9806例精子活动力分级、精子穿透、速度等检测，经666例精液免疫球蛋白及补体C_3测定及204例男女抗精子抗补体测定，提高了免疫性不孕症诊断率。经778例睾丸活检，为确诊、预诊及预测疗效，提供了依据。②女性不孕症主要经B超分析了72例不孕症17例病因的B超特征，弥补了女性不孕症其他检测手段的不足。用石英毓麟汤(女性不孕Ⅱ号方)治肾虚血亏型为主的排卵功能障碍者215例，总有效率92.1%，妊娠率65.6%；通管汤（女性不孕Ⅳ号方）治108例输卵管阻塞性不孕症，总有效率89.8%，痊愈率85.2%，妊娠率20.4%。实验证明，石英毓麟汤能显著影响瑞士小鼠下丘脑-垂体-卵巢轴的功能；通管汤具有抗炎、镇痛、活血化瘀、软坚散结等作用。上述两个方剂的急性、亚急性、毒性试验及致畸试验均证实其安全性。

十三、益气填精通络法治疗女性不孕的研究

1992年由北京中医医院刘琨等4人完成。504例不孕症，重点研究功能性不孕中的黄体功能不全与未破裂卵泡黄素化综合征（LuFs)。中药组恢复排卵周期68.53%，对照组恢复排卵周期61.57%。黄体功能不健（LPD）者，中药组服助孕丸133例，其中肝郁肾虚123例，肝郁脾虚10例；黄体酮胶囊对照组30例。治后肝郁肾虚型PRL降低。中药组治2个疗程后91例妊娠，1例自然流产；对照组治2个疗程后，17例妊娠，5例自然流产。证实助孕丸能改善卵巢功能。Wistar大鼠离体卵巢体外培养及组织切片，证实助孕丸促进雌二醇与孕酮分泌，使腺体弯曲、促进腺腔分泌。临床试用获较好疗效。

十四、世界首报t（6：12）伴原发不育患者及其家系分析

1994年由广东省江门市中医院袁萍等4人完成。全世界发现人染色体数目异常3000余种，染色体综合征100余个。在不孕症患者细胞遗传学研究中，用自体血浆半量培养液制备外周淋巴细胞染色体、胰蛋白酶显带分析，镜下计数50个细胞均为46条染色体，但均发现少一条正常6号和正常12号染色体，多1条异常6号和12号染色体，发现该家系姊妹之子共3人染色体t（6：12）与患者完全相同，该种异常核型经湖南医科大学细胞遗传学国家培训中心鉴定及计算机库查询，确定为世界首报异常核型，平衡易位患者未丢失遗传物质，本人虽无畸形，但可遗传，且生育染色体异常儿的机率高达50%～100%，该发现对杜绝低智儿及畸形儿，提高人口素质具一定现实意义。

第七节 妇 科

一、用活血祛瘀法治疗子宫内膜异位症的临床分析与理论探讨

1980年由上海第一医学院妇产科医院完成。用活血祛瘀法，以疏肝活血及益气活血方为主，少数伍用丹参静注或肌注，治内膜异位症156例，有效率82.7%。①以唐吉父老中医经验，将子宫内膜异位症分气滞血瘀、气虚血瘀、血热血瘀及寒凝血瘀四型，总结分型、协定处方与加减、疗效分析等。②部分患者作甲皱微循环、血液流变学、女性激素及内生殖器X线双重造影检查，发现治后甲皱毛细血管瘀血现象明显改善，其他实验指标亦不同程度正常化。

二、活血化瘀、软坚散结法治疗子宫内膜异位症临床与实验研究

1995年由天津中医学院第二附属医院韩冰等5人完成。据全国子宫内膜异位症(EMT)诊疗标准，观察活血化瘀、软坚散结药物。实验用手术移植建SD大鼠的EMT模型，成功率85%，与人EMT病理学特点相近。妇痛宁治疗期间，大鼠仍有规律性的性周期，在内膜变化甚微。用该法代表方，妇痛宁颗粒剂验证308例EMT，治后痊愈率62.01%，总有效率91.6%，治疗前后全血比粘度、红细胞聚集指数、血浆比粘度等均有显著性差异；甲皱微循环包括毛细血管袢微血流态有显著性差异；管袢清晰度、瘀血情况、流速有显著性差异。1990年5月～1993年5月，用妇痛宁治308例，年龄20～45岁，经期不停药，连服3个月为一个疗程，治后总有效率91.6%，愈显率62.01%。受益患者1600余例。

三、潮安治疗痛经的临床与实验研究

1993年由吉林省中医中药研究院等2个单位董克勤等5人完成。①用单味中草药龙芽楤木制成潮安胶囊，治气滞血瘀和虚寒型痛经379例，治愈及总有效率37.5%、86.6%，明显优于复方痛经灵组，P<0.001，具疗效稳定、无毒副反应，便于推广的优点。②实验证明，该药有明显的抗炎镇痛和抑菌作用，可降低血中前列腺素E，对盆腔炎、子宫内膜异位症具一定疗效。③1985年投放市场后，向国内外销售，创利税159.2万元，获较好社会及经济效益。

四、月经不调血瘀证型的临床及实验研究

1995年由山西省活血化瘀研究所于载畿等3人完成。在临床万余例验证基础上，据一方治多病、同病异治原理，证实调经1号治月经不调总有效率达85%～97%，解决了子宫出血病的治疗，对各种病因所致经血量过多、无选择性、对不同年龄均有较好疗效，可减少经血量约30%，恢复紊乱的月经周期、经期，并改善卵巢功能促排卵作用，实验证明，该方具有促子宫兴奋收缩、降低纤维蛋白活性、提升血浆皮质醇水平等作用；还有明显抑菌、抗炎及镇痛作用，使用中无禁忌症及明显毒副反应，随访复发率低，且药源丰富、价廉简便易用。

五、参茜固经冲剂治疗月经过多病的临床和机理研究

1993年由上海医科大学附属妇产科医院等2个单位俞瑾等5人完成。以祛瘀为主，结合益气养阴，用党参、白术、升麻、生地、白芍、女贞子、墨旱莲、茜草、生蒲黄、生槐米、大小蓟、生山楂等制成参茜固经冲剂。治疗月经过多、子宫肌瘤、子宫内膜异位症、人流、放环术后和产后的月经过多病458例，显效率55.1%，总有效率84.1%。疗效明显优于对照组风轮止血片。治疗后不影响排卵功能，又优于性激素类止血药。实验发现，该药可参与纤溶系统，促进凝血使经血减少，能影响前列腺素的双相调节，对维持正常子宫收缩功能及血流状态有较大意义。

六、珍珠精母注射液治疗子宫出血

1985年由广州部队总医院等3个单位王顺年等12个人完成。用骶珍珠贝(Pteria martensii)生殖巢内的精卵液制成30%水溶液(珍珠精母注射液)。结晶体光谱分析有效成分为氨基乙磺酸(H_2NCH_2-CH_2-SO_3H)，异名牛磺酸。药理实验对子宫平滑肌有特异收缩作用，对中枢神经有较强抑制作用，并有调节性腺轴的功能，使轴的靶器官子宫功能恢复正常，停止异常出血。5年中验证各类子宫出血966例，总

有效率 84.87%，计划生育后引起的子宫出血有效率为 93%。具止血快、疗效高、方法简便、无明显毒副反应。中国福利会上海国际妇幼保健院治顽固性子宫功能性出血 158 例，有效率 94.3%。

七、"补肾"中药促进性腺轴周期变化的临床与实验研究

1990 年由江西省妇产医院符式圭等 5 人完成。1970～1990 年临床证明，补肾中药周期疗法，治疗各种月经失调病，疗效较好；使 90%以上月经失调及黄体不健者的黄体功能改善，35%～53.4%以上患者妊娠，提示补肾活血药有促进黄体作用；闭经患者治疗后可调整上丘脑-垂体功能，提高卵巢对促性腺素的反应性；补肾法治排卵疗效无克罗米芬明显，但治疗一段时间后，性腺功能逐渐恢复，远期疗效更好，西药在中药协同下，可提高并巩固疗效；青春期子宫功能性出血，单用中药一般 7 天内止血(66.7%)，大出血者，辅用雌激素，并使雌激素量减少一半以上，止血后再补肾，调理月经诱发排卵。实验发现，促卵泡汤具有微量雌激素样作用，可能经兴奋下丘脑-垂体-性腺轴而改善人体性腺功能。黄体汤具有营养黄体，促性腺激素样作用。补肾活血药作用亦经家兔实验证实。

八、二仙汤及其拆方对大鼠下丘脑-垂体-性腺轴调节作用的实验研究

1993 年由上海中医学院张伯讷等 5 人完成。系统研究治更年期综合有效方二仙汤（仙茅、淫羊藿、巴戟天、当归、知母、黄柏）全方及其温（前 4 味）、寒（后 2 味）两个拆方，对 20 月龄老年大鼠及 5 月龄去势大鼠下丘脑-垂体-性腺轴作用机制研究。①证明二仙汤具延缓性腺轴衰老及改善其功能。②证明性腺衰老在性腺轴老化过程中起主导作用。③证明滋阴泻火的知、柏延缓性腺轴衰老的作用强于增强性腺轴的功能，温肾药增强性腺轴功能强于延缓性腺轴衰老的功能。④证明温肾药有增进去势大鼠肾上腺网状带扩张，增进其性激素合成作用。

九、肾主生殖与女子生殖生命周期调节机理的研究

1994 年由上海医科大学妇产科医院李超荆等 5 人完成。提出肾主生殖，证明肾阴虚证下丘脑、垂体功能亢进；补肾为主中药在性腺轴功能障碍上，在改善下丘脑、垂体与卵巢的形态与功能时，同时调节肾上腺皮层的形态与功能而诱发排卵，也调节免疫系统的功能，降低生殖细胞抗体水平，白细胞介素-2 活性上升，淋巴细胞亚群比例恢复正常。

十、月经周期的调节及其与月相的关系

1987 年由广州中医学院罗颂平等 3 人完成。①填表调查北京、广州 826 名月经周期正常女学生月经来潮时间分布，发现来潮多出现于朔望月的朔日附近，提示月经周期与月节律同步，阴血消长与朔望月变化周期相一致。②测 3 名月经正常者晨尿 6-羟降黑素含量在周期中变化，与基础体温比较，发现有显著周期性。③以按月盈亏而施补泻的调经法，治肾虚型继发性闭经 20 例，总有效率为 85%，证实为一种有效的时间治疗法。

十一、更年女宝

1986 年由黑龙江省中医研究院李维贤等 4 人完成。该女宝为治疗女性更年期综合征之新药，1984 年 7 月通过鉴定，1985 年获药品批号。临床治疗 126 例更年期综合征，显效和总有效率 71.4%和 100%。26 例治后血液中 FSH 和 LH 改善的有效率 100%，显效率 91.3%。还结合中医研究特点建立了症状消除率计算法并作临床观察，药理实验，该女宝具镇静、镇痛及雌激素样活性作用。

十二、补肾对更年期综合征妇女生殖内分泌——免疫功能调节

1992 年由上海医科大学妇产科医院李超荆等 5 人完成。提出雌激素水平过低及 T 淋巴细胞不能产生足够的白细胞介素 2 (IL-2) 活性有关。用补肾为主中药治后，临床症状明显改善，有效率 100%。患者雌激素水平回升，T 总、TH、TH/TS 恢复至正常水平。IL-2 活性恢复，并超过正常更年期妇女水平，提示补肾对更年期综合征妇女的免疫——生殖内分泌系统有调节作用。该药在治疗中，无明显毒副反应。患者治疗均恢复正常工作及生活。

十三、康复灵治疗外阴溃疡、外阴炎、阴道炎

1986 年由长春中医学院附属医院赵镇宏

等3人完成。康复灵由大黄、紫草等中药组成，康复灵对大鼠炎性肉芽肿有明显抑制增生作用，对细菌感染性创面有促进愈合作用，无明显毒副反应。临床治疗488例外阴溃疡，经病灶治疗前后照片、阴道壁粘膜变化、分泌物性质、阴道清洁度及分泌物镜检等指标检测，治愈率83%，总有效率95.08%，疗效优于洗必泰栓、妇炎灵片组，$P<0.001$。康复灵于1985年5月10日通过成果鉴定，1985年5月12日通过产品生产鉴定。

十四、中成药妇炎净胶囊治疗女性内生殖器官炎症的研究

1989年由广西梧州市中药厂赵佩珍等5人完成。该胶囊是在当地民间验方基础上开发当地药源配伍而成，具清热祛湿、行气止痛等作用。主治女性内生殖器官炎症（急慢性附件炎、盆腔炎、子宫内膜炎等）。治疗488例，显效42.5%，总有效率98%；金鸡片对照组治疗158例，显效15%，总有效率82.3%，优于对照组。该胶囊治疗特点是疗程短、疗效高。该制剂工艺、质控、稳定试验、药理及毒理试验等均达国家规定标准，已获卫生部颁发的新药证书。因其药源丰富、价廉、使用方便，易于推广应用。

十五、消炎栓治疗外阴阴道炎症实验和制剂研究

1989年由山西省中医药研究所刘淑琴完成。458例患者阴道分泌物培养和镜检，霉菌阳性率占17.5%，滴虫阳性率占15.7%。消炎栓治疗外阴阴道炎有效率为95.7%，治愈率61.5%，治疗中无明显毒副反应，重复使用仍有效，无明显抗药性。栓剂便于携带，使用方便、安全，适于工厂、农村推广应用。栓剂配方合理，符合国家质控标准，已正式投产。

十六、“妇炎洁”中药复方泡腾片治疗阴道炎（带下病湿热型）的临床与实验研究

1994年由成都中医学院等2个单位刘敏如等5人完成。经泸州医学院附属医院等3所医院治疗204例滴虫性阴道炎、霉菌性阴道炎和非特异性阴道炎的总有效率各为94.92%、94.20%、94.05%。急性及慢性毒性试验未见不良反应。主要抑制金黄色葡萄球菌、表皮葡萄球菌、绿脓杆菌和白色念珠菌。对阴道毛滴虫具有肯定杀灭作用，疗效优于米可定和国光洁霖对照组。

十七、维吾尔药“阿娜尔”妇洁液的研制

1995年由新疆维吾尔自治区药物研究所顾政一等5人完成。阿娜尔煎液为维族民间妇科外阴洗药，精选阿娜尔等药，组成该维医新方。对淋球菌、金葡球菌、阴道滴虫等试管抑菌比浊试验，均显著优于洁尔阴。毒理学实验证明该洗液无毒、无刺激、无过敏。样品置室温8个月，加速实验法置3个月，其pH值、含量等均无异常。临床经自治区人民医院等临床验证，治愈率58.33%（$P<0.05$），总有效率86.54%。

十八、导管扩张术和活血祛瘀中药治疗输卵管阻塞的临床与实验研究

1993年由山东中医学院附属医院等2个单位连方等5人完成。在导管扩张术基础上，配合活血祛瘀中药内服及宫腔注射治疗输卵管阻塞，提高了通管率，降低了再粘度。治疗113例，改善输卵管通畅度有效率94%，妊娠率26.7%～44.4%，高于西药对照组10%～15.8%；输卵管再粘度9%～15.6%，低于西药组25%。患者无痛苦，操作简便，易于推广，已获较好社会及经济效益。

十九、中西医结合治疗子宫脱垂

1978年由兰州军区第6医院完成。在针刺“提宫穴”治疗子宫脱垂基础上，研制当明液1号及副反应较小的当明液Ⅱ号。1977年6月，随访418例农妇，其中治愈2年以上者201例，总有效率71.77%。治疗时，患者取膀胱截石位，常规冲洗及消毒外阴和子宫，以9号针头每侧主韧带注入当明液15ml，使组织周围形成异性胶原纤维疤痕化而托固子宫。经800余例临床验证及第四军医大学动物实验证实，该制剂对心、肝、肾无明显损害，不影响妊娠。

第八节 儿 科

一、茵枝黄注射液（6912）治疗新生儿溶血症

1978年由解放军总医院完成。以6912治疗新生儿败血症所致的溶血性黄疸（间接高胆红素血症）获效后，1970～1977年治疗ABO血型不符的新生儿溶血症116例，全部有效。平均用药后1～3天退黄，12～14天黄疸退尽。开始时，单用6912，仅对黄疸极重者用1～2次血浆，以保护中枢神经系统。6912每日40ml，加入10%葡萄糖40ml中静滴，极重症者6912剂量可增至每日60～80ml。临床应用7年，未见明显的全身及局部副反应。

二、中西医结合治疗小儿肺炎

1978年由沈阳军区202医院完成。1969年以经穴注射疗法为主，中西医结合治疗4060例小儿肺炎，治愈率93.5%，好转率5.9%，平均罗音消失天数7.8天，平均治愈天数8.4天。其中单纯经穴注射法治愈2184例，占53.4%。包括30例重症肺炎，无1例死亡。该疗法从既往单纯抗生素治疗法的治愈率由89.4%提高至93.5%，病死率由4.3%降至0.6%。治疗时一般选肺俞、中府穴，用中药或青霉素穴位注射，重症肺炎伍用抗生素等。

三、活血化瘀法治疗小儿病毒性肺炎及血瘀证实质探讨

1986年由北京友谊医院阎田玉等5人完成。归纳出小儿腺病毒肺炎养血活血、活血化瘀等五法。以破血消瘀法化瘀汤为主，中西医结合治疗小儿腺病毒肺炎合并DIC93例，治后痊愈、死亡各74、17例，病死率18.28%，较肝素治疗病死率降低50%。实验证明，化瘀汤可扩张肺部毛细血管，减轻肺泡毛细血管内皮细胞损伤，恢复毛细血管膜完整，使毛细血管内红细胞瘀滞、血小板聚集消失而改善肺微循环。

四、中药清肺口服液、清热化湿口服液辨证治疗小儿肺系高热临床研究

1990年由成都中医学院等2个单位吴康衡等5人完成。用中医多病、分证、专方、专剂结合小儿肺系高热，研制清肺口服液和清热化湿口服液治疗。急慢性毒性试验证明对肝功能及血象均无影响，前瞻性单盲性随机对比观察334例患儿，总有效率99.06%，青霉素/穿琥宁对照组有效率98.36%；早期治愈治疗组85.85%，对照组77.5%；其中肺炎治疗组80%，对照组48%。肺炎疗效优于上感（$P<0.01$），病毒感染优于细菌感染。

五、新药小儿热速清口服液治疗小儿外感高热的临床及实验研究

1991年由河南中医学院李晏龄等5人完成。用小儿热速清口服液，治疗腋温39℃以上重症住院患儿518例，治后78小时内完全退热者95.9%（总有效率），54小时内完全退热者84.67%（痊愈率），与西药对照组相比，$P<0.01$。对小儿外感高热有良效，以风热型更为明显。尤以病毒感染性高热疗效更为显著，平均完全退热时间为27.43±14.34小时，明显优于对照组，$P<0.005$。

六、清宫冲剂治疗小儿高热实验研究

1993年由辽宁省本溪市中医院孙璐等4人完成。用改制的清宫冲剂治小儿高热301例，其中流感164例、急性支气管炎44例、肺炎19例、扁桃体炎52例、猩红热7例、口腔炎15例，总有效率98.02%，痊愈率68.2%，显著高于西药对照组。该方既可用于细菌性高热，又可用于病毒性高热。

七、益气养阳、活血化瘀法治疗小儿病毒性心肌炎

1992年由天津中医学院第一附属医院陈宝义等5人完成。用中药心腹康治疗小儿病毒性心肌炎275例，总有效率94.91%，其中治愈率42.5%，显效率72.4%。并完成有关药效试验、急性和慢性毒性试验，建立柯萨奇病毒感染BALB/C乳鼠心肌细胞实验模型，证实以上述两法为主所组方剂最适浓度为50～80μg/100ul。

八、止泻退热微丸治疗小儿病毒性腹泻的研究

1988年由黑龙江省中医研究院等4个单位罗佳波等9人完成。160例小儿病毒性腹泻，

用本丸治疗组3日有效率94.4%，3日治愈率74%；对照组3日有效率94.4%，3日治愈率74%，对照组3日治愈率37%。(P<0.01)。电镜、聚丙烯凝胶电泳(DAGE)检查，轮状病毒3天转阴率72.6%。实验和临床表明：止泻退热微丸能提高机体免疫力，且溶散迅速，生物利用率高，无毒副反应。

九、半刺法治疗小儿腹泻临床及机理研究

1989年由浙江省青春医院等2个单位林迎春等5人完成。用半刺法治小儿腹泻704例。体穴组350例，取水分、双天枢、气海、双足三里，治愈率88.37%；头穴组354例，取头额旁二线，治愈率90.41%；西药组57例，治愈率45.61%；各组平均治愈次/天，各为2.19、2.13、5.76。该法浅刺不留针，针刺仅0.85mm；可提高患儿T淋巴细胞转化率及免疫球蛋白，增强家兔小肠木糖吸收。

十、新药小儿泻速停冲剂治疗小儿腹泻的临床与实验研究

1992年由河南中医学院李晏龄等5人完成。小儿速泻停冲剂治疗小儿急慢性腹泻644例，总有效率96.7%，痊愈率89.9%，明显优于对照组(P<0.01)。各型各类腹泻起效时间及完全止泻时间均较对照组缩短，P<0.01~0.001。对较难治的迁慢性腹泻的总有效率达95.7%，痊愈率87.1%，与对照组相比P<0.01。临床治疗419例，未见明显毒副反应。实验发现该药具调整机体免疫及消化功能，可抑制痢疾杆菌及轮状病毒等，能抑制肠管蠕动而达快速止泻作用。

十一、东莨菪碱穴位注射治疗小儿瘫痪

1991年由江西中医学院张秀辉等5人完成。东莨菪碱穴位注射治疗小儿瘫痪13例，与莨穴加中或西药12例对比，二组疗效相近。1983年东莨菪碱穴位及肌注各50例对照，莨肌组疗效较差。1984年莨肌组和丹参穴注组各50例对照观察，莨穴组疗效显著，1985年莨穴组与针灸组各40例对照观察，东莨菪碱穴位组效优，提示东莨菪碱与穴位起协同作用。研究中注意准确选穴，得气后注药，注药后睡1~3小时，面红、口干达莨菪化为度，治疗中需辨证取穴，渐加药量则可达预期疗效。

十二、小儿眼肌型重症肌无力的临床研究

1991年由北京中医学院刘弼臣等5人完成。以中医病在肌肉、症在无力理论为据，经五轮学说，研究眼与脏腑相关原理，轮脏标本关系，从脾虚论治，以复力冲剂治疗30例，每疗程2个月，中药、西药组有效率76.7%、100%；每疗程6个月时，中药有效率96.7%，痊愈率53.33%，与强的松组相比，疗效无差异。西药组有明显副反应，中药组无毒副反应。实验观察发病中具特异的血清乙酰胆碱受体抗体下降者73%，免疫复合物下降者92.3%，治疗前后值具统计学差异。

十三、健儿散治疗小儿厌食症的研究

1983年由四川省中医研究院完成。1981~1983年在10所幼儿园3所子弟学校治疗小儿厌食症295例，总有效率79.7%，其中128例随机分治疗组和陈皮末安慰组各64例，以服药后14天体重增长和食欲进步为指标，统计总有效率治疗组为81.3%，对照组为21.9%，统计学处理差异非常显著。以木糖试验观察及尿淀粉酶含量等测定，证明健儿散促进患儿小肠吸收及胰腺分泌，但对免疫功能及血红蛋白影响不大。健儿散由山药、川明参、鸡内金、苡仁、稻芽、麦芽组成。无明显毒副反应。

十四、强壮灵治疗小儿脾气虚厌食症的研究

1991年由中国中医研究院广安门医院邹治文等5人完成。372例脾气虚厌食症患儿验证，治后总有效率、治愈率各93.6%、79.3%，其中厌食重度71%、中度26%，治愈率各72.3%、80%，均优于硫酸锌对照组。该制剂对预防上感、气管炎效佳，多次反复使用者效好。服药3个月后体重平均增加1.15kg，身高增长2.28cm。

十五、健脾益气法治疗小儿营养性缺铁性贫血的研究

1985年由北京中医医院温振英等5人完成。①1980~1982年，调查2~7岁儿童3074人，贫血者967人，总发病率为31.4%，其中脾虚性贫血占81.6%；该病秋冬季发病率高，分别为43.3%和37.4%；春夏季低，分别为21.1%和19%。②健脾益气糖浆试验治疗研究：于1981~1983年进行两次治疗研究，设补血糖浆、铁剂及空白对照；以双盲法分组，从药后血色素上升2g之显效率看，健脾益气糖浆疗效为好，$X^2=19$，$P<0.001$。

十六、新生儿中药应用剂量的研究

1991年由湖南中医学院等2个单位张宝林等2人完成。收集国内各省、市1950～1982年期刊及书籍700多种资料的近百位作者用中药治疗新生儿疾病的经验，以统计学整理新生儿常用中药经验剂量，制订新生儿中药剂量表。表中统计938例5432例次经验剂量，分析104种中药在各种新生儿疾病中的剂量范围、平均剂量及新生儿与成人剂量之比等。

第九节 肿 瘤 科

一、刺梨汁预防N—亚硝基化合物体内合成及致癌

1987年由北京医科大学公共卫生学院营养与食品卫生教研室宋圃菊等3人完成。以24小时尿中NPRO排出量为指标，观察到刺梨汁可阻断大鼠体内N—亚硝基脯氨酸（NPRO）的合成。刺梨汁可阻断人体内NPRO的合成。刺梨汁可阻断孕鼠体内N-亚硝基乙基脲（NCU）的合成及其经胎盘的致癌作用。此外，刺梨汁还可阻断亚硝酸钠和EU的胚胎毒作用。

二、中药在胃癌癌变过程中的作用研究

1989年由上海中医学院附属龙华医院邱佳信等5人完成。用健脾中药方药的63个单味药与16个中药复方进行了研究，结果胃癌1、2、3年生存率各达71.6%、51.5%、30%，较对照组31.6%、10%、8.3%高（$P<0.05$）。实验观察中药抗癌增效和对正常细胞的保护作用，和在5-氟脲嘧啶存在情况下，中药对胃癌细胞的杀伤增效作用。健脾中药纠正胃细胞"脾虚"状态，并可阻断胃细胞向胃癌细胞转化。提出合理辨用中药，可预防胃癌在内的恶性肿瘤。以此治疗晚期肝癌，治后1年生存率达32.5%，提高了疗效。

三、六味地黄汤（丸）预防食管癌的实验和临床研究

1989年由中国中医研究院中药研究所姜廷良等5人完成。实验证明，六味地黄汤可抑制亚硝酸胺诱发小鼠前胃鳞癌、氨基甲酸乙酯诱发的肺腺癌、降低自发性肿瘤。1973～1989年，根据5万多人拉网普查，随机分组观察食管上皮重增人群，结果六味地黄汤（丸）组290例2年后癌变率1.4%，空白对照组217例为7%。食管重增者中，肾阴虚者占1/3，其2年后癌变率15.9%；非肾阴虚者为2.4%，提示肾阴虚者癌变的高度危险性。治疗后，两者癌变率均明显降低，说明六味地黄汤（丸）对食管癌有很好的预防作用。

四、健脾补肾中药对肿瘤成因多阶段起始和启动影响

1992年由上海中医学院附属龙华医院邱佳信等5人完成。用V_{79}细胞突变试验作为肿瘤成因多阶段学说中起始模型，以"代谢合作"为启动阶段的模型，探索健脾补肾中药及其方剂对起始与启动阶段的影响，对这些中药间进行比较，提出芙蓉花、生南星、仙灵脾、白术等及四君子汤具较强反突变作用。还发现四君子汤能抑制起始阶段大鼠肝、胃细胞介导突变。在启动阶段，太子参、白术、四君子汤等具反启动作用，提示某些健脾补肾中药或方剂对肿瘤成因多阶段学说中的起始与启动阶段有阻断作用。

五、中医中药对胃癌（实验动物）的预防作用的研究

1994年由上海中医药大学附属龙华医院邱佳信等5人完成。经化学致癌剂ENNG致Beagle狗胃癌，ENNG致大鼠胃癌及胃癌细胞介导突变等三方面观察中药及方剂对实验性胃癌的预防作用。实验发现：Beagle狗致胃癌过程中的急性胃炎、慢性胃炎及最终形成胃癌，服此类中药的防癌作用明显优于不服中药组；大鼠诱癌过程中，服中药组胃癌前病变不典型增生数明显减少，且反映细胞异型程度的AG-NORS量也显著降低，有明显反胃细胞介导突变作用。实验结果提示，健脾为主辅以清热解毒、软坚化痰中药方剂及其拆方，有预防胃癌发生的作用。对降低胃癌发病率，可有一定的作用。

六、互隔交链孢霉在人食管癌中的病因学

意义

1991年由河南医科大学刘桂亭等7人完成。在“六五”期间证明互隔交链孢霉菌培养的提取物具诱变性研究的基础上，探讨该菌产生的主要毒素及其与人食管癌发生的关系。研究发现维胺酸、氧化血红素能降低或抑制互隔交链孢霉中主要毒素交链孢酚单甲醚（AME）对V_{79}细胞的致突变作用；绿茶能抑制ZBS细胞的姐妹染色单体交换（SCE）的频率；麦饭石能清除食油、酱油、饮水和白酒中的AME和另一主要毒素交链孢酚（AOH）。

七、贲门癌的吞水音图诊断

1987年由山东中医学院等2个单位朱云瑞等5人完成。该仪器是检查贲门运动功能障碍。吞水后，水经贲门入胃产生吞水音，此反映贲门运动，以吞水音图描记仪将吞水音描记在记录纸上获吞水音图，经音图的定性定量分析，依诊断标准作出诊断。223例贲门癌诊断及82例贲门、食管、胃癌患者对照证明，该法灵敏度97.3%、特异性99%、假阳性率1.2%，适于食管癌诊断、普查及有声脏器（消化道、心肺）运动功能研究、疾病诊断、疗效观察。

八、中医治疗脑部胶质瘤（术后）的临床观察

1988年由重庆中医院张锡君等5人完成。研究认为本瘤分型：肝风和痰浊两型。结果：中医组20例中17例肝风型，用颅复丸、散结丸加天麻钩藤饮治疗；3例痰浊型以前述2丸加温胆汤治疗。全组治后总有效率65%，12例死亡者的平均生存期13个月，较化放疗对照组13例死亡者的平均生存期（7.5个月）长。本法治疗脑胶质瘤术后患者，可明显改善脑功能缺损症状，减少病残，提高生存质量，方法简便，无毒副反应。

九、健脾理气药物对肝癌细胞动力学、雌激素受体、肝癌部前期病变阻断的实验研究

1989年由上海医科大学肿瘤医院于尔辛等5人完成。在健脾理气药及综合入化疗中，对晚期肝癌有一定疗效基础上，探讨了机理。发现健脾理气中药可减少肝癌发生率，对雌激素受体影响不大。放射加中药，抑制瘤体及对数杀癌率较高，动物生存时间长。并恢复NK细胞活性。中药可阻断诱发大鼠肝癌。

十、中西医结合治疗大肝癌（临床研究）

1991年由上海医科大学肿瘤医院于尔辛等5人完成。用健脾理气中药治疗大肝癌结果：①Ⅱ期228例大肝癌，全肝移动条放射结合中药后，1、5年总生存率59.64%、25.41%。中位生存期18.3月。②Ⅱ期肝癌，完成4轮以上157例放疗，92例理气中药组1、5年生存率86.67%、42.97%，中位生存期53.4%；65例非理气中药组1、5年生存率46.77%、14.48%，中位生存期11.1月，二组统计，$P<0.001$。③实验证实，脾虚裸鼠中，肿瘤生长加快，S期比例较高，G_1期细胞比例降低，健脾治疗后，肿瘤生长减慢，S期细胞比例降低，G_1期比例上升。照射后裸鼠人肝癌细胞G_2+M期堆积。

十一、治疗原发性肝癌新药——甲基斑蝥胺的研究

1981年由四川省中药研究所等6单位完成。甲基斑蝥胺（Methyl Cantharidinimide）对小鼠肝癌、腹水癌等移植性肿瘤均有一定抑制作用。用16～18mg/ml时，可延长小鼠生存时间31%～103%；静注该药有增强动物机体巨噬细胞吞噬作用，抑制抗体生成作用。临床应用此药治疗Ⅱ、Ⅲ期原发性肝癌193例，按半年以上生存率统计：单用本药治疗组72例（30～90mg/d的37例，200～400mg/d的35例）；本药并用5-FU，噻替哌，肝磷酰胺联合化疗组121例，其疗效较单用5-FU或单用斑蝥素组均为优，未见明显毒副反应，生存时间最长者达4年7个月。

十二、肝复方治疗Ⅱ、Ⅲ期原发性肝癌的临床和实验研究

1992年由湖南省中医药研究院等2个单位潘敏求等9人完成。用中药肝复方合剂（肝乐合剂）口服，住院治疗164例Ⅱ、Ⅲ期原发性肝癌患者，治后1～5年生存率各为29.3%、14.5%、8.2%、5.2%、4.3%；治后瘤体稳定率78.7%，AFP下降率28.3%，其中30例与18例化疗对照组的治后1年生存率各为23%、11%，肝复方组优于化疗组。以肝复乐片治Ⅱ、Ⅲ期原发性肝癌31例，疗效与合剂基本相同。该方剂治疗61例原发性肝癌，治疗1年生存率各为32.8%、8.7%、15.4%。实验证明，该方

对小鼠实体型肝癌抑制率35.21%～43.62%；对乳腺癌抑制率56.2%；显著诱导正常小鼠及荷瘤小鼠产生干扰素；显著提高小鼠NK细胞活性；明显提高小鼠溶血素抗体等。

十三、槐耳冲剂治疗肝癌

1995年由南京中医药大学庄毅、徐荷芬等5人完成。槐耳 Trametes robiniophila. 即槐栓菌。主要活性成分为蛋白多糖-PST组成。有明显抑瘤与延长生命作用，显著促进机体免疫机能。毒理及Ⅰ期临床试验，证实安全无毒。Ⅱ期临床试验，治疗晚期原发性肝癌128例，完全及部分缓解各5、10例、稳定96例、进展46例，有效率11.9%，稳定率64.06%，治后1年生存率30%，随访最长生存期5年，疗效与5-FU对照组相仿，但治后1年生存率槐耳组25%，对照组47%。Ⅲ期临床疗效与Ⅱ期相仿，疗效优于甲基斑蝥胺对照组。1992年经卫生部批准为中药一类新药。

十四、鹤蟾片治疗肺癌的研究

1986年由广州中医学院周岱翰等3人完成。以鹤蟾片治疗175例原发性肺癌，总有效率63.4%，治疗中无明显副反应。单服鹤蟾片组105例，有效率达57.14%；手术切除及化疗加放疗组70例，有效率达72.6%，中位生存期8个月。实验证实，该片剂对荷瘤小鼠的抑瘤率为38.9%～40.7%；服药组肿瘤组织明显变小，重量减轻，细胞核分裂相明显减少，部分退变，核结构破坏，有的仅残存细胞片；能提高荷瘤动物周围血液中T淋巴细胞百分率，服药组(43.8±2.22%)，对照组(29.6±1.85%)，具明显差异。

十五、滋阴生津、益气温阳法治疗晚期原发性肺腺癌的临床与实验研究

1992年由上海中医学院附属龙华医院刘嘉湘等5人完成。304例晚期原发性肺癌（Ⅲ期97例，Ⅵ期207例），随机分中药及化疗组，作前瞻对比治疗。中药组分阴虚、气阴两虚和阴阳两虚型以滋阴生津、益气温阳为主方药治疗，化疗组以MOF方案治疗。中药组171例，治疗1、2、3、5年生存率以寿命表法计算，较化疗组显著为高。治后体重增加及生存质量的提高，免疫功能改善等，中药组亦优于化疗组。实验证实滋阴方、温阳方对人肺腺癌SPC-A-I细胞增殖有明显抑制作用。滋阴方能显著提高人肺腺癌SPC-A-I细胞内cAMP含量及cAMP/cGMP的比值，与临床疗效一致。

十六、扶正冲剂合化疗治疗术后晚期胃癌

1986年由中国中医研究院广安门医院余桂清等5人完成。扶正冲剂即健脾益肾方治术后晚期胃癌（Ⅲ～Ⅳ期）326例，治疗组95%完成化疗疗程；单纯化疗组仅79%完成化疗疗程。从患者全身与消化道反应、外周血象、免疫功能分析，治疗组均优于对照组。健脾益肾方合并化疗，治Ⅲ期胃癌术后患者1、3和5年生存率各99.03%、79.41%、55.21%。实验研究证实，该方可减轻化疗药毒性反应、明显降低化疗中荷瘤小鼠死亡率、保护骨髓有核细胞与多能造血干细胞、提高免疫系统与肾上腺皮质功能、对化疗药的抑瘤效应起增效作用、抑制癌细胞的血行与淋巴转移、明显延长荷瘤小鼠生存时间。

十七、子宫颈癌的防治研究

1978年3月由上海市子宫颈癌防治研究协作组等17个单位完成。1970年以医院为中心，以点带面，形成农村、街道防治保健网。1973年后，每年普查已婚妇女100多万人次。总结16年来1417例早期宫颈癌手术疗效，1961～1966年用5FU动脉插管，掌叶半夏治疗155例，近期治愈56例，其中5例病理检查未见残癌。

十八、三品一条枪锥切治疗早期宫颈癌

1986年由江西省妇产医院杨学志等5人完成。1972年开始，制成“三品”饼、杆制剂，治疗早期宫颈癌(原位癌和Ⅰa期癌)230例，其中0期161例、Ⅰa期69例，近期治愈率100%，随访5年以上180例（0期127例，Ⅰa期53例），5年治愈率100%；随访10年以上75例（0期49例，Ⅰa期26例）10年治愈率100%，4例Ⅰa期患者近期治愈后，各足月妊娠并正常分娩，母子均健康。该锥切疗法是用饼或杆状制剂贴敷于宫颈或插于颈管，患部组织即凝固坏死而自行脱落，后形成表面光滑的新生宫颈，使早期宫颈癌获根治。该法较手术、放疗治疗具有操作简便、安全、经济、高效的特点，保持了患者生理和生育的功能，副反应小。

十九、靖安县宫颈癌普查早治12年效果及

流行病学、病因学研究结果

1987 年由江西省妇女保健院等 2 个单位杨学志等 5 人完成。1973～1975 年靖安县宫颈癌年平均标化死亡率为 31.3/10 万，为该省宫颈癌高发区之一。1974 年 6 月，在该县建立了国内第一个宫颈癌防治现场，1974～1985 年，经普查早治中药锥切疗法，使当地宫颈癌标化发病率从 143.95/10 万降至 63.3/10 万；标化死亡率从 44.70/10 万降至 6.90/10 万；标化死亡率比（SMP）下降 82.29%，五年相对生存率提高了 24.74%。

二十、宫颈癌阻断研究——宫颈Ⅰ号栓治疗宫颈“间变”与重度糜烂的临床与实验研究

1991 年由中国中医研究院广安门医院李光荣等 5 人完成。所用宫颈Ⅰ号栓为三品一条枪、子宫方两方加减，于 1979 年在北京及湖北普查 13301 妇女，查出宫颈间变 13 例，均住院予Ⅰ号栓治疗，治后病理证实全部治愈。发现治疗前后宫颈间变细胞 DNA 含量及核面积测定，间变细胞消失外，宫颈细胞 DNA 合成速率降低，S 期细胞明显减少，细胞核面积缩小，为正常宫颈细胞所代替。宫颈重度糜烂 491 例，其中 390 例治后，随访 350 例的总有效率 99.06%，较对照组具显著差异，$P<0.01$。

二十一、华蟾素注射液

1995 年由安徽省淮北生化制药厂丁持亭等 5 人完成。制成水溶性成分为主的华蟾素注射液，为国家二类保护新药。该注射液主要含蟾毒内脂素等有效成分。对动物移植性肿瘤的抑制率 30.4%～63.7%，特别对小鼠肝癌有显著抑制活性。该制剂可使实验小鼠血清免疫球蛋白 G（IgG）由 9.44±1.25mg/ml 升至 11.38±0.41mg/ml；家兔注射 1ml。连续 14 天，可使“H”凝集效价达 1∶1280。Wistar 大鼠急性及慢性毒性试验阴性，临床治疗肝癌、胃癌等患者，有一定疗效。可提高患者食欲，减轻疼痛。

二十二、抑瘤丸治疗消化系统恶性肿瘤临床与实验研究

1995 年由河北省巨鹿县中医肿瘤医院梁秀清等 5 人完成。治消化系统中晚期恶性肿瘤 259 例，治后总缓解率 9.7%、好转率 27.4%、稳定率 52.5%。完全缓解者随访无复发者。5 年生存时间接近或优于现行的各种疗法的生存时间，治后能显著提高生存质量，延长生存时间、减轻癌性疼痛。消瘤丸对小鼠 S_{180} 抑制率 30%，对 H_{22} 荷瘤小鼠肿瘤生存及形成率具抑制作用（$P<0.01$）并能提高机体免疫力，对化疗具显著减毒增效作用。急性与长期毒性实验，证实临床用量无毒性反应。

二十三、河车大造胶囊对肿瘤化学药物增效作用的研究

1995 年由浙江省中医药研究院等 2 个单位许继平等 5 人完成。用 S_{180}、Lewis 肺癌、Hep3 种荷瘤小鼠，观察河车大造胶囊并用阿霉素、氟脲嘧啶，均有显著增效作用。该制剂可延长 AEC 荷鼠的生存率，在对化疗药半效的同时，保护荷瘤小鼠造血功能、心、肝、肾及免疫功能。经各地验证 187 例恶性肿瘤，其中 51 例原发性肺癌大造胶囊加化疗的总缓解率为 54.9%，优于十全大补胶囊加化疗对照组 23 例的 39.1%，也优于单纯中药对照组，$P<0.01$。并对血象、心、肝、肾和 NK 细胞活性、T 细胞亚群、TB 淋巴细胞转化等指标检测，佐证其对化疗药的减毒增效作用。

二十四、月华丸加减方诱导癌细胞分化的实验研究

1994 年由成都中医学院黄秀凤等 3 人完成。以中药制成月华丸加减方，实验观察其诱导癌细胞分化作用。强度与已知的分化诱导作用较强的维甲酸（RA）相似；经体内代谢活化后，对 HL-60 干细胞有较强的杀伤力，优于长春新碱；对人早幼粒细胞白血病 HLK－60 细胞等 4 株癌细胞的 DNA 的合成，均有明显抑制作用，对小鼠 S_{180} 实体型细胞的生长抑制作用与环磷酰胺相似。对骨髓造血细胞有保护作用，并可增强单核巨噬细胞吞噬功能和荷瘤小鼠细胞免疫功能等作用，具整体抗癌疗效。

二十五、克癌 7851 的临床观察和实验研究

1990 年由中日友好医院等 2 个单位刘同东等 5 人完成。用该制剂以治癌，治疗原发性和转移性肺癌为主的各种癌症 400 余例，其中多数为手术、放、化疗后疗效欠佳者或复发癌症患者，经服药 3～6 个月后统计，有效、无效各 268（69%）、132（31%）例。实验证实，该 7851 制剂有明显抑瘤作用，可抑制癌细胞的增

殖分裂，并对癌细胞有直接杀伤作用。在光镜和电镜下可见癌细胞核膜断裂、异染色质消失、核破坏或整个细胞崩解。

二十六、薏苡仁酯乳剂药剂学研究和治疗肺癌的研究

1995 年由浙江省中医院李大鹏等 9 人完成。①薏苡仁酯乳剂静注，直接抑癌并对肺癌、大鼠肉瘤、人肝癌、肺癌、结肠癌裸鼠模型具显著抑制作用，能激活 NK 细胞和 IL-Ⅱ活性，显著提高机体免疫力，能提供高能营养。②对肺、肝癌及其他伴有转移的晚期癌症患者，具缓解病情、改善症状、延长生存期、提高生存质量的作用，部分病例具缩瘤作用，治疗原发性肺癌 424 例，其中非小细胞肺癌有效率 20.61%。

二十七、蟾酥膏治疗恶性肿瘤疼痛的临床应用及其研制

1985 年由上海中医学院附属龙华医院等 2 个单位刘嘉湘等 2 人完成。蟾酥膏由蟾酥、生川乌、两面针等 18 种药物制成。1981 年观察 60 例，总有效率为 91.6%。以外表完全相同的Ⅰ号膏（伤痛舒）和Ⅱ号膏（蟾酥膏），进行自身交替双盲对照治疗。观察 67 例，Ⅰ号膏有效率为 67.2%，Ⅱ号膏为 89.6%，二者差异显著（P<0.01）。有效病例一般均在贴治 15～30 分钟时起效，但Ⅱ号膏的镇痛维持时间长于Ⅰ号膏。治疗时外贴于疼痛部位，每 24 小时换药 1 次，7 日为一疗程。

二十八、中药光敏剂—叶绿素衍生物诊治恶性肿瘤的研究

1992 年由浙江省中医药研究院等 3 个单位金秀链等 9 人完成。从蚕砂中提取多种叶绿素衍生物，其中 4 号样品 CPD_4 有显著光敏效应，即从工艺、药理、诊治等三方面，进行研究。证明 CPD_4 对体内外肿瘤均有较好的杀伤效应，且毒性较小，皮肤光敏反应较轻，口服吸收良好。浙江省中医院等单位以肠溶口服光敏剂治疗恶性肿瘤 76 例，治疗显效 59.2%，疗效与 HPD 近似。在相应波长激光激发下，诊断肿瘤 87 例，与病理诊断符合率达 97.7%，对早诊肿瘤显示良好的前景。

第十节　神经精神科

一、益髓冲剂治疗脊髓空洞症

1988 年由长春中医学院等 2 个单位阎洪臣等 5 人完成。根据肾主骨生髓、脾主肌肉四肢理论，立脾肾双补法，研制益髓冲剂方，治疗脊髓空洞症。结果：104 例，显效 38 例（36.5%）、有效 46 例（44.23%），总有效率 80.7%。

二、冠心Ⅱ号注射液治疗急性缺血性脑血管病

1981 年由中医研究院西苑医院完成。从实验研究证实，该制剂对特异性血栓形成时间、血栓长度及重量都有抑制作用；对红血栓有显著溶解作用；对微循环障碍及血液流变性有改善作用。还对血粘度增加的急性缺血性脑血管病有促粘度下降的作用。治疗结果：急性缺血性脑血管病 104 例，20 天/疗程，基本痊愈、显效和好转 98 例，总有效率 94.2%；1980～1981 年与首都医院、北医一附院等用改进的制剂治 147 例，10 天/疗程，总有效率 79.6%，与低分子右旋糖酐组 75 例的（总有效率 74.6%）疗效相似，肌力恢复较右旋糖酐组佳。

三、逐瘀化痰口服液治疗急性脑出血的临床及实验研究

1993 年由成都中医学院等 2 个单位李时富等 5 人完成。用逐瘀化痰汤并制成口服液，治疗 107 例急性脑出血者，与西医内科治疗组相比，中药组有效率、病死率各 89.2%、9%；西药组有效率、病死率各 46.15%、25%。实验发现该口服液降低颅压及轻度脑水肿的作用机制与甘露醇不同，且优于甘露醇，可明显促进脑血肿吸收。

四、通脉舒络液合汤剂辨证治疗脑血栓形成

1986 年由陕西中医学院及附属医院张学文等 5 人完成。组成：黄芪、丹参等 4 味中药组成中药复方静脉点滴剂。主治：脑血栓形成。结果：237 例的总治愈率 53.74%，与低分子右旋糖酐综合组对照，住院日数及肌力恢复程度均优于对照组。临床资料证明，通脉舒络液治疗中风疗效较高、疗程较短、安全经济、后遗症少。随访远期疗效可靠。

五、通腑化痰法治疗缺血性中风的辨治规律

1986年由北京中医学院东直门医院王永炎等5人完成。通过512例急性缺血性中风患者症状、体征、舌象、脉象的系统研究，发现风痰上扰痰热腑实是中风急症中的1个常见症候，占总病例数的50.5%。确立了化痰通腑的有效疗法，创制化痰通腑饮。结果：治疗158例，15天内总有效率82.3%，显效率51.3%。

六、清开灵注射液治疗中风病的临床与实验研究

1989年由北京中医学院等5个单位孙朔伦等5人完成。清开灵注射液，适于中风急性期。治疗缺血性中风132例，基本痊愈、显效率各31.1%、22%，总有效率84.2%；烟酸对照组各6.2%、18.8%和50%（P＜0.01）；治疗出血性中风30例，基本痊愈、显效、有效各30%、30%、30%，总有效率90%。实验结果证明，该剂可改善中风患者红细胞膜流动性、调整中风患者血浆铜、锌比值；具明显抗血小板聚集作用，改善血液流变学指标；促进实验动物脑血肿及坏死脑组织的吸收，改善病灶周围组织的局部血循环，促进脑血肿周围胶质细胞吞噬活性，改善脉象图。

七、蝮龙抗栓丸治疗血管血栓病的临床研究

1991年由沈阳血栓病医疗中心王仁华等5人完成。以蝮龙抗栓丸治疗39例脑血栓，对照组31例脉管炎，治疗有效率各为97%及93%，实验发现该丸剂对患者全血粘度、纤维蛋白原、血AT Ⅲ、血清总胆固醇含量均有明显作用，与对照组相比，P＜0.001。此外，可降低纤维酶原、凝血酶原时间、三油酸甘油酯。

八、秦归活络口服液治疗中风病（脑梗塞）的临床与实验研究

1995年由中国中医研究院西苑医院周绍华等5人完成。改进大秦艽汤方剂，制成秦归活络口服液。治中风病（脑梗塞）412例，其中治疗组140例、对照组107例、开放组165例。治疗组显效65.71%、开放组显效63.03%、对照组显效51.35%，全部治疗组总显效率较对照组有显著性差异（P＜0.01），治后主次症状明显改善，患者胆固醇、甘油三酯等明显下降（P＜0.01）。实验表明，该口服液对大鼠脑缺血有保护作用；能增加犬的脑、肾、外周血流量；改善大鼠脑膜微循环障碍，明显延长大鼠颈总动脉血栓形成所需时间；对花生四烯酸及二磷酸腺苷诱导的家兔血小板聚集性有明显抑制作用，且具量效关系。

九、脂质过氧化与动脉粥样硬化发病机理及防治的研究

1991年由中国医科大学等2个单位陈铁镇等5人完成。鉴于近年来报告脂质过氧化与动脉粥样硬化关系密切，为此，用细胞培养、器官培养、动物实验、生化方法及电镜技术等进行功能与形态相结合的研究。实验证明抗氧化药对内皮细胞脂质过氧化损伤有保护作用，特别是人参皂甙、漏芦等中药及硒、超氧化物歧化酶对内皮细胞脂质过氧化损伤的保护作用，为动脉粥样硬化的防治提供了新途径。

十、动脉粥样硬化中药实验治疗的研究和发病机理的探讨

1990年由北京中医学院卢泳才等5人完成。1985～1988年证实漏芦中有效成分可防治动脉粥样硬化。从祁州漏芦提取5个单体，其中蜕皮甾酮，毒性试验无明显毒副反应。证实过氧化脂质与抗氧化酶活性关系、血浆和动脉壁过氧化脂质含量与动脉硬化病变的关系，进一步发展了血脂增高为动脉硬化重要因素之一。证实漏芦及粗提油溶成分和提纯成分蜕皮甾酮，对动脉粥样硬化发生发展中的一系列重要环节如降血脂、降过氧化脂质、升高PGI_2/TXA_2比值、降血小板聚集率等具重要作用。

十一、针刺治疗中风的临床与实验研究

1991年由天津中医学院第一附属医院石学敏等5人完成。用醒脑开窍针刺法，住院中风患者4000多人次，临床显效率85%，实验观察昆明种小鼠血液流变学、生化及检测血小板功能等多项指标，建成小鼠诱发模型。证实醒脑开窍可明显改善脑组织血流、改善脑代谢、缩小缺血组织不可逆反应。可降低自然发病高血压小鼠的血压，其降压作用依赖于针刺作用的蓄积。随机观察349例中风先兆症、急性期、恢复期患者，疗效优于对照组。

十二、中风病急症中医护理规范及临床研究

1990年由北京中医学院等5个单位廖谨言等5人完成。制订中风病急症护理规范，内容涉及一般护理、辨证护理和分级护理。分一级、二级、三级、特别护理四个级别护理。临床护理中，系统护理中风症患者273例、有效率80.59%、显效率51.65%、基本痊愈率28.57%。肺部感染、褥疮、口腔炎、泌尿系感染等合并症均在护理观察时间内痊愈，痊愈率为100%。其中肺部感染和褥疮发生率明显下降，经统计学处理，均具显著意义。

十三、脾虚型重症肌无力的临床和实验研究

1991年由广州中医学院邓铁涛等7人完成。用证候频率分析，统计23例重症肌无力58个中医证候的出现频率，证明中医证候频率顺序为薄白苔（97.4%）、淡红舌、眼睑下垂、脉细弱、舌胖、四肢无力、舌边齿印、眼球活动受限、胃纳差、大便溏泄、吞咽困难、复视、尿清长（42.2%）等均具显著的统计学意义。233例重症肌无力中，脾气虚219例（94%）、脾肾阳虚11例（4.7%）、脾肾阴虚1例（0.4%）、肝血不足2例（0.9%），发现重症肌无力者有脾气虚者99.1%。脾气虚重症肌无力HLA-B_{W22}、HLA-B_{W46}有显著关联，患者IL_2-R水平明显高于正常人。患者头发Cu含量明显低于正常人，Zn/Cu比值呈增高趋势。提出重症肌无力存在免疫功能紊乱、营养代谢紊乱和免疫遗传因素异常。

十四、重症肌无力脾虚证型的辨证论治、疗效和治疗机理临床实验研究

1991年由第二军医大学附属长海医院等3个单位涂来慧等5人完成。70年代提出重症肌无力(MG)病机为脾肾虚损，该病除四肢无力、溏便外，尚有食道、胃肠、输尿管平滑肌及心肌无力。开展mAchR-Ab及CAE-Ab抗体检测，辅助诊断，早期发现胸腺瘤。收治50例Ⅱ～Ⅳ型MG，病程平均5.1年，以补中益气为主的复方强力冲剂服用，并提取黄芪皂甙，辨治后痊愈22%，显效36%，使吡啶斯的明平均减药量减58.6%。37例胸腺手术，其中胸腺增生多为脾肾两虚型，病情较重但疗效较好；胸腺瘤为脾肾阳虚型，疗效较差。危象抢救，死亡率降低14.3%。经单个核细胞培养药物免疫调节实验，发现该复方有增强免疫调节作用，黄芪皂甙可明显降低培养上清液中nAchR-Ab自体抗体滴度的作用。

十五、尼莫地平对早老性痴呆及高血压病记忆障碍的治疗作用的研究

1992年由中国医学科学院药物研究所等4个单位张均田等5人完成。从1984年开始对促智药物系统研究中，发现芹菜甲素及其衍生物、黄皮酰胺及人参皂甙Rb_1等的记忆改善作用，与其能抑制钙内流和内钙释放的钙拮抗剂的机制有关。

十六、马桑寄生治疗精神分裂症的临床和药物研究

1978年3月由四川医学院基础部、药学系、附属医院等12个单位完成。研究证实马桑寄生各种剂型治疗精神分裂症疗效确实，960例的有效率为62.2%～83.8%。马桑寄生的寄主为马桑科植物马桑(Coriaria Sinica)。从其分离出3种有效成分并测定了化学结构：羟基马桑毒素、马桑毒素和马桑亭。临床验证，羟基马桑毒素为主要有效成分。对3种有效成分进行了药理实验（急性和亚急性动物毒性实验及对中枢神经、心血管、消化道和局部刺激的药理作用)。确认羟基马桑毒素治疗精神分裂症毒性小、效果好（与胰岛素、氯丙嗪、电休克的疗效相近)。

十七、应用针麻中药提高射频热凝术治疗原发性三叉神经痛的研究

1994年由沈阳市大杂区中医院等2个单位张福成等2人完成。射频热凝术治三叉神经痛效果较好，但穿刺时剧痛、热凝时烧灼热及术前麻醉等方面尚有待改进。研究将射频术中的热治疗作用，重新认识为致病因素，提出以白芍等数味中药配伍成肌松镇痛汤，以其养阴清热、活血化瘀和解痉镇痛。术前口服该方，可明显减轻穿刺痛、热凝痛，患者在清醒状态下接受治疗，受刺命中率高、方波定位准确、疗效显著、安全可靠。以三叉神经病变分支的归属经络为依据，循经取合谷等穴位，快速捻转，加强了术中镇痛作用。治疗78例，有效止痛者

76 例，占 97.3%。

第十一节　皮　肤　科

一、克银方治疗银屑病的研究

1983 年由中医研究院广安门医院完成。1972 年开展银屑病治疗研究，总结出克银一方及二方，内服治血热风燥型和血虚风燥型 108 例，痊愈率 65.7%，总有效率 94.4%；94 例随访 2～5 年，复发率和轻复发率各 5.4%和 11.6%。克银三方和四方，治疗有典型皮损、多数为全身性分布的寻常型银屑病 236 例复发门诊病例。血热风燥型用克银三方（土茯苓、草河车、白鲜皮各 30g，北豆根 10g）；血虚风燥型用克银四方（生地、玄参、丹参各 30g，麻仁、北豆根、苦参各 10g）治后痊愈率 67.8%，总有效率 94%，两型各平均治疗 7 周和 10 周；81 例痊愈者随访 13～21 个月，复发率 13.6%，轻度复发率 9.8%；国内中医药治疗银屑病的痊愈率为 30%～63%，复发率 25.3%～50%；黑光疗法（PUVA）痊愈率 43.5%～46.8%，1 年复发率 36%～44%。克银 3 方可抑制细胞活性及膜蛋白合成作用。

二、鱼鳞汤治疗鱼鳞病的临床观察

1986 年由辽宁省大连市第三人民医院周鸣岐等 3 人完成。鱼鳞病是一种较常见的角化障碍性先天性皮肤病。以自拟鱼鳞汤治疗 70 例，治后治愈、明显好转、好转各 12、45、11 例，总有效率 97.1%；1980 年 1～8 月治疗 272 例，治后总有效率达 90.44%。在原方又将鱼鳞Ⅰ、Ⅱ号方制成片剂或糖浆，从 1982 年 4 月～1984 年 3 月共治疗 141 例，总有效率 96.45%。1982 年 9 月，对首批治疗的 24 例，随访 5 年，其中 16 例无复发，5 年有效率为 67%。在后期治疗中，对病情较重的 11 例，进行治疗后皮肤组织学活检，统计学处理有明显差异，治愈后患者皮肤基本恢复正常。

三、银屑汤治疗银屑病的临床观察研究

1990 年由大连市第三人民医院周鸣岐等 5 人完成。银屑病分风盛血热型以银屑汤 1 号论治（白鲜皮、白茅根、金银花、生地、丹参、防风等组方），以凉血解毒，活血祛风；风热血燥型以银屑汤Ⅱ号（当归、生地、熟地、威灵仙、鸡血藤、刺蒺藜等组方）论治。银屑Ⅰ、Ⅱ号治银屑病 1113 例，痊愈 637 例（57.23%），总有效率 97.48%。部分银屑病病理经光镜和扫描电镜观察，证实该药所具疗效。

四、消积排通汤治疗蟹足肿

1986 年由吉林省吉林市医院史鸿涛等 4 人完成。1974～1986 年，以活血化瘀、软坚散坚药组成的“消积排通”汤治疗 440 例蟹足肿，疗程半年～3 年 2 月，瘢痕面积 3cm×0.5cm 以上，治后痊愈、显效、无效各 310、96、34 例，总有效率 92.27%。其中男性 238 例，总有效率 93.27%；女性 202 例，总有效率 91.02%；统计学处理，对烧、烫伤瘢痕 142 例、外伤和手术切口瘢痕 112 例、搔抓及无明显诱因引起瘢痕均无显著性差异。110 例痊愈者，随访 1～12 年，未见复发。

五、五妙水仙膏

1986 年由江苏省灌县中医院周达春完成。以清热解毒、祛腐生新、收敛杀菌之中药制成五妙水仙膏治疗 3865 例，痊愈 2255 例（58.3%）、显效 741 例（19.2%），总有效率 93.5%。其中血管瘤 657 例，治愈、显效、有效各 381、210、44 例，总有效率 96.65%；毛囊炎 649 例，治愈、显效各 462、57 例；神经性皮炎 573 例，治愈、显效、有效各 189、114、120 例，总有效率 73.82%。此外，对寻常疣、皮脂痣、疣状痣、皮肤粘膜溃疡、带状疱疹、传染性软疣、疥疮之节性痒疹 95 例，外阴白斑 20 例，均有较好疗效。

六、紫铜消白方治疗白癜风的临床应用观察

1994 年由湖南中医学院第二附属医院欧阳恒等 5 人完成。在传统方药基础上研制该方，临床上，内外合治 197 例白癜风，总有效率 93.4%，明显高于 8-甲氧补骨脂素内外兼治组。实验证明，该方可降低白癜风患者 IgG 含量和抗体水平，调节机体免疫活性，改善微循环，补充必需微量元素，清除体内过多的自由基，提高抗自由基能力，恢复受损黑色素细胞

的功能。

七、青蒿油制剂治疗神经性皮炎皮肤真菌病的研究

1989年由泸州医学院冯文宇等5人完成。青蒿挥发油制剂，治疗神经性皮炎、皮肤真菌病疗效显著。药理试验，青蒿油毒性小，对常见浅部真菌最低抑菌浓度和杀菌浓度各为0.25％及1％；10％青蒿油搽剂对皮肤刺激性小，无致敏及局部毒性反应。验证342例，其中青蒿油搽剂治神经性皮炎1个月，痊愈和显效率80％，总有效率92.31％；治皮肤真菌病2周痊愈率77.27％，总有效率93.17％，疗效与地塞米松、咪康唑组相似（P＞0.05），随访半年，复发率明显低于地塞米松对照组。

第十二节　耳鼻及眼科

一、葛根合剂治疗突发性耳聋的临床与药理作用研究

1992年由山东省济宁市第一人民医院董凤增等5人完成。用葛根合剂治突发性耳聋303例（329耳），治后痊愈114耳（34.7％）、显效126耳（38.3％）、进步45耳（13.7％），总有效率86.7％，其中突聋伴眩晕147例，治愈、显效、进步各47、43、17例，总有效率73％。与综合治疗组100例对比，该剂毒性小、副反应少、药源丰富、价廉。动物实验证实该合剂具改善微循环、抗炎镇痛、提高6-Keto-PGF和6 Keto PGF/TFB的比值和对脑听区对声响诱发电位的反应，急性和慢性毒性实验甚小。

二、补肾聪耳片治疗感音神经性耳聋临床和实验研究

1995年由天津市南开医院等2个单位林文森等5人完成。以补肾聪耳片为主治感音神经性耳聋310例，其中274例以补肾聪耳片为主加维生素治疗，总有效率70.7％，无效80例（29.2％）。另36例疑为自身免疫性耳聋，用聪耳片加强的松治疗后总有效率80.6％。

三、鼻敏宁治疗变应性鼻炎临床和实验研究

1992年由天津市南开医院等2个单位林文森等5人完成。研究认为变态反应性鼻炎是表卫不固，治宜补气固表为主，治500余例，近期疗效87％。实验证实该制剂可改善机体免疫功能，调整环核苷酸，促进鼻粘膜微循环，改善鼻粘膜细胞和细胞器的结构和功能。1987年在原研究基础上，制成鼻敏宁胶囊，观察300余例，有效率88.3％，与原汤剂疗效相同，较扑尔敏、鼻炎康组疗效佳，副反应小。实验研究可减轻鼻粘膜局部水肿，促进神经末梢愈合，提出该制剂抗变态反应作用可能是多环节的综合作用。

四、鼻康复治疗鼻病的临床及实验研究

1993年由河南中医学院等3个单位王永钦等5人完成。该方由苍耳子、辛夷、丹参等制成，具祛风清热、活血通窍等功效。治鼻窒、鼻干燥及鼻槁等574例，总有效率96％、100％、95.8％，疗效明显优于对照组。该方无毒、无刺激性及无致敏作用，并具显著抗炎消肿及抑菌作用，对病理性鼻甲肥大有缩小作用，具双向调节作用。

五、中药“清通泪道液”治疗慢性泪囊炎、泪道阻塞的疗效观察

1992年由西安市中医医院李霜成等4人完成。以黄连为主中药复方，治疗367例慢性泪囊炎泪道阻塞者，治后总有效率98.4％，对照组171例，总有效率31％，两组相比，差异显著，P＜0.001。药理实验，证实清通泪道液具有抗菌、消炎、镇痛作用，无毒性及刺激性及致敏反应。

六、761-1滴眼剂治疗角膜瘢痕研究

1982年由中国医学科学院血液学研究所等2个单位完成。研制了治疗角膜瘢痕的中药764-1滴眼液。该滴眼液可使实验性家兔角膜瘢痕明显变小、变薄；病理形态、组织化学、超微结构和生化观测发现，本药对功能活跃的纤维母细胞及亢进的胶原合成有抑制作用，可使细胞成熟化，使细胞与纤维的排列由紊乱变为规则。1976年用于临床，治疗234例共298只眼，总有效率为87.2％，显效率占53.0％。764-1滴眼液对云翳、斑翳和白斑等均有不同程度的疗效，对治疗有效的25例经3年随访，证明远期疗效巩固。

七、病毒Ⅰ号滴眼液治疗单纯疱疹性角膜炎的研究

1991年由中国中医研究院广安门医院高培质等5人完成。该制剂源于秦皮汤。取其主药秦皮、秦艽二味合成复方滴眼液。实验证实，病毒Ⅰ号滴眼液有抗单纯疱疹病毒Ⅰ型(HSV-I)的作用，分别观察秦皮、秦艽、秦皮素、秦皮甙的抗HSV-I的作用。治疗单纯疱疹性角膜炎269例，272只眼，其中病毒Ⅰ号滴眼液175例，178只眼，0.1%无环鸟苷液94例，94只眼，两组痊愈80.90%和80.85%及有效率均无显著差异。该药液主要成分为香豆素类化合物，明显预防HSV-I的感染作用。现除治疗单纯疱疹性角膜炎外，还治疗其他类型的病毒感染性眼病，如带状疱疹性角膜炎、红眼病、沙眼等，效果良好。

八、中西医结合白内障针拨术

1978年3月由中医研究院广安门医院完成。1959年开始，对金针拨障术经动物实验及临床实践，改进手术操作方法和器械，提高疗效、减少并发症，弄清术后继发青光眼等并发症的原因，提出有效防治措施，随访近期、远期疗效均好。1966年总结手术364只眼，矫正视力1.0～1.5者为65.9%，其中80只眼术后2～13年的矫正视力1.0～1.5者为57只眼，占71.3%，如按0.6以上计则占85%。经术后远期死亡者5只眼观察，证实睫状体扁平部切口不易出血，无炎性反应及白内障留在眼内致球组织变性及导致失明，与临床情况相符。该手术切口小、愈合快、术后反应轻、手术时间仅3分钟，切口远离角膜缘，不影响屈光面。多数能保持原瞳孔，裸视力及矫正视力均好，适于老弱患者。

九、障眼明片治疗老年性白内障疗效观察

1983年由广州中医学院眼科教研组完成。以地黄汤加减制成内障丸的药物为熟地、山萸肉、枸杞子、菟丝子、黄精、党参、黄芪、白芍。1975年用内障丸试治。后制成障眼明片，经广州中医学院附属眼科医院等5个单位试治视力＞0.1的老年性白内障380例750只眼，服障眼明片，6个月为一疗程，两疗程间停药1个月，视力稳定继续停药观察，用药后视力提高＞3行者为显效，视力增加＞1行或保持疗前视力者为有效，视力下降者为无效。统计750只眼中有效以上者682只眼，总有效率为90.9%。

十、治疗青光眼药——丁公藤碱Ⅱ

1980年由广州医药工业研究所等3个单位完成。丁公藤碱Ⅱ为丁公藤粗提物，立体结构证明为新型莨菪烷类生物碱。药理证明0.05%丁公藤苯甲酸较1%毛果芸香碱缩瞳效果好。其主要特点是缩瞳起效快、作用强、维持时间长。不抑制胆碱脂酶，为直接作用于受体的拟胆碱药，也属于M受体激动剂，毒性低，长期使用无充血及分泌、角膜无混浊。LD_{50}为6200mg/kg，但临床用量小，Ames试验无致突变及致癌作用。以0.05%丁公藤碱Ⅱ苯甲酸盐滴剂，缩小瞳孔、降低眼压和改善房水流畅系数方面效好。试治297例449只眼，降压有效率96.7%，维持时间1～11小时，一般超过7小时，缩瞳有效率92.6%，维持8小时者66.6%，长期滴用无不良反应。

十一、按摩视神经、球后埋线治疗眼病

1978年由兰州军区25医院完成。1969年开始，用手术、按摩视神经、球后埋羊肠线等治疗视神经萎缩、视网膜色素变性、视网膜黄斑部变性、弱视等眼病666例，总有效率82.60%，其中临床治愈率11.6%，显效率18.6%。100例患者术后随访1～4年，疗效巩固者82%，疗效继续提高者24%，有190名盲人重见了光明。

十二、"活血化瘀"治疗视网膜静脉阻塞的研究

1981年由上海第一医学院眼科研究所等2个单位完成。观察住院病人56例（视网膜静脉总干阻塞34例，分支阻塞22例），随机分为活血化瘀中药组（29例，按辨证分型给药及维生素一般药物）和对照组（27例，给予尿激酶及维生素一般药物）。疗效：以中心视力为主，结果中药组15/29例显效，11/29例有效；对照组27例中显效和有效各11例，二者相比$P>0.05$；而视网膜静脉总阻塞病例，中药组16/17例有效，对照组13/17例有效，二者相比$P<0.05$。提出视网膜静脉阻塞与全身微血管病有关的论点。

十三、活血化瘀治疗视网膜静脉阻塞的实

验与临床研究

1991年由成都中医学院附属医院邓亚平等5人完成。视网膜静脉栓塞属瘀血证，用Q-开关红宝石激光制成家兔眼内出血动物模型，作为研究玻璃体出血的实验模型。根据以去瘀为要理论，拟定眼底Ⅲ号方，将煎剂改为口服液，急慢性毒性试验，证实该口服液毒性极小，抑菌试验阴性。该方对动模眼底出血、玻璃体积血有明显治疗作用，可抑制体外血栓形成。治疗视网膜静脉阻塞95例，其中眼底Ⅲ号方49例，总有效率83.7%，尿激酶组46例，总有效率58.7%，差异显著。

十四、明目逍遥汤治疗儿童血虚肝郁型视神经萎缩

1985年由中国中医研究院广安门医院韦玉英等5人完成。1956～1983年以该方为主共治疗12岁以下血虚肝郁型儿童视神经萎缩70例136只眼，结果视力基本恢复者78只眼，显效37只眼，进步11只眼，总有效率达92.7%，但眼底检查无1例恢复正常；疗程25～286天，平均86.7天，疗效与年龄、病程、病因及疗程无明显关系。对36例70只眼随访1～20年，视力基本恢复者45只眼，显效及进步共18只眼，总有效率为90%，与近期疗效基本相符，眼底检查仍未见恢复正常者，说明远期疗效巩固，而且视力进步与眼底改变无明显关系。明目逍遥汤含薄荷、柴胡、当归、白芍、焦白术、茯苓、炙甘草、丹皮、焦栀子、甘菊花、枸杞子、石菖蒲。实验表明，该方具有抗炎和抑制血小板聚集作用。

十五、“971”穴位注射治疗视神经萎缩的临床研究

1993年由成都中医学院附属医院等2个单位陈翠屏等5人完成。视神经萎缩用中药制成注射剂，于肾俞穴位注射（871疗法）。1987年后，治151例232只眼，治疗组106例168只，肝肾俞交替注射，每日1次，10次为一疗程，每疗程间歇3～4天，治疗3～4个疗程。以视力和视野为主要疗效指标，显效率56.55%，总有效率86.9%，明显优于对照组。

十六、视网膜微循环的实验研究

1983年由浙江省中医药研究所眼科科研组完成。①扫描及相差显微镜观察兔视网膜血管的三维空间分布、分支、形态及微细结构，发现离视乳头的几级较大分支的分叉角呈锐角，而以后的小分支分叉角几呈直角，在较小的微动脉分支处有一狭窄部位，而后有一屈膝状弯曲。②以自制的管径测量装置测视网膜血管管径；以改良Hill氏方格法测摄片中微血管密度；计时器观察网膜循环时间。并观察视网膜血管荧光素渗漏及微动物分支狭窄部情况，以测压及测血流量装置测实验动物股动脉压和颈总动脉血流量研究全身循环与微循环，并以此定量指标用于莨菪类药物的研究。

十七、眼与十二经脉关系及针刺影响视觉功能电生理研究

1995年由成都中医药大学段俊国等5人完成。研究78个正常人十二经脉原穴，针刺前、中、后双侧图形视觉诱发电位，在26次实验中，获156只眼1248个图形视觉诱发电位波形，十二经脉间与眼的密切程度不同，以心、脾、大肠及膀胱经与眼关系最密切；针刺膀胱经见易化效应，其他经脉主要为抑制效应；针刺单侧经脉，致双侧视功能改变，但同侧更为明显。以家兔作闪光视网膜电图（FERG）、稳态图形视觉诱发电位（SPVEP）、图形视网膜电图（PERG）为主要指标，结合电针参数变化对人和兔的影响，肯定了针刺调节视功能，存在穴位特异性、强度选择性和性别差异，主要机制与针刺调整视觉中枢、视网膜等有关。

第十三节 针刺麻醉及机理研究

一、针麻镇痛的神经原理

1978年3月由中国科学院生理研究所等7个单位完成。研究首先证实针刺镇痛主要经神经系统实现后，认为针刺兴奋多种感受器所产生的信号，经外周神经传入脊髓，并沿前外侧索进入中枢神经系统的较高级部位，其抑制痛觉信号是经脑内与调节痛觉有关的神经结构如中缝核群、尾核、中央中核、下丘脑、扣带回等完成。损毁这些结构，针刺镇痛效应即减弱或消失。进而证明针刺激发中缝核群活动后，可上行至脑各个水平及下行至脊髓，阻遏痛觉信号的向上传递。还观察到针刺致脑内神经递质释放的改变，5-羟色胺增加，另递质乙酰胆碱在针刺镇痛作用中也起重要作用。

二、针刺镇痛的神经化学原理

1987年由北京医科大学韩济生等5人完成。1965年开始，重点研究神经系统中实现针刺镇痛作用的物质。①以实验数据明确针刺镇痛需20～30分钟诱导期，并有后效应（半寿期16分钟）。②家兔脑室灌流证明针刺可在脑内产生某种发挥镇痛效果的神经化学物质。③用增强或削弱某些神经递质功能活动方法，发现脑内5-羟色胺和乙酰胆碱有助于针刺镇痛，儿茶酚胺和γ氨基丁酸不利于针刺镇痛，阐明其在中枢的主要作用部位，镇痛效果优劣决定于此两类物质的消长。④系统研究阿片肽在针刺镇痛中的作用，确定脑啡肽、强啡肽、β-内啡肽三类阿片肽在脑及脊髓中发挥不同的作用，初步阐明脑内阿片肽参与针刺镇痛机理。⑤据电针时间过长、镇痛时间渐减直至消失现象，提出电针镇痛耐受概念，证明电针与吗啡间有交叉耐受。

三、大脑皮层体感Ⅱ区对丘脑髓板内核群神经元伤害性反应及针刺镇痛效应的下行性调节

1987年由中国中医研究院针灸研究所徐维等4人完成。本研究肯定了大脑皮层参与针刺镇痛的调节。用玻璃微电极细胞外记录，观察到电针猫足三里和环跳后，丘脑髓板内核群多数神经元的伤害性反应受到抑制，脉冲电刺激SⅡ，可见CM或CL核团神经元伤害性反应呈不同程度的减弱。SⅡ被GABA或利多卡因阻滞后，多数神经元伤害性反应不为电针所抑制。逆行动作电位方法证明SⅡ存在着向CM直接投射的神经元。结果提示，通过激活大脑皮层产生下行调节，可能是针刺抑制伤害性反应途径之一。

四、大脑皮层在针刺镇痛中的作用

1982年由中医研究院针灸研究所第一生理研究室完成。1973～1981年系统研究大脑皮层在针刺镇痛中的作用，采用电子计算机平均加算技术于人体大脑皮层诱发电位的研究，经实验及临床观察，初步肯定了大脑皮层在产生痛觉和针刺镇痛机制中参与一定的整合调制作用，认为大脑皮层诱发电位后成分（潜伏期约200毫秒）可作为测痛的指标。

五、针刺镇痛中大脑皮层对丘脑特异和非特异核团的下行性调节

1992年由中国中医研究院针灸研究所陈正秋等5人完成。①电针刺激猫十字沟前区明显抑制CM神经元伤害性反应，其作用与电针“足三里”和“环跳穴”的抑制效应相似。②表面给药法，在十字沟前区和SI分区予利多卡因后，电针抑制CM神经元伤害性反应的效应被取消，其中十字沟前区的作用似较强。说明十字沟前区与SI均参与对丘脑非特异核团髓板内核群的针刺镇痛的下行调节，其中前者的作用较强。③电刺激SⅡ，能抑制VPL的伤害性反应。经大鼠行为反应观察，结果亦证明SmI参与针刺镇痛的下行调节。实验证明大脑皮层SI、SⅡ和十字沟前区对丘脑的特异和非特异核团的针刺镇痛效应均有下行调节作用，这种调节作用是大脑皮层参与针刺镇痛的一种重要方式。

六、大脑皮层及某些核团对中缝大核下行痛抑制机制的调探及其在电针镇痛中的作用

1993年由中国中医研究院针灸研究所刘乡等9人完成。1978年后，以634只大白鼠记录中缝大核（NRM）神经元1495个，获一定结果。①NRM仅对伤害性刺激发生兴奋性抑制性反应，发现兴奋抑制转化型缝脊神经元。②NRM神经元受导水管周围灰质、尾核头部和伏核的调控。这些核团以其内源性吗啡样递质参与针刺镇痛，提示外伤和病变所致某些核团损伤者，需慎用针刺止痛。③大脑皮层体感运动区（SM）主要经锥体外系，如尾核头部对NRM进行调控，增强针刺镇痛作用，还可经锥体系在脊水平直接抑制伤害性信息引起镇痛作用，但也抑制针刺信息，对电针有一定拮抗作用。④大脑皮层体感Ⅱ区（SmⅡ），主要通过边缘中脑系统的伏核和缰核对NRM进行调控，并经脊髓外侧束在脊髓水平发挥镇痛作用。

七、应用辣根过氧化物酶（HRP）方法研究伏隔核的传入纤维联系

1980年由北京第二医学院解剖教研组完成。辣根过氧化物酶（HRP）注入大鼠伏隔核，

从核中心区以外脑组织标记细胞的位置，确定伏隔核的传入纤维联系；发现自端脑的海马和杏仁核，间脑的丘脑底核、未定带、室周灰质和丘脑腹侧核，中脑的腹侧被盖区、黑质、顶盖、中央灰质及红核等，均发出纤维联系伏隔核，证明伏隔核与其他神经结构间的广泛纤维联系。

八、应用放射自显影（ARG）法对大鼠伏隔核离心纤维系统的观察

1980年由北京第二医学院解剖教研组完成。根据神经元能自胞体向轴突末梢顺行输送含氧氨酸的原理，用^{3}H-亮氨酸注入3只大鼠右侧伏隔核中心部位，用ARG法追踪该核传出纤维投射，发现伏隔核的下行纤维主要向双侧丘脑下部、丘脑上部、黑质网状部和中脑外侧网状结构及苍白球及杏仁核等结构投射，而上行结构则向双侧海马皮质（多形层、锥体细胞层、放射层）、嗅束（僧幅细胞层和分子层）、嗅球及额叶皮层投射。结果说明：①伏隔核功能与边缘系统不可分割。②伏隔核与纹状体共同参与锥体外运动机制的调节。③伏隔核与中脑网状结构及黑质组成密切的环路联系。④伏隔核受运动皮层及边缘皮质控制调节时，还组成与上述皮质的反馈环路。

九、一些与镇痛有关核团之间联系的形态学研究

1981年由上海第一医学院基础医学部完成。观察内容有：大鼠中缝背核到三叉神经感觉核、脚内核（Nauta和HRP法）及脊髓的投射；大鼠中缝背核的传入和传出；大鼠脚内核、伏隔核、视前区、导水管周围灰质、黑质、杏仁中央核和内侧核的传入性联系。实验用大鼠355只，乌拉坦腹腔注射麻醉，以辣根过氧化物酶的微量注射和离子透入法对上述核团进行传入性联系研究，对部分核团等中缝核还采用Nauta溃变纤维银染法研究其传出。发现上述多数核团与脑、脊髓各级水平的中央灰质系统有密切纤维联系，且接受来自五羟色胺能神经元核团中中缝背核及蓝斑的传入。

十、猫中缝大核向间脑、脑干和脊髓的纤维投射——ARG法和Fink-Heimer氏法研究

1982年由河南医学院正常人体解剖教研室完成。选成年猫15只以微量^{3}H-亮氨酸注入中缝大核，20只猫用电解损毁其中缝大核。按放射自显影法和溃变法分别处理。用明暗视野显微镜观察切片，根据放射银粒和终末前溃变纤维的分布特点确定中缝大核的纤维投射。中缝大核注入^{3}H-亮氨酸或被电解损毁后，其上行纤维终止于丘脑束旁核、中央中核及丘脑下部后区；分布到中脑中央灰质、中脑网状结构、上丘、后连合核、顶盖前区和脚间核；部分纤维投射到三叉神经脊束核、脑桥网状核、桥缝核和臂旁核；下行纤维分布在延髓下橄榄核、巨细胞网状核、尾侧三叉神经脊束核、孤束核及迷走神经背核；部分纤维下行终止于脊髓灰质Ⅰ、Ⅱ、Ⅴ、Ⅵ和Ⅶ层。实验说明中缝大核与中枢神经内痛觉调制中枢结构有密切联系，它在针刺镇痛中作用是通过多途径并在多极水平实现的。

十一、边缘系统经过缰核的下行性活动在针刺镇痛中的作用及作用方式（1）缰核在针刺镇痛中的作用

1983年由白求恩医科大学基础医学研究所生理教研室完成。为加强镇痛作用，在查明脑干中缝大核和蓝斑核对针麻作用机理基础上，1978年12月提出缰核中存在两类痛敏神经元，与痛和针刺镇痛有关。还证明缰核是前脑边缘结构到脑干环路中的一个重要中转站，受上位脑（膈区尾核）的抑制性影响，调节下位脑（中缝核及蓝斑）的活动，而控制痛区的冲动。实验用大鼠、猫、兔等动物，以微电极技术配合电子计算机处理等电生理检测指标。

十二、电针对三叉神经核内痛敏细胞放电的抑制作用及其方式

1983年由白求恩医科大学基础医学研究所完成。1972～1977年142只猫电生理实验，猫下齿槽神经或牙髓受创害刺激后，在三叉神经脊束核记录到会聚及不会聚性与痛觉有关细胞放电。电针颊车、合谷、足三里及坐骨神经明显抑制会聚性痛敏细胞诱发放电。电针对不会聚性痛敏细胞诱发放电无作用。药理证实电针对三叉神经脊束核内痛敏细胞诱发放电抑制主要在突触，在痛觉传入第一级神经元转换部位产生突触前抑制，阻断痛觉冲动，而产生镇痛效应。

十三、缰核影响针刺镇痛的机制

1988年由白求恩医科大学生理教研室王绍完成。①缰核不仅接受躯体伤害性刺激的传入冲动，也可经丘脑髓核接受内脏伤害性传入冲动。②兴奋缰核可明显降低痛阈和对抗针刺镇痛效应，其能力足以和弓状核影响幅度相当。③缰核对痛阈的影响是经中缝大核和蓝斑核实现的。中脑导水管周围灰质也是缰核下行传导的中介核团。④伏核、杏仁核、海马、扣带回均可抑制缰核的活动水平，并控制和调节。⑤边缘前脑对缰核活动的调节是经GABA、Ach递质实现的，微电泳GABA降低缰核活动水平，Ach提高缰核活动水平，而出现痛阈和针刺镇痛效应的改变。研究用微电极胞外记录技术和微电泳、定位破坏、核团内注射等方法，将电生理与神经化学、行为观察及单细胞放电结合。

十四、脑不同结构对猫丘脑后核群中内脏伤害感受神经元放电的影响

1989年由中国医科大学腾国玺等5人完成。1983年开始，用微电极细胞外记录、立体定位及条件检验刺激，观察猫丘脑后核群(PO)内脏伤害感受神经元放电影响。①经430个神经元研究发现，刺激上层体感Ⅰ区、杏仁核等核团对PO内脏痛觉神经元有抑制作用，抑制分即时性抑制、持续性抑制和延迟性抑制3种，其抑制机制可能不同。结合临床，针刺时进针后患者即止痛，且有较长后作用，有的需经一段时间后，痛才消失。②探讨抑制内脏痛机理，针刺产生肌力痛、压痛、振动感等深部感觉，传至丘脑腹后外侧核（VPL）外，还可经神经纤维释放递质抑制PO内脏痛觉神经元活动，或经杏仁核等有关核团影响PO内脏痛觉神经元，还有内分泌体液抑制因素。③大鼠PO中也有内脏伤害感受神经元。

十五、中缝核与蓝斑核在针刺镇痛作用中的相互关系

1983年由陕西省中医药研究院完成。1980～1983年从神经生理和神经药理探讨中缝核和蓝斑核（LC）间镇痛关系。①中缝背核(NDR)与LC间在针刺镇痛作用中相互制约，可能是针刺镇痛作用不全和个体差异的机理。②NDR与LC各通过延髓一些核团，下行脊髓控制疼痛信息。③NDR及LC上行通路调节因支配脑的不同部位而异。④中枢NDR或LC破坏，均可导致针刺对外周植物神经调节功能的改变。

十六、下丘脑弓状核、中缝背核及蓝斑核在针刺镇痛中的作用及其相互关系

1989年由苏州医学院神经生物学研究室印其章等5人完成。下丘脑弓状核（ARC）、β-内腓肽能（B-END）系统、中缝背核系统(DR）的5-羟色胺能（5-HT）系统和蓝斑核(LC）的去甲肾上腺素能（NE）系统在镇痛中起重要作用。此3个核团间存在相关联的神经支配。1983年开始，以大鼠行为测痛及电生理技术，研究此3个核团在人中、承浆、足三里、三阴交镇痛作用及其相互关系。电刺激ARC、DR和LC镇痛增强，电解或化学损毁均减弱针刺镇痛效应。3个核团间的实验表明，针刺抑制ARC的伤害性诱发电位和伤害性电位放电，与DR和LC及其递质5-HT和NE有关。针刺ARC能使DR的活动增强，LC活动减弱，导致针刺镇痛效应增加。电刺激DR可减慢LC自发放电，并加强针刺和刺激ARC对其伤害性反应的抑制。证实ARC、DR、LC之间有镇痛环路。

十七、α—脱氧葡萄糖方法研究针刺镇痛的中枢神经效应

1988年由上海医科大学针刺原理研究所黄登凯等4人完成。用α—脱氧葡萄糖（2～DG）定量法研究辐射热痛刺激和双侧足三里、三阴交穴位刺激对中枢神经系统各结构的葡萄糖代谢率的影响，结果提出：电针使腰膨大部脊髓背角、丘脑腹后核和束旁核、躯体感觉皮层Ⅰ、Ⅱ区（SⅠ、SⅡ）率显著升高，说明电针信息可达上述结构，电针组一些结构左右侧葡萄糖代谢率有显著差异，可能是一侧股动、静脉结扎和创伤影响足三里、三阴交电针信息向中枢传递。一些与镇痛有关核团中，PAG的葡萄糖代谢率升高幅度最大，表明PAG在电针镇痛过程中起重要作用。本研究首次提出丘脑腹后核在痛刺激传导中的重要地位。

十八、延髓结构在痛觉传递和针刺镇痛效应中的作用

1989年由中国科学院上海脑研究所杜焕基等3人完成。1973年开始，以电生理技术结合神经药理、解剖、生化等方法，研究延髓结构在痛觉传递和针刺镇痛中的作用。发现延髓中某些神经结构，包括中缝大核、网状大细胞核、孤束核等参与对脊髓痛觉信号的传递及痛反射的下行控制；延髓腹内侧网状结构（包括中缝大核）是脑的高级部位，对脊髓痛觉传递实施调控的一个重要驿站；延髓脑内侧网状结构与各种形式的（包括远、近节段穴位、背俞穴、脊中穴等）针刺镇痛效应有密切关系，同时与脑内刺激镇痛及吗啡脑内局部注射镇痛紧密相关；针刺镇痛、脑刺激镇痛、吗啡镇痛均经降低脊髓痛觉传递神经元的输出增益控制而产生镇痛效应；内源性阿片样物质、5-羟色胺、去甲肾上腺素等神经递质或调节物参与上述为延髓下行系统的活动。

十九、中脑导水管周围灰质和中缝大核对脊髓活动的突触前抑制作用及其传出途径分析

1993 年由西安医科大学程珍凤等 6 人完成。1985 年 9 月～1990 年 4 月，大鼠实验，观察了中脑导水管周围灰质（PAG）和中缝大核(NRM)在脊髓活动抑制中，突触前的抑制作用及其传出途径。①电刺激 PAG 在脊髓腰$_5$（L_5）背根记录到负的背根电位（PAG-DRP），在脊髓腰膨大表面记录到正波(PAG-CDP)。②同一大鼠记录 PAG-CDP 和电刺激 PAG 对脊背角广动力型神经元(WDR)抑制效应，发现 WDR 神经元伤害感受性放电被完全抑制的时间和 PAG-CDP 的时程相当。③证实 PAG-DPR 部分经 NRM，显著削弱刺激 PAG 腹侧部分诱发的 DRP。④脊髓背角内多条轨迹上的电场电位和刺激外周神经诱发的电场电位的阻塞现象，均可被印防己毒素减弱并为士的宁所加强。⑤电针大鼠涌泉穴，在同节段及远节段均可记录到对印防己毒素敏感的 CDP 正波。实验证明，直接电刺激或电针穴位激活 PAG，均可下行诱发负 DRP 和 CDP 正波。

二十、中脑导水管周围灰质的神经递质在针刺镇痛中的作用

1985 年由上海医科大学针刺原理教研室曹小定等 5 人完成。1979～1983 年研究，①PAG 内阿片肽系统在针刺镇痛中的作用研究表明，在针刺和电刺激尾核提高痛阈的同时，PAG 内阿片肽含量增加，PAG 内微量注入纳络酮可部分阻断电针镇痛和电刺激尾核、膈区产生的镇痛作用。②电针镇痛时，PAG 中的去甲肾上腺素（NA）释放减少；PAG 内微量注射对氯苯丙胺部分阻断电针镇痛作用后，若再注入纳洛酮还可进一步阻断电针镇痛。③PAG 的电生理学研究表明，电针与微电泳羟戊甲吗啡(Etor)、吗啡、5-HT、NA、乙酰胆碱（Ach）等药物均可影响 PAG 神经元的自发放电。④形态学研究表明 PAG 与蓝斑、中缝背核和黑质之间存在双向纤维联系，并且有纤维向上终止于丘脑束旁核，向下直接终止于脊髓后角 Rexo DⅡ-Ⅴ层等。

二十一、大鼠延髓背侧网状亚核在伤害感受和针刺镇痛中的作用

1994 年由中国中医研究院针灸研究所等 2 个单位朱兵等 4 人完成。用微电极记录细胞电活动方法研究大鼠延髓背侧网状亚核(SRD)在伤害过程中的变化，并对针刺镇痛和吗啡镇痛机理进行研究。发现①SRD 只对伤害性刺激起反应，认为该团是非特异系统中最具备“痛中枢”的条件。②SRD 机能的意义，是构成一个骨髓-SRD-骨髓的神经回路，整合来自外周的伤害性信号，经弥漫性伤害抑制系统发挥痛的负反馈调节。③针刺明显激活 SRD 神经元的强度与穴位有关，针刺对侧效果大于中侧及同侧穴位。

二十二、脊髓至外颈核与背索核的双投射系统

1991 年由首都医学院吕国蔚等 5 人完成。用双重逆向激动、荧光双标、细胞内记录与染色等技术，发现脊髓背角内存在一种向外颈核(LCN)及背索核（DCN）同时投射的细胞，命名为脊颈索-痛索突触后(SCT-DCPS)神经元，其胞体主要位于背角Ⅲ-Ⅴ板层。其轴突在颈胸联合部分成两个分支，各经背外侧索(DLF)和背索(DC)上行，分别终止于 LCN 和 DCN。研究提示，脊髓双投射系统，兼有脊颈索（SCT）和脊索突触后（DCPS）两个单投射系统的特征，系两者的交集。该系统传递的信息属非丘系。该系统分叉点可能作为特化部位，对神经冲动进行时-空调制式整合，该系统功能，为某些神经系统疾病的发病机制和防治提供了线索。研究中，建立了隔离制备，为研究脊髓双

投射系统提供了条件，并改正了传统横切制备的不可信性，并准确地判断轴突分叉点的位置，改进了传统的计算法。

二十三、脊髓背索突触后神经元研究

1987年由首都医学院针麻脑学研究室等2个单位吕国蔚等2人完成。电生理及形态学观察：①胞体主要位于背角Ⅲ～Ⅵ层内的脊髓背索突触后神经元（DCPS），神经元轴突沿背索、胞体附近及本身树突树周上行或分支。②DCPS神经元树突由四种形式的纤维构成。③DCPS神经元对非伤害和伤害性刺激发生反应，其突触前、后纤维直径相近，无线性匹配关系。肯定DCPS及其轴突是新的重要投射系统。

二十四、针刺镇痛的脊髓机制和同神经电针镇痛的临床应用

1898年由中国科学院上海脑研究所赵志奇等5人完成。1972～1989年，以细胞水平分析、正常人体实验及手术验证等方法，用单纤维记录、单细胞内记录、多管微电极微电泳和抗体微电极等电生理技术，研究针刺镇痛脊髓机制，发现①针刺传入主要激活外周神经的第Ⅱ、Ⅲ类传入纤维，当第Ⅵ类纤维部分兴奋时，可能参与持续针感的产生。②针刺传入信号与痛觉传入在脊髓背角互相整合，前者抑制背角神经元的伤害性反应，除直接整合外，针刺可激活高级神经中枢后，下行抑制背角神经元的伤害性反应。③突触前和后抑制均参与针刺抑制效应。④针刺镇痛效应有脊髓节段性关系，针刺穴位和痛源部位属同一神经节段时，有较强的镇痛效果。⑤与神经原电针对背角神经元伤害性反应的抑制不是外周机制，突触前抑制和背角神经元过渡去极化可能起一定作用。

二十五、躯体与内脏信息在脊髓投射神经元上的会聚

1993年由首都医学院吕国蔚等3人完成。1982年9月～1992年7月，中央核团逆向刺激、外周躯体、内脏刺激和细胞记录技术，发现脊髓背角中存在向内脏感觉核-孤束核（SN）和体感核-背索核（DCN）投射的脊孤束（SST）和背索突触后（DCPS）单投射性神经元及SST-DCPS双投射神经元；SST和DCPS神经元分别从各自投射的核团-SN和DCN接受内脏和躯体信息；SST、DCPS和SST-DCPS神经元均经A类传入纤维直接接受来自躯体和内脏组织的感觉信息；上述神经元对躯体刺激的兴奋性反应，有低阈机械感受型（LTM型）和广动力范围型（WDR型）；SST、DCPS和SST-DCPS神经元对内脏刺激呈兴奋和抑制反应；DCPS神经元向DCN传递躯体觉和内脏学信息。研究结果提示，同一个SST、DCPS和SST-DCPS等新发现的单或双投射神经元可直接经外周神经或间接中枢核团接受来自躯体和内脏的信息，将其传递给内脏感觉核（SN）及/或体感核（DCN）。

二十六、脑内血管紧张素Ⅱ对抗电针镇痛并促进电针耐受和吗啡耐受的形成

1990年由北京医科大学生理教研室韩济生等5人完成。1979年证实针刺耐受大鼠中生成大量抗阿片物质AOS，1985年从牛脑中提出一种AOS化学构造与血管紧张素Ⅱ（AⅡ）相同。在大鼠和家兔中证实AⅡ确能抗吗啡和电针镇痛的基础上，发现大鼠脑内注射AⅡ 10μg注入家兔中脑导水管周围灰质（PAG），可显著削弱吗啡和电针镇痛。大鼠连续注射吗啡4天或连续电针6小时，脑内AⅡ的mRNA含量分别升高8倍和13倍。用放射受体结合法证明AⅡ的抗阿片作用不是发生于受体水平，吗啡降低cAMP作用可被AⅡ翻转。

二十七、阳虚、阴虚对针刺镇痛的影响及其本质探讨

1990年由上海医科大学基础部针刺原理研究所人体生理室李其松等5人完成。1976～1987年，用自行设计的电脑辅助中医辨证程序，现时辨证及检测，从静态、对痛刺激反应及针刺效应三个层次比较阳虚、阴虚的异同点。发现静态时，心肌收缩、指端（皮肤）、下肢肌肉血流量、脉搏传导速度、红细胞自身血浆电泳时间和血浆比粘度阳虚慢于阴虚；血浆皮质醇和LEK水平，阳虚低于阴虚（$P<0.05$）；阳虚对痛刺激反应较弱，易被针刺诱导所抑制；阴虚者对痛刺激反应较强；阳虚者多数皮肤血管容积波增大多于阴虚者；针刺后血浆皮质醇变化及血中内阿片样肽变化呈双向调节作用均异于文献报道的应激作用及针刺仅导致内阿片样肽增高；阳虚组植物神经中枢活动以抑制占优

势，对痛刺激反应较小，且易为针刺所调整。

二十八、针刺镇痛对中枢组化成分的影响

1988年由中国中医研究院针灸研究所葛子等5人完成。定量化学显示电针并对照下丘脑视上核、室旁核、弓状核及第Ⅲ脑室室管膜上皮细胞内及正中隆起等结构内酶的变化。发现电针组视上核内乙酰胆碱酯酶、非特异性酯酶、葡萄糖-6-磷酸脱氢酶及酸性磷酸酶含量显著大于对照组;两组室旁核内乙酰胆碱酯酶、酸性磷酸酶及RNA含量均无显著差异；电针组弓状核内酸性磷酸酶阳性反应神经元、室管膜上皮内特异性酯酶含量显著大于对照组；葡萄糖-6-磷酸脱氢酶及异柠檬酸脱氢酶呈中等阳性反应，组间无明显差异；电针正中隆起三层内微血管中葡萄糖-6-磷酸脱氢酶及酸性磷酸酶均较强。结果：镇痛过程中，上述内源性鸦片样物质，既影响乙酰胆碱酯酶、葡萄糖-6-磷酸脱氢酶及一些酸性磷酸酶，又增强与代谢有关的非特异性脂酶。

二十九、C类神经纤维传入诱发大脑皮层电反应的研究

1989年由中山医科大学生理教研室陈培熹等5人完成。1985年猫C类神经纤维传入诱发大脑皮层电反应：①C类纤维传入信息可进入体感皮层，引起特有的诱发电反应，此类反应可被A类纤维传入抑制。②躯体及内脏神经C类纤维传入均可达体感皮层，引起诱发电反应。③平均诱发电位（C-CEP）是由C类纤维传入引起，在体感皮层内产生。④C-CEP是体感皮层对慢痛信息的反应，可能经常受内源性吗啡的抑制。⑤诱发C-CEP的C类纤维传入，不仅通过脊对侧腹外侧索，还通过同侧背索上传。⑥确定了影响C-CEP的一些基本因素，提高研究C-CEP的基本技术。

三十、传入C纤维和中缝大核痛负反馈调节机制在针刺镇痛中的作用

1994年由中国中医研究院针灸研究所刘乡等5人完成。从外周到中枢进行定位、定性、定量的镇痛神经机理研究。①找到脊神经元，证明其为痛负反馈调节的基本中枢回路。②该缝-脊神经元对痛刺激反应有兴奋型、抑制型和兴奋抑制转化型，其反应改变决定于神经元本身的机能状态。③论证针刺为一种伤害性刺激，为解决此长期争论，提供了论据。④证明针刺镇痛的即时效应和后效应具有不同的中枢机制，镇痛的后效应具有重要的治疗意义。⑤提出针刺镇痛本质是以小痛经脊髓痛负反馈调节抑制大痛的理论。

三十一、引起突触前抑制的传入纤维类别

1991年由西安医科大学朱汉璋等3人完成。突触前抑制主要发生于感觉神经，它与突触后抑制共同的中枢兴奋协调机体的一切活动，也是外周刺激致中枢镇痛机制的重要形式之一。1978年1月开始，以蟾蜍、牛蛙、大白鼠等动物，以脊髓背表面电位（CDP）和背根电位（DRP）为指标，发现Ⅰ、Ⅱ、Ⅲ类纤维均可引起负A-DRP和正P波，皮、肌神经及穴位区所致效应强度不同，但均能引起负DRP。经测C纤维PAD唯一可用的逆向兴奋性测定法证明，外周各类传入纤维均可致各类传入终末特别是C类终末呈现突触前抑制，由此肯定各类传入纤维均可致节段性镇痛，该论点已获很多学者认可。实验提示，电针镇痛时应缓慢停针，以使粗纤维仍有一定时间的兴奋冲动传入。

三十二、中枢神经介质在针刺镇痛中的作用

1978年3月由北京医学院等4个单位完成。神经介质是针刺镇痛作用中不可少的重要因素。①5-羟色胺。阻断合成、化学损毁神经纤维、电损毁中缝核等降低动物脑内5-羟色胺（5-HT），针刺镇痛作用减弱，试用优降宁和氯丙咪嗪增加5-HT功能活动，针麻效果有提高。②乙酰胆碱。药物阻断乙酰胆碱的中枢合成或阻滞其受体，针刺镇痛作用减弱。③吗啡样物质。药物阻断兔脑内吗啡受体，针刺镇痛作用显著减弱。④儿茶酚胺。药物激动儿茶酚胺受体，可对抗针刺镇痛效应，降低脑内儿茶酚胺突触传递，可加强针效，有时阻断合成，针效反而减弱。

三十三、机体对自身释放的单胺类递质发生耐受是引起针刺镇痛耐受的一个重要机理

1983年由北京医学院生理教研室完成。大鼠脑室注射五羟色胺（5-HT）前体，可翻转电针镇痛耐受；电针镇痛耐受动物脑内5-HT含量和更新率并不降低，5-HT受体最大结合力也未见下降。实验说明机体自身释放的内源性

神经递质作用过久也可引起耐受，并可与外源性给予的药物产生交叉耐受。针刺镇痛耐受与吗啡镇痛耐受交叉说明两种镇痛（电针刺与药物）具共同神经递质的介导作用。

三十四、中枢5-羟色胺能系统在针刺镇痛中的作用及其某些神经介质受体的调节

1987年由中国中医研究院针灸研究所王龙京等5人完成。以神经化学研究方法为主，用荧光分光光度分析技术，通过外周应用某些影响中枢5-羟色胺（5-HT）能系统和神经介质受体功能的药物，探讨针刺镇痛中枢5-HT能系统和某些介质受体的作用，以及神经介质受体对5-HT代谢的调节。

三十五、放射自显影研究中枢性5-羟色胺、I-γ氨基丁酸和蛋氨酸在针刺镇痛中的作用

1991年由苏州医学院朱寿彭等3人完成。用自行设计的高分辨力的冰冻微观自显影和组织微观放射自显影术，探讨中枢性5-羟色胺、γ-氨基丁酸和蛋氨酸在唇针“人中”、“承浆”穴镇痛中的作用。结查发现，^{3}H-γ-氨基丁酸和^{35}S-蛋氨酸在机体端脑皮层灰质部位及脑干中的导水管壁周围灰质部位；^{3}H-5-羟色胺在中脑中缝核胞体和导水管壁周围灰质部位在唇针“人中”、“承浆”穴镇痛条件下，均示放射自显影像的明显增升。提示唇针“人中”、“承浆”穴时，可加速^{35}S-蛋氨酸和^{3}H-γ氨基酸丁酸在端脑皮层灰质部位的摄取，并激活中脑中缝核团和导水管壁及周围灰质的5-羟色胺神经元，而加速5-羟色胺的释放，提示上述氨基酸和神经递质对唇针针刺镇痛具有重要作用。

三十六、脑干下行抑制在针刺镇痛中的作用机制的分析及其高位脑结构的调控

1988年由中国中医研究院针灸研究所朱丽霞等5人完成。用慢性微电极及逆向定位技术，开辟中枢核团内导入受体阻断剂研究，结果：急慢性微电极见电针激活抗痛重要结构如中脑导水管灰质、网状巨细胞核及中缝大核等；全身注射纳络酮不仅阻断针刺镇痛效应，还可加强痛反应，说明痛本身可激活包括内阿片肽在内的抗痛调节机制；毁损5-羟色胺胞体密集的NRM减弱电针镇痛，电生理记录证明电针激活NRM并抑制其伤害性反应，比较各自然刺激证明伤害性刺激方能激活NRM，说明针刺可激活5-羟色胺下行途径这一痛负反馈调节机能参与镇痛；针刺可激活高位脑区伏核、尾核释放OLS，经PAG释放OLS调控NRB、5-羟色胺下行抑制系统，下行至脊髓又可激活OLS释放而参与镇痛。

三十七、内源性吗啡样物质与针刺镇痛的关系

1978年3月由中国科学院药物研究所等4个单位完成。在人、猴及兔实验中，发现针刺镇痛能部分地被吗啡拮抗——纳络酮取消。从鼠、兔、猪、猴、人脑或脑脊液中提纯脑内吗啡样镇痛物——脑啡肽，经生化鉴定为吗啡样镇痛物质，已人工合成两种脑啡肽。手针兔足三里和电刺激脑中央灰质，脑脊液中脑啡肽量升高，并与痛阈间有一定关系。建立灵敏的吗啡类物质放射受体分析法，并用酶解法观察到人脑“29管”提取物是一种肽类物质，初步证实不同于国外的脑啡肽。

三十八、吗啡镇痛作用部位及镇痛机制的研究

1982年由中国科学院上海药物研究所邹冈等4人完成。实验发现吗啡镇痛的作用部位在大脑第三脑室周围和导水管周围灰质，吗啡经这些部位选择性作用，间接影响中枢神经系统的其他部分而实现镇痛。1959年给家兔侧脑室注10～20μg吗啡产生强烈镇痛效应，后用脑内微量注吗啡及其拮抗剂，证明第三脑室和导水管周围灰质是吗啡镇痛作用部位，该结论为国际许多同行证实并进一步发展，被称为吗啡镇痛机制的首次突破，后发现该区有丰富的阿片受体，还发现电刺激该区也可产生镇痛效应，后者可被吗啡拮抗剂翻转，从而提出脑内有内源性吗啡样物质存在，综合上述研究结果，导致吗啡肽的发现。近年来比较针刺镇痛和吗啡镇痛，发现针刺镇痛部分是因促使脑内内源性吗啡样多肽释放及合成加速的结果。

三十九、强啡肽在脊髓中有强烈镇痛作用并参与电针镇痛

1986年由北京医科大学基础医学院韩济生等5人完成。强啡肽注入大鼠脊髓蛛网膜下腔，具强烈镇痛作用，镇痛强度为吗啡的6～10倍，该作用有剂量效应关系，可以被强啡肽抗体阻断。大鼠脊髓内强啡肽镇痛作用不易被纳络酮阻断，强啡肽镇痛与吗啡镇痛不发生交叉耐受，强啡肽可能是通过Kappa受体起镇痛作用。家兔实验：强啡肽注入家兔脊髓蛛网膜下腔，按克分子计算较吗啡强20倍。向家兔脊髓蛛网膜下腔注入强啡肽抗体可部分阻断电针镇痛，作用持续4小时以上。将强啡肽抗体注入中脑导水管周围灰质（PAG）内，对电针镇痛并无明显影响。临床观察：晚期癌症伴下腹剧痛患者脊髓鞘内注射强啡肽酰胺0.2～0.4mg，获显著镇痛效果，无运动障碍、呼吸抑制等现象。

四十、尾核内阿片肽及某些经典递质在针刺镇痛中的作用

1988年由上海医科大学针刺原理研究所何连芬等5人完成。在人脑尾核具镇痛作用，实验针刺镇痛与尾核有关基础上，作实验。①针刺时，伴镇痛效应的出现，尾核头前部内阿片肽释放增多。纳络酮注入尾核头部，针效部分阻断。尾核内有大量脑啡肽免疫阳性反应的神经细胞与突起，其分布与观察所见相同。②针刺镇痛时尾核内乙酰胆碱释放增多，阻断尾核内胆碱体，针效被阻断；抑制尾核内乙酰胆碱的合成，针效则减弱；表明针刺加强尾核内胆碱能活动。③针刺镇痛使阻断尾核头部多巴胺能活动针效加强，注入多巴胺针效则减弱，用灭吐灵拮抗多巴胺、加强胆碱能活动作为辅助药可提高针麻效果。

四十一、中枢神经系统中三类阿片肽对血压的调节作用

1988年由北京医科大学生理教研室韩济生等3人完成。脑啡肽、内啡肽、强啡肽三类阿片肽研究：①大鼠及家兔实验表明，脑啡肽在脑内升压，脊髓内降压；强啡肽在脑及脊髓内均降压；β-内啡肽注入脑室降压而在脊髓无效，说明同种神经肽在中枢不同部位起不同作用。②阿片受体激动剂是肽类或生物碱。阿片样物质对血压的调控与疼痛的调控机理不完全相同，肽类物质的作用明显强于相应的生物碱类。③首次将阿片拮抗剂纳络酮注入家兔脊髓蛛网膜下腔，使失血性血压回升。研究首次系统报道三类阿片肽在脊髓水平对血压的影响，有助于设计新药。

四十二、针刺镇痛时视前区的阿片肽对肾上腺活动的调制

1992年由上海医科大学曹小定等5人完成。用微量注射、推挽灌流、递质测定（放射酶学法、放射免疫法、高压液相色谱法）、电刺激及损毁、化学性损毁、多管微电极离子微电泳、荧光组化、受体放射自显影及计算机图像处理等多学科技术，探讨视前区内阿片肽及去甲肾上腺素在针刺镇痛中的作用，分析针刺镇痛时内阿片肽对去甲肾上腺素的调节作用。结果证明，针刺镇痛时视前区内阿片肽释放增加，可能经作用于去甲肾上腺素末梢上的阿片受体而抑制去甲肾上腺素的释放，为视前区参与针刺镇痛的递质调节机制之一。

四十三、阿片受体及内源配体对ACTH、β内啡肽和催乳素静息分泌和应激时平行释放的调控

1991年由中国医学科学院基础医学研究所计算所许荣焜等5人完成。在实验方法中，为1小时内多次抽取清醒大鼠血，以抗凝硅橡胶导管制成颈外静脉插管导管，埋于右心房，改用QuSo吸附剂，分离^{125}Ⅰ-肾上腺皮质激素（ACTH）和游离^{125}Ⅰ，建成ACTH放射免疫测定法。研究经成年雄性大鼠第三脑室内微量或静注μ-、κ、σ-阿片受体拮抗剂Naloxone和MR-2266-BS或激动剂〔D-Pen^{2}，D-Pen^{5}〕-enkephalin(DPDPE)及上述三种受体的内源性配体雌激素孕酮（β-endorphin，β-EP)、强啡肽（dynorphin，Dyn）和脑啡肽（enkephalin，Enk）的抗血清，用放射免疫测定血浆ACTH或β-内啡肽和催乳素，系统阐述阿片受体及其内源性配体参与垂体前叶激素ACTH或β-内啡肽和催乳素分泌的调控。

四十四、不同频率的电针在中枢神经系统中引起不同种类阿片肽的释放

1990年由北京医科大学韩济生等5人完成。临床经验证明，同一穴位不同手法运针，获不同疗效。1982～1990年动物及人体验证结果。①阿片受体拮抗剂纳络酮阻断电针镇痛，高频电针不易被阻断，说明两者神经化学机理不同。②更换特异阿片受体拮抗剂代纳络酮时，低频电针可被delta型阿片拮抗剂阻断，高频电针可被Kappa型拮抗剂阻断。③低和高频电针镇痛作用前者为delta受体介导，后者为Kappa介导。④微量注射抗体证明，低频电针由脊髓内的脑啡肽作为递质，高频电针由强啡肽作为递质而镇痛。⑤放射免疫法测大鼠脊髓灌流液中脑啡肽和强啡肽含量，发现低频电针使脑啡肽含量增多，高频电针增加强啡肽。⑥穴位施低频电刺激，脑脊液中脑啡肽衍生物含量增多，大鼠此规律与人相同。⑦脑啡肽减轻机械痛，强啡肽减轻内脏化学痛。

四十五、乙酰胆碱（ACh）在针刺镇痛中的作用

1983年由武汉医学院基础医学部针刺镇痛原理研究协作组完成。电镜下可见电针针刺使大鼠脑内某些核团（如丘脑、蓝斑）无颗粒囊泡增多；乙酰胆碱（ACh）酯酶活性升高。功能：电针镇痛大鼠脑内ACh含量升高，更新率增加，与临床相似；胆碱酯酶抑制剂可提高脑内ACh水平，提高痛阈；脑室内注外源性ACh可产生镇痛作用；腹腔注密胆碱可抑制电针镇痛效果，皮注新斯的明可加强电针镇痛效果，说明ACh是参与针刺镇痛的重要介质之一。

四十六、针刺对痛觉异常的调整作用——针刺对实验性关节痛治疗作用及其机理的研究

1994年由中国中医研究院针灸研究所朱丽霞等5人完成。在病痛大鼠模型（关节痛，属痹证范畴），用电生理方法，证明关节炎致感受器、传入纤维至脊髓背角神经元各环节伤害性反应阈值均降低，研究发现背角神经元自发放电增加，脊髓初传入末梢超微结构C轴突囊泡减少（可能是传递痛信息物质增多所致），都可能反映持续存在病痛。在此背景上电针双侧穴位具明显镇痛效应，患侧效应较健侧更为明显。针刺镇痛还具穴位相对特异性。在Wistar大鼠病痛模型上，针刺镇痛的规律与机理均在已有病理性持续疼痛及由此引起中枢及外周一系列可塑性变化的背景上产生的。

四十七、中枢微量注射抗体法——研究神经肽生理功能的新方法

1985年由北京医科大学基础医学院韩济生等3人完成。1980～1983年将抗脑啡肽IgG（ENKIgG）、抗S-内啡肽IgG（β-EPIgG）与正常血清IgG注入家兔中脑导水管周围灰质（PAG）和脊髓蛛网膜下腔，并观察其对电针和吗啡镇痛的影响。实验表明，在PAG内注射ENKIgG 15μg或在脊髓蛛网膜下腔内注射ENKIgG 45μg均可明显削弱电针镇痛效果，提示在这两个部分的脑啡肽对实现针刺起着关键作用，该研究全部按“盲法”进行，避免了主观因素可能的干扰。研究结果比较清楚地鉴别了针刺镇痛中脑内和脊髓内阿片肽的性质，这是用中枢注射药物（如纳络酮）的方法所不能解决的。本研究在国际上首次应用该法研究疼痛机理。

四十八、P物质在脊髓痛觉调制与针刺镇痛中的作用

1991年由中国中医研究院针灸研究所朱丽霞等5人完成。①P物质参与痛觉传递。从痛刺激引起P物质释放、外源性P物质易化痛反应，耗竭P物质致痛阈提高等方面，论证P物质与痛觉传递及形成密切相关，并观察到电针穴位减弱痛刺激致P物质释放，为阻断外源P物质的致痛效应提供依据。②从脊髓水平观察微电泳导入P物质，提出P物质在脊髓水平具致痛和镇痛作用，导入P物质的镇痛效应可被γ-氨基丁酸（GABA）阻断剂荷包牡丹碱阻断，提出脊髓水平P物质镇痛效应可能与GABA释放产生突触前抑制有关。研究证实P物质可经不同机制产生相反的生理效应，又经突触前抑制产生镇痛效应，为临床上以痛为俞针灸治则提供了生理学依据。

四十九、P物质抗体制备及其在放射免疫分析和免疫组化中的作用

1992年由中国中医研究院针灸研究所崔仁麟等5人完成。应针刺镇痛及其他研究需要，参考国外资料改进：①提高了P物质在抗原结合中的重量比，使其由25%提高至33%。②增加补充注射次数。③在^{125}I标记中加用甲硫氨酸作为保护剂，使分离纯化工序相对简化。抗体几个主要技术指标中，P物质抗体N_{10}放免效价仍高达1：150000～180000；新合常数3.5×10^{11}L/M；特异性较高。该法经国内10多个单位应用，证明既可用于放免分析，也可用于免疫组化和细胞化学。同一抗体可同时作形态及机能观察。上海脑研所用此抗体作免疫微电极原位定量获成功，该法制备的抗P物质N_{10}抗体，能满足多种实验研究。

五十、穴位的传入支配特征与两类传入纤维相互作用原理

1990年由首都医学院神经性生物学研究室吕国蔚等5人完成。1975年开始在近500只动物和近1000例人体中,进行穴位的传入支配及其传入纤维间的作用原理的综合研究。用传入纤维直径谱和速度谱等,测定足三里穴局部具髓纤维多、粗纤维多,特别是Ⅱ类纤维多等三多特征。用阳极、缺血、压迫、局麻药阻滞、复合动作电位记录及腰麻、硬膜外麻醉等措施证明,针刺穴位时主要兴奋这三类神经纤维,并沿外周神经向中枢神经传递,从而引起针感和镇痛效应。用微电极技术和条件检测刺激,发现Ⅱ(Ⅲ)类粗纤维与(Ⅲ)Ⅳ类细纤维在丘脑和大脑皮层发生相互作用,前者显著抑制后者的活动。神经化学测定,发现针刺穴位或刺激Ⅱ(Ⅲ)类传入纤维,对伤害性刺激所致脑脊液中钙、镁等无机离子、5-羟色胺、多巴胺类及谷氨酸等含量变化,有抵消和反转作用。

五十一、①刺激躯体神经对兔压力感受性反射的重调定。②延髓头端腹外测区躯体传入冲动调整心血管功能中的应用

①1989年由上海医科大学生理教研室姚泰等2人完成。刺激躯体神经对兔压力感受性反射的重调定。在α-氯醛糖和氨基甲酸乙酯混合麻醉家兔的颈动脉窦灌流技术测量不同窦内压时循环平均动脉压水平,画出窦内压-体循环平均动脉压(ISP-MAP)反应曲线。发现针刺和刺激躯体神经可增大压力感受性反射的效益,而纠正异常血压,不同神经递质起不同作用。为针刺调整血压机理提供依据。②1989年由上海医科大学生理教研室李鹏等5人完成。研究结果表明,低频低强度弱刺激腓深神经,可抑制因刺激下丘脑或中脑防御反应所致的升压反应与心脏期前收缩。刺激腓浅神经及强刺激腓深神经,其对低血压的升压抗休克作用和对迷走神经性心动过缓的阻断作用,均与脑内胆碱能系统的激活有关,延髓头端腹外侧区是作用的关键。

五十二、针麻原理研究-穴位与针感

1978年3月由西安医学院针麻原理研究组等6个单位完成。①建立穴位针感镇痛动物模型和穴位"兰点"标记法,见穴位针感点处微细结构。②体针产生针感感受器主要是深部感受器,上海见刺激神经干多致麻感;肌腱骨膜多为酸感;肌肉多致酸胀感;血管多致痛感;梭外肌反射性收缩致手术下垂。③西安医学院提出肌肉丰富处的穴位肌梭,可作为针感感受器的"二重结构假说"。④北京第二医学院见穴位区内有髓鞘纤维,尤以Ⅱ类纤维数配布显著居多,认为针刺穴位镇痛信号主要由Ⅱ类纤维传递。

五十三、针刺调整作用与针麻效果的关系

1978年3月由中国医学科学院分院等10个单位完成。①探讨中西医结合研究针麻原理提高疗效的途径。分析300多例针麻胃大部切除100多例子宫切除术。初步肯定内关、心俞对心血管的调整作用;肯定脉象、舌象与针麻效果的关系。②证明除神经系统参与针刺镇痛过程外,体液因素亦起重要作用。发现针刺供血动物可提高受血动物痛阈;针刺可降低形成徐缓激肽的能力,而减轻手术创伤所致疼痛刺激;针麻效果好,组织胺、5-HT、钾离子等含量均下降。针麻效果好时,交感神经处于相对稳定状态,肾上腺皮质功能处于相对活跃状态。针麻效好时血中补体3含量下降。

五十四、药物加强针刺镇痛效应的研究

1991年由上海医科大学针刺原理研究所等2个单位许绍芬等9人完成。1983年开始,在家兔皮肤痛和内脏痛模型上,筛选24种临床常用药,如针麻增效药芬太尼、羟哌氯丙嗪等;针麻减效药氯胺酮等,无影响舒必利等。临床试验,用甲状腺腺叶切除病人,电针双侧合谷、内关20分钟,并以0.1%布比卡因或普鲁卡因双侧臂丛阻滞。67例甲状腺瘤切除者中,50例术前20~30分钟肌注灭吐灵20~30mg,针麻优良33例,失败5例;对照组未用灭吐灵17例,针麻优良5例,失败6例,两组相比,差异显著,($P<0.001$)。51例甲状腺腺叶切除者,哌替啶50mg组19例,强痛定100mg组32例,强痛定组分离甲状腺血管、术后随访总评分均优于哌替啶组($P<0.01$),并无呼吸循环抑制,术中基本不痛。验证结果,证实强痛定、灭吐灵、颅痛定、哌替啶+颅痛定均可提高临床针麻效果,颅痛定还可降低患者应激反应。

五十五、针刺抑制内脏痛和内脏牵拉反应

的原理研究

1978年3月由广东省针麻原理研究协作组等2个单位完成。针麻胃手术中，广东发现牵拉胃肠引起容积脉搏减小和反应容积脉搏增大两种主要反应。针麻效果好者脉搏波增大反应明显；肋间神经阻滞内脏牵拉反应明显，证明内脏痛主要经内脏大神经传入。电生理及电子计算机发现电针抑制内脏痛与大脑皮层有关。组化确定牵拉胃肠致中脑网状结构胆碱酯酶活性增强。重庆经300多次实验后肯定：牵拉刺激也含痛觉成分，主要经内脏大神经传向中枢。近内脏大神经的上脊中穴，对内脏痛有较强抑制作用。在延髓不同核团500多个细胞微电极技术中证明牵胃刺激除与迷走神经有关外也向网状结构细胞投射；内脏痛及针刺抑制主要部位是脑干以延髓为甚。

五十六、心包经内关-心脏相关及联系途径Ⅱ心肌电稳定性及NTS、PHA调控作用

1992年由中国中医研究院针灸研究所曹庆淑等5人完成。在既往工作基础上，用心肌单相动作电位及玻璃微电极细胞外记录等电生理法，探讨内关-心脏相关及其联系途径，发现：①电针内关可使缺血心肌活动趋向正常，从心脏电稳定性证明经络效应客观存在，为内关-心脏相关提供佐证。②电针“内关”对急性心肌缺血（AMI）引起的NTS、PHA神经元增频或减频反应具双向调整作用，提示此二个心血管中枢参与电针“内关”对AMI的调整过程。③PO-AH与PHA在电针“内关”效应中具一定程度的协同作用。

五十七、4250例口腔颌面部针麻手术临床及实验研究

1990年由上海第二医科大学附属第九人民医院等2个单位邱蔚六等5人完成。1966年5月～1989年12月，针麻口腔颌面部手术4250例，涉及45个病种，9个手术区，其中复杂大手术1044例，包括上或下颌骨切除或移植骨、颞颌关节强直关节成形术、口腔癌切除加颈淋巴清扫或颈颌联合根治术。按全国针麻协作组评级标准，总成功率90.47%，其中优良、失败率各67.6%、9.53%。主要研究内容，①针麻穴位处方筛选。②针刺法探讨，其中循经远端取穴、针刺得气留针为国内首创。③临床及实验证明针刺得气现象和经络现象客观存在。④证明芬太尼、胃复安、颅痛定可增强针麻效果。⑤针药结合利于口腔颌面部大手术的开展，灭吐灵及颅痛定增强针麻效果。针麻用于口腔颌面部，具有多数取穴远离手术野的四肢穴位，免除手术野与麻醉管理相互干扰，使用安全，术中并发症少，无组织肿胀及变形等反应。

五十八、甲状腺针麻手术

1978年3月由四川省人民医院等2个单位等24个省市自治区所组成全国甲状腺针麻手术临床研究协作组完成。用双侧①扶突；②合谷、内关；③耳针颈、神门、肺和交感四种穴位，以针麻仪连续或断续脉冲波，根据手术刺激强度调节频率，诱导时间15到30分钟。辅助用药哌替啶，每千克体重1mg，镇痛不全时可增量。1975～1976年作各种甲状腺手术17，935例，成功率90%以上，优良率达80%以上。手术中三组穴位效果相同，患者神志清醒，基本无痛，血压、脉搏、呼吸波动小，仅在手术触及甲状腺上极时，有压迫感，手术后恢复快。

五十九、针麻甲状腺手术

1983年由全国针麻甲状腺手术临床研究协作组的31个单位完成。1975～1977年，24个省、市、自治区组成协作组。13314例针麻甲状腺手术。三组取穴：①双合谷、内关，②双扶突；③耳穴颈、神门、交感（患侧或肿块较大的一侧）。刺激参数：针刺入后，接G6805型或类似波型治疗仪，连续波型或疏密波型，1组2～6赫兹，2、3组40～80赫兹；诱导15～30分钟；术前用鲁米那、阿托品或东莨菪碱；甲亢患者加安定、氯丙嗪等。术前10～15分钟静滴杜冷丁1mg/kg体重。按1974年西安全国针麻专题会制定标准，优良率85.3%。三组穴效果无差异，手术难度、创伤大小、手术时间对效果均有明显影响。

六十、针麻在前路颈椎手术中的临床应用与研究

1983年由北京医学院第三附属医院外科针麻组及骨科组完成。1970年9月至1983年6月手术结果：成功率99.2%，优良率91.5%。取穴：①双扶突；②右合谷及外关（左颈前切口用左穴）；③髂骨取骨区切口旁。针刺入后电

脉冲连续波刺激。1、3穴各100赫兹；2穴2～4赫兹，诱导20～30分钟。辅助用药，切皮前10分钟给杜冷丁50mg或芬太尼0.1mg、氟哌啶5mg。患者性别、年龄、病种与针麻效果无明显关系，手术范围、时间对效果有明显影响。

六十一、扶突、夹脊穴在胸内手术中的应用

1978年由第四军医大学附属二院完成。1975年，据循经选穴，发现扶突、夹脊穴作胸内手术效果较好。1975年11月～1977年7月，与西安市第七人民医院等单位协作，共完成200例手术，针麻效果Ⅰ、Ⅱ级率稳定在85%以上，已将该穴作为心脏、胸壁手术外的常规麻醉方法。还改进了清醒插管的局麻方法，将插管作为针麻开胸的常规辅助措施，克服了呼吸功能紊乱现象，使60例手术的针麻效果的Ⅰ、Ⅱ级率达93.32%，其中Ⅰ级率为56.66%，但手术中部分病例仍有镇痛不全。

六十二、针麻肺切除手术临床研究

1978年3月由北京结核病研究所等9个单位完成。1960年广西结核病防治院在青岛结核病专科学术会上报告12例针麻肺切除术后，上海市第一结核病院与上海针灸研究所从1960年6月起，17年间探讨穴位特异、麻醉技术等，与上海第一医学院、华东师范大学等协作研究临床疗效。北京市结核病研究所10多年来针麻肺切除术1000多例，从扎40根针减至1针，对术前预测及术后效果评定，针麻原理作了大量工作。西安第七医院和第四军医大学1975年起实验及临床观察，针麻肺切除针刺扶突、夹脊穴可使手术优良率稳定在80%以上。

六十三、针麻肺切除手术的临床应用

1988年由西安市结核病医院等5个单位薛复洲等5人完成。2284例针麻肺切除术选用五组穴位，以络透郄门、下翳风、任脉、督脉穴组的807例麻醉效果较好，优良率达85.3%。针麻剖胸下的病理生理变化证明，针麻适应症患者在手术过程中无明显生理功能紊乱。提出针麻效果与病灶范围、与胸膜粘连程度及范围、与手术时间、术前术中的呼吸训练规律等因素有关。研究证实针麻肺切除手术适应症选择恰当则安全有效、术后康复早。尚待进一步解决镇痛不全及针药复合的临床研究，以达到术中基本无痛状态。

六十四、针麻体外循环心内直视手术

1978年3月由上海第二医学院附属第三人民医院等10个单位完成。上二医附三院1972年4月作第一例针麻体外循环心内直视手术成功后1972～1977年间，与中国医学科学院，阜外医院各自总结针麻体外循环心内直视手术各200例。第三人民医院用主动脉灌注压力保持50mm汞柱以上，使患者意识清醒，麻醉优良率71.9%。阜外医院用气管插管、血液降温复温，结合表面降温或主动脉冰水灌注保护心肌，扩大手术病种，施行完全性心内膜垫缺损等手术，成功率80%，优良率57%，其他省市如武汉、西安、湖南、福建、广东共作167例。

六十五、针刺麻醉在体外循环心内直视手术中的研究

1989年由上海第二医科大学附属仁济医院王一山等5人完成。首例针麻用于胸腺瘤切除获良效后，又用体针和耳针相结合的穴位阻断循环的心内直视手术，3例先天性心脏病肺动脉瓣狭窄瓣膜切开术成功的基础上，1972年1例法乐氏三联症患者作针麻体外循环心内直视术至今，已作254例各种心脏病患者的针麻体外循环心内直视手术，有效率91.8%。按全国统一标准，Ⅰ级20.5%，Ⅱ级51.5%，Ⅲ级21.5%，Ⅳ级6.5%。优选出10组穴位，以内关、列缺、云门组最佳。在中医理论指导下，完成生理、生化等方面的测试。该项目优点是无需气管插管，患者术中呈清醒状态、并发症少，术后恢复迅速。尤适用于12岁以上患者。

六十六、针麻应用于颅脑外科手术

1978年3月由上海第一医学院附属华山医院等6个单位完成。1965～1977年总结5000例颅脑手术，病种从6种扩大至30种。手术操作改进：鞍区手术改偏低小切口；减少电灼；颅内操作轻、细、快；防低颅压反应，放脑脊液慢，早给脱水剂，针刺内关，作气功，呕吐肌注灭吐灵10mg。选穴：额部开颅取颧髎穴，后颅开颅取耳穴效果较好。

六十七、针刺麻醉在前颅窝手术中的研究与应用

1989年由上海医科大学附属华山医院等5

个单位江澄川等9人完成。在1965年针麻开颅术基础上，1975年由国内24个单位组成协作组，以循经取穴，神经解剖同节段、近节段取穴相结合的原则，筛选出3组有效穴位、制定出评级标准及手术操作规程。1981～1989年完成4827例前颅窝针麻手术临床研究。经重新制订标准，组织全国16个单位施行了242例手术，其中Ⅰ、Ⅱ级率各95%、5%。并对针麻指征、取穴、电针刺激参数、辅助用药、术前预测及术中机体的生理生化指标等进行研究，探讨机理，观察动物尾核、杏仁核、丘脑的放电和皮层体感区诱发电位。制定了全国统一的针麻手术操作规范。

六十八、针麻开颅手术的临床效果及血流动力学和神经内分泌反应

1991年由北京天坛医院王恩真等5人完成。112例额、颞、顶、枕开颅患者，分针麻、全麻和局麻3组，对比术中血流动力学和血浆紧张素活性（PRA）、血管紧张素Ⅱ（AⅡ）、皮质醇（COR）、醛固酮（ALD）指标。发现针麻患者术中合作，血压轻度增高，心率（HR）增快17.6%～23.3%，心搏指数（SⅠ）轻度降低，心肌收缩力指数（HI）、心脏指数（CI）、时间张力指数（TTI）变化较小，外周血管阻力（TPR）轻度升高，左室射血分数（EF）明显增加，PRA、AⅡ降低，COR、ALD无显著变化。针麻组与全麻、局麻组相比，指标具有显著差异，证实针麻开颅术在一定程度上优于全麻，对针麻手术适应症的患者，颅脑手术时应优先考虑使用针麻，以提高手术的安全性，还对针麻辅助用药进行了探讨，以扩大适应症。

六十九、针麻在颞后枕区及后颅窝手术中应用的规范化研究

1991年由上海医科大学附属华山医院等5个单位江澄川等5人完成。颞枕区及后颅窝针麻70年代成功率为75%，研究从各家穴位处方中筛选出二组，用0.1%利多卡因200ml及芬太尼1μg/kg、氟哌啶50μg/kg，针麻增效药作为新的辅助用药配方，统一操作规程和针麻效果评级标准，并设30例对照，4年中积累536例（颞顶枕357例，后颅窝179例）针麻成功率达90%以上，其中耳穴针麻成功率达95%～98%。该课题为10个单位协作课题，实际已转入推广应用阶段。

七十、针麻剖腹产手术

1978年3月由北京市妇产医院等18个省市所组成针麻剖腹产组完成。1966年～1973年已完成剖腹产常规麻醉方法。穴位：双侧三阴交、切口旁、外麻点。1970年380例剖腹产成功率98.42%，优良率79.41%。18省市从1975年1～10月作针麻剖腹产术4955例，术中血压、脉搏平稳，出血少，产妇无麻醉意外，对胎儿无不良反应，适于妊娠中毒症患者。

七十一、针麻腹式全子宫切除术临床规律研究

1987年由全国针麻腹式全子宫切除术协作组——西安市第四医院刘金惠等5人完成。1987年后7年间协作组对1267例（包括对照组）切除术统计，优良率80.47%。特点是方法简便安全、生理扰乱较轻、术后恢复快、合并症少。针麻效果与病灶粘连程度、手术时间和手术操作的熟练度有密切关系。系统研究证实，针麻子宫切除术效果较好。提出针麻子宫切除术的应用范围，制定了辅助用药和针刺穴位的刺激参数等麻醉操作规程。还研究了影响针麻效果的因素，针麻效果与中医辨证的关系和针麻下剖腹术的生理生化改变及进行本组穴位的神经解剖研究。

七十二、脊中主穴——提高全子宫切除手术针麻效果

1978年3月由中国福利会国际和平妇幼保健院等2个单位完成。1971年9月以脊中为主穴行全子宫切除术895例，成功及优良率各86%、77%，腹肌松77.9%，无鼓肠78.6%，不用泰尔登、乙酰普吗嗪、费莱竞西地等强镇痛和肌松剂，仅1mg/kg体重给杜冷丁，已作常规麻醉方法之一。脊中主穴用于外、骨、泌尿科等手术亦获成功。

七十三、针麻腹式输卵管结扎研究

1987年由全国针麻女扎协作组——江苏省淮阴市第一人民医院等5个单位王叔义等5人完成。淮阴市第一人民医院牵头，联合18个省市自治区100多个临床和研究单位组成协作组，完成结扎术23，554例。多数资料认为，优选穴位是取得疗效的重要环节，用循经取穴和神经节段取穴原则，筛选了五组穴位，第4组

穴位优良率显著优于其他各组。用针麻作结扎术，具安全、简便、效好、术后恢复快等优点，是有效的麻醉方法之一，可以普及推广。

七十四、狗针麻胃大部切除手术实验模型及其应用

1980年由中国医学科学院基础医学研究所完成。辨证循经选穴，建成狗针麻胃大部切除模型，用分评与总评分，93只狗优良率83%；模型血及手术器官5-HT、去甲肾上腺素、血浆多巴胺β-羟化酶、总皮质醇定性、定量及定位观察针麻效好动物，手术中全血5-HT含量处于较低水平，肾上腺素能神经纤维内去甲肾上腺素释放减少，血浆多巴胺β-羟化酶活性较针前下降，血浆总皮质醇含量升高等变化规律，很多方面与针麻患者相似，符合临床针麻实际。

七十五、经络感传与经络实质研究

1978年3月由中医研究院等9个单位完成。从刺激人体穴位后引起感传与经络关系研究发现：①湖南长沙马王堆三号汉墓出土帛书经脉学篇研究，提出此两种经脉篇早于《灵枢·经脉》。②普查18万人，手针、电针、电脉冲均能诱发到感传，且在人群中有一定出现率。感传循行路线以四肢部位与循行路线符合率最高。③北京医学院用家兔病理模型说明内脏疾病可反映至体表皮肤。交感神经可以是胃和耳廓表里相联的重要结构之一。安徽中医学院8例成人尸解、中医研究院和福建医药研究所经络敏感人感传实验，提示“气至病所”经穴脏腑相关联系途径与外周神经、皮下深部组织有关。

七十六、经络感传现象的研究

1978年由309医院完成。1971年11月发现经络敏感人后，与中国科学院生物物理研究所、北京大学生物系协作研究，初步证明，经络现象客观存在。经络感传速度和走行部位与神经不同，感传与镇痛有密切关系，并有循经痛阈升高等特点。经络敏感人的经络感传呈带状，并有敏感点（即穴位）的出现。经络感传速度较神经传导慢，发现强度对感传速度有一定的影响。激发经络感传后，用手指和绝缘棒在经络传导带上压迫，多数可被阻断，其阻断性与神经传导有差异。1971年调查1000人，发现经络敏感型13人，较敏感型18人；1977年调查3244人，发现敏感型17人，较敏感型70人。在43天中对经络敏感人和非敏感人予适当刺激后，经255 000次测痛实验，发现各测痛点痛阈随诱导时间增长而逐渐升高，并有循经的特异性。

七十七、循经感传现象的研究

1980年由福建省中医研究所等2个单位完成。1978年以来研究感传与镇痛关系，结果：① 循经感传可因机械压迫等因素阻滞，但有关感觉神经传导功能则保持正常。② 客观证明针刺时特殊的“经络轨迹”。③ 1,106例感传观察，证明循经感传与针刺镇痛效果关系密切。向中性感传愈显著，针刺镇痛的优良率愈高；感传显著，针刺镇痛效果显著，（P＜0.01）。

七十八、隐性循经感传 线皮肤导电性的研究

1980年由中国科学院生物物理研究所等2个单位完成。1978年10例大肠经中见部分隐性物质循经感传线具高电导（低电阻）特性；1979年另10例受试者证实，不同敏感程度者（包括隐性感传、显性感传及无感传者）大肠经循行线上均有高电导特性，1980年在肺经上证实。实验用自制低频脉冲式皮肤电阻测定仪，可调电压及频率，并予记录。

七十九、十四经感传线路的研究

1980年由安徽中医学院等9个单位完成。1977～1978年从11 853人中查出50名经络敏感者，用指压激发感传，以低频脉冲、针刺、艾灸、穴位压力计等对比7394条感传线路，结果：① 初步绘成十四经感传线路图，与古图不完全相同，提出修正古图。② 感传线路有可变性、对称性、趋向性及广泛性。③ 感传线路及临床资料提示经络系统可能是机体内第三种平衡系统。

八十、截肢前后经络循行线低阻抗特性的研究

1985年由中国科学院生物物理研究所等2个单位祝总骧等4人完成。既往工作证实，经络隐性感传线（LPSC）的存在是人类一种普遍的、生理的经络现象，它具有低阻抗、高电位、强发光及高叩诊音等特性。为进一步探讨经络的生物物理特性，生物物理研究所等通过18例需行截肢治疗的骨科恶性肿瘤患者进行了本研

究。手术前对18条患肢（上肢2，下肢16）共43条经脉探测其LPSC和经络低阻抗点(LIP)；手术后对截下的肢体用皮肤阻抗测定仪扫描测定其LIP，并与术前比较。结果表明经络线的低阻抗特性在截下的肢体上依然存在，其位置与截肢前无差异。本研究在国内外首次观察到经络现象可以不依赖中枢神经系统血液循环系统而独立存在。此项工作对于进一步认识经络实质，开展经络现象的研究具有较重要的意义。

八十一、经络感传肌电现象的研究

1987年由湖南中医学院严洁等5人完成。用肌电测试技术，为经络循行线路提供检测指标。针刺腕踝关节附近穴位激发感传，发现沿经腧穴上出现节律整齐和频率较慢的四相波，即AB电位，一点或多点刺激一点记录，均有明显的循经趋势，与肌肉收缩产生的干扰型电位不同。引进计算机分析技术，提高循经感传肌电分析精度。程序：功率谱分析、传递函数、相当于函数分析等。结果：经穴与对照点肌电功率谱有差异，100Hz频段上功率谱与感传过程密切相关；捻针时，经穴功率谱明显增高，停针则下降。结果证实，循经感传过程中沿经有特殊电位发放，也有能量的传输和递增。

八十二、循经传导声信息的研究

1989年由辽宁中医学院正品山等5人完成。用声信息检测经络传导路线上声波发射，经6年实践，对人和动物作2018经次，10 968穴次检测，证明：① 经络是声的良导通路，激发经穴产生的信息有循经传导特性。② 经络声信息有特殊频谱（频率8.5～97.3Hz，峰值20～40Hz)，激发点与探测点频谱类似，传递过程有功耗现象。③ 声信息沿经传导速度较人体已知多种组织结构为慢，实例为4.16～4.50cm/秒。④ 信息是伴生命存在的生物物理信号。⑤ 声信息的传导与神经、血管无关。⑥ 声信息的波形不同于脉搏波和肌肉收缩波。

八十三、循经感传和可见的经络现象的研究

1991年由全国经络研究协作组等4个单位程莘农等3人完成。1971年后15年，21个单位调研结果。①国内13个单位调查32905人，低频脉冲普查井穴出现率为20%，其中显著型为0.2%～0.4%，非洲黑色人种循经感传率高于国人。②刺激穴位，隐性感传为显性感传的延伸，证实循经感传普遍存于人群之中，但显著程度不同。③针刺、导入乙酰胆碱、加热、气功等激发或诱发，可使循经感传达84.4%～90%，其中感传达经脉全程者占30%～71%。④循经感传具路线基本循经；双向传导、速缓；可改变相应脏腑五官的机能活动；可阻滞；病理情况下感传常趋向病所；感传循经过程中出现一些机能反应；针刺循经出现各种皮肤血管神经性反应；循经感传与针刺疗效密切有关。⑤循经感传特点，提示人体机能调节过程中存在某种循经特征；循经感传对针刺时实现气至病所实现针刺疗效具重要意义。

八十四、循经感传规律性的研究

1991年由黑龙江省中医研究院张缙等5人完成。在1000例中证实循经感传规律普遍存在于人群中，感传阳性率60.2%。从经络腧穴声、电阻、温度三方面实验，证实隐性感传客观存在，其与经线的重合率为71.02%。研制了电锭针接力激发循经感传法，使隐性感传转化为显性感传，提高了感传阳性率、气至病所率、效应率。发现并证明感传的可激性及可控性。用感传的趋病性，证实循经感传治疗冠心病、脑梗塞和风湿痛等408例，有效率97.5%，明显优于针灸对照组及常规药物治疗组。经心电、心动、心钠素等28项指标观察，证实循经感传在人体效应性规律是机能调整作用。实验证实，经络治疗对人体功能及结构异常的调整具有心脏内分泌-ANP、DNA途径。

第十四节　针　灸

一、针灸取穴法

1985年由北京中医学院等2个单位杨甲三等2人完成。该取穴法为一部科教影片，受卫生部委托于1981～1983年以北京中医学院杨甲三副教授取穴经验为基础，由北京科技电影制片厂拍摄而成。它以拍摄真人实体与动画

相结合，形象真实，生动、活泼，取穴尽量采用体表解剖标志，一目了然。影片首先从介绍任、督二脉的穴位开始，用动画显示常见穴位，然后在实体上取任、督全经腧穴，其余按手三阴、手三阳、足三阴、足三阳的顺序进行。总体例是先依次用动画显示常见穴位，然后在实体取每经的全经腧穴，每三经又有一段动画小结。动画小结是将相邻的腧穴分经，分部加以对比和定位，最后以动画的形式总结胸、腹、背、腰腧穴的分布规律。本片是我国第一部关于针灸取穴的彩色科教影片，形象清楚、简明，收到了很好的教学效果，受到国内外学生好评。

二、子午流注的几种按时取穴快速推算法

1985年由北京中医学院附属东直门医院张国瑞等2人完成。1980～1983年解决年、月、日、时干支推算方法。① 总结出年、月、日、时干支快速推算法和表格。② 提出子午流注纳甲法和飞腾八法取穴快速推算法，可为计算机针灸按时取穴应用提供数字模型。③ 制成灵龟八法开穴和日干支快速推算表。④ 制万年子午流注与灵龟八法开穴快速推算盘。⑤ 提出过百年停润日查表法和公式推算法。⑥ 总结出快速指算开穴法。

三、针刺手法量学

1986年由天津中医学院第一附属医院石学敏等5人完成。根据针刺手法中用力方向及大小、施术时间、两次针刺间隔时间等四要素提出手法量学。1982年后治中风先兆、中风、冠心病、胆石症、无脉症、便秘等病症提出量学规范，用血液流变学、微循环等指标对比观察，研究针刺并提高疗效。

四、针感感受器的电生理学及其在针刺手法研究中的应用

1989年由西安医科大学神经生理教研室赵晏等5人完成。1981年开始研究，结果表明内膝眼穴位的针感感受器主要是慢适应型，并观察了该穴位的相对特异性。通过计算机分析感受器放电，获瞬间频率图可反映感受器的信息编码型式。上述方法用于针刺手法的研究，证明提插与捻转手法产生的传入信息之有明显不同，还发现适应速率不同的针感感受器发放不同形式的信息。

五、计算机针刺手法模拟操作系统

1994年由上海市针灸经络研究所杨华元等4人完成。该系统包括计算机针灸辅助教学显示系统和针刺手法模拟操作数据采集系统两部分。特点：① 在人体经穴模型上动态演示经穴循行路线及定位，经人机对话方式打印绘制其他部位、主治及针灸治疗常见病百余种处方。② 查询检索14经穴及经外奇穴的主治、配穴等。③ 具备针刺手法训练，经显示器或记录仪的波形考核练习者手法。④ 用该系统可贮存名老针灸医师手法数据，采集、贮存多种针刺手法数据，为建立规范化的定性定量针刺手法参数奠定基础。

六、交感神经和肾上腺在内脏-耳穴反应中的作用

1993年由中国中医研究院针灸研究所朱元根等5人完成。研究内脏与耳穴反应中，内脏与耳穴的联系途径发现：① 耳穴低电阻是交感神经异常兴奋所致；交感神经兴奋的程度与神经纤维的多少有关。② 用交叉循环法确认体液因素在内脏与耳穴反应中的作用，证实肾上腺髓质和皮质激素的作用。③ 提出内脏与耳穴特异性反应由交感神经完成，内脏与耳穴非特异性反应由交感神经和肾上腺共同完成，可由此解释临床耳穴的若干现象，对耳穴临床诊治有一定参考价值。

七、针刺抗炎

1978年由沈阳军区219医院完成。1975年5月开始，预防外伤感染，治急性炎症和术后感染1130例，有效率、优良率各94.2%、88.7%。发现针刺后6小时和10小时，机体吞噬力较针前逐渐增强，24小时达高峰。吞噬指数针后24小时较针前增加0.04%；发现针刺可使白细胞及血压高者降低，低者升高，具调整机体平衡作用；动物实验，针后炎症水肿吸收及创面愈合快于对照组。

八、针刺对免疫反应的影响及其中枢神经的调控作用

1990年由陕西省中医药研究院赵建础等5人完成。1981～1990年用神经生理、神经药理及免疫技术相结合方法，实验结果证明：中枢儿茶酚胺能神经元及其递质功能增强，主要促进针刺对TLC转化功能；中枢5-羟色胺能神经元及其递质功能增强，促进针刺后的体液免疫反应，提示中枢儿茶酚胺与中枢5-羟色胺能神经递质针刺调节T淋巴系及B淋巴系的免疫反应似有各自为主的功能。外周用吗啡及中枢用强啡肽对针刺调控机体的免疫反应主要起抑制作用。阻断脑内Ach生物合成的针刺调节免疫功能，主要为压抑性影响，提示中枢Ach在针刺调节免疫反应发生功能上具重要作用。印防已毒素对GABA系统功能的阻断，对针刺影响免疫发生可有一定作用。各种中枢递质系统的免疫应答及机体的功能状态不同，两者决定和制约针刺免疫反应的发生。

九、艾灸对细胞免疫的调节作用

1994年由上海市针灸经络研究所赵粹英等5人完成。以难治性肺结核为主要观察对象，结合血瘀小鼠、免疫低下小鼠和小鼠结核杆菌模型，经研究证明：① 艾灸对实验小鼠有明显活血化瘀和增强免疫作用。② 艾灸和抗结核药对实验性结核动物的治疗机理不同，前者主要提高免疫功能，后者直接作用于结核菌，二者合用效果明显。③ 治疗80例难治性肺结核患者，症状改善，痰菌减少，部分病灶吸收，随访2年稳定，总有效率65%。④ 艾灸治疗作用与其调整TH/TS比值，促进T淋巴细胞释放淋巴因子和内源性免疫调节物，并激活各种杀伤细胞效应有密切关系。

十、针刺对IL_2-IFN-NKC免疫调节网的影响

1995年由陕西中医学院马振亚等5人完成。① 白细胞介素2（IL_2）、干扰素（IFN）、自然杀伤细胞（NKC）组成的IL_2-IFN-NKC免疫调节网络，在增强及调节机体免疫功能中，具重要的作用。② 经BALE/c小鼠、新西兰纯种家兔和人的脾虚和肾虚型机体，老慢支患者及正常人、荷瘤BALE/c小鼠针刺足三里和配穴对该网络整体水平的影响，发现免疫功能低下动物及患者，经针刺及配穴施治后，改善虚证的同时（针刺荷瘤小鼠足三里和大椎穴后，抑制S_{180}）明显表现IL_2产生水平和增高NKC活性，明显表现针刺直接诱导IFN产生作用。从整体水平，发挥正向调节作用，且具增强单一免疫成分作用。进而调动该网络与其相关联的免疫细胞和因子的免疫作用。

十一、针刺（或躯体传入冲动）调整实验性心律失常的中枢机制分析

1990年由上海医科大学生理学教研室郭学勤等3人完成。1987年开始研究，用家兔针刺足三里、内关、悬钟、列缺穴或电刺激上述穴位下腓深神经、正中神经或腓浅神经模拟电针方法，研究交感亢进性室性期前收缩或窦性心动过缓。用电或化学刺激、损毁、切脑、引导单位放电，记录顺行或逆行反应，观察针刺或不同参数刺激不同传入神经，激活中枢不同递质系统抑制心律失常机理。用药理学、血液流变学、电生理等多种指标，记录心交感神经冲动、血粘度、瞳孔、血压、心率、心室内压等，证明刺激下丘脑防御反应区引致血压反应、室性期前收缩属交感中枢亢进，而躯体传入抑制是抑制心血管交感中枢紧张性有关。

十二、针刺抑制实验性高血压与心律失常的机制分析

1980年由上海第一医学院生理教研组完成。① 针刺对实验性高血压的抑制作用。犬静注去甲肾上腺素0.05～0.1mg/min建成实验性高血压，电针足三里或内关血压下降；实验模型犬静注纳络酮0.2mg/kg或在中脑中央灰质、海马背侧、乳头体上区及中缝核等处注4μg/2μl/2min，无导致电针降压效应消失。② 针刺抑制心律失常。电刺激下丘脑近中线区0.2～0.5mA，55次/秒，波宽0.5毫秒，建成兔升压反应及室性早搏后，刺激腓深神经或正中神经20分钟，0.5～1mA，5～50次/秒，波宽0.5毫秒，刺激下丘脑致升压反应，但室性早搏减少，中脑中央灰质等处注入微量吗啡致心律失常，注入纳络酮可阻断传入的抑制效应。

十三、针刺治疗冠心病及其对实验性急性心肌损伤的研究

1982年由中医研究院针灸研究所完成。临床研究：① 以针刺第四、五胸椎旁的夹脊穴，膻中、巨阙、内关、心俞为主穴，治疗冠心病心绞痛140例，缓解疼痛有效率84.6%，心电图有效率55.1%。② 针刺内关穴治疗冠心病123例，陈旧性心肌梗塞24例，结果针刺的即时效应显著，能使病人左心等容收缩期（ICT）射血间期（ET）及其校正值和ET/ICT比值等各参数均趋正常。③ 观察急性心肌梗塞30例，分2组，均予中药及西医常规处理，其中一组加用

针刺并进行自身对照和组间对比观察，结果加针组病人左心功能各主要参数明显趋于正常值；针刺能改善患者的球结膜微循环和使血中 cAMP 显著增高。实验研究发现，电针能使猫、犬、家兔的急性缺血性心肌损伤范围缩小、程度减轻、心泵功能改善，心肌收缩力增强、冠脉流量增加、降低心肌氧耗量、提高心肌对缺血性损伤防御能力。

十四、电针对家兔急性心肌缺血影响及杏仁核的调控作用

1993 年由中国中医研究院针灸研究所曹庆淑等 5 人完成。在家兔急性心肌缺血 30 分钟的模型上，观察发现：① 电针内关穴能逆转心肌缺血所产生病理指标变化，能改善缺血区血运并促进其代谢。② 电针内关能减少杏仁核神经元自发放电，能激发 $T_{2\sim4}$ 背角神经元放电。足三里则呈现抑制效应。说明经穴间存在相对特异性。③ 提出杏仁核与 $T_{2\sim3}$ 背角神经元是内关——心脏相关重要中枢环节的组成部分。

十五、头穴透刺治疗偏瘫

1985 年由山西省运城地区头针研究所焦顺发完成。根据“脑为髓海，其输上在于其盖，下在风府”的理论，及经络理论和大脑皮层功能定位的研究，头穴透刺是前顶透悬颅（运动区），百会透曲宾。用穴位透刺，入针深，进针快，捻针幅度大，刺激量大，时间长，起针快的“三快针刺术”治偏瘫。1970～1976 年治脑血栓及后遗症 500 例，其中发病 10 天内的急性脑血栓 164 例的治愈率 56.8%，有效率 98.2%；国内 1979～1986 年期刊公开发表论文 190 篇统计治疗 13100 例治愈率 27.78%，显效率 30.60%，总有效率 93.82%。研究证实，头穴透刺对脑血栓形成早期，颅内炎症恢复期，颅脑损伤恢复期等所致偏瘫疗效显著。

十六、甲状腺机能亢进症的针刺疗法与机理研究

1987 年由上海中医药研究院针灸经络研究所何金森等 5 人完成。针刺 247 例甲亢，结果：总有效率 75%，远期复发率 39.1%。对药物治疗有副反应者、停药及术后复发者，疗效均满意。疗效与针刺疗程、病情、甲状腺肿程度、突眼度及个体差异等因素有关。随机分组、同步观察结果：针刺后通过调整机体免疫功能、消除或降低血清 TSH 受体——抗体对甲状腺组织细胞的病理性刺激而发挥疗效，对甲亢的高代谢、高循环动力症状的改善、甲状腺激素含量下降和针后抑制体内脱碘酶活性及 T_4 脱碘后转化为无生物活性的 γT_3 增多有关。

十七、艾灸治疗桥本氏甲状腺炎的临床疗效和免疫学机理研究

1990 年由上海市中医药研究院针灸经络研究所胡国胜等 4 人完成。据中医理论，结合免疫调节原理，用益气活血的艾灸法治桥本氏甲状腺炎 71 例，另有 32 例用甲状腺素治疗作对照，统计艾灸组患者免疫功能和甲状腺功能趋向正常，总有效率 60.56%，随访证明远期疗效良好。艾灸法简便、无副反应、价廉，明显优于甲状腺激素对照组。实验发现，艾灸法经调节 T 淋巴细胞亚群比例，纠正免疫系统紊乱，重建免疫系统的自稳机制，而抑制自身免疫损害而益气健脾。

十八、针刺治疗急性细菌性痢疾

1978 年 3 月由南京中医学院附属医院等 3 个单位完成。1963～1964 年，针刺治急性菌痢 195 例，治愈率 86.66%，其中大便培养阳性 92 例，针刺治愈 82 例。选穴：天枢、大巨、气海、足三里。提插法，每日一次。1964～1974 年治 681 例，治愈率 80%～90%；1974 年治 125 例，治愈率 88%。穴位：主穴天枢、上巨虚；辅穴为曲池、合谷（发热时用），1～2 次/日，进针得气后提插捻转并留针 20～30 分钟。1973 年实验观察电针增强家兔免疫力；30 例患者针刺后肠管收缩力与紧张力降低，解除病理性痉挛。

十九、针刺治疗细菌性痢疾免疫机制等研究

1982 年由江苏省中医研究所等 3 个单位完成。至 1979 年，总计收治大便细菌培养阳性的菌痢患者 750 例，治愈率稳定在 92.0%～92.7%，对其中 157 例从免疫、生化和生理等方面进行观测。通过动物实验与临床标本检测，观察到针刺后血清 α_1、α_2、β 和 γ 球蛋白分别增加 15.9%，21.1%，10.9%和 28.3%；血清免疫球蛋白 IgG、IgA 和 IgM 分别增加 12%～20%，10%～33%和 33%；血清总补体增加 21%～24%；血浆杀菌力增加 46%～50%；白细胞吞噬能力增加 27%～67%，与针刺前比 P

<0.05 或 0.01；针刺后特异性抗体、SIgA 和溶菌酶也较针刺前有不同程度的增加。上述结果表明，针刺能增强机体免疫防御能力，针刺治疗急性细菌性痢疾的机制与免疫学有一定关系。

二十、针灸治疗急性菌痢临床和机理的实验研究

1983 年由甘肃省中医院针灸研究室完成。1956～1982 年治疗 12～75 岁住院急性菌痢 395 例，其中 3 例为健康带菌者。主穴：天枢（双）、关元、足三里、神阙。体温升高加大椎、曲池。针刺得气后每 10～15 分钟行针 1 次，留针 30 分钟，留针期间艾炷隔盐灸 3～5 壮，1～2 次/日。治愈率 88.32%，治愈时间平均 9 天。症状平均消失时间：发热 2.19 天，腹泻 4.18 天，便培养阴转 5.24，对照疗效优于常用中、西药物。实验观察部分患者和 140 只恒河猴菌痢模型，针灸治疗具抗菌、解毒、增强机体功能及调整物质代谢障碍等作用。

二十一、针刺新明穴治疗眼底疾病

1978 年由武汉军区 371 医院完成。该院李聘卿医师以新明穴治疗眼病。1970～1977 年以该穴治各种眼病 2797 例，4757 只眼，总有效率 80.3%。其中视神经萎缩 640 例 1144 只眼，治愈 105 只眼，显效 140 只眼，进步 492 只眼，总有效率 64.4%。中心性视网膜炎 713 例，1229 只眼，治愈 645 只眼，显效 117 只眼，进步 369 只眼，有效率 92%。青光眼 205 例，371 只眼，治愈 80 只眼，显效 56 只眼，进步 169 只眼，有效率 82.2%。角膜溃疡 66 例，78 只眼，治愈 62 只眼，显效 9 只眼，进步 7 只眼，有效率 100%。

二十二、针刺治疗聋哑

1978 年由沈阳军区 47 师医院等 3 个单位完成。1968 年后，开始针刺聋哑儿。至 1978 年，治疗方法从多针多穴发展为少针少穴，从针刺耳周穴位发展为针刺耳中骨岬电针疗法，从单纯针刺发展为针药结合的综合疗法。收治聋哑和耳聋患者 2 万余例，总有效率 50%，其中治愈和显效占 10%以上。近 2 年来对链霉素中毒耳聋进行调查研究后，提出早期诊断指标，与辽源市无线电六厂协作试制听力监测仪，防止早期中毒性耳聋、家族进行性耳聋、感觉神经性耳聋，治疗中以该仪器记录出患者耳蜗电位变化。1972 年后，与吉林医大协作开始了理论研究。

二十三、针刺治疗乳腺增生的临床及机理研究

1987 年由陕西中医学院郭城杰等 5 人完成。中年妇女本病患病率约 10%。临床以肝郁型占多数。选穴：以舒肝解郁、调理冲任、疏经通气治则选穴施治。结果：1978～1981 年治 500 余例，总有效率为 93.5%～97.3%；1982～1986 年治 114 例，治愈率 54.39%，总有效率 94.74%。针刺组疗效优于睾丸片组、乳块消组、豆提物注射及空白组。实验说明针刺可提高患者的细胞免疫功能。10 例患者针刺前后雌二醇（E_2）、孕酮（P）和睾酮（T）浓度与 30 名健康育龄妇女对照，针刺前患者三种激素均高于正常人（E_2 和 P，$P<0.01$；T，$P<0.05$），针刺后患者 E_2 降至正常水平，而 P 和 T 进一步提高，通过大鼠模型，证实 E_2 升高是导致本病的主要原因之一。本疗法对降低乳癌发病率有一定的意义。

二十四、电针足三里抑制胃气上逆的神经机理

1988 年由中日友好医院等 2 个单位娄艾琳等 5 人完成。① 建立动物模型，验证电针足三里等穴位可明显抑制胃气上逆。② 首以图像形式直观显示电针足三里对胃气上逆的抑制效应和作用部位是延髓下段的连合核和脑桥上部的结合臂旁核。③ 发现电针足三里信息除经脊髓腹外侧索外，还循侧索上行；脊髓内的脑啡肽样物质参与针刺信息在脊索中的传递；经脊索传递的电针足三里信息对胃气上逆的抑制有重要作用。④ 中缝大核及其鸦片受体和脑内 5-羟色胺参加电针足三里对胃气上逆的抑制。⑤ 首次证实胸 4～11 阶段硬膜外腔内注入小量局麻药时，电针足三里信息仍然循脊髓上行至高位脑部，发挥其抑制效应；各个穴位对胃气上逆抑制效应不同，电针足三里的抑制作用最强。本研究为"肚腹三里留"提供了理论依据。

二十五、针灸治疗胃动力障碍症临床疗效研究

1995 年由江西中医学院张安莉等 5 人完成。用体表电极无创痛、连续定量检测人体胃动力功能。以针灸与吗丁啉治疗胃动力障碍症144例，其中针灸组103例，吗丁啉组41例。所有症状按四级评分法评分，诊断据症状和胃动图特征参数。针刺中脘、胃俞、足三里、内关，毫针平补平泻，留针20～30分钟，每日1次；寒证加艾灸；吗丁啉对照组为饭前半小时口服1片（10mg），每日3次；两组均以10天为一疗程，无效者间歇2天，作第二疗程。结果发现针灸对胃运动功能紊乱有双向调整作用，总有效率95.15%，且无明显毒副反应。与吗丁啉组相比，无显著性差异。针灸治胃动力障碍症可从多水平、多层次上调节人体紊乱的生理生化功能，较吗丁啉优越。证实胃动力功能障碍是产生胃脘胀满的机理之一。

二十六、针刺治疗癫痫的机理研究

1990年由上海中医学院吴定宗等5人完成。用青霉素致痫大鼠模型，研究电针抑制痫样放电机制。青霉素钠盐置乌拉坦麻醉的大鼠感觉运动皮层或注入海马齿状区建立局灶性癫痫，电针相当于督脉穴位大椎，腰俞及双侧足三里穴，对皮层及海马痫样放电幅度、频率及发作时程有显著遏制作用。电针头部穴位神庭、百会、眉冲、四神聪等，有较好的制痫效应。实验观察，电针可激活中脑导水管周围灰质及前脑伏隔核，增加阿片释放，激活中缝核，增加5-羟色胺释放，激活尾核、苍白球、黑质，增加GABA释放，恢复皮层回返抑制，而遏制痫样放电，还可抑制杏仁核内的痫样放电。

二十七、电针治疗抑郁症的临床与实验研究

1991年由北京医科大学精神卫生研究所罗和春等5人完成。1981年开展电针百会、印堂穴治疗326例抑郁症及94例生化、电生理实验观察。治后显效75.2%，阿米替林药物治疗显效率为66.7%，P＞0.05。电针治疗副反应小、适应症广。电针治疗焦虑与认识障碍及反应性抑郁症疗效更好。随访2～4年，远期疗效与抗抑郁药阿米替林无显著差异。

二十八、针刺治疗癫痫的作用与海马内阿片肽及氨基酸系统的关系

1995年由上海医科大学王布尔等5人完成。建立Wistar大鼠癫痫模型，确证针刺抗痫的作用。发现针刺可降低脑啡肽和增强吗啡肽系统的活动，从而抑制癫痫发作，兴奋性氨基酸NMDA及排NMDA拮抗剂APS及DNQX有协同作用。针刺使海马内抑制性氨基酸释放增加，癫痫时海马CA_1区等部位早期反应基因“c-fos”蛋白表达增加。针刺调节作用，与海马中前脑啡肽原mRNA、前强啡肽原mRNA、CCK8mRNA及一氧化氮合成酶(NOS)mRNA表达的调节相一致，为针刺防治癫痫提供了初步理论依据。

二十九、针灸治疗面痛

1995年由北京中医医院夏寿人等2人完成。1973～1984年用针灸治疗面痛（三叉神经痛）198例，由内因所致的面痛，绝大多数患者在气海、期门、玉堂等穴出现穴反应，与此同时也见其他经穴常出现反应。气海穴可反映内脏气机的变化，如肝气郁结及气郁化火者按之有胀痛感；阴虚阳亢者可上撞至中脘或鸠尾穴，但按之无胀痛感。期门是肝病的反应点，故肝气郁结或气郁化火者按之必痛。玉堂也是肝病的反应点，按之痛为肝气逆而侮，症见善太息等。根据经穴反应审证求因、辨证取穴，并以远端取穴为主、局部取穴为辅，取穴宜少。上述治疗，总有效率为98%（194例），1年以上未复发者28.3%（56例），疗效巩固9年者3例，均无后遗症。

三十、医学热像技术在面瘫针刺治疗及疗效评价中应用的研究

1991年由中国中医研究院针灸研究所张栋等5人完成。用面瘫者面部热像及温度分布特征，创造了热像图辅助取穴法。结果：①面瘫者面部表面温度分布、针刺后面部温度变化与面部血液流量有直接的对应关系。②用双侧面部温度对称性和针刺后面部温度变化作为面瘫针刺疗效和病变程度评价可行。③确定医学热像技术作面瘫针刺时疗效观察及针灸取穴方案。用AGA-782型红外热像仪及Tc-800型电子计算机，温度分辨率0.1℃，对14～71岁的116例健康人及210例周围性面神经麻痹患者测试，发现面瘫患者面部双侧温度差大于健康人，眼、内眦、颧等部位具统计学意义。面瘫者患侧面温有41.4%高于健侧，25.7%低于健侧；提示双侧面部温度不对称，是面部温度特征，双侧面温差高低与病变程度有关，该结果

为面瘫者面部循环与代谢状态提供依据。

三十一、针刺治疗“瘖痱”、“类噎嗝”325例临床分析及实验研究

1993年由天津中医学院第一附属医院石学敏等5人完成。对中风并发的瘖痱、类噎膈病证，从病因、病机、针刺治法、实验研究等探讨后，提出该病证为关窍闭阻、神气失灵所致，拟调神导气、滋补三阴、通关利窍治则。选风池、翳风、完骨、三阴交、内关、人中等穴，以深刺及提插捻转法，10余年治325例，总有效率98.05%，临床治愈率68.92%。实验证明，该法对颅底动脉血流、微循环、血液流变等关键性指标有明显改善。

三十二、针刺治疗桡骨远端骨折X线微机图象系统对其骨痂生长的定量研究

1992年由南京市中医院黄伯灵等5人完成。①建立X线微机图象系统对桡骨远端及其他四肢骨干骨折后骨痂生长定骨分析法，编制用于精确测量骨痂生长状况的BMAS软件包，解决了四肢肌肉厚薄不等对图象灰度的影响，并对不同曝光冲洗条件下所摄X片作统一处理，快速给出骨痂生长的定量百分数及骨矿物质含量，总体测量误差小于3%，灵敏度高，性能稳定，可放大、缩小骨骼及伪彩色功能，若在X光机上使用，可避免X线片制作过程中的误差，并可自动打印摄片结果。②针刺治桡骨远端骨折，35个配伍组，各组患者均在骨折后第10、20、30天及解除夹板的第40天观察，发现针刺治疗骨折，确有明显消肿、止痛及促进骨痂生长的作用。

三十三、针灸治疗Ⅰ型变态反应疾病的临床与实验研究

1995年由广州中医药大学赖新生等5人完成。用放射免疫分析、酶联免疫分析、放射配基受体分析等指标，取肺俞、脾俞、肾俞穴为主，辨证配穴，建立脱敏治疗对照组，用ELISA法检测血清总IgE水平，同体测粉尘螨、蟑螂抗原特异性IgE抗体含量，建立脉鼠卵蛋白哮喘模型。143例Ⅰ型变态反应疾病（变应性哮喘、变应性鼻炎、慢性荨麻疹），经主穴1个，配穴2个或加艾灸3～5壮治后，近期痊愈+显效率各74.72%、13.79%，显著高于对照组（P<0.001、P<0.01）；症状及体征如喘憋、呼吸困难、喷嚏、流涕、风团、瘙痒等减症或消除状况优于对照组；发现虚证疗效优于实证。研究提出挑刺法治疗力专效宏，选穴以辨证选背俞为主，参以补泻，调整阴阳，抑制免疫处理。

三十四、针刺对失血性和创伤性休克作用机理的实验研究

1990年由中国中医研究院针灸研究所文琛等5人完成。计算机功率谱分析，针刺休克动物人中，波率加快、波幅增加、波形变整、节律活动加强等脑功能与针刺“人中”升高血压密切相关。针刺明显提高休克动物降低的白细胞和T淋巴细胞，加强休克动物脾内皮细胞运转功能，改善休克机体全身和各器官的血液循环，改善和恢复脏器功能；调节中枢和外周神经系统及内分泌功能，降低动物死亡率，延迟了休克的发展，为中医药疗法抢救伤病员提供了理论依据。

三十五、艾灸至阴穴矫正胎位的临床规律及作用原理的探讨

1987年由江西省中西医结合研究所等4个单位余鹤龄等5人完成。观察1000余例臀位孕妇。①临床观察。治疗组臀位7天转正率80.9%，同条件自然转正率49.2%；转正后的复发率，灸治组（8.2%）明显低于对照组（16.9%），证实艾灸对促进异常胎位转正有明显治疗作用；疗效与辨证有关，阳虚（有效率85.4%）>阴虚(76.9%)>气阴两虚(71.8%)，1000余例孕妇中，⅓有一定程度耗气伤阴，臀位组阳虚型明显高于正常胎位组，且患者血浆皮质醇含量偏低；艾灸后，胎动普遍增强，胎心率增快，孕妇血浆皮质醇含量增加，前列腺素E（PGE）含量明显降低，PGF/PGE比值增大。②实验兔和狗，灸或针穴位子宫紧张性增高，推论灸至阴致垂体-肾上腺皮质兴奋。

三十六、激光穴位麻醉

1987年由华西医科大学口腔医学院等2个单位周岳城等2人完成。经拟氖或CO_2或波导CO_2或镓铝砷半导体激光，照射穴位后，数分钟内即产生良好麻醉效果（优良率95%以上），可作拔牙及口腔颌面部小手术。该法简易、安全、有效、无过敏、中毒等副反应。已用于7000多例各种年龄与体质患者，包括有心血管、肝脏疾病、糖尿病、甲亢患者及局麻药过敏的儿童。激光可加速创口凝血及愈合并防止感染。

三十七、指压麻醉

1978年由第一军医大学完成。1970年在指压麻醉拔牙基础上，用于五官科手术1000余例，成功率98%。脑电图示指压增强大脑皮层抑制过程并提高痛阈。改进手法，探索穴位后，已指压麻醉行头、颈、胸、腹及四肢等部位手术900余例，成功率达95%。指压无痛注射、膀胱镜检查、治胆绞痛、止吐、催眠等亦获较好效果。在胃大部切除术中，以血压、心率、皮温、脑电等作术前预测，发现虚寒型患者麻醉效果优于夹实型患者。在作用原理探讨中，发现指压镇痛效果与穴位肌梭数的多少有关，为指压镇痛的个体差异提供了线索。

三十八、耳穴染色进行疾病诊断

1985年由云南省壮医研究所管遵信完成。为探寻直观可见的确定耳穴方法，用染色法显示耳穴的研究，于1986年研制出对患病脏腑的相应耳穴具有亲和力的染色配方和一套相应的活体染色技术。近三年来经上海、河南、福建、哈尔滨、云南等省市应用本法于健康检查及胆囊炎、胆石症、冠心病、矽肺、胃及十二指肠疾患、慢性气管炎等共计数千人次，其符合率达85%。此外，通过家兔实验性急性阑尾炎的观察进一步证实了本法的可靠性。耳穴染色法的研究成功，丰富了中医诊断学内容，增加了一项中医临床诊断方法，对于耳穴的定位以及人体经络和俞穴的实质研究提供了一种直观可见的手段。本法操作简便、易于推广，属于创新的中医科研成果。

三十九、杵针疗法经验整理研究

1991年由成都中医学院等2个单位李仲愚等5人完成。① 实验研究。在经验整理和临床验证基础上，拟予研究。② 经验整理。完成20万字的杵针治疗学。制成木、牛角、玉石、铜制4种杵针，每套杵针有4种，即七曜混元杵、五星三台杵、金刚杵、奎星笔。制成17分钟杵针疗法录像片。制成杵针疗法幻灯片2套及彩色图谱2套。完成杵针治疗胸痹、眩晕的计算机专家诊断系统的程序编制。③ 临床验证。83例心血管病患者，治疗前后30分钟自身对比观察，证实该疗法对左心功能不全的高血压性心脏病、冠心病及其他疾病及中医实热证及虚寒证、虚实夹杂证疗法，无显著差异。杵针疗法具无痛无伤害之弊。

四十、腕踝针

1978年由第二军医大学附属一院完成。腕踝针特点是将各种病症表现部位归纳在身体两侧的六个纵区范围内；在腕、踝部各定六个进行点，以横膈为界，在此以上疾患针腕部，在此以下疾患针踝部；针平刺于皮下后，不要求出现酸、麻、胀、痛、重等感觉；适应症较广泛，对以痛为主的肩周炎、扭伤、头痛等疗效显著，对哮喘、遗尿、冻疮、神经官能症等也具较好疗效，目前还试用于拔牙、眼科手术、人工流产等麻醉。该针于1972年用于临床、方法易学。

四十一、耳针治疗马骡结症

1978年由兽医大学完成。1991年在马骡耳部找到耳针穴和大孔穴，可增强肠蠕动，增加肠液分泌。1971年～1973年治疗马骡结症424例，治愈402例，治愈率94.8%。1974～1976年，推广至吉林等9省，治疗结症1802例，治愈1693例，治愈率93.9%，耳针对单纯性小肠结症和大肠结症疗效较好，对初期结症疗效较好。

四十二、电针治疗马骡结症

1978年由北京军区194师卫生科等2个单位完成。用2根3寸长银针，一台电疗机，在双侧关元、俞上各扎一针，针斜向下方针入2～2.5寸（针尖刺入紧囊为度）。通电频率40～60次/分，而后加大输出量直至腹肌强烈收缩。每2～3分钟适当加大输出量，使腹肌保持节律性抽动，通电8分钟时，加快频率1～2分钟，直至腹肌强直持续10秒钟，再回原水平，反复3次，每次10分钟。每次电疗30分钟。治疗2000例结症，治愈率97.8%，该法简便易用。

四十三、电针治疗母马不孕症

1978年由北京军区194师卫生科等2个单位完成。针体垂直刺入马体4～4.5寸，针尖入盆腔，经电流刺激，频率80次/分左右，每3～5分钟反复1次，通电20～30分钟，次日即可使不孕马发情排卵。验证200多例，成功率72.6%，必要时可重复1～3次，隔日1次。治疗中需除外器质性不孕原因。

四十四、《针灸穴位挂图》

1978年由广州军区后勤部卫生部等2个单位完成。1971年在广州美术学院协助下完成，供针刺治疗和针刺麻醉用。挂图有正、侧、背3张，附挂图说明1份，约8万字。该挂图特点是立体彩绘，并有内脏、骨骼透视，便于准确取穴；收录642个穴位，其中14经穴361个，经外奇穴171个，新穴110个；所收录穴位，均经鉴定后标定，纠正了既往的一些差错。该挂图于1971年由人民卫生出版社出版发行。

四十五、冷针冷灸法及其治疗仪

1985年由辽宁省沈阳市中医研究所侯升魁完成。所制BL系列半导体冷冻针灸仪。取穴时，火热证用泻法，温度－15℃～－10℃，15分钟；火旺证温度0℃～10℃，30～40分钟。治糖尿病、喘息型支气管炎、青光眼、慢性肾炎、肾盂肾炎、乳腺增生症、胆囊炎、神经衰弱等20多种病共748例，均获较好疗效，且提高机体免疫力。

四十六、用尿流动力学方法研究针灸对膀胱尿道的调节作用

1990年由上海市中医药研究院针灸经络研究所郑蕙田等4人完成。膀胱功能障碍为主102例患者中，糖尿病性尿潴留42例，尿功能障碍为主压力性尿失禁60例。治疗前后比较尿动力学指标。针灸深刺会阴、中膂俞为主，结合中医辨证。统计102例中，针灸组总有效率89.4%，对照组总有效率16.7%（$P<0.05$）。针灸可收缩逼尿肌、缩小膀胱用量、升高膀胱内压、改善逼尿括约肌协调功能，减少残余尿，恢复膀胱感觉。针灸治疗作用主要经兴奋丛神经来兴奋相应脊髓节段而起作用。

四十七、大脑产伤后遗症点穴为主治疗之临床与机理研究

1991年由中国中医研究院骨伤科研究所王肇普等5人完成。1983～1987年，对2～7岁的300例大脑产伤后遗症患者以点穴治疗为主，辅以手法矫治和外固定（个别患者予手术矫形）综合治疗，多数患者经20～60次点穴治疗后，优良率、有效率各60%、88%。其中134例随访0.5～5年的优良及有效率各58%、88%。治疗前后患儿核素扫描-γ照相术检测，点穴后患者脑血流量增加、微循环血流加速；治疗后神经传导速度加快、兴奋阈下降、神经功能改善。实验观察到，点穴后，犬大脑皮质乙状后回区（相当于人上肢运动区）软脑膜血流速度加快，有活血化瘀效应，去甲肾上腺素、肾上腺素、多巴胺含量降低，5-羟色胺、5-羟吲哚乙酸含量升高，提示点穴可促使血管扩张，血流量增加，改善大脑及全身的供氧。

四十八、GZH型热针仪的研制及临床应用

1991年由昆明市中医医院等2个单位管遵惠等2人完成。根据焠刺、温针灸理论研制的治疗仪，可调节热针温度、达到针刺、温针灸、火针的综合治疗作用。该针经昆明、云南的8个医院的380例肩周炎、关节炎、坐骨神经痛等，辨证热针治疗后，痊愈、好转各220、145例，总有效率96.05%，无明显副反应。1985年后，以GZH型热针仪治疗患者54020人次，直接经济收入100850元，销售热针仪212台，收入101760元，产品销至欧、美、澳洲等地。

四十九、中英文版针灸文献分析和检索系统

1991年由中国中医研究院图书情报研究所吴兰成等5人完成。中英文针灸文献分析和检索系统（Acupuncture Literature Analysis and Retrieval System，ACULA-RS）是全面收集全世界针灸文献的文献型数据库。用UNESCO MICRO CDS/ISIS软件，在IBM PC/XT及AT微型计算机运行。该库特点：收录1984～1988年公开发行的503种国内外医学生物期刊的有关针灸、针麻、经络等文献1.2万余条及重要专业会议论文。可用中、英文检索；中文文摘达72%，英文文摘占50%以上；标引专指性、准确性强；用针灸主题词表与MeSH标引法和原则兼容；名词术语规范统一；具多途径快速检索的功能；具有实用性，该库的标引法、词表、检索软件及硬件设备易为国内外用户接受，便于推广。

第十五节 中药麻醉

一、中药麻醉

1978年3月由徐州医学院中麻研究组等8个单位完成。1971年徐州医学院附院以洋金花为主的复方中药配冬眠药施手术成功后，医科院药物所和阜外、友谊医院观察中麻主药有效成分东莨菪碱，该品从洋金花提纯后，与冬眠合剂配用作中药麻醉，效果与复方洋金花同，副反应亦减轻。1972年上海中麻协作组用毒扁豆碱作催醒剂，解决中麻后苏醒晚问题。浙江中麻协作组作休克患者手术获良效。

二、傣肌松的研究和应用

1978年由昆明军区总医院等2个单位完成。傣肌松是从中国防已科锡生藤属植物（Cissampelos pareira L.）傣文称“亚乎鲁”中提取的一种横纹肌松弛剂。1961年北京医学院经植化、药理和临床观察，报告锡生藤碱甲具良好的肌松作用。1970年与云南省药物研究所、昆明制药厂协作，从“亚乎鲁”中提取出具肌松作用的生物碱称傣肌松。经20多个单位协作，阐明其化学结构，证实其属非去极化神经肌肉接头阻滞剂，作用在接头后膜，能被新斯的明拮抗。临床验证612例，其中出血性休克18例，心血管手术6例，均示其明显肌松作用，临床剂量范围内对循环动力无不良影响，55例心电图观察，未见不良影响，首次剂量0.3～0.5mg/kg，成人最大总剂量达100mg。与乙醚麻醉剂有协同作用，该傣肌松已收载新版国家药典。

三、肌肉松弛剂——汉肌松

1978年由济南军区88医院完成。汉肌松是从防已中提取的总生物碱与碘甲烷反应生成的季铵类生物碱。适用于中麻、针麻腹部手术，具箭毒类肌松剂药理作用的某些特点。在肌松同时，具显著改善鼓肠作用，可在数分钟内使膨出肠管自行退回腹腔，暴露手术野，便于操作。1974年8月临床应用509例，有效率达95.98%，显效率73.48%，经鉴定后投产，已载入新版国家药典。

四、肌松剂——银不换

1978年由广州军区187医院完成。银不换为1976年6月从防已科植物轮环藤属毛叶轮环藤（cyclea barbata Miers）发现。民间称银不换、金锁匙。与广州军区总医院、济南军区88医院、上海市生理研究所等协作研究，发现其肌松作用快，用药1～2分钟后，动物即出现四肢无力、伏地、下颌着地等肌松现象。验证168例腹部手术患者，证实其肌松确切，用药量少（每公斤体重0.8mg），显效快，副反应小，可重复给药，新斯的明可拮抗。但对休克、电解质紊乱、肝功能严重损害及全身状况极差患者，可出现呼吸抑制，应慎用。

五、肌肉松弛药——氯甲左箭毒

1979年由中国科学院上海药物研究所等6个单位完成。从海南岛防已科植物南轮环藤（Cyelea hainanensis Merr.）中提取，经甲基化反应制成。该肌松剂可避免深部麻醉对患者造成的不良影响。左旋氯甲箭毒，静注。以家兔最小垂头剂量比例左旋和右旋氯用箭毒肌松力，前者是后者的5倍。小鼠倾斜网攀附试验 LD_{50} 及家兔胫前肌实验，二者作用强度相当。电生理试验证明该品属非去极化肌松剂。在人工呼吸条件下，呼吸麻醉量不引起狗心率、血压及心电图的明显变化。狗亚急性试验证明安全可靠。临床使用，一般剂量0.2～0.4mg/kg，静注起效时间2～4分钟，维持时间30～40分钟，对心、肝、肾、膀胱功能无明显影响，与多种全身麻醉药有协同作用。经34个医院1222例颅脑、心肺、胸腹、四肢手术，均获良好肌松效果，当大剂量快速静脉注入时，部分病例有一过性低血压，少数病例用药后皮肤潮红，常可自行消退。

六、中麻治疗重症血栓闭塞性脉管炎

1985年由上海第二医科大学附属瑞金医院等3个单位郑萍等3人完成。重症血栓闭塞性脉管炎（TAO）用中麻（东莨菪碱复合液）治疗效好。1973年以来瑞金医院应用镇痛无成瘾性，用2～4次后可戒度冷丁、强痛定成瘾；可改善患肢血流图，加速创面愈合。1984年治TAO患者30例后显效、有效各66.7%、20%，疗程缩短一半以上。1973年后吉、鲁、皖、豫等省100例1，000人次验证，疗效满意。

七、解毕灵

1978年由军事医学科学院等2个单位完成。解毕灵又名催醒灵，是作用较强的可逆性胆碱胆酶抑制剂，其结构及毒理作用与毒扁豆碱基本相同。800例东莨菪碱为主的中药麻醉中，作催醒剂，有效率达95.5%，其效价、作用时间、副反应等方面优于毒扁豆碱。

第十六节　中　药　材

一、斑蝥生物学特性的研究

1990年由四川省中医药研究院药物种植研究所张含澡等5人完成。经5000余只斑蝥成虫和近万只幼虫，于1987～1990年，对其生活、生殖及生态条件等特性进行观察。观察人工饲养2000余条第2代成虫，与芫菁科种群的相似处外，还发现了斑蝥独具的5点特性，丰富并充实了芫菁科昆虫的基础知识和理论，为昆虫研究，人工养殖斑蝥及合理利用和保护资源提供了科学依据。斑蝥是蝗虫的天敌，该项研究为农业植保进行生物灭蝗，保护农作物，减少农药的环境污染提供了依据。

二、新法炮制斑蝥的研究

1992年由河南中医学院王正益等5人完成。用正交设计实验优选最佳碱制斑蝥工艺及烘法炮制的最佳条件。新工艺简单、操作安全、定量准确、节省粮食、便于控制工艺、利于劳动保护。①对斑蝥碱制品、米炒品及生品的急毒、亚急毒及体内外抗肿瘤作用的对比实验，证明炮制后能降低毒性，碱制法可使虫体内斑蝥素转化成斑蝥酸钠，保留抗癌成分，达到减毒增效作用。②测定斑蝥头、足、翅部位微量元素含量，对斑蝥净选加工去头、足、翅原理作探讨，并为斑蝥抗癌提供了实验依据。③制定碱制品技师标准。④在郑州中药饮片厂作中批量生产实验。⑤制成碱制品内服治肿瘤及外用治银屑病的临床验证，证明碱制斑蝥内服或外用在治疗剂量时皆无副反应，且疗效显著。

三、药用昆虫的开发利用-五倍子繁殖增产技术的研究

1994年由中国医学科学院药用植物资源开发研究所等2个单位程惠珍等5人完成。五倍子系瘿绵蚜科（Pemphigidae）的蚜虫寄生在盐肤木属（Rhus）植物的复叶上所形成的虫瘿。对五倍子主产区黔、川、鄂、湘、陕、云等6省山区作资源调查，系统研究了其繁殖及增产技术，基本弄清清肚倍虫瘿形成规律，从组织学研究其发育与寄生植物间的营养关系，雏倍期喷施保护剂，提高成活率10%以上，提出春天看藓定地、植树护藓、冬季修剪、整形、矮化倍树等系列五倍子增产技术措施。

四、中药蚕蛹的综合利用复合氨基酸的提取和应用研究

1989年由浙江省中医药研究所魏克民等5人完成。在研究中经脱脂蚕蛹的脱臭、脱味、脱色并从蚕蛹水解提取氨基酸，进而对复合氨基酸进行成分分析、质量标准测定、基础药理及毒理学、卫生检测等研究。从蚕蛹中提取复合氨基酸，开拓新的营养氮源，为我国医药及食品工业提供廉价原料。蚕副产品研制升白细胞新药，肝血宝研制成功后，已扩大试用，确定可靠工艺路线，产品收得率在40%以上。蚕蛹蛋白为全价蛋白，含18种氨基酸，其中8种必需氨基酸含量符合 FAO/WHO 标准。蚕蛹提取的复合氨基酸成本较市场低2倍，已行销国内外。

五、人工饲养土虫

1979年由辽宁省医药公司旅大采购供应站等3个单位完成。经试验，基本摸清土虫生活习性，掌握饲养和繁殖规律，经饲养窖技术设计、饲养密度、饲料、交尾、产卵、孵化、防治病虫害、采收加工几个方面，为人工饲养提供了技术资料。其中暖房、人工控制温度是解决春、秋季孵化期长，冬季不能孵化的重要技术关键。

六、地鳖虫人工养殖及其研究

1960年由江苏省医药公司无锡县公司完成。地鳖虫属蜚蠊科，雌体入药，具破血散瘀作用，常用于跌打损伤、消肿止痛。经长期观察、掌握地鳖虫生活习性及生殖生长发育条件后，实验成功定期取卵，保护卵鞘，提高孵化率，分龄分坑，立体分层饲养，不同龄期用不同湿度及不同深度的坑土，精粗饲料搭配，干湿相兼，不同虫齿不同饲养，人工调温，打破蛰眠期，缩短地鳖虫生活周期等技术措施，研究防螨害方法。该养殖技术成功，具有集体和家庭养殖，用

土少、成本低、生产周期短、收效大的特点。

七、蜈蚣人工养殖

1976年由浙江省岱山县医药公司等4个单位张崇洲等6人完成。研究蜈蚣繁殖中产卵量、产卵期、抱卵监护期、食卵和食卵后重新产卵、脱皮规律、生命和繁殖周期、食性和食料。并作小规模全人工养殖试验和海岛放养探索，为人工养殖提供了依据。突破了活体雌雄鉴别，积累了克服霉菌、病害、干燥、食料等经验。2次在横乐山海岛作成体蜈蚣放养观察，产孵出小蜈蚣，证明海岛可发展养殖。

八、东亚钳蝎人工饲养研究

1980年由栖霞县药材公司等3个单位吕锡岫等2人完成。东亚钳蝎（Buthus martensidarsch）是一种重要药用动物，全虫体入药，具祛风、通络、解毒作用。基本摸清该蝎适宜生活环境、食性、生长发育和繁殖规律。在人工养殖技术中，创造隔离饲养、温室饲养、家繁山养法。在蝎寓建筑、大小蝎分离、饲料、不冬眠养殖等方面获进展，对发展人工养蝎具重要意义。

九、白花蛇人工饲养的研究

1977年由江西省医药公司等2个单位卢祖生等2人完成。蛇场设山丘平地，座北朝南，分夏季活动区和冬眠越冬区。蛇室分室内和室外两种，留通道供蛇自由出入。活动区有杂草、树木、砌水沟供蛇活动、洗澡、蜕皮。饲料以鳝鱼为主。成蛇与幼蛇分养。公母种蛇以1:10配养。母蛇于7月上旬至8月上旬产卵，每条母蛇产卵3～15kg。孵化温度20℃～28℃，40天～50天透壳孵出。孵化率92.9%。幼蛇成活率12%～13.5%，年脱皮3～4次。每年4月上旬至11月下旬为蛇活动期，活动温度10℃～35℃，适温18℃～25℃。11月下旬～翌年4月冬眠，室温8℃～10℃可安全过冬。8℃以下需予保温措施，成蛇越冬成活率66%，已繁殖出第二代蛇。

十、蕲蛇人工养殖的研究

1992年由安徽省中药材公司等2个单位黄接棠等5人完成。设计建筑蛇园，达到拟态要求。保温土层为50～60cm 地窖或蛇窝及有保温土层的幼蛇养蛇房，适于人工饲养，可在江南推广；成蛇与幼蛇连续3个冬天提高成活率，其中幼蛇已达18%以上；蛇卵人工孵化率达90%以上，所制孵化器及温湿度曲线可推广使用；在蛇园内培育出五龄蕲蛇体重由出壳时的10g 长至500g，已趋性成熟。蕲蛇主要取食活性小动物如家鼠、昆虫等，并作寄生虫病防治，所育1～4龄蕲蛇技术，如能推广则具社会及经济效益。

十一、田鸡人工养殖

1975年由吉林地区药材公司李明刚完成。田鸡学名中国林蛙，是我国特产药用动物之一。初步摸清了田鸡生活习性及动物学特征，了解其出水、交配、产卵、陆栖取食、入水、冬眠等各时期的起止时间，适宜地点和自然环境的关系和对外界条件的要求等。经实验，总结出一套有实用价值的饲养方法，包括选择场址、修建孵化池、捕捞种蛙、产卵与孵化、蝌蚪饲养、蛙期饲养与管理、冬季管理、天敌情况、捕捉加工等生产技术，为人工养殖提供了依据。

十二、羊角类新药源的开发利用研究

1987年由北京中医学院等3个单位李云谷等5人完成。对山羊及绵羊角系统研究结果。①化学成分，包括氨基酸及多肽、类脂、磷脂、胆固醇、糖类、微量元素分析及水分、灰分测定，几种角的化学成分基本相似。②药理作用研究证实，几种羊角皆有明显解热镇痛作用。③两种角均具有一定的非特异性免疫功能。④剂型、制剂工艺、质量标准、安全试验等研究后，制定了注射剂统一的制备工艺和质量标准。⑤临床验证347例，其中肺炎50例，总有效率84%；风热型上感发热196例，总有效率81.66%；流感69例，总有效率97.1%；扁桃体炎、咽炎25例，总有效率80%；高血压7例，症状明显改善。研究证明，山羊角及绵羊角，可用于清热解毒、平肝熄风、镇惊安神、醒脑开窍。

十三、人工培殖牛黄

1974年由广东省海康县医药分公司林如忠等3人完成。用残菜牛作人工胆黄埋核培殖牛黄。在牛胆内埋入异物并感染大肠杆菌，以改变胆汁生态，破坏酸碱平衡，使胆汁中含牛黄成分的胆红素、胆固醇、牛黄酸盐和多种维生素等析出，沿异物表层逐步沉着和粘附而形成牛黄。该牛黄经化学检验属正品牛黄，可供药用，与北京天然牛黄、非洲牛黄、美洲金山牛黄相似。成品对化脓性脑膜炎、败血症、中毒性脑病、肺炎并发中毒性脑病、中毒性消化不良所致抽搐效果显著。1976～1979年对419头牛埋核后，能继续产仔及长膘，埋核1年后，平均每头牛取牛黄3.54g，其中1头埋核18个月取牛黄26g，1头牛一般可作2～3次手术。

十四、陕西省牛体培育牛黄技术研究

1981年6月由陕西省药材公司等单位龚惠溪等完成。将异物埋牛胆囊内，1年后手术取出异物即为牛黄。已埋植异物牛139头，术后切口愈合好，不影响使役、繁殖、增膘。从11头牛体中取出牛黄，产牛黄最高者14g（埋核14个月），产牛黄最低者1.32g（埋核12个月）。薄层层析证明，植核牛黄与天然牛黄有相同化学成分如胆酸和脱氧胆酸等。植核牛黄中胆红素含量9.34%～18.78%，低于天然牛黄中胆红素含量，但在药典规定正常范围内；胆酸含量11.77%～23.53%，高于天然牛黄。药理实验证明，植核牛黄与天然牛黄具同样镇静和抗惊厥作用，毒性甚小。已在牛胆植异物139例，用低频率、小输出量、局部穴位麻醉法，全部成功。

十五、培植牛黄药用价值的评价研究

1992年由中国药品生物制品检定所等3个单位严克东等5人完成。①对全国各地生产培植牛黄计12个省18个单位的69批样品作出质量评价。②用扫描电镜对培植牛黄、天然牛黄及冻干牛胆粉作超微结构比较，前二者呈复孔状结构，无单体成分，冻干牛黄粉则明显不同。③用高效液相色谱、气相色谱、高效薄层色谱、红外光谱等对三种牛黄作16项定性与含量指标的分析比较。④选16个药理活性指标比较分析，培植与天然牛黄均具镇静、抗惊、解热、抗炎和强心等作用，两者毒性基本相似。⑤制订可行并有所发展的质量标准，可防掺假。⑥1989年7月已通过一类新药材的新药审评，有12个单位领到新药证书。⑦粗计，已有30余万头牛育黄，遍及除台湾省以外的全国各地，以每头牛平均产牛黄5～10g，每公斤价格约5～10万元计，每年可创数亿财富。

十六、林麝饲养和活体取香

1958年8月由四川马尔康养獐（麝）场等4个单位王大中等4人完成。25年来试验成野外活捕、圈舍饲养繁殖，人工活体取香技术，使搏麝成活率由40%提高到56%，用大圈小群配种，单圈产仔育成，笼养产香公麝和定时定量给混合饲料，自由采食粗料饲养法，使准配率、双胎率、成龄母麝繁殖成活率、麝群年度净殖率均达较高水平。5头老龄公麝连续取香15年，累计每头产香量91g～141g干香，较传统法增产4～6倍。家香质量符合中国药典（1977年版）的质量标准。组织学观察、成分分析、药理作用对照试验，与野香质量基本一致。

十七、陕西家庭养麝的研究

1982年由陕西药材公司等3个单位邓凤鸣等3人完成。世界上70%以上麝资源藏于我国。摸索麝香生产新途径，提出一套活捕引种、饲养管理、疾病防治、繁殖、驯化及活体取香等具家庭特色的养麝技术，掌握有效活捕、安全运输和危险期的科学管理的活捕三要素，使自然引种成活率从20%提高至87%，还为后期的常规饲养管理奠定了良好的基础。研究还开拓了饲养草料来源，将原已知90种林麝可食饲草试验发展到373种，其中303种属药用植物，为发展人工养麝提供了优越的物质条件。家庭养麝降低发病率，具成本低、效益高等优点。

十八、林麝人工授精技术的研究

1991年由陕西省药材公司等3个单位关超等8人完成。①在北京、西安、广州、成都动物园、四川大学、昆明动物研究所、四川养麝研究所、广州华南濒危动物研究所、北京奶牛研究所等单位调研后，撰写了几百篇论文。②1987～1988年，获17只成年公麝、25只怀孕母麝、11只哺乳麝的采食、反刍、运动、休息、排泄、哺乳等行为观察数据。③解剖公、母麝各2头，观察生殖系统及其血管、神经解剖，发现刺激部位与有关报道不一致。④测林麝发情周期血浆17β-雌二醇和孕酮含量变化与观察结果同步。⑤用家兔、狗、羊等，筛选出氯胺酮为林麝麻醉。⑥电刺激采精167头次林麝，成功率79.01%，并评定精液品质后予冷冻。⑦当年新鲜精液人工授精的受胎率42.86%，已向国内外报道。⑧作林麝精子超微结构观察，为研究提供依据。

十九、家养麝活体取香质量评价研究

1991年由中国药品生物制品检定所王宝琴等5人完成。用现代科学方法，对家、野香作质量对比研究。形态方面用巨视（肉眼）及微观（光、电镜）对比，用薄层扫描、气相、高压液相及微量Folio蛋白含量测定，及水分、灰分、金属元素对比家、野香所含各种成分相近，仅含量有某些差异。选择中枢神经、性腺、心肌血流量、药物代谢酶及炎性水肿等适宜的动物模型，对家、野香的生药、醚溶物、水溶物进行较全面的对比，结果除家野香对子宫平滑肌作用均为阴性外，其他各项指标均显示相似的作用。研究成果，为全面检验麝香、提高药品质量提供了依据。

二十、引进羚驯化研究

1994年由甘肃野生动物繁殖中心等3个单位田安顺等5人完成。从美国引进我国已绝种的赛加羚羊，在新疆地区驯化繁殖3代21头。研究选择112项地理、气候等指标，经计算机模拟法，证实引种驯养地生态与原分布区接近，为引种成功提供了理论基础。驯养期间，对羚羊血液生化指标、行为、被毛特征及其对苜宿干草中主要营养成分的消化率进行了观察，驯养繁殖羚羊的受胎率、羔羊成活率及存活率等均较高，使羚羊在我国恢复繁殖成功，并摸索出一套饲养管理技术、繁育、检疫、疾病防治和人工育羚羊的经验。

二十一、龟、鳖人工养殖技术的实验研究

1983年由湖南省药材公司等8个单位周谷贫等3人完成。3年来各研究单位就龟、鳖生物学特性、形态、生活习性、食性、生长与繁殖环境、饲料及配比、制作方法、合理喂养、病害及天敌等防治进行大量较全面、系统研究，基本掌握龟、鳖的生物学特征及生长繁殖规律，并对乌龟的性腺发育和早期胚胎发育作了初步解剖组织学方面的观察研究，建造了人工养龟、鳖生态环境，进行龟、鳖混养试验及乌龟越冬温室饲养试验，使稚龟越冬成活率由20%提高到95%（饲养成活率60%），成龟饲养和越冬成活率均在98%以上，龟卵受精率达87%，龟、鳖精卵人工孵化率各达94%和95%，不同生长期龟生长速度较野生放养平均增重30%～50%。

二十二、龟上、下甲化学成分及药理作用的比较研究

1987年由中国中医研究院骨伤科研究所等3个单位杨梅香等4人完成。比较研究结果：①龟上下甲煎液分别在硅胶 G-羧甲基纤维素上作单向、经向和双向层析，上下甲所得氨基酸图谱完全相同；水解产物，均含谷氨酸、胱氨酸、蛋氨酸等18种氨基酸，且各种氨基酸含量无明显差异；上甲较重，出胶量为下甲的2倍。②用三碘甲状腺氨酸（T_3），隔日皮注建成大鼠甲亢阴虚模型，经神经系统、内分泌系统、免疫系统、能量代谢、血液循环、分子水平及微量元素七个方面25项指标与龟板作用无差异，具较强降低整体耗氧量及提高淋巴细胞转化率的作用，证实龟上甲具有与龟板相同的滋阴作用。③小鼠龟上下甲半数致死量测不出，最大耐受量均为250g/kg，相当于成人常用量的500倍，证实龟上下甲毒性均低，均可以同量入药。

二十三、龙胆草野生变家种的研究

1991年由黑龙江省中药研究所等2个单位杨龙仁等5人完成。筛选东北龙胆 Gentiana manshurica Kitug. 和龙胆 G. scabra Bunge. 为变家种的栽培品种。新籽贮－3°～5℃时，可保持70%以上发芽率。液态播种，节约种籽40倍，且出苗快、均匀、无需覆土、减少蒸发、提高地温。制订塑料大棚育苗技术路线，3年即可起收。液态播种在田间夏帘遮阴，无需再移栽，3～4年挖出，可节省育苗时间。研究中已开发300亩，产优质龙胆干根69吨，创产值140万元，纯经济效益100万元。

二十四、白前草野生变家种试验

1980年由湖北省中药材公司中药研究室完成。1980年开始，对湖北正品柳叶白前进行野生变家种的科学试验。旱地或潮湿地种植，种子繁殖产量高。潮湿地亩产干重350～420斤；苗茎移栽亩产干重300～380斤；根状茎埋条亩产干重300～360斤。白前草在粘土和砂壤土上均可生长，但砂壤土产量高。家种白前草较野生体形大、产量高。试种4年，大面积稳产。

二十五、丽江牛尾秦艽野生变家种

1981年由云南省药材公司等3个单位杨学锡等3人完成。经试验，提前收获时间，野生秦艽需8年以上方可收获，而人工栽培仅需5年即可收获。秦艽种催芽播种出苗率由2%提高至7.4%；头年生新子催芽播种出苗率4.6%，陈子催芽出苗率0.14%，不催芽播种出苗率仅0.09%。

二十六、明党参野生变家种

1976年6月由江苏镇江医药采购供应站朱文光等3人完成。1974年进行少量直播试种，

1976年有计划的进行明党参野生变家种试验后，在生产中推广应用。研究发现明党参幼胚分化发育属低温型，用低温湿砂贮藏种子，获较好效果。证明育苗移栽法成活率高，达98%，并可缩短明党参生长年限，提高产量。显微鉴别、薄层分析和浸出物测定，证明栽培明党参与野生明党参品种一致，主要成分含量基本一致，符合药典标准。

二十七、丹参野生变家种的研究

1972年4月由大连市药材公司等3个单位李秀延等5人完成。1972年开始无性繁殖后，用种子育苗移栽，成活率95%，育苗时间仅3个月，1亩地可栽15～20亩地。栽培技术包括育苗和移栽。育苗在7月上旬，选土层厚、排水好的砂壤土，施足底肥，深翻1.3～1.5尺。取苗按路分挡，随挖随分栽，使苗直立6～7月间进行3～4次铲锄，防草荒，10月下旬收获加工，去土晒干。野生丹参家种后适应性强，较移野生苗成本低90%以上，产量提高5倍，并保护资源，药材检查符合药典规定。

二十八、霍山石斛野生变家种试验技术研究

1980年7月由安徽农学院等2个单位徐运鹏等5人完成。5年来试验，完成野生变人工栽培；用组织培养法，掌握石斛种子繁殖，幼苗生长规律和条件，筛选出适合种子萌发和幼苗生长较好的培养基和调控幼苗概括生长的激素配比；用萌发的试管5万株，模拟野生生态条件人工试栽成活率1984年为77%，1985年为90%以上，现长势良好。

二十九、雪上一枝蒿野生变家种

1982年由丽江地区高山药材试验场和社生完成。1982年～1985年进行了野生变家种，有性及无性繁殖均获成功。经生物特性研究，用打顶尖法解决倒伏，亩产商品达200kg以上，雪上一枝蒿繁殖较快，在云南海拔2850米以上大部分山区均可种植。该蒿鉴定为展毛短炳乌头，此品种在野生变家种的有性繁殖和无性繁殖中均能正常发育，开花结果。

三十、胡黄连野生变家种

1981年由云南省药材公司等3个单位杨学锡等3人完成。1981年～1985年对胡黄连分布、生态、生物学特性等进行调查研究，并在高山药厂栽培试验。确认滇西北地区胡黄连主要品种为西藏胡黄连，宜种海拔3000m以上，于潮湿背阴山凹地带生长。还研究2800m～2900m条件下，不同土质、坡向、日照、相对湿度对胡黄连生长发育的影响。对其繁殖方法进行研究，完成野生变家种的试验。

三十一、铜陵贝母野生变家种试验研究

1961年由铜陵县中药材公司科研组完成。1961年开始野生贝母家种试验，已基本掌握其生物学特性和栽培技术，应当地临床试用，疗效较好。铜陵贝母经中国医学科学院药物研究所和安徽省药品检验所鉴定为湖北贝母（F. hupehensis Hsiao et K. C. Hsia）。用鳞茎栽培1～2年，种子栽培4～5年，即可提高商品。套种和复盖是铜陵贝母安全越夏和越冬的重要技术措施。

三十二、平贝母引种驯化及推广试验

1967年由烟台药材站等2个单位王炳铎等5人完成。烟台地区平贝母从吉林省通化地区引种。主要栽培技术：选土层深厚、土质肥沃、排水良好砂壤土作成双间畦，畦中间留8寸宽4寸深水沟，每亩施基肥2～3万斤，饼肥100～200斤，磷钾肥几十斤。种籽繁殖，6年提供商品，用大、中鳞茎作种，2年收获，用小鳞茎作种，3年收获。生长分夏季地下部芽分化期、秋季地下部生长期、冬季低温休眠期、春季地上部生长期4个阶段。系统观察5月份地上部回苗后即转入地下部分的代谢活动，采取相应措施后，提高了产量。化学分析，栽培平贝母所含生物碱组成与含量与原产地产品基本相同。

三十三、桃儿七资源考察及野生变家种研究

1984年由甘肃省药物研究所等2个单位王梦林完成。桃儿七生于海拔2000～3140米山地，根中含鬼臼脂素，为合成抗癌新药鬼臼乙叉甙的主要原料。甘肃产桃儿七多年来出口外销。1984年～1986年到省内50个县山区采标本、土样查明23个县（市）山林地区分布，蕴藏量较丰富。测6个县相同季节鬼臼脂素含量，有的产区高。据桃儿七生态及生物学特性，结合省内山区高原持征，在华亭、张掖、武都、榆中、兰州等地引种驯化，进行无性及有性繁殖试验，总结出无性繁殖分芽法、全株移植法、有性繁殖破皮法、双氧水法发芽技术，缩短了发芽期，在海拔1300～3200米高度栽培出桃儿七两年生苗。

三十四、黄芩野生变家种栽培技术

1980年6月由山东省青岛药材采购供应站谢守敬等5人完成。70年代开始野生黄芩变家种试验成功，平均每亩1年生为164kg，1年半生为275kg，2年生为386kg。1985年播种1000余亩，总产量12万kg，产值54万元。药化分析黄芩甙含量12.52%，超过野生品种和《中国药典》1985年版）规定标准。黄芩种子四季均可播种，稳产高产措施是选地、保全苗、科学施肥、合理密植，变1年生为2年生。

三十五、8种药用植物引种与开发基础研究及105种幼苗形态鉴别

1992年由中国医学科学院药用植物资源开发研究所陈鹭声等5人完成。①在土木香和藏木香属植物、种等对比中，从藏木香油中提取驱虫成分土木香内酯。②用风障防寒，首次在高纬度的北京、河南地区小面积露天引种成功藏红花。③种子繁殖后，3年采收远志和宽叶远志成功。④泡囊草中含山莨菪碱，制剂名654-1，引种中发现9月含量较11月高1～5倍。⑤强心益母草和五裂益母草，原产欧洲，从国外引进栽培成功。并从两种益母草中鉴定油中的29种成分。分析强心益母草和五裂益母草总碱含量各1.85%和2.30%；水苏碱各含1.63%和1.92%，此两种生物碱，均有药用价值。⑥对39种88属105种药用植物幼苗的子叶和初生叶的形状及胚和附属物等进行详细的描述，并绘形态图，为苗期田间管理、保护物质资源具实用价值。

三十六、洋苏木引种栽培研究

1988年由中国医学科学院药用植物资源开发研究所云南分所巫金华等5人完成。苏木原产热带，是重要的细胞染色剂，每年需20万美元进口，1974年研究成功。①生物学特性观察、繁殖试验及多点适应性试验证明西双版纳部分地区适宜栽培。不但洋苏木长势好，且能获含苏木色精的红色心材。②人工刺激幼树，能促进苏木色精积累，种5～6年可投产，较国外10～12年投产提前5年，并制定一套栽培技术措施，建立种子基地。③与有关单位协作，经苏木色精分离、含量测定及染色效果等研究，证明栽培分离的苏木色精、熔点、红外光谱、Rf值及染色效果与进口苏木精基本一致。④据栽培试验地推算，8年树龄每亩产红褐色心材267kg，提取苏木色精8kg，8年亩产值1.6万元。

三十七、中国莨菪类药物资源开发利用的研究

1986年由中国医学科学院药用植物资源开发研究所等4个单位肖培根等5人完成。从60年代后，多次对西藏、四川、云南、内蒙等地区进行该类资源的分布、生态、蕴藏量、生物碱含量等一系列调查研究。摸清了国产莨菪类药物资源情况，并发现唐古特莨菪分布广、蕴藏量大，地上部分资源更新较易，所含托品类生物碱较多，是适合工业大生产较理想的天然原料。同时，先后分析了国产茄科植物19属56种211个样品，观察托品类生物碱在中国茄科植物中的存在情况，发现了当今世界上含莨菪类生物碱量很高的新资源植物一矮莨菪，受到国际上的重视。通过对国产莨菪类资源植物的综合比较研究，提出了开展一种资源综合利用多种生物碱的方案，为我国大量生产三种莨菪类新药和20余种莨菪类制剂提供了有利条件。

三十八、剑麻皂素的开发利用（去脂舒、双季松龙、康力龙）

1985年由南京药学院等4个单位廖清江等7人完成。研究假菠萝麻（Agave angntifolia How）、东一号剑麻（Agave Spp）、剑麻皂素水解物剑麻皂甙元（Tigogenin）的综合利用，开发出降血脂药去脂舒（国外商品 Furazabo）和肌肉松弛剂双季松龙（英国药典1980年版称 Panchronium Bromide），填补了国内空白。还利用中间体合成康力龙（美国药典称 Stanazolol），该药为强效促蛋白同化药，可降血脂，对再障也具一定疗效。研究中用高压裂解反应制得中间体表雄酮。

三十九、防己资源的开发与利用

1980年10月由成都中药材站等2个单位谭天琼等5人完成。广元防己和冕宁防己均含马兜铃酸A、尿囊素、β-谷甾醇和木兰碱等成分，与一般马兜铃科植物成分基本一致。小鼠急性毒性试验，两者$LD_{50}>1g/kg$，未见明显毒性反应。冕宁防己与历史沿用广元防己植化、急性毒性试验结果基本一致，在开发冕宁防己时，注意采收和加工技术指导，以保证药材质量。

四十、白芍综合利用研究

1980年由白芍综合利用研究协作组完成。白芍醇提物具抗血栓形成作用，可提高实验小鼠常压缺氧存活率（$P<0.001$），对抗异丙肾上腺素对动物造成的心肌耗氧量增加（$P<0.001$），增加豚鼠离体心冠脉流量（$P<0.05$），对去甲肾上腺素引起的家兔离体主动脉条收缩有明显对抗作用（$P<0.001$），对抗垂体后叶素引起的家兔急性心肌缺血，增加小鼠营养性血流量，还有抗炎、保肝作用，并显著提高大鼠网状内皮系统吞噬功能（$P<0.01$）。急性毒性试验，小鼠LD_{50}为81.1g/kg；家犬慢性毒性试验、动物反应良好，血象正常，肝功能无明显异常。白芍有效成分为d-儿茶精及没食子酸乙酯。白芍试制的天府可乐、健康乐等可乐型饮料及含白芍的保健性药酒和中药冲剂已供应市场。

四十一、甘草的综合应用基础研究

1991年由中国医学科学院药用植物资源开发研究所林寿全等5人完成。①经聚类分析，制订出符合实际的分类系统，明确我国甘草资源8种，分述其生态条件，为甘草栽培及良种培育提供依据。②研究药用及非药用甘草及伪品生药及种子的特征，为栽培甘草种质提供依据。③研究药典胀果甘草化学，分离出有效成分甘草甙、异甘草甙元及5种黄酮类化合物；从黄甘草中分得13个黄酮类化合物，其中黄甘草甙为一新天然化合物。④用质粒转化毛状根培养技术研究甘草组织培养，发现其具增殖快、有效成分积累较高等优点，提示大规模毛状根培养法生产甘草有效成分的应用前景。

四十二、中国山楂资源利用的研究

1995年由中国医学科学院药用植物资源开发研究所冯毓秀等5人完成。①用HPLC、扫描电镜和电子自旋共振波谱仪等，对山楂果和叶的组织结构、有效成分金丝桃、牡荆素等有机酸进行了分析，制定鉴定品种的标准，明确广山楂不宜作药用。②对资源大的种山楂果进行抗氧化、小肠推进作用及心血管等药理研究，指出山楂、山里红和野山楂果具清除超氧化阴离子自由基作用，明显提高血清超氧化物歧化酶活性，具较强抗氧化作用及明显降低甘油三酯和总胆固醇作用，具一定激活体内相关酶及调节体内脂质代谢作用。③从云南山楂果、叶的黄酮及有机酸测定等，从果实中分离出10个化合物，其中槲皮素、牡荆素等6种为有效成分，从叶中分离出与果相同的3个有效成分，果具清除超氧阴离子自由基及抗心肌缺血作用，叶可降胆固醇，均无毒性。④以德国药典标准比较中国山楂，从多种山楂果及叶中均检出儿茶精等有效成分，其缩合黄烷含量符合或高于德国标准。

四十三、银花新资源——黄褐毛忍冬资源利用研究

1990年由中国医学科学院药用植物资源开发研究所朱兆信等人完成。对金银花同属黄褐毛忍冬（L. fulvotomentosa Hsu et S. C. Cheng）进行研究。①弄清了黄褐毛忍冬植物基源，与金银花植物和药材形态组织特征较接近，均隶属于忍冬属忍冬组的缠绕亚组，并指出鉴定特征。②黄褐毛忍冬集中分布于贵州、广西和云南等地，年蕴藏量达11万多公斤，草株平均干重约550g。③总结出一套栽培技术及采收加工经验。④证实黄褐毛忍冬所含化学成分与金银花相同，有效成分绿原酸、生晒加工品中的咖啡酸及挥发油中所含抗菌消炎有效成分含量均高于金银花。⑤黄褐毛忍冬与金银花均具抗炎和增强免疫防御机能及明显抑菌作用，急性毒性实验无显著差异。⑥黄褐毛忍冬可作为中药银花生产使用的新资源，且具产量高、质量好、易栽培、采收方便等优点。

四十四、山东金银花质量和产地加工工艺的研究

1989年由山东省中医药研究所等2个单位彭广芳等5人完成。研究观察了山东金银花生态学、采收加工、工艺、质量4个不同地理条件产区，采集528份试品，测试千余次样品的绿原酸及挥发油等。结果：①用有效成分含量验证宏观等级。②分析金银花5个不同发育阶段的生物学特性、有效成分含量动态变化，结合产量、出干率综合分析证实采二白、大白、三青产量最高，质量最优。③对山东4个不同地理条件的银花产区进行了质量对比研究，为山东金银花的生产布局和规划提供了科学依据。④测试山东金银花挥发油基础上用氧相质谱和气相色谱—质谱联用作成分分析，分离总峰数50余个，鉴

定了32个化合物。⑤设计出金银花最佳产地加工工艺，使主产区一等出花率由15%升至90%以上。⑥用少量无毒助燃剂硫熏，一次点烯成功率达95%以上。⑦优选叶中绿原酸含量最高部位和采集期。

四十五、郁金、姜黄和莪术的生药和资源利用研究

1989年由中国医学科学院药物研究所陈毓亨等5人完成。据原植物研究，我国有姜黄属植物10种，其中5种供药用。郁金、姜黄和莪术习惯沿用同一植物的不同部分，是较混淆的3种中药。经本草考证、原植物化学和药理研究，提出以根茎部分所含姜黄素类成分鉴别植物品种。色赤（姜黄素成分1.2%以上）为郁金，色黄（0.2%左右）为姜黄，色不黄（不含或含兰绿色素）为莪术。此外，还考证了明代以前郁金系用姜黄（Curcuma Longa）的根茎，已证明根及根茎的化学性质及药理试验基本一致，提出恢复将姜黄根茎作郁金用（应考虑剂量），以扩大郁金资源，并建议将原块根分别称黄郁金、黑郁金以区别于郁金根茎。研究保证了3种药材的质量，解决了郁金供需矛盾，减少播种面积500～1000亩，节省约100万元收购费。

四十六、新金七号地黄

1972年4月由大连市药材公司等3个单位李秀廷等5人完成。1974年选优良母本河南银状元，经自然杂交后所得成熟种子为材料。种子出苗进行实生苗分离，选优良单株，进行第一次无性繁殖再作单株选择，再在夏、秋各1次，进行两年混选，种性稳定后，再与各地有名望的地黄进行品种比较，选育出优良品种即新金七号地黄。其产量较高，根茎生长集中，成熟期较早，易采收，抗叶斑类病虫害较强。1977年，新金七号地黄开始在新金、沈阳、海城进入生产试验，证实其适应性较强，产量较稳定，较当地引种生产品种高20%左右，现栽种面积已逐步扩大，成为大连地区地黄生产的主要品种之一。新金七号地黄大面积试种，解决了退化问题，该品种根系较集中，生育期较短，产量高于当地品种及北京4号。

四十七、黄柏皮环剥再生研究

1980年由贵州赤水县药材公司石华有等完成。为解决砍树剥皮，缩短黄柏树皮生长利用周期。研究黄柏皮环剥再生技术环节，先选树干胸围30～50cm，厚生皮厚3～5cm，生长健壮、发育良好、无病虫植株环剥，剥时选树叶刚定型时期，剥面以报纸包扎保护为佳，环剥时宜深浅适当，撕皮时用力宜缓慢均匀，环境条件差林地剥皮前应抚育，并作植株消毒。试验环剥230株，成活145株，成活率由1980年33%提高至1982年的78%，平均成活率63%，周年新皮达原皮厚的63%，当年新皮面的82.2%，在最佳月份环剥，成活率达90%以上。研究使黄柏皮生产利用周期由10～15年，缩短至3～4年。

四十八、杜仲树大面积环状剥皮、新皮再生技术和组织学研究

1975年由青岛市园林局等5个单位王凤亭等4人完成。1975年开展杜仲剥皮再生技术的研究，总结出一套合理可行的剥皮技术，使杜仲树剥皮后3～5年又可第二次剥皮，该技术在青岛试验成功后，推广到山东及全国主要杜仲生产区后，均获较好效果，并掌握各产区最佳剥皮时间。观察到新皮是由未分化成熟的木质部细胞分裂产生的，为提高剥皮后成活率提供了理论基础。再生皮与原皮组织结构相同，与原皮所含桃叶珊瑚甙、绿原酸、杜仲胶的含量基本相同；两者毒力、降血压、对小鼠胸腺、大小鼠离体子宫肌收缩及镇痛等作用亦基本相同。

四十九、杜仲环剥后再生新皮过程中虫害防治

1982年由湖北省中药材公司科研所杨明星等人完成。杜仲改环状剥皮的新采收法后，其再生新皮常见卷叶蛾、拟步岬及夜蛾等虫害，特别是仲夜蛾为国内首次发现。经3年研究，证明胶环阻隔、铲除越冬蛹、铲除密源植物、诱杀成虫等都是有效的防治方法。杜仲新皮褐腐病是杜仲环剥后，再生皮上出现的一种褐色坏死斑，此斑出现后，植物局部细胞组织生长停滞、溃烂。该病与环剥技术和气候条件相关，发病率随年份而异，为3%～5%。研究证明人为机械创伤、为引起细胞组织坏死的主导因素。树势衰弱、地下水位高、环剥后抵抗力较差的树也易发生此病。夏季雷阵雨多、气温高、湿度大也是发病诱因。防治方面，环剥前消毒手、刀、薄膜、树杆、刮除病斑、防止新皮上机械损伤、喷防护剂等为有效措施。

五十、平贝母有性繁殖

1974年由柳河县药材公司王一波等2人完成。1974年开展平贝母有性繁殖研究，了解其种子生理特性及生长发育规律，发现种子繁殖出苗率低的原因及种子后熟特点，用后熟处理果原桃播种，出苗率达90%以上，搓碎去果皮播种，出苗率80%，整果播种，出苗呈丛状，顶土力强，出苗率较高，还研究了播种期、播种密度、复土厚薄、疏花疏果等技术。在8个公社12个大队扩大试点总面积14亩，获明显效果。平贝母有性繁殖较无性繁殖系数高4～8倍，生产周期相近，5～6年生鳞茎可入药，有性繁殖抗病力强，解决了菌核病的传播，还可选育良种。

五十一、浙贝母机械切片加工改革

1982年由杭州药材站柴国治完成。1968年开始进行浙贝母脱水片加工试验，在杭州笕桥蔬菜脱水厂支持下，用老姜切片机切鲜贝母后即脱水、干燥后制脱水片，呈淡黄白色，片饱满。洁净脱水片收率达30%，较传统切片经二道工序加工的收率提高20%，总生物碱含量为0.26%，较传统加工片高1倍，染菌少，节约了能源。以1982年～1983年2年试产品1340担计算，较传统加工法降低成本3.2万元，并为生产队节省14万个劳动力。1984年获国家医药管理局优秀科技成果四等奖。

五十二、安徽贝母的综合研究

1982年10月由安徽省中药材公司等单位殷淑芬等2人完成。现全国每年需3000吨，但年收购量仅1000吨。安徽贝母称皖贝，主要产于大别山区，是民间代替川贝药用。1982年后，从植物分类、生药、栽培育种、植化、药理、临床等进行研究。确定皖贝是百合科贝母属的一个新品种。药理和临床试验304例，肯定其止咳、祛痰、平喘疗效与川贝无明显差异，无毒副反应。切瓣繁殖的发芽率95%以上，人工受粉结果率95%以上，种子发芽率90%以上。1985年皖贝生产面积达336亩，收购量达92公担，较1980年增加7倍以上，皖贝较川贝价廉50%以上。计算机薄层色谱，皖贝中活性成分异贝母甲素即皖贝甲素为新成分。

五十三、贝母加速繁殖技术的研究

1989年由中国医学科学院药用植物资源开发研究所李志亮等5人完成。①贝母种子休眠与萌发。摸清了7种贝母种子的休眠特性与解除休眠的条件，经处理的贝母种子顺利解除休眠，秋播后当年出苗并再长一季。②发现温度是解除鳞茎休眠的主要因素，鳞茎经低、中温处理，可解除休眠，出苗亦早于对照，中温处理的出苗率达90%。③打破休眠种子，一年长两季比同期一年一季增产2.17倍。④用塑料棚有效防止气候不适的退化并延长了生长期，伊贝、浙贝在京引种试种成功，为发展贝母生产提供了科学依据。⑤北京栽培贝母和产区同品种贝母生物碱含量相近，胶硅薄层层析在两种溶剂系统中图谱相似，主要斑点一致。

五十四、湖北贝母、鄂北贝母、紫花鄂北贝母品质评价的系统研究

1995年由同济医科大学等2个单位吴继洲等5人完成。①用波谱技术从湖北贝母中，分离鉴定了10种生物碱，其中8种为新生物碱，还从非生物碱部位分离了6种成分，鉴定3种成分的结构。从鄂北贝母中分离鉴定6种生物碱，其中新生物碱4种，首次发现二萜类多聚体类群，鉴定5种新化合物。从紫花鄂北贝母中分离鉴定了7种生物碱，其中5种为新生物碱，在非生物碱部位发现含氯元素。②用薄层定性分析3种贝母家种及野生品种中总生物碱并与川贝、浙贝对比，证实此3种贝母所含生物碱种类最多，还对其生物碱作定量分析。③急性毒性试验，3种贝母的毒性极低，对机体平滑肌的松弛作用，湖北贝母＞鄂北贝母＞紫花鄂北贝母，3种贝母均有镇咳祛痰作用。3种贝母对整体、离体心脏均可减慢心率，对醋酸所致疼痛有一定镇痛作用，延长戊巴比妥钠睡眠时间。以上贝母均具活性成分含量较高，安全、低毒的特点，可作为新的贝母药源。

五十五、山茱萸修剪整形技术的研究

1971年由枣庄药材站完成。枣庄市自1971年开始引种、栽培，并制定出一套本地栽培管理技术。山茱萸树修剪整形技术：①幼树严格定形，成年树加大开张角度。②冬季将主、副、侧枝缩梢，以合理分配营养。③改变枝条生长方向，促进花芽形成。④夏季将生长旺盛枝条折伤，以减弱营养，促使花芽生长。上述技术实施后，使其较原产区提前5～7年进入盛果期，明显提高座果率。较本地不修剪树提前3年结果，

并提高单位面积产量。

五十六、蒿柴胡人工栽培研究及应用推广

1979年由河南省嵩县医药公司任复平等3人完成。北柴胡主要含柴胡皂甙、挥发油等成分，具解郁、退热、升提中气等作用。河南蒿县柴胡品正质优，称蒿胡。研究根据柴胡喜光、喜温、耐寒、怕水浸、种子粒小皮坚等特点，结合蒿县自然条件，确定了有性繁殖、伏播期、覆土厚度、遮阴条件、10月采收期及适生产地条件等栽培技术，开创了柴胡稳定高产的先例。柴胡与高杆作物套种，是其栽培技术的新发展。1987年获国家医药管理局科技进步三等奖。

五十七、三北地区柴胡的品种判别及质量研究

1993年由北京市中药综合研究所等2个单位林明美等5人完成。对华北、西北、东北等三北地区柴胡品种进行考察。①对三北地区柴胡属植物及药材资源分布调查，制成腊叶标本千余，切片千余分，本草考证认为除中国药典收载的柴胡和狭叶柴胡外，尚有银州柴胡、锥叶柴胡、兴安柴胡、秦岭柴胡等6种，建议收载部颁标准。②对三北地区11种柴胡，除上述6种外，还有雾灵柴胡、长白柴胡、黑柴胡、小叶柴胡、大叶柴胡的原植物和药材性状鉴别，各制检索表及组织切片，予对照比较，为品种鉴别提供了依据。③用色谱及微机软件，设计了TLC、GC、HPLC指纹鉴别法及多元判别，评价设计柴胡的HPLC测定法。④发现小叶黑柴胡的乙醚提取物有不同程度的毒性反应。对柴胡及柴胡皂甙A、B的药理作用及对肝脏的保护作用进行了研究。

五十八、中药柴胡质量标准和质量动态研究

1994年由黑龙江中医学院都晓伟等5人完成。从发育形态、组织化学、有效成分、药理等方面研究柴胡质量，确定有效成分柴胡皂甙α、b在周皮、侧根和须根含量高，在木质部及主根中含量低。找出有效成分含量的积累高峰及不同生长期含量，以营养期、花期、果期含量高。提出南北柴胡化学成分明显不同，南柴胡挥发油含量高，北柴胡皂甙含量高，还提出栽培的最佳采收期等。制定柴胡质量标准，为进一步完善药典内容，提供了依据。鉴于上述研究，提出南柴胡宜用于发热性疾病，北柴胡宜于保肝，研究结果已用于生产。

五十九、海风藤的原植物研究

1990年由第二军医大学药学院范尚坦等4人完成。海风藤原植物、花粉、生药状态、成本比较、挥发油分离等研究结果。①发现福建海风藤原植物之一，为腺鳞药 Piper hancei Maxim var Squamiglandug-erum Fan var nov。②证明《中国植物志》对风藤 Piper Kadsura Ohwi 的描述有误，为鉴定提供了依据。③6种风藤花粉扫描电镜观察，发现风藤花粉粒具多型性。为胡椒目的系统分类位置提供了重要的资料，对三沟型和原孔型花粉的系统发育起源及演化过程提供资料。④鉴定出海风藤、腺鳞药和山药挥发油27、28、31个成分，其中29种是胡椒属植物中首次发现的。该成果对植物分类学及孢粉学具重要理论价值。

六十、中国车前科植物的生药学研究

1992年由辽宁中医学院郑太坤等5人完成。从全国各地采集、现存腊叶标本及商品车前子，用分类学、形态组织学、显微鉴定、植物化学分析、剂型及药理等方面，研究了中国车前科植物16种2个变种1个变型，共19个分类单位。经我国历代本草考证及药用车前子调查，明确我国药用车前子植物来源于车前、大车前、平车前3种。其中大粒车前子为车前种子，小粒车前子为大车前和平车前的种子。经中国车前科植物根、叶、种子的形态组织学鉴定，编制了植物分种检索表，根、叶、种子的形态组织检索表。研究对车前、大车前、平车前的地上、地下及种子部分的桃叶珊瑚甙及总黄酮甙含量进行了测定，证实3种车前药用的合理性。用正交试验确定了车前子胶的最佳提取工艺。研究车前子胶制的泡腾剂，对比片剂、散剂、包裹剂、肠溶胶囊剂的优缺点。

六十一、银花增产技术扩大试验

1982年由平邑县药材公司等2个单位完成。银花增产中试项目，主要进行各个时期不同程度剪枝和疏枝、抹芽对银花产量的影响，基本掌握银花最佳剪枝程度和最适剪枝季节，根据银花生长和土壤情况，作施肥试验，掌握银花对氮、磷、钾三要素需求特点和最佳施肥期，进行银花主要虫害防治试验，提出防治蝼虫、芽虫、咖啡虎天牛的有效方法，进行适时采收和加工法对银花质量影响的试验。总结银花科学管理的六改技术，即改培墩栽培为水平阶栽培，有利蓄水保肥；改春施基肥和生长期不追肥为冬施基肥，生长期分期追肥，促枝增花；改不治虫为治虫，促叶促花；改不剪枝为合理剪枝，促发多茬花；改秋季一次定植为多次育苗移栽，提高成活率；改自然晾晒为烘房烘干，提高质量。该技术推广，使银花总产量增加78.6%。

六十二、山茱萸稳产丰产试验研究

1980年3月由安徽中医学院等4个单位武祖发等4人完成。①山茱萸生物特性观察包括树性、生长特性、结果习性、物候期及枝条修剪反应等。②嫁接繁殖试验包括砧木选择、砧木苗培育、接穗、嫁接时期、方法、技术及管理等，歙县金川乡和石台县七井乡1980年～1983年平均产量较1977年～1979年各提高142.9%和149.2%。③以随采随播法、园地火烧法、层积处理法等3种种子处理法的出苗率均达70%以上，较对照组提高4.5倍。④经试验提出一整套幼树栽培速生丰产技术，包括合理的栽植技术、丰产的树形、整形修剪及田间管理等措施，增产效果显著。⑤大树丰产技术和克服大小年结果中，找到原因，提出措施符合山茱萸生长规律，复壮后稳产丰产效果显著。1981年嫁接苗已于1983年开花结果，较实生苗提前4年～5年结果。

六十三、提高山茱萸产量研究及入丘栽培试验

1987年由四川省中医药研究院种植研究所等2个单位刘先齐等3人完成。经5年系统生物学研究，探明山茱萸的生育规律，找出主要的低产原因，是开花量大，需服量大；树型混乱，营养生长与生殖生长失调；花果期低温寒害减产，严重时无收。进行6年以整枝施肥为主的多因素增产技术试验，发现施肥增加树体营养，整枝协调生殖生长与营养生长的关系，从而解决了两大主要矛盾，获显著稳定的增产效果。

六十四、番红花球茎复壮、增产技术及推广研究

1986年由中国药科大学等3个单位周锦祥等6人完成。为解决依靠进口状况，研究番红花花芽分化规律及其温差效应。研究用引种栽培和植物生理生态学原理作其生理、生态的研究和物候期观察，掌握番红花生育周期的生物学特点，作栽培技术的依据。并开展了球茎更新、花芽分化、成花、发根、球茎贮藏期环境条件的试验研究。总结出一套适合长江下游气候、土壤条件的栽培技术，获大球茎不减小、小球茎能增大的效果。亩产已达到和超过日本的水平，品质优于进品药材。

六十五、野菊资源与利用情报调研

1986年1月由安徽省医药经济技术情报中心鲁必琦等4人完成。专题调研：①原植物文献查考。②资源分布广、丰富。③野菊具散风解毒、抗菌作用，无三废污染，可制营养食品和功能性饮料，其酯油、香精是重要化工原料。④以野菊为主生产的菊花晶成本低廉，市场广阔。⑤安徽有大量天然野菊。⑥扩大野菊开发应用、新剂型探讨和研制，以先进工艺进行野菊开发和综合利用等。

六十六、沉香人工结香

1970年由中国科学院华南植物研究所等2个单位完成。为改变野生白木香树由天然结香为人工结香，1971年开始研究结香原因及加速结香途径。用解剖学和组织化学方法，找出国产沉香结香原因是由黄绿墨耳菌入侵受伤白木香树后所致。分离培养黄绿墨耳菌，人工接菌2～3年，较不接菌的结香对照快1倍，结香层约厚5倍。用人工接菌沉香挥发油化学成分与天然品基本相同，小鼠安全试验，未见毒性。

六十七、室内人工培养猪苓菌核的研究

1980年由云南省药材公司中药研究所等3个单位汪洋等5人完成。取野生猪苓菌核分离培养获纯菌种后，接种于SPE培养液中培养3～4个月，13批培养均获相同结果。人工培养猪苓性状特征、结构、主要化学成分与大理州原野生猪苓基本一致。人工培养猪苓最大者可达350g。

六十八、猪苓繁殖、生长、营养及半野生栽培技术的研究

1992年由中国医学科学院药用植物资源开发研究所等2个单位徐锦堂等5人完成。①1970年开始进行猪苓野生变家种的研究，发现猪苓生长离不开蜜环菌的特点。②1980～1985年调查180余穴野生猪苓，1200穴栽培猪苓，发现新苓与原母苓间有离层，提出白苓、灰苓和黑苓是当年、次年、第3年生菌核的经验，仅代表3个生长发育阶段，为半野生栽培猪苓的高产理论奠定基础。③证实猪苓栽培在蜜环菌床中加入树枝，方能高产。④示踪原子法证实，田间大量利用树叶伴播，是提高猪苓产量的有效方法。⑤半野生栽培较蜜环菌伴栽3年的产量提高184.6%。

六十九、猴头菌的人工培养技术

1988年由上海市农业科学院食用菌研究所等2个单位陈国良等3人完成。用猴头驯化及培养技术作猴头子实体及药用猴头菌丝体的生产。组织分离法从野生猴头子实体获菌种，研究猴头子实体和药用猴头菌丝体培养法，掌握培养配方、含水量、pH值、温度、湿度、光照量及菌龄等条件，制定猴头标准化生产工艺，形成猴头子实体及药用菌丝体工业生产流程。已实现猴头子实体大量生产。

七十、冬虫夏草人工培殖的研究

1992年由四川省中医药研究院中药研究所叶代蛟等9人完成。研究从冬虫夏草多途径分离出同一真菌，鉴定为中国被毛袍，完成其生物学研究。在活虫体和体外培养中均获子座，虫体内培养获成熟子囊孢子，确定了虫草菌的无性型，揭示了冬虫夏草完整生活史。发现并确定康定地区冬虫夏草优势寄生为一新种，命名贡嘎蝠蛾，完成其生物学和生态学研究。室内人工饲养幼虫生活周期较野生缩短4.5倍，成活率提高8倍。总结冬虫夏草人工培殖时，制备菌种、接种、僵化及子座形成条件等技术。

七十一、肉桂引种、加工及木蛾防治研究

1972年4月由浙江省亚热带作物研究所等2个单位李林等完成。为扭转靠外地调入情况，进行肉桂引种试验。已摸清浙南肉桂生长发育规律，在结果母树上收到能正常发芽成苗的种子，并长成2代苗，用当地大树采制的桂皮，经老药工评定，符合传统油桂规格。将我国肉桂栽培从北纬22～23度北移至28度，扩大了栽培区。油桂由焖坑加工制成，因选样认真、取材严格、规格及制作精确，商品外观色红、味香浓、油层均匀、历来为桂中佳品，经2年油桂加工技术研究，成品符合广西传统油桂规格。浙江肉桂的病虫害已找到有效防治时期和方法。

七十二、引种越南玉桂品种鉴别

1980年由广东省中药研究所完成。1987年后，多次引进越南玉桂种子、种苗，在广东、福建、广西、云南、浙江等地试种，10多年来生长良好。1980年参照国外有关资料及兄弟省、区肉桂加工经验，比较竹箩、木箱、地坑焖制、热水60℃、80℃、100℃各烫30秒钟、1分钟、2分钟及阴干、晒干等加工法的气味、含挥发油量及桂皮醛量均以竹箩加塑膜焖制较为理想，以此法加工的桂皮质量较好。引种越南桂皮外观、气味、含挥发油及桂皮醛量等均在进口高山桂和低山桂之间，商品名为南玉桂。形态显微鉴别及化学成分测定，特别是花粉电镜证明，引种玉桂与广西玉桂为樟科植物肉桂的变型。

七十三、南药——白豆蔻引种栽培的研究

1986年由中国医学科学院药用植物资源开发研究所海南分所等2个单位李坚等5人完成。1963和1971年开始，引种爪哇白豆蔻和白豆蔻，先后进行了植物学特征、生物学特征、宜植地的选择、开花授粉习性、人工辅助授粉、施肥和苗期病害防治等栽培技术的研究以及果实和叶片中挥发油成分和含量的研究，使南药白豆蔻在我国首次引种栽培成功，并积累了系统的栽培技术资料，确定适宜栽培地区，为推广和发展白豆蔻生产奠定了基础。

七十四、阳春砂仁在西双版纳引种推广

1987年由中国医学科学院药用植物资源开发研究所云南分所周庆年等5人完成。1963年开始在西双版纳进行阳春砂仁的引种试验，通过20多年的引种试种及高产生态环境和栽培技术的研究，证实西双版纳山区海拔800～1200m以下有水源的沟谷林边沿100m内适宜砂仁丰产栽培，并制定了一套成本低、效益高、便于在山区推广的措施。该成果的主要技术关键是研究选择阳春砂仁的高产生态环境，满足砂仁花期空气相对湿度90%，土壤含水量25%左右，荫蔽度50%～60%，土壤疏松，养分充足等条件，并合理施肥灌溉，大大提高了自然结实率和产量。

七十五、川芎引种栽培技术

1975年3月由南通医药采购供应站乐伯强等8人完成。南通医药站于1975开始研究川芎生物特性、引种栽培技术、保种越夏、提高产量、质量。系统观察川芎各生长期对温度、湿度、肥

料的要求。总结了本地区川芎栽培技术，并对地窖保藏种茎的温度、湿度、检查方法等技术进行了系统研究，掌握川芎6月中旬收获的适宜采收期和烘晒结合的合理加工法，使商品质好味香。产品经南京中医学院和南通市药检所检验，符合1977年版《中国药典》及《中药志》的规定。

七十六、引种防风质量研究

1976年由南充地区中药材公司完成。1976年开展引种工作，1981年与四川省中药研究所协作，对阆中地区引种防风进行研究，对比其与东北防风均系伞形科防风属植物 Saposhnikcvia divaricata (Turcz) Schischk，与中国药典1977年版防风原植物规定一致。引种栽培所获阆中防风外形与原产药材相比，主根较短，侧根较多，有的侧根弯曲度较大。阆中引产防风成分预试、薄层层析测定与原产区防风无明显差异，而浸出物、挥发油含量、紫外吸收光谱及挥发油气相层析图谱则有差异。二年生引种防风急性毒性较小，并有与原产区防风相似的解热镇痛作用。

七十七、栽培黄连的玉米和造林遮荫技术

1984年由中国医学科学院药物研究所等2个单位徐锦堂等2人完成。该发明选一定的树种造林，幼林期在林间栽玉米，其行间种黄连，以玉米为黄连遮荫，玉米收获后，以玉米杆编棚遮荫，次年春复种玉米，黄连移栽5～6年收获，此时树已成林，为黄连遮荫，可在林下栽黄连，成为黄连生产基地。用该法栽黄连，每年每亩节省木材10m³，节约劳力50%，产量不低于棚栽黄连，达到药、粮、林三丰收。改粗放的撒芽林育苗法为黄连种湿沙棚贮精细育苗技术，育苗率平均提高5倍。

七十八、银柴胡栽培技术及其质量研究

1991年由宁夏回族自治区药品检验所等4个单位邢世瑞等5人完成。①对宁夏银柴胡资源、分布、生态环境及生物学特性考察。②科学试验基地为主，吸收药农经验，提出银柴胡栽培技术。③提出栽培3年的银柴胡药材性状和显微组织特征与野生商品药材基本一致；银柴胡化学成分及其家、野生银柴胡化学成分的比较试验，阐明栽培品种与野生品种的化学成分组成基本一致；主要成分含量3年生与野生品基本一致。④3年生家种银柴胡与野生银柴胡的药理作用一致。⑤制订栽培银柴胡质量标准。

七十九、半夏人工栽培驯化技术研究

1992年由浙江省中药研究所俞海琪等5人完成。提出浙江省栽培半夏选有较好团粒结构的偏砂性土壤，以1～1.5g 块茎作种，亩播100～125kg，加强水肥管理，防止叶片早衰，夏时适时收获等措施，使亩产干品达90～125kg以上。提出浙江省大部分地区应夏收，避免块茎在田间越夏的损失，提出半夏在浙江平原及山区的种植制度。以1%石灰水浸种，防块茎腐烂病达29.7%～30.1%，较对照组增重184.3%～214.1%，下膜覆盖技术提高产量15.82%，提出人工授粉等方法提高结实率0.5～4.7倍。

八十、甘草人工栽培技术的系统研究

1993年由内蒙古自治区伊克昭盟医药分公司等2个单位成树春等9人完成。从形态、结构、生理、商品育种等，将伊盟甘草分沙地、梁地、滩地3种类型和12个植物群落；系统总结甘草种发芽、适播季节、深度、密度、方法、田间管理和最佳指标及最适采挖期；提出围栏护管是保护甘草的最有效措施。在产区内三种类型地段上采挖方法、采挖量、采挖周期、采挖时间的研究。初步搞清甘草病虫害种类和主要危害情况，制定综合防治措施；按（85）中国药典规定项目，增加黄酮含量测定；确定伊克昭盟甘草黄酮类成分，找出不同营养器官、不同商品等级含量规律。

八十一、肉苁蓉人工栽培技术营养土种床基质栽培法

1988年由内蒙阿拉善盟医药公司戈建新完成。研究用营养土接种床基层栽培法人工栽培肉苁蓉，并研究其及寄主梭梭的生态及生物学特性，初步掌握了肉苁蓉生长发育规律及寄生机理。在室内外条件下，在野生或人工栽培梭梭上，均人工接种培育肉苁蓉成功。主要成分与野生肉苁蓉无差别。已有1200亩梭梭林生产试验地与人工种植肉苁蓉成功，并采获籽6kg，价值15万元，可供万亩地生产用种。人工栽培肉苁蓉较自然条件下肉苁蓉生长快，并促进固沙树种——梭梭的人为发展。

八十二、元胡杂交新品种培育及其栽培技术的研究

1993年由中国医学科学院药用植物资源开发研究所徐昭玺等5人完成。60年代中期，将北方产齿瓣、北京圆齿瓣等野生元胡家栽成功后，进行浙元胡的杂交育种，1979年获杂交种子并育出杂种实生苗。元胡杂交新品种综合了浙元胡有效成分含量高、齿瓣元胡块茎大、生长旺盛适应北方生长的特点，单位面积产量较浙元胡提高50%以上，块茎体积为浙元胡的3倍，镇痛主要成分胡乙素不低于浙元胡。提出适宜种植密度、深度、灌溉方式、灌水开始点等栽培技术。经形态、生育期观察、染色体分析等，为元胡属植物的分类学提供了依据。经花粉培养，获自交系并快速繁殖。

八十三、巴戟天高产栽培技术研究

1993年由广西壮族自治区药物研究所等5个单位卫锡锦等5人完成。①选出长势好和抗病性强、质量高、好的栽培品种。②用弓形棚地膜覆盖和激素处理技术，使巴戟天成苗率提高。③调查广西巴戟天主要病虫害流行规律，研究出综合防治方法。首次分离出茎基腐病新的病原菌——茄生茎点霉。④选出良种、新的育苗技术、先进的栽培管理法和施肥措施及病虫防治等。苗产干货增产2～3倍。⑤技术推广后，获显著经济效益。

八十四、黄芪栽培新技术研究

1994年由山西省医药研究所等3个单位白效令等7人完成。针对黄芪光合作用特点、生态环境对产量及质量的影响、优选栽培技术进行了研究。首次提出黄芪为C_3植物，进而提出调节同化“源”和容量库以提高黄芪产量的理论。通过山西省不同地区气候、土壤等生态因子调查，研究出晋南育苗1年，移至晋北顺沟平栽1年，次年秋后采挖作药的新栽培技术。该法使其有效成分具地道黄芪的同等质量，且明显提高了产量和根重，使生长周期缩短2～3年，节省2/3～4/5采挖劳力，提高了采挖的完整率。

八十五、川芎高产高效综合栽培技术研究

1995年由四川省中医药研究院药物种植研究所黄正方等5人完成。川芎（Ligusticum Chuanxiong Hort.）为川产道地药材，三倍体植株。其高产高效模式包括厢式栽培2.5:1高产模式；厢垄式栽培2.5:1高产模式；半旱式稻茬免耕川芎2.5:1高产模式及2.5:1模式间种大蒜的高效模式。厢式栽培2.5:1模式是高产的基本模式，使川芎产量提高到一个新水平；厢垄式栽培属国内首创。半旱式稻茬免耕栽培川芎是半旱式水稻技术的扩展，增加了半旱式栽培内容。2.5:1模式间种大蒜是推动川芎生产，研究形成系列完整的川芎高产高效模式。

八十六、黑节草集约化栽培

1995年由云南省思茅地区民族传统医药研究所连守忱等4人完成。黑节草（Dendrobium Candidum Wall. et Lind）为兰科面斛属植物，其鲜品加工成西枫斗后，为声带清喉保健品。其野生资源濒危，列为国家三类保护植物。用试管苗快繁技术，经模拟试验，树上及盆内栽培、地面集约化栽培等试验阶段，以地面集约化栽培成功。成活率达84%以上，质量与野生品种基本一致，且人工栽培优于野生，管理方便、稳产高产、质量稳定。

八十七、微量元素在砂仁、白豆蔻栽培中的应用研究

1995年由云南中医学院等2个单位王兴文等5人完成。经微量元素在砂仁、白豆蔻中的生物特性，地道阳春砂仁与云南引种阳春砂仁的地球化学特性等调研，选西双版纳试验区，作Zn、Mn、B、Mo 微肥在中药栽培中的应用研究，选择原始森林的自然生态环境，以等离子光谱仪、原子吸收分光光度计等检测仪，发现：①土壤缺 Mn 是砂仁叶、白豆蔻叶黄化病的主要病因。②Zn-Mn 混合微肥具显著增产效果。③用 Zn-Mn 混合微肥提高了阳春砂仁和白豆蔻中有机成分和微量元素含量，使阳春砂仁挥发油含量较对照组提高5.56%，Zn、Cu、Fe、Mn含量均高于对照组，急性毒性实验证实施微肥安全、药理作用相同。

八十八、补骨脂高产栽培技术的研究

1992年由四川省中医药研究院药物种植研究所丁德蓉等5人完成。用多元二次正交旋转组合设计，用计算机数据分析处理。技术关键：①适时播种、培育壮苗、直播或育苗移栽最适插种期为三月中、下旬，用1ppm 三十烷醇浸种8小时，可提高种子发芽率47.7%，应采取八月上旬成熟种子作种，移栽最适期为5月中旬。②在中等肥力水平的土壤种植密度为1.5万株，每窝2～3株。③施肥需据土壤肥力、种植密度等因地制宜。

八十九、山楂无公害栽培技术的研究

1992年由中国医学科学院药用植物资源开发研究所等2个单位樊瑛等5人完成。①查清河北兴隆及北京地区山楂病虫害隶属8个目29科49种，确定主要防治对象。②制订山楂病虫害无公害综合防治技术，使病虫害一般减轻30%～60%，天敌总数增加48.23%，用药成本降低51.26%～68.51%。1990年验收，无公害综防区较常规化学农药防治区平均单株增产47.57%，好果率增加5.02%，农药残留测不出或低于FAO/WHO规定标准的500～1000倍。

九十、春砂仁栽培管理技术的研究

1960年由中山大学生物系等5个单位完成。1961年广东、广西、福建、云南开始研究砂仁栽培，1980年引入国家医药管理局计划。经研究基本掌握了春砂仁植株的形态结构特征和生长发育习性，并对其主要性器官进行了胚胎学、细胞学研究，认识了光照、水份、温度、土壤、昆虫等因素对春砂仁生长发育的影响，证明人工辅助授粉，可使砂仁亩产增加3～10倍。发现优良传粉昆虫彩带蜂后，又发现排蜂和无刺蜂，为春砂仁传粉提供了条件。制定了一套较可行的栽培管理技术。

九十一、黄连引种试验

1977年5月由江西省医药公司等2个单位陈贯诚等2人完成。在瑞昌县青山林场海拔540～660m处选0～5°坡地28.58亩，栽桩、整地、作畦、搭棚。棚高1.2～1.6米，透光度20%～30%，10～11月播种，幼苗出土长至三叶以上时移栽，每亩6万株，1～2月后补苗，据植株生长情况，逐年增加荫棚透光度，适当除草、施水肥。该试验亩产与原产区相当，药材性状、化学成分、小檗碱含量与四川产商品比较，结果基本一致。

九十二、黄连生物学特性研究

1993年由四川省中医药研究院药物种植研究所等2个单位黄正方等5人完成。用调研与实验结合，揭示黄连生长发育，阐明黄连生长地区自然生态与人工模拟生态，提出：①黄连为成根系，移栽当年，其生长量达高峰，1年内的出叶高峰在4月与9月，根茎产量占生物产量的50%，根茎中小檗碱含量在移栽第3年基本稳定。②移栽后第3年的8～10月开始花枝分化，共分6期。种子平均亩产5.2～20.3kg，每隔1～2年出现一次丰收年。③生长最适地区为低日照区，雨量充沛、有机质丰富，土壤含水量50%～30%的人造熏泥与紫红泥；生于高山根、花各部位最适温度不同。

九十三、平原金银花栽培新技术

1982年由河南省新乡地区药材公司等4个单位张作礼等5人完成。金银花为忍冬属多种植物，花蕾入药，又名银花、二花、双花。1982年研究新乡地区金银花品种选育、繁殖、栽培方式和田间管理。①由传统丛生，一墩多株改为单株栽培；经整形修剪，改善金银花生态条件。②经冬剪和适时复剪、辅水、肥等田间管理，达年产4茬花，为栽培和推广、高产、优质提供了依据。

九十四、宣威乌头驯化栽培技术研究

1981年由云南曲靖地区医药公司等2个单位惠兴富等2人完成。宣威乌头为中国科学院植物研究所发现的一个新品种，近年来用于癌症辅助治疗。为保护天然资源，进行乌头变家种的栽培试验工作。在宣威东山药材种植基地，4年来用野生宣威乌头作种苗，作有性繁殖，试验面积9.71亩，试种成功后，化学分析，薄层层析试验证实家种和野生乌头生物碱成分基本相同，可发展栽培。安全试验符合上海市药品标准1980年版标准。

九十五、栀子栽培技术的研究

1982年由湖南省药材公司等2个单位赵宁康等3人完成。为解决野生资源、品种退化、虫害及产量等问题，观察栀子受精过程，作了株系性状鉴定，筛选出优良单株，研究了主要虫害，提出一套综合防治措施，并总结出种子育苗移栽的引种、繁殖方法及改造低产国的综合技术措施，使平均亩产干货30kg提高到126～127kg，除出口外，药用栀子供求基本持平。湖南省还开展了综合利用研究。

九十六、元胡栽培技术研究

1977年9月由河南省药材公司等3个单位张吉祥等5人完成。为改变元胡从浙江进口至河南状况，1969年从浙江引进元胡栽培，经16年试验，在河南邓县引种成功。引种过程中，用地膜覆盖，起增温、保墒、抗病、促健壮作用，使元胡增产18.7%～34.3%。并研究出元胡霜霉

病的防治法。用室外高（低）池湿砂储藏种茎，种子完好率由40%提高至95%以上，保鲜效果突出。引种元胡有效成分分析与浙江元胡基本相同。

九十七、半夏人工栽培研究

1984年由河南省嵩县医药公司等2个单位任复平等4人完成。河北省嵩县野生半夏，历史上为我国生产区，习称嵩夏地道药材。研究找到半夏最适气温为23℃～29℃，繁殖以株芽为佳，种植以沙质壤土为佳，确定病虫害防治措施，亩立半夏320kg，河南中医学院化验，家种半夏有效成分总生物碱百分含量略高于野生，商品个大形圆，在市场上有竞争力。

九十八、三七高产技术的研究

1989年由广西壮族自治区药用植物园等2个单位何振兴等5人完成。1962～1989年，经产量、生理状态及病虫害等研究，总结出三七高产稳定理论及技术。①提出广西以海拔700～1000m，云南以海拔1500米为宜；三年生植株开花结果质量优于二年生植株。②用赤霉素处理后提高种籽发芽率和苗期生长。生长发育时需较多钾肥，磷肥对提高产量和结果率有明显作用。③查明病害14种，虫害20种。④采收加工时，收获的适宜树龄为4年生植株，采收期在8～9月开花期。

九十九、怀牛膝多倍体及单体育种试验

1980年3月由山东烟台药材站等3个单位吕世民等5人完成。1960年烟台从河南引种，1980年采秋水仙素诱发育种，当年获4株变异株，获牛膝体细胞染色体数目不同的2种新个体，1个是四倍体，1个是单体，两个新品系，经7代定向选育，以株型、生长势、抗逆性、结合根部形态和产量，进行复选。经几年观察，连续几年优选，定向选育，保留优质高产的四倍体2号株系和单体3号株系，经8年细胞学和形态学鉴别、观察，证明染色体和植物株性状均稳定无变异。药理证明，四倍体和单体两个新品系毒性均小，疗效均增强。

一〇〇、江苏天麻引种培育研究

1974年由江苏省天麻科研协作组庄毅等9人完成。野生天麻一般分布于海拔1000米以上阴凉潮湿环境。江苏省为海拔50米以下平原地区，夏天炎热干燥，无自然生长天麻。研究江苏黄砂加稻壳为土壤的5种栽培天麻形式，包括防空调栽培、坑棚栽培、室内空间多层栽培、家庭栽培和山区林下栽培，研究成种麻保存、菌材培养、温湿度控制、越冬越夏等措施。建议在江苏宁镇、宜溧、云台山区建天麻生产基地。

一〇一、怀地黄组织培养获得新品系及栽培新技术

1978年1月由山东省菏泽药材站毛文岳等3人完成。①用茎尖培养法，获无病毒植株。②叶片切块培养，获无病毒植株。③试管内裸露胚株受精，获自交种子及植株；花药培养，获纯合二倍体品系。④新育种术与常规育种术结合、实验与大田栽培结合，创地黄单产的最高纪录。⑤筛选抗性强、经济、性状好的新品系。⑥制定秋冬选笼头、早春地膜育苗、夏季栽种、当年收获商品的栽培技术，以防止退化、减少病害、提高收益。

一〇二、蜜环菌与天麻的研究

1978年3月由中国医学科学院药物研究所等12个单位完成。进行蜜环菌发酵物代替天麻的研究。①发酵培养研究：进行菌种的纯化、找到组成成分简单来源易的培养基、合适的发酵条件和稳定的发酵工艺方法等。②药理活性研究：药理实验证明蜜环菌发酵物与天麻具有相同的药理活性。③临床疗效观察：用蜜环菌发酵物治疗600余例患者不同病因引起的脑晕症的有效率85%左右。

一〇三、天麻野生变家栽的研究

1978年3月由中国医学科学院药物研究所等6个单位完成。①1959～1965年调查野生天麻的分布自然条件、生片繁殖规律及其与蜜环菌的共生关系。②1964年分离出蜜环菌，并研究其培养条件及从纯培养过渡到菌材上的技术。③1965年用野生菌材栽天麻获成功，并研究成功人工培养菌材，菌材伴栽、菌材加新材、菌床栽培技术。④用天麻种子播种，90%以上的窝发芽。⑤将生长在海拔1500米左右的天麻成功地引种到海拔50米的北京地区。⑥菌床及菌材加新材栽培法在陕西汉中地区推广。

一〇四、天麻家种研究

1978年3月由四川省中药研究所南川药物试验场等3个单位完成。1956年起，南川药物试验场研究天麻栽培技术。1965～1968年采用蜜环菌、木材伴栽天麻获成功。解决了蜜环菌为天麻生长提供营养的关键问题。为达稳产高产，对人工培养菌材、提高繁殖手段、促进高产方法技术（活动菌材-固定菌材-定位栽培）等进行一系列研究，均获良效。

一〇五、天麻有性繁殖-树叶菌床法

1980年由中国医学科学院药物研究所栽培室等4个单位徐锦堂等3人完成。为解决种麻源缺乏、多代无性繁殖后退化，1976年根据密环菌抑制天麻种子发芽的试验结果，设计了天麻有性繁殖的树叶菌床法。天麻种子平均发芽率1%，播种2年半方可形成商品箭麻，用树叶菌床法种麻，播种后约26天即发芽，平均发芽率7.43%，最高18.9%，接近无性繁殖收获率，有性繁殖的种麻栽种后，产量较无性繁殖种麻高1倍，解决天麻退化有明显效果。

一〇六、天麻种子共生萌发菌的发现及应用研究

1986年由中国医学科学院药用植物资源开发研究所等2个单位徐锦堂等4人完成。1979～1981年分批从天麻种子发芽的原球菌中分离出24个菌株，发现其中12个菌株具有促进种子发芽的能力，初步鉴定属于真菌中的担子菌。研究成功天麻种子拌共生萌发菌的播种技术，推广应用于生产，种子发芽率比用“树叶菌床法”提高4～6倍，播后一年半收获，穴产量比树叶菌床法提高22%，其中商品麻占46.5%。提出了天麻是一种与两种菌共生完成生后史的特殊植物，冲破了长期认为天麻整个生长同期都离不开蜜环菌的传统看法。

一〇七、天麻与紫萁小菇、蜜环菌的营养关系及其在栽培中的应用

1989年由中国医学科学院药用植物资源开发研究所徐锦堂等4人完成。对天麻种子发芽的原球茎中分离出的12种共生萌发菌株生物学特性及培养技术研究。①诱导培养出天麻种子萌发菌，其中01号菌株是优良菌株，鉴定子实体为紫萁小菇（Mycena osmundicola Lange）。②光学及电子显微镜及生物化学技术，揭示紫萁小菇与天麻种子共生萌发及萌发后的原球长出的营养繁殖茎与蜜环菌营养关系。③证明天麻与紫萁小菇等及蜜环菌双菌先后共生才能完成生活史的兰科植物。④用紫萁小菇、蜜环菌三级菌种拌播天麻种子，可减少杂菌污染，提早种麻出圃时间，提高天麻产量。

一〇八、天麻种子与紫萁小菇等萌发菌伴播技术推广研究

1994年由中国医学科学院药用植物资源开发研究所等2个单位徐锦堂等7人完成。1988年培养出GSF-8104号萌发菌的子实体，鉴定为紫萁小菇（Mycena osmandicola Lange）后，1989年开始，在陕西汉叶区推广了紫萁小菇等萌发菌拌播天麻种子技术，结合秦巴山区自然条件，对不同海拔高度天麻开花、结果、播种等10余项研究，筛选了萌发菌和蜜环菌优良菌株，复壮及培养、天麻种子播种技术及引种栽培技术等研究，获较好结果。

一〇九、药用植物洋地黄细胞培养与强心甙的生物转化研究

1993年由上海中医学院胡之壁等9人完成。用植物细胞培养技术，将毛花洋地黄中大量无效的毛地黄毒甙几乎全部转化为药用的地高辛，并释放胞外，而无其他副产物。深入研究毛花洋地黄培养细胞的生物转化力与原植物羟代力与地戈辛含量间的关系。分析各种不同的细胞系对B-甲基毛地黄毒甙的生物转化活性。进而证明植物离体培养未分化细胞代谢的全能性理论，为植物培养细胞进行分化植株所不能进行的生物合成过程或对某些化合物的结构进行特殊修饰的推理提供依据。

一一〇、人参组织培养研究

1978年由南京药学院丁家宜等3人完成。1978年后，经5年研究，完成：①细胞悬浮培养，革除2，4-D对人体有害生长素，筛选长势较快细胞株，并提高总皂甙含量，对培养液成本和产量质量作计划和鉴定。②6批培养物灰分中不含钡、铜，钙离子低于商品人参，所含人参皂甙与商品参相同。③药理实验。

一一一、人参和滇紫草细胞大量培养小试

1991年由中国医学科学院药物研究所朱蔚华等5人完成。①1975年开始研究人参组织培养，经筛选获2，4-D生长、吲哚乙酸生长、激素自养细胞优良细胞系等5个，分化根优良株系2个。人参培养组织除含Ro以外的栽培参中的各种皂甙。组织培养总皂甙具栽培参中总皂甙相似作用。②1985～1986年从滇、新、辽等省的滇紫草、新疆紫草、硬紫草和黄花紫草诱生愈伤组织后，据生长速度及色素产生情况，建立愈伤组织培养系统。优选5个优良细胞系。从滇紫草培养物中分离出5个萘醌色素单体，其中3个去氧紫草素、乙酰紫草素和β,β-二甲基丙烯酰紫草素。

一一二、人参细胞简易培养方法

1995年由中国药科大学丁家宜等5人发明。发明专利号87102382.2。

一一三、人参农田集约化育苗技术研究

1983年7月由辽宁省中药研究所等3个单位姚文明等9人完成。农田集约育苗需以改良土壤为中心，因地制宜，科学灌水、调节光照、土壤消毒等综合性措施。明确适宜参苗生长发育的农田土壤理化性状指标及达标改良土壤的具体措施，明确床面覆盖具体方法、参苗生长发育适宜光照度及相应遮荫方式、适宜土壤含水量及灌溉方式、土壤消毒最佳药剂及施用方法，及上述措施对参苗生长发育的影响和增产作用。

一一四、人参引种示范推广

1983年由云南省丽江地区医药公司等2个单位习镜光等4人完成。70年代完成了北参南移。但人参种子组织育苗一直处于摸索试验阶段。1983年丽江地区医药公司经3年研究，解决了人参种子人工催芽，出苗率由15%提高至81%，并解决了出苗不一致的现象。以综合防治措施将人参苗期的立枯病发病率控制在14%以下，使参苗产量达到东北水平。云南人参参根形态、药效等方面，接近吉林人参，主要成分人参总皂甙含量与吉林人参相近。

一一五、人参适宜采收期的研究

1979年由辽宁省农业科学院农业物理研究所等6个单位李德福等17人完成。人参在9月下旬上旬采收时，因植物越冬，参根中部分淀粉逐渐转化成糖，芽包膨大，消耗水分，致折干率低，影响质量。国家医药管理局组织6个单位试验，秋季平均气温降至15℃，8月末至9月中旬采收较合适。不同采收期参的仪器分析测定，参根中17种氨基酸中10种含量在10月5日采收的为最高，人参总皂甙、分组皂甙及有效物质比例，在适当提前采收情况下无明显变化，药效成分无影响。

一一六、人参加工新技术的研究

1980年由黑龙江省哈尔滨药材采购供应站等2个单位完成。用真空冷冻干燥法加工人参，关键是真空冷冻条件下，使人参细胞水分由固态变气态而蒸散，造成生物组织脱水，不破坏药效成分，保持外型不变。经多次小型工艺考察和中型放大实验摸出最佳工艺，制定合理工艺路线。生药鉴定、粉末显微镜观察及理化测定结果各项指标均与鲜人参近似，尤其其挥发油成分高于红参、生晒参，人参总皂甙含量也高于生晒参。

一一七、人参茎叶皂甙提取新工艺及其产品质量的研究

1981年8月由沈阳药学院等2个单位陈英杰等3人完成。①经人参皂甙耐水解，确定以水为起步溶剂。②选择用最佳萃取溶剂对总皂甙分配系数研究和最佳萃取条件。③研究除杂质(包括重金属和农药残留)最佳工艺。辽宁省每年人参茎叶以100万千克计，精制皂甙最低回收率4%，每年可回收茎叶皂甙4万千克。

一一八、人参茎叶皂甙提取新工艺

1993年由吉林省中医中药研究院李龙云等5人完成。该工艺较现有的人参皂甙提取所用的有机溶媒法和大孔树脂法操作简便、节约溶媒、成本降低、产品纯度由75%提高至90%，得率不低，产品质量达到和超过吉林省药品标准。为大工业化生产提供了一种新工艺。

一一九、罐藏鲜人参实验研究

1978年由黑龙江商学院完成。鲜参洗净、加工、密封于玻璃容器内，经排气、加热等工艺制成。处理过程，中断了微生物破坏作用和氧化过程，停止了人参体内酶促反应，故可保持鲜参状态。罐藏参人参皂甙量高于生晒参、红参和糖参。罐藏参1年不变质，贮藏2年10个月人参总皂甙含量仍在正常范围。药理实验，罐藏人参与红参、生晒参同样具抗疲劳、抗缺氧、抗利尿作用，并延长戊巴比妥钠引起的睡眠时间。

一二〇、人参贮藏保鲜技术研究

1981年由吉林农业大学特产园艺系等2个单位谢德圣等3人完成。4年来研究限气贮藏、充氮贮藏和辐射处理贮藏等，均获良好效果。①限气贮藏在0℃冷库中保鲜率95%，在5℃冷窖中保鲜率达90%，保鲜期210天。②充氮（N_2）保鲜人参保鲜率达90%以上，保鲜期210天。③用一定剂量γ-射线处理人参，保鲜率80%以上，贮藏期240天。贮藏前后水份降低辐度小，无明显失水现象。总皂甙变化幅度不大，无水解破坏；人参淀粉、果胶、低聚糖和还原糖变化幅度较小。

一二一、中国红参与朝鲜红参的生药学、植化、药理学比较研究及中国红参暂行质量标准的制订

1983年7月由沈阳药学院王泽荣等5人完成。为提高中国红参质量，制定质量标准。①对中国与北朝鲜天字号红参进行生药学、显微、化学比较，指出人参皂甙主要分布于形成层外，显微结构无明显差异，中国几个主要产地红参与朝鲜红参木栓韧皮部及木质部比例对比，两国红参相同。通化模压红参与朝鲜红参类同。②完成14种人参皂甙单体的分离与鉴定，其中2-甲基-4-吡喃酮-3-O-13-D-葡萄糖甙是我国首次从红参中分离出来的一个新化合物。

一二二、康龙参系列产品的研制

1991年由吉林省浑江市临江区参茸实业集团公司等3个单位柳忠润等5人完成。①在红参精加工中用负压内渗技术，将人参膏、露、燕参油等成分，强行复原，提高人参有效成分含量。②在红参精加工中，应用单支压型、单支整型等，以达到拆开不断腿，不断芦，保持单支完整性的目的。③精加工的单支红参或压块参，在无毒无味无色的树脂乙醇液中浸一下，利于长期保存。④红参初加工中用蒸汽排管，使其内外干燥一致。⑤用自动真空复膜包装技术，利于保鲜防潮。

一二三、西洋参大面积农田栽培技术的研究

1987年由中国医学科学院药用植物资源开发研究所等3个单位刘铁成等5人完成。在西洋参种子催芽及棚架设计等方面均有创新，在土壤消毒和高棚直播等方面均有重要改进，因而缩短了西洋参种子休眠期，促进萌发，提高了出苗率，节约了投资，增加了产量。1980年引种成功，对北京农田栽培西洋参及美国、加拿大等8个样品分别进行人参皂甙及微量元素等分析比较，结果证明均含有相同的成分，支头大小及皮色也基本相近，药理研究结果无毒副反应，认为我国农田栽培的西洋参质量与进口同类产品相当。

一二四、西洋参栽培技术推广研究

1993年由中国医学科学院药用植物资源开发研究所等2个单位刘铁城等10人完成。该项目自1986年后，进行了6年的扩大范围的推广研究。据西洋参产区所需生态条件，在山东、河北、内蒙、吉林、北京等5省、市的12个县市的72个单位，总计种植2000余亩，并制订了适种地区的生态指标及各种质量标准。1987年与北京第5塑料厂共同研制了透光度均匀的国产尼龙网纱1号。又开展了无土育苗、科学调光、微灌技术、产品加工、质量控制等项研究。几年来，从生药切片、组织化学、质地、色泽、外观形状检测，与进口产品相同。

一二五、中药马钱子炮制机理的研究

1995年由南京中医药大学蔡宝昌等5人完成。对马钱子炮制后降毒问题，进行较系统观察。①比较生品、砂烫、油炸、尿泡、醋制、甘草制、尿泡砂烫、醋制砂烫炮制品中总生物碱及12种单体生物碱和马钱子甙含量及砂烫和油炸炮制品在220℃、240℃、260℃时11种生物碱含量。比较后证明砂烫法的经济性和实用性。比较进口和国产马钱子皮毛、胚乳、子叶及胚根中5种主要生物碱的含量分布，提出马钱子加工时无需去毛的结论。②确定马钱子砂烫最佳温度230℃～240℃，最佳时间3～4分钟。用士的宁和马钱子碱单和混合加热法，确定马钱子主要成分在炮制过程中的化学历程。③出士的宁、马钱子碱炮制中转化的氮氧化合物毒性仅为前者的1/10～1/15。

一二六、草乌、乳香炮制方法的研究

1981年由上海中医学院等4个单位完成。草乌采用高压蒸制法较清水制法更简便易行，薄层层析和动物实验证明，两法炮制的草乌化学成分相同，药理作用和毒性无显著差异。高压蒸制法优点：总生物碱获得率增加133%；原材料损失减35%；切制饮片较易，炮制周期短。乳香经清炒法和煮制法炮制后：①乳香中挥发油含量清炒法含量高于煮制法；②乳香镇痛作用的有效物质在挥发油中；③动物催吐试验发现，生乳香粉用至成人常用量的20～22倍，或生乳香油用至成人常用量的20～50倍，均无呕吐反应。

一二七、棕榈的炮制研究

1992年由山东省中医药研究所王琦等5人完成。棕榈炮制为“七五”攻关18个中药中的一种，研究时先查阅各历史时期文献后，作化学分析、药理试验，筛选出量优炮制工艺后，制订该 饮片的质量标准。棕榈历代炮制有烧、煅、炒三法，以后二法用时最长，现代以煅炒为主。实验发现以“中炭”炮制附合传统存性程度适中的棕炭，以砂烫法制炭枝术易掌握。以砂烫棕榈炭止血效果最佳，治疗中未见明显毒副反应。

一二八、白附子炮制工艺改进研究

1992年由中国中医研究院中药研究所吴连英等5人完成。根据炮制制毒的目的，提出工艺改进方案和优选工艺指标。用药典规定的口尝微有麻舌感并结合昆明种小鼠的毒性反应为指标，对现炮制工艺所用水漂、加辅料及热处理3个主要因素所炮制的16种样品，作制毒效果对比，制定6%矾水浸湿片的新工艺，其在降低或消除生品毒性及刺激性方面达到老工艺制剂相等的制毒效果，并保持了老制品相近的药效及主要内含物。已制定饮片质量标准。

一二九、中药材减压冷浸软化工艺研究

1985年由山东省中医药研究所等2个单位庄立品等4人完成。中药材多数需经制饮片后入药。饮片一般需浸润软化。新工艺用减压法，抽出药材组织间隙中的气体，使水迅速吸入药材内部，从而提高浸润效率。通过生产量试用，9种药材平均浸润时间由老法的28.25小时缩短为0.92小时，提高浸润率约30倍。药材流失的水溶性物质，老法为2.42%，新工艺为0.87%，该工艺特点为：①用常水常温浸润，不改变药性；②需时短、损耗少、成本低；③药材的成分流失少；④设备简单，操作简便。

一三〇、安徽药菊（滁菊、贡菊、亳菊）病毒病的研究

1992年由安徽省中药材公司等2个单位李彦勇等5人完成。安徽药菊包括贡菊、滁菊和亳菊。在歙县、亳县、全椒8个药菊主产区分离鉴定出TAV（蕃茄不孕病毒或称菊花不孕病毒）、PVY（马铃薯Y病毒）、CMV（黄瓜花叶病毒）和PVX（马苓薯X病毒）为主要的危害药菊病毒。用热处理、病毒抑制剂处理与茎尖分生组织培养三结合脱毒法获无毒苗，解决了初侵染源问题，并证明脱毒苗遗传性稳定。制定贡菊、滁菊、亳菊综合配套栽培技术。

一三一、元胡霜霉病综合防治研究

1981年9月由邓县医药公司张吉祥等5人完成。研究以农业防治为主、化学防治为保证的综合防治措施：①使种子完好率达100%，提高抗病力。②轮作倒茬，合理密植。③置麦糠堆，排除发病条件。④种植防护带，减轻病孢子传播。⑤地膜覆盖，增强抗病力。⑥合理施肥。⑦化学药物防治。1982年～1986年总产量5.4万千克，总产值213.36万元。基本控制了病害。

一三二、浙贝母灰霉病生物学特性及防治技术的研究

1981年由浙江鄞县浙贝母科学研究所李云山等2人完成。该项目系统研究灰霉菌的生物学特性，基本摸清该菌发病规律，是初侵病菌源于土壤中的菌，菌核在土壤中越夏冬、萌发温度5℃～30℃，最适温度为15℃～20℃，病叶产孢子最适温度为18℃～20℃，相对湿度90%～100%。田间气温10℃以上时，初见病斑，18℃以上时大面积严重危害。筛选50%的多菌灵为防治药剂，用药剂防治和农业防治相结合的技术措施，大面积应用，获明显效果。

一三三、库存中药材霉变菌的分离及防霉研究

1990年由大连医学院张文娟等3人完成。随机抽样正常中药材58种，每克含霉菌素平均3637个，黄曲霉污染率为10.25%。外观正常及霉变中药材中，分离出霉菌1091株，霉变菌种18种。肉桂末中分离出霉变菌，研究证明，肉桂醛气熏、喷酒均可防霉，且对中药材成分无影响。肉桂醛防霉，高效持久、安全可靠、简便易行、经济实用，具推广应用价值。

一三四、中药材害虫的生物防治——天牛肿腿蜂繁殖技术及应用研究

1985年由中国医学科学院药用植物资源开发研究所等3个单位程惠珍等5人完成。咖啡虎天牛（xylotrchs grayii white）是危害金银花最严重的蛀茎性害虫。本课题于1980至1984年首次成功地采用生物防治方法防治中草药害虫。天牛肿腿蜂（Sclerodermar spo）可防治蛀茎性害虫，利用玉米螟〔Ostrinia furnacalis (Guenee)〕作为肿腿蜂的中间寄主，解决了繁殖肿腿蜂的中间寄主这一关键性的问题。还发现红缘天牛〔Asias halodendri (Pallas)〕是肿腿蜂的自然寄主，采用冬伐刺槐树条可繁殖大量的红缘天牛幼虫，解决了肿腿蜂及壮寄主问题。

一三五、黄芪害虫防治研究

1989年由中国医学科学院药用植物资源开发研究所樊英等3人完成。该所与包头医药公司药材试验场协作，查清黄芪害虫隶属5目11科共29种害虫，发现并鉴定了6个新种，确定黄芪主要害虫是食心虫、芫菁和蚜虫3类。在种子小蜂研究中，用形态学和生物学研究结合，弄清黄芪籽蜂复杂的混合种群及各个种的主要生物学特性。经田间试验，找到防治黄芪害虫安全有效药剂、使用时间及方法。

一三六、槟榔防虫增产及无公害防虫新技术的研究

1989年由中国医学科学院药用植物资源开发研究所等3个单位樊瑛等5人完成。①基本查清槟榔主要害虫红脉穗螟的生物学特性。②用根区施药肥的防虫增产技术，一次处理可基本控制虫害，并提高果树中有效的总生物碱20%以上。③用苏芸金杆菌和川楝子油相配合加入微量灭百可予防治适期使用，有效率90%。④研究人工饲养红脉穗螟的研究。研制出饲养红脉穗螟实用的人工饲料，各项指标和有效繁殖系数达到天然饲料水平。

一三七、去疯灵及其治疗枣疯病

1980年由河北省药物研究所完成。枣疯病是严重危害枣树和酸枣树的病害。1980年河北省药物研究所与有关单位协作制成中药“去疯灵”软膏，5年来454株病枣树田间治疗，每株施去疯灵1～2次，有效率66.7%～93.8%，其中16.5%的病树症状完全消失，超薄切片电镜检查，组织内未见病原物。该软膏生产工艺简便、成本低、无毒副反应，还可对其他类菌原体病毒如泡桐丛枝病、禽畜的类菌原体病进行防治试验。

一三八、河南省山茱萸病虫害调查及主要病虫害综合治理的研究

1980年由河南省中药研究所等2个单位完成。山茱萸因虫害年损失商品10万千克以上。其中害虫属6个目18个科32个种。与害虫有关的天敌5个目8个科14个种。查明危害山茱萸的主要害虫有山茱萸蛀果蛾（新种）及大蓑娥。以山茱萸为寄主的害虫有30种，病害6种。山茱萸果炭疽病的病原真菌（cloeosqorium sq）为首次发现。除山茱萸灰色膏药病外，其余5种均为山茱萸病害新记录，填补了我国山茱萸病虫种的空白。调查发现8个山茱萸品种中，有2种抗虫性强、适于推广。

一三九、山茱萸食心虫发生规律及其防治研究

1980年由杭州医药采购供应站等2个单位陈其瑚等2人完成。研究调查了该虫形态特征，在浙江生活史和生活习性、害虫发生与部分环境因素的关系。经多次试验，掌握了食心虫的防治时期，提出简便的防治方法，筛选出多种高效低毒的药剂及浓度，防治效果达90%以上，防治后平均虫害率降至1.6%，增产鲜果15%左右。

一四〇、安徽省中药材病虫害种类调查研究

1983年6月由安徽省中药材公司等2个单位高启超等4人完成。1983年开始调查安徽省8个区23个县市药材产地和药材培育场中药材病虫害。查清省栽培面积较大的31种药用植物病害，鉴定省药材害虫198虫，隶属2纲9目56种，其中安徽省重要害虫136种占68.7%。对菊花霜霉病、元胡霜霉病、桔梗冈目拟地甲、危害山茱萸的绿尾大蚕娥等发生规律及防治进行研究，使菊花增产117.2%，并提高了质量。

一四一、中药材仓虫调查研究

1982年由天津及湖南省药材公司等21个单位组成的全国中药材仓虫科研协作组完成。调查14省市293个地州市镇的740个单位的中药材仓库、店、厂、站，收集仓虫标本17746号，约65，500只，大部分进行鉴定，3年中制作各类仓虫标本、绘彩图161幅、摄彩照294张，编写中药材仓虫图册。明确我国14省、市药材仓虫有2纲、13目、59科210多种，对其组成、分布、危害进行调研，为仓虫防治、检疫、教学、科研提供了依据。

一四二、金银花尺蠖的生物学及其防治研究

1983年由平邑县药材公司银花研究所等3

个单位完成。尺蠖是危害金银花主要食叶害虫。金银花尺蠖雄蛾体长10～11mm，翅长11～12.5mm，触角羽状，雌蛾体长9～11mm，翅长与雄蛾同，蛹纺锤形。尺蠖在平邑县1年发生3代，9月下、中旬以蛹越冬，次年3月下旬至4月上旬越冬蛹羽化。冬虫态历期，与气温有关。成虫交尾8小时后即开始产卵，每只雌蛾产卵91～160粒。幼虫为寡食性，主要危害金银花叶片。用敌敌畏和敌百虫防治效果显著，用稀释青虫菌和苏共金杆菌天门7216菌粉，室内幼虫死亡率各为98%和97.5%，农业防治措施主要为冬季剪枝清墩、人工捉蛹、捕杀幼虫。

一四三、浙贝母主要害虫深绿异丽金龟子的生物学及其防治研究

1981年1月由浙江香鄞县浙贝母科学研究所李云山等完成。鄞县栽浙贝母有300年历史，但繁殖系数低、病虫害严重、复种指数少、用肥不当，病虫害尤其是深绿异丽金龟子危害，每年损失产量15%。研究用一定浓度的辛硫磷乳油或敌百虫，用于成虫高峰与1龄幼虫高峰的期距，杀虫达90%以上。3龄幼虫期施药也可获较好的效果，增产13%，每亩增产鲜贝母约150斤。在桑、贝母套种地不宜用药杀，以免家蚕中毒。

一四四、细辛菌核疫病防治的研究

1979年由沈阳农学院植保系植物免疫研究室等2个单位完成。细辛菌核疫病是一种新发现的毁产性病害。用以检疫和农业防治为主，药剂为辅的综合治理措施，明确检疫调查、病菌检验、免耕防治、病田处理与轮作、种苗消毒及药剂筛选与防治等具体措施，防治效果显著并减少了污染。

一四五、气调养护中药材

1980年由湖南省医药器材公司等11个单位高博明等4人完成。气调是空气成分的调整管理简称，即通过低氧贮藏环境，达到杀虫、防虫、防霉、安全贮藏目的，改变我国长期用化学药材熏蒸法保护中药材方法。经对200多种中药材的8目35科共89种仓虫繁殖规律及生活习性进行调查，并摸清了某些仓虫规律。罩帐以天津产0.28～063mm的聚氯乙烯复合薄膜较适用，六面密封较五面密封效好。氧浓度80%以下，能有效防虫，温度25℃～28℃，15～25天，CO_2浓度35%以上，能有效杀死幼虫、蛹、成虫。

一四六、密闭库建设及养护中药材的应用

1984年2月由重庆市中药材公司等2个单位孔文彦等5人完成。密闭库建设及养护中药是继气调养护中药材技术的新发展。改塑料薄膜罩帐为密闭库密封，由试建小型气调库扩大至定型的大面积应用，由气调养护中药材发展到气调与机械吸潮结合养护中药材，用新兴材料，由阳离子氯丁胶乳沥青和玻纤布制成密闭层，建成密闭库，具避光、隔气、隔湿、阻隔质变生物侵入、温度稳定等作用。以普通建筑建密闭库。

一四七、中药材磷化铝熏蒸的增效用量、时间和残留的研究

1989年由上海市药材公司中山西路仓库等2个单位张明融等5人完成。研究从中药仓库实际出发，经人工摸拟条件及大小仓库实验，结合化学分析，对中药材磷化铝熏蒸中投药剂量、时间、残留情况及增效措施进行了研究，提供了一套适合中药仓库测定气体、药材和残渣中磷化物含量及研究仓间熏蒸效果的技术方法，确定了磷化铝熏蒸的优化方案，以达到杀虫效好、成本低、仓库周转快、有毒物易排放、药材符合隆重要求的目的，以钢瓶氮作为载气测定及降磷化铅用量，缩短上熏时间时用蒸中途钢瓶二氧化碳增效和架空施药的方法等实用性强。

一四八、中药青蒿新品系“京厦Ⅰ号”的选育研究

1992年由中国中医研究院中药研究所陈和荣等5人完成。在高产地造青蒿素含量青蒿素植被，用适当浓度秋水仙碱浸种，萌发后移田间，筛选青蒿素含量高、营养体高大的植株，再予多代选育、及不同地区品比实验和试种，而获性状稳定的新品系，对青蒿种用千分之一，万分之一，十万分之一的秋水仙碱浸泡，催芽7天后，移置花盆，4周后移田间。经5代连续选育，用千分之一秋水仙碱处理种子的秋-1家系较理想，定名为京厦1号。其青蒿素含量明显高于原种及当地野生或栽培品种。

一四九、300种药用植物种子生理的研究

1991年由浙江省中药研究所孙昌高等5人完成。收集1050种药用植物，其中34种属珍稀濒危植物。对308种植物花期、果期、成熟期形态特征及400种药用植物种子形态结构进行研究，为478种种子萌发温度、引种、栽培提供了依据。初步研究了山茱萸等8种种子的休眠机制，提出解除休眠的方法。初试了308种药用植物种子，研究改进了656种药用植物种子的粒重、发芽条件及方法、含水量测定，测定不同类型的24种药用植物种子中脂肪等成分的含量。

一五〇、300种药用植物种子生理及形态学鉴别的系统研究

1992年由中国医学科学院药用植物资源开发研究所等4个单位陈瑛等5人完成。5年来共完成446种药用植物种子生理研究。①测定了800余种中草药种籽的萌发温度。②200多种药用植物种子休眠习性分三大类九小类，提出解除休眠的方法，提出种胚发育阶段论。观察到激素影响种子内核酸含量、酶活性、营养物质代谢，导致萌发全过程。成功地用综合激素处理人参、西洋参种子，使其提前1年萌发，发芽率达80%以上。③测定700余种药用植物种子的大致寿命。④编写800余种药用植物种籽手册。⑤用植物组织与细胞培养技术离体筛选抗病突变体，获抗黑斑病的西洋参胚性组织无性系。

一五一、灰毡毛忍冬的质量研究

1982年7月由贵州省药材公司科技科黄光中等7人完成。发现灰毡毛忍冬（Lonicera macranthoides H. M.）贵州称大银花，是一个有希望发展的品种。生药、植化、药理和临床等方面的研究证明：①灰毡毛忍冬干花平均单株产量达437.5g，为外地家种忍冬的9倍。②开花期中小暑后，避免了农业大忙时节。③蒸晒法加工的成品，主要成分绿原酸、异绿原酸含量（按绿原酸计算）达12.57%，较山东济银花或河南密银花高1倍以上。④毒性低于贵州野生金银花，对普遍感冒显效率为89%，贵州野生银花显效率仅为70.1%。

一五二、中药续断原植物及续断属修订研究

1991年由中国中医研究院中药研究所艾铁民等5人完成。①中药续断的主要原植物是中国特产的川续断 Dipsacus asperoides C. Y. Cheng et T. M. Ai 而不是外国学者定名的 D. asper Wall，现建立为新种予以正名，既往认为中药续断原植物之一的日本续断查明因根部木化，一般不作药用。②新的续断属药用植物中，某些种类具有新疗效。③续断属药用种类与易混淆种的鉴别。④区分中国、印度、尼泊尔4种续断种间区分要点。⑤发表7个新种，1个新分布种和1个新变种，为中国续断属植物的种类和地理分布提供依据。

一五三、中药淫羊藿的资源、品种鉴定质量及免疫作用的研究

1993年由北京中医学院染海锐等5人完成。研究较全面地对淫羊藿的本草考证、资源调查、商品药材鉴定、形态学、化学成分及免疫功能影响等进行了系统研究，发现3个新种、1个新变种和4个新成分。发现宝藿甙 VI 是免疫新活性成分；对10种淫羊藿进行了2种活性成分的含量测定。提出综合评价淫羊藿新的质量指标，并对14种淫羊藿总结出供不同层次、条件、目的使用的药材鉴别检索表。对巫山淫羊藿化学成分的定性定量研究和免疫作用的研究结果，已增收入90年版中国药典。

一五四、阿胶真伪鉴别与内在质量研究

1989年由中国药品生物制品检定所徐康森等4人完成。用理化、生化、免疫特性等方法，对驴皮阿胶、其他动物皮胶、商品胶和伪胶进行研究。用 HPIC-PICO 微量快速法分析4种皮胶后发现，阿胶与其他胶在氨基酸侧链基因与总氨基酸比值中，6项有非常显著意义。经等电总和粘度对比研究，结合全国考察资料，将阿胶的等电点定在4～4.3，运动粘度为2.6～3.0°，阿胶的蛋白质含量、分子量、圆二次谱、旋光和糖含量与其他皮胶有显著差异。

一五五、川产道地药材的形成及其资源合理利用与保护研究

1994年由四川省中药研究所陈善墉等5人完成。从生态、资源、区系地理地貌学、药材学等方面，用计算机对川产道地药材川乌（附子）、川贝母、川郁金（姜黄）等品种的品质生态、在川产地分布等进行详细的研究，弄清了道地药材的土壤、气候、群落等生态因子与药材品质的相关性，提出了主要川产道地药材的单品种生态适宜性区划及生产布局方案，提出道地药材资源综合开发模式及道地药材形成的生物学实质，为川产道地药材的生产、经营、管理提供宏观的指导依据，并为道地药材的研究开创了途径。

一五六、秦皮药材学的研究

1989年由四川省中药学校等2个单位邬家林等4人完成。系统研究秦皮质量、混乱及开发利用。考证查明秦皮品种历史沿革，确认犀木科犀属植物白蜡树、苦枥白蜡树等为正品，核桃楸皮为清代中期以来误用品。发现一个新品种，提出2个新等级，3个新异名。用荧光紫外光谱及含量测定7种秦皮药材和3个混乱品种的生药学鉴定，证明秦皮甲素是荧光主要成分及主要有效成分，犀属中有冠亚组和冠亚组发光极强者为优质品种，开花期含量最高。提出四川白蜡树作秦皮入药建议已被采纳，获经济及社会效益。

一五七、中药品种理论研究

1992年由中国中医研究院中药研究所谢宗万完成。经10年研究，提出中药品种的10则理论：①药材品种变异论。②药材品种延续论。③药材新兴品种优选论。④药材基源（品种）的单一性与有限多元论。⑤解决中药品种"异物同名"的关键是"统一药名"论。⑥优良品种遗传基因是形成道地药材的内在因素论。⑦解决伪劣混乱品种的根本措施，是发展"道地药材"论。⑧品种相近，性效相似论。⑨品种虽同，在一定条件下，性效可变论。⑩研究中药品种，立足本国，放眼世界论。

一五八、五加正品的考证

1985年由黑龙江省祖国医药研究所李维贤等3人完成。在系统研究刺五加的同时，1980～1984年对五加正品进行了考证，认为刺五加就是我国唐代以前一直被推崇的补益药五加的正品，《中国药典》（1977年版）记载的五加皮（南王加、细柱五加）则为伪品。刺五加（豺节五加）是五加科植物，在中医学中作为药物应用已有两千多年的历史，但长期以来，由于品种的混乱，造成临床疗效不确切，甚至出现一定的毒性，以至影响对刺五加的开发和应用。

一五九、超声波法制作植物腊叶标本

1988年中国中医研究院中药研究所胡世林等5人完成。利用超声波冲击植物活细胞原理，将标本置超声波清洗器中，以标本质地、大小、选择功率及时间，前处理完成后，再以常规方法压制，获平整完美标本。省时、又得以保存肉质、浆果、花朵等易脱落标本，利于分类鉴定。结果：1985年以来经19个科、23个属、334个标本制作试验，与常规方法相比的优点：①缩短压干时间3～15倍。②一次成型。③容易压平。④标本可保持完整性。⑤标本无需加热，表面结构完好，利于显微鉴定。⑥制作费用低廉、操作安全。

一六〇、新疆药用植物细胞分类学研究

1995年由新疆医学院药学系马兴华等3人完成。研究完成210种新疆药用植物染色体的计数观察，分属44个科，其中78种、核型分析的42种为首次报道。研究结果载生物学文摘、世界农业索引、中国实用科技大辞典等。研究结果对鉴定植物、控制成分质量、引种、育种等方面具有一定价值，为中药种质资源基因库奠定了基础。

一六一、常用中药半夏的品种整理与质量研究——半夏、水半夏和山珠半夏的比较研究

1994年由中国中医研究院中药研究所胡世林等5人完成。对不同属半夏的性状、鉴别、药效及毒性研究。经文献综述及本草考证澄清齐川半夏原植物为 Pinellia Ternata Breit，并澄清了半夏与由跋的关系。查明18种半夏原植物中，大半夏为新种，五叶半夏为新变种，代半夏为三叶梨头尖；提出须根痕、珠芽痕、芽鳞表皮细胞等鉴别特征，首次报道7种半夏的粉末特征；以精氨酸为标准品，制定了半夏、水半夏、山珠半夏的薄层扫描及紫外色谱的特征；调查认为可推广半夏去皮和硫黄熏制。

一六二、江西主特产药材江香薷江枳壳（实）质量鉴定研究

1994年由江西中医学院范崔生等4人完成。对江西产4种道地药材作系统本草考证，进行了品种和质量鉴别。①全国香薷类药材主流品种为江香薷。订为新的栽培变种 Mosla chinensis Maxim. CV. Jiagnxinru CV nov.，其次为青香薷。未见药典收载的海洲香薷。首次报道34种香薷类药材挥发油成分和活性作用。②首次报道了江枳壳（实）的原植物为酸橙 Citrus aurantium L. 的两个品系，即黄皮白臭橙和红皮香橙。江枳壳（实）质最优，川枳实外观稍尖，质亦优；湘枳壳（实）产量高，品质较次。

一六三、中药材大黄同名异物品种的系统

研究

1987年由北京医科大学药学院楼之岑等3人完成。1982～1985年的研究，发现雅黄的原植物是掌叶大黄和唐古特大黄，而不是过去文献所记载的药用大黄。发现大黄组织构造上的一些新特征，例如星点不仅存在于正品大黄，也存在于藏边大黄的根茎中，特别是其髓部星点的木质部具有特殊的蛇管形导管。对不同品种、产地、规格的大黄进行了化学成分和微量元素的含量测定；对大黄根和根茎不同部位有效成分含量的测定，发现其有效成分的分布规律。研究了不同干燥方法对大黄有效成分的影响。

一六四、中药材同名异物品种的系统研究——开展贝母类、金银花类、大黄类、石斛类品种的研究

1982年9月由中国药科大学等5个单位徐国钧等5人完成。①贝母类。发现5个新种、2个新变种、1个新载培变种。对20种贝母生物碱、生物碱甙含量测定及微量元素分析。对14种贝母进行祛痰镇咳药理试验。②金银花类。查清主要及习用品21种，作性状显微鉴定，11种作绿原酸、异绿原酸、黄酮类、挥发油含量测定。对各产地、不同加工产品作绿原酸、挥发油含量比较及抑菌试验。③石斛类。查清石斛26种，发现1个新种。26种作生药鉴定。223件商品作品种鉴定，22种作总生物碱含量测定，以金钗石斛含量高，10种作药理试验。④大黄类。6种作显微鉴定，102种作品种鉴定。

一六五、常用中药材品种整理和质量研究（北方片）（防风、龙胆草、秦艽、麻黄、甘草、大小蓟、五味子、蟾酥和干蟾、五加皮、茜草、刘寄奴、海藻）

1991年由北京医科大学药学院等5个单位楼之岑等9人完成。按统一共同制定的攻关主要内容及技术方法作10项研究。①文献查考。②药源调查。③鉴定植物学名、描述形态和生活环境、列检索表、附原色植物照片。④鉴别各种商品药材。⑤各种商品药材组织、粉末的比较鉴定。⑥收集全国各地商品药材，作品种鉴定。⑦对各种商品药材进行定性、定量分析，包括有效成分，主要成分或有效部位的含量对比，附特征色谱图。

一六六、常用中药材品种整理和质量研究（北方片）（漏芦、白鲜皮、草乌、山药、厚朴、瓜蒌、败酱草、仙鹤草、苍术、百合、葛根、钩藤、桂皮和肉桂、泽兰、益母草、茵陈、青蒿、艾叶、大青叶、瞿麦、冬葵子、黄芩、地黄、贯众、紫花地丁）

1991年由北京医科大学药学院等5个单位秦波等5人完成。按统一共同制定的攻关主要内容及技术方法做如下研究：①文献查考；②药源调查；③鉴定植物学名、描述形态和生活环境；④鉴别各种商品药材；⑤各种商品药材组织、粉末的比较鉴定；⑥收集全国各地商品药材，作品种鉴定，并列表说明；⑦对各种商品药材进行行定性、定量分析。

一六七、常用中药材品种整理和质量研究（北方片）（苦参、木通、旋覆花、合欢花、白术、威灵仙、昆布、地肤子、女贞子、葶苈子、青风藤、寄生、佩兰、天花粉、天南星、青木香、板蓝根、沙苑子、鹤虱）

1991年由北京医科大学药学院等5个单位王建华等5人完成。具体内容略。

一六八、常用中药材品种整理和质量研究（南方片）（苦杏仁、紫草、淫羊藿、丹参、伸筋草、狼毒、防己、黄柏、马兜玲、木香、丹皮、山豆根、海桐皮、桔梗、巴戟天、吴茱萸、独活、菖蒲、旱莲草）

1991年由中国药科大学等5个单位徐国钧等5人完成。研究方法及步骤与北方片相同。具体内容略。

一六九、常用中药材品种整理和质量研究（南方片）（党参、麦冬、黄芪、鸡血藤、骨碎补、菟丝子、蛇床子、砂仁、芍药、百部、沙参、七叶一枝花）

1991年由中国药科大学等3个单位徐国钧等9人完成。研究过程与常用中药材品种整理和质量研究（北方片）相同。具体内容略。

一七〇、常用中药材品种整理和质量研究（南方片）（黄连、川芎、川芎、藁本、升麻、延胡索、远志、连翘、土茯苓、牛膝、金钱草、香薷、姜黄、莪术、郁金、辛夷、郁李仁、紫荆皮、桃仁）

1991年由中国药科大学等5个单位姜荣兰等5人完成。具体内容略。

一七一、澄清中药砂仁、贯众、防己、厚

朴、白头翁、藁本、钩藤、湖北贝母8个混乱品种的研究

1989年由中国药品生物制品检定所等2个单位杨兆起等3人完成。从本草开始，对砂仁、贯众、防已、厚朴、白头翁、藁本、钩藤、湖北贝母等同名异物、同物异名、异地引种后药材形态、质量变异等状态，进行了原植物调查、植物鉴定、药材标本收集、商品调研、生物学研究、理化分析、药理毒理学试验、个别品种考查等。制备了上千件可供鉴定与研究用植物标本，除确正药典收载品种为主流品种外，可作为新资源开发利用的有6种；推荐增上药典3种；增加部颁品种4种；制定地方标准10种。

一七二、常用中成药质量检测技术研究

1982年由沈阳药学院等2个单位完成。选新版《药典》收载29个中成药，用显微鉴别、化学鉴别、紫外光谱分析、高压液相气相色谱分析和双波长薄层扫描等方法，制订71项质量鉴别项目，其中薄层鉴别42项，含量测定12项，并制订了检验、原料、辅料、中间体，包装等5项标准，已全部载于1985年版《中国药典》。该研究结合生产实践，较日本汉方药质量标准方面均有所超过。该研究针对中成药生产和检测中有较大影响的水质、辅料质量、炮制方法及砷、汞等有害杂质进行检测，发现影响质量的隐患。

一七三、进口药材质量标准制订与检验方法研究

1990年由中国药品生物制品检定所等5个单位秦祥林等5人完成。我国50种进口药材，无质量标准，1960～1990年中国药品生物制品检定所及天津、上海、广州、北京的5个药检所的科技人员，进行了进口药材质量标准的制订，颁发8个版本的进口药材标准规格资料和暂行标准，约收载50个品种，1986～1987年选其中32种质量标准完善者，作为《中华人民共和国卫生部进口药材部标准》。

一七四、中药鉴别紫外谱线组法研究

1990年由山东中医学院袁久荣完成。1987年3月山东省教育厅科研项目，用4条紫外谱线为主的吸收谱测定山东省道地中药材63科150个种211个样品，该项目设计合理、鉴定结果可靠，方法灵敏度高、特征清晰、简便迅速，为中药鉴定提供了一种可靠的方法。

一七五、40余种中成药质量的控制方法

1988年由北京中医学院中药系陆蕴如等5人完成。1980年开始以中医药理论结合现代分析技术，研究40多种不同剂型传统中成药质量控制方法，建立了12种检测技术和方法，如氧化铝净化—分光光度法、薄层光密度法、人工胃液浸泡法、溶剂系统分离薄层层析鉴别法等。其中有些方法已为药典、药厂、教学和科研单位采用。

一七六、中药电泳鉴别法及其在动物、植物类中药应用的研究

1994年由山东中医学院等2个单位石俊英等5人完成。以中药细胞中存在蛋白质分子为指标，用凝胶电泳进行分子水平的鉴定。研究检测了根及根茎类、皮类、花类、果、种子类；动物类中药样品，检测多省区同种不同产地的样品。实验证实该法速、灵、专属性强、重视性好，优于常规中药鉴别法。研究成果已被国内中药教学、科研及药检等部门应用。

一七七、100种粉末药材显微镜鉴定研究

1978年3月由南京药学院完成。显微鉴定是中成药丸、散、锭、丹的科学鉴别方法之一。南京药学院对100种粉末药材作了显微特征鉴定。本成果还为国家1975年版药典鉴定中成药丸、散、锭、丹质量所采用。

一七八、常用矿物类中药材质量控制方法的研究

1989年由北京中医学院赵中杰等4人完成。经50余种常用矿物药250个药品的比较分析，①改进并发展了无汞测钙法、无汞测铁法、快速中和测硫法和滑面粉快速鉴别4种定量检测法，提高了石膏、钟乳石、紫石英、赭石、磁石、硫磺、滑石、白矾等药材质量的检测水平和工效。无氰测钙法和无汞测铁法已为1985年版《药典》所采用；快速中和测硫法及滑石粉快速鉴别法将推荐1990年版药典收载。②用电感耦合新离子发射光谱法、药物人工胃液浸出和其他常规法，对多种矿物药的成分和微量元素含量作探讨，提高了矿物类药物定量测定的准确性。

一七九、出口石斛夜光丸重金属达到限量标准的研究

1993年由山东济南中药厂王玉英等3人完成。研究解决重金属超过新加坡卫生部标准问

题。①经药检反复检验，认为重金属超标元素为汞。②从各个生产环节找出除汞方法并确立具体措施。③用测汞仪测汞元素，价廉。该测汞仪可作为中药厂常规测汞仪配备。④制订“出口石斛夜光丸汞限量企业标准”。⑤已生产并出口符合新加坡标准的三批产品。

一八〇、中药驱铅的实验研究及临床观察

1991年由上海中医学院等2个单位孙爱贞等5人完成。以解毒治本为原则，探索“安正祛邪”驱铅中药。Wistar 大鼠建成铅中毒模型，与常用驱铅络合剂二钠钙素（EDTA）对照。中药驱铅二味方与七味方驱铅，无EDTA的祛邪伤正作用。用健脾解毒方驱铅，不干扰微量元素的体内平衡，加速胆汁分泌、肝铅从粪便大量排出；也可能阻碍铅与活性基团结合，促进铅的解离等调整作用而实现的。提出粪为铅除尿以外的重要排出途径。

一八一、十三种出口中成药中微量重金属检测方法与限量标准研究

1995年由中国药品生物制品检定所等5个单位陈德昌等5人完成。参照我国食品检测有害元素规定，选砷、铅、汞、铬、镉、锑、锡、铜8种元素，用原子吸收光谱测试技术，建立了片仔癀、六味地黄丸、阿胶、定坤丹、乌鸡白凤丸等13种中成药上述8个元素样品前处理的最佳实验条件，引入基本改进掩蔽剂、石墨改型等技术，消除并降低干扰、对试验法的精确度、准确度用国家标准物质测试验证后，在协作组各单位间作交叉复核后，建立了13种中成药8个元素的测定方法。

一八二、中药中微量元素的存在状态与生物活性关系的研究

1995年由北京中医药大学等5个单位曹治权等5人完成。①中药有效化学成分(ECC)及中药微量元素（TE）客观存在，应以有机成分(OC)和TC的相互作用，开展中药TE和ECC研究。②论证中药ECC配位化学学说的正确性，中药ECC可以是OC或TE，但更可能是两者反应形成的配合物。上述成果证实中药的化学成分是多样化的；TE在中药中以多种形态存在，TE作用由其存在状态决定；中药中很多OC分子中含不同的配位基团，TE中又有很多可作为中心离子而发生配合反应，而后产生新的生物活性。

第十七节 中成药

一、抗病毒冲剂的研制

1980年1月由四川省中药厂等2个单位完成。该剂为四川省人民医院儿科胡立庸医师经验方，由鱼腥草等9味药组方。制剂经浓缩成膏、干燥粉碎、与适量糖粉混合制粒后，干燥分装，每15g冲剂相当于42g生药。病毒灭活试验，在组织培养内，直接将冲剂作用于腺病毒3型、7型及呼吸道合胞病毒，具抑制和灭活作用。急性毒性试验，小鼠灌胃安全倍数相当于成人用量的62.6～125倍。冲剂组100例上呼吸道病毒感染者，每日3次，每次15g，疗程3天，总有效率91%。

二、正柴胡饮冲剂的研制

1985年由中国中医研究院中药研究所富杭育等3人完成。正柴胡饮可明显抑制流感病毒的增殖，缓解病毒性肺炎病情，并有显著的镇静、镇痛、抑菌、消炎和增强免疫功能等作用。正柴胡饮拆方配伍发现，全方减去任何一味药物均可削弱其功效；柴胡与赤芍、陈皮与防风、防风与生姜间有相须作用；柴胡与陈皮、柴胡与防风间有相使作用；赤芍与陈皮、赤芍与防风间则显示相恶作用；主药柴胡本身无明显的抗流感病毒但与陈皮、防风、赤芍中任何一味或全部配伍均可使其作用显著增强；生姜在全方中减去后，功效明显下降，提示生姜能调动其他药物的效能。

三、桂枝汤功能的实验研究

1990年由中国中医研究院中药研究所富杭育等5人完成。①桂枝汤多汗止汗、无汗发汗、发热清热、提升体温、止痢、通便、对免疫具双向调节作用，证实有调和营卫功能。②该汤可抑制流感病毒增殖所致肺病变、镇痛、解热、发汗、抑制迟发性超敏反应等。③等量桂枝汤抑制流感病毒感染，提高巨噬细胞吞噬活性等较啜粥、温覆作用增强，证明《伤寒论》中啜粥、温覆助药的科学性。④发现芍药能抑制肺炎病毒，甘草、大枣能提高吞噬活性，组方后桂枝伍芍药，抗炎作用增强，桂枝伍生姜抗炎和吞噬功能增强。

四、桂枝汤对体温双向调节作用的机理探讨

1994年由中国中医研究院中药研究所富杭育等5人完成。发现桂枝汤可阻断酵母等与一些内生致热原及一些致热中枢介质对大鼠的降温作用，调节发热大鼠的中枢发热介质和调节下丘脑及血浆中的含量及作用，而发挥其解热作用。在低体温大鼠模型上，桂枝汤的上述指标结果与大鼠发热模型相反而发挥升体温作用。桂枝汤对发热或低体温机体，均能经整体调节过程中自体降温或升温等多种活性物质的合成、释放、降解、灭活而发挥其双向调节。

五、解表四方的药物动力学研究

1993年由中国中医研究院中药研究所富杭育等5人完成。选择麻黄汤、桂枝汤、银翘散、桑菊饮4个解表方，用解热、发汗、抗炎、急性毒性等指标，进行平行比较，以所获参数为依据的给药方案验证，提出以药代动力学数学模型为基础的药效动力学计算公式和注意事项，即以量效曲线、时效曲线为基础、效应呈现半衰期、效应达峰时间、效应消除半衰期、效应维持时间。从上述4方药物动力学参数，发现辛温解表和辛凉解表在发汗、抗炎、解热作用方面各有特点和差异。

六、益气养阴方对温热病气阴两伤的实验研究

1994年由北京积水潭医院等5个单位马必生等5人完成。临床前期在完成复方五参冲剂治疗急性热病伤阴红舌证442例临床及实验的基础上，提出红光舌为典型舌象的“气阴两伤”证，用家犬制成气阴两伤模型，结合临床，验证了复方五参冲剂疗效。①预防性予复方五参冲剂，可减轻内毒素对线粒体呼吸功能的损伤。②对内毒素所致DIC（弥漫性血管内凝血）家兔肝溶酶体膜具一定保护作用。③能显著增强老年小鼠脾淋巴细胞转化，提高IL-1、IL-2产生水平，利于增强免疫功能，增强老年机体清除自由基及减轻自由基对机体的损害作用。

七、复方大青叶栓的研制

1981年6月由山东淄博人民制药厂郭立德等5人完成。该剂在大青叶针剂提取工艺基础上，设计生产工艺，分离出挥发油，加入栓剂中，以增加该药解热作用，并用乳化制栓，基本解决中药湿膏制栓难题。药理实验对直肠粘膜无刺激和明显损害作用。山东省中医学院附院、淄博市中医院等5个医院用栓剂治疗小儿病毒感染致感冒、流感、腮腺炎等394例。该栓剂优于复方大青叶针剂，且使用安全。

八、速效伤风胶囊的研制

1978年由广州光华制药厂邹克明等2人完成。以人工牛黄组方。扑热息痛为毒性较小退热镇痛剂，溶解度小，体内吸收受溶出速度限制。生物利用度和药理实验证明人工牛黄不仅解热祛痰作用明显，且有表面活性作用，此作用对扑热息痛产生表面活性，促进药物溶解，加快药物溶出速率，使药物快速吸收，产生协同作用。疗效确切。在国内获同品种质量评比第一名。

九、重感胶囊的研制

1983年3月由湖北省中药材公司科研处计国琴等4人完成。用武汉徐子萍医师验方，改进工艺，制成胶囊。治疗流感和重感239例，显效率74.96%、有效率17.5%、无效率2.9%，总有效率94.56%。该剂退热作用迅速、平稳，高热者退热后无大汗及其他毒副反应，安全范围大，适应性较广泛，老少皆宜。该方中原料丰富，生产工艺简便。宜进一步研究方中苦寒药用量，并设对照组进行验证工作。

十、防感片（防感冲剂）的研制

1979年由山东淄博人民制药厂华兴月等5人完成。防感片及冲剂由黄芪、白术、防风等组成的纯中药糖衣片和颗粒剂。具益气健脾、扶正固表止汗作用，具提高人肌体抗病能力和免疫功能。治疗493例感冒、流感，并有一定远期预防效果。能预防和减少慢性支气管炎的复发。毒性试验证明，安全性高，连用3个月，对动物心、肝、肾等重要器官和血液系统无不良影响，与临床结果相似。具提高机体吞噬细胞吞噬率及吞噬指数作用，与临床效果亦相吻合。

十一、速止水泻茶冲剂的研制

1984年6月由安徽繁昌制药厂等3个单位王仁铨等2人完成。据安徽省验方速止泻茶汤剂研制改为冲剂，味芳香、可口。具温中健胃、清利湿热、消食止泻作用。制剂药源丰富、成本低廉、工艺合理、质量可靠、无三废污染。安徽医学院附属医院、省中医学院附属医院、解放军105医院治疗胃肠受寒、消化不良等引起的水泻不止症185例，总有效率达80％以上，疗程短，治疗中无副反应。

十二、四味感冒退热冲剂的研制

1980年8月由浙江省半溪制药厂蒋樟根完成。根据民间验方加味，组成该冲剂。用水煎醇沉法制成块状冲剂，味甜微苦涩，微香，便于服用。具清热解毒、宣肺利咽、理气宽中作用。治疗风热或风热挟湿型上呼吸道感染370例，显效、有效、延效、无效率各49.5％、32.2％、10.5％、7.8％；对照组板蓝根冲剂治疗321例，显效、有效、延效、无效率各27.4％、42.7％、17.4％、12.5％。治疗中未见不良反应。该冲剂生产工艺成熟，质量标准基本可行、药源丰富、价廉。

十三、感冒消炎片的研制

1983年由昆明中药厂孔繁祥等5人完成。由臭灵丹等中草药组成治风热感冒及上呼吸道感染的中草药复方。该片剂经生物、化学、毒性、质量标准、生产工艺等研究，技术指标符合《中国药典》1977年版本要求。组方合理、药源丰富，动物急性毒性试验无明显毒副反应。云南省及昆明市的4个医院治疗风热型感冒及上呼吸道感染298例，总有效率92.3％，该片剂对风热型感冒、咽喉炎、腮腺炎等具较好疗效，治疗中未见明显不良反应。

十四、抗菌止痢新药——痢特敏的研制

1981年2月由沈阳药学院朱廷儒等5人完成。该剂由仙鹤草和翻白草水煎醇提浸膏粉组成。抗菌活性成分清楚。临床及体外抑菌试验均优于黄连素、复方新诺明、四环素加甲氧苄胺嘧啶等止痢药。该剂原植物资源丰富、工艺简便、易制备，是中西医结合治疗痢疾疗效较高、控制症状较快、疗程短、较安全的药。试治342例细菌性痢疾，有效率95.61％。

十五、海珠喘息定片的研制

1972年5月由厦门中药厂唐永茂等4人完成。在喘哮散基础上，去麻黄等中药，加解痉止喘西药组成该片剂。多年临床验证支气管哮喘、慢性支气管炎和哮喘性气管炎有效率达85％以上，无明显副反应，且具改善体质，增强抵抗力的特点，该药起效较快、维持时间较长、治疗剂量小，并有改善体质、增强抵抗力、祛痰、镇咳、安神等作用。

十六、降气定喘颗粒的研制

1978年1月由广州中药一厂等2个单位郑尧新等5人完成。为广州呼吸疾病研究所验方，具降气平喘、止咳祛痰作用。1983年广州中药厂将原冲服剂改制成颗粒。药理试验，小鼠酚红法呈较强祛痰作用，对氨水气雾法所致小鼠咳嗽抑制率为63％～69％，可延长组织胺气雾引起豚鼠Ⅲ级反应潜伏期，平喘效果较麻黄约强2.7倍。实验动物口服3.3g/kg时，血压、心率、心电图均无明显影响。毒性试验，小鼠口服54.27g生药/kg体重时，血压、心率、心电图均无明显不良反应及死亡发生。

十七、慢性气管炎治疗药物——止咳油的研制

1978年5月由吉林省图县制药厂完成。该油以针叶树木的亚硫酸法纸浆废纸为原料，分离精制的单萜类物质。重要成分为对-异丙基甲苯，含量90％以上，其他为萜烯及小量α-蒎烯、β-小茴香油精、α-水芹烯和α-松油精。具祛痰、镇咳作用。小鼠半数致死量为2.62±0.125g/kg。止咳油胶丸治慢性气管炎311例，具明显祛痰作用和一定止咳作用，副反应少。对消化道有不良反应，但可自行消失，未见明显毒性反应。该丸祛痰、平喘作用优于宽叶杜香油胶丸。该剂原料丰富，生产工艺简便、成本低廉。

十八、柴胡镇咳片的研制

1982年4月由湖北省医药工业研究所等2个单位黄兰等3人完成。湖北省医工所实验证明柴胡醇析物具较明显的抗炎作用，其作用介于消炎痛和保泰松之间。初步证明柴胡镇咳片镇咳有效成分为柴胡多糖，已初步分析了比多糖组成的单糖。柴胡醇析物具显著镇咳作用，对原植物品种的药理、一般毒理、化学成分、有效成分、生产工艺及质量标准等进行了研究。用片剂治疗支气管炎、普通感冒、肺癌、肺炎等患者1005例次，镇咳总有效率85.8％，显效率60％，其中2/3有效病例于服药后20～60分钟起效，持续3～4小时。

十九、樟树籽浸膏片的研制

1976年8月由湖北省医药工业研究所李素兰等6人完成。樟枝籽浸膏片为樟科(Lauraceae)植物樟(Cinnamomnm camphora (L.) Presl〕籽的浸膏片。对小鼠及猫有镇咳作用，小鼠灌胃LD_{50}为2.91g/kg，研究提出樟树籽干浸膏和浸膏片的生产工艺，制订了质量标准(草案)。该片剂经河南、湖北试治慢性气管炎523例，总有效率80.8%～91.9%，显效率40.9%～62.2%，有较好镇咳和一定祛痰平喘作用。该片剂药源丰富、生产工艺简便、价廉、适于群防群治。

二十、一粒止痛丹的研制

1973年由重庆桐君阁药厂李三多等完成。用生产白药下脚料，经溶剂提取，制成新药一粒止痛丹。药理证明有明显镇痛和镇静作用。LD_{50}为15.70±0.17g/kg。中毒剂量为有效剂量的3～5倍。试治240例口腔、肛周、腹部疾患及部分晚期肿瘤患者，止痛总有效率86.7%。多数患者(84.6%)在服药30分钟内开始显效，61.5%患者止痛维持时间达4小时以上。该药体积小，携带方便，成本低，治疗中无不良反应，工艺较成熟，产品质量基本符合要求。

二十一、三七叶甙及七叶神安片的研制

1984年由云南药物研究所完成。既往三七叶不供药用，现从三七叶分离出皂甙，证明其具镇静、镇痛作用，毒性极小，为治疗神经衰弱及偏头痛的一种新药。从三七叶中分离得到的5种皂甙和5种皂甙元，均进行了鉴定。从三七叶中分离得到的三七叶皂甙主要成分为20(S)原人参二醇型皂甙，含量丰富。药理证实三七叶皂甙具镇痛、抗炎、降温与解热作用。急性毒性和亚急性毒性试验证明其口服毒性低。已判定适用的药品质量标准，生产工艺可行，口服无明显毒性，注射剂毒性资料尚不完整。

二十二、新阿胶的研制

1974年5月由山东省药材公司等3个单位经志德等5人完成。以猪皮代驴皮试制新阿胶，并作氨基酸定性、定量分析、蛋白质分析及总氮、碳等测定，结果证明两胶化学成分相似。1974～1975年治贫血、白细胞减少症、再障、子宫功能性出血、痰血等患者558例，总有效率88%；阿胶治疗74例，总有效率79.7%，两胶均具阿胶补血作用。新阿胶疗效相当于阿胶，服用安全，无明显副反应，且原料来源广，可大量生产。

二十三、中药三金片的研制

1978年由空军桂林医院完成。从600余种中草药抑菌试验中，筛选出金樱根等中药组成三金片，治疗泌尿系感染。1969年以来，治疗215例，治愈、好转各191、24例，治愈率88.8%。实验证实该制剂对金黄色葡萄球菌、链球菌等革兰氏阳性球菌和大肠杆菌、绿脓杆菌等革兰氏阴性杆菌有不同程度的抗菌作用。该片剂每片0.5g，每次口服4～6片，日服3次。服药3～10天后，主要症状消失，3～14天尿常规恢复正常，2周内尿培养阴性。

二十四、新癀片的研制

1975年3月由厦门中药厂唐永茂等4人完成。为一种中西结合药方，具消炎止痛、清热解毒、散瘀消肿等功能。适用于风湿性关节炎、急性黄疸性肝炎、胆囊炎、外伤(手术)、无名肿毒等炎症。对食管、贲门癌有止痛、缓解吞咽梗阻作用。1976～1980年在厦门市中医院等20多个单位试治500多例上述6个病种，疗效90%以上，起效迅速，内服、外用均可，服用方便，无明显毒副反应，长期服用安全。

二十五、金荞麦的研制

1981年由南通市中医院等4个单位成云龙等5人完成。研究鉴定了金荞麦为蓼科植物野荞麦〔Fagoyrum Cymosmn (Trev) Meissn〕。制定了引种、栽培技术和原料采收与干燥方法。在南通大面积种植并在北京地区引种成功。选育出生长快、有效成分含量高的贵州Ⅰ号，其有效成分为双聚原矢车菊甙元，研制出提取、定性定量分析方法；制定了药材标准；改汤剂为片剂，确定了片剂生产工艺和暂行质量标准。金荞麦及其有效成分具有祛痰、抗炎、解热、抑制血小板聚集和增强巨噬细胞吞噬功能。

二十六、六应丸的研制

1980年由上海中药制药一厂等2个单位完成。该丸是上海龙华医院顾伯华经验方，具解毒、消炎、消肿、止痛等功能。上海中药一厂改进确定了六应丸的制备工艺、质量标准和检验方法。临床试治302例，喉科161例，显效43例、有效100例、无效18例，总有效率87.5%。上海各医疗单位应用该丸剂，无不良副反应。该丸剂

工艺成熟、产品质量稳定，建议生产。

二十七、抗尿路感染新药——尿感宁冲剂的研制

1983年1月由杭州第二中药厂林振常等2人完成。该方是中草药治疗尿路感染验方基础上研制成的一种中成药冲剂。具清热解毒、通淋利尿、抗菌消炎等作用。体外抗菌试验，该冲剂可抑制大肠杆菌和金黄色葡萄球菌。浙江省卫生厅组织临床验证泌尿系统感染119例，总有效率84.9％，其中显效率60.5％；27例尿细菌培养阳性者，治后尿菌培养转阴66.6％，好转7.4％，无不良副反应。该冲剂服用方便、药源丰富、工艺简便成熟、质量标准基本可行。

二十八、熊去氧胆酸的研制

1980年1月由上海中药研究所等2个单位完成。熊去氧胆酸是熊胆中主要胆酸，化学结构为3α，7β-二羟基-5β-胆烷酸，是鹅去氧胆酸7位羟基差向异构体。1953年以胆酸为原料，人工合成成功。该胆酸在胆酸类药物中溶血作用最弱，毒性最低，可促进脂肪水解和脂肪酸分解，抑制肝脏内脂肪沉积，增强其解毒机能和肝色素的分泌机能。上海中药一厂等，以家禽胆汁为原料，经皂化、酸化、脱脂及盐析制成鹅去氧胆酸，再经氧化、还原反应，制成熊去氧胆酸，并完成小样放大试验，产品质量与进口产品相同。临床治疗胆石症及胆石症所致的胆囊炎、胆道炎有效，还可预防传染性肝炎、肝硬化、肝肿人及各种肝中毒疾病及所致的胆石症，效果良好。

二十九、金胆片的研制

1981年1月由上海中药三厂中心实验室朱振岳完成。为青浦县老中医何承志先生验方，研制成片剂，具消炎利胆作用。方中的金钱草原料经选择及改进提取工艺，提高了疗效，降低了成本。该片符合《中国药典》1977年版附录片剂项下各项有关规定及药品卫生标准。上海医科大学华山医院、上海市第一人民医院、上海市徐汇区中心医院等11个医院治疗急、慢性胆囊炎、胆石症、胆道感染、胆道手术后综合症等323例，总有效率87.9％，未见明显副反应。该片工艺较成熟，质量基本稳定。

三十、牛黄宁宫片的研制

1977年1月由大连中药厂陈桂勋等2人完成。该片由牛黄、珍珠、琥珀等27味中药组成的糖衣片，临床试治322例精神病患者，证明其有清脑安神、解热祛毒的功能。对小量抗精神病药物治疗患者，用该片剂维持治疗效好。对更年期精神障碍、高血压、神经官能症等均有较好的疗效。对脑神经症和躁狂性精神障碍疗效满意。该片剂对消除各类精神病后遗症，如头痛、失眠等有较好的疗效。临床应用2年，未见急、慢性中毒。

三十一、枣仁安神液的研制

1983年3月由北京同仁堂制药厂周时来等3人完成。该安神液据北京市药材公司总中药师李培松验方制成口服蜜汁剂型。具滋肾阴、抑肝阳、养心安神作用。药理及安全实验证明具安神、利尿作用，无明显毒副反应。治疗326例失眠者，总有效率90.8％。该液生产工艺基本可行，有质量控制方法和标准。

三十二、胃安的研制

1979年由镇江中药厂等2个单位完成。以中医辨证论治原则组方胃安Ⅰ号和Ⅱ号各对肝胃不和型和胃阴不足型萎缩性胃炎有效。Ⅰ号试治114例，总有效率70.2％，显效率43.9％，复查66例病理，由萎缩转为浅表或萎缩加浅表19例，占28.8％。Ⅱ号试治162例，总有效率77.2％，显效53.7％，病理复查46例，由萎缩转为浅表或萎缩加浅表32例，占33.3％。该方配伍符合辨证论治原则，质量标准可行，药理实验，证实该药安全可靠，并进一步改进工艺，减少剂量，提高质量。

三十三、海洋胃药的研制

1975年8月由大连中药厂王喜田等4人完成。根据民间以海星治病经验，佐黄芪等中药组成温中益气、制酸健胃镇痛剂。实验证实海星原粉对大鼠急性、应激性幽门结扎的溃疡有显著疗效，无毒副反应。大连市第三人民医院用海星原粉胶丸治疗30例幽门溃疡，有效率80％以上，该胶丸各项技术指标符合1985年《药典》规定。大连市第一人民医院、大连市第三人民医院等5个医院，治疗脾胃虚寒、胃及十二指肠溃疡等279例，总有效率71％。该产品以海星为主药，充分利用海洋资源。现正精选配方，开展第二代海洋胃药的研究。

三十四、溃疡宁胶囊的研制

1979年由天津市第五中药厂徐宝山等3人完成。用珍珠、冰片在古方基础上组方，加工而成。药理实验证明，该剂经抑制中枢作用，降低植物神经,特别是迷走神经对胃的胆碱能效应，以提高胃粘膜修复作用。无毒副反应。治疗140例十二指肠溃疡，全部有效，治愈率84%，对照甲氰咪胍组治愈率75%，溃疡宁胶囊组复发率低，治疗中无毒副反应，使用方便。该剂属遵古炮制，工艺设计合理，达到质量标准要求。

三十五、愈溃灵的研制

1984年由兰州中药厂完成。以陇马陆、甘草为主药，伍用活血化瘀、行气宽中、健脾消食中药组方。急性毒性试验，昆明种小鼠灌胃，LD_{50}大于209kg。亚急性毒性试验，对大鼠体重、进食量、血压、心电图、红细胞和白细胞数、白细胞分类、SGPT、尿素氮等指标无明显影响；对肾、肺、胃、十二指肠、脾等无明显变化。安全试验无不良反应。病理证实活动性胃溃疡250例，愈溃灵组125例，治后溃疡愈合率64.8%，总有效率83.2%，治疗中无明显副反应。该剂质量符合标准，生产工艺较简单。

三十六、补中益气汤对消化道功能活动的调整作用研究

1994年由广州中医学院王汝俊等4人完成。以中医理论为指导，对补中益气汤临床运用规律和益气健脾作用原理进行了系统的研究。经药物加减变化的统计分析，初步阐明该方临床疗效的基本规律，实验中，用离体与整体、形态与功能、生理与病理模型结合，从胃肠运动、分泌、消化吸收及实验性胃溃疡、胃粘膜损伤、胃粘膜防御与代谢功能等指标，观察药理作用及益气健脾原理，证明该方对胃肠运动、消化液、消化酶分泌、小肠吸收等具有多种调节作用。

三十七、肝炎药——金酸苹的研制

1976年3月由湖北省医药工业研究所完成。金酸苹由阴行草、酸模、苹构成。阴行草为玄参科阴行草，酸模为蓼科酸模属植物酸模，苹为苹科苹属植物苹。制成合剂、冲剂和静脉注射剂，并对制剂工艺、药理作用和质量规格进行研究。药理研究，能显著抑制α-萘异硫氰酸酯引起大鼠高胆红素血症，退黄和降酶作用肯定；合剂与注射剂能较明显地对抗大鼠蛋清性关节炎的形成，具有一定的抗炎作用，并有一定的利胆作用。合剂对大鼠有明显利尿作用。药源丰富，品种清楚，工艺简便。

三十八、益肝颗粒的研制

1984年由广州中药一厂等4个单位郑尧新等5人完成。该颗粒由鸡瓜芋块茎水提物制成。具疏肝健脾、行气止痛、消滞解毒作用。鸡瓜芋治疗迁延性和慢性病毒性肝炎的已知主要有效成分为多糖和天门冬氨酸和谷氨酸。鸡爪芋多糖已确定为葡萄甘露多糖。上述主要成分已作为质量控制的一种指标。实验观察可明显减轻肝细胞病理损害、改善肝糖元量减少状况、加强肝解毒功能、具调节免疫和镇痛作用，明显降低 SGPT 和调节血糖浓度的双相作用。急性及亚急性毒性试验证明，对实验动物血象、肝、肾功能无影响，并对心、肝、脾、肾组织无病理损害，该颗粒工艺可行。

三十九、苦黄注射液的实验与临床研究

1993年由江苏省人民医院等3个单位陈钟英等5人完成。该注射液是我国实施新药审批以来卫生部批准的第1个静脉滴注的复方中药注射液。主治各种湿热黄疸及湿热之邪所致的温病，适用于各种黄疸型病毒性肝炎。临床验证2000余例，显效率76.4%，总有效率98.7%，退黄作用好、速度快、疗效稳定、副反应小、安全可靠。

四十、补脾益肠丸——胃肠分溶型双层丸的研制

1985年由广州陈李济药厂梁东康等5人完成。该丸是在第一军医大学脾胃双补丸基础上，用新工艺制成的胃肠分溶型丸。外层胃溶部分补中益气、健脾和胃；内层肠溶部分涩肠止泻、止血止痛、生肌消肿而达标本同治目的。药理证明具增强耐力、改善微循环、解痉、止痛、消炎和促血凝等作用，无明显毒副反应。第一军医大学、广州市第二人民医院、广东省中医院等治疗脾虚型慢性结肠炎和溃疡性结肠炎122例，总有效率97.5%。该方工艺可行，符合临床质量标准。

四十一、镇痛丸的研制

1985年由广州中药一厂等3个单位药风荷等5人完成。该剂为广东省老中医梁乃津验方，由广州中药一厂和广州中医学院附属广东省医院制成小丸剂，具行气止痛、舒肝和胃、祛瘀生新等作用，适用于肝郁气滞、血瘀所致消化道疾病和痛经等疼痛。广东省人民医院、广州军区总医院、广州中医学院附属医院等6个单位治疗481例，总有效率89.31%，其中消化道痛证379例，有效率91.03%；其他痛证49例，有效率75.51%，治疗中未见明显副反应。

四十二、胃乃安的研制

1985年由广州中药一厂冯所安等5人完成。为广东省老中医梁乃津验方。具健脾益气、行气活血、清热生肌等作用。由广州中药一厂、广东省中医院制成中药胶囊。广东省中医院、广东省人民医院、广州中医学院附属医院等6个医院治疗303例胃十二指肠球部溃疡、慢性胃炎等，口服，日3次，每次4粒，1～3个月为一疗程，总有效率98.35%，治疗中未见明显副反应。该剂组方合理、工艺可行，符合临床质量标准。

四十三、肾炎片的研制

1976年由南通中药厂丁恒山完成。该片由珍珠、三七、墨旱莲、丹参等10味药材精制而成。用于急性、迁延性肾炎，也可用于慢性肾炎。治疗急慢性肾炎146例，有效率达91.8%，治后尿镜检红细胞、白细胞、管型明显减少甚至消失，体力、食欲、睡眠等亦均有改善，未见明显毒副反应。该片剂生产工艺及暂行质量标准可行。

四十四、肾炎四味片的研制

1976年由湖北省医药工业研究所涂主珍等完成。以黄芪、黄芩、北京石苇制成肾炎四味片。药理试验，对大鼠有明显利尿作用，能对抗氯化高汞所致的肾功能损伤，可降低血液非蛋白氮值，安全无毒。治疗115例慢性肾小球肾炎患者，总有效率86.1%，其中完全缓解率23.5%，基本缓解率30.4%，部分缓解率32.2%。对肾功能不全有一定疗效，临床方便，无明显副反应，药源丰富，需改进工艺，减少服药剂量。

四十五、新中成药“肾康宁”片的研制

1982年7月由杭州第二中药厂等2个单位严隽美等2人完成。根据古方肾气丸、右归丸组方原则，对组方、剂型、工艺、质量标准及毒理、临床等方面进行系统研究。该剂具温肾、益气、和血、渗湿等作用，能提高肾小球功能。临床主治慢性肾炎、肾气亏损、肾功不全所致的腰酸、疲乏、畏寒、夜尿增多等症。亚急性毒性试验未见明显毒副反应，并能明显提高肌体内肌酐清除值。该片剂治疗慢性肾炎101例，总有效率92.2%，该片剂组方合理，质量标准基本可行。

四十六、珍菊降压片的研制

1976年由上海中药三厂等2个单位完成。该降压片由野菊花、珍珠层粉和可乐宁组成。中药具清心、降火、平肝、降压、安神宁心和改善血管通透性作用。可乐宁为1966年发现中枢型降压药，经降低外周血管阻力和减少心排血量而降压。临床试用两批共试治333例，降压疗效74.1%～85.3%，症状疗效77.2%～82.1%。对头胀、肢麻、失眠等症状明显改善，该片剂降压、改善症状方面优于单用可乐宁，治疗中副反应较少，部分病例进行肝肾功能检查，未见异常变化。

四十七、心脉通片的研制

1977年4月由开封市中药厂刘大潜等4人完成。该片为山楂、红花、三七的复方制剂。可增加离体豚鼠心脏冠脉流量，对心肌有一定抑制作用；对垂体后叶素所致豚鼠急性心肌缺血、心率减慢有对抗效果；可延长小鼠常压下耐缺氧时间；对氯仿引起小鼠心室纤颤有明显对抗作用；可缩短乌头碱导致大鼠心律失常时间。腹腔注射 LD_{50} 为40.28±14.5g/kg。该片剂使用方便、副反应小，但服药量大，需改进制药工艺，研究疗效机制。

四十八、心痛气雾剂的临床运用与实验研究

1987年由中国中医研究院广安门医院等单位组成的全国胸痹心痛协作组沈绍功等3人完成。心痛气雾剂验证540例851例次冠心病心绞痛，统计3分钟内止痛者，寒证占50.55%，热证占54.02%，总有效率各为72.41%和73.81%。60例与美国硝酸甘油自身对照，疗效无显著差异；与空白气雾自身对照，疗效差异显著。急性和慢性毒性实验，证实安全；对兔实验性心肌缺血有预防作用；对犬实验性心肌缺血有保护作用，犬冠脉血流量始稍增后减少，临床疗效与药效学相符。

四十九、参附注射液的研制

1987年由全国剂改协作组——成都市中医药研究所等3个单位廖工铁等5人完成。古方参附汤制成静脉注射液，用于中医辨证施治或西医抗休克升压。实验证明人参可调节中枢神经功能，兴奋垂体-肾上腺皮质系统，提高机体适应性，增强心肌收缩力。附子具明显强心作用，可改善外周和冠脉循环，兴奋垂体-肾上腺皮质系统，具抗炎、抗寒冷和提高缺氧耐受力作用。用该注射液治138例厥脱者，与44例西药治疗组对照，参附注射液对各种原因所致厥脱症均有疗效，总有效率89.13%，在回升血压、微循环改善等方面，明显优于西药对照组（$P<0.05$）。

五十、“心宝”的研制

1985年由广东省药物研究所等2个单位翁明翰等5人完成。心宝由洋金花、人参、附子等有效成分组成丸剂，每丸重60mg。动物实验证明，“心宝”能使兔冠脉流量增加，心肌收缩加强，可显著提高小鼠耐缺氧能力及乌头碱诱发大白鼠心搏停止用量；对小鼠以心宝丸4800mg/kg 灌胃后，观察了3天未见副反应。临床药效学研究表明，口服“心宝”15～30分钟后，胸闷改善、皮肤潮红、口干；1小时后心电图缺血型 ST-T 开始改善，8～12小时达高峰，24小时回复到原来水平；服药第三天心功能明显改善，服药5～7天疗效达到高峰。但青光眼及发热患者禁用，孕妇慎用。

五十一、金水宝的研制

1989年由中国医学科学院药物研究所等2个单位岳德趋等5人完成。1972年开始从青海天然虫草中分离 C-4菌株（鉴定为蝙蝠蛾拟青霉），用 C-4发酵菌丝体提取物，药理实验证实能降低血清脂质，包括胆固醇、甘油三酯、β脂蛋白等；促进心脑组织对^{86}Rb 的摄取；增强小鼠耐缺氧力；轻度抗炎；止咳祛痰；镇静解痉；抑制唾液分泌物等。与天然虫草提取物作用基本相同。分离出10余种化学成分，并制定了质量控制指标。对高血脂、性功能低下及慢性支气管炎等有较好疗效，副反应小。

五十二、环心丹的研制

1978年由青岛中药厂等4个单位王永成等3人完成。以中医通补兼施理论，用传统中药研制成半浓缩小水丸，试治127例冠心病、心绞痛，以心电图 ST-T 段回复为治疗指标，对心绞痛总有效率93.4%，心电图改善总有效率60.4%。药理实验，该丹对垂体后叶素所致急性心肌缺血有保护作用，能降低心肌耗氧量，增加离体心肌冠脉流量，增强心肌收缩力，是一种安全有效的中药口服剂。产品质量稳定，服量少，生产工艺规程完整。

五十三、安络宁的研制

1979年由山东省泰安制药厂刘敬文等3人完成。该剂为安妥明铝、维生素 C 及制首乌、丹参等中药制成的复方。药理实验对大鼠高血脂模型有显著降血清甘油三酯及胆固醇作用。对垂体后叶素所致心肌缺血有一定保护作用，提示可提高小鼠耐常压缺氧能力。治疗187例高脂血症，发现有明显降血清甘油三酯及胆固醇作用，尤以前者为著，并发现具提升高密度脂蛋白作用。治疗中未见明显不良反应。动物急性毒性试验及近期（3个月）临床观察，未见肝功能损害及其他不良反应。该方组成的原料药易得，工艺简便。

五十四、丹田降脂丸的研制

1983年由潮州市宏兴制药厂李锦河等3人完成。由益气通脉、活血化瘀、健脾化浊、滋补肝肾的补泻兼施药组方。为一种新降脂中药。治疗251例心脑血管病，降血清胆固醇和甘油三酯有效率各72.2%和82.6%，平均下降率17%和35%，且降脂作用持久稳定。能改善冠心病者血液流变性、改善微循环、服药后平均血小板聚集率下降61.3%，全血粘度、红细胞电泳率各下降23.4%、14.4%，对高脂血症伴冠心病、脑动脉硬化等有明显治疗作用，可迅速改善患者的神疲、肢麻、头晕、胸闷等症状，无任何毒副反应。

五十五、调节脂质代谢药物——大黄糖浆的研制

1984年由上海医药工业研究院等3个单位杜上鉴等4人完成。大黄具多种生物活性，可降低胆固醇并调节脂质代谢，亦可用于防治老年性动脉硬化。药理实验具降压、减肥、清热解毒作用，其清热通便作用优于其他降脂中药。上海医药工业研究院等单位研制大黄糖浆，治疗141例高血脂者，用药6周后，显著降低胆固醇及β-脂蛋白，停药2周后无反跳，而对冠状动脉硬化呈负性相关的高密度脂蛋白有显著升高及减肥、降压作用，具提高高密度脂蛋白、降低低密度脂蛋白作用。

五十六、消栓再造丸的研制

1980年由北京药材公司等2个单位杜春林等3人完成。该方在古方再造丸和人参再造丸基础上加减变化。药理表明，该丸剂是经降血脂、抗血栓、降压等作用而达到疗效。北京第四医院中医科、中医研究院针灸研究所等单位试治90例，总有效率平均达90%以上，未见副反应。该丸剂配制工艺较合理。

五十七、去甲乌药碱（附子一号）的研究

1981年由中国医学科学院药物研究所等3个单位完成。人工合成去甲乌药碱(附子一号)，药理研究证明属于β肾上腺素能受体兴奋剂，有增强心肌收缩力、加速心率、扩张血管和气管作用。对实验性缓慢型心律失常有效。10个临床单位用该药试治缓慢型心律失常病人161例，证明能迅速增快窦性心率，部分病窦房阻滞及结区房室传导阻滞减轻或消失，增加心室自主心率;多数病人收缩压轻度升高而舒张压下降。临床血液动力学检测数据与药理研究结果一致。

五十八、山楂叶提取物——心安胶囊

1984年1月由河北省承德友谊制药厂等2个单位陶友林等4人完成。以山楂叶中有效成分提取物制成该制剂。药理试验结果与临床观察效果相一致。生药鉴别及植化分析为该药工艺及质量标准提供了依据。该剂毒性低，无致畸、致癌、致突变作用，生产工艺合理，药源丰富，工艺流程简便。河北省医学科学院、河北省医学院附属医院等6个医院治疗312例冠心病，缓解心绞痛总有效率98.1%，心电图恢复和改善率67.3%，合并高血压者的降压率87.5%，对快速心率失常亦有一定疗效，治疗中无明显毒副反应。

五十九、三七冠心宁的研究

1980年由云南省药物研究所完成。1975年后，对三七化学成分进行了研究，制成治冠心病心绞痛的三七冠心片。该药主要含四环三萜达马烷型皂甙及黄酮甙类、甾醇类化合物和蔗糖等。实验证明，三七冠心宁具扩张冠状动脉、增加冠脉流量、减慢心率、降低主动脉压和外周血管阻力、降低心肌耗氧量等功能，并可改善心泵射血量。国内7省市28个医院试治828例冠心病患者，778例心绞痛总有效率70.2%;102例中硝酸甘油停减率95.1%;625例心电图异常者的总有效率为34.9%，显效率14.2%。

六十、华佗再造丸

1981年及1984年由广州奇星药厂等5个单位陈露西等5人完成。该丸由当归、红花、川芎、冰片、胆南星、马钱子等组成，具镇定神经、滋阴强心、舒经活络、活血化瘀、行气止痛等作用。为国家“六五”攻关项目。药理实验证明，可增加脑血液循环，改善脑供血，促进冠脉血循环。对蜜丸制作工艺改革后，制剂达到无菌要求，体积缩小。中山医科大学等单位，治疗缺血性中风及后遗症总有效率为89.53%；对冠心病、高血压总有效率为93.7%。未见心、肝、肾和血液系统毒副反应，仅部分患者出现口干、咽苦、便秘和烦躁现象。

六十一、麝香保心丸

1981年1月由上海中药制药一厂麝香保心丸协作组完成。由麝香、人参、蟾酥、苏合香等组成。经华山医院等5个单位治疗冠心病、心绞痛344例次，其中3天疗法（症状疗法）209例次，总有效率75.6%，心电图观察162例次，有效率36.4%；即刻疗法（症状疗法）135例次，有效率80%，心电图观察71例次，有效率55%。该方与日本救心丹双盲对比观察，疗效相似，而副反应少于救心丹。该丸剂工艺较成熟、质量较稳定，并有一定的成分测试方法和质量控制标准。

六十二、冠心安口服液的研制

1985年1月由北京中药厂赵维全等2人完成。为治冠心病有效验方。方中主要成分具抗肾上腺素、减慢心率、调整血压、扩张外周血管阻力、减轻心脏负荷特点。具有标本兼治、补益生脉、化瘀通络、镇静安神作用。北京同仁医院、天坛医院等治疗405例冠心病心绞痛者，对心绞痛总有效率96%，心电图改善42%，硝酸甘油停减有效率90.1%，口服冠心安后10分钟内即起效，心绞痛与心电图均发生相应改善。该制剂工艺、质量标准基本可行。

六十三、救心金丹的研制

1985年由沈阳市中药一厂赵金雨等5人完成。由六神丸方基础上改进组方，具强心开窍、活血止痛作用。组方合理，制剂颗粒小，一次用量少，使用方便，起效快。该强心药以金箔包衣，工艺难度大。用于冠心病引起的心绞痛、胸闷、

心悸及心功能不全症等，金箔具镇静安神作用。

六十四、生脉散口服液的研制

1983年7月由南京药学院等8个单位完成。对生脉散处方、药材进行品种鉴定，确定制剂的药材品种，进行系列研究中，用人参皂甙RC单体作为标准品，用提取和薄层扫描技术，建立复方制剂中人参定量分析法，还进行药理及毒理试验、质量控制和质量标准研究。该口服液对冠心病心电图有效率达48.6%，并对二磷酸腺苷诱发的患者血小板聚集有明显抑制作用，可降低β-血小板球蛋白及血栓素A_2的水平，可改善心功能。对扩张型心脏病具改善心肌收缩功能。该方剂从离体至整体水平都作了系统研究，提供了抗衰老的广阔前景。

六十五、绞股蓝系列产品的研制

1984年4月由昆明中药厂孔繁祥完成。云南为我国绞股蓝主要产区，其含有5种相同的有效成分。研究完成了运动绞股蓝品种鉴定和资料普查；对植物化学研究，通过薄层层析、柱层分离和理化常数和光谱分析，鉴定了其所含7个绞股蓝皂和甙元人参二醇。证明云南绞股蓝品质优良，无毒性成分，具开发利用价值。还进行了毒理、药理、工艺、质量标准和临床研究。以益寿茶为主的绞股蓝系列产品，具抗动脉粥样硬化、降血脂、抗肿瘤、提高机体免疫、防感冒等作用。临床验证172例，服用中未见副反应。工艺中除去毒性大的有机溶剂，利用糖蜜酒精资源及氧化铝短柱吸附工艺，提高纯度和回收率。

六十六、心脑康的研制

1982年由河南省周口地区第一制药厂魏端书等4人完成。在脉通基础上，参考国外有关资料，研制心脑康。从红花果中精制提取有效成分，加芳香开窍及维生素，制成具降脂、防治动脉硬化及改善血循环的中西药复合剂。测定无毒性反应。以该胶囊试治311例，对胆固醇、三酸甘油酯、β-脂蛋白均有显著疗效，有效率达80%，对心绞痛、脑血管病也具较好疗效。其降血脂疗效优于脉通，已销国际市场。治疗中未见明显副反应，部分患者肝、肾及造血功能无明显异常，未见中毒情况。该药源丰富，现行工艺可靠，质量稳定。

六十七、复方芦笋胶囊（乳结平胶囊）的研制

1984年由广州侨光制药厂王凤宝完成。该胶囊在芦笋片基础上研制，是由芦笋和菠萝蛋白酶组成的复方制剂。其有效化学成分为天门冬酰胺，对体内恶变细胞生长建立一种生化障碍，防止健康细胞恶变。菠萝蛋白酶是巯基酶，能选择性地水解纤维蛋白，将阻塞于组织内的纤维蛋白血凝块溶解，改善病灶局部体液循环，具祛瘀、散结、消炎、止痛等作用。广东省人民医院、广州医学院附院、广州军区总医院等7个单位验证183例乳腺囊性增生病和男性乳腺发育症，总有效率90%。治疗中副反应较少。

六十八、蟾酥膏的研制

1981年1月由上海中药制药三厂朱振岳等2人完成。该膏据龙华医院刘嘉湘方改进制成的橡皮膏。外敷于肺、肝、胃等多种癌症性疼痛处，具活血化瘀、消肿止痛作用。该方由行气止痛和活血化瘀两大类中药组成，为增强药物作用，增加1种具较强渗透、镇痛、消炎的作用，以促进皮肤吸收，加强刺激并具明显镇痛作用。在主药蟾酥膏研制中，避免皮肤发泡等副反应。上海龙华医院、黄浦区中心医院等10个单位，治疗肺、肝、胃等癌症疼痛177例，总有效率92.65%。

六十九、人参抗癌片治疗中晚期胃癌（术后）的研究

1979年由杭州胡庆余堂制药厂等3个单位何荣三等4人完成。用该片治术后中晚期胃癌101例，以TNM分期，Ⅱ、Ⅲ、Ⅳ期患者1年生存率各100%、83%及68.96%；化疗组78例1年生存率各93.33%、70.58%及41.37%，两组有显著性差异。免疫功能检测，OT及SK-SD皮试、^3H胸腺嘧啶核苷掺入法淋巴细胞转率、IgG含量等均优于对照组，统计学处理有显著意义。该片无毒副反应，多数患者用后体重增加、胃纳改善、体力恢复较快。该片剂组方合理、工艺成熟、质量标准可行、药源丰富。

七十、复肝能胶囊的研制

1982年由山西省侯马中药厂完成。该胶囊在临床经验基础上，筛选有效方剂制成胶囊剂。对胃肠胀气、肝区不适、失眠多梦等血瘀血热、肝郁气滞等症具一定疗效。方中主用山楂、黄芪、葛根等药。制作工艺合理，质量标准完善，符合药检标准。治疗慢性肝炎、降酶总有效率

80.75%，退黄总有效率77.92%，特别对HBV的IgG-抗HBC转阴率达73.9%，反跳率低，治疗中无明显毒副反应。

七十一、六味地黄汤（丸）的方剂学研究

1992年由中国药科大学严永清等3人完成。昆明种小鼠实验，发现六味地黄汤中熟地、山茱萸、山药的补肝、肾、脾三阴及泽泻、丹皮、茯苓的三泻作用，只有用全方时的三补三泻，方可降低小鼠心肌耗氧量；拆方后的三补三泻作用，对四氯化碳和硫代酰胺（TAA）所致昆明种小鼠血清谷丙转氨酶（SGPT）的活性升高无降低作用外，并发现“三补”毒性有增加趋势；实验观察到任何一味药的拆方，对家蝇（Musca Domestica）基本无抗衰老作用；六味地黄煎剂（1:1）口服，高或低剂量（29ml/kg或20ml/kg），均可明显延长ICR小鼠常压耐缺氧时间；对SD麻醉大鼠有明显降压作用。

七十二、大力五健肝糖浆（四季菜糖浆）治疗慢性肝炎的研究

1980年7月由湖北省医药工业研究所等2个单位冯珍等完成。四季菜为菊科蒿属植物，具显著抑制四氯化碳所致小鼠SGPT升高作用，特别可显著抑制D-氨苯半乳糖所致SGPT升高，并可促进四氯化碳中毒小鼠肝细胞对戊巴比妥钠的清除。对α-萘异硫氰酸酯所致血清总胆红素升高有显著阻止作用。从有效成分分离得到2个单体，一为伞形酮单体，药理试验有显著退黄及利胆作用，为四季菜护肝有效成分之一；第二个化合物为赫尼亚林，实验证明具显著降酶作用。已确定含量测定方法及暂行质量标准。

七十三、云芝片胶囊的研制

1976年6月由上海中药制药三厂朱振岳完成。用上海农科院的云芝菌种，固体发酵培养后，取干培养物，水煎浓缩成浸膏后制成糖衣片或胶囊。研制中为探索固体发酵培养基和条件筛选了多种配方，选甘蔗渣、麸皮等为主要原料，并对培养中水分、空气、温度等制定了规程，并订出药用菌丝体的质量标准。制订了生产片剂的时间、温度及浸膏比重，为防止贮藏中的裂片现象，试制了胶囊。上海第三人民医院、静安区中心医院、杨浦区中心医院、浦江医院等治疗257例慢性肝炎等，总有效率70.5%。

七十四、莲花片的研制

1977年由广州中药三厂完成。该片剂由半枝莲、白花蛇舌草、红娘子等组成。对小鼠S_{180}抑瘤率49%～60%，中山医学院肿瘤医院和广州中医学院附院治原发性肝癌61例，显效3.7%（2/54），有效53.7%（29/54），总有效率57.4%，多数患者用药后，自觉症状改善，无明显副反应。患者治后6个月、1年生存率各65.7%和36.4%，中位生存期6个月，较常用化疗药效好。该药服用方便，有清热解毒、活血化瘀、软坚散结之效，适用于原发性肝癌。

七十五、花灵胶囊的研制

1987年由广州敬修堂药厂梁群欢等5人完成。该剂是含蜜峰花粉的纯中药胶囊，具健脾益肾、益气养血等作用。用于放化疗后或其他原因所致的白细胞减少症。该制剂工艺可行，质量稳定。药理研究，对小鼠放化疗后的白细胞降低具明显升高作用；对小鼠放疗后红细胞降低具明显升高作用；对小鼠放疗后外周血抗体IgM滴度有明显升高作用；毒理研究小鼠灌胃最大量为80.4g/kg，安全系数1342；长期毒性试验（SD大鼠服用90天），对心、肝、肾等主要脏器均未见异常变化，亦无过敏反应。治疗303例白细胞减少症，总有效率82.84%。

七十六、尪痹冲剂的研制

1983年9月由本溪市第三制药厂等2个单位郭庆山等3人完成。该冲剂是中医名家经验方加红花、川续等17味补肾养肝、荣筋壮骨、祛寒除湿中药组成。国内36个科研单位治疗332例类风湿病患者的总有效率为70.79%，治疗中未见明显毒副反应。该剂已从小试到大批量生产，产品质量符合有关规定，无生产的三废污染，需准确服用剂量，改进包装、降低成本并统计随访结果。

七十七、少林祛风止痛散的研制

1979年由洛阳民生制药厂范历钦等3人完成。该散剂由川乌、草乌、登姜石、红花、羌活、防风、川椒等25味药物组成的外用热敷型散剂。对处方原材料及组成进行分析，弄清登姜石所含微量元素及其作用原理，制订生产工艺及质量控制标准。1980年洛阳市卫生局组织市属及有关医疗单位试治324例患者，总有效率90%左右，治疗中除个别患者有皮肤轻度过敏反应，停药自愈外，未见其他毒副反应。

七十八、麝香奇灵丸的研制

1983年10月由上海中药制药二厂等2个单位万树文等2人完成。该丸由麝香、熊去氧胆酸、羚羊角等组成，用传统丸剂工艺制成小粒丸剂，粒重12.5mg。药理实验具明显镇痛、抗炎作用，能增强戊巴比妥钠的催眠作用及小鼠胃肠的推进功能。毒性小，小鼠口服10000mg/kg无异常。临床用于热毒口疳、暑热泄泻及胸闷，也可用于晕船，副反应小。生产工艺较成熟，原材料规格符合药典规定，产品质量稳定，有定性检测方法和部分成分的定量测定。

七十九、活血止痛冲剂的研制

1979年11月由南京药学院制药厂等2个单位徐丽仙等6人完成。该冲剂用陆英（Sambucus Chinensis Lindl）全草提制。化学成分研究，从脂溶性成分中获6种单体，经测定为β-香树脂醇、齐墩果酸、α-香树脂醇、乌素酸、β-谷甾醇及一含脂肪边链的甾醇化合物。药理实验，陆英活血镇痛作用明显，镇痛作用较可待因强，持续时间较吗啡长。大剂量或多次连续给药均未见耐受现象。与吗啡无交叉耐受性，无吗啡竖尾反应，而具镇静安全作用。生物测定，毒性成分小鼠体内半衰期为6.9小时，镇痛药效成分体内半衰期3.9小时。该剂工艺较合理，质量标准基本可行，药源丰富，尚需改进工艺。

八十、抗偏头痛、眩晕新药——晕痛定片的研制

1990年由河南省周口地区第二制药厂杨念民等5人完成。晕痛症片由川芎、天麻蜜环菌培养物研制，是用于偏头痛、神经官能症、紧张性头痛、美尼尔氏病等多种头痛和眩晕的中药新药。研究证实，该药具时间持久的镇痛作用，和调节中枢神经、抑制血小板聚集、丰富大脑血氧含量、改善微循环等作用。

八十一、治偏痛冲剂的研制

1976年由南京医学院第一附属医院等2个单位杭海龙等2人完成。据清代陈士铎《辨证录》验方，散偏汤治疗偏头痛疗效，1981年在汤剂和针剂的基础上，经有效成分分析，确定了合理的工艺和质量标准，改革剂型，制成颗粒型“治偏痛冲剂”。该方由川芎、香附等8味中药组成。实验证明，该品具扩张血管、改善血液循环和镇痛作用。试治141例血管性头痛、偏头痛，起效快、疗效明显，有效率达83.7%，且无任何毒副反应，但孕妇宜慎用。该制品质量标准基本可行，动物实验，安全范围较大。

八十二、金芪降糖片的研制

1993年由中国医学科学院药物研究所谢明智等5人完成。该片剂以《千金方》中消渴方清热益气、生津止渴治则及Ⅱ型糖尿病特点，优选药味组方。在药理实验中，以虚和热症等多种动物模型及方法，从糖及脂质代谢、胰岛素抵抗性及免疫功能等方面，证实该片可改善机体糖代谢、脂质代谢，恢复机体对胰岛素反应的敏感性，增强机体抗氧化功能，预防早期微血管病变等。急性及慢性毒性试验未见明显毒性。用薄层包衣技术，制成降糖片的薄膜包衣片。

八十三、养阴降糖片的研制

1982年5月由杭州第二中药厂等2个单位尤国鸿等5人完成。该片由黄芪、党参、生地等12味药组方，具养阴益气、清热活血作用。药理实验对小鼠四氧嘧啶的糖尿病模型具一定降糖作用。治疗糖尿病患者总有效率74.29%，其中显效率65.72%，治疗中除降低血糖，明显改善症状外，无副反应。制剂在国内薄膜包皮制剂未解决前，暂制成糖衣片。但为防止中药浸膏片吸潮染菌等弊病，条件成熟后宜改薄膜包衣。该片剂组方合理、药源丰富、服用方便、质量标准基本可行。

八十四、人参降糖胶囊的研制

1982年6月由吉林省人参研究所宿武林等完成。以人参为主，由数味中药制成胶囊，具明显降糖、强壮、改善自觉症状作用。治疗200例糖尿病，对血糖降低有效率88.2%，对尿糖影响有效率为77.3%，该剂对Ⅱ型糖尿病有良效，对Ⅰ型糖尿病亦有较好辅助治疗作用。制剂所用人参为长白山道地药材，工艺简便，使用安全。

八十五、枳术丸的研制

1995年由陕西省中医药研究院罗尚风等5人完成。枳术丸由枳实和白术等组成。白术主要有苍术酮（Ⅰ）、羟基苍术内酯（Ⅱ）、苍术内酯等。枳实主要成分之一是陈皮甙（Ⅲ），用上述化合物，以GC-MS测定枳术丸组方中的化学成分变化，从氧化还原、化学平衡探讨枳术丸组方、白术炮制等机理和基础理论，深化了对复方的认识，为复方改进、临床应用、中药生产及中药质量控制提供了依据。

八十六、狼疮丸的研制

1985年由长春中药厂等2个单位刘丽娜等2人完成。该丸为吉林省名老中医验方，以清热凉血、解毒消炎、养阴利湿等药合理组方。白求恩医大三院治系统性红斑狼疮306例，治愈好转率85%，高于单纯激素治疗的53.7%，优于激素合并其他药物治疗的71.2%，特别对轻、中度患者，可单用该丸剂治疗。重症患者用该丸剂后可逐渐减少激素量，直至停用。长期服用无副反应。该丸的药理、毒理、临床、工业和质量标准符合规定，可报批生产。

八十七、伤科接骨片的研制

1982年4月由大连中药厂王喜田等5人完成。该片用三七、红花辅海星、鸡骨佐以土虫、乳香、没药等组方。具活血化瘀、消肿止痛、促进骨折愈合作用。大连市第一人民医院、第三人民医院、大连市中医院等8个医院治疗358例跌打损伤及骨折后配合用药，总有效率95.8%，其中显效率62.01%。急性、亚急性毒性试验，证明该产品毒性低，副反应小。各项技术指标符合1985年版《中国药典》片剂项中有关规定。临床治疗中未见毒副反应。该片剂用吸塑包装，便于保存和携带。

八十八、黄瑞香注射液的研制

1984年6月由天津中药研究所等2个单位完成。该注射液具有多种化学成分，药理试验，10ml/kg剂量能明显抑制醋酸或致小鼠扭体反应，强度相当于安痛定、扑热息痛，但对电、热刺激引起的疼痛无明显作用。对小鼠醋酸性腹膜炎和巴豆油水肿有明显抑制作用。10ml/kg剂量可明显延长小鼠戊巴比妥钠睡眠时间，并随剂量增加而延长安眠时间。工艺流程合理、产品销至10多个省市。

八十九、颈复康冲剂的研制

1985年1月由承德市中药厂门永宾等3人完成。该方在电子工业部402医院中医科糜伟真大夫颈复康汤治颈椎病有效率达95%以上基础上，选黄芪、川芎、桃仁等22味中药，提取精制成口服冲剂，具攻补兼施、通痹止痛效果。药理实验，能增加冠脉流量、对缺血心肌有保护作用，能增加血流量，改善微循环，对脑供血不足引起的一些病症有一定疗效。毒理实验证明，无毒副反应。该制剂工艺和质量标准设计合理，一些数据已经药检部门检测。

九十、眩晕宁的研制

1985年由广西临桂县制药厂完成。该方据古方化裁而成。药理试验具明显中枢镇静作用，对肠道兴奋有一定抑制作用。毒性试验副反应甚小。该药工艺简便、无三废污染。治疗6045例各种眩晕症，显效率58%，总有效率91%，特别对痰湿中阻型、美尼尔氏综合征所致的眩晕症尤为有效，临床治疗中未见毒副反应。

九十一、常通舒冲剂的研制

1983年1月由上海中药制药三厂丁建弥等2人完成。据老中医王正公养血润肠验方，改制的冲剂，适用于老年血虚便秘及妇女产后体虚便秘。具滋阴养血、润肠通便作用。久服可强身、祛病、通便。方中弃大黄、番泻叶等泻下剂，从调节整体功能着手，而达润肠通便作用。由生首乌、生当归等中药组方，并作剂型研究。中药按上海中药饮片规范炮制后，水煎2次，取浸膏重量4倍量的辅料与浸膏混合制成颗粒干燥而成。该冲剂工艺成熟，质量基本稳定。

九十二、贝羚散的研制

1979年1月上海中药制药一厂等3个单位完成。该剂源自猴枣散，是主治小儿惊风、痰喘等良药。处方中用药占30%的猴枣需进口，故以猴枣散为基础，以猪胆酸为主药，设计出贝羚散新方。药理实验证明猪胆酸祛痰作用较好，具清热化痰功效，副反应轻微。经多次小试和中量放样证明工艺成熟，质量稳定，并有成分定性检测方法和质检标准，全部原料均为国产，药源丰富，并降低了成本。产品色泽和均匀度等均符合散剂规定标准，主要成分定性检测及菌检结果重复性好。

九十三、小儿止泻冲剂的研制

1980年12月由淮南市第一制药厂完成。该冲剂由乌梅等三味药组成。三药配伍后消导不伤正，收敛不助邪，具药味少、取材易、价廉有效等优点。剂量：日3次，每次15g冲服，一疗程3～5天，1岁以下儿童酌减量，适于幼儿，对2～5岁儿童疗效明显。安徽医学院附院等治疗132例小儿肠炎、消化不良性腹泻、病毒性肠炎等症，显效率48.5%，总有效率81.8%。

九十四、新药“肥儿康乐”的研制

1980年3月由温州中药厂仇茂仁等3人完成。该方源自1932年温州药业公会编辑的《修正丸、散、膏、丹配制法全集》杂方部（二）疳积方。该剂香甜可口，增加体重及增厚皮下脂肪见效快。治疗124例营养紊乱患儿，治愈率52.2%，显效率71.8%，总有效率达84.7%。无明显副反应。该剂原料为常用中药，部分为地产药材，工艺成熟，质量标准基本可行。

九十五、健儿片的研制

1981年3月由北京同仁堂中药提炼厂张能荣等3人完成。该片剂是北京市儿童医院刘韵远大夫的经验处方，由黄芪、黄精、生牡蛎、五味子等组成。处方中的动物药按传统用原粉，植物药提取时先考虑疗效，尽量除去无效的杂质，以减少用量，同时分别提取五味子脂溶性与水溶性的有效成分，青黛酸化提取。该制剂工艺较先进，产品质量稳定，色泽新颖，体积较小，微苦味甜，便于小儿服用。免疫药理证明，该制剂是经调整机体非特异性免疫作用而实现的。

九十六、儿宝糖浆的研制

1981年1月由上海中药制药三厂朱振岳完成。据上海中医学院徐辉光教授方。以健脾益气为主，伍用开胃消化药。用于儿童营养不良、脾胃虚弱、发育迟缓的保健滋补药。治疗儿童营养不良98例，总有效率86.75%；治贫血48例，总有效率77.08%。服药后儿童食欲明显改善、体重增加、血色素升高、盗汗减少。该糖浆已批量生产，工艺成熟、质量稳定，产品比重、pH及菌检，均符合卫生标准。

九十七、宫血宁的研制

1971年由云南白药厂等4个单位许钟英等5人完成。从滇重楼具缩宫活性组分中获甾体皂甙Ⅳ和Ⅶ组成该剂。药理试验可引起大鼠、家兔和豚鼠离体和在体子宫及人离体子宫收缩幅度增加、频率和张力增加，增加剂量则明显增加收缩和张力。缩宫机制初步估计为直接兴奋子宫平滑肌。急性、亚急性毒性试验，该剂基本无毒。已制订质量控制标准，生产工艺可行。昆明医学院第一附属医院等4个医院治疗妇产科血症642例，总有效率达94.08%。

九十八、博落回栓剂的研制

1976年由上海中药二厂等2个单位鲍蓉芳等完成。从中草药博落回果实中分离出对肺炎双球菌、金黄色葡萄菌、枯草杆菌等有抑制作用的乙氧基血根碱和乙氧基白屈菜红碱，制成博落回栓剂。经4省1市14个医院治疗宫颈糜烂767例，总有效率94.8%，其中痊愈率47.1%，显效率22.6%，有效率25.1%。16例宫颈上皮间变者全部治愈。该栓剂具显著抗菌、消炎、祛腐、生肌作用，无明显毒副反应。

九十九、苦参碱制剂——妇炎栓的研制

1983年由山东省海洋药用科学研究所等2个单位完成。以苦参为原料制成栓剂，每100粒栓剂含苦参碱5g，制订了质量标准草案，鉴定符合卫生部1975年版中栓剂通则的各项要求。毒性试验、外用局部刺激试验和临床验证，证明该栓剂毒副反应小，使用方便。治疗310例慢性宫颈炎，总有效率91.62%，其中显效72例，治愈显效率为70.33%。60例患者双盲试验，治疗组和对照组有显著性差异。治疗后60例随访3年，远期疗效较好。该制剂工艺简便、质量标准（草案）可行。需进一步观察抗霉菌及阴道滴虫的作用。

一〇〇、坤宝丸的研制

1981年由北京同仁堂制药厂等2个单位周时来等3人完成。选女贞子、生地、白芍等23味中药，制成小蜜丸。具有滋补肝肾、调整植物神经功能、改善微循环、调节内分泌功能、使心电图异常者恢复正常、降血脂等作用。北京朝阳医院治疗330例妇女更年期综合症，总有效率96.97%，对比疗效优于谷维素组，无毒副反应，服法简单，携带方便。该方生产工艺和质量标准，符合药品安全有效的要求，原料药中的紧缺药材较少。

一〇一、妇宁康的研制

1983年2月由沈阳药学院李向中等2人完成。该方以清宫长春益寿丹为基础，参考古方老妇丸等立方特点，根据妇女更年期综合征设计。具补肾阳、调冲任、益气血、安神解郁等作用。药理实验能提高机体雌激素水平，具抗疲劳和镇静作用。制作中以中药有效成分，分别提取挥发油、提膏和直接磨粉掺入等制成0.35g糖衣片，便于保存和服用。鞍山市第二医院等治疗51例妇女更年期综合征，总有效率90.20%。

一〇二、滋肾育胎丸的研制

1982年3月由广州中药一厂等2个单位完成。该丸是广州中医学院罗元恺教授防治流产及肾虚不育症验方滋肾育胎汤基础上研制成功的中药小蜜丸。具补肾健脾、固气养血之功效。实验观察，可使兔出现发情，促使黄体生成，子宫内膜腺体增加，分泌明显，增进卵巢及子宫血液供应，促进排卵。治疗习惯性流产、先兆流产124例，有效率94.35%，17例男女肾虚不育症皆有效。口服治疗中，未见明显毒副反应。

一〇三、洁尔阴洗液的研制

1991年由成都恩威世亨制药有限公司薛永新完成。用中药制成具清热解毒、除湿洗涤品，具止痒、杀虫功能。对霉菌、滴虫、大肠杆菌的最低抑制浓度1:1500；淋球菌1:1800，单纯疱疹Ⅱ型病毒、人乳头瘤病毒、艾滋病毒有直接杀灭作用，对正常细胞无毒性。经四川省人民医院、华西医大一附院等单位治疗2000例细菌性、滴虫性、霉菌性、淋菌性及滴霉混合感染性、老年性阴道炎、宫颈炎、宫颈糜粒及女阴瘙痒症的总有效率为95%，治疗皮肤手足癣、皮炎、湿疹、疥疮、脚气、生殖器疱疹等总有效率87%。

一〇四、益视冲剂治疗青少年近视的研究

1981年5月由杭州胡庆余堂制药厂等3个单位颜如君等5人完成。据浙江省中医院眼科柏仲英主任验方研制冲剂，由党参、当归、五味子等15味药组成，具滋肾益肝、健脾益气功效。可在增强体质基础上提高视力。急性毒性试验，小鼠按人1天用量的100倍（200g 生药/kg 体重）给药，连续3天，无死亡及异常现象。口腔1次给药 LD_{50}为319.9±26.9g 生药/kg 体重。治疗283只青少年假性、中间性近视及3-DS 以下轻度近视眼，总有效率为63.25%。该制剂生产工艺成熟，质量标准基本可行，药源丰富，可生产使用。

一〇五、障眼明片的研制

1981年2月由广州市中药三厂完成。该片由石菖蒲、肉苁蓉、青葙子、蔓荆子、车前子、山萸肉等20多味中药制成糖衣片。动物急性毒性试验，小鼠灌胃1次，用成人剂量600倍，未见毒性反应。治疗老年性白内障380例750只眼，治后视力提高国际视力表3行以上者132只眼，为17.6%；视力提高视力表1至2行，或保持原视力者550只眼，为73.77%，总有效率90.93%。服药者最短3个月，最长者半年，均未见明显副反应。

一〇六、石斛夜光丸质量标准的实验研究

1994年由山东省中医药研究所等2个单位贾元印等5人完成。通过对国内7个厂石斛丸的实验研究，建立了七味药物的鉴别和3味中药中7种成分的含量测定方法。①鉴别。用薄层层析法从石斛丸中鉴别出甘草等7味中药。用紫外图谱法鉴别出决明子和甘草。②含量测定。用高压液相、薄层扫描和紫外—分光光度法测定样品中小檗碱及巴马汀含量；用薄层扫描法测样品中人参二醇及三醇含量；用紫外一分光光度法测样品中游离、结合和总蒽醌含量。上述方法准、速、简、灵敏、重现性好、专属性强。还进行了该丸中重金属、微量元素和氨基酸含量的测定。

一〇七、708喷鼻剂的研制

1978年由广州军区军事医学研究所完成。该制剂由东莨菪碱等药物组成，每支净喷药液0.1ml，据病情，首次可给1支～3支防御化学武器。该制剂稳定性较好，喷鼻瞬时对鼻粘膜有一定刺激性，但经10秒种左右即自行消失。

一〇八、厚朴防龋的研究

1983年由上海市中药研究所等2个单位完成。厚朴为木兰科厚朴或凹叶厚朴树皮或根皮，主要成分为厚朴酚及和厚朴酚，均为同分异构体，此2种物质对主要致龋菌的变形链球菌有很强抑菌作用。厚朴酚总酚对变形链球菌的最低抑菌浓度为10mg/ml；最低杀菌浓度为25mg/ml。对该菌起粘附作用的葡萄糖基转移酶无抑制作用。不影响肠道正常菌群。具较强的抑制或杀死主要致龋菌作用。研究成一条适于工业化生产总厚朴酚的工艺路线，平均获得率9.35%，建立了总厚朴酚定性及定量测定方法，用高压液相法，测总厚朴酚中厚朴酚与和厚朴酚含量，大鼠急性毒性灌胃 LD_{50}为455.2mg/ml，蓄积系数8.3。

一〇九、复方党参片的研制

1978年由军事医学科学院等4个单位完成。该片由党参、丹参等中药组方，具补气、活血、滋阴等作用。动物实验证明，该制剂可提高缺氧动物存活率49%，延长存活时间55%；并改善

中枢神经系统及心血管功能；提高动脉血氧分压，血氧饱和度和动静脉氧分压；降低氧耗量；提高心肌糖原和大脑糖原及三磷酸腺甙含量。经高原海拔5000米高度的新兵、施工部队试用，高原轻反应者由50%降至30%，中度以上反应者由37%降至13%，该制剂使用方便，无明显毒副反应。但对严重缺氧者疗效尚不显著。

一一〇、净水灵1号的研制

1978年由成都军区军事医学研究所完成。1971～1972年，用樟科植物川桂等制成净水灵1号。该品为绿褐色固体，具较好的高分子混凝和助凝作用，其絮凝性能、缓冲性能、稳性性能均优于明矾和羟基氧化铝，净化后水质理化指标均在国家规定标准之内，并有较好的除浊、除菌、除色、除味及部分除毒作用。每升水加入净水灵1号25～60mg，搅拌1分钟，澄清5分钟即可。投加后对原水碱度无明显变化，pH值降低度小。该剂成本低、安全无毒，可贮置5年以上，露置28个月变质。

一一一、薄芝注射液和薄芝片的研制

1979年6月由杨州中药厂等2个单位孙照普等6个完成。研究用深层发酵法生产薄盖灵芝成功。化学研究证明，从薄芝菌丝体中分离出腺嘌呤、腺苷等28种成分，其中灵芝嘌呤等3种为新化合物。药理实验证明，薄芝菌丝体和发酵液均有镇静、解除由碱引起痉挛、提高动物耐缺氧力等作用。薄芝菌丝体制成注射液、发酵液精制浓缩成片剂。治疗局限性硬皮病、盘状红斑狼疮、斑秃、皮肤炎等均有较好疗效。治疗中无明显毒副反应。

一一二、清宫寿桃丸延缓衰老的研究

1982年由天津达仁堂制药厂等2个单位曹惠民等5人完成。该丸原名蟠桃丸，系清乾隆宫廷秘方，具补肾生精、益气强壮作用，按传统工艺结合现代技术制成小蜜丸。西苑医院用寿桃丸治肾虚衰老症老年前期和老年期患者157例，总有效率87.9%。寿桃丸降低肾虚衰老见证积分明显优于对照组。寿桃丸对肾虚衰老的12种症状的改善程度也优于对照组。该丸剂工艺设计合理，达到质量标准要求，制作精细，服用方便。

一一三、雄狮丸的研制

1980年12月由重庆桐君阁药厂等2个单位甘在志等3人完成。该丸由人参等药组成，经工艺研究，制成微丸胶囊，经重庆市药检所复核三批样品，均符合质量标准。该丸治男性肾阳虚者的畏寒肢冷、夜尿频多、神疲乏力、腰膝酸软、阳萎早泄等症。四川省中药所等单位已完成该丸剂药理、质量标准及工艺制剂等项目研究。临床验证按全国虚证诊治标准，用双盲法观察183例，对肾阳虚症状总有效率92.5%，未见明显毒副反应。该制剂工艺基本合理，质量稳定、药源丰富。

一一四、海马补肾丸20种主要组成药物的显微鉴定研究

1982年2月由南京药学院徐国钧等3人完成。该丸由大海马、人参、龙骨、枸杞子、黑驴肾、鹿筋、补骨脂、茯苓、黄芪、核桃仁、鹿茸、蛤蚧尾、海狗肾、花鹿肾、虎骨、鲜对虾、山萸肉、当归、母丁香、大熟地等20种药组成。显微鉴定时，刮丸药少许，用醋酸甘油水装片，观察淀粉粒和多糖类药；用水合氯醛液透化后，观察细胞、组织及其他内含物，根据各单一药粉末专属性显微特征作为鉴定依据。创制了该丸的品质标志，并在实验技术方面有所突破，为出口中成药提供了质量检测指标。

一一五、补肾益精方药对老年动物下丘脑-垂体-肾上腺-胸腺（HPAT）轴作用的实验研究

1995年由上海中医药大学赵伟康等5人完成。从电镜、生化、免疫等方面，研究代表的固真方延缓老年大鼠海马和下丘脑-垂体-肾上腺-胸腺（HPAT）轴老化作用。研究证明，固真方使老年大鼠海马、下丘脑、垂体、肾上腺皮质及胸腺青年化；该方可提高老年大鼠海马神经原数、改善其超微结构、提高其神经元皮质酮受体数、海马和下丘脑NE含量、降血浆皮质酮含量；提高老年大鼠胸腺细胞GCR位点数，减弱糖皮质激素对胸腺的抑制作用，明显提高老年大鼠低下的血清胸腺因子功能，促进淋巴细胞转化（LTT），提高IL-2、LAK和NK细胞活性。

一一六、"男宝"治疗男性不育症的研究

1986年3月由山西省侯马中药厂等2个单位张北北等5人完成。男宝可促进精子生成，提高精子活动力，使生精细胞明显增长。治疗男性不育51例，总有效率80.39%，随访22例，有8例妊娠。动物实验资料与临床验证符合，该制剂安全有效。

一一七、速力补（运动员专用速效活力补剂）的研制

1986年1月由湖北省体育科学研究所等2个单位黄兰等5人完成。为运动员专用的速效（赛前30～60分钟服）活力补剂。是以人参皂甙为主要有效成分的含药口香糖，能临场调动运动员耐力，提高运动成绩。动物实验，小鼠口服人参皂甙10mg/kg具有降低氧耗、维持运动协调、提高运动耐力、增强兴奋过程（大剂量为抑制），急性毒性试验，LD_{50}大于500mg/kg（小鼠口服）。服药组心肌缺氧状态改善。试用250余例人体，提高运动成绩及运动员的机体机能，使用过程中无不良反应。

一一八、运动员十佳口服液的研制

1987年由安徽省药物研究所等2个单位杨陈杰等6人完成。该液以西洋参、三七等6种天然植物为主要原料组成。含人参皂甙、苏氨酸等16种氨基酸，维生素A、B_1、B_2、E及硒、锌等多种微量元素。药理及临床试验，具改善心血管、呼吸系统机能、增强肌力、增加耐力、促进消除疲劳、提高运动力等作用。动物实验有镇静、抗疲劳、耐缺氧等作用。经562人次试用，口味合适。

一一九、马应龙麝香痔疮膏的研制

1982年5月由武汉第三制药厂林佳等2人完成。在马应龙八宝眼膏基础上，适当增加麝香等药用量，增加一定量渗透剂，研制成该痔疮膏，该成品原料按1977年版《中国药典》一部规定，成品外观质量符合1977年版《中国药典》二部软膏剂质量要求。在武汉市、湖北省等6大医院治疗915例痔疮、肛裂、肛周湿疹等，总有效率95.04%，其中肛裂总有效率92.38%，肛周湿疹总有效率为88.24%，均未发现副反应。

一二〇、化痔片的研制

1985年由沈阳市中药二厂等2个单位完成。以清热解毒、凉血止血、行气散瘀中药组方的复方中药口服片。临床治疗内痔、混合痔、内外痔血栓等病的总有效率达94.6%，且无毒副反应。该剂服用方便、易于贮藏、保管。

一二一、痔疮栓的研制

1982年4月由潍坊市中医院等2个单位郭立德等6人完成。该栓为中药复方制剂，肛门给药，治各期内痔及混合痔。具清热止血、消肿止痛、收敛固脱等作用。局部刺激性及主要脏器病理试验，动物给药14天，对直肠粘膜及毛细血管均无明显刺激作用，主要脏器病理切片与对照组相比，未见病变和异常。山东潍坊中医院、山东省中医学院附院等6个医院治疗346例各期内痔及混合痔，总有效率90.46%，其中显效率63.58%，该剂近期止血效果理想，有缩小痔核作用，毒性较低。

一二二、十号止血粉的研制

1980年由中国医学科学院输血及血液学研究所李志山等2人完成。该粉为一种具显著止血疗效的中西药混合制剂。经250多只动物实验和721例临床试用。证明该粉对各种原因所致的皮肤、粘膜、肌肉组织严重损伤性出血有显著止血效果，对肝脾等脏器外伤所致的出血有良好的止血效果，较国内通用的各种局部止血药及止血方法可靠。该粉使用方便，能长期保存，成本低廉，原料来源广泛，易携带。

一二三、蟾力苏的研制

1976年由天津蟾酥科研协作组完成。从蟾酥中提取蟾毒配基体——脂蟾毒配基注射液。药理实验其具有兴奋呼吸、强心、升压效应，是一种较好的呼吸循环兴奋剂。代谢研究了解该药在体内分布及排泄过程。试治500例，统计对手术期间低血压、出血性休克和创伤性低血压有明显升压作用。用蟾力苏，通气量成人注射后1分钟内增加261升左右，一般维持20分钟。该呼吸循环兴奋剂对新生儿窒息、麻醉、镇痛、镇静药 引起的中枢性呼吸抑制有较好疗效；对手术、休克所致低血压有较好升压作用。在常用剂量范围内，毒性小、安全、药源丰富、制备较简单。

一二四、乌金石口服液的活血化瘀及细胞作用研究

1995年由首都医科大学附属北京同仁医院等2个单位袁申元等5人完成。黄腐酸钠是从《本草纲目》石部所载乌金石中提取的有效成分。实验观察14种黄腐酸结构，于1981年确定工艺后，治急性胃、十二指肠出血122例，高血压病390例，急性、亚急性毒性试验、三致试验及放射物质测定均符合药品标准，经家兔、沙土鼠、昆明种小鼠、金黄地鼠、SD大鼠、青紫蓝兔等实验证实其具止血、活血、解除血管痉挛、增加血流量、改善胃粘膜微循环、保护细胞作用。适用于胃、肠、肺、肾、子宫等虚证出血，治疗微循环障碍性疾病效果良好，并可用于糖尿病合并症的预防及辅助治疗。

一二五、积雪甙及其制剂的研制

1977年5月由上海医药工业研究院等2个单位金惠芳等2人完成。积雪甙广布长江以南各省。用吸附原理精制，工艺流程较简便，使用有机溶剂少，适于一般中药厂生产，成品和片剂、软膏均有定性、定量方法控制质量。药用干燥全草，小鼠急性毒性试验、家兔皮肤刺激及溶血试验证明无明显毒性及皮肤刺激作用，也不溶血。试验证明，积雪草甙有促进正常肉芽组织生长的作用和抑制成纤维细胞增殖作用。积雪甙片和软膏治疗39例下肢溃疡，有效率87.1%，115例瘢痕增生和疙瘩，有效率84.3%，48例肌腱粘连，有效率95.8%，26例硬皮病，有效率80.8%，治疗中未见明显副反应。

一二六、复方荆芥熏洗剂的研制

1983年1月由淄博人民制药厂等2个单位杜玲等6人完成。由荆芥等中药组成外用熏洗中成药。具祛风燥湿、活血消肿、止痛等作用。方中生川乌、生草乌动物实验证明，外用安全，无任何毒副反应，对粘膜无刺激性。该剂未见国外药典及地方标准载同类产品。临床验证该洗剂能预防手术后水肿，促进肉芽组织生长，加速伤口愈合，缩短疗程，还可预防痔病急性发作。具明显止痛、消肿作用。

一二七、丹皮酚霜的研制

1983年由安徽省药物研究所林苏完成。该霜从中药丹皮中提取，用水蒸流法工艺，流程简便，丹皮酚收取率高。拟定基质配方，产品细腻富光泽，性能稳定，各有效成分含量均匀一致，适用于湿疹、皮炎及其他皮肤疾患，对过敏性鼻炎疗效较好，是一种非激素性的抗过敏药。已进行pH值及有效成分含量测定、抗过敏作用、刺激性、安全性等试验。对湿疹、瘙痒症、虫咬皮炎等有显著疗效，对过敏性鼻炎、脂溢性皮炎、神经性皮炎、皮肤霉菌病等有一定疗效，无皮质类激素外用的副反应。

一二八、一搽灵脚气水的研制

1983年7月由安徽阜阳制药厂李明山等2人完成。根据民间验方，按传统方法炮制研制。经医科院皮肤病研究所检测，对红色毛癣菌有明显抗菌作用，对致病性丝状真菌性足癣有效率达92%。该水剂经中试生产，工艺可行，并有初步检测方法和质量控制标准。安徽医学院附属医院等5个单位，治疗各种足癣612例，总有效率95%。

一二九、葛洪脚气水（原名速效脚气水）的研制

1984年由朝阳制药厂林基丛等完成。以晋朝葛洪秘方为基础，用特殊工艺制成。外涂方便、用药次数少、涂后即止痒、显效快、治愈率高、不易复发、无副反应、不污染衣物。治足癣总有效率97.6%，治足癣、手癣、体癣、股癣、花斑癣等浅表皮肤真菌总有效率96.28%。与同类药物相比，显效快、效佳，该制剂生产工艺较成熟，无三废及环境污染，产品符合卫生厅的质量标准，无三废处理和环境污染。

一三〇、银屑灵冲剂的研制

1982年由山东淄博人民制药厂等2个单位华兴月等5人完成。该冲剂由土茯苓、菝葜等纯中药制成的中药颗粒冲剂。是在滨州医学院皮肤科菝葜、土茯苓煎剂基础上研制而成。毒理试验证明无明显毒性，仅有轻微肠道刺激症状，副反应发生率3.42%。对多种真菌和常见细菌均有抑制作用。1982～1985年5月滨州医学院附院、淄博市第一医院、第二医院、山东省皮肤病防治院等4个单位治疗银屑病351例，总有效率73.8%，临床治愈率32.2%，平均治愈时间52.8天，随访2年复发率26%。

一三一、克银丸的研制

1983年由北京市中药五厂邢维元等2人完成。银屑病属中医白疕。中国中医研究院广安门医院在原克银方汤剂基础上，筛选药味制成大蜜丸和小蜜丸二种规格，并作定性定量分析，常规检查及组织显微鉴别，急性和亚急性毒性试验。该丸剂具清热凉血、解毒、祛风止痒作用。中医研究院广安门医院等治疗牛皮癣501例，有效率92%，痊愈率38%，疗效与汤剂相仿。治疗中未见明显毒副反应。该丸剂生产工艺可行，已制定质量标准、控制指标及方法。

一三二、白蚀丸的研制

1984年由广州制药一厂等2个单位郑尧等5人完成。该方由补骨脂、何首乌、刺蒺藜、黄药子等加工成的小丸剂，为广州医学院附属一院治白癜风验方。具活血化瘀、养血驱风、补肝益肾作用。经中山医科大学附一院、附二院、广州市第一人民医院、广州医学院附一院治皮肤白癜风，总有效率70.69%。其中108例局限型白癜风有效率达82.78%。该丸疗效与病程有关，病程短者，起效较快。治疗中，个别患者服药后口干、便秘、头晕，继续服药后消失。57例治疗患者，血、尿常规及肝功能检查，其中6例转氨酶略高于正常，停药后恢复正常。

一三三、肤螨灵软膏的研制

1984年5月由山东青岛中药厂等2个单位曲魁遵等3人完成。根据曲魁遵医师研究杀螨方，用13种药配成。软膏质量符合中国药典1977年规定，具杀螨、止痒、止痛、清凉作用，并可护肤美容，对浅型酒渣鼻有特效，副反应小，适于外用。产品已经毒性试验。青岛医学院附属医院皮肤病研究室、青岛市皮肤病防治院、青岛医学院附属医院、济南市皮肤病防治院等治疗442例酒渣鼻，总有效率达98.42%。该制剂无三废污染，检测方法合理，质量稳定，实验无副反应。

一三四、果珍祛斑霜的研制

1984年7月由湖北省医药工业研究所冯珍等5人完成。该霜以柿叶为主要原料，提取维生素C、氨基酸等及具活血化瘀作用的黄酮类物质，配优质雪花膏研制而成。具滋养皮肤抗衰老作用。化学分析柿叶含17种（包括人体必需8种）氨基酸，总量达14.1mg/100g干柿叶，维生素C 944mg/100g干柿叶，总黄酮447mg/100g干柿叶。治疗黄褐斑与雀斑140例，其中黄褐斑68例，有效率91.2%；雀斑72例，有效率55.6%。无副反应。动物安全试验证明，该霜对皮肤无刺激性、致敏性及毒性。该霜剂生产工艺简便，资源丰富。

一三五、疮疡膏的研制

1984年3月由湖北省医药工业研究所李志平等5人完成。为39438部队军医刘西安祖传秘方改进工艺制成的黑膏药。现改为用乙醇提取膏处方中药材粗粉，回收乙醇稠膏后与麻油和铅丹混合而成。含铅量测定，用药半月者尿铅量正常，用药1个月以上者，尿铅含量超过正常值，停药约1个月，尿铅恢复正常。用药2个月以上患者，均未见铅中毒现象。药理实验，观察其醇提取物和成品有显著抗炎和镇痛作用。定性鉴定和薄层层析，该膏含大黄素和血竭成分。该膏生产工艺简单，基本无毒副反应。

一三六、复方白药膏的研制

1982年10月由云南白药厂等2个单位许钟英等5人完成。该膏药是在云南白药基础上研制的一种外用硬膏剂，具止痛、消肿、散瘀功能。实验证明其可提高皮肤毛细血管通透性、加速并改善局部组织血流、促进巨噬细胞增殖，抗炎消肿及活血化瘀等作用。昆明医学院第一附属医院等8个医院治疗448例闭合性软组织性挫伤，总有效率95.5%，治疗中副反应小，1985年开始投放市场。现进一步研究生产工艺，减少对皮肤的局部过敏反应，继续进行药理研究。

一三七、独圣活血片的研制

1983年由四川绵阳中药厂完成。以射洪县人民医院刘灵中医师验方，复方三七片审定后，综合整理。用三七、香附等药粉兼作赋型剂，其各约各以水、醇和水蒸馏提取物混稠成膏后，干燥研细粉制粒，压片，取粉率75%～93%，成品率72%～77%，每片重3g，相当于1.3g生药，生产中无三废污染。治疗200例跌打损伤，治愈32%、显效45%、有效13%，总有效率90%，治疗中未见明显毒副反应。具活血化瘀、消肿止痛作用。该片剂生产工艺成熟、质量稳定，药源丰富、无三废污染。

一三八、灵猫香药用系统——灵猫香散剂、灵猫香六神丸的研制

1972年5月由浙江省灵猫香药用研究科研协作组完成。灵猫香在本草记载，是一种与麝香作用相似的药。①小灵猫驯育繁殖取香成功。②经各种规格灵猫香大环酮成分分析，检出大环烷酮和以灵猫香酮为主的一系列大环烯酮，并测定含量，为制剂及质量控制提供数据。③制定灵猫香精制工艺和灵猫香散剂、灵猫香六神丸工艺规格及质量标准。④灵猫香和麝香均有缩短大鼠戊巴比妥钠睡眠时间、镇痛、抗炎、兴奋离体子宫等作用；有增强蟾酥与牛黄的抗炎作用。

一三九、消肿祛痛灵的研制

1982年由天津市中医研究所等3个单位完成。该剂在军事医学科学院所制的热敷灵基础上，加入具有解毒消肿、活血祛痛等中药配制的新剂型。该剂型借热敷灵原有产热作用，将药物挥发性有效成分渗透至组织和腔内，达到驱风寒、解毒消肿、活血止痛等功效。该制剂对软组织扭挫伤、风湿性关节炎、关节肿痛等有显效，使用方便，无副反应。制剂每袋45g，在温度35℃时，经15～20分钟，温度逐渐上升，产热温度37℃～75℃，约可持续10小时，该制剂外敷较一般口服、洗剂等简便、有效。

一四〇、复方热敷散的研制

1982年12月由安徽省医药科学研究所梁启勇等5人完成。根据民间治痹经验，用活血化瘀、消炎镇痛中药和化学发热剂制成熟性外敷剂，借助热力，促进血液循环，增强药物向患处渗透力，达到治疗作用。该散治急性软组织挫伤、肌纤维组织炎、肩周炎、网球肘、风湿性关节炎等有较好疗效。治疗时，使用方便，中药源自安徽自产地道药材，铁粉价廉易得。经13个医院治疗各种软组织扭伤668例，有效率达92.9%，无副反应。

一四一、独活搽剂的研制

1982年4月由湖北省医药工业研究所韩昌志等完成。独活又名独摇草、长生草等，多年生草本植物，药用干燥根。药理实验证实其具有较好的止痛、消炎作用，毒性极低。研制独活挥发油水汽蒸馏提取工艺，研究了药理作用，作成分分析，制剂配方和工艺。湖北医学院附属一院治疗504例急、慢性软组织损伤，总有效率87.5%，证实有较好的祛痛、消肿、散瘀的作用。该独活油提取和搽剂配制工艺较简便，提取挥发油后的独活尚可综合应用，故应用搽剂成本低，可进一步观察临床疗效。

一四二、镇痛麝香膏（青海麝香膏）的研制

1982年9月由青海省海北州制药厂等单位安天祥等完成。以海北产麝香、唐古特瑞香、山莨菪碱为主设计该方。经生产工艺、质量标准、药理、临床止痛疗效观察研究，肯定了临床止痛疗效，制成3种规格的橡皮硬膏，省内4所医院治疗不同地区581例风湿性关节炎、跌打损伤等多种疾病患者，近期止痛有效率93.8%，显效率58.2%，起效快，副反应较小。该药工艺符合要求，使用中具温热舒适感。

一四三、伤痛舒（硬膏）的研制

1980年3月由上海中药制药三厂朱振岳等2人完成。该剂依据魏指新教授经验方改制，选用多种活血化瘀、止痛消肿中药，配伍具强渗透性芳香药制成橡胶氧化锌基质胶布。治疗急慢性扭挫伤、风湿痛、腱鞘炎、网球肘等常见伤科疾病350例，总有效率78.6%，对照香桂活血膏组106例，总有效率79.2%，无显著性差异。该制剂使用方便，产品工艺成熟，质量稳定，符合临床质量标准规定。

一四四、萃仙丹的研制

1983年由沈阳中药厂赵金雨等5人完成。该丹为清宫秘方，能抗衰老，原为大蜜丸，为便于服用，在原方中增加了北方特产名贵中药，用传统制药技术与现代技术结合制成水丸剂，药性温和。不寒不热，无毒副反应。具补肾固精、益气健脾作用。药理实验证实具提高机体免疫力及抗疲劳作用。

一四五、健脾理肠片的研制

1990年由中国人民武装警察部队等2个单位田维君等5人完成。健脾理肠片具健脾益气、镇痛止泻、行气消胀、温中止血、消肿生肌、标本同治作用。在国内4大地区5个临床单位试治352例，对照组101例。统计治疗组总有效率98.6%，治愈显效率较对照组有显著性差异。动物模型和药效学研究证明，该药有显著的强壮、镇痛、止泻、抗炎与促凝血等作用。急性、慢性毒性试验，未见明显毒副反应，与临床研究结果相符。该片剂工艺易行、药源充足、质量稳定。

一四六、轻身减肥片的研制

1980年4月由杭州第二中药中成药研究所等2个单位林振常等6人完成。该片剂在浙江医科大学附一院轻身Ⅰ号汤治单纯性肥胖症有效基础上，改进剂型制成。处方依中医脾虚生湿致肥理论，用益气健脾、温肾助阳、活血化瘀、利湿消肿等中药，病症结合、标本兼治。经7个医疗单位治疗单纯性肥胖症178例，有效率72.6%，临床服用中，无明显不良反应，该片剂能降血脂、改善乏力、胸闷气促等症状，作用平稳全面，对肥胖伴冠心病、高血脂、高血压、糖尿病患者尤适用。工艺基本成熟，质量标准基本可行。

一四七、减肥通圣片的研制

1985年4月由沈阳天益堂中药厂李玉琦等3人完成。该片在防风通圣散基础上化裁而成。用解表药，使肌肤腠理郁热从汗而解；缓泻药，荡涤热邪；清热利尿药，清热利尿；宣通药，清泻肺炎之热；和血滋阴药，活血和营；燥湿药，燥湿、化郁、除热，由此达减肥降脂效果。该方使用中无腹痛泄泻、身体无力等副反应，外观、重量、崩解度、卫生标准等均已达原设计要求。治疗中减肥降脂而不伤人体正气。

一四八、阿胶精的研制

1987年3月由河南省中药研究所李慎言等5人完成。该精以驴皮制阿胶为原精而精炼的新型口服剂。阿胶系蛋白类化合物，滋补主要成分为蛋白质水解物肽及氨基酸。据此原理，将传统阿胶块变为液体阿胶（阿胶精口服液），以提高阿胶的纯度和生物利用度，充分发挥其天然氨基酸的滋补功能，解决了阿胶腥臭味及服用麻烦等缺点。达到味正、色佳、使用方便、吸收快、作用好的目的。药理及实验证明，阿胶精口服液与阿胶块一样具抗疲劳及耐虚损的作用。在制备工艺中，选用一种可吸附剩余挥发性物质及杂质以利溶液澄明的絮凝助溶剂，提高并保证了质量。

一四九、养身酒的研制

1985年5月由上海中药制药二厂娄如菊等4人完成。以人参、熟地、杜仲等15味中药配制低滋补酒。具强身保健作用。可用于气血不足、体质虚弱者。配制工艺用原酒进行脱臭，改善酒的品质，使该酒色味方面保持平和澄明及甘醇芳香。该酒含酒量14°±3°，含糖量22°±2°。可长期服用。

一五〇、虫草精的研制

1980年由青海中药制药厂李富银等3人完成。1981年开始，在传统方药基础上，由青海天然地道药材冬虫夏草、鹿茸等组成。为通补阴阳气血，男妇老弱皆宜的高级滋补口服液。该方生产工艺符合要求，制定了质量标准。对虚弱证和衰老证有较好疗效。青海省人民医院等单位治疗103例虚证及衰老症患者，临床有效率92%，长期服用无任何不良反应。

一五一、力加寿糖衣片的研制

1985年由广州光华制药厂李日蕙等5人完成。该片据中医理论，由刺五加、黄芪、灵芝、淫羊藿、白芍、人参芦头、维生素E等组成后，配加辅料制成糖衣片，具补脾益肾、滋补养血、益智安神等作用。药理试验可减慢离体兔心率、轻度抑制心肌力、增强冠脉流量、与心得宁有协同作用，可降低实验狗血压并减慢心率，能抑制小鼠活动，具镇静作用，可提高人血清免疫球蛋白水平和小鼠血碳吞噬指数。急性毒性试验，小鼠腹腔注射LD_{50}为34.91g/kg体重，毒性极低。临床治疗中毒副反应小。组方合理，工艺可行，质量符合要求。

一五二、花粉及花粉胶囊的研制

1982年由南通中药厂丁道武完成。该粉由油菜、玉米、葵花、蚕豆、紫云英等食用植物花粉，由工蜂采集并经人工破壁而制成的保健营养品。含多种氨基酸、多种维生素及微量元素、酶、激素、天然抗生素等。具促进生长发育、消除疲劳、改善睡眠、增强记忆力、强身保健等功效。对多种慢性病所致虚弱症状有辅助治疗作用。各种成分含量测定、急性、亚急性毒性试验，证明长期服用花粉安全、无副反应。该花粉及花粉胶囊生产工艺合理，暂行质量标准基本可靠。

一五三、维尔康的研制

1980年1月由广州星群制药厂等2个单位完成。根据衰老学说及中医延年益寿，扶正培本理论，研制的一种治疗老年病和防治老年器官功能衰退的药物。该药对小鼠游泳耐力延长10.6%，对迷宫记忆力提高21.7%，耐缺氧力提高57.2%，并可增加冠脉血流量。能抑制家蝇脑中褐素形成，延长家蝇寿命。显著增强衰老引起的脑功能衰退，明显减退老年皮肤色素斑。该药组方合理，产品质量标准和工艺基本等合生产要求。

一五四、健康乐的研制

1981年由广州奇星药厂完成。该制剂是中国药材公司组织的白芍综合利用研究中开发保健饮料的产品之一。以白芍为主要原料，经精选、提取、与糖、香料及其他辅料配制成的含CO_2的饮料。有可乐型香味。质量指标符合广东省制订的企业标准。生产工艺基本成熟。据中医理论，健康乐具有养血、保肝、生津、解暑等功能。药理实验，有抑制血小板聚集、抗血小板形成、抗炎、增强免疫和降解黄曲霉毒素B_1等多种保健作用，服用安全，未见毒性。

一五五、甜菊总甙的研制

1982年由沈阳第四制药厂等2个单位完成。该总甙从多年生草本植物—甜叶菊中所获多种甙混合物，有与蔗糖极近似的甜味，甜度为蔗糖的100～200倍，可作为新型甜味剂代替蔗糖。广泛用于药物及食品工业。为除去甜叶菊中树脂、糖、植物蛋白、叶绿素等杂质，观察了溶剂法和树脂法两条工艺路线，因树脂法脱色、去杂均优于溶剂法，且可再生，故用之。该法$Ca(OH)_2$为沉淀剂，沉淀杂质量多，滤液色浅。急性、恶急性毒性试验证明毒性小，无致突变作用，致癌可能性亦小。

一五六、补天灵的研制

1983年由锦州市中药厂完成。该剂对肾虚型阳萎证疗效较好，5个医院治疗，平均用药后2周起效，总有效率87%。其中阳萎早泄139例，痊愈及好转124例，有效率89.2%；腰膝酸软32例，痊愈及好转25例，有效率78.1%；不孕症22例，精子活力增强的好转者16例，有效率66.6%。该剂除改进包衣及包装外，宜进一步提高产品质量。

一五七、阿胶维他晶的研制及其新用途的临床研究

1978年1月由白城市中药厂等2个单位孙继武等3人完成。该剂为滋补强壮剂。具滋肾补血、润肺养肝作用。用于急慢性病毒性肝炎、肝硬化、营养不良、神经衰弱、血小板减少、月经不调或更年期综合症等。临床及实验表明其有良好保健作用。治疗慢性肝炎104例，显效率61.7%，有效率95%；SGPT 恢复率达62.2%、ZTT 恢复率67.3%，A/G 平均值恢复率达68.2%，治后 HBsAg 阳性者有26%转阴。

第十八节 中草药

一、刺五加叶提取齐墩果酸的研究

1982年由黑龙江省医药工业研究所完成。用刺五加叶以分离皂甙元的一般方法，即酸水解获粗甙元，经酸碱处理纯化、活性炭脱色、乙酸结晶、获齐墩果酸含量93%以上，实验室平均收率1.18%，中试放大平均收率0.83%，确定以生药15倍量的75%乙醇分2次回流为宜，且以醋酐——浓硫酸反应阴性为提取终止指标。该工艺流程短，溶剂易得，操作简单，收率较高。

二、用楤木、雪胆生产齐墩果酸

1983年3月由贵阳制药厂许金池等3人完成。东北楤木根皮中齐墩果酸含量高达8%～14%以上。用楤木、雪胆、女贞子、土牛藤、败酱草、女贞子用酒精直接提取，回收酒精后用酸、碱处理，再用酒精重新结晶一次外，其他植物均分别用酒精回流提取，合并提取液，加盐酸至1N，水浴、冷却分离出齐墩果酸。从楤木得齐墩果酸收取率1.5%，雪胆收取率4%，薄层层析在主点附近一个小斑点，其他3种植物齐墩果酸收取率均在1%以下，熔点及旋度均低。层析杂点明显。该方法以水煮代酒精抽提，减少原料干燥和粉碎设备及万能抽提罐投资。

三、从苦豆子中提取药用苦参碱的研究

1983年由宁夏盐池制药厂等2个单位完成。用苦豆子（Sophora alopecuroides L.）—种或花期地上部分为原料，提取苦参碱。工艺为苦豆种或苦豆草经酸水浸漉，离子交换树脂吸附、碱化、洗脱、分离、盐析、重结晶等步骤获白色苦参碱结晶，收取率苦豆子为0.45%～0.55%，苦豆草为0.098%～0.12%，其化学结构和纯度经熔点、旋光、薄层层析、红外光谱、质谱、核磁共振等确证。按用药要求，制定质量标准（草案）及质量标准起草说明。药理试验证明该品有抑菌、抗炎作用，制成妇炎栓剂，治慢性宫颈炎等疗效高，毒副反应小。

四、转盘塔提取麻黄素的研究

1981年9月由华东化工学院等2个单位苏元复等5人完成。从麻黄草中提取麻黄素是我国驰名中外的特产药，主要外销。成果将填料塔改为转盘盘塔，使提取麻黄素平均萃取收取率由89%提高至94.8%，其收益增加30万元。能处理含少量悬浮杂质的物料，清洗塔的周期由2个月一次为4～6个月一次，减轻了劳动强度，生产

力较原设备提高4倍，并提高了产品质量。一台直径1000mm转盘处理草水能力是相同直径填料塔的4～6倍。转盘塔提取麻黄素较同样直径填料塔萃取收取率提高5％。

五、用柠檬桉叶油合成麝香草酚的研究

1983年由中国科学院广州化学研究所杨泽榆等3人完成。麝香草酚是检测肝功能试剂及防腐剂，又是食用香料，大量用于牙膏、痱子粉和消炎镇痛膏。该发明以柠檬桉叶油主要成分，经两步化学反应后，催化脱氢构成麝香草酚。优点：两步反应均在常压下进行，产物易提纯，工艺简单，操作稳定。

六、两种金银花总皂甙保肝药理作用的研究

1995年由贵州省中医研究所时京珍等5人完成。对黄褐毛忍冬总皂甙（Ful）、灰毡毛忍冬总皂甙（Mac）及其几种成分作系统保肝药效及机制研究后，发现Ful、Mac及-Hed、SapB、HS等对13种化学毒物所致肝损伤均有程度不同的保护作用。其中Ful及Hed对CCl_4、AAP、D-Gal、Cd肝损伤的保护作用尤为显著。上述几种成分对小鼠肝细胞色素P-450酶系有可逆性的抑制作用，可明显增加肝脏GSH含量，提高葡萄糖醛酸酶活性，明显诱导金属硫蛋白（MT），减轻镉（Cd）的肝毒作用。

七、山莨菪碱的研究及应用

1978年由中国医学科学院药物研究所等10个单位完成。山莨菪碱（代号654）是由野牛植物唐古特山莨菪分离提出的托品类生物碱。经调查，发现此植物我国有较丰富的天然资源。对其有效成分及化学结构测定，证明为托品类生物碱（在托品环上多一羟基，为左旋6-羟基莨菪碱），药用其氢溴酸盐；山莨菪碱的人工全合成物消旋山莨菪碱（定名654-2），药理实验及临床应用证明其具有山莨菪碱的特点，已正式投产供临床应用；药理研究证明山莨菪碱具有阿托品相似的解痉作用，其中枢作用、扩瞳作用及抑制唾液分泌作用较阿托品弱，体内代谢较快；1975年山莨菪碱试用于临床，证明其专一性强、毒副反应较阿托品小。治疗美尼尔综合征、中毒性休克（中毒性痢疾、暴发型流脑、中毒性大叶肺炎和出血性肠炎）及急性微循环障疾病，均获满意效果。

八、唐古特山莨菪综合利用——新药氢溴酸樟柳碱的研究

1975年由成都制药一厂完成。唐古特山莨菪是产于川、藏、新等地的一种野生植物。1958年开始作品种鉴定及资源调查，以该种生药发展主、副产品共6种，并研究制定了一条简便可行、分离完全、保证质量的综合利用生产工艺路线及质量标准，基本实现从生药萃取设备到排渣的半自动化生产路线。这种新生物碱具较强的中枢及外周抗胆碱作用，能解除血管痉挛，改善微循环，毒性较阿托品类抗胆碱药物小，亚急性毒性试验，对血象、肝、肾功能无明显影响。

九、新药氢溴酸山莨菪碱（包括天然品654及合成品654-2）的研制

1981年由中国医学科学院药物研究所等7个单位方起程等19人完成。该药为草药唐丁特山莨菪植物中所分离的一种生物碱，经人工合成，已在有关药厂正式生产。山莨菪碱经10多年临床应用，证明毒性小、安全度较大、疗效好，可代替阿托品治疗休克。北京友谊医院用山莨菪碱代替阿托品抢救小儿暴发型流行性脑脊髓膜炎和中毒性痢疾，降低中毒性休克患儿病死率，该院1965～1980年用山莨菪碱治中毒性痢疾610例，病死率降至1.1％，一般疗法、人工冬眠、阿托品病死率各23％、4.8％、1.5％；治暴发型流脑532例，病死率8.97％，一般疗法、阿托品病死率各60％、23.7％。该药已收入中华人民共和国药典。

十、山莨菪碱抗休克作用及其细胞保护机理研究

1990年由北京医科大学病理生理教研室苏静怡等3人完成。山莨菪碱（654-2）在我国用于抗感染性休克，在兔、猫、大鼠及狗多种动物各型休克（失血、创伤、感染、内毒素、肠系膜上动脉阻断休克）模型上证实654-2对上述各型休克均有明显的抗休克作用，且优于常用升压药和a交感阻断剂。实验证实，654-2抗休克是对细胞的直接保护作用；提高细胞对缺血缺氧的耐受性，减轻细胞损伤，抑制和减少休克因子的生成和释放；稳定细胞膜、溶酶体膜及线粒体膜；具钙拮抗作用，并能在细胞水平上拮抗内毒素对细胞的损伤。

十一、解痉灵（N-正丁基东莨菪碱溴铵盐）

1982年由中国医学科学院药物研究所等3个单位完成。1973年合成解痉灵（N-正丁基东莨菪碱溴胺盐），多年研究结果如下：化学研究证明以天然东莨菪碱为原料一步合成法所得解痉灵与进口品一致，且反应时间短，收取率高，质量稳定。已制定质量控制标准。药理研究表明该药中枢作用较弱，外周作用中抑制唾液分泌及护睡作用较阿托品约弱1/9～1/10，对肠道平滑肌性解痉作用较阿托品相对强，小鼠急性毒性 LD_{50}（静注）为25.12±1.71mg/kg，与“Buscopan”无差异。临床3000多例试用表明该药用于内窥镜下逆行胰胆造影，放射诊断胃肠造影及计算机腹部断层扫描（CT）等诊断中，对胃肠等平滑肌的解痉效果较阿托品、654-2作用强、起效快、副反应小。具有很大的实用价值。

十二、樟柳碱的研究及临床应用

1978年3月由中国医学科学院药物研究所等21个单位完成。樟柳碱（代号703，或 AT_3）由唐古特山莨菪中提取的又一新生物碱。1965～1970年研究确定化学结构式为32-（2′苯基-2′3′二羟基丙酰氧基）-6，7β-环氧莨菪烷，定名樟柳碱。药理实验证明其具有明显缓解有机磷毒性作用（中枢作用较强），解痉作用与654近似，抑制唾液分泌、扩瞳作用较阿托品弱，较654强，毒性比阿托品，654及东莨菪碱均小。临床试用效果好。1975年鉴定会议定期临床疗效为：①对偏头痛型血管性头痛、视网膜血管痉挛、缺血性视神经病有良效；②对神经系炎症及脑血管病所致急性瘫痪、震颤麻痹症有一定促进功能恢复作用，对CO中毒性脑病有显著促功能成长作用；③可作中药复合麻醉，麻醉深度浅于东莨菪碱，有一定抗休克作用，其对心率、睡孔等副反应较氢溴酸东莨菪碱低；④对有机磷毒性有解毒作用，还有平喘作用等。

十三、胆碱能神经阻滞新药——樟柳碱

1983年由中国医学科学院药物研究所等9个单位谢晶曦等11人完成。樟柳碱从唐古特山莨菪中提取分离。化学名3a-〔（S）-2′-苯基-2′，3′-二羟基丙酰氧基〕-6β，7β-环氧莨菪烷。樟柳碱制成氢溴酸盐是一个新抗胆碱药，具较强中枢作用，性质类似东莨菪碱而稍弱。口服在胃肠道吸收较完全，体内排泄较快，蓄积作用小。亚急性毒性试验无内脏器官组织学改变，急性毒性试验较东莨菪碱及阿托品小。该药能松弛平滑肌、改善微循环、增加脑血流量。樟柳碱氢溴酸盐临床口服或注射治疗血管痉挛有关症状、眼科视网膜血管痉挛、缺血性视神经病、解有机磷中毒及抗晕车、晕船等，也可治脑血管闭塞病。

十四、葛根的研究

1978年3月由中国医学科学院药物研究所等18个单位完成。1969年阜外医院、药物所等从葛根及其提取物治疗伴头痛、项强、头晕、耳鸣等症状的高血压患者获效后，对其植物资源、化学、药理、工艺、生产、质控等进行系统研究。调查发现我国葛根品种10多种，以野葛分布最广、含黄酮量最高。从葛根分离出4个成分，鉴定为黄豆甙元、黄豆甙、葛根素和黄豆甙元4′7-二葡萄糖甙，试验证明前3种为葛根主要有效成分。完成葛根制剂生产工艺和合成黄豆甙元工艺生产及含量测定。药理证明葛根有轻度降压作用、降低血管反应性，改善脑循环、降低心肌氧耗、降低缺血心肌乳酸产生、增加冠脉血流量。葛根酒浸膏、葛根素和黄豆甙元的毒性均低。医科院分院合成 ^{14}C 标记的黄豆甙元。葛根酒浸膏片治颈项强痛高血压222例，症状有效率73%～90%；心绞痛191例，心电图改善率41.3%～51.2%。

十五、葛根素注射液的研究

1995年由中国医学科学院药物研究所等2个单位曾贵云等7人完成。药理实验证明，葛根素能改善心、脑和外周循环及微循环、改善缺血心肌代谢。葛根素注射液治视网膜动脉阻塞127例（133只眼），治后有效率达79.7%，其中50.4%患眼由治前的无光感、光感、手动或眼前指数等盲眼状态达到治后的0.1或0.1以上视力，优于交叉对照组；治疗视网膜静脉栓塞30例（30只眼），治后有效率76.7%（23只眼），优于对照组（有效率53.5%）；治突发性耳聋50例，有效率70%（35只耳），与尼莫地平对照组50例的有效率（70%）相同。还发现葛根注射液对视网膜变性、黄斑变性等视网膜微循环障碍性眼病，亦有一定的疗效。

十六、γ-月见草油的研究

1987年由白求恩医科大学等2个单位谷月卿等5人完成。月见草油具有干扰花生四烯酸代谢系列作用，能抑制血小板合成血栓素 A_2 (TXA_2) 及羟基十七碳三烯酸 (HHT)，而增加羟基花生四烯酸 (HETE) 的合成。临床观察近300例证明，月见草油制剂-γ-月见草油胶丸对降低高血脂和延缓衰老等均有确切疗效，未发现明显毒副反应。确定了吉林产月见草籽提取油中-γ-亚麻酸平均含量为9.3%，并考察了其稳定性。月见草油急性毒性试验未能求出小鼠 LD_{50}；对家兔按3g/kg 体重/日2次的剂量连续给药120天后处死，未发现心和肝等有病理改变。

十七、苦木总生物碱药物的研究

1981年由陕西省苦木研究协作组、咸阳地区苦木研究协作组等9单位完成。在西安、眉县选确诊为Ⅰ、Ⅱ期高血压患者249例，随机分2组，双盲法投药且以复方降压片为对照。结果西安点投药2个月的有效率65.4%，眉县点为81.1%，与复方降压片疗效相近 ($P>0.05$)。苦木能改善自觉症状，药理、生理实验证明苦木总碱对麻醉犬和免静注及对正常大鼠、肾型高血压大鼠灌胃均有显著降压作用，反应与剂量成正比，未见快速耐受现象、交叉耐受现象；苦木总碱降低血压作用与中枢抑制有关，且兴奋α受体而扩张血管。^{86}Rb 同位素法证明本药能改善心肌血流量。

十八、心脑血管疾病药物——毛冬青甲素

1982年由广州市医药工业研究所完成。毛冬青 (Ilexpubescens Hood , et. Arn) 系冬青科冬青属植物，是一种广泛生于南方的常绿灌木，其根具活血化瘀作用，民间用于烫伤、消炎、止痛。1970年国内开始用于心绞痛、心肌梗塞、脑血栓、闭塞性脉管炎和中心性视网膜炎等病，获较好疗效。但因化学成分未搞清，使产品质量和疗效均不够稳定。1973年开始研究，从其根皮浸膏酸水解物中获得一种三萜酸，即18-去氢乌索酸，定名毛冬青酸 (Ilexoic acid)，经琥珀酸化后，获水溶性衍生物毛冬青甲素。经药理、毒理及三致试验，溶血检测，共治疗438例缺血性脑血管病、冠心病、中心性视网膜脉络炎、周围血管病等，证实为一种比较安全、有效、无明显毒副反应的药。

十九、青心酮

1982年由北京制药工业研究所秦文娟等人完成。青心酮是从冬青科植物秃毛青叶提取的有效成分之一，发现以叶入药，有活血通脉、消肿止痛作用。解放军157医院用秃毛冬青叶粗制剂治冠心病、心绞痛获初步疗效后，协作研究其有效成分，共分得7个单体，其中Ⅱ号结晶化学结构鉴定为3.4-二羟基苯乙酮（青心酮）。临床验证282例，疗效肯定，治疗冠心病心绞痛中，毒副反应小。

二十、强心灵的研究

1978年3月由中国医学科学院药物研究所等15个单位完成。从黄花夹竹桃果仁制备新强心药，该夹竹桃产于广东、广西、云南、福建、台湾等省。已从中分离到6种已知强心甙和1种新强心甙，并证明其结构。定量研究强心甙，研究强心灵工艺、生产、制剂、标准规格、药理作用及治疗各种心力衰竭和克山病等疗效。临床观察357例，证明其具有作用迅速、蓄积作用较小、副反应少等特点。适于各种心脏病所致的心力衰竭，对左心衰竭及纠正阵发性室上性心动过速和阵发性心房纤颤的疗效显著。强心灵注射液可代替进口毒毛旋花子甙-K，强心灵片剂可代替地高辛。

二十一、汉防己甲素的药理研究与临床应用

1978年3月由武汉医学院等5个单位完成。1957～1977年对该甲素进行药理及临床研究；证实其具降压及扩张冠状血管作用；动物实验证实，其降压效应与该药对血管的直接舒张和对血管运动中枢的轻度抑制作用有关；离体心脏灌流证明，对冠状血管有直接舒张作用；在猫心实验中，增加冠脉流量时可同时降低心肌氧耗量。1959～1965年国内总结该甲素静注治疗高血压480多例，有效率61%～85%；对高血压者降压迅速、副反应小。1958～1977年，汉防己甲素片治疗361例高血压患者，有效率55.4%～100%，为现有降压药中作用恒定、可靠、副反应轻微的口服降压药之一，还发现其有消炎镇痛作用（镇痛作用不强）和抗阿米巴痢疾作用。

二十二、蒲黄抗动脉粥样硬化有效成分的提取及药理研究

1989年由上海第二医科大学等2个单位赵基等5人完成。从蒲黄防治粥样硬化有效成分及机制。从蒲黄中分得各组份、亚组份直至单体；用猪主动脉内皮细胞体外培养；^{125}I-纤维蛋白释放检测tPA纤溶活性；tPA放射免疫测定；微机模拟血小板聚集曲线等方法，检测蒲黄各部份的生物效应、筛选出有效成分，分离出12种单体，经光谱、质谱、碳谱、核磁共振等检测，确定了单体的化学结构。从中发现4种单体分别有明显促进内皮细胞产生tPA并增高纤溶活性、增加PGI_2合成；抑制平滑细胞增殖；保护内皮细胞对抗纤维蛋白损伤等作用与蒲黄全药研究结果相符。

二十三、枳实升压抗体克的研究

1978年3月由湖南医学院附属第二医院等3个单位完成。枳实为酸橙不成熟幼果。1973年动物实验证明具升压作用，同时有α和β受体兴奋作用（升压幅度超过相同剂量的去甲肾上腺素），增加心、脑、肾血流量，强心、利尿等作用。制备注射液后，合成升压有效单体。实验证明对狗实验性急性心肌梗塞所致心原性休克有较好抗休克作用，初步认为较多巴胺优越。治疗100例成人各种休克的有效率96.8%；小儿感染中毒性休克35例，有效率91.4%，该药安全度大、副反应甚少。枳实是继麻黄素后被发现的具有升压、强心、利尿和增加心、脑、肾血流量等多种作用的抗休克新药。

二十四、抗心律不齐新药“常咯啉”

1978年3月由中国科学院药物研究所等3个单位完成。常咯啉为常山乙素结构改造所得，其抗疟兼有减少异常心搏作用。实验证实可拮抗乌头碱、哇巴因等所致心律失常，可提高电刺激所致心室颤动阈值。试治500例，证明对室性早搏、短时间阵发性室性搏动加速的防治有效，对房性早搏、短暂心房颤动、短阵性上速等总有效率80%以上。具有起效快、使用病种广等特点。尤适于难治性心律失常者。严重副反应有肤色改变、血清谷丙转氨酶轻度升高，白细胞减少等，停药后可自行恢复。1976年12月通过鉴定。

二十五、冰凉花的实验和临床研究

1978年3月由吉林医科大学等4个单位完成。该药为国产强心药，从冰凉花中分离得已知强心甙、加拿大麻甙，研究其定量方法、生产工艺、制剂及标准规格、药理作用。观察208例克山病及各种心脏病患者，证实：该药效迅速确实、兼有利尿镇静作用，疗效与西地兰、地高辛相仿，吸收及排泄快。药源丰富，生产工艺流程较简单，成本低，1977年10月鉴定，现正进入中试阶段。

二十六、满山药

1978年3月由黑龙江祖国医药研究所等10个单位完成。满山红分布大小兴安岭等山区，临床验证1812例，具较好止咳、祛痰作用。满山药中杜鹃素、去甲杜鹃素有祛痰作用；杜鹃酮、金丝桃甙和异金桃甙等有止咳作用；莨菪亭有平喘作用。有毒成分是梫木毒素-Ⅰ。杜鹃素有促进气管纤毛运动的作用。实验证明，可使呼吸道灌洗液中蛋白下降，气管炎患者服后，痰易咳出，痰量下降。还进行杜鹃素的化学合成研究，研究其合成工艺方法、分析方法和质量控制规格。

二十七、紫花杜鹃

1978年3月由广东省高要县广利卫生院等12个单位完成。紫花杜鹃分布于广东省20多个县。广利地区医院治疗慢性气管炎后，组织该省协作验证1762例，仅在甘肃、广西、陕西、广东4省交叉验证378例，多数患者服药1～3天后起效，痰量减少、哮喘减轻、无明显副反应，并有一定远期疗效。动物实验证明，具祛痰、镇咳、平喘、消炎作用，并可减轻炎症细胞浸润，改善气管清除功能、降低痰粘稠度。药物化学从该药中分出6种成分，其中甲素和桷皮一纱进行了临床验证，甲素人工合成成功。

二十八、烈香杜鹃

1978年3月由兰州医学院等9个单位完成。烈香杜鹃分布于甘肃、青海。验证各种剂型4403例，以复方烈香杜鹃疗效较好，挥发油与水剂、糖浆对比、疗效无明显差异。从烈香杜鹃中分离出6种黄桐、14种挥发油成分。以棉子皮亭-3-半乳糖甙、γ-芹子烯为祛痰主要有效成分；4-苯基丁酮-2为止咳主要有效成分。药理试验证明，4-苯基丁酮-2为中枢性止咳药，但无抑制呼吸中枢副反应。γ-芹子烯经降低支气管粘膜血管透性、减少粘膜和组织损伤、加快纤毛运动起祛痰作用。上述成分经亚急性毒性试验证明，烈香杜鹃素、挥发油、4-苯基丁酮-2，除胃肠道反应外，无其他明显反应。4-苯丁酮-2的亚硫酸氢钾加合物（止咳酮）已人工合成。研究复方烈香片、挥发油和止咳酮的工艺和分析方法，制订标准规格。

二十九、宽叶杜香

1978年3月吉林省安图县制药厂等8个单位完成。通过宽叶在杜香挥发油的化学和药理研究，确定单萜为祛痰有效部分，桧烯、对伞花烃、α-派烯、β-派烯为祛痰有效单体。用挥发油、单萜烃部分和对伞花烃治疗1000多例慢性气管炎患者，结果证明，此3种成分均有明显祛痰作用，服用安全。药理试验祛痰作用，可能是刺激呼吸道粘膜感受器，使呼吸道粘液分泌增多。动物实验，挥发油、单萜烃可减轻气管腺体及导管液化作用，对-伞花烃可加速气管纤毛运动，减少小鼠气管炎模型呼吸道灌洗液中总蛋白含量，抑制大鼠炎症致结缔组织增生。

三十、照山白

1978年3月由中国人民解放军50824部队医院等6个单位完成。照山白分布于东北、华北、西南10多省市，资料丰富。药化及药理研究，分离出9种单体，其中金丝桃甙为主要止咳成分；莨菪亭为主要平喘成分；还有一种新的黄酮类化合物。莨菪亭已人工合成，并发现异莨菪亭也有平喘作用。从照山白中分离出有毒成分梫木毒素-Ⅰ，并研究了去毒方法，制备出不含该素-Ⅰ的制剂，药理及临床验证有去副存正作用，并有较好镇咳、祛痰、消炎、平喘及一定长效作用。隆化县卫生防疫站和承德医专用36种照山白制剂治疗1044例慢性气管炎患者，获较好疗效。建立去毒制剂工艺生产法、分析法和质量控制方法，已推广使用。

三十一、满山白

1987年3月由福建省建阳地区满山白协作组等8个单位完成。以满山白为主的复方（满山白、盐肤木、九节茶）治疗1526例慢性气管炎患者，服3～5疗程，有较好止咳、化痰和一定的平喘作用，其中145例服药10个疗程，疗效更好，副反应小。满山白含有黄酮、三萜及微量生物碱，有效成分为金丝桃甙、槲皮甙、槲皮素、三萜部分，具镇咳、祛痰作用，以临床10倍用量作动物亚急性毒性试验，动物一般情况良好，血象及肝肾功能无明显损害。

三十二、百里香杜鹃

1978年3月由青海生物研究所等5个单位完成。百里香杜鹃分布于青海、甘肃一带，资源丰富。用水煎剂、糖浆、挥发油和黄酮片等制剂，治疗1180例慢性气管炎，有较好镇咳、祛痰和一定的平喘作用，副反应轻微。从该药中分离出杜鹃素、月桂稀等10多种挥发油和金丝桃甙、莨菪亭等8种水溶性成分。百里香杜鹃不含梫木毒素。挥发油有较好的镇咳祛痰作用，水浸膏总黄酮具有较好祛痰和一定的平喘作用。亚急性毒性试验，动物脏器无明显改变。药剂工艺简便、价廉。

三十三、凉山虫草的研究

1982年由四川省凉山州药品检验所完成。对雷波县产冬虫夏草进行研究，并与西藏冬虫夏草（虫草）进行比较结果：①原植物鉴定为麦角菌科虫草属的一个新种，定名凉山虫草Cordyceps liangshanensis Liu Hu et Zang sp. nov，（简称凉草）其亲缘关系与虫草接近，唯虫体较大，气微腥，味淡。②凉草与虫草主要化学成分基本一致，含甘露醇、麦角甾醇、氨基酸、有机酸、生物碱及硬脂酸等，含量亦接近。③凉草、虫草均有显著扩支气管、镇静、延长睡眠时间及扩血管平滑肌、抑制心脏收缩作用；凉草几乎无毒，用药后小鼠血象、心、肝、脾、肺、肾等组织均无异常改变，体重明显增加。④民间200人自动用药调查结果，凉草安全可靠，对咳嗽、体弱、怕冷、食欲不振等有一定疗效。⑤拟定了凉草的质量标准。

三十四、平喘新药α-萜品烯醇的研制

1982年由浙江省中医药研究所等2个单位完成。α-萜品稀醇是由艾叶油和松油中分离而得，获得率分别为2.42%和58%，研究结果表明：①α-萜品烯醇对豚鼠离体气管的松弛作用较艾叶油强10倍，对豚鼠药物性哮喘的预防作较艾叶油强4倍；在新浓度时，使气管平滑肌cAMP含量明显增加；能预防豚鼠离体气管对异丙肾上腺素的快速耐受性；抑制大鼠被动性皮肤过敏，拮抗5-羟色胺；对豚鼠的慢反应物质有阻释和抑制作用；有镇咳，祛痰及抑制豚鼠离体心脏的作用；对主要脏器无影响，无致突变作用。②临床应用α-萜品烯醇气雾剂治疗支

气管哮喘与喘息型慢性支气管炎患者400例，即时平喘显效以上者占74.3%，总有效率98.0%，其中哮喘音消失率50.5%。该药起效时间快，无心悸、心率加快等不良反应。制定了α-萜品烯醇规格及其气雾剂的生产工艺和质量标准。

三十五、艾叶平喘新功效及其有效成分的研究

1973年12月由浙江省中医药研究所等3个单位完成。源自浙江民间艾叶红糖蒸鸡蛋治咳喘病验方。用艾叶糖浆治慢性气管炎，肯定其明显平喘作用。从艾叶油中分离18个成分，其中有3个含氧单萜具较强平喘作用，即萜品烯醇-4、萜品烯醇-8、反式葛缕醇与一个倍半萜β-石竹烯，均为植物中首次发现。为平喘药提供了新的化学结构类型。治疗1900余例患者，其中艾油胶丸口服治慢性气管炎542例；有效率73%～86%；气雾吸入治393例有效率75%～94%；萜品烯醇-4胶丸治疗喘息型慢性气管炎106例，有效率95%；异丙肾上腺素气雾剂对照组治疗后心率加快28次/分，部分肺心病患者或有其他心血管合并症患者慎用。艾叶油制剂使用后无心悸、心率加速等心脏不良反应。

三十六、中药艾叶平喘新功效及其有效成分的研究

1987年由浙江省中医药研究所等3个单位虞小葭等4人完成。①化学：从艾叶油沸点部位，经真空精馏、柱层析、TLC 制备、GC-MS 分离并鉴定了18个成分，其中有4个具较强的平喘作用，3个含氧单萜（萜品烯醇-萜4，反式-葛缕醇，α-萜品烯醇），1个倍半萜（β-石竹烯）。②药理：艾叶油及其有效成分对豚鼠平滑肌均有直接松弛作用，各有效成分的作用均较艾叶油强。以 EB_{50}与 EC_{50}比较，各强4～30倍。艾叶油及其有效成分的小鼠 LD_{50}均在1000～2000mg/kg。家兔每日灌胃艾叶油及α-萜品烯醇量，相当于成人日灌胃量25倍，连续20～30天，主要脏器功能和结构无明显毒性。③临床：艾叶油及其有效成分治疗慢性支气管炎和支气管哮喘2000余例，均获较好疗效。艾叶油胶丸、气雾剂、β-石竹烯胶丸、萜品烯醇-4胶丸口服或气雾吸入治慢性支气管炎，20天疗程，总有效率78.53%～100%，控显率33.51%～56.37%。

三十七、假蜜环菌（亮菌）和假蜜环菌甲素

1978年3月由南京药物研究所等13个单位完成。研究单位1968年经调查研究，发现柳树根发光是由于其寄生的真菌所致。菌种被鉴定为假蜜环菌（亮菌）。对其成分分析和化学结构的测定研究，得到两个化合物，分别定名为假蜜环菌甲素和假密环菌乙素。甲素结构式为3-3乙酰基-5-羟甲基-7-羟基香豆素。乙素结构式为2-苯基-2-羟基丙二酰胺。甲素人工合成的其工业生产收取率达20%～30%。临床应用：用亮菌固体及液体发酵生产的水剂、片剂治疗胆囊炎2300例，统计1090例，有效率89.1%；治疗急性肝炎1000余例（统计743例）痊愈率89%，有效率98%，迁延性肝炎有效率79.9%，慢性肝炎130例有效率72.4%。甲素注射剂治疗急性胆道感染131例有效率92.4%，痊愈率66.4%。药理实验说明甲素具有松弛胆道末端平滑肌作用、促进肝细胞胆汁分泌作用和刺激免疫力，未见毒副反应。

三十八、中草药穿心莲有效成分的研究

1978年3月由广州市药品检定所等23个单位完成。1972年从穿心莲叶中分得穿心莲内酯。① 提取工艺以乙醇浸渍炭脱色处理法较合适，收得率1%～1.5%。② 药理试验：穿心莲内酯和新穿心莲内酯对家兔感染肺炎双球菌或溶血性乙型链球菌致体温升高作用均有抑制和延缓作用。③ 体内代谢研究证明穿心莲内酯在中枢神经系统组织中有蓄积（下行性蓄积），静脉注射穿心莲内酯2小时由尿排出51.37%，72小时尿粪总排出量86.23%。④ 穿心莲内酯治疗扁桃体炎有效率91.30%，治疗上呼吸道感染有效率91.61%；穿心莲治疗绒毛膜上皮细胞癌及葡萄胎的近期治愈率78.3%；穿心莲总内酯治疗麻风病6～32月治疗观察，有效率76.5%；穿心莲内酯磺化注射液治疗肺炎有效率90%左右；穿心莲内酯加异烟肼治疗结核性脑膜炎死亡率8.57%，而对照组链霉素，异烟肼治疗的死亡率18.8%～30%。

三十九、全合成盐酸黄连素

1982年由东北制药总厂研究所完成。研究成功一条全合成盐酸黄连素工艺路线，并进行工业生产。产品化学结构与植物提取的黄连素结构完全相同。体外抑菌、毒性及临床试验结果也与植物提取物相同。1975年沈阳几所医院治疗370例急性细菌性痢疾患者的疗效证明与植物提取物疗效相似，治愈率均达93%以上。此外，全合成盐酸黄连素生产工艺中的各种中间体可作为很多合成药物的原料，也为一些合成药的开发创造了有利条件。

四十、黄芪对病毒感染的作用

1987年由中国预防医学科学院病毒学研究所等6个单位侯云德等5人完成。1973～1986年发现黄芪细胞培养、动物及人体内均有一定的抗病毒作用。黄芪对干扰素系统有明显的刺激作用，包括自身诱生、促进诱生和增强活性作用等三方面。可调节机体的体液免疫，特别是使SIgA低下者恢复正常，并能促进19S抗体的产生，能调节机体的细胞免疫功能，可延长细胞在体外的存活时间。现场试验表明，黄芪确可预防感冒，发病率可降低50%以上；与干扰素联合应用可提高预防效果。黄芪可提高干扰素治疗宫颈糜烂的疗效，显效率从31.8%提高到60.7%。黄芪的抗菌、抗病毒繁殖等5种活性指标的筛选研究结果表明，黄芪的多种作用并非由其某一成分所具有，而是不同成分具有不同活性。

四十一、蓍草抗炎的实验研究及临床观察

1989年由中国中医研究院中药研究所刘美兰等4人完成。蓍草已载1977年版药典，江西省德兴县医务人员发掘其抗菌消炎作用后，肯定其疗效。化学分析，其有效成分为总酸，从中分离出α-呋喃酸、延胡索酸和琥珀酸，对金黄色葡萄球菌、大肠杆菌、绿脓杆菌、痢疾杆菌和乙型链球菌较原用有效制剂强6.7倍。药理实验，蓍草总酸对炎症早期毛细血管扩张及通透性增高有明显抑制作用；对伤寒、甲乙菌苗致家兔致热反应有明显退热作用；显著增加注射阈下剂量的戊巴比妥钠的小鼠睡眠，提高小鼠痛阈，其有机酸成分作用相同；毒理试验无异常所见。蓍草总酸胶囊（每丸含总酸0.33g或0.45g），治尿路感染、急性扁桃体炎及颌面部炎症371例，总有效率87.0%；抗菌素或磺胺类对照组273例，总有效率86.4%，无显著性差异。治疗中除少数患者恶心、经血增多外，无明显毒副反应。

四十二、治疗慢性肝炎药——甜瓜蒂

1978年由湖南医药工业研究所等2个单位胡润生等2人完成。从甜瓜蒂中分离出5个单体化合物，即葫芦素B、异葫芦素B、葫芦素E、D及B-2-β-D吡喃葡萄糖甙（B糖甙），并确定其化学结构。药理及临床验证，甜瓜蒂内降转氨酶主要成分是葫芦素B_1、E。大鼠皮下给0.108～0.5mg葫芦素B有明显降酶效果。B、E对肝细胞变性、坏死有治疗作用。总含量为80%的混合物治疗指数为12。B组织可增加肝糖元蓄积、防止肝细胞脂肪变性及抑制纤维增生。此外，将B作为免疫制剂时，其毒性低于其他药物。B、E提取工艺复杂，研究将甜瓜蒂制成含胡芦素60%～72%的甜瓜蒂22号片，对慢性肝炎的总有效率为69.9%、显效率46.6%；对慢性活动性肝炎总有效率90%。

四十三、治疗慢性肝炎药——齐墩果酸

1980年由湖南医药工业研究所完成。青叶胆主要分布在云南高海拔地，含量仅0.3%，研究成功碱-酸提取工艺，从生产女贞子糖浆药渣中提取齐墩果酸，收取率0.5%～0.7%，纯度达93%。齐墩果酸（Oleanolic acid）药理实验能明显降低由四氯化碳引起大白鼠谷丙转氨酶升高，且毒性小，对急性肝损伤病理模型有一定治疗作用。临床观察222例慢性肝炎，有效率69.8%，显效率43.7%，随访半年复发率约23%。该药具纠正蛋白障碍作用。无明显毒副反应。生产工艺简单、无需特殊设备，收取率较高，质量稳定，三废易处理。

四十四、治疗肝病药——水飞蓟宾

1981年由南京药学院等3个单位吴知行等7人完成。60年代开始，西德等国从菊科植物水飞蓟分离主要成分水飞蓟宾（Silybin）。其具抗病毒、改善肝功能、稳定细胞膜的作用。我国从70年代开始研究，从江苏引种栽培的水飞蓟果中获水飞蓟宾，进而进行水飞蓟宾水溶性衍生物的研究，制成水飞蓟宾制剂，水飞蓟宾葡甲胺盐片及水飞蓟宾邻苯二甲酸单酯钠针剂，并完成药理、毒理、药化、分析、质量标准、制剂工艺等各项工作。临床验证265例，对慢性肝炎总有效率达74.6%。其中慢性迁延性肝炎201例，总有效率73.1%，显效率53.0%；慢性活动性肝炎55例，总有效率80.0%，显效47.3%，无明显毒副反应。水飞蓟宾制剂具有保护、稳定肝细胞及改善肝功能的作用，对慢性迁延性肝炎、慢性活动性肝炎疗效好。

四十五、三尖杉属植物中抗癌有效成分的药理药化实验和临床研究

1978年3月由福建省医药研究所等23个单位完成。①国家三尖杉、海南粗榧、篦子三尖杉及粗榧4种植物分离出20种生物碱，其中4种抗癌有效成分是三尖杉酯碱、高三尖杉酯碱、异三尖杉酯碱和脱氧三尖杉酯碱。1973年～1975年完成三尖杉酯碱和脱氧三尖杉酯碱半合成。②三尖杉酯碱对白血病 L615、7212、L615耐6MP 株、小鼠脑瘤22、艾氏腹水癌及大鼠 W_{256} 癌肉瘤均有显著抑制作用。家犬、兔及鼠系统亚急性毒性试验，毒性主要在造血和消化系统。③提出质量标准，作资源分布、生药鉴定及含量检测。6个省市37个单位并用肾上腺皮质激素及酯碱治急非淋白血病165例，有效率72.7%；高三尖杉酯碱治急非淋94例，有效率63.3%，对慢粒及恶性淋巴瘤等也有效。

四十六、半合成三尖杉酯碱

1980年由中国医学科学院药物研究所等2个单位完成。半合成三尖杉酯碱是两个差向异构体混合物，以乙酰丙酸为原料，用半缩酮形式保护三级羟基，以分配柱层析、薄层层析或制备型高压液相层析，均可分离并获纯品。药理实验，半合成三尖杉酯碱对小鼠白血病 L_{615}、L_{1210}和 P_{338} 有抑制作用，生命延长率达78%～143%；对小鼠肉瘤 S_{180}、Lewis 肺癌及大鼠 W_{256} 抑制率为42%～53%。抗肿瘤作用强度，在2倍剂量时，相当于天然三尖杉酯碱；对小鼠 LD_{50} 约为天然品的2倍。解放军187医院及武汉医学院附属一院等16个单位共观察各型白血病172例，对急性非淋巴细胞性白血病完全缓解率与阿糖胞苷相近，且与多种抗白血病药无交叉抗菌性。

四十七、三尖杉酯类生物碱的合成

1982年由兰州大学等2个单位黄文魁等5人完成。我国特产植物三尖杉中含微量酯类生物碱，1959年美国报告对动物具抗癌作用。全国三尖杉研究协作组从三尖杉中提取4种酯类生物碱：三尖杉酸碱（甲）、脱氧三尖杉酯碱（乙）、高三尖杉酯碱（丙）和异三尖杉酯碱（丁）。1977年从三尖杉瘉伤组织培养基中检测到高脱氧三尖杉酯碱（戍）。其中甲和丙的自然品已于1977年福州会议作为治白血病的新药。1972年后，兰州大学黄文魁等研究上述酯碱合成，1973年合成乙碱比国外1974年初报告的合成法在合成方案、产品收取率等方面为优。此后，在福建中医研究所等单位协作下，实现了其他4种酯碱的合成。上述5种酯碱均已在兰州大学人工合成。其中乙、丁、戍3种酯碱在国际上首获成功，丙碱是与医科院1980年各用不同路线合成，甲是医科院药物所1975年首获成功。

四十八、抗肿瘤药——香葵油

1980年由上海医药工业研究院等4个单位完成。1976年发现香叶天竺葵（Pelargonium geravelens L' Herit）提取的精油对 Hela 细胞有较强的抑制作用。药理证明香葵油对动物移植性肿瘤 S_{180}、小鼠 EC 腹水癌、大鼠 W_{256}、小鼠 Lewis 肺癌、S_{37}等均有较强抑制作用。小鼠腹腔注入一次 LD_{50}为310±38mg/kg，口服一次给药 LD_{50}为1540±160mg/kg，蓄积作用小（K 值各为8.3和7.6）。狗、大鼠高剂量口服，对肝、肾、体重、血象、主要脏器、神经系统无明显病理变化。宫颈癌患者外用香葵油栓剂，并服香葵油胶囊1～2个月，总有效率70.4%，近期治愈率4.4%，显效率24.4%。该制剂对早、中期宫颈癌有效，对晚期宫颈癌疗效亦好。显微镜下见香葵油治后癌细胞明显变性坏死。该制剂药源广泛，生产工艺成熟，产品质量稳定（香葵油栓和胶丸）。

四十九、安瘤乳注射液及口服液

1985年由沈阳药学院等2个单位完成。安瘤乳又名复方氟脲嘧啶乳剂，含5-氟脲嘧啶和脂溶性抗癌成分的多种不饱和脂肪酸，经特殊加工制成乳剂，油滴为1μm 大，可静注，具有靶向性。药代动力学证明5-氟脲嘧啶在胃、肠、直肠、肝等组织中具较高浓度分布，并保持一定时间，不仅增加靶组织浓度，并减少非靶区5-Fu 的毒性反应。中国医科大学、北京友谊医院、广州中山医科大学附院、北京中医学院东直门医院等26个单位治疗中、晚期肿瘤243例，其中观察317例药物不良反应，其近期疗效以肠癌和胃癌疗效较好，有效率各31%、30%；客观加症状改善有效率各为62%和58%，对肝、食管及贲门癌也有一定疗效。该制剂副反应低，对

L_{1210}、白血病腹水癌、艾氏腹水癌有抑制作用。对血象和肝肾功能无明显影响。

五十、鸦胆子乳注射液

1988年由沈阳药学院等10个单位姚崇舜等完成。用国产苦木科植物（Bruceajavanical Merr）的果实鸦胆子中提取的鸦胆子油，具有抗癌活性。鸦胆子油中含多种脂肪酸，其中油酸占7%、亚油酸占3%，而鸦胆子油中85%成分为三油酸甘油脂，在体内可逐渐水解成有抗癌活性的油酸。以鸦胆子为原料，制成O/W型静脉注射乳剂，其粒子分布均匀，为1μm左右，药代动力学观察，给药后有效成分在体内具有特异导向性，并可增加淋巴系统药物浓度及与癌组织的亲和性。验证400例患者，对消化道肿瘤、肺癌、肺癌脑转移治疗，完全缓解4例，稳定率67%。该剂型较新，使用安全，毒副反应较低，并有相应的质量标准。

五十一、去甲斑蝥素抗癌作用的研究

1984年由北京第四制药厂王广生等2人完成。在古代昆虫抗癌药斑蝥基础上开发的课题，将斑蝥素进行结构改造，除二甲基后，消除毒副反应，增强抗癌及升白细胞作用，并达到易于制备目的。完成原料及片、针剂生产工艺、稳定性、质量控制等。在同位素标记实验方面作了革新。去甲斑蝥素治疗原发性肝癌，治后1、2、3年生存率各30%、14%、9%，治后生存期明显提高。治疗剂量时，对低下的白细胞有一定提升作用，且无骨髓抑制。生产成本低廉、副反应小，制备简便。

五十二、治疗肝癌新药葫芦素的研制及临床应用

1984年由湖南医药工业研究所彭沅贵等5人完成。该素从中药甜瓜蒂中提取的有效成分，含胡芦素B、E、异葫芦素B等。治疗169例原发性肝癌，与5-氟脲嘧啶相比，对改善症状、消除肝痛、缩小瘤体、延长生存期等方面，均优于对照组。统计治后生存半年以上66.6%、1年以上29%、2年为29%、3年以上为4.3%；总有效率69%，其中显效39%，且副反应小。用药后血、尿、肝功、心电图等均无异常，少数患者轻度胃肠道反应，但能继续接受治疗。药理试验，可抑制肿瘤生长，提高血液中cAMP/cGMP的比值，明显抑制苯丙芘在肝微粒体代谢中的致癌物形成的作用。

五十三、石杉碱甲及其注射液的研究

1986年由浙江医学研究院药物研究所等2个单位俞超美等5人完成。千层塔为石杉科石杉属植物。千层塔全草经醇提，醇浸膏用酸水提取，酸提取液用氨水中和至pH9～10(关键)后，用氯仿提得总碱。总碱以NaOH液提取，碱提液以酸中和至pH5～6，再加氨水碱化至pH14（关键），加氯仿提取得酚性碱，酚性碱在碱性硅胶（0.5%NaOH制成）上以氯仿：甲醇按（98:2）、（96:4）洗脱，收集流份，合并有石杉碱甲相同斑点者，蒸干，丙酮中结晶（关键），即为石杉碱甲。药理研究表明：该品为可逆性胆碱酯酶抑制剂。临床研究：经8个医院验证用石杉碱甲注射0.2～0.4mg/次治疗重症肌无力128例，总有效率为99%。经肌电图、重复电刺激试验均表明对该病有显著疗效，维持有效时间明显长于新斯的明（$P<0.001$）。

五十四、植物抗癌成分美登素的全合成研究

1989年由中国科学院上海药物研究所潘百川等5人完成。美登素在美登木中仅含千万分之二。1972年后，有10多个研究组相继开展全合成研究。1976～1978年与日本名古屋大学Goto组等共同完成C1～C8和C9～N两大片段合成，1983年完成光学活性美登醇全合成，后又合成了光学纯的美登醇和美登素。美登素的全合成证明该研究各片段的划分、制备及其相互连接、各活性碳原子构型控制、大环内酰胺的成环、多种保护基团的选择及应用等方面获成功。与国外同类产品比较，合成路线短、产率高、最终产物的各种物理和光谱数据齐全。

五十五、绿茶抗氧化剂（儿茶素）抑制突变、癌变及其机制的研究

1990年由中国医学科学院肿瘤研究所程书钧等5人完成。1984年开始，对绿茶及其抗氧化剂成分（GTA）抑制突变和癌变机制进行了研究，发现GTA主要成分为儿茶素，其抗氧化作用强于人工合成的抗氧化剂丁化羟基苯甲醚（BHA）。GTA可明显抑制苯丙芘（Bap）、黄曲霉毒素B_1（AFB_1）等诱导沙门氏菌回复突变，并发现GTA的抑制作用强于鞣花酸、BHA、维生素C、维生素B和β胡萝卜素。GTA可明显

抑制 AFB_1，诱导姊妹染色单体的互换频率增高，使Bap诱导的BALB/3T3细胞转化灶明显减少；可明显抑制甲基脲与亚硝酸钠作用后形成的亚硝基化合物诱导Ames试验 AT_{100} 回复突变；减少3-甲基胆蒽（3-MC）诱发小鼠皮肤的肿瘤数，显著延长肿瘤发生的潜伏期；明显降低X射线对细胞的杀伤及转化作用；江苏启东地区饮茶者肝癌死亡率亦低于对照组。研究认为：其机制为抑制某些致癌物和细胞DNA的共价结合，阻止脂质过氧化。

五十六、茶叶防癌作用的研究——茶叶对N-亚硝基化合物形成及致癌作用的影响

1990年由中国预防医学科学院营养与食品卫生研究所王淮州等5人完成。1984年开始，发现茶叶可明显阻断环境强致癌物N-亚硝基化合物（NOC）在人体内外的合成。该研究用Ohshima法进行了人尿中N-亚硝基脯氨酸（NPRO）试验，试验证明，1g与3g绿茶的阻断作用各相当于1g与3g茶中提取的茶多酚的作用。每人每日饮1克绿茶即可部分阻断NPRO合成，饮3g或5g茶，泡2次，即可达完全阻断。以海南红茶、绿茶、杭州绿茶、福建铁观音和花茶的浓缩汁给Wistar大鼠灌胃，均可阻断 NMB_2A 在其体内的合成。各种茶叶均对NOC合成具有阻断作用，其作用强弱与茶多酚含量关系密切。

五十七、大蒜阻断亚硝胺合成的研究

1986年由山东医科大学等4个单位林希蕴等5人完成。研究证实，在体外模拟胃液的条件下，大蒜提取液能阻断二甲基亚硝胺、二乙基亚硝胺和二丁基亚硝胺的合成；其提取液剂量与亚硝胺合成的阻断率呈明显的剂量-效应关系。大蒜中所含的巯基化合物能竞争性地与亚硝酸盐发生反应，生成硫代亚硝酸酯，从而阻断了亚硝胺的合成。该研究还证实大蒜提取液能阻断串珠镰刀菌、杂色曲霉菌对亚硝胺合成的促进作用，并能阻断这两种霉菌使硝酸盐还原成亚硝酸盐的作用。该研究发现大蒜提取液能阻断大肠杆菌、肠球菌对亚硝胺合成的促进作用，能阻断大肠杆菌使硝酸盐还原成亚硝酸盐的作用。实验中建立了高效液相色谱-光导检测器检测亚硝胺的方法，其检测结果与气相色谱-热能分析仪的结果非常接近（$r=0.997$）。

五十八、茜草双酯

1985年由上海第二制药厂等2个单位朱培农等2人完成。1974年放射医学研究所与上海第二制药厂对茜草开展研究并获得有效成分，发现该成分对白细胞减少症和妇科出血疗效较好，用化学合成方法获得了其有效成分衍生物茜草双酯。合成路线以丁二酸经酯化、缩合制得。在缩合反应中除金属钠，省去乙醚抽提工艺，总收取率35%。三废治理基本符合要求，溶剂回收再用，高沸残渣用焚烧处理。药理研究表明，该成分可促使贮存的粒细胞释放及造血干细胞增殖分化，防治环磷酰胺所致白细胞减少症。上海市肿瘤医院、华山医院、解放军总医院等18个单位试用该药治疗白细胞减少症194例，总有效率83.5%；试治苯中毒及原因不明的白细胞减少症218例，总有效率74.3%，均无明显毒副反应，并可长期连续服用。

五十九、银屑病治疗药物——白芷光敏制剂

1981年由重庆桐君阁药厂等4个单位潘龙刚等完成。用川产抗白芷干根，经乙醇干浸制得白芷1号，石油醚萃取获胶囊白芷5号，酸碱提取制得3号胶囊。经毒性、亚急性毒性及慢性毒性试验，口服白芷光敏剂白芷3号加黑光治疗银屑病，近期痊愈率46.8%，总有效率97.5%，无明显毒副反应，是一种治疗遗传性银屑病的中西医结合新疗法。该药疗效与8-甲氧补骨脂素相当。

六十、全国薯蓣资源调查及利用

1978年3月由中国医学科学院药物研究所等21个单位组成的6个大行政区的薯蓣资源调查组完成。经过近7年时间，完成了全国薯蓣资源的调查任务。① 通过调查，证明我国薯蓣植物资源丰富。全国20个省区，分布着60种薯蓣植物，17种含有薯蓣皂素（合成避孕药等药品的原料），其中盾叶薯蓣（Dioscorea Zingeberensis）含量最高，平均为5.93%，单株达16.5%（超过美国薯蓣D. Compositae）。穿龙薯蓣（Dnipponicc）的皂素纯度高无杂质，含量为2%～4%，品质优于美国薯蓣。还有三角薯蓣、蜀葵薯蓣、姜黄薯蓣的分布亦十分广泛，皂素质量优良。② 摸清了20个省区重点种类的产区分布及蕴藏量。③ 调查了薯蓣原料收购规格。

④ 研究了盾叶薯蓣、穿龙薯蓣等重点种类的采收埋藏，有（无）性繁殖及野生变家栽等技术。⑤ 制订了穿龙薯蓣等转换采挖措施。

六十一、药用植物——中国沙棘资源综合开发应用的研究

1988年由中国医学科学院药用植物资源开发研究所肖培根等5人完成。该研究为1986年七五星火计划项目，其成果如下：① 摸清了我国4个品种5个亚种沙棘的分布及藏量，并作生态学观察，为开发及发展人工沙棘提供依据。② 摸清国产沙棘果实各部分营养成分及含量，分离鉴定了其香味及成分，确定了其中60多种成分的化学结构。③ 研究了沙棘的化学成分、生产方法。药理结果表明它具有明显的抗炎和抗胃溃疡作用，且毒性较小。④ 对各地不同品种的沙棘种子作了形态、种质资源、良种选择及引种栽培的研究，为新品种及良种定向培育提供了依据。⑤ 研究了果汁加工工艺及质量标准，解决了果汁加工中的澄清、脱油、过滤及保鲜等技术，由大同综合食品厂开展了大规模生产。以沙棘为原料生产的强维他饮料获得了1986年全国同类产品评比第一名，果汁同年出口日本，创汇50余万美元。

六十二、银杏叶提取物的开发应用研究

1995年由沈阳药科大学姚新生等5人完成。从银杏叶中分离、鉴定了17种化学成分。建立了符合国际规范的银杏叶总黄酮甙的总内酯的HPLC含量测定法。测定结果准确可靠，为银杏叶的质量评价提供了科学的检测方法，确定了原料的最佳采收期，开发了符合国际标准的银杏叶标准提取物的生产工艺。

六十三、银杏叶提取物——总黄酮和银杏总内酯

1995年由中国药科大学楼凤昌等6人完成。研究发现，银杏干叶中的总内酯和总黄酮对人心血管疾病具有治疗作用。从银杏叶中提取的上述两类有效成分，达到了美国FDA的要求。该研究分离出了活性化学成分30个，其中23个通过了鉴定。首次获得了多个内酯的标准品。该研究所使用的提取工艺简单、成本低廉、无三废污染，适于工业化生产。已于1992年10月、1993年10月通过了江苏省科委的鉴定。由深圳海王药业有限公司开发生产的银可络片（银杏叶片）已上市，并已在25个省市推广应用。由常州第二制药厂生产的银杏叶胶囊已于1995年初申报了卫生部四类新药。由山东济南永红制药股份有限公司生产的银杏叶冲剂已完成临床研究。银杏总内酯片二类新药已完成了药理药效学研究、含量测定法等临床前期研究工作，即将申报二类新药。

六十四、ω-3-系列脂肪酸的资源紫苏油的研究

1995年由吉林省中医中药研究院王永奇等5人完成。1989年与日本名古屋市立大学奥山治美教授研究组协作筛选ω-3-系列脂肪酸资源时，发现了富含α-亚麻酸的紫苏油，其含量高达80％。其后6年来从5个方面，进行了23项实验。在生态学研究方面，进行了本草考证，并对形态和组织学特征、栽培技术、加工炮制、鉴别活性成分及生态环境等方面进行了研究。温差较低的北方紫苏有效成分含量较高，并对紫苏子、紫苏油及油粕，从精制加工至有效成分含量、从化学性质至质量控制，从稳定性实验至抗氧化剂选择均作系统的化学研究。发现含α-亚麻酸的紫苏油具提高智力、增强视力、抑制血栓性疾病及抗老化作用。还开发成系列产品-圣母液和ω-3-智视源胶丸。为提高智商提供了可靠的天然资源。

六十五、人工牛黄替代天然牛黄的临床适应症研究

1978年3月由卫生部药品生物制品检验所等15个单位完成。牛黄我国过去依赖进口，有关单位在分析天然牛黄已知成分基础上，利用牛、羊、猪胆为原料提炼成人工牛黄。北京、上海、天津和广东医药人员在总结各地经验基础上，对人工牛黄进行药理试验。试验证明人工牛黄具有明显的解热、镇静、抑菌和祛痰作用。用人工牛黄治疗860例患者也收到明显效果，尤其是解热和祛痰作用比较肯定。研究单位还制定了人工牛黄的统一处方及质量标准。人工牛黄的价格仅为天然牛黄的1/30。人工牛黄可以代替天然牛黄供临床应用，为国家节约了外汇。1971年在北京召开了本研究工作的总结会议。1972年1月卫生部、商业部转发了这次会议提要。

六十六、水牛角替代犀角的临床适应症研究

1978年3月由卫生部药品生物制品检定所等25个单位完成。用水牛角替代犀角治疗患者5417例，疗效肯定。按中医学理论，总结归纳了水牛角的性味、归经、功能、主治等特性均与犀角相似。可用于能用犀角治疗的适应证。化学分析和光谱半微量分析，证明水牛角所含氨基酸和无机物元素均与犀角基本一致。药理实验证明水牛角具有明显缩短出血时间、降低毛细血管的通透性、抗炎和抗感染等作用。本研究还制订了水牛角及其制剂生产的工艺和质量标准。1976年11月在北京召开了水牛角科研工作总结会。1977年4月，卫生部、商业部联合发出以水牛角替代犀角的建议。

六十七、浓当归注射液基础与临床研究

1986年由中国医学科学院药物研究所等2个单位徐理纳等5人完成。从中国当归中分离出阿魏酸等6种成分。药理和毒理研究：浓当归注射液有抑制血小板聚集作用，抑制血小板5-羟色胺的释放和大鼠实验性血栓形成；对非特异性免疫功能有增强作用，还有利胆作用。小鼠急性毒性试验，静脉注射半数致死量为80g/kg。当归能拮抗去甲肾上腺素引起的血管平滑肌痉挛，增加脑、冠脉和外周血流量，降低血管阻力，减少心肌耗氧量，降低毛细血管通透性。临床研究：经北京等12个单位400例疗效观察，其中突发性耳聋116例，总有效率为76%，血栓性浅静脉炎总有效率高达98.5%，急性缺血性脑血管病111例，有效率91%，血栓闭塞性脉管炎52例，有效率86.5%。制剂研究：研制了200%当归注射液的生产工艺，成品2年常温保存，质量基本稳定。

六十八、治疗偏头痛新药当归素的研究

1988年由中国医学科学院药物研究所等2个单位徐理纳等5人完成。该素即阿魏酸钠，为当归有效成分之一。实验观察：本素可能经抗血小板功能而治疗偏头痛。机理与调节前列腺环素-血栓素 A_2（PGI_2-TXA_2）平衡，抑制磷酸二酯酶升高血小板 GAMP 含量有关。在脏器分布少，不易蓄积。结果：京、广两地6个医院用片剂治偏头痛187例（对照组47例），总有效率89.3%，显效率54%。双盲对照当归素组61例，总有效及显效率各89.9%、55.7%；淀粉安慰组47例，总有效率6.4%，无显效者。患者治后，血小板聚集性明显下降，本素治疗特点是可使疼痛发作次数减少，间歇时间延长或基本控制疼痛，见效快，安全度大。

六十九、当归、川芎药对（佛手散）配伍机理的研究

1991年由上海中医学院李仪奎等5人完成。选择药对，寻找中药复方配伍关系。①分析当归、川芎配伍效应的环节，可能出现的药剂学、药动学或药效学阶段，对此3个阶段作化学及药理学分析，证明当归、川芎药对配伍效应主要出现在药效学阶段，证明两药同用时许多指标出现协同，并互相拮抗毒性。②分析出现配伍效应的物质基础，阿魏酸和川芎嗪是这对药中2个已知有效成分，此2个成分具相似的药理和配伍效应，证明它们可作为两药的代表性有效成分。③在中药理论指导下，重点对此药的有效成分作了其对子宫平滑肌及其受体的机理研究。研究结果发表10篇论文，多数已公开登载至专业期刊。

七十、镇痛消炎药——3-乙酰乌头碱

1985年由兰州部队第六医院等2个单位张西平等4人完成。从天然植物伏毛铁棒锤中首次分离出新生物碱3-乙酰乌头碱，具镇痛、抗炎等活性。红外、核磁、质谱和化学方法证实，其为带3个酯基团的 C_{19} 二萜类新生物碱，分子式 $C_{36}H_{49}O_{12}N$，分子量687，熔点198℃～200℃。研究成一套不经层析分离从植物中提取乌头碱及直接将乌头碱转化为3-乙酰乌头碱的简便可行工艺，制定了针、片剂质量控制标准，进行了该系统的药理毒性研究。该生物碱特点：毒性小、止痛作用持久、无成瘾性。治疗肩周炎、风湿及类风湿性关节炎、腰腿痛、坐骨神经痛、带状疱疹等，已批量生产，片剂商品名新乌宁痛片，已于1985年12月投放市场。

七十一、真性胆碱酯酶抑制剂新药——石杉碱甲（福定碱）

1987年由军事医学科学院毒物药物研究所等3个单位徐择邻等8人完成。石杉碱甲（福定碱）是从3千多种中草药中的石杉科的千层塔和华南马尾杉全草中分离到的新化合物，是一种真性胆碱酯酶抑制新药。与毒扁豆碱、新斯的明和催醒宁相比：① 对真性胆碱酯酶有选择性抑制作用。② 能预防神经毒剂梭曼1.5～2.0致死量。③ 治疗重症肌无力效果优于临床常用的新斯的明。④ 有效时间12小时以上，胃肠道吸收良好，安全指数大。⑤ 稳定性好。⑥ 易通过血脑屏障进入中枢，兼中枢及外周治疗作用。

七十二、薄芝注射液和薄芝片的研究

1987年由中国医学科学院药物研究所等2个单位杨云鹏、翟云风等5人完成。发现薄芝注射液对557例局限性硬皮病、盘状红斑性狼疮、斑秃、皮肌炎等病有较好疗效，对系统性硬皮病和系统性红斑狼疮也有一定疗效。薄芝片作为停用注射液时的辅助药物，对维持注射液疗效有一定作用。两种剂型均未发现明显的毒副反应。从发酵生产的薄盖灵芝菌丝体中分离出脲嘧啶、脲嘧啶核苷等28种成分，其中新化合物有灵芝嘌呤、灵芝碱甲和灵芝碱乙。薄芝注射液及脲嘧啶和脲嘧啶核苷均有降低实验性肌强直症小鼠血清醛缩酶的作用，为其治疗肌病提供了初步依据。实验还发现薄芝注射液具有镇静、解除菸碱引起的痉挛、抑制唾液分泌、提高动物耐缺氧能力、抗炎等作用。

七十三、云芝胞内多糖的研究

1985年由四川抗菌素工业研究所张芝萌等3人完成。1978年用福建三明地区杂色云芝菌，经深层培养，获胞内多糖成品(PSK)。在2.5吨、6吨发酵罐中进行中试，发酵水平平均为胞内多糖1.5mg/ml，提取总收率为34%。所获带焦香味的胞内多糖成品，经红外、氨基酸分析仪、凝胶电泳等仪器测定分析，与日本抗肿瘤佐剂Krestin中所含蛋白多糖类物质相似。经药理、毒理试验，对小鼠移植性肿瘤S_{180}及肝癌H_{22}等有抑制作用，对四氯化碳所致小、大鼠中毒性肝损害有明显保护作用，可增强机体非特异性免疫功能，毒副反应低。该制剂生产工艺较成熟，室温放置3年以上产品质量稳定，符合质量标准要求。四川医学院附院等13个单位，试治216例慢性乙型肝炎，有效率为73%，肝癌患者配合化疗症状获改善，对免疫功能低下者，增强抗病力。临床试用无明显毒副反应。

七十四、活血化瘀中药对免疫活性细胞调节作用的实验研究

1992年由浙江省中医药研究院樊良卿等5人完成。建立抗小鼠淋巴细胞血清（ALS）所致细胞免疫功能低下NIH小鼠模型，观察能提高正常NIH小鼠T淋转功能的丹皮、赤芍、川芎、五灵脂、延胡索5味中药；发现16味活血化瘀药高剂量可提高T淋转功能，如鸡血藤、苏木、泽兰；提高B淋转功能者有丹皮、川芎、延胡索；抑制B淋转功能者有鸡血藤、益母草、苏木、三棱；提高NK细胞活性者有鸡血藤、红花、益母草；抑制NK细胞活性者有丹参、蒲黄、三棱、莪术；提高LAK细胞活性者有鸡血藤、桃红等。上述多种结果提示，活血化瘀药所具免疫调节作用与剂量有一定关系。

七十五、獐牙菜苦甙的研究

1983年由云南省药物研究所梁钜忠等3人完成。斜茎獐牙菜为龙胆科植物，别名金沙青叶胆，从中分离出的獐牙菜苦甙是从该植物中分离出来的一种环烯醚萜甙类解痉止痛药。药理实验对平滑肌有显著解痉作用，使用安全。急性和亚急性毒性试验均无显著异常，动物血象、血小板计数、血液化学测定数值无异常。脑、心、肝、肾、肾上腺、肺镜检与对照组相比无异常。试治496例，总有效率88.3%，对痉挛性腹痛有显著疗效。该药安全范围大，副反应较阿托品类药物小，口服对血压、呼吸、心率、心电图、瞳孔无不良反应。该提取分离法已扩大至中试阶段。

七十六、气血注射液对溶血性贫血大白鼠脾脏的组织化学研究

1983年北京中医学院组织胚胎学教研室完成。雄性大鼠，分实验、治疗及正常对照3组，实验及治疗组动物皮下注射2%N-乙酰苯肼(APH)诱发急性溶血性贫血；治疗组口服气血注射液（黄芪、当归、人参1g/ml）；正常对照组皮下注射生理盐水。观察一般体征、血象、脾重、脾一般组织结构及多种组织化学指标。结果治疗组动物一般情况较好，贫血程度较轻，体重恢复较快，脾红髓核糖核酸含量较多，酸性磷酸酶、葡萄糖-6-磷酸酶、非特异性酯酶及巨噬细胞内抗氧化物酯酶等水解酶活性均较实验组动物强。认为气血注射液可改善溶血性贫血动物一般状况，减轻贫血程度，增强巨噬细胞吞噬力。研究中用显微分光光度计定量检测巨噬细胞内抗氟化物脂酶活性，为中医气血理论研究提供了依据。

七十七、中药白何首乌的研究

1985年由北京中医学院基础部龚树生等2人完成。1977～1984年考证白何首乌、调查原植物品种、实验研究及初步临床观察。① 白何首乌被确定为传统中药首乌的正品之一，并确认萝摩科植物耳叶牛皮消、戟叶牛皮消和隔山牛皮消是它的主要品种。② 澄清了白何首乌是全株有毒植物这一错误结论。③ 首次发现白何首乌富含磷脂类成分，建立了提高从生药中提取磷脂产率的实验方法。④ 首次发现白何首乌总磷脂口服可以提高小鼠外周血中酸性α-醋酸萘酯酶阳性淋巴细胞的比值，并对环磷酰胺的免疫抑制有一定的预防和治疗作用；局部用药可促进家兔耳毛的生长，增加绒毛及毛孔的平均直径，使分布曲线明显右移，毛孔群间距离缩小。⑤ 提出了白何首乌原植物形态、药材性状、显微及理化鉴别方法，为恢复药材生产提供了技术指标。

七十八、中草药抗钙剂——粉防已碱抗钙作用的研究

1985年由同济医科大学基础医学部江明性等5人完成。粉防已（Stephania tetrandra S. Moore）为防已科植物，其主要有效成分为粉防已碱（Tetrandrine）。以往的药理研究表明粉防已碱具有消炎、镇痛、降压及舒张平滑肌等作用。除临床用于治疗高血压及冠心病外，实验室还发现它能对抗强心甙、乌头碱、钙离子及氯仿加肾上腺素所致动物心律失常。同济医科大学基础医学部首次提出粉防已碱可能系一种中草药抗钙剂，并于1981～1983年应用乳头肌、血流动力学、同位素标记、微电极技术等科学方法进行了一系列研究，结果与推测相符。其作用原理为阻止钙离子进入心肌、血管平滑肌及子宫平滑肌，即与钙离子呈非竞争性拮抗。据此可应用于：① 治疗高血压；② 缓解心绞痛；③ 治疗心律失常；④ 松弛子宫平滑肌。

七十九、五味子的肝脏生化及中枢神经系统药理的研究

1988年由中国医学科学院药物研究所刘耕陶等5人完成。药理研究：（1）肝脏生化：从北五味及南五味子及红花五味子分离出19种成分观察：① 抗肝损伤作用：五味子多种成分对四氯化碳、D-氨基半乳糖、扑热息痛肝脏毒性有保护作用。② 抗活性氧自由基损伤作用：多种成分对铁离子、维生素C、酒精中毒所致肝微粒体脂质过氧化有抑制作用，并提高体内清除自由基的酶活性。③ 诱导肝脏药物代谢酶活性。有5种成分能提高肝微粒体细胞色素P-450及GSH-S-转移酶活性，增强机体对某些化学致癌物的解毒作用。④ 五味子及其某些成分能促进肝脏蛋白质及糖原的生物合成。（2）中枢神经：重点研究北五味子果仁乙醇提取物及其有效成分醇甲作用。结果表明，醇甲有一定安定作用、有抗惊厥作用，其中枢作用与多巴胺系统有一定联系，可通过血脑屏障。

八十、中药五味子类木脂素资源利用的研究

1991年由中国医学科学院药物研究所宋万志等5人完成。综合研究发现：① 五味子属植物约20种，其中14种药用，有12种为国内外首次报道。② 测定15种五味子中8个木脂素含量，研究13种五味子的主要药理作用，提出可供开发利用的资源植物有毛叶五味子、毛脉五味子、翼梗五味子、披针叶五味子及滇藏五味子。③ 北五味子茎亦含木脂素有效成分及较好的降酶作用。④ 发现五味子酚多种生理活性。⑤ 建立分光光度法、薄层光密度法及高效液相色谱法三种分析木脂素的方法。分光光度法已用于"五仁醇"总木脂素含量控制。⑥ 对16种五味子生药和15种五味子叶的组织学及理化鉴别。⑦ 13种五味子降酶及镇静试验结果，其中12种具降酶作用，9种具镇静作用。

八十一、中国大麻的系统研究

1993年由中国药品生物制品检定所朱霁虹等5人完成。1986～1990年，对大麻研究结果：① 植物分类。大麻集中于新疆、云南等20个市县30多个点的600余份植物标本，收集90余份实验样品。② 据活性成分含量，大麻类群分毒品型和纤维型。气相色谱测60多个产地的70多份大麻样品中Δ9-四氢大麻酚（Δ9-THC）超过0.3%者为毒品型，证实我国存在毒品型大麻。③ 新疆、云南产大麻动物实验，证实其作用与印度大麻及Δ9-THC作用一致，可加重对吗啡的依赖性。④ 发现日照短、气候温暖及生长期较长地区的大麻，多数为毒品型如新疆及云南。

八十二、人参皂甙对体内外的免疫调整效应

1986年由白求恩医科大学微生物教研室杨贵贞等4人完成。1980～1985年，发现人参皂甙增强巨噬细胞功能，增高血清溶菌酶水平，增强小鼠体内外T淋巴细胞功能，增强NK细胞杀伤能力，调整免疫受抑鼠免疫细胞活性，调整体液抗体产生水平。人参皂甙对机体免疫功能既有增强作用，又有调整作用，这两种作用与药物剂量和注射抗原剂量有关。免疫效应机理研究表明，人参皂甙可升高抗原注射后cGMP水平，与已知升高淋巴细胞cAMP水平和升高cGMP水平的药物比较，证实人参皂甙的免疫效应与环核苷酸的变化有密切关系。

八十三、人参皂甙抗心肌缺血与再灌注损伤的作用及其有效成分和作用原理

1988年由湖南医科大学陈修等5人完成。研究发现① 人参皂甙能改善心脏血流动力学、减轻心脏负荷，改善心肌代谢，其调节血压的原理可能是对血管α_1及α_2受体有不同作用。② 增加缺血心脏冠状窦血中PGI_2，降低TXA_2、增加PGI_2/TXA_2比值，再灌心肌。③ 皂甙Rb组分经保护缺氧心肌细胞减少ATP摄取，Rg组分加重细胞膜损伤，增加ATP摄取。④ Rb能保护缺血心肌超氧化物歧化酶活性，降低心肌组织脂质过氧化物含量。⑤ 能保护缺氧小鼠心肌超微结构的改变。研究证明皂甙能缩小心肌梗塞范围，减轻心肌缺血，而Rg组分无效甚至有害。

八十四、人参皂甙的分子免疫学效应

1992年由白求恩医科大学杨贵贞等3人完成。研究从分子水平阐明人参三醇组皂甙（PT-GS）免疫调整的有关机理。① PTGS可部分恢复骨髓受抑模型鼠的骨髓细胞增殖，其效应与PTGS促骨髓受抑模型小鼠的造血相关因子合成有关。② PTGS促进免疫细胞产生白细胞介素（IL-1、IL-2、IL-3、IL-4、IL-5、IL-6）效应与其促进细胞内蛋白质合成密切相关。③ 建立了体外信使核糖核酸（mRNA）转译体系，筛选出最佳转译条件。④ PTGS促ILs mRNA转译与其增加mRNA稳定性、减缓mRNA降解有关。上述研究结果为人参皂甙对辐射、放疗、化疗所致骨髓损伤的治疗提供了实验依据。优于日本的人参三醇型单体皂甙治疗方案。

八十五、人参皂甙在抗手术应激免疫受抑制过程中神经肽Y、CRF免疫调节通路的研究

1993年由白求恩医科大学杨贵贞等5人完成。在1978年人参皂甙（GS）中药免疫药理学研究基础上，将神经内分泌免疫调节理论引入GS免疫药理研究。从猪脑中分离、纯化神经Y（NPY）、促肾上腺皮质激素释放因子（CRF）建立放射免疫分析方法，用高压液相层析-电化学检测，完成8种单胺类递质及其前体和代谢产物一致性分析。从手术应激免疫抑制小鼠模型中，观察GS对抗应激所致免疫抑制效应，发现GS可能经神经内分泌调节而对抗手术应激所致免疫抑制。

八十六、人参果皂甙的研究

1983年由吉林省中医中药研究所完成。1973年后作人参果皂甙药理研究。① 实验：人参果皂甙延长低压、窒息、双颈动脉结扎、氰化钾中毒等缺氧小鼠生存时间及提高生存率；有抗疲劳作用；能兴奋垂体-肾上腺皮质功能；同位素掺入证明可明显促进小鼠肝和骨髓细胞核酸与蛋白质合成作用；抑制家兔实验性动脉粥样硬化的形成。② 集安县药厂提供制剂，随机分组人参果甙组对327例老年患者头昏、疲劳、胸闷、失眠等症状有疗效，（$P<0.05\sim0.01$）；治疗组总有效率84.2%，对照组25.2%，差异显著（$P<0.01$），降低高血脂、高血糖及男性患者血雌二醇和雌二醇/睾酮比值，显著提高血睾酮、血浆皮质醇及血浆cAMP含量。

八十七、人参糖肽治疗糖尿病的药理及临床研究

1995年由吉林省中医中药研究院王本祥等5人完成。① 化学监测证明人参根茎叶降血糖有效成分为人参糖肽（GGP）和人参茎叶糖肽（GPGSL）。其活性成分各为PGP-Ⅱ和FC。② 药理实验，GGP51000和200mg/kg，GPGSL 2550和100mg/kg时，肌注、皮下、腹腔（ip）或静注时，对正常实验动物及高血糖动物均有降血糖和肝糖原作用。降血糖机制，GGP为β受体激动剂，致糖有氧化过程和加快糖原分解。③ 毒理学研究，GGP和GPGSL给小鼠SC、ip或im 2g/kg均无死亡，未测出LD_{50}。对小鼠、大鼠、狗的体重、血象、肝肾功能、心电均无明显影响，无脏器病理性变化。④经30例消渴症观察，统计对气阴两虚型疗效较好，无明显毒副反应。人参糖肽为新型活性成分，可从人参皂甙废渣中提取，扩大了人参资源的综合利用。

八十八、麦芽醇抗活性氧的氧化损伤及其机制的研究

1992年由中国医学科学院基础医学研究所等3个单位潘华珍等5人完成。对红参中有效成分麦芽醇的抗氧化作用进行了研究。① 麦芽醇对红细胞自氧化所致的膜脂质过氧化及血红蛋白氧化具保护作用。② 对自由基损伤所致的红细胞变形及体积增大有抑制作用。③ 核磁共振证实，麦芽醇可增加膜脂流动性，主要作用部位在膜脂极性区，二色谱分析麦芽醇可降低老化红细胞膜蛋白α-螺旋，使之与年轻的红细胞相似。④ 磁共振及化学发光法证明麦芽醇是有效的自由基清除剂，可抑制由二磷酸腺苷(ADP)、胶原、肾上腺所致的血小板聚集作用。⑤ 实验证明，麦芽醇毒性极小，无致突变和致畸作用。小鼠口服后可减轻脂质过氧化，家蝇口服后可延长生存期。

八十九、天麻018受体显象的基础研究——发现一种新型苯二氮䓬受体的配基

1992年由华西医科大学附一院等2个单位谭天秩等5人完成。从天麻甙元衍生物中发现一种脑BZ受体的外源性配基——天麻018，用放射性天麻018作脑受体显象研究。① 天麻甙元(对羟基苯甲醇)是天麻有效成分，以人工合成法，改造天麻甙元结构，制备出14种天麻甙元的同系物和同型物，其中2-第二丁基对羟基苄醇（天麻018）具较强的中枢抑制活性，其用量小、毒性低、安全度大。② 用曝射法，以^{3}H标记018后，制备出放化纯度达99.9%的标记化合物。③ 天麻018动力学实验，证实其能迅速穿透血脑屏障。天麻018在家兔体内的代谢动力学，符合二室开放性模型。④ 竞争结合实验，提示^{125}I-天麻018与细胞膜的结合特征与^{3}H-天麻018相似，天麻018能特异地抑制^{3}H-氟西泮与苯二氮䓬受体的结合，天麻018为该受体的外源性配基。

九十、抗震颤药物——我国黎豆属植物左旋多巴资源植物的基础及其利用研究

1995年由中国医学科学院药用植物资源开发研究所朱兆仪等5人完成。1988年1月至1992年12月，以多学科综合研究法，对7种2个变种植物种子表面纹饰、各种种子蛋白谱、果皮中7种化合物作定性比较，定量分析发现4种黎豆属植物的左旋多巴含量在4%以上，最高含量达9.1%，其中资源丰富的白花油麻藤、大果油麻藤等均属左旋多巴新资源。首次从间序油麻藤中分得黎豆胺，发现狗爪豆的左旋-赤-生物喋呤。药理证实进口与国产左旋多巴的急性毒性及抗震颤作用强度相似，两者可同等入药。

九十一、中药细辛属系统研究

1986年由北京中医学院杨春澍等4人完成。细辛常用品种辽细辛(Asarum heterotropoides Fr Schmidt Var manshuricum (Maxim) Kitag)的全草，资源枯竭。研究同物异名和同名异物以达该属植物的资源开发。研究发现中药细辛属有31种，4变种和1变型，其中10个新种，3新变种和1新变型。澄清了同物异名和同名异物的混乱。比较了31种药材细辛的显微结构，以气相色谱——质谱法从该药材挥发油中检出75个化学成分，其中甲基丁香酚、黄樟醚和榄香脂素为细辛属中的特征活性成分。研究对细辛药材质量评价、细辛属植物自然资源的开发利用及保证临床用药的安全有效提供了可靠的依据。

九十二、粤北地区中药资源合理开发利用

1986年由广州中医学院徐鸿华等5人完成。粤北山区地处南亚热带过渡到中亚热带范围，属南岭亚热带季风山地，地形地貌复杂，构成许多利于不同种类植物生长的小气候，对韶关市等15个县市调查研究，为开展全国中药资源普查和广东重点普查地——粤北山区收集了不少有用的药用植物资料，发现既往无记载的野生罗汉果、三尖杉、三七等品种。提出夏枯草、紫花杜鹃、大青叶可大量提供药用。初步调查707种药用植物中，有430种疗效确切的中草药。据市场调研预测，推荐23种经济价值高、急需或紧缺的药用植物为重点开发利用品种。

九十三、汉防己甲素的抗过敏作用与作用机理

1990年由浙江医科大学卞如濂等5人完成。汉防己甲素（汉甲）具广泛抗过敏作用。实验观察证明，汉甲对Ⅰ、Ⅱ、Ⅲ、Ⅳ型过敏反应均有显著抑制作用。汉甲能直接拮抗组织胺、乙酰胆碱、SRS-A、白三烯A_4、血小板激活因子等介质。对新合成的介质（SRS-A、血小板激活因子）较储存介质（组胺、5-羟色胺）作用强，并能阻止效应器官和效应细胞释放过敏介质，证明该药是经多个环节抑制而具抗过敏作用。明确汉甲对细胞内外钙离子运转的主要环节均有抑制作用。此外，还能抑制脂甲酶及血小板凝集反应。治146例喘息型气管炎，疗效近似异丙肾上腺素，临床疗效与实验结果一致，提示其为一种新型抗过敏中药。

九十四、补益药党参的系统研究

1990年由北京中医学院中药系姜名瑛等5人完成。1985年10月～1990年，用扫描电镜、波谱鉴定、色谱分离、放射免疫、慢灶埋植电极及半导体应变规与多种动物模型对17种或变种党参的24个样品孢粉学观察，发现植物形态及花粉形态间的差异规律；从药材及显微研究，提出优质党参特征；从缠绕党参、纹党参中分离出Δ7豆甾烯醇、胆碱等16个化合物，发现缠绕党参、纹党参成分与潞党参相似，含量成分无明显差异；建立党参药材及含党参中成药成分含量测定并比较五种党参中含量；证明党参对多种急慢性实验性胃溃疡的保护作用与抑制胃液分泌、胃运动和增加胃粘膜中PGE_2含量有关。并对化学药品所致记忆损伤有改善作用，潞党、纹党、缠绕党参作用无显著差异。

九十五、黄芪苷的基础药理研究

1991年由南京医学院等3个单位张银娣等5人完成。用膜荚黄芪甲苷（ASI）和绵毛黄芪苷Ⅺ(SK)作黄芪药效有关药理研究。①放免及生化测定证明，ASI能明显提高兔血浆中cAMP含量，促使小鼠肝内NDA和血清蛋白质合成。②^{51}Cr释放法证明ASI和SK对干扰素—自然杀伤细胞—白细胞介素-2系统有免疫调节作用。③生化检测ASI、SK能明显提高肝内谷胱甘肽（GSH）含量，降低脂质过氧化产物（丙二醛）MDA含量，显著增加小鼠肝超氧岐化酶（SOD）含量，治疗自由基介导所致疾病。④ASI、SK能对抗远志皂甙对兔及人红细胞膜的溶血反应，对抗5-羟色胺、组胺、角叉菜胶所致大鼠毛细血管渗透性的增加作用，降低小鼠耗氧量，对抗^{60}Co所致白细胞减少，提示黄芪苷能增加抗各种伤害刺激力从而达到对疾病的防治作用。⑤薄层扫描测黄芪口服液中黄芪总甙和甲苷含量，为制剂质控提供了指标。

九十六、泽泻的活血化瘀实验研究

1991年由北京中医学院齐治家等5人完成。用家兔、大白鼠经不同途径、不同剂量及体内外多次重复实验，证实泽泻具下列作用。①可降低大鼠血清总胆固醇、LDL-ch和甘油三酯、效果与美国“诺衡”相当，对斑块形成有明显的抑制作用。模型组斑块厚度平均为438.33微米。斑块中LPO含量明显升高，用泽泻后明显降低，可显著增加亚油酸。②具抗血小板聚集作用，抑制MDA生成。③纤维平板法发现具显著提高纤溶活性；水煎剂具有纤溶酶样和激活纤溶酶原的作用。④使平均血粘度降低，具统计学差异。⑤大剂量（0.4ml）泽泻，无血栓形成，可降低血栓中氨基酸含量。⑥具抗凝血作用。⑦可使主动脉壁及血清中铬含量升高，锌含量下降。⑧尚具有钙拮抗剂作用，阻断钙进入血管平滑肌细胞，减少斑块形成。

九十七、中药温里药“温里”药理研究

1992年由陕西省中医药研究院许青缓等5人完成。在温里理论指导下，对附子、吴茱萸、丁香、荜澄茄、干姜、肉桂、高良姜、花椒八味温里药作24次实验，证明温里药具有抗溃疡、抗腹泻、镇痛、抗炎、利胆、抗血栓形成、抗血小板聚集、抗凝及抗缺氧作用，这些作用体现出温里药温中止痛、止泻、温通血脉和回阳救逆的内涵。实验证明，消化系统是温里药的重要靶系统，并提出炎症介质是一类致泻性自体活动性物质的论点。

九十八、注射用蝮蛇抗栓酶的研究

1984年由沈阳药学院等2个单位陈建智等2人完成。腹蛇抗栓酶（又名清栓酶）是腹蛇毒中的一种类凝血酶，广泛用于血管栓塞性疾病，用长白山地区蝮蛇毒原料，改进蛇毒分离、制剂制备、无菌操作，加工成精氨酸脂酶组分为主的冻干制剂。288医院观察335例对脑血栓急性恢复期有效率92.4%，发病1年以上后遗症有效率33.3%。对周围血管病有效率为93.6%，与常用的治血栓病药物相比，具疗效高、适用范围广、副反应小、使用安全的特点。在断肢（指）再植8例中10肢均有抗凝作用，较肝素伤口出血少、肿胀轻。冻干剂稳定性在常温下达1年以上，使用、保管方便。

九十九、泉州蛇药的临床应用

198年由泉州市中医院林金长等3人完成。用民间验方和老中医治蛇伤研制的中药复方制剂，验证359例（圆斑蝰蛇117例、竹叶青67例、眼镜蛇49例、银环蛇29例、海蛇5例、龟壳花蛇4例、金环蛇1例、不明蛇种87例）。结果：治愈355例（98.8%），死亡4例（1.2%）。359例单用泉州蛇药治愈301例，占总病例数的83.82%，其余58例经中西医结合抢救治疗后，治愈54例。蝰蛇治则：在泉州蛇药的基础上，出血早期用苦寒、清热、凉血止血法；中期分别予清热解毒、活血化瘀和补气摄血固脱的方药；后期用补气生血，以短时间内迅速止血。本药对蝰蛇、眼镜蛇及竹叶青蛇咬伤疗效最佳，对银环蛇、海蛇、龟壳蛇咬伤也有较好疗效。

一〇〇、蛇毒中抗补体组分的研究及应用

1995年由广西医科大学舒雨雁等5人完成。中华眼镜蛇毒因子（CVF）能激活补体C_3的旁路转化，导致补体系统量的暂时性耗竭，用其制备补体缺损的动物模型。①研究发现CVF是一个分子量为225000～230000的三类亚基组成的蛋白质，性质稳定、抗补体作用专一。②中华眼镜蛇（Chinese cobra，Naja naja atra）蛇毒经DEAE-Sepharose CL-6B柱层析等层析分离后，获具抗补体及溶血活性的CVF。③CVF等电点6.20，含较多酸性氨基酸，10～65℃时活性变化不大，CVF一个抗补体活力单位为12.72μg，金属离子对CVF的促进作用，依次为Mn^{2+}>Zn^{2+}>Ca^{2+}。④比较眼镜蛇、眼镜王蛇等9种毒蛇的抗补体活性，CVF与人体的补体C_3抗血清间无任何交叉免疫反应。⑤用CVF制成缺补体豚鼠模型，探讨人参多糖、黄芪多糖、党参多糖、绞股兰皂甙、白花蛇舌草水煎剂等对补体的影响，促进了中药特别是清热解毒类中药提高补体活力等免疫药理的研究。

一〇一、硝酸一叶萩碱

1978年3月由中国医学科学院药物研究所等6个单位完成。有关单位1960年起对一叶萩碱（大戟科一叶萩植物叶中提取的生物碱）进行综合研究（植物资源、不同地区一叶萩碱旋光性变异的调查，引种栽培、选育品种及采收期的研究，提取分离工艺方法、结构和含量测定方法以及药理研究）。1962年测出了一叶萩碱的化学结构。药理实验证明，一叶萩碱对中枢神经系统（主要是脊髓，还有脑干）有兴奋作用。临床上用于治疗面神经麻痹与小儿麻痹后遗症，证明一叶萩碱具有兴奋神经、调节神经功能、促进麻痹神经恢复功能。一叶萩碱穴位注射治疗面神经麻痹147例的治愈率81.3%，有效率95%；治疗小儿麻痹后遗症129例的有效率84.4%。

一〇二、抗癫痫新药“抗痫灵”的发现及其药理药化和临床研究

1978年3月由北京医学院药学系等5个单位完成。1970年，北京医学院人民医院对治疗癫痫的民间验方——胡椒加萝卜进行研究，确定其有效成分为胡椒碱。进而又从胡椒和毕菝（胡椒的同属植物）中提取出胡椒碱的粗提物，并将其制成抗痫片。经试用，疗效确切，剂量小易于服用，受患者欢迎。1974年人工合成胡椒碱低烯物——3,4-次甲二氧桂皮酰哌啶。经药理和临床研究证明，此化合物治疗癫痫具有疗效高、毒性低（低于胡椒碱）和广谱特点，定名为“抗痫灵”。对其中有希望的两个化合物——氯桂皮酰哌啶（7302）和桂皮酰哌啶（7306）进行药理研究，7306现正在临床试用中。

一〇三、抗癫痫药和癫痫发病机理研究

1987年由北京医科大学基础医学院药理教研室裴印权等3人完成。1973～1986年研究结果。1974年合成并筛选胡椒衍生物桂皮酰胺类的3,4-次甲二氧桂皮酰哌啶具有更强的抗惊厥作用，该药名为抗痫灵，已广泛应用。在抗痫灵工作基础上，又从新合成的200多种桂皮酰胺类筛选出7306、7446、7448、7903等衍生物，比抗痫灵具有更强的抗实验癫痫作用。对7903将进行临床前药理研究并拟作为第二代抗癫痫药试用于临床。桂皮酰胺类抗癫痫作用机理研究结果表明，这类化合物的抗癫痫作用与其增加动物脑内的5-HT含量有关。癫痫发病机理的研究结果表明，创伤后引起的继发性癫痫与铁离子有关，原发性癫痫的发生则可能与锌离子有关。

一〇四、治疗矽肺药“抗矽片”的研究

1990年由杭州胡庆余堂制药厂等3个单位何荣三等5人完成。抗矽片为多味复方中药片剂。结果证明，抗矽片工艺成熟、质量稳定，具

抗炎、保护红细胞膜、促进肺巨噬细胞存活、提高细胞内ATP含量及延缓肺病变发展的作用。临床验证，该药具改善症状、改善肺功能的作用。实验发现其使机体适应外环境。该药源丰富、口服方便、疗效好、易于推广应用。

一〇五、治疗矽肺新药汉防己甲素

1987年由中国预防医学科学院劳动卫生与职业病研究所等4个单位李玉瑞等6人完成。汉防己甲素（汉甲素）明显抑制矽肺进展，使病情好转，疗效优于现有治矽肺药。该药是从粉防己根块中提取的一种生物碱，化学结构属于双苄基异喹啉类，服药后，在短时间内可使患者胸片团块和结节缩小、阴影变淡、好转率高于现有治矽肺药，系统毒理实验证明其对人及动物均无明显毒性，其治疗作用是因汉甲素抑制矽肺结节中主要成分的增生，尤其能抑制矽肺胶原增生并使其分解。大鼠服药后，矽肺结节中胶原纤维松解，纤维间出现新细胞群，细胞中吞噬胶原分解产物，此作用未见报道。

一〇六、^{90}锶促排药——S_{186}

1982年由上海市工业卫生研究所等3个单位完成。^{90}锶是核裂变产物和落下灰中份额高、半衰期长的重要核素之一，易被机体吸收并蓄积于骨骼，不易排出体外。1957年筛选出较理想的^{90}锶促排药S_{186}（1-乙酰基丙叉1,1-二磷酸钙钠盐）。大鼠、犬等实验证明，S_{186}可使^{90}锶的排出量达投给量的50%以上，较对照组动物高9倍。S_{186}的疗效随剂量增加而提高。低剂量S_{186}与鸡内金并用可提高促排效果。

一〇七、南海珊瑚化学成分及其生理活性的研究

1989年由中山大学龙康候等5人完成。从海南岛陵水、崖县海域的14种软珊瑚及湛江硇洲岛的5种柳珊瑚标本的化学成分中，发现11个新倍半萜、二萜和四萜化合物，7个甾醇类和4个新含氮化合物。鉴定11个常见高级脂肪酸、醇、鲨肝醇及氮杂环等化合物。①发现并测定22个新化合物结构，从软珊瑚中分离到2个罕见的四环四萜类化合物，打破了文献中四萜类化合物中只有胡萝卜素类型碳架的状况。②药理试验发现一些有临床应用前景的生理活性物质，如从软珊瑚中分离到喹诺酮（Quinolone）类治疗心血管病新化合物，主要药理指标相当于潘生丁。③从柳珊瑚中分离到柳珊瑚酸是抗神经毒的化合物，有望成为国防上抗神经毒毒气的保护性药物，很多萜类化合物具细胞毒或抑制肿瘤作用。

一〇八、柴胡多糖的研究

1995年由吉林省中医中药研究院等2个单位孙晓波等5人完成。在柴胡皂甙研究基础上，1988～1990年与日本联合研究。发现具明显保护胃粘膜作用的多糖BR-2ⅡC是一种酸性杂多糖，由降解后的纯多糖（PG-Ⅰ）中绘出主侧链的精细结构；该多糖对胃粘膜保护作用的表达与其聚半乳糖醛酸主链有密切关系，主、侧链结构的连接方式对胃粘膜保护的活性也有影响。BR2Ⅱ$_C$可显著清除HCl-乙醇致胃粘膜损伤中产生的氧自由基而对胃粘膜起保护作用。研究结果经国内外学术交流，为消化性疾病提供了一种新药。

一〇九、天花粉蛋白类过敏反应分子机理的研究

1992年由上海第二医科大学上海市免疫学研究所马宝骊等5人完成。研究从补体旁路激活开始天花粉类过敏反应机理的研究。①天花粉蛋白对正常人新鲜血清中补体成分C_3及B因子均有裂解作用，提示其对补体系统具旁路激活作用，动物试验亦证实了上述结果。②补体耗竭试验证实，天花粉蛋白对补体的旁路激活作用与该药所致的外周血白细胞总数增高、局部炎症细胞聚集、中性粒细胞趋化等炎性反应有关。③制备了系列抗天花粉蛋白单克隆抗体，经交叉免疫电泳试验，观察到10株单克隆抗体中有4株有明显抑制作用，体内应用时，在一定程度具降天花粉蛋白的致炎作用。

一一〇、天花粉蛋白的化学——一级结构、二级结构、空间结构的研究

1987年由中国科学院上海有机化学研究所等3个单位汪猷等17人完成。天花粉蛋白能专一作用于胎盘绒毛合体滋养层细胞，对早中期妊娠引产有效率各92%和98%，对宫外孕、死胎、葡萄胎和恶性葡萄胎等有独特疗效。作者对天花粉蛋白的一、二级结构及空间结构测定结果：①天花粉蛋白是一条由234（233）个氨基酸残基组成的长肽链，分子量25682是胰岛素分子的4倍，其中疏水性氨基酸44%，整个分子及其碎片易集聚而溶解度差。②1985年底完成3.0和2.6nm分辨率的晶体结构测定，建立国际上第一个核糖体失活蛋白分子模型。天花粉蛋白二级结构分布特点，为探讨蛋白质的构效关系提供信息。

一一一、甾体激素的合成与甾体反应的研究

1982年由中国科学院上海有机化学研究所黄鸣龙、周维善等10人完成。①植物性甾体化合物调查：从国产植物中找到薯蓣皂素、剑麻皂素、知母皂素、澳洲茄次碱等甾体皂素及生物碱及高效强心的毒毛旋花子甙元、洋地黄毒甙元、蜕皮甾酮等。②1958年用国产薯蓣皂素7步合成可的松，60年代后生产许多重要甾体激素，并研究了合成方法。③甾体反应与立体化学：研究立体化学及介质对反应速率的影响，阐明前人工作中关于双键的疑点；研究C_6-次甲基环氧甾体遇酸重排成A-高碳-B-失碳甾体反应，获双竖键破坏的正常产物；在立体化学方面，确定了麦角甾醇及γ-谷甾醇的C_{24}的绝对对构型，研究甾体构型变化；进行甾体微生物转化研究。

一一二、中草药新植物的研究

1987年由中国医学科学院药用植物资源开发研究所肖培根等5人完成。研究发现了1个新属，32个新种，11个新变种。对常用中草药贝母、黄连、茜草、乌头、升麻、大黄、秦艽的原植物进行了深入的调查整理和研究。其中川贝母的主要新植物来源暗紫贝母和雅连的新植物来源三角叶黄连，均已被载入《中华人民共和国药典》（1985年版）一部中。由于搞清了品种来源，明确了同类商品原植物和质量间的关系，从而也成为发展和促进药材生产的重要有利因素。人字果属的发现在毛茛科的系统研究方面，引起了国内外学者的重视。

一一三、资源植物的化学研究

1987年由中国科学院昆明植物研究所周俊等6人完成。20年来，从38科近100属300多种植物中分离到700多个天然化合物，其中新化合物257个，有生理活性化合物54个，发现了一些新化学骨架类型，在萜类、甾体、配糖体及植物化学等方面形成了特色。①唇形科香菜属二萜类：从国产20多种植物中分得二萜类化合物110个，发现4个新化学骨架类型。②人参属三萜皂甙：从各种人参属中分得51个三萜皂甙，其中新化合物25个。③毛莨科二萜碱：从乌头属和翠雀属的17种植物中分得55个，其中新化合物26个。④萝藦科中C-21甾体：分得52个甾体及其配糖体，其中新化合物25个，新化学骨架2个。⑤葫芦科雪胆属皂甙：分得新三萜皂甙和甙元22个。

一一四、32种中药化学成分及有效成分的系统研究

1994年由沈阳药科大学李铣等5人完成。经32种中药及天然药物的化学成分及有效成分的系统研究，分离得300余种不同类型化合物。经分析测定发现80余种新结构，同时首次发现一些三萜苦木内酯等化合物的绝对构型及某些生物碱的立体化学、核磁共振及质谱的规律。

一一五、中草药有效成分的X衍射晶体结构研究

1991年由中国医学科学院药物研究所等4个单位郑启泰等7人完成。60年代初，用X衍射法测南瓜子氨基酸晶体结构。30年来研究成果：①中草药有效成分的晶体结构分析，测定了156个新天然有机分子结构。②提出直接法中起始套反射优化选择法及尝试法、低级晶系统对称普遍形式等结构分析方法。以上述方法开发出樟柳碱、山莨菪碱、海南粗榧内酯、福定碱、北五味子、棉酚、垂盆草甙等新药；还有向应用阶段发展的马桶花丁素、雷藤氯内脂醇和竹黄菌素等新药。

一一六、中草药化学成分晶体结构图谱库系统

1993年由中国医学科学院药物研究所吕杨等3人完成。该系统聚集了我国晶体实验室近30年来完成250个中草药成分的晶体结构，其中70%为研究小组完成。图谱库集国际上普通与金属有机库、蛋白质库、晶体结构库中的分立功能于一体，成为揭示药物分子立体结构与活性关系多学科共享的第1个图谱库，具检索、计算、绘图3种功能。可作正交化、键长、二面角及扭角、分子平面性、分子间的氢键值等计算。绘制分子各种形式的结构图。对计算图形学、药物设计、波谱学等多学科的交叉发展有一定的推动作用。1991年开始，经学习班在国内推广该图谱库系统。已编制1960～1990年中草药化学成分晶体结构图谱库系统及CFTD软件。

一一七、中草药活性成分的研究——十二种新有效成分的发现

1982年由中国科学院上海药物研究所赵承嘏、高怡生等10人完成。30年代至解放后30多年的中药研究，已从一批药物中找到生物活性成分，基本与中医药传统理论相符，并经化学及光谱研究结构，多数人用人工全合成确证。研究8种中药成分均系新化合物，其中5种人工全合成成功。探索药理作用，阐明机理，为药书添注现代科学的解释。

一一八、电脑检索全国中草药名鉴数据库

1993年由中国中医研究院中药研究所余龙苓等5人完成。该库收录国内772科13268个中草药，其中植物药369科11471个；动物药403科，1634个；矿物药163个。各药均按自然分类系统类科号及品种拉丁学名字母次序排列。每个中草药包括类科、拉丁学名、植（动、矿）物名、药材名、文献名、地方名、功效、备考8个著录项的基本信息数据。除备考项外，全部数据均为关键词进入检索。系统硬件为长城系列286微机，操作系统用GW DOS 3.20，语言用Clipper编译型DBASE Ⅲ（1987版），字库用国标汉卡，建扩展字库，造字1228个。建立了共享索引等关键技术措施。

一一九、《全国中草药汇编》

1978年3月由中医研究院中药研究所等21个单位完成。《全国中草药汇编》分上、下册，收集记载中草药约4000余种(正文中2203种，附录中1730种，还有附注中记载的)，约400万字，有墨线图2400余幅，彩图（《全国中草药汇编彩色图谱》）1156幅。是我国建国以来首次以现代科学知识和方法，较系统地全面地整理了中草药传统知识和全国中草药群众运动中创造的“证、采、种、养、制和用”等宝贵经验与成果的大型参考书。收载中草药品种丰富实用，对其原植物都作了科学鉴定。

一二○、《中药志》

1978年3月由中国医学科学院药物研究所等10个单位完成。该书是编者在对全国中药进行实地调查基础上，吸收中药老师傅的经验，用现代科学方法（主要是植物分类及生药学）对全国的常用中药进行比较全面系统的整理而成。该书特点是原植物与药材紧密结合。如实反映药材生产和应用的实际情况，作了大量实验研究，澄清了许多中药的混乱情况，具较高水平，在国际上受到广泛好评。共分四册，第一册收载根及根茎类中药113种；第二册收载种子、果实类中药125种；第三册收载全草、叶、花、皮、藤木、树脂类中药140种；第四册收载动物、昆虫、矿物类中药116种。

一二一、《四川中药志》

1978年3月由四川省中药研究所等15个单位完成。《四川中药志》是1959年12月编成，二、三册，于1960年1月出版发行。该书是对1960年以前采植（动、矿）物药24904号标本和调查的资料进一步鉴别、整理，先编写成《四川中药志》初稿，初稿分送全国70多个单位有关人员审阅，同时组织40余人反复鉴别标本，核实资料，考证疗效，最后根据各方意见定稿。该书收载中草药数千味，每味药分原植（动、矿）物，药材和医疗用途三部分叙述，每味药的原植（动、矿）物和药材都绘制了墨线图和片图，并用随文插图方式编写成书。

一二二、《中草药成分化学》

1978年3月由北京医学院药学系林启寿完成。该书是一本中草药成分化学的专著，作者收集了国内外有关资料，综合论述中草药成分的化学及其新发展（理化性质、鉴别方法和结构测定等），并介绍一些类似中草药的外国草药有关成分化学的新动态，以及一些中草药主要成分的结构和生物活性等方面知识。该书是目前国内外同类型书籍中编著较好的一书，为创立我国统一的新药学工作提供有价值的参考资料。

一二三、《中药大辞典》

1978年3月由南京医学院等2个单位所组成《中药大辞典》编写组完成的。该书是中药专业的大型工具书。收集了我国历代的各类中草药5767味，备用药物形态插图4500幅，成分结构式4000个，约1000万字，书后还附有8种索引。该书是以药为单位，记载它的各种不同名称；选除了各科应用方剂，参考了国外研究资料，对现代临床验证的报道、成分和药理进行了综述。

一二四、《中国药用海洋生物》

1978年由海军药物科研协作组等2个单位完成。1974年沿海10个省市的一些岛屿、渔村及有关科研单位，与上海医药工业研究院共同修改，1976年编辑了第一集药用海洋生物。该书收载药用海洋生物 147种（附图），同科属190种，单验方450个。按海洋生物学分类编排，每种分别名、科别、形态特征、分布、药用部位、采集加工、成分、药理、性味、功能、用途、中医学录、附注等项。全书共9类，1977年9月由上海人民出版社出版。

一二五、《新编中医学概要》

1978年由广州军区后勤卫生部等10个单位完成。该部组织广东、广西、湖南3省（区）军内外有关单位编写。全书共54万字，分上、中、下3篇。上篇为基础理论，中篇为治法方药，下篇为疾病防治。1973年1月由人民卫生出版社出版。

一二六、《药物学》

1978年由福州军区药物专业组完成。该书重点介绍国产化学药品。分总论、各论和附录三部分，分25章125节，32开本，正文1600页，约144万字。其中中成药184种。中成药主要介绍成药名称、主要药物组成、功用、主治、剂量、用法与用量、注意事项。该书1973年12月由福州军区后勤卫生部印1万册，发放。

一二七、《中药研究文献摘要》

1978年3月由陕西省渭南地区中医学校等2个单位完成。该书汇集了142年（1820～1961年）来，中外医药学工作者在390余种中外期刊上发表的对500余种中药的研究论文(约4000篇左右)，进行重点摘录，所收论文系按植物、动物、矿物、栽培、培养、生药、化学（包括制剂)、药理和毒性、临床等分类。书后附有索引(生物学名、化学成分、物名、临床病症、方剂及制剂学等)。

一二八、《中国鲤科鱼类志》（上、下卷）

1982年由中国科学院水生生物研究所伍献文等完成。该书为我国鲤科鱼类的分类学专著，共记载10个亚科113属412种和亚种，其中5个新属，63个新种或新亚种，是国际上有关鲤科鱼类的重要著作之一。鲤科是世界上淡水鱼中最大的一个类群，广布于亚、欧、非和北美洲。我国鲤种约占世界四分之一。该书以我国各水系的近10万尾标本为基础，查阅上千篇文献，收集地模标本取代并补充失散国外的模式标本方法，用近20年时间整理我国鲤科鱼类，订正了同物异名，考证和增加了大量分布记录，并对每个属种均作详述和画图。还对每个属种在系统发育中的位置，初建了演化系统顺序。

一二九、《中国高等植物图鉴》及《中国高等植物科属检索表》

1987年由中国科学院植物研究所等单位王文采等2人完成。该两套专著由植物研究所组织国内30个单位、130位教授或专家、40多位绘图人员，经长期积累、用大量标本资料，经19年时间编著8册，1100万字。《图鉴》7册（正编5册，补编2册），记载我国常见、有经济价值及科学意义的近15000种，其中9082种配墨线图，还附苔藓、蕨类、裸子和被子植物的分科、分属检索表及一些大属的分属检索表。《检索表》收集苔藓106科、蕨类52科、裸子11科41属、被子226科2946属的分科分属检索表，编著中发现很多新属、新种及其他新分类群。

一三〇、《长白山植物药志》

1985年由吉林省中医中药研究所等2个单位张继有等完成。1974～1978年从安图、抚松、长白三个县的南、北、西不同坡向的长白山区作药用植物调查，共设72个主要采集点，获4656号26000多份标本，其中药用植物约900种，1983年编写成《长白山植物药志》，共收录875种药用植物，另附黑白线条图648幅，彩色原生态照片59张，书后附拉丁学名、中文名、化学名索引，为长白山区药用植物大型论著。

一三一、《中国植物志》第七卷（裸子植物门）

1982年由中国林业科学研究院等6个单位郑万钧等10人完成。种子发育过程中胚珠裸露植物为裸子植物如杉木、银杏等。现存裸子植物12科71属700多种，该裸子植物门记载了4纲8目11科236种47变种43栽培变种，共发表1新族1新属26新种14变种3新变型29新组合，废弃了前人定的32个新种及约100种错鉴定者。郑万钧教授自1929年开始，先后到西南、华南及华燕等地采集并野外观察，1958～1959年对我国裸子植物全面总结后，提出新系统，查阅了近200多年来有关资料，查阅鉴定近10万份标本。并对前人发表中国裸子植物新分类群作全面分析，对新发现的新分类群作反复比较，纠正了误定的新种鉴定错种。

一三二、中国夹竹桃、萝麻、腊梅、番荔枝科植物的研究（《中国植物志》第六十三卷、第三十卷第二分册）

1982年由华南农学院林学系蒋英、李秉滔等2人完成。该书对我国产夹竹桃科、萝麻科、番荔枝科、腊梅科等4科6亚科125属528种74变种（其中新建分类群有1亚科6属184种30变种7个新组合），澄清归并了10个属，更正了40多个种。该研究种属鉴定有详细形态描述，每属、种、变种均有中名、学名、俗名、地理分布、生态环境、经济用途（包括内含物），及亚科、族、属、种间的亲缘进化关系叙述，主要种类均附有形态特征图，共311幅。该研究中许多“种”是重要的药用植物。

一三三、《中国植物志》（第十四、十五卷，百合科）

1987年由中国科学院植物研究所汪发缵、陈心启等8人完成。特点：①百合科植物志（2卷）包括60属560种和一些亚种、变种和图版153幅，插图100张，包括科以下族、属、种检索表、形态、生态、地理分布、用途等。并参阅历史文献，植物名鉴定准确，文献研究较深入。②以近代有关理论，用其分支学科成果处理“种”，使之符合客观规律，获国际认可，如百合属等4个属由英国全部译成英文。③用恩格勒系统分族包括葱类，属以下分类均按近代研究成果重整，不作繁琐等级化分。④从使用出发，文献均经考证，检索表上附省区名，95%种类均有图，描述言简意明，附少量说明以利鉴别。

一三四、《中国植物志》第三十六、三十七、三十八卷（蔷薇科，牛栓藤科）

1989年由中国科学院植物研究所等2个单位俞德浚、陆玲娣等5人完成。①以生物进化论为指导，研究植物变异和进化，经细胞、花粉、解剖及同功酶等研究数据，确定太行花系统位置，对55属按亲缘关系排列，修正并建立悬钩子属、蔷薇属、委陵菜属等15个属的新分类系统。②物种概念明确，依据蔷薇科变异大类群复杂特点及生产实用观点，划分种和种下等级。③发现太和花属，找到草木仙女木族内原始二倍体祖先，解决系统发育研究中的难点。④发现并描述260多个新种及新变种。⑤查明我国栽培及野生果树500多种。

一三五、《中国动物志》扁形动物门吸虫纲复殖目（一）

1987年由中山医科大学陈心陶、王溪云等10人完成。该书为我国第一部巨型吸虫专著，总论对复殖吸虫的研究简史、形态特征、发育阶段、分类系统及危害性作了概述；各科、属、种及亚种各作文字及插图的详细叙述。其中包括我国新发现的虫种、国内新记录及重新描述充实的虫种共占全书的70%以上。本书编写内容以寄生虫病防治为主，以吸虫形态及生态学、人兽共患及危害等为重点，为人体寄生虫病和家畜、家禽寄生虫病防治提供较全面资料。

第十九节 制药工艺

一、神曲发酵工艺改革研究

1974年9月由天津中药研究所等2个单位黄国能等人完成。基本阐明，国内具代表性的13个省、市传统发酵工艺生产的神曲及其他药曲中污染微生物数量分布、真菌种类、有毒真菌产毒力、样品中黄曲霉毒素 B_1 和消化酶的含存状况及中药神曲及其他药曲中黄曲霉毒素 B_1 测定法，确定了新发酵工艺的流程和技术条件。制定产品消化酶平均总值可达683u/g，为老工艺的7倍。产品中杂菌数平均4505个/g，低于国家对中成药规定的杂菌标准，产品水份含量低于5%，动物试验无明显中毒。

二、深层培养银耳多糖新工艺

1976年由四川抗菌素工业研究所等2个单位完成。用酵母型银耳菌种（Tremella Fuciformis Bork）以葡萄糖—玉米浆培养基深层培养，发酵液用乙醇沉淀、干燥并制成银耳多糖。该工艺简单、操作方便、适宜工业生产。动物试验，以该工艺所制银耳多糖较其他方法产品质量高。经注射剂、口服剂、胶囊等制剂比较，证实胶囊剂适应临床需要。小鼠腹腔注射 LD_{50} 为5150mg/kg，大鼠口服300mg/kg，连续6个月后血象、肝、肾功能无异常。对放化疗白细胞减少症有效率65.07%。

三、冬凌草罐组提取工艺

1983年4月由上海医药工业研究院等2个单位邵锡宸等人完成。结合冬凌草片扩大生产进行技术更新，以降低溶剂消耗和热能消耗为主要目的，对提取进行试验。考察提取压力、时间、原料长度等对提取效果影响，以逆流提取试验，经多项指标综合分析，确定以90%～95%乙醇为溶剂的罐组式加压五效逆流提取代替原有提取工艺。提取冬凌草含量提高34%，乙醇单耗降低39%，热能单耗降低58%，提取时间缩短55.4%，节约设备资金约13%。工艺在国内中药提取中居领先地位。

四、用番麻皂素合成强的松（包括番麻皂素和剑麻皂素生产工艺的研究）

1978年3月由中国医学科学院等8个单位完成。1958年时国外只有少数药厂利用番麻皂素合成去氢皮质酮（泼尼松）。我国番麻类植物资源丰富。研制单位以番麻皂素(Hecogenin)乙酸酯为原料，经17步反应合成泼尼松取得初步成功。1966～1968年放大试制，缩短生产步骤，使产率提高到50%。

五、中药甘草炮制工艺改革和质量研究

1980年12月由杭州胡庆余堂制药厂等4个单位沈光辉等完成。蜜炙甘草为甘草炮制品，传统手工炒制，能耗大，质量不易控制。胡庆余堂制药厂与有关单位协作，用温度可调烘箱，操作方便，质量易控制。药理试验炒制或烘制蜜炙甘草煎剂大鼠灌胃3天后，均能降低大鼠肾上腺内维生素C和胆固醇含量，两组无显著差异。用紫外吸收光谱、高压液相色谱仪和纸层析检测，两种方法制取的蜜炙甘草组织切片及用费林氏液还原糖反应均为阳性，证明两种热处理法蜜的渗透程度一致。

六、穿琥宁新工艺研究

1982年由四川省中药研究所等2个单位完成。该剂以穿心莲内酯人工半合成。具明显抗炎、解热、镇静、抗肿瘤、抗早孕作用。经四川省人民医院、四川医学院附属医院等验证500例，对病毒性肺炎、病毒性上感等症有效率达90%以上，无毒副反应。该药有水针和冻干粉针剂。经6批中型试制，总收率达86%。药理实验及药化验测，其化学结构及药理作用无变化。新工艺生产周期短、简便易行、价廉、贮存期长，已制定半成品及成品的质量标准。

七、茶叶脱咖啡因新工艺

1984年12月由天津药物研究所钱进等3人完成。主要研究了茶叶中多酚类化合物，开发了防治心血管病、防辐射、抗衰老等多种茶叶的新制剂和新保健饮料，完成了茶叶脱咖啡因新工艺及“屯绿饮”、“登山乐”等产品的研究。脱咖啡因总回收率可达90%以上，茶多酚回收率87%，小试及放大试验数据详实，资料完整、工艺新颖，具有流程短、操作方便、安全、成本低、易于工业生产、口感好等特点。

八、猪胸腺素

1980年由南京大学生物系等2个单位完成。江苏、北京、上海等省市21个单位治疗493例（结缔组织病148例，肝炎120例，各种免疫功能低下如原发性免疫缺陷等225例），治疗结缔组织病（系统性红斑狼疮、干燥综合症及类风湿性关节炎等）显效率35.9%，进步35.5%；Ⅱ度以上昏迷的重症肝炎病死率由80%降至53.7%。基础理论方面，研究了猪胸腺素的分子量、等电点、纯度、活性和热稳定性等参数。提纯了猪胸腺素的两个纯组分（T_1和E_1），并对其生化性质和激素受体进行了研究。

九、从厚叶岩白菜中提取岩白菜素生产工艺中试研究

1982年11月由新疆制药厂科研室完成。新疆厚叶岩白菜中含岩白菜素（矮茶素）具镇咳、祛痰作用。1982年从岩白菜根中提取岩白菜素，经实验室和中间试验，达到每批投料30kg规模。用醇提工艺，设备简单，操作方便，无三废污染，平均得率4.39%，产品质量符合中国药典规定（1977年）标准，按中间试验计算成本，每公斤120元。

十、胆红素提取新工艺

1988年由四川省中医药研究院中药研究所吴懋芳等2人完成。1985年开始，用高分子合成树脂提取胆红素，获纯度90%以上产品，既简化了以往的提取工艺程序，也获得了钙盐间接提取法所未有的综合副产品。本法工序少、周期短、生产时间仅为钙盐法的1/6（一般3、4小时即得产品）、产品回收率提高10%以上，降低了成本。新工艺除工厂专业化生产外，也适于农村、城镇零星生产，使猪胆汁资源获充分的利用。

十一、抗癌药物新剂型——多相脂质体的研究

1985年由上海长宁区中心医院等2个单位马竹卿等2人完成。设计成功含有磷脂、胆固醇、非离子表面活性剂等成分的多相脂质体处方，研究成功溶融法新工艺，解决了脂质研究中包封率较低和不能热力灭菌等技术关键问题。研制出四个抗癌的多相脂质体，即油多相脂质体(代号139)、复方唐松草新碱多相脂质体（代号76)、复方5-氟脲嘧啶多相脂质体（代号139-3号）和喜树碱多相脂质体（代号139-4号)，还研制了静脉注射用的豆磷脂和人参多糖两个关键性原料的精制新工艺。

十二、中药^{60}钴 γ-射线辐照杀菌工艺研究

1982年由核工业部原子能研究所等10个单位完成。用陕西毛纺一厂^{60}Co γ-射线辐照装置，强度9.6万居里。照射量率最弱点是平均值的95%，最强点是平均值的105%，射线均匀程度可满足辐照杀菌要求。该装置对中成药4种剂型、40个品种、62批次的产品，作了37组辐照杀菌工艺，共获1682个杂菌数据，1018个霉菌数据，当照射量大于1000伦琴/分，除2个批次样品外，实验样品中残留细菌、霉菌数均能达到“三部卫生标准”。

十三、^{60}Co-γ 射线辐照中药质量评价研究

1991年由中国药品生物制品检定所等11个单位王宝琹等5人完成。该课题为国家“七·五”重点科技项目,分两部分完成。①品种代表性的选择，共涉及185种次药材，6种剂型，有代表性地研究药材、化学单体、敷型剂和防腐剂等辐解产物。评价时，化学检测用GC、HPLC等方法，以27种国内外公认成熟的药理模型，作化学、药理、毒理从成药至单体的质量比较。对试验品种的技术指标及数据、评价均订标准。②考察我国产中成药染菌情况，解决了分离、鉴定耐辐射细菌菌种问题及人工染菌成活率等难点，优选了辐照灭菌的最佳剂量。

十四、红参加工工艺研究

1981年7月由吉林人参研究所李向高等3人完成。红参加工工艺用正交统计法，对国内外现有红参加工法进行广泛筛选。从150种加工法中筛选出质佳、加工周期合理、符合我国生产实际的最佳工艺，在此技术基础上，研究我国红参精加工技术（二次加工)。用该工艺加工的中国吉林红参及中国不同产地红参与高丽参比较，新工艺加工的中国红参感观质量与高丽参相同，人参皂甙含量，特别是红参抗癌活性成分——人参皂甙 Rh_2等特征成分明显高于高丽参、药理活性高于高丽参。1988年获国家医药管理局科技进步二等奖。

十五、人参叶茎总皂甙生产新工艺

1987年由四川中医药研究院中药研究所朱果等5人完成。用吸附法生产人参叶茎总甙，多批中试,得量6.2%。吉林省药检复检产品合格，含量80%，砷盐1PPM 以下。该工艺较其他方法周期短，成本低（下降44.7%～56.9%)，产品不吸潮，外观色泽好、质量好。生产中原料施或不施含砷农药，也不论含砷量如何，均可一次获含砷量合格的产品。以该工艺生产的人参叶茎总皂甙产品已出口东南亚、澳大利亚，所制“参宝”和“活力源”，已获1983年全国优秀新产品奖。

十六、人参蜂王浆制剂中人参皂甙的稳定性及剂型考察研究

1994年由广州市药品检验所谢培山等4人完成。用人参皂甙薄层指纹图谱分析,发现蜂皇浆对人参主要皂甙之一的人参皂甙 Rb1有专属的快速酶解型水解作用，可将母核上第20位相连的两个葡萄糖中末端的一个葡萄糖水解断链，变为次要的人参皂甙 Rd，还发现蜂蜜酸性对口服液中人参皂甙有非属性广泛的弱酸水解作用，导致产品贮放后各主要人参皂甙均渐被水解，证实人参蜂王浆不宜用液体剂型。实验证明固体剂型可防止上述人参皂甙蜂皇浆及蜂蜜的水解破坏，提出用固体剂型的源由。研究阐明人参蜂王浆类口服液的内在质量控制，对新药研制中的盲目性具重要启示。

十七、西瓜霜工艺改革

1979年8月由桂林中药厂邹节明等3人完成。复方西瓜霜系传统产品，1970年外销港澳及东南亚，为改变传统工艺生产中生存周期长、产量小、收率低、杂质多、质量不稳定等因素，4年来进行研究。新工艺制备的西瓜霜与传统工艺制备的西瓜霜比较，两者化学成分相同，含量相似。主要成分前者高于后者。新工艺制复方西瓜霜试治326例，疗效略高于原复方西瓜霜，有效率98.8%。新工艺生产周期短、成本低、产品清洁、主要成分含量高，无三废污染，宜于工业化生产。新工艺有化学鉴别和含量测定的质量标准，保证产品大量生产，价廉、药源广泛。

十八、熟大黄炮制新工艺及临床应用的开发

1988年由中国中医研究院中药研究所吴莲英等5人完成。研究热压法新工艺，经化学、药理、正常人试服、临床、中试生产等对炮制新老工艺比较，证明新工艺在保持适宜缓下、退热、消炎、抑菌等方面均较常法炮制效果好，且内在质量稳定、操作简便、省工时、省辅料。新工艺炮制的熟大黄单味制品"新清宁片"已获新药证书。382例急性菌痢、化脓性扁桃体炎等实热证，疗效显著。如成人急性菌痢1日退热率62.05%，优于对照的吡哌酸、红霉素和痢特灵等西药。

十九、蛇胆及其制剂质控方法技术

1990年由浙江中医学院吕圭源等5人完成。对3科15种蛇胆成分及禽畜、鱼等17种其他动物胆汁分析比较，证明蛇胆主要成分为牛磺胆酸。研究结果，为蛇胆及蛇胆汁制品提供了简便、可靠的检测方法。该法既可用于蛇胆及其制剂的定性、定量测定，又可有效地鉴别其他动物胆或用柴油、汽油等处理后的蛇胆（油胆）及胶水、糖水组成的加工胆。该法专一性强，较1985年版《中国药典》蛇胆川贝散所规定的方法更合理，对保证蛇胆及其制剂的质量和疗效，具有重要意义。

二十、中药商陆炮制工艺改进研究

1993年由中国中医研究院中药研究所原思通等5人完成。以文献及实验为依据，用软化时间和药材性状为指标，筛选出淋润法为最佳软化方法，用此方法制成的$3\times3\times30mm^3$的商陆丝优于传统的$10\times10\times10cm^3$的商陆块；用不同工艺，炮制出商陆生片、醋炙品、醋煮品、醋蒸品、水煮品、清蒸品和原药材7种样品，又盲测其刺激性降低指数，LD_{50}提高指数、利尿指数、祛痰指数、商陆毒素含量、组织胺含量等，以积分值，结合临床效用综合评价，筛选出醋煮法和清蒸法两个新炮制工艺，制定了新工艺炮制商陆饮片的质量标准，为推广提供了途径。

二十一、水蛭活性物质制剂制备工艺及其质量控制的研究

1995年由湖北省中医药研究院张汉贞等5人完成。该制备工艺简单、较全面地保留原有的多种活性物质，制剂稳定性良好，能较长期保存、携带、服用方便，与国内已有的两个水蛭产品相比，该制剂以抗凝血酶活性为质量控制指标，为临床提供有效及安全用药剂量。质量控制研究发现，制剂抗凝血酶活性与水蛭生药含量具一定相关性，即其抗凝活性随生药含量增多而增强。该制剂经昆明种小鼠、Wistar 大鼠、家兔质检，证实该检测法操作简便、反应灵敏、重现性好。

二十二、痹痛定涂膜剂的研制

1994年由江西省中医药研究所程怡等5人完成。从传统验方研制出中药新剂型，解决了国内涂膜剂所存在的稳定性差、附着力差、味臭等关键技术。用新工艺，经常温、低温化学动力考察，该剂型具有优良的稳定性、外观澄明无异味，不凝固析出，涂患处后迅速形成柔软的弹性薄膜、附着力强、不沾衣物、药物局部浓度高，可维持恒定渗透，用消炎痛涂膜对照治风湿寒性关节痛103例，总有效率明显优于对照组；用麝香风湿油对照治急性扭挫伤瘀血肿痛53例，总有效率明显高于对照组，且未见毒副、过敏反应，提示此型药物具显著的祛风除湿、活血通络、散寒止痛之作用。

二十三、口腔用成药剂型改革的研究——冰硼贴片的研究

1994年由山东中医学院田景振等5人完成。利用生物粘附技术，对口腔中药剂制成定位、缓解、单向释药特性的冰硼贴片。因贴片覆盖病灶处，保持溃疡不受唾液酸、酶及微生物刺激，疗效较原冰硼散原剂有较大提高。临床验证470例，对复发性口腔溃疡48小时治愈率为89.29%。研究用正交实验设计，从国产高分子原料中筛选出具生物粘附力的物质，已获新药证书及专利，投产后获较好社会及经济效益。

二十四、药酒生产工艺改革研究

1981年11月由常州健民制药厂等2个单位

张建华等4人完成。"毛房牌"药酒具祛风活血、止痛散瘀、滋补强壮、健脾开胃等作用。经小试及中试、改革生产工艺，稳定性批量生产等，经2年8个月，基本解决了工艺中所存在的问题。药酒生产管道机械化设备、密闭恒温提取，用框式过滤机，以挂膜石腊除菌板过滤等工艺，与老工艺相比，使生产周期从原20～25天缩短至2～3天，提高工效10～15倍；杜绝了沉降产生的药脚酒；跑酒由原4%降至1%以下；药酒澄明度符合药典质量标准，检菌合格。

二十五、中药女贞子酒制造工艺实验研究

1993年由中国中医研究院中药研究所李曼玲等5人完成。以中药女贞子的有效成分与药理作用方面，对女贞子酒制品做出了评价，制定了最佳工艺。检测指标：①女贞子酒辅料中成分(氨基酸、微量元素乙醇含量)。②女贞子传统质量标准包括外观、色泽、断面。③化学成分包括齐墩果酸、甘露醇、水溶性浸出物。④药理作用有升白、免疫、抗炎、排便及肠推进作用等。指标测定比较表明，女贞子最佳工艺炮制品优于女贞子其他炮制品。制定炮制品的质量标准，放大至生产，用于二至丸的剂型改革开发工作，获经济效益。

二十六、中药口服固体制剂流化床喷雾制粒工艺研究

1983年8月由上海中药制药二厂娄如菊完成。据国外文献，改进工艺将中药生产中6个工序缩短1个工序，节省人力。干燥温度100℃降至50℃～60℃，可有效减少有效成分的破坏和损失。试用期间摸清了多个产品制粒工艺条件，分析浆液组成、比重、骨粉比例、喷雾温度及负压与颗粒和片冲剂性能等相互间规律。中药生产用流化床制粒，可提高制剂内在和外观质量，制剂色浅而均匀，颗粒均匀疏松，片硬度提高，崩解时限缩短，为中成药片、冲剂符合药品优良生产管理(GMP)创造条件。该工艺已基本具备投产条件。

二十七、中药颗粒散剂工艺技术研究

1986年由上海中药二厂娄如菊完成。根据临床汤剂特点，借鉴日本汉方药颗粒散剂技术，重点研究中药水提、过滤、浓缩、喷雾干燥、颗粒成型等关键技术。并对清泉散、养血安神方进行了具体研究。温循环加压提取法各种指标考核，优于当前使用的水提法。改良后喷雾干燥机，试验10种中药复方，含量测定证明适宜于中药水提液的粉体化浸膏制备，解决了中药喷雾干燥中的粘壁问题。

二十八、中药汤剂改进的研究—单味及复方系列袋泡剂的研究

1991年由湖南省中医药研究院杨永华等5人完成。单味及复方系列袋泡剂系统研究结果：所研制的105种单味袋泡剂及14种复方袋泡剂，保持汤剂特色。单味袋泡剂加水量均为40倍，浸泡时间均为20分钟。82.86%单味袋泡剂水溶出率高于或近于汤剂，按入药部位分类，根茎类药物46种，水浸出率高于或近似汤剂；按功效分，退热药44种，其中37种(84.09%)水溶出率高于或近似汤剂。薄层层析，与汤剂层析斑点类似，且能保留较多挥发性成分。

二十九、中药复方软胶囊制剂的研究

1992年由天津达仁堂制药厂章臣桂等5人完成。藿香正气方出自宋·《和剂局方》，因酊剂含醇，妇儿服用有一定困难。在制丸工艺及配方辅料选择中，经药理实验、稳定性观察、质量指标研究制定后，用藿香正气软胶囊验证114例，正气水治疗50例，总有效率各99.12%、100%。两组有效率统计 $P>0.05$，无显著性差异，该胶囊已出口马来西亚、新加坡、香港等国及地区。1989年11月通过天津市鉴定，1991年获国家金质奖。

三十、中药传统煅制工艺的数据化研究

1995年由中国中医研究院中药研究所李铁林等5人完成。结合煅药生产实践，用电脑控温煅药炉进行电热控温煅药生产设备进行摸拟实验，为以煤火为热源的现行煅药设备的控温技术改造提供数据。阐明煅品传统外观性状要求与内在质量的相关性，揭示各品种主要成分在不同温度下煅制后的分解变化规律，提出现行煅药生产的煅制温度、时间、煅淬次数、药物粒度、辅料用量等工艺条件及质检指标，为《中国药典》、《炮制规范》的有关质控提供了依据。

三十一、抗疟药物青蒿酯的制备方法

1995年由广西壮族自治区桂林制药厂刘旭发明，发明专利号85100781.3。

三十二、肠炎灵胶囊剂的制备方法

1995年由沈阳市红旗制药厂沈善美发明，发明专利号86106228.O。

三十三、补脾益肠丸的制备工艺

1995年由广州陈李济药厂梁东康等4人发明，发明专利号87106202.X。

三十四、阿胶或其他动物胶液体剂的制备方法

1995年由河南省中药研究所李慎言发明，发明专利号88102999.8。

三十五、包装袋（王老吉冲服凉茶）

1995年由广州羊城药厂伍类荣发明，获外观设计专利，专利号87301011.6。

三十六、药品包装盒（疥得治乳膏）

1995年由广州何济公制药厂刘日华发明，获外观设计专利，专利号92301846.8。

第二十节　医疗、制药器械

一、舌诊仪的研制与应用

1987年由湖南中医学院等2个单位徐新林等5人完成。用固定光源照射舌面，使反射光经红、绿、蓝三种滤色片分解为红、绿、蓝3基色，经光电倍增管进行光电转换放大、模数转换、寄存及数字显示系统，最后经计算机综合分析判断，直接给出舌质与舌苔检查结果，使该客观指标实现了标准化。用该舌诊仪测试舌质1847人次，舌苔1326人次，临床符合率：舌质中白舌88.5%，淡白舌94.0%，红舌93.3%，绛舌78.9%，舌苔中厚苔85.0%，薄苔76.6%，少苔80.0%，褐苔52.9%，黑苔66.7%。

二、中医腹诊检测方法的研究及腹诊仪研制临床验证

1995年由中国中医研究院研究生部等2个单位王琦等5人完成。①建立了腹诊规范化、客观化的方法学，提出了常见腹证的诊断标准。②腹诊病例718例，其中腹诊仪检测473例，腹诊瘀血病例妇科42例，内科14例，腹诊内科杂病108例，腹诊加心电图43例，胃电生理38例。③研制QZ-Ⅰ型中医腹诊参数检测仪。编制腹诊计算机系统。④1994年10月由学苑出版社出版32开本专著《中国腹诊》，23.6万字。⑤还完成45分钟录相片、64幅挂图及幻灯片等。

三、脉象仪

1978年3月由中国医学科学院分院医学仪器器械研究所等4个单位完成。该仪器可多指标记录，能同时或先后对比脉象、心电、脉波斜率和脉波传播速度等指标，对心脏血管状况进行较全面观察。1975年用本仪器描记1053人（1206例次）脉象图，共出现1998次（16类99种疾病）不同脉象（归纳成18种脉象）。临床试用说明脉象仪可对高血压、冠心病、肺心病、肺气肿等的辨证分型及针麻效果观察提供客观指标，重复性好。

四、电子脉象教学仪

1988年由长春中医学院等2个单位程绍思等5人完成。根据中医脉学理论，用电子和机械技术研制成的教具，经测试能仿真地摸拟出中医28部脉的主要特点，在位、数、形、势上符合中医脉象的基本要求和传统的脉象理论。

五、脉象模拟装置及信号计算机处理系统

1985年由上海中医学院费兆馥等5人完成。1983～1984年试制成该脉象模拟装置，按其形态不同，其共有4台、8只模拟手，能模拟中医常见13种脉象，切脉指感比较逼真。在工艺上采取仿生模拟，并由电信号加以控制。与MX-3型脉象仪及HMX-3C型换能器配合使用，连接心电图机及慢扫描示波器可描记和显示上述13种脉象图形，且与临床实测图形较接近。目前国内外尚未见类似报道。

六、ZX-861型组织血流计专用计算机

1986年由天津医药职工大学等2个单位张昭衡等5人完成。该机实现数据采集自动化；能处理不规则清除曲线，可瞬间打印出血流值，较徒手计算提高工效200倍以上；便于手术过程或内窥镜下血流值的测定；具抗干扰性和清除曲线基线的自动修正功能。1986年12月12日天津市医药管理局组织鉴定。鉴定意见：该专用计算机为国内首创，填补了国内空白，使Biomedical Science 株式会社80年代生产的电解式组织血流计实现了计算机数据处理和自动打印，速度快且准确，使用方便，性能稳定，价格便宜，易推广。

七、WX 型多部位微循环显微镜

1987年由徐州医用光学仪器厂李国强完成。该仪器用于人体舌、脑、口腔、球结膜、指(趾)、甲皱（襞）等多部位多功能微循环显微观察，电子闪光瞬间摄影，录相和微循环流速、管径等定量测定，广泛用于临床、教学及科研。用该法可直接诊视人体多部位微循环病变，对患者无副反应。光电显微镜放大倍率40X～60X，经闭路电视倍率可达500X，距离达38mm，流速测量范围0.001～1.800mm/s，管径及长度测量范围5～100微米。

八、MC-Ⅱ型微循环多参数综合监测系统的研究

1985年由首都儿科研究所等2个单位张叔伦等4人完成。该系统特点：①研制成功新型的用显微电视逐行采样相关处理的方法实施监测微循环血流速度的装置，其测速范围为0～46mm/s，系统线性度为2%，最大方差为0.26mm/s。②研制成功用显微电视光栅线扫描和光栅线根数计数法连续动态地监测血管径的装置。③研制成功全新的用显微电视窗口检测法检测微血管内红细胞相对比积的方法。④研制成功电视采样窗口自动跟踪血管移动技术。⑤在国内外首次提出和建立了监测血管纵断面积的方法。

九、MCIP 动态微循环数字图像测量系统

1993年由中国医学科学院微循环研究所等2个单位应晓优等7人完成。用数字图像分析法，研制出了普及型多功能微循环测量系统。①以通用微机为载体，自行研制的图像处理为主体，选配通用的显微闭路电视及其他外部设备，构成完整的微循环定量观测系统。②系统的图像实时数字化空间分辨率512×512像元，数字化频率桢/40ms；图像分割处理及各种实用程序等功能的微循环数字图像测量系统（MCIP）可取代既往视频模拟法所不能实现的测量，并达到了商品化。

十、YT 型手摇萸肉机

1981年由周口制药机械厂等2个单位张周同等7人完成。该机主要技术指标：工作效率10～20kg/h；1次脱净率85%±；手摇转速60～120转/min；挤压次数60～120次/min；橡胶辊宽度150mm；橡胶辊最大调整间隙5mm；外形尺寸215mm×265mm×335m。总重11.5kg。该机具有体积小重量轻、脱皮好，肉易脱净，工作效率高等特点。1981年12月27日由河南省医药管理局组织鉴定。

十一、XD-4B 中药洗涤机

1983年由长春制药机械厂李彤练等2人完成。长春制药机械厂李彤练、高士奎1980年8月～1983年11月研制成功。本机采用阿基米德推进原理，螺旋片为间断式，特殊形式的滚芯，由螺片推进药物均匀前进，使药物翻滚、碰撞、摩擦。适于洗涤茎杆、藤本类、根茎、块茎、籽粒和果实类，以及花和叶类药物，洗涤范围较宽。比重轻的药物每小时可洗220kg，比重较大药物每小时可洗250kg。洗净后药物细菌含量降低81.4%～99.9%。比一般清洗法节水78%。

十二、QY—120—3型切药机

1983年由河南省周口制药机械厂完成。该机主要技术指标：生产能力60～100kg/h；饮片规格：0.8，1.5，3，5，9，18mm；链条进给速度：0.85，1.6，3.2，5.3，9.6，1.92m；主轴转速：354转/分钟；切片数：3片；三角带型号：A 型1270，数量3根；刀门尺寸：120mm×46mm；功率：3000瓦，外形尺寸：1500mm×700mm×1076mm；总重量：560kg。该机特点：结构紧凑、操作方便、易于维修，无噪音，外形美观；切制饮片质量较好，一次对刀后通过变速调节可得多个规格。

十三、HY-WZQ 型切药机

1984年由湖北省阳新县药研制造厂王世训等2人完成。主要技术参数：主轴转速：500转/分钟；切片厚度0.5～6mm（可调几种规格）；生产能力20～150kg/时；刀片数：2片；出料口尺寸：62mm × 45mm；电机型号 JO_2-22-4，1.5KW；外形尺寸：1540mm × 780mm × 1094mm；全机重300kg。1984年6月21～23日咸阳地区工业局组织鉴定。鉴定意见：HY-WZQ 型切药机具有设计合理、结构紧凑、体积小、重量轻、效率高、价格低、操作简便省力、维修方便、运行可靠、噪音小等特点。适应根、茎、果、叶等药材切制。

十四、WQY240-2型往复切药机

1990年由周口制药机械厂乔治安等5人完成。1987～1990年研制出该切片机。该机创用楔

轮、楔块间歇进给机构，实现间歇进给药物，保证制出片型好的饮片，所用过载自动保护装置，倒正车装置和组合双曲柄摇杆机构等，结构合理。该机设计严密、布局合理、造型美观、结构简单、紧凑、维修方便、冲击振动小、噪音低(小于85分贝)、产量大（每小时300～800kg)，0.8～20无高级切处厚度范围适应性广，达到80年代末国际先进水平。该产品图纸符合标准化要求，可指导生产；工艺条件、装备和检测方法可满足制造要求。

十五、中药饮片切片、烘干、过磅、包装连续生产线

1980年由天津市中药饮片厂完成。为饮片自动化生产，设计制造成功了饮片生产的切片、烘干、过磅、包装半自动化连续生产线。烘干设备采用新技术，生产过程中基本达到药片不落地，大大提高生产效率。1980年1月26日天津市药材公司组织鉴定。鉴定意见：全生产线技术先进、布局紧凑、流程合理、制药卫生，初步达到文明生产，为实现饮片生产的连续化、自动化闯出了新路，提供了经验。全线设计合理，适合大批量的中药饮片生产。

十六、中药材饮片破碎机

1979年由开封市医药公司完成。研究针对具有坚硬、干燥和脆性特点的果仁或中药饮片的破碎而研制。该机有一圆形壳体，中间装一旋转刀轴，刀轴上装有4把刀片，刀轴与壳体间有一焊有4把固定刀片的曲面反击板。该机经乐仁堂药店试用2个月，效果良好，提高工效100倍以上。1979年9月11日由河南省开封市第一商业局组织鉴定。鉴定意见：该机结构紧凑合理，体积小，重重轻，操作方便。试用证明，该机对中药材的果仁和饮片破碎加工比较均匀，效率高。该机研制基本成功，但仍需在药材破碎过程的清理等方面进一步改进和提高。

十七、TF——700型粉碎机组

1990年由天津市中药机械厂王金良完成。该机为国家医药管理局1986药械字（86-07）项目。适用于制药、化工、食品、鱼虾饲料、喷涂材料等工业的粉碎加工。技术原理是原料经自动喂料器输送到粉碎机中，风板将原料匀分于粉碎室周围，打板与牙板间产生剪切和冲击作用，机膛内形成的涡流将原料粉碎，气流将粉碎后的原料吹到风选器内，经风板将大颗粒重送回粉碎室。回料器开关和风选器轴速均可调整，使分粒均匀平衡，以使粉碎和分粒达最佳效果。

十八、中药微机程控炒药机的研制

1991年由中国中医研究院中药研究所李铁林等5人完成。DC-50型中药微机程控炒制机具有烘烤与底锅加热双给热功能，能完成中药炒制中的升温、恒温和程序升温、输入炒药工艺参数、开门进料、控制转速和开停、喷淋液体辅料等自动功能，还具排烟排气、开门出料、喷水灭火、冷风降温等自动功能，有微机屏幕汉字显示的工艺记录、温度数字显示、工艺数据和工作状况，并以汉字人机对话方式输入操作，可进行工艺数据打印和贮存，有自动报警装置。该机可炒制20余种中药，包括12类炮制方法与一种改革工艺，证明其适用范围广。

十九、刮板式真空炼蜜机组

1986年由邯郸制药厂等2个单位江有镛等3人完成。1979～1986年，经调查分析后作3方面研制：制定药用蜂蜜质量标准的炼蜜检验法，采用真空炼蜜，温度60℃～70℃，蜂蜜受热时间较短；设备主机选用刮板式薄膜蒸发器，采用离心式滑动沟槽转子，机组设备由9台组成，使真空炼蜜制备的大蜜丸外观柔软、滋润、光滑和色泽较浅，炼蜜仍具有原蜜的营养价值，味道和色泽。1986年获国家医药管理局科技进步三等奖。

二十、中药丸塑料皮自动扣合机

1982年由北京遥感设备研究所李永善等4人完成。中药丸塑料皮自动扣合机具有自动供料、自动扣合、自动分选和自动计数等功能。比人工扣合提高工效4倍，并改善了药品包装的卫生条件，防止了污染，减少了含菌量，使产品合格率达95％以上。

二十一、LZ-720蜜丸蜡壳装封机

1982年由广东省佛山市制药一厂完成。该蜡壳装封机能自动完成制蜡壳、打钱戳、装药丸和封口4道工序。主要技术指标：供7～8g 重蜜丸生产用，蜡壳外径30mm，高36.5mm；每小时装封蜜丸660～720个；耗电1.28度/小时；耗水量：进水温度20℃、气温20℃时，耗水40升/小时；主机外形尺寸1198mm×850mm×

1430mm；主机重505kg。1982年12月12～14日由中国药材公司组织鉴定。检测时均能达到正常生产蜡壳重4.8～5g/个，壁厚1.18～2.40mm。

二十二、LB-61型蜜丸蜡壳包装机

1983年由吉林省东丰制药厂等2个单位完成。1980年10月～1983年12月研制成功。该机可代替人工包装4道工序、制蜡丸13道工序，减少杂菌污染，降低成本60％。技术指标：生产能力：1600～2000丸/h；成品率＞95％；蜜丸重9g、直径24～26mm；蜡丸重14g，直径32～34mm；置蜡丸于瓶中抽真空至约200mm 汞柱进水；全机功率8.64kw；主机外形尺寸：2054mm×1404mm×1270mm。试生产运行310小时，制丸62万，机器运行稳定。经济效益显著。

二十三、XW30—Ⅰ型小蜜丸机

1984年由江西制药机械厂完成。该机主要性能：生产能力为26～30kg/小时。蜜丸直径6.5mm。成丸率＞93％，丸重差异＜±5％。噪音＜75分贝(A)。样机经试用证明性能稳定，各项指标基本达原设计要求。操作简单、噪声低、拆装方便、利于清洗和维修。

二十四、中药自动小丸机

1984年由佳木斯制药机械厂张树秋等3人完成。1982年7月～1984年5月研制。该机用双辊连续制丸原理，生产∅4～12mm 多种小丸，双刀辊用直流电机无级调速适应多种规格药丸生产。自动调整药条与制丸速度同步，制丸过程连续、密闭，一次成型，成品率＞99％。可生产蜜丸，水蜜丸，水丸和浓缩丸等剂型。该机运行稳定，能满足小丸生产要求。自行控制机构灵敏可靠，能保证药品质量。丸重差异符合国家药典规定。圆度好，成品率＞99％。噪音＜75分贝。

二十五、中草药粉连续灭菌装置

1978年3月由湖南省药品检验所等3个单位完成。本装置的特点：①连续灭菌和常压、减压的干燥。②生产过程连续性。③灭菌条件的可变性。④运转速度调节的多级性。⑤灭菌效果显著(灭菌率达99.9％)，经本装置灭菌的口服中草药细菌学检查达到国内暂行卫生标准。⑥灭菌、运转费用较低，操作较方便。⑦尚存在灭菌后药粉结坨、个别产品(如药粉过湿)容易在装置内搭桥和粘附，筒体内少量药粉的回收及灭菌前后挥发油含量对比测定等问题亟待研究解决。

二十六、多功能自控电热中药煎煮装置的研制

1994年由柳州市中医院蒙旭光等5人完成。多功能中药煎煮装置，可自控温度及煮煎时间，充分发挥中药煎剂的药疗作用，具有文火、武火自动转换；晶闸管代替交流接触器；密闭煎煮减少药性挥发；提高多剂中药煎煮的质量；改善工作环境；提高工作效率；每剂药耗电量0.22度。该装置具有固定及移动两种形式，已获国家实用型专利，在14个省、市的100多所中医院推广应用。

二十七、超滤制备中药注射剂

1984年由空军北京医院超滤制备中药研究组完成。该发明特点：①在常温、低压(1.5～3kg/cm^2)下进行，无需反复加热及相态转溶，利于保持其生物活性和物理化学稳定性。②工艺流程简便、生产周期短、复方丹参注射液用水醇法生产需10～30天，用超滤法仅2～3天，且可无菌操作及连续安全生产。③适用于中医理论指导下复方中药注射剂的制备。为推广该工艺而制成的DUF-5型药用超滤器，已在28个单位推广使用。

二十八、YGIOA型易拉瓶灌封机

1992年由河南周口制药机械厂乔治安等5人完成。该机为平行四边形间歇运动机构，运行稳定可靠。振动落盖装置落盖准确；浮动压瓶与三刀浮动锁口机构可减少玻瓶的破碎率，锁紧力可调；超越离合保护装置为创制。主要技术指标：每小时能产2500～2800瓶，噪音＜75分贝，灌液量10ml 可调，反转可进行自动保护。工业试车1年以来，运行平稳，动作准确，锁封安全可靠，灌封质量稳定，各项技术指标均达到原设计要求。该机按每年替代进口产品20台计算，一年可节约外汇400余万美元，该机已可批量生产。

二十九、“古九针”研制

1984年由苏州医疗用品厂何明等4人完成。“九针”是我国最古的针灸医疗工具，包括镵针、圆针、鍉针、锋针、铍针、圆利针、毫针、长针和大针。该产品基本恢复了两千多年前“九针”的原貌，填补了我国针灸史上“九针”实

物的空白，为国内外正确研究中国针灸、中国针灸发展史提供了实验依据，并可满足医学界在科研、教学和临床的需要；扩大了我国传统针灸器械的出口门类，不但提高了“华陀”牌针灸器械在国际市场上的信誉，而且为国家创出一定外汇收入。

三十、MB-2型脉冲水力按摩机

1983年由国家体委体育科学研究所黄雨成等2人完成。MB-2型水力按摩机，用热水作热源，具有热敷作用。经特制装置及按摩喷头，使热及力同时作用于人体而按摩肌肉。温热按摩时，使深部肌肉抖动，血流量增加，营养状况改善，有利于乳酸氧化，起解痉、止痛、消疲劳作用。开机时，可同时按摩8个或几个部位，并可在一定范围内调整按摩力度。验证运动员、舞蹈演员5292人次，证明该发明可显著消除疲劳，对一些运动创伤如慢性关节炎积液、扭伤、肌肉痉挛、坐骨神经痛等均有疗效，可使运动员在次日进行大运动量训练。

三十一、抓髌器

1984年由天津医院金鸿宾完成。抓髌器是治疗髌骨骨折的新型外固定器。以机械加压与金属弹性应变力使骨折闭合复位，加压固定，加速愈合，免除手术及石膏外固定。次日即可不持拐行走，3周可屈膝活动，6周愈合。方法：无菌操作，经股神经麻醉，抽净膝内积血，将间距宽的双钩抓在髌骨上极前缘，将间距窄的双钩抓髌骨下极前缘，拧紧加压螺旋，骨折即自行复位固定。该器重40g，最大加压力为27kg，天津医院已用该器治移位的髌骨骨折200例，优良率98％。

三十二、活塞式红外线真空罐及临床应用

1984年由沈阳市中医研究所苗润甫等4人完成。该真空罐疗法在中国5千年火罐基础上发展，疗法安全无副反应，5年治疗5万人次，对颈椎病、坐骨神经痛、退行性脊柱炎、肩周炎、风湿性关节炎等20个病种有显效，方便易学，可普及至每个家庭。

三十三、高温治癌“单针多点测温系统”

1980年由天津市肿瘤研究所完成。用外径0.6mm以下，针长1～10cm，有4～6个感温点的测温探针，一次刺入肿瘤组织可同时连续描绘6种不同深度的温度曲线，以定量控制41℃～44℃的温度，以达到疗效。对针形状、结构及整体测量系统上采取多种防微波干扰措施，该系统可在微波加热场下使用，可满足临床测温要求，还可测组织样品中高温增量曲线，用于动物和人体热剂量实验，以了解组织加热特性与规律。

第二十一节　实验模型、软件及微机系统

一、实验性失血性休克治疗中活性药物的应用

1978年3月由北京医学院基础部完成。比较了山莨菪碱和去甲肾上腺素对家兔的实验性失血性休克的疗效。结果表明山莨菪碱在失血性休克的早、晚期都有明显的抗休克效果，去甲肾上腺素的疗效比山莨菪碱差。应用山莨菪碱时，应足够地扩充血液容积。显微镜摄影方法证明山莨菪碱有改善休克动物肠系膜微循环的作用。

二、大鼠血瘀模型研制

1992年由北京医科大学毛腾敏等5人完成。以接近致死量的0.1％肾上腺素0.2ml/只Wistar大鼠皮下注射2次，模拟寒邪以冰水冷浸大鼠5分钟，在1日内诱发血液粘、浓、凝之急性血瘀模型，以丹参、川芎、当归、红花、桃仁、赤芍、鸡血藤作预防治疗，验证气滞、寒凝可致血瘀理论。24月龄以上Wistar老年大鼠，诱发血瘀，用人参、丹参、沙参组方反证，该老年大鼠之血瘀证型为气阴两虚挟瘀体质，雄性发病早且明显，与人类冠心病发病之性别、年龄相仿，可作为老年血瘀证中药方剂之血瘀模型。

三、外伤血瘀与化瘀的流变学实验研究

1994年由中国中医研究院中药研究所廖福龙等5人完成。从所建大鼠外伤血瘀定量模型，揭示外伤血瘀可出现高凝-低凝-回复的三个时相变化规律。用活化能研究外伤血瘀证、血瘀的凝血活化能变呈时相性变化，与凝血的时相变化一致；对活血化瘀药的药性进行凝血流变学

研究，证实和血、活血、破血三种药性的药效具显著差异，其中破血药的作用最强。研究结果为血瘀证的临床诊断及运用活血化瘀药的药性规律，提供了参考依据。

四、“劳倦饥饱伤脾”动物模型研制

1988年由中国中医研究院基础理论研究所杨云等5人完成。根据难经“饮食劳倦则伤脾”的理论，1985～1987年用劳倦（振荡）和饥饱（隔日喂食）法，制成大鼠脾虚型劳倦饥饱伤脾模型。经生理、生化、免疫细胞化学、病理和超微结构等实验，获有意义的实验结果。以补脾的四君子汤进行治疗前后验证，从证效结合上证明此动物模型的可靠性，并证实理论的正确。

五、大黄脾虚模型的消化道酶组织化学和免疫组织化学的实验研究

1993年由首都医学院杨进等5人完成。1986～1990年，作为七·五攻关项目，以成年大鼠大黄脾虚模型，经光学显微镜半定量及显微分光光度计定量测定，分组，脾虚组琥珀酸脱氢酶（SDH）、非特异性酯酶（NsE）、碳酸酐酶（CA）、三磷酸腺苷酶（ATPase）、葡萄糖6磷酸酶（G6P）的酶活性较对照组减弱，而乳酸脱氢酶（LDH）、碱性磷酸酶（ALP）酶活性较对照组升高（$P<0.01$），脾虚组内分泌细胞如G细胞、5-羟色胺（5-HT）细胞中，弱阳性细胞增多，中等阳性、强阳性细胞减少，细胞内免疫反应物也减少，与对照组相比，$P<0.01$。四君子汤治疗后，部分细胞的分泌状态可接近对照组水平。

六、健脾理气化瘀方药对“脾虚”动物胃肠机能作用效应的实验研究

1993年由广州中医学院闻集普等4人完成。用胃肠推进运动指数、小肠移动性综合肌电、结肠流体推进行为等，观察健脾益气四君子汤、木香、枳实；活血化瘀药丹参、川芎及其不同配伍复方对脾虚动物胃肠运动机能的作用效应。大黄经影响体内代谢过程而建的脾虚模型，对消化道运动的胃排空抑制、小肠位相性收缩运动增强，排空加快及结肠壁运动活跃等，可能是脾虚动物少食、体重减轻、腹泻等症出现的机理之一。四君子汤乙醚提取物及其组成药白术提取物白术内酯及羟基白术内酯可能是四君子汤抑制胃肠运动功能的有效成分。

七、脾不统血证候动物模型研究

1994年由成都中医学院罗光宇等5人完成。在偏食所致大鼠脾气虚模型基础上，用小剂量阿斯匹林诱发下消化道出血模型（黑便证），用油灌肠诱发下消化道出血模型（便血证），用水蛭诱发肌肤出血模型（肌衄证）。采用病理学、超微结构、血液学、血液流变学、免疫学等指标进行了观察，获典型的胃肠、病理、血液学、全血粘度降低规律变化。模型具有与中医脾不统血相应的症状和体征，用有效方法进行反证治疗后，获明显的药效印证结果。

八、痹证的实验模型与现代病理基础

1990年由上海市中医药研究院骨伤科研究所王绪辉等4人完成。建成风寒湿致家兔风湿性关节痛模型，初期痛为炎性细胞介质和致痛物质释放，后期痛为组织代谢障碍，组织氢离子积蓄所致；重症无力为无鞘神经线粒体内出现空泡，有鞘神经灶性变性，郎飞氏结鞘膜连，肌浆网扩张肌节灶性变性，肌丝紊乱致组织电子迁移量变化，能量丢失，神经传导能力改变和肌细胞收缩量减少所致；麻木为外用神经局灶变性所致。类风湿性关节炎是风寒湿邪致免疫复合物假说基础上，致关节滑膜炎性增生，血管翳形成，软骨破坏，骨性僵化。

九、反应性氧代谢产物对大鼠急性肾衰和膜性肾病的致病机制及其防治探讨

1995年由中日友好医院杜学海等5人完成。1991～1994年研究，进一步证实反应性氧代谢产物参与庆大霉素肾损害缺血-再灌注肾损害发病机制。证实人参皂甙和丹参可清除大鼠机体内由庆大霉素诱发产生的羟自由基，减轻庆大霉素肾损害和急性肾衰。还发现人参皂甙对大鼠环孢素-A肾损害所具保护作用，是经清除环孢素-A产生的羟自由基而起作用。

十、平喘药实验方法学的研究

1985年由浙江医科大学平喘药研究室卞如濂等3人完成。①气道平滑肌作用及其机制的研究方法共10种。②抗过敏作用的研究方法共11种。③从受体角度建立了豚鼠、大鼠比目鱼肌实验法。

十一、鸭乙型肝炎病毒实验模型

1991年由中国医学科学院医药生物技术研究所等2个单位陈鸿珊等7人完成。我国自1980

年后，研究鸭乙型肝炎实验动物模型，筛选评价抗乙型肝炎病毒药物并研究其机制。其中包括研究中药复方、单味药、成分药及合成药在鸭体内外抗 DHBV 作用，系统地研究膦羧基甲酸钠（PFA）和 ACV 的抗 DHBV 作用，报道肝可康和小柴胡汤等抑制 DHBV 的 DNA 聚和酶和逆转录酶，在鸭体内抑制鸭血清乙肝病毒 DNA。

十二、心肌细胞培养及其在中医药研究中的应用

1981年由中医研究院西苑医院完成。在培养中，发现原代培养乳鼠心肌细胞连续搏动最长达106天。1980年人胚心肌细胞原代培养又获成功。建立了心肌细胞搏动失常模型，“缺血样”损伤模型和免疫性损伤模型。用心肌细胞搏动失常模型研究了去甲乌药碱及秃毛冬青Ⅱ号对心肌细胞搏动的影响；用“缺血样”损伤模型观察到冠心Ⅱ号方、丹参酮ⅡA 磺酸钠及野菊花提取物 CI-2对缺血性损伤有直接保护作用；用免疫性损伤模型观察到丹参酮ⅡA 磺酸钠、儿茶精、没食子酸乙酯及川芎嗪对免疫性损伤有一定保护作用。此外，还试制成功了心肌细胞搏动光电描记仪。

十三、心肌缺血-再灌注损伤的细胞分子水平机制及防治研究

1991年由北京医科大学苏静怡等3人完成。该研究属“七五”攻关课题。研究肯定 Mn^{2+} 及654-2等的抗心肌缺血再灌注（1/R）损伤的作用。

十四、猪心缺血再灌注损伤实验模型的制作和再灌注损伤防治的研究

1992年由上海第二医科大学附属仁济医院王一山等5人完成。经1年半研究结果：①建立离体成年猪缺血心脏模型，进行了心功能、心脏超微结构、代谢、心肌再灌注损伤的研究。②用冠状动脉 X 线造影法和墨汁灌注法，证实心肌再灌注损伤伴明显冠脉病损。③证实中药山莨菪碱（654-2）具有抗猪心缺血再灌注损伤的作用，该制剂能扩张冠状动脉、疏通微循环、改善心肌超微结构和代谢，促进心功能恢复。

十五、利用急性脑缺血、缺氧实验模型进行发病机理及新药对脑缺血的实验治疗研究

1992年由北京市神经外科研究所等6个单位赵雅度等5人完成。研究建立了10余种脑缺血动物模型，对缺血性脑损害的机理进行了研究。急性脑缺血治疗，主要经改善脑血流、减轻脑水肿、防止钙超负荷、清除自由基等获疗效。实验证明，小檗胺能改善脑血流、减轻脑水肿、具有钙拮抗作用；丹参水溶液能缓解脑血管痉挛；764-3具清除自由基作用；山莨碱、灯盏花素、黄芪提取物等均对脑具有保护作用。

十六、阴阳计量辨证模型与辨识软件系统

1986年由上海市中医医院黄松章等5人完成。1980年开始，从人体对环境适应和内稳态角度提取能反映整体代谢状态的理化指标，用模式识别、多元分析技术，对指标组合进行验证，实现指标“结合量”系统分析。推导出证型病理模式，论证了阴阳各证型间的客观存在和动态联系规律，完成阴阳稳态辨证模型。1983年制成“中医计量辨证软件系统工作”，能给计量辨证、病理指标、病机预报防治决策等多项功能，由微机打印报告。全部用理化指标数据对“证”作定量初态描述，3年来经多组疾病1千多例临床验证，符合率81.4%～89.3%。

十七、人体经穴、头穴、耳穴微机化模型（经络腧穴系列智能模型）

1987年由长春中医学院附属医院刘冠军等5人完成。共有3类程序包中包：教学程序包中包括十二经程序、奇经八脉程序（有男、女两套)、经外奇穴程序（男、女两套)、十四经穴程序（男、女两套)、耳针程序、头针程序、随机取穴程序、特定要穴程序8个；诊疗程序中包包括耳针程序、体针程序（25种疾病和90余个证型的配方取穴)；时间针灸程序包中包括纳甲法和纳子法两个程序。研究使经穴模型从静态提高至系列化、动态化、微机化和多功能的智能技术阶段，已用于教学、诊病配穴、子午流注选时取穴等方面。

十八、胃肠电信息检测处理系统

1986年由广州中医学院等2个单位王建华等5人完成。从该系统发现中医脾虚者餐后胃电频谱幅值明显低于正常，而脾胃实证肝胃不和者幅值明显高于正常人，提示患者餐后胃运动功能相应减弱或亢进。还观察到慢性胃炎、胃溃疡、十二指肠溃疡或炎症患者胃电图、胃电频谱图与正常人不同。大便性状改变患者结肠电频谱与正常人有明显差异。该系统在针灸经络研究中，发现消化道患者胃电、结肠电频谱幅值基础值高于正常均值者，针刺足三里后幅值降低；基础值低于正常均值者，针后幅值回升，证实了足三里双向调节作用的某些规律，可用于药理实验。

十九、中医运气学说电脑应用系统

1987年由济南铁路中心医院刘杰完成。设计了阴阳、五行、六气、五行相生、五行相克、阳历变阴历干支等30多种数学模型，建立了具有人工智能性质的中医思维、逻辑模式。使该系统可自动辨阴阳、五行、生克、气候、疾病等。其主要功能是查询一年运气和甲子运气两种。以阳历年数及干支纪年为纲、运气内容为目，为纵形系统；列10项表，以运气内容为纲，干支纪年为目，为横形系统。该研究为电子计算机技术用于运气学术体系，它将至今所用图表、手掌、圆盘等项推算方法在计算机中得到实现，并使之更精确、方便并具系统性。

二十、中药显微电脑识别专家系统

1989年由成都中医学院等3个单位杨启德等3人完成。据中药材或中成药粉末显微镜下观察特征，设计为电子计算机专家系统，并实现了中药材显微识别。共提供了400余种常用、易混、贵重、有毒之单一或混合中药粉末（包括动物、植物和矿物类）之识别与鉴定参考。系统在CCDOS及dBASE-Ⅲ等软件支持下，建立了数据库、知识库、并建立推理机制，使系统具有多功能识别作用。特点：①准确识别单一或混合中药粉末。②解析部分中成药、古验方和秘方。③鉴定中药中毒提供线索。④使一般药检工作者经系统问答解决具有专家水平的难题等。

二十一、著名中医诊疗经验研究——智能化中医专家系统研究

1992年由中国中医研究院西苑医院等2个单位赵树仪等5人完成。该系统特点：①能适应内、外、妇、儿及中西医各科诊疗规律的描述，并为逐步规范化奠基。②能高效、准确地辨证论治，也能辨病论治。③该系统易懂、易学，稍经学习，即可将自写的医理设计转换成临床诊疗软件。④可反复修改并完善功能，可使用者不断修改医理设计。⑤可贮存、统计分析病例，而后进一步充实、完善原理设计。⑥从单病直至个人医案整理，具备逐步上网的可能性。

第二十二节 软课题及其他

一、医用文字信息处理及其应用研究

1991年由湖北中医学院附属医院毛树松等9人完成。10年研究，提出①文字信息是以语言描述信息为核心，包括与其相关的各种信息成分的信息集合。②文字信息处理以文字信息为处理对象的技术、方法和过程的总结。为提高录入水平，提出简便专业文字信息输入“YB”码，该码以中文“首音、首笔画”为基本码符元素而组成。完成《汉英中医药大词典》、《汉英医学电子计算机词典》、《英汉医药信息学词汇计算机版》等3本工具书。产生信息管理系统应用软件。

二、应用电子计算机整理中医古籍的研究

1990年由陕西省中医药研究院武长春等5人完成。该数据库包括中医古籍数据库工作软件及资料软件两部分。工作软件以原文建库、坐标标引、字词排序、二次多级检索、编辑输出为基本工作模式。建立经文数据库具有通检编制、书稿编辑打印等主要功能。资料软件是对上机工作版本处理加工基础上，生成工作软件，包括经文数据库、通检库、书稿编辑库等。可以直接读经文库盘，以人机对话形式显示打印检索结果，也可对古籍字词排序后的通检作二次字、词、语句检索，或经字频表、词频表、正文目录、字词语句通检正文。

三、国家“七五”攻关重点课题情报分析与预测研究

1994年由中国中医研究院中医药信息研究所杜如竹等5人完成。该项目由中医“七五”攻关课题情报研究与情报服务探讨和国外中医药学（传统医学）组织机构、学者计算机检索系统研制两部分组成。研究围绕辨证论治规律、著名中医及重大疾病（肿瘤、心脑血管病、乙型肝炎…）的中医诊治经验、急症、针麻、针刺镇痛及经络等进行文献资料及客观调研分析，经多渠道开展动态研究，在全国建数百个用户

网，联系专家152名，提供上万册情报产品服务。国外中医药（传统医学）组织机构、学者计算机检索系统，收集1980～1989年间65个国家和地区的2121个中医药学术机构、3508位学者的计算机事实型数据库。

四、中国图书馆图书分类法（R类）与医学主题词表（MeSH）、中医药学主题词表对应表

1994年由中国医学科学院医学信息研究所林美兰等5人完成。1989年1月～1991年12月，将《中图法》R类与医学主题词表（MeSH）及中国中医研究院中医药信息研究所的中医药主题词表三种工具书结合组成分类号—主题词对应表；主题词—分类号对应表；中医药学主题词表—《中图法》R_2对应表等三个对应表。该对应表的特点是对应率高，对应覆盖面广，对应结构科学、分类号与主题词对应严谨，编目查找方便，实用性强。

五、蛇伤的蛇种快速诊断方法

1983年由安徽中医学院李云龙完成。以简便的玻片法天然胶乳凝集抑制试验，检测蛇伤者咬伤局部挤出液中蛇毒成分，作蛇种快速诊断。一般在5～8分钟内获结果，检出率96.2%。该法快速、特异性强、阳性率和敏感度（75mg蛇毒/ml）高、操作简便、稳定、无毒，有效期1年，价廉。可提高治愈率、缩短治疗周期，对法医鉴定毒蛇致死亦有价值。

六、大白鼠脑皮质中眼镜蛇神经毒素结合部位的研究

1982年由中山医学院药理学教研室完成。用免疫电泳纯及聚丙烯酰胺凝胶圆盘电泳纯的眼镜蛇神经毒进行^{125}I标记。用大鼠脑皮质细胞膜的粗膜制剂制成溶性膜制剂，并进一步纯化，用此蛋白制剂作结合实验。结果，结合反应呈饱和性、专一性，并呈单一结合部位。不同性别大鼠脑皮质各种膜制剂对毒素的结合差别不大。膈肌放射自显影表明，^{125}I标记的神经毒素主要集中于运动终板位置。

七、精制抗眼镜蛇毒血清的研制及治疗眼镜蛇咬伤中毒临床疗效观察

1983年由广州医学院等3个单位完成。1980～1982年，收治广东、广西、江西等省眼镜蛇咬伤者57例（其中重型及危重型24例，轻型33例），静注或静滴精制眼镜蛇毒血清后，全身中毒症状均于12小时内消失，局部肿胀基本消退，无死亡病例。该抗血清生产工艺与世界卫生组织推荐的生产工艺相同，并按我国《生物制品制造和鉴定规程》研制，其效价达到世界卫生组织提供的现行精制抗眼镜蛇毒血清国际标准品水准，国际标准品5mg蛋白中和1倍完全致死量（小白鼠），为一种特效、速效、价较低又安全的药物。

八、圆斑蝰蛇毒及其所含磷脂酶A_2的生化药理研究

1991年由福建医学院刘广芬等5人完成。从蛇毒中分离纯化到3种碱性磷脂酶A_2（PLA_2）又称毒性PLA_2，分子量150000，等电点PⅠ76，酶比活力24μmol/min·m，小鼠LD_{50}0.5mg/kg（ip），碱性PLA_2由18种氨基酸123个残基组成，中性PLA_2分子量14800，等电点Pl7.8，碱性PLA_2具类心脏毒性作用，可抑制血小板聚集，从蛇毒组分中分离12个蛋白酶，其中蛋白水解酶含量最少，PLA_2含量最多。电镜观察，碱性PLA_2能使血小板骨架系统（主要是微管）排列紊乱。微管与血小板的收缩、分泌、聚集等功能有直接关系。

九、甲基汞对细胞膜系统损伤作用及其防治研究

1995年由白求恩医科大学预防医学院等2个单位林秀武等5人完成。甲基汞（MeHg）是一种亲生物膜上巯基（-SH）物质，MeHg中毒，可使多种组织受损，致全身性疾病。在MeHg对细胞膜系统损伤作用中，发现大蒜防治MeHg的毒性，是蒜中以硒（Se）为主的多种成分如锌（Zn）、大蒜辣素、大蒜新素、铜、锰、铁及维生素类物质的多种成分，提高体内抗氧化体系酶的活性的综合作用。

十、矽肺防治的研究

1978年由中国医学科学院卫生研究所等6个单位完成。1970～1977年进行预防措施研究。药物防治研究中，化学合成了克矽平，证实其具改善症状及阻止或延缓矽肺病变的进展，筛选药物中克矽平、汉防已甲素及小蘖胺已用于临床，血矽含量测定亦已用于临床。

十一、胆碱受体分离纯化和特性基础理论研究

1981年由中山医学院药理教研室完成。用分离纯化的胆碱受体为工具，对广东蛇药的解毒作用机制进行了分析研究，结果证明广东蛇药的有效成分之一是钾盐，此外，还有少量的 Na^+、Mg^{++}、L_1^+离子；广东蛇药注射液、从广东蛇药中萃取的钾盐和外源性 KCl 均对小鼠蛇毒中毒（LD_{90}）有显著保护作用，并能抑制胆碱受体与^{125} I -Cobrotoxin 的结合反应，可明显减少在体或离体小鼠膈肌中奶环蛇毒的分布。此外，广东蛇药中的 Na^+、L_1^+、Mg^{++}和 Ca^{++}亦能抑制受体的结合反应。

十二、长沙马王堆一号汉墓古尸研究

1978年3月由湖南医学院汉墓古尸研究组等19个单位完成。协作组对古尸进行了较全面的多学科的综合研究。探讨了古尸得以保存至今的社会因素、外界条件和内在原因，讨论了棺液来源和对保存古尸的作用；对出土中草药进行品种鉴定，探讨其配方的性能和作用，结合古尸的病理诊断，对中医古文献中治疗冠心病、胆石症和血吸虫病的记载作了印证；探讨死亡后蛋白质自溶腐败和保存规律。这对了解西汉疾病情况及发展古病理学、组织学研究有实际意义。

（李敏民　陈贵庭）

参考文献

1. 徐冰. 科研成果的奖励形式、对象与奖励的分配. 中国科技奖励，1996，1:21
2. 姜理. 科技奖励几个基本问题的探讨. 中国科技奖励，1994，2:32

第三章　主要中西医结合刊物

一、《中国中西医结合杂志》

中国中西医结合学会、中国中医研究院主办

1981年7月创刊，季刊。1983年改为双月刊，1984年改为月刊。

该刊主要宣传党的中医政策和中西医结合方针，报道我国中西医结合在临床、科研、预防、教学等方面的经验和成果，探讨中西医结合的思路和方法，介绍国内外有关本专业的进展，开展学术争鸣，为提高中西医结合水平、继承和发扬我国传统医药学、促进我国医学科学现代化服务。以各级中西医结合、中医和西医临床的医、药、护、技术人员为主要读者对象。

该刊设有临床论著、学术探讨、实验研究、专题笔谈、病例报告、短篇报道、思路与方法学、综述、文献研究、医学史、急难重症诊治、新技术介绍、经验交流、农村基层园地及有关会议报道、学术动态等栏目。内容注重提高与普及相结合，临床为主，着重实用。

总　编　陈可冀

副总编　沈自尹　候　灿　陈维养（常务）

顾　问　吴咸中　周金黄　辛育龄　关幼波　邓铁涛　祝谌予　耿鉴庭　傅世垣

杂志编辑部所在地：100091　北京西苑操场1号

国内总发行　北京市邮政局

国外总发行　中国国际图书贸易总公司（北京399信箱）

刊号：ISSN 1003-5370 / CN 11-2787/R

二、《中西医结合实用临床急救》

中国中西医结合学会主办。

1994年7月创刊。1995年为双月刊，1996年改为月刊。

该刊以各科、各种疾病的中西医结合临床急救经验和成果为报道内容，并遵循以实用为特点的办刊方针。以各级中西医、中医和西医临床从事急救工作的医、药、护、技术人员为主要读者对象。

该刊设有专题笔谈、临床研究论著、专家谈经验、经验交流、病例报告、病例讨论、治则·方剂·针灸·综述、讲座、基层园地、学术动态、消息报道、读者·作者·编者等栏目。

主　编　王今达

副主编　王宝恩　王一镗　司志国　石学敏　田景福　沈自尹　李鸣真　陈可冀　杨国栋　赵藉善　祝谌予　祝兆林（常务）　郭　仓　雪　琳

顾　问　吴咸中　陈文杰　张文康

杂志编辑部所在地：300050　天津市和平区睦南道122号

国内总发行　天津市邮局

刊号：ISSN 1005-9719 / CN 12-1241/R

三、《中国中西医结合脾胃杂志》

主办单位：中国中西医结合学会消化系统疾病专业委员会，中华全国中医内科学会脾胃病专业委员会，同济医科大学和三九（999）企业集团医药研究院。

1993年10月创刊，季刊。

该刊主要发掘中医学有关脾胃学说的精华，报道中西医结合研究脾胃的新成果、新技术、新进展，介绍有关脾胃研究的科研思路与方法。以广大的中西医师为主要读者对象。

该刊设有专家（题）笔谈、临床论著、实验研究、名医经验、病例讨论、短篇报道、学术探讨、讲座·综述·古方和验方、新药推广等栏目。

主　编　危北海　李乾构　陈泽民（常务）

副主编　李国成　李道本　李仁康　张万贷　王金锐　龚琼模　陈治水　林宗广　周学文　单兆伟

杂志编缉部所在地：430022　武汉同济医科大学附属协和医院内

国内总发行　武汉市邮局

刊号：ISSN 1006-3153 / CN 42-1381/R

四、《中国中西医结合耳鼻咽喉科杂志》

中国中西医结合学会主办。

1993年创刊，季刊。

该刊旨在发扬中西医结合所长，贯彻中医与西医、理论与实践、普及与提高相结合的方针；反映我国中西医结合耳鼻咽喉科学理论与临床研究成果和重大进展，促进中西医结合在耳鼻咽喉科领域的学术交流和学术水平的提高。

该刊设有论著、论著摘要、短篇报道、经验与教训、读者·作者·编者、综述、学术动态等栏目。

总　编　杨和钧

副总编　林文森　余养居　刘认华

常务副总编　唐有法

杂志编辑部所在地：246003　安徽省安庆市孝肃路24号

国内总发行　各地邮局

刊号：ISSN 1007-4856 / CN 34-1159/R

五、《中国中西医结合风湿病杂志》

中国中西医结合学会风湿类疾病专业委员会主办。

1992年7月创刊，季刊。

该刊旨在报道我国中西医结合防治风湿类疾病在临床、基础研究、预防措施等方面的经验和成果，培养专业人才，交流经验，探讨中西医结合防治风湿类疾病的思路和方法，介绍国内外有关本专业的进展和最新动态，为提高和普及中西医结合对风湿类疾病的防治水平，促进该学科的发展服务。

该刊设有临床论著、实验研究、流行病学调查、学术探讨、基层园地（包括专家讲座、基层经验交流、面向基层推广药物及仪器、专家随笔等）、康复园地、学术动态、综述及新技术推广等栏目。

主　编　王兆铭

副主编　郭晓庄　张凤山　白人骁

杂志编辑部所在地：300021　天津市和平区大举街2号

六、《中西医结合肝病杂志》

湖北中医学院主办。

1991年创刊，季刊。

该刊主要报道肝病中西医结合研究的新成果、新技术、新方法、新进展、新动向，设有专题笔谈、临床论著、实验研究、中药开发、脏象研究、学术探讨、经验交流、病例讨论、新药介绍、文献综述、短篇报道、思路与方法、肝病与用药、误诊误治、保健指导、新技术简介等栏目。

主　编　王伯祥

副主编　王子谟　杨培明　刘克洲

杂志编辑部所在地：430061　武汉市武昌区云架桥110号

国内总发行　武汉市邮局

国外总发行　中国国际图书贸易总分司（北京399信箱）

刊号：ISSN 1005-0264 / CN 42-1332/R

七、《中国中西医结合外科杂志》

中国中西医结合学会所属7个外科专业委员会与分会、天津市中西医结合急腹症研究所主办。

1994年12月创刊，双月刊。

该刊报道我国中西医结合外科在临床、科研、预防、教学等方面的经验和成果；探讨中西医结合的思路和方法，介绍国内外有关木专业的进展，开展学术急鸣；为提高中西医结合外科水平，继承发扬我国传统医学，促进我国医学科学现代化服务。

该刊设有临床论著、学术探讨、实验研究、专题笔谈、病例报告、短篇报道、成材之路、思路与方法学、综述、急难重症诊治、新技术介绍、经验交流、基层园地及有关会议报道、学术动态等栏目。

主　编　吴咸中

副主编　崔乃强　王书柱　田在善　顾云伍　张亚强

常务编委　梁富义　吴　菲　张庚扬　赵连根　张亚强　韩　慧　司吴泉　赵　琪

杂志编辑部所在地：300100　天津市南开区三纬路122号

国内总发行　本刊编辑部。

刊号：ISSN 1007-6948 / CN 12-1249/R

八、《中西医结合眼科杂志》

温州医学院、上海市眼病中心防治所主办。

1981年创刊，至1987年与《眼科通讯》合并，于1989年改为现刊名。季刊。

该刊主要报道中医和中西医结合眼科的临床经验和科研成果及其进展。主要栏目有：临床研究、实验研究、专题报道、临床经验、理论探讨、老中医经验、治则与方药、基层园地、技术革新、专题笔谈、病例报告、调查报告、文献综述、短篇报道等。

主　编　姚芳蔚

副主编　郑侯海　汪凯林　方春庭

编辑部主任　郑俊海

杂志编辑部所在地：325003　浙江省温州市学院西路82号

国内总发行　温州市邮局

刊号：ISSN 1007-1946
33-1101/R

（穆大伟）